Bogliolo

Patologia

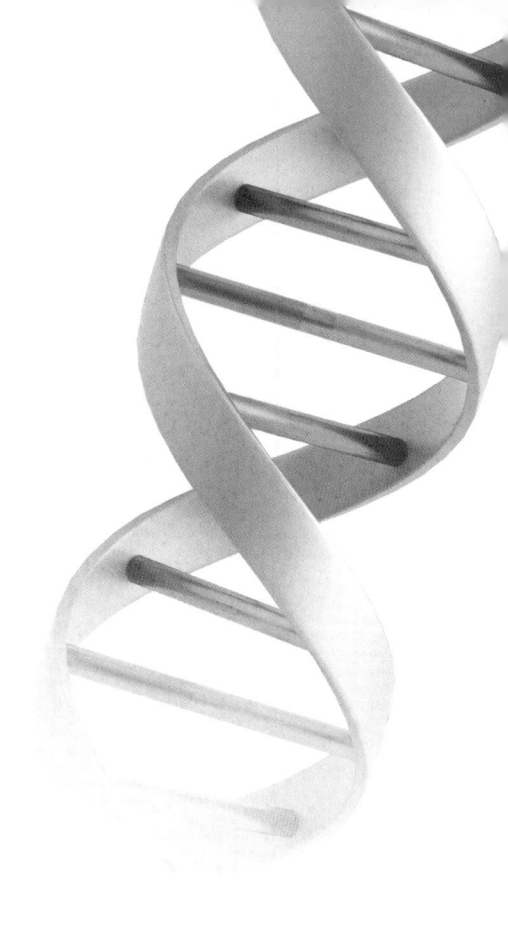

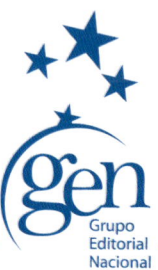

Bogliolo

Patologia

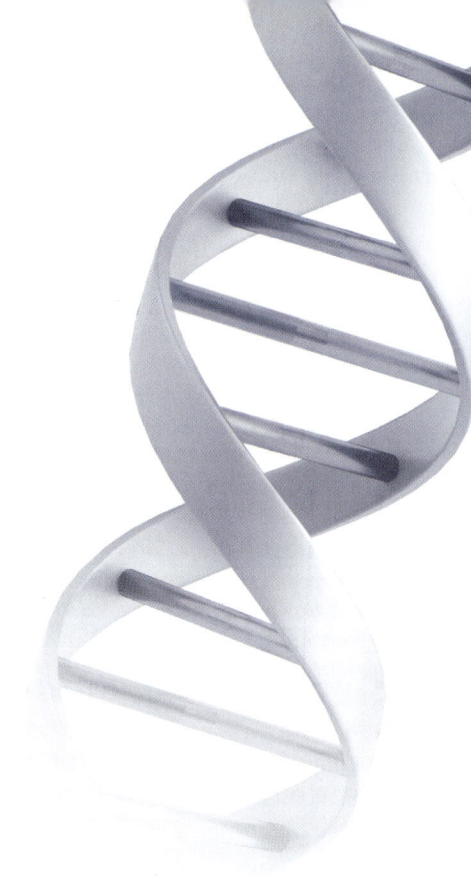

Geraldo Brasileiro Filho

Professor Titular de Patologia,
Faculdade de Medicina,
Universidade Federal de Minas Gerais,
Belo Horizonte-MG.

Décima edição

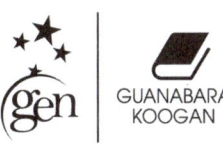

- O autor deste livro e a editora empenharam seus melhores esforços para assegurar que as informações e os procedimentos apresentados no texto estejam em acordo com os padrões aceitos à época da publicação, *e todos os dados foram atualizados pelo autor até a data do fechamento do livro*. Entretanto, tendo em conta a evolução das ciências, as atualizações legislativas, as mudanças regulamentares governamentais e o constante fluxo de novas informações sobre os temas que constam do livro, recomendamos enfaticamente que os leitores consultem sempre outras fontes fidedignas, de modo a se certificarem de que as informações contidas no texto estão corretas e de que não houve alterações nas recomendações ou na legislação regulamentadora.

- Data do fechamento do livro: 30/08/2021

- O autor e a editora se empenharam para citar adequadamente e dar o devido crédito a todos os detentores de direitos autorais de qualquer material utilizado neste livro, dispondo-se a possíveis acertos posteriores caso, inadvertida e involuntariamente, a identificação de algum deles tenha sido omitida.

- **Atendimento ao cliente: (11) 5080-0751 | faleconosco@grupogen.com.br**

- Direitos exclusivos para a língua portuguesa
Copyright © 2022 by
EDITORA GUANABARA KOOGAN LTDA.
Uma editora integrante do GEN | Grupo Editorial Nacional
Travessa do Ouvidor, 11
Rio de Janeiro – RJ – CEP 20040-040
www.grupogen.com.br

- Ilustrações: Sheila Marcia Oliveira Reis

- Capa: Editorial Saúde – Adaptação de Bruno Sales

- Editoração eletrônica: Know-how Editorial

- Ficha catalográfica

CIP-BRASIL. Catalogação na Publicação
Sindicato Nacional dos Editores de Livros, RJ

B83b
10. ed.

Brasileiro Filho, Geraldo
Bogliolo Patologia/Geraldo Brasileiro Filho. – 10. ed. – Rio de Janeiro: Guanabara Koogan, 2022.
1592p.; 28 cm.

Inclui bibliografia e índice

ISBN 978-85-277-3768-5

1. Patologia. I. Título.

21-71939	CDD: 616.07
	CDU: 616

Meri Gleice Rodrigues de Souza – Bibliotecária – CRB-7/6439

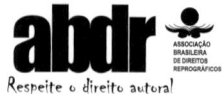

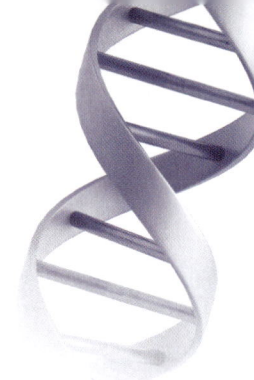

Colaboradores

Albina Altemani

Professora Titular de Patologia, Faculdade de Ciências Médicas, UNICAMP, Campinas-SP.

Alfredo José Afonso Barbosa

Professor Titular (aposentado) de Patologia, Faculdade de Medicina, UFMG, Belo Horizonte-MG.

Aloísio Felipe-Silva

Professor de Patologia, Faculdade de Medicina, USP. Chefe do Serviço de Anatomia Patológica, Hospital Universitário, USP, São Paulo-SP.

Amaro Nunes Duarte Neto

Médico Patologista e Infectologista, Faculdade de Medicina, USP, e Instituto Adolfo Lutz, São Paulo-SP.

Antonio Carlos Martins Guedes

Professor Titular (aposentado) de Dermatologia, Faculdade de Medicina, UFMG, Belo Horizonte-MG.

Antonio Carlos Seguro

Professor Colaborador de Nefrologia, Hospital das Clínicas da Faculdade de Medicina, USP, São Paulo-SP.

Arlete Hilbig

Professora Associada de Clínica Médica, Faculdade de Ciências Médicas, UFCSPA, Porto Alegre-RS.

Athanase Billis

Professor Titular de Patologia, Faculdade de Ciências Médicas, UNICAMP, Campinas-SP.

Carlos Alberto Basilio-de-Oliveira

Professor Emérito de Patologia, UNIRIO. Professor Titular de Patologia, PUC-RIO, Rio de Janeiro-RJ.

Carlos Eduardo Tosta

Professor Emérito, Faculdade de Medicina, UnB, Brasília-DF.

Carlos Musso

Professor de Patologia, Faculdade de Medicina, UFES, Vitória-ES.

Cláudia Martins Carneiro

Professora Titular de Patologia Geral e Citologia Clínica, Escola de Farmácia, UFOP, Ouro Preto-SP.

Clóvis Antonio Lopes Pinto

Professor Adjunto de Patologia, Faculdade de Medicina de Jundiaí, Jundiaí-SP.

Cristiana Buzelin Nunes

Professora Adjunta de Patologia, Faculdade de Medicina, UFMG, e Instituto Mineiro de Educação e Cultura, Belo Horizonte-MG.

Cristiane Bedran Milito

Professora Associada de Patologia, Faculdade de Medicina, UFRJ, Rio de Janeiro-RJ. Professora Titular de Patologia, UNIFASE/FMP, Petrópolis-RJ.

Cristiano Claudino Oliveira

Médico Patologista do Laboratório OC Precision Medicine – Grupo Oncoclínicas, São Paulo-SP.

Cynthia Aparecida Bueno de Toledo Osório

Médica Patologista e Coordenadora do Serviço de Patologia Mamária do A. C. Camargo Cancer Center, São Paulo-SP.

Daísa Silva Ribeiro David

Médica Assistente da Divisão de Anatomia Patológica do Hospital das Clínicas da Faculdade de Medicina, USP, São Paulo-SP.

Daniel Abensur Athanazio

Professor de Patologia, Faculdade de Medicina, UFBA, Salvador-BA.

Daniel Vitor de Vasconcelos Santos

Professor Associado de Oftalmologia, Faculdade de Medicina, UFMG, Belo Horizonte-MG.

Danielle de Lima Ávila

Pesquisadora no Laboratório de Aterosclerose e Bioquímica Nutricional, Instituto de Ciências Biológicas, UFMG, Belo Horizonte-MG.

Denise Maria Avancini Costa Malheiros

Professora de Patologia, Faculdade de Medicina, USP, e Faculdade Israelita de Ciências da Saúde Albert Einstein, São Paulo-SP.

Eduardo Paulino Júnior

Professor Assistente de Patologia, Faculdade de Medicina, UFMG, Belo Horizonte-MG.

Eliana Almeida Gomes Reis

Pesquisadora da FIOCRUZ, Salvador-BA.

Eliane Maria Ingrid Amstalden

Professora Livre-Docente de Patologia, Faculdade de Ciências Médicas, UNICAMP, Campinas-SP.

Ellen Caroline Toledo do Nascimento

Médica Patologista do Hospital das Clínicas da Faculdade de Medicina, USP, São Paulo-SP.

Eumenia Costa da Cunha Castro

Professora Associada, Departamento de Patologia e Imunologia, Baylor College of Medicine. Diretora Médica do Serviço de Patologia Obstétrica, Texas Children's Hospital. Houston, Texas, USA.

Evandro Sobroza de Mello

Professor de Patologia, Faculdade de Medicina, USP. Coordenador do Laboratório de Patologia, Instituto do Câncer do Estado de São Paulo – ICESP, USP, São Paulo-SP.

Fabio Rocha Fernandes Tavora

Professor do Programa de Pós-Graduação em Patologia, UFC. Diretor do Laboratório Argos. Chefe do Serviço de Anatomia Patológica, Hospital de Messejana do Coração e do Pulmão, Fortaleza-CE.

Fabiola Del Carlo Bernardi

Professora Adjunta de Patologia, Faculdade de Ciências Médicas da Santa Casa de São Paulo, São Paulo-SP.

Fausto Edmundo Lima Pereira

Professor Emérito, Centro de Ciências da Saúde, UFES, Vitória-ES. Professor Titular de Patologia, curso de Medicina, UVV, Vila Velha-ES.

Felipe Andreiuolo

Neuropatologista e Pesquisador da Rede D'Or e do Instituto Estadual do Cérebro Paulo Niemeyer, Rio de Janeiro-RJ.

Felipe D'Almeida Costa

Médico Patologista do A. C. Camargo Cancer Center. Coordenador Médico de Educação na Divisão de Patologia do Laboratório DASA. Diretor de Ensino da Sociedade Brasileira de Patologia, São Paulo-SP.

Fernando Augusto Soares

Professor Titular de Patologia, Faculdade de Odontologia, USP. Diretor Médico da Anatomia Patológica da Rede D'Or São Luiz, São Paulo-SP.

Fernando Carlos de Lander Schmitt

Professor de Patologia, Faculdade de Medicina, Universidade do Porto. Coordenador do Laboratório Associado RISE – Health Research Network, Porto, Portugal.

Flávio Vieira Loures

Professor de Imunologia, Instituto de Ciência de Tecnologia, UNIFESP, São José dos Campos-SP.

Francine Hehn de Oliveira

Professora Assistente de Patologia, Faculdade de Medicina, UFRGS, Porto Alegre-RS.

Geraldo Brasileiro Filho

Professor Titular de Patologia, Faculdade de Medicina, UFMG, Belo Horizonte-MG.

Gil Benard

Médico Assistente de Dermatologia, Faculdade de Medicina, USP. Coordenador do Laboratório de Micologia do Instituto de Medicina Tropical, São Paulo-SP.

Gil Patrus Pena

Médico Patologista do Laboratório OC Precision Medicine – Grupo Oncoclínicas, Belo Horizonte-MG.

Heitor Franco de Andrade Junior

Professor Associado de Patologia, Faculdade de Medicina, USP. Pesquisador do Instituto de Medicina Tropical de São Paulo, São Paulo-SP.

Helenice Gobbi

Professora Titular de Patologia, Faculdade de Medicina, UFTM, Uberaba-MG.

Igor Campos da Silva

Coordenador médico do Núcleo de Anatomia Patológica, Rede D'Or, Salvador-BA.

Isabela Werneck da Cunha

Médica Patologista e Coordenadora do Serviço de Patologia da Rede D'Or, São Paulo. Pesquisadora do Instituto D'Or de Pesquisa e Ensino (IDOR), São Paulo-SP.

Jacqueline Isaura Alvarez-Leite

Professora Titular de Bioquímica, Instituto de Ciências Biológicas, UFMG, Belo Horizonte-MG.

João Carlos Pinto Dias

Pesquisador do Centro de Pesquisa Rene Rachou, FIOCRUZ, Belo Horizonte-MG.

José Carlos Morais

In memoriam.

José de Souza Andrade-Filho

Professor Emérito de Patologia, Faculdade de Ciências Médicas de Minas Gerais. Patologista do Serviço de Anatomia Patológica do Hospital Felício Rocho, Belo Horizonte-MG

José Eymard Homem Pittella

Professor Titular (aposentado) de Patologia, Faculdade de Medicina, UFMG, Belo Horizonte-MG.

José Vassallo

Professor Titular de Patologia, Faculdade de Ciências Médicas, UNICAMP. Sócio-proprietário do Laboratório Multipat, Campinas-SP. Consultor em Hematopatologia dos Hospitais da Rede D'Or, São Paulo-SP.

Juliana Gurgel Giannetti

Professora Associada de Pediatria, Faculdade de Medicina, UFMG. Coordenadora do Setor de Neuropediatria e do Ambulatório de Doenças Neuromusculares da Infância e Adolescência do Hospital das Clínicas, UFMG, Belo Horizonte-MG.

Juliana Ribeiro de Freitas

Professora de Patologia, Faculdade de Medicina, UFBA. Médica legista do Instituto Médico Legal. Médica patologista do Laboratório IMAGEPAT, Salvador-BA.

Laura Carolina López Claro

Professora de Patologia, Faculdade de Ciências Médicas da Santa Casa de São Paulo, São Paulo-SP.

Lea Tenenholz Grinberg

Professora de Patologia, Faculdade de Medicina, USP, São Paulo-SP. Professora Associada de Patologia e Neurologia, Universidade da Califórnia. São Francisco, EUA.

Leandro Aurélio Liporoni Martins

Médio Patologista do Hospital Israelita Albert Einstein, São Paulo-SP.

Leila Chimelli

Neuropatologista, Coordenadora do Laboratório de Neuropatologia do Instituto Estadual do Cérebro Paulo Niemeyer, Rio de Janeiro-RJ.

Leonardo de Abreu Testagrossa

Médico Patologista e Chefe do Departamento de Anatomia Patológica e Patologia Molecular, Hospital Sírio-Libanês, São Paulo-SP.

Ligia Maria Barbosa Coutinho

Professora Emérita de Patologia, Faculdade de Ciências Médicas, UFCSPA, Porto Alegre-RS.

Liliana Aparecida Lucci De Angelo Andrade

Professora Titular de Patologia, Faculdade de Ciências Médicas, UNICAMP, Campinas-SP.

Lucia de Noronha

Professora de Patologia, Faculdade de Medicina, PUCPR, Curitiba-PR.

Luciano de Figueiredo Borges

Professor Associado de Morfofisiologia, UNIFESP, São Paulo-SP.

Luciano Neder

Professor Titular de Patologia, Faculdade de Medicina de Ribeirão Preto, USP, Ribeirão Preto-SP.

Luiz Alberto Benvenuti

Médico Assistente do Laboratório de Anatomia Patológica, Instituto do Coração (InCor), Hospital das Clínicas da Faculdade de Medicina, USP, São Paulo-SP.

Luiz Antônio Rodrigues de Freitas

Professor Titular de Patologia, Faculdade de Medicina, UFBA, Salvador-BA.

Luiz Fernando Bleggi Torres

Professor Titular de Patologia, UFPR, Curitiba-PR.

Luiz Fernando Ferraz da Silva

Professor de Patologia, Faculdade de Medicina, USP, São Paulo-SP.

Luiz Fernando Lima Reis

Diretor de Ensino e Pesquisa, Hospital Sírio-Libanês, São Paulo-SP.

Marcelo Antonio Pascoal Xavier

Professor Adjunto de Patologia, Faculdade de Medicina, UFMG. Pesquisador Titular, FIOCRUZ, Belo Horizonte-MG.

Marcelo Simão Ferreira

Professor Titular de Infectologia, Faculdade de Medicina, UFU, Uberlândia-MG.

Maria Aparecida Marchesan Rodrigues

Professora Titular de Patologia, Faculdade de Medicina, UNESP, Botucatu-SP.

Maria Cláudia Nogueira Zerbini

Professora de Patologia, Faculdade de Medicina, USP, São Paulo-SP.

Maria de Lourdes Higuchi

Professora do Programa de Pós-Graduação em Cardiologia e pesquisadora responsável pelo Laboratório de Patologia Cardíaca do Instituto do Coração (InCor), Hospital das Clínicas da Faculdade de Medicina, USP, São Paulo-SP.

Maria Imaculada Muniz-Junqueira

Professora Titular de Imunologia, Faculdade de Medicina, UnB, Brasília-DF.

Maria Irma Seixas Duarte

Professora Titular (aposentada) e Professora Colaboradora Sênior de Patologia, Faculdade de Medicina, USP, São Paulo-SP.

Marina De Brot

Patologista e Coordenadora do Biobanco do A. C. Camargo Cancer Center. Professora do Programa de Pós-Graduação em Oncologia, Fundação Antonio Prudente, São Paulo-SP. Officer-at-Large da International Society of Breast Pathology (ISBP).

Marisa Dolhnikoff

Professora Associada de Patologia, Faculdade de Medicina, USP, São Paulo-SP.

Marta de Lana

Professora Emérita, Escola de Farmácia, UFOP, Ouro Preto-MG.

Mauro Saieg

Professor Adjunto de Patologia, Faculdade de Ciências Médicas da Santa Casa de São Paulo. Coordenador do Serviço de Citopatologia do A. C. Camargo Cancer Center, São Paulo-SP.

Milena Gurgel Teles Bezerra

Médica Endocrinologista e Pesquisadora do Hospital das Clínicas da Faculdade de Medicina, USP. Consultora médica em Diabetes, Grupo Fleury, São Paulo-SP.

Miriam da Costa Oliveira

Professora Titular de Endocrinologia, Faculdade de Ciências Médicas, UFCSPA, Porto Alegre-RS.

Mitermayer Galvão dos Reis

Professor Titular de Patologia, Faculdade de Medicina, UFBA. Pesquisador Titular, FIOCRUZ, Salvador-BA.

Moisés Salgado Pedrosa

Médico Patologista, Hospital das Clínicas, UFMG, Belo Horizonte-MG.

Myriam Dumas Hahn

Professora Adjunta de Patologia, Faculdade de Medicina, UFF, Niterói-RJ. Professora Visitante de Patologia, Faculdade de Ciências Médicas, UERJ, Rio de Janeiro-RJ.

Nathalie Henriques Silva Canedo

Professora Associada de Patologia, Faculdade de Medicina, UFRJ, Rio de Janeiro-RJ.

Núbia Alexandre de Melo Nunes

Doutoranda em Bioquímica, Instituto de Ciências Biológicas, UFMG, Belo Horizonte-MG.

Paola Caroline Lacerda Leocádio

Nutricionista. Residente pós-doutoral no Programa de Pós-Graduação em Nutrição e Saúde da UFMG, Belo Horizonte-MG.

Patrícia Maluf Cury

Professora de Patologia e Coordenadora do Curso de Medicina, Faculdade de Medicina, FACERES, São Jose do Rio Preto-SP.

Paulo Feijó Barroso

Professor Associado de Doenças Infecciosas e Parasitárias, Faculdade de Medicina, UFRJ, Rio de Janeiro-RJ.

Paulo Hilário Nascimento Saldiva

Professor Titular de Patologia, Faculdade de Medicina, USP, São Paulo-SP.

Paulo Sampaio Gutierrez

Médico Patologista do Laboratório de Anatomia Patológica do Instituto do Coração (InCor) do Hospital das Clínicas da Faculdade de Medicina, USP, São Paulo-SP.

Ricardo de Souza Cavalcante

Médico Infectologista e Coordenador do Ambulatório de Micologia Clínica do Hospital das Clínicas. Professor do Programa de Pós-Graduação em Doenças Tropicais da Faculdade de Medicina de Botucatu, UNESP, Botucatu-SP.

Roberta Diehl Rodriguez

Pesquisadora do Departamento de Neurologia e Membro do Biobanco para Estudos de Envelhecimento Cerebral, Faculdade de Medicina, USP. Membro do grupo de Neurologia Cognitiva e do Comportamento do Hospital das Clínicas da Faculdade de Medicina, USP, São Paulo-SP.

Roberto Antonio Pinto Paes

Professor de Patologia, Faculdade de Ciências Médicas da Santa Casa de São Paulo, São Paulo-SP.

Rodrigo Panno Basilio-de-Oliveira

Professor Adjunto de Patologia, Escola de Medicina e Cirurgia, UNIRIO. Chefe do Laboratório de Anatomia Patológica do Hospital Universitário Gaffrée e Guinle, Rio de Janeiro-RJ.

Rute Facchini Lellis

Médica Patologista, responsável pelo Setor de Dermatopatologia da Santa Casa de Misericórdia de São Paulo, São Paulo-SP.

Sérgio Danilo Junho Pena

Professor Titular (aposentado) de Bioquímica, Instituto de Ciências Biológicas, UFMG. Diretor Clínico do GENE – Núcleo de Genética Médica de Minas Gerais, Belo Horizonte-MG.

Sérgio Rosemberg

Professor Titular (aposentado) de Patologia, Faculdade de Medicina, USP. Professor Titular de Neuropediatria, Faculdade de Ciências Médicas da Santa Casa de São Paulo, São Paulo-SP.

Sheila Jorge Adad

Professora Adjunta (aposentada) de Patologia. Médica da disciplina de Patologia, Faculdade de Medicina, UFTM, Uberaba-MG.

Stanley de Almeida Araújo

Médico Patologista, Hospital das Clínicas, UFMG, Belo Horizonte-MG.

Tatiana Karla dos Santos Borges

Professora de Imunologia, Faculdade de Medicina, UnB. Professora de Pós-Graduação no Núcleo de Medicina Tropical, UnB. Brasília-DF.

Teresa Cristina Bortolheiro

Professora colaboradora da Faculdade de Ciências Médicas da Santa Casa de São Paulo. Responsável pelo Laboratório de Citologia e Imunofenotipagem do Hemocentro da Santa Casa de São Paulo, São Paulo-SP.

Thais Mauad

Professora Associada de Patologia, Faculdade de Medicina, USP, São Paulo-SP.

Thales de Brito

In memoriam.

Tomás Zecchini Barrese

Médico Patologista do Instituto Adolfo Lutz. Assessor médico de Anatomia Patológica do Grupo Fleury, São Paulo-SP.

Tullia Cuzzi

Professora de Patologia, Faculdade de Medicina, UFRJ, Rio de Janeiro-RJ.

Vanderlei Segatelli

Médico Patologista, Hospital Israelita Albert Einstein e Instituto do Câncer do Estado de São Paulo, São Paulo-SP.

Venancio Avancini Ferreira Alves

Professor Titular de Patologia, Faculdade de Medicina, USP. Diretor da Divisão de Anatomia Patológica do Hospital das Clínicas da Faculdade de Medicina, USP. Diretor técnico do CICAP-Anatomia Patológica, Hospital Alemão Oswaldo Cruz, São Paulo-SP.

Vera Demarchi Aiello

Diretora do Laboratório de Anatomia Patológica do Instituto do Coração (InCor) do Hospital das Clínicas da Faculdade de Medicina, USP, São Paulo-SP.

Vera Lúcia Garcia Calich

Professora Titular de Imunologia, Instituto de Ciências Biomédicas, USP, São Paulo-SP.

Vera Lucia Nunes Pannain

Professora Titular de Patologia, Faculdade de Medicina, UFRJ, Rio de Janeiro-RJ.

Victor Piana de Andrade

Diretor Geral, Pesquisador e Professor do Programa de Pós-graduação em Oncologia, A. C. Camargo Cancer Center, São Paulo-SP.

Washington Luis Conrado dos Santos

Médico Patologista e Pesquisador Titular da FIOCRUZ, Salvador-BA.

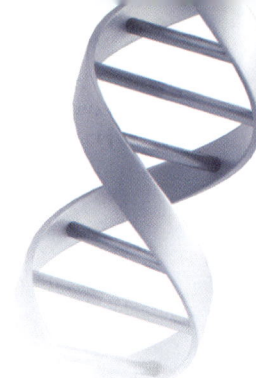

Agradecimentos

O momento é mais do que oportuno para agradecer, da forma mais enfática e sincera possível, tantas pessoas que muito trabalharam na presente edição.

Agradecimento particular é destinado aos colaboradores, cerca de uma centena, a maioria veteranos e outros que se juntaram a nós nesta edição. Com graus variados de envolvimento na docência, na pesquisa científica, na Medicina e no exercício da Patologia como especialidade médica, todos dedicaram o melhor da sua experiência e capacidade para que o livro alcançasse, em todos os capítulos, a qualidade que orgulhosamente ostentamos em termos de atualização, abrangência, profundidade e associação com as ciências básicas e com a prática médica. Nossos leitores saberão identificar os méritos e reconhecer o trabalho qualificado de todos os que edificaram esta obra.

Além do conteúdo escrito de cada capítulo, as ilustrações muito contribuem para valorizar as informações contidas no texto. A preparação cada vez mais cuidadosa dos desenhos esquemáticos, que tanto enriquecem os conteúdos, continua sendo feita pela desenhista Sheila Márcia Oliveira Reis, que nos acompanha há cerca de 20 anos. A ela, o renovado agradecimento pela contribuição destacada pelo trabalho primoroso. Sem bons e informativos desenhos, muitas informações valiosas poderiam não ser inteiramente assimiladas na abrangência e na profundidade que sempre procuramos explorar.

O trabalho intelectual do livro foi muito bem complementado com a elevada qualidade de editoração e impressão. Agradeço à Editora Guanabara Koogan/Grupo GEN o compromisso, a dedicação e o empenho em disponibilizar uma obra tão bonita e tão bem apresentada. Os agradecimentos são dirigidos especialmente a Juliana Affonso e Maria Fernanda Dionysio, do Núcleo de Conteúdo da área da Saúde, e a Tatiane Carreiro e Juliana Werneck, do Núcleo de Produção Editorial.

Ao longo da vida, tive incontáveis mestres e educadores, desde os primeiros bancos escolares, quando comecei a aprender a ler, escrever e fazer contas. Com eles, muito aprendi sobre a vida, a Patologia e a Medicina. Muito também aprendi com os milhares de estudantes, de graduação, residência médica e pós-graduação, com quem tive convívio agradável, estimulante e enriquecedor durante mais de quatro décadas como professor. A todas essas pessoas, a gratidão por terem me acompanhado na busca interminável de um dos bens mais preciosos: o aprendizado e, com ele, o conhecimento.

Por último, mas não menos importante, o agradecimento especial à minha esposa Elza, pela tolerância com as minhas ausências no ambiente familiar. A ela e aos nossos filhos, Tiago e Juliano, à nossa nora, Mariana, e às nossas netas, Clara e Júlia, dedico esta edição.

Geraldo Brasileiro Filho

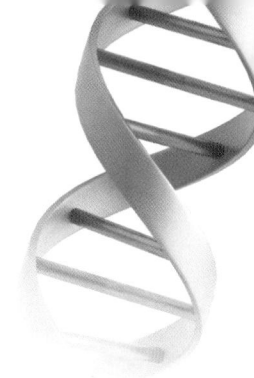

Prefácio à 10ª Edição

Chegar ao jubileu de ouro não é trivial para nenhuma obra didática. É com muito orgulho e renovada satisfação, portanto, que lançamos esta 10ª edição do livro iniciado pelo Prof. Luigi Bogliolo há 50 anos com a "finalidade de oferecer aos estudantes de Medicina brasileiros um texto de Patologia que substituísse os livros estrangeiros". Desde a sua origem, a obra *Bogliolo Patologia* continua fiel ao compromisso de levar aos seus leitores informações atualizadas sobre a Patologia e sua importância para a compreensão e a prática da Medicina. Esta, ao longo da história, sempre se apoiou em sólido conhecimento científico, que é também um dos alicerces desta obra.

A Medicina sofreu extraordinário progresso nos últimos anos. Hoje, compreende-se com muito mais clareza inúmeros fenômenos biológicos que ajudam a entender os desvios da normalidade responsáveis pelo aparecimento de lesões. A Patologia também experimentou notório avanço, sobretudo quanto aos mecanismos que agentes físicos, químicos e biológicos operam para causar doenças. O conhecimento cada vez mais abrangente de tantas moléculas e vias metabólicas normais possibilita compreender como, frente a agressões, podem aparecer doenças. Com isso, abrem-se janelas para que novas e promissoras estratégias terapêuticas possam ser aplicadas com sucesso.

Os avanços científicos e tecnológicos possibilitaram a emergência da chamada *Patologia molecular*. Os diagnósticos e as classificações tradicionais de doenças, baseados primariamente em alterações morfológicas, são hoje mais e mais suplementados por análises genômicas, epigenômicas, transcritômicas e microbiômicas. O diagnóstico clássico, até recentemente fenotípico, está cedendo lugar progressivamente a uma nosologia tanto fenotípica como genotípica. No câncer, em particular, não é mais suficiente o diagnóstico, o prognóstico e o tratamento com base somente na sua sede de origem, na morfologia de suas células e no seu estadiamento clínico. Com frequência crescente, o prognóstico e o tratamento de diversas neoplasias malignas são orientados em boa parte por mutações presentes em determinados genes. Paralelamente, a nosologia genética também se incorporou à revolução molecular. Décadas atrás, conhecia-se uma doença genética autossômica dominante chamada *síndrome de Ehlers-Danlos*. Hoje, são conhecidos 13 subtipos fenotípicos da síndrome, vários deles genotipicamente distintos e com prognóstico e condutas também diferentes.

O notável progresso em tecnologias de análise molecular prenuncia a substituição de modelos clinicopatológicos fenotípicos convergentes por paradigmas genotípicos divergentes que se tornarão essenciais para o desenvolvimento da Medicina de Precisão.

Com conhecimento mais aprofundado das lesões morfológicas, em boa medida com auxílio da imuno-histoquímica e de técnicas de análise molecular, os diagnósticos anatomopatológicos tornaram-se mais precisos e, em certos casos, personalizados. Nessa realidade, os tratamentos são atualmente mais promissores e têm mais chance de levar a resultados inalcançáveis até há pouco tempo. De outro lado, a associação de achados morfológicos mais detalhados com exames de imagens e endoscópicos torna possível diagnósticos mais precoces e mais específicos.

Fiel ao princípio de que a atuação profissional depende sempre de sólida base científica, o livro conserva sua linha editorial assentada no conhecimento atualizado sobre os eventos patológicos. Todos os capítulos sofreram atualização e adequações a fim de oferecer o conteúdo mais apropriado, particularmente no campo da etiopatogênese de lesões. Como um dos maiores desafios da Medicina contemporânea é justamente melhor conhecer as causas e os mecanismos patogenéticos das doenças, que são a base para orientar ações terapêuticas e preventivas, houve grande preocupação e cuidado em trazer informações atualizadas sobre tais elementos.

Todos os capítulos sofreram modificações, seja para abrigar novos conteúdos, seja para atualizar os já existentes. Em alguns capítulos, houve expansão considerável para incorporar os conhecimentos consolidados nos últimos 5 anos, tarefa nada fácil frente às limitações de espaço em uma obra que já atingiu seu limite de páginas. Aliás, grande esforço foi feito no sentido de manter e de expandir informações relevantes com o mesmo rigor didático mas em espaço limitado. Apesar do surgimento muito recente e de compreensão ainda incompleta, aspectos relevantes da COVID-19 foram descritos em diversos capítulos.

O editor e os colaboradores fizeram o melhor do que são capazes para que o livro cumpra a sua finalidade maior de contribuir para a boa formação em Patologia. Comentários, críticas e sugestões serão sempre muito bem-vindos, pois constituem forte estímulo para a continuidade do livro e são ferramenta poderosa de aprimoramento continuado da obra.

Geraldo Brasileiro Filho

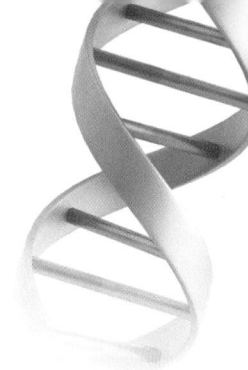

Prefácio à 1ª Edição

A ideia de fazer um texto de Patologia que substituísse, para os estudantes e médicos brasileiros, os livros estrangeiros, com a mesma categoria, amadureceu quando fui eleito Presidente da Sociedade Brasileira de Patologistas. Prontamente e com entusiasmo, muitos colegas aprovaram, contribuindo com o apoio e o incentivo sem os quais a obra não teria chegado a conclusão.

Não obstante, muitos tropeços surgiram durante a caminhada, alguns devidos a fatalidade, retardando a conclusão do livro mais do que, no início da empreitada, se poderia prever. Dois princípios foram preliminarmente estabelecidos quanto as características do texto.

Em primeiro lugar assentou-se, evitando teorias e pormenores estritamente morfológicos – de interesse apenas doutrinário ou válidos para uma única categoria de estudiosos, os patologistas –, que se procuraria apresentar, embora resumidamente, os fenômenos morfológicos e patológicos em seu relacionamento com as alterações da função, de modo a aplainar o caminho para o estudante, propiciando-lhe uma melhor compreensão e avaliação dos fenômenos clínicos. Estamos convencidos de que os processos mórbidos e suas manifestações clínicas só podem ser entendidos justa e plenamente, em sua essência e evolução, pelo médico que possua sólida cultura básica, notadamente de bioquímica, fisiologia e patologia. Consideramos, por isso, grave erro toda organização de ensino médico que encurte ou restrinja o tempo que deve ser dedicado ao estudo dessas matérias fundamentais, permitindo o acesso as disciplinas clínicas, que são de índole aplicativa, sem que o estudante tenha tido meios de assimilar convenientemente os fundamentos indispensáveis de bioquímica, fisiologia, patologia.

Em segundo lugar, concordou-se em dar o relevo necessário a certos aspectos regionais da patologia cosmopolita e em desenvolver a parte da patologia tropical que, ainda, assola o Brasil, e que, nos textos estrangeiros de Patologia, mesmo nos mais difundidos, é, amiúde, tratada de modo superficial, quando não ignorada ou exposta incorretamente.

O leitor julgará se, em um texto destinado principalmente aos estudantes, foram atingidos esses objetivos. Sabemos que a obra apresenta lacunas e falhas; por isso, seremos gratos por toda crítica construtiva, aproveitando-a para melhorar eventuais edições futuras.

Cumpre-me agradecer – e o faço penhoradamente – aos valorosos colaboradores que não me abandonaram durante o extenuante trabalho e aos muitos que me ajudaram e incitaram a não esmorecer, não obstante as graves dificuldades, os tropeços, as interrupções impostas pela fatalidade. Esses amigos são tão numerosos que se torna impossível citá-los todos.

Esta obra deve ser considerada um fruto da Sociedade Brasileira de Patologistas, cuja fundação se deve, primordialmente, ao entusiasmo de um Colega que, mais tarde, transferiu-se para outro país: o Dr. Athys Quadros; a compreensão encontrada, nos primórdios, no ambiente universitário curitibano, principalmente por parte do seu Reitor, Prof. Suplicy de Lacerda; ao apoio decidido de muitos patologistas brasileiros de vários Estados da União, do norte ao sul do País; finalmente, a confraternização de quase todos os patologistas do Brasil.

Deve-se também – e justo registrar – a Faculdade de Medicina da Universidade Federal de Minas Gerais, pelo ambiente acolhedor que nela sempre encontrei, sereno, bem mineiro, propício ao estudo, e que nunca me negou, dentro de suas possibilidades, os meios, o tempo, os recursos para que o trabalho pudesse progredir.

Um agradecimento muito especial vai a todos os componentes do Departamento de Patologia da minha Faculdade, desde o Professor Adjunto mais graduado até o pessoal técnico e os serventes, pela constância com que me acompanharam no longo caminho.

Por fim, desejo agradecer a Editora e aos seus componentes que colaboraram amavelmente e com competência. De modo especial, aos senhores Abrahão Koogan e M. Palma Costa. Ao primeiro, pela larga visão com que enfrentou as responsabilidades de uma empreitada nada fácil e de resultado incerto. Ao segundo, pela paciência beneditina com que ouvia meus pedidos, procurando ajudar-me para uma solução satisfatória dos problemas editoriais.

L. Bogliolo
B. Horizonte (MG), 1971

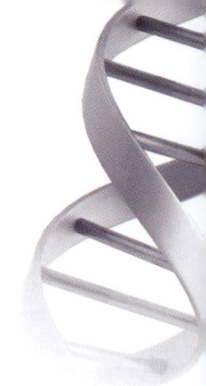

Material Suplementar

Este livro conta com o seguinte material suplementar:

- Ilustrações em formato de apresentação (restrito a docentes).

O acesso ao material suplementar é gratuito. Basta que o leitor se cadastre e faça seu *login* em nosso *site* (www.grupogen.com.br), clicando em GEN-IO, no *menu* superior do lado direito.

O acesso ao material suplementar online fica disponível até seis meses após a edição do livro ser retirada do mercado.

Caso haja alguma mudança no sistema ou dificuldade de acesso, entre em contato conosco (gendigital@grupogen.com.br).

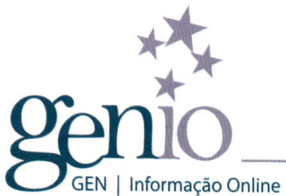

GEN | Informação Online

GEN-IO (GEN | Informação Online) é o ambiente virtual de aprendizagem do GEN | Grupo Editorial Nacional

Sumário

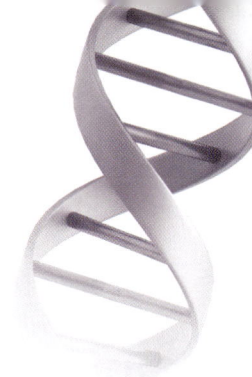

Capítulo 1

Introdução à Patologia

Fausto Edmundo Lima Pereira

Patologia significa, etimologicamente, estudo das doenças (do grego *pathos*: doença, sofrimento; e *logos*: estudo, doutrina). Essa definição, no entanto, é algo incompleta e precisa ser mais bem qualificada. Antes de tudo, é preciso considerar que o conceito de Patologia não abrange todos os aspectos das doenças, que são numerosos e poderiam confundir a Patologia Humana com a Medicina – esta, o ramo do conhecimento e da prática profissional que aborda todos os elementos ou componentes das doenças e sua relação com os doentes. Na verdade, a Medicina é *a arte e a ciência de promover a saúde e de prevenir, curar ou minorar os sofrimentos produzidos pelas doenças*. A Patologia é apenas uma parte nesse todo muito vasto e complexo. A mesma ressalva vale para a Patologia Odontológica e para a Patologia Veterinária em relação a essas profissões.

Feitas essas considerações, a Patologia pode ser entendida como *a ciência que estuda as causas das doenças, os mecanismos que as produzem, os locais onde ocorrem e as alterações moleculares, morfológicas e funcionais que apresentam*. Ao tratar desses aspectos, a Patologia assume grande importância na compreensão global das doenças, pois fornece as bases para o entendimento de outros elementos essenciais, como prevenção, manifestações clínicas, diagnóstico, tratamento, evolução e prognóstico.

Saúde e doença

Os conceitos de Patologia e de Medicina convergem para um elemento comum: a doença. Doença pode ser entendida a partir do conceito biológico de adaptação, que é uma propriedade geral dos seres vivos representada pela capacidade de ser sensível às variações do meio ambiente (irritabilidade) e de produzir respostas (variações bioquímicas e fisiológicas) capazes de adaptá-los. Essa capacidade varia em diferentes espécies animais e em diferentes indivíduos de uma mesma espécie, pois depende de mecanismos moleculares vinculados ao patrimônio genético. Pode-se definir **saúde** como *um estado de adaptação do organismo ao ambiente físico, psíquico e social em que vive, de modo que o indivíduo se sente bem (saúde subjetiva) e não apresenta sinais ou alterações orgânicas (saúde objetiva). Ao contrário,* **doença** *é um estado de falta de adaptação ao ambiente físico, psíquico ou social, no qual o indivíduo se sente mal (tem sintomas) e/ou apresenta alterações orgânicas evidenciáveis objetivamente (sinais clínicos).* Para as ciências da saúde humana, é importante considerar que o conceito de saúde envolve o ambiente em que o indivíduo vive, tanto no seu aspecto físico como também no psíquico e no social. Por essa razão, os diversos parâmetros orgânicos precisam ser avaliados dentro do contexto do indivíduo. Número elevado de hemácias, por exemplo, pode ser sinal de policitemia se a pessoa vive ao nível do mar, mas representa apenas um estado de adaptação para o indivíduo que reside em grandes altitudes.

Saúde e normalidade não têm o mesmo significado. A palavra saúde é utilizada em relação ao indivíduo, enquanto o termo normalidade (normal) é usado em relação a parâmetros de parte estrutural ou funcional do organismo. O normal (ou a normalidade) é estabelecido a partir da média de várias observações de determinado parâmetro, utilizando-se, para o seu cálculo, métodos estatísticos. Os valores normais para descrever parâmetros do organismo (peso de órgãos, número de batimentos cardíacos, pressão arterial sistólica ou diastólica etc.) são estabelecidos a partir de observações de populações homogêneas, de mesma etnia, que vivem em ambientes semelhantes e cujos indivíduos são saudáveis dentro do conceito enunciado anteriormente.

Elementos de uma doença. Divisões da Patologia

Todas as doenças têm causa(s) que age(m) por mecanismos variados, os quais produzem alterações moleculares e/ou morfológicas nas células e nos tecidos que resultam em alterações funcionais no organismo ou em parte dele e produzem manifestações subjetivas (sintomas) ou objetivas (sinais). A Patologia cuida dos aspectos de *Etiologia* (estudo das causas), *Patogênese* (estudo dos mecanismos), *Anatomia Patológica* (estudo das alterações morfológicas dos tecidos que, em conjunto, recebem o nome de lesões), *Fisiopatologia* (estudo das alterações funcionais de órgãos e sistemas afetados) e *Evolução* das doenças. O estudo dos sinais e sintomas das doenças é objeto da *Semiologia*, cuja finalidade é, junto com exames complementares, fazer o diagnóstico delas (*Propedêutica*), a partir do qual se estabelecem o prognóstico, o tratamento e a prevenção (Figura 1.1).

Diferentes doenças têm componentes comuns e elementos particulares. Pneumonia lobar, meningite purulenta e tuberculose são doenças diferentes que têm em comum o fato de serem causadas por bactérias e de apresentarem lesões inflamatórias. Em cada órgão afetado por elas, no entanto, existem alterações morfológicas e funcionais próprias de cada uma delas. Considerando esse aspecto, a Patologia pode ser dividida em dois grandes ramos: Patologia Geral e Patologia Especial. A **Patologia Geral** estuda os aspectos comuns às diferentes doenças quanto às suas causas, mecanismos patogenéticos, lesões estruturais e alterações da função. Por isso mesmo, ela faz parte do currículo de todos os cursos das áreas de Ciências Biológicas e da Saúde. Já a **Patologia Especial** se ocupa das doenças de um determinado órgão ou sistema (sistema respiratório, cavidade oral etc.) ou estuda as doenças agrupadas por suas causas (doenças infecciosas, doenças causadas por radiações etc.). Dentro dessa abrangência, tem-se a Patologia Médica, a Patologia Veterinária e a Patologia Odontológica. Embora o componente morfológico das doenças seja mais enfatizado pelos patologistas, os aspectos etiopatogenéticos e fisiopatológicos das doenças são indispensáveis para um bom diagnóstico, uma boa prevenção e uma boa terapêutica, sendo essa a abordagem mais adequada para a correta formação dos profissionais de saúde.

Com o objetivo de conhecer os elementos comuns às diferentes doenças, a Patologia Geral envolve-se tanto com doenças humanas como com as dos outros animais, sejam eles de laboratório ou não. Aliás, a Patologia Geral tem importante componente experimental, a partir de modelos induzidos em vários animais. Por outro lado, como as doenças representam um estado de desvio da adaptação – nelas não ocorrendo fatos biológicos novos, mas apenas desvios de fenômenos normais –, a compreensão da Patologia Geral exige conhecimentos pelo menos razoáveis sobre os aspectos morfológicos, bioquímicos e fisiológicos de células, tecidos, órgãos e sistemas orgânicos normais.

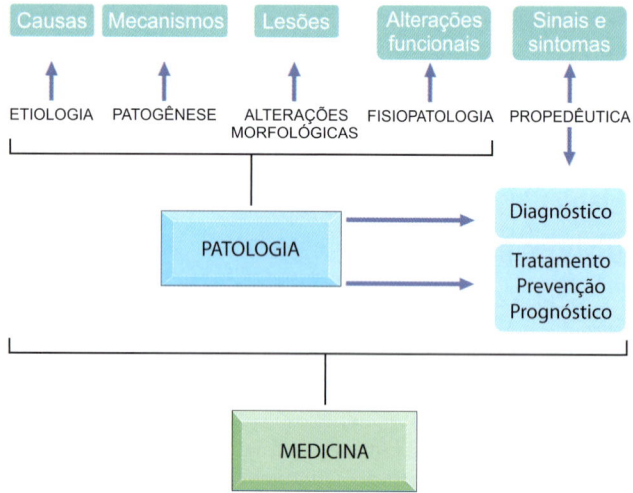

Figura 1.1 Elementos de uma doença e sua relação com as áreas de estudo da Patologia e da Medicina.

Agressão. Defesa. Adaptação. Lesão

Qualquer estímulo da natureza – dependendo da sua intensidade, do tempo de atuação e da capacidade de reação do organismo (que envolve também o patrimônio genético) – pode constituir uma agressão. Contra esta, o organismo monta respostas variadas, procurando defender-se ou adaptar-se. Muitas vezes, o indivíduo adapta-se a essa situação, com pouco ou nenhum dano. Em muitos casos, porém, surgem lesões variadas, agudas ou crônicas, responsáveis pelas doenças.

Agressões podem se originar no ambiente externo ou a partir do próprio organismo. De modo muito resumido, agressões podem ser provocadas por agentes físicos, químicos e biológicos, por alterações na expressão gênica ou por modificações nutricionais, metabólicas ou dos próprios mecanismos de defesa do organismo. As principais causas de lesões (agressões) serão discutidas em detalhes no Capítulo 3.

Os mecanismos de **defesa** contra agentes externos são muito numerosos. Ao lado de barreiras mecânicas e químicas existentes no revestimento externo e interno (pele e mucosas), o organismo conta com diversos mecanismos defensivos: (1) contra agentes infecciosos, atuam a fagocitose, o sistema complemento e, sobretudo, a reação inflamatória, que é a expressão morfológica da resposta imunitária; esta tem dois componentes: (a) resposta inata, que surge imediatamente após agressões; (b) resposta adaptativa; (2) contra agentes genotóxicos (que agridem o genoma), existe o sistema de reparo do DNA; (3) contra compostos químicos tóxicos, incluindo radicais livres, as células dispõem de sistemas enzimáticos de destoxificação e antioxidantes. É importante salientar que, com certa frequência, os próprios mecanismos defensivos podem se tornar agressores. A desregulação da reação imunitária, por exemplo, para mais ou para menos, está na base de muitas doenças prevalentes. A resposta imunitária será estudada nos Capítulos 4 e 11.

Adaptação refere-se à capacidade das células, dos tecidos ou do próprio indivíduo de, frente a um estímulo, modificar suas funções dentro de certos limites (faixa da normalidade), para ajustar-se às modificações induzidas pelo estímulo. A adaptação pode envolver apenas células (ou suas organelas) ou o indivíduo como um todo. São exemplos da primeira situação: (1) pré-condicionamento das células à hipóxia, que permite a sobrevivência delas em condições de baixa disponibilidade de O_2; (2) hipertrofia do retículo endoplasmático liso (REL) por substâncias nele metabolizadas (p. ex., a administração de fenobarbital provoca hipertrofia do REL em hepatócitos); (3) hipertrofia muscular por sobrecarga de trabalho (do miocárdio do ventrículo esquerdo na hipertensão arterial, da musculatura esquelética em atletas ou em pessoas que fazem trabalho físico vigoroso etc.). A resposta adaptativa geral, inespecífica e sistêmica que o organismo monta frente a diferentes agressões por agentes físicos, químicos, biológicos ou emocionais é conhecida como *estresse*.

Lesão é o conjunto de alterações morfológicas, moleculares e/ou funcionais que surgem nas células e nos tecidos após agressões. As alterações morfológicas que caracterizam as lesões podem ser observadas a olho nu (alterações macroscópicas) ou ao microscópio de luz ou eletrônico (alterações microscópicas e submicroscópicas). As alterações moleculares, que muitas vezes se traduzem em modificações morfológicas, podem ser detectadas por métodos bioquímicos e de biologia molecular. As modificações funcionais manifestam-se por alterações da função de células, tecidos, órgãos ou sistemas e representam a **fisiopatologia**.

Como as doenças surgem e evoluem de maneiras muito variadas, as lesões são dinâmicas: começam, evoluem e tendem para a cura ou para a cronicidade. Por esse motivo, elas são também conhecidas como **processos patológicos**, indicando a palavra "processo" uma sucessão de eventos (usando uma analogia, podemos pensar nos processos burocráticos, que ficam registrados em folhas sucessivas, numeradas, dentro de uma pasta). Por essa razão, o aspecto morfológico de uma lesão varia de acordo com o momento em que ela é examinada. Os aspectos cronológicos das doenças estão indicados na Figura 1.2.

O alvo dos agentes agressores são as moléculas, sobretudo as macromoléculas de cuja ação dependem as funções vitais. Portanto, as lesões se iniciam no nível molecular. As alterações morfológicas surgem em consequência de modificações na estrutura das membranas, do citoesqueleto, do núcleo ou de outros componentes citoplasmáticos, além do acúmulo de substâncias dentro ou fora das células. Lesões celulares resultam em lesões nos órgãos e sistemas funcionais. Qualquer que seja a sua natureza, a ação dos agentes agressores se faz por dois mecanismos: (1) ação direta, por meio de alterações moleculares que se traduzem em modificações morfológicas; (2) ação indireta, por intermédio de mecanismos de adaptação que, ao serem acionados para neutralizar ou eliminar a agressão, induzem alterações moleculares que resultam em modificações morfológicas. Desse modo, os mecanismos de defesa, quando acionados, podem também causar lesão no organismo (Figura 1.3). Isso é compreensível, uma vez que os mecanismos defensivos em geral são destinados a destruir invasores vivos, os quais são formados por células semelhantes às dos tecidos do hospedeiro; o mesmo mecanismo que lesa um invasor vivo (p. ex., um microrganismo) é potencialmente capaz de lesar também as células do organismo invadido.

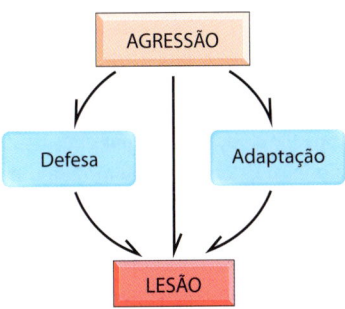

Figura 1.3 Respostas do organismo às agressões.

Apesar da enorme diversidade de agentes lesivos existentes na natureza, a variedade de lesões encontradas nas doenças não é muito grande. Isso se deve ao fato de os mecanismos de agressão às moléculas serem comuns aos diferentes agentes agressores; além disso, com frequência as defesas do organismo são inespecíficas, no sentido de que são semelhantes diante de agressões distintas. Duas situações exemplificam a afirmação anterior.

Muitos agentes lesivos agem pela redução do fluxo sanguíneo, o que diminui o fornecimento de O_2 para as células e reduz a produção de energia. Redução na síntese de ATP pode ser provocada também por agentes que inibem enzimas da cadeia respiratória; já outros diminuem a produção de ATP porque impedem o acoplamento da oxidação com o processo de fosforilação do ADP; há ainda agressões que aumentam as exigências de ATP sem induzir aumento proporcional do fornecimento de oxigênio. Em todas essas situações, a deficiência de ATP interfere nas bombas eletrolíticas, nas sínteses celulares, no pH intracelular e em outras funções que culminam com o acúmulo de água no espaço intracelular e em uma série de alterações ultraestruturais que recebem, em conjunto, o nome de *degeneração hidrópica*. Portanto, são diferentes os agentes agressores capazes de produzir uma mesma lesão por meio de redução absoluta ou relativa da síntese de ATP.

Ação do calor (queimadura), de um agente químico corrosivo ou de uma bactéria que invade o organismo é seguida de respostas teciduais que se traduzem por modificações da microcirculação e pela saída de leucócitos e de plasma dos vasos para o interstício. Nessas três situações, ocorre uma *reação inflamatória*, que representa a execução da resposta imunitária, esta o principal mecanismo de defesa do organismo. Nas inflamações, os leucócitos são mobilizados por agressões diferentes, porque muitos deles são células fagocitárias, especializadas em matar microrganismos e em fagocitar tecidos lesados para facilitar a reparação ou a regeneração. Por essa razão, é fácil compreender que, quando são estimulados por agressões diversas, os leucócitos possam também produzir lesão nos tecidos. Do exposto, fica claro: a própria resposta defensiva (adaptativa) que o agente agressor estimula no organismo pode também contribuir para o aparecimento de lesões.

Pode-se dizer, portanto, que as lesões têm um componente que resulta da ação direta do agente agressor e de um elemento decorrente da ação dos mecanismos de defesa. Na verdade, em muitas situações, os mecanismos de defesa, inatos ou adaptativos, são até mesmo os principais responsáveis por lesões; é o que ocorre nas doenças de natureza imunitária e nas infecções, nas quais os mecanismos imunitários de defesa contra o agente

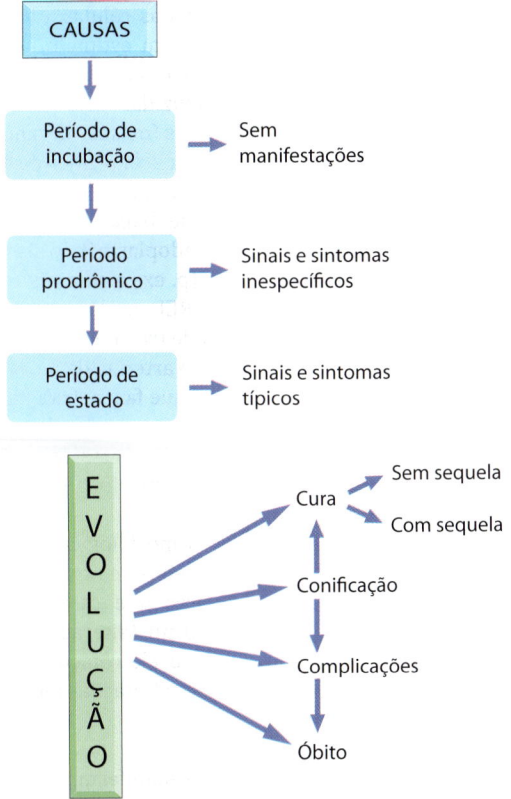

Figura 1.2 Aspectos cronológicos de uma doença.

1

infeccioso também lesam os tecidos. Para exemplificar essas afirmações, na Figura 1.4 estão representados os mecanismos de necrose da pele induzida pelo calor, destacando-se a ação direta do agente e a ação indireta por meio de danos à microcirculação e pelos mecanismos defensivos.

Toda agressão gera estímulos que induzem respostas adaptativas que visam aumentar a resistência às agressões subsequentes. Os estímulos geradores dessas respostas não são ainda totalmente conhecidos, mas já se tem ideia de algumas reações muito conservadas na natureza. A expressão de proteínas do estresse, também chamadas proteínas do choque térmico (em inglês HSP, de *heat shock proteins*), ocorre em todo tipo de célula diante das mais variadas agressões, daí o porquê de sua denominação. Tais proteínas induzem várias respostas adaptativas, como aumento da resistência à desnaturação de proteínas, aumento da estabilidade de membranas, entre outras, aumentando a resistência das células às agressões. Exemplos ilustrativos dessas várias situações serão mostrados ao longo do livro.

Classificação e nomenclatura das lesões e das doenças

A classificação e a nomenclatura das lesões são ainda motivos de divergências, não havendo consenso dos estudiosos sobre o significado de muitas palavras utilizadas para identificar alguns processos. Como o objetivo da Patologia é o estudo de lesões e doenças, é necessário que tais lesões sejam classificadas e tenham uma nomenclatura adequada. Neste texto, procurar-se-á conceituar os termos utilizados para denominar as lesões e utilizá-los exclusivamente de acordo com o conceito estabelecido.

Ao atingirem o organismo, as agressões comprometem um tecido (ou um órgão) no qual existem: (1) células (parenquimatosas e do estroma); (2) componentes intercelulares (interstício ou matriz extracelular); (3) circulação sanguínea e linfática; (4) inervação. Após agressões, um ou mais desses componentes podem ser afetados, simultaneamente ou não. Desse modo, podem surgir lesões celulares, danos ao interstício, distúrbios locais da circulação e da inervação ou alterações complexas que envolvem muitos dos componentes teciduais ou todos eles (Figura 1.5). Por esse motivo, as lesões podem ser classificadas em cinco grupos, definidos de acordo com o alvo atingido. Dada a interdependência entre os componentes estruturais dos tecidos, as lesões não são isoladas nas doenças, sendo comum a sua associação.

As **lesões celulares** podem ser separadas em dois grupos: letais e não letais. As *lesões não letais* são aquelas em que as células continuam vivas, podendo haver retorno ao estado de normalidade depois de cessada a agressão; letalidade ou não letalidade está ligada à qualidade, à intensidade e à duração da agressão, bem como ao estado funcional ou ao tipo de célula atingida. Dependendo desses fatores, uma mesma agressão pode provocar lesão não letal em uma célula e causar morte em outro tipo celular. Os exemplos de lesão não letal são muitos. De um lado, as agressões podem modificar o metabolismo das células, induzindo o acúmulo de substâncias intracelulares (degenerações), ou podem alterar os mecanismos que regulam a proliferação e a diferenciação celular (originando hipotrofias, hipertrofias, hiperplasias, hipoplasias, metaplasias, displasias e neoplasias). Outras vezes, acumulam-se nas células pigmentos endógenos ou exógenos, constituindo as pigmentações. As *lesões letais* são representadas por necrose (morte celular seguida de autólise), apoptose (morte celular não seguida de autólise) e outros tipos de morte celular reconhecidos mais recentemente.

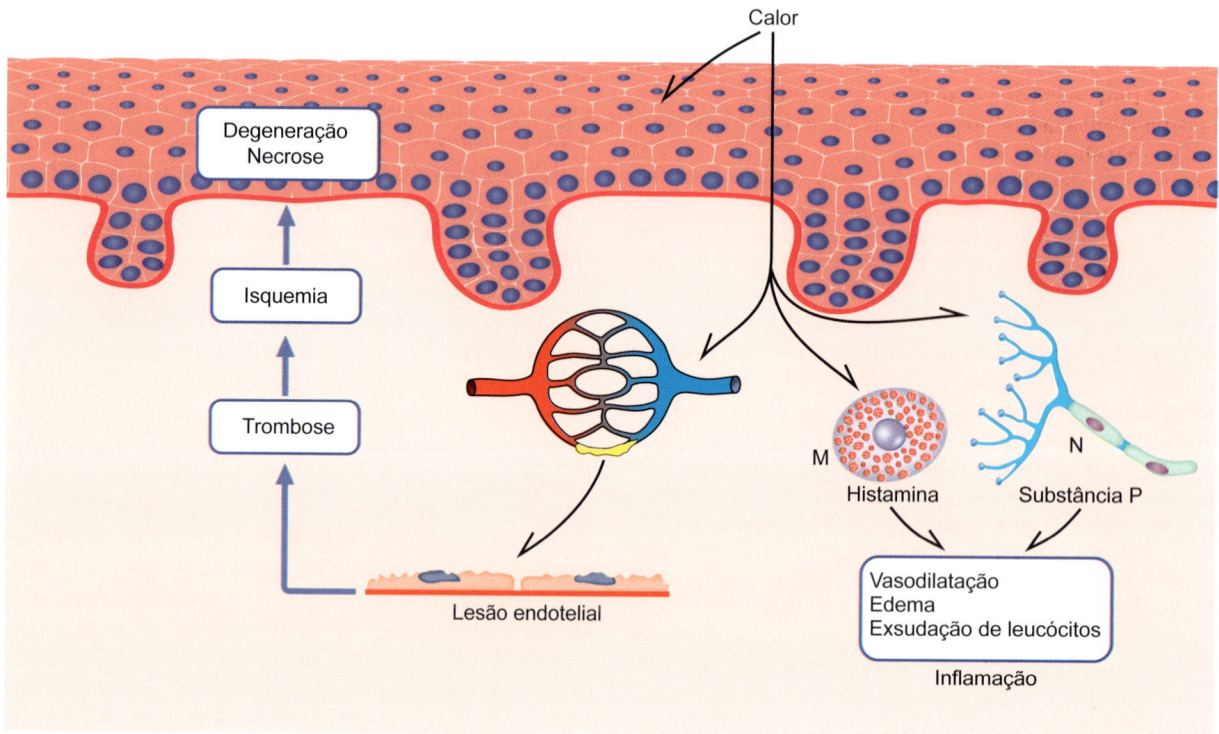

Figura 1.4 Ações do calor sobre a pele. Agressão direta na epiderme causa degeneração e necrose por desnaturar proteínas; sobre os mastócitos (M) e terminações nervosas (N), induz a liberação de mediadores que resultam em reação inflamatória; atuando na microcirculação, lesa o endotélio e provoca trombose, causando isquemia, anóxia e necrose da pele.

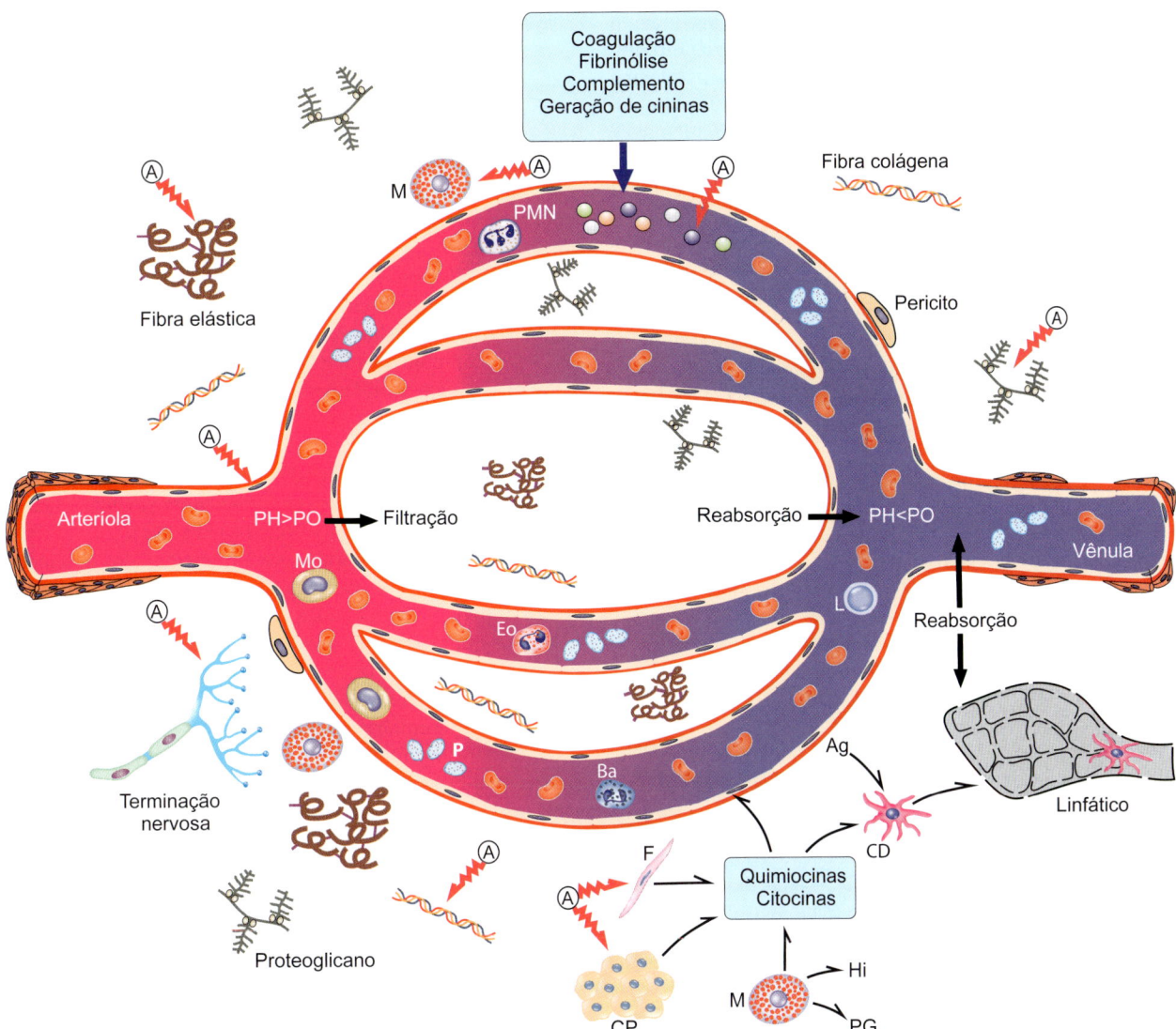

Figura 1.5 Esquema dos componentes de um órgão. Estão indicados: circulação sanguínea, vasos linfáticos, células do parênquima (CP), células dendríticas (CD), células do estroma (F), inervação, interstício ou matriz extracelular com fibras (colágenas e elásticas) e substância fundamental, mastócitos (M) e células do sangue. Ⓐ indica uma agressão qualquer. São mostrados ainda o sistema proteolítico de contato, histamina (Hi) e prostaglandinas (PG). Ag: antígeno; Ba: basófilos; Eo: eosinófilos; L: linfócitos; Mo: monócitos; P: plaquetas; PH: pressão hidrostática; PMN: polimorfonucleares neutrófilos; PO: pressão oncótica.

As **alterações do interstício** (matriz extracelular, MEC) englobam modificações da substância fundamental amorfa e de fibras elásticas, colágenas e reticulares, que podem sofrer alterações estruturais e depósitos de substâncias formadas *in situ* ou vindas da circulação. Os depósitos de cálcio e a formação de concreções e cálculos no meio extracelular são estudados à parte.

Os **distúrbios da circulação** incluem: aumento, diminuição ou cessação do fluxo sanguíneo para os tecidos (hiperemia, oligoemia e isquemia); coagulação do sangue no leito vascular (trombose); aparecimento de substâncias ou corpos que não se misturam ao sangue e causam obstrução vascular (embolia); saída de sangue do leito vascular (hemorragia) e alterações das trocas de líquidos entre o plasma e o interstício (edema).

As **alterações da inervação** não têm sido abordadas nos textos de Patologia, mas, sem dúvida, devem representar lesões importantes, devido ao papel integrador de funções que o tecido nervoso exerce. As alterações locais dessas estruturas são, infelizmente, ainda pouco conhecidas.

A lesão mais complexa que envolve todos os componentes teciduais é a **inflamação**. Esta se caracteriza morfologicamente por modificações locais da microcirculação e pela saída de leucócitos do leito vascular, acompanhadas por lesões celulares e do interstício provocadas, principalmente, pela ação de células fagocitárias e por alterações vasculares que acompanham o processo. Como será visto no Capítulo 4, a inflamação, que representa a efetuação da resposta imunitária, é a reação que acompanha a maioria das lesões produzidas por diferentes agentes lesivos.

Reparo de lesões inclui regeneração (em órgãos com células capazes de se dividir) ou cicatrização.

Assim como é importante classificar e dar nomes às lesões, também as doenças precisam ser nomeadas e catalogadas. A denominação das doenças é assunto complexo, pois depende do conhecimento preciso das lesões e dos sinais e sintomas que nelas aparecem. Idealmente, uma doença deve receber um nome que traduza a característica essencial da sua natureza.

Muitas vezes, a nomenclatura segue certa lógica, já que inclui o nome do órgão afetado e algum prefixo ou sufixo esclarecedor. Nessas condições, fica fácil reconhecer o processo patológico básico (gastrite, meningite e glomerulonefrite, por exemplo, são doenças de natureza inflamatória do estômago, meninges e glomérulos, respectivamente). Para muitas doenças, a denominação indica a natureza e as características principais do processo (cardiopatia isquêmica, enteropatia perdedora de proteínas etc.). No enorme grupo de neoplasias, cada uma é designada, em geral, por nomes que seguem algumas regras, conforme será discutido no Capítulo 10 (carcinoma de células escamosas, linfoma de grandes células B etc.). Em muitos outros casos, porém, apenas o nome não é suficientemente indicativo de uma doença, como ocorre com grande número de epônimos (nome de quem descreveu ou descobriu a doença, local onde foi descrita etc.), os quais pouco têm a ver com a essência das lesões e da doença em si.

Para uniformizar a nomenclatura e para evitar que as doenças recebam nomes com base em critérios diferentes em diferentes países, a Organização Mundial da Saúde (OMS) criou a Classificação Internacional das Doenças (CID), de uso universal. Cada versão da CID é lançada com a expectativa de ser revista dentro de 10 anos. A última versão (CID-10) é de 1992. A Assembleia Mundial de Saúde adotou a CID-11, prevendo-se o seu uso a partir de janeiro de 2022. Classificar doenças não é tarefa fácil, pois toda classificação dessa natureza deve incorporar informações sobre pessoas espalhadas ao redor do mundo, isso em razão das conhecidas variações geográficas. A classificação da OMS é feita por especialistas do mundo inteiro, os quais estabelecem os critérios e os fundamentos do diagnóstico das doenças. Com base nesses princípios, faz-se a definição da doença a partir de alguns sinais, sintomas e lesões que, entre vários outros, caracterizam uma determinada condição mórbida. A partir de tal definição, é feita a classificação da doença, recebendo cada uma delas um número próprio, devendo ser mencionado toda vez que o diagnóstico é estabelecido e registrado em documentos oficiais (prontuários, atestados médicos etc.).

Ao lado da nomenclatura, a classificação (taxonomia) das doenças tem notória importância prática, porque os profissionais de saúde precisam utilizar os mesmos termos e os mesmos princípios, a fim de que dados e informações obtidas em qualquer parte do mundo possam ser comparados. Tudo isso é muito importante para o avanço do conhecimento sobre etiologia, patogênese, aspectos epidemiológicos, quadros clínicos, estratégias diagnósticas, respostas terapêuticas e medidas preventivas das diferentes doenças.

Cada nova classificação deve considerar não só elementos para melhor caracterizar as doenças quanto ao seu quadro clínico e a sua evolução, como, sobretudo, incluir os novos e formidáveis conhecimentos, especialmente quanto ao melhor entendimento sobre os mecanismos patogenéticos e fisiopatológicos tornados possíveis pelo extraordinário avanço no conhecimento sobre os aspectos moleculares envolvidos nos processos patológicos. Espera-se, deste modo, que uma classificação atualizada das doenças possa contribuir para orientar ações mais efetivas no sentido de prevenção, diagnóstico, tratamento e prognóstico. A tentativa ambiciosa é que os conhecimentos atuais e os novos permitam, por meio do entendimento mais profundo possível das doenças e de suas particularidades, a individualização da enfermidade em cada paciente, o que se conhece como *Medicina Personalizada* – segundo esta, cada doença tem componentes particulares em cada indivíduo, tendo a sua abordagem terapêutica maior chance de sucesso quando leva em conta propriedades inerentes a cada pessoa. Estamos caminhando para a medicina de precisão, em que cada doença, em cada indivíduo, será tratada com medicamentos que visam atingir as principais alterações moleculares envolvidas na sua patogênese (terapêutica direcionada a um alvo).

Nos 13 primeiros capítulos, serão considerados os aspectos comuns das lesões e doenças (Patologia Geral). Ainda nesta parte do livro, estão incluídos também capítulos sobre os mecanismos imunitários de agressão e as bases genéticas das doenças, não porque as lesões correspondentes estejam fora dos grupos relacionados nos parágrafos anteriores, mas pelo fato de os fatores imunitários e genéticos representarem peculiares e importantes agentes etiológicos originados no próprio organismo. Nos capítulos seguintes, serão tratadas as doenças de cada órgão ou sistema orgânico (Patologia Especial).

Ao se encerrar este capítulo, não se deve esquecer que lesões localizadas quase sempre são acompanhadas de respostas gerais ou sistêmicas, induzidas não somente por estímulos nervosos aferentes como também por substâncias liberadas na circulação pelos tecidos lesados. Tais respostas se relacionam à adaptação do organismo à agressão, facilitando os mecanismos defensivos e a modulação de seus efeitos. Em muitas enfermidades, os agentes agressores atuam em vários órgãos e sistemas do organismo, constituindo as chamadas *doenças sistêmicas*.

■ Leitura complementar

Perez-Tamayo R. Mechanisms of disease. An introduction to pathology. 2nd ed. Chicago: Year Book Medical Publishers; 1985.

Rather LS. Rudolph Virchow views on pathology. Pathological anatomy and cellular pathology. Arch Pathol. 1966;82:197-204.

Shute N. Personalized medicine. Sci Am. 2012;306(5):44.

Capítulo 2

Métodos de Estudo em Patologia

Geraldo Brasileiro Filho, Victor Piana de Andrade, Marina De Brot, Alfredo José Afonso Barbosa,
Luiz Fernando Lima Reis, Mauro Saieg, Clóvis Antonio Lopes Pinto, Isabela Werneck da Cunha

A Patologia conta com um arsenal poderoso de recursos tecnológicos. Ao lado das análises macro- e microscópica convencionais nos últimos anos, surgiram novos instrumentos de avaliação que trouxeram contribuição valiosa ao estudo das doenças. Para o estudante e para o profissional da área da saúde, é útil o conhecimento básico sobre as ferramentas e as técnicas de exame empregadas em Patologia. Aqui serão descritos os procedimentos de maior aplicação para investigação e para diagnóstico.

■ Estudo morfológico

Os estudos macro- e microscópico das doenças constituem a forma tradicional de análise em Patologia. Amostras diversas podem ser avaliadas por exames citológicos ou anatomopatológicos de biópsias, peças cirúrgicas e necrópsias.

▶ Exames citológicos

Os exames citológicos constituem importante meio de diagnóstico de muitas doenças, sobretudo neoplasias malignas e suas lesões precursoras, dos quais o melhor exemplo é o exame citológico para detecção precoce de câncer do colo uterino. Em todos os países em que programas de exame em massa da população foram implantados e bem conduzidos, a mortalidade por câncer cervical caiu de modo notável. Além de úteis no diagnóstico de lesões neoplásicas, os exames citológicos prestam-se também para detectar agentes infecciosos e parasitários.

O material para análise citológica pode ser obtido por meio de: (1) raspados de pele ou mucosas; (2) secreções (árvore traqueobrônquica, conteúdo de cistos, expressão mamilar, trato gastrointestinal); (3) líquidos (serosas, urina, líquido amniótico etc.); (4) punção aspirativa por agulha fina guiada por palpação ou ultrassonografia. Nesta, lesões nodulares de diversos órgãos (tireoide, mama, linfonodos etc.), sólidas ou císticas, podem ser diagnosticadas com boa precisão. É o caso da punção aspirativa de lesões tireoidianas, que, em mãos de profissionais experientes, é um método diagnóstico bastante sensível e específico.

A amostra de células deve ser adequadamente fixada. O fixador mais empregado é o álcool etílico em diferentes concentrações. Para os exames cervicovaginais, é importante que o esfregaço seja fixado imediatamente, ainda úmido, em álcool etílico a 95%; o ressecamento antes da fixação torna o esfregaço imprestável para o exame de células, quando é corado pelo método de Papanicolaou. Por outro lado, esfregaços secos antes da fixação são muito usados em colorações hematológicas e punções. Secreções ricas em muco (escarro, material do trato gastrointestinal) ou em proteínas (líquidos serosos) podem ser guardadas em geladeira por até um dia antes de serem encaminhadas ao laboratório, pois o muco protege as células, e as proteínas servem como nutrientes. Líquidos pobres em proteínas ou em muco (líquor, urina etc.) só podem ser mantidos na geladeira por poucas horas. Quando o material não puder ser encaminhado logo ao laboratório, é necessário fixá-lo em igual volume de etanol a 50%.

A coloração universal de esfregaços celulares é a de Papanicolaou. O método Panótico Rápido, variação do Giemsa, é muito usado para avaliação rápida de amostras pós-punção ou líquidos (pleural, peritoneal e cefalorraquidiano), nos quais a suspeita de lesão linfoproliferativa recomenda a análise por citometria de fluxo antes de fixação para processamento citológico.

Na citologia em monocamada, o modo de coleta, a coloração e a análise são os mesmos da citologia convencional, diferindo a fixação e o processamento da amostra (Figura 2.1). A amostra de células é transferida para frasco contendo o fixador e mantida em suspensão. Os fixadores são diferentes e têm a propriedade de fixar as células homogeneamente, de lisar as hemácias e de quebrar filamentos de muco. O frasco com as células em suspensão é colocado em equipamento que homogeniza a suspensão de células e aspira o líquido por meio de passagem por uma membrana com poro de tamanho inferior ao de células epiteliais, de modo que se forma uma monocamada de células sobre a membrana. Esta é pressionada contra uma lâmina de vidro com carga elétrica, sendo a monocamada de células transferida da membrana para a lâmina. As principais vantagens sobre a citologia convencional são fixação mais homogênea (o que

2

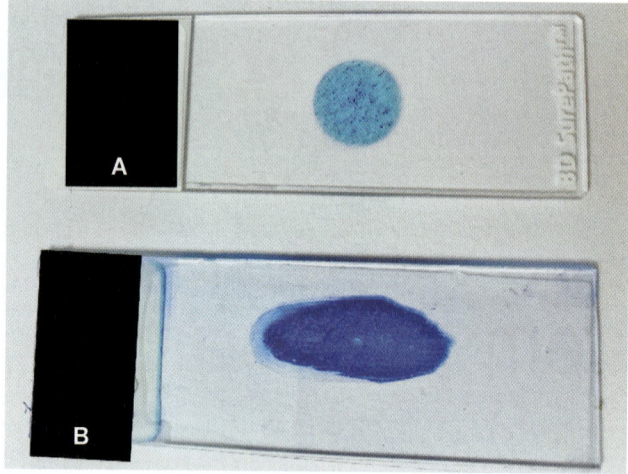

Figura 2.1 Representação de duas lâminas de citologia. **A.** Lâmina preparada pela técnica em monocamada, com o "carimbo" de células na área demarcada, para facilitar a leitura. **B.** Lâmina preparada pela técnica de esfregaço, em que uma gota da amostra foi "esfregada" na lâmina e posteriormente fixada e corada.

elimina os problemas de ressecamento e o excesso de sangue ou piócitos), concentração da amostra em apenas uma lâmina, possibilidade de automação da leitura (uma vez que as células estão dispostas lado a lado) e preservação de amostra residual para testes complementares, como imunocitoquímica, pesquisa de agentes infecciosos (p. ex., HPV em exame cervicovaginal) e de mutações gênicas (p. ex., *BRAF* em amostra de tireoide). As desvantagens são perda do material extracelular e do componente inflamatório da lesão, além da maior complexidade e do custo envolvido no processamento.

O resultado de um exame citológico é fornecido em termos do diagnóstico morfológico das doenças e complementado, quando possível, com outros dados de interesse clínico. Em geral, o patologista procura dar informações adicionais, como o achado de microrganismos ou, nos casos positivos para câncer, o seu tipo citológico.

As principais vantagens do diagnóstico citopatológico são a simplicidade, o baixo custo e a rapidez do resultado. A simplicidade está na coleta da amostra quando comparada a um procedimento cirúrgico invasivo e no preparo do material para análise e diagnóstico. O custo é substancialmente menor, pois não há necessidade do processamento histológico, permitindo a análise microscópica em alguns minutos após a coleta, em muitos casos direcionando a conduta imediata. As desvantagens estão na ausência da arquitetura tecidual, pois aqui analisam-se apenas células isoladas (o que em alguns casos impede diagnóstico mais específico) e na menor quantidade de amostra para análise. A coleta, seguida de avaliação imediata da sua adequação, pode permitir o diagnóstico rápido, evitar a reconvocação do paciente para nova coleta e, mais importante, direcionar a coleta de outras amostras para testes adicionais, como cultura para bactérias, fungos e bacilos álcool-ácido resistentes (BAAR) em casos de inflamação granulomatosa, dosagem de hormônios (p. ex., tireoglobulina e paratormônio) para distinção da origem tireoidiana e paratireoidiana de um nódulo cervical, citometria de fluxo para classificar lesão suspeita de linfoma de baixo grau ou extração de DNA e/ou RNA para testes moleculares.

▶ Exames anatomopatológicos

Biópsias podem ser: (1) ablativas ou excisionais, quando se faz a retirada de toda a lesão; (2) incisionais, quando se retira apenas parte da lesão para diagnóstico. Tipos particulares de biópsias são: curetagens, biópsias endoscópicas, por agulha, por trepanação, dirigidas por aparelhos especiais (colposcopia ou ultrassonografia) e cerebral estereotáxica.

As amostras colhidas devem ser representativas da lesão e tratadas de maneira adequada. Não é necessário que o tamanho seja exagerado; fragmentos às vezes diminutos são suficientes para diagnóstico, desde que obtidos de locais apropriados, retirados com os devidos cuidados e processados convenientemente. Biópsias de lesões ulceradas devem conter a margem de transição entre a úlcera e os tecidos adjacentes e subjacentes; biópsia superficial pode conter somente material necrótico-inflamatório, sem atingir as lesões graves subjacentes (lesões submucosas que elevam a mucosa podem não ser amostradas; uma biópsia superficial nessa área pode não atingir o tumor). Muitas vezes, uma biópsia mais alargada faz menos mal ao paciente do que a repetição de todo o procedimento! Punção-biópsia de lesões nodulares viscerais necessita, muitas vezes, do auxílio de equipamentos especiais, como radiografia, ultrassom etc. Biópsias às cegas de lesões esparsas e pequenas quase sempre significam sacrifício para o paciente e perda de tempo.

Além da biópsia convencional, hoje está disponível também a chamada *biópsia líquida*. Na última década, o tratamento de pacientes com câncer mudou muito a partir do desenvolvimento de medicamentos dirigidos a moléculas-alvo envolvidas no aparecimento ou na progressão de neoplasias e na resistência a medicamentos, o que possibilita tratamentos mais individualizados, mais eficientes e com menos efeitos colaterais. Caso o tumor tenha uma alteração genômica, o paciente pode se beneficiar com medicamentos mais específicos. Em neoplasias, as alterações moleculares consistem em mutações, rearranjos e/ou metilação de genes envolvidos em vias moleculares específicas nas lesões, cujas sequências são liberadas na corrente circulatória e podem ser detectadas no sangue. Com a evolução tecnológica nos últimos anos, os métodos de sequenciamento de ácidos nucleicos (DNA e RNA) estão cada vez mais sensíveis e mais específicos, o que permite detectar quantidades mínimas de mutações e fusões existentes nas células tumorais. Por meio da biópsia líquida, pode-se procurar no sangue, na urina ou em outros fluidos corporais fragmentos de DNA tumoral liberados no sangue, o chamado ctDNA (DNA tumoral circulante). Embora a sensibilidade do método (70%) seja inferior à da pesquisa de mutações diretamente em amostras teciduais de tumores, a biópsia líquida é uma alternativa quando não há mais amostra tumoral disponível para tais testes, evitando submeter o paciente a um novo procedimento invasivo para obtenção de células tumorais.

A principal aplicação da biópsia líquida é o monitoramento de pacientes com certos tipos de câncer submetidos a terapias-alvo, pois ela permite avaliação dinâmica da doença e da progressão tumoral. Durante o tratamento, a pesquisa de mutações preexistentes ou de mutações associadas à resistência aos medicamentos permite ao oncologista melhor acompanhamento do paciente e mudança de remédios caso surja outra mutação.

Peças cirúrgicas resultam do tratamento cirúrgico de muitas doenças, neoplásicas ou não. Podem ser simples, como a retirada da vesícula biliar, ou compostas ou radicais, quando são ressecados, além do órgão (p. ex., mama), linfonodos, tecidos adjacentes e outros componentes (p. ex., músculos).

A amostra obtida deve ser colocada em fixador o mais brevemente possível. Demora na fixação ou fixador inadequado degrada DNA, RNA e proteínas, muitas vezes impedindo os testes moleculares descritos adiante, os quais são hoje essenciais no diagnóstico mais preciso de muitas doenças, especialmente o câncer, bem como para definição do tratamento. O fixador universal é o formaldeído a 4% (ou seja, formol bruto a 10%), tamponado (pH = 7,2). O tempo de fixação das amostras deve ser de no mínimo 6 horas, podendo ser mais longo no caso de peças cirúrgicas maiores, e no máximo de 72 horas. Além disso, o material deve ser acondicionado em recipiente apropriado contendo a solução de formol, atentando-se para o volume ideal de fixador para cada espécime, que deve estar em torno de 10 a 20 vezes o volume do material. Nunca se deve colocar uma amostra em recipiente de boca menor do que o próprio espécime! Peças achatadas ou biópsias de certos órgãos podem ser fixadas em placas de cortiça ou de papel. O recipiente que contém a amostra deve ser bem fechado para evitar evaporação do fixador. Outro ponto é que o formol penetra nos tecidos a uma velocidade de 1,0 mm por hora, até uma profundidade máxima de 1,0 cm. Portanto, peças cirúrgicas maiores devem ser logo examinadas pelo patologista, para que possam ser seccionadas adequadamente a fim de que o formol entre em contato direto com todas as áreas do espécime, tanto na superfície externa quanto na porção central. A não conformidade com esses critérios de qualidade pode resultar em testes imuno-histoquímicos e moleculares inconclusivos, privando os pacientes de diagnóstico mais acurado e de terapia ótima. Dependendo do caso e da necessidade de técnicas especiais, outros fixadores (álcool, Zenker, Bouin, glutaraldeído etc.) podem ser usados. Amostras para imunofluorescência devem ser enviadas em solução salina tamponada em frasco imerso em gelo ou em álcool a 70%.

O material para exame citológico ou anatomopatológico deve ser sempre acompanhado de requisição na qual constem dados de identificação do paciente, informes clínicos relevantes, resultados de exames complementares e hipóteses diagnósticas.

No laboratório de Anatomia Patológica, o patologista faz o exame macroscópico dos espécimes e sua dissecação (Figuras 2.2 e 2.3), procedimento essencial para identificar as alterações macroscópicas. O patologista descreve os achados macroscópicos da lesão, como peso, tamanho, relação com estruturas normais e características gerais: lesão cística ou sólida, cápsula, úlcera, necrose, hemorragia, limites, infiltração de estruturas adjacentes, margens cirúrgicas etc.; peças cirúrgicas acompanhadas de linfonodos são dissecadas e estes representados para avaliação histológica. Muitas vezes, o exame macroscópico define o estadiamento TNM de neoplasias (ver Capítulo 10). Ainda na macroscopia, são retirados fragmentos representativos do espécime para o estudo histológico. Os fragmentos selecionados são processados, incluídos em blocos de parafina, cortados em micrótomo, desparafinizados e corados. A coloração universal é hematoxilina e eosina (HE); com frequência, há necessidade de colorações especiais ou histoquímicas. Existem diversas reações histoquímicas para os principais componentes das células e depósitos celulares (íons, lipídeos, polissacarídeos, proteínas, ácidos nucleicos etc.), bem como para agentes infecciosos como fungos (Grocott), protozoários (Giemsa) e micobactérias (Faraco, Ziehl-Neelsen) (Figura 2.4). No Quadro 2.1 estão listadas as principais colorações e os produtos que elas coram.

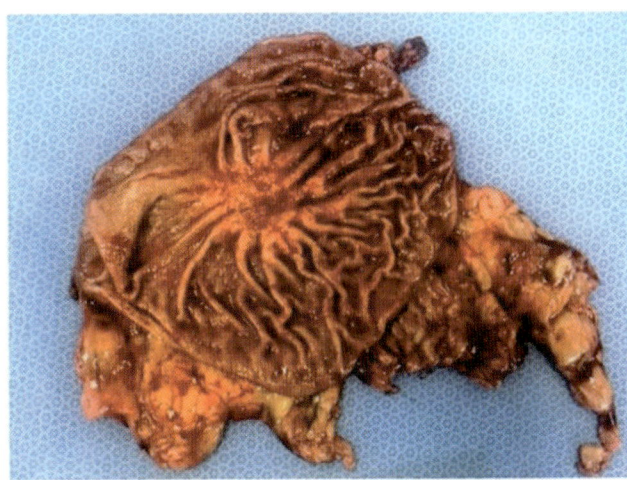

Figura 2.2 Exame macroscópico de adenocarcinoma gástrico após abertura do estômago.

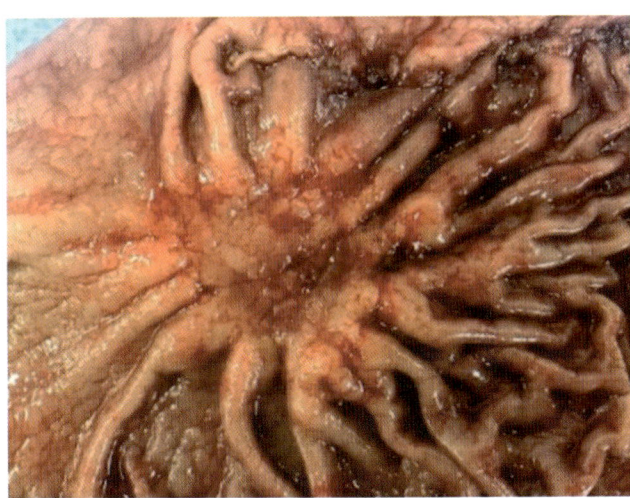

Figura 2.3 Lesão ulcerada e escavada na mucosa gástrica, com bordas irregulares, caracterizando uma neoplasia maligna.

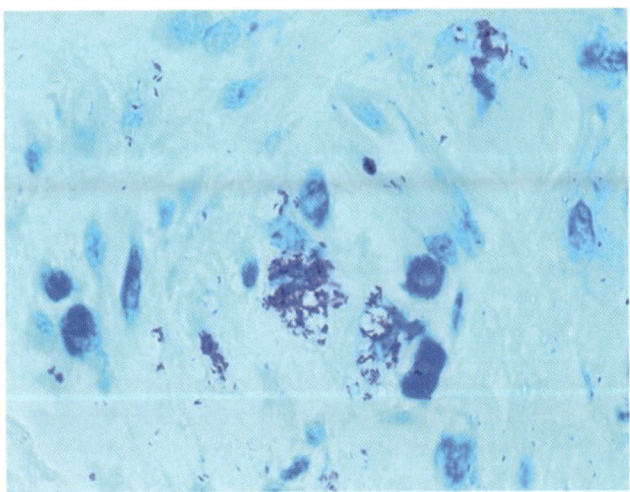

Figura 2.4 *Mycobacterium leprae* na pele de paciente com hanseníase visto na coloração de Ziehl-Neelsen.

Quadro 2.1 Colorações e principais estruturas e substâncias coradas

Colorações	Estruturas coradas
Hematoxilina-eosina	Coloração histológica universal
Método de Papanicolaou	Coloração citológica universal
Tricrômicos (Gomori, Masson, Mallory)	Fibras colágenas, músculo
Picrossírius	Fibras colágenas
Verhoeff-van Gieson	Fibras elásticas, colágeno, músculo
Impregnação pela prata	Fibras reticulares, melanina, axônio, placas neuríticas, emaranhados neurofibrilares
Prata (método de Fontana)	Melanina
Prata (método de Grocott ou GMS)	Fungos, corpúsculos de Donovan, bacilos diversos
Ácido periódico-Schiff (PAS)	Glicogênio, glicosaminoglicanos, membrana basal, fungos, parasitos
Azul alciano (alcian blue)	Glicosaminoglicanos
Azul de toluidina	Glicosaminoglicanos e outras substâncias metacromáticas
Giemsa	Células sanguíneas, bacilos espiralados, leishmânias
Wade e Ziehl-Neelsen	BAAR*
Ferrocianato de potássio (Perls)	Hemossiderina
Vermelho Congo, violeta cristal	Amiloide
von Kossa	Cálcio
Sudão	Lipídeos
Dopa	Melanina (precursor)
Orceína	Fibras elásticas
Levaditi e Warthin-Starry	Espiroquetas
Carbolfucsina	Bactérias espiraladas
Grimelius	Células APUD
Ácido rubeânico	Cobre, ácidos graxos
Hematoxilina ácida fosfotúngstica	Músculo estriado, fibras gliais
Azul de tripan ou de metileno	Colorações vitais
Cresil violeta	Corpo celular dos neurônios
Weil-Weigert	Mielina
Golgi	Dendritos
Rodanina	Cobre

*Bacilo álcool-ácido resistente.

Na avaliação histopatológica de cortes histológicos corados pela HE ao microscópio de luz, o patologista analisa os aspectos morfológicos dos tecidos e células, como arquitetura, características citológicas, inflamação (Figura 2.5 A), agentes infecciosos (Figura 2.5 B) e alterações do volume, diferenciação e proliferação celulares (hipertrofias e hipotrofias, metaplasias, hipoplasias, hiperplasias, displasias e neoplasias), entre outras lesões.

Nos casos de urgência, pode se usar a congelação rápida dos tecidos e corte em criostato. O exame por congelação é empregado sobretudo no diagnóstico peroperatório, principalmente no diagnóstico de câncer ou de margem de segurança de neoplasias.

Os cortes histológicos e as preparações citológicas são examinados em diversos tipos de microscópios. O mais usado é o *microscópio de luz* (ML). O *microscópio de luz polarizada* detecta material polarizante, como cristais. O *microscópio de campo escuro* é útil na identificação de certos microrganismos, como espiroquetas. A grande vantagem do *microscópio de contraste de fase* é permitir a análise de células vivas, não coradas. O *microscópio invertido* é apropriado para o estudo de células em cultura. O *microscópio de fluorescência*, equipado com fonte de luz ultravioleta, serve para examinar elementos fluorescentes nativos (autofluorescência) ou em reações de imunofluorescência. Todos esses microscópios possibilitam aumentos de até cerca de 1.000 vezes.

O *microscópio confocal* permite a análise morfológica em planos de diversas profundidades. Os planos focalizados podem ser recombinados em computador acoplado ao microscópio, o que permite a construção de uma imagem tridimensional. O *microscópio eletrônico de transmissão* (ME) fornece aumentos de até 1.000.000 vezes. O *microscópio eletrônico de varredura* possibilita imagens tridimensionais.

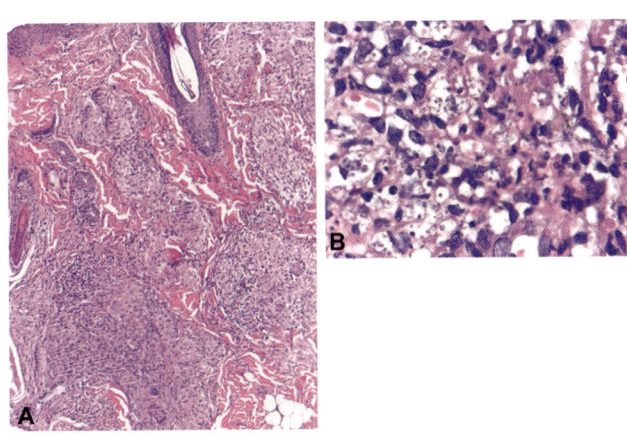

Figura 2.5 Leishmaniose cutânea. **A.** Pele mostrando inflamação crônica (coloração de hematoxilina e eosina). **B.** Formas amastigotas de *Leishmania* no interior de macrófagos (coloração de hematoxilina e eosina).

A *microscopia digital* utiliza escaneadores de lâminas que capturam as imagens dos preparados cito ou histopatológicos, permitindo sua análise com alta definição em tela de computador. Os *softwares* disponíveis permitem análises morfométricas, quantificação da intensidade de corantes e sinais gerados pela imuno-histoquímica. Ao lado disso, esse recurso permite obter a opinião de patologistas em outras partes do mundo, aumentando a eficácia dos exames cito e anatomopatológicos.

Autópsia ou **necrópsia** é o exame *post mortem* de órgãos para se determinar a causa da morte e conhecer as lesões e as doenças existentes. Há dois tipos: (1) *necrópsia médico científica*, que é realizada em grandes centros médicos, principalmente em hospitais de ensino, e tem como objetivo não só determinar a causa da morte, como também correlacionar os achados morfológicos com os clínicos. Desse modo, serve como valioso instrumento de pesquisa e excelente método de ensino-aprendizagem. Além desses, a necrópsia tem grande interesse também em Saúde Pública, pois diagnósticos precisos tornam as estatísticas em saúde mais confiáveis, o que é muito valioso na gestão de serviços de saúde. A despeito do desinteresse de muitos por este tipo de necrópsia, ela continua sendo um exame médico de grande valor. Outro recurso muito utilizado nos últimos anos é o *exame imagenológico post mortem* do corpo todo (por tomografia computadorizada ou ressonância magnética), que ajuda muito no exame necroscópico convencional. A *necrópsia minimamente invasiva* baseia-se na obtenção de amostras teciduais de vários órgãos obtidas mediante punção com dispositivos apropriados guiada por exames de imagem. Tal procedimento vem ganhando interesse crescente no mundo todo e também no Brasil; (2) *necrópsia médico legal*, que é obrigatória por lei nos casos de morte violenta (homicídio, suicídio, acidentes de trânsito ou de trabalho etc.). Além da retirada e do exame morfológico de órgãos para determinar a causa da morte, faz-se a coleta de sangue, de secreções e de outros fluidos corporais para análise biológica e toxicológica, de projéteis de arma de fogo ou de fragmentos de arma branca que vão compor as evidências a serem utilizadas nos julgamentos criminais.

■ Imuno-histoquímica

Imuno-histoquímica é o procedimento que utiliza anticorpos como reagentes específicos para detectar antígenos em células ou tecidos. Além de antígenos presentes em condições normais ou patológicas, a imuno-histoquímica é também utilizada para identificar microrganismos patogênicos, como vírus, fungos, bactérias e outros, que possuem antígenos próprios. Os anticorpos empregados podem ser policlonais ou monoclonais, estes produzidos em cultura de linfócitos e plasmócitos (hibridomas); algumas vezes, usa-se antissoro, ou seja, soro que contém vários anticorpos, sem purificação.

Para seu reconhecimento, o anticorpo deve ser marcado com algum produto que depois possa ser visualizado seletivamente. São duas as formas de marcação: substâncias fluorescentes (imunofluorescência) e enzimas (técnicas imunoenzimáticas). Para a imuno-histoquímica ao microscópio eletrônico, os anticorpos são conjugados com partículas elétron-densas, sobretudo partículas de ouro (esferas de 5 ou 10 nm de diâmetro).

Imunofluorescência

A imunofluorescência pode ser direta ou indireta (Figura 2.6 A). Na direta, o anticorpo primário é ligado a um composto fluorescente; o mais usado é o isotiocianato de fluoresceína, que emite luz verde brilhante quando estimulado por luz ultravioleta. Na imunofluorescência indireta, um anticorpo primário liga-se ao antígeno de interesse. A substância fluorescente é conjugada a um anticorpo secundário, que, por sua vez, reconhece a porção Fc do anticorpo primário e com ele forma reação específica. O produto da reação é examinado em microscópio de fluorescência. A imunofluorescência indireta é mais específica, uma vez que o sinal só aparece após duas ligações antígeno-anticorpo.

Técnica imunoenzimática

O sinal gerado por essa técnica resulta da formação de um composto colorido no sítio da reação, o qual é produzido pela ação de uma enzima sobre um substrato apropriado (Figura 2.6 B). A enzima mais utilizada é a peroxidase, cujo substrato é a H_2O_2. Na presença de uma substância doadora de elétrons, a reação gera um produto cromógeno que se precipita no local. Várias substâncias cromógenas podem ser utilizadas na reação imunoenzimática, como tetra-hidrocloreto de 3,3'-diaminobenzidina (DAB), aminoetilcarbazol, cloronaftol etc. O DAB é um dos substratos mais utilizados e confere coloração marrom-escura ao sítio da reação. Os cortes podem ser montados entre lâmina e lamínula e armazenados para análises posteriores. As enzimas podem ser acopladas diretamente ao anticorpo primário (método direto) ou ao secundário (método indireto). Aqui também a técnica indireta é mais eficaz.

$$\text{Peroxidase} + H_2O_2 \rightarrow \text{Peroxidase-}H_2O_2 + \text{DAB} \rightarrow$$
$$\text{DAB polimerizado} + H_2O + \text{Peroxidase}$$

A reação imuno-histoquímica exige certos cuidados, sobretudo para preservar os antígenos. Congelar a amostra é a maneira mais eficaz de manter os antígenos intactos. Na prática, porém, a maioria das amostras são tratadas com fixadores. Como regra, os tecidos devem ser fixados rapidamente após sua remoção. A fixação pode, às vezes, destruir ou mascarar determinantes antigênicos e, assim, gerar resultados falso-negativos. Epítopos de antígenos presentes em células ou tecidos podem ser alterados por fixadores líquidos. Outras vezes, fixação inadequada pode alterar a morfologia ou interferir nos passos da própria reação imuno-histoquímica. Por isso, deve-se empregar sempre um fixador adequado, lembrando que diferentes antígenos apresentam suscetibilidade distinta aos diferentes fixadores.

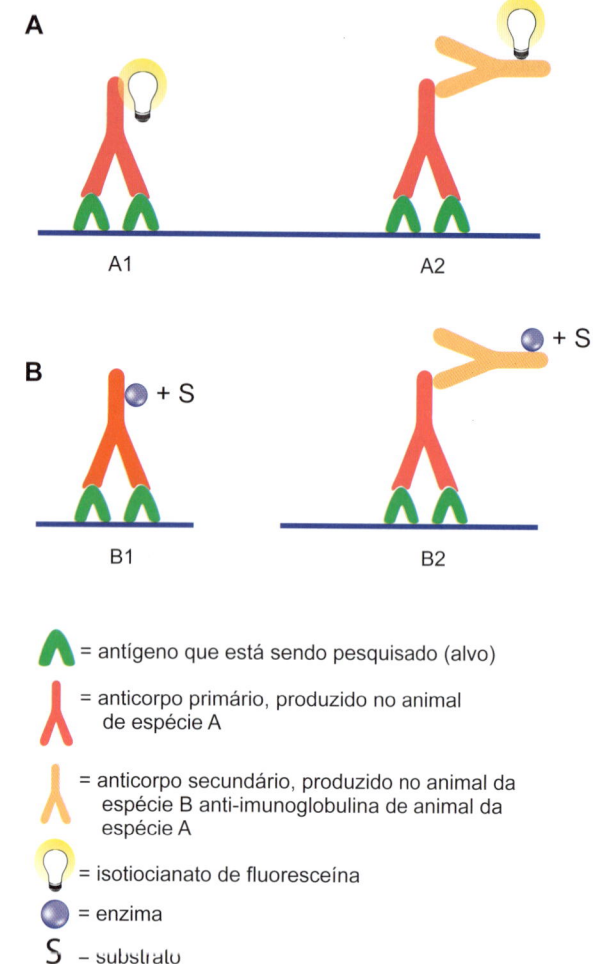

A

A1   A2

B

$\bullet$ + S $\bullet$ + S

B1   B2

⋀ = antígeno que está sendo pesquisado (alvo)

⋎ = anticorpo primário, produzido no animal
    de espécie A

⋎ = anticorpo secundário, produzido no animal da
    espécie B anti-imunoglobulina de animal da
    espécie A

💡 = isotiocianato de fluoresceína

● = enzima

S = substrato

Figura 2.6 Esquema das reações imuno-histoquímicas. **A.** Imunofluorescência direta (A1) ou indireta (A2). **B.** Reação imunoenzimática direta (B1) ou indireta (B2).

O formol tamponado e o fixador de Bouin são adequados para preservar a maioria dos antígenos de interesse prático. Algumas vezes, a antigenicidade pode ser melhorada por meio de pré-tratamento dos cortes com enzimas proteolíticas. Outras vezes, para detectar melhor certos antígenos, usam-se métodos de recuperação antigênica, como aquecimento das amostras em forno de micro-ondas ou em panela de pressão. Os métodos de recuperação antigênica são utilizados sobretudo em cortes histológicos de amostras obtidas há muito tempo, nem sempre fixadas de maneira ideal. Quando processados para inclusão em parafina, devem-se evitar temperaturas acima de 60°C, que podem alterar os determinantes antigênicos e interferir na ligação deles com seus anticorpos.

▶ **Aplicações**

Imuno-histoquímica

O estudo morfológico convencional é suficiente para o reconhecimento e o diagnóstico anatomopatológico de grande parte das doenças. Em muitos casos, porém, as alterações histopatológicas são discretas ou imperceptíveis com os meios tradicionais de observação; outras vezes, são inespecíficas ou incaracterísticas, não permitindo conclusão diagnóstica. É nessas condições que técnicas mais avançadas de análise dão contribuição relevante e nas quais a imuno-histoquímica assume interesse especial. As áreas que mais se beneficiaram dessa metodologia são as neoplasias e as doenças infecciosas.

Definição da histogênese de neoplasias. A classificação de neoplasias com base em critérios histogenéticos e no grau de diferenciação das células tem grande interesse e aplicação prática, campo em que a imuno-histoquímica tem contribuído de maneira notável. Em muitas neoplasias, a classificação precisa depende do encontro de marcadores moleculares só identificáveis por reações com seus anticorpos. Muitas vezes, o patologista se vê diante de tumores pouco diferenciados, cuja natureza histogenética não pode ser definida com base em critérios puramente morfológicos. Nesses casos, o uso de anticorpos específicos contra certos alvos pode definir se uma neoplasia maligna indiferenciada trata-se de linfoma (anticorpos contra antígenos de linfócitos B e T), carcinoma (pesquisa de ceratinas, marcador clássico de neoplasias epiteliais), sarcoma (desmina e actina de músculo liso nas células neoplásicas originadas em tecido muscular; antígenos CD31 e fator VIII em neoplasias vasculares) ou melanoma (melan-A e HMB-45 são marcadores característicos de melanomas). Tal fato tem interesse não somente acadêmico, pois cada tipo de tumor tem prognóstico particular e deve ser tratado de modo distinto, daí a necessidade do diagnóstico preciso.

Determinação de fatores prognósticos e preditivos. A imuno-histoquímica é útil também para definição de fatores prognósticos e preditivos, estes últimos indicativos de resposta ou resistência terapêutica. Tal procedimento tem grande importância na estimativa da agressividade tumoral e da evolução dos pacientes, bem como na formulação do plano terapêutico. A pesquisa de receptores hormonais (receptores de estrógeno e progesterona) no câncer da mama, por exemplo, é hoje feita rotineiramente, uma vez que tumores positivos para tais marcadores têm melhor prognóstico, além de a sua expressão sinalizar terapia-alvo com bloqueadores hormonais. A imunoterapia é outra opção terapêutica promissora para várias neoplasias malignas em estágio avançado, sobretudo em pacientes com metástase. O tratamento mais usado nesse contexto são inibidores dos pontos de controle do sistema imunitário (*checkpoints*) associados à imunovigilância, como os medicamentos anti-CTLA-4, anti-PD-1 e anti-PD-L1. Para o sucesso da imunoterapia, é necessária a quantificação da expressão imuno-histoquímica de alvos terapêuticos (p. ex., PD-L1 em células neoplásicas e/ou leucócitos do estroma tumoral). Outra aplicação da técnica na prática oncológica é a identificação do índice de proliferação celular em neoplasias usando-se o anticorpo Ki-67.

Avaliação de metástases. Em pacientes com metástases de sítio primário oculto, o patologista utiliza grande número de anticorpos direcionados a moléculas de diferentes neoplasias, na tentativa de identificar a origem da neoplasia metastática e orientar o tratamento. Como exemplos: anticorpo dirigido contra o antígeno prostático específico (PSA) é muito útil no diagnóstico de adenocarcinoma prostático; o anticorpo RCC (*renal cell carcinoma*) para carcinomas renais; calretinina em mesoteliomas; CA-125 em carcinomas do trato genital feminino; p63 e p40 em carcinomas de células escamosas; TTF-1 para adenocarcinoma pulmonar (Figura 2.7) e carcinomas da tireoide; CA19.9 para carcinomas do trato pancreato-biliar; alfa-fetoproteína para tumores germinativos ovarianos e testiculares.

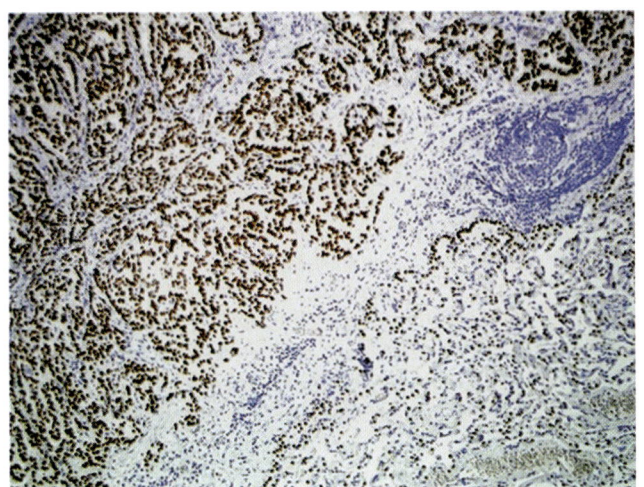

Figura 2.7 Adenocarcinoma pulmonar com positividade nuclear para o marcador TTF-1 (reação imuno-histoquímica).

Outra contribuição valiosa da imuno-histoquímica é a identificação de micrometástases, que são lesões pequenas e formadas por poucas células neoplásicas, que podem passar despercebidas em exames histológicos rotineiros. Micrometástases são pesquisadas principalmente em linfonodos regionais próximos do tumor primário, sobretudo o linfonodo sentinela. Com a imuno-histoquímica, aumenta-se a possibilidade de se encontrarem células tumorais isoladas ou em pequeno número. Exemplos mais comuns dessa situação são micrometástases de melanomas (anticorpos S-100, melan-A e HMB-45), carcinoma de células de Merkel (ceratinas) e adenocarcinomas do endométrio (ceratinas). Há forte correlação entre infecção pelo vírus HPV e carcinoma de células escamosas de orofaringe, que superexpressa a proteína p16; positividade imuno-histoquímica para p16 em carcinomas metastáticos em linfonodos cervicais auxilia na definição do sítio primário na orofaringe.

Pesquisa de agentes infecciosos e parasitários. A contribuição da imuno-histoquímica em doenças infecciosas e parasitárias é também muito expressiva. Na doença de Chagas crônica, por exemplo, o encontro de amastigotas do *Trypanosoma cruzi* é difícil ao exame histopatológico de rotina, pois os ninhos são escassos, pequenos e contêm poucos parasitos. Com a imuno-histoquímica, os parasitos tornam-se mais evidentes e podem ser distinguidos de outros microrganismos semelhantes (p. ex., *Toxoplasma gondii*), permitindo diagnóstico mais seguro (Figura 2.8). Inúmeras doenças que comprometem a imunidade (neoplasias, imunodeficiências, desnutrição) podem levar a infecções oportunistas ou à reativação de infecções latentes. Nesse contexto, anticorpos contra muitos microrganismos (p. ex., citomegalovírus, adenovírus, herpes vírus, micobactérias e outros) contribuem no diagnóstico etiológico. Hoje, estão disponíveis anticorpos para a detecção da maioria dos vírus, bactérias, fungos e protozoários de importância clínica.

Imunofluorescência

Na propedêutica de muitas enfermidades cutâneas, como as doenças bolhosas, há necessidade do estudo por imunofluorescência para o diagnóstico definitivo. A localização da bolha nos compartimentos sub-córneo, intraepidérmico e subepidérmico, além

do tipo de molécula depositada e o padrão de depósito, auxiliam no diagnóstico preciso da doença. Na dermatose bolhosa por IgA, depósito de IgA ocorre de forma linear na região dermo-epidérmica (Figura 2.9). De outro lado, a imunofluorescência é empregada rotineiramente no diagnóstico de glomerulopatias, nas quais os achados morfológicos convencionais são insuficientes para o diagnóstico preciso. Em glomerulonefrites por imunocomplexos, por exemplo, são vistos agregados do complexo antígeno-anticorpo (Ag-Ac) na membrana basal glomerular (ver Figura 17.20).

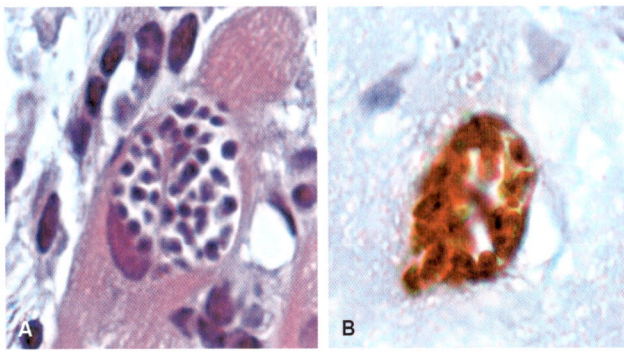

Figura 2.8 Biópsia endomiocárdica de paciente chagásico submetido a transplante do coração. **A.** Corte histológico mostrando ninho de amastigota de *T. cruzi*. **B.** Reação imuno-histoquímica com anticorpo anti-*T. cruzi* em corte correspondente ao da Figura 2.8 A mostrando marcação de formas amastigotas. (Cortesia do Dr. Paulo Hernane Rabelo Azevedo, Belo Horizonte-MG.)

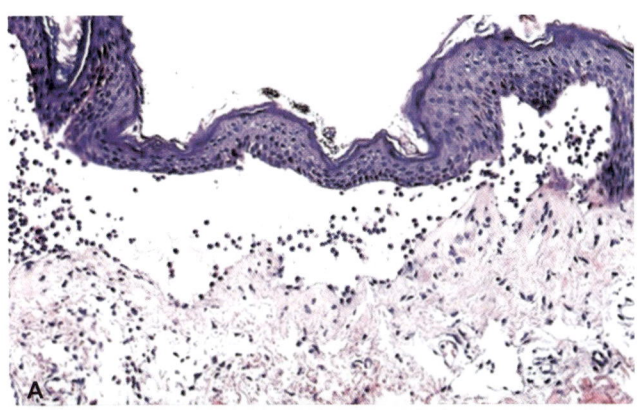

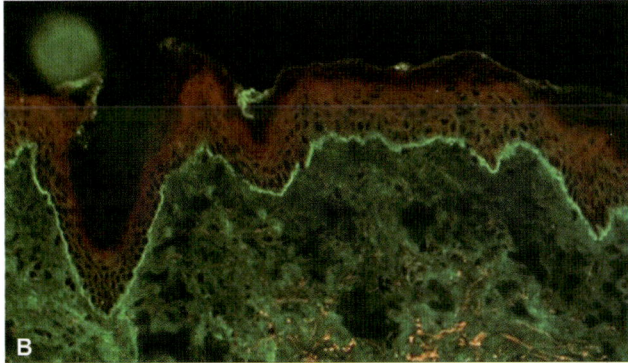

Figura 2.9 Pele de paciente com dermatose por IgA. **A.** Bolha subepidérmica. **B.** Imunofluorescência mostrando depósitos de IgA em padrão linear. (Cortesia do Prof. Gilles Landman, São Paulo-SP.)

2

Cultura celular

Cultura celular consiste na manutenção e na multiplicação de células vivas *in vitro*. Para isso, células obtidas de diferentes maneiras são mantidas no interior de recipientes apropriados, em suspensão ou aderidas a uma superfície. As células ficam banhadas por um meio de cultura, que contém aminoácidos essenciais, vitaminas, sais, outros nutrientes e minerais, além de soro, este importante como fonte de substâncias essenciais para a sobrevivência e a multiplicação das células, como proteínas, fatores de crescimento, hormônios (insulina, hormônio de crescimento etc.), nutrientes variados e minerais. Todos os procedimentos de manipulação das células são feitos em condições assépticas (capela de fluxo laminar). Os frascos que contêm as células são mantidos em estufas a temperaturas e condições ambientais apropriadas. No caso de células cultivadas pela primeira vez após sua remoção de um organismo, tem-se uma *cultura primária*. Quando as células são mantidas indefinidamente em cultura, constituem *células estabelecidas*.

Aplicações

Com a cultura celular podem-se obter informações preciosas a respeito das propriedades e do comportamento biológico das células. No entanto, células em cultura vivem em um ambiente artificial diferente daquele que existe *in vivo*. *In vitro*, estão ausentes vários elementos reguladores da homeostase, principalmente os componentes nervoso e hormonal. Além disso, as interações complexas que existem entre os vários tipos celulares *in vivo* são simplificadas *in vitro*, pois, em cultura, apenas um tipo celular está presente, faltando também a matriz extracelular. No ambiente em que as células são mantidas, a arquitetura tecidual, as relações mecânicas e as comunicações entre as células ficam perdidas ou simplificadas. Portanto, as informações obtidas devem ser interpretadas com a devida reserva. Mais recentemente, têm sido empregados sistemas de cultura celular em três dimensões, nos quais fenômenos importantes, como adesão celular, migração de células e biologia tumoral, podem ser explorados com grandes vantagens sobre o modelo convencional. As neoplasias são as doenças que mais se beneficiam da cultura celular.

A principal utilidade dos estudos *in vitro* é a análise do metabolismo e do comportamento celular. Como *in vitro* a grande maioria dos fatores externos pode ser controlada, é possível conhecer com precisão propriedades importantes das células e os efeitos dos mais diversos agentes moduladores do comportamento celular. Assim, podem-se conhecer em profundidade os mecanismos envolvidos na regulação, na síntese e no destino de produtos celulares (p. ex., proteínas), a influência de agentes externos na biologia das células (fatores de crescimento, hormônios, substâncias tóxicas), o papel da informação genética nas atividades celulares, enfim, os múltiplos aspectos do funcionamento celular, sendo possível compreender melhor o comportamento das células em nível molecular. Ao lado disso, a cultura celular é também importante em estudos em virologia, pois os vírus sempre dependem de uma célula para sobreviverem e se multiplicarem.

A partir de células em cultura, podem ser aplicadas diferentes técnicas de análise bioquímica, fisiológica, farmacológica, genética e patológica. Podem ser analisados o meio de cultura (que corresponde ao ambiente extracelular), células inteiras, organelas celulares ou estruturas obtidas por procedimentos de fracionamento celular. As informações colhidas podem se referir, portanto, às células como unidades morfofuncionais ou a determinado componente celular (p. ex., membrana citoplasmática). Por todas essas considerações, a cultura de células constitui instrumento altamente valioso para investigações em Biologia Celular e Patologia.

Cultura celular também é indispensável nos estudos citogenéticos (análise do cariótipo e estudos cromossômicos). A partir do cultivo de células fetais presentes no líquido amniótico, pode-se fazer o diagnóstico pré-natal de doenças genéticas (p. ex., síndrome de Down) ou defeitos enzimáticos específicos (p. ex., doença de Tay-Sachs). O estudo citogenético é também muito útil em outras doenças, sobretudo no câncer, pois permite detectar ganhos ou perdas cromossômicas ou translocações com importância diagnóstica, prognóstica e preditiva.

Citometria de fluxo

Citometria de fluxo, recurso avançado que utiliza equipamento especializado (citômetro de fluxo), fornece muitas informações qualitativas e quantitativas sobre o perfil e o comportamento das células. A análise é feita com células em suspensão, e as medidas são feitas enquanto as células passam uma a uma em um capilar em fluxo contínuo em frente a um feixe de luz (*laser*). O aparelho detecta de que forma uma célula interage com um raio *laser* e obtém duas informações: espalhamento da luz incidida (*scattering*) e emissão de fluorescência. Com isso, é possível comparar células quanto ao seu tamanho e à sua complexidade interna, permitindo, por exemplo, diferenciar linfócitos de neutrófilos, que possuem tamanho e constituintes citoplasmáticos diferentes. As células podem também ser tratadas com um fluorocromo que se liga especificamente a uma estrutura de interesse, o qual depois é reconhecido e quantificado por um sensor.

Fluorocromos são substâncias que absorvem energia da luz emitida por um raio *laser* e excitam suas moléculas, emitindo um novo feixe de fótons com baixa energia em um comprimento de onda maior do que o de excitação. A emissão é detectada pelo citômetro e transformada em pulsos elétricos interpretados por *softwares* de análise, em computador. Muitos fluorocromos são usados para pesquisar diferentes constituintes celulares, como o DAPI (4'6-diamino-2-fenilindol) ou o iodeto de propídeo, que se ligam especificamente ao DNA. Outros são ligados a anticorpos direcionados a moléculas no interior ou na superfície das células, auxiliando na caracterização fenotípica e funcional de uma célula. Outra vantagem do método é a possibilidade de separar as células em diversas populações de acordo com determinados parâmetros (p. ex., volume). Com a citometria de fluxo, milhares de células podem ser analisadas em poucos minutos, de modo que grande número de amostras pode ser estudado em tempo curto.

As principais aplicações da citometria de fluxo são identificação e quantificação de populações celulares específicas, normais (vários tipos de linfócitos, macrófagos etc.) ou cancerosas, além de fornecer o conteúdo de várias moléculas (p. ex., DNA). É possível ainda, por meio de um citômetro de fluxo especial (*sorter*), separar células vivas de acordo com características desejadas e, dessa forma, cultivá-las *in vitro* ou realizar experimentos sem a contaminação por outros tipos celulares.

■ Morfometria

Ao identificar em um corte histológico um pequeno número de leucócitos, o observador pode inferir que a inflamação presente é discreta (também representada pelo sinal gráfico +); moderada (++) ou acentuada (+++), indicada pelo número crescente de leucócitos, que é determinado subjetivamente por padrões visuais, sempre individuais e subjetivos e sujeitos a interpretação diferente por diferentes observadores. Esse é um exemplo de análise semiquantitativa, que em muitas situações é suficiente para dar informações sobre intensidade ou grandeza de determinado elemento.

Em muitas outras condições e principalmente em pesquisas científicas, porém, informações semiquantitativas são imprecisas, incompletas ou insuficientes. Nesses casos, a aplicação de recursos oferecidos pela morfometria, que fornece dados numéricos obtidos a partir de quantidades, dimensões e cores de estruturas celulares e/ou teciduais, torna-se necessária para que testes estatísticos que permitam conclusões mais seguras possam ser aplicados. As facilidades hoje disponíveis nesse campo são enormes.

Por meio de oculares micrometradas ou de outros recursos ópticos, podem ser feitas medidas das dimensões de tecidos, células ou seus constituintes normais ou patológicos em preparações cito-histológicas convencionais. Trata-se de procedimento de certo modo trabalhoso e demorado, mas que fornece informações precisas, como os demais métodos morfométricos. Como em tantos outros ramos do conhecimento, o desenvolvimento da computação eletrônica deu grande impulso nessa área. Com o surgimento dos primeiros computadores pessoais, no início da década de 1980, apareceram *softwares* capazes de realizar medidas e contagens em imagens digitalizadas (visão computacional, imagem digital), com cálculo de áreas e número de células de forma muito objetiva e precisa, o que impulsionou enormemente trabalhos científicos na área. Com os recursos hoje disponíveis, especialmente com a utilização de colorações histoquímicas e, sobretudo, imuno-histoquímicas, dados numéricos sobre grande número de estruturas celulares e/ou teciduais podem ser obtidos de maneira ainda mais rápida e segura, possibilitando análise quantitativa sobre os mais diversos aspectos das lesões e doenças.

■ Patologia digital e inteligência artificial

Patologia digital consiste na análise de preparações cito-histológicas digitalizadas em arquivos eletrônicos a partir do escaneamento de toda uma lâmina (*whole slide imaging*) ou de áreas de interesse, para uso na prática diagnóstica e em investigação científica. A Patologia digital é bastante disseminada para fins de pesquisa e na discussão de casos em reuniões anatomoclínicas, mas é ainda é pouco utilizada na rotina diagnóstica. Com o advento de equipamentos capazes de escanear lâminas, era natural que houvesse uma transição entre a patologia analógica e a patologia digital, com a substituição do microscópio pela tela do computador. Nessa transição, houve desaceleração do procedimento por uma série de dificuldades na digitalização de imagens. Ao contrário de imagens radiográficas, que podem ser diretamente captadas de forma digital, as lâminas com amostras cito-histológicas precisam ser processa-

das de forma tradicional, como se fossem ser visualizadas ao microscópio convencional para em seguida serem digitalizadas, adicionando-se aí uma etapa a mais ao processo. Vários outros fatores dificultam a ampla utilização da digitalização na prática diária, como variabilidade na espessura dos cortes histológicos, tridimensionalidade de amostras de esfregaços, variações de colorações, alto custo da tecnologia, grande tamanho das imagens geradas, necessidade de servidores com alta capacidade de armazenamento (limitação de espaço em *hard drive* ou em nuvem) e número elevado de amostras (cada peça cirúrgica pode gerar grande número de lâminas). Mesmo com a redução de custo e a popularização de *scanners* cada vez mais rápidos e com capacidade, as lâminas digitalizadas/imagens ainda ocupam grande espaço nos servidores de hospitais e laboratórios, e podem atrasar a liberação de resultados de exames, principalmente quando a capacidade da rede, do servidor e do *scanner* e a velocidade de escaneamento não são suficientes para digitalizar todas as lâminas da rotina em tempo razoável. Tudo isso, naturalmente, contribui para limitar o uso amplo da patologia digital para fins assistenciais na rotina diagnóstica. Hoje, esse recurso é empregado sobretudo em atividades acadêmicas e de pesquisa. Tal cenário, contudo, vem sofrendo notável impulso com a introdução de técnicas modernas de inteligência artificial e com a criação de algoritmos que auxiliam a interpretação de casos e facilitam diagnósticos.

Inteligência artificial (IA) é definida como a construção e o uso de máquinas (equipamentos) que possam ter comportamento inteligente para propósitos universais. O mecanismo pelo qual isso é desenvolvido é a aprendizagem de máquina (*machine learning*), que usa técnicas de aprendizagem supervisionada e não supervisionada e aprendizagem por reforço (Figura 2.10). Classicamente, o padrão pelo qual esses mecanismos funcionam depende de fornecer à máquina informações prévias obtidas pela observação humana. Como exemplos, o reconhecimento de vasos pode ser feito pelo encontro de hemácias no seu interior e por células das camadas íntima e muscular. Tudo isso ajuda no reconhecimento de imagens e auxilia nos processos diagnósticos, porém seu uso é ainda limitado, pois a máquina simplesmente replica o conhecimento humano.

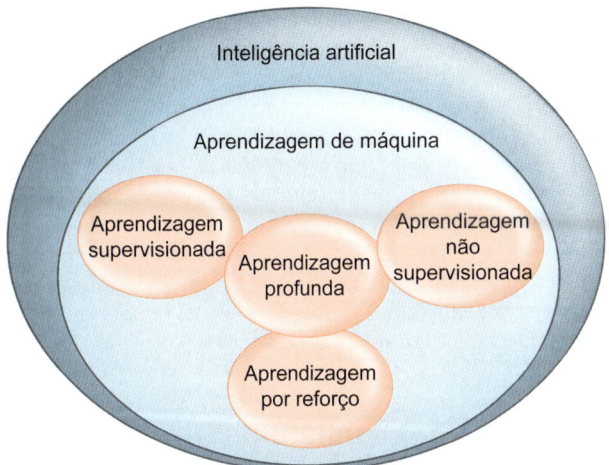

Figura 2.10 Diagrama mostrando o conceito de inteligência artificial, sua abrangência, relação com *machine learning* e formas de aprendizagem.

2

O mais novo método incorporado a esses procedimentos é o *deep learning* (aprendizagem profunda), por meio do qual podem-se usar quaisquer técnicas de aprendizagem, criando modelos complexos, as chamadas *neural networks*, que contêm múltiplas camadas de processamento, desde o dado inicial até o resultado esperado, capazes de resolver problemas mais elaborados. No *deep learning*, a aprendizagem da máquina deriva não só do fornecimento de dados pelo observador, mas pode ser adquirida de forma autônoma a partir de características determinadas pelo próprio equipamento. O advento do *deep learning* possibilitou, por exemplo, desde o reconhecimento de imagem e transcrição de escrita cursiva em texto digitado até estratégias para o desenvolvimento de veículos autônomos.

No *deep learning*, o *outcome* (resultado obtido) baseia-se em interações desenvolvidas pela própria máquina, o que torna não rastreável a maneira como o processo é feito. Em outras palavras, a máquina pode classificar corretamente uma neoplasia, mas a maneira pela qual ela classificou corretamente a lesão é desconhecida e pode inclusive mudar de caso para caso, usando outros caminhos dentro da rede neural. Isso tem como vantagem a incorporação de aspectos morfológicos que não prestaríamos atenção como humanos, mas ao mesmo tempo há a desvantagem de não se saber ao certo qual a lógica e o algoritmo percorrido para se chegar a determinada conclusão.

Por tudo isso, é intuitivo que essa tecnologia possa ser utilizada também em Patologia, com a vantagem de ser empregada como auxílio do diagnóstico de forma mais detalhada ou fidedigna, em casos desafiadores, na interpretação mais rápida de estudos imuno-histoquímicos ou no descobrimento de novos padrões morfológicos e moleculares com valor prognóstico ou preditivo.

Estudos recentes mostram ampla utilização da IA e de algoritmos de *deep learning* em vários campos da Medicina (exames de imagem e tantos outros) e em muitas outras áreas do conhecimento; tal estratégia é muito promissora e, certamente, irá contribuir bastante para melhor abordagem em muitas profissões. Na Patologia e Citopatologia, em particular, as aplicações são sobretudo na avaliação de neoplasias e incluem diferenciação entre tumores benignos e malignos, identificação de neoplasias em amostras de urina, identificação de metástases linfonodais (p. ex., de carcinomas da mama) e leitura automatizada de testes imuno-histoquímicos. Como perspectivas, prevê-se amplo aproveitamento dessas técnicas, não só em imagens em Anatomia Patológica como também na interpretação de resultados moleculares em diferentes neoplasias. Sua expansão depende, contudo, da diminuição do custo e do amplo acesso a dados, o que permitirá reduzir o viés diagnóstico e, consequentemente, os erros. Com a ampla utilização de imagens digitalizadas de lâminas, *scanners* com capacidade de resolução cada vez maior e velocidade adequada, é inexorável a ampla utilização da IA na prática da Patologia, com grandes mudanças sobre como os casos serão conduzidos e possíveis impactos no prognóstico e no tratamento de doenças. Além de aprimorar os diagnósticos, tais ferramentas contribuirão certamente também no avanço do conhecimento sobre muitas doenças.

▪ Técnicas de biologia molecular

Os avanços na biologia molecular forneceram aos patologistas novas ferramentas que permitiram progressos notáveis no diagnóstico anatomopatológico e no entendimento da patogênese de muitas doenças, sobretudo neoplásicas. Os avanços foram tais que levaram ao surgimento de um novo campo de atuação do patologista, a Patologia Molecular. Técnicas de análise de DNA ou RNA atualmente disponíveis são capazes de esclarecer várias questões antes não respondidas pelos métodos convencionais de estudo. Com novos e potentes instrumentos de análise, o estudo morfológico das doenças, tradicionalmente a atividade principal dos patologistas, ganhou novo e marcante impulso. Hoje, os patologistas não se preocupam apenas com os aspectos morfológicos, mas também com as alterações moleculares que precedem as alterações morfológicas ou que as justificam. Entre as mais importantes aplicações dessa nova realidade, está a possibilidade de diagnósticos cada vez mais precoces e mais precisos. Além disso, a identificação de alterações moleculares pode orientar novas modalidades de tratamento aos pacientes, com medicamentos específicos direcionados a essas alterações, o que se conhece como *terapias-alvo*. Os benefícios da associação dessa tecnologia mais refinada com a patologia convencional são inquestionáveis, e, como resultado, o conhecimento acerca de muitas doenças está aumentando de forma notável. Em conjunto, as técnicas de biologia molecular visam detectar moléculas (proteínas e ácidos nucleicos) constitutivas (próprias de um microrganismo, como vírus, bactéria etc.) ou anormais e responsáveis por uma doença (p. ex., alterações genômicas em vários tipos de câncer).

Em muitas doenças, certas alterações genéticas são marcadores de diagnósticos nosológicos (valor diagnóstico), algumas estão associadas ao comportamento biológico (valor prognóstico) e outras se referem à resposta ou à resistência a determinados medicamentos (valor preditivo). Em algumas doenças, o maior conhecimento das alterações moleculares resultou em avanços na sua classificação, como é o exemplo notório das leucemias; em outros, deu mais suporte à classificação morfológica, como no caso de linfomas, sarcomas e tumores do sistema nervoso central. Outro bom exemplo dessa associação é a enorme quantidade de informação gerada pelos diversos Programas do Atlas do Genoma do Câncer, *The Cancer Genome Atlas (TCGA)*, nos quais bancos de informações sobre alterações no DNA, no RNA e em proteínas são compilados em perfis moleculares a partir de centenas de amostras de tumores de vários locais do organismo. Nesses estudos, a participação dos patologistas é sempre essencial, no sentido de selecionar quais amostras são mais representativas da doença em estudo e de garantir a origem e a qualidade das mesmas, para que possam ser utilizadas como fonte de DNA e/ou de RNA. Assim, o patologista ocupa papel central nesse contexto ao associar os achados moleculares com os aspectos macro- e microscópicos das lesões. Os avanços desses estudos, aliados aos progressos da robótica e, principalmente, da bioinformática, também introduziram na Patologia novas abordagens para a busca de alterações moleculares, com análises baseadas em alterações globais, em que milhares de genes e proteínas, em grande número de espécimes biológicos, podem ser analisados de uma só vez, isolados ou combinados entre si. Nesta seção, pretende-se descrever brevemente alguns desses procedimentos e suas aplicações, especialmente nas áreas que mais se beneficiaram desses avanços, como o câncer, as doenças infecciosas e as doenças genéticas.

Amostras

A obtenção e o processamento de amostras para análise molecular devem contemplar dois requisitos: (1) manter as macromoléculas intactas; (2) preservar a morfologia das células e dos tecidos. Assim que um tecido ou órgão é retirado do corpo, inicia-se o período de isquemia fria e o processo de autólise, em que as células perdem a capacidade de manter suas enzimas dentro dos lisossomos e se inicia o processo de autodigestão. Autólise pode comprometer de forma irreversível tanto a avaliação histológica da lesão como a interpretação de eventuais testes moleculares subsequentes. DNA e RNA podem ser obtidos de amostras congeladas ou fixadas e emblocadas em parafina, o que é uma grande vantagem em estudos retrospectivos. O procedimento ideal é obter amostras com o menor tempo possível de isquemia (máximo de 60 minutos) e congelá-las imediatamente em nitrogênio líquido ou em *freezer* a –80°C. Para amostras que serão embocadas em parafina, deve-se colocá-las rapidamente no fixador mais apropriado para o tipo de avaliação que será realizada.

Qualquer material biológico obtido por necrópsias, peças cirúrgicas, biópsias, raspados celulares, punções, secreções, culturas celulares ou fluidos orgânicos pode ser fonte de moléculas para testes moleculares. O formol e o processamento histológico dos tecidos, no entanto, podem causar danos às macromoléculas, como desnaturação proteica, mascaramento de epítopos e quebra de moléculas de DNA e RNA. Variações no pH dos fixadores quebram as moléculas de ácidos nucleicos; o formol tamponado a 10% (pH = 7,2) é mais adequado para preservar essas macromoléculas. A obtenção de RNA de blocos de parafina é ainda mais problemática, já que ele é altamente suscetível à degradação, pela existência ubíqua de RNAses nos utensílios e instrumentos utilizados nas análises. Além da fixação adequada, durante o processamento das amostras e o seu emblocamento em parafina, a temperatura empregada deve ser bem controlada.

Para trabalhar com DNA ou RNA, tecidos ou células são digeridos, e os ácidos nucleicos são separados dos demais constituintes celulares por um processo de extração empregando solventes orgânicos e enzimas. Hoje, encontram-se disponíveis *kits* de extração para as diferentes macromoléculas (DNA, RNA e proteínas), a partir de diferentes amostras (sangue, saliva, líquor, tecido fresco, congelado ou emblocado em parafina).

Quando se deseja estudar moléculas de uma população celular específica, pode ser feita microdissecção da amostra para eliminar células indesejadas, como células estromais ou inflamatórias, ou tecidos normais adjacentes a uma neoplasia. Microdissecação pode ser feita por: (a) mesoscopia: uma lâmina contendo a amostra de um tumor é colocada sob uma lupa e, por comparação com a lâmina histológica corada em hematoxilina e eosina, as áreas de interesse são retiradas com uma lâmina de bisturi; (b) microdissecção sob microscópio de dissecção a *laser*, em que a área de interesse é selecionada e um feixe de *laser* é usado para cortá-la e transferi-la para um tubo plástico, de onde se extrai a macromolécula. Com esse procedimento, é possível obter-se células selecionadas individualmente.

Princípios de biologia molecular

O dogma central da Biologia estabelece que uma sequência de nucleotídeos organizados na molécula de DNA contém informação genética que pode ser transcrita em RNA mensageiro (mRNA), que por sua vez será traduzido em uma cadeia polipeptídica. O mRNA funciona como o intermediário entre um gene codificador de proteína e seu produto proteico. Além da estrutura primária definida pelo mRNA, após sua síntese as proteínas podem sofrer modificações pós traducionais, como a adição de radicais (p. ex., fosforilação). Embora essa visão original ainda seja válida, hoje está claro que o trio DNA-RNA-proteínas

é regulado por variáveis complexas, tanto genéticas (presentes na sequência de nucleotídeos do DNA) como epigenéticas (não presentes na sequência nucleotídica). Ao lado disso, somente a menor parte do DNA humano codifica proteínas, estando a maior parcela dele envolvida na codificação de moléculas regulatórias. Intuitivamente, estudar proteínas seria a melhor maneira de compreender os elementos macro- e microscópicos das doenças; no entanto, há muitas variáveis envolvidas na transcrição/tradução, além de a transcrição de um gene não terminar sempre em uma proteína funcionante. Além disso, o estudo de proteínas apresenta dificuldades adicionais, como fragilidade da molécula e impossibilidade de sua replicação. Por serem facilmente clonáveis, DNA e RNA são mais comumente estudados, sendo esta a base de muitas das técnicas moleculares descritas a seguir. Como o DNA é mais estável do que o RNA, para o estudo deste é comum sintetizar DNA complementar (cDNA) a partir do RNA de interesse, o qual é então usado em diversos ensaios.

Estrutura gênica

De forma simplificada, os genes são sequências de DNA que contêm regiões codificadoras, denominadas *éxons*, e não codificadoras, chamadas *íntrons*, dispostas alternadamente; éxons e íntrons são nomeados por números consecutivos (éxon 1, íntron 1, éxon 2, íntron 2 e assim por diante). Os íntrons não codificam proteínas, mas suas sequências são fundamentais na transcrição de pequenas moléculas regulatórias, como os microRNAs (miRNA) e RNAs de interferência (siRNA). O número e a extensão de éxons e íntrons variam muito em cada gene. A sequência de éxons-íntrons fica flanqueada na extremidade 5' do gene por uma *região promotora*, responsável pela modulação da intensidade de transcrição do gene; na região 3', o gene contém uma cauda poli T, envolvida na terminação e estabilização do transcrito. O transcrito primário do gene abriga a sequência de bases complementares aos éxons e íntrons do DNA; ainda no núcleo, os íntrons são eliminados por meio de processamento próprio (*splicing*), colocando em série as sequências de éxons para formar o transcrito maduro (mRNA) (Figura 2.11). No retículo endoplasmático, o mRNA é traduzido na sequência polipeptídica, com auxílio do RNA ribossômico (rRNA) e do RNA transportador (tRNA) (para mais informações sobre genes e expressão gênica, ver Capítulo 12).

Hibridação molecular

O DNA é uma molécula muito simples. Sua estrutura primária é formada por longas cadeias de apenas quatro nucleotídeos: adenilato (A), citidinato (C), guanidilato (G) e timidilato (T), unidos por ligações fosfodiéster. A estrutura secundária é formada por uma dupla-hélice estabilizada por pontes de hidrogênio. Apesar de muito estável, a dupla-hélice pode ser desfeita pelo calor ou por agentes químicos, processo chamado *desnaturação*. Todavia, as duas fitas de DNA se juntam novamente logo que o agente desnaturante é removido. A *renaturação* é muito específica, pois pontes de hidrogênio só se formam entre A e T ou C e G. Assim, somente sequências exatamente complementares podem formar hélices duplas longas e estáveis. Como o sistema não tem memória, uma fita simples de DNA desnaturado associa-se à fita da qual se separou ou com outra de sequência complementar introduzida no meio. Essa última forma de renaturação é chamada *hibridação*, e a sequência usada para reconhecer o segmento procurado é denominada *sonda*.

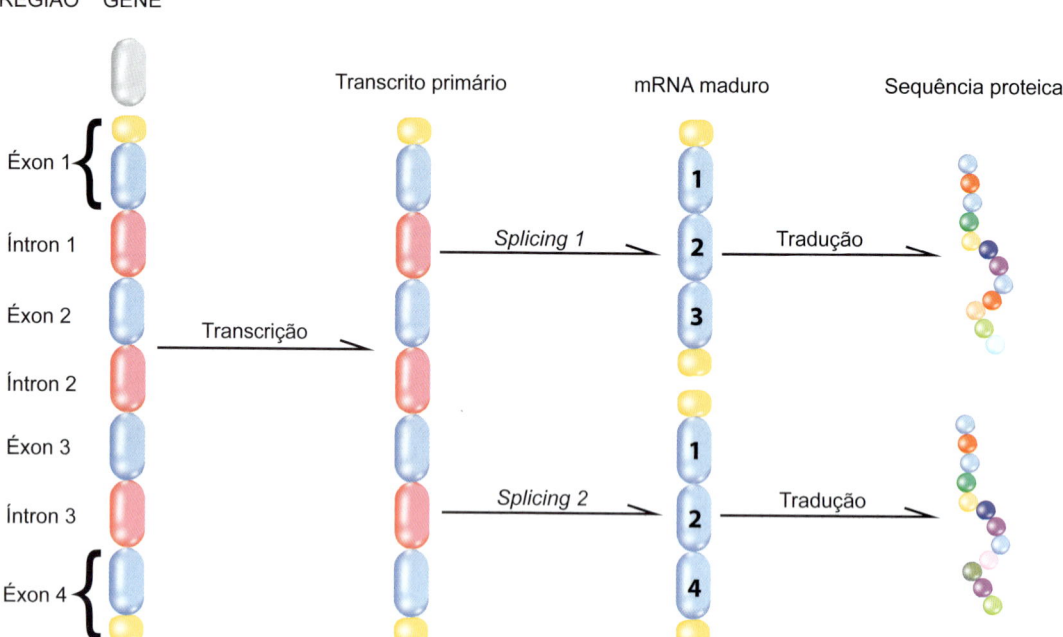

Figura 2.11 Estrutura de um gene. As regiões que contêm a informação para codificar proteínas constituem os éxons. Estes são numerados e interpostos por regiões contendo sequências com funções regulatórias, os íntrons. Na sua extremidade 5', existe a região promotora do gene, a qual contém sítios de ligação para proteínas regulatórias (fatores de transcrição), com função de aumentar ou diminuir a afinidade da RNA polimerase. O transcrito primário contém a sequência de bases do mRNA ainda com os íntrons. Vários mRNA maduros podem ser gerados a partir dessa sequência, por meio de processamento (*splicing*) dessa molécula, que elimina os íntrons e permite a formação de diferentes combinações de éxons. A tradução do mRNA maduro em proteínas ocorre nos ribossomos, onde se forma a sequência de aminoácidos. Para a síntese de uma proteína funcionante, várias etapas são ainda necessárias, como adição de radicais variados (ampliando ainda mais a diversidade proteica de um mesmo gene), dobramento da cadeia polipeptídica para formar a estrutura terciária e, eventualmente, a combinação com outras proteínas em complexos proteicos.

Sondas de ácidos nucleicos

Uma sonda é um segmento com uma sequência conhecida de DNA ou de RNA obtido por clonagem molecular ou por síntese química, o qual é complementar a uma sequência de interesse (sequência-alvo) e contém um revelador que permite sua visualização seletiva. As sondas de DNA, que são as mais empregadas, comportam-se como os anticorpos usados na imuno-histoquímica, no sentido de que se ligam a um alvo e carregam uma marca. Com sondas de DNA podem-se detectar sequências próprias de microrganismos (p. ex., vírus, bactérias etc.) ou moléculas alteradas em doenças (p. ex., câncer). Para que o produto de hibridação seja visível, a sonda precisa estar marcada (Figura 2.12). Podem-se usar compostos radioativos e outras substâncias (biotina, digoxigenina etc.); estas últimas podem ser acopladas a compostos fluorescentes ou enzimas. Estas, quando em contato com seu substrato, geram um cromógeno. A vantagem das sondas radioativas é a sua elevada sensibilidade.

Reação de hibridação

Na reação de hibridação, tanto a sonda como a sequência-alvo são inicialmente desnaturadas pelo calor. A seguir, ambas ficam em contato para que ocorra a hibridação propriamente dita. Logo depois, as preparações são lavadas para remover as sondas não ligadas às sequências-alvo e, finalmente, são reveladas. Quando se empregam sondas radioativas, a revelação é feita por autorradiografia; com as demais sondas, o resultado da hibridação aparece como composto fluorescente ou corado.

Quando a sequência-alvo está em seu local nativo, ou seja, em células ou em tecidos, tem-se a hibridação *in situ*. Se o DNA ou RNA de interesse é extraído das amostras, eluído e imobilizado em membranas de náilon ou de nitrocelulose, trata-se de um *blot* (transferência). Se o material imobilizado é um DNA e a sonda também é de DNA, trata-se do *Southern blot* (Southern é o nome do pesquisador que desenvolveu o método). Quando o material fixado é um RNA e a sonda um cDNA, tem-se o *northern blot* (nome dado por analogia com a técnica anterior). Se se trata de uma proteína e a sonda é uma segunda proteína, geralmente anticorpo, tem-se o *western blot* (também por analogia).

Na *hibridação in situ*, são utilizados cortes histológicos, esfregaços celulares ou preparações cromossômicas. A principal vantagem da técnica é indicar a localização precisa, em um tecido ou célula, da sequência de interesse; esta pode pertencer a um agente infeccioso ou identificar qual célula, entre tantas outras nos tecidos, contém um determinado gene ou sequência de interesse. Assim, pode se saber se esse agente se encontra na intimidade de uma lesão ou se está no tecido normal adjacente, ou ainda se um vírus tem seu material genético incorporado ao DNA do hospedeiro ou apenas de forma epissomal. Como permite a análise de células individualmente, essa metodologia possibilita identificar um microrganismo mesmo quando uma minoria de células está infectada. Na hibridação *in situ*, as sondas podem estar ligadas a compostos fluorescentes (FISH), cromogênicos (CISH) ou metálicos (SISH). A FISH é particularmente útil quando se quer identificar a localização de um gene

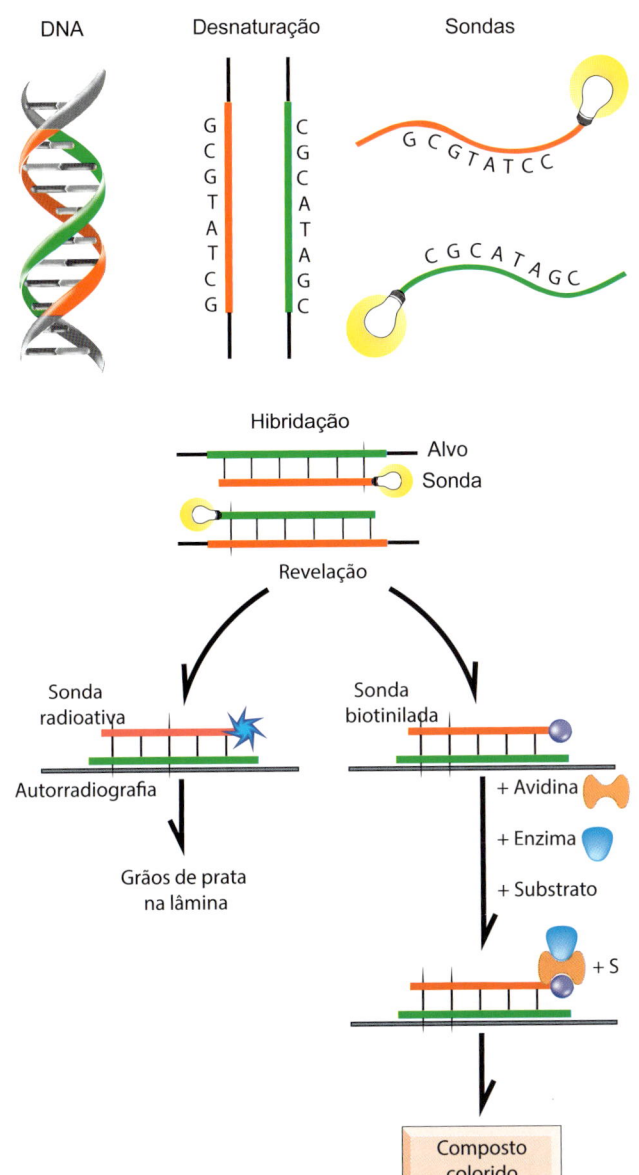

DNA   Desnaturação   Sondas

Hibridação

— Alvo
— Sonda

Revelação

Sonda radioativa

Autorradiografia

Grãos de prata na lâmina

Sonda biotinilada

+ Avidina

+ Enzima

+ Substrato

+ S

Composto colorido

Figura 2.12 Princípios de hibridação molecular. O DNA que contém a sequência-alvo e a sonda marcada são inicialmente desnaturados pelo calor. Em seguida, a sonda e a sequência-alvo são colocadas em contato para hibridação e, depois, faz-se a revelação. Usando-se sondas radioativas, as preparações são submetidas a autorradiografia. Com sondas biotiniladas, as preparações são tratadas com o complexo avidina-biotina-enzima e incubadas com o substrato (S) apropriado, o que resulta em um composto colorido.

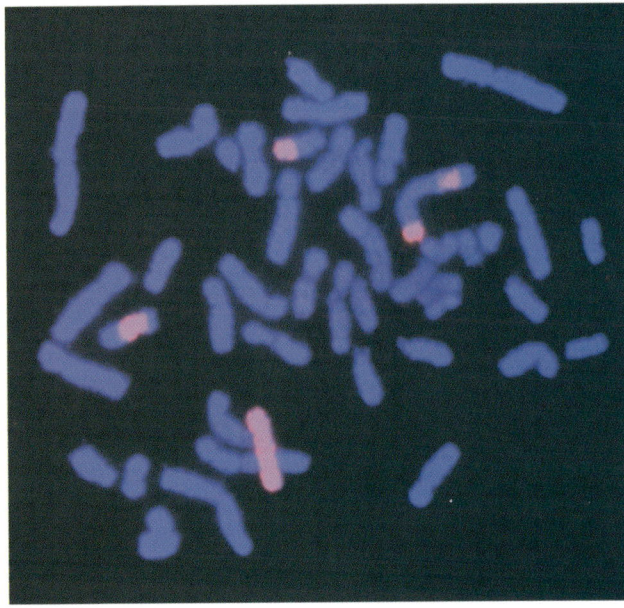

Figura 2.13 Detecção de translocação cromossômica por FISH. A sonda do cromossomo 3 foi marcada com fluorocromo (em rosa); os demais cromossomos estão em azul. Notar fragmentos do cromossomo 3 translocados em três outros cromossomos. (Cortesia da Dra. Silvia Regina Rogatto, University of South Denmark, Vejle Hospital, Clinical Genetic Department, Dinamarca.)

O *Northern blot* tem o mesmo princípio do *Southern blot*, só que em vez de DNA analisa-se RNA. As principais vantagens da hibridação em membranas são sua alta sensibilidade e especificidade, além de permitir a análise de grande número de amostras ao mesmo tempo. A Figura 2.14 A ilustra a identificação de fragmentos de DNA genômico murino que hibridaram com sonda para o gene *TSG-5* (TNF *stimulated gene 5*). A Figura 2.14 B mostra *northern blot* para detecção de mRNA correspondente ao gene KC murino. Na técnica de *Southern blot*, o resultado indica apenas a presença da sequência correspondente ao gene em estudo no genoma murino, enquanto no *northern blot* podem se obter informações quantitativas, pois a intensidade das bandas é proporcional à quantidade de mRNA na amostra.

Reação de hibridação em larga escala (*microarrays*)

Microarrays (microarranjos) são plataformas de estudo em larga escala com alta sensibilidade e baixa especificidade; são particularmente úteis como método de rastreamento de diferenças entre amostras semelhantes. Diferentemente da hibridação usual, aqui as alterações são investigadas ao longo de todo o genoma, de modo uniforme. Os *microarrays* são construídos em dispositivos altamente especializados e precisos, consistindo de suportes sólidos (lâmina de microscópio ou *chip*) que contêm milhares de sondas imobilizadas em locais definidos. O procedimento consiste em aplicar em cada um desses milhares de pontos uma pequena alíquota do ácido nucleico extraído de uma amostra que se quer estudar. Havendo hibridação (a sonda encontra o seu alvo), a sonda emite luz fluorescente cuja intensidade é proporcional ao número de pares hibridados ou à quantidade da sequência-alvo. Um *scanner* especial captura a intensidade de luz gerada em cada um dos pontos de hibridação

em cromossomos ou detectar rearranjos, deleções e duplicações cromossômicas (Figura 2.13). Mais de uma sonda pode ser empregada em uma mesma reação, cada uma revelada com sinal de cor distinta, permitindo reconhecer dois alvos diferentes em uma mesma célula, tecido ou preparação cromossômica (dual ISH – DISH).

Na *hibridação em membranas*, o DNA ou o RNA fica preso em membranas. No *Southern blot*, o DNA é inicialmente clivado por enzimas de restrição, e os fragmentos resultantes são separados por eletroforese em gel de acordo com seu tamanho, transferidos para membranas e a seguir hibridados com sondas de DNA.

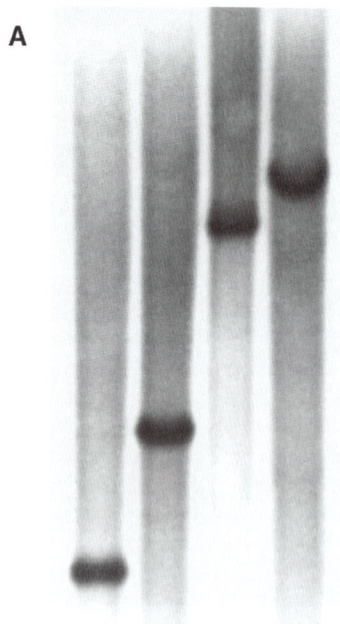

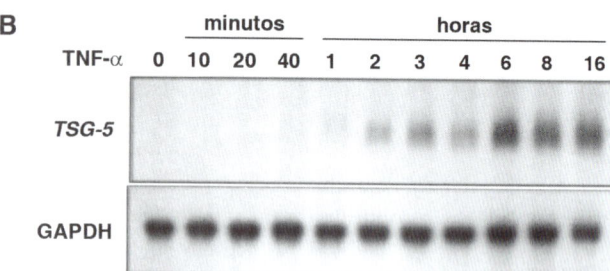

Figura 2.14 Detecção do gene TSG-5 no genoma murino por *Southern blot* e do mRNA para TSG-5 por *Northern blot* em resposta a estímulo pelo TNF. **A.** O DNA genômico murino foi digerido por enzimas de restrição, e o produto de cada digestão foi fracionado em gel de agarose e transferido para membrana de náilon; o gene TSG-5 foi detectado por *Southern blot*. **B.** O RNA total de células tratadas com TNF foi extraído e fracionado em gel de agarose, sendo o mRNA para TSG-5 detectado por hibridação com sonda específica para mRNA desse gene. Para garantir que quantidades equivalentes de RNA foram aplicadas em todas as canaletas, a mesma membrana foi posteriormente hibridada com sonda específica para um gene de expressão constitutiva, o GAPDH. Notar o acúmulo de mRNA em função do tempo de tratamento. (Cortesia do Dr. Eduardo Abrantes, Instituto Ludwig de Pesquisas sobre o Câncer, São Paulo.)

na lâmina, alguns com mais de 20.000 sequências diferentes, e transforma a intensidade de luz em um algarismo passível de comparações ou análises estatísticas. A hibridação pode ser feita com duas amostras distintas quando se usam sondas marcadas com fluoróforos de cores diferentes (p. ex., vermelho na amostra 1 e verde na amostra 2); a intensidade da cor em cada reação varia de vermelho intenso quando a sequência-alvo na amostra 1 é preponderante, verde quando a amostra 2 expressa a sequência-alvo em grande quantidade relativa e amarelo quando as concentrações das sequências-alvo são similares.

Os *microarrays* para estudar a expressão gênica usam mRNA extraído de uma amostra teste e hibridam diminutas alíquotas com sondas de DNA dispostas organizadamente. Hoje, estão disponíveis *chips* comerciais contendo os genes mais relevantes para

estudo, por exemplo, sobre carcinogênese, inflamação, apoptose ou ciclo celular, bem como qualquer combinação personalizada entre todas estas e outras opções (Figura 2.15). As sondas podem ser escolhidas para cobrir todo o genoma de um organismo ou apenas as regiões codificadoras dos genes (*microarray de éxons*). As sequências-alvo de *microarrays* podem também ser RNA não codificantes (ncRNA), como os microRNA (miRNA) – *microarrays de microRNA*. Quando um miRNA liga-se ao mRNA, não ocorre a tradução deste em polipeptídeo (silenciamento gênico). Existem centenas de miRNA na espécie humana, todos com múltiplos mRNA-alvo. A identificação de perfis de miRNA tem contribuído para melhor entendimento de neoplasias e da regulação da expressão gênica em diferentes situações fisiológicas e patológicas.

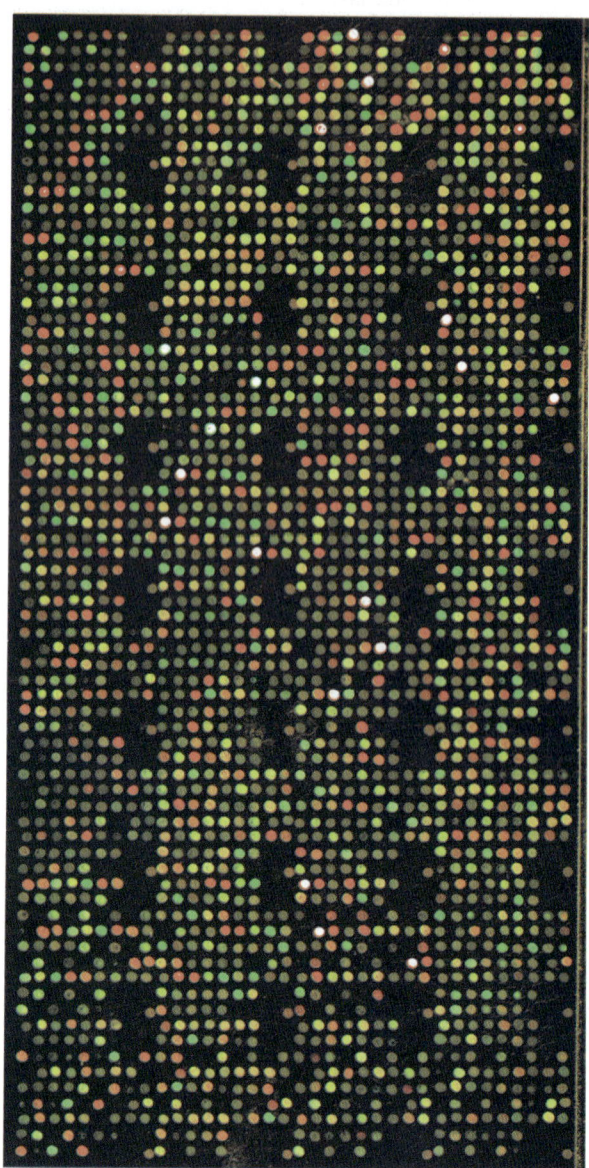

Figura 2.15 Representação de uma lâmina de *biochip* após leitura em *scanner* confocal. cDNA extraído da amostra A foi marcado com Cy3 (*verde*), e cDNA da amostra B foi marcado com Cy5 (*vermelho*). As duas amostras foram misturadas em quantidades iguais e hibridadas simultaneamente. Os pontos *em verde* representam genes mais expressos na amostra A, os pontos *em vermelho* correspondem a genes mais expressos na amostra B e os pontos *em amarelo* significam genes expressos em quantidades equivalentes nas duas amostras.

Como a quantidade de dados gerados dessa análise comparativa em larga escala é muito grande, foi preciso associar os pesquisadores da área com matemáticos e estatísticos para desenvolverem formas de interpretar e traduzir os resultados em informação útil para o entendimento biológico. Esse é o campo de atuação da Bioinformática, que tem se expandido de forma notável nos últimos anos e dado contribuições muito relevantes para melhor conhecimento de muitas doenças.

Sequências-alvo de DNA podem ser avaliadas também para se estudarem variações no número de cópias de genes. Células normais apresentam, em geral, duas cópias de cada gene. Variações raciais ou individuais em certos genes conferem suscetibilidade ou resistência a certas doenças. Em muitos tumores, existem áreas de ganhos ou de perdas característicos de cada neoplasia ou de cada fase da doença. A *hibridação genômica comparativa* (CGH, *comparative genomic hybridization*) fornece informações sobre ganhos e perdas cromossômicas. O estudo comparativo de áreas de ganhos e de perdas em regiões cromossômicas pode ser usado para estabelecer o grau de similaridade entre populações celulares e, indiretamente, a probabilidade de relação clonal de dois tumores, o que tem importância prática (dois tumores em um mesmo indivíduo podem significar duas lesões independentes ou uma ser metástase da outra).

Microarrays de SNP (*single nucleotide polymorphisms*), cujo número de sondas chega a mais de 1 milhão para cobrir todo o genoma, detecta variações individuais na sequência de bases do DNA. Hoje, há grande interesse sobre os SNP, pois muitos deles estão associados a determinadas doenças.

Metilação do DNA é um fenômeno epigenético reversível que reduz a expressão gênica por diminuir o acoplamento da RNA polimerase ao gene. Por seu papel na expressão gênica, a metilação do DNA é fenômeno que vem ganhando interesse crescente em muitas doenças. Metilação do DNA pode ser identificada por: (1) pré-tratamento do DNA com endonucleases. Endonucleases de restrição são enzimas que clivam o DNA em pontos específicos (sítios de restrição). Os produtos desse tratamento podem ser estudados por meio de: (a) se o sítio estiver metilado, a quebra não ocorre, gerando fragmentos de tamanhos diferentes que podem ser identificados por eletroforese; (b) hibridação em larga escala do produto do pré-tratamento com sondas cobrindo as regiões passíveis de metilação (*microarrays de metilação*); (2) marcação com anticorpos com afinidade por DNA metilado. Usando-se anticorpos com alta afinidade para citosinas metiladas, o DNA é inicialmente desnaturado e, após ligação com o anticorpo, sofre precipitação (*ChIP, chromatin immunoprecipitation*); (3) tratamento com bissulfito de sódio. O bissulfito de sódio desamina citosinas não metiladas (mas não citosinas metiladas), transformando um evento epigenético em genético ao promover a substituição de citosinas não metiladas por timidinas.

Os *microarrays* podem também empregar anticorpos imobilizados em lâminas de vidro para estudar sua reatividade com proteínas, sendo a reação detectada por emissão de luz proporcional à formação de imunocomplexos. No *microarray de proteínas em fase reversa* (RPPA, *reverse phase protein array*), é possível distinguir o nível de expressão de proteínas na sua forma ativa (p. ex., fosforilada) da forma inativa.

O *microarray* mais conhecido em Patologia é o *tissue microarray* (microarranjo de tecidos), que consiste na inserção de dezenas ou centenas de pequenas amostras teciduais cilíndricas obtidas de blocos doadores em um bloco de parafina receptor, de forma organizada e ordenada (Figura 2.16). O bloco receptor final dá origem a lâminas com dezenas ou centenas de casos. Com tantas amostras reunidas em uma só lâmina, podem ser feitas reações imuno-histoquímicas ou de hibridação *in situ*

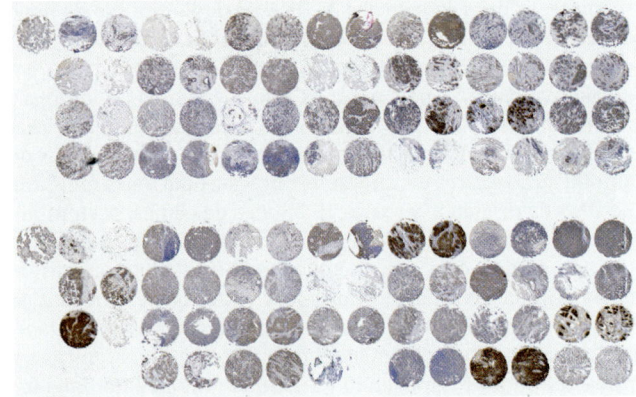

Figura 2.16 Lâmina obtida de um bloco receptor de *tissue microarray* contendo amostras de câncer de mama arranjadas em linhas e colunas, sendo cada amostra de 1 mm de diâmetro. As metades superior e inferior representam duplicatas dos casos para melhorar a representação do tumor. A primeira coluna exibe somente uma amostra para marcar o início do bloco. As demais 15 colunas têm amostras em quatro linhas. Cada amostra representa o tumor de um paciente. Os dados clinicopatológicos de cada paciente são correlacionados com os achados desta análise. Algumas amostras falharam em aderir à lâmina durante o procedimento, provavelmente pela maior proporção de tecido adiposo, necrose ou falhas no processamento do bloco doador. Reação imuno-histoquímica com anticorpo anti-HER2.

para análise em larga escala. Por meio dessa metodologia, é possível avaliar a expressão de determinada proteína simultaneamente em centenas de tumores de pacientes diferentes.

O desafio agora está em interpretar todos esses dados em conjunto: em outras palavras, até que ponto expressão gênica diferente entre duas amostras pode ser atribuída a ganho cromossômico na amostra 1 ou a hipermetilação da região promotora da amostra 2, ou hiperexpressão de um miRNA com ação repressora do gene em questão. Esse desafio está sendo enfrentado por diferentes abordagens e certamente novos conhecimentos serão trazidos com esses e outros procedimentos.

Reação em cadeia da polimerase

A reação em cadeia da polimerase (PCR) representou, provavelmente, o maior avanço que a biologia molecular proporcionou à Biologia. Hoje, é possível estudar sequências de DNA ou de RNA de uma única célula ou, até mesmo, de restos de seres vivos. A técnica baseia se em uma reação de amplificação *in vitro* de sequências específicas de DNA que, de forma automatizada, se repetem por inúmeros ciclos (Figura 2.17). Para amplificação de sequências de RNA, este deve ser primeiro convertido em cDNA (DNA complementar) por ação de uma transcritase reversa.

A reação de amplificação é feita em ciclos sucessivos em um aparelho (termociclador) com controle automático de variação de temperatura em função do tempo. Cada ciclo consiste em três etapas: (a) inicialmente, as duas fitas de DNA são separadas pelo calor; (b) a seguir, dois iniciadores (pequenas sequências de DNA que se ligam nos locais de início e de término da amplificação) flanqueiam a região a ser amplificada; (c) a partir do iniciador, uma DNA polimerase copia o segmento do DNA desejado. O interessante nesse processo é que o produto assim obtido serve de molde para a síntese subsequente. No ciclo seguinte, as duas sequências de DNA de dupla fita são de novo desnaturadas, hibridadas com os iniciadores e copiadas. A repetição desses ciclos permite, portanto, a síntese de DNA em escala exponencial, pois o número de segmentos de interesse é aproximadamente dobrado em cada ciclo (daí o nome de reação em cadeia). Ao final de uma reação típica, com 35 ciclos de amplificação e cerca de 2 horas de duração, uma única molécula de DNA dá origem a cerca de 10 bilhões de cópias, permitindo sua visualização e manipulação. As vantagens para o diagnóstico são óbvias: com esse método, pode-se detectar a presença de sequências de ácidos nucleicos virais, bacterianos ou de parasitos em amostras biológicas com altíssima sensibilidade. A técnica permite também identificar alterações genômicas e a presença de mRNA, podendo ter grande utilidade no diagnóstico do câncer ou de doenças geneticamente transmissíveis, mesmo no período intrauterino. A técnica de PCR é um método eminentemente qualitativo; para estudos quantitativos, tem se a PCR em tempo real.

A técnica de PCR é de realização simples (a reação é feita em termocicladores automatizados), e várias amostras podem ser analisadas ao mesmo tempo. O DNA amplificado, intacto ou digerido por enzimas de restrição, pode ser identificado e caracterizado por *dot blot*, por *Southern blot* ou, simplesmente, por sua migração eletroforética em gel de agarose ou de poliacrilamida. No entanto, a grande capacidade de amplificação da PCR constitui também o seu maior problema, especialmente para fins de diagnóstico, pois a possibilidade de contaminação de equipamentos, ou mesmo do ar, pode levar a resultados falso positivos. Assim, cuidados com a infraestrutura para realizar essa técnica são indispensáveis para a confiabilidade dos resultados.

RT PCR

A enzima usada na PCR para produzir cópias de uma sequência-alvo (DNA polimerase) só atua sobre a molécula de DNA. Quando se deseja amplificar RNA, o que tem enorme interesse pela possibilidade de identificar produtos da expressão gênica, a molécula de RNA precisa primeiro ser convertida em cDNA (DNA complementar) pela enzima transcriptase reversa (RT, em inglês). A partir do cDNA, a amplificação se faz como descrito anteriormente.

PCR em tempo real

Na técnica de PCR em tempo real (*real time PCR*), os nucleotídeos usados para a síntese do DNA são marcados com substâncias fluorocrômicas. Com isso, cada vez que uma nova fita de DNA é produzida (sintetizada), uma certa quantidade de luz é emitida e captada pelo equipamento, que transforma o sinal luminoso em um traçado digital. Duas amostras com concentrações iniciais distintas de uma mesma sequência-alvo iniciam e terminam as suas respectivas fases de alta eficiência de reação em ciclos diferentes. A diferença entre o número de ciclos para se atingir o ponto de maior eficiência da curva é chamada ΔCt, que é expressa em valores relativos (em relação a um gene constitutivo ou gene de referência) ou absolutos (em relação ao próprio gene, com construção de uma curva padrão – Figura 2.18 A). Para normalizar a reação, incluem-se sequências controles expressas de forma homogênea entre diferentes amostras (genes constitutivos). Na Figura 2.18 B estão representadas duas curvas, uma de amplificação (*painel esquerdo*), que mostra o perfil de produção das novas fitas de DNA, e outra de dissociação (*painel direito*), que é feita após a PCR para demonstrar a especificidade da reação e se baseia na separação dos produtos da reação. Uma reação em cadeia típica inicia-se com quantidade mínima

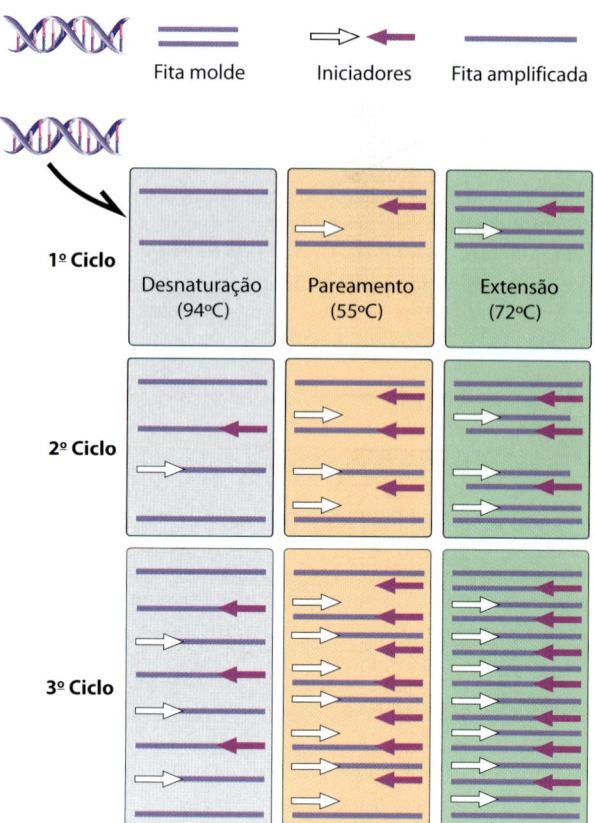

Figura 2.17 Representação esquemática da técnica de PCR (apenas os três primeiros ciclos estão representados). No primeiro ciclo, o DNA-alvo é desnaturado pelo calor. Em seguida, cada fita é hibridada com um iniciador específico, a partir do qual a DNA polimerase copia a sequência desejada. O produto sintetizado serve de molde para o segundo ciclo, quando se repetem os mesmos passos. A sucessão desses ciclos resulta em aumento exponencial do número de cópias, pois em cada um deles dobra-se o número de segmentos de interesse. Ao final de 35 ciclos, uma fita dupla de DNA gera 10 bilhões de cópias.

de produto até que, após alguns ciclos, o equipamento detecta a formação do produto em escala exponencial, com grande eficiência. Após certo número de ciclos, a reação satura e a curva de detecção do produto reduz a inclinação e entra em platô. A possibilidade de realizar PCR quantitativa tem interesse particular em algumas situações: (1) infecções virais (p. ex., HIV), nas quais a carga viral tem papel relevante no desenvolvimento e na evolução da doença; (2) detecção de clones neoplásicos residuais no sangue periférico após tratamento.

Sequenciamento de DNA

Sequenciar DNA significa conhecer a sequência de nucleotídeos na molécula. Como o DNA é formado por apenas quatro unidades distintas de nucleotídeos, o arranjo sequencial destes é que confere a individualidade dos genes e das demais sequências. Conhecer a sequência de nucleotídeos é muito útil sob vários aspectos. O sequenciamento de DNA pode ser feito pelos métodos descritos a seguir:

- Sequenciamento de Sanger. O método, que é o mais conhecido, baseia-se na incorporação de dideóxido nucleotídeos (ddNTPs) na cadeia terminal do DNA, esta copiada a partir

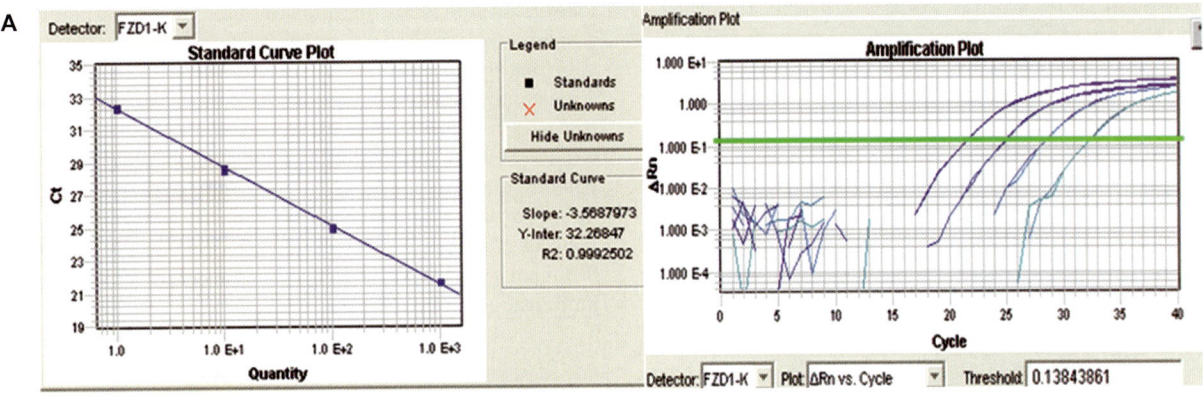

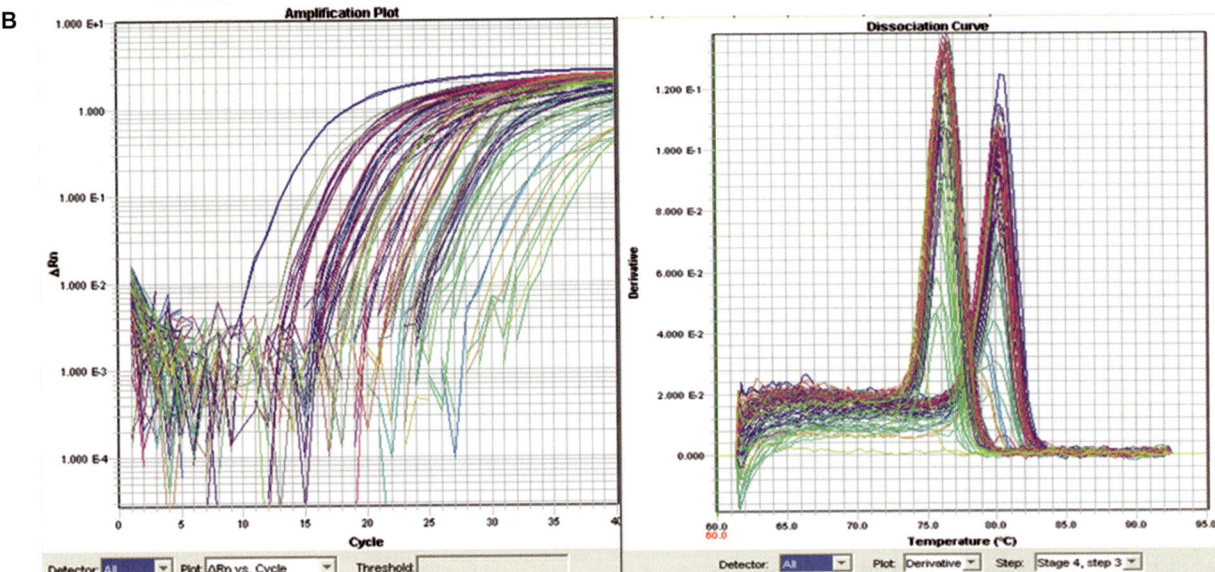

Figura 2.18 PCR em tempo real. **A.** Curvas padrão e perfil de amplificação com iniciadores utilizados nas análises de PCR quantitativa. O gráfico representa o perfil de amplificação para cálculo da eficiência dos iniciadores utilizados. **B.** Curvas de amplificação e de dissociação. O gráfico *à esquerda* mostra o perfil de amplificação das amostras utilizando dois iniciadores diferentes. O gráfico *à direita* apresenta o perfil de separação das fitas de DNA amplificadas. A existência de dois picos indica amplificação de dois genes diferentes e a especificidade da reação por não haver picos extras.

da sequência de interesse. Um dideóxido nucleotídeo consiste em um nucleotídeo modificado que possui um átomo de hidrogênio (H) em vez de um radical OH ligado ao carbono 3'. Quando ocorre incorporação de um nucleotídeo com um H na porção carbono 3', a reação cessa (nucleotídeos terminadores de cadeia). Existem quatro tipos de ddNTPs, um para cada base nitrogenada (A, T, G, C). A fita simples de DNA a ser sequenciada é combinada em um tubo com iniciador (*primer*), DNA polimerase, nucleotídeos comuns e os quatro ddNTPs marcados com corantes na extremidade de 5'. A replicação acontece e termina em lugares diferentes, sendo que no final do processo têm-se fragmentos da fita de DNA de diferentes tamanhos. A sequência completa do DNA é definida por eletroforese em gel ou gráficos gerados por aparelhos automatizados (Figura 2.19)

■ Pirossequenciamento. Baseia se na incorporação de um dideóxido nucleotídeo terminal acoplado ao pirofosfato. O procedimento consiste na liberação de um pirofosfato quando um nucleotídeo é incorporado à molécula de DNA que está sendo sintetizada; a liberação de um pirofosfato emite luz, lida pelo pirossequenciador, que fornece a sequência do DNA

■ Sequenciamento de nova geração (SNG). Uma nova geração de aparelhos permite o sequenciamento em larga escala, com maior agilidade, menor custo, maior capacidade de leitura e maior área de cobertura de um gene, com análise simultânea de vários genes. Enquanto o sequenciamento do genoma humano pelo método de Sanger levou cerca de 10 anos a um custo de mais de US$ 5.000 por megabase, chegando a um valor total de US$ 3 bilhões, os métodos mais modernos são capazes de realizar a mesma tarefa em uma semana, com custo total que varia de US$ 50.000 a US$ 1.600.000. A busca tecnológica não para e, atualmente, há plataformas de sequenciamento que permitem resultados rápidos a um valor de US$ 0,010 por megabase, com um custo total de menos de US$ 1.000. São vários os métodos e as estratégias dos sequenciadores em larga escala. Todos têm em comum o uso de pequenos moldes de DNA que são alongados e sequenciados; as imagens resultantes são capturadas sob a forma de luz, informatizadas e alinhadas para compor a sequência completa do genoma.

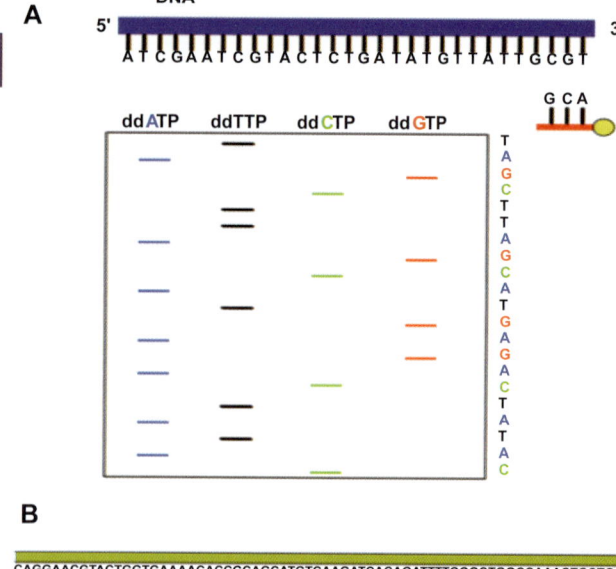

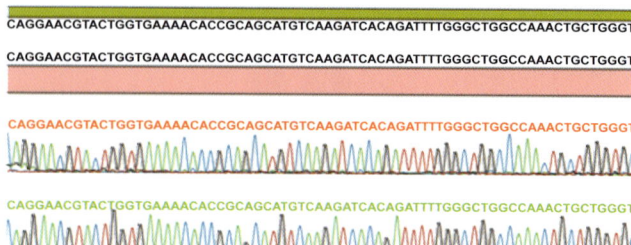

Figura 2.19 Sequenciamento de DNA. **A.** Na reação de sequenciamento, os fragmentos de DNA são separados por peso molecular por eletroforese em gel, em que os pequenos fragmentos se movem mais rapidamente do que os longos. Por meio de um *laser*, o marcador fluorescente anexado a cada nucleotídeo pode ser detectado. A partir do alinhamento dos nucleotídeos indicados no gel, determina-se a sequência do DNA de interesse. **B.** Gráfico fornecido pelo sistema computadorizado do sequenciador indica a sequência de nucleotídeos. Os dados registrados pelo detector são constituídos por uma série de picos de fluorescência, cuja leitura fornece a sequência do DNA-alvo.

O sequenciamento tem várias aplicações, como identificação de bactérias, tipagem fúngica e viral, detecção de mutações, análises de metilação do DNA, diagnóstico de doenças genéticas e de síndromes de predisposição hereditária a tumores e sequenciamento de genomas completos ou de regiões-alvo de genes. Em Medicina Forense, o sequenciamento é empregado na identificação *post mortem* e em testes de paternidade.

A possibilidade de sequenciamento em larga escala tem muitas utilidades e aplicações: (1) com amplificação de todo o DNA, algumas doenças, antes consideradas idiopáticas, estão sendo mais bem conhecidas e consideradas, por exemplo, de natureza infecciosa; (2) medicina de precisão, com grande impacto na Oncologia e na Patologia, em que pacientes são beneficiados com novas terapias-alvo direcionadas ao perfil genômico específico de suas neoplasias; (3) amplificação da mesma região do genoma diversas vezes permite maior segurança em saber se uma base alterada é um polimorfismo de nucleotídeo único (variação de nucleotídeo único, *single nucleotide polymorphism* – SNP), uma mutação ou apenas um erro técnico; (4) o sequenciamento completo de uma única célula tumoral permite

identificar subclones distintos em uma neoplasia heterogênea e saber qual subclone apresenta características similares ao subclone metastático ou ao subclone resistente a tratamento; (5) a combinação com métodos de hibridação possibilita identificar transcritos novos, variantes de processamento de RNA e mutações ainda não identificadas por *microarrays*. Tudo isso permite que, em vez de sequenciar todo o genoma, o SNG seja utilizado para sequenciar áreas específicas do mesmo. Ainda mais desafiadora é a integração dos resultados obtidos pelo SNG com os demais dados, igualmente complexos, gerados por modificações epigenéticas.

Análise do exoma

Exoma é o conjunto de segmentos de DNA que contêm as regiões codificadoras de proteínas. O exoma humano possui aproximadamente 180.000 éxons, cerca de 1% do DNA total de uma célula. Apesar de pequena, essa região é a mais relevante funcionalmente, a mais estudada do DNA humano e a que contém a imensa maioria de mutações associadas a doenças. Como existem variações individuais nas sequências dos genes nos indivíduos, a análise do exoma permite revelar detalhes da sequência do DNA codificador, incluindo variantes genéticas que alteram as sequências de proteínas e as variações de nucleotídeos únicos (SNPs) associados a suscetibilidade a muitas doenças, como a doença de Alzheimer. O gene da apolipoproteína E tem três possíveis alelos: E2, E3 e E4, diferentes apenas em um nucleotídeo; as proteínas correspondentes diferem apenas em um aminoácido. Indivíduos com o alelo E4 têm risco aumentado de desenvolver essa doença, enquanto aqueles que herdam o alelo E2 têm menor risco.

Estão em andamento projetos grandiosos, como o *Personal Genome Project* e o *NHLBI GO Exome Sequencing Project (ESP)*, financiados por Universidades ou governos que pretendem descrever os exomas de mais de 100.000 voluntários e a associação deles com os respectivos fenótipos. Os resultados desses estudos devem fornecer dados valiosos para melhor entendimento de variações do exoma nos indivíduos e possivelmente fornecerão embasamento ainda maior para a Medicina de Precisão. Além de análise populacional, o estudo do exoma permite comparar regiões mais frequentemente mutadas em diferentes cânceres em relação ao DNA referência e explicar o mecanismo de surgimento de alguns tumores.

Espectrometria de massas

A espectrometria de massas (MS, *mass spectrometry*) constitui um dos principais avanços na detecção e na identificação de proteínas, ácidos nucleicos e alterações epigenéticas. O método tem alta sensibilidade e precisão, sendo capaz de detectar proteínas individuais presentes em quantidades mínimas em amostras complexas. Assim como na eletroforese, a MS separa moléculas pela relação peso molecular/carga elétrica, mas com nível de detalhamento que permite distinguir: (1) sequências de DNA com apenas uma base nitrogenada diferente; (2) isoformas proteicas; (3) moléculas modificadas por acetilação, fosforilação, ubiquitinação ou metilação, sendo útil, portanto, na detecção de estados funcionais de proteínas e DNA, além de interações proteína-proteína e proteína-DNA/RNA. Trata se, portanto, de tecnologia bastante promissora para a caracterização de novos marcadores bioquímicos de doenças e para a descoberta de alvos terapêuticos. Na esfera da proteômica, a MS ocupa lugar de destaque e, ano após ano, aprimoramentos do método têm sido alcançados. Assim como outras técnicas mais avançadas, a MS requer aparelhos especiais, de alto custo, e só está disponível em centros de investigação científica.

A *cromatografia líquida com espectrometria de massas* (LC-MS) ou a *espectrometria de massas em sequência* (MS/MS) tem ampla aplicação clínica na detecção de doenças de recém-nascidos (hemoglobinopatias e distúrbios metabólicos envolvendo esteroides, aminoácidos, glicerofosfolipídeos, monossacarídeos, ácidos graxos, aminas, ácidos biliares e outros metabólitos), na identificação de marcadores de doença cardiovascular aguda e na detecção de drogas ilícitas de uso abusivo no sangue ou na urina (capaz de detectar concentrações de até 2 ppm).

A espectrometria de massas tem sido usada na busca de marcadores bioquímicos para tumores em suas diferentes fases de progressão. A combinação de sequenciamento com espectrometria de massas permite detectar mutações em dezenas de genes em um tumor de modo rápido e prático, o que contribui para melhor conduta com os pacientes.

▶ Aplicações

A possibilidade de reconhecer com exatidão certas sequências de ácidos nucleicos e de compreender numerosos eventos moleculares envolvidos nos mais diversos aspectos da biologia celular permitiu formidável progresso no entendimento de vários processos patológicos. Muito se tem avançado nesse campo, e as possibilidades de exploração são enormes. O estudo do câncer, em particular, foi o grande beneficiário de toda essa tecnologia, que é um bom exemplo da união produtiva das ciências básicas com as ciências aplicadas (Pesquisa Translacional). Aproveitando as excelentes perspectivas abertas por esses recursos tecnológicos, é cada vez maior a aplicação de métodos moleculares na medicina clínica, com óbvios benefícios para os pacientes. É preciso salientar, no entanto, que são recursos tecnológicos sofisticados, de custo considerável e só disponíveis em poucos centros, o que limita em boa parte seu emprego mais amplo. As principais aplicações dessas técnicas são em doenças infecciosas, genéticas e neoplásicas.

Doenças infecciosas

Os agentes causadores de doenças infecciosas possuem sequências específicas de ácidos nucleicos que lhes são próprias e que podem ser prontamente reconhecidas por técnicas de biologia molecular. Tal tecnologia é aplicável com sucesso na identificação de bactérias (clamídia, micobactérias etc.), fungos (*Pneumocystis*), protozoários (*Toxoplasma*, *Leishmania*, *Trypanosoma*) e, sobretudo, vírus (vírus do papiloma humano, HIV, vírus das hepatites, citomegalovírus, vírus Epstein-Barr, poliomavírus etc.), cuja identificação por outros métodos (cultivo, microscopia eletrônica, testes imunológicos etc.) nem sempre é eficaz ou prática.

Por sua grande especificidade e sensibilidade, a PCR vem sendo empregada com frequência crescente em muitos centros para diagnóstico de inúmeras doenças infecciosas. Sua enorme capacidade de reconhecer um pequeno segmento de ácido nucleico de um microrganismo, mesmo na presença de grande excesso de DNA do hospedeiro, a coloca em posição de vantagem sobre os demais métodos. No entanto, o emprego da PCR como teste diagnóstico deve ser feito com grande cuidado, pois sua principal vantagem é também sua maior limitação: por causa de sua enorme sensibilidade, a contaminação da reação com apenas uma molécula do produto em estudo pode fornecer resultado falso-positivo.

Doenças genéticas

Nas doenças genéticas, um ou mais genes estão alterados de diversas maneiras, podendo tais modificações ser identificadas tanto antes como após o nascimento. Em muitas dessas doenças, a aplicação da tecnologia do DNA trouxe benefícios expressivos. Na fibrose cística, por exemplo, ocorrem mutações no gene *CFTR*, que codifica a proteína responsável pela doença, das quais a deleção de três nucleotídeos que codificam a fenilalanina 508 da cadeia polipeptídica (ΔF508) é a mais prevalente na população caucasiana. Por meio de PCR feita em DNA obtido de qualquer célula do indivíduo suspeito, tais mutações podem ser reconhecidas com precisão. Com isso, pode-se não só confirmar o diagnóstico da doença como também fazer o aconselhamento genético. Como a doença é de herança recessiva, indivíduos não afetados, mas portadores do gene mutante (em heterozigose), podem transmiti-lo a seus descendentes. Outra aplicação comum dessa tecnologia é a detecção do gene defeituoso responsável pela polipose familial do cólon; com tais recursos tecnológicos, o diagnóstico do defeito no gene *APC* pode ser feito com segurança, o que traz enorme benefício para os indivíduos afetados e tranquilidade para os que não herdaram o defeito, com a possibilidade de prevenção e rastreamento do câncer colorretal. Outras doenças diagnosticáveis por essas técnicas estão listadas no Quadro 2.2.

Neoplasias

Uma das grandes vantagens da aplicação de técnicas de biologia molecular é a de permitir a análise do perfil mutacional e da expressão gênica em tumores. Além de envolvida em todas as funções celulares, os produtos da expressão gênica regulam, em última análise, os processos de proliferação e diferenciação celulares, que estão intimamente ligados ao aparecimento, desenvolvimento e evolução das neoplasias.

Etiopatogênese das neoplasias

A formação e a progressão de tumores dependem de múltiplas alterações genômicas e epigenômicas. Os conhecimentos sobre os genes mais diretamente relacionados com as neoplasias (oncogenes, genes supressores de tumor etc.) expandiram-se de tal forma que hoje se tem uma ideia bastante razoável sobre o papel deles em células normais ou alteradas e pode-se entender melhor como os tumores surgem e se desenvolvem. Mais ainda, durante a progressão das neoplasias ocorrem outras alterações na expressão gênica responsáveis por mudanças frequentes no comportamento biológico do tumor. O aparecimento de resistência de células cancerosas a quimioterápicos, por exemplo, é um fenômeno ligado à expressão de determinados genes que pode ser detectada por vários meios, entre eles a tecnologia do DNA. Do mesmo modo, rearranjos e translocações de genes, que podem ser analisados pelo mesmo conjunto de técnicas, muitas vezes são os responsáveis pelo surgimento e pela progressão de neoplasias.

A detecção direta de vírus em neoplasias serve também para reforçar a hipótese da etiologia viral em certos tumores. Ao lado disso, com essa mesma tecnologia é possível se compreender melhor a origem do câncer a partir das interações do vírus com as células, quando ocorre integração do genoma viral ao

2

do hospedeiro, ativação de promotores, quebra de sequências reguladoras, enfim, alterações cruciais no controle da regulação gênica. É bom lembrar que, antes do advento das técnicas de hibridação molecular, o estudo do vírus do papiloma humano (HPV) associado a neoplasias epiteliais era muito limitado, exatamente pela falta de um sistema eficaz de análise. Os progressos alcançados nessa área foram enormes, tendo dado contribuição valiosa à carcinogênese viral. A carcinogênese química também muito se beneficiou desse conjunto de procedimentos. Por identificar modificações nas moléculas do DNA, é possível se conhecerem os efeitos de inúmeros carcinógenos químicos em diferentes células e animais. Por essas e por tantas outras informações obtidas com tais recursos, a compreensão sobre diversos aspectos das neoplasias expandiu-se de forma notável.

Diagnóstico e prognóstico de neoplasias

Durante muito tempo, as neoplasias eram classificadas exclusivamente por seus aspectos citomorfológicos. Com o advento da imuno-histoquímica, a expressão de proteínas ganhou grande interesse e deu enorme contribuição no diagnóstico, prognóstico e classificação dos tumores, sendo hoje procedimento de rotina essencial na prática diária do patologista. Mais recentemente, alterações moleculares presentes nas neoplasias vêm sendo utilizadas de forma crescente para diagnóstico e prognóstico de tumores e para a predição de resposta a medica-

Quadro 2.2 Aplicações diagnósticas principais das técnicas de biologia molecular

Doenças infecciosas
Virais
Vírus do papiloma humano, citomegalovírus, vírus Epstein-Barr, hepatites A, B, C e D, retrovírus, HIV, HTLV, rotavírus, enterovírus, outros vírus
Bacterianas
Escherichia coli, Salmonella, Shigella, Helicobacter pylori, Campylobacter, Mycobacterium leprae, Mycobacterium tuberculosis, Mycoplasma pneumoniae, outras bactérias
Parasitárias
Plasmodium falciparum, Trypanosoma cruzi, Leishmania, Entamoeba histolytica, Taenia solium, Taenia saginata, Giardia lamblia, Toxoplasma gondii
Outras infecções
Chlamydia
Doenças genéticas
Deficiência de α_1-antitripsina
Fenilcetonúria
Distrofia muscular tipo Duchenne
Polipose familial do cólon
Fibrose cística
Hemoglobinopatias
Drepanocitose
Talassemia

mentos. Além da classificação morfológica tradicional, a classificação molecular de muitos cânceres é essencial para orientar o melhor tratamento e para estimar o seu prognóstico. Os principais métodos para essa finalidade estão descritos a seguir.

Hibridação *in situ*. Por meio de hibridação *in situ*, é possível detectar alterações numéricas, como amplificações e deleções gênicas e cromossômicas, além de alterações estruturais em genes de interesse. Quando se analisam os três principais grupos de tumores sólidos malignos de acordo com a sua histogênese (carcinomas, sarcomas e linfomas), encontram-se diferenças importantes quanto às alterações moleculares. Linfomas e sarcomas frequentemente apresentam alterações cromossômicas que permitem seu diagnóstico mais preciso. Carcinomas apresentam poucas alterações cromossômicas específicas que podem ser utilizadas no diagnóstico; em tumores epiteliais, rearranjos gênicos e translocações/deleções estão restritos a poucos tipos histológicos. A hibridação *in situ* pode detectar as seguintes alterações:

- Translocações. Sarcomas e linfomas apresentam alterações cromossômicas específicas que podem ser incorporadas ao diagnóstico. Sarcomas sinoviais, por exemplo, possuem translocação cromossômica envolvendo o gene *SYT*, localizado no cromossomo 18, com o gene *SSX*, situado no cromossomo X, que resulta no gene de fusão *SYT-SSX*. Usando-se sondas para marcar cada um desses genes de cores diferentes, pode-se identificar sua localização nuclear, indicando se eles se encontram justapostos ou separados; justaposição indica que ocorreu fusão entre os dois genes, evidência, portanto, de translocação. Outra maneira de se detectar uma translocação é por meio de sondas dirigidas a apenas um dos genes. Nesse caso, usam-se duas sondas de cores diferentes para cada extremidade do gene. Se os sinais estiverem separados, implica que houve quebra do gene e, portanto, pode-se inferir que ele é um dos genes envolvidos na translocação presente na neoplasia (Figura 2.20)
- Amplificações/deleções. Em cada célula somática normal, existem duas cópias de cada gene. Utilizando-se sondas para um gene específico, pode-se avaliar o número de cópias existentes. Alguns carcinomas mamários, por exemplo, apresentam amplificação do gene *HER2/neu* (Figura 2.21); quando existe tal amplificação, o prognóstico do tumor é pior. Esse achado tem ainda importância clínica, pois existem medicamentos que bloqueiam o produto desse gene. O mesmo raciocínio aplica-se também a deleções, nas quais se identifica apenas uma ou nenhuma cópia do gene. Deleção de alguns genes ou de regiões cromossômicas (19q e 1p em tumores oligodendrogliais ou do gene *PTEN* em carcinomas prostáticos – Figura 2.22) é útil para prever o comportamento dessas neoplasias e, dessa forma, orientar o tratamento.

Sequenciamento. Sequenciamento de DNA e de RNA possibilita saber quais mutações e translocações estão presentes em um certo tumor, bem como inferir quais vias metabólicas estão ativadas ou suprimidas, o que permite, entre outras aplicações, o desenvolvimento de medicamentos específicos. Aliás, grande parte dos avanços terapêuticos alcançados em muitas neoplasias nos últimos anos deve-se justamente ao melhor conhecimento de vias metabólicas alteradas no câncer. Detecção de mutações pode ser feita também por meio de PCR.

Fatores de crescimento e seus receptores (ver Capítulo 8) têm papel essencial no controle da população celular de qualquer órgão; quando alterados por qualquer motivo, podem levar ao aparecimento de uma neoplasia. O receptor do fator

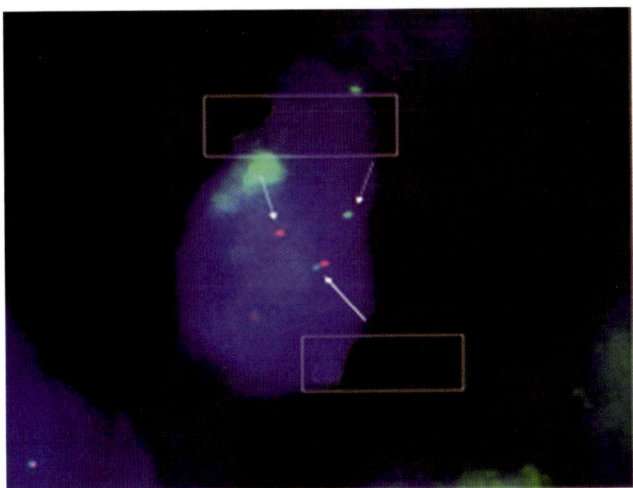

Figura 2.20 Sarcoma sinovial com quebra do gene *SYT*.

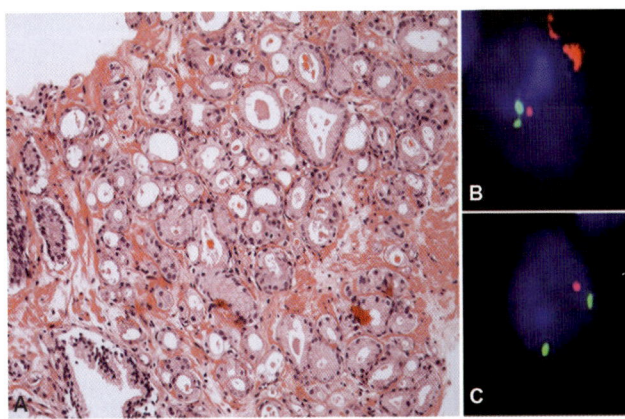

Figura 2.22 Adenocarcinoma da próstata. **A.** Corte histológico da neoplasia corado pela HE. **B** e **C.** Deleção do gene *PTEN* (*marcado em vermelho*). A presença de dois centrômeros no cromossomo 10 (*em verde*) indica euploidia.

de crescimento epidérmico (*EGFR*) atua na regulação da divisão, da diferenciação, da migração, da adesão e da apoptose de células. *EGFR* está superexpresso em carcinomas colorretal e pulmonar e em várias outras neoplasias. Ativação anormal do *EGFR* por mutações (pontuais ou duplicações) altera a sinalização celular, contribui para a formação e a progressão de tumores e confere maior risco de metástases. Medicamentos que inibem tais receptores ou moléculas-chave na cadeia de eventos intracelulares subsequentes são eficazes em cânceres que sofrem tais alterações. Inibição de EGFR pode ser feita por anticorpos monoclonais contra a porção externa do receptor ou por moléculas inibidoras da atividade cinase em tirosina existente na porção interna do receptor. Medicamentos inibidores de EGFR são empregados no tratamento de alguns carcinomas pulmonares e colorretais. A avaliação de mutações no gene *EGFR* é mandatória em pacientes com adenocarcinoma pulmonar, uma vez que sua detecção orienta o tratamento mais adequado.

Outro gene de grande importância em cânceres humanos é o *KRAS*, que codifica uma proteína envolvida na proliferação celular (ver Figura 5.5). A substituição de apenas um aminoácido na cadeia polipeptídica é suficiente para promover transformação celular. Mutações no gene *KRAS* são encontradas em 35 a 40% dos carcinomas colorretais, além de alguns estudos associarem a mutação a pior prognóstico. Em pacientes com carcinoma colorretal metastático, é recomendada a pesquisa de mutação no gene *KRAS*, uma vez que a sua presença é sinal de resistência ao tratamento com inibidores de EGFR.

Como mencionado no início do capítulo, a biópsia líquida possibilita que DNA tumoral circulante (ctDNA) seja identificado e sequenciado, permitindo avaliação dinâmica e *in vivo* da doença. Em pacientes com câncer pulmonar tratados com inibidores de EGFR, a biópsia líquida para pesquisa de mutações no gene *EGFR* marcadoras de resistência terapêutica (p. ex., mutação T790M) pode substituir novas amostras teciduais da neoplasia para a realização do estudo.

No Quadro 2.3 estão listados os principais testes moleculares para avaliação de prognóstico e resposta a medicamentos em neoplasias.

A todo momento são descobertos novos genes com implicações diagnósticas, prognósticas ou terapêuticas, fazendo qualquer texto como este parecer desatualizado. Cada vez mais o diagnóstico de neoplasias, particularmente sarcomas, leucemias e linfomas, torna-se mais complexo, sendo essencial a utilização dos mais diversos testes moleculares para a conclusão diagnóstica e a definição terapêutica. A Figura 2.23 resume os principais procedimentos de biologia molecular na abordagem do câncer.

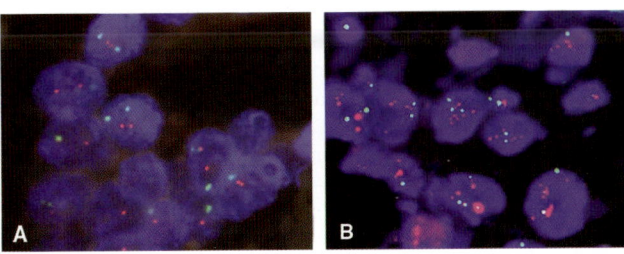

Figura 2.21 Carcinoma invasor da mama. **A.** Em cada célula, há apenas dois sinais vermelhos do gene *HER2* (ausência de amplificação). O centrômero do cromossomo 17 está marcado em *verde*, indicando euploidia. **B.** Em cada célula, são vistas mais de quatro cópias do gene *HER2* (*em vermelho*), indicando amplificação.

Quadro 2.3 Testes moleculares para avaliar prognóstico e resposta a medicamentos em neoplasias

Análise de mutação nos genes *KRAS* e *BRAF*: definir tratamento em pacientes com câncer colorretal

Análise de mutação no gene *KIT*: definir tratamento em pacientes com tumor estromal do trato gastrointestinal (GIST)

Mutação no gene *EGFR*: definir tratamento de pacientes com câncer de pulmão

Amplificação do gene *HER2-neu*: definir tratamento de pacientes com câncer de mama e estômago

Deleção de regiões cromossômicas, como 1p e 19q: importante fator de resposta ao tratamento de alguns tumores cerebrais

Amplificação do gene *MYC* (importante fator prognóstico)

Rearranjos no gene *ALK*: definir tratamento em pacientes com câncer de pulmão

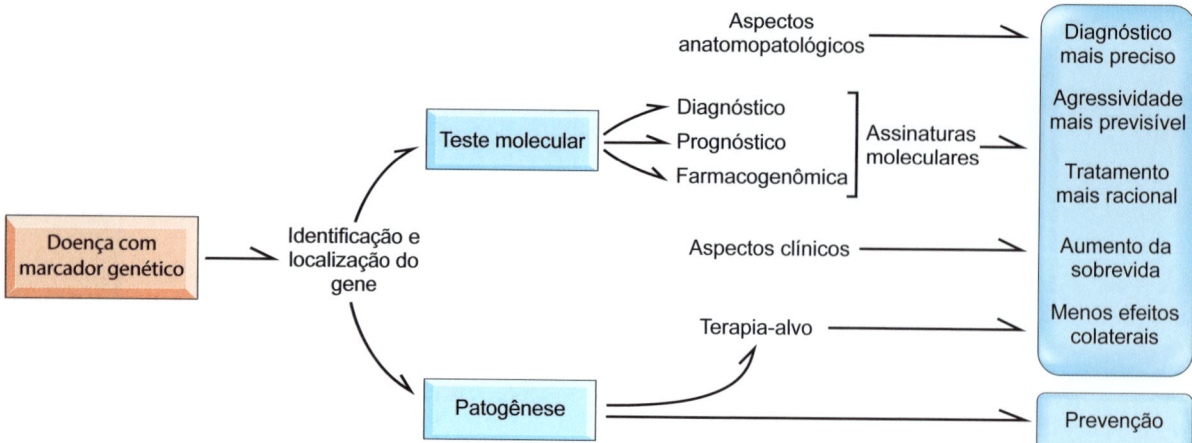

Figura 2.23 Diagrama sobre a aplicação dos procedimentos de biologia molecular na abordagem do câncer. A caracterização de um gene envolvido em uma neoplasia permite o desenvolvimento de testes diagnósticos, melhor entendimento da sua patogênese e identificação de possíveis alvos terapêuticos, o que possibilita tratamentos mais eficazes, maior sobrevida e menos danos colaterais, além de orientar medidas preventivas.

Síndromes de predisposição hereditária ao câncer

Algumas síndromes genéticas predispõem ao aparecimento de tumores. Quando vários membros de uma mesma família têm câncer, principalmente se são pessoas jovens, uma síndrome genética de predisposição neoplásica deve ser investigada. Indivíduos com tais síndromes possuem mutações germinativas, particularmente em genes supressores de tumor. Como tais mutações estão presentes em todas as células do organismo, pode-se pesquisá-las no sangue, possibilitando avaliar o risco de desenvolver determinados tumores. Saber se uma pessoa tem maior risco de neoplasia é de fundamental importância, pois tais indivíduos podem ser submetidos a programas de rastreamento de câncer, o que permite detectar mais precocemente um tumor e melhorar sensivelmente o seu prognóstico. Exemplos de síndromes de câncer hereditário são vistos no Quadro 2.4.

Quadro 2.4 Síndromes de predisposição hereditária ao câncer

Câncer de mama e ovário hereditários (genes *BRCA1* e *BRCA2*)
Câncer colorretal hereditário sem polipose – síndrome de Lynch (genes *MLH1, MSH2, MSH6* e *PMS2*)
Melanoma hereditário (gene *CDKN2A*)
Síndrome de Li-Fraumeni (gene *TP53*)
Neoplasia endócrina múltipla tipo 2 ou 3 e carcinoma medular familiar da tireoide (gene *RET*)
Carcinoma gástrico e carcinoma da mama do tipo lobular (gene *CDH1*)
Carcinoma renal, feocromocitoma – síndrome von Hippel-Lindau (gene *VHL*)
Câncer colorretal associado a polipose familial (gene *APC*)
Câncer de endométrio, mama e tireoide – síndrome de Cowden (gene *PTEN*)

▪ Leitura complementar

Bancroft JD, Cook HC. Manual of histological techniques and their diagnostic application. Edinburgh: Churchill Livingstone; 1994. 457 p.

Bera K, Schalper KA, Rimm DL, Velcheti V, Madabhushi A. Artificial intelligence in digital pathology – new tools for diagnosis and precision oncology. Nat Rev Clin Oncol. 2019;16(11):703-15.

Chu Y-H, Hardin H, Zhang R, Guo Z, Lloyd RV. In situ hybridization: introduction to techniques, applications and pitfalls in the performance and interpretation of assays. Semin Diagn Pathol. 2019;36(5):336-41.

Coleman W, Tsongalis G. Essential concepts in molecular pathology. Philadelphia, PA, Academic Press: Elsevier; 2019. 634 p.

Compton CC, Robb JA, Anderson MW, Berry AB, Birdsong GG, Bloom KJ, et al. Preanalytics and precision pathology: pathology practices to ensure molecular integrity of cancer patient biospecimens for precision medicine. Arch Pathol Lab Med. 2019;143(11):1346-63.

Elahi E, Ronalghi M. Pyrosequencing: a tool for DNA sequencing analysis. Methods Mol Biol. 2004;255:211-9.

Esteller M. Non coding RNAs in human disease. Nat Rev Genet. 2011;12:861-74.

Fassan M. Molecular diagnostics in pathology: time for a next-generation pathologist? Arch Pathol Lab Med. 2018;142(3):313-20.

Gresham D, Dunham MJ, Botstein D. Comparing whole genomes using DNA microarrays. Nat Rev Genet. 2008;9(4):291-302.

Hawkins RD, Hon GC, Ren B. Next generation genomics: an integrative approach. Nat Rev Genet. 2010;11(7):476-86.

Huhn D, Blasczyk R, Fonatsch C, Meyer O, Nagel S, Neubauer A. New diagnostic methods in oncology and hematology. Berlin: Springer Verlag; 1998.

Kalemkerian GP, Narula N, Kennedy EB, Biermann WA, Donington J, Leighl NB, et al. Molecular testing guideline for the selection of patients with lung cancer for treatment with targeted tyrosine kinase inhibitors: American Society of Clinical Oncology Endorsement of the College of American Pathologists/International Association for the Study of Lung Cancer/Association for Molecular Pathology Clinical Practice Guideline Update. J Clin Oncol. 2018;20;36(9):911-9.

Karpathiou G, Batistatou A, Forest F, Clemenson A, Peoc'h M. Basic molecular pathology and cytogenetics for practicing pathologists: correlation with morphology and with a focus on aspects of diagnostic or therapeutic utility. Adv Anat Pathol. 2016;23(6):368-80.

Lakhani SR, Ashworth A. Microarray and histopathological analysis of tumours: the future and the past? Natl Rev Cancer. 2001;1:151-7.

Leonard DGB (ed.). Diagnostic molecular pathology. Philadelphia: W.B. Saunders Co; 2003.

Metzker ML. Sequencing technologies – the next generation. Nature Reviews Cancer. 2010;11:31-46.

Niazi MKK, V Parwani AV, Gurcan MN. Digital pathology and artificial intelligence. Lancet Oncol. 2019;20:e253-61.

Parwani VA. Next generation diagnostic pathology: use of digital pathology and artificial intelligence tools to augment a pathological diagnosis. Diagnostic Pathology. 2019;14:138.

Rodney TM. Avoiding pitfalls in diagnostic immunohistochemistry – important technical aspects that every pathologist should know. Semin Diagn Pathol. 2019;36(5):312-35.

Ronaghi M, Karamohamed S, Pettersson B, Uhlén M, Nyrén P. Real time DNA sequencing using detection of pyrophosphate release. Analytical Biochemistry. 1996;242(1):84-9.

Ronaghi M, Uhlén M, Nyrén P. A sequencing method based on real time pyrophosphate. Science. 1998;281(5375):363-5.

Sternberg LA. Immunocytochemistry. 3rd ed. New York: John Wiley; 1986.

Vasef M, Auerbach A. Diagnostic pathology: molecular oncology. Philadelphia, PA: Elsevier; 2019. 1016 p.

Wang H, Jhala N. The evolving field of cytopathology and its expanding role in pathologic practice. Arch Pathol Lab Med. 2019;143(6):662-3.

Zhou H, Ning ZM, Starr AE, Abu-Farha M, Figeys D. Advancements in top down proteomics. Anal Chem. 2012;84:720-34.

Capítulo 3

Etiopatogênese Geral das Lesões

Fausto Edmundo Lima Pereira, Marcelo Antonio Pascoal Xavier

Lesões e doenças são provocadas por causas (agressões) muito diversas, processo no qual estão envolvidos *fatores ambientais* e *suscetibilidade individual*, esta vinculada ao patrimônio genético de cada pessoa. Dependendo da intensidade, do tempo de ação e da constituição do organismo (capacidade de reagir), qualquer estímulo da natureza pode produzir lesão. As causas de lesões e doenças são divididas inicialmente em dois grandes grupos: **exógenas** (do meio ambiente) e **endógenas** (do próprio organismo). Como as lesões resultam quase sempre da interação do agente agressor com os mecanismos de defesa do organismo, é frequente a associação de causas exógenas e endógenas na origem de uma lesão ou doença.

Conhecer as causas e os mecanismos responsáveis pelas doenças constitui um dos grandes desafios da Medicina contemporânea, pois esses elementos são parte essencial da base científica que alicerça a boa prática médica. Conhecendo-se a causa (ou causas) e os mecanismos de aparecimento de uma doença, é possível, pelo menos em princípio, buscar formas eficazes de tratá-la ou de preveni-la. Nem toda lesão ou doença, porém, tem causa conhecida; nesses casos, a doença ou lesão é denominada *criptogenética* (*cripto*: escondido), *idiopática* (*idios*: próprio) ou *essencial*.

No conceito de saúde e doença (Capítulo 1), foi visto que os ambientes físico, psíquico e social em que o indivíduo vive são muito importantes para a homeostase. As causas exógenas englobam os agentes do ambiente físico; as endógenas incluem, entre outros, os do ambiente psíquico (fator emocional). O ambiente social relaciona-se com causas exógenas e endógenas: pobreza associa-se a desnutrição, falta de habitação relaciona-se a problemas sanitários, desemprego provoca transtornos emocionais.

As causas exógenas são representadas por agentes físicos, químicos e biológicos e pelos desvios da nutrição; as endógenas estão relacionadas com o patrimônio genético, os desvios do metabolismo, os mecanismos de defesa do organismo contra agressões e os fatores emocionais, estes influenciados também pelo ambiente social.

Os agentes físicos incluem força mecânica (traumatismos), radiações, variações de temperatura e alterações da pressão atmosférica; os agentes químicos englobam uma enorme variedade de tóxicos, como defensivos agrícolas, poluentes ambientais, contaminantes alimentares e numerosas outras substâncias, incluindo medicamentos e drogas ilícitas de uso abusivo. Os agentes biológicos são representados por micoplasmas, riquétsias, vírus, bactérias, protozoários e metazoários. Os distúrbios da nutrição envolvem tanto a deficiência como o excesso de nutrientes. Em todas essas condições, é indiscutível o papel do patrimônio genético no aparecimento de doenças, pois cada indivíduo reage ao ambiente de modo particular, propriedade essa relacionada com a sua constituição genética. Por essa razão, os médicos afirmam que não há doenças, mas sim doentes, já que um mesmo agente etiológico pode causar lesões e evoluir de modo distinto em diferentes pessoas – alguns poucos indivíduos infectados com *Leishmania chagasi*, por exemplo, desenvolvem calazar, enquanto a maioria tem infecção assintomática. As causas de doenças são estudadas separadamente por motivos puramente didáticos, mas o leitor não pode perder de vista a forte interação entre os ambientes físico (causas físicas, químicas e biológicas), social (condições de vida) e endógeno (do próprio indivíduo, como perfil genético e psiquismo) no desencadeamento de lesões e doenças.

Nas células, as agressões podem causar lesões reversíveis ou irreversíveis. A reversibilidade ou não da lesão depende do tipo de agressão, da sua intensidade e duração e do tipo de células agredidas. Isquemia de pequena intensidade e curta duração, por exemplo, causa lesão reversível; se intensa e/ou prolongada, leva a morte celular.

As agressões atuam por mecanismos muito diversos, sendo os mais conhecidos e importantes: (1) redução na disponibilidade de O_2 às células; (2) radicais livres; (3) anormalidades em ácidos nucleicos (DNA e RNA) e proteínas; (4) resposta imunitária; (5) transtornos nutricionais e metabólicos. A seguir, serão discutidos esses mecanismos principais. Mais adiante, serão descritos os mecanismos de agressão por agentes físicos, químicos e biológicos (agentes infecciosos). As lesões e doenças causadas por distúrbios nutricionais serão comentadas no Capítulo 13.

► Hipóxia e anóxia

Redução no fornecimento de O_2 é chamada *hipóxia*, enquanto sua interrupção é denominada *anóxia*. Diminuição ou interrupção do fluxo sanguíneo constitui a *isquemia*; dependendo da intensidade e da duração da isquemia e da suscetibilidade das células à privação de O_2 e nutrientes, as células degeneram ou morrem. Hipóxia e anóxia têm grande interesse na prática médica, pois são responsáveis por grande número de doenças graves em vários órgãos (coração, encéfalo, rins, intestinos etc.), que constituem causa importante de morbidade e mortalidade.

Frente a hipóxia, as células procuram adaptar-se, por meio de: (1) aceleração da glicólise; (2) aumento da captação de glicose; (3) inibição da gliconeogênese e da síntese de ácidos graxos, de triglicerídeos e de esteroides; (4) ativação do HIF-1 (*hypoxia inducible factor*), que induz a expressão de vários genes, entre eles os que codificam VEGF (fator de crescimento do endotélio vascular), sintetase do NO, proteínas do choque térmico (HSP) e proteínas antiapoptóticas, no sentido de adaptar-se a essa agressão.

Um órgão submetido a hipóxia transitória (alguns minutos) fica mais resistente a hipóxia subsequente mais prolongada. Essa maior resistência (*pré-condicionamento*) deve-se sobretudo à ação do HIF-1. Estudos experimentais mostram que isquemia transitória (curta duração) seguida de reperfusão, repetida algumas vezes, torna órgãos a serem transplantados (coração ou fígado) mais resistentes às lesões de reperfusão, comuns após restabelecimento da circulação no enxerto.

Lesões reversíveis induzidas por hipóxia

Redução no fornecimento de O_2 diminui a atividade da cadeia respiratória, resultando em menor síntese de ATP. Com menor disponibilidade de ATP, surgem:

- Redução de bombas eletrolíticas dependentes de ATP, com retenção de Na^+ no citosol e acúmulo de água (*degeneração hidrópica*)
- Progredindo a hipóxia, o Ca^{++} sai dos depósitos (retículo endoplasmático liso e mitocôndrias), chega ao citosol e ativa proteases que desarranjam o citoesqueleto
- Com pouco O_2, acumula-se acetil-CoA nas mitocôndrias e aumenta a síntese de ácidos graxos, favorecendo o acúmulo de triglicerídeos no citosol (*esteatose*).

Tais alterações são reversíveis e chamadas genericamente de *degenerações*. Se a hipóxia desaparece, a célula recompõe a atividade metabólica, reajusta o equilíbrio hidroeletrolítico e volta ao normal.

Lesões irreversíveis induzidas por hipóxia

Se a hipóxia persiste, as alterações eletrolíticas e na síntese de proteínas e lipídeos passam a agredir as membranas citoplasmática e de organelas; as alterações tornam-se irreversíveis e a célula morre por necrose, o que é mais frequente, ou por apoptose (Figura 3.1).

Antes de a célula apresentar as lesões que caracterizam a morte celular por necrose, algumas alterações podem ser observadas: (1) formação de bolhas por enfraquecimento da membrana citoplasmática, em decorrência de: (a) aumento da demolição dos lipídeos da membrana por ação de fosfolipases ativadas pelo Ca^{++} aumentado no citosol; (b) alteração na polimerização das proteínas do citoesqueleto e do seu acoplamento na membrana, o que pode levar a ruptura desta; (2) formação de figuras em bainha de mielina a partir de membranas enfraquecidas; (3) expansão da matriz mitocondrial, com aparecimento de estruturas floculares no seu interior, e redução ou desaparecimento das cristas da membrana interna. A abertura dos poros de permeabilidade mitocondrial devido ao excesso de Ca^{++} cessa a atividade da ATP sintetase, desaparecendo a síntese de ATP, o que representa o chamado *ponto de não retorno*; (4) os lisossomos tornam-se tumefeitos e liberam suas hidrolases, que iniciam a autólise (digestão dos componentes celulares que indica que a célula morreu por necrose). Em algumas circunstâncias, a célula em hipóxia, antes de sofrer as alterações morfológicas decorrentes da retenção de eletrólitos e água, morre por apoptose induzida por aumento da permeabilidade da membrana mitocondrial externa (ver Apoptose, Capítulo 5).

Diferentes células têm resistência diferente a hipóxia. Alguns neurônios não suportam mais do que 3 minutos sem O_2; células miocárdicas podem resistir até 30 minutos.

Hipóxia pouco intensa causa degenerações ou pode induzir apoptose; se acentuada, leva a necrose (estes termos serão discutidos no Capítulo 5).

Efeitos da reperfusão

Tecidos em hipóxia prolongada sofrem agravamento da lesão quando ocorrem restabelecimento do fluxo sanguíneo e reoxigenação tecidual. Este fenômeno (*lesão por reperfusão*) tem grande importância prática. Após infarto do miocárdio ou cerebral, são feitos procedimentos para restabelecer o fluxo sanguíneo, o que pode agravar as lesões. Tal agravamento parece dever-se a: (1) radicais livres de O_2 gerados: (a) no próprio tecido isquêmico por ativação de oxidases após a chegada de moléculas de O_2 pela recuperação do fluxo sanguíneo. O alopurinol (inibidor da xantina oxidase, que catalisa a transformação de O_2 em superóxido) e a superóxido-dismutase (transforma o superóxido em H_2O_2 e O_2) impedem o aparecimento de lesão de reperfusão após isquemia experimental; (b) por leucócitos exsudados; (2) captação de Ca^{++} pelas células anóxicas, em virtude da volta do fluxo sanguíneo; (3) chegada súbita de plasma, produzindo choque osmótico nas células. Hipóxia de curta duração induz lesões degenerativas que se recuperam logo após a reperfusão; degeneração mais intensa por hipóxia de duração intermediária agrava-se com a reoxigenação. Lesões por anóxia duradoura são pouco alteradas após a reperfusão, embora ocorra ampliação da lesão nas suas margens.

► Radicais livres

Radicais livres são moléculas que apresentam um elétron não emparelhado no orbital externo, o que as torna muito reativas com outras moléculas. Lipídeos, ácidos nucleicos e vários aminoácidos são particularmente disponíveis para formar radicais livres.

Os radicais livres formam-se quando os elétrons do último orbital de um átomo ficam desemparelhados por ganho ou perda de um deles, em reações de oxidorredução, quando uma molécula cede elétrons (se oxida) para outra (que se reduz). Os radicais livres são indicados com um sinal próximo do átomo que possui o elétron desemparelhado: $O_2^{\bullet}$, $^{\bullet}OH$, $^{\bullet}CCl_3$ etc.

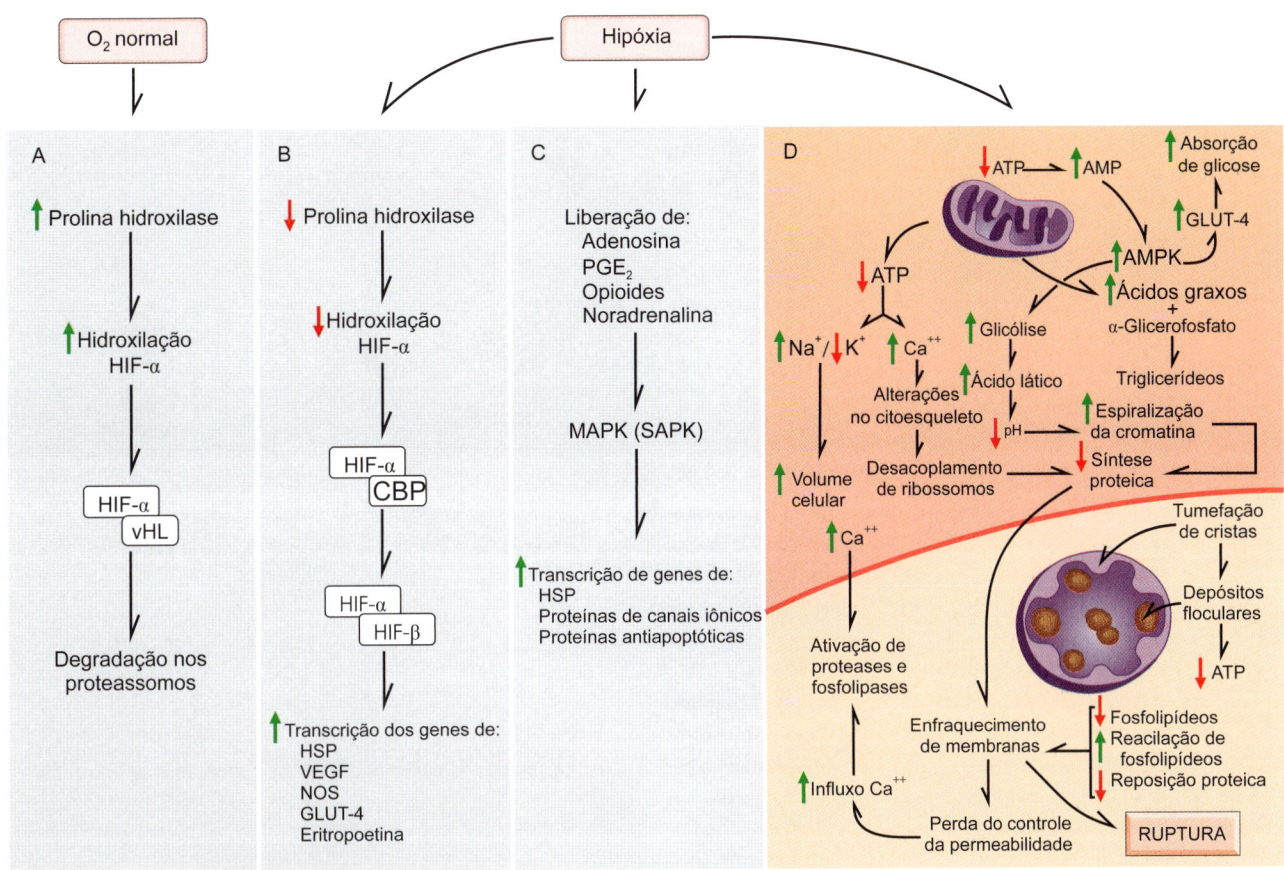

Figura 3.1 Efeitos gerais da hipóxia sobre células. **A.** A tensão normal de O_2 ativa a prolina hidroxilase, que hidroxila a prolina no HIF-α, fator de transcrição constitutivo. HIF-α hidroxilado liga-se à proteína VHL, que induz sua degradação em proteassomos. **B.** Na hipóxia, o HIF-α não é hidroxilado, o que favorece a sua ligação com a proteína CBP, que o leva ao núcleo, onde se associa ao HIF-β e forma um dímero que ativa vários genes. **C.** Células em hipóxia liberam várias moléculas que atuam em receptores que ativam a transcrição de genes que possibilitam a adaptação à redução de O_2. **D.** Alterações metabólicas reversíveis e irreversíveis na hipóxia, separadas pela linha inclinada. AMPK: proteinocinase dependente de AMP; GLUT-4: transportador de glicose; HIF: fator induzido por hipóxia; PGE$_2$: prostaglandina E$_2$; SAPK: proteinocinases ativadas por estresse, da família MAPK (proteinocinases ativadas por mitógenos); vHL: proteína von Hippel-Lindau; HSP: proteínas do choque térmico; VEGF: fator de crescimento do endotélio vascular; NOS: sintase do NO.

O oxigênio molecular (O_2) é a principal fonte de radicais livres nas células. No processo normal da respiração celular, o O_2 é reduzido a H_2O com aceitação de quatro elétrons (**e⁻**). Como os elétrons são passados um a um, há fases intermediárias em que o O_2 forma o superóxido $O_2^•$ (ganhou um **e⁻**); o $O_2^•$ é reduzido pelo segundo **e⁻**, originando H_2O_2; esta é reduzida pelo terceiro **e⁻**, resultando em H_2O e no radical hidroxila (•OH); este é reduzido pelo quarto **e⁻**, formando a segunda molécula de H_2O. Tais reações ocorrem fisiologicamente na cadeia respiratória; os radicais formados são imediatamente inativados *in loco* e não saem das mitocôndrias.

O $O_2^•$ é pouco reativo em solução aquosa, sendo convertido a oxigênio molecular (O_2) na reação (que pode ser espontânea, mas é muito acelerada pela superóxido-dismutase – SOD):

$$O_2^• + O_2^• + 2 H \xrightarrow{SOD} H_2O_2 + O_2$$

O $O_2^•$ pode participar também da seguinte reação, gerando o radical hidroxila:

$$O_2^• + H_2O_2 \rightarrow {}^•OH + OH^- + O_2$$
Reação de Haber-Weiss

O radical hidroxila pode ser formado também na presença de metais de transição (Fe ou Cu na forma reduzida), na seguinte reação:

$$H_2O_2 + Fe^{++} (ou\ Cu^+) \rightarrow {}^•OH + OH + Fe^{+++} (ou\ Cu^{++})$$
Reação de Fenton

A reação de Fenton não é muito frequente nas células pela pouca disponibilidade de Fe^{++} livre no citoplasma (exceto quando há sobrecarga de ferro, como ocorre na hemocromatose).

As reações podem ocorrer também na presença de um hidroxiperóxido (ROOH, em que R é um radical qualquer) e originar um radical alcoxil (RO•):

$$O^• + Fe^{+++} \rightarrow Fe^{++}$$
$$Fe^{++} + ROOH \rightarrow RO^• + Fe^{+++} + OH^-$$

3

O $O_2^{\bullet}$ participa ainda das seguintes reações: (1) quando em excesso, estimula a liberação de ferro a partir da ferritina, favorecendo a reação de Fenton; (2) pode originar oxigênio singlete ($^1O_2$, do inglês *singlet oxygen*), no qual há alteração na nuvem de elétrons, mas sem perda ou ganho dos mesmos (é um espécime reativo, muito ativo, mas cuja importância em sistemas biológicos ainda não é conhecida). Admite-se sua formação por ação de raios ultravioleta ou por reações de fotossenssibilização. Os neutrófilos podem produzi-lo utilizando H_2O_2 e hipoclorito; (3) $O_2^{\bullet}$ reage com o óxido nítrico (NO, que é um radical livre), originando o peroxinitrito, que tem grande ação microbicida e cuja decomposição gera o radical $^{\bullet}OH$.

$$O_2^{\bullet} + NO \rightarrow OONOH \rightarrow NO_2 + {}^{\bullet}OH$$

O O_2 pode também gerar outros produtos reativos denominados *espécies reativas derivadas do oxigênio (ERDO)*, já que nem todos são radicais livres – como o oxigênio singlete e a água oxigenada; esta é uma ERDO importante, porque serve como substrato para as reações de Haber-Weiss e de Fenton, nas quais se origina o radical hidroxila.

Radicais livres e ERDO são produzidos no metabolismo normal das células não só na cadeia respiratória como também em processos de oxidação catalisados por oxidases citoplasmáticas e da matriz extracelular: no sistema microssomal que metaboliza xenobióticos, na síntese do colágeno, nos peroxissomos etc. Entre as reações de defesa do organismo contra infecções, os fagócitos possuem uma oxidase associada ao NADPH (NOX) que gera $O_2^{\bullet}$ e forma H_2O_2, ambos usados para matar microrganismos.

Radicais livres se formam em inúmeras situações: (a) substâncias químicas produzem radicais livres quando são metabolizadas nas células; (b) radiações ionizantes os geram por ionizar a água; (c) a fumaça do cigarro e alguns alimentos oxidados os contêm; (d) produtos gerados no metabolismo do etanol (ver Figura 3.5); (e) fagócitos os geram na reação inflamatória; (f) qualquer célula que expressa NOX (p. ex., endotélio, músculo liso) pode gerar radicais livres após agressões.

Como os radicais livres e as ERDO são potencialmente lesivos, as células possuem vários sistemas antioxidantes (Figura 3.2): (1) superóxido-dismutase (SOD), que acelera a conversão de $O_2^{\bullet}$ em O_2 e H_2O_2; (2) catalase, enzima que contém heme e que catalisa a decomposição de H_2O_2, originando H_2O e O_2; (3) sistema antioxidante dependente de glutationa (GS), formado pela glutationa-oxidase (GPO) e glutationa-redutase (GR), que clivam H_2O_2 na presença de glutationa: $2\ GSH + H_2O_2 \rightarrow GSSG + H_2O$; $GSSG + NADPH \rightarrow 2\ GSH + NADP$ (deficiência congênita de GPO ou de GPR resulta em anemia hemolítica intensa, agravada por infecções e substâncias oxidantes, como nitrofurantoínas e sulfonamidas); (4) hidroxiperóxido fosfolipídeo glutationa-peroxidase, que reduz lipídeo-hidroxiperóxidos a hidróxidos; (5) vitaminas C e E. O ácido ascórbico (vitamina C) é hidrossolúvel e remove radicais livres; a vitamina E é lipossolúvel e reage com radicais livres, formando um produto reativo (radical α-tocoferoxil), que é convertido a α-tocoferol por ação do ácido ascórbico; (6) tiorredoxina, proteína que atua como a glutationa; (7) outras moléculas, como taurina, bilirrubina, cisteína, ácido úrico e carotenoides também removem radicais livres.

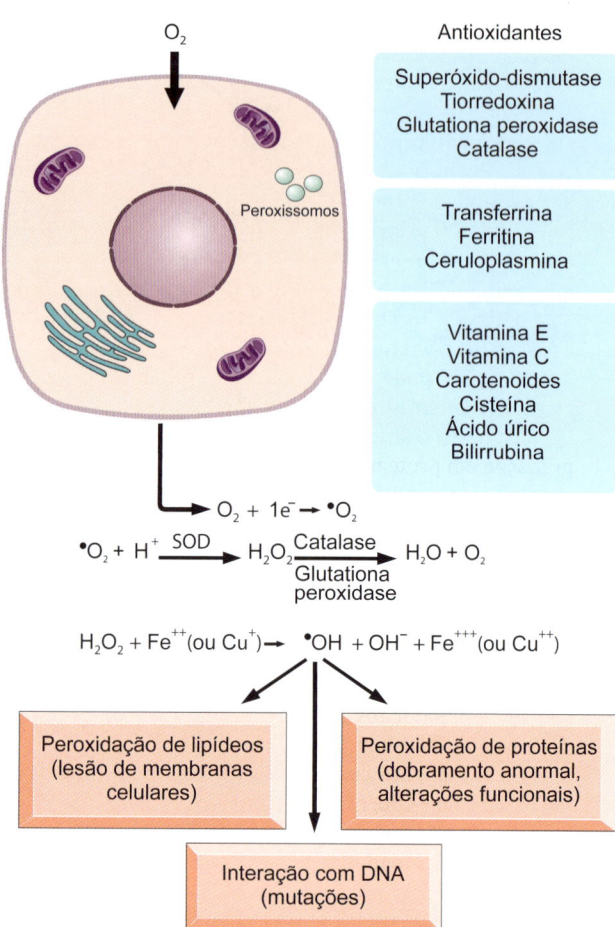

Figura 3.2 Principais espécies reativas derivadas do oxigênio, produtos formados pela ação de radicais livres sobre as macromoléculas e principais antioxidantes. SOD: superóxido-dismutase.

A eficiência do sistema de transporte de elétrons, a pouca disponibilidade de metais de transição livres no citoplasma e os mecanismos antioxidantes naturais controlam a produção e os efeitos de radicais livres gerados normalmente nas células. Em condições normais, existe equilíbrio entre a produção e a inativação de radicais livres, o que impede o aparecimento de lesões. Quando esse equilíbrio se rompe, quer por aumento na produção dos radicais livres, quer por redução nos mecanismos antioxidantes, inicia-se o processo de *estresse oxidativo* (ver também Capítulo 5), que está implicado em inúmeras lesões e doenças (morte celular, envelhecimento, câncer e algumas doenças degenerativas, como a doença de Alzheimer). Os radicais livres têm vida média muito curta, razão pela qual são de difícil quantificação.

Lesões produzidas por radicais livres

Radicais livres causam lesões celulares porque reagem com (Figura 3.2):

- Lipídeos. Por ação de radicais livres, lipídeos poli-insaturados originam um $L^{\bullet}$ (lipídeo com um radical livre centrado em carbono). $L^{\bullet}$ reage com O_2, originando um radical lipoperoxila ($L^{\bullet} + O_2 \rightarrow -LOO^{\bullet}$). $-LOO^{\bullet}$ pode agir sobre outro lipídeo, transferindo o elétron desemparelhado para um

3

carbono, originando um novo L˙, e assim sucessivamente (*peroxidação em cadeia*), alterando várias moléculas lipídicas de membranas. Ao atuar em outros lipídeos, LOO˙ transforma-se em um hidroperóxido (LOOH), que é clivado em aldeídos reativos (malondialdeído, 4-hidroxinonenal, acroleína). Hidrocarbonetos voláteis, como etano e pentano, são também produtos finais da peroxidação de lipídeos insaturados. O principal efeito da peroxidação de lipídeos é lesão de membranas celulares e formação de adutos com proteínas ou DNA

- Proteínas. Vários aminoácidos podem ser peroxidados ou sofrer outras alterações pela ação de radicais livres. Tais modificações podem causar mudanças conformacionais (mal dobramento) em proteínas, podendo alterar a sua função (p. ex., o sítio ativo de enzimas) ou induzir sua degradação em proteassomos
- Ácidos nucleicos. Radicais livres interagem com ácidos nucleicos formando timina-glicol e 4-oxoguanina. No DNA, radicais livres podem causar quebras na molécula e aldeídos reativos podem formar adultos, favorecendo mutações.

Lesões celulares provocadas por muitos agentes quimiotóxicos resultam da ação de radicais livres. O tetracloreto de carbono (CCl_4) é transformado em ˙CCl_3 no retículo endoplasmático liso de hepatócitos, sendo esse o responsável principal pela necrose hepatocelular causada pela substância. A lesão é menor após tratamento com antioxidantes ou por inibição do sistema citocromo P450, responsável pela peroxidação do CCl_4. Os efeitos hepatotóxicos do etanol são em parte devidos à ação de radicais livres formados após metabolização do álcool pelo sistema citocromo P450.

Não há evidências seguras de que doses maciças de antioxidantes na dieta possam prevenir lesões produzidas por radicais livres. No entanto, ingestão regular de antioxidantes naturais é benéfica; vegetais são a principal fonte desses antioxidantes. Ingestão de dietas ricas em vegetais está associada a menor risco de certas doenças, como aterosclerose e alguns tipos de câncer. O efeito protetor desses alimentos estaria associado, pelo menos em parte, à presença de antioxidantes em doses e misturas adequadas.

Radicais livres podem atuar também como reguladores de atividades celulares. Por interagirem com proteínas, modificando-lhes a estrutura espacial, reduzindo resíduos sulfurados ou formando pontes S–S, radicais livres agem como reguladores da atividade de outras moléculas. $O_2^{˙}$ e seus produtos, como H_2O_2, são utilizados pelas células como moléculas sinalizadoras para diversas funções. Muitas enzimas tornam-se ativas, fatores de transcrição inativos podem ser ativados e receptores podem ser controlados após peroxidação por radicais livres derivados de O_2. Ativação de p38 MAPK e JNK (cinases ativadas por estresse) pode ser iniciada pela ativação da ASK1 ativada por radicais livres.

▶ Alterações em ácidos nucleicos e proteínas

Alterações na quantidade e/ou na função de proteínas resultam de defeitos genômicos herdados ou de anormalidades adquiridas, como: (1) lesão no DNA por radiações, medicamentos antineoplásicos ou erros na replicação que podem resultar em mutações; (2) mal dobramento de proteínas, como acontece no estresse oxidativo por agressões variadas (p. ex., defeitos genômicos, modificações na expressão gênica, estresse oxidativo). Por cumprirem funções tão essenciais às células (as proteínas

são componentes estruturais de todas as células, todos os sistemas enzimáticos celulares são comandados por proteínas, as vias celulares de captação de estímulos [receptores] e sua transdução nas redes intracelulares são realizadas por proteínas, a contração celular é feita por proteínas contráteis, os anticorpos são constituídos por cadeias polipeptídicas etc.), alterações na qualidade ou na quantidade de proteínas são causa frequente de lesões e doenças. Defeitos genômicos são causa importante de alterações em muitas proteínas (ver Capítulo 12). Defeitos em uma enzima, por exemplo, levam ao acúmulo do seu substrato, o que resulta em doença de depósito (p. ex., glicogenoses, mucopolissacaridoses etc.); anormalidades em proteínas contráteis provocam doenças musculares (p. ex., distrofias); alterações em proteínas estruturais (p. ex., hemoglobina) causam efeitos variados, inclusive morte do indivíduo; proteínas mal dobradas podem formar agregados que se depositam nas células ou exercem efeitos citotóxicos; alterações na expressão de proteínas envolvidas no controle do ciclo celular podem resultar em neoplasias, como será visto no Capítulo 10.

▶ Reação imunitária

Resposta imunitária é o mecanismo de defesa mais importante que o organismo possui contra agentes infecciosos, além de fazer parte do reparo de lesões causadas por diferentes agressores. Dividida em duas grandes vertentes – resposta inata e resposta adaptativa – a resposta imunitária exerce seus efeitos defensivos e reparadores por meio da exsudação de plasma e leucócitos para a MEC, o que caracteriza uma reação inflamatória. Toda agressão estimula a resposta imunitária com a finalidade de eliminá-la (se for biológica) ou de reparar os danos produzidos. Como tais efeitos são executados pela reação inflamatória e esta pode ser lesiva aos tecidos, a resposta imunitária está presente na patogênese de muitas doenças. Em algumas doenças, resposta imunitária desregulada, para mais ou para menos, é o mecanismo primário na patogênese: é o que ocorre nas doenças autoimunitárias, nas lesões por hipersensibilidade e nas imunodeficiências. Quando o sistema imunitário está desregulado para mais, surge agressão às células e aos tecidos (doenças autoimunes). Resposta imunitária deficiente, por outro lado, favorece a ação de patógenos invasores ou a invasão por componentes da microbiota normal do organismo. Os mecanismos gerais de atuação do sistema imunitário serão descritos nos Capítulos 4 e 11.

▶ Agentes físicos

Qualquer agente físico pode produzir lesão no organismo. Por serem mais importantes, serão comentados os seguintes agentes: (1) força mecânica; (2) variações da pressão atmosférica; (3) variações de temperatura; (4) corrente elétrica; (5) radiações; (6) som (ruídos). A discussão será limitada aos conceitos básicos das lesões produzidas e aos mecanismos de ação envolvidos.

Força mecânica

A força mecânica produz várias lesões, denominadas *lesões traumáticas*. As principais são: (1) *abrasão*, caracterizada pelo arrancamento de células da epiderme por fricção ou esmagamento por um instrumento mecânico; (2) laceração, por força de estiramento na pele ou por um impacto externo que pode lacerar músculos, tendões ou vísceras internas; (3) contusão, na qual o impacto é transmitido aos tecidos subjacentes, com ruptura de vasos, hemorragia e edema, mas sem solução de continuidade da epiderme (o popular "galo" no couro cabeludo é um bom exemplo); (4) incisão ou corte é a lesão produzida pela ação de um instrumento com borda afiada (ferida mais extensa do que profunda); (5) perfuração, produzida por instrumento pontiagudo, sendo ferida mais profunda do que extensa; (6) fratura, por ruptura ou solução de continuidade de tecidos duros, como ósseo e cartilaginoso.

Além de lesões locais, a força mecânica pode causar reações sistêmicas; a reação de fase aguda (ver Capítulo 4), por exemplo, acompanha as lesões traumáticas com intensidade proporcional à gravidade do traumatismo.

Em grandes traumatismos, pode instalar-se o *estado de choque*, condição na qual há hipoperfusão de todos os tecidos (ver Capítulo 9). Nesses casos, o choque pode ser provocado por mecanismos neurogênicos (choque neurogênico) e/ou pela hipovolemia decorrente de hemorragias. Traumatismo extenso também libera moléculas sinalizadoras de agressão que induzem resposta inflamatória sistêmica ou dano alveolar difuso (ver Capítulo 14).

Embolia gordurosa (ver Capítulo 9) resulta de traumatismos onde existe tecido adiposo, como em ossos ricos em medula óssea. Os êmbolos são encontrados principalmente nos capilares pulmonares e do encéfalo. Após traumatismos, pode ocorrer também *embolia gasosa*, se o ar penetra em veias rotas, podendo chegar à circulação pulmonar.

Variações de pressão atmosférica

Um indivíduo suporta melhor o aumento de pressão atmosférica do que a sua diminuição; redução de 50% da pressão atmosférica é suficiente para produzir manifestações graves.

Síndrome da descompressão

Em condições hiperbáricas, os gases existentes no ar se dissolvem em maior quantidade no plasma e nos líquidos intra e extracelulares. Quando ocorre descompressão rápida, os gases dissolvidos formam bolhas no sangue (êmbolos gasosos) ou nos tecidos (enfisema intersticial). É o que ocorre na *síndrome da descompressão*, que era frequente em mergulhadores e em profissionais que trabalham na instalação de sondas submarinas, em plataformas de petróleo ou na construção de pontes. Hoje, são tomados os cuidados para se evitar redução brusca da pressão, sendo essa condição pouco frequente.

Efeitos de grandes altitudes

Diminuição da pressão atmosférica reduz a tensão do O_2 nos alvéolos pulmonares, o que provoca hipóxia. Esta lesa o endotélio vascular, aumenta a permeabilidade vascular e causa edema, que pode ser generalizado ou localizado nos pulmões e no encéfalo. Há, ainda, taquipneia, na tentativa de compensar a baixa tensão do O_2. Tais alterações acontecem em indivíduos não adaptados. Adaptação a grandes altitudes induz aumento do hematócrito, da quantidade do ácido 2,3-difosfoglicérico em hemácias (aumentando a liberação de O_2 para os tecidos), do número de capilares em músculos, cérebro e miocárdio, da quantidade de mioglobina e do número de mitocôndrias em células.

Em pessoas não adaptadas, podem ocorrer: (1) doença aguda, que aparece quando se está acima de 3.000 m (dor de cabeça, lassidão, anorexia, fraqueza e dificuldade para dormir); (2) edemas pulmonar e cerebral, que surgem em altitudes acima de 3.000 m; resultam de aumento da permeabilidade vascular induzido pela hipóxia; (3) edema sistêmico das alturas, que atinge face e membros.

Variações súbitas da pressão atmosférica por uma explosão causam lesão pelo deslocamento abrupto do ar, da água ou de um corpo sólido; a variação brusca de pressão é chamada *blast* por autores de língua inglesa. Órgãos sólidos são mais resistentes, mas órgãos ocos com conteúdo hidroaéreo são muito vulneráveis (pulmões e órgãos do sistema digestório). Nos pulmões, ocorrem ruptura de alvéolos, hemorragias, edema e descolamento dos epitélios brônquico e bronquiolar.

Variações de temperatura

O organismo suporta melhor o abaixamento do que a elevação da temperatura corporal.

Ação local de baixas temperaturas

Frio localizado produz lesões que dependem da velocidade e da intensidade da diminuição da temperatura, suficiente ou não para congelar a água nos tecidos. Um membro submetido a baixa temperatura apresenta: (1) vasoconstrição, oligoemia, hipóxia e lesões degenerativas por redução de O_2; (2) lesão endotelial por hipóxia, que aumenta a permeabilidade vascular e provoca edema; (3) se o resfriamento persiste, a vasoconstrição aumenta, a anóxia se agrava e surge necrose na extremidade do membro atingido; (4) com o aumento da intensidade do frio, desaparece o controle nervoso da vasomotricidade, instalando-se vasodilatação arteriolar e venular, com agravamento da hipóxia; (5) se a água se congela no interior das células, ocorre morte celular.

Com a vasoconstrição, a região atingida fica pálida; se a temperatura se eleva, a área torna-se vermelha e edemaciada por causa da vasodilatação, aumento da permeabilidade vascular e quimiotaxia de células fagocitárias. Quando se congelam células (espermatozoides para inseminação artificial, microrganismos para bancos de armazenamento, células em cultura etc.), o congelamento é feito rapidamente em nitrogênio líquido na presença de substâncias protetoras, que evitam a cristalização da água intracelular. A célula paralisa suas atividades, mas mantém intactas suas macromoléculas; quando reaquecida, volta a funcionar.

Efeitos sistêmicos do frio

Em baixas temperaturas, o organismo produz mais calor. A adaptação é temporária, e, se não há proteção adequada, a temperatura corporal começa a abaixar, instalando-se *hipotermia* (temperatura corporal abaixo de 35°C). Surgem vasoconstrição periférica, palidez acentuada e redução da atividade metabólica de todos os órgãos, especialmente do encéfalo e da medula espinhal. No resfriamento, a morte do indivíduo resulta de falência cardiorrespiratória por inibição do centro cardiorrespiratório.

Ação local de altas temperaturas

O calor produz lesões denominadas *queimaduras*, que resultam de: (1) liberação de histamina de mastócitos, que causa vasodilatação, aumento da permeabilidade vascular e edema; (2) liberação de substância P de terminações nervosas; (3) ativação de calicreínas plasmática e tecidual, com produção de bradicinina, que aumenta a vasodilatação e o edema; (4) lesão direta da parede vascular, que aumenta o edema, causa hemorragia e provoca trombose, com isquemia e necrose; (5) ação direta sobre células: degeneração hidrópica quando a temperatura ultrapassa 52°C, o que causa essa lesão por aumento do consumo de ATP, sem aumento no fornecimento de O_2; acima de 55°C, há morte celular por desnaturação de proteínas e modificações nas atividades metabólicas.

As queimaduras são classificadas em: (1) primeiro grau, caracterizada por hiperemia, dor e edema moderado na pele; (2) segundo grau, na qual surgem necrose da epiderme e bolhas dermoepidérmicas; (3) terceiro grau, em que há necrose da epiderme e da derme, podendo atingir tecidos mais profundos.

Como em traumatismos graves, queimaduras extensas podem levar ao choque, o qual tem componentes neurogênico (dor intensa), hipovolêmico (perda de plasma na área queimada) e resposta inflamatória sistêmica (liberação de grande quantidade de mediadores na área atingida). Uma complicação temida é infecção na área queimada, seguida de septicemia por causa da redução dos mecanismos de defesa locais (a própria pele) e sistêmicos (diminuição da imunidade celular).

Efeitos sistêmicos de altas temperaturas

Sob excesso de sol ou na proximidade de caldeiras ou fornos de fundição, pode haver aumento da temperatura corporal (*hipertermia*). Quando a temperatura corporal atinge 40°C, há vasodilatação periférica, fechamento de anastomoses arteriovenosas, abertura de capilares e sequestro de grande quantidade de sangue na periferia, iniciando o quadro de insuficiência circulatória periférica (choque térmico clássico). O estado de insuficiência circulatória se agrava quando há sudorese profusa, que reduz o volume plasmático. Se a hipertermia resulta de exercício forçado em ambiente quente, as consequências são ainda mais graves (choque térmico do exercício físico). Pode haver rabdomiólise com mioglobinúria e, às vezes, coagulação intravascular disseminada.

Hipertermia maligna é doença de herança autossômica dominante na qual a exposição a anestésicos e à succinilcolina dispara a liberação maciça de Ca^{++} do retículo sarcoplasmático das miocélulas esqueléticas, causando tremores incontrolados e excessiva produção de calor, de lactato e de CO_2 (acidose lática e respiratória), além de elevar os níveis séricos de K^+ e de creatinofosfocinase.

Corrente elétrica

Os efeitos lesivos da corrente elétrica devem-se a: (1) disfunção elétrica em tecidos, que ocorre especialmente no miocárdio, nos músculos esqueléticos e no tecido nervoso; (2) produção de calor. Esses efeitos dependem de: (a) tipo de corrente; corrente alternada é mais lesiva do que a contínua; (b) quantidade de corrente que passa pelo corpo, que depende da voltagem e da resistência; (c) trajeto seguido pela corrente – corrente alternada pode ser fatal se passa pelo encéfalo ou pelo coração; (d) duração da agressão, pois a liberação de calor aumenta com o tempo de passagem da corrente; (e) superfície de contato: se pequena, produz queimadura; em superfície grande, pode não lesar a pele. Se uma criança coloca um fio desencapado na boca pode sofrer queimadura nos lábios; se a mesma corrente atinge um indivíduo imerso em uma banheira, provoca morte (a pele molhada conduz melhor a eletricidade).

Descargas elétricas de tempestades (raios) formam correntes elétricas em várias direções, produzindo queimaduras de forma arborescente mais ou menos típicas (fulguração). A morte ocorre por parada cardiorrespiratória. Se a descarga é muito intensa, produz grande quantidade de calor em órgãos internos, com vaporização da água e ruptura de vísceras e vasos sanguíneos.

Radiações

As radiações podem ser ionizantes ou não ionizantes. Nas primeiras (raios X, raios gama, partículas alfa e beta), a energia liberada é capaz de deslocar elétrons das moléculas, causando ionização; nas não ionizantes (luz ultravioleta, infravermelho, micro-ondas), a energia é menor e causa até vibração de elétrons, mas não seu deslocamento dos átomos. A propagação da energia das radiações se faz por ondas eletromagnéticas ou por partículas. As radiações eletromagnéticas são classificadas de acordo com o comprimento de onda e com a frequência, dentro de um espectro que varia de grandes comprimentos de onda e de baixa frequência (ondas hertzianas ou de rádio, micro-ondas), até de pequeno comprimento de onda e alta frequência, como raios gama e raios X; a radiação ultravioleta, a luz visível e os raios infravermelho estão entre esses extremos. O poder de penetração das radiações eletromagnéticas é inversamente proporcional ao comprimento de onda; as mais penetrantes são os raios X e os raios gama, tendo as radiações ultravioleta baixo poder de penetração. Além de provocar lesões, as radiações ionizantes têm aplicação médica, como no diagnóstico por radioisótopos ou imagens e no tratamento do câncer.

As radiações particuladas originam-se artificialmente pela aceleração de partículas subatômicas ou formam-se naturalmente pela decomposição espontânea de compostos radioativos. As radiações particuladas (partículas radioativas) mais importantes são as radiações alfa e beta, neutrinos, deutérios e mésons.

As radiações naturais, encontradas na atmosfera (raios cósmicos, que contêm o espectro ultravioleta) ou na crosta terrestre, originam-se de elementos naturalmente radioativos, como urânio, tório, rádio, estrôncio, polônio, césio e tecnécio.

As lesões produzidas por radiações ionizantes no ser humano resultam de: (1) inalação ou ingestão de poeira ou alimentos que contêm partículas radioativas (p. ex., trabalhadores de minas); (2) exposição a radiações com fins terapêuticos ou diagnósticos; (3) acidentes com reatores, aparelhos de radioterapia ou de radiodiagnóstico; (4) bombas nucleares.

As radiações ionizantes lesam os tecidos mediante: (1) ação direta sobre macromoléculas, principalmente proteínas, lipídeos, carboidratos e ácidos nucleicos, podendo produzir quebras, religações e ionização de radicais; (2) ação indireta, por meio de radicais livres a partir da ionização da água.

Fatores que interferem nas lesões

As lesões dependem de: (1) dose e tempo de exposição – doses repetidas são mais lesivas do que a mesma dose aplicada de uma só vez; (2) oxigenação dos tecidos – pois, quanto maior a disponibilidade de O_2, maior a radiossensibilidade; (3) elementos que removem radicais livres, como a cisteína e a cisteamina, exercem efeito radioprotetor; (4) fase do ciclo celular: células em G_2 ou em M são mais sensíveis do que em G_1.

Os tecidos com maior atividade mitótica são geralmente os mais radiossensíveis e os primeiros a apresentar alterações após radiações (Quadro 3.1). Como muitos cânceres têm células com alta atividade mitótica, a radioterapia é muito utilizada no seu tratamento. Todavia, a radiossensibilidade de tumores malignos é variada, havendo alguns mais e outros menos radiossensíveis. Há cânceres radiossensíveis e cânceres radiocuráveis.

3

Quadro 3.1 Radiossensibilidade dos tecidos

Níveis de radiossensibilidade	Tipo de tecido
Muito alta	Linfoide, hematopoético (medula óssea), gônadas (células da espermatogênese e folículos ovarianos)
Alta	Epitélio gastrointestinal, folículos pilosos, epitélio alveolar, epitélio tubular renal
Média	Endotélio, epitélios glandulares (mama, pâncreas, glândulas salivares), epitélio da bexiga, cartilagem e osso em crescimento, tecido nervoso encefálico
Baixa	Osso e cartilagem maduros, nervos periféricos

Quadro 3.2 Efeitos da irradiação total do corpo

Dose de radiação (rad)	Efeitos esperados
10 a 50	Não detectáveis
50 a 100	Vômito e náuseas por 1 dia (20% dos expostos), fadiga, leucopenia transitória
100 a 200	Vômito e náuseas (> 50% dos expostos), neutropenia acentuada
200 a 350	Vômito e náuseas (em 100% dos expostos), diarreia, enterorragia, perda do apetite, morte de 20% dos expostos entre 2 e 6 semanas, pancitopenia grave (75% de redução das células do sangue)
350 a 550	Mesmas manifestações gerais em 24 h, morte de 50% dos expostos em 30 dias
550 a 750	Mesmas manifestações após 4 h, morte de 100% dos expostos em 3 meses
1.000	Mesmas manifestações gerais em 1 ou 2 h, morte de 100% dos expostos em alguns dias
5.000	Manifestações imediatas, morte em 100% dos expostos em 1 semana

Efeitos locais de radiações ionizantes. As alterações causadas por radiações são denominadas *lesões actínicas*. Podem surgir lesões agudas, crônicas e tardias. Na fase aguda, encontram-se: (1) lesões degenerativas, desde degeneração hidrópica até necrose. Se as células têm atividade mitótica, há inibição da proliferação e aparecimento de mitoses atípicas, células com núcleos pleomórficos (poliploidia e aneuploidia) e células gigantes, com núcleos bizarros. Tais aberrações nucleares podem trazer dificuldade ao patologista que examina tecidos após irradiação para avaliar a persistência de células cancerosas, que também possuem núcleos pleomórficos e aberrantes. Células irradiadas mostram todas as aberrações cromossômicas: quebras, deleções, translocações, inversões etc.; (2) alterações vasculares. Encontram-se vasodilatação, tumefação ou necrose de células endoteliais, aumento da permeabilidade vascular (edema), ruptura da parede, hemorragia e trombos. Mais tarde, os vasos apresentam proliferação endotelial e fibrose hialina da parede, com redução da luz. Dilatações vasculares (telangiectasias) podem persistir por longo tempo; (3) exsudação de neutrófilos e macrófagos.

Úlceras de irradiação na pele são de difícil cicatrização por causa da inibição da regeneração do epitélio e da proliferação endotelial e fibroblástica. No processo de cura, há acentuada deposição de colágeno e hialinização. Aliás, *fibrose* às vezes acentuada é comum em órgãos irradiados. Na irradiação da cabeça ou do pescoço, pode aparecer fibrose pulmonar; após irradiação de cânceres do colo uterino, do cólon ou da próstata, surge fibrose em estruturas da pelve.

Irradiação total do corpo. Ocorrem desde poucas alterações funcionais até doença aguda potencialmente letal ou complicações tardias, como aumento na incidência de câncer e aceleração do envelhecimento. O Quadro 3.2 resume as manifestações que aparecem após irradiação total do corpo. Camundongos irradiados sofrem redução da expectativa de vida. Tal quadro pode resultar de mutações em genes que controlam o envelhecimento ou de alterações vasculares após irradiação, que reduzem a nutrição dos tecidos.

Irradiação e câncer. Observações experimentais e epidemiológicas mostram aumento na incidência de diversos tipos de câncer após irradiação. O mecanismo envolvido é a capacidade que as radiações têm de induzir mutações gênicas e translocações ou deleções cromossômicas, podendo alterar genes relacionados com neoplasias (oncogenes, genes supressores de tumor etc., como será descrito no Capítulo 10). São inúmeras as evidências dessa associação, sobretudo aumento da incidência de leucemias e outros cânceres em sobreviventes de regiões onde foram detonadas bombas atômicas ou acidentes nucleares e aparecimento de outro câncer em pessoas tratadas com radioterapia.

Irradiação do corpo no período pré-natal e de crescimento pós-natal. Se a irradiação ocorre antes da implantação do ovo, é possível que haja eliminação do embrião. Irradiação no período embrionário pode causar numerosas malformações, dependendo do estágio de desenvolvimento do embrião. Nesse período, é comum abortamento após a irradiação. Irradiação durante o período fetal pode causar redução de neurônios, levando a retardo mental; depleção de células gonadais causa disfunção reprodutiva; alteração em áreas de crescimento de ossos resulta em distúrbios do crescimento pós-natal. Na infância e na adolescência, aumenta a incidência de cânceres, especialmente leucemias e linfomas.

Luz solar

A luz solar contém um amplo espectro de radiações. A radiação infravermelha produz calor, sendo responsável por queimaduras solares. As radiações ultravioleta (UV) são mais importantes e mais lesivas. Existem três faixas de ultravioleta: < 290 nm (UVC), entre 290 e 320 nm (UVA) e entre 320 e 400 nm (UVB). Os raios UVC são absorvidos na camada de ozônio e não chegam à superfície da Terra (a proteção da camada de ozônio tem, pois, grande importância para as pessoas). Os raios UVA e UVB são os responsáveis por lesões, que podem ser agudas ou crônicas.

Entre as *lesões agudas*, têm-se hipertermia (insolação, intermação por choque térmico) e queimaduras. Estas se manifestam por eritema, edema e, mais raramente, formação de bolhas; em seguida, surgem descamação e hiperpigmentação. As *lesões e os efeitos crônicos* são mais importantes: os raios UVB têm ação melanogênica, induzem pigmentação, favorecem fotossensibilização, associam-se ao envelhecimento acelerado e provocam lesões proliferativas, incluindo neoplasias. Agindo por período prolongado, os raios UVB induzem enrugamento da pele, a qual se torna progressivamente coriácea (como pele curtida), resultando no chamado envelhecimento cutâneo precoce. Isso se deve à degeneração e à fragmentação de fibras elásticas na derme e a modificações nas propriedades elásticas da pele, razão do enrugamento.

Os raios UVA causam degenerações em células da epiderme e alterações no seu DNA, o que pode provocar lesões proliferativas benignas (ceratose actínica) ou malignas (epitelioma basocelular, carcinoma de células escamosas e melanomas). Os carcinomas são mais frequentes em regiões expostas à luz solar – nos lábios, são mais comuns no inferior do que no superior. A ação carcinogênica dos raios UV se deve à formação de dímeros de timina nas moléculas de DNA. Além desses efeitos, os raios UV diminuem o número de células de Langerhans da epiderme e reduzem a resposta imunitária, especialmente a imunidade celular.

Fotossensibilização. É induzida por substâncias variadas, muitas delas medicamentos, que se depositam na pele e, por absorverem raios UV, podem ser ativadas, originar radicais livres e ter efeitos tóxicos; com isso, causam eritema, edema e, às vezes, bolhas, exacerbando os efeitos da luz solar. Essa sequência constitui uma reação do tipo *fototóxica*. Outras vezes, uma substância se deposita na pele e, por ação de raios UV, é ativada e forma radicais que funcionam como haptenos, os quais se ligam a proteínas da epiderme e induzem uma resposta imunitária, com reações semelhantes às da dermatite de contato: eczema, vermelhidão, edema, prurido e bolhas. Trata-se de uma reação tipicamente *fotoalérgica*.

Há fármacos que são eminentemente *fototóxicos,* como fenotiazínicos, psoralenos e metotrexato, e outros predominantemente *fotoalérgicos*, como quinidina e quinino; outros têm os dois efeitos, como sulfonamidas e ciclamatos. Quando o fotossensibilizador é de natureza vegetal, fala-se em *fitofotodermatose* (comum após contato com folhas de figo, sumo do limão etc.).

A fotossensibilização pode ocorrer em doenças sistêmicas, como o lúpus eritematoso, no qual a exposição aos raios UV pode induzir atividade da doença. Nas porfirias, os depósitos de protoporfirinas na pele induzem lesões fototóxicas; na pelagra, há exacerbação dos efeitos epidérmicos da radiação solar, com eritema, edema e hiperpigmentação.

Som (ruídos)

Uma pessoa submetida a ruídos fortes (no ambiente de trabalho, em casa, nas ruas) apresenta perda progressiva da capacidade de distinguir sons de frequência mais alta. Admite-se que ruídos muito altos induzam lesões nas células ciliadas do órgão de Corti, as quais são responsáveis pela acuidade auditiva. É bem conhecido que indivíduos idosos da zona rural (menos ruídos) têm audição mais conservada do que idosos de grandes centros urbanos.

Ultrassom

O ultrassom, gerado pela transformação de energia elétrica em ondas sonoras com frequência acima de 20.000 Hz, é muito utilizado no diagnóstico por imagens (ultrassonografia). Até o momento, não há relatos de efeitos deletérios decorrentes da ultrassonografia, inclusive na vida embrionária. A ultrassonografia tem sido utilizada também no tratamento fisioterápico de dores musculares espasmódicas e como método acelerador de cicatrização, com resultados discutíveis.

Ondas de rádio. Micro-ondas. Campos eletromagnéticos em redes de alta tensão

A ampla utilização do telefone celular possibilita que micro-ondas sejam emitidas junto ao crânio, tendo sido levantada a hipótese de que pudessem induzir neoplasias. Estudos epidemiológicos feitos em várias regiões do mundo, com amostras bem controladas, não demonstraram aumento de risco para gliomas, meningiomas ou tumores da parótida. Embora a *International Agency for Research in Cancer* (IARC) tenha considerado as ondas de radiofrequência e campos eletromagnéticos como possíveis agentes carcinogênicos (grupo 2B), metanálise sobre efeitos do uso de telefone celular em tumores cerebrais mostrou que não há aumento do risco para gliomas, meningiomas ou neurinoma do acústico. Estudos experimentais bem conduzidos, com exposição de animais a doses compatíveis com a exposição pelo uso do telefone celular, também não mostraram qualquer efeito carcinogênico para o tecido nervoso. O efeito térmico dessas ondas (ablação por radiofrequência) é utilizado no tratamento de tumores.

▶ Agentes químicos

Agentes químicos muito diversos (substâncias tóxicas ou mesmo medicamentos) podem provocar lesões por dois mecanismos: (1) ação direta sobre células ou interstício, que resultam em: (a) degeneração ou morte celular; (b) alterações no interstício; (c) modificações no genoma, induzindo transformação maligna (efeito carcinogênico). Quando atuam na vida intrauterina, podem causar erros do desenvolvimento (efeito teratogênico); (2) ação indireta, atuando como antígeno (o que é muito raro) ou como hapteno, induzindo resposta imunitária humoral ou celular responsável por lesões variadas.

Os efeitos de um agente químico dependem de: dose, vias de penetração e absorção, transporte, armazenamento, metabolização e excreção; dependem também de particularidades do indivíduo: idade, sexo, estado de saúde, momento fisiológico e constituição genética. Levando-se em conta esses fatores, os efeitos lesivos de uma substância química podem ser previsíveis ou imprevisíveis.

Lesões ou *efeitos previsíveis* têm algumas características: dependem da dose, são facilmente reprodutíveis em animais de laboratório e os padrões de reação apresentam as mesmas características em diferentes indivíduos. São fatores importantes na gênese de lesões por agentes químicos de efeito previsível: (1) idade (indivíduos muito jovens e idosos são mais vulneráveis); (2) capacidade de metabolizar o agente, que pode estar aumentada ou diminuída; (3) doença concomitante (insuficiência renal, p. ex., pode reduzir a excreção); (4) associação com outros agentes químicos (ou fármacos), que podem ter efeito potencializador ou inibidor. Os fatores genéticos são, em geral, menos importantes.

As *lesões* ou *efeitos imprevisíveis* em geral não guardam relação estreita com a dose, pois dependem mais de indução de uma resposta imunitária; por isso, estão ligados mais aos fatores genéticos que comandam essa resposta. A via de administração pode ser importante, pois a imunogenicidade da substância depende, em parte, do modo de sua penetração no organismo. Os padrões de reação variam de indivíduo para indivíduo, mas uma característica importante é o fato de as reações serem mais

3

intensas e precoces em segundas exposições; no entanto, algumas vezes exposições repetidas induzem dessensibilização. Um efeito imprevisível particular de um agente químico é a *idiossincrasia*, condição na qual um produto químico induz lesão de modo imprevisível, sem depender da dose e sem relação com mecanismos de sensibilização do sistema imunitário.

Mecanismos gerais de lesão por agentes químicos

Os efeitos dos agentes químicos dependem de propriedades da substância e de fatores do organismo, que interferem nos processos de absorção, transporte, distribuição, armazenamento, biotransformação (metabolismo) e excreção (Figura 3.3).

Absorção

Substâncias químicas penetram no organismo pelas vias cutânea, mucosa (digestiva, respiratória ou urogenital) ou parenteral (intradérmica, subcutânea, intramuscular ou intravenosa). A absorção é influenciada pela natureza da substância (peso molecular, estado físico-químico, solubilidade) e pelas condições no local de contato (a pele mais hidratada ou lesada favorece a absorção cutânea; alimentos no sistema digestório e estado da circulação entérica influenciam a absorção intestinal). Substâncias gasosas e voláteis são facilmente absorvidas pela via respiratória, tanto na mucosa brônquica como no epitélio alveolar. A absorção é muito rápida pela via respiratória e na mucosa sublingual; a pele absorve substâncias lipossolúveis, mas é pouco eficaz na absorção de compostos hidrossolúveis.

Transporte e distribuição

Depois de absorvida, a substância alcança a circulação sanguínea, dissolve-se no plasma (quando hidrossolúvel) ou se conjuga com proteínas plasmáticas (ânions se combinam com albumina e cátions, com α-glicoproteínas ácidas). Sua distribuição nos tecidos depende do fluxo sanguíneo; por terem maior perfusão, encéfalo, coração, fígado e rins recebem a maior quantidade das substâncias.

Armazenamento

Agentes químicos depositam-se nos tecidos e ficam armazenados por períodos variáveis. O depósito ocorre quando o tecido é rico em solvente para essa substância (DDT se dissolve em lipídeos, depositando-se, portanto, no tecido adiposo) ou quando o agente químico é retido por se precipitar (prata e mercúrio, em membranas basais) ou por se ligar a moléculas do tecido (depósitos de arsênio em pelos e epiderme por ligação à ceratina etc.).

Biotransformação

Os agentes químicos são metabolizados no organismo antes de serem excretados. O metabolismo pode inativar a substância ou originar produtos com potencial mais lesivo. Na evolução das espécies, os organismos desenvolveram sistemas enzimáticos capazes de metabolizar substâncias exógenas (denominadas genericamente xenobióticos), especialmente as mais lipossolúveis, tornando-as mais polares e, portanto, de mais fácil eliminação. Os sistemas de biotransformação evoluíram possivelmente como mecanismos capazes de livrar os organismos de produtos tóxicos existentes sobretudo na alimentação.

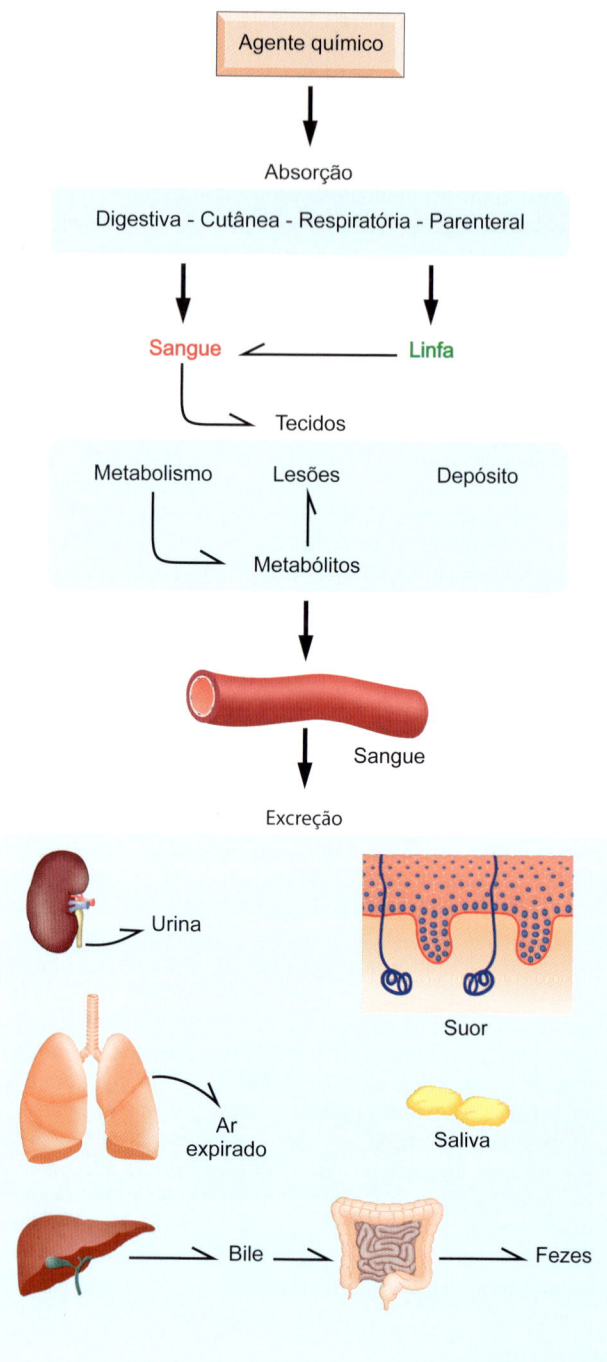

Figura 3.3 Eventos que podem ocorrer com um agente químico (tóxico, fármaco ou poluente) após entrar em contato com o organismo.

Os sistemas enzimáticos de biotransformação localizam-se no retículo endoplasmático liso (REL), notadamente no fígado. As reações de biotransformação no REL são de dois tipos: (1) reações da fase I, que convertem agentes químicos apolares em metabólitos mais polares por oxidação, redução ou hidrólise. O metabólito originado pode ser inativo (como agente lesivo ou terapêutico) ou mais ativo do que o produto original; (2) reações da fase II, que conjugam as substâncias com outra molécula e formam um complexo geralmente solúvel em água e de fácil excreção. A conjugação se faz sobretudo com ácido glicurônico, acetato, sulfato ou aminoácidos.

As *reações de fase I* se fazem por mono-oxigenases que exigem NADPH (agente redutor) e oxigênio molecular (agente oxidante). Essas mono-oxigenases pertencem à família de isoenzimas conhecidas como citocromo P450 (cit P450) e se localizam na membrana do REL. Na presença de O_2, a oxidorredução gera radical superóxido, que é rapidamente transformado em H_2O_2. Em humanos, existem 57 genes que codificam as diferentes famílias de cit P450, que são representadas pela sigla CYP acrescida de dois números intercalados com uma letra. O primeiro número indica a família, a letra indica a subfamília e o outro número indica o membro da subfamília (CYP2E1 = CYP da família 2, subfamília E, membro número 1). Além do citocromo P450, existem outras oxidases que atuam em processos de biotransformação, como hemeperoxidases, xantina-oxidases, álcool-desidrogenase e aldeído-desidrogenase etc.

A capacidade de biotransformação é variável e influenciada por: (1) idade – em fetos e recém-nascidos, o sistema de biotransformação é imaturo; a maturidade ocorre no primeiro ano de vida; (2) fatores genéticos – as isoenzimas do sistema cit P450 são codificadas por sistema multigênico, responsável pelo polimorfismo das moléculas; o polimorfismo explica as diferenças na capacidade de biotransformação de substâncias exógenas (é possível que o comportamento variável dos indivíduos frente à ingestão crônica de etanol deva-se à atividade distinta do sistema cit P450); (3) as isoenzimas do sistema P450 podem ser induzidas; algumas substâncias são indutoras inespecíficas, agindo sobre grande parte do sistema (hidrocarbonetos aromáticos e fenobarbital); outras induzem especificamente um sistema (geralmente aquele que as metaboliza), como acontece com etanol, rifampicina e clorfibrato.

Nas *reações de fase II*, as enzimas de conjugação são também induzidas quando há estimulação do sistema de mono-oxigenases, efeito bem evidente pelo uso de fenobarbital. IL-1, IFN-γ, TNF e IL-6 inibem genes do sistema cit P450 em hepatócitos, reduzindo a capacidade biotransformadora do sistema (em algumas doenças parasitárias que comprometem o fígado, como a esquistossomose, ocorre alteração na capacidade de metabolizar substâncias).

Após a biotransformação, o agente químico tem sua atividade reduzida ou aumentada. Muitas substâncias carcinogênicas adquirem efeito cancerígeno somente após transformações no organismo. Alguns medicamentos também exercem seus efeitos terapêuticos através dos metabólitos. Como o cit P450 atua em grupos de xenobióticos, a indução do sistema por um pode aumentar o potencial de biotransformação de outro, o que é muito importante na terapêutica com medicamentos: uma substância pode induzir o sistema cit P450 e aumentar a metabolização de outro, reduzindo os seus efeitos ou ampliando-os se o metabólito for a sua forma ativa. O tamoxifeno (inibidor do receptor de estrogênio utilizado no tratamento do câncer da mama), por exemplo, é metabolizado no cit P4502D6, o que origina os metabólitos (endoxifenos) ativos do medicamento; a fluoxetina (antidepressivo) inibe o cit P4502D6, razão pela qual o uso simultâneo de fluoxetina e tamoxifeno reduz os efeitos dos inibidores de estrogênio.

Excreção

A excreção de uma substância ocorre na forma nativa ou após biotransformação. A excreção se faz pelos rins (na urina), pelo sistema digestório, pelo sistema biliar (fezes), pela via respiratória e através da pele (suor). Muitas substâncias se depositam nos locais em que são eliminadas (p. ex., nitrocompostos [anilinas] na bexiga, onde induzem neoplasias).

Fatores individuais e ação lesiva dos agentes químicos. Os efeitos lesivos dependem também da constituição genética (que condiciona o padrão de enzimas) e do estado funcional do organismo. Deficiência da enzima glicose-6-fosfato desidrogenase (G6PD), por exemplo, torna o indivíduo muito suscetível à intoxicação com a fava-do-mediterrâneo (que tem inibidores da enzima) ou com antimaláricos, como quinacrina e primaquina.

Há indivíduos que têm menor capacidade de acetilar compostos, o que os torna mais suscetíveis à ação tóxica de muitos agentes químicos, como a isoniazida. Manifestações alérgicas são facilitadas em indivíduos geneticamente predispostos a desenvolver alergia (os alérgicos ou atópicos têm alterações nos mecanismos de imunorregulação que favorecem a síntese de IgE, facilitando reações anafiláticas).

A idade é fator importante. Indivíduos mais jovens (lactentes e crianças) são mais suscetíveis porque: (1) têm maior conteúdo de água corporal em relação ao peso, o que aumenta a quantidade do agente químico nos tecidos; (2) em recém-nascidos, o sistema de biotransformação é imaturo. Os idosos têm em geral menor atividade enzimática, o que os torna mais sensíveis a qualquer tipo de agressão. Fetos e embriões são particularmente sensíveis à ação de agentes químicos que interferem nos mecanismos de proliferação e diferenciação celulares.

Mulheres no período reprodutivo estão sob a influência de estrógenos, que interferem na atividade funcional dos hepatócitos, inclusive nos processos de biotransformação; assim como as crianças, elas também apresentam maior quantidade de água corporal em relação ao peso. Os efeitos tóxicos da ingestão crônica de etanol são mais graves em mulheres (possuem menor atividade da álcool-desidrogenase gástrica), as quais desenvolvem cirrose (ver Capítulo 23) após tempo de uso significativamente menor do que homens. Na gravidez, a toxicidade se altera não só pela maior concentração de progestágenos, mas também pela maior retenção de água durante a gestação.

A ação simultânea de outros agentes químicos pode alterar a toxicidade de alguns deles. Ao induzir as enzimas do REL, o fenobarbital aumenta o metabolismo de muitas substâncias exógenas, o que pode aumentar ou diminuir a toxicidade delas. O risco de efeitos tóxicos da isoniazida é muito aumentado em associação com a rifampicina (isoniazida e rifampicina são usados no tratamento da tuberculose), indutora de enzimas no REL; nesse caso, aumenta a concentração do metabólito hidrazina responsável por manifestações semelhantes às do lúpus eritematoso.

Doenças preexistentes no momento da exposição ao agente químico também influenciam na toxicidade. Doenças hepáticas geralmente reduzem a capacidade de biotransformação, enquanto afecções renais dificultam a excreção de muitos agentes químicos, o que favorece o aumento da sua concentração nos tecidos.

Poluentes ambientais

A poluição do ambiente tornou-se importante causa de doenças na atualidade por causa sobretudo da industrialização, da urbanização e da introdução de defensivos na agricultura. Os contaminantes ambientais têm natureza química muito diversa e efeitos biológicos variáveis. Serão feitos aqui comentários gerais sobre os mecanismos de lesão dos agentes químicos que contaminam o ar (gases e poeiras, poluições industrial e urbana, solventes e vapores, poluição industrial no ambiente de trabalho), poluentes do solo e da água originados de efluentes industriais (metais pesados) ou da agricultura (defensivos agrícolas) e de contaminantes de alimentos.

3

Poluentes do ar

Os poluentes do ar têm efeitos nocivos especialmente no sistema respiratório. Para se protegerem, as vias respiratórias têm grande capacidade de defesa contra poluentes do ar mediante um sistema eficiente de remoção de partículas que penetram pela inspiração.

O primeiro mecanismo de retenção de partículas no ar são as vibrissas (pelos do vestíbulo nasal), que retêm partículas grosseiras (Figura 3.4). Os cornetos nasais, com suas projeções na cavidade nasal, delineiam uma fenda estreita para a passagem do ar, de modo que a maioria das partículas em suspensão colide com a mucosa e fica retida na camada de muco que as reveste. O movimento dos cílios em direção ao meio externo favorece a remoção do material retido.

A mucosa respiratória possui células ciliadas e caliciformes. Glândulas na submucosa da traqueia e dos brônquios são as principais produtoras de muco. Nos bronquíolos, existem ainda células epiteliais não ciliadas (células claviformes), que são prismáticas baixas e apresentam REL desenvolvido, rico em enzimas de biotransformação.

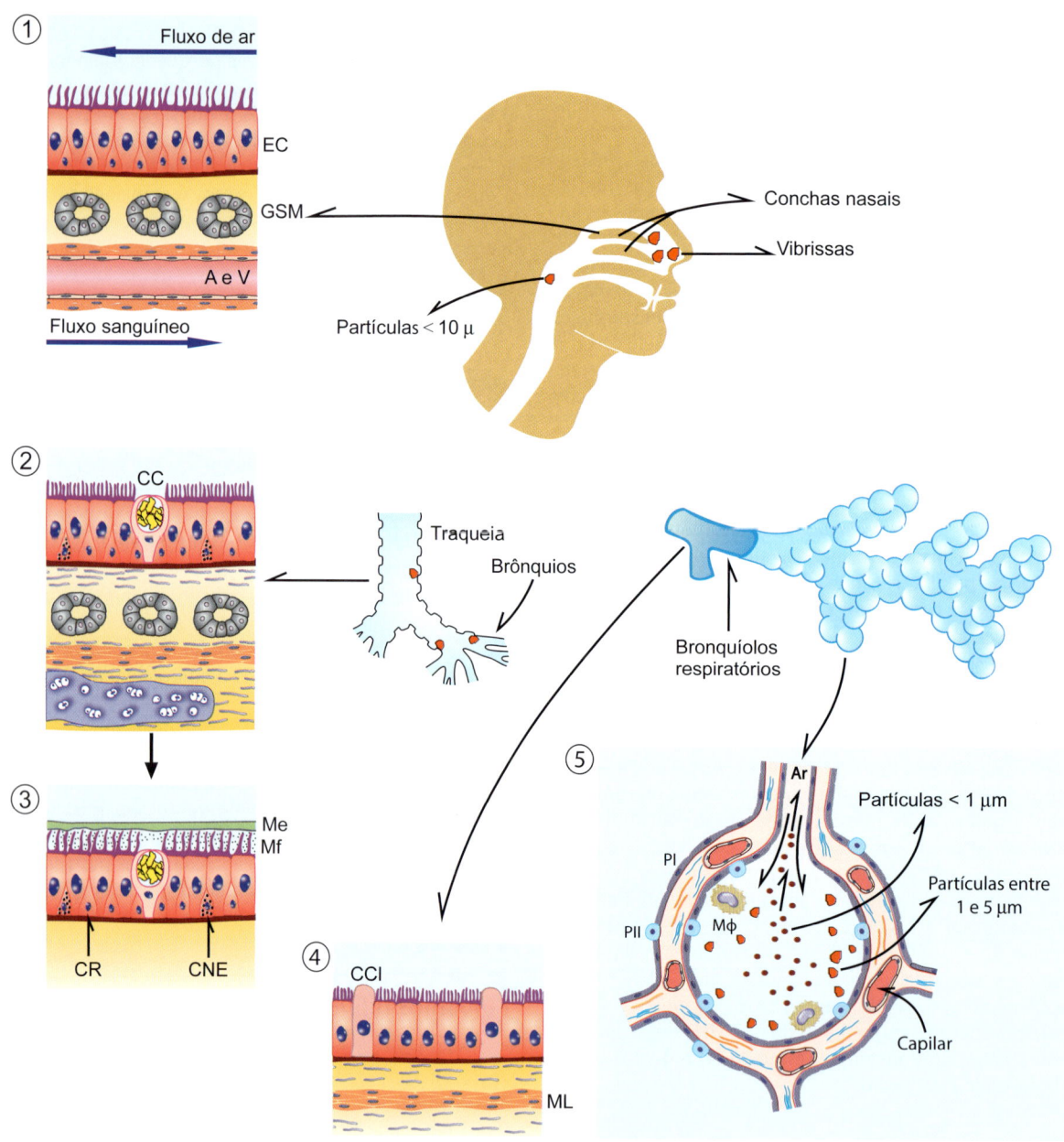

Figura 3.4 Vias respiratórias com as principais estruturas e os locais em que as partículas contidas no ar inspirado ficam retidas: (1) mucosa das fossas nasais (GSM: glândula seromucosa; A: artéria; V: veia; CC: célula ciliada). As *setas* indicam a contracorrente de ar em relação ao fluxo de sangue (mecanismo de aquecimento do ar); (2) mucosa da traqueia e dos brônquios (EC: epitélio ciliado; CC: célula caliciforme); (3) mucosa respiratória mostrando células ciliada (CC), caliciforme (CC), de reserva (CR) e neuroendócrina (CNE). Os cílios tocam a camada espessa do muco (Me) e deslocam-se na sua parte mais fluida (Mf); (4) mucosa bronquiolar, com célula claviforme (CCl) e músculo liso (ML); (5) detalhe de um alvéolo (MΦ: macrófago; PI e PII: pneumócitos dos tipos I e II).

O muco é formado de água, mucina e outras glicoproteínas. Em condições normais, um adulto produz cerca de 10 mL de muco por dia, valor que pode chegar a 200 ou 300 mL na bronquite crônica. A secreção mucosa forma uma delgada camada com 5 a 10 μm de espessura sobre os cílios. Pelos batimentos ciliares, o muco é deslocado em direção à faringe juntamente com o material aderido (poeiras, bactérias, aerossóis etc.), sendo então deglutido.

A produção de muco depende da síntese de glicoproteínas e da secreção de eletrólitos, com excreção de cloro e absorção de sódio, criando um gradiente de concentração necessário ao fluxo de água para o exterior da célula. Na doença fibrose cística, existe mutação em um gene que codifica uma das proteínas da bomba de cloro nas células epiteliais; com isso, o muco fica mais espesso (dificulta a sua eliminação e o batimento ciliar), obstrui os canais excretores das glândulas exócrinas e facilita infecções bacterianas pulmonares.

Poluentes do ar, especialmente a fumaça do cigarro, agridem o aparelho mucociliar. No início, a irritação aumenta a secreção de muco e a velocidade dos batimentos ciliares. Em seguida, induz a proliferação das células basais e sua diferenciação em células mucosas, que passam a ocupar o lugar das células ciliadas, prejudicando a eliminação de muco e de partículas retidas. Mais tarde, surge metaplasia escamosa do epitélio brônquico. Tudo isso reduz a capacidade de eliminação de contaminantes do ar, favorecendo infecções respiratórias, que são as doenças mais frequentes por exposição prolongada ao ar poluído. Estudos experimentais em animais expostos ao ar poluído de grandes cidades confirmam essa sequência de eventos.

Poluentes do ar atmosférico. A poluição do ar em ambientes abertos ocorre, sobretudo, pela emissão de gases e poeiras originados da queima de combustíveis fósseis (petróleo e carvão de pedra) nos veículos (58%) e na indústria (18%). Os principais poluentes originados da queima dos combustíveis fósseis são: monóxido de carbono (52%), dióxido de enxofre (18%), ozônio, hidrocarbonetos e aldeídos deles originados (12%), material particulado (10%) e óxido nitroso (8%), além do chamado material particulado (partículas muito pequenas – 1 a 5 μm –, que atingem os alvéolos).

O efeito lesivo da poluição ambiental resulta da ação sinérgica dos vários poluentes do ar. A poluição associa-se a muitas doenças, agudas ou crônicas, especialmente nos sistemas respiratório, circulatório e reprodutivo, sobretudo no primeiro. Agressão por esses poluentes também agrava outras doenças (p. ex., asma) ou pode provocar diretamente enfermidades variadas, sendo responsável pelo aumento do número de atendimentos nos serviços de saúde, de internações hospitalares e de óbitos.

O **monóxido de carbono** (CO) existe na atmosfera na concentração de 1 ppm (uma parte por milhão de partes do ar). No tráfego pesado de veículos, pode atingir 115 ppm nas áreas centrais das cidades, 75 ppm nas vias expressas e 23 ppm nas áreas residenciais; em garagens subterrâneas e túneis, a concentração de CO pode atingir 100 ppm. A eliminação de CO da atmosfera se faz por reação com radicais hidroxila do ambiente, originando CO_2. A toxicidade do CO deve-se a sua alta afinidade pela hemoglobina, com a qual forma a carboxi-hemoglobina, que é incapaz de transportar O_2 às células. A hipóxia tecidual resultante provoca lesões degenerativas, edema e hemorragias por lesão endotelial, mais intensas e frequentes em órgãos mais sensíveis à hipóxia, como cérebro e coração; cefaleia, sintoma comum na intoxicação aguda, está relacionada com edema cerebral. Exposição crônica a baixas concentrações de CO lesa

predominantemente o coração. Fetos são particularmente sensíveis aos efeitos do CO que atravessa a barreira placentária, podendo sofrer lesões cerebrais graves em intoxicações agudas da mãe. Em grávidas fumantes, as taxas de CO parecem ser suficientes para produzir alterações no desenvolvimento do sistema nervoso central do feto.

O **dióxido de enxofre** (SO_2) causa broncoconstrição, reduzindo a função respiratória. Pacientes asmáticos são mais sensíveis e respondem com broncoconstrição em concentrações em torno de 0,25 ppm. Na atmosfera, parte do SO_2 é convertida em ácido sulfúrico e sulfatos, os quais são também irritantes para a mucosa respiratória e produzem broncoconstrição.

O **ozônio** (O_3) origina-se da ação de raios ultravioleta sobre o oxigênio nas camadas mais altas da atmosfera. Nas porções mais baixas da atmosfera, o óxido nitroso da poluição absorve raios ultravioleta e é oxidado a óxido nítrico e oxigênio ativado, que reage com o O_2 e também origina ozônio. Este, por sua vez, reage com o óxido nítrico e produz óxido nitroso. Desse modo, no ar poluído aumentam as concentrações de ozônio e de óxido nitroso. Exposição aguda em humanos a concentrações entre 0,25 e 0,75 ppm de ozônio produz taquipneia, tosse, secura na garganta e sensação de opressão torácica. As lesões produzidas pelo ozônio devem-se a sua capacidade de gerar radicais livres.

O **óxido nitroso** (NO_2) tem efeitos semelhantes aos do ozônio. É irritante e pode produzir edema pulmonar quando inalado em grandes concentrações. Fazendeiros e trabalhadores que armazenam forragens podem inalar grandes quantidades de NO_2 (gerado pela atividade de bactérias) no momento de descarregar silos, quando apresentam manifestações respiratórias graves.

Os **hidrocarbonetos** e **aldeídos** originados por ação oxidante da luz solar são irritantes potentes contidos no ar poluído, sobretudo o formaldeído e a acroleína. Na concentração de 3 ppm, o formaldeído produz tosse, cefaleia e irritação dos olhos e das mucosas bucal e respiratória; concentrações acima de 4 ppm são insuportáveis para a maioria das pessoas. Exposição crônica (2 anos, 6 a 15 ppm) produz câncer na mucosa nasal em camundongos e ratos, enquanto exposição ocupacional pode causar asma e bronquite crônica. A acroleína é ainda mais irritante, existindo também na fumaça do cigarro.

As **poeiras** que contaminam o ar são de natureza mineral ou orgânica; quando inaladas, produzem lesões pulmonares que resultam em doenças chamadas *pneumoconioses*, que são mais prevalentes em determinados ambientes de trabalho. As principais doenças neste grupo são antracose, silicose, beriliose e asbestose.

Lesão pulmonar por poeiras depende de: (1) quantidade de pó retido nas vias respiratórias e nos alvéolos; (2) tamanho, densidade e forma das partículas de poeira; (3) efeito concomitante de outros poluentes do ar.

A quantidade de partículas que chegam aos alvéolos depende da concentração de partículas no ar, da duração da exposição e da eficiência do aparelho mucociliar em eliminá-las (Figura 3.4). As partículas com mais de 10 μm são retidas nas fossas nasais e na nasofaringe; partículas entre 5 e 10 μm aderem à superfície do epitélio da traqueia e dos brônquios; só partículas entre 1 e 5 μm chegam aos alvéolos e neles podem permanecer, pois as menores que 1 μm geralmente são exaladas.

As partículas que ficam aderidas ao epitélio bronquioloalveolar são fagocitadas por macrófagos alveolares, cujo número aumenta à medida que aumenta a concentração de partículas no ar inspirado. Os macrófagos podem digerir ou não as partículas fagocitadas; podem também migrar para os septos alveolares e alcançar os linfonodos do hilo; quando carregados de partículas de carvão, tais macrófagos são vistos ao microscópio.

A densidade das partículas e a sua capacidade de sedimentação (relação entre forma e massa) também influenciam a sua chegada aos alvéolos. As partículas leves, pouco densas, ficam no centro da corrente de ar inspirado e alcançam facilmente os alvéolos, escapando de ficar aderidas ao muco das vias respiratórias: é o que ocorre com as fibras de asbesto, que são finas e leves. A solubilidade das partículas é também importante: partículas pequenas e solúveis podem produzir lesões irritativas agudas, enquanto partículas maiores, insolúveis, tendem a provocar lesões crônicas.

Outros poluentes do ar, especialmente gases irritantes da fumaça do cigarro ou da poluição atmosférica, ao produzirem lesão do aparelho mucociliar, facilitam o acúmulo de mais partículas inaladas. Se as partículas inaladas são inertes, como a poeira de carvão vegetal, pode haver depósitos no interstício septal ou na pleura, sem reação inflamatória nem fibrose (antracose). Algumas poeiras têm efeito carcinogênico (p. ex., asbesto).

Poeiras orgânicas causam lesões pulmonares agudas (crises asmatiformes ou alveolites alérgicas) ou, mais raramente, pneumopatias crônicas fibrosantes. As poeiras que contêm fibras de algodão, cânhamo ou linho causam manifestações respiratórias frequentes em operários de indústrias de fiação, caracterizadas por desconforto respiratório e sensação de opressão torácica, condição denominada *bissinose*. Tais manifestações, provavelmente ligadas à liberação de histamina, são mais comuns no primeiro dia de trabalho da semana (segunda-feira, para os que folgam aos domingos).

Poeiras orgânicas contendo material proteico ou polissacarídico podem sensibilizar o indivíduo (principalmente os geneticamente predispostos) e induzir *alveolite alérgica extrínseca*, que se caracteriza por inflamação nos septos alveolares, broncoconstrição, aumento da secreção de muco, febre e eosinofilia circulante. Sua patogênese está ligada à resposta imunitária a antígenos da poeira orgânica, que ativa linfócitos Th2; com isso, há liberação de citocinas ativadoras de linfócitos B produtores de IgE, IgG e linfocinas eosinotáticas. Tais alveolites recebem o nome de pulmão do profissional: *pulmão do fazendeiro*, que ocorre em trabalhadores que inalam poeira de feno contendo fungos alergênicos (também conhecida como *febre do feno*), *pulmão dos tratadores de passarinho*, que inalam poeira de gaiolas rica em antígenos originados dos excrementos dos pássaros etc. Algumas poeiras contêm alérgenos que induzem crises asmáticas, como acontece com carpinteiros que trabalham o cedro-vermelho, cujo pó é alergênico.

Fumaça de cigarro

A fumaça de cigarro inalada por fumantes ou por não fumantes que estão em ambiente fechado com pessoas que fumam (fumo passivo) representa uma das mais importantes causas evitáveis de doenças na espécie humana. Aliás, o tabagismo é uma das principais causas de doença e de óbito no mundo todo: estima-se que cerca de 4 milhões de pessoas morrem por ano em consequência de doenças associadas ao fumo. Além disso, a expectativa de vida global de fumantes é menor do que a de não fumantes. No Brasil, cerca de 11% da população é tabagista. O tabagismo está relacionado diretamente ao aumento de risco para carcinoma broncopulmonar e para cânceres de laringe, faringe, esôfago, boca e, em menor intensidade, bexiga e pâncreas. Ao lado disso, o tabagismo é a principal causa de doença pulmonar obstrutiva crônica e um dos mais importantes fatores de risco de aterosclerose e cardiopatia isquêmica. Na gravidez, o tabagismo associa-se ao aumento do risco de aborto, de prematuridade e de nascimento de crianças com baixo peso. A influência da fumaça do cigarro na etiologia dessas doenças relaciona-se com a intensidade e a duração do hábito.

Entre centenas de produtos, a fumaça do cigarro contém radicais livres, CO, nicotina, acroleína, metais variados, nitrosaminas e vários hidrocarbonetos policíclicos aromáticos carcinogênicos. O calor da fumaça, a acroleína e a nicotina estão entre os principais agressores para o sistema mucociliar no fumante, pois os dois primeiros são irritantes e a nicotina inibe os movimentos ciliares. Disso resultam aumento na secreção mucosa (a nicotina estimula essa secreção) e redução na eliminação do muco, que se acumula e produz nos fumantes crônicos a chamada descarga brônquica matinal, geralmente acompanhada de tosse. Além disso, pode haver metaplasia escamosa do epitélio brônquico, com perda de células ciliadas e caliciformes. Ao lado disso, produtos da fumaça do cigarro reduzem a atividade microbicida e fagocitária de macrófagos alveolares. Por causa de todas essas alterações, aumenta o risco de infecções pulmonares. Outra consequência é a doença pulmonar obstrutiva crônica, por causa do aumento do número de leucócitos nos pulmões e da liberação de suas enzimas proteolíticas que destroem o parênquima pulmonar. A carcinogenicidade da fumaça do cigarro está ligada principalmente aos hidrocarbonetos policíclicos aromáticos e às nitrosaminas, que causam alterações em oncogenes e genes supressores de tumor. A fumaça do cigarro é carcinogênica não só nos pulmões como também na cavidade oral, na laringe, no esôfago, nos rins e na bexiga. Outro efeito adverso da fumaça do cigarro está relacionado com aumento do risco para doenças por autoagressão, como a artrite reumatoide, em que a fumaça do cigarro se associa à indução de anticorpos antipeptídeos citrulinados. Fumantes têm ainda maior risco de aterosclerose e de infarto do miocárdio.

Nos últimos anos surgiram os chamados cigarros eletrônicos, equipamentos que vaporizam a nicotina para inalação. Tais dispositivos têm formatos variados (simulam cigarros em cigarreira, cachimbos ou canetas de vaporização) e aquecem uma solução de nicotina que, vaporizada, é inalada pelo usuário. Essa alternativa foi introduzida como forma auxiliar no tratamento do tabagismo, mas rapidamente o seu uso se espalhou por todo o mundo, principalmente entre os jovens que passaram a utilizá-los no lugar do cigarro tradicional. Embora ainda existam poucos estudos sobre possíveis efeitos adversos do cigarro eletrônico, as autoridades de saúde advertem sobre os danos da nicotina, especialmente em fetos, crianças e adolescentes, nos quais produz alterações no desenvolvimento do sistema nervoso. Também é preocupante o fato de fabricantes adicionarem substâncias flavorizantes para tornar mais atrativo o seu uso. Alguns estudos mostram que a vaporização do líquido forma aerossóis com gotículas que chegam aos alvéolos e que podem conter, além de nicotina, metais pesados originados do aquecimento do líquido e substâncias químicas dos componentes adicionados no líquido que contém a nicotina. Também existem estudos avaliando a exalação desses aerossóis para o meio ambiente e seu possível papel na inalação passiva por outras pessoas, o que pode acontecer em ambientes fechados com pouca ventilação, como no interior de veículos.

Poluentes da água e do solo

Metais pesados atingem o ambiente através de efluentes industriais, podendo contaminar água e alimentos; são também contaminantes em certos ambientes industriais e de trabalho de alguns profissionais, tendo grande importância em Saúde Ocupacional. Os principais metais pesados são chumbo, mercúrio, arsênio e cádmio; seus principais efeitos no organismo estão descritos no Quadro 3.3.

Contaminantes alimentares

Sobretudo em países tropicais, durante o seu armazenamento, muitos alimentos estão sujeitos a contaminação por diversos fungos, alguns dos quais liberam toxinas capazes de produzir lesões. Várias doenças e lesões têm sido associadas à ação de micotoxinas, especialmente aflatoxinas, ocratoxinas, tricotecenos, zearalenonas e ergolinas. A contaminação de alimentos por fungos é facilitada por condições especiais de umidade e temperatura, que influenciam também a produção de toxinas.

Aflatoxinas

São derivados *bis*-furano cumarínicos produzidos por fungos do gênero *Aspergillus* (*A. flavus* e *A. parasiticus*). Os alimentos mais contaminados com aflatoxinas são cereais e sementes de leguminosas, sobretudo amendoim. As aflatoxinas são encontradas nos alimentos *in natura* e em seus derivados, como fubá, pasta de amendoim, farinha de soja e de semente de algodão.

Quadro 3.3 Metais pesados: ocorrência, mecanismos de ação e lesões

Metais	Efeitos
Chumbo (tintas, soldas, baterias)	Reage com proteínas, alterando sua função; SNC: encefalopatia saturnínica; SNP: neuropatia periférica desmielinizante; medula óssea: anemia com inclusões basofílicas nos eritrócitos; rins: nefropatia tubular
Mercúrio (defensivos agrícolas, efluentes da indústria de eletrônicos, mineração de ouro e celulose)	Reage com grupos SH de proteínas alterando a função; SNC: síndrome neurastênica (bócio, gengivite e sialorreia); síndrome de acrodinia (eritema de extremidades, tórax e face, fotofobia, anorexia, taquicardia e diarreia ou constipação intestinal); síndrome neurológica progressiva (paresias, paralisias, perda de visão e audição e deterioração mental progressiva)
Arsênico (efluentes de indústrias de eletrônicos, de mineração de mercúrio, cobre e zinco e de pesticidas)	Reage com grupo SH de proteínas. Deposita-se na ceratina (pelos, unhas e epiderme). Intoxicação aguda: vasodilatação e edema generalizados; degeneração e necrose no fígado e túbulos renais. Intoxicação crônica: aumento de risco para câncer de pele, pulmão e fígado
Cádmio (indústria de plásticos, tintas, baterias e ligas metálicas e em processos de galvanização)	Sistema respiratório: intoxicação aguda com pó ou vapores (edema pulmonar). Intoxicação crônica: fibrose peribrônquica e enfisema pulmonar. Carcinogenicidade questionada

SH: sulfidrila; SNC: sistema nervoso central; SNP: sistema nervoso periférico.

Rações para animais, se não armazenadas adequadamente, contaminam-se com facilidade. O tratamento com calor pode inativar grande parte das aflatoxinas, bem como a alcalinização que se faz na farinha de milho para produzir tortilhas. O carcinoma hepatocelular (CHC) é mais frequente em populações africanas que ingerem grande quantidade de aflatoxinas com alimentos, havendo relação direta entre a ingestão e a incidência do tumor. Nessas populações, a infecção pelo vírus da hepatite B também é prevalente. Crianças com desnutrição proteica grave (*kwashiorkor*) mostram níveis elevados de aflatoxinas e ocratoxinas no plasma e na urina, admitindo-se sua participação na patogênese de lesões viscerais nesses pacientes.

Ocratoxinas

Produzidas por fungos dos gêneros *Aspergillus* e *Penicillium*, as ocratoxinas são absorvidas pela via digestiva, caem na circulação, ligam-se à albumina e passam aos tecidos, onde se armazenam principalmente nos rins, no fígado e nos músculos. Em humanos, as ocratoxinas associam-se à nefropatia crônica dos Bálcãs (encontrada em zonas rurais da Romênia, Bulgária e antiga Iugoslávia), a qual tem as mesmas características da nefropatia vista experimentalmente após intoxicação com ocratoxinas. A doença é mais comum em mulheres, tem distribuição regional e associa-se frequentemente a carcinomas da pelve renal e do ureter.

Aditivos alimentares

O armazenamento de alimentos impõe a necessidade do uso de conservantes de natureza variada. Ao lado disso, o processamento industrial inclui tratamento com diversos compostos químicos que deixam resíduos no produto final. Portanto, é necessário que se conheçam os produtos utilizados, o seu potencial tóxico e, especialmente, as doses máximas permitidas de ingestão diária, para que se possa prevenir danos à saúde dos consumidores. A Organização Mundial da Saúde (OMS) reúne periodicamente especialistas em química, toxicologia, nutrição e medicina, com a finalidade de analisar os aditivos alimentares e de elaborar as recomendações de seu uso com segurança. Como foge aos objetivos deste texto a descrição dos diferentes e numerosos aditivos alimentares e seus possíveis efeitos, recomenda-se ao leitor interessado no assunto a leitura dessas publicações.

Substâncias de uso abusivo

O uso abusivo de drogas ilícitas com efeito psicotrópico, ao lado dos efeitos de poluentes ambientais, é hoje algo que muito preocupa as autoridades de saúde do mundo todo. O uso abusivo de drogas pode produzir lesões relacionadas tanto com o efeito farmacológico da substância e de contaminantes utilizados como diluentes quanto com a introdução de agentes infecciosos, especialmente vírus de transmissão parenteral (vírus das hepatites B, C e D, HIV, HTLV, entre outros).

Uso abusivo de drogas é a expressão que indica o uso, por autoadministração, de substâncias fora de seu emprego médico e de padrões socioculturais da sociedade. *Vício* é a condição na qual o uso da substância é compulsivo; é um estado de dependência, não necessariamente física, pois pode significar apenas dependência psicológica. *Tolerância* a uma substância significa que, após uso repetido, doses maiores são necessárias para se atingirem os efeitos da dose original; tolerância está relacionada com a adaptação ao metabolismo da droga (aumento da atividade de enzimas que a metabolizam, por indução das mesmas). *Dependência* a uma droga refere-se a uma síndrome na qual o uso da substância é colocado como prioritário em relação a comportamentos que já foram de alto valor para o indivíduo. *Dependência física* é a expressão utilizada para indicar alterações fisiológicas que resultam em manifestações clínicas (síndrome da retirada), quando há suspensão do uso da droga (termo melhor seria neuroadaptação).

Dependência a uma droga é definida pela Sociedade Americana de Psiquiatria pela presença de três ou mais dos seguintes elementos: (1) uso da substância em número de vezes maior do que o pretendido; (2) insucesso nas tentativas de reduzir ou abolir o consumo da substância; (3) gasto de tempo na aquisição (o indivíduo gasta tempo considerável para obter a droga), no uso da droga e na recuperação de seus efeitos; (4) sintomas frequentes de intoxicação; (5) abandono de atividades sociais e do trabalho em decorrência do uso da droga; (6) uso continuado, apesar dos efeitos físicos e psíquicos adversos; (7) desenvolvimento de tolerância à droga; (8) uso frequente de medicamentos que impedem as manifestações da droga.

Etanol

O álcool etílico ou etanol é a droga mais utilizada por seres humanos; seu consumo moderado é aceito pela sociedade, embora se condene seu uso abusivo. Intoxicação alcoólica aguda ou crônica é causa de numerosas doenças, muitas delas graves e que, se não levam à morte, são muitas vezes incapacitantes.

O etanol é bem absorvido pelas vias digestiva e respiratória, distribuindo-se rapidamente por todos os tecidos; é metabolizado principalmente no fígado e no trato gastrointestinal pelas vias resumidas na Figura 3.5. A atividade do CYP2E1 é induzida pelo próprio etanol, o que explica que alcoolistas crônicos são mais suscetíveis aos efeitos de outras substâncias metabolizadas no fígado pelo mesmo sistema. O principal produto do metabolismo do etanol é o acetaldeído, gerado sobretudo na via da álcool desidrogenase (ADH). Por ação da acetaldeído desidrogenase (ALDH), o acetaldeído é transformado em acetato (acetilCoa). A atividade de ADH e ADLH varia em diferentes indivíduos, pois depende do patrimônio genético, o que explica as variações individuais nos efeitos do álcool.

O metabolismo do etanol no sistema digestório, sobretudo no estômago, é responsável pela oxidação de 20% da quantidade ingerida, diminuindo sua disponibilidade para os demais órgãos e tecidos. A capacidade de metabolizar etanol no estômago é menor em mulheres (possuem menos ADH gástrica do que homens), o que explica, em parte, a maior suscetibilidade delas aos efeitos lesivos do etanol. A ação lesiva do álcool depende sobretudo da sua metabolização e dos produtos gerados:

- Na formação do acetaldeído (pela ADH) e sua oxidação pela ADLH, é consumido NAD e gerado NADH (aumento da relação NADPH/NADP). NAD é necessário para a oxidação de ácidos graxos e para a conversão do lactato em piruvato. Com diminuição do NAD, surgem esteatose (acúmulo de lipídeos) e acidose lática
- Na via microssomal e por ação da CYP2E1, são gerados radicais livres, que causam peroxidação de lipídeos de membranas e desestruturação destas, com vários efeitos
- O acetaldeído pode formar adutos com proteínas ou DNA e causar anormalidades proteicas e, possivelmente, neoplasias.

No fígado, que é um dos órgãos mais lesados no alcoolismo, os radicais livres reagem com lipídeos de membranas e geram malondialdeído e 4-hidroxinonenal, que, juntamente com o acetaldeído, se ligam a proteínas e formam adutos, alterando a sua conformação ou funções. Tais produtos podem ligar-se também ao DNA. Alterações na membrana mitocondrial: (a) reduzem a oxidação de lipídeos, contribuindo para o seu acúmulo nos hepatócitos (esteatose); (b) favorecem a saída de citocromo C, induzindo apoptose; (c) reduzem a produção de ATP, levando a degenerações ou necrose de hepatócitos. As principais alterações hepáticas no alcoolismo são esteatose, apoptose, necrose, reação inflamatória e fibrose. As principais formas anatomoclínicas da hepatopatia alcoólica são esteatose, hepatite alcoólica e cirrose. A Figura 3.6 resume os mecanismos envolvidos nas lesões hepáticas no etilismo.

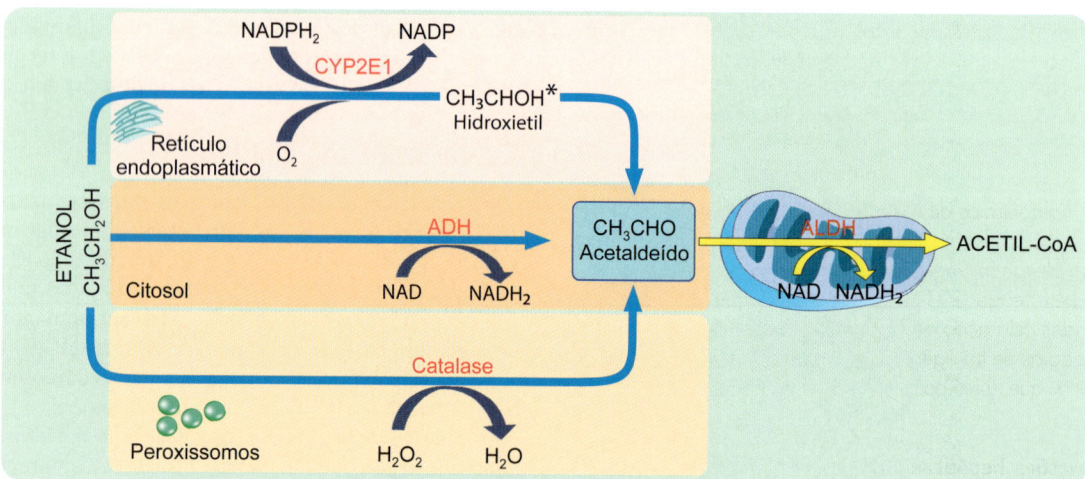

Figura 3.5 Metabolismo oxidativo do etanol em hepatócitos. No citosol e nos peroxissomos, o etanol é metabolizado a acetaldeído por ação das enzimas álcool desidrogenase (ADH) e catalase, respectivamente. No retículo endoplasmático liso e pela via MEOS (sistema microssomal de oxidação do etanol), por ação do CYP2E1 e utilizando oxigênio molecular, é gerado o radical hidroxietil (radical livre), que, ao transferir o elétron desemparelhado, transforma-se também em acetaldeído. Portanto, o produto dessas três vias é o acetaldeído. Este, produzido no citosol, é transferido para as mitocôndrias, onde é oxidado pela enzima acetaldeído desidrogenase (ALDH), gerando acetil-CoA, que entra no ciclo de Krebs ou é utilizado na síntese de ácidos graxos.

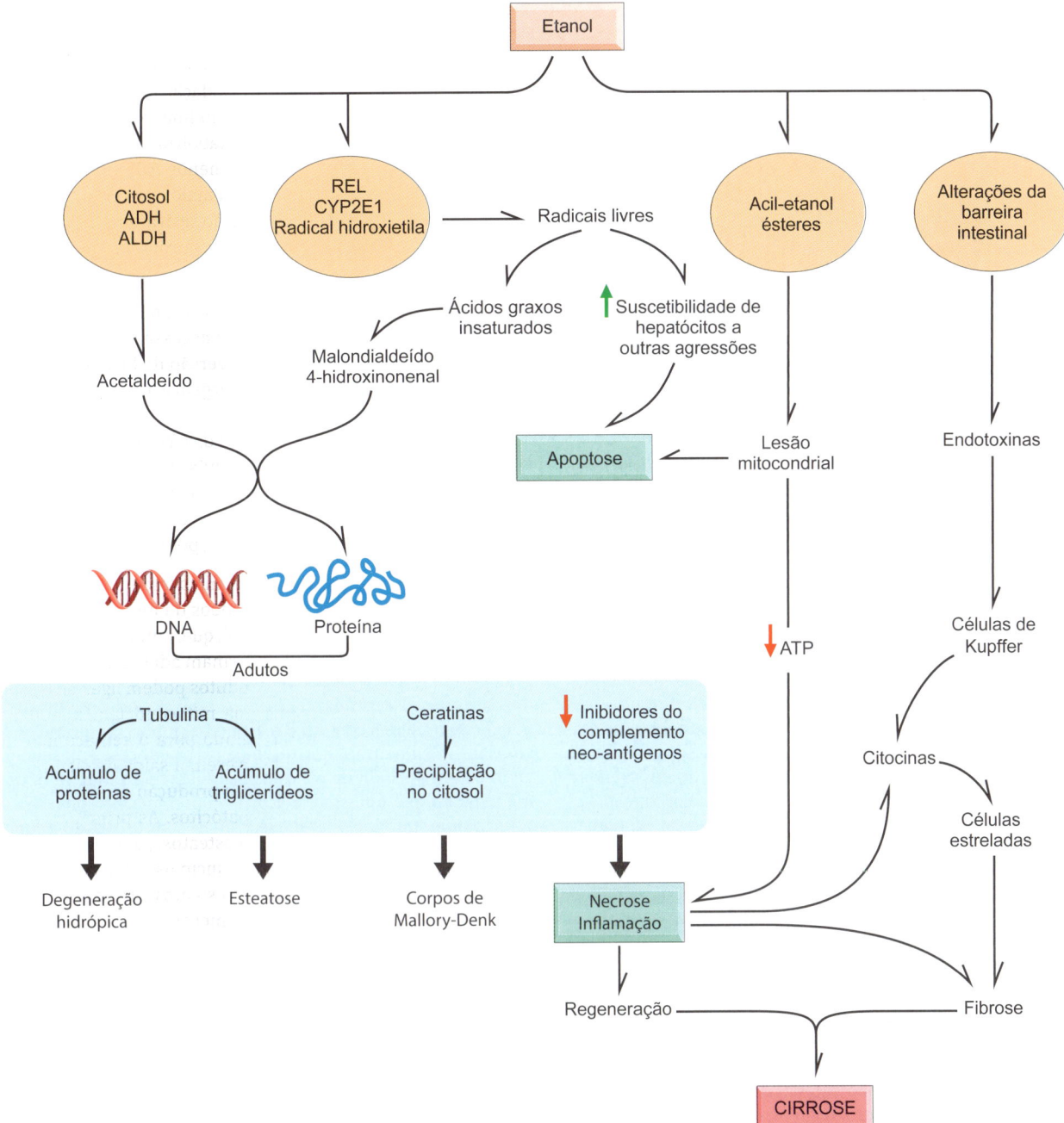

Figura 3.6 Mecanismos de lesão e principais efeitos do etanol no fígado. O etanol, metabolizado no citosol ou no retículo endoplasmático liso (REL) dos hepatócitos, gera acetaldeído e radicais livres. O acetaldeído e os aldeídos gerados por ação de radicais livres formam adutos com proteínas, alterando a função destas. No retângulo inferior estão indicadas as proteínas modificadas e as consequências dessas alterações. O etanol também reage com ácidos graxos, formando ésteres de acil-etanol, os quais lesam mitocôndrias e induzem apoptose ou necrose, ambas facilitadas pela ação de radicais livres. Necrose focal de hepatócitos é seguida de exsudação de neutrófilos e macrófagos, que liberam citocinas ativadoras de fibrogênese. Alterações na barreira intestinal favorecem a absorção de endotoxinas que ativam células de Kupffer; estas liberam citocinas que, junto com as produzidas nos focos de inflamação, induzem as células estreladas a produzir MEC, resultando em fibrose.

Além de lesões hepáticas (hepatopatia alcoólica), o consumo de etanol provoca lesões no sistema nervoso (intoxicação alcoólica crônica, atrofia cerebral ou cerebelar, neuropatia periférica etc.), no coração (cardiopatia alcoólica), na circulação (hipertensão arterial) e no sistema digestório (pancreatites aguda e crônica, gastrite, úlceras), além de associar-se a transtornos nutricionais (desnutrição, deficiência de tiamina, esta a causa da síndrome de Wernicke-Korsakoff), à síndrome alcoólica fetal (anormalidades variadas no desenvolvimento fetal, como crescimento retardado, deficiência mental etc.) e a aumento do risco de alguns cânceres (cavidade oral, laringe e esôfago) (Figura 3.7).

Os efeitos agudos do etanol, que variam desde embriaguez até coma, devem-se a alterações que o álcool induz na membrana de neurônios (modificações da fluidez, alterando a posição das moléculas que atuam no transporte iônico) e a um possível aumento do poder inibidor do GABA (ácido gama-aminobutírico) nas sinapses.

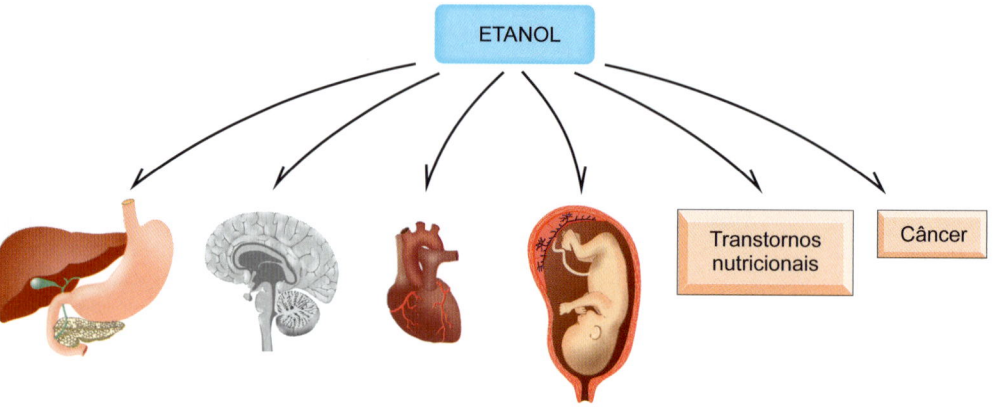

Figura 3.7 Efeitos do etanol no organismo.

Substâncias estimulantes do sistema nervoso central

As mais usadas são a cocaína, as anfetaminas e os seus derivados. A *cocaína* é uma das drogas ilícitas de uso abusivo mais consumida. É um alcaloide extraído de folhas de coca, na forma de cloridrato, um pó branco solúvel. As preparações habitualmente vendidas encontram-se contaminadas com talco, lactose e outros pós brancos utilizados como "diluentes". A alcalinização da cocaína e a sua extração com solventes orgânicos originam um preparado na forma de grânulos denominado *crack*, com efeitos farmacológicos mais potentes (o termo *crack* – estalo, em inglês – refere-se ao barulho que os grânulos produzem quando são aquecidos). Cocaína é utilizada por inalação (aspiração tipo rapé), por injeção subcutânea ou intravenosa, por aspiração junto com a fumaça de cigarro ou por ingestão.

Os efeitos da cocaína relacionam-se com sua ação simpaticomimética: dilatação pupilar, vasoconstrição arteriolar, taquicardia, arritmias e hipertensão arterial. Vasoconstrição arteriolar pode produzir lesões degenerativas e necrose, especialmente na mucosa nasal e no coração; pode também induzir arritmias cardíacas e infarto agudo do miocárdio, por aumento da demanda e redução na oferta de sangue (pela vasoconstrição). Os usuários de cocaína (como os de outras drogas ilícitas injetáveis) apresentam frequentemente lesões cutâneas nos sítios habituais da injeção: cicatrizes, áreas de hiperpigmentação, trombose venosa, flebólitos, abscessos, ulcerações e linfadenite regional; granulomas do tipo corpo estranho são encontrados em linfonodos regionais e nos pulmões (talco, trigo ou outro contaminante da droga). Além disso, os usuários têm maior risco de desenvolver endocardite infecciosa. Infecções secundárias por vírus de transmissão parenteral são comuns (são pessoas de alto risco para infecção por vírus de transmissão parenteral, como o HIV, HBV e HCV). Na gravidez, pode causar hipóxia fetal e aborto.

As *anfetaminas* (utilizadas comumente como anorexígenos) têm efeitos similares aos da cocaína (euforia) e as mesmas manifestações de intoxicação. As anfetaminas podem produzir alterações em neurônios dopaminérgicos, nos quais induz a síntese de 6-hidroxidopamina.

Opioides (heroína, morfina) são largamente utilizados por usuários de drogas ilícitas, muitos dos quais se tornam dependentes em decorrência do uso terapêutico de algum derivado (tratamento de dor) ou porque têm facilidade de contato com eles (médicos e pessoal paramédico). Os preparados vendidos habitualmente são de heroína e, em geral, contêm contaminantes, como no caso da cocaína. Os efeitos da heroína e dos demais opioides são euforia, alucinações, sonolência e sedação. Superdose pode produzir *morte súbita* devido a arritmias cardíacas,

edema pulmonar ou depressão respiratória aguda. Superdose é frequente porque o conteúdo em heroína dos preparados vendidos varia de 2 a 90%, sendo difícil para o usuário calcular a dose suportável. Como para a cocaína, os usuários podem apresentar lesões sistêmicas ou nos locais de injeção devidas aos contaminantes e à introdução de agentes infecciosos (p. ex., endocardite infecciosa). Um contaminante comum dos preparados de heroína é a *quinina*, que pode causar lesões renais e neurológicas, como perda de audição. Os opioides induzem baixo grau de tolerância e dependência física, mas as manifestações da síndrome de retirada são exuberantes. A síndrome de abstinência de opioides começa 8 a 12 horas depois da última dose, com lacrimejamento, rinorreia, bocejos e sudorese; em seguida, aparece um período de cansaço e sonolência (o indivíduo dorme mais do que o normal e acorda com a mesma sensação de cansaço); as pupilas dilatam-se e aparecem crises de piloereção, irritabilidade, tremores, náuseas e vômito. Manifestações psicológicas tardias são comuns.

A *maconha*, utilizada na forma de cigarros feitos com folhas secas de *Cannabis sativa*, está entre as drogas ilícitas de uso mais popular. A fumaça das folhas contém numerosas substâncias, das quais as mais importantes são as conhecidas como canabinóis, que são responsáveis por sua ação psicotrópica e por outros efeitos periféricos da droga. Existem oito classes de canabinóis (canbigeróis, ácido canabinomênico, canabidióis, delta-8 e delta-9-tetra-hidrocanabinóis (THC), canabiciclóis, canabielsoinas, canabinotrióis). O *haxixe*, resina extraída de folhas da maconha, é 5 a 10 vezes mais rico em THC do que as folhas secas. Os canabinóis do grupo THC são os mais importantes na indução dos efeitos psicotrópicos da maconha.

Os canabinóis têm efeitos biológicos variáveis, dependendo dos tipos e da quantidade de receptores existentes nas células. Existem dois grupos de receptores: (1) CB1, abundante no sistema nervoso central e nos tecidos periféricos; (2) CB2, mais abundante nos tecidos periféricos. Trata-se de receptores de sete voltas na membrana acoplados a proteína G inibidora da adenilato ciclase (reduzem o cAMP nas células), mas podem, por meio das unidades beta e gama da proteína G, ativar outras vias intracelulares, como a da PI3K (fosfatidilinositol-3-cinase, ver Figura 5.5), o que pode interferir em várias rotas de transdução de sinais responsáveis pelos efeitos da maconha não só no SNC (efeitos psicotrópicos) como também alterações metabólicas, cardiovasculares, do apetite e da resposta imunitária.

O uso crônico da maconha leva a alterações funcionais no SNC, especialmente no sistema límbico, que se traduzem por erros de julgamento temporal e espacial, instabilidade emocional, impulsão incontrolável, ilusões e, às vezes, alucinações. Há ainda redução na atividade psicomotora, de memória e cognitiva. Tais efeitos parecem relacionados com a ação dos canabinóis (especialmente THC) nos receptores CB1, que, localizados na região pré-sináptica, modulam a liberação de neurotransmissores. Em diferentes modelos experimentais, demonstrou-se que os THCs, através de receptores CB1, reduzem a liberação de glutamato, GABA, norepinefrina, DOPA, serotonina e acetilcolina. Sua ação no hipotálamo aumenta o apetite e reduz a secreção de FSH, LH e prolactina. Entre os efeitos periféricos, são importantes: (1) vasodilatação e taquicardia; (2) redução da insulina em obesos e aumento da liberação de adiponectina pelo tecido adiposo; (3) efeitos anti-inflamatórios e analgésicos.

A descoberta de efeitos periféricos da maconha, especialmente analgésicos e anti-inflamatórios, e de alguns efeitos centrais (p. ex., ação antiemética), levou os pesquisadores a investigarem mais profundamente a ação de diferentes canabinóis para identificarem aqueles que possam ter algum efeito terapêutico, sem apresentar efeitos psicotrópicos (alguns canabinodióis têm efeito analgésico e anti-inflamatório sem apresentar os efeitos dos THCs). A descoberta dos endocanabinóis, substâncias geradas no organismo que atuam como agonistas de CB1 e CB2, mostra que esses receptores devem ter papel importante na manutenção da homeostase. A descoberta de um inibidor de CB1 (*remnabant*) evidenciou que esse receptor tem papel no controle do metabolismo: estudos experimentais revelaram que o *remnabant* controla o apetite e reduz a obesidade em animais de laboratório, sugerindo uma possível aplicação em terapêutica da obesidade humana. O efeito antiemético da maconha tem levado pesquisadores a investigarem sua utilização para reduzir os efeitos gastrintestinais indesejáveis em pacientes com neoplasias malignas submetidos a quimioterapia. A observação de efeito anticonvulsivante do canabidiol levou a sua utilização no tratamento de formas de epilepsia, embora os mecanismos precisos de ação não estejam totalmente esclarecidos.

Barbitúricos e *hipnossedativos* (benzodiazepínicos e derivados) são mais utilizados de modo abusivo do que os opioides. É comum que usuários de opioides e alcoólatras usem hipnossedativos para diminuir os efeitos psicológicos e as manifestações de abstinência. Tais substâncias induzem tolerância e dependência física, cuja síndrome de abstinência é caracterizada por agitação, irritabilidade, insônia, ansiedade e, às vezes, delírio e convulsões. O uso crônico abusivo pode ser assintomático por longo tempo. As manifestações são semelhantes às do alcoolismo crônico (fraqueza, alterações no humor e no julgamento, fala arrastada, redução da memória e da compreensão, labilidade emocional, entre outros).

Substâncias psicodélicas são as que têm efeito alucinogênico, psicotomimético ou psicotogênico, mas que tipicamente produzem alteração na percepção sensorial e sensações só experimentadas em estados de sonho ou de exaltação. *Mescalina* (de um cacto mexicano) e *psilocina* (extraída de cogumelos) foram muito usadas por índios mexicanos. Nos tempos modernos, o *ácido lisérgico* (LSD) tem sido muito utilizado, inclusive por estudantes universitários (que têm acesso aos processos de síntese em laboratórios de química). O uso de LSD geralmente não induz manifestações físicas sérias. Quando aparecem, devem-se ao efeito simpaticomimético: dilatação das pupilas, taquicardia, hipertensão, tremores, piloereção, aumento da temperatura corporal e fraqueza muscular. As consequências mais graves do uso de LSD são manifestações psicológicas como: (1) síndrome de pânico após efeitos alucinogênicos; (2) manifestações esquizofrênicas, que podem progredir como esquizofrenia instalada. No caso da psilocina, usuários do chá de cogumelo estão sujeitos a se intoxicar com toxinas de fungos, principalmente amanitina (do *Amanitas phalloides*). Essa substância inibe a

RNA polimerase e induz graves lesões no sistema nervoso central, manifestadas por dor de cabeça e convulsões seguidas de coma e morte. Necrose hepática centrolobular, necrose tubular aguda nos rins e mionecrose são outras lesões produzidas pela amanitina. A muscarina é outra toxina produzida por fungos do gênero *Amanita*; seus efeitos são parassimpaticomiméticos: contração pupilar, sudorese, bradicardia e diarreia. Outra substância psicodélica muito utilizada é o *ecstasy* (3,4- metilenodioxi metanfetamina – MDMA). Produzido inicialmente como inibidor do apetite, passou a ser utilizado como alucinógeno na forma de comprimidos. Nas fases iniciais de seus efeitos, provoca aumento do estado de alerta, do interesse sexual, da sensação de bem-estar, da sociabilização e da extroversão. Posteriormente, apresenta efeitos indesejáveis: aumento da tensão muscular (com enrijecimento) e da temperatura corporal, cefaleia, oscilação da pressão arterial, alucinações, ansiedade e crise de pânico, podendo haver episódios de psicose.

▶ Agentes biológicos. Aspectos gerais de doenças infecciosas

Agentes biológicos causadores de doenças incluem vírus, bactérias, riquétsias, micoplasmas, clamídias, bactérias, fungos, protozoários e helmintos: todos podem invadir o organismo e produzir doenças, conhecidas em conjunto como *doenças infecciosas*. Artrópodes podem parasitar a superfície do corpo (ectoparasitas) e também provocar lesões.

Ao longo da história da Humanidade, doenças infecciosas representaram um dos principais problemas de saúde-doença e foram responsáveis por elevadas taxas de morbidade e mortalidade. Na evolução dos conhecimentos sobre tais doenças, a Patologia sempre se envolveu nas investigações e muito contribuiu para o avanço científico e profissional, uma vez que a Parasitologia, a Microbiologia e a Imunologia surgiram da Patologia, ciência que estuda as causas e os mecanismos de aparecimento de lesões e doenças, seus aspectos morfológicos e suas repercussões.

Associadas ou não à pobreza, doenças infecciosas, que se apresentam nas formas isolada ou por surtos, epidemias ou pandemias, influenciam a vida humana há milhares de anos e permanecem como grave problema de saúde. Só neste início de século 21, algumas infecções, causadas por novos ou por antigos agentes, tiveram enorme impacto no sistema de saúde e na economia do Brasil e de diversos países ao redor do mundo. São elas: (a) pandemia da síndrome respiratória aguda grave, causada por vírus da família *Coronaviridae* (*Severe acute respiratory syndrome coronavirus* 2/SARS-CoV-2), denominada COVID-19 (*Coronavirus disease*-2019), que, no Brasil, superou 10.000.000 de casos e 250.000 óbitos no primeiro ano da doença; (b) surtos causados pelos vírus *Middle-East respiratory syndrome coronavirus*/MERS-CoV e SARS-CoV; (c) síndrome congênita associada à infecção pelo Zika vírus; (d) expansão de febres hemorrágicas por vírus das famílias *Flaviviridae* (dengue hemorrágica e febre amarela), *Bunyaviridae* (hantavirose), *Arenaviridae* (vírus Sabiá na América do Sul) e *Filoviridae* (Ebola); (e) persistência de doenças negligenciadas e crônicas prevalentes (doença de Chagas, esquistossomose mansoni, hanseníase, malária, tuberculose, leishmaniose e filariose).

No Brasil, apesar da notável e sustentada redução nas taxas de mortalidade proporcional por infecções nas últimas décadas, há ainda número elevado de mortes por doenças infecciosas e parasitárias. Entre as principais causas, infecções respiratórias representaram 950.000 mortes no período 2000 a 2017, seguidas por infecções bacterianas sistêmicas e sepse, com cerca de 300.000 mortes no mesmo período. Considerando a mortalidade proporcional por doenças específicas, os óbitos associados às infecções pelo *human immunodeficiency virus* (HIV/síndrome da imunodeficiência adquirida – AIDS) e pelo vírus da dengue (DENV/febre hemorrágica da dengue) aumentaram anualmente no período, chegando, respectivamente, a 211.000 e 9.000 mortes. O número de óbitos por algumas doenças negligenciadas e crônicas, como a tuberculose, permaneceu estável.

Junto com determinantes e condicionantes sociais e geográficos, fatores relacionados com evolução genética, adaptação de microrganismos, resistência antimicrobiana, suscetibilidade e competência imunitárias, envelhecimento populacional, exposição ocupacional, estilo de vida e questões ambientais (aglomerações de pessoas, deslocamentos populacionais e mudanças climáticas) contribuíram fortemente para a emergência ou reemergência de doenças infecciosas no Brasil.

Para a adequada abordagem das doenças infecciosas, a definição de alguns termos e expressões é essencial, como resumido no Quadro 3.4.

Quadro 3.4 Termos e expressões utilizados no capítulo

Termo/expressão	Significado
Biofilme	Comunidades de bactérias que vivem em superfície natural ou artificial e protegem os microrganismos contra a resposta imunitária e os agentes antimicrobianos
Choque séptico	Sepse (ver adiante) associada a hipotensão arterial e a falência de múltiplos órgãos
Colonização	Adesão e crescimento de microrganismos em superfícies epiteliais (pele ou mucosas), em relação simbiótica que não causa lesão ou doença no hospedeiro
Helminto	Conhecido também como verme, trata-se de organismo multicelular diferenciado, de vida livre ou parasito, capaz de causar doença. Pode ser platelminto (verme chato) ou nematelminto (verme circular)
Infecção	Invasão de um organismo e proliferação neste de um patógeno que causa agressão, resposta tecidual, lesão, alteração funcional ou doença
Infecção concomitante	Infecção por dois patógenos distintos. Pode ser *superinfecção* (quando um indivíduo infectado com um microrganismo sofre infecção por outro patógeno) ou *coinfecção* (a pessoa é infectada simultaneamente por dois agentes infecciosos)
Infestação	Existência de um agente infeccioso em determinado ambiente (p. ex., água infestada por cercarias de *S. mansoni*)
Microbiota Microbioma	*Microbiota* constitui uma comunidade de organismos vivos de um ecossistema ou de uma área particular de um indivíduo, como sistema respiratório, intestinos ou cavidade vaginal. A união da microbiota com elementos estruturais (p. ex., DNA e RNA), metabólitos (p., ex. toxinas) e condições do sistema ou órgão (p. ex., pH, temperatura) é denominada *microbioma* (p. ex., microbiomas intestinal e vaginal)
Microrganismo	Organismo microscópico capaz de provocar infecção. Os principais representantes são vírus, bactérias, fungos e protozoários
Letalidade	Capacidade de um microrganismo produzir morte do hospedeiro
Parasito	Agente infeccioso (metazoários, protozoários, vírus, bactérias, fungos e outros microrganismos) que invade um organismo e dele depende para sua sobrevivência e disseminação. Na Patologia Humana, parasito refere-se prioritariamente a metazoários e protozoários
Patogenicidade	Capacidade de um agente infeccioso (um patógeno) causar lesão ou doença em hospedeiro suscetível. Os agentes infecciosos podem ter alta ou baixa patogenicidade
Patógeno	Qualquer agente vivo que, ao invadir um organismo, é capaz de proliferar e produzir lesões e doença. Na prática, o termo inclui qualquer microrganismo causador de doença (agente patogênico)
Protozoário	Eucarioto unicelular que possui formas variadas e processos de alimentação, locomoção e reprodução distintos
Resistência antimicrobiana	Resistência adquirida de microrganismos a antimicrobianos causada por modificação genética ou epigenética em proteínas dos patógenos, por pressão seletiva natural ou induzida por antibióticos
Sepse	SIRS (ver adiante) associada a infecção (não é necessário demonstrar o agente infeccioso, mas é indispensável definir o foco que iniciou o processo)
SIRS (síndrome da resposta inflamatória sistêmica)	Estado de inflamação sistêmica desencadeada por agentes infecciosos ou não infecciosos associada à liberação de grande quantidade de mediadores inflamatórios. Seu diagnóstico inclui: (a) hipertermia (>38°C) ou hipotermia (36°C); (b) frequência cardíaca > 90 bpm; (c) frequência respiratória > 20 movimentos/min ou $paCO_2$ < 32 torr; (d) leucócitos > 12.000 ou < 4.000/μL.
Transmissão direta	Transferência direta de um patógeno para o hospedeiro. O exemplo mais conhecido é a transmissão de pessoa a pessoa, por meio de: (a) gotículas (gotas de *flugge* ou perdigotos), que atingem mucosas; (b) contato direto, como tocar, beijar ou relações sexuais. Pode ocorrer também pela introdução acidental de microrganismos, através de cortes, traumatismos, injeções e outras
Transmissão indireta	Transferência indireta de um patógeno, mediante: (a) veículos de transmissão, como objetos ou materiais contaminados (brinquedos, instrumentos cirúrgicos, água, alimentos, leite e produtos biológicos, como sangue ou derivados); (b) vetores (insetos ou outro ser vivo que transporta um patógeno de uma pessoa a outra)
Transmissão vertical	Transmissão de um agente infeccioso da mãe para o filho através da placenta, durante o parto ou logo após este
Virulência	Refere-se à intensidade do dano causado por um patógeno no hospedeiro. Virulência pode ser graduada em termos de intensidade (lesões/doenças discretas, moderadas, graves ou fatais) ou da capacidade de gerar sequelas

Patogenicidade e virulência dependem de componentes do patógeno e de fatores do hospedeiro. São *componentes relacionados com o patógeno*: (a) os que facilitam a invasão e a disseminação do agente; proteases produzidas por trofozoítos de *Entamoeba histolytica* favorecem a penetração na mucosa intestinal, ao contrário da *E. dispar*, que não é invasiva e, portanto, não patogênica; (b) os que contribuem para superar as defesas do hospedeiro: estafilococos induzem coagulação do plasma e geração de fibrina; esta os envolve e os protege parcialmente das defesas do organismo; (c) os que induzem ação lesiva; toxinas produzidas pelo *Clostridium difficile* causam necrose do epitélio intestinal. Todos esses fatores, variáveis em diferentes patógenos, dependem da expressão gênica nos microrganismos, que por sua vez se associa a componentes genéticos e epigenéticos. Entre os *fatores do hospedeiro*, destacam-se: (a) mecanismos de defesa (respostas imunitárias inata e adaptativa (ver Capítulos 4 e 11); (b) fatores individuais, como idade, sexo, estado nutricional e comorbidades; (c) perfil genético, que envolve componentes genéticos e epigenéticos. A forma como cada indivíduo reage a uma agressão, infecciosa ou não, varia segundo seu perfil genético e condiciona em grande parte o curso de uma doença.

As classes e as propriedades de agentes infecciosos e parasitários estão descritas no Quadro 3.5. Tais patógenos podem produzir lesão por meio de: (1) ação direta, por invasão de células, nas quais prolifera e pode causar morte celular. É o *efeito citopático* (ver adiante), que ocorre especialmente com vírus e algumas riquétsias, bactérias e protozoários; (2) substâncias tóxicas (toxinas) liberadas pelo agente infeccioso, como *exotoxinas* de bactérias, de micoplasmas e de alguns protozoários; (3) componentes estruturais ou substâncias armazenadas no interior do agente biológico e liberados após sua morte e desintegração, que são as toxinas endógenas ou *endotoxinas*; (4) ativação do sistema do complemento, capaz de iniciar uma *reação inflamatória*, que será estudada no Capítulo 4; (5) resposta imunitária, importante na defesa contra invasores, mas que é também um dos mecanismos envolvidos em lesões produzidas por agentes infecciosos. Ao lado disso, como antígenos do invasor podem aderir à superfície de células ou possuir epítopos semelhantes a moléculas do hospedeiro, a resposta imunitária contra os microrganismos pode dirigir-se também a componentes do indivíduo infectado e resultar em autoagressão; (6) integração ao genoma celular (p. ex., vírus) e alterações na síntese proteica, o que pode levar a neoplasias. Tais mecanismos agem com maior ou menor intensidade segundo a constituição genética do organismo, pois esta é que condiciona o tipo de resposta a diferentes agressores. As condições do organismo, como estado nutricional e lesões preexistentes, também influenciam o aparecimento e a evolução de lesões e doenças infecciosas.

Lesões produzidas por vírus

Vírus são organismos intracelulares obrigatórios que utilizam a célula hospedeira para seu ciclo de vida. Vírus medem de 20 nm (*Parvovirus*) a 2 μm (*Tupanvirus*) e possuem genoma de ácido nucleico circundado por envoltório proteico (capsídeo) e, nos vírus envelopados, também por envelope ou membrana lipoproteica. Segundo o ácido nucleico, os vírus podem ser de DNA (icosaédrico e envelopado) ou de RNA (helicoidal e não envelopado). Os vírus são caracterizados ainda pela forma de replicação, pelo tropismo celular e pelas doenças que causam.

A entrada de um vírus no organismo se faz pelo sistema digestório, pelas vias respiratórias, por inoculação na pele, por picada de artrópodes, por mordida de animais, por soluções de continuidade na pele ou mucosas ou por inoculação direta nos tecidos ou no sangue.

Para penetrarem em células, os vírus ligam-se a receptores da superfície celular, razão pela qual há vírus espécie-específicos e vírus célula-específicos. Muitos vírus utilizam receptores celulares com funções próprias: o HIV usa a molécula CD4 de linfócitos T e os receptores CXCR4 e CCR5; o vírus Epstein-Barr utiliza o receptor de C3b em linfócitos B; o vírus da poliomielite liga-se ao receptor colinérgico etc. No interior das células, o ácido nucleico viral é liberado e pode se integrar ao genoma celular. Ainda nas células, o ácido nucleico viral é replicado, e a maquinaria celular produz os demais constituintes das partículas virais; os vírus formados deixam as células por exocitose ou quando estas morrem (Figura 3.8).

Aspecto muito importante em infecções virais é o surgimento de mutações no genoma do vírus, o que origina variantes com comportamento diferente do original, mais ou menos agressivo. Mutações são mais frequentes em vírus de RNA por causa da incapacidade de a RNA polimerase corrigir erros de replicação. Também nesses vírus pode ocorrer, quando há infecções mistas, a passagem de um gene de uma cepa para outra. Nos vírus da influenza, por exemplo, tais aspectos são bem evidentes: mutações são frequentes nos genes de hemaglutininas e neuraminidases, o que origina moléculas antigenicamente diferentes, razão pela qual são necessárias vacinas anuais incorporando essas variações. Quando existe rearranjo gênico entre duas ou mais cepas, podem surgir variantes muito virulentas, como ocorreu com o H1N1 em 2009: o H1N1 responsável pela pandemia tinha genes do vírus humano associados a genes de vírus de aves e de porcos.

Quadro 3.5 Classes e características de agentes infecciosos e parasitários

Classe	Tamanho	Localização	Alguns exemplos	Doença
Vírus	18 nm-2 μm	Intracelular	HIV DENV SARS-CoV-2	AIDS Dengue COVID-19
Bactérias	0,2 μm-15 μm	Intracelular e extracelular	*Mycobacterium tuberculosis* *Streptococcus pneumoniae*	Tuberculose Pneumonia Meningite
Fungos	2 μm-200 μm	Intracelular e extracelular	*Candida albicans* *Histoplasma capsulatum*	Candidíase Histoplasmose
Protozoários	1 μm-50 μm	Intracelular e extracelular	*Trypanosoma cruzi* *Leishmania braziliensis*	Doença de Chagas Leishmaniose tegumentar
Helmintos	3 mm-10 m	Extracelular	*Schistosoma mansoni* *Wuchereria bancrofti*	Esquistossomose Filariose

3

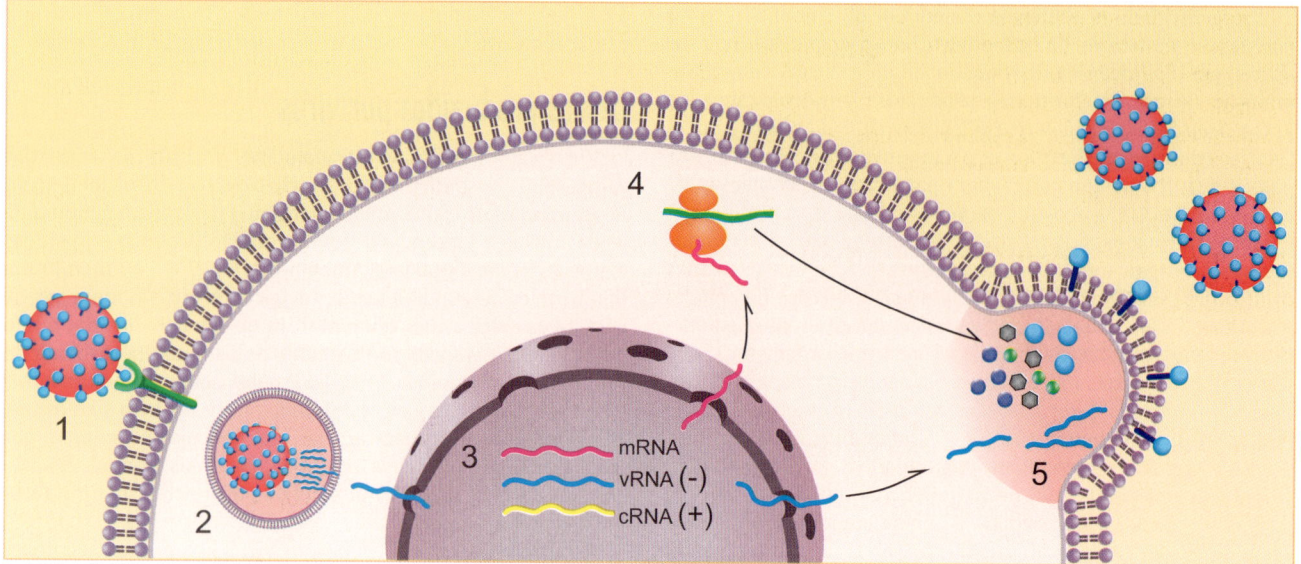

Figura 3.8 Replicação do vírus influenza. (1) Reconhecimento e ligação ao receptor na membrana citoplasmática; (2) endocitose, redução do pH e desnudamento viral, com liberação do genoma do vírus; (3) replicação do genoma viral e síntese de RNAs mensageiro (mRNA) e complementar senso positivo (cRNA +) a partir do RNA viral senso negativo; (4) tradução e processamento pós-tradução das proteínas virais; (5) montagem do vírus, brotamento e liberação das partículas virais.

A disseminação de vírus se faz pelas vias sanguínea, linfática ou axônica. Alguns vírus são lançados livres na circulação (vírus da hepatite B), outros se disseminam em células do sangue (HIV em linfócitos e macrófagos, citomegalovírus em monócitos). O vírus da raiva penetra em terminações nervosas no local da inoculação e chega ao sistema nervoso central através de fluxo axônico retrógrado; mecanismo semelhante é utilizado pelo vírus do herpes, que, a partir de células ganglionares, dirige-se ao epitélio da pele através de axônios de fibras nervosas. A infecção de células distantes do sítio de inoculação depende de receptores específicos ou de moléculas tecido-específicas que influem no chamado tropismo tecidual dos vírus. Vírus causam lesões por ação direta ou indireta.

Por *ação direta*, os vírus penetram em células e podem causar diversos tipos de infecção: (1) abortiva, na qual o vírus não consegue se replicar e não causa lesão (frequente quando se infecta experimentalmente o mesmo vírus em células diferentes); (2) persistente, com produção contínua e eliminação do vírus, causando infecção lenta ou arrastada, com lesões celulares cumulativas que demoram a ter expressão clínica (são as viroses lentas, como a infecção pelo HIV); (3) latente, em que o vírus se incorpora ao genoma do hospedeiro e permanece quiescente até ser estimulado a entrar em atividade (o vírus herpes-zóster infecta neurônios sensitivos e permanece quiescente por longo período, refazendo o ciclo e infectando células epiteliais quando reativado); o vírus pode também não causar lesão celular imediata, mas pode levar a transformação celular capaz de induzir câncer mais tarde (infecção pelo vírus Epstein-Barr em linfócitos B ou pelo HPV em ceratinócitos são bons exemplos); (4) lítica, na qual o vírus prolifera e causa morte da célula hospedeira, como ocorre com o vírus do *herpes simplex* e o vírus do papiloma humano.

Por *ação indireta*, os vírus provocam lesões por mecanismos imunitários. Os antígenos virais são expressos na membrana citoplasmática da célula hospedeira e induz respostas variadas. Em geral, a infecção induz a síntese de interferons alfa, beta e lambda, que favorecem a expressão de MHC I na célula infectada, aumentando a quantidade de antígeno viral associado a essas moléculas na membrana celular. A lise de células infectadas se faz por: (1) linfócitos T citotóxicos, que reconhecem epítopos via MHC I; (2) linfócitos Th1, que liberam fatores citotóxicos (TNF) ou estimuladores de macrófagos, que liberam fatores citotóxicos para a célula infectada; (3) células NK, as quais matam células infectadas que reduziram ou anularam a expressão de MHC I; (4) anticorpos, que lisam a célula infectada por ativar o sistema complemento ou por promover citotoxicidade mediada por células dependente de anticorpos (ADCC, ver Capítulo 11). Por tudo isso, a célula pode ser lesada e morta, mesmo que o vírus não tenha efeito citopático. A Figura 3.9 ilustra as principais interações de vírus com células.

Infecções virais sempre evocam resposta imunitária celular. Em muitas viroses, a lesão celular depende essencialmente de agressão imunitária, como ocorre nas hepatites B e C. Imunocomplexos podem se formar no local da infecção, inclusive na microcirculação, onde induzem a formação de trombos que obstruem vasos. Imunocomplexos são responsáveis às vezes por agravamento da lesão (na hepatite fulminante pelo vírus B, esse é um possível mecanismo da necrose maciça que ocorre na doença). A formação de imunocomplexos circulantes pode levar ainda à sua deposição em tecidos, onde produzem lesões inflamatórias (na hepatite B, alguns pacientes apresentam artrite, causada possivelmente pela deposição de imunocomplexos em articulações).

Nos indivíduos infectados, os vírus podem causar inflamação, neoplasias e lesões celulares, estas conhecidas como *efeito citopático*, que se manifesta por: (1) lise da célula; (2) fusão de células formando sincícios (infecções virais do sistema respiratório e em hepatites virais na infância; (3) modificações no citoesqueleto celular, por alterações em microtúbulos e microfilamentos, que se refletem em modificações em cílios, como acontece em infecções respiratórias; (4) corpúsculos de inclusão, no citoplasma ou no núcleo, que são úteis no diagnóstico morfológico de algumas viroses, como raiva, infecção herpética e infecção pelo citomegalovírus; (5) vacuolização de células epiteliais (coilocitose), frequente na infecção pelo vírus do papiloma humano (HPV); (6) apoptose.

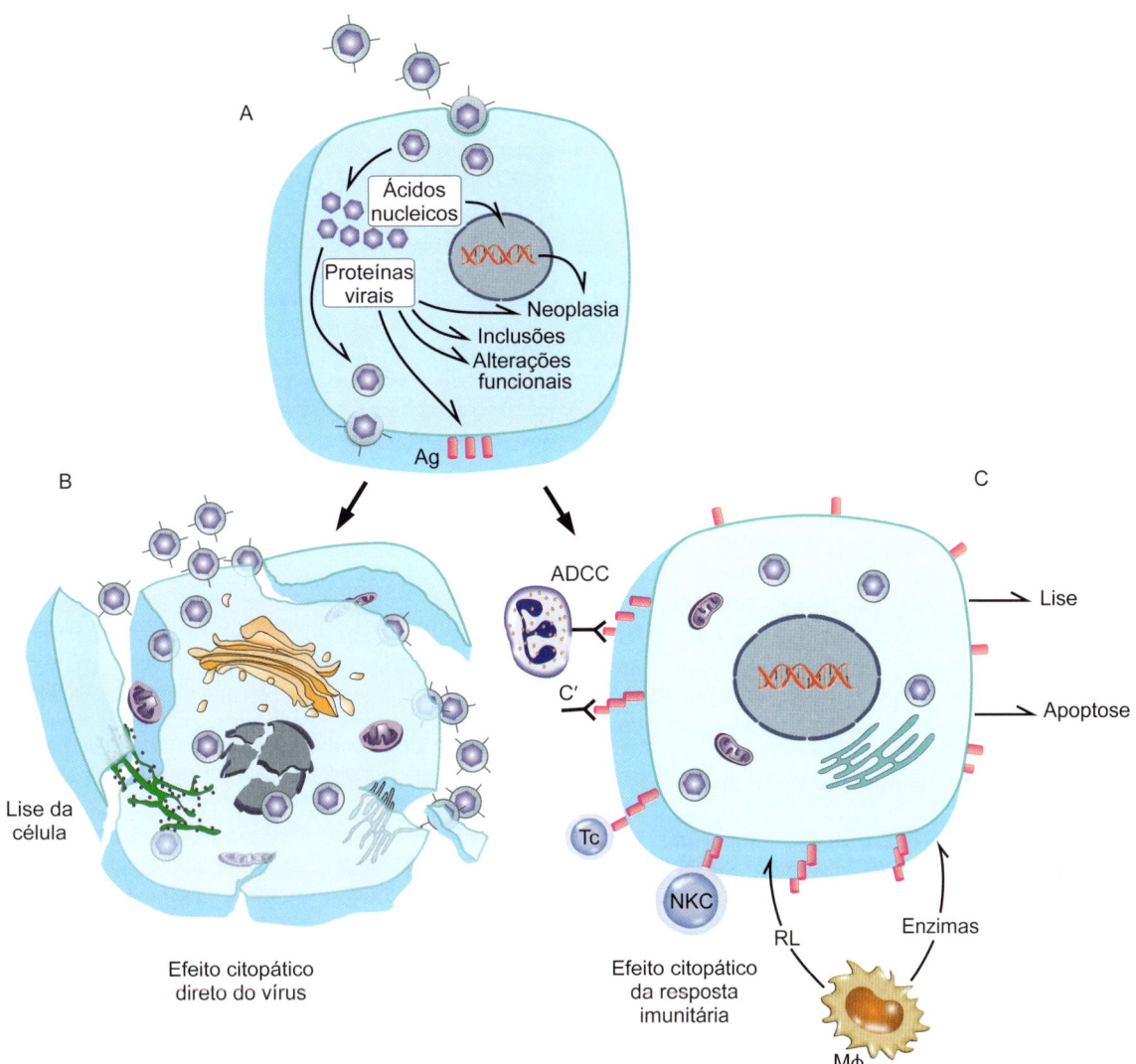

Figura 3.9 Mecanismos gerais de lesões celulares induzidas por vírus. **A.** Após penetração na célula, o vírus multiplica-se no citoplasma, e antígenos virais (Ag) são expostos na membrana. Vários efeitos podem ocorrer na célula infectada. **B.** A célula sofre lise por causa da multiplicação viral. **C.** O vírus não mata a célula, mas os antígenos virais, na membrana celular, são reconhecidos por anticorpos, que ativam o complemento (C) ou induzem citotoxicidade celular mediada por anticorpos (ADCC), causando morte da célula. Células NK (NKC) e linfócitos T citotóxicos (Tc) reconhecem a célula infectada e matam-na. Macrófagos (MΦ) estimulados por IFN-γ produzem radicais livres (RL) e secretam enzimas que também agridem a célula infectada pelo vírus. Os mecanismos imunitários podem matar a célula por necrose lítica (lise) ou por indução de apoptose.

Embora este capítulo trate apenas dos aspectos comuns das infecções em geral, a seguir será descrita resumidamente a infecção pelo SARS-CoV-2, que surgiu recentemente, tem enorme impacto no Brasil e no mundo e ilustra muitos dos aspectos descritos anteriormente.

Infecção pelo SARS-CoV-2 e COVID-19

SARS-CoV-2 é um novo coronavírus e o agente causador da pandemia COVID-19, doença infecciosa emergente que surgiu no final de 2019 e que constitui grave problema de saúde pública de importância global. Com cerca de 170.000.000 de infectados e 3.690.000 de óbitos no mundo todo até maio de 2021, a infecção causa lesões em múltiplos órgãos, sobretudo nos pulmões e nas vias respiratórias superiores. Sua apresentação clínica varia bastante, desde assintomática ou quadro de infecção discreta das vias respiratórias superiores até pneumonia viral grave que requer hospitalização e pode progredir rapidamente para a síndrome respiratória aguda grave (SRAG, ou *severe acute respiratory syndrome – SARS*) e morte. A progressão para a forma grave da doença resulta da interação do vírus com o hospedeiro e envolve: (a) efeito citopático do SARS-CoV-2 no epitélio respiratório; (b) desequilíbrio no sistema renina-angiotensina-aldosterona, devido ao fato de o vírus ocupar o receptor da enzima conversora de angiotensina 2 (ACE2); (c) desregulação das respostas imunitárias inata e adaptativa; (d) aumento da coagulação sanguínea (ver Figura 4.7).

Após ligação da proteína *spike* (S) do SARS-CoV-2 ao receptor ACE2, o vírus penetra na célula por endocitose e se liga a receptores de reconhecimento de padrões moleculares, como receptores *toll-like* (TLRs); dessa ligação são ativados o fator nuclear *kappa* B (NFκB) e fatores reguladores de interferons (IRFs),

3

o que leva à síntese de interferon (IFN) tipo I e citocinas pró-inflamatórias. Resposta adequada de IFN induz estado de imunidade que limita a replicação viral e causa morte das células infectadas. No entanto, proteínas não estruturais do SARS-CoV-2 podem suprimir a produção de IFNs. Demora ou variação na resposta de IFNs favorece replicação viral acelerada e amplia a resposta inflamatória. Além da liberação de citocinas, às vezes maciçamente (tempestade de citocinas, ver Capítulo 4), a ativação do sistema do complemento amplifica a inflamação e causa disfunção endotelial, com liberação de fatores pró-coagulantes e coagulação intravascular (imunotrombose). Neutrófilos ativados formam uma rede extracelular composta por DNA e histonas acetiladas, que amplifica a resposta pró-coagulante por ativação da coagulação sanguínea e da agregação plaquetária. A resposta imunitária adaptativa também tem papel importante na eliminação do SARS-CoV-2, por meio de linfócitos T citotóxicos, que destroem as células infectadas, e linfócitos B, que produzem anticorpos neutralizantes contra antígenos virais. A maioria dos pacientes recuperados de COVID-19 apresenta linfócitos T ativados e anticorpos neutralizantes contra as proteínas S, proteínas da membrana e nucleoproteínas do vírus. A COVID-19 também se acompanha linfopenia, por desregulação de IFNs, apoptose e piroptose de linfócitos induzidas por citocinas, hemofagocitose, sequestro de linfócitos em pulmões e outros órgãos, redução da hematopoese na medula óssea e dano aos órgãos linfoides.

A progressão para doença grave associa-se muitas vezes a idade avançada e a morbidades subjacentes, como doença cardiovascular, hipertensão arterial, diabetes, doença pulmonar, doenças neurodegenerativas, imunodeficiência, doença renal e lesão hepática, além de obesidade e síndrome metabólica. Cerca de 80% dos pacientes com doença grave necessitam de oxigênio suplementar, dos quais 30 a 40% requerem ventilação mecânica. A taxa de mortalidade nos pacientes submetidos a ventilação mecânica é elevada (70 a 90%).

O estudo anatomopatológico de casos fatais da doença no primeiro ano da pandemia, feito a partir de necrópsias convencionais ou minimamente invasivas, identificou lesões nos pulmões e em órgãos dos sistemas circulatório, nervoso, digestivo, urinário, genitais, tegumentar e hemolinfático. Tais lesões associam-se à ação direta do vírus em diferentes órgãos, a doenças preexistentes (comorbidades) ou a efeitos gerais no paciente, como hipóxia, resposta inflamatória sistêmica e danos por medicamentos usados no tratamento. Como se trata de doença muito recente, ainda não se conhecem as eventuais sequelas da infecção pelo SARS-CoV-2 a médio e longo prazos.

Sistema respiratório. A lesão pulmonar mais importante é dano alveolar difuso (DAD), que, na fase inicial, caracteriza-se por edema discreto a moderado, infiltrado inflamatório predominantemente mononuclear nos septos alveolares, deposição de fibrina e membranas hialinas em alvéolos (Figura 3.10 A), acompanhados de hiperplasia de pneumócitos do tipo II (Figura 3.10 B). Na fase proliferativa, encontram-se depósitos densos de fibrina em alvéolos, proliferação fibroblástica e formação de tecido de granulação. Na fase fibrótica, há organização e obliteração dos alvéolos por tecido cicatricial. Alterações vasculares incluem congestão intensa, trombos e microtrombos, proliferação vascular e vasculite ou endotelite, esta caracterizada por infiltrado linfocitário ao redor de pequenos vasos. Infiltrado de polimorfonucleares é visto quando há pneumonia bacteriana secundária.

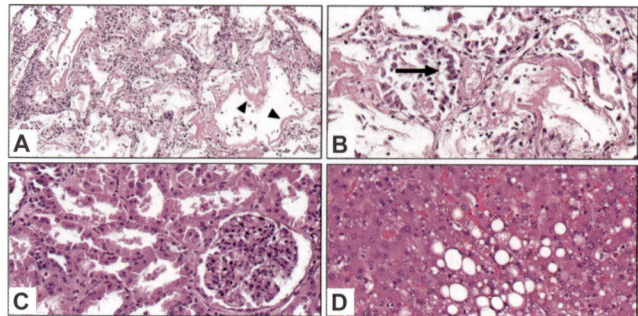

Figura 3.10 Achados histológicos na COVID-19. **A.** Pulmão na fase exsudativa de dano alveolar difuso mostrando infiltrado de mononucleares nos septos alveolares e membranas hialinas (*setas*). **B.** Mesmo caso de A, evidenciando hiperplasia de pneumócitos do tipo II (*seta*). **C.** Rim. Dilatação de túbulos, degeneração vacuolar do epitélio e necrose de células de túbulos proximais. **D.** Fígado. Esteatose macrovacuolar.

Sistema circulatório. Lesão miocárdica associa-se à agressão viral direta de cardiomiócitos, à sobrecarga cardíaca por insuficiência respiratória, à hipoxemia por comprometimento pulmonar e aos efeitos da resposta inflamatória sistêmica. Encontram-se edema e discreto infiltrado inflamatório mononuclear no miocárdio; alguns pacientes desenvolvem miocardite e pericardite. Em certos pacientes, surgem lesões semelhantes às da doença de Kawasaki. Ao lado dessas, doença cardíaca prévia aumenta o risco de desfechos desfavoráveis. Por causa de lesão endotelial induzida pelo vírus, por ativação do sistema do complemento e por efeitos sistêmicos de citocinas, trombose em vasos de vários calibres é frequente, agrava o quadro e contribui para o óbito.

Sistema nervoso. O SARS-CoV-2 é encontrado no liquor, no tecido nervoso e em nervos, indicando seu potencial neurotrópico (ver Capítulo 26). As principais lesões encefálicas parecem resultar de hipóxia cerebral e são representadas microtrombos, infartos e focos de hemorragia. Infiltrado inflamatório predominantemente linfocitário e nódulos microgliais no encéfalo, no tronco encefálico e no bulbo olfatório são vistos em alguns pacientes. Em casos isolados, foram encontradas encefalopatia ou mielite necrosantes, encefalite e encefalomielite disseminada.

Sistema urinário. O SARS-CoV-2 infecta células dos glomérulos e túbulos renais e causa um tipo particular de glomeruloesclerose segmentar e focal (glomerulopatia colapsante) e microangiopatia trombótica. Os túbulos mostram dilatação, degeneração vacuolar, redução da borda em escova e necrose de células nos túbulos proximais (Figura 3.10 C). Focos de infiltrado inflamatório mononuclear e de fibrose também podem ser observados. Outras lesões (pielonefrite aguda e atrofia tubular) parecem resultar de comorbidades, hipóxia, resposta inflamatória sistêmica e efeitos tóxicos de medicamentos.

Sistema digestivo. São encontrados edema e discreto infiltrado inflamatório mononuclear, na lâmina própria da mucosa, além de congestão na submucosa. No fígado, as principais alterações são esteatose macrovesicular discreta a moderada (Figura 3.10 D), infiltrado mononuclear lobular e periportal, congestão e dilatação sinusoidal periportal e centrolobular. Além de agressão viral direta, os danos hepáticos podem resultar de resposta inflamatória, toxicidade de medicamentos, doença hepática pré-existente ou infecções hepáticas concomitantes.

Sistema genital e placenta. O SARS-CoV-2 é encontrado no sêmen. Pela elevada expressão do receptor ACE2 em espermatogônias, células de Leydig e células de Sertoli, encontram-se lesões nos túbulos seminíferos e discreto infiltrado inflamatório linfocitário no interstício dos testículos. Na placenta, são observados infiltrado inflamatório misto, rico em neutrófilos e macrófagos, no espaço subcorial e no cordão umbilical, além de aumento de focos de deposição de fibrina nos espaços intervilosos.

Sistema tegumentar. Nos casos discretos ou moderados da doença, pode haver manifestação cutânea, geralmente *rash* maculopapular. Histologicamente, encontram-se vacuolização dos ceratinócitos basais (espongiose) e focos perivasculares e perianexiais de infiltrado inflamatório mononuclear na junção dermoepidérmica e na derme superficial. Na forma grave da COVID-19, há necrose da epiderme e dos anexos cutâneos, além de microtrombos de fibrina.

Sistema hemolinfático. A medula óssea apresenta hipercelularidade, hemofagocitose e aumento de focos de mielopoese e de megacariopoese, cujos megacariócitos são imaturos e pequenos (menores que 20 mm) e têm núcleos hipolobulados. No baço, há atrofia da polpa branca periarteriolar associada a redução de linfócitos B.

Lesões produzidas por bactérias

Bactérias são organismos procariotos desprovidos de membrana nuclear e outras organelas, ficam envolvidas por membrana citoplasmática e parede celular e possuem cromossomo em fita única circular de cadeia dupla e ribossomo 70S (30S + 50S). A parede celular é constituída por peptidoglicano (mureína), um polímero de cadeias longas de açúcar ligadas por pontes peptídicas que circundam a membrana celular. A parede bacteriana pode ser evidenciada na coloração de Gram.

Além da propriedade de reter ou não o corante na coloração de Gram, as bactérias são classificadas segundo: (1) forma; podem ser cocos, bacilos, cocobacilos, vibriões, espirilos e espiroquetas; (2) exigência de oxigênio; são aeróbias ou anaeróbias; (3) estruturas de mobilidade. Bactérias móveis possuem flagelos, que são filamentos helicoidais longos que se estendem a partir da superfície celular, e fímbrias (*pilli*), projeções na superfície que permitem às bactérias fixar-se às células hospedeiras ou à matriz extracelular.

Doenças bacterianas têm enorme interesse no mundo todo, pela frequência e pela potencial gravidade. Para provocar doença, uma bactéria precisa primeiro colonizar o hospedeiro, a partir de sua aderência a células do órgão atingido. Em seguida, ocorrem sua multiplicação e invasão dos tecidos e, assim, a infecção bacteriana.

A capacidade das bactérias de produzir lesões (patogenicidade e virulência) depende da expressão de genes no cromossomo bacteriano ou em um plasmídeo que codificam os chamados *fatores de virulência*; estes, que caracterizam formas ou cepas virulentas, muitas vezes atuam por mecanismos ainda desconhecidos. Na maioria das bactérias, os fatores de virulência estão relacionados com: (1) facilitação de adesão e invasividade do microrganismo; (2) inibição de fatores humorais inespecíficos de defesa; (3) inibição da resposta imunitária; (4) resistência à ação de fagócitos e a antibióticos; (5) produção de toxinas; (6) formação de biofilmes, especialmente sobre próteses ou cateteres, de onde podem disseminar-se.

A pele e as mucosas constituem barreira protetora contra a invasão de bactérias. Nelas, há componentes mecânicos (cerati-

na), químicos (secreção sebácea, secreções digestivas e muco), imunitários (IgA secretora e tecido linfoide associado a mucosas ou à pele) e biológicos (flora residente normal). Para penetrar na pele, as bactérias necessitam encontrar uma solução de continuidade ou ser inoculadas, pois não há penetração ativa. Para facilitar a invasão, as bactérias: (1) produzem substâncias antibióticas (bacteriocinas), que eliminam componentes da microbiota normal e favorecem a competição para o microrganismo externo, especialmente aderência às células epiteliais; (2) liberam enzimas que facilitam a passagem da bactéria através do muco e do glicocálice e sua disseminação no interstício; (3) possuem moléculas de adesão (adesinas) na superfície, muitas vezes em fímbrias ou *pilli*. Tais moléculas permitem ao microrganismo reconhecer estruturas na superfície das células e a elas se aderir. Cepas de *E. coli* que causam infecção urinária possuem moléculas que se ligam à superfície de células uroteliais. A aderência é em parte específica, explicando o tropismo de determinadas bactérias para certos locais. Além de adesão específica, existe outra inespecífica, feita por moléculas que conferem hidrofobicidade à superfície bacteriana; quanto mais hidrofóbica é a superfície de uma bactéria, mais fácil é a sua adesão à superfície celular.

Muitos fatores favorecem a sobrevivência de bactérias nos indivíduos infectados. Bactérias podem produzir proteases que digerem IgA (p. ex., gonococo) ou liberar antígenos de sua superfície, o que reduz a resposta imunitária; outras causam imunossupressão por agirem sobre linfócitos T ou sobre fagócitos, alterando os mecanismos de apresentação de antígenos. Muitas outras não são facilmente fagocitáveis e/ou digeríveis, porque apresentam uma cápsula polissacarídica, hidrofílica (p. ex., pneumococo); outras, como o *M. tuberculosis*, inibem a fusão do fagossomo com o lisossomo; outras bloqueiam a explosão respiratória de fagócitos, evitando a produção de radicais livres de O_2; outras, ainda, produzem grande quantidade de peroxidase, catalase e superóxido-dismutase, que reduzem a H_2O_2 e os radicais livres capazes de lisá-las; há ainda algumas, como o *M. leprae*, que sobrevivem dentro de fagolisossomos, resistindo a todos os fatores microbicidas existentes.

Muitas bactérias resistem aos efeitos microbicidas de fagócitos; contra elas, o organismo se defende mediante montagem de uma resposta imunitária para ativar fagócitos e para desenvolver mecanismos microbicidas capazes de destruí-las. Se a resposta não é eficaz, a bactéria multiplica-se e origina uma doença.

Toxinas bacterianas

Podem ser: (1) *exotoxinas*, produzidas por bactérias Gram-positivas e Gram-negativas, que são proteínas com efeito citopático liberadas por bactérias durante a fase exponencial do seu crescimento. As exotoxinas recebem nomes diversos de acordo com o seu alvo (neurotoxina, enterotoxina), com o mecanismo de ação (toxinas com atividade de ADP ribosiltransferase) ou com o efeito biológico (toxina dermonecrótica, toxina hemolítica etc.). Exotoxinas podem ser enzimas (proteases, fibrinolisina etc.), superantígenos (causam forte estimulação de linfócitos T), neurotoxinas, enterotoxinas etc.; (2) *endotoxinas*, *lipopolissacarídeos (LPS) de bactérias Gram-negativas ou peptideoglicanos de bactérias Gram-positivas*, que são liberadas após a desintegração da bactéria.

As endotoxinas têm papel destacado em muitos processos patológicos: (1) ativam os sistemas do complemento, da coagulação sanguínea, da fibrinólise e de cininas; (2) são importantes

3

PAMPs (ver Capítulo 4), que, após reconhecimento em receptores do tipo *toll-like* (TLRs, ver Capítulo 5), são potentes estimuladores da liberação de citocinas inflamatórias, sobretudo TNF e IL-1; (3) ativam linfócitos, endotélio e células fagocitárias. Por isso mesmo, endotoxinas estão muito envolvidas na resposta inflamatória e, entre outros efeitos, têm papel expressivo na gênese de choque séptico e coagulação intravascular disseminada que surgem em muitas doenças bacterianas.

Os mecanismos de ação e os efeitos das toxinas são muito variados. Algumas causam morte celular por inibirem a síntese proteica (p. ex., toxina diftérica, toxina da *Shigella dysenteriae*) ou por ação de fosfolipases que digerem fosfolipídeos de membranas (p. ex., hemolisinas e leucocidinas de estreptococos e estafilococos). Outras causam distúrbios funcionais, mas sem provocar degenerações ou necrose: (1) a toxina do cólera estimula a adenilato ciclase a produzir cAMP; em células intestinais, o cAMP ativa bombas eletrolíticas que induzem a passagem de grande quantidade de água e eletrólitos para o meio externo, o que causa a diarreia aquosa tão característica da doença; (2) a toxina tetânica é levada por transporte axônico retrógrado até o neurônio motor, onde atua na sinapse. Após atravessar a fenda sináptica, a toxina impede a liberação de neurotransmissores na membrana pré-sináptica, resultando em paralisia espástica; (3) a toxina botulínica atua na junção neuromuscular e impede a liberação de acetilcolina, produzindo paralisia flácida.

Além de toxinas produtoras de degeneração ou morte celular, existem outras que causam lesão apenas ao nível molecular, sem nenhuma alteração morfológica evidenciável à microscopia de luz ou eletrônica; representam, pois, bons exemplos para a compreensão do conceito de lesão a ser discutido no Capítulo 5. A Figura 3.11 ilustra alguns mecanismos de agressão por bactérias.

Outros mecanismos

Bactérias quase sempre induzem reação inflamatória, que também pode causar lesões. Lipopolissacarídeos e proteoglicanos da parede bacteriana são potentes PAMPs ativadores de receptores da imunidade inata que induzem a liberação de IL-1, TNF e outras moléculas inflamatórias por células que possuem

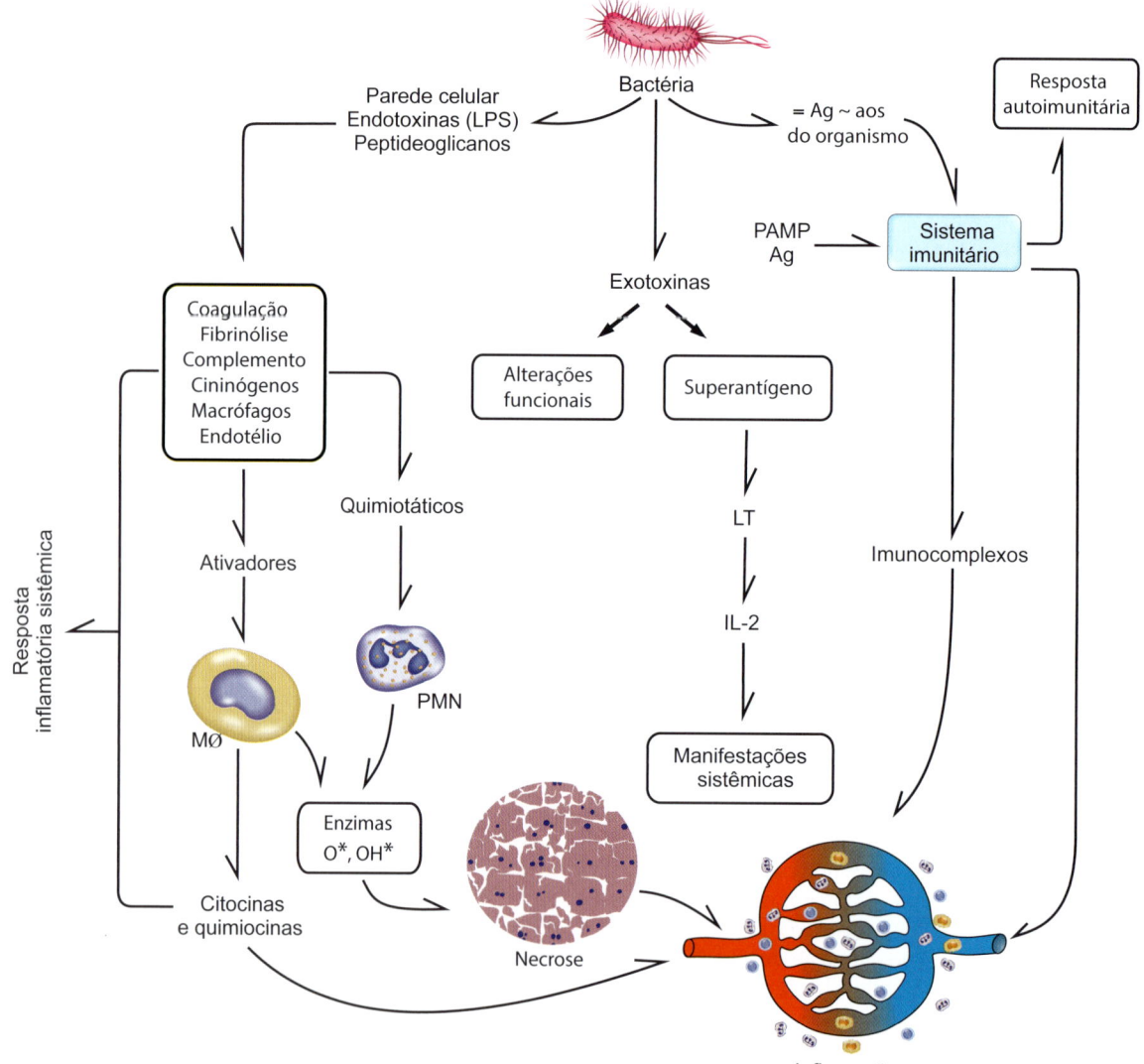

Figura 3.11 Mecanismos gerais de agressão por bactérias. Ag: antígenos; LPS: lipopolissacarídeos; LT: linfócito T; PMN: polimorfonuclear neutrófilo; MΦ: macrófago.

3

tais receptores. Bactérias podem ainda ativar os sistemas do complemento, da coagulação sanguínea e gerador de cininas, o que também inicia uma reação inflamatória. Inflamações em infecções por bactérias extracelulares (Gram-positivas ou Gram-negativas) geralmente acompanham-se de exsudação abundante de neutrófilos e adquirem padrão purulento. Bactérias intracelulares tendem a causar inflamações com exsudação de mononucleares, sendo frequente a formação de granulomas.

A resposta imunitária aos antígenos bacterianos pode induzir lesões também em órgãos distantes da infecção. Imunocomplexos formados com antígenos bacterianos podem circular e depositar-se em diversos locais, onde causam lesões inflamatórias (p. ex., glomerulonefrites). Bactérias podem ter antígenos com epítopos semelhantes aos de componentes teciduais, o que pode desencadear agressão autoimunitária: (a) na doença reumática, glicoproteínas de estreptococos β-hemolíticos induzem a formação de anticorpos que dão reação cruzada com componentes do interstício e do coração; (b) estreptococos de outro subgrupo induzem anticorpos que reconhecem epítopos em glicoproteínas da membrana basal de capilares glomerulares, resultando em glomerulonefrite.

Algumas toxinas bacterianas (p. ex., enterotoxinas de estafilococos) interagem com linfócitos e os estimulam de forma excessiva, porque atuam em receptores de linfócitos T sem necessidade de serem endocitadas por célula apresentadora de antígenos (superantígenos, ver Capítulo 11). Linfócitos T superestimulados produzem grande quantidade de IL-2, responsável por manifestações sistêmicas de infecção.

As bactérias podem ainda penetrar na circulação (bacteriemia) e induzir síndromes graves por ativação simultânea de múltiplos mecanismos de defesa. No Capítulo 4 será discutida a *síndrome da resposta inflamatória sistêmica* e as suas complicações (*sepse* e *choque séptico*).

Lesões produzidas por riquétsias, micoplasmas e clamídias

Riquétsias são bacilos Gram-negativos (0,3 a 0,5 × 0,8 a 2,0 μm), intracelulares obrigatórios, que são responsáveis por: (1) febre maculosa; (2) tifo exantemático; (3) febre tsutsugamuchi. Riquétsias são encontradas em carrapatos, ácaros, piolhos, pulgas e percevejos, que são seus transmissores naturais. A transmissão se faz por inoculação por picada de carrapatos (febre maculosa) ou de piolhos (*R. prowazeki*) ou por fezes de pulgas (*R. typhii*, no tifo exantemático).

Os microrganismos inoculados na pele são fagocitados por células dendríticas e levados aos linfonodos, onde se multiplicam; em seguida, são lançados na circulação e infectam células endoteliais e células musculares na microcirculação. O efeito citopático e a resposta imunitária celular levam a vasculite sistêmica (responsável pelo *rash* cutâneo) e por manifestações de pneumonite, meningoencefalite e, nas formas graves, coagulação intravascular disseminada e falência de múltiplos órgãos.

Micoplasmas são bactérias que não possuem parede celular, medem 0,1 a 0,3 × até 90 μm, são ubiquitários na natureza e encontrados em mamíferos, aves, répteis, peixes, artrópodes e plantas. Os principais agentes pertencem aos gêneros *Mycoplasma* (*M. pneumoniae*, causador de pneumonia atípica, e *M. genitalium*, responsável por infecção genital sexualmente transmissível) e *Ureaplasma* (agente causal de infecções genitais em homens e mulheres, podendo atingir recém-nascidos). Em vertebrados, vivem nas mucosas respiratória, urogenital, digestiva,

conjuntiva e em superfícies articulares, com certo grau de especificidade para cada órgão. Muitos micoplasmas são parasitos silenciosos na superfície de células, às quais se aderem por meio de lipoproteínas ligadas a moléculas na membrana, embora possam invadi-las.

Espécies de micoplasmas patogênicas para humanos causam infecções pulmonares, articulares e genitais, nas quais induzem reação inflamatória. Exsudato rico em neutrófilos, macrófagos e eosinófilos causa dano celular agravado pela capacidade da bactéria de induzir estresse oxidativo, por ação de toxinas. Micoplasmas podem escapar da defesa imunitária e induzir inflamações crônicas. O organismo reage com síntese de anticorpos e resposta celular, por meio de linfócitos T citotóxicos.

O gênero *Chlamydia* inclui três espécies patogênicas para humanos: (1) *C. trachomatis*, com sorotipos causadores de infecções ocular (tracoma) ou genital (uretrite, cervicite e salpingite) e de linfogranuloma venéreo; (2) *C. pneumoniae*, responsável por pneumonia intersticial; (3) *C. psittaci*, agente de quadro respiratório gripal. Clamídias são organismos intracelulares obrigatórios. No seu ciclo de vida, as clamídias apresentam-se sob duas formas: *corpos elementares*, intracelulares e metabolicamente inativos. Por exocitose ou após morte da célula hospedeira, são liberados no interstício e constituem as formas infectantes: ligam-se à membrana de outras células, são endocitados e originam *corpos reticulares*. Estes sintetizam ácidos nucleicos, mas dependem de ATP da célula hospedeira; em seguida, transformam-se em corpos elementares. As formas infectantes: (a) inibem a apoptose e reduzem a atividade proliferativa das células hospedeiras, o que garante a sobrevivência e a diferenciação do microrganismo; (b) induzem a formação de anticorpos, pouco efetivos na resistência à infecção, e a resposta imunitária celular, que é mais importante na resistência e na patogênese das lesões. A inflamação resultante tem exsudato de macrófagos e neutrófilos e tendência a cura por fibrose (cicatrização da conjuntiva no tracoma, fibrose tubária na salpingite e fibrose no espaço reto-vaginal no granuloma venéreo).

Lesões causadas por fungos

Fungos são eucariotas que possuem paredes celulares espessas constituídas por carboidratos complexos (p. ex., β-glicanas, quitina e glicoproteínas glicosiladas) e membrana citoplasmática rica em ergosterol. Fungos podem ser uni ou multicelulares e se multiplicam, respectivamente, como leveduras ou como hifas filamentosas, septadas ou não septadas. Sua taxonomia é complexa e baseia-se em morfologia, formas de reprodução e componentes moleculares. O reino dos fungos inclui seis filos: (1) Chitridomycota (fungos mais primitivos); (2) Zygomycota (fungos conjugados, saprófitas e raros parasitos de insetos); (3) Ascomycota (fungos saculares com esporos haploides no asco); (4) Basidiomycota (fungos com basídios em forma de baqueta; (5) Glomeromycota (fungos que vivem em raízes, formando micorrizas); (6) Deuteromycota (fungos imperfeitos, com reprodução assexuada).

Dos fungos patogênicos para humanos, alguns causam doença em indivíduos saudáveis e outros são oportunistas (produzem doença somente em pessoas com imunodeficiência). As espécies patogênicas incluem: (1) no filo Ascomycota, os gêneros *Histoplasma, Paracoccidiodes, Coccidiodes, Sporothrix, Phialophora, Candida, Aspergillus* e *Fusarium* (os três últimos em imunossuprimidos), vários dermatófitos e diversos agentes de eumicetomas; (2) no filo Basidiomycota, o gênero *Criptococcus*, em imunossuprimidos e, mais rara-

3

mente, em pessoas sem doença prévia; (3) no filo Zygomyco-ta, os gêneros do grupo Micorales, causadores de infecções de fossas nasais, seios paranasais e pulmões, conhecidas como entomoftoroses ou zigomicoses.

A maioria dos fungos patogênicos para humanos são dimórficos e apresentam, no seu *habitat* natural: (a) formas filamentosas (hifas), nas quais se formam as estruturas reprodutoras (conídios e esporangiospóros); (b) formas corpusculares, unicelulares, genericamente conhecidas como leveduras, que se diferenciam nos tecidos invadidos. Em muitos casos, a infecção ocorre por inalação de esporos que, nas vias respiratórias, especialmente nos pulmões, instalam-se e proliferam, mas não formam hifas (como acontece com *Paracoccidioides, Coccidioides, Cryptococcus*); outros fungos proliferam no interior de células (*Pneumocystis, Histoplasma*). Em alguns outros, os esporos inalados proliferam e formam massas de fungos (*Aspergillus, Candida* e agentes de zigomicoses). Formas leveduriformes podem cair na circulação e produzir infecções disseminadas (*Candida*). Há infecções por inoculação de esporos, como ocorre em esporotricose, eumicetomas e cromomicose. Há ainda fungos que vivem na superfície do corpo; alguns penetram na camada córnea da epiderme e dos pelos e provocam onicomicoses e tinhas.

As lesões produzidas por fungos resultam da resposta imunitária inata e adaptativa, como ocorre em micoses profundas (paracocidiodomicose, cromomicose, esporotricose e eumicetomas). Tais respostas iniciam-se por ativação de receptores TLRs, receptores do tipo lectina (cLR) e receptores para proteases feita por PAMPs (quitina, β-glicanas, galactomananas, manoproteínas e proteases). No processo e em contato com hifas, esporos ou conídios inalados, células dendríticas, células epiteliais, macrófagos e fibroblastos produzem citocinas que iniciam a resposta. Linfócitos da imunidade inata dos grupos IL-C1 e IL-C3 são ativados e liberam citocinas ativadoras de células dendríticas que induzem respostas Th1 e Th17, importantes para eliminar o agente; persistência da infecção deve-se a equilíbrio da resposta Th2 com linfócitos T reguladores (LTreg), que favorece a sobrevivência do fungo. Ativação de IL-C2 induz resposta Th2, que leva à formação de anticorpos e ativa macrófagos M2, capazes de controlar, mas não de eliminar o fungo, que persiste e causa inflamação crônica granulomatosa acompanhada de fusão purulenta (microabscessos). O fungo pode ser identificado dentro ou fora de células gigantes em colorações à base de prata, PAS ou imuno-histoquímica. Em infecções oportunistas por *Candida* e *Fusarium*, há crescimento de hifas que formam massas com escassa reação inflamatória.

Muitos fungos associam-se a alergias respiratórias, especialmente espécies dos gêneros *Alternaria, Clodosporidium, Penicillium* e *Aspergillus*. Tais alergias associam-se a forte resposta Th2, grande produção de IgE e resposta efetuadora do tipo 1 de Gell e Coombs (ver Capítulo 11), o que causa rinite e bronquite alérgicas; em certos casos, há produção de anticorpos IgG que formam imunocomplexos na superfície alveolar, induzindo alveolite alérgica extrínseca.

Lesões produzidas por protozoários

As espécies de protozoários (eucariotos unicelulares) parasitos de humanos pertencem a quatro filos: Rhizopoda (gênero *Entamoeba*), Sarcomastigophora (gêneros *Trypanosoma, Leishmania, Giardia, Trichomonas*), Apicomplexa ou Sporozoa (gêneros *Plasmodium, Toxoplasma, Cryptosporidium*) e Ciliophora (gênero *Balantidium*). Tais organismos: (a) possuem núcleo, aparelho de Golgi, retículo endoplasmático, mitocôndrias, cinetoplasto, lisossomos, microtúbulos, flagelos, cílios e axonema nos filos causadores de doenças humanas; (b) podem ser esféricos, ovais ou alongados e, dependendo do momento funcional, assumem as formas de trofozoítos, cistos, oocistos ou gametas. Trofozoíto é a forma ativa; cisto e oocisto são formas de resistência; gameta é a forma sexuada de espécies do filo Apicomplexa; (c) reproduzem-se em vários tipos de células e tecidos, no meio intra ou extracelular. *Trichomonas vaginalis* coloniza a vagina e a uretra; *Entamoeba histolytica* e *Giardia lamblia* são prevalentes no trato intestinal; membros dos gêneros *Plasmodium, Trypanosoma* e *Leishmania* são encontrados, respectivamente, em hemácias, miocárdio e pele; *Toxoplasma gondii* infecta sobretudo a retina e o encéfalo.

Protozoários causam lesão por: (a) agressão direta, como na amebíase (úlceras intestinais e abscessos no fígado por ação histolítica) e na malária, na qual o parasito produz hemólise; (b) agressão dependente da resposta imunitária adaptativa, como em leishmanioses e na tripanosomíase cruzi, em que tal resposta gera linfócitos citotóxicos, que são os responsáveis principais por dano tecidual.

Lesões produzidas por helmintos

Helmintos, genericamente denominados vermes, são um grupo numeroso de organismos multicelulares altamente diferenciados que incluem espécies de vida livre e parasitárias. Helmintos são de dois tipos: (1) vermes redondos (nematelmintos), que incluem áscaris, tricocéfalo, estrongiloides e ancilostomídeos, cujas formas adultas vivem na luz intestinal, e espécies invasoras, como filárias e triquinelas, que vivem na intimidade de tecidos; (2) vermes chatos (platelmintos), que incluem *Schistosomas* e tênias. Tais organismos têm ciclo de vida complexo, com reprodução sexuada no hospedeiro definitivo e assexuada no hospedeiro intermediário ou vetor. Seres humanos podem abrigar vermes adultos, como *Ascaris lumbricoides*, estágios imaturos, como *Toxocara canis*, ou formas larvais assexuadas, como *Echinococcus* spp. Outra característica dos helmintos é a produção, no intestino do hospedeiro, de ovos ou larvas por vermes adultos, que são eliminados nas fezes. Muitas vezes, a gravidade da doença é proporcional ao número de organismos infectantes. Helmintos parasitos de outras espécies podem infectar humanos, embora não completem o desenvolvimento normal (parasitos paratênicos, cujas lesões resultam de larvas em tecidos); são exemplos *Toxocara canis* (larva migrans visceral) e *Echinococcus granulosus* (cistos hidáticos).

Infecção com helmintos intestinais se dá por: (1) ingestão de ovos larvados que liberam larvas no intestino, onde: (a) evoluem para vermes adultos (tricocéfalo); (b) migram para os pulmões, nos quais sofrem maturação, sobem a arvore respiratória, são deglutidas e evoluem para a forma adulta no intestino (áscaris); (2) penetração de larvas na pele e migração aos pulmões, onde completam a maturação, alcançam a arvore respiratória, são deglutidas, chegam ao intestino e se desenvolvem em formas adultas (estrongiloide); (3) ingestão de larvas desenvolvidas em hospedeiro intermediário, que são liberadas no intestino e formam vermes adultos (*Taenia solium, T. saginata, Trichinella spiralis*); (4) inoculação de larvas por um vetor (*Wuchereria bancrofti*) ou penetração de larvas desenvolvidas em um hospedeiro intermediário (cercárias em *Schistosomas*).

A complexidade estrutural e o grande polimorfismo durante o seu ciclo evolutivo fazem com que helmintos possuam grande variedade de antígenos estruturais e de excreção, os quais desencadeiam resposta imunitária complexa. Embora em cada espécie a resposta imunitária tenha particularidades, em geral os helmintos induzem resposta adaptativa inicialmente do tipo Th1, seguida de forte resposta Th2, a mais importante na eliminação de parasitos e, com frequência, envolvida na patogênese das lesões. Resposta Th2, efetuada por mecanismos imunitários ligados a anticorpos citotrópicos (reação do tipo 1 na classificação de Gell e Coombs), induz ativação de mastócitos, liberação de citocinas e quimiocinas e aumento da motilidade intestinal, da permeabilidade de mucosas, da secreção de muco e da exsudação de eosinófilos, o que leva à destruição e à eliminação dos vermes. Em tecidos parasitados por helmintos, encontra-se inflamação com exsudato de mononucleares, mastócitos e muitos eosinófilos; granulomas do tipo Th2 são frequentes em torno de ovos ou larvas de parasitos.

Em parasitoses, danos celular e tecidual podem resultar ainda de: (1) substâncias tóxicas liberadas pelos parasitos, como enzimas hidrolíticas e proteases liberadas por esquistossômulos e espécies dos gêneros *Strongyloides* e *Entamoeba*; (2) efeito mecânico da migração de larvas de helmintos nos tecidos, de atrofia por pressão exercida por espécies de *Echinococcus* e *Cysticercus* e de obstrução intestinal por Ascaris. Adicionalmente, podem surgir: (a) reação do tipo anafilática, com choque anafilático; (b) broncoespasmo; (c) deposição de imunocomplexos em articulações, pele e rins; (d) neoformação conjuntiva e vascular excessivas, com transtornos nos órgãos afetados (p. ex., hipertensão portal na esquistossomose hepática).

Relação parasito-hospedeiro

O surgimento de uma doença infecciosa depende de o agente infeccioso ser capaz de: (1) vencer as barreiras naturais do organismo (pele e mucosas); (2) invadir o organismo e nele se multiplicar; (3) não ser imediatamente eliminado pela resposta imunitária inata, que atua por meio de fagocitose, sistema do complemento e anticorpos naturais; (4) superar a resposta imunitária adaptativa, esta discutida no Capítulo 11. Parte das pessoas infectadas com um patógeno não manifesta sinais da infecção, outros se infectam, mas eliminam ou isolam o patógeno sem manifestar a infecção e outra parte tem doença clínica. A tuberculose é um bom exemplo: a maioria dos indivíduos que se infectam com o *M. tuberculosis* elimina o bacilo, muitos se infectam e isolam o bacilo, mas não o eliminam (infecção latente), enquanto outros sofrem lesões e manifestam a doença tuberculose. Tudo isso mostra que as características anatomoclínicas de uma doença infecciosa depende tanto do patógeno invasor como das respostas do organismo: estas procuram eliminar o invasor e este procura escapar dos mecanismos de defesa. Ao lado de mecanismos de adaptação complexos que permitem ao agente infeccioso se adaptar ao microambiente invadido (temperatura, pH e outros), existem mecanismos de escape, múltiplos e espécie-específicos, que permitem a sobrevivência do patógeno e o estabelecimento de uma infecção.

Escape da resposta imunitária inata

Toda infecção indica que o patógeno suplantou os mecanismos de imunidade inata, fenômeno que depende em parte da patogenicidade do agente. Vários são os mecanismos envolvidos.

- Ao invadir o organismo, um agente infeccioso inicia interações com o microambiente por meio de PAMPs e receptores de reconhecimento de padrão (PRR, ver Capítulo 5), estes com domínio inibidor; a ligação de PAMPs a receptores inibidores libera mediadores que modulam a resposta para um polo mais tolerogênico (p. ex., resposta Th2). Ativação de PRRs que induzem resposta de resistência inicia-se após a resposta inicial de PRRs inibidores, que permitiu ao invasor instalar-se e acionar mecanismos que lhe permitem sobreviver
- Patógenos intracelulares (*Leishmania, M. tuberculosis, Toxoplasma* e outros) penetram em macrófagos e montam mecanismos de sobrevivência, o que se dá sobretudo por meio de: (a) inibição de bombas de prótons em fagolisossomos, impedindo a acidificação (leishmânias); (b) perfuração de fagolisossomos e passagem deles para o citosol (toxoplasma); (c) inibição da síntese de NO (*M. tuberculosis*)
- Algumas bactérias encapsuladas são resistentes à fagocitose (p. ex., pneumococo). Bactérias piogênicas produzem leucocidinas, que matam fagócitos
- Certos agentes infecciosos produzem inibidores do complemento, o que também favorece a persistência deles. Bactérias Gram-negativas (p. ex., *H. influenzae*) expressam na membrana moléculas inibidoras do complemento, inclusive as envolvidas na ativação pela via clássica
- Vírus penetram em células e produzem substâncias que inibem os fatores antivirais intracelulares constitutivos e os interferons alfa, beta e lambda, o que permite a proliferação deles.

Escape da resposta imunitária adaptativa

Muitos são os mecanismos utilizados pelos agentes infecciosos para se evadirem da resposta imunitária adaptativa do hospedeiro.

- Variação na expressão de antígenos do parasito após sua penetração no hospedeiro. Um exemplo é a variação antigênica em tripanosomas africanos: quando surgem no hospedeiro anticorpos líticos contra glicoproteínas da superfície do patógeno, são ativados genes que expressam variante que substitui a isoforma original; com isso, os anticorpos eliminam as formas circulantes com a isoforma de primeira geração, mas a nova geração sobrevive. Isso se repete e é responsável pela parasitemia em ondas observada na tripanosomíase africana. Anticorpos que reconhecem os antígenos em uma geração induzem a expressão de antígenos na nova geração
- Variação antigênica de agentes infecciosos, por mutações, possibilita a persistência deles no ambiente. Variantes que escapam da imunidade adquirida previamente contra uma cepa causam reinfecção, como ocorre com os vírus da influenza, nos quais mudanças nos epítopos relacionados com resistência são frequentes. Na malária, ocorre algo parecido. Na natureza, existem várias cepas de *P. vivax*. Um indivíduo infectado com uma cepa monta resposta imunitária que neutraliza a infecção, mas continua sujeito a infecção com uma cepa antigenicamente diferente
- Eliminação de antígenos de superfície. O *S. mansoni* adulto elimina a camada superficial do seu envoltório, perdendo assim os alvos de ataque por anticorpos e células citotóxicas. Alguns protozoários e helmintos liberam exossomos que podem chegar a células do sistema imunitário e nelas induzir efeito inibidor; exossomos de *H. polygirus* são capturados por células do sistema imunitário e induzem expansão de linfócitos T reguladores (LTreg)

- Adsorção de antígenos do hospedeiro. Antígenos do hospedeiro (p. ex., de grupos sanguíneos) adsorvem à superfície de alguns parasitos, o que os torna parcialmente tolerados pelas respostas imunitária, fato bem demonstrado com o *S. mansoni*
- Lise de anticorpos aderidos à superfície celular. Muitas bactérias que invadem a mucosa intestinal produzem proteases IgA específicas que as livram dos efeitos desses anticorpos (p. ex., *H. influenzae* e *N. gonorhoeae*)
- Imunidade concomitante. Aspecto intrigante em doenças infecciosas é o fato de um organismo albergar um patógeno em uma infecção crônica, sem eliminá-lo, mas ser resistente a reinfecção com o mesmo agente. Tal situação acontece na esquistossomose mansônica e na tripanossomíase cruzi: camundongos infectados são resistentes a reinfecção, mas se são tratados e eliminam o parasito, tornam-se suscetíveis. Esse fato indica que o patógeno desenvolve mecanismos que o protegem da resposta imunitária do hospedeiro, que não existia antes da infecção.

Infecções e gravidez

Gravidez é condição em que o sistema imunitário está regulado para tolerar o feto, que representa um enxerto alogênico. Embora tal regulação levante a ideia de que a gestante seja mais suscetível a infecções, as evidências disponíveis mostram não haver imunossupressão indiscriminada na gestação. Grávidas respondem bem às vacinas, além de muitas infecções se comportarem nelas como na população em geral. Por outro lado, em gestantes a imunidade inata encontra-se aumentada. No entanto, durante a gravidez ocorrem alguns fenômenos importantes: (1) desvio da resposta imunitária para o polo Th2; (2) redução de células NK circulantes; (3) diminuição na atividade de células dendríticas produtoras de IFN-γ, (4) aumento de progesterona, que tem efeito imunossupressor. Essas modificações favorecem certas infecções virais (p. ex., influenza, hepatite E, *herpes simplex*, sarampo e varicela) e por eucariotos (p. ex., malária por *P. falciparum* e coccidioidomicose).

Infecção na gravidez e resposta imunitária no concepto

A mãe transfere ao concepto anticorpos (via placenta) e linfócitos (via colostro), o que pode influenciar o sistema imunitário do recém-nascido. Quando a mãe adquire uma infecção na gestação, antígenos do patógeno podem chegar ao feto e, dependendo da fase do seu desenvolvimento, sensibilizar o sistema imunitário fetal, induzindo resposta efetora normal ou mais regulada (tolerância). Assim, se infectado com o mesmo patógeno, o recém-nascido pode apresentar uma resposta imunitária mais regulada a esse agente. Segundo alguns estudiosos, tal fato explicaria porque em zonas endêmicas de esquistossomose ou doença de Chagas a fase aguda da infecção é geralmente assintomática ou oligossintomática, pois a resposta imunitária nos filhos é mais regulada, por tolerância a antígenos recebidos da mãe.

De outro lado, filhos de mães com infecção helmíntica (*Schistosoma*, filárias, ancilostolídeos) têm menor prevalência de eczema nos cinco primeiros anos de vida e menor resposta a vacinas, como o BCG. Admite-se que nesses casos a infecção materna (antígenos de parasitos ou anticorpos e linfócitos passados através da placenta) induz no feto resposta moduladora de linfócitos T CD4+, reduzindo a resposta a alérgenos do ambiente e ao BCG.

Infecções concomitantes

Não é raro que um indivíduo com uma infecção crônica se infecte com outro agente infeccioso (*superinfecção*) ou que uma pessoa adquira duas infecções ao mesmo tempo (*coinfecção*). Em geral, infecção com um patógeno que ativa a resposta Th1 reduz a resposta Th2. São exemplos de interações entre patógenos distintos na evolução de uma infecção: (a) infecções estafilocócicas são mais frequentes em pacientes com helmintíases, especialmente por agentes invasivos, como larva migrans visceral e esquistossomose. Camundongos infectados experimentalmente com heligosomoides, um helminto intestinal, são mais suscetíveis a infecção com vírus de encefalite. Parece que a resposta Th2 desenvolvida contra o helminto possa reduzir a resposta Th1 necessária para resistência a estafilococos. Observações semelhantes mostraram facilitação de outras infecções, como tuberculose e hanseníase; (b) pacientes com hepatite C e infecção pelo HIV têm evolução mais rápida para cirrose e carcinoma hepatocelular; (c) infecções por vírus nas vias respiratórias (gripe, resfriado) reduzem os mecanismos de defesa na mucosa orofaríngea ou traqueobrônquica e facilitam infecção por bactérias, o que explica o aparecimento de catarro purulento substituindo o muco claro das fases iniciais do resfriado e da gripe.

Hipótese da higiene e doenças alérgicas e autoimunitárias

Infecções influenciam profundamente o sistema imunitário, exercendo efeitos estimuladores ou inibidores na resposta a antígenos não relacionados com o patógeno. Estudos epidemiológicos mostram aumento de doenças alérgicas e autoimunes nos países desenvolvidos, onde as doenças infecciosas vêm sendo controladas por meio de medidas higiênicas (menor contato) e vacinação. Tal fenômeno levou à proposição da chamada *hipótese da higiene* para explicar o aumento de doenças inflamatórias (alérgicas e autoimunes): menor exposição a patógenos (helmintos, infecções bacterianas e virais) precocemente na vida leva à desregulação da resposta imunitária e facilita respostas imunitárias de padrão Th2 associadas a alergias.

Em regiões menos desenvolvidas do mundo, a incidência de asma e doenças autoimunes é menor do que naquelas com alto nível de higiene. Em regiões mais pobres, as crianças são expostas precocemente a vários tipos de infecção, o que facilitaria resposta Th1 em detrimento de resposta Th2. No entanto, essa explicação simplista, que considera apenas a polarização Th1/Th2, não explica satisfatoriamente o fenômeno, já que doenças autoimunes se relacionam com ativação imunitária de padrões Th1 e Th17. A hipótese da higiene tem hoje escopo mais amplo, pois inclui o espectro de respostas aos patógenos do ambiente e aos componentes da microbiota (conjunto denominado biota humana), além de levar em conta fatores culturais e econômicos que influenciam os patógenos (a higiene) e a microbiota (p. ex., alimentos). As transformações que acompanham o desenvolvimento das sociedades, com maior higiene (redução na exposição a patógenos), modificações em alimentos e uso de antibióticos (alterações na microbiota) levaram a um novo nível de regulação do sistema imunitário, que antes era superestimulado por patógenos indutores de respostas Th1, Th2 e Th17 e modulado por resposta reguladora via linfócitos T reguladores, cujo efeito se estende também a respostas a alérgenos e autoantígenos; nesse contexto, as doenças alérgicas e autoimunes eram menos frequentes. Redução na exposição a patógenos (e possivelmente também modificações na microbiota) associada ao desenvolvimento socioeconômico reduziu os mecanismos reguladores e favoreceu respostas alérgicas e autoimunes. Por tudo isso, a teoria da higiene é conhecida também como *teoria da privação de micróbios, hipótese da biodiversidade e síndrome da criança bem cuidada.*

Diagnóstico de doenças infecciosas

Como princípio básico em todas as enfermidades, o diagnóstico de uma doença envolve informações clínicas, exame físico e resultados de exames complementares, estes cada vez mais numerosos, diversificados e precisos. Dentro dos objetivos deste capítulo, serão aqui comentados somente os exames de laboratório clínico e os morfológicos (cito e histopatológicos), estes feitos por patologistas. Nesse contexto, diagnósticos precisos requerem boa interação dos anatomopatologistas com clínicos, patologistas clínicos, microbiologistas, parasitologistas, endoscopistas e radiologistas. Com os recursos hoje disponíveis nessas várias áreas, na grande maioria dos casos é possível se chegar a diagnóstico seguro, específico e preciso de uma doença infecciosa.

Laboratório clínico

O diagnóstico de doenças infecciosas em laboratórios de Patologia Clínica compreende métodos diretos (exames microscópicos e moleculares) e indiretos, como a pesquisa de anticorpos. Os métodos microscópicos, como os que incluem microscopia de luz (campo claro, campo escuro, contraste de fase ou fluorescente), permitem detectar muitos microrganismos por meio de técnicas de observação relativamente rápidas, mas muito dependentes da experiência dos profissionais.

Os exames microscópicos utilizam colorações em amostras de líquidos corporais, destacando-se as colorações de Gram e BAAR (pesquisa de bacilos álcool-ácido resistentes). Bactérias Gram-positivas possuem parede espessa e retêm o cristal violeta, tomando a cor azul; bactérias Gram-negativas, por não reterem o cristal violeta na sua parede delgada, mostram-se róseas/vermelhas. Essa coloração também permite reconhecer a morfologia bacteriana (bacilos ou cocos) e os agrupamentos de bactérias (cadeias, cachos ou duplas). A coloração para BAAR é feita para pesquisar microrganismos com lipídeos e ácido micólico abundantes na parede celular, como visto sobretudo em espécies dos gêneros *Mycobacterium, Nocardia* e *Rhodococcus.*

Colorações com compostos fluorescentes (auramina-rodamina para micobactérias e calcofluor branco para fungos, especialmente dermatófitos) podem ser aplicadas em amostras a fresco para pesquisa, em microscopia de campo escuro, de: (a) células indicadoras de vaginose bacteriana; (b) organismos móveis, como *Trichomonas* e espiroquetas; (c) fungos e ovos e larvas de parasitos. Para aumentar a visibilidade de fungos, pode ser aplicado hidróxido de potássio (KOH) a 10%. Tratamento de amostras com tinta da China (nanquim) evidencia *Cryptococcus neoformans* e outros fungos encapsulados, principalmente no liquor. As colorações à base de prata, como Warthin-Starry, são usadas para visualizar certas bactérias, como espiroquetas, *Helicobacter pylori* e *Bartonella henselae.* As colorações de hematoxilina férrica e de Wright-Giemsa são úteis para reconhecer parasitos no sangue e em tecidos, como *Leishmania* spp., *Histoplasma capsulatum* e *Pneumocystis jirovecii* em células fagocitárias, além de favorecerem a detecção de inclusões intracelulares de vírus e clamídias.

Ao lado da análise morfológica, a cultura de microrganismos, principalmente de bactérias e vírus, é estratégia importante na investigação da etiologia infecciosa de muitas doenças. Cultura consiste em crescimento microbiano em um meio nutricional sólido ou líquido, inespecífico (ágar-sangue ou ágar-chocolate) ou específico, por adição de nutrientes e inibidores ou por condições especiais de incubação, como temperatura, concentração de oxigênio ou dióxido de carbono. Amostras submetidas a cultura, particularmente de sangue destinado a hemocultura, requerem cuidados especiais de assepsia para evitar contaminação. Microrganismos de crescimento lento, como micobactérias, apresentam dificuldades adicionais. O crescimento de *Mycobacterium tuberculosis* é demorado (quatro semanas em meio convencional, como ágar de Lowenstein-Jensen), mas pode ser encurtado para duas semanas em meio líquido em sistema automatizado. Vírus podem ser isolados em cultura de células estabelecidas ou de células primárias (células cultivadas pela primeira vez logo antes de serem infectadas), em monocamada ou em suspensão. Muitos vírus não são detectados por métodos rotineiros de cultura e precisam ser submetidos a testes imunológicos indiretos ou a análise molecular para pesquisa de ácidos nucleicos.

Técnicas de biologia molecular, baseadas em amplificação *in vitro* ou sequenciamento de ácidos nucleicos microbianos, são particularmente úteis no diagnóstico de organismos de difícil cultivo, como vírus e certos patógenos intracelulares. Entre os métodos empregados, destaca-se a reação em cadeia da polimerase (PCR), com suas variantes PCR com transcrição reversa (RT-PCR – a transcritase reversa converte RNA em cDNA) e PCR em tempo real (qPCR), para amplificação de RNA e quantificação de DNA e RNA (a técnica de PCR está descrita no Capítulo 2).

Além dos testes descritos, vem ocorrendo incorporação progressiva de métodos cromatográficos, em que componentes ou produtos microbianos são separados e identificados por cromatografia líquida de alto desempenho (HPLC, *high-performance liquid chromatography*) ou por cromatografia gasosa. Tais métodos são empregados para identificar bactérias aeróbias e anaeróbias, micobactérias e fungos. A espectrometria de massas, também muito sensível, detecta proteínas de diferentes massas em uma amostra com enorme sensibilidade e é recurso inovador na detecção e identificação de agentes microbianos. A espectrometria de massas chamada MALDI-TOF (*Matrix-associated laser desorption-ionization – time of flight*) é usada para identificar bactérias, inclusive micobactérias, fungos e vírus, com a grande vantagem de detectar os microrganismos em tempo relativamente curto. Infelizmente, porém, esses recursos têm alto custo e não estão disponíveis para a maioria da população.

Em complemento aos métodos diretos, os testes imunológicos empregam antígenos para detectar anticorpos presentes no soro ou anticorpos para pesquisar antígenos de patógenos. Exames de aglutinação utilizam partículas muito pequenas (gotas de látex, partículas de gelatina ou bactérias) com o antígeno ou anticorpo reagente, produzindo aglutinação. O teste de fixação do complemento mede o consumo de complemento por anticorpo (fixação do complemento), sobretudo no soro ou no liquor; o teste é muito útil no diagnóstico de infecções virais e fúngicas. Ensaios imunoenzimáticos utilizam anticorpos ligados a enzimas para detectar antígenos ou detectar e quantificar anticorpos. Os ensaios de imunoabsorção enzimática (ELISA) são usados sobretudo para triagem de infecções, pois têm elevada sensibilidade e podem analisar dezenas de amostras ao mesmo tempo. O *western blot*, por sua elevada especificidade na detecção de proteínas, no caso anticorpos contra vírus, é útil para confirmar um resultado positivo obtido em teste de triagem. Ensaios imunocromatográficos analisam em tempo curto amostras para detecção de antígenos microbianos ou anticorpos contra microrganismos. Em conjunto, tais técnicas imunológicas são amplamente empregadas no diagnóstico e monitoramento de infecções crônicas, sobretudo por vírus Epstein-Barr, vírus das hepatites B e C, HIV, vírus linfotrópico T humano (HTLV), bactérias intracelulares obrigatórias, *Histoplasma capsulatum*, protozoários e helmintos, além de definir o diagnóstico de infecções virais agudas, como arboviroses, ou infecções bacterianas, como a causada por *Streptococcus pyogenes*.

O desenvolvimento de métodos rápidos proporcionou um avanço importante no diagnóstico e no controle de doenças infecciosas, sobretudo virais. A maioria desses testes baseia-se na detecção de antígenos ou de anticorpos por imunocromatografia, a partir de uma gota de sangue colocada em fita de nitrocelulose. O método é muito simples, não necessita infraestrutura laboratorial complexa e fornece resultados em poucos minutos. Por tudo isso, esse recurso vem sendo usado com grande efetividade em estudos de campo ou à beira do leito (*point of care*).

Diagnóstico histopatológico

O diagnóstico histopatológico de doenças infecciosas baseia-se em: (1) padrões de resposta inflamatória, muitas vezes inespecíficos ou incaracterísticos; (2) detecção do agente etiológico, por meio de colorações de rotina ou especiais e, principalmente, por imuno-histoquímica e hibridação *in situ*; outras técnicas de biologia molecular podem ser empregadas em amostras de células ou tecidos.

Na maioria das infecções bacterianas e virais, o padrão de resposta inflamatória é incaracterístico. Em algumas infecções, porém, o efeito citopático de certos vírus ajuda na identificação do agente. São exemplos a coilocitose (halos claros perinucleares) em ceratinócios na infeção pelo HPV (Figura 3.12 A), a inclusão nuclear em "olho de coruja" pelo CMV e a multinucleação ou inclusões nucleares eosinofílicas ou em "vidro fosco" na infecção pelo vírus do herpes (Figura 3.12 B). Na hepatite B, além de infiltrado de mononucleares e necrose hepatocitária, os hepatócitos podem mostrar citoplasma amplo e eosinófilo, com o aspecto em vidro fosco (ver Figura 23.45). Na hepatite C, o infiltrado linfocitário intralobular e portal associa-se a folículos linfoides nos tratos portais, degeneração de hepatócitos e lesão de ductos biliares. Na febre amarela, encontram-se infiltrado de mononucleares, necrose hepatocitária mediozonal, esteatose e apoptose de hepatócitos, esta resultando em corpos acidófilos de Councilman-Rocha Lima (ver Figura 34.97).

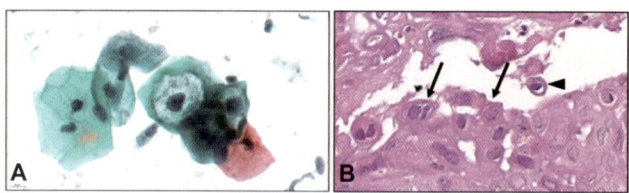

Figura 3.12 A. Esfregaço cervicovaginal mostrando duas células escamosas com halos perinucleares e atipias nos núcleos (coilocitose), em caso de infecção pelo vírus do papiloma humano. **B.** Ceratinócitos com inclusões nucleares do tipo "vidro fosco" (*setas*) e inclusão eosinofílica de Cowdry do tipo A (*cabeça de seta*) em infecção pelo vírus *herpes simplex*.

Quando formam colônias, bactérias podem ser identificadas em colorações de rotina e, sobretudo, pela coloração de Gram. Em infecções bacterianas agudas, especialmente por bactérias piogênicas dos gêneros *Streptococcus* e *Staphylococcus*, encontra-se intenso infiltrado neutrofílico, às vezes com padrão purulento e formação de abscessos. A coloração de Gram revela cocos piogênicos, em colônias, livres ou dentro de células. Outros agentes, como *Brucella* spp., *Bartonella henselae* e *Chlamydia trachomatis*, formam granulomas supurativos e abscessos estrelados. Riquétsias infectam células endoteliais de pequenos vasos e causam inflamação com infiltrado de mononucleares. Diferentemente de reações agudas, inespecíficas, inflamações granulomatosas conferem certa especificidade. Granulomas com necrose caseosa são característicos de infecção por *Mycobacterium tuberculosis* e outras micobactérias. Na hanseníase tuberculoide, formam-se granulomas com células epitelioides e halo linfocitário denso em torno de glândulas sudoríparas, vasos, nervos e músculo liso na pele, achados não vistos na hanseníase virchowiana, que mostra exsudato de macrófagos vacuolados. Na sífilis, especialmente nos estágios secundário e terciário, veem-se granulomas com células epitelioides e gigantes, proliferação de células endoteliais e infiltrado linfoplasmocitário perivascular.

A resposta inflamatória a fungos apresenta aspectos gerais e variações morfológicas inerentes ao agente e ao órgão atingido. Em infecções micóticas, agudas ou crônicas, infiltrado de neutrófilos é frequente, muitas vezes com microabscessos. É o que se encontra em microabscessos e granulomas dérmicos ao redor de corpos asteroides ou corpos escleróticos, na esporotricose e cromoblastomicose, respectivamente. Na paracoccidioidomicose, encontram-se granulomas com células epitelioides e células gigantes ao redor de leveduras com exosporulação múltipla. Em infecções oportunistas, alguns fungos angiotrópicos (p. ex., *Aspergillus* e *Zygomycetes*) invadem vasos e causam vasculite, lesão endotelial, hemorragia, trombose e infarto. Em certas micoses, os fungos são suficientemente grandes e característicos para seu reconhecimento histopatológico (p. ex., *P. brasiliensis, Candida* ssp., *C. neoformans*).

A resposta inflamatória em infecções por protozoários invasivos, como *Entamoeba histolytica* e *Balantidium coli*, é inicialmente neutrofílica e pode evoluir para granulomatosa. Em infecções por helmintos, infiltrado com grande número de eosinófilos é frequente. Granulomas com eosinófilos e sem necrose são comuns em torno de ovos ou larvas de helmintos, como na esquistossomose e estrongiloidíase. Em inflamações por protozoários intracelulares (p. ex., *T. cruzi, T. gondii*, leishmânias), o infiltrado é mononuclear. Em muitas parasitoses, o exame histopatológico possibilita identificar ovos (p. ex., *S. mansoni*), trofozoítos (p. ex., *E. histolytica, G. lamblia*) ou larvas (p. ex., *S. stercoralis, E. vermicularis*) em vários órgãos.

A imuno-histoquímica (IHQ), que se baseia na reação antígeno-anticorpo (ver Capítulo 2), é o recurso mais valioso e mais efetivo no reconhecimento de microrganismos. Antígenos de vírus, bactérias, fungos e protozoários podem ser reconhecidos com boas sensibilidade e especificidade quando se utilizam anticorpos mono ou policlonais em condições adequadas. Os anticorpos (sondas) podem ser ligados a enzimas ou a substâncias fluorescentes. No método enzimático, após ligação do antígeno-alvo com anticorpos ligados a enzimas, estas agem sobre substrato apropriado, o que gera um composto colorido no local da reação. No método fluorescente, que tem maior sensibilidade, a reação antígeno-anticorpo é visualizada em microscópio de fluorescência. Com a IHQ, microrganismos intracelulares parecidos morfologicamente, fungos com aspectos morfológicos superponíveis e vírus com efeitos citopáticos semelhantes ou incaracterísticos podem ser reconhecidos com boas sensibilidade e especificidade. Tal acontece em muitas doenças em que os microrganismos são muito escassos, incaracterísticos ou impossíveis de serem reconhecidos apenas pela morfologia convencional; é especialmente nesses casos que a IHQ ganha papel de grande destaque. Ao lado disso, a IHQ é também muito útil como método complementar na pesquisa de agentes etiológicos em surtos e epidemias.

A hibridação *in situ* (HIS) utiliza sondas de ácidos nucleicos contra sequências específicas de DNA ou RNA microbiano no lugar de anticorpos. Tais sondas podem também ser marcadas com enzimas (método colorimétrico) ou com substâncias fluorescentes (HIS fluorescente, ou FISH). Além das propriedades da IHQ (grande sensibilidade e especificidade, localização topográfica do alvo procurado), a HIS tem a vantagem adicional de ácidos nucleicos serem mais estáveis do que proteínas (alvos das reações). Hibridação *in situ* pode ser usada para detectar grande variedade de microrganismos, principalmente vírus. No entanto, a HIS tem algumas limitações: disponibilidade de insumos e procedimentos laboratoriais mais complexos, o que limita em parte o seu uso rotineiro.

A técnica de PCR e suas variantes, feitas a partir de ácidos nucleicos extraídos de amostras celulares e teciduais, vêm sendo empregada em frequência crescente no diagnóstico etiológico de muitas doenças infecciosas por vírus (famílias *Papillomaviridae, Herpesviridae, Retroviridae, Flaviviridae*), bactérias (*Mycobaterium tuberculosis, Mycobacterium leprae*), fungos (*Histoplasma* spp.) e protozoários (*Leishmania* spp., *Trypanosoma cruzi*). PCR quantitativa tem a vantagem adicional de determinar a carga viral, o que tem notória importância em muitas viroses.

■ Leitura complementar

Abbas AK, Lichtman AH, Pillai S. Cellular and molecular immunology e-book. Elsevier Health Sciences; 2017.

Advisory Group on Non Ionising Radiation (Agnir). Health effects from radiofrequency electromagnetic fields. London, UK: Health Protection Agency; 2012.

Alexandre-Silva GM, et al. The hygiene hypothesis at a glance: early exposures, immune mechanism and novel therapies. Acta Tropica. 2018;188:16-26.

Arora N. Microbial vertical transmission during human pregnancy. Cell Host & Microbe. 2017;21:561-7.

Al Nemer A. Histopathologic and autopsy findings in patients diagnosed with coronavirus disease 2019 (COVID-19): what we know so far based on correlation with clinical, morphologic and pathobiological aspects. Adv Anat Pathol. 2020;27(6):363-70.

Bartemes KR, Kita H. Innate and adaptive immune responses to fungi in the airway. J Allergy Clin Immunol. 2018;142:353-63.

Benedetti F, Curreli S, Zella D. Mycoplasmas-host interaction: mechanisms of inflammation and association with cellular transformation. Microorganisms. 2020;8:1351-72.

Blanton LS. The rickettsioses. A practical update. Infect Dis Clin N Am. 2019;33:213-29.

Bösmüller H, Matter M, Fend F, et al. The pulmonary pathology of COVID-19. Virchows Arch. 2021;478(1):137-50.

Drazen JM, Morrissey S, Campion EW. The dangerous flavors of e-cigarretes. New Engl J Med. 2019;380(7):679-80.

Elsohly MA, editor. Marijuana and canabinoids. New Jersey: Human Press; 2003.

Eltzschig HK, Eckle T. Ischemia and reperfusion – from mechanism to translation. Nat Med. 2011;17(11):1391.

Elwell C, Mirrashidi K, Engel J. Chlamydia cell biology and pathogenesis. Nature Rev Microbiol. 2016;14:385-400.

Focaccia R, Siciliano RF. Tratado de infectologia. Rio de Janeiro: Atheneu; 2020.

Frank A, et al. Myocardial ischemia reperfusion injury: from basic science to clinical bedside. Semin Cardiothorac Vasc Anesth. 2012;16:123-32.

Gustine JN, Jones D. Immunopathology of hyperinflammation in COVID-19. Am J Pathol. 2021;191(1):4-17.

Halliday GM, et al. Ultraviolet A radiation: its role in immunosuppression and carcinogenesis. Semin Cutan Med Surg. 2011;30:214-21.

Hofman P, Lucas S, Jouvion A. Tauziède-Espariat, F. Chrétien and G. Cathomas. Pathology of infectious diseases: what does the future hold? Virchows Arch. 2017;470(5):483-92.

Iarc (International Agency for Research on Cancer). Non-ionizing radiation, Part II: Radiofrequency electromagnetic fields. Iarc Monographs on the evaluation of carcinogenic risks to humans, v. 102. Lyon, France: Iarc Press; 2013.

Ilhlow J, Michaelis ES, Greuel S, et al. B cell depletion and signs of sepsis-acquired immunodeficiency in bone marrow and spleen of COVID-19 deceased. Int J Infect Dis. 2021;103:628-35.

Ioannou A. Immunopathogenesis of ischemia/reperfusion-associated tissue damage. Clin Immunol. 2011;141:3.

Kensler TW. Aflatoxin: a 50-year odyssey of mechanistic and translational toxicology. Toxicol Sci. 2011;120(Suppl 1):S28-48.

Kiang JG, Tsen KT. Biology of hypoxia. Chin J Physiol. 2006;49:223-33.

Kourtis A, et al. Pregnancy and infection. N Engl J Med. 2014;4370(23):2211-8.

Kradin RL. Diagnostic pathology of infectious disease e-book. Elsevier Health Sciences, 2010.

Laga AC. Update in infectious disease diagnosis in anatomic pathology. Clin Lab Med. 2020;40(4):565-85.

Lagorio S, Roosli M. Mobile phone use and risk of intracranial tumors: a consistency analysis. Bioelectromagnetics. 2014;35(2):79-90.

Liu SZ. Biological effects of low level exposures to ionizing radiation: theory and practice. Hum Exp Toxicol. 2010;29:275.

Mandell GL, Douglas RG, Bennett JE, et al. Mandell, Douglas, and Bennett's Principles and practice of infectious diseases. Elsevier/Churchill Livingstone; 2005.

Morton J. Ecstasy: pharmacology and neurotoxicology. Cur Opin Phramoacol. 5005;5(1):79-86.

Murray P, Rosenthal K, Pfaller M. Medical microbiology. 8th ed. Philadelphia: Elsevier; 2016. Available from: <http://evolve.elsevier.com/Murray/microbiology>.

Natkins JB, Klaassen CD, editors. Cssarett & Doulls essentials of toxicology. 2nd ed. New York: McGraw-Hill Medical; 2010.

Otani H. Ischemic preconditioning: from molecular mechanisms to therapeutic opportunities. Antioxid Redox Signal. 2008;10:207-47.

Paterson RR, Lima N. Toxicology of mycotoxins. EXS. 2010;100:31.

Procop GW, Pritt B. Pathology of infectious diseases e-book: a volume in the series: foundations in diagnostic pathology. Elsevier Health Sciences, 2014.

Procop GW, Wilson M. Infectious disease pathology. Clin Infect Dis. 2001;32(11):1589-601.

3

Pryor WA. Free radicals biology and medicine: it's a gas, man! Am J Physiol Regul Integr Comp Physiol. 2006;291:R491.

Riesbeck K. Complement evasion by the human respiratory tract pathogens Haemophilus influenzae and Moraxella catarrhalis. FEBS Letters. 2020;594:2586-97.

Sahni A, et al. Pathogenesis of rickettsial diseases: pathogenic and immune mechanisms of an endotheliotropic infection. Annu Rev Pathol Mech Dis. 2019;14:127-52.

Takahashi A, Ohnishi T. Molecular mechanisms involved in adaptive responses to radiation, UV light, and heat. J Radiat Res. 2009;50:385.

Van Eijk LE, Binkhorst M, Bourgonje AR, et al. COVID-19: immunopathology, pathophysiological mechanisms, and treatment options. J Pathol. 2021;10.1002/path.5642. Online ahead of print.

Vasquez-Bonilla WO, Orozco R, Argueta V, et al. A review of the main histopathological findings in coronavirus disease 2019. Hum Pathol. 2020;105:74-83.

Villeneuve C, et al. Evolution of the hygiene hypothesis into biota alteration theory: what are the paradigms and where are the clinical applications? Microbes and Infection. 2018;20:147-55.

Walshe TE, D'Amore PA. The role of hypoxia in vascular injury and repair. Annu Rev Pathol. 2008;3:615-43.

Wang WZ, Baynosa RC, Zamboni WA. Update on ischemia-reperfusion injury for the plastic surgeon: 2011. Plast Reconstr Surg. 2011;128:685.

Wulf D. Free radicals in the physiological control of cell function. Physiol Rev. 2002;82:47-95.

Yakymenko I. Long-term exposure to microwave radiation provokes cancer growth: evidences from radars and mobile communication systems. Exp Oncol. 2011;33:62.

Zarrilli G, Angerilli V, Businello G, et al. The immunopathological and histological landscape of COVID-19-mediated lung injury. Int J Mol Sci. 2021:22(2):974.

Capítulo 4

Inflamações

Fausto Edmundo Lima Pereira

Inflamação ou *flogose* (do latim *inflamare* e do grego *ph-logos*, que significam "pegar fogo") *é uma reação dos tecidos a um agente agressor caracterizada morfologicamente pela saída de líquidos e de células do sangue para o interstício*. Como tal, a reação inflamatória é um dos componentes mais importantes da execução da resposta imunitária e, embora seja mecanismo defensivo importante contra grande número de agressões, em muitos casos ela própria pode também causar danos ao organismo.

Inflamação é a lesão básica e mais importante em grande número de doenças humanas, agudas ou crônicas, infecciosas ou não infecciosas. Por isso mesmo, há enorme interesse em se conhecer em profundidade a reação inflamatória em todas as suas etapas, para se identificarem formas de controlar e/ou de limitar essa resposta, por meio de medicamentos ou de outras modalidades de resolução do processo.

Inflamação pode ser causada por grande número de estímulos, infecciosos ou não. Agressões variadas, exógenas (físicas, químicas ou biológicas) ou endógenas (estresse metabólico), constituem os chamados *agentes inflamatórios*.

Inflamação é um processo regulado: algumas moléculas induzem mediadores pró-inflamatórios, enquanto outras estimulam mediadores responsáveis por limitar e terminar o processo (mediadores anti-inflamatórios e pró-resolução). Como uma inflamação pode causar lesões teciduais, o que depende do balanço entre mecanismos pró-inflamatórios e anti-inflamatórios, o conhecimento deles é essencial para a adoção de medidas eficazes para tratar doenças de natureza inflamatória. Terminada a inflamação, o organismo monta um conjunto de respostas destinadas a reparar os danos causados, o que é feito por meio dos processos de regeneração tecidual ou de cicatrização.

De forma muito resumida, a inflamação inicia-se pelo reconhecimento de uma agressão (física, química ou biológica) e é seguida pela liberação de moléculas (mediadores) que orquestram a saída de plasma e leucócitos dos vasos para o interstício, os quais procuram eliminar o agente causador; na sequência, são liberados fatores destinados a terminar o processo e a promover a reparação das perdas teciduais ocorridas.

A reação inflamatória é conhecida há muito tempo. Na Antiguidade, os gregos a definiam por seus sinais e sintomas típicos, considerados sinais cardinais: *calor, rubor, tumor* e *dor* (Figura 4.1), aos quais mais tarde os médicos romanos acrescentaram as *alterações funcionais*. A caracterização do processo por seus sinais cardinais baseou-se apenas em inflamações agudas em órgãos passíveis de visualização a olho nu (pele, cavidade bucal, garganta etc.). A preocupação em melhor conhecer a reação inflamatória só se iniciou depois da descoberta da circulação sanguínea e da tentativa de produzir o fenômeno experimentalmente.

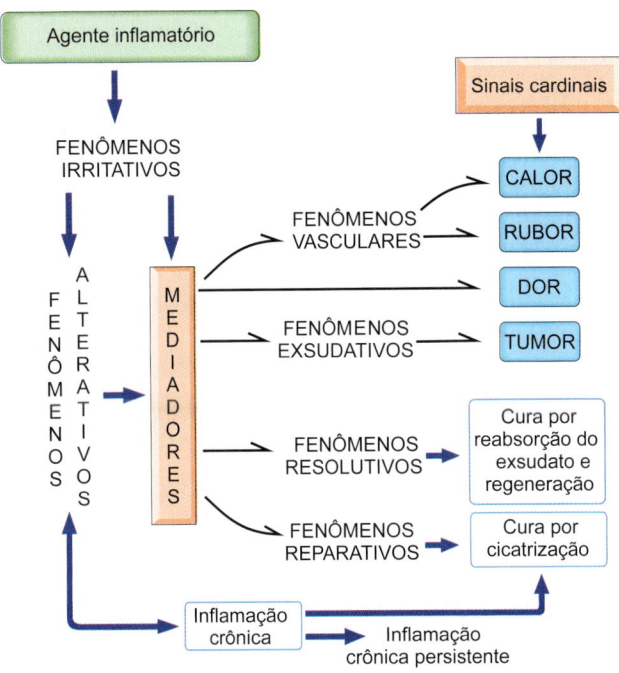

Figura 4.1 Fenômenos da inflamação e sua relação com os sinais cardinais.

4

Uma das primeiras observações científicas sobre inflamação foi feita em 1794 por John Hunter, que descreveu o processo e sugeriu sua relação com fenômenos circulatórios. Contudo, foi Cohnheim, no século 19, quem fez estudos clássicos de inflamação experimental na membrana interdigital da rã, tendo mostrado alterações vasculares e exsudação celular após irritação direta da pele. No início do século 20, os estudos experimentais progrediram bastante e aceleraram-se ainda mais após a descoberta do primeiro mediador da inflamação – a histamina (Barger e Dale, 1910, e Lewis, 1927). Daí em diante, os procedimentos experimentais se multiplicaram, possibilitando não só melhor compreensão do processo, como também a identificação de substâncias anti-inflamatórias muito úteis no tratamento de inflamações. Nos primeiros 60 anos do século 20, os conhecimentos sobre inflamação ainda eram dissociados da Imunologia, que até então era eminentemente humoral, baseada quase exclusivamente na ação de anticorpos. Apesar de Elie Metchnikoff ter demonstrado nas últimas décadas do século 19 que as células – os fagócitos – eram os grandes responsáveis pela defesa do organismo, os imunologistas demoraram quase 50 anos para reconhecer a importância de células, especialmente fagócitos, na resposta imunitária. Com base nos conhecimentos sobre o tema, pode-se dizer que inflamação é a manifestação das respostas imunitárias inata e adaptativa.

Para melhor compreensão do processo inflamatório, inicialmente será feita uma breve referência aos mecanismos de defesa do organismo, com ênfase na resposta imunitária inata.

Mecanismos de defesa

Ao lado de atitudes (reflexas ou adquiridas) que permitem fugir ou evitar agressões, os seres humanos e os demais vertebrados têm dois mecanismos básicos de defesa: (1) barreiras mecânicas e químicas no revestimento do corpo e de suas cavidades (pele e mucosas); (2) resposta imunitária, que é o mecanismo de defesa mais importante do organismo.

Pele e mucosas

A *pele* protege contra invasão de microrganismos, variações de temperatura e umidade e substâncias tóxicas exógenas. O epitélio da epiderme é ceratinizado, resistente e impermeável; a secreção sebácea gera aldeídos microbicidas, enquanto a secreção sudorípara contém peptídeos microbicidas do grupo das catelicidinas; a microbiota residente normal compete com patógenos, impedindo a colonização destes. A pele possui ainda componentes do sistema imunitário, como células dendríticas na derme e no epitélio (células de Langerhans) e linfócitos T na derme.

As *mucosas* são uma barreira mecânica mais frágil, mas suas secreções contêm substâncias microbicidas, como lisozima (destrói bactérias), peptídeos microbicidas (defensinas e catelicidinas) e imunoglobulina A (IgA). A principal secreção é o muco, que forma uma camada viscosa na superfície de epitélios que promove a aglutinação ou a aderência de bactérias e favorece sua eliminação para o meio exterior.

Nas mucosas existe também o tecido linfoide associado a mucosas (MALT, de *mucosa-associated lymphoid tissue*). No trato digestivo, o MALT é bem evidente na região orofaríngea (amígdalas palatinas, linguais e faríngeas), na submucosa do íleo (placas de Peyer) e na submucosa do apêndice cecal.

Nas demais regiões, existe tecido linfoide difuso, mais desenvolvido nas mucosas gástrica e intestinal. Na mucosa respiratória, o tecido linfoide é encontrado na rinofaringe (tonsila faríngea) e na mucosa da traqueia e dos brônquios. A microbiota residente em mucosas também tem ação defensiva contra invasores, por competição com patógenos e por estimulação persistente do sistema imunitário residente nesses locais.

Pele e mucosas, portanto, são estruturas intimamente associadas ao sistema imunitário, sendo difícil separar o papel defensivo exercido pelas barreiras mecânica e química daquele representado pela resposta do tecido linfoide local.

Resposta imunitária

A resposta imunitária, que pode ser inata ou adaptativa, é o mecanismo de defesa mais eficaz que o organismo possui. As duas formas de resposta se intercalam e utilizam células e sistemas humorais comuns, além de a resposta adaptativa ter raízes na resposta inata. Aqui, será estudada somente a resposta inata; a resposta adaptativa está descrita no Capítulo 11.

Resposta imunitária inata

É assim chamada porque seus mecanismos de reconhecimento (seus receptores) dependem de genes cuja expressão é definida já na vida embrionária (linhagem germinativa), razão pela qual eles já se expressam ao nascimento (portanto, são inatos, de uso imediato). Trata-se do mecanismo de defesa mais antigo na natureza, sendo o único entre os invertebrados. A grande vantagem é a resposta ser acionada imediatamente, com amplo espectro de ação. Por essa razão, tal resposta é inespecífica, porque desencadeia reações semelhantes para enfrentar agressões muito diversas. Embora inata e com pouca especificidade, essa resposta associa-se à resposta adaptativa, interferindo na qualidade e na intensidade desta. Reação inflamatória ou simplesmente *inflamação* é a expressão morfológica da resposta imunitária inata e assim será tratada ao longo do capítulo.

Para reconhecer agressões e iniciar a resposta, o sistema imunitário utiliza receptores que, na *resposta inata*, embora poucos, reconhecem agressões muito diversas. Tais receptores reconhecem grupos de agressões, mas não uma agressão particular; são conhecidos como receptores de reconhecimento de padrões moleculares (PRRs, *pattern recognition receptors*). As moléculas reconhecidas pelos PRRs são denominadas *alarminas* ou *moléculas sinalizadoras de agressão*. A imunidade inata é inespecífica porque o sistema, ao reconhecer moléculas de patógenos, monta uma resposta que visa eliminá-lo, enquanto, ao identificar moléculas originadas de lesão produzida por agentes físicos químicos ou por estresse metabólico, cria condições para remover e reparar a estrutura lesada, independentemente da natureza do patógeno ou do agente que causou a lesão tecidual. Por outro lado, a *resposta adaptativa* dispõe de um conjunto de receptores (gerados por recombinação genética) que permite reconhecer, de modo específico, todas as moléculas existentes em um patógeno ou aquelas modificadas por lesão tecidual (denominadas genericamente antígenos, que contêm diferentes epítopos), constituindo um repertório de receptores que pode ser considerado completo para o reconhecimento de todos os epítopos que surjam em antígenos presentes no agente agressor ou liberados na lesão. Por essa razão, fala-se que a resposta adaptativa é específica, ou seja, dirigida especificamente a uma agressão.

A resposta imunitária inata tem duas estratégias de reconhecimento de agressões: (1) receptores que reconhecem agressões exógenas ou endógenas; (2) receptores que reconhecem moléculas próprias, constitutivas, sem alteração, que impedem a ativação da resposta (receptores inibidores). Tais receptores encontram-se na membrana citoplasmática ou no interior das células.

Antes de descrever os principais PRRs, será feita uma breve descrição das principais moléculas que eles podem reconhecer, aqui denominadas moléculas sinalizadoras de agressão.

Moléculas sinalizadoras de agressão: PAMP e DAMP

As moléculas existentes em patógenos que podem ser reconhecidas pelo organismo recebem o nome genérico de *PAMP* (*pathogen associated molecular pattern*), enquanto as resultantes de alterações em moléculas do organismo ou de estresse metabólico produzidas por agressões diversas são denominadas *DAMP* (*damage associated molecular pattern*). O conjunto de PAMPs e DAMPs pode ser denominado também *alarminas, moléculas de alarme* ou *moléculas sinalizadoras de agressão*. O Quadro 4.1 e a Figura 4.13 resumem os principais PAMPs e DAMPs e seus principais receptores. DAMPs originam-se: (1) no núcleo ou no citoplasma de células agredidas; (2) na matriz extracelular; (3) no estresse metabólico. Algumas delas estão listadas no Quadro 4.1 e descritas a seguir.

Certos *componentes nucleares* atuam como DAMP: (a) *HMGB1* (*high mobility group box 1*), proteína nuclear não histona reconhecida em receptores RAGE e TLR (ver adiante, Receptores da Resposta Imunitária), com ação pró-inflamatória. Macrófagos ativados podem excretar HMGB1; (b) *histonas*, que podem ativar TLR2 (ação pró-inflamatória) ou ter efeito citotóxico, pela ativação da entrada de Ca^{++} nas células; (c) *fragmentos de DNA de dupla-fita* endocitados são reconhecidos em TLR9, poderosos ativadores de interferons da imunidade inata (IFN-α, β e δ).

ATP, ADP e *adenosina* são eliminados por células agredidas e, atuando em receptores purinérgicos, ativam vias pró-inflamatórias (ATP) ou anti-inflamatórias (ADP e adenosina). *Uratos e pirofosfatos* acumulam-se em células agredidas e são liberados após morte celular; são reconhecidos em receptores da família NLR, com efeitos pró-inflamatórios.

Mitocôndrias de células lesadas ou mortas têm efeito pró-inflamatório por liberarem *DNA mitocondrial*, que possui sequências CpG não metiladas estimuladoras de TLR9, ou *peptídeos formilados* reconhecíveis em receptores FPR1.

Algumas *moléculas citoplasmáticas* também comportam-se como DAMP: (a) *defensinas e catelicidinas*, proteínas de baixo peso molecular com ação microbicida, produzidas constitutivamente em neutrófilos e células de Paneth; quando excretadas, atuam em receptores TLR2 e FPR2 (FPRL), com efeito pró-inflamatório; (b) *proteínas S100* ou *calgranulinas* são uma família de 20 proteínas citosólicas ligadoras de cálcio, expressas em células mesenquimais e em células derivadas da crista neural; quando liberadas, são reconhecidas em receptores TLR e RAGE, com efeitos pró-inflamatórios; (c) *HDGF* (*hepatoma derived growth factor*), proteína expressa em neurônios, é secretada e liberada após morte celular por necrose (mas não por apoptose) e tem efeito neurotrófico, ativando a regeneração de prolongamentos neuronais; (d) *proteínas do choque térmico* (HSP) pertencem a cinco grupos ou famílias: HSP100, 90, 70, 60 e um grupo de HSP de baixo peso molecular (HSP70 e HSP27), induzidas após agressão celular, representam as HSP conhecidas como *proteínas do estresse*; têm efeito antiapoptótico, estabilizam o citoesqueleto e ativam o fator nuclear kappa B (NFkB, Figura 4.2). Além de atuarem dentro das células, as HSP de baixo peso molecular podem ser secretadas e atuar em receptores RAGE ou TLR, ativando rotas de sobrevivência e pró-inflamatórias (via NFkB);

Quadro 4.1 Principais moléculas de patógenos (PAMPs) ou resultantes de dano tecidual (DAMPs) que são reconhecidas pelo organismo e alguns de seus receptores

Alarmina	Receptor
PAMP (moléculas-padrão associadas a patógenos)	
Vírus	
dsRNA	TLR 3, RLR
ssRNA	TLR 7, TLR 8, RLR
RNA polifosforilado	RLR
CpG DNA	TLR 9
Bactérias	
Lipopeptídeos, porinas, peptidoglicanos, glicolipídeos	TLR 1, TLR 2, TLR 6
Lipopolissacarídeos (LPS)	TLR 4
Flagelina	TLR 5
Fungos	
Poliglicanos, β-glicana	TLR?, dectina 1 e 2
Protozoários	
Glicoproteínas de membrana	Dectina 1 e 2
Larvas de helmintos	
Proteases	Receptores para proteases
Ácaros	
Alérgenos	Dectina 2
DAMP (moléculas-padrão associadas a dano tecidual)	
HMGB1	TLR 2, TLR 4, RAGE
AGE	RAGE, TLR 4
ATP	Receptor purinérgico Y
ADP, adenosina	Receptor purinérgico A
Uratos e fosfatos	NLR
Estresse oxidativo	NLR
Proteínas de choque térmico	TLR 2, TLR 4
Proteína S-100	TLR 4, RAGE
β-amiloide	RAGE
Fragmentos de ácido hialurônico ou sulfato de heparano	TLR 4

(e) *anexina A1* (*lipocortina A1*) inibe a fosfolipase A2 e, consequentemente, a síntese de prostaglandinas e de leucotrienos. A proteína é expressa constitutivamente em macrófagos e na micróglia, com síntese aumentada por ação de corticoides, e tem efeitos anti-inflamatórios por inibir a fosfolipase A2 e impedir a saída de monócitos e neutrófilos dos vasos; nessas células, a anexina A1 e a lipoxina A4 ligam-se ao mesmo receptor e têm ação sinérgica anti-inflamatória. Em outras células, a anexina A1 tem efeito antiproliferativo e induz apoptose, inclusive em macrófagos e neutrófilos, o que também contribui para o efeito anti-inflamatório da proteína.

4

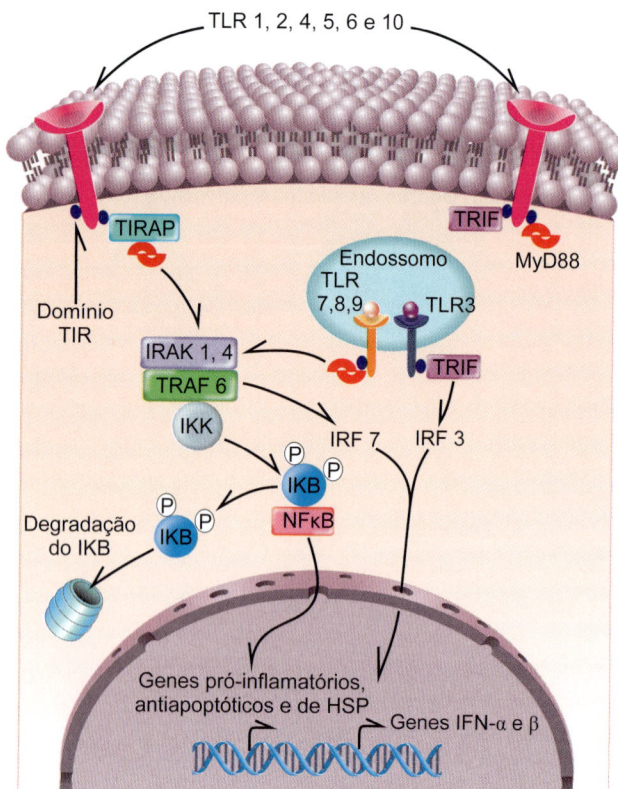

Figura 4.2 Receptores do tipo *toll-like* (TLR), que existem na membrana (TLRs 1, 2, 4, 5, 6 e 10) e em endossomos (TLRs 3, 7, 8 e 9). Todos possuem no segmento citoplasmático o domínio TIR, que, após ativação do receptor por PAMPs ou DAMPs, recruta três proteínas de adaptação: MyD88, TIRAP ou TRIF. Ligada ao domínio TIR ou à TIRAP, MyD88 ativa proteínas cinases (IRAK 1 e 4, TRAF 6), que ativam IKKs. Estes fosforilam o IkB, que é degradado em proteassomos, liberando o NFκB, que ativa genes pró-inflamatórios e de sobrevivência. TRIF e TRAF recrutam e ativam IRF (fator regulador de IFNs), que ativam a transcrição dos genes de IFNs α e β. TIR: *TNF and IL-1 receptor domain*; MyD88: *myeloid differentiation primary protein*; TIRAP: *TIR domain containing adaptor protein*; IRAK: *IL-1 receptor activated kinase*; TRAF: *TNF receptor associated factor 4*; IkB: inibidor do NFκB; IKK: IKB cinase; TRIF: *TIR domain containing adaptor inducing interferon*.

Diversas agressões ativam sistemas proteolíticos (coagulação, fibrinólise etc.), cujas proteases ativadas (trombina, plasmina e outras liberadas de células ativadas ou mortas) atuam em receptores de sete voltas na membrana acoplados a proteínas G, denominados *PAR* (*protease activated receptors*) (Figura 4.3). Tal ativação induz vias que favorecem a sobrevivência de células e a liberação de mediadores pró-inflamatórios. Em terminações nervosas, ativação de PAR induz dor em tecidos agredidos.

Agressão tecidual pode também gerar produtos de *quebra* ou *despolimerização de macromoléculas da matriz extracelular* ou liberar *mediadores associados a moléculas da matriz*. Fragmentos de ácido hialurônico, sulfato de dermatano, sulfato de heparano, fibronectina, fibrinogênio e biglicano podem ser reconhecidos em receptores TLR e iniciar uma resposta inflamatória. Algumas citocinas (p. ex., TGF-β) ficam ligadas a componentes da matriz e são liberadas após agressões.

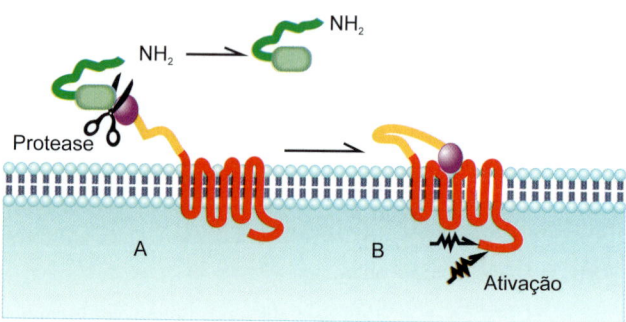

Figura 4.3 Receptores ativados por proteases. **A.** A protease cliva o receptor. **B.** A nova extremidade N interage com um sítio no próprio receptor, ativando-o.

Agressões endógenas (*estresse metabólico*) também geram DAMP: moléculas modificadas por radicais livres, excesso de ácidos graxos saturados, proteína β-amiloide e moléculas resultantes de hiperglicação (AGE, *advanced glycation end products*) são exemplos.

Receptores da resposta imunitária inata

Receptores da resposta inata (PRR) existem na membrana citoplasmática e no interior das células. Com distribuição universal e embora mais abundantes em células do sistema imunitário (leucócitos), PRRs são encontrados em todos os tecidos: células epiteliais, fibroblastos, endotélio, células musculares, células da glia, entre outras. Quando ativados pelo ligante (PAMP ou DAMP), os PRRs ativam vias que estimulam genes pró-inflamatórios e de sobrevivência. No entanto, e como será comentado adiante, a resposta imunitária inata e sua execução (a inflamação) precisam ser reguladas, razão pela qual alguns dos receptores têm efeito anti-inflamatório (receptores inibidores).

Receptores de membrana.

- *Receptores TLR* (*toll-like receptors*) formam uma família de dez membros (TLR1 a TLR10). Os TLRs localizam-se na membrana citoplasmática (TLR1, 2, 4, 6 e 10) ou em vesículas intracitoplasmáticas (TLR3, 7, 8, 9). TLRs da membrana citoplasmática reconhecem, entre outros, componentes bacterianos (p. ex., lipolissacarídeos), ácidos graxos e LDL oxidada, enquanto TLRs de vesículas reconhecem RNA ou DNA de bactérias e vírus. Quando ativados pelos ligantes, os TLRs ativam fatores de transcrição, dos quais os mais importantes são o NFkB e os IRFs (*interferon regulatory fator*). O NFkB ativa genes pró-inflamatórios e de sobrevivência; os IRF ativam genes que codificam os interferons alfa, beta e lambda, envolvidos no combate a vírus e a outros patógenos (Figura 4.2)
- *Receptores com domínios de lectina do tipo C* (CLR: *C lectin receptors*), importantes no reconhecimento de PAMPs com resíduos de carboidratos em células dendríticas. Muitos vírus e fungos são reconhecidos em tais receptores
- *Receptores FPR* (*formyl peptide receptors*) em células do sistema imunitário que reconhecem peptídeos N-formil originados de bactérias ou da proteólise de tecidos
- *Receptores que reconhecem moléculas endógenas* podem ser: (1) *receptores purinérgicos* em leucócitos, que reconhecem nucleotídeos (ATP, ADP) e nucleosídeos (adenosina); (2) *receptores ativáveis por proteases* (PAR), que existem em muitas células do sistema imunitário e são

alvos de: (a) proteases liberadas por células lesadas ou não; (b) proteases originadas da ativação dos sistemas proteolíticos de contato. Os PARs são importantes porque proteases geradas, por exemplo, na coagulação sanguínea podem regular células da resposta inata; (3) *receptores RAGE* (*receptor for advanced glycation end products*), que se ligam a vários agonistas, como AGE (moléculas hiperglicadas por ação não enzimática, muito comuns em diabéticos) e outros DAMPs, como proteína HMGB1, peptídeos β-amiloide e outros peptídeos β-pregueados. RAGE ativado ativa o NFkB, induzindo genes pró-inflamatórios. RAGEs são importantes na manutenção de inflamações crônicas, como artrite reumatoide, colite ulcerativa, diabetes melito e aterosclerose; (4) *receptores de remoção* (SR, *scavenger receptors*), numerosos em macrófagos, são proteínas transmembranosas que reconhecem várias moléculas, como LDL oxidada (importante na aterosclerose), hemoglobina, haptoglobina e macroglobulina alfa 2

■ *Receptores de células citotóxicas naturais* (*KIR, killer cell Ig-like receptors*), que permitem às células NK (*natural killer*) reconhecer MHC I existentes nas células em geral. Quando há reconhecimento, as células NK não exercem seu efeito citotóxico; se não ocorre o reconhecimento de MHC I, o receptor dispara mecanismos de citotoxicidade e a célula-alvo é morta

■ *Receptores para o complemento* são importantes nos mecanismos inatos de defesa, pois regulam a endocitose de partículas opsonizadas por C3b e a modulação da resposta de linfócitos T e B, atuando, portanto, na resposta imunitária adaptativa

■ *Receptores inibidores* são aqueles que, ao reconhecerem o agonista, liberam sinais inibidores da resposta imunitária (são anti-inflamatórios). Tais receptores são importantes na modulação da inflamação, que é regulada, entre outros, por mediadores anti-inflamatórios. Neste grupo estão os *receptores imunoglobulina símile que reconhecem ácido* siálico (*sialic acid binding immunoglobulin simile receptor, SIGLEC*) em células e em patógenos, os quais são importantes na indução de tolerância aos constituintes dos próprios tecidos, inibindo autoagressão.

Receptores intracelulares. Os receptores intracelulares mais importantes são os das famílias NLR (*NOD like receptors*), RLR (*RIG like receptors*) e AIM (*absent in melanoma*). Em humanos, a família de *receptores NLR* tem mais de 20 representantes; a família *AIM* possui dois membros, e a família *RLR*, três membros.

NLRs reconhecem grande variedade de estímulos, incluindo moléculas de agentes infecciosos (bactérias, vírus, fungos e protozoários), produtos de destruição celular (p. ex., uratos), moléculas modificadas por radicais livres e alterações iônicas (p. ex., baixa concentração de K^+ intracelular). Ativação de alguns NLRs (NLRP1, NLRP3 e NLRC4) ou AIMs associa-se a outras moléculas citosólicas e forma *inflamassomos*, plataformas moleculares que ativam a caspase 1, a qual cliva a pró-IL-1β e a pró-IL-18 e origina as formas ativas dessas citocinas, envolvidas na resposta inflamatória (Figura 4.4). Ativação excessiva de receptores envolvidos na formação de inflamassomos resulta em doenças autoinflamatórias (ver adiante).

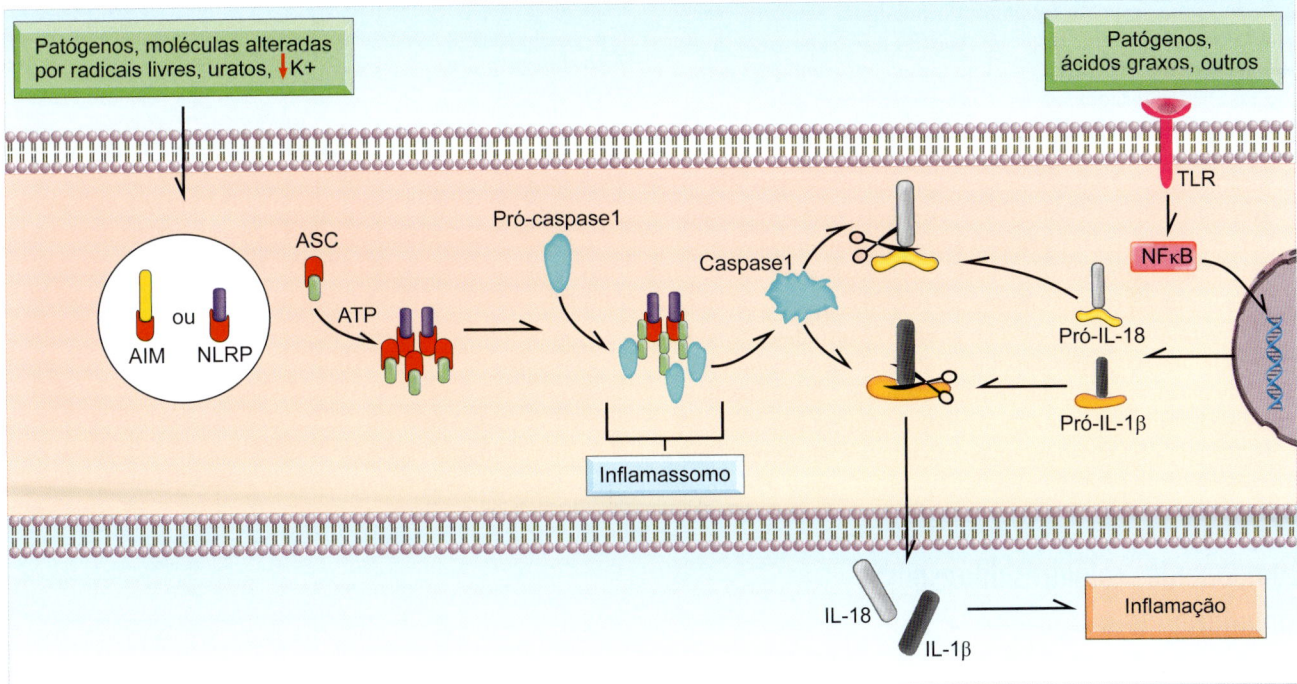

Figura 4.4 Receptores intracelulares e inflamassomos. Receptores NLR e AIM, intracelulares, reconhecem PAMPs e DAMPs gerados ou introduzidos no citosol em um domínio rico em repetições de leucina. Após ligação com o agonista, associam-se à proteína ASC (*apoptosis-associated spek-like protein*). Na presença de ATP, ocorrem oligomerização do complexo e formação da plataforma molecular inflamassomo, que recruta e ativa a pró-caspase 1. Ativada, a caspase 1 cliva a pró-IL-1β e a pró-IL-18, liberando as formas ativas dessas citocinas, as quais induzem resposta inflamatória. Pró-IL-1β e pró-IL-18 são constitutivas, mas têm sua síntese aumentada por vários estímulos, como NFkB gerado por vários estímulos (p. ex., DAMPs, PAMPs, ácidos graxos e outros).

4

RLRs e alguns NLRs atuam por outras vias. O NLRC recruta a RIPK (*receptor interacting serine/threonine protein kinase*) e ativa a via do NFκB. RLR ligado a dsRNA pode: (a) ligar-se a MAVS (*mitochondrial antiviral signaling protein*) na superfície de mitocôndrias, induzindo apoptose; (b) induzir o NFκB, por ativação do IKK; (c) ativar o IRF3, que estimula genes de interferons. O NLRA (CIITA) estimulado pelo agonista ativa genes MHC II. Certos NLRs (NLRC1, 2, NOD 1, 2) ativam genes de MHC II, enquanto outros induzem vias anti-inflamatórias e antiproliferativas.

Outros mecanismos de reconhecimento de agressões

Além de moléculas que atuam em receptores celulares, o sistema imunitário conta com outras moléculas que reconhecem agressões e ativam mecanismos imediatos para sua contenção. Neste grupo existe uma família de proteínas conhecidas como *colectinas*, entre as quais estão a proteína que se liga à manose (MBP) existente no plasma, o C1q do complemento e a colectina 43, que estão envolvidas na ativação do complemento após agressões. O surfactante pulmonar é também uma colectina, pois reconhece patógenos em alvéolos e os aglutina, favorecendo sua eliminação.

Anticorpos naturais de baixa especificidade, linfócitos Tγδ e linfócitos T invariantes associados a mucosas (MAIT) representam mecanismos de reconhecimento com baixa especificidade, representando uma transição entre a imunidade inata e a adaptativa.

Anticorpos naturais, produzidos por linfócitos B1 (em serosas e no baço) e presentes no organismo antes mesmo do contato com antígenos, são também importantes no reconhecimento imediato de patógenos, pois ativam o complemento e induzem uma resposta inflamatória imediata. Tais anticorpos são da classe IgM e reconhecem padrões moleculares de modo semelhante aos PRR, razão pela qual são importantes na remoção de tecidos lesados, pois reconhecem autoantígenos (p. ex., fragmentos de mielina na degeneração walleriana), ativam o complemento e induzem resposta inflamatória para remover os restos teciduais e iniciar a reparação.

Linfócitos Tγδ (1 a 5% dos linfócitos circulantes) localizam-se principalmente na pele e em mucosas e possuem um repertório de reconhecimento muito restrito. LTγδ reconhecem moléculas MHC I-símile, que podem ser modificadas após agressões, sendo essas alterações as primeiras a serem reconhecidas pelo sistema imunitário; é possível que sejam responsáveis por identificar precocemente células transformadas por agentes cancerígenos e por liberar estímulos para a sua eliminação.

Linfócitos MAIT reconhecem metabólitos de patógenos e microrganismos da microbiota residente associados a moléculas MHC-símile; quando ativados, liberam IL-12, IFN-γ e IL-17.

Componentes celulares da resposta imunitária inata

Os *componentes celulares* são representados por: (1) células circulantes: neutrófilos, eosinófilos, basófilos, monócitos, linfócitos (que incluem as células NK [*natural killer*], NKT [células *natural killer* originadas no timo] e células linfoides da imunidade inata [*ILC, innate lymphoid cells*]) e células dendríticas); (2) células imunitárias residentes em tecidos (macrófagos residentes, mastócitos); (3) outras células, como epitélios, endotélio, fibroblastos, células da glia, osteócitos, condrócitos, células

musculares e terminações nervosas aferentes. Todas essas células possuem receptores PRRs que reconhecem agressões e são capazes de gerar mediadores inflamatórios.

Leucócitos

Os leucócitos são os executores mais importantes da resposta imunitária tanto inata como adaptativa. No entanto, como são capazes de matar microrganismos invasores, leucócitos são também potencialmente lesivos para os tecidos. Os leucócitos e suas ações na resposta inata serão descritos adiante (células do exsudato inflamatório). A descrição detalhada dos linfócitos será feita no Capítulo 11. A seguir, estão descritas as demais células que participam do processo.

Plaquetas

Além de atuarem na coagulação sanguínea, as plaquetas são fonte importante de mediadores da resposta imunitária inata. Embora não saiam ativamente da circulação, as plaquetas aderem ao endotélio e podem cooperar com este e com leucócitos aderidos na síntese transcelular de mediadores (ver adiante). Assim, além de sua ação na hemostasia, as plaquetas são fonte de prostaglandinas e leucotrienos (mediadores pró-inflamatórios) e de lipoxinas (anti-inflamatórias). A Figura 4.5 resume os principais produtos de plaquetas.

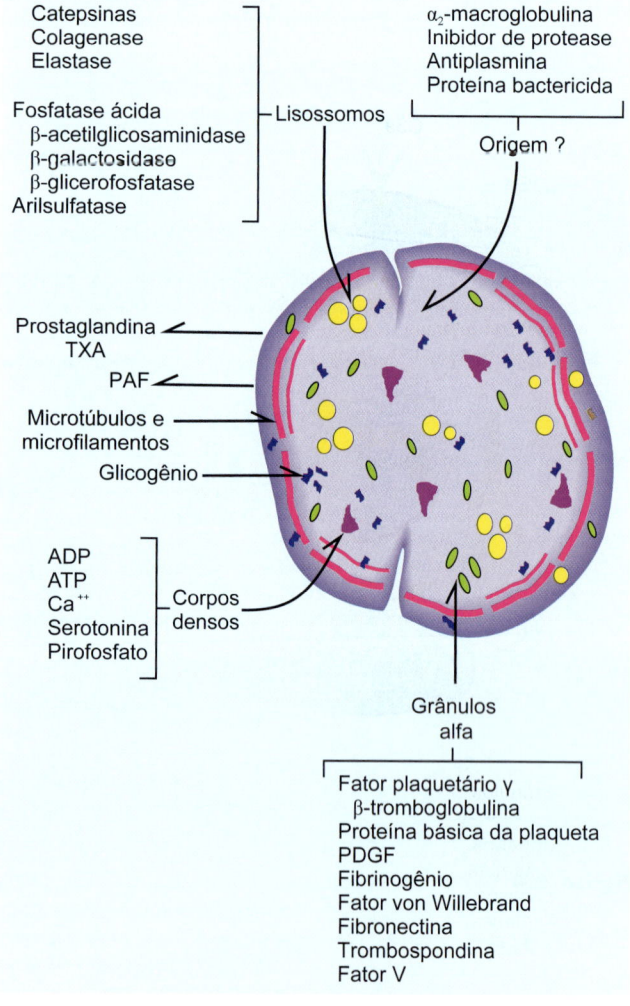

Figura 4.5 Esquema de uma plaqueta e seus produtos.

Mastócitos

Os mastócitos do tecido conjuntivo, localizados na adventícia dos vasos sanguíneos, e os de mucosas, diferenciados na medula óssea e concentrados na lâmina própria delas, são diferentes na estrutura, embora tenham funções semelhantes. Mastócitos têm núcleo central e numerosos grânulos citoplasmáticos, que contêm histamina, heparina, proteases e outros produtos; sintetizam e excretam ainda citocinas, quimiocinas, leucotrienos e prostaglandinas. Mastócitos possuem receptores para IgE, C3a e C5a, receptores beta-adrenérgicos, receptores colinérgicos e receptores H1 e H2 para histamina. Receptores beta-adrenérgicos e H2 são antagonistas da desgranulação de mastócitos, enquanto receptores colinérgicos e alfa-adrenérgicos são agonistas de desgranulação (Figura 4.6).

Células dendríticas

Células dendríticas, originadas na medula óssea, existem em todos os tecidos e têm a propriedade de endocitar substâncias estranhas e componentes teciduais lesados. Digerem parcialmente antígenos proteicos e associam os peptídeos resultantes a moléculas MHC I ou II. Em seguida, deslocam-se para órgãos linfoides, onde apresentam os peptídeos (antígenos) a linfócitos T CD4+ ou T CD8+ para a montagem da resposta imunitária adaptativa.

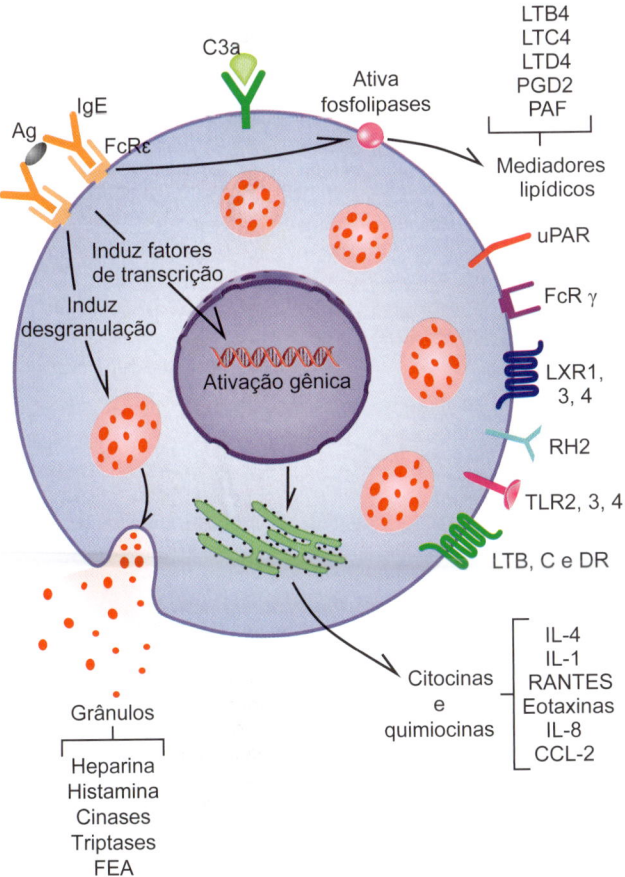

Figura 4.6 Representação esquemática de um mastócito, seus principais produtos e receptores.

Células residentes em tecidos

Em princípio, todas as células participam da resposta imunitária inata porque possuem PRRs, os quais reconhecem PAMPs e DAMPs. Células epiteliais, células da glia e fibroblastos produzem citocinas e quimiocinas pró-inflamatórias (TNF, IL-1 e IL-6). Células musculares esqueléticas sintetizam citocinas pró- e anti-inflamatórias (exercício físico intenso tem efeito pró-inflamatório, enquanto exercício aeróbio moderado exerce ação anti-inflamatória). O tecido adiposo produz citocinas pró-inflamatórias, importantes no quadro inflamatório sistêmico na obesidade, como será visto no Capítulo 13.

Terminações nervosas

Terminações nervosas aferentes armazenam peptídeos chamados *taquicininas*, das quais as mais conhecidas são a substância P e a CGRP (*calcitonin gene related peptide*). A substância P tem efeito pró-inflamatório, enquanto a CGRP é anti-inflamatória.

Endotélio

As células endoteliais desempenham papel importante em diversos momentos das respostas às agressões. Com algumas diferenças em artérias, capilares, veias, vênulas e endocárdio, as células endoteliais têm muitas propriedades comuns. De um lado, controlam a permeabilidade vascular e a saída de leucócitos dos vasos; de outro, participam da vasomotricidade e interferem na coagulação sanguínea. Antes de saírem dos vasos, os leucócitos aderem ao endotélio, processo que envolve moléculas de adesão, principalmente selectinas e integrinas. Estas é que indicam onde os leucócitos devem sair dos vasos. Por isso, tais moléculas são conhecidas como *moléculas endereçadoras*. A diapedese (saída de leucócitos dos vasos) depende de agentes quimiotáticos (ver adiante). Os ativadores mais potentes de células endoteliais são PAMPs, DAMPs e citocinas pró-inflamatórias, especialmente IL-1, TNF, IL-17, IL-18 e IFN-γ.

O endotélio participa na coagulação do sangue, pois sintetiza: (1) substâncias *pró-coagulantes*: (a) fator von Willebrand, que favorece a ativação e a agregação de plaquetas; (b) fator tecidual (TF), que ativa os fatores VII e X; (c) fator inibidor do ativador do plasminogênio (PAI), que é pró-coagulante por inibir a ativação do plasminogênio em plasmina; (2) fatores *anticoagulantes*: (a) prostaciclina (PGI_2) e óxido nítrico (NO), inibidores da ativação e da agregação de plaquetas; (b) ecto-ADPase, enzima que cliva o ADP (poderoso agregador plaquetário), transformando-o em AMP, inativo; (c) trombomodulina (TM), proteína da membrana citoplasmática que se liga à trombina (impedindo a ação desta) e ao fator Xa. O complexo trombina-trombomodulina favorece a ação da proteína C, que se liga à proteína S e inativa os fatores Va e VIIIa (ver Figura 9.13). Sulfato de heparano, proteoglicano presente na membrana endotelial e na matriz extracelular subendotelial, é cofator da antitrombina III, que é o principal fator anticoagulante existente no plasma. O fator ativador do plasminogênio (tPA, *tissue plasminogen activator*) é sintetizado principalmente no endotélio; trombina e estresse por fluxo e pressão aumentados (*shear stress*, força de cisalhamento) induzem sua síntese, enquanto aumento da pressão venosa, acidose e hipóxia provocam sua liberação. A molécula de tPA fica presa à membrana citoplasmática endotelial e é inibida por um inibidor natural (PAI).

As células endoteliais possuem receptores que controlam a expressão equilibrada de moléculas anticoagulantes e procoagulantes,

4

o que mantém a fluidez normal do sangue. Quando ativado por agressões que geram PAMPs e DAMPs, o endotélio é ativado via receptores da imunidade inata (Figuras 4.2 e 4.4), por citocinas pró-inflamatórias (IL-1α e β, TNF e IL-6) e por receptores para diversos mediadores inflamatórios, como histamina, fator ativador de plaquetas e prostaglandinas. Células endoteliais ativadas, além de favorecerem a saída de plasma e leucócitos, aumentam a expressão de moléculas pró-coagulantes, assumindo um fenótipo pró-trombótico (Figura 4.7).

Componentes humorais da resposta imunitária inata

O plasma contém sistemas proteolíticos que reagem em cascata e produzem efeitos próprios ou geram peptídeos que atuam em células fagocitárias ou na regulação da microcirculação. Entre esses sistemas, denominados *sistemas proteolíticos de contato* porque são ativados pelo contato com superfícies eletronegativas, os mais importantes são o da coagulação sanguínea, o da fibrinólise, o do complemento e o gerador de cininas.

Coagulação sanguínea e fibrinólise

A coagulação do sangue é o fenômeno de gelificação de um suspensoide (plasma e células), no qual uma cascata de ativação sequencial de pré-proteases induz a polimerização do fibrinogênio, resultando em uma proteína fibrilar e insolúvel, a *fibrina*, que forma uma rede molecular que aprisiona hemácias, leucócitos e plaquetas (ver Figura 9.11), originando o *coágulo*.

A retração do coágulo, por ação de plaquetas, separa o sangue após a coagulação *in vitro* em duas fases: soro (plasma sem fibrinogênio) e coágulo.

A coagulação se faz pelo arranjo de complexos moleculares que incluem pré-proteases, cofatores e substratos, reunidos em uma superfície sólida que sustenta o arranjo. O processo é altamente controlado por fatores pró- e anticoagulantes que atuam para que a coagulação sanguínea seja feita nos estreitos limites da homeostase: falta de coagulação predispõe a hemorragias; coagulação aumentada resulta em trombose.

A polimerização do fibrinogênio em fibrina é feita pela *trombina*. A geração desta se faz por dois caminhos: via intrínseca e via extrínseca. A *via extrínseca*, que é a mais importante, inicia-se após lesão vascular, o que leva à exposição do chamado *fator tecidual* (FT, fator III ou tromboplastina, uma glicoproteína existente na superfície de células agredidas), o qual ativa o fator VII. O fator VII ativado (VIIa) ativa o fator X. A *via intrínseca* é desencadeada pela formação do *complexo ativável pelo contato*, o que acontece após contato do sangue com uma superfície alterada ou diferente (p. ex., colágeno). O processo envolve vários componentes, como calicreína (ativada a partir da pré-calicreína), cininógeno de alto peso molecular e fator XII (fator Hageman). A calicreína ativa o fator XII, o qual, ativado (XIIa), ativa o fator XI; fator XI ativado (XIa) ativa o fator IX. O fator IXa junto com o fator VIIIa ativam o fator X. Essa distinção em duas vias, no entanto, é algo artificial, pois é bem documentada apenas *in vitro*; *in vivo*, ambas as vias atuam de forma integrada.

Como a deficiência do fator XII não é acompanhada de alteração expressiva na hemostasia, admite-se que, *in vivo*, a coagulação se desenvolve em três fases: (a) *iniciação,* na qual FT+VIIa

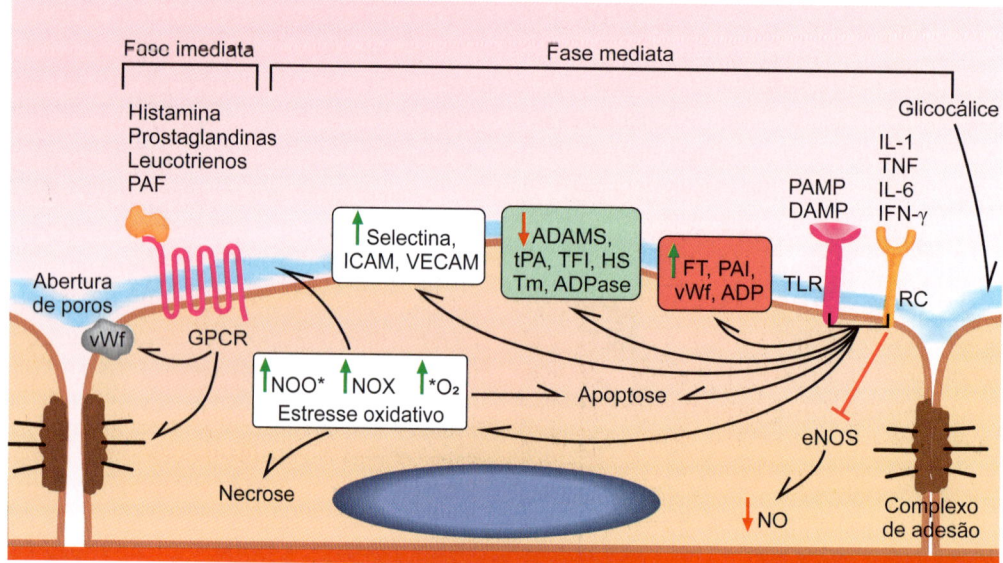

Figura 4.7 Ativação endotelial em inflamação aguda, com ênfase na indução do fenótipo pró-coagulante. Na *fase imediata*, agonistas ligados a receptores de sete voltas na membrana (GPCR) induzem a liberação de Ca⁺⁺ e estimulam o citoesqueleto (actina/miosina, tubulina) a expor o fator von Willebrand (vWf) e a retrair as células, criando poros interendoteliais. A *fase mediata* envolve a ligação de citocinas pró-inflamatórias, PAMPs e DAMPs a receptores celulares (RC), incluindo receptores tipo *toll* (TLR), o que: (a) induz a expressão de genes para moléculas de adesão (selectina E, ICAM e VECAM); (b) reduz a expressão de moléculas anticoagulantes (retângulo verde); (c) aumenta a expressão de moléculas pró-coagulantes (retângulo vermelho); (d) promove estresse oxidativo, com aumento de radicais livres e peroxinitrito. Estresse oxidativo causa necrose ou apoptose e lesa o glicocálice, com perda de moléculas anticoagulantes (sulfato de heparan); (e) inibe a eNOS, reduzindo NO. Todas essas modificações tornam o endotélio ativado pró-trombótico. ADAMS: protease que degrada o vWf; ADPases: ectoADPase; tPA: ativador tecidual do plasminogênio; FT: fator tecidual; FTI: inibidor do fator tecidual; eNOS: sintase do óxido nítrico; NOO*: peroxinitrito; PAI: inibidor do ativador do plasminogênio; Tm: trombomodulina; PG: prostaglandina; LT: leucotrieno; FAP: fator ativador de plaqueta; TLR: receptor *toll-like*; RC: receptor de citocina; NO: óxido nítrico.

ativam o fator X (que gera pequena quantidade de trombina) e o fator IX, gerando IXa; (b) *amplificação*, feita pela trombina gerada, a qual atua em plaquetas (liberando os fatores V e XI) e no endotélio, liberando o fator VIII do fator von Willebrand; formam-se sobre as plaquetas plataformas contendo os fatores Va, IXa, XIa e VIIIa; (c) *propagação*, na qual as plataformas sobre as plaquetas amplificam a ativação do fator X, acelerando a produção de trombina.

A ativação do fator X, portanto, é o elemento comum da coagulação sanguínea. A partir do Xa, segue-se uma via comum de ativação, na qual o fator Xa, junto com o fator Va (complexo protrombinase), atua sobre a protrombina, transformando-a em trombina. Esta atua sobre o fibrinogênio, promovendo sua polimerização e formação de fibrina. Por ação do fator XIIIa, formam-se ligações cruzadas entre as moléculas de fibrina, tornando-a estável (ver Figura 9.13 A). Íons Ca^{++} são necessários em vários pontos dessa cascata de reações. Existe interação entre os componentes das vias intrínseca e extrínseca: trombina formada na via extrínseca, por exemplo, pode ativar a pré-calicreína e os fatores V, VII e VIII; pré-calicreína pode ser ativada também pelo fator XII ativado.

A ativação da coagulação sanguínea é um processo rápido e explosivo que precisa ser limitado ao local em que a lesão ocorreu. Por essa razão, deve ser bem controlado, o que é feito por meio de: (1) baixa concentração de fatores pró-coagulantes no sangue circulante; (2) remoção de fatores pró-coagulantes pelo sistema fagocitário mononuclear; (3) mecanismos anticoagulantes naturais, constituídos por: (a) antitrombina, inibidora de proteases, inibe a trombina e os fatores Xa, IXa, XIIa e XIa, com eles formando complexos irreversíveis; (b) heparina e sulfato de heparano na superfície endotelial removem rapidamente a trombina (ver Figura 9.13 B); (c) complexo da proteína S, que é formado por trombomodulina, trombina (protease) e proteína S (substrato). A proteína S, ativada pela trombina, ativa a proteína C, a qual tem ação proteolítica sobre os fatores Va e VIIIa (ver Figura 9.13 C); (d) fator inibidor do fator tecidual (TFPI, *tissue factor pathway inhibitor*), que fica na superfície endotelial e inibe o fator Xa e o complexo FT/VIIa; (e) prostaciclina e NO são potentes antiagregadores plaquetários, inibindo a ação de plaquetas na progressão da coagulação.

A coagulação sanguínea associa-se à inflamação por meio de: (1) agregação plaquetária libera serotonina e histamina, que são importantes mediadores inflamatórios; (2) o fator Hageman atua sobre a pré-calicreína e produz calicreína, a qual gera bradicinina, também um mediador inflamatório; (3) a trombina é reconhecida em receptores PAR e ativa genes pró-inflamatórios.

Em condições fisiológicas, o coágulo formado deve ser eliminado tão logo cumpra sua função, o que é feito pela digestão da fibrina pela plasmina (*sistema fibrinolítico*), esta formada a partir do plasminogênio. Existem dois ativadores naturais do plasminogênio: (1) tPA, produzido no endotélio. Na circulação, o tPA associa-se ao inibidor natural (PAI, *plasminogen activator inhibitor*), sendo o complexo endocitado no fígado; (2) uPA (*urokinase plasminogen activator*), sintetizado em muitas células e presente em grande quantidade na urina, é o principal responsável pela fibrinólise extravascular. O sistema fibrinolítico é controlado por PAI, α2-antiplasmina e TAFI (*thrombin-activable fibrinolysis inhibitor*), que se associa ao complexo trombomodulina-trombina e cliva resíduos de lisina da fibrina parcialmente digerida, resíduos esses importantes na associação do plasminogênio ao seu ativador, o que protege a fibrina da ação rápida da plasmina. Os principais mecanismos anticoagulantes naturais estão resumidos na Figura 9.13.

Sistema complemento

O sistema complemento é um conjunto de proenzimas que se ativam em cascata, formando sobre a célula em que o sistema foi ativado um complexo macromolecular que resulta em sua morte (citólise mediada pelo complemento). Para controle do sistema, existem proteínas inativadoras que impedem a ação indiscriminada do complemento. As proteínas que integram o sistema complemento têm nomenclatura complexa: algumas são numeradas em ordem de sua descoberta (C1, C2, ..., C9), outras são referenciadas por nomes indicativos de seus efeitos (fator B, fator D, properdina); os inibidores recebem nomes diversos, dependendo da sua localização (C1INH, C4bp, MCP etc.). Durante sua ativação, são gerados outros produtos que atuam em mastócitos, atraem e ativam fagócitos e têm atividade opsonizadora.

O complemento pode ser ativado de três maneiras: (1) via clássica, ativada por complexos Ag-Ac; (2) via alternativa, desencadeada por ativação do C3 na superfície de células, incluindo patógenos; (3) via de lectinas. A via alternativa e a ativação pela via das lectinas constituem importante papel do sistema complemento como mecanismo imediato de defesa contra agentes infecciosos (Figura 4.8).

Ativação do complemento por complexos Ag-Ac. Começa pela exposição de um sítio no Fc do anticorpo (IgG ou IgM) que interage com o componente C1q do complexo C1q(rs) (o C1 é formado pela associação das moléculas q.r.s. unidas por íons Ca^{++}). Em seguida, o C1r sofre alteração conformacional, adquire ação proteolítica e ativa o C1s. O C1s cliva o C4, originando dois fragmentos: C4a, menor, que sai para a fase fluida, e o C4b, maior, liga-se à membrana celular ou a proteínas solúveis, sendo hidrolisado. Uma fração do C4b liga-se ao C2, permitindo que o C2 seja exposto à ação do C1s, sendo clivado em dois fragmentos: C2b, que sai para a fase fluida, e C2a, que forma um complexo com o C4b (C4b2a). Nesse complexo, o C2a expõe um sítio com atividade proteolítica que pode clivar o C3 ou o C5, razão pela qual o complexo C4b.2a é denominado *C3/C5 convertase*. Por ação do C4b.2a, o C3 é clivado em dois fragmentos: C3a, que sai para a fase fluida, e o C3b, que se liga à C3 convertase e induz a atividade de C5 convertase, que cliva o C5 em dois fragmentos: C5a, que sai para a fase fluida, e C5b, que possui um sítio que se liga à membrana e outro que o liga ao C6. O complexo C5b.6 liga-se ao C7, formando o complexo C5b.6.7, estável, ao qual se liga o C8, gerando um complexo que induz a polimerização do C9. Esse complexo forma conjuntos de 12 a 16 unidades que penetram na camada lipídica da membrana citoplasmática, criando um canal por onde a célula perde água e eletrólitos e morre. O complexo C5b6789, conhecido como *complexo de ataque à membrana*, é responsável pela morte da célula (ou microrganismo) sobre a qual o complemento foi ativado. O complemento não lisa a membrana diretamente, mas nela cria poros pelos quais há perda de eletrólitos e outros componentes citosólicos causando a morte da célula ou do microrganismo.

Ativação do complemento pela via alternativa. Envolve a formação de uma C3 convertase a partir do C3 e do fator B presentes na circulação. Em condições normais, o C3 circulante sofre hidrólise espontânea e origina C3bH$_2$O, o qual se prende facilmente a superfícies celulares. O C3bH$_2$O é normalmente inativado pelo C3b/C4bINA, porque as células possuem glicocálice rico em ácido siálico, o qual favorece a ligação de um fator (fator H) ao C3b, tornando-o suscetível à ação do C3b/C4bINA. Por essa razão, o complemento não é ativado em células normais. Muitos microrganismos, no entanto, possuem componentes de

4

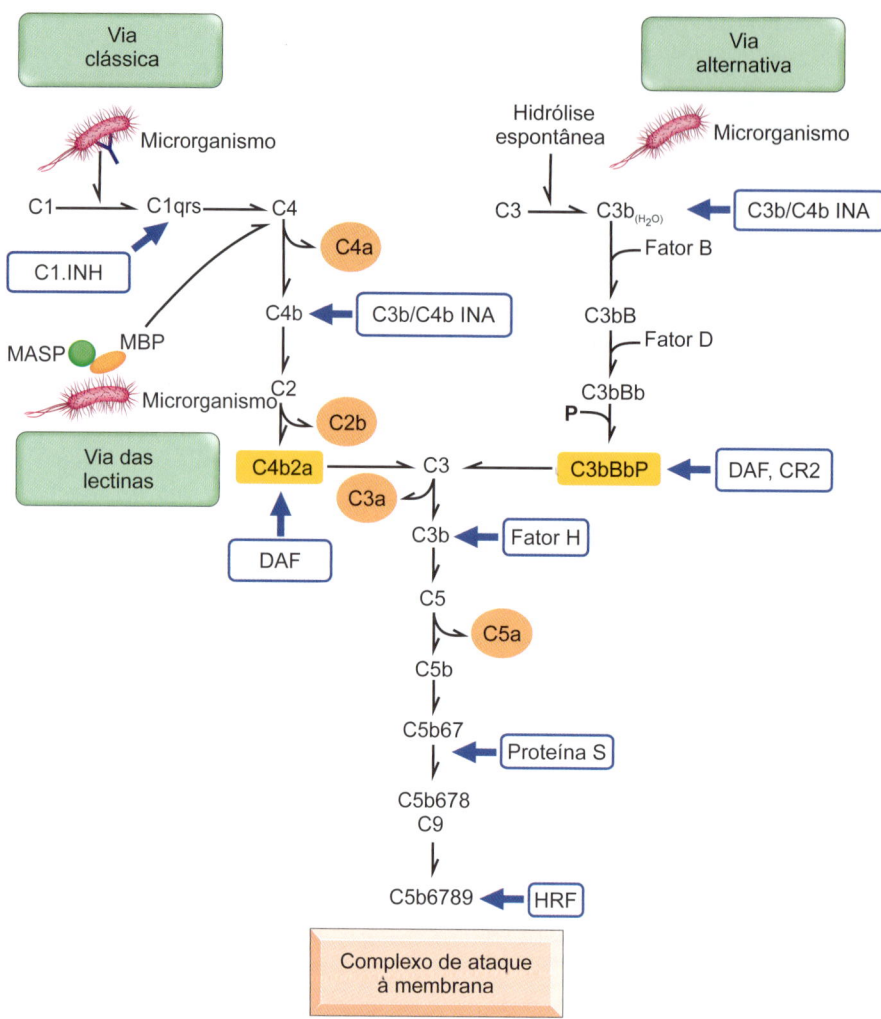

Figura 4.8 Vias de ativação do complemento. C3b/C4b INA: inativador do C3b e do C4b; DAF: *decay accelerating factor*; CR2: receptor para complemento; fator H: favorece ligação do C3biNA; HRF: fator homólogo de restrição; MASP/MBP: *associated protein/manose binding protein*; P: properdina.

membrana que se ligam ao C3, mas possuem pouco ou nenhum ácido siálico na superfície. Deficiência de ácido siálico diminui a ligação do fator H ao C3b, reduzindo a ação do C3b/4bINA. Nessa situação, portanto, o C3b ligado ao microrganismo não é inativado e liga-se ao fator B, que é clivado pelo fator D em fragmentos Ba e Bb, ficando o Bb unido ao C3b. O complexo C3bBb é uma C3 convertase que cliva o C3 em C3a e C3b. Essa C3 convertase é instável e estabiliza-se após união com uma proteína plasmática denominada *properdina*, formando o complexo C3bBbP. A molécula C3bBb recebe uma molécula de C3b (C3bBbC3b) e adquire atividade de C5 convertase; o restante da ativação se faz como na via clássica. Microrganismos (vírus, bactérias, protozoários etc.) que possuem moléculas que dificultam a ação do C3b/C4bINA são capazes de ativar a via alternativa do complemento.

Ativação do complemento pela via de lectinas. Inicia-se pela ligação de uma lectina do plasma denominada MBP (*mannose binding protein*) a resíduos de manose existentes na superfície de microrganismos. A MBP liga-se à proteína MASP (*MBP associated protease*), e o complexo formado adquire a propriedade de ativar o C4 e C2 e gera uma C3 convertase que atua como na via clássica.

Em síntese e por qualquer das três vias, a ativação do complemento resulta em: (1) morte da célula ou do microrganismo (lise celular), por meio de poros criados na membrana citoplasmática; (2) liberação de mediadores inflamatórios. Vários produtos do complemento aumentam a permeabilidade vascular, atraem e ativam leucócitos para o local em que o complemento é ativado e estimulam a fagocitose (ação pró-inflamatória). C2a é vasodilatador e aumenta a permeabilidade vascular; C3a, C4a e C5a liberam histamina e outros produtos de mastócitos (daí serem denominados anafilatoxinas), além de exercerem efeito quimiotático para neutrófilos e macrófagos, especialmente o C5a; (3) aumento da fagocitose. Os produtos da ativação que se ligam à membrana das células, sobretudo C4b e C3b, são opsonizadores potentes de partículas, facilitando a fagocitose.

Regulação da ativação do complemento. A ativação do C1 é regulada pelo inibidor do C1 (C1 INH), que se liga ao C1. A formação de C3 convertase é controlada por uma família de proteínas estruturalmente semelhantes, denominadas *proteínas reguladoras do complemento*, representadas por duas proteínas plasmáticas (fator H e proteína de ligação ao C4, ou C4BP) e por quatro proteínas associadas à superfície de células: fator acelerador da desintegração da C3 convertase (DAF ou CD55), receptor para C3b (CR1 ou CD46), receptor para C3 dg (CR2) e proteína cofator de membrana (MCP). As C3 convertases são inibidas de três maneiras: (1) dissociação espontânea; (2) dissociação acelerada pelo DAF; (3) proteólise de C3b ou de C4b pelo fator C3b/C4bINA, após ligação de C4b ao C4BP e de C3b ao fator H ou à MCP. O ácido siálico favorece tais ligações, razão pela qual células ricas em ácido siálico na superfície ficam protegidas da ação do complemento. Existem ainda a proteína S (vitronectina) e o fator homólogo de restrição (HRF ou CD59), que impedem a ligação do C5b6 à membrana (proteína S) ou a polimerização do C9 para formação do complexo de ataque à membrana (HRF). A localização dos diferentes fatores que regulam o complemento e suas funções estão resumidas no Quadro 4.2.

Sistema gerador de cininas

O sistema de cininas está intimamente associado ao sistema da coagulação sanguínea, já que o fator Hageman ativado por endotoxinas ou superfície eletronegativa ativa a pré-calicreína em calicreína, a qual atua sobre o cininógeno e gera bradicinina. Esta causa vasodilatação arteriolar e aumenta a permeabilidade vascular, atuando como mediador inflamatório. A calicreína é capaz ainda de clivar o fator Hageman em um fragmento que ativa a pré-calicreína associada ao cininógeno de alto peso molecular, amplificando o sistema.

► Mediadores inflamatórios

Mediadores inflamatórios, produzidos por diversas células nos locais de inflamação ou gerados a partir de precursores circulantes inativos, são as moléculas que comandam o processo e estão envolvidas no início, na evolução e no término de uma inflamação. Mediadores pró-inflamatórios atuam na indução da resposta, enquanto os anti-inflamatórios ou pró-resolução participam na sua inibição e resolução. Tais mediadores são muito numerosos e têm ações variadas. O conhecimento deles é importante sobretudo pelo fato de que muitos são alvos de medicamentos anti-inflamatórios usados para controlar inflamações diversas.

Citocinas

Citocinas, sintetizadas por diferentes células (linfócitos, macrófagos, endotélio etc.), são proteínas que regulam a resposta imunitária, tanto inata como adaptativa. São características gerais das citocinas: (1) podem ser produzidas por qualquer célula em resposta a uma agressão, fazendo parte da resposta inata e imediata a agressões; (2) são secretadas por um período curto e em quantidade limitada; (3) há grande redundância em suas fontes e em seus efeitos: uma mesma citocina pode ser produzida por células distintas, tendo citocinas diferentes o mesmo efeito; (4) muitas têm efeito pleiotrópico, ou seja, efeitos diversos em células diferentes; (5) muitas vezes uma citocina influencia a síntese de outra, inibindo-a ou estimulando-a; (6) podem ter ação sinérgica ou antagônica; (7) todas as citocinas atuam em receptores celulares, podendo um mesmo receptor ligar-se a citocinas diferentes; (8) seus efeitos manifestam-se geralmente após indução gênica, com síntese de mRNA (efeitos não imediatos) após ligação com o receptor. Algumas, como a IL-18 e a IL-1b, existem pré-formadas e são liberadas após proteólise imediatamente após uma agressão.

Algumas citocinas favorecem a inflamação, sendo denominadas *citocinas pró-inflamatórias*, como IL-1, TNF, IL-6 e IL-18, mais universais na resposta inata, e IL-17 e IFN-γ, mais envolvidas na resposta adaptativa; outras reduzem a resposta e são chamadas *citocinas anti-inflamatórias*, como IL-10, TGF-β e IL-4. As principais citocinas e suas funções estão resumidas no Quadro 4.3.

Os receptores para citocinas são distribuídos em famílias de acordo com a sua estrutura e com os seus mecanismos de transdução. Receptores para citocinas podem estar na forma solúvel no plasma: "receptores" circulantes podem se ligar à citocina, impedindo que ela atue em uma célula.

Quadro 4.2 Fatores reguladores da atividade do complemento

Fator	Ligante	Localização	Ação
C1. INH	C1 (r. s)$_2$	Plasma	Desloca C1q do C1
Fator I (inibidor do C3b e do C4b [C3b/C4blNa])	C3b e C4b	Plasma	Hidrólise do C3b e do C4b
C4bBP (proteína que se liga ao C4b)	C4b	Plasma	Facilita a ação do fator I
Fator H (proteína beta-1-H)	C3b	Plasma	Facilita a ação do fator I
DAF (CD56)	C3b, C4b	Superfície das células	Dissocia C4b2b e C3Bb
MCP (CD46)	C3b, C4b e C3bi	Superfície de leucócitos e plaquetas	Facilita a ação do fator I
CR1 (CD35) (receptor do C3b/C4b)	C3b, C4b e C3bi	Células do sangue, células dendríticas, podócitos	Inibe ligação do fator B ao C3D e de C2 ao C4b
			Acelera a dissociação do C3Bb e C4b2
			Favorece a ação do fator I
CR2 (CD21)	C3d, C3dg, C3bi, EBV	Linfócitos B, epitélio orofaríngeo, células dendríticas	Regula a atividade mitótica de células B

Quadro 4.3 Principais citocinas, suas fontes e ações

Citocina	Células produtoras	Principais ações
TNF	MF, CD, epitélio, endotélio, fibroblastos	Pró-inflamatória
IL-1	MF, CD, epitélio, endotélio, fibroblastos	Pró-inflamatória
IL-2	LT CD4+	Ativa LT CD4+ e CD8+
IL-3	LT (Th2)	Diferenciação de mastócitos e basófilos
IL-4	LT (Th2), basófilos, mastócitos, NKT, CD	IgE, IgG4, anti-inflamatória
IL-5	LT (Th2)	Diferenciação de eosinófilos
IL-6	MF, endotélio, LB	Pró-inflamatória, ativa síntese de PFA
IL-7	Epitélio, células do estroma do timo	Manutenção da ativação de LT
IL-9	LT (Th2)	Anafilaxia e produção de IgE
IL-10	LT (Th2 e Treg), MF, mastócitos	Anti-inflamatória, fibrose, angiogênese
IL-11	LT (Th2)	Proliferação e diferenciação LB
IL-12	CD, NKT, MF	Ativação da diferenciação de LTh1
IL-13	LT (Th2), mastócitos, basófilos	Induz IgE. Fibrose
IL-15	LT CD4+	Proliferação de LT CD4+ e CD8+
IL-16	LT (Th1), MF	Pró-inflamatória
IL-17	LT (Th1)	Pró-inflamatória
IL-18	NKC, NKT, MF, endotélio	Pró-inflamatória
IL-19	CD, MF	Semelhante a IL-10
IL-20	Ceratinócitos	Semelhante a IL-10
IL-21	LT	Ativa proliferação LB
IL-22	LT, mastócitos	Semelhante a IL-10
IL-23	CD, MF, NKT	Semelhante a IL-12
IL-25	LT (Th1), MF	Semelhante a IL-17
IL-26	MF, LTreg	Semelhante a IL-10
IL-27	CD, monócitos	Semelhante a IL-12
CSF-M, CSF-GM	LT ativados, MF, CD, endotélio	Diferenciação e sobrevivência de MF e granulócitos
TGF-β	LTreg, MF, mastócitos, fibroblastos	Anti-inflamatório, fibrose
IFN-γ	LTh1, NKC, NKT	Ativação de macrófagos e LT citotóxicos

CD: célula dendrítica; LB: linfócito B; LT: linfócito T; MF: macrófago; NKC: célula *natural killer*; NKT: NKC do timo; PFA: proteínas de fase aguda.

Quimiocinas

Quimiocinas (*chemokines*, contração de *chemo*tactic cyto*kines*) são peptídeos de baixo peso molecular (8-10kD) que orientam a movimentação de células que possuem receptores para elas. As quimiocinas possuem resíduos de cisteína na extremidade N, cujo espaçamento as divide em quatro grupos: (1) quimiocinas CXC (α), com duas cisteínas separadas por um aminoácido qualquer; (2) quimiocinas CC (β), com duas cisteínas contíguas; (3) quimiocinas C (γ) com uma cisteína; (4) quimiocinas C3XC (δ), com duas cisteínas separadas por três outros aminoácidos. Cada grupo tem ligantes (L), com vários membros (CCL3, por exemplo, indica o ligante número 3 de um receptor CC).

As quimiocinas são reconhecidas em receptores de sete voltas na membrana acoplados a uma proteína G (ver Capítulo 5). Os receptores são divididos em quatro grupos de acordo com o grupo de quimiocinas reconhecidas. É comum que um mesmo receptor de cada grupo reconheça mais de uma quimiocina e, às vezes, que a mesma quimiocina possa ser reconhecida por receptores diferentes. A Figura 4.9 indica os receptores para quimiocinas e os respectivos ligantes.

As quimiocinas podem ser induzíveis (inflamatórias) ou constitutivas (homeostáticas). *Quimiocinas induzíveis* regulam o tráfego, a ativação e a diferenciação de leucócitos em inflamações. Em geral, várias quimiocinas de um grupo atuam no mesmo receptor, também do mesmo grupo; há também quimiocinas reconhecidas em mais de um receptor do mesmo grupo, com efeito agonista em um e antagonista em outro. *Quimiocinas homeostáticas* são responsáveis pela migração e topografia de células linfoides nos órgãos imunitários.

As quimiocinas atuam não só em leucócitos como também na embriogênese (migração e diferenciação de células), na carcinogênese (quimiotaxia e diferenciação de células cancerosas) e na angiogênese (regulação).

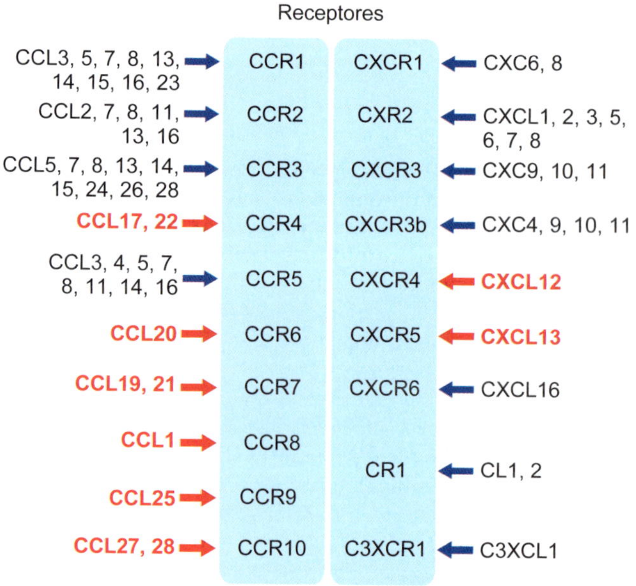

Figura 4.9 Principais receptores de quimiocinas e seus ligantes. As quimiocinas constitutivas estão representadas *em letras vermelhas*.

Mediadores lipídicos

Fosfolipídeos e esfingomielina da membrana citoplasmática são as principais fontes de mediadores lipídicos. As enzimas-chave para a síntese desses mediadores são fosfolipases e esfingomielinases, situadas na membrana citoplasmática. Por ação de *fosfolipases* (A e B), fosfolipídeos liberam ácido araquidônico, o qual origina: (1) prostaglandinas; (2) leucotrienos; (3) lipoxinas; (4) precursores do fator ativador de plaquetas. A ação de *esfingomielinases* libera ceramida e fosforilcolina.

Ciclo-oxigenases (COX) do citosol (Figura 4.10) atuam sobre o ácido araquidônico e originam uma série de *prostaglandinas* (PG). Existem duas isoformas de COX: uma constitutiva, de distribuição universal (COX-1), e outra induzível por estímulos inflamatórios (COX-2), expressa em macrófagos e células endoteliais. COX-1 e COX-2 são inibidas pelos chamados anti-inflamatórios não esteroides (p. ex., ácido acetilsalicílico, indometacina, ibuprofeno). Como tais substâncias reduzem a ação de COX-1, podem tornar-se danosas ao organismo, por diminuírem, por exemplo, a proteção de prostaglandinas na mucosa gástrica (ver Capítulo 22). Para contornar tal situação, hoje estão disponíveis inibidores específicos da COX-2. As prostaglandinas mais importantes são as que têm duas duplas ligações (PG_2); as principais são PGD_2, PGI_2 (prostaciclina), PGE_2, PGF_2 e TXA_2 (tromboxano). As prostaglandinas atuam em receptores GPCR em várias células e produzem uma vasta gama de efeitos: PGI_2, secretada no endotélio, é antiagregadora plaquetária e vasodilatadora; TXA_2, produzido em plaquetas, é agregante plaquetário e potente vasoconstritor; PGE_2, sintetizada em muitas células e especialmente em macrófagos, é vasodilatadora, está envolvida na fibrogênese, controla a atividade de linfócitos (efeito imunossupressor), tem efeito citoprotetor e é algigênica; PGF_{2a} é vasoconstritora e aumenta a permeabilidade vascular. As ciclopentenonas (PGJ_2) têm efeito anti-inflamatório.

Ciclopentenonas ou PGJ_2 (15-desoxi-PGJ_2), originadas da desidratação de PGD_2, possuem efeito anti-inflamatório. Outras ciclopentenonas (isoprostanos) formam-se por ação de radicais livres sobre o ácido araquidônico e também têm efeitos anti-inflamatórios e citoprotetores.

Leucotrienos originam-se da ação de *lipo-oxigenases* (LO) sobre o ácido araquidônico (Figura 4.11), sobretudo em leucócitos e mastócitos. Leucotrienos são quimiotáticos potentes, aumentam a permeabilidade vascular, causam vasodilatação e contraem a musculatura lisa do intestino e dos brônquios.

Lipoxinas (LX) também originam-se do ácido araquidônico e são produzidas pela associação de duas células (síntese transcelular); essa via envolve duas lipoxigenações: pelas 15 e 5-lipoxigenases (LO-5 e LO-15) ou pelas 5 e 12-lipoxigenases

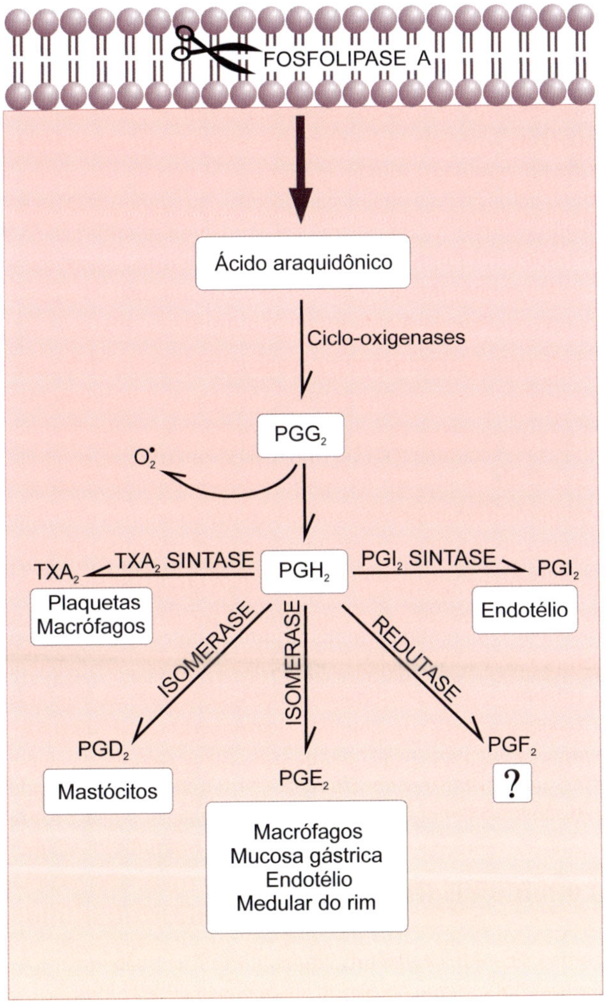

Figura 4.10 Síntese de prostaglandinas (PG).

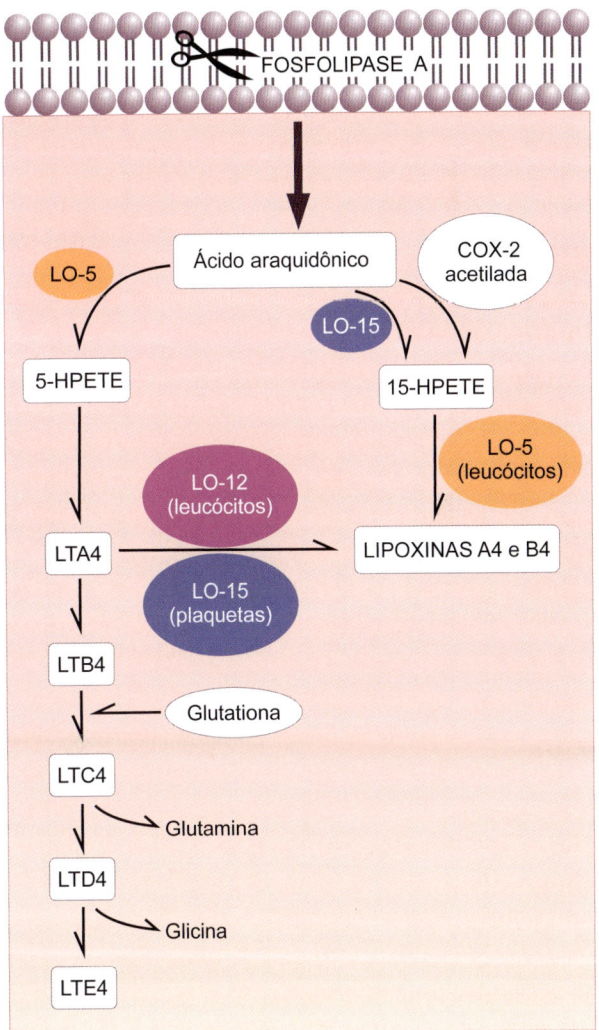

Figura 4.11 Geração de leucotrienos (LT) e lipoxinas. COX: ciclooxigenase; LO: lipo-oxigenase.

(LO-5 e LO-12). A aspirina acetila a COX-2 induzida em células endoteliais, estimulando-a a catalisar a conversão do ácido araquidônico em um hidroxiperóxido (15-HPETE), o qual é transformado pela LO-5 de leucócitos em 15-epilipoxinas A4 e B4 (também conhecidas como lipoxinas ATL: *aspirin triggered lipoxins*). Lipoxinas têm efeito anti-inflamatório e inibem a síntese de leucotrienos e PAF em fagócitos, inibindo também a aderência e a migração de leucócitos.

Ácidos graxos ômega-3, especialmente o ácido eicosapentaenoico (EPA) e o docosa-hexaenoico (DHA), podem sofrer ação de ciclo- e de lipo-oxigenases e gerar mediadores inflamatórios. Por ação de COX e LO, o EPA forma prostaglandinas (PG$_3$) e leucotrienos (LT5) de pequeno efeito pró-inflamatório e pró-coagulante; EPA e DHA podem ser oxidados em processo transcelular ou em macrófagos M2 originando *resolvinas* e *maresinas*, com potente ação anti-inflamatória, o que explica o efeito anti-inflamatório dos ácidos graxos ômega-3.

O *fator ativador de plaquetas* (PAF) origina-se de uma lisolecitina da membrana citoplasmática. PAF pode ficar na célula que o gerou (plaquetas, leucócitos, mastócitos, endotélio etc.) ou ser excretado e atuar em outras células, especialmente na parede vascular. Além de atuar em plaquetas, PAF é vasodilatador arteriolar, aumenta a permeabilidade vascular e induz contração da musculatura lisa do intestino e dos brônquios.

A esfingomielinase atua sobre a *esfingomielina*, quebrando-a em ceramida e fosforilcolina. Ativação da esfingomielinase ocorre por estímulos diversos, como vitamina D2, IL-1β, TNF, radiações ionizantes e radicais livres. *Ceramida* atua como mensageiro intracelular que: (1) inibe a proliferação celular e estimula a diferenciação das células; (2) induz proteases, apoptose e necrose (ver Capítulo 5); (3) gera esfingosina, que atua em receptores de linfócitos nos linfonodos e orienta o seu deslocamento para os seios linfáticos da medular.

Aminas vasoativas

Histamina e serotonina são as principais aminas na reação inflamatória. Histamina existe sobretudo em mastócitos e, em menor quantidade, em plaquetas e basófilos. A liberação de histamina se dá por agentes físicos (p. ex., frio, calor, traumatismos), pela ligação de antígenos a anticorpos IgE na superfície celular (reações alérgicas; ver Capítulo 11), por componentes do complemento (C3a e C5a, anafilatoxinas), por neuropeptídeos (p. ex., substância P) ou por citocinas (p. ex., IL-1). Histamina causa dilatação arterial e aumenta a permeabilidade vascular, sendo o principal mediador da resposta inflamatória imediata.

Serotonina, que causa vasoconstrição em artérias e veias de médio calibre e vênulas, é vasodilatadora em arteríolas e aumenta a permeabilidade vascular, é encontrada em plaquetas e em algumas células neuroendócrinas do trato digestivo. Agregação plaquetária libera serotonina e histamina, o que explica em parte a associação entre coagulação sanguínea e inflamação.

Cininas

A calicreína atua no cininógeno de alto peso molecular e origina *bradicinina* e *calidina*, ambas com ação vasodilatadora e de aumento da permeabilidade vascular, além de serem mediadores da dor (efeito algigênico). A bradicinina ativa a fosfolipase A e B, induzindo a síntese e a liberação de prostaglandinas. A enzima conversora da angiotensina (ECA, abundante nos pulmões) inativa a bradicinina e a calidina (a enzima que inativa a bradicinina é a mesma que converte a angiotensina I em angiotensina II, que é vasoconstritora). A α$_2$-macroglobulina e a α$_1$-antitripsina são inibidoras naturais da geração de cininas.

Componentes do sistema complemento

Produtos gerados pela ativação do complemento têm papel importante na reação inflamatória. C3a e C5a (anafilatoxinas) estimulam a liberação de histamina por mastócitos. C5a é também quimiotático para neutrófilos, monócitos, eosinófilos e basófilos, além de estimular a lipo-oxigenase de leucócitos a produzir leucotrienos. C3b é opsonizador de bactérias, favorecendo a fagocitose destas.

Componentes do sistema de coagulação sanguínea e fibrinólise

O *fator Hageman* (fator XII) ativa a pré-calicreína em calicreína, a qual atua no cininógeno de alto peso molecular e gera bradicinina, que é pró-inflamatória. A *trombina* ativa receptores celulares ativáveis por proteases (PAR), que leva ao aumento de: (1) selectinas, citocinas e quimiocinas; (2) moléculas de adesão em células endoteliais; (3) prostaglandinas, por estimulação de COX-2; (4) síntese de PAF e NO. *Agregação plaquetária* libera serotonina e histamina, que são mediadores inflamatórios. Fibrinopeptídeos gerados da degradação de fibrina (fibrinólise) aumentam a permeabilidade vascular e são pró-inflamatórios. A plasmina é capaz também de ativar o fator Hageman, amplificando as respostas. Por tudo isso, inflamação, coagulação sanguínea e fibrinólise encontram-se intimamente associadas.

Neuropeptídeos

A substância P tem ação pró-inflamatória (é vasodilatadora e aumenta a permeabilidade vascular), enquanto o CGRP (*calcitonin gene related peptide*) é anti-inflamatório, por inibir os efeitos vasculares da substância P e da histamina, além de induzir mastócitos a produzir IL-10.

A Figura 4.12 resume os principais mediadores de uma inflamação aguda, as suas origens e alguns de seus efeitos.

■ Fenômenos ou momentos da inflamação

A reação inflamatória desenvolve-se em etapas ou momentos, aqui denominados fenômenos da inflamação: (1) fenômenos irritativos, que correspondem à irritação causada pelo agente agressor, seguida da liberação de PAMPs e DAMPs, do reconhecimento destas e da liberação de mediadores; (2) fenômenos vasculares, caracterizados por modificações na microcirculação; (3) fenômenos exsudativos, com exsudação plasmática e celular; (4) fenômenos alterativos, que incluem lesões degenerativas e necróticas; (5) fenômenos resolutivos; (6) fenômenos reparativos, com regeneração ou cicatrização.

▶ Fenômenos irritativos

PAMPs ou DAMPs atuam em vários receptores celulares, cuja ligação libera mediadores inflamatórios, que podem ser pró- ou anti-inflamatórios (Figura 4.13). Se a agressão gera mediadores anti-inflamatórios, a inflamação é suprimida logo no início, ficando o organismo mais suscetível aos efeitos da agressão.

4

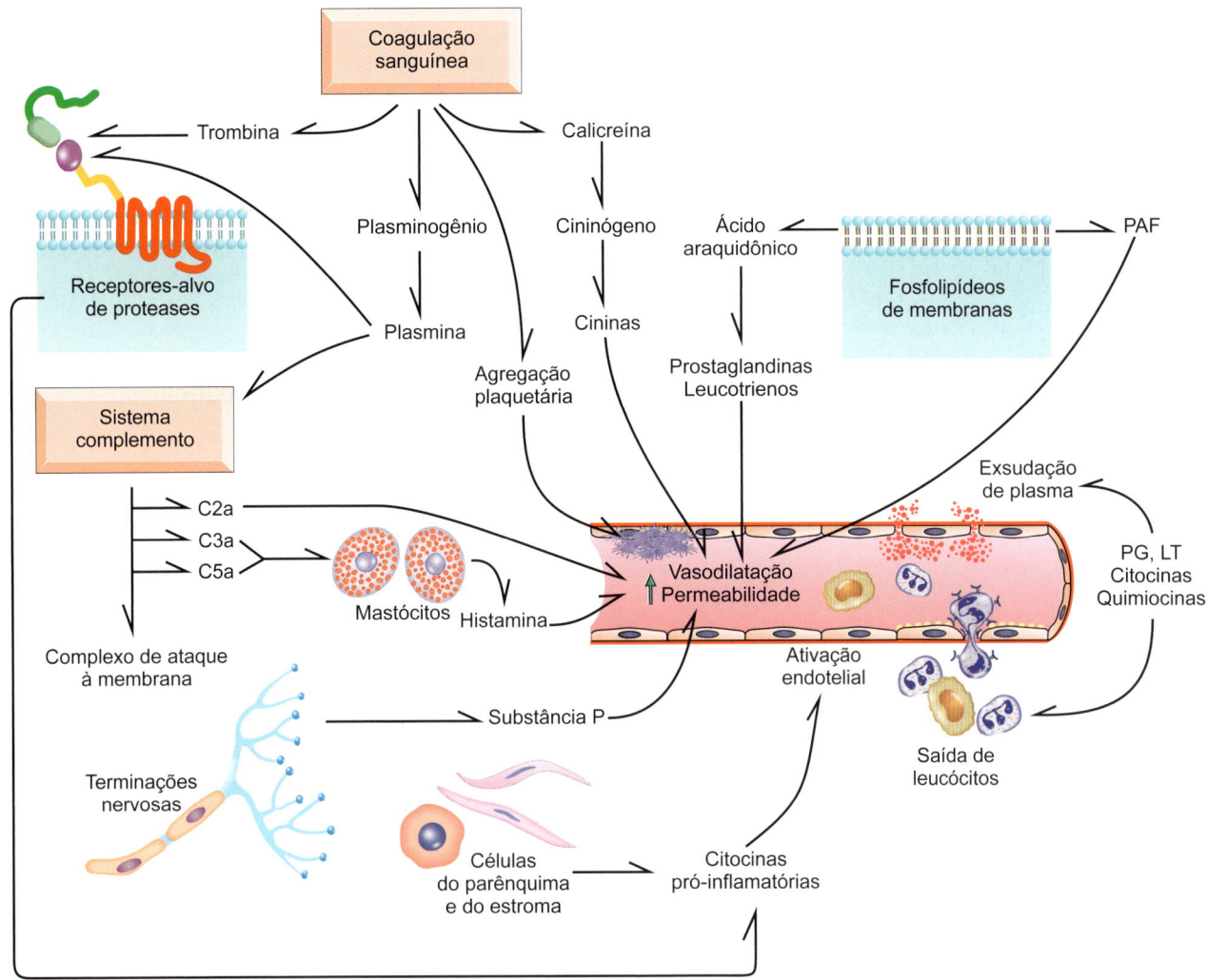

Figura 4.12 Os principais mediadores de uma inflamação aguda originam-se de: (1) sistema proteolítico de contato (sistemas de coagulação sanguínea, fibrinólise, gerador de cininas e complemento); (2) lipídeos de membranas celulares; (3) células sentinelas (mastócitos e terminações nervosas); (4) células do parênquima e do estroma. Iniciado o processo, os leucócitos exsudados passam a ser a principal fonte de mediadores. LT: leucotrienos; PAF: fator ativador de plaquetas; PG: prostaglandinas.

Frente a estímulos mecânicos ou térmicos, mastócitos liberam histamina, enquanto terminações nervosas liberam substância P e CGRP. Se a agressão causa hemorragia, há coagulação do sangue e geração de outros mediadores (fator XIIa, plasmina e fragmentos de fibrina estimulam a liberação de cininas e de produtos do complemento). Células epiteliais ou mesenquimais respondem a DAMPs ou PAMPs com a produção de citocinas inflamatórias (TNF, IL-1 e IL-18). Os primeiros leucócitos exsudados passam a produzir mais citocinas, quimiocinas e mediadores lipídicos que amplificam o processo. À medida que a inflamação progride, são liberados mediadores anti-inflamatórios e pró-resolução, a maioria produzida também por leucócitos.

As células do exsudato são as fontes mais importantes de mediadores pró- e anti-inflamatórios. Além disso, leucócitos exsudados interagem uns com os outros e com outras células na produção de certos mediadores (síntese transcelular). Neutrófilos e macrófagos, por exemplo, interagem com plaquetas e células endoteliais ou epiteliais para produzir lipoxinas e resolvinas, mediadores anti-inflamatórios e pró-resolução. Mediadores anti-inflamatórios participam ainda do reparo tecidual.

Em resumo: (1) o fenômeno irritativo inicia a liberação de mediadores inflamatórios; (2) a inflamação se inicia e progride porque os mediadores pró-inflamatórios sobrepujam os mediadores anti-inflamatórios; (3) os leucócitos exsudados são as principais fontes de mediadores de progressão e de resolução da inflamação; (4) a predominância de mediadores anti-inflamatórios é importante na resolução do processo; (5) alguns mediadores de resolução participam também no processo de reparo.

▶ Fenômenos vasculares

As principais modificações na microcirculação são: (1) vasodilatação arteriolar, produzida inicialmente por histamina e substância P e mantida por prostaglandinas, leucotrienos e PAF. Em consequência, há aumento do fluxo de sangue, gerando hiperemia ativa e fluxo sanguíneo rápido; (2) as vênulas menores dilatam-se, mas as maiores sofrem pequena constrição, aumentando a pressão hidrostática na microcirculação. Ao lado disso, os mediadores aumentam a permeabilidade vascular

4

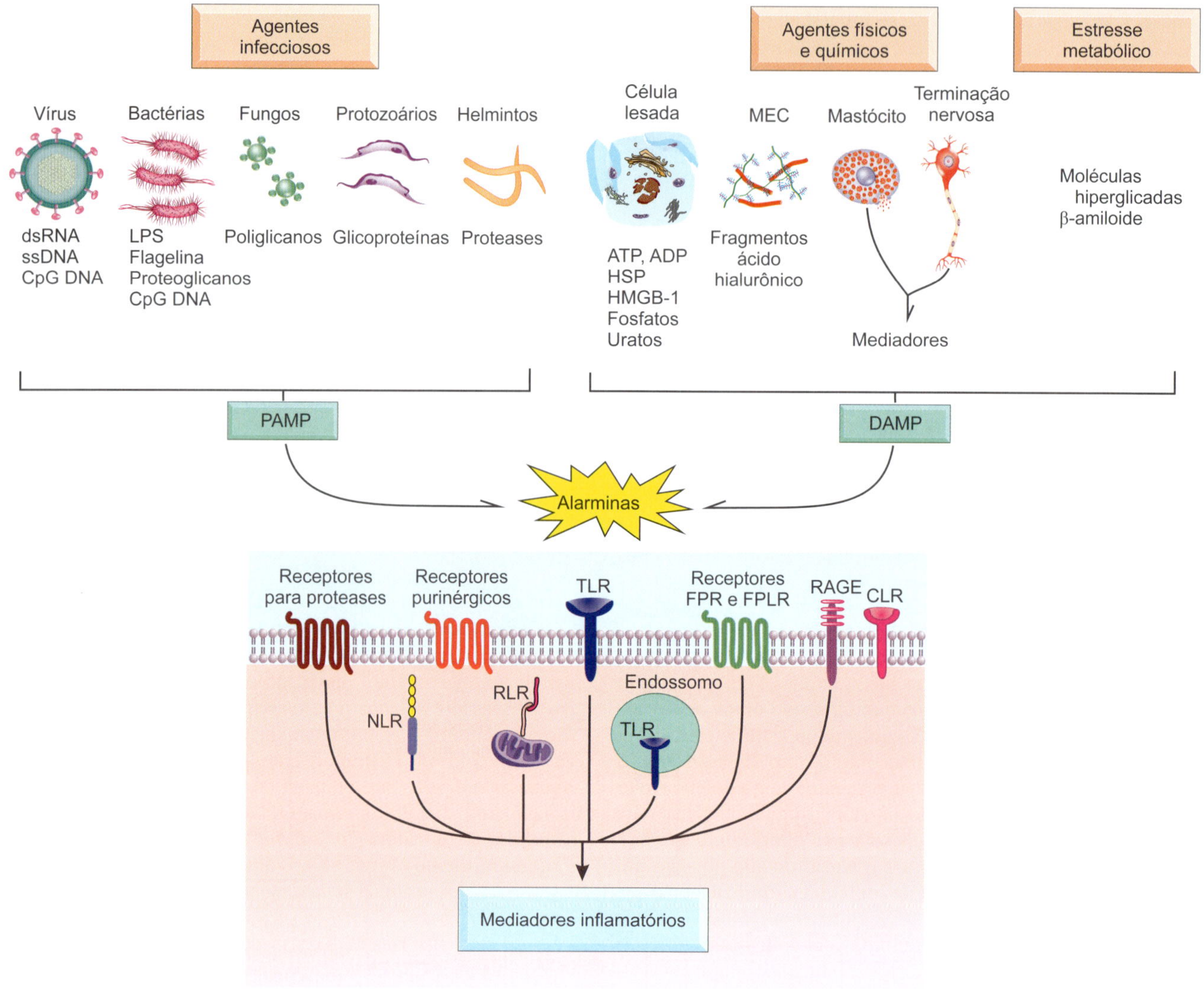

Figura 4.13 Origem de alguns PAMPs (*pathogen associated molecular pattern*) e DAMPs (*damage associated molecular pattern*) e seus principais receptores. AGE: *advanced glication end product*; FPR/FPLR: *formil peptide receptor/FP like receptor*; HSP: proteína do choque térmico; LPS: lipopolissacarídeo; MEC: matriz extracelular; NOD: *nucleotide oligomerization containing receptor*; RAGE: *receptor for AGE*; RLR: *RIG like receptor* (RIG: *retinoic inducible gene*); TLR: *toll-like receptors*.

em vênulas, iniciando a saída de plasma para o interstício e a formação de edema. Surge ainda hemoconcentração local, e as hemácias tendem a empilhar-se e a formar aglomerados, tornando o sangue mais viscoso e a circulação mais lenta. Logo depois, a hiperemia ativa torna-se hiperemia passiva de fluxo lento. Por causa disso, ocorrem hipóxia e aumento da excreção de catabólitos, como ADP e H⁺, o que intensifica a vasodilatação e a abertura de capilares, aumentando a hiperemia. Ativação endotelial por citocinas ou lesão endotelial por hipóxia ou por redução do fluxo sanguíneo favorece a formação de trombos na microcirculação, o que agrava o quadro. Os fenômenos vasculares são reconhecidos por hiperemia: vermelhidão inicial (hiperemia ativa), que progressivamente se torna mais escura (hiperemia passiva).

▶ Fenômenos exsudativos

Os fenômenos exsudativos consistem na saída de plasma e células dos vasos para o interstício (do latim *exsudare*, exsudar significa *passar através de*). A exsudação de leucócitos é o elemento morfológico mais característico das inflamações. A exsudação ocorre nos locais em que patógenos ou produtos de destruição tecidual induzem a liberação de quimiocinas.

A ativação de células endoteliais por mediadores liberados em tecidos agredidos determina a intensidade e a qualidade da exsudação plasmática ou celular. Tal ativação ocorre em duas fases: (a) imediata, induzida por histamina, substância P, PG2 e leucotrienos, que agem em receptores GPCR; (b) mediata, induzida por citocinas pró-inflamatórias (IL-1α e β, TNF e IL-6) e pela ligação a receptores de PAMPs e DAMPs nas células endoteliais. A Figura 4.7 ilustra a ativação endotelial, durante a qual o endotélio reduz alguns fatores antiocoagulantes e aumenta a expressão de fatores pró-coagulantes, favorecendo trombose. Como a inflamação é inicialmente um processo localizado, a obstrução de vasos poderia representar um mecanismo de defesa por impedir a disseminação de patógenos. No entanto, como será visto adiante, a inflamação pode tornar-se sistêmica e a ativação endotelial, por favorecer a trombose, pode ter efeitos desastrosos.

Exsudação plasmática

O líquido extravasado (exsudato) é rico em proteínas, por causa do aumento da permeabilidade vascular. A saída de plasma resulta da formação de poros interendoteliais pela contração do citoesqueleto induzida por histamina, substância P, prostaglandinas e leucotrienos; em agressões mais graves, a exsudação é causada também por lesão direta no endotélio. A saída de plasma ocorre também através de poros nas células endoteliais e por aumento da transcitose (passagem através das células endoteliais).

As proteínas plasmáticas exsudadas aumentam a pressão oncótica intersticial, favorecendo a retenção de água fora dos vasos. Enzimas plasmáticas ativadas no interstício ou enzimas de células exsudadas atuam sobre a substância fundamental e quebram moléculas de proteoglicanos, aumentando a hidrofilia local. A circulação linfática torna-se sobrecarregada, e seus vasos, comprimidos pelo exsudato, não conseguem drenar todo o líquido extravasado. Tudo isso contribui para formar o *edema inflamatório*, que é geralmente rico em proteínas.

A exsudação plasmática é também um componente importante da imunidade inata: (1) possibilita a saída de anticorpos e de complemento, que têm ações inibidora, lítica e opsonizadora sobre microrganismos; (2) o fibrinogênio exsudado polimeriza-se e forma fibrina, que favorece a migração de leucócitos e representa uma barreira à invasão de microrganismos; (3) permite a saída de proteínas inibidoras de proteases (antiproteases) e removedoras de radicais livres, reduzindo o potencial lesivo da inflamação. A saída de plasma independe da exsudação celular: há inflamações com grande edema (exsudação plasmática) e pouco exsudato celular, e vice-versa.

Exsudação celular

A exsudação celular inicia-se com a *marginação leucocitária*, em que os leucócitos passam a ocupar a periferia do vaso (Figura 4.14). Em seguida, são capturados e aderem frouxamente ao endotélio, deslocando-se sobre a superfície endotelial (captura e rolamento); logo depois, são ativados, aderem firmemente ao endotélio e se espraiam (adesão e espraiamento); finalmente, migram através da parede de vênulas, passando entre as células endoteliais (migração ou diapedese, Figura 4.15). Para cumprir sua função defensiva contra microrganismos e produtos de destruição tecidual, os leucócitos precisam ser ativados por citocinas e outras moléculas, pois sem estímulos sua atividade é baixa.

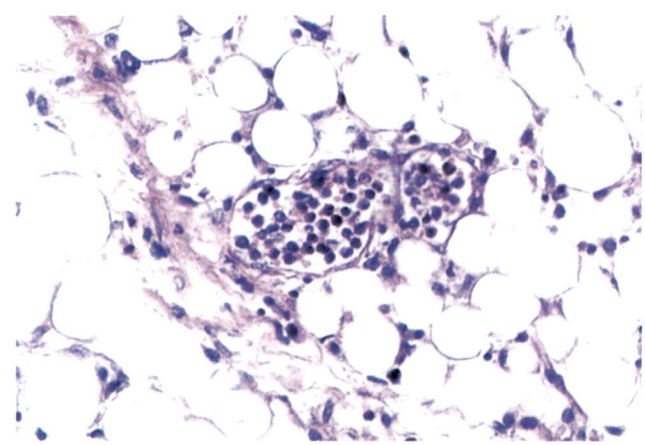

Figura 4.14 Leucocitose intravascular e marginação leucocitária em caso de inflamação aguda. Vênulas repletas de leucócitos em área de peritonite aguda.

A captura, o rolamento e a adesão de leucócitos são mediados por moléculas de adesão na superfície do endotélio e dos leucócitos. No endotélio, as moléculas de adesão são representados por: (a) moléculas da superfamília das imunoglobulinas (ICAM-1 e 2, VCAM-1, CD-31, JAM-3); (b) selectinas P e E; (c) resíduos de carboidratos em glicoproteínas do glicocálice (CD34, Mad-CAM, Gly-CAM). Os leucócitos possuem selectinas L e integrinas, além de glicoproteínas com resíduos de carboidratos (ESL-1, PSGL-1). No endotélio, ICAM-2, selectinas P e glicoproteínas são constitutivas, da mesma forma que selectinas L, integrinas e glicoproteínas em leucócitos. ICAM-1, VECAM, JAM-3 e selectina E são induzidas no endotélio por citocinas inflamatórias (IL-1, TNF, IFN-γ, IL-17 e IL-18).

Selectina P e ICAM-2 são responsáveis pela aderência frouxa que "segura" o leucócito próximo ao endotélio, mas permite seu deslocamento (captura e rolamento). A selectina P liga-se a resíduos de carboidratos em leucócitos (grupos sialil Lewis X), enquanto a selectina L de leucócitos liga-se a resíduos de carboidratos no endotélio. Durante a adesão frouxa e o rolamento, os leucócitos têm chance de entrar em contato com as quimiocinas que, liberadas na matriz extracelular, deslocaram-se até a superfície luminal do endotélio, onde ficam expostas. Se possuem receptor para a quimiocinas, os leucócitos são ativados,

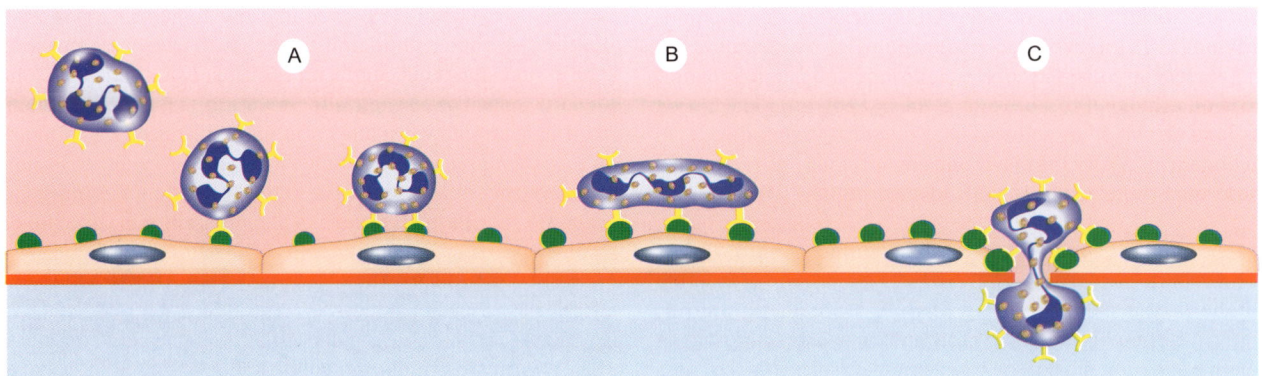

Figura 4.15 Fases da adesão de leucócitos ao endotélio e início de diapedese. Nos leucócitos e no endotélio, existem moléculas de adesão. **A.** Aderência inicial frouxa que permite o rolamento de leucócitos sobre o endotélio. **B.** Adesão firme, por meio de integrinas de leucócitos, com espraiamento sobre a célula endotelial. **C.** Após adesão firme, inicia-se a diapedese.

4

reorientam o citoesqueleto, polarizam-se e ativam integrinas; estas são as responsáveis principais pela adesão firme; por último, os leucócitos formam pseudópodes em direção à parede vascular, iniciando a *transmigração* ou *diapedese*, que ocorre sobretudo em vênulas. Os pseudópodes penetram entre as células endoteliais, mas os leucócitos permanecem ligados ao endotélio. Os leucócitos atravessam o espaço interendotelial aderidos às células endoteliais por meio da ligação de suas integrinas com as moléculas CD31 e JAM-3 do endotélio de modo semelhante a uma cremalheira; quando termina de atravessar a barreira endotelial, as CD31 e JAM vão se unindo atrás como um "zíper" que se fecha logo após a passagem do leucócito, conforme ilustra a Figura 4.16. Com isso, só os leucócitos saem do vaso, sem saída concomitante de plasma. No interstício, os leucócitos deslocam-se com facilidade porque aderem, via integrinas, à fibrina exsudada, que serve como trilhos de orientação.

Na fase inicial da maioria das inflamações, os leucócitos predominantes são *polimorfonucleares neutrófilos* (PMN). A rapidez na mobilização é importante porque PMNs têm grande capacidade de matar microrganismos por meio de produtos microbicidas e da habilidade de produzir radicais livres. Embora muito eficazes na defesa, os PMNs são também potencialmente perigosos; por isso, não podem residir nos tecidos, sendo mantidos dentro dos vasos e na medula óssea. *Macrófagos* são fagócitos com menor poder microbicida imediato, podendo migrar e residir nos tecidos sem grande ameaça à integridade do organismo. Macrófagos e neutrófilos são fagócitos profissionais (fagocitam e matam microrganismos) e atuam em cooperação para garantir a defesa rápida contra patógenos invasores.

Macrófagos e *células dendríticas* residentes nos tecidos e os *monócitos patrulhadores* reconhecem rapidamente agressões e liberam moléculas que induzem o afluxo inicial de neutrófilos. Fora dos vasos, monócitos patrulhadores são ativados e liberam citocinas e quimiocinas que atraem PMNs, que agora exsudam em grande quantidade. PMNs exsudados liberam quimiocinas que atraem *monócitos clássicos* (*monócitos inflamatórios*). Monócitos clássicos ou inflamatórios são ativados para macrófagos M1 (inflamatórios), que são ativos em matar microrganismos. Depois de 48 horas, os macrófagos inflamatórios passam a ser as células dominantes. *Linfócitos, células NK* (*natural killer*) e *células linfoides da imunidade inata* também migram precocemente, mas em geral em pequeno número, razão pela qual não são facilmente notados no exsudato nas primeiras horas. Embora sejam células de vida muito curta, PMNs e monócitos têm sua

vida média aumentada por ação de citocinas (CSF-G e CSF-GM), que ativam vias antiapoptóticas. Em inflamações crônicas, as células mais numerosas são mononucleares (macrófagos, linfócitos e plasmócitos).

A migração de leucócitos para fora dos vasos depende de substâncias quimiotáticas, que orientam o movimento das células até o foco inflamatório (quimiotaxia). As substâncias quimiotáticas podem ser *exógenas*, trazidas pelo próprio agente inflamatório, ou *endógenas*, geradas no foco inflamatório. Os quimiotáticos endógenos são produtos do complemento, substância P, leucotrienos, citocinas e, sobretudo, quimiocinas.

O padrão do exsudato celular depende de dois fatores: (1) moléculas de adesão (em leucócitos e no endotélio); (2) receptores em leucócitos para o agente quimiotático que o endotélio expõe. As moléculas de adesão variam bastante e são um elemento importante na seleção do leucócito que deve migrar. O tipo de leucócitos que exsudam depende sobretudo de quimiocinas. Em inflamações causadas por ovos ou larvas de helmintos, há grande exsudação de eosinófilos, em virtude da produção de quimiocinas CC com efeito eosinotático. Em inflamações agudas virais, há exsudação precoce de grande quantidade de linfócitos T e células NK porque neles há indução de quimiocinas CXCL 9 e 10, para as quais essas células possuem receptores. A mudança no tipo de células do exsudato deve-se à modificação nos tipos de quimiocinas liberadas durante o processo.

Células do exsudato inflamatório

Todos os tipos de leucócitos podem ser encontrados em uma inflamação (Figuras 4.17 e 4.18). Em preparações de rotina, nem sempre é possível identificar cada tipo celular, sobretudo a diferenciação entre linfócitos e macrófagos, que são reconhecidos em conjunto como células mononucleadas. A imuno-histoquímica permite a identificação precisa dos leucócitos (Figura 4.19). Adiante, serão descritos os diferentes tipos de leucócitos.

Fagócitos são células capazes de matar microrganismos e de processar e apresentar antígenos. São de dois tipos: (1) fagócitos *polimorfonucleares* (por terem núcleo segmentado), representados por neutrófilos e eosinófilos; (2) fagócitos *mononucleares* ou macrófagos (Quadro 4.4). As células dendríticas originam-se na medula óssea e migram para os tecidos nas primeiras fases da inflamação, onde promovem endocitose, processamento e apresentação de antígenos.

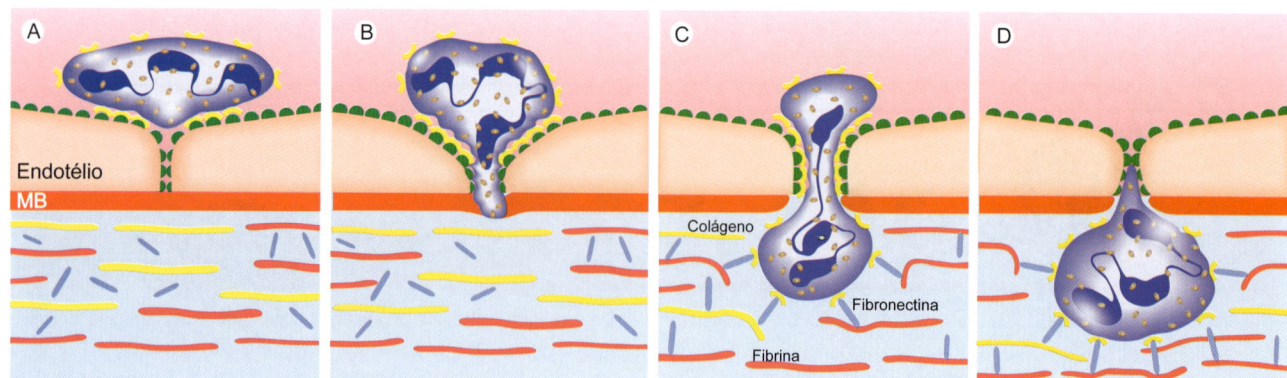

Figura 4.16 Detalhes sobre a diapedese. **A** a **C.** O leucócito atravessa o espaço entre duas células endoteliais utilizando um sistema de cremalheira formado por moléculas de adesão (integrinas no leucócito e ICAM no endotélio), que fecha o espaço interendotelial logo após a passagem do leucócito (**D**), impedindo o extravasamento de plasma. MB: membrana basal.

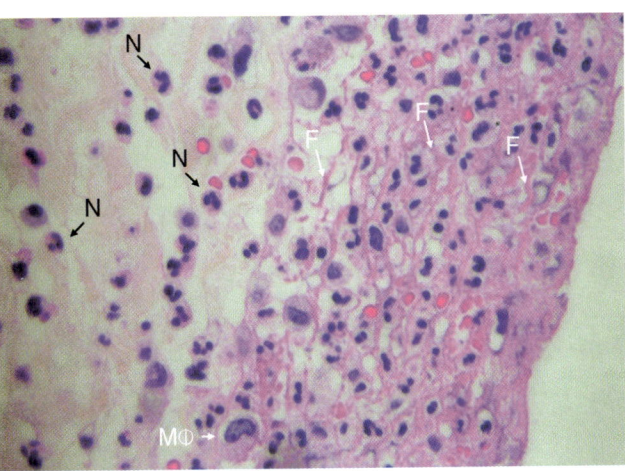

Figura 4.17 Inflamação com abundante exsudato de neutrófilos (N) e fibrina (F) na serosa do apêndice cecal. Observar o núcleo segmentado dos neutrófilos e o núcleo ligeiramente reniforme de um macrófago (MΦ).

Células	Sede e nome das células
Células precursoras	Medula óssea
Promonócitos	Medula óssea
Monócitos	Medula óssea, sangue
Macrófagos	Tecido conjuntivo (histiócitos)
	Fígado (células de Kupffer)
	Pulmão (macrófagos alveolares)
	Baço (macrófagos livres e macrófagos fixos)
	Linfonodos (macrófagos livres e macrófagos fixos)
	Medula óssea (macrófagos)
	Serosas (macrófagos pleurais e peritoneais)
	Sistema nervoso (micróglia)
	Tecido ósseo (osteoclastos)
	Pele (células de Langerhans)

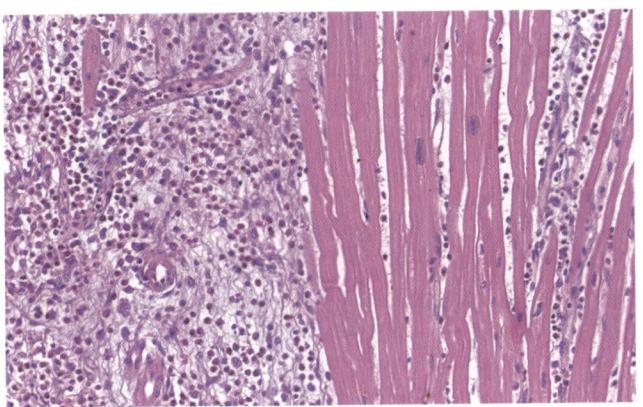

Figura 4.18 Inflamação no miocárdio com exsudato rico em eosinófilos.

Macrófagos. Sistema fagocitário mononuclear. O sistema fagocitário mononuclear (SFM) é formado por macrófagos livres e fixos em tecidos (macrófagos residentes), os quais têm as seguintes propriedades: (1) são células de núcleo único e reniforme; (2) são ricos em lisossomos, mitocôndrias e retículo endoplasmático granular; têm atividade de peroxidase em grânulos azurófilos e de esterase difusa no citoplasma; (3) *in vitro*, aderem ao vidro, propriedade muito utilizada para obter populações puras dessas células; (4) fagocitam intensamente; (5) possuem marcadores na membrana que possibilitam sua identificação imuno-histoquímica (CD68, CD14); (6) possuem moléculas MHC II, importantes na apresentação de antígenos a linfócitos T.

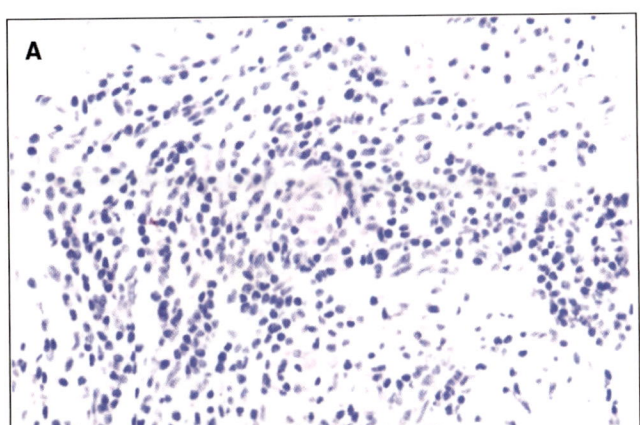

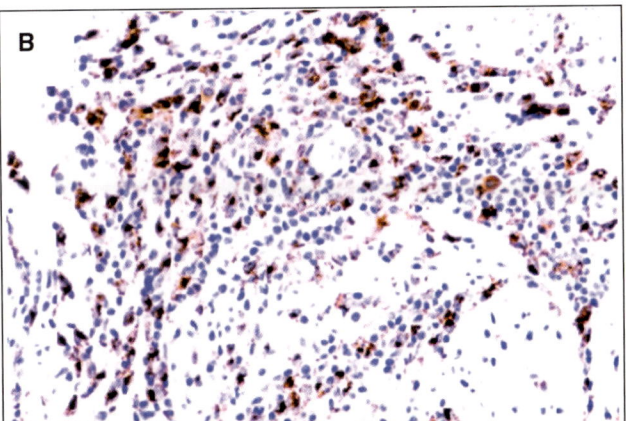

Figura 4.19 A. Ganglionite no plexo mioentérico do esôfago na doença de Chagas crônica. Inflamação com exsudato predominantemente de mononucleares. Nessa coloração (hematoxilina e eosina), não é possível diferenciar os diferentes tipos de leucócitos mononucleados. **B.** Imuno-histoquímica do mesmo local mostrando macrófagos marcados pelo anticorpo monoclonal anti-CD68. (Cortesia da Profª Elenice Moreira Lemos, CCS, UFES, Vitória-ES.)

4

Os macrófagos residentes existem em todos os órgãos, desde a vida embrionária. Originados de precursores na medula óssea, ao chegarem a cada tecido adaptam-se ao nicho onde vão residir, adquirindo propriedades específicas para cada local. Em alguns órgãos, são muito abundantes e bem caracterizados: no fígado (células de Kupffer), nos pulmões, no baço, em linfonodos e nos tecidos ósseo (osteoclastos) e nervoso (micróglia). Em alguns órgãos, têm características peculiares: no baço, macrófagos dos folículos, da bainha periarterial, da zona marginal e dos cordões esplênicos têm aspectos funcionais distintos. Macrófagos residentes têm vida longa e, embora se admita que proliferem para sua renovação, é mais provável que esta seja feita por precursores vindos da medula óssea.

Estimulados por citocinas pró-inflamatórias, sobretudo IFN-γ, os macrófagos exsudados tornam-se ativados: aumentam o tamanho, o número de grânulos, a quantidade de retículo endoplasmático granular e a capacidade de se espraiar, de aderir ao vidro, de fagocitar, de pinocitar, de digerir, de liberar óxido nítrico e radicais derivados do O_2 e de secretar enzimas, especialmente metaloproteases. A ativação também aumenta seu poder defensivo, como capacidade de fagocitar e de matar microrganismos e células cancerosas e de produzir citocinas pró-inflamatórias. Tais macrófagos são denominados *macrófagos ativados do tipo M1*. Durante a resolução da inflamação, os macrófagos exsudados sofrem ação de outras citocinas (IL-10, IL-13 e IL-21), corticosteroides, PGE_2, lipoxinas e resolvinas, que induzem a síntese de fatores envolvidos na resolução da inflamação e na remoção e no reparo dos tecidos lesados; estes constituem os *macrófagos ativados do tipo M2*, que produzem citocinas anti-inflamatórias, fatores de crescimento, quimiocinas e citocinas envolvidos nos mecanismos de reparo (angiogênese e fibrogênese). Em inflamações, portanto, macrófagos estão envolvidos na eliminação ou destruição de microrganismos e no processo de reparo. Muitas neoplasias induzem ativação de macrófagos M2, o que torna a resposta inflamatória pouco eficaz na eliminação de células cancerosas. A Figura 4.20 mostra os ativadores de diferenciação de macrófagos M1 e M2 e as principais propriedades decorrentes da sua ativação.

Muitos agentes infecciosos são potentes ativadores de macrófagos M1: (1) bactérias e protozoários intracelulares (*Mycobacterium tuberculosis, Listeria monocytogenes, Trypanosoma cruzi, Toxoplasma gondii* etc.); (2) bactérias Gram-negativas ou produtos originados desses microrganismos, como lipopolissacarídeos; (3) fungos. A propriedade de microrganismos ativarem macrófagos tem sido usada no tratamento adjuvante do câncer, já que macrófagos M1 ativados matam células malignas.

Células dendríticas. Células dendríticas assemelham-se a monócitos, mas sua identificação no exsudato inflamatório é difícil. A capacidade fagocitária de células dendríticas é semelhante à de macrófagos, mas a atividade de proteases é menor, o que é importante na sua atividade principal, que é a de apresentar antígenos. Digestão apenas parcial de proteínas é necessária para a geração de peptídeos para serem apresentados a linfócitos. Células dendríticas processam antígenos e deslocam-se para o linfonodo regional ou para o baço, onde apresentam os epítopos a linfócitos T.

Neutrófilos. Polimorfonucleares neutrófilos (PMN) têm papel importante no organismo não só por sua capacidade de matar patógenos como também de interagir com outras células da imunidade adaptativa, de participar no reparo tecidual e de destruir células neoplásicas. PMNs são as células predominantes na maioria das inflamações agudas. PMNs são muito

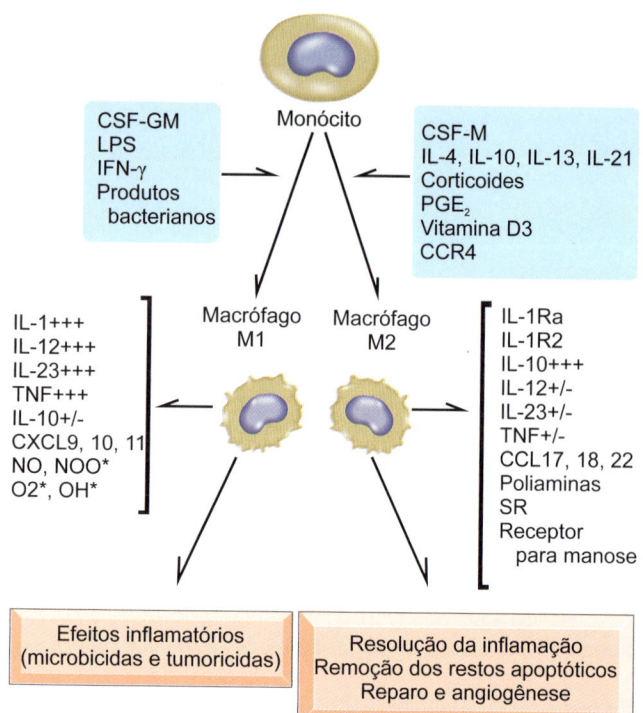

Figura 4.20 Modos de ativação de macrófagos em inflamações. À esquerda, estão indicados os ativadores de diferenciação de macrófagos M1 (macrófagos pró-inflamatórios), com os principais produtos por eles produzidos. À direita, encontram-se os ativadores de diferenciação de macrófagos M2 (anti-inflamatórios e pró-resolução), com seus principais produtos.

importantes na fagocitose e na destruição de microrganismos, sobretudo bactérias. Indivíduos com número de neutrófilos circulantes abaixo de 1.000 células/μL têm quadros graves de septicemia. Neutrófilos possuem: (1) grânulos azurófilos, que contêm mieloperoxidase, elastase, lisozima e defensinas; (2) grânulos específicos, contendo gelatinase, lactoferrina, oxidase dependente de NADPH e lisozima; (3) vesículas secretoras com integrinas e receptores diversos.

IL-1 e TNF estimulam a granulocitopoese na medula óssea. CSF-G e CSF-GM são os principais estimuladores da neutrofilopese. Metade dos PMNs na circulação fica aderida à parede vascular, principalmente nos pulmões e no baço, formando uma população de reserva para uso imediato. Adrenalina, exercício físico e corticoides aumentam o número de PMNs circulantes por removê-los da parede vascular; lipopolissacarídeos aumentam a adesividade dos PMNs à parede dos vasos, por estimularem a expressão de moléculas de adesão ao endotélio. Quando envelhecidos, os neutrófilos retornam à medula óssea, onde sofrem apoptose.

Os PMNs circulantes somam 3 a 5×10^3/μL de sangue; a reserva medular de PMN é grande. Em infecções agudas, ocorrem mobilização rápida de células em maturação e seu lançamento na circulação ainda jovens, quadro conhecido como *desvio à esquerda*. Como são ricos em receptores para quimiocinas CXCL 1 a 8 e inúmeros quimiotáticos gerados a partir do complemento, da fibrinólise e de ácidos graxos, os PMNs são as células mais numerosas na fase inicial da maioria das inflamações.

Os PMNs têm vida média muito curta (8 a 12 horas após lançamento na circulação). A produção diária na medula óssea é elevada (10^9 células/dia). Inibição da granulocitopoese por agentes tóxicos ou infecciosos (agranulucitose) causa neutropenia acentuada, seguida de infecções bacterianas graves.

Os PMNs exsudados sobrevivem até 2 dias (ação do CSF-GM) e são passíveis de ativação, exercendo papel importante não só pela capacidade de matar patógenos, como também por interagir com outras células influenciando a imunidade adaptativa, os processos de reparo e a evolução de neoplasias quando presentes no seu estroma.

Eosinófilos. Eosinófilos são leucócitos importantes em estados alérgicos e em algumas inflamações, principalmente as causadas por helmintos. Eosinófilos possuem: (1) grânulos específicos, eosinófilos, que mostram ao microscópio eletrônico um cristaloide; tais grânulos contêm: proteína básica principal, proteína catiônica de eosinófilo, peroxidase, neurotoxina, histaminase e algumas hidrolases ácidas; (2) grânulos pequenos contendo arilsulfatase B, fosfatase ácida, catalase, esterases inespecíficas e hexosaminidases. Os eosinófilos produzem ainda PAF e derivados do ácido araquidônico, especialmente leucotrieno C_4, PGE_2 e TXB_2. Os eosinófilos possuem vários receptores de superfície, entre eles: (1) moléculas de adesão; (2) receptores para agentes quimiotáticos; (3) receptores para Fc de IgG, IgE, C4b e C3b.

Os eosinófilos são formados na medula óssea por estímulo de fatores de crescimento produzidos por linfócitos T estimulados por antígenos, sobretudo IL-3, IL-5 e CSF-GM. Formados na medula óssea (2 a 6 semanas de maturação), são lançados na circulação, onde têm vida média de 6 a 8 horas. Nos tecidos, sobrevivem vários dias. Para cada eosinófilo circulante, existem cerca de 300 na medula óssea e 100 a 300 nos tecidos (principalmente na mucosa gastrointestinal e na derme). Redução do número de eosinófilos circulantes é provocada por corticoides, por agonistas de receptores beta-adrenérgicos e por um fator eosinopênico produzido em focos de inflamação (o que explica em parte a eosinopenia em muitas infecções). A saída de eosinófilos dos vasos depende principalmente de quimiocinas do grupo CC (eotaxinas: CCL11, 24 e 26), cuja produção é estimulada por IL-4, IL-5 e IL-13. Outros quimiotáticos são fator eosinotático da anafilaxia, oligopeptídeos eosinotáticos liberados por mastócitos, leucotrieno B4, PAF, IL-5 e IL-3, estas duas últimas produzidas por linfócitos T ativados por antígenos que induzem eosinofilia (p. ex., helmintos).

Os eosinófilos têm pequena atividade fagocitária, endocitam imunocomplexos, bactérias, fungos, micoplasmas e partículas inertes, mas são menos eficazes do que PMNs na ingestão e no poder de matar microrganismos englobados. Eosinófilos realizam exocitose e fazem a explosão respiratória quando ativados; por isso, são muito eficientes para realizar ADCC (ver adiante).

Eosinófilos, que têm papel importante na defesa contra helmintos, aderem a parasitos (esquistossômulos, larvas de triquinela, filária etc.) por meio de Fc de IgG ou de IgE dirigidas contra o parasito ou de componentes do complemento ativados na superfície do verme. Aderidos, os eosinófilos desgranulam sobre o parasito; proteína básica principal (MBP), proteínas catiônicas, neurotoxina e radicais de O_2 exercem poderoso efeito helmintocida. Em animais de laboratório, diminuição de eosinófilos circulantes por soro antieosinofílico reduz a resistência a helmintíases.

Como os eosinófilos lesam helmintos, matando-os, acredita-se que possam também lesar células do hospedeiro. A MBP lesa células epiteliais da traqueia em cultura e, *in vivo*, agride o epitélio da árvore respiratória de asmáticos. MBP é encontrada no fluido de bolhas do penfigoide bolhoso e em lesões da urticária crônica, podendo estar implicada na patogênese dessas doenças.

Em reações anafiláticas, há acúmulo de eosinófilos no local da reação e eosinofilia sistêmica. Em inflamações respiratórias alérgicas, os eosinófilos liberam leucotrienos C4 e D4, que são vasoconstritores e espasmogênicos para a musculatura lisa, e de MBP, que altera receptores muscarínicos de células musculares lisas, tornando-as hiper-reativas a outros estímulos. Em inflamações com grande exsudato de eosinófilos, encontram-se cristais de Charcot-Leyden, microscópicos, formados por agregados de galectina-10 liberada por essas células.

Fagocitose

Endocitose é uma propriedade comum às células. *Pinocitose* significa captação de pequenas partículas ou macromoléculas; *fagocitose* é a ingestão de partículas maiores feita pela emissão de pseudópodes e pela formação de um fagossomo (Figura 4.21). Fagocitose, realizada nas fases descritas a seguir, é a forma mais eficaz de destruição de microrganismos.

Aproximação. Por ação de agentes quimiotáticos (quimiotaxia), os fagócitos aproximam-se de corpos estranhos.

Aderência (reconhecimento). A aderência do fagócito à partícula leva à ingestão desta. A aderência se dá por meio de receptores específicos ou inespecíficos que prendem moléculas da superfície das partículas. Entre os *receptores inespecíficos* estão: (1) receptores de remoção (SR: *scavenger receptors*). Os SRs ligam-se a lipoproteína de baixa densidade oxidada, fosfolipídeos e poliglicanos ácidos, encontrados na superfície de microrganismos, células mortas e células apoptóticas; (2) alguns PRRs, como DC-SIGN e MARCO, reconhecem carboidratos em patógenos. *Receptores específicos* são receptores para Fc de IgG e para componentes do complemento, especialmente C3b (opsoninas), que favorecem a adesão e induzem a ingestão. Receptores para Fc de IgM favorecem a adesão, mas não desencadeiam a ingestão. A ingestão via receptores para Fc e C3b é seguida de explosão respiratória (ver adiante), razão pela qual o efeito microbicida é muito maior.

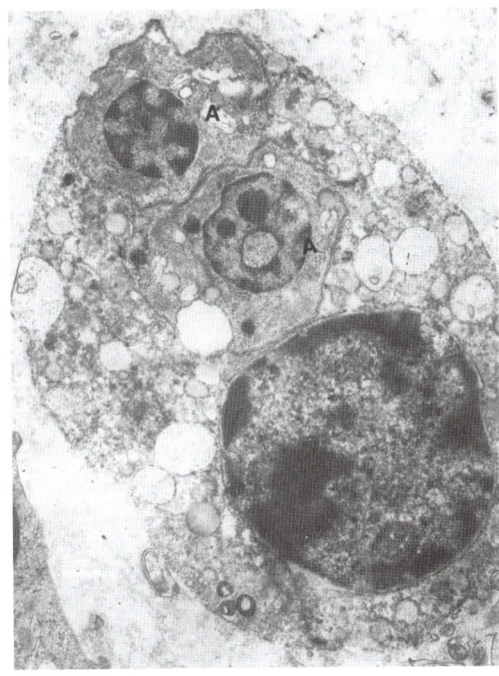

Figura 4.21 Macrófago que fagocitou dois amastigotos de *Trypanosoma cruzi* (A). (Cortesia do Prof. W. L. Tafuri, Belo Horizonte-MG.)

4

Englobamento. A partícula é envolvida por lamelipódios até ser incluída dentro de um *vacúolo fagocitário* ou *fagossomo*. Durante a emissão de lamelipódios, os grânulos dos fagócitos, incluindo os lisossomos, aproximam-se do fagossomo ainda em formação e nele despejam seu conteúdo; como ainda não ocorreu o fechamento da vesícula do fagossomo, parte das enzimas pode escapar para o meio extracelular. Esse fato explica por que lesões teciduais são frequentes nos locais em que os fagócitos, em grande número, realizam fagocitose.

Desgranulação. Fagossomos, grânulos e lisossomos se fundem, formando *fagolisossomos*. Com isso, a partícula englobada fica em contato com o conteúdo dos grânulos. A fusão dos grânulos com o fagossomo pode ser inibida por produtos de microrganismos (o *M. tuberculosis* impede a fusão fagolisossômica e consegue sobreviver no interior de fagócitos).

Morte e digestão da partícula englobada. Os fagócitos profissionais utilizam mecanismos microbicidas capazes de matar microrganismos. Os mecanismos mais importantes são: (1) radicais originados de O_2 durante a explosão respiratória; (2) proteínas microbicidas dos grânulos e enzimas lisossômicas; (3) óxido nítrico. Tais ações microbicidas envolvem o fenômeno conhecido como explosão respiratória.

Explosão respiratória consiste em grande consumo de O_2, que é utilizado para gerar radicais livres e H_2O_2. A enzima que ativa o O_2 é uma oxidase dependente de NADPH (NOX) que catalisa a transformação de O_2 em superóxido ($^\bullet O_2$), gerando NADP. Por ação da superóxido dismutase (SOD), o $^\bullet O_2$ origina H_2O_2, que tem ação microbicida. No fagossomo, a H_2O_2 interage com o $^\bullet O_2$ e gera outros radicais livres ($^\bullet OH$) e serve como substrato para a mieloperoxidase, que oxida halogênios (cloro e iodo), gerando derivados halogenados com forte poder microbicida. A ativação de NOX é facilitada porque o fagócito desvia a glicólise pela via das pentoses, que usa o NADP e gera NADPH, utilizado pela oxidase. Excesso de H_2O_2 no citoplasma do fagócito é catabolizado pela catalase e por uma peroxidase dependente de glutationa também geradora de NADPH que favorece a ativação da NOX.

Os efeitos microbicidas da explosão respiratória dependem de: (1) superóxido, que promove a peroxidação de membranas de microrganismos; (2) H_2O_2, que pode matar bactérias diretamente na presença de ácido ascórbico; (3) H_2O_2 e mieloperoxidase (MPO). Presente nos grânulos azurófilos de PMNs e macrófagos, a MPO catalisa a oxidação de um halogênio, geralmente cloro, na presença de H_2O_2, e origina hipoclorito, que desnatura proteínas bacterianas e destrói o microrganismo. Essa reação gera *cloraminas*, que matam microrganismos e são capazes também de causar dano tecidual; (4) radicais hidroxila ($^\bullet OH$), gerados da reação da H_2O_2 com o $O_2^\bullet$ na presença de ferro, têm alto poder microbicida *in vitro*; (5) oxigênio ativado (oxigênio singlete). A explosão respiratória é muito importante como elemento defensivo. Crianças com deficiência de G-6-PD, de glutationa peroxidase ou de mieloperoxidase, por exemplo, são muito suscetíveis a infecções bacterianas.

Os grânulos de PMNs e de macrófagos contêm várias proteínas com atividade microbicida: (1) lisozima, bacteriolítica; (2) lactoferrina, microbicida, é encontrada em grande quantidade no colostro; (3) proteínas catiônicas microbicidas, com atividades fungicida e bactericida. O poder microbicida dessas proteínas relaciona-se com a capacidade que têm de alterar a permeabilidade da membrana do microrganismo; (4) defensinas e catelicidinas, peptídeos de baixo peso molecular que atuam sobre diferentes microrganismos, de modo semelhante às proteínas catiônicas microbicidas; (5) hidrolases ácidas (proteases, DNAses etc.) também têm ação microbicida, o que é favorecido pela redução do pH no fagolisossomo pelo bombeamento de prótons do citosol.

Os macrófagos geram ainda óxido nítrico (NO), que é capaz de liberar íons superóxido ($O_2^\bullet$) e formar peroxinitritos, com forte ação citotóxica e citostática sobre microrganismos e células cancerosas, por interagirem com lipídeos, proteínas e ácidos nucleicos.

Além da explosão respiratória, neutrófilos ativados são capazes de montar *armadilhas extracelulares* conhecidas como NET (*neutrophil extracelular traps*). Estas se formam após exocitose de: (a) componentes do núcleo (DNA e histonas), que formam uma rede que aprisiona os microrganismos; (b) grânulos contendo as substâncias microbicidas que os matam. Nesse processo, os PMNs morrem por um tipo de morte celular chamado *netose* (diferente de apoptose).

Efeitos lesivos dos fagócitos

Além de matar microrganismos, os fagócitos podem também lesar tecidos. Durante a fagocitose, os fagócitos podem liberar hidrolases, como metaloproteinases e glicosidases, que lesam fibras colágenas, elásticas e glicosaminoglicanos da MEC. Radicais livres de O_2 podem escapar dos fagócitos e também lesar células vizinhas; juntamente com proteases, hipoclorito e cloraminas, produzem lesões teciduais, especialmente no interstício. Por tudo isso, em locais inflamados pode haver destruição celular ou tecidual. Em algumas situações, os leucócitos não conseguem fagocitar certos componentes anormais; nesses casos, descarregam suas enzimas no meio extracelular, causando lesão local. Em inflamações causadas por bactérias que liberam leucocidinas, a morte de grande quantidade de leucócitos produz necrose lítica do tecido, originando o *pus*.

Para evitar lesão tecidual por esses fatores, o organismo dispõe de mecanismos protetores. De um lado, proteases liberadas de PMNs podem ser inibidas por antiproteases, sobretudo a α_1-antitripsina. De outro, hipoclorito e cloraminas inibem antiproteases, mas ativam colagenase e gelatinase. Desse modo, ao conjugarem os efeitos de radicais livres de O_2 com a atividade das proteases que liberam, os PMNs são capazes de produzir graves lesões teciduais (Figura 4.22), como acontece no enfisema pulmonar.

Células citotóxicas naturais. Células NK (NKC: *natural killer cells*) são uma variedade de linfócitos (grandes linfócitos granulares) que têm efeito citotóxico natural, independentemente de sensibilização e ativação prévias. As NKCs têm atividade citotóxica contra células cancerosas e células infectadas por vírus ou parasitos intracelulares, mas não sobre células normais. A ação das NKCs depende da ativação de receptores. O receptor KIR (*killing inhibitor receptor*) reconhece moléculas MHC I em células às quais a NKC se adere. Quando isso acontece, o NKR (*NK receptor*) fica inibido. Tal fato impede, por exemplo, que NKC mate células normais, pois estas possuem MHC I. Se MHC I está alterada ou ausente, o KIR não é acionado e o NKR torna-se ativado e dispara a ação citotóxica, mediante a liberação do conteúdo dos grânulos citoplasmáticos das NKCs. Células cancerosas são um alvo fácil das NKCs porque não expressam MHC I, deixando livre a ação do NKR. Vírus e parasitos intracelulares podem inibir a expressão de MHC I, tornando as células infectadas sujeitas à ação de NKC. A citotoxicidade das NKCs é semelhante à de linfócitos T citotóxicos, dependendo de perfurinas e granzimas existentes nos grânulos. As perfurinas formam poros semelhantes aos originados na ativação do complemento, por onde a célula perde eletrólitos e por onde penetram as granzimas, induzindo apoptose.

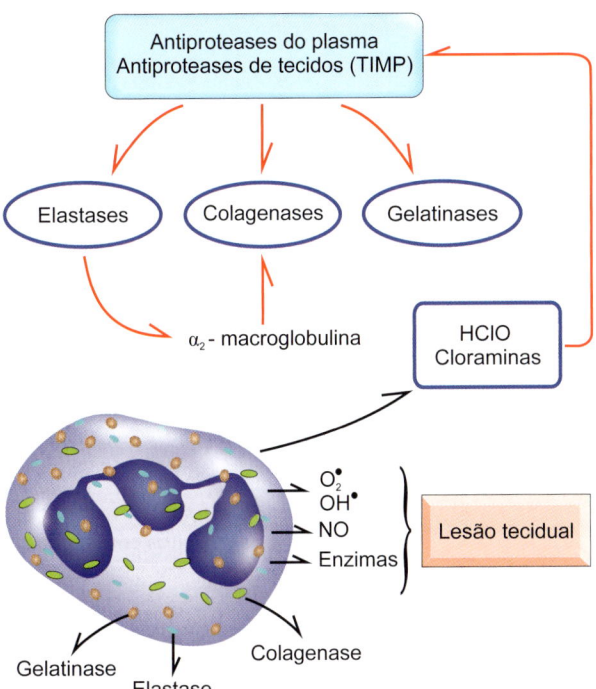

Figura 4.22 Potencial lesivo de neutrófilos. Além de gerar proteases, que clivam diversas proteínas celulares e teciduais, neutrófilos liberam hipoclorito e cloraminas, que inibem antiproteases existentes no plasma e em tecidos, aumentando a ação de diversas proteases. Elastase inibe a a_2-macroglobulina, inibidora de colagenases; desse modo, fica aumentada a disponibilidade destas. Exsudação de neutrófilos, portanto, muitas vezes associa-se a destruição tecidual. *Setas vermelhas* indicam inibição.

Linfócitos. *Linfócitos da imunidade inata* (ILC, *innate lymphoid cells*) migram precocemente em inflamações. Originados de precursores da medula óssea, não apresentam receptores para epítopos como os LTs e LBs, mas possuem receptores da imunidade inata, para PAMPs e DAMPs. ILCs migram para os tecidos, onde se comportam como linfócitos residentes. São importantes na imunidade inata porque, quando ativados, produzem citocinas que direcionam a resposta adaptativa, agindo como verdadeiros linfócitos auxiliares na imunidade inata. Um grupo produz IFN-γ (ILC1), outro sintetiza IL-5, IL-9 e IL-13 (ILC2) e um terceiro libera IL-22, esta ativadora da síntese de IL-17 (ILC3). Além dos ILCs, *linfócitos T*, CD4+ ou CD8+, migram precocemente em número geralmente menor do que o de neutrófilos e monócitos, exceto em inflamações produzidas por vírus e por microrganismos intracelulares, nas quais são as células predominantes. Uma vez exsudados, os linfócitos T são ativados, proliferam e passam a produzir citocinas. Linfócitos T reguladores (LTreg, CD4+, CD25+ e CD8+) também migram para o foco inflamatório, onde atuam na resolução do processo. *Linfócitos B* também exsudam em inflamações, nas quais podem proliferar e diferenciar-se em plasmócitos, responsáveis pela produção de imunoglobulinas. Em inflamações crônicas, os linfócitos são as células predominantes. Os linfócitos B e T serão descritos detalhadamente no Capítulo 11.

Basófilos. Mastócitos. Plaquetas. Os *basófilos* são pouco numerosos no sangue (0,1 a 1% dos leucócitos; 50 a 80/µL) e possuem grânulos elétron-densos. A desgranulação pode ser rápida, do tipo anafilático, ou lenta. Como são poucos na circulação, basófilos só se acumulam em tecidos quando recebem estímulos quimiotáticos de linfócitos Th2. Nos tecidos, os basófilos são de difícil reconhecimento nas preparações rotineiras. Em sítios de picada de carrapatos, o exsudato é rico em basófilos. Em inflamações alérgicas, como asma brônquica, rinite alérgica e dermatite atópica, e em inflamações produzidas por helmintos, há também exsudação de basófilos. Basófilos armazenam e liberam histamina e moduladores de linfócitos T CD4, que favorecem sua diferenciação em linfócitos Th2. Antígenos de helmintos e alérgenos induzem migração de basófilos para os órgãos linfoides, onde estimulam e amplificam a resposta adaptativa do tipo Th2. Basófilos capturam antígenos drenados para linfonodos, processam-nos e os apresentam a linfócitos T CD4+, induzindo resposta do tipo Th2. Este pode ser um mecanismo na montagem da resposta imunitária contra helmintos.

Os *mastócitos do tipo mastócitos de mucosas*, originados na medula óssea, também exsudam em inflamações alérgicas e em inflamações induzidas por parasitos, ou seja, em inflamações associadas à resposta imunitária adaptativa do tipo Th2.

As *plaquetas* são fonte de mediadores inflamatórios, que ficam armazenados em grânulos; sintetizam ainda TXA_2 e lipoxinas, estas últimas a partir de leucotrienos liberados por PMNs e macrófagos aos quais aderiram (síntese transcelular). Em geral, as plaquetas ficam aderidas ao endotélio nas vênulas do local inflamado, onde encontram leucócitos com os quais cooperam na síntese de lipoxinas, importantes mediadores anti-inflamatórios.

Modificações das células do exsudato

O exsudato celular modifica-se durante o processo inflamatório. Leucócitos são células de vida curta, mas em inflamações sobrevivem mais tempo. Linfócitos T ativados sofrem aumento do citoplasma. Linfócitos B ativados diferenciam-se em plasmócitos. Em algumas inflamações crônicas (p. ex., artrite reumatoide, tireoidite de Hashimoto), os linfócitos B organizam-se em folículos linfoides, inclusive com centros germinativos; nas áreas interfoliculares encontram-se linfócitos T e plasmócitos. Em inflamações crônicas, portanto, o tecido linfoide tenta transferir-se para o sítio da agressão (o sistema linfoide organiza-se no exsudato para executar a resposta adaptativa no local da agressão).

Macrófagos também sofrem transformações. Se a inflamação é causada por corpos estranhos, os macrófagos se fundem e originam células gigantes multinucleadas. Em inflamações purulentas, os macrófagos que removem o pus apresentam-se vacuolizados e com aspecto espumoso pelo acúmulo de restos lipídicos de membranas nos fagolisossomos; às vezes, acumulam colesterol e seus ésteres, sendo chamados macrófagos xantomizados. Sob efeito de citocinas, especialmente TNF, IFN-γ e IL-6, macrófagos transformam-se em células epitelioides, que tendem a ficar justapostas, semelhantes a células epiteliais. Células epitelioides organizam-se em torno de partículas, imunogênicas ou não. A organização de macrófagos, a sua transformação epitelioide e a formação de células gigantes constituem um *granuloma* (ver adiante).

▶ Fenômenos alterativos

Degenerações e necrose são causados pela ação direta ou indireta do agente inflamatório. Algumas vezes, destruição tecidual é o efeito imediato do agente agressor, como ocorre na

4

agressão no esôfago pela soda cáustica: o agente tóxico causa necrose imediata na parede do órgão, a partir da qual surgem DAMPs que induzem os mediadores dos fenômenos vasculares e exsudativos. Na maioria dos casos, no entanto, degenerações e/ou necrose em inflamações resultam de produtos das células do exsudato, de trombose na microcirculação ou de fenômenos imunitários. Em algumas inflamações, necrose é componente frequente e muito importante na doença (p. ex., tuberculose).

▶ Fenômenos resolutivos. Mecanismos anti-inflamatórios naturais

Dado o seu potencial lesivo ao organismo, a reação inflamatória precisa ser controlada. Na evolução de uma inflamação, muitos mecanismos anti-inflamatórios, locais e sistêmicos, entram em ação, neutralizam o efeito dos fatores pró-inflamatórios e promovem a resolução do processo. Mecanismos anti-inflamatórios são conhecidos há muito tempo. Em um animal no qual se produz inflamação estéril em uma pata (p. ex., talco estéril), ocorre, nas 24 horas subsequentes, inibição parcial da inflamação se o talco é injetado na pata contralateral. Foi a partir de experimentos como esse que, analisando-se o sangue de veias que drenam áreas inflamadas, demonstrou-se a existência de substâncias anti-inflamatórias no plasma.

Os fenômenos de resolução começam já na fase inicial da inflamação e deles depende sua progressão, com cura ou cronificação. O tempo de cura de inflamações agudas, que se instalam e terminam em até 12 semanas, relaciona-se com a eficácia dos processos de eliminação da causa e dos mecanismos de resolução. Inflamações crônicas, caracterizadas por duração acima de 12 semanas, evoluem por muito tempo porque os mecanismos de eliminação da causa fracassam ou porque surgem fenômenos de autoagressão imunitária; ou seja, os mecanismos de resolução não são efetivos. Uma inflamação crônica, principalmente de natureza infecciosa, não se cura porque: (1) os mecanismos pró-inflamatórios estão parcialmente inibidos pelos mecanismos anti-inflamatórios, diminuindo a eficácia na eliminação do agente; (2) os mecanismos anti-inflamatórios são ineficientes, permitindo ação exagerada dos mediadores pró-inflamatórios, o que favorece a eliminação do agressor, mas também aumenta a probabilidade de autoagressão imunitária. Falha nos mecanismos anti-inflamatórios naturais está na origem de doenças por autoagressão (Capítulo 11). Os mecanismos de resolução de inflamações podem ser locais ou sistêmicos.

Mecanismos locais de resolução de inflamações

Mudança em receptores para mediadores inflamatórios

Nas fases iniciais da inflamação, alguns mediadores pró-inflamatórios induzem, nos leucócitos e nas células residentes, mudança na expressão de seus receptores (p. ex., receptores de histamina). Com isso, reduzem-se a adesão celular e a quimiotaxia. No caso, a histamina passa a ter efeito anti-inflamatório ao atuar em receptores H_2 em leucócitos (inibe a migração) e em mastócitos (reduz a liberação de histamina). Aumento na expressão de receptores anti-inflamatórios acompanha-se da redução na expressão de receptores para moléculas pró-inflamatórias.

Mediadores anti-inflamatórios

Os principais são lipoxinas e resolvinas (ambos derivados do ácido araquidônico) e certas citocinas (TGF-β e IL-10). Ácidos graxos geram mediadores tanto pró- como anti-inflamatórios. Prostaglandinas e leucotrienos são produzidos e liberados em grande quantidade nas fases iniciais da inflamação, com efeitos pró-inflamatórios. No entanto, PGE_2 aumenta a expressão das lipo-oxigenases 12 e 15, importantes na síntese de *lipoxinas* e de *resolvinas*, que são anti-inflamatórias. A mudança no perfil de ácidos graxos poli-insaturados em inflamações modifica a síntese de mediadores pró- e anti-inflamatórios. Ácidos graxos ômega-6 (ácido araquidônico, AA), mais consumidos nas fases iniciais da inflamação, geram prostaglandinas e leucotrienos, pró-inflamatórios. Já os ácidos graxos ômega-3 (eicosapentaenoico – EPA, e docosa-hexaenoico – DHA), geradores de resolvinas, maresinas e neuroprotetinas, são mais utilizados nas fases tardias, quando a inflamação está se resolvendo.

A síntese de *lipoxinas* é transcelular, envolvendo neutrófilos, macrófagos, endotélio, plaquetas e células epiteliais. Plaquetas aderidas a leucócitos ainda nos vasos sintetizam lipoxinas a partir de leucotrienos produzidos em neutrófilos. Neutrófilos exsudados em contato com células epiteliais sintetizam lipoxinas a partir do ácido 15-hidroxiperoxidotetraenoico. As lipoxinas: (a) inibem a quimiotaxia de neutrófilos e eosinófilos; (b) reduzem a síntese de CXCL8, a liberação de histamina, a produção de TNF e a atividade de seus receptores; (c) favorecem a migração de monócitos e a sua diferenciação em macrófagos M2; (d) estimulam a produção de TGF-β em macrófagos; (e) no endotélio e em macrófagos, induzem a hemioxigenase 1, enzima que degrada o heme e libera ferro, monóxido de carbono, bilirrubina e biliverdina; estas removem radicais livres, reduzindo seus efeitos lesivos (efeito citoprotetor de lipoxinas).

As *resolvinas* (Rv) são tri- ou di-hidróxidos derivados do EPA (resolvinas E) e do DHA (resolvinas D). Sua síntese é também transcelular (células endoteliais ou epiteliais e neutrófilos ou macrófagos). As resolvinas inibem a captura e a adesão de leucócitos; além disso, favorecem a sobrevivência e reduzem a apoptose de células agredidas. Macrófagos M2 sintetizam *maresinas*, que são di-hidróxidos derivados do DHA, com efeitos semelhantes aos de resolvinas.

Protetinas e *neuroprotetinas* são produzidas a partir do DHA no sistema nervoso por interação da micróglia e neurônios ou por macrófagos em cooperação com células endoteliais ou epiteliais. Além do efeito anti-inflamatório semelhante ao de resolvinas, as protetinas têm ação neuroprotetora.

As PGJ_2 inibem a captura e a diapedese de fagócitos, reduzem a síntese de NO e induzem a síntese de hemioxigenase 1, que aumenta a produção de bilirrubina e biliverdina (removedoras de radicais livres).

Armazenada em neutrófilos e macrófagos, *anexina* é liberada após exsudação e ativação dessas células. A anexina inibe a migração e induz a apoptose de neutrófilos.

Ação de neutrófilos, macrófagos e linfócitos na resolução da inflamação

Os neutrófilos são células importantes para iniciar o processo de resolução: antes de entrar em apoptose e durante esse processo, liberam produtos que inibem a migração de macrófagos inflamatórios e favorecem a migração de monócitos que se diferenciam em macrófagos pró-resolução. Tal diferenciação é aumentada por PGE_2, lipoxinas e resolvinas, que reduzem a expressão de receptores para citocinas pró-inflamatórias e aumentam a de receptores para citocinas anti-inflamatórias, originando macrófagos com capacidade de fagocitar sobretudo corpos apoptóticos de células do exsudato que sofreram apoptose; estes são os macrófagos M2. Ao contrário dos M1, M2 produzem TGF-β e IL-10, que inibem a atividade pró-inflamatória de linfócitos T e de macrófagos M1, reduzindo a síntese de mediadores pró-inflamatórios; além disso, liberam o inibidor do receptor de IL-1 e aumentam a expressão de um receptor falso para IL-1 (IL-1R2), que não transduz o sinal e remove a citocina do ambiente, reduzindo seus efeitos. Linfócitos T CD4+ podem diferenciar-se em linfócitos supressores ou reguladores (LTreg FOXP3+), os quais produzem citocinas anti-inflamatórias (TGF-β e IL-10).

Mecanismos sistêmicos de resolução de inflamações

A resposta sistêmica a uma agressão tem componentes aferente e eferente, tanto nervoso como humoral. Estimulação de terminações nervosas aferentes por certos mediadores (p. ex., bradicinina, PGE_2 e substância P) geram estímulos para o sistema nervoso central, onde provocam sensação de dor e geram estímulos eferentes antiálgicos, especialmente endorfinas, que também têm efeito anti-inflamatório.

IL-1, TNF, IL-6 e IFN-γ, embora com ação pró-inflamatória por seus efeitos locais, são as substâncias que induzem as principais respostas anti-inflamatórias sistêmicas. No fígado, induzem a síntese de proteínas de fase aguda (antiproteases, ceruloplasmina e proteína C reativa), que atuam na resolução de inflamações. As antiproteases inibem os sistemas proteolíticos e reduzem a geração de mediadores originados da coagulação sanguínea, fibrinólise, complemento e sistema gerador de cininas. A ceruloplasmina é antioxidante (captura cobre), reduzindo a ação lesiva de radicais livres. A proteína C reativa inibe a ativação de linfócitos. No entanto e como será descrito adiante, a reação de fase aguda contribui com muitas proteínas que favorecem a geração de mediadores inflamatórios.

No sistema nervoso central, citocinas induzem febre, perda de apetite e mudanças no humor, além de ativar núcleos hipotalâmicos que induzem respostas eferentes nervosa (nervos simpáticos e parassimpáticos) e humoral (via ACTH, que estimula a cortical da suprarrenal a produzir glicocorticoides). Glicocorticoides atuam na resolução de inflamações: (1) diminuem a permeabilidade vascular, a quimiotaxia e a ativação de fagócitos e de linfócitos T CD4+; (2) reduzem a síntese de matriz extracelular. Melanocortinas, MSH, endorfinas e ACTH também têm efeitos anti-inflamatórios.

O sistema nervoso autônomo é importante modulador da resolução de inflamações. A adrenalina, em receptores beta, tem efeitos anti-inflamatórios por reduzir a síntese de citocinas pró-inflamatórias e a atividade fagocitária; em receptores alfa, ativa macrófagos a produzir citocinas pró-inflamatórias. A acetilcolina tem ação anti-inflamatória, pois inibe a síntese do TNF em macrófagos e a liberação da proteína HMGB-1 (*high mobility group B*).

▶ Fenômenos reparativos

Inflamação pode causar degenerações e necrose, que são reparadas por regeneração ou por cicatrização (Capítulo 8). Quimiocinas, citocinas e fatores de crescimento liberados por leucócitos orquestram os fenômenos de reparação (regeneração de células destruídas, proliferação de células endoteliais, fibroblastos etc.), em paralelo com os fenômenos resolutivos, de tal modo que a resolução e a reparação se processem de maneira simultânea e coordenada.

Resposta inflamatória sistêmica

A reação inflamatória foi vista como um processo localizado. Em alguns casos, contudo, a inflamação adquire caráter generalizado e afeta diversos órgãos, especialmente pulmões, fígado, rins e coração, levando a sua insuficiência funcional.

Os efeitos de uma inflamação em todo o organismo devem-se à disseminação do agente inflamatório ou de PAMPs e DAMPs gerados no local agredido. Por isso mesmo, agentes infecciosos que se disseminam por via sanguínea são os principais causadores de respostas inflamatórias sistêmicas. Além dessa situação, outras agressões com destruição celular considerável (traumatismos graves, queimaduras extensas, pancreatite necro-hemorrágica etc.) também geram grande quantidade de DAMPs, que atingem a circulação. Nos dois casos, o processo tem características semelhantes e recebe a denominação *síndrome da resposta inflamatória sistêmica* (SIRS, de *systemic inflammatory response syndrome*).

A SIRS pode ser causada por microrganismos (sobretudo bactérias) e por agentes físicos ou químicos. O American College of Physicians e a Society for Critical Care Medicine dos EUA propuseram algumas definições úteis na prática de saúde: (1) *bacteriemia* significa a presença de bactérias viáveis no sangue circulante; (2) *síndrome da resposta inflamatória sistêmica* (SIRS) é definida pela existência de duas das seguintes manifestações: (a) hipertermia (> 38°C) ou hipotermia (< 36°C); (b) frequência cardíaca > 90 bpm; (c) frequência respiratória > 20 movimentos/min ou $paCO_2$ < 32 torr; (d) leucócitos > 12.000 ou < 4.000/μL; (3) *sepse* é um estado de falência funcional de órgãos induzida por uma resposta não regulada a um agente infeccioso, não sendo necessário demonstrar o agente causador da infecção, embora seja indispensável definir o foco infeccioso que iniciou o processo. Sepse caracteriza-se por sinais de disfunção de órgãos (alteração aguda no estado de consciência, insuficiência respiratória, insuficiência circulatória, insuficiência renal e insuficiência hepática, avaliadas por gasometria, pressão arterial média e dosagem de creatinina e bilirrubina séricas). Existem escalas de gravidade das manifestações que caracterizam a sepse, com escores para cada parâmetro avaliado, sendo o *SOFA* (*sequential organ failure assessment score*) o mais utilizado; (4) *choque séptico* é a sepse associada a lactato sérico > 2 mmol/L (> 18 mg/dL) e a hipotensão arterial grave.

Patogênese

A agressão inicial por microrganismos ou por agentes físicos ou químicos libera PAMPs e DAMPs, que caem na circulação, ligam-se a receptores PRRs e induzem a liberação de mediadores inflamatórios, também gerados a partir da ativação do sistema proteolítico de contato. Com isso, são ativados múltiplos sistemas capazes de produzir mediadores pró-inflamatórios, de forma generalizada. Em resposta, surge ativação sistêmica de células endoteliais, aumentando sua adesividade e a capacidade de capturar leucócitos. No início, não há exsudação celular; mais tarde, encontra-se pequeno número de neutrófilos e macrófagos exsudados em diversos órgãos. Ocorrem também vasodilatação, aumento da permeabilidade vascular e tendência a edema generalizado. A vasodilatação sistêmica reduz a perfusão tecidual e causa hipóxia, iniciando lesões degenerativas e necróticas em diversos órgãos, o que contribui progressivamente para o agravamento da sepse e a instalação de choque séptico (ver Figura 9.36). Tais lesões são agravadas pela produção de radicais livres e pela liberação de enzimas por fagócitos aderidos ao endotélio, sobretudo nos pulmões, no fígado, nos rins e no sistema nervoso central. Em consequência, surgem acidose (aumento de ácido lático por incremento da glicólise anaeróbica), alterações no estado de consciência e oligúria. TNF, IL-1 e componentes do complemento promovem vasodilatação, abertura de capilares e insuficiência contrátil do miocárdio, que também contribuem para o estado de choque. Nos pulmões, os neutrófilos acumulam-se nos capilares e nas vênulas e liberam elastase, lesando os septos alveolares. Pelo aumento da permeabilidade vascular, surge edema e deposição de material hialino na parede alveolar (membranas hialinas), o que compromete ainda mais a hematose e agrava a hipóxia iniciada pela hipoperfusão. Tal quadro é conhecido como *dano alveolar difuso* (DAD), que é o substrato morfológico da chamada *síndrome da angústia (*ou *desconforto) respiratória aguda* (SARA) (ver Capítulo 14). Há também ativação do sistema de coagulação sanguínea, o que pode levar a coagulação intravascular disseminada e a coagulopatia de consumo.

A grande produção de citocinas nas fases iniciais da inflamação deve-se aos mediadores inflamatórios e à retroalimentação do processo: IL-1α, por exemplo, aumenta a expressão de genes de IL-1, TNF e IL-6. Essa alça realimentadora é contraposta por citocinas anti-inflamatórias: IL-37, cuja expressão é aumentada após grande produção de citocinas pró-inflamatórias e por ativação de TLRs por PAMPs em várias células (leucócitos, endotélio), é forte inibidora de citocinas pró-inflamatórias e seus efeitos. Na maioria dos pacientes nessa condição, há um equilíbrio entre a produção excessiva de mediadores pró-inflamatórios e a ativação de mecanismos anti-inflamatórios, tornando as respostas suficientes para controlar a agressão e para reduzir a ação lesiva do processo inflamatório. No entanto, alguns indivíduos têm desequilíbrio entre os mecanismos pró e anti-inflamatórios, com superprodução de citocinas e outros mediadores pró-inflamatórios, o que agrava a inflamação sistêmica. Tudo isso pode ocorrer por alterações genéticas (polimorfismos em genes de citocinas e de seus receptores) ou por condições adquiridas (idade, comorbidades) que favorecem a síntese de mediadores pró-inflamatórios, que reduzem os mecanismos anti-inflamatórios ou que aumentam a agressão por patógenos.

Resposta infamatória sistêmica grave. Tempestade de citocinas

A expressão *tempestade de citocinas* é empregada para explicar quadros inflamatórios sistêmicos graves, infecciosos ou não. A expressão foi usada inicialmente na década de 1990, quando se descreveu uma forma grave de *reação enxerto contra o hospedeiro*. Hoje, ela tem sido amplamente empregada sobretudo na infecção pelo SARS-CoV-2, em que uma reação inflamatória sistêmica grave é responsável pela maioria dos óbitos.

O que caracteriza essas formas graves de resposta inflamatória sistêmica é a liberação de grande quantidade de quimiocinas e citocinas pró-inflamatórias (IL-1, TNF, IL-6, IL-17, CXCL2, CXCL13, CCL2 e CCL12) e a ativação dos sistemas proteolíticos de contato (complemento, coagulação sanguínea e cininas), que são responsáveis pelas manifestações sistêmicas do processo e pela instalação de choque séptico. Como tais mediadores podem ser dosados na circulação, onde se elevam rapidamente (de modo tempestuoso), justifica-se a expressão tempestade de citocinas que, na realidade, corresponde mais a uma *tempestade de mediadores pró-inflamatórios*, que incluem citocinas, quimiocinas e subprodutos da ativação dos sistemas complemento, renina-angiotensina e da coagulação sanguínea.

Na infecção pelo vírus SARS-CoV-2, esse fenômeno é bem evidente. O vírus usa a enzima conversora da angiotensina 2 (ACE2, *angiotensin converting enzyme*), expressa na membrana citoplasmática das células, para nelas penetrar. ACE2 converte a angiotensina II (Ang II) em angiotensina 1-7 (Ang 1-7), que tem efeitos opostos aos da Ang II. As células infectadas pelo vírus (pneumócitos tipo 2, endotélio e tantas outras que expressam ACE2), além de sofrerem ativação dos receptores da imunidade inata (TLRs e RLRs), que reconhecem o vírus e ativam fatores de transcrição que acionam genes pró-inflamatórios (p. ex., NFkB, IRFs), têm portanto menor disponibilidade de ACE2, o que resulta em redução de Ang (1-7) e aumento de Ang II (que não é transformada em Ang [1-7]); com isso, aumenta a produção de fatores pró-inflamatórios e reduz a de anti-inflamatórios (Figura 4.23). Além disso, uma proteína do capsídeo viral ativa o complemento pela via de lectinas (ativa a MASP 2 [*manose-associated serine protease*], iniciando a geração de C3 convertase, ver Figura 4.8). C5a, C3a e C5-9 gerados pela ativação do complemento potencializam a ação de citocinas pró-inflamatórias. ACE2 também promove inativação de bradicinina desarginada. Menor disponibilidade de ACE2, portanto, aumenta a bradicinina desarginada, que tem ação pró-inflamatória. Maior disponibilidade de citocinas e quimiocinas e hiperativação dos sistemas complemento, cininas e renina-angiotensina promovem ativação excessiva do endotélio, o que é responsável por dano alveolar difuso nos pulmões e por várias lesões em outros órgãos (coração, encéfalo, rins). A idade é importante nesse processo por aumentar a expressão de ACE nas células e pela progressiva senescência celular em idosos; células senescentes (adipócitos, linfócitos e outras) produzem mais citocinas pró-inflamatórias, sobretudo IL-6. Fumantes e pacientes com doença pulmonar obstrutiva crônica têm maior expressão de ACE2 em suas células, o que favorece a penetração do vírus.

Tempestade de citocinas por hiperestimulação da resposta imunitária inata, que favorece a superestimulação da resposta adaptativa, associa-se a fatores genéticos ou adquiridos e ocorre em várias situações, algumas sem causa definida, outras desencadeadas por infecções variadas, como síndrome de reconstituição imunológica no HIV (ver Capítulo 33), linfo-histiocitose hemofagocítica (hereditária ou adquirida, ver Capítulo 25) e muitas outras que se acompanham de choque séptico (p. ex., dengue hemorrágica com choque).

Resposta inflamatória sistêmica crônica

Doenças degenerativas crônicas, como aterosclerose, diabetes melito do tipo 2, osteoartrose e doenças neurodegenerativas acompanham-se ou são precedidas por um estado inflamatório crônico sistêmico. A persistência de resposta inflamatória crônica deve-se a: (1) aumento na síntese de moléculas hiperglicadas (AGE), de proteínas mal dobradas (p. ex., β-amiloide) e de radicais livres; (2) dislipidemia, que favorece modificações

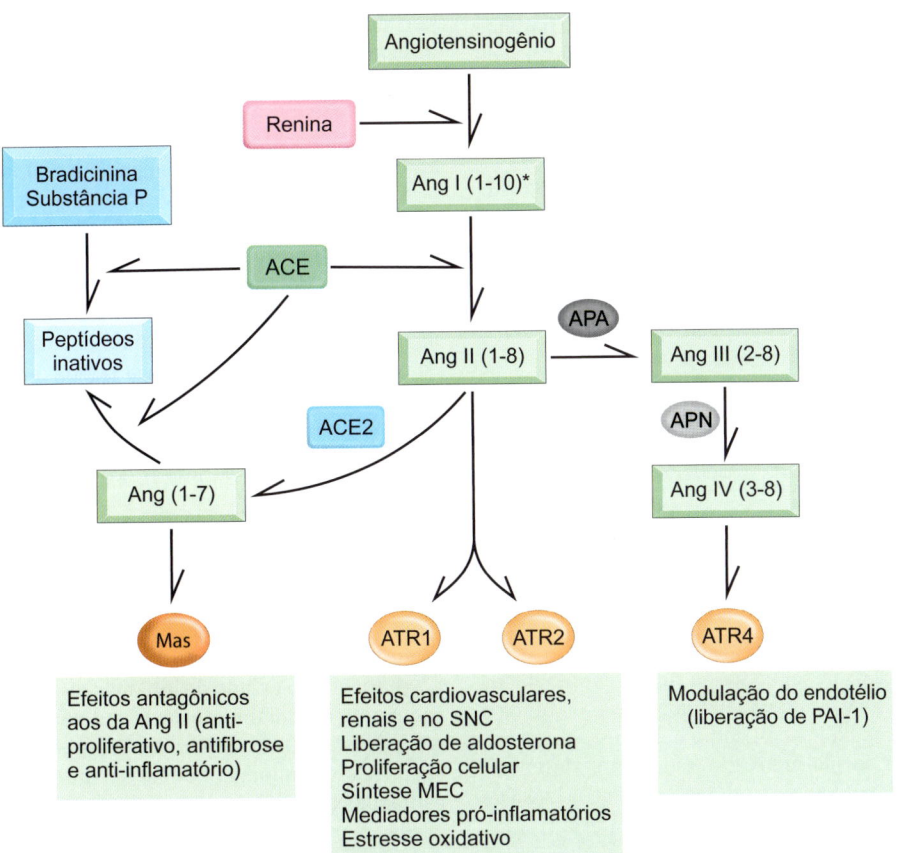

Figura 4.23 Sistema renina-angiotensina. A renina, produzida no aparelho justaglomerular (ver Figura 17.1), atua no angiotensinogênio e gera o decapeptídeo angiotensina I (Ang I, ou Ang [1-10]). Ang I sofre ação da enzima conversora da angiotensina (ACE), gerando um octapeptídeo (Ang II, ou Ang [1-8]). Por ação de aminopeptidases (APA), a Ang II gera um heptapeptídeo, a Ang III (2-8), que sofre ação de outra APA (APN) e produz o hexapeptídeo Ang IV (3-8). A Ang II (1-8) é clivada pela ACE2 e libera a Ang (1-7). Ang I e Ang II atuam nos receptores ATR 1 e 2. A Ang IV é agonista do receptor ATR4. A Ang (1-7) atua no receptor Mas, o que resulta em efeitos antagônicos aos da ativação dos receptores AR 1 e 2 (efeitos contrários aos da Ang II). A ACE também atua sobre bradicinina, bradicinina desarginada, substância P e Ang (1-7), transformando-as em peptídeos inativos. (*) Os números entre parênteses indicam os aminoácidos do peptídeo, na ordem da sua associação.

na relação entre ácidos graxos pró- e anti-inflamatórios; (3) alterações na resposta do eixo hipotálamo-hipófise e do sistema nervoso autônomo após agressões. Indivíduos com perfil pró-inflamatório, definido por maior número de leucócitos circulantes e níveis elevados de proteína C reativa, têm maior risco para aterosclerose e hipertensão arterial sistêmica. Pessoas obesas e/ou com dislipidemia mostram perfil semelhante, expresso pela produção aumentada de citocinas pró-inflamatórias no tecido adiposo visceral. No entanto, faltam elementos para que se possam estabelecer com segurança a conceituação e os mecanismos de instalação e de progressão do que se denomina *resposta inflamatória crônica sistêmica* e sua relação com doenças crônicas degenerativas. Na obesidade e na aterosclerose, esse estado inflamatório crônico é bem documentado; na doença de Alzheimer, na doença de Parkinson e no diabetes melito do tipo 2, as evidências são tênues.

Modelos experimentais de inflamação

Inflamação experimental pode ser induzida por vários procedimentos, em geral por agentes simples (calor, irritantes químicos, produtos de microrganismos, corpos inertes estéreis, agentes imunogênicos etc.).

Inflamação por irritante químico. Por injeção de carragenina na pata, pode-se avaliar o edema inflamatório, o qual pode ser quantificado em diferentes tempos após o início do processo. Como a artéria e a veia femorais podem ser facilmente canuladas, há possibilidade não só de inocular substâncias diretamente, como também de coletar sangue venoso para avaliação dos mediadores liberados. O estudo histológico da pata fornece dados sobre o exsudato e outras alterações morfológicas.

Inflamação por irritante químico em cavidade natural ou artificial. A introdução de uma substância irritante na cavidade pleural ou peritoneal permite que se estude qualitativa e quantitativamente o exsudato líquido e celular, o qual pode ser coletado diretamente da cavidade. Uma variante é a introdução do agente irritante (p. ex., terebintina) em cavidade formada após injeção repetida de ar no tecido subcutâneo. Esse modelo permite o estudo *in vivo* do fenômeno de quimiotaxia de leucócitos e a coleta do exsudato para avaliações quantitativas e qualitativas das moléculas envolvidas. O fluido colhido nessas cavidades pode ser avaliado por citometria de fluxo, que possibilita o estudo quantitativo e qualitativo preciso das células do exsudato.

4

Inflamação por agente inerte. O agente (p. ex., bloco de parafina ou talco esterilizado) é introduzido por injeção intradérmica ou subcutânea. Trata-se de um bom modelo para estudo do exsudato celular, pois sofre pouca interferência da resposta imunitária adaptativa, já que a parafina e o talco não são imunogênicos.

Inflamação por lamínulas de vidro. Consiste na implantação de lamínulas de vidro no subcutâneo de camundongos. O método é excelente para se estudar a inflamação crônica granulomatosa, já que os macrófagos aderem à lamínula, a qual permite análise direta do exsudato. As lamínulas podem ser colocadas em meio de cultura, e os produtos secretados pelas células do exsudato facilmente isolados, identificados e quantificados.

Inflamação por estruturas embebidas com substâncias químicas. Em geral, usam-se esponjas ou filtros de nitrocelulose embebidos com a substância que se quer estudar. Podem ser testados vários produtos, como os que induzem quimiotaxia de leucócitos ou os que provocam proliferação fibroblástica ou endotelial. Podem ser usadas também partículas de sephadex, que se embebem da substância e a eliminam lentamente, induzindo reação em torno da partícula.

Inflamação granulomatosa por injeção de partículas. Podem ser empregadas partículas de sephadex ou similares embebidas em substâncias imunogênicas ou não imunogênicas, ou ainda a injeção de componentes biológicos, como ovos de *Schistosoma mansoni*. Nesses casos, forma-se um granuloma cujo desenvolvimento pode ser acompanhado e modulado pela introdução de fatores ativadores ou inibidores da resposta imunitária.

Inflamação por mecanismo autoimunitário. Trata-se de modelo com grande interesse prático, pois várias doenças inflamatórias resultam de autoagressão imunitária. Muito utilizados são os modelos de artrite reumatoide por adjuvante e de encefalite alérgica experimental em ratos. A primeira é produzida pela inoculação do adjuvante completo de Freund na pata de ratos; 2 semanas depois, aparece reação inflamatória em algumas articulações. A encefalite alérgica experimental é induzida por injeção subcutânea da proteína básica da mielina com adjuvante de Freund. A partir da segunda semana, o animal desenvolve lesões inflamatórias no sistema nervoso central acompanhadas de paresias e paralisias.

Inflamação por agentes infecciosos. Esses modelos são bastante interessantes, mas muito mais complicados devido à inter-relação complexa que existe entre o parasito e o hospedeiro. Podem ser empregados bactérias, fungos, vírus, protozoários ou outros microrganismos. Nos modelos de doenças infecciosas e em vários outros descritos anteriormente, o animal pode ser sensibilizado previamente com antígenos apropriados, o que possibilita avaliar a influência de inúmeros fatores.

Vários componentes da inflamação podem ser compreendidos nesses e em outros modelos experimentais. A *permeabilidade vascular* é estudada mediante a injeção de certos corantes, como o azul de tripano. Este se liga à albumina e normalmente não atravessa a parede capilar, só o fazendo se a permeabilidade vascular estiver aumentada. O aumento da permeabilidade é denunciado pela presença do corante extravasado. Mais precisas são as observações sobre a permeabilidade quando se utiliza albumina marcada com ^{131}I, que pode ser rastreada no interstício por medida da irradiação emitida pelo isótopo. Para marcar o local da microcirculação em que ocorre o aumento de permeabilidade, usam-se partículas que migram entre as células endoteliais, mas ficam retidas na membrana basal. É o caso do carvão coloidal ou do azul de Monastral; os vasos em que as partículas são retidas ficam facilmente visíveis em preparações integrais do órgão após diafanização. O estudo dos vasos ao microscópio eletrônico mostra com detalhes os pontos de saída dessas partículas. A *neoformação vascular* pode ser estudada pela implantação no subcutâneo de um disco de nitrocelulose embebido em um agente angiogênico. Os vasos neoformados crescem de modo centrípeto em relação ao estímulo.

Alguns aspectos da inflamação podem ser avaliados *in vitro*. A *quimiotaxia* de leucócitos pode ser estudada em câmaras especiais com dois compartimentos separados por um filtro de nitrocelulose contendo poros suficientes para deixar passar apenas leucócitos com movimentos ativos. Os leucócitos são colocados no compartimento superior, em meio de cultura, e a substância que se admite ser quimiotática, no compartimento inferior. Após incubação por certo período, conta-se o número de leucócitos no líquido da câmara inferior ou dos que estão penetrando nos poros do filtro. Estudo semelhante pode ser feito sobre lâminas cobertas com agarose (substância gelatinosa), na qual se fazem dois orifícios próximos um do outro. Em um coloca-se a suspensão de leucócitos e, no outro, a substância em estudo. Como esta se difunde na agarose, os leucócitos, sob influência do gradiente de concentração, deslocam-se em direção ao agente quimiotático (Figura 4.24).

Muito útil no estudo de inflamações granulomatosas é o procedimento de isolamento de granulomas induzidos em animais por ovos de *Schistosoma mansoni*, que depois são mantidos *in vitro*. Tais granulomas podem ser dissociados, e suas células, estudadas separadamente em cultura. Desse modo, é possível avaliar a participação de diferentes substâncias na formação dos granulomas e compreender melhor a sua patogênese.

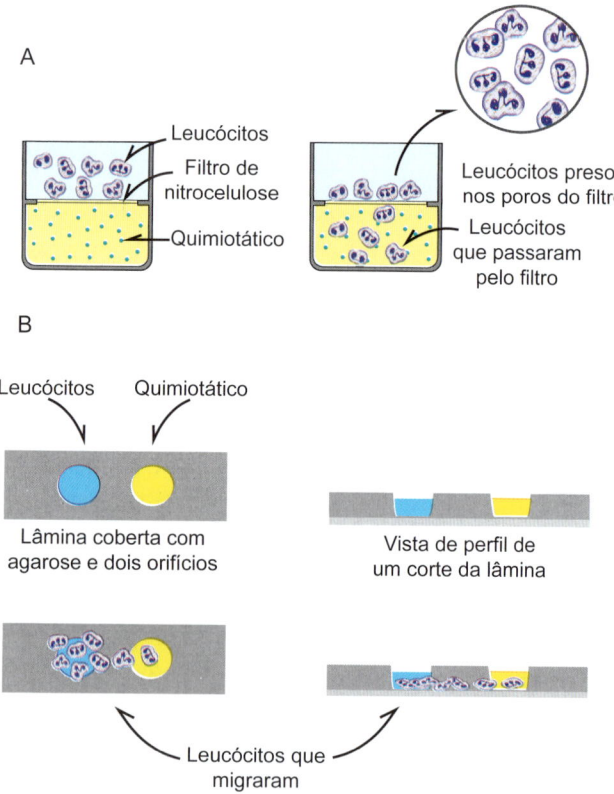

Figura 4.24 A. Representação esquemática de uma câmara para estudo da quimiotaxia de leucócitos. **B.** Esquema de avaliação de quimiotaxia em lâmina com camada de agarose.

Recursos tecnológicos mais avançados permitem melhor compreensão do processo inflamatório. A imuno-histoquímica possibilita estudo detalhado do fenótipo das células do exsudato, bem como a expressão de moléculas de adesão no endotélio e nos leucócitos. A capilaroscopia *in vivo* (observação de capilares em tecidos muito finos ou transparentes) possibilita a visualização do movimento de leucócitos na corrente circulatória, sua aderência ao endotélio e sua migração para o interstício. A microscopia vital, com microscópio confocal, permite acompanhar o deslocamento das células exsudadas, marcadas com moléculas fluorescentes, especialmente em animais transparentes, como larvas do peixe zebra. Por meio de procedimentos de biologia molecular, é possível conhecer nos tecidos a expressão de genes que codificam mediadores químicos, especialmente citocinas e quimiocinas.

A utilização de animais transgênicos ou animais com genes inativados (*knock out*) muito tem contribuído para o estudo da participação de diferentes moléculas no processo inflamatório. Nesses animais, pode-se estudar com certa precisão a participação de uma citocina não produzida (animal *knock out*) ou produzida em excesso.

Outra abordagem promissora é o estudo de tecidos *in vitro*, em culturas tridimensionais, sobretudo para análise de células endoteliais. Nessas culturas, que simulam a parede de um vaso, é possível estudar em detalhes o comportamento do endotélio.

Estudos genômicos, feitos com *microarrays*, proteômicos, por meio de métodos eletroforéticos especiais com interpretação informatizada, e lipidômicos, mediante cromatografia gasosa associada à espectrometria de massas, muito têm contribuído para o aprofundamento dos conhecimentos sobre inflamação. O estudo dos componentes lipídicos no exsudato inflamatório possibilitou, por exemplo, a identificação de mediadores essenciais na resolução do processo inflamatório originados de ácidos graxos poli-insaturados.

Para dar uma visão abrangente dos aspectos morfológicos das inflamações, a seguir serão descritos os achados em inflamações experimentais, que são bastante superponíveis ao que acontece em condições espontâneas.

Aspectos morfológicos de inflamações experimentais

Será feita a descrição em quatro modelos: (1) inflamação aguda que evolui para cura; (2) inflamação granulomatosa produzida por elemento imunogênico; (3) inflamação granulomatosa induzida por partícula não imunogênica; (4) inflamação crônica experimental.

Inflamação causada pelo calor. É uma inflamação aguda produzida na pele de ratos pelo contato com uma placa quente. É um modelo de fácil interpretação, pois o agente inflamatório é simples (calor) e sua intensidade e seu tempo de ação podem ser facilmente controlados. Logo após a retirada da placa aquecida, a pele está avermelhada, tumefeita (edemaciada), mais quente e dolorida. O aumento da temperatura é detectado com o auxílio de um termômetro eletrônico; a sensibilidade dolorosa é evidenciada pela reação do animal ao toque da área com um bastão. Algumas horas depois (6 a 8, dependendo da intensidade do calor), surgem bolhas na epiderme, seguidas de úlcera por destruição tecidual na superfície da pele. Nas 24 a 48 horas seguintes, as bolhas tendem a regredir e a ulceração reduz de tamanho e desaparece. Em cerca de 4 dias, o processo está curado. Nesse modelo, portanto, podem ser documentados os sinais cardinais da inflamação (rubor, calor, dor e tumor) e alterações degenerativas e necróticas (bolhas e úlceras).

Microscopicamente, observam-se: (1) nos primeiros minutos, os vasos da derme estão dilatados e cheios de sangue. É a dilatação vascular responsável pelo aumento do fluxo sanguíneo (hiperemia ativa), causa do aspecto avermelhado (rubor) e do aumento da temperatura local (calor). Esses são os **fenômenos vasculares**; (2) dissociação das fibras colágenas da derme, especialmente na região perivascular. É o sinal morfológico da saída de líquido do leito vascular para o interstício (edema), que aumenta o volume do líquido tecidual e amplia a distância entre os componentes estruturados do interstício (tumor); (3) logo nos primeiros instantes, observa-se maior número de leucócitos nos vasos, que passam a ocupar a margem dos mesmos, junto ao endotélio; são a leucocitose local e a marginação leucocitária; (4) depois de cerca de 4 horas, os leucócitos estão aderidos à parede das vênulas e muitos outros encontram-se fora dos vasos, indicando o início da exsudação celular. No princípio, predominam polimorfonucleares neutrófilos (PMN), mas progressivamente aumenta o número de monócitos que saem dos vasos e se transformam em macrófagos. O edema e o exsudato celular representam os **fenômenos exsudativos**; (5) desde o início, a epiderme mostra degeneração hidrópica e necrose de suas células, havendo agravamento dessas lesões nas horas seguintes, após o que surgem bolhas e ulceração; são os **fenômenos alterativos**. Antecedendo o aparecimento das bolhas e da ulceração, encontram-se trombos em pequenos vasos por lesão direta do calor. A exsudação celular aumenta e os leucócitos são vistos em grande quantidade junto à epiderme, especialmente na superfície da úlcera, onde se veem restos de células necrosadas; (6) após 48 horas, encontra-se redução da hiperemia e do exsudato celular. Notam-se agora apoptose de leucócitos e corpos apoptóticos endocitados por macrófagos. São os **fenômenos resolutivos** ou **terminativos**. No epitélio, veem-se mitoses na camada basal das margens da úlcera. Na derme, observa-se inicialmente grande número de fibroblastos com núcleos de cromatina frouxa e nucléolos evidentes, indicando atividade sintetizadora intensa. São encontrados pequenos cordões de células endoteliais proliferadas a partir de capilares preexistentes, alguns deles com a luz cheia de sangue. Após 72 horas, tem-se neoformação de tecido conjuntivo vascularizado que ocupa o lugar daquele que foi destruído. A epiderme prolifera e reveste a área ulcerada, completando a reparação do processo. A regeneração tecidual e a neoformação conjuntivovascular representam os **fenômenos reparativos**.

A dosagem do azul de tripano injetado em diferentes tempos após a aplicação do calor mostra que há aumento rápido da permeabilidade vascular nos primeiros minutos; logo após, ela se reduz, começando novamente 20 a 30 minutos depois e mantendo-se por várias horas, quando se reduz outra vez. Isso demonstra que há aumento imediato e fugaz da permeabilidade vascular, seguido de um intervalo após o qual há aumento tardio e sustentado dessa permeabilidade. A injeção de carvão coloidal e o exame da pele fixada, desidratada e diafanizada permitem verificar que as vênulas e os capilares estão pretos, indicando que esses foram os locais em que ocorreu o aumento de permeabilidade. O estudo de fragmentos da lesão ao ME mostra que os espaços interendoteliais estão aumentados e contêm partículas de carvão, o que demonstra ter sido esse o caminho de passagem das macromoléculas que deixaram o plasma.

(*continua*)

4

Aspectos morfológicos de inflamações experimentais (*continuação*)

A partir da descrição dos aspectos macro e microscópicos da inflamação produzida pelo calor, fica evidente que os fenômenos vasculares, exsudativos, alterativos, resolutivos e reparativos são de fácil observação. Já os fenômenos irritativos não podem ser documentados morfologicamente. A irritação produzida pelo agente inflamatório libera mediadores, mas não deixa modificações estruturais de fácil evidenciação. Os fenômenos irritativos podem ser comprovados por outros meios, como a inoculação, antes do agente agressor, de antagonistas dos mediadores, por exemplo inibidores da histamina. A hiperemia inicial e o edema são inibidos, mostrando que os fenômenos vasculares imediatos resultam da liberação de histamina. Da mesma forma, os fenômenos resolutivos dependem do aparecimento de outros mediadores (anti-inflamatórios), os quais também podem ser demonstrados indiretamente pela ação de seus inibidores, que induzem ampliação do processo e retardo na cura da inflamação.

Inflamação granulomatosa por ovos de *S. mansoni*. Na reação a um agente imunogênico, as células do exsudato sofrem modificações acentuadas, caracterizando o **fenômeno produtivo** da inflamação. A reação provocada por ovos de *S. mansoni* em camundongos é um bom exemplo. O efeito da resposta imunitária pode ser avaliado por injeção prévia de antígenos do ovo (sensibilização) ou por redução da reação imunitária por timectomia neonatal, soro antilinfócitos T ou corticoterapia.

Ovos injetados na veia da cauda são retidos nos pulmões. Pelos ovos serem pouco irritantes, os fenômenos vasculares são inexpressivos. Nos 3 primeiros dias, a exsudação celular é discreta e formada de PMNs e macrófagos. Após 4 dias, o exsudato celular aumenta e passa a ser constituído por grande número de eosinófilos e macrófagos em torno do ovo. Os eosinófilos aderem à casca do ovo, e material de seus grânulos pode ser detectado nesses locais. Mais tarde, os macrófagos organizam-se em torno do ovo e ficam justapostos. Tais macrófagos perdem a capacidade de fagocitar, desenvolvem o complexo de Golgi e o citoesqueleto e mantêm um fluxo de transporte de vesículas em direção ao ovo. Ao microscópio de luz, esses macrófagos com citoplasma abundante lembram células epiteliais, razão pela qual são denominados *células epitelioides*. A transformação epitelioide é bem evidente na segunda semana após a injeção de ovos. Simultaneamente, os macrófagos em torno do ovo fundem-se e originam *células gigantes multinucleadas*. Essa reação em torno do ovo com organização dos macrófagos e sua transformação em células epitelioides e células gigantes caracteriza uma *reação inflamatória granulomatosa*. Um *granuloma* consiste em um agrupamento organizado de macrófagos que podem originar células epitelioides e células gigantes multinucleadas. Além de macrófagos e células epitelioides, os granulomas podem conter ainda eosinófilos e linfócitos.

Mais tarde, inicia-se a proliferação de fibroblastos a partir da periferia do granuloma, com deposição de colágeno e de outros componentes da matriz extracelular. Algumas semanas depois, as células do granuloma desaparecem, ficando apenas uma cicatriz esférica que pode conter no centro restos da casca do ovo. Em seguida, a cicatriz é remodelada, podendo desaparecer no todo ou em parte.

A inflamação granulomatosa é modulada pela resposta imunitária adaptativa do hospedeiro. Em animais com timectomia neonatal ou tratados com soro antilinfocitário, a inoculação de ovos de *S. mansoni* é seguida de uma reação inflamatória com exsudato de PMNs, alguns macrófagos e eosinófilos, mas sem formar granulomas epitelioides. Ao lado disso, na infecção experimental de camundongos os granulomas formados após a oviposição são maiores do que aqueles que se formam quando a infecção alcança 120 dias ou mais, indicando que o sistema imunitário modula a resposta aos antígenos do ovo e, com isso, os granulomas.

Inflamação granulomatosa por partículas não imunogênicas. Quando se injeta na veia da cauda de camundongos suspensão de sephadex G 200 (partículas com tamanho semelhante ao dos ovos de *S. mansoni*), as esferas do gel param nos capilares pulmonares e induzem uma reação inflamatória que, nos primeiros 4 dias, é muito parecida à que ocorre em torno de ovos de *S. mansoni*. A partir do quarto dia, os macrófagos são as células predominantes; agrupam-se em torno de cada partícula, fundem-se em torno dela e formam células gigantes multinucleadas, mas sem originar células epitelioides. Comparados aos granulomas formados em torno de ovos de *S. mansoni*, esses granulomas são muito menores; além disso, evoluem com menos fibrose. Tudo isso confirma que a resposta imunitária celular é fator importante na gênese e na modulação de granulomas epitelioides.

Inflamação crônica experimental. É difícil de ser produzida, pois depende de autoagressão ou da persistência do agente inflamatório. Os melhores modelos experimentais são de doenças infecciosas com microrganismos que não são eliminados (p. ex., *Trypanosoma cruzi* em roedores ou cães) ou de doenças por autoagressão imunitária (p. ex., artrite experimental por adjuvante em ratos). Na miocardite crônica induzida pelo *T. cruzi* em cães, observam-se áreas com exsudato de mononucleares, degeneração e necrose de cardiócitos e fenômenos de reparo, especialmente fibrose, em diferentes estágios evolutivos.

A descrição dos aspectos morfológicos nesses modelos de inflamação dá ideia das características gerais de uma inflamação aguda que evolui para cura com regeneração, uma inflamação granulomatosa que evolui para cura por fibrose e uma inflamação crônica persistente com manutenção de todos os fenômenos inflamatórios.

Cura de inflamações

Várias são as formas de cura espontânea de inflamações. Os profissionais de saúde devem conhecê-las, porque eles nada mais podem fazer do que favorecer, estimular, auxiliar, provocar ou corrigir esses processos naturais e espontâneos para apressar ou tornar a cura mais eficiente.

Cura com restituição da integridade anatômica e funcional. É a forma mais favorável de cura. Ocorre quando a destruição tecidual é discreta, a absorção do exsudato e dos tecidos destruídos é completa e a regeneração não ultrapassa os limites esperados. Assim, em uma pneumonia que evolui normalmente, sem complicações, o epitélio de revestimento dos alvéolos regenera-se rapidamente, e 15 a 20 dias após o seu início o pulmão readquire a integridade anatômica e funcional. Contudo, se o exsudato intra-alveolar não é absorvido nem drenado para os vasos linfáticos e permanece nos alvéolos, surge neoformação conjuntiva que oblitera permanentemente os espaços aéreos.

Inflamações purulentas pouco extensas e em tecidos com alto poder regenerativo podem curar-se com restituição da integridade. É o que acontece em pequenos furúnculos na pele e em inflamações da mucosa gastrointestinal, como em gastrites e enterocolites com erosões superficiais; se a perda tecidual atinge a camada muscular, a cura se dá por cicatrização. Restituição da integridade ocorre também na medula óssea, se a destruição é discreta. No fígado, é possível a cura com reconstituição anatômica e funcional, pois os hepatócitos podem se reproduzir, como acontece em muitos casos de hepatite.

Em alguns órgãos, essa modalidade de cura é mais difícil. Em inflamações destrutivas do tecido nervoso, sempre fica alguma sequela. Em inflamações de músculos esqueléticos e do miocárdio, não há recuperação de suas miocélulas. Em inflamações dos rins, essa forma de cura é rara; é possível apenas em lesões discretas que atingem somente o conjuntivo intertubular e os túbulos, cujo epitélio pode regenerar-se. Os glomérulos não se regeneram; nas glomerulonefrites com destruição glomerular, a cura se dá por cicatrização.

Cura por fibrose ou cicatrização. Cicatrização (Capítulo 8) é uma forma comum de cura de muitas inflamações. Uma cicatriz pode provocar alterações secundárias e causar, por sua vez, uma outra doença. Cicatrização no pulmão que afeta um brônquio, ao se retrair, traciona a parede deste e provoca a doença chamada bronquiectasia. Em certas pneumonias, o exsudato nos alvéolos não é completamente reabsorvido e é substituído por tecido fibroso, que impede o fluxo aéreo. A cura por cicatrização de enterocolites (p. ex., tuberculose) causa estenose e obstrução intestinal.

Em serosas, a organização da fibrina leva ao espessamento delas ou à aderência dos dois folhetos. Fibrina e fibrinopeptídeos estimulam fibroblastos, que formam tecido conjuntivo denso. Aderências entre o peritônio visceral e parietal causam obstrução intestinal. Sinequias na pleura dificultam os movimentos respiratórios. Aderência dos folhetos pericárdicos prejudica a movimentação cardíaca e pode resultar em insuficiência contrátil do órgão.

Cura por encistamento. Quando a destruição tecidual é extensa, os restos celulares misturam-se com as células do exsudato, podendo ser reabsorvido ou eliminado por vias naturais (brônquios, intestinos etc.) ou neoformadas (fístulas). Algumas vezes, a eliminação não ocorre e o processo inflamatório se cura com cicatrização na periferia, originando uma cápsula fibrosa; forma-se assim um pseudocisto (neste, falta revestimento epitelial na parede). Algumas vezes, a parte líquida do exsudato é reabsorvida, transformando-o em uma massa semelhante a creta ou a argamassa (cistos cretáceos do pulmão, rim em argamassa etc.).

Cura por calcificação. A calcificação inicia-se na periferia e progride para o centro, podendo ser parcial ou total. Quando parcial, podem persistir microrganismos vivos, capazes de reativar a inflamação (p. ex., tuberculose). Um nódulo calcificado pode ossificar-se total ou parcialmente.

Cura anatômica. Cura clínica. Nem sempre há coincidência entre cura anatômica e cura clínica de inflamações. Uma endocardite curada anatomicamente por cicatrização evolui muitas vezes para um defeito funcional da valva (estenose e/ou insuficiência valvar); uma hepatite crônica não raro caminha para cirrose; uma peribronquite cicatrizada pode resultar em bronquiectasia, e assim por diante.

Modulação da reação inflamatória

Muitos fatores interferem na instalação e na progressão da resposta inflamatória, como comentado a seguir:

■ A resposta imunitária tem papel óbvio, uma vez que inflamação é parte dos mecanismos efetuadores dessa resposta. As células do exsudato inflamatório, as citocinas e as quimiocinas na inflamação são as mesmas que atuam na resposta imunitária. No seu início, é a inflamação que determina, por meio das células exsudadas e dos mediadores liberados, o comportamento das células dendríticas na apresentação de antígenos: a inflamação inicial influencia na montagem da resposta adaptativa, a qual modula a resposta inflamatória iniciada

■ Expressão gênica. A inflamação sofre influência de numerosos genes que codificam mediadores inflamatórios, seus receptores e moléculas envolvidas na transdução de sinais, como demonstrado em camundongos nocauteados ou transgênicos para genes que interferem na síntese de mediadores pró- ou anti-inflamatórios

■ Polimorfismos gênicos. Doenças inflamatórias crônicas prevalentes, como doença inflamatória intestinal (doença de Crohn e colite ulcerativa) e artrite reumatoide, associam-se a certos polimorfismos no promotor do gene de TNF associados a aumento de produção dessa citocina. Polimorfismos associados a redução na função do promotor de IL-10 também são mais comuns em indivíduos com doença inflamatória intestinal. Polimorfismos em certos genes de citocinas e de seus receptores e de receptores de DAMPs e PAMPs associam-se a hiperatividade da resposta imunitária inata, que resulta em estados inflamatórios sem causa aparente (não há autoanticorpos nem autoagressão celular), denominados doenças autoinflamatórias (ver Capítulo 11)

■ Fatores neuroendócrinos. Animais com o eixo hipotálamo-hipófise-suprarrenal mais estimulável são menos suscetíveis a inflamações crônicas; animais que têm esse eixo mais lento nas suas respostas são mais predispostos a doenças inflamatórias crônicas, especialmente autoimunes. Tal observação mostra a importância do sistema neuroendócrino na regulação de inflamações e da resposta imunitária. Estresse de qualquer natureza tem efeito anti-inflamatório, devido às respostas humorais (eixo hipotálamo-hipófise-suprarrenal) e autonômicas (via simpático e parassimpático)

■ Estado nutricional. Dietas hipercalóricas podem levar ao aumento do tecido adiposo, que tem função endócrina e impacto na resposta inflamatória (ver Capítulo 13). Indivíduos com obesidade visceral são mais propensos a desenvolver inflamações por causa da maior produção de citocinas pró-inflamatórias, como IL-1, TNF e IL-6 no tecido adiposo (tais pessoas são mais suscetíveis a inflamações crônicas, como osteoartrose e aterosclerose). Leptina, hormônio sintetizado em adipócitos, é pró-inflamatória, pois ativa linfócitos Th1. A adiponectina, também produzida em adipócitos e cuja síntese está diminuída em obesos, tem efeitos anti-inflamatórios. Desnutrição proteica acentuada reduz a reação imunitária inata e adaptativa, com diminuição da defesa contra patógenos. Dietas ricas em ácidos graxos saturados e em ácido linoleico, este precursor de ácidos graxos ômega-6 (ácido araquidônico), são considerados pró-inflamatórias; dietas ricas em ácidos graxos ômega-3 (EPA e DHA) ou seu precursor, o ácido linolênico, têm efeito anti-inflamatório, pois favorecem a síntese de resolvinas e protetinas.

Medicamentos anti-inflamatórios

Como grande número de doenças humanas e de outros animais é de natureza inflamatória, os médicos, os dentistas e os veterinários empregam substâncias anti-inflamatórias no seu

4

tratamento. Há duas categorias de medicamentos anti-inflamatórios: esteroides (corticosteroides) e não esteroides. Os *corticosteroides*: (1) estabilizam membranas, diminuindo a fagocitose e a exocitose dos fagócitos; (2) reduzem a permeabilidade vascular e a ativação de células endoteliais, diminuindo a expressão de moléculas de adesão; (3) têm ação antifibrogênica. Os *não esteroides* (ácido acetilsalicílico, indometacina, ibuprofeno etc.) interferem na síntese de prostaglandinas e leucotrienos e são excelentes bloqueadores da dor e do edema inflamatório. Existem: (1) inibidores de ciclo-oxigenases (COX-1 e 2). Inibidores da COX-2 são muito potentes por inibirem a COX-2 induzida em macrófagos; (2) inibidores de lipo-oxigenases (LO). Inibidores da síntese de leucotrienos são usados como anti-inflamatórios em inflamações alérgicas, principalmente na asma. Anti-inflamatórios não esteroidais influenciam pouco os leucócitos exsudados, razão pela qual não interferem na suscetibilidade a agentes infecciosos como fazem os corticosteroides.

Novas substâncias anti-inflamatórias a surgir no futuro deverão ter a propriedade de bloquear seletivamente a adesão e a migração de leucócitos, interferindo na expressão de moléculas de adesão, ou de modular a síntese, a liberação e os efeitos de citocinas pró-inflamatórias, sobretudo TNF e IL-1. Como a maioria dessas citocinas ativa o NFkB, envolvido na ativação de genes de numerosos fatores pró-inflamatórios, inibidores da ativação desse fator podem ter efeito anti-inflamatório de largo espectro.

O melhor conhecimento da resolução das inflamações abriu novas perspectivas para o tratamento das doenças inflamatórias. Os pesquisadores buscam desenvolver medicamentos que, em vez de inibirem os mecanismos indutores da inflamação, atuem como promotores de mecanismos anti-inflamatórios; no lugar de medicamentos anti-inflamatórios, buscam-se medicamentos pró-resolução de inflamações. O ácido acetilsalicílico, anti-inflamatório por inibir a COX-1, tem efeito também como gerador de mediadores de resolução de inflamações (lipoxinas e resolvinas).

Mais recentemente, foram introduzidos novos medicamentos anti-inflamatórios, cujos alvos são citocinas pró-inflamatórias, seus receptores ou moléculas transdutoras de seus sinais. Anticorpos monoclonais anti-TNF, anti-IL-6 e anti-IL-17 estão disponíveis comercialmente, com efeitos promissores no tratamento de doença inflamatórias crônicas, como artrite reumatoide e doença inflamatória intestinal crônica. Trata-se de anticorpos monoclonais humanizados, em que parte da molécula (Fab) é de camundongo e o restante, humano, razão pela qual o seu uso pode ser prolongado. Tais medicamentos são identificados pelos nomes de fantasia, que sempre terminam em *mab* (de *monoclonal antibody*; p. ex., infliximab, anti-TNF; tocilizumab, anti IL-6). Há também moléculas sintéticas que inibem o receptor da citocina ou suas vias de transdução; são exemplos uma forma sintética do antagonista do receptor de IL-1 e algumas moléculas inibidoras de JAK cinases. Estes recebem nomes com a terminação *inib* (p. ex., tofacinib, inibidor de JAK cinases). Todos esses medicamentos devem ser administrados com os cuidados necessários para se evitarem efeitos colaterais, especialmente relacionados com a reativação de algumas infecções, como a tuberculose.

▶ Nomenclatura. Classificação. Formas e tipos de inflamações

As inflamações recebem o nome do tecido ou do órgão acometido acrescido do sufixo *ite*: apendicite, gastrite, meningite; muitas vezes, são adjetivadas de acordo com alguma particularidade morfológica: apendicite purulenta (formação de pus), pleurite fibrinosa (exsudação de muita fibrina) etc. A classificação de inflamações aplicável na prática leva em conta particularidades morfológicas e a predominância dos fenômenos inflamatórios.

Inflamações podem ter evolução aguda ou crônica. São *agudas* as inflamações que duram até 6 meses (três meses para alguns, sendo consideradas subagudas as que duram entre 3 e 6 meses) e *crônicas* as que persistem por mais tempo.

Inflamações agudas

Nas inflamações agudas, os sinais inflamatórios são em geral bem evidentes: eritema, edema e dor. No exsudato, em geral predominam neutrófilos e macrófagos. Quando predomina a exsudação plasmática, são denominadas *inflamações exsudativas*; ocorrem sobretudo em serosas, podendo ter exsudato fluido (*inflamação serosa*) ou rico em fibrina (*inflamação fibrinosa*) ou mistura deles (*inflamação serofibrinosa*). Se há hemorragia, trata-se de inflamação *sero-hemorrágica* ou *serofibrino-hemorrágica*. Inflamações serosas também ocorrem em mucosas, sendo um bom exemplo a rinite serosa (geralmente alérgica), com abundante exsudato fluido e incolor, eliminado pelas narinas.

Em mucosas, as inflamações agudas têm algumas características. *Inflamações catarrais* apresentam exsudação de leucócitos na superfície com descamação do epitélio e secreção de muco, que formam o catarro (daí o nome catarral). Faringites e laringites, tão comuns em gripes e resfriados, assumem esse aspecto. *Inflamação pseudomembranosa* é aquela em que o agente produz toxinas que causam necrose do epitélio e formação de fibrina. Células necróticas e fibrina formam uma camada espessa e esbranquiçada sobre a mucosa (pseudomembrana) que, se arrancada, deixa uma superfície cruenta. Esta inflamação ocorre na difteria e na colite pseudomembranosa. *Inflamações necrosantes* apresentam necrose extensa, como na enterocolite necrosante de recém-nascidos.

Inflamações purulentas (supurativas), agudas ou crônicas, caracterizam-se pela formação de pus. Tais inflamações são causadas por bactérias (geralmente estafilococos e estreptococos, bactérias piogênicas) que induzem exsudação abundante de fagócitos e fibrina. Os fagócitos são mortos por toxinas bacterianas e liberam proteases que causam necrose dos tecidos. Exsudato inflamatório misturado com restos necróticos forma o *pus*, que tem aspecto viscoso e cor clara. Ao microscópio, o pus contém fibrina, restos de células e numerosos fagócitos cheios de vacúolos que representam fagolisossomos com material fagocitado não completamente digerido (piócitos).

Pústula é uma inflamação purulenta circunscrita da pele ou de mucosas em que o pus forma pequena elevação amarelada. Piodermites por estafilococos ou estreptococos formam pústulas. Na varicela (catapora), a inflamação serosa viral se complica com a colonização de bactérias, originando pústulas.

Abscesso é uma inflamação purulenta circunscrita, com coleção de pus em uma cavidade formada pela própria inflamação e circundada por uma membrana de tecido inflamado (*membrana piogênica*), de onde o pus é gerado. O abscesso é formado de: (1) cavidade contendo o pus; (2) camada interna, constituída por tecido infiltrado por leucócitos e em destruição. É a membrana piogênica, que deve ser eliminada para que possa ocorrer a cura do abscesso; (3) camada externa, de onde parte o tecido de granulação que evolui para tecido conjuntivo cicatricial.

O pus e a membrana piogênica são eliminados por drenagem cirúrgica ou naturalmente, esta por meio de fístulas ou de canais naturais (abscesso do pulmão pode abrir-se em brônquios e o pus ser eliminado). O médico, o dentista e o veterinário, ao fazerem a drenagem, promovem essa forma de cura. Se a absorção ou a eliminação do pus for incompleta, o abscesso é encapsulado por tecido conjuntivo; o pus pode sofrer liquefação, originando pseudocistos (cura por encistamento). Certas osteomielites drenam o pus para o exterior, mas não se curam devido à permanência do microrganismo causador.

Furúnculo é um abscesso na derme ou no subcutâneo, causado geralmente por estafilococos que penetram nos folículos pilosos e nas glândulas sebáceas. Em pequenos furúnculos, a cura se faz com restituição da integridade; nas formas extensas e graves, com cicatrização.

Fleimão é a inflamação purulenta difusa na qual o pus se infiltra no tecido conjuntivo, sem formar a membrana piogênica. O fleimão pútrido é produzido por associações bacterianas (com germes da putrefação); fleimão enfisematoso, por germes gasógenos. Fleimão duro é inflamação purulenta difusa em que o exsudato se infiltra nos tecidos e os torna duros. O fleimão é conhecido também como antraz, que não deve ser confundido com *anthrax*, que é a infecção pelo *Bacillus anthracis*, o qual, na pele, produz uma pústula especial denominada *carbúnculo*, contendo uma crosta negra (daí o nome, derivado do latim: *carbunculum*: carvão pequeno).

Coleção de pus em cavidades naturais recebe nomes diversos: *empiema*, quando se refere à cavidade pleural; *pioperitônio*, para o acúmulo de pus na cavidade peritoneal; *piartro*, a coleção purulenta nas cavidades articulares; *piocele*, a inflamação purulenta na túnica vaginal do testículo com coleção de pus na cavidade vaginal; *piossalpinge*, a coleção de pus na tuba uterina, e assim por diante.

Inflamações crônicas

Inflamação crônica, que dura mais de seis meses, é aquela na qual, devido à persistência do agente inflamatório (p. ex., um microrganismo, como micobactérias, fungos, vírus, parasitos), a exposição prolongada a agentes agressores (p. ex., tabagismo, alcoolismo) ou a fenômenos imunitários (doenças autoimunes, hipersensibilidade), o processo mantém-se por tempo prolongado. Inflamações crônicas têm grande interesse na prática médica, pois muitas doenças de longa evolução, prevalentes e potencialmente graves, são de natureza inflamatória.

Inflamação crônica pode surgir de uma inflamação aguda ou aparecer de forma insidiosa, sem as manifestações clínicas de uma forma aguda. Em uma inflamação crônica, predominam os fenômenos tardios da resposta inflamatória; os sinais iniciais típicos de inflamação (eritema e edema) podem não ser aparentes. Em algumas inflamações prolongadas, há edema e dor com pouca exsudação celular, como ocorre em tendinites, fasciites, osteartrose e fibromialgia.

Em inflamações crônicas, encontram-se: (1) infiltrado de mononucleares (linfócitos, plasmócitos, macrófagos). Em certas inflamações (por fungos ou na psoríase), pode haver grande exsudação de neutrófilos, inclusive com a formação de microabscessos; (2) destruição tecidual; (3) fenômenos reparativos, representados por regeneração celular, angiogênese e neoformação conjuntiva (fibrose). Algumas vezes, pode haver grande produção de fatores de crescimento, que induzem hiperplasia do parênquima ou formação excessiva de tecido conjuntivo, originando inflamações hipertróficas e pseudotumorais.

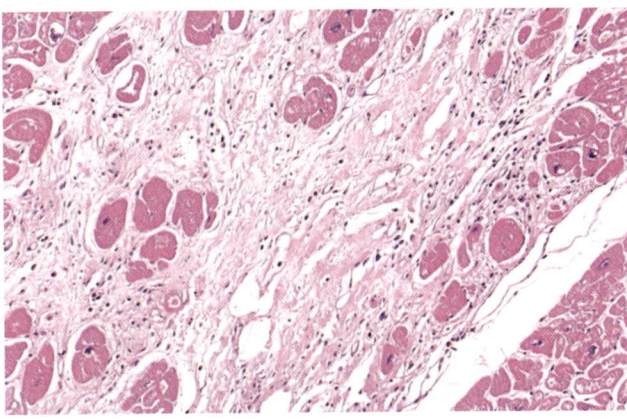

Figura 4.25 Miocardite crônica na doença de Chagas. Discreto infiltrado de mononucleares em pequenos focos e extensas áreas de fibrose no miocárdio.

Não existem modelos experimentais simples que reproduzam adequadamente inflamações crônicas. A falta de modelos ideais de inflamações persistentes limita o conhecimento dos fatores envolvidos e dos medicamentos capazes de interferir no processo.

Inflamações granulomatosas

Inflamação granulomatosa é uma forma de inflamação crônica. Sua característica principal são os *granulomas*, que consistem em uma forma particular de organização das células do exsudato. Macrófagos estão presentes em todos os granulomas. Os granulomas podem ser: (1) granuloma epitelioide (imunogênico); (2) granuloma do tipo corpo estranho (não imunogênico).

Em muitos granulomas, os macrófagos agrupam-se e ficam próximos entre si, como as células epiteliais; por isso, são chamados *células epitelioides;* estas não fagocitam, mas conservam a capacidade de pinocitar e transportar vesículas endocíticas no citoplasma. As células epitelioides organizam-se em camadas concêntricas em torno do agente inflamatório, com disposição em paliçada.

Outra característica dos granulomas são as *células gigantes multinucleadas* (Figura 4.26), que resultam da fusão de macrófagos. As células gigantes podem ter núcleos organizados na periferia ou distribuídos irregularmente no citoplasma. Células gigantes com núcleos na periferia (*células de Langhans*) são vistas tipicamente na tuberculose; células gigantes com núcleos distribuídos irregularmente no citoplasma são chamadas *células gigantes do tipo corpo estranho*.

Além de macrófagos, células epitelioides e células gigantes, os granulomas podem conter outras células. Uma coroa periférica de linfócitos, macrófagos e outras células é componente comum em granulomas epitelioides. Eosinófilos, macrófagos e linfócitos são vistos em granulomas esquistossomóticos e de outras parasitoses; linfócitos e macrófagos em torno das células epitelioides são encontrados em granulomas da tuberculose; linfócitos, macrófagos e grande número de PMNs acompanham granulomas da paracoccidioidomicose e de outras micoses profundas, nos quais são frequentes focos de fusão purulenta (microabscessos). Na sífilis, os granulomas contêm macrófagos, poucas células epitelioides, células gigantes e grande número de plasmócitos. Na hanseníase tuberculoide, o granuloma epitelioide é circundado por um halo denso de linfócitos.

4

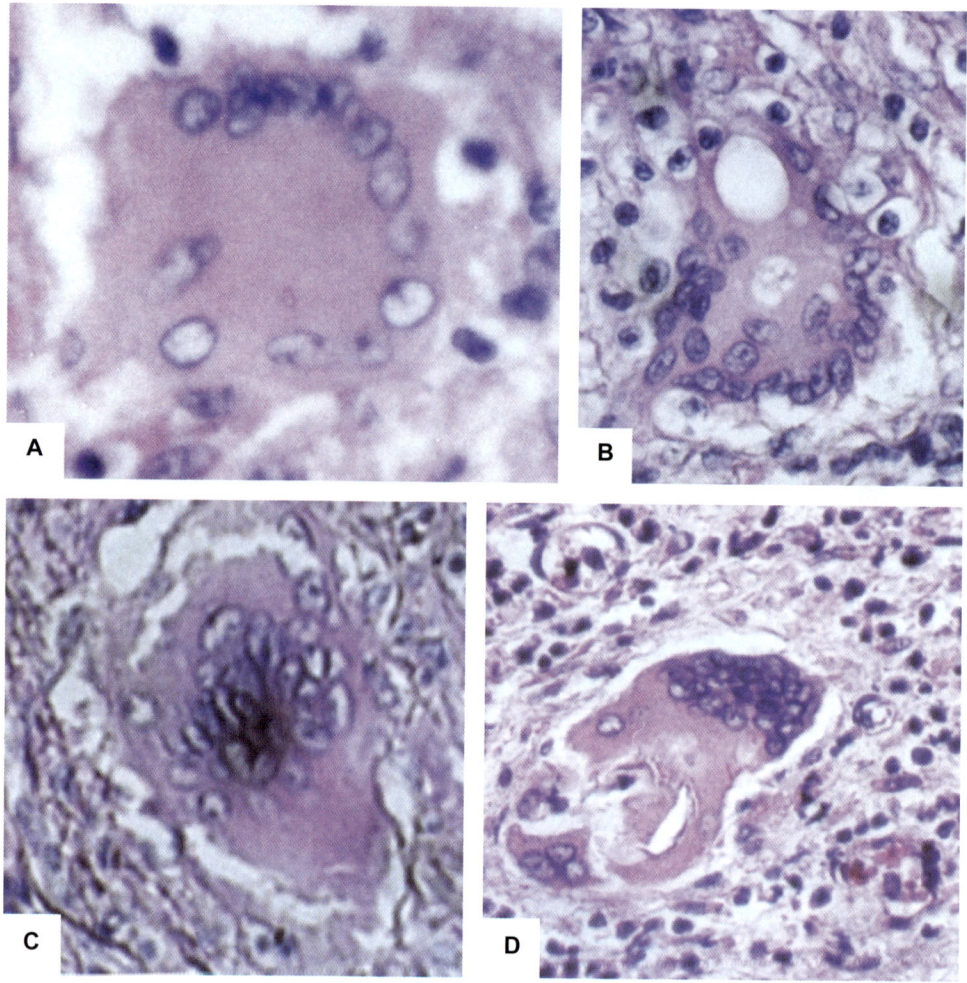

Figura 4.26 Células gigantes. Em **A** e **B**, células gigantes do tipo Langhans, com núcleos na periferia. Em **C** e **D**, células gigantes do tipo corpo estranho, com núcleos distribuídos irregularmente no citoplasma.

Os granulomas podem sofrer necrose. A necrose é caseosa nos granulomas da tuberculose, gomosa nos granulomas da sífilis e tem aspecto granular e acidófilo nos granulomas esquistossomóticos na fase aguda da infecção. A origem da necrose não é bem conhecida. Necrose caseosa deve-se à apoptose de macrófagos epitelioides e à ação de linfotoxinas (TNF) e de produtos excretados por macrófagos (enzimas, radicais livres etc.). Assim, a necrose caseosa tem um componente de apoptose e um componente necrótico. Na esquistossomose, a necrose parece dever-se a substâncias eliminadas dos grânulos de eosinófilos e de macrófagos. Na paracoccidioidomicose, os granulomas podem sofrer necrose semelhante à caseosa, além de necrose lítica com grande exsudato de PMNs (fusão purulenta).

Há casos em que os macrófagos se agrupam, mas não se organizam nem mostram sinais de ativação. Tal acontece em algumas doenças por parasitos intracelulares, como *Mycobacterium leprae* e espécies de *Leishmania* causadoras de leishmaniose disseminada, em que o hospedeiro não desenvolve imunidade celular contra o agente, ficando os macrófagos incapazes de matar o parasito. Na forma virchowiana da hanseníase, a inflamação é representada por agrupamentos frouxos de macrófagos volumosos, vacuolizados e abarrotados de bacilos (células de Virchow, Figura 4.27). Aspecto semelhante é visto na leishmaniose tegumentar anérgica, na qual se veem macrófagos agrupados repletos de parasitos (ver Figura 34.46).

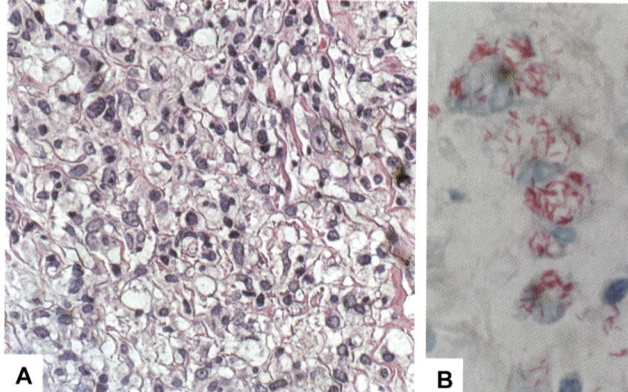

Figura 4.27 Inflamação causada pelo *Mycobacterium leprae*, em paciente com hanseníase virchowiana. **A.** Infiltrado difuso de macrófagos com citoplasma vacuolado. Notar ausência de linfócitos. **B.** Os macrófagos estão repletos de bacilos, como mostra a coloração de Ziehl-Neelsen.

- **Granuloma epitelioide (imunogênico).** Forma-se em inflamações causadas por agentes inflamatórios imunogênicos, particulados ou insolúveis, como ovo de *Schistosoma mansoni*, *M. tuberculosis*, *Paracoccidioides brasiliensis* etc.

Os granulomas epitelioides evoluem para cura por fibrose, pela deposição de colágeno e demais componentes da matriz extracelular de forma centrípeta, produzindo cicatrizes com aspecto de bulbo de cebola (Figura 4.28). Se o agente inflamatório e a necrose não são completamente reabsorvidos, a fibrose se estabiliza, encapsulando-os. Se ocorre reabsorção completa do agente indutor, a fibrose é removida por colagenases, e a cicatriz pode desaparecer.

Os mecanismos envolvidos na formação de granulomas epitelioides estão ligados à imunidade celular, com participação de linfócitos T CD4+, ora com diferenciação Th1 (granulomas do tipo Th1), ora com diferenciação Th2 (granulomas do tipo Th2). Em granulomas Th1, as citocinas IFN-γ e IL-12 e as quimiocinas CXC comandam o processo, enquanto em granulomas Th2 as citocinas IL-4, IL-10, IL-13 e as quimiocinas do grupo CC são as mais importantes. A Figura 4.29 resume a participação de citocinas e de quimiocinas na formação de granulomas na tuberculose (tipo Th1) e na esquistossomose (tipo Th2).

- **Granuloma do tipo corpo estranho** origina-se em torno de partículas não imunogênicas (fios de sutura ou partículas de talco, estas em intervenções cirúrgicas [talco de luvas] ou misturado a drogas ilícitas de uso intravenoso). Como são partículas geralmente insolúveis e de difícil degradação, os macrófagos tendem a envolvê-las, formando células gigantes do tipo corpo estranho. Tais granulomas são geralmente menores, mais frouxos e com menor número de linfócitos; os macrófagos sofrem pouca transformação epitelioide. Esses granulomas também curam-se por fibrose; a cicatriz tende a encarcerar o corpo estranho caso este não possa ser digerido.

Quanto mais inerte é o corpo estranho, menor é a indução de inflamação granulomatosa. Próteses valvares ou vasculares e outros dispositivos mecânicos são fabricados com materiais cada vez mais inertes, exatamente para evitar que induzam inflamação e fibrose.

A formação e o desenvolvimento de granulomas imunogênico (ovo de *S. mansoni*) e não imunogênico (partículas de sephadex) foram descritos no tópico Modelos experimentais de inflamação.

Inflamações hipertrofiantes ou hiperplásicas

Certas inflamações crônicas acompanham-se de acentuada neoformação conjuntiva ou de hiperplasia do parênquima do órgão. Tais inflamações ocorrem sobretudo em mucosas, que se tornam mais espessas; papilas ou dobras normalmente existentes tornam-se mais salientes. Algumas vezes, as glândulas e os componentes da lâmina própria formam elevações na superfície (pólipos), constituindo uma inflamação poliposa (p. ex., retite, colite, cistite poliposas). A esquistossomose intestinal pode induzir inflamação hiperplásica, resultando nas formas poliposa e pseudotumoral da doença.

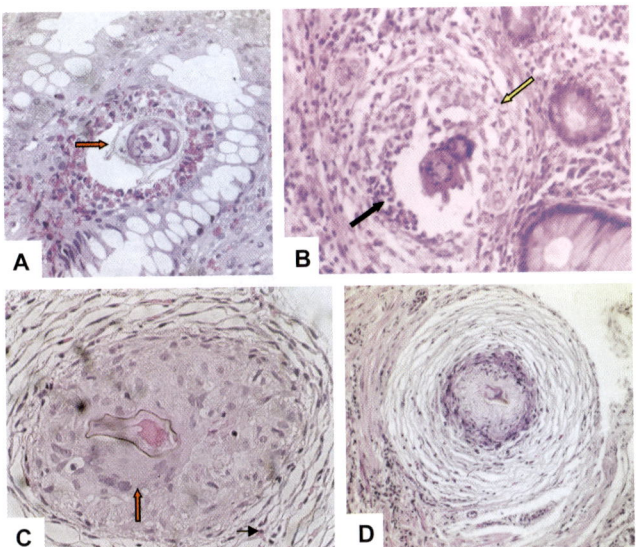

Figura 4.28 Granulomas esquistossomóticos em diferentes fases evolutivas. **A.** Fase precoce, com ovo (*seta*) envolvido por eosinófilos. **B.** Fase mais avançada, em que já existem macrófagos epitelioides (*seta amarela*) junto com eosinófilos (*seta preta*) organizando-se em torno do ovo. **C.** Granuloma epitelioide bem constituído, com ovo no interior de uma célula gigante (*seta*) e halo de células epitelioides. Notar início de fibrose na periferia. **D.** Granuloma com fibrose concêntrica. No centro, há resto de ovo.

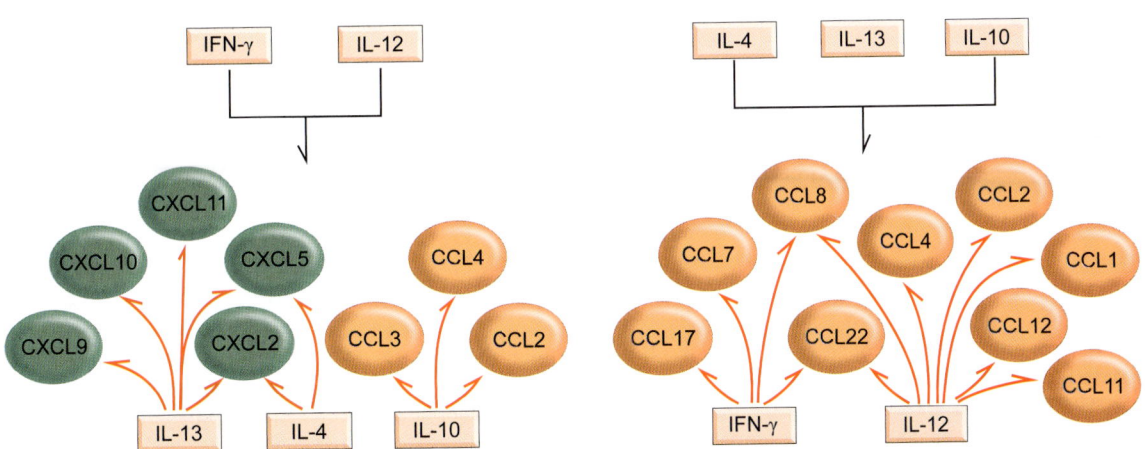

Figura 4.29 Representação esquemática das principais citocinas e quimiocinas envolvidas na patogênese de granulomas dos tipos Th1 e Th2. As setas vermelhas indicam inibição da produção de quimiocinas em cada granuloma. As citocinas que induzem granulomas Th1 inibem a formação de granulomas Th2, e vice-versa.

4

Inflamações esclerosantes

Inflamações crônicas podem ter aspecto esclerótico, em que o tecido fibroso e a sua retração modificam profundamente a arquitetura do órgão e as suas funções, causando outra doença (fibrose do órgão), independente da inflamação primária (p. ex., fibrose pulmonar secundária a pneumonias intersticiais induzidas por radiação ou por autoagressão imunitária).

Manifestações regionais e sistêmicas de inflamações

Muitas inflamações agudas ou crônicas dão manifestações ou respostas além daquelas que ocorrem no órgão afetado. A *manifestação regional* mais comum de inflamações é o aumento dos linfonodos que drenam uma área inflamada (vulgarmente chamado íngua). Essa linfonodomegalia deve-se a dois fenômenos: (1) o agente inflamatório libera antígenos que são levados aos linfonodos regionais, onde provocam reação imunitária com proliferação celular, aumentando o tamanho deles. É o *estado reacional* do linfonodo, com proliferação maior no compartimento B-dependente, no compartimento T-dependente ou em ambos (ver Capítulo 25); (2) se o agente causador é um microrganismo e chega ao linfonodo, produz uma reação inflamatória (*linfadenite*) (Figura 4.30).

A *resposta sistêmica* inclui alterações metabólicas, da temperatura corporal, do apetite e do comportamento, que são inespecíficas e semelhantes em diferentes agressões; por isso, recebe o nome de *reação de fase aguda*, também conhecida como *estresse*. O termo estresse significa o conjunto de respostas desencadeadas após agressões e, portanto, não deve ser empregado como sinônimo de ato de agredir; este é causado por um agente estressor ou produtor de estresse. A reação de fase aguda tem vários componentes, descritos adiante. As Figuras 4.31 e 4.32 ilustram algumas manifestações sistêmicas das inflamações.

Reflexo anti-inflamatório

Na reação de fase aguda, a resposta sistêmica após uma agressão tem um componente estimulador (ou aferente) neural e humoral e um componente efetuador (ou eferente) também neural e humoral, com respostas que ampliam ou que reduzem a resposta local. Embora tenham componentes pró- e anti-inflamatórios, estes predominam, razão pela qual o processo é descrito como reflexo anti-inflamatório. Uma agressão estimula terminações nervosas aferentes que levam o estímulo ao sistema nervoso central (componente aferente nervoso); a agressão induz também a liberação de citocinas que caem na circulação e chegam ao sistema nervoso central (componente aferente humoral), onde encontram receptores em vários núcleos de neurônios. Estímulos integrados no hipotálamo e em centros autonômicos desencadeiam uma resposta via sistema nervoso simpático e parassimpático (componente eferente neural) e via eixo hipotálamo-hipófise-suprarrenal (componente eferente humoral). O reflexo anti-inflamatório está indicado na Figura 4.31.

A via autonômica libera acetilcolina em terminações parassimpáticas, a qual é anti-inflamatória e tem efeitos inibidores em macrófagos e linfócitos. Em terminações simpáticas e na medular da suprarrenal, é liberada adrenalina, que, em receptores beta em macrófagos e linfócitos, tem efeito anti-inflamatório;

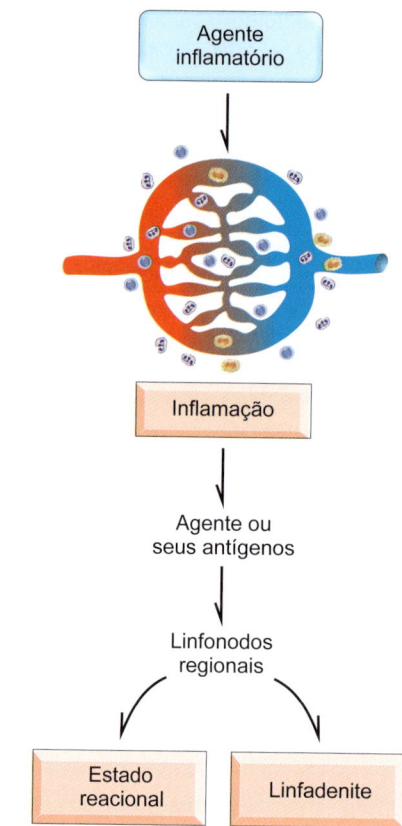

Figura 4.30 Principais manifestações regionais de inflamações.

via receptores alfa em macrófagos, ativa o poder microbicida destes, atuando como pró-inflamatório (via eferente neural). A ativação do eixo hipotálamo-hipófise-suprarrenal induz a liberação de ACTH, que estimula a síntese de glicocorticoides (efeito anti-inflamatório), o qual é o componente eferente humoral.

Citocinas liberadas por leucócitos, especialmente IL-1, TNF e IL-6, chegam ao sistema nervoso central (via aferente humoral indutora) e encontram receptores em várias áreas do encéfalo, especialmente no hipotálamo, podendo atuar em centros autonômicos, em núcleos que controlam a atividade da hipófise, a temperatura corporal, o apetite e o sono, e em outras áreas que controlam o comportamento. A ativação de centros autonômicos resulta em estímulos simpático e parassimpático, gerando uma resposta eferente anti-inflamatória. Ação no hipotálamo ativa o córtex da suprarrenal (via ACTH), com liberação de glicocorticoides (via eferente humoral), que tem efeito anti-inflamatório por bloquear desde a captura e a adesão de leucócitos até a sua ativação.

Proteínas de fase aguda

Citocinas pró-inflamatórias (IL-1, TNF e IL-6) atuam em hepatócitos e induzem: (1) redução na síntese de albumina e ferritina; (2) aumento na produção de proteína C reativa, proteína precursora de amiloide (SAA), ceruloplasmina, α_1-antitripsina, α_2-macroglobulina, fibrinogênio, haptoglobina e componentes do complemento, podendo os níveis circulantes desses produtos se elevar até 50 vezes. Tais proteínas são conhecidas como *proteínas reacionais de fase aguda*, embora as alterações possam persistir em agressões crônicas. *Proteínas inibidoras de proteases* (antiproteases), como a α_1-antitripsina, são importantes para modular a

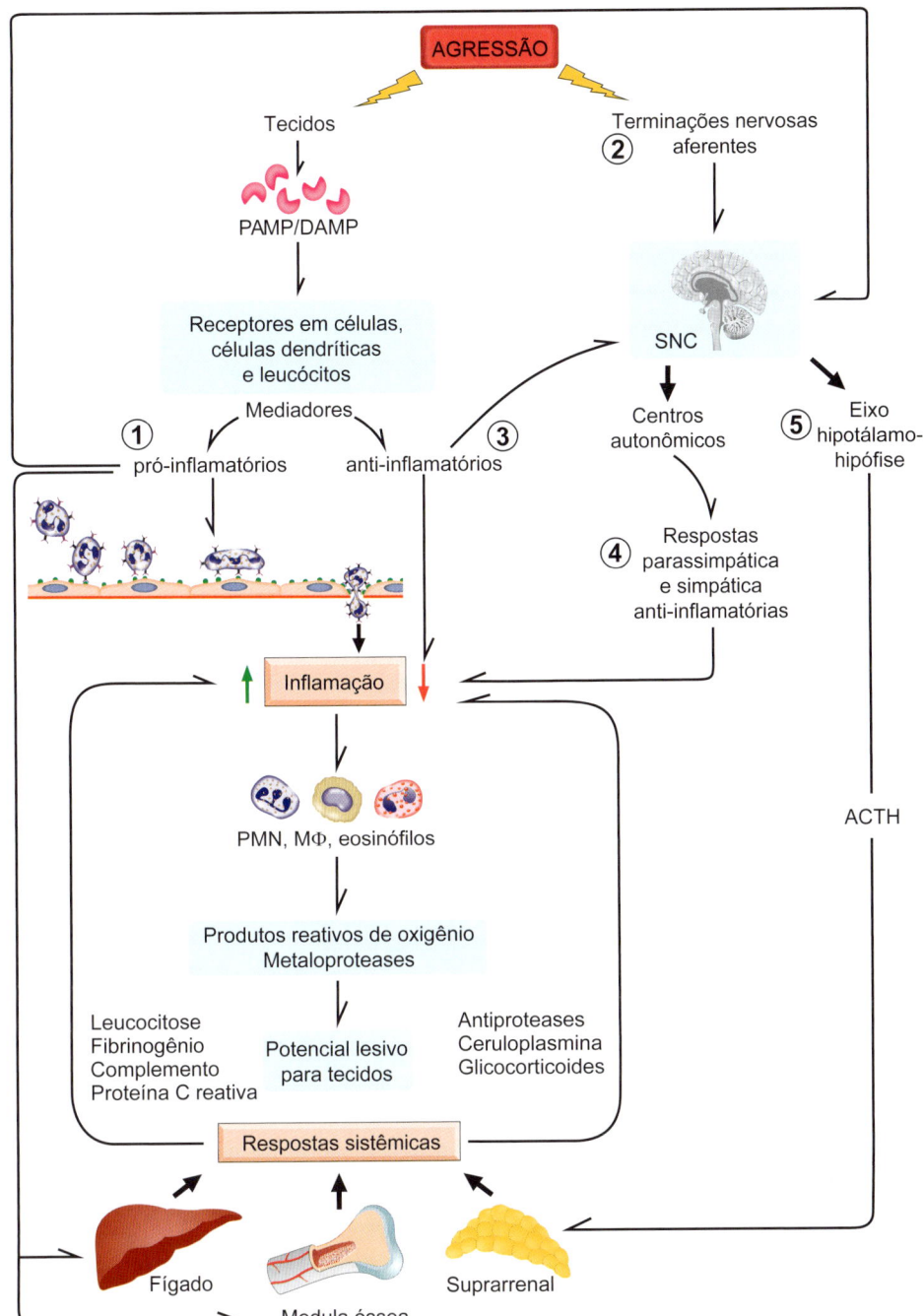

Figura 4.31 Respostas sistêmicas após agressões e seus efeitos moduladores sobre a resposta inflamatória (efeitos pró- e anti-inflamatórios). No lado direito da figura, estão indicados os estímulos que induzem efeitos pró-inflamatórios (1). Existe também um reflexo anti-inflamatório, formado por: (a) um braço aferente nervoso (via terminações nervosas aferentes – 2); (b) um braço aferente humoral (mediadores anti-inflamatórios – 3); (c) um braço eferente nervoso (respostas simpática e parassimpática – 4); (d) um braço eferente humoral (via eixo hipotálamo-hipófise-suprarrenal, que resulta na produção de glicocorticoides – 5). Os mediadores pró-inflamatórios atuam no fígado, onde induzem a síntese de proteína C reativa e de componentes do sistema complemento e da coagulação sanguínea, e na medula óssea, levando à produção de leucócitos (ação pró-inflamatória); esses mediadores induzem ainda a síntese de antiproteases e ceruloplasmina, que, juntamente com glicocorticoides, têm efeito anti-inflamatório.

ação de proteases de fagócitos liberadas no local inflamado. A *ceruloplasmina* remove radicais livres extravasados de células fagocitárias. Baixos níveis de *ferritina* reduzem o ferro sérico e a sua disponibilidade, diminuindo a formação de radicais livres. Redução de Fe^{++} diminui também a possibilidade de proliferação de muitos tipos de bactérias que dele necessitam. A *proteína C reativa* tem função pouco conhecida, apesar de ser a proteína de fase aguda mais abundante, sendo sua dosagem utilizada inclusive no

diagnóstico de inflamações. Ela pode aderir a microrganismos e favorecer a ativação do complemento; pode também atuar no endotélio de artérias, facilitando a sua ativação e a passagem de lipoproteínas para a íntima, contribuindo na gênese da aterosclerose. *Haptoglobina* é proteína opsonizante e atua na remoção de restos celulares e de hemoglobina livre na circulação. A *albumina* plasmática se reduz sobretudo por causa de sua passagem para o interstício (edema) e por aumento do seu catabolismo.

4

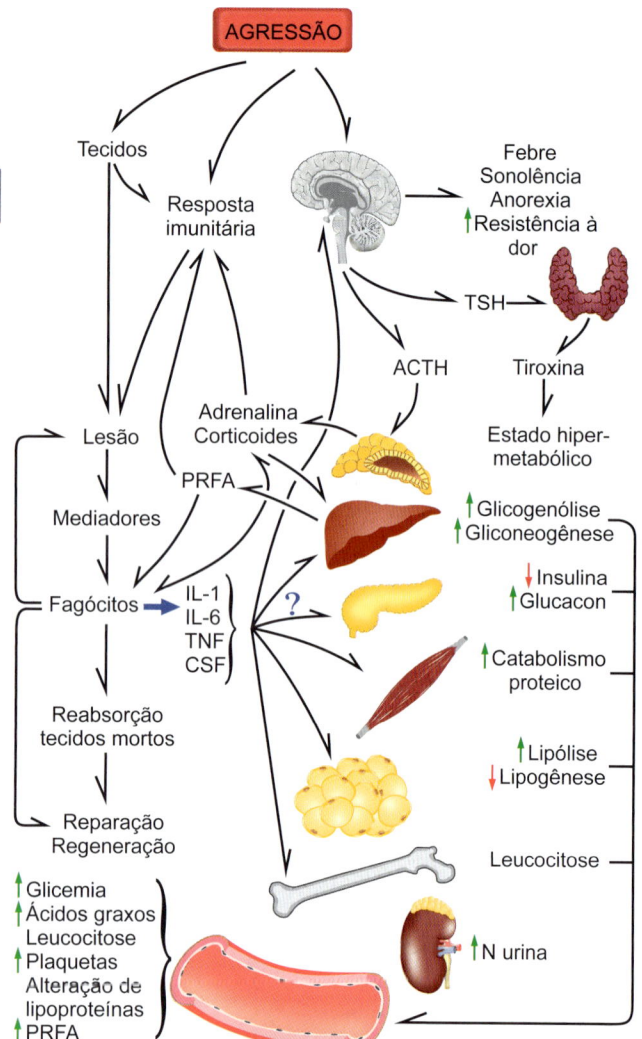

Figura 4.32 Principais respostas sistêmicas após agressões, incluindo as alterações endócrinas e metabólicas mais importantes. ACTH: hormônio adrenocorticotrófico; N: nitrogênio; PRFA: proteínas reacionais de fase aguda; TSH: hormônio tireotrófico.

Em agressões crônicas, as proteínas de fase aguda permanecem elevadas, razão pela qual são marcadores de inflamação crônica. Níveis séricos elevados de proteína C reativa indicam inflamação crônica persistente e têm relação direta com o risco de complicações da aterosclerose coronariana. As proteínas de fase aguda são em sua maioria globulinas, que alteram a densidade do plasma, facilitando, *in vitro*, o empilhamento dos eritrócitos (formação de *rouleaux*), o que aumenta a velocidade de sedimentação espontânea dessas células. Por essa razão a avaliação da velocidade de eritrossedimentação é um método simples para avaliar a presença de estados inflamatórios crônicos.

Alterações no metabolismo de carboidratos, lipídeos e proteínas

A ativação do eixo hipotálamo-hipófise-suprarrenal libera corticosteroides, enquanto a estimulação de centros autonômicos libera adrenalina, ambos indutores de alterações no metabolismo de carboidratos, lipídeos e proteínas. A adrenalina

estimula a glicogenólise, inicialmente no fígado e depois nos músculos esqueléticos; com isso, aumenta a glicemia. A adrenalina também inibe a liberação de insulina e aumenta a de glucagon, que mantêm a glicemia elevada; no tecido adiposo, favorece a lipólise, o que aumenta ácidos graxos circulantes. A adrenalina também incrementa o trabalho cardíaco e produz vasodilatação arteriolar nos músculos esqueléticos, propiciando condições para a fuga física do indivíduo (o interessante é que essas alterações ocorrem mesmo se a fuga não é possível). Aumento na captação de ácidos graxos pelo fígado aumenta a utilização deles como fonte de energia e aumenta a síntese de corpos cetônicos, importante matéria-prima na produção de energia no sistema nervoso central.

Glicocorticoides ativam o catabolismo proteico e a síntese de glicose a partir de aminoácidos (gliconeogênese), que aumentam a glicemia para que a atividade do tecido nervoso, que não armazena glicose, mantenha-se normal, coordenando as diversas funções do organismo agredido. O catabolismo proteico aumenta especialmente nos músculos esqueléticos. A proteólise muscular acelerada deve-se à ativação da proteólise mediada por proteassomos, após ubiquitinação de proteínas citoplasmáticas. Glicocorticoides, TNF, IL-1 e IL-6 aumentam a síntese de ubiquitinas e a sua ligação com proteínas celulares, favorecendo a degradação destas nos proteassomos.

Em resumo, os mediadores principais das modificações metabólicas são os hormônios do córtex da suprarrenal, adrenalina, tiroxina (com aumento da atividade metabólica e maior demanda energética), hormônio do crescimento e glucagon. Embora os corticosteroides sejam os agentes mais importantes do estado hipercatabólico na reação de fase aguda e nos estados de choque, a IL-1 e o TNF também desempenham papel relevante, especialmente aumentando o catabolismo nos músculos.

Alterações do apetite e do sono

IL-1 e TNF atuam no sistema nervoso central inibindo o apetite. A queda na ingestão de alimentos, a redução da captação de ácidos graxos em adipócitos e o estado hipercatabólico provocam rápida perda de peso. É o que se observa em pacientes em estado de choque ou com doença inflamatória crônica. Além de anorexia, os indivíduos apresentam insônia e irritabilidade, também secundárias à ação dessas citocinas no sistema nervoso central.

Após agressões, especialmente de natureza infecciosa, o organismo apresenta uma série de manifestações inespecíficas, mal definidas, caracterizadas por fraqueza, mal-estar, cansaço, depressão e letargia, que, ao lado de febre, perda de apetite, dores musculares e articulares, constituem sinais inespecíficos de doenças infecciosas e inflamatórias. Parece que tais manifestações resultam da ação de citocinas (IL-1, TNF, IL-6 e interferons) no sistema nervoso central. Estudos experimentais mostram ainda que alterações psicológicas em doenças infecciosas e inflamatórias (o comportamento doente, em que o indivíduo só se preocupa com seu corpo e sua doença) devem-se à ação de citocinas no sistema nervoso central, o que reforça o conceito de uma nova área do conhecimento, a Psiconeuroimunologia.

Febre

Febre é manifestação comum na reação de fase aguda, sobretudo quando o agressor é um agente infeccioso. Trata-se de uma síndrome caracterizada por sensação de frio, tremores, hipertermia e taquicardia, seguidos de sudorese e diurese no período de resolução. No início, aumenta a produção de calor e reduzem-se os mecanismos de perda térmica; o indivíduo apresenta hiperalgesia, excitação, elevação da pressão arterial e insônia. Mais tarde, os mecanismos de adaptação à sensação de frio diminuem, e o organismo passa a perder calor; inicia-se o declínio do processo e o indivíduo apresenta sudorese, hipoalgesia, redução da atividade motora, sonolência e hipotensão arterial.

Febre resulta de modificações nos centros termorreguladores, que ficam com seu termostato (neurônios termossensíveis) regulado para cima. A partir daí, tais neurônios emitem sinais a outros neurônios e ao organismo para que haja maior produção de calor (o indivíduo sente frio), aumento na liberação de tiroxina (que promove desacoplamento da fosforilação na cadeia respiratória) e estímulo à contração muscular (tremores). A temperatura corporal eleva-se e, quando atinge o nível de regulação dos neurônios, estabiliza-se (mantém-se a hipertermia). Cessada a ação do agressor, os neurônios termossensíveis voltam ao estado normal de regulação (para a temperatura corporal normal em torno de 37°C), e o organismo recebe sinais para reduzir a produção e aumentar a perda de calor – daí a sudorese, sinal de que a febre está em queda. A taquicardia induz aumento transitório da pressão sistólica, o que aumenta a filtração glomerular, motivo do aumento da diurese que o paciente apresenta na fase de resolução da febre.

Todas as alterações que ocorrem na febre são mediadas por substâncias denominadas *pirógenos*, endógenos ou exógenos. Os *pirógenos endógenos* mais importantes são IL-1, TNF, IL-2, IL-6 e IFN-γ. Liberados por macrófagos, IL-1 e outros pirógenos endógenos caem na circulação e atuam no endotélio do órgão vascular circunventricular (OVCV), que libera PGE$_2$; esta atua em neurônios termorreguladores, desregulando-os e induzindo-os a emitir sinais para aumentar a produção e para diminuir a perda de calor. Em modelos experimentais, *pirógenos exógenos* (lipopolissacarídeos e proteoglicanos de bactérias, RNA de dupla fita de vírus, manan e glucan da parede celular de fungos etc.) induzem febre por meio de mecanismos periféricos e centrais. São mecanismos *centrais*: (1) ação direta de pirógenos exógenos sobre as células endoteliais do órgão vascular circunventricular (OVCV), que liberam citocinas que atuam sobre astrócitos e micróglia, que produzem PGE$_2$, responsável pela desregulação de neurônios termorreguladores; (2) alguns pirógenos exógenos atravessam a barreira hematencefálica no OVCV e induzem células da glia a produzir citocinas e PGE$_2$. São mecanismos *periféricos*: (1) PGE$_2$ e citocinas liberadas por macrófagos ativados, as quais atuam em terminações aferentes vagais (especialmente no fígado) que estimulam o OVCV, onde neurônios adrenérgicos liberam adrenalina, que atua no endotélio, induzindo liberação de PGE$_2$; (2) citocinas liberadas por células fagocitárias circulantes atuam diretamente no OVCV e induzem a síntese de PGE$_2$. Seja por mecanismos periféricos ou por mecanismos centrais, a febre depende da produção de PGE$_2$, que é o mediador final em neurônios termorreguladores. As ciclo-oxigenases (COX), enzimas-chave na síntese de prostaglandinas, são importantes no processo febril, razão pela qual muitos antitérmicos são inibidores dessas enzimas. Como existem duas isoformas de COX (COX-1, universal), e COX-2 (no endotélio do OVCV), há grande interesse em saber qual das isoformas é mais importante na síntese de PGE$_2$ durante a febre. O paracetamol inibe as duas isoformas da enzima, razão do seu potente efeito antitérmico. A Figura 4.33 resume os possíveis mecanismos envolvidos na instalação da febre.

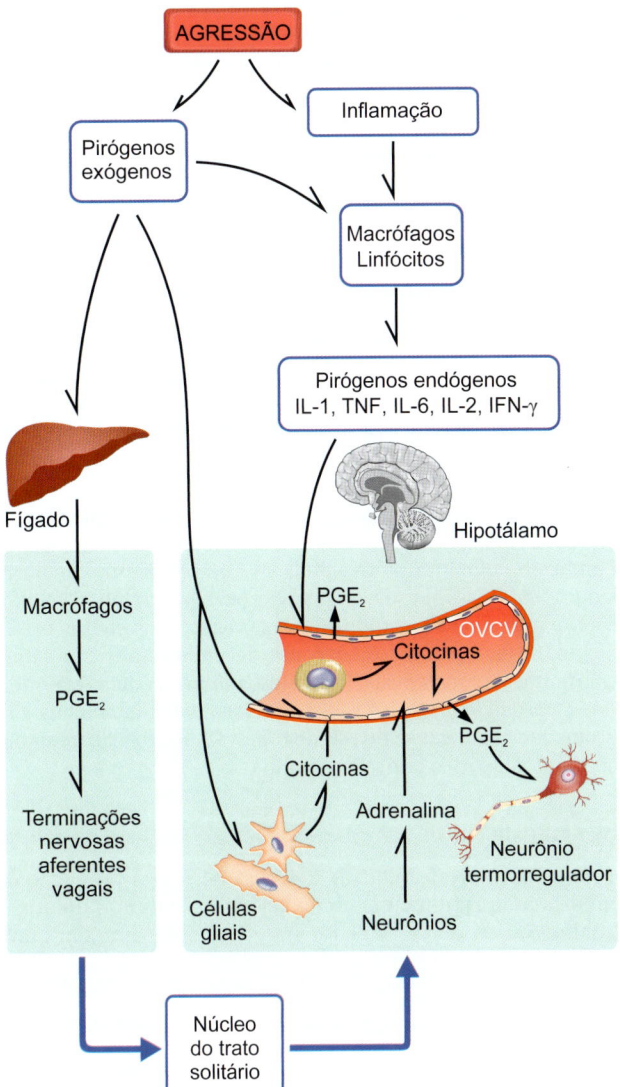

Figura 4.33 Mecanismos da febre. Os pirógenos exógenos atuam: (a) no fígado, causando estímulo vagal, por meio de prostaglandinas (PG); (b) no hipotálamo, atuam em células endoteliais do órgão vascular circunventricular (OVCV), em astrócitos e na micróglia. Leucócitos circulantes produzem pirógenos endógenos que atuam diretamente no OVCV.

Os pirógenos estimulam também a liberação de substâncias que desencadeiam efeitos antitérmicos, ou seja, que inibem a febre. Tais substâncias, denominadas *criógenos* ou *antipiréticos endógenos*, têm sua existência bem demonstrada: o plasma de animais na fase de resolução da febre inibe a hipertermia produzida pela injeção de pirógeno em outro animal. Algumas substâncias são apontadas como criógenos endógenos: (1) glicocorticoides, que atuam em nível periférico reduzindo a produção de citocinas (pirógenos endógenos); além disso, há evidências experimentais de que atuam também no sistema nervoso central, no OVCV e em neurônios termorreguladores, possivelmente inibindo a síntese de PGE$_2$; (2) arginina-vasopressina, produzida pela neuro-hipófise e cuja liberação aumenta na fase inicial de redução da febre; (3) melanocortinas (ACTH, α e γ-MSH), derivadas da pró-opiomelanocortina, são produzidas na adeno-hipófise e em alguns neurônios do sistema

4

nervoso central. As melanocortinas, especialmente α e γ-MSH, atuam em receptores para opioides em neurônios termorreguladores, facilitando a regulação de sua sensibilidade térmica; (4) algumas citocinas têm efeito antipirético, como a IL-10, que inibe a produção de citocinas inflamatórias, como IL-1 e IFN-γ. Há evidências de ação direta da IL-10 no sistema nervoso, em neurônios termorreguladores; (5) lipocortina 1, proteína anti-inflamatória produzida no tecido mieloide, pulmões e sistema nervoso central. A lipocortina 1 inibe a síntese de PGE$_2$, inclusive por inibição da COX-2; (6) uma proteína isolada da urina de animais na fase pós-febril e da urina de gestantes nas últimas semanas de gravidez (no período periparto, a mulher é refratária à febre); é possível que essas proteínas antitérmicas sejam peptídeos da família de lipocortinas. Como certas agressões induzem hipotermia, é possível que esta seja devida à produção exagerada de criógenos endógenos logo após a agressão. Hipotermia, em vez de febre, pode ser manifestação importante de infecção em idosos e lactentes.

Febre tem papel na defesa contra infecções: temperaturas elevadas impedem o crescimento de muitos microrganismos e induzem aumento na atividade do complemento. Por outro lado, a febre é responsável, em parte, pelo estado hipermetabólico no organismo agredido. Por essa razão, seus efeitos prejudiciais devem ser levados em conta, devendo ela ser combatida em muitas circunstâncias. Pacientes com problemas respiratórios e cardiocirculatórios são particularmente afetados na síndrome febril por causa do estado hipercatabólico e do aumento do tônus simpático que a acompanha.

Resistência à dor

Mudança na sensibilidade dolorosa deve-se à produção de endorfinas, que aumentam o limiar para a sensação dolorosa. Diminuição da dor é evidente em estados de agressão grave (grandes queimados, traumatismos múltiplos etc.).

Atividade de fagócitos. Alterações numéricas de leucócitos

O número de linfócitos B e T diminui em inflamações por ação de glicocorticoides e de mediadores adrenérgicos e colinérgicos. Corticoides atuam diretamente em fagócitos aumentando a estabilidade de membranas e dificultando a fusão de fagossomos com lisossomos, além de inibirem o NFkB, principal fator de transcrição de mediadores pró-inflamatórios. Corticoides facilitam ainda a produção de citocinas anti-inflamatórias (TGF-β e IL-10) por macrófagos e, especialmente, induzem a diferenciação de linfócitos T reguladores.

Outro componente da reação de fase aguda é o aumento da produção de leucócitos na medula óssea (leucocitose), fenômeno mediado por IL-1 e por fatores de crescimento liberados por células fagocitárias e por linfócitos, como o fator estimulador de colônias para granulócitos e para monócitos (CSF-GM). Em infecções agudas, pode haver *desvio à esquerda* (aumento do número de neutrófilos jovens na circulação). Redução do número de eosinófilos ocorre em resposta a níveis elevados de corticoides liberados pela suprarrenal.

▪ Leitura complementar

Bianchi ME. DAMPs, PAMPs and alarmins: all we need to know about danger. J Leukoc Biol. 2007;81:1-5.

Brinkmann V, Reichard U, Goosmann C, et al. Neutrophil extracellular traps kill bacteria. Science. 2004;303:1532-5.

Cambier JC (ed.). Special Issue: Global Positioning by Chemokines and other Mediators. Immunological Reviews. 2019;289:1-249.

Carneiro LA, Magalhães JG, Tattoli I, Philpott DJ, Travassos LH. Nod-like proteins in inflammation and disease. J Pathol. 2008;214:136-48.

David BA, Kubes P. Exploring the complex role of chemokines and chemoattractants in vivo on leukocyte dynamics. Immunol Rev. 2019;289:9-30.

Dennis EA, Norris PC. Eicosanoid storm in infection and inflammation. Nat Rev Immunol. 2015;15(8):511-23.

Evans SS, Repasky EA, Fisher DT. Fever and the thermal regulation of immunity: the immune system feels the heat. Nat Rev Immunol. 2015;15:335-49.

Gabay C, Kushner I. Acute-phase proteins and other systemic responses to inflammation. N Engl J Med. 1999;340:448-54.

Häger M, Cowland JB, Borregaard N. Neutrophil granules in health and disease. J Intern Med. 2010;268:25-34.

Haniffa M, Bigley V, Collin M. Human mononuclear phagocyte system reunited. Semin Cell Dev Biol. 2015;41:59-69.

Harjunpää H, Asenshttps://pubmed.ncbi.nlm.nih.gov/31231358/-affiliation-1 ML, Guenther C, Fagerholm SC. Cell adhesion molecules and their roles and regulation in the immune and tumor microenvironment. Front Immunol. 2019;10:1078.

Hart J. Inflammation: its role in the healing of acute wounds. J Wound Care. 2002;11:205-9.

Hietbrink F, Koenderman L, Rijkers G, Leenen L. Trauma: the role of innate immune system. World J Emerg Surg. 2006;1:15.

Hogan SP, Rosenberg HF, Moqbel R, et al. Eosinophils: biological properties and role in health and disease. Clin Exp Allergy. 2008;38:709-50.

Hornef MW, Henriques-Normark B, Normark S. The function and biological role of toll-like receptors in infectious diseases: an update. Curr Opin Infect Dis. 2008;21:304-12.

Journal of Clinical Investigation. 2005;115 (plaquetas).

Libby P, Lüscher T. Covid-19 is, in the end, an endothelial disease. Eur Heart J. 2020;41:3038-44.

Maazi H, Akbari O. Type two innate lymphoid cells: the Janus cells in health and disease. Immunol Rev. 2017;278:192-206.

Mason DR, Beck PL, Muruve DA. Nucleotide-binding oligomerization domain-like receptors and inflammasomes in the pathogenesis of non-microbial inflammation and diseases. J Innate Immun. 2012;4:16-30.

Medzhitov R. Inflammation 2010: new adventures of an old flame. Cell. 2010;140:771-6.

Merle NS, Church SE, Fremeaux-Bacchi V, Roumenina LT. Complement system part I – molecular mechanisms of activation and regulation. Front Immunol. 2015;6:262.

Merle NS, Noe R, Halbwachs-Mecarelli L, Fremeaux-Bacchi V, Roumenina LT. Complement system part II: role in immunity. Front Immunol. 2015;6:257.

Min BLE, Gros G, Paul WE. Basophils: a potential liaison between innate and adaptive immunity. Allergol Int. 2006;55:99-104.

Minai-Fleminger Y, Levi-Schaffer F. Mast cells and eosinophils: the two key effector cells in allergic inflammation. Inflamm Res. 2009;58:631-8.

Motwani MP, Gilroy DW. Macrophage development and polarization in chronic inflammation. Semin Immunol. 2015;27:257-66.

Munford RS. Severe sepsis and septic shock: the role of gram-negative bacteremia. Annu Rev Pathol. 2006;1:467-96.

Onuffer JJ, Horuk R. Chemokines, chemokine receptors and small-molecule antagonists: recent developments. Trends Pharmacol Sci. 2002;23:459-67.

4

Randolph GJ (ed.). Current Opinion in Immunology. Innate Immunity. 2018;50:1-116.

Rock KL, Latz E, Ontiveros F, Kono H. The sterile inflammatory response. Annu Rev Immunol. 2010;28:321-42.

Schmid-Schönbein GW. Analysis of inflammation. Annu Rev Biomed Eng. 2006;8:93-131.

Seminars in Immunology. 2002;14(2):75-148 (adesão e migração de leucócitos).

Serhan CN. Novel lipid mediators and resolution mechanisms in acute inflammation: to resolve or not? Am J Pathol. 2010;177:1576-91.

Serhan CN, Chiang N, Dalli J. The resolution code of acute inflammation: novel pro-resolving lipid mediators in resolution. Semin Immunol. 2015;27:200-15.

Shin S, Brodsky IE. The inflammasome: learning from bacterial evasion strategies. Semin Immunol. 2015;27:102-10.

Shinohara M, Serhan CN. Novel endogenous proresolving molecules: essential fatty acid-derived and gaseous mediators in the resolution of inflammation. J Atheroscler Thromb. 2016;23(6):655-64.

Silva MT. When two is better than one: macrophagesand neutrophils work in concert in innate immunity as complementary and cooperative partners of a myeloid phagocyte system. J Leuk Biol. 2010;87:93-106.

Simões e Silva AC, Silveira KD, Ferreira AJ, Teixeira MM. ACE2, angiotensin-(1-7) and Mas receptor axis in inflammation and fibrosis. Br J Pharmacol. 2013;169:477-92.

Singer M, Deutschman CS, Seymour CW, et al. The third international consensus definitions for sepsis and septic shock (Sepsis-3). JAMA. 2016;315(8):801-10.

Teijaro J. Cytokine Storm in Infectious Diseases. Semin Immunopathol. 2017;39:501-74.

Walker JA, Barlow JL, Mckenzie ANJ. Innate lymphoid cells – how did we miss them? Nat Rev Immunol. 2013;13:75-87.

Worthylake RA, Burridge K. Leukocyte transendothelial migration: orchestrating the underlying molecular machinery. Curr Opin Cell Biol. 2001;13:569-77.

Yona S, Gordon S. From the reticuloendothelial to mononuclear phagocyte system – the unaccounted years. Front Immunol. 2105;6:328.

Zabel BA, Rott A, Butcher EC. Leukocyte chemoattractant receptors in human disease pathogenesis. Annu Rev Pathol. 2015;10:51-81.

Capítulo 5

Degenerações. Morte Celular

Fausto Edmundo Lima Pereira

Qualquer componente tecidual (células, matriz extracelular, microcirculação sanguínea, vasos linfáticos e terminações nervosas – ver Figura 1.5) pode ser alvo de agressões. Neste capítulo, serão estudadas as lesões celulares representadas por degenerações e morte celular. Outras alterações e lesões celulares serão abordadas nos Capítulos 7 e 10.

■ Lesões celulares

Os agentes agressores causam modificações moleculares que se somam e, muitas vezes, resultam em alterações morfológicas. As lesões morfológicas aparecem em células, no interstício ou em ambos. Lesões celulares podem ser reversíveis ou irreversíveis (as células podem sobreviver ou morrer) e podem ser identificadas a olho nu, por microscopia de luz (ML) ou por microscopia eletrônica (ME). Nem toda agressão resulta em alteração morfológica; esta só aparece quando os distúrbios moleculares e metabólicos são suficientemente intensos para modificar a estrutura de células e tecidos. O emprego de toda a tecnologia disponível, conforme descrito no Capítulo 2, tem contribuído sobremaneira para melhor conhecimento e maior compreensão das lesões em seus diferentes níveis. Neste capítulo, serão descritos os aspectos etiopatogenéticos e os achados ultraestruturais, microscópicos e macroscópicos das diversas degenerações e formas de morte celular de interesse prático, tentando-se, sempre que possível, correlacionar os componentes morfológicos com as alterações moleculares e as suas repercussões funcionais. Antes, porém, serão discutidas brevemente as formas como as células respondem quando agredidas.

▶ Respostas das células a agressões. Estresse celular

As células dão respostas gerais às agressões por meio de mecanismos semelhantes. Quando agredidas, as células respondem mediante: (1) ativação de vias de sobrevivência; (2) morte celular. Sobreviver ou morrer após agressões depende de uma rede complexa de respostas. O conjunto de modificações celulares após agressões constitui o que se denomina *estresse celular*, em analogia às respostas sistêmicas que o organismo monta quando é agredido (*estresse*).

Os agentes lesivos podem: (1) reduzir a oferta de O_2 e nutrientes; (2) alterar vias metabólicas que produzem energia; (3) gerar radicais livres; (4) agredir diretamente macromoléculas, em especial DNA e proteínas. Nas membranas, no citoplasma e no núcleo, existem sensores capazes de reconhecer tais agressões, tendo como resposta indução de maior capacidade de sobreviver, de resistir, de reparar lesões ou, se essa adaptação não for possível, de levar a célula à morte.

Como a homeostase do organismo depende do trabalho cooperativo das diferentes células, inicialmente será feito um breve comentário sobre aspectos básicos da fisiologia celular e as principais alterações que surgem nos diversos compartimentos e organelas celulares (síntese proteica, oxidações biológicas, geração de energia etc.), com a finalidade de dar ao leitor uma visão abrangente, ainda que resumida, dos modos gerais de reação das células frente aos diversos estímulos e agressões.

▶ Membrana citoplasmática. Transporte de moléculas e de íons

A membrana citoplasmática é permeável a pequenas moléculas apolares (difusão simples, Figura 5.1), tem permeabilidade parcial (difusão simples limitada) para água e outras moléculas polares sem carga elétrica (p. ex., etanol, ureia), mas é impermeável a íons e pequenas moléculas polares (p. ex., aminoácidos, carboidratos simples) e macromoléculas. O trânsito de moléculas para as quais a membrana é impermeável faz-se por proteínas transportadoras, sem gasto de energia (transporte facilitado ou difusão facilitada, Figura 5.2) ou utilizando energia (transporte ativo). Macromoléculas penetram nas células por endocitose.

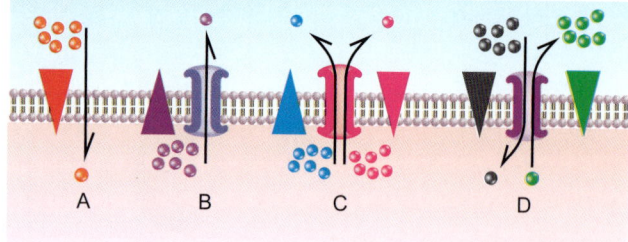

Figura 5.1 Difusão simples (**A**) e difusão facilitada (**B** a **D**). **B** é unitransportador unidirecional; **C** é cotransportador unidirecional; **D** é cotransportador em direções opostas. Os triângulos mostram a direção dos gradientes de concentração de cada substância transportada. O transporte facilitado contra gradiente é possível se existe cotransporte em que um transportado migra em direção ao gradiente, o que fornece energia para levar o outro contra o gradiente.

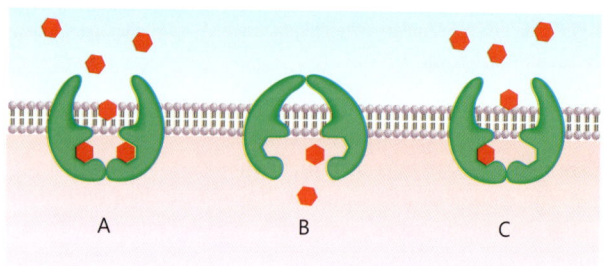

Figura 5.2 Transporte facilitado (no caso, transportador de glicose, GLUT4). A glicose liga-se ao transportador no lado externo da membrana (**A**), que sofre alteração conformacional (**B**) e libera o carboidrato no citosol. O desligamento da glicose faz com que o transportador adquira a conformação inicial (**C**), podendo realizar novo transporte. Quando se trata de cotransportador unidirecional, o mecanismo é o mesmo: as duas moléculas ligam-se em um lado e são liberadas no outro. Se se trata de cotransportador com direções opostas, um elemento é transportado contra gradiente, utilizando a energia gerada pelo transporte do outro a favor do seu gradiente.

O *transporte ativo* é feito por bombas que utilizam energia do ATP para transportar moléculas contra um gradiente de concentração. O *transporte de íons* se faz por meio de canais iônicos que formam um poro pelo qual o íon transita. Esses canais podem ficar abertos (como muitos canais para K^+) ou ter um portão (canais para K^+, Na^+, Cl^-, Ca^{++}, Mg^{++}), controlado por diferença de potencial.

A diferença de potencial entre os lados externo (+) e interno (–) da membrana (*potencial de repouso*) é mantida por canais abertos de K^+, que transportam o cátion do citoplasma para o meio externo. Estímulo adequado induz a abertura de canais para cátions (Ca^{++}, Na^+), que entram no citoplasma e aumentam as cargas positivas, promovendo *despolarização da membrana*. A onda de despolarização desloca-se na membrana e cria diferença de potencial (voltagem) que controla outros canais ou receptores. Por meio de bombas eletrolíticas e de canais de K^+ com portão que são abertos e lançam cátions do citosol para o meio externo, a membrana repolariza-se e volta ao estado de potencial de repouso. A Figura 5.3 mostra a geração de potencial de ação na membrana citoplasmática.

O trânsito de eletrólitos através de membranas cria gradientes osmóticos associados a movimentos de água por difusão simples

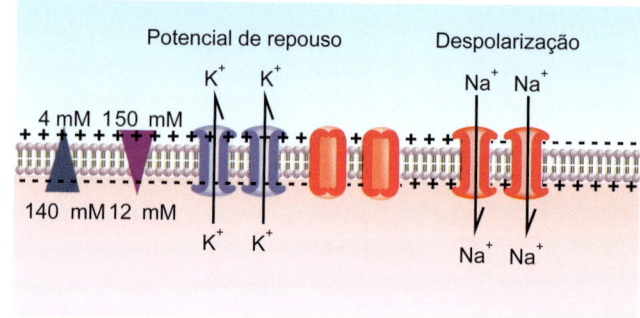

Figura 5.3 Mecanismo de despolarização da membrana após estímulo. O potencial de repouso (–70 mV) é mantido pelo efluxo constante de K^+ pelos canais de K^+ sem portão, que ficam abertos permanentemente. O estímulo abre portões para cátions (no caso, representado pelo Na^+), e a entrada destes no citoplasma muda as cargas elétricas da membrana, invertendo-as (despolarização), o que cria um potencial de ação capaz de estimular um receptor, abrir um canal etc.; cessado o estímulo, os canais de cátions se fecham e o efluxo de K^+ faz retornar a diferença de potencial aos valores iniciais do potencial de repouso. A despolarização pode propagar-se na membrana, levando o potencial de ação por longas distâncias, como ocorre nos axônios de neurônios.

e por um processo facilitado por *aquaporinas*. As aquaporinas são uma família de 13 proteínas existentes nas membranas citoplasmática e de organelas de todas as células, as quais modulam a passagem de água e alguns solutos. Quando em ambiente hiposmótico ou hiperosmótico, sensores transmitem os sinais para a célula acionar os mecanismos de redução ou aumento de volume, o que é feito pela regulação de canais de eletrólitos e pela expressão de aquaporinas.

▶ Reconhecimento de estímulos. Receptores celulares. Vias de transmissão de sinais

O reconhecimento de estímulos exógenos (físicos, químicos e biológicos) ou endógenos (estresse metabólico) envolve a interação de moléculas sinalizadoras (*ligantes ou agonistas*) com seus receptores. *Receptores celulares* podem estar na membrana, no citoplasma (no citosol ou nas membranas das organelas) ou no núcleo. Uma mesma molécula sinalizadora pode ligar-se a receptores distintos em diferentes células, produzindo efeitos também diferentes. É o caso da adrenalina, que, em receptores alfa de arteríolas, produz vasoconstrição, enquanto em receptores beta causa vasodilatação.

A interação do ligante com o receptor ocorre de três formas: (a) a molécula sinalizadora (ligante) é produzida em um local, cai na circulação e atua em receptores de células em outro local (efeito endócrino); (b) o ligante é liberado por uma célula e atua em receptores de células vizinhas (efeito parácrino); (c) a molécula sinalizadora é secretada por uma célula e atua em receptores da própria célula (efeito autócrino).

Estímulos físicos, que não possuem moléculas que atuam como ligantes, transferem energia ou induzem alterações conformacionais em moléculas intra ou extracelulares que, modificadas pelo estímulo, passam a constituir os ligantes capazes de interagir com os receptores.

Receptores de membrana

Após interagir com o ligante no domínio extracitoplasmático, receptores de membrana (proteínas transmembranosas) sofrem alteração conformacional no domínio intracitoplasmático que promove o recrutamento de moléculas acessórias (proteínas de adaptação) necessárias para a transdução dos sinais para o interior da célula. Dependendo das proteínas de adaptação acionadas, surgem respostas diferentes: (1) ativação de cinases (de proteínas ou de lipídeos) ou de fosfatases, que atuam diretamente em uma via metabólica ou ativam (ou inibem) fatores reguladores da transcrição gênica; (2) ativam enzimas que liberam mensageiros ativadores de cinases ou fosfatases. Cinases ou fosfatases ativam (ou inibem) fatores de transcrição que regulam, no núcleo, a transcrição de genes-alvo do ligante. A Figura 5.4 exemplifica o receptor da adrenalina: ligada ao receptor beta, ativa a PKA, que ativa: (a) enzimas glicogenolíticas (efeito

imediato); (b) CREB, fator de transcrição que regula a expressão do gene-alvo (efeito mediato).

As moléculas transdutoras mais utilizadas por receptores de membrana são proteínas G (monoméricas ou triméricas), que têm alta afinidade pelo GTP. Quando ligadas ao GTP, ficam ativadas. A transmissão do sinal para dentro da célula depende da ação coordenada, sequencial, de várias moléculas que devem estar próximas umas das outras; essa proximidade é garantida por *proteínas de ancoragem*, que ligam as *proteínas de adaptação* e as *proteínas transdutoras* na membrana, próximas ao receptor, e de *proteínas de suporte* (*scaffold proteins*), que prendem as cinases ou fosfatases na posição que devem ter no processo de ativação. A Figura 5.5A mostra o papel da proteína de suporte que sustenta as cinases que são ativadas em cascata (RAF, MEK, ERK e MAPK).

Em muitas vias celulares, o estado de fosforilação de proteínas ou de lipídeos é que confere atividade a essas moléculas. Por isso mesmo, o balanceamento entre *cinases* (enzimas que adicionam radical fosfato a outra molécula) e *fosfatases* (que removem radical fosfato) é que comanda o efeito final das moléculas sinalizadoras.

A ativação de um receptor transmembranoso pelo ligante induz uma variedade de respostas, o que está exemplificado na Figura 5.5. O receptor ativado, neste caso o de um fator de crescimento, ativa várias proteínas de adaptação, ativando MAPK, PI3K e PLC-γ. Outro exemplo é o receptor para TNF (Figura 5.6): sua ativação pode formar diferentes plataformas, a partir de proteínas de adaptação distintas, podendo ativar a via do NFκB, da apoptose ou da necroptose (ver adiante). A variedade de efeitos depende de proteínas de adaptação, de ancoragem e de armação acionadas no momento da ativação do receptor.

Os receptores de membrana são agrupados nos tipos descritos a seguir.

- **Receptores ligados a proteínas G triméricas, com subunidades α, β e γ (GPCR; *G protein coupled receptors*).** A natureza da proteína G condiciona a resposta: proteínas Gs ativam a adenilato ciclase, as Gi inibem a adenilato ciclase e as Gq ativam a fosfolipase Cγ, que induzem, respectivamente, a geração ou a inibição de cAMP ou a liberação de diacilglicerol e trifosfato de inositol a partir do fosfatidil inositol da membrana (PIP$_2$). Há ainda proteínas G que ativam a guanilato ciclase e geram GMPc. As cinases ativadas pelos mensageiros gerados recebem, no nome, a indicação do mensageiro: PKA (AMPc), PKG (GMPc), PK cálcio-calmodulina dependente. São exemplos de receptores GPCR: receptores para prostaglandinas, leucotrienos, lipoxinas, resolvinas, quimiocinas, muitos receptores para neurotransmissores (adrenalina), para hormônios peptídeos (TSH, ACTH), receptores gustativos e olfatórios, entre outros. A ativação de um receptor GPCR está ilustrada na Figura 5.4

- **Receptores com atividade de cinase ou de fosfatase.** Após interação com o ligante, tais receptores sofrem alteração conformacional que lhes confere atividade de cinase ou de fosfatase. Neste grupo estão incluídos:

(1) ***Receptores com atividade cinásica em tirosina*** *(RTK, receptor tyrosine kinase).* Ativação desses receptores aciona proteínas de adaptação que atuam por meio de: (a) *proteínas G monoméricas da família RAS.* A ativação das proteínas RAS se faz por meio de uma proteína GEF (*guanine nucleotide exchanging factor*, também conhecida como GNRP – *guanine nucleotide releasing protein*), que atua sobre RAS-GDP (forma inativa da proteína) e libera o GDP; logo em seguida, o GTP (abundante no

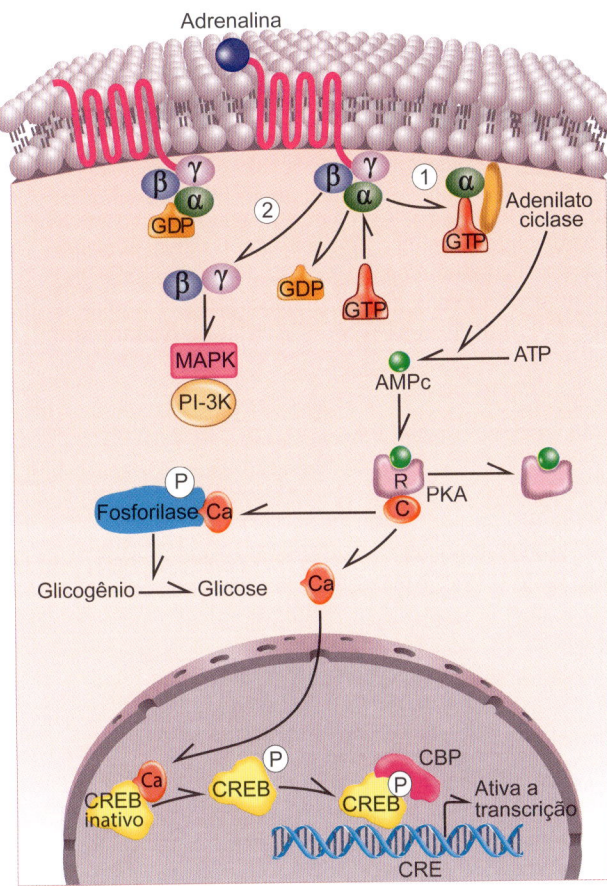

Figura 5.4 Representação esquemática de receptor de sete voltas na membrana ligado a proteína G trimérica (GPCR). No esquema está representada a ativação de receptor beta da adrenalina no fígado. Quando a adrenalina se liga ao receptor, a proteína G trimérica dissocia-se, e a unidade alfa libera o GDP e liga-se ao GTP. Esta ativa a adenilato ciclase, que transforma o ATP em cAMP (monofosfato de adenosina cíclico). Este ativa a proteinocinase A (PKA), cuja unidade catalica (C) está ligada ao peptídeo regulador (R); ao ligar-se ao cAMP, o complexo dissocia-se e a PKA ativa (unidade catalítica Ca) pode: (a) ativar enzimas no citosol, no caso a fosforilase, que cliva o glicogênio e libera glicose; (b) no núcleo, fosforilar a proteína CREB, que se liga ao ativador CBP (*CREB binding protein*), que atua nos elementos de resposta ao cAMP (CRE, *cAMP response element*) em promotores de diversos genes, ativando-os.

5

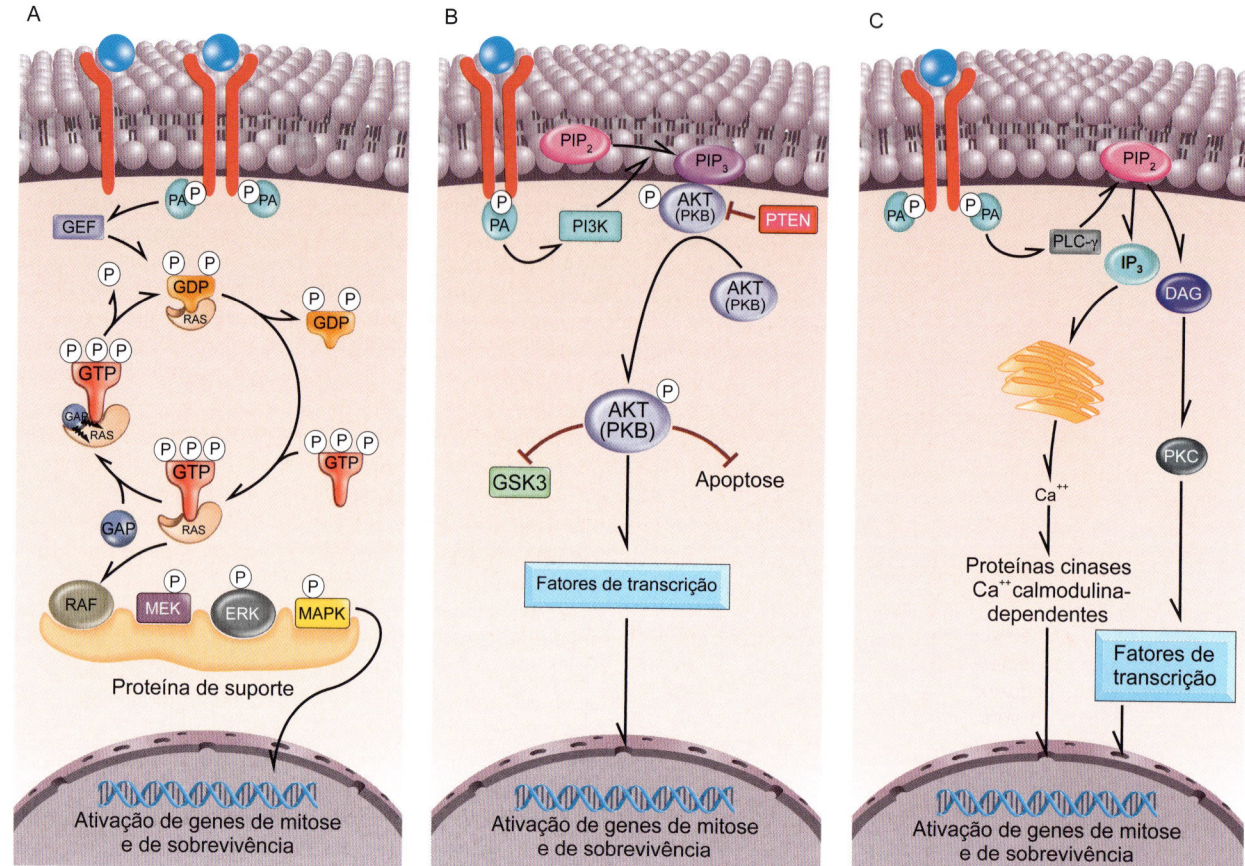

Figura 5.5 Ativação de receptor transmembranoso com atividade de cinase em tirosina. Ativação de receptor de fator de crescimento ativa as vias de MAPK (cinase ativada por mitógenos), de PI3K (fosfatidil inositol-3-cinase) e de PLC (fosfolipase C). Ligado ao agonista, o receptor dimeriza-se, autofosforila e recruta proteínas de adaptação (PA) nos sítios de fosforilação. Cada proteína de adaptação ativa uma via de transdução do sinal. **A.** Uma via ativa o fator trocador de nucleotídeo (GEF), que atua sobre uma proteína G monomérica da família RAS, induzindo-a a liberar o GDP e ligar-se ao GTP. RAS-GTP é a forma que ativa a cinase de proteína RAF, que inicia a ativação em cascata de outras proteinocinases, culminando na ativação de fatores de transcrição que induzem genes de mitose. A ativação sequencial das proteinocinases RAF, ERK e MAPK é possível porque elas estão ligadas a uma proteína de suporte que as mantém próximas uma da outra. A inativação de RAS-GTP faz-se por ação de uma proteína ativadora com atividade GTPase (GAP) que hidrolisa o GTP, retornando a proteína RAS à condição de RAS-GDP, inativa. Este ciclo de ativação e inativação de RAS é semelhante para a ativação de todas as proteínas G monoméricas pertencentes à família RAS e listadas no Quadro 5.1. **B.** Outra PA ativa a PI3K (fosfatidil inositol-3-cinase), a qual ativa a AKT (PKB), que induz fatores de transcrição para genes de sobrevivência e de mitose. A PI3K é inibida pela proteína fosfatase PTEN. **C.** Uma terceira PA ativa a PLC-γ (fosfolipase C-gama), que atua no fosfatidilinositol-2-fosfato (PIP$_2$) e libera trifosfato de inositol (IP$_3$) e diacilglicerol (DAG). O IP$_3$ libera Ca^{++} do retículo endoplasmático, que, associado à calmodulina, ativa cinases Ca^{++} calmodulina-dependentes. O DAG ativa a proteinocinase C (PKC), que também ativa genes de sobrevivência e de mitose.

citosol) liga-se à proteína RAS, formando o complexo ativo (RAS-GTP). Para evitar ativação persistente de RAS-GTP, a proteína GAP (*GTPase activating protein*), que tem atividade de GTPase, remove um fosfato do GTP, retornando o complexo à forma inativa (RAS-GDP). A natureza de GEF e GAP varia para cada membro da família RAS. RAS ativada ativa uma cascata de cinases de proteínas que ativam MAPK (*mitogen activated protein kinases*), que são fatores de transcrição que regulam a transcrição dos genes-alvo); (b) a *PI3K (fosfatidil inositol-3-cinase)* atua no PIP$_2$ da membrana citoplasmática e gera PIP$_3$, que prende a proteína cinase D, que fosforila a proteína cinase B (AKT), tornando-se esta ativa. A proteína PTEN impede a ativação de AKT por bloquear a incorporação do radical fosfato. AKT induz fatores de transcrição de genes de sobrevivência, de mitose e de inibição de apoptose. São exemplos de RTK os receptores para EGF, PDGF,

FGF, NGF, insulina, IGF, entre outros. A Figura 5.5 mostra a ativação de um receptor RTK e as vias acionadas

(2) Receptores com atividade cinásica em serina e treonina. Incluem receptores para os membros da superfamília TGF-β, as BMP *(bone morphogenetic proteins)* e as proteínas de diferenciação de tecidos musculares, que são fatores de crescimento para tecidos mesenquimais. Após interação com o ligante, os receptores formam dímeros que se autofosforilam, recrutam proteínas da família SMAD, que, também fosforiladas, se associam para formar fatores de transcrição que regulam os genes-alvo. A Figura 5.7 mostra a ativação do receptor do TGF-β

(3) Receptores com atividade fosfatase. Um exemplo é o CD45 expresso em linfócitos T: sua ativação por galectinas controla a ativação do receptor para antígenos por desfosforilar proteínas envolvidas nessas vias

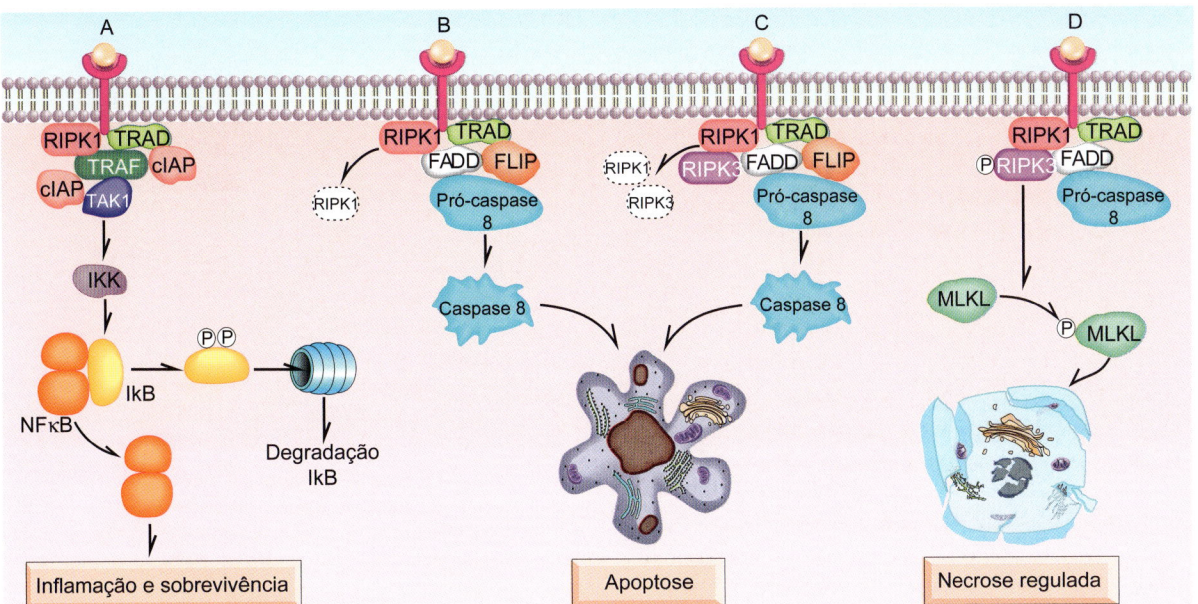

Figura 5.6 Um mesmo receptor pode acionar diferentes vias de sinalização, conforme a plataforma molecular formada após ligação com o agonista. Na figura, está representado o receptor do TNF. Ligado ao agonista, o receptor pode: (1) ativar o NFkB; (2) estruturar um complexo ativador da caspase 8 (induzindo apoptose); (3) formar um necrossomo a partir de RIPK1 e RIPk3, o que resulta em necrose regulada. **A.** A formação da plataforma ativadora de IKK (*IKB kinase*) depende de proteínas que recrutam e mantêm ativos inibidores da caspase 8 (cIAP). **B** e **C.** A formação de complexos ativadores da caspase 8 depende do recrutamento de proteínas que inibem os inibidores da caspase 8 (FLIP, *flice inhibitory protein*), o que ocorre pela redução da disponibilidade de RIPK1 e/ou RIPK3 (RIPK, *receptor interacting protein kinase*). **D.** A formação de necrossomo ocorre quando a caspase 8 é inibida e RIPK1 é ativada, acionando a RIPK3, que fosforila a pseudocinase MLKL (*mixed lineage kinase domain-like*). MLKL induz uma forma de necrose regulada.

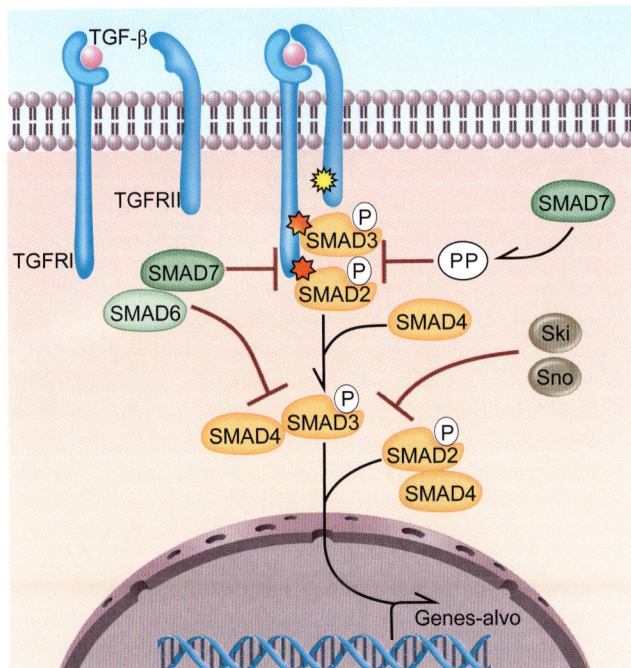

Figura 5.7 Ativação de receptor com atividade cinase em serina e treonina (p. ex., receptor de TGB-β). Após ligação do TGF-β com o TGFβRI, ocorre dimerização com o TGFβRII e aquisição da atividade cinase do TGFβRI, resultando na captura e fosforilação das proteínas SMAD2 ou 3, que se unem à SMAD4 para formar o complexo SMAD2/4 ou 3/4, o qual ativa ou inibe a transcrição de genes. A regulação do receptor é feita por: (1) SMAD 7 ou 6, que inibe a fosforilação ou desfosforila SMAD 2 ou 3 ou inibe o complexo SMAD2/4; (2) proteínas Ski (*Sloan Katherin inhibitor*) e Sno (Ski novel oncoprotein), que inibem o complexo SMAD 2/4 ou 3/4.

(4) Receptores que utilizam proteínas cinases do cito-sol. Incluem receptores para muitas citocinas: IFN-α, β e γ, IL-2, 3, 5, 6, 12 e 17 e receptores para antígenos em linfócitos T (TCR) e B (BCR). Os receptores para citocinas são dímeros que, após ativação, recrutam proteínas cinases do citosol, sendo as mais importantes as da família JAK (*Janus kinases*), que inclui JAK1, 2 e 3 e TYK 1 e 2. As cinases recrutadas no domínio intracitoplasmático do receptor fosforilam fatores de transcrição; as da família JAK fosforilam membros da família STAT, que, fosforilados, formam dímeros que se dirigem ao núcleo, onde regulam a transcrição dos genes-alvo. A Figura 5.8 ilustra a ativação de receptores para interferons. Os receptores para antígenos em linfócitos T e B utilizam cinases citosólicas da família Src (Fyn, Frg, LcK, Lyn), que, ativadas, ativam outras cinases, amplificando o espectro de ação das vias de sinalização

■ **Receptores que ativam fatores de transcrição por inativação de seus inibidores.** Alguns fatores de transcrição existentes no citosol ficam constitutivamente inibidos por proteínas a eles associadas. Quando estimulados pelos ligantes, receptores desse grupo ativam cinases (p. ex., IKK) que fosforilam o IKB (inibidor de NFκB). IKB fosforilado é destruído em proteassomos, liberando o NFκB para atuar no núcleo, onde ativa genes pró-inflamatórios e de sobrevivência. São exemplos desta categoria os receptores para citocinas da família IL-1, os receptores para TNF (Figura 5.6) e os da família TLR (Figura 4.4). Tais receptores podem ativar vias distintas, resultando em diferentes efeitos, dependendo das moléculas disponíveis após liação do agonista. O receptor do TNF, por exemplo, pode: (a) estimular vias inflamatórias, por ativação do NFkB; (b) induzir apoptose, por ativação da caspase 8 (ver adiante); (c) formar necrossomo, plataforma que induz necroptose, uma forma de necrose regulada (ver adiante)

5

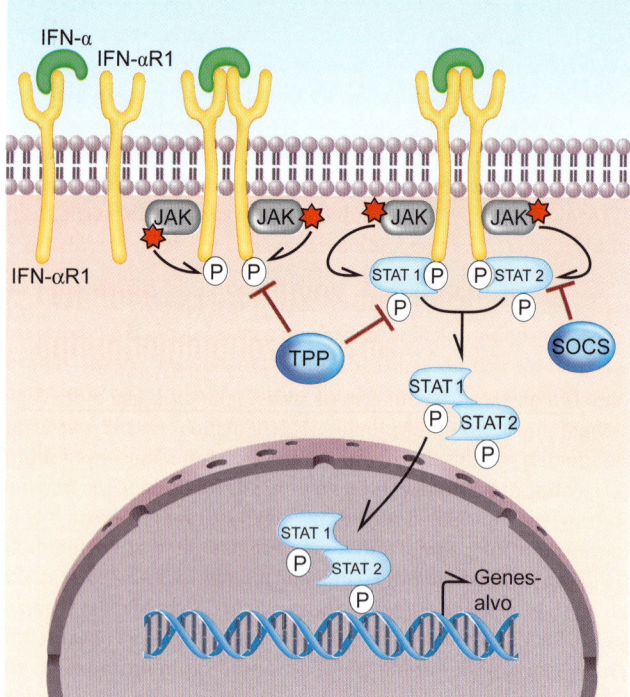

Figura 5.8 Ativação de receptor de citocina associado à proteína cinase em tirosina (receptor de IFN-α). Após ligação do IFN-α, ocorrem dimerização do receptor, recrutamento e ativação da cinase JAK, que fosforila o segmento citoplasmático do receptor e cria sítios para ancoragem de STAT 1 e 2 (*signal transducer and activator of transcription*). Estas formam dímeros que regulam a transcrição de vários genes. A atividade do receptor é regulada por fosfatases com atividade em tirosina (TPP, *tyrosine protein phospatase*) que desfosfoliram o receptor e as STAIs e pela proteína SOCS (*suppressor of cytokyne signal*), que impede a ligação de JAK e inibe STATs fosforiladas.

■ **Receptores que ativam proteólise do próprio receptor.** Quando acionados, tais receptores ativam proteases intramembranosas que clivam o segmento intracitoplasmático do receptor, liberando um peptídeo que atua como fator de transcrição. O receptor Notch, envolvido na embriogênese, na diferenciação celular e na carcinogênese, é um exemplo (Figura 5.9)

■ **Receptores que são canais iônicos.** Tais receptores são ativados por ligantes, por ação mecânica (mecanorreceptores) ou por diferença de potencial (canais dependentes de voltagem). Receptores para acetilcolina são canais de Ca^{++} que, após interação com o ligante, são abertos e deixam o eletrólito passar. Os mecanorreceptores são canais iônicos que, sob efeito da força mecânica, se abrem ou se fecham, fazendo variar o gradiente de eletrólitos, o que possibilita a abertura ou o fechamento de canais de Ca^{++}; estes promovem a transdução do sinal por meio da ativação de cinases Ca^{++}-calmodulina dependentes.

Receptores intracelulares

Os receptores intracelulares reconhecem ligantes que: (1) atravessam a membrana citoplasmática por serem lipossolúveis (p. ex., vitaminas A e D, hormônios esteroides), por serem muito pequenos (NO, CO) ou por serem catapultados ou inoculados

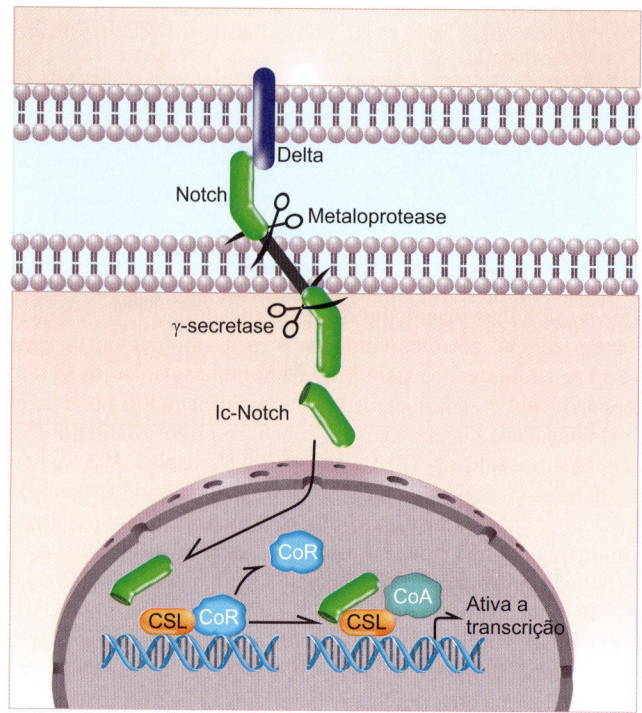

Figura 5.9 Ativação do receptor Notch, cujo agonista delta está preso à célula vizinha. Após ligação do Notch com o delta, são ativadas proteases da membrana (uma metaloproteinase que cliva a parte extracitoplasmática), o que ativa uma secretase-gama que cliva o segmento intracitoplasmático, liberando um fragmento (Ic-Notch). O Ic-Notch é translocado ao núcleo, onde se liga a uma proteína (CSL) que fica ligada a um repressor (CoR), o que impede a ativação da sequência de resposta ao Notch. Após a ligação, o CoR é liberado, o coativador (CoA) associa-se e o complexo Notch-CSL-CoA inicia a transcrição dos genes regulados pelo elemento de resposta ao Notch (ERN). Receptores Notch são importantes na embriogênese e na carcinogênese, por regular o destino de células quando uma está em contato com outra.

diretamente no citosol (toxinas bacterianas, flagelina); (2) são gerados no interior da célula, como antígenos virais, moléculas alteradas por radicais livres e alguns metabólitos, como uratos e pirofosfato. Tais receptores são separados em dois grupos:

■ **Receptores citosólicos.** Os mais importantes são aqueles das famílias NLR (*NOD like receptors*), AIM (*absent in melanoma*) e RLR (*RIG like receptors*). Ativação desses receptores ocorre por ação de componentes bacterianos (flagelina), de vírus (dsRNA), contaminantes ambientais (asbesto, sílica, alume), uratos e produtos do estresse oxidativo. Quando estimulados, tais receptores montam plataformas chamadas *inflamassomos*, que ativam a caspase 1, a qual cliva a pró-IL-1b e a pró-IL-18, originando as formas ativas dessas citocinas (ver Figura 4.4). Tais receptores são ativados em diversas doenças inflamatórias crônicas, infecciosas ou não, representando uma forma de resposta imediata a agressões. Mutações em suas moléculas associam-se a inflamações crônicas sem causa aparente, denominadas *doenças autoinflamatórias*, discutidas no Capítulo 11

■ **Receptores nucleares** existem no núcleo ou são translocados do citosol para o núcleo após ligação com o agonista. Tais receptores possuem um domínio que se liga ao agonista, um domínio de dimerização e um domínio regulador da transcrição que se liga ao DNA. Após interação com o ligante, formam-se dímeros com efeito regulador da transcrição. São exemplos: receptores para esteroides (estrogênios, progesterona, glicocorticoides), para vitamina D, para ácido retinoico e para ativadores de proliferação de peroxissomos (PPAR). A Figura 5.10 exemplifica o receptor de estrogênio.

Os receptores celulares são regulados por: (1) ativação de moléculas que inibem o próprio receptor, impedindo a ativação de proteínas de transdução de sinais ou de armação; (2) fosfatases que desfosforilam RTK ativados por cinases; (3) endocitose do receptor.

Homeostase proteica

Síntese proteica e proteólise são indispensáveis para a homeostase celular. As proteínas têm vida útil limitada, e as células necessitam sintetizar continuamente muitas delas, para substituir aquelas envelhecidas ou defeituosas.

As etapas da síntese proteica estão resumidas na Figura 5.11. Inicialmente, o gene é transcrito e o RNA resultante é processado e forma mRNA (ver Figura 12.13), que é transportado ao citoplasma, onde é traduzido em proteína, de duas maneiras: (a) nos polirribossomos, são sintetizadas proteínas que permanecem no interior da célula; (b) no retículo endoplasmático granuloso (REG), são produzidas proteínas de exportação.

Ainda no interior do retículo endoplasmático, ocorrem várias modificações na proteína nascente: glicosilação, formação de pontes de dissulfeto e dobramento. O *dobramento* das moléculas, que consiste nos movimentos conformacionais que originam

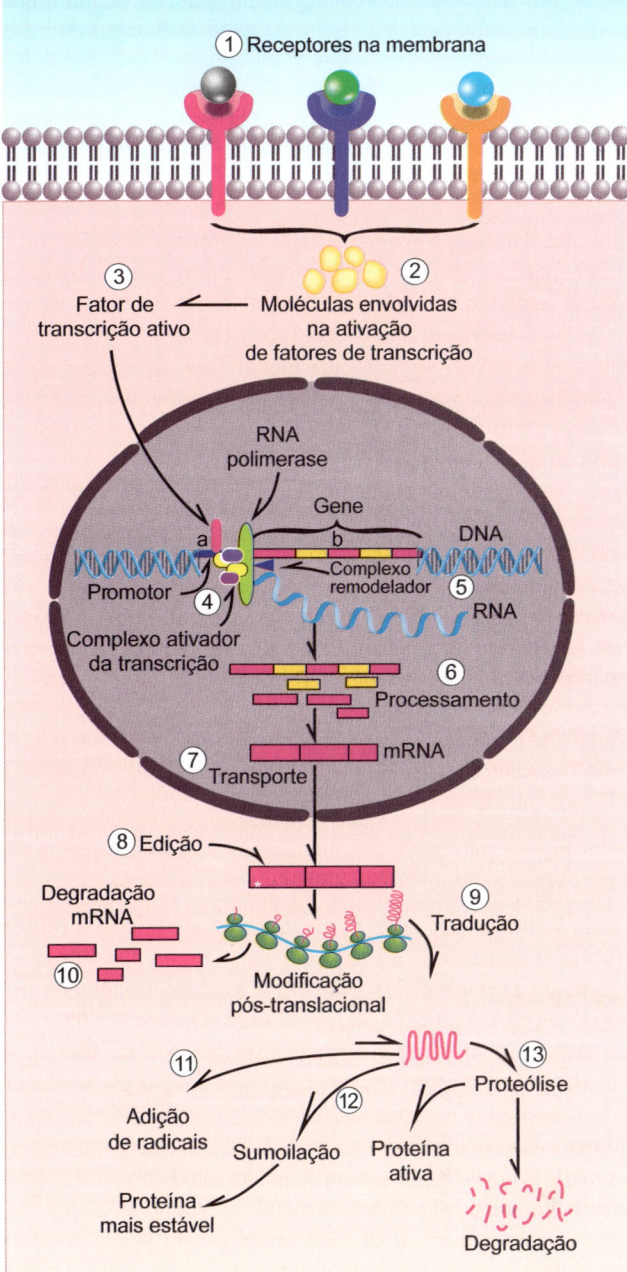

Figura 5.11 Etapas da síntese de uma proteína, indicadas desde a ativação de um receptor pelo agonista. O receptor ativado (1) aciona mecanismos de transdução de sinais que ativam fatores reguladores da transcrição (2 e 3), que vão ao núcleo e regulam o complexo ativador da transcrição (4) no promotor do gene, favorecendo iniciação da transcrição de RNA, cuja progressão depende da ativação do complexo remodelador (5). O RNA transcrito primário é processado (6) e o mRNA resultante é transportado ao citoplasma (7), onde é editado, com troca de uma ou algumas bases (8). Em seguida, ocorre a tradução em ribossomos (9), que é regulada pela velocidade de degradação do mRNA e pela ação dos fatores de iniciação e de elongamento (10). A proteína sintetizada pode sofrer modificações pós-translacionais representadas por: adição de radicais (especialmente de carboidratos – 11); ligação com ubiquitina de baixo peso molecular, que torna a proteína mais estável (12), processo conhecido como sumoilação (*small ubiquitin related modifier*); proteólise parcial ou total (13).

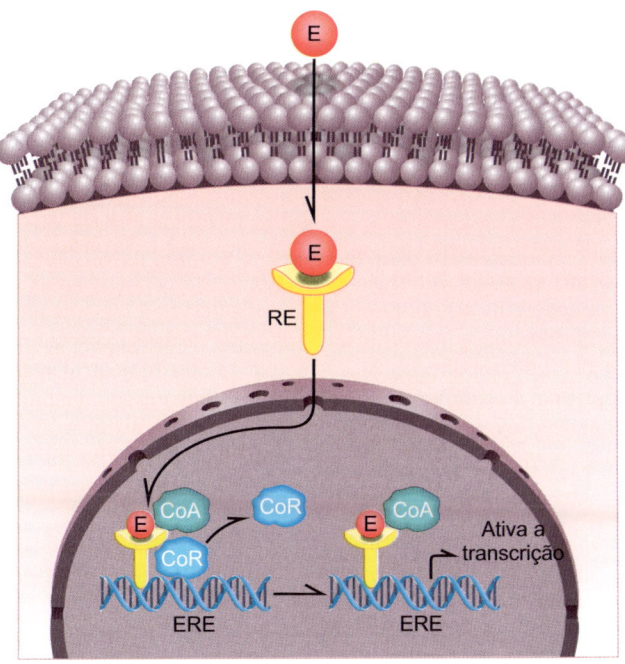

Figura 5.10 Representação esquemática do receptor de estrogênio (RE), um receptor intracelular. O receptor associa-se ao estrogênio no citosol e é transportado ao núcleo, onde desloca o correpressor (CoR) que fica ligado à sequência de resposta ao estrogênio (ERE, *estrogen response element*) e associa-se ao co-ativaor (CoA), o que possibilita a ligação do complexo ao ERE, iniciando a ativação de genes que possuem elemento de resposta no promotor.

5

a estrutura terciária da proteína, é comandado sobretudo por *chaperonas* (proteínas do grupo das proteínas do choque térmico; HSP, *heat shock protein*), que se ligam à cadeia polipeptídica e orientam seu dobramento adequado. Proteínas mal dobradas (p. ex., por mutação ou por ação de radicais livres) são destruídas em proteassomos (ver adiante, Figura 5.13). A estrutura quaternária também é adquirida no RE: as unidades monoméricas (p. ex., cadeias leves e pesadas de imunoglobulinas) se associam na luz do RE. Em seguida, a proteína sintetizada e adequadamente dobrada é transportada em vesículas para o complexo de Golgi.

A regulação da tradução de proteínas depende de mecanismo complexo no qual a proteinocinase mTOR desempenha papel central (mTOR, *mammalian target of rapamycin*; rapamicina é um antibiótico com atividade imunossupressora isolado de *Streptomyces hygroscopicus*, originado na ilha da Páscoa ou Rapanui, de onde se origina o nome rapamicina). mTOR existe em dois complexos: (1) TORC1, associada à proteína Raptor (*regulatory associated protein of mTOR*), alvo do efeito inibidor da rapamicina; (2) TORC2, relacionada com a proteína Rictor (*rapamycin-insensitive companion of mTOR*), que impede o efeito inibidor da rapamicina. No complexo TORC1, mTOR é controlada por proteínas G da família Rheb. Quando na forma Rheb-GTP, há ativação de mTOR. As proteínas TSC (*tuberous sclerosis complex*) promovem a hidrólise de Rheb-GTP em Rheb-GDP, tornando a mTOR inativa. Estímulos que inativam as proteínas TSC ativam mTOR, deixando ativas as proteínas Rheb na forma Rheb-GTP. mTORC1 ativado: (1) estimula fatores de iniciação e de alongamento (eIF, *eukaryotic initiaton factor*, e eEF, *eukaryotic elongation factor*), que iniciam o processo de tradução de proteína; (2) induz a síntese de ribossomos; (3) inibe a autofagia. A Figura 5.12 mostra os principais ativadores do complexo mTORC1 e os efeitos de sua ativação. A ativação de TORC2 é pouco conhecida, e os seus efeitos são exercidos sobre componentes do citoesqueleto, com interferência na organização espacial da célula.

Microvesículas. Exossomos e micropartículas

Microvesículas originadas nas células, que podem conter várias moléculas (miRNA, fragmentos de mRNA, lipídeos, proteínas diversas, incluindo receptores membranosos), são eliminadas na MEC, em secreções ou na corrente circulatória. Tais microvesículas são representadas por exossomos, micropartículas e vesículas apoptóticas. *Exossomos* originam-se de corpos multivesiculares formados a partir de endossomos; seu conteúdo é variável. *Micropartículas* formam-se por evaginação da membrana citoplasmática e podem conter miRNA, proteínas citosólicas, moléculas MHC e receptores celulares. *Vesículas apoptóticas* (parte dos corpos apoptóticos) são formadas durante a apoptose (ver adiante). Exossomos e micropartículas fundem-se com membranas de células vizinhas ou distantes e têm papel importante na comunicação entre células, tecidos e órgãos. Por carrearem miRNA, receptores e diferentes agonistas, permitem que uma célula tenha efeito regulador sobre outra, mesmo distante. No câncer, as microvesículas são importantes, entre outras ações, no preparo do nicho pré-metastático e na eliminação de medicamentos citostáticos.

Eliminação de proteínas e organelas envelhecidas ou alteradas: proteassomos e autofagia

Continuamente, as células fazem reciclagem ou renovação dos seus componentes por meio da degradação controlada de proteínas e organelas envelhecidas. Há dois mecanismos:

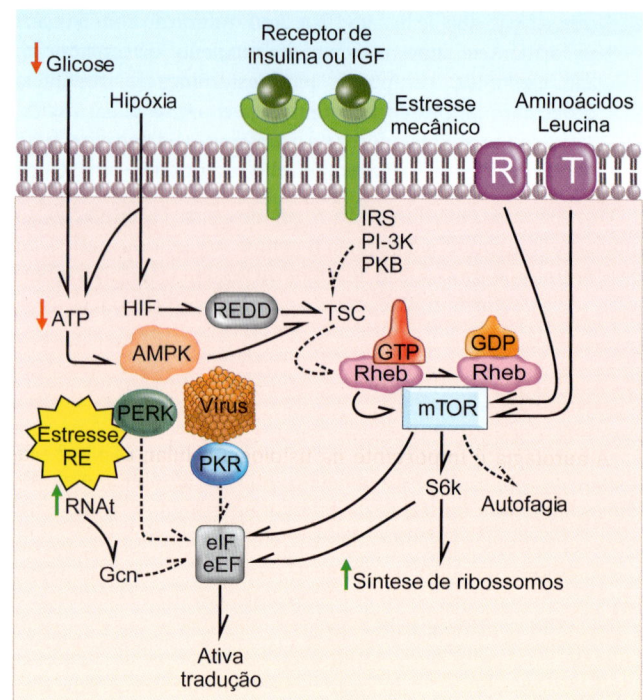

Figura 5.12 Controle da atividade de mTOR (complexo TORC-1). O complexo mTORC-1 regula: (a) a síntese proteica por integrar os sinais de receptores de fatores de crescimento com a disponibilidade de nutrientes; (b) a síntese proteica após agressões que reduzem a produção de proteínas (p. ex., hipóxia, hipoglicemia) ou aumentam a sua necessidade (p. ex., estresse mecânico que induz hipertrofia). mTORC-1 é ativado por RHEB-GTP, que é regulada constitutivamente pela proteína do complexo esclerose tuberosa (TSC), a qual tem atividade GTPase (inativa RHEB-GTP, originando RHEB-GDP), mantendo mTORC-1 inativo. Sinais originados do receptor de insulina (AKT) ou de fator de crescimento (PI3K) na presença de nutrientes suficientes (aminoácidos) ativam mTORC-1 porque fosforilam e inativam a TSC. Estresse mecânico que induz hipertrofia ativa diretamente mTORC-1. mTORC-1 ativado induz a síntese proteica por aumentar a tradução via S6k, que aumenta a produção de ribossomos e a ativação dos fatores de iniciação (eIF) e de elongamento (eEF) da proteína nascente. Hipóxia ou hipoglicemia reduz a disponibilidade de ATP, o que ativa a adenosina monofosfato cinase ativadora de TSC, que inibe mTOR, com redução da tradução. No estresse do retículo endoplasmático (RE), há inibição da tradução por dois mecanismos: aumento da concentração de RNA transportador (tRNA) e ativação de PERK, que inibe eIF e eEF. Vírus inibem a tradução de proteínas por ativarem cinases que inativam eIF e eEF. Gcn: *general control of aminoacid synthesis*. Linhas pontilhadas indicam inibição.

autofágica e degradação proteica em proteassomos. Ambos são importantes durante o desenvolvimento embrionário e na diferenciação dos tecidos.

Proteassomos são agregados macromoleculares em forma de barril que contêm proteases que clivam várias proteínas. Para ser degradada nos proteassomos, a proteína precisa estar ligada à ubiquitina. Ubiquitinação é uma via muito utilizada para controlar a atividade de proteínas constitutivas que, normalmente, ficam inativas por uma proteína inibidora (destruição do inibidor torna a proteína ativa). Os proteassomos degradam também proteínas alteradas por outros motivos, as quais, se não forem eliminadas, acumulam-se no citoplasma e causam lesões. A Figura 5.13 esquematiza os mecanismos de proteólise em proteassomos.

A *autofagia*, que significa alimentar-se de si mesmo, é um processo ativo no qual a célula envolve partes de estruturas lesadas ou envelhecidas ou agregados de proteínas alteradas e forma um vacúolo autofágico (autofagossomo), que se funde a lisossomos (autofagolisossomo) para digestão dos componentes sequestrados. Existem três formas: macroautofagia, microautofagia e autofagia mediada por chaperonas (HSP). Na *microautofagia*, a membrana de lisossomos engloba diretamente os agregados proteicos ou fragmentos de organelas a serem digeridos. Na *macroautofagia*, forma-se uma vesícula que envolve o componente a ser digerido; com isso, surge um vacúolo autofágico, que se funde com lisossomos. Na *autofagia mediada por chaperonas*, as proteínas alteradas do citosol associam-se a HSP e são dirigidas aos lisossomos. A Figura 5.14 resume os mecanismos dos três tipos de autofagia.

A autofagia é importante na fisiologia celular, como mecanismo de adaptação frente à privação de alimentos (a célula promove canibalismo) ou de renovação de suas estruturas (processo antienvelhecimento); pode acontecer, também, em situações patológicas, inclusive como forma de morte celular.

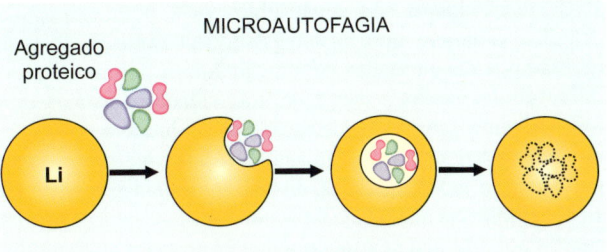

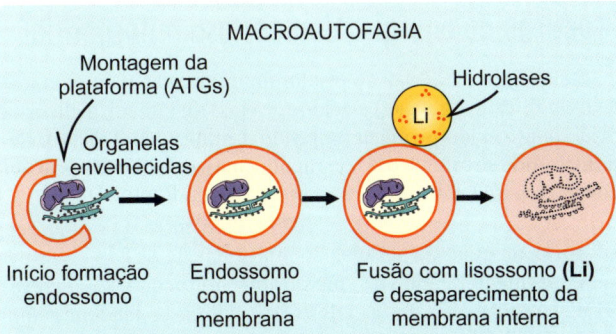

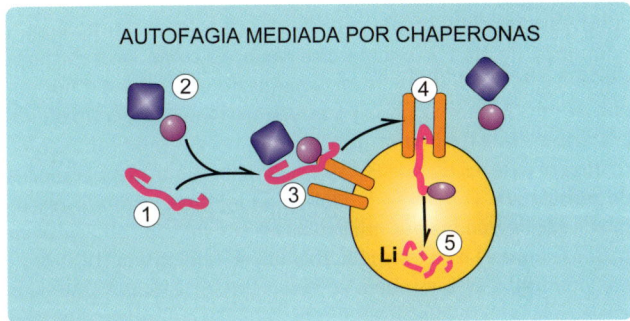

Figura 5.14 Tipos de autofagia. Na microautofagia, agregados proteicos são englobados diretamente por lisossomos, nos quais são degradados. Na macroautofagia, formam-se vacúolos (endossomos) montados a partir de uma plataforma de proteínas especiais (ATG: *autophagic proteins*). O endossomo funde-se com os lisossomos, ocorrendo degradação do seu conteúdo. Na autofagia mediada por chaperonas, a proteína alterada é capturada diretamente em lisossomos (Li), nos quais sofre proteólise. A captura faz-se por ligação da proteína alterada (1) ao complexo chaperona-proteína acessória (2). O conjunto desloca-se até a membrana lisossômica, na qual se prende a uma proteína receptora (3). Em seguida, a proteína atravessa a membrana (4), liga-se a uma chaperona intralisossômica e é liberada no interior da organela (5), onde é digerida.

Citoesqueleto. Movimentos celulares

O *citoesqueleto* é essencial para os movimentos celulares, especialmente para o tráfego de vesículas, para o deslocamento das células e para a manutenção da forma celular. Seus principais constituintes são microfilamentos (actina e miosina), filamentos intermediários e microtúbulos.

Os *microfilamentos* são formados por actina, proteína que se polimeriza e forma uma estrutura filamentosa. A polimerização forma redes associadas a outras proteínas que sustentam a membrana citoplasmática, mantêm as microvilosidades e formam pseudópodes.

Os *filamentos intermediários* são estruturados por proteínas responsáveis por manter a forma das células e a posição das estruturas intracelulares (laminas nucleares, ceratinas e outras).

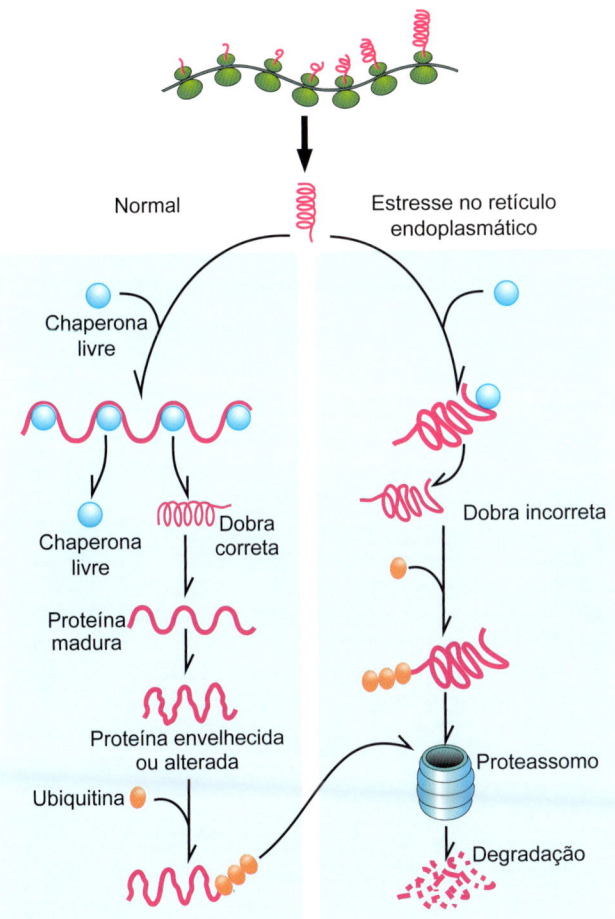

Figura 5.13 Degradação de proteínas em proteassomos. Em condições normais, proteínas nascentes no retículo endoplasmático sofrem dobramento, com participação de chaperonas. Quando se torna envelhecida, a proteína liga-se à ubiquitina e sofre degradação em proteassomos, sendo eliminada. Quando ocorre estresse no retículo endoplasmático, por inúmeros agentes agressores, as proteínas alteradas (mal dobradas) são ubiquitinizadas e também degradadas em proteassomos.

Os *microtúbulos* são constituídos pela polimerização da proteína tubulina, que forma estruturas capazes de serem montadas e desmontadas com facilidade. A polimerização de microtúbulos se faz a partir de uma estrutura estável denominada centrossomo. Os microtúbulos orientam a direção dos movimentos dentro do citoplasma; no movimento ameboide, por exemplo, a polimerização dos microtúbulos direciona o fluxo de citoplasma que forma o pseudópode. O deslocamento das células por emissão de pseudópodes foi descrito no Capítulo 4.

Produção de energia. Homeostase mitocondrial

A síntese de ATP faz-se predominantemente pela oxidação de carboidratos (glicose) e ácidos graxos. No citosol, a glicose é oxidada até ácido pirúvico (gerando 4 moléculas de ATP). Nas mitocôndrias, a acetil CoA, originada do ácido pirúvico e de ácidos graxos que sofreram a β-oxidação, completa a oxidação no ciclo de Krebs, gerando CO_2 e FADH+; este entra na cadeia respiratória, na qual são geradas 26 moléculas de ATP.

A permeabilidade da membrana mitocondrial externa (MME) é controlada por canais VDAC (*voltage dependent anions channels*) e por numerosos transportadores de cátions e moléculas simples. Tais canais permitem a passagem de moléculas pequenas, de até 5 kD; moléculas maiores, como fatores apoptogênicos (ver adiante), ficam isoladas do citosol. A membrana mitocondrial interna (MMI) é pouco permeável; o controle de entrada e saída é feito por transportadores como os canais ANT (transportadores do nucleotídeo adenosina) e transportadores de pirofosfato. Os canais da MME e da MMI estão muito próximos e são regulados por moléculas do citosol (GSK3b, *glycogen sinthase kinase*) e da matriz mitocondrial (ciclofilina D). Proteínas da família BCL também se associam aos canais VDAC. Nos

pontos de associação dos canais, as membranas mitocondriais estão muito próximas uma da outra (Figura 5.15). Esse complexo molecular de canais e outras moléculas ficam muito próximos da ATPsintase e exerce rigoroso controle do que deve sair ou entrar na mitocôndria. Perturbação desse complexo forma um poro transitório que gera permeabilidade mitocondrial transitória desastrosa para a célula.

As proteínas da família BCL (*B cell lymphoma*), que têm domínios do tipo BH (*baculovir homologue domain*), são os controladores mais importantes da permeabilidade da membrana mitocondrial externa. As proteínas BCL-2 e BCL-XL (BH4, quatro domínios BH) estabilizam membranas, enquanto as BAX e BAK (BH3, três domínios BH) e as com um único domínio BH (BID, BAD, BOD, BIM, PUMA e BCLBH1) desestabilizam a membrana mitocondrial, aumentam sua permeabilidade e favorecem a saída de moléculas pró-apoptóticas. As proteínas BCL-2, BCL-XL e BAK localizam-se junto aos poros VDAC. A proteína BAK fica no citosol, mas, quando ativada, desloca-se até a membrana externa da mitocôndria, interage com a BCL-2 e induz aumento da permeabilidade mitocondrial (ver Figura 5.35). Quando o aumento da permeabilidade é transitório e afeta mais a permeabilidade da membrana externa, surge apoptose; se é mais duradouro, forma poro que compromete também a membrana interna, o que reduz o gradiente químio-osmótico na mitocôndria e reduz a síntese de ATP, podendo causar necrose.

▶ Estresse oxidativo

Radicais livres derivados de O_2 ou N são agressores potentes. Para neutralizar ou minimizar seus efeitos, as células dispõem de vários mecanismos antioxidantes (ver Figura 3.2). Quando as

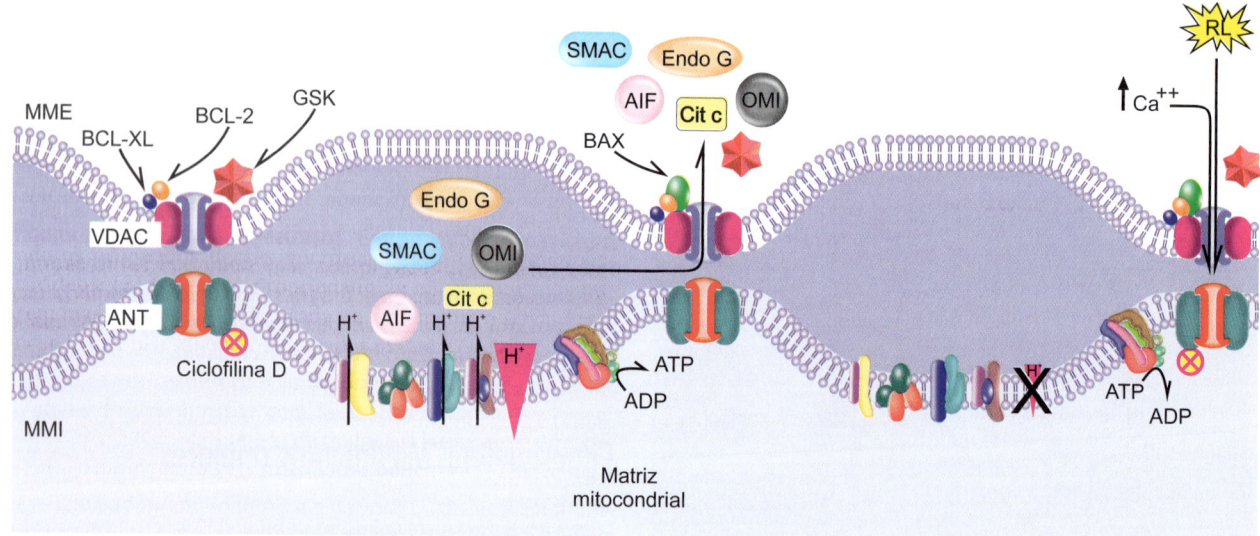

Figura 5.15 Poro de permeabilidade transitória da mitocôndria. Os principais controladores da permeabilidade mitocondrial são os canais voltagem-dependentes (VDAC) na membrana mitocondrial externa (MME) e os canais ANT (cotransportadores bidirecionais de ATP e ADP) na membrana mitocondrial interna (MMI). As proteínas BCL-2 e BCL-XL associam-se aos canais VDAC e mantêm a sua integridade. Proteínas pró-apoptóticas, como BID ou outras do grupo BAX, inativam BCL-2 e induzem aumento da permeabilidade da MME, favorecendo a liberação de fatores pró-apoptóticos contidos na câmara mitocondrial externa. Nos locais em que a MMI e a MME estão próximas, os canais VDAC e ANT também estão próximos e o conjunto fica junto da F-ATPsintase. Estresse metabólico acentuado e especialmente aumento do Ca++ no citosol acompanha-se de rearranjo das moléculas dos canais ANT com a F-ATPsintase, com participação da ciclofilina D, criando um poro que altera o trânsito entre a matriz mitocondrial e a câmara mitocondrial externa que anula a força protomotriz (indicado por **X**), inibindo a ATPsintase; com isso, inverte-se a ação enzimática, passando a consumir ATP, na tentativa de restabelecer a força protomotriz, o que resulta em necrose. RL: radicais livres.

células não conseguem neutralizar os radicais livres, o excesso deles induz uma resposta adaptativa, condição conhecida como *estresse oxidativo*. As lesões resultantes dependem da magnitude da alteração: quando baixa, são ativados genes favorecedores de sobrevivência celular, como os que codificam substâncias antioxidantes, HSP (*heat shock proteins*) e moléculas antiapoptóticas; se intensa, são acionadas vias que levam à morte celular. No estresse oxidativo, as células ativam a transdução de sinais por diversas vias, sendo as mais importantes: (a) NFkB (*nuclear transcription factor* k *in B cells*), via pró-inflamatória; (b) MAPK (*mitogen activated protein kinases*), especialmente JNK e p38, que ativam genes antioxidantes ou pró-apoptóticos; (c) HIF-1 (*heat shock induced transcription factor*), fator de transcrição inativo existente no citosol que, após ativação por radicais livres, desloca-se ao núcleo e ativa genes de sobrevivência, especialmente de HSP, de proteínas antioxidantes e de proteínas antiapoptóticas.

Quando se instala o estresse oxidativo, podem ocorrer: (1) manutenção da homeostase celular, quando as respostas são eficazes e suficientes; (2) lesões diversas, causadas sobretudo pela peroxidação de proteínas, lipídeos e ácidos nucleicos. Aldeídos gerados da peroxidação de lipídeos favorecem a formação de adutos deles com proteínas, modificando suas funções; proteínas do citoesqueleto podem se agrupar e precipitar, formando corpos hialinos; proteínas mal dobradas formam agregados que se precipitam. Adutos de proteínas e proteínas mal dobradas desencadeiam uma resposta conhecida como *estresse do retículo endoplasmático*, que pode resultar em morte celular.

Resposta ao mal dobramento de proteínas. Estresse do retículo endoplasmático

Proteínas nascentes no retículo endoplasmático (RE) podem ficar mal dobradas, sobretudo por redução de ATP, agressão de radicais livres ou baixa disponibilidade de carboidratos para o processo de glicação. Mal dobramento de proteínas ocorre também no envelhecimento, em infecções (sobretudo virais), no estresse oxidativo e por mutações gênicas. Na doença fibrose cística, mutações no gene *CFTR* resultam em mal dobramento da proteína, que é um canal iônico na membrana citoplasmática. Defeitos nesse canal iônico resultam em várias anormalidades em secreções exócrinas, sobretudo no suor, no pâncreas e nos pulmões. Proteínas mal dobradas acumulam-se no RE e se associam a chaperonas, que tentam repará-las (resposta imediata a qualquer agressão é aumento da expressão de HSP, às quais as chaperonas pertencem). Ao mesmo tempo, proteínas transmembranosas do RE (p. ex., PERK, IRE-1 e ATF-6), que também se ligam a chaperonas, são ativadas e induzem: (1) inibição da tradução de novas proteínas, exceto para HSP e proteínas necessárias ao transporte e à proteólise de proteínas mal dobradas; (2) proteólise de proteínas mal dobradas em proteassomos; (3) ativação de genes de chaperonas e de outras proteínas necessárias no processo de proteólise (autofagia). Além de atuarem no dobramento de proteínas, as HSP também ativam rotas de sobrevivência e inibem vias apoptóticas, como resumido na Figura 5.16. Esse conjunto de respostas é denominado *resposta ao mal dobramento de proteínas* (UPR, *unfolding protein response*) ou *estresse do retículo endoplasmático*.

Proteínas mal dobradas, se não reparadas ou eliminadas por microautofagia ou digestão em proteassomos, formam agregados capazes de provocar degeneração ou morte celular, por aumentar a permeabilidade mitocondrial (ver adiante, apoptose); *proteotoxicidade* é o termo cunhado para indicar tal fenômeno. Proteotoxicidade parece ser um mecanismo comum na patogênese de algumas doenças degenerativas, como doença de Alzheimer (acúmulo de β-amiloide), coreia de Huntington (agregados de huntingtina), doença de Parkinson (aglomerados de α-sinucleína associados a ubiquitina) e diabetes melito tipo 2 (proteínas hiperglicadas). No meio extracelular, proteínas mal dobradas podem originar a substância amiloide (ver Capítulo 6).

Em modelos experimentais, o uso de moléculas exógenas capazes de reduzir o mal dobramento ou facilitar a eliminação de proteínas mal dobradas reduz a evolução e a gravidade dessas doenças. O efeito benéfico do exercício físico nesses mesmos modelos depende de indução de enzimas que facilitam a eliminação de proteínas mal dobradas.

Mitocôndrias e estresse celular

Muitas agressões (p. ex., hipóxia e radicais livres) atuam sobre as mitocôndrias. Proteínas mal dobradas, hipóxia e radicais livres aumentam o Ca^{++} no citosol, o que induz a formação de poros transitórios de permeabilidade nas mitocôndrias capazes de levar a morte celular. Tais poros não existem como estruturas funcionais, mas se formam após agressões nos locais em que as membranas mitocondriais interna (MMI) e externa (MME) se aproximam, onde se localizam os canais VDAC, ANT e Pi. No lado do citosol, existe a proteína GSK3b (que parece impedir a formação do poro) e, no lado da matriz, a ciclofilina D, que ativa a formação do poro. Todo esse conjunto está associado à ATPsintase, formando um complexo que mantém regulada a permeabilidade mitocondrial (a Figura 5.15 resume a formação do poro de permeabilidade transitória em mitocôndrias). Sobrecarga de Ca^{++} e excesso de radicais livres parecem inativar a GSK e ativar a ciclofilina D; com isso, ocorre entrada de Ca^{++} na matriz mitocondrial, o que leva a retenção de água e a tumefação da organela, com redução drástica no gradiente químio-osmótico na MMI, anulando a produção de ATP e resultando em necrose. Inibidores da ciclofilina D reduzem ou impedem a necrose por sobrecarga de Ca^{++} no citosol (há grande interesse no desenvolvimento de fármacos que possam ser usados durante o fenômeno de isquemia-reperfusão – ver Capítulo 3). Como a permeabilidade aumenta predominantemente na MME, há saída de citocromo c, AIF, endonuclease G e SMAC para o citosol, o que induz apoptose (ver adiante).

Na resposta a proteínas mal dobradas e no estresse oxidativo, as mitocôndrias sofrem alterações morfológicas, originando megamitocôndrias ou mitocôndrias deformadas, frequentes na esteato-hepatite alcoólica ou não alcoólica. A Figura 5.17 mostra como as agressões induzem estresse celular e como as mitocôndrias são afetadas, podendo resultar em apoptose ou em necrose.

Estresse celular e lisossomos

Além de atuarem na autólise, os lisossomos participam ativamente na morte celular por apoptose ou por necrose. Muitas agressões desestabilizam a membrana lisossômica e favorecem a saída de proteases envolvidas na apoptose. A saída de catepsinas induz apoptose por ativação de BAX e de BID, que aumentam a permeabilidade mitocondrial. A catepsina B também ativa inflamassomos, os quais originam IL-1β e IL-18, citocinas pró-inflamatórias. Desestabilização da membrana lisossômica ocorre por: (1) ativação de esfingomielinase, que gera ceramida

5

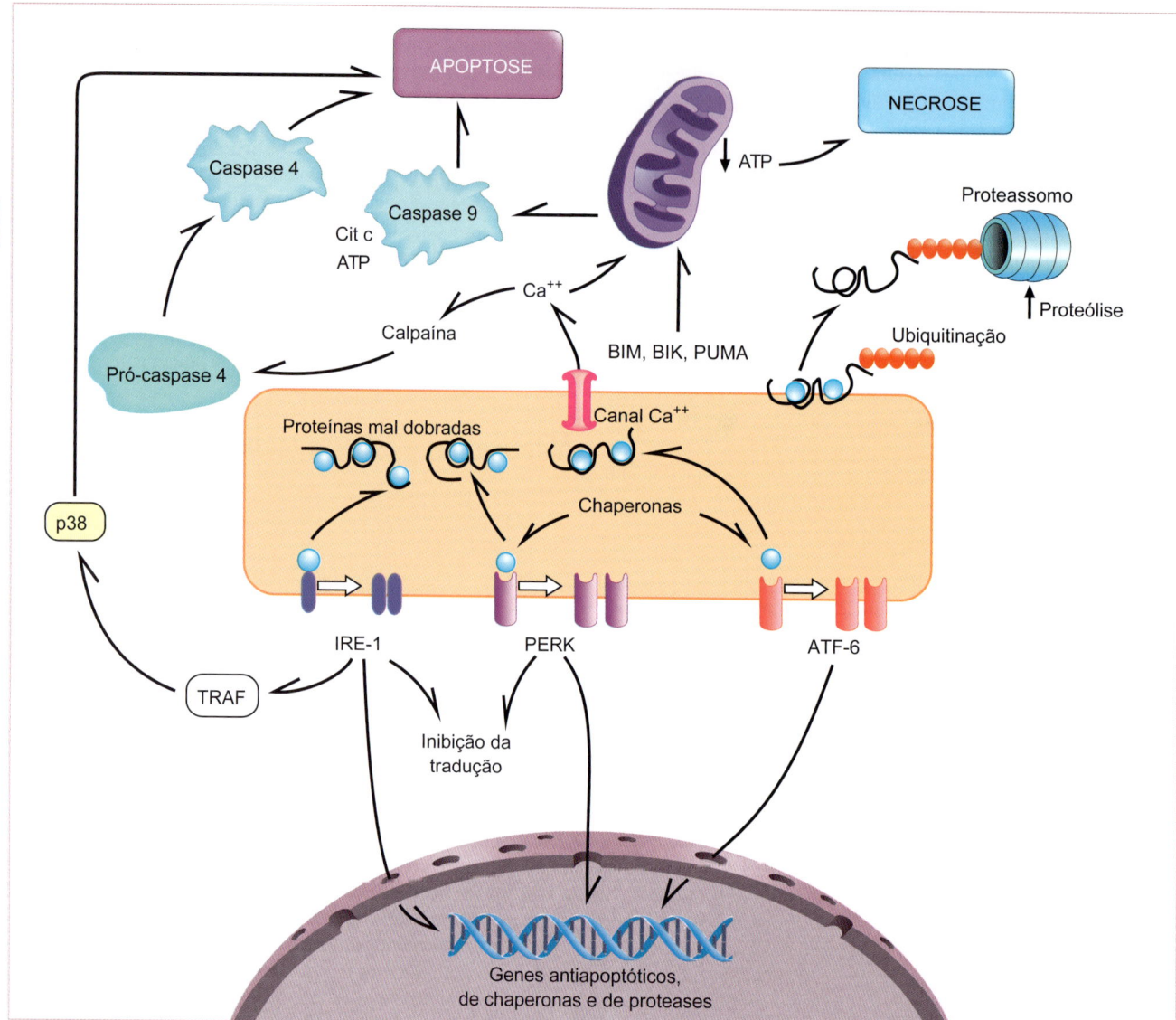

Figura 5.16 Estresse no retículo endoplasmático (RE) e suas consequências. O estresse inicia-se por proteínas mal dobradas na luz do RE. Chaperonas (HSP), que se encontram associadas a proteínas transmembranosas (IRE-1, PERK e ATF-6), deslocam-se para associar-se às proteínas mal dobradas e conduzi-las aos proteassomos, onde são degradadas. Livres de chaperonas, as proteínas IRE, PERK e ATF são ativadas, dimerizam-se e ativam a transcrição de genes de sobrevivência (antiapoptóticos, de chaperonas e de proteassomos). A permeabilidade da membrana do RE alterada favorece a liberação de Ca++ no citosol, o qual ativa a calpaína, ativando a caspase 4, que induz apoptose. Há, também, liberação de proteínas pró-apoptóticas aderidas às cisternas do RE (BIM, BIK, PUMA) que atuam em mitocôndrias, induzindo apoptose. Se a agressão provoca redução acentuada da síntese de ATP, a célula entra em necrose. A apoptose pode ser induzida também pela p38.

e esfingosina. Ceramida causa apoptose ou impede a síntese de ATP, podendo levar à necrose; esfingosina interage com a membrana lisossômica e aumenta sua permeabilidade; (2) radicais livres. A Figura 5.17 resume o estresse celular em mitocôndrias e lisossomos.

► Agressões ao DNA

O DNA fica constantemente sujeito a modificações na sua estrutura por diferentes agressões, como radiações, medicamentos antineoplásicos, radicais livres, substâncias químicas e infecções virais, além de erros no pareamento de bases nucleotídicas durante a sua replicação. Muitas são as formas de lesão no DNA: (1) alterações em bases nitrogenadas; (2) mudança de nucleotídeos; (3) formação de dímeros; (4) quebra em uma ou ambas as fitas; (5) pareamento errado durante a replicação. Tais modificações são reconhecidas por proteínas especializadas, que geram uma resposta que leva ao reparo da lesão ou, se isto não é possível, induzem morte da célula por apoptose (Figura 5.18).

O reconhecimento de lesão no DNA e as respostas de reparo ou de apoptose são feitos por proteínas codificadas por: (1) genes de reparo de erros de pareamento (*mismatch repair genes, MMR*). Em humanos, o reparo de pareamento incorreto de

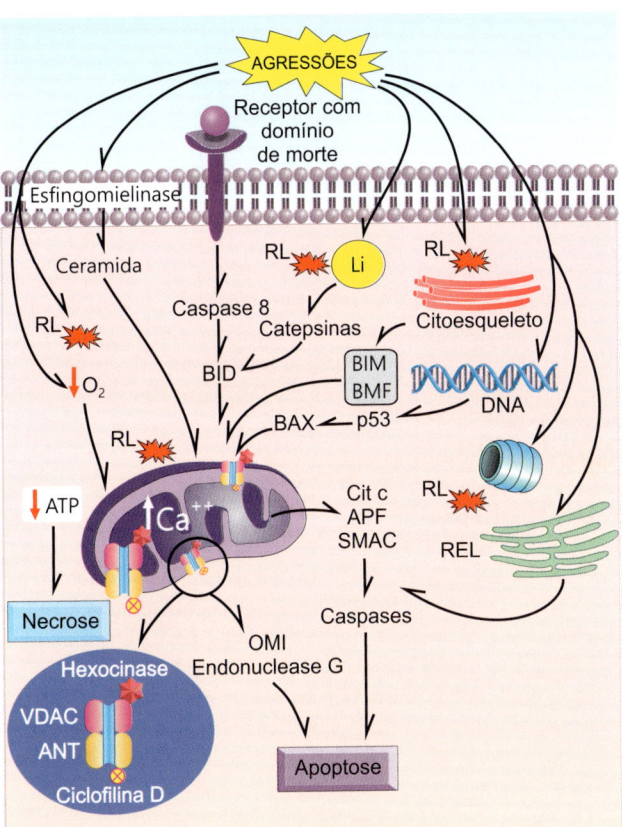

Figura 5.17 Agressões em diferentes estruturas celulares, convergindo para mitocôndrias e lisossomos, que podem induzir apoptose ou necrose. Li: lisossomo; REL: retículo endoplasmático liso; RL: radicais livres.

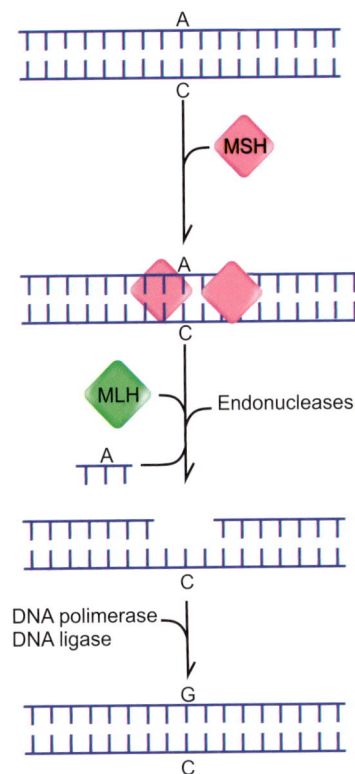

Figura 5.19 Reparo de pareamento errado que ocorre durante a duplicação do DNA, feito pelo complexo MMR. O pareamento errado é reconhecido por proteínas MSH, que acionam proteínas MLH, as quais têm atividade de endonuclease e retiram a sequência com a base errada. Em seguida, um complexo DNA polimerase/DNA ligase sintetiza e liga a nova sequência para o pareamento correto.

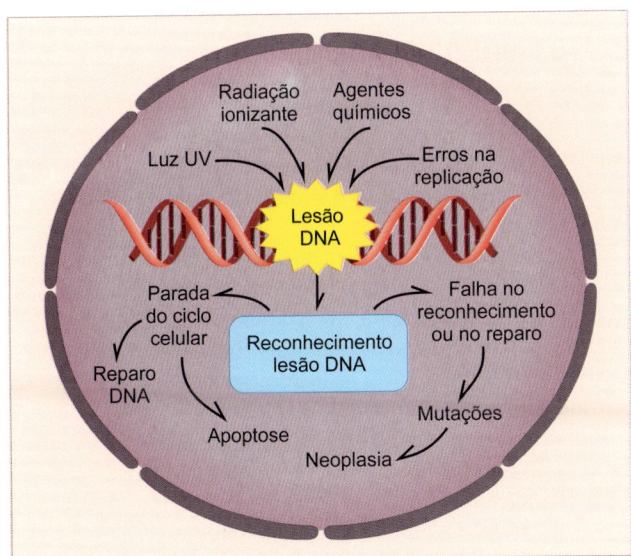

Figura 5.18 Principais consequências de lesão no DNA. Quando o DNA é agredido, ocorrem: (a) reconhecimento da lesão por moléculas próprias; (b) parada do ciclo celular; (c) ativação dos mecanismos de reparo da lesão – se o defeito é corrigido, a célula continua no seu ciclo vital; (d) se o reparo não é possível, a célula é estimulada a entrar em apoptose; (e) quando há falha no reconhecimento da lesão ou impossibilidade de corrigir o defeito no DNA, a mutação resultante pode levar a célula a sofrer transformação neoplásica.

nucleotídeos é feito por produtos dos genes hMSH 2 a 6, MLH 1 e 2 e PMS 1 e 2 (Figura 5.19). Defeitos nesses genes predispõem ao câncer. Mutações herdadas nesses genes ocorrem na síndrome de Lynch, que se associa ao carcinoma colorretal hereditário sem polipose (ver Capítulo 22); (2) genes de reparo por excisão de nucleotídeos (NER). Os raios ultravioleta provenientes da luz solar são causa frequente de formação de dímeros de timina. O reparo dessa lesão é feito por proteínas codificadas por tais genes, sobretudo a XPC (*xeroderma pigmentosum C protein*) (Figura 5.20). Na doença xeroderma pigmentoso, os pacientes têm anormalidades no gene *XPC* e desenvolvem vários tipos de câncer na pele, muitas vezes em idade jovem; (3) genes que atuam no reparo de quebras da molécula do DNA lesado, por exemplo, por radiações ionizantes; os genes *BRCA* 1 e 2 (de *breast cancer*) são exemplos bem conhecidos.

Lesões no DNA e ciclo celular

Modificações pouco extensas no DNA não se acompanham de retardo no ciclo celular. Lesões mais extensas, como as que resultam em quebras de fita, disparam sinais para que haja retardo ou parada do ciclo celular. O fenômeno, denominado *checkpoint* do DNA lesado (ponto de avaliação ou de checagem), refere-se aos momentos do ciclo celular em que ocorre avaliação

5

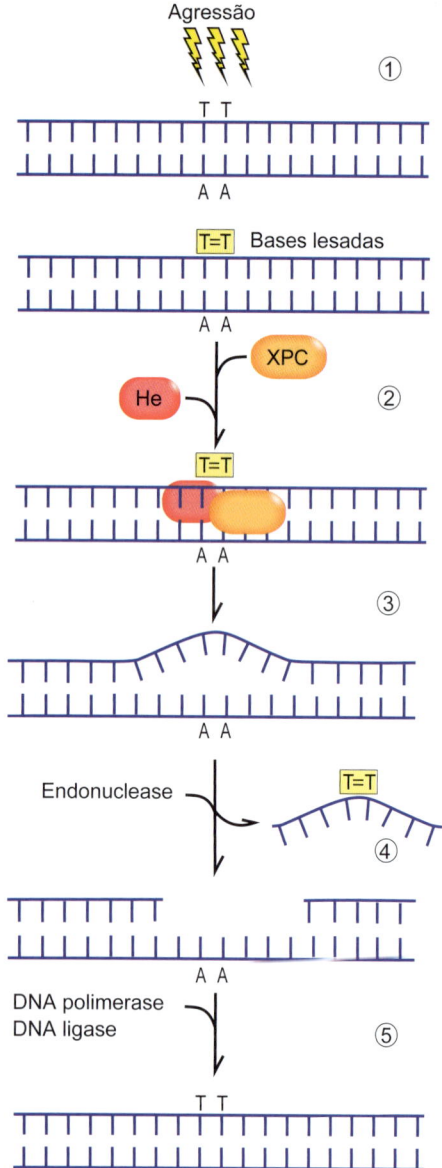

Figura 5.20 Reparo no DNA por excisão de nucleotídeos (NER). Os nucleotídeos lesados, representados por dímero de timina induzido por raios ultravioleta (1), são reconhecidos pelo complexo do qual faz parte a proteína XPC (*xeroderma pigmentosum C protein*). O complexo recruta uma helicase (He), que abre a dupla fita (2 e 3). Em seguida, a proteína XPC, que tem atividade de endonuclease, corta a sequência que contém os nucleotídeos lesados (4). A DNA polimerase sintetiza e a DNA ligase liga uma nova sequência, substituindo a que foi eliminada com as bases lesadas (5).

da integridade do DNA – o ciclo celular só avança se não existe dano no DNA (ver Figura 8.3).

Os sensores, transdutores de sinais e efetuadores de respostas a danos no DNA constituem o que se denominam *moléculas guardadoras do genoma*, formadas por proteínas responsáveis pela estabilidade do DNA. Os genes que as codificam são conhecidos como *genes guardiães do genoma*, e mutações neles são fatores importantes na carcinogênese, especialmente nas formas hereditárias de câncer, como será visto no Capítulo 10.

Na Figura 5.21, estão indicadas as principais moléculas que participam no mecanismo de reconhecimento de lesões, de parada do ciclo celular e de reparo do DNA.

Sem atividade da enzima telomerase, durante a mitose os telômeros (sequências repetitivas do DNA sintetizados por essa enzima) encurtam em cada ciclo celular de maneira que, após várias duplicações, atingem um encurtamento crítico, reconhecido por proteínas especializadas que inibem de forma persistente o ciclo celular. Esse fenômeno recebe o nome de *senescência replicativa*. A proliferação limitada de célula somáticas *in vitro* deve-se a esse fenômeno, o que não ocorre com células cancerosas que, por expressarem telomerase, proliferam indefinidamente. Reconhecida inicialmente *in vitro*, a senescência replicativa ocorre também *in vivo*.

■ Degenerações

Degeneração é *lesão reversível caracterizada por acúmulo de substâncias no interior de células*. Quando a substância acumulada é um pigmento, a lesão é estudada à parte, entre as pigmentações (Capítulo 7).

As degenerações são agrupadas de acordo com a natureza da substância acumulada e classificadas em: (1) degeneração por acúmulo de água e eletrólitos (degeneração hidrópica); (2) degenerações por acúmulo de proteínas – as mais importantes são as degenerações hialina e mucoide; (3) degenerações por acúmulo de lipídeos – as de maior interesse são a esteatose e as lipidoses; (4) degenerações por acúmulo de carboidratos. Na maioria dos casos, o acúmulo de carboidratos em células deve-se a deficiências de enzimas responsáveis por sua metabolização – glicogenoses e mucopolissacaridoses são os exemplos principais.

▶ Degeneração hidrópica

Caracterizada pelo acúmulo de água e eletrólitos nas células, degeneração hidrópica é a lesão não letal mais frequente; suas causas são agentes físicos, químicos ou biológicos que alteram o equilíbrio hidroeletrolítico e levam à retenção de eletrólitos e água nas células.

O transporte de Na^+ para o meio extracelular é feito por bombas eletrolíticas que dependem de energia, via ATP. Retenção desse íon no citosol resulta em acúmulo de água nas células e é a principal causa dessa degeneração. Tal situação ocorre por: (1) hipóxia, desacopladores da fosforilação mitocondrial (p. ex., tiroxina), inibidores da cadeia respiratória e agentes tóxicos que lesam a membrana mitocondrial, pois reduzem a produção de ATP; (2) hipertermia exógena ou endógena (febre), por aumento no consumo de ATP; (3) agressões geradoras de radicais livres, que lesam membranas; (4) inibidores da ATPase Na^+/K^+ dependente (ouabaína, para tratamento da insuficiência cardíaca). Em todas essas situações, diferentes causas conduzem a um fenômeno comum: retenção de Na^+, acúmulo de água no citoplasma e expansão da célula.

Como se trata de lesão reversível, eliminada a causa as células voltam ao aspecto normal. Sozinha, a degeneração hidrópica não leva a consequências funcionais. Em hepatócitos, degeneração baloniforme (degeneração hidrópica acentuada) pode reduzir a função celular, mas insuficiência hepática é muito rara.

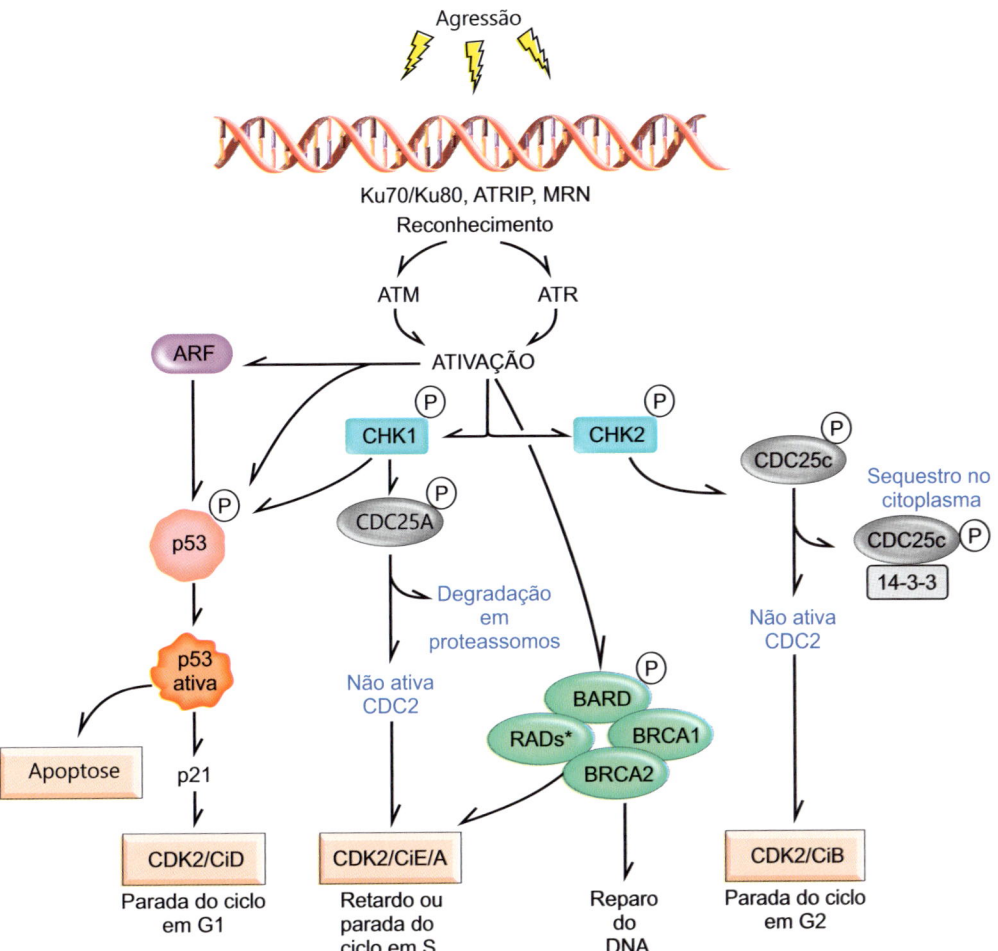

Figura 5.21 Reconhecimento de lesão no DNA e eventos subsequentes. Ku70/Ku80, ATRIP e MRN são proteínas que reconhecem lesões no DNA. ATM e ATR são cinases que transduzem o sinal das proteínas reconhecedoras e ativam: (1) proteína ARF, que ativa a proteína p53, a qual induz parada do ciclo celular em G_1 ou ativa a apoptose; (2) CHK (*checkpoint kinases*), que inibem fosfatases (CDC25) indispensáveis para ativar o complexo ciclina/CDK, parando o ciclo celular em S ou G_2; (3) ativação dos complexos proteicos (BARD, RAD, BRCA) responsáveis por reparar o DNA.

Aspectos morfológicos

Macroscopicamente, os órgãos aumentam de peso e volume e a cor fica mais pálida, porque as células aumentam de volume e comprimem os capilares. Ao microscópio de luz (ML), as células são tumefeitas e o citoplasma torna-se menos basófilo (Figura 5.22) e pode apresentar vacúolos de água (podem ser confundidos com esteatose microvesicular, mas a pesquisa de lipídeos desfaz a dúvida). Em hepatócitos, podem formar-se grandes vacúolos que caracterizam a degeneração baloniforme. Ao microscópio eletrônico (ME), aparecem redução de vilosidades, bolhas na membrana citoplasmática, dilatação do retículo endoplasmático, contração da matriz mitocondrial, expansão da câmara mitocondrial externa e condensação da cromatina.

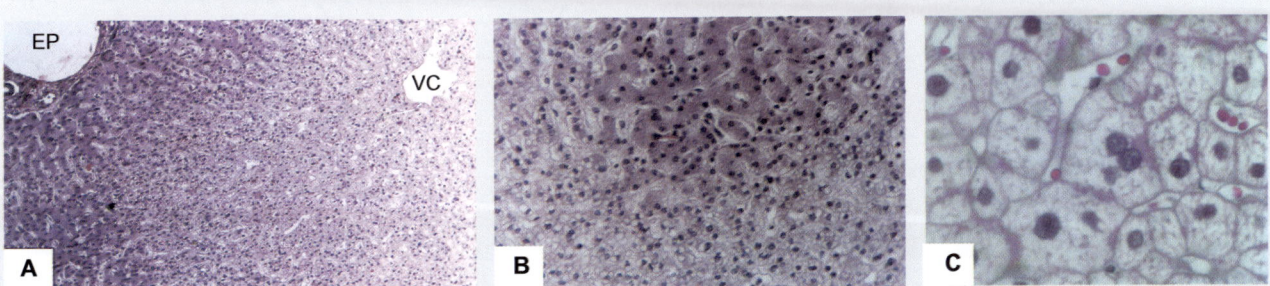

Figura 5.22 Degeneração hidrópica de hepatócitos. **A.** Os hepatócitos da região centrolobular são mais claros do que os demais (EP: espaço porta; VC: veia centrolobular). **B.** Detalhe de A, mostrando hepatócitos centrolobulares contendo pequenos vacúolos claros (comparar com hepatócitos sem vacuolização na parte superior da figura). **C.** Hepatócitos muito tumefeitos e claros.

5

▶ Degeneração hialina

Consiste no acúmulo de material proteico e acidófilo nas células, que resulta da condensação de filamentos intermediários ou do acúmulo de material viral; outras vezes, o material hialino depositado é constituído por proteínas endocitadas. O *corpúsculo hialino de Mallory-Denk* (Figura 5.23), encontrado tipicamente em hepatócitos de alcoólatras crônicos, é formado por aglomerados de proteínas do citoesqueleto que sofreram agressão por radicais livres. Os *corpúsculos de Councilman-Rocha Lima* (hepatócitos em apoptose) são vistos em hepatócitos em hepatites virais, especialmente na febre amarela.

A degeneração hialina de células musculares esqueléticas e cardíacas (Figura 5.24) resulta de endotoxinas bacterianas e de agressão por linfócitos T e macrófagos. O aspecto homogêneo e hialino (acidófilo) deve-se à desintegração de microfilamentos. Se a agressão é intensa, a célula morre (necrose hialina). O acúmulo de imunoglobulinas em plasmócitos forma os *corpúsculos de Russell*, frequentes em algumas inflamações agudas (p. ex., salmoneloses) ou crônicas (p. ex., leishmaniose tegumentar e osteomielites).

▶ Esteatose

Esteatose é o acúmulo de gorduras neutras no citoplasma de células que não as armazenam. A lesão é comum no fígado, mas pode ser vista também em outros locais (miocárdio, músculos esqueléticos, túbulos renais etc.).

Esteatose pode ser causada por várias agressões: agentes tóxicos, hipóxia, alterações na dieta e distúrbios metabólicos. A lesão aparece quando o agente aumenta a captação ou a síntese de ácidos graxos ou dificulta sua utilização, seu transporte ou sua excreção. A lesão é mais conhecida no fígado.

Os hepatócitos normalmente retiram da circulação ácidos graxos e triglicerídeos provenientes da absorção intestinal e da lipólise no tecido adiposo. No fígado, ácidos graxos são utilizados para: (1) produção de colesterol e seus ésteres; (2) síntese de fosfolipídeos, esfingolipídeos ou glicerídeos; (3) geração de energia por meio da β-oxidação deles até acetil-CoA e da formação de corpos cetônicos. Os triglicerídeos, os fosfolipídeos e o colesterol associam-se a apoproteínas para formar lipoproteínas, que são excretadas no espaço de Disse, processo que depende de transporte intracitoplasmático de vesículas do qual participam microtúbulos e microfilamentos (Figura 5.25).

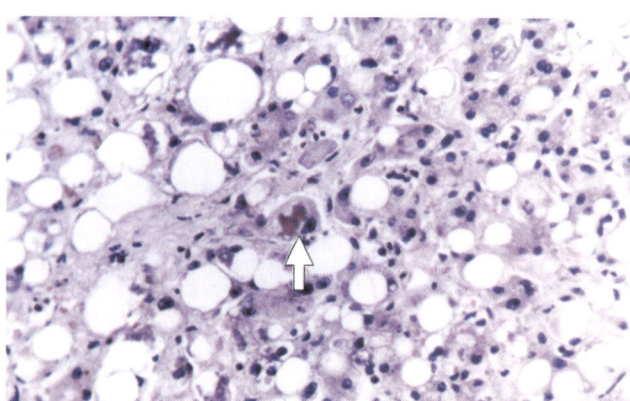

Figura 5.23 Corpúsculo hialino de Mallory-Denk (*seta*). Outros hepatócitos mostram esteatose macrovesicular.

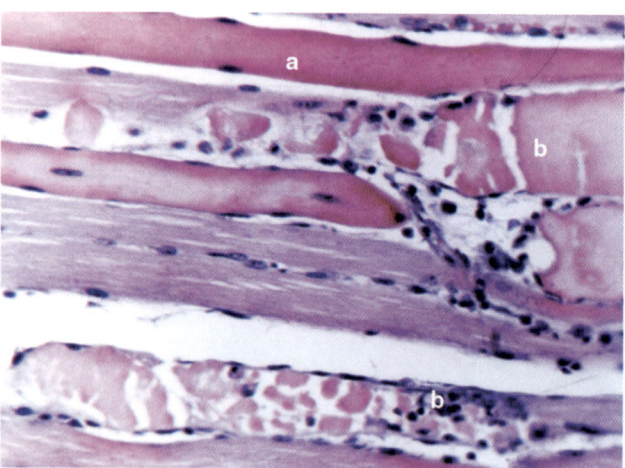

Figura 5.24 Degeneração e necrose hialina de células musculares esqueléticas de camundongo infectado com *Trypanosoma cruzi*. Note a célula com sarcoplasma homogêneo e muito acidófilo (a) e outras fragmentadas (b).

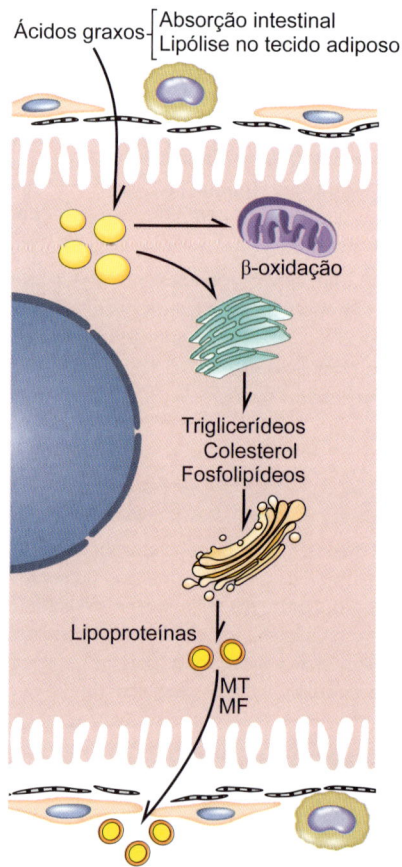

Figura 5.25 Captação e destino de ácidos graxos em hepatócitos. Os ácidos graxos circulantes penetram nos hepatócitos e são utilizados para a produção de energia (β-oxidação) nas mitocôndrias e para a síntese de colesterol, triglicerídeos e fosfolipídeos no retículo endoplasmático liso. No complexo de Golgi, os lipídeos complexos associam-se a proteínas e formam lipoproteínas. Contidas em vesículas, as lipoproteínas são transportadas no citoplasma por microtúbulos (MT) e microfilamentos (MF) e excretadas nos sinusoides.

Esteatose resulta de: (1) maior aporte de ácidos graxos por ingestão excessiva ou lipólise aumentada; (2) síntese de ácidos graxos a partir do excesso de acetil-CoA não oxidada no ciclo de Krebs. O metabolismo do etanol, por exemplo, gera acetil-CoA; (3) redução na utilização de ácidos graxos para a síntese de lipídeos complexos, por carência de fatores nitrogenados e de ATP; (4) menor formação de lipoproteínas por deficiência na síntese de apoproteínas; (5) distúrbios no transporte de lipoproteínas por alterações no citoesqueleto.

Etanol e *síndrome metabólica* são as causas principais de esteatose hepática. No fígado, o etanol é metabolizado por três vias (ver Figura 3.5): (1) sistema microssomal (MEOS), via citocromo P-450, sobretudo CYP2E1 – ingestão alcoólica induz maior atividade do CYP2E1, o que explica a tolerância ao etanol vista em alcoolistas crônicos; (2) via da álcool-desidrogenase (ADH), no citosol, em que um íon hidrogênio é transferido para o NAD, gerando NADH; (3) via da catalase, em peroxissomos. Nessas três vias, o produto final é o acetaldeído, que, por ação da aldeído-desidrogenase (ALDH) em mitocôndrias, é convertido a acetil-CoA.

No etilismo, a esteatose resulta de: (1) menor disponibilidade de NAD – como o NAD é necessário para a oxidação de lipídeos via ADH, sua redução contribui para o acúmulo de gorduras; (2) maior disponibilidade de acetil-CoA – excesso de acetil-CoA induz síntese de ácidos graxos, que, somados aos provenientes da circulação, originam triglicerídeos que se acumulam nas células; (3) redução no transporte de lipoproteínas porque o acetaldeído e os radicais livres alteram microtúbulos e microfilamentos. Esteatose pode ser agravada por desnutrição (ver adiante), especialmente em crianças; muitas vezes, desnutrição acompanha o etilismo. A Figura 5.26 resume os principais mecanismos envolvidos na esteatose causada pelo etanol.

Nos estados de *hipóxia* (anemia, insuficiência cardíaca ou respiratória etc.), há menor disponibilidade de O_2 no ciclo de Krebs e, portanto, menor utilização de acetil-CoA, o que favorece a síntese de ácidos graxos. Redução de ATP também dificulta a síntese de lipídeos complexos e diminui a utilização de ácidos graxos e triglicerídeos.

Na *desnutrição proteico-energética*: (1) a carência de proteínas diminui a síntese de lipoproteínas e a excreção de triglicerídeos; (2) a ingestão calórica deficiente mobiliza lipídeos do tecido adiposo e aumenta o aporte de ácidos graxos para o fígado. Em adultos, desnutrição proteica não induz esteatose como na infância, além de inibidores da síntese proteica nem sempre induzirem esteatose hepática. Por outro lado, inibidores da síntese proteica (p. ex., ácido orótico e puromicina) podem provocar esteatose mediante bloqueio na utilização de triglicerídeos sem que a síntese proteica tenha sido reduzida. Como nem sempre a deficiência proteica leva ao acúmulo de lipídeos nas células, é possível que a esteatose na desnutrição ou por agentes tóxicos tenha mecanismos mais complexos.

Esteatose é também frequente na *obesidade*, hoje um dos mais importantes problemas de saúde pública: em todos os continentes, mais da metade das pessoas tem peso acima do normal, o que se associa frequentemente ao aumento do risco para doenças cardiovasculares e diabetes melito do tipo 2. Essa epidemia de obesidade deve-se, sobretudo, à associação de ingestão excessiva de energia (carboidratos e lipídeos) e sedentarismo. Frente à ingestão excessiva de energia, o organismo pode adaptar-se mediante aumento do gasto energético e armazenamento de gordura no tecido adiposo, além de diminuição do apetite. Tal adaptação, porém, é limitada e depende do perfil genético do indivíduo, razão pela qual uma dieta rica em calorias leva a obesidade em frequência e graus variáveis em diferentes pessoas.

Obesidade associa-se comumente à *síndrome metabólica* (ver também Capítulo 13), cujos componentes são: (1) obesidade central (aumento da circunferência abdominal ou da relação cintura-quadril); (2) dislipidemia (aumento de triglicerídeos e redução de HDL); (3) intolerância à glicose, acompanhada geralmente de resistência à insulina; (4) hipertensão arterial sistêmica; (5) esteatose visceral; (6) aumento do risco para doença cardiovascular aterosclerótica e diabetes melito do tipo 2. Na síndrome metabólica, *esteatose visceral* está persente no fígado, nas ilhotas de Langerhans, nos músculos esqueléticos e no miocárdio. No fígado, o excesso de ácidos graxos induz aumento da sua oxidação no REL e em peroxissomos. Com isso, ocorre aumento de radicais livres, que alteram proteínas do citoesqueleto e dificultam o transporte de lipoproteínas, favorecendo o acúmulo de triglicerídeos no citosol, os quais estão com síntese aumentada. A esteatose pode evoluir para a esteato-hepatite, que, além do acúmulo de gorduras nos hepatócitos, apresenta

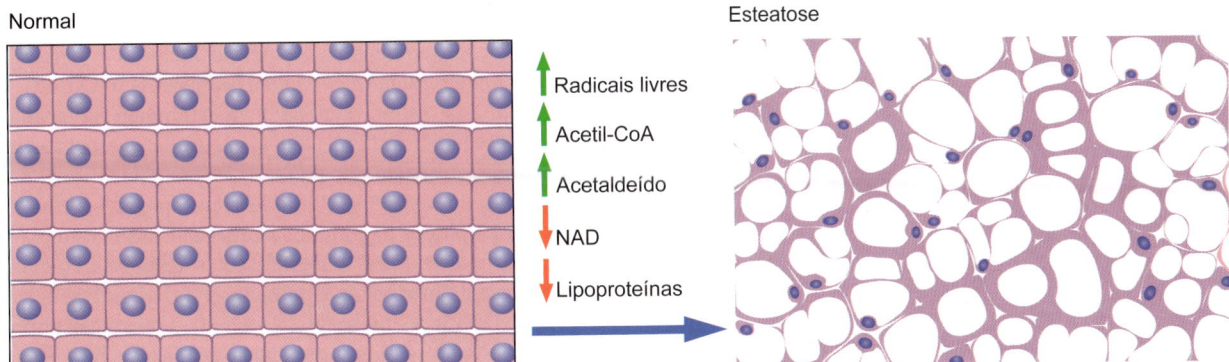

Figura 5.26 Mecanismos patogenéticos da esteatose hepática no alcoolismo. No etilismo, há aumento de radicais livres, acetaldeído e acetil-CoA e redução de NAD. Radicais livres causam lesão mitocondrial, reduzindo a β-oxidação de gorduras. Radicais livres e acetaldeído interferem no transporte de lipoproteínas no citosol, por afetarem microtúbulos e microfilamentos. O excesso de acetil-CoA induz a síntese de ácidos graxos, que se acumulam na célula. NAD é necessário para a oxidação de lipídeos; na sua carência, os lipídeos não são metabolizados e se acumulam nas células. Se há desnutrição concomitante ao alcoolismo, a menor disponibilidade de proteínas diminui a formação de lipoproteínas, prejudicando a eliminação de gorduras dos hepatócitos.

5

corpúsculos de Mallory-Denk, degeneração hidrópica, infiltrado inflamatório e fibrose, podendo evoluir para cirrose. A inflamação resulta de necrose focal de hepatócitos e da ação de radicais livres. A fibrose é causada por ativação de células estreladas por citocinas liberadas nos focos de inflamação e por aldeídos originados da peroxidação lipídica.

A *esteatose aguda da gravidez* e a que aparece na *síndrome de Reye* têm patogênese em parte desconhecida e devem-se a defeito mitocondrial na oxidação de lipídeos. A *tetraciclina* causa esteatose em hepatócitos possivelmente por alterar a excreção de lipoproteínas.

Aspectos morfológicos

Os órgãos com esteatose apresentam aspectos variados. O fígado aumenta de volume e peso e apresenta cor amarelada. No coração, a lesão pode ser difusa ou em faixas amareladas (coração tigroide). Nos rins, há aumento de volume e peso, e o órgão fica amarelado.

Ao ML, a esteatose é característica (Figura 5.27): os hepatócitos mostram vacúolos claros de tamanhos variados no citoplasma. Na forma *macrovacuolar*, os hepatócitos apresentam um grande vacúolo de gordura no citoplasma que desloca o núcleo para a periferia. Na forma *microvacuolar*, a gordura acumula-se em pequenas gotículas geralmente na periferia da célula, permanecendo o núcleo em posição central; é o que ocorre na esteatose aguda da gravidez, na síndrome de Reye, na intoxicação pela tetraciclina e em algumas formas de hepatite fulminante em crianças (hepatite delta). No coração, os triglicerídeos depositam-se em pequenos glóbulos dispostos ao longo das miocélulas. Nos rins, os lipídeos aparecem em pequenos glóbulos nas células tubulares.

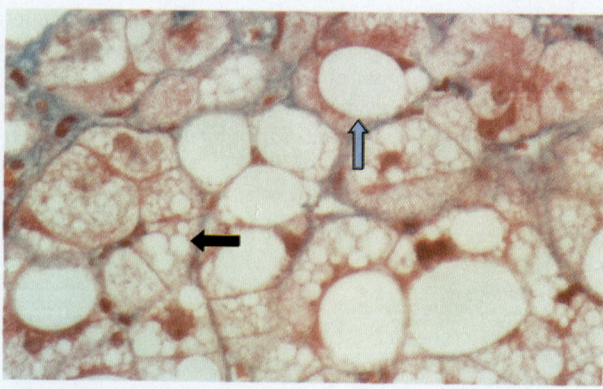

Figura 5.27 Esteatose de hepatócitos. A *seta preta* mostra numerosos pequenos vacúolos citoplasmáticos de gordura (esteatose microvesicular). A *seta azul* indica grande vacúolo citoplasmático (esteatose macrovesicular).

Apesar de reversível, em agressões graves a esteatose pode evoluir para morte celular. O excesso de ácidos graxos pode gerar ceramida, que induz apoptose (ver adiante). No fígado, os hepatócitos repletos de gordura podem se romper e formar lagos de gordura. Pode ocorrer também embolia gordurosa pela ruptura de lagos gordurosos na circulação, que é facilitada por traumatismos. Na esteatose difusa e grave (p. ex., esteatose aguda da gravidez), pode haver insuficiência hepática. Nas esteato-hepatites alcoólica

e não alcoólica, a esteatose hepática muitas vezes é acompanhada de fibrose pericelular, especialmente centrolobular, que pode evoluir para cirrose. No fígado, fibrose e cirrose podem surgir, também, na evolução de esteato-hepatite não alcoólica, indicando que a esteatose pode associar-se diretamente a mecanismos fibrogênicos. No coração, a esteatose difusa pode agravar a insuficiência funcional do órgão. Como a lesão é reversível, em etilistas crônicos ela se reduz ou desaparece certo tempo após abstinência.

▶ Lipidoses

Lipidoses são acúmulos intracelulares de outros lipídeos que não triglicerídeos. Em geral, trata-se de depósitos de colesterol e seus ésteres. Depósitos de esfingolipídeos e gangliosídeos ocorrem em doenças metabólicas. As lipidoses são localizadas ou sistêmicas.

Depósitos de colesterol

Depósitos de colesterol e seus ésteres podem ser formados em artérias (aterosclerose), na pele (xantomas) e em locais com inflamações crônicas.

Aterosclerose

A aterosclerose é doença caracterizada por depósitos de colesterol e ésteres de colesterol na íntima de artérias de médio e grande calibres. Depósitos lipídicos em artérias podem ser encontrados já nos primeiros anos de vida, mas tornam-se mais frequentes e com maior potencial para evoluir com complicações em adultos e, sobretudo, em idosos (as lesões tendem a ser progressivas com o tempo). A doença é multifatorial, com participação de fatores genéticos e ambientais. Dislipidemia, com aumento de triglicerídeos e colesterol no plasma, é o principal fator de risco; hipertensão arterial, tabagismo, diabetes melito, estresse e sedentarismo são outros fatores envolvidos na doença.

Patogênese. A aterosclerose é doença de natureza inflamatória. Em modelos experimentais (em coelhos, por dietas ricas em colesterol, e em camundongos geneticamente modificados, por mutações ou nocauteamento de genes), as lesões podem ser acompanhadas desde o seu início. O processo envolve vários fatores, sobretudo: (1) *agressão às células endoteliais* por agentes físicos, químicos ou biológicos, inclusive hipercolesterolemia; (2) *quantidade e qualidade de lipídeos* circulantes (que atravessam a barreira endotelial e se acumulam na íntima). A lesão endotelial iniciada por diversas agressões e pela ação de lipoproteínas de baixa densidade (LDL) oxidadas resulta em: (1) aumento dos espaços interendoteliais, que favorecem a penetração de lipídeos na íntima; (2) adesão e agregação plaquetárias; (3) maior expressão de moléculas de adesão no endotélio e captura de monócitos e linfócitos T. LDL oxidada agride o endotélio e induz a síntese de TNF e de IL-1, os quais, por ação autócrina, ativam células endoteliais a expor mais moléculas de adesão e a produzir outras citocinas e quimiocinas, responsáveis pela diapedese de monócitos para a íntima. O ambiente da íntima favorece a oxidação progressiva de LDL, por ser pobre em agentes antioxidantes e por albergar macrófagos; estes têm efeitos pró-oxidantes, por meio de lipo-oxigenases, radicais livres, água oxigenada, hipoclorito e peroxinitrito (ver também Capítulos 13 e 16).

Na íntima, os macrófagos capturam LDL por meio de receptores de remoção (*scavengers receptors*), sem controle de incorporação de lipídeos; com isso, os macrófagos locupletam-se de lipídeos e adquirem o aspecto de *células espumosas*. Macrófagos ativados produzem mais citocinas e quimiocinas, que favorecem maior ativação endotelial e exsudação de mais monócitos para a íntima. Macrófagos morrem por apoptose ou por necrose, e seus restos misturam-se aos depósitos lipídicos extracelulares.

Macrófagos e plaquetas aderidas ao endotélio liberam fatores de crescimento, como PDGF, FGF e VEGF, os quais induzem neoformação de vasos, migração de células musculares lisas para a íntima e multiplicação destas. As células musculares lisas também endocitam LDL e originam células espumosas; ao lado disso, transformam-se em miofibroblastos e passam a sintetizar matriz extracelular (proteoglicanos e fibras colágenas), contribuindo para formar a capa fibrosa que envolve o núcleo lipídico.

A repetição desses fenômenos ao longo de anos ou décadas aumenta progressivamente, na íntima, a quantidade de lipídeos, de células (macrófagos, células musculares lisas) e de matriz extracelular, formando a lesão expansiva que caracteriza os ateromas.

Aspectos morfológicos

Nos primeiros anos da vida, os depósitos lipídicos são representados por: (1) acúmulo de macrófagos vacuolizados contendo colesterol (células espumosas ou vacuolizadas); (2) estrias lipídicas visíveis macroscopicamente. Com o passar dos anos, surgem os *ateromas* ou *placas ateromatosas*, que se apresentam como: placa mole, placa dura e placa complicada (erosão, trombose ou hemorragia).

Ateroma é uma lesão na íntima do vaso, excêntrica, em forma de placa, que faz saliência na luz arterial. Microscopicamente, a lesão tem dois componentes: (1) núcleo lipídico, na região central, onde se encontra grande quantidade de lipídeos, sobretudo cristais de colesterol misturados a restos celulares, tendo em volta células espumosas (macrófagos e células musculares repletas de colesterol), macrófagos e células musculares lisas sem colesterol e linfócitos. Nas margens da lesão, há vasos neoformados e deposição de matriz extracelular rica em proteoglicanos mas com poucas fibras colágenas; (2) capa fibrosa, formada por grande quantidade de células musculares lisas (miofibroblastos) na região subendotelial, as quais depositam matriz extracelular e maior quantidade de fibras colágenas (Figura 5.28). De acordo com a predominância desses dois componentes, as placas podem ser: (a) moles, ou instáveis, nas quais a capa fibrosa é fina e predomina o núcleo lipídico; placas moles têm maior risco de complicações; (b) duras, ou estáveis, em que predomina a capa fibrosa, com menor risco de complicações.

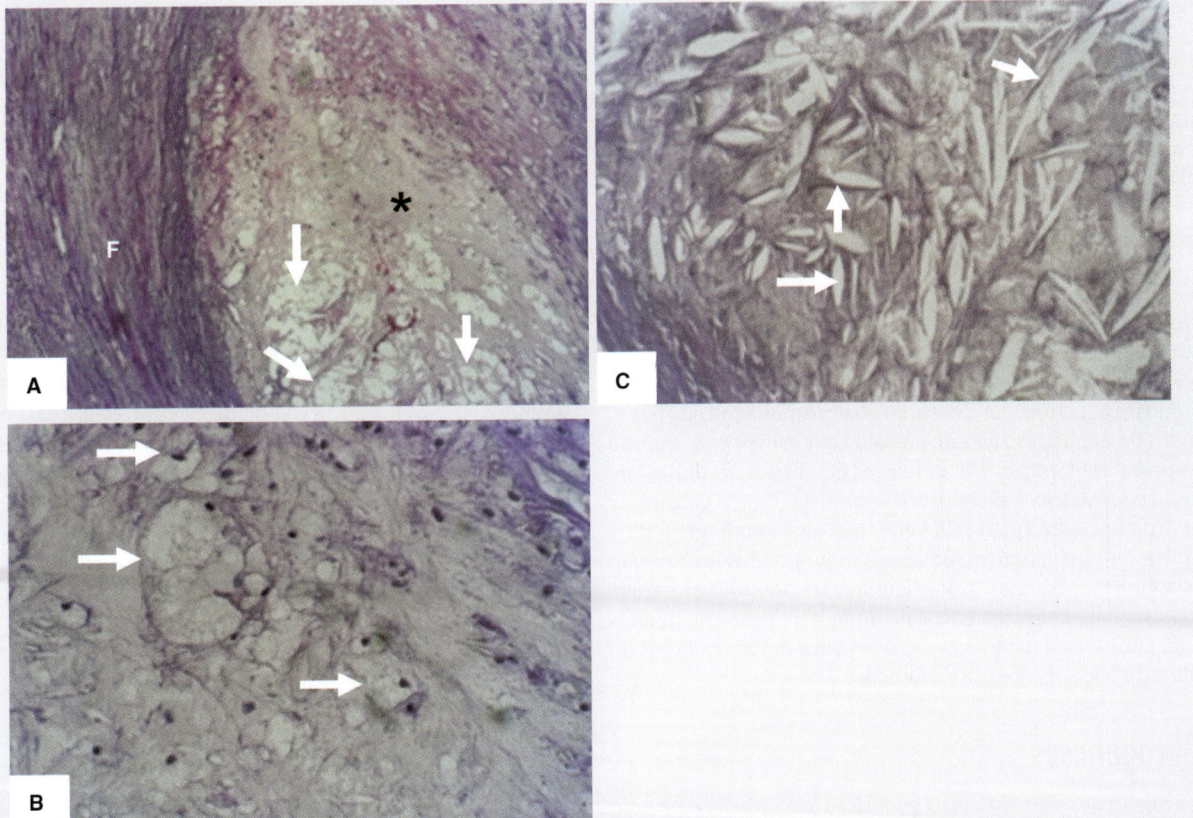

Figura 5.28 Aterosclerose. Aspectos microscópicos de uma placa ateromatosa. **A.** Núcleo lipídico, com numerosas células espumosas (*setas*), envolto por cápsula fibrosa (F); (*) indica área de matriz amorfa no núcleo da placa. **B.** Detalhe de A, evidenciando as células espumosas (*setas*). **C.** Detalhe do núcleo lipídico, com abundante colesterol extracelular, depositado em forma de cristais romboides (*setas*).

(*continua*)

5

Aspectos morfológicos (*continuação*)

Placas complicadas são as que sofrem hemorragia ou erosões, fissuras ou rachaduras na superfície, estas favorecedoras de trombose. Fissuras ou ruptura na placa são provocadas, sobretudo, por metaloproteinases liberadas por células inflamatórias, especialmente macrófagos ativados. Hemorragias na placa podem resultar da ruptura de vasos neoformados ou da entrada de sangue em erosões ou fissuras.

A instabilidade da placa que favorece as complicações (erosões, fissuras, trombose) está relacionada, especialmente, com a intensidade da inflamação, em particular o número e o estado de

ativação de macrófagos, os quais liberam metaloproteinases (degradam a matriz) e citocinas que ativam o endotélio e o tornam pró-coagulante. Complicações na placa (sobretudo trombose) são os responsáveis principais por isquemia. Por essa razão, os pesquisadores têm procurado métodos de imagem ou marcadores bioquímicos que possam indicar se uma placa em uma coronária ou em carótidas é estável ou instável, para prever o risco de isquemia aguda.

Os ateromas podem apresentar, ainda, **calcificação**, que pode ser extensa ou em pequenos focos.

As consequências principais da aterosclerose são: (1) isquemia, aguda ou crônica, em diversos órgãos, especialmente coração e encéfalo; (2) aneurisma, sobretudo na aorta abdominal, que pode se romper e causar hemorragia. Para mais informações sobre a doença, ver Capítulos 13 e 16.

Xantomas

São lesões na pele sob a forma de nódulos ou placas que, quando superficiais, têm coloração amarelada (ver Figura 13.12). Microscopicamente, são formados por aglomerados de macrófagos espumosos, carregados de colesterol. Os xantomas surgem geralmente em pessoas com aumento do colesterol sérico, embora possam ser encontrados sem hipercolesterolemia.

Em algumas inflamações crônicas ou em áreas de necrose em reabsorção, são encontrados macrófagos espumosos, carregados de colesterol e fosfolipídeos, originados de restos celulares fagocitados. Bons exemplos são a piclonefrite xantogranulomatosa e os macrófagos espumosos que se formam nas áreas de reabsorção de necrose no tecido nervoso.

Esfingolipidoses

São doenças de armazenamento de esfingolipídeos e seus produtos, por falta ou deficiência de enzimas lisossômicas. No Quadro 5.1, estão indicadas as principais doenças e as enzimas deficientes. As esfingolipidoses são doenças genéticas, algumas mais frequentes em determinados grupos étnicos (p. ex., judeus). Os depósitos são encontrados em lisossomos, que, ao ME, apresentam estrutura em impressão digital ou linhas em espiral concêntrica. O diagnóstico é confirmado em cultura de células do paciente (p. ex., da pele), nas quais pode ser feita a pesquisa de enzimas lisossômicas. Embora as lesões possam ser sistêmicas, são mais graves em alguns órgãos: em neurônios do sistema nervoso central na doença de Fabry, na doença de Niemann-Pick e na doença de Tay-Sachs; em macrófagos do fígado e do baço, na doença de Gaucher.

▶ Glicogenoses

Glicogenoses são doenças genéticas caracterizadas pelo acúmulo de glicogênio em células do fígado, rins, músculos esqueléticos e coração e causadas pela deficiência de enzimas envolvidos na sua degradação. As principais doenças e os órgãos mais afetados estão resumidos no Quadro 5.2. Acúmulo de glicogênio pode ocorrer também por alterações no seu metabolismo.

▶ Mucopolissacaridoses

Depósitos anormais de poliglicanos e/ou proteoglicanos ocorrem em doenças metabólicas denominadas genericamente mucopolissacaridoses, que resultam de deficiências enzimáticas e se caracterizam por acúmulo intralisossômico dessas moléculas e/ou de seus catabólitos. Embora tenham alguns aspectos em comum, as mucopolissacaridoses apresentam manifestações diferentes, de acordo com a enzima lisossômica deficiente; no entanto, anormalidades no esqueleto, em artérias e em valvas cardíacas, retardo mental e opacificação da córnea existem em todas elas. No Quadro 5.3, estão indicados os principais tipos de mucopolissacaridoses e suas características anatomoclínicas mais importantes.

▪ Morte celular

Nas células, as agressões podem causar lesões reversíveis ou irreversíveis (morte celular). Reversibilidade ou não de uma lesão depende da célula agredida e do tipo de agressão, da sua intensidade e da sua duração. Isquemia de pequena intensidade e curta duração, por exemplo, causa lesão reversível; se intensa e/ou prolongada, leva à morte da célula. Morte celular é um processo e, como tal, uma sucessão de eventos, sendo às vezes difícil estabelecer qual é o fator que determina a irreversibilidade da lesão, ou seja, o chamado *ponto de não retorno*. Este nem sempre pode ser estabelecido por critérios apenas morfológicos, embora certas alterações ultraestruturais (grande tumefação mitocondrial, perda de cristas, bolhas e solução de continuidade na membrana) sejam indicativas de lesão irreversível. Nem sempre a morte celular é precedida de lesões reversíveis, pois o agente agressor pode causar morte rapidamente, não havendo lesões reversíveis (degenerações) prévias. Morte celular pode ser de três tipos.

- **Morte celular programada** é um tipo de morte celular fisiológica que ocorre como forma de manter a homeostase (como na ativação de linfócitos) ou para favorecer a diferenciação (como na embriogênese). *Apoptose* é a forma mais conhecida de morte celular programada (p. ex., apoptose de linfócitos T após a sua ativação; neste caso, a morte celular faz parte do processo fisiológico de eliminação da célula após cumprir o seu papel fisiológico)
- **Morte celular regulada** significa a morte celular causada pela ativação de vias que podem ser reguladas por

Quadro 5.1 Principais doenças por armazenamento de glicoesfingolipídeos

Denominação	Distúrbio enzimático	Lipídeos acumulados	Estruturas afetadas	Evolução
Doença de Niemann-Pick	Esfingomielinase	Esfingomielina e lecitina (Chln-P-Cer)	Macrófagos do fígado, baço, medula óssea e linfonodos; neurônios do SNC	Morte, em média, aos 3 anos de idade
Doença de Gaucher	β-d-glicosidase	Cerebrosídeos (Glc-Cer)	Macrófagos do baço, fígado, medula óssea (forma adulta); neurônios do SNC (forma infantil)	*Forma adulta*: sobrevida longa *Forma infantil*: morte na 1ª ou 2ª infância
Doença de Tay-Sachs ou idiotia amaurótica familial	Hexosaminidase A	Gangliosídeo GM2 (Gal/Nac-Gal-Glc-Cer)	Neurônios do SNC e SNA	Morte aos 2 a 4 anos de idade
Doença de Sandhoff	Ausência quase total de hexosaminidase A	Gangliosídeo GM2 (100 a 300 vezes o valor normal)	Neurônios do SNC e SNA	Morte aos 2 a 4 anos de idade
Gangliosidose juvenil GM2	Deficiência parcial de hexosaminidase A	Gangliosídeo GM2 (40 a 90 vezes o valor normal)	Neurônios do SNC e SNA	Morte dos 5 aos 15 anos de idade
Gangliosidose generalizada	Ausência quase total de β-galactosidase A, B, C	Gangliosídeo GM1 (10 vezes o valor normal)	Geral, predominando no cérebro, fígado, baço, medula óssea	Morte de 6 meses até 2 anos de idade
Gangliosidose juvenil GM1	Ausência quase total de β-galactosidase B e C	Gangliosídeo GM1 (10 vezes o valor normal)	Neurônios do SNC e SNA	Morte de 3 a 10 anos de idade
Doença de Fabry ou *angioceratoma corporis difusum universale*	β-d-galactosidase	Triaexosídeo de ceramida (Gal-Gal-Glc-Cer)	Predominantemente na parede dos vasos sanguíneos, SNC, SNA, miocárdio, córnea, rins, pele	Morte na meia-idade
Leucodistrofias metacromáticas	Sulfatidase	Galactoesfingosídeos sulfatados	Neurônios do SNC	*Forma infantil*: morte nos primeiros anos *Forma juvenil e adulta*: sobrevida longa
Doença ou leucodistrofia de Krabbe	β-d-galactosidase	Ceratinina (Gal-Cer)	Neurônios do SNC	Morte de 5 a 8 anos de idade

Cer: ceramida; Chln: colina; Gal: galactose; Gal/Nac: N-acetil-galactosamina; Glc: glicose; SNA: sistema nervoso autônomo; SNC: sistema nervoso central.

fármacos ou por manipulação genômica, sem fazer parte de um contexto fisiológico. Em infecções virais, o vírus pode inibir a apoptose, mas ativa cinases que induzem necrose regulada, possibilitando a eliminação do agente. Ou seja, a célula decidiu morrer por necrose para eliminar o vírus, já que a apoptose foi inibida pelo invasor. Morte regulada não tem o mesmo significado de morte programada: toda morte programada é regulada, mas nem toda morte regulada é programada

■ **Morte celular acidental** ocorre por agressões que causam morte celular incontrolada, por necrose ou apoptose: (a) anóxia no miocárdio causa necrose de miocardiócitos; (b) intoxicação etílica crônica aumenta a expressão do receptor Fas e de ligantes do Fas em hepatócitos, o que causa apoptose nessas células. Nesses dois casos, tanto a necrose como a apoptose são eventos acidentais. A distinção dos tipos de morte celular (acidental, regulada ou programada) é feita por achados morfológicos e pela identificação dos aspectos moleculares envolvidos.

Morte celular não pode ser usada sempre como sinônimo de necrose, já que esta é a morte celular seguida de autólise. Também não se pode utilizar o termo necrose para indicar a morte celular que acompanha a morte do indivíduo (*morte somática*). Serão aqui descritos inicialmente a necrose e a apoptose, que são as formas de morte celular mais bem conhecidas e caracterizadas morfologicamente. Em seguida, serão comentados outros tipos de morte celular segundo a nomenclatura e a classificação propostas mais recentemente.

▶ Necrose

Necrose significa morte celular em organismo vivo e seguida de autólise. Quando a agressão interrompe a produção de energia, os lisossomos perdem a capacidade de conter as hidrolases e estas saem para o citosol e iniciam a autólise; hidrolases lisossômicas digerem todos os substratos celulares. Além de autólise, quando há necrose são liberadas DAMP (HMGB1, uratos e fosfatos) que induzem reação inflamatória.

Quadro 5.2 Glicogenoses

Tipo	Denominação	Distúrbio enzimático	Glicogênio	Estrutura afetada
I	Doença de von Gierke	Glicose-6-fosfatase	Normal	Fígado, rim, intestino (?)
II	Doença de Pompe (glicogenose por deficiência generalizada de α-1,4-glicosidase)	α-1,4-glicosidase	Normal	Generalizada
III	Doença de Cori (dextrinose-limite por deficiência de desramificante)	Amilo-1,6-glicosidase	Subnormal: cadeias externas ausentes ou muito curtas	Fígado, coração, músculos, leucócitos
IV	Doença de Andersen (amilopectinose por deficiência de ramificante)	Amilo-(1,4 S1,6) transglicosidase	Subnormal: cadeias desramificadas internas e externas muito longas	Fígado e, provavelmente, outros órgãos
V	Doença de McArdle-Schmid-Pearson (glicogenose por deficiência de miofosforilase)	Fosforilase do glicogênio do músculo	Normal	Músculo esquelético
VI	Doença de Hers (glicogenose por deficiência de hepatofosforilase)	Fosforilase do glicogênio do fígado	Normal	Fígado e leucócitos
VII	Doença por deficiência de fosfofrutocinase do músculo	Fosfofrutoquinase do músculo	Normal	Músculo esquelético (clinicamente semelhante ao tipo V)
VIII	Doença por deficiência de fosforilase-cinase hepática	Fosforilase-cinase do fígado	Normal	Fígado
IX	Hipoglicogenose por deficiência de sintetase hepática	Glicogênio-sintetase do fígado	Quantidade limitada	Fígado
?	Glicogenose cardíaca de Antopol*	?	?	Musculatura cardíaca e esquelética

*A classificação desse tipo em separado é ainda duvidosa.

Quadro 5.3 Principais mucopolissacaridoses

Tipo	Denominação	Distúrbio enzimático	Achados bioquímicos		Características anatomoclínicas
			Urina	Fibroblastos	
I	Síndrome de Hurler (MPS 1H ou gargoilismo)	α-l-iduronidase	c DS c HS	c DS	Grave retardo mental; deformidades esqueléticas, particularmente dos ossos da face; opacificação da córnea; alterações somáticas; morte antes dos 10 anos
II	Síndrome de Hunter grave	L-iduronossulfato sulfatase	c DS c HS	c DS	Retardo mental moderado; graves deformidades esqueléticas; surdez prematura; marcantes alterações somáticas; morte geralmente antes dos 15 anos
	Síndrome de Hunter leve	L-iduronossulfato sulfatase	c DS c HS	c DS	Discretas alterações clínicas; boa inteligência; sobrevivência até a 3ª à 5ª década
III	Síndrome A de Sanfilippo	Heparano-sulfato sulfatase	c HS	c HS	Retardo mental grave; anomalias ósseas moderadas; opacificação de córnea questionável
	Síndrome B de Sanfilippo	N-acetil-α-d-glicosaminidase	c HS	c HS c DS	Retardo mental grave; anomalias ósseas moderadas; opacificação questionável da córnea
IV	Síndrome de Morquio	Desconhecido	Ceratossulfato e condroitinsulfatos	–	Deformidades graves do esqueleto, com acentuada displasia espondiloepifisiana; insuficiência aórtica; córneas turvas
	Síndrome de Maroteaux-Lamy	?	c DS	–	Deformidades ósseas graves; opacificação corneana
V	Síndrome de Scheie (MPS 1S)	α-l-iduronidase	c DS c HS	–	Articulações rígidas; córneas turvas; insuficiência aórtica; inteligência normal; sobrevivência normal (?)

c DS: dermatano-sulfato em excesso; c HS: heparano-sulfato em excesso.

Aspectos morfológicos

A digestão dos componentes celulares pelas enzimas liberadas resulta nos achados morfológicos. Macroscopicamente, a necrose tem aspectos variados. A região de necrose isquêmica em órgãos com circulação terminal adquire coloração esbranquiçada e torna-se tumefeita. Na necrose anóxica de órgãos com circulação dupla, há extravasamento de sangue, adquirindo a área comprometida aspecto hemorrágico (vermelho). Na necrose que ocorre na tuberculose, a região necrosada assume aspecto de massa de queijo, esbranquiçada e quebradiça (*necrose caseosa*). Na sífilis, as lesões têm aspecto de goma (*necrose gomosa*). Quando o tecido é digerido até a liquefação, com aspecto semifluido, fala-se em *necrose por liquefação* ou *coliquativa*, comum no encéfalo.

Ao microscópio de luz (ML), as alterações morfológicas só podem ser observadas algum tempo após a morte celular. Por isso, se a necrose ocorre rapidamente e o tecido é fixado logo em seguida, pode não haver sinais morfológicos de que a morte celular tenha ocorrido no indivíduo vivo (se uma pessoa sofre infarto agudo do miocárdio e morre poucas horas depois, o exame morfológico do coração ao ML não mostra alterações de necrose).

Os principais achados microscópicos são: (1) alterações nucleares: (a) contração e condensação da cromatina, tornando o núcleo mais basófilo, homogêneo e menor do que o normal: é a *picnose nuclear*; (b) fragmentação do núcleo, constituindo a *cariorrexe*; (c) digestão da cromatina e desaparecimento dos núcleos: é a *cariólise*. Picnose, cariólise e cariorrexe resultam do abaixamento do pH na célula morta (que condensa a cromatina) e da ação de desoxirribonucleases e outras proteases que digerem a cromatina e fragmentam a membrana nuclear; (2) alterações citoplasmáticas. No início, há aumento da acidofilia; mais tarde, o citoplasma torna-se granuloso e forma massas amorfas.

Ao microscópio eletrônico (ME), encontram-se várias alterações. No início, aparecem vacuolização de mitocôndrias, retículo endoplasmático e complexo de Golgi. Na sequência, as organelas perdem a individualidade e não são mais reconhecidas. Depósitos cristalinos de sais de Ca++ são frequentemente encontrados. Às vezes, observam-se restos de complexos juncionais.

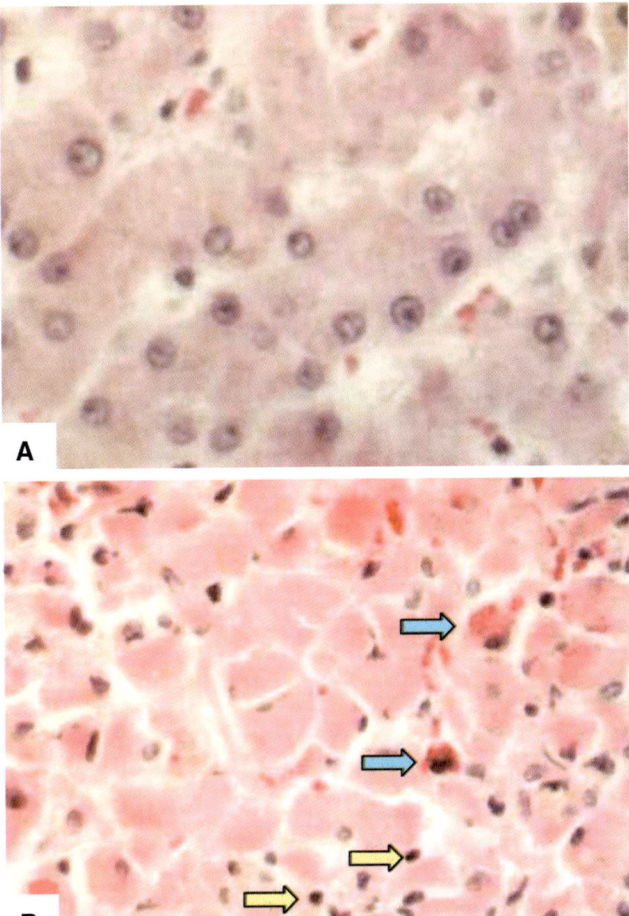

Figura 5.29 Necrose por coagulação (necrose isquêmica) de hepatócitos, em indivíduo que faleceu por choque hipovolêmico. **A.** Hepatócitos íntegros, para comparação, os quais têm núcleos com cromatina frouxa e citoplasma discretamente basófilo. **B.** Área de necrose, na qual os hepatócitos apresentam citoplasma acidófilo e homogêneo, sem núcleos (cariólise). As *setas amarelas* mostram núcleos picnóticos. As *setas azuis* indicam hepatócitos contraídos e intensamente acidófilos, com núcleo picnótico (hepatócitos em apoptose, também denominados corpos hialinos, semelhantes aos corpúsculos de Councilman-Rocha Lima).

Causas e tipos

Muitos agentes lesivos podem causar necrose, pelos seguintes mecanismos: (1) redução de energia, por anóxia devido a obstrução vascular ou por inibição dos processos respiratórios da célula; (2) geração de radicais livres; (3) ação de enzimas líticas; (4) ação direta sobre enzimas, inibindo processos vitais da célula (p. ex., agentes químicos e toxinas); (5) agressão direta à membrana citoplasmática, como ocorre após ativação do complemento ou de linfócitos T citotóxicos. Os principais tipos de necrose e suas causas são descritos a seguir.

Necrose por coagulação. Sua causa mais frequente é isquemia. Macroscopicamente, a área atingida é esbranquiçada e fica circundada por um halo avermelhado (hiperemia que tenta compensar a isquemia). Microscopicamente, além de alterações nucleares, especialmente cariólise, as células necrosadas apresentam citoplasma com aspecto de substância coagulada (o citoplasma torna-se acidófilo e granuloso, gelificado (Figuras 5.29 e 5.30).

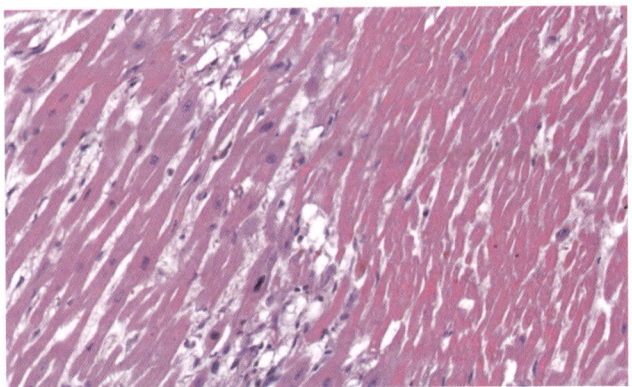

Figura 5.30 Necrose por coagulação. Na metade direita da figura, os miocardiócitos são normais. Na metade esquerda da figura, veem-se apenas o contorno das miocélulas, que não possuem núcleos (cariólise) e mostram citoplasma homogêneo e intensamente acidófilo.

5

Necrose por liquefação. É a necrose em que a região adquire consistência mole, semifluida ou liquefeita. A liquefação é causada por enzimas lisossômicas. Tal necrose é comum no tecido nervoso, na suprarrenal ou na mucosa gástrica. Em inflamações purulentas, a liquefação (pus) deve-se à ação de enzimas lisossômicas liberadas por leucócitos.

Necrose lítica. É a denominação que se dá à necrose de hepatócitos em hepatites virais, os quais sofrem lise ou esfacelo (necrose por esfacelo).

Necrose caseosa. A área necrosada adquire aspecto macroscópico de massa de queijo (do latim *caseum*). Microscopicamente, as células necróticas formam uma massa homogênea, acidófila, contendo núcleos picnóticos e, principalmente na periferia, núcleos fragmentados (cariorrexe); as células perdem totalmente os seus contornos e os detalhes estruturais (Figura 5.31). Necrose caseosa é comum na tuberculose. A lesão parece resultar de agressão imunitária, por liberação de linfotoxinas (p. ex., TNF) e produtos citotóxicos de macrófagos. Como os granulomas são hipovascualres, a necrose pode dever-se também a hipóxia. Nos granulomas da tuberculose, há ainda apoptose maciça de células inflamatórias (na periferia da necrose há cariorrexe evidente, que é um achado frequente na apoptose). Na parte central da lesão, encontra-se cariólise extensa. Admite-se que, na tuberculose, muitas células iniciam a apoptose e a concluem, enquanto outras iniciam a apoptose, mas evoluem para necrose, evidenciada por cariólise.

Necrose gomosa. É a variedade de necrose por coagulação na qual o tecido necrosado assume aspecto compacto e elástico como borracha (goma), ou fluido e viscoso como a goma-arábica; é encontrada na sífilis tardia (goma sifilítica).

Esteatonecrose. Também denominada necrose enzimática do tecido adiposo, é encontrada tipicamente na pancreatite aguda necro-hemorrágica, que resulta do extravasamento de enzimas pancreáticas. Por ação de lipases sobre os triglicerídeos (saponificação), os ácidos graxos liberados ligam-se a íons Ca^{++} e originam depósitos esbranquiçados ou manchas com aspecto macroscópico de *pingo de vela*. Esteatonecrose é frequente também após traumatismo no tecido adiposo.

Evolução

Células mortas e autolisadas liberam DAMPs (ver Figura 4.13), que induzem reação inflamatória. Os leucócitos exsudados fagocitam os restos teciduais, sendo a reabsorção seguida de regeneração ou cicatrização. Com a destruição das membranas celulares, enzimas e outras moléculas contidas em células necrosadas são liberadas no interstício e ganham a corrente circulatória. Elevação de certas moléculas no sangue é sinal de necrose, como acontece após infarto do miocárdio (troponina) ou em muitas doenças hepáticas (aminotransferases ou transaminases).

Regeneração. Quando o tecido tem capacidade regenerativa, fatores de crescimento liberados por células vizinhas e por leucócitos induzem multiplicação das células parenquimatosas. Se a destruição é pequena e o estroma é pouco alterado, há regeneração completa, como ocorre no fígado após hepatites discretas (Figura 5.32). Se a necrose é extensa, a trama reticular sofre colapso, e os hepatócitos não conseguem organizar-se no lóbulo hepático e formam nódulos.

Cicatrização. Cicatrização é o processo em que os tecidos destruídos são substituídos por tecido conjuntivo cicatricial (Figura 5.33). Cicatrização ocorre tipicamente quando a lesão é extensa e, sobretudo, se as células afetadas não têm capacidade regenerativa. Após a resposta inflamatória induzida por DAMPs, os fagócitos que removeram os tecidos mortos liberam fatores de crescimento que induzem a proliferação de vasos e de tecido conjuntivo para formar a cicatriz. Em poucos dias, a área de necrose fica cicatrizada (3 semanas no miocárdio, se a necrose é pouco extensa). Pela contração dos miofibroblastos, a cicatriz tende a se retrair e a reduzir o volume da área comprometida (ver, também, Cicatrização, no Capítulo 8).

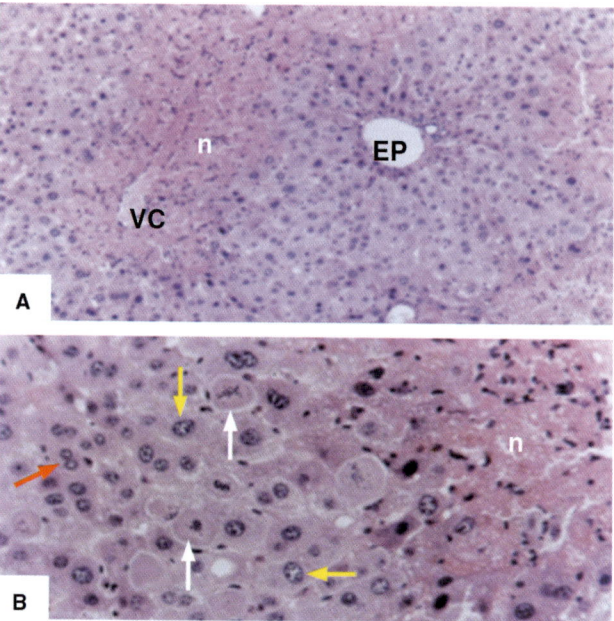

A

B

Figura 5.32 Necrose seguida de regeneração. Necrose de hepatócitos centrolobulares em rato sacrificado 24 h após receber dose subletal de CCl_4. **A.** A região de necrose (n), mais acidófila e já infiltrada por células fagocitárias, apresenta picnose e cariólise de hepatócitos. EP: espaço porta. VC: veia centrolobular; **B.** Detalhe de A, mostrando hepatócitos em mitose (*setas brancas*), outros com cariomegalia, devido a poliploidia (*setas amarelas*), e outro binucleado (*seta vermelha*), indicando fenômenos de regeneração.

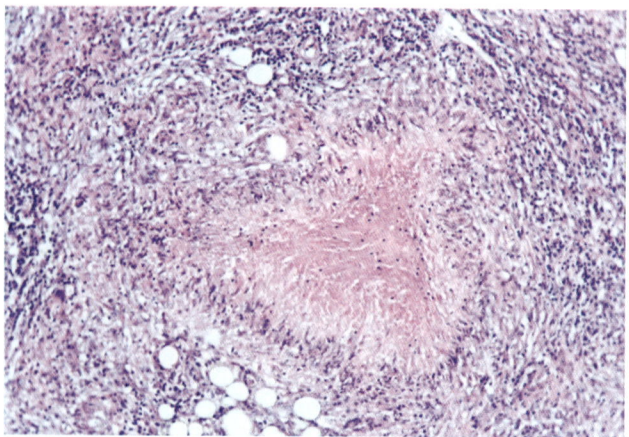

Figura 5.31 Necrose caseosa em granuloma da tuberculose. A área de necrose, com aspecto acidófilo e homogêneo, apresenta núcleos picnóticos na periferia.

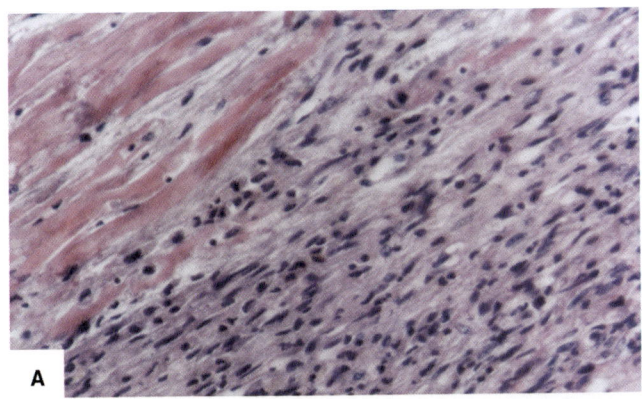

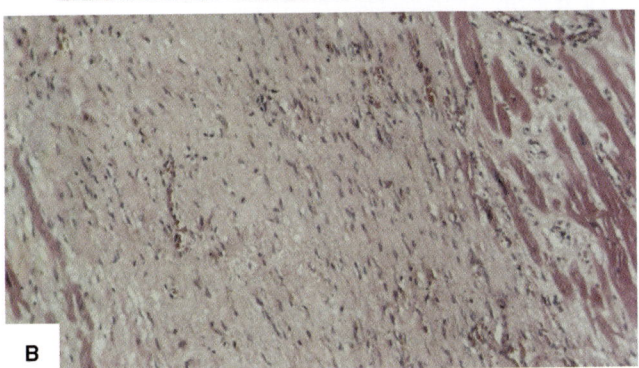

Figura 5.33 Aspectos de reparação em caso de necrose isquêmica do miocárdio. **A.** Área de neoformação de tecido conjuntivo cicatricial. Notar a grande celularidade na região, em que células inflamatórias misturam-se a fibroblastos e células endoteliais. No canto superior esquerdo, existem cardiomiócitos mortos, mas ainda não fagocitados. **B.** Cicatriz completa, recente, substituindo área de necrose isquêmica.

Encistamento. Quando o material necrótico não é absorvido, por ser volumoso ou por falta de migração de leucócitos, a reação inflamatória desenvolve-se somente na periferia da lesão, o que forma uma cápsula conjuntiva que encista o material necrótico (pseudocisto). Com o tempo, os restos teciduais destruídos são reabsorvidos, ficando somente o conteúdo líquido.

Eliminação. Se a área de necrose alcança um canal que se comunica com o meio externo, o material necrosado é eliminado, originando uma cavidade. Esse fenômeno é comum na tuberculose pulmonar, em que o material caseoso é eliminado pelos brônquios, formando as *cavernas tuberculosas*.

Calcificação. A área de necrose, especialmente a caseosa, pode também calcificar-se. Embora os níveis de Ca^{++} se elevem em tecidos mortos, os mecanismos de calcificação nessas lesões não são ainda totalmente conhecidos.

Gangrena. Gangrena representa as modificações que ocorrem em uma área de necrose pela ação de agentes externos. A desidratação da região atingida, especialmente quando em contato com o ar, origina a *gangrena seca*, ficando a área lesada com aspecto de pergaminho, semelhante aos tecidos de múmias (*mumificação*). A gangrena seca tem cor escura, azulada ou negra, por impregnação por pigmentos de hemoglobina, com uma linha nítida (reação inflamatória) no limite entre o tecido morto e o não lesado. A gangrena seca ocorre, sobretudo, nas extremidades de dedos,

de artelhos e da ponta do nariz, geralmente por lesões vasculares como as que ocorrem no diabetes melito. *Gangrena úmida* ou *pútrida* resulta de invasão por microrganismos anaeróbios produtores de enzimas que liquefazem os tecidos mortos e produzem gases fétidos que se acumulam em bolhas juntamente com o material liquefeito. Essa gangrena é comum em necroses no trato digestivo, nos pulmões e na pele, nos quais a umidade a favorece. A absorção de produtos tóxicos da gangrena pode provocar reações sistêmicas fatais, induzindo choque do tipo séptico. A *gangrena gasosa* é secundária à contaminação com microrganismos do gênero *Clostridium* que liberam enzimas proteolíticas e lipolíticas e grande quantidade de gás, formando bolhas. A gangrena gasosa é comum em feridas infectadas e foi muito frequente na Primeira Guerra Mundial, quando, geralmente, era fatal.

▶ Apoptose

A apoptose (do grego *apo*: de, e *ptose*: cair) é a lesão em que a célula é estimulada a acionar mecanismos que culminam com a sua morte. Diferentemente da necrose, a célula em apoptose não sofre autólise nem ruptura da membrana citoplasmática; a célula retrai-se e fragmenta-se, e seus fragmentos (corpos apoptóticos) ficam envolvidos pela membrana citoplasmática e são endocitados por células vizinhas, sem liberar citocinas pró-inflamatórias e sem provocar resposta inflamatória.

Apoptose é uma forma de morte celular muito frequente, tanto em estados fisiológicos (morte programada) quanto patológicos (morte acidental ou regulada). Por isso mesmo, ela é muito importante em momentos funcionais e em estados patológicos. Além de ser encontrada em muitas enfermidades, a apoptose (ou a sua falta) tem grande interesse em algumas doenças: (1) apoptose tem sido considerada uma lesão básica de algumas doenças neurodegenerativas (p. ex., doença de Alzheimer, doença de Parkinson), pois é responsável pela perda de células suficiente para provocar danos funcionais; (2) redução da apoptose parece importante na progressão de neoplasias; em algumas, como o linfoma de células B, o mecanismo patogenético mais provável para o aumento da população celular é a falta de apoptose em células linfoides; (3) apoptose pode estar na base de doenças autoimunes.

Apoptose é importante em muitos **momentos funcionais**: (1) na remodelação de órgãos durante a embriogênese e na vida pós-natal. Um bom exemplo é o das glândulas mamárias: terminada a fase de lactação, as células dos ácinos que proliferaram e secretaram leite entram em apoptose, ficando apenas as células dos ductos mamários. No caso, a cessação dos estímulos hormonais que mantinham a secreção de leite desencadeia sinais para ativar a apoptose; (2) linfócitos que proliferam após estimulação antigênica tendem a entrar em apoptose quando o estímulo cessa ou é inadequado; (3) na eliminação de linfócitos autorreatores, mecanismo muito importante para impedir doenças autoimunes (ver adiante).

Em **condições patológicas**, apoptose é encontrada em muitas infecções, estados de hipóxia e condições em que ocorrem alterações nas moléculas de DNA ou de proteínas. Apoptose, portanto, é causada por grande número de agentes agressores, como hipóxia, infecção por vírus, radicais livres, substâncias químicas, agressão imunitária e radiações ionizantes. Além desses, apoptose ocorre também em muitas condições sem que se saiba ao certo qual é o agente indutor.

5

As principais condições em que acontece apoptose são: (1) ativação de receptores que têm o domínio de morte, como acontece na eliminação de linfócitos autorreatores; (2) lesão no DNA, por radiações, medicamentos antineoplásicos, radicais livres etc.; (3) estresse no retículo endoplasmático, por defeitos no dobramento de proteínas; (4) falta de fatores de crescimento, como ocorre em células dependentes de hormônios quando estes não estão disponíveis ou em linfócitos que não recebem estímulo de citocinas; (4) ação de linfócitos T citotóxicos. Redução da apoptose, por outro lado, pode estar envolvida no aparecimento de alguns cânceres (ver Capítulo 10).

Aspectos morfológicos

Como afeta células individualmente, a apoptose não é facilmente reconhecida em exames microscópicos rotineiros. A célula *encolhe-se* e o *citoplasma fica mais denso*; a *cromatina torna-se condensada* e forma grumos junto à membrana nuclear (núcleos em meia-lua, em pata de cavalo ou em lança). Em seguida, o *núcleo se fragmenta* (cariorrexe) e a membrana citoplasmática forma brotamentos que contêm fragmentos do núcleo. Os brotos constituem os *corpos apoptóticos*, que geralmente são endocitados por células vizinhas (Figura 5.34). Algumas vezes, a célula apoptótica sofre apenas encolhimento e condensação do citoplasma e do núcleo, sem fragmentar-se.

Os corpos apoptóticos aparecem como pequenos corpúsculos basófilos, quando contêm grande fragmento nuclear, ou acidófilos, se formados apenas por fragmento de citoplasma condensado. Em preparações de rotina, em geral não é fácil identificá-los; são facilmente vistos nos centros germinativos de linfonodos, onde são endocitados por macrófagos (*macrófagos com corpos corados; TBM, de tingible-body macrophages*). Em hepatites virais, são vistos hepatócitos encarquilhados, com citoplasma muito condensado e acidófilo, conhecidos como *corpúsculos de Councilman-Rocha Lima*.

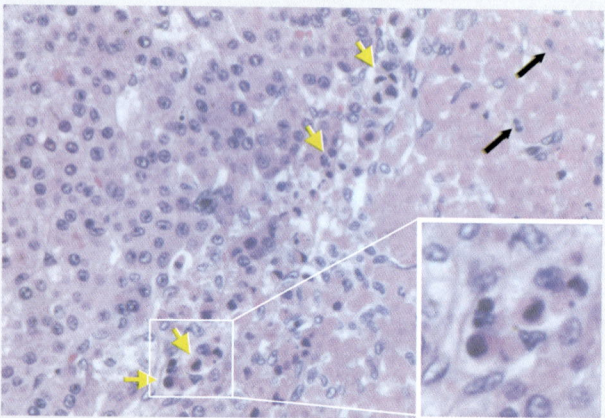

Figura 5.34 Necrose e apoptose em carcinoma hepatocelular. Observa-se área de necrose por anóxia (por causa da vascularização inadequada do tumor) à direita na figura. As células tumorais apresentam cariólise e citoplasma acidófilo; algumas têm núcleos picnóticos (*setas pretas*). As *setas amarelas* indicam células tumorais em apoptose, formando corpos apoptóticos com fragmentos de núcleos e citoplasma acidófilo (a área ampliada mostra em detalhes a morfologia dos corpos apoptóticos).

Patogênese

A apoptose resulta da ação de proteases, sobretudo caspases, que são ativadas por diversos estímulos. *Caspases* (*cysteine aspartic acid specific proteases*) são enzimas que possuem cisteína no sítio ativo e que clivam proteínas em sítios com resíduos de ácido aspártico. Caspases são produzidas como pró-caspases e ativadas pelo desligamento de uma molécula inibidora ou por clivagem proteolítica em sítios com ácido aspártico. Em humanos, são conhecidas 12 caspases, nem todas associadas a apoptose: as caspases 1, 4 e 5, por exemplo, clivam a pró-IL-1 e a pró-IL-18 e são importantes na reação inflamatória (ver Capítulo 4). As caspases envolvidas na apoptose podem ser *ativadoras* (caspases 8, 9 e 10) ou *efetuadoras* (caspases 3, 6 e 7). As caspases ativadoras ativam as caspases 3, 6 e 7, que, por sua vez, ativam outras proteases que degradam diferentes substratos da célula, como DNA, laminas nucleares, PARP (*poly [ADP-ribose] polymerase*) e proteínas do citoesqueleto.

A ativação de caspases, que é o evento-chave no processo, pode ocorrer por: (a) ativação de receptores de morte celular. Tal acontece por estímulos externos às células que são reconhecidos e propagados por receptores da membrana citoplasmática que possuem domínios de morte (*apoptose extrínseca*); (b) aumento da permeabilidade mitocondrial, que libera no citosol moléculas que induzem o processo (*apoptose intrínseca*); (c) ação direta de certos agentes na membrana citoplasmática, mas sem envolver receptores com domínio de morte.

Muitas *proteínas* estão envolvidas na apoptose, estimulando-a ou inibindo-a:

- A família BCL (*B cell lymphoma*) inclui 23 proteínas, inibidoras (antiapoptóticas) ou ativadoras (pró-apoptóticas) da apoptose. As *proteínas antiapoptóticas*, como BCL-2 e BCL-XL, localizam-se especialmente na membrana mitocondrial externa, onde fazem parte dos poros de permeabilidade transicional (Figura 5.15); normalmente, tais poros são impermeáveis. As *proteínas pró-apoptóticas*, conhecidas em conjunto como proteínas *BAX* (BID, BIM, BAD, NOXA, entre outras), têm um domínio de dimerização BH3 que as liga a proteínas antiapoptóticas (BCL-2 e BCL-XL, situadas na membrana mitocondrial). Quando BAX/BID liga-se a esse domínio, os poros da membrana mitocondrial externa se abrem e permitem a saída de citocromo c, SMAC e AIF, que ativam caspases no citosol (Figura 5.35). Tal acontece quando há acúmulo de proteínas mal dobradas, lesões no DNA, falta de fatores de crescimento etc.
- As proteínas IAP (*inhibitor of apoptosis proteins*), que existem constitutivamente no citosol, inibem as caspases 3, 7 e 9. A caspase 9 fica normalmente inibida pela IAP; sem esta, a caspase é ativa e desencadeia os passos seguintes do processo. Algumas IAP são expressas em grande quantidade em células cancerosas, sendo esse um dos motivos que facilitam a sobrevivência dessas células
- As proteínas BAD, BIM, BID, Puma e Noxa atuam como sensores de agressão celular; quando estimuladas, inibem as proteínas antiapoptóticas
- A proteína p53 atua na manutenção da integridade do genoma e na sobrevivência das células, esta mediante ação pró-apoptótica. Quando o genoma é agredido por agentes diversos, a célula aumenta a síntese de p53, a qual induz parada do ciclo celular (ver Figura 10.27). Se o defeito no DNA é reparado, a célula permanece viva; se não é corrigido,

A

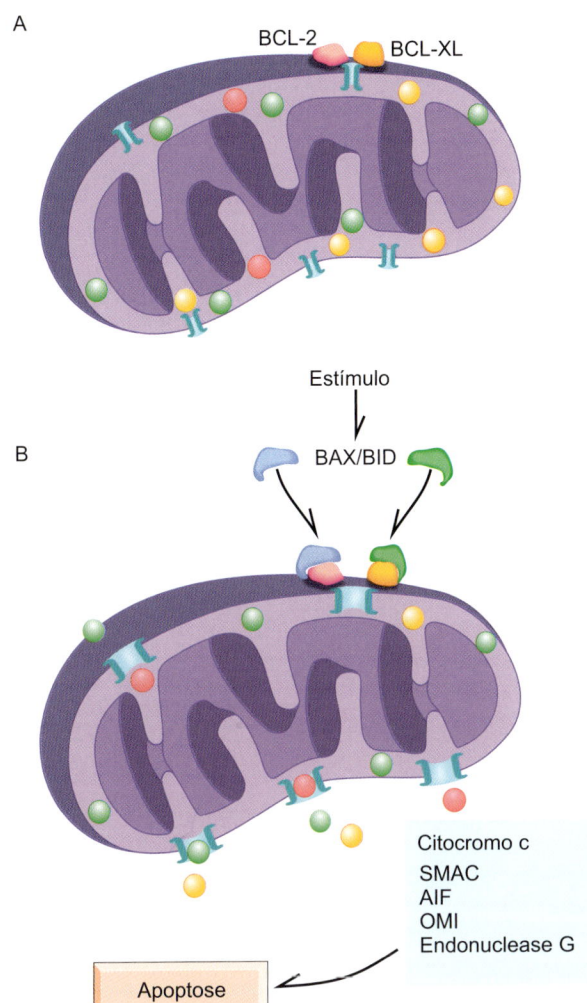

BCL-2   BCL-XL

Estímulo

B

BAX/BID

Citocromo c
SMAC
AIF
OMI
Endonuclease G

Apoptose

Apoptose por aumento da permeabilidade mitocondrial. As *mitocôndrias* têm papel destacado na apoptose. Quando agredidas por inúmeros agentes (lesões no DNA, radicais livres, estresse no RE), ocorre aumento da permeabilidade da membrana mitocondrial externa, com liberação de moléculas pró-apoptóticas no citosol (Figura 5.36): (1) citocromo c, que se associa ao APAF 1 e forma o *apoptossomo*, plataforma molecular ativadora da caspase 9, que ativa as caspases efetuadoras 3, 6 e 7; (2) proteína SMAC (*second mitochondrial activator of caspases*, também chamada Diablo), que inibe os inibidores naturais da apoptose da família IAP; (3) AIF (*apoptopsis inducing factor*), que ativa a caspase 9 e algumas endonucleases; (4) OMI/HTRA2 (*high temperature requirement protein A2*), protease que induz apoptose por inibir IAP; (5) endonuclease G, que ativa endonucleases e induz apoptose independentemente da ativação de caspases (apoptose intrínseca independente de caspases).

Aumento da permeabilidade mitocondrial ocorre por: (1) ação de substâncias que interferem na integridade da camada lipídica (p. ex., hipóxia, radicais livres, aumento de Ca^{++}, ácidos biliares apolares, ésteres de etanol com ácidos graxos e alguns medicamentos quimioterápicos); (2) agressão ao DNA (p. ex., radiações ionizantes, luz ultravioleta, radicais livres, agentes genotóxicos etc.); (3) estresse do retículo endoplasmático.

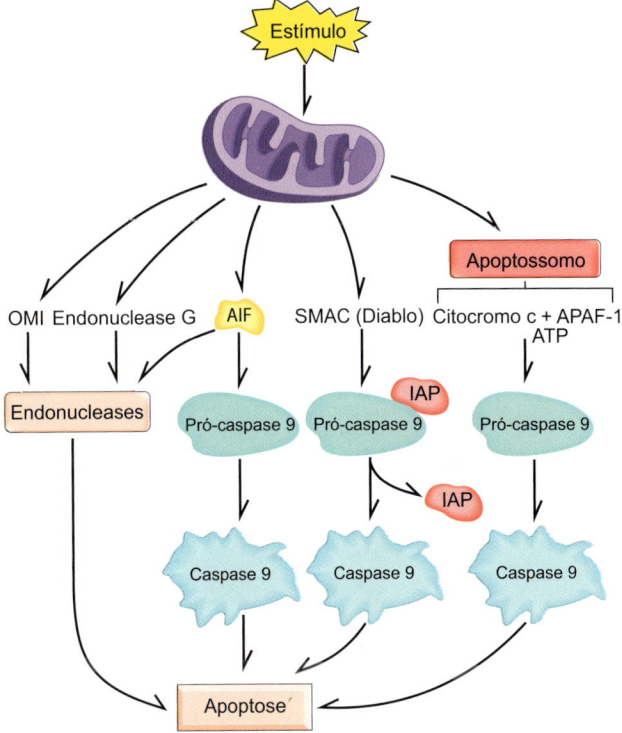

Estímulo

OMI Endonuclease G   AIF   SMAC (Diablo)   Citocromo c + APAF-1
ATP

Apoptossomo

IAP

Endonucleases   Pró-caspase 9   Pró-caspase 9   Pró-caspase 9

IAP

Caspase 9   Caspase 9   Caspase 9

Apoptose´

Figura 5.35 Permeabilidade mitocondrial e apoptose. **A.** A permeabilidade da membrana mitocondrial é regulada por várias moléculas, entre elas a BCL-2 e a BCL-XL. Em condições normais, os poros de permeabilidade não permitem a saída de várias moléculas contidas na matriz mitocondrial externa. **B.** Diversas agressões estimulam proteínas BAX, que interagem com as moléculas BCL-2 e BCL-XL e promovem abertura dos poros de permeabilidade mitocondrial. Com isso, ocorre a saída de citocromo c, SMAC, AIF, OMI e endonuclease G, que induzem apoptose. AIF: *apoptosis inducing factor*; SMAC: *second mitochondrial activator of caspases*; OMI: serina protease.

Figura 5.36 Papel de mitocôndrias na apoptose. Diversas agressões aumentam a permeabilidade mitocondrial, o que permite a saída para o citosol de moléculas pró-apoptóticas (citocromo c, SMAC, OMI, endonuclease G e AIF). Junto com Apaf-1 e ATP, o citocromo c forma o apoptossomo, capaz de ativar caspases. A SMAC inibe a IAP, também permitindo a ativação de caspases. A AIF ativa caspases e endonucleases. A OMI e a endonuclease G ativam endonucleases, induzindo apoptose diretamente, sem ativar caspases. AIF: *apoptosis inducing factor*; Apaf: *apoptosis protease activating factor*; IAP: *inhibitor of apoptosis proteins*; SMAC: *second mitochondrial activator of caspases*.

a p53 induz apoptose por meio de: (1) ativação de genes cujos produtos são pró-apoptóticos (p. ex., BAX); (2) inibição da expressão de proteínas antiapoptóticas (p. ex., BCL-2); (3) inibição de IAP. A p53, portanto, cumpre papel importante na manutenção da integridade celular, mediante indução de mecanismos de reparo ou, quando necessário, de morte celular (a p53 está descrita em detalhes no Capítulo 10)

▪ APAF 1 (*apoptotic protease activation factor 1*), proteína nativa do citosol.

As principais proteínas reguladoras da apoptose estão listadas no Quadro 5.4. Os principais tipos e causas de apoptose encontram-se descritos a seguir.

Quadro 5.4   Proteínas que regulam a apoptose

Receptores com domínio da morte (DD, *death domain*)

TNFR-1 (*TNF receptor 1*)

NGFR (*nerve growth factor receptor*)

Fas (*first apoptosis signal*)

DR3, 4, 5 e 6 (*death receptors*) ou TRAILR (*TNF receptor apoptosis inducing ligand receptors*)

Proteínas de adaptação com o DD

TRADD (*TNF receptor adaptor with death domain*)

FADD (*Fas adaptor with DD*)

RAIDD ou CRADD (*RIP IL-1 adaptor DD* ou *caspase and RIP adaptor with DD*)

DAPCinase (*death associated protein kinase*) Anquirina 1 e 3

RIP* (*receptor interacting serine/threonine protein kinase*)

IRAK* (*IL-1 receptor associated cinase*)

MyD88* (*myeloid differentiation response gene 88*)

Proteínas com domínios efetuadores da morte (DED, *death effector domain*)

FADD (tem DD e DED)

FLIP, FLICE, FLASH (pseudocaspases, que se unem às caspases, impedindo-as de se ativarem)

Proteínas com CARD (*caspase recruitment domain*)

APAF-1 (*apoptosis protease activating fator*)

Cardiak (*cARD containing iCE-associated kinase*)

Proteínas com domínio BIR (*baculoviral inhibitor of apoptosis repeats*)

XIAP (*X-linked inhibitor of apoptosis*)

IAP 1,2,3

NAIP (*neuronal apoptosis inhibitory protein*)

Survivina (BIRC5, BIR *containing protein 5*)

Appolon

Proteínas mitocondriais indutoras de apoptose

SMAC (*second mitochondrial activator of caspases*, ou DIABLO, *direct IAP binding protein with low pI*)

AIF (*apoptosis inducing factor*, ou PDCD8, *programmed cell death*)

OMI/HTRA2

Endonuclease G

Proteínas com domínio BH (B *cell homolog*)

Antiapoptóticas (BH4, com 4 domínios BH)

BCL-2, BCL-XL, BCL-W, BCL-2 L(Like)10** (*B cell lymphoma*)

MCL-1** (*myeloid cell leukemia*)

Pró-apoptóticas

   BH3 (com 3 domínios BH)

      BAX*** (*BCL-2 associated X protein*)

      BAL*** (*BCL-2 associated killer*)

   BH (com um domínio BH)

      BOK*** (*BCL-2 related ovarian killer*)

      BAD*** (*BCL-2 antagonist of cell death*)

      BID*** (*BH3 interacting death domain*)

      BIM*** (*BCL-2 interacting and modifying protein*)

      BIK (*BCL-2 interacting killer*)

      Hrk Harakiri

      BCL-Xs (*BCL-X [short form]*)

      APR (Noxa) (Noxa, *noxious 5 damage*)

      BCL-g (*BCL-like* obtido de *gonad*)

      NIP 3 tem domínio de nitro phenilphosphatase

      NIX (BNP) (*BCL-2 adenovirus interacting protein*)

*Intermediários de ativação NFκB que induzem genes de sobrevivência, antiapoptóticos. **Localizam-se em membranas. ***Localizam-se no citosol.

Apoptose por estímulos em receptores com domínios de morte.

Muitas células possuem receptores com domínio de morte, que pertencem à família do receptor do TNF (TNFR). Os mais conhecidos são o TNFR1 e a proteína Fas (*first apoptotic signal*). Quando ativados pelos agonistas (o do Fas é o FasL: ligante do Fas), tais receptores sofrem dimerização ou trimerização e alterações conformacionais nos domínios intracitoplasmáticos, o que expõe domínios de morte que recrutam proteínas para formar uma plataforma molecular que ativa a caspase 8 ou 10 (FasL existe sobretudo em linfócitos T que reconhecem autoantígenos e em linfócitos T citotóxicos que matam células tumorais ou infectadas por vírus). A caspase 8 ativa induz apoptose por duas vias: (1) ativa diretamente as caspases efetuadoras 3, 6 e 7, responsáveis pelo aumento da atividade das proteases que completam o processo (isso ocorre frequentemente em linfócitos); (2) cliva a BID, originando um fragmento (tBID, *truncated BID*), que se liga às proteínas BCL-2 e BCL-XL, resultando em aumento da permeabilidade mitocondrial e na formação de apoptossomo (Figura 5.37). Portanto, a ativação da caspase 8 aciona, também, o mecanismo mitocondrial de indução de apoptose, o que ocorre com frequência em células epiteliais. Apoptose por esse mecanismo está envolvida na eliminação de linfócitos que reconhecem autoantígenos, podendo estar deficiente em doenças autoimunes.

O receptor para o TNF tem comportamento intrigante; dependendo da proteína de adaptação e das proteínas disponíveis no citosol para formar a plataforma molecular, pode induzir apoptose, estimular rotas pró-inflamatórias, de proliferação celular e de sobrevivência das células (antiapoptose) ou causar necrose regulada (ver Figura 5.6). Isso coloca o TNFR como um receptor crucial para determinar, após uma agressão, se a célula vai caminhar para sobrevivência ou para morte (apoptose ou necrose regulada).

Apoptose extrínseca por falta de estímulo de receptores de dependência.

Quando estimulados por seus agonistas, receptores envolvidos na adesão entre células e entre estas e a matriz extracelular (p. ex., receptor Patched, DCC) induzem vias de sobrevivência; na falta do agonista, os receptores ativam vias que induzem apoptose: recrutam proteínas que formam plataformas ativadoras da caspase 9. As moléculas que ligam as células à MEC (integrinas) ou a outras células (caderinas) associam-se a proteínas do citoesqueleto e a outras proteínas do citosol para formar os focos de adesão celular. Nesses focos, existem cinases (FAK, *focal adhesion kinases*) que ativam vias de sobrevivência. Algumas proteínas associadas a integrinas nos focos de adesão, como a anquirina, têm domínio de morte. Quando integrinas se soltam de moléculas da matriz extracelular: (1) a proteína do citoesqueleto com domínio de morte torna-se ativada e inicia a ativação de caspases; (2) as FAK tornam-se desativadas, reduzindo os estímulos antiapoptóticos. Esse tipo de apoptose, induzida pela perda de ligação de células à matriz extracelular ou a outra célula é denominada *anoiquia* (em inglês, *anoikis*, palavra cujo radical grego significa *sem casa*, *sem localização*).

Apoptose independente de caspase.

Este tipo de apoptose ocorre em algumas infecções virais em que os vírus inibem as caspases. Nesses casos, há também aumento da permeabilidade da membrana mitocondrial externa que libera OMI, endonuclease G e AIF. AIF induz condensação da cromatina, enquanto endonuclease G promove fragmentação do DNA, mas sem fragmentação do núcleo. A célula morre, com volume reduzido, núcleo condensado e cromatina agrupada na membrana nuclear, mas sem cariorrexe; trata-se de morte celular em parte semelhante a apoptose, mas feita sem ativação de caspases.

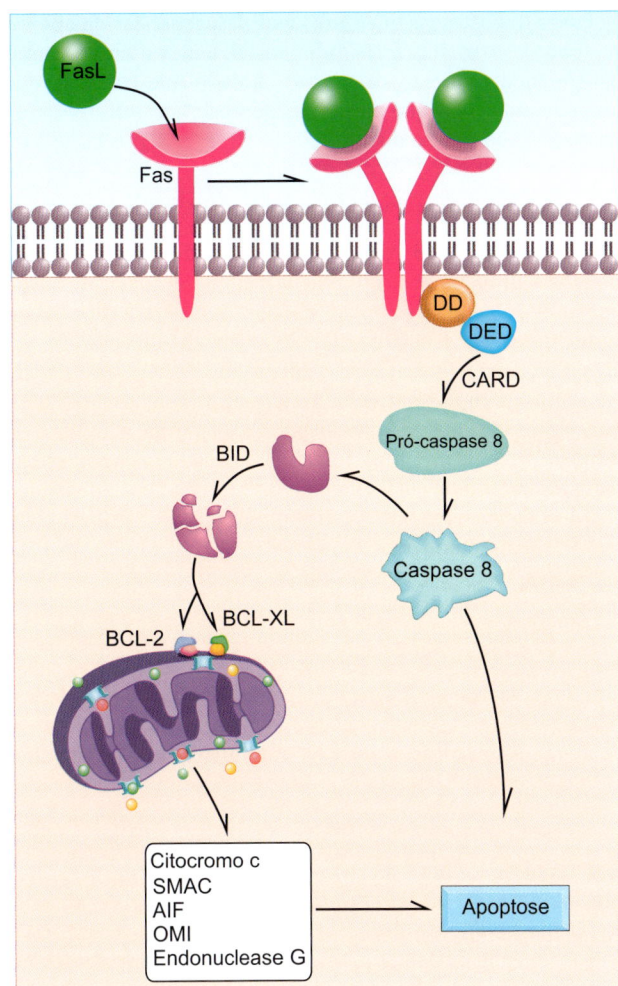

Figura 5.37 Apoptose por ativação de receptores com domínio de morte. Quando a molécula FasL liga-se ao seu receptor (Fas: *first apoptosis signal*), este dimeriza-se e sofre alteração conformacional que expõe o domínio de morte (DD). O DD liga-se a uma proteína efetuadora (DED), que se liga por meio de domínios CARD a caspases, ativando-as. Caspases ativadas induzem apoptose diretamente, além de ativarem a molécula BID, originando um fragmento que se liga às proteínas BCL-2 e BCL-XL, aumentando a permeabilidade mitocondrial que permite a saída de moléculas pró-apoptóticas. BID: *BH3 interacting death domain*; CARD: *caspase recruitment domain*; DED: *death effector domain*.

Apoptose por outros estímulos na membrana citoplasmática.

Radicais livres e radiações também provocam apoptose quando atuam na membrana citoplasmática e ativam a esfingomielinase, liberando ceramida. Esta induz apoptose por: (a) inativação de inibidores das caspases 8 e 9, ativando-as; (b) ativação de p38 e JNK, que ativam fatores de transcrição de genes *BCL* pró-apoptóticos.

Apoptose induzida por granzimas de linfócitos citotóxicos.

Linfócitos T citotóxicos (que reconhecem antígenos na superfície de células infectadas) matam-nas mediante liberação de perfurinas e granzimas; perfurinas permeabilizam a membrana da célula-alvo, o que permite a entrada de granzimas. As granzimas B induzem apoptose porque: (a) ativam a caspase 10; (b) clivam a molécula BID, que promove permeabilização de mitocôndrias e liberação de fatores apoptóticos; (c) ativam diretamente a caspase 3.

Como descrito nas diferentes vias patogenéticas da apoptose, muitas vezes elas estão inter-relacionadas e atuam simultaneamente. Aumento da permeabilidade mitocondrial, com saída de moléculas que iniciam a apoptose, é evento frequente após agressões muito distintas.

Mecanismos das alterações morfológicas

Na apoptose, ocorrem alterações em membranas, no citoplasma e no núcleo. Há exteriorização da fosfatidilserina, que marca a célula morta e os corpos apoptóticos para serem endocitados por fagócitos ou células vizinhas (fenômeno conhecido como eferocitose) A formação de brotamentos na membrana citoplasmática depende de alterações no citoesqueleto e em proteínas que formam a sustentação da face interna da membrana citoplasmática (espectrinas e anquirinas). O descolamento da célula da matriz extracelular ou de células vizinhas deve-se em parte à desorganização do citoesqueleto, com desarranjo nos pontos de adesão. A retração do citoplasma, que se torna mais denso, deve-se à eliminação de água e à reorganização do citoesqueleto.

As alterações nucleares, incluindo picnose e cariorrexe, dependem das caspases 3 e 7, que ativam proteases que degradam proteínas nucleares. A atividade proteolítica no núcleo leva a: (1) degradação de proteínas que formam o citoesqueleto nuclear; (2) fosforilação e acetilação de histonas, favorecendo a desorganização da cromatina, que se desloca para a periferia e sofre condensação (picnose); (3) proteólise parcial de laminas, que desorganiza a sustentação do envelope, favorecendo a fragmentação do núcleo (cariorrexe); (4) proteólise de proteínas inibidoras de DNAses (ICAD, inibidores de DNAses ativadas por caspase), que resulta na ativação de endonucleases (CAD, *caspase activated DNAses*), que clivam o DNA internucleossomal gerando fragmentos com 200 pares de bases ou seus múltiplos. Com base nesse fenômeno, um método eficaz de reconhecimento de apoptose consiste na análise por eletroforese em gel do DNA extraído de células ou tecidos em apoptose, a qual revela bandas com diferença de 200 pares de bases (Figura 5.38). Outra maneira de detectar apoptose é a incorporação de nucleotídeos marcados nas extremidades dos fragmentos internucleossômicos do DNA (técnica de TUNEL, *terminal deoxynucleotidyl transferase mediated digoxigenin-UTP nick-end-label*), que podem ser depois identificados *in situ*. O método consiste na inserção de um nucleotídeo marcado no ponto de clivagem, o qual é, posteriormente, identificado por imuno-histoquímica. Anticorpos monoclonais que identificam caspases efetuadoras ativadas são também utilizados para identificar células em apoptose em cortes histológicos.

Apoptose e autoimunidade

Anormalidades na apoptose podem associar-se a doenças autoimunes: (1) pela possibilidade de expor autoantígenos que não sofreram autólise, possibilitando a sua apresentação por células dendríticas a linfócitos T autorreatores; (2) por estar defeituosa e não funcionar adequadamente na eliminação de linfócitos autorreatores.

Uma hipótese de autoimunidade admite que material intracelular liberado por células mortas comporta-se como autoantígenos. Como na apoptose a morte celular ocorre sem autólise (sem desintegração molecular), os potenciais autoantígenos ficam mais preservados, podendo os corpos apoptóticos livres ser fonte de sensibilização. Redução na endocitose de corpos

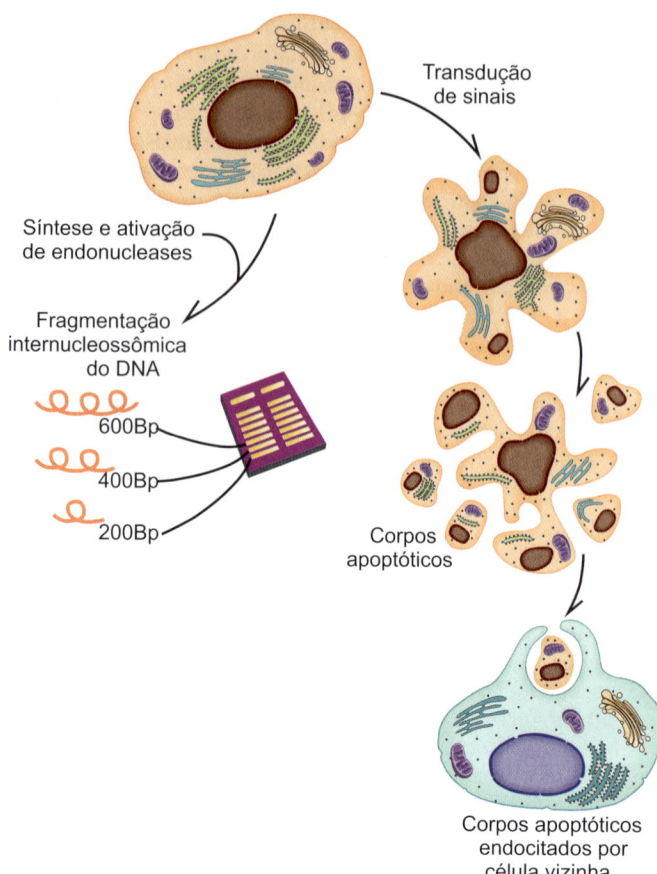

Figura 5.38 Representação esquemática das principais alterações que ocorrem na apoptose. Bp: pares de bases

apoptóticos é descrita no lúpus eritematoso sistêmico, admitindo-se ser esse um mecanismo que favorece maior exposição de autoantígenos. Além disso, corpos apoptóticos endocitados por células dendríticas são processados e apresentados via MHC II, o que libera citocinas pró-inflamatórias (p. ex., IL-1 e TNF) capazes de ativar linfócitos T CD4+. Ademais, algumas proteínas nucleares antigênicas (p. ex., SNURP) sofrem modificações na apoptose, o que poderia facilitar a exposição de antígenos crípticos e a quebra de tolerância. Por outro lado, deficiência de apoptose pode reduzir a eliminação de linfócitos autorreatores. Por tudo isso, anormalidades na apoptose podem estar associadas a doenças autoimunes: pela possibilidade de expor autoantígenos ou por defeito na eliminação de linfócitos autorreatores.

Apoptose e necrose

Apoptose e necrose são lesões com margens que se tocam e se confundem. Muitas agressões podem induzir tanto apoptose quanto necrose, e, muitas vezes, os dois processos coexistem. Após uma agressão, a decisão da célula de entrar em apoptose ou de sobreviver depende da intensidade e da qualidade da agressão e dos receptores acionados. A produção de mensageiros a partir de lipídeos de membranas parece ser um fator crucial na determinação de rotas de ativação de sobrevivência ou de apoptose. Ativação de esfingomielinase gera ceramida, que induz apoptose, enquanto a ativação de outras fosfolipases (p. ex., fosfolipase C) gera diacilglicerol, ativador da proteinocinase C (PKC), grande indutora de rotas de sobrevivência.

Como a apoptose depende de ATP, as agressões que a provocam não podem bloquear completamente a produção de energia. Se o ATP se reduz muito, surge necrose, na qual há aumento da permeabilidade de lisossomos, elemento fundamental na autólise. Admite-se que uma agressão pode, inicialmente, induzir apoptose; se esta é interrompida ou não se completa, pode evoluir para necrose. Na necrose caseosa da tuberculose, esse fato é bem evidente: há aumento da expressão de proteínas pró-apoptóticas, e, morfologicamente, a cariorrexe é fenômeno dominante (poeira nuclear na periferia da necrose). Por outro lado, na necrose caseosa também existe cariólise abundante (típico fenômeno de autólise, portanto de necrose). É possível que a "necrose" caseosa compacta das lesões ainda fechadas seja, predominantemente, um processo de apoptose que depois evoluiu para liquefação, com os achados típicos de necrose (autólise).

▶ Outras formas de morte celular

Outras formas de morte celular além de necrose e apoptose merecem consideração. São elas:

- **Necrose regulada (necroptose).** É uma forma de morte celular que tem características tanto de necrose como de apoptose: tem aspecto morfológico de necrose, mas não se associa à ativação de caspases e pode ser bloqueada por fármacos ou por inibição gênica. Necroptose ocorre em situações fisiológicas ou patológicas; nestas, em esteato-hepatites, pancreatite aguda, doenças neurodegenerativas, em certas infecções virais, por ativação de receptores com domínio da morte (família TNFR), após agressão por radicais livres, substâncias tóxicas, hipóxia ou por sobrecarga de Ca^{++}. Necroptose pode ser induzida ainda por vias que ativam a ciclofilina D, proteína que atua na formação de poro de permeabilidade mitocondrial que leva a necrose (essa necrose pode ser inibida por fármacos, como a ciclofilina A, que inibem a ciclofilina D). Necroptose associa-se também a ativação de receptores com domínio de morte, mas sem ativar caspases. Nesses casos, há ativação de RIPK (*receptor-interacting kinase 1*), a qual ativa a proteína MLKL (*mixed lineage kinase domain-like*), que se associa à membrana citoplasmática e a outras membranas, alterando a estrutura delas e a permeabilidade seletiva, induzindo necrose
- **Piroptose.** É a morte celular inicialmente descrita em macrófagos infectados com salmonelas, mas encontrada também em infecções por diferentes bactérias. Caracteriza-se por vacuolização mitocondrial e do retículo endoplasmático e formação de bolhas e rupturas na membrana citoplasmática. Piroptose associa-se à ativação da caspase 1 ou 4 por inflamassomos, embora os mecanismos de morte celular sejam pouco conhecidos
- **Autofagia.** Estudos *in vitro* mostram que células em autofagia podem morrer, sem ativar caspases e sem sofrer autólise. Os aspectos morfológicos são diferentes da apoptose e da necrose, não havendo condensação nem fragmentação da cromatina. Autofagia é encontrada em neurônios e pode associar-se à progressão de doenças neurodegenerativas
- **Catástrofe mitótica.** Células em mitose podem ser induzidas a morrer se há grande alteração na organização dos cromossomos. Esse tipo de morte celular independe da p53 e da ativação de caspases, embora seja acompanhada de permeabilização da membrana mitocondrial

- **Degeneração walleriana.** É um tipo de morte celular que compromete apenas um segmento de axônios mielinizados, sendo interrompida no primeiro estrangulamento de Ranvier proximal ao ponto em que a fibra nervosa foi seccionada (ver também Reparo de fibras nervosas, Capítulo 8)
- **Corneificação de ceratinócitos.** É outra forma de morte celular programada diferente da apoptose, em que ocorre lise da cromatina e de organelas. A ceratinização resulta da organização de proteínas e lipídeos na membrana, tornando a escama (células anucleadas) resistente, flexível e impermeável
- **Entose.** Consiste na morte celular que se segue à endocitose de uma célula por outra. No processo, há fusão da célula endocitada com lisossomos, sendo ela morta e degradada. Curiosamente, uma célula pode ser endocitada e exocitada posteriomente, intacta e viva. A entose foi observada inicialmente em células cancerosas *in vitro*, mas é encontrada também *in vivo* (p. ex., carcinomas da mama e do pulmão)
- **Morte excitotóxica.** Pode ocorrer por apoptose (por aumento da permeabilidade da membrana mitocondrial externa) ou por necrose regulada. Neste caso, há liberação excessiva de mediadores, como glutamato, que abre canais de Ca^{++} e aumenta este íon no citosol. A célula morre, mesmo que as caspases tenham sido inibidas. Em excesso, glutamato ativa RIPK, que provoca necrose regulada
- **Eriptose.** Trata-se de uma forma de morte de eritrócitos antes do aparecimento dos sinais de senescência dessas células. É, portanto, uma morte acidental de hemácias induzida por várias agressões: radicais livres, hiperosmolaridade, agentes infecciosos, alterações metabólicas etc. A morte do eritrócito ocorre por ativação de canais de Ca^{++} ativadores de calpaínas; estas alteram o citoesqueleto, favorecendo a translocação da fosfatidil serina para a face externa da membrana, o que facilita a fagocitose de hemácias pelos macrófagos do fígado e do baço. Parece que a eriptose seja um tipo de morte programada que evita a lise do eritrócito na circulação, reduzindo o risco de liberação de hemoglobina no plasma. A eriptose está aumentada na hipertermia, no choque séptico, no diabetes melito e em algumas infecções (malária, micoplasmas), podendo estar envolvida até nas complicações dessas doenças.
- **Netose.** Morte celular que ocorre em neutrófilos quando montam as chamadas armadilhas extracelulares. O núcleo sofre desintegração, e a cromatina é eliminada e forma uma rede em torno do microrganismo invasor. Este tipo de morte celular independe de caspases.

■ Leitura complementar

Andersen JL, Kornbluth S. The tangled circuitry metabolism and apoptosis. Mol Cell. 2013;49:399-410.

Borges HL, Linden R, Wang JY. DNA damage-induced cell death: lessons from the central nervous system. Cell Res. 2008;18:17-26.

Branzei D, Foiani M. Regulation of DNA repair throughout the cell cycle. Nat Rev Mol Cell Biol. 2008;9:297-308.

Broker L, et al. Cell death independent of caspases: a review. Clin Cancer Res. 2005;11:3155-62.

Chalah A, Khosravi-Far R. The mitochondrial death pathway. Adv Exp Med Biol. 2008;615:2545.

De Ferranti S, Mozaffarian D. The perfect storm: obesity, adipocyte dysfunction, and metabolic consequences. Clin Chem. 2008;54:945-55.

5

Dong Z, et al. Calcium in cell injury and death. Annu. Rev Pathol. 2006;1:405-34.

Galluzzi L, et al. Necroptosis: mechanisms and relevance to disease. Annu Rev Pathol. 2017;12:103-130.

Galluzzi L, Vitale I. Molecular mechanisms of cell death: recommendations of the Nomenclature Committee on Cell Death 2018. Cell Death Differ. 2018;25(3):486-541.

García-Sáez AJ. The secrets of the Bcl-2 family. Cell Death Differ. 2012;19:1733-40.

Ikura Y, Caldwell SH. Lipid droplet-associated proteins in alcoholic liver disease: a potential linkage with hepatocellular damage. Int J Clin Exp Pathol. 2015;8(8):8699-708.

Kundu M, Thompson CB. Autophagy: basic principles and relevance to disease. Annu Rev Pathol. 2008;3:427-55.

Lang F, Lang E, Föller M. Physiology and pathophysiology of eryptosis. Transfus Med Hemother. 2012;39:308-14.

Lin JH, Walter P, Yen TS. Endoplasmic reticulum stress in disease pathogenesis. Annu Rev Pathol. 2008;3:399-425.

Luzio JP, Pryor PR, Bright NA. Lysosomes: fusion and function. Nat Rev Mol Cell Biol. 2007;8:622-32.

Muñoz-Espín D, Serrano M. Cellular senescence: from physiology to pathology. Nat Rev Mol Cell Biol. 2014;15(7):482-96.

Pretorius E, et al. A comprehensive review on eryptosis. Physiol Biochem. 2016;39:1977-2000.

Schreuder TC, et al. Nonalcoholic fatty liver disease: an overview of current insights in pathogenesis, diagnosis and treatment. World J Gastroenterol. 2008;14:2474-85.

Schröder M. Endoplasmic reticulum stress responses. Cell Mol Life Sci. 2008;65:862-94.

Stephen WG et al. Die another way – non-apoptotic mechanisms of cell death. Journal of Cell Science. 2014;127:2135-2144.

Stoll G, Bendszus M. Inflammation and atherosclerosis: novel insights into plaque formation and destabilization. Stroke. 2006;37:1923-32.

Vandenabeele P. Molecular mechanisms of necroptosis: an ordered cellular explosion. Nat Rev Mol Cell Biol. 2010;11:708-14.

Willis MS, Pattersin C. Proteotoxicity and cardiac dysfunction – Alzheimer's disease of the heart? N Engl J Med. 2013;368(5):455-64.

Capítulo 6

Alterações do Interstício

Fausto Edmundo Lima Pereira

A matriz extracelular (MEC), ou interstício, é constituída por uma rede tridimensional de macromoléculas que preenche os espaços intercelulares, define os limites dos tecidos, contribui para as propriedades biomecânicas destes, serve como substrato para a adesão e migração de células e comporta-se como sítio de ligação para fatores de crescimento e hormônios, formando assim o microambiente adequado e essencial para a organização dos tecidos e a estruturação dos órgãos.

As macromoléculas da MEC são estruturadas em *fibras* (colágenas, reticulares e elásticas) e em um complexo amorfo, associado às fibras, denominado *substância fundamental amorfa*. Tais macromoléculas são: (1) proteínas fibrosas (colágeno e elastina), que formam as fibras colágenas e reticulares (colágeno) e elásticas (elastina); (2) proteínas não fibrosas, de adesão (laminina e fibronectina), que aderem as células à MEC e proteínas organizadoras também com função de aderência, como tenascina, entactina e ondulina; (3) glicosaminoglicanos e proteoglicanos, que formam um gel altamente hidratado, a substância fundamental, na qual as proteínas fibrosas ficam imersas. Nos espaços entre as fibras, os glicosaminoglicanos e os proteoglicanos, circula o *líquido tecidual* originado do plasma.

Os componentes da MEC são sintetizados e excretados por fibroblastos, condroblastos, osteoblastos e odontoblastos nos tecidos conjuntivos, cartilaginoso e ósseo. Células epiteliais e musculares lisas também podem produzi-los, especialmente os constituintes das lâminas basais.

Alterações da MEC são encontradas em diversas doenças. Em algumas, as modificações no interstício constituem a lesão principal, como na amiloidose.

▶ Aspectos da normalidade

Colágeno. Fibras colágenas e reticulares

O colágeno é a proteína mais abundante do interstício (25% das proteínas do organismo). Sua molécula é formada por três cadeias polipeptídicas, do tipo cadeia alfa, enroladas de modo semelhante a uma corda torcida. Existem pelo menos 28 tipos de cadeias alfa (28 genes distintos) capazes de formar até 1.000 diferentes tipos de colágeno, dos quais 28 são bem caracterizados. Os mais bem definidos são os tipos I, II, III e IV. Os colágenos dos tipos I, II e III formam fibrilas (20 a 300 nm de diâmetro) que formam fibras visíveis ao microscópio de luz (ML). Os colágenos dos tipos IV, VIII e X não formam fibrilas, mas se organizam como uma rede nas membranas basais. O colágeno do tipo VII forma fibrilas que ligam a membrana basal ao tecido conjuntivo subjacente (fibras de ancoragem). Os colágenos dos tipos VIII, IX, X e XI são encontrados em cartilagens. No Quadro 6.1 estão resumidas as principais características dos diferentes tipos de colágeno.

A síntese do colágeno pode ser resumida nas seguintes etapas (Figura 6.1): (1) ativação de genes das cadeias alfa e síntese de mRNA. A expressão desses genes é controlada especialmente por fatores de crescimento, que atuam em receptores específicos (FGF-a, TGF-β, IL-1, entre outros); (2) síntese das cadeias alfa e penetração dos polipeptídeos nas cisternas do retículo endoplasmático granuloso (REG) – as cadeias alfa (procadeias α) contêm a sequência sinalizadora e os peptídeos terminais nas extremidades NH_2 e COOH; (3) nas cisternas do REG, ocorre hidroxilação de prolina e lisina por ação da prolina-hidroxilase e da lisina-hidroxilase, na presença de O_2 molecular e vitamina C; (4) associação das três cadeias a partir dos peptídeos terminais e formação do pró-colágeno; (5) no complexo de Golgi, as moléculas de pró-colágeno são glicosiladas por ação de galactosiltransferase e glicosil-galactosiltransferase; (6) as moléculas de pró-colágeno são levadas até a membrana citoplasmática e excretadas; (7) no meio extracelular, as moléculas de pró-colágeno sofrem ação de peptidases, que clivam os peptídeos terminais; (8) livres dos peptídeos terminais, as moléculas de colágeno associam-se espontaneamente para formar as fibrilas colágenas; (9) por ação da lisil oxidase, as moléculas de colágeno nas fibrilas formam ligações cruzadas, transversais, entre resíduos de lisina; (10) organização de fibrilas em fibras colágenas.

Quadro 6.1 Principais tipos de colágeno

	Tipo	Fórmula	Forma polimerizada	Distribuição nos tecidos
Colágeno fibrilar	I	$\{\alpha 1(I)_2\ \alpha 2(II)\}$	Fibras largas	Pele, ossos, córnea, útero
	II	$\{\alpha 1(II)\}_3$	Fibras finas	Cartilagem, disco intervertebral, humor vítreo
	III	$\{\alpha 2(III)\}_2$	Fibras finas	Pele, vasos sanguíneos, submucosas
	V	$\{\alpha 1(V)_2\ \alpha 2(V)\}$	Fibrilas associadas ao tipo I	Colágeno pericelular
	VI	$---?---$	Fibrilas associadas aos tipos I e III	Igual aos tipos I e III
	XI	$(\alpha 1)_2$ e $\alpha 3(XI)$	Fibrilas associadas ao tipo II	Igual ao tipo II
Colágeno associado a fibrilas	IX	$\alpha 1, \alpha 2$ e $\alpha 3(IX)$	Associa-se a fibrilas do tipo II	Cartilagem
	XII	$\alpha 1\ (XII)_3$	Associa-se a fibrilas do tipo I	Tendões, ligamentos e fáscias
Colágeno em rede	VII	$\alpha 1(VII)_3$	Estruturas de ancoragem	Abaixo de epitélios escamosos
	IV	$\{\alpha 1(IV)_2\ \alpha 2(IV)\}$	Associação em bandas	Membranas basais

Elastina. Fibras elásticas

O principal componente das fibras elásticas é a *elastina*, que é excretada nos espaços intercelulares e forma filamentos e bainhas, em que as moléculas se ligam umas às outras por ligações cruzadas semelhantes às do colágeno. Em repouso, as moléculas permanecem como novelos frouxos; quando submetidas a estiramento, as moléculas enoveladas se distendem, mantendo-se unidas por ligações cruzadas. Cessada a força de estiramento, as moléculas voltam à posição enovelada inicial (Figura 6.2). As fibras elásticas contêm, ainda, a glicoproteína *fibrilina*, que fica na superfície das fibras e forma um arcabouço para a elastina. A fibrilina é importante na associação das moléculas de elastina para formar as fibras e bainhas elásticas.

Glicosaminoglicanos e proteoglicanos. Substância fundamental

Glicosaminoglicanos (GAG) são polissacarídeos não ramificados, fortemente hidrofílicos e pouco flexíveis, razão pela qual se enovelam ao acaso e formam aglomerados frouxos que ocupam grande volume em relação à massa e retêm grande quantidade de água na molécula. Tal estrutura molecular (novelo

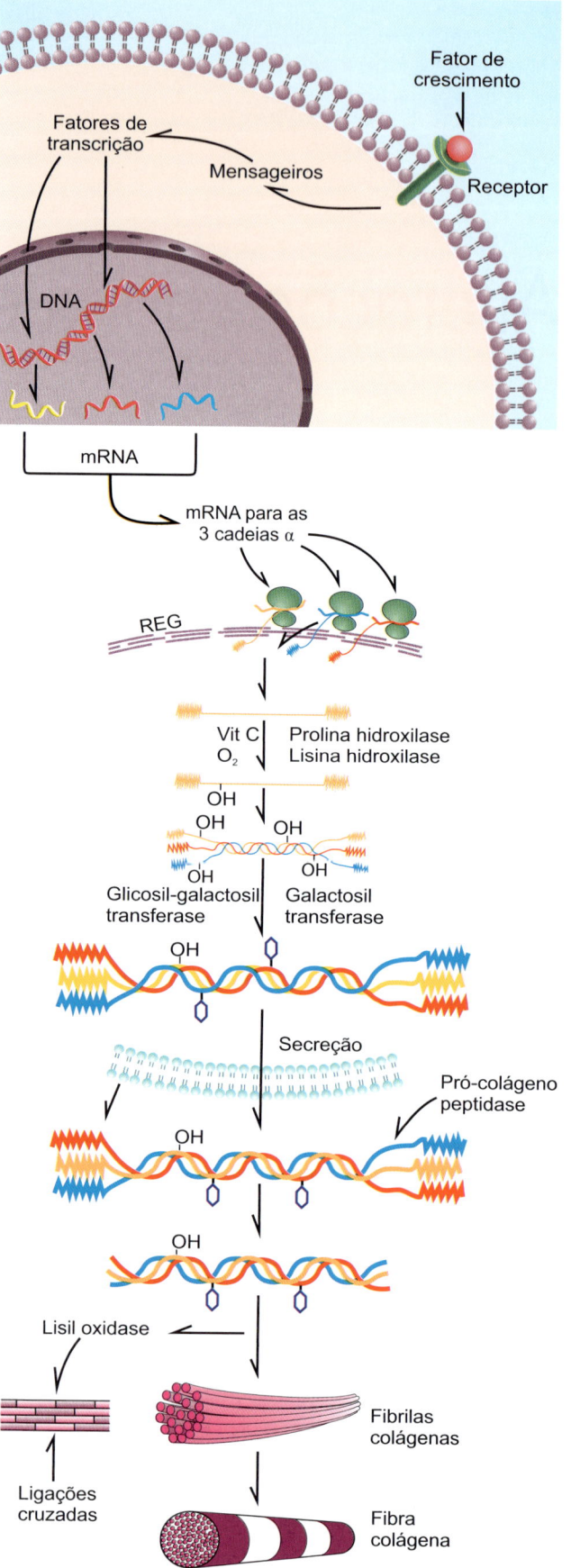

Figura 6.1 Esquema geral das etapas da síntese de colágeno. REG: retículo endoplasmático granuloso.

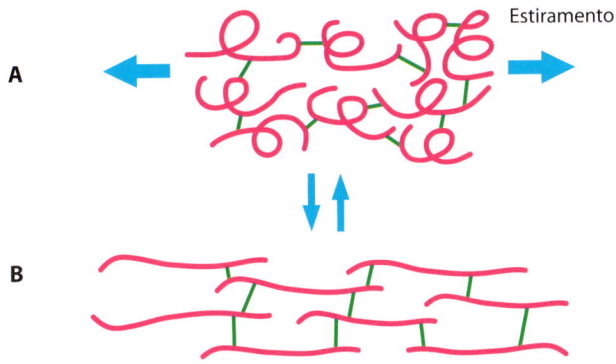

Figura 6.2 As moléculas de elastina formam novelos frouxos que ficam ligados entre si por ligações transversais. A figura representa o elástico em repouso (**A**) e após estiramento (**B**).

frouxo com retenção de água) cria um estado de turgência na substância fundamental que a torna capaz de suportar grande força de compressão. Os mais frequentes na MEC são o ácido hialurônico e os GAG sulfatados (sulfato de heparan, sulfato de dermatana e sulfato de queratana). O ácido hialurônico existe livremente, é muito hidrofílico e forma agregados frouxos que mantêm a fluidez da MEC; é muito abundante nos tecidos embrionários e sua produção aumenta em inflamações, o que favorece a migração de leucócitos. Em cartilagens, associa-se a proteoglicanos para formar grandes agregados que gelificam a MEC, a qual adquire consistência firme. Os GAG sulfatados estão sempre associados a proteínas para formar os proteoglicanos.

Proteoglicanos, muito heterogêneos, são agrupados pela natureza da proteína nucleadora ou por sua localização. Estão presentes em: (1) membrana citoplasmática (p. ex., sindecam, betaglican), onde atuam como correceptores; (2) membranas basais (perlecan, agrin); (3) quando afastados das células, associam-se ao ácido hialurônico (agrecan, versican nos tecidos conjuntivos e neurocan e brevican no tecido nervoso) ou a proteínas de baixo peso molecular ricas em leucina (biglican, decorina, lumican, fibromodulina) e são importantes na organização de fibras. A Figura 6.3 representa alguns proteoglicanos.

Proteínas não fibrosas da matriz

Além de colágeno e elastina, a MEC contém outras proteínas, como fibronectina, laminina e um grupo de proteínas denominadas *proteínas matricelulares* (*matricellular proteins*), que inclui trombospondinas 1 e 2, SPARC, tenascina, entactina, osteopontina, osteonectina e periostina. A *fibronectina*, proteína de adesão sob a forma de um dímero com duas cadeias (Figura 6.4), existe sob as formas dimérica (fibronectina solúvel no plasma), oligomérica (fibronectina da superfície de células) e polimérica insolúvel (fibronectina da matriz extracelular). A fibronectina tem sítios de ligação para receptores celulares (integrinas), colágeno, fibrina e heparina, e é importante na organização da matriz extracelular e no deslocamento de células no interstício.

A *laminina*, produzida por células epiteliais, é componente essencial das lâminas basais; sua molécula tem quatro unidades distribuídas em três braços curtos e um longo (Figura 6.4). A laminina tem sítios que se ligam a colágeno IV, sulfato de heparano, integrinas, toxinas bacterianas e lipopolissacarídeos.

As proteínas matricelulares têm algumas propriedades: (1) inibem a adesão entre células, o que favorece a migração celular; (2) ligam-se a fatores de crescimento, modulando o seu efeito; (3) podem ser reconhecidas em diversos receptores, modulando a atividade celular; (4) são solúveis, podendo ser avaliadas no plasma e em outros líquidos corpóreos. Tais proteínas desempenham papel importante na organização espacial das proteínas fibrosas e proteoglicanos, além de atuarem como citocinas.

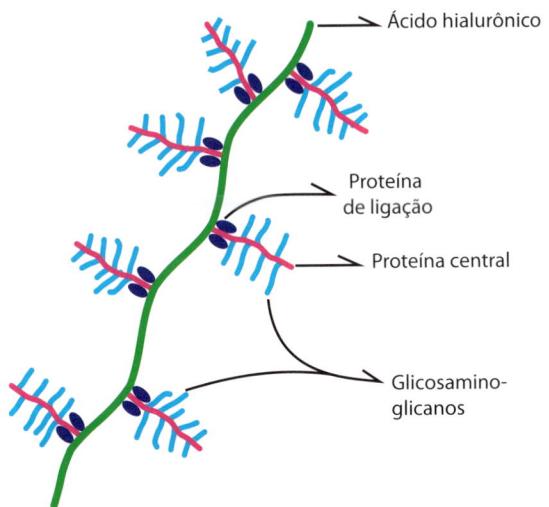

Figura 6.3 Representação esquemática da arquitetura molecular de um proteoglicano complexo da substância fundamental amorfa.

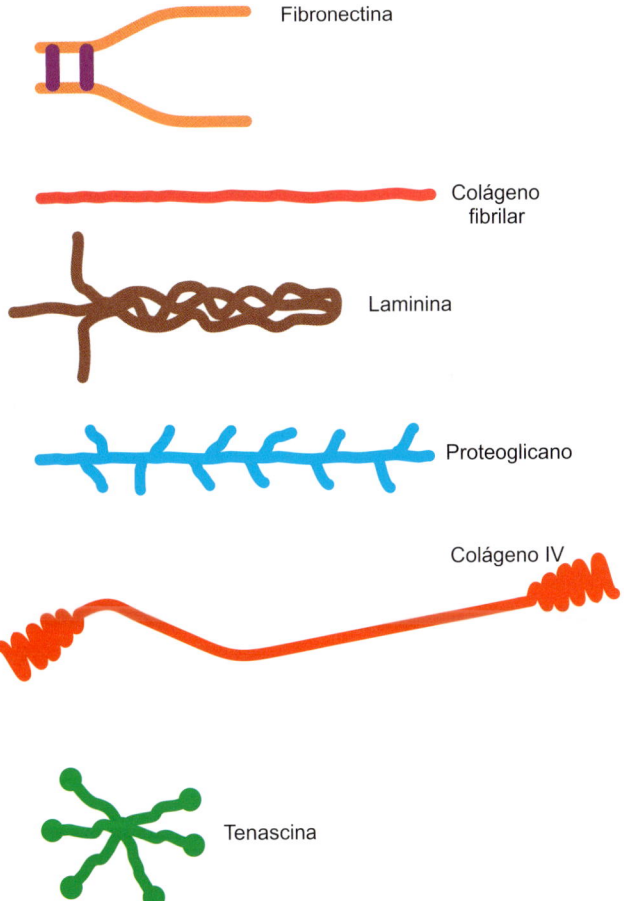

Figura 6.4 Representação esquemática de proteínas da matriz extracelular em escala comparativa de tamanho.

6

Matriz extracelular e células

A MEC e as células mantêm íntimo contato por meio de integrinas da superfície celular e de sua ligação às proteínas não fibrosas e ao colágeno. Como o citoesqueleto também forma ligações com as integrinas, pode-se dizer que ele se continua com a MEC. Todas as proteínas transmembranosas capazes de se ligar a moléculas da MEC estão ligadas a proteínas do citoesqueleto que podem controlar cinases ativadoras de fatores de transcrição. Assim, a chamada *inibição por contato* (ver Capítulo 8) inibe a expressão de genes que favorecem a entrada da célula em G_1. Modificação na ligação da molécula de adesão com a matriz pode alterar a ativação da molécula que a liga ao citoesqueleto, ativando vias que estimulam genes necessários para a célula entrar em G_1 e iniciar o ciclo celular. As proteínas FAK (*focal adhesion activated kinases*) são controladas por estímulos da matriz ao citoesqueleto, nos chamados focos de adesão. Ativação de FAK induz proliferação celular por meio de MAPK (*mitogen activated protein kinases* – ver Capítulo 8). Perda de ancoragem das células na MEC induz apoptose (ver Capítulo 5).

Os componentes da matriz extracelular podem também associar-se a várias substâncias, como hormônios, citocinas e fatores de crescimento, que, armazenados na MEC, podem ser liberados em resposta a agressões. A Figura 6.5 indica algumas dessas substâncias e as moléculas que as retêm na MEC.

Outra função importante da MEC é servir de arcabouço para as células nos diferentes tecidos e órgãos. Destruição da MEC impede a regeneração celular normal, como se observa na cirrose (ver Capítulo 23).

Sob ação de proteases, as proteínas da MEC não só liberam as moléculas que estavam retendo como também geram fragmentos que interferem em células do tecido conjuntivo, em leucócitos exsudados ou em células parenquimatosas. Proteólise de laminina, fibronectina, colágenos IV, VI e XIII e SPARC libera peptídeos que se ligam a receptores que podem ativar ou inibir a proliferação, a migração e a sobrevivência de células (leucócitos e células mesenquimais) e a angiogênese. A MEC, portanto, é muito importante na regulação de muitos processos biológicos. Em certas circunstâncias, como em inflamações e neoplasias, modificações na MEC são fundamentais na evolução do processo: a migração, a atividade e a sobrevivência de leucócitos após exsudação, por exemplo, estão na dependência da MEC. A carcinogênese (ver Capítulo 10) depende, entre outros, da expressão de genes ligados à síntese e à degradação da MEC.

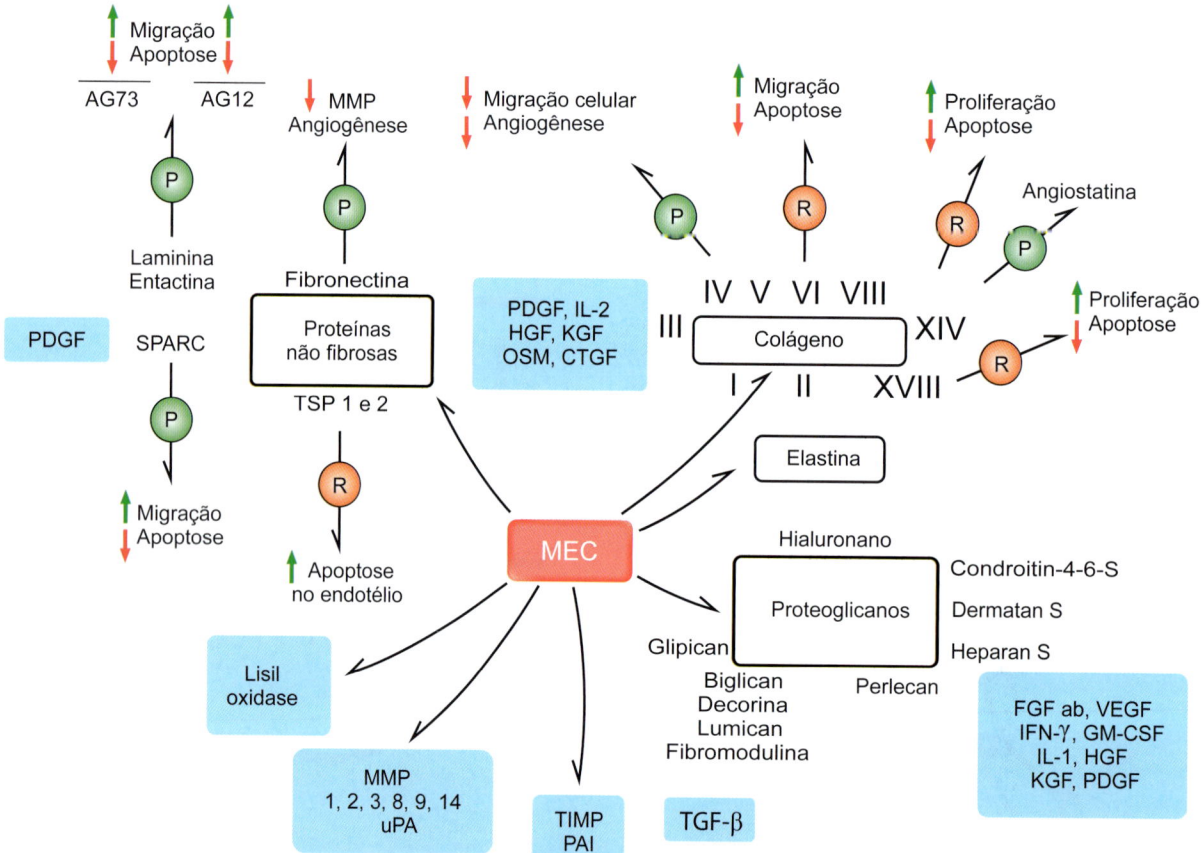

Figura 6.5 Componentes da matriz extracelular (MEC), citocinas e outras moléculas a eles adsorvidas (*retângulos azuis*) e alguns dos produtos deles derivados após proteólise parcial, com seus efeitos na proliferação, na migração e na sobrevivência das células. R indica a ação da molécula em receptores (integrinas) e seus efeitos. P significa o produto de proteólise. AG73 e AG12: peptídeos originados da proteólise de laminina; CTGF: *connective tissue growth factor*; HGF: *hepatocyte growth factor* ou *scatter factor* ou *plasmynogen related growth factor*; KGF: *keratinocyte growth factor*; MMP: metaloproteinases da matriz; OSM: oncostatina M (inibidora de proliferação); PAI: inibidor do ativador do plasminogênio; SPARC: *secreted protein acidic and rich in cysteine*; S: sulfato; TIMP: inibidores de MMP; TSP 1 e 2: trombospondinas 1 e 2; uPA: ativador do plasminogênio dependente de urocinase.

Degradação e renovação

Os componentes da MEC são renovados continuamente. A degradação depende, sobretudo, de *metaloproteinases* (MMP, de *matrix metalloproteinases*). Existem cerca de 20 MMP, separadas em cinco grupos: colagenases, estromelisinas, gelatinases, matrilisinas e metaloproteinases ligadas à membrana citoplasmática. Cada metaloproteinase é indicada por um número (p. ex., as MMP-1, 3, 8 e 14 têm atividade de colagenase; o Quadro 6.2 indica as principais MMP). As MMP clivam também outras proteases e seus inibidores, quimiocinas, citocinas, fatores de crescimento e moléculas de adesão – ou seja, têm papel biológico muito variado.

A atividade das MMP está sob o controle de citocinas, de produtos secretados por fagócitos, de inibidores enzimáticos existentes no plasma (proteínas de fase aguda) e de inibidores naturais produzidos em tecidos (TIMP, de *tissue inhibitors of MMP*). As MMPs são sintetizadas por células fagocitárias e por todas as células do tecido conjuntivo. Além de MMP, outras proteases também degradam a MEC, como catepsinas e proteínas de ação tríptica, que clivam peptídeos originados da ação de MMPs. A renovação normal da MEC depende, portanto, do balanceamento entre a sua produção e a ação de MMPs e de seus inibidores.

Quadro 6.2 Metaloproteinases da matriz extracelular (MMP)

Nomenclatura padronizada	Nomenclatura comum	Principais substratos
MMP-1	Colagenase 2	Colágenos I e III
MMP-2	Gelatinase 1	Colágeno IV
MMP-3	Estromelisina	Proteoglicanos, fibronectina, laminina, colágeno tipo IV
MMP-7	Matrilisina	Fibronectina, laminina, colágeno tipo IV
MMP-8	Colagenase I (PMN)	Colágeno tipo I
MMP-9	Colagenase IV	Colágeno tipo IV
MMP-10	Estromelisina 2	Proteoglicanos, fibronectina
MMP-11	Estromelisina 3	Proteoglicanos, fibronectina, colágeno tipo IV
MMP-12	Metaloproteinase de macrófagos (elastase)	Elastina
MMP-13	Colagenase 3	Colágeno tipo II
MMP-14	MT1-MMP	Ligada à membrana, atua sobre outras MMP, ativando-as
MMP-15	MT2-MMP	Idem
MMP-16	MT3-MMP	Idem
MMP-17	MT4-MMP	Idem

▶ Alterações da matriz celular

Alterações de fibras colágenas e reticulares

Modificações em fibras colágenas e reticulares podem ocorrer por: (1) defeitos genéticos que comprometem a estrutura, a síntese ou a degradação do colágeno; (2) alterações adquiridas que interferem na sua síntese ou na sua degradação. Alterações do colágeno por *defeitos genéticos* são pouco frequentes, como mutações em genes que codificam as cadeias alfa ou em genes que controlam as modificações pós-translacionais da molécula e sua degradação. As doenças são complexas e manifestam-se na pele (elasticidade e resistência alteradas), nos vasos sanguíneos (aneurismas, pois alguns defeitos são comuns às fibras elásticas), no intestino, no globo ocular (a esclerótica é rica em colágeno) e nos ossos (onde o colágeno é constituinte importante da matriz) (Quadro 6.3).

Os *defeitos adquiridos* do colágeno resultam de alterações pós-transcricionais, como:

- Carência de vitamina C leva à hidroxilação deficiente de colágeno, o que compromete também a glicosilação e a formação de ligações cruzadas. É o que ocorre no escorbuto, em que há alterações da membrana basal por modificações no colágeno do tipo IV, levando a fragilidade capilar e hemorragias. Além disso, há comprometimento dos alvéolos dentários e da dentina, podendo aparecer deformidades ósseas
- A semente da ervilha-de-cheiro (*Latyrus odoratus*) contém inibidores da lisil oxidase. A ingestão dessa semente causa a doença latirismo, que se manifesta por deformidades ósseas e aneurismas, pois nela a elastina também está alterada
- Existem substâncias que inibem a prolina-hidroxilase (hidralazina) ou impedem a formação de ligações cruzadas (penicilamina). Durante a gravidez, tais substâncias podem provocar alterações graves em fibras colágenas do feto
- A carência de cobre provoca diminuição na atividade da lisil oxidase; em porcos, essa condição é acompanhada de alterações em fibras colágenas e elásticas
- Algumas doenças metabólicas podem induzir o acúmulo de metabólitos inibidores da síntese de colágeno. Na

Quadro 6.3 Doenças congênitas do colágeno relacionadas a alterações genéticas

Alteração básica	Doença
Mutação nos genes das cadeias alfa	Osteogênese imperfeita (I, II, IV) Síndrome de Ehlers-Danlos (VII)
Deficiência de lisina-hidroxilase	Síndrome de Ehlers-Danlos (VI)
Deficiência de glicosiltransferase	Epidermólise bolhosa congênita
Deficiência de pró-colágeno peptidase	Dermatopráxis
Deficiência de lisil-oxidase	Cútis flácida (*cutis laxa*) Síndrome de Menkes Síndrome de Ehlers-Danlos (V)
Desconhecida	Síndrome de Ehlers-Danlos (III, VIII) Osteogênese imperfeita (III)

alcaptonúria e na homocistinúria, há acúmulo de ácido homogentísico e de homocistina, ambos bloqueadores da atividade da lisil oxidase

- Degradação excessiva de colágeno ocorre por ação de colagenases liberadas por células fagocitárias em locais inflamados
- A deposição anormal de colágeno e de outros componentes da matriz extracelular acontece em doenças fibrosantes denominadas *fibroses*, descritas no Capítulo 8.

Alterações de fibras elásticas

Podem ser congênitas ou adquiridas. As *congênitas* devem-se a alterações gênicas, especialmente no gene da lisil oxidase. As *adquiridas* estão associadas a defeito na síntese, por inibição da lisil oxidase (p. ex., latirismo), ou a distúrbios malconhecidos sobre as fibras já formadas. Um exemplo é a elastose de vasos e do endocárdio por aumento de sua síntese por fibras musculares estimuladas por maior distensão do vaso (hipertensão arterial) ou do endocárdio (cardiopatias com alterações hemodinâmicas). Outro exemplo é a fragmentação de fibras elásticas na derme (impropriamente chamada degeneração basófila do colágeno – Figura 6.6) e na parede de vasos sanguíneos por exposição prolongada à luz solar e na senilidade (na senilidade, a pele de áreas expostas à luz perde a elasticidade por diminuição das fibras elásticas). A elastólise deve-se a aumento da atividade de elastases, por redução da atividade de antiproteases. Os pulmões de pessoas idosas, principalmente em indivíduos com enfisema, apresentam redução de fibras elásticas por aumento de elastases e/ou diminuição de antiproteases.

Na *síndrome de Marfan*, que resulta de anormalidades na proteína fibrilina, os defeitos mais evidentes são fraqueza e deformidades em tecidos ricos em fibras elásticas. Os pacientes têm lesões, sobretudo, no esqueleto (dolicocéfalo e alongamento dos dedos das mãos – aracnodactilia), nos olhos (mais comumente deslocamento do cristalino) e no sistema circulatório (prolapso da valva mitral, insuficiência aórtica, aneurisma,

dissecção da aorta etc.). Em cerca de 80% dos casos, a doença é hereditária e transmitida por herança autossômica dominante; nos restantes, resulta de mutações esporádicas no gene.

Alterações de membranas basais

A integridade das membranas basais é importante para manter a atividade funcional dos epitélios, além de indispensável para a filtração de macromoléculas e de agregados moleculares.

Várias substâncias podem se depositar nas membranas basais: (1) imunoglobulinas e imunocomplexos na membrana basal de glomérulos, produzindo espessamento irregular e alteração na sua permeabilidade; (2) na amiloidose, a substância amiloide deposita-se em membranas basais; (3) metais pesados, como mercúrio e bismuto, em forma de albuminato. O espessamento de membranas basais na microcirculação ocorre caracteristicamente em diabéticos, fazendo parte da chamada microangiopatia diabética. Nesta, o espessamento da membrana basal deve-se à alteração na síntese e à glicosilação deficiente do colágeno produzido pelo endotélio, o que, associado à hiperglicação de outras moléculas da MEC, altera as macromoléculas das unidades estruturais da membrana basal.

Alterações da substância fundamental

Transformação hialina ou *hialinose* caracteriza-se por depósitos acidófilos de proteínas do plasma que exsudam e se depositam na MEC, como ocorre na íntima de pequenas artérias e arteríolas de indivíduos com hipertensão arterial ou diabetes melito (Figura 6.7). A *hialinização do interstício* é uma alteração na qual as fibras colágenas e a substância fundamental tornam-se intensamente acidófilas. As fibras colágenas ficam tumefeitas e mais espessas, sem o aspecto fibrilar normal. Tal hialinização é encontrada no queloide, em cicatrizes hipertróficas, na esclerose sistêmica e em muitos tipos de fibrose. A palavra "hialina(o)" vem do grego *hialos*, que significa vidro, tendo sido utilizada por Virchow para indicar depósitos transparentes no citoplasma, em cortes sem coloração; posteriormente, com o uso de corantes, foi verificado que os depósitos hialinos citados por Virchow eram acidófilos, e os patologistas passaram a utilizar a palavra hialina(o) para indicar qualquer alteração celular ou da MEC que se manifesta por depósitos intensamente acidófilos.

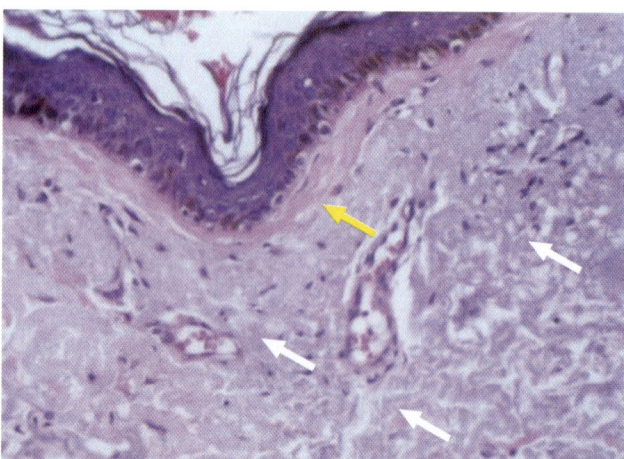

Figura 6.6 Transformação de fibras elásticas na derme, por ação da luz solar (impropriamente chamada degeneração basofílica do colágeno). Notar o aspecto basofílico da matriz na derme profunda (comparar com o aspecto acidofílico na região superficial, indicado pela *seta amarela*). O padrão é irregular, com áreas tendendo a formar massas homogêneas basófilas (*setas brancas*).

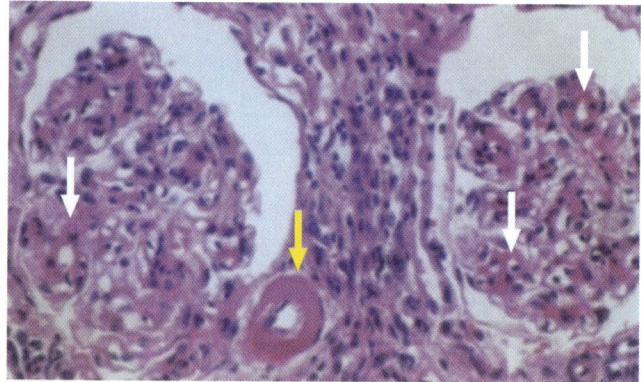

Figura 6.7 Depósito hialino na íntima de arteríola renal (*seta amarela*) e em capilares glomerulares (*setas brancas*) em paciente com diabetes melito.

Transformação mucoide consiste no aumento de substância fundamental. Com isso, há dissociação das fibras colágenas, que ficam dispersas em fibrilas finas, dando aspecto de tecido mucoso. Na doença reumática, a transformação mucoide do interstício é a lesão mais precoce (Figura 6.8). No hipotireoidismo (mixedema), o tecido conjuntivo da derme mostra transformação mucoide por motivos inexplicados.

Transformação fibrinoide caracteriza-se pela deposição de material acidófilo semelhante à fibrina. Em doenças por imunocomplexos, a lesão é comum na parede de vasos e se forma pela deposição de imunocomplexos que ativam o sistema do complemento, o que atrai neutrófilos e aumenta a permeabilidade vascular. Além de exsudação de fibrina, os neutrófilos fagocitam imunocomplexos e exocitam material dos grânulos contendo proteases e glicosidases que digerem o interstício. Componentes do interstício e fibras colágenas parcialmente digeridos misturam-se à fibrina exsudada e formam material com aspecto fibrinoide. Na hipertensão arterial maligna, ocorre transformação fibrinoide da parede de pequenos vasos (Figura 6.9). Na úlcera péptica, há necrose de células epiteliais por ação da secreção cloridopéptica; os restos necróticos misturam-se à fibrina e passam a constituir o material fibrinoide.

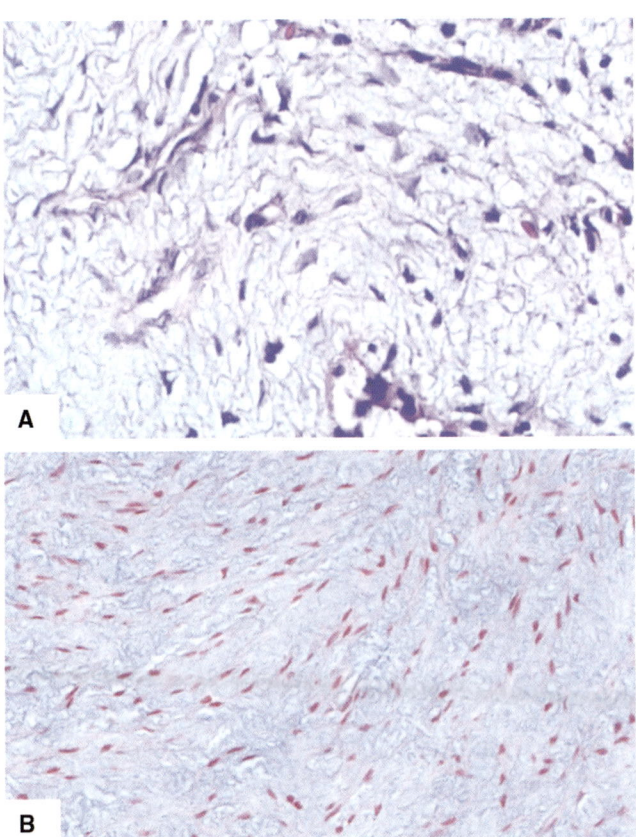

Figura 6.8 Transformação mucoide da matriz extracelular em valva cardíaca de paciente com doença reumática. **A.** A parte amorfa da matriz está expandida e afasta as fibras colágenas e as células, conferindo aspecto de tecido edemaciado. A matriz tem aspecto discretamente basofílico. **B.** Coloração da mesma região com azul de alcião, para mostrar aumento da parte amorfa da matriz, representada por poliglicanos e proteoglicanos corados em azul (os núcleos estão contracorados com vermelho neutro).

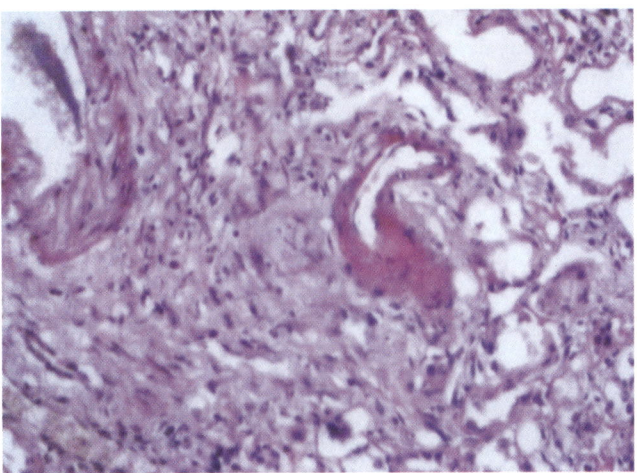

Figura 6.9 Transformação fibrinoide (necrose fibrinoide) da matriz extracelular na parede de pequena artéria do rim, em paciente com hipertensão arterial.

▶ Amiloidose

Amiloidose constitui um grupo de doenças que têm em comum a deposição na MEC de material proteico fibrilar, a *substância amiloide*, que apresenta características físico-químicas e tintoriais particulares. A substância amiloide, que é constituída por material amorfo e acidófilo que se deposita no interstício e comprime as células, é identificada por colorações especiais, como: (1) vermelho Congo, que não só cora os depósitos amiloides em vermelho-alaranjado como também lhes confere birrefringência à luz polarizada; (2) tioflavinas T e S, que induzem fluorescência na substância amiloide; (3) cristal violeta, que causa metacromasia no material amiloide (coloração rosa ou violeta). Ao microscópio eletrônico (ME), o material amiloide é constituído por fibrilas de comprimento variado e com espessura entre 7 e 10 nm. Associado às fibrilas, existem proteoglicanos e poliglicanos que formam estruturas poligonais com um orifício central semelhante a um bolo furado, com diâmetro externo de 9 nm e interno de 4 nm, chamado componente P da amiloide. O material amiloide é constituído pela proteína amiloide (90%) e por glicoproteínas do componente P (10%). As fibrilas da proteína amiloide formam bainhas pregueadas, o que lhe confere birrefringência após coloração com vermelho Congo.

Os principais tipos de amiloide são: (1) proteína amiloide AL derivada de cadeias leves de imunoglobulinas (encontrada na amiloidose associada à proliferação de plasmócitos e em amiloidoses idiopáticas, localizadas ou sistêmicas); (2) proteína amiloide AA, produzida a partir de um precursor sintetizado no fígado, denominado precursor sérico da amiloide ou proteína sérica associada à amiloide (SAA). A proteína amiloide AA é encontrada na amiloidose secundária a inflamações crônicas; (3) proteína amiloide formada por ou derivada da proteína transportadora de tiroxina e retinol (chamada transtirretina), encontrada na amiloidose familial polineuropática e em algumas amiloidoses senis; (4) proteína amiloide formada por β_2-microglobulina, que, normalmente, se associa às moléculas MHC I (vista em pacientes em hemodiálise por período prolongado); (5) proteína β-amiloide encontrada na doença de Alzheimer, que se origina da clivagem de uma proteína existente na membrana citoplasmática de neurônios; (6) proteína amiloide derivada de pró-hormônios ou de ceratina, vista na amiloidose associada a tumores de células neuroendócrinas.

A substância amiloide forma depósitos de dimensão variada. No fígado, os depósitos começam nos espaços de Disse, comprimindo e destruindo as lâminas de hepatócitos (Figura 6.10). Nos rins, os depósitos são frequentes nos glomérulos e nos espaços intertubulares, levando à hipotrofia e ao desaparecimento de túbulos. No baço, os depósitos localizam-se em folículos (formam nódulos brancos visíveis macroscopicamente, dando aspecto de baço em sagu) ou na polpa vermelha. No coração, os depósitos iniciam-se, geralmente, na região subendocárdica, expandem o endomísio e comprimem as fibras de condução. Na doença de Alzheimer, os depósitos amiloides fazem parte das placas senis ou neuríticas e podem ser encontrados na parede de artérias cerebrais.

Quando a deposição é muito intensa, os órgãos atingidos podem apresentar alterações macroscópicas. O fígado aumenta de volume, fica com consistência aumentada e, ao corte, apresenta aspecto homogêneo e superfície untuosa (aspecto lardáceo), semelhante a toucinho. Nos rins, há aumento de volume, peso e consistência. No baço, observam-se aumento de volume e peso e aspecto micronodular ou homogêneo na superfície de corte.

As consequências clínicas da amiloidose dependem de sua intensidade e localização. Nas formas generalizadas da doença,

o prognóstico é ruim. Em geral, a deposição é lenta e assintomática, só dando manifestações após acúmulo considerável. Os principais órgãos afetados são rins, fígado, baço, coração e vasos; podem ser acometidos também sistema digestório, sistema nervoso e articulações. No coração, a lesão pode causar arritmias cardíacas, pois muitas vezes os depósitos comprometem o sistema de condução. Outras vezes, resulta em cardiomiopatia restritiva e insuficiência cardíaca. Há evidências de ação citopática da amiloide em neurônios e no miocárdio, sendo possível que manifestações clínicas possam estar associadas a esses efeitos. Em certos pacientes, as lesões são graves e fatais.

Nomenclatura e classificação

As amiloidoses podem ser classificadas em: sistêmica ou localizada; primária (idiopática, quando não tem causa conhecida) ou secundária (provocada por uma doença). Pode, ainda, ser hereditária, quando condicionada por um fator genético conhecido. A seguir, será feita uma descrição sucinta dos principais tipos de amiloidose. Os estudos de proteômica têm possibilitado a identificação de diferentes amiloides, o que poderá conduzir a classificações mais adequadas.

Amiloidose reacional ou secundária a inflamações crônicas. É sistêmica, e a amiloide depositada é do tipo AA. Acompanha inflamações crônicas, como tuberculose, sífilis, artrite reumatoide, colite ulcerativa e doença de Crohn. É encontrada, também, em usuários de heroína por via subcutânea. Raramente, associa-se a tumores, como linfoma de Hodgkin e carcinoma de células renais.

Amiloidose sistêmica secundária à proliferação de plasmócitos. É sistêmica, e a amiloide é do tipo AL. Ocorre em proliferações monoclonais de linfócitos B, das quais a mais frequente é o plasmocitoma (mieloma múltiplo). Aparece também em outras gamopatias monoclonais, como macroglobulinemia de Waldenström, doença da cadeia pesada, plasmocitoma solitário e em alguns linfomas nodulares de células B. Plasmócitos neoplásicos produzem, além de imunoglobulinas completas, grande quantidade de cadeias leves ou pesada. Cadeias leves são moléculas pequenas e filtráveis pelos glomérulos; quando em grande quantidade, como acontece nessas doenças, podem ser detectadas na urina, sendo chamadas de *proteínas de Bence-Jones*. Apenas 15% dos pacientes com mieloma desenvolvem amiloidose generalizada, apesar de a maioria deles apresentar a proteína de Bence-Jones na circulação. Isso indica que a amiloidose depende também de algum defeito na degradação das cadeias leves produzidas em excesso por plasmócitos neoplásicos, e não somente de sua produção excessiva.

Amiloidose sistêmica de amiloide tipo AL não associada à proliferação de plasmócitos. A maioria dos indivíduos com amiloidose sistêmica com depósito da proteína amiloide AL não tem proliferação anormal de plasmócitos; muitos apresentam imunoglobulinas ou cadeias leves monoclonais na circulação e aumento do número de plasmócitos na medula óssea, mas sem caráter neoplásico. É possível que representem uma gamopatia monoclonal que se manifesta por amiloidose sem evidência de proliferação neoplásica de plasmócitos.

Amiloidose na doença de Alzheimer. A substância origina-se de uma proteína transmembranosa existente em neurônios (APP, *amyloid precursor protein*), por ação de proteases intramembranosas (β e γ-secretases). Mutações em genes da APP e da

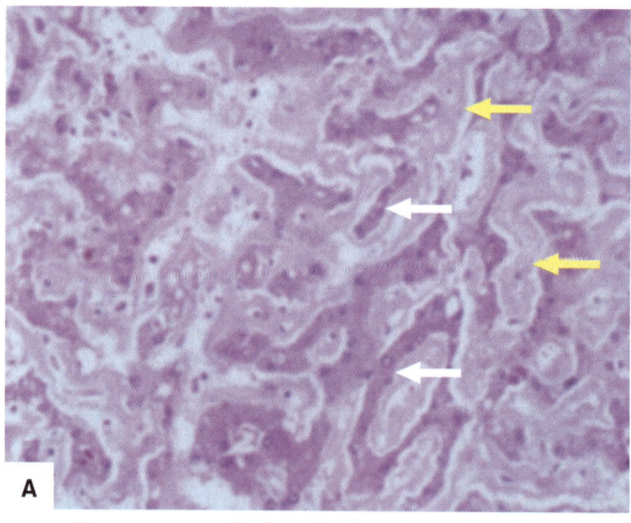

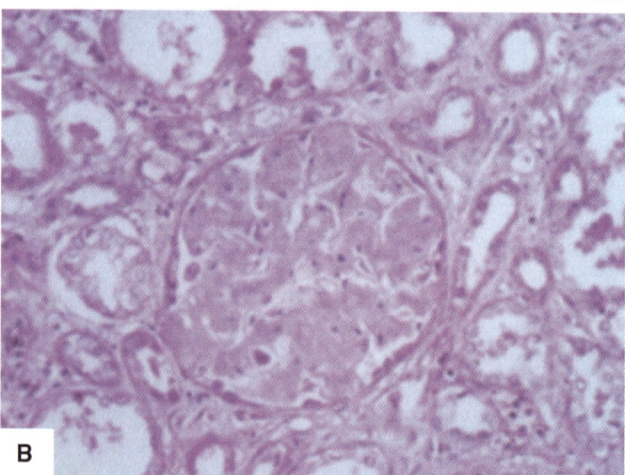

Figura 6.10 Amiloidose. **A.** Depósito de material amiloide no fígado (*setas amarelas*), hipotrofiando os hepatócitos (*setas brancas*). **B.** Massas de material amiloide, acidófilo e homogêneo, depositado em glomérulo.

pré-senilina (componente da γ-secretase) e outras alterações não conhecidas clivam a APP em certos locais, resultando em dois peptídeos β-pregueados (40 e 42 kD) que formam agregados que se depositam na matriz extracelular do tecido nervoso, fazendo parte das placas senis. Os agregados podem depositar-se também na parede de vasos cerebrais.

Amiloidose sistêmica familial da febre do Mediterrâneo. Trata-se de doença genética caracterizada por surtos febris recorrentes, acompanhados de inflamação em serosas e articulações. A enfermidade é comum em descendentes de árabes, armênios e judeus (sefarditas). Os depósitos são múltiplos, e a amiloide é do tipo AA.

Amiloidose secundária a hemodiálise prolongada. É encontrada em tecidos periarticulares, bainhas de tendões, cápsula articular e sinóvia. A proteína depositada tem características da β_2-microglobulina. Hoje, essa forma da doença é bem menos prevalente, pois os equipamentos de hemodiálise eliminam essa proteína (no passado, ela era retida no organismo).

Amiloidose familial hereditária polineuropática. Doença hereditária e de herança autossômica dominante, caracteriza-se por depósitos amiloides em nervos periféricos e gânglios do sistema nervoso autônomo. Os depósitos são formados pela proteína amiloide derivada da transtirretina.

Amiloidose localizada idiopática. Caracteriza-se por depósitos de proteína amiloide do tipo AL restritos a um órgão, às vezes formando tumores visíveis macroscopicamente. Os depósitos são encontrados em pulmões, laringe, bexiga, língua e pele.

Amiloidose associada a neoplasias endócrinas. Carcinoma medular da tireoide, tumores de células das ilhotas de Langerhans, feocromocitoma e carcinoma indiferenciado do estômago podem apresentar depósitos amiloides. A proteína depositada é originada de pró-hormônios, especialmente pró-calcitonina e proinsulina.

Amiloidose senil. Pode ocorrer em: (1) coração, no qual os depósitos amiloides aparecem depois da sétima década de vida e são formados por substância amiloide originada da transtirretina; (2) cérebro, em que os depósitos são constituídos de β-amiloide e ocorrem em placas senis, semelhantes às da doença de Alzheimer.

Patogênese

A patogênese da amiloidose é complexa e ainda pouco conhecida. Tudo indica que a lesão resulta de modificação na conformação normal (mal dobramento de proteínas) das proteínas precursoras da amiloide, o que resulta em sua agregação e deposição em vários órgãos. Em condições normais, proteínas mal dobradas são degradadas dentro das próprias células (pelo sistema ubiquitina-proteassomos) ou em macrófagos quando liberadas no interstício. Como visto na discussão da natureza das proteínas amiloides, cada uma delas origina-se de um precursor distinto que sofre modificações. A produção excessiva do precursor não parece ser o fator principal, já que, em inflamações crônicas, normalmente existe produção de grande quantidade de SAA, mas apenas uma pequena porcentagem de

pacientes desenvolve a doença. Tudo isso sugere que deve haver algum distúrbio nos mecanismos de demolição normal da SAA, o que é feito normalmente por macrófagos. Em amiloidoses secundárias à proliferação de plasmócitos, há produção de grande quantidade de cadeia leve monoclonal, mas só alguns indivíduos desenvolvem amiloidose. É possível que estes tenham também defeitos nos mecanismos normais de demolição dessas cadeias leves. Em amiloidoses familiares, há produção de transtirretina anormal (codificada por um gene mutado), a qual origina a substância amiloide. Esse conjunto de dados indica que, por motivos variados, surgem estímulos para a produção de um precursor proteico que sofre alterações conformacionais. Não sendo este degradado de modo eficaz, acumula-se em um órgão (amiloidose localizada) ou vai para a circulação e, através dela, deposita-se em diversos locais (amiloidose sistêmica). Em síntese, portanto, a amiloidose resulta de: (1) produção excessiva de proteínas precursoras capazes de formar agregados; (2) mutações em genes que codificam proteínas mais suscetíveis de se agregar; (3) incapacidade de degradar as proteínas alteradas.

■ Leitura complementar

Buxbaum JN, Linke RP. A molecular history of amyloidosis. J Mol Biol. 2012;421:142-59.

Dogan A. Amyloidosis: Insights from proteomics. Annu Rev Pathol. 2017;12:277-304.

Hynes RO, Naba A. Overview of the matrisome – an inventory of extracellular matrix constituents and functions. Cold Spring Harb Perspect Biol. 2012;4(1):a004903.

Iozzo RV, Schaefer L. Proteoglycans in health and disease: novel regulatory signaling mechanisms evoked by the small leucine-rich proteoglycans. FEBS J. 2010;277:3864-75.

Karsdal MA, Nielsen MJ, Sand JM, et al. Extracellular matrix remodeling: the common denominator in connective tissue diseases. Possibilities for evaluation and current understanding of the matrix as more than a passive architecture, but a key player in tissue failure. Assay Drug Dev Technol. 2012;11:70-92.

Murphy-Ullrich JE, Sage EH. Revisiting the matricellular concept. Matrix Biol. 2014;37:1-14.

Naiki H, Okoshi T, Ozawa D, Yamaguchi I, Hasegawa K. Molecular pathogenesis of human amyloidosis: Lessons from b2-microglobulin-related amyloidosis. Pathol Int. 2016;66(4):193-201.

Orgel JPRO, San Antonio JD, Antipova O. Molecular and structural mapping of collagen fibrils interactions. Connect Tissue Res. 2011;52(1):2-17.

Pinney JH, Hawkins PN. Amyloidosis. Ann Clin Biochem. 2012;49:229-41.

Robles DT, Moore E, Draznin M, Berg D. Keloids: pathophysiology and management. Dermatol Online J. 2007;13:9.

Theocharis AD, Manou D, Karamanos NK. The extracellular matrix as a multitasking player in disease. FEBS J. 2019;286:2830-69.

Westermark GT, Fändrich M, Westermark P. AA amyloidosis: pathogenesis and targeted therapy. Annu Rev Pathol. 2015;10:321-44.

Zitka O, Kukacka J, Krizkova S, et al. Matrix metalloproteinases. Curr Med Chem. 2010;17:3751-68.

6

Capítulo 7

Pigmentações. Calcificações

José Eymard Homem Pittella, Gil Patrus Pena

■ Pigmentações

Pigmentos, que são substâncias com cor própria, estão distribuídos amplamente na natureza e encontrados em células vegetais e animais, nas quais desempenham importantes funções (p. ex., clorofila, citocromos, melanina). *Pigmentação* é o processo de formação e/ou acúmulo, normal ou patológico, de pigmentos no organismo. Pigmentação patológica pode ser sinal de alterações bioquímicas pronunciadas, sendo o acúmulo ou a redução de certos pigmentos aspecto importante em várias doenças. Grande número de pigmentos origina-se de substâncias sintetizadas pelo próprio organismo (*pigmentos endógenos*), enquanto outros são formados no exterior e, por via respiratória, digestiva ou parenteral, penetram e depositam-se em diversos órgãos (*pigmentos exógenos*).

▶ Pigmentações endógenas

Podem ser: (1) derivadas da hemoglobina (pigmentos biliares, hematoidina, hemossiderina, pigmento malárico, pigmento esquistossomótico); (2) melanina; (3) ácido homogentísico; (4) lipofuscina.

Pigmentos de hemoglobina

Pigmentos biliares

O principal pigmento biliar é a *bilirrubina* (Bb), um pigmento amarelo e produto final do catabolismo da fração heme (ferro-protoporfirina IX) da hemoglobina e de outras hemoproteínas. O conhecimento da Bb tem grande interesse para os profissionais de saúde. De um lado, aumento da Bb não conjugada no sangue, particularmente em recém-nascidos, pode causar *kernicterus* (do alemão *Kern*: núcleo, em referência aos núcleos do sistema nervoso central afetados pela deposição do pigmento), lesão que pode causar morte ou sequelas neurológicas. De outro, o conhecimento do metabolismo da Bb é essencial para o diagnóstico de grande número de doenças, hereditárias ou adquiridas, do fígado e do sangue. Aumento na produção ou defeito hepático na remoção da Bb da circulação resulta na elevação de seu nível no sangue (*hiperbilirrubinemia*) e em um sinal clínico muito importante, a *icterícia*, que se caracteriza pela deposição do pigmento na pele, esclera e mucosas. Além disso, aumento na excreção de Bb na bile favorece a formação de cálculos de bilirrubinato de cálcio. A produção e a excreção da Bb seguem as etapas seguintes.

Formação da bilirrubina. Cerca de 80% da Bb provêm da hemoglobina resultante da hemocaterese, que é a destruição fisiológica das hemácias com cerca de 120 dias de vida, por macrófagos no baço, fígado e medula óssea. O restante origina-se de hemoproteínas hepáticas e do *pool* de heme livre. Para a liberação da hemoglobina, inicialmente a fração heme é separada da globina; em seguida, abre-se o anel porfirínico do heme pela enzima heme oxigenase, resultando na liberação de ferro em estado ferroso (Fe^{2+}) e de monóxido de carbono e na formação de *biliverdina* (pigmento verde), que é rapidamente reduzida para Bb por ação da biliverdina redutase.

Transporte no sangue. A Bb lançada na circulação (bilirrubina não conjugada) é insolúvel em solução aquosa e é transportada em sua maior parte ligada à albumina. No fígado, a Bb é conjugada com o ácido glicurônico.

Captação e transporte pelos hepatócitos. A captação da Bb pelos hepatócitos é feita sobretudo por transportadores de ânions orgânicos situados na camada lipídica da membrana citoplasmática dos hepatócitos. No citosol, a Bb liga-se a duas proteínas (ligandina ou proteína Y e proteína Z) e é transferida ao retículo endoplasmático liso.

Conjugação com o ácido glicurônico. A conjugação da Bb com o ácido glicurônico, que resulta na *bilirrubina conjugada*, faz-se no retículo endoplasmático liso por ação da enzima uridina difosfato (UDP) glicuroniltransferase-1A1 (UGT-1A1). A Bb conjugada com duas moléculas de ácido glicurônico (diglicuronato de Bb) é inócua, hidrofílica, solúvel na água e frouxamente ligada à albumina; quando seus níveis plasmáticos se elevam, ela é excretada na urina.

Excreção nos canalículos biliares. A excreção da Bb conjugada para os canalículos biliares depende de transporte ativo da Bb na membrana canalicular dos hepatócitos pela proteína associada à resistência a múltiplas drogas-2 (MRP2). A partir dos canalículos biliares, a Bb conjugada flui pelos ductos biliares até o duodeno. No intestino, sofre ação da microbiota residente, é desconjugada e reduzida para compostos urobilinoides (urobilinogênio, urobilina, estercobilinogênio, estercobilina). Parte da Bb desconjugada e dos urobilinoides são parcialmente reabsorvidos no íleo terminal e reexcretados pelo fígado e, em menor grau, pelos rins, constituindo o ciclo êntero-hepático da Bb. O urobilinogênio e o estercobilinogênio, por auto-oxidação originam urobilina e estercobilina, que são pigmentos excretados pelos rins e intestino grosso, respectivamente, responsáveis pela cor característica da urina e das fezes.

A Bb conjugada reage rápida e diretamente com o ácido sulfanílico diazotado (diazorreativo), razão pela qual é chamada de *Bb direta*; a Bb não conjugada só reage com o diazorreativo após adição de um solvente orgânico, sendo denominada *Bb indireta*. A formação da Bb em macrófagos e sua captação, transporte, conjugação e excreção por hepatócitos está resumida na Figura 7.1.

Hiperbilirrubinemia e icterícia podem se originar, portanto, por inúmeras causas e mecanismos. De maneira resumida, isso acontece por: (1) aumento da produção de Bb, como ocorre em anemias hemolíticas; (2) redução na captação e no transporte de Bb nos hepatócitos, que se dá por defeitos genéticos; (3) diminuição na conjugação da Bb, por carência de enzimas envolvidas no processo, como ocorre em algumas doenças genéticas; (4) baixa excreção celular de Bb, por doenças genéticas; (5) obstrução biliar, intra ou extra-hepática, sobretudo por cálculos ou tumores; (6) combinação de lesões, como acontece em hepatites e na cirrose.

Hematoidina

É constituída pela mistura de lipídeos e um pigmento semelhante à Bb, sem ferro, que se forma em focos hemorrágicos, após degradação das hemácias por macrófagos. A hematoidina aparece a partir do final da segunda ou terceira semana após o sangramento, sob a forma de cristais de cor que varia do amarelo-ouro, amarelo-alaranjado ou vermelho-alaranjado até marrom dourado, constituídos de agulhas dispostas radialmente ou formando pequeninas placas romboidais, esferoidais ou irregulares, com dimensões entre 2 e 200 mm (Figura 7.2). A hematoidina não tem repercussões para o organismo.

Hemossiderina

Hemossiderina e ferritina são as duas principais formas de armazenamento intracelular de ferro. A quantidade de ferro no corpo de um homem adulto é de aproximadamente 4 a 5 g, dos quais 65 a 70% estão presentes na hemoglobina; outros 10% estão contidos em mioglobinas, citocromos e enzimas que contêm ferro; os 20 a 25% restantes são armazenados como ferritina e hemossiderina nos hepatócitos (cerca de 40% do ferro armazenado) e em macrófagos do fígado, baço, medula óssea e linfonodos. O ferro é vital para todos os seres vivos, pois participa em diversos processos metabólicos, como transporte de oxigênio (hemoglobina, mioglobina) e de elétrons (citocromos) e síntese de DNA (enzima ribonucleotídeo redutase). Como o ferro é potencialmente tóxico, é necessário um equilíbrio constante entre absorção intestinal, transporte plasmático, armazenamento em hepatócitos e macrófagos e utilização pelas células.

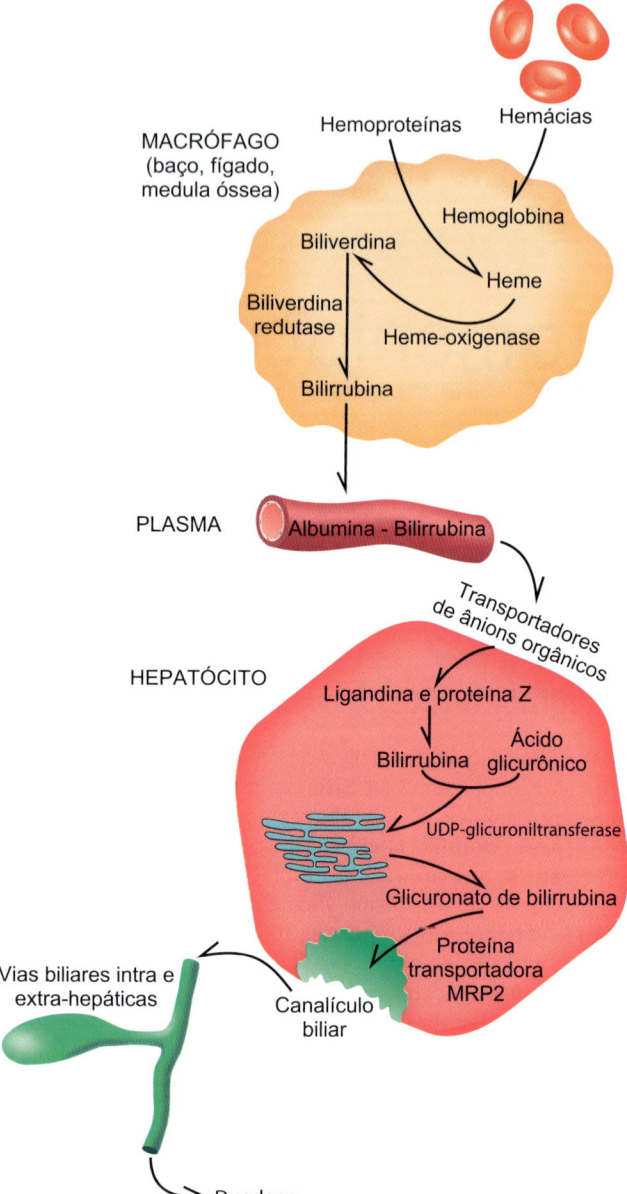

Figura 7.1 Formação da bilirrubina em macrófagos, indicando sua captação, transporte, conjugação e excreção por hepatócitos.

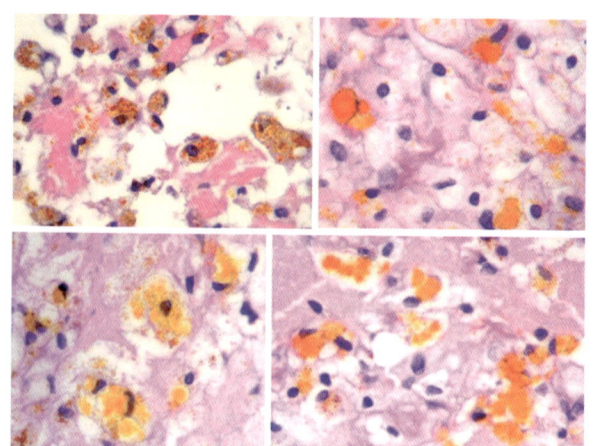

Figura 7.2 Pigmento de hematoidina com diferentes formas, dimensões e cores, em área de hemorragia.

Ferritina é constituída por apoferritina e ferro. A apoferritina é formada por duas subunidades (cadeias H [*heavy*: pesado] e L [*light*: leve]), que formam um envoltório que circunda uma cavidade capaz de armazenar até 4.500 moléculas de ferro. A cadeia H tem atividade ferroxidase, que converte o ferro no estado ferroso (Fe^{2+}) para o estado férrico (Fe^{3+}), menos tóxico. Além de armazenar ferro, a ferritina o mantém na forma oxidada, controlando sua atividade pró-oxidante formadora de radicais livres de oxigênio (ver Reação de Fenton, no Capítulo 3). A ferritina distribui-se no citoplasma formando agregados de moléculas em suspensão (micelas). Degradação de ferritina no citosol libera ferro. Quando há excesso de ferro, micelas de ferritina se agregam e formam a *hemossiderina*. A formação de hemossiderina envolve as seguintes etapas: (1) agregados de ferritina formam vacúolos autofágicos; (2) fusão destes com lisossomos (siderossomos); (3) degradação enzimática da apoferritina; (4) persistência de agregados maciços e insolúveis de ferro, constituindo a hemossiderina. A hemossiderina aparece à microscopia de luz como grânulos intracitoplasmáticos grosseiros, castanho-escuros ou amarelo-dourados; pela coloração de Perls, que utiliza ferrocianato de potássio, é vista como grânulos azulados.

Deposição excessiva de hemossiderina nos tecidos (hemossiderose) pode ser localizada ou sistêmica. *Hemossiderose localizada* é encontrada em hemorragias (Figura 7.3), em que a hemossiderina é vista no interior de macrófagos 24 a 48 horas após o início do sangramento. A transformação progressiva de hemoglobina em hemossiderina em áreas de hemorragia pode ser vista em contusões cutâneas. Logo após um traumatismo, a hemorragia aparece como uma área vermelho-azulada ou preto-azulado devido à hemoglobina desoxigenada. Com o início da degradação da hemoglobina e a formação de biliverdina e Bb, a pele adquire tonalidade verde-azulada a amarelada e, finalmente, com a formação de hemossiderina, cor ferruginosa ou amarelo-dourada. A cor ferruginosa ou amarelo-dourada da hemossiderina pode ser vista também em hemorragias em outros órgãos (Figura 7.4). *Hemossiderose sistêmica* ocorre por aumento da absorção intestinal de ferro, em anemias hemolíticas e após transfusões de sangue repetidas. O pigmento acumula-se, sobretudo, nos macrófagos do fígado, baço, medula óssea e linfonodos, mas pode ocorrer também no fígado, pâncreas, coração e glândulas endócrinas (Figuras 7.5 e 7.6). Na maioria dos pacientes, não há distúrbio funcional dos órgãos afetados.

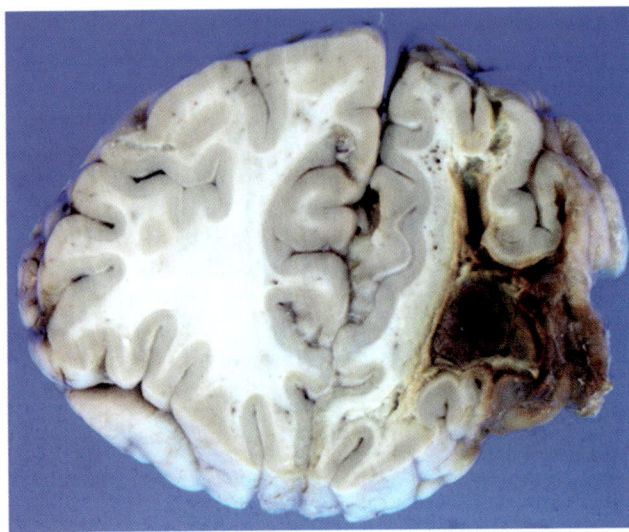

Figura 7.4 Hemorragia cerebral. Notar cor amarelo-dourada e ferruginosa nas bordas da hemorragia pela deposição de hemossiderina e hematoidina.

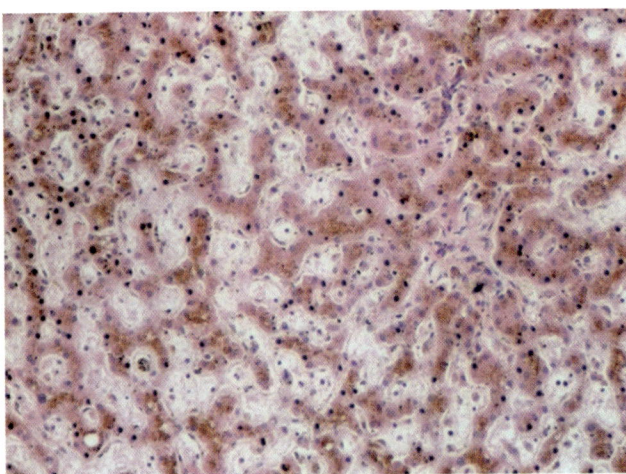

Figura 7.5 Hemossiderose hepática. Deposição de hemossiderina nos hepatócitos.

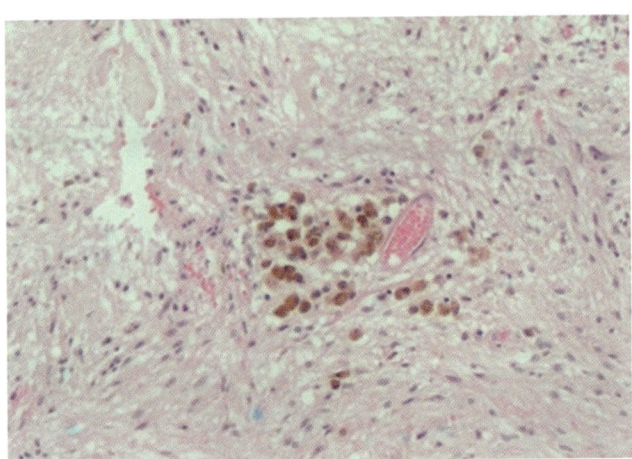

Figura 7.3 Hemossiderina no citoplasma de macrófagos em foco de hemorragia antiga.

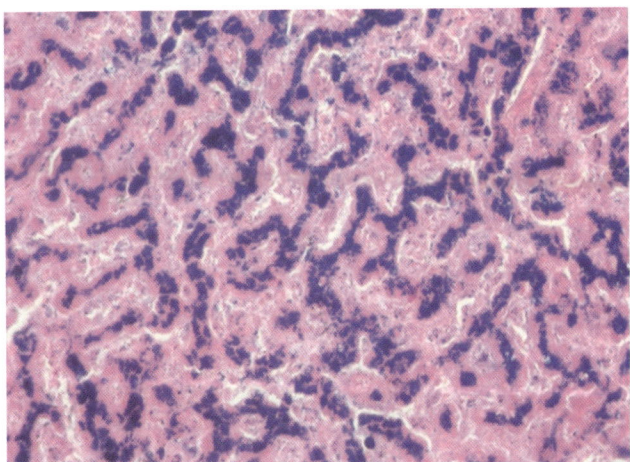

Figura 7.6 Hemossiderose hepática. Deposição de ferro evidenciada como grânulos azulados na coloração de Perls.

Hemocromatose. Trata-se de hemossiderose sistêmica em que há aumento da absorção intestinal do ferro por defeito genético. Devido à limitada capacidade de excreção, exceto quando ocorre hemorragia, e à falta de um mecanismo fisiológico de excreção do excesso do metal, aumento da absorção de ferro resulta no seu acúmulo em vários órgãos. Excesso de ferro lesa as células por meio da formação de radicais livres e/ou do seu acúmulo em lisossomos, com liberação de enzimas hidrolíticas.

A absorção de ferro, feita no duodeno, inicia-se pela captação de ferro inorgânico, em estado ferroso (Fe^{2+}), após redução pela enzima redutase férrica (citocromo b redutase 1) presente na borda em escova dos enterócitos. A absorção de heme, que contém o metal em estado ferroso, proveniente de carne ingerida, ocorre mais rapidamente, sendo realizada por ação da proteína transportadora de heme 1 (HCP1), também localizada na borda em escova de enterócitos; a seguir e sob ação da heme oxigenasse, o ferro é liberado no citosol. O ferro inorgânico corresponde a 90% do ferro presente na dieta padrão, enquanto o heme é responsável pelos 10% restantes.

Diversas proteínas são envolvidas na absorção de ferro. O produto do gene *HFE* (localizado no cromossomo 6p21.3) é uma glicoproteína transmembranosa similar a moléculas MHC I situada na face basolateral de enterócitos que, juntamente com o receptor de transferrina 1 e a transferrina (proteína que transporta o ferro no plasma), controla a endocitose de ferro sanguíneo, mantendo um *pool* de ferro no citoplasma de enterócitos. O *pool* de ferro no citosol modula a expressão da proteína transmembranosa transportadora de metal divalente 1 (DMT1) na superfície apical de enterócitos, a qual é responsável pela absorção de ferro da dieta. Aumento do *pool* citoplasmático diminui a expressão de DMT1 e, assim, reduz a absorção de ferro. O fígado também participa nesse processo, de duas formas: (1) é o principal órgão de armazenamento de ferro; (2) sintetiza transferrina e hepcidina. A síntese de *hepcidina* aumenta quando há aumento da taxa sérica de ferro e diminui quando há deficiência de ferro ou aumento da demanda do metal (p. ex., gravidez). A hepcidina: (a) induz a internalização e a degradação lisossômica da ferroportina, proteína transmembranosa presente em enterócitos, hepatócitos e macrófagos que promove a passagem do ferro intracelular para o plasma; (b) obstrui o sítio de exportação do ferro na cavidade central da molécula da ferroportina. Esse duplo mecanismo de ação da hepcidina inibe a liberação de ferro intracelular para o sangue, causando aumento do *pool* citoplasmático do metal e diminuição da expressão de DMT1 (Figura 7.7).

Hemocromatose é causada por defeitos em vários genes. Na grande maioria dos pacientes, a anormalidade está no gene *HFE*, e a doença é transmitida por herança autossômica recessiva (hemocromatose tipo 1). A mutação mais comum nesse gene, responsável por mais de 90% dos casos de hemocromatose na população de ascendência norte-europeia ocidental, é a C282Y, que consiste na substituição de cisteína por tirosina na posição 282 da molécula da proteína. Outra mutação, a H63D, em que histidina é substituída por aspartato na posição 63 da molécula, associa-se a pequeno número de casos. Perda de função da proteína HFE resulta em menor captação de ferro circulante e, portanto, menor disponibilidade intracelular; com isso, ocorrem aumento de atividade da DMT1 e maior absorção de ferro da dieta pelos enterócitos e seu acúmulo em vários órgãos. A proteína HFE anômala impede sua associação com o receptor de transferrina 1, comprometendo a endocitose de ferro transportado pela transferrina. Outra possibilidade patogenética baseia-se no encontro de baixa expressão de hepcidina em pessoas com defeitos no gene *HFE* ou gene *TRF2* (ver adiante), por mecanismo ainda desconhecido, resultando em aumento da expressão de DMT1 e ferroportina e, com isso, maior absorção intestinal de ferro, maior liberação de ferro intracelular para o sangue, elevação do ferro plasmático, saturação da transferrina e deposição intracelular do excesso de ferro.

Existem outras quatro formas de hemocromatose, com defeitos em outros genes: (a) tipo juvenil 2A (gene *HJV*, que codifica a hemojuvelina, situado no cromossomo 1q21.1); (b) tipo juvenil 2B (gene *HAMP*, que codifica a hepcidina, localizado no cromossomo 19q13.12); ambas têm herança autossômica recessiva e início na segunda e terceira décadas de vida, sendo por isso conhecidas como hemocromatose juvenil; (c) tipo 3 (gene *TRF2*, que codifica o receptor de transferrina 2, localizado no cromossomo 7q22.1), de herança autossômica recessiva; (d) tipo 4 (gene *ferroportina 1*, mapeado no cromossomo 2q32.2), de herança autossômica dominante. O receptor de transferrina 2 representa uma segunda via de captação de ferro da transferrina por hepatócitos.

A hemocromatose compromete vários órgãos, sobretudo o fígado, podendo levar a cirrose, e pâncreas (exócrino e endócrino), causando diabetes (conhecido como *diabetes bronzeado*, devido à pigmentação bronzeada da pele) (Figura 7.8); pode causar também, hipogonadismo, insuficiência cardíaca e artropatia.

Pigmento malárico

Hemozoína, ou pigmento malárico, resulta da degradação da hemoglobina ingerida por plasmódios durante o seu ciclo de vida nas hemácias, a qual sofre proteólise em vacúolos digestivos. O heme liberado é potencialmente tóxico, podendo resultar em inibição de proteases no vacúolo digestivo, peroxidação de lipídeos, geração de radicais livres e morte do parasito. O heme é sequestrado sob a forma de matriz cristalina insolúvel (hemozoína), após sofrer polimerização das subunidades de dímeros de ferriprotoporfirina IX, processo conhecido como biomineralização. A cloroquina, utilizada no tratamento da malária, liga-se ao heme durante a biomineralização, impedindo a continuação do processo e o sequestro de novas moléculas de heme; o acúmulo do heme não sequestrado leva à morte do parasito.

O pigmento forma grânulos castanho-escuros e acumula-se em macrófagos do fígado, baço, medula óssea, linfonodos e de outros locais, onde permanece por muitos anos. Hemozoína é inerte e não tóxica, mas estimula a resposta imunitária inata. Contudo, sua retenção maciça em grande número de monócitos circulantes e macrófagos pode afetar a fagocitose, contribuindo para a redução da resposta imunitária em muitos pacientes com a doença, além de inibir a eritropoese pelo acúmulo do pigmento na medula óssea (ver Capítulo 34).

Pigmento esquistossomótico

O pigmento esquistossomótico origina-se no trato digestivo do *Schistosoma* a partir do sangue do hospedeiro ingerido pelo verme. Proteases do intestino do parasito degradam a hemoglobina em peptídeos, aminoácidos e heme; este forma um cristal estruturalmente idêntico à hemozoína na luz do intestino do verme. O pigmento é regurgitado pelo verme na circulação sanguínea do hospedeiro e se acumula como grânulos castanho-escuros ou pretos nas células de Kupffer, nos macrófagos do baço e nos espaços portais. A deposição do pigmento não traz repercussões para o organismo.

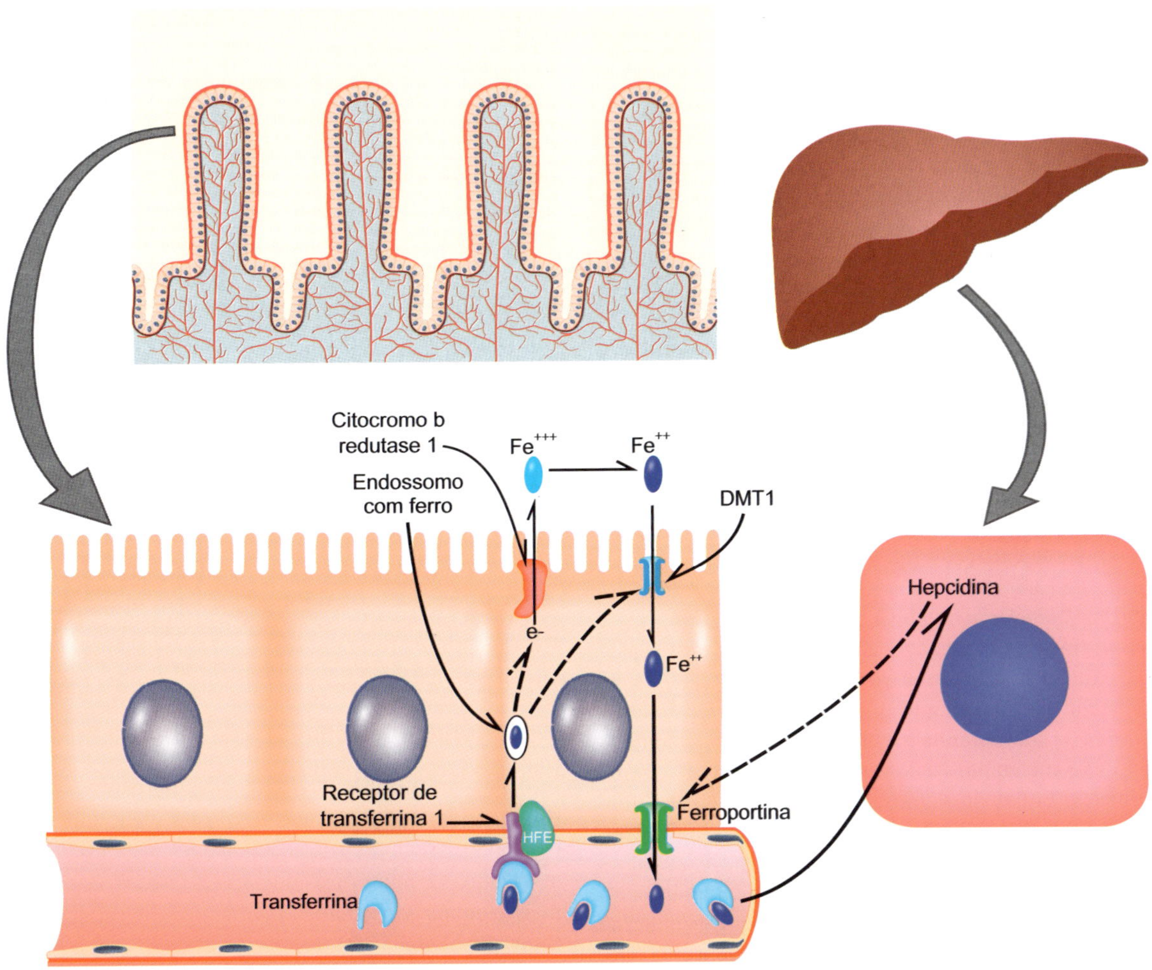

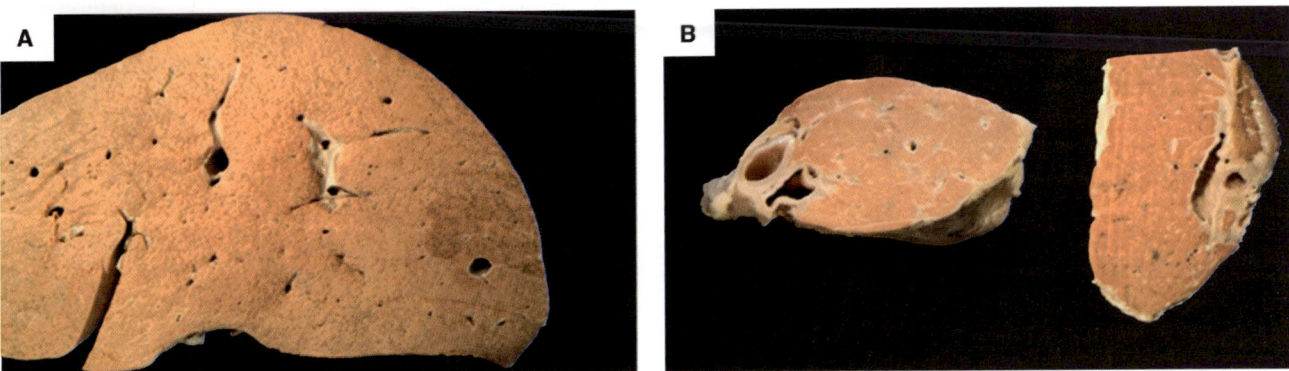

Figura 7.7 Absorção e transporte de ferro. Na borda em escova de enterócitos, o Fe^{+++} é transformado em Fe^{++} pela citocromo b redutase 1. O Fe^{++} é absorvido por ação do transportador de metal divalente 1 (DMT1). Do enterócito, o ferro absorvido é lançado no sangue, por meio da ferroportina. Na circulação, o ferro é transportado pela transferrina. Na face basolateral do enterócito, por ação do receptor de transferrina 1 e do produto do gene *HFE*, o ferro circulante é internalizado no enterócito, passando a formar o *pool* intracelular do metal. Aumento do *pool* citosólico reduz a atividade da citocromo b redutase 1; portanto, diminui a absorção intestinal de ferro. Aumento da saturação de transferrina no sangue estimula a produção de hepcidina por hepatócitos. Aumento de hepcidina diminui a disponibilidade de ferro sanguíneo porque induz a internalização e a degradação da ferroportina. Mecanismo alternativo de ação da hepcidina é obstrução do sítio de exportação do ferro na cavidade central da molécula da ferroportina, que impede a ação transportadora, pela ferroportina, de ferro do enterócito para o sangue. Aumento do *pool* citoplasmático do metal causa diminuição da expressão de DMT1, reduzindo a absorção de ferro. Pequena quantidade de heme, que contém o metal em estado ferroso, é absorvida por ação da proteína transportadora do heme 1 (HCP1), não representada na figura. *Setas tracejadas* indicam inibição.

Figura 7.8 Hemocromatose. Coloração ferruginosa difusa no parênquima do fígado (**A**) e do pâncreas (**B**).

Melanina

Melanina (do grego *melas*: negro), pigmento cuja cor varia do castanho ao preto, é amplamente encontrada em insetos, peixes, anfíbios, répteis, aves e mamíferos, bem como em plantas. A diversidade da cor observada na pele, cabelos e olhos dos seres humanos e da plumagem das aves resulta em grande parte da distribuição de melanina. As impressões visuais da cor da pele e do cabelo são muito importantes nas interações individuais; além disso, a cor da pele é tradicionalmente associada às etnias humanas.

As funções da pigmentação melânica cutânea são proteção contra a radiação ultravioleta B (fotoproteção), ação antioxidante, absorção de calor, efeito cosmético, comunicação social, camuflagem em várias espécies animais (p. ex., peixes e anfíbios) e reforço da cutícula de insetos e parede de células vegetais. A ação fotoprotetora da melanina deve-se à sua eficiência em absorver e dispersar fótons, convertendo rapidamente sua energia em calor. Existem dois tipos de melanina: a *eumelanina*, insolúvel, de cor castanha a preta, com ação fotoprotetora e antioxidante, e a *feomelanina*, solúvel em solução alcalina, de cor amarela a vermelha, também com efeito antioxidante. A cor do cabelo depende da proporção entre eumelanina e feomelanina. O cabelo de cor preta contém 99% de eumelanina e 1% de feomelanina; os de cor castanha e loura contêm 95% de eumelanina e 5% de feomelanina; e o de cor vermelha contém 67% de eumelanina e 33% de feomelanina.

A melanina é sintetizada em melanócitos (originados de células precursoras da crista neural que migram para várias partes do corpo), especialmente pele, globo ocular e leptomeninge. Na pele, os melanócitos ficam junto à camada basal da epiderme (10% das células nessa camada) e na matriz dos folículos pilosos. A síntese de melanina inicia-se a partir da *tirosina*, originada da hidroxilação da fenilalanina. A enzima tirosinase hidroxila a tirosina em *di-hidroxifenilalanina (dopa)* e a oxida em *dopaquinona*, que é o precursor comum de eumelanina e feomelanina. Na ausência de cisteína, a dopaquinona origina dopacromo, ocorrendo síntese de eumelanina; havendo disponibilidade de cisteína, a dopaquinona origina cisteinildopa, direcionando para a síntese de feomelanina. A tirosinase, sintetizada no retículo endoplasmático granuloso de melanócitos, é empacotada no complexo de Golgi e incorporada em pequenas vesículas que se fundem com proteínas estruturais, formando-se o *melanossomo*, em um processo de maturação que passa por quatro estágios e onde ocorre a síntese gradual de melanina.

Na epiderme humana, cada melanócito distribui melanina para cerca de 30 a 40 ceratinócitos, nos quais os grânulos de melanina ficam na região acima do núcleo e absorvem os raios ultravioleta, impedindo que atinjam o núcleo e lesem o DNA. A transferência de melanina para os ceratinócitos da epiderme e do folículo piloso é uma etapa fundamental, pois a pigmentação da pele e do cabelo depende da quantidade de pigmento transferido aos ceratinócitos.

Em pessoas de cor branca, não expostas ao sol, melanossomos são encontrados quase exclusivamente na camada basal da epiderme. Em indivíduos de cor preta, quantidades moderadas de melanossomos são observadas em toda a espessura da epiderme, inclusive na camada córnea. Além disso, em indivíduos negros: (1) há maior produção de melanossomos pelos melanócitos; (2) os melanossomos apresentam maior grau de melanização; (3) os melanossomos são maiores; (4) há dispersão maior dos melanossomos nos ceratinócitos; (5) a degradação dessas organelas é menor.

Atuam na formação de melanina: (1) produtos de numerosos genes, dos quais pelo menos 44 têm papel predominante. Tais produtos: (a) interferem no desenvolvimento e na migração de melanócitos; (b) controlam a proliferação e a diferenciação celular; (c) regulam: (i) as proteínas estruturais dos melanossomos e as enzimas envolvidas nas diversas etapas da síntese de melanina, (ii) as proteínas envolvidas no transporte das enzimas que sintetizam a melanina para o interior do melanossomo, (iii) as proteínas envolvidas no transporte dos melanossomos para os prolongamentos dos melanócitos, (iv) a transferência de melanina de melanócitos para ceratinócitos, (v) as proteínas transmembranosas envolvidas na regulação da melanogênese; (2) hormônios e seus receptores, como hormônio estimulante de melanócitos-α (α-MSH), ACTH, estrógenos e progesterona; (3) luz solar (raios ultravioleta B), que é o principal estímulo para a produção de melanina. A luz solar aumenta o número de melanócitos e de melanossomos, promove maior melanização dos melanossomos e transferência de melanossomos para os ceratinócitos e aumenta a produção de α-MSH e ACTH.

Hiperpigmentação e hipopigmentação melânicas

A produção excessiva e a redução na síntese de melanina (hiper e hipopigmentação melânicas), denominadas, respectivamente, melanodermias e leucodermias, são frequentes e associam-se a numerosas doenças. As *lesões hiperpigmentadas* mais comuns são efélides (sardas), manchas senis, melasma (hiperpigmentação na face em mulheres grávidas), nevos (Figura 7.9) e melanomas. Ao lado disso, muitas substâncias podem causar hiperpigmentação melânica, como medicamentos (sulfonamidas, hidantoína, cloroquina, levodopa), anticoncepcionais orais, metais pesados (arsênico, bismuto, ouro, prata) e agentes quimioterápicos (ciclofosfamida, 5-fluoruracila, doxorrubicina, bleomicina). *Hipopigmentação* pode ser congênita (p. ex., albinismo) ou adquirida (p. ex., vitiligo).

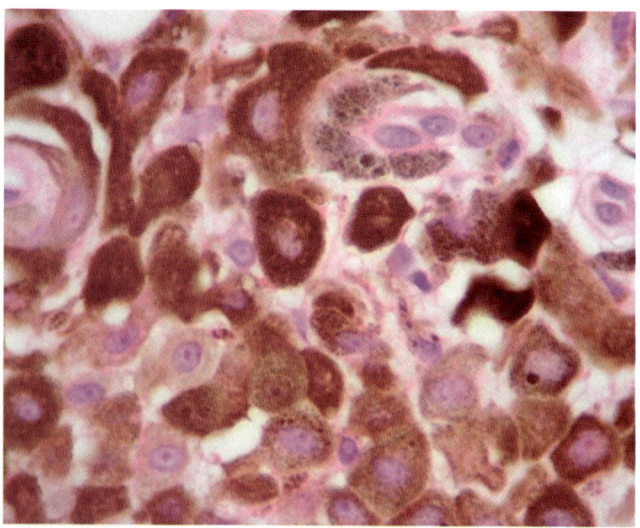

Figura 7.9 Pigmento melânico em melanócitos de lesão cutânea hiperpigmentada (nevo azul).

Durante o envelhecimento, há perda progressiva da pigmentação melânica dos pelos, resultando em cabelos grisalhos e brancos. Parece que cabelos brancos resultam de apoptose de melanócitos, provavelmente por lesão do DNA mitocondrial por estresse oxidativo, com redução do número dessas células no folículo piloso. Cabelos grisalhos parecem resultar da mistura de cabelos pigmentados e brancos, além de diminuição do tamanho e do número de grânulos de pigmento melânico e de melanossomos em folículos pilosos isolados. A cor branca dos cabelos deve-se à reflexão da luz pela ceratina do pelo.

Ácido homogentísico

Trata-se de pigmento de cor castanho-avermelhada ou amarelada, ocre (de argila, amarelo-pardacenta), que se forma em pessoas com *alcaptonúria* (*ocronose*). Essa rara doença, de herança autossômica recessiva, deve-se a mutações no gene codificador da enzima ácido homogentísico 1,2-dioxigenase, que degrada o ácido homogentísico (ácido 2,5-di-hidroxifenilacético), produto do catabolismo da tirosina. Na falta da enzima, o ácido homogentísico acumula-se no plasma, nas cartilagens, na pele e no tecido conjuntivo e é excretado em grande quantidade na urina, podendo formar cálculos renais. Quando exposta ao ar, a urina adquire cor castanho-escura (alcaptonúria), pela oxidação do ácido homogentísico em benzoquinona. Alteração na cor da urina é sinal precoce da doença. O ácido homogentísico depositado nos tecidos é igualmente oxidado em benzoquinona, que forma polímero semelhante à melanina (pigmento ocronótico). A ligação química do pigmento ocronótico com macromoléculas do tecido conjuntivo altera suas propriedades mecânicas, produzindo lesão. A deposição de pigmento ocronótico nas cartilagens da orelha e do nariz resulta em cor preto-azulada. Mais tarde, pelo acúmulo em outros tecidos, podem aparecer artropatia degenerativa e lesão de valvas cardíacas.

Lipofuscina

Também chamada lipocromo, pigmento de desgaste, pigmento do envelhecimento e ceroide, a lipofuscina (do latim *fuscus*: marrom) é marcador de envelhecimento celular. Lipofuscina aparece como grânulos intracitoplasmáticos, pardo-amarelados e PAS-positivos (Figura 7.10). Cora-se com alguns corantes de lipídeos (Sudão e azul do Nilo) e é autofluorescente.

A lipofuscina contém principalmente proteínas e lipídeos na proporção de 30 a 70% e 20 a 50%, respectivamente, que formam polímeros não degradáveis originados da degradação oxidativa de várias macromoléculas: proteínas glicadas (formadas a partir de ligações não enzimáticas com carboidratos), fosfolipídeos, ácidos graxos, colesterol e metais.

A maioria das células renova suas macromoléculas, agregados de macromoléculas e organelas lesadas ou que não são mais necessárias. A degradação desses componentes se faz por meio de calpaínas, proteassomos ou autofagia, com degradação enzimática nos lisossomos (ver Capítulo 5). Parece que a lipofuscina resulta da peroxidação de material autofagocitado e acumulado em lisossomos; ferro e outros metais nesse material favorece a formação de radicais livres, o que causa peroxidação do conteúdo intralisossômico e contribui para a formação de lisossomos secundários, alguns dos quais se transformam em *corpos residuais* (lipofuscina). A formação de corpos residuais resulta, portanto, do desequilíbrio entre autofagocitose contínua e incapacidade da célula de eliminar os resíduos da autodigestão. Lesão celular por radicais livres constitui a teoria do envelhecimento por estresse oxidativo. Segundo essa teoria, a lesão celular e a formação de lipofuscina seriam resultantes de radicais livres produzidos no metabolismo normal a partir do oxigênio molecular. Lipofuscina acumula-se com o tempo, em razão de os processos responsáveis por sua formação e acúmulo (autofagia e produção de moléculas de oxigênio reativas) ocorrerem ao longo da vida. A Figura 7.11 resume os principais mecanismos celulares envolvidos na formação da lipofuscina.

Com o avançar da idade, a lipofuscina deposita-se especialmente em células perenes, como neurônios, células musculares cardíacas e esqueléticas e epitélio pigmentar da retina. Células diferenciadas de vida curta, como ceratinócitos, enterócitos e hemácias, são logo substituídas e, portanto, não acumulam corpos residuais. Os órgãos afetados pelo acúmulo de lipofuscina sofrem redução volumétrica e ponderal e adquirem coloração parda (*hipotrofia parda*). Embora haja divergências, o acúmulo de lipofuscina no epitélio pigmentar da retina parece associar-se à *degeneração macular relacionada com a idade*, que é a

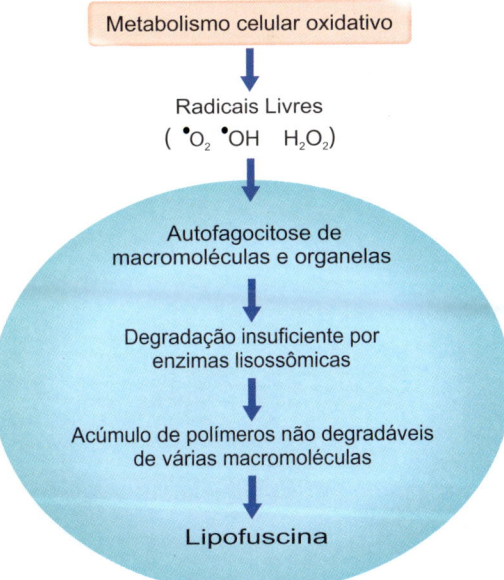

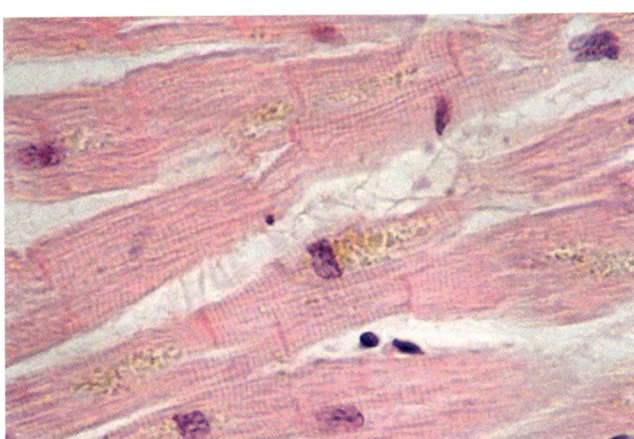

Figura 7.10 Pigmento de lipofuscina no citoplasma de células musculares cardíacas.

Figura 7.11 Principais mecanismos celulares envolvidos na formação de lipofuscina em lisossomos. (Adaptada de Terman e Brunk, 1998.)

principal causa de cegueira ou distúrbio visual grave nos países desenvolvidos, afetando 10 a 20% dos indivíduos acima de 65 anos. A retina é particularmente suscetível a estresse oxidativo pelo seu alto consumo de oxigênio, elevada proporção de ácidos graxos poli-insaturados e exposição contínua à luz. O pigmento acumula-se também no miocárdio e no fígado de indivíduos desnutridos, particularmente naqueles com caquexia. É possível que a lipofuscina tenha efeito citotóxico, pela formação de espécies reativas derivadas do oxigênio, inibição da degradação proteica em proteassomos e formação de substâncias derivadas de glicação e peroxidação capazes de promover ligações cruzadas entre macromoléculas.

▶ Pigmentações exógenas

Pigmentos diversos penetram no organismo com o ar inspirado e com os alimentos ingeridos, ou são introduzidos por via parenteral, como ocorre com as injeções e as tatuagens. As partículas depositam-se nos pontos do primeiro contato com as mucosas ou a pele; aí podem ficar retidas ou ser eliminadas ou transportadas para outros locais pela circulação linfática ou sanguínea, ou por macrófagos.

Dos pigmentos inalados, o mais comum é o carvão. Sua deposição causa a *antracose*, encontrada em trabalhadores de minas de carvão e em praticamente todo indivíduo adulto morador em grandes ou médias cidades onde exista certo grau de poluição atmosférica. Antracose ocorre também por inalação de fumaça liberada da queima de combustível sólido derivado da biomassa (p. ex., lenha, esterco) utilizado no preparo dos alimentos nas casas em áreas rurais (*poluição de ar doméstica*). Uma vez inalado, o pigmento de carvão é fagocitado por macrófagos alveolares e transportado por vasos linfáticos aos linfonodos regionais. O acúmulo progressivo do pigmento produz coloração preta nas partes afetadas, em forma de manchas irregulares no parênquima dos pulmões (Figura 7.12), na pleura e nos linfonodos do hilo pulmonar. Em trabalhadores de minas de carvão, o grande acúmulo de pigmento nos pulmões pode acompanhar-se de fibrose e levar a diminuição da capacidade respiratória. Antracose é uma das pigmentações exógenas mais antigas na espécie humana, tendo sido identificada em múmias egípcias.

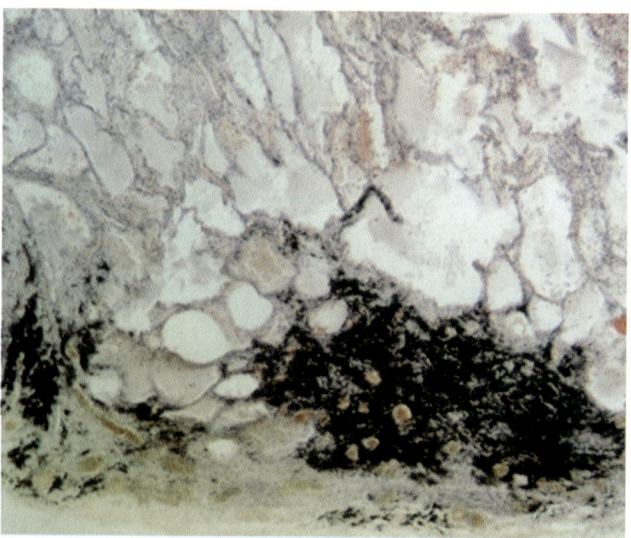

Figura 7.12 Pigmento de carvão na antracose pulmonar.

A *argiria* (do grego *argyros*: prata) é a deposição de sais de prata em tecidos. Compostos de prata orgânica ou solúvel são mais facilmente absorvidos do que a prata metálica. A causa mais comum de *argiria localizada* é impregnação mecânica da pele por partículas de prata em trabalhadores que lidam com esse metal (minas de prata, manufatura de joias, utensílios de prata, processamento de material fotográfico etc.) e, raramente, em pessoas que usam brincos e *piercings*. Outras fontes de argiria são tratamento odontológico com amálgama (mistura de mercúrio e prata), uso prolongado de medicamentos tópicos que contêm nitrato de prata ou implantação cutânea de agulhas de acupuntura. *Argiria sistêmica* resulta de ingestão ou inalação crônica de compostos de prata solúveis; grânulos de prata são encontrados na pele, em unhas, em macrófagos dos linfonodos, células de Kupffer, na membrana basal dos glomérulos renais e no globo ocular (conjuntiva, córnea e retina).

As partículas de prata aparecem como grânulos arredondados pretos à microscopia de luz, grânulos brancos refringentes à microscopia de campo escuro e grânulos elétron-densos (30 a 100 nm) à microscopia eletrônica. Tais partículas são encontradas na membrana basal de glândulas sudoríparas, em torno das unidades pilossebáceas, na parede de vasos sanguíneos, em fibras elásticas, ao redor de fibras nervosas mielínicas e amielínicas e em macrófagos da derme. A pele adquire cor cinza-azulada, mais intensa em áreas expostas ao sol. A luz solar reduz a prata e forma prata metálica, que é oxidada e forma complexos de proteína-sulfeto de prata que estimulam a produção de melanina.

A deposição de ouro nos tecidos, rara, chamada *crisíase* (do grego *krysós*: ouro, derivado de *krysanthemon*: flor dourada), é causada pela administração terapêutica de sais de ouro, como na artrite reumatoide, ou por implantação de agulhas de acupuntura. As partículas de ouro são encontradas no tecido conjuntivo e em macrófagos da derme e aparecem como grânulos negros densos e irregulares. À microscopia eletrônica, os depósitos de ouro são elétron-densos e têm forma estrelada. Sob luz polarizada cruzada, apresentam birrefringência vermelho-alaranjada intensa. A pele adquire cor cinza-azulada permanente em áreas expostas ao sol, além de hiperpigmentação melânica. As lesões acometem inicialmente a região periorbital, mas depois estendem-se à face, ao pescoço e aos membros superiores.

Tatuagem é a pigmentação resultante da introdução de pigmentos insolúveis na derme, acidental (p. ex., em mineiros) ou propositalmente. No último caso, os pigmentos são inoculados com agulhas para formar gravuras ou inscrições, representando uma das formas de modificação da imagem corporal mais conhecidas e cultuadas do mundo. A tatuagem pode ser também cosmética (p. ex., na face) ou usada para camuflar cicatrizes em que houve perda do pigmento melânico. As tatuagens são permanentes ou transitórias, conforme o pigmento seja introduzido, respectivamente, na derme ou na camada córnea da epiderme. A modalidade de tatuagem transitória mais conhecida é a que utiliza hena natural (extraída de uma planta) ou mistura de hena com parafenilenodiamina, resorcinol e/ou m-aminofenol. A hena natural não é tóxica, mas a parafenilenodiamina pode causar dermatite de contato.

Os compostos utilizados em tatuagens incluem corantes orgânicos (tinta da china, negro de fumo ou fuligem, carmim), sais metálicos e solventes à base de água, glicerina e álcool, além de outros ingredientes adicionais. O pigmento é fagocitado por macrófagos da derme, mas pode ser visto também na matriz extracelular. Pequena quantidade é transportada pelos vasos linfáticos aos linfonodos regionais; em indivíduos com tatuagens extensas, pode haver linfonodomegalia. As principais complicações de tatuagens são dermatite de contato alérgica, relacionada com a deposição do pigmento, de aparecimento precoce ou, menos comumente, tardio; nesses casos, a reação inflamatória pode ser do tipo granulomatoso. Sem cuidados de esterilização das agulhas e na falta de condições higiênicas, o procedimento pode transmitir bactérias e vírus. Tatuagem pode causar estresse psicológico, social e financeiro em indivíduos submetidos ao procedimento e que, posteriormente, desejam sua remoção, com a finalidade de melhorar a própria imagem ou devido a estigma social.

■ Calcificações

Calcificação patológica consiste na deposição de sais de cálcio em locais normalmente não calcificados. Calcificação é lesão muito frequente, embora geralmente não traga consequências graves.

No organismo, os níveis plasmáticos de cálcio estão em um balanço delicado, no sentido de que pequenos desequilíbrios podem ocasionar precipitação de sais de cálcio. Tanto no tecido ósseo quanto em focos de calcificação patológica, forma-se hidroxiapatita – $(Ca_{10}(PO_4)_6(OH)_2$. A diferença é que, no tecido ósseo mineralizado, a calcificação se dá sobre o colágeno, formando a matriz osteoide. Em calcificações patológicas, os depósitos minerais ocorrem sobre outros substratos celulares (viáveis ou necróticos) e extracelulares (tecido conjuntivo ou secreções). Apesar das diferenças entre os processos de calcificação fisiológica e patológica, há semelhanças no nível químico, tendo sido identificadas proteínas específicas, como osteopontina, osteocalcina e osteonectina em focos de calcificação patológica. Além disso, alterações celulares parecem estar envolvidas na formação de calcificações patológicas, mostrando que pode haver participação ativa do organismo em alguns desses processos mais do que simplesmente deposição passiva de sais de cálcio.

As calcificações patológicas podem ser (1) distrófica, quando predominam fatores locais, como necrose; (2) metastática, em casos de hipercalcemia. Há ainda calcificações idiopáticas, em que nenhum desses fatores está presente.

Neste capítulo, a discussão será dirigida à formação de depósitos patológicos de cálcio em tecidos normalmente não mineralizados. Inicialmente, será discutida a formação de sais de cálcio. Em seguida, serão comentadas as características dos depósitos distróficos e dos depósitos metastáticos. Mais adiante, serão abordados alguns aspectos celulares e moleculares que parecem envolvidos na calcificação, seguidos de breves comentários sobre algumas implicações e repercussões clínicas dessas lesões. Por último, serão feitas considerações gerais sobre cálculos.

▶ Cálcio sérico e calcificação

Os estoques de cálcio e de fosfato no organismo estão em constante mobilização, por meio de deposição, reabsorção e remodelação ósseas, absorção intestinal e excreção urinária desses elementos. Os níveis séricos de cálcio são mantidos em 10 ± 1 mg/dL, e os de fosfato, em 3,5 ± 0,5 mg/dL. Apenas parte do cálcio sérico está na forma iônica, fisiologicamente ativa; ainda assim, trata-se de concentração elevada, próxima da saturação. A precipitação de sais de fosfato de cálcio é facilitada em meio alcalino (um dos processos para descalcificar tecidos – ossos ou dentes, por exemplo – é mantê-los em solução ácida). Os tecidos calcificados (ossos e dentes) armazenam mais de 99% do cálcio

presente no organismo. Embora aparentemente estático, o tecido ósseo é metabolicamente muito ativo, em constante reabsorção e remodelação; reabsorção ou lise óssea pode aumentar bastante a calcemia.

Diferentes estruturas podem favorecer a precipitação de cálcio, funcionando como *núcleo primário*. A precipitação de sais de cálcio inicia-se com a formação de cristais de hidroxiapatita, os quais favorecem a formação e a precipitação de novos cristais – *núcleo secundário*. Uma vez iniciada a precipitação, a própria concentração de cálcio nos líquidos orgânicos é capaz de mantê-la. Isso significa que mecanismos inibidores fisiológicos devem estar em constante operação para evitar precipitação.

Após necrose, pode haver precipitação de cristais (células mortas calcificadas são vistas em muitas condições). Calcificação pode iniciar-se também em células vivas, podendo ser causa de morte celular. Neste caso, a calcificação inicia-se em mitocôndrias. A concentração fisiológica de cálcio intracelular é mantida em níveis muito inferiores (1.000 vezes menor) à do meio extracelular, por meio de bombas de cálcio na membrana citoplasmática. Degenerações celulares ou concentrações anormais de cálcio extracelular resultam em aumento na concentração intracelular do íon. Como a concentração de cálcio é maior nas mitocôndrias do que no restante do citoplasma, elas tendem a acumular mais cálcio quando este está aumentado no interior das células. Calcificação de mitocôndrias resulta em perda de função; quando muitas mitocôndrias se calcificam, a célula morre.

Calcificação patológica é reconhecida por sua basofilia (forte coloração pela hematoxilina). No entanto, nem toda calcificação é constituída por fosfato de cálcio. Nas mamas e nos rins, às vezes são encontrados depósitos de oxalato de cálcio, que não se coram na coloração por hematoxilina e eosina, mas podem ser demonstrados sob luz polarizada.

Calcifilaxia caracteriza-se por necrose na pele causada por oclusão vascular associada a calcificação de pequenos vasos subcutâneos. Tal condição acompanha-se de hipercalcemia, como insuficiência renal, hiperparatireoidismo ou hipervitaminose D; é descrita ainda em pacientes com diabetes melito e doenças autoimunes ou inflamatórias crônicas com níveis séricos normais de cálcio e fosfato. O prognóstico é ruim; metade dos pacientes falece no primeiro ano após o diagnóstico.

Calcificação distrófica

Calcificação distrófica é a que resulta de modificação local nos tecidos (distrofia significa alteração tecidual prévia). Restos necróticos são particularmente suscetíveis de deposição de cálcio, que ocorre, especialmente, em locais com necrose caseosa, necrose por coagulação ou necrose gordurosa. A calcificação associada à esteatonecrose encontrada na pancreatite aguda resulta da combinação de cálcio com ácidos graxos liberados por ação da lipase pancreática sobre triglicerídeos. Infartos (necrose isquêmica) de vários órgãos também podem calcificar-se. Áreas de necrose caseosa na tuberculose frequentemente se calcificam. Em tecidos necróticos, a deposição de cálcio se faz da periferia para o centro da lesão. Calcificação aparece também em cicatrizes, ateromas e cartilagens. Trombos venosos podem se calcificar, formando flebólitos. Secreções em ductos de certos órgãos (p. ex., pâncreas e glândulas salivares) podem calcificar-se, por vezes causando obstrução ductal. A calcificação de fetos mortos retidos produz litopédio. Muitos tumores são propensos a uma forma peculiar de calcificação – psamomas – (Figura 7.13), comum no carcinoma papilar da tireoide, no adenocarcinoma seroso papilífero do ovário e em meningiomas.

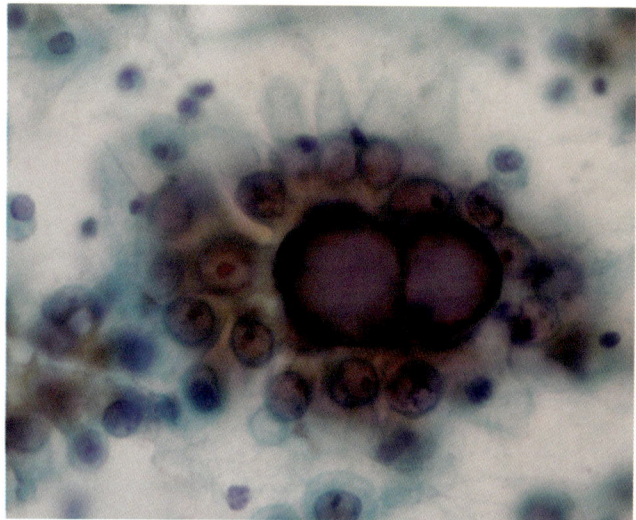

Figura 7.13 Adenocarcinoma do ovário. Exame citológico de líquido pleural corado pelo método de Papanicolaou mostra células atípicas em arranjo papilar, em torno de concreções calcificadas (psamoma). (Cortesia do Prof. Carlos Alberto Ribeiro, Belo Horizonte-MG.)

Calcificação metastática

Calcificação metastática é assim denominada para indicar que o cálcio reabsorvido do tecido ósseo em condições patológicas ocasiona, se não houver excreção adequada pelos rins, depósitos em outros locais. Tal calcificação ocorre caracteristicamente quando há hipercalcemia e, mais raramente, hiperfosfatemia. Em geral, quando o produto das concentrações séricas de cálcio e de fosfato fica acima de 35 ou 40 em adultos, ocorre calcificação metastática.

Hipercalcemia resulta de várias causas, sendo a principal delas hipersecreção de paratormônio (ver Capítulo 29). O paratormônio: (1) eleva a calcemia porque estimula a atividade osteoclástica e a reabsorção óssea; (2) favorece a entrada de cálcio nas células. Tumores (geralmente adenoma) ou hiperplasia de paratireoides são causa de hiperparatireoidismo primário. Em indivíduos com insuficiência renal crônica, pode haver hiperparatireoidismo secundário por causa de hiperplasia das paratireoides secundária à redução de cálcio sérico (com a insuficiência renal, ocorre retenção de fosfatos e queda de cálcio). Outra causa de aumento de paratormônio (ou de moléculas afins) é a sua produção ectópica por neoplasias; nesses casos, a hipercalcemia faz parte da síndrome paraneoplásica (ver Capítulo 10).

Muitas doenças ósseas também podem causar hipercalcemia. Acometimento extenso por neoplasias, como mieloma ou metástases disseminadas, pode provocar rápida destruição óssea, com aumento da calcemia. A doença de Paget, por aumento da remodelação óssea, também leva a hipercalcemia. Além dessas, imobilização prolongada remove estímulos para formação de tecido ósseo, enquanto continua ocorrendo reabsorção.

Os depósitos de cálcio metastáticos podem formar-se em qualquer local, mas especialmente em pulmões, rins, córnea, artérias sistêmicas e veias pulmonares. Esses órgãos e estruturas têm em comum o fato de secretarem ácidos, criando um compartimento interno alcalinizado. Os pulmões eliminam CO_2; a córnea perde CO_2 por difusão; os depósitos em vasos com san-

gue oxigenado (artérias sistêmicas e veias pulmonares) explicam-se pelo mesmo princípio, já que o sangue venoso é mais ácido que o arterial.

Em calcificações metastáticas, a precipitação de cálcio inicia-se nas mitocôndrias. Quando há morte celular, as células acabam envolvidas pela calcificação. A deposição de sais de cálcio também ocorre no compartimento extracelular, sendo as membranas basais dos pulmões e dos rins sítios particularmente vulneráveis.

Os órgãos com calcificação apresentam-se endurecidos e calcários e rangem ao corte com faca. O pulmão fica como esponja de banho (a comparação refere-se a esponjas marinhas, que são finamente calcárias). Nos rins, a deposição de cálcio nos túbulos produz nefrocalcinose, que pode reduzir a função renal, com retenção de fosfatos e hiperparatireoidismo secundário, o que agrava a hipercalcemia.

Calcificações metastáticas na insuficiência renal associadas primariamente a hiperfosfatemia têm algumas características. Aparecem calcificações em vários locais, às vezes com aspecto tumoral, principalmente em torno do quadril, no tronco e em articulações, além de calcificações extensas no subcutâneo. Se a função renal é restabelecida, por exemplo, por meio de transplante, tais depósitos podem ser reabsorvidos.

Calcinose idiopática

Calcinose idiopática consiste em depósitos de calcificação geralmente cutâneos e frequentemente múltiplos, sem lesão prévia e com níveis séricos normais de cálcio e de fosfato. As lesões podem ulcerar-se, permitindo drenagem do material calcário. *Calcinose escrotal* caracteriza-se por múltiplos nódulos duros que se formam na pele do escroto. Considerada idiopática, essa forma de calcificação parece relacionada, em certos casos, com cistos epidermoides que se rompem e se inflamam, com posterior calcificação do conteúdo. Os depósitos calcificados ficam circundados por macrófagos e reação gigantocelular.

Patogênese

A calcificação patológica é mais estudada em artérias e valvas cardíacas. Os mecanismos propostos para explicar a calcificação patológica incluem: (1) exposição de núcleos primários; (2) aumento local na concentração de fosfato e/ou de cálcio; (3) alterações em proteínas envolvidas na diferenciação celular. Fosfolipídeos de membranas celulares podem comportar-se como núcleos primários, uma vez que o cálcio pode ligar-se a eles; ao cálcio, ligam-se, sobretudo, fosfatos, formando cristais inicialmente apoiados sobre elementos da própria membrana celular. Em tecidos necróticos e em placas ateromatosas, fosfolipídeos são abundantes, por vezes formando microvesículas; estas podem fornecer um paralelo entre a calcificação distrófica e a calcificação fisiológica, em que o processo iniciador ocorre em vesículas da matriz, presentes em cartilagens das placas de crescimento ósseo. Fibras elásticas, fibras colágenas, proteínas desnaturadas, fosfoproteínas, ácidos graxos e bactérias também parecem atuar como núcleos primários iniciadores de calcificação. Nanopartículas calcificantes (nanobactérias, partículas nanobactéria-símiles, nanóbios) são estruturas submicroscópicas de natureza ainda obscura encontradas em algumas condições patológicas, como nefrolitíase e calcificações vascular, de valvas cardíacas e placentária.

Células musculares arteriais *in vitro* expressam proteínas da matriz óssea: proteína morfogenética do osso (BMP – *bone morphogenetic protein*), proteína GLA da matriz e osteopontina.

Proteínas GLA da matriz são as que possuem ácido gamacarboxiglutâmico (GLA) na sua estrutura; GLA é formado a partir da carboxilação do ácido glutâmico; grupos carboxílicos na molécula constituem sítio para ligação ao cálcio e ao fosfato de cálcio. Proteínas GLA da matriz parecem inibir a diferenciação celular em direção à linhagem osteogênica, por bloquear a ação de BMPs, que induzem miofibroblastos a se diferenciar em osteoblastos. Sem a inibição, as células mesenquimais dos vasos "diferenciam-se" em células ósseas, propiciando a calcificação vascular. Camundongos nocauteados para proteínas GLA da matriz apresentam calcificações vasculares múltiplas e morrem por ruptura dos vasos afetados.

Aspectos clínicos

Na maioria dos casos, calcificações patológicas não têm repercussões clínicas. Às vezes, calcificação em vasos pode alterar a pressão de pulso e aumentar o risco de ruptura e de tromboembolia (Figura 7.14). Calcificação em valvas cardíacas (Figura 7.15) forma-se especialmente em indivíduos idosos e em endocardites, sobretudo a reumática. Depósitos de cálcio podem ocorrer também em biopróteses valvares, resultando em sua disfunção.

Os depósitos de cálcio são radiopacos e passíveis de detecção em exames radiográficos. A calcificação "fisiológica" da glândula pineal define a linha média do cérebro em radiografias simples, possibilitando a detecção de desvios. Mamografia permite a identificação de microcalcificações mamárias, que são importante sinal de alerta para a detecção precoce de neoplasias. Quando extensa, calcificação na parede arterial pode ser sinal de aterosclerose. Certos tumores são mais propensos a apresentar calcificações que, por serem detectáveis em exames radiográficos e ao estudo histológico, podem auxiliar no diagnóstico; no sistema nervoso, por exemplo, microcalcificações são frequentes em oligodendrogliomas, ganglioneuromas e neurocitomas.

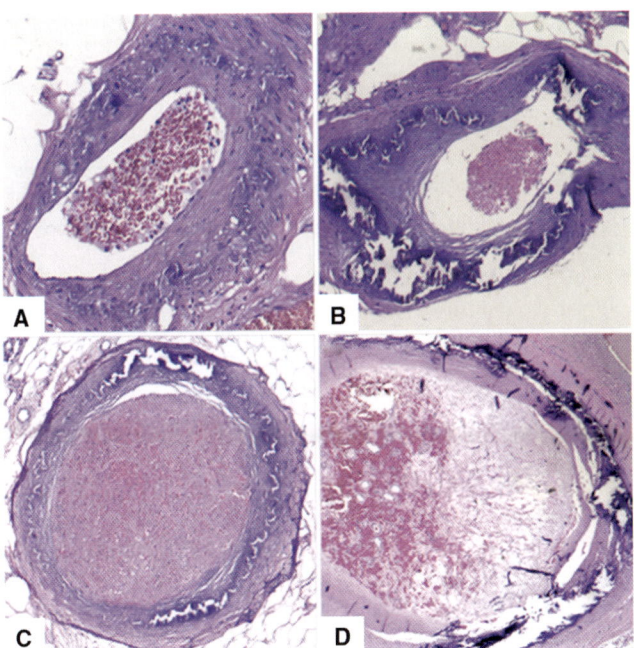

Figura 7.14 Calcificação arterial. **A.** Pequenos focos de calcificação na camada média da artéria. **B.** Calcificação extensa na camada média. Em **A** e **B** a luz do vaso permanece inalterada. **C.** Calcificação da parede e trombose recente, oclusiva. **D.** Calcificação associada a aterosclerose e trombo em organização.

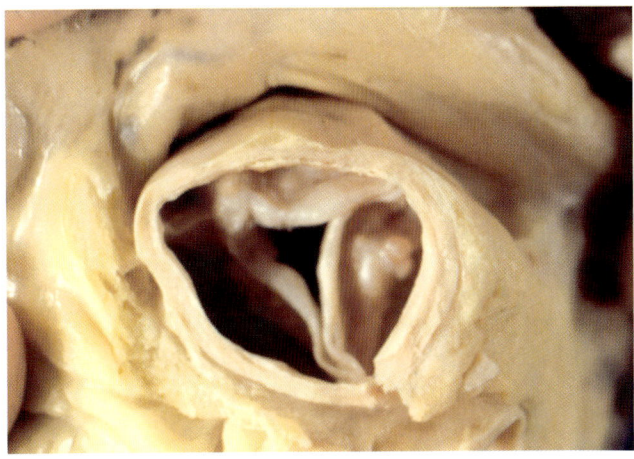

Figura 7.15 Nódulos calcificados nas semilunares da valva aórtica.

▶ Cálculos

O termo cálculo é usado para designar massas sólidas, esféricas, ovais ou facetadas, compactas, de consistência argilosa a pétrea, que se formam particularmente na vesícula biliar, nos rins e nas vias urinárias. A origem da palavra é latina, significando "seixo" ou "pedra", que, antigamente, era usada para fazer cálculos aritméticos. A designação popular "pedra" na vesícula ou nos rins tem o mesmo significado. Litíase, também sinônimo, como sufixo ao nome do órgão afetado serve para indicar condições específicas: nefrolitíase (rim), colelitíase (vesícula biliar), coledocolitíase (colédoco) e sialolitíase (glândula salivar).

A composição dos cálculos varia de acordo com o órgão. Na *vesícula biliar*, formam-se a partir de modificações na composição da bile, sobretudo saturação de um de seus componentes, o que possibilita a precipitação de frações insolúveis, em geral em torno de um núcleo orgânico (células descamadas, bactérias ou o próprio muco). Os cálculos biliares podem ser únicos ou múltiplos, puros ou mistos, com proporções variáveis de colesterol, bilirrubinato, sais orgânicos e inorgânicos de cálcio e sais biliares (Figura 7.16). Em geral, são radiolúcidos; a ultrassonografia é o método de escolha para sua detecção. Quando se impactam no colo da vesícula biliar ou em outro ponto das vias biliares, os cálculos podem causar obstrução e cólica biliar. Se a obstrução ocorrer abaixo da união com o ducto pancreático, pode causar pancreatite aguda por obstrução da drenagem pancreática e extravasamento de suco pancreático no órgão.

Nos *rins e nas vias urinárias*, outra sede frequente de cálculos, a composição destes é variável. A maioria dos cálculos renais é formada por cálcio, estando o oxalato de cálcio e o fosfato de cálcio envolvidos em cerca de 80% deles. Em geral, como os cálculos são radiopacos, a radiografia simples possibilita sua detecção. Em menor número de casos, os cálculos renais são formados por ácido úrico ou por fosfato de amônio e magnésio. Raramente, os cálculos são formados por cistina (cistinúria), fármacos ou urato de amônio. Quando preenchem ou se amoldam aos cálices maiores e menores, os cálculos são chamados coraliformes. Os cálculos não coraliformes localizam-se nos cálices, na pelve renal, no ureter ou na bexiga (cálculo vesical). Dependendo do tamanho, é possível a passagem do cálculo pelas vias urinárias e, portanto, sua eliminação. A cólica renal, dor típica da nefrolitíase, deve-se à impactação do cálculo no trajeto urinário.

7

7

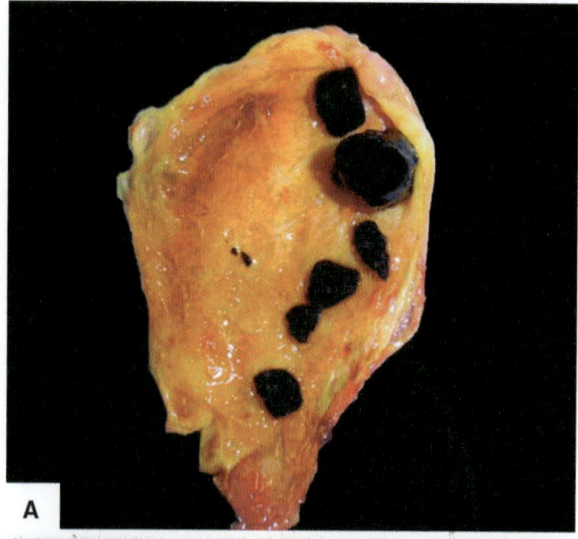

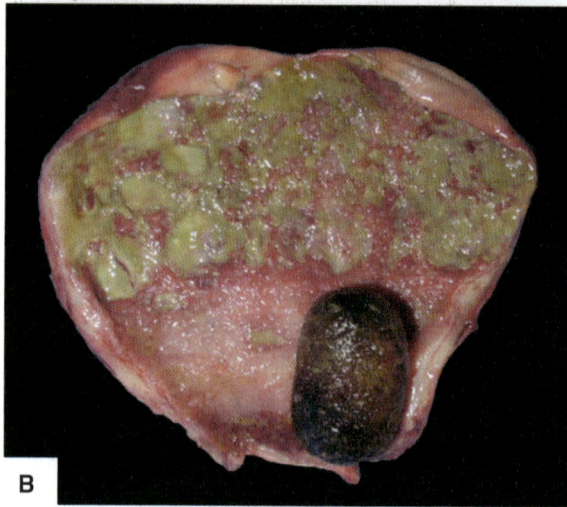

Figura 7.16 Colelitíase. **A.** Cálculos pigmentares (bilirrubinato) de tamanhos variados, na luz da vesícula biliar. **B.** Cálculo misto, único, volumoso, associado a colecistite aguda (notar material purulento recobrindo a superfície interna da vesícula biliar). (Cortesia do Prof. Tarcizo Afonso Nunes, Belo Horizonte-MG.)

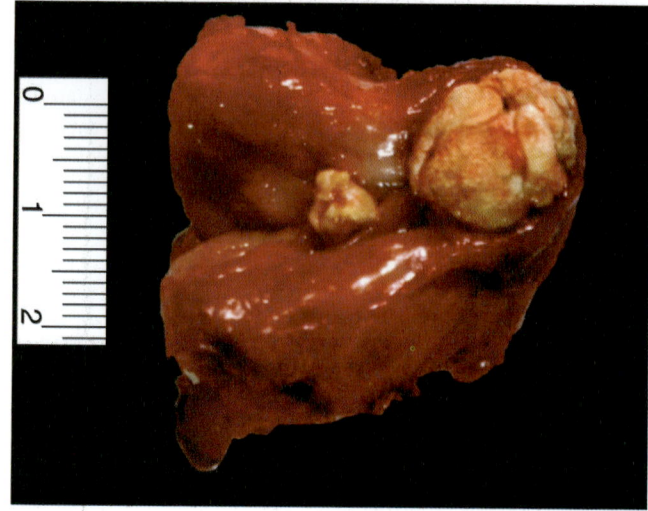

Figura 7.17 Sialolitíase. Glândula salivar maior apresentando grande cálculo (sialólito) ocupando o ducto. (Cortesia do Prof. José de Souza Andrade Filho, Belo Horizonte-MG.)

▪ Leitura complementar

▶ Pigmentações

Ainger SA, Jagirdar K, Lee KJ, Soyer HP, Sturm RA. Skin pigmentation genetics for the clinic. Dermatology. 2017;233:1-15.

Calogiuri G, Di Leo E, Butani L, et al. Hypersensitivity reactions due to black henna tattoos and their components: are the clinical pictures related to the immune pathomechanism? Clin Mol Allergy. 2017;15:8.

Camaschella C, Pagani A. Advances in understanding iron metabolism and its crosstalk with erythropoiesis. Br J Haematol. 2018;182:481-94.

Corrêa Soares JB, Maya-Monteiro CM, Bittencourt-Cunha PR, et al. Extracellular lipid droplets promote hemozoin crystallization in the gut of the blood fluke Schistosoma mansoni. FEBS Lett. 2007;581:1742-50.

D'Mello SA, Finlay GJ, Baguley BC, et al. Signaling pathways in melanogenesis. Int J Mol Sci. 2016;17(7):1144.

Drake PL, Hazelwood KJ. Exposure-related health effects of silver and silver compounds: a review. Ann Occup Hyg. 2005;49:575-85.

Farley CL, Van Hoover C, Rademeyer CA. Women and tattoos: fashion, meaning, and implications for health. J Midwifery Womens Health. 2019;64(2):154-69.

Fueyo-Casado A, Pedraz-Muñoz J, Campos-Muñoz L, et al. Chrysiasis. Arthritis Rheumatol. 2016;68(5):1271.

Hamoud AR, Weaver L, Stec DE, Hinds Jr. TD. Bilirubin in the liver-gut signaling axis. Trends Endocrinol Metab. 2018;29(3):140-50.

Kluger N, Plantier F, Moguelet P, et al. Les tatouages: histoire naturelle et histopathologie des reactions cutanées. Ann Dermatol Venereol. 2011;138:146-54.

Korovila I, Hugo M, Castro JP, et al. Proteostasis, oxidative stress and aging. Redox Biol. 2017;13:550-67.

McClain CM, Kantrow SM, Abraham JL, et al. Localized cutaneous argyria: two case reports and clinicopathologic review. Am J Dermatopathol. 2013;35(7):e115-8.

A formação de *cálculos renais* depende, sobretudo, de aumento na concentração dos seus constituintes (supersaturação). Nos cálculos contendo *cálcio*, os pacientes geralmente têm hipercalcemia e hipercalciúria (esta pode existir sem hipercalcemia). Cálculos de *fosfato de amônia e magnésio* formam-se sobretudo quando há infecções por bactérias que possuem urease (p. ex., *Proteus*), que libera amônia. Alcalinização da urina favorece a precipitação de sais de fosfato de amônia. Nos cálculos de *cistina*, os pacientes têm defeito genético que resulta em cistinúria. Cálculos renais são frequentes em indivíduos com hiperuricemia (gota).

Na *sialolitíase*, concreções sólidas formam-se nos ductos de glândulas salivares. A estagnação de secreções ricas em cálcio causa precipitação luminal, possivelmente em torno de partículas de muco ou de células degeneradas, formando sialólitos (Figura 7.17). Além de cálculos, depósitos ou concreções microscópicos de cálcio podem surgir em certos órgãos, em forma dos chamados corpos psamomatosos, muito comuns na próstata e em alguns tumores.

Mirsadraee M. Anthracosis of the lungs: etiology, clinical manifestations and diagnosis. A review. Tanaffos. 2014;13(4):1-13.

Nowotny K, Jung T, Grune T, et al. Accumulation of modified proteins and aggregate formation in aging. Exp Gerontol. 2014;57:122-31.

Pavan WJ, Sturm RA. The genetics of human skin and hair pigmentation. Annu Rev Genom Hum Genet. 2019;20:21.1-21.32.

Radford-Smith DE, Powell EE, Powell LW. Haemochromatosis: a clinical update for the practising physician. Intern Med J. 2018;48(5):509-16.

Ranganath LR, Jarvis JC, Gallagher JA. Recent advances in management of alkaptonuria. J Clin Pathol. 2013;66(5):367-73.

Serre C, Busuttil V, Botto JM. Intrinsic and extrinsic regulation of human skin melanogenesis and pigmentation Int J Cosmet Sci. 2018;40(4):328-47.

Serup J, Sepehri M, Hutton Carlsen K, et al. Classification of tattoo complications in a hospital material of 493 adverse events. Dermatology. 2016;232(6):668-78.

Shinohara MM, Nguyen J, Gardner J, et al. The histopathologic spectrum of decorative tattoo complications. J Cutan Pathol. 2012;39:1110-8.

Sigala PA, Goldberg DE. The peculiarities and paradoxes of Plasmodium heme metabolism. Annu Rev Microbiol. 2014;68:259-78.

Silvestre JF, González-Villanueva I. Diagnostic approach for suspected allergic cutaneous reaction to a permanent tattoo. J Investig Allergol Clin Immunol. 2019;29:4065-13.

Smith RT. New understanding of age-related macular degeneration through quantitative autofluorescence. JAMA Ophthalmol. 2016;134(7):824-6.

Smith RW, Leppard B, Barnett NL, et al. Chrysiasis revisited: a clinical and pathological study. Br J Dermatol. 1995;133:671-8.

Starkl Renar K, Iskra J, Križaj I. Understanding malarial toxins. Toxicon. 2016;119:319-29.

Winter WE, Bazydlo LAL, Harris NS. The molecular biology of human iron metabolism. Lab Med. 2014;45(2):92-102.

Xiao SH, Sun J. Schistosoma hemozoin and its possible roles. Int J Parasitol. 2017;47(4):171-83.

► Calcificações

Abedin M, Tintut Y, Demer LL. Vascular calcification: mechanisms and clinical ramifications. Arterioscle. Thromb Vasc Biol. 2004;24(7):1161-70.

Anderson HC. Calcific diseases. A concept. Arch Pathol Lab Med. 1983;107(7):341-48.

Bakhireva LN, Laughlin GA, Bettencourt R, et al. Does osteoprotegerin or receptor activator of nuclear factor-kappa B ligand mediate the association between bone and coronary artery calcification? J Clin Endocrinol Metab. 2008;93:2009-12.

Danilevicius CF, Lopes JB, Pereira RMR. Bone metabolism and vascular calcification. Braz J Med Biol Res. 2007;40:435-42.

Das DK. Psammoma body: a product of dystrophic calcification or of a biologically active process that aims at limiting the growth and spread of tumor? Diagn Cytopathol. 2009;37(7):534-41.

Dubey S, Sharma R, Maheshwari V. Scrotal calcinosis: idiopathic or dystrophic? Dermatol Online J. 2010;16(2):5.

Evan AP. Physiopathology and etiology of stone formation in the kidney and the urinary tract. Pediatr Nephrol. 2010;25(5):831-41.

Ewence AE, Bootman M, Roderick HL, et al. Calcium phosphate crystals induce cell death in human vascular smooth muscle cells: a potential mechanism in atherosclerotic plaque destabilization. Circ Res. 2008;103:e28-e34.

Giachelli CM. Ectopic calcification. Gathering hard facts about soft tissue mineralization. Am J Pathol. 1999;154:671-5.

Giachelli CM. The emerging role of phosphate in vascular calcification. Kidney Int. 2009;75(9):890-7.

Kim KM, Herrera GA, Battarbee HD. Role of glutaraldehyde in calcification of porcine aortic valve fibroblasts. Am J Pathol. 1999;154(3):843-52.

Malhotra R, Herrega GA, Battarbee HD. Inhibition of bone morphogenetic protein signal transduction prevents the medial vascular calcification associated with matrix Gla protein deficiency. PLoS One. 2015;10(1):e0117098.

Steitz SA, Speer MY, Mckee MD, et al. Osteopontin inhibits mineral deposition and promotes regression of ectopic calcification. Am J Pathol. 2002;161(6):2035-46.

Tse GM, Tan P-H, Cheung HS, et al. Intermediate to highly suspicious calcification in breast lesions: a radiopathologic correlation. Breast Cancer Res Treat. 2008;110(1):1-7.

Vattikuti R, Towler DA. Osteogenic regulation of vascular calcification: an early perspective. Am J Physiol Endocrinol Metab. 2004;286(5):e686-e696.

Wallin R, Schurgers L, Wajih N. Effects of the blood coagulation vitamin K as an inhibitor of arterial calcification. Thromb Res. 2008;122(3):411-7.

7

Capítulo 8

Reparo de Lesões

Fausto Edmundo Lima Pereira

As lesões que se acompanham de morte celular e/ou de destruição da matriz extracelular sofrem um processo de cura que se dá por regeneração ou por cicatrização. Na regeneração, o tecido morto é substituído por outro morfofuncionalmente idêntico; na cicatrização, um tecido neoformado, originado do estroma (conjuntivo ou glia), substitui a estrutura perdida. Como no reparo de lesões sempre há proliferação de células, são úteis alguns breves comentários sobre o processo normal de multiplicação celular e sua regulação.

▶ Controle da proliferação celular

Proliferação e diferenciação celulares são essenciais para e os seres vivos. Em organismos multicelulares e após completados o crescimento e a diferenciação das células, os órgãos e os tecidos mantêm constante o seu tamanho, conservando o número de suas células. A população celular global de um indivíduo adulto é mantida por meio da ação de fatores que controlam tanto a taxa de multiplicação (esta associada à diferenciação celular) quanto a de sobrevivência das células. Em outras palavras, resulta do balanceamento entre o número de células originadas por mitose e o de perdas celulares, estas geralmente por apoptose. Esses dois fenômenos dependem de sinais que determinam quando as células devem dividir-se ou quando devem morrer, a fim de manter-se a população em níveis homeostáticos.

A proliferação celular resulta da ação coordenada de numerosos agentes estimuladores e inibidores da divisão das células. Entre eles, estão produtos das próprias células, de células vizinhas ou de células situadas a distância, além de componentes do microambiente extracelular. O balanceamento preciso dessas forças opostas em diferentes momentos funcionais é que permite manter a população celular normal.

Nos organismos, as células encontram-se em duas fases, que compõem o *ciclo celular* (Figura 8.1): (1) mitose, em que ocorre a divisão celular; (2) interfase, período entre duas divisões celulares. Algumas células ciclam continuamente (p. ex., epitélios

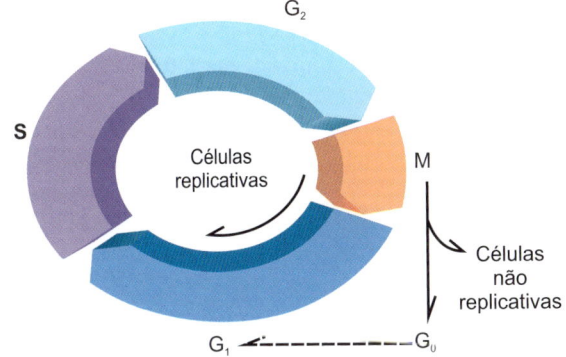

Figura 8.1 Representação esquemática do ciclo celular.

de revestimento, medula óssea). Outras, após a mitose (fase M) se diferenciam e deixam o ciclo por período variável (fase G_0); se estimuladas, retornam ao ciclo na fase G_1 (p. ex., hepatócitos, glândulas endócrinas). Existem também células que, após a diferenciação, não mais se dividem (p. ex., neurônios, miocélulas cardíacas).

Em tecidos com renovação celular contínua (*células lábeis*), encontram-se células em mitose, células nas fases G_1, S e G_2 e células que estão se diferenciando. *Células estáveis* se diferenciam e deixam o ciclo (fase G_0), mantendo, no entanto, a capacidade de entrar em G_1 se forem devidamente estimuladas (células quiescentes). As *células perenes* atingem a diferenciação terminal e não mais se dividem; no entanto, podem entrar no ciclo celular e duplicar o DNA, mas sem fazer a divisão celular (citocinese), originando células poliploides.

Controle do ciclo celular

A regulação do ciclo celular é feita por: (1) sinais externos, sobretudo os chamados *fatores de crescimento*; (2) moléculas da própria célula capazes de: (a) promover o início e a progressão da divisão celular (*ciclinas* e *CDK*); (b) perceber ameaças

8

para a estabilidade do genoma (*moléculas guardiães do genoma*) e, ao encontrá-las, interromper o processo.

Iniciado o ciclo celular, o fenômeno não progride automaticamente, pois existem pontos estratégicos (de restrição ou de checagem) nos quais há uma "parada" para checagem. O primeiro ponto de restrição está em G_1/S; o segundo encontra-se em G_2 (G_2/M). O organismo é capaz de perceber quando existe lesão no DNA; reconhecido o dano, moléculas especiais param o ciclo celular. Em seguida, outras moléculas promovem o reparo do DNA ou, quando este não é possível, induzem apoptose (ver Figuras 5.21 e 10.27).

A regulação do ciclo celular é feita, sobretudo, por: (1) ciclinas, que são proteínas produzidas e degradas de maneira cíclica em diferentes etapas do ciclo celular; (2) CDKs (*cyclin dependent kinases*), cinases que são ativadas quando se ligam a ciclinas. Após ativação do complexo ciclina/CDK, a ciclina é degradada no sistema ubiquitina-proteassomos. Cada complexo ciclina com CDK regula determinada fase do ciclo. As CDKs têm inibidores (CDKIs), que pertencem a dois grupos: (1) proteínas p15, p16, p18 e p19, conhecidas como INK4; (2) proteínas p21, p27 e p57. As moléculas guardiãs (p. ex., p53, pRB) estão descritas no Capítulo 10 (produtos de genes supressores de tumor e de genes de reparo do DNA).

Quando uma célula é estimulada por fatores de crescimento, ocorre um pulso de produção de ciclinas D, e a célula inicia a fase G_1. O complexo ciclina D/CDK fosforila a proteína pRB (proteína do retinoblastoma – ver Capítulo 10). Na sua forma hipofosforilada, a pRB liga-se ao fator de transcrição E2F. O complexo pRB/E2F recruta a histona desacetilase, que promove compactação da cromatina, impedindo a transcrição gênica. Quando fosforilada, a pRB dissocia-se do complexo pRB/E2F e libera a histona desacetilase, permitindo que o E2F se ligue ao DNA e estimule numerosos genes cujos produtos induzem a replicação do DNA, ou seja, a entrada da célula na fase S do ciclo celular (Figura 8.2). A Figura 8.3 resume a participação de ciclinas e CDKs no ciclo celular, além de indicar os inibidores de CDK.

As moléculas que detectam lesões no DNA ativam outras moléculas que acionam as que param o ciclo celular; duas delas são importantes: (1) a proteína p53, que, ativada, aciona a p21, que é capaz de inibir a ativação dos diferentes complexos ciclina/CDK; (2) uma proteinocinase denominada CHK (*check point kinase*), que inibe a fase final da ativação de CDKs.

A proliferação celular resulta da ação coordenada de agentes estimuladores e inibidores da divisão celular. Entre eles estão produtos das próprias células, de células vizinhas ou de células situadas a distância, além de componentes do microambiente extracelular. O balanceamento dessas forças opostas em diferentes momentos é que permite manter a população celular normal. Os elementos mais importantes nesse processo são fatores de crescimento e sinais gerados na matriz extracelular (MEC). Os principais fatores que regulam a proliferação celular são fatores de crescimento e moléculas de adesão celular.

Fatores de crescimento

Numerosas substâncias controlam a taxa de divisão celular. As mais importantes são os chamados fatores de crescimento (FC) polipeptídicos, que são produzidos por diferentes células e

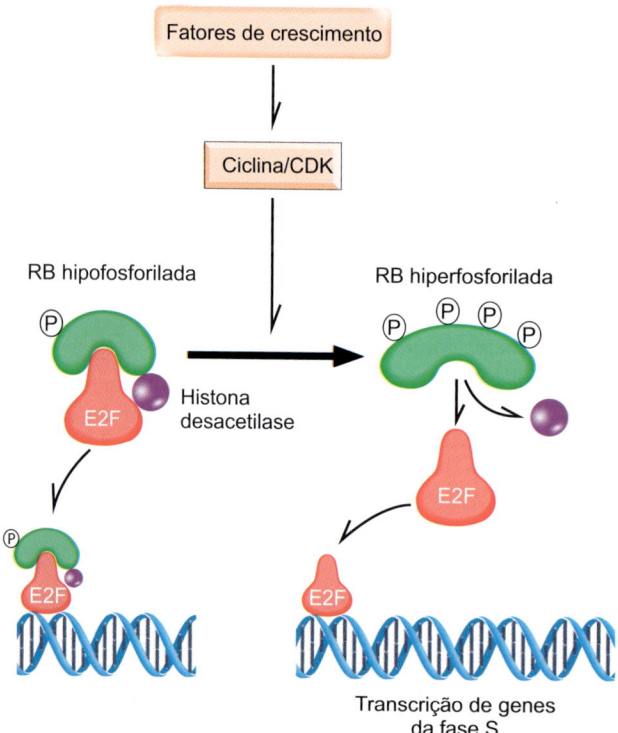

Figura 8.2 Proteína RB e controle da divisão celular. Em células não estimuladas, a pRB fica hipofosforilada e liga-se ao fator de transcrição E2F e à histona desacetilase; esta promove compactação da cromatina. Quando ocorre estímulo por fator de crescimento, ocorre ativação da ciclina D/CDK, que fosforila a pRB, a qual, hiperfosforilada, libera a histona desacetilase e o E2F. Este dirige-se ao núcleo, liga-se ao DNA (a cromatina agora fica descompactada) e estimula genes cujos produtos induzem a duplicação do DNA.

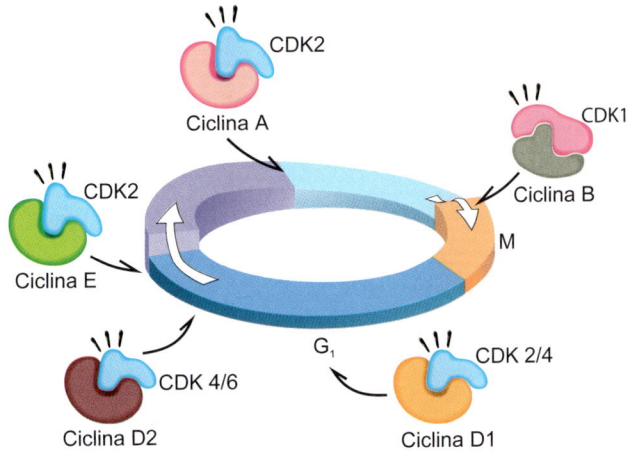

CDK	Inibidores de CDK
CDK1	p21, p27, p57
CDK2	p21, p27, p57
CDK4	p15, p16, p18, p19
CDK6	p16, p21, p27, p57

Figura 8.3 Ciclo celular e sua regulação. As ciclinas são responsáveis por ativar as CDKs, as quais ativam genes cujos produtos iniciam e fazem progredir o ciclo celular. Os complexos ciclinas-D/CDK (2, 4, 6) iniciam e fazem progredir a fase G_1. O complexo ciclina-E/CDK2 ativa a síntese de DNA (fase S). O complexo ciclina A/CDK2 atua na terminação na fase S e no início de G_2. O complexo ciclina-B/CDK1 termina G_2 e induz o início da mitose (reorganização dos cromossomos, do citoesqueleto etc.). Os principais pontos de restrição estão na transição G_1/S e na transição G_2/M. Na figura, estão indicados também os inibidores de CDKs.

estimulam ou inibem a multiplicação celular. Alguns atuam em células específicas; outros agem em vários tipos celulares. Os FCs têm importante papel na proliferação celular durante o período embrionário e na manutenção da população celular normal nos organismos adultos. A grande maioria dos FCs é reconhecida em receptores de membrana com atividade cinase em tirosina (RTK, ver Figura 5.5). Após ligação do FC ao receptor, são ativadas várias moléculas do citosol que culminam na ativação de MAPK (*mitogen activated protein kinases*). Certos FCs ligam-se a receptores com atividade cinase em treonina e serina (família TGF-β), enquanto alguns outros são acoplados a receptores a proteínas G triméricas (WNT e Hedgehog, ver Figura 5.4). A maioria dos FC induz proliferação celular, embora alguns são inibidores de mitose (p. ex., TGF-β). Os FC atuam por mecanismo autócrino (uma mesma célula produz e responde ao FC), parácrino (uma célula recebe a ação do FC produzido por uma célula vizinha) ou endócrino (o FC secretado por uma célula age em células distantes).

O Quadro 8.1 mostra as principais famílias de FCs e seus principais receptores. As Figuras 5.4, 5.5 e 5.7 mostram vias de ativação de alguns desses receptores. Os FC mais importantes estão descritos a seguir.

■ O fator de crescimento derivado de plaquetas (PDGF), com duas cadeias polipeptídicas, é mitogênico para células mesenquimais. Produzido por plaquetas, macrófagos, endotélio, células musculares e algumas células tumorais, atua mediante ligação a dois receptores celulares (α e β). O PDGF estimula a proliferação e a migração de células musculares lisas, fibroblastos e células gliais. Além disso, exerce quimiotaxia para monócitos e fibroblastos e estimula a cicatrização de feridas. O PDGF atua em receptores com atividade cinase em tirosina (PDGFR α e β)

■ O fator de crescimento epidérmico (EGF), produzido por várias células, é mitogênico para células epiteliais e mesenquimais. O EGF atua em receptores com atividade de cinase em tirosina com quatro membros: (a) EGFR (erbB1); (b) HER2 (erbB2); (c) HER3 (erbB3); (d) HER4 (erbB4). Ligação com o EGF ativa o receptor, o que inicia a cascata de ativação de MAPK e PI3K, que ativam a proliferação e a sobrevivência da célula (ver Figura 5.5). Logo após, o receptor e o EGF são internalizados por endocitose, a fim de se evitar estimulação continuada das células. Os receptores de EGF reconhecem outros ligantes, como o TGF-α (HER2) e a neurorregulina (HER4), que têm efeitos semelhantes aos do EGF. Existem medicamentos que bloqueiam seletivamente o HER2, o que é hoje uma forma eficaz de tratamento de cânceres em que esse receptor se encontra hiperexpresso

Quadro 8.1 Origem e sítios de ação de alguns fatores de crescimento

Fator de crescimento	Fonte	Células-alvo
EGF	Macrófagos e várias células epiteliais	Células epiteliais, mesenquimais e gliais
TGF-α	Placenta, embrião, células transformadas	As mesmas do EGF
TGF-β	Plaquetas, placenta, endotélio, macrófagos	Fibroblastos, ceratinócitos, epitélio da mama
PDGF	Plaquetas, células endoteliais, placenta, macrófagos	Células mesenquimais, trofoblasto, células musculares lisas
IGF-I	Fígado adulto, células musculares lisas	Epitélios, células mesenquimais
IGF-II	Fígado fetal, placenta	Epitélios, células mesenquimais
IL-2	Linfócitos T auxiliares	Linfócitos T citotóxicos e supressores
FGF	Cérebro, hipófise, macrófagos	Fibroblastos, células endoteliais
CSF-M	Fibroblastos, endotélio	Progenitores de monócitos
CSF-GM	Linfócitos T, endotélio, fibroblastos	Progenitores de granulócitos e monócitos
CSF-G	Macrófagos, fibroblastos, endotélio	Progenitores de granulócitos
IL-3 ou multi-CSF	Linfócitos T	Progenitores de eosinófilos, mastócitos e monócitos
HGF ou SF ou PRGF	Clivagem do plasminogênio	Células epiteliais (sobretudo hepatócitos e endotélio) e mesenquimais
VEGF	Linfócitos, macrófagos, células cancerosas	Endotélio vascular e linfático
Hedgehog	Linfócitos, macrófagos, células embrionárias, células cancerosas	Células mesenquimais, células cancerosas
WNT	Células embrionárias e cancerosas	Células mesenquimais e cancerosas

- O fator de crescimento de fibroblastos (FGF) tem dois representantes: o FGF-a (ácido) atua somente no sistema nervoso, enquanto o FGF-b (básico) é produzido em muitos órgãos e por macrófagos ativados. Como estimula a proliferação de fibroblastos e de células endoteliais, é importante na angiogênese e na cicatrização

- Os fatores de crescimento transformantes (TGF) são de dois tipos: TGF-α e TGF-β. O TGF-α é produzido por células embrionárias ou da placenta, tem grande homologia com o EGF, liga-se ao mesmo receptor do EGF e estimula a proliferação de fibroblastos e de células epiteliais. O TGF-β, que tem três isoformas (β1, β2 e β3), é sintetizado por uma grande variedade de células (plaquetas, linfócitos T, endotélio e macrófagos) e pode tanto estimular quanto inibir a multiplicação celular. O TGF-β atua em dois receptores (TGF-βR I e II, com atividade de cinase em serina e treonina), cuja ligação ativa a fosforilação de fatores de transcrição da família SMAD. Em muitas células epiteliais, tem efeito inibitório; em fibroblastos e células musculares lisas, estimula a proliferação. Como é quimiotático e mitogênico para fibroblastos e estimula a produção de colágeno, o TGF-β favorece a fibrogênese e tem papel relevante na cicatrização e na fibrose que surge em muitas inflamações crônicas (fígado, pulmão); além disso, é potente anti-inflamatório (ver Capítulo 4). As BMPs (*bone morfogenetic proteins*), que pertencem à família do TGF-β, são morfógenos importantes em tecidos mesenquimais e epiteliais

- Os fatores estimuladores da formação de colônias (CSF) regulam a proliferação e a diferenciação de células hematopoéticas; incluem o CSF-M (de macrófagos), o CSF-GM (de granulócitos e macrófagos) e o CSF-G (de granulócitos). A interleucina-3 (IL-3) estimula colônias de vários tipos celulares (entre eles, basófilos e mastócitos) e é denominada multi-CSF. Os CSF são reconhecidos em receptores com atividade cinase em tirosina

- A interleucina-2 (IL-2) é produzida por linfócitos T auxiliares e induz a proliferação de linfócitos Th1 e linfócitos CD8+ supressores e citotóxicos. Quando se liga à IL-2, o receptor ativa cinases do citosol (JAK 1 e 3) que ativam: (a) fatores de transcrição da família STAT; (b) PI3K; (c) via das MAPK (*mitogen activated protein kinases*)

- Os fatores de crescimento semelhantes à insulina (IGF-I e IGF-II) correspondem às somatomedinas C e A. A somatomedina C é produzida em resposta ao hormônio de crescimento, constitui importante fator de crescimento presente no soro ou no plasma e estimula a proliferação de muitos tipos celulares. IGF-I e IGF-II atuam em receptores com atividade cinase em tirosina, semelhante à do receptor da insulina, o qual, quando se liga ao agonista, recruta várias proteínas de adaptação ativadoras de diferentes vias de proliferação e sobrevivência

- O fator de crescimento de hepatócitos (HGF) é sintetizado por fibroblastos, outras células mesenquimais e endotélio. Conhecido também como SF (*scatter factor*), por favorecer o espalhamento de células em cultura, ou como PRGF (*plasminogen related growth factor*), induz proliferação de hepatócitos, endotélio e células epiteliais e mesenquimais mediante ligação ao receptor MET. Em tecidos normais, é importante na diferenciação da placenta, do fígado e de músculos

- O fator de crescimento do endotélio vascular (VEGF), que possui cinco isoformas (A, B, C, D e F), liga-se a dois receptores (VEGFR1 e 2) e induz a formação de vasos durante a embriogênese (vasculogênese) e na vida adulta (angiogênese). O VEGF tem papel destacado na angiogênese e na linfangiogênese em tumores, inflamações crônicas e cicatrização

- As proteínas *hedgehog* (em mamíferos, são três: *sonic, indian e desert*), também reguladoras do desenvolvimento embrionário, atuam em receptores de sete voltas na membrana, com mecanismo de regulação mais complexo, resumido na Figura 8.4 (receptores *patched* e *smoothned*). Quando o agonista se liga ao receptor, esta via estimula genes ativadores da proliferação celular. A ativação desse sistema ocorre em vários processos de reparo por fibrose e em cânceres humanos, sendo esse um dos principais fatores de crescimento alterados no carcinoma basocelular

- As proteínas WNT funcionam como reguladoras do desenvolvimento embrionário; atuam em receptores de sete voltas na membrana (denominados *frizzled*) e atuam em associação à β-catenina. Em vários tumores, há envolvimento de proteínas WNT e de receptores *frizzled*, mutados ou hiperexpressos (Figura 8.5). Ao ativar o receptor *frizzled*, a WNT influencia, também, vários genes cujos produtos regulam o citoesqueleto, mudando o fenótipo das células, o que tem papel também na carcinogênese (ver Capítulo 10); nos processos de reparo, é essencial na transição epiteliomesenquimal envolvida em fibroses.

O alvo mais importante dos FCs que regulam a proliferação celular são as ciclinas. Quando ligados a seus agonistas, os receptores para FCs ativam a expressão de genes das ciclinas D, cuja síntese aumenta, aumentando o número de complexos ciclina D/CDK4 ou 6, que induzem a célula a passar o primeiro ponto de restrição (G_1/S) e a entrar no ciclo. Se o receptor deixa de ser estimulado, a produção das demais ciclinas não ocorre, ficando a célula sem estímulo para vencer o segundo ponto de restrição (G_2/M); neste caso, a célula permanece quiescente ou em G_0.

Além de estimular a proliferação celular, alguns fatores de crescimento induzem migração celular, diferenciação de algumas células e síntese proteica (FGF induz a síntese de proteínas da MEC) ou atuam como mediadores inflamatórios (p. ex., VEGF aumenta a permeabilidade vascular; PDGF é quimiotático para células musculares lias, neutrófilos e macrófagos).

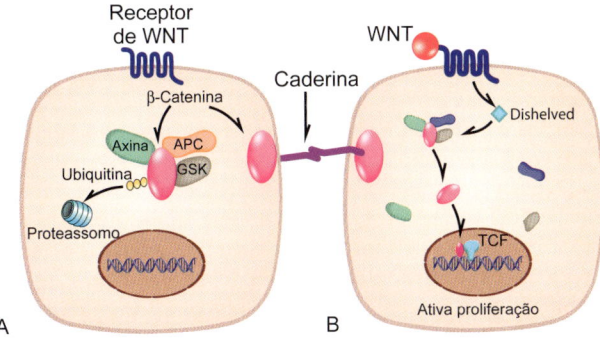

Figura 8.5 Multiplicação celular associada ao WNT e à β-catenina. **A.** O fator de crescimento WNT utiliza um receptor de sete voltas na membrana. Na ausência de WNT, a β-catenina fica associada às proteínas APC, GSK e axina; este complexo favorece a ubiquitinação da β-catenina e a sua degradação em proteassomos. **B.** Quando o WNT se liga ao seu receptor, ocorre ativação de uma proteína intermediária (*dishelved*) que atua sobre o complexo β-catenina-APC-GSK-axina, dissociando-o. Livre no citosol, a β-catenina não é degradada, dirige-se ao núcleo e ativa o fator de transcrição TCF, que estimula genes de proliferação celular.

O controle da proliferação celular por fatores de crescimento, portanto, envolve várias moléculas e vias de sinalização. Nesse processo, a proliferação celular é comandada por: (1) ligação do FC ao seu receptor; (2) ativação do receptor do FC, que ativa proteínas transdutoras de sinais; (3) geração de fatores de transcrição que induzem genes precoces da mitose (*MYC, FOS* e *JUN*) que codificam as proteínas necessárias para a célula entrar em G_1 e progredir no ciclo celular (ver Figura 5.5). A regulação de tudo isso é bastante complexa e depende da expressão de vários genes. Os principais são os que codificam FC, receptores de FC, proteínas envolvidas nos eventos intracelulares desencadeados por estimulação dos receptores, fatores de transcrição e produtos que regulam a ativação destes, seu transporte para o núcleo e sua interação com o DNA.

Além de ativarem MAPKs, induzindo mitose, receptores de FC podem ativar proteínas G citosólicas (GTPases denominadas RHO, RAC e CDC 42) que atuam na organização do citoesqueleto e na aquisição do fenótipo de célula móvel. Tais fatores também ativam genes de metaloproteases, facilitando a degradação da matriz extracelular e o deslocamento celular. Entre esses, está o SF (*scatter factor*, por induzir dispersão de células em cultura, ou *hepatocyte growth factor*, por ter sido identificado inicialmente em hepatócitos). O receptor desse fator, conhecido como MET, encontra-se mutado ou hiperexpresso em muitos cânceres e tem sido considerado como possível alvo terapêutico.

O controle da atividade dos receptores de FC é feito por proteínas fosfatases que desfosforilam os próprios receptores ativados por fosforilação, as cinases ativadas pela fosforilação subsequente nas vias intracelulares ou os fatores de transcrição por elas fosforilados. Mutações inativadoras ou deleção dos genes que codificam moléculas reguladoras da vias ativadas por FC, como a proteína fosfatase PTEN, é mecanismo importante no descontrole da proliferação em vários cânceres humanos (ver Figura 5.5).

Adesão celular e controle da multiplicação celular

Células normais em cultura multiplicam-se e locomovem-se em uma superfície até formarem uma monocamada; quando atingem a confluência, cessam a proliferação e a movimentação

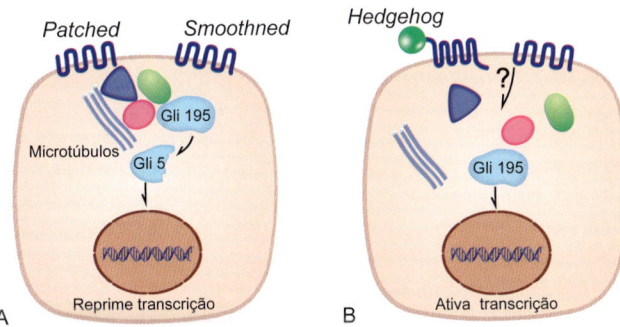

Figura 8.4 Fatores de crescimento do grupo *hedgehog* atuam em receptores de sete voltas na membrana denominados *patched* e *smoothened*. **A.** Na ausência do agonista, o *patched* inibe o *smoothned*. Nessa situação, um fator de transcrição (Gli – homólogo humano do Ci de drosófila) associa-se a microtúbulos e a um complexo proteico que favorece a proteólise parcial de Gli, gerando um fragmento (Gli 5) que tem forte atividade repressora da transcrição. **B.** Na presença de *hedgehog*, o receptor *patched* é ativado, o *smoothened* fica liberado e ativa, por via ainda desconhecida, a desagregação do complexo proteico que faz a degradação parcial de Gli. Nesse caso, o Gli é liberado sem proteólise e dirige-se ao núcleo, onde é potente ativador da transcrição de genes de proliferação e diferenciação celulares.

celular. Tal fenômeno, conhecido como *inibição por contato*, depende da interação de várias moléculas da membrana citoplasmática, do citoesqueleto e da matriz extracelular, sobretudo caderinas e integrinas.

Caderinas são proteínas transmembranosas que fazem adesão com molécula homóloga de outra célula. Na sua porção intracitoplasmática, as caderinas associam-se a outras proteínas, sobretudo a β-catenina (Figura 8.6). Em células não estimuladas por mitógenos, a β-catenina fica ligada a caderinas ou forma um complexo com as proteínas APC (de adenomatose poliposa do cólon; ver *genes supressores de tumor*, Capítulo 10), GSK e axina. Tal complexo promove a ubiquitinação da β-catenina e sua destruição em proteassomos. A proteína APC faz parte do sistema de sinalização comandada pelo WNT (um fator de crescimento), que atua por meio de ligação a um receptor de sete voltas da membrana chamado *frizzled*. Quando a célula é estimulada pelo WNT, seu receptor induz sinais (proteína *dishelved*)

que dissocia o complexo β-catenina-APC-GSK-Axina. Livre no citoplasma, a β-catenina dirige-se ao núcleo e se liga ao TCF, fator de transcrição que estimula a divisão celular por ativar genes de proliferação celular (*MYC*, ciclina D1) (Figura 8.5).

Integrinas são moléculas de adesão que se associam a proteínas do citoesqueleto e ligam as células a proteínas da MEC (colágenos, laminina). As proteínas associadas a integrinas são: (1) proteinocinase denominada FAK (*focal adhesion protein kinase*), que, ativada por integrinas, atua no citoesqueleto e ativa a proliferação celular; (2) proteinocinase ILK (*integrin linked protein kinase*), que ativa o fator de transcrição AP-1, o qual induz a transcrição de genes de metaloproteinases; (3) proteínas GEF (GNRP), que regulam a atividade de proteínas RAS. A Figura 8.4 mostra a inter-relação entre as rotas intracelulares ativadas por integrinas, caderinas e fatores de crescimento.

Células-tronco e renovação de tecidos

Células-tronco (CT) são células indiferenciadas capazes de proliferar, autorrenovar e produzir descendentes (células progenitoras) que se diferenciam e renovam células de diferentes tecidos (plasticidade das células-tronco). Além de autorrenovação e plasticidade, as CTs podem permanecer quiescentes em seus nichos por períodos variáveis, entrando em proliferação quando estimuladas. As CTs podem ainda interagir com o meio onde estão (o nicho) e modificar suas propriedades; por isso, estudar o microambiente onde as CTs se encontram é essencial para entender a biologia delas. O interesse pelas CT deve-se ao fato de que o conhecimento sobre elas trouxe formidável impulso nas ciências biológicas e da saúde, uma vez que sua manipulação cria a possibilidade de repovoar tecidos cujas células até há bem pouco tempo eram consideradas não renováveis. Com isso, abre-se a perspectiva, por exemplo, de que células nervosas ou cardíacas destruídas possam ser substituídas.

As CTs podem ser embrionárias, adultas ou induzidas a partir de células já diferenciadas (iSC, de *induced stem cells*). Quanto à capacidade de originar descendentes, podem ser totipotentes, pluripotentes, multipotentes, oligopotentes e unipotentes. Células-tronco embrionárias podem ser incluídas em qualquer dessas variedades. A célula-ovo e os primeiros blastômeros (mórula) são *totipotentes*, pois podem originar o embrião e os tecidos extraembrionários. Os blastômeros da massa celular interna são *CTs pluripotentes*, capazes de gerar células dos três folhetos embrionários. As células que se diferenciam nos folhetos embrionários são *CTs multipotentes* e originam apenas as linhagens celulares derivadas do folheto ao qual pertencem. Algumas *CTs adultas* são multipotentes e dão origem a células progenitoras nos órgãos em que residem. Nos últimos anos, foram caracterizadas outras CTs adultas com plasticidade mais restrita, sendo oligopotentes (diferenciam em algumas linhagens) ou unipotentes (que se diferenciam em uma única linhagem celular). Células-tronco de músculos esqueléticos (células satélites), por exemplo, diferenciam-se somente na linhagem muscular. As *CTs induzidas* podem ser pluri ou multipotentes.

Em adultos, existem CTs em tecidos diferenciados, mesmo naqueles considerados até recentemente como perenes, sem capacidade de regeneração. O exemplo mais conhecido é o da medula óssea, onde CTs são abundantes e podem originar progenitores das várias linhagens sanguíneas (CTs multipotentes hematopoéticas) e células que originam os componentes do estroma (CTs multipotentes mesenquimais). As *CTs hematopoéticas* originam as células progenitoras das linhagens sanguíneas (mieloblástica, linfoblástica, eritrocítica e megacariocítica).

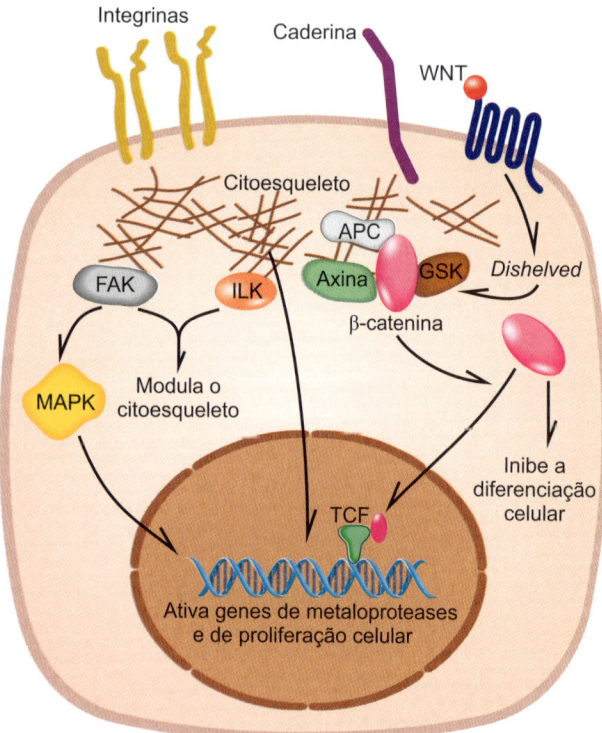

Figura 8.6 Relação entre adesão celular via integrinas e caderinas e controle da proliferação e da diferenciação celulares. O citoesqueleto fica ligado a integrinas e caderinas, às quais estão associadas algumas cinases e proteínas ativadoras de proteínas G. O estímulo vindo de integrinas (p. ex., desligamento de ancoragem ou falta de ancoragem à matriz) ativa as FAK (*focal adhesion kinases*) e as ILK (*integrin linked protein kinases*), que modulam o citoesqueleto, ativam as MAPK e induzem a síntese de metaloproteinases. A β-catenina fica normalmente presa ao citoesqueleto e a caderinas, além de formar complexo com a axina e a GSK. A β-catenina solta-se por perda de adesão à caderina, por ativação do receptor do fator de crescimento WNT ou por defeitos na proteína APC. A β-catenina livre ativa o fator de transcrição TCF, que estimula a divisão celular. Axina, GSK e APC: proteínas que se ligam à β-catenina; FAK: cinase de adesão focal; ILK: cinase ligada a integrina; MAPK: cinases ativadas por mitógenos; WNT: fator de crescimento que atua em receptor de sete voltas na membrana e ativa a proteína *dishelved*, a qual promove a liberação de β-catenina.

As *CTs mesenquimais* originam progenitores de fibroblastos, de adipócitos e de osteoblastos que formam o estroma da medula óssea. As células progenitoras têm capacidade limitada de renovação (não se perpetuam) e precisam ser repostas a partir de CTs. Em outros órgãos diferenciados, encontram-se CTs multipotentes e células progenitoras. No fígado, são encontradas as chamadas *células ovais*, progenitoras de hepatócitos e de células biliares.

As CTs são encontradas também em músculos esqueléticos, coração e sistema nervoso central. Na musculatura esquelética, existem células redondas entre os miócitos que se diferenciam em mioblastos quando há morte de células musculares. No coração, células redondas esparsas são encontradas entre os miocardiócitos, cujo número aumenta após necrose. Alguns estudos sugerem que os pericitos, células associadas aos vasos sanguíneos e presentes em vários locais, podem representar CTs multipotentes em muitos tecidos. No sistema nervoso central, CTs foram encontradas em estudos de involução e regeneração dos núcleos de neurônios responsáveis pelo canto em canarinhos. Nestes, os neurônios do núcleo do canto desaparecem na muda (por apoptose) e reaparecem posteriormente, a partir de células que migram do epitélio ependimário e se diferenciam em neuroblastos e neurônios. Numerosos estudos experimentais posteriores demonstraram, em vários animais de laboratório, a existência de CTs no tecido nervoso capazes de regenerar neurônios e células da glia. No encéfalo de adultos humanos, CTs são identificadas na zona ventricular-subventricular, onde dão origem a neurônios do trato olfatório, e na zona subgranular do hipocampo, onde originam neurônios. Recentemente, foram caracterizadas outras regiões neurogênicas no SNC, como no hipotálamo.

Células adultas, diferenciadas, podem ser reprogramadas para células com propriedades de CTs (*CTs induzidas* – ver adiante), capazes de originar células dos três folhetos embrionários. Tal fato representa uma verdadeira mudança de paradigma na biologia celular e abre perspectivas formidáveis nas ciências da saúde, pela possibilidade de repopular tecidos perenes destruídos por lesões variadas. A descoberta da possibilidade de criar tais células rendeu o prêmio Nobel ao cientista japonês Shinya Yamanaka, em 2012.

As CTs são heterogêneas, tanto com base em sua localização, quanto em relação a marcadores moleculares, origem embrionária, plasticidade e funções. Nos últimos anos, descobriu-se que até dentro de um mesmo tecido células que eram consideradas uma população homogênea de CTs são heterogêneas, o que levou os cientistas a estudarem as CTs com tecnologias que permitem a análise do comportamento de CTs individuais (*single cell technologies*). Assim, apesar de muito conhecimento novo sobre CTs ter surgido nos últimos 15 anos, o melhor parece ainda estar por vir; novas descobertas aparecem todos os dias.

Células-tronco no câncer

Como será discutido no Capítulo 10, existem também as chamadas CTs do câncer, que correspondem a uma fração variada de células de uma neoplasia (desde muito raras até cerca de 25%). Identificadas em leucemias e em alguns tumores sólidos, as CTs tumorais são os alvos da transformação celular que dá origem à neoplasia. Como as demais CTs, elas têm baixo ritmo de proliferação. Com isso, o tratamento do câncer dirigido a destruir células em replicação pode não eliminar as CTs, o que poderia ser uma das razões para a recorrência do tumor após tratamentos convencionais.

Plasticidade das células-tronco

As CTs têm grande plasticidade, não ficando comprometidas com a diferenciação do sítio em que estão localizadas. Quando transferidas para outros locais, algumas podem originar progenitores que se diferenciam em células do novo órgão. Quando na corrente sanguínea, CTs de certos tecidos podem migrar e se diferenciar em células de outros tecidos. Células-tronco de todos os órgãos podem cair na circulação e chegar a órgãos diferentes, nos quais podem participar do processo de regeneração. As CTs, portanto, são dotadas de grande plasticidade em relação não só ao órgão em que se encontram como também ao organismo como um todo. Não se sabe ainda se existe uma CT universal que, em diferentes ambientes, assume o fenótipo de CT de determinado tecido ou se em diferentes órgãos há CTs das distintas linhagens teciduais que os formam. Os estudos sobre terapia celular utilizando vários tipos de CTs mostram resultados muito variados e, às vezes, de difícil interpretação. O conhecimento dos mecanismos que regulam as CTs poderá possibilitar, no futuro, sua utilização na indução de regeneração celular, como método terapêutico de lesões em que há perda de células que, normalmente, não se multiplicam, como no infarto do miocárdio e em lesões com destruição neuronal.

Células-tronco induzidas

A diferenciação celular é um processo dinâmico, tendo participação de diferentes fatores genéticos e epigenéticos que, de modo orquestrado, conferem às células o fenótipo adequado ao tecido em que se situa. Uma vez completada a diferenciação, o estado de diferenciação é mantido também de modo ativo, ou seja, os fatores responsáveis pela diferenciação são mantidos de maneira regulada. A falta dessa regulação permite que as células percam o estado de diferenciação e retornem a estados indiferenciados (*desdiferenciação celular*). Tal fenômeno havia sido demonstrado parcialmente em transplante de núcleos de células somáticas para citoplastos de oócitos, realizados há mais de 50 anos em anfíbios. Mais recentemente, foi reproduzido em mamíferos (clonagem da ovelha Dolly), dando origem a CTs totipotentes. Na última década, a obtenção de CTs totipotentes ou pluripotentes a partir de células diferenciadas vem sendo conseguida em alguns laboratórios. A introdução de genes codificadores de fatores de transcrição (quatro fatores de transcrição de Yamanaka: MYC, Oct-4, Sox-2 e Klf-4) em fibroblastos de camundongos induziu neles perda de diferenciação e regressão ao estado de CT. Essa observação foi repetida, tendo sido possível criar as chamadas *células-tronco pluripotentes induzidas* (iPS, *induced pluripotent stem cell*), a partir de diferentes células diferenciadas; partindo de fibroblastos, por exemplo, foi possível obter neurônios. Essa estratégia foi aplicada também em células humanas, com resultados animadores. Tais observações mostram que as células diferenciadas podem ser reprogramadas e adquirir propriedades de CT com grande plasticidade, sendo potencialmente capazes de originar progenitores dos três folhetos embrionários. Esses resultados aumentam a esperança na utilização de iPSs em regeneração tecidual pelo fato de poderem ser geradas a partir do próprio indivíduo, não incorrendo em rejeição imunitária. Células iPSs têm sido empregadas também para estudar doenças genéticas raras. iPSs podem ser geradas a partir de fibroblastos facilmente obtidos e depois ser diferenciadas em qualquer célula do organismo. Com o advento de impressoras teciduais e técnicas de formação de organoides, mini-órgãos artificiais estão sendo criados (ver adiante).

Células-tronco e medicina regenerativa

Com o avanço do conhecimento sobre as CTs, existe grande e natural interesse na aplicação dessa estratégia para facilitar a regeneração ou a reparação de órgãos lesados, o que é conhecido como *terapia celular*. Em modelos experimentais, a terapia celular tem se mostrado eficiente no reparo de lesões isquêmicas do miocárdio, de necrose hepática aguda e de lesões isquêmicas ou traumáticas do sistema nervoso central e de músculos esqueléticos. Em humanos, estudos clínicos estão avaliando a terapia celular no infarto do miocárdio, na cirrose, na reação enxerto *versus* hospedeiro e no acidente vascular cerebral isquêmico, com resultados ainda controversos. As CTs mais utilizadas em terapia celular em humanos são as CTs adultas ou somáticas autólogas, obtidas sobretudo da medula óssea. Células-tronco mesenquimais (CTM) são facilmente obtidas, expandem-se rapidamente *in vitro* e podem ser manipuladas para melhorar seu desempenho. Como todos os pacientes possuem CTs no seu próprio organismo, estudos visando superativar ou controlar o funcionamento delas estão em andamento.

Formação de órgãos e tecidos *in vitro*

Os avanços nos conhecimentos sobre a biologia dos tecidos abriram a possibilidade de construir tecidos (ou órgãos) *in vitro* utilizando CTs do próprio indivíduo que vai receber o tecido implantado, com isso abolindo a necessidade de imunossupressores para manter o transplante. Esse campo da biologia é conhecido como *engenharia de órgãos* ou *engenharia de tecidos*.

Estudos em animais e em humanos mostram que é possível substituir ossos, traqueia e músculos esqueléticos. A maior dificuldade na construção de órgãos *in vitro* é a obtenção de um suporte ou estrutura (armação) para possibilitar que as células possam se desenvolver de modo a dar ao órgão construído a sua arquitetura original. O processo envolve: (1) materiais sintéticos (biomateriais) que permitem construir armações ou, o que parece mais promissor, obter tal armação do órgão de um doador alogênico (cadáver) ou xenogênico, após a retirada de suas células. O órgão descelularizado tem agora a armação formada pela sua MEC; (2) recelularização, feita pela introdução, na armação obtida, de CTs ou células progenitoras do órgão obtidas do organismo que receberá o órgão, para que elas se aninhem na armação de MEC.

Além dessas estratégias, para os tecidos ósseo e cartilaginoso alguns biomateriais sintéticos têm sido produzidos para formar armações que podem ser introduzidas na estrutura lesada e facilitar a regeneração. Nesses casos, é necessária a inoculação de CTs e de fatores de crescimento especiais para permitir a reconstrução tecidual. Importante questão a ser superada nos estudos de órgãos artificiais é como criar uma rede vascular dentro desses órgãos e, mais difícil ainda, prover a inervação necessária.

A engenharia tecidual e de órgãos, *in vitro* ou *in vivo*, é muito promissora, mas implica, entre outras, considerações éticas na condução de pesquisas e aplicações dos métodos, que precisam ser regulamentadas pelas autoridades competentes para evitar a comercialização imprópria e, mesmo, a esperança exagerada no tratamento de doenças até então incuráveis.

▶ Regeneração

Regeneração de tecidos adultos ocorre facilmente em órgãos com células que se renovam continuamente, como os epitélios de revestimento e a medula óssea. Em órgãos com células estáveis, a regeneração se faz a partir de células diferenciadas estacionadas em G_0, de células-tronco ou de células progenitoras residentes. O fígado tem grande capacidade regenerativa a partir de hepatócitos ou de células progenitoras. Rins, pâncreas e glândulas endócrinas também podem sofrer algum grau de regeneração.

No fígado e após *agressões agudas*, como em hepatites ou após hepatectomia parcial, regeneração completa é a regra, desde que haja preservação do estroma reticular (a integridade da MEC é essencial). A regeneração de hepatócitos depende de fatores de crescimento liberados por células inflamatórias no local onde as células morreram ou por células vizinhas estimuladas por citocinas geradas na inflamação – TNF e IL-6 são fundamentais para iniciar o processo. Em *agressões crônicas*, em que muitos hepatócitos estão sem condições de entrar em mitose, são acionadas células progenitoras e CTs vindas da circulação, que entram em proliferação e se diferenciam em hepatócitos. Quando a necrose é extensa, a trama reticular sofre colapso, o que impede a reorganização da arquitetura lobular, resultando em formação de nódulos regenerativos, com trabéculas espessas (mais de dois hepatócitos) e com arquitetura vascular alterada.

Em tecidos com células perenes (com diferenciação terminal), a regeneração é muito limitada, mas pode ocorrer em algumas circunstâncias, como comentado em tópico anterior (Células-tronco).

▶ Cicatrização

Cicatrização é o processo no qual um tecido lesado é substituído por tecido conjuntivo. O primeiro passo é a instalação de uma *reação inflamatória* (fase inflamatória), cujas células fagocitárias reabsorvem o sangue extravasado e os produtos da destruição tecidual. Em seguida, há proliferação fibroblástica e endotelial que forma o *tecido conjuntivo cicatricial* (fase proliferativa). Posteriormente, o tecido cicatricial sofre *remodelação* (fase de remodelação), que resulta em diminuição de volume da cicatriz. Para exemplificar, será descrita a cicatrização de uma ferida na pele em duas circunstâncias: (1) ferida cujas bordas foram aproximadas por sutura e que não tenha sido infectada; (2) ferida mais ampla, com bordas afastadas ou que tenha sido infectada. No primeiro caso, a cicatrização é denominada *primária* ou *por primeira intenção*; no segundo, *secundária* ou *por segunda intenção*.

Cicatrização por primeira intenção

O exemplo clássico é o de feridas cirúrgicas, em que o sangue extravasado pelo corte forma um coágulo que ocupa o espaço entre as margens da ferida (Figura 8.7). A fase inflamatória inicia-se pela liberação de mediadores originados de fibrina, leucócitos, plaquetas, células nas bordas da lesão e terminações nervosas. Citocinas (p. ex., IL-1 e TNF) liberadas por macrófagos do coágulo e por ceratinócitos da margem da lesão ativam as células endoteliais, que expõem moléculas de adesão (ICAM, VCAM, selectinas), favorecendo a adesão de leucócitos. Importante também é a ação da substância P, que produz vasodilatação e ativa mastócitos, aumentando as modificações da microcirculação nas margens da ferida.

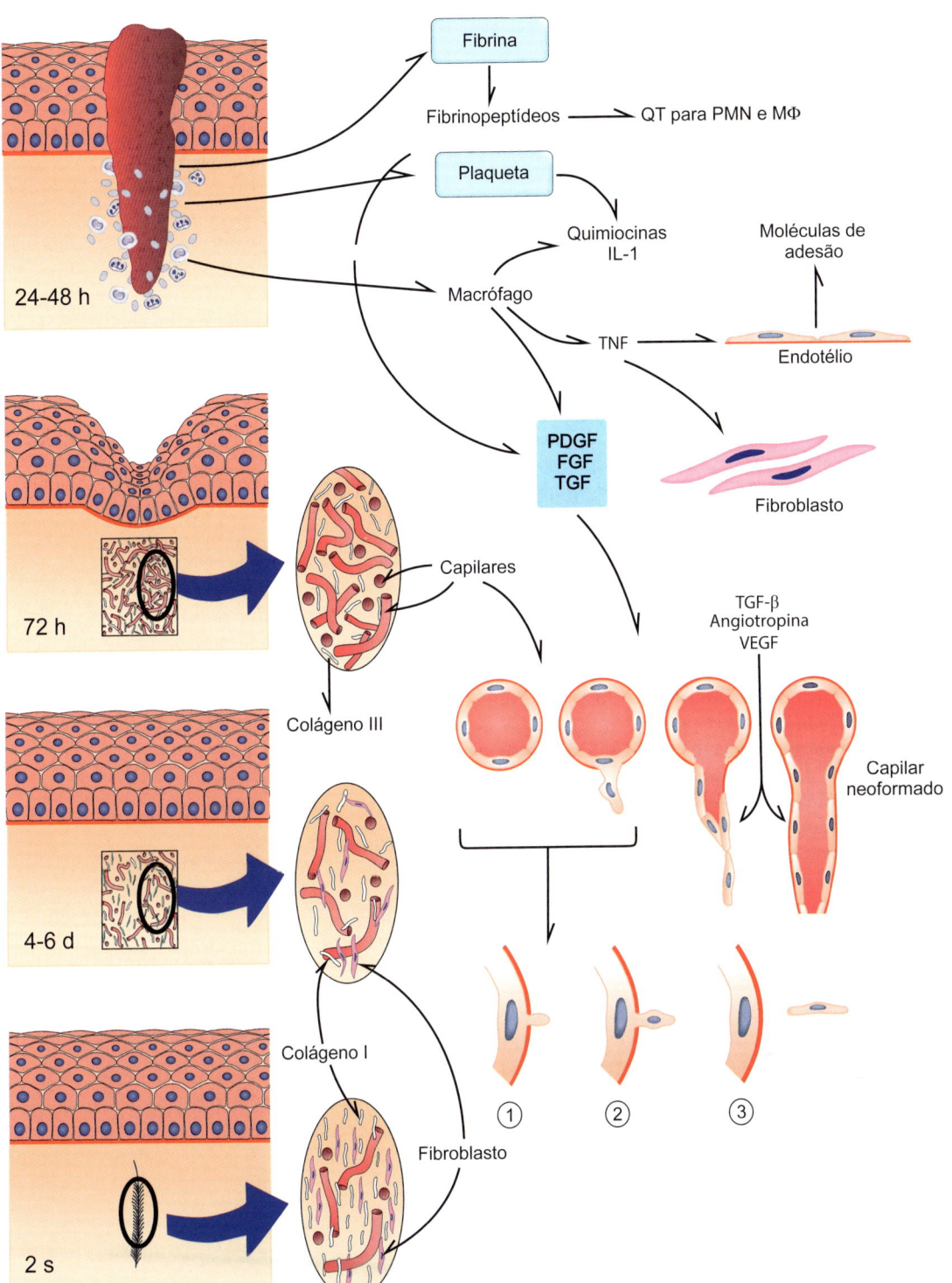

Figura 8.7 Cicatrização por primeira intenção. As elipses representam o tecido de granulação em diferentes fases. À direita, estão indicados os fatores que induzem o processo. d: dias; FGF: fator de crescimento de fibroblastos; h: horas; MΦ: macrófago; PMN: polimorfonuclear neutrófilo; PDGF: fator de crescimento derivado de plaquetas; QT: quimiotático; s: semanas; TGF: fator de crescimento transformante; VEGF: fator de crescimento do endotélio vascular.

A migração de leucócitos para a área ocupada pelo coágulo e para a matriz extracelular (MEC) nas bordas da ferida depende da liberação de agentes quimiotáticos: nas primeiras horas, há migração maciça de neutrófilos pela ação de fatores quimiotáticos gerados da fibrina (fibrinopeptídeos), de mastócitos ativados e do complemento e da liberação de quimiocinas do grupo CXC por macrófagos do coágulo e por ceratinócitos da margem da lesão. A partir de 18 horas, há grande produção de quimiocinas CC, que atraem monócitos, e quimiocinas CXC, que recrutam linfócitos, os quais predominam no exsudato após 1 semana (Figura 8.8).

Com a fagocitose do coágulo pelos leucócitos, inicia-se a proliferação de fibroblastos e a ativação de componentes da

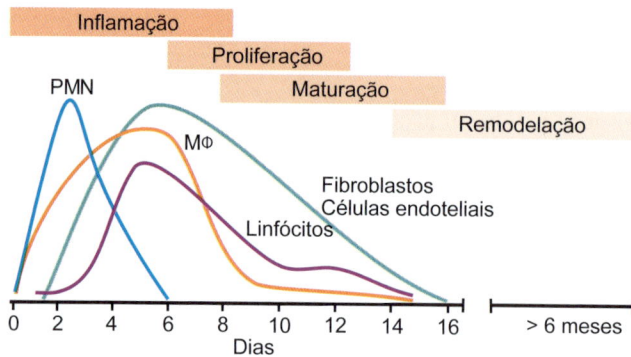

Figura 8.8 Evolução de uma cicatriz e número de leucócitos em função do tempo em diferentes fases da cicatrização. MΦ: macrófago; PMN: polimorfonuclear neutrófilo.

8

MEC, que são feitas por FGFa e b, TGF-β e PDGF. Os fibroblastos proliferam e depositam componentes da matriz, inicialmente com grande quantidade de poliglicanos (ácido hialurônico) e de colágeno do tipo III, com fibras finas. Ao mesmo tempo, formam-se novos capilares, a partir do endotélio de capilares vizinhos, por estímulo de VEGF. Células endoteliais proliferadas produzem metaloproteinases (que digerem a membrana basal) e deslocam-se, atraídas por estímulos quimiotáticos de produtos de degradação da matriz e de quimiocinas. A proteólise de um precursor do plasminogênio existente na membrana de células endoteliais e de fibroblastos gera o PRGF (*plasminogen related growth factor*, também conhecido como HGF ou SF), que é mitogênico para o endotélio e induz o fenótipo de célula móvel, facilitando seu deslocamento. As células endoteliais que se deslocam formam um broto celular que cresce em direção ao coágulo, no qual está ocorrendo a deposição da MEC neoformada. As células endoteliais começam a sintetizar membrana basal, e, a partir daí, o broto se reorganiza, formando a luz do novo capilar, em comunicação com o capilar de origem. Com isso, forma-se uma rede capilar que acompanha a nova matriz, originando um tecido conjuntivo bem vascularizado. Esse tecido conjuntivo frouxo, rico em capilares sanguíneos e contendo leucócitos e matriz extracelular formada por fibras colágenas finas (colágeno do tipo III), ácido hialurônico e quantidade moderada de proteoglicanos, recebe o nome de *tecido de granulação*. Macroscopicamente, este tecido tem coloração rósea e aspecto granuloso (visível em cicatrizes maiores). O tecido de granulação é edemaciado porque o endotélio capilar não tem estruturas juncionais completas e permite a saída de líquidos para o interstício. Cerca de 5 dias após a sutura, o tecido de granulação preenche todo o espaço da ferida e o epitélio da epiderme adquire sua espessura normal, inclusive com início de ceratinização.

Nos dias seguintes, forma-se o *tecido conjuntivo cicatricial*. Essa fase também depende de citocinas, quimiocinas e fatores de crescimento. Nas bordas da lesão, os ceratinócitos proliferados deslocam-se e prendem-se à matriz provisória de fibrina e, em seguida, sintetizam membrana basal, restabelecendo sua relação normal com a MEC.

Ainda durante sua formação, começa a fase de *remodelação* do tecido cicatricial. A quantidade de colágeno aumenta e, por volta de 2 semanas, suas fibras passam a predominar na matriz extracelular. Ao mesmo tempo, começa a haver redução na síntese de glicosaminoglicanos. O colágeno do tipo I passa a predo-

minar em relação ao do tipo III, e as fibras colágenas tornam-se mais grossas e compactas, comprimindo os capilares e reduzindo seu número. As células fagocitárias vão desaparecendo (por apoptose), e o tecido de granulação passa a ser constituído por um tecido conjuntivo cada vez mais denso e menos vascularizado. Progressivamente, aumentam as ligações transversais nas moléculas de colágeno, tornando-o mais resistente e estável.

Citocinas, quimiocinas e produtos de degradação da MEC atuam em receptores de fibroblastos, induzindo modificação no perfil de expressão gênica: há repressão de genes necessários à síntese de proteínas e poliglicanos da MEC e aumento da expressão de genes que induzem a síntese de proteínas contráteis. Com isso, os fibroblastos sintetizam actina, tornam-se contráteis e adquirem o fenótipo de miofibroblastos, importantes na retração da cicatriz e na aproximação das bordas da ferida. A Figura 8.9 resume a sequência de aparecimento e remoção de proteínas da MEC durante a cicatrização. Terminada a remodelação, o volume da cicatriz reduz-se significativamente. A Figura 8.10 mostra o aspecto histológico de uma cicatriz recente.

A *regeneração* do epitélio começa em 16 a 24 horas. Os ceratinócitos da camada basal sofrem transição epitéliomesenquimal e adquirem o fenótipo de células móveis; deslocam-se sobre o tecido de granulação em formação e proliferam, forrando a área da ferida. Tais células refazem os contatos com a MEC, prolife-

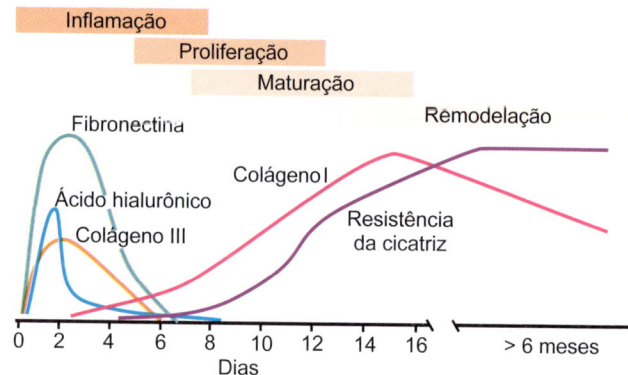

Figura 8.9 Concentração de diferentes proteínas da MEC e resistência da cicatriz, em função do tempo, em diferentes fases da cicatrização.

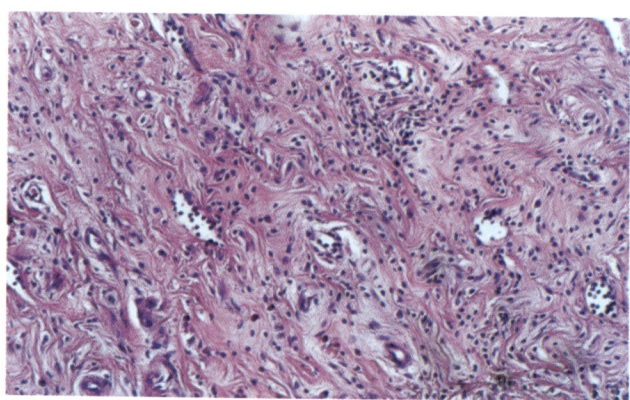

Figura 8.10 Cicatriz recente. Fibras colágenas abundantes em meio a numerosos vasos sanguíneos e infiltrado inflamatório.

ram e originam novos ceratinócitos; esse processo continua na fase de remodelação, quando a epiderme, inicialmente sem pregas, prolifera e forma pregas em torno das papilas conjuntivas neoformadas. Os filetes nervosos seccionados também regeneram: as fibras mielínicas sofrem degeneração waleriana (ver adiante) e a mielina degenerada é reabsorvida; as células de Schwann proliferam, reorganizando os tubos para receber os axônios regenerados; a reinervação na cicatriz é variável, dependendo dos tipos de estruturas lesadas.

Apesar de estar consolidada por volta de 10 dias, a cicatriz leva algumas semanas para completar sua remodelação e adquirir resistência máxima. A substituição de colágeno do tipo III por colágeno do tipo I deve-se ao controle na síntese e na degradação desses componentes. Metaloproteinases e glicosidases produzidas ao longo do processo garantem a degradação de componentes que vão sendo substituídos por outros.

O controle do volume de tecido cicatricial depende de estímulos que regulam a atividade das células responsáveis pela síntese da MEC. A oxigenação é importante, já que o O_2 é indispensável para a síntese de colágeno. A deposição rápida de MEC comprime os capilares neoformados, diminuindo a sua luz e reduzindo progressivamente a perfusão do tecido cicatricial, que controla o seu crescimento. A atividade de metaloproteinases na remodelação libera peptídeos antiproliferativos que dificultam a migração celular e induzem apoptose, o que limita a neoformação vascular e a proliferação fibroblástica.

Na segunda semana, a resistência da cicatriz corresponde a cerca de 10 a 20% da resistência da pele não lesada, aumentando progressivamente até atingir cerca de 80% da resistência original. O aumento de resistência da cicatriz resulta da remodelação do colágeno, especialmente pela maior quantidade de colágeno do tipo I e pelo aumento de ligações transversais entre suas moléculas. A velocidade de cicatrização, o tamanho da cicatriz e a sua retração dependem da quantidade e da qualidade de citocinas e de fatores de crescimento produzidos durante o processo. O equilíbrio entre síntese e degradação da MEC é fundamental para uma cicatrização normal. A degradação depende da produção de metaloproteinases e de seus inibidores.

Cicatrização por segunda intenção

Quando a ferida é extensa e tem margens afastadas, forma-se um grande coágulo. Se ocorre infecção, surge reação inflamatória exuberante. Nos dois casos, a exsudação de fagócitos é muito intensa e forma-se abundante tecido de granulação. Como as bordas da ferida estão afastadas, a regeneração da epiderme é mais lenta e demora mais tempo para se completar. Nas fases iniciais, o tecido de granulação faz saliência na superfície da ferida. Com o tempo, surge a remodelação, com as mesmas transformações descritas na cicatrização por primeira intenção, sendo muito mais intenso e evidenciável o fenômeno de retração da cicatriz por miofibroblastos (a transformação de fibroblastos em miofibroblastos é muito mais frequente nesse tipo de cicatrização). A retração é tão pronunciada que pode, em alguns meses, reduzir a superfície da cicatriz em 90% da dimensão inicial. Como na cicatrização por primeira intenção, a resistência da cicatriz aumenta com o tempo, mas não atinge os níveis da pele íntegra. Os fatores de crescimento envolvidos nessa cicatrização são os mesmos da cicatrização por primeira intenção.

Lesões destrutivas (necrose, inflamação, traumatismos etc.) de qualquer órgão podem ter cicatrização pelos mesmos mecanismos descritos para a pele. Se a lesão é extensa e/ou há infecção, o processo é mais intenso e maior é a quantidade de tecido de granulação produzido.

Fatores que influenciam a cicatrização

A cicatrização sofre influência de fatores locais e sistêmicos, que podem retardar, reduzir ou impedir o processo.

Fatores locais. *Isquemia* local, além de diminuir o aporte de nutrientes para a produção de matriz extracelular, reduz a síntese de colágeno (baixa tensão de O_2) e o pH, aumentando a quantidade de catabólitos (ADP e adenosina), que têm efeitos anti-inflamatórios. Baixa perfusão tecidual por *lesões vasculares* (p. ex., aterosclerose) ou por perturbações hemodinâmicas (estase venosa, como em varizes) retarda ou impede a cicatrização, pois reduz o fornecimento de O_2 e nutrientes. Úlceras crônicas nos membros inferiores em pacientes varicosos ou com aterosclerose não cicatrizam ou o fazem de maneira lenta. Úlceras de decúbito que se formam em pacientes acamados (calcanhares, nádegas, região sacrococcígea) resultam de baixa perfusão por compressão do corpo sobre o leito. Nesses casos, em geral a cicatrização é dificultada também pelo mau *estado nutricional* do paciente. *Infecção* e *corpos estranhos* induzem resposta inflamatória mais acentuada e, por isso, aumentam a liberação de metaloproteinases, o que desequilibra a relação entre a síntese e a lise de componentes da MEC. A *temperatura* local influencia a cicatrização por modificar o fluxo sanguíneo. Por interferir em mitoses, a *irradiação* pode associar-se a úlceras crônicas. A fibrose induzida por irradiação se faz pela produção excessiva de MEC, mas sem a proliferação celular da cicatrização.

Fatores sistêmicos. Indivíduos com *diabetes melito* têm cicatrização deficiente por causa de lesões vasculares (hipóxia) e de alterações em células fagocitárias que favorecem infecções. No diabetes, há aumento da glicosilação de proteínas, formando produtos de glicação (AGE, *advanced glycation end products*). Células endoteliais, fibroblastos e macrófagos têm receptores RAGE para glicoproteínas hiperglicadas (AGE). Ativação desses receptores induz citocinas pró-inflamatórias e proteases e diminui a expressão de moléculas anti-inflamatórias e antiproteases naturais, o que favorece a persistência da inflamação e dificulta a terminação do processo de cicatrização.

No *hipotireoidismo*, há redução na síntese de poliglicanos da MEC, o que retarda a cicatrização. *Desnutrição*, especialmente a deficiência de proteínas, de vitamina C ou de zinco, retarda a cicatrização por interferir na síntese do colágeno. O zinco é componente de muitas enzimas (metaloenzimas), inclusive as que participam na síntese de DNA. *Neutropenia, neutropatias* (defeitos intrínsecos de neutrófilos) e *deficiência na síntese de moléculas de adesão* no endotélio ou em fagócitos também se acompanham de retardo na cicatrização por facilitar infecções. A cicatrização é mais difícil em *idosos* com outras condições associadas ao envelhecimento (comorbidades), mas é pouco alterada em idosos saudáveis.

Os *corticosteroides* inibem a cicatrização porque reduzem a resposta inflamatória, a síntese e a remodelação da matriz extracelular. No entanto, seu efeito em retardar cicatrizes cirúrgicas é controvertido. *Anti-inflamatórios não esteroides*, inibidores da COX-1 ou 2, influenciam pouco a cicatrização, pois seus efeitos mais evidentes são inibição do edema e da dor na inflamação, com poucos efeitos sobre a fase proliferativa. *Agentes quimioterápicos* prejudicam a cicatrização por reduzirem a fase inflamatória, a proliferação de fibroblastos e a síntese de MEC. A *resposta inflamatória sistêmica* que acompanha traumatismos extensos, infecções e queimaduras (Capítulo 4) reduz a cicatrização pela baixa perfusão do tecido cicatricial.

8

O *tabagismo* prejudica a cicatrização pela vasoconstrição provocada pela nicotina e pelos efeitos anti-inflamatórios do monóxido de carbono.

Manipulações e procedimentos para facilitar a cicatrização

Os profissionais da saúde vêm tentando vários procedimentos para facilitar e acelerar a cicatrização, especialmente em feridas crônicas. Os equivalentes biológicos de pele, formados por ceratinócitos proliferados *in vitro* e associados a componentes da MEC, estão sendo testados para acelerar a reparação de feridas extensas ou de úlceras crônicas.

Alguns *métodos físicos* vêm sendo testados em animais de laboratório, mas ainda com resultados discutíveis em humanos. Eletroestimulação com corrente alternada de baixa frequência ou de alta voltagem aumenta a exsudação de leucócitos e acelera a síntese de MEC e o fluxo de sangue. Oxigênio hiperbárico é útil no tratamento de feridas infectadas, especialmente por microrganismos anaeróbicos ou com necrose óssea. O método aumenta a oxigenação do sangue e a síntese de óxido nítrico, o que parece estimular a formação de tecido cicatricial. *Raios laser* de baixa energia e *ultrassom* facilitam a cicatrização em animais de laboratório. Apesar de bons resultados experimentais, em humanos os benefícios desses métodos físicos são questionáveis.

Cicatrização hipertrófica. Queloide

Cicatriz hipertrófica e queloide são duas condições em que há formação excessiva de tecido conjuntivo em cicatriz cutânea. *Cicatriz hipertrófica* tende a regredir parcialmente com o tempo. *Queloide* forma tumorações (Figura 8.11) nas áreas de cicatrização, mesmo em feridas pequenas, podendo não regredir ou sofrer regressão muito lenta. O aspecto microscópico de ambas as lesões é semelhante: as fibras colágenas são irregulares e grossas e formam feixes contendo capilares e fibroblastos em maior número do que uma cicatriz normal. No queloide é mais frequente a hialinização do colágeno. Essas lesões são mais frequentes em jovens negros ou amarelos. Mais frequente junto com cicatriz, queloide pode aparecer também espontaneamente ou associado a alguns medicamentos (inibidores de aromatase, ácido retinoico) ou a doença preexistente (doença de Behcet).

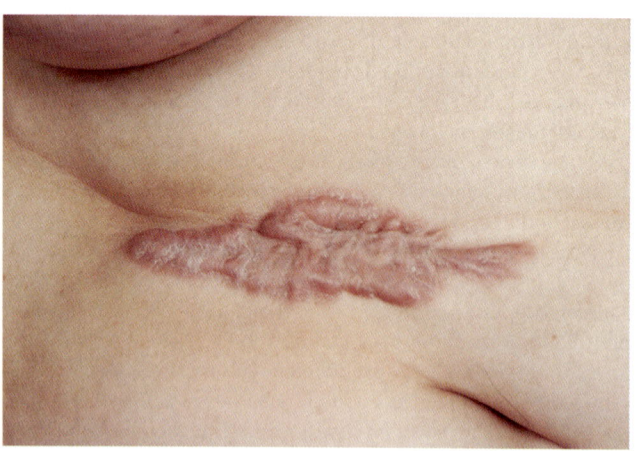

Figura 8.11 Aspecto macroscópico de queloide.

Reparo de fraturas ósseas

Como na cicatrização de tecidos moles, há dois tipos de reparo de fraturas: primário ou por primeira intenção e secundário ou por segunda intenção.

O *reparo primário* ocorre quando as extremidades fraturadas ficam justapostas. No início, aumenta o número de osteoclastos, que removem as superfícies das extremidades fraturadas; depois, ocorre neoformação de tecido ósseo cortical ligando as duas extremidades. Esse modo de reparo raramente ocorre espontaneamente, pois só acontece se o espaço entre as extremidades do osso fraturado é muito pequeno e a imobilização, adequada.

O *reparo secundário* ocorre quando existe um espaço maior entre as extremidades e se forma um coágulo. O processo tem cinco fases: (1) formação de coágulo no espaço intercortical, que induz reação inflamatória e angiogênese; (2) neoformação de cartilagem (calo mole); (3) início da formação de calo duro; (4) formação de osso membranoso a partir do periósteo, completando a formação do calo duro; (5) remodelação do tecido ósseo neoformado.

O coágulo formado no local da fratura é a principal fonte de mediadores inflamatórios (citocinas e quimiocinas liberadas por plaquetas e leucócitos) que iniciam o processo do reparo. Monócitos migrados originam osteoclastos que removem o tecido ósseo necrótico nas extremidades fraturadas. Fatores de crescimento mesenquimais (PDGF, TGF-β, FGF, VEGF e BMP) estimulam a proliferação e a diferenciação de precursores existentes no canal medular, no periósteo ou vindos da circulação (células-tronco e progenitores de células endoteliais), que originam vasos sanguíneos, condroblastos e osteoblastos envolvidos na neoformação do tecido ósseo reparador. Muitas BMP (*bone morphogenetic proteins*) estão envolvidas na morfogênese dos tecidos ósseo e cartilaginoso.

No canal medular e no espaço intercortical onde o coágulo se forma, os fatores de crescimento induzem diferenciação de células mesenquimais em fibroblastos (PDGF, FGF, TGF-β), vasos sanguíneos (VEGF) e condroblastos (BMP). Forma-se, assim, o *calo mole*. O *calo duro* origina-se da ossificação endocondral do calo mole e da formação de osso membranoso iniciada no periósteo (Figura 8.12). Os vasos neoformados invadem a cartilagem, os condrócitos sofrem apoptose, a matriz cartilaginosa é reabsorvida (por metaloproteinases) e os osteoblastos produzem colágeno do tipo I e proteínas acessórias da mineralização (osteocalcina, osteopontina). Simultaneamente, do periósteo originam-se vasos sanguíneos, fibroblastos e osteoblastos, que iniciam a ossificação intramembranosa e formam um calo de osso esponjoso que encontra o osso endocondral, com o qual se funde. Em seguida, surge a remodelação, sendo o osso trabecular progressivamente transformado em osso lamelar.

Fatores mecânicos influenciam a formação do calo ósseo. Se a fratura é bem imobilizada, geralmente se cura por formação do calo mole com ossificação endocondral e por neoformação óssea diretamente do osso cortical justaposto. Se a fratura é apenas parcialmente imobilizada, permitindo algum movimento, há estímulo para osteogênese no periósteo e formação de calo periósteo ou calo externo, com osso de origem membranosa. Se o movimento na fratura é grande, forma-se calo mole a partir do endósteo e do coágulo, com pouca ossificação da cartilagem, sendo o calo do periósteo inibido ou retardado. Nesses casos, pode não haver união das extremidades do osso fraturado, resultando em uma *pseudoartrose*.

Semana 1

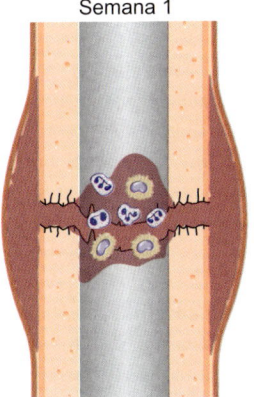

Fase inflamatória

Semana 2-3

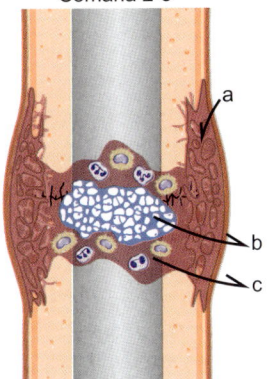

Calo mole

Semana 4-16

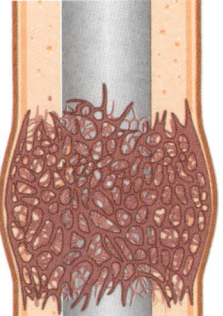

Calo duro

Semana 17 em diante

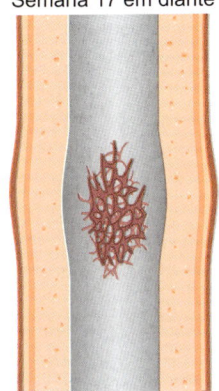

Remodelamento

Figura 8.12 Representação esquemática do processo de cura de uma fratura em osso longo. Na primeira semana, o coágulo é reabsorvido. Entre a 2ª e a 3ª semanas, forma-se o calo mole. A partir da 4ª semana, é formado o calo duro, que sofre remodelação a partir da 17ª semana: (a) formação de osso membranoso a partir do periósteo; (b) tecido cartilaginoso neoformado; (c) tecido de granulação na área em que houve reabsorção do coágulo.

Reparo no tecido cartilaginoso

Regeneração cartilaginosa ocorre em fraturas pequenas; em lesões extensas, a reparação se faz por cicatrização. Um bom exemplo de doença em que existem alterações na renovação da matriz cartilaginosa é a *osteoartrose* (doença degenerativa crônica de cartilagens articulares). A doença caracteriza-se por alterações degenerativas da MEC e dos condrócitos que resultam em adelgaçamento progressivo da cartilagem articular e na formação de fissuras ou úlceras que comprometem o osso subjacente e os tecidos periarticulares, provocando dor, limitação de movimentos e enrijecimento da articulação. Além do componente genético, a doença associa-se ao envelhecimento e pode iniciar-se ou agravar-se por aumento do peso corporal.

As lesões devem-se ao desequilíbrio entre destruição e reparação da matriz cartilaginosa. Excesso de estímulo mecânico (p. ex., aumento de peso), redução da capacidade funcional de condroblastos (envelhecimento) ou influência genética fazem com que as metaloproteinases sejam mais abundantes, mais ativas e menos inibidas por seus inibidores (TIMP), com maior destruição do componente amorfo da matriz, sem

reparação adequada. A cartilagem torna-se mais fina e sofre fraturas lineares ou ulcerações, eliminando fragmentos para a cavidade articular vistos à artroscopia. Tais fragmentos geram estímulos para os sinoviócitos, que liberam citocinas que aumentam a liberação de metaloproteinases, as quais agridem a superfície articular. Ocorre, também, aumento na síntese de prostaglandinas, resultando, na membrana sinovial e adjacências, em inflamação com edema, dor e pouco exsudato celular, diferentemente de inflamação com rico exsudato celular vista em artrites infecciosas ou de natureza imunitária. Mais tarde, surge fibrose progressiva da cápsula articular, enquanto os vasos neoformados a partir da cápsula invadem a cartilagem, promovendo sua calcificação. Fissuras e ulcerações na superfície articular levam à exposição do osso subcondral, que reage com neoformação de espículas ósseas irregulares (osteófitos), responsáveis pelo aumento da dor articular por irritação do periósteo e de tendões.

Reparo em músculos esqueléticos

As lesões musculares mais frequentes são as causadas por traumatismos: distensão, laceração e contusão. Nessas três situações, há ruptura de fibras musculares e de vasos, havendo cura por reparo sem regeneração completa. Após ruptura de vasos e fibras, forma-se o coágulo no espaço entre as extremidades. O reparo ocorre em três fases: (a) *destrutiva*, caracterizada por necrose dos cotos das fibras musculares em pequena extensão (2 a 5 mm) até as bandas de contração do citoesqueleto que impedem a progressão da necrose e favorecem o selamento da extremidade de cada fibra rompida; (b) *reparativa*, iniciada com o início da inflamação induzida por DAMPs originados da necrose; neutrófilos e macrófagos removem os restos necrosados das fibras e liberam fatores de crescimento que induzem neovascularização, neoformação de matriz extracelular e ativação das células satélites que se diferenciam em mioblastos para regenerar os segmentos necrosados das fibras musculares; (c) *remodelamento*, em que os mioblastos originados de células satélites se fundem e formam novos tubos multinucleados que se unem com a extremidade do coto em cada lado e com a cicatriz em formação na parte central da lesão, com a qual estabelecem as junções miotendinosas, ancorando as fibras regeneradas. Desse modo, a regeneração não é completa porque as fibras rotas ficam separadas pela cicatriz formada onde havia o coágulo. O tecido cicatricial é inicialmente rico em tenascina e fibronectina, que formam um complexo com boa elasticidade para suportar as contrações do tecido, fornecendo sítios de ancoragem para as fibras regeneradas; posteriormente, aumenta a quantidade de colágeno I, conferindo maior resistência. A inervação é regenerada com a formação de novas placas motoras, o que melhora a recuperação funcional.

Reparo no tecido nervoso

A regeneração e o reparo no tecido nervoso têm características diferentes no sistema nervoso central (SNC) e no sistema nervoso periférico (SNP).

Reparo no sistema nervoso periférico

Após esmagamento ou ligadura seguida de afrouxamento, sem secção de fibras nervosas, mas com ruptura dos axônios, ocorre degeneração axonal no segmento distal seguida de rege-

8

8

neração guiada pelas células de Schwann que permaneceram na sua posição. Desse modo, há recuperação morfológica e funcional do nervo. Quando o nervo é seccionado e as extremidades são apostas e suturadas, há regeneração de axônios. O sucesso da recuperação funcional depende da disposição correta das células de Schwann proliferadas na área de secção, que formam os condutos para os axônios regenerados chegarem ao seu destino no coto distal, onde reencontram os túneis nos quais existiam as fibras nervosas antes da secção do nervo. Por isso mesmo, após traumatismo com secção de nervo, quanto mais rápida a intervenção e mais adequada a sutura, melhor é o prognóstico.

Após secção de um nervo periférico, nas fibras nervosas seccionadas ocorrem: (1) nos cotos dos axônios seccionados, há rápida entrada de Ca^{++} que, no coto proximal, ativa vias de sinalização que mantêm organizados os microtúbulos e microfilamentos, o que possibilita o fechamento da extremidade; no coto distal, ocorre ativação de calpaínas que iniciam a desintegração do axônio e da bainha de mielina (degeneração walleriana, descrita por Waller em 1850), que se estende até a extremidade do nervo seccionado; no coto proximal, a degeneração walleriana ocorre apenas até o primeiro estrangulamento de Ranvier; (2) entre 8 e 24 horas, a ativação do citoesqueleto por Ca^{++} favorece a endocitose de receptores de fatores de crescimento ativados por seus ligantes (neurorregulinas, liberadas por célula de Schwann) com formação de vesículas que, por transporte retrógrado, chegam ao pericárdio e sinalizam a reorganização deste, iniciada com a cromatólise e seguida de ativação de fatores de transcrição para ativar os genes para a regeneração do axônio; (3) inicia-se a chegada de macrófagos, que, estimulados por hipóxia na área de secção, produzem VEGF, que promove a angiogênese necessária para a regeneração e liberam fatores de crescimento que induzem desdiferenciação das células de Schwann, com transição epitélio-mesenquimal, que lhes confere o fenótipo de células móveis; estas proliferam e ocupam o espaço entre os dois cotos e adquirem a propriedade de, juntamente com macrófagos, endocitar e remover a mielina degenerada; a migração de macrófagos é facilitada e aumentada ao longo do coto distal pela produção de quimiocinas CC pelas células de Schwann e por fatores quimiotáticos originados da ativação do complemento induzida por imunocomplexos formados por anticorpos naturais IgM que reconhecem fragmentos de mielina; (4) reorganização das células de Schwann na área seccionada, que formam as bandas de Bungner que orientam a direção dos axônios em crescimento para chegarem aos túneis no segmento distal. Rediferenciadas, as células de Schwann produzem as membranas basais e readquirem a capacidade de produzir a mielina; (5) remielinização progressiva, à medida em que o axônio cresce. A regeneração depende de fatores de crescimento (NGF, neuroregulina, BNDF) produzidos no local por macrófagos e células de Schwann ou originados do corpo celular, trazidos por transporte axônico anterógrado.

A recuperação funcional do nervo depende do alinhamento das células de Schwann onde as extremidades ficam justapostas. Se o espaço entre as extremidades é considerável, forma-se coágulo que induz neoformação de tecido conjuntivo; as células de Schwann formam cordões desorganizados, e os axônios regenerados não são orientados para atingirem os túneis nos segmentos distais e, assim, chegarem corretamente ao seu destino. Os axônios dispõem-se em estruturas plexiformes, formando às vezes pequena tumoração, geralmente dolorosa, conhecida como *neuroma de amputação*.

Reparo no sistema nervoso central

A existência de células-tronco abaixo do epêndima, na região do hipocampo e no bulbo olfatório, capazes de proliferar e de originar novos neurônios, veio quebrar o dogma de que neurônios mortos não podem ser repostos. Com os conhecimentos atuais sobre a biologia das células-tronco no SNC (ver atrás), o seu potencial regenerativo e os fatores que podem influenciar esse processo, é possível vislumbrar intervenções que visem regenerar neurônios.

Em roedores, existe neoformação de neurônios a partir de células-tronco residentes ou originadas da circulação. A formação de novos neurônios a partir de células-tronco hipocampais e subependimárias foi observada também em humanos em algumas afecções degenerativas (p. ex., doença de Huntington), embora não se conheça o seu real impacto na evolução da doença. Existe, naturalmente, grande expectativa sobre o assunto.

Em lesões isquêmicas do SNC, os neurônios destruídos são fagocitados por macrófagos e pela micróglia; estes endocitam e digerem os restos do tecido necrótico, o que é seguido de proliferação de astrócitos, que envolvem os vasos sanguíneos e restabelecem a barreira hematencefálica. Assim, o tecido morto é substituído por um foco de gliose, no qual predominam astrócitos e micróglia. A recuperação funcional das deficiências que se seguem à necrose deve-se em parte à hipertrofia de neurônios vizinhos, que aumentam seus prolongamentos e fazem novas conexões. Em humanos, não há evidências de regeneração de neurônios nesse processo.

Experimentalmente, a injeção de células-tronco no sítio de lesões recentes em ratos resulta em recuperação maior e mais rápida das deficiências funcionais decorrentes da lesão. Tal fato tem levado os pesquisadores a tentar a terapia com células-tronco em lesões traumáticas e isquêmicas em humanos.

Regeneração de fibras nervosas no SNC

Após secção de fibras nervosas no SNC e em lesões da medula espinhal, ocorre degeneração walleriana de modo muito lento, com regeneração mínima, diferentemente do que acontece em nervos periféricos. A razão disso está nas células envolvidas: oligodendrócitos têm comportamento diferente do das células de Schwann. Após secção de fibras nervosas no SNC, os oligodendrócitos associados aos axônios degenerados sofrem hipotrofia ou apoptose, não contribuindo com a remoção da degeneração walleriana nem com a remielinização. A remoção da mielina no SNC é mais difícil porque a barreira hematencefálica dificulta a passagem de anticorpos naturais antimielina e a migração de monócitos. Desse modo, degeneração walleriana acontece, mas a remoção dos fragmentos é muito lenta, levando meses ou anos para se completar. A persistência de mielina e de subprodutos inibidores do crescimento de axônios impede a regeneração adequada. Por tudo isso, lesões da medula com secção de fibras nervosas geralmente têm baixo índice de recuperação, o mesmo acontecendo com doenças que causam desmielinização em outras áreas do SNC.

▶ Fibroses

Fibroses são condições em que existe aumento do estroma conjuntivo de um órgão resultante de cicatrização ou de um processo reacional em que a produção de MEC não está relacionada com o reparo de lesões. Algumas vezes, a fibrose altera a estrutura do órgão e resulta em distúrbios funcionais, caracterizando uma nova doença.

Fibroses em processos cicatriciais por lesões traumáticas ou inflamatórias são frequentes, mas ficam circunscritas à área lesada. Em um pulmão com tuberculose que se cura por fibrose, por exemplo, a área fibrosada restringe-se à região acometida pela inflamação; no fígado, um abscesso pode resultar em cicatriz fibrosa. Em certas situações, fibroses tendem a ser difusas e a comprometer todo o órgão, não se tratando apenas de substituição das partes perdidas. Nesses casos, há produção excessiva de MEC em regiões menos afetadas pela lesão, e a fibrose altera a arquitetura do órgão e leva a alterações funcionais, surgindo uma nova doença. É o que acontece no fígado em casos de cirrose (p. ex., por esteato-hepatite alcoólica ou não alcoólica, hepatites virais etc.), que se inicia por aumento da MEC e de fibras colágenas, não representando somente uma fibrose de substituição de hepatócitos mortos.

Mecanismos gerais de fibrose

A primeira fase de uma fibrose é a resposta inflamatória, na qual são liberados citocinas e fatores de crescimento que desencadeiam a formação excessiva de MEC. Nem sempre a inflamação é bem evidente, como em agressões difusas por agentes infecciosos (vírus, em hepatites virais crônicas; parasitos, como na esquistossomose mansônica) ou por autoagressão (pneumonite intersticial autoimune). Agressão física (pneumonia actínica) ou química (etanol ou distúrbio metabólico no fígado) gera radicais livres, que agridem células e estroma e induzem a liberação de citocinas e de fatores de crescimento, com pouco exsudato inflamatório. Outras vezes, não se identifica o fator indutor de fibrose (p. ex., fibrose pulmonar idiopática).

Nas fibroses, as células que sintetizam MEC podem ter diferentes origens: (1) fibroblastos residentes; (2) células estreladas ou pericitos, que podem diferenciar-se em miofibroblastos (células semelhantes às células estreladas do fígado têm sido descritas nos pulmões, nos rins e no pâncreas, nos quais podem gerar fibrose); (3) precursores vindos da circulação, como células-tronco multipotentes, células mesenquimais indiferenciadas ou células com marcadores mieloides (CD44+); (4) miofibroblastos podem originar-se por transdiferenciação epiteliomesenquimal, a partir de células tubulares renais e de pneumócitos do tipo I do pulmão; este processo é ainda questionável.

Algumas citocinas (IL-1, TNF, IL-6, PDGF, IL-4 e IL-13) e quimiocinas (CCL2, CCL4) são importantes na indução de receptores para fatores de crescimento que induzem a proliferação e o deslocamento de miofibroblastos (ou seus precursores). TGF-β e IL-13 são os fatores de crescimento mais envolvidos na proliferação e na ativação de miofibroblastos. O TGF-β é o mais universal, participando em fibroses de diferentes órgãos. A IL-13 e a IL-4 têm papel em fibroses associadas a inflamações granulomatosas com ativação de linfócitos Th2, como na esquistossomose mansônica. Além de citocinas, a aldosterona e a angiotensina II podem estimular miofibroblastos.

Um fator importante na evolução de uma fibrose é o balanço entre estímulos fibrogênicos (descritos anteriormente) e fibrolíticos, estes representados sobretudo por metaloproteinases, que são liberadas por leucócitos em inflamações, células residentes, células parenquimatosas e endotélio. A capacidade de produzir citocinas e quimiocinas ativadoras da síntese de MEC, metaloproteinases e seus inibidores varia em diferentes indivíduos, dependendo, entre outros, de fatores genéticos. Isso explica em parte por que só uma pequena porcentagem de pessoas infectadas pelo *S. mansoni*, com a mesma carga parasitária, desenvolve fibrose hepática.

Os aspectos morfológicos de fibroses em diferentes órgãos estão descritos nos capítulos correspondentes.

Regressão de fibroses

Consideradas irreversíveis durante muito tempo, as fibroses podem involuir ou mesmo desaparecer caso se elimine o estímulo que as induziu. A quantidade de MEC em qualquer local é dinâmica, dependendo do balanceamento entre fatores que aumentam sua produção e os que promovem sua degradação. A involução de fibroses depende de agentes fibrolíticos, sobretudo metaloproteinases e seus inibidores. Se o estímulo fibrogênico deixa de existir, é possível que metaloproteinases ativadas e/ou TIMP inibidos promovam degradação da matriz. Essa situação foi demonstrada na fibrose miocárdica de hipertensos após controle da hipertensão arterial (especialmente com inibidores de aldosterona e angiotensina II), na fibrose esquistossomótica depois da eliminação do parasito e na fibrose alcoólica após abstinência prolongada. No entanto, o fenômeno não ocorre em todos os indivíduos, dependendo de fatores individuais (genéticos): há indivíduos bons fibrogênicos, por exacerbação dos fatores envolvidos na síntese da matriz, ou maus fibrolíticos, por redução na capacidade de produzir metaloproteinases ou por exacerbação na atividade de TIMP. No fígado, foi descrita regressão de cirrose secundária a hepatite viral, após erradicação do vírus, e de cirrose biliar por obstrução biliar, após desobstrução. No entanto, a maioria das cirroses não regride. Quando em estágio muito avançado, a fibrose associa-se a poucas células, inclusive as responsáveis pela produção de metaloproteinases, o que dificulta a sua remodelação.

Fibroses hepáticas

A MEC do fígado tem características diferentes nos espaços portais, nos lóbulos e em torno da veia centrolobular. Nos espaços portais, predominam os colágenos dos tipos I e III, existindo, ainda, colágeno IV nas membranas basais dos canais biliares e vasos; em menor quantidade, existem colágenos dos tipos V e VI. De permeio, há proteoglicanos e proteínas não fibrosas, como laminina, fibronectina, entactina e ondulina. Nos espaços perissinusoidais de Disse, predomina o colágeno do tipo IV (com poucas fibrilas e colágeno tipo III), que, juntamente com proteoglicanos, laminina, fibronectina e entactina, forma uma estrutura correspondente à membrana basal, que representa o retículo estromático do fígado. Em torno das veias centrolobulares, existem fibras delgadas formadas por colágeno dos tipos I e III associadas aos colágenos V e VI, além dos demais constituintes da membrana basal (Figura 8.13).

Os componentes da matriz extracelular são sintetizados por fibroblastos portais, por células perissinusoidais (estreladas) e por células endoteliais dos sinusoides nos espaços de Disse e em torno da veia centrolobular. Nas fibroses hepáticas, a síntese de MEC é feita sobretudo por células estreladas.

Após necrose hepática focal, a MEC permanece intacta e os hepatócitos regenerados ocupam a mesma posição dos destruídos. Em necrose extensa, o estroma reticular colaba-se, e os hepatócitos regenerados não encontram o retículo que orienta seu

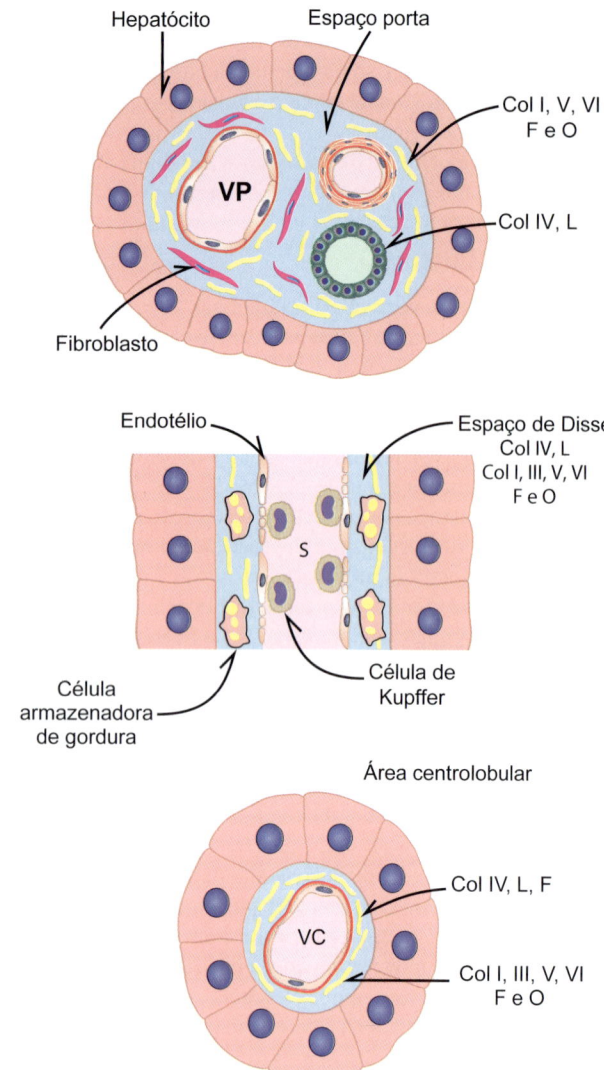

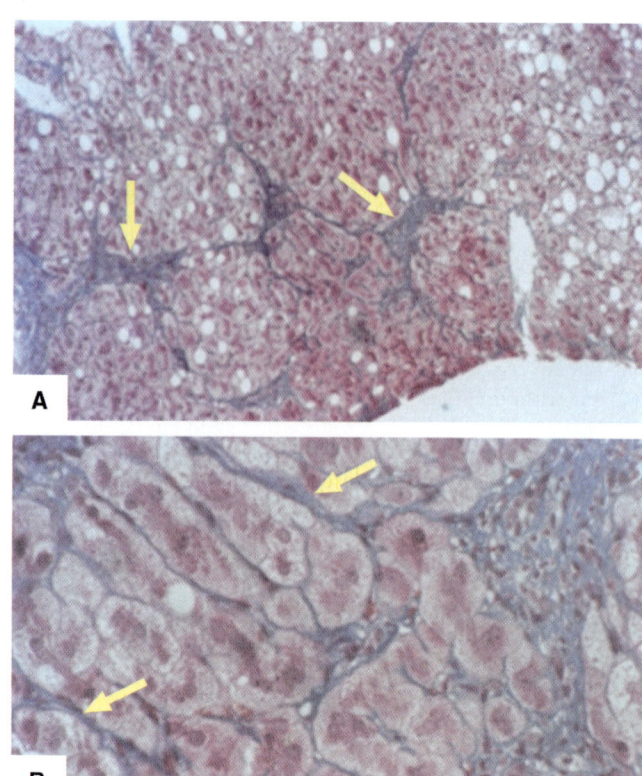

Figura 8.14 Fibrose hepática em alcoolista crônico. **A.** Septos fibrosos vistos na coloração pelo tricrômico de Masson (*setas*). **B.** Detalhe do mesmo caso, para mostrar fibrose pericelular ou subsinusoidal (*setas*).

Figura 8.13 Distribuição da matriz extracelular em diferentes regiões do fígado. Col: colágeno; F: fibronectina; L: laminina; O: ondulina; S: sinusoide; VC: veia centrolobular; VP: veia porta.

Na esquistossomose mansônica, a fibrose hepática é a lesão mais grave e mais importante. Os ovos do parasito localizam-se sobretudo nos espaços portais, onde induzem inflamação granulomatosa. Na maioria dos casos, os granulomas curam-se por fibrose discreta ou moderada que não deixa consequências importantes. Em poucas pessoas, porém, a neoformação conjuntiva é excessiva e estende-se a todo o espaço portal, o qual se torna alargado. Essa fibrose exuberante, associada a intensa neoformação vascular, fica restrita aos espaços portais. A angiogênese induzida pelos granulomas contribui para a fibrose, pois os miofibroblastos podem originar-se também de pericitos.

Fibroses cardíacas

Neoformação conjuntiva no miocárdio é condição frequente, especialmente cicatrizes que se formam em áreas de infarto. Mais importante é a fibrose que se desenvolve em miocardites crônicas, como a chagásica, nas quais a neoformação conjuntiva contribui para diminuir a capacidade contrátil do coração. Na aterosclerose das coronárias, há hipóxia variável do miocárdio, o que leva a necrose focal e, possivelmente, a apoptose. Em consequência, surgem múltiplos focos de fibrose. Fibrose reacional, não cicatricial e não inflamatória, ocorre de modo difuso em alguns tipos de hipertrofia cardíaca, sendo fator importante no aparecimento de modificações na arquitetura do miocárdio e de alterações contráteis. A síntese de MEC no coração é feita por fibroblastos, por células endoteliais e por células musculares lisas dos vasos.

alinhamento adequado e formam nódulos que ficam envoltos pela MEC colabada. Nesta, ocorre deposição de mais moléculas de colágeno dos tipos I e III, que formam septos fibrosos envolvendo os nódulos de regeneração. Esse tipo de fibrose hepática, em que há neoformação conjuntiva, regeneração nodular de hepatócitos e subversão da arquitetura do órgão, é denominado *cirrose*. A expressão *fibrose hepática* refere-se a condições em que a conjuntivização não é acompanhada de subversão da arquitetura lobular. No etilismo crônico, desenvolve-se fibrose hepática (Figura 8.14) que, em cerca de 15% dos casos, evolui para cirrose. A fibrose começa em torno da veia centrolobular, avança para os espaços de Disse e chega à região periportal. Desse modo, formam-se septos centroportais, centrocentrais e septos irregulares no interior dos lóbulos, especialmente se há necrose de hepatócitos. Se a regeneração hepatocitária é nodular, o processo evolui para subversão da arquitetura do órgão, ou seja, para cirrose. No etilismo, a fibrose depende da ativação das células estreladas, que é feita pelo acetaldeído, por radicais livres originados do etanol, por produtos de lipoperoxidação e por citocinas do processo inflamatório.

Fibrose do miocárdio na hipertrofia cardíaca

Quando há hipertrofia de miocardiócitos, ocorre, também, aumento dos componentes da MEC. Na sobrecarga cardíaca por exercício físico, por fístulas arteriovenosas ou por anemia crônica, há aumento do estroma proporcional à hipertrofia (a relação entre massa de fibrocélulas, massa vascular e massa de matriz extracelular fica mantida). Cessada a causa, a hipertrofia regride, diminuindo, também, o estroma. Nesses casos, a fibrose reacional depende dos mesmos estímulos que induzem hipertrofia dos miocardiócitos.

Na hipertrofia da hipertensão arterial, coarctação da aorta ou defeitos valvares, a fibrose reacional é intensa e desproporcional à hipertrofia. O aumento da quantidade de fibras colágenas no estroma é maior do que a hipertrofia das miocélulas, de modo que a relação entre massa de estroma e massa de cardiócitos aumenta. Tal fibrose tem algumas características: (1) é uma fibrose intersticial difusa, com aumento do colágeno no endomísio (Figura 8.15); (2) é também perivascular, na adventícia de vasos; (3) associa-se a áreas de fibrose reparativa representadas por cicatrizes microscópicas secundárias à morte de miocardiócitos.

Observações experimentais mostram que a fibrose miocárdica desproporcional independe de hipertrofia. A irradiação do miocárdio de ratos, por exemplo, induz fibrose endomisial difusa sem relação com hipertrofia de miocélulas. Na hipertensão arterial renovascular experimental em ratos, ocorre fibrose reacional do ventrículo direito sem que essa câmara tenha sofrido hipertrofia. Nesse caso, a fibrose relaciona-se com fatores sistêmicos que atuam no ventrículo direito, como aldosterona e angiotensina II. Inibição da aldosterona por espironolactona em doses que não reduzem a hipertensão arterial impede o aparecimento dessa fibrose. Estudos *in vitro* mostram que a aldosterona pode se ligar a receptores de fibroblastos e estimular a fibrilogênese.

A miocardite crônica da doença de Chagas acompanha-se de fibrose difusa e intensa nos pacientes com insuficiência cardíaca e discreta na forma indeterminada da doença. Fatores genéticos e mecanismos imunitários envolvidos na patogênese da inflamação estão relacionados com a hiperprodução de fatores de crescimento por células do exsudato inflamatório.

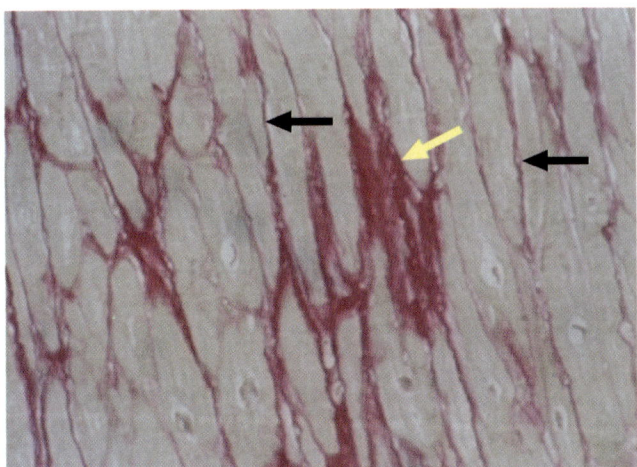

Figura 8.15 Fibrose endomisial e reparadora no miocárdio de indivíduo com hipertensão arterial (coloração por picrossírio, que cora o colágeno em vermelho e as fibras cardíacas em amarelo). Notar colágeno no endomísio (*setas pretas*) e área de fibrose cicatricial focal ocupando o espaço de miocardiócitos (*seta amarela*).

▶ Fibromatoses

São doenças de etiologia desconhecida caracterizadas por proliferação exagerada de tecido conjuntivo e produção de grande quantidade de fibras colágenas espessas que formam massas irregulares ou nódulos. Nas *fibromatoses palmar e plantar*, as células proliferadas são miofibroblastos, razão pela qual a lesão tende a se contrair e a provocar deformidades nas mãos ou nos pés. Na *doença de Dupuytren* (fibromatose palmar), que pode ser uni ou bilateral, a fibrose na fáscia resulta em contratura dos dedos. Na *fibromatose peniana* (doença de Peyronie), a fibrose no dorso do pênis forma uma massa que altera a conformação do órgão. As fibromatoses plantar, palmar e peniana podem estacionar ou mesmo regredir espontaneamente, mas, em muitos casos, necessitam de intervenção cirúrgica.

O *tumor desmoide* caracteriza-se pela proliferação de tecido conjuntivo que se infiltra lentamente nas estruturas vizinhas, especialmente fáscias e músculos. A lesão é muito celular na parte periférica, mas, na região central, é constituída por feixes grossos de colágeno hialinizado. O tumor desmoide origina-se em fáscias dos músculos do ombro, das coxas, do tórax e do abdome; na parede abdominal, é encontrado geralmente em mulheres após o parto. Tumores intra-abdominais formam-se na parede pélvica ou no mesentério. A etiologia do tumor desmoide é desconhecida, mas suspeita-se da existência de fator genético, por causa de sua associação frequente com outras doenças hereditárias. Receptores para estrogênio têm sido descritos em fibroblastos do tumor desmoide abdominal. Observações recentes mostram que nas lesões há infiltrado de linfócitos e plasmócitos IgG4+, o que sugere a participação dessa imunoglobulina na patogênese da lesão, como acontece em outras doenças fibrosantes (ver Capítulo 11, lesões por IgG4).

A *fasciíte nodular* é uma proliferação de tecido conjuntivo no subcutâneo ou junto de aponeuroses. No início, o tecido conjuntivo apresenta aspecto frouxo. Mais tarde, a lesão torna-se mais celular, surgindo fibroblastos dispostos em feixes e esparsas células inflamatórias e hemácias; macrófagos espumosos e células gigantes podem ser encontrados. Na fase tardia, há deposição de colágeno em feixes espessos, dispostos irregularmente. A lesão assemelha-se a uma neoplasia pela proliferação celular e pelo aspecto infiltrativo.

Agradecimento. O autor do capítulo agradece ao Prof. Alexander Birbrair (UFMG, Belo Horizonte-MG) a contribuição pelo texto sobre células-tronco.

▪ Leitura complementar

Bertrand J, Cromme C, Umlauf D, Frank S, Pap T. Molecular mechanisms of cartilage remodelling in osteoarthritis. Int J Biochem Cell Biol. 2010;42:1594-601.

Broughton 2nd G, Janis JE, Attinger CE. Wound healing: an overview. Plast Reconstr Surg. 2006;117(7 Suppl):1e-S-32e-S.

Cable J, Fuchs E, Weissman I, et al. Adult stem cells and regenerative medicine. A symposium report. Ann N Y Acad Sci. 2020;1462:27-36.

Chen Z, Yu WM, Strickland S. Peripheral nerve regeneration. Ann Rev Neurosc. 2007;30:209-33.

Dipietro LA. Angiogenesis and scar formation in healing wounds. Curr Opin Rheumatol. 2013;25:87-91.

8

Fan XL, Zhang Y, Li X, Fu QL. Mechanisms underlying the protective effects of mesenchimal stem cell based therapy. Cell Mol Life Sci. 2020;77:2771-94.

Ge F, Lu Y, Li Q, Zhang X. Decellularized Extracellular Matrices for Tissue Engineering and Regeneration. Adv Exp Med Biol. 2020;1250:15-31.

Ghieh F, Jurjus R, Ibrahim A, et al. The use of stem cells in burn wound healing: a review. Biomed Res Int. 2015;2015:684084.

Gordon T. Peripheral nerve regeneration and muscle reinnervation. Int J Mol Sci. 2020;17;21:8652.

Huang G, Ye S, Zhou X, Liu D, Ying QL. Molecular basis of embryonic stem cell self-renewal: from signaling pathways to pluripotency network. Cell Mol Life Sci. 2015;72:1741-57.

Wynn TA. Common and unique mechanisms regulate fibrosis in various fibroproliferative diseases. J Clin Invest. 2007;117:524-9.

Kwon YJ, Lee KG, Choi D. Clinical implications of advances in liver regeneration. Clin Mol Hepatol. 2015;21:7-13.

Lee YA, Wallace MC, Friedman S. Pathobiology of liver fibrosis: a translational success story. Gut. 2-15;64:830-41.

Liu G, David BT, Trawczynski M, Fessler RG. Advances in pluripotent stem cells: history, mechanisms, technologies, and applications. Stem Cell Rev Rep. 2020;16:3-32.

Martello G, Smith A. The nature of embryonic stem cells. Annu Rev Cell Dev Biol. 2014;30:647-75.

Philips AM. Overview of the fracture healing cascade. Injury. 2005;36(S3):5-7.

Robles DT. Keloids: pathophysiology and management. Dermatol Online J. 2007;13:9-19.

Rudman J, Frishman WH. Stem cell therapy for acute myocardial infarctions: a systematic review. Cardiol Rev. 2020;28(3):140-7.

Bissel DM (ed.). Inflammation and Hepatic Fibrosis. Semin Liver Dis. 2010;30(3):215-57.

Shafiee A, Atala A. Tissue engineering: toward a new era of medicine. Annu Rev Med. 2017;68:29-40.

Sherratt JA, Dallon JC. Theoretical models of wound healing: past successes and future challenges. C R Biol. 2002;325:557-64.

Sorg H, Tilkorn DJ, Hager S, Hauser J, Mirastschijski U. Skin Wound healing: an update on the current knowledge and concepts. Eur Surg Res. 2017;58:81-94.

Sun H, Pratt RE, Hodgkinson CP, Dzau VJ. Sequential paracrine mechanisms are necessary for the therapeutic benefits of stem cell therapy. Am J Physiol Cell Physiol. 2020;319:C1141-C1150.

Harl MJ, Caldwell MD (eds.). Wound Management. Surg Clin North Am. 2020;100(4):681-822.

Vargas ME, Barres BA. Why is wallerian degeneration in the CNS so slow? Ann Rev Neurosc. 2007;30:153-79.

Zhang Y, Mignone J, Maclellan WR. Cardiac regeneration and stem cells. Physiol Rev. 2015;95:1189-204.

▶ Células-tronco

https://www.springer.com/gp/book/9783030241070
https://www.springer.com/gp/book/9783030143657

Capítulo 9

Alterações da Circulação

Carlos Musso, Fausto Edmundo Lima Pereira

O sistema circulatório é um conjunto de tubos interligados que conduz o sangue impulsionado por um mecanismo de bombas. De modo resumido, tal sistema é formado por uma bomba (coração), por tubos de distribuição e coletores (artérias, veias e vasos linfáticos) e por uma grande rede de tubos de paredes finas, a microcirculação (arteríolas, vênulas e capilares), que permite o transporte de substâncias entre o sangue, o interstício e as células.

Estrutura do sistema circulatório

O sistema circulatório possui estrutura comum nos seus diferentes territórios, representada por três camadas que se adelgaçam progressivamente ao se afastarem do coração. A *camada interna*, em contato com o sangue, é revestida por endotélio; no coração, nas artérias e nas veias, o endotélio está apoiado em tecido fibroelástico que constitui, respectivamente, o endocárdio e a íntima. Nas arteríolas e em vênulas maiores, o endotélio está separado da camada média por uma lâmina de tecido elástico que se adelgaça progressivamente até desaparecer nas arteríolas pré-capilares e vênulas pós-capilares. Nos capilares, o endotélio e sua membrana basal estão em contato direto com a matriz extracelular (MEC). A *camada média* é formada, no coração, por músculo estriado cardíaco, nas artérias e veias por músculo liso e fibras elásticas e, em alguns capilares, por pericitos. A *camada externa* no coração é o epicárdio; nas artérias e veias, constitui a adventícia; na microcirculação, ela confunde-se com o tecido conjuntivo adjacente.

A espessura da parede e as forças de tração e compressão extrínsecas interferem na distensibilidade e na elasticidade do sistema, que comporta um volume de fluido mais ou menos constante. A resistência periférica ao fluxo sanguíneo é controlada especialmente por arteríolas, cujas paredes são mais espessas em relação à luz, de modo que contrações ou relaxamentos fazem variar muito o seu diâmetro. Quanto menor é o somatório das secções transversais dos vasos, maior é a resistência periférica. As arteríolas são, portanto, um componente importante no controle da pressão arterial, aumentando-a quando há vasoconstrição e diminuindo-a se existe vasodilatação.

O sistema circulatório tem também grande capacidade de adaptar-se a variações de volemia, por meio de: (1) distensibilidade dos vasos acomoda volumes maiores; (2) constrição vascular reduz o compartimento para volumes menores; (3) alternância dos territórios de perfusão na microcirculação (circulação intermitente nos capilares); (4) variação da taxa de filtração glomerular e de reabsorção tubular de água. A capacidade volumétrica do sistema circulatório é muito maior do que o volume de sangue circulante. O maior compartimento no sistema circulatório é o território venoso (veias e vênulas).

Fluxo sanguíneo

A movimentação do sangue no interior do sistema circulatório depende principalmente da ejeção produzida pela força contrátil do miocárdio. A quantidade de sangue bombeada por cada ventrículo, na unidade de tempo, recebe o nome de *débito cardíaco* (DC), o qual depende da frequência cardíaca (FC) e do volume de sangue ejetado na sístole (DC = FC × volume sistólico). O sangue flui pelo sistema arterial, passa pela rede capilar e retorna aos átrios (*retorno venoso*). Para manter o equilíbrio entre o débito cardíaco e o retorno venoso, também é necessária a impulsão intermitente do sangue pela ação dos músculos esqueléticos, do movimento respiratório e da pulsação das artérias, que constituem outras bombas do sistema. Os músculos esqueléticos e a pulsação arterial pressionam o sangue contido nas veias em direção ao coração, como verdadeira ordenha das veias profundas, fazendo o sangue fluir em direção aos átrios. Por acentuarem, de modo intermitente, a pressão negativa intratorácica e no mediastino, os movimentos respiratórios promovem sucção do sangue das veias sistêmicas em direção ao átrio direito. O retorno venoso dos pulmões é favorecido na expiração, já que na inspiração a expansão pulmonar e a dos vasos pulmonares aumenta o volume de sangue nos pulmões. O fluxo unidirecional do sangue é favorecido ainda pela existência de valvas atrioventriculares, ventriculoarteriais e venosas, que impedem o fluxo retrógrado dentro do sistema. A Figura 9.1 mostra de modo esquemático o sistema circulatório e o fluxo do sangue.

O sangue é uma suspensão em que células ficam dispersas em uma parte líquida, o plasma, no qual existem muitas moléculas que, junto com as células, determinam a viscosidade sanguínea e, consequentemente, as suas fluidez e velocidade dentro dos vasos. Variações na quantidade e na forma dos elementos figurados e na densidade do plasma podem causar mudanças na viscosidade sanguínea e na perfusão tecidual. A relação entre a viscosidade do sangue e as forças necessárias para o seu deslocamento são os elementos físicos que regulam as pressões intravasculares, o fluxo e a resistência ao fluxo no interior dos vasos. O fluxo (F), que é a passagem do sangue, na unidade de tempo, entre os lados arterial e venoso do sistema circulatório, depende da diferença de pressão (DP) entre esses dois compartimentos e da resistência (R) oferecida pelos vasos à passagem do sangue (F = DP/R). A resistência periférica, que depende sobretudo do calibre dos vasos e do seu comprimento, sofre também influência do atrito entre as moléculas do plasma, entre os elementos figurados do sangue e entre estes e a superfície interna dos vasos. É fácil perceber a importância do diâmetro vascular no fluxo do sangue, uma vez que o fluxo entre o lado arterial e o lado venoso reduz exponencialmente com a diminuição da luz, conforme a lei de Poiseuille:

$$F = \frac{\Delta P \pi r^4}{8 \eta L}$$

em que r representa o raio do vaso, L é o comprimento do vaso e η é a viscosidade do sangue. A velocidade do fluxo cai progressivamente do coração até a microcirculação, já que a área de secção transversa do conjunto de vasos é progressivamente maior até o leito capilar (somatória de todos os capilares), mas o volume de sangue que é ejetado é o mesmo que retorna ao coração.

A viscosidade do sangue e a velocidade do fluxo fazem com que os elementos figurados ocupem o eixo da coluna em movimento, com os elementos maiores deslocando-se em maior velocidade no centro do vaso e os menores, mais próximos do endotélio, em menor velocidade (Figura 9.2). Tal configuração constitui o *fluxo laminar*, já que diferentes estratos (lâminas) concêntricos movimentam-se um dentro do outro de maneira telescópica, evitando o contato dos elementos figurados com o endotélio. Além do movimento linear, existe também um movimento helicoidal da coluna de sangue. A sístole ventricular e a curvatura natural da aorta causam torção do fluxo sanguíneo e imprimem movimento helicoidal à massa sanguínea, sendo este mais um fator que reduz o atrito com a parede vascular, a chamada *força de cisalhamento* (*shear stress*). Perda do fluxo laminar causa turbilhonamento do sangue, o que favorece a aproximação dos elementos figurados da superfície endotelial.

A regulação do fluxo de sangue para os tecidos se faz na microcirculação, onde as arteríolas são capazes de grandes variações na luz (dilatação ou contração). Vasoconstrição arteriolar aumenta a resistência vascular periférica e a pressão arterial. Vasodilatação arteriolar aumenta o fluxo de sangue para os tecidos, aumentando o aporte de nutrientes e oxigênio. Portanto, a microcirculação reage a estímulos para compensar alterações sistêmicas de pressão e volume e responde a estímulos locais gerados quando aumenta a demanda de sangue.

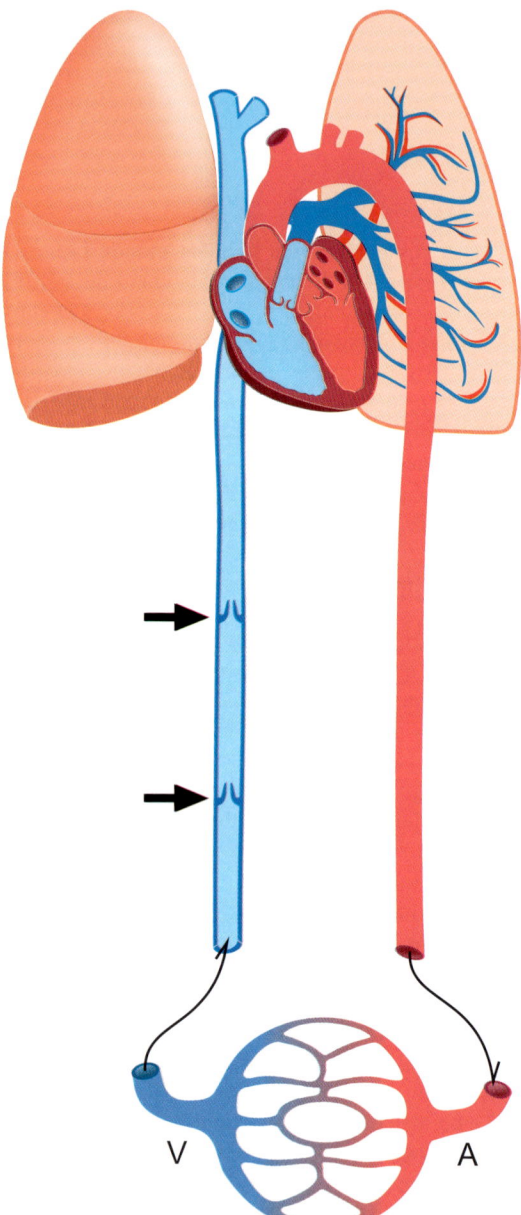

Figura 9.1 Esquema simplificado do sistema circulatório. A existência de valvas nas veias (*setas*), entre os átrios e os ventrículos e na emergência da aorta e da artéria pulmonar mantém a direção do fluxo sanguíneo e impede o seu refluxo. O sangue sai dos ventrículos e retorna aos átrios. A: artéria; V: veia.

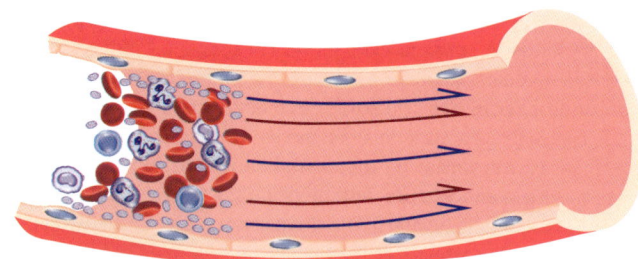

Figura 9.2 Padrão laminar do fluxo sanguíneo. Leucócitos e hemácias circulam predominantemente na parte central da coluna de sangue, enquanto as plaquetas fluem sobretudo na periferia, mais próximas do endotélio. Quando o fluxo laminar torna-se turbilhonado, as células chocam-se contra a parede vascular, o que pode favorecer a ativação de plaquetas e iniciar a sua adesão ao endotélio.

O controle da microcirculação é feito por mecanismos neurais (inervação), humorais (hormonais), endoteliais e metabólicos. A *regulação nervosa* depende de inervação autonômica; as células musculares lisas das arteríolas têm receptores alfa ou beta em proporções diferentes: os vasos periféricos têm mais receptores alfa-adrenérgicos (vasoconstritores), enquanto nos viscerais predominam receptores beta-adrenérgicos (vasodilatadores). A *regulação hormonal ou humoral* é feita por receptores para vasopressina e angiotensinas I e II (vasoconstritores) e receptores para histamina, bradicinina, protaglandinas E_2 e I_2 e opioides endógenos (vasodilatadores). A *regulação endotelial* é mediada pela produção, pelas células endoteliais, de substâncias vasodilatadoras (óxido nítrico e PGI_2 ou prostaciclina) e vasoconstritoras (endotelinas e tromboxano). A *regulação metabólica* vem de produtos do metabolismo que atuam no músculo liso arteriolar e nos esfíncteres pré-capilares. ADP e adenosina atuam em receptores purinérgicos do músculo liso arteriolar produzindo vasodilatação; aumento de íons hidrogênio reduz a sensibilidade do músculo liso aos vasoconstritores e favorece a abertura dos esfíncteres pré-capilares. A regulação metabólica é a que mantém, na microcirculação, um fluxo sanguíneo adequado para atender às necessidades dos tecidos em diferentes momentos funcionais.

Como a rede capilar é um compartimento muito amplo, nela o fluxo do sangue deve ser controlado de modo que somente uma parte do sistema esteja aberta em um determinado momento. Esse controle é feito por meta-arteríolas, na emergência dos capilares, onde o músculo liso forma os esfíncteres pré-capilares: estes podem fechar ou abrir de modo que o sangue passa por alguns capilares e não por outros, de modo alternante, permitindo um fluxo em velocidade adequada e em volume suficiente para manter a homeostasia do sistema. A quantidade de sangue necessária para manter as funções orgânicas é, portanto, muito menor do que a capacidade volumétrica de todo o sistema circulatório, permitindo economia de sangue e menor carga de trabalho para o impulsionar.

O funcionamento do coração e dos vasos é também regulado por centros nervosos no sistema nervoso central (centros cardiorreguladores no tronco cerebral), os quais recebem estímulos aferentes de sensores no sistema circulatório que podem ser estimulados por variações de pressão e volume (presso e volumorreceptores) ou por variações de pH ou na tensão de CO_2 e O_2. Tais estímulos chegam aos centros cardiorreguladores, que os integram e enviam estímulos eferentes via sistema nervoso autônomo: inervação simpática e parassimpática no coração e inervação predominantemente simpática nas arteríolas periféricas. As veias recebem inervação simpática e têm, no músculo liso, receptores alfa, venoconstritores. Sensores de pressão e volume existem também nas arteríolas aferentes dos glomérulos; estímulo deles controla a liberação de renina, que atua no angiotensinogênio produzido no fígado e gera angiotensina I. Esta, por ação da enzima conversora da angiotensina (ECA), produzida sobretudo no endotélio de capilares pulmonares) é convertida em angiotensina II, que é vasoconstritora e estimula a liberação de aldosterona na cortical da suprarrenal. A Figura 9.3 resume a regulação da função do sistema circulatório por meio de sensores de pressão, de volume e de variações de pH.

O fluxo de substâncias do sangue para a matriz extracelular e daí para as células e destas de volta ao sangue é feito principalmente na rede capilar. A passagem de líquido contendo nutrientes através da parede dos capilares é feita pela pressão de filtração (filtra o plasma) e de reabsorção, cujos detalhes serão discutidos adiante. Os capilares têm estrutura variável em diferentes territórios: (1) capilares contínuos, nos quais as células endoteliais estão presas umas às outras por interdigitações e complexos de adesão; a maioria dos capilares é contínua; (2) capilares fenestrados, em que existem poros nas células endoteliais, que são túneis que atravessam o citoplasma e se abrem sobre a membrana basal (p. ex., capilares glomerulares e sinusoides hepáticos); (3) capilares descontínuos, com espaços entre as células endoteliais (sinusoides esplênicos). A Figura 9.4 mostra os tipos de capilares sanguíneos em diferentes órgãos.

Os mecanismos de trocas entre o sangue e a matriz extracelular variam em diferentes órgãos, dependendo do tipo de capilar e de acordo com a maior ou menor demanda. A parede capilar é semipermeável, e o líquido que a atravessa é um filtrado. Nos capilares também existe intensa atividade de trânsito de vesículas da face luminal para a abluminal, e vice-versa (transcitose). Em muitas agressões, a permeabilidade capilar fica aumentada; os mecanismos desse aumento foram discutidos no Capítulo 4.

Sistema linfático

O sistema linfático é formado por um conjunto de vasos que se iniciam na matriz extracelular como capilares em fundo cego, cuja parede é muito fina e revestida por células endoteliais com bordas interdigitadas ou parcialmente sobrepostas e ligadas entre si por complexos juncionais descontínuos; tal conformação permite a passagem do líquido tecidual de forma unidirecional e intermitente para o interior do vaso linfático (Figura 9.5). A superfície externa dessas células está fixada às fibras da matriz extracelular que, quando distendidas, fazem tração nas paredes capilares favorecendo o mecanismo de drenagem, já que a sobreposição das células funciona como mecanismo de báscula que só permite a passagem do líquido tecidual para dentro do vaso. Distensão da parede provoca dilatação dos vasos linfáticos iniciais e, consequentemente, sucção do líquido para o interior do vaso. Tal mecanismo é amplificado pelo fato de os vasos linfáticos possuírem válvulas. Quando expandido por linfa, o segmento capilar entre uma válvula e outra sofre bombeamento pelas células ao seu redor (sístole linfática), impulsionando a linfa para os linfonodos regionais ou satélites (cadeia linfática locorregional). Os vasos linfáticos penetram nos linfonodos pela face convexa destes e deságuam no seio subcapsular; a linfa passa através das áreas cortical e paracortical do linfonodo e é lançada nos seios linfáticos da medular, de onde sai pelos vasos linfáticos eferentes; estes confluem para formar o ducto torácico e o ducto linfático direito, que coletam a linfa de todo o corpo e a lançam nas veias braquiocefálicas.

A linfa é formada a partir da reabsorção do líquido intersticial filtrado dos capilares sanguíneos; contém água, moléculas pequenas, macromoléculas e células da resposta imunitária. Nos linfonodos, a linfa aferente contém poucas células (células dendríticas e outras células fagocitárias) que são atraídas para entrar nos linfáticos aferentes por quimiocinas liberadas pelo endotélio linfático (ver Capítulo 4). A linfa eferente é rica em células, pois é o meio de transporte de linfócitos dos linfonodos até o sangue.

▶ Hiperemia

Hiperemia (hiper: muito; *haimos*: sangue) é o aumento da quantidade de sangue no interior dos vasos em um tecido ou órgão, especialmente na microcirculação. Maior volume de sangue na microcirculação resulta de aumento da velocidade do fluxo sanguíneo (hiperemia ativa), de redução na drenagem venosa por diminuição da velocidade de fluxo (hiperemia passiva ou congestão) ou desses dois fatores, quando há hiperfluxo associado à dificuldade de retorno venoso, como acontece em inflamações (hiperemia mista).

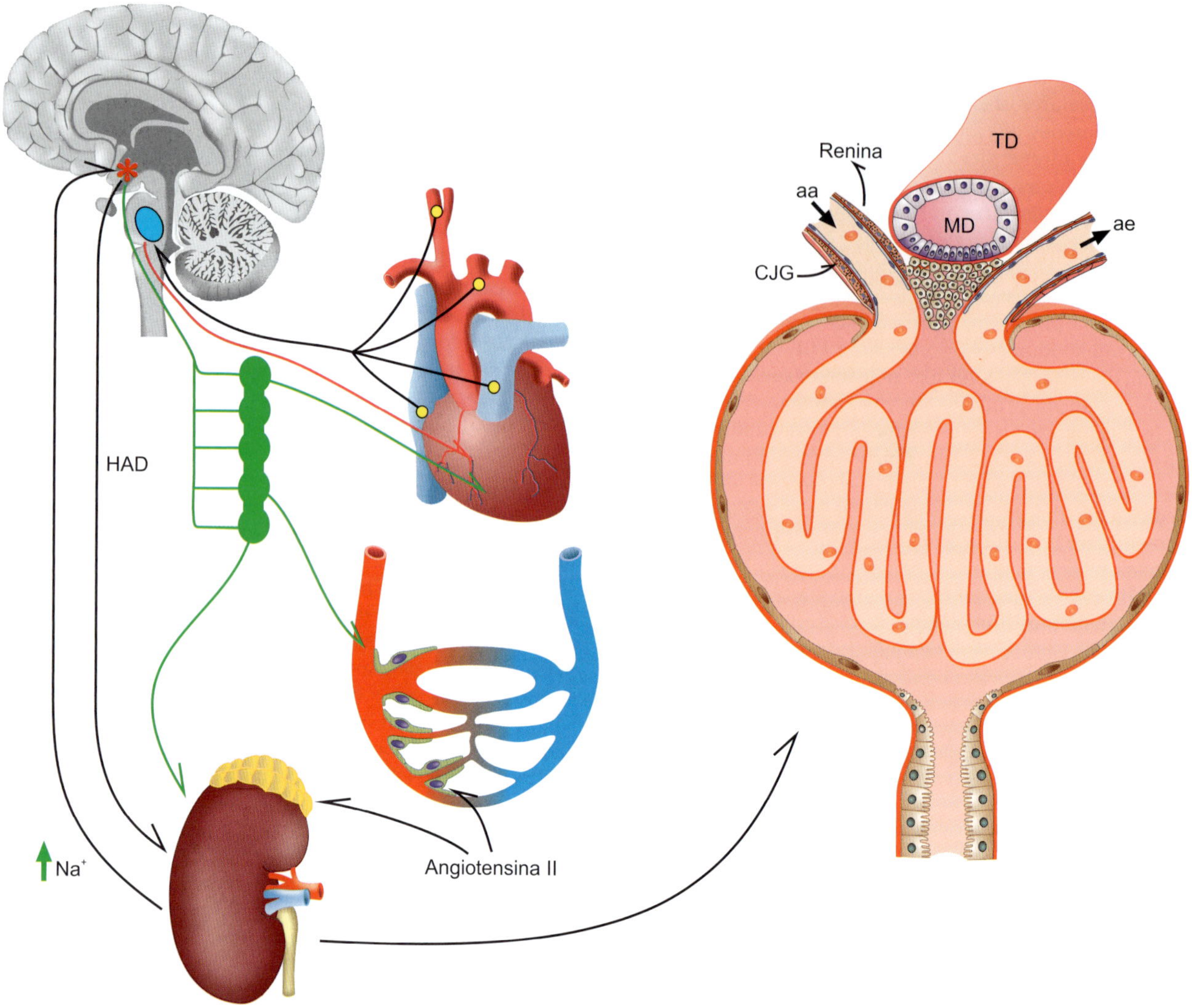

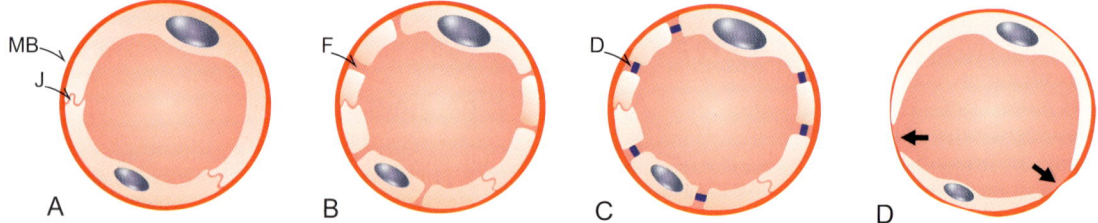

Figura 9.3 Esquema resumindo os principais mecanismos de adaptação do sistema circulatório a variações de volume e pressão. Os pressorreceptores e os volumorreceptores (*círculos amarelos*) captam as variações de volume e pressão e enviam estímulos aos centros cardiorreguladores no tronco cerebral (*elipse azul*), onde os estímulos induzem respostas autonômicas, via sistema nervoso simpático (*linhas verdes*) e parassimpático (*linha vermelha*), que modificam a atividade cardíaca e a microcirculação. Variações de pressão e volume são sentidas nas células justaglomerulares (CJG) da arteríola aferente do glomérulo (aa), regulando a produção de renina, protease que gera angiotensina I a partir do angitensinogênio existente no plasma. Por ação da ECA (enzima conversora da angiotensina), a angiotensina I é convertida em angiotensina II, que estimula a produção de aldosterona na cortical da suprarrenal, a qual regula a reabsorção de sódio nos túbulos renais. As variações de sódio no plasma ativam neurônios osmorreceptores no hipotálamo (*), que estimulam a neuro-hipófise a liberar o hormônio antidiurético (HAD), regulador da reabsorção de água nos túbulos renais. ae: arteríola eferente; MD: mácula densa; TD: tubo distal.

Figura 9.4 Tipos de capilares. **A.** Capilar contínuo, em que as células endoteliais ficam unidas por interdigitações e estruturas juncionais (J), que incluem junções oclusivas (capilares cerebrais). **B.** Capilar contínuo, com junções interendoteliais, no qual as células endoteliais apresentam poros ou fenestras (F). **C.** Capilar contínuo, em que os poros endoteliais podem apresentar um diafragma (indicado por D). **D.** Capilar sinusoide, no qual existem espaços entre as células endoteliais (*setas*). Nesse tipo de capilar, inexiste membrana basal (p. ex., na medula óssea) ou ela é incompleta (como no baço e no fígado). MB: membrana basal.

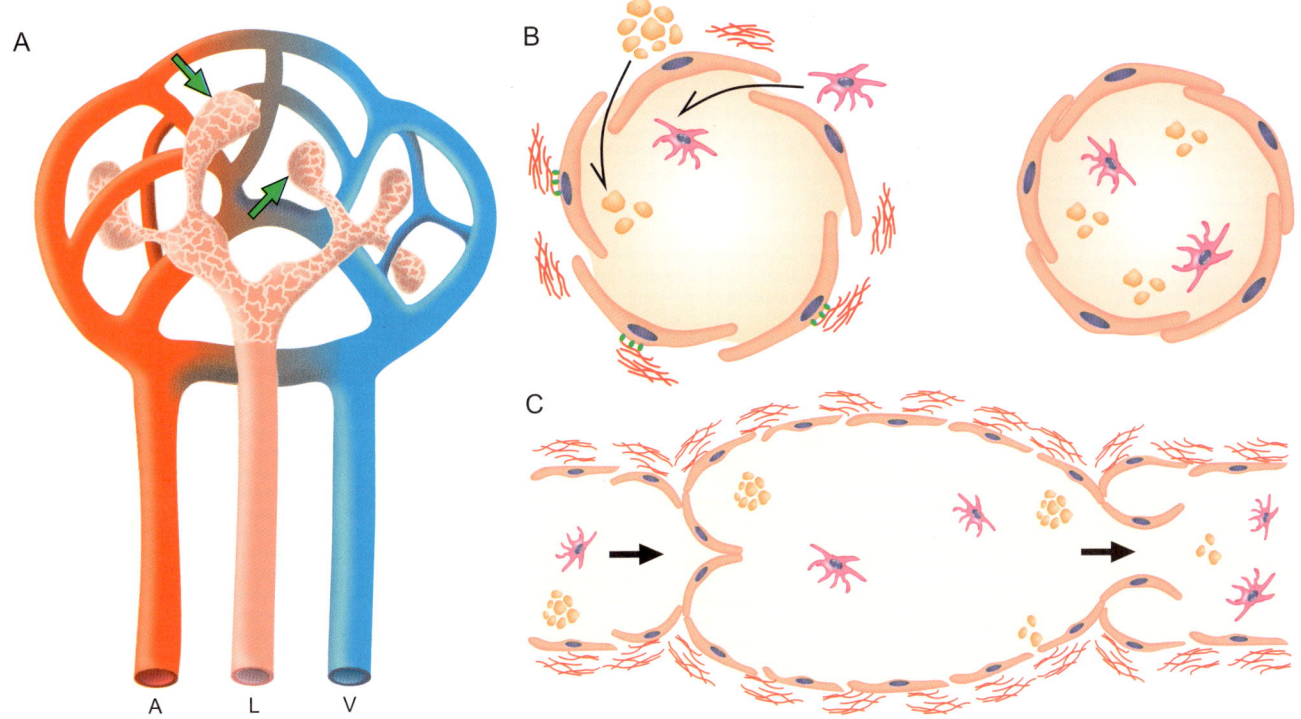

Figura 9.5 Estrutura da microcirculação e mecanismo de drenagem linfática. **A.** A rede de capilares sanguíneos interposta entre o sangue aferente das arteríolas e as vênulas gera o líquido tecidual, que em parte é coletado pelas dilatações bulbares (saculares) dos capilares linfáticos periféricos (*setas verdes*), os quais confluem até os vasos linfáticos coletores. **B.** Fluxo de linfa nos vasos linfáticos periféricos. As células endoteliais linfáticas ficam parcialmente ancoradas à MEC, permitindo que a expansão do líquido tecidual mantenha os linfáticos expandidos pela tração dos filamentos de ancoragem presos à face externa destas células. O endotélio dos linfáticos periféricos tem membrana basal e complexos juncionais descontínuos; as células ficam dispostas de modo a formar válvulas entre si. Tal disposição permite que as interdigitações e as superposições das bordas celulares sejam comprimidas pelo líquido tecidual e formem passagens (p. ex., *flap valves*/válvulas em báscula) com fluxo unidirecional, através do qual o líquido penetra no vaso linfático; ao mesmo tempo, essa disposição das células bloqueia a saída de líquido quando a pressão intracapilar aumenta. **C.** Fluxo de linfa nos vasos linfáticos coletores. No endotélio desses vasos, a membrana basal e os complexos juncionais são contínuos, impedindo fluxo transmural. A contração de células musculares lisas da parede dos vasos linfáticos e as válvulas intraluminais fazem com que a linfa seja impulsionada até os linfonodos.

Hiperemia ativa ocorre por vasodilatação arteriolar, o que aumenta o fluxo de sangue no local, o qual toma coloração avermelhada. São exemplos fáceis de observar a hiperemia facial (rubor facial) de origem neurogênica, que acompanha exercícios físicos, e a hiperemia nas fases iniciais de uma inflamação aguda (rubor no tecido inflamado). Hiperemia ativa é causada por estímulos vasodilatadores neurogênicos (rubor facial) ou metabólicos (ADP e adenosina no exercício físico) e por mediadores inflamatórios vasodilatadores (ver Capítulo 4). As consequências dessa hiperemia são discretas: a hiperemia neurogênica e a do exercício físico são transitórias; a hiperemia ativa da inflamação acompanha-se rapidamente por hiperemia passiva, tornando-se hiperemia mista. Na hiperemia neurogênica por desnervação simpática, como acontece em traumatismos raquimedulares, pode haver hipotensão arterial, especialmente postural, por vasodilatação arteriolar.

Hiperemia passiva ou **congestão** ocorre quando a drenagem venosa está dificultada por: (1) diminuição do retorno venoso em consequência de obstrução localizada, como acontece em trombose venosa, obstrução de veias por causas variadas ou aumento da viscosidade sanguínea, por empilhamento de hemácias e alteração de sua plasticidade (hiperemia passiva ou congestão localizada); (2) redução do retorno venoso sistêmico ou pulmonar, como acontece na insuficiência cardíaca (hiperemia passiva pulmonar e hiperemia passiva sistêmica).

Aspectos morfológicos

Com a redução da velocidade circulatória (estase venosa), os órgãos e/ou os locais comprometidos tornam-se avermelhados, com tonalidade violácea ou arroxeada. A cianose da hiperemia passiva deve-se à baixa oxigenação do sangue venoso, rico em carboxi-hemoglobina, de cor vermelho-azulada. Examinados a fresco e seccionados, os órgãos mostram-se tumefeitos, drenam na superfície de corte maior volume de sangue e são mais brilhantes por causa do edema (ver adiante). Microscopicamente, encontra-se dilatação de vênulas e capilares, que estão cheios de sangue. O interstício fica expandido por edema. É também frequente o extravasamento de hemácias, que saem dos vasos por entre as células endoteliais empurradas pelo aumento da pressão hidrostática (hemorragia por diapedese, ver adiante).

Hiperemia passiva na insuficiência cardíaca

Insuficiência cardíaca direita causa hiperemia passiva em todo o organismo. Quando a insuficiência é súbita, o fígado fica tumefeito, doloroso, mais vermelho e com as veias hepáticas dilatadas. A hipóxia pode causar necrose hepatocitária centrolobular, acompanhada de dilatação sinusoidal e edema nos espaços de Disse. No baço, encontram-se acúmulo de sangue nos sinusoides e esplenomegalia discreta. Nos demais órgãos, observa-se aumento discreto de volume e coloração arroxeada. Na insuficiência cardíaca esquerda, ocorre hiperemia passiva nos pulmões, que é acompanhada de edema (ver adiante).

Na insuficiência cardíaca de longa duração, a hiperemia passiva prolongada tem consequências importantes em muitos órgãos. No *fígado*, encontram-se degeneração hidrópica e esteatose de hepatócitos, inicialmente nos centrolobulares; estes sofrem hipotrofia por compressão pela dilatação sinusoidal, aumentando o contraste com a periferia do lóbulo, onde os hepatócitos tumefeitos comprimem os sinusoides e reduzem a quantidade de sangue. Em consequência, o centro dos lóbulos fica mais escuro e a periferia mais clara, produzindo o típico aspecto do fígado em *noz-moscada* (Figura 9.6). Crises sucessivas de insuficiência cardíaca podem causar necrose hepatocitária e fibrose centrolobular. No baço, insuficiência cardíaca pode levar a esplenomegalia congestiva.

Nos *pulmões*, a hiperemia passiva crônica por insuficiência cardíaca esquerda favorece edema pulmonar e hemorragia por diapedese; as hemácias extravasadas são fagocitadas por macrófagos alveolares, que se tornam carregados de hemossiderina e podem ser encontrados no escarro ou no lavado broncoalveolar (*células cardíacas*).

Hiperemia passiva do baço

Hipertensão portal causa hiperemia passiva esplâncnica crônica. No baço, a retenção de sangue aumenta o volume do órgão (esplenomegalia), que é acompanhada de aumento do número de macrófagos, os quais aumentam a hemocaterese e contribuem para citopenia no sangue periférico (plaquetopenia, neutropenia e/ou anemia, o que constitui o *hiperesplenismo*). O parênquima esplênico pode apresentar ainda pequenos nódulos fibróticos, calcificados e contendo hemossiderina, resultantes de hemorragia antiga ou de reabsorção de pequenos infartos (nódulos de Gandy-Gamna). No trato digestivo, a hiperemia passiva crônica causa edema da mucosa e desvio do sangue portal para a circulação sistêmica, o que causa dilatação varicosa nos plexos venosos gástrico, esofágico e hemorroidário (varizes gástricas, esofágicas e retais). O bloqueio no retorno venoso pode ainda dificultar a perfusão da mucosa intestinal, podendo causar lesões isquêmicas.

Hiperemia passiva crônica nos membros inferiores

Acontece na insuficiência cardíaca crônica ou quando existe insuficiência venosa por incapacidade valvular das veias e da bomba venosa das pernas para manter o retorno venoso. A própria dilatação venosa dificulta a coaptação das válvulas e agrava a insuficiência em um círculo vicioso. A estase sanguínea provoca edema, que se acumula durante o dia, enquanto o indivíduo permanece em pé, e é aliviado quando mantém o membro elevado ou está deitado. Ao longo prazo, surge hemorragia por diapedese, que resulta em pigmentação hemossiderótica da pele e provoca seu escurecimento, especialmente na metade inferior da perna e do pé (Figura 9.7). As veias superficiais dilatam-se por incompetência das válvulas das veias perfurantes. A dilatação venosa e a lentidão do fluxo favorecem a formação de trombos nas veias profundas, que é a fonte mais importante de tromboembolia pulmonar (ver adiante). A hipertensão venosa crônica acompanha-se de alterações tróficas da derme e hipoderme, microangiopatia venosa e, em alguns pacientes, formam-se úlceras cutâneas de difícil tratamento.

▶ Hemorragia

Hemorragia ou sangramento significa *saída de sangue dos vasos ou do coração para o meio externo, para o interstício ou para as cavidades pré-formadas*. Hemorragias podem ser internas ou externas e recebem nomes particulares.

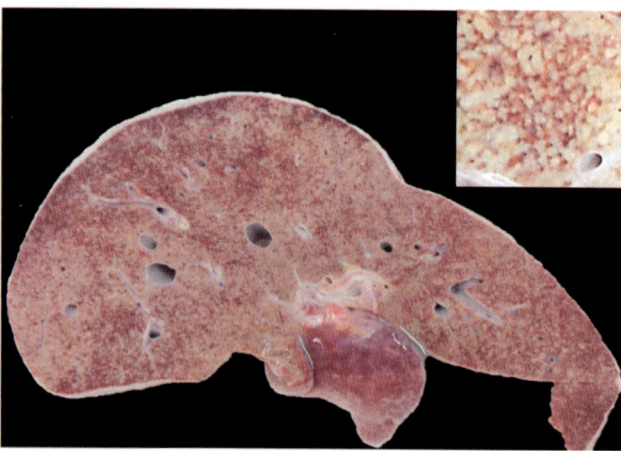

Figura 9.6 Fígado cardíaco. Superfície de corte mostrando veias centrais dilatadas, cheias de sangue e circundadas por parênquima mais claro, onde predomina degeneração hepatocitária (aspecto em "noz-moscada"). No detalhe, veias centrais dilatadas e cheias de sangue (pontos avermelhados).

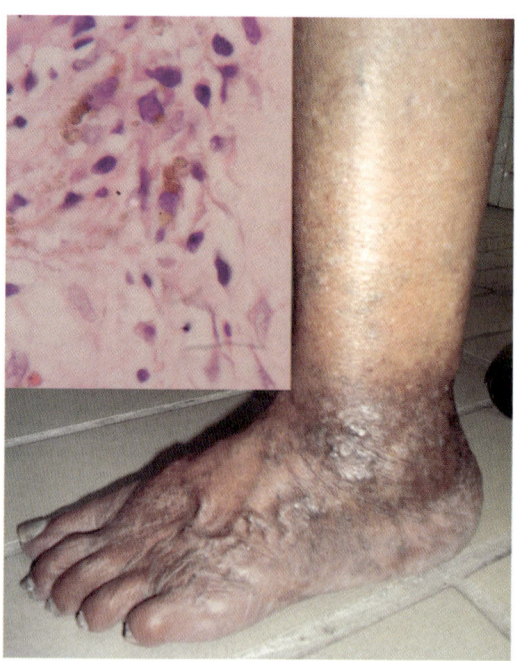

Figura 9.7 Insuficiência venosa de longa duração no membro inferior. Pigmentação castanho-escura da pele e dilatações varicosas das veias no dorso do pé e no tornozelo. No detalhe, corte histológico da pele mostra macrófagos carregados de hemossiderina na derme profunda. A insuficiência venosa predispõe à trombose venosa profunda, agravando a hiperemia passiva.

Hemorragias puntiformes ou *petéquias* são diminutas áreas hemorrágicas (até 3 mm de diâmetro), geralmente múltiplas. Na maioria das vezes, resultam de defeitos qualitativos ou quantitativos de plaquetas. *Púrpura* é a lesão superficial um pouco maior do que as petéquias, geralmente na pele, múltipla, plana ou discretamente elevada, podendo atingir até 1 cm de diâmetro. *Equimose* é a hemorragia que aparece como mancha azulada ou arroxeada, mais extensa do que a púrpura e que pode provocar aumento discreto de volume local. Equimoses são frequentes após traumatismos. *Hematoma* consiste em hemorragia em que o sangue se acumula e forma uma tumoração. Como a equimose, hematoma é comum em traumatismos. A Figura 9.8 ilustra alguns tipos de hemorragia na pele.

Hemorragias em cavidades pré-formadas são denominadas de acordo com a localização. *Hemartro ou hemartrose* na cavidade articular, *hemopericárdio* (Figura 9.9), *hemotórax* e *hemoperitônio* nas respectivas cavidades serosas. *Hemossalpinge*, *hematométrio* e *hematocolpo* são coleções sanguíneas na luz da tuba uterina, na cavidade uterina e na cavidade vaginal, respectivamente. *Hemobilia* é a hemorragia no interior da vesícula biliar ou dos ductos biliares.

A exteriorização de hemorragias por orifícios corpóreos recebe nomes específicos. A eliminação de sangue pelas narinas é denominada *epistaxe*. Pela tosse e oriunda do sistema respiratório, é chamada *hemoptise* quando em maior volume e *escarro hemoptoico* quando discreta. *Hematêmese* é a eliminação de sangue pela boca originado do trato digestivo e eliminado por vômito. A eliminação de sangue pelo ânus pode ocorrer de duas maneiras: (1) sangue digerido, que confere cor escura às fezes (semelhantes a borra de café), recebe o nome de *melena*; (2) sangue não digerido, de cor vermelha, constitui a *hematoquezia*. *Otorragia* é a perda de sague pelo meato acústico externo. *Hematúria* é a eliminação de sangue com a urina, podendo ser macroscópica ou microscópica. *Metrorragia* é a perda de sangue originado do útero fora da menstruação; a perda excessiva de sangue na menstruação chama-se *menorragia* ou *hipermenorreia*; se a frequência e/ou o tempo de duração da menstruação aumentam, trata-se de *polimenorreia*.

Em muitas situações (defeitos congênitos ou adquiridos em plaquetas, fatores da coagulação ou parede vascular), os indivíduos têm risco aumentado de hemorragia, muitas vezes por lesões vasculares muito discretas, o que é conhecido como *diátese hemorrágica*.

Etiopatogênese

Hemorragias podem ser causadas por: (1) perda da integridade da parede vascular; (2) alterações dos mecanismos de coagulação sanguínea; (3) modificações qualitativas ou quantitativas das plaquetas; (4) mecanismos complexos e ainda mal definidos.

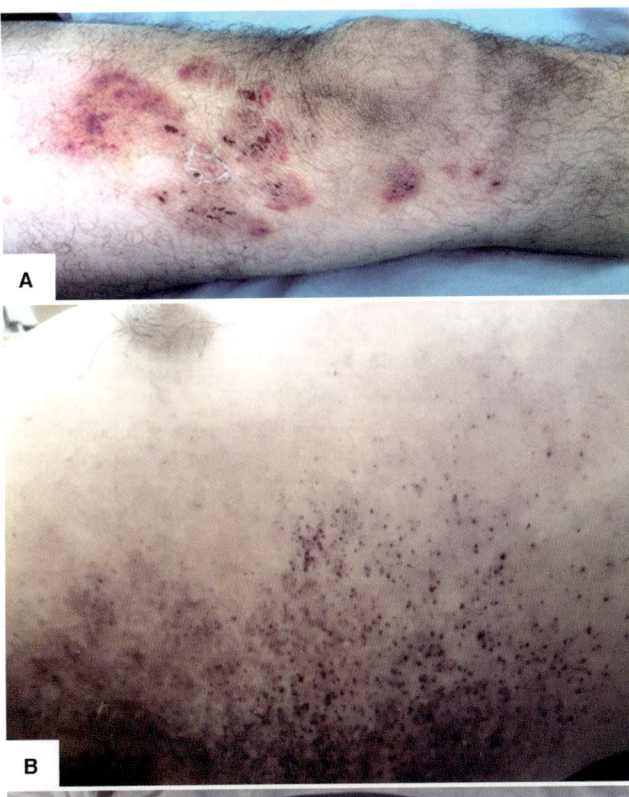

A

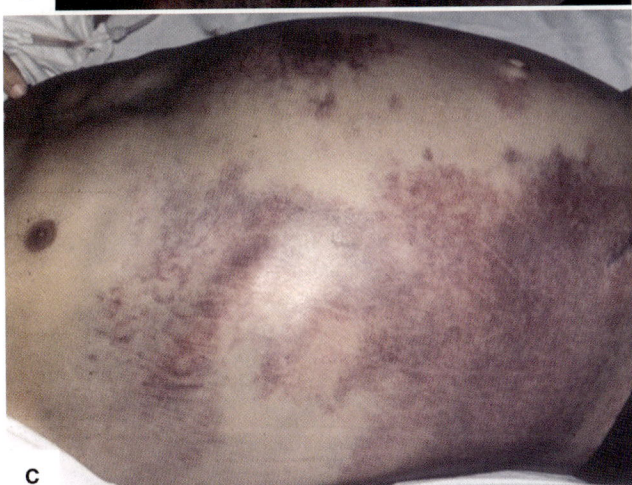

B

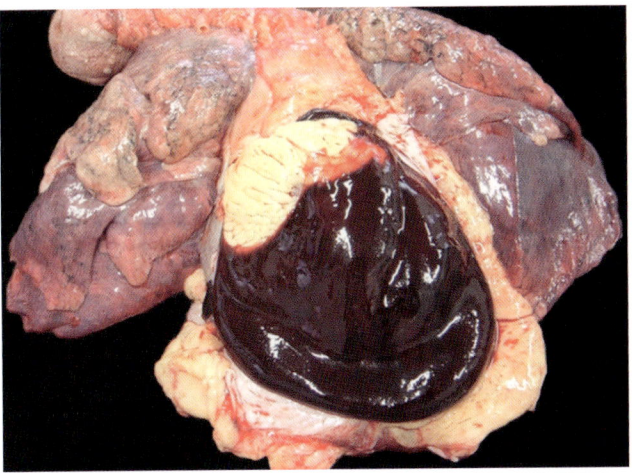

C

Figura 9.8 Hemorragias superficiais na pele. Púrpuras (**A**) e petéquias (**B**) em paciente com púrpura trombocitopênica idiopática. **C.** Sufusão hemorrágica extensa na parede lateral do tórax e no abdome em paciente com cirrose descompensada. (Cortesia da Profª Lúcia Diniz e do Prof. Carlos Sandoval Gonçalves, UFES, Vitória-ES.)

Figura 9.9 Hematoma intrapericárdico (hemopericádio) secundário à ruptura de dissecação da aorta torácica que progrediu retrogradamente até a aorta ascendente. O pericárdio parietal foi retirado na face anterior para mostrar que o espaço pericárdico ficou totalmente ocupado por sangue (coagulado após a morte), impedindo o enchimento do coração durante a diástole (tamponamento cardíaco).

9

Hemorragia por lesão da parede vascular. Sangramento por lesão na parede de vasos acontece por ruptura ou por diapedese. *Hemorragia por ruptura do vaso (rexe)* ocorre por traumatismos ou por outras lesões vasculares. O agente mecânico pode ser causa isolada, mas em muitos casos associa-se a defeitos na resistência vascular ou na coagulação do sangue. Quando há fragilidade vascular, traumatismos mínimos podem romper os vasos, como na ruptura de aneurismas. Traumatismo mecânico (p. ex., bolo alimentar ou fecal) pode levar à ruptura de veias varicosas no esôfago e em hemorroidas. Gengivorragia durante a escovação de dentes pode ser o primeiro sinal de uma trombocitopenia; neste caso, traumatismo pequeno, habitual, é capaz de provocar hemorragia quando associado a redução do número de plaquetas. Em vasculites, o sangramento pode ser atribuído à destruição segmentar da parede vascular pelo exsudato inflamatório. Inflamações parenquimatosas com supuração (necrose liquefativa em inflamação purulenta), granulomatosas ou necrosantes (p. ex., necrose caseosa na tuberculose, inflamação necro-hemorrágica em pancreatite) e infiltração neoplásica podem corroer e perfurar a parede vascular (hemorragia é frequente em cavernas da tuberculose pulmonar). O mesmo acontece na luz de órgãos ocos cujas mucosas podem ter úlceras, como na úlcera péptica do esôfago, do estômago ou do duodeno e em ulcerações do sistema urinário por cálculos ou inflamações ulcerativas; a necrose que provoca úlceras atinge também a parede de vasos e causa sua ruptura. *Hemorragia por diapedese* ocorre pela saída de sangue através de espaços entre as células endoteliais por causa de: (1) alteração nas junções intercelulares (diapedese paracelular); (2) formação de poros nas células endoteliais (diapedese transcelular), possivelmente em locais com citoplasma mais delgado. Hemorragia por diapedese ocorre em vênulas ou capilares em casos de hiperemia passiva que resulta em aumento da pressão intravascular.

Hemorragia por alterações na coagulação sanguínea. Quase sempre, a hemorragia é causada por traumatismos pequenos, sendo o sangramento desproporcional à intensidade da lesão. Exemplos clássicos são pequenos cortes que sangram por muito tempo, sangramento menstrual prolongado (menorragia), hemorragia excessiva durante extrações dentárias ou grande hematoma após traumatismo pequeno. As principais hemorragias por alterações nos mecanismos da coagulação sanguínea estão relacionadas com: (1) deficiência congênita ou adquirida de fatores da coagulação; (2) excesso de anticoagulantes, endógenos ou exógenos.

As *deficiências congênitas de fatores da coagulação* mais importantes são a hemofilia A (deficiência de fator VIII), a hemofilia B (deficiência de fator IX) e a doença de von Willebrand (deficiência do fator von Willebrand), esta a mais frequente entre as hemorragias hereditárias.

Deficiências adquiridas de fatores de coagulação são mais frequentes do que as congênitas e estão associadas a doenças carenciais (deficiência de vitamina K), a doenças hepáticas (deficiência na síntese dos fatores II, VII, IX e X e das proteínas C e S) ou a depleção desses fatores quando há ativação sistêmica da coagulação (coagulopatia de consumo). Vitamina K é cofator na síntese hepática de fatores da coagulação; na carência da vitamina e na insuficiência hepática, hemorragias são comuns por redução na síntese de fatores da coagulação.

Coagulopatia de consumo é o quadro hemorrágico associado à redução dos fatores da coagulação consumidos em excesso. O exemplo mais conhecido é o da *coagulação intravascular disseminada* (CID), em que a ativação sistêmica da coagulação sanguínea consome seus fatores. Nesses casos, há redução do fibrinogênio circulante e aumento da quantidade de produtos de degradação de fibrina na circulação, estes últimos potentes inibidores de fatores da coagulação. Na CID, ocorre aumento da atividade fibrinolítica, razão pela qual os produtos de degradação da fibrina aumentam na circulação.

Hemorragias por excesso de anticoagulantes endógenos ou exógenos resultam da ação de inibidores dos fatores da coagulação, de fibrinólise exagerada (ativação excessiva do plasminogênio) ou de inibição de inativadores naturais deste. Hemorragias por anticoagulantes exógenos são comuns em pacientes em tratamento com anticoagulante (heparinização) ou em intoxicações com substâncias com ação anticoagulante (p. ex., varfarina, usado como medicamento ou raticida). Tratamento trombolítico com ativadores do plasminogênio (rt-PA ou estreptoquinases; ver adiante – trombose) pode ter como complicação hemorragias variadas, às vezes graves.

Hemorragia por alterações quantitativas ou qualitativas de plaquetas. Redução do número (trombocitopenia) e alterações funcionais de plaquetas (trombastenia) acompanham-se de hemorragia, especialmente como petéquias ou púrpuras. O tempo de sangramento começa a ficar alterado quando as plaquetas caem abaixo de 100.000 por μL^3 de sangue, embora hemorragias espontâneas tornem-se evidentes quando o número de plaquetas é inferior a 20.000/μL^3; hemorragias graves acontecem quando esse número está abaixo de 10.000 plaquetas/μL^3.

As causas mais comuns de trombocitopenia são aplasia e infiltração neoplásica da medula óssea, síndrome mielodisplásica, hiperesplenismo, medicamentos (α-metildopa, sulfadiazínicos) e autoanticorpos, estes especialmente na púrpura trombocitopênica idiopática. Próteses valvares podem aumentar a destruição de plaquetas (por lise mecânica), reduzindo o seu número na circulação. Na trombocitopenia causada por medicamentos, a substância fica adsorvida à plaqueta e induz a síntese de anticorpos, os quais causam lise plaquetária por ativação do complemento.

Alterações funcionais de plaquetas por medicamentos são frequentes. Ácido acetilsalicílico e anti-inflamatórios não esteroides inibem a ciclo-oxigenase (COX), diminuindo a produção de tromboxano, o que reduz a agregação e a ativação de plaquetas. Usuários desses medicamentos apresentam micro-hemorragias (hematúria microscópica, sangue oculto nas fezes), mas podem também apresentar episódios mais graves de hemorragia digestiva. Hemorragia digestiva associada ao uso de inibidores de COX-1 é mais grave porque essa enzima reduz a síntese de prostaglandina E2 (esta é protetora da mucosa gástrica).

Disfunção plaquetária é encontrada na uremia, na cirrose e em pacientes submetidos a circulação extracorpórea. Nessas condições, o número de plaquetas circulantes é pouco reduzido, mas o tempo de sangramento é alterado por causa de defeitos mal conhecidos nos mecanismos de ativação de plaquetas. Causa menos frequente de disfunção plaquetária é a adsorção de substâncias sobre as plaquetas, como no uso de penicilina.

Hemorragia por mecanismos complexos. Hemorragia na dengue pode ser muito grave e levar ao choque. Os mecanismos de hemorragia e choque na dengue são complexos e ainda mal esclarecidos. Além da trombocitopenia que acompanha a doença, existem alterações funcionais na parede vascular induzidas por anticorpos contra antígenos do vírus que dão reação cruzada com células endoteliais. A disfunção endotelial na dengue é responsável não só pela fuga de plasma para o interstício como também por hemorragias.

Consequências

As consequências das hemorragias dependem do volume de sangue perdido, da velocidade da perda e do local do sangramento. Perdas pequenas, mas contínuas, podem causar espoliação de ferro e, consequentemente, anemia; sangramento digestivo crônico por úlceras variadas ou por neoplasias manifesta-se por anemia. Perdas volumosas de sangue causam anemia aguda e, nos casos mais graves, choque hipovolêmico (ver adiante). Hemorragia nos ventrículos cerebrais ou hemorragia no tecido nervoso encefálico aumenta a pressão intracraniana e pode levar ao óbito. Durante reabsorção e reparo, hemorragia subaracnóidea pode bloquear a reabsorção ou o fluxo do liquor e resultar em hidrocefalia. Sangue no espaço subaracnóideo pode também induzir espasmos arteriais e causar isquemia do tecido nervoso. Hemorragia cerebral pode deixar sequelas motoras e/ou sensitivas. Quando ocorre em centros nervosos vitais (p. ex., centro cardiorrespiratório), hemorragia mesmo pequena pode ser fatal. Quando súbito, sangramento no espaço pericárdico (hemopericárdio) impede a movimentação cardíaca (tamponamento cardíaco) por compressão extrínseca do coração, enquanto hematoma paratraqueal causa asfixia por obstrução da via respiratória, podendo levar ao óbito. Hemorragia intraocular pode produzir cegueira por turvação do corpo vítreo, descolamento da retina ou glaucoma.

Hemostasia

Hemostasia, que é a parada ou a cessação de um sangramento, pode ser feita naturalmente (hemostasia espontânea) ou artificialmente (p. ex., ligadura ou cauterização de vasos lesados). Hemostasia espontânea envolve a parede vascular, as plaquetas e o sistema de coagulação sanguínea. Nesse processo, ocorrem os fenômenos descritos a seguir.

Vasoconstrição arteriolar. Trata-se de reação reflexa e imediata após agressão de um vaso, especialmente por agente mecânico. A vasoconstrição é mediada sobretudo por endotelinas liberadas pelo endotélio agredido.

Tampão plaquetário. Quando ocorre lesão endotelial, os componentes do plasma e os elementos figurados do sangue ficam expostos ao interstício subendotelial e ativam as plaquetas. Simultaneamente, o endotélio agredido recruta mais plaquetas, leucócitos e fatores procoagulantes. A matriz subendotelial, especialmente o colágeno, é o principal ativador plaquetário e inicia a aderência e a fixação de novas plaquetas (tampão plaquetário). A distribuição tridimensional do agregado plaquetário cria estratos de ativação sucessivos. O núcleo do tampão onde o processo de agregação se iniciou e as camadas mais externas sofrem estímulos diferentes, já que as plaquetas situadas mais profundamente se deformam, emitem pseudópodes e secretam novos agonistas plaquetários, enquanto as mais superficiais e mais frouxamente agrupadas ficam em contato com o plasma e são sucessivamente ativadas. O colágeno exposto, fibrilas da MEC e laminina servem de substrato para receptores plaquetários do grupo de integrinas, induzindo sua ativação. As plaquetas expõem receptores para trombina, que pertencem à família de receptores ativados por proteases (PAR, *protease-activated receptors*) (Figura 9.10 A). *Ativação plaquetária*, que é mediada por glicoproteínas na membrana e fibrinogênio, é feita primordialmente pela trombina gerada por estímulo do fator tecidual da coagulação e independentemente do fator von Willebrand. Adesão de plaquetas e estímulos mecânicos por aceleração do seu movimento na região lesada e pelo choque delas contra as arestas da lesão vascular também contribuem para a ativação plaquetária (Figura 9.11).

Ativação plaquetária é reforçada pela trombina gerada na coagulação sanguínea, ADP originado no endotélio e tromboxano A$_2$ (TXA$_2$) produzido pelas próprias plaquetas, fortalecendo a adesividade delas. A seguir, ocorre *desgranulação* das plaquetas e liberação dos produtos dos seus grânulos (ADP, TXA$_2$, Ca^{++}, fosfolipídeos etc.), que são importantes no processo de coagulação sanguínea. Plaquetas ativadas alteram a sua forma: seu citoesqueleto sofre rearranjos, e a superfície delas ganha projeções filamentares que ampliam a área de contato entre elas mesmas e com a superfície tecidual exposta. Por meio

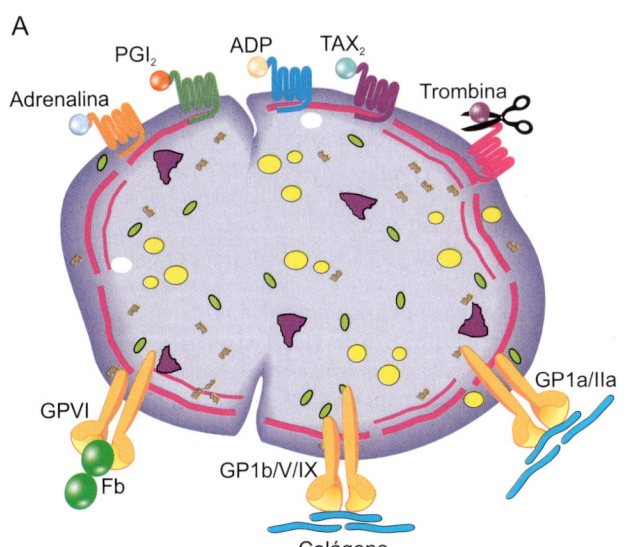

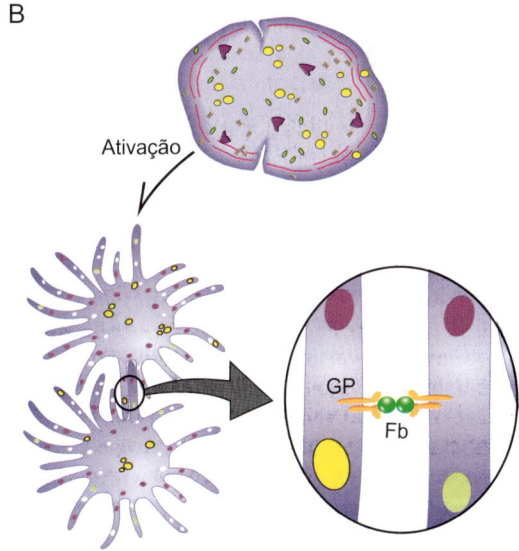

Figura 9.10 A. Esquema de uma plaqueta mostrando os principais receptores que atuam nos processos de ativação e de adesão. **B.** Plaquetas ativadas modificam a sua forma e emitem numerosos pseudópodes, ao longo dos quais os grânulos se deslocam para sofrer exocitose. A adesão de plaquetas umas às outras (agregação) faz-se por meio de integrinas (glicoproteínas plaquetárias), utilizando fibrinogênio (detalhe). Fb: fibrinogênio; PGI$_2$: prostaglandina I$_2$ ou prostaciclina; TAX$_2$: tromboxano A$_2$; GP: gliproteína; PAR: receptor ativado por protease.

9

desses prolongamentos e de fibrinogênio (Figura 9.10 B), ocorre *agregação plaquetária*, mediada em grande parte por ADP. A agregação de plaquetas promove contração delas e origina pseudópodes, o que as torna ainda mais aderidas entre si e formam uma massa mais sólida e mais resistente. A estabilização do tampão plaquetário completa-se com a deposição de fibrina gerada pela coagulação sanguínea. Em resumo, existem quatro fases na ativação de plaquetas e na formação do tampão plaquetário: (1) adesão de plaquetas ao estroma subendotelial; (2) agregação plaquetária, que resulta em deformação delas, formação de pseudópodes (que aumenta a superfície de contato) e maior adesão entre elas; (3) amplificação do tampão plaquetário; (4) estabilização do tampão plaquetário por fibrina.

Coagulação do sangue. A coagulação sanguínea completa a hemostasia. *In vitro*, a coagulação resulta da ativação de: (1) via intrínseca, por exposição de colágeno subendotelial; (2) via extrínseca,

iniciada pelo fator tecidual (tromboplastina tecidual) liberado por células lesadas (Figura 9.12). *In vivo*, a via extrínseca é a mais importante. Tal processo complexo faz-se por ativações sucessivas e envolve diversos substratos, enzimas e cofatores, como fosfolipídeos, cálcio e vitamina K. O denominador comum de ativação dessas duas vias é a formação de *trombina* (uma protease), que atua sobre o fibrinogênio e gera fibrina, que se polimeriza e forma o suporte físico que aprisiona as células sanguíneas no coágulo. Além disso, a trombina atua em receptores PAR, o que: (1) ativa plaquetas; (2) gera produtos com ação pró-inflamatória, como moléculas de adesão ao endotélio. Ao lado disso, o endotélio lesado deixa de liberar NO e PGI_2, que são agentes anticoagulantes. Além das próprias plaquetas, a rede de fibrina aprisiona leucócitos e hemácias, formando um coágulo, estrutura sólida capaz de tamponar a lesão vascular. Uma vez formado, o coágulo é estabilizado mediante a formação de ligações cruzadas entre as moléculas de fibrina.

A coagulação do sangue é processo que deve ser altamente regulado por mecanismos que estão resumidos na Figura 9.13. Cessada a hemorragia, ocorrem lise e absorção do coágulo, o

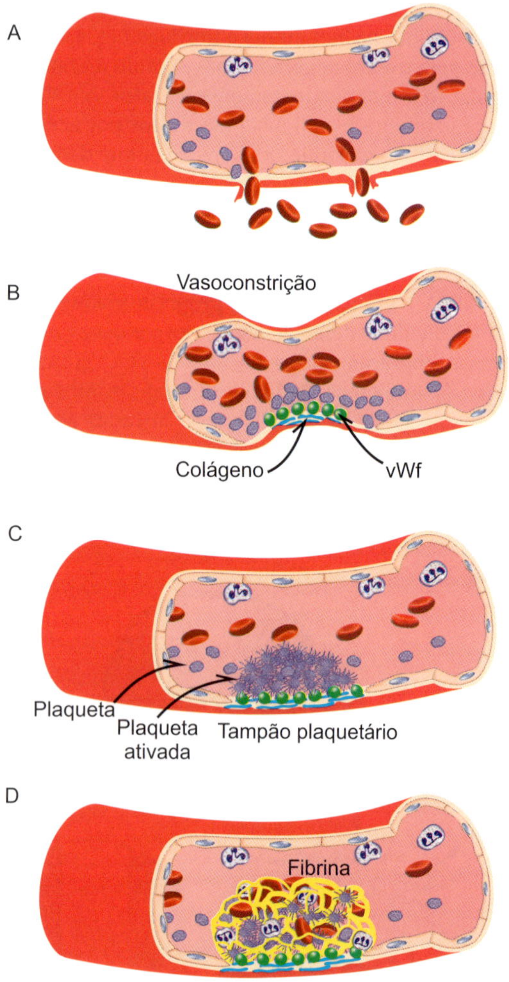

Figura 9.11 Formação de tampão plaquetário para cessar hemorragia após lesão da parede vascular (hemostasia). O mecanismo é semelhante ao que ocorre na formação de um trombo por lesão endotelial. **A.** Havendo lesão vascular, ocorre hemorragia. **B.** Logo em seguida, surgem vasoconstrição reflexa localizada e exposição de colágeno. **C.** As plaquetas ligam-se ao colágeno e a outras proteínas fibrilares; são ativadas e se agregam, iniciando a formação do tampão plaquetário, que cresce e (**D**) se estabiliza após a formação de fibrina por ativação da coagulação sanguínea.

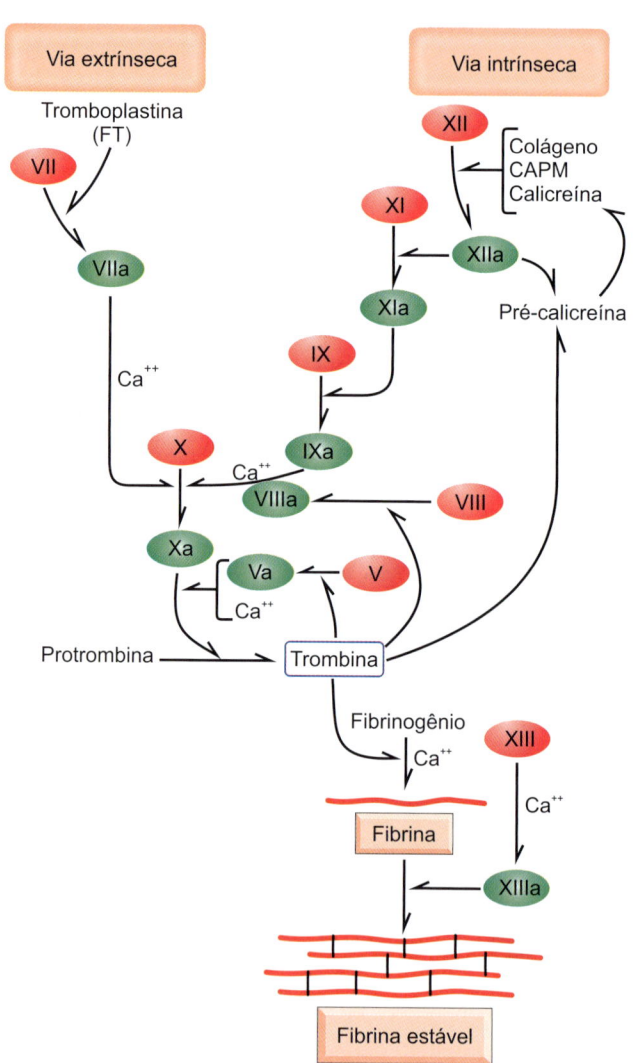

Figura 9.12 Sistema da coagulação sanguínea. A forma ativa de cada fator da coagulação está indicada pela letra "a" adiante do algarismo romano. CAPM: cininógeno de alto peso molecular.

que é feito pelo *sistema fibrinolítico* e por células inflamatórias. A fibrina é degradada pela plasmina, que é gerada por ação de ativadores (tPA, uPA) do plasminogênio (Figura 9.13 A). Produtos de degradação da fibrina em grande quantidade no plasma (D-dímeros) servem como marcadores laboratoriais de trombose. Em seguida, surgem os mecanismos de reparo de lesões teciduais, como descrito no Capítulo 8 ou na resolução de trombos (ver adiante).

Diagnóstico das causas de hemorragia. Métodos laboratoriais para avaliar hemostasia

As principais causas de sangramento anormal podem ser suspeitadas após anamnese completa, sendo o diagnóstico estabelecido com segurança por meio de exames complementares. Entre esses, os mais utilizados são avaliação do hemograma, contagem de plaquetas, tempo de sangramento, tempo de trombina, tempo de protrombina, tempo de tromboplastina parcial ativada e prova do laço.

Informações sobre a ocorrência, a extensão e a localização de hemorragias podem levantar suspeitas sobre suas causas. Causas congênitas são suspeitadas se: (1) na história familiar existem casos de sangramento anormal ou história pregressa de sangramento excessivo pelo coto umbilical; (2) sangramento com duração prolongada (> 24 horas) ou recidiva de sangramento após extração dentária; (3) epistaxe volumosa com necessidade de tamponamento ou cauterização; (4) sangramento exagerado em procedimentos cirúrgicos simples, necessitando transfusão sanguínea. Nos defeitos congênitos da coagulação em que a alteração da hemostasia é discreta, sangramentos mais intensos podem manifestar-se tardiamente, na vida adulta, ou ser precipitados por medicamentos que interferem na coagulação do sangue.

Sangramento de origem plaquetária, geralmente superficial (cutâneo ou de mucosas), manifesta-se por epistaxe, menorragia, hematúria, hemorragia digestiva, púrpura e petéquias. Em hemorragias por deficiência de fatores da coagulação sanguínea, podem acontecer as mesmas manifestações, mas são mais comuns hemorragias profundas intra-articulares e intramusculares; na pele, o sangramento é superficial e confluente, formando equimose frequentemente elevada na região central. Em defeitos plaquetários, as hemorragias iniciam-se geralmente logo após o traumatismo, enquanto na deficiência de fatores da coagulação elas surgem algum tempo depois da lesão. Este fato resulta da falta de estabilização do tampão plaquetário pelos fatores plasmáticos da coagulação.

Os testes laboratoriais para avaliar hemorragias têm como alvo os diversos componentes do processo de coagulação sanguínea, permitindo fazer inferências sobre o tipo de defeito e suas causas mais prováveis.

Tempo de trombina (TT). Avalia se o fibrinogênio está presente e é funcional. Ao plasma extraído preferencialmente de sangue citratado e com o cuidado de não sofrer contaminação por produtos anticoagulantes durante a coleta, adiciona-se trombina diluída. Com isso, o fibrinogênio é convertido em fibrina, e o tempo para se formar o coágulo é medido, seja pela verificação da solidificação do plasma, seja por sua turvação durante a formação da malha de fibrina, que é detectada por sistema de absorção de luz transmitida através do tubo de ensaio (fotocolorimetria). Aumento do tempo de formação do coágulo indica deficiência

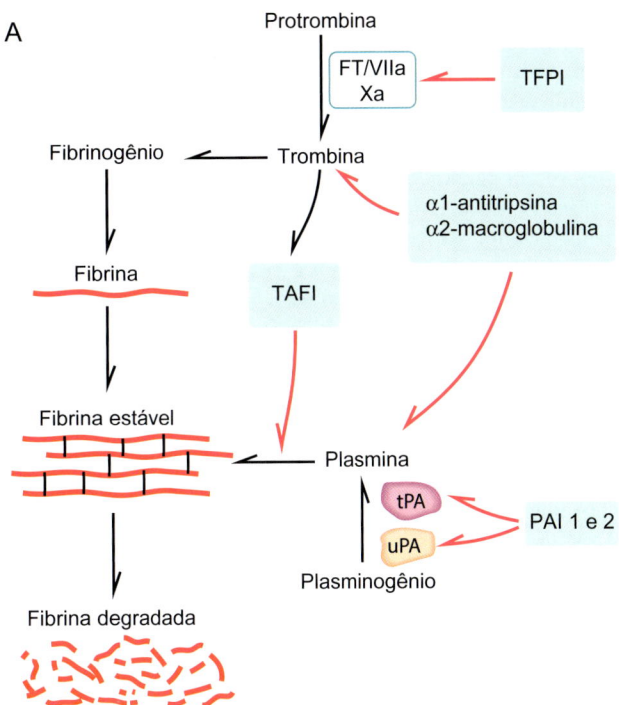

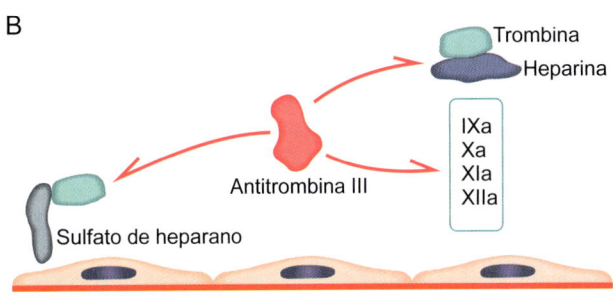

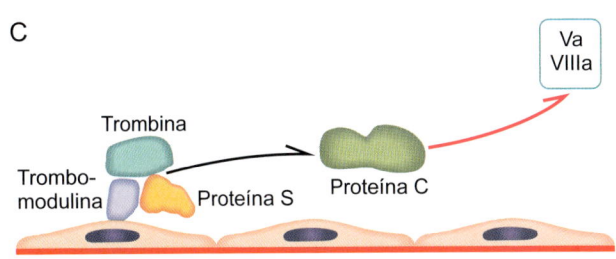

Figura 9.13 Mecanismos reguladores da coagulação e da fibrinólise. Os inibidores estão indicados em *retângulos azuis*; seus alvos, com *setas vermelhas*. **A.** Sistema fibrinolítico. **B.** A antitrombina III inibe a trombina e os fatores IXa, Xa, XIa e XIIa. A heparina e o sulfato de heparano aderem à trombina, facilitando a ação da antitrombina. **C.** Mecanismo anticoagulante mediado pelas proteínas S e C. A proteína S acelera a inativação dos fatores VIIa pela proteína C. PAI 1 e 2: inibidor do ativador do plasminogênio; TAFI: inibidor da fibrinólise ativado por trombina; TFPI: inibidor da via ativada por fator tecidual; tPA: ativador tecidual do plasminogênio; uPA: ativador do plasminogênio relacionado com urocinase.

de fibrinogênio. A causa mais comum de hipofibrinogenemia adquirida é a coagulação intravascular disseminada (CID). Se o tempo de trombina é normal, são avaliados o tempo de protrombina e o tempo de tromboplastina parcial.

Tempo de protrombina (TP).

É avaliado em plasma citratado e pobre em plaquetas, ao qual são adicionados cálcio e tromboplastina tecidual. Na presença destes, o fator VII é ativado e forma o complexo ativador do fator X, que ativa a formação da fibrina (Figura 9.12). O tempo é cronometrado e comparado com o tempo gasto para formar o coágulo de fibrina em um soro normal (controle), sendo o resultado dado em porcentagem relativa ao tempo do controle (atividade de protrombina). Valores abaixo de 100% indicam a intensidade do distúrbio. Se o tempo para formar o coágulo estiver acima do tempo do controle, trata-se de redução do fator VII (alteração no braço tecidual da coagulação) ou alteração na via comum da coagulação (fator X e fibrinogênio). O TP pode ser expresso pelo RNI (*International Normalized Ratio*), que é obtido tomando-se a relação entre o TP do paciente e o TP do controle, corrigida pelo índice de sensibilidade da tromboplastina tecidual utilizada (ISI, *International Sensitive Index*), segundo a fórmula: RNI = $(TPpac/TPcont)^{ISI}$. Valores normais estão entre 0,9 e 1,3. TP alterado é muito sensível para indicar alterações no fator VII em diversas circunstâncias, entre elas: (1) deficiência de vitamina K; (2) uso de anticoagulante warfarin (inibe a epóxido redutase da vitamina K, reduzindo a disponibilidade da vitamina para a carboxilação dos resíduos de glutamato nos fatores da coagulação sintetizados no fígado, tornando-os inativos). A falta desses radicais carboxilados impede que o Ca^{++} promova a ligação desses fatores com os fosfolipídeos das vesículas para formar as plataformas ativadoras da coagulação; (3) fase inicial de insuficiência hepática, por redução na síntese do fator VII; (4) deficiência congênita de fator VII (muito rara).

Tempo de tromboplastina parcial (PTT).

O teste é feito tomando-se o plasma citratado ao qual se acrescentam um ativador de contato (que ativa o fator XII), um fosfolipídeo, que forma vesículas para servir de fase sólida para montar a plataforma ativadora do fator X a partir do fator XII, e cálcio, necessário para prender os fatores plasmáticos nas vesículas fosfolipídicas. Desse modo, o fator XII é ativado (contato com o produto ativador), prende-se às vesículas de fosfolipídeo e ativa os demais fatores plasmáticos que ativam o fator X. O tempo para formação do coágulo de fibrina é cronometrado, sendo feita a comparação com o teste realizado com plasma controle de indivíduo sem anormalidades; o resultado é dado em porcentagem em relação ao perfil normal. O teste avalia o braço plasmático ou via intrínseca da coagulação (fatores XII, XI, IX e VIII) e a via comum (fatores II, X e V); o exame só se mostra alterado se a deficiência dos fatores ultrapassa 40%.

Na prática clínica, as causas mais comuns de PTT prolongado por ação de inibidores da coagulação são as formas adquiridas de inibição do fator VIII e a síndrome do anticoagulante lúpico. Na hemofilia A, o fator inibidor surge em até 20% dos indivíduos com deficiência acentuada do fator VIII. Infusão de concentrado de fator VIII (deficiente nesses indivíduos) induz a formação de anticorpos IgG antifator VIII. A síndrome do anticoagulante lúpico é mais comum em indivíduos com lúpus eritematoso sistêmico, mas pode ser encontrada também em usuários de drogas injetáveis, na síndrome da imunodeficiência adquirida e em neoplasias hematológicas.

As causas mais comuns de deficiência de fatores da coagulação são, em ordem decrescente de frequência, deficiências dos fatores VIII, IX e XI. Quando o TP e o PTT estão francamente alterados, as causas mais comuns são deficiências acentuadas de vitamina K, insuficiência hepática, transfusões maciças sem adição de plasma fresco e deficiências congênitas dos fatores II, V e X (muito raras).

Contagem de plaquetas.

A avaliação quantitativa de plaquetas é muito importante na prática, sobretudo se os TT, TP e PTT estão normais, condição em que a probabilidade de existir defeito nos fatores plasmáticos da coagulação é mínima (menos de 1%). A relação entre plaquetopenia e tempo de sangramento aumentado é quase linear. Quando o número de plaquetas está entre 50.000 e 100.000/μL^3 de sangue, o tempo de sangramento já se mostra aumentado, embora sem manifestar como doença hemorrágica, exceto em casos de traumatismo grave ou cirurgia de maior porte. Entre 20.000 e 50.000 plaquetas/μL^3, sangramento espontâneo é raro; se este acontece, deve-se suspeitar também de deficiência qualitativa de plaquetas. Plaquetopenia isolada com hematoscopia normal e número normal dos demais elementos figurados associam-se mais a causas que levam a destruição de plaquetas na periferia, por anticorpos, medicamentos ou hiperesplenismo. Plaquetopenia associada a anemia e leucopenia (pancitopenia) deve-se mais comumente a doenças que inibem ou destroem a medula óssea (aplasia medular, mielodisplasia, infiltrações leucêmicas da medula óssea) ou a hiperesplenismo. Se a plaquetopenia é acentuada (< 10.000 células/μL^3), a hematoscopia é normal e não há outra citopenia, o diagnóstico mais provável é de púrpura trombocitopênica autoimune (idiopática). Nesses casos, o mielograma mostra integridade de megacariócitos.

Tempo de sangramento.

A avaliação do tempo de sangramento é feita mediante perfuração com lanceta padronizada na polpa digital ou lóbulo da orelha. Iniciado o sangramento, ele é acompanhado com cronômetro até a sua cessação. A verificação da parada da hemorragia é feita por absorção periódica do sangue extravasado por folha de papel de filtro. O tempo de sangramento avalia o número e a atividade das plaquetas. Tempo de sangramento aumentado significa falha na formação do tampão plaquetário, que pode associar-se a trombocitopenia ou a trombocitopatia.

Em pacientes com plaquetopenia, a avaliação do tempo de sangramento só se justifica se o número de plaquetas é maior do que 10.000/μL^3. Abaixo desse valor, não existe linearidade entre plaquetopenia e tempo de sangramento. Entre 10.000 e 100.000 plaquetas/μL^3, o aumento no tempo de sangramento é proporcional à plaquetopenia. Tempo de sangramento aumentado de modo desproporcional ao grau de plaquetopenia é indicativo de disfunção plaquetária associada a plaquetopenia, portanto deficiência quantitativa e qualitativa de plaquetas.

A *prova do laço* é feita colocando-se o manguito do esfigmomanômetro no braço do paciente após desenhar na face anterior do antebraço um quadrado de 2,5 × 2,5 cm. O manguito é insuflado até o valor da pressão média do paciente, assim permanecendo durante 5 minutos (3 minutos em crianças). O manguito é retirado e são contadas as petéquias formadas no retângulo: se superior a 20, o teste é positivo em adultos (10 em crianças). A prova do laço avalia plaquetas e fragilidade vascular.

Praticamente todas as causas de hemorragia podem ser diagnosticadas com os procedimentos comentados anteriormente. No entanto, pelo menos duas categorias de doenças hemorrágicas podem cursar com TT, TP, PTT, número de plaquetas e hematoscopia normais: (1) síndromes raras associadas a: (a) formação deficiente de ligações cruzadas na fibrina; (b) fibrinólise anormalmente elevada; (2) púrpura por aumento da fragilidade capilar (púrpuras vasculares), estas mais frequentes. O sangramento que ocorre no escorbuto é um bom exemplo de hemorragia de natureza vascular.

▶ Trombose

Trombose é a solidificação do sangue no leito vascular ou no interior das câmaras cardíacas, em um indivíduo vivo. *Trombo*, que é a massa sólida de sangue que fica presa à superfície onde se originou, pode formar-se em qualquer território do sistema cardiovascular: cavidades cardíacas (na parede do órgão ou nas válvulas), artérias, veias e microcirculação. Após a morte do indivíduo e por causa da parada da circulação sanguínea, o sangue forma coágulos. *Coágulos* são moldes completos da estrutura interna onde se originaram e geralmente são contraídos, descolando-se facilmente da superfície interna dos vasos ou do coração quando manipulados (coágulos formam-se também após hemorragias, como em hematomas). Trombos recentes e coágulos *post-mortem* podem ser muito semelhantes, podendo ambos dissolver-se espontaneamente, dificultando sua identificação. De modo geral, trombos são foscos, friáveis e aderentes à parede do vaso ou do coração; coágulos são elásticos, brilhantes e não aderentes.

A fluidez do sangue é indispensável para que o sistema circulatório transporte o oxigênio e os nutrientes para as células e recolha e conduza os catabólitos até a sua via de eliminação. A circulação dos cerca de 5 L de sangue no interior de tubos com pressão hidrostática positiva, que têm segmentos com paredes finas e passíveis de ruptura por traumatismos mínimos, fez surgir um mecanismo de proteção, o sistema de coagulação sanguínea, que tem por finalidade tamponar eventuais sítios de fuga do sangue do interior dos vasos. Apesar de muito eficiente na prevenção de perda sanguínea, a coagulação é uma ameaça ao organismo, pois a solidificação do sangue pode dificultar ou mesmo impedir a circulação. Para evitar coagulação excessiva e potencialmente lesiva, a natureza desenvolveu um sistema regulador da coagulação, representado por fatores anticoagulantes capazes de inibir ou limitar todas as fases do processo (Figura 9.13) ou de dissolver trombos após sua formação (sistema fibrinolítico). O estado de fluidez ideal do sangue resulta do equilíbrio entre coagulação e fatores anticoagulantes. Aumento da atividade coagulante ou redução da atividade anticoagulante favorece a formação de trombos.

Etiopatogênese

A formação de trombos, que envolve o processo de coagulação sanguínea e a atividade plaquetária, associa-se a três componentes (tríade de Virchow): (1) lesão endotelial; (2) alteração do fluxo sanguíneo; (3) modificação na coagulabilidade do sangue. Na maioria dos casos, dois ou os três fatores atuam na formação de trombos.

Lesão endotelial. Como descrito no Capítulo 4, o endotélio tem ações pró-coagulante e anticoagulante. Agressões variadas (físicas, químicas ou biológicas) tornam o endotélio pró-coagulante por: (a) aumento na síntese de fatores da coagulação e de fatores ativadores de plaquetas (TXA$_2$ e ADP); (b) redução nas propriedades anticoagulantes (p. ex., diminuição na expressão de antitrombina no glicocálice); (c) perda do revestimento contínuo dos vasos. Células endoteliais formam uma barreira que impede o contato com plaquetas, fator von Willebrand e colágeno, além de sintetizarem substâncias antiagregadoras de plaquetas (NO, PGI$_2$). Tais alterações se fazem por modificações estruturais ou funcionais do endotélio.

Lesão estrutural do endotélio com solução de continuidade ocorre em traumatismos (p. ex., cateterismo), por agressões químicas, em inflamações e em ateromas. Perda de células endoteliais expõe a membrana basal (conjuntivo subendotelial), sobre a qual as plaquetas aderem e são ativadas, iniciando a formação do trombo. Trata-se de processo em tudo semelhante ao que ocorre na formação do tampão plaquetário (Figura 9.11). Ao mesmo tempo, é ativada a cascata de coagulação sanguínea. Lesão endotelial é também o fator primário de trombose na parede ventricular em infartos subendocárdicos, em áreas de endocardite de qualquer natureza, em arterites, em flebites e na coagulação intravascular disseminada.

Nem sempre é necessária a perda de células endoteliais para se formarem trombos. Alterações funcionais *(ativação endotelial)*, mesmo sem destruição endotelial, são capazes de modificar o balanço entre fatores pró e anticoagulantes, favorecendo a trombose. Estados inflamatórios e hipóxia de qualquer origem, por exemplo, alteram o endotélio e o tornam pró-coagulante (ver Figura 4.7). Disfunção endotelial ocorre em várias condições, como hipertensão arterial, diabetes melito, hipercolesterolemia, tabagismo e ateromas.

Alterações no fluxo sanguíneo. Modificações na velocidade do sangue (aumento ou redução), refluxo através de válvulas e turbulência no fluxo sanguíneo (redemoinhos ou movimento não linear/laminar) são importantes na gênese de trombos. Nesses casos, ocorrem ativação endotelial e aumento da atividade pró-coagulante. Retorno venoso diminuído (estase sanguínea) pode dever-se a fatores sistêmicos (insuficiência cardíaca, imobilidade no leito – a contração muscular favorece o retorno venoso) ou locais (compressão de vasos); trombose venosa profunda nos membros inferiores é frequente em pacientes acamados, principalmente após cirurgias.

A partir do coração, o sangue é lançado em um sistema de tubos em que, a cada ramificação, são gerados vasos de menor calibre. Com isso, haveria tendência à aceleração do fluxo não fosse o fato de a somatória dos diâmetros das ramificações ser maior do que o diâmetro da artéria-tronco. Assim, a velocidade do fluxo torna-se progressivamente menor até o leito capilar, sendo as ondas pulsáteis cada vez menos intensas. Qualquer alteração no fluxo laminar por estreitamentos ou dilatações anormais do sistema circulatório (p. ex., estenoses, aneurismas e ateromas salientes na íntima) favorecem a formação de trombos, principalmente por indução mecânica das plaquetas ao atravessarem as zonas de aceleração e/ou desaceleração abruptas que se formam ao longo da lesão.

Quando há turbulência ou se há modificação na velocidade do fluxo sanguíneo, o endotélio torna-se ativado e desaparece o fluxo laminar, situação em que plaquetas e outras células passam a circular próximas do endotélio; turbulência também lesa diretamente o endotélio. Exemplos disso são aneurismas, dilatação de câmaras cardíacas, arritmias cardíacas (especialmente atriais), insuficiência ou estenose valvar (venosas ou cardíacas) ou anomalias congênitas do coração. Com átrios dilatados e fibrilação atrial, há redução do fluxo (estase) pronunciada nas aurículas, local onde os trombos se formam preferencialmente.

Além de estase sanguínea, que produz hipóxia e lesão endotelial, a formação de trombos é favorecida também por alteração no fluxo, que promove ativação plaquetária. Trombos auriculares crescem durante episódios de arritmia e representam risco constante de tromboembolismo devido ao fato de a atividade contrátil do coração favorecer sua fragmentação ou desprendimento. Em aneurismas arteriais, além das alterações no fluxo do sangue e da ativação plaquetária, as lesões na íntima que contribuíram para a formação do aneurisma também participam na gênese do trombo. A Figura 9.14 mostra a formação de um trombo em um aneurisma.

A regurgitação de sangue que ocorre na insuficiência valvar e em comunicações anômalas no coração produz um jato de sangue em direção ao endocárdio das câmaras de menor pressão. O impacto do sangue tem dois efeitos: sobre o endotélio, é capaz de causar desnudamento da íntima; sobre as plaquetas, inicia a sua ativação.

Aumento da coagulabilidade do sangue. Aumento da coagulabilidade sanguínea pode ocorrer por defeitos genéticos ou por condições adquiridas. Tal condição resulta de: (1) aumento do número de plaquetas; (2) maior disponibilidade de fatores pró-coagulantes; (3) redução de inibidores da coagulação. Aumento do número de plaquetas e da síntese de fatores da coagulação, especialmente fibrinogênio, acompanha inflamações localizadas ou generalizadas (citocinas estimulam o endotélio e o tornam pró-coagulante) e a resposta sistêmica ao parto, como um componente de defesa para facilitar a hemostasia. Aumento da coagulabilidade sanguínea e redução na velocidade circulatória nessas duas situações favorecem a formação de trombos em veias (trombose em pacientes imobilizados no leito e trombose venosa periparto). Após traumatismos, queimaduras, cirurgias extensas e outras agressões teciduais, há liberação de tromboplastina, que ativa a via extrínseca da coagulação.

Outras situações também acompanham-se de aumento da coagulação sanguínea: (a) em indivíduos com certos tipos de câncer (sobretudo adenocarcinomas mucinosos), encontram-se hipercoagulabilidade sanguínea e maior tendência à formação de trombos em vários locais (síndrome de Trousseau, Capítulo 10); (b) anticoncepcionais orais associam-se a maior risco de trombose, assim como gravidez e período pós-parto; (c) síndrome de anticorpos antifosfolipídeos que se deve à formação de autoanticorpos contra componentes lipídicos (p. ex., cardiolipina, fofatidilserina e apolipoproteína-H), os quais podem agredir células endoteliais ou ativar plaquetas. A síndrome pode ser primária ou secundária a alguma doença autoimune (p. ex., lúpus eritematoso). Complicações frequentes são trabalho de parto prematuro e abortamentos de repetição relacionados com trombose de vasos útero-placentários e infartos placentários múltiplos. Além de manifestações associadas à gestação, há predisposição a trombose venosa, arterial ou da microcirculação em diferentes órgãos, espessamento de valvas cardíacas, anemia hemolítica, trombocitopenia e microangiopatia trombótica; (d) condição curiosa e aparentemente paradoxal em que há maior risco de trombose é a síndrome trombocitopênica induzida por heparina, que surge em pequena porcentagem de pacientes em tratamento com heparina (anticoagulante). Parece que o distúrbio resulta da formação de anticorpos que reagem com complexos de heparina e fator plaquetário 4 na superfície de plaquetas e células endoteliais, causando lesão endotelial e ativação, agregação e consumo de plaquetas.

Redução de fatores inibidores da coagulação pode ocorrer por: (1) perda urinária (antitrombina III), como ocorre por proteinúria na síndrome nefrótica; (2) síntese anormal, por defeitos genéticos, como mutações em genes que codificam moléculas reguladoras da coagulação. Pessoas com mutação pontual no fator V da coagulação (fator V de Leiden, em referência à cidade da Holanda em que o defeito foi descrito) têm risco aumentado de trombose venosa, porque o fator V mutado se torna resistente à inativação pela proteína C. Mutação pontual no gene da protrombina também confere maior risco de trombose. Na deficiência genética do ativador do plasminogênio, há tendência à formação de trombos venosos sem causa aparente, em pessoas na primeira ou na segunda década da vida.

É frequente que os três componentes da tríade estejam presentes na patogênese da trombose. Um bom exemplo é a trombose venosa profunda nos membros inferiores (Figura 9.15), que se forma sobretudo em pacientes imobilizados no leito, mais frequentemente após cirurgias ortopédicas ou traumatismo

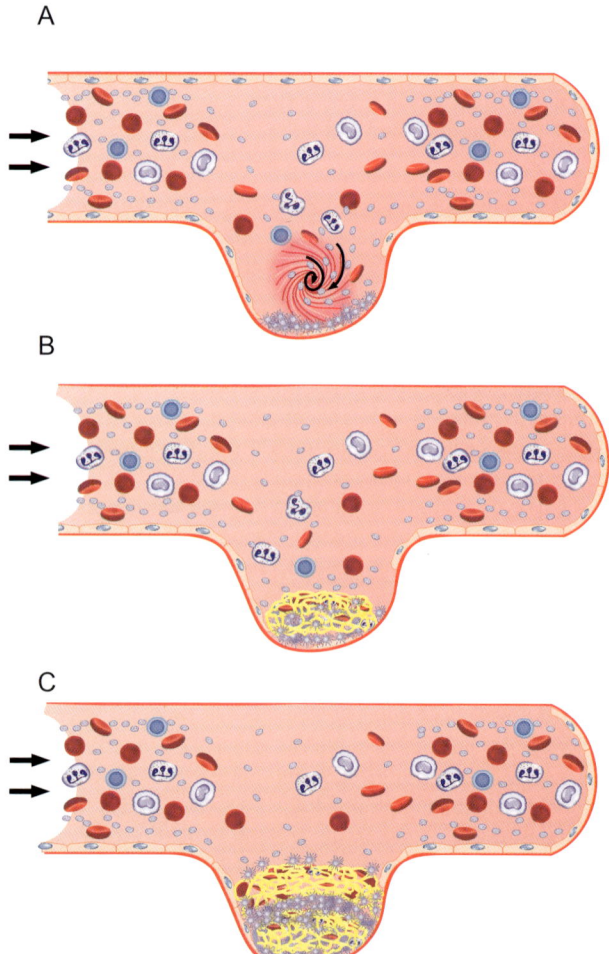

Figura 9.14 Formação de trombo em aneurisma. **A.** O fluxo turbilhonado no aneurisma favorece o choque de plaquetas contra o endotélio, o que as ativa e inicia a sua agregação. **B.** Sobre as plaquetas agregadas é ativada a coagulação, produzindo o crescimento do trombo; novas plaquetas precipitam-se e o processo se repete (**C**), conferindo aspecto estriado (lamelado) ao trombo.

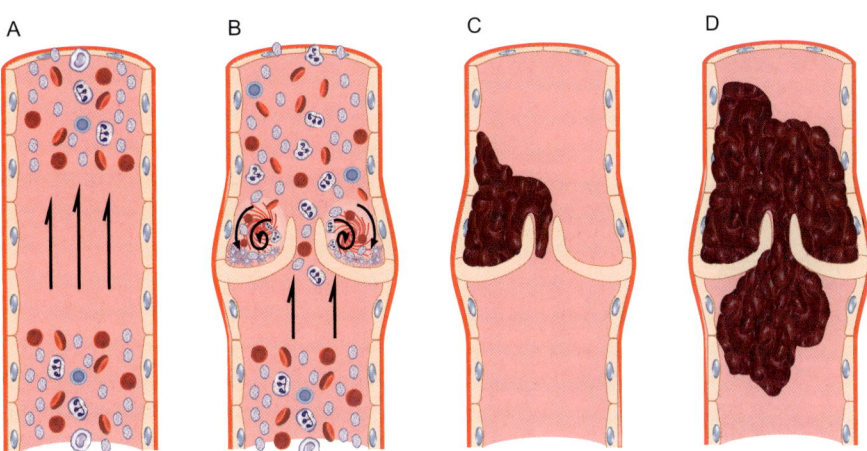

Figura 9.15 Formação de um trombo em veia profunda dos membros inferiores. **A.** Células no fluxo sanguíneo normal. **B.** Como tais veias possuem valvas, no recesso delas o fluxo sanguíneo laminar torna-se turbilhonado. Em condições normais, o turbilhonamento é pequeno, e as plaquetas mantêm-se longe do endotélio. Quando existe hiperemia passiva (p. ex., insuficiência cardíaca), as veias dilatam-se, a velocidade do sangue diminui, as válvulas se tornam insuficientes e o refluxo do sangue faz o turbilhonamento aumentar no recesso valvar, favorecendo o choque de plaquetas contra o endotélio. **C.** Ao se chocarem com o endotélio, as plaquetas são ativadas, agregam-se e iniciam a formação de um trombo, por ativação da coagulação sanguínea. **D.** O crescimento do trombo é rápido devido à velocidade reduzida do fluxo sanguíneo. O trombo cresce na direção do fluxo e também de modo retrógrado, devido à redução na velocidade do sangue a montante do local onde o trombo começou a ser formado.

9

com imobilização. Nesses casos, ocorrem: (1) diminuição da velocidade do fluxo sanguíneo nas veias por falta dos movimentos musculares no retorno venoso; (2) lesão endotelial por hipóxia, devido à redução do fluxo sanguíneo; (3) alteração na coagulabilidade do sangue decorrente da reação de fase aguda após agressões, em que há aumento na produção de fibrinogênio no fígado e de plaquetas na medula óssea.

Na infecção pelo SARS-CoV-2 (causador da COVID-19), trombose e tromboembolia são eventos frequentes em vários locais do organismo e responsáveis em grande parte pela gravidade da doença. Os mecanismos envolvidos são muitos, destacando-se:

(1) resposta infamatória ao vírus, que induz ativação endotelial e tem ação pró-trombótica (ver Figura 4.7); (2) ativação plaquetária; (3) estase sanguínea por disfunção cardíaca. Na doença grave, encontram-se plaquetopenia e aumento de produtos de degradação da fibrina na circulação. O vírus tem tropismo para pneumócitos, células endoteliais, miocardiócitos e plaquetas, que são ricos na enzima conversa da angiotensina 2 (ACE 2), que é a molécula à qual o vírus se liga para penetrar nas células. Por se ligar à ACE 2, ocorrem modificações em outras enzimas pertencentes ao sistema renina-angiotensina-aldosterona (ver Figura 4.23), o que potencializa os efeitos pró-inflamatórios da infecção.

Aspectos morfológicos

Macroscopicamente, os trombos apresentam-se como massas de sangue solidificado, de tamanhos variados, aderidos à superfície onde se formam. Diferentemente de coágulos, que são elásticos, têm superfície brilhante e são amarelados na extremidade, os trombos são foscos e friáveis. Em consequência dos ciclos de aderência e agregação plaquetária no trombo, com repetidas coberturas pela malha de fibrina e hemácias aprisionadas, formam-se camadas sucessivas de sangue solidificado, denominadas *linhas* ou *estrias de Zahn* (Figura 9.16). Como o trombo pode conter maior quantidade de plaquetas ou de hemácias, sua cor é variável. Nos locais de fluxo lento e turbilhonado (p. ex., veias), a malha de fibrina aprisiona grande quantidade de hemácias, o que dá ao trombo cor mais avermelhada – *trombos vermelhos*. Trombos constituídos exclusivamente por fibrina e plaquetas (*trombos brancos*) formam-se na microcirculação e não são vistos macroscopicamente. *Trombos mistos* originam-se em vasos com fluxo

laminar e com maior velocidade; neles, misturam-se áreas claras com estrias vermelhas (Figuras 9.16 e 9.17). A partir da origem, o trombo pode crescer seguindo a direção do fluxo sanguíneo e produzir massas alongadas no interior dos vasos ou do coração, cuja configuração é de uma estrutura polipoide em que se pode reconhecer uma extremidade fixa (cabeça), uma porção intermediária (corpo) e uma parte livre na outra extremidade (cauda).

Microscopicamente, os trombos aparecem como áreas acidófilas com aspecto laminar (estrias de Zahn, Figura 9.16), nas quais predominam plaquetas e fibrina, e regiões onde a rede de fibrina aprisiona as células do sangue, especialmente hemácias; tal massa está sempre aderida à parede do vaso ou do coração onde se formou. Trombos na microcirculação podem conter apenas plaquetas e fibrina; são acidófilos e denominados *trombos hialinos* (Figura 9.17). As Figuras 9.15 a 9.19 ilustram os aspectos macro e microscópicos de trombos.

(continua)

Aspectos morfológicos de inflamações experimentais (*continuação*)

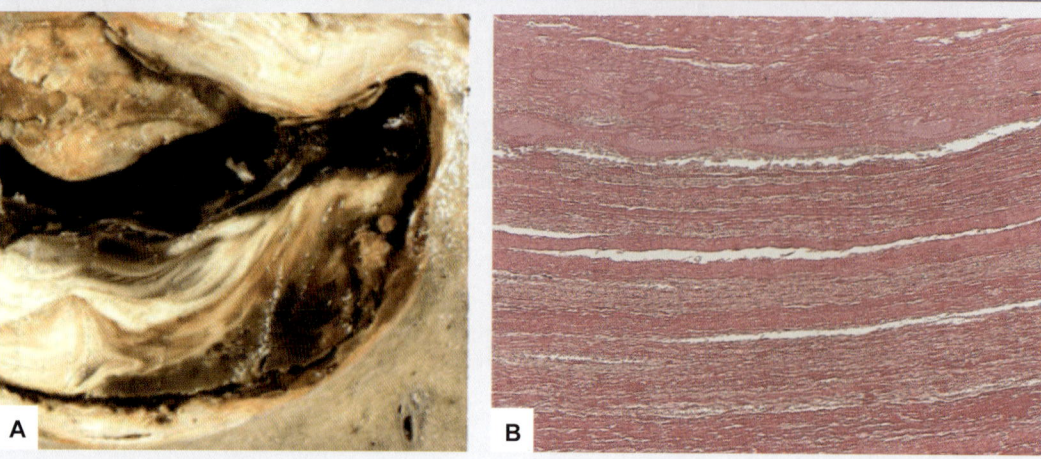

Figura 9.16 A. Trombo misto em corte transversal de aneurisma da artéria hepática. Aspecto estriado do trombo, macro e microscopicamente. **B.** Plaquetas e fibrina predominam nas estrias contínuas e mais acidófilas, enquanto hemácias predominam nas estrias granulares (coloração por hematoxilina e eosina).

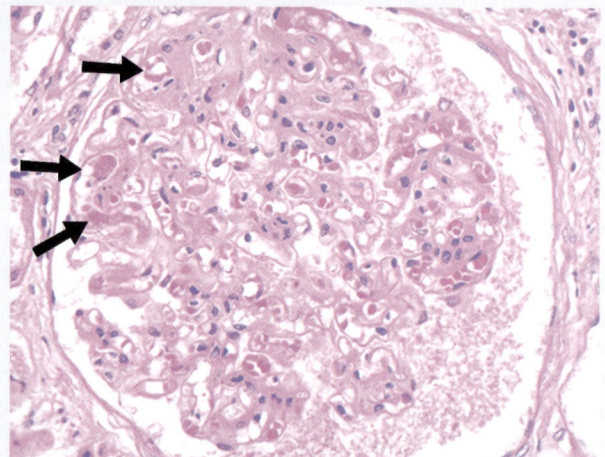

Figura 9.17 Microtrombos hialinos em capilares glomerulares (*setas*) em caso de coagulação intravascular disseminada.

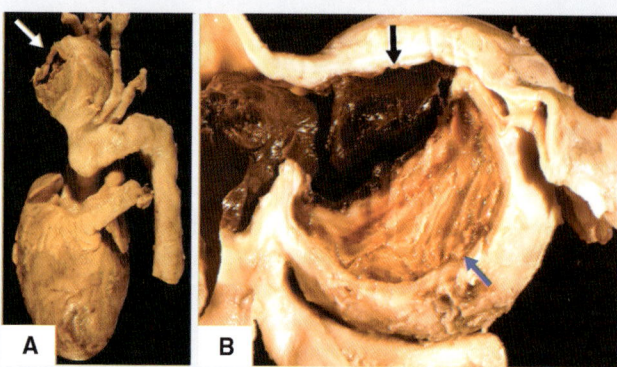

Figura 9.18 A. Aneurisma aterosclerótico no tronco braquiocefálico (*seta*). **B.** Superfície de corte do mesmo aneurisma, mostrando trombo com área clara e mais antiga (*seta azul*), que mostra a típica estriação (estrias de Zahn), e uma parte mais escura, recente e oclusiva (área de trombo vermelho), indicada por *seta preta*.

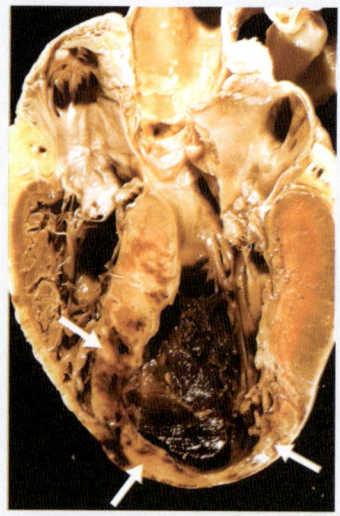

Figura 9.19 Trombo mural recente, vermelho, na ponta do ventrículo esquerdo, em coração com infarto branco comprometendo o septo interventricular e o ápice cardíaco. As *setas* indicam as áreas de infarto.

Evolução. Consequências

O trombo pode crescer e obstruir parcial ou totalmente a luz do vaso ou das câmaras cardíacas, com prejuízo no fluxo sanguíneo; depois de certo tempo, pode sofrer dissolução ou organização. Trombos recentes muitas vezes sofrem lise (trombólise) espontânea pelo sistema fibrinolítico. Trombólise terapêutica é empregada para dissolver trombos recentes (nas primeiras horas) pelo uso de ativadores do plasminogênio (estreptoquinase ou ativador tecidual do plasminogênio recombinante, rt-PA) introduzidos na circulação ou diretamente no vaso trombosado. Aspiração via cateter pode auxiliar o processo de remoção por fibrinólise.

Se não são dissolvidos, os trombos sofrem conjuntivização, calcificação e até metaplasia óssea. A organização faz-se por meio de reação inflamatória em que os fagócitos englobam as células do coágulo e digerem a fibrina, ao mesmo tempo em que liberam fatores de crescimento e quimiocinas que atraem e ativam células que originam o tecido de granulação, que acaba incorporando o trombo à parede dos vasos ou do coração (conjuntivização). Nos trombos oclusivos, pode haver proliferação endotelial que origina canais que permitem o fluxo de sangue através do trombo, restabelecendo parcialmente a circulação (recanalização do trombo) (Figuras 9.20 e 9.21). Calcificação distrófica em trombos forma concreções (flebólitos), mais comumente em veias dos membros inferiores, podendo ser visíveis em radiografia simples. As Figuras 9.20 e 9.21 mostram a evolução de um trombo.

Os trombos podem também sofrer colonização bacteriana ou fúngica e causar endocardite valvar ou mural, tromboflebite e endarterite (Figura 9.22). Quando se fragmentam, tais trombos originam êmbolos sépticos.

A consequência principal dos trombos é obstrução do vaso no local de sua formação ou a distância, esta quando o trombo se desprende ou se fragmenta e forma êmbolos (ver adiante). Obstrução arterial leva à isquemia (ver adiante); obstrução venosa (Figura 9.7) reduz a drenagem sanguínea, provocando hiperemia passiva (congestão) e edema.

Indução de trombose venosa por lesão endotelial vem sendo usada para obliterar veias varicosas para prevenir hemorragias por ruptura delas ou por motivos estéticos.

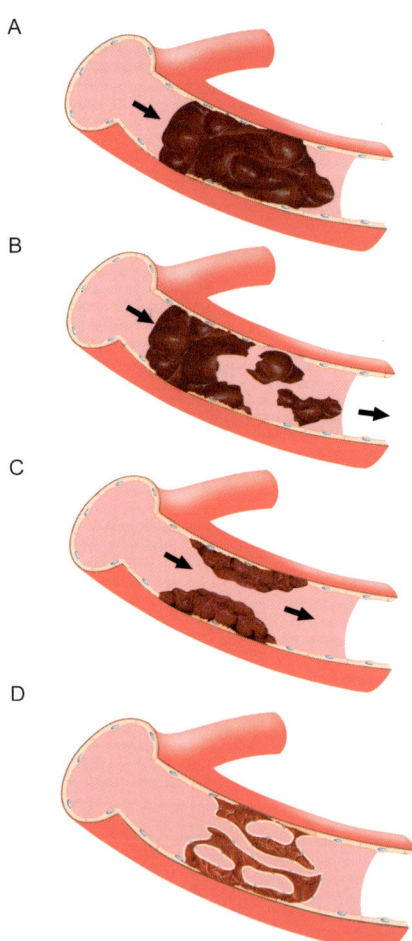

Figura 9.21 Evolução de um trombo arterial. Uma vez formado (**A**), o trombo pode fragmentar-se (**B**) e originar êmbolos (tromboembolia). O trombo pode também sofrer dissolução (trombólise) parcial, que permite o restabelecimento de parte do fluxo sanguíneo (**C**). O trombo pode ser organizado e se recanalizar, formando túneis revestidos pelo endotélio que permitem o restabelecimento parcial da circulação (**D**).

Coagulação intravascular disseminada

Coagulação intravascular disseminada (CID), que resulta de ativação sistêmica da coagulação sanguínea, caracteriza-se pela formação de trombos múltiplos especialmente na microcirculação. Os trombos são quase sempre microscópicos (microtrombos), hialinos e constituídos de plaquetas e fibrina (Figura 9.17); são mais comuns em rins, pulmões, encéfalo, coração e glândulas endócrinas. Com a formação generalizada de trombos de fibrina, ocorre ativação difusa do sistema de coagulação, o que leva ao consumo de fibrinogênio e de outros fatores da coagulação. Por causa da utilização exagerada desses elementos, surgem hemorragias em vários locais, caracterizando a chamada *coagulopatia de consumo*. A CID tem, portanto, uma fase trombótica e uma fase hemorrágica, que podem acontecer simultaneamente.

O diagnóstico clínico de CID na fase trombótica nem sempre é fácil. Alguns dados laboratoriais ajudam, especialmente queda de fibrinogênio (abaixo de 50%), diminuição do número de plaquetas e aumento de fibrinopeptídeos circulantes.

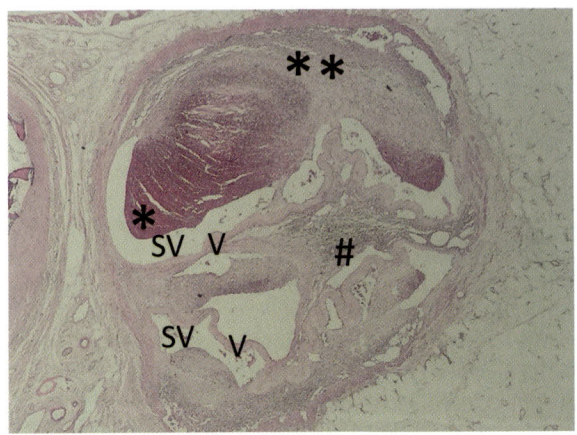

Figura 9.20 Trombo em veia do membro inferior (corte transversal ao nível das válvulas – V). Seio valvar (SV) ocupado por trombo, com parte vermelha na extremidade livre (*) e em fase de conjuntivização (**) fixada na parede venosa. Observar a aderência dos folhetos valvares por conjuntivização de trombo antigo que atravessou o espaço entre as válvulas (#).

9

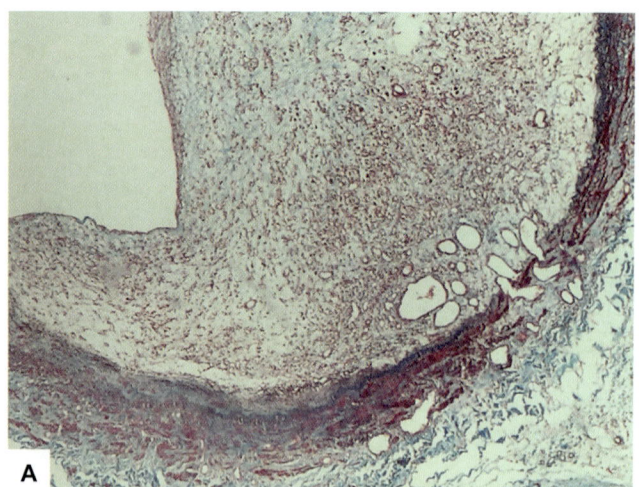

A

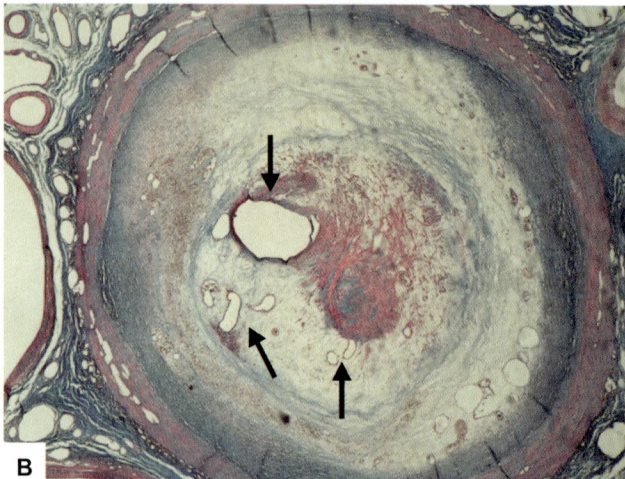

B

Figura 9.22 A. Trombo venoso conjuntivizado. Notar a vascularização da veia (*vasa vasorum*) comunicando-se com os vasos neoformados no trombo conjuntivizado. **B.** Artéria muscular da perna. Trombo ocludente recanalizado com novos canais vasculares indicados pelas setas.

Na fase hemorrágica, o diagnóstico pode ser mais fácil porque surgem sufusões ou púrpuras na pele, às vezes com centro necrótico. Nem sempre é possível identificar os microtrombos morfologicamente, pois eles podem ser lisados rapidamente pelo sistema fibrinolítico.

As principais causas de CID são: (1) condições obstétricas: (a) embolia amniótica; (b) descolamento prematuro da placenta; (c) feto morto retido; (2) traumatismo com destruição tecidual; (3) infecções sistêmicas de qualquer natureza, especialmente bacterianas; (4) neoplasias malignas, sobretudo leucemia mieloide aguda promielocítica, leucemia linfoide e carcinomas metastáticos; (5) pancreatite aguda necro-hemorrágica; (6) agressões que se acompanham de resposta inflamatória sistêmica e choque séptico.

Os mecanismos da CID são complexos e não totalmente esclarecidos. Em mulheres com problemas obstétricos, em traumatismos e em neoplasias metastáticas, há liberação de grande quantidade de tromboplastina (fator tecidual da coagulação), que inicia a coagulação sanguínea. Em agressões com destruição tecidual, em lesões necróticas extensas e em infecções, DAMPs e PAMPs (ver Capítulo 4) caem na circulação e produ-

zem resposta inflamatória sistêmica; com isso, há ativação do endotélio, que se torna pró-coagulante. Na fase de choque séptico, redução na velocidade sanguínea e modificações endoteliais favorecem a adesão plaquetária e a formação de microtrombos hialinos. Muitos PAMPs, sobretudo de bactérias Gram-negativas, são ativadores da coagulação sanguínea, o que explica a alta frequência de CID no choque séptico de origem bacteriana (p. ex., síndrome de Waterhouse-Friderichsen, na meningococcemia). Fatores genéticos ainda não bem conhecidos favorecem o aparecimento de CID, já que ela não acontece em todos os casos em que as causas capazes de produzi-la estão presentes. Se o consumo de fatores da coagulação não é muito rápido e é compensado por resposta adaptativa hepática e da medula óssea, a CID pode evoluir de modo crônico e insidioso.

▶ Embolia

Embolia é a obstrução de um vaso sanguíneo ou linfático por um corpo sólido, líquido ou gasoso intravascular que não se mistura com o sangue ou a linfa. O corpo que circula no vaso é denominado *êmbolo*. Embolia é causa frequente e importante de morbidade e mortalidade, especialmente a embolia pulmonar, que é o seu principal representante.

Embolia sólida

Êmbolos sólidos correspondem a fragmentos de trombos ou de tecidos. Os mais comuns são os êmbolos trombóticos (tromboêmbolos, tromboembolia), originados da fragmentação ou do desprendimento de trombos em paredes cardíacas, valvas do coração, aorta e veias profundas. Quando se originam de trombos em câmaras cardíacas esquerdas ou em artérias sistêmicas, os êmbolos podem obstruir vasos em qualquer território e causar isquemia. Se oriundos do coração direito ou de veias da grande circulação, provocam obstrução das artérias pulmonares (embolia pulmonar).

Embolia pulmonar

Êmbolos nos pulmões originam-se na maioria dos casos de trombos nas veias profundas dos membros inferiores (trombose venosa profunda); podem originar-se também de trombos no átrio ou ventrículo direito e na ponta de cateteres venosos. Êmbolos volumosos podem obstruir o tronco da artéria pulmonar ou se alojar na bifurcação do tronco pulmonar (embolia pulmonar maciça com êmbolo a cavaleiro, Figura 9.23), causando morte súbita (parada do fluxo sanguíneo pulmonar e das trocas gasosas nos pulmões). Embolia em ramos menores das artérias pulmonares causa desconforto/insuficiência respiratório, por redução da hematose (as trocas gasosas dependem dos fluxos aéreo e sanguíneo), sobrecarga do ventrículo direito (*cor pulmonale*) e/ou broncoconstrição por difusão de serotonina de plaquetas alojadas no interior dos êmbolos. Dependendo da extensão da obstrução arterial pulmonar, o indivíduo pode falecer por insuficiência respiratória.

A circulação pulmonar é feita pela artéria pulmonar e pelas artérias brônquicas. Em indivíduos sem alteração circulatória prévia, as artérias brônquicas são capazes de suprir o território eventualmente privado de sangue por obstrução da artéria pulmonar por embolia. Por isso mesmo, quando os êmbolos são pequenos e pouco numerosos e chegam a pulmões sem alterações circulatórias, a embolia pulmonar é geralmente discreta e não tem repercussão clínica. Na maioria desses casos, ocorre dissolução espontânea por pulverização do êmbolo ao se chocar com as

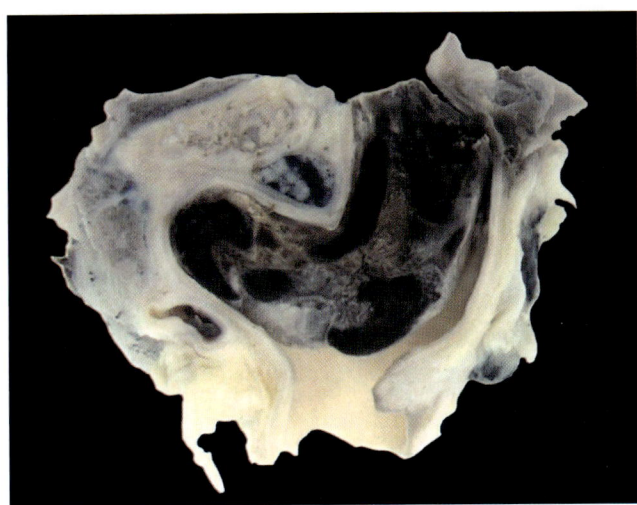

Figura 9.23 Êmbolo a cavaleiro no tronco e na bifurcação da artéria pulmonar.

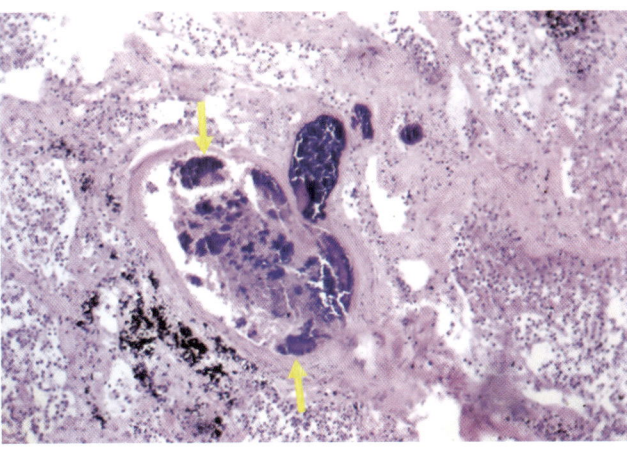

Figura 9.24 Embolia séptica no pulmão. Aspecto microscópico de fragmento de trombo embolizado em ramo da artéria pulmonar com intensa colonização bacteriana (tromboêmbolo séptico), proveniente de tromboflebite no membro inferior em caso de osteomielite aguda. As colônias de bactérias aparecem como massas granulares e basófilas (*setas*).

dicotomizações vasculares, pela força de cisalhamento da circulação e por ação do sistema fibrinolítico. Se retidos na circulação e se não são dissolvidos, os êmbolos podem se organizar (conjuntivizar), sendo vistos no interior de artérias pulmonares como bandas fibrosas na luz vascular. A repetição da embolia (embolização recorrente) obstrui progressivamente o leito pulmonar e aumenta a pressão arterial pulmonar (hipertensão pulmonar). A conjuntivização ou a organização de êmbolos trombóticos é idêntica à organização de trombos.

Quando êmbolos obstruem ramos médios da artéria pulmonar em pulmões com hiperemia passiva, a consequência é infarto vermelho (ver adiante), pois na insuficiência cardíaca (que causa hiperemia passiva pulmonar), a pressão no ramo da artéria brônquica é insuficiente para movimentar o sangue no território capilar; com isso, há redução drástica na velocidade circulatória (estase sanguínea) e anóxia, que provoca necrose do parênquima e hemorragia. Pacientes com infarto pulmonar apresentam escarros hemoptoicos ou hemoptise em consequência de hemorragia alveolar; apresentam também atrito e dor pleural, por irritação da pleura adjacente ao infarto.

Outras embolias sólidas

Embolia cerebral, a partir de trombos cardíacos ou nas artérias que irrigam o encéfalo (p. ex., bifurcação das carótidas), causa lesões cerebrais isquêmicas de gravidade variada e é responsável por número considerável dos chamados acidentes vasculares cerebrais. Embolia mesentérica, originada de trombos cardíacos ou da aorta, é causa frequente de isquemia e infarto intestinais, muitas vezes graves e até fatais.

Quando existe defeito cardíaco septal que resulta em *shunt* direito-esquerdo, êmbolos originados em veias sistêmicas ou nas câmaras cardíacas direitas podem provocar embolia sistêmica, fenômeno conhecido como *embolia paradoxal*. Esta acontece quando existe forame oval patente com hipertensão pulmonar que permite a abertura da válvula do forame, levando sangue do átrio direito para o átrio esquerdo.

Êmbolos trombóticos podem ser sépticos, por infecção com fungos ou bactérias no sítio de origem (p. ex., vegetações valvares na endocardite infecciosa, tromboflebite purulenta, trombos em locais de cateterismo arterial prolongado) (Figura 9.24). Embolia séptica acompanha-se de vasculite e/ou supuração (inflamação

purulenta) do vaso embolizado e causa, entre outros efeitos, os chamados (impropriamente) *aneurismas micóticos* por enfraquecimento da parede por vasculite.

Ateroembolia, representada por fragmentos de placas ateromatosas, origina-se sobretudo em ateromas ulcerados. Como geralmente são pequenos e múltiplos, os ateroêmbolos causam obstrução de vasos menores que 200 mm de diâmetro (Figura 9.25). As manifestações embólicas principais ocorrem na pele (livedo reticular, petéquias, cianose de extremidades, gangrena), nos rins (insuficiência renal aguda), nos músculos esqueléticos (rabdomiólise), no sistema nervoso central (ataque isquêmico transitório, amaurose fugaz, confusão mental), nos intestinos (enterocolite isquêmica) e nos olhos (dor ocular e visão turva).

Outros êmbolos sólidos são formados por fragmentos de medula óssea, de tecido adiposo ou de neoplasias angioinvasivas. Os primeiros são encontrados após traumatismo mecânico suficiente para que a pressão intraóssea no canal medular seja suficiente para ordenar a medula óssea para as veias.

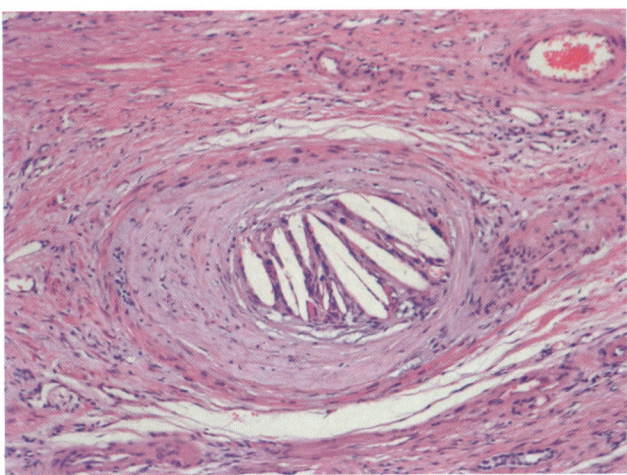

Figura 9.25 Ateroembolia. Êmbolo oclusivo com fendas de colesterol em pequena artéria.

9

Fragmentos de tecido adiposo podem cair na circulação venosa durante lipoaspiração e lipoescultura (quando há injeção de tecido adiposo). Neoplasias malignas invadem vasos sanguíneos e linfáticos e originam êmbolos tumorais que podem resultar em metástases (ver Capítulo 10). Procedimentos terapêuticos ou propedêuticos por via endovascular, cada vez mais frequentes na prática médica, aumentam a diversidade de êmbolos e as formas de embolia. Ateroembolia é cada vez mais comum por traumatismo mecânico por cateteres arteriais (angioplastia, arteriografia) sobre placas ateromatosas. Por outro lado, embolia é empregada com objetivo terapêutico, como na embolização de artérias que irrigam tumores localizados ou para obstruir aneurismas (embolização terapêutica).

Embolia gasosa

Embolia gasosa consiste em bolhas de gás no sangue circulante que obstruem o fluxo sanguíneo. O exemplo clássico é o da *síndrome de descompressão*, que resulta da formação de bolhas de ar, especialmente nitrogênio, quando um indivíduo submerso em grande profundidade retorna à superfície. Em águas profundas, a pressão atmosférica elevada aumenta a solubilização do nitrogênio do ar inspirado no sangue; se o indivíduo retorna à superfície rapidamente, a pressão atmosférica cai, e o nitrogênio dissolvido volta ao estado gasoso e forma bolhas (êmbolos) que obstruem vasos na microcirculação. Esta forma de embolia gasosa é hoje muito rara em razão do conhecimento que se tem sobre sua patogênese e, portanto, das medidas de proteção disponíveis.

Diversas outras causas de embolia gasosa iatrogênica surgiram com procedimentos invasivos, propedêuticos ou terapêuticos, por meio da inserção de agulhas ou cateteres em vasos (Figura 9.26) ou em cavidades. Hoje, as principais causas de embolia gasosa são acidentes iatrogênicos ou traumáticos, sendo o mecanismo semelhante em todas elas. Instrumentos de infusão de líquidos por via parenteral (bombas de infusão) podem ter, nos locais de acesso arterial ou venoso, conexão acidental com equipamentos com ar comprimido, podendo o ar ser acidentalmente injetado na circulação. Desconexão acidental de cateteres para via de acesso em veia profunda ou durante punção para colocação de cateteres e passagem de sondas podem também produzir passagem acidental de ar para a circulação. Ventilação mecânica com pressão positiva e em condições de resistência pulmonar aumentada causa às vezes pneumotórax e enfisema intersticial; tal procedimento pode também forçar o ar do interstício para as veias pulmonares, podendo gerar embolia gasosa. Traumatismos torácicos e punção transtorácica, com ou sem manobra de Valsalva, também aumentam o risco de embolia gasosa.

O volume de ar introduzido na circulação é fator determinante na gravidade da embolia. Pequenas quantidades de ar na circulação podem dissolver-se rapidamente e não ter repercussões. Quantidades maiores podem formar bolhas que interferem no fluxo do sangue. Por outro lado, pequenas bolhas de ar em vasos pequenos podem agredir o endotélio e causar microtrombos, que agravam a obstrução causada pelos êmbolos.

As manifestações clínicas principais da embolia gasosa são relacionadas com o sistema nervoso central: paralisias, paresias e quadros diversos de isquemia cerebral são as mais importantes.

Embolia por líquidos

Os tipos mais comuns dessa forma de embolia são a de líquido amniótico e a gordurosa. *Embolia de líquido amniótico* resulta de contrações uterinas que forçam a passagem do líquido para o interior das veias uterinas durante o trabalho de parto. Complicação rara da gestação (ocorre em cerca de um em cada 50.000 partos), embolia de líquido amniótico é grave e tem alta taxa de mortalidade. O líquido amniótico tem atividade pró-coagulante, o que favorece a formação de microtrombos disseminados (coagulação intravascular disseminada) que, juntamente com as lesões pulmonares (dano alveolar difuso), é responsável pela maioria dos óbitos.

Embolia gordurosa pode ser provocada por: (1) infusão inadequada de substâncias oleosas na circulação sanguínea (injeções oleosas intramusculares); (2) esmagamento do tecido adiposo ou da medula óssea amarela em indivíduos politraumatizados; (3) lise de hepatócitos com esteatose acentuada, o que causa a passagem de gorduras para as veias hepáticas.

A ruptura de próteses de silicone e a injeção intratecidual de silicone líquido com fins cosméticos tem aumentado a frequência de embolia por esse polímero. O risco de embolia depende da quantidade de silicone e da vascularização do local de injeção; quanto maiores a quantidade de silicone injetada e o número de vasos no local, maior a probabilidade de o silicone ganhar a circulação sanguínea. Os êmbolos localizam-se nos pulmões ou nos linfonodos regionais e causam manifestações proporcionais à intensidade e à extensão da obstrução vascular. O estudo histológico de espécimes de biópsia ou de necrópsia mostra granulomas do tipo corpo estranho, com macrófagos contendo glóbulos de silicone no citoplasma. Lesões semelhantes são vistas nos linfonodos do hilo pulmonar.

Os mecanismos de lesão pulmonar, cerebral e de outros órgãos por êmbolos líquidos são semelhantes. Além de obstrução pelas próprias gotículas, componentes lipídicos ou derivados de células contidas no líquido amniótico ativam a coagulação sanguínea, lesam o endotélio e induzem a formação de microtrombos que obstruem a microcirculação (coagulação intravascular

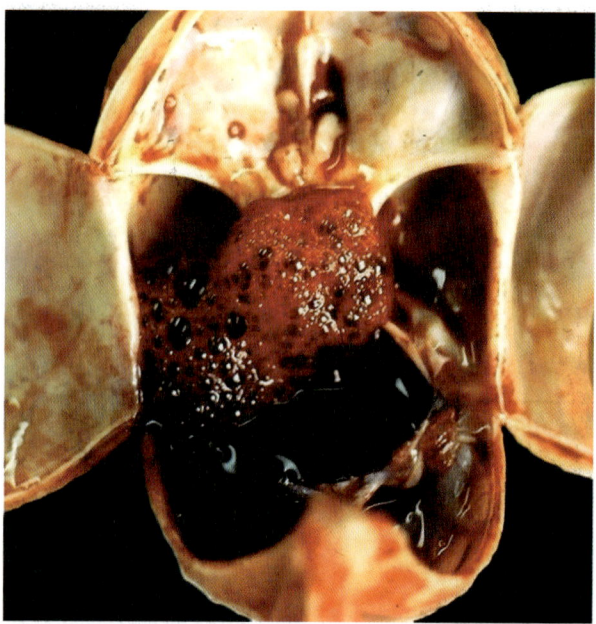

Figura 9.26 Embolia gasosa iatrogênica em recém-nascido com doença das membranas hialinas submetido a ventilação mecânica, complicada com barotrauma. Os altos níveis de pressão do aparelho de ventilação pulmonar para vencer a resistência das vias condutoras de ar causaram enfisema intersticial e penetração de ar nos vasos sanguíneos. Durante a abertura da cavidade craniana, sangue espumoso fluía abundantemente das artérias carótidas internas. O aspecto espumoso do sangue indica grande quantidade de ar a ele misturado.

disseminada), causando consumo dos fatores da coagulação (coagulopatia de consumo). Na embolia por líquido amniótico, pelos e células escamosas fetais podem ser vistos na microcirculação pulmonar, inclusive circundados por reação gigantocelular do tipo corpo estranho. Os órgãos afetados apresentam petéquias, edema e, ocasionalmente, microinfartos. Nos pulmões, a hipóxia resultante causa dano alveolar difuso, com membranas hialinas.

► Isquemia

Isquemia (do grego, *ische*: restrição e *haimos*: sangue) é a redução ou a falta de fluxo sanguíneo para um órgão ou território do organismo, ou seja, aporte insuficiente de sangue para manter as necessidades metabólicas dos tecidos. Com isquemia, portanto, surge hipóxia ou anóxia. Embora por definição isquemia seja um processo localizado, há condições em que ela compromete vários órgãos simultaneamente. Na maioria das vezes, isquemia resulta de redução da luz do vaso (p. ex., obstrução arterial ou venosa, parcial ou total); isquemia sem obstrução vascular ocorre em casos de hipoperfusão sistêmica (vários órgãos são afetados), como nos estados de choque (ver adiante). Na grande maioria das vezes, isquemia é causada por obstrução total ou parcial de artérias, veias ou capilares. As causas de obstrução podem estar na luz do vaso ou fora dela, esta por compressão da parede vascular.

Obstrução arterial. É a principal causa de isquemia, podendo ser provocada por obstáculos intravasculares, por compressão extrínseca ou por espasmos da parede arterial. Obstrução intravascular (parcial ou total) resulta na grande maioria dos casos de aterosclerose, trombose arterial, embolia e arterites. Compressão extrínseca acontece por tumores, compressão de tecidos moles no decúbito prolongado (úlceras de pressão) e na síndrome compartimental; nesta, o aumento volumétrico em um compartimento com espaço restrito ou limitado por uma parede rígida pode comprimir vasos. Exemplo bem conhecido é o que ocorre em músculos esqueléticos que sofrem hemorragia; o sangue extravasado aumenta a pressão no compartimento muscular, limitado por fáscias, o que reduz a perfusão das áreas não comprometidas pela hemorragia. Espasmos arteriais (por desequilíbrio entre agentes vasodilatadores e vasoconstritores) causam obstrução parcial ou total da luz de uma artéria, como as coronárias (o que pode provocar angina). Espasmos ocorrem também por vasoconstrição induzida por frio excessivo nas extremidades do corpo.

A existência de circulação colateral entre artérias distintas em um mesmo território pode manter fluxo adequado, como ocorre nos membros inferiores ou superiores após obstrução de ramos arteriais (p. ex., artéria poplítea): o paciente pode recuperar grande parte da circulação dias após uma obstrução, com redução da isquemia, da cianose e da dor.

Em geral, a isquemia é mais acentuada em regiões limítrofes de irrigação por artérias distintas, como ocorre no cérebro (territórios limítrofes que recebem nutrição pelas artérias cerebrais anterior, média e posterior) e no intestino grosso (limite de irrigação das artérias mesentéricas inferior e superior na flexura esquerda do cólon).

Obstrução da microcirculação. Obstrução de capilares com isquemia localizada pode ser causada por: (1) aumento da viscosidade sanguínea (síndrome de hiperviscosidade), como em policitemias e na anemia falciforme); (2) coagulação intravascular disseminada, por microtrombos na microcirculação; (3) compressão extrínseca, como ocorre em pacientes acamados que desenvolvem úlceras de decúbito; (4) embolia gasosa e gordurosa; (5) parasitismo de células endoteliais e de células

de Kupffer, com tumefação endotelial acentuada, como ocorre em algumas infecções por microrganismos intracelulares (toxoplasmose, calazar, citomegalovirose etc.) ou que induzem aderência de eritrócitos ao endotélio capilar (malária por *Plasmodium falciparum*).

Obstrução venosa. Obstrução venosa pode resultar de trombose ou de compressão extrínseca. A causa principal de compressão venosa extrínseca é torção de pedículo vascular, mas pode ocorrer também por compressão por tumores ou linfonodos aumentados de volume. Isquemia por obstrução de uma veia depende também da rede de vias colaterais de drenagem. Se a obstrução interrompe o retorno venoso e aumenta a pressão hidrostática na microcirculação, o fluxo sanguíneo fica comprometido e pode até cessar, se a pressão hidrostática iguala-se à arterial (estase circulatória). Com isso, ocorre isquemia associada a hiperemia passiva, que contribui para formar edema local; o território vascular torna-se progressivamente mais congesto, e o edema aumenta a pressão hidrostática intersticial, dificultando mais ainda a perfusão sanguínea e, consequentemente, agravando a isquemia. São exemplos de isquemia por obstrução venosa a que ocorre na hérnia intestinal estrangulada, em torções do testículo, do ovário ou de tumores pediculados, no vólvulo intestinal, em tromboses nas veias renais e mesentéricas ou nos seios venosos da dura-máter.

Consequências

As repercussões de isquemia dependem de: (1) extensão da área isquêmica e sua localização; (2) velocidade de instalação (súbita ou lenta); (3) existência de circulação colateral; (4) sensibilidade dos tecidos à hipóxia ou à anóxia. Suas consequências vão de redução no fornecimento de oxigênio (hipóxia) até ausência do seu suprimento (anóxia), capazes de provocar necrose (infarto). Como diferentes tecidos têm suscetibilidade distinta à hipóxia ou à anóxia, as lesões variam muito segundo o órgão afetado. O tecido nervoso é muito sensível à hipóxia; neurônios podem sofrer necrose após poucos minutos de anóxia. Já o tecido muscular estriado é mais resistente, o mesmo acontecendo com o tecido ósseo. Em transplantes, o órgão a ser transplantado pode permanecer por certo tempo em anóxia sem lesões graves, o que é favorecido pelo emprego de meios de preservação em baixa temperatura; esta reduz a atividade metabólica, diminuindo o risco de necrose. Os efeitos da restrição de fornecimento de O_2 às células, os mecanismos adaptativos envolvidos, as lesões após reperfusão e a ação indutora da isquemia para aumentar a resistência a outro episódio de isquemia estão descritos no Capítulo 3.

Em geral, quanto mais extensa, mais grave é a isquemia (p. ex., no miocárdio). No entanto, isquemia em pequena área no sistema de condução cardíaco pode levar a arritmias graves e até morte, assim como pequena isquemia cerebral em centros nervosos essenciais pode ser fatal ou deixar sequelas graves. Isquemia extensa em um membro, ao contrário, pode ter lesões mínimas pelo restabelecimento da circulação por meio de anastomoses vasculares.

Isquemia súbita no cérebro pode provocar perda de consciência; se transitória, há recuperação da consciência logo após o restabelecimento do fluxo sanguíneo, como ocorre em arritmias cardíacas que resultam em queda abrupta do débito cardíaco: o paciente perde a consciência, mas se recupera quando a circulação volta ao normal. A perda de consciência deve-se à queda rápida no suprimento de glicose e O_2. Oclusão abrupta de um ramo coronariano provoca isquemia em certa área do miocárdio e pode causar morte súbita, antes mesmo de aparecerem lesões morfológicas. É importante considerar que, mesmo que não haja lesões estruturais durante a isquemia, pode haver alterações moleculares e/ou funcionais.

Quando um órgão ou parte dele é submetido a isquemia lenta e progressiva, o fornecimento de nutrientes é reduzido e os tecidos procuram adaptar-se à nova situação: aparecem degenerações (degeneração hidrópica), as células tendem a hipotrofiar-se e o número delas se reduz, geralmente por apoptose; há também aumento da produção de matriz extracelular, instalando-se fibrose em graus variáveis. Com aterosclerose nas coronárias, por exemplo, o miocárdio sofre tais alterações, e o órgão torna-se hipotrófico, mostrando aumento da matriz extracelular e hipotrofia das miocélulas (miocardioesclerose).

Na isquemia generalizada, como nos estados de choque, vários órgãos são afetados simultaneamente, por causa da falência sistêmica do sistema circulatório em manter a perfusão tecidual. Em consequência, diversos órgãos apresentam lesões que se instalam em tempos diferentes e em localizações distintas, dependendo da maior ou menor resistência à hipóxia e à anóxia dos tecidos comprometidos. Células metabolicamente muito ativas são mais sensíveis (p. ex., neurônios, células do miocárdio, epitélio renal, hepatócitos etc.), enquanto outras (p. ex., células do tecido conjuntivo) são mais resistentes. Na fase avançada do choque, por exemplo, aparece necrose hepática centrolobular, porque a região centrolobular é naturalmente menos oxigenada; no encéfalo, as zonas de necrose surgem sobretudo nas áreas limítrofes dos territórios das artérias cerebrais, onde a perfusão é naturalmente menor.

▶ Infarto

Infarto é uma *área localizada de necrose isquêmica*, por interrupção do fluxo sanguíneo arterial ou venoso. Infarto pode ser branco ou vermelho (hemorrágico).

Infarto branco é aquele em que a região afetada fica mais clara (branca ou amarelada) do que a cor normal do órgão. Infarto branco é causado por obstrução arterial em territórios sem ou com escassa circulação colateral. Em órgãos ou territórios supridos por ramos colaterais, estes podem evitar lesões isquêmicas, especialmente se formados por tecidos que, naturalmente, resistem mais à hipóxia ou à anóxia. Em órgãos com circulação terminal ou com poucos ramos colaterais, obstrução arterial, especialmente em situações de aumento da demanda de oxigênio, queda abrupta da pressão arterial, choque ou anemia, resulta em infarto branco. É o que acontece tipicamente no coração, no encéfalo, nos rins e no baço.

No *infarto vermelho*, a região comprometida adquire coloração vermelha em razão da hemorragia que surge na área infartada. Infarto vermelho, que pode ser causado por obstrução tanto arterial como venosa, ocorre caracteristicamente em órgãos com estroma frouxo (pulmões), circulação dupla (pulmões) ou rica rede de vasos colaterais (intestinos). Obstrução de uma artéria em órgão cujos ramos colaterais podem manter o suprimento sanguíneo não causa necrose isquêmica. É o que acontece nos pulmões: em pessoas sem problemas prévios, a circulação pelas artérias brônquicas é suficiente para manter a viabilidade do parênquima pulmonar quando há obstrução da artéria pulmonar (quase sempre por embolia). No entanto, se o indivíduo tem insuficiência cardíaca, com hiperemia passiva e aumento da pressão venosa, somente o fluxo sanguíneo pelas artérias brônquicas não é mais suficiente para garantir a irrigação necessária; se ocorre obstrução da artéria pulmonar, surge infarto pulmonar. Como o pulmão é órgão muito frouxo e o sangue continua chegando pelas artérias brônquicas, a área de infarto torna-se hemorrágica.

Clinicamente, os pacientes com infarto pulmonar apresentam dificuldade respiratória (dispneia), dor torácica e tosse com expectoração sanguinolenta (escarros hemoptoicos) por causa da necrose hemorrágica no parênquima pulmonar.

Nos intestinos, o infarto também é hemorrágico, tanto por obstrução arterial como venosa. Obstrução de um ramo da artéria mesentérica (por ateroma, trombose ou embolia) leva a isquemia e necrose no território correspondente, a qual continua recebendo sangue por outro ramo das arcadas mesentéricas. Obstrução venosa, por trombose, compressão (como acontece em hérnias estranguladas) ou torção do pedículo vascular (encontrada no vólvulo), também causa infarto intestinal vermelho. Torção do pedículo vascular comprime artérias e veias; por terem parede mais fina, as veias sofrem mais os efeitos da compressão e podem sofrer oclusão da luz, gerando congestão antes da interrupção do fluxo sanguíneo. Torção de pedículo pode acontecer também no ovário, no testículo e em tumores pediculados (p. ex., pólipos), o que causa infarto vermelho. Obstrução arterial em órgão com circulação única também pode resultar em infarto vermelho: se o trombo ou êmbolo que causou o infarto é lisado (de forma espontânea ou terapêutica), o fluxo sanguíneo é restabelecido, e o sangue inunda a região infartada (infarto secundariamente hemorrágico).

Para ilustrar a evolução do infarto, no Quadro 9.1 estão resumidas as alterações microscópicas observadas no infarto do miocárdio, desde a sua instalação até a sua cicatrização.

Quadro 9.1 Evolução das alterações microscópicas no infarto do miocárdio

Tempo após isquemia	Alterações microscópicas
1 a 6 horas	Miocélulas cardíacas com bandas de contração; falha na redução do NBT (*nitroblue tetrazolium*); diminuição na coloração com fucsina
6 a 18 horas	Necrose por coagulação (cariólise, acidofilia do citoplasma e perda de estriações); bandas de contração na região periférica; focos de hemorragia; início de infiltração de neutrófilos
18 a 24 horas	Persistência da necrose por coagulação; bandas de contração são vistas na periferia da lesão
24 a 72 horas	A necrose completa-se com extensa cariólise; intensa infiltração de leucócitos, com predomínio de neutrófilos, mas com algumas células mononucleadas
4 a 14 dias	O infiltrado inflamatório passa a ser predominantemente de mononucleares, com numerosos macrófagos e número progressivamente crescente de linfócitos; início de neoformação vascular e de deposição de matriz extracelular (tecido de granulação, início do processo cicatricial)
14 a 21 dias	A neoformação vascular torna-se menos evidente e, junto com a deposição de matriz extracelular e a síntese de colágeno, continuando a formação da cicatriz
4 a 7 semanas	Aumento progressivo da deposição de colágeno tipo I, com redução do número de vasos neoformados; início de remodelação da cicatriz, com retração cicatricial

9

Aspectos morfológicos

Em geral, os infartos apresentam-se como lesão de forma piramidal (ou em cone), tendo o vértice em correspondência com o local da obstrução vascular e a base na região periférica. Tal configuração é bem característica em infartos de rins, baço e pulmões. Em outros locais, a forma do infarto é irregular.

Infartos brancos têm cor mais clara do que a do órgão não lesado, assumindo coloração branco-amarelada característica (Figuras 9.27 A e C). Nas margens do infarto, muitas vezes se forma um halo hiperêmico-hemorrágico. Infartos recentes fazem discreta saliência na superfície do órgão. Com a reabsorção dos tecidos necrosados e a cicatrização subsequente, a região de infarto retrai-se; quando totalmente cicatrizada, forma-se uma cicatriz com retração na superfície (Figura 9.27 B). No sistema nervoso central,

infartos brancos aparecem como áreas de amolecimento pelo caráter liquefativo da necrose. Tais infartos curam-se por reabsorção do material necrótico por macrófagos; a reparação é feita pela proliferação de astrócitos que ocupam o lugar do tecido necrosado (gliose).

Infartos vermelhos nos pulmões têm forma piramidal (Figura 9.28); nos intestinos, a forma é irregular. Em qualquer caso, o material necrótico tem cor vermelho-escura, pela mistura dos restos celulares com o sangue extravasado.

Nem sempre é possível diagnosticar macroscopicamente um infarto muito recente, pois a alterações macroscópicas dependem de certo tempo entre a ocorrência da necrose e o momento da sua observação. Se um indivíduo tem um infarto do miocárdio que o leva a morte em poucas horas, o exame do coração pode não detectar a existência da lesão isquêmica. Tomografia por emissão de pósitrons é capaz de detectar mais cedo defeitos no metabolismo da glicose em áreas isquêmicas do miocárdio e indicar se a lesão é potencialmente reversível ou não.

Microscopicamente, o achado principal em infartos é necrose isquêmica, que caracteristicamente é do tipo necrose por coagulação. Novamente aqui, vale o princípio de que o aparecimento das alterações microscópicas de necrose também depende de certo tempo. Minutos ou poucas horas depois do infarto, podem não ser encontradas as alterações morfológicas de necrose. Em infartos hemorrágicos, o material necrótico fica misturado com sangue. Se o indivíduo sobrevive ao infarto, nos dias e semanas seguintes surgem os mecanismos de reparo, conforme discutido no Capítulo 8.

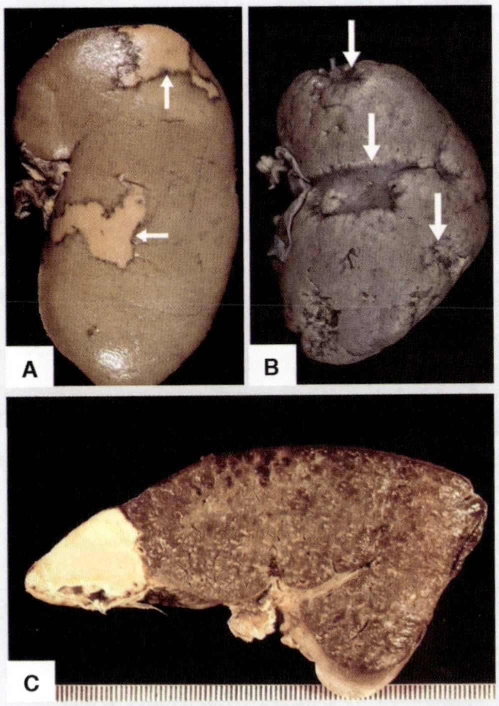

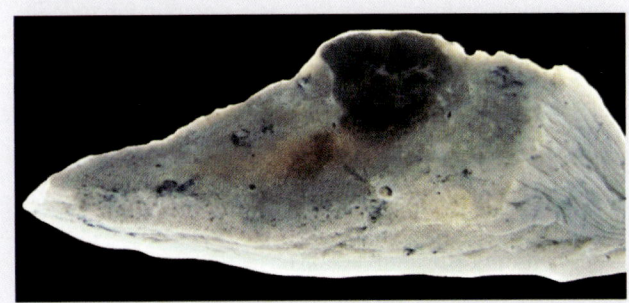

Figura 9.27 A. Infartos brancos, recentes, no rim. Notar halo de hiperemia (*setas*) delimitando as áreas brancacentas de infarto. **B.** Infartos antigos no rim, representados por cicatrizes retráteis, que formam depressões irregulares (*setas*). **C.** Infarto branco recente do baço, evidenciado por coloração brancacenta na superfície de corte.

Figura 9.28 Infarto vermelho no pulmão. Lesão triangular com a base voltada para a pleura, vermelho-escura (sangue coagulado misturado com parênquima destruído).

Consequências. Evolução

As consequências e a gravidade dos infartos dependem de sua extensão e do órgão comprometido. Muitos infartos podem ser fatais, como os infartos do miocárdio, do encéfalo e dos intestinos; podem também passar despercebidos, como acontece em infartos renais ou esplênicos ou até mesmo em pequenos infartos do miocárdio.

No sistema nervoso, infartos no tronco encefálico podem ser fatais por comprometerem áreas vitais, como o centro cardiorrespiratório; mais frequentemente, os infartos cerebrais comprometem a via piramidal e deixam sequelas motoras. Infartos

do miocárdio também são potencialmente graves, pois podem levar à morte por insuficiência cardíaca, arritmias e outras complicações. Necrose isquêmica nos membros inferiores causada por aterosclerose grave e complicada, mais comum em indivíduos diabéticos, evolui para gangrena, que é a principal causa de amputação desses membros em adultos. Infartos esplênicos extensos (autoesplenectomia, como acontece na anemia falciforme) cursam com alterações hematológicas decorrentes da hemocaterese deficiente ou com complicações infecciosas (sepse). Infartos renais podem manifestar-se com dor lombar e hematúria, mas geralmente são pouco extensos para levar a insuficiência renal. Infartos intestinais manifestam-se com quadro de abdome agudo e têm alta letalidade. A gravidade de infarto nos pulmões está relacionada com a embolia pulmonar e foi comentada anteriormente.

Os infartos evoluem para cura com cicatrização (ou gliose, no sistema nervoso central), que pode ser completa, resultando em cicatriz retrátil, ou incompleta, com formação de pseudocistos (mais comuns no SNC). Sendo áreas desvitalizadas, os infartos podem complicar-se com colonização e proliferação de bactérias, originando abscessos ou gangrena. No infarto intestinal, é frequente gangrena por crescimento de microrganismos anaeróbios da microbiota endógena se a lesão não é removida cirurgicamente.

▶ Edema

Edema é o *acúmulo de líquido no interstício ou em cavidades pré-formadas do organismo*. O líquido intersticial (na matriz extracelular, ou MEC), que se origina da filtração do sangue na parte arterial dos capilares, circula entre as células e retorna à circulação sanguínea por reabsorção no lado venoso dos capilares ou pelos vasos linfáticos. A produção, a circulação e a reabsorção do líquido intersticial dependem de forças geradas na microcirculação e na MEC, conhecidas como forças de Starling, resumidas na Figura 9.29. São elas: (1) pressão hidrostática do sangue (PHs), que força a filtração; (2) pressão oncótica do plasma (POp), gerada por macromoléculas circulantes; esta tem sentido oposto à PHs; (3) pressão hidrostática e pressão oncótica da MEC (PHm e POm), ambas muito menores em condições normais, mas que podem aumentar se a quantidade de líquido intersticial aumenta. Considerando tais componentes, a formação e a reabsorção do líquido intersticial dependem de forças definidas pela equação: força de filtração ou força de reabsorção = (PHs-PHm) – (POp-POm). No lado arterial dos capilares, a PHs é maior do que a POp, e as pressões da MEC são muito menores do que as do sangue; a equação mostra uma força positiva, que é a força de filtração do plasma para a MEC. No lado venoso dos capilares, a PHs é menor do que a POp, resultando em uma força de reabsorção que força o líquido a voltar para a circulação sanguínea. A pressão hidrostática no lado arterial da microcirculação é próxima da do lado venoso (mas sempre maior do que a POp), e é influenciada pela intermitência da abertura dos esfíncteres pré-capilares: quando estes se fecham, nos capilares a jusante a PHs se reduz muito, facilitando a reabsorção, enquanto nos capilares cujos esfíncteres estão abertos predomina a filtração (Figura 9.29). Em condições normais, sempre passa mais líquido dos vasos para a MEC do que é reabsorvido; o excesso de líquido na MEC é drenado pelos vasos linfáticos.

A força de filtração gera um filtrado que contém água, eletrólitos e pequenas moléculas (carboidratos, aminoácidos, ácidos graxos e outras moléculas de baixo peso molecular) que passam junto com a água nos espaços interendoteliais; macromoléculas passam em pequena quantidade através de poros endoteliais e de transcitose, variáveis em diferentes tecidos. As macromoléculas do filtrado, juntamente com outras originadas na MEC, são reabsorvidas pelos vasos linfáticos, que possuem parede fenestrada e poros endoteliais; a pressão negativa nos canais linfáticos e a presença de válvulas nesses vasos permitem a drenagem do líquido em excesso e o carreamento de macromolécu

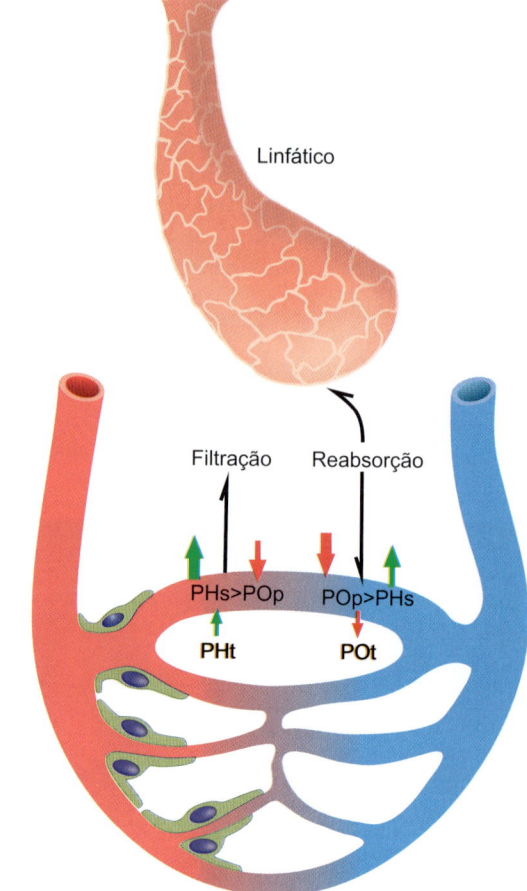

Figura 9.29 Esquema da microcirculação, indicando a origem e o destino do líquido intersticial e as forças de Starling. PHs: pressão hidrostática do sangue; PHt: pressão hidrostática da matriz extracelular; POp: pressão oncótica do plasma; POt: pressão oncótica da matriz extracelular.

las livres no líquido intersticial. O trânsito de macromoléculas da MEC para os vasos sanguíneos depende de mecanismos ativos ou facilitados de transporte através da parede capilar ou de poros endoteliais.

O líquido acumulado na MEC ou em cavidades pré-formadas pode ser de dois tipos. *Transudato* é o líquido constituído por água e eletrólitos e pobre em células e proteínas (sua densidade < 1.020 g/mL); é encontrado em edemas originados por desequilíbrio nas forças de Starling, com maior filtração do que a capacidade de reabsorção dos capilares sanguíneos e linfáticos. *Exsudato* é o líquido rico em proteínas e/ou células inflamatórias (densidade > 1.020 g/mL); é formado quando a permeabilidade vascular está aumentada, como acontece em inflamações, traumatismos na microcirculação e vasos malformados no interior de neoplasias.

O edema pode ser localizado ou generalizado (anasarca). Nomes especiais são utilizados para identificar edemas em cavidades naturais. De modo geral, utiliza-se o prefixo *hidro* seguido da palavra que indica a cavidade. Assim: hidroperitônio (ou ascite), hidropericárdio, hidrotórax, hidrartro, hidrocele (cavidade escrotal) etc.

Aspectos morfológicos

Em cavidades, o acúmulo de líquido e suas características são facilmente perceptíveis: trata-se de transudato típico, com aspecto citrino. Na MEC, o edema provoca sua expansão, causando aumento de volume na região edemaciada. Isso é facilmente evidenciado em edemas localizados na pele: após picada de um inseto, forma-se edema e surge uma lesão elevada (pápula). O popular "galo", por ação de traumatismo onde a pele é mais frouxa, é um bom exemplo de expansão de volume de tecidos edemaciados. A consistência do local edemaciado varia com as características do líquido acumulado: se transudato, o tecido fica mais mole, facilmente compressível; se exsudato, a área afetada tem consistência mais firme e é menos compressível. Na pele edemaciada, o acúmulo de líquido pode ser identificado por compressão digital, que resulta em uma depressão que demora a voltar ao normal: é o clássico *sinal do cacifo* (Figura 9.30), utilizado pelos profissionais de saúde para identificar edema na pele.

Ao exame microscópico, no local edemaciado observa-se ampliação da MEC evidenciada pela separação das células e dos componentes fibrosos da matriz (Figura 9.31). Nos pulmões, o líquido acumula-se primeiro nos septos alveolares (edema intersticial);

se a causa persiste, o líquido inunda os alvéolos (edema alveolar clássico), nos quais aparece material acidófilo e homogêneo ocupando os espaços aéreos (Figura 9.32).

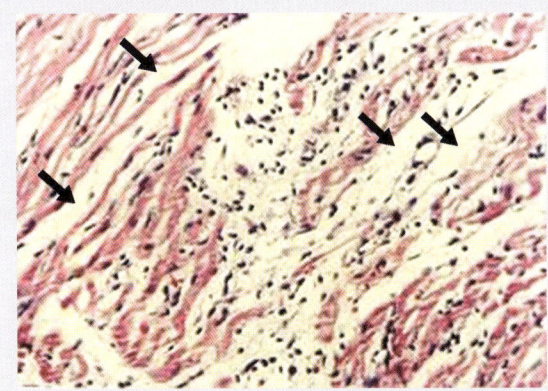

Figura 9.31 Edema no miocárdio em caso de miocardite por meningococo. As *setas* indicam o interstício alargado por edema (exsudato), dissociando as miocélulas.

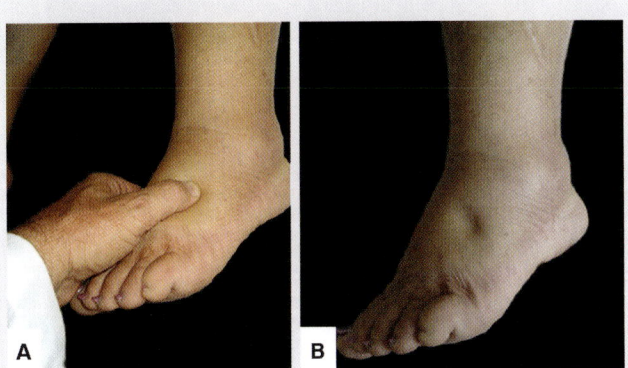

Figura 9.30 Sinal do cacifo para identificar edema. **A.** Compressão rápida com o polegar, que provoca deslocamento do líquido intersticial. **B.** Após a retirada do dedo, permanece uma depressão (sinal do cacifo).

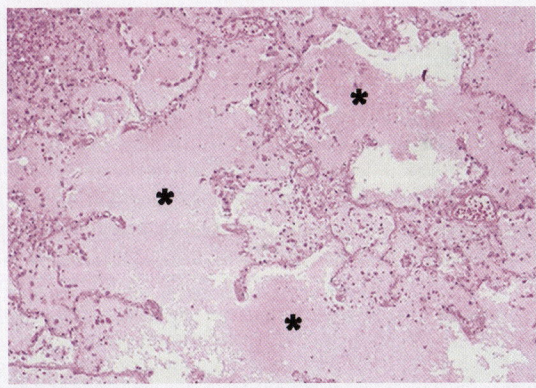

Figura 9.32 Pulmão de paciente falecido com edema pulmonar. Os alvéolos estão preenchidos por transudato, que aparece como material homogêneo e acidófilo (*).

Etiopatogênese

A patogênese do edema está relacionada com as forças que regulam o transporte de líquidos entre os vasos e o interstício. Edema resulta de quatro mecanismos, que às vezes atuam ao mesmo tempo: (1) aumento da pressão hidrostática vascular; (2) redução da pressão oncótica do plasma; (3) aumento da permeabilidade vascular; (4) bloqueio da circulação linfática. Para facilitar a compreensão desses fatores, serão comentados, separadamente, os edemas localizados e os generalizados.

Edema localizado

Edema localizado resulta de causas locais que alteram as forças de Starling ou interferem com a drenagem linfática.

Edema por aumento da permeabilidade vascular. O melhor exemplo é o edema em inflamações agudas. O aumento da permeabilidade vascular ocorre predominantemente nas vênulas, por ação de mediadores inflamatórios. Com isso, há saída de macromoléculas para o interstício, as quais aumentam a pressão oncótica na MEC e favorecem a passagem de mais líquido para o interstício. Edema inflamatório por agressões que liberam substâncias vasodilatadoras, como ocorre em queimaduras, traumatismos físicos, reações alérgicas ou picadas de inseto, surgem rapidamente e são pobres em células, razão pela qual são mais moles e mais compressíveis do que aqueles provocados por agressões que induzem grande exsudação celular e de fibrina; fibrina depositada na MEC aumenta a consistência local, pois o líquido intersticial desloca-se com mais dificuldade quando comprimido. No teste intradérmico para diagnóstico de alergia, a resposta ao alérgeno forma uma pápula avermelhada, compressível, mais mole; no teste tuberculínico, a reação positiva manifesta-se como uma pápula também avermelhada, mas tipicamente endurecida (pápula indurada) porque há exsudato celular abundante e exsudação de fibrina.

9

O *edema angioneurótico* tem caráter hereditário, localiza-se em lábios, pavilhão auricular e glote e caracteriza-se por surgir rapidamente após exposição a um alérgeno, embora a reação não seja mediada por IgE. Pacientes com esse tipo de edema têm deficiência congênita no inibidor do C1 do complemento; pequena quantidade de imunocomplexos formados é suficiente para ativar o C1, que, não sendo inibido, ativa o C4 e o C2, com liberação prolongada de C2a, o qual causa aumento da permeabilidade vascular.

Edema por aumento da pressão hidrostática sanguínea. Causado por aumento da pressão intravascular em veias e vênulas, pode ser localizado ou generalizado. No primeiro caso, o aumento é causado por obstrução de veias por trombos, compressão extrínseca ou insuficiência de válvulas venosas (como em varizes) ou insuficiência cardíaca esquerda (edema pulmonar); no segundo, por aumento da pressão venosa sistêmica por insuficiência cardíaca direita. Com obstrução venosa, o território drenado apresenta hiperemia passiva e edema. O aumento da pressão venosa sobrepõe-se à força de reabsorção da pressão oncótica do plasma; se o aumento do líquido intersticial ultrapassa a capacidade de drenagem pela circulação linfática, surge edema. Trata-se de transudato típico, que é pobre em proteínas e compressível, com sinal do cacifo bem evidente. O edema de membros inferiores é influenciado pela gravidade: aparece (ou piora) no fim do dia (edema vespertino) porque o paciente permanece por longo período em pé e melhora depois que o indivíduo coloca os membros inferiores em posição horizontal, ao se deitar; ao acordar, o paciente percebe que o edema se reduziu ou mesmo desapareceu. A posição horizontal do corpo favorece o retorno venoso, diminuindo a pressão venosa periférica.

Edema por redução da drenagem linfática. Obstrução da rede linfática causa edema na região drenada pelos vasos obstruídos (edema linfático ou linfedema). O linfedema tem algumas características: (1) é mais duro, pois a falta de drenagem de proteínas do líquido intersticial aumenta a consistência do tecido; (2) linfedema evolui com deposição de matriz extracelular estimulada por proteínas acumuladas, razão pela qual é comum haver fibrose nos territórios com edema linfático crônico. Nos membros inferiores, o linfedema crônico aumenta muito o volume, a espessura e a consistência da pele, que se torna dura e pregueada. O membro espessado, com pele dura, lembra membro de elefante, razão pela qual chama-se *elefantíase* o aumento exagerado dos órgãos acometidos por edema linfático crônico (Figura 9.33).

Muitas são as causas de obstrução de vasos linfáticos: (1) paniculites bacterianas de membros inferiores (erisipela) podem obstruir os vasos linfáticos e provocar linfedema acentuado (elefantíase); (2) infiltração neoplásica ("linfangite" carcinomatosa) é responsável pelo clássico aspecto de linfedema cutâneo (aspecto em "casca de laranja") no carcinoma inflamatório da mama; (3) no tratamento de neoplasias malignas, pela retirada de linfonodos regionais; linfedema no braço de mulheres após mastectomia por carcinoma da mama com remoção de linfonodos axilares é relativamente frequente; (4) tratamento radioterápico causa bloqueio linfático por inflamação actínica com fibrose que comprime e atrofia os vasos linfáticos; (5) parasitos no interior de vasos linfáticos (p. ex., filariose – *Wuchereria bancrofti*), em que as filárias obstruem os linfáticos e causam elefantíase nos membros inferiores e no escroto.

Lipedema. Trata-se de doença que afeta os membros inferiores, especialmente a coxa de mulheres, mas que tipicamente poupa os pés; nesse sentido, contrasta com o edema de membros inferiores por insuficiência venosa ou linfática. De patogênese ainda desconhecida, o processo parece ser primariamente hipertrofia localizada e simétrica do tecido adiposo seguida de bloqueio linfático progressivo (lipolinfedema).

Conhecidos os mecanismos gerais de formação de edemas localizados, a seguir serão comentados dois exemplos mais importantes.

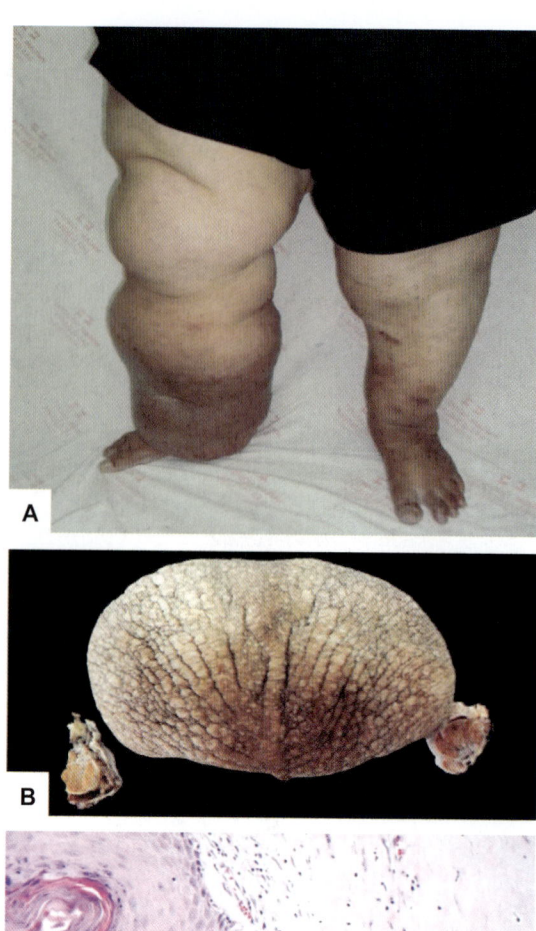

Figura 9.33 Linfedema. **A.** Paciente com obesidade mórbida e erisipela de repetição. Elefantíase assimétrica, com predomínio no membro inferior direito. Pele da perna direita hipertrófica, com aspecto em "casca de laranja". Hiperemia passiva bilateral, com acentuada pigmentação da pele (hemossiderose) das pernas e dos pés. **B.** Escroto. Elefantíase escrotal por linfedema secundário a linfadenectomia inguinal. Pele muito espessada, com superfície granulosa (aspecto de "casca de laranja"). De cada lado do escroto, estão os testículos. **C.** Ao microscópio, vê-se acentuada hiperplasia da epiderme e fibrose na derme.

Edema pulmonar. Edema pulmonar ocorre quase sempre por aumento da pressão nas veias pulmonares e/ou por aumento na permeabilidade capilar. Aumento súbito de pressão nas veias pulmonares ocorre em casos de falência cardíaca aguda, sobretudo por infarto do miocárdio, lesões valvares e miocardites extensas. Nesses casos, ocorre aumento rápido da pressão nas veias pulmonares, levando à passagem de líquido para os alvéolos (edema pulmonar agudo). Os pacientes apresentam dispneia intensa e eliminação de fluido espumoso e róseo (porque contém sangue), pela boca; tal quadro pode ser fatal. Edema pulmonar crônico acompanha insuficiência cardíaca esquerda e todas as condições que aumentam a pressão nas veias pulmonares (p. ex., estenose ou insuficiência da valva mitral). Edema por aumento da permeabilidade capilar ocorre em inflamações pulmonares agudas ou sistêmicas (choque séptico) e em algumas agressões, como politraumatismo ou aspiração pulmonar (ver dano alveolar difuso, adiante e no Capítulo 14).

Ascite na hipertensão portal. Obstrução do fluxo do sangue na veia porta aumenta a pressão hidrostática a montante, o que provoca acúmulo de líquido na cavidade peritoneal (ascite). Hipertensão portal de qualquer etiologia pode acompanhar-se de ascite e esplenomegalia por causa de hiperemia passiva, que é mais acentuada nos casos de hipertensão portal mais grave e naqueles que se acompanham de disfunção hepática. Várias condições levam à hipertensão portal: (1) trombose das veias hepáticas (síndrome de Budd-Chiari); (2) cirrose, que causa hipertensão sinusoidal e pré-sinusoidal, por causa da fibrose difusa e da formação de nódulos de regeneração que comprimem e obstruem a circulação hepática; (3) fibrose hepática na forma hepatesplênica da esquistossomose, em que existe fibrose portal exuberante acompanhada de neoformação vascular; os mecanismos da hipertensão portal nessa doença não são bem conhecidos, mas são aventados amputação de ramos portais pela inflamação granulomatosa e aumento da pressão por ampliação do leito vascular; (4) obstrução da veia porta por trombose e, mais raramente, por compressão extrínseca ou infiltração de tumores. A ascite na fibrose hepática esquistossomótica é discreta e não acumula grande volume, além de não ser geralmente progressiva, já que a função hepática mantém-se conservada; se o paciente tem sangramento por ruptura de varizes esofágicas, surge lesão hepatocitária por hipovolemia, podendo a ascite agravar-se devido à hipoalbuminemia. Na cirrose, a ascite é mais grave e progressiva; a maior gravidade deve-se à intensidade da hipertensão portal, à hipoalbuminemia causada pela insuficiência hepática e ao acionamento do mecanismo renina-angiotensina-aldosterona (ver adiante). Na obstrução de veias hepáticas, como na síndrome de Budd-Chiari, a ascite tende a ser mais intensa, pois há comprometimento do parênquima hepático.

Edema generalizado

Em algumas situações (p. ex., insuficiência cardíaca, hipoproteinemia etc.), o edema tende a ser generalizado desde o seu início. Em outras, um edema inicialmente localizado pode acionar mecanismos de compensação que acabam por generalizar o processo, provocando redistribuição dos líquidos no corpo e aumento do líquido intersticial na maioria dos órgãos.

Edema na insuficiência cardíaca. Insuficiência cardíaca direita acompanha-se de edema, que no início se localiza nos membros inferiores, mas tende a generalizar-se e a acompanhar-se de hidropericárdio, hidrotórax e ascite, culminando em anasarca. Além do aumento generalizado da pressão hidrostática sanguínea pela dificuldade do retorno venoso sistêmico, a generalização do edema deve-se também à ativação de mecanismos reguladores que tentam restaurar a volemia, diminuída pela saída de líquido para o interstício. A saída de líquido dos vasos reduz o retorno venoso e diminui o débito cardíaco, reduzindo a pressão nas arteríolas aferentes dos glomérulos, onde células produtoras de renina são estimuladas e liberam essa protease na circulação (Figura 9.3). A renina atua sobre o angiotensinogênio, originando a angiotensina I; esta sofre ação da enzima conversora da angiotensina (ECA, presente sobretudo no endotélio pulmonar), convertendo-a em angiotensina II. A angiotensina II tem ação vasoconstritora e induz a liberação de aldosterona pelas suprarrenais. A aldosterona atua nos túbulos renais aumentando a reabsorção de sódio, que retém mais água na circulação renal por efeito osmótico e aumenta a osmolaridade plasmática, que é sentida em neurônios osmorreceptores do hipotálamo que estimulam a liberação do hormônio antidiurético. Este atua nos túbulos renais aumen-

tando a reabsorção de água por meio de aumento na síntese e na translocação de aquaporinas para a membrana basolateral do epitélio tubular. Desse modo, ao tentar recuperar a volemia o organismo agrava o edema porque a causa inicial (desequilíbrio das forças de Starling) permanece e o líquido tecidual tende a aumentar. Tal processo entra em um círculo vicioso, e o edema tende a progredir até anasarca. O mecanismo de generalização do edema cardíaco pelo sistema renina-angiotensina-aldosterona ocorre também em todos os edemas generalizados.

Edema na hipoproteinemia. Redução acentuada na quantidade de proteínas plasmáticas, em geral por diminuição da albumina, acompanha-se de edema generalizado. Hipoalbuminemia reduz a pressão oncótica do plasma, diminuindo a reabsorção do fluido intersticial, que se acumula de modo sistêmico. Como comentado no edema da insuficiência cardíaca, a retenção de líquido nos tecidos diminui a volemia, o que ativa o sistema renina-angiotensina-aldosterona, contribuindo para agravar o edema. São causas comuns de edema por hipoproteinemia desnutrição proteico-energética grave, hepatopatias que reduzem a síntese de albumina (p. ex., cirrose) e perda excessiva de albumina nas fezes, como acontece em enteropatias perdedoras de proteínas, ou na urina, em certas doenças renais, sobretudo quando existe síndrome nefrótica, em que ocorre aumento da permeabilidade glomerular a macromoléculas.

Edema renal. Em muitas doenças renais (p. ex., glomerulonefrites agudas, nefropatias com síndrome nefrótica etc.), edema generalizado é frequente, sendo mais acentuado e mais precoce na face. Na glomerulonefrite aguda, o edema resulta do que se denomina *desequilíbrio glomérulo-tubular*: redução da filtração glomerular com manutenção da reabsorção tubular, promovendo retenção de água e sódio. Por equilíbrio osmótico, o sódio difunde-se na matriz extracelular e aumenta a retenção de água nesse compartimento, agravando o edema. Na síndrome nefrótica, perda intensa de proteínas na urina resulta em hipoproteinemia, o que provoca queda acentuada da pressão oncótica do plasma, desequilibrando as forças de Starling. Iniciado o edema, ele se agrava por ativação do sistema renina-angiotensina-aldosterona, como descrito anteriormente.

Edema por mecanismos complexos e pouco conhecidos. Alguns edemas localizados ou generalizados têm mecanismo de formação que não pode ser explicado totalmente pelas causas até agora descritas. Na *dengue hemorrágica* e na *síndrome do choque da dengue*, existe exsudação considerável de plasma para a MEC, às vezes em tempo muito curto. A participação de substâncias que aumentam a permeabilidade vascular originadas de mastócitos ou da ativação do complemento, admitida até recentemente, parece não ser suficiente ou essencial. Estudos recentes mostram que agressão ao endotélio por anticorpos de reação cruzada poderia induzir aumento de poros endoteliais, facilitando a saída de plasma.

O edema pulmonar das alturas, o edema pulmonar neurogênico e o edema pulmonar que acompanha superdose de narcóticos (heroína, morfina) também têm patogênese obscura. No *edema das alturas*, que ocorre em indivíduos jovens e não adaptados que sobem a grandes altitudes (acima de 3.000 m), parece que a hipóxia causa vasoconstrição em alguns ramos da artéria pulmonar e aumento do fluxo sanguíneo (com aumento da pressão de filtração) em outros capilares não supridos por esses vasos. No entanto, a existência de predisposição genética a esse tipo de edema levanta a hipótese de que outros mecanismos ligados à resposta de células endoteliais e epiteliais à hipóxia possam participar do edema (há aumento na produção do VEGF, que aumenta a permeabilidade vascular). No *edema pulmonar neurogênico* secundário a lesões do sistema nervoso central (principalmente traumatismo mecânico), admite-se haver forte estimulação simpática, o que resulta em aumento do fluxo sanguíneo pulmonar e redução na complacência do ventrículo esquerdo, aumentando a pressão hidrostática na microcirculação pulmonar. O *edema por dose elevada de heroína* parece resultar de aumento da permeabilidade vascular pulmonar por mecanismo ainda desconhecido. Edema pulmonar pode ocorrer também por picada de escorpião. Nesse caso, o edema parece dever-se tanto a componente cardiogênico como a aumento da permeabilidade vascular induzida pelo veneno escorpiônico.

▶ Choque

Choque é o *distúrbio hemodinâmico agudo e sistêmico caracterizado pela incapacidade do sistema circulatório de manter a pressão arterial em nível suficiente para garantir a perfusão sanguínea ao organismo, o que resulta em hipóxia generalizada.*

A manutenção da pressão arterial e da pressão de perfusão tecidual depende de três componentes: (1) bomba cardíaca, que impulsiona o sangue nos vasos; (2) volume de sangue circulante; (3) compartimento vascular. Em condições normais, a quantidade de sangue ejetado na circulação ocupa o compartimento vascular de modo a exercer tensão na parede dos vasos suficiente para manter a pressão arterial e a perfusão dos tecidos. Com base nesses elementos, o choque pode ser provocado por: (1) falência da bomba cardíaca ou do enchimento do ventrículo esquerdo (choque cardiogênico); (2) redução da volemia (choque hipovolêmico); (3) aumento do compartimento vascular (choque distributivo).

Etiopatogênese

O estado de choque pode ser provocado por inúmeras causas, que atuam por mecanismos diversos.

Choque hipovolêmico

É causado por redução aguda e intensa do volume circulante, por perda de líquidos, devido a: (a) hemorragia grave, vômitos e diarreia; (b) perda cutânea (p. ex., queimaduras); (c) passagem rápida de líquido do meio intravascular para a MEC (como na dengue, devido à perda de fluidos na microcirculação); (d) causas menos frequentes, como retenção de grande quantidade de líquido na luz intestinal devido a íleo paralítico (Figura 9.34).

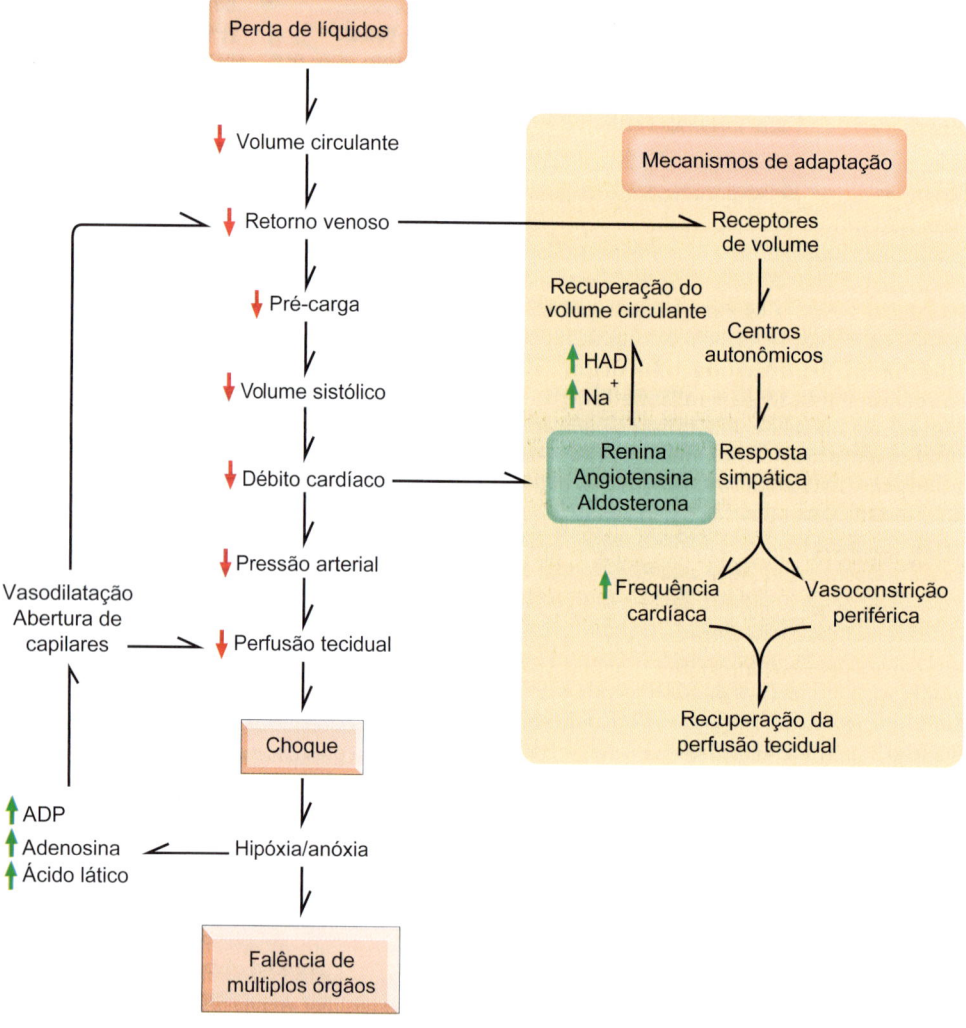

Figura 9.34 Choque hipovolêmico. Quando há perda considerável de líquido, caem a pressão arterial e a perfusão tecidual, levando ao choque. Com a hipóxia tecidual, aumentam ADP, adenosina e ácido lático, que induzem a liberação de mediadores que abrem a circulação terminal (arteríolas e capilares), reduzindo o retorno venoso e a perfusão tecidual, criando um círculo vicioso que agrava o choque. No lado esquerdo da figura estão representados os mecanismos de adaptação acionados na tentativa de compensar a perda de líquidos.

Choque cardiogênico

Surge por insuficiência cardíaca aguda, especialmente do ventrículo esquerdo, que resulta na incapacidade de o coração bombear o sangue para a circulação sistêmica, quando a volemia está preservada. Para ocorrer choque cardiogênico, deve haver perda da massa miocárdica de pelo menos 40% e redução da capacidade de ejeção ventricular acima de 80%. As principais causas são infarto agudo do miocárdio e miocardites agudas; menos frequentemente, ruptura de valvas cardíacas (p. ex., endocardite infecciosa) ou de músculo papilar.

Choque cardiogênico pode ocorrer também por restrição no enchimento das câmaras cardíacas esquerdas de instalação súbita. As principais causas são embolia pulmonar maciça (bloqueio do fluxo sanguíneo nas artérias pulmonares, também chamado choque obstrutivo) e hidro ou hemopericárdio agudos (levam à restrição diastólica por preenchimento do espaço pericárdico por líquido de edema ou por sangue, condição chamada tamponamento cardíaco).

Choque distributivo

Deve-se a vasodilatação arteriolar periférica que resulta em queda da resistência vascular periférica, inundação de capilares e redução drástica do retorno venoso. Exemplo típico, embora não tão frequente, é o *choque anafilático*, em que há liberação rápida de histamina que provoca vasodilatação arteriolar, queda rápida da pressão arterial, inundação do leito capilar e diminuição do retorno venoso (Figura 9.35). Nesse grupo estão também o choque séptico e o choque neurogênico. *Choque neurogênico* resulta da perda do tônus vascular simpático, geralmente por lesão direta no sistema nervoso central.

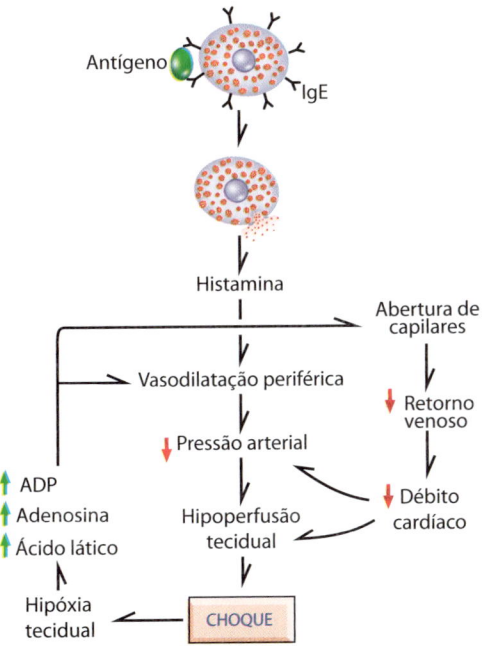

Figura 9.35 Choque anafilático. O mecanismo patogenético é a vasodilatação periférica que se instala rapidamente, por causa da liberação de histamina quando mastócitos são estimulados por antígenos que se ligam a IgE na superfície deles. Histamina provoca vasodilatação e queda brusca da pressão arterial. Se não há intervenção rápida, o choque pode levar à morte por hipoperfusão persistente do sistema nervoso central.

O *choque séptico* é causado por resposta sistêmica que o organismo monta contra invasores biológicos (infecções) ou por lesões teciduais causadas por agentes físicos ou químicos cuja patogênese é complexa e ainda mal compreendida. Choque séptico é incluído como choque distributivo porque ocorre vasodilatação na microcirculação induzida por resposta inflamatória sistêmica que inicia o distúrbio hemodinâmico.

Choque séptico faz parte da *síndrome da resposta inflamatória sistêmica* (ver Capítulo 4) de qualquer natureza, infecciosa ou não, cuja patogênese é a liberação sistêmica de mediadores inflamatórios. Estes (citocinas, produtos da ativação do complemento, cininas, histamina, prostaglandinas e leucotrienos) causam vasodilatação arteriolar (que reduz a resistência periférica) e inundação do leito capilar (que reduz o retorno venoso, agravado pela perda de líquido para a MEC resultante do aumento da permeabilidade vascular). Além desse mecanismo periférico (mecanismo distributivo), citocinas pró-inflamatórias (IL-1, TNF, IL-6) têm efeito depressor sobre o miocárdio, reduzindo a eficácia do coração em bombear o sangue para a periferia (mecanismo cardiogênico). Por essa razão, o choque séptico é considerado por alguns como *choque misto* (Figura 9.36).

Respostas adaptativas. Progressão do choque

Uma vez iniciado e independentemente da sua etiologia, o choque passa por um estágio inicial, geralmente reversível por intervenções nas causas básicas, mas que pode ser seguido de um estágio progressivo, frequentemente irreversível. No início do choque (*fase de compensação*), a hipotensão arterial induz modificações circulatórias no sentido de reduzir o fluxo sanguíneo esplâncnico e de redistribuí-lo para garantir a perfusão de órgãos vitais, como o coração e o encéfalo (seus vasos possuem receptores beta-adrenérgicos). Tal mudança hemodinâmica faz-se por aumento da atividade simpática evocada por estimulação de receptores de volume e de pressão e de quimiorreceptores e por estímulo direto de núcleos autonômicos por causa de isquemia cerebral. Tais respostas adaptativas, mediante ativação do sistema nervoso simpático, são responsáveis por algumas das manifestações perceptíveis na fase inicial do choque (fase hiperdinâmica): aumento da frequência cardíaca (taquicardia) e pele úmida pela sudorese. A oligúria (insuficiência renal por redução da taxa de filtração glomerular) resulta de menor perfusão renal pela hipotensão arterial. No choque distributivo, essa fase de compensação é chamada fase "quente", já que existe vasodilatação periférica. A frequência cardíaca aumenta progressivamente, mas a pressão sistólica continua baixa ou se reduz mais ainda.

Além dos mecanismos compensadores nervosos (atividade simpática), há também ação de substâncias vasoconstritoras endógenas: adrenalina da medular da suprarrenal, vasopressina liberada da neuro-hipófise por estímulo aferente vindo de receptores de volume dos átrios e angiotensina I produzida por ação da renina (induzida pela queda da pressão arterial). Retenção de sódio nos rins ocorre por redução na fração de filtração e por ação da aldosterona. A retenção de sódio aumenta a resposta vasoconstritora das arteríolas e induz acúmulo de água porque estimula a liberação do hormônio antidiurético. Com isso, aumenta-se a volemia. Outro mecanismo compensador é a reabsorção de líquido do interstício para o compartimento vascular, facilitada pela diminuição da pressão hidrostática nos capilares, reduzida pela hipotensão arterial. A reabsorção de fluido pobre em proteínas reduz um pouco a pressão coloidosmótica do plasma (ocorre hemodiluição). Nessa fase, a reposição de volume pode auxiliar os mecanismos de compensação, revertendo o processo.

9

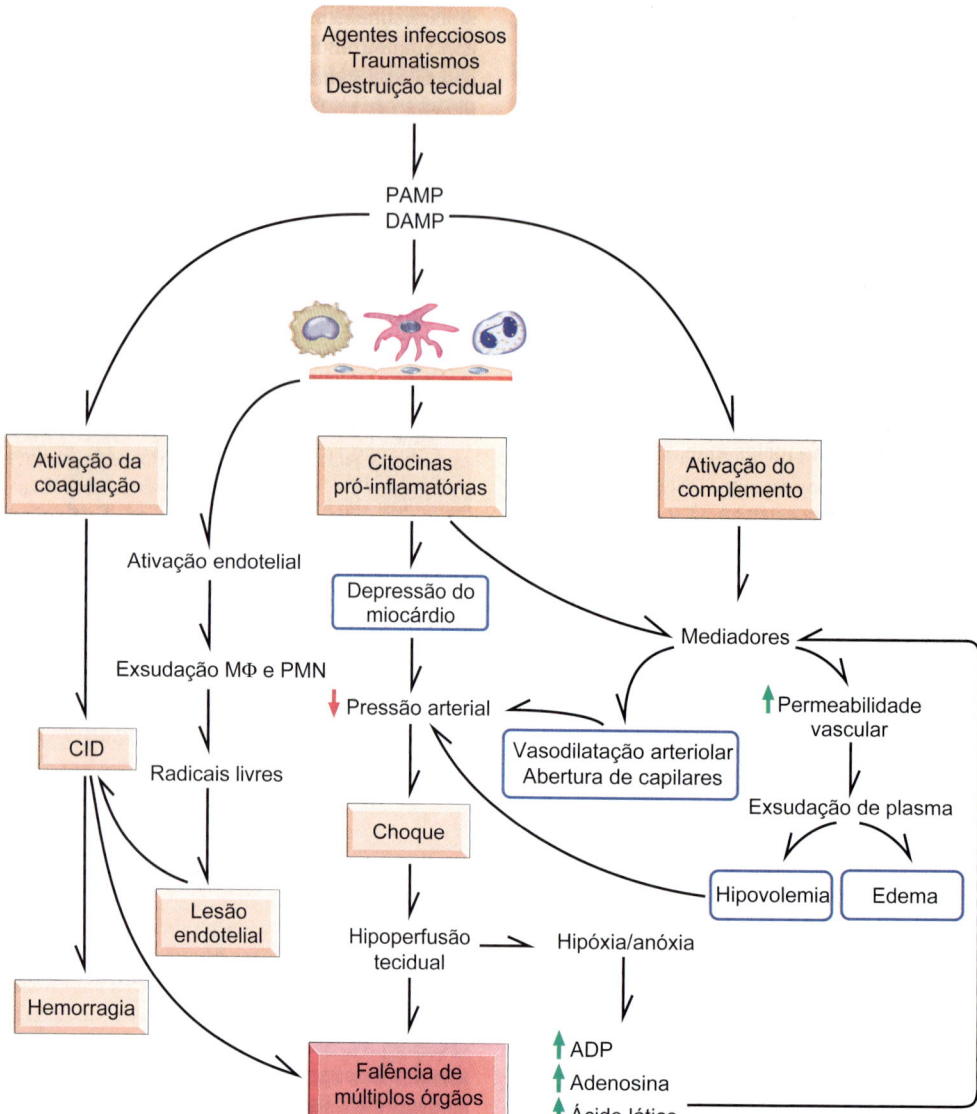

Figura 9.36 Choque séptico, que pode ser provocado por inúmeras agressões (infecciosas ou não), resulta da liberação de DAMPs (traumatismos, destruição tecidual) ou PAMPs (infecções) (ver Capítulo 4). DAMPs e PAMPs induzem a liberação de mediadores por ativação da resposta imunitária inata (leucócitos, endotélio, sistemas da coagulação sanguínea e do complemento). Os mediadores causam aumento da permeabilidade vascular, vasodilatação, abertura de capilares e depressão do miocárdio, que acionam simultaneamente os três mecanismos patogenéticos de choque: cardiogênico, vasogênico e hipovolêmico, indicados nos *retângulos azuis*. CID: coagulação intravascular disseminada.

Com a progressão do choque, o quadro clínico agrava-se e instala-se a *fase de descompensação*. Os mecanismos de retroalimentação negativa para contrabalançar a hipotensão e a hipovolemia (por perda de líquidos no choque hipovolêmico ou por redução do retorno venoso nos demais tipos de choque) podem induzir retroalimentação positiva, ou seja, podem surgir estímulos que pioram o distúrbio hemodinâmico. A fase de descompensação associa-se sobretudo à redução da função miocárdica e à acidose metabólica; o débito cardíaco agora é incapaz de manter a perfusão tecidual, e a hipóxia nos tecidos mal perfundidos gera, por aumento da glicólise anaeróbia, acidose lática, característica dessa fase. A acidose piora o quadro hemodinâmico porque deprime o miocárdio, reduz a resposta vascular às catecolaminas e aumenta a abertura dos esfíncteres pré-capilares.

Além disso, vários mediadores pró-inflamatórios são liberados pelos tecidos hipóxicos, aumentando a permeabilidade vascular (histamina, C3a, C5a e cininas) e a vasodilatação, o que reduz mais ainda o retorno venoso, agravando o choque em um círculo vicioso. No choque séptico, essa fase torna-se ainda mais grave porque PAMPs e DAMPs circulantes mantêm a produção de citocinas que ativam células endoteliais e leucócitos a elas aderidos a produzir mais e mais substâncias vasodilatadoras. O quadro hemodinâmico agrava-se também porque citocinas pró-inflamatórias, como IL-1, IL-6 e TNF, são depressoras do miocárdio.

Com a vasodilatação progressiva e o sequestro de sangue na microcirculação (vênulas e capilares), a pele passa a ter aspecto cianótico e torna-se fria (*fase final ou hipodinâmica*). Lesão endotelial progressiva, especialmente por hipóxia ou hiperativação endotelial se o choque é séptico, aumenta o risco de trombose por exposição de fatores teciduais da coagulação e/ou por redução na atividade anticoagulante do endotélio. Nessas circunstâncias, pode ocorrer coagulação intravascular disseminada. Com a manutenção da hipoperfusão, ocorrem hipóxia e, consequentemente, lesões degenerativas e necrose em diversos órgãos. Sinais de insuficiência funcional vão se acumulando, e surge o que se denomina *falência de múltiplos órgãos* (FMO, síndrome da disfunção de múltiplos órgãos – MODS), fase final do processo.

Na fase progressiva do choque e com a manutenção do paciente vivo em unidades de tratamento intensivo, por meio de recursos cada vez mais sofisticados de ventilação artificial e medicamentos vasoativos, surgem várias lesões decorrentes da isquemia prolongada que levam à FMO. Nos territórios de menor perfusão, notadamente naqueles mais afastados do coração, é frequente necrose isquêmica. Nos rins, além de *necrose tubular aguda* (Figura 9.37) pode haver *necrose cortical subcapsular*; no coração, aparecem *infartos subendocárdicos* em faixa, circunferenciais; no sistema nervoso central, ocorre *necrose em faixa* nos territórios de interface entre as artérias cerebrais (Figura 9.38); no baço, surge *necrose subcapsular*; no trato digestivo, formam-se *úlceras na mucosa*, especialmente na borda antimesentérica; no fígado, encontra-se *necrose centrolobular*; no pâncreas, aparece *necrose acinar*.

Nos pulmões, as lesões são progressivas e caracterizadas por: (1) liberação de citocinas, que promovem aumento do número e da adesividade de leucócitos à parede capilar; (2) aumento da permeabilidade capilar, com edema alveolar; (3) agressão ao epitélio alveolar por radicais livres e enzimas liberados por leucócitos intravasculares e pelo exsudato no interstício alveolar, formando membranas hialinas. Tais alterações são seguidas de reparo por síntese de MEC nos septos alveolares e na parede dos bronquíolos, levando à fibrose progressiva do parênquima pulmonar. Os espaços aéreos (alvéolos) reduzem-se pelo aumento da MEC, que pode até comprometer os bronquíolos respiratórios e provocar sua obstrução. Esse é o

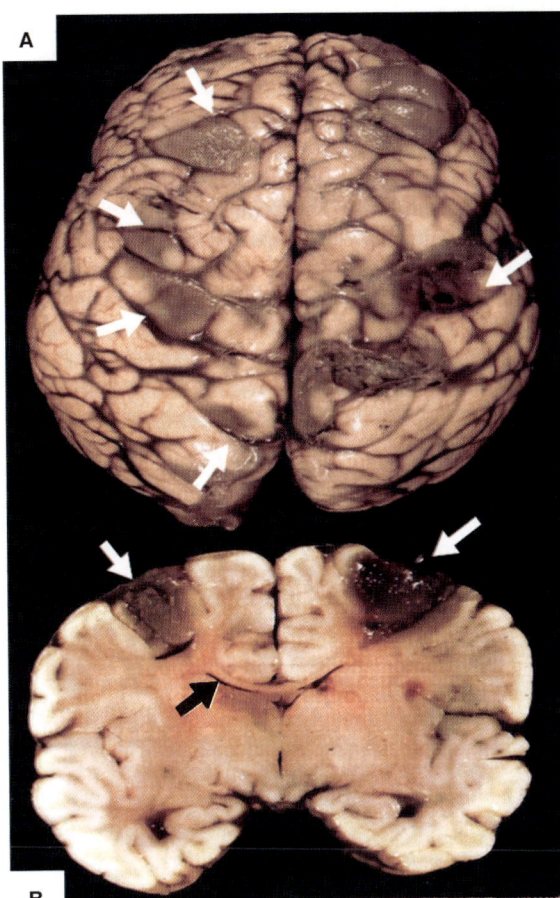

Figura 9.38 Edema encefálico e infartos cerebrais simétricos nos limites entre os territórios de irrigação das artérias cerebrais (artérias cerebrais anterior e média) em caso de isquemia global por choque. **A.** Na superfície externa do cérebro, além de áreas de coloração escura (inundação hemorrágica do tecido necrosado, *setas brancas*), onde o amolecimento do parênquima é mais evidente, notam-se giros cerebrais alargados e achatados, com apagamento dos sulcos, efeito da expansão volumétrica do tecido nervoso por edema e compressão contra a calota craniana. **B.** Na superfície de corte, a expansão volumétrica causada pelo edema também provoca redução dos ventrículos, evidente nos ventrículos laterais (*seta preta*) e no terceiro ventrículo.

quadro do chamado *dano alveolar difuso* (DAD), que é o substrato anatômico dos pulmões em pacientes que desenvolvem a chamada *síndrome de angústia (desconforto) respiratória aguda* (SARA). A infusão de líquidos e de outras soluções coloidais na tentativa de manter a perfusão tecidual pode causar, em um indivíduo com aumento da permeabilidade vascular, quadros de anasarca às vezes desfigurantes.

▶ Insuficiência cardíaca

Insuficiência cardíaca (IC) é a incapacidade do coração de bombear sangue em quantidade e pressão necessárias para manter a perfusão e as necessidades metabólicas dos órgãos. IC é entidade muito importante na prática clínica, por suas elevadas prevalência e gravidade: pelo menos 2% da população mundial apresenta algum grau de insuficiência cardíaca e seu

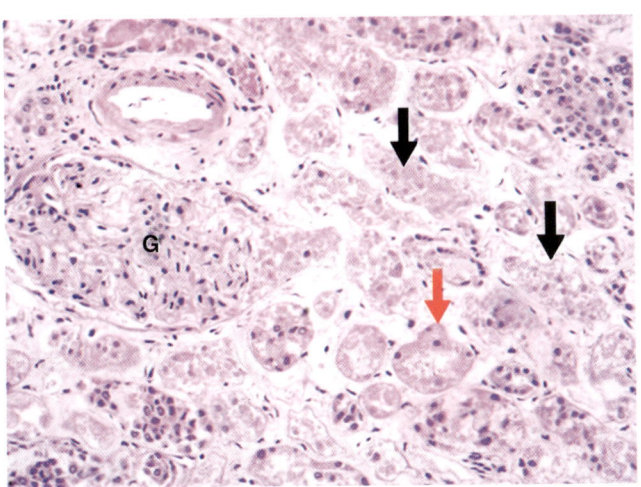

Figura 9.37 Necrose tubular aguda. Corte histológico de rim mostrando necrose por coagulação de túbulos renais. O epitélio tubular mostra-se acidófilo e dissociado da membrana basal, além de exibir cariólise (*setas pretas*), contrastando com túbulos em que as células apresentam núcleos picnóticos (*seta vermelha*). Glomérulos, mais resistentes à isquemia, mantêm-se preservados (G).

prognóstico é ruim (o índice de mortalidade em 5 anos é de cerca de 50%). Insuficiência cardíaca pode ser aguda ou crônica, sistólica ou diastólica, direita, esquerda ou global.

O trabalho cardíaco necessário para manter o sangue em circulação é determinado pela carga de enchimento ventricular na diástole e de esvaziamento ventricular na sístole. O volume de sangue do retorno venoso que enche os ventrículos durante a diástole representa a *pré-carga*. Os ventrículos cheios e distendidos devem contrair contra a resistência vascular pulmonar e sistêmica para que o sangue seja impulsionado em direção às artérias. O trabalho necessário para abrir as valvas ventriculoarteriais, ejetar o sangue através delas, empurrar o sangue e distender os vasos é denominado *pós-carga*. Quando há maior exigência de sangue, o coração é capaz de aumentar seu trabalho, às vezes muito acima do necessário durante o estado de repouso corporal. A capacidade de resposta a essa maior demanda representa a *reserva cardíaca*, que é tanto maior quanto maior é o condicionamento físico da pessoa. Nessa situação, tanto a pré-carga quanto a pós-carga aumentam simultaneamente para que o débito cardíaco mantenha-se adequado às necessidades metabólicas em determinado momento.

A adaptação miocárdica para responder a uma maior demanda de sangue do organismo está sob controle de mecanismos neuro-humorais que alteram o débito cardíaco dentro de limites compensatórios/adaptativos, como aumento da frequência cardíaca e do volume sistólico. Para tanto, é necessário que o retorno venoso e o enchimento ventricular sejam adequados para que o débito fique mantido.

Na insuficiência cardíaca, os mecanismos compensatórios ou adaptativos são semelhantes àqueles utilizados no recrutamento da reserva cardíaca, mesmo com o indivíduo em repouso. Na fase inicial, a insuficiência cardíaca é compensada por tais mecanismos, e as manifestações clínicas de descompensação só se tornam evidentes em momentos de sobrecarga do coração. Nessa fase, os pacientes apresentam dispneia (cansaço) aos grandes esforços, quando a demanda de maior trabalho fica acima da reserva cardíaca existente.

Os mecanismos adaptativos que permitem compensação da insuficiência cardíaca quando há aumento da exigência incluem: (1) maior enchimento ventricular, que é compensado com maior volume ejetado (princípio de Frank-Starling). Segundo esse princípio, dentro de certos limites a distensibilidade ventricular faz aumentar a força de contração do miocárdio; (2) aumento da frequência e da contratilidade cardíacas (cronotropismo e inotropismo positivos), por estimulação do sistema nervoso simpático, que também aumenta o tônus vascular periférico, privilegiando a perfusão dos rins e do SNC; (3) retenção de sódio e água pelo mecanismo renina-angiotensina-aldosterona, que aumenta a volemia e a pressão arterial, esta responsável por induzir hipertrofia do miocárdio; hipertrofia é a forma mais eficaz de aumentar, de forma prolongada, o trabalho do coração; (4) persistindo a IC, depois de certo tempo surgem: (a) redução da resposta cardíaca às catecolaminas e disfunção dos barorreceptores, que aumentam mais ainda o tônus simpático. Para aumentar a contratilidade dos miocardiócitos, são necessárias maior quantidade de cálcio no interior da célula e redução na capacidade de relaxamento muscular, o que aumenta o consumo de energia pelo miocárdio e reduz o débito cardíaco; (b) redução da ação diurética do peptídeo natriurético atrial. A dilatação das arteríolas aferentes e a menor absorção de sódio que promoveriam diurese

estão bloqueadas pelo excesso de endotelina liberada por hipóxia endotelial, que causa vasoconstrição nas arteríolas aferentes; (c) redução da ação moduladora sobre a hipertrofia miocárdica. Os miocardiócitos aumentam a sua capacidade de adaptação nos momentos de sobrecarga de trabalho; no entanto, quando em situações de maior agressão, a morte por apoptose é acelerada, ultrapassando a capacidade adaptativa. A incapacidade progressiva de sustentar esses mecanismos adaptativos leva ao acúmulo de sangue no território venoso sistêmico e/ou pulmonar, caracterizando a congestão pulmonar e/ou sistêmica da insuficiência cardíaca congestiva (ICC).

Na IC sistólica (por incapacidade de contração miocárdica), o débito cardíaco pode estar reduzido (IC com baixo débito), normal ou até aumentado (IC com alto débito). Embora inadequado, o termo insuficiência cardíaca de alto débito é usado para designar situações em que o débito cardíaco está normal ou até mesmo aumentado e em que não há comprometimento primário do coração (o defeito primário está fora do órgão). Nesses casos, o que existe é queda da resistência vascular periférica, com repercussão hemodinâmica e ativação dos mecanismos de retenção hídrica pelo rim. Os exemplos mais comuns dessa condição são aumento da atividade cardíaca, como acontece na tireotoxicose, em anemias graves e em situações de *shunt* arteriovenoso. Na IC com baixo débito, o distúrbio hemodinâmico resulta de falência do miocárdio.

Quanto à disfunção no ciclo cardíaco, a IC pode ser predominantemente sistólica ou diastólica. *IC sistólica* ocorre quando a contração ventricular é inadequada, o que reduz a fração de ejeção (porcentagem de sangue ejetada do ventrículo a cada sístole, normalmente em torno de 65%) mensurada pelo ecocardiograma. Com isso, o ventrículo acumula progressivamente mais sangue e dilata-se. Na *IC diastólica*, em que o defeito está no enchimento ventricular retardado por relaxamento ventricular inadequado ou por diminuição da complacência, a fração de ejeção pode estar normal. Nesses casos, geralmente existem sinais de congestão pulmonar sem dilatação ventricular. Restrição diastólica na pericardite constritiva ou na endomiocardiofibrose é exemplo desse tipo de insuficiência.

De acordo com o ventrículo primariamente afetado, a IC pode ser direita, esquerda ou global (ICC). Na IC direita, a repercussão inicial é congestão sistêmica, e as primeiras manifestações clínicas são hepatomegalia congestiva e aumento da pressão venosa central (PVC); em seguida, surge edema dos membros inferiores. Na IC esquerda, a consequência inicial é congestão pulmonar, cuja primeira manifestação é dispneia. Na insuficiência cardíaca congestiva, os sinais e sintomas de congestão venosa periférica – edema de membros inferiores e dispneia – aparecem simultaneamente ou em intervalo curto. Depois de certo tempo, a IC esquerda compromete o ventrículo direito e vice-versa, razão pela qual IC direita e esquerda isoladas não se mantêm ao longo do tempo, convergindo para insuficiência cardíaca global.

Insuficiência cardíaca pode ser causada por inúmeras agressões: (1) lesão do miocárdio (infarto do miocárdio, miocardites); (2) condições que levam a sobrecarga de pressão ou de volume sobre os ventrículos (hipertensão arterial sistêmica ou pulmonar, estenose ou insuficiência de valvas cardíacas); (3) aumento da rigidez miocárdica (hipertrofia miocárdica, amiloidose e sarcoidose); (4) alterações no ritmo cardíaco; (5) aumento das necessidades de oxigênio e nutrientes pelo organismo. O Quadro 9.2 relaciona as principais doenças que podem se associar à insuficiência cardíaca.

Se a causa da insuficiência cardíaca não é eliminada, o quadro de falência tende a progredir em círculo vicioso, pois a capacidade de compensação é limitada. Os mecanismos acionados para adaptar o coração a maior exigência de trabalho podem levar à exaustão da capacidade contrátil do miocárdio (atividade simpática) e/ou aumento da volemia (retenção de sódio e água), que agravam o próprio quadro de IC. Chegado um certo ponto crítico, a IC torna-se descompensada e, depois de algum tempo, termina com a morte do indivíduo.

Quando se instala a fase descompensada da IC, os pacientes apresentam hiperemia passiva e edema sistêmicos, razão pela qual edema dos membros inferiores e dispneia progressivos são as manifestações predominantes. Oligúria com nictúria (urinar à noite) é sinal de redução do fluxo renal: durante o dia, com maior atividade corporal, diminui a produção da urina, que se torna mais concentrada; à noite, com o repouso, melhora o fluxo renal e o paciente urina em maior quantidade. Ou seja, o coração não é mais capaz de bombear o sangue para todo o organismo (defeito de irrigação) nem de permitir o retorno venoso sistêmico.

Quadro 9.2   Causas de insuficiência cardíaca

Lesões miocárdicas

- Isquemia (infarto do miocárdio, hipoperfusão do choque)
- Inflamações (miocardite chagásica, miocardites virais, miocardites tóxicas)
- Miocardiopatia dilatada idiopática

Sobrecarga de pressão

- Hipertensão arterial sistêmica
- Estenose aórtica
- Hipertensão pulmonar

Sobrecarga de volume

- Insuficiência valvar, aórtica ou mitral
- *Shunt* arteriovenoso

Restrição do enchimento ventricular

- Hipertrofia cardíaca
- Envelhecimento
- Pericardite constritiva
- Fibrose endomiocárdica
- Sarcoidose
- Derrames pericárdicos

Arritmias cardíacas

- Doença de Chagas
- Taquicardia persistente

Aumento da demanda tecidual por oxigênio e nutrientes

- Anemia
- Tireotoxicose
- Fístula arteriovenosa

Outras causas

■ Leitura complementar

Anderson JAM, Weitz JI. Hypercoagulable states. Crit Care Clin. 2011;27:933-52.

Bassingthwaighte JB. Cellular influx and efflux in the heart. Fed Proc. 1982;41:3040-4.

Bikdeli B, Madhavan MV, Jimenez D, et al. COVID-19 and thrombotic or thromboembolic disease: implications for prevention, antithrombotic therapy, and follow-up: JACC State-of-the-Art Review. J Am Coll Cardiol. 2020;75:2950-73.

Chatterjee MS. Systems biology of blood coagulation and platelet activation. Publicly accessible Penn Dissertations. Paper. 2011;348. Disponível em: <http://repository.upenn.edu/edissertations/348>.

Chitlur M. Challenges in the laboratory analyses of bleeding disorders. Thromb Res. 2012;130:1-6.

Buck DW, Herbst KL. Lipedema: a relatively common disease with extremely common misconceptions. Plast Reconstr Surg Glob Open. 2016;4:e1043.

Fontes JA, Rose NR, Čiháková D. The varying faces of IL-6: from cardiac protection to cardiac failure. Cytokine. 2015;74:62-8.

Fry DE. Sepsis, systemic inflammatory response, and multiple organ dysfunction: the mystery continues. Am Surg. 2012; 78:1-8.

Goldhaber SZ, Bounameaux H. Pulmonary embolism and deep vein thrombosis. Lancet. 2012;379:1835-46.

Ho-Tin-Noé B, Demers M, Wagner DD. How platelets safeguard vascular integrity. J Thromb Haemost. 2011;9(Suppl 1):56-65.

Khorana AA. Cancer and coagulation. Am J Hematol. 2012;87 (Suppl 1):S82-7.

Kurbel S, Josipa F. Interstitial hydrostatic pressure: a manual for students. Advan in Physiol Edu. 2007;31:116-7.

Kwaan HC. Role of plasma proteins in whole blood viscosity: a brief clinical review. Clin Hemorheol Microcirc. 2010;44: 167-76.

Lee JK, Vadas P. Anaphylaxis: mechanisms and management. Clin Exp Allergy. 2011;41:923-38.

Levick JR, Michel CC. Microvascular fluid exchange and the revised Starling principle. Cardiovasc Res. 2010;87:198-210.

Longhurst H, Cicardi M. Hereditary angio-oedema. Lancet. 2012;379:474-81.

Malara A, Balduini A. Blood platelet production and morphology. Thromb Res. 2012;129(3):241-4.

Lorenz J. Systemic air embolism. Sem Interv Radiol. 2011;28: 267-70.

Martin GS. Sepsis, severe sepsis and septic shock: changes in incidence, pathogens and outcomes. Expert Rev Anti Infect Ther. 2012;10:701-6.

Matthay MA, Ware LB, Zimmerman GA. The acute respiratory distress syndrome. J Clin Invest. 2012;122:2731-40.

Nurden AT, Freson K, Seligsohn U. Inherited platelet disorders. Haemophilia. 2012;18(Suppl)4:154-60.

Patinha D, Pijacka W, Paton JFR, Koeners MP. Cooperative oxygen sensing by the kidney and carotid body in blood pressure control. Front Physiol. 2017;8:752.

Peyvandi F (ed.). Management of bleeding disorders, from early to late age. Hemophilia. 2012;18(s2):1-45.

9

Philbrick JT, Shumate R, Siadaty MS, Becker DM. Air travel and venous thromboembolism: a systematic review. J Gen Intern Med. 2007;22:107-14.

Phlebology: The Journal of Venous Disease. 2012;27(Suppl 2): 1-85.

Sarica M, Kronzon I. Cholesterol embolization syndrome. Current Opinion in Cardiology. 2011;26:472-79.

Savage DF, O'Connell 3rd JD, Miercke LJW, Finer-Moore J, Stroud RM. Structural context shapes the aquaporin selectivity filter. Proc Natl Acad Sci USA. 2010;107:17164-9.

Scherrer U, Rexhaj E, Jayet PY, Allemann Y, Sartori C. New insights in the pathogenesis of high-altitude pulmonary edema. Prog Cardiovasc Dis. 2010;52:485-92.

Schulte-Merker S, Sabine A, Petrova TV. Lymphatic vascular morphogenesis in development, physiology and disease. J Cell Biol. 2011;193:607-18.

Secomb TW. Hemodynamics. Compr Physiol. 2016;6:975-1003.

Secomb TW, Pries AR. The microcirculation physiology at the mesoscale. J Physiol. 2011;589:1047-52.

Seeley EJ. Inflection points in sepsis biology: from local defense to systemic organ injury. Am J Physiol Lung Cell Mol Physiol. 2012;303:L355-63.

Street A (ed.). State of the Art: XXX International Congress of the World Federation of Hemophilia. Hemophilia. 2012;18(s4):1-165.

Verkman AS. Aquaporins in clinical medicine. Annu Rev Med. 2012;63:303-16.

9

Capítulo 10

Distúrbios da Proliferação e da Diferenciação Celulares

Geraldo Brasileiro Filho, Fausto Edmundo Lima Pereira, Victor Piana de Andrade, Clóvis Antonio Lopes Pinto

Proliferação e diferenciação celulares são processos complexos e altamente controlados por um sistema integrado que mantém a população celular dentro de limites fisiológicos. Alterações no processo regulatório resultam em distúrbios ora da proliferação, ora da diferenciação, ora das duas simultaneamente. As lesões resultantes são muito numerosas e têm enorme impacto na prática médica, por sua alta prevalência e gravidade; o câncer, em particular, é importante problema de saúde-doença em todo o mundo. Tais lesões são agrupadas conforme mostrado no Quadro 10.1; algumas são esquematizadas na Figura 10.1.

Quadro 10.1 Classificação dos distúrbios da proliferação e diferenciação celulares

Alterações do volume celular	Hipertrofia Hipotrofia
Alterações do número de células	Hiperplasia Hipoplasia
Alterações da diferenciação celular	Metaplasia
Alterações da proliferação e da diferenciação celulares	Displasia Neoplasia
Outros distúrbios	Agenesia Distrofia Ectopia ou heterotopia Hamartia Coristia

▶ Hipotrofia

Hipotrofia consiste na redução dos componentes e das funções celulares, acarretando a diminuição do volume das células e dos órgãos. Hipotrofia resulta de menor síntese de proteínas ou, sobretudo, de maior degradação delas. Deficiência nutricional, desuso e agressão a proteínas por radicais livres são as causas mais frequentes de hipotrofia; proteínas modificadas são ubiquitinadas e levadas aos proteassomos, onde são degradadas.

Hipotrofia pode ser fisiológica ou patológica. A primeira ocorre na senilidade, quando todos os órgãos e sistemas reduzem suas atividades. Como afeta todo o indivíduo, não há prejuízo funcional importante. Hipotrofia patológica resulta de: (1) deficiência nutricional, que resulta em hipotrofia generalizada; (2) desuso, que ocorre em órgãos ou tecidos que ficam sem uso por algum tempo, por exemplo músculos esqueléticos imobilizados; (3) compressão por tumores, cistos, aneurismas etc.; (4) obstrução vascular. Sem O_2 e nutrientes, surge hipotrofia; (5) substâncias tóxicas, como na intoxicação por chumbo (hipotrofia dos músculos dos antebraços); (6) redução de hormônios causa hipotrofia de células e órgãos-alvo: deficiência de gonadotrofinas, por exemplo, leva à hipotrofia das gônadas; (7) inervação. Sem estimulação nervosa, surge hipotrofia muscular, como nos músculos dos membros inferiores na poliomielite; (8) inflamações crônicas.

As consequências da hipotrofia dependem do órgão, da intensidade e do contexto em que acontece. Na hipotrofia senil, as consequências são menores porque há redução das atividades em todos os órgãos e sistemas. Na hipotrofia localizada, ocorrem diminuição da atividade e da função do órgão.

▶ Hipertrofia

Hipertrofia é o aumento dos componentes e das funções celulares, o que amplia o volume das células e dos órgãos. Para haver hipertrofia, são necessários: (a) fornecimento de O_2 e de nutrientes para suprir o aumento de exigência das células; (b) integridade das células, uma vez que células lesadas não se hipertrofiam; (c) estímulo nervoso, em células musculares.

Hipertrofia é uma adaptação à maior exigência de trabalho e pode ser fisiológica ou patológica. Hipertrofia fisiológica ocorre em: (1) útero na gravidez; (2) musculatura esquelética, como acontece em atletas ou em trabalhadores que fazem grande esforço físico. Hipertrofia patológica surge em: (1) miocárdio,

10

A

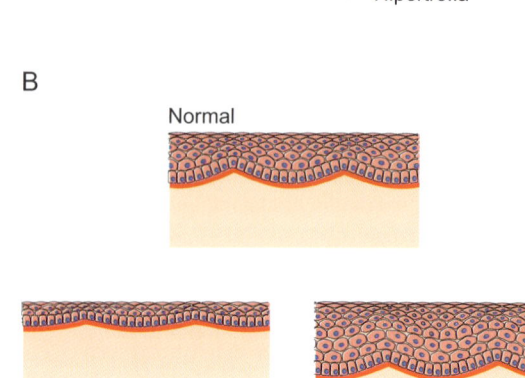

Normal

Hipotrofia

Hipertrofia

B

Normal

Hipoplasia

Hiperplasia

Figura 10.1 Representação esquemática de hipo e hipertrofia (**A**), hipo e hiperplasia (**B**).

Os órgãos hipertróficos tornam-se aumentados de volume e de peso. As células mostram núcleo, citoplasma e organelas aumentados de volume; em células perenes (p. ex., miocardiócitos), surge poliploidia nuclear. Hipertrofia é reversível. Após o parto, por exemplo, o útero volta às suas dimensões normais.

► Hipoplasia

Hipoplasia é a diminuição do número de células de um órgão ou parte do corpo, o que reduz seu peso e volume. Pode ocorrer na embriogênese (hipoplasia pulmonar, hipoplasia renal etc.) ou após o nascimento, por diminuição da renovação celular, aumento da destruição das células ou ambos.

Hipoplasia pode ser fisiológica ou patológica. As *hipoplasias fisiológicas* mais comuns são involução do timo a partir da puberdade e de gônadas no climatério. Na senilidade, além de hipotrofia também existe hipoplasia de órgãos, por aumento de apoptose. As *hipoplasias patológicas* mais importantes são a da medula óssea por agentes tóxicos ou infecções, a qual causa anemia aplásica (mais corretamente, hipoplásica). Outra hipoplasia comum é a de órgãos linfoides na AIDS ou por destruição de linfócitos por corticoides. Hipoplasia patológica pode ser reversível. Muitas vezes, hipotrofia e hipoplasia andam juntas. Na prática, o termo mais usado para indicar um órgão reduzido de volume é hipotrofia, embora em geral exista também hipoplasia.

► Hiperplasia

Hiperplasia, que ocorre somente em órgãos com células capazes de se multiplicar, consiste no aumento do número de células (Figura 10.3), por incremento da proliferação e/ou por diminuição da destruição celular.

Para haver hiperplasia são necessários suprimento sanguíneo, integridade morfofuncional das células e inervação. A hiperplasia é causada por agentes que estimulam funções celulares; trata-se também de adaptação das células à sobrecarga de trabalho. Muitas vezes, um órgão apresenta tanto hipertrofia quanto hiperplasia, pois uma mesma causa pode desencadear os dois processos.

Hiperplasia, que é um processo reversível, pode ser fisiológica ou patológica. Hiperplasia fisiológica ocorre no útero durante a gravidez, nas mamas na puberdade e na lactação, e na hiperplasia compensadora (p. ex., no rim após nefrectomia ou lesões graves do outro rim).

quando há sobrecarga do coração por obstáculo ao fluxo sanguíneo ou por aumento do volume de sangue (Figura 10.2); (2) musculatura lisa de órgãos ocos, quando há obstrução (p. ex., hipertrofia da bexiga, na hiperplasia da próstata); (3) neurônios motores no hemisfério cerebral não lesado em caso de hemiplegia. Os estímulos causadores de hipertrofia induzem genes que codificam fatores de crescimento, receptores de fatores de crescimento e proteínas estruturais.

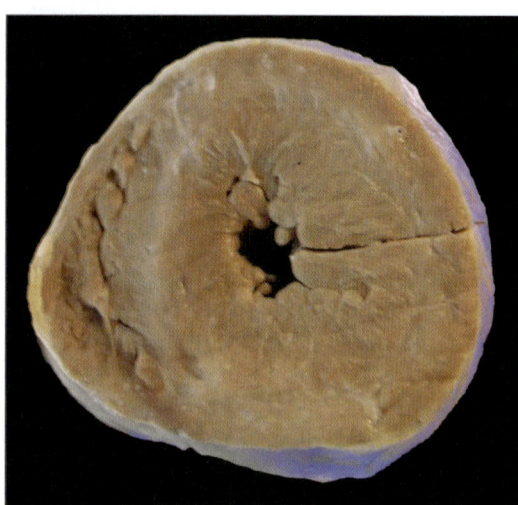

Figura 10.2 Hipertrofia do ventrículo esquerdo em indivíduo com hipertensão arterial.

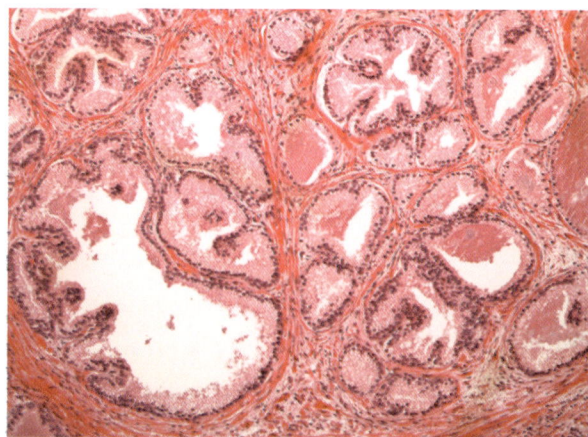

Figura 10.3 Hiperplasia da próstata. O epitélio hiperplásico forma projeções papilíferas para o interior das glândulas.

A principal causa de hiperplasia patológica é hiperestimulação hormonal. Na hiperfunção da hipófise, todas as glândulas-alvo dos hormônios produzidos em excesso entram em hiperplasia. Como exemplos: (a) síndrome de Cushing (hiperfunção da cortical da suprarrenal; (b) hiperplasia da tireoide, quando há excesso de TSH. Aumento de estrógenos causa hiperplasia das mamas ou do endométrio. Estímulo anormal por andrógenos associa-se à hiperplasia da próstata. Hiperplasias inflamatórias são também hiperplasias patológicas. Por causa do aumento da reprodução celular, em muitas hiperplasias patológicas há maior risco de surgir uma neoplasia.

▶ Metaplasia

Metaplasia é a substituição de um tipo de tecido por outro da mesma linhagem (um epitélio modifica-se em outro epitélio). Em geral, trata-se de processo adaptativo frente a algum estímulo, em que o novo tipo celular é mais resistente; metaplasia é também reversível. O mecanismo básico é a reprogramação celular para uma nova situação, geralmente com envolvimento de células-tronco.

As principais metaplasias são: (1) transformação de epitélio estratificado pavimentoso não ceratinizado em epitélio ceratinizado, como ocorre no epitélio da boca ou do esôfago por irritação prolongada (p. ex., alimentos quentes); (2) epitélio pseudoestratificado ciliado em epitélio estratificado pavimentoso. O exemplo clássico é a metaplasia escamosa brônquica por agressão persistente, cujo protótipo é o tabagismo; (3) epitélio mucossecretor em epitélio estratificado pavimentoso, como ocorre no epitélio endocervical, que se transforma em epitélio escamoso do tipo ectocervical (Figura 10.4); (4) epitélio glandular seroso em epitélio mucíparo, cujas células passam a secretar mucinas ácidas e tomam o aspecto de células caliciformes (metaplasia intestinal na mucosa gástrica); (5) tecido conjuntivo em tecido cartilaginoso ou ósseo; (6) tecido cartilaginoso em tecido ósseo. Embora seja um processo adaptativo, algumas vezes a mudança de um epitélio em outro pode ser danosa: (a) metaplasia escamosa na árvore respiratória favorece infecções pulmonares; (b) quando prolongada, metaplasia pode sofrer outras alterações na expressão gênica e constituir lesão pré-cancerosa (ver adiante).

Leucoplasia (do grego *leukos:* branco) é empregada para lesões que se apresentam como placas ou manchas brancacentas localizadas em mucosas (colo uterino, oral, esofágica etc.). Leucoplasia é a metaplasia de um epitélio escamoso não ceratinizado em ceratinizado.

Transdiferenciação

Significa mudança de um tipo de célula diferenciada em outro tipo celular, de linhagem diferente. Células-tronco podem originar progenitores de algumas linhagens e criam a possibilidade de célula de uma linhagem originar célula de outra. O fenômeno foi observado inicialmente em processos de reparo e regeneração, em que células epiteliais se diferenciam em fibroblastos; foi documentado também *in vitro*, mediante manipulação de células-tronco induzidas. O fenômeno de transição epiteliomesenquimal (ver adiante) é um exemplo.

▶ Displasia

Displasia é uma palavra pouco clara, usada neste capítulo para designar alterações da proliferação e tendência à redução na diferenciação celular ("*crescimento desordenado*"). Muitas vezes, displasias encontram-se associadas a metaplasia ou nela se originam. As mais importantes são displasias de mucosas, como do colo uterino, de brônquios e do trato gastrointestinal, pois muitas vezes precedem os cânceres que se originam nesses locais. Displasia é também reversível, podendo estacionar ou regredir. Sua importância maior deve-se à possibilidade de evoluir para neoplasia e, por isso, necessita acompanhamento dos pacientes no sentido de detectar o mais precocemente possível um câncer; em certos casos, demanda tratamento.

Hoje, existe tendência a abandonar o termo displasia em epitélios, que às vezes não indica claramente o risco de ela evoluir para lesões mais graves. A Organização Mundial da Saúde (OMS) adota a denominação *neoplasias intraepiteliais*, de baixo ou de alto grau, conforme a intensidade e a extensão das alterações celulares (Figura 10.5). Assim, fala-se em neoplasia intraepitelial cervical (NIC), neoplasia intraepitelial vulvar (NIV), neoplasia

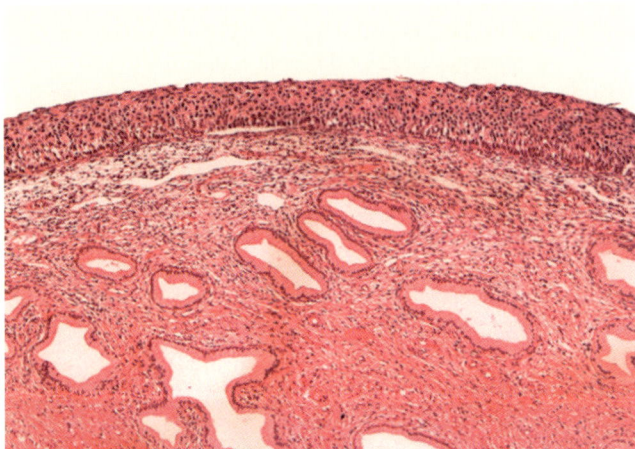

Figura 10.4 Metaplasia escamosa no epitélio endocervical. O epitélio de revestimento da endocérvice (notar numerosas glândulas mucosas no estroma) tornou-se estratificado e com padrão escamoso (o epitélio escamoso metaplásico apresenta também neoplasia intraepitelial).

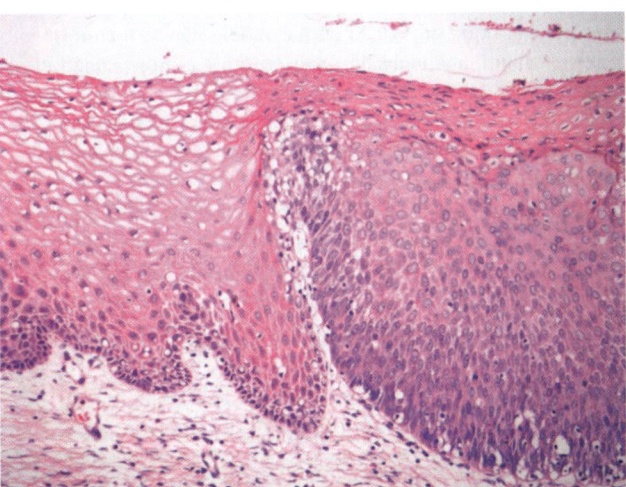

Figura 10.5 Neoplasia intraepitelial do colo uterino. Na metade direita da figura, existe epitélio escamoso normal, notando-se camadas basal, intermediária e superficial. Na metade esquerda, há hipercelularidade, perda da estratificação e pleomorfismo celular.

intraepitelial da próstata (PIN, de *prostatic intraepithelial neoplasia*) etc. Quanto mais indiferenciada e extensa é a lesão, maior o risco de evolução para um câncer. Displasias são lesões curáveis e menos graves do que um câncer inicial, mas podem requerer tratamento similar ao de câncer em alguns casos.

Lesão e condição pré-cancerosas

Algumas lesões ou doenças associam-se a maior risco de câncer; são, por isso, conhecidas como lesões ou condições pré-cancerosas. A concepção de lesão pré-cancerosa é probabilística e estatística: *lesão pré-cancerosa* é uma alteração morfológica que tem maior risco de evoluir para câncer do que o tecido normal. Nem toda lesão pré-cancerosa caminha para um tumor maligno.

As principais lesões pré-cancerosas são displasias. Quanto mais desenvolvida é a lesão, maior é a probabilidade de evoluir para câncer. Certas hiperplasias ou neoplasias benignas são também lesões pré-cancerosas, como a hiperplasia do endométrio e os pólipos adenomatosos do intestino grosso. A regeneração hiperplásica que ocorre no fígado cirrótico também é um elemento importante na gênese do carcinoma hepatocelular.

Certas doenças, algumas de natureza genética, têm maior risco de evoluir para câncer. Trata-se de defeitos hereditários em oncogenes, em genes supressores de tumor ou em genes de reparo do DNA que resultam em proliferação celular anormal, perda de diferenciação e câncer em idade precoce (ver adiante). São exemplos a polipose familial do cólon (câncer do intestino grosso), o xeroderma pigmentoso (câncer cutâneo em regiões expostas à luz solar) e a síndrome do carcinoma colorretal hereditário sem polipose. Esses são exemplos de *condições pré-cancerosas*.

Inflamações crônicas, infecciosas ou não, também aumentam o risco de câncer, por aumentar a taxa de regeneração celular pela destruição celular ou por ação de radicais livres liberados por leucócitos, que aumentam o número de mutações e favorecem instabilidade do genoma.

▶ Outros distúrbios

Agenesia (do grego *genesis:* formação) significa anomalia congênita em que um órgão ou parte dele não se forma (p. ex., agenesia renal, agenesia do septo interatrial do coração etc.). *Distrofia* designa doença degenerativa sistêmica, genética ou não, como as distrofias musculares. *Ectopia* ou *heterotopia* (do grego *ektos:* fora; *hetero:* diferente) é a presença de um tecido normal em localização anormal (p. ex., parênquima pancreático na parede do estômago). *Hamartia* é o crescimento focal, excessivo, de determinado tecido de um órgão. Quando forma tumor, este é chamado *hamartoma*. *Coristia* consiste em erro local do desenvolvimento no qual um tecido normal de um órgão cresce em locais onde normalmente não é encontrado (p. ex., proliferação de cartilagem no pulmão, longe da parede brônquica).

■ Neoplasia

Não é fácil conceituar neoplasia. Por isso mesmo, é preferível primeiro conhecer suas propriedades para, depois, compreender sua definição. Em organismos multicelulares, a taxa de proliferação de cada tipo de célula é controlada com precisão por um sistema altamente integrado que permite replicação celular apenas dentro dos limites que mantêm a população normal em níveis homeostáticos. Como na maioria dos tecidos e órgãos há divisão celular contínua para restaurar as perdas naturais, a replicação celular é atividade essencial para o organismo. No entanto, ela deve seguir o controle rígido imposto ao sistema, pois, se for feita para mais ou para menos, o equilíbrio se quebra. Uma das características principais das neoplasias é justamente proliferação celular descontrolada.

A reprodução é uma atividade fundamental das células. Existe razoável correlação inversa entre diferenciação e multiplicação celulares. Quanto mais avançado é o estado de diferenciação, mais baixa é a taxa de reprodução. Em neoplasias, em geral ocorre, paralelamente ao aumento da proliferação, perda da diferenciação celular. Como resultado de tudo isso, as células neoplásicas sofrem perda progressiva da diferenciação e tornam-se atípicas.

A proliferação celular em condições normais é uma atividade complexa que depende da atuação coordenada de produtos de vários genes, os quais controlam o processo em resposta a estímulos internos e externos. A célula neoplásica sofre alteração em seus mecanismos regulatórios de multiplicação e metabolismo, adquire autonomia de crescimento e torna-se independente de estímulos fisiológicos. As atividades celulares que se manifestam continuamente, sem regulação, são chamadas constitutivas; para a célula tumoral, proliferação é atividade constitutiva.

Feitas essas considerações, neoplasia pode ser entendida como a *lesão constituída por proliferação celular anormal, descontrolada e autônoma, em geral com perda ou redução de diferenciação, em consequência de alterações em genes ou proteínas que regulam a multiplicação e a diferenciação das células*. Nesse contexto, o que diferencia uma neoplasia de uma displasia e hiperplasia é a autonomia de proliferação. Quando ocorre em um órgão sólido, o maior número de células de uma neoplasia forma um tumor.

Dos pontos de vista clínico, evolutivo e de comportamento, as neoplasias são divididas em duas grandes categorias: benignas e malignas. As benignas geralmente não são letais nem causam sérios transtornos para o hospedeiro; por isso mesmo, podem evoluir durante muito tempo e não colocam em risco a vida do seu portador. As malignas, em geral, têm crescimento rápido e muitas provocam perturbações homeostáticas graves capazes de levar o indivíduo à morte. Quando diagnosticados em estágios iniciais, no entanto, até 85% dos pacientes com neoplasias malignas são curados com os tratamentos disponíveis. Na grande maioria dos casos, as características macro e microscópicas das neoplasias permitem que elas sejam separadas em benignas e malignas.

As neoplasias benignas e malignas têm dois componentes: (1) células neoplásicas (parênquima); (2) microambiente tumoral, que inclui o estroma conjuntivovascular e o componente inflamatório. As propriedades biológicas das neoplasias, comentadas ao longo do capítulo, dependem desses componentes e das interações entre eles.

Nomenclatura

Na prática, as neoplasias são chamadas de tumores. O termo "tumor" é mais abrangente, pois significa qualquer lesão expansiva ou intumescimento localizado, podendo ser causado por muitas lesões (inflamações, hematomas etc.). Neste texto, o termo tumor será empregado como sinônimo de neoplasia, que é a lesão expansiva formada por aumento do número de células.

Câncer é a tradução latina da palavra grega carcinoma (de *karkinos:* crustáceo, caranguejo). O termo foi usado pela primeira vez por Galeno (aproximadamente 138 a 201 d.C.) para indicar um tumor maligno da mama no qual as veias superficiais do órgão eram túrgidas e ramificadas, lembrando as patas de um caranguejo. *Cancerologia* ou *oncologia* é a parte da Medicina que estuda os tumores. *Cancerígeno* ou *oncogênico* é o estímulo ou agente causador de câncer. A uniformização da nomenclatura das neoplasias é importante para que os dados de frequência, evolução, tratamento e prevenção obtidos em regiões geográficas diferentes possam ser comparados. A OMS edita periodicamente, com a participação de especialistas de vários países, publicações sobre a nomenclatura e a classificação dos tumores dos diferentes setores do organismo (https://www.who.int/health-topics/cancer).

Classificação

Os tumores podem ser classificados de acordo com vários critérios: (1) comportamento clínico (benignos ou malignos); (2) aspecto microscópico (critério histomorfológico); (3) origem da neoplasia (critério histogenético); (4) alterações genômicas (critério molecular), muitas vezes com implicações etiopatogenéticas e terapêuticas. Nem sempre esses elementos são usados na denominação da lesão, sendo comuns alguns epônimos, como tumor de Wilms, linfoma de Hodgkin, linfoma de Burkitt etc.

O critério mais adotado para se dar nome a um tumor é o histomorfológico, pelo qual a neoplasia é identificada pelo tecido ou célula proliferante. Algumas regras são importantes: (1) o sufixo -oma é empregado na denominação de qualquer neoplasia, benigna ou maligna; (2) a palavra carcinoma indica tumor maligno que reproduz epitélio de revestimento; quando usada como sufixo, também indica malignidade (p. ex., adenocarcinoma, hepatocarcinoma); (3) o termo sarcoma refere-se a uma neoplasia maligna mesenquimal; usado como sufixo, indica tumor maligno de determinado tecido (p. ex., fibrossarcoma, lipossarcoma etc.); (4) a palavra blastoma pode ser usada como sinônimo de neoplasia e, quando empregada como sufixo, indica que o tumor reproduz estruturas com características embrionárias (nefroblastoma, neuroblastoma etc.).

Na forma mais usual de denominar um tumor, toma-se o nome da célula, do tecido ou do órgão reproduzido e acrescentam-se os sufixos -oma, -sarcoma ou -carcinoma: lipoma (tumor benigno que reproduz lipócitos); hemangioma (tumor que reproduz vasos sanguíneos); condrossarcoma (tumor maligno que forma cartilagem); hepatoblastoma (tumor maligno que reproduz hepatócitos com características embrionárias); adenoma (tumor benigno que reproduz glândulas); adenocarcinoma (tumor maligno que forma glândulas). Além desses, o nome de um tumor pode conter outros termos para indicar certas propriedades da lesão ou sua diferenciação: carcinoma epidermoide (o epitélio neoplásico produz ceratina, tendo portanto diferenciação semelhante à da epiderme); adenocarcinoma cirroso (o estroma do tumor é muito desenvolvido e duro, dando consistência firme à lesão).

Teratomas são tumores benignos ou malignos originados de células toti ou multipotentes que surgem em gônadas (testículos ou ovários) e, menos frequentemente, em outras sedes, sobretudo em correspondência com a linha mediana do corpo. Como se originam de células pluripotentes, os teratomas são constituídos por tecidos derivados de mais de um folheto embrionário (Figura 10.6). Em teratomas benignos, há diferenciação de

tecidos, que formam estruturas organoides (pele e anexos, ossos, dentes, olho etc.), porém dispostos desordenadamente. Em teratomas malignos, a diferenciação é limitada (são imaturos), encontrando-se apenas raros esboços organoides de permeio com as células que sofreram transformação maligna.

No Quadro 10.2 estão indicados os tecidos fundamentais e os tipos de tumores que neles podem originar-se.

A classificação das neoplasias não é algo simples e nem apenas um exercício só de identificação histogenética, mas visa identificar nos aspectos morfológicos de uma lesão elementos que permitem extrair informações prognósticas ou preditivas que auxiliem na escolha do melhor tratamento. Em um mesmo local do corpo, é possível encontrar grande número de neoplasias diferentes. Nos rins, por exemplo, podem surgir carcinomas, linfomas, sarcomas e tumores embrionários. Muitos deles são morfologicamente muito distintos, têm evolução clínica diferente e, portanto, necessitam de tratamentos também diferentes. Em um laudo anatomopatológico, recebem nomes diferentes. Considerando-se apenas os carcinomas renais, existem alguns que se originam nos túbulos renais, enquanto outros se formam a partir do urotélio da pelve renal. Tais tumores exibem fatores de risco, apresentação clínica, comportamento biológico, aspectos microscópicos e moleculares diferentes e devem ser distinguidos ao se fazer o diagnóstico. Um tumor classificado erroneamente leva a tratamentos ineficazes e sequelas desnecessárias.

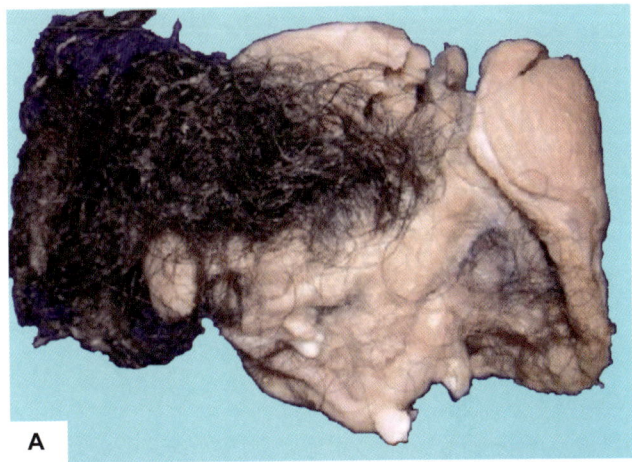

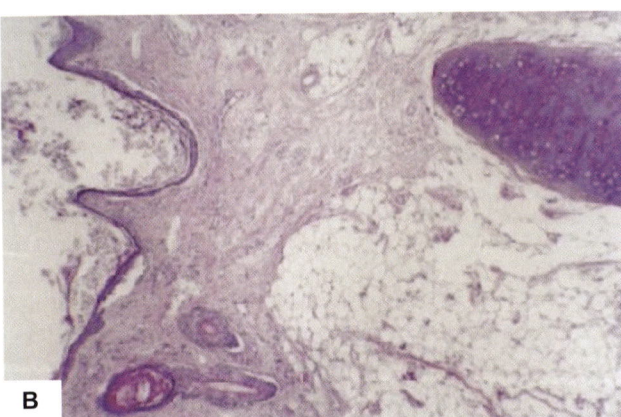

Figura 10.6 Teratoma cístico benigno (cisto dermoide). **A.** Massa irregular com tecidos de aspectos variados, incluindo pelos e dentes. **B.** Aspecto microscópico, mostrando pele e seus anexos e lóbulo de cartilagem.

Quadro 10.2 Nomenclatura resumida dos tumores

Estrutura proliferada e/ou origem do tumor	Tumor benigno	Tumor maligno
Tecidos epiteliais		
Epitélio de revestimento	Papiloma	Carcinoma
Epitélio glandular	Adenoma	Adenocarcinoma
Tecidos conjuntivos		
Tecido fibroso	Fibroma	Fibrossarcoma
Tecido adiposo	Lipoma	Lipossarcoma
Tecido cartilaginoso	Condroma	Condrossarcoma
Tecido ósseo	Osteoma	Osteossarcoma
Tecido mucoso	Mixoma	
Tecido hemolinfopoético		
Células do sangue		Leucemia
Órgãos linfoides		Linfoma
Tecidos musculares		
Liso	Leiomioma	Leiomiossarcoma
Estriado	Rabdomioma	Rabdomiossarcoma
Tecido nervoso		
Neuroblasto	Ganglioneuroma	Ganglioneuroblastoma
		Neuroblastoma
Neuroepitélio	Ependimoma	Ependimoma maligno
Células da glia	Astrocitoma	Glioblastoma
	Oligodendroglioma	Oligodendroglioma maligno
Nervos periféricos	Neurinoma (schwannoma)	Neurinoma (schwannoma) maligno
Meninges	Meningioma	Meningioma maligno
Vasos		
Sanguíneos	Hemangioma	Angiossarcoma
Linfáticos	Linfangioma	Linfangiossarcoma
Outras		
Sistema melanógeno	Nevo	Melanoma maligno
Trofoblasto	Mola hidatiforme	Coriocarcinoma
Células multi ou totipotentes	Teratoma benigno	Teratoma maligno

Parte do papel do patologista consiste em reconhecer tais variações por meio da correlação de aspectos morfológicos com exames de imagem e evolução clínica; cabe também identificar quando um determinado aspecto morfológico reflete uma mera curiosidade histológica ou representa uma informação prognóstica relevante para o tratamento. Assim, há de se distinguir entre doenças morfologicamente diferentes e variantes morfológicas sem significado clínico. Se um novo nome é criado para um tumor a cada novo aspecto morfológico, imuno-histo-químico ou molecular encontrado em uma neoplasia, pode-se perder a relevância da informação contida no diagnóstico anatomopatológico. A tarefa árdua de classificar os tumores e seus subtipos em cada local do corpo é realizada por comitês de especialistas da OMS. Dada a importância da uniformização de dados essenciais, existem protocolos internacionais sobre as informações que devem constar nos laudos anatomopatológicos em cada tipo tumoral (https://www.cap.org/protocols-and-guidelines/cancer-reporting-tools/cancer-protocols).

As classificações mais recentes de tumores elaboradas pela OMS passaram a incorporar aos achados morfológicos tradicionais elementos moleculares e citogenéticos. Neoplasias morfologicamente similares, mas com comportamento diferente ou com ativação de vias de sinalização específicas ou alvos terapêuticos moleculares distintos, são reconhecidas por suas alterações moleculares. O patologista continua tendo papel relevante nessa classificação, porque o encontro de certos achados morfológicos recomenda a pesquisa de alterações moleculares para a correta classificação do tumor. Considerando ainda os tumores renais: existem carcinomas renais denominados carcinoma com translocação Xp11 e carcinoma com deficiência de fumarato hidratase. Este último associa-se a uma síndrome genética com mutação no gene da enzima fumarato hidratase do ciclo de Krebs (cromossomo 1q42.2), que cursa com leiomiomatose hereditária e carcinoma de células renais. Leucemias agudas também são classificadas com base em alterações citogenéticas. Hoje existe a tendência crescente de classificar os tumores com base em aspectos morfológicos e moleculares nos mais diversos locais do corpo, o que aumenta a complexidade da classificação das neoplasias por requerer associação entre disciplinas e recursos tecnológicos distintos. Classificação mais detalhada de uma neoplasia, utilizando todos os recursos disponíveis, sobretudo testes moleculares, pode beneficiar os pacientes por fornecer diagnóstico mais específico, permitindo conduta mais individualizada e maior possibilidade de sucesso terapêutico.

Muito do esforço da indústria farmacêutica dirige-se hoje a conhecer os aspectos moleculares das neoplasias a fim de gerar medicamentos que atuem somente nos alvos moleculares anormais das células neoplásicas e, portanto, com menos efeitos colaterais. Algumas vezes, um medicamento desenvolvido para inativar uma proteína anormal resultante de uma mutação pode ser utilizado em mais de uma neoplasia com a mesma mutação, como ocorre com inibidores de *BRAF* e *NTRK* mutados. Para mais informações sobre o amplo espectro de mutações em neoplasias, está disponível o *website* Atlas Genômico do Câncer, elaborado em um esforço coletivo organizado pelo *NIH – National Institute of Health* dos Estados Unidos (https://www.cancer.gov/about-nci/organization/ccg/research/structural-genomics/tcga).

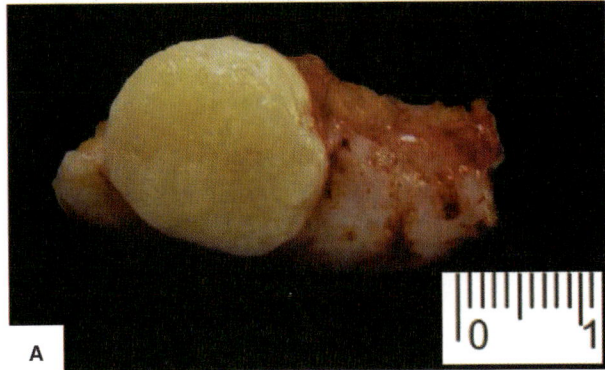

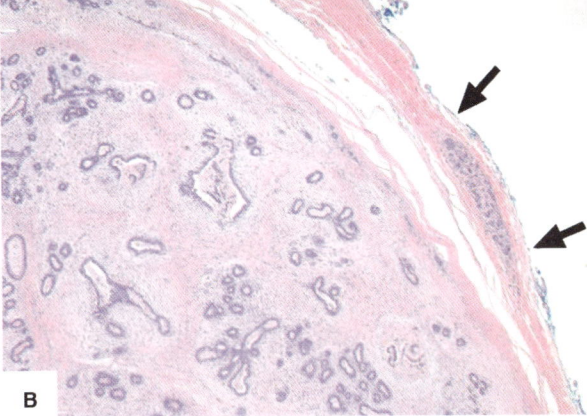

Figura 10.7 Fibroadenoma da mama. **A.** Lesão nodular sólida, homogênea e bem delimitada do parênquima. **B.** Aspecto microscópico. A neoplasia está envolvida por cápsula de tecido conjuntivo (*setas*).

▶ Neoplasias benignas

Apesar de muitas vezes não representarem grande problema para seus portadores, tumores benignos têm grande interesse por sua frequência e pelas consequências que podem trazer. Seja por seu volume, seja por sua localização ou outras propriedades, tumores benignos podem causar vários transtornos (obstrução de órgãos ou estruturas ocas, compressão de órgãos, produção de substâncias em maior quantidade etc.), inclusive morte. Nesse sentido, o termo "benigno" deve ser entendido com reservas.

As células das neoplasias benignas em geral são bem diferenciadas e podem até ser indistinguíveis das células normais correspondentes. As atipias celulares e arquiteturais são discretas, ou seja, o tumor reproduz bem o tecido que lhe deu origem. Como a taxa de divisão celular é pequena (baixo índice mitótico), em geral o tumor tem crescimento lento e é bem delimitado (Figura 10.7). Como regra, tumores benignos não recidivam após ressecção cirúrgica, não se infiltram nem destroem tecidos vizinhos e não ulceram. Além disso, não comprometem a nutrição do hospedeiro e nem produzem substâncias que causam anemia ou caquexia.

Há várias exceções. Apesar de bem delimitado, adenoma pleomórfico de glândulas salivares com frequência recidiva após cirurgia se não removido completamente. Certos tumores histologicamente benignos podem ser letais. É o caso de adenomas secretores de substâncias importantes na homeostase que, quando em excesso, podem causar morte (tumores pancreáticos secretores de insulina podem levar a hipoglicemia fatal). Outro exemplo de tumor biologicamente maligno é o de neoplasias localizadas em sedes vitais, como a cavidade craniana. Mesmo

com crescimento lento e sendo circunscritos e desprovidos de capacidade invasora, certos gliomas situados profundamente no encéfalo são de difícil acesso cirúrgico e não podem ser totalmente ressecados; quando atingem certo volume, podem interromper a circulação do liquor, comprimir e deslocar estruturas nervosas vitais e levar o paciente à morte. Por tudo isso, essas neoplasias não podem ser classificadas como benignas ou malignas apenas por seus aspectos morfológicos; componentes da biologia da lesão, seu componente clínico e suas formas de evolução são muitas vezes também indispensáveis para se rotular um tumor como benigno ou maligno.

▶ Neoplasias malignas

O câncer afeta parcela expressiva da população mundial e é uma das principais causas de morte. Apesar do declínio do número de óbitos para alguns tipos da doença (linfomas, leucemias, certas neoplasias da infância etc.), a mortalidade global por câncer tem aumentado nas últimas décadas. Cerca de 10 milhões de pessoas morrem anualmente por câncer em todo o mundo. No Brasil, estimativas do Instituto Nacional de Câncer indicam que no triênio 2020-2022 são esperados cerca de 685.000 novos casos de câncer. Com o envelhecimento populacional no mundo, espera-se crescimento de 60% na incidência de câncer até 2040. Dado o impacto que tudo isso tem na população, é muito natural que sejam enormes os esforços para se encontrarem modos mais eficazes de enfrentar a doença.

O câncer é uma doença complexa (não se trata de doença única): tem causas muito variadas, manifesta-se de formas muito diferentes e mostra evolução diversa. Alguns cânceres são curáveis ou permitem sobrevida longa. Outros, muito agressivos, não respondem aos tratamentos disponíveis e levam à morte em pouco tempo. As frentes mais importantes para enfrentar a doença são o aprimoramento do diagnóstico (a detecção precoce permite maior chance de controle da doença), novas modalidades de tratamento (procedimentos menos agressivos e dirigidos essencialmente às células malignas) e medidas preventivas aplicáveis à população (para cuja adoção é essencial conhecer as causas e os mecanismos de aparecimento do câncer). Nas últimas décadas, houve formidável progresso no conhecimento e na abordagem dessa doença, graças, em boa parte, aos grandes investimentos feitos por muitos países em pesquisa básica e aplicada em Oncologia.

As propriedades morfológicas, biológicas e clínicas mais importantes das neoplasias malignas estão descritas nas próximas páginas. As principais características das neoplasias benignas e malignas estão resumidas no Quadro 10.3.

Quadro 10.3 Características gerais das neoplasias benignas e malignas

Características	Neoplasias benignas	Neoplasias malignas
Taxa de crescimento	Baixa	Alta
Figuras de mitose	Raras	Frequentes
Grau de diferenciação	Bem diferenciadas	Desde bem diferenciadas até anaplásicas
Atipias celulares e arquiteturais	Raras	Frequentes
Degeneração, necrose	Ausentes	Presentes
Tipo de crescimento	Expansivo	Infiltrativo
Cápsula	Presente	Geralmente ausente
Limites da lesão	Bem definidos	Imprecisos
Efeitos locais e sistêmicos	Geralmente inexpressivos	Geralmente graves e às vezes letais
Recidiva	Geralmente ausente	Presente
Metástases	Ausentes	Presentes

Aspectos morfológicos

Aspectos macroscópicos. Os tumores podem ser císticos (Figura 10.8) ou sólidos (Figuras 10.7 A e 10.9). Os tumores benignos são geralmente bem delimitados e costumam apresentar cápsula de tecido conjuntivo. Exceções existem, como alguns gliomas (tumores do sistema nervoso) e tumores vasculares, que têm limites pouco precisos e não possuem cápsula. Os tumores malignos, em geral, são pouco delimitados, não têm cápsula e comumente invadem os tecidos e estruturas vizinhos. Os tumores sólidos apresentam-se macroscopicamente sob quatro tipos, cujo conhecimento é útil para os diagnósticos anatômico, por imagens (radiologia, ultrassonografia, tomografia etc.) e clínico.

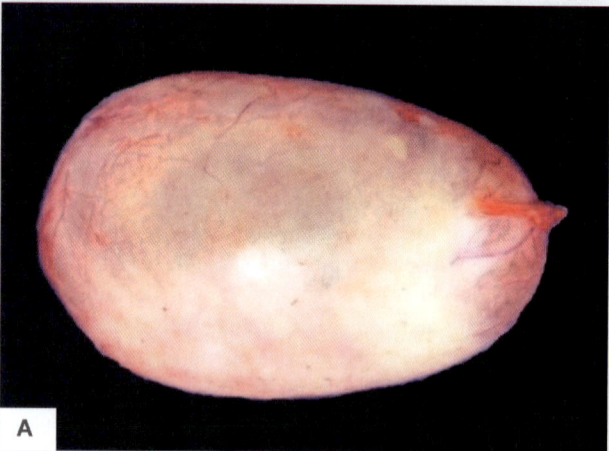
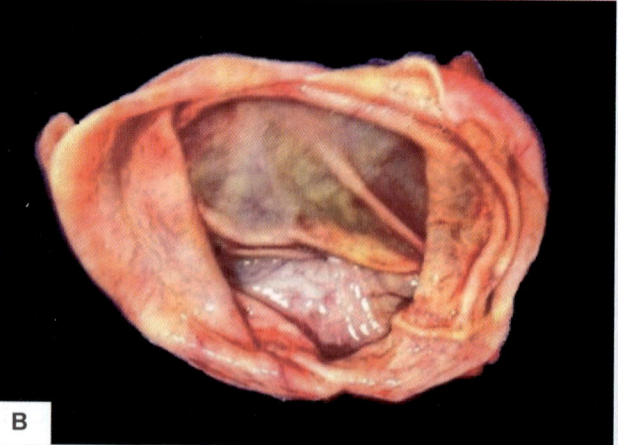

Figura 10.8 Tumor cístico benigno do ovário. **A.** Aspecto externo, mostrando superfície lisa e regular. **B.** Lesão aberta, exibindo parede fina e superfície interna lisa.

(continua)

Aspectos morfológicos (*continuação*)

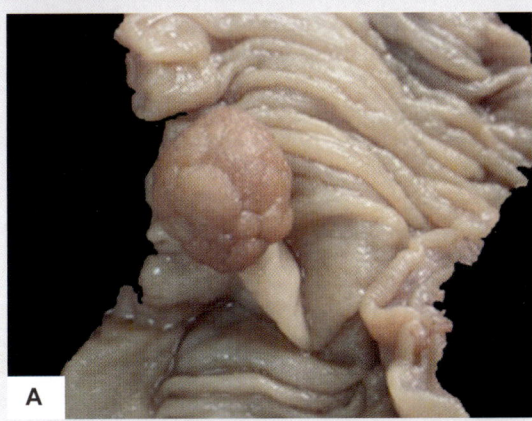

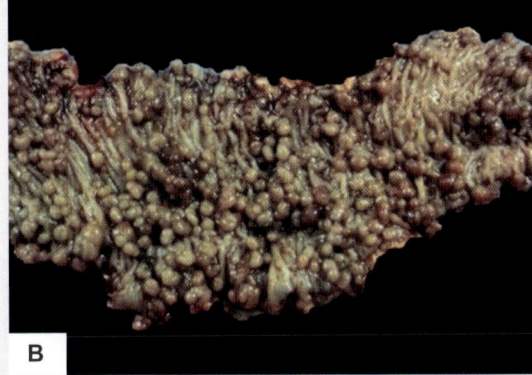

Figura 10.9 A. Pólipo isolado no intestino grosso. **B.** Múltiplos pequenos pólipos (polipose) na mucosa intestinal.

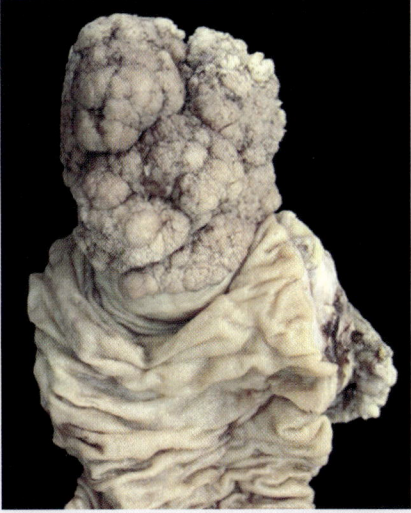

Figura 10.10 Tumor vegetante e papilífero do reto (aspecto em couve-flor).

No tipo *nodular*, o tumor forma uma massa expansiva que tende a ser esférica, na superfície (Figura 10.9) ou na intimidade de órgãos (Figura 10.7 A); é visto em tumores benignos e em malignos originados em órgãos sólidos (fígado, pulmões e rins). O tipo *vegetante*, encontrado em tumores benignos ou malignos que crescem em superfície (pele ou mucosas), forma massa exofítica que pode ser poliposa, papilomatosa ou em couve-flor (Figura 10.10); tais tumores ulceram-se precocemente. O tipo *infiltrativo* é praticamente exclusivo de tumores malignos. Embora em todos os cânceres haja infiltração de tecidos vizinhos (o tumor não respeita limites), a expressão tumor infiltrativo ressalta o aspecto predominante da lesão. Nele, há infiltração maciça da região acometida, mas sem formar nódulos ou vegetações. Por isso, o órgão torna-se espessado, mas fica menos deformado do que nas outras formas. Quando se origina em órgãos ocos, e especialmente quando é do tipo anular (compromete toda a circunferência do órgão), causa estenose (Figura 10.11). Uma variedade do tipo infiltrativo é o câncer cirroso, no qual se forma abundante estroma conjuntivo, como acontece no câncer da mama. O tumor *ulcerado* é o que sofre ulceração precoce; é quase exclusivo de neoplasias malignas; a lesão infiltra-se nos tecidos adjacentes e ulcera-se no centro, formando uma cratera com bordas endurecidas, elevadas e irregulares (Figura 10.12). Em muitos casos, existem combinações desses tipos, como neoplasia ulcerovegetante etc. Com o aumento da sensibilidade dos métodos de diagnóstico por imagens, os tumores estão sendo reconhecidos em fases cada vez mais precoces, quando esses padrões macroscópicos clássicos podem não ser tão evidentes.

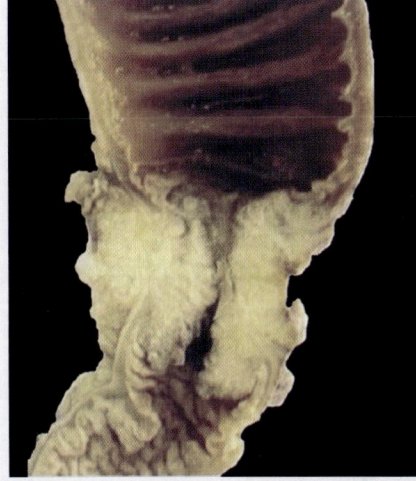

Figura 10.11 Adenocarcinoma intestinal, do tipo circunferencial (anular) e infiltrativo, com obstrução da luz. Notar dilatação do órgão a montante da lesão.

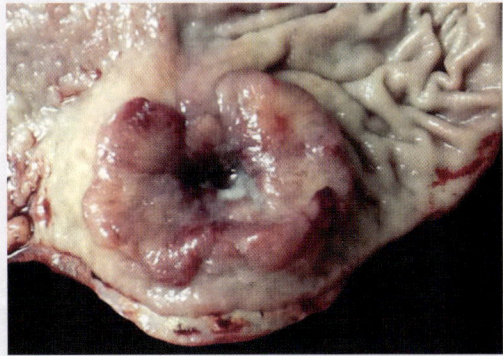

Figura 10.12 Adenocarcinoma do estômago, do tipo ulcerado. Lesão crateriforme com bordas irregulares e elevadas.

(*continua*)

10

Aspectos morfológicos (*continuação*)

Aspectos microscópicos. Todo tumor é formado por células neoplásicas (parênquima tumoral) e estroma. Tumores com até 1 a 2 mm não possuem vasos; a partir desse tamanho, formam-se vasos sanguíneos na neoplasia (angiogênese). As neoplasias não possuem inervação. A dor sentida pelos pacientes cancerosos deve-se à infiltração ou à compressão de nervos adjacentes.

Em **neoplasias benignas**, as células são bem diferenciadas e podem ser até indistinguíveis das células normais correspondentes. As atipias celulares e arquiteturais são discretas, e o tumor reproduz bem o tecido que lhe deu origem (Figura 10.13). As células crescem unidas entre si, não se infiltram nos tecidos vizinhos e formam uma massa geralmente esférica (Figura 10.7 A); seu crescimento é do tipo expansivo e comprime as estruturas adjacentes, que sofrem hipotrofia. Com frequência, forma-se uma cápsula fibrosa em torno do tumor (Figura 10.7 B). A neoplasia é mais ou menos bem delimitada e pode ser ressecada completamente. O crescimento lento da lesão permite a formação de vasos sanguíneos, assegurando boa nutrição das células; desse modo, degenerações e necrose são pouco comuns.

As células das **neoplasias malignas** têm propriedades bioquímicas, morfológicas e funcionais diferentes. Como a taxa de multiplicação é elevada (*alto índice mitótico*), em geral seu crescimento é rápido; o mesmo não acontece com o estroma e os vasos sanguíneos, que se desenvolvem mais lentamente, resultando em degenerações, necrose, hemorragia e ulceração: as neoplasias malignas frequentemente sangram e apresentam áreas de necrose. Em geral, não possuem a cápsula.

As células cancerosas são em geral mais volumosas do que as normais, sobretudo por aumento do núcleo (*aumento da relação núcleo/citoplasma*). A cromatina é irregular e mais compacta (*hipercromasia nuclear*), podendo haver células bi ou multinucleadas. Figuras de *mitose* são frequentes, mais numerosas em neoplasias malignas, não só típicas como atípicas (mitoses tri ou multipolares); anomalias cromossômicas também são comuns, sobretudo aumento do número de cromossomos (tri e tetraploidia, sendo aneuploidia mais frequente em neoplasias mais agressivas). Muito comum é a maior quantidade de células por unidade de área (*hipercelularidade*). Encontram-se ainda figuras de mitose, mais numerosas em neoplasias malignas; nestas, as mitoses podem ser atípicas (Figura 10.14 A). O citoplasma mostra variações no volume e na forma das células (*pleomorfismo celular*). Por perda da diferenciação celular, as células malignas apresentam *atipias* variadas. Algumas vezes, as células tornam-se monstruosas e perdem seus aspectos morfológicos específicos, a ponto de não se saber se são epiteliais ou mesenquimais. Atipia acentuada e perda das características morfológicas caracterizam a *anaplasia* (Figura 10.14 B). Por causa das atipias celulares, há também atipias arquiteturais ou histológicas, pois as células não se organizam segundo a orientação do tecido normal. Em adenocarcinomas, as glândulas exibem inversão da polaridade celular e formam glândulas pequenas com luz reduzida ou apenas cordões celulares sem lúmen evidente.

Como são menos aderidas entre si, as células cancerosas podem movimentar-se e infiltrar-se no estroma e nos tecidos adjacentes (Figura 10.15). Também pelo crescimento infiltrativo, os limites do câncer com as estruturas vizinhas são pouco definidos, e, em consequência, a remoção completa do tumor muitas vezes é difícil. Em muitos casos, em torno da lesão principal existem ilhotas ou cordões de células neoplásicas que proliferam e podem dar origem a novos tumores. Por isso, o cirurgião normalmente procura retirar certa quantidade de tecidos aparentemente normais (margem de segurança) na tentativa de que todo o tumor seja removido. Mesmo assim, o câncer tem tendência a sofrer recidiva local.

Durante certo tempo na evolução inicial de carcinomas, as células neoplásicas ficam restritas à camada epitelial e limitadas pela membrana basal. Como não há invasão do estroma subjacente, fala-se em carcinoma *in situ* (CIS, Figura 10.16).

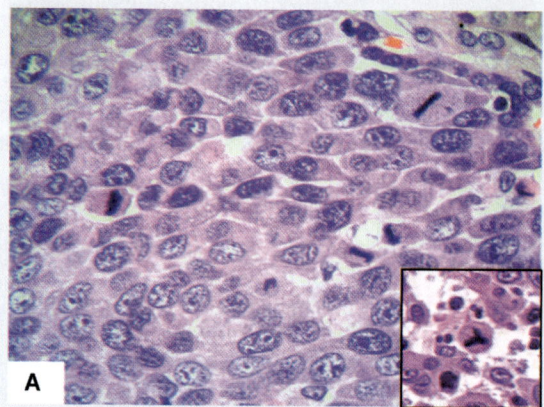

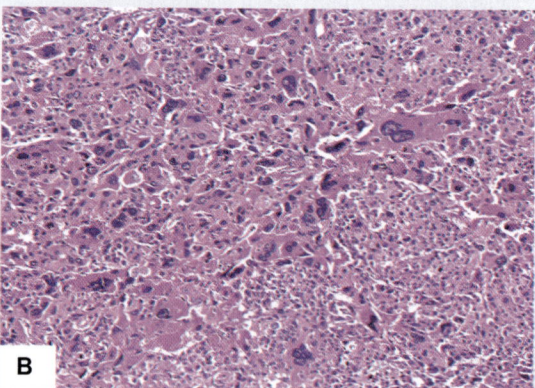

Figura 10.14 A. Carcinoma de células escamosas. Hipercelularidade e pleomorfismo celular. Os núcleos de certas células são volumosos e hipercorados; em algumas, veem-se nucléolos. Notar ainda várias figuras de mitose, típicas e atípica (mitose tripolar, detalhe). **B.** Neoplasia maligna da cortical da suprarrenal. Células com atipias acentuadas (anaplasia).

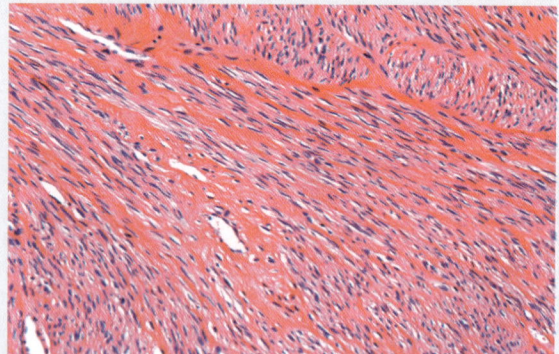

Figura 10.13 Leiomioma uterino. A lesão é formada por tecido muito semelhante ao tecido muscular liso do órgão.

(*continua*)

Aspectos morfológicos (*continuação*)

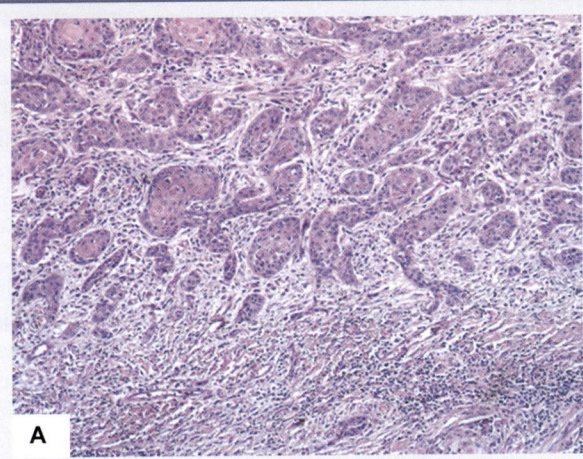
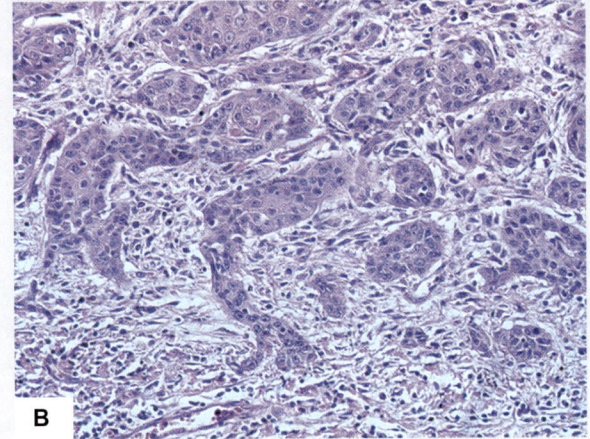

Figura 10.15 Carcinoma de células escamosas. **A.** Aspecto panorâmico. Massas ou ninhos de células neoplásicas infiltram-se no tecido conjuntivo adjacente. **B.** Detalhe da infiltração das células cancerosas.

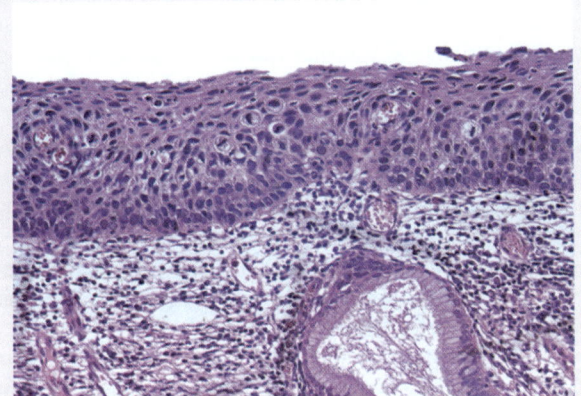

Figura 10.16 Carcinoma *in situ* do colo uterino. O epitélio escamoso é formado por células pleomórficas e atípicas, com numerosas figuras de mitose. Não há invasão do estroma subjacente (o limite entre a lesão e o tecido conjuntivo é nítido).

As neoplasias malignas têm estroma com células endoteliais, pericitos, fibroblastos, mastócitos e células originadas da medula óssea, incluindo leucócitos, precursores de células dendríticas, células-tronco mesenquimais e células supressoras mieloides. Células-tronco do tumor mostram ampla plasticidade e originam células com características de endotélio ou de fibroblastos associados ao tumor. Células do estroma do câncer têm propriedades diferentes daquelas do estroma do tecido de onde o tumor se originou, todas voltadas para facilitar a progressão da neoplasia. Complexa também é a interação das células cancerosas com o estroma durante a carcinogênese, pois o desenvolvimento do câncer depende não somente de alterações genéticas ou epigenéticas em células neoplásicas, mas também nas do estroma, como será visto adiante.

A quantidade e a qualidade das células no estroma nos diferentes tipos de câncer variam bastante; exsudato inflamatório está presente, mesmo que escasso, em todos os tumores. Admitiu-se inicialmente que as células inflamatórias estariam exercendo efeito defensivo contra a neoplasia, o que levou pesquisadores a estudarem tais células tentando correlacionar o seu número com o prognóstico. Maior número de células inflamatórias no tumor não se correlacionava sempre com melhor prognóstico, podendo inclusive indicar o oposto – ou seja, pior evolução. Quando predominam linfócitos T CD4+ produtores de IFN-γ (Th1), macrófagos ativados do tipo M1 e linfócitos citotóxicos T CD8+, há correlação com melhor prognóstico. Se há predomínio de linfócitos Th2, de macrófagos alternativamente ativados (M2) ou de células mieloides supressoras, o número dessas células associa-se a pior evolução. Tais observações reforçam a suspeita de que, algumas vezes, o câncer induz o sistema imunitário a trabalhar a seu favor.

A quantidade e a qualidade de matriz extracelular (MEC) no estroma dos cânceres varia bastante. A quantidade de colágeno é pequena, enquanto o ácido hialurônico é abundante, o que favorece o deslocamento das células tumorais. Há tumores que induzem grande produção de MEC, especialmente de colágeno, formando tecido conjuntivo denso, pobre em células. Esses são denominados *tumores desmoplásicos*.

Propriedades e características das células malignas

Neoplasias malignas são formadas por células que possuem certas propriedades cujo conhecimento é essencial para a compreensão da doença. Embora particulares nos cânceres, tais propriedades existem em células normais em diferentes fases da vida. Células cancerosas aproximam-se de células embrionárias (p. ex., perda de diferenciação). A aquisição de novas propriedades é acompanhada de modificações fenotípicas, conferindo às células cancerosas a imortalização e a capacidade de autossustentação, de invasão, de evasão do sistema imunitário e de formar colônias a distância. As propriedades e as características fenotípicas mais importantes das células malignas são: (a) autonomia de proliferação; (b) insensibilidade aos sinais inibidores de mitose; (c) imortalidade; (d) instabilidade genômica; (e) capacidade de induzir angiogênese; (f) adaptações metabólicas; (g) capacidade de invadir e dar metástases; (h) indução de resposta inflamatória; (i) evasão do sistema imunitário; (j) alterações em funções celulares.

10

Autonomia de sinais de proliferação. Resulta de:

- Produção de fatores de crescimento pelas células tumorais e pelas do estroma ativadas pelas células neoplásicas
- Mutações ativadoras em oncogenes que codificam fatores de crescimento ou seus receptores, gerando ligantes (fatores de crescimento) com maior afinidade ou receptores que permanecem ativados independentemente da presença do agonista: alguns carcinomas produzem PDGF, enquanto outros (p. ex., carcinoma da mama e gliomas) sintetizam EGFR mutado (truncado), que fica ativado independentemente de ligante
- Mutação com ganho de função em oncogenes que codificam moléculas transdutoras do sinal do receptor, as quais permanecem ativadas independentemente da ativação do receptor (p. ex., *BRAF* no carcinoma papilífero da tireoide, que fica permanentemente ativado, mantendo ativa a via das MAPKs (ver Figuras 5.5 e 10.23)
- Hiperexpressão de genes que acionam o ciclo celular por translocação de um gene para junto de um promotor potente. Tal ocorre em: (a) cadeias pesadas das imunoglobulinas no linfoma de Burkitt, pela translocação t(8;14), que aproxima os genes *IGH* e *MYC;* ver Figura 10.25 A); (b) ciclina D1 (*CCDN1*), no linfoma de células do manto, pela translocação t(11;14), que justapõe os genes *IGH* e *CCDN1*
- Quebra cromossômica com inversão ou translocações que geram genes de fusão que codificam proteínas ativas (receptores ou proteínas cinases do citosol), independentemente do estímulo necessário para sua ativação. São exemplos: (a) rearranjo do gene *RET*, no cromossomo 10, que justapõe o domínio com atividade de cinase em tirosina com outros genes, originando genes de fusão que codificam receptores permanentemente ativados no carcinoma papilífero da tireoide; (b) gene de fusão *BCR-ABL*, pela translocação t(9;22) na leucemia mieloide crônica, o que gera uma proteína citossólica com atividade permanente de cinase em tirosina, ativadora da via das MAPKs (ver Figura 10.25 B).

Insensibilidade aos sinais inibidores de mitose. Decorre de:

- Mutação inativadora em genes que codificam moléculas reguladoras da via MAPK (p. ex., mutações no gene *RAS* que levam à perda da atividade de GTPase, mantendo a proteína RAS-GTP permanentemente ativada)
- Mutação com perda de função ou deleção do gene *PTEN* – ver Figura 5.5 B –, cujo produto é uma proteína fosfatase que desfosforila moléculas importantes nas vias de ativação da divisão celular (p. ex., PI3K)
- Mutação com perda de função ou deleção de genes supressores de tumor cujos produtos controlam o ciclo celular: (a) pRB, que sequestra o fator de transcrição E2F – ver Figura 8.2 –, o qual ativa a entrada em G1; (b) p53, que inativa complexos ciclina/CDK, bloqueando a progressão do ciclo celular nas suas diferentes fases
- Perda de inibição por contato. Células normais em cultura multiplicam-se e locomovem-se em uma superfície até formarem uma monocamada. Quando atingem o estágio de confluência, as células cessam seu crescimento e sua movimentação (inibição por contato). Células malignas continuam se multiplicando mesmo após terem atingido o estado de confluência e passam a formar pilhas de células

superpostas. Esse fenômeno depende do sistema caderina/β-catenina e de outros complexos juncionais. A proliferação celular durante a embriogênese e o crescimento de diferentes órgãos é mantida por moléculas ativadoras de fatores de transcrição (YPO/TAZ) que mantêm ativa a transcrição de genes precoces da mitose. Quando o tecido ou órgão atinge o tamanho ideal, ocorre ativação de cinases com atividade em serina e treonina (conhecida como via Hippo) que fosforilam YPO/TAZ, bloqueiam sua entrada no núcleo e induzem sua degradação, inibindo os ativadores de genes precoces de mitose. Inibição por contato é mediada pelo complexo caderina/cateninas α e β que, via proteína merlina (codificada pelo gene supressor de tumor *NF-1*, deletado ou inativado na neurofibromatose), ativa a via Hippo e inibe a transcrição de genes precoces da mitose. A via Hippo é também ativada pelo complexo molecular que organiza a polaridade celular, via proteína Lkb1 (codificada pelo gene supressor de tumor *LKB1*)

- Modificação na atividade de fatores de crescimento inibidores da divisão celular que se tornam ativadores de proliferação celular descontrolada. O exemplo mais conhecido é o do TGF-β, que inibe a proliferação celular. Em células cancerosas, as vias que inibem a proliferação ficam inibidas, enquanto as vias que induzem a transição epiteliomesenquimal tornam-se ativas.

Evasão da apoptose. Em alguns cânceres, sobretudo linfomas e leucemias linfoides, há redução da apoptose, fenômeno que resulta de inibição de genes pró-apoptóticos, hiperexpressão de genes antiapoptóticos (gene *BCL-2*, pela translocação t(14;18] no linfoma folicular) ou inativação de genes cujos produtos fazem a checagem de lesões no DNA (p. ex., *TP53*, frequentemente inativado em vários tumores). O exemplo mais conhecido é o do linfoma folicular, no qual uma translocação aproxima o gene *BCL-2* de promotores potentes de genes de imunoglobulinas, resultando em hiperexpressão de BCL-2 e inibição da apoptose.

Alterações na autofagia. Envolvida na morte celular regulada, autofagia pode interferir na imortalização de células cancerosas. Camundongos com inativação de genes indutores de autofagia são mais suscetíveis a tumores induzidos, o que sugere que a autofagia tem efeito antitumorigênico, mais evidente nas fases iniciais do tumor. Em estágio avançado, as células cancerosas podem manipular a autofagia em seu proveito: na falta de nutrientes ou por agressão por radiação ou quimioterápicos, elas ativam a autofagia e reduzem o volume celular, originando células quiescentes, em dormência transitória, que podem ser responsáveis por recidivas do tumor após aparente regressão após tratamento e por indução de resistência a medicamentos. Tais efeitos pró-tumorigênicos da autofagia têm levado pesquisadores a utilizarem inibidores dela como auxiliares no tratamento do câncer.

Evasão da senescência replicativa. Senescência replicativa ocorre em células normais após vários ciclos de proliferação, quando perdem a capacidade de proliferar, fenômeno que se deve à erosão dos telômeros em cada ciclo celular. Telômeros são longas sequências repetitivas da subunidade TTAGGG (sintetizadas pela telomerase) que se encurtam a cada divisão celular. Em células não transformadas, a atividade basal de telomerase é baixa ou não existe, de modo que o tamanho dos telômeros fica reduzido a cada ciclo reprodutivo. Quando os telômeros são muito curtos, sensores específicos são estimulados e as células param de se multiplicar (senescência replicativa) ou entram em apoptose, por ação da p53. Sem telômeros, as pontas do DNA cromossômico ligam-se umas às outras, de forma anômala, gerando cromossomos dicêntricos, caos mitótico e, por fim, morte celular. Senescência replicativa é um dos mecanismos de proteção contra proliferação celular descontrolada, pois é induzida em células com ativação de oncogenes cujos produtos induzem proliferação celular, reforçando a ideia de que se trata de processo que se antepõe à proliferação neoplásica. Em células cancerosas, a telomerase permanece ativa e não ocorre senescência replicativa. Em camundongos e em cultura de células, a telomerase tem ainda outros efeitos. Sua subunidade TERT (*telomerase reverse transcriptase*) inibe a apoptose e estimula a via WNT, ativando a β-catenina, fator de transcrição que aciona genes favorecedores de proliferação celular (ver Figura 8.5). Ativação da telomerase em células cancerosas, portanto, atua na evasão da senescência replicativa, diminui a apoptose e amplifica os mecanismos de proliferação celular.

Imortalidade. Células normais em cultura têm vida limitada (sofrem cerca de até 60 divisões). Células malignas multiplicam-se indefinidamente, por causa de autonomia de proliferação, insensibilidade a inibidores da mitose e evasão de apoptose e senescência replicativa, o que confere a propriedade de imortalidade (multiplicação indefinida). Imortalidade sozinha não confere o fenótipo de malignidade pleno, pois células imortalizadas inoculadas em animais atímicos não invadem os tecidos, ainda que mantenham a atividade proliferativa.

Instabilidade genômica. Resulta de: (1) defeitos em genes de reparo do DNA (ver adiante); (2) anormalidades na DNA polimerase, que, além de catalisar a copiagem do DNA, tem também ação de exonuclease (remove nucleotídeos erroneamente inseridos na molécula e insere os nucleotídeos corretos). Em muitos cânceres, há mutações no gene da DNA polimerase, o que se associa a mutações frequentes em outros genes; (3) alterações na p53. Considerada a guardiã do genoma, defeitos na p53 dificultam o reconhecimento e a correção de defeitos no DNA, contribuindo para mutações (ver Figura 10.27). Em todas

essas condições, o genoma torna-se instável e eventuais lesões no DNA não são reconhecidas nem reparadas. Instabilidade genômica facilita alterações na regulação genética e epigenética (fenótipo mutador) e associa-se à progressão neoplásica.

Em células malignas, o incremento de mutações favorece o surgimento de clones com propriedades que aceleram a malignização. A atividade da telomerase, que garante a proliferação indefinida de células cancerosas, promove também a fixação e a estabilização das alterações cromossômicas decorrentes do encurtamento dos telômeros ocorrido nas fases iniciais da carcinogênese, quando a atividade que recompõe os telômeros não existia. A fixação ou a estabilização dessas alterações torna o genoma ainda mais instável, facilitando quebras, deleções ou translocações gênicas.

Ao longo do tempo, a instabilidade genômica confere às neoplasias malignas a capacidade de acumular novas mutações e de mudar seu fenótipo, sua agressividade e sua resistência ao tratamento. Neoplasias em estágio avançado têm considerável heterogeneidade genômica; algumas alterações são vistas na maioria dos alelos das células tumorais, enquanto outras são detectadas apenas em alguns subclones. Os subclones que adquirem certas alterações tornam-se mais proliferativos e mais resistentes à morte celular; pouco a pouco, aumentam na neoplasia como um todo. Diferentes subclones adquirem propriedades distintas; células de metástases podem ser genomicamente diferentes das do tumor original. A partir do estudo das frequências de alelos mutados em uma neoplasia, é possível reconstruir o mapa evolutivo das mutações de um tumor e assim saber quais eram originais e quais surgiram posteriormente, agregando novas anormalidades.

A resposta quimioterápica inicial pode reduzir a massa neoplásica, por atuar nos subclones sensíveis aos medicamentos. Com o tempo, porém, subclones resistentes vão se tornando mais enriquecidos no tumor, tornando-o resistente ao tratamento. As recidivas podem ser entendidas pela maior participação dos subclones resistentes (Figura 10.17). Tais fenômenos começam a influenciar as decisões terapêuticas: deve-se direcionar o tratamento para o clone majoritário ou levar em conta

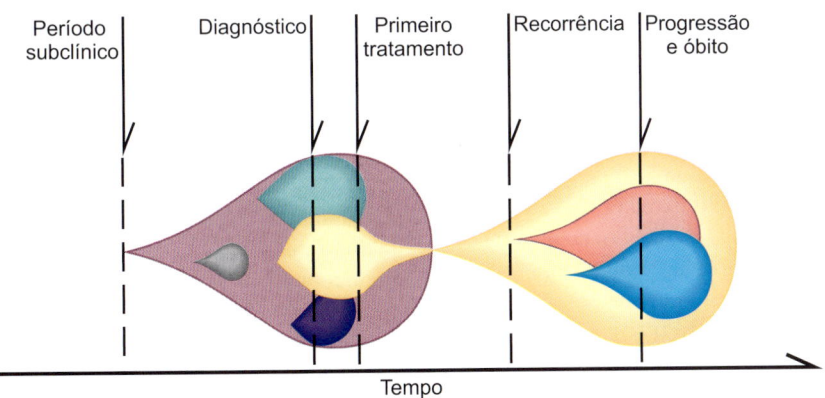

Figura 10.17 Modelo de heterogeneidade molecular das neoplasias. A partir do clone inicial que originou a neoplasia e até que seja feito o diagnóstico da lesão, surgem subclones (balões de cores diferentes) por instabilidade genômica e acúmulo de mutações. Quanto mais instável o tumor, maior sua heterogeneidade molecular, que pode ser medida por análise genômica do tumor em qualquer momento. Um subclone pode adquirir mutações desfavoráveis à lesão (subclone cinza), outro pode proliferar mais do que os outros e ganhar representação dentro da lesão (subclone lilás). Um outro subclone pode ser mais resistente à quimioterapia (subclone amarelo) e passar a predominar após o tratamento. A análise de uma neoplasia primária e suas metástases, em diferentes momentos, antes e depois do tratamento, pode mostrar diferenças expressivas no seu perfil molecular.

alterações moleculares que, embora em clones minoritários, são marcadores de sensibilidade/resistência a tratamentos específicos? A resposta não é simples e pode variar de uma neoplasia para outra, embora haja alterações moleculares que informam sobre sensibilidade/resistência mesmo quando presentes em pequena proporção de células neoplásicas. Quando há recorrência da doença, deve-se reavaliar os achados morfológicos, imuno-histoquímicos e moleculares presentes ao diagnóstico, o que pode contribuir na conduta terapêutica. No câncer pulmonar, o uso de inibidores do gene *EGFR* está condicionado à presença de alguma mutação que confira sensibilidade ao medicamento. Quando há recorrência da lesão, em cerca da metade dos casos resistentes novo sequenciamento identifica o acúmulo de uma mutação causadora de resistência ao tratamento, a EGFR c.2369C>T, que substitui o aminoácido treonina pela metionina na posição 790 (T790M).

Angiogênese. A autonomia de sobrevivência de clones imortalizados é possível, entre outros, pela neoformação vascular (angiogênese) no tumor. Para garantir o suprimento sanguíneo, as células malignas induzem a formação de novos vasos a partir de vasos vizinhos. A angiogênese em tumores faz-se por meio dos mesmos mecanismos de angiogênese que ocorre na cicatrização de feridas e em inflamações: (a) células tumorais, células do estroma do tumor e leucócitos liberam fatores angiogênicos, como VEGF A e B e FGFb, que atuam no endotélio de capilares vizinhos e induzem suas proliferação, migração e diferenciação em novos capilares; (b) a angiogênese é mantida por inibição de fatores antiangiogênicos, como a trombospondina-1 – induzida por p53. A perda de p53 reduz a angiogênese, enquanto a expressão de *RAS e MYC* (por estimular VEGF) a induz. Hipóxia no tumor induz angiogênese, pois o HIF (*hypoxia inducible factor*) ativa a transcrição de genes que codificam fatores angiogênicos. A angiogênese é mais intensa e mais acelerada pela produção de outros fatores de crescimento (HGF) e de quimiocinas (p. ex., CXCL 12) por células tumorais e do estroma, que atuam em receptores no endotélio e favorecem a migração e a reorganização dessas células em novos vasos. Além de prover a necessária irrigação do tumor, a angiogênese é importante na disseminação das células malignas (metástases).

Em muitos tumores, existe correlação entre angiogênese e malignidade: quanto maior a atividade angiogênica, maior é a potência de metastatização e mais rápida é a progressão deles. Os vasos neoformados no tumor são irregulares, dilatados e mais permeáveis e formam redes erráticas de fluxo sanguíneo, com áreas frequentes de micro-hemorragia e quantidade anormal de células endoteliais proliferadas e em apoptose. Linfangiogênese também ocorre em neoplasias, embora não se conheça o seu significado. A formação de novos vasos linfáticos faz-se por ação de VEGF C e D, induzidos por citocinas pró-inflamatórias. Vasos linfáticos não trazem nutrientes para o tumor, mas são importantes porque: (a) drenam macromoléculas extracelulares, reduzindo a pressão intersticial na lesão; (b) são via de disseminação de células tumorais. Medicamentos que bloqueiam a atividade de VEGF têm sido tentados, mas com resultados pouco animadores.

Adaptações metabólicas. Adaptações no metabolismo celular, que envolvem carboidratos, lipídeos e proteínas, são importantes para prover a energia e matérias-primas necessárias para as sínteses envolvidas na manutenção da alta atividade proliferativa.

Tal adaptação se faz por alterações na expressão gênica durante a cancerigênese: há tendência à síntese de isoformas de enzimas predominantes na fase embrionária, envolvidas em vias metabólicas menos complexas que oferecem vantagens às células neoplásicas. Por estarem em um estado menos diferenciado, as células cancerosas não só recuperam algumas propriedades das células embrionárias (p. ex., deslocamento) como também, devido à proliferação rápida, têm menor adesão às células vizinhas. O metabolismo das células cancerosas tem uma propriedade considerada o fenótipo mais constante nos vários tipos de câncer humano e experimentais: exacerbação acentuada da glicólise anaeróbia (o chamado *efeito Warburg*), mas com pouca modificação na fosforilação oxidativa.

A glicose é importante como fonte de átomos de carbono necessários à síntese de macromoléculas (DNA, RNA lipídeos, proteínas) indispensáveis para reprodução celular. No câncer, as células estão dividindo intensamente e necessitam desse substrato; a produção de energia sob a forma de ATP é menos prioritária.

Tumores malignos são muito ávidos por glicose, o que permite o seu reconhecimento por PET (tomografia por emissão de pósitrons): os pacientes recebem fluorodesoxiglicose, que é captada preferencialmente por células malignas, permitindo seu rastreamento no indivíduo. Além de exacerbação da glicólise, as células cancerosas aumentam a oxidação e a síntese de ácidos graxos e a oxidação de glutamina, fornecendo substratos para manutenção do ciclo de Krebs e da fosforilação oxidativa. A acentuação da glicólise pela G6PD (via das pentoses e via do fosfogliconato) gera: (a) NADPH, importante na manutenção do estado redox; (b) pentoses necessárias para a síntese de ácidos nucleicos; (c) aumento na produção de ácido fosfoglicérico aumenta a síntese de serina e glicina, esta o precursor de purinas; (d) incremento na produção de ácido lático, que é excretado e pode ser utilizado por clones de células neoplásicas que realizam a oxidação aeróbia. Ainda que não ocorra em todos os cânceres, em muitos deles existem duas populações de células com atividade metabólica diferente: as que realizam a glicólise anaeróbia, liberando grande quantidade de ácido lático, e as que fazem oxidação mitocondrial, utilizando o ácido lático eliminado pelas células com alta atividade glicolítica.

O metabolismo lipídico também fica incrementado em células cancerosas: há aumento da oxidação de ácidos graxos (gera acetil-CoA) e na sua síntese, favorecendo a neoformação de membranas. Em muitos cânceres, aumento na expressão de CD36 (molécula transportadora de ácidos graxos para o citosol) e acúmulo de vesículas de triglicerídeos correlaciona-se com maior agressividade e resistência a quimioterápicos. Lipídeos podem também apresentar modificações estruturais que alteram a fluidez das membranas celulares, facilitando o encontro e ativação de proteínas transmembranosas e a migração celular no estroma.

Alterações no metabolismo de aminoácidos envolvem aumento de absorção, especialmente de glutamina, que pode fornecer carbonos para o ciclo de Krebs e favorecer a síntese de purinas e pirimidinas. Tais modificações metabólicas muito influenciam o microambiente das células cancerosas não só com a privação de nutrientes essenciais utilizados prioritariamente por células tumorais como também pela redução do pH pelo excesso de ácido lático excretado por essas células.

O indivíduo com uma neoplasia sofre algumas consequências dessas alterações metabólicas: (a) depleção de glicose e acúmulo de lactato causam sobrecarga nos mecanismos de gliconeogênese hepática; (b) a facilidade de captar aminoácidos e ácidos graxos, inerente às células cancerosas, tem ação espoliadora sobre o hospedeiro – elas continuam multiplicando-se mesmo quando a disponibilidade de aminoácidos é pequena. Além de adaptações metabólicas, as células cancerosas conservam a capacidade de adquirir nutrientes em ambiente hostil (aporte sanguíneo reduzido), por quatro vias: (a) via integrinas, capturam componentes da MEC; (b) via receptores celulares, capturam e digerem albumina; (c) via micropinocitose, incorporam moléculas solúveis da MEC; (d) via caderinas E e P, realizam entose, pela qual englobam e digerem células vivas não neoplásicas.

Invasão e disseminação. A capacidade de invadir e de deslocar-se, destruindo os tecidos vizinhos, deve-se a: (1) ativação de genes que favorecem a produção de metaloproteases (MMP); (2) inibição de genes que estimulam inibidores de MMP (TIMP); (3) alterações nos mecanismos de adesão entre as células cancerosas e entre estas e a matriz extracelular (MEC). As células malignas têm menor adesão entre si, o que se deve a: (a) modificações e irregularidades na membrana citoplasmática; (b) diminuição ou ausência de estruturas juncionais; (c) redução de moléculas de adesão intercelular, como caderinas; (d) diminuição de fibronectina, que fixa as células ao interstício; (e) grande eletronegatividade na face externa da membrana citoplasmática, aumentando a repulsão eletrostática entre as células; (f) diminuição de íons Ca++ nas células, os quais atuam neutralizando as cargas negativas e ligando caderinas entre si; (g) liberação de enzimas proteolíticas que alteram o glicocálice; (h) irregularidades em microvilosidades, que diminuem o contato entre as células; (i) aumento de ácido siálico em glicoproteínas da membrana citoplasmática, que diminui a adesividade das células ao colágeno e à fibronectina. Em células cancerosas, existem alterações em genes que codificam moléculas de adesão, com deleção de alguns e ativação de outros, de modo a facilitar que as células se destaquem da massa primitiva e se desloquem na MEC. Nesse processo, é importante o fenômeno de transição epiteliomesenquimal, em que células ectodérmicas adquirem o fenótipo de células mesenquimais móveis. Ativação de outros genes (p. ex., *hedgehog*, que ativa o fator de transcrição Gli, e *WNT*, que ativa a β-catenina, ver Figura 8.5) é também importante nesse processo. A disseminação de células cancerosas pode originar metástases (ver adiante).

Indução de resposta inflamatória. Além de liberarem DAMPs, células cancerosas produzem citocinas pró-inflamatórias que induzem resposta imunitária inata e adaptativa; nas diferentes fases de evolução do câncer, tal resposta imunitária (inflamatória) passa por uma fase inicial eliminadora, seguida de fases de equilíbrio e de escape, quando as células mobilizadas pela resposta imunitária são cooptadas a favorecer a progressão do tumor (ver adiante, Aspectos imunitários das neoplasias). Proteínas codificadas por genes mutados contêm neoantígenos que induzem resposta inflamatória no microambiente tumoral, influenciando o comportamento biológico das neoplasias. Tumores com denso infiltrado linfoide mostram alta carga mutacional e grande número de neoantígenos.

A relação entre câncer e inflamação é de conhecimento antigo, tendo Virchow admitido que os tumores surgiam em tecidos cronicamente inflamados. Muitas inflamações crônicas associam-se a alguns cânceres, como colite ulcerativa (carcinoma colorretal), hepatite crônica B ou C (carcinoma hepatocelular), gastrite crônica por *Helicobacter pylori* (linfoma e adenocarcinoma gástricos) e cistite por *Schistosoma haematobium* (carcinoma da bexiga). Além de citocinas e quimiocinas que contribuem para o crescimento do tumor, inflamação crônica favorece a carcinogênese também pelo ambiente pró-oxidante por ela criado, com excesso de radicais livres, os quais aumentam o número de mutações e favorecem instabilidade do genoma. IL-6, por exemplo, estimula a proliferação e a sobrevivência de células neoplásicas. Citocinas pró-inflamatórias, PGE2 e radicais livres reduzem a expressão de proteínas do complexo MMR (complexo reparador de pareamento errado do DNA), favorecendo instabilidade genômica, detectada já em estágios pré-neoplásicos no carcinoma colorretal e no carcinoma gástrico associado a gastrite. Instabilidade genômica pode ser induzida também por citocinas pró-inflamatórias (IL-6, fator inibidor da migração de macrófagos), radicais livres e NO, que podem inibir parcialmente a atividade de p53 e de algumas proteínas envolvidas na checagem da formação do fuso mitótico, favorecendo o surgimento de aneuploidia. IL-6, TNF e IL-1 podem induzir expressão ectópica de uma citidina desaminase (*AID, activation induced deaminase*) normalmente expressa em linfócitos B, que é responsável por mutações em vários genes, inclusive *TP53*. Expressão ectópica de AID é encontrada em lesões pré-malignas de cânceres relacionados com inflamações crônicas (carcinoma hepatocelular associado à hepatite B, carcinoma gástrico associado à infecção por *Helicobacter pylori* e carcinoma colorretal associado à colite ulcerativa).

Evasão da defesa imunitária. A capacidade de evasão dos mecanismos imunitários deve-se à interação entre células transformadas, células do estroma e células do sistema imunitário, o que cria um microambiente supressor da resposta imunitária citotóxica. Nesse ambiente, e ao contrário do seu papel defensivo, as células do sistema imunitário são forçadas a cooperar, juntamente com células do estroma, com as células transformadas, favorecendo a progressão da neoplasia. A resposta imunitária aos tumores será descrita no fim do capítulo.

Funções celulares. Por causa da perda da diferenciação celular, as células neoplásicas tendem a perder as funções do tecido de origem. Como o grau de perda de diferenciação varia em diversos tumores, também a diferenciação funcional se coloca dentro de um espectro muito amplo. De um lado, estão tumores anaplásicos (tumores indiferenciados), que perderam totalmente as propriedades morfofuncionais das células de origem. De outro, há tumores bem diferenciados, que produzem as mesmas substâncias sintetizadas pelos tecidos normais. No meio, existem neoplasias com desvios qualitativos ou quantitativos variados. Alguns tumores merecem comentários. Adenomas ou carcinomas da cortical da suprarrenal podem produzir hormônios esteroides. No entanto, as células neoplásicas são insensíveis aos mecanismos de controle da secreção e liberam na circulação quantidade excessiva desses hormônios, o que resulta em síndromes clínicas de hipercorticalismo. De outro lado, células neoplásicas podem adquirir funções novas não existentes nas células normais correspondentes. A maior importância dessa

10

situação é quando neoplasias de células não endócrinas passam a produzir certos hormônios, como ACTH, paratormônio, eritropoetina etc., que são responsáveis pelas síndromes paraneoplásicas (ver adiante).

Metástases

A propriedade mais importante das células malignas é a sua capacidade de invadir localmente, de ganhar uma via de disseminação, de chegar a sítios distantes e de neles originar novos tumores (metástases). Aliás, a maior gravidade do câncer depende desse fato. Apesar dos enormes progressos alcançados nos últimos anos na abordagem terapêutica do câncer, as metástases continuam sendo importante causa de morte em indivíduos com neoplasia maligna. Em termos biológicos e práticos, a capacidade de se disseminar e de formar metástases constitui a diferença fundamental entre um tumor benigno e um maligno. Metástases são, com certeza, o selo definitivo de malignidade (por definição, neoplasias benignas não originam metástases) e sinal de mau prognóstico. Em muitos pacientes, as metástases são a primeira manifestação clínica de um câncer.

O poder de disseminação das células e a capacidade de originar novas colônias estão interligados, embora nem sempre invasão de tecidos vizinhos implique metastatização. Há cânceres, como carcinoma basocelular da pele e gliomas do sistema nervoso de alto grau de malignidade, que são localmente invasivos, mas não dão metástases. Em geral, os dois processos são sucessivos, ocorrendo as metástases somente depois de ter havido invasão, embora a formação delas possa começar precocemente junto com a invasão.

Evidências clínicas e experimentais apontam que diferentes tumores podem ter diferentes modelos de tumorigênese e disseminação. O câncer da mama que expressa receptores hormonais, por exemplo, caracteriza-se por tumorigênese lenta, com vários anos entre as etapas de carcinoma *in situ* e carcinoma invasor. Células do carcinoma invasor atingem precocemente a corrente sanguínea e permanecem por vários anos em pequenos grupos quiescentes em certos órgãos (p. ex., medula óssea), antes de formar metástases. O câncer pulmonar tem tumorigênese rápida, frequentemente sem lesões precursoras identificáveis, disseminação rápida e colonização de sítios metastáticos como ossos, pulmão e cérebro em poucos meses. Já o câncer do cólon pode levar décadas entre o adenoma e o carcinoma invasor, mas, uma vez invasivo, o tumor dissemina-se e coloniza o fígado e os pulmões em meses.

Do grego *metastatis:* mudança de lugar, transferência, metástase é a formação de um novo tumor a partir do primeiro, mas sem continuidade entre os dois. A formação de metástases é um processo complexo que depende de inúmeras interações entre células malignas e componentes dos tecidos normais, especialmente do estroma. A formação de metástases envolve: (1) destacamento das células da massa tumoral original; (2) deslocamento dessas células através da matriz extracelular (MEC); (3) invasão de vasos linfáticos ou sanguíneos; (4) sobrevivência das células na circulação; (5) adesão ao endotélio vascular no órgão em que as células irão se instalar; (6) saída dos vasos nesse órgão (diapedese); (7) sobrevivência e proliferação no órgão invadido; (8) indução de vasos para o suprimento sanguíneo da nova colônia.

A princípio, pensou-se que os locais de metástases fossem aleatórios, ou seja, qualquer célula que se destacasse do tumor poderia migrar, cair na circulação e instalar-se ao acaso em qualquer órgão. Observações em necrópsias, no entanto, feitas ainda no século 19 (Paget, 1889), mostraram que certas neoplasias formam metástases preferencialmente em alguns órgãos, enquanto outros, como baço, estômago e músculos esqueléticos, são sedes pouco comuns de metástases. Tal constatação levou os pesquisadores a admitirem que metastatização não é um fenômeno aleatório, tendo sido, a partir daí, formulada a *teoria da semente e do solo* (as metástases dependem de a semente encontrar um solo preparado para sua implantação e seu desenvolvimento). Estudos experimentais mostram que o tumor primário promove alterações em órgãos distantes, preparando-os para receber as células que irão implantar-se e originar metástases. É por isso que as metástases dependem de a semente encontrar um solo preparado para a sua implantação e o seu desenvolvimento. Portanto, não basta que as células cancerosas caiam na circulação para que originem metástases, mas é necessário que elas estejam preparadas para se instalar em órgãos com nicho previamente preparado (chamado, por isso mesmo, nicho pré-metastático – ver adiante).

Classicamente, considera-se que a metástase é um fenômeno tardio, em que células com potencial de se implantar em outros órgãos surgiriam após várias alterações genéticas e epigenéticas aleatórias que originam clones capazes de formar lesões secundárias. Segundo essa concepção, tais clones são mais agressivos, infiltram-se nos tecidos e originam metástases (as metástases seriam formadas por células geneticamente semelhantes às do tumor primário). Mais recentemente, verificou-se que as células cancerosas adquirem as propriedades de implantar-se a distância em fase precoce do desenvolvimento de um tumor. De acordo com essa ideia, as células deixam o tumor primitivo muito precocemente, instalam-se em locais distantes e sofrem alterações genéticas e epigenéticas distintas em diferentes sítios secundários, até originar subclones capazes de formar novas lesões tumorais. Por essa lógica, as metástases originam-se de células com perfil genético diferente daquele do tumor primitivo. A progressão do tumor primário para tumor disseminado, com metástases, não seria um processo linear crescente que depende do aparecimento progressivo de clones cada vez mais malignos. Ao contrário, o tumor primitivo e as metástases teriam desenvolvimento paralelo; as células implantadas precocemente em diferentes órgãos sofreriam alterações constitucionais necessárias para formarem colônias secundárias. Em tumores humanos e em modelos experimentais, há evidências que sustentam as duas teorias, mesmo porque elas não são excludentes. Independentemente da via, as metástases seguem os passos descritos a seguir.

Destacamento de células do tumor primitivo. Células normais ficam "aderidas" umas às outras e ao interstício por meio de estruturas e moléculas de adesão, principalmente caderinas, estas associadas à β-catenina (ver Figuras 8.5 e 10.28). O destacamento de células tumorais depende de modificações na expressão de moléculas de adesão: (a) perda de algumas caderinas (caderina E), expressão de caderinas N e R e mudança na expressão de integrinas, com inibição das que mantêm as junções entre as células; (b) expressão de moléculas que aumentam a ancoragem de células à matriz extracelular favorecem a emissão de pseudópodes para seu deslocamento.

Em tumores epiteliais, o destacamento pode ser feito por meio de células isoladas ou em blocos celulares, que formam cordões ou faixas de células. O destacamento de células individualizadas faz-se por meio do processo chamado *transição epiteliomesenquimal* (TEM), em que células epiteliais perdem a característica de epitélio (mudança em caderinas e integrinas, inibição da expressão de ceratinas) e adquirem propriedades de células mesenquimais móveis (expressam moléculas de células mesenquimais, como vimentina, SMA-α e proteínas G monoméricas da família RHO, que lhes permitem maior capacidade de invasão e migração). A TEM induz resistência à apoptose após perda de adesão (apoptose induzida por perda de adesão celular é conhecida como anoiquia), o que é importante para a sobrevivência das células cancerosas.

A indução de TEM é complexa e envolve sinais originados em vias de WNT, hedgehog, notch, NFκB, TGF-β e IL-6, que ativam os fatores de transcrição envolvidos no processo, especialmente das famílias SNAIL, TWIST e ZEB. Tal ativação envolve alterações genéticas e epigenéticas complexas na célula neoplásica que criam o ambiente adequado para ativação da TEM, já que estimulação das vias iniciadoras do processo (p. ex., NFκB, WNT, TGF-β) em células normais não induz TEM facilmente. A TEM parece ser um estado dinâmico reversível, pois células com fenótipo mesenquimal readquirem diferenciação epitelial quando chegam ao nicho em que originam metástases. Morfologicamente, a TEM pode ser percebida em locais de invasão tumoral: células mais isoladas, com perda de caderina E, expressão de caderina N, com grande quantidade de β-catenina no núcleo, e algumas características de células-tronco do câncer (expressão de CD44 e CD133 em alguns tumores). O achado de marcadores de células-tronco do câncer em células que sofrem TEM sugere que desdiferenciação na TEM pode associar-se ao processo de desdiferenciação que origina células-tronco induzidas.

Deslocamento de células em bloco sem transição epiteliomesenquimal. Em tumores epiteliais, as células invadem a matriz em blocos ou em faixas que se destacam e se deslocam na MEC através de vias adequadamente formadas. Tais células permanecem aderidas umas às outras, sem terem sofrido TEM. Os mecanismos desse deslocamento são menos conhecidos, mas sabe-se que depende da criação de vias na MEC (por ação de metaloproteases) e da expressão de moléculas na membrana das células que permanecem aderidas no bloco, de modo a permitir modificações no citoesqueleto de todas as células do conjunto, facilitando seu deslocamento. Para migrarem através da membrana basal, do conjuntivo intersticial e da parede dos vasos, as células malignas locomovem-se ativamente, o que é favorecido pela ação de enzimas hidrolíticas do grupo de metaloproteases (MMP), que desestruturam a rede de macromoléculas presentes no caminho. Tais enzimas são produzidas pelas próprias células tumorais ou por células normais do estroma (fibroblastos, macrófagos) induzidas pelas células malignas. A atividade de MMP é modulada por ativadores e inibidores. Entre os inibidores, os mais conhecidos são TIMPs (*tissue inhibitor of metalloproteases*). Em muitos estudos, há correlação inversa entre as taxas de TIMP e a capacidade invasiva de células tumorais.

Deslocamento de células isoladas. O deslocamento de células isoladas que sofreram TEM faz-se por movimento ameboide, com lançamento de pseudópodes orientados por agentes quimiotáticos que têm várias origens: (1) na própria célula cancerosa (fator autócrino de motilidade); (2) no estroma,

a partir da degradação de componentes da matriz; (3) em células do estroma (fibroblastos e leucócitos produzem quimiocinas para as quais a célula tumoral tem receptores). A expressão de receptores para quimiocinas em células cancerosas parece importante para o deslocamento e a colonização de tecidos a distância. CXCR 4 e 6 são expressos em muitos tumores e relacionam-se com a progressão tumoral. No carcinoma da próstata, por exemplo, a expressão de CXCR 4 e CXCR 6 facilita a colonização em ossos, onde agonistas desses receptores (CXCL 12 e CXCL 16) são produzidos em grande quantidade. O movimento ameboide é possível porque integrinas expressas em células que sofreram TEM formam focos de adesão temporários, anteriores e posteriores, que ficam ligados por meio da reorganização do citoesqueleto (fibras de estresse). A ligação temporária posterior se desfaz e as fibras de estresse trazem o citoplasma para a frente, ao mesmo tempo em que se forma o pseudópode. A extremidade deste (agora anterior à célula) forma adesão temporária à MEC, o citoesqueleto se organiza e o processo recomeça. O movimento ameboide é mais rápido do que o deslocamento com destruição de proteínas da MEC, o que explica por que eliminação/inibição de MMP (que não afeta esse movimento) nem sempre impede metástases. Estudos *in vivo* mostram que células neoplásicas são capazes de notável mudança na sua conformação espacial, podendo deslocar-se entre fibras da MEC sem destruí-las, por meio de movimento ameboide (semelhante ao de leucócitos).

Invasão vascular. Células tumorais deslocam-se em direção aos vasos sanguíneos e linfáticos, atraídas por quimiocinas produzidas por células endoteliais (CCL 19 e CCL 21) que atuam em receptores CCR 7 expressos nas células malignas. A penetração ocorre sobretudo em capilares e vênulas, de parede mais fina (Figura 10.18). Macrófagos associados ao tumor desempenham papel importante na penetração das células nos vasos, por produzirem MMPs e fatores de crescimento para células tumorais; estas produzem CSF, que atua em receptores de macrófagos do tumor, ativando-os a produzir e secretar MMPs. Os macrófagos acompanham as células tumorais até o início da emissão de lamelipódios que afastam as células endoteliais e permitem a entrada das células malignas na luz do vaso sanguíneo ou linfático. A entrada na circulação é também facilitada quando as células tumorais formam a parede de espaços vasculares, dela se destacando com facilidade. Células em bloco penetram principalmente em vasos linfáticos, cuja parede é fenestrada.

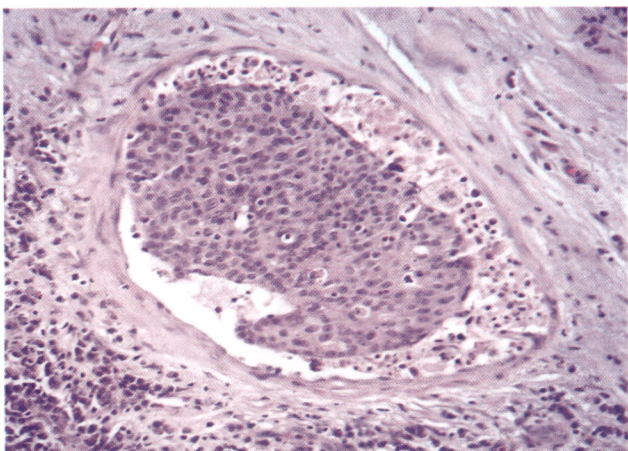

Figura 10.18 Êmbolo neoplásico em pequeno vaso sanguíneo.

Sobrevivência de células tumorais na circulação. O número de células malignas que conseguem penetrar em um vaso sanguíneo é muito maior do que o número daquelas que originam metástases. Células malignas na circulação não indicam obrigatoriamente a formação de metástases. Em estudos experimentais, a imensa maioria (> 99%) das células cancerosas na circulação é destruída pelas forças de cisalhamento da corrente sanguínea, pela resposta imunitária inata (sistema do complemento, macrófagos, células NK), pela resposta imunitária adaptativa (anticorpos e LT citotóxicos), por apoptose (anoiquia) e pelo choque mecânico que sofrem com a parede vascular. A sobrevivência das células na circulação é, pois, um elemento importante no aparecimento de metástases. Experimentalmente, logo após injeção intravascular, células capazes ou incapazes de originar metástases são encontradas nos pulmões; 3 dias depois, porém, somente as células potencialmente metastatizantes sobrevivem. A sobrevivência de células neoplásicas na circulação é maior quando formam agregados entre si e com plaquetas, linfócitos e fibrina. Trombocitopenia ou tratamento com heparina, por exemplo, reduzem o número de metástases experimentais.

Saída de células tumorais circulantes. Para sair dos vasos, a célula tumoral deve possuir moléculas de adesão ao endotélio do órgão em que irá extravasar; a saída dela do vaso depende de fatores quimiotáticos produzidos no órgão de destino. O preparo para essa etapa ocorre ainda no tumor primitivo, de onde a célula sai "endereçada" para um determinado órgão. No carcinoma colorretal, por exemplo, as células deixam o tumor primitivo expressando o receptor MET e a selectina E; esta permite adesão ao endotélio de sinusoides hepáticos, enquanto o receptor MET é ativado por HGF produzido por hepatócitos e induz a migração das células tumorais para o parênquima hepático. Células tumorais circulantes podem dirigir-se para a medula óssea e outros órgãos, onde encontram nichos que permitem sua sobrevivência; a partir daí, migram para os órgãos em que irão se localizar definitivamente.

Células migradas precocemente do tumor, sem terem sofrido ainda todos os eventos da transformação maligna, parecem localizar-se nesses nichos (medula óssea ou outros órgãos), onde continuam a sofrer alterações genéticas e epigenéticas necessárias para que adquiram o fenótipo para se colonizarem em diferentes órgãos e neles formarem metástases. O encontro de células tumorais circulantes feitas com métodos muito sensíveis mostra que a migração celular em neoplasias humanas é precoce em muitos casos; seu número aumenta na fase de progressão rápida do tumor ou em fases tardias com metástases já instaladas. Em carcinoma da mama, análise histoquímica mostra células tumorais na medula óssea antes do aparecimento de metástases, observação que reforça a ideia de que células tumorais podem sofrer transformação paralela na medula óssea antes de se instalarem em outros órgãos.

Em tumores de mama, pulmões, cólon e ovários, o número de células-tronco do câncer (CTC) circulantes emerge como marcador de prognóstico ou de resposta à terapia. Nem todos os pacientes com câncer não metastático têm CTCs detectadas; quando presentes, o surgimento de metástases clinicamente evidentes e óbito pela doença são mais frequentes. No câncer mamário metastático, pacientes acima e abaixo de 5 CTCs/7,5 mL de sangue têm prognóstico distinto em resposta à quimioterapia. No câncer pulmonar, mutações em CTCs ajudam a definir a terapia-alvo. Recentemente, foi descrito um modelo animal de tumorigênese por implantação de CTCs isoladas de pacientes com carcinoma de células pequenas do pulmão; os tumores que se desenvolveram nos animais apresentavam grande similaridade morfológica e molecular com os tumores dos quais se originaram. Este modelo pode tornar-se um teste *in vivo* para avaliar a resposta a quimioterápicos.

Instalação, sobrevivência e proliferação das células tumorais em órgãos distantes. A formação de metástases depende de a célula extravasada encontrar um nicho adequado em que possa proliferar e formar novos vasos sanguíneos – ou seja, a *semente* implantada só origina metástase se o *solo* for adequado. O sucesso da célula implantada depende do fenótipo que ela adquiriu na origem, que lhe permite chegar ao órgão expondo receptores para fatores quimiotáticos e de crescimento existentes na MEC do órgão de destino. Muitas vezes, a própria célula tumoral secreta fatores que estimulam células do órgão a produzir fatores de crescimento, quimiocinas e citocinas que favorecem o desenvolvimento da nova colônia. Células do carcinoma mamário produzem CSF-GM, IL-6 e TNF, que recrutam precursores da linhagem monocítica que se diferenciam em osteoclastos; estes iniciam a reabsorção óssea e a liberação de fatores de crescimento e citocinas que criam um nicho favorável para a sobrevivência e a proliferação de células tumorais que formam metástases osteolíticas.

Para instalação de um tumor em outro órgão, outras propriedades são necessárias para permitir a interação das células tumorais com as células do órgão e a criação de ambiente propício para a proliferação das células implantadas. Metástases no sistema nervoso associam-se a gliose, havendo evidências de que células do carcinoma mamário interagem com células da glia e estimulam a liberação de fatores que favorecem a colonização. Também se admite que a progressão de metástases depende do nicho metastático para diferentes subclones, que cooperariam entre si e com células do estroma de modo a criarem ambiente adequado para o desenvolvimento de metástases. Células da medula óssea migram para o local de metástases antes das células tumorais; entre aquelas, existem precursores mesenquimais, precursores endoteliais e precursores da linhagem monocítica que originam, entre outros, macrófagos tumorais. Estes são alternativamente ativados e, juntamente com precursores endoteliais, contribuem para a proliferação de células tumorais e a angiogênese.

Nicho pré-metastático

Em modelos experimentais e em alguns tumores humanos, verificou-se que o tumor primitivo induz em órgãos distantes alterações que os preparam para receber a metástase, antes de as células tumorais circulantes a eles chegarem. Em modelo de inoculação subcutânea de células do carcinoma de Lewis (que forma metástases pulmonares), observou-se que, antes da proliferação de células malignas nos pulmões, nos locais das futuras metástases existe colonização por células mieloides VEGFR1+. Em animais em que as células VEGFR1+ eram eliminadas, a formação de metástases era muito reduzida e muito mais tardia. Demonstrou-se, assim, que células malignas inoculadas no subcutâneo induz a formação de um nicho no qual a metástase irá se localizar (denominado, portanto, nicho pré-metastático), que antecede o lançamento de células malignas na circulação. Demonstrou-se também que o sobrenadante de cultura de células do carcinoma de Lewis inoculado em camundongos induz a migração de células mieloides para os pulmões, indicando que o tumor produz fatores necessários para a formação do nicho pré-metastático.

Segundo essa sequência de eventos, a formação do nicho pré-metastático define a localização da metástase. Carcinoma de Lewis inoculado no subcutâneo de camundongos previamente tratados com sobrenadante de cultura de melanoma, cujas células formam metástases no fígado, na pele, nos rins, nos intestinos e nos ovidutos, dá metástases nesses órgãos, mudando assim seu padrão de localização de metástases. Inoculação de células de melanoma em camundongos que receberam sobrenadante de cultura de células do carcinoma de Lewis faz com que o melanoma forme metástases principalmente nos pulmões e não as metástases disseminadas que ele normalmente origina.

A formação do nicho pré-metastático é induzida por fatores de crescimento e citocinas produzidos no tumor (VEGF, PlGF, TNF, TGF-β) que mobilizam células precursoras mieloides na medula óssea e induzem a produção da proteína S100. Esta tem efeito quimiotático sobre os precursores mieloides VEGF+, atraindo-os para os espaços peribronquiolares, onde se forma o nicho pré-metastático. Chegam também ao nicho lisil-oxidase e fibronectina, originados no tumor primitivo, que induzem modificações na MEC necessárias para facilitar a colonização das células tumorais. Os precursores mieloides produzem TNF e TGF-β, que estimulam os fibroblastos locais a secretarem MMPs e fatores de crescimento, passando a colaborar na formação de metástases. A produção de CXCL 12 e CXL 16 pelas células precursoras mieloides é responsável pelo quimiotatismo de células tumorais que aderem ao endotélio ativado, expressando maior quantidade de selectina E. A mobilização e a ativação dos precursores mieloides que formam o nicho pré-metastático parecem depender desse conjunto de moléculas estimuladoras, que são transportadas por exossomos liberados do tumor primitivo. Estudos com melanoma humano mostram que exossomos de células neoplásicas caem na circulação e dirigem-se à medula óssea, onde se incorporam à membrana de precursores mieloides, "educando-os" para tornarem-se capazes de induzir o nicho pré-metastático.

A descrição das etapas de metastatização mostra serem numerosas as alterações genômicas que se somam para permitir a expressão do fenótipo de célula metastática, demonstrando que um tumor, embora monoclonal na origem, possui vários subclones distintos, dos quais muitos entram em apoptose, outros estacionam em G0, alguns não completam o ciclo celular, outros adquirem a propriedade de invadir e, alguns outros, de invadir e de metastatizar. A Figura 10.19 resume os eventos que ocorrem na formação de metástases.

Genes para metástases. Genes supressores de metástases

A expressão de certos genes – *genes para metástases* – favorece o aparecimento de metástases e explica por que dentro de um mesmo tumor há clones com potencial metastático diferente. Supressão de outros genes, por deleção, mutação inativadora ou silenciamento epigenético, favorece metástases, sendo por isso denominados *genes supressores de metástases*. Estudo comparativo em que se utilizou *microarray* em câncer prostático ainda limitado à glândula e em câncer da próstata metastático mostrou diferenças, entre milhares de genes avaliados, na

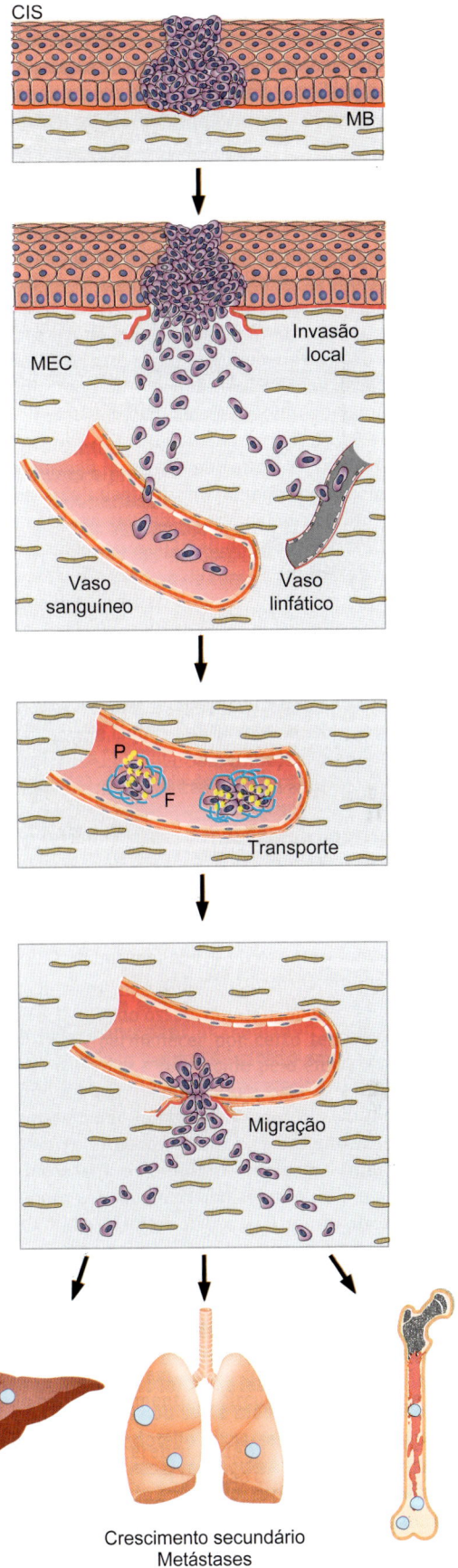

Figura 10.19 Representação esquemática da formação de metástases por via sanguínea ou linfática. CIS: carcinoma *in situ*; F: fibrina; MB: membrana basal; MEC: matriz extracelular; P: plaquetas.

expressão de 55 genes favorecedores e 480 genes supressores de metástases, o que mostra a complexidade na diferença entre uma célula do tumor ainda sem metástase e outra do mesmo tipo de tumor já com metástase.

Um dos primeiros genes promotores de metástases conhecido é o *H-RAS*, o qual, transfectado para células NIH, confere potencial metastático. Outro exemplo são os genes *MTA-1 e 2*, só expressos em tumores metastáticos e em linhagens de células malignas com capacidade de metastatização (o gene codifica uma proteína que faz parte do complexo de desacetilação de nucleossomos, controlando a metilação do DNA; também se associa à p53, impedindo a sua atuação).

Mais estudados, porém, são os genes supressores de metástases, cuja deleção ou mutação inativadora favorece metástases. Transfecção do gene 2E1a de adenovírus, por exemplo, suprime a ação metastatizante de células malignas transformadas pelo oncogene *RAS*. Genes que codificam TIMPs são também supressores de metástases. Falta de expressão de genes de caderinas favorecem metástases, pois redução ou ausência delas facilita o deslocamento de células cancerosas. Micro-RNAs (miRNA) podem comportar-se como supressores de metástases (p. ex., no carcinoma da mama).

Alguns genes, cuja deleção se associa ao fenótipo metastatizante, têm potencial antimetastático: os genes *NME* (*non-metastatic cells expressed protein*) estão entre os mais conhecidos. Em alguns tumores humanos (particularmente carcinoma da mama) ou de animais, os níveis de *NME-23 e NME-1* são altos em células com baixo potencial de metastatização e vice-versa.

Vias de disseminação de células cancerosas

Qualquer tipo de câncer pode disseminar-se por diferentes vias, descritas a seguir.

Via linfática. É a principal via de disseminação inicial de carcinomas. Como regra, o primeiro sítio de metástases é o primeiro linfonodo na via de drenagem linfática do tumor, chamado *linfonodo sentinela*. As primeiras metástases linfonodais de um câncer do pulmão, por exemplo, aparecem nos linfonodos do hilo pulmonar, enquanto as do câncer do quadrante superior externo da mama surgem primeiro nos linfonodos axilares. Após comprometimento da cadeia linfonodal mais próxima, outros linfonodos situados imediatamente adiante podem ser acometidos. Algumas vezes, no entanto, as metástases "saltam" o primeiro linfonodo e aparecem no seguinte ou surgem em linfonodos não relacionados topograficamente com a sede do tumor. É o caso de metástases supraclaviculares de um câncer gástrico.

Linfonodos com metástases em geral encontram-se aumentados de volume e, às vezes, tornam-se confluentes, formando massas volumosas; linfonodos ou massas podem ser palpados se estiverem localizados em cadeias superficiais ou ser detectados por exames de imagens (radiografia, ultrassonografia, tomografia etc.) quando em cadeias profundas. Nem toda linfonodomegalia próxima de um câncer significa metástase: antígenos de tumores são levados aos linfonodos e induzem hiperplasia linfoide, que resulta em aumento de volume do órgão. Por outro lado, um linfonodo pequeno, de tamanho normal, pode conter metástases microscópicas (micrometástases, Figura 10.20).

Linfonodo sentinela. É aquele identificado como o primeiro linfonodo no trajeto do tumor até a cadeia linfonodal regional; pode ser detectado por injeção no tumor de radioisótopos ou

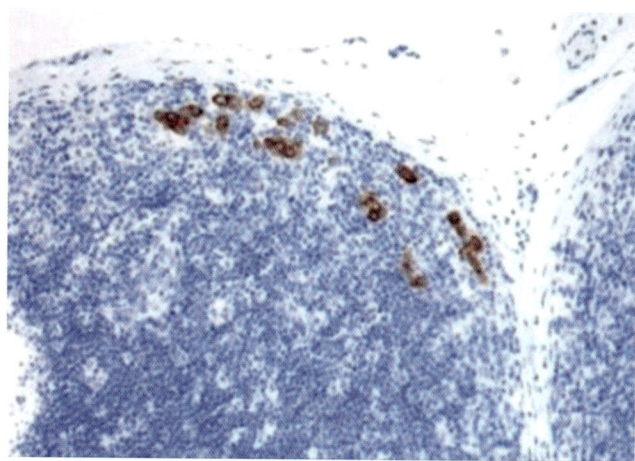

Figura 10.20 Micrometástases de melanoma em linfonodo sentinela. Imuno-histoquímica com anticorpo Melan-A.

corantes que atingem a via linfática. O exame microscópico do linfonodo sentinela é procedimento de rotina no estadiamento de tumores da mama e melanomas e, mais recentemente, também em tumores endometriais.

Via sanguínea. Células cancerosas que penetram na corrente sanguínea podem ser levadas a qualquer parte do corpo. Embora a metastatização não seja aleatória nem explicada somente pela anatomia da circulação, tumores de órgãos tributários do sistema porta dão metástases inicialmente no fígado. Por receberem todo o sangue do sistema das veias cavas, os pulmões são sede frequente de metástases. Estas são comuns também no encéfalo e nos ossos; em cânceres próximos da coluna vertebral (p. ex., tireoide), as células malignas podem ganhar o plexo venoso paravertebral e originar metástases nas vértebras. No entanto, só o critério anatômico não explica a localização preferencial de metástases, pois estas dependem de fatores ligados tanto às células malignas como ao nicho pré-metastático.

Outras vias. O transporte de células neoplásicas pode ser feito também por canais, ductos ou cavidades naturais. Quando atingem a pleura ou o peritônio, células neoplásicas podem originar metástases na serosa e nos órgãos subjacentes. Quando as metástases de carcinomas são difusas no peritônio, fala-se em *carcinomatose peritoneal*. Células de tumores mucossecretores do apêndice cecal podem cair na cavidade peritoneal, implantar-se na serosa e produzir grande quantidade de material gelatinoso, formando o chamado *pseudomixoma peritoneal*. Outro tipo de disseminação por via peritoneal é o *tumor de Krukenberg*, no qual se formam metástases bilaterais nos ovários a partir de cânceres de órgãos abdominais. Metástases podem surgir ainda no trajeto de feridas cirúrgicas ou de agulhas utilizadas para punções-biópsias. Felizmente, essa complicação de biópsias por punção com agulha fina ou grossa é pouco frequente, não invalidando seu uso como método prático e eficaz para diagnóstico de muitos tumores.

Em resumo, componentes tanto da célula neoplásica como dos diferentes órgãos são essenciais para o aparecimento e a localização de metástases. Tudo isso serve para reforçar a hipótese da semente e do solo, segundo a qual a célula maligna que tem potencial de originar metástases (a semente) só forma novo tumor quando encontra um ambiente favorável (o solo).

Aspectos morfológicos

Em geral, as metástases apresentam-se macroscopicamente como nódulos múltiplos, bem delimitados, de tamanhos diversos, na superfície ou na intimidade de órgãos (Figura 10.21). Individualmente, muitas vezes o nódulo metastático tem características macroscópicas de um tumor benigno. Ao microscópio, o quadro é bem variado. As células de metástases podem ter as mesmas características do tumor primário ou até, raramente, ser mais diferenciadas; na maioria das vezes, contudo, são menos diferenciadas e mais atípicas. Por isso mesmo, ao se analisarem metástases em um órgão, nem sempre é possível determinar o tumor de origem.

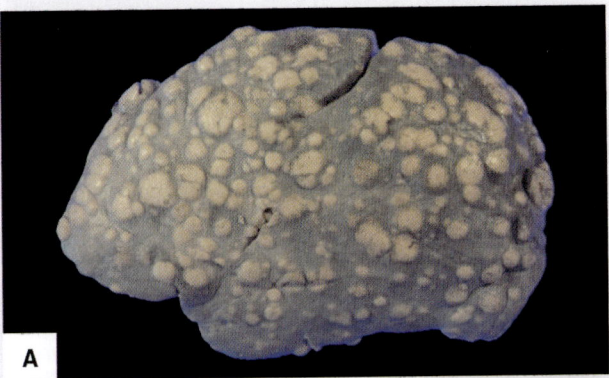

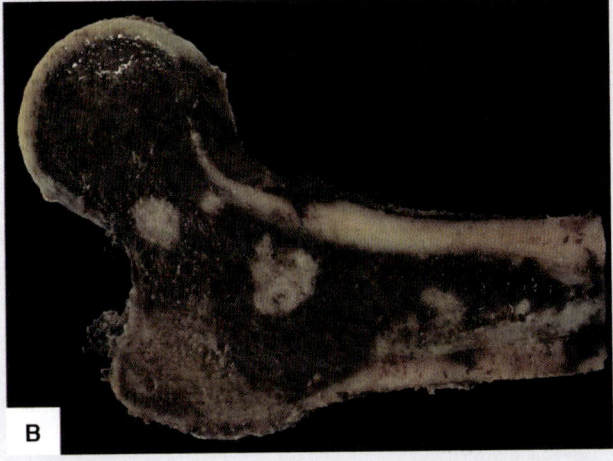

Figura 10.21 A. Metástases pulmonares. Superfície externa do órgão mostrando nódulos de tamanhos variados, bem delimitados, fazendo saliência na pleura visceral. (Cortesia da Profª Virgínia Hora Rios Leite, Belo Horizonte-MG). **B.** Metástases ósseas. Nódulos múltiplos na medular óssea.

Aspectos clínicos

Não existe uma forma única de apresentação clínica de metástases. Os principais padrões de manifestação são: (1) o tumor primitivo é identificado e removido cirurgicamente, sem se identificarem metástases, que aparecem meses depois; (2) o tumor primitivo é diagnosticado e já existem metástases; (3) o tumor primitivo é identificado e extirpado, não se identificando metástases, que aparecem anos depois (metástases dormentes); (4) a metástase é identificada antes do tumor primário; (5) identificam-se metástases, mas não se encontra o tumor primitivo; (6) o tumor primitivo é identificado já com metástases e, após sua remoção cirúrgica, as metástases regridem (casos raros de carcinoma de células renais e coriocarcinoma); (7) micrometástases, que são detectadas somente ao microscópio em linfonodo sentinela ressecado antes ou durante a remoção do tumor.

A explicação para esse comportamento tão variado não é simples. Existe grande interação entre tumor primitivo e metástases: fatores de crescimento, citocinas e quimiocinas produzidas no tumor caem na circulação e podem favorecer ou inibir o crescimento de metástases.

O tempo entre a retirada do tumor primitivo e o aparecimento das metástases varia bastante e depende do tipo de neoplasia. Em alguns cânceres (p. ex., carcinoma colorretal), esse tempo é curto, geralmente meses. Em outros tumores (p. ex., carcinoma da mama), o intervalo é longo, geralmente de alguns anos. Não existe explicação clara para essa variação. Alguns autores admitem que metástases mais precoces dependeriam do surgimento de clones no tumor primitivo que, lançados na circulação, já estão preparados para se desenvolver em nichos em que irão se alojar. Em metástases de aparecimento tardio, as células que deixam o tumor primitivo e se alojam em nichos metastáticos ainda não adquiriram o fenótipo que lhes permite proliferar e sobreviver; esse fenótipo é adquirido somente após alterações genéticas e epigenéticas ocorridas depois da implantação. O aparecimento rápido de metástases após a retirada do tumor primitivo pode ser explicado pela remoção de fatores de crescimento que estariam inibindo metástases (p. ex., angiostatina).

O diagnóstico do tumor primitivo depois da identificação de metástase ocorre em três situações: (1) a neoplasia tem desde o seu início forte capacidade metastática e, mesmo com tumor primário ainda muito pequeno e sem comprometer as funções do órgão de origem, as metástases multiplicam-se em órgãos distantes e causam sinais e sintomas mais importantes nestes do que o próprio tumor primário (um bom exemplo é o carcinoma neuroendócrino de pequenas células do pulmão com metástases cerebrais); (2) embora com tamanho considerável, o tumor está em órgão profundo que não compromete as funções vitais (câncer do ovário na pós-menopausa com metástase no peritônio e ascite); (3) a neoplasia não forma massa facilmente perceptível e evolui por longo tempo até a metástase ser detectada por comprometer órgão distante (carcinoma lobular mamário metastático no estômago).

A situação mais intrigante é de metástases dormentes, que aparecem muitos anos após a retirada do tumor primário. Tais metástases, principalmente em cânceres da tireoide ou do pulmão, mostram que células cancerosas que caem na circulação implantam-se em tecidos ou formam colônias que não crescem por falta de estímulo (proliferativo e/ou angiogênico) ou permanecem quiescentes, com ciclo celular inibido, como ocorre com células-tronco de muitos tecidos. Com a demonstração da existência de células-tronco do câncer, admite-se que estas possam permanecer quiescentes em nichos de órgãos para os quais migram. Em certo momento, reaparece o estímulo para retirar as células-tronco do câncer do estado de quiescência, que voltam a proliferar e originam metástases. A resposta imunitária celular também parece ser fator importante na manutenção de micrometástases dormentes, já que muitas vezes tais metástases se manifestam após estados de imunossupressão. É o que ocorre com micrometástases de tumores primitivos do doador em órgão transplantado que se manifestam meses após o transplante. Células do sistema

10

10

imunitário podem influenciar o nicho em que estão as células-tronco do câncer, induzindo perda de quiescência. Outra explicação para a dormência seria o longo tempo que as células tumorais no nicho metastático levariam para completar as alterações genéticas e epigenéticas suficientes para adquirirem o potencial necessário para o seu desenvolvimento.

Em alguns casos, encontra-se carcinoma metastático em linfonodos e não se detecta o tumor primário. Diante de uma biópsia de neoplasia metastática com sítio primário desconhecido, o patologista usa uma combinação de dados epidemiológicos, morfológicos e moleculares para determinar o sítio de origem, sendo essa identificação essencial para o tratamento adequado. Nesses casos, selecionam-se anticorpos (marcadores imuno-histoquímicos) que permitem, na maioria das vezes, reconhecer o sítio primário da neoplasia. Em cerca de 5% dos casos, porém, nenhum sítio primário de uma metástase clinicamente evidente é identificado! Metástases de carcinomas sem identificação do tumor primário podem originar-se de: (1) tumor primário que involuiu; (2) tumor primário muito pequeno para ser detectado; (3) células que migraram precocemente de lesões muito iniciais que completaram o processo de malignização no nicho em que se alojaram, enquanto a lesão primitiva sofreu involução.

Regressão de metástases após retirada do tumor primário não tem explicação satisfatória. É possível que: (1) redução de fatores de crescimento, como angiopoetina, diminua a proliferação e a angiogênese; (2) redução de antígenos solúveis circulantes, com diminuição da formação de imunocomplexos, desiniba o sistema imunitário, especialmente a ativação de linfócitos T CD4+ e T CD8+, que seriam os responsáveis pela destruição de células da metástase.

Micrometástases. De acordo com a 8ª edição do TNM (*Tumor Size-Node-Metastasis*), sistema de estadiamento da *International Union Against Cancer – UICC*, na mama micrometástases são definidas como metástases com diâmetro entre 0,2 e 2 mm; depósitos tumorais menores que 0,2 mm são denominados submicrometástases ou células tumorais isoladas. Em melanomas, micrometástases são as detectadas apenas ao exame microscópico do linfonodo sentinela (clinicamente livre, Figura 10.20) e as submicrometástases aquelas menores que 0,1 mm. Micrometástases têm valor prognóstico variável em diferentes neoplasias. No câncer da mama, as micrometástases não influenciam as taxas de recorrência e óbito pela doença. Em melanomas, micrometástases têm implicações no tratamento e prognóstico. Apesar de a disseminação linfática de um tumor associar-se na maioria das vezes a pior prognóstico, há tumores em que o tratamento locorregional é bem-sucedido no controle da doença linfonodal e esta não piora o prognóstico. Tumores bem diferenciados da tireoide (p. ex., carcinoma papilífero), com ou sem metástases em linfonodos cervicais, têm prognóstico muito bom, desde que os linfonodos comprometidos sejam retirados cirurgicamente e o tratamento complementado com iodoterapia. Por disseminação sanguínea, alguns tumores (p. ex., carcinoma colorretal) podem ter uma ou poucas metástases no fígado ou pulmões; em alguns desses pacientes, o tratamento da metástase por remoção cirúrgica ou radioterapia é capaz de controlar a progressão da neoplasia por longo tempo. Curiosamente, porém, tais metástases pulmonares do câncer colorretal podem disseminar para linfonodos do hilo pulmonar seguindo a rota linfática como se fosse um tumor primário do pulmão (metástase de metástase!); nesses casos, a abordagem cirúrgica não traz benefício para os pacientes.

Células tumorais circulantes e DNA tumoral circulante. Biópsia líquida. Células cancerosas caem na circulação antes do surgimento de metástases e seu DNA pode ser encontrado livre na circulação (tcDNA). Técnicas para essa finalidade têm sido desenvolvidas, destacando-se a chamada *biópsia líquida* (ver Capítulo 2), a partir de amostras de plasma ou de outros fluidos orgânicos. Com o estudo molecular, é possível avaliar diversas propriedades moleculares da neoplasia. De outro lado, tal procedimento é usado para monitorar resposta ao tratamento e para pesquisar eventual recidiva da neoplasia.

Carcinogênese. Mecanismos de formação e desenvolvimento de neoplasias

Células tumorais originam-se de células normais que sofreram alterações no DNA (fatores genéticos) ou em mecanismos que controlam a expressão gênica (fenômenos epigenéticos), em um ou mais locos envolvidos no controle da divisão e da diferenciação celulares. Nesse processo, os alvos principais dos agentes tumorigênicos são as células de reserva ou basais nos epitélios, células-tronco nos tecidos hematopoéticos e as células em G0. O aparecimento de tumores em tecidos com células que não se renovam deve-se a alterações em células-tronco (p. ex., transformação de neuroblastos, originando neuroblastoma no cerebelo). A demonstração recente de que células diferenciadas podem originar células-tronco pelo processo de desdiferenciação levanta a possibilidade de que células já diferenciadas sofram alterações genômicas e originem células cancerosas ou células-tronco do câncer.

A carcinogênese é um processo complexo, multifásico e dependente de fenômenos genéticos e epigenéticos que culminam no surgimento de clones de células imortalizadas que adquirem a capacidade de se multiplicar autonomamente, de invadir os tecidos vizinhos e de dar metástases. Inúmeras observações sobre a patogênese das neoplasias levam a admitir que o desenvolvimento de um câncer, em qualquer órgão, é um processo evolutivo do tipo darwiniano, no qual alterações genéticas e epigenéticas originam clones celulares que, ao adquirirem vantagem de proliferar, sobreviver, destruir e invadir os tecidos, formam os tumores. Ainda que haja particularidades para cada neoplasia, algumas características do processo são comuns aos diferentes tipos de câncer. A ideia de que o câncer se origina por um processo estocástico em que mutações ao acaso originam subclones que sofrem seleção clonal e originam clones com maior capacidade de invadir tecidos e de metastatizar é compatível com a heterogeneidade das células em um tumor. Em muitos cânceres, antes do estágio invasivo podem ser detectadas lesões pré-cancerosas, sobretudo em neoplasias epiteliais.

Os tumores são monoclonais na origem, ou seja, derivam de um clone que venceu a barreira do controle da proliferação celular e tornou-se imortal; desse clone surgem descendentes (subclones) com capacidade variada de sobreviver, invadir tecidos e se implantar a distância. Existem tumores policlonais por serem multicêntricos, cada clone se originando em um foco distinto.

Células-tronco do câncer

Embora classicamente se considere que a heterogeneidade de células em neoplasias deva-se a mutações aleatórias que aparecem na lesão, células-tronco do câncer (CTC) podem originar as diferentes linhagens de células tumorais. CTCs foram documentadas em leucemias, gliomas, carcinoma da mama, carcinoma colorretal e melanoma. Tais células comportam-se de modo semelhante ao de células-tronco de tecidos normais, o que não significa que a neoplasia tenha se originado nessas células. Tal como em tecidos normais, CTCs têm capacidade de autoduplicar-se e de originar células com autoduplicação limitada (progenitoras), das quais se originam as diferentes células do tumor.

Um tumor é um organismo simplificado em que células-tronco multipotentes originam progenitores dos diferentes tipos celulares da lesão, explicando a heterogeneidade morfológica dela. Não se sabe se existe um único tipo de célula-tronco em cada tumor ou se há várias células-tronco na mesma neoplasia. CTCs podem permanecer quiescentes no seu nicho, o que pode explicar sua resistência aos quimioterápicos e à radioterapia (que atuam mais em células que estão no ciclo celular) e o aparecimento de metástases tardias após a retirada do tumor primitivo; as metástases originar-se-iam em células-tronco que permanecem quiescentes nos órgãos para os quais migraram. A existência de CTCs é confirmada também em experimentos de transplante de células de cânceres humanos para camundongos com imunodeficiência: só algumas células transplantadas conseguem originar colônias semelhantes às do tumor de origem, inclusive se implantando em outros órgãos.

As CTCs têm comportamento variável durante a carcinogênese. No início, quando a lesão tem crescimento mais lento, as CTCs realizam divisões simétricas e assimétricas de modo equilibrado, originando progenitores que se diferenciam e formam grande parte das células cancerosas. Divisão simétrica origina duas CTs (expansão de CTs); na divisão assimétrica, uma célula-filha mantém-se como CT e a outra torna-se progenitora comprometida com a diferenciação. Na fase de progressão, as CTCs fazem predominantemente divisões simétricas, ampliando o número de células com mais chance de adquirirem propriedades de formar metástases. A caracterização de CTCs possibilita o seu isolamento, permitindo ensaios com métodos terapêuticos que visem sua destruição, o que pode eliminar definitivamente a lesão. A ineficácia dos tratamentos atuais em muitos cânceres pode dever-se ao fato de que eles eliminam a grande maioria das células do tumor, mas não destroem as células-tronco, que são as responsáveis por recidivas.

Estroma de neoplasias e carcinogênese

O estroma tumoral é complexo, tem vários tipos celulares e apresenta algumas propriedades diferentes do estroma do tecido de origem da neoplasia. Complexa é também a interação das células cancerosas com o estroma durante a carcinogênese, pois o desenvolvimento do câncer depende não somente de alterações genéticas ou epigenéticas em células neoplásicas como também nas do estroma. Apesar do individualismo das células cancerosas, elas interagem com as suas congêneres, com a matriz extracelular, com as células do estroma (fibroblastos e mastócitos) e com células de defesa inata e adaptativa (células dendríticas, linfócitos, macrófagos, neutrófilos, eosinófilos e NKCs). Essa interação tão ampla implica enviar e receber sinais: é o resultado dessa troca de sinais que torna o ambiente permissivo, ou não, para a progressão da neoplasia. Portanto, embora tenha sido dada mais ênfase às alterações que ocorrem nas células transformadas, a carcinogênese depende muito também do estroma e das células que nele existem. Os carcinógenos induzem alterações não só na célula que origina o câncer (p. ex., epitélio) como também nas do estroma.

Durante a carcinogênese, o estroma do tumor altera-se e facilita o processo neoplásico. Células prostáticas imortalizadas cocultivadas com fibroblastos originados de tumor proliferam e adquirem fenótipo de célula móvel e produtoras de metaloproteases, o que não ocorre se a cultura for feita em conjunto com fibroblastos obtidos de próstata normal. Essas observações *in vitro* foram confirmadas *in vivo*, mediante inoculação de células imortalizadas junto com fibroblastos obtidos de tumor ou normais; somente fibroblastos isolados de tumor induzem crescimento infiltrativo, rápido, de células imortalizadas. As células que sofrem transformação maligna o fazem em um ambiente em que existem estroma com células, inclusive de defesa, e matriz extracelular. Nesse ambiente, há troca de sinais entre células tumorais e do estroma, resultando em ativação ou inibição, de cujo balanço depende o desenvolvimento da neoplasia.

Etiopatogênese das neoplasias

O notável avanço no conhecimento sobre etiologia e patogênese das neoplasias trouxe a constatação de que fatores genéticos e componentes ambientais, notadamente alguns vírus, certos agentes físicos e substâncias químicas variadas, têm papel no aparecimento de vários tumores humanos e de outros animais. Em outras palavras: os tumores são entendidos como o resultado de agressões ambientais em um indivíduo geneticamente suscetível.

Muitos fatores ambientais estão seguramente envolvidos na carcinogênese. Os principais são: (1) tabagismo, associado sobretudo aos cânceres de pulmões, boca, laringe, faringe, esôfago e bexiga; (2) dieta rica em gorduras, especialmente em relação ao carcinoma colorretal; (3) obesidade (ver adiante); (4) alimentos processados. Em 2015, a OMS incluiu carnes processadas entre os produtos sabidamente carcinogênicos; (5) alcoolismo, particularmente para cânceres da laringe, faringe, esôfago e fígado (neste, também por causa da associação com cirrose); (6) infecções, em especial por alguns vírus (p. ex., HPV); (7) exposição a carcinógenos ambientais, como radiações (UV, ionizantes) e alguns compostos químicos (p. ex., asbestos).

A causa ambiental pode atuar de forma endêmica (p. ex., hábitos alimentares) ou esporádica. A influência genética pode ser forte e determinante, como no adenocarcinoma da mama em algumas cepas de camundongas, que é causado por um vírus, mas que se manifesta apenas nos animais com constituição genética determinada; ou pode ser fraca, como no aparecimento de tumores por carcinógenos químicos ou físicos. Pessoas com constituição genética diferente, vivendo em regiões geográficas distintas, têm diferenças importantes no tipo e na sede do câncer. Quando mudam de um local para outro, após uma ou duas gerações, em geral adquirem o padrão predominante no novo ambiente. Mulheres com mutação do gene *BRCA-1* têm 80% de chance de desenvolver câncer de mama ao longo da vida. As portadoras da mutação nascidas após 1940 apresentam risco até três vezes maior do que as nascidas antes de 1940, provavelmente por fatores hormonais, já que mulheres nascidas após 1940 apresentam idade média da menarca cerca de 2 anos mais precoce e idade de primeira gravidez muitos anos mais tarde. Manutenção do índice de massa corporal e exercícios físicos também estão estatisticamente ligados a redução do risco do câncer da mama em pacientes com mutação do gene *BRCA-1*; alguns estudos mostram que exercício físico é capaz de aumentar a expressão da cópia nativa do gene *BRCA-1* nessas pacientes (as células possuem um alelo

10

mutado e outro não mutado), aproximando a função do gene daquela observada em mulheres sem mutação.

Como não existe causa única para o câncer, também não existe um modo único de ação dos agentes cancerígenos. Conforme documentado em estudos *in vitro* e *in vivo*, em humanos e em animais de laboratório, o câncer é o resultado final de um processo complexo que se desenvolve em vários estágios. Em cada um deles, ocorrem alterações genéticas e epigenéticas em células suscetíveis, as quais acabam adquirindo crescimento seletivo e expansão clonal.

A relação entre causa e efeito é probabilística. A potência de um agente cancerígeno pode ser definida como a probabilidade que ele tem de provocar neoplasia em determinadas condições (genéticas, nutricionais etc.), em determinado período, para certa espécie animal e para determinada célula. Esse fato é muito importante não só para a análise correta dos dados experimentais e epidemiológicos como também para a prevenção de tumores. Há agentes que são carcinogênicos para certas espécies animais, mas não para outras. Tal fato coloca o problema da extrapolação para humanos de resultados obtidos em animais de laboratório. De qualquer modo, os processos gerais de transformação cancerosa não são exclusivos de uma espécie, podendo os resultados da oncogênese experimental ser considerados na interpretação dos mecanismos patogenéticos da cancerigênese espontânea. Como medida de segurança, deve-se considerar que toda substância carcinogênica para um animal é potencialmente cancerígena também para humanos, uma vez que os mecanismos de controle de proliferação e diferenciação das células são muito semelhantes.

Os agentes cancerígenos químicos, físicos ou biológicos têm como alvo o DNA, o que leva a alterações em diversos genes. Mutações gênicas são a principal anormalidade genômica nos cânceres. Mutações podem ser germinativas (presentes em todas as células do indivíduo) ou somáticas (apenas em certas células). No câncer, há duas grandes categorias de mutações: (a) indutoras (*drivers*), responsáveis pelas propriedades biológicas que as células malignas adquirem durante o processo (crescimento autônomo, imortalidade, capacidade de invasão etc.); (b) associadas (*passengers*), que surgem em diferentes etapas do processo e podem ser detectadas, mas não conferem atributos de malignidade às células (não são responsáveis pelo fenótipo maligno da lesão).

Em neoplasias, existem perfis de mutações associadas a certas causas. Os tumores que mais se associam ao tabagismo (câncer dos pulmões, cavidade oral, laringe e esôfago) apresentam perfil de mutações com forte presença da substituição C>A (citosina por adenina) ao longo de todo o genoma, enquanto naqueles associados com radiação (melanoma e tumores da pele e da cabeça e pescoço) predominam mutações C>T (citosina por timina). Idade, mutações no gene *BRCA*, hipermutação de genes de imunoglobulinas e alterações em enzimas da família citidina desaminase (APOBEC, *apolipoprotein B mRNA-editing enzyme catalytic polypeptide-like*) apresentam perfis de mutações característicos. Surge assim, uma nova maneira de se agrupar as neoplasias: pelo perfil mutacional global. É possível perceber ainda a contribuição combinada de fatores causais (idade, fumo, mutações em APOBEC) no câncer de um indivíduo em comparação com o de outra pessoa. Tudo isso poderá trazer, no futuro, informações mais objetivas sobre a causa de neoplasias, um passo muito importante para propor novas maneiras de preveni-las e tratá-las.

O genoma das células cancerosas permite verificar que em cânceres morfologicamente semelhantes pode haver assinaturas genéticas diferentes, permitindo associá-las a certos comportamentos (evolução) e resposta terapêutica. Recentemente, surgiu o Atlas Genômico do Câncer (*The Cancer Genome Atlas*, *TGCA*), mantido pelo Instituto Nacional de Saúde dos Estados Unidos, que lista os perfis de mutações em cânceres. Com esses dados, são propostas classificações moleculares para várias neoplasias, visando possibilitar a adequação do tratamento em cada paciente. A Organização Mundial da Saúde (OMS), responsável pela classificação internacional das neoplasias, já inclui dados genéticos e citogenéticos na classificação de alguns tumores.

Hoje, está claro que os cânceres surgem por alterações em grupos de genes associados à proliferação e à diferenciação das células. Dada a grande importância de inúmeros produtos gênicos para a compreensão da origem e do desenvolvimento dos tumores, antes de discutir a carcinogênese propriamente dita é interessante considerar a ação de algumas categorias de genes intimamente associados a neoplasias.

Genes e neoplasias

Os avanços da Genética e da Biologia Molecular permitiram expansão notável dos conhecimentos acerca da expressão e das ações de muitos genes, possibilitando hoje melhor compreensão sobre a origem e o desenvolvimento das neoplasias. A ideia atual é de que o câncer se desenvolve em um substrato molecular das células (o DNA), sobre o qual atuam fatores ambientais. Por esse entendimento, o câncer é entendido como uma doença genômica de células somáticas resultante de alterações na expressão de certos genes, especialmente daqueles que regulam a proliferação e a diferenciação celulares.

Proliferação e diferenciação celulares dependem de vários genes, cujos produtos: (1) estimulam a multiplicação celular, como fatores de crescimento, seus receptores, moléculas transdutoras de sinais, fatores de transcrição e moléculas envolvidas diretamente no ciclo celular, como ciclinas e CDKs. Nesse grupo, estão os chamados *oncogenes*; (2) controlam a proliferação dentro de limites fisiológicos para cada tecido, estando aqui os genes que codificam moléculas que inibem a proliferação celular. Incluem os denominados *genes supressores de tumor*; (3) regulam a apoptose, evento importante na limitação da população celular; (4) comandam o reparo do DNA, constituindo os *genes guardiães do genoma*. Capacidade reduzida de reparação do DNA aumenta o número de mutações, aumentando a chance de aparecimento de oncogenes e/ou genes supressores de tumor; (5) estão envolvidos nos mecanismos de silenciamento gênico, por meio de regulação da metilação do DNA e da desacetilação da cromatina. Estes dois últimos grupos de genes são responsáveis pelo fenômeno de instabilidade genômica encontrada na maioria das neoplasias, especialmente nos seus estádios mais avançados. Uma neoplasia surge quando ocorrem anormalidades em um ou, o que é muito mais frequente, em mais de um desses genes.

Oncogenes

A ideia de que o câncer pode ser causado por alterações genômicas é antiga, e desde muito tempo se postula que a expressão de alguns genes, denominados oncogenes, pode ser responsável pelo aparecimento de neoplasias. Segundo essa concepção, os oncogenes seriam genes que, quando expressos, causariam o aparecimento de uma neoplasia.

Oncogenes originam-se de *proto-oncogenes* que sofreram mutação ou hiperexpressão. Proto-oncogenes estão presentes em células normais, têm expressão regulada e participam no controle da proliferação e da diferenciação celulares, processos básicos para a existência das células. Por essa razão, tais genes são muito conservados na natureza. Oncogenes podem originar-se por vários mecanismos, discutidos adiante.

O primeiro oncogene isolado foi o SRC, no vírus do sarcoma aviário (o primeiro vírus identificado como causador de câncer, em 1911, por Peyton Rous). O *RAS* foi o primeiro oncogene isolado de um tumor humano. Para sua identificação, DNA de células de um carcinoma da bexiga foi extraído e digerido por enzimas de restrição. Os fragmentos resultantes foram separados por eletroforese de acordo com seu tamanho, e cada fração obtida foi transfectada em fibroblastos em cultura. Após certo tempo em cultura, observou-se que algumas colônias apresentavam células transformadas. Destas, foi recuperado o mesmo fragmento de DNA do carcinoma vesical, que foi caracterizado então como contendo um oncogene.

Com as técnicas de análise moleculares hoje disponíveis (ver Capítulos 2 e 12), a expressão de oncogenes pode ser avaliada em centenas de amostras de células normais e malignas, em diferentes momentos do processo da cancerigênese.

Produtos de proto-oncogenes

No Quadro 10.4 estão listados os principais proto-oncogenes e seus produtos, alguns descritos a seguir.

Fatores de crescimento. O proto-oncogene *SIS* codifica a cadeia β do PDGF. Muitos cânceres humanos (fibrossarcomas, osteossarcomas, glioblastoma) secretam tanto o PDGF como o seu receptor, enquanto as células normais correspondentes não o fazem. Alguns sarcomas (fibrossarcomas, osteossarcomas) produzem TGF-α e seu receptor (EGFR). Nesses casos, a proliferação celular se dá por mecanismo autócrino (a célula produz o fator de crescimento e o seu receptor). Proliferação celular aumentada favorece o surgimento de mutações em outros genes.

Receptores de fatores de crescimento. Muitos receptores de fatores de crescimento (FC) são proteínas transmembranosas que possuem um domínio externo de ligação e outro domínio citoplasmático com atividade de cinase em tirosina (receptores RTK [*receptor tyrosine kinase*]; ver Figura 5.5). Quando estimulados por seus agonistas (FC), adquirem atividade de cinase em tirosina e se ligam a proteínas de adaptação envolvidas na ativação de várias proteínas, entre elas RAS, PI3K e RAF. Em condições normais, logo em seguida o receptor é internalizado como forma de evitar estimulação contínua (autorregulação). Mutações nos genes que codificam tais receptores podem torná-los constitutivamente ativados (ativação independente de FC). Cerca de 30% dos oncogenes codificam RTKs. O exemplo mais conhecido é o do *ERBB*. O *ERBB1* codifica o receptor do EGF (EGFR); mutações no gene tornam-no constitutivamente ativado (o receptor fica ativado mesmo sem ligação ao EGF), como acontece em adenocarcinomas do pulmão. O *ERBB2* codifica o HER2, também um RTK. Amplificação do *ERBB2* é encontrada em carcinomas de mama, ovário e estômago. Medicamentos que bloqueiam o HER2 são utilizados com sucesso no câncer mamário. Ativação desses receptores por seus ligantes ativa diversas vias, como mostrado na Figura 5.5.

Proteínas ligadoras de GTP. São de dois tipos: proteínas G triméricas e proteínas G monoméricas (p. ex., proteína RAS). Em condições normais e quando recebem estímulo externo, as proteínas RAS monoméricas são ativadas (passam da forma RAS-GDP para a forma RAS-GTP), transmitem o sinal para um efetor e logo em seguida são inativadas. RAS ativada ativa uma cascata de outras proteínas (RAF, BRAF, PI3K etc.) que na sequência ativam cinases de proteínas ativadas por mitógenos (MAPK, *mytogen-activated protein kinase*). Por sua vez, MAPKs ativam genes de mitose e de sobrevivência. Logo após a sua ação, a proteína RAS-GTP sofre ação de uma GTPase (GAP), voltando à sua forma inativa RAS-GDP. Quando o gene *RAS* sofre mutação (geralmente puntiforme), a proteína RAS se modifica e não é inativada pela GAP. Com isso, a proteína RAS mantém-se ligada ao GTP e fica constitutivamente ativada, estimulando a proliferação celular de modo descontrolado (Figura 10.22). Cerca de 20% dos tumores humanos apresentam mutações no *RAS*; os principais tumores são colangiocarcinoma e carcinomas de pâncreas, endométrio, tireoide, cólon e pulmões.

10

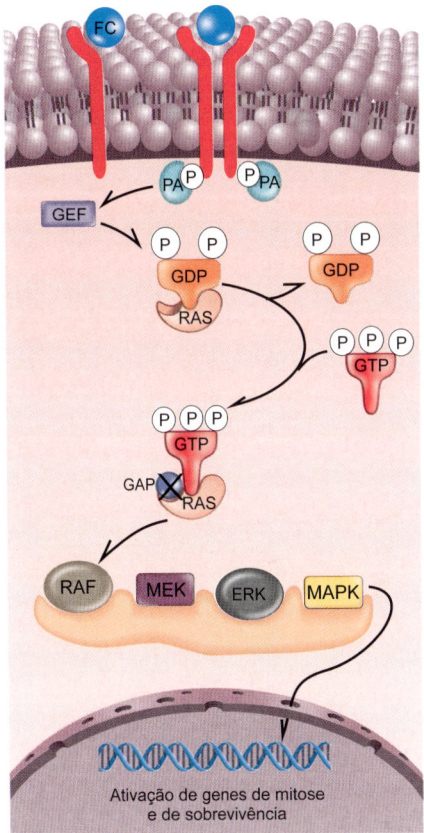

Figura 10.22 Vias de atuação da proteína RAS. A ligação de um fator de crescimento (FC) ao seu receptor celular fosforila a sua porção citosólica e aciona várias proteínas de adaptação (PA). Uma dessas estimula a troca de GDP pelo GTP na molécula RAS, tornando-a ativa (RAS-GTP), o que ativa sequencialmente proteínas na via RAF/MEK/ERK/MAPK. Logo após, a proteína RAS retorna à forma inativa (RAS-GDP) por ação da GAP (uma GTPase) (ver Figura 5.5). MAPKs (cinase de proteína ativadora da mitose) ativam genes de proliferação e de sobrevivência celular. Quando ocorre mutação na proteína RAS, há perda de função da GAP, ficando a RAS continuamente ativada, o que estimula a proliferação celular de modo descontrolado.

Quadro 10.4 Alguns oncogenes e proto-oncogenes listados pelas siglas como são conhecidos, seguidas da sua localização no genoma e seus principais produtos codificados. Oncogenes virais estão indicados como *v-sigla*; os proto-oncogenes estão indicados apenas pelas siglas

Nome	Localização	Produto
Genes que codificam fatores de crescimento		
v-SIS	22q12.3	Cadeia β do PDGF
INT	211q13	FGF3
KS3	11q13.3	FGF4
HST	11q13.3	FGF6
Genes que codificam receptores para fatores de crescimento		
v-ERBB1	7p1.1-1.3	Receptor de EGF e TGF-α
v-ERBB2		Receptor de EGF
v-FMS	5q33-34	Receptor de CSG-GM
v-KIT	4q11-21	Receptor de *stem cell factor*, que é fator de crescimento para mastócitos
MET	7 p31	Receptor de PRGF (ou HGF, ou *scatter factor*)
TRK	1q32-41	Receptor com atividade cinase em tirosina só expresso no tecido nervoso
NEU	7q1.2-12	Receptor semelhante ao receptor para EGF
RET	10q11.2	Receptor com atividade cinase em tirosina que induz sinais para proliferação celular
Gene que codifica receptor sem atividade cinase em tirosina		
MAS	6q24-27	Receptor de sete dobras na membrana que ativa mitose (deve ser reconhecido por peptídeo mitogênico)
Genes que codificam atividade cinase em tirosina do citosol		
SRC	20p12-13	Atividade cinase em tirosina do citosol que transduz sinais que regulam o citoesqueleto (adesão celular, inibição por contato)
v-YES	18q21-3	Atividade cinase em tirosina no citosol ativadora de rotas que induzem proliferação celular
v-FGR	1p36.1-36.2	
v-FES	15q25-26	
ABL	9q34.1	
H-RAS	11p15.5	
K-RAS	12p11.1-12.1	
N-RAS	1p11-13	
GSP 20		Parte de proteína G trimérica ligada a receptores de sete dobras na membrana que têm atividade de GTPase
GIP/GNIP	3p21	Proteína inibidora da unidade a da proteína G trimérica ligada a receptores de sete dobras na membrana
Genes que codificam fatores de troca de nucleotídios em proteínas G		
DBL	Xq27	Proteínas da família das que trocam nucleotídios de guanina em proteínas G (GEF, de *guanyl nucleotide exchange factor*, ou GNRP, de *guanyl nucleotide releasing protein*). DBL regula proteínas G da família RHO; VAV regula a transdução de sinais de receptores com atividade de cinase em tirosina
VAV	19p13.2	

(continua)

Quadro 10.4   Alguns oncogenes e proto-oncogenes listados pelas siglas como são conhecidos, seguidas da sua localização no genoma e seus principais produtos codificados. Oncogenes virais estão indicados como *v-sigla*; os proto-oncogenes estão indicados apenas pelas siglas (*continuação*)

Nome	Localização	Produto
Genes que codificam proteínas serina-treonina cinases no citoplasma		
v-MOS	8q11	Codificam ser/ter proteinocinases importantes na indução da rota de ativação de receptores para fatores de crescimento
v-RAF	3p25.1	
PIM 1	6p21	
Gene que codifica proteínas de adaptação		
v-CRK	10q1.2	Proteína citosólica com domínios de união com outras proteínas (domínios SH2 e SH3). Interage com Abl
Genes que codificam fatores de transcrição ou receptores intracelulares que regulam diretamente o DNA		
v-MYC	8q24.1	Fatores de transcrição importantes na indução de G_1 e na passagem de G_1 para S, por meio da ativação de genes precoces de proliferação celular
N-MYC	2p24	
L-MYC	1p32	
v-MYB	6q22-24	
v-ROS	6q22	
v-FOS	14q21-22	
v-JUN	p31-32	
v-SKI	1q22-24	Proteína que inibe rotas de ativação de TGRF1
v-REL	2p21-14	Proteína que regula NFkB
v-ETS1	11p23-q24	Proteínas que atuam como fatores de transcrição, regulando a p16
v-ETS2	21q24.3	
v-ERBA1	17p11-21	Receptores intracitoplasmáticos do tipo receptores para hormônio da tireoide; ao se ligarem ao DNA, esses receptores induzem redução na diferenciação celular
v-ERBA2	3p22-24	
Genes que regulam apoptose		
BCL-2		Proteína que regula os poros de permeabilidade de mitocôndrias, inibindo apoptose
MDM2		Proteína que inibe a p53, por induzir sua degradação em proteassomos

Proteínas PI3K. Como estas proteínas estimulam a proliferação de células, maior atividade delas induz divisão celular, como observado em alguns cânceres (p. ex., mama). O produto do gene *PTEN* inibe a PI3K (ver Figura 5.5), de modo que a perda de função desse gene associa-se a inúmeros tumores.

Proteínas RAF. Alguns cânceres (p. ex., tireoide, melanomas) associam-se a aumento de função de BRAF. Tratamento com inibidores de BRAF mostra bons resultados em alguns cânceres (p. ex., melanomas).

Proteínas citoplasmáticas com atividade cinásica. Certas proteínas citoplasmáticas também possuem atividade cinásica e têm efeitos semelhantes aos da ativação de RTKs. A proteína ABL localiza-se na face interna da membrana citoplasmática e possui atividade cinásica em tirosina, que estimula a proliferação celular. A importância de ABL está em leucemias, nas quais o gene *ABL* é translocado e forma um híbrido com a região BCR (ver adiante, Translocação, Figura 10.25 B). O gene de fusão codifica proteína que tem atividade cinásica de forma constitutiva, o que resulta em proliferação celular descontrolada. Medicamento que bloqueia a proteína ABL-BCR dá bons resultados no tratamento de leucemia mieloide crônica.

Ciclinas e CDKs. Ciclinas, CDKs e seus inibidores (CDKIs) têm papel crucial na regulação da proliferação celular (ver Figura 8.3), de modo que anormalidades na sua síntese ou degradação são encontradas em muitos tumores. Ciclinas e CDKs estão associadas a produtos de oncogenes e de genes supressores de tumor. Expressão aumentada de genes de ciclinas é encontrada em cânceres de mama, fígado e alguns linfomas; amplificação do gene de CDK4 é vista em melanomas, glioblastoma e alguns sarcomas. Mutações ou perda de CDKIs ocorre em algumas neoplasias humanas. Mutações ou deleção de *CDKN2A* (p16) existem em cânceres do pâncreas e do esôfago, glioblastoma, leucemias e carcinoma de células pequenas do pulmão.

Fatores de transcrição. São proteínas que interagem com o DNA e estimulam ou inibem genes. Os principais representantes dessa categoria de genes são *MYC, MYB, FOS* e *JUN*. Produtos desses oncogenes imortalizam células em cultura e as tornam capazes de se dividir em baixas concentrações de soro, duas características marcantes de células transformadas. Nesse grupo, o *MYC* é o mais estudado e o mais importante.

O proto-oncogene *MYC* é expresso em praticamente todas as células. Seu produto está envolvido em proliferação, diferenciação, adesão e motilidade celulares, síntese proteica e apoptose. Tamanha diversidade de funções dá ideia sobre a complexidade do gene e indica sua grande importância em condições fisiológicas e patológicas. Uma de suas ações mais importantes é a ativação de genes de proliferação celular (p. ex., ciclinas). O oncogene *MYC* está envolvido em inúmeros cânceres humanos e de animais.

O produto do oncogene *MYC* não tem alteração estrutural; o efeito oncogênico deve-se a maior produção da proteína MYC, o que pode ocorrer por translocação cromossômica (p. ex., no linfoma de Burkitt, ver Figura 10.25 A), por mutagênese por inserção (como na leucemia murina), por ação de aumentadores da expressão gênica (*enhancers*) ou por amplificação gênica (encontrada no neuroblastoma e em inúmeros carcinomas, como mamário, pulmonar e do cólon). A ação tumorigênica do *MYC*, portanto, deve-se a hiperexpressão do gene. Além desses, aumento de MYC pode resultar da ativação de outras vias de proliferação celular (MAPKs, WNT etc.).

Os mecanismos de ação do *MYC* ainda não são totalmente conhecidos. Há evidências de que a proteína MYC: (1) liga-se a uma outra proteína (MAX); o complexo MYC-MAX liga-se a certas regiões do DNA e estimula a expressão de genes associados a multiplicação celular, especialmente de CDKs; (2) promove modificações na cromatina (metilação e acetilação de histonas); (3) aumenta a transcrição gênica, por recrutamento da RNA polimerase II; (4) induz apoptose, por meio de: (a) ativação da p53, indutora de apoptose. Perda de função de p53, como ocorre em grande número de neoplasias, torna as células menos sujeitas à apoptose; (b) supressão de proteínas antiapoptóticas (BCL-2 e BCL-XL). Desregulação de *MYC*, portanto, favorece aumento da proliferação celular, que fica contrabalançado por aumento concomitante de apoptose; se esta sofre redução, por qualquer motivo, pode surgir uma neoplasia. A Figura 10.23 ilustra alguns mecanismos de ação dos oncogenes.

Ativação de proto-oncogenes

Proto-oncogenes tornam-se oncogenes por meio de: (1) alteração na estrutura do gene (mutação), resultando em produto anormal (oncoproteína); (2) hiperexpressão gênica; (3) amplificação gênica. Hiperexpressão de um gene resulta em maior quantidade da proteína, que é estruturalmente normal (Figura 10.24). Os mecanismos envolvidos na ativação de proto-oncogenes estão descritos adiante.

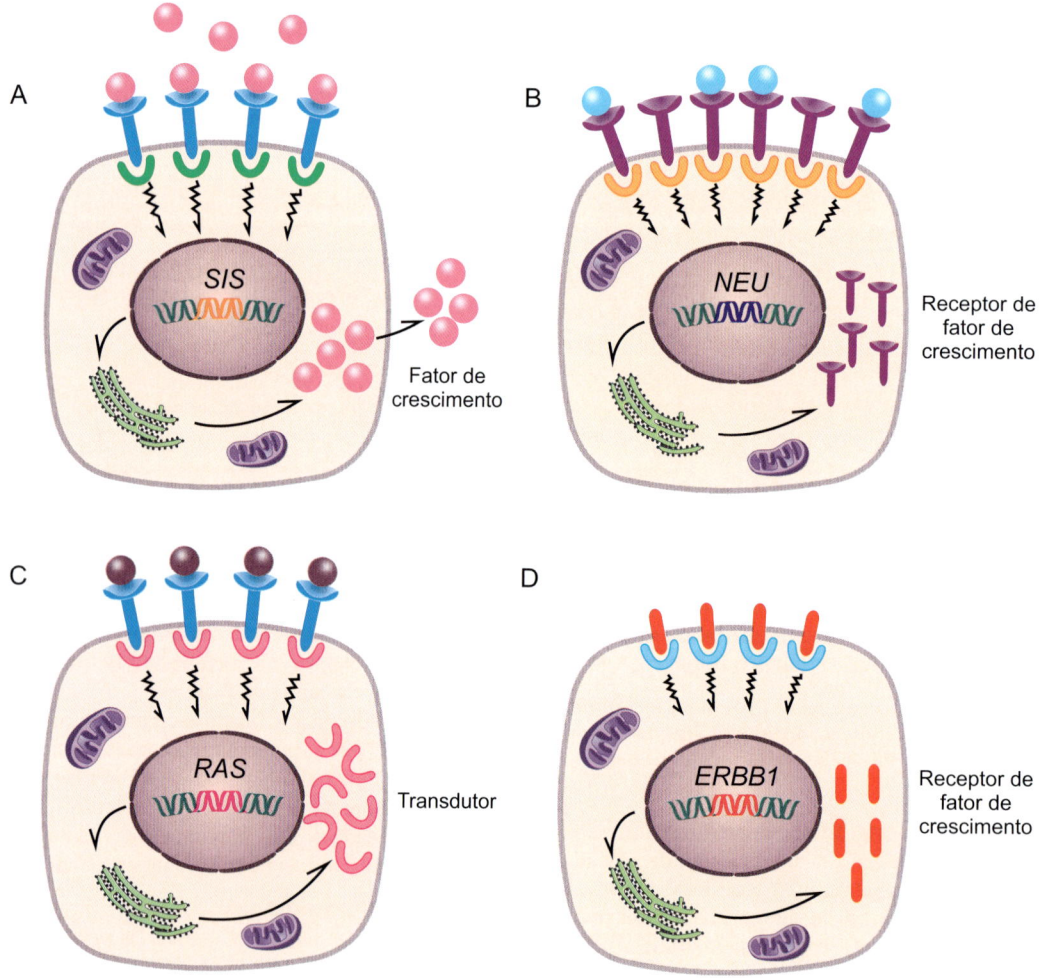

Figura 10.23 Mecanismos de ação de oncogenes na estimulação da proliferação celular. **A.** O oncogene codifica um fator de crescimento (FC), que estimula a multiplicação celular. **B.** O produto do oncogene é um receptor de FC (RFC). A maior disponibilidade de RFC torna as células potencialmente mais estimuláveis. **C.** O oncogene codifica um transdutor anormal (p. ex., proteína RAS mutada), que transduz o sinal do FC de modo constitutivo (persistente) e estimula a proliferação celular continuada. **D.** O produto do oncogene *ERBB1* é um receptor de FC truncado, que estimula continuamente a transdução do sinal intracelular.

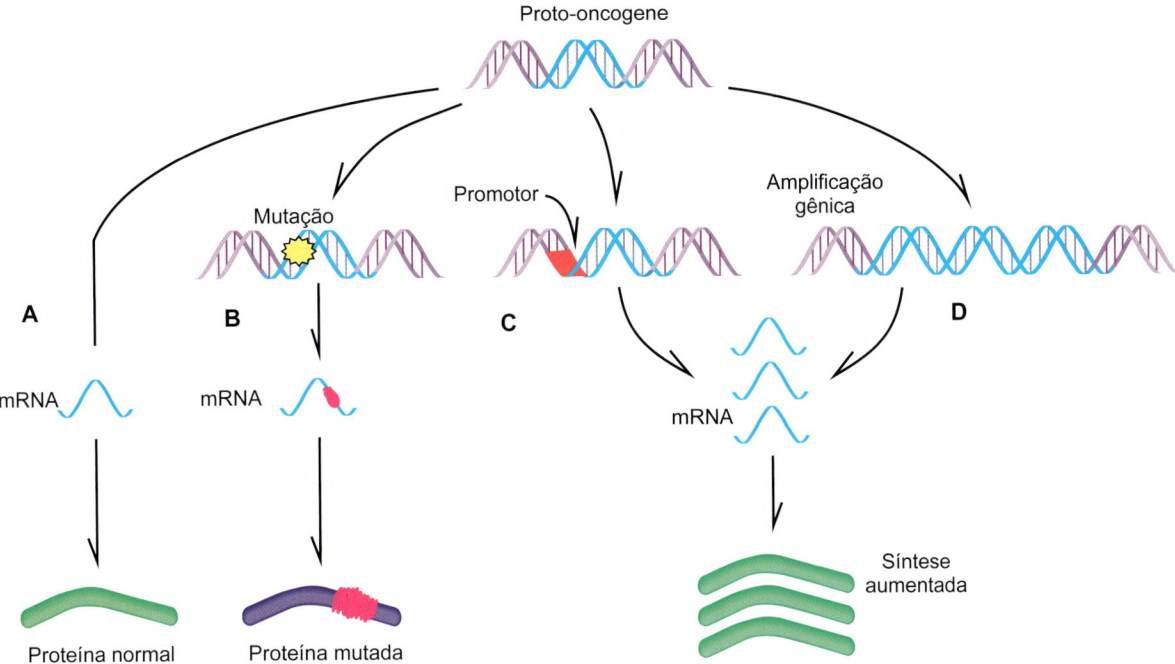

Figura 10.24 Mecanismos de aparecimento de oncogene (*ONC*) a partir de proto-*ONC*. **A.** Em condições normais, o proto-*ONC* origina mRNA que codifica uma proteína normal. **B.** Mutação em proto-*ONC* gera produto mutado (oncoproteína). **C.** Hiperexpressão gênica (p. ex., por inserção de um promotor viral próximo do gene). **D.** Amplificação gênica (várias cópias do gene). Em **C** e **D** forma-se proteína estruturalmente normal, mas em maior quantidade.

■ Mutação puntiforme. Mutações em certos códons do *RAS* (12, 13 e 61) são comuns em cânceres humanos e podem ser causadas por carcinógenos físicos (radiações) ou químicos (hidrocarbonetos, agentes alquilantes, nitrosaminas etc.). O *RAS* assim modificado é o oncogene mais associado a neoplasias humanas. Em algumas, tais mutações estão presentes em até 90% dos casos (p. ex., adenocarcinoma do pâncreas), enquanto em outras são pouco comuns (p. ex., carcinoma do colo uterino). A troca de um aminoácido na proteína RAS produz alterações conformacionais que impedem a GAP de estimular a atividade GTPase. Como resultado, a proteína RAS fica constantemente ativada (ligada ao GTP), resultando em estimulação incontrolada dos efetores (Figura 10.22)

■ Translocação. Consiste na mudança de posição dos genes, podendo ativar um proto-oncogene quando este passa a localizar-se próximo a um promotor potente ou quando se formam proteínas de fusão, resultantes da união de parte de um oncogene com parte de outro gene, gerando transcrição de um produto híbrido. Os exemplos mais conhecidos desta condição são os do linfoma de Burkitt e da leucemia mieloide crônica.

No linfoma de Burkitt, há translocação recíproca envolvendo as regiões distais dos braços longos dos cromossomos 8 e 14 (Figura 10.25 A). O proto-oncogene *MYC*, localizado na porção distal do cromossomo 8, é deslocado para o cromossomo 14, onde fica próximo de um promotor de genes para imunoglobulinas. Por estimulação antigênica, tanto os genes para imunoglobulinas como o *MYC* ficam ativados. Com isso, aumenta a síntese da proteína MYC, o que leva à transformação celular.

Na leucemia mieloide crônica, ocorre translocação recíproca dos braços longos dos cromossomos 9 e 22 (Figura 10.25 B). O proto-oncogene *ABL*, situado no cromossomo 9, é transferido

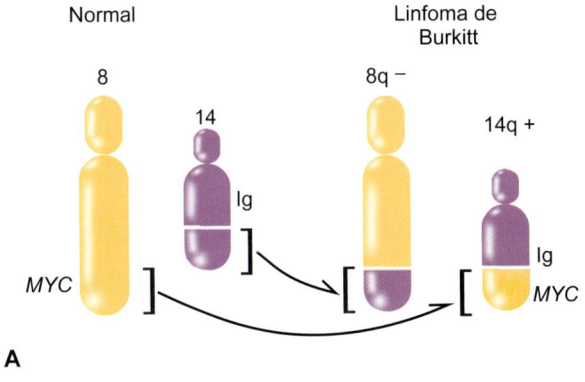

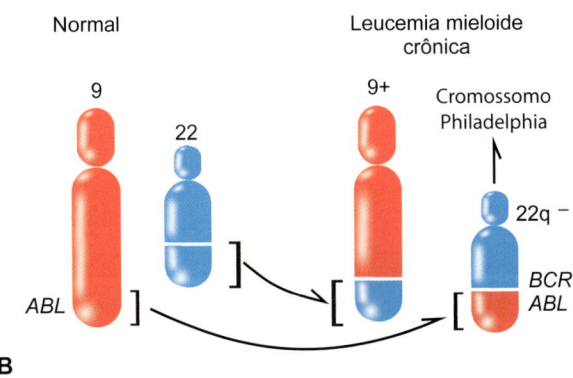

Figura 10.25 Translocações encontradas no linfoma de Burkitt (**A**) e na leucemia mieloide crônica (**B**). Ig: imunoglobulina.

para o cromossomo 22, na região *BCR* (*breakpoint cluster region*); a fusão *ABL-BCR* origina um gene híbrido, com promotor ativado. A proteína codificada pelo gene *ABL-BCR* tem atividade de cinase em tirosina e estimula a proliferação celular. Essa translocação origina o cromossomo Philadelphia, que é definidora da neoplasia e, portanto, está presente em todos os casos dessa leucemia. Translocação ocorre também na leucemia linfoide aguda, na qual o gene da subunidade alfa do receptor do ácido retinoico é translocado e se funde com o *MYC*. Em outras leucemias, também se observam fenômeno semelhante e ativação de outros proto-oncogenes, como o *MOS* (t[8;21]), na leucemia aguda não linfática, e o *MYB* (t[6;7]), na leucemia linfoblástica

- Amplificação gênica. Refere-se a duplicações repetitivas de um gene, que podem ser identificadas por técnicas de biologia molecular ou por exames citogenéticos (p. ex., cromossomos diminutos duplos ou regiões homogeneamente coradas em cromossomos). Em neuroblastomas, aumento do material genético corresponde à amplificação do *MYC*. Existe relação entre o grau de amplificação do MYC em neuroblastomas e o seu comportamento biológico, pois em tumores mais agressivos a amplificação é muito mais pronunciada. Amplificação gênica é encontrada em cânceres de mama, pulmão, estômago, retinoblastoma e certas leucemias
- Hiperexpressão gênica. Resulta de: (a) justaposição de um promotor potente a um proto-oncogene, é mecanismo frequente de síntese aumentada de receptores de fatores de crescimento em muitas neoplasias; (b) ação de aumentadores da expressão gênica. Hiperexpressão de *ERBB2*, que resulta na produção aumentada do receptor do EGF, é encontrada em carcinomas de mama, pulmão, estômago e ovário.

Vistos desse modo, os oncogenes representam alelos "mutados" de genes nativos (proto-oncogenes). A modificação pode ser do tipo convencional (trocas de bases, translocações, inserções ou deleções em proto-oncogenes) ou resultar de expressão exagerada do proto-oncogene por amplificação gênica, por ação de promotores virais ou por fatores epigenéticos. Na hiperexpressão gênica, o proto-oncogene é estruturalmente idêntico ao oncogene. Mutações que ativam proto-oncogenes podem ser causadas por uma grande variedade de carcinógenos físicos, químicos ou biológicos.

Cooperação entre oncogenes

Embora alguns retrovírus contendo apenas um oncogene sejam capazes de induzir tumores, na maioria das vezes é necessário mais de um oncogene para provocar transformação celular. Como a célula neoplásica adquire propriedades muito diversas e ausentes nas células normais (imortalidade, crescimento autônomo, invasividade, capacidade de originar metástases etc.), é fácil entender que ativação de vários genes e inativação de outros devem ocorrer para que o fenótipo maligno se manifeste. Por esse raciocínio, nada mais lógico do que a participação de mais de um oncogene no processo. Por outro lado, como mutações espontâneas ou induzidas ocorrem com frequência nada desprezível, ativação de um proto-oncogene não é evento raro. Se apenas um único oncogene fosse suficiente para a transformação maligna, o câncer seria muito mais frequente do que é. A interação entre oncogenes tem, por outro lado, aspectos complexos e ainda não compreendidos: há oncogenes mutuamente excludentes (ativação de um exclui a ativação de outro) e situações em que a ativação simultânea de dois oncogenes induz senescência celular, como visto em estudos de carcinogênese

in vitro. Multiplicidade de atuação de oncogenes também explica falha na resposta a medicamentos; substâncias dirigidas a corrigir um transtorno gênico podem não ser suficientes para eliminar um tumor por que outros oncogenes continuam ativos.

Genes supressores de tumor

Os genes supressores de tumor estão envolvidos no controle da multiplicação e da diferenciação celulares, evitando reprodução descontrolada das células (comportam-se como "freios" da divisão celular). Em conjunto, tais genes atuam como um sistema coordenado e eficaz que impede a proliferação celular desordenada. Alguns genes supressores de tumor controlam diretamente o ciclo celular, inibindo complexos ciclinas/CDK (p53, p27) ou fatores de crescimento estimulados por eles (pRB). Outros atuam em vias que ativam a apoptose ou que estimulam a diferenciação e inibem a mitose (receptores de TGF-β). Há ainda os que codificam proteínas que regulam a inter-relação do citoesqueleto com a matriz extracelular, a inibição por contato (NF-1 e 2) ou a síntese de inibidores de metaloproteases (genes de TIMPs). Em síntese, os produtos de genes supressores de tùmor atuam em sentido contrário ao das principais propriedades das células malignas.

Ao contrário dos oncogenes, que dependem apenas de uma cópia ativa do gene para manifestar o fenótipo (ação dominante), os genes supressores de tumor em geral precisam ter os dois alelos afetados para induzir o câncer (comportamento recessivo). Em geral, a perda de uma cópia do gene resulta de deleção, enquanto a outra cópia é perdida por mutação.

Perda ou defeito de um alelo de gene supressor de tumor pode ser herdada ou adquirida. Um indivíduo heterozigoto para o gene (que possui apenas um alelo normal) não tem neoplasia, mas apresenta risco maior de desenvolver um câncer. A neoplasia só se forma caso ocorra a perda do outro alelo, quando se fala que o gene está defeituoso em homozigose ou que houve *perda de heterozigosidade*.

Como a deleção de um gene geralmente envolve também regiões cromossômicas adjacentes, frequentemente ela se associa à perda de mini ou de microssatélites contidos na região deletada (ver Capítulo 12). Micro e minissatélites são sequências hipervariáveis (polimórficas) do genoma; na maioria das vezes, o indivíduo é heterozigoto para determinado loco (o alelo paterno do satélite é diferente do materno). Perda de heterozigosidade de mini ou de microssatélites no interior ou próximo de um gene supressor de tumor correlaciona-se muito bem com deleção do gene. A pesquisa de perda de heterozigosidade é feita em diversas neoplasias, trazendo informações interessantes. O Quadro 10.5 lista os principais genes supressores de tumor, sua localização e seu efeito em células normais.

Gene *RB*

Retinoblastoma é uma neoplasia rara que ocorre na infância e apresenta-se de duas formas: (1) hereditária (40% dos casos), com transmissão autossômica dominante e frequentemente bilateral e multifocal; (2) esporádica (60% dos casos), em que a lesão é unifocal e unilateral. Nas duas formas do tumor, a lesão resulta de mecanismo comum, que é a inativação, por duas mutações, de ambas as cópias do gene *RB* em uma mesma célula. Na forma hereditária, uma cópia defeituosa do gene é herdada de um dos pais e, portanto, está presente em todas as células do organismo. A segunda mutação ocorre apenas em algumas células, as quais originam tumores multifocais. Crianças que

Quadro 10.5 Principais genes supressores de tumor, indicados pela sigla com que são conhecidos, seguidos da localização no genoma humano e produtos codificados

Nome	Localização	Produto
RB	13q14.1-2	Proteína pRB, que se liga ao fator de transcrição E2F, inibindo-o
TP53	17p13.1	Proteína p53, que ativa a transcrição de genes que inibem ciclina/CDK e induz apoptose
INK4 (p16)	9p21	Proteína inibidora de CDK
p19	9p13	Proteína reguladora da proteína MDM2, induzindo degradação da p53
APC	5q21	Proteína ligada ao citoesqueleto e que se associa à β-catenina no citosol, favorecendo sua degradação
WT-1	7p15p-11.2	Fator de transcrição
NF-1	17q11.2	Proteína ativadora da atividade de GTPase na proteína RAS
NF-2	22q12.2	Proteína que liga o citoesqueleto à MEC, atuando como inibidora de movimentos e de proliferação
PTCH	9q22.3	Proteína transmembranosa receptora do fator *sonic hedgehog* e inibidora do receptor *smoothened*
PTEN	10q23.31	Proteína com atividade de tirosina fosfatase (fosfoinositol-3-fosfatase). Inativa a PI3K
DPC4	18q21	Fator de transcrição ativado via TGF-β
E-CAD	16q22.1	Caderina E
LKB1/STK1	19p13	Proteína treonina-serina cinase
SNF5/INI1	22q11	Proteína que faz parte do complexo de remodelação da cromatina dependente de ATP
EXT1	8q24.11-13	Glicosiltransferases que atuam no alongamento do sulfato de heparano
EXT2	11p12	Proteínas ativadoras de GTPase que atuam em RAP e RAB, proteínas G que interferem no tráfego de vesículas no citoplasma
TSC1	9q34	
TSC2	16p13.3	
MSH	3p21	Proteínas do complexo reparador de erros de pareamento do DNA (MMR: *mismatching repair*)
MLH	3p21.3	
PMS	2q31-33	
BRCA1	17q21	Proteínas que fazem parte do processo de reparo do DNA induzidas por radiação. Atuam regulando proteínas da família RAD
BRCA2	13q12.3	
TGF-bRII	3p22	Proteína de membrana receptora do TGF-β
BAX	19q13.3-4	Proteína inibidora de BCL-2 e indutora de apoptose
FHIT	3p14.2	Dinucleosídio polifosfato hidrolase
α-CAT	5q31	α-catenina, proteína que liga caderina (complexo de adesão celular) ao citoesqueleto
DCC	18q31.3	Proteína componente do receptor netrin1, que regula migração celular e apoptose
SMAD2	18q21	Fator de transcrição ativado por rotas ativadas pelo TGF-β
CDX2	13q12.3	Fator de transcrição do grupo homeobox
MKK4	17p11.2	Proteinocinase ativável por estresse (SAPK: *stress activated protein kinase*)
PP2RIB	16p12	Subunidade de uma proteína fosfatase 2A
MCC	5q21	Proteína que inibe a transformação maligna *in vitro*, mas cuja função *in vivo* ainda não se conhece

10

herdam dos pais o gene *RB* defeituoso têm risco de desenvolver retinoblastoma até os 5 anos de idade (após essa idade, todos os retinócitos sofrem diferenciação terminal e não mais se dividem). Na forma esporádica, ocorrem duas mutações nos dois alelos de uma mesma célula suscetível, a qual origina um tumor unifocal e unilateral.

A pRB existe nas formas hipo ou hiperfosforilada. Em células em repouso, a pRB encontra-se na forma hipofosforilada e fica ligada a fatores de transcrição da família E2F. Acoplado à pRB, o E2F não se liga ao DNA, não havendo transcrição de genes que ativam a replicação do DNA e a progressão do ciclo celular (Figuras 8.2 e 10.26). O complexo pRB/E2F também recruta as enzimas histona metiltransferase e histona desacetilase, que, por adicionar radicais metil ou remover radicais acetil dos nucleossomos, respectivamente, compacta a cromatina e impede a transcrição gênica (Figura 10.26 A), inclusive de genes envolvidos na codificação de proteínas importantes da fase S. Com isso, a pRB hipofosforilada (ativa) promove a parada do ciclo celular. Quando a célula recebe estímulo mitogênico, CDKs fosforilam pRB, que, hiperfosforilada (inativa), dissocia-se do complexo pRB/E2F; E2F livre estimula a transcrição de genes mitogênicos. Ao mesmo tempo, a liberação da histona desacetilase do complexo permite a descompactação da cromatina e a transcrição de vários genes, inclusive mitogênicos (Figura 10.26 B). Produtos desses genes, inclusive DNA polimerase, cinases, ciclinas etc., são essenciais para a progressão do ciclo celular na fase S. Na fase M, fosfatases celulares removem radicais fosfato da pRB e esta retorna ao seu estado hipofosforilado. A pRB atua também na estabilidade da p27 (inibidora do complexo CDK/ciclina). Por tudo isso, a pRB tem ação importante na progressão do ciclo celular no período G1/S, constituindo um freio da divisão celular. A pRB estimula ainda fatores de transcrição específicos de certas células (p. ex., células musculares, adipócitos), tendo, pois, papel também na diferenciação celular. Esse é um bom exemplo de associação de vias para comandar tanto a multiplicação como a diferenciação celulares. Outras funções atribuídas à pRB são inibição de apoptose e preservação da estabilidade cromossômica. Além de sua associação com E2F, pRB é cofator de outros fatores de transcrição, como HIF-α (*hypoxia induced factor* α).

A importância da pRB no surgimento de tumores pode ser facilmente compreendida, pois toda vez que a proteína deixa de atuar pode ocorrer multiplicação celular descontrolada. A pRB perde sua função por: (1) mutações no gene, herdadas ou adquiridas. Tais mutações alteram o sítio de ligação da pRB com o E2F e, com isso, este fica disponível para se ligar ao DNA e induzir a divisão celular; (2) ligação a proteínas de vírus oncogênicos, que ocupam o sítio de ligação da RB com o E2F.

A proteína E7 do HPV, a proteína E1A do adenovírus e o antígeno T do vírus SV-40 ligam-se à pRB e bloqueiam sua ligação ao E2F (Figura 10.26 C).

O papel antioncogênico do gene *RB* é notório: (1) a pRB é encontrada em células normais, mas está ausente ou modificada no retinoblastoma; (2) transfecção do gene RB normal em células cancerosas reverte o fenótipo maligno; (3) pacientes com retinoblastoma tratado apresentam maior risco de desenvolver osteossarcoma; (4) indivíduos com defeito congênito no gene *RB*, mas que não desenvolvem retinoblastoma têm maior incidência de outros tumores, principalmente osteossarcoma; (5) perda dos dois alelos do gene RB é encontrada em outros cânceres, como osteossarcoma, sarcomas de tecidos moles e carcinomas de mama, pulmão, bexiga e próstata. Algumas vezes, não há defeitos estruturais no gene *RB*, mas a proteína é deficiente, o que ocorre por defeitos em certos genes (CDKs, ciclina D, p16) cujos produtos levam à hiperfosforilação da pRB.

Gene *TP53*

Defeitos no gene *TP53* são seguramente a forma mais comum de alteração genética em tumores humanos (50% das neoplasias humanas têm alguma alteração no gene). Além de se associarem à origem de várias neoplasias, alterações no gene *TP53* atuam também na progressão tumoral, pois são mais comuns em cânceres avançados e/ou já com metástases do que naqueles em estádio inicial. Como regra, o fenótipo neoplásico manifesta-se somente quando há perda dos dois alelos do gene, que pode se dar de forma herdada ou adquirida. No entanto, a p53 tem uma particularidade interessante: algumas formas da proteína anormal são capazes de se ligar e inativar a p53 normal; desse modo, em certos casos o fenótipo maligno

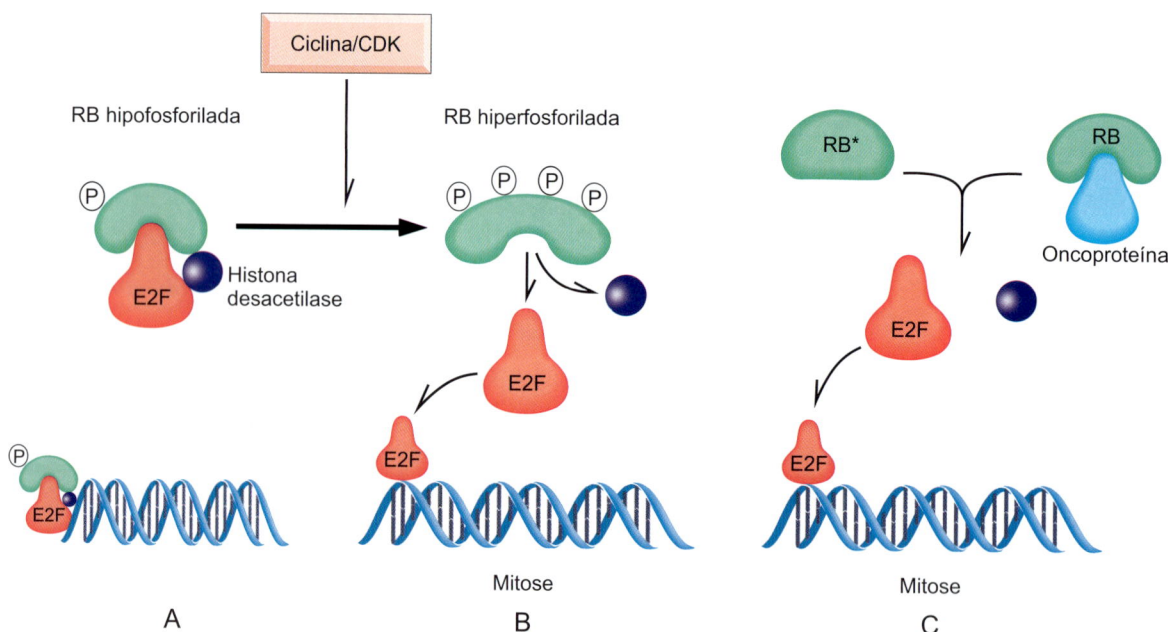

Figura 10.26 Papel da pRB na multiplicação celular. **A.** Em células em repouso, a pRB encontra-se hipofosforilada e se liga ao fator de transcrição E2F; o complexo pRB/E2F recruta a enzima histona desacetilase, que promove compactação da cromatina e impede a transcrição gênica. Com isso, não são sintetizados os produtos essenciais à progressão do ciclo celular, e a célula permanece em interfase. **B.** Quando a célula recebe estímulo para se dividir, o complexo CDK-ciclina fosforila a pRB, que, fosforilada, dissocia-se do complexo pRB/E2F e libera a histona desacetilase, permitindo a descompactação da cromatina e a expressão de genes mediados pelo E2F, cujos produtos promovem divisão celular. **C.** pRB mutada ou ligada a oncoproteínas virais (p. ex., proteína E7 de HPV, proteína E1A de adenovírus) não forma o complexo pRB/E2F, ficando o E2F e a histona desacetilase livres para atuar, estimulando a multiplicação celular. RB*: pRB mutada.

manifesta-se mesmo quando há mutação em apenas um alelo do gene, já que não existe p53 normal disponível. Essa condição caracteriza o que se conhece como mutação dominante negativa. Na rara síndrome de Li-Fraumeni, os indivíduos acometidos herdam dos pais mutação no gene *TP53*, e todas as suas células possuem um alelo defeituoso, o que resulta em risco aumentado de desenvolver várias neoplasias, principalmente carcinoma da mama, leucemias e tumores cerebrais. A mutação mais frequente no gene (R337H) foi descrita no Brasil no ano 2000.

A p53 é uma fosfoproteína de 393 aminoácidos envolvida em proliferação celular, reparo e síntese de DNA, diferenciação celular, apoptose e senescência celular. Na sua forma nativa, a p53 tem vida média curta, da ordem de 20 a 30 minutos; como existe em pequena quantidade em células normais, a proteína não é evidenciada por imuno-histoquímica. A p53 é expressa constitutivamente nas células; após a síntese, desloca-se ao núcleo, onde se liga à proteína MDM2; esta facilita o retorno da p53 ao citoplasma e promove a sua ubiquitinação, o que leva à degradação da p53 em proteassomos. A p16 inibe a MDM2, permitindo a atuação da p53. A MDM2 encontra-se hiperexpressa em alguns tumores humanos. Após agressões ao genoma, ocorre aumento na síntese de p53, a qual se liga ao DNA e estimula vários genes cujos produtos reduzem a divisão celular (parada do ciclo celular), induzem apoptose ou levam as células à senescência. Por tudo isso, a p53 tem enorme importância na manutenção da homeostase celular; anormalidades em sua síntese ou em sua estrutura associam-se a grande número de lesões proliferativas.

A função mais conhecida da p53 é a manutenção da fidelidade da replicação do DNA. Quando as células são agredidas por agentes mutagênicos (substâncias químicas, radiações etc.), sofrem erros na replicação do DNA durante a divisão celular ou são submetidas a certas agressões (encurtamento de telômeros), proteínas especiais "captam" o sinal e estimulam a fosforilação de p53; p53 fosforilada desliga-se da MDM2, torna-se mais estável, permanece no núcleo, atua como fator de transcrição e estimula genes para proteínas inibidoras do ciclo celular, como p21, p27 e p57, as quais inibem CDKs (ver Figura 8.3). Sem ativação de CDKs, a pRB permanece hipofosforilada (ativa) e não libera os fatores de transcrição, bloqueando as células em G1 (esse fato ilustra a interação e a cooperação entre pRB e p53). Essa "parada" de proliferação dá tempo para que os sistemas de reparo do DNA corrijam o defeito provocado, impedindo sua propagação nas gerações celulares seguintes. Caso tais defeitos no DNA não possam ser corrigidos, a p53 induz a célula a entrar senescência ou em apoptose, esta por estimulação do gene *BAX*, prevenindo que a mutação seja transmitida às novas células (Figura 10.27). Outras ações da p53 são: (1) ativação de certos micro-RNA (miRNA, ver adiante). miRNAs ligam-se à região 3' do mRNA, impedindo a sua tradução em proteínas. Alvos de miRNA induzidos pela p53 são genes de ciclinas e genes antiapoptóticos (p. ex., BCL-2); (2) induz senescência celular; (3) reduz a expressão de CD 44. Esta, envolvida em várias propriedades de células transformadas, associa-se a receptores de fatores de crescimento e os coestimula. Quando a p53 deixa de cumprir seu papel, portanto, mutações que surgem são transmitidas às células descendentes (em células já transformadas, defeitos na p53 associam-se à instabilidade genômica – ver atrás); mutações adicionais acumulam-se no genoma e tornam-se suficientes para desencadear a transformação celular. Por cumprir tão importantes funções celulares, a p53 é conhecida como "guardiã do genoma". Tal como no gene *RB*, transfecção do gene *TP53* nativo reverte o fenótipo maligno de células derivadas de vários cânceres (cólon, bexiga, cérebro e ossos).

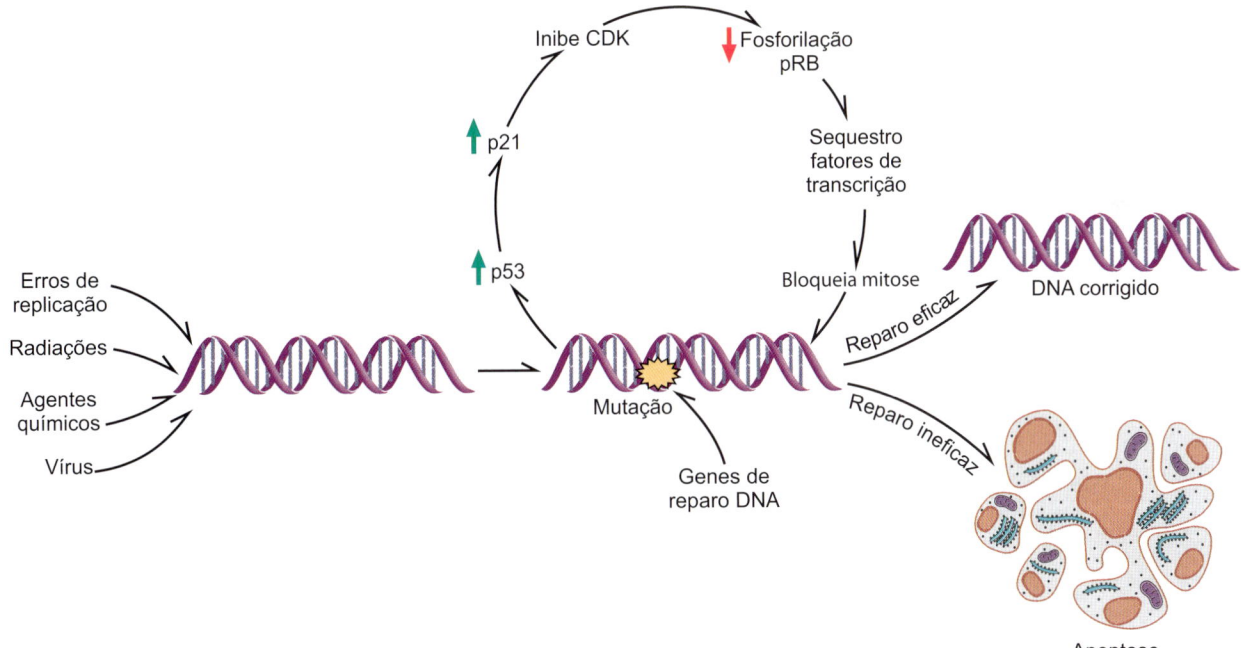

Figura 10.27 Atuação da p53 na manutenção da integridade do genoma. Quando o DNA sofre mutação, a p53 acumula-se na célula e ativa o gene *CDKN1A*, que codifica inibidores do ciclo celular (p. ex., p21) que inibem a ação de CDK sobre a pRB, mantendo-a inativa. Como os fatores de transcrição ficam "sequestrados" pela pRB (ver Figura 8.3), ocorre parada na divisão celular. Durante esse tempo, entram em ação produtos de genes de reparo do DNA. Se o reparo é eficaz, a célula prossegue em sua atividade normal. Caso o defeito não seja corrigido, são ativados genes pró-apoptóticos (p. ex., *BAX*), e a célula é estimulada a entrar em apoptose.

O gene *TP53* localiza-se no cromossomo 17 e possui 11 éxons. Na grande maioria dos tumores humanos, as mutações ocorrem nos éxons 5 a 10. As mutações são de dois tipos: (1) mudança de sentido (missense), em que há troca de um aminoácido por outro, resultando em modificação na cadeia polipeptídica, o que impede sua ligação ao DNA. É o tipo mais frequente (80% das mutações encontradas) e resulta em uma proteína anormal e mais estável, com vida média de horas; com isso, a p53 acumula-se nas células e pode ser detectada por imuno-histoquímica; (2) deleções no gene ou síntese truncada da proteína (20% das mutações), em que não há aumento da vida média nem acúmulo da proteína; a identificação desses defeitos só é feita por técnicas de biologia molecular. Além de mutações gênicas, certos polimorfismos no gene conferem menor capacidade de induzir apoptose.

A exemplo do que ocorre com a pRB, perda de função de p53 pode dar-se por: (1) deleção do gene *TP53*; (2) mutações no gene *TP53*, congênitas ou adquiridas; (3) hiperexpressão do gene *MDM2* (aumento da proteína MDM2 induz degradação da p53); (4) ligação a oncoproteínas de vírus oncogênicos, como antígeno T do SV-40, proteína E1B do adenovírus e proteína E6 do HPV. Ligação da proteína E1B ou do antígeno T à p53 torna esta inativa; ligação da proteína E6 do HPV à p53 estimula a degradação desta pelo sistema ubiquitina-proteassomos.

Além da sua importância no desenvolvimento de neoplasias, a regulação de apoptose pela p53 tem implicações terapêuticas e prognósticas. O efeito de rádio e quimioterapia se faz em boa parte por agressão ao DNA, resultando em apoptose. Tumores cujas células têm defeitos em p53 sofrem menos apoptose e, portanto, respondem menos a esses tratamentos. Experimentalmente, procedimentos que aumentam ou restauram a expressão de p53, inclusive com bloqueadores de MDM2, resultam em melhor resposta terapêutica.

Outros genes supressores de tumor

O produto do gene *APC* (adenomatous polyposis coli) está envolvido em adesão, migração e divisão celulares. A proteína APC associa-se à β-catenina, que forma com a caderina E um complexo de adesão celular; além disso, a β-catenina é um fator de transcrição que estimula os genes *MYC*, da ciclina D e outros ativadores da divisão celular. Em células em repouso, o complexo APC-β-catenina favorece a degradação desta. Quando mutada, a proteína APC não se liga à β-catenina, que, não sendo degradada, atua como fator de transcrição e estimula a proliferação celular (Figura 10.28). Quando há perda de APC, portanto, tem-se o mesmo efeito de estimulação prolongada pelo WNT (ver Figura 8.5). A ligação do WNT ao seu receptor também bloqueia a degradação da β-catenina. Anormalidades nos genes *APC*, β-catenina ou caderina E resultam em redução na adesão celular, uma das propriedades das células malignas. Mutações ou perda de caderina E estão envolvidas em muitos cânceres (p. ex., do trato digestivo, mama), além de facilitar metástases.

Alterações no gene *APC* associam-se sobretudo a tumores do cólon, tanto hereditários como esporádicos. Na polipose familial do cólon, o indivíduo nasce sem um alelo do gene *APC* e, a partir da segunda década de vida, desenvolve numerosos pólipos no intestino grosso. Certo tempo depois, ocorre mutação no outro alelo, e os pólipos evoluem para adenocarcinoma. A maioria dos tumores colônicos não familiares (adenomas e adenocarcinomas) também apresenta mutações no gene *APC*, que são encontradas ainda em outras neoplasias (p. ex., estômago, fígado), indicando ser o *APC* um gene importante no controle da proliferação e da diferenciação celulares.

Em mais de 70% dos carcinomas colorretais, existe deleção de uma região específica do cromossomo 18, em que se localiza o gene conhecido como *DCC* (*deleted in colon carcinoma*), cujo produto é uma proteína de membrana da família de moléculas de adesão celular. Defeitos no gene *DCC* são vistos em numerosas outras neoplasias, inclusive osteossarcoma e carcinomas de mama, ovário, estômago e pâncreas.

O loco *INK4/ARF* codifica duas proteínas envolvidas na senescência celular: (1) *CDKN2A* (p16), que inibe o complexo CDK4/ciclina D, impedindo a fosforilação da pRB e, portanto, a progressão do ciclo celular; (2) p14/ARF, que ativa a p53 por inibir a MDM2. Mutações nesse loco associam-se a diversas neoplasias (p. ex., leucemia, carcinoma do esôfago); no carcinoma do colo uterino, há hipermetilação do gene.

O produto do gene *PTEN* (*phophatase and tensin homologue*) é uma fosfatase que atua sobretudo na PI3K/AKT (ver Figura 5.5). Defeitos no gene (deleção, mutações puntiformes ou inativação epigenética) são encontrados em carcinomas de mama,

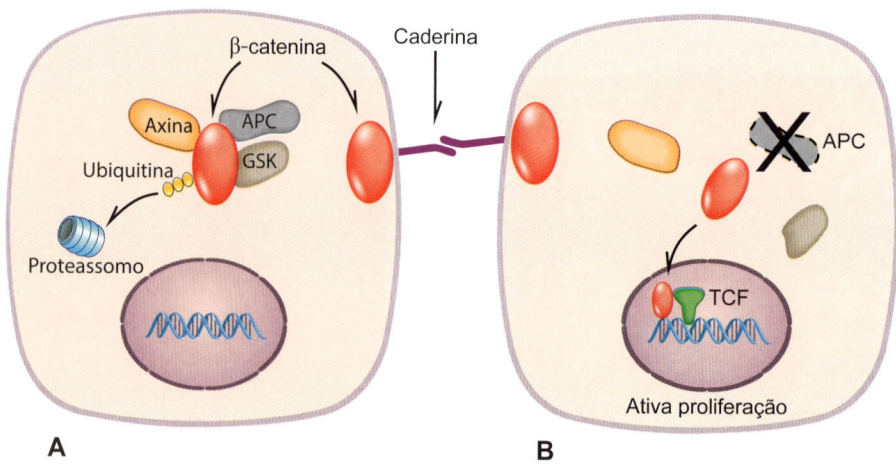

Figura 10.28 APC e β-catenina no controle da divisão celular. **A.** Em condições normais, as proteínas APC, axina e GSK formam complexo com a β-catenina, favorecendo a degradação desta em proteassomos. **B.** Quando mutada, a APC não forma tal complexo, ficando a β-catenina livre para associar-se ao fator de transcrição TCF e estimular a multiplicação celular (ver também Figura 8.6).

endométrio e tireoide. No tumor de Wilms, esporádico ou herdado, há inativação do gene *WT-1*, localizado no cromossomo 11p13. Seu produto é um ativador da transcrição de genes envolvidos na diferenciação renal e gonádica. Inserção do cromossomo 11 normal em linhagem celular derivada dessa neoplasia suprime sua tumorigenicidade.

Pacientes com neurofibromatose do tipo 1 têm mutação herdada de um alelo do gene *NF-1* e desenvolvem vários neurofibromas (tumores benignos). Quando ocorre mutação no outro alelo, há transformação para neurofibrossarcoma. O gene *NF-1* codifica a neurofibromina, proteína da família GAP, que ativa a função GTPase da proteína RAS e assim promove hidrólise do GTP. Com mutação ou perda do gene *NF*-1, a proteína RAS fica ativada por mais tempo e induz proliferação celular descontrolada (Figura 10.22). Na neurofibromatose do tipo 2, formam-se schwannomas bilaterais no nervo acústico. Mutações esporádicas no gene *NF-2* associam-se a meningiomas e ependimomas. A proteína NF-2 (neurofibromina 2 ou merlina) pertence à família de proteínas do citoesqueleto celular, e sua inativação se associa a perda de inibição por contato.

Genes de reparo do DNA

Além de mutações causadas por agentes externos (radiações, substâncias químicas etc.), modificações na molécula de DNA podem surgir durante a sua duplicação. Dada a enorme extensão do DNA humano (3 bilhões de nucleotídeos), não é surpresa que possam ocorrer falhas na sua replicação (copiagem da molécula). Quando ocorre modificação na sequência normal do DNA, produtos de numerosos genes entram em ação para reparar os defeitos produzidos. Se a "lesão" no DNA é reparada, a célula continua com seu genótipo e seu fenótipo normais. Se o sistema de reparo falha, a mutação propaga-se nas gerações seguintes e pode induzir transformação neoplásica. Quando os genes de reparo estão defeituosos por qualquer motivo, tem-se o chamado *fenótipo mutador*. Nesse caso, mutações em genes cruciais para proliferação e diferenciação (oncogenes, genes supressores etc.) acumulam-se nas células, não são reparadas e levam ao aparecimento de uma neoplasia. Os genes que controlam os sistemas de reparo do DNA, portanto, têm papel destacado na carcinogênese.

Genes de reparo do DNA codificam moléculas que atuam no reconhecimento e no reparo de lesões no DNA (ver também Capítulo 5). Essa classe de genes ganhou maior interesse após a observação de que certos tumores familiares (em especial uma forma familiar de tumor do cólon denominada câncer colônico hereditário sem polipose [*hereditary nonpolyposis colon cancer – HNPCC*] e o câncer da mama familial) apresentam instabilidade genômica também em regiões repetitivas do DNA chamadas microssatélites (por causa da instabilidade genômica, o tamanho dos microssatélites aumenta ou diminui). A instabilidade deve-se a falhas no sistema que mantém a fidelidade genômica durante a replicação celular e manifesta-se nas células cancerosas pela presença de alelos com pequenas variações de tamanho. Entre os genes que atuam no reparo do DNA existem:

- Família MMR (*mismatch repair genes*), genes responsáveis por reparo de pareamento errado do DNA. Na espécie humana, existem pelo menos quatro genes envolvidos no reparo de pareamento defeituoso do DNA: hMSH2, hMSH6, hMLH1 e hPMS2. Instabilidade genômica causada por defeitos em um deles facilita o acúmulo de mutações no DNA e favorece o aparecimento de neoplasias, em especial carcinoma colorretal. Falta de expressão desses genes ocorre também por silenciamento gênico (ver adiante, Mecanismos epigenéticos na carcinogênese)

- Família UVDR (*UV damage repair*) ou ERC (*excision-repair complement defective in hamsters*). São genes que atuam no reparo de DNA após lesão por radiação ultravioleta. Mutações nesses genes resultam em maior risco de vários tumores. No xeroderma pigmentoso, doença hereditária na qual os indivíduos são incapazes de reparar dímeros de pirimidina formados sobretudo pela ação de raios ultravioleta, os pacientes desenvolvem vários cânceres da pele, mesmo quando ainda jovens

- Genes de reparo de DNA lesado por radiação ionizante. Incluem grande número de genes, entre os quais os genes *BRCA-1 e 2*, mutados em alguns cânceres, sobretudo no carcinoma mamário, de onde vem a sigla: **br**east **ca**ncer (cromossomos 17q21 e 13q12-13). Mutações nesses genes são encontradas em 80% dos carcinomas mamários hereditários, mas são pouco frequentes em cânceres da mama esporádicos.

Em outras três doenças hereditárias com instabilidade cromossômica, também existem defeitos no reparo de erros de replicação do DNA e aumento na incidência de câncer. Na ataxia-telangiectasia, há predisposição a leucemias; na anemia de Fanconi e na síndrome de Bloom, os pacientes têm maior risco de desenvolver vários tipos de câncer. Além dessas doenças, leucócitos de indivíduos com história familial de câncer ou fibroblastos de pacientes com carcinoma pulmonar têm menor capacidade de reparar danos no DNA, indicando que o poder de reparo é de fato importante na gênese de muitos tumores.

Genes para apoptose

Um indivíduo adulto possui cerca de 10^{15} células. A reposição diária de células mortas naturalmente envolve um número também muito alto (da ordem de 10^{12}). Para que a população celular dos vários órgãos fique dentro dos limites fisiológicos, existe um balanceamento preciso entre geração de novas células e perdas que normalmente ocorrem. Nesse processo, a apoptose é essencial para regular a população celular normal. Como visto no Capítulo 5, apoptose resulta de estímulos variados, fisiológicos ou patológicos, internos ou externos às células. Numerosos genes regulam a apoptose, cujos produtos a inibem ou a favorecem (ver Quadro 5.5).

Em alguns tumores, alterações em genes antiapoptóticos são o principal mecanismo oncogênico. Cerca de 85% dos linfomas foliculares de linfócitos B possui a translocação (14;18) (q32:q21). Genes para cadeias pesadas de imunoglobulinas estão localizados em 14q32; sua justaposição com o *BCL-2* (em 18q21) resulta em aumento da expressão deste, maior produção da proteína BCL-2 e diminuição de apoptose em linfócitos B. Como esse linfoma origina-se por redução de apoptose e não por aumento da proliferação celular, seu crescimento é menos rápido do que o de outros linfomas. Em muitos tumores humanos, ocorrem modificações em genes de proteínas pró- ou antiapoptóticas, resultando em redução de apoptose. Mutações no gene *TP53* também resultam em diminuição de apoptose, por reduzirem a expressão de genes pró-apoptóticos, como o BAX. Como já comentado, defeitos na p53 têm efeito também no tratamento do câncer por rádio ou quimioterapia, que causam morte celular. Anormalidades na p53 tornam as células menos sujeitas à apoptose.

Mecanismos epigenéticos na carcinogênese

Mecanismos epigenéticos são aqueles em que as alterações gênicas independem de modificações na sequência do DNA (mutações), embora possam ser transferidas para as gerações seguintes. Os mecanismos epigenéticos têm merecido interesse crescente, pois ajudam a compreender as alterações na expressão gênica que ocorrem na origem e na progressão de muitos cânceres. O mecanismo epigenético mais conhecido é silenciamento gênico por hipermetilação de sequências CpG em promotores gênicos; quando isso acontece, não há expressão do gene correspondente (silenciamento gênico). Metilação se faz por transferência de radicais metil por ação de uma DNA metiltransferase, que por sua vez atua sob controle de enzimas que comandam a acetilação e a desacetilação da cromatina. Os complexos proteicos de acetilação e de desacetilação estão associados aos nucleossomos e controlam a associação de histonas ao DNA; alterações na estrutura da cromatina são capazes de modificar a expressão gênica. Em células malignas, são frequentes alterações na cromatina (hipercromasia, por condensação, núcleos claros, por dispersão), que resultam em grande parte da compactação de nucleossomos.

As principais alterações epigenéticas em canceres são: (a) *metilação* em genes supressores de tumor (*BRCA-1*, no carcinoma da mama), em genes de reparo do DNA (*MLH1*, no câncer colorretal) e no *CDKN2A* (p16, envolvida nas ações de p53 e pRB), que resulta em menor expressão desses genes; (b) *hipometilação* do DNA, que leva à instabilidade cromossômica, desrepressão de genes relacionados com a divisão celular ou superexpressão de genes antiapoptóticos; (c) modificações em histonas, que promovem compactação do DNA e, assim, interfere na transcrição gênica.

Micro-RNAs e carcinogênese

Micro-RNAs (miRNAs), que possuem de 20 a 22 nucleotídeos, são elementos importantes no controle da expressão gênica. Em células normais, estão envolvidos nos processos de multiplicação, diferenciação e adesão celular, além de apoptose. Um único miRNA é capaz de inibir dezenas de genes distintos, resultando em repressão gênica: o efeito final dos miRNAs é inibir mRNA, impedindo a tradução ou facilitando a degradação deste (silenciamento gênico – Figura 10.29). A importância de miRNAs em cânceres está sendo progressivamente reconhecida, uma vez que em muitos tumores encontra-se expressão alterada dos mesmos. Em neoplasias, os alvos principais de miRNAs são oncogenes e genes supressores de tumor. Um determinado miRNA pode bloquear a expressão de um oncogene (atua, portanto, como supressor de tumor); sua falta, ao contrário, leva a maior expressão do oncogene e, portanto, favorece o tumor. De outro lado, a falta de certo miRNA pode resultar em menor repressão de um oncogene, permitindo sua maior expressão. Outros miRNAs bloqueiam a expressão de genes supressores de tumor, contribuindo para a carcinogênese (são chamados *oncomiRNAs*). Expressão de miRNAs, portanto, atua no processo de regulação da divisão celular.

Além de atuarem na origem de neoplasias, anormalidades em miRNAs são importantes na progressão e no prognóstico de alguns cânceres, como carcinomas pulmonar e do ovário. O miRNA-200 inibe o fator de transcrição ZEB-1, que induz a transição epitélio mesenquimal (TEM); TGF-β inibe a expressão de miRNA-200 e, portanto, favorece a TEM. O miRNA-155 inibe fosfatases, como a proteína PTEN, o que ativa mitoses.

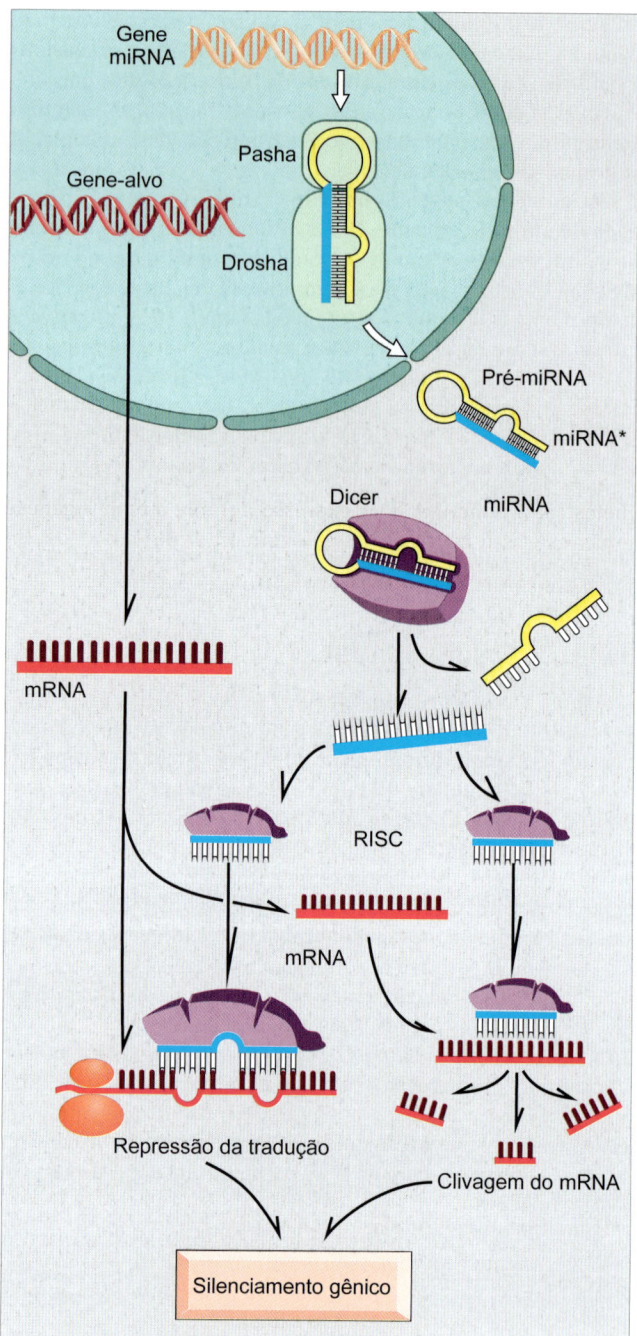

Figura 10.29 MicroRNAs. Os genes para miRNAs são transcritos pela RNA polimerase II e seu produto é processado pela RNase III Drosha e seu cofator Pasha; com isso, libera-se um precursor (pré-miRNA), que é formado por uma dupla fita contendo uma dobra em uma extremidade (*hairpin*). O pré-miRNA possui uma sequência madura (em azul) e uma sequência complementar (miRNA*). O pré-miRNA sai do núcleo para o citoplasma, onde sofre ação de outra RNAse III (Dicer), que remove a dobra na extremidade, liberando as duas fitas: miRNA e miRNA*. Em seguida, o miRNA associa-se ao RISC (*RNA-induced silencing complex*). O complexo miRNA-RISC liga-se a sequências de mRNAs existentes no citoplasma (mRNA-alvo). Dependendo do grau de complementaridade do complexo miRNA/mRNA, há dois efeitos: (1) bloqueio da expressão gênica ao nível da tradução; (2) clivagem do mRNA. Em ambos os casos e por vias distintas, não há tradução em proteínas, ou seja, ocorre silenciamento gênico.

O perfil de expressão de miRNAs pode ser característico de diferentes tumores (assinaturas de miRNAs próprias de certos tumores). Hoje, são investigados alguns miRNAs no tratamento de neoplasias.

RNAs longos não codificantes (lncRNAs) e carcinogênese

São RNAs com mais de 200 pb transcritos a partir de sequências de DNA entre genes, em íntrons e às vezes sobrepondo éxons. lncRNSs atuam em todas as etapas da expressão gênica, desde acetilação de histonas até tradução da proteína. Tais RNAs funcionam como sítios de ancoragem para moléculas que interferem nas diferentes fases da expressão gênica. Muito numerosos (são descritos cerca de 20.000), são importantes na carcinogênese. Vários lncRNAS atuam como facilitadores de metástases: o lncRNA H19, expresso durante a embriogênese e não expresso na vida adulta, tem expressão aumentada em vários cânceres (mama, fígado, pulmão e ovário), com forte correlação com transição epiteliomesenquimal e metastatização. Outros atuam como supressores de metástases, como o NKILA (*NFkB activating lncRNA*), cuja expressão, aumentada por citocinas pró-inflamatórias, inibe a fosforilação do NFκB e reduz a formação de metástases no câncer da mama. Expressão de lncRNAS em muitas neoplasias aponta para seu potencial uso como marcadores de evolução e prognóstico de tumores.

Vias intracelulares na carcinogênese

O câncer origina-se por duas vias: (1) clássica, a mais comum, associada a mutações variadas (desencadeadas por agentes conhecidos ou desconhecidos) e aditivas em oncogenes, genes supressores de tumor etc.; (2) fenótipo mutador, relacionado com defeitos no sistema de reparo do DNA (instabilidade genômica), os quais favorecem acúmulo de mutações em genes associados à transformação neoplásica. Em algumas neoplasias, os tumores associados ao fenótipo mutador têm menor atividade proliferativa e, portanto, melhor prognóstico do que os originados pela via clássica.

Embora a carcinogênese seja um processo multifásico em que vários genes estão alterados, a sequência exata dos eventos não é bem conhecida. Há circuitos de sinalização que garantem autonomia de proliferação, sobrevivência e deslocamento das células, enquanto outros inibem a diferenciação celular. Todos interagem de modo complexo, convergindo para alterações na expressão gênica que conferem as propriedades das células cancerosas descritas anteriormente. Tais circuitos podem ser entendidos segundo o modelo de "redes neurais", pelo qual alguns elementos de "entrada" no sistema se combinam de várias maneiras, em rede, para produzir alguns elementos de "saída". Essa ideia pode ser entendida de maneira muito simplificada, conforme está esquematizado na Figura 10.30. Alguns agentes (p. ex., fatores de crescimento, hormônios etc.) interagem com seus receptores celulares, a partir dos quais são ativados alguns mediadores intracelulares, geralmente enzimas, cuja ação resulta em efeitos nas células (multiplicação, diferenciação, morte celular, inclusive por apoptose etc.). Existe ampla conexão entre os intermediários do processo, no sentido de que um componente da rede influencia mais de um elemento do sistema, podendo ser ativador ou inibidor. Esse modelo ajuda a compreender também a interação de vários oncogenes, genes supressores de tumor e outros no aparecimento e na progressão de neoplasias.

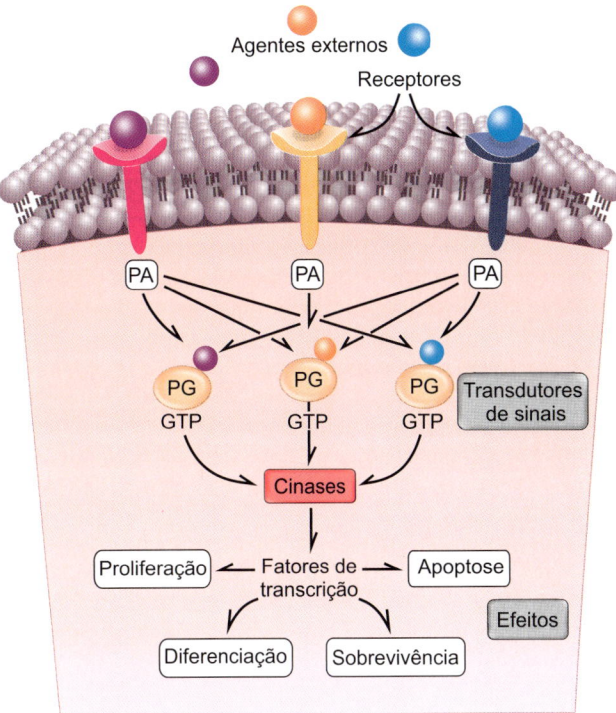

Figura 10.30 Modelo de rede para explicar a interação combinatória (não necessariamente sequencial) de vários genes e fatores externos na origem de uma neoplasia. Agentes externos estimulam seus receptores celulares, os quais atuam sobre mediadores intracelulares que produzem efeitos variados (divisão, morte celular etc.). A ação de um componente do sistema atua em mais de um elemento da rede, podendo ter efeito estimulador ou inibidor. A ação aditiva de vários oncogenes, genes supressores de tumor etc. pode manifestar-se tal como descrito nesse modelo. PA: proteína de adaptação; PG: proteína G ligada ao GTP.

O surgimento e o desenvolvimento de um câncer são entendidos como resultado da ação de vários oncogenes e da inatividade de genes supressores de tumor, de reparo do DNA ou de indutores de apoptose.

Embora a notável expansão do conhecimento sobre a patogênese das neoplasias tenha trazido informações valiosas para a abordagem terapêutica mais dirigida a diferentes tumores (existe boa resposta ao tratamento em muitos cânceres), essa mesma complexidade molecular ajuda a entender por que em muitos pacientes o tratamento dirigido a uma via de sinalização defeituosa não tem sucesso, justamente porque mais de um componente da "rede" pode estar alterado.

Carcinogênese viral

O estudo da carcinogênese viral tem grande interesse porque, de um lado, cânceres humanos e de outros animais associam-se a infecções por vírus e, de outro, pelo fato de os conhecimentos sobre os mecanismos envolvidos na carcinogênese por vírus muito ajudarem na compreensão da carcinogênese em geral. Vírus de RNA ou de DNA podem induzir tumores.

Vírus de RNA

A maioria dos vírus oncogênicos de RNA em humanos são retrovírus. Retrovírus são vírus de RNA de fita simples que, após penetrarem em células e por ação de uma transcritase reversa, são convertidos em DNA de fita dupla (provírus) e se integram ao genoma celular (Figura 10.31). Alguns retrovírus possuem oncogenes (v-ONC), outros não. v-ONCs são proto-oncogenes que sofreram mutações durante sua incorporação pelos vírus ou são proto-oncogenes que se integraram próximo a promotores virais (Figura 10.24). Os retrovírus têm interesse sobretudo em estudos de oncogênese experimental e de oncogenes. Tais vírus têm ampla distribuição em várias espécies animais (répteis, peixes, aves e mamíferos), nas quais induzem neoplasias variadas.

O genoma dos retrovírus tem três genes (GAG, POL e ENV) e, em cada extremidade, repetições terminais longas (LTR). O gene GAG codifica proteínas do cerne do vírion; o POL, a transcritase reversa; e o ENV, glicoproteínas do capsídeo viral. A região LTR é uma sequência regulatória da expressão gênica e contém pelo menos três componentes: (1) promotores; (2) aumentadores/acentuadores (*enhancers*), que são sequências regulatórias de um gene que ficam tanto perto quanto longe do gene; (3) sítios de poliadenilação.

A capacidade dos vírus de RNA de transformar células está relacionada com: (a) o vírus carrega um v-ONC; (b) ao inserir o cDNA no DNA da célula hospedeira, o retrovírus ativa proto-oncogenes, por inserção de promotores ou aumentadores da expressão gênica.

O HTLV-1 (*human T lymphotropic virus*), retrovírus associado à leucemia de células T do adulto, é endêmico em algumas regiões do Japão e em algumas ilhas do Caribe, onde a leucemia de células T do adulto é frequente; no Brasil, a infecção é pouco comum, sendo mais prevalente na região Nordeste, sobretudo no Maranhão, na Bahia e em Pernambuco. O vírus é de transmissão parenteral (transfusão, uso de drogas injetáveis), sexual ou vertical. Além de genes comuns aos retrovírus de animais, os HTLV possuem três outros genes na extremidade 3': (1) o gene Tax codifica a TAX, que é necessária para a transcrição do mRNA em proteínas estruturais do vírus; além disso, ativa outros genes associados a proliferação celular (IL-2, CSF-GM, *FOS*, *MYC*, *JUN*, *SIS*) e promove instabilidade genômica; (2) o gene Rex codifica a REX, que: (a) estimula a transcrição de genes envolvidos na proliferação de linfócitos T (p. ex., IL-2); (b) ativa a ciclina D; (c) favorece instabilidade genômica; (3) o gene p21-REX tem função pouco conhecida.

O vírus da hepatite C (VHC) é um dos agentes associados ao *carcinoma hepatocelular (CHC)*. No mundo todo, há evidências epidemiológicas da associação entre infecção por VHC e CHC. VHC não é um retrovírus e nem se integra ao genoma do hospedeiro. Possíveis mecanismos de carcinogênese são: (1) proteínas virais ligam-se à pRB e à p53 e as inibem; (2) por induzir inflamação crônica, com necrose e regeneração, o vírus atua como promotor e como indutor de alterações genômicas mediante radicais livres produzidos por células do exsudato inflamatório. O VHC associa-se ainda ao *linfoma de linfócitos B da zona marginal*, especialmente no baço; o tumor regride após tratamento que elimina o vírus. Pouco se conhece sobre os mecanismos de ação do VHC na indução desse linfoma.

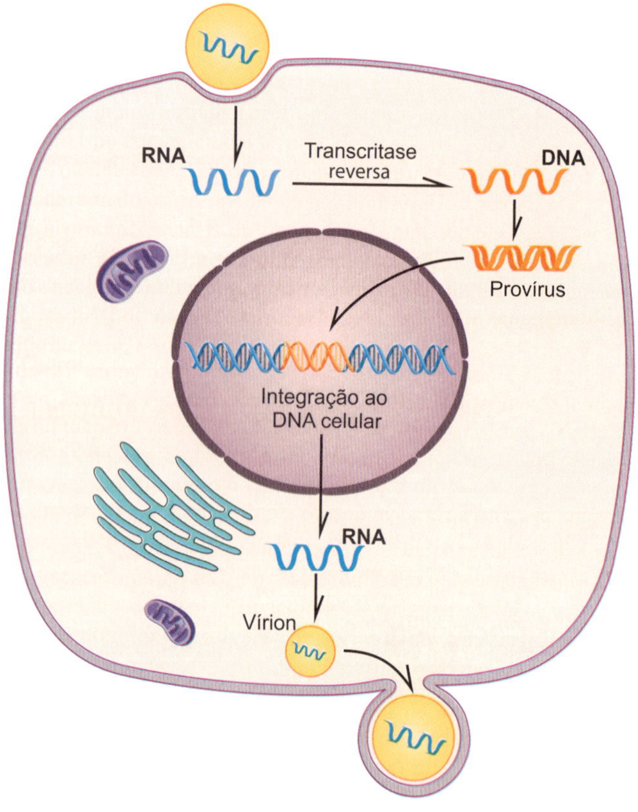

Vírus de DNA

Muitos vírus de DNA associam-se a neoplasias diversas, benignas ou malignas, em humanos e outros animais. A maioria dos vírus de DNA oncogênicos conhecidos é de animais de laboratório, domésticos ou selvagens. Nestes, o exemplo mais conhecido é o do papiloma cutâneo de coelho selvagem, nos quais os tumores são inicialmente benignos (papilomas), mas têm grande tendência a malignizar-se. Também importantes são tumores cutâneos, genitais e do trato digestivo de bovinos causados pelo vírus do papiloma bovino (BPV). Na carcinogênese humana, os vírus de DNA importantes são o vírus do papiloma humano (HPV), o vírus Epstein-Barr (EBV), o vírus da hepatite B (HBV) e o vírus do herpes humano tipo 8 (HHV-8).

Infecção por vírus de DNA oncogênico ocorre de dois modos: (1) o vírus infecta a célula, e esta permite a transcrição de seus genes precoces e tardios, além da duplicação de seu DNA; com isso, formam-se novas partículas virais, e a célula é destruída (efeito lítico). Quando ocorre essa sequência de eventos, a célula é chamada permissiva; (2) a célula não permite a replicação viral (não permissiva). Nesta, os genes tardios, responsáveis pela codificação de proteínas do capsídeo, não são expressos; contudo, os genes precoces são transcritos, a célula permanece viável e o DNA viral integra-se ao genoma da célula hospedeira. Esses dois fenômenos – expressão de genes precoces e integração do DNA viral – parecem ser os responsáveis pela transformação celular.

A expressão dos genes iniciais desses vírus resulta na síntese de algumas proteínas que atuam na transformação celular (proteínas transformantes), as quais se ligam a proteínas codificadas por genes supressores de tumor. A proteína E1A do adenovírus e a proteína E7 do vírus do papiloma humano, por exemplo, ligam-se à proteína RB, enquanto as proteínas E1B do adenovírus e E6 do vírus do papiloma humano ligam-se à p53. Inativação das proteínas RB e p53 resulta em perda do controle da proliferação celular e em aquisição do caráter transformado.

Figura 10.31 Ciclo somático de retrovírus. Os vírions são internalizados e, por meio de uma transcritase reversa, seu RNA é convertido em DNA, que depois se replica e forma DNA de fita dupla (provírus), o qual se integra ao genoma do hospedeiro. O RNA transcrito do provírus e as proteínas codificadas formam novos vírions, que são eliminados da célula.

Vírus do papiloma humano. Os vírus do papiloma humano (HPV) têm tropismo para epitélio escamoso da pele e de mucosas, nas quais provocam lesões proliferativas benignas ou malignas. São conhecidos mais de 100 tipos diferentes do vírus, cada um com sede preferencial e potencial maligno distintos. As lesões induzidas por HPVs mais comuns e importantes são verrugas cutâneas, papiloma da laringe, condiloma acuminado e tumores anogenitais.

O maior impacto do HPV em tumores humanos resulta de sua associação com lesões displásicas e malignas do colo uterino. Displasias de baixo grau contêm frequentemente HPV dos tipos 6 e 11 (baixo risco), enquanto em displasias de alto grau e em carcinomas *in situ* e invasor são encontrados predominantemente os tipos 16, 18, 31, 33, 35 e 51 (alto risco). Tipos distintos do vírus induzem lesões de gravidade variada.

Na maioria dos carcinomas, o genoma viral está integrado ao da célula hospedeira, enquanto em lesões benignas o vírus encontra-se na forma epissomal. Tal fato reforça o papel da inserção de uma sequência estranha (mutação) no surgimento de uma neoplasia.

No carcinoma do colo uterino, o DNA do HPV integra-se ao DNA celular. A integração ocorre em posição que bloqueia a expressão da sequência E2 do genoma viral; E2 é repressora das sequências E6 e E7 do vírus. Com baixa expressão de E2, a expressão dos genes E6 e E7 fica liberada e seus produtos (proteínas transformantes) combinam-se com proteínas celulares que interferem nos mecanismos de proliferação e sobrevivência das células. pE6 liga-se à p53, e pE7, à pRB, impedindo sua atividade ou favorecendo sua rápida degradação em proteassomos. E6 e E7 de HPV de alto risco têm maior afinidade, respectivamente, com p53 e pRB do que as dos vírus de baixo risco. Além disso, a pE6 ativa a telomerase, enquanto a pE7 inativa a p21, esta inibidora do complexo CDK4/ciclina; com isso, há estimulação da divisão celular. Por tudo isso, pE6 e pE7 bloqueiam um controle importante da proliferação celular (ver Figura 18.30). Além desses mecanismos, outros fatores contribuem para a carcinogênese no colo uterino, como tabagismo e outros componentes ambientas (p. ex., infecções). Coinfecção com HIV aumenta o risco de carcinoma cervical.

Vírus Epstein-Barr. O vírus Epstein-Barr (EBV), transmitido pela saliva, é amplamente distribuído na natureza, estimando-se que cerca de 80% dos adultos no mundo todo sejam infectados ao longo da vida. A infecção primária geralmente é assintomática, mas pode resultar na mononucleose infecciosa, que é doença autolimitada: os pacientes apresentam infecção de vias respiratórias superiores, febre, linfonodomegalia e dor. Após cura da doença, o vírus permanece em linfócitos B de memória.

Em alguns indivíduos, a infecção é persistente e associa-se a neoplasias. A primeira neoplasia associada a infecção por EBV foi o *linfoma de Burkitt*, descrito em crianças africanas em 1964. O tumor apresenta-se de duas formas: uma *endêmica*, que acomete crianças da África e é a neoplasia da infância mais comum nessa região, e outra *esporádica*, menos comum e encontrada em diversas partes do mundo. A quase totalidade dos tumores africanos contém o genoma do vírus, e 100% dos pacientes apresentam títulos elevados de anticorpos anti-EBV. Na forma esporádica, o genoma viral é encontrado em apenas 15 a 20% dos tumores. Nas duas formas, existe a translocação t(8:14), que resulta em ativação do gene *MYC* (Figura 10.25 A). Parece que o EBV é apenas um dos fatores causais do linfoma de Burkitt, mas incapaz, sozinho, de induzir tumores. Nesse sentido, é postulado que a malária (também endêmica na África) pode ser um

cofator importante, pois estimula o sistema imunitário e induz proliferação de linfócitos B. Células com taxa elevada de multiplicação são mais suscetíveis a sofrer mutações, inclusive a translocação característica desse linfoma. Associação com EBV é encontrada também em outros linfomas, como linfoma de Hodgkin, linfoma de células T/NK nasal e subgrupos de linfoma difuso de grandes células B associados a imunodeficiência.

Há duas possibilidades para infecção persistente: (1) o vírus infecta linfócitos de órgãos linfoides que não foram ainda estimulados a produzir anticorpos (estágio pré-centro germinativo); tais linfócitos passam pelo centro germinativo e sofrem ativação, expansão policlonal, criação de diversidade do receptor de antígenos externos e seleção de clones com maior reatividade; (2) o vírus infecta células do centro germinativo e/ou células B de memória. No primeiro caso, o vírus modifica o seu perfil de expressão gênica ao longo da progressão de linfócitos no centro germinativo e gera perfis de latência nos diversos linfomas relacionados com o vírus. Células linfoides transformadas *in vitro* no estágio pré-centro germinativo expressam o *padrão de latência III*: (a) antígenos nucleares EBNA-1, 2, 3A, 3B, 3C e LP; (b) proteínas latentes de membrana (LMP-1, LMP-2A e LMP-2B); (c) dois grupos de miRNA virais; (d) RNAs não codificadores (EBER, *Epstein-Barr encoding RNA*). Parte dos linfócitos progride para o centro germinativo e expressam o *padrão de latência II*, que consiste na expressão de EBNA-1, LMP-1 e LMP-2, mas não os demais antígenos. LMP-1 e LMP-2 têm função análoga à do receptor de células B e transmitem sinais de sobrevivência prolongada ao linfócito, contribuindo para a sua imortalização. Nas células B de memória, o EBV modifica sua expressão para evitar o reconhecimento antigênico (latência 0). Quando as células B de memória se dividem, o vírus ativa o gene EBNA-1, que é necessário à produção viral epissomal e transmissão às células-filhas (*padrão de latência I*).

Tais elementos têm aplicação prática no diagnóstico de linfomas. No linfoma de Hodgkin, neoplasia cujas células têm caraterísticas de célula do centro germinativo com defeito na apoptose, a detecção do vírus EBV faz-se pela expressão da proteína LMP-1 por imuno-histoquímica (latência II). Nas demais neoplasias linfoides, como o linfoma de células T/NK (latência tipo I) e o linfoma de grandes células B (latência tipo III), a pesquisa do vírus tem importância diagnóstica e deve ser feita por hibridação *in situ* com sequências do DNA viral. O linfoma de Burkitt tem padrão de latência I.

A translocação do gene *MYC* modifica a expressão gênica de linfócitos B, com hiperexpressão de genes do ciclo celular e de apoptose. Esta modificação sozinha não causa linfoma; quando ocorre bloqueio da apoptose (p. ex., por defeitos na p53), pode surgir a neoplasia. O promotor viral Qp aumenta a expressão de EBNA-1, sendo esta a responsável pela ação antiapoptótica do vírus em linfócitos.

O *carcinoma nasofaríngeo*, raro no Brasil, mas endêmico em algumas regiões da China e da África, também associa-se ao EBV. Em 100% dos tumores de qualquer região geográfica, DNA do vírus é encontrado nas células neoplásicas; além disso, os pacientes têm títulos elevados de anticorpos anti-EBV. A pesquisa de DNA viral por hibridação *in situ* é importante no diagnóstico do tumor.

Recentemente, foi descrito adenocarcinoma gástrico associado à infecção pelo EBV.

Vírus da hepatite B. Infecção crônica pelo vírus da hepatite B (VHB) associa-se a maior incidência do carcinoma hepatocelular (CHC), que é um dos cânceres humanos mais frequentes em algumas partes do mundo. Na África e no Sudeste Asiático, regiões de alta prevalência do tumor, a infecção pelo VHB também é comum e atinge parte considerável da população. Dos adultos infectados pelo VHB, cerca de 5% desenvolvem infecção crônica, os quais têm risco 200 vezes maior de desenvolver CHC do que pessoas não infectadas. Esse risco é muito elevado em crianças infectadas ao nascer, as quais desenvolvem infecção persistente em 90% dos casos. Além disso, os marcadores sorológicos do VHB são encontrados mais em pacientes com CHC do que na população em geral. Outros vírus da família Hepadna induzem CHC nos seus hospedeiros: WHB (*woodchuck B virus*) na marmota-americana e DHB (duck B virus) no pato-de-pequim. Camundongos transgênicos com VHB ou com gene do HBsAg desenvolvem carcinoma hepatocelular depois de 8 meses de vida.

O DNA de HBV integra-se ao genoma de hepatócitos; a integração é precoce, independe de replicação viral, é aleatória e parcial, mas ocorre em várias cópias do mesmo fragmento, podendo ocorrer em vários sítios. Essa integração aleatória, de vários fragmentos, parece ser responsável pela instabilidade genômica que favorece o aparecimento de CHC. Duas proteínas expressas após integração do genoma viral atuam na carcinogênese: proteína X e uma proteína truncada (MHBst, *middle HB surface truncated protein*), que são transativadoras de genes que codificam fatores de transcrição de alguns genes (p. ex., *TGF-α* e *IGF-II*) que favorecem a imortalização de hepatócitos. Como na infecção pelo vírus da hepatite C, inflamação crônica, com necrose e regeneração, parece também ter papel na hepatocarcinogênese.

Vírus do herpes humano tipo 8. O HHV 8, um vírus de transmissão sexual facilitada pelo HIV, associa-se ao sarcoma de Kaposi, ao linfoma difuso de grandes células B primário de efusão e à doença de Castleman. O genoma do vírus foi isolado de células endoteliais malignas e possui genes que codificam moléculas que mimetizam fatores de crescimento: IL-6, ciclina D, BCL-2 e MIP-1α e receptores para quimiocinas. A ativação desses genes favorece a proliferação endotelial, que evolui para imortalização celular. É possível que haja interação com o HIV na indução do sarcoma: a proteína TAT do HIV liga-se a células endoteliais, via integrinas, e as induz a produzirem fatores de crescimento.

Outros agentes biológicos causadores de câncer

Bactérias e parasitos podem ocasionalmente associar-se a alguns cânceres, embora sua participação na carcinogênese não esteja totalmente esclarecida. Carcinoma de células escamosas da bexiga associa-se à esquistossomose vesical causada pelo *S. haematobium*. A inflamação granulomatosa da mucosa vesical, na qual os ovos são eliminados, deve ter participação na carcinogênese diretamente ou como fator cocarcinogênico. Na Ásia, o parasitismo das vias biliares com o trematódeo *Clonorchis sinensis* associa-se a maior risco de carcinoma de vias biliares. Infecção por *H. pylori* associa-se a linfoma MALT (linfoma B, da zona marginal) do estômago e a adenocarcinoma gástrico. Parece que a infecção crônica pela bactéria resulte em hiperestimulação linfocitária, levando à proliferação policlonal de linfócitos B, os quais podem sofrer mutações; estas podem conferir vantagem proliferativa às células, resultando em um linfoma. Nesta fase, a proliferação celular depende de estimulação dos linfócitos B por linfócitos T, via NFκB; a erradicação da bactéria "cura" o linfoma. Com o tempo, podem surgir outras mutações que tornam o NFκB ativado constitutivamente. Agora, a neoplasia independe de estimulação antigênica pela bactéria. Infecção por *H. pylori*, especialmente por cepas virulentas Cag A,

aumenta também o risco de carcinoma gástrico. Tais bactérias provocam respostas inflamatória e imunitária mais vigorosas, com maior grau de lesão da mucosa gástrica. Além da regeneração que se segue à agressão da mucosa, com perda de diferenciação, os leucócitos exsudados liberam radicais livres de O_2 e NO e criam ambiente que favorece a geração de compostos nitrosos potencialmente lesivos para o DNA. Além disso, a proteína Cag A estimula a divisão celular.

Carcinogênese química

A primeira observação científica de que neoplasias podem ser causadas por agentes químicos é atribuída a Percival Pott, que, em 1775, associou o câncer do escroto em limpadores de chaminés à fuligem que se depositava sobre a pele. Mais de um século depois, outro grande marco na história da carcinogênese química foi a produção experimental de tumores cutâneos mediante pincelamento da orelha de coelhos com alcatrão de carvão mineral. Pelas facilidades de manipulação e de observação, a pele é um setor do organismo muito estudado do ponto de vista da oncogênese química experimental. Experimentos iniciados em coelhos passaram a ser realizados em camundongos, nos quais as bases da carcinogênese da pele foram bem estabelecidas. O fígado é também frequentemente explorado, nele sendo induzidos tumores pela administração de diversos agentes químicos.

Substâncias químicas segura ou presumivelmente cancerígenas encontram-se amplamente distribuídas na natureza e compreendem desde alimentos naturais até compostos altamente modificados. Algumas são muito potentes; outras são importantes por estarem em contato muito próximo e prolongado com humanos e outros animais. Dependendo dessas duas variáveis, têm maior ou menor importância prática. Muitos carcinógenos químicos têm interesse apenas na carcinogênese experimental; outros são causa de cânceres humanos.

Os cancerígenos químicos são divididos em duas grandes categorias: (1) carcinógenos diretos; (2) carcinógenos indiretos. Os primeiros são agentes alquilantes ou acilantes que possuem atividade eletrofílica intrínseca; por isso mesmo, podem provocar câncer diretamente. A maioria das substâncias cancerígenas, contudo, precisa primeiro sofrer modificações químicas no organismo antes de se tornarem eletrofílicas e ativas (carcinógenos indiretos). O metabolismo de carcinógenos é feito por grande variedade de enzimas, entre as quais as do citocromo P-450 são as mais importantes. A atividade dessas enzimas sofre influência de numerosos fatores endógenos (seus genes são polimórficos, de modo que há considerável variação entre os indivíduos) e exógenos, havendo variações qualitativas e quantitativas dessas enzimas em diferentes tecidos, em diferentes indivíduos e em diferentes espécies, o que influencia a sede e o tipo de tumores. O fenobarbital é indutor do sistema enzimático P-450, de modo que sua administração pode aumentar a formação de tumores por carcinógenos indiretos. Pessoas que possuem tais sistemas enzimáticos constitutivamente mais ativos têm maior risco de desenvolver câncer; nesse sentido, fumantes que possuem esse sistema enzimático mais ativo têm maior risco de desenvolver carcinoma pulmonar. Por outro lado, modificações bioquímicas podem resultar também em inativação do carcinógeno. Na Figura 10.32 estão esquematizados os passos percorridos por um carcinógeno químico até provocar tumores.

Os carcinógenos químicos diretos ou indiretos atuam sobre o DNA e causam mutações, cujos genes mais afetados são *RAS* e *TP53*. O principal mecanismo de ação dos carcinógenos químicos

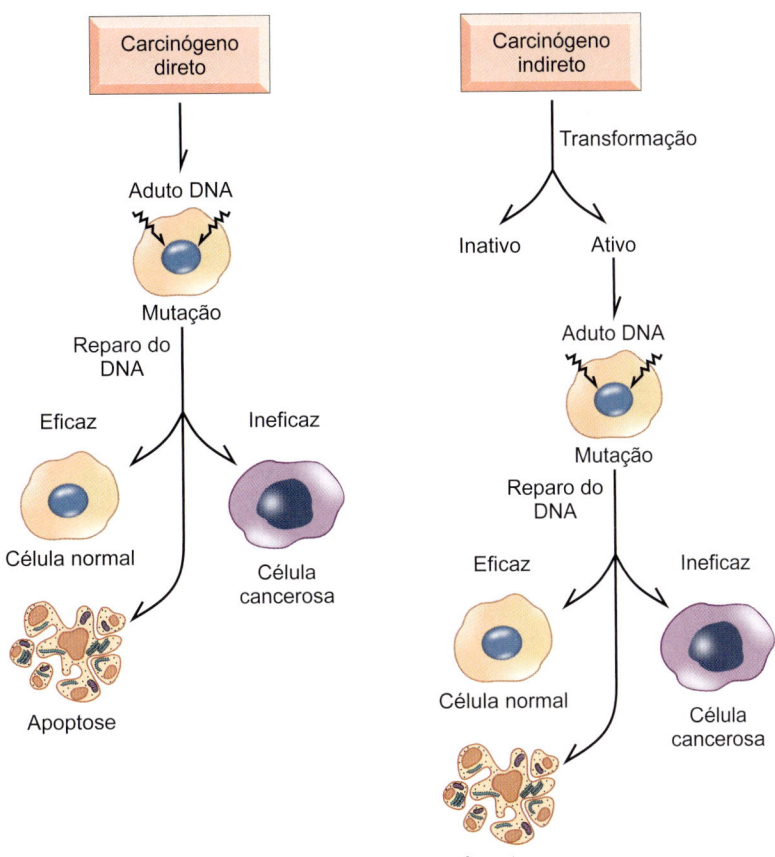

Figura 10.32 Caminhos seguidos por carcinógenos químicos. Os carcinógenos diretos formam adutos com o DNA e induzem mutações capazes de gerar câncer quando os sistemas reparadores do DNA falham. Os carcinógenos indiretos dependem de transformação metabólica no organismo. Quando se tornam ativos, comportam-se como os carcinógenos diretos na gênese de uma neoplasia.

é a formação de compostos covalentes com o DNA (adutos de DNA), que aumentam a probabilidade de ocorrerem erros durante a replicação. Nem sempre uma mutação leva à formação de tumores, pois existem sistemas eficazes de reparação do DNA (ver Genes de reparo do DNA). Há grande variação entre os indivíduos e entre os diferentes tecidos na eficiência de reparo do DNA. Tecidos fetais têm duas a cinco vezes menos potencial do que tecidos adultos. Ao lado disso, alguns carcinógenos químicos (certos aldeídos, agentes alquilantes), além de sua ação mutagênica, podem inibir a atividade de enzimas reparadoras.

Substâncias químicas diversas, portanto, são capazes de provocar tumores, dependendo de fatores tanto do indivíduo como do ambiente. Os principais carcinógenos químicos conhecidos podem ser agrupados nas categorias listadas a seguir.

■ **Hidrocarbonetos policíclicos aromáticos.** São os carcinógenos químicos mais potentes e os mais estudados. Derivam sobretudo da combustão de carvão mineral, petróleo e tabaco; originam-se também pelo processo de preparo de carnes e peixes (defumação, grelhagem etc.). Todos eles são cancerígenos indiretos, e sua ação depende de ativação prévia por enzimas, sobretudo do citocromo P-450; a atividade desse sistema enzimático varia entre as pessoas, o que explica risco diferente em indivíduos distintos. Os principais exemplos são 9,10-dimetil-1,2-benzantraceno (DMBA), metilcolantreno e benzopireno. O mecanismo de atuação é a formação de epóxidos que se ligam ao DNA. Benzopireno promove transversão do tipo G:T; o DMBA

provoca transição A:G ou C:T. Outro modo de ação mutagênica desses compostos é sua propriedade de se intercalar entre as bases do DNA; distorções provocadas na estrutura da dupla fita de DNA facilitam a ocorrência de inserções/deleções (mutações) durante a replicação.

Muitas são as fontes dessas substâncias, sobretudo combustão de carvão, petróleo e seus derivados (poluição atmosférica), fumaça do cigarro, produtos alimentícios, particularmente os defumados. Como são muito difundidas no ambiente, têm grande importância como causa de câncer. Com a multiplicidade das fontes de produção desses compostos, o consumo crescente de alimentos industrializados e o hábito de fumar, grande número de pessoas fica exposto a essas substâncias cancerígenas

■ **Aminas aromáticas.** Derivados da anilina precisam sofrer ativação nos hepatócitos. A β-naftilamina é hidroxilada no fígado e depois conjugada com o ácido glicurônico, que a torna inativa como cancerígeno. Por ação de uma glicuronidase urinária, libera-se o composto β-hidroxilado, que é oncogênico para o epitélio vesical

■ **Azocompostos.** Originados do azobenzeno, azocompostos são cancerígenos indiretos. Muitos têm importância na carcinogênese experimental, de modo particular a hepática. Na espécie humana, têm interesse porque muitos corantes usados na industrialização de produtos alimentícios pertencem a essa categoria

■ **Alquilantes.** Trata-se de substâncias que têm a propriedade de doar um grupo alquil (metil ou etil) a um substrato.

10

São carcinógenos diretos, mas de baixa potência. Agentes alquilantes interagem com o DNA e são usados no tratamento do câncer e como imunossupressores. As substâncias mais conhecidas são ciclofosfamida, clorambucila e bussulfan. Pacientes cancerosos em tratamento com esses fármacos têm risco aumentado de desenvolver outros tumores, principalmente linfomas e leucemias. Agentes alquilantes causam mutações puntiformes no códon 12 do gene *RAS*

- **Nitrosaminas.** São formadas no organismo a partir de nitritos e aminas ou amidas ingeridos com alimentos. A importância maior delas é sua relação com o câncer gástrico. Compostos N-nitrosos causam desaminação de ácidos nucleicos e mutações variadas. O gene *TP53* parece ser alvo desse tipo de mutação

- **Aflatoxinas.** São produzidas por cepas de *Aspergillus flavus*, um fungo que contamina alimentos, principalmente cereais (p. ex., arroz, milho, amendoim). A aflatoxina mais potente é a aflatoxina B1, que é metabolizada no retículo endoplasmático liso e origina o 8,9-epóxido; este é nucleofílico, liga-se à guanina e induz troca desta por timina, no códon 249 do gene *TP53*, que inativa a proteína p53. Parece haver ação sinérgica de aflatoxinas com o vírus da hepatite B, o que explicaria a baixa idade de ocorrência desse tumor na África, onde as duas condições são prevalentes

- **Asbesto.** Além de causar asbestose pulmonar (ver Capítulo 14), inalação prolongada de asbesto provoca câncer. As neoplasias associadas são mesoteliomas (tumores de serosas) e câncer broncopulmonar, especialmente quando associado ao hábito de fumar. Indivíduos fumantes e expostos ao asbesto têm risco muito maior de desenvolver câncer pulmonar do que os só tabagistas (efeito potenciador). A principal forma de contato com asbesto é exposição de trabalhadores durante a extração e o processamento industrial do amianto (diversos materiais e produtos usados na construção civil, como telhas e coberturas)

- **Cloreto de vinil.** Experimentalmente, causa angiossarcoma hepático. Há indícios de que tem papel também na doença humana, já que trabalhadores expostos a essa substância são mais suscetíveis a esse raro tumor do fígado

- **Carcinógenos inorgânicos.** O arsênico causa câncer na pele e no pulmão. O cromo, encontrado no cimento e em outros produtos industriais, é responsável por cânceres da pele e do pulmão em trabalhadores do ramo. O níquel provoca papilomas, pólipos e câncer na mucosa nasal ou broncopulmonar quando inalado como poeira metálica ou como níquel carbonila. O ferro é apontado como responsável por câncer do pulmão em trabalhadores expostos a esse metal.

Carcinogênese por radiações

Radiações tanto excitantes (ultravioleta) como ionizantes (ver Capítulo 3) podem provocar tumores em humanos e em outros animais. Como na carcinogênese química, as radiações também provocam mutações e são capazes de ativar oncogenes (principalmente *RAS*) e/ou inativar genes supressores de tumor, podendo atuar sinergicamente com outros carcinógenos. Os efeitos carcinogênicos das radiações podem ocorrer muitos anos ou décadas depois da exposição.

Radiação ultravioleta

Os raios ultravioleta (UV) da luz solar são o agente cancerígeno mais atuante na espécie humana. Cânceres da pele, que são os mais prevalentes em humanos, têm estreita relação com exposição ao sol e são encontrados predominantemente em

pessoas expostas à luz solar por período prolongado. Indivíduos que trabalham ou ficam muito tempo em contato com raios solares desenvolvem diversas lesões pré-cancerosas da pele (ceratose solar), carcinomas basocelular ou de células escamosas e melanomas. O risco de aparecimento desses tumores depende da intensidade e da duração da exposição e da proteção natural de cada indivíduo; a suscetibilidade é inversamente proporcional à pigmentação cutânea, já que melanina é um filtro eficiente da radiação ultravioleta.

A faixa ativa das radiações UV é de 200 a 400 nm (ver Luz solar, no Capítulo 3). Os raios UVB são os mais implicados em tumores da pele. O alvo principal da radiação é o DNA, no qual podem ser produzidas várias alterações, das quais a formação de dímeros de timina é a mais importante (Figura 10.33). Trata-se de mutação puntiforme que pode afetar oncogenes ou genes supressores de tumor; em cânceres humanos ou experimentais, encontram-se mutações nos genes *RAS* e *TP53* associadas a exposição a UVB. Em condições normais, essas modificações na molécula de DNA podem ser reparadas pelos sistemas enzimáticos, aparecendo tumores somente quando esses sistemas protetores falham. No xeroderma pigmentoso (doença de herança

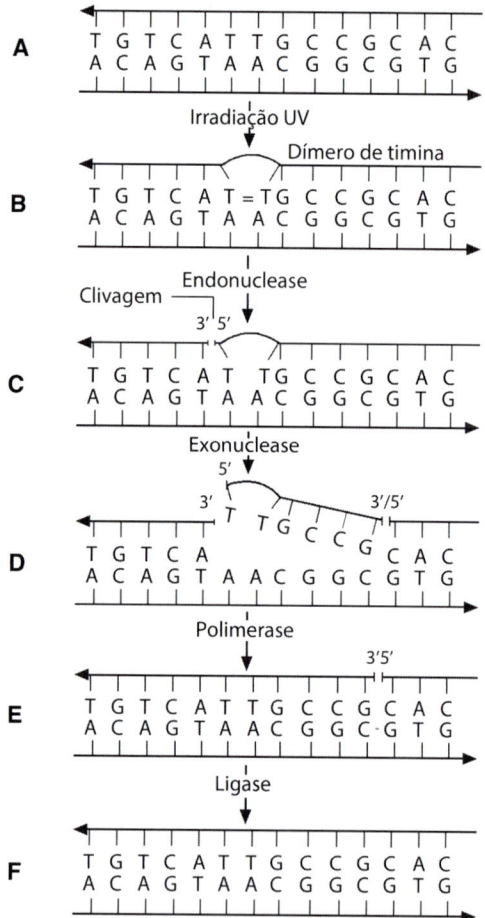

Figura 10.33 Formação de dímero de timina por radiação ultravioleta (UV) e reparo do DNA. **A.** Molécula de DNA de dupla fita. **B.** Formação de dímero de timina por radiação UV. **C.** Início de reparo por ação de uma endonuclease que cliva as ligações fosfodiéster de nucleotídeos. **D.** Remoção da sequência contendo o dímero por uma exonuclease. **E.** Preenchimento da porção removida pela DNA polimerase. **F.** Ligação do segmento copiado por uma ligase.

autossômica recessiva), o sistema reparador é defeituoso e os pacientes desenvolvem vários cânceres da pele já na juventude. Além disso, pelo menos em outros animais, radiação UV estimula linfócitos T supressores a inibir a resposta imunitária, o que também pode favorecer o aparecimento de neoplasias.

Radiação ionizante

As radiações ionizantes podem ser eletromagnéticas (raios X e gama) ou particuladas (partículas alfa e beta, prótons e nêutrons). As principais evidências da ação cancerígena dessas radiações são:

- Maior incidência de câncer cutâneo ou leucemias em radiologistas ou operadores de aparelhos de raios X que, no passado, não usavam a devida proteção
- Exposição excessiva aos raios X na infância aumenta a incidência de leucemias e câncer da tireoide
- Câncer broncopulmonar é mais comum em trabalhadores de minas que contêm compostos radioativos
- Aumento na incidência de leucemias e de tumores sólidos (mama, cólon etc.) em sobreviventes das explosões atômicas de Hiroshima e Nagasaki
- Aumento de câncer da tireoide em crianças que viviam nas proximidades do local do acidente de Chernobil
- Aplicação experimental de radiações induz neoplasias em diferentes animais.

Diante de tantos indícios do potencial oncogênico desses agentes, existe justificada preocupação em reduzir a exposição das pessoas às radiações ionizantes. Graças às precauções tomadas, atualmente essas radiações são responsáveis por poucos cânceres humanos.

O efeito carcinogênico das radiações ionizantes também se deve ao seu potencial mutagênico, uma vez que podem provocar alterações cromossômicas (translocações, quebras, mutações puntiformes e, principalmente, deleções). O poder mutagênico depende ainda dos seguintes fatores:

- Tipo de células-alvo. Quanto maior a taxa de renovação celular e menor o grau de diferenciação das células, maior é o risco. A medula óssea é muito sensível às radiações ionizantes. Essa regra vale também para o tratamento dos próprios tumores, ou seja, neoplasias pouco diferenciadas ou em acelerada taxa de proliferação respondem mais à radioterapia
- Idade. Fetos, recém-nascidos e crianças são mais vulneráveis aos efeitos de radiações do que adultos
- Eficiência dos mecanismos de reparo do DNA: mutações herdadas nos genes *RAD* e *BRCA* tornam o indivíduo mais suscetível à ação de radiações
- A resposta imunitária e o estado hormonal também influem na ação cancerígena de radiações.

Obesidade e câncer

Nas últimas décadas, o número de indivíduos com sobrepeso tem aumentado em países desenvolvidos e em desenvolvimento. Na Europa, cerca de 50% dos homens e 35% das mulheres têm sobrepeso ou obesidade. Nos Estados Unidos, a obesidade aumentou 61% entre 1991 e 2000; atualmente, 35% dos adultos e 20% das crianças são obesos. Estudos brasileiros mostram índices menores de obesidade em relação aos EUA e Europa, com cerca de 6% de homens e 12,5% de mulheres na faixa de

obesidade e cerca de 50% com sobrepeso (este problema tem crescido junto com a melhoria dos padrões socioeconômicos do país). Tais índices associam-se diretamente à dieta hipercalórica, rica em carboidratos e lipídeos, e ao estilo de vida urbano, que favorece sedentarismo e baixo gasto energético. Obesidade aumenta o risco de várias neoplasias, como adenocarcinomas de esôfago, endométrio, pâncreas e mama (nesta, em pacientes na pós-menopausa), entre outros. O risco guarda relação direta com o grau de obesidade avaliado pelo índice de massa corporal.

O mecanismo pelo qual a obesidade aumenta o risco de câncer não é completamente conhecido, mas possivelmente relaciona-se com alterações no metabolismo de hormônios sexuais (andrógenos, progesterona e estrógenos), insulina e fator de crescimento insulina-símile-1 (IGF-1) (Figura 10.34). Tais hormônios estão diretamente ligados à diferenciação e à proliferação celulares, apoptose e angiogênese. Aumento da gordura visceral leva à resistência periférica à insulina e à hiperinsulinemia, com maior síntese de IGF-1 e menor produção hepática

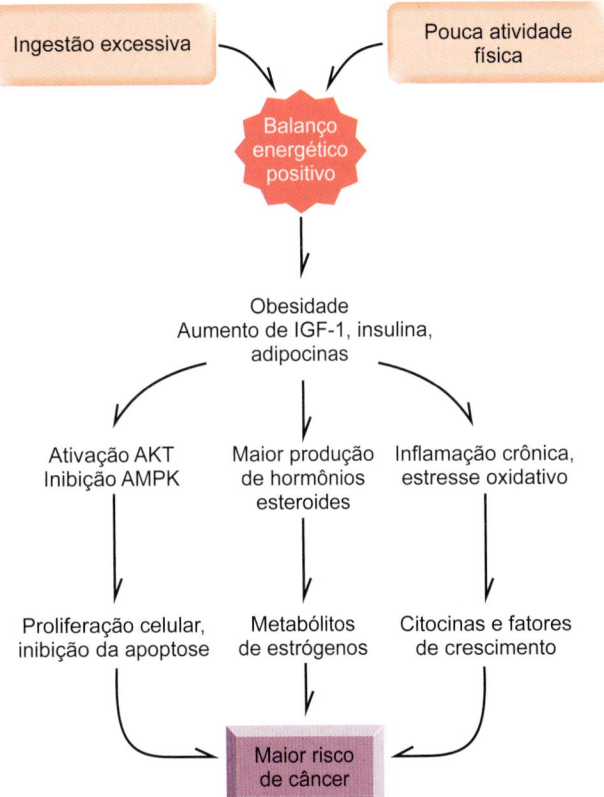

Figura 10.34 Mecanismos envolvidos no aumento de risco de câncer associado à obesidade. Balanço energético positivo por ingestão excessiva de carboidratos e pouca atividade física levam a obesidade, resistência à insulina e mudanças metabólicas em hepatócitos. Em conjunto, tais alterações convergem para proliferação celular e resistência à apoptose. Obesidade associa-se ainda a secreção de adipocinas, morte de adipócitos por hipóxia relativa do tecido adiposo e inflamação persistente de baixa intensidade pela atividade fagocítica de macrófagos nos focos de necrose. Em maior volume, o tecido adiposo aumenta a conversão periférica de hormônios esteroides, como estradiol, que têm ação proliferativa em vários epitélios. A resistência periférica à insulina induz ainda alterações no metabolismo de hepatócitos, aumentando a secreção de fatores de crescimento (p. ex., IGF-1) indutores de proliferação celular.

da globulina transportadora de hormônios sexuais (SHBG), deixando estes hormônios sexuais livres, na sua forma bioativa, na circulação. IGF-1 é o ligante do IGFR-1, que ativa a via PI3K-AKT (ver Figura 5.5), com função importante na proliferação celular; aumento dos seus níveis séricos é marcador de risco de tumores. Aumento de estrógenos eleva o risco de câncer da mama. O risco aumenta ainda mais na pós-menopausa pela menor produção de SHBG. Além de insulina, IGF-1 e hormônios sexuais, o soro de obesos tem níveis aumentados de adiponectina, leptina, VEGF, PAI-1 e fatores pró-inflamatórios, todos relacionados com a carcinogênese ou com a transição epiteliomesenquimal no microambiente tumoral. Quanto mais abundante o tecido adiposo, maior o grau de hipóxia local e a indução de angiogênese. Este *status* hipóxico pode levar à necrose de adipócitos e a um permanente estado pró-inflamatório pela constante migração de macrófagos com secreção de citocinas (p. ex., TNF). O tecido adiposo funciona também como reservatório de carcinógenos químicos, que são liberados na corrente sanguínea de forma constante (ver também Capítulo 13).

Metanálise envolvendo países com risco alto (EUA, País de Gales), risco moderado (Grécia, Brasil e a ex-Iugoslávia) e risco baixo (Japão e Taiwan) para câncer de mama mostrou que o aumento do risco com a obesidade é mais evidente nos países com risco geral moderado ou baixo, crescendo exponencialmente com o aumento do IMC. Estima-se que 10% dos carcinomas mamários poderiam ser evitados com IMC abaixo de 25 kg/m^2, o que, no Brasil, significa cerca de 5.200 novos casos a cada ano. Além da formação de tumores, a obesidade influencia a progressão do câncer. Mulheres obesas têm óbito pela doença 2,5 vezes mais frequente do que mulheres com índice eutrófico de massa corporal.

Como comentado nas páginas precedentes, agentes físicos, químicos e biológicos causam câncer. As fontes desses agentes são muito numerosas, tendo fatores ambientais importância notória (fatores modificáveis), além de componentes intrínsecos de cada pessoa (fatores genéticos, que, por enquanto, não são modificáveis – ver Capítulo 12, Terapia gênica). As principais condições associadas a neoplasias humanas são: (1) fumaça do cigarro e da poluição atmosférica, esta presente em níveis preocupantes em muitos países. Os cânceres mais envolvidos são carcinomas de pulmão, boca, faringe, esôfago, laringe e pâncreas; (2) alimentação, seja quanto a ingestão calórica excessiva (obesidade), seja pelo consumo de alimentos modificados pelo homem contendo substâncias cancerígenas (p. ex., produtos defumados; ver Capítulo 13); (3) radiações, particularmente a radiação solar, responsável pela maioria dos cânceres cutâneos; (4) etilismo, associado a maior risco de cânceres na cavidade oral, faringe, laringe e esôfago; (5) infecções. Muitos microrganismos associam-se a neoplasias prevalentes: (a) diversos vírus, sobretudo HPV, HBV e EBV; (b) algumas bactérias, como *H. pylori*; (c) certos parasitos (p. ex., *Schistosoma haematobium*). Além desses, a idade é fator importante: a maioria dos cânceres humanos é mais prevalente após 50 anos de idade, o que se relaciona com o acúmulo de mutações que ocorrem ao longo da vida.

Síndromes hereditárias associadas a tumores

O câncer é uma doença genômica, uma vez que o crescimento neoplásico resulta de alterações gênicas que se transmitem de uma célula para suas descendentes. Em muitos casos, as mutações formam-se em células somáticas, que se transformam e originam o tumor. Em outros, ocorrem mutações em células germinativas, que as transmitem a todas as células do novo organismo gerado e tornam o seu portador mais suscetível a desenvolver neoplasia. Nesse caso, trata-se de neoplasias familiares, já que a mutação pode manifestar-se em vários membros da mesma família, com penetrância variável.

As neoplasias familiares têm três características importantes: (1) história do mesmo ou dos mesmos tumores em vários membros, parentes próximos, de uma mesma família; (2) em geral, os tumores aparecem em idade mais precoce do que os tumores esporádicos correspondentes; (3) não é raro aparecer mais de um tumor no mesmo indivíduo.

Muitas das síndromes associadas a alto risco de tumores são autossômicas dominantes, sendo de 50% a probabilidade de aparecimento da mutação nos descendentes; o surgimento de neoplasia no portador da mutação é variável, já que varia bastante a penetrância do efeito. O Quadro 10.6 mostra as principais síndromes hereditárias associadas a risco aumentado para tumores, indicando o gene mutado. Em todos os casos, existem mutações em oncogenes ou em genes supressores de tumor. O sítio da mutação varia em cada gene, embora em alguns genes haja códons mais afetados. A variação em códons mutados explica em parte a variação que a síndrome pode apresentar, inclusive em relação ao risco aumentado de desenvolver tumor.

Como nessas síndromes a mutação é germinativa, ela aparece em todas as células do indivíduo. No entanto, como a regulação gênica varia nas células com diferentes tipos de diferenciação, o potencial cancerígeno da mutação não é o mesmo em todos os tecidos; em geral, os tumores surgem preferencialmente em um tecido ou em alguns tecidos, como indicado no Quadro 10.6.

Etapas da carcinogênese

A formação e o desenvolvimento de neoplasias são um processo complexo que ocorre em várias etapas. Em modelos de carcinogênese química experimental, é fácil evidenciar as fases de iniciação (o agente carcinogênico induz alterações genéticas permanentes nas células), promoção (a célula iniciada é estimulada a proliferar, amplificando o clone transformado) e progressão (o clone transformado prolifera, o tumor cresce, surgem células com potencial metastatizante e a neoplasia se desenvolve em sítios distantes da sua origem). A iniciação pode ser induzida por uma única aplicação de um agente carcerígeno, mesmo que em dose baixa. A promoção depende de contato mais prolongado com o agente promotor, que precisa ser aplicado após o iniciador. Nessas etapas da carcinogênese, ocorrem mutações indutoras (*drivers*) e associadas (*passengers*). Além de bem documentadas em neoplasias experimentais, há evidências de que tais etapas ocorrem também em tumores humanos.

Iniciação

A iniciação corresponde à transformação celular, ou seja, as modificações genômicas que alteram as respostas das células ao ambiente, tornando-as capazes de multiplicar-se de modo autônomo. Uma célula iniciada torna-se menos responsiva a fatores que inibem a proliferação celular, a indutores de diferenciação celular ou a apoptose. No entanto, uma célula apenas iniciada não origina tumor.

Por terem ação irreversível, os agentes iniciadores têm efeito quando administrados de uma única vez ou em doses fracionadas (efeitos cumulativo e somatório). O iniciador é sempre uma substância mutagênica. Todos os iniciadores são substâncias eletrofílicas, ou seja, têm afinidade com compostos nucleofílicos, como proteínas, RNA e DNA. Existe boa correlação entre muta-

Quadro 10.6 Principais síndromes hereditárias associadas a risco aumentado de câncer

Síndrome	Gene afetado	Tumores associados
Retinoblastoma	RB-1	Retinoblastoma. Osteossarcoma
Síndrome de Lynch	MSH 2 e 6 MLH 1, PMS 2	Carcinoma colorretal. Adenocarcinoma do endométrio. Carcinoma gástrico. Câncer do ovário
Carcinoma mamário familial	BRCA 1 e 2	Carcinoma da mama na mulher e no homem. Carcinoma do ovário
Neoplasias endócrinas múltiplas	MEN1	Hiperplasia da paratireoide. Tumores endócrinos do pâncreas. Tumores da hipófise
	RET	Carcinoma medular da tireoide. Feocromocitoma
Síndrome de Li-Fraumeni	p53 e hCHK2	Sarcomas de tecidos moles. Carcinoma da mama. Tumores do sistema nervoso. Carcinoma da cortical da suprarrenal
Síndrome da polipose familial	APC	Câncer colorretal. Tumores desmoides. Osteomas. Carcinoma do duodeno
Polipose juvenil	SMAD4	Pólipos intestinais. Carcinoma colorretal
Câncer gástrico familial	E-CAD	Carcinoma gástrico difuso
Tumor de Wilms	WT-1	Tumor de Wilms
Síndrome de von Hippel-Lindau	VHL	Carcinoma de células renais. Hemangioblastoma. Angioma da retina. Feocromocitoma
Síndrome de Gorlin	PATCH	Carcinoma basocelular. Meduloblastoma. Fibroma do ovário
Síndrome Cowden	PTEN1	Carcinoma da mama. Hamartomas em vários locais
Esclerose tuberosa	TSC1 e 2	Angiomiolipoma renal. Rabdomioma
Neurofibromatose	NF-1 e 2	Neurofibroma (NF-1). Neurinoma do acústico. Meningioma. Schwannoma (NF-2)
Síndrome do nevo displásico	CDKN2	Melanoma. Carcinoma do pâncreas

10

genicidade e oncogenicidade, embora nem todo agente capaz de induzir mutações *in vitro* produza tumores *in vivo*.

Agentes químicos são capazes de ativar proto-oncogenes ou inativar genes supressores de tumor. Tudo indica que a iniciação corresponde a uma alteração genômica em célula de baixa replicação que mantém essa alteração nas gerações seguintes. A célula atingida pelo iniciador e cujo defeito no DNA não é corrigido precisa sofrer pelo menos uma divisão para que a iniciação se estabeleça.

Mutações espontâneas ou erros de replicação do DNA durante a divisão celular surgem com certa frequência e são suficientes para explicar boa parte dos eventos genéticos encontrados em neoplasias. Por isso mesmo, em muitos casos não se consegue identificar um fator externo como causador de mutação.

Promoção

A promoção consiste em proliferação ou expansão das células iniciadas. A multiplicação das células iniciadas é fenômeno indispensável para a "fixação" da alteração genômica e para o aparecimento da neoplasia. Ao lado disso, a multiplicação celular aumenta a probabilidade de novas mutações (indutoras e associadas – *drivers* e *passengers*).

Promoção é um processo demorado. A ação do promotor é reversível, pois, caso sua aplicação seja interrompida antes de completada a promoção, o efeito não se manifesta. Os promotores são substâncias que têm em comum as propriedades de irritar tecidos e de provocar reações inflamatória e proliferativa. Todo agente que produz hiperplasia pode comportar-se como promotor. Por isso mesmo, agentes ou fatores muito variados podem ser promotores: ésteres de forbol, fenóis, hormônios,

medicamentos, calor, traumatismos etc. Ao contrário do iniciador, o promotor não se liga ao DNA nem provoca mutações.

O agente promotor mais conhecido é o 12-O-tetradecanoilforbol-13-acetato (TPA), que tem a propriedade de modular a expressão gênica, a proliferação e a diferenciação celulares. Entre suas ações, uma das mais importantes é ativar a proteína cinase C (PKC), enzima de distribuição universal que catalisa a fosforilação de várias proteínas envolvidas na proliferação celular.

Progressão

Após seu surgimento, um câncer sofre modificações que o tornam, em geral, cada vez mais agressivo e mais maligno, fenômeno chamado progressão tumoral. Entre outros fatores, a progressão tumoral também depende de mutações sucessivas nas células, as quais resultam na aquisição de propriedades mais agressivas. Tais mutações são facilitadas pela instabilidade genômica, uma das marcas de células cancerosas.

Um câncer é formado por células heterogêneas. No início, os cânceres são clonais; com o tempo, contudo, surgem novas populações celulares (subclones) diferentes dentro da massa neoplásica (Figura 10.35). Muitos dos novos clones não sobrevivem; os que adquirem propriedades mais vantajosas para seu crescimento expandem-se e passam a ser a população dominante. Os clones são mais ou menos adaptados e diferentes sob os aspectos citogenéticos, de imunogenicidade, velocidade de crescimento, exigência de fatores de crescimento, receptores de superfície, poder de invasão e metastatização e resistência a medicamentos. Em geral, à medida que o tempo passa, vão sendo selecionados clones mais agressivos e mais malignos.

A progressão neoplásica depende não só de novas mutações como também de modificações epigenéticas, que influenciam a expressão gênica. Células malignas são geneticamente mais instáveis do que as correspondentes normais (instabilidade genômica), o que pode explicar novas mutações que resultam no caráter mais agressivo da lesão.

Além da aquisição de novas características intrínsecas das células tumorais, a progressão dos tumores depende também de fatores do hospedeiro. A resposta imunitária, por exemplo, tem papel de destaque. Se os novos clones celulares adquirem forte antigenicidade, provavelmente são eliminados. O estado hormonal é outro elemento na evolução das neoplasias dependentes de hormônios, como se verifica em alguns tumores da mama e da próstata. Esses dois são exemplos de que a progressão dos tumores, assim como a carcinogênese como um todo, é um processo de seleção natural (darwiniano) em que há predomínio de clones e subclones que adquirem propriedades que oferecem vantagens às células neoplásicas na proliferação e na invasão.

A progressão tumoral tem enorme interesse prático. As alterações genômicas que condicionam a variabilidade no comportamento biológico das neoplasias são adquiridas, e, portanto, quanto mais prolongado é o período entre o surgimento de um tumor e sua detecção clínica, maior a probabilidade de já terem ocorrido várias mudanças genômicas. Com o passar do tempo, o comportamento do tumor tende a se tornar mais agressivo, a velocidade de crescimento aumenta, a resposta ao tratamento diminui e surgem clones com alto potencial de disseminação e metastatização.

A progressão tumoral foi mostrada como um fenômeno em que o câncer evolui para um estágio mais agressivo. Nem sempre é assim. Existem exemplos, infelizmente raros, de involução espontânea de tumores. Nesses casos, provavelmente surgem clones menos adaptados ao crescimento tumoral ou que podem ser eliminados pelo hospedeiro, pois sua resposta defensiva sobrepuja a capacidade de escape das células tumorais. Outra possibilidade é que células malignas sofrem diferenciação, perdendo a capacidade de proliferação. Pelo princípio da instabilidade genômica, durante a evolução de uma neoplasia é possível restabelecer-se a expressão de genes que condicionam a diferenciação celular normal. Um bom exemplo é a diferenciação espontânea que acontece no ganglioneuroblastoma, que pode transformar-se em ganglioneuroma e perder seu caráter maligno. Esse fenômeno abre a possibilidade de uma outra modalidade terapêutica do câncer por meio de agentes indutores de diferenciação celular. Em algumas leucemias, foram obtidos resultados promissores.

A disseminação das neoplasias foi discutida a propósito das metástases. A Figura 10.36 resume as principais etapas da origem e evolução das neoplasias.

Nicho tumoral. Microambiente dos tumores

Como já comentado, o estroma tem papel importante nas neoplasias, por facilitar a proliferação e a sobrevivências de células cancerosas e a angiogênese. Observações sobre a inter-relação entre células tumorais e estroma levantaram a hipótese de que as células transformadas necessitam de um nicho para

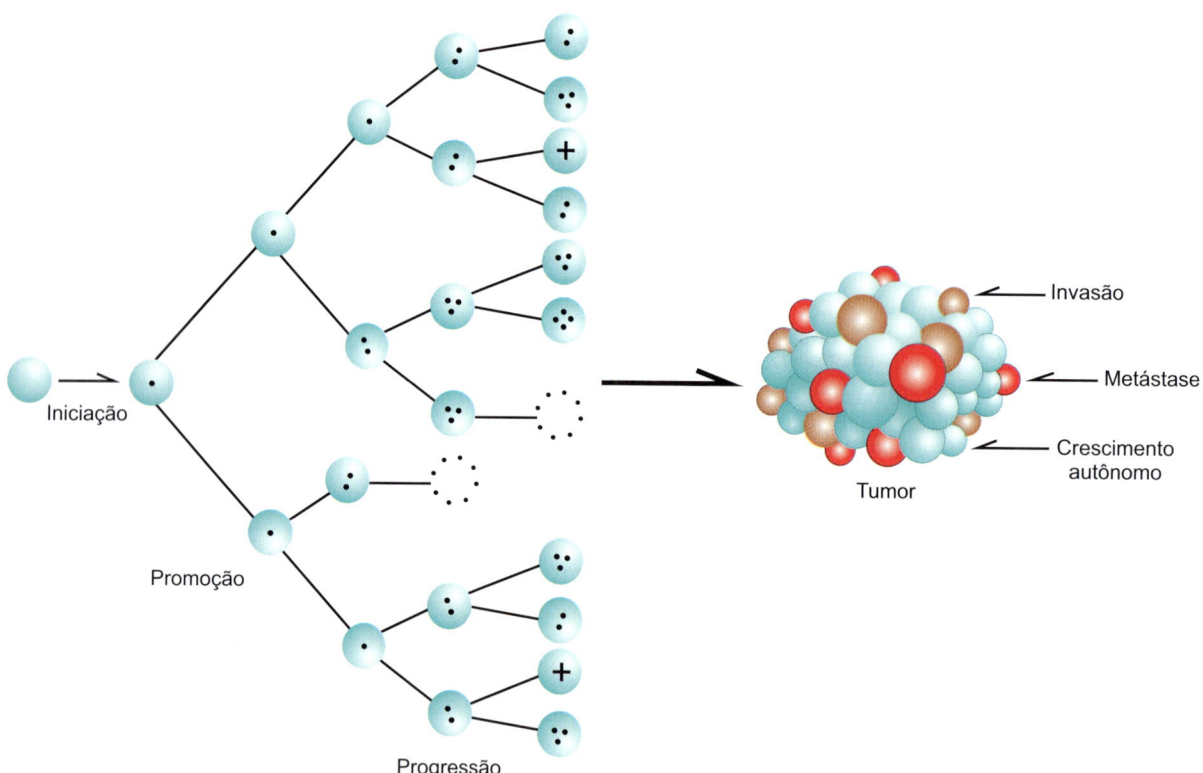

Figura 10.35 Evolução clonal e heterogeneidade em neoplasias. Uma célula iniciada contém pelo menos uma mutação (cada mutação é representada por um ponto). Mutações sucessivas e cumulativas originam células heterogêneas. Algumas células morrem por apoptose (◌), deficiência de irrigação etc.; outras adquirem antigenicidade (+) e são eliminadas pelo sistema imunitário. As que sobrevivem ganham propriedades variadas, de modo que o tumor resultante é formado por populações celulares heterogêneas quanto à capacidade de crescimento, à perda de inibição por contato, à resistência a medicamentos, à invasividade, à formação de metástases etc.

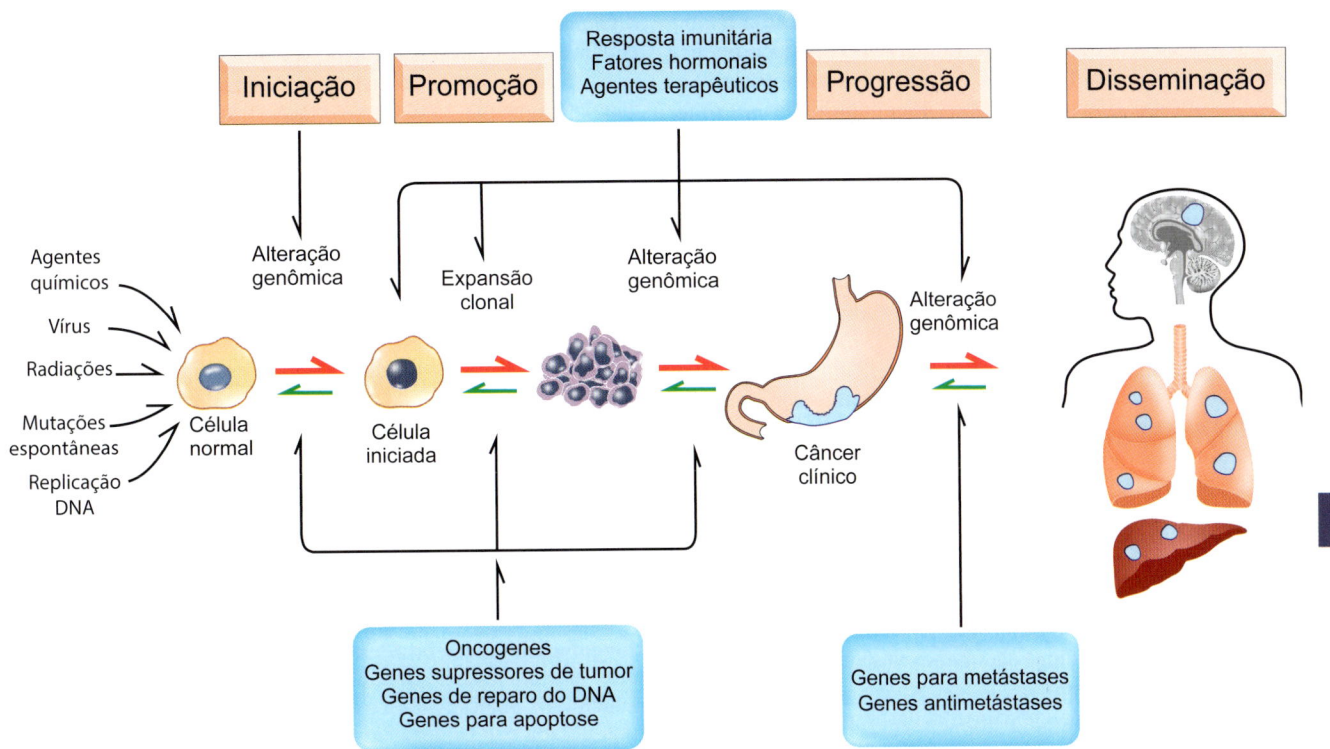

Figura 10.36 Modelo de carcinogênese em vários estádios. Nas diferentes fases, ocorrem eventos genéticos e epigenéticos. A progressão tumoral se faz nos dois sentidos, embora predominando no sentido de maior malignidade.

instalação e desenvolvimento de uma neoplasia: a carcinogênese só se efetiva quando se forma um nicho, que se desenvolve em três fases: (1) iniciação. O nicho inicia-se por alterações nas células e na matriz extracelular do órgão envolvido. Em tumores epiteliais, as células transformadas (ainda na fase pré-cancerosa) induzem alterações no estroma que iniciam a formação do nicho. Citocinas e quimiocinas liberadas por células de displasias ou neoplasias intraepiteliais atraem células da medula óssea, inicialmente células mieloides, que se diferenciam em células dendríticas que desviam a resposta Th1 (citotóxica) para Th2. Por ação de CSF-GM, quimiocinas (CXCL1 e CXCL8) e IL-6 liberadas por células transformadas, fibroblastos diferenciam-se em miofibroblastos produtores de fatores de crescimento e fatores angiogênicos, criando o ambiente para a sobrevivência e o desenvolvimento das células transformadas; (2) expansão. O nicho expande-se com a chegada de novas células da medula óssea, cuja produção é estimulada por exossomos liberados por células da neoplasia em progressão. O aumento de células derivadas da medula óssea enriquece o estroma com células supressoras mieloides, fibroblastos associados ao tumor e células dendríticas, que tornam o microambiente rico em fatores de crescimento e fatores angiogênicos favorecedores de proliferação das células neoplásicas e da resposta Th2, possibilitando a sobrevivência e a progressão da neoplasia; (3) maturação. O nicho expandido sofre maturação quando as células neoplásicas liberam produtos que "educam" as células do estroma a produzir maior quantidade de fatores facilitadores da proliferação celular e inibidores da apoptose e da resposta imunitária, favorecendo a progressão do câncer e a sua disseminação.

No processo multifásico da carcinogênese, portanto, as etapas de iniciação, promoção e progressão ocorrem não somente nas células que originam a neoplasia como também, paralelamente, no estroma no local de origem da lesão. A formação do nicho pré-metastático, descrito anteriormente, pode ser considerada a continuidade dessa evolução das células e do estroma em neoplasias: a formação do nicho pré-metastático em órgãos distantes garante a sobrevivência e a proliferação das células que para ele migram e originam as metástases.

Crescimento tumoral

Alguns indicadores são importantes na conduta com os pacientes com câncer. Os principais estão descritos a seguir.

Fração de crescimento. É a população de células neoplásicas dentro do tumor que está se multiplicando. É avaliada pelo índice de marcação de células que estão no ciclo celular por imuno-histoquímica ou citometria de fluxo.

Índice de marcação. É a porcentagem de células que incorporaram timidina marcada com 3H e que corresponde ao compartimento S do ciclo celular. É determinado por autorradiografia ou por citometria de fluxo após tratamento com brometo de etídio.

Tempo de duplicação. Consiste no tempo necessário para que o tumor duplique seu volume se não há destruição celular. Como em qualquer parte do organismo, o número de células existentes em um tumor depende do número de células que são formadas e da quantidade de perdas (morte celular) por unidade de tempo.

As células-filhas originadas de células tumorais proliferantes podem seguir vários caminhos: (1) continuam fazendo parte da fração de crescimento, ou seja, em proliferação contínua; (2) deixam temporariamente o ciclo proliferativo e entram no compartimento G0; (3) sofrem diferenciação e perdem a capacidade de multiplicação; (4) parcela considerável pode ser destruída por apoptose ou por fatores imunitários, vasculares, metabólicos etc. Nas fases iniciais de uma neoplasia, a maioria das células está em multiplicação (fração de crescimento). Com o tempo, o número células em divisão diminui, de modo que, nos cânceres clínicos (diagnosticados clinicamente porque atingiram certo volume e deram manifestações), a maioria das células está no compartimento não replicativo. Como a maioria das células de um câncer clínico não está no compartimento proliferativo e nem se multiplica mais rapidamente do que o normal, o crescimento tumoral, nessa fase, deve resultar de menor perda de células.

Em geral, neoplasias com grande fração de crescimento têm evolução rápida. Para o patologista, a maneira mais simples de avaliar a taxa de crescimento de um tumor é por meio da contagem do número de mitoses. Para isso, a imuno-histoquímica contribui bastante, pois detecta marcadores de proliferação celular (PCNA, Ki-67 etc.) que têm boa correlação com o índice de crescimento de um tumor. O conhecimento da fração de crescimento tem interesse também na conduta terapêutica. Tumores com grande fração de crescimento (p. ex., alguns linfomas e leucemias, carcinoma de células pequenas do pulmão) respondem bem a medicamentos contra células proliferantes (fármacos citostáticos), enquanto neoplasias que crescem mais lentamente (p. ex., neoplasias do cólon) são menos suscetíveis aos efeitos desse tipo de tratamento.

Em geral, o ritmo de crescimento das neoplasias é inversamente proporcional à diferenciação das células. Neoplasias pouco diferenciadas crescem mais rapidamente do que tumores bem diferenciados. Também como regra geral, as neoplasias malignas crescem mais depressa do que as benignas. O ritmo de crescimento de uma neoplasia não é constante; por ação de vários fatores (p. ex., estimulação hormonal, suprimento sanguíneo etc.), o crescimento tumoral varia ao longo da evolução da neoplasia.

Aspectos epimiológicos associados à carcinogênese

Alguns cânceres são comuns em certos países e raros em outros; alguns tumores acometem mais crianças, ao passo que muitos outros têm preferência pela idade avançada. Contato prolongado com determinados agentes (exposição ao sol ou a substâncias químicas diversas) associa-se a maior risco de diversos tumores. Tudo isso indica que fatores tanto individuais como do ambiente têm real importância na gênese de tumores e que dados epidemiológicos têm enorme valor na identificação de agentes causadores de câncer. A observação clássica de que limpadores de chaminés tinham mais câncer do escroto foi a primeira demonstração de que componentes ambientais são importantes no aparecimento de tumores. Outros exemplos notórios se seguiram (como a constatação de que a principal causa do câncer do pulmão é o hábito de fumar) e atestam a importância da análise epidemiológica como instrumento valioso no estudo da carcinogênese. Observações cuidadosas dos epidemiologistas, por sua vez, estimularam estudos em laboratórios que terminaram por isolar, identificar e documentar a ação cancerígena de muitos produtos ambientais. A cooperação exemplar entre essas duas modalidades de investigação resultou em formidável progresso e muito contribuiu para melhor conhecimento das causas do câncer.

A epidemiologia clássica procura identificar populações de alto risco para câncer, como fumantes, indivíduos com certos hábitos alimentares ou pessoas que trabalham em determinados ambientes; a epidemiologia molecular preocupa-se em reconhecer, dentro das populações mais afetadas, os indivíduos com maior risco de desenvolver câncer.

Com os avanços tecnológicos disponíveis, é possível avaliar com boa precisão os efeitos de agentes carcinogênicos nos níveis celular e molecular. Sabendo-se que os genes *RAS* e *TP53* são alvos frequentes de muitos carcinógenos, a procura de mutações nesses genes é uma maneira de saber se indivíduos expostos a determinado agente têm risco maior de desenvolver uma neoplasia. Em alguns cânceres, há estreita associação entre determinada mutação e o agente etiológico implicado. Como já comentado, a maioria dos hepatocarcinomas associados a aflatoxinas possui mutação no códon 249 da p53. No futuro, é possível que testes moleculares (em amostras de sangue, urina etc.) possam indicar o risco que um indivíduo tem de desenvolver câncer. Para as pessoas sabidamente sob maior risco, medidas preventivas adquirem relevância ainda maior.

Até produzir seu efeito, um agente cancerígeno interage com diversos sistemas enzimáticos do organismo. Sua potência depende da ação de enzimas ativadoras, desintoxicadoras e de reparo do DNA. Como há variações individuais marcantes na capacidade de metabolização de carcinógenos, a identificação de pessoas com grande capacidade de ativar carcinógenos e/ou com pouca atividade protetora é essencial dentro de uma população exposta a determinado carcinógeno. De acordo com esse princípio, exposição ao sol ou ao tabagismo é mais perigosa em uma pessoa que comprovadamente tenha deficiência nos seus sistemas de reparo do DNA ou maior atividade das enzimas ativadoras de carcinógenos.

Até alguns anos atrás, admitia-se que o câncer seria uma consequência inevitável do envelhecimento, pois durante a vida formam-se células cancerosas. O raciocínio é de que, como a divisão celular implica duplicação do DNA e esta gera mutações, mesmo que a uma taxa muito baixa, em idade adulta ou avançada é maior a probabilidade de surgirem mutações suficientes para provocar algum tipo de câncer. Embora esse raciocínio seja correto, grande parte dos cânceres humanos é passível de prevenção porque há causas externas que podem, pelo menos em princípio, ser evitadas. Com o aprimoramento dos meios de detecção e de quantificação do poder cancerígeno de inúmeros fatores ambientais, é possível haver prevenção.

Tumores prevalentes

A Figura 10.37 mostra as localizações dos tumores mais frequentes em homens e mulheres, conforme estimativas do Instituto Nacional de Câncer do Brasil. Infelizmente, são escassos os estudos sobre incidência de câncer no nosso país (o Brasil tem registros de câncer acreditados pela OMS em Curitiba, Florianópolis, São Paulo, Aracaju e Goiânia). Os dados sobre câncer no Brasil baseiam-se em grande parte na prevalência nos centros de diagnóstico e tratamento e, em parte, em registros sobre mortalidade.

Efeitos locais e sistêmicos

Neoplasias benignas e malignas causam transtornos variados, que vão desde um simples problema estético por um tumor benigno da pele ou subcutâneo até a morte do hospedeiro. Entre esses dois extremos, existem muitas outras repercussões para o paciente cujo conhecimento é importante. As principais consequências das neoplasias benignas devem-se ao seu tamanho, à sua localização ou à sua capacidade de produzir substâncias biologicamente ativas. As dos cânceres decorrem dos vários efeitos devastadores na sua sede e em órgãos distantes. Os principais efeitos das neoplasias estão descritos a seguir.

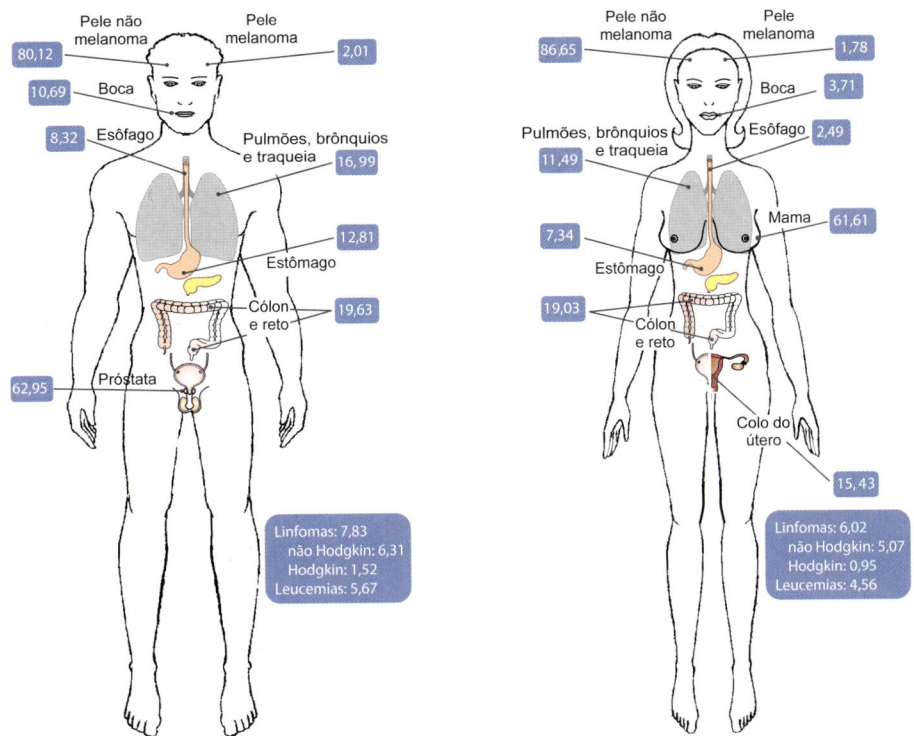

Figura 10.37 Estimativa, para homens e mulheres, das taxas brutas de incidência dos tipos de câncer mais frequentes no Brasil em 2020. Nos retângulos, está o número de casos novos por 100.000 pessoas. (Fonte: Estimativa 2020: Incidência de Câncer no Brasil/Instituto Nacional de Câncer José Alencar Gomes da Silva – Rio de Janeiro: INCA, 2019.)

Efeitos locais

Dependem da sede e das dimensões do tumor. Quando dentro ou nas proximidades de canais ou de estruturas tubulares, neoplasias benignas ou malignas causam obstruções; as mais frequentes e importantes são: (1) do fluxo do liquor por tumores intraventriculares ou na região do aqueduto cerebral – resulta em hidrocefalia; (2) do trato digestivo, por neoplasias de esôfago, estômago ou intestinos – determina estenose esofágica ou pilórica ou obstrução intestinal; (3) da urina por tumores situados nas vias urinárias – provoca hidronefrose; (4) da bile, por tumores das vias biliares ou do pâncreas – causa icterícia. Os tumores podem causar também compressão e deslocamentos de órgãos ou estruturas. Nesse contexto, os mais importantes são os tumores intracranianos, cujo crescimento progressivo comprime o tecido nervoso adjacente e pode levar à hipertensão intracraniana e às suas graves consequências. Por compressão ou infiltração em nervos sensitivos, os tumores provocam dor. Alguns tipos de câncer, especialmente na fase terminal, provocam dores lancinantes. Outras consequências locais dos tumores são ulcerações, hemorragias e infecções secundárias, principalmente quando localizados no trato digestivo ou na pele. Hemorragia digestiva é manifestação comum em neoplasias benignas ou malignas do trato gastrointestinal, podendo às vezes ser muito volumosa e grave; pode ser também pouco intensa mas persistente, causando anemia por deficiência de ferro. Tumores de órgãos móveis (p. ex., ovário) podem sofrer torção do pedículo e, com isso, interrupção do fluxo sanguíneo e infarto.

Efeitos sistêmicos

Relacionam-se com distúrbios metabólicos devidos à produção de substâncias tóxicas ou de ação fisiológica. Os principais estão descritos a seguir.

Produção de hormônios. Tumores benignos ou malignos de glândulas endócrinas podem causar tanto redução como aumento de hormônios. De um lado, os tumores podem comprimir e/ou destruir o parênquima glandular, levando à sua hipofunção, como acontece em tumores suprasselares (craniofaringioma, certos gliomas etc.), que acabam comprimindo a hipófise e resultando em hipopituitarismo. De outro, se as células neoplásicas produzem hormônios, surge hiperfunção glandular. Certos tumores de glândulas endócrinas produzem os hormônios correspondentes e causam síndromes de hiperfunção, às vezes graves e potencialmente fatais. É o que ocorre com adenomas de células β das ilhotas pancreáticas, que produzem insulina e podem resultar em hipoglicemia grave. Adenomas da tireoide e adenomas ou carcinomas da suprarrenal às vezes produzem os hormônios correspondentes e levam a síndromes de hiperfunção dessas glândulas. Outro exemplo é o feocromocitoma (medular da suprarrenal), que sintetiza catecolaminas em excesso e provoca hipertensão arterial.

Caquexia. Uma das consequências mais dramáticas do câncer é o estado de consunção progressiva, fraqueza generalizada, anemia e emagrecimento acentuado que caracterizam o estado de caquexia, cujas causas não são completamente esclarecidas (ver Capítulo 13). Fatores locais podem contribuir para o quadro. Tumores do trato digestivo, por exemplo, provocam obstruções, hemorragias, náuseas, vômitos e anorexia. Por outro lado, pacientes cancerosos desenvolvem hipercatabolismo. TNF, IFN-γ e IL-6 liberados por macrófagos ou pelas próprias células tumorais têm papel importante no aumento do catabolismo nos tecidos muscular e adiposo. O TNF aumenta o catabolismo proteico nas células, mobiliza gorduras dos tecidos e causa redução do apetite. Anorexia relacionada com alterações no centro do apetite, desconforto causado por certos tumores, estado emocional e efeitos colaterais do tratamento antineoplásico também contribui para os distúrbios nutricionais do paciente canceroso. Algumas substâncias produzidas pelos tumores, como fator mobilizador de lipídeos (LMP) e fator de indução de proteólise (PIF), causam perda progressiva de gorduras e da massa muscular. Caquexia é uma das causas frequentes de óbito em pacientes com câncer.

Síndromes paraneoplásicas. Constituem manifestações clínicas que não podem ser explicadas apenas pela existência de um tumor em determinado local (tumor primário ou metástase) ou por substâncias produzidas no órgão de origem da neoplasia. As síndromes paraneoplásicas não são raras; às vezes são a primeira manifestação de um câncer e podem ser até as responsáveis pela morte do paciente. As principais estão descritas a seguir.

Manifestações endócrinas. Por desrepressão de certos genes, células tumorais passam a produzir hormônios não sintetizados no órgão de origem do tumor. Por esse motivo, fala-se em produção ectópica de hormônios. Os exemplos mais conhecidos são:

- Síndrome de Cushing. Aparece em alguns tipos de câncer, principalmente carcinoma de pequenas células do pulmão. Nesses casos, as células tumorais produzem ACTH ou peptídeos com atividade biológica semelhante, o que resulta em estimulação excessiva da cortical da suprarrenal
- Hipercalcemia. Como manifestação paraneoplásica, deve-se à produção de substâncias com ação biológica semelhante à do paratormônio. Com isso, há reabsorção óssea excessiva e aumento de cálcio na circulação. O TGF-α, produzido por certos tumores, também é implicado na hipercalcemia, pois *in vitro* é capaz de estimular osteoclastos. Carcinomas de células escamosas do pulmão e carcinomas de mama, rim e ovário são os cânceres mais associados à hipercalcemia. Por outro lado, metástases ósseas podem resultar em hipercalcemia por causa da osteólise que provocam.

Manifestações hematológicas. Alguns tumores (hepatocarcinoma, hemangioblastoma do cerebelo, leiomioma uterino etc.) podem produzir eritropoetina e, consequentemente, *eritrocitose*. Mais importante, porém, é a *anemia* que acompanha muitos cânceres. Algumas vezes, há causas aparentes (destruição medular por infiltração neoplásica, carência nutricional relacionada com caquexia, perdas sanguíneas por hemorragias etc.), mas em muitos casos não se consegue estabelecer um fator causal para a anemia; nestes, anemia constitui manifestação paraneoplásica. Outra alteração hematológica é o estado de *hipercoagulabilidade sanguínea* em pessoas com câncer. Células neoplásicas ou produtos de sua destruição contêm fatores pró-coagulantes que favorecem a formação de trombos. Trombose associada a câncer (e eventualmente tromboembolia) é manifestação clínica frequente e pode apresentar-se em forma de coagulação intravascular disseminada, endocardite trombótica abacteriana (ou marasmática, pelo estado de deficiência nutricional grave do paciente) ou tromboflebite migratória. Esta última é conhecida como síndrome de Trousseau e manifesta-se principalmente em pacientes com carcinoma pancreático ou pulmonar.

Manifestações neuromusculares. Podem surgir sinais e sintomas de degeneração cerebelar, demência, neuropatia periférica e manifestações semelhantes às da polimiosite e miastenia *gravis*. Os mecanismos responsáveis por esses quadros são desconhecidos.

Outras manifestações. Dedos em baqueta de tambor e osteoartropatia hipertrófica aparecem em pacientes com alguns cânceres, principalmente broncopulmonar. Acantose nigricante é lesão caracterizada por hiperceratose e hiperpigmentação cutânea; pode apresentar-se como doença genética, que é rara, ou, mais frequentemente, como manifestação paraneoplásica; algumas vezes, manifesta-se antes mesmo do diagnóstico da neoplasia.

Graduação de malignidade

Feito o diagnóstico de uma neoplasia, a preocupação maior é conhecer as repercussões do tumor para o paciente. O elemento mais importante é saber se a lesão é benigna ou maligna, pelas implicações óbvias. Quando se trata de um câncer, é essencial estabelecer o estádio evolutivo em que ele se encontra para orientar o tratamento e fazer a previsão de sobrevida. Quanto mais precoce o diagnóstico, maior a chance de cura. Para a interpretação correta dos dados sobre eficácia das várias formas de tratamento das neoplasias, é indispensável padronizar as informações a fim de que os resultados possam ser comparados. Para satisfazer tudo isso, foram estabelecidos alguns parâmetros para avaliação do grau de malignidade das neoplasias. Os mais utilizados estão descritos a seguir.

Aspectos morfológicos. Existe boa correlação entre diferenciação citológica e histológica de uma neoplasia e o seu prognóstico. É fácil entender que neoplasias com alto grau de diferenciação, portanto com boa reprodução do tecido de origem, tenham comportamento menos agressivo. Também é intuitivo que neoplasias com índice mitótico elevado tenham crescimento mais acelerado e, por isso, pior prognóstico. Esses dois elementos (diferenciação e índice mitótico) podem ser avaliados com certa segurança pelo patologista e servem de base para a classificação das neoplasias malignas em graus diferentes de malignidade, muitas vezes com boa correlação com a evolução clínica. Cada grupo de neoplasias apresenta aspectos particulares para a sua graduação. Os sarcomas são graduados em baixo grau e alto graus com base em celularidade, atipia nuclear, mitose e presença ou não de necrose. Em melanomas e em cânceres no trato digestivo, a profundidade de invasão é bom indicador prognóstico (Figura 10.38 A). Nos cânceres do estômago e do cólon, o grau de invasão na parede correlaciona-se com a sobrevida: tumores limitados à mucosa têm prognóstico melhor do que aqueles que se infiltram até a camada muscular ou serosa. Em carcinomas mamários, são importantes a percentagem de células com capacidade de formar estruturas glandulares, o nível de atipia nuclear e o número de mitoses em 10 campos de grande aumento. Outros adenocarcinomas, como o colorretal e do endométrio, dependem mais da percentagem de estruturas glandulares. Os carcinomas de células escamosas dependem do grau de ceratinização das suas células.

Certos elementos morfológicos são também importantes como valor preditivo, ou seja, informam sobre possível resposta ao tratamento. Alguns achados imuno-histoquímicos cumprem bem essa função, como a pesquisa de receptores de estrógenos (Figura 10.38 B) ou a hiperexpressão de HER2 no câncer mamário, uma vez que existem medicamentos que boqueiam a atividade de tais receptores e mostram bons resultados.

Outros parâmetros. O grau de invasão local é bom indicador prognóstico. Quanto mais o tumor se infiltra nos tecidos do órgão em que se originou, maior é a probabilidade de atingir um vaso ou uma outra via de disseminação. Para alguns tumores, o teor de DNA das células guarda relação com sua agressividade.

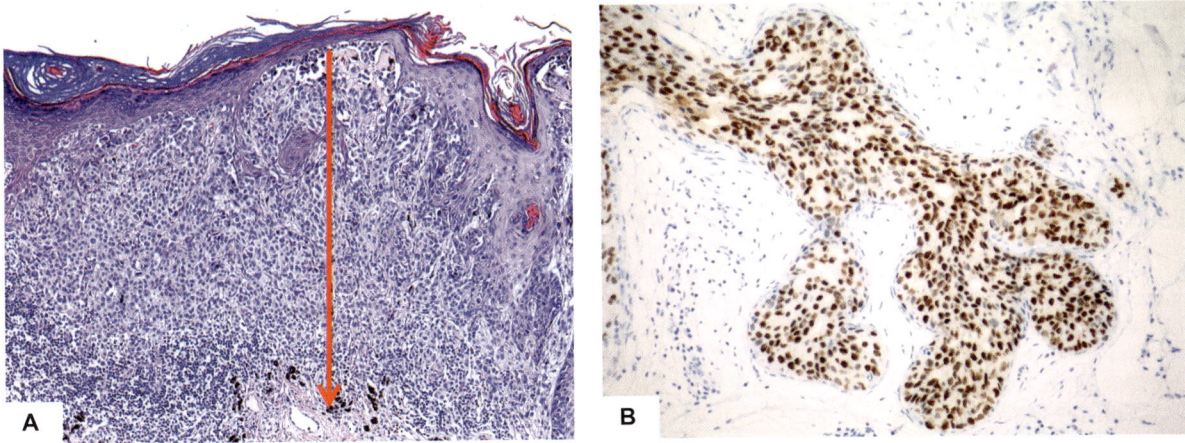

Figura 10.38 A. Profundidade de invasão em melanoma. Quanto mais profundamente a neoplasia infiltra a pele (índice de Breslow), pior é o seu prognóstico **B.** Receptor nuclear de estrógenos em carcinoma ductal da mama, marcado por imuno-histoquímica.

10

Usando diversas formas de determinação da ploidia celular, mas principalmente a citometria de fluxo, muitos estudos mostram que o grau de aneuploidia de uma neoplasia correlaciona-se com seu prognóstico. Produtos de oncogenes ou de genes supressores de tumor têm papel prognóstico em alguns tumores.

O estudo de células inflamatórias tem ganhado importância como parâmetro para avaliar a evolução, o prognóstico e a terapêutica de neoplasias. Para isso, avaliam-se o infiltrado inflamatório na periferia e no interior do tumor, além dos tipos celulares; infiltrado de linfócitos T CD8+ associa-se a melhor prognóstico. Também tem sido dada importância a estruturas linfáticas terciárias (semelhantes a linfonodos, com áreas B e T dependentes, células dendríticas e vênulas de endotélio alto, que possibilitam a entrada de linfócitos virgens) na periferia do tumor e que podem relacionar-se com melhor prognóstico.

Estadiamento clínico. Em sua evolução natural, o câncer tende a invadir primeiro o órgão em que se originou, depois as estruturas adjacentes e, finalmente, sítios a distância. O estadiamento clínico visa estabelecer o grau de disseminação de um câncer no paciente, a fim de orientar as medidas terapêuticas e estabelecer seu prognóstico. O estadiamento clínico, com grande importância prática, é a informação mais importante para definição do prognóstico e do tratamento em muitas neoplasias. O estadiamento resume a agressividade biológica do tumor, que resulta do conjunto das alterações moleculares e da capacidade do sistema imunitário em combatê-lo. É natural, portanto, que tenha maior valor prognóstico do que a pesquisa de um gene ou proteína isoladamente. O estadiamento pode também contraindicar um tratamento: tumores em estádio avançado podem ter prognóstico tão ruim que a abordagem cirúrgica seja mais maléfica do que benéfica para o paciente. Dependendo das condições do paciente, a quimioterapia pode prolongar a vida dos pacientes. É nesse cenário que a pesquisa de alterações em genes específicos, apesar de não suplantar o estadiamento quanto ao prognóstico, pode indicar um alvo terapêutico benéfico.

Há sistemas padronizados para se fazer o estadiamento de uma neoplasia. O mais empregado é o TNM, no qual T indica o tamanho do tumor (p. ex., em centímetros), N significa a existência de metástases em linfonodos e M refere-se à presença de metástases distantes. T0 é usado para carcinoma *in situ*; T1 a T3 significam tumores com dimensões e grau de invasão local

crescentes. T4 significa invasão além dos limites do órgão, com comprometimento de estruturas adjacentes. Em cada tumor, o tamanho e o grau de invasão definidor das categorias T1, T2, T3 e T4 pode ser diferente e é estabelecida por Comitês de especialistas baseados em estudos epidemiológicos capazes de indicar o comportamento específico dos tumores em cada topografia. N0 indica ausência de metástases em linfonodos; quando presentes e de acordo com as cadeias comprometidas, são representadas por N1 a N3. O número e a topografia dos linfonodos comprometidos que define N1, N2 e N3 varia em cada tumor. Quando não há metástases distantes, fala-se em M0; quando presentes, indica-se por M1. A avaliação desses parâmetros baseia-se em dados clínicos, em achados de exames por imagens (radiografia, tomografia etc.) e em exploração cirúrgica. A combinação desses critérios forma a base para o estadiamento clínico do câncer. Para muitas neoplasias (tumor de Wilms, linfomas, câncer do útero etc.), existem critérios particulares para se estabelecer o estadiamento.

Aspectos imunitários

Antígenos tumorais

Apesar das controvérsias sobre a dimensão da imunogenicidade das neoplasias, células de tumores possuem antígenos próprios. Tais antígenos podem ser: (a) antígenos normais das células de origem, incluindo os de diferenciação celular; (b) antígenos normais expressos na vida embrionária (antígenos embrionários ou oncofetais); (c) antígenos de vírus relacionado com o tumor; (d) antígenos próprios do tumor; (e) antígenos expressos em células germinativas (antígenos *cancer-testis*).

Os antígenos próprios das células de origem do tumor podem sofrer modificações após a tradução (p. ex., antígenos do sistema ABO podem ter epítopos alterados, de modo que um indivíduo do grupo A pode ter adenocarcinoma do estômago com antígeno O). Antígenos embrionários ou oncofetais são codificados por genes reprimidos após o nascimento e que voltam a se expressar quando ocorre a transformação neoplásica. Em geral, são também antígenos fracos, mas em alguns casos são úteis como marcadores tumorais. Seus principais representantes são o antígeno carcinoembrionário (CEA) e a α-fetoproteína (AFP).

O CEA (glicoproteína do glicocálice do epitélio de revestimento do intestino embrionário) encontra-se aumentado no soro de pacientes com alguns cânceres do sistema digestivo (cólon, pâncreas, estômago). Mesmo assim, não serve como indicador seguro da presença dessas neoplasias, pois níveis sanguíneos elevados de CEA são encontrados também em outros tumores e em várias doenças benignas (cirrose, doença de Crohn etc.). Contudo, é importante no monitoramento dos pacientes e como marcador prognóstico: elevação dos níveis de CEA após tratamento cirúrgico de câncer do cólon, por exemplo, indica neoplasia residual ou recorrência da lesão.

A AFP é produzida no fígado e no saco vitelino, sendo a principal proteína sérica existente no período fetal. Pacientes com câncer hepático ou tumores germinativos do testículo apresentam níveis sanguíneos elevados de AFP. Novamente, esse achado não é exclusivo dessas neoplasias, pois pode ser detectada em pacientes com outros tumores ou mesmo com doenças benignas. Após tratamento cirúrgico de hepatocarcinoma ou de tumores de células germinativas, em geral há redução rápida de AFP; dosagens sucessivas são utilizadas como indicadores de resposta ao tratamento.

O PSA (*prostate specific antigen*), expresso em células prostáticas normais e neoplásicas, encontra-se aumentado no soro de pacientes com câncer da próstata; seus níveis auxiliam no rastreamento do carcinoma prostático (câncer incipiente) e na avaliação do surgimento de metástases (ver Capítulo 19). No entanto, não é exclusivo de neoplasias, pois pode elevar-se também na hiperplasia prostática.

O CA-19.9 é bom marcador de adenocarcinoma do pâncreas, sendo utilizado como auxílio no diagnóstico.

Antígenos virais, que são codificados por vírus associados ao tumor, podem ser encontrados na membrana, no citoplasma e no núcleo, não têm grande imunogenicidade e parecem pouco importantes na resposta ao tumor. Por outro lado, têm importância na identificação da etiologia da neoplasia, como discutido anteriormente sobre o EBV.

Antígenos expressos em células germinativas, denominados *cancer-testis antigens* (*CTA*), são moléculas expressas em muitos tumores, em células germinativas normais (espermatogônias e espermatócitos, daí a denominação CTA) e na placenta, com expressão muito baixa no baço, no pâncreas e no fígado. CTAs são muito expressos em melanomas, carcinoma da bexiga e carcinoma de células não pequenas do pulmão, moderadamente expressos em carcinomas da mama e da próstata e pouco expressos em carcinomas colorretal e renal. São conhecidas várias famílias (p. ex., MAGE, NY- ESO, GAGE, BAGE, RAGE), com 170 membros já identificados. Trata-se de bons imunógenos, que possuem epítopos indutores de ativação de linfócitos T citotóxicos, razão pela qual são muito investigados para emprego em vacinas terapêuticas. O papel de CTAs na carcinogênese (e nas células germinativas) ainda é pouco conhecido. Estudos *in vitro* mostram que podem ativar vias intracelulares de fatores de crescimento e vias de inibição da diferenciação celular.

Os antígenos específicos de tumor resultam de mutações que geram moléculas com perfil de neoantígenos. Muitos destes são imunógenos fracos, mas alguns são capazes de induzir rejeição do tumor em experimentos de transplantação (daí serem denominados de antígenos específicos de transplantação tumoral, TSTA). Juntamente com os CTAs, alguns são alvos em estudos de vacinas terapêuticas.

Mecanismos de defesa contra neoplasias. Vigilância imunológica

As células tumorais possuem antígenos (embora muitos deles com baixo poder imunogênico), contra os quais o hospedeiro monta uma resposta imunitária. A descoberta de que linfócitos do timo participam ativamente na rejeição de enxertos e de que, em modelos experimentais, tumores transplantados são rejeitados levou à proposição da teoria da *vigilância imunológica* contra o câncer (proposta, separadamente, por Burnet e Thomas em 1957). Segundo a teoria, linfócitos originados no timo (responsáveis pela imunidade celular, a mais importante na rejeição de enxertos) teriam a função de identificar e de eliminar clones mutantes que surgem espontaneamente ou pela ação de carcinógenos diversos, impedindo o aparecimento de neoplasias: na origem de um tumor, os clones neoplásicos poderiam ser reconhecidos e eliminados, abortando o aparecimento do câncer. O surgimento de neoplasia clínica estaria na dependência, entre outros, da incapacidade do sistema imunitário de eliminar os clones transformados.

Os modelos experimentais inicialmente estudados não sustentaram essa teoria. Inúmeras investigações sobre o efeito da supressão da resposta imunitária no desenvolvimento de cânceres (espontâneos ou induzidos por agentes químicos) mostraram resultados conflitantes. Animais imunossuprimidos tinham tumores mais precoces e que progrediam mais rapidamente do que linfomas espontâneos e tumores causados por vírus. Admitia-se que a imunossupressão facilitaria a instalação de infecções, aumentando a chance de ocorrência de tumores por vírus, e que estimulação do sistema imunitário favoreceria o aparecimento de linfomas. Experimentos com camundongos atímicos (camundongos atríquicos, nude mice, nu+/+), no entanto, sepultaram por certo tempo a hipótese do policiamento imunológico no câncer: a incidência de tumores espontâneos e o tempo de incubação e progressão de tumores induzidos por agentes químicos nesses camundongos não diferiam daqueles dos animais de controle. Além disso, em aparente paradoxo, alguns experimentos sobre o efeito de timectomia neonatal no surgimento e evolução de tumores espontâneos em camundongos mostraram que ausência do timo relacionava-se com menor incidência desses tumores, levando alguns pesquisadores a admitir que o sistema imunitário, ao contrário do que se pensava, poderia atuar até mesmo como estimulador de neoplasias.

A partir de 1990, alguns modelos experimentais em que se utilizou a eliminação (nocauteamento) de genes envolvidos na resposta imunitária fizeram ressurgir a ideia de que esses mecanismos atuam de fato na origem de tumores. Sarcomas induzidos por metilcolantreno cresceram em maior número em camundongos nocauteados para IFN-γ, para perfurinas ou para genes RAG (responsáveis pela recombinação de genes que codificam receptores em linfócitos T e anticorpos em linfócitos B). Observações subsequentes mostraram que o desenvolvimento de tumores era controlado tanto pela imunidade inata quanto pela adaptativa, indicando que o policiamento imunitário é um processo heterogêneo e complexo que atua de modo distinto em diferentes tecidos.

Em cânceres humanos, a importância da vigilância imunitária é reforçada pelo aumento do risco de câncer em indivíduos que recebem transplantes e em pacientes infectados pelo HIV. Nos estudos iniciais, os tumores com risco aumentado eram geralmente linfomas e neoplasias induzidas por vírus. A alta prevalência de infecções por vírus oncogênicos, como EBV, dificulta a avaliação do impacto da imunossupressão sobre tumores espontâneos, geralmente de evolução mais lenta. Contudo, estudos de longa duração realizados em grande número de pacientes receptores de transplantes, crianças ou adultos, em diferentes regiões do mundo, mostraram aumento do risco também para câncer de pulmão, cólon, bexiga, rim e melanomas, todos tumores aparentemente não relacionados com vírus. Tais observações são indicação indireta de que, também em humanos, o sistema imunitário influencia o desenvolvimento de neoplasias.

Imunoedição no câncer.

A teoria da vigilância imunológica é mais bem compreendida quando se considera que a resposta imunitária é capaz de eliminar tumores, mas que também é capaz de facilitar o seu crescimento. Tal aparente paradoxo pode ser entendido com base no fenômeno de imunoedição que ocorre no câncer, processo que se desenvolve em três fases durante a carcinogênese: eliminação, equilíbrio e escape. Na *fase de eliminação*, inicial, o sistema imunitário é estimulado e gera macrófagos ativados, linfócitos Tγδ, células NK e linfócitos T CD8+, que são capazes até de eliminar o tumor (policiamento). Na *fase de equilíbrio*, clones cancerosos possivelmente selecionados pela resposta imunitária conseguem sobreviver, proliferam, mas são ainda mantidos sob controle da resposta imunitária, que elimina grande parte das células proliferadas e mantém o equilíbrio entre células que proliferam e células que são eliminadas. Na *fase de escape*, clones selecionados conseguem escapar da resposta imunitária e cooptam as células desse sistema a tornar o microambiente tumoral mais favorável ao desenvolvimento do câncer. Essa sequência de eventos (imunoedição no câncer) é bem demonstrada em modelos experimentais. Em humanos, é mais difícil a observação das fases de eliminação e de equilíbrio, já que a maioria dos estudos é feita em tumores em franca progressão. Há, porém, algumas evidências de sua ocorrência: existência de linfócitos T CD8+ ativados por antígenos tumorais em pacientes nos quais houve regressão espontânea de melanomas. Também a presença de linfócitos T CD8+ em alguns tumores correlaciona-se com evolução mais lenta, sugerindo que a resposta imunitária tem alguma eficiência em eliminar células cancerosas e em controlar o tumor (fase de equilíbrio).

Mecanismos imunitários e resistência ao câncer.

A resposta imunitária inata é ativada precocemente na carcinogênese. No local em que está ocorrendo a transformação maligna, DAMPs induzem a liberação de mediadores para iniciar a resposta imediata (inflamação), que faz o reconhecimento e a eliminação do clone transformado. Não se conhecem quais são esses DAMPs, mas admite-se que, em epitélios, moléculas mutadas nas células transformadas estimulam linfócitos Tγδ residentes, os quais produzem citocinas e quimiocinas que atraem células NK, NKT e dendríticas que fazem o reconhecimento das células transformadas e montam uma resposta adequada para sua eliminação, mediante ativação de linfócitos T CD4+ e T CD8+. A resposta inata, imediata, por meio de células NK e NKT, inicia a inibição do tumor nascente. IFN-γ e quimiocinas induzidas por células Tγδ, NK e NKT (CXCL 9, 10 e 11, que recrutam linfócitos T) não só favorecem a apoptose das células transformadas como também inibem a angiogênese, indispensável para a sobrevivência do tumor. A participação de outros linfócitos da imunidade inata (iLC2 e iLC3) é ainda pouco conhecida no câncer.

A montagem da resposta imunitária adaptativa faz-se com apresentação de antígenos a linfócitos T CD4+ e T CD8+ nos linfonodos, os quais são ativados, caem na circulação e se dirigem ao tumor. Linfócitos B são ativados com cooperação de linfócitos T CD4+ e produzem anticorpos. A resposta inicial é do tipo Th1, com predomínio de linfócitos T CD4+ e T CD8+, produção de IFN-γ, recrutamento e ativação de macrófagos, o que cria um microambiente capaz de eliminar células cancerosas, embora estas tornem-se mais difíceis de reconhecer pela variação antigênica de que são capazes. A efetuação da resposta imunitária na eliminação de células cancerosas está resumida na Figura 10.39, destacando-se a participação das diferentes células do sistema imunitário.

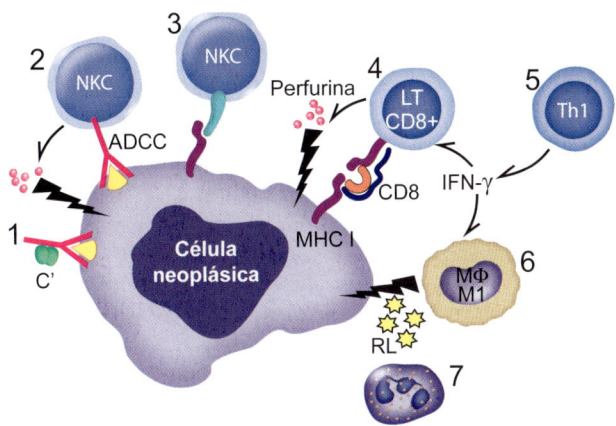

Figura 10.39 Destruição de célula neoplásica (CN) pelo sistema imunitário. (1) Anticorpos citotóxicos matam a CN por meio de ativação do sistema complemento (C'). Células NKC (*natural killer cell*) matam a célula neoplásica pela liberação de perfurinas ou ADCC (via receptor de Fc de IgG (2) ou por reconhecimento direto de MHC I alterado (3). (4) Linfócitos T citotóxicos ativados reconhecem epítopos na CN, matando-a por ação de perfurinas. (5) Linfócitos Th1 ativados liberam IFN-γ, que ativa linfócitos T CD8+ e macrófagos; estes (6) e neutrófilos ativados (7) matam a célula por meio de radicais livres (RL).

Sendo uma agressão crônica, o câncer induz a diferenciação de estruturas linfáticas terciárias nas quais se monta no local a resposta imunitária contra as células cancerosas, na tentativa de aumentar a agressão ao tumor; no entanto, os mecanismos eficientes de escape da neoplasia permitem que ela não só sobreviva como também cresça mais rapidamente.

Mecanismos de evasão das células cancerosas

Admitida a ideia de que as respostas imunitárias inata e adaptativa são competentes para eliminar células cancerosas, inclusive no início do seu desenvolvimento, é importante conhecer como as células neoplásicas conseguem se evadir dos mecanismos imunitários de defesa, pois, mesmo com tantos mecanismos de defesa do organismo, neoplasias podem aparecer ao longo da vida.

■ Modulação antigênica. Modificações do glicocálice. A ideia dominante é de que a resposta imunitária exerceria uma pressão seletiva sobre as células cancerosas, induzindo a seleção de clones menos antigênicos, com capacidade de escapar do reconhecimento e dos efeitos do sistema de defesa. Quando transplantados para receptores singênicos normais, tumores experimentalmente induzidos em animais imunossuprimidos (RAGE−/−) são rejeitados mais rapidamente do que tumores idênticos originados em animais imunocompetentes, o que demonstra haver seleção de clones com imunogenicidade mais fraca nos animais imunocompetentes; com a progressão do tumor, são gerados clones antigenicamente mais fracos. Em células tumorais, surgem antígenos com epítopos diferentes das moléculas próprias das células de origem, por causa de mutações, mais frequentes à medida que o tumor progride. A resposta imunitária montada contra os antígenos mais fortes leva à seleção de clones com antígenos mais fracos, cada vez menos imunogênicos

- As células cancerosas alteram a glicosilação de proteínas do glicocálice, aumentando a expressão de resíduos de ácido siálico, N-acetil galactosamina e resíduos de fucose (antígenos Lewis). Esses glicanos ativam receptores inibidores expressos em: (a) NKC e LT citotóxicos (receptores SIGLEC), reduzindo a citotoxicidade; (b) células dendríticas e macrófagos (receptores DC-SIGN e MGL), favorecendo a sua diferenciação em células dendríticas supressoras (tolerogênicas) que expressam ligantes de receptores inibidores e em macrófagos M2, que produzem metaloproteases que favorecem o deslocamento das células tumorais e produzem VEGF, favorecendo a angiogênese
- Modificações no microambiente do tumor. A expressão de glicanos no glicocálice das células tumorais aumenta o número de células dendríticas tolerogênicas, que induzem tolerância antígeno-específica, por meio da estimulação de receptores DC-SIGN ou por se originarem de precursores mieloides supressores
- Células cancerosas produzem citocinas, quimiocinas e outras moléculas (PGE2) que, secretadas na forma solúvel ou em microvesículas (exossomos), dirigem-se à medula óssea e induzem a proliferação e a diferenciação de células supressoras derivadas da medula óssea (MDSC), que incluem células com características de precursores de monócitos, de células dendríticas (M-MDSCs) ou de granulócitos, principalmente neutrófilos (GM-DSC ou N-MDSC). As MDSCs têm expressão gênica diferente dos precursores mieloides normais e se originam por diferenciação anormal que pode ocorrer também em outras agressões inflamatórias crônicas além do câncer. As MDSCs expressam receptores para quimiocinas liberadas no tumor e para ele migram em grande número. Grande infiltração de neutrófilos em tumores associa-se a pior prognóstico. O efeito supressor de MDSCs resulta de: (1) diferenciação de grande número de células dendríticas tolerogênicas e de macrófagos M2 a partir de M-MDSCs; (2) diferenciação e ativação de linfócitos T reguladores (Treg); (3) redução na expressão de moléculas endereçadoras que favoreçam a adesão e a transmigração no território vascular tumoral; (4) grande produção de radicais livres derivados de O_2 e NO, que induzem apoptose, nitrosação de receptores de células T (TCR) e redução na expressão de CD3 em linfócitos T; (5) depleção de metabólitos (triptofano, cisteína), indispensáveis aos linfócitos T; essa depleção se dá por aumento da indoleamina dioxigenase (IDO), que oxida o triptofano e gera quinureína, que é imunossupressora; (6) aumento da expressão de ecto-hidrolases do ATP (CD39) e ectonucleotidases (CD73), que transformam ATP em AMP e este em adenosina, poderoso inibidor imunitário que atua em receptores purinérgicos P1A; (7) aumento na expressão e liberação de ligantes para receptores inibidores (pontos de checagem) em células efetuadoras da resposta imunitária, especialmente as com efeito citotóxico (linfócitos T CD8+ e células NK)
- Alteração em pontos de checagem da resposta imunitária. Linfócitos expressam receptores inibidores da resposta imunitária, com a finalidade de a modular e evitar seus efeitos lesivos, incluindo autoagressão (checkpoints da resposta imunitária). Em agressões persistentes em que o "agressor" não é eliminado, linfócitos T expressam tais receptores inibidores. Duas moléculas cumprem essa função: CTLA-4 e PD-1 (ver Figura 11.9). CTLA-4 é expresso após ativação de linfócitos T e compete com CD28 na ligação com B71 (CD80) e B72(CD86), reduzindo a ativação do linfócito. PD-1 é expresso mais tardiamente em linfócitos T; seus ligantes, PD-L1 e PD-L2, expressos em células dendríticas, macrófagos e linfócitos B, representam um importante mecanismo regulador da resposta imunitária, também por inibi-la. Por mecanismos ainda não conhecidos, células malignas induzem: (a) aumento na expressão desses receptores inibidores, que incluem CTLA-4, PD-1, TIM-3, LAG-3 e VISTA, expressos em linfócitos CD8+, e outros (CD160, CD38, CD39, CD73 e 2B4) expressos em linfócitos Treg e células NK. Maior atividade de linfócitos T reguladores (Treg) reduz a resposta imunitária contra as células tumorais; (b) maior expressão de seus ligantes em células dendríticas e macrófagos; (c) maior expressão dos ligantes desses receptores (p. ex., PD-L1 e PD-L2), que são também liberados na forma solúvel. Com isso, os linfócitos efetuadores, embora ativados e mesmo que cheguem à intimidade do tumor, são rapidamente inativados e entram em exaustão. A Figura 10.40 resume a geração de estímulos supressor no ambiente tumoral, mostrando os efeitos de diferentes receptores inibidores após contato com os respectivos ligantes. O efeito da interação do receptor inibidor com o ligante expresso na outra célula não só induz a inibição no linfócito efetuador (que possui o receptor inibidor), mas também dispara vias de ativação na célula que expõe o ligante: em células dendríticas, são ativadas vias que induzem a aquisição do fenótipo tolerogênico; nas células cancerosas, são estimuladas vias de sobrevivência e proliferação. O conhecimento detalhado desses receptores inibidores e de seus ligantes tem levado ao desenvolvimento de medicamentos que inibem os ligantes, visando manter a atividade efetuadora das células citotóxicas. Em alguns tumores, inibidores de CTLA-4, PD-1 ou PD-L1 têm mostrado bons resultados Inibição de ligantes tem sido mais valorizada depois que se demonstrou que eles ativam vias tolerogênicas em células dendríticas e de sobrevivência e proliferação nas células cancerosas
- Modificações no microambiente tumoral. Células cancerosas desviam o seu metabolismo de modo a otimizar a sua sobrevivência em ambiente hostil com pouco oxigênio e baixa disponibilidade de nutrientes. Desse modo, elas retiram do ambiente o máximo possível de glicose e aminoácidos para manter a sua atividade, privando as células imunitárias desses elementos. Como necessitam dos mesmos suprimentos usados pelas células tumorais, as células imunitárias, em especial linfócitos T ativados, ficam prejudicadas pela redução dos nutrientes disponíveis no meio pela voracidade das células cancerosas. Também no ambiente hipóxico, há ativação do HIF nas células imunitárias, o que induz VEGF e neoformação vascular, mas reduz a capacidade de novas sínteses, prejudicando os linfócitos T efetores. Linfócitos T reguladores não dependem de desvio metabólico para a sua diferenciação, podendo inibir, no ambiente tumoral, as respostas defensivas do sistema imunitário. HIF também induz CD39 e CD73 (fosfo-hidrolases do ATP), que geram adenosina a partir do ATP, criando ambiente imunossupressor
- Perda de moléculas MHC em células malignas. Redução ou ausência de expressão de MHC I em células cancerosas tornam-nas irreconhecíveis por linfócitos TCD8+, que necessitam da apresentação dos peptídeos (antígenos) da célula-alvo junto com tais moléculas. Células cancerosas podem: (a) reduzir a expressão de moléculas MHC I por mutação ou deleção dos seus genes, podendo haver deleção até de todo um haplótipo; (b) diminuir a expressão de β-2-microglobulina, indispensável para a ação de MHC I.

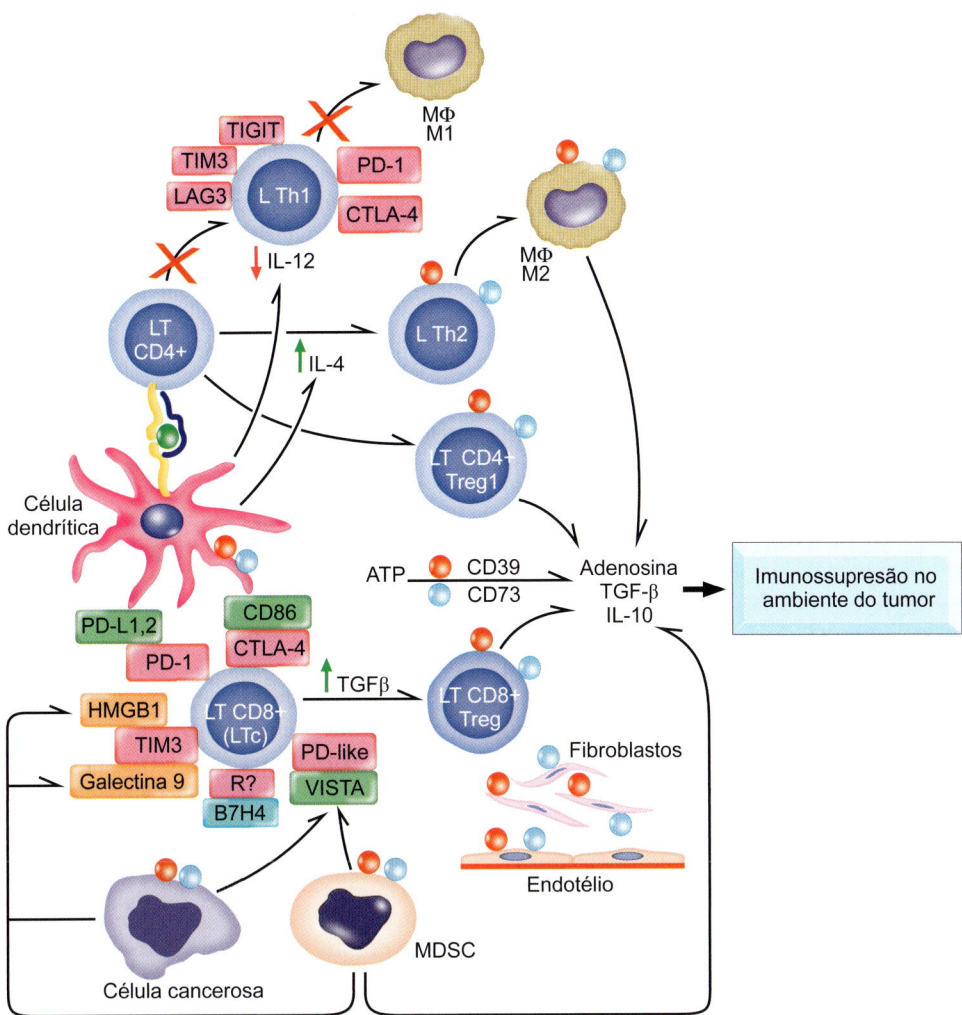

Figura 10.40 Mecanismos de evasão da resposta imunitária por células neoplásicas (CN). No microambiente do tumor, células dendríticas e linfócitos T recebem estímulos de produtos liberados por CNs e células do estroma tumoral. As células dendríticas permanecem imaturas e expressam moléculas coinibidoras das respostas Th1 e citotóxica, além de produzirem citocinas que favorecem a ativação de linfócitos T reguladores (LTreg), CD4+ e CD8+. Linfócitos T CD4+ e CD8+ ativados expressam receptores para moléculas coinibidoras, que os desativam. As CNs e as células supressoras derivadas da medula óssea (MDSC) liberam moléculas moduladoras (galectina 9, VISTA, B7H4, HMGB1). No ambiente hipóxico do tumor, as células do estroma, incluindo as imunitárias, expressam ectonucleotidases (CD39 [*esferas vermelhas*] e CD73 [*esferas azuis*]) que geram adenosina a partir de ATP. Com isso, ocorre desativação de linfócitos ativados e ativação de linfócitos T reguladores, que criam um ambiente predominantemente imunossupressor. Os retângulos em cor-de-rosa indicam os correceptores inibidores e os verdes, os seus ligantes. Co-receptores ativadores não estão indicados. MΦ: macrófago; LAG3: *lymphocyte activation gene 3*; PD-1,2: *programmed cell death 1 ou 2*; TIGIT: T cell ITIM (*immunoreceptor tyrosine-based motif domain*); TIM3: *T cell immunoglobulin and mucin 3*; VISTA: *V domain Ig-containing suppressor of T cell*.

Ao lado disso, em células malignas pode haver anormalidades na geração de peptídeos no citosol (proteólise parcial), no seu transporte para o retículo endoplasmático ou na sua associação com MHC I. Tem sido tentado aumento de expressão de MHC I em células cancerosas por estimulação dos genes de MHC via interferons ou por estimulação de receptores intracelulares da imunidade inata, como NLRC, que são estimuladores de genes MHC I.

Imunoterapia das neoplasias

O conhecimento de que o sistema imunitário tem papel na defesa do hospedeiro contra neoplasias forneceu a base para que uma outra modalidade de tratamento das neoplasias – a imunoterapia – pudesse ser tentada. Há várias maneiras de atuação nessa área. As principais abordagens experimentais, em animais de laboratório ou em ensaios clínicos, estão comentadas adiante.

Manipulação da resposta imunitária inata

Tal abordagem pode ser feita mediante: (a) potencialização dos mecanismos inespecíficos de defesa, especialmente por meio da ativação de macrófagos por produtos bacterianos (BCG, *Corynebacterium parvum*) ou por citocinas pró-inflamatórias, como IFN-γ e TNF; (b) inativação de receptores KIR, inibidores do efeito citotóxico de leucócitos, incluindo os vários tipos de linfócitos NK.

Manipulação da resposta imunitária adaptativa

Esta possibilidade tem sido tentada por meio de:

- Ataque direto às células cancerosas com anticorpos monoclonais, associados ou não a químio ou radioterapia (p. ex., anti-CD20 em linfomas não Hodgkin; anti-ERBB2 em carcinoma da mama; anti-EGFR e anti-VEGFR no carcinoma colorretal)
- Transferência passiva de células ativadas *in vitro*: células mononucleadas do sangue periférico de paciente com tumor ou células mononucleadas isoladas do tumor são cultivadas na presença de estimuladores (IFN-γ, IL-2, anti-CD3) e reintroduzidas no paciente (denominadas células citotóxicas ativadas por linfocinas, ou LAK [*lymphokine activated killer*])
- Transferência passiva de linfócitos T com receptores quiméricos (*chimeric antigen receptor T cells, CAR-T cells*). Linfócitos T são geneticamente modificados *in vitro* para expressar receptores modificados para epítopos mais imunogênicos de antígenos do tumor, que são reconhecidos sem necessidade de apresentação via MHC. A modificação de TCR consiste em substituir os domínios de reconhecimento do complexo MHC-peptídeo por Fab do anticorpo específico para o epítopo em questão, facilitando o reconhecimento; na porção intracitoplasmática, são acrescentados os motivos ITAM de CD28 junto a CD3 zeta para facilitar a ativação. Os clones de linfócitos modificados são expandidos e inoculados no paciente. Desse modo, podem ser usados linfócitos alogênicos, pois o reconhecimento independe de MHC
- Anticorpos monoclonais capazes de eliminar células supressoras ou inativar moléculas efetuadoras da supressão (ainda experimentais, como o anti-GR1, que elimina células mieloides supressoras)
- Vacinas terapêuticas com antígenos tumorais associados a adjuvantes ativadores de TLR (*toll-like receptors*), associados a células dendríticas diferenciadas ou vacinas de DNA ou RNA com sequências que codificam epítopos imunogênicos de antígenos tumorais. Tais vacinas visam quebrar os mecanismos de tolerância instalados no tumor (várias tentativas têm sido feitas com antígenos MAGE e outros *cancer testis antigens* em melanoma e carcinoma do pulmão, com resultados ainda pouco relevantes)
- Imunoterapia, cujos alvos são pontos de checagem da resposta imunitária (ver Figura 11.9). Medicamentos anti-PD-L1 e anti-PD-1 mostram aumento da atividade citotóxica de linfócitos em algumas neoplasias (melanoma e carcinomas pulmonar, ovariano e da mama). Tal atividade é mais evidente em neoplasias em que o infiltrado de linfócitos T é mais intenso (os medicamentos retiram o efeito supressor que a neoplasia exerce sobre os linfócitos). A grande vantagem desse tratamento é o fato de a resposta imunitária alcançar as células tumorais em qualquer local do corpo, com agressão mínima às células não neoplásicas. Tratamento com anti-CTLA-4 ativa linfócitos T, estimulando a resposta inflamatória em tumores em que o infiltrado inflamatório não é intenso. No entanto, como estimula todo o sistema imunitário, tem efeitos adversos mais intensos do que os inibidores de PD-1 e PD-L1. Estão em andamento estudos que avaliam o efeito combinado dessa forma de imunoterapia com agentes quimioterápicos e antiangiogênicos no tratamento de neoplasias antes consideradas incuráveis.

Modificações metabólicas no ambiente tumoral representam obstáculo ao desenvolvimento do efeito citotóxico de linfócitos, o que levou os pesquisadores a investigar substâncias que alteram o metabolismo em células tumorais ou que ativam o metabolismo nas células imunitárias, como terapia auxiliar da imunoterapia

- Anticorpos. Ao lado do uso terapêutico, anticorpos anticélulas tumorais acoplados a radioisótopos têm sido utilizados para localização de tumores ou suas metástases, por meio de cintigrafia ou de ressonância magnética.

Diagnóstico de câncer

Como em qualquer outra doença, o diagnóstico preciso de uma neoplasia maligna tem enorme impacto na conduta com os pacientes, pois é o primeiro passo para a boa atuação médica. Disso resulta, portanto, que essa etapa deve ser feita da forma mais segura, específica e abrangente possível.

Diagnosticar uma neoplasia maligna envolve os mesmos procedimentos adotados nas doenças em geral: informações clínicas, achados cirúrgicos e exames complementares, que incluem laboratório clínico, exames de imagens, endoscopia, exames morfológicos e análise molecular.

O bom diagnóstico pressupõe não só o reconhecimento de uma doença específica quando esta se encontra na fase clínica como também, no caso do câncer, a identificação de suas lesões precursoras ou pré-malignas, quando o diagnóstico curativo é possível. Aliás, outro grande desafio imposto à propedêutica de neoplasias é que o diagnóstico seja feito o mais precocemente possível. Como visto ao longo do capítulo, quanto mais cedo um câncer é descoberto maiores são as chances de o tratamento ter sucesso. Em Oncologia, diagnóstico ideal deve reunir esses dois atributos: precisão sobre a natureza e o tipo da lesão e a precocidade do seu reconhecimento. Identificar uma lesão na fase pré-invasiva é uma forma bastante eficaz de prevenir lesões avançadas e muitas vezes incuráveis. Infelizmente, porém, muitos cânceres são oligo ou assintomáticos por muito tempo e só são suspeitados quando já estão disseminados.

Elementos clínicos

História clínica e exame físico cuidadosos, complementados por história familial (a influência genética nos cânceres é notória, não só em tumores hereditários como também em cânceres esporádicos; algumas neoplasias acometem vários membros de uma mesma família), trazem informações valiosas. Como sempre, é a primeira etapa da propedêutica.

Laboratório clínico

Além de trazer informações úteis sobre o estado geral dos pacientes (mediante análise de vários parâmetros – hemoglobina, hemácias, leucócitos, enzimas séricas etc.), exames laboratoriais detectam moléculas circulantes, como: (1) produtos de células neoplásicas secretados em excesso (calcitonina no carcinoma de células C da tireoide, β-hCG em neoplasias trofoblásticas e de células germinativas etc.); (2) marcadores tumorais: (a) α-fetoproteína (AFP), em tumores do fígado; (b) antígeno carcinoembrionário (CEA), em carcinomas de estômago, cólon e pâncreas; (c) CA-15-3, no câncer da mama; (d) CA-19-9, em carcinomas do cólon ou pâncreas; (e) CA-125, em tumores do ovário; (f) antígeno prostático específico (PSA), no câncer da próstata. Embora úteis em muitos casos, tais marcadores tumorais muitas vezes têm baixa especificidade, pois podem estar aumentados em doenças não malignas. Alguns (p. ex., CEA) são particularmente valiosos no acompanhamento pós-tratamento e na pesquisa de recidivas.

Endoscopia

Tumores em pulmões e vias respiratórias, trato digestivo (superior e inferior), vias urinárias e cavidades naturais podem ser visualizados diretamente com os aparelhos disponíveis e biopsiados, possibilitando seu diagnóstico preciso.

Exames de imagem

Exames de imagem (radiografia, ultrassonografia, tomografia computadorizada, ressonância magnética, cintigrafia e tomografia por emissão de pósitrons) têm papel destacado na identificação de tumores em diferentes órgãos e estruturas de um indivíduo. Em cada localização e para as diferentes neoplasias, existem vantagens e desvantagens em cada um desses exames. Com os progressos alcançados nos últimos anos, pelo aprimoramento dos equipamentos e qualificação dos profissionais que os realizam, tais exames têm hoje grande sensibilidade para detectar lesões muito pequenas e iniciais, contribuindo de maneira notável no diagnóstico do câncer.

Exames morfológicos

O diagnóstico definitivo de uma neoplasia, benigna ou maligna, só é feito mediante exame histopatológico. Por isso mesmo, a análise morfológica assume enorme importância em propedêutica oncológica. Estudo morfológico pode ser feito por exames: (1) citológicos, com amostras de células obtidas em: (a) raspados de uma superfície, cujo exemplo mais conhecido é o exame colpocitológico; (b) líquidos diversos (pleural, peritoneal, liquor, urina etc.); (c) punções variadas, com agulhas finas ou grossas. Hoje, o exame citológico de amostras de tireoide obtidas por punção com agulha fina (PAAF) é largamente empregada e fornece bons resultados (com isso, muitas cirurgias tireoidianas podem ser evitadas, com inegável benefício para os pacientes); (2) histológicos, a partir de amostras teciduais obtidas por biópsia, remoção cirúrgica ou necrópsias. Biópsias são obtidas por cirurgia ou com agulha, esta guiada ou não por exames de imagem (p. ex., biópsia cerebral esterotáxica). Hoje, biópsia por agulha é feita em muitos órgãos, particularmente na mama, sobretudo a partir de lesões suspeitas detectadas por mamografia. A vantagem adicional de necrópsias é a possibilidade de avaliar a neoplasia não só no seu local de origem como também em todo o indivíduo, possibilitando conhecer os efeitos da doença em todo o organismo.

O exame histopatológico é feito inicialmente com colorações de rotina (hematoxilina e eosina), complementado com colorações especiais para revelar certas propriedades das lesões (secreções celulares diversas, matriz extracelular etc.). De enorme valor no diagnóstico é a imuno-histoquímica, que tem inúmeras vantagens: (1) possibilita identificar marcadores de diferenciação celular, o que ajuda enormemente na identificação histogenética da lesão. Por essa propriedade, a imuno-histoquímica é muito valiosa no diagnóstico correto de tumores indiferenciados. Usando-se marcadores adequados, é possível saber se uma neoplasia indiferenciada, por exemplo, é de natureza epitelial ou mesenquimal; (2) permite estabelecer clonalidade de lesões proliferativas, o que é muito importante para diferenciar uma

neoplasia linfoide (monoclonal) de hiperplasias por várias causas (proliferação policlonal); (3) em muitos casos, é capaz de identificar a origem de neoplasia metastática quando não se conhece o seu sítio primário; (4) identifica fatores prognósticos, como índice de proliferação celular medido por marcação com anticorpos dirigidos a marcadores de divisão celular (p. ex., Ki-67); (5) informa sobre fatores preditivos (que indicam possível resposta terapêutica). Carcinomas com hiperexpressão de HER2, por exemplo, podem ser tratados com medicamentos que bloqueiam esse receptor; em tumores da mama, tal estratégia terapêutica tem bons resultados.

Além desses, cortes histológicos (e preparações citológicas) podem ser submetidos a testes moleculares, como hibridação *in situ* (cromogênica ou fluorescente) que detecta em células, em suas organelas ou na matriz extracelular, ácidos nucleicos (DNA ou RNA). Hibridação *in situ* com sondas fluorescentes (FISH), que tem grande sensibilidade, possibilita identificar poucas cópias da molécula-alvo em sítios definidos; em preparações cromossômicas, FISH detecta deleções, duplicações ou translocações gênicas, de grande interesse em muitos cânceres.

Outra grande vantagem de amostras histológicas é o fato de elas serem emblocadas em parafina e armazenadas por anos ou décadas nos laboratórios de Patologia. A partir delas, podem ser extraídos ácidos nucleicos para estudos moleculares, como descrito a seguir.

Análise molecular

Muitas são as formas de análise de macromoléculas, particularmente de DNA, RNA e proteínas (ver Capítulo 2). Como visto ao longo do capítulo, proteínas comandam a maioria das reações moleculares que se passam nas neoplasias. Conhecer sua expressão, portanto, tem enorme interesse no entendimento da origem, da progressão e dos desfechos nos diferentes cânceres.

DNA pode ser estudado por: (1) amplificação *in vitro* (PCR), que é capaz de: (a) identificar sequências de microrganismos envolvidos na etiologia das neoplasias (p. ex., HPV); (b) detectar mutações variadas, incluindo translocações encontradas em vários cânceres; (c) avaliar clonalidade de lesões, o que é importante no reconhecimento de neoplasias; (2) sequenciamento, por métodos tradicionais ou, mais recentemente, pelo sequenciamento de nova geração (*NGS, next generation sequencing*), que possibilita analisar ao mesmo tempo grande número de sequências e alterações gênicas. RNA pode ser analisado por esses mesmos procedimentos, com pequenas adaptações, lembrando que RNA é muito lábil e é destruído muito facilmente. Quando se quer estudar RNA, cuidados adicionais devem sem empregados na obtenção e no processamento das amostras.

Esse conjunto de técnicas de análise molecular trouxe valiosa contribuição na compreensão da origem e evolução das neoplasias malignas. Com essas técnicas, é possível se conhecer, com muita sensibilidade e especificidade, alterações moleculares responsáveis pelas modificações na expressão gênica que ocorrem nas neoplasias, incluindo modificações genômicas (mutações em seu sentido amplo) e epigenéticas, que igualmente interferem na codificação e síntese de proteínas, que são, afinal, as moléculas responsáveis pelas modificações fenotípicas (morfológicas e funcionais) das células cancerosas. Com a enorme sensibilidade desses métodos, poucas moléculas em uma amostra podem ser detectadas, trazendo informações valiosas. Na biópsia líquida, por exemplo, DNA de células malignas contendo alterações genômicas liberado na circulação pode ser identificado, trazendo informações muito úteis na abordagem das lesões.

10

O futuro apresenta-se promissor. Com o aprimoramento constante dos meios de análise (equipamentos e técnicas laboratoriais) e a utilização da computação eletrônica para lidar com enormes quantidades de dados (bioinformática), muito será mais conhecido em termos do genoma, do transcritoma, do proteoma e, finalmente, do metaboloma.

Rastreamento do câncer

Como cânceres descobertos na fase inicial têm boa chance de sucesso terapêutico, existe justificado interesse no seu diagnóstico na população e, sempre que possível, em fase precoce. O exemplo emblemático de sucesso nesse objetivo é o rastreamento do câncer do colo uterino pelo exame colpocitológico (teste de Papanicolaou), que tem baixo custo, é facilmente realizado em qualquer localidade e fornece diagnóstico não só de câncer invasivo como, sobretudo, de lesões pré-cancerosas. Em todos os países onde o exame é realizado de maneira adequada, a mortalidade por câncer do colo uterino caiu sensivelmente.

Poucas são outras formas efetivas de rastreamento de neoplasias, pelas dificuldades naturais e pela pouca efetividade. Embora com bons resultados, mas mais complexa e onerosa, a colonoscopia é muito eficaz na identificação de lesões no intestino grosso, mesmo iniciais. Mamografia detecta lesões mamárias em vários estágios, inclusive lesões pré-malignas; em lesões suspeitas de malignidade, a propedêutica é complementada por biópsia. O encontro de PSA elevado justifica exames mais sensíveis, inclusive biópsia da próstata, para confirmar ou afastar lesões precursoras ou adenocarcinoma do órgão. De outro lado, em pessoas com mutações germinativas em genes supressores de tumor justifica-se o rastreamento de lesões malignas por exames mais complexos (p. ex., rastreamento de tumores ovarianos em mulheres com a síndrome de Li-Fraumeni [defeito herdado no gene *TP53*]).

▪ Leitura complementar

Alečkovića M, Mcallister SSB, Polyak K. Metastasis as a systemic disease: molécular insights and clinical implications. Biochim Biophys Acta Rev Cancer. 2019;1872:89-102.

Barbellos-Hoff MH, Lyden D, Wang TC. The evolution of the cancer niche during multistage carcinogenesis. Nat Rev Cancer. 2013;13:511-8.

Bedard PL, Hansen AR, Ratain MJ, Siu LL. Tumour heterogeneity in the clinic. Nature. 2013;501:355-64.

Biswas AK, Acharyya S. Understanding cachexia in the context of metastatic progression. Nat Rev Cancer. 2020;20:274-84.

Cassetta L, Baekkevold ES, Brandau S, et al. Deciphering myeloid-derived suppressor cells: isolation and markers in humans, mice and non-human primates. Cancer Immunol Immunother. 2019;68:687-97.

Coghlin C, Murray GI. Current and emerging concepts in tumour metastasis. J Pathol. 2010;222:1-15.

Croce CM. Molecular origins of cancer: oncogenes and cancer. N Engl J Med. 2008;358:502-11.

Croker AK, Allan AL. Cancer stem cells: implications for the progression and treatment of metastatic disease. J Cell Mol Med. 2008;12:374-90.

Depinho RA. The age of cancer. Nature. 2000;408:248-54.

Donaldson J, Park BH. Circulating tumor DNA: measurement and clinical utility. Ann Rev Med. 2018;69:223-34.

Ebrahimi SM, Reiisi S, Shareef S. miRNAs, oxidative stress, and cancer: a comprehensive and updated review. J Cell Physiol. 2020;235:8812-25.

Fais S, Overholtzer M. Cell-in-cell phenomena in cancer. Nat Rev Cancer. 2018;18:758-66.

Farazi TA, Spitzer JI, Morozov P, Tuschl T. miRNAs in human cancer. J Pathol. 2011;223(2):102-15.

Fauber B, Solmonson A, Ralph J, Deberardinis RJ. Metabolic reprogramming and cancer progression. Science. 2020;368 (6467):essw5373.

Finn OJ. Cancer immunology. N Engl J Med. 2008;358:2704-15.

Gaglia MM, Munge K. More than just oncogenes: mechanisms of tumorigenesis by human viruses. Current Opinion in Virology. 2018;32:48-59.

Garner H, De-Visser KE. Immune crosstalk in cancer progression and metastatic spread: a complex conversation. Nat Rev Cancer. 2020;20:483-97.

Geiger TR, Peeper DS. Metastasis mechanisms. Biochim Biophys Acta. 2009;1796:293-330.

Gerlinger M, Rowan AJ, Horswell S, et al. Intratumor heterogeneity and branched evolution revealed by multiregion sequencing. N Engl J Med. 2012;366(10):883-92.

Ghajar CM. Metastasis prevention by targeting the dormant niche. Nat Rev Cancer. 2015;15(4):238-47.

Gjerstorff MF, Andersen MH, Ditzel HJ. Oncogenic cancer-testis antigens: prime candidates for immunotherapy. Oncotarget. 2015;6:15772-87.

Hao N, Lü MH, Fan YH, Cao YL, Chang ZR, Yang SM. Macrophages in tumor microenvironments and the progression of tumors. Clin Dev Immunol. 2012;2012:948098.

Heng HH, Stevens JB, Bremer SW, Ye KJ, Liu G, Ye CJ. The evolutionary mechanism of cancer. J Cell Biochem. 2010;109:1072-84.

Hoeijmakers JAJ. DNA damage, aging, and cancer. N Engl J Med. 2009;361(15):1475-85.

Hu Z, Ott PA, Catherine J, Wu CJ. Towards personalized, tumour-specific, therapeutic vaccines for cancer. Nat Rev Immunol. 2018;18:168-82.

Jiang T, Shi T, Zhang H, et al. Tumor neoantigens: from basic research to clinical applications. J Hematol Oncol. 2019;12:93-106.

Joyce JA, Pollard JW. Microenvironmental regulation of metastasis. Nat Rev Cancer. 2009;9:239-52.

Kirtonia A, Sethi G, Garg M. The multifaceted role of reactive oxygen species in tumorigenesis. Cellular and Molecular Life Sciences. 2020;77:4449-73.

Kaplan RN, Rafii S, Lyden D. Preparing the "soil": the premetastatic niche. Cancer Res. 2006;66(23):11089-93.

Kumar V, Abbas AK, Aster JC. Robbins basic pathology. 10nd ed. Philadelphia: Elsevier/Saunders; 2020.

Lytle NK, Barber AG, Reya T. Stem cell fate in cancer growth, progression and therapy resistance. Nat Rev Cancer. 2018;18: 669-80.

Meacham CE, Morrison SJ. Tumor heterogeneity and cancer cell plasticity. Nature. 2013;501(7467):328-37.

Ming H, Li B, Zhou L, Goel A, Huang C. Long non-coding RNAs and cancer metastasis: Molecular basis and therapeutic implications. Biochim Biophys Acta Rev Cancer. 2021;1875(2): 188519.

National Institutes of Health (USA). Atlas Genômico do Câncer. Disponível em: <https://www.cancer.gov/about-nci/organization/ccg/research/structural-genomics/tcga>.

Nguyen DX, Bos PD, Massagué J. Metastasis: from dissemination to organ-specific colonization. Nat Rev Cancer. 2009;9:274-84.

Peinado H, Alečković M, Lavotshkin S, et al. Melanoma exosomes educate bone marrow progenitor cells toward a pro-metastatic phenotype through MET. Nat Med. 2012;18(7):883-91.

Phan TG, Croucher PI. The dormant cancer cell life cycle. Nat Rev Cancer. 2020;20:398-411.

Philips GK, Atkins M. Therapeutic uses of anti-PD-1 and anti-PD-L1 antibodies. Int Immunol. 2015;27(1):39-46.

Pietras K, Ostman A. Hallmarks of cancer: interactions with the tumor stroma. Exp Cell Res. 2010;316:1324-31.

Riera-Domingo C, Audigé A, Granja S, et al. Immunity, hypoxia, and metabolism – the ménage à trois of cancer: implications for immunotherapy. Physiol Rev. 2020;100:1-102.

Rodríguez E, Sjoerd TT, Schetters STT, Van-Kooyk Y. The tumour glyco-code as a novel immune checkpoint for immunotherapy. Nat Rev Immunol. 2018;18:204-14.

Sahai E. A framework for advancing our understanding of cancer-associated fibroblasts. Nat Rev Cancer. 2020;20:174-86.

Salmaninejad A, Valilou SF, Soltani A, et al. Tumor-associated macrophages: role in cancer development and therapeutic implications. Cell Oncol (Dordr). 2019;42:591-608.

Sarvaria A, Alejandro J, Madrigal JA, Saudemont A. B cell regulation in cancer and anti-tumor immunity. Cell Mol Immunol. 2017;14: 662-74.

Sautès-Fridman C, Petitprez F, Calderaro J, Fridman WH. Tertiary lymphoid structures in the era of cancer immunotherapy. Nat Rev Cancer. 2019;19:307-25.

Schetter AJ, Heegaard NH, Harris CC. Inflammation and cancer: interweaving microRNA, free radical, cytokine and p53 pathways. Carcinogenesis. 2010;31:37-49.

Sharma S, Kelly TK, Jones PA. Epigenetics in cancer. Carcinogenesis. 2010;31:27-36.

Sharonov GV. B cells, plasma cells and antibody repertoires in the tumour microenvironment. Nat Rev Cancer. 2020;20:293-307.

Solinas G, Marchesi F, Garlanda C, Mantovani A, Allavena P. Inflammation-mediated promotion of invasion and metastasis. Cancer Metastasis Rev. 2010;29:243-8.

Sosa MS, Bragado P, Aguirre-Ghiso JA. Mechanisms of disseminated cancer cell dormancy: an awakening field. Nat Rev Cancer. 2014;14(9):611-22.

Tabassum DP, Polyak K. Tumorigenesis: it takes a village. Nat Rev Cancer. 2015;15(8):473-83.

Tisdale MJ. Cachexia in cancer patients. Nat Rev Cancer. 2002;2:862-71.

Vermeulen L, Sprick MR, Kemper K, et al. Cancer stem cells – old concepts, new insights. Cell Death Differ. 2008;15:947-58.

Vineis P, Schatzkin A, Potter JD. Models of carcinogenesis: an overview. Carcinogenesis. 2010;31:1703-9.

Vousen KH. Activation of the p53 tumor suppressor protein. Biochem Biophys. Acta. 2002;1602:47-59.

World Health Organization. Classificação de tumores. Disponível em: <https://www.who.int/health-topics/câncer>.

World Health Organization. Recomendações sobre laudos anatomopatológicos. Disponível em: <https://www.cap.org/protocols-and-guidelines/cancer-reporting-tools/cancer-protocols>.

Yang YM, Chang JW. Current status and issues in cancer stem cell study. Cancer Invest. 2008;26:741-55.

Zhou Y, Bian B, Yuan X, et al. Prognostic value of circulating tumor cells in ovarian cancer: a meta-analysis. PLoS One. 2015;10(6):e0130873.

10

Imunopatologia

Fausto Edmundo Lima Pereira

A reação imunitária é feita por células capazes de reconhecer agressões e de montar respostas destinadas a eliminar ou a conter o agressor e a reparar as lesões produzidas. Tal resposta representa importante mecanismo de defesa do organismo, tendo seu desenvolvimento sido crucial para a evolução dos vertebrados, cuja existência sempre esteve ameaçada de invasão por microrganismos.

O sistema imunitário reconhece e responde não só àquilo que é estranho ao indivíduo como também a moléculas próprias do organismo. Não é surpresa, portanto, que a resposta imunitária possa também lesar o organismo, porque os mecanismos de ataque a um invasor podem, ao mesmo tempo, agredir o hospedeiro ou porque às vezes o sistema reconhece e reage de forma anormal a constituintes do próprio indivíduo. Trata-se, portanto, de um sistema cujas células devem trabalhar em um alto nível de regulação para que suas respostas resultem na eliminação daquilo que não pertence ao organismo (invasores) e em não agressão àquilo que faz parte do próprio indivíduo.

O sistema imunitário é formado por medula óssea, linfonodos, baço, timo, tecido linfoide associado a mucosas (MALT, de *mucosal associated lymphoid tissue*; chamado, às vezes, de GALT ou BALT, quando se refere apenas ao intestino [*gut ALT*] ou brônquios) e tecido linfoide associado à pele (SALT, *skinALT*). Nesses órgãos, as células principais são macrófagos (células do sistema fagocitário mononuclear, SFM), linfócitos e células dendríticas. Polimorfonucleares neutrófilos (PMN), eosinófilos, basófilos, mastócitos e plaquetas são células imunitárias circulantes que, juntamente com células endoteliais e células dendríticas residentes, são muito importantes nos mecanismos efetuadores da resposta imunitária.

A resposta imunitária tem dois ramos básicos: resposta imunitária inata e resposta imunitária adaptativa. A *resposta inata*, discutida no Capítulo 4, inclui mecanismos defensivos que atuam imediatamente após uma agressão, respondendo de modo inespecífico a diferentes agressores. A *resposta adaptativa* consiste em uma reação mais eficiente contra o agente que a evocou. Sua característica principal é o reconhecimento específico da agressão por meio de receptores com amplo espectro de reconhecimento, o que a torna mais eficaz contra a agressão que a induziu.

A resposta imunitária adaptativa se faz por meio de: (1) síntese de anticorpos (Ac; *resposta imunitária humoral* ou RIH); (2) produção de linfócitos T (LTs) sensibilizados, que atuam sobre o antígeno (se ele for uma célula ou estiver sobre uma célula) e recrutam e ativam outras células que procuram eliminar o antígeno que induziu a resposta (*resposta imunitária celular* ou RIC); (3) incapacidade de produzir anticorpos e/ou células efetoras, por mecanismos ativos ou não, denominada *tolerância imunitária*, relacionada a RIH, RIC ou ambas.

Três propriedades ou características básicas estão presentes na resposta imunitária adaptativa: especificidade, memória e complexidade. *Especificidade* pressupõe que a resposta é dirigida especificamente ao antígeno que a induziu. *Memória* significa que o sistema responde mais rapidamente e com maior eficiência aos antígenos com os quais entrou previamente em contato. *Complexidade* diz respeito ao fato de que qualquer das respostas envolve a interação de duas ou mais células, com necessidade de contato entre elas e troca de sinais por meio de moléculas excretadas ou localizadas na membrana. Nas páginas seguintes, esses aspectos serão mais explorados, e, conforme se verá, a especificidade não é tão específica quanto se pensa, a memória não tem as características típicas da memória cerebral e a complexidade é muito maior do que se pode imaginar.

A resposta imunitária adaptativa se desenvolve em etapas: (1) captura e processamento do antígeno; (2) apresentação do antígeno a linfócitos; (3) reconhecimento do antígeno por linfócitos; (4) ativação de linfócitos e montagem da resposta; (5) efetuação da resposta; (6) regulação da resposta. Antes de discutir cada etapa, será feita breve recordação sobre células do sistema imunitário, antígenos e moléculas envolvidas no reconhecimento deles, que pertencem a três categorias: moléculas de histocompatibilidade, imunoglobulinas ou anticorpos em linfócitos B (LBs) e receptores de LTs.

▶ Células da resposta imunitária adaptativa

Além de contar com a participação de células da imunidade inata, a resposta adaptativa se faz por meio de linfócitos e de células dendríticas (apresentadoras de antígenos).

Linfócitos

LBs e LTs são as principais células envolvidas na resposta imunitária adaptativa. Linfócitos originam-se de células-tronco hematopoéticas na medula óssea. O precursor linfoide comum pode dar origem aos progenitores de LBs, de LTs, de células citotóxicas naturais (NKC, *natural killer cells*) e de linfócitos da imunidade inata (ILC, *innate imune lymphoid cells*). Ainda na medula óssea, ocorre a diferenciação de LBs, NKC e ILC. Os LTs (CD4+, CD8+, regs, NKT e MAIT; ver adiante) são diferenciados no timo (Figura 11.1).

Linfócitos B

Os LBs originam-se de precursor linfoide comum e passam pelos estágios de pró-B, pré-B e LB imaturo, este com o receptor completo (IgM com cadeias invariantes associadas). Ainda na medula óssea, os clones autorreatores são eliminados (ver adiante, tolerância natural). Na medula óssea, são originados dois grupos de LBs imaturos, que são lançados na circulação: (1) LB1, que se localizam em serosas, onde completam a maturação. Tais linfócitos têm receptores com baixa especificidade para antígenos e são responsáveis pela produção de anticorpos naturais; (2) LB2, que caem na circulação e, como linfócitos virgens em transição, localizam-se no baço, onde completam a maturação (expressam IgD) na zona marginal. Em seguida, diferenciam-se em LB, que permanecem na zona marginal (LB de zona marginal, LB_{zm}) ou migram para os folículos linfoides do baço, de linfonodos ou de mucosas (linfócitos B foliculares, LB_{fo}), onde cooperam com LTs auxiliares para montar respostas T-dependentes. Os LB_{zm} são diferenciados para dar respostas T-independentes, especialmente contra antígenos polissacarídeos ou glicolipídicos (ver adiante).

LBs, que estão envolvidos na defesa contra microrganismos extracelulares, diferenciam-se em plasmócitos, que são as células responsáveis pela síntese de imunoglobulinas (anticorpos). Anticorpos pertencem a cinco classes (IgA, IgD, IgE, IgG e IgM) e atuam na eliminação de patógenos por meio de neutralização do agente, ativação do complemento ou opsonização e posterior fagocitose. O reconhecimento de antígenos por LBs se faz mediante anticorpos presentes na membrana citoplasmática.

Células NK

Células *natural killer* (NK) representam 1 a 15% dos linfócitos circulantes, sendo numerosas entre os linfócitos residentes em tecidos (fígado, útero na gravidez, pulmão, baço e, em menor frequência, em linfonodos e mucosas). Embora bastante heterogêneas nas moléculas que expressam na membrana, caracterizam-se por: (1) apresentarem receptores inibidores (KIR, *inhibitory killer immunoglobulin like receptors*) que reconhecem MHC I em células-alvo; a ligação desse receptor à MHC inibe o receptor citotóxico (KCR, *killer citotoxicity receptors*). Isso explica por que células NK não agridem células normais do indivíduo, pois estas possuem moléculas MHC; (2) receptores ativadores, incluindo NKG2C e D e NCR p30, p44 e p46 (*natural killer citotoxic receptors*) indutores de citotoxicidade; (3) expressarem

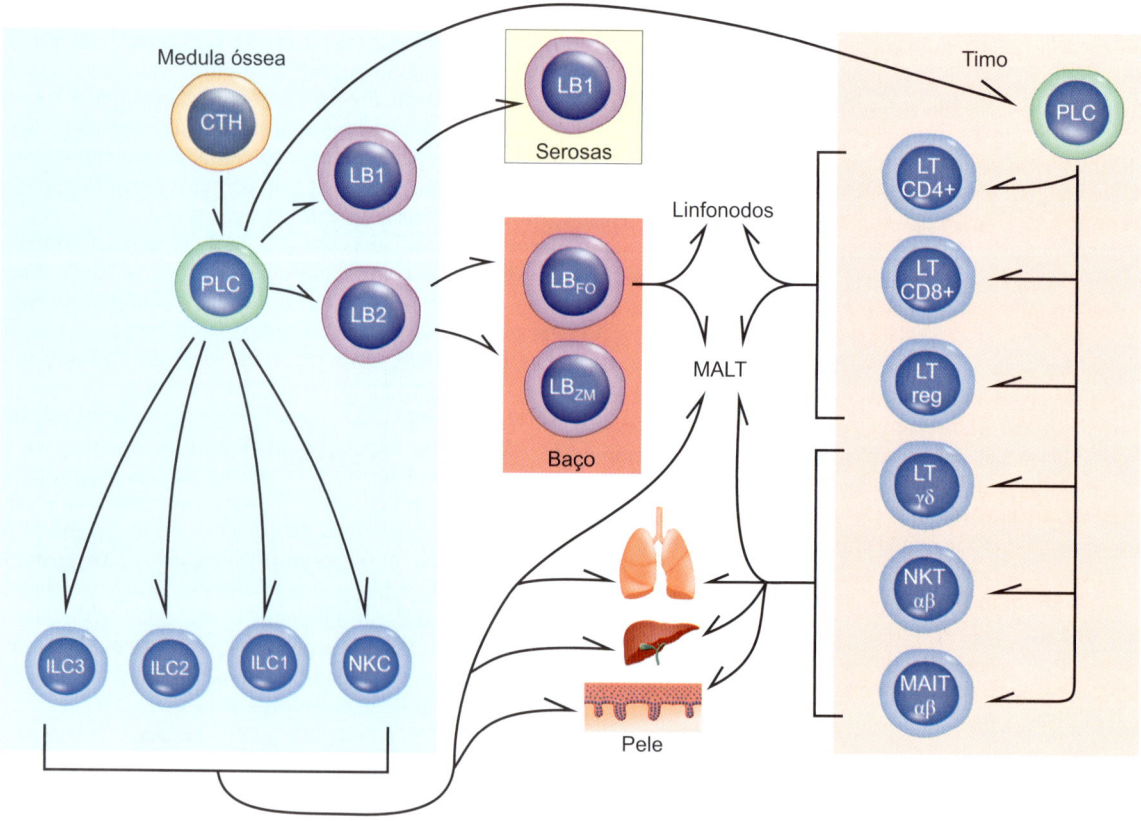

Figura 11.1 Diferenciação de linfócitos a partir da medula óssea. CTH: célula-tronco hematopoética; PLC: precursor linfoide comum; LB: linfócito B; LT: linfócito T; NKC: célula citotóxica natural; ILC: linfócito da imunidade inata; NKT: célula T citotóxica natural; MAIT: linfócito T invariante associado a mucosas; MALT: tecido linfoide associado a mucosas; LBfo: LB folicular; LBzm: LB zona marginal.

CD56 e CD16, o que permite identificá-las nos tecidos. NKCs são ativadas quando: (a) receptores KIR não reconhecem MHC, deixando ativos os NCRs, o que induz a liberação de granzimas, perforinas e IFN-γ; (b) a estimulação de NCR ultrapassa a inibição de KIR, o que pode ocorrer em infecções por vírus, bactérias ou protozoários. Estresse celular (por infecções ou outras agressões) pode aumentar a expressão de moléculas ligantes de NCR, facilitando sua ativação.

Linfócitos da imunidade inata

Linfócitos da imunidade inata (ILC, *innate immunity lymphoid cells*) localizam-se em vários órgãos, sobretudo na pele e em mucosas. São classificados em três tipos (ILC1, ILC2 e ILC3), de acordo com as citocinas que produzem e os fatores de transcrição que utilizam quando ativados. ILCs não possuem receptores para antígenos, sendo ativados por citocinas liberadas por células da imunidade inata (macrófagos, células dendríticas, células epiteliais) (Figura 11.2). Quando ativados, atuam como linfócitos auxiliares, mediante interferência na resposta adaptativa por meio das citocinas que liberam: ILC1 estimula resposta Th1, ILC2 induz resposta Th2 e ILC3, resposta Th17.

Linfócitos T

LTs originam-se de progenitor na medula óssea que migra para o timo, onde dão origem a clones que: (1) sofrem recombinação dos genes VDJ, expressam receptores TCR, são submetidos ao processo de seleção e originam: (a) LTs convencionais (virgens [*naive*], CD4+[auxiliares] ou CD8+ [citotóxicos]); (b) linfócitos T reguladores (LTreg, CD4+, CD25+ e Foxp-3+); (2) sofrem recombinação gênica mais restrita nos genes VDJ e originam MAIT (TCR com cadeias α e β) (ver adiante) e NKTs (*natural killer T lymphocytes*).

Linfócitos T CD4+ e CD8+, diferenciados no timo, caem na circulação e localizam-se no tecido linfoide periférico (baço, linfonodos e tecido linfoide associado a mucosas), geralmente em áreas denominadas T-dependentes, de onde voltam à circulação em processo de recirculação constante. A recirculação permite aos LTs virgens terem a chance de entrar em contato com os antígenos apresentados pelas células apresentadoras de antígenos. No estroma das áreas T-dependentes, existem quimiocinas que atraem células dendríticas e LTs, possibilitando o reconhecimento de antígenos pelos LTs. Os LTs que não reconheceram epítopos deixam o tecido linfoide e retornam à circulação sanguínea.

Linfócitos T CD4+ são divididos em: (1) *LT CD4+ auxiliares* (Th, *T helper*): (a) *LTh1*, que produzem IFN-γ e IL-2 e ativam macrófagos e LT CD8+; (b) *LTh2*, que cooperam com LBs na produção de anticorpos e na geração de clones de memória; (c) *LTh17*, que potencializam a resposta inflamatória, sobretudo por recrutar e ativar neutrófilos; (2*) LT reguladores* (LTreg), que expressam Foxp-3 e são responsáveis por controlar a resposta imunitária. Os **linfócitos T CD8+** são citotóxicos pela produção de perfurinas e granzimas; podem assumir fenótipo de linfócitos Treg quando expressam Foxp-3.

Linfócitos T *natural killer* (NKT) são linfócitos que possuem receptores TCR com espectro de reconhecimento restrito que reconhecem epítopos lipídicos apresentados por moléculas semelhantes a MHC I pertencentes à família CD1. Quando ativados, respondem rapidamente com a liberação de citocinas ou por meio de citotoxicidade com granzimas e perfurinas. Por isso, são considerados linfócitos de ação intermediária entre a resposta inata (ação imediata) e a adaptativa. NKTs influenciam a resposta adaptativa porque produzem citocinas Th1 e Th2 que ativam células dendríticas. NKTs são divididas em dois grupos: (1) NKT I, com TCR de cadeia α invariante e cadeia β; reconhecem glicolipídeos exógenos e endógenos; (2) NKT II, com TCR mais diversificado que reconhece antígenos glicolipídicos e fosfolipídicos diversos. Em humanos, NKTs expressam CD4 ou CD8 ou são duplo-negativos. NKTs são pouco numerosos na espécie humana e mais encontrados no baço e na medula óssea, sendo pouco frequentes no sangue circulante e nos linfonodos.

Linfócitos Tγδ representam 1 a 5% dos LTs circulantes, mas são muito numerosos nos epitélios de mucosas e na epiderme. Tais linfócitos possuem receptor com menor espectro de especificidade e podem ser CD4+, CD8+ ou duplo-negativos. Os LTγδ1, que têm maior variação no TCR, reconhecem antígenos de natureza lipídica apresentados por moléculas da família CD1; os LTγδ2, com TCR menos variável, reconhecem fosfoantígenos

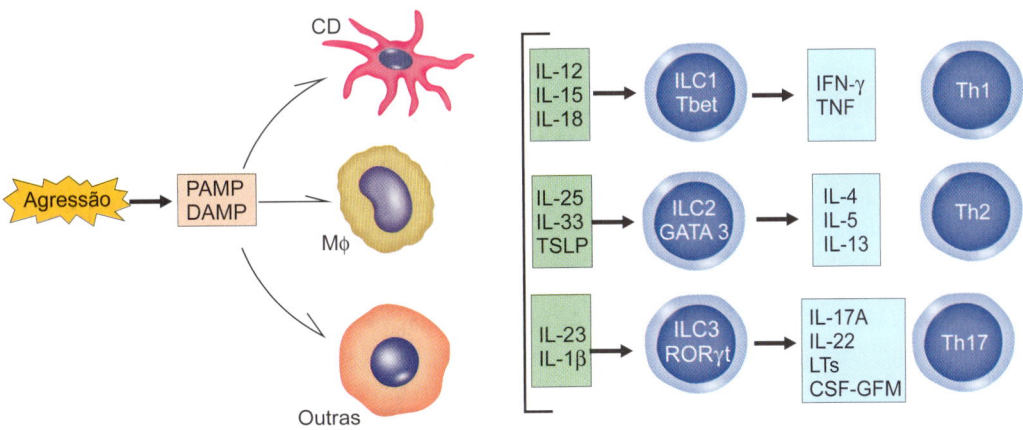

Figura 11.2 Linfócitos da imunidade inata (ILC, *innate immunity lymphoid cells*). ILC1, 2 e 3 são classificados de acordo com as citocinas que produzem (indicadas nos *retângulos azuis*) e pelos fatores de transcrição que utilizam quando ativados (indicados *dentro do núcleo*). As citocinas ativadoras de cada ILC estão indicadas nos retângulos verdes. TSLP: *thymic stromal lymphopoietin*; Tbet: *T-box transcription factor expressed in T cells*; GATA: fator de transcrição que se liga à sequência GATA (guanina, adenina, timina, adenina) do DNA; ROR: *retinoic acid related orphan receptor transcription factor*; LT: *lymphotoxins*.

(moléculas orgânicas com resíduo pirofosfato, originadas em microrganismos via metabolismo de isoprenoides ou em células eucariotas via metabolismo do ácido mevalônico; este reconhecimento independe de moléculas da família CD1). Após reconhecerem os antígenos, LTγδ são ativados e, embora não sofram grande expansão clonal, têm papel importante na defesa inicial contra agressões e na indução da resposta adaptativa, pois: (1) produzem citocinas pró-inflamatórias, como IFN-γ e IL-17; (2) têm efeito citotóxico, por meio de granzimas e perfurinas; (3) ativam células dendríticas convencionais imaturas; (4) ativam LBs na produção de anticorpos, especialmente IgE; (5) migram para áreas T-dependentes, onde atuam como LT auxiliares de LB na produção de anticorpos. Tais linfócitos são muito importantes nos mecanismos de defesa contra agentes infecciosos e células neoplásicas, atuando nas respostas inata e adaptativa.

Os **MAITs** são linfócitos que apresentam TCR com cadeia α invariante e cadeia β com pouca variação. São numerosos em humanos (2 a 35% dos LTαβ): frequentes em mucosas (2 a 3%) e no sangue circulante (5%) e abundantes no fígado (35%). Expressam CD161 na membrana, o que os caracteriza. Reconhecem metabólitos produzidos por bactérias e fungos apresentados por moléculas MHC relacionadas com MHCI (MR1), mas podem ser ativados por citocinas pró-inflamatórias, como IL-18 e IL-12. Ativados via apresentação por MR1 ou via ativação por citocinas, produzem IFN-γ e TNF, atraem macrófagos e adquirem atividade citotóxica por liberar granzimas e perfurinas, desempenhando papel importante na defesa contra agentes infecciosos.

Em síntese, os **LTs**, que atuam sobretudo na defesa contra microrganismos intracelulares e contra células malignas, são divididos em várias categorias: (1) LT CD4+ induzem LBs a produzir anticorpos e ativam macrófagos para a fagocitose; (2) LT CD8+ sintetizam citocinas e matam células cancerosas ou infectadas por vírus; (3) LT reguladores (Treg) suprimem a resposta imunitária; (4) LTγδ reconhecem antígenos não proteicos (p. ex., lipoglicanos de bactérias), produzem citocinas pró-inflamatórias, têm efeito citotóxico e ativam LB na síntese de anticorpos; (5) NTK (LT *natural killer*) reconhecem glicolipídeos de microrganismos. O reconhecimento de antígenos por LTs CD4+ ou CD8+ ocorre por meio de receptores de superfície (TCR) e depende de moléculas MHC e de outras moléculas auxiliares (ver adiante). Os **LBs** atuam essencialmente na resposta mediada por anticorpos.

Células dendríticas

Células dendríticas (CD) diferenciam-se na medula óssea a partir de um precursor comum para monócitos, granulócitos e células dendríticas e formam um grupo heterogêneo: células dendríticas convencionais ou mieloides (CDc ou CDm), células dendríticas plasmocitoides (CDp) e células dendríticas monocitoides (estas derivadas de monócitos). Uma vez diferenciadas, caem na circulação e localizam-se no tecido linfoide e em outros órgãos, onde estão prontas para capturar e processar antígenos, adquirindo propriedades e denominações diferentes (células de Langerhans na epiderme, células dendríticas foliculares etc.). Em humanos, as *CDs convencionais* são classificadas em: (1) CDc-CD143+, que produzem IL-12, TNF e IL-6, com maior atividade pró-inflamatória; (2) CDc-CD1c+, que sintetizam maior quantidade de IL-10, IDO (indoleamina-2-3-dioxigenase) e CD25 solúvel, todas moléculas importantes na regulação da resposta imunitária. As *CD plasmocitoides*, só encontradas no sangue circulante e em tecidos linfáticos, destacam-se pela grande produção de interferons dos grupos I e III, podendo exercer efeito pró ou anti-inflamatório, dependendo do microambiente. Geralmente, induzem diferenciação de LTh2. As *CD monocitoides* são indutoras de LTh1.

As células dendríticas endocitam antígenos com facilidade porque possuem receptores para Fc de imunoglobulinas (anticorpos), para complemento, receptores CLR e receptores de remoção. Após endocitar antígenos proteicos e fazer seu processamento parcial, CDs geram peptídeos pequenos (7 a 14 aminoácidos) que se associam a MHC I ou II para serem apresentados aos LT. Proteólise apenas parcial é garantida pelo pH mais elevado no fagolisossomo (as proteases ácidas dos lisossomos atuam em pH mais ácido).

Antígenos. Epítopos

A palavra *antígeno* foi cunhada inicialmente para indicar aquilo que faz gerar anticorpos (conceito clássico, do fim do século 19). Posteriormente, antígeno passou a ser considerado a molécula que é reconhecida por anticorpo (conceito mais recente e mais adequado, pois uma molécula pode não induzir anticorpo em um animal e o fazer em outro e nem por isso deixa de ser antígeno). *Imunógeno* é a molécula que induz resposta em determinado animal. Um antígeno X pode ser imunógeno para a espécie A e não o ser para a espécie B. O antígeno que induz tolerância também é imunógeno, pois induz uma resposta imunitária. Em geral, antígenos são moléculas grandes ou moléculas pequenas (haptenos) presas a moléculas grandes. Quase sempre, os antígenos são macromoléculas de proteínas, lipídeos, ácidos nucleicos ou carboidratos.

O sistema imunitário reconhece apenas partes dos antígenos, denominadas *epítopos* ou *determinantes antigênicos*. Em um mesmo antígeno pode haver vários determinantes antigênicos; ao contrário, antígenos diferentes podem conter epítopos comuns. Em uma proteína, os epítopos podem ser uma sequência de aminoácidos (epítopos sequenciais ou lineares) ou constituídos por uma conformação espacial formada por mais de uma sequência de aminoácidos (epítopos conformacionais). Às vezes, um epítopo de uma proteína só aparece após a mesma sofrer proteólise parcial, o que libera sequências que estavam escondidas ou origina novos aspectos conformacionais (epítopos crípticos e neoepítopos, respectivamente).

LTs só reconhecem epítopos proteicos do tipo linear, enquanto LBs reconhecem epítopos lineares ou conformacionais. Os LTγδ reconhecem epítopos não proteicos localizados na superfície de células, enquanto LTαβ reconhecem epítopos em lipídeos e carboidratos quando apresentados com moléculas apresentadoras que não MHC I ou II (apresentados via CD1; ver adiante).

Certos antígenos combinam-se com o receptor de LTs fora do sítio de reconhecimento, sem necessidade de processamento, induzindo forte ativação desses linfócitos. Estes são os *superantígenos* (p. ex., enterotoxinas de estafilococos e algumas proteínas virais), que são responsáveis por quadros de intensa ativação imunitária inespecífica, como no choque séptico.

Moléculas de histocompatibilidade

Antígenos apresentados a LTs dependem sempre de moléculas auxiliares de reconhecimento de epítopos, as quais são glicoproteínas transmembranosas identificadas inicialmente com a rejeição de enxertos, daí a denominação *moléculas de histocompatibilidade*. Tais moléculas são codificadas por vários genes, cada loco podendo albergar um entre diferentes alelos para determinada glicoproteína, possibilitando grande variação na sua expressão (polimorfismo). Os locos responsáveis pela codificação dessas glicoproteínas são conhecidos pela expressão *complexo principal de histocompatibilidade* (MHC, de *major histocompatibility complex*), e seus produtos são denominados genericamente *moléculas de histocompatibilidade* ou *moléculas MHCs*. As MHCs são espécie-específicas e, em uma mesma espécie, os indivíduos se diferenciam devido ao grande polimorfismo do complexo, sendo difícil haver pessoas iguais quanto às MHCs, exceto os gêmeos idênticos. Tudo isso tem, obviamente, grande interesse em transplantes de órgãos, em que se procura sempre doador próximo do receptor, para se evitar rejeição do enxerto.

As MHCs podem ser: (1) MHC da classe I (MHC I), presentes em todas as células nucleadas do organismo (exceto, portanto, hemácias); (2) MHC da classe II (MHC II), restritas a macrófagos, células dendríticas, LBs e alguns LTs.

As *MHC I* são formadas por uma cadeia peptídea com três domínios extracelulares (α1, α2 e α3) associada a uma cadeia menor de uma β_2-microglobulina. Os domínios α1 e α2 são polimórficos (regiões variáveis); entre os dois, forma-se um sulco no qual se aloja o epítopo para ser apresentado aos LTs. Por sua enorme variabilidade, cada molécula MHC é capaz de associar-se a um grande número de peptídeos diferentes, contendo virtualmente todos os existentes na natureza. No domínio α3 encontra-se o sítio de interação com CD8, uma das moléculas acessórias de reconhecimento; a Figura 11.3 mostra as principais características de MHC I e II.

As *MHC II* são formadas por duas cadeias polipeptídeas (α e β), cada uma com dois domínios extracitoplasmáticos (α1, α2 e β1, β2). Os domínios α1 e β1 são polimórficos e formam o sulco de associação com o peptídeo para apresentação aos LTs. Os domínios α2 e β2 possuem sítios para ligação à CD4, outra molécula auxiliar no reconhecimento de antígenos.

A disposição dos locos do grupo I (HLA-A, HLA-B e HLA-C) e do grupo II (HLA-DP, HLA-DQ e HLA-DR) está mostrada na Figura 11.4. Os locos receberam a denominação HLA (*human leukocyte antigens*) por terem os MHCs sido reconhecidos em humanos pela primeira vez em leucócitos. Os genes e seus produtos recebem a denominação HLA seguida da letra indicativa do locos e de um número, ou uma letra minúscula e um número (HLA-A 12, HLA-B27, HLA-Dw3 etc.).

Um indivíduo possui na membrana plasmática de suas células um mínimo de três moléculas do grupo I (se for homozigoto para todas elas) e um máximo de seis (se for heterozigoto para todos os locos). A variação dos locos DP, DQ e DR é muito maior, pois podem ser expressas moléculas com a cadeia de um loco e a de outro, podendo um indivíduo expressar 10 a 20 produtos gênicos da classe II do MHC. A expressão de MHC I e de MHC II é influenciada por citocinas e pelos interferons alfa, beta e gama. Em infecções virais, por exemplo, a expressão de genes MHC I é aumentada por influência de interferons α e β; após sensibilização de LTs, essa expressão é ainda maior por ação de IFN-γ, IL-1 e TNF.

Como a distância entre os genes de MHC é pequena e o fenômeno de permutação gênica pouco frequente, tais genes são transmitidos em blocos nos cromossomos paternos e maternos, constituindo o que se denomina *haplótipos*. Na população humana, há predomínio de alguns haplótipos, provavelmente mais prevalentes pelo fenômeno de seleção natural, por terem conferido alguma vantagem adaptativa. Como estão intimamente associados à resposta imunitária, as MHCs associam-se a suscetibilidade a muitas doenças, especialmente de natureza imunitária (Quadro 11.1).

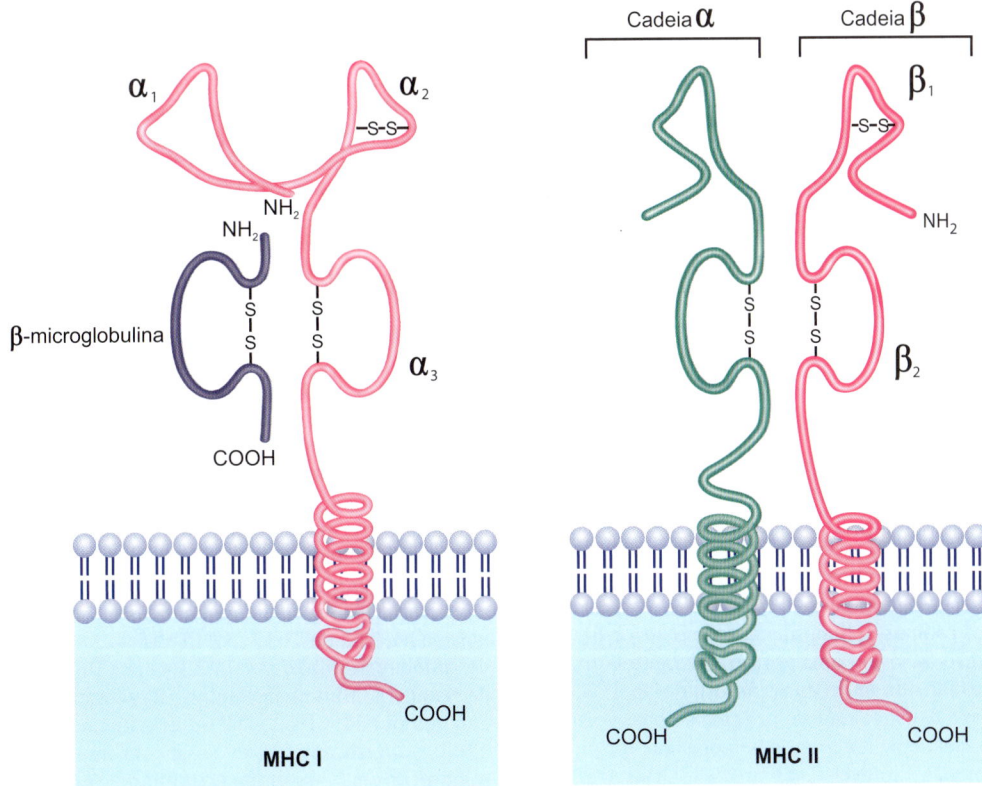

Figura 11.3 Conformação das moléculas MHC I e MHC II.

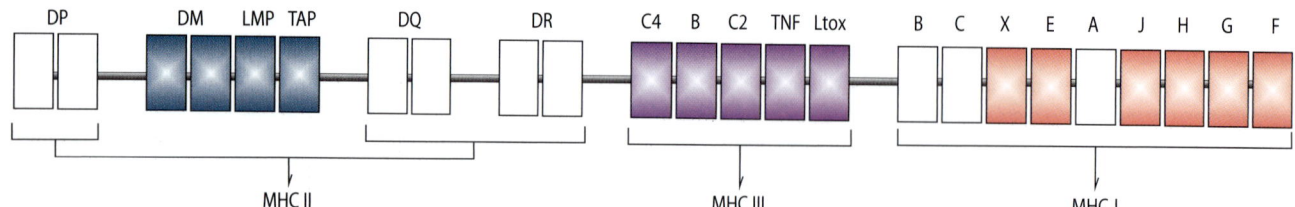

Figura 11.4 Distribuição dos locos MHC no cromossomo 6 humano.

Quadro 11.1 Associação entre doenças e genes de histocompatibilidade em humanos

Doença	HLA	Risco relativo
Espondilite anquilosante	B27	81,8
Síndrome de Reiter	B27	40,4
Uveíte anterior aguda	B27	7,8
Artrite reumatoide	DR4	6,4
	Dw4	25,5
	Dw4/Dw14	116,0
	Dw14	47,0
Lúpus eritematoso sistêmico	DR3	2,7
Doença de Behçet	B5	3,3
Síndrome de Sjögren	DR3	5,6
Doença de Graves	DR3	5,6
Diabetes melito dependente de insulina	DR3	3,0
Pênfigo vulgar	DR4	21,4
Dermatite herpetiforme	DR3	18,4
Narcolepsia	DR2	129,0

Os genes *TAP* e *LMP* localizam-se próximo ao loco D e codificam proteínas que transportam o peptídeo do citosol para o retículo endoplasmático, onde se associa à MHC I. A proteína TAP (*transport associated to antigen presentation*) e aquelas codificadas pelos genes *LMP* (*large multifunctional protease*) são importantes na apresentação de antígenos via MHC I. Os genes que codificam algumas moléculas do complemento (fator B, C2, C4BP) e TNF e linfotoxina situam-se entre os locos MHC I e MHC II.

Receptores para epítopos

Em *LBs*, os receptores para epítopos (BCR, *B cell receptor*) são imunoglobulinas transmembranosas associadas a duas moléculas invariantes (Igα [CD79A] e Igβ [CD79B]) que mantêm estável o receptor e são responsáveis pela transdução do sinal via motivos ITAM (*immunoreceptor tyrosine-based activation motif*). Em *LTs*, os receptores de antígenos (TCR, *T cell receptor*) são formados por duas cadeias polipeptídicas (α e β ou γ e δ), cada uma com uma porção variável e uma porção constante, como nas cadeias leves e pesadas de anticorpos. Associado ao TCR, está o CD3, um complexo de cinco moléculas (gama, delta, épsilon e duas zeta) com papel semelhante ao das moléculas Igα e β do BCR e que mantém o TCR estável.

Tanto os BCRs como os TCRs têm grande espectro de variação, pelo fato de as porções variáveis de suas moléculas serem codificadas por genes em três locos distintos (V, D e J), podendo haver ampla recombinação de genes (em humanos, 65V, 27D e 6J para as cadeias pesadas dos anticorpos). As recombinações possíveis permitem a formação de receptores capazes de reconhecer todos os epítopos existentes na natureza.

Na superfície de linfócitos e de células apresentadoras de antígenos, existem também moléculas auxiliares no reconhecimento e na geração de estímulos para ativação e regulação dessas células. Moléculas de adesão facilitam a adesividade de linfócitos à célula apresentadora e transmitem sinais coestimuladores (as moléculas coestimuladoras geram sinais indispensáveis para estimular linfócitos). A expressão de moléculas coestimuladoras é crucial para definir o tipo de diferenciação do linfócito que reconheceu o epítopo e é regulada por citocinas secretadas por células apresentadoras de antígenos ou por outra célula acessória do sistema imunitário.

A molécula *CD4* é uma glicoproteína que se liga à MHC II, na sua parte não polimórfica. *CD8* é um dímero que se liga à MHC I. Tanto CD4 como CD8 são correceptores e contribuem para o reconhecimento de MHC e como sinais que auxiliam na resposta.

CD45 (antígeno leucocitário comum) é polimórfica, sendo fosfatase importante na geração de sinais intracitoplasmáticos para ativação de LBs e LTs.

Além dessas moléculas, existem numerosas outras na superfície de linfócitos e de células apresentadoras de antígenos que atuam não só na ligação entre elas como também na indução de sinais regulatórios de diferenciação celular. No momento da apresentação do antígeno, forma-se entre a célula apresentadora e o linfócito um complexo sistema de moléculas em interação conhecido como *sinapse imunológica* (ver adiante). Dependendo dos estímulos que recebem no ambiente em que se localizam, os LTs virgens assumem vários fenótipos: LTs auxiliares (Th1, Th2 e Th17), LTs efetuadores, LTs de memória e LTs reguladores (LTreg).

Montagem da resposta imunitária

A montagem da resposta imunitária é um fenômeno complexo que envolve várias etapas. O processo inicia-se pelo contato do antígeno com seu receptor em linfócitos, o que se faz diretamente em LBs, ou indiretamente, por meio de uma célula apresentadora, em LTs. No organismo, um antígeno encontra LBs ou outras células apresentadoras de antígenos capazes de capturá-los, processá-los e, se for antígeno proteico, quebrá-los em peptídeos; estes associam-se a moléculas MHC I ou II, e o complexo formado fica exposto na superfície da célula apresentadora. Após apresentação, são possíveis três respostas: (1) ativação de LT: (a) CD4+, que se diferenciam em linfócitos auxiliares Th1, Th2 ou Th17; (b) LT CD8+, que adquirem o fenótipo de linfócitos citotóxicos. LT CD4+ e CD8+ são os efetuadores da resposta imunitária celular; (2) ativação de LBs, que são regulados por LT CD4+ (Th2) e diferenciam-se em plasmócitos, que produzem anticorpos (resposta imunitária humoral); (3) tolerância, em que o clone estimulado é deletado ou fica inibido para produzir resposta celular ou humoral. A Figura 11.5 ilustra as principais formas de resposta a um antígeno.

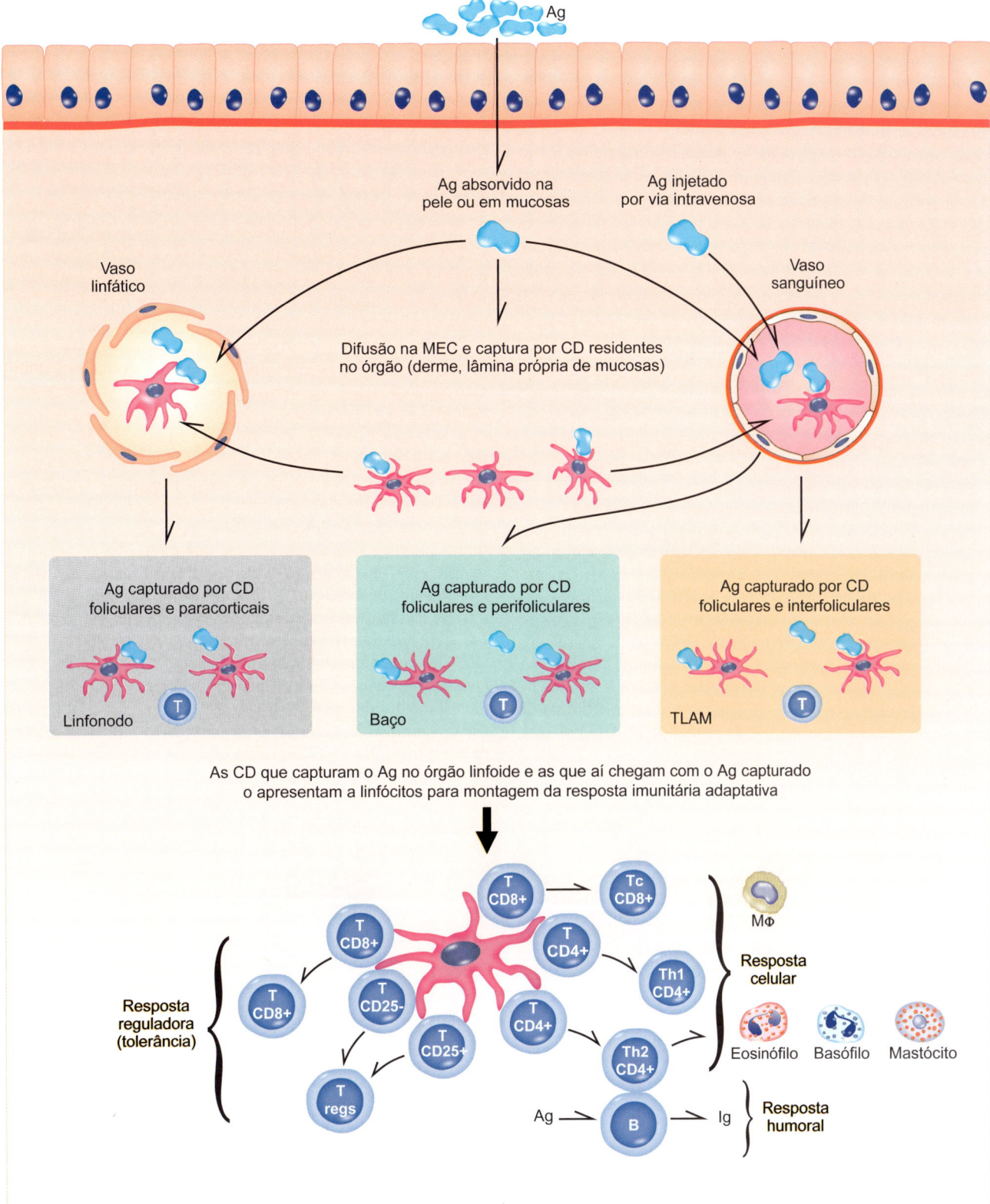

Figura 11.5 Respostas a um antígeno introduzido no organismo. Qualquer que seja a via de introdução (cutânea, mucosa ou intravenosa), o antígeno encontra células dendríticas que o capturam e o processam. O antígeno que se difunde na matriz extracelular (MEC) encontra células dendríticas (CD) na derme ou na lâmina própria de mucosas, que o capturam e migram para um vaso sanguíneo ou linfático, indo localizar-se em um órgão linfoide (linfonodo, baço ou TLAM). O antígeno pode ainda difundir-se na MEC, cair na corrente sanguínea ou linfática e chegar aos órgãos linfoides, onde é capturado por CDs residentes. Nos órgãos linfoides, as CDs residentes e aquelas que ali chegam apresentam os antígenos a linfócitos T CD4+ e T CD8+, originando respostas imunitárias celular e humoral e resposta reguladora; esta modula aquelas e é responsável por indução de tolerância. Ag: antígeno; CD: célula dendrítica; MEC: matriz extracelular; TLAM: tecido linfoide associado a mucosas; Tregs: T reguladores.

Captura de antígenos

Quando penetra na circulação sanguínea, o antígeno é endocitado por macrófagos, por células dendríticas e/ou LBs do baço. Se na corrente linfática, é endocitado por macrófagos, por células dendríticas e/ou por LBs de linfonodos. Antígenos que atravessam o epitélio de mucosas ou da pele podem cair na corrente sanguínea ou linfática ou ser capturados por células dendríticas localizadas na lâmina própria ou na intimidade do epitélio. Em todos os tecidos, existem células dendríticas residentes; em inflamações, precursores de células dendríticas (células dendríticas imaturas) migram do sangue para o local inflamado. Um antígeno, portanto, tem grande chance de ser endocitado por uma célula dendrítica (nos seus diferentes tipos), por uma célula do sistema fagocitário mononuclear ou por um LB. Antígenos originados na própria célula ou antígenos proteicos (p. ex., de parasitos) introduzidos no citoplasma são processados em proteassomos para serem apresentados, como descrito adiante.

Processamento e apresentação de antígenos

Antígenos endocitados por CD ou LB ou já dentro de células (p. ex., vírus) são processados para serem apresentados com MHC I ou MHC II. A expressão de MHC I e de MHC II é influenciada por citocinas e pelos interferons alfa, beta e gama. Em infecções virais, por exemplo, a expressão de genes MHC I é aumentada por influência de interferons α e β; após sensibilização de LTs, essa expressão é ainda maior por ação de IFN-γ, IL-1 e TNF. A expressão constitutiva de MHC II é baixa em macrófagos e linfócitos, mas aumenta muito após estímulo por interferons. Células endoteliais, monócitos MHC II negativos e células de Langerhans expressam MHC II rapidamente após estímulo de IFN-γ. Células não linfoides podem expressar MHC II por estímulo de IFN-γ.

MHC I apresentam antígenos proteicos (de vírus, células tumorais ou parasitos) a LT CD8+. Antígeno já presente no citosol de CD (p. ex., vírus) é clivado em proteassomos, e os peptídeos resultantes são transportados (por moléculas TAP) para vesículas do retículo endoplasmático, onde se associam a moléculas MHC I. Antígenos que são endocitados por CD são processados em fagolisossomos, e os peptídeos resultantes passam para o citosol e são transportados para vesículas juntos com MHC I (apresentação cruzada). O complexo peptídeo-MHC I é exposto na superfície da célula apresentadora e reconhecido no TCR de LT CD8+. MHC II apresentam antígenos endocitados e processados nos fagolisossomos; proteólise parcial origina peptídeos que se associam a moléculas MHC II. O complexo peptídeo-MHC II é transportado para a superfície da célula apresentadora e reconhecido por LT CD4+ (Figura 11.6).

A apresentação de antígenos aos LT CD4+ e CD8+ é feita pelo contato entre os linfócitos e a célula apresentadora, formando-se uma *sinapse imunológica*, com participação de moléculas acessórias; destas dependem não só a adesão entre as duas células como também o tipo de resposta do linfócito que reconheceu o complexo MHC-epítopo. Entre as moléculas acessórias, algumas são moléculas de adesão (integrinas, superfamília de imunoglobulinas) e outras atuam como coestimuladoras da diferenciação de linfócitos CD4+ ou CD8+ ou como coestimuladoras de tolerância. A família de moléculas *B7* inclui as moléculas B7-1 (CD80), B7-2 (CD86), ICOSL (*induced CO-stimulator ligand*), PDL-1, PDL-2 (*programmed death ligand*), B7H3 e B7H4. O efeito da coestimulação, gerando ativação ou inibição, depende do receptor encontrado em LT. B7-1 ou 2 liga-se à CD28 e tem efeito estimulador; ligado à CTLA-4 (*cytotoxic T lymphocyte antigen*), induz anergia ou deleção (tolerância) ou um estado de exaustão; B7 H3 ou H4 interagindo com CD28 ou CTLA-4 induz tolerância ou exaustão; PDL-1 e PDL-2, ligantes de receptores PD-1, são importantes na indução e manutenção

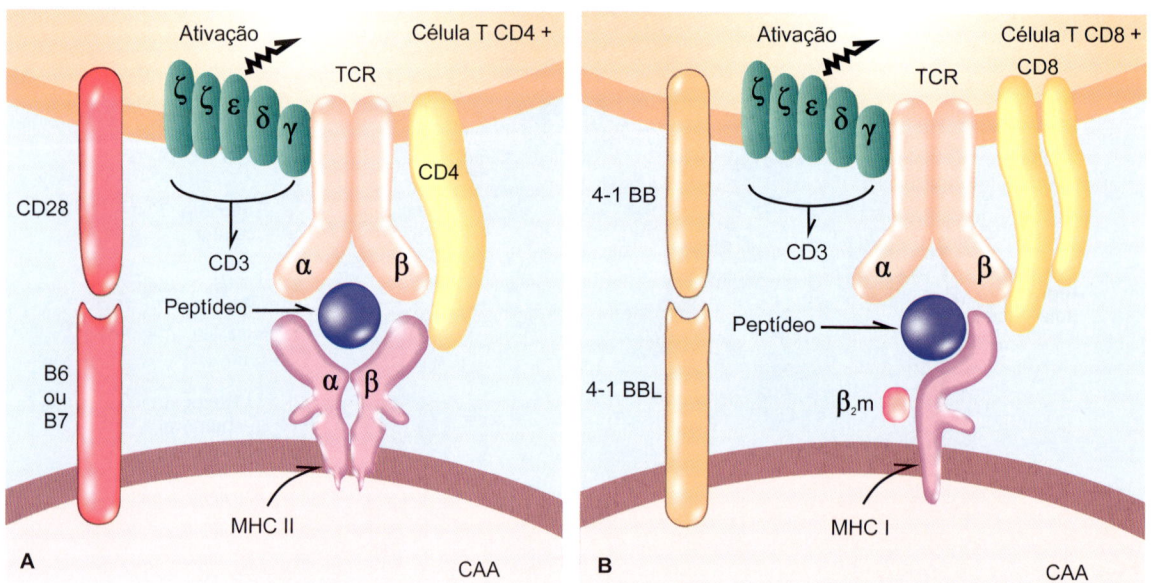

Figura 11.6 A. Apresentação de antígenos a linfócito T CD4+. O peptídeo é reconhecido pelo receptor TCR, enquanto a molécula CD4 reconhece a molécula MHC II; com isso, ocorre ativação de TCR, a qual é transferida para o complexo CD3, via componente gama, que transduz o sinal para o citoplasma. Tal ativação se dá após o contato de CD28 no linfócito com B6 ou B7 na CAA. **B.** Apresentação de antígeno a linfócito T CD8+. O processo é semelhante ao anterior, estando a diferença nas moléculas acessórias de ativação: a molécula 4-1 BBL na CAA é reconhecida pela molécula 4-1 BB no linfócito, ativando o complexo CD3. CAA: célula apresentadora de antígenos; TCR: receptor de antígenos em linfócitos T.

de tolerância e de exaustão imunitária; ICOSL, reconhecido na molécula ICOS expressa em LTs, ativa células Tregs e inibe LTs citotóxicos. Outras moléculas importantes são CD40L, OX40L e 4-1BBL, reconhecidas em seus respectivos receptores CD40, OX40 e 4-1BB, cuja interação é importante, respectivamente, na ativação de LBs, LT CD4+ e LT CD8+. Os receptores inibidores e seus ligantes são moléculas envolvidas na resolução da resposta efetuadora e atuam também na indução de tolerância (quando a sua estimulação é muito precoce) ou na exaustão de linfócitos (quando existe superestimação antigênica).

Ativação de linfócitos T CD4+ e CD8+

A ativação de LT CD4+ ou LT CD8+ depende de: (1) citocinas produzidas pela célula apresentadora ou existentes no microambiente; (2) moléculas acessórias e seus receptores em células dendríticas ou LTs (Figura 11.6).

LT CD4+ ativados podem diferenciar-se em: (1) *linfócito Th1*, que sintetiza IL-2 e IFN-γ, induz a proliferação de outros LT CD4+ e CD8+, atrai e ativa macrófagos, iniciando a *resposta imunitária celular*. Isto acontece quando moléculas coestimuladoras B6 ou B7 de células dendríticas encontram na sinapse imunológica CD28 no LT e existe IL-12 no microambiente; (2) *linfócito Th2*, que sintetiza IL-3, IL-4, IL-5, IL-9, IL-10 e IL-13, capazes de recrutar e ativar LBs para a síntese de IgG, IgA e IgE (anticorpos T-dependentes), além de mobilizar mastócitos, basófilos e eosinófilos. Linfócitos Th2 podem, portanto, induzir *resposta imunitária humoral* (anticorpos) e *celular* (macrófagos, linfócitos, eosinófilos, mastócitos e basófilos). Diferenciação em Th2 acontece quando no microambiente predomina IL-4; (3) *linfócito Th17*, produtor potente de IL-17, que induz forte ativação endotelial e de leucócitos, potencializando a resposta inflamatória local. Diferenciação em linfócito Th17 acontece se a célula apresentadora produz IL-23 (família de IL-12) e se no microambiente existem IL-6 e TGF-β. Linfócitos Th17 são os mais importantes potencializadores da resposta inflamatória crônica, especialmente de natureza autoimunitária. IL-10 inibe linfócitos Th1, enquanto IFN-γ inibe a ativação de linfócitos Th2. Maior ativação de linfócitos CD4+ para o fenótipo Th1 reduz a ativação para o fenótipo Th2, e vice-versa.

Após reconhecerem o complexo MHC I-epítopo, LT CD8+ são ativados, sintetizam e armazenam perfurinas e granzima em seus grânulos, o que lhes confere atividade citotóxica. Se o LT CD8+ ativado reconhece o mesmo epítopo apresentado por MHC I de outra célula, ocorre efeito citotóxico, matando a célula. Por essa razão, LTs CD8+ são importantes na defesa contra vírus, outros parasitos intracelulares e células tumorais; estas e as células infectadas por vírus expõem antígenos associados a MHC I em suas membranas, sendo alvos fáceis para LT CD8+.

Ativação de linfócitos B para produção de anticorpos

Produção de anticorpos T-independentes.
Existem dois tipos de antígenos que induzem LB a produzir anticorpos sem a cooperação de LT: (1) tipo 1 (AgTI-1), que são reconhecidos em BCR e ativam TLR, com forte ação mitogênica; quando induzido a proliferar, LB sintetiza e libera o anticorpo que expressa na membrana; (2) tipo 2 (AgTI-2), reconhecidos por LBs da zona marginal (LB_{zm}). Por terem epítopos repetidos, cruzam os receptores e ativam LB_{zm}, que se diferenciam em plasmócitos de vida curta produtores de anticorpos IgM, mas não geram células de memória. Antígenos TI-1 podem exercer forte efeito mitogênico mesmo em clones que não têm o receptor específico para o seu reconhecimento, induzindo ativação simultânea de vários clones que sintetizam e liberam os anticorpos que exibem na membrana. Um exemplo de ativação policlonal de LBs ocorre na infecção pelo vírus Epstein-Barr, agente da mononucleose infecciosa, em que surgem anticorpos dirigidos contra antígenos com os quais o organismo não entrou em contato (anticorpos heterófilos), como anticorpos antieritrócitos de carneiro detectados na reação de Paul-Bunnel, utilizada no passado para o diagnóstico dessa doença.

Produção de anticorpos T-dependentes.
A maioria dos antígenos proteicos induz resposta de LBs (anticorpos) auxiliados por LTs, razão pela qual esses anticorpos (IgG, IgA e IgE) são denominados anticorpos T-dependentes. Em linfonodos ou no baço, os LBs foliculares endocitam e processam o antígeno, expondo os complexos peptídeo-MHC na membrana; migram para a periferia do manto, próximo da área paracortical do linfonodo ou da bainha periarterial do baço, onde encontram LT auxiliares (LTh2) que reconhecem o mesmo antígeno e se deslocam para o folículo linfoide, onde encontram os LBs que possuem o complexo peptídeo-MHC na membrana. Após o reconhecimento, os LBs são ativados por LTh2 e: (1) deslocam-se para a medular (ou para a zona marginal) e se diferenciam em plasmócitos de vida curta (plasmócitos extrafoliculares) que sintetizam anticorpos predominantemente IgM (resposta primária) e pequena quantidade de IgG; (2) quando a interação do complexo MHC-peptídeo com o receptor do LTh2 é forte, os LB_{fo} migram para o centro germinativo do folículo, onde encontram novamente LTh2 com os quais fazem sinapse mais duradoura, com interação entre CD40 e CD40L, sendo ativados para: (a) deslocar a síntese de anticorpos para as classes IgG, IgA e IgE; (b) realizar hipermutações somáticas nos genes V, gerando clones com especificidades variadas que são selecionados para reconhecerem antígenos em membranas das células dendríticas foliculares. Os linfócitos com receptores de baixa afinidade para antígenos são eliminados por apoptose, enquanto os de alta afinidade são ativados a proliferar e a diferenciar em plasmócitos de vida longa e LBs de memória. Todos esses eventos no centro germinativo são influenciados por diversas citocinas produzidas por linfócitos e células dendríticas foliculares, especialmente IFN-γ, TGF-β e Il-4.

Essa sequência de eventos na ativação de LB explica: (1) por que na resposta primária os anticorpos inicialmente predominantes são IgM, com menor quantidade de IgG de baixa afinidade, produzidos por plasmócitos diferenciados na região extrafolicular; (2) o aparecimento de IgG, IgA ou IgE sintetizados em plasmócitos diferenciados no centro germinativo; (3) por que com o passar do tempo são produzidos anticorpos cada vez com maior afinidade, por causa de hipermutações somáticas. Quanto maior o tempo após a sensibilização, maior é a afinidade dos anticorpos produzidos. Em gestantes com anticorpos IgG antitoxoplasma no terceiro trimestre da gravidez, pode-se avaliar a afinidade desses anticorpos: se alta, a infecção deve ter ocorrido antes da gestação, portanto sem risco para o feto; se muito baixa, pode ser recente e ter ocorrido no início da gravidez, com risco para o concepto.

A montagem da resposta imunitária está resumida nas Figuras 11.7 e 11.8, onde se mostra a participação de diferentes citocinas e quimiocinas no processo.

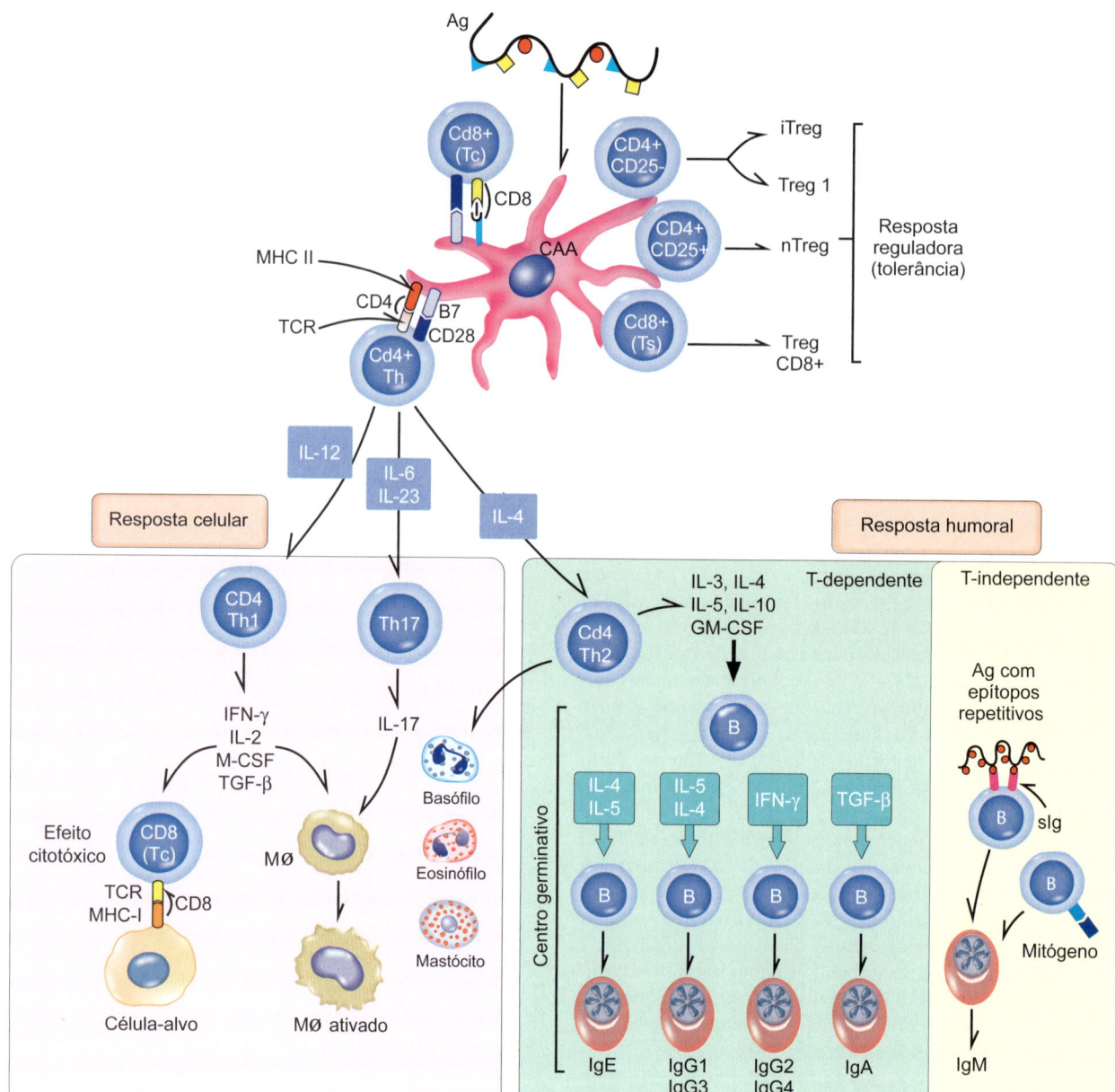

Figura 11.7 Montagem da resposta imunitária. Na parte superior da figura, é mostrada a apresentação de antígenos a linfócitos T, com ativação daqueles que realizam a resposta e dos que a regulam (que podem, inclusive, induzir tolerância). **A.** Resposta celular dependente de linfócitos Th1 ou Th17. **B.** Citocinas que regulam a produção de anticorpos dependentes de linfócitos Th2. **C.** Síntese de anticorpos IgM T-independentes, que depende de dois estímulos: (1) o antígeno tem epítopos repetitivos e cruza os receptores do linfócito B, estimulando-o; (2) o linfócito B com receptor para um determinado epítopo é estimulado por um mitógeno de qualquer natureza, inclusive citocinas. Com isso, o linfócito B produz e excreta IgM com a especificidade do receptor existente na membrana. Ag: antígeno; CAA: célula apresentadora de antígenos; sIg: imunoglobulina de superfície; Tc: linfócito T citotóxico; TCR: receptor de antígenos em linfócitos T.

Modificações metabólicas durante a ativação de linfócitos T

Em LT virgens (*naive*) e de memória, que são células quiescentes, a oxidação da glicose via ciclo de Krebs e a β-oxidação de ácidos graxos mantêm as necessidades energéticas. Após ativação, os LTs sofrem reprogramação metabólica guiada por citocinas geradas no ambiente. Após rápida proliferação (até 24h) e expansão clonal, ocorre diferenciação nos fenótipos de LTs efetuadores (CD4 ou CD8), evidente 72 horas após. Com a redução da estimulação antigênica, ocorrem redução na proliferação celular e apoptose, exceto nos clones que originam LT de memória. Após a ativação, diminui a oxidação de ácidos graxos e aumentam a glicólise aeróbica e a glutaminólise (oxidação de glutamina), favorecendo a fase rápida de crescimento. A atividade mitocondrial é mantida pelo ácido α-cetoglutárico gerado por oxidação da glutamina. Tal modificação metabólica fornece ATP e carbonos para a síntese de ácidos nucleicos e proteínas necessários para a intensa atividade proliferativa. A expansão clonal se faz com divisão assimétrica: um clone fica com maior

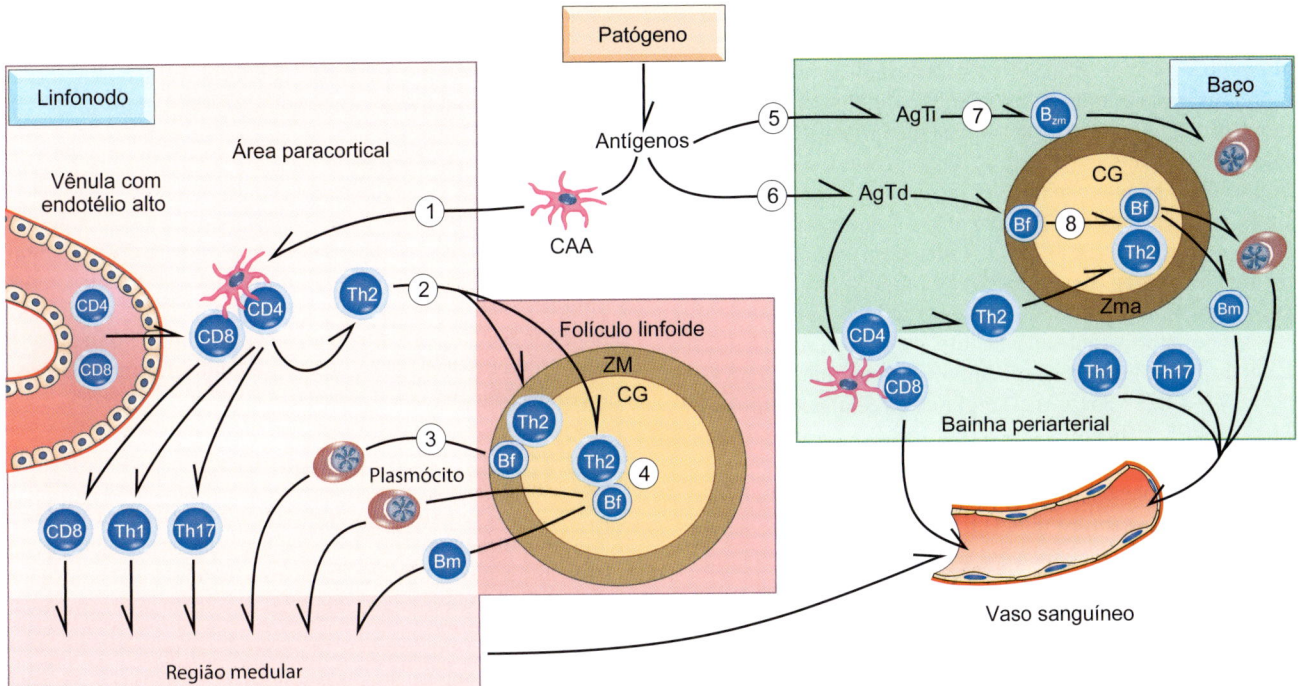

Figura 11.8 Montagem da resposta imunitária contra um patógeno. Antígenos liberados por bactérias, fungos, vírus e protozoários são drenados para os vasos linfáticos ou são capturados por células dendríticas (CDs), que migram para a região paracortical de *linfonodos* (1), onde encontram linfócitos TCD4+ e CD8+ saídos das vênulas de endotélio alto. Após apresentação do antígeno por células apresentadoras de antígenos (CAA), linfócitos TCD4+ diferenciam-se em linfócitos Th1, Th2 ou Th17. Linfócitos Th2 deslocam-se para o folículo linfoide (2). Na zona do manto (ZM), encontram linfócitos B foliculares (LBf), que, após endocitarem antígenos vindos com a linfa, os apresentam com MHC II aos linfócitos Th2. Após esse primeiro contato, os LBf são ativados e diferenciam-se em plasmócitos (3), que se deslocam para a zona medular, onde produzem anticorpos IgM e IgG de baixa afinidade para antígenos. LBf que apresentam antígenos na zona do manto reconhecidos por linfócitos Th2 com receptores de alta afinidade para MHC II/peptídeo deslocam-se para o centro germinativo (CG) do folículo (4), onde sofrem hipermutações somáticas, proliferam e originam linfócitos B de memória (Bm) e plasmócitos de vida longa, estes produtores de IgG, IgA e IgE. Os linfócitos diferenciados no folículo linfoide, os plasmócitos e os linfócitos Th1, Th2, Th17 e CDD8+ migram para a zona medular, de onde saem pelos vasos linfáticos eferentes e caem na circulação sanguínea. Antígenos de parasitos T-dependentes (Td) e T-independentes (Ti) que caem na circulação sanguínea chegam ao *baço* (5 e 6), onde são capturados na zona marginal dos folículos (ZMa) por LBzm (LB da zona marginal) (7) e diferenciam-se em plasmócitos produtores de IgM, que permanecem na zona marginal e na polpa vermelha. CDs na bainha periarterial apresentam antígenos Td aos linfócitos TCD4+ e CD8+, como ocorre na área paracortical do linfonodo, gerando linfócitos Th1, Th2, Th17 e CD8+ ativados, que caem na circulação. Linfócitos Bf reconhecem antígenos Td e os apresentam a linfócitos Th2 (8) de modo semelhante ao que ocorre no folículo linfoide do linfonodo, gerando LBm e plasmócitos de vida longa produtores de IgG, IgA e IgE. PAMPs liberados por patógenos ativam macrófagos, que liberam citocinas e quimiocinas que orientam os linfócitos a deslocar-se em direção ao microrganismo invasor.

expressão de *MYC* e mTOR. O clone com maior atividade de mTOR aumenta a expressão de Glut1, aumentando a captação de glicose e a atividade glicolítica, fenômeno associado à secreção de citocinas pró-inflamatórias (IL-2, IFN-γ, TNF), o que confere o fenótipo de LT efetuador. O clone com menor atividade de *MYC* e mTOR incrementa a utilização de ácidos graxos e origina células de memória, de vida longa. Outros clones ativam a via da AMPK, que facilita a oxidação de ácidos graxos, necessária para a indução de Foxp-3, assumindo os linfócitos o fenótipo de LTreg (Treg induzidos). Essa reprogramação metabólica associada à diferenciação de LT possibilita interferir nas vias metabólicas para modular a ativação dessas células. Substâncias ativadoras da via AMPK aumentam a diferenciação de LTreg, o que pode ser importante no tratamento de doenças autoimunitárias; inibidores dessa via podem ser úteis no tratamento do câncer, em que o excesso de diferenciação de LTreg reduz a ação de LT citotóxicos.

Tolerância imunitária

A tolerância natural a antígenos dos próprios tecidos é adquirida nos órgãos linfoides primários (medula óssea e timo) e será discutida adiante. Além dessa, o sistema imunitário pode desenvolver tolerância a antígenos externos. Tolerância induzida após reconhecimento do antígeno por LT CD4+ caracteriza-se por ausência de resposta celular e humoral, passando o organismo a tolerar o antígeno. Isso ocorre por anergia ou por deleção do clone que reconheceu o peptídeo, se o antígeno é apresentado sem moléculas acessórias ou, se com moléculas B6 ou B7, estas são reconhecidas em moléculas CTLA-4, cuja expressão é mais tardia do que a de CD28+. Embora modelos experimentais mostrem anergia e deleção como mecanismos de indução de tolerância a antígenos exógenos, estudos recentes mostram que tolerância é induzida e mantida preferencialmente por ativação de linfócitos T reguladores induzidos

11

(iTreg), antígeno específicos, o que explica inclusive a existência de memória na tolerância. Além da via de introdução do antígeno, da sua quantidade, de características físico-químicas e da presença de adjuvantes, o estado de ativação das células dendríticas no momento da captura do antígeno e as citocinas existentes no ambiente onde se dá a apresentação são fatores importantes na indução de tolerância: células dendríticas imaturas, na presença de TGF-β, são fortes indutoras de tolerância. Nesse contexto, LT CD4+ são ativados para assumir o fenótipo de linfócitos iTreg, sendo possível também a indução de linfócitos reguladores T CD8+. A apresentação do complexo MHC II-epítopo com a molécula ligante do ICOS, reconhecida no ICOS do LT CD4+, parece ser importante na indução do fenótipo CD4+ CD25+ Foxp-3+ (iTreg) nessas células. As moléculas PDL-1 e PDL-2 (ligantes dos receptores PD-1 e 2), reconhecidas no receptor PD-2 (*programmed cell death*) em LTs e a expressão de moléculas B7-H3 e B7-H4 reconhecidas em CD28 ou CTLA-4, que sempre induzem anergia ou deleção, são também importantes na indução e na manutenção de tolerância, sendo expressas em CD imaturas, tolerogênicas.

A via de introdução do antígeno é fundamental na indução de tolerância. Uma das vias tolerogênicas mais estudadas é a via oral: antígenos proteicos solúveis introduzidos por essa via frequentemente são tolerados, mesmo após injeção sistêmica, intravenosa, intradérmica ou subcutânea. Há, portanto indução de tolerância sistêmica, bem evidente em modelos experimentais de autoagressão imunitária órgão-específica, nos quais o antígeno órgão-específico, administrado por via oral, bloqueia a indução de autoagressão induzida pela administração do mesmo antígeno com adjuvante por via subcutânea (p. ex., administração da mielina por via oral impede o aparecimento de encefalite alérgica experimental em ratos após administração subcutânea de mielina em adjuvante de Freund). Indução de tolerância por via oral após indução de autoagressão reduz os efeitos desta. Por isso, há tentativas de tratamento de doenças autoimunitárias humanas utilizando administração oral do antígeno órgão-específico.

Sobre os mecanismos de indução de tolerância oral a antígenos solúveis ingeridos, sabe-se que: (a) na lâmina própria de mucosas, ao lado de células dendríticas (CD) convencionais existe grande número de células dendríticas CD103+, que são tolerogênicas; (b) ambas capturam antígenos proteicos solúveis, recebendo-os de células M e macrófagos com receptor C3XCR1 ou capturando-os diretamente da superfície epitelial por meio de prolongamentos; (c) as CD tolerogênicas, que produzem ácido retinoico a partir de retinol (vitamina A), expressam o receptor CCR7, migram para os linfonodos mesentéricos, apresentam os antígenos e ativam linfócitos T reguladores (iTreg), que passam a expressar integrina α4β7 e CCR9, que os endereçam para a mucosa; também ativam LBs a produzir IgA e expressar CCR9, mantendo-os na mucosa. As células dendríticas convencionais não expressam CCR7 e migram para o tecido linfoide associado a mucosas, onde ativam LT CD4+ e CD8+; (d) a lâmina própria é ambiente rico em TGF-β, IL-10 e indolamina-2-3-dioxigenase (IDO; produzida por macrófagos C3XCR1+ e por Treg naturais) e em ácido retinoico liberado por células dendríticas CD103+. Desse modo, as iTreg antígeno específicas proliferam e liberam IL-10, que inibe a ativação de LT CD4+ pelas células dendríticas convencionais; a tolerância depende, portanto, de linfócitos Treg naturais e induzidos; (e) os linfócitos Treg induzidos proliferados na mucosa migram para outros órgãos linfoides periféricos, tornando a tolerância um processo sistêmico. Os mecanismos de tolerância aos componentes da microbiota residente são menos conhecidos: tal tolerância se restringe ao ambiente da mucosa, não sendo sistêmica.

Memória imunológica

Após serem ativados, LTs e LBs originam clones que permanecem quiescentes, mas com todo o processo de ativação montado: são os clones de memória. Ao reconhecerem novamente o antígeno, são ativados e passam a produzir, de forma mais rápida e mais vigorosa, citocinas ou anticorpos, conforme a informação que receberam no primeiro contato com o antígeno. Existem LTs de memória, CD4+ e CD8+, e LBs de memória.

Regulação da resposta imunitária

Para o seu indispensável e adequado controle, a resposta imunitária é regulada desde o início da sua montagem, o que é feito por meio de: (a) os próprios antígenos; (b) moléculas reguladoras; (c) LTregs; (d) idiótipos de anticorpos e de TCR.

- Quantidade do antígeno, sua natureza (solúvel ou particulado), resposta imediata (resposta imunitária inata) no local de penetração e condições do organismo definem em parte a evolução da resposta. Grande quantidade ou quantidade muito pequena de antígeno induz tolerância; quantidades intermediárias estimulam a imunidade celular (resposta Th1), enquanto maiores quantidades tendem a promover a resposta humoral (Th2). Antígenos solúveis, em baixas doses, induzem resposta Th2; antígenos particulados tendem a estimular resposta Th1. A via digestiva é boa para induzir tolerância. Quando ocorre ativação de macrófagos no momento da imunização, pode haver efeito adjuvante para resposta Th1; se a ativação é muito intensa, pode ocorrer supressão. Toda essa variação está relacionada à produção de citocinas e quimiocinas no local em que o antígeno é apresentado, o que influi em sua captura, seu processamento e sua apresentação. É o ambiente gerado pelo exsudato inflamatório da resposta inata que determina, em grande parte, a qualidade e a intensidade da resposta adaptativa. Por essa razão, muitas vacinas são aplicadas com adjuvantes, moléculas que ativam receptores da imunidade inata, induzindo uma resposta inflamatória que cria um ambiente adequado para ativação das células dendríticas, preparando-as para induzir resposta efetuadora mais eficaz. Há de se considerar ainda a condição genética do indivíduo, especialmente em relação às MHCs e à expressão de genes para citocinas e quimiocinas, moléculas que regem quase todos os aspectos da qualidade e da intensidade da resposta imunitária
- Muitas moléculas participam da regulação da resposta imunitária, como estimuladoras ou inibidoras (Quadro 11.2): (1) a célula apresentadora de antígenos possui inúmeras moléculas reguladoras: família B7 (1, 2, H3 e H4), 4-1BBIL, OX40L e PDL-1 e 2. B7-1 e 2 interagem com CD28 e ativam LT CD4+ e CD8+, induzindo resposta celular (Figura 11.9A); OX40L e 4-1BBL ligam-se à OX40 em LT CD4+ e à 4-1BB em LT CD8+, ativando-os. Logo após sua ativação, porém, os LTs passam a expressar a molécula CTLA-4; esta se liga a moléculas B7 e induz anergia ou deleção desses linfócitos (Figura 11.9B); (2) LT CD4+ ou CD8+ e linfócitos efetuadores (Tc)

Quadro 11.2 Principais moléculas reguladoras (coestimuladoras ou inibidoras) expressas na célula apresentadora de antígeno e seus receptores em linfócitos T

Células apresentadoras de antígenos	Linfócito T
Moléculas coestimuladoras	**Receptores**
CD80 (B7.1 e CD 86 (B7.2)	CD28
4-1-BBL	4-1-BB
OX-40L	OX40
ICOSL	ICOS
CD40	CD40L
Moléculas inibidoras	
CD80 ou CD86	CTLA-4
PDL-1 e PL-2	PD-1
Galectina 9	TIM-3
CD112 e CD155	TIGIT
HVEM	BTLA
B7H3 e B7H4	Não identificado
VISTA	Não identificado
NKG2A (receptor)	HLA-E
KIR (receptor)	HLA-A, B e C

expressam a molécula PD-1 (*programmed cell death 1*). Células apresentadoras de antígenos e células cancerosas possuem as moléculas PDL-1 ou 2 (*PD ligand* 1 ou 2) (Figura 11.9C). Quando se liga ao PDL-1 ou 2, PD-1 de linfócitos bloqueia a síntese de IFN-γ e TNF nos LT CD4+ e o efeito citotóxico dos LT CD8+, inibindo, portanto, a sua atividade (Figura 11.9D). CTLA-4 e PD-1 têm grande interesse, uma vez que podem ser alvos terapêuticos para desbloquear a resposta imunitária. Como hoje estão disponíveis anticorpos anti-CTLA-4 e anti-PD-1 ou PDL-1, a resposta imunitária pode ser intensificada e capaz de matar, por exemplo, células cancerosas; em alguns cânceres (p. ex., pulmão), tratamento com tais anticorpos têm mostrado resultados muito promissores

■ Linfócitos T reguladores (Treg) podem ser: (1) *Treg naturais*, que são LT CD4+ CD25+ Foxp3+. Tais linfócitos são gerados no timo e responsáveis por manter inativos os linfócitos autorreatores (evitam autoagressão); (2) linfócitos *Treg induzíveis* (iTreg), que se originam de LT CD4+ Foxp3−, antígeno-específicos. Quando estimulados por TGF-β ou por IL-10, tais linfócitos expressam Foxp3 e CTLA-4 e produzem IL-10 e TGF-β, sendo responsáveis por inibir linfócitos Th1 e Th2 e células apresentadoras de antígenos; os que produzem IL-10 e TGF-β são denominados Treg1, enquanto os que sintetizam somente TGF-β são chamados Treg3; (3) LT CD8+ produtores de IL-10 e TGF-β, diferenciados a partir de LT CD8+ quando reconhecem epítopos em ambiente rico em TGF-β.

Existem também LBs reguladores, com efeito modulador importante em modelos experimentais de doenças por hipersensibilidade e de doenças autoimunitárias. Esses são LB CD5+, que produzem anticorpos naturais. Há três populações de LBs reguladores: (a) produtora de IL-10; (b) produtora de TGF-β; (c) que expressa Foxp-3.

Os linfócitos reguladores, especialmente CD4+, têm ação direta e específica, inibindo linfócitos CD4+ no momento do reconhecimento de antígenos; podem, também, inibi-los por efeito parácrino de IL-10 ou de TGF-β. Por esse motivo, ativação excessiva de LTregs por um antígeno pode induzir supressão da resposta a outros antígenos (é o que se conhece como *bystander supression*, ou seja, supressão que ocorre porque um linfócito que estava como espectador em local em que estava sendo executada a supressão sofreu efeito parácrino de citocinas produzidas por linfócitos supressores).

As respostas Th1 e Th2 têm efeitos inibidores cruzados: IFN-γ é inibidor potente da diferenciação de linfócitos Th2, enquanto IL-4 e IL-10 inibem linfócitos Th1. Por essa razão, quando um antígeno estimula forte resposta Th1, a resposta Th2 é fraca, e vice-versa. Esse fato é importante para a compreensão de doenças infecciosas, nas quais os padrões de resposta inflamatória dependem da capacidade do organismo de montar respostas Th1 ou Th2.

■ Idiótipos de anticorpos e de receptores T podem ser alvo de regulação via anticorpos e/ou células anti-idiotípicas. Os anticorpos e os receptores de LTs possuem, na porção variável de suas moléculas, epítopos que variam de acordo com a especificidade do anticorpo ou do receptor. Recombinações gênicas que geram a diversidade das porções variáveis dessas moléculas possibilitam um imenso repertório de anticorpos e receptores capazes de reconhecer todos os epítopos existentes na natureza; cada anticorpo ou receptor possui epítopos que lhe são particulares, denominados *idiótipos*. Assim, todo anticorpo tem o seu idiótipo reconhecido por LBs, que podem produzir anticorpos anti-idiótipo, os quais, por sua vez, têm idiótipos que induzem anticorpos antianti-idiótipos, e assim sucessivamente. Forma-se, portanto, uma rede de anti-idiótipos, os quais regulam o

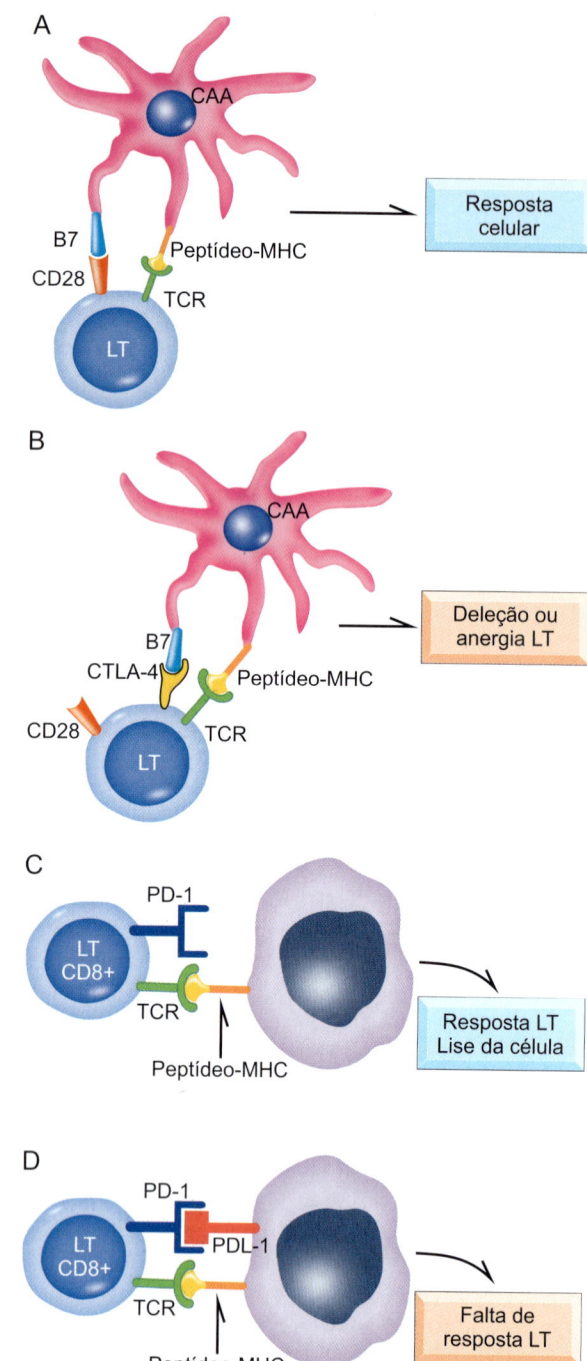

Figura 11.9 Regulação da resposta imunitária por moléculas. **A.** O complexo peptídeo-MHC apresentando por CAA liga-se ao TCR de LT. Quando CD28 de LT liga-se à B7 da CAA (moléculas coestimuladoras), o linfócito torna-se ativo e ocorre resposta celular. **B.** Quando o LT expressa a molécula CTLA-4, esta liga-se à molécula B7 de CAA e impede a ligação de CD28. Com isso, ocorre deleção ou anergia de LT e não há resposta celular. **C.** LT expressa PD-1 na membrana. Sem estímulo do seu ligante (PDL-1), PD-1 é inativo e possibilita que, havendo ligação do complexo peptídeo-MHC da célula-alvo ao TCR de LT ativado, ocorra resposta citotóxica e lise da célula. **D.** Se a célula-alvo expressa PDL-1 ou 2, que se liga ao PD-1, este torna-se ativo e bloqueia a resposta de LT e, portanto, não ocorre resposta citotóxica.

sistema imunitário, já que tais anticorpos anti-idiótipos, ao reagirem com o idiótipo do anticorpo que funciona como receptor, podem estimulá-lo ou inibi-lo. A vacinação com imunoglobulina anti-Rh de uma mãe Rh⁻ que gerou um filho Rh⁺ protege um próximo bebê Rh⁺ da doença hemolítica, fenômeno possivelmente explicado pela formação de anticorpos anti-idiotípicos. O linfócito responsável por reconhecer o fator Rh tem como receptor um anticorpo anti-Rh, e o anticorpo da vacina anti-Rh possui o mesmo idiótipo desse receptor. O anticorpo anti-idiótipo gerado pela vacina reconhece o idiótipo no receptor e inativa ou mata o clone de linfócitos com esse receptor para reconhecer o antígeno Rh, ficando a mulher incapaz de produzir anticorpos anti-Rh quando entra em contato, em uma gestação seguinte, com eritrócitos que contenham esse antígeno.

Exaustão imunitária

Quando a estimulação antigênica é transitória (vacina ou infecção aguda), os LTs ativados geram clones de linfócitos T efetuadores (Tef) com diferentes fenótipos (Th1, Th2 ou Th17), os quais produzem e liberam citocinas e quimiocinas necessárias para a execução da resposta. Quando os LTef estão completamente estimulados, são acionados mecanismos reguladores que induzem a resolução da ativação, geralmente com apoptose de linfócitos efetuadores. Se a estimulação antigênica persiste (infecções crônicas, doenças inflamatórias autoimunitárias, câncer), porém, a ativação persistente de LTs induz sua exaustão. Nesse sentido, os clones continuadamente estimulados: (a) aumentam a expressão de receptores inibidores, o que reduz a capacidade de produzir citocinas efetuadoras e de proliferar; (b) apresentam um padrão metabólico e de expressão gênica diferente de LTef. Os clones de LTs exaustos acumulam-se no exsudato inflamatório mas, como são deficientes na função efetora, não conseguem eliminar a agressão. A indução de exaustão depende de várias citocinas e outros mediadores, sendo mais conhecidos: IL-10, TGF-β, PGE₂ e adenosina, cuja fonte principal são linfócitos Treg. Os principais receptores inibidores de atividade de LTs humanos e os seus ligantes estão resumidos no Quadro 11.3. Em modelos experimentais de doenças infecciosas crônicas e de neoplasias malignas, o bloqueio de receptores inibidores ou de seus ligantes é eficaz na eliminação do agente infeccioso ou de células cancerosas.

▪ Imunopatologia

Serão aqui discutidos os aspectos gerais sobre a etiologia e a patogênese das doenças cuja natureza primária é um distúrbio na resposta imunitária, as quais podem ser agrupadas em quatro categorias: (1) doenças por hipersensibilidade; (2) doenças autoimunes; (3) imunodeficiências; (4) rejeição de transplantes.

Os mecanismos pelos quais a reação imunitária produz lesões são os mesmos que ela utiliza para responder a um invasor e proteger o organismo. Assim, *anticorpos* lesam o hospedeiro porque podem: (1) neutralizar a ação de moléculas biologicamente importantes (p. ex., anticorpos anti-insulina no diabetes); (2) reconhecer epítopos em receptores celulares, levando à sua estimulação ou inibição (p. ex., anticorpos inibidores de espermatozoides, anticorpos antirreceptor de TSH que estimulam a tireoide no hipertireoidismo idiopático); (3) reconhecer epítopos

Quadro 11.3 Receptores inibidores da resposta imunitária envolvidos nos mecanismos de exaustão de linfócitos. Estão representados os ligantes, os mecanismos de ação e as células em que os receptores podem ser expressos. A maioria deles utiliza motivos inibidores que ancoram e ativam fosfatases de proteínas, enquanto outros atuam por competição com moléculas estimuladoras

Receptor	Ligante	Mecanismo de ação	Células
2B4 (CD244)	CD48	ITIM	T, NK, Mφ
CD94 /NKG2A	HLA-E	ITIM	T, NK
GP49B	Integrinas	ITIM	T, NK, Mφ, PMN
Família KIR	HLA-A, B ou C	ITIM	NK
KLRG-1	Caderina E	ITIM	T, NK
LILR	MHC-I	ITIM	NK
PD-1	PDL-1, PDL-2	ITIM, ITSM	T, B, NKT, Mφ
CD31 (PECAM)	Integrinas, PECAM1	ITIM	T, Mφ, N
CD160	MHC I	Competição	T, NK, NKT, IEL
CTLA-4	B7-1, B7-2	Competição e YVKM	T
TIGIT	CD226, CD115, CD121	Competição e ITIM	T, NK
Lag-3	MHC II	KIELE	T, B, NK
Tim-3	Galactina 9, fosfatidilserina	Motivos não ITIM com tirosina	T, NK, NKT, DC, Mφ
BTLA	HVEM	ITIM e ITSM	T, B

2B4: receptor que se liga a MHC e tem efeitos inibidores; CD94/NKG2A: dois receptores tipo lectina, associados; GP49B: glicoproteína que reconhece integrinas; família KIR: *killer cell immunoglobulin-like receptors*; KLRG-1: *killer cell lectin-like receptor subfamily G*; LILR: *lymphocyte immunoglobulin like receptor*; PD-1: *programmed cell death*; PECAM: *platelet endothelial cell adhesion molecule*; CD160: glicoproteína ancorada na superfície de membrana; CTLA-4: *cytotoxic T-lymphocyte associated protein*; TIGIT: *T cell immunoreceptor with immunoglobulin and ITIM domains*; Lag-3: *lymphocyte activation gene 3*; Tim-3: *T cell immunoglobulin and mucin domain-3 protein*; BTLA: *B and T lymphocyete attenuator*; ITIM: *immunoreceptor tyrosine-based inhibitory receptor*; HVEM: *herpes-virus entry mediator*; ITSM: *immunoreceptor tyrosine based switch receptor*; YVKM motivo formado pelos aminoácidos *tir, val, lii* e *met*; KIELE: motivo formado pelos aminoácidos *lis, ile, asp, leu* e *asp*.

em células ou no interstício, lesando-os por ativação do complemento (p. ex., anticorpos antieritrócitos em anemias hemolíticas autoimunes); (4) localizar-se sobre mastócitos e basófilos e induzir a liberação de mediadores (doenças alérgicas mediadas por IgE); (5) formar imunocomplexos que se depositam nos tecidos e ativam o complemento, induzindo lesões inflamatórias; (6) por meio de reação cruzada, ligar-se a proteínas do organismo e induzir reação inflamatória. Por outro lado, a *resposta celular* causa lesões por ação de LTs inflamatórios e LTs citotóxicos; os primeiros atraem e ativam macrófagos e outros leucócitos, enquanto os últimos matam células por reconhecerem nas suas membranas epítopos associados a moléculas MHC I.

▶ Doenças por hipersensibilidade

Hipersensibilidade significa uma alteração para mais (hiper) na indução e na efetuação da resposta imunitária. No entanto, nem sempre esse termo é empregado adequadamente, pois muitos se referem a hipersensibilidade à tuberculina para descrever a resposta normal ao teste tuberculínico; só se pode falar em hipersensibilidade se houver uma resposta exagerada à tuberculina (p. ex., reação de 3 cm ou mais com necrose). De qualquer modo, está sedimentada na literatura a interpretação de que os mecanismos básicos de agressão imunitária aos tecidos se dão por hipersensibilidade; tais mecanismos foram classificados por Gell e Coombs em quatro grupos: (1) hipersensibilidade do tipo I, devida a anticorpos citotrópicos (IgE); (2) tipo II,

mediada por anticorpos que ativam o complemento; (3) tipo III, envolvida na deposição de imunocomplexos; (4) tipo IV, associada à imunidade celular (Figura 11.10).

Muitas doenças por hipersensibilidade resultam de resposta exagerada a antígenos exógenos, quase sempre com envolvimento também de um componente genético do indivíduo; as pessoas hipersensíveis ou alérgicas têm facilidade de desenvolver tais doenças. A palavra *alergia* (*alos*: diferente; *ergos*: trabalho) refere-se a um "trabalho" diferente da resposta imunitária esperada; o termo indica estados de relativa imunidade (resistência aumentada, em se tratando de agentes infecciosos) e de aumento da sensibilidade (resposta mais intensa a antígenos do agente infectante). Alergia é largamente usada como sinônimo de hipersensibilidade, embora a definição exata de hipersensibilidade não tenha sido ainda bem estabelecida. Doenças por hipersensibilidade têm evolução prolongada e, muitas vezes, de difícil tratamento; em geral, acompanham-se de resposta inflamatória persistente.

Hipersensibilidade do tipo I. Doenças por hiperprodução de IgE

Doenças por hipersensibilidade por síntese aumentada de IgE são conhecidas como alergias ou doenças anafiláticas, podendo ser localizada (anafilaxia localizada) ou sistêmica (choque anafilático). Asma, rinite alérgica, dermatite atópica (urticária) e alergia alimentar são os exemplos mais conhecidos de anafilaxias localizadas.

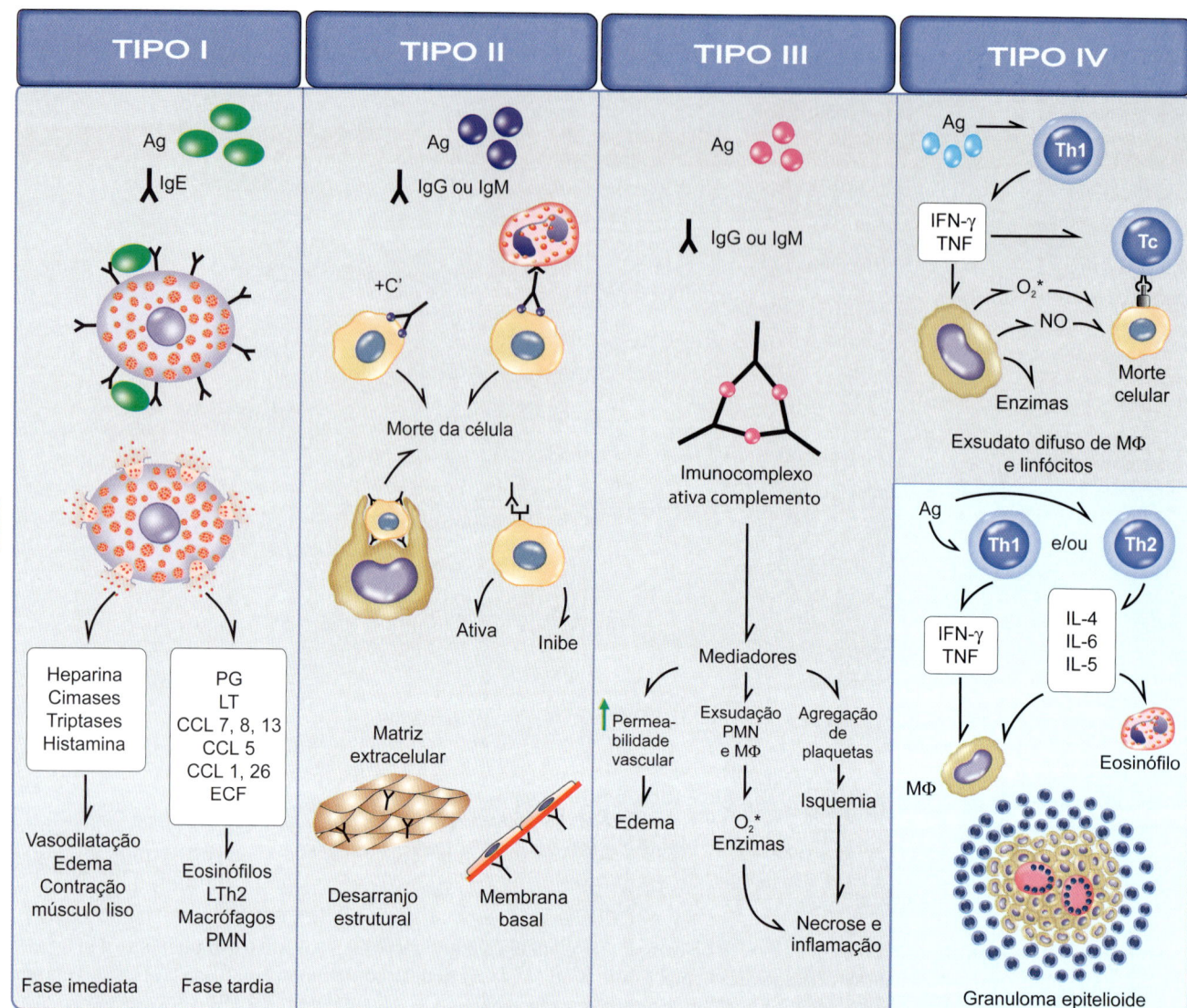

Figura 11.10 Principais mecanismos imunitários de agressão, segundo a classificação de Gell e Coombs. C: complemento; MΦ: macrófago.

A capacidade de produzir IgE é geneticamente determinada, sendo bem conhecida a ocorrência familial de alergias. Há indivíduos que produzem IgE em baixas quantidades, enquanto outros a sintetizam em grandes quantidades; os alérgicos são a maioria entre os grandes produtores de IgE. O componente genético que interfere na suscetibilidade às alergias é multigênico.

Existem pessoas que produzem IL-4 em excesso diante de qualquer estímulo antigênico e, portanto, sintetizam grande quantidade de IgE em resposta a muitos antígenos. Esses são os chamados indivíduos *atópicos* ou geneticamente alérgicos, os quais desenvolvem com grande facilidade alergia a uma gama variada de alérgenos e não se beneficiam do tratamento com vacinas dessensibilizantes. Há ainda um grupo de indivíduos que respondem de modo exacerbado a qualquer antígeno, ou seja, apresentam um defeito no controle da resposta imunitária. Essas pessoas não só desenvolvem doenças alérgicas com facilidade como também são mais propensas a doenças por autoagressão.

Fatores ambientais ou ligados ao antígeno também influenciam a produção de IgE, a qual depende da qualidade e da quantidade do antígeno. Antígenos solúveis e em baixas doses podem comportar-se como alérgenos. É o que acontece com poeiras domésticas, que são alérgenos para muitas pessoas; tais poeiras contêm material orgânico de ácaros que é inalado em pequena quantidade e absorvido pela mucosa respiratória. O acesso do alérgeno pela via respiratória parece importante na indução de alergia respiratória (rinite alérgica ou asma brônquica), mas pouco se sabe sobre a via de acesso de alérgenos que induzem dermatite atópica (para a maioria dos estudiosos, não é a via cutânea, que geralmente induz dermatite de contato, doença que depende da imunidade celular). Indivíduos com alergia alimentar possuem LT CLA+ (linfócitos com antígeno de localização cutânea) e, com frequência, apresentam dermatite atópica.

Reação anafilática localizada

Reação anafilática localizada surge em certos locais do organismo (pele, mucosas, intestinos, brônquios etc.) e se manifesta no indivíduo sensibilizado ao alérgeno em duas fases. A *fase imediata*, que aparece poucos minutos após o contato com o alérgeno, caracteriza-se por vasodilatação e edema; na *fase tardia* (inflamatória) tem-se exsudação de leucócitos, mas com poucos fenômenos degenerativos e necróticos.

Na *fase imediata*, o alérgeno ativa linfócitos Th2, que liberam citocinas: (a) IL-4 induz LBs a se diferenciar em plasmócitos, que secretam IgE; (b) IL-5 ativa eosinófilos; (c) IL-13 aumenta a síntese de muco. IgE liga-se a receptores para Fcε na superfície de mastócitos ou basófilos (fase de sensibilização). Quando o indivíduo entra em contato novamente com o alérgeno, este liga-se a duas moléculas de IgE em mastócitos, o que resulta na desgranulação destes e na liberação de: (1) histamina, que atua em receptores: (a) H$_1$ de vasos sanguíneos (músculo liso e endotélio), induzindo vasodilatação e aumento da permeabilidade vascular, responsáveis por hiperemia e edema nos locais de penetração do antígeno; (b) H$_1$ da musculatura lisa não vascular, causando contração (broncoconstrição, aumento da motilidade intestinal) ou relaxamento (musculatura lisa de esfíncteres); (c) H$_2$ de glândulas exócrinas, aumentando a secreção de muco; (2) leucotrienos, que têm ação sinérgica com a histamina em vasos e musculatura lisa não vascular; (3) citocinas e quimiocinas, como Il-4, IL-5, eotaxinas e TNF; (4) prostaglandinas e PAF (fator ativador de plaquetas), que aumentam a permeabilidade vascular e produzem contração da musculatura lisa de brônquios e intestino. Terminações nervosas aferentes ativadas por histamina, PGE$_2$ e PAF liberam substância P e CGRP, que causam vasodilatação e aumentam a permeabilidade vascular. Em vísceras com inervação autonômica, desencadeia-se reflexo parassimpático com liberação de acetilcolina, a qual agrava a contração da musculatura lisa (p. ex., broncoconstrição) e aumenta a secreção de muco. Tudo isso é muito importante na asma e em alergias intestinais.

A *fase tardia* envolve citocinas e quimiocinas que promovem exsudação de leucócitos, completando a resposta inflamatória local: (1) IL-1, liberada por mastócitos e células do órgão afetado (epitélios da epiderme, dos brônquios ou do intestino) ativa o endotélio, que expõe moléculas de adesão para eosinófilos, neutrófilos e LT CD4+ (Th2); (2) eotaxinas (CCL 11, CCL 24, CCL 26) liberadas por mastócitos, que atraem os primeiros eosinófilos; (3) fator quimiotático de alto peso molecular produzido por mastócitos, que atrai neutrófilos, os quais, juntamente com eosinófilos, formam o exsudato inflamatório inicial; (4) mais tarde, mastócitos, basófilos e células residentes liberam IL-4, IL-5, CSF e quimiocinas, o que atrai grande número de LT CD4+ (Th2), monócitos e novos eosinófilos, mastócitos e basófilos. A participação de basófilos no local de uma reação anafilática é bem evidente na rinite alérgica, na qual essas células podem ser facilmente pesquisadas em raspados da mucosa nasal. IL-4 aumenta a expressão de receptores para Fcε em macrófagos e células dendríticas, fazendo com que elas sejam ativadas na presença do alérgeno, liberando citocinas inflamatórias (IL-1 e TNF). Tal inflamação amplifica e sustenta as manifestações da doença alérgica. A intensidade da reação inflamatória tardia nos processos anafiláticos localizados é muito intensa na dermatite atópica, mas existe também nos brônquios de asmáticos e no intestino de pessoas com alergia alimentar.

Fatores exógenos podem modificar o exsudato inflamatório em reações anafiláticas, como infecções bacterianas ou virais (pele, brônquios e intestino) ou poluentes do ar (brônquios). Tais fatores aumentam a produção de IL-33 e IL-21 nas células epiteliais que atraem linfócitos da imunidade inata (ILC), os quais produzem IL-4 e IL-5 e IL-17, aumentando a resposta Th-2 e induzindo resposta Th-17 responsável pelo recrutamento e ativação de neutrófilos. Exsudato inflamatório geralmente rico em eosinófilos, portanto, pode também ter grande quantidade de neutrófilos. A reação inflamatória tardia agride os tecidos na proximidade: a proteína básica principal de eosinófilos e radicais livres de neutrófilos e macrófagos agridem epitélios, enquanto citocinas e leucotrienos são responsáveis por hiperatividade dos tecidos em que ocorreu a reação anafilática, tornando-os hipersensíveis a inúmeros estímulos, mesmo que diferentes dos alérgenos. Isso explica por que a pele de atópicos é mais sensível a irritações, os brônquios de asmáticos são mais irritáveis por agentes diversos e obstrução e corrimento nasais são mais comuns em pacientes com rinite alérgica na presença de qualquer fator irritativo, mesmo que não alergênico. Como inflamação é componente central nas doenças alérgicas, o tratamento delas (p. ex., asma) inclui medicamentos anti-inflamatórios. A Figura 11.11 mostra os principais eventos nas fases imediata e tardia da asma, um exemplo de anafilaxia localizada.

Indivíduos que não produzem grande quantidade de IgE podem apresentar reação alérgica intensa. Tais casos se explicam porque: (1) os receptores para os mediadores liberados são mais numerosos; (2) ocorre inibição parcial de seus antagonistas; (3) há exaltação de receptores agonistas. Isso é bem exemplificado na asma: existem casos não alérgicos e não acompanhados de hiperprodução de IgE em pessoas com distúrbio primário em receptores da musculatura brônquica (asma intrínseca ou não alérgica). Nesses casos, IL-33 e IL-21, que recrutam linfócitos da imunidade inata, desempenham papel importante. Irritantes da mucosa brônquica agravam o quadro de asma porque produzem estímulos colinérgicos, potencializando os efeitos dos receptores para histamina e outros mediadores liberados por mastócitos. Na coqueluche, a toxina da *Bordetella pertussis* inibe parcialmente os receptores beta da árvore respiratória, o que desencadeia crises de broncoconstrição mesmo quando a liberação de histamina é pequena.

Reação anafilática sistêmica

Choque anafilático ocorre quando o alérgeno induz sensibilização de mastócitos de forma sistêmica, como acontece após picada de abelhas ou administração de certos medicamentos (p. ex., penicilina); o contato subsequente com dose desencadeante do alérgeno, mesmo em pequenas quantidades, causa ativação e desgranulação sistêmica dessas células e liberação de grande quantidade de mediadores, o que resulta em queda da pressão arterial, broncoconstrição, relaxamento de esfíncteres, prurido generalizado e edema de glote, orelhas e lábios; se não tratado rapidamente, o paciente morre por insuficiência circulatória.

Diversos animais (camundongos, ratos, cobaios, coelhos ou cães) podem desenvolver reações anafiláticas localizadas ou sistêmicas mediante a inoculação de diversos alérgenos. Tais modelos são importantes para se compreender o papel de numerosas moléculas e células nessas reações e para o entendimento dos mecanismos envolvidos no processo.

Hipersensibilidade do tipo II. Doenças por anticorpos citopáticos

Nesse grupo estão incluídas entidades consideradas doenças por hipersensibilidade, embora nem sempre o sejam. A anemia hemolítica por transfusão de sangue incompatível é um bom exemplo dessa condição. Na doença, a hemólise é causada por anticorpos antiantígenos de hemácias do doador inexistentes no receptor do sangue. Trata-se, portanto, de uma resposta absolutamente normal do sistema imunitário, sem nenhum indício de

11

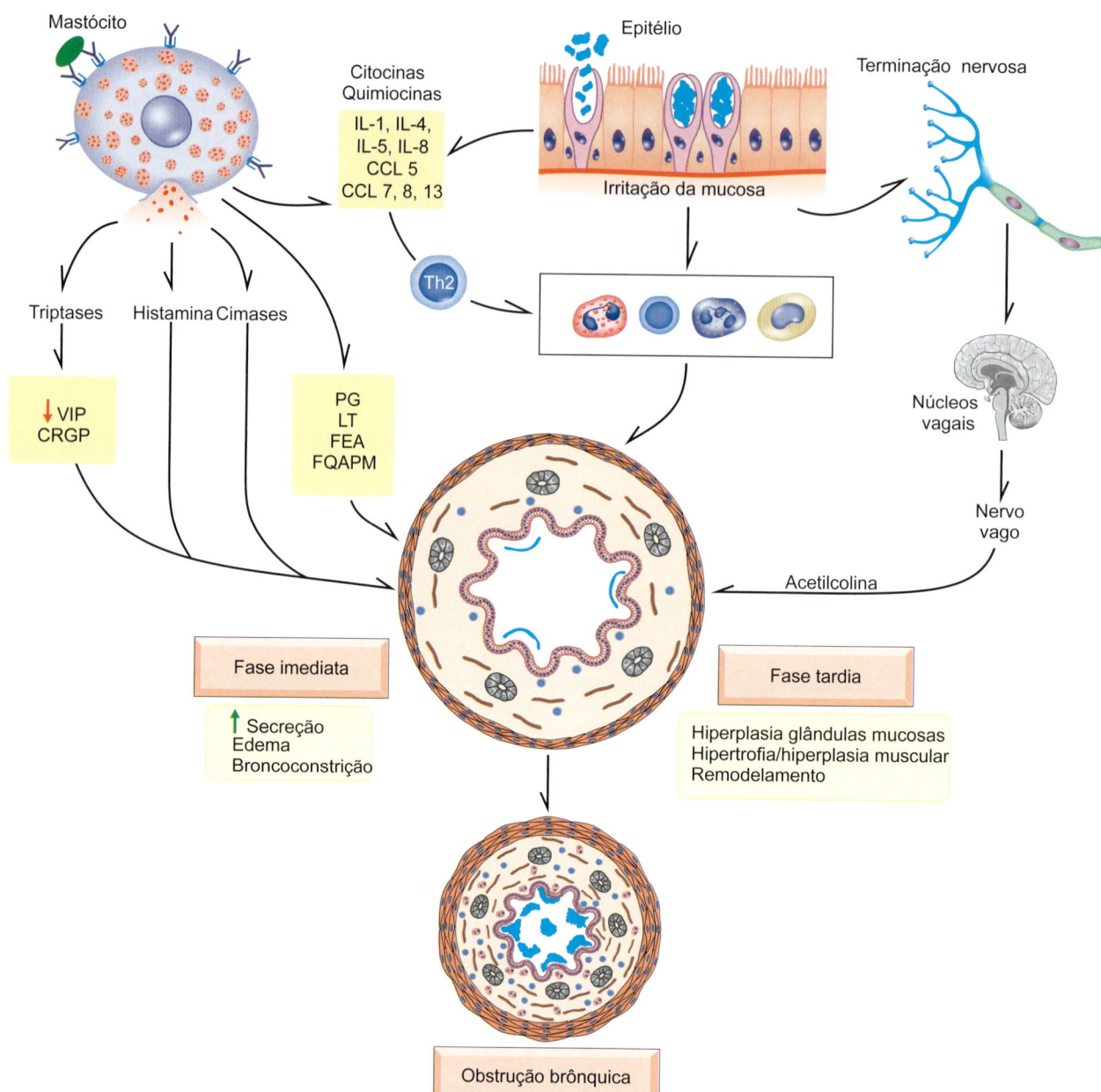

Figura 11.11 Principais eventos nas fases imediata e tardia (ou inflamatória) da asma brônquica. CRGP: peptídeo relacionado com o gene da calcitonina; FEA: fator eosinotático da anafilaxia; FQAPM: fator quimiotático de alto peso molecular; LT: leucotrieno; PG: prostaglandina; PMN: polimorfonuclear neutrófilo; SubP: substância P; VIP: peptídeo intestinal vasoativo.

hipersensibilidade. O mesmo acontece com a doença hemolítica do recém-nascido, na qual a mãe Rh⁻ entra em contato com o fator Rh do feto e produz anticorpos contra esse antígeno. Em algumas doenças autoimunes (p. ex., anemia hemolítica, trombocitopenia autoimune) formam-se anticorpos líticos contra células.

Em doenças hemolíticas induzidas por medicamentos, estes funcionam como haptenos presos a proteínas na membrana de células circulantes; a capacidade de produzir anticorpos contra eles depende da existência, no indivíduo, de MHC II para reconhecer o peptídeo com o hapteno associado. As pessoas com essa condição (geneticamente determinada) são mais suscetíveis a ter hemólise, podendo ser consideradas hipersensíveis aos medicamentos que induzem a destruição das hemácias. Nessas doenças, a destruição de hemácias é causada por: (1) efeito citolítico do anticorpo, que ativa o complemento

sobre a célula-alvo; (2) opsonização pelo anticorpo e complemento, que favorece a fagocitose da célula opsonizada.

Anticorpos citotóxicos dirigidos contra componentes teciduais podem ser induzidos por contato com antígenos de microrganismos que dão reação cruzada com antígenos teciduais. Nesses casos, a produção de altos títulos desses anticorpos depende do perfil genético do indivíduo, o que pode ser considerado um estado especial de reatividade ou de hipersensibilidade. É o que ocorre na glomerulonefrite com hemorragia pulmonar (síndrome de Goodpasture), que é causada por anticorpos antimembrana basal de glomérulos e capilares pulmonares induzidos por antígenos estreptocócicos que possuem epítopos semelhantes a glicoproteínas da membrana basal. As lesões glomerular e pulmonar resultam de ativação do complemento na membrana basal dos capilares desses órgãos. Anticorpos induzidos por estreptococos β-hemolíticos do grupo A são responsáveis pelas lesões da doença reumática no tecido conjuntivo, no miocárdio e em neurônios do sistema nervoso central.

Anticorpos podem ainda estimular ou inibir células quando reconhecem epítopos em receptores de membrana. Anticorpos estimuladores da tireoide (doença de Basedow-Graves, na qual há hipertireoidismo – ver Capítulo 29) e anticorpos inibidores de espermatozoides são bons exemplos dessa situação. Outra condição importante é a miastenia *gravis*, doença em que anticorpos antirreceptor da acetilcolina bloqueiam a ação desta nas placas motoras, causando disfunção muscular.

Modelos experimentais. A glomerulonefrite por soro nefrotóxico é bem superponível à glomerulonefrite que ocorre na síndrome de Goodpasture. Essa afecção pode ser obtida em ratos mediante inoculação de soro de coelho, pato ou cabra, animais estes previamente imunizados com extrato de rim de rato em adjuvante completo de Freund (modelo de Masugi). Posteriormente, demonstrou-se que lesões semelhantes podem ser produzidas pela transferência passiva de soro de coelho ou de cabra imunizados com membrana basal (MB) glomerular em adjuvante de Freund. Os efeitos da injeção de soro anti-MB (ou antirrim) manifestam-se de modo bifásico: (1) agressão imediata à membrana basal glomerular, com proteinúria acentuada; (2) lesão tardia pela produção de anticorpos em ratos contra os anticorpos heterólogos inoculados, agora presos à membrana basal glomerular. Se os anticorpos fixam complemento, surge glomerulonefrite proliferativa, com exsudato de neutrófilos; quando não há ativação do complemento, a glomerulonefrite caracteriza-se por proliferação epitelial. A imunofluorescência mostra depósitos lineares de imunoglobulinas nos glomérulos e de componentes do complemento.

Destruição de células circulantes pode ocorrer pela injeção de soro heterólogo de um animal previamente imunizado com a célula (ou seus antígenos) que se quer depletar. Assim, são obtidos soros antiplaquetário, antineutrófilos, antilinfócitos, antieritrócitos ou, ainda, soros mais específicos contra determinadas populações celulares, como soros anti-CD4 e anti-CD8, utilizados para depletar especificamente LT auxiliares ou citotóxicos.

Hipersensibilidade do tipo III. Doenças produzidas por imunocomplexos

Complexos antígeno-anticorpo (imunocomplexos, ICs) formados no organismo são eliminados naturalmente por fagocitose. Quando não removidos, ICs podem depositar-se nos tecidos, sobretudo na parede vascular. ICs nos tecidos causam lesão por ativação do complemento e/ou por desestruturação de componentes da matriz extracelular. Doenças por deposição de ICs ocorrem sobretudo nos rins (glomerulonefrites), nas articulações (artrites), nos vasos (vasculites) e na pele (p. ex., lúpus eritematoso).

Imunocomplexos podem depositar-se em tecidos em duas condições: (1) quando são circulantes, pequenos e solúveis, deixam a circulação e depositam-se na parede de vasos e nos tecidos perivasculares; (2) quando são formados e se precipitam no próprio tecido. Como em geral são grandes e precipitáveis, ICs que se formam na circulação são transportados margeando a corrente sanguínea, colocando-os em contato com a superfície de fagócitos do fígado e do baço, que os removem rapidamente.

ICs formados com pouco excesso de antígeno são pequenos e solúveis e, por essa razão, circulam por algum tempo antes de serem fagocitados, podendo depositar-se em tecidos.

As lesões e doenças causadas por ICs são muito frequentes e podem ser sistêmicas (p. ex., lúpus eritematoso, doença do soro) ou localizadas (rins, articulações, vasos). Serão comentadas a seguir as lesões por ICs induzidas por contato com antígenos exógenos; as lesões por ICs com autoantígenos serão abordadas com as doenças autoimunes.

Lesões por imunocomplexos depositados onde se formam: fenômeno de Arthus

A injeção de um antígeno na pele de um animal previamente imunizado e que produziu IgG ou IgM é seguida da formação de ICs que se depositam no interstício, ativam o complemento e desencadeiam uma reação inflamatória local. Esta é a *reação de Arthus*, que se caracteriza por edema e hiperemia e, ao microscópio, mostra exsudato de neutrófilos e macrófagos, transformação fibrinoide do interstício e, muitas vezes, vasculite e trombose de pequenos vasos. Tais alterações resultam da formação de ICs e da ativação do complemento, que libera peptídeos vasoativos responsáveis por hiperemia e aumento da permeabilidade vascular (C2a, C3a e C5a induzem liberação de histamina e quimiocinas por mastócitos) e por quimiotaxia de neutrófilos e macrófagos (C5a, C4a, quimiocinas). Ao fagocitarem ICs, os fagócitos liberam enzimas (metaloproteinases) que digerem componentes do interstício e fibrina, formando o material fibrinoide. Trombose resulta de lesão no endotélio provocada por ICs. Imunocomplexos depositados são fagocitados via receptor de FC de IgG e receptores para C3b; ativação do complemento libera C5a, que atua em fagócitos (neutrófilos e macrófagos) e estimula a expressão de receptores para Fc de IgG do tipo FcRgIII, os quais ativam esses leucócitos, aumentando a excreção de metaloproteinases e radicais livres, responsáveis pelas lesões em doenças por imunocomplexos. A fagocitose de imunocomplexos no fígado e no baço é silenciosa, sem ativação de fagócitos, porque estes fagocitam via FcRgII, que possui um domínio intracitoplasmático indutor de inibição (ITIM, *immunoreceptor tyrosine-based inhibition motif*), ao contrário dos receptores FCgIII, que possuem o motivo ITAM (*immunoreceptor tyrosine-based activator motif*), ativador desses receptores.

Em *alveolites alérgicas*, a sensibilização faz-se pela via respiratória. Em exposições subsequentes, o antígeno, inalado em grande quantidade, deposita-se nos alvéolos, encontra anticorpos na parede alveolar e com eles forma ICs, desencadeando um processo inflamatório (alveolite) acompanhado de manifestações asmatiformes decorrentes da ação broncoconstritora de complemento, histamina e eicosanoides liberados por mastócitos e células inflamatórias. As alveolites alérgicas são, em geral, doenças ambientais e profissionais, e estão relacionadas com a exposição do indivíduo a ambientes em que o antígeno existe disperso no ar: fungos do feno (pulmão do fazendeiro), proteína nas fezes de aves (pulmão dos tratadores de aves) etc.

Lesões por imunocomplexos circulantes

O exemplo típico de lesões por ICs circulantes é a *doença do soro*. Um indivíduo que recebe soro heterólogo para tratamento ou prevenção de uma doença (p. ex., soro antidiftérico) pode apresentar, 1 semana depois, febre, dores articulares, urticária e proteinúria; tais manifestações desaparecem em geral em poucos dias, e o paciente se recupera. Tal quadro envolve ICs formados pela imunoglobulina heteróloga e anticorpos IgM e IgG formados contra ela; como a quantidade de soro injetada é grande, a proteína heteróloga ainda está em altos níveis na circulação quando os primeiros anticorpos aparecem, o que favorece a formação de ICs com excesso de antígeno, portanto pequenos e solúveis (Figura 11.12). Os ICs circulam, atravessam a parede de vasos, depositam-se nos espaços perivasculares e ativam o complemento, produzindo reação inflamatória semelhante à do fenômeno de Arthus. A febre resulta da liberação de pirógenos por leucócitos que fagocitam ICs; a artralgia decorre de depósitos de ICs na membrana sinovial, que causam artrite; a proteinúria deve-se a depósitos de ICs nos glomérulos e, consequentemente, a glomerulonefrite. As manifestações desaparecem porque, com aumento da concentração plasmática de anticorpos, formam-se ICs mais fagocitáveis, e a proteína heteróloga é rapidamente retirada da circulação.

Imunocomplexos circulantes podem causar *glomerulonefrites* (ver Capítulo 17). ICs depositam-se em glomérulos por causa de peculiaridades dos capilares glomerulares: são fenestrados e permitem a passagem de ICs, que ficam presos entre o endotélio e a membrana basal ou entre o epitélio e a membrana basal, formando depósitos granulares identificados por imunofluorescência, imunoperoxidase ou microscopia eletrônica (Figura 11.13).

Vasculites em vários locais do organismo são outra consequência comum de imunocomplexos circulantes; muito mais frequentes em pequenos vasos da derme, podem aparecer também em qualquer outro órgão. Embora a maioria das vasculites cutâneas se origine pela deposição de ICs, não se conhece o antígeno (ou antígenos) desencadeante(s), e muito menos se sabe o motivo da preferência pela localização das lesões em pequenos vasos da pele. A *poliarterite nodosa* acompanha-se de lesões inflamatórias e necrose fibrinoide na parede de artérias de pequeno e médio calibres, típica de lesão por ICs, embora não se tenha ideia do agente etiológico. Admite-se que o vírus da hepatite B seja um dos desencadeantes por meio do antígeno de superfície (AgHBs).

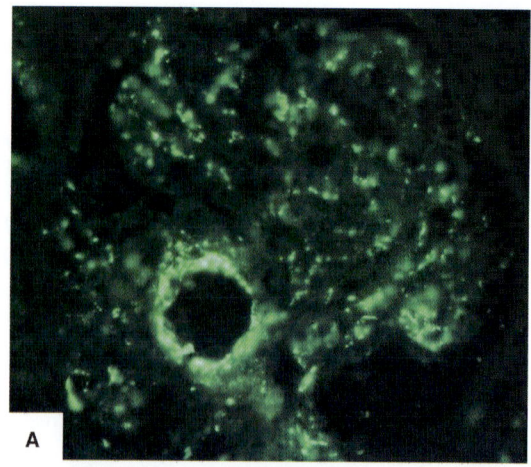

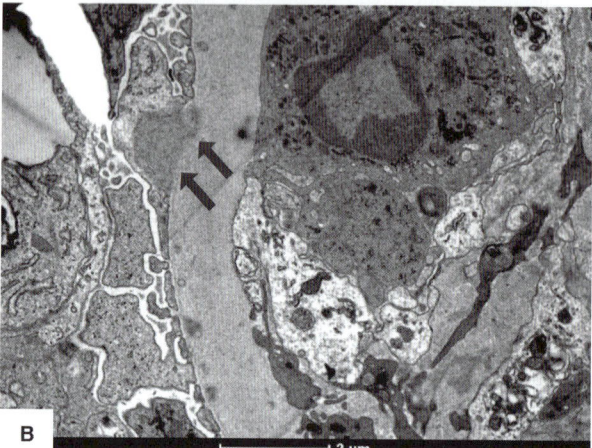

Figura 11.13 Depósitos de imunocomplexos em glomérulos. **A.** Depósitos granulares na parede de capilares glomerulares e em arteríola renal (imunofluorescência). **B.** Depósitos granulares subepitelial e intramembranosos (*setas*) em glomérulo renal (microscopia eletrônica de transmissão). (Cortesia do Dr. Stanley de Almeida Araújo, Belo Horizonte-MG.)

Fatores genéticos são importantes em doenças causadas por ICs induzidas por agentes exógenos, pois nem todos os indivíduos expostos apresentam manifestações. Em geral, as pessoas que desenvolvem doença do soro ou alveolite alérgica apresentam certa desregulação da reação imunitária manifestada por maior tendência a produzir IgE aos antígenos sensibilizantes e menor capacidade de sintetizar isótipos de anticorpos Th1 (IFN-γ)-dependentes.

Em doenças infecciosas e parasitárias com antigenemia persistente, formam-se ICs com excesso de antígeno, portanto solúveis e capazes de depositar-se em tecidos. Não é raro, por exemplo, o aparecimento de glomerulonefrite na esquistossomose mansônica e em portadores crônicos do vírus da hepatite B.

Em viroses com viremia, pode haver formação de ICs grandes na circulação, ativação do complemento e liberação de anafilatoxinas (C3a e C5a), podendo instalar-se uma reação anafilactoide pela liberação de histamina; tal quadro parece ocorrer em certas formas de dengue hemorrágica.

Modelos experimentais. A doença do soro é facilmente induzida em coelhos pela injeção de grandes doses de proteína heteróloga. As manifestações clínicas iniciam-se exatamente

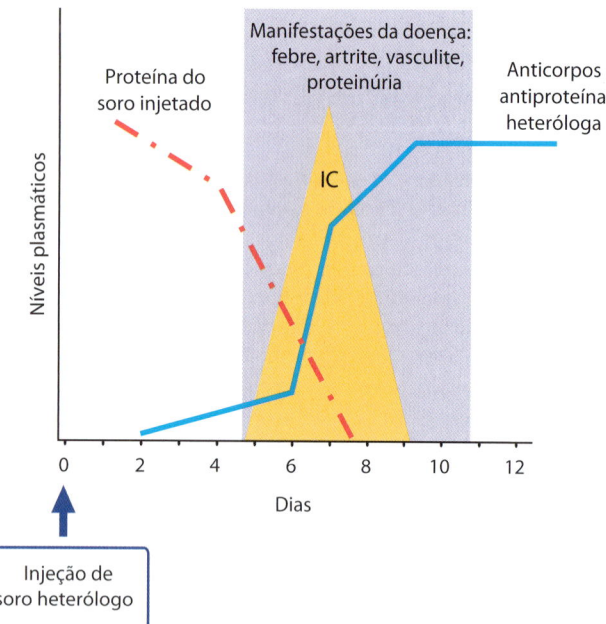

Figura 11.12 Doença do soro por injeção de soro heterólogo. As manifestações da doença iniciam-se quando começam a aparecer os imunocomplexos (IC) e duram aproximadamente 1 semana.

quando começa a formação de ICs com excesso de antígeno: febre, proteinúria, leucocitose e artropatia, que desaparecem em 5 a 7 dias. Se o animal é descomplementado com CVF (*cobra venom factor*), não aparecem as manifestações clínicas; se é previamente tratado com soro antineutrófilos, que induz intensa neutropenia, as manifestações clínicas são parcialmente abortadas e as lesões inflamatórias não se desenvolvem. Tais observações demonstram a inquestionável participação de neutrófilos e complemento na patogênese das lesões por ICs.

Hipersensibilidade do tipo IV. Doenças associadas à resposta imunitária celular

A imunidade celular se expressa como uma reação inflamatória, conforme discutido no Capítulo 4. Por essa razão, lesões pela imunidade celular são comuns em doenças causadas por vírus, bactérias, protozoários e alguns helmintos. Nesses casos, na maioria das vezes não se pode falar em hipersensibilidade, já que a resposta imunitária celular é a esperada. Persistência do microrganismo e resposta imunitária prolongada resultam na formação de granulomas (ver Capítulo 4). Na tuberculose, por exemplo, as lesões (granulomas, com ou sem necrose) resultam da imunidade celular, em que IFN-γ produzido sobretudo pela resposta Th1 ativa macrófagos, que lisam os bacilos, mas também causam destruição tecidual. A progressão da doença não significa hipersensibilidade *stricto sensu*, mas reflete a incapacidade da resposta de eliminar o invasor. É curioso que nessa doença o hospedeiro reage com uma resposta celular suficiente para provocar lesões teciduais, mas incapaz de eliminar o bacilo. De modo semelhante, as lesões na hepatite B refletem a resposta imunitária celular ao vírus: se eficiente, as lesões são seguidas de eliminação do agente; caso contrário, instala-se uma infecção crônica (com inúmeras possibilidades evolutivas), significando não hipersensibilidade, mas imunidade celular deficiente para erradicar o vírus. Nesses casos, admite-se que ocorra exaustão de LTs por estimulação antigênica persistente (persistência do agente infeccioso). No contexto dessas doenças, as lesões devem-se a: (1) inflamação mediada por citocinas produzidas por diferentes células, como acontece em doenças autoimunes (p. ex., artrite reumatoide); (2) citotoxicidade direta de LT CD8+ (p. ex., hepatites virais).

Em certas situações, o indivíduo sensibilizado com antígenos exógenos inócuos monta uma resposta celular; se o indivíduo é reexposto ao antígeno, surge uma reação inflamatória no local de penetração do antígeno (pele), resultando na chamada hipersensibilidade retardada. Nesses casos, é válida a expressão doença por hipersensibilidade, mesmo porque muitas vezes só algumas pessoas se sensibilizam. Em tais casos, existe um fator genético que torna o indivíduo suscetível a reconhecer epítopos no antígeno e a montar uma resposta celular. Tal como em alergias, há fatores circunstanciais, ligados ao antígeno sensibilizante, que podem facilitar a sensibilização: o modo de apresentar o antígeno, seu estado físico e solventes que o acompanham podem favorecer sua penetração no organismo, induzindo sensibilização, mesmo em pessoas geneticamente não predispostas. Duas doenças são bem conhecidas entre aquelas por hipersensibilidade retardada induzida por antígenos exógenos: dermatite de contato e enteropatia por glúten.

Na *dermatite de contato*, o indivíduo sensibiliza-se com haptenos que se ligam a proteínas da pele e são capturados por células dendríticas (células de Langerhans), que são levadas aos linfonodos regionais. As células de Langerhans podem apresentar o hapteno-peptídeo juntamente com MHC I ou MHC II, razão

pela qual ativam linfócitos tanto CD8+ como CD4+, que expressam o antígeno de localização cutânea (CLA, *cutaneous lymphocyte associated antigen*). Linfócitos sensibilizados migram para o local de contato com o agente sensibilizante porque aí foram liberados, por células residentes "irritadas" pelo agente sensibilizante, IL-1, TNF e quimiocinas responsáveis pela expressão de moléculas de adesão em células endoteliais e por quimiotatismo de LTs sensibilizados. Desse modo, LT CD4+ e LT CD8+ (células T inflamatórias) ativados, expressando moléculas de adesão (integrinas, selectina L e resíduos de carboidratos), chegam ao local, acumulam-se no espaço perivascular e produzem citocinas (IL-2 e IFN-γ) que atraem e ativam macrófagos e outros linfócitos, estabelecendo-se uma reação inflamatória na derme superficial; produtos liberados por macrófagos (radicais livres de O_2, enzimas e possivelmente óxido nítrico) contribuem para o aparecimento de lesões degenerativas em células epidérmicas. LT CD8+ ativados por LT CD4+ infiltram-se no epitélio e reconhecem o agente sensibilizante apresentado em ceratinócitos junto a MHC I, matando as células epiteliais. O aumento da permeabilidade vascular induzido pela reação inflamatória e o efeito citotóxico de LT CD8+ são responsáveis por edema local e por pequenas bolhas intraepidérmicas ou dermoepidérmicas muito características da dermatite de contato (*rash* cutâneo). A participação de células citotóxicas na dermatite de contato é explicada porque os agentes sensibilizantes em geral são moléculas lipossolúveis que penetram no citoplasma e modificam proteínas do citosol, onde são processadas; os peptídeos resultantes associam-se a MHC I e são expostos na superfície de células, tornando-as alvos de LT CD8+ sensibilizados, ativados por IFN-γ e IL-2 produzidos por LT CD4+.

Substâncias muito diversas podem produzir dermatite de contato: dinitroclorobenzeno, penta e decacatecol (em folhas de hera, um tipo de planta trepadeira), compostos usados em produtos de limpeza, metais como níquel e cromo, todos capazes de formar complexos estáveis com proteínas de células.

Na *enteropatia por glúten*, o agente sensibilizante é a gliadina contida em alimentos ricos em glúten (trigo, centeio e cevada). A lesão caracteriza-se por infiltrado de linfócitos e macrófagos na lâmina própria da mucosa do intestino delgado, aumento do número de linfócitos intraepiteliais e hipotrofia das vilosidades. Consequentemente, os pacientes apresentam má absorção intestinal, diarreia e desnutrição. A retirada desses alimentos da dieta – removendo-se, portanto, o agente sensibilizante – acompanha-se do desaparecimento dessas lesões e de melhora clínica dos pacientes. A patogênese da doença é em parte obscura, admitindo-se que uma variante da transglutaminase da mucosa produz desaminação do glúten e facilita a sua apresentação por células dendríticas, o que favorece a ativação de LT CD4+ e a proliferação de linfócitos intraepiteliais (T CD8+) que causam destruição de enterócitos; esta, por sua vez, facilita mais penetração de moléculas de gliadina na mucosa.

Picada de insetos pode provocar lesões por hipersensibilidade retardada, embora a reação seja provavelmente mista: (1) reação imediata devida à ação de mediadores liberados por ação direta do veneno e pela ação de IgE contra componentes do veneno (saliva) do inseto, que libera histamina; (2) reação tardia, com edema, exsudato de linfócitos, macrófagos e basófilos. Da reação tardia participam LT CD4+ sensibilizados com proteínas do veneno, os quais produzem citocinas quimiotáticas e ativadoras de basófilos. Às vezes, os basófilos representam 50% do exsudato, constituindo o que se chama hipersensibilidade a basófilos ou reação de Jones-Motte.

▶ Doenças autoimunes

Doenças autoimunes ou doenças por autoagressão surgem quando a resposta imunitária é efetuada contra alvos existentes no próprio indivíduo, persistindo por tempo indeterminado. Como o sistema imunitário tem a capacidade de reagir a todos os possíveis epítopos, inclusive os existentes no próprio corpo, não é surpresa que possa responder também a constituintes do próprio organismo. Autoagressão imunitária pode originar-se da resposta imunitária inata ou da resposta adaptativa. Classicamente, o que se denomina doenças autoimunes ou por autoagressão inclui apenas as enfermidades originadas de autoagressão pela resposta imunitária adaptativa. Células da imunidade inata também podem reconhecer agressões de modo menos específico, resultando em doenças que são igualmente de natureza autoimunitária. As doenças associadas a desregulação da resposta inata são chamadas *doenças autoinflamatórias*, para separá-las das classicamente conhecidas como doenças autoimunes (autoagressão pela resposta adaptativa). Sendo as duas respostas (inata e adaptativa) intimamente relacionadas, existem doenças autoimunes em que, além da participação de clones de linfócitos autorreatores, a resposta inata também atua, favorecendo o efeito autoagressor desses clones.

Doenças por autoagressão pela resposta imunitária inata. Doenças autoinflamatórias

Doenças autoinflamatórias são definidas como inflamações em que não se detecta o agente inflamatório, a produção de autoanticorpos ou a formação de clones de LTs autorreatores. Tais doenças não são, portanto, incluídas entre as doenças autoimunes clássicas, embora estejam associadas à desregulação da resposta imunitária inata.

Doenças autoinflamatórias caracterizam-se por excesso de citocinas pró-inflamatórias (por hiperprodução, por deficiência na inativação ou por excesso na transdução de seus sinais), em geral por mutações em genes que codificam moléculas envolvidas na resposta imunitária inata. Nestas, ocorre ativação de inflamassomos, discutidos no Capítulo 4. Embora muitas tenham base genética, a interação com fatores ambientais é também importante. Algumas relacionam-se com estímulo inflamatório endógeno excessivo, como acontece na gota e na pseudogota, nas quais existe produção excessiva de cristais de uratos ou fosfatos. Mesmo nessas, porém, há participação também da resposta imunitária inata, uma vez que camundongos deficientes em NALP3 ou em outras proteínas de inflamassomos apresentam pouca resposta imunitária aos cristais de ácido úrico.

Muitas doenças autoinflamatórias associam-se à formação de inflamassomos, que resultam na ativação da caspase 1 (ver Figura 4.4). As mais típicas são doenças de herança autossômica, muitas dominantes e geralmente com mutação em um único gene (doenças monogênicas). Outras são mais complexas, com alterações genômicas pouco conhecidas (provavelmente multigênicas), e envolvem agentes desencadeantes, exógenos ou endógenos. Nesse grupo estão a gota, a asbestose e a doença inflamatória intestinal, nas quais a participação de agentes inflamatórios conhecidos (ácido úrico, asbesto e microbiota intestinal) é bem evidente, mas as alterações no desencadeamento da resposta inflamatória excessiva não estão totalmente esclarecidas. Os mecanismos envolvidos nas doenças autoinflamatórias são muitos:

- Mutações em receptores da família NLR ou em seus reguladores, resultando na ativação de caspase 1 e na síntese excessiva de IL-1β, como ocorre em muitos casos de febres recorrentes ou periódicas (p. ex., febre familial do Mediterrâneo)
- Mutações em receptores de citocinas (p. ex., na febre periódica associada ao TNF, na qual o receptor é hiperativado) ou em inibidores de citocinas pró-inflamatórias (p. ex., deficiência do antagonista de IL-1)
- Defeitos no pregueamento de proteínas, que resultam em receptores anormais, cuja ativação é responsável pelas alterações inflamatórias. Na espondilite anquilosante, pregueamento anormal de HLA-B27 dispara estresse do retículo endoplasmático, com aumento de citocinas pró-inflamatórias, especialmente IL-1 e IL-23
- Ação excessiva do complemento. Resulta de mutações gênicas que levam à perda da função de moléculas inibidoras ou que resultam em ganho de função de moléculas ativadoras do sistema, facilitando o desencadeamento de inflamações.
- Alteração na sinalização por citocinas. Surge por mutação em proteínas inibidoras da transdução de sinais. Mutação na proteína ligadora de SH3 (SH3-BP) em osteoclastos da mandíbula e da maxila leva à resposta excessiva ao TNF e aumento da reabsorção óssea, gerando a alteração no crescimento desses ossos conhecida como *querubismo*
- Ativação excessiva de macrófagos. Incluem várias síndromes em que alterações genéticas comprometem as respostas inata e adaptativa, causam hiperativação de macrófagos e favorecem resposta inflamatória sistêmica grave; nesses casos, as mutações mais frequentes estão em células NK e comprometem a produção de perfurinas e a sua eliminação
- Outros mecanismos. Algumas doenças inflamatórias crônicas de etiologia desconhecida, como doença de Behçet, artrite reumatoide juvenil com manifestações sistêmicas e síndrome de febre periódica, estomatite aftosa, faringite e adenite cervical (PFAPA), provavelmente estão relacionadas também com autoagressão pela imunidade inata, embora não se conheçam quais moléculas estão envolvidas.

Doenças por autoagressão pela resposta imunitária adaptativa. Doenças autoimunes

Doenças autoimunes surgem quando a resposta imunitária adaptativa reage de forma anormal contra alvos do próprio hospedeiro. Em condições normais, tal fenômeno não acontece, pois o organismo dispõe de inúmeros mecanismos para tolerar autoantígenos, como descrito a seguir.

Tolerância natural a autoantígenos

O sistema imunitário reconhece epítopos por meio de receptores em LBs (BCR) e em LTs (TCR), cuja diversidade, gerada por recombinações das suas partes variáveis, torna o sistema capaz de reconhecer todos os epítopos existentes na natureza, inclusive os do próprio corpo. Cerca de 20 a 50% de BCRs e TCRs reconhecem autoantígenos, mas apenas 3 a 5% das pessoas desenvolvem doenças por autoagressão, o que indica existirem mecanismos eficazes de regulação de clones de linfócitos autorreatores. Ou seja, em muitos casos existe tolerância do sistema a antígenos do próprio organismo, evitando o surgimento de autoagressão.

Cada linfócito (cada clone de linfócitos) só produz um tipo de receptor (especificidade). Se o receptor é autorreativo, existem mecanismos para controlá-lo. Ao encontrar um autoantígeno, o linfócito autorreator: (1) morre por apoptose (deleção clonal); (2) reedita o receptor e muda a sua especificidade; (3) sofre reexpressão de genes e torna-se incapaz de montar a resposta ao autoantígeno (anergia); (4) se não ocorre deleção do clone, edição do receptor ou anergia, atuam mecanismos extrínsecos que controlam os clones autorreatores, impedindo-os de ser ativados, o que é feito pela supressão induzida por LTs ou LBs reguladores. Tais processos ocorrem nos níveis central ou periférico (Figura 11.14) e estão descritas a seguir.

Mecanismos centrais de tolerância

Quando um *LB* imaturo da medula óssea expressa um receptor autorreator e este encontra o autoantígeno, dois eventos podem ocorrer: (1) o linfócito modifica o receptor (reedição do receptor, com mudança de especificidade), não permitindo que se ligue ao autoantígeno; (2) apoptose do linfócito, com deleção desse clone (deleção clonal). LBs autorreatores não deletados na medula óssea podem permanecer anérgicos por reduzirem a expressão de receptores de células B (BCR) na membrana, alterando a sinalização por ele induzida.

No timo, a tolerância natural a autoantígenos faz-se por seleção positiva e negativa. A seleção positiva ocorre na cortical, onde LTs duplo-positivos (CD4+ e CD8+) são apresentados a complexos MHC/peptídeo expressos pelas células epiteliais da cortical. Estas processam autoantígenos de modo a produzir peptídeos que se associam e estabilizam as moléculas MHC, a fim de selecionar os clones de LTs com receptores de alta afinidade para esse complexo; tais clones são estimulados a proliferar como CD4+ ou CD8+ e a se deslocar para a região medular. As células epiteliais da medular também expressam a proteína AIRE, que ativa genes para os principais autoantígenos tecido-específicos; estes são processados e os complexos MHC/peptídeos

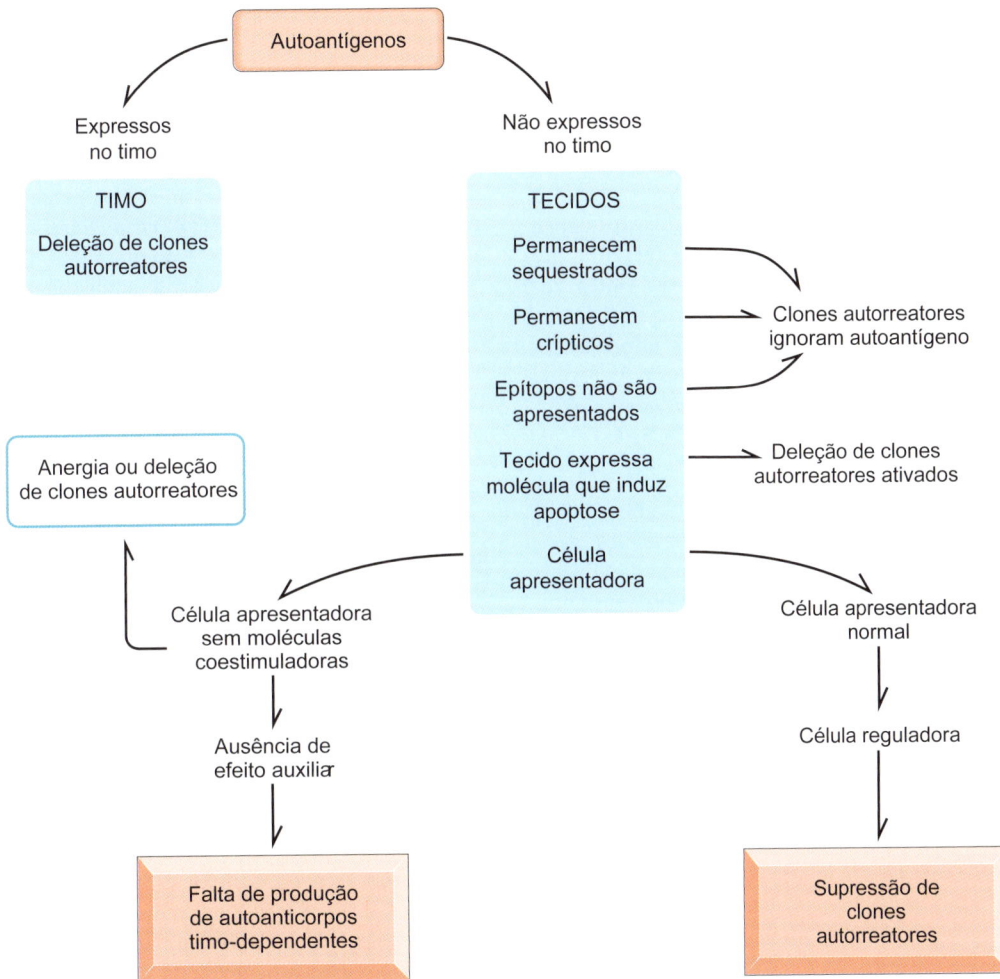

Figura 11.14 Mecanismos de tolerância a autoantígenos. Autoantígenos expressos no timo induzem deleção de clones autorreatores, os quais não aparecem na circulação. Para os que não são expressos no timo ou aí não chegam, surgem clones autorreatores que caem na circulação e localizam-se em órgãos linfáticos periféricos. A tolerância desses clones aos autoantígenos é explicada porque os clones autorreatores: (a) ignoram os autoantígenos; (b) reconhecem os autoantígenos e são sensibilizados, mas os clones efetuadores são deletados por apoptose iniciada por molécula produzida nos tecidos; (c) reconhecem os autoantígenos por meio de células apresentadoras sem moléculas coestimuladoras, o que leva à deleção por apoptose ou à diferenciação de clones anérgicos, que não têm efeito auxiliar; (d) reconhecem os autoantígenos por meio de células apresentadoras normais, mas em condições que induzem o desenvolvimento do fenótipo regulador, com geração de citocinas (p. ex., IL-10 e TGF-β) que impedem o desenvolvimento de clones efetuadores da imunidade celular.

são expostos na membrana citoplasmática e apresentados aos LT CD4+ e LT CD8+, cujo destino é definido pela afinidade com que reconhecem os autoantígenos: se alta, são deletados; se intermediária, diferenciam-se em LTs reguladores; se pequena, sobrevivem, proliferam e ganham a circulação. Apesar dos mecanismos de seleção, alguns clones autorreatores escapam da deleção clonal e são lançados na circulação. Tais clones, importantes na remoção de células lesadas, têm sua ação limitada por mecanismos periféricos de controle.

Mecanismos periféricos de tolerância

Fatores de crescimento. A disponibilidade de fatores de crescimento produzidos por células do estroma do tecido linfoide é importante para a sobrevivência de LBs e LTs; competição por fatores de crescimento ocorre na manutenção da tolerância natural. LBs autorreatores são controlados pela disponibilidade de BAFF (*B cell activating fator*) e de seu receptor; em geral, tais linfócitos possuem menos receptores para BAFF, que é menos disponível porque é capturado por clones não autorreatores, que se expandem rapidamente. LTs dependem de IL-7 para manter-se ativados. LTs autorreatores dispõem de poucos receptores para IL-7, que é consumida pelos demais clones. Linfopenia acentuada (que aumenta a disponibilidade de BAFF ou de IL-7) pode ser fator facilitador de autoagressão imunitária.

Moléculas coestimuladoras. A produção de anticorpos depende de um segundo sinal induzido por LT CD4+ (CD40L), produzido em baixa quantidade por LT autorreatores. Outro sinal para a produção de anticorpos provém de TLRs, especialmente TLR9 e TLR7, que têm baixa expressão em LBs autorreatores. Estes expressam pouco B7-1 e B7-2, importantes para estimular LT CD4+ no momento da apresentação do antígeno.

Linfócitos T reguladores. LTreg Foxp-3+ são formados no timo, expressam receptores TCR para autoantígenos e são lançados na circulação, onde representam o mais importante controle de LT CD4+ autorreatores. Tais células são denominadas *linfócitos Treg naturais*, já que seu efeito regulador não depende de ativação, mas somente do reconhecimento de autoepítopos, sem necessidade de coestimulação, como acontece na geração de outros linfócitos Treg CD25+ antígeno-específicos, denominados Treg i, Treg 1 e Treg 3.

Em condições normais, LTreg naturais mantêm os clones autorreatores CD4+ em estado de linfócitos virgens (não estimulados), embora sem deletá-los ou torná-los definitivamente anérgicos. Em cultura de linfócitos do sangue periférico em que LTreg são eliminados, a estimulação com autoantígenos (p. ex., mielina) induz proliferação de clones que reagem com esses antígenos, mostrando que eles estão presentes e não estão anérgicos. A importância do gene *FOXP-3* na regulação periférica dos clones autorreatores fica evidenciada pelo fato de que mutação inativadora desse gene em humanos causa a síndrome IPEX (*immune dysregulation, poliendocrinopathies, enteropathy, X linked*), que se caracteriza por autoagressão iniciada precocemente e óbito por diabetes melito do tipo 1 em 90% dos casos. Nesses pacientes, faltam LTreg por impossibilidade de expressão de Foxp-3+, deixando os LTs autorreatores livres. Os mecanismos de ação de LTreg são pouco conhecidos. Uma possibilidade é a liberação de IL-10 e TGF-β, inibidores da ação de LTs auxiliares.

Polimorfismos em vários genes controlados pela Foxp-3 associam-se a maior risco de doenças autoimunes em humanos e em roedores. Medicamentos imunossupressores que favorecem a tolerância a transplantes por potencializar LTreg estão sendo testados em doenças autoimunes, já que podem interferir na tolerância a autoantígenos. A rapamicina, inibidora de mTOR, induz proliferação de LTreg, aumentando a tolerância a autoantígenos. Tricostatina, inibidora da histona desacetilase, aumenta a expressão e a função de Foxp-3, aumentando a população de linfócitos Treg.

Anergia. Linfócitos que reconhecem autoantígenos podem tornar-se não responsivos, fenômeno chamado *anergia*. Como mostrado na Figura 11.6, o reconhecimento de antígenos depende de moléculas coestimuladoras nas células apresentadoras, como B7, que se liga a moléculas CD28 em LT CD4+. A apresentação de antígenos sem moléculas coestimuladoras torna o LT anérgico. Moléculas coestimuladoras são pouco expressas em células dendríticas em repouso ou imaturas. A ligação de linfócitos autorreatores a essas células apresentadoras com poucas moléculas coestimuladoras faz com que os linfócitos fiquem anérgicos. Quanto encontra um autoantígeno, sobretudo sem receber estímulo de LTs, LBs deixam de responder a tal antígeno.

Moléculas de controle da resposta imunitária. LT CD4+ são ativados por CD28 e inibidos por CTLA-4. CD28 e CTLA-4 são moléculas homólogas. CTLA-4 é expressa em todos os LTreg e liga-se a moléculas coestimuladoras (B7) das células apresentadoras de antígenos com mais afinidade do que CD28. Quando em níveis baixos, como na apresentação de autoantígenos, as moléculas B7 ligam-se preferencialmente a moléculas CTLA-4 de LT CD4+, impedindo a ativação destes. Por causa dessa ação, tem sido avaliado o potencial terapêutico de CTLA-4 em doenças autoimunes: CTLA-4 exógeno inibe a ativação de CD28 *in vivo*. Uma formulação da molécula associada a Fc de IgG, de vida mais longa (CTLA-4-Ig), tem sido testada na artrite reumatoide. Como discutido anteriormente, outros receptores inibidores podem também estar envolvidos na manutenção de tolerância.

Sítios privilegiados. Certas moléculas (antígenos potenciais) ficam em compartimentos isolados do sistema imunitário (p. ex., olhos, testículos, cérebro) e são tolerados pelo organismo. Quando liberados na circulação (p. ex., após traumatismos ou infecções), tais moléculas induzem resposta imunitária.

Quebra da tolerância natural. Respostas autoimunitárias são comuns, porém transitórias e reguladas. A síntese de autoanticorpos é um fenômeno natural: na população geral, autoanticorpos IgM contra diferentes autoantígenos formam-se desde o nascimento e aumentam com a idade. Tais autoanticorpos são produzidos por LB CD5+, estimulados possivelmente por interações entre os idiótipos da linhagem germinativa, que aumentam após o desenvolvimento da microbiota e pelo contato com epítopos externos, mediante reações cruzadas ou novas interações idiotípicas. Estes são os chamados *autoanticorpos naturais*, de baixa afinidade, que podem atuar como mascaradores de autoantígenos, impedindo seu reconhecimento, ou como fatores de regulação idiotípica de clones autorreatores.

Quando ocorre lesão tecidual, autoantígenos são liberados, processados por células apresentadoras e apresentados em quantidade adequada e com sinais coestimuladores para ativar LTs, gerando LBs produtores de anticorpos de maior afinidade e de LTs efetores inflamatórios e citotóxicos. É o que se observa em indivíduo que sofre cardiotomia (durante a qual miocardiócitos são mortos mecanicamente) ou após um pequeno infarto do miocárdio, quando surgem anticorpos IgG antimiocárdio e LTs autorreatores; no entanto, essa resposta é transitória e desaparece pela ação supressora natural.

Etiopatogênese de doenças autoimunes

As doenças autoimunes têm etiopatogênese complexa e multifatorial. Teoricamente, autoimunidade resulta de quebra da tolerância natural, por falha na deleção clonal, na inativação clonal, nos mecanismos de imunossupressão ou por alteração em moléculas que, por causa de modificações na sua conformação, passam a expor epítopos crípticos, antes ignorados por linfócitos. No entanto, falha primária desses mecanismos é pouco provável por causa da alta eficiência do sistema. O que se admite é que as doenças autoimunes resultam de fatores que interferem desde a maturação dos linfócitos até os mecanismos imunorreguladores responsáveis pela manutenção da tolerância. Nesse processo, atuam: (1) fatores genéticos (predisponentes), relacionados com a expressão de certos genes envolvidos na regulação da resposta imunitária (*AIRE, FOXP-3*); (2) fatores ambientais (desencadeantes), como certas infecções, componentes da microbiota (como na doença inflamatória intestinal), luz ultravioleta, entre outros.

As doenças autoimunes são divididas em dois grandes grupos: (1) doenças que dependem de fator genético para se desenvolver, sendo independentes de sinais da resposta inata para serem desencadeadas (ainda que possam ser por eles influenciadas); (2) doenças que se associam a um fator genético, mas que dependem da resposta inata para serem iniciadas. No primeiro grupo está, por exemplo, a IPEX por mutação no *FOXP-3*, que retira a inibição de LTreg sobre LTs autorreatores (a síndrome é precoce e independe de fatores ambientais). No segundo grupo, encontra-se a doença reumática, que surge em pessoas geneticamente predispostas após infecção estreptocócica. Entre os dois grupos existe uma gama enorme de doenças autoimunes em que os fatores genéticos e ambientais (principalmente infecções) são importantes, em graus variados, no desencadeamento de autoagressão. Isso se explica porque existem vários mecanismos periféricos de controle de clones autorreatores; perda desse controle ocorre após lesões celulares ou teciduais por diversas causas ou por agentes infecciosos.

Fatores genéticos. Agregação familiar de casos da mesma doença, maior frequência de autoanticorpos em familiares de pacientes com doença autoimune e concordância de aparecimento da mesma doença em gêmeos univitelinos (até 50%) são dados que reforçam a participação de um fator hereditário na autoimunidade. O marcador genético mais importante de autoimunidade em humanos é a vinculação de muitas doenças autoimunes a alguns haplótipos de HLA (ver Quadro 11.1).

Em doenças autoimunes de certos animais, tanto espontâneas como induzidas, o componente genético é muito evidente. Anemia hemolítica autoimune ocorre em camundongos NZB (camundongos negros da Nova Zelândia); o híbrido NZB × NZW (cruzamento de camundongo negro com a variante branca) desenvolve autoanticorpos antinucleoproteínas e apresenta doença progressiva semelhante ao lúpus eritematoso humano, doença que aparece também em camundongos BXSB e LPR. Pintos obesos apresentam tireoidite autoimune espontânea, enquanto camundongos NOD (*non obese diabetic*) desenvolvem diabetes dependente de insulina. Portanto, doenças autoimunes espontâneas aparecem em animais que transmitem a seus descendentes predisposição a autoimunidade.

A suscetibilidade de animais de laboratório a doenças autoimunes induzidas depende da linhagem do animal. Doenças autoimunes órgão-específicas podem ser induzidas pela injeção de autoantígenos associados a um adjuvante. Em uma mesma espécie, existem linhagens suscetíveis e linhagens resistentes a autoagressão. Assim, encefalite alérgica experimental é induzida em ratos Lewis, altamente suscetíveis; miocardite autoimune por injeção de miosina em adjuvante só se desenvolve em determinadas linhagens de camundongos e ratos (ratos Lewis e camundongos A/J).

O estudo de doenças autoimunes espontâneas em animais de laboratório mostra que a herança é poligênica. Em pintos obesos, por exemplo, há participação de genes MHC, de genes que regulam a reatividade de LTs e de genes que controlam a capacidade de captar iodo (muito grande em pintos obesos, mas já presente na linhagem de pintos não propensa a tireoidite, da qual se originam).

Fatores ambientais. Componentes do ambiente são também muito importantes no aparecimento de doenças autoimunes. Concordância de doença autoimune em gêmeos univitelinos está no máximo em 60%. Isso se explica porque, embora tenham os mesmos genes para comandar a diferenciação de LBs e LTs, rearranjos gênicos para a formação da diversidade de receptores para epítopos se fazem ao acaso e podem gerar repertórios diferentes em dois indivíduos geneticamente iguais (o que pode levar ao aparecimento de idiótipos e anti-idiótipos diferentes, formando redes reguladoras diversas que respondem de modo diferente aos fatores ambientais). Mesmo em linhagens suscetíveis a autoagressão espontânea, doença não aparece em todos os animais. A prevalência de diabetes na idade de 20 semanas, em diferentes colônias de camundongos NOD, em diferentes partes do mundo, varia bastante, oscilando de 4 a 95%, tanto em machos como em fêmeas.

Alguns fatores ambientais podem interferir na autoimunidade: luz solar desencadeia lúpus eritematoso sistêmico em indivíduos predispostos; solventes orgânicos podem lesar membranas basais e induzir síndrome de Goodpasture em indivíduos DR2+ que trabalham em lavanderias de lavagem a seco etc. Experimentalmente, pode-se induzir autoanticorpos antinucleoproteínas em ratos Brown Norway pela injeção de pequenas doses de cloreto de mercúrio.

Mimetismo molecular. *Agentes infecciosos* são os fatores ambientais mais ligados a autoimunidade. De vírus a metazoários, vários parasitos, comensais ou simbiontes, podem desencadear autoagressão por possuírem antígenos com epítopos semelhantes a moléculas do hospedeiro ou por conterem produtos com efeito adjuvante (Figura 11.15). Os mecanismos são vários: (1) *mimetismo molecular*. Reação cruzada de anticorpos antimicrobianos com componentes teciduais é frequente em muitas infecções, embora produza lesões autoimunitárias limitadas que desaparecem com a resolução do processo infeccioso; em pessoas geneticamente suscetíveis, no entanto, pode causar autoagressão persistente. Bom exemplo é a resposta à infecção por estreptococos β-hemolíticos, que induz a formação de anticorpos que reagem com moléculas do tecido conjuntivo de valvas cardíacas e articulações e com alguns neurônios, resultando na doença reumática; (2) *efeito adjuvante*, por estimular macrófagos e outras células na produção de citocinas que regulam clones autorreatores no sentido de autoagressão.

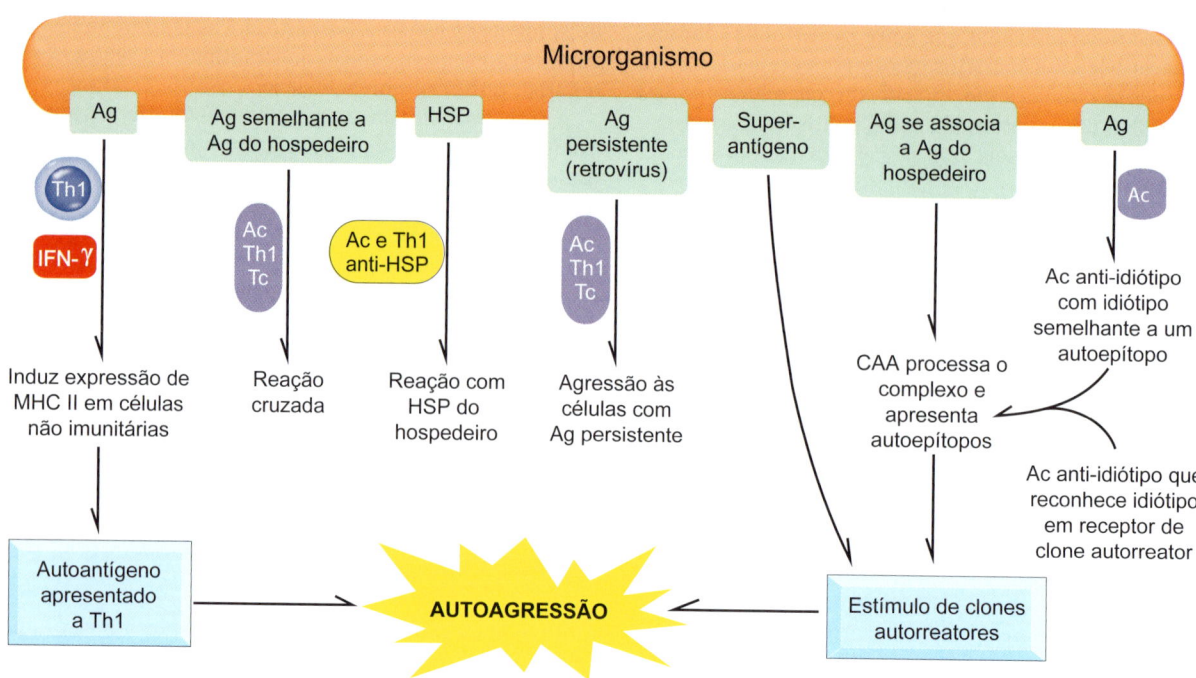

Figura 11.15 Possíveis mecanismos de autoagressão a partir de infecção por microrganismo de qualquer natureza. Ac: anticorpo; Ag: antígeno; CAA: célula apresentadora de antígenos; HSP: *heat shock protein*; Tc: linfócito T citotóxico.

Citocinas induzidas por microrganismos (p. ex., IFN-γ) podem levar as células a expressarem MHC II, facilitando a exposição de autoantígenos a LTs. É o que parece ocorrer em infecções virais que provocam lesão tecidual e induzem a expressão de autoantígenos associados a MHC I e II, desencadeando autoagressão persistente; nesses casos, os clones autorreatores agem como espectadores inocentes; (3) *espalhamento de epítopos*, definido como a mudança de epítopos dominantes, após a resposta inicial a epítopos preferenciais de um antígeno. Em uma infecção, a lesão inicial expõe autoantígenos que induzem resposta aos seus epítopos dominantes; alteração molecular nesse autoantígeno induzida pela infecção expõe epítopos subdominantes ou crípticos, com possibilidade de ocorrer resposta autoimunitária capaz de sustentar a autoagressão; (4) *ativação policlonal de linfócitos* pode ser induzida por produtos de microrganismos, podendo haver ativação de clones autorreatores T e B. Nesse processo, os superantígenos teriam papel especial porque podem ativar clones de LTs que usam determinado gene Vβ; células autorreatoras encontradas em alguns modelos de doenças autoimunes experimentais utilizam particularmente alguns genes Vβ, os mesmos que favorecem ativação do receptor por superantígenos.

Estudos de doenças autoimunes em animais isentos de germes mostram a importância de microrganismos na autoagressão. Algumas doenças não sofrem influência, desenvolvendo-se da mesma maneira em animais isentos de germes ou convencionais (p. ex., camundongos deficientes em AIRE ou com ablação de linfócitos Treg). Outras afecções, poligênicas, independem de microrganismos para se desenvolver, mas são influenciadas por eles: camundongos NOD têm maior incidência de diabetes do tipo 1 quando tornados isentos de germes, mostrando que microrganismos são dispensáveis para induzir autoagressão, mas influenciam a sua progressão. Mesmo em entidades monogênicas, como lúpus eritematoso sistêmico em camundongos *lpr* (mutação no gene *Fas*), o quadro é mais grave em animais isentos de germes alimentados com dieta não filtrada para reter produtos microbianos. A presença desses produtos, que alteram a resposta inata, modifica a evolução da doença.

Sítios e tecidos privilegiados. Autoagressão pode ser explicada, de um lado, pela exposição de antígenos que normalmente permanecem fora de contato com o sistema imunitário, nos chamados *sítios privilegiados*. O que se admite é que antígenos em compartimentos isolados do sistema imunitário não induziriam tolerância natural e, ao entrarem em contato com esse sistema, desencadeariam uma resposta como a que surge contra um antígeno externo. Esses sítios incluem olho, cérebro, útero grávido, testículo e ovário; são locais aparentemente sem drenagem linfática e nos quais existem barreiras tecido/sangue, de modo que as moléculas neles existentes permaneceriam sequestradas e não entrariam em contato com o sistema imunitário. Essa ideia não explica o fenômeno porque demonstrou-se pequena drenagem linfática no olho (via uveoescleral) e que linfáticos eferentes existem no encéfalo e são abundantes nos testículos. Demonstrou-se também que antígenos desses sítios podem ser detectados na circulação, portanto em contato com o sistema imunitário (quantidades mínimas de antígenos de espermatozoides, de proteínas do cristalino e de tireoglobulina podem ser encontradas na circulação). É até possível que a quantidade deles não seja suficiente para induzir anergia, permanecendo como antígenos ignorados ou indutores de resposta supressora. Ao lado de sítios privilegiados, existem os *tecidos privilegiados*, que não são rejeitados quando transplantados: córnea, cristalino, cartilagem, testículo, ovário, placenta e tecidos fetais. Sítios e tecidos privilegiados são capazes também de induzir imunossupressão. Os mecanismos de "privilégio imunológico" (de não rejeitar ou de ser indefinidamente aceito) podem estar relacionados com indução de deleção, de anergia ou de supressão ativa da resposta, ou ainda com um desvio da resposta Th1 (inflamatória) para uma resposta Th2, incapaz de lesar tecidos.

A expressão de moléculas FasL em sítios privilegiados impede a resposta T inflamatória local. Testículo de camundongo C57BL/6 transplantado sob a cápsula renal de camundongos BALB/c sobrevive sem rejeição porque FasL no testículo induz células T CD4+ a expressar Fas na membrana e sofrer apoptose pela interação Fas/FasL (ver Capítulo 5). Testículo de camundongo C57BL/6 com a mutação *gld* no gene para a molécula FasL é rejeitado porque, nesse caso, os LTs não sofrem apoptose. FasL é expresso, entre outros, no epitélio da córnea, na íris e no corpo ciliar.

Imunossupressão desenvolve-se também após inoculação de antígenos em sítios privilegiados, com geração de LTs supressores, especialmente CD8+, que bloqueiam a resposta T inflamatória. Camundongos inoculados com albumina de ovo na câmara anterior do olho tornam-se tolerantes a essa proteína; os animais não montam resposta T inflamatória nem produzem anticorpos antiovalbumina fixadores do complemento, mas sintetizam anticorpos dirigidos a outros antígenos. Nesses animais, os órgãos linfoides contêm precursores de linfócitos Treg antígeno específicos (Tregi CD4+ e Treg3 CD8+), com forte atividade supressora (produtores de TGF-β e IL-10) quando estimulados com ovalbumina.

Os sítios privilegiados possuem substâncias que modulam a resposta imunitária. O humor aquoso contém TGF-β, α-MSH (hormônio estimulador de melanócitos) e VIP (peptídeo intestinal vasoativo). TGF-β e VIP inibem LTs inflamatórios, enquanto α-MSH desvia o programa de LTs inflamatórios (Th1), que deixam de produzir IFN-γ e passam a sintetizar IL-4 e IL-10, modificando o padrão de Th1 para Th2.

Alguns tecidos com privilégio imunológico são capazes de alterar o fenótipo de células potencialmente histotóxicas. Durante a gravidez, fêmeas de camundongos C57B1/6 gestando filhotes transgênicos para o aloantígeno K^b possuem LTs com TCR para K^b duplo-negativas, ou seja, CD8 e CD4-negativas. Nesse período, as fêmeas não rejeitam enxerto de células que expressam K^b, mas voltam a rejeitar essas células logo após o parto, quando LTs com TCR para K^b, CD8+, reaparecem na circulação. Antígenos fetais, portanto, induzem uma modificação fenotípica transitória em LT citotóxicos maternos, criando uma tolerância temporária.

Embora o privilégio imunológico não seja considerado hoje um fator importante de autoagressão, seu estudo tem mostrado pistas interessantes para melhor entendimento dos mecanismos de indução de tolerância periférica, o que poderá orientar intervenções que venham a aumentar a aceitação de transplantes alogênicos em humanos.

Mecanismos de autoimunidade

Autoimunidade resulta de quebra da tolerância natural, que pode ser iniciada pelo lado da regulação da resposta (modificações nos mecanismos de apresentação, de produção de citocinas ou de regulação de linfócitos) ou pelo lado do estímulo antigênico (alterações de autoantígenos, endógenas ou exógenas).

Alterações nos mecanismos centrais de regulação imunitária

Modificações primárias na autoimunidade associam-se a alterações em diferentes níveis em que a resposta imunitária é regulada. A regulação mais precoce do sistema imunitário ocorre na fase de diferenciação de linfócitos na medula óssea e no timo. Ao desenvolverem o repertório de receptores, LBs também

criam um repertório variado de idiótipos, os quais podem permitir a interação das células em redes de estimulação e inibição, de modo que clones autorreatores sejam mantidos inativos. Nesse processo, são muito importantes os LB CD5+, que podem produzir autoanticorpos do tipo IgM de modo timo-independente, sendo os idiótipos desses anticorpos importantes na regulação de células autorreatoras. Descontrole nessas células pode gerar autoagressão, como demonstrado em camundongos *mouth-eaten*, que desenvolvem autoanticorpos anti-DNA e antineutrófilos, morrendo precocemente. Nesses animais, os níveis de IgM são 50 vezes maiores do que o normal, e os LBs circulantes predominantes são CD5+. Em camundongos NZB, autoanticorpos antieritrócitos são da classe IgM, e a população de linfócitos CD5+ também está elevada. Transfecção do gene que codifica esse autoanticorpo para camundongos normais induz o aparecimento de anemia hemolítica em 50% dos animais, que não possuem linfócitos CD5+. Em doenças autoimunes sistêmicas humanas, também se observa aumento da população de linfócitos CD5+. Portanto, é possível que desregulação de linfócitos CD5+ possa ser um fator desencadeante na produção de autoanticorpos, embora ainda não se tenha ideia de como células produtoras de IgM deslocam a produção de imunoglobulinas para a classe IgG, na qual está a maioria dos autoanticorpos encontrados em doenças autoimunes humanas. Como demonstrou-se recentemente que entre os LB CD5+ existem clones reguladores, a desregulação desses clones poderia estar envolvida na autoagressão.

No timo, LTs autorreatores que reconhecem epítopos nele apresentados por moléculas MHC I e II são deletados por apoptose, em parte relacionada com a expressão das moléculas Fas e FasL. Em camundongos, mutações nos genes dessas moléculas (mutações lpr, no gene de Fas, e gld, no gene de FasL) induzem perda dessas moléculas em linfócitos e em células que apresentam antígenos, escapando assim os linfócitos autorreatores de deleção no timo; com isso, há maior chance de aparecimento e proliferação de células autorreatoras na circulação. Tais camundongos desenvolvem autoimunidade sistêmica acompanhada de doença linfoproliferativa difusa.

Tem sido proposto também que doenças autoimunes originam-se por mutações somáticas sucessivas que permitem aos clones autorreatores que escaparam de deleção clonal no timo ou na medula óssea ultrapassar os diferentes pontos de regulação que impedem sua ativação. Mutação no gene que codifica a proteína AIRE, que controla a expressão de autoantígenos em células epiteliais do timo para apresentação e indução de deleção de clones autorreatores, associa-se à autoagressão em glândulas endócrinas; as primeiras lesões só aparecem após 10 anos de vida, enquanto lesões em outras glândulas acumulam-se nas décadas seguintes. Isso sugere que clones autorreatores que escaparam de deleção no timo são controlados em outros pontos de regulação; autoagressão só se manifesta quando alterações nesses pontos de regulação somam-se à mutação original. Em camundongos, a mutação lpr (no gene do Fas) acompanha-se de autoagressão que só começa após 3 meses de vida; em camundongos MLR com a mutação lpr, os autoanticorpos anti-DNA e anti-RNA e infiltração linfoide dos órgãos começam precocemente porque o genótipo LPR associa-se a mutações em regiões V de BCR que conferem alta afinidade para DNA e RNA. As duas observações reforçam a ideia de que acúmulo de mutações somáticas que afetam diferentes pontos de regulação de clones autorreatores, indicado na Figura 11.14, associa-se ao desencadeamento de autoimunidade, de modo semelhante ao que ocorre na indução de linfomas. Os mecanismos básicos de autoagressão estão resumidos na Figura 11.16.

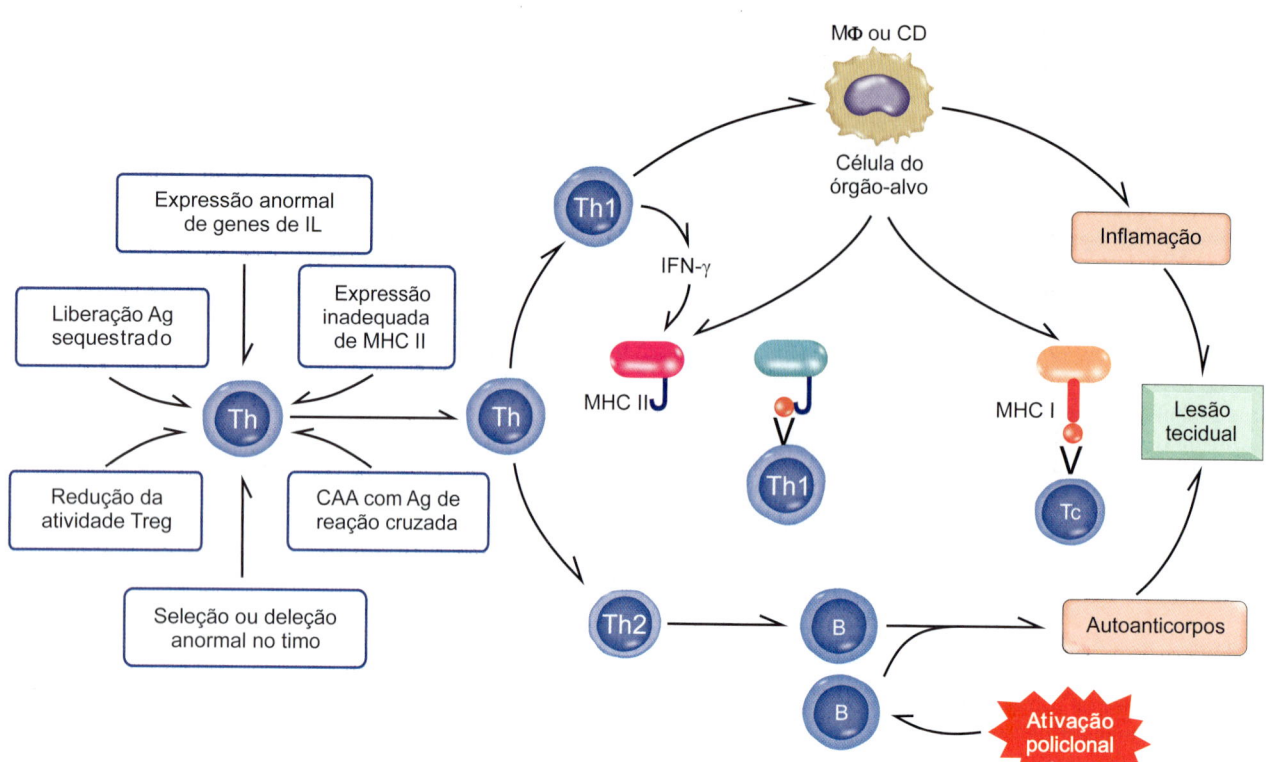

Figura 11.16 Mecanismos de autoagressão. Nos retângulos à esquerda estão indicados os fatores que podem ativar clones de linfócitos Th autorreatores. Uma vez ativados, linfócitos Th autorreatores diferenciam-se em linfócitos Th1 e Th2. Th1 induz resposta citotóxica contra a célula-alvo e, via IFN-γ, ativa a expressão de MHC I e MHC II nas células-alvo, o que aumenta a apresentação de autoantígenos. IFN-γ também ativa macrófagos e induz inflamação, que amplifica e mantém a lesão tecidual iniciada por autoanticorpos e células Tc. A resposta Th2 ativa a síntese de autoanticorpos, que podem ser também induzidos por ativação policlonal. Ag: antígeno; CAA: célula apresentadora de antígenos; CD: célula dendrítica; IL: interleucina; MΦ: macrófago; Tc: linfócito T citotóxico.

Agentes externos (p. ex., de microrganismos) podem favorecer a apresentação de autoantígeno. Se um autoantígeno A associa-se a um antígeno externo E, o complexo AE pode ser endocitado por células apresentadoras, e os peptídeos podem ser expostos junto com MHC I ou II em quantidade suficiente para seu reconhecimento, surgindo o efeito auxiliar para os epítopos de A, antes impossível por ignorância ou anergia. No caso, o antígeno E induz a célula apresentadora a produzir moléculas coestimuladoras (B7), indispensáveis para ativar células autorreatoras.

Modificações em autoantígenos e formação de autoanticorpos são frequentes em autoagressões induzidas por fármacos. A alfametildopa induz anemia hemolítica ao associar-se a componentes da membrana de eritrócitos, o que favorece a apresentação do antígeno Rh a células auxiliares e induz a síntese de autoanticorpos anti-Rh. Mecanismo semelhante estaria relacionado com a indução de anticorpos antinucleares e outros sinais de lúpus eritematoso em pessoas tratadas com procainamida. Em algumas delas, a síntese de autoanticorpos persiste mesmo após a suspensão do fármaco.

Do mesmo modo que um fármaco pode alterar um autoantígeno e favorecer sua apresentação, um antígeno viral, inserido na membrana de uma célula, pode também facilitar a apresentação: as células apresentadoras podem endocitar o antígeno viral juntamente com o autoantígeno, fazendo com que os peptídeos do autoantígeno sejam apresentados em densidade e com moléculas coestimuladoras adequadas. Que esse mecanismo quebra a tolerância parece indiscutível: infecção de um tumor experimental (não rejeitado) com vírus da *influenza* desencadeia resposta contra células tumorais, em que o animal torna-se capaz de matar também as células tumorais não infectadas pelo vírus.

Outra possibilidade de ativação de clones autorreatores induzida por antígenos exógenos são epítopos parecidos aos de autoantígenos. Quando epítopos semelhantes expostos em células apresentadoras estão em grande quantidade e se há expressão de moléculas coestimuladoras, o epítopo do autoantígeno, até então ignorado (baixa densidade) ou indutor de anergia (sem induzir moléculas coestimuladoras), transforma-se em epítopo estimulador de LTs auxiliares, desencadeando ativação do clone autorreator. Esse mecanismo explicaria, por exemplo, anticorpos anticoração e antineurônio na doença reumática, os quais reagem a extratos de estreptococos β-hemolíticos, demonstrando que a bactéria possui epítopos capazes de originar reação cruzada com autoantígenos do coração e de neurônios.

Alterações nos mecanismos periféricos de regulação imunitária

Linfócitos Treg. O principal mecanismo de controle de clones autorreatores que escapam da seleção negativa no timo é representado por LTreg, razão pela qual alterações nesses linfócitos são mecanismos importantes em doenças autoimunitárias. A afinidade dos receptores TCR de Treg naturais é muito maior do que a de LTs convencionais, daí a eficiência de inibição que exercem sobre os clones autorreatores. Mutação no gene *FOXP-3* resulta na IPEX, síndrome grave e precoce em que a autoagressão depende essencialmente do fracasso de LTreg. Alterações em genes influenciados por Foxp-3 também facilitam autoagressão. Mais ainda, todos os fatores ambientais discutidos anteriormente como facilitadores ou indutores de autoagressão exercem parte de seus efeitos por reduzirem o efeito supressor de LTreg, por amplificação de clones autorreatores ou por inibição direta de clones LTreg.

MicroRNAs. Recentemente, foi relatada a participação de microRNAs na regulação da resposta imunitária. Alguns estudos mostram redução na expressão do microRNA mR23b em vários tipos de células de pacientes e de animais de laboratório com diferentes formas de autoagressão imunitária (mR23b é um regulador negativo da expressão de NFkB). Redução de mR23b favorece a produção de citocinas pró-inflamatórias, aumentando a progressão das lesões em diferentes doenças autoimunitárias. Curiosamente, a IL-17, citocina responsável pelo agravamento da inflamação em doenças inflamatórias crônicas, inibe a expressão do mR23b. É possível que mutações inativadoras ou deleção do mR23b sejam um dos fatores envolvidos na progressão e no agravamento de doenças autoimunitárias.

Doenças autoimunes humanas

As doenças autoimunes humanas são divididas em dois grupos: (1) órgão-específicas, nas quais a autoagressão é dirigida a um órgão; (2) sistêmicas, em que a autoagressão se faz contra autoantígenos ubiquitários e as lesões tendem a comprometer vários órgãos (algumas podem ter características dos dois grupos). Lúpus eritematoso sistêmico e tireoidite de Hashimoto são doenças autoimunitárias humanas típicas, respectivamente, de autoagressão sistêmica e órgão-específica.

As doenças por autoagressão, sistêmicas ou órgão-específicas, têm algumas características em comum: são mais frequentes em mulheres, têm evolução crônica (a agressão é persistente e pode agravar-se com o tempo), apresentam distribuição familial e geralmente estão vinculadas a um ou mais genes, parecendo haver um padrão genético, possivelmente multigênico, que favorece a autoagressão. Embora sem comprovação, na maioria das vezes suspeita-se da participação de agentes infecciosos no desencadeamento de muitas delas. Por outro lado, na maioria das doenças autoimunes, embora sejam detectados autoanticorpos e células T sensibilizadas a diversos antígenos, com frequência não se conhece o papel patogenético dessas respostas imunitárias no aparecimento das lesões. Seriam os fatores iniciadores da lesão ou desencadeariam a doença após uma lesão primária de origem desconhecida (p. ex., infecção viral antes da autoagressão às células beta no diabetes do tipo I)?

Doença associada à IgG4

Trata-se de um conjunto heterogêneo de doenças inflamatórias e fibrosantes que têm em comum: (a) níveis plasmáticos elevados de IgG4; (b) inflamação com denso infiltrado linfoplasmocitário; (c) fibrose de padrão estoriforme; (d) flebite obliterante. Vários órgãos são acometidos, sobretudo pâncreas, árvore biliar, glândulas salivares, tireoide, tecidos periorbitários, serosas, meninges, pulmões e linfonodos.

Esse grupo de doenças é frequente em homens (60 a 80% dos casos), predomina a partir de 50 anos de idade e manifesta-se muitas vezes como lesões tumorais (pseudotumores inflamatórios) detectadas à palpação ou em exames de imagem.

A suspeita é reforçada pelo encontro de níveis elevados de IgG4 no soro. O diagnóstico é confirmado por exame histopatológico com imuno-histoquímica, em que se encontram, nos locais afetados: (a) denso infiltrado linfoplasmocitário com linfócitos e plasmócitos positivos para IgG4 (mais de 30 células por campo de grande aumento ou mais de 50% das células são positivas para IgG4); (b) fibrose de padrão estoriforme, em que as fibras colágenas e fibroblastos têm distribuição espiralada; (c) flebite obliterante; (d) em muitos casos, encontram-se eosinófilos.

A natureza dessas doenças é ainda desconhecida. Admite-se que sejam desordens autoimunes, pelo encontro de autoanticorpos, muitos da classe IgG4, e pela boa resposta a imunossupressores. No entanto, não se sabe se tais autoanticorpos são primários, desencadeadores da doença, ou secundários às lesões teciduais. Ao lado disso, tais doenças são mais frequentes em homens, a partir da sexta década, e a resposta imunitária nos tecidos é do tipo Th2, ao contrário das doenças autoimunes conhecidas, que predominam em mulheres jovens e têm ativação da resposta Th1.

Pouco se sabe sobre a etiologia e a patogênese das lesões. No infiltrado inflamatório, predominam LBs, plasmócitos e LTs, principalmente T reguladores, com expressão local de citocinas de padrão Th2 (IL-4 e IL-13) e reguladoras (TGF-β e IL-10). IgG4 tem algumas particularidades: não é boa ativadora de complemento, não se liga bem a receptores Fc e tem pontes de dissulfeto entre as cadeias pesadas muito lábeis, o que facilita sua dissociação e reassociação aleatórias, gerando anticorpos bifuncionais que não formam imunocomplexos. Por essas razões, IgG4 é considerada anti-inflamatória, o que dificulta associá-la primariamente às lesões observadas. Outros elementos implicados são fatores genéticos (associação com alguns genes HLA-DR e DQ em asiáticos) e reação cruzada com epítopos de agentes infecciosos.

▶ Imunodeficiências

Imunodeficiências são doenças caracterizadas por distúrbios na resposta imunitária inata ou na adaptativa; esta pode resultar de síntese deficiente de anticorpos ou de imunidade celular insuficiente. Indivíduos com imunodeficiência humoral têm infecções piogênicas repetidas (por hemófilos, estreptococos e, menos frequentemente, por estafilococos); na imunodeficiência celular, predominam infecções oportunistas por *Pneumocystis*, *Candida*, micobactérias etc. De acordo com suas causas, as imunodeficiências podem ser primárias (congênitas) ou secundárias (adquiridas).

Imunodeficiências primárias

Imunodeficiências primárias, que são geralmente doenças genéticas que se manifestam nos primeiros meses ou anos de vida, podem resultar de deficiências na resposta inata ou na resposta adaptativa, humoral ou celular. As mais importantes encontram-se descritas a seguir.

Deficiências da imunidade adaptativa

Hipogamaglobulinemia ligada ao cromossomo X. É causada por mutação em um gene no braço longo do cromossomo X, denominado gene *BTK* (Brutton ou *B cell tirosine kinase*), que codifica uma cinase da via de ativação do receptor de LB. As crianças afetadas, do sexo masculino, são normais até 6 a 9 meses de vida, quando passam a apresentar infecções piogênicas repetidas; além disso, têm risco aumentado de desenvolver poliomielite com vacinas de vírus vivo e são suscetíveis a infecção persistente com enterovírus, geralmente fatal. O soro dessas crianças não tem IgM nem IgA detectáveis e possui menos de 100 mg/dL de IgG. O número de LBs circulantes é muito baixo, mas a imunidade celular é normal. Os órgãos linfoides não têm folículos nem centros germinativos.

Síndrome da hipergamaglobulinemia M. É doença hereditária ligada ao cromossomo X na qual o indivíduo afetado (masculino) possui elevada concentração sérica de IgM (chegando a 1.000 mg/dL ou mais), IgA e IgE não detectáveis e níveis muito baixos de IgG. Os pacientes têm infecções piogênicas repetidas, além de apresentarem infecções oportunistas e alta tendência a doenças autoimunitárias (anemia hemolítica, trombocitopenia, leucopenia). Nos órgãos linfoides, as áreas B-dependentes são hipotróficas e não há centros germinativos nos folículos. O defeito reside no gene que, em LTs, codifica CD40L, molécula ligante do CD40, que é um receptor expresso em LBs. Ausência de CD40L em LT CD4+ (Th2) impede o estímulo do receptor CD40, o que é indispensável para o deslocamento na síntese de IgM para outras imunoglobulinas em LBs. Essa síndrome exemplifica claramente a importância da cooperação entre LTs e LBs na produção de anticorpos.

Imunodeficiência comum variável. Indica doenças caracterizadas pela formação deficiente de anticorpos, por mecanismos diferentes dos já descritos. A maioria dos casos é esporádica. As manifestações mais importantes são infecções piogênicas sinopulmonares recorrentes e grande suscetibilidade a infecções entéricas crônicas, especialmente giardíase. Os pacientes têm maior risco de desenvolver linfomas, câncer gastrointestinal e doenças hemolíticas autoimunes. Os níveis de IgG, IgA e IgM estão reduzidos, mas não há defeito intrínseco em LBs. Ao contrário de outras hipogamaglobulinemias, o tecido linfoide apresenta hiperplasia folicular.

Imunodeficiência grave combinada. Consiste em imunodeficiência humoral e celular por alterações genéticas variadas. Na maioria dos casos, deve-se a mutação no gene que codifica a cadeia gama do receptor para IL-2, localizado no cromossomo X (50 a 60% dos casos), transmitida por herança ligada ao cromossomo X; outras vezes, resulta de deficiência em enzimas que degradam purinas (p. ex., adenosina desaminase), por mutações transmitidas por herança autossômica recessiva. Crianças com imunodeficiência grave combinada podem apresentar eritema morbiliforme logo após o nascimento pela passagem de linfócitos maternos para o feto que promovem uma reação do tipo enxerto contra o hospedeiro; outra manifestação comum é eritema na região da fralda causado por moníliase. Essas crianças morrem precocemente por infecções virais (sarampo, varicela, herpes, adenovírus, citomegalovírus) ou por pneumonia por *Pneumocystis jiroveci (carinii)*. Os pacientes apresentam linfopenia acentuada, especialmente de LTs, já que os LBs às vezes estão em número normal. O timo não se desenvolve.

Imunodeficiência por defeito na expressão de MHC. Pode haver deficiência na expressão de MHC I ou de MHC II. Falta de expressão de *MHC II* (de herança autossômica recessiva) bloqueia a diferenciação de LT CD4+, embora o número de T CD8+ seja normal. Ainda que tenham número normal de LBs, os pacientes apresentam hipogamaglobulinemia por deficiência do efeito auxiliar T. Em geral, os pacientes com imunodeficiência por falta de expressão de MHC II morrem até a segunda década de vida. Deficiência na expressão de moléculas *MHC I* é muito rara. Demonstrou-se, em dois irmãos, que ausência de MHC I devia-se a mutação nos genes para TAP 1 e 2. Proteínas TAP defeituosas ou ausentes não permitem a montagem adequada do complexo MHC I-peptídeo, acarretando demolição de MHC I ainda no citoplasma. Nessas crianças, havia deficiência de LT CD8+, com número normal de T CD4+.

Síndrome de Wiskott-Aldrich. Trata-se de doença de herança recessiva ligada ao cromossomo X que afeta predominantemente meninos, caracterizada por imunodeficiência e trombocitopenia graves. Hemorragias e infecções oportunistas são as manifestações mais importantes. Os níveis de IgM são baixos, os de IgE e IgA são elevados e os de IgG, normais. O número de LTs circulantes diminui progressivamente após o nascimento, mas o de LBs aumenta. O defeito reside no gene que codifica uma proteína que afeta o citoesqueleto de LTs, que ficam deformados e desprovidos de microvilosidades.

Deficiências da imunidade inata

Deficiências na resposta imunitária inata são menos frequentes, mas mesmo assim têm grande importância porque comprometem os mecanismos iniciais de defesa contra agentes invasores. Ao lado disso, tais defeitos podem afetar a resposta imunitária adaptativa, já que as duas respostas (inata e adaptativa) são interligadas e têm mecanismos comuns de indução e de efetuação.

Deficiências no sistema complemento não são comuns, mas encontram-se associadas a aumento de suscetibilidade a algumas infecções e a agravamento de doenças por imunocomplexos (uma das ações importantes do complemento é a remoção de imunocomplexos). Deficiência primária de C1, C2 e C4 associa-se frequentemente ao lúpus eritematoso sistêmico, mas não existe maior risco de infecções. Deficiência de C3, fator D e fator B (via alternativa) aumenta a suscetibilidade a infecções piogênicas e por neissérias; infecções por essas últimas ocorrem também por deficiência de C5, C8 e C9. Defeitos nas proteínas reguladoras DAF e CD59 (protetinas) levam à destruição de eritrócitos na hemoglobinúria paroxística noturna. Falta do inibidor de C1 mantém o C1 ativado, com clivagem do C2 e liberação do C2a, que induz aumento da permeabilidade vascular no edema angioneurótico hereditário.

Defeitos na fagocitose devem-se a: (1) redução do número de fagócitos (neutropenias, já que monocitopenias são raras); (2) defeitos na quimiotaxia ou na adesividade de leucócitos; (3) distúrbios em mecanismos microbicidas.

Nas *agranulocitoses*, redução no número de neutrófilos torna o indivíduo suscetível a infecções bacterianas; o risco é iminente quando o número de neutrófilos circulantes é inferior a 1.000 células/μL^3. Causa frequente de agranulocitose são medicamentos (p. ex., substâncias antitireoidianas), podendo ocorrer também após infecções virais (p. ex., hepatite B), irradiação e doenças primárias da medula óssea.

Há também *leucopenias congênitas*. Neutropenia cíclica congênita caracteriza-se por períodos de neutropenia grave que duram 2 a 4 dias, com intervalo médio de 21 dias. Muitos pacientes apresentam uma forma assintomática, mas cerca de 10% podem ter infecções no período neutropênico. A medula óssea mostra falta de maturação mieloide nos períodos de neutropenia e hiperplasia mileoide na fase de recuperação. As infecções mais associadas são gengivite, estomatites (úlceras aftosas) e celulites. *Neutropenia congênita grave* (menos de 500 neutrófilos/mm³) caracteriza-se por neutropenia intensa e infecções recorrentes, no primeiro ano de vida. O número de monócitos e de eosinófilos circulantes geralmente é elevado. A doença responde bem ao tratamento com CSF recombinante, o que diminui a mortalidade. Não se conhece o defeito gênico responsável pela doença. A *síndrome de Schwachman-Diamond* (insuficiência do pâncreas exócrino, anomalias esqueléticas e disfunção da medula óssea) é rara e acompanha-se de neutropenia cíclica. Aplasia medular, mielodisplasia e leucemia são frequentes. O defeito genético é desconhecido.

Deficiência adquirida na aderência de leucócitos é encontrada no tratamento com corticoides e após injeção de adrenalina; parece que o etanol também reduz a aderência de leucócitos. Aumento de adesividade ocorre na síndrome de inflamação sistêmica (choque séptico), por aumento de citocinas ativadoras do endotélio (IL-1 e TNF), e após hemodiálise (liberação de C5a, que induz agregação leucocitária especialmente nos pulmões, produzindo granulocitopenia periférica).

Pode haver ainda *deficiência na síntese de integrinas por defeitos genéticos*. Embora em número normal, os leucócitos têm dificuldade de aderir à parede vascular e de sair dos vasos, de modo que seus portadores sofrem infecções bacterianas de difícil tratamento. Demora na queda do coto umbilical, periodontite (com perda precoce de dentes) e infecções recorrentes em outros sítios levantam a suspeita de defeito na adesão leucocitária.

Defeitos congênitos em processos de sinalização intracelular em fagócitos podem prejudicar sua função. Defeitos nos receptores de IFN-γ e IL-12 tornam os indivíduos suscetíveis a infecções com micobactérias atípicas, os quais desenvolvem inclusive formas graves de infecção com BCG.

Anormalidades adquiridas na quimiotaxia de leucócitos são encontradas no diabetes melito, na uremia, na cirrose descompensada e em queimados graves, provavelmente por alterações no citoesqueleto dos fagócitos.

Defeitos na explosão respiratória ocorrem na doença granulomatosa crônica, na doença de Chédiak-Higashi e na deficiência de mieloperoxidase. Na *doença granulomatosa crônica*, o defeito mais comum é mutação em um gene situado no cromossomo X que codifica a subunidade gp91 da oxidase de membrana de neutrófilos. Os pacientes apresentam infecções repetidas, com acúmulos de macrófagos e neutrófilos nas lesões, daí a denominação doença granulomatosa. Na *doença de Chédiak-Higashi*, defeito em lisossomos os impede de se fundirem a fagossomos (os neutrófilos apresentam lisossomos grandes e irregulares). A doença é transmitida por herança autossômica dominante. *Deficiência de mieloperoxidase* é o defeito hereditário mais comum de neutrófilos e monócitos (ocorre em 1:2.000 indivíduos, com herança autossômica recessiva), os quais não utilizam a H_2O_2 para matar microrganismos. Como a deficiência de mieloperoxidase é compensada pelos demais mecanismos microbicidas e pelo fato de muitas bactérias produzirem essa enzima, os portadores do defeito geralmente não apresentam manifestações de infecções repetidas, como acontece nas demais condições descritas. Deficiência de grânulos específicos de neutrófilos tem sido relatada e acompanha-se de infecções por *Staphylococcus aureus* e *Staphylococcus epidermidis,* especialmente na pele e nos pulmões. O defeito genético parece estar no gene que codifica um fator de transcrição da família das proteínas "zíper" reguladoras do DNA.

Mutações em moléculas transdutoras do sinal de receptores da resposta imunitária inata também podem ocorrer. Deficiência de receptores TLR e de moléculas MyD88 e IRAK-4, transdutores de sinal de IL-1R, tornam os seus portadores mais suscetíveis a infecções por *Streptococcus pneumoniae* e *Staphylococcus aureus* nos primeiros anos de vida, com melhora na puberdade por causa da maturação da imunidade celular.

Imunodeficiências adquiridas

Imunodeficiência adquirida ocorre em inúmeras condições: câncer, infecções, desnutrição, diabetes melito, tratamento com medicamentos imunossupressores (doenças autoimunes, transplante de órgãos), quimio e radioterapia de tumores. As mais importantes estão descritas adiante.

Desnutrição pode causar imunodeficiência, mas somente quando muito acentuada; na desnutrição grave, a produção de anticorpos é afetada, mais do que a imunidade celular.

Estresse e *depressão* afetam a resposta imunitária. O desequilíbrio hormonal induzido na fase aguda do estresse, por meio do eixo hipotálamo-hipófise-suprarrenal, afeta a capacidade de ativação de LTs: os agonistas adrenérgicos e os esteroides afetam a proliferação e a diferenciação de LT CD4+, parecendo influenciar menos o comportamento de LT CD8+. A atividade das células fagocitárias é reduzida por agonistas beta e por corticoides, diminuindo a capacidade microbicida dos fagócitos. Corticoides endógenos reduzem a síntese de IL-1, diminuindo a resposta de LTs inflamatórios. Por essa razão, estados de estresse físico ou emocional são fatores que aumentam a suscetibilidade a tumores e infecções, uma vez que a resistência a essas doenças depende de LTs inflamatórios. Entre outros, esses fatos explicam por que infecções virais (p. ex., gripe) são mais comuns em pessoas estressadas e por que estados de depressão podem acelerar o crescimento de neoplasias malignas.

Imunossupressão transitória, específica a parasitos e a antígenos não relacionados com o agente etiológico, ocorre em muitas *doenças infecciosas*. Na esquistossomose mansônica (especialmente na fase aguda), na tripanossomíase *cruzi*, na leishmaniose visceral e na malária, por exemplo, tal imunossupressão é bem documentada em modelos experimentais. No calazar humano, a imunossupressão, especialmente a associada a LTs inflamatórios (Th1), aumenta a suscetibilidade a infecções, não raramente fatais. Nessas doenças infecciosas, existe imunomodulação com desvio da resposta no sentido Th2, diminuindo a atividade de linfócitos Th1, capazes de ativar macrófagos.

No tratamento de doenças proliferativas com *substâncias citostáticas*, há imunossupressão por redução da população de células imunocompetentes, que, na presença do agente imunossupressor, não podem proliferar e expandir seus clones.

Irradiação do corpo produz depleção de linfócitos em órgãos linfoides primários (timo e medula óssea) e periféricos, produzindo profundo estado de imunodepressão que desaparece após recuperação da capacidade de proliferação celular nos órgãos em que os linfócitos se diferenciam. A recuperação da competência imunitária após irradiação total pode não ser completa, pela formação de células supressoras ou pela geração de repertório insuficiente de clones para reconhecimento dos diferentes epítopos.

A síndrome da imunodeficiência adquirida (AIDS), a mais importante e mais frequente imunodeficiência humana adquirida, será descrita no Capítulo 33.

11

Imunodeficiências fisiológicas

Nos primeiros meses de vida, na senilidade e durante a gravidez, ocorrem adaptações especiais do sistema imunitário que conduzem a um estado de imunodeficiência.

Recém-nascidos possuem anticorpos maternos do tipo IgG que representam a quase totalidade de seus anticorpos séricos. A síntese de IgM inicia-se no final da gestação e a de IgG começa após o nascimento, mas em ritmo lento, de modo que os níveis totais de imunoglobulinas em recém-nascidos caem drasticamente após o segundo mês de vida, em consequência do catabolismo de IgG materna. Entre o terceiro e o sexto meses de vida, existe um período de hipogamaglobulinemia transitória, tornando os lactentes mais suscetíveis a infecções; após 6 meses, os níveis de imunoglobulinas elevam-se progressivamente, atingindo 70% dos valores do adulto ao final do primeiro ano de vida. A Figura 11.17 mostra os níveis séricos de anticorpos em recém-nascidos e sua evolução até a idade adulta. A imunidade celular em recém-nascidos também é deficiente, ocorrendo maturação progressiva que se completa na puberdade. Nesse período, o número de LTs é grande, mas a resposta dessas células aos estímulos é menor do que em adultos.

Os mecanismos inespecíficos de defesa em recém-nascidos também apresentam pequenas deficiências em comparação com os de adultos: (1) a atividade hemolítica do complemento e os níveis séricos dos fatores B e D são cerca de 50% menores; (2) a resposta quimiotática de leucócitos é reduzida (70% da de adultos), bem como o poder microbicida. Em recém-nascidos, a resposta inflamatória faz-se com exsudação mais lenta de neutrófilos e menor número de monócitos e macrófagos, mas é grande a migração de eosinófilos.

Durante a *gravidez*, existe imunomodulação que impede a mãe de rejeitar o feto, o qual representa um enxerto alogênico. Os mecanismos dessa tolerância não são ainda totalmente conhecidos. O trofoblasto, que forma uma barreira entre a mãe e o feto, demora a expressar HLA-A, B, C ou D, mas expressa precocemente moléculas HLA-G, semelhantes à MHC I, que induz tolerância da mãe aos tecidos fetais. Estudos experimentais mostram que a α-fetoproteína é forte inibidora da atividade de LT CD8+ e que a progesterona induz proliferação de linfócitos supressores e favorece o desvio da resposta Th1 para Th2, diminuindo a possibilidade de agressão ao feto. Por outro lado, não há dúvida de que o sistema imunitário da mãe reconhece e responde a antígenos fetais, fato demonstrado pelo encontro de anticorpos anti-HLA do pai e de células T capazes de proliferar *in vitro* em resposta a linfócitos paternos. No entanto, essa resposta é modulada, de modo que LTs inflamatórios tornam-se anérgicos ou são impedidos de responder a antígenos fetais. Essa imunossupressão pode tornar a mãe menos capaz de montar respostas Th1 durante a gravidez, o que facilita a ocorrência de infecções virais e a disseminação de tumores fortemente imunogênicos. Nos segundo e terceiro trimestres da gestação, há redução do número de LT CD4+. Há também evidências de que os linfócitos maternos T CD4+ e T CD8+, ao encontrarem antígenos fetais na interface feto-maternal, ficam duplo-negativos (CD4 e CD8 negativos), perdendo a capacidade de induzir respostas efetuadoras.

Na *senilidade*, existem graus variados de imunodeficiência. A partir da terceira década de vida, há decréscimo progressivo da imunidade, especialmente a imunidade celular, imperceptível até a sexta década, mas evidente nos períodos mais avançados da vida. Embora haja dados conflitantes, na senilidade há diminuição de: (1) número de LT CD4+ virgens; (2) capacidade de resposta de LTs; (3) expressão de B7; (4) maturação de LBs; (5) tráfego de linfócitos; (6) número de células dendríticas nos centros germinativos. A resposta inata também é menos eficiente: o número de granulócitos e macrófagos aumenta, mas há redução na atividade funcional deles. Por tudo isso, existe tendência a imunodepressão nessa faixa etária. Reforçando essa afirmativa, estudos epidemiológicos mostram que o risco de adquirir doenças infecciosas e de desenvolver vários tipos de câncer aumenta em pessoas com mais de 60 anos anérgicas a antígenos ubiquitários em relação aos indivíduos de mesma idade que reagem a esses antígenos na intradermorreação. Outro aspecto importante é que, com o decréscimo da atividade de LTs, cresce a chance de ativação policlonal de LBs, aumentando o risco de aparecimento de autoanticorpos. Alguns estudiosos levantam a teoria imunológica do envelhecimento, embora não haja relação entre autoagressão na senilidade e disfunção que ocorre em diversos órgãos de indivíduos idosos. É mais provável, por outro lado, que as alterações imunitárias sejam consequência e não causa do envelhecimento.

▶ Rejeição de transplantes

A resposta imunitária a enxertos constitui o principal obstáculo enfrentado no transplante de órgãos e tecidos. Dependendo do enxerto, o receptor monta uma resposta imunitária humoral e/ou celular contra antígenos do doador: (1) em transfusões sanguíneas, o organismo produz uma resposta humoral contra antígenos da superfície de eritrócitos e de leucócitos; os anticorpos formados causam lise e fagocitose acelerada dessas células; (2) em transplantes de tecidos com células nucleadas, a

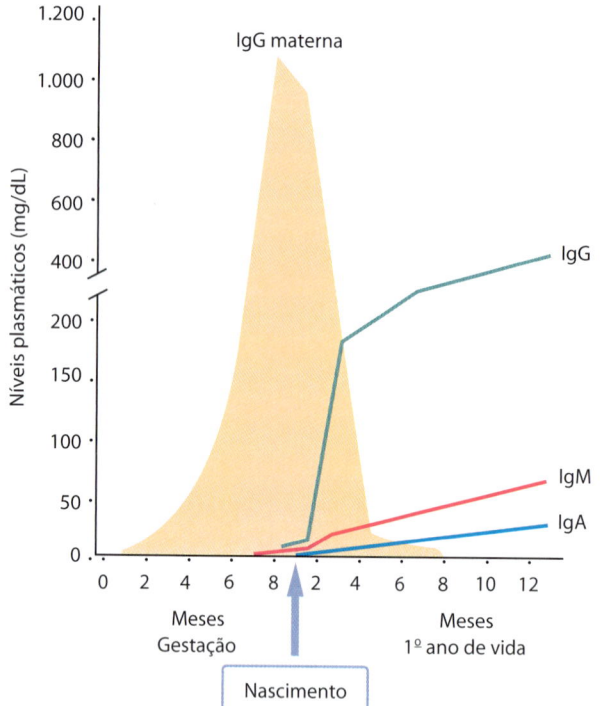

Figura 11.17 Evolução dos níveis séricos de imunoglobulinas materna (IgG) e fetais (IgG, IgM e IgA) durante a gestação e no primeiro ano de vida.

resposta celular é mais vigorosa e mais importante na rejeição, embora a participação de anticorpos seja também importante em alguns casos.

Transplante de pele em camundongos isogênicos ou alogênicos é muito útil para se compreender a rejeição. Quando a pele de um camundongo da linhagem B é transplantada para um camundongo da linhagem A, o enxerto pega nos primeiros dias, havendo neoformação de vasos que se conectam aos vasos do receptor, restabelecendo a circulação na pele transplantada; a partir do sexto dia, a pele enxertada apresenta hiperemia, infiltração na zona de sutura por células mononucleadas e inúmeros trombos em vasos, o que resulta em isquemia do enxerto e em sua eliminação 11 a 15 dias após a implantação. Se o mesmo animal A recebe novamente pele do animal B 30 dias após ter rejeitado o primeiro transplante, a rejeição é feita rapidamente: os fenômenos inflamatórios na zona de sutura e a trombose aparecem a partir do terceiro dia, e ao fim de 5 a 8 dias a rejeição se completa. Portanto, a rejeição secundária é rápida e vigorosa, indicando a preexistência de LTs e LBs sensibilizados que reconhecem o enxerto e o eliminam. Se, agora, o mesmo animal A recebe pele de um camundongo de linhagem C, o transplante é rejeitado em 12 a 15 dias, como na resposta de rejeição primária, demonstrando que a resposta ao transplante tem a especificidade da reação imunitária. A evidência de que os mecanismos celulares (T-dependentes) são os mais importantes na rejeição de transplantes foi dada por experimentos com transferência de células e de soro: transferência de linfócitos do animal A que havia rejeitado transplante de B para outro animal A, isogênico, faz com que o receptor dessas células rejeite um transplante de B com a mesma rapidez da rejeição secundária, indicando que as células transferidas já sensibilizadas comandam o processo de rejeição; já a transferência de soro pouco ou, na maioria das vezes, nada altera a rejeição. Transplante de pele alogênica para camundongos atímicos ou para camundongos timectomizados logo após o nascimento é bem tolerado; aplicação de soro antilinfócitos T CD4+ antes do transplante também impede a rejeição.

Transplante de órgãos para receptores compatíveis com o doador de acordo com MHC é a melhor maneira para se contornar parcialmente a rejeição. Transplantes entre indivíduos geneticamente idênticos (*transplantes isogênicos*) pegam, pois doador e receptor possuem MHC idênticos; quando não existe semelhança de MHC, ou seja, quando o doador é geneticamente diferente do receptor (*transplantes alogênicos*), há rejeição, o mesmo ocorrendo com transplantes entre indivíduos de espécies diferentes (*transplantes xenogênicos*).

Em humanos, o polimorfismo de MHC é muito grande, sendo difícil identificar com segurança a histocompatibilidade de cada indivíduo. Como as sequências MHC estão em locos muito próximos, com pouca possibilidade de recombinação, o indivíduo herda dos pais o conjunto ou haplótipo de genes, razão pela qual é mais fácil encontrar pessoas histocompatíveis entre irmãos (há 25% de chance de dois irmãos herdarem o mesmo haplótipo) do que entre indivíduos não aparentados. No entanto, dada a possibilidade de imprecisão na tipagem de histocompatibilidade, transplantes entre indivíduos histocompatíveis podem ser rejeitados porque diferenças entre MHC nem sempre são identificadas. Graças ao aprimoramento de medicamentos e estratégias de imunossupressão, a busca de órgãos muito próximos do receptor é hoje menos exigente. Em transplantes de coração, pulmão ou fígado, outros aspectos do transplante são hoje mais importantes do que a compatibilidade imunitária.

Após o transplante, são necessários procedimentos imunossupressores. Hoje, estão disponíveis diversos medicamentos (ciclosporina, micofenolato, corticoides, entre outros), que controlam a rejeição ao enxerto. No entanto, esse procedimento tão necessário tem seu preço. Indivíduos transplantados que recebem imunossupressores têm risco aumentado de: (1) infecções, sobretudo por agentes oportunistas (especialmente por fungos ou vírus), algumas vezes graves e fatais; (2) neoplasias induzidas por vírus, como linfomas associados ao EBV e carcinoma de células escamosas por HPV.

Enxerto com MHC idêntico ao do receptor pode ser rejeitado por causa de antígenos secundários de histocompatibilidade, que, embora menos potentes, podem levar a rejeição. Os antígenos secundários de histocompatibilidade (mHag, de *minor histocompatibility antigens*) são proteínas intracelulares polimórficas, processadas e apresentadas junto com MHC I das células do enxerto; são, portanto, reconhecidos por LT CD8+ (T citotóxicos), embora em menor frequência esses antígenos possam ser apresentados junto a MHC II, ativando LT CD4+. Por todas essas razões, fica claro por que em praticamente todos os transplantes é preciso empregar medicamentos imunossupressores ou procedimentos para induzir tolerância para evitar rejeição.

Anticorpos dirigidos a epítopos do endotélio do enxerto são responsáveis por fenômenos de rejeição hiperaguda, especialmente em transplantes em que os vasos do órgão transplantado são conectados aos vasos do receptor. Tais anticorpos podem existir previamente no receptor, podendo sua presença ser detectada por reação cruzada entre plasma do receptor e leucócitos do doador: se existem anticorpos antileucocitários, o transplante é contraindicado.

Entre outros indicadores da eficácia da imunossupressão após transplante, biópsias dos órgãos transplantados (coração, rim etc.) são elementos importantes para avaliar o grau de rejeição (celular ou humoral) e para ajustar o tratamento imunossupressor.

Sensibilização do doador e rejeição do enxerto

A sensibilização do receptor aos antígenos do doador é facilitada por lesões no órgão transplantado que liberam DAMPs, os quais ativam receptores da imunidade inata e induzem a liberação de mediadores que ativam células dendríticas do doador e do receptor. As células dendríticas do doador são as primeiras a apresentar os antígenos do enxerto (apresentação direta); em seguida, os precursores de células dendríticas do receptor, atraídas para o enxerto, passam a apresentar antígenos (apresentação indireta). Células dendríticas do receptor podem também incorporar na membrana complexos MHC II-Ag originados de células dendríticas do doador (apresentação cruzada). Os LTs ativados induzem resposta celular e síntese de anticorpos que agridem o enxerto e causam as lesões responsáveis pela rejeição.

Embora existam particularidades em diferentes órgãos, as lesões no enxerto induzidas pela resposta imunitária são geralmente vasculares e parenquimatosas, com necrose e infiltrado linfomacrofágico. Na maioria dos transplantes, os tipos de rejeição são definidos segundo o critério histopatológico (rejeição vascular ou celular) e o tempo após o transplante em que ocorreu a rejeição (aguda ou crônica). Como os transplantes renais são realizados há mais tempo e com grande frequência, é com eles que se tem a maior experiência.

11

Rejeição de transplante renal é classificada segundo os mecanismos envolvidos e com base em achados morfológicos e imuno-histoquímicos das lesões encontradas em biópsias. Resumidamente, a rejeição pode ser de dois tipos: (1) rejeição mediada por anticorpos (rejeição mediada por LBs); (2) rejeição celular, mediada por LTs. Na *rejeição mediada por anticorpos*, estes podem preexistir no receptor (rejeição muito rápida, ou *hiperaguda*) ou ser gerados após sensibilização do receptor (rejeição *aguda ativa* e rejeição *crônica*). Neste grupo, as lesões são predominantemente vasculares: (a) depósitos de C4d no endotélio, capilarite, endarterite, arterite transmural e trombose, na forma aguda ativa; (b) delaminação da membrana basal de capilares e arterite com fibrose da parede vascular na forma crônica (crônico-ativa). Na *rejeição mediada por LTs*, que pode ser aguda (ativa) ou crônica (crônico-ativa), as lesões caracterizam-se por: (a) tubulite, infiltrado inflamatório intersticial, glomerulite, capilarite e arterite (intimal e transmural) na forma aguda ativa; (b) atrofia tubular, fibrose intersticial e fibrose arterial na forma crônica (crônico-ativa). Algumas vezes, as lesões vasculares são exuberantes e se associam a acentuada proliferação endotelial, obliterando quase totalmente a luz de pequenas artérias (Figura 11.18). Para mais informações sobre o assunto, ver Capítulo 17.

Tolerância a transplantes

A tolerância a tecidos e órgãos não isogênicos transplantados é mantida por meio de imunossupressores que bloqueiam a rejeição e permitem o funcionamento normal do enxerto. Tal tolerância depende, portanto, de imunossupressão, que deve ser mantida porque a sua suspensão é seguida, na maioria dos casos, de rejeição do enxerto. No entanto, em certos casos de transplante de rim (5%) e de fígado (20%), a suspensão da imunossupressão não é seguida de rejeição, permanecendo o receptor tolerante ao transplante sem o uso dos medicamentos imunossupressores. Nesses casos, desenvolveu-se uma tolerância espontânea ou operacional (terminologia escolhida para não confundir com a tolerância natural a autoantígenos).

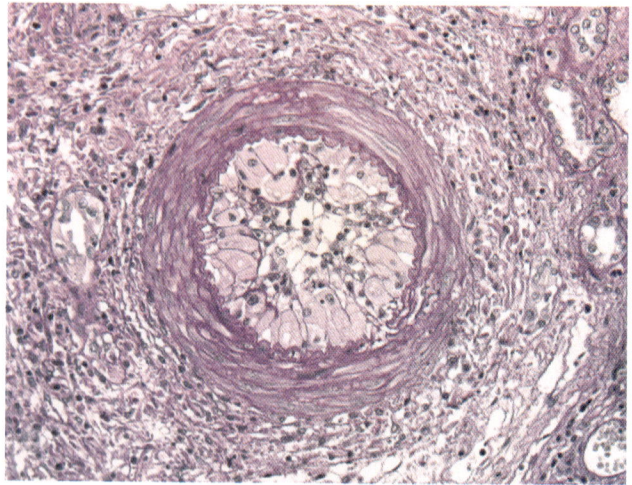

Figura 11.18 Rejeição de transplante renal. Lesão vascular caracterizada por proliferação e tumefação endoteliais que obstruem quase totalmente a luz do vaso. Existem também alguns linfócitos na íntima e na região perivascular. (Cortesia do Dr. Stanley de Almeida Araújo, Belo Horizonte-MG.)

O estudo desses casos mostra que o aparecimento dessa tolerância operacional se relaciona com o desenvolvimento de células dendríticas tolerogênicas, linfócitos Treg, LBs reguladores ou macrófagos com efeito regulador de células supressoras derivadas da medula óssea (MDSC). Em alguns casos, especialmente em transplantes de fígado, observou-se quimerização do receptor, que albergava células imunitárias (células dendríticas e linfócitos) do doador; essa quimerização foi inicialmente demonstrada em receptores PPD negativos que se tornaram PPD positivos após o transplante; os linfócitos reativos ao PPD foram identificados como do doador pela presença do cromossomo Y (o doador era do sexo masculino e o receptor, do feminino). Outros experimentos mostraram que a administração intravenosa de tecido hematopoiético do doador antes ou no momento do transplante induz tolerância ao enxerto, após a instalação das células hematopoéticas do doador na medula óssea do receptor (fenômeno conhecido como quimerização). Tais resultados encorajaram a realização de testes em humanos, tentando-se a quimerização antes ou no momento do transplante de rim, o que é possível quando o doador é vivo. Isso exige um precondicionamento do receptor (imunossupressão química e/ou irradiação do tecido linfoide) para que as células mieloides do doador possam se instalar nos órgãos linfoides do receptor, possibilitando a quimerização. Esses dados mostram que quimerização pode ser induzida e que ela favorece tolerância após retirada dos imunossupressores. No entanto, há problemas com quimerização excessiva, o que pode levar à substituição de todo o tecido imunitário do doador, com alto risco de reação do enxerto contra o hospedeiro.

Reação do enxerto contra o hospedeiro

Reação do enxerto contra o hospedeiro (GVHD, *graft versus host disease*) surge quando o tecido transplantado é imunocompetente, como acontece em transplantes de medula óssea, em que as células do enxerto são ativadas por antígenos do receptor e montam respostas efetuadoras contra os tecidos deste. A *GVHD aguda*, que ocorre até 100 dias após o transplante de medula óssea, manifesta-se com lesões cutâneas, hepáticas e gastrintestinais, podendo, no entanto, ser encontradas lesões menos intensas em qualquer outro órgão. Há necrose de células epiteliais da epiderme, do revestimento e de glândulas da mucosa gastrointestinal e do epitélio biliar, com escasso infiltrado linfocitário. Essa reação é iniciada por LTs maduros existentes no enxerto, admitindo-se como importante a participação de células NK, que, ativadas no local por IL-2 produzida por linfócitos do doador, teriam sua citotoxicidade não bloqueada por MHC das células hospedeiras. A *GVHD crônica* compromete mais a pele e o fígado, tem curso mais insidioso e apresenta melhor resposta terapêutica. Caracteriza-se por fibrose e hipertrofia da pele, da mucosa gastrointestinal e das vias biliares, com ou sem necrose epitelial.

Imunodeficiência pós-transplante

Indivíduos que recebem transplante de medula óssea são submetidos, antes do transplante, a tratamento para ablação de todo o sistema imunitário, por meio de irradiação total do corpo. Após o transplante, muitos pacientes apresentam um estado de imunodeficiência persistente, tornando-se suscetíveis a infecções virais, sobretudo por citomegalovírus ou vírus Epstein-Barr, inclusive com aumento do risco para linfoma de células B. Não se tem uma explicação precisa para essa imunodepressão. Para alguns, deve-se ao fato de os órgãos linfoides centrais, que sofreram ação da radioterapia, não conseguirem recuperar todos os clones de linfócitos necessários para uma resposta normal; para outros, a ablação do sistema imunitário antes do transplante favorece o aparecimento de células supressoras que impedem a montagem de uma resposta imunitária normal; estas seriam células supressoras naturais da linhagem de células NK ou são LT CD4+ CD25+. É possível ainda que os estímulos aloantigênicos induzidos pelo enxerto impedem o desenvolvimento de um repertório normal de respostas, admitindo ser essa imunodeficiência uma das manifestações de GVHD, mesmo que esta não se tenha manifestado nas suas formas clássicas.

▪ Leitura complementar

Chapman NM, Boothby MR, Chi H. Metabolic coordination of T cell quiescence and activation. Nat Rev Immunol. 2020;20:55-69.

Chinen J, Buckley RH. Transplantation immunology: solid organ and bone marrow. J Allergy Clin Immunol. 2010;125:S324-35.

Filippone EJ, Farber JL. Humoral immune response and allograft function in Kidney Transplantation. Am J Kidney Dis. 2015;66:337-47.

Göschl L, Scheinecker C, Bonelli M. Treg cells in autoimmunity: from identification to Treg-based therapies. Semin Immunopathol. 2019;41:301-14.

Hurst J, Von Landenberg P. Toll-like receptors and autoimmunity. Autoimmun Rev. 2008;7:204-8.

Immunological Reviews. 2005: v. 203 (imunodeficiências); v. 207 (apresentação de antígenos); v. 209 (maturação de linfócitos no timo); 2006: v. 213 (imunoprivilégio); 2009: v. 229 (coestimulação); 2011: v. 241 (mecanismos de tolerância); 2013: v. 254 (HIV); 2014: v. 258 (transplantes) e v. 259 (linfócitos reguladores); 2016: v. 269 (autoimunidade), v. 270 (anticorpos), v. 271 (órgãos linfáticos) e v. 272(apresentação de antígenos).

Klein J, Sato A. The HLA system. N Engl J Med. 2000;343:782-7.

Kwon B, Woo H, Kwon BS. New insights into the role of 4-1BB in immune response: beyond CD+ T cells. Trends Immunol. 2002;23:378-80.

Lekstrom-Himes JA, Gallin JI. Immunodeficiency diseases caused by defects in phagocytes. N Engl J Med. 2000;343:1703-14.

Levy O. Innate immunity of the newborn: basic mechanisms and clinical correlates. Nat Rev Immunol. 2007;7:379-90.

Mankan AK, kubarenko A, Hornung V. Immunology in clinic review series. Focus on autoinflammatory diseases: inflammasomes: mechanisms of activation. Clin Exp Immunol. 2012;167:369-81.

Manthiram K, Zhou Q, Aksentijevich I, Kastner DL. The monogenic autoinflammatory diseases define new pathways in human innate immunity and inflammation. Nat Immunol. 2017; 18:832-42.

Mowat AM. To respond or not to respond: a personal perspective of intestinal tolerance. Nat Rev Immunol. 2018;18:405-15.

Murphy K, Weaver C. Janneway's immunobiology. 9th ed. New York: Garland Publishing Inc.; 2017.

Nature Immunology. 2010;11:3-35 (revisões sobre tolerância imunológica).

O'Connell RM, Rao DS, Baltimore D. microRNA regulation of inflammatory response. Ann Rev Immunol. 2012;30:295-312.

Park H, Bourla AB, Kastner DL, Colbert RA, Siegel RM. Lighting the fires within: the cell biology of autoinflammatory diseases. Nat Rev Immunol. 2012;12:570-80.

Rosen HR. Transplantation immunology: what the clinician needs to know for immunotherapy. Gastroenterology. 2008;134: 1789-801.

Shechter R, London A, Schwartz M. Orchestrated leukocyte recruitment to immune-privileged sites: absolute barriers versus educational gates. Nat Rev Immunol. 2013;13:206-18.

Theofilopoulos AN, Kono DH, Baccala R. The multiple pathways to autoimmunity. Nat Immunol. 2017;18:716-24.

Wedel J, Bruneau S, Kochupurakkal N, Boneschansker L, Briscoe DM. Chronic allograft rejection: a fresh look. Curr Opin Organ Transplant. 2015;20:13-20.

Wilson SP, Cassel SL. Inflammasome-mediated autoinflammatory disorders. Postgrad Med. 2010;122:125-33.

11

Capítulo 12

Bases Genéticas e Genômicas das Doenças

Sérgio Danilo Junho Pena

Em 1900, três artigos revolucionários apareceram no mesmo volume do periódico *Proceedings of the German Botanical Society*. Os autores, Hugo de Vries, Carl Correns e Erich von Tschermak, haviam redescoberto independentemente as regras da herança biológica que Gregor Mendel, um obscuro monge em Bruno (cidade situada onde hoje está a República Checa), havia desvendado 35 anos antes, por meio de suas investigações em ervilhas.

Publicado em 1865, o artigo de Mendel não havia conseguido atrair a necessária atenção, mas essas novas publicações encontraram solo fértil e foram muito bem recebidas. Elas não só resgataram Mendel do esquecimento como também trouxeram à luz uma nova área de investigação científica, que alguns anos após receberia o nome de **Genética**.

O termo só foi adotado em 1906, por William Bateson, o maior defensor das ideias de Mendel na Inglaterra e o primeiro a propor herança autossômica recessiva para uma doença humana, a alcaptonúria, um erro inato de metabolismo. O termo *gene* só foi sugerido 3 anos depois, por Wilhelm Johannsen, um botânico dinamarquês, para indicar uma *unidade de herança* abstrata. Johannsen não tinha a mínima ideia do que um gene poderia ser. Era apenas uma palavra, um conceito teórico, que permitia a ele entender os fenômenos da hereditariedade de caracteres descontínuos que poderia explicar, inclusive, o aparecimento de algumas doenças humanas. Tal situação perdurou por muitos anos. Com o surgimento da teoria cromossômica da hereditariedade, o gene passou a ser considerado um ponto sem dimensões dentro de um cromossomo carreador. De acordo com essa visão, os genes estavam alinhados nos cromossomos como contas de um rosário. O interessante é que, mesmo que os cientistas ainda não houvessem encontrado uma identidade química para os genes, a genética floresceu e se tornou um ramo respeitado da ciência, com milhares de artigos e centenas de livros publicados.

Foi apenas em 1953 que, com o anúncio triunfal de James Watson e Francis Crick, o gene ganhou a estrutura corpórea na dupla hélice de DNA. A partir daí nasceu uma nova ciência experimental, a **biologia molecular**, que viria substituir em boa parte as técnicas puramente estatísticas da genética clássica.

A partir de 1953, passou-se a compreender os genes como segmentos de DNA responsáveis pela codificação de uma característica genética, em geral por meio de uma cadeia polipeptídica ou de um RNA funcional. Os genes encontram-se alinhados em segmentos dentro dos cromossomos, que, por sua vez, são um arcabouço constituído por longas moléculas de DNA em associação com proteínas.

A etapa seguinte foi mapear quais genes eram responsáveis por diferentes características e em qual ordem eles estavam nos diferentes cromossomos dentro do núcleo das células. Em outras palavras, queria-se estabelecer um mapa de todo o DNA em todos os cromossomos, conjunto este que foi denominado *genoma*. Esse mapeamento foi feito pelo Projeto do Genoma Humano, que se iniciou em 1989 e terminou solenemente no dia 25 de abril de 2003, data comemorativa dos 50 anos da descoberta de Watson e Crick. Nessa data, entramos oficialmente na **era genômica**.

Com tais informações, podemos agora definir genética e genômica. **Genética** envolve o estudo de grupos limitados de genes em um indivíduo específico ou em populações definidas. É possível estudar genética sem saber as características bioquímicas dos genes, como foi feito de 1900 a 1953, simplesmente identificando os genes por meio da manifestação de alguma doença ou de alguma característica que possa ser vista segregando em um heredograma. **Genômica** é o estudo da totalidade do DNA de todos os cromossomos de um organismo (Figura 12.1). Usando computação de alto desempenho e técnicas matemáticas (bioinformática), os pesquisadores da genômica analisam enormes quantidades de dados de sequências de DNA para encontrar variações que afetem a saúde e se associem a doenças.

Este capítulo tem como objetivo apresentar as bases da genética e da genômica das doenças humanas. Inicialmente, serão descritos brevemente o comportamento patogênico e as consequências mórbidas de alterações em genes ou anomalias cromossômicas em indivíduos e populações. Posteriormente, serão consideradas a genômica clínica e as alterações na estrutura do genoma, desde variações de uma única base nucleotídica em um segmento de DNA até grandes rearranjos

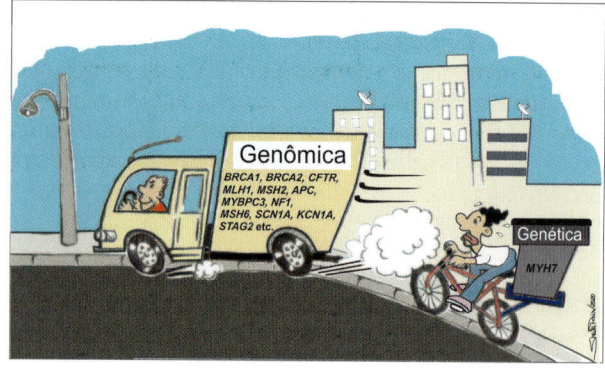

Figura 12.1 Alegoria da diferença operacional entre a genética, que trata de um gene ou de um pequeno conjunto de genes de cada vez, e a genômica, que lida simultaneamente com o genoma, o conjunto de todo o DNA da célula.

cromossômicos que envolvem centenas ou milhares de nucleotídeos capazes de gerar doenças humanas. Por último, serão discutidos os princípios básicos de tratamento das doenças genéticas. Para chegar à compreensão abrangente da genômica clínica, é necessário, no caminho, conhecer alguns princípios básicos da anatomia e da patologia do genoma humano. Antes disso, apresentaremos uma breve revisão dos conceitos herdados da era clássica, que podemos chamar de *Genética Médica Pré-Genômica.*

Genética médica

A genética médica pré-genômica representa a aplicação dos conceitos da genética pré-genômica à Medicina. Em outras palavras, faz a identificação de genes por meio de manifestações clínicas de doenças ou de alguma característica que possa ser vista segregando em um heredograma ou identificada em um estudo cromossômico (cariótipo). Um claro exemplo é o excelente tratado intitulado *Inherited Abnormalities of the Skin and Its Appendages*, publicado em 1933 por Edward Alfred Cockayne. Segundo o autor, o livro tinha dois objetivos: informar dermatologistas sobre a importância da genética e descrever as contribuições da dermatologia para a genética médica. Exceto pela descoberta posterior de "novas" genodermatoses, esse livro não diferia fundamentalmente de outros tratados de genética dermatológica publicados no final do século 20. Ou seja, todos eles priorizavam essencialmente o **fenótipo**. Em contraste, a genômica clínica é genocêntrica. Como o próprio nome diz, ela prioriza o genoma (**genótipo**). Assim, antes de prosseguir é necessário caracterizar e compreender bem o que significam esses termos: genótipo e fenótipo.

▶ Genótipo e fenótipo

Todo ser humano apresenta um conjunto de genes único e (com exceção de gêmeos monozigóticos) diferente daquele de qualquer outro indivíduo que vive agora, que já viveu no passado e que viverá no futuro. **Genótipo** é o nome dado ao conjunto altamente individual de genes.

Um gene é uma unidade funcional correspondente a um segmento de DNA que codifica a sequência de aminoácidos de uma proteína ou de outros produtos, como RNA. Proteínas integram,

coordenam e participam dos processos altamente complexos do desenvolvimento embrionário, da estrutura das células e dos tecidos e do metabolismo celular. O produto final desses processos de desenvolvimento, estrutura e metabolismo é o ser humano. O corpo, a aparência, as emoções e o conhecimento desse ser são o seu **fenótipo**. Ao contrário do genótipo, que permanece o mesmo por toda a vida, o fenótipo é dinâmico e muda constantemente durante a existência do indivíduo, registrando assim sua história de vida.

O genótipo não determina o fenótipo; ele estabelece uma gama de fenótipos possíveis, uma norma de reação. Norma de reação é o repertório das vias alternativas de desenvolvimento e metabolismo que podem ocorrer nos portadores de um dado genótipo em todos os ambientes, favoráveis ou desfavoráveis, naturais ou artificiais. Em resumo, o genótipo determina uma gama de possíveis fenótipos; o fenótipo que se concretiza depende do ambiente e de suas interações com o genótipo (Figura 12.2).

Constitui uma perplexidade a observação de que a quantidade de informação (medida em *bits*) necessária para descrever o fenótipo de um recém-nascido é várias ordens de magnitude maior do que a informação contida no genótipo. Essa perplexidade pode ser resolvida considerando que não é preciso que o genótipo tenha em seus genes toda a informação para gerar o fenótipo; basta que o genótipo contenha um conjunto de regras para gerar a informação! Assim, o genótipo leva informações ao fenótipo por meio de regras que impõem padrões específicos de transformação metabólica sobre elementos obtidos do ambiente. Em outras palavras, o genótipo contém um conjunto de instruções para automontagem do organismo a partir da matéria-prima fornecida pelo ambiente.

Genótipo é também frequentemente usado em um sentido muito mais prosaico e limitado para se referir aos alelos (tipos alternativos de genes) herdados por um indivíduo. Assim, fala-se que o genótipo de uma pessoa em um gene específico é Aa. O processo de estabelecer quais são os alelos de um gene, ou de um pequeno conjunto deles, é coloquialmente chamado de *genotipagem*.

Genoma humano é a expressão usada para indicar todas as diferentes moléculas de DNA dentro de uma célula, sendo essa uma característica da espécie humana como um todo. O genoma humano, com cerca 3,235 bilhões de pares de bases, localiza-se no núcleo das células e está dividido em 24 moléculas lineares, os cromossomos, nos quais o DNA forma complexos com histonas e proteínas não histonas. O menor autossomo (cromossomo 21) tem 46.709.983 pares de base, e o maior (cromossomo 1), 248.956.422 pares de base, uma diferença de mais de cinco vezes. Adicionalmente, há os cromossomos sexuais e uma pequena porção (16.569 pares de bases) de DNA circular, desprovido de proteínas, nas mitocôndrias.

Todo ser humano tem apenas um genótipo, mas dois genomas: um paterno e outro materno. Parece haver uma disputa de poder entre esses dois genomas, que diferem epigeneticamente, para tentar estabelecer "quem manda" nas células embrionárias. Essa disputa está na origem da estampagem genômica, um fenômeno epigenético discutido adiante.

▶ Paradigma genético de doença

Todos os tratos e características humanos resultam sempre da interação do genótipo com o ambiente. Genótipos diferentes necessitam de ambientes diferentes para gerar fenótipos otimamente ajustados. Essa conscientização dá origem ao paradigma genético de saúde: *saúde é o estado de interação harmônica entre o genótipo e o ambiente*, o que está representado pelo equilíbrio

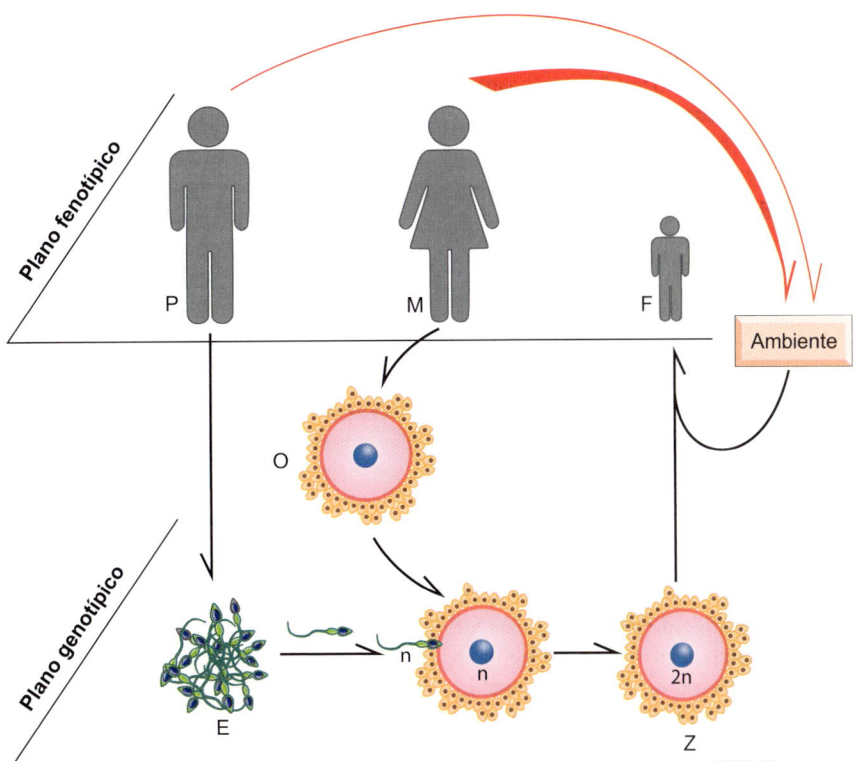

Figura 12.2 Geneticamente, o ser humano existe simultaneamente em dois planos: o genotípico e o fenotípico. O plano genotípico é o domínio da informação genética do zigoto, formado pela união de um espermatozoide haploide (um genoma paterno), que contém a informação genética paterna, e um óvulo haploide (um genoma materno), que contém a informação genética materna. O zigoto, assim, contém dois genomas, que, no momento da concepção, estão na forma de dois pronúcleos. Após a primeira mitose, os cromossomos maternos e paternos se misturam em um único núcleo, que é diploide e contém toda a informação (genótipo) para, em íntima interação com o ambiente, gerar o fenótipo do bebê ao nascimento. Esse fenótipo muda constantemente durante toda a vida. O ambiente é particularmente influenciado desde o começo da vida pelo fenótipo da mãe, o qual fornece o ambiente pré-natal e estabelece, junto com o fenótipo do pai, o ambiente pós-natal, por meio da herança cultural.

mostrado na Figura 12.3 A. Se o equilíbrio é rompido, surge doença. É interessante notar que teorias de saúde e doença baseadas em equilíbrio remontam a Hipócrates no século 4 a.C., tendo sido especialmente desenvolvidas por Galeno no século 2 da era Cristã. Há várias maneiras de romper o equilíbrio:

- Há condições em que o desequilíbrio é provocado por uma agressão ambiental capaz de causar dano em portadores da maioria dos genótipos, dando origem a **doenças ambientais** (Figura 12.3 B). Exemplos seriam as doenças infecciosas e aquelas por deficiência nutricional. Mesmo assim, tais doenças não são totalmente independentes do genótipo. A AIDS, por exemplo, é causada por um vírus (HIV). Entretanto, para o vírus penetrar nas células do hospedeiro, precisa ligar-se a receptores celulares, entre eles o CCR5. Cerca de 1% da população de origem europeia tem ausência genética de CCR5 e, dessa forma, é resistente à infecção pelo HIV

- Pessoas com certo genótipo podem se ajustar mal em ambientes nos quais os portadores de genótipos "normais" estão bem ajustados. Fala-se então em **doença genética** (Figura 12.3 C). Tais pessoas podem ajustar-se perfeitamente bem em outro ambiente. Essa é a base do tratamento de doenças genéticas, que envolve a criação de ambientes artificiais para expressão ótima de genótipos mutantes. Pessoas com galactosemia, por exemplo, têm deficiência da enzima galactose-1-fosfato uridil transferase (GALT) e, por não conseguirem metabolizar a galactose presente no

leite materno ou bovino, desenvolvem catarata, cirrose e deficiência intelectual. Em um ambiente artificial no qual toda a galactose é removida da dieta, o indivíduo com deficiência de GALT é sadio

- Há também doenças que aparecem em decorrência de uma agressão ambiental agindo sobre um genótipo predisposto (Figura 12.3 D). Essas são as chamadas **doenças multifatoriais**, que têm herança complexa, frequentemente com contribuição genética poligênica, e constituem muitas das doenças humanas mais prevalentes, como doença coronariana, câncer, diabetes melito, hipertensão arterial, doença de Alzheimer, grandes psicoses (distúrbios afetivos e esquizofrenia), tromboembolismo venoso e certas anomalias congênitas.

▶ Doenças monogênicas ou mendelianas

As doenças monogênicas ou mendelianas são aquelas causadas por mutações patogênicas em um único gene (loco) de grande efeito, chamadas também de unilocais. Tais doenças podem ser autossômicas ou ligadas ao sexo, dependendo se o loco de interesse está localizado em um autossomo ou em um cromossomo sexual. As doenças monogênicas podem ser dominantes ou recessivas. Nas *doenças dominantes*, a presença de um único alelo mutante anormal é suficiente para causar doença; os indivíduos afetados são heterozigotos no loco relevante. As *doenças recessivas* manifestam-se em indivíduos que

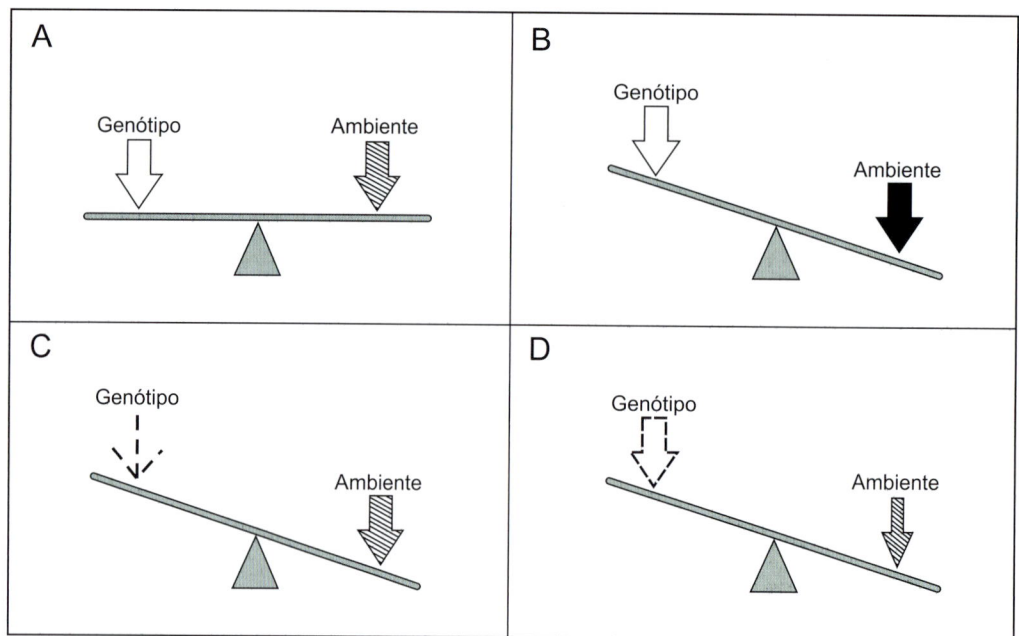

Figura 12.3 Paradigma genético de saúde e doença. A saúde é vista como o estado de interação harmônica entre o genótipo e o ambiente, o que está representado pelo equilíbrio mostrado em **A**. Se o equilíbrio é rompido, surge doença. Há diferentes maneiras de isso ocorrer: (1) doenças ambientais (**B**), nas quais o desequilíbrio é provocado por agressão ambiental capaz de causar dano em portadores da maioria dos genótipos. Exemplos seriam queimaduras por fogo, afogamentos, quedas, desastres de automóvel ou avião etc.; (2) em contraste, nas doenças genéticas mendelianas ou cromossômicas, o desequilíbrio é provocado por um distúrbio genômico capaz de causar doença em qualquer ambiente (**C**). Exemplos seriam a acondroplasia ou a síndrome de Down; (3) finalmente, há doenças que aparecem em decorrência de agressão ambiental que atua sobre um genótipo predisposto (**D**). Essas são as chamadas doenças multifatoriais, que, frequentemente, têm um componente genético poligênico e constituem muitas das doenças humanas mais comuns, como diabetes, hipertensão arterial, aterosclerose, câncer e malformações comuns.

têm dose dupla do gene mutante e são, assim, homozigotos. É importante observar que os termos "dominante" e "recessivo" não se referem aos genes, mas sim às doenças.

Doenças autossômicas dominantes

Em 1905, Farabee descreveu o heredograma de uma família na qual vários indivíduos eram afetados com braquidactilia (Figura 12.4). Essa foi a primeira demonstração de herança mendeliana dominante em humanos. A análise do heredograma permite distinguir uma série de propriedades desse tipo de herança:

- Distribuição vertical de indivíduos afetados no heredograma
- Todo indivíduo afetado tem pai ou mãe afetado

- Ambos os sexos são afetados em proporções iguais
- Há transmissão do trato de pai ou mãe para filho
- Aproximadamente 50% dos filhos de um indivíduo afetado também são afetados. No heredograma, há 72 filhos e filhas de indivíduos afetados; 36 desses 72 (exatamente 50%!) eram afetados.

Penetrância e expressividade

Considere-se o heredograma de outra doença autossômica dominante, a porfiria. Esta é um erro inato de metabolismo do heme caracterizado clinicamente por episódios intermitentes de dor abdominal intensa, distúrbios psiquiátricos e excreção de urina com cor de vinho do Porto, principalmente durante as crises

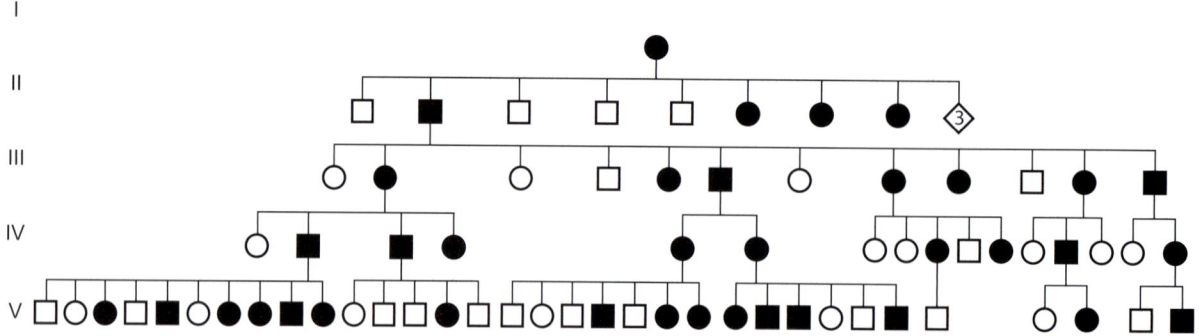

Figura 12.4 Heredograma da braquidactilia tipo A. Este heredograma foi publicado em 1905 por Farabee e constitui a primeira demonstração de herança autossômica dominante em humanos.

de dor abdominal. Um psiquiatra inglês, I. MacAlpine, fez o diagnóstico retrospectivo de porfiria no Rei George III (1738-1820) da Inglaterra e conseguiu traçar o heredograma até Maria Stuart, Rainha da Escócia (1542-1588). O heredograma é mostrado na Figura 12.5.

De acordo com as características antes enumeradas, nessas doenças existem: (1) distribuição vertical de indivíduos afetados; (2) proporções aproximadamente iguais de indivíduos afetados, de ambos os sexos; (3) transmissão do trato de pai para filho. Nem todos os indivíduos afetados, no entanto, apresentam pai ou mãe afetado(a). Em outras palavras, alguns indivíduos no heredograma transmitem a doença mesmo não sendo eles mesmos afetados. Esse fenômeno, chamado de *não penetrância*, é bastante comum em doenças autossômicas dominantes. *Penetrância* de uma mutação gênica causadora de doença é a probabilidade de que o portador da mutação apresente os sintomas clínicos da doença. A não penetrância acontece quando não há sintomas nem sinais clínicos da doença. Ela pode ocorrer por diversos motivos:

- A evidência histórica pode estar incorreta. Essa é uma causa provável de não penetrância nesse heredograma
- A pessoa portadora do gene pode morrer antes do aparecimento dos sinais e sintomas clínicos
- O portador do gene pode nunca ter tido contato com um agente ambiental que desencadeasse as manifestações clínicas. Esse seria o caso improvável de um indivíduo com defeito na enzima GALT que jamais tivesse tomado leite
- Outros genes podem modular ou mesmo abolir a manifestação do alelo mutante.

Outra característica desse heredograma de porfiria é que nem todos os indivíduos afetados tinham sinais e sintomas idênticos.

Alguns indivíduos aparentemente apresentaram apenas episódios intermitentes de urina cor de vinho do Porto, enquanto outros tiveram todas as manifestações da doença. Tal fenômeno é chamado de *expressividade variável* e é muito comum em doenças genéticas. As causas da expressividade variável são as mesmas da não penetrância. Se a expressividade é colocada em uma escala, a não penetrância pode ser vista como um dos extremos dessa escala, ou seja, zero expressividade.

Mutações novas

Uma das características gerais das doenças autossômicas dominantes é que um dos pais de um indivíduo afetado deve ser também afetado. Entretanto, haverá sempre um indivíduo afetado em uma família que é o primeiro, e, assim, tem pais sadios. Nesse caso, o indivíduo sofreu uma mutação nova, que ocorreu no espermatozoide ou no óvulo que o gerou. Mutações novas podem ocorrer a qualquer momento, mas há evidências de que idade paterna elevada pode ser um fator de predisposição a elas.

Uma mutação causadora de doença autossômica dominante pode levar a vários desfechos. Se a doença é compatível com sobrevida até a vida adulta e reprodução do paciente, a mutação (e consequentemente a doença) é transmitida a sua progenia e persiste na família por várias gerações. Exemplos são a braquidactilia e a porfiria, descritas anteriormente. Por outro lado, se a pessoa portadora de mutação nova não se reproduz, por ser estéril ou por morrer antes da idade reprodutiva, a mutação é considerada geneticamente letal; o paciente morre, e a mutação é eliminada da família e da população. Como as mutações são acidentes genéticos muito raros que não tendem a se repetir na

12

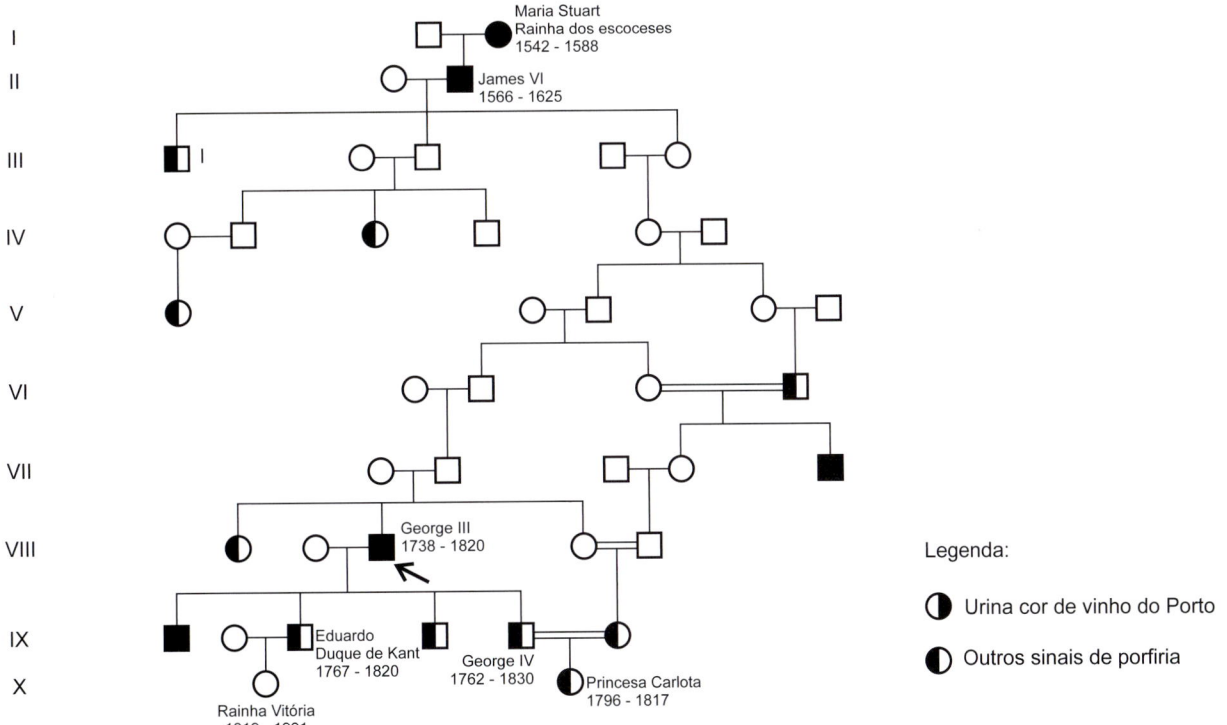

Figura 12.5 Heredograma da porfiria intermitente aguda na família real europeia. O probando (*seta*) é o Rei George III da Inglaterra, que tinha graves problemas psiquiátricos e em cujo reinado os Estados Unidos se tornaram independentes. O heredograma remonta a Maria Stuart, Rainha dos Escoceses, no século 16, e termina com a Rainha Vitória, no século 19. Esta não tinha porfiria, mas era portadora de hemofilia B.

família, pacientes com doenças autossômicas dominantes letais são sempre casos esporádicos na família. Assim, tais doenças são genéticas, mas não são familiais. Muitas vezes, a única evidência que se tem de que a doença é causada por mutações dominantes é a associação com idade paterna elevada. Hoje, é rotina clínica o estudo molecular de mutações pelo sequenciamento do DNA. Pelo estudo dos pais das pessoas afetadas, é muito mais fácil estabelecer se uma mutação patogênica é herdada ou se representa uma mutação nova, chamada de *mutação de novo*.

Em casos de mutações semiletais, ou seja, aquelas que são compatíveis com reprodução apenas eventual dos pacientes, alguns casos raros serão herdados de um pai ou mãe afetado e outros resultam de mutações novas. É o caso da acondroplasia, frequentemente vista isoladamente em famílias, que é causada por mutações novas e tem associação estatística com idade paterna elevada. Em alguns casos, a acondroplasia pode ser herdada de um dos pais.

A maioria das doenças dominantes encontra-se entre os extremos da capacidade reprodutiva normal dos pacientes e da letalidade. Nos casos de capacidade reprodutiva normal, como na braquidactilia ou na coreia de Huntington (que geralmente só se manifesta após o término da idade reprodutiva), praticamente todos os casos são herdados e os pacientes com mutações novas são raros. Na medida em que a capacidade reprodutiva cai, por elevação da gravidade da doença, aumenta a proporção de casos esporádicos decorrentes de mutações novas, até que nas mutações letais todos os casos são esporádicos. Na esclerose tuberosa, cerca de 80% dos pacientes correspondem a casos esporádicos.

Quando um paciente com doença autossômica dominante apresenta pais sadios, é necessário distinguir entre mutação nova (*de novo*) e não penetrância. O retinoblastoma é um bom exemplo dessa situação. Retinoblastoma é neoplasia maligna da infância que se apresenta de duas formas: esporádica e hereditária. Em ambas as formas, o tumor surge quando há defeito nos dois alelos do gene *RB*, cujo produto (a proteína RB) atua como freio da divisão celular (ver Capítulo 8). Na forma esporádica, o indivíduo sofre mutação somática em ambos os alelos do gene. Na forma hereditária, o pai ou a mãe transmite ao filho um alelo anormal (mutação germinativa) do gene, e, ao longo

da vida, ocorre mutação no outro alelo. Se não ocorrer mutação no outro alelo, a doença não se manifestará, e, por isso, tem-se o fenômeno de não penetrância. Ocasionalmente, no entanto, podem-se encontrar cicatrizes retinianas (que possivelmente representam tumores que involuíram espontaneamente) em um dos pais, sugerindo tratar-se de um caso herdado. As consequências para aconselhamento genético são drásticas. Quando se trata de mutação nova, o risco de um filho futuro do casal vir a ter a doença é praticamente zero, enquanto no caso de não penetrância o risco é de 50%! Com sequenciamento de DNA (ver adiante), essa diferenciação pode ser feita com segurança.

Doenças autossômicas recessivas

As doenças recessivas aparecem quando a pessoa é homozigota para um alelo mutante deletério, quando ela é heterozigota composta (heterozigota para dois alelos mutantes diferentes no mesmo loco, sendo ambos deletérios).

Em 1974, Pena e Shokeir descreveram uma síndrome caracterizada por atraso psicomotor profundo, hipotonia, retardo do crescimento e do ganho ponderal, microcefalia, catarata congênita, dismorfismo facial e alterações esqueléticas. A síndrome foi denominada síndrome cérebro-óculo-fácio-esquelética (síndrome de COFS). Sete dos 10 pacientes descritos vinham de uma única família, cujo heredograma está mostrado na Figura 12.6. A análise do heredograma permite identificar várias características de herança autossômica recessiva:

- Distribuição horizontal de indivíduos afetados
- Em geral, os pais dos indivíduos afetados não são afetados. Eles são heterozigotos obrigatórios e chamados de "portadores"
- Os pais de indivíduos afetados são frequentemente consanguíneos (linhas duplas no heredograma)
- Ambos os sexos são afetados em proporções iguais
- Cerca de 25% dos irmãos e das irmãs de um indivíduo afetado também são afetados.

Uma observação importante (não demonstrada nesse heredograma) é que aproximadamente 50% de todos os irmãos e todas as irmãs de um indivíduo afetado são portadores, mas, se

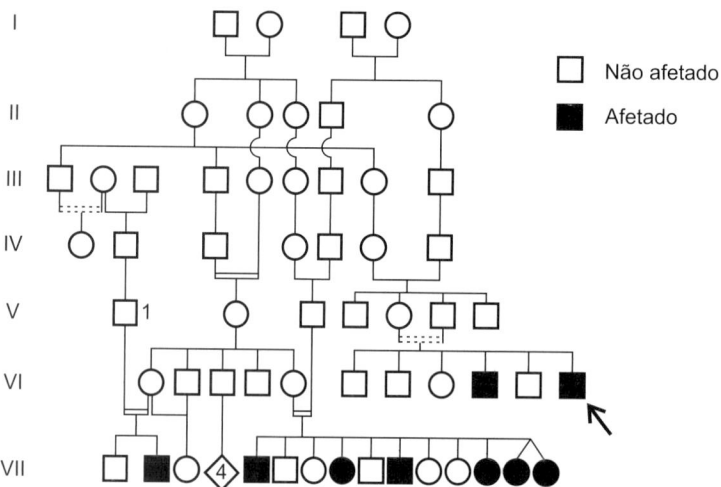

☐ Não afetado
■ Afetado

Figura 12.6 Heredograma da síndrome cérebro-óculo-fácio-esquelética (COFS) em uma família endogâmica de uma reserva ameríndia no norte da província de Manitoba, no Canadá. Os casamentos consanguíneos estão indicados por linha dupla.

forem considerados apenas os irmãos e as irmãs sadios de um indivíduo afetado, 67% dos irmãos e das irmãs são portadores. Os irmãos e as irmãs apresentam:

Genótipo	AA	Aa	aa
Fenótipo	Sadio	Sadio	Afetado
Proporção	25%	50%	25%

Entretanto, os irmãos sadios só podem ter genótipos AA ou Aa, em proporções 1:2, ou seja, 2/3 (67%) são portadores (Aa).

Indivíduos heterozigotos para um gene de doença recessiva são sadios (portadores), independentemente da letalidade do gene no estado homozigoto. Por esse motivo, a maioria dos genes de doenças recessivas em uma população está "escondida" em indivíduos portadores. Na verdade, foi demonstrado que cada um de nós é portador de dezenas de alelos mutantes que seriam letais em homozigose. A frequência de doenças recessivas mantém-se baixa na população porque, para que um portador tenha um filho homozigoto, é necessário que seu cônjuge também seja portador. Se o cônjuge não é consanguíneo, a probabilidade de homozigose depende da frequência do alelo específico na população, que em geral é baixa. Se o cônjuge é consanguíneo, a probabilidade de que ele também seja portador é considerável: 50% para irmãos ou pais (daí o risco genético dos incestos), 25% para tios, sobrinhos e primos-irmãos, 12,5% para primos em 1º grau, 6,25% para primos em 2º grau etc.

A taxa de casamentos consanguíneos de pais de crianças com doenças recessivas em geral é muito alta. Tal proporção é maior no caso de doenças raras e menor em doenças mais prevalentes. De todo modo, a consanguinidade nos pais de um paciente deve servir de alerta para a possibilidade de doença genética autossômica recessiva. Foi exatamente a alta taxa de consanguinidade dos pais de pacientes com a rara doença alcaptonúria que fez com que, em 1902, Archibald Garrod, após consulta a William Bateson, propusesse que ela tinha herança autossômica recessiva. Esta foi a primeira demonstração de uma doença mendeliana na espécie humana.

Embora em algumas famílias possa haver vários indivíduos afetados com uma doença autossômica recessiva, esta é mais exceção do que regra. Excetuando-se famílias altamente endogâmicas, que se estão tornando mais e mais raras, casamentos entre portadores tendem a ocorrer apenas uma vez na família. Em casamentos entre dois portadores, a expectativa é de que apenas uma criança em cada quatro seja afetada. Na sociedade moderna, em que o tamanho das irmandades tem caído muito, é relativamente pouco provável que um casal tenha mais de uma criança afetada com uma doença autossômica recessiva. A consequência é que em geral os pacientes com doenças recessivas aparecem como casos isolados nas suas famílias e, muitas vezes, a única pista da etiologia autossômica recessiva da doença é a consanguinidade entre os pais.

Doenças ligadas ao cromossomo X

As doenças causadas por mutações em genes no cromossomo X apresentam certas peculiaridades, já que os homens possuem apenas uma cópia desse cromossomo e são, assim, **hemizigotos**; as mulheres possuem dois cromossomos X, mas em uma dada célula apenas um deles está ativo. Este é um fenômeno geral dos mamíferos em que, bem cedo no período embrionário, em pessoas do sexo feminino, um dos dois cromossomos X

de cada célula é inativado ao acaso, fenômeno que recebeu o nome de *lionização* (em honra à geneticista Mary Lyon, que o descreveu). A inativação é irreversível e clonal, ou seja, a partir do momento em que um dos dois cromossomos X é inativado em uma célula, todas as células descendentes dela terão o mesmo cromossomo X inativado (Figura 12.7). Uma mulher heterozigota em um loco do cromossomo X possui duas populações de células (mosaicismo): uma população é normal porque inativou o cromossomo X que porta o alelo mutante, enquanto a outra população, que inativou o cromossomo X com o alelo normal, expressa o alelo mutante. Como a inativação é feita ao acaso, espera-se que aproximadamente 50% das células tenham inativado o cromossomo X com o alelo normal e 50%, o cromossomo X com o alelo mutante. Entretanto, ocasionalmente pode haver desvios aleatórios nessa proporção, os quais podem ter repercussões clínicas.

Doenças recessivas ligadas ao cromossomo X

Na Figura 12.8 encontra-se o heredograma de uma família com uma doença com herança ligada ao X, a deficiência intelectual ligada ao X relacionada ao gene *STAG2*. As características principais dessa condição são:

- Apenas indivíduos do sexo masculino (hemizigotos) são afetados
- Nunca há transmissão de pai para filho, já que os pais transmitem aos seus filhos o cromossomo Y, e não o X
- Indivíduos afetados são conectados no heredograma através de mulheres não afetadas (heterozigotas – portadoras).

Outras características não mostradas no heredograma são:

- 100% das filhas de um indivíduo afetado são portadoras
- 50% dos filhos de uma portadora são afetados
- 50% das filhas de uma portadora são também portadoras.

Eventualmente, mulheres heterozigotas (portadoras) podem mostrar evidências clínicas de doenças ligadas ao X recessivas. Tal situação pode acontecer em mulheres: (a) com síndrome de Turner por monossomia X (45,X) ou por aberrações estruturais do cromossomo X; (b) que sofreram lionização desigual e inativaram preferencialmente, por azar, os cromossomos X com o alelo normal.

Obviamente, há a possibilidade de mulheres serem homozigotas para o alelo deletério, mas muito poucas doenças ligadas ao X são frequentes o suficiente para que isso possa acontecer. Uma exceção é o daltonismo (há três tipos genéticos, todos ligados ao X), que afeta 8% dos homens. Aproximadamente 0,6% das mulheres são homozigotas e, consequentemente, apresentam daltonismo.

Mutações novas

Assim como nas doenças autossômicas dominantes letais já discutidas, uma proporção importante de pacientes com doenças graves ligadas ao X resulta de mutações novas (*de novo*). Quando se trata de paciente único em uma família que tem doença grave ligada ao X (p. ex., distrofia muscular progressiva, hemofilia A), não se pode assumir que sua mãe seja portadora, já que cerca de 30% dos pacientes têm mutações novas. Nesses casos, pode-se basear em informação do heredograma e em testes bioquímicos para decidir se a mãe é portadora ou não.

12

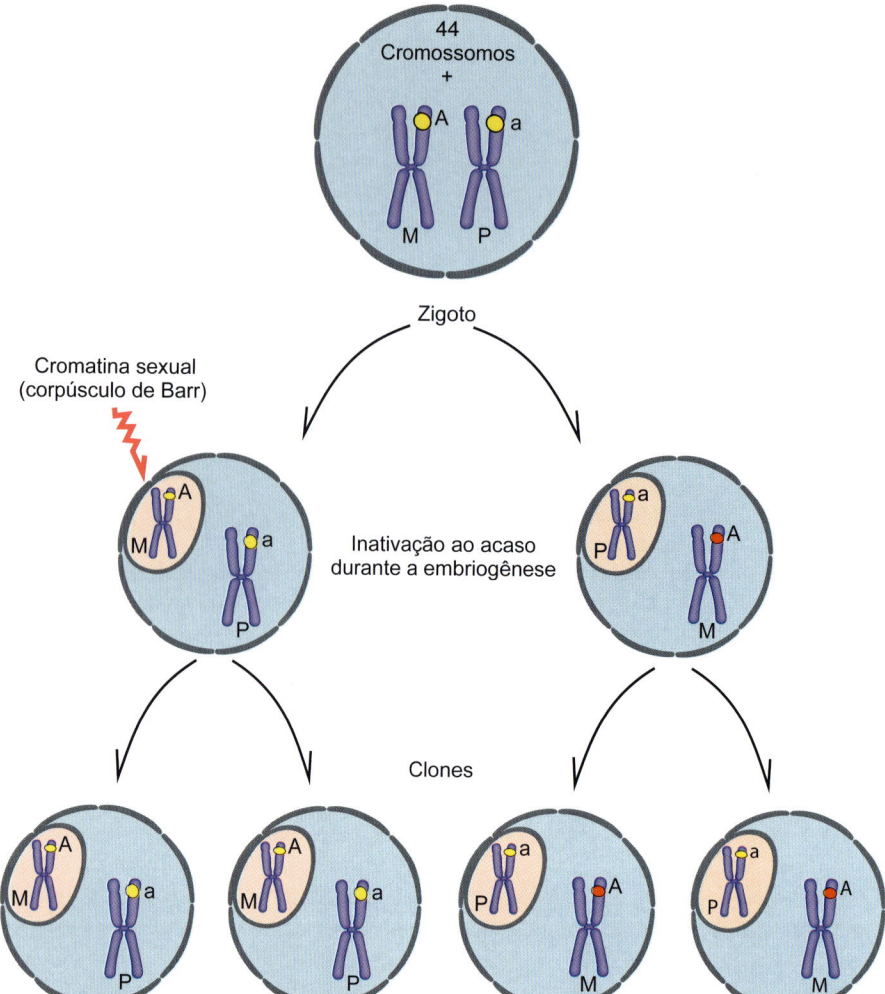

Figura 12.7 No início da vida de embriões femininos, um dos dois cromossomos X de cada célula é inativado e se torna a cromatina sexual (corpúsculo de Barr). A inativação é permanente e se propaga a toda a descendência daquela célula.

Obviamente, as consequências dessa decisão para o aconselhamento genético são muito importantes: o risco de recorrência para filhos futuros é de 50% se a mãe é portadora e de praticamente 0% se o caso for de mutação nova! Sequenciamento de DNA resolve a questão em todos esses casos. Ao lado disso, em termos de aconselhamento genético, pode-se recorrer à reprodução assistida com seleção de embriões femininos para implantação.

Doenças dominantes ligadas ao cromossomo X

Neste grupo existem várias doenças, cujo protótipo é o *raquitismo hipofosfatêmico*, doença em que os rins não reabsorvem fosfato, que é perdido na urina. As mulheres heterozigotas são afetadas, mas com gravidade bem menor do que os homens. Dependendo da taxa de lionização, as mulheres podem apresentar quadros clínicos de expressividade diferente.

Outros exemplos de doenças dominantes ligadas ao X são: (1) incontinência pigmentar, que se caracteriza por pigmentação anormal da pele, dentes cônicos ou ausentes e anormalidades oculares e neurológicas. A doença só é vista em mulheres, porque se acredita que seja letal no sexo masculino; (2) deficiência da piruvato desidrogenase E1-alfa, que se apresenta sob duas formas: neurológica e metabólica. A primeira é

vista mais em mulheres, enquanto a segunda é mais encontrada em homens. A razão disso é que as mutações que causam a doença neurológica provavelmente são letais no sexo masculino.

Doenças ligadas ao cromossomo X e doenças com limitação sexual

Existe grande diferença entre doenças ligadas ao sexo (ligadas ao X) e doenças limitadas a um sexo, ou seja, doenças que só podem afetar indivíduos de um sexo. A síndrome de hidrometrocolpos (síndrome de McKusick-Kaufman) é doença autossômica recessiva que, por sua própria natureza, só se expressa em mulheres. A calvície precoce, doença autossômica dominante, afeta principalmente homens porque o gene expressa-se apenas na presença de altos níveis de andrógenos. As mulheres apresentam calvície precoce apenas se forem homozigotas ou se tiverem ovário policístico. Neste caso, sabe-se que a doença é autossômica dominante e não ligada ao X porque existem inúmeros casos de transmissão de pai para filho.

Na *síndrome da resistência androgênica completa* (mais conhecida como *síndrome de feminização testicular*), o receptor citoplasmático de testosterona está ausente e, consequentemente, não há masculinização da genitália externa

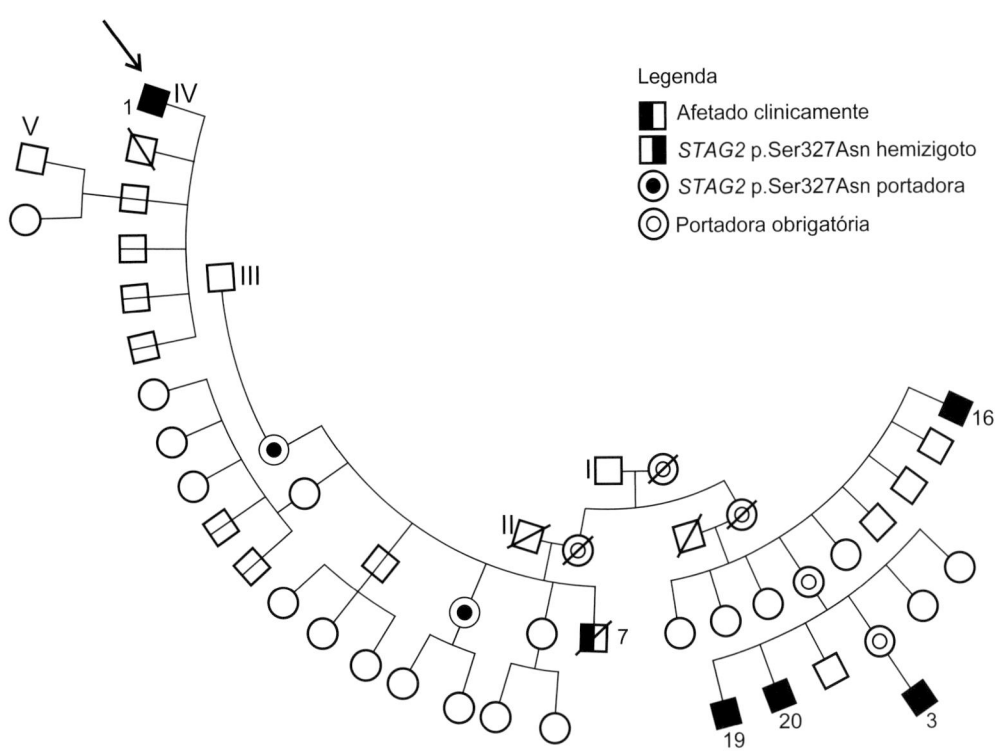

Figura 12.8 Heredograma de uma família com a deficiência intelectual ligada ao X relacionada ao gene *STAG2*, ilustrando herança recessiva ligada ao cromossomo X.

dos indivíduos afetados que, apesar de serem 46,XY, apresentam-se fenotipicamente como mulheres (ver Figura 19.21). Uma vez que a síndrome é geneticamente letal (os indivíduos afetados são obviamente estéreis), não há nenhuma chance de haver transmissão de pai para filho.

Durante anos não se sabia se ela tinha herança ligada ao X recessiva ou autossômica dominante com limitação a homens. Com a demonstração de que fibroblastos cultivados de mães de indivíduos afetados apresentavam mosaicismo com duas populações celulares (uma sem receptor e outra com níveis normais de receptor), ficou provada a herança ligada ao X. Isso foi comprovado posteriormente com o mapeamento do gene do receptor de andrógenos (*AR*) na banda q12 do cromossomo X.

Doenças mitocondriais

O genoma mitocondrial é pequeno (16.590 pares de base) e contém apenas 37 genes. No entanto, ele tem importância desproporcional ao seu pequeno tamanho em doenças humanas, isso porque o DNA mitocondrial (mtDNA) tem taxa de mutação cerca de 20 vezes maior do que a do DNA nuclear, em parte provavelmente por sua proximidade com espécies reativas de oxigênio, que são mutagênicas. Além disso, a maquinaria genética mitocondrial dedica-se à síntese de polipeptídeos que participam do processo de fosforilação oxidativa. Assim, doenças do mtDNA tendem a afetar tecidos que dependem da cadeia respiratória para produção de energia, como os músculos esqueléticos (especialmente os músculos extraoculares) e o sistema nervoso central.

Embora anormalidades associadas ao mtDNA possam afetar qualquer sexo, a transmissão delas ocorre somente através das mulheres, pois os homens não contribuem com mitocôndrias para os conceptos. Mulheres passam eventuais mutações do mtDNA a todos os seus filhos e filhas, o que é facilmente reconhecível em heredogramas. Contudo, nem todos os filhos e filhas terão o mesmo quadro clínico, pois o mtDNA existe em milhares de cópias na célula e se divide de forma autônoma, independentemente do DNA nuclear. A proporção de mitocôndrias que carregam uma determinada variante patogênica difere entre pessoas, entre tecidos e entre células do mesmo tecido, fenômeno chamado de *heteroplasmia*. Demonstração dessa condição pode ser vista no heredograma da Figura 12.9, de uma

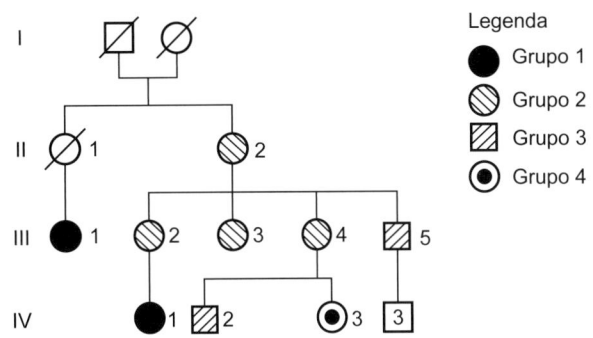

Figura 12.9 Heredograma de uma família com epilepsia mioclônica com fibras vermelhas esfarrapadas (*MERRF – myoclonic epilepsy with ragged-red fiber*) causada por mutação no DNA mitocondrial. Na família, há quatro tipos de apresentação clínica: grupo 1 – epilepsia mioclônica e miopatia (indivíduos III-1 e IV-1); grupo 2 – alterações no EEG e do potencial evocado ocular (VER), surdez e miopatia (indivíduos III-5 e IV-2); grupo 3 – alterações no EEG, VER e miopatia (indivíduos II-2, III-3 e III-4) e grupo 4 – alterações do EEG e VER apenas (indivíduo IV-3).

família com a doença epilepsia mioclônica com fibras verme-lhas esfarrapadas (*MERRF – myoclonic epilepsy with ragged-red fiber*), que é uma encefalomiopatia causada pela mutação A→G do tRNA(Lys) na posição 8344 do DNA mitocondrial. Como se observa no heredograma, a mutação é materna e heteroplásmi-ca, com grande variação na expressividade clínica em pessoas da mesma família. Outros aspectos importantes sobre o DNA mitocondrial serão descritos adiante.

Doenças multifatoriais (poligênicas) com herança complexa

Um grande número de doenças, algumas bastante comuns, apresenta agregação familial clara sem, no entanto, ter as ca-racterísticas familiais das doenças mendelianas descritas até aqui. Tais doenças comprometem familiares de indivíduos afe-tados em frequência maior do que a da população geral, em-bora essa frequência raramente ultrapasse 15% (em contraste com 25 a 50% das doenças mendelianas). Diz-se que elas têm herança complexa.

Em adultos, doenças familiais comuns incluem, entre ou-tras, doença coronariana, diabetes melito tipo 2, câncer (mama, próstata, colorretal), esquizofrenia, transtorno bipolar, doença de Alzheimer, tromboembolia venosa, degeneração macular senil e espondilite anquilosante. Em crianças, destacam-se: (1) doenças do neurodesenvolvimento (transtorno do espec-tro autista, transtorno de déficit de atenção/hiperatividade e deficiência intelectual); (2) malformações prevalentes (com frequências na população entre 1 a 5 por 1.000 nascimentos), tais como defeitos de fechamento do tubo neural (anencefalia e mielomeningocele), lábio leporino, palato fendido, cardiopa-tias congênitas, luxação congênita da coxa e pé torto congênito; (3) outras doenças prevalentes, como estenose pilórica, doença celíaca e doença de Hirschsprung.

Embora exista a possibilidade de que em alguns casos es-sas doenças possam ser causadas por defeitos em um gene de grande efeito e que o desvio da frequência esperada possa ser explicado por fenômenos de não penetrância, uma série de evidências sugere que o aparecimento das doenças de herança complexa é influenciado por muitos genes (isto é, são poligêni-cas) em interação com fatores ambientais (ou seja, são também multifatoriais). A interação entre genótipo e ambiente na etio-logia dessas doenças está mostrada na Figura 12.3.

Uma maneira prática de estabelecer a etiologia dessas doen-ças é considerar que os múltiplos fatores de predisposição genética e ambiental somam-se para determinar um *grau de predisposição*. Na população geral, cada pessoa tem um grau de predisposição individual, que depende do seu genótipo e do ambiente em que vive. Como o número de fatores ambientais e de genes distintos provavelmente é muito grande, pode-se in-vocar o teorema central do limite da teoria da probabilidade e assumir que a distribuição é gaussiana (Figura 12.10). Se o grau de predisposição é muito grande e ultrapassa certo limiar, o in-divíduo expressa a doença. Como indivíduos da mesma família têm genes e ambiente em comum, há correlação familial para a predisposição. Em outras palavras, os parentes de um indivíduo afetado (o qual tem alta predisposição) têm, em média, predis-posição maior do que a população geral e, consequentemente, têm risco aumentado de ultrapassar o limiar e expressar a doença. Quanto maior o parentesco com um indivíduo afetado, maior é a predisposição esperada de uma pessoa. Em geral, o risco relativo de doenças multifatoriais só é realmente importante

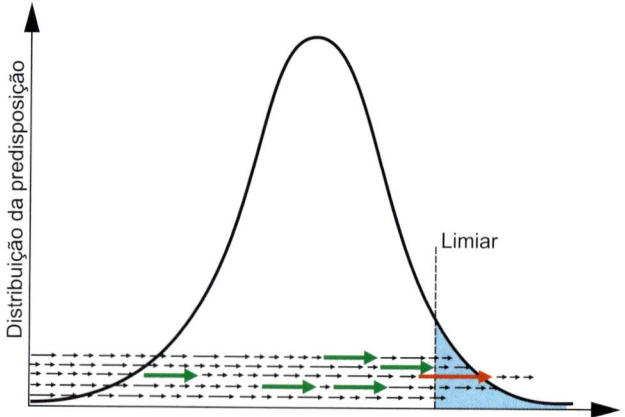

Figura 12.10 Distribuição da predisposição a uma doença com-plexa na população geral. Como é influenciada por um grande número de genes (poligênica) em interação com inúmeros fatores am-bientais (multifatorial), a predisposição deve assumir uma distribuição gaussiana pelo teorema do limite central. Quando a predisposição excede certo limiar, o indivíduo manifesta a doença. Este modelo permite entender a dicotomia fenotípica (afetado/não afetado) com base em um parâmetro quantitativo, a predisposição.

para parentes de primeiro grau (pais, irmãos e filhos). A Figura 12.10 mostra uma curva hipotética gaussiana de distribuição de predisposição na população geral. A proporção de indivídu-os afetados é a área sob a curva além do limiar. Como parentes de primeiro grau têm predisposição média maior, a curva de-les é deslocada para a direita e, consequentemente, proporção maior estará além do limiar.

Embora esse modelo possa parecer demasiadamente abstra-to à primeira vista, é bastante útil na medida em que dá uma visão patogenética das doenças. Na doença coronariana ateros-clerótica, os fatores genéticos envolvidos são os genes que con-trolam os níveis sanguíneos de colesterol e das lipoproteínas de baixa e alta densidade, os genes que controlam o calibre das artérias coronarianas, a disposição destas e o grau de circula-ção colateral, os genes que controlam a agregação de plaquetas etc., enquanto os fatores ambientais são fumo, ingestão de gor-duras saturadas, estresse, entre outros. Em combinação, esses múltiplos fatores levam à formação de ateromas com expressão clínica (angina ou infarto do miocárdio) se o comprometimento circulatório ultrapassa certo limiar, que é determinado pelo re-querimento de oxigênio e nutrientes pelas células miocárdicas.

Mesmo no caso de malformações prevalentes, pode-se ter uma visão patogenética, já que na maioria delas não se trata de ausência de um fenômeno embriológico, mas sim de processos incompletos. Nessa condição, têm-se o fechamento incomple-to do tubo neural na anencefalia e mielomeningocele, a fusão incompleta das prateleiras palatais no palato fendido, a falta de fusão do 2º arco branquial com o processo pré-maxilar no lábio leporino, a falta de migração completa de células da crista neural para formar a inervação do cólon na doença de Hirschs-prung etc. Nesses exemplos, pode-se até especular sobre a exis-tência de um limiar embriológico.

Doenças cromossômicas

O genoma humano, com 3.235 bilhões de pares bases, é o que está presente nos gametas humanos, sendo, por definição, haploide (n). Ele é composto de 22 cromossomos autossômicos, numerados de 1 a 22, e um cromossomo sexual, denominado X ou Y (Figura 12.11). Os conjuntos haploides de cromossomos de um óvulo e de um espermatozoide se unem para formar o *zigoto* (precursor das células somáticas), que é diploide e possui 46 cromossomos: 44 autossomos e dois cromossomos sexuais (Figura 12.2).

Cada gene nos cromossomos autossômicos e, na mulher, no cromossomo X, está presente em duas cópias nas células somáticas. Desse modo, o zigoto e as células somáticas dele derivadas contêm dois genomas: um paterno e um materno. Após a primeira divisão do zigoto, os dois genomas (materno e paterno) se misturam no núcleo celular.

O total de genes estruturais (que codificam polipeptídeos) descritos que estão distribuídos nos 23 cromossomos do genoma humano é de 20.412, um pouco menor do que os 20.470 genes do nematoide *Caenorhabditis elegans*! Para os humanos, acostumados a se verem como o apogeu da escala biológica, essa constatação é pouco lisonjeira. Entretanto, um mecanismo possibilita multiplicar esses 20.412 genes em centenas de milhares de transcritos diferentes, alguns deles tecido-específicos, por meio da *edição alternativa* (ver adiante).

O número de genes em cada cromossomo varia muito, indo de 2.058 genes no cromossomo 1 até 71 genes no cromossomo Y. Os três autossomos com o menor número de genes são o cromossomo 13 (327 genes), o cromossomo 18 (270 genes) e o cromossomo 21 (apenas 234 genes). Não é por acaso que as únicas trissomias autossômicas humanas compatíveis com a evolução da gravidez até o termo sejam as trissomias 13, 18 e 21! A densidade de genes nos cromossomos também varia muito. Embora pequeno, o cromossomo 19 é menor do que o cromossomo 13, mas contém quase quatro vezes mais genes do que este (o cromossomo 19 é o segundo cromossomo em conteúdo gênico, só atrás do cromossomo 1).

Não existe nenhuma razão pela qual os humanos tenham 46 cromossomos em células somáticas. O primata mais próximo de nós, o chimpanzé (*P. troglodytes*), tem 48 cromossomos. Na evolução dos hominídeos, dois deles se fundiram para formar o cromossomo 2 humano, daí a redução para 46. O camundongo (*M. musculus*) tem 56 cromossomos. A borboleta *L. atlantica* tem 500 cromossomos em células diploides! De fato, não parece haver nenhuma correlação entre o número de cromossomos ou o tamanho do genoma total e a complexidade biológica da espécie. Ambos parecem variar ao acaso. Assim, tudo indica que os cromossomos sejam apenas arcabouços físicos que permitem a realização da mitose e da meiose em espécies sexuadas.

12

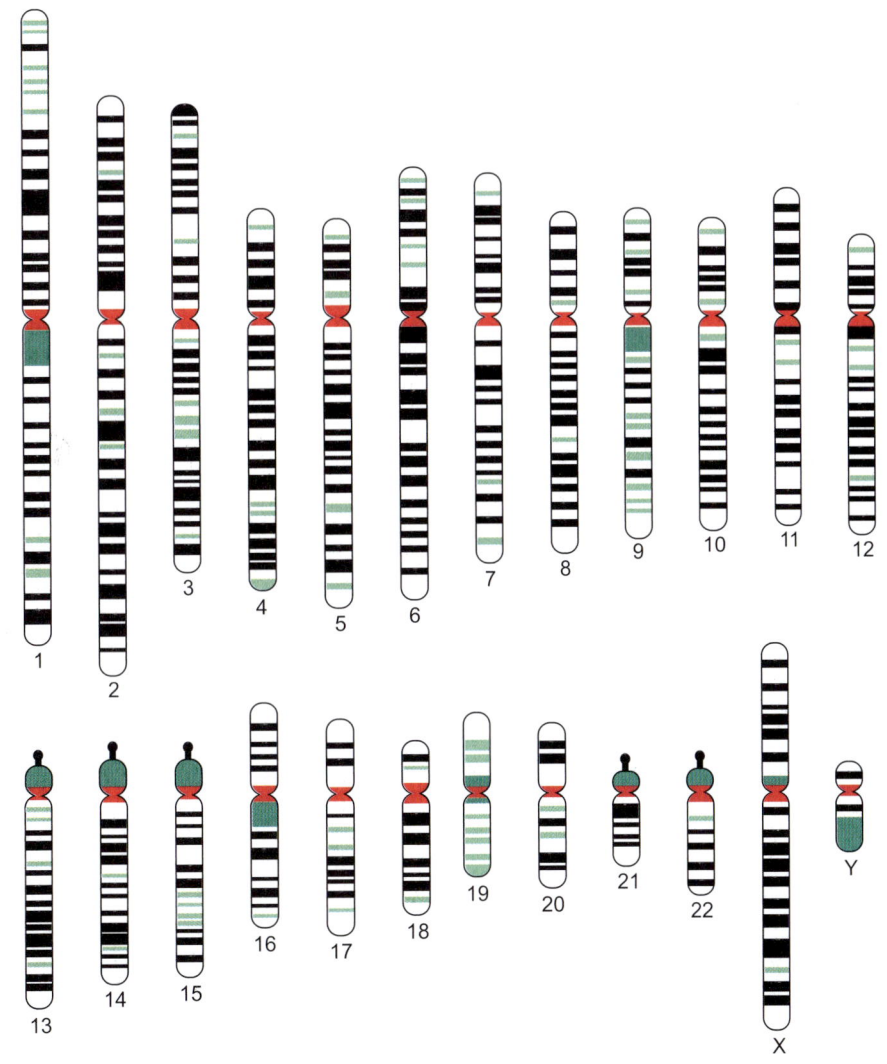

Figura 12.11 Idiograma dos cromossomos humanos bandeados e alinhados por seus centrômeros.

Nos cromossomos, o DNA contém genes que são expressos de acordo com as necessidades da célula, mas também contém sequências especializadas que são necessárias para funções intrínsecas do próprio cromossomo. De um lado, os cromossomos precisam ser corretamente segregados durante a divisão celular. Isso requer um centrômero, região onde um par de complexos de proteínas, chamados cinetocoros, se liga imediatamente antes do início da divisão celular. Os centrômeros podem ser vistos na metáfase como uma constrição ("cintura") que separa os braços curtos dos longos. Microtúbulos são responsáveis inicialmente por posicionar os cromossomos corretamente na metáfase e, em seguida, por tracionar os cromossomos individualizados para polos opostos do fuso mitótico. As sequências de DNA nos centrômeros são muito diferentes em diferentes organismos. Em cromossomos de mamíferos, o DNA centromérico é uma região heterocromática, sem conteúdo informacional, dominada por sequências repetitivas de DNA que frequentemente se estendem monotonamente por megabases de DNA. De acordo com a posição do centrômero e como mostrado na Figura 12.11, os cromossomos humanos podem ser divididos em três tipos morfológicos: acrocêntricos (cromossomos 13 a 15, 21, 22 e Y), submetacêntricos (cromossomos 4, 5, 16 a 18) e metacêntricos (cromossomos 1 a 3, 6 a 12, 19, 20 e X).

Nas extremidades dos cromossomos, existem estruturas especializadas chamadas *telômeros*, que são necessárias para a manutenção da integridade cromossômica. Se um telômero é perdido após quebra do cromossomo, a extremidade cromossômica resultante é instável e tende a se fundir com as extremidades de outros cromossomos quebrados, ou mesmo ser degradada. Em vertebrados, o DNA de telômeros consiste em múltiplas cópias em tandem (cópias sequenciais) do oligonucleotídeo TTAGGG, sequência à qual certas proteínas teloméricas se ligam. As unidades repetitivas dos telômeros vão diminuindo de tamanho com o número de divisões do DNA (com o envelhecimento). Como a enzima necessária para regenerar telômeros (a telomerase) não está disponível em células normais, os telômeros são uma espécie de relógio biológico que registra a nossa idade.

Os cromossomos comportam-se funcionalmente como "pacotes" de genes. Em geral, o funcionamento dos genes não é afetado pela sua posição cromossômica. Assim, com frequência há indivíduos com translocações cromossômicas balanceadas, nas quais cromossomos trocaram segmentos sem perda nem ganho líquido de material genético – tais indivíduos não apresentam qualquer manifestação clínica da translocação, exceto talvez por dificuldades reprodutivas, pois algumas translocações podem interferir com a produção de gametas na meiose, especialmente a masculina.

Quando há ganho líquido ou perda líquida de material genético, por alterações no número ou na estrutura dos cromossomos, aparecem manifestações clínicas, em geral graves, pois envolvem inúmeros genes. Quando ocorre ganho de material genético codificador (trissomias e duplicações de segmentos de cromossomos), os mecanismos responsáveis pelas manifestações clínicas são pouco claros, mas provavelmente estão relacionadas com efeitos de dosagem, ou seja, anormalidades por excesso de determinados produtos gênicos. Quando há perda de material genético codificador (monossomias e deleções de segmentos de cromossomos), a causa das manifestações clínicas pode ser quantitativa, por redução de 50% produto gênico (haploinsuficiência), ou qualitativa. Essa possibilidade ocorre em situações em que um indivíduo expressa características de doenças mendelianas dominantes por deleção gênica ou que, sendo já heterozigoto para um alelo deletério recessivo, perde o alelo normal por causa da aberração cromossômica. Em consequência, o indivíduo expressa o quadro clínico da doença cromossômica como se fosse um homozigoto (na verdade, trata-se de hemizigoto).

Considerando todas as possibilidades de trissomias, monossomias, duplicações, deleções e combinações de duplicação e deleção, é enorme o número potencial de cromossomopatias possíveis. No entanto, apenas poucas delas produzem fenótipos característicos que permitem diagnóstico clínico. Para o diagnóstico de cromossomopatias, portanto, é necessário um alto índice de suspeita. Qualquer criança com mais de uma malformação ou com malformações em associação com retardo psicomotor deve ser examinada cromossomicamente. Além disso, deve-se estar pronto a reconhecer os três principais fatores de risco de cromossomopatias: (a) idade materna elevada; (b) história de abortamentos ou natimortos na família; (c) filho prévio com cromossomopatia.

Alterações no número de cromossomos

Alterações no número dos cromossomos, chamadas de *aneuploidias*, resultam do fenômeno de não disjunção, ou seja, falha na separação dos dois cromossomos homólogos durante a meiose. Não se sabe exatamente o que causa a não disjunção, mas que a sua frequência cresce muito com o aumento de idade materna. Não disjunção é um fenômeno comum na espécie humana. Em estudos cromossômicos de abortamentos espontâneos, que ocorrem em 15 a 20% das gestações humanas clinicamente reconhecidas, trissomias são encontradas em cerca de 60% dos casos, ou seja, em 9 a 12% de todas as gravidezes clinicamente reconhecidas.

A idade materna avançada é um dos principais fatores de risco para cromossomopatias. Existe forte efeito da idade materna na incidência de abortamentos espontâneos, que se devem em grande parte a trissomias. Levando-se em conta a frequência de abortamentos na população e a de fetos trissômicos em abortos para cada grupo etário materno, pode-se afirmar que, aos 40 anos de idade materna, a probabilidade de uma gravidez reconhecida ter um feto trissômico é superior a 30%!

Na população de recém-nascidos, o aumento da idade materna reflete-se em aumento geral de trissomias, muito particularmente a trissomia 21 (síndrome de Down). Não se sabe exatamente por que a predileção aparente pela trissomia 21. Pode tratar-se apenas de um viés de averiguação. Pelo fato de que o cromossomo 21 é o menor dos autossomos (Fig. 12.11) e contém apenas 234 genes, a trissomia 21 causa menor subversão fenotípica e é mais compatível com a sobrevivência do feto até o termo. A favor dessa hipótese está o fato de as trissomias mais comuns em abortamentos espontâneos serem a 16 e a 22, que envolvem cromossomos com muito mais genes do que o cromossomo 21. Para um casal, outro fator de risco importante de cromossomopatias é história de filho prévio com cromossomopatia.

Para as aberrações no número de cromossomos, o risco de recorrência é baixo, em torno de 1 a 2%; nos casos de aberrações estruturais, o risco pode ser muito alto, de até 30 a 50%; em alguns casos muitos raros, como a translocação 21;21 em um dos pais, pode chegar a 100%!

Alterações cromossômicas vistas ao microscópio de luz

Alterações estruturais de cromossomos vistas ao microscópio de luz são bem mais raras do que as alterações de número, mas têm também importância por serem frequentemente familiais.

Na síndrome de Down, 5% dos pacientes, em vez de apresentarem trissomia, possuem translocação entre o cromossomo 21 e outro cromossomo acrocêntrico. Embora tenham 46 cromossomos, tais pacientes mostram duplicação de toda a porção dos braços longos do cromossomo 21, e seu fenótipo é idêntico ao dos casos trissômicos. Entretanto, em 50% dos casos de translocação, um dos pais é portador assintomático da translocação em forma balanceada, e o risco de recorrência em um filho futuro do casal é muito mais elevado do que nos casos de trissomia. O estudo cromossômico de todos os pacientes com síndrome de Down é necessário justamente para identificar os pacientes com translocações, principalmente quando a mãe é jovem, mesmo que não haja dúvida quanto ao diagnóstico da síndrome.

Um indivíduo em cada 500 na população é portador de uma translocação balanceada sem qualquer manifestação clínica. Tais indivíduos têm alto risco de ter filhos com translocações não balanceadas. Frequentemente, os portadores de translocações balanceadas são detectados em estudos genéticos de casais com perdas fetais repetidas (abortamentos e natimortos).

Somente variações estruturais grandes, acima de 10 megabases, são visíveis ao microscópio de luz: essas são o apenas o topo do *iceberg*. Nos últimos anos, houve considerável aprimoramento técnico em citogenética, pelo estudo molecular em microarranjos (ver adiante). Com essa nova metodologia, hoje é possível diagnosticar pequenas aberrações estruturais que antes passavam despercebidas. Uma descoberta surpreendente foi que microdeleções e microduplicações são muito comuns e nem sempre estão associadas a fenótipos alterados. Outra descoberta importante foi que microdeleções podem associar-se a fenótipos mendelianos. Em outras palavras, microdeleções patogênicas encontram-se na fronteira entre doenças cromossômicas e doenças gênicas.

■ Genômica clínica

A Bíblia eletrônica da Genética Clínica é o site *Online Mendelian Inheritance in Man (OMIM)*, que está disponível gratuitamente no endereço www.omim.org. Esse banco de dados é a versão atualizada do livro *Mendelian Inheritance in Man (MIM)*, iniciado na década de 1960 pelo grande geneticista Victor McKusick, da Universidade Johns Hopkins, nos Estados Unidos. O intuito do livro foi começar a sistematizar e catalogar todos os genes e fenótipos mendelianos conhecidos, representando os primórdios do Projeto Genoma Humano. Em outubro de 2019, o OMIM continha 6.516 fenótipos, cujas bases moleculares estavam bem estabelecidas e associadas a 4.163 genes conhecidos. Ao todo, 3.782 desses genes associam-se a doenças humanas monogênicas (mendelianas). Estimativas recentes sugerem que talvez haja 6.000 a 13.000 fenótipos mendelianos ainda por serem descobertos.

Classicamente, a descoberta de genes envolvidos com doenças mendelianas dependia principalmente de uma estratégia fenotípica: os quadros clínicos eram identificados em pacientes, o que possibilitou a descrição de síndromes, o modo de herança era estabelecido pelo estudo das famílias, e os genes candidatos emergiam por inferências a partir do fenótipo. Em pacientes com retardo mental e níveis elevados de fenilalanina no plasma, por exemplo, foi feita a caracterização fenotípica de uma doença, a fenilcetonúria; estudos de famílias sugeriam herança autossômica recessiva. O gene candidato mais óbvio era aquele que codifica a enzima fenilalani-

na hidroxilase, responsável pela conversão de fenilalanina em tirosina. Esse modelo, que se pode chamar de *fenótipo em primeiro lugar (phenotype first)*, foi muito bem-sucedido na genética médica pré-genômica ao estabelecer milhares de doenças mendelianas e identificar os genes responsáveis. Contudo, não teve sucesso em grande número de outros casos.

Com a introdução da metodologia do DNA recombinante, que possibilitou a clonagem de genes, e mais tarde da reação em cadeia da polimerase, foi possível aprimorar o processo de descoberta de genes responsáveis por meio de uma estratégia chamada *clonagem posicional*. Segundo essa estratégia, também se parte do fenótipo da doença, mas se usam técnicas genéticas (p. ex., análise de ligação) para, primeiro, mapear o gene em um cromossomo específico e, depois, caminhar lentamente no cromossomo até encontrar um gene que possa estar associado àquela doença mendeliana. Assim foram identificados os genes responsáveis pela fibrose cística, distrofia muscular progressiva de Duchenne, coreia de Huntington, síndrome hereditária de câncer de mama e ovário (*BRCA1* e *BRCA2*) e muitos outros. Em alguns casos, o gene identificado mostrou não ter nenhuma relação óbvia com o fenótipo, explicando por que a tática de fenótipo em primeiro lugar não havia funcionado. Houve surpresa geral, aliás, quando a epilepsia mioclônica de Unverricht e Lundborg, uma doença autossômica recessiva, mostrou ser causada por mutações patogênicas no gene *CSTB*, que codifica um inibidor de cisteína-proteases, sem conexão óbvia com convulsões.

Tudo isso mudou com o advento da Genômica Clínica, que, por meio de técnicas de hibridação em microarranjos e de sequenciamento completo de genomas e exomas, mudou o paradigma para *genótipo em primeiro lugar (genotype first)*. Esse novo paradigma genocêntrico de identificar a causa das doenças por meio da caracterização de anormalidades genômicas acelerou enormemente a descoberta de novos genes, ou seja, de genes responsáveis por doenças mendelianas conhecidas ou até então desconhecidas e dos seus genes responsáveis. Tal abordagem teve enorme impacto nosológico em duas vertentes: (1) houve desconstrução parcial de classes heurísticas de doenças anteriormente agrupadas por características fenotípicas relativamente amplas (deficiência intelectual, distúrbio do espectro autista, encefalopatias epilépticas, cardiopatias congênitas e muitas outras) em múltiplas entidades mendelianas com baixo grau de discriminação fenotípica; (2) demonstrou-se que a gama de expressividade fenotípica de um grande número de síndromes é muito mais ampla do que anteriormente acreditado. É possível diagnosticar doenças por estudos de sequenciamento completo de genomas e exomas mesmo na ausência de características clínicas anteriormente consideradas patognomônicas.

Um exemplo dessa condição é o de variantes do gene *SMC1A* com relação à síndrome de Cornelia de Lange (SCDL, OMIM# 122470), doença caracterizada por deficiência intelectual associada a dismorfismos faciais específicos (sobrancelhas finas e arqueadas, lábios finos e cantos da boca deprimidos [boca de carpa]), baixa estatura e, ocasionalmente, micromelia. A maioria dos casos de SCDL diagnosticados fenotipicamente (60%) deve-se a variantes de perda de função *de novo* do gene autossômico *NIPB*. Mais recentemente, descobriu-se que mutações patogênicas no gene ligado ao X *SMC1A* estavam associadas a um fenótipo mais brando dessa síndrome, sendo responsável por 4 a 6% dos casos diagnosticados como SCDL. Entretanto, em estudo puramente genotípico, baseado no sequenciamento do exoma de 10.698 pacientes com indicações clínicas variadas,

12

foram descobertos 14 casos de mutações patogênicas em *SMC1A*, sendo que em apenas um deles (7,1%) a síndrome de Cornelia de Lange havia sido cogitada no diagnóstico diferencial!

▶ Bases moleculares

O texto descrito até aqui descreveu de maneira bastante resumida a situação da Genética Médica pré-genômica. A Genômica Clínica vai muito além, pois é a aplicação da metodologia genômica em vários níveis, do nucleotídeo, do gene ou do cromossomo, para responder questões relacionadas à saúde e às doenças humanas. Para a boa compreensão do assunto, é necessário revisar brevemente a anatomia genômica: os ácidos nucleicos, que constituem os genes, os quais são partes dos cromossomos.

Neste capítulo, a descrição de intrincados mecanismos moleculares de biologia molecular e minúcias esotéricas da genética celular será evitada. Afinal, não é necessário entender detalhes do funcionamento do motor de um automóvel para guiá-lo com destreza, nem saber eletrônica para assistir a um programa na televisão. Analogamente, o que se pretende aqui é fornecer, de maneira clara e acessível, os elementos básicos necessários para que o leitor possa entender a ciência da genética médica e da genômica clínica na gênese de doenças. Entretanto, ocasionalmente terá de se parar na jornada para colher algumas flores à beira do caminho. São justamente esses detalhes que permitirão compreender a lógica molecular da genômica clínica na atualidade.

Estrutura e função dos ácidos nucleicos

Os ácidos nucleicos constituem a essência química dos genes. São eles que carregam as instruções que permitem que as células funcionem da maneira que fazem e se dividam, permitindo a reprodução e o crescimento dos organismos vivos. Os ácidos nucleicos são suscetíveis a mudanças na sua estrutura química, chamadas de **mutações**. Como o termo mutação tem coloquialmente uma conotação patogênica, usa-se hoje mais o termo **variantes** para designar uma alteração permanente no DNA, associada ou não a um fenótipo anormal. As variantes ocorrem frequentemente por erros aleatórios na replicação do DNA ou por agentes físicos, químicos ou biológicos presentes no meio ambiente. A enorme variabilidade genética, auxiliada pelos mecanismos que recombinam ("embaralham") o material genético de uma geração para a seguinte, explica por que organismos individuais da mesma espécie são tão diferentes um do outro. Tal variação genética é o substrato sobre o qual as forças evolutivas trabalham.

Em todas as células, a instrução genética repousa no DNA de fita dupla na forma de uma dupla hélice. O RNA é outro ácido nucleico abundante nas células. Em geral, ele é composto de uma única fita, sendo capaz de assumir estruturas tridimensionais complexas por pareamento interno de bases. Por isso, é funcionalmente mais versátil do que o DNA e, inclusive, pode ter ação enzimática (as enzimas de RNA são chamadas de *ribozimas*). Acredita-se que o RNA tenha aparecido em um estágio evolucionário anterior ao DNA.

Evolucionariamente, o DNA assumiu uma estrutura muito mais estável do que a do RNA, para assim poder se tornar o *arquivo informacional* das células. A própria dupla hélice representa uma estratégia que permite "esconder" as bases nitrogenadas, pareadas no interior da molécula, já que elas contêm radicais potencialmente reativos. Ao mesmo tempo, essa estrutura cria um mecanismo simples para a divisão semiconserva-

dora da molécula. No último parágrafo do revolucionário artigo de 25 de abril de 1953 sobre a estrutura do ácido desoxirribonucleico (25 de abril é hoje o dia internacional do DNA), Watson e Crick escreveram: "Não escapou à nossa atenção que o emparelhamento específico que postulamos sugere imediatamente um possível mecanismo de cópia para o material genético".

O fato de o DNA usar a desoxirribose (que não tem nenhuma hidroxila livre) como açúcar (enquanto o RNA tem a ribose) é mais um fator que diminui a sua reatividade química. Isso faz com que o DNA seja notavelmente estável à temperatura ambiente, um fator que possibilita a sua persistência por milhares de anos nos ossos humanos (fundamental para a arqueologia molecular e a genética forense) e facilita enormemente o transporte de amostras pelo correio.

Cada cadeia de ácido nucleico é um polímero (Figura 12.12) que contém muitas cópias sequenciais de uma unidade repetitiva simples, o *nucleotídeo*. Cada nucleotídeo consiste em uma molécula de açúcar, uma base nitrogenada e um grupo fosfato. Nucleotídeos são unidos aos seus vizinhos pelo grupo fosfato, que liga os componentes de açúcar dos nucleotídeos vizinhos. Como resultado, um ácido nucleico tem uma coluna dorsal de açúcar-fosfato em cada fita. Como os grupos fosfato são carregados negativamente, os ácidos nucleicos são poliânions.

As bases nitrogenadas são de quatro tipos, sendo a sequência delas que individualiza o ácido nucleico e a sua função. Duas bases têm um único anel contendo átomos de carbono e nitrogênio (pirimidinas) e duas possuem estrutura de anel duplo (purinas). No DNA, as duas purinas são adenina (A) e guanina (G) [frase mnemônica: ÁGua PURa tem dois anéis), enquanto as duas pirimidinas são citosina (C) e timina (T).

As bases do RNA são muito semelhantes; a única diferença é que, no lugar da timina, há uma base intimamente relacionada, o uracil (U). Consistente com a ideia de que o RNA precede evolucionariamente o DNA está o fato de que metabolicamente a timina (do DNA) é sintetizada a partir do uracil (do RNA).

Na dupla hélice do DNA, cada base em uma fita é ligada por pontes de hidrogênio a uma base oposta na outra fita do DNA, formando um par de bases. Os dois filamentos de DNA só se encaixam corretamente se a base oposta à adenina em um filamento é uma timina na outra fita; o oposto de guanina é citosina. Os pares de bases G–C, mantidos juntos por três pontes de hidrogênio, são mais fortes que os pares de bases A–T, que são mantidos juntos por duas pontes de hidrogênio (Figura 12.12). As duas fitas do DNA são antiparalelas; isto é, a direção $5' \rightarrow 3'$ de uma fita é o oposto da direção $5' \rightarrow 3'$ da outra fita. Um pequeno detalhe: se olharmos a hélice de DNA com atenção, veremos que ela gira para a direita, ou seja, é dextrogira.

Como resultado das regras de emparelhamento de bases, a sequência de uma fita de DNA em uma hélice dupla pode ser usada imediatamente para prever a sequência-base da fita complementar, da mesma forma que o negativo e o positivo de uma imagem podem ser deduzidos um do outro. As duas fitas se encaixam perfeitamente e, por isso, são chamadas de *complementares*.

Embora as ligações entre as bases complementares A–T e C–G sejam fracas, o fato de serem tantas confere uma grande estabilidade à hélice. Ademais, os pares estão perfeitamente empilhados e estabilizados por forças de van der Waals. Tudo isso faz com que o enovelamento de sequências complementares seja um processo que exibe cooperatividade, ou seja, a probabilidade de que sejam formadas novas pontes de hidrogênio entre duas bases aumenta progressivamente com o

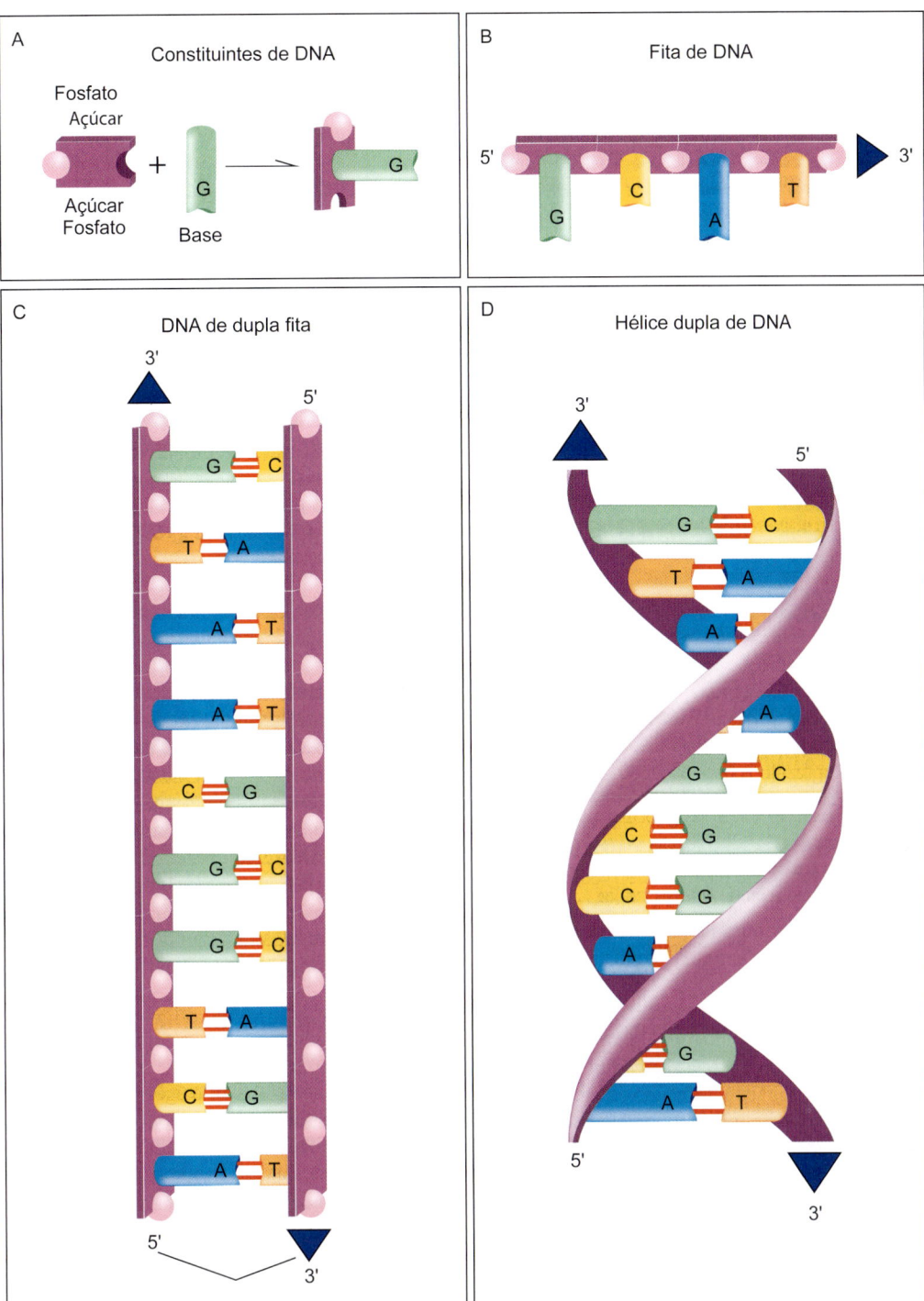

Figura 12.12 O DNA é um longo polímero de nucleotídeos, que assume uma fita dupla pelo pareamento específico das bases púricas e pirimídicas a fim de manter sua reatividade química o mais baixa possível. A dupla fita assume espontaneamente a estrutura secundária de uma hélice dextrógira.

número de pares de base já formados, mais ou menos como um zíper. Isso faz com que o alinhamento das duas fitas de DNA ou de uma fita de DNA e uma de RNA (como na transcrição) ocorra com enorme velocidade.

A mesma cooperatividade é vista também na separação das duas fitas de uma molécula de DNA. À medida em que se aumenta a temperatura, a dupla hélice nativa de DNA se separa com grande rapidez em uma temperatura específica, chamada de *temperatura de fusão* de um fragmento de DNA nativo. Cada fragmento de DNA tem uma temperatura específica de anelamento e fusão, que depende do seu conteúdo de pares A–T, que têm duas pontes de hidrogênio, e de pares C–G, que são mais estáveis por terem três pontes de hidrogênio. Tais propriedades são fundamentais para se entender as técnicas genômicas de análise do DNA, que se baseiam no pareamento específico entre as duas fitas da molécula. As regras de pareamento de bases também explicam o mecanismo de replicação do DNA (este não será discutida neste texto).

Como as sequências de bases do DNA e do RNA governam as propriedades biológicas, é costume definir ácidos nucleicos por suas sequências de base, que por convenção são sempre escritas na direção 5' → 3'. Para um DNA de fita dupla, é suficiente escrever a sequência de apenas uma das duas cadeias – caso se queira, a sequência da cadeia complementar pode ser imediatamente predita pelas regras de pareamento de bases de Watson e Crick. A unidade de medida do tamanho de uma sequência de DNA de fita simples é feita em bases, e a de fita dupla, em pares de bases (pb); 1.000 bases compreendem 1 quilobase (kb), a unidade de medida do tamanho dos genes; 1.000 kb representam 1 megabase (Mb), que é a unidade de medida do tamanho dos cromossomos humanos.

Genes

Os genes são os segmentos de DNA que carregam a informação genética para produzir proteínas ou moléculas de RNA funcionais. A grande maioria dos genes está nos cromossomos do núcleo; alguns poucos genes são encontrados no DNA mitocondrial.

Somente cerca de 5 a 10% do genoma humano é transcrito em RNA, e menos de 2% codifica sequências de aminoácidos de proteínas; os restantes 98% não têm função conhecida, sendo que uma parte contém sequências altamente repetitivas (heterocromatina constitutiva) e muito variáveis, que parecem ter papel estrutural nos cromossomos. Há fortes evidências evolucionárias que sugerem que o DNA não codificante não tem função nenhuma – daí o nome comum de *DNA-tralha* (*junk DNA* – que não deve ser traduzido como *DNA lixo*). O mais convincente desses argumentos é o *paradoxo do valor C*: o tamanho do genoma em pares de base (o valor C) não tem nenhuma correlação com a complexidade biológica da espécie (existe uma ameba que tem genoma 214 vezes maior do que o genoma humano!). No entanto, alguns estudiosos não estão convencidos e continua havendo busca constante para descobrir funções dessa *matéria escura do genoma*, em analogia à *dark matter* do universo.

Nos últimos anos, surgiram evidências de que há grande número e variedade de RNAs não codificantes nas células, que incluem RNAs lineares longos (lncRNAs) ou curtos (miRNAs), além de RNAs circulares. O estudo desses RNAs indica que alguns parecem ter papeis regulatórios, embora a importância deles em doenças humanas não esteja bem estabelecida.

Do ponto de vista médico, os principais genes são os codificadores de proteínas, isso porque a evolução se dá no nível fenotípico, especialmente sobre a estrutura e a função das proteínas, que desempenham uma enorme variedade de funções, como componentes estruturais, enzimas, proteínas transportadoras, anticorpos, canais iônicos, moléculas de sinalização, reguladores gênicos, em síntese, moléculas que governam todo o funcionamento celular. O genoma é constituído de longas cadeias de bases nitrogenadas que não contêm nenhum sentido nelas próprias! Quando o DNA sofre uma variação (troca, deleção ou adição de nucleotídeo), é impossível saber se isso significa uma mudança ruim, neutra ou boa. A única maneira de esse significado ser descoberto é verificá-lo ao nível das proteínas, que são o substrato básico da evolução por seleção natural. Uma variante é ruim (patogênica) se ela faz com que uma proteína não seja sintetizada, pare de funcionar ou mude

de função. Uma mutação é neutra quando a proteína produzida se mantém quantitativa e qualitativamente normal. No nível do DNA, não há variantes boas ou ruins – esse julgamento de valor só pode ser feito pela avaliação da quantidade e da qualidade das proteínas codificadas.

Um ponto crucial: o aparecimento de uma variante no DNA é um evento aleatório. Isso tem enorme importância evolucionária, pois as variações ocorrem ao acaso no genótipo (DNA), enquanto a seleção age sobre os produtos gênicos (proteínas, fenótipo). O grande geneticista e nobelista Jacques Monod enfatizou essa dualidade no belíssimo livro *O acaso e a necessidade* (tomou emprestada uma frase do filósofo grego Demócrito, que dizia: "Tudo que existe no Universo é fruto do acaso e da necessidade").

Os genes que codificam proteínas em bactérias funcionam de maneira simples e direta. O gene é transcrito para produzir um mRNA com sequência de codificação contínua, que é traduzido para gerar uma sequência linear de aminoácidos. Em outras palavras, os genes são colineares com o RNA mensageiro (mRNA). Sempre se achou que o mesmo ocorria em humanos. Inesperadamente, na década de 1970, descobriu-se que os genes de eucariotos, incluindo o *H. sapiens*, eram muito maiores do que o mRNA! Experimentos usando hibridação do DNA com o RNA mensageiro mostraram que a grande maioria dos genes codificadores de proteínas é dividida em segmentos codificadores chamados de éxons, que ficam separados por sequências de DNA não codificadoras, chamadas íntrons. Em outras palavras, os genes humanos são "interrompidos" (Figura 12.13).

O número e o tamanho de éxons e íntrons varia consideravelmente entre genes e parece haver pouca lógica sobre precisamente onde os íntrons se inserem nos genes. Os comprimentos médios de éxons mostram variação moderada de gene para gene. No genoma humano, íntrons mostram diferenças de tamanho extraordinárias, resultando em enorme variação no tamanho dos genes. O gene humano *HBB* (que codifica a β-globina) tem dois íntrons e mede cerca de 1.600 pares de base. Já o gene *DMD* (que codifica a proteína estrutural muscular distrofina e está associado à distrofia muscular de Duchenne) é 1.500 vezes maior, medindo cerca de 2,4 milhões de pares de base e tendo 78 íntrons. O campeão em número de íntrons é o gene *TTN* (que codifica a titina, outra proteína estrutural do músculo), com nada menos que 364 deles. Menos de 10% dos genes humanos possuem um éxon único e ininterrupto e não precisam ser editados – exemplos notáveis são os genes de histonas.

Aqui é necessário um parêntese semântico sobre o termo gene, que foi usado para denotar, por exemplo, o gene *DMD*. A palavra *gene* deve indicar a sequência de nucleotídeos do transcrito primário ou a do mRNA maduro que é traduzido em proteína? A verdade é que a palavra *gene* é ambivalente, sendo ocasionalmente usada para denotar um e ocasionalmente outro. Para evitar ambiguidade, a partir de agora será usada a expressão *unidade transcricional* para se referir à sequência de DNA presente no genoma.

A palavra gene é também às vezes usada para significar o sítio no cromossomo X ocupado pela unidade transcricional de *DMD* (que aqui será chamada de loco) e também, coloquialmente, é empregada para indicar um alelo de *DMD*, por exemplo, o gene da distrofia muscular de Duchenne (que aqui será chamado de alelo, mutação ou variante, dependendo do contexto).

Transcrição gênica

O dogma central da biologia molecular estabelece que a informação genética deve fluir no sentido DNA → RNA → proteína. Tecnicamente, diz-se que o DNA é transcrito em RNA, o qual é traduzido em proteínas. O DNA é estritamente informacional, enquanto as proteínas são funcionais e representam o braço efetor do mecanismo genético. Como **genoma** refere-se ao conjunto de todo o DNA das células, o termo **transcritoma** diz respeito ao conjunto de todo o RNA mensageiro, enquanto **proteoma** corresponde ao conjunto de todas as proteínas das células. Assim, na formulação moderna do dogma, pode-se dizer que a informação flui no sentido genoma → transcritoma → proteoma.

Os genes são inicialmente transcritos por uma RNA polimerase para produzir uma longa molécula de RNA. O transcrito primário é idêntico, em sua sequência de bases, à fita transcrita da cadeia de DNA, exceto que U substitui T. Em seguida, o transcrito de RNA primário passa por uma forma de processamento ou edição (*splicing*), que é feita no núcleo por um complexo de proteínas em associação com pequenas moléculas de RNA nuclear (snRNA). A primeira etapa é clivar o transcrito de RNA nas junções entre éxons transcritos e íntrons. As sequências individuais de íntrons transcritas não parecem ter qualquer função útil e são degradadas, enquanto as sequências de éxons transcritas são ligadas covalentemente para formar o RNA mensageiro (mRNA) maduro (Figura 12.13).

Como o complexo enzimático reconhece em que pontos deve fazer a edição? Ainda não se conhecem todos os detalhes, mas sabe-se que certas sequências são importantes na sinalização dos locais que definem os limites éxon-íntron. Quase todos os íntrons, por exemplo, começam com um dinucleotídeo GT na cadeia de DNA e terminam com um AG, de modo que a sequência intrônica transcrita no RNA começa com um GU (que marca o local doador de edição) e termina em AG (marcando o local do receptor de edição). Como se verá adiante, mutações nessas sequências sinalizadoras de edição, que são chamadas de *sítios canônicos de edição*, são importantes causas de doença.

O processo de edição não é totalmente determinístico, sendo isso essencial na evolução dos genomas. Há mutações que causam doenças por criar novos sítios de edição em locais inusitados, como no meio de um éxon ou de um íntron. Especialmente em casos de genes duplicados, alguns desses novos sítios

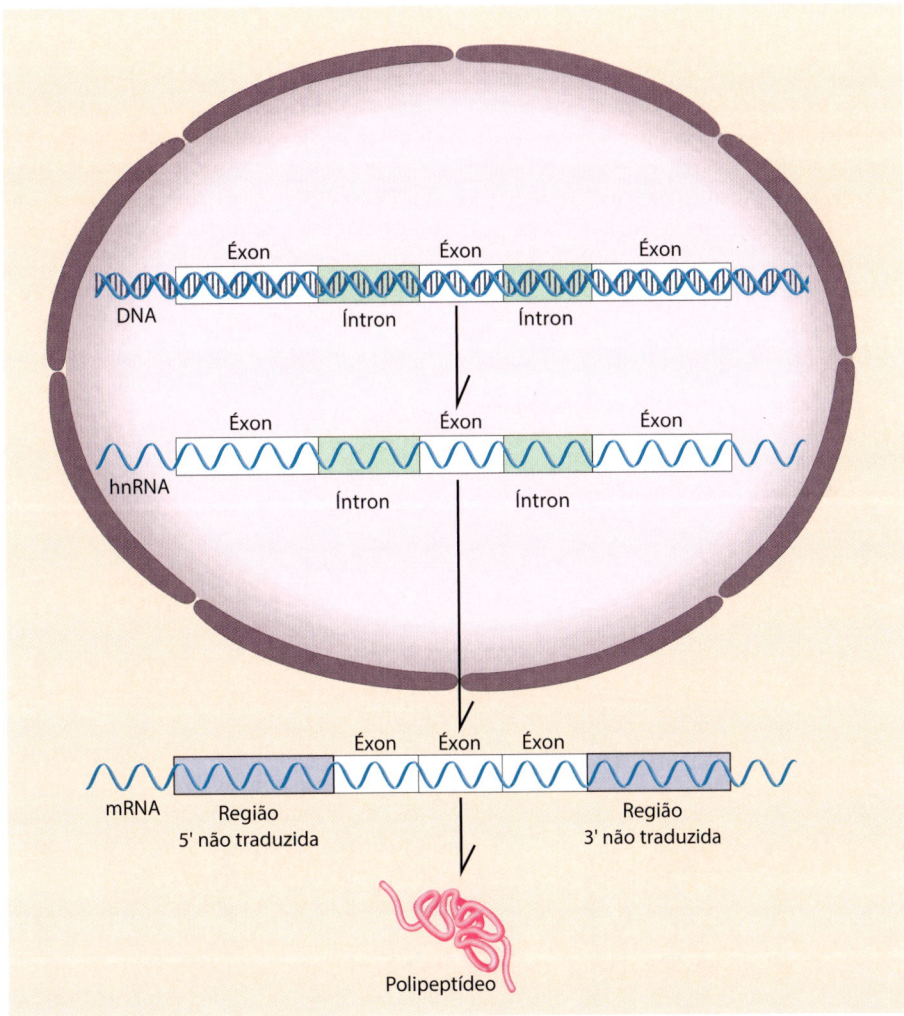

Figura 12.13 Estrutura e edição de um gene humano. A unidade transcricional do loco é composta de éxons e íntrons, além da região 5' não traduzida e da região 3' não traduzida. Ela é transcrita de forma colinear em um RNA precursor (hnRNA). O hnRNA é editado para remoção dos íntrons e forma o mRNA maduro.

podem passar a ser preferidos aos próprios sítios canônicos. Dessa forma, alterações nos padrões de edição podem evolucionariamente gerar novas proteínas.

Quando a natureza "interrompida" dos genes de humanos e outros eucariotos foi descoberta, questionou-se qual poderia ser a razão para um arranjo tão complexo para a estrutura e a função dos genes. Logo se percebeu a vantagem evolucionária de dividir a informação genética em alguns éxons pequenos: a criação de novos genes e novos produtos gênicos. Rearranjos cromossômicos podem promover o embaralhamento de éxons, com formação de novos genes e novas funções.

Uma fonte adicional de complexidade vem do uso de diferentes combinações de éxons para fazer transcrições alternativas do mesmo gene, ou seja, **edição alternativa**, que parece ser particularmente ativa na espécie humana (Figura 12.14). Pela escolha judiciosa de quais éxons incluir no mRNA maduro, é possível gerar inúmeras proteínas diferentes, com adaptação ideal a certos órgãos (edição alternativa tecido-específica). A edição alternativa parece ser a razão pela qual os humanos, que têm complexidade biológica muito superior à de nematódeos, podem se dar ao luxo de ter praticamente o mesmo número de unidades transcricionais que o *C. elegans*. A edição alternativa permite gerar dezenas de produtos proteicos a partir de uma única unidade transcricional.

As moléculas de mRNA geradas por edição do RNA no núcleo são exportadas para o citoplasma, onde se ligam a ribossomos, complexos muito grandes que consistem em quatro tipos de RNA ribossômico (rRNA) e muitas proteínas diferentes. Embora seja formado apenas a partir de éxons, o mRNA possui ainda sequências não codificantes em suas extremidades 5' e 3' (chamadas, respectivamente, de região 5' não traduzida e região 3' não traduzida). Muitas vezes, tais regiões contêm elementos regulatórios.

Código genético. Tradução da informação

Um polipeptídeo é um polímero constituído por uma sequência linear de aminoácidos, moléculas que têm a fórmula geral NH_2-CH(R)-COOH, em que R é uma cadeia lateral variável que define a identidade química do aminoácido. Existem na biosfera milhões de polipeptídeos e proteínas, estruturais ou funcionais. No entanto, essa incrível variedade é construída por apenas 20 aminoácidos. Eles bastam, o que demonstra que cada um carrega uma mensagem estrutural preciosa e diferente para a proteína.

Existem apenas quatro bases no RNA mensageiro, 16 pares de bases e 64 tripletos de bases. Para codificar os 20 aminoácidos, são necessários tripletos de bases, que são 64. Por isso, há mais de um tripleto para muitos aminoácidos. Dos 64 códons possíveis, três são *códons de parada*, que sinalizam o fim da síntese proteica (mutações do DNA que criam códon de parada causam problemas sérios, porque a proteína fica truncada pela parada prematura ou tardia da tradução). Sobram 61 códons para codificar os 20 aminoácidos, havendo redundância (mais de um códon codifica o mesmo aminoácido – por isso, o código genético é chamado *degenerado*).

Os códons não são distribuídos ao acaso entre os 20 aminoácidos. Há evidências de que o código genético e a estrutura das proteínas coevoluíram, de forma que os aminoácidos mais comuns nas proteínas têm mais códons. Leucina e serina, por exemplo, abundantes em proteínas, têm seis códons cada, enquanto a metionina (que tem papel especial, pois é sempre o códon de iniciação da molécula proteica) e o triptofano, apenas um. Em geral, o código genético é especialmente degenerado na terceira base do códon. Assim, variantes que envolvem a terceira base de um códon não causam mudança no aminoácido codificado, ou seja, são *variantes sinônimas*.

A tradução começa quando os ribossomos se ligam à extremidade 5' de um mRNA; em seguida, movem-se ao longo do RNA para encontrar um local de início da tradução, o códon de iniciação AUG (que é o mesmo códon da metionina). Quer dizer que todas as proteínas humanas começam com uma metionina? Não, pois esse aminoácido é removido após a tradução.

O códon de iniciação marca o início de uma *janela aberta de leitura* de códons que especifica os aminoácidos sucessivos na cadeia polipeptídica até que surja um códon de parada e a tradução seja terminada. Se algum nucleotídeo é deletado ou adicionado, ocorre uma mudança na janela de leitura. Como três dos 64 códons especificam uma parada, espera-se que, em média, um em cada 21 códons ocasione uma parada. Isso contrasta com a *janela aberta de leitura*, que tem centenas de códons sem nenhuma parada. Assim, inserções ou deleções de um número de bases diferente de três representam mutações de troca de janela de leitura, que são causas importantes de doenças genéticas.

Uma família de RNAs de transferência (tRNAs, ver adiante) é responsável pelo transporte dos aminoácidos corretos em sequência. tRNAs individuais, que transportam um aminoácido específico, reconhecem e se ligam a um códon específico e, quando o fazem, liberam o aminoácido que carregam. À medida que cada novo aminoácido é descarregado, ele é ligado ao aminoácido anterior, de modo a formar a cadeia polipeptídica. O primeiro aminoácido tem um grupo NH_2 (amino) livre e marca a extremidade N-terminal (N) do polipeptídeo. A cadeia polipeptídica termina após o ribossomo encontrar um códon de parada, que significa que o ribossomo deve desprender-se do mRNA e liberar o polipeptídeo. O último aminoácido incorporado à cadeia polipeptídica tem um COOH livre (grupo carboxila).

Como mostrado na Figura 12.13, um mRNA maduro possui uma sequência de DNA de codificação central grande flanqueada por duas regiões não traduzidas, uma região não traduzida curta 5' (5' UTR) e uma região 3' não traduzida longa (3' UTR).

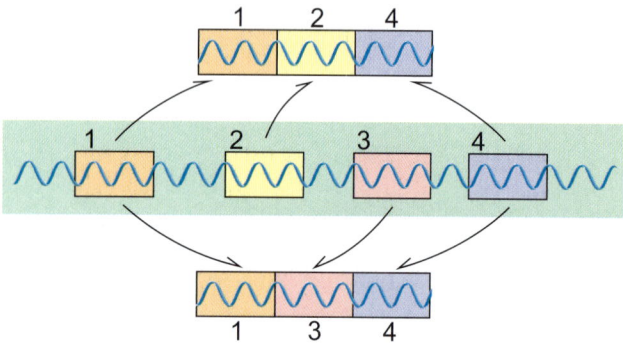

Figura 12.14 Edição alternativa. Um gene com quatro éxons (éxon 1, éxon 2, éxon 3 e éxon 4) teoricamente pode ser transcrito de várias maneiras (1-2-3-4, 1-2-3, 1-2-4, 1-3-4, 2-3-4) e gerar vários produtos gênicos (polipeptídeos) distintos. A edição alternativa permite que um genoma como o humano, que tem cerca de 20.000 genes, codifique centenas de milhares de proteínas diferentes, muitas delas tecido-específicas.

As regiões não traduzidas regulam a estabilidade do mRNA e parecem conter sequências reguladoras importantes na determinação de como os genes são expressos.

A evolução do polipeptídeo recém-sintetizado no ribossomo para proteína completamente madura requer outros passos. O polipeptídeo sofre modificações químicas pós-traducionais que podem envolver fosforilação, glicosilação e/ou adição de outros radicais. Finalmente, é necessário que a molécula seja transportada para o seu destino funcional dentro da célula ou exportada para o meio extracelular, o que depende de sequências de sinalização na extremidade NH$_2$ do polipeptídeo. Essa série de processos é chamada de *realização* da proteína. De fato, algumas doenças genéticas ocorrem por alterações genéticas nesse processo de realização proteica, como a mucolipidose II alfa/beta, na qual uma falha de glicosilação por defeito genético da enzima N-acetilglicosamina-1-fosfato transferase leva à deficiência de múltiplas enzimas hidrolíticas nos lisossomos.

Regulação da expressão gênica

A informação genética parte do DNA (genoma), que é transcrito em RNA (transcritoma), o qual é traduzido em proteínas (proteoma). O genoma é exatamente o mesmo em todas as células. Parte dos genes expressos no fígado, na medula óssea e no sistema nervoso central é idêntica. Esses são os genes responsáveis pelas vias metabólicas centrais (p. ex., glicólise), que não são regulados e têm expressão constitutiva. Esses são chamados de *genes faxineiros* (*housekeeping*). De outro lado, um hepatócito é muito diferente de um eritrócito e de um neurônio, isso porque há genes que são expressos (transcritos e traduzidos) diferentemente nessas três células. Em outras palavras, por causa da expressão desses *genes de luxo* (*luxury*), o transcritoma e o proteoma variam no fígado, na medula óssea e no sistema nervoso central.

Uma maneira simples de entender a regulação gênica é considerar a duração dos mecanismos envolvidos. De um lado, há a regulação em longo prazo: a diferenciação celular, por exemplo, para formar um eritrócito. Em seguida, tem-se a regulação em médio prazo: qual hemoglobina será sintetizada nos eritrócitos? Na vida pré-natal, é produzida a hemoglobina fetal, enquanto após o nascimento forma-se principalmente a hemoglobina A. Finalmente, existe a regulação em curto prazo: quanto do produto gênico *de luxo* deve ser formado para se alcançar uma adaptação ótima às circunstâncias metabólicas atuais?

Em seu excelente livro-texto de bioquímica, Albert Lehninger enfatizava *a lógica molecular dos seres vivos*. Um tópico em que essa lógica transparece é a regulação gênica. Quando se trata de diferenciação celular por regulação em longo prazo, atuam mecanismos permanentes e transmissíveis à progenia da célula diferenciada. Os mecanismos envolvidos nesse processo devem ser simples e fáceis de serem efetivados. A solução genial encontrada pela evolução foi a metilação de citosinas, que são modificações nucleares herdadas e que modulam a expressão gênica mas não envolvem modificação na sequência do DNA.

A regulação a longo termo é governada por metilação do genoma, para criar diferentes epigenomas. A simples introdução do grupo metila em citosinas leva a um rearranjo da cromatina que faz com que a região não esteja mais "aberta" para transcrição. Com a metilação, pode-se bloquear simultaneamente a transcrição de grande número de genes.

Além de atuar na regulação gênica, a metilação de citosinas está envolvida em fenômenos de *imprinting* genômico,

regulação da estrutura da cromatina, estabilidade genômica e patogênese de doenças, especialmente o câncer. Fatores ambientais podem causar mudanças nos padrões epigenômicos (epimutações), e, com isso, o ambiente pode ter influências duradouras no fenótipo. Metodologia epigenômica está sendo desenvolvida para catalogar todas as modificações de metilação em estados normais e patológicos. De posse desse catálogo, no futuro talvez surjam procedimentos terapêuticos por meio da engenharia epigenômica.

Regulação em médio prazo é essencialmente regulação transcricional (transcrever ou não o DNA em RNA), enquanto regulação em curto prazo é basicamente regulação traducional (traduzir ou não um mRNA existente no citoplasma). Esses são tópicos complexos, e sua discussão extrapola o nível deste texto, que está direcionado à Medicina Genômica. Tais informações encontram-se descritas na leitura recomendada.

DNA mitocondrial

Além dos 3,088 bilhões de pares de bases do genoma nuclear, o ser humano tem outro cromossomo muito menor, o cromossomo mitocondrial, com 16.590 pares de base e 37 genes. Apesar do seu diminuto tamanho, o DNA mitocondrial (mtDNA) é importante do ponto de vista médico, pois é responsável por inúmeras doenças genéticas. Enquanto a replicação das moléculas de DNA nuclear é controlada rigidamente, a replicação do mtDNA não se associa ao ciclo celular. A duplicação do mtDNA resulta simplesmente no aumento do número de cópias desse DNA na célula, com replicação desigual de mtDNAs individuais; com isso, alguns mtDNA individuais podem ser replicados várias vezes. Enquanto a segregação de moléculas de DNA nuclear em células-filhas precisa ser igual e rigidamente controlada, a segregação de moléculas de mtDNA em células-filhas pode ser desigual. Mesmo se a segregação de moléculas de mtDNA em mitocôndrias-filhas for igual, a segregação das mitocôndrias em células-filhas é estocástica. O mtDNA é herdado dos óvulos, que contêm cerca de 250.000 cópias do mtDNA. As cerca de 100 mitocôndrias dos espermatozoides, além de poucas, são destruídas seletivamente pelos óvulos após a fertilização.

Evolucionariamente, o cromossomo mitocondrial é muito peculiar. Aparentemente, é um endossimbionte, ou seja, um microrganismo aeróbico obrigatório, possivelmente similar a uma espécie moderna de riquétsia que foi ingerido por um eucarioto anaeróbico por fagocitose e sobreviveu no citoplasma. O benefício inicial dessa simbiose foi a capacidade do endossimbionte de detoxificar oxigênio para o hospedeiro anaeróbico. Ao longo de milhões de anos de evolução, genes do endossimbionte foram sendo lentamente transferidos para o genoma nuclear. O mtDNA contém somente 37 genes, que sintetizam apenas 13 polipeptídeos, os quais fazem parte da cadeia respiratória e ficam inseridos na membrana interna da mitocôndria. Esses 13 polipeptídeos são especiais, porque precisam ser sintetizados dentro das mitocôndrias, para serem inseridos na polaridade correta na sua membrana interna. Para sintetizar esses polipeptídeos, as mitocôndrias precisam ter genes que codificam uma maquinaria sintética própria, incluindo RNAs transportadores e RNAs mitocondriais. Como prova de sua origem há milhões de anos, o código genético das mitocôndrias humanas difere um pouco do código genético nuclear. Todos os demais genes que codificam polipeptídeos das mitocôndrias são codificados no núcleo.

▶ Medicina genômica e fenótipo

A medicina genômica estuda o genoma para elucidar a causa de fenótipos anormais. Quando se descobrem alterações genômicas, a pergunta é: as alterações encontradas são realmente a causa dos fenótipos anormais? Para respondê-la, é necessário caracterizar os tipos de alterações genômicas que podem gerar doenças, que variam desde troca de um único nucleotídeo até alterações cromossômicas envolvendo enorme quantidade de bases do DNA. Tais anormalidades estão descritas a seguir.

Substituições de nucleotídeos

A sequência de nucleotídeos constitui a mensagem química contida no DNA (nos genes) e pode ser alterada de várias maneiras:

- A mutação mais simples e mais óbvia é a substituição de um único nucleotídeo, que recebe o nome de **variante de nucleotídeo único** (*single nucleotide variation, SNV*). Dependendo de onde tal mudança acontece, a mutação pode não ter nenhuma relevância funcional ou clínica. Se ocorre em uma região intergênica ou em uma das regiões não codificantes de um gene, por exemplo, trata-se de *mutação silenciosa*

- Mutações em regiões codificadoras dos genes têm maior importância clínica. No entanto, nem todas causam problemas. Como o código genético é degenerado, a SNV pode, ou não, resultar na substituição do aminoácido. Se a mudança de nucleotídeo não causa mudança no aminoácido, diz-se que é uma *variante sinônima*. Quando o SNV causa mudança de aminoácido, ou seja, *variante não sinônima* de troca de sentido (*missense*), seu efeito pode ser deletério, neutro ou vantajoso, dependendo do efeito da natureza da substituição do aminoácido e da sua localização no polipeptídeo codificado pelo gene. Um caso especial ocorre quando após a mudança de um único nucleotídeo forma-se um códon de parada; fala-se em mutação *sem sentido* (*nonsense*). Vários SNVs estão mostrados na Figura 12.15.

Variantes silenciosas, sinônimas e não sinônimas neutras podem, por deriva genética, tornar-se muito comuns na população. SNVs que atingem frequências de mais de 1% na população recebem o nome de *polimorfismos de base única* (*single nucleotide polymorphism, SNP*). Substituições vantajosas são muito raras, mas, quando ocorrem, se espalham na população, constituindo substratos da evolução por seleção natural.

A substituição de um aminoácido pode também modificar a edição gênica (Figura 12.13), por abolir o sítio aceptor ou doador de edição, se a mudança ocorre na fronteira éxon-íntron.

Tais variantes podem fazer com que éxons não sejam incluídos no mRNA maduro. Mais raramente, a troca de nucleotídeos pode criar um novo sítio doador ou aceptor críptico no meio de um éxon, como acontece com a hemoglobina E, que tem elevada frequência em vários países asiáticos.

Quando o sequenciamento do exoma ou o sequenciamento do genoma identifica variação de base única, não se pode afirmar que se trata de variante patogênica ou não. Para essa distinção, deve-se primeiro saber se a variante foi vista em associação com alguma doença genética, o que pode ser consultado em inúmeros bancos de dados, mais explicitamente o ClinVar (https://www.ncbi.nlm.nih.gov/clinvar/), o Leiden Open Variant Database (LOVD 3.0 – https://www.lovd.nl/) e o Human Gene Mutation Database (HGMD – http://www.hgmd.cf.ac.uk/ac/index.php). Caso um gene identificado já tenha sido associado a uma doença genética, mas nenhum paciente tenha sido visto com a variante específica encontrada, pode-se recorrer às ferramentas computacionais de predição *in silico* do efeito da substituição de um aminoácido sobre a estrutura da proteína codificada pelo gene. Há dois tipos de ferramentas: as baseadas em regras e as geradas por aprendizado de máquinas.

As *ferramentas baseadas em regras* geralmente fazem uso da conservação evolucionária do aminoácido que sofreu a mutação e em parâmetros físico-químicos do aminoácido original e do mutado. A troca de um aminoácido altamente hidrofílico e pequeno (p. ex., aspartato) por outro altamente hidrofóbico e volumoso (p. ex., triptofano) é muito mais provavelmente danosa para a estrutura e a função da proteína do que a troca de aspartato por outro aminoácido similar, como o glutamato. Há vários programas de predição algorítmica, porém os mais usados são SIFT (https://sift.bii.a-star.edu.sg/) e Polyphen-2 (http://genetics.bwh.harvard.edu/pph2/).

As *ferramentas baseadas em inteligência artificial* utilizam o aprendizado de máquinas treinadas por escores de patogenicidade conhecidos, frequências alélicas da população geral e medidas diretas de conservação evolucionária em vários níveis. Entre os mais usados estão ClinPred (https://sites.google.com/site/clinpred/) e M-CAP (http://bejerano.stanford.edu/mcap/).

Indels pequenos

Variantes por inserção ou deleção (*indels*) de um número relativamente pequeno de bases (< 50) também são importantes em certas doenças. As consequências funcionais de um indel específico dependem se ele é constituído de um número de bases múltiplo de três (no código genético, um tripleto de bases codifica um aminoácido). Indels em éxons com número de bases múltiplo de três resultam em inserção ou deleção de

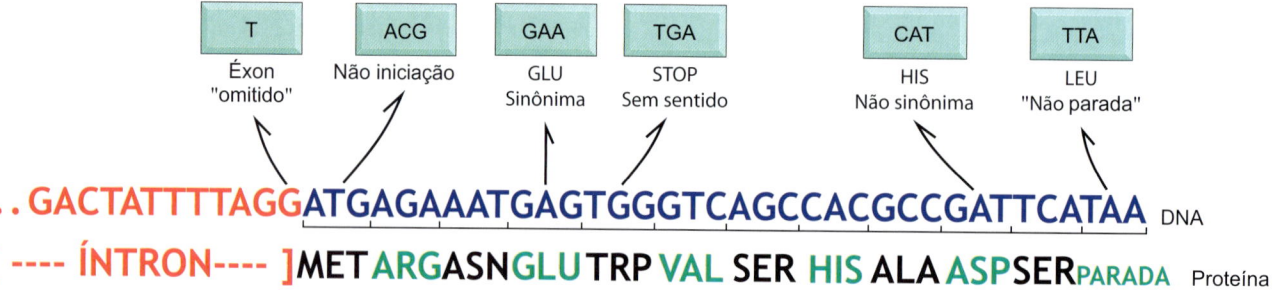

Figura 12.15 Tipos de variantes de nucleotídeo único (SNV, *single nucleotide variation*).

aminoácido(s) na cadeia polipeptídica (Figura 12.16). O resto da sequência de aminoácidos permanece o mesmo. Isso não significa que tais deleções ou inserções *in-frame* (na mesma janela) não possam ser patogênicas. A deleção do tripleto que codifica a fenilalanina na posição 508 do gene *CFTR* (p.Phe-508del) é a mais frequente de todas as variantes patogênicas que causam a doença fibrose cística.

Se o número de bases não é múltiplo de três, modifica-se a janela de leitura, alterando toda a sequência de aminoácidos subsequentes (na direção 3') na tradução do mRNA. No código genético, há 64 tripletos, sendo três deles códons de parada da tradução. Um gene tem uma janela aberta de leitura. Mudanças desse tipo geralmente interrompem a tradução pela geração aleatória de um códon de parada (Figura 12.16).

Perda e ganho de função

Três variantes são especiais porque causam danos na tradução da proteína e se associam a perda de função: as variantes sem sentido (*nonsense*), as variantes de mudança de janela de leitura (*frameshift*) e as variantes de edição (*splice variants*), que fazem com que éxons não sejam incluídos no mRNA maduro. A perda de função nas duas primeiras variantes deve-se a mecanismo de monitoramento das moléculas de mRNA nas células eucarióticas chamado de *degradação mediada por mutação sem sentido*. Moléculas de mRNA que contêm códons de parada prematuros geralmente são destruídas por um sistema específico chamado "degradação mediada por mutação sem sentido".

Variantes de troca de sentido (*missense*) podem causar perda de função, caso desestruturem completamente a proteína. Por outro lado, algumas variantes de troca de sentido são capazes de gerar causar *ganho de função*, que é o mecanismo de algumas doenças com herança autossômica dominante, como, por exemplo, as rasopatias. Ganhos de função também podem ocorrer em doenças associadas a genes de canais iônicos (canalopatias), quando mutações de troca de sentido interferem com os mecanismos de controle por voltagem ou geram vazamentos constitutivos.

Mutações em micro e minissatélites

O genoma humano contém grande número de regiões onde uma determinada sequência repete-se inúmeras vezes em tandem. Tais regiões são chamadas de **microssatélites** se a repetição tem de 1 a 6 pares de base e de **minissatélites** se o tamanho é superior a 6 pares de base. Micro e minissatélites são muito variáveis, pois apresentam polimorfismos no número de repetições devido a fenômenos como recombinações desiguais e derrapagem (*slippage*) das fitas do DNA durante a divisão meiótica. Por serem altamente variáveis, esses polimorfismos têm sido explorados em criminalística e na determinação de paternidade.

Nas décadas de 1980 e 1990, foi descoberto que alguns microssatélites podem se tornar instáveis e crescer vertiginosamente em número de cópias, podendo atingir grandes comprimentos, interferir com processos celulares e causar doença humana. Como os efeitos dessas expansões de microssatélites tornam-se progressivamente mais patogênicos por causa do aumento do seu tamanho em gerações sucessivas de uma família, elas são chamadas de *mutações dinâmicas*. Tais importantes e interessantes mecanismos mutacionais são divididos em dois grupos: microssatélites em regiões codificantes e microssatélites em regiões não codificantes.

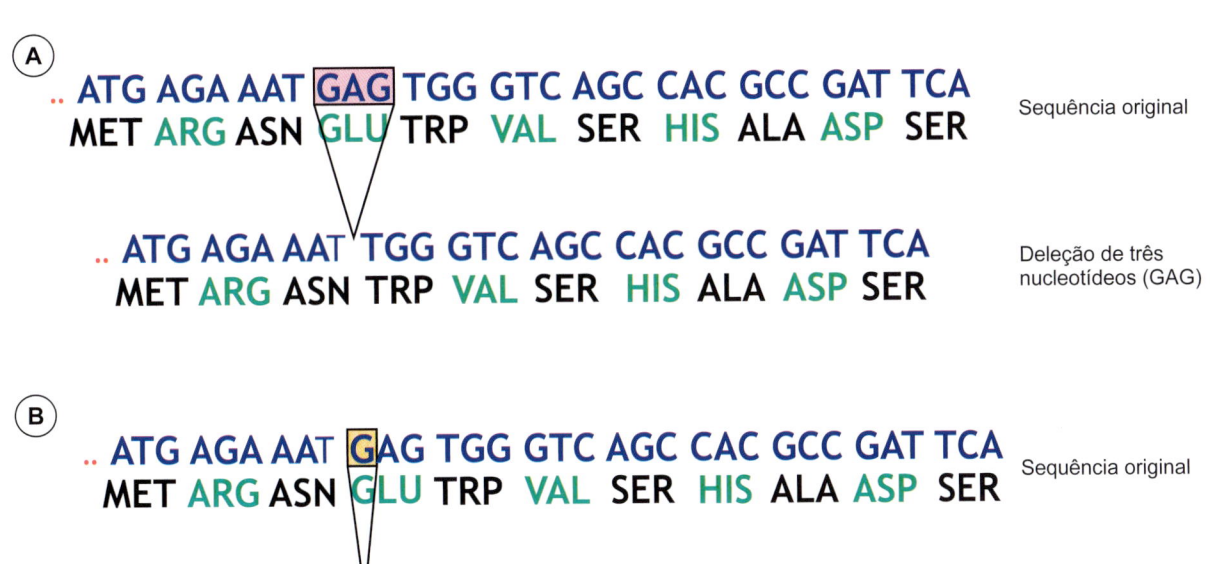

Figura 12.16 Consequências da deleção de bases. Se o número de bases deletadas é três ou múltiplo de três (**A**), ocorre deleção de um ou mais aminoácidos, mas o restante da sequência de bases do gene original fica mantido. Se o número de bases não é três ou múltiplo de três (**B**), surge uma mudança na janela de leitura (*frameshift*) que altera toda a sequência subsequente de aminoácidos e acarreta a geração aleatória de um códon de parada na tradução do mRNA. A consequência é a síntese de uma proteína truncada, com perda de função.

Expansão de microssatélites

A expansão pode ocorrer em regiões codificantes ou não codificantes dos genes. Nas *regiões codificantes* e por causa da organização do código genético em tripletos, apenas microssatélites de trinucleotídeos podem ser polimórficos e tolerados. Tais microssatélites são vistos em repetições do mesmo aminoácido, sendo o mais frequente delas regiões codificantes de poliglutaminas, associadas com o microssatélite $(CAG)_n$, que frequentemente apresenta polimorfismo de tamanho.

Algumas doenças neurológicas resultam da expansão de poliglutaminas $(CAG)_n$, aparentemente por precipitação das proteínas no citoplasma após certo grau de expansão. Entre elas estão a coreia de Huntington (gene *HD*), a atrofia muscular espinhal e bulbar (gene *AR*) e inúmeros tipos de ataxia espinocerebelar, todas com herança autossômica dominante. Parece que, quando o tamanho da expansão do microssatélite aumenta na meiose, a idade de início dos sintomas torna-se mais precoce. Por isso, nos heredogramas frequentemente pode ser visto o fenômeno de antecipação.

Expansão de trinucleotídeos em *regiões não codificantes* de seus genes associam-se a quatro importantes doenças genéticas: (a) síndrome do X-frágil; (b) síndrome de deficiência intelectual do X-frágil, ambas com expansão de $(CGG)n$ na região 5' não traduzida dos genes *FMR1* e *FMR2,* respectivamente; (c) distrofia miotônica tipo I, com expansão de $(CTG)_n$ na região 3' não traduzida do gene *DMPK*; (d) ataxia de Friedreich, com expansão de $(GAA)_n$ no íntron 1 do gene *FXN*.

Adicionalmente, há doenças em que a expansão não ocorre em trinucleotídeos, mas em unidades de repetição maiores de microssatélites, a saber: (1) tetranucleotídeo – distrofia miotônica tipo II, com expansão de $(CCTG)_n$ no íntron 1 do gene CNBP; (2) pentanucleotídeo – ataxia espinocerebelar tipo 10, com expansão de $(ATTCT)_n$ no íntron 9 do gene *ATXN10*; (3) hexanucleotídeo – demência frontotemporal e/ou esclerose lateral amiotrófica com expansão de $(GGGGCC)_n$ na região não codificante do gene *C9ORF72*.

Variações estruturais

Classicamente, as doenças genéticas humanas foram classificadas em dois grandes grupos: (1) doenças monogênicas (mendelianas), em que os mecanismos mutacionais operam no nível gênico e são constituídas de SNVs e indels pequenos; (2) doenças cromossômicas, cuja alteração pode ser visível ao microscópio de luz, ou seja, com tamanho maior que 5 a 10 Mb. Há pouco mais de uma década, o enfoque genômico na medicina genética passou a discernir um nível intermediário de variação abundante com mecanismos mutacionais próprios: o das variações estruturais. Nessa categoria, o principal componente é o da **variação de número de cópias** (*copy number variation, CNV*), que pode causar doença por meio de rearranjos não balanceados que aumentam ou diminuem o conteúdo de DNA em segmentos cromossômicos com mais de 50 pares de base. CNVs são gerados constantemente pelo fato de o genoma ser dinâmico e ativo e estar se renovando continuamente por recombinação mitótica e conversão gênica, envolvidos no reparo de lesões no DNA. Esses mecanismos de rotatividade genômica (*genomic turnover*) resultam em rearranjos no DNA que podem causar doenças, chamadas de **doenças genômicas**. Esse nome foi dado porque as mutações são causadas pela própria arquitetura do genoma que causa recombinações desiguais ou outros tipos de instabilidade.

A classe intermediária de variação estrutural, com a ampla faixa de 50 até 5 a 10 milhões de pares de base, envolve frequentemente alterações causadoras de doenças no *status* diploide de segmentos do DNA por microdeleções ou microduplicações. A importância dessa variação genômica para a genética médica foi tal que o Colégio Americano de Genética Médica recomendou que o estudo cromossômico convencional, uma das técnicas investigativas mais tradicionais da genética, deveria ser substituída pelas modernas técnicas de microarranjos, direcionadas a CNVs, discutidas adiante. A consequência disso é taxa de detecção diagnóstica muito maior (15 a 20%) em testes de indivíduos com atraso do desenvolvimento psicomotor/deficiência intelectual, transtorno do espectro autista e/ou anomalias congênitas múltiplas do que um cariótipo de bandas G (~3%, excluindo a síndrome de Down e outras síndromes cromossômicas reconhecíveis).

O aumento do diagnóstico dessas doenças deve-se primariamente à maior sensibilidade para deleções ou duplicações submicroscópicas. Atualmente, microdeleções e microduplicações podem ser também detectadas por meio de novas técnicas baseadas no sequenciamento de nova geração, como o sequenciamento completo do exoma (WES) ou o sequenciamento completo do genoma (WGS).

Um importante suporte para o uso de tecnologias de microarranjos ou de sequenciamento de nova geração para o diagnóstico de microdeleções e microduplicações veio da criação do banco de dados DGV (Database of Genomic Variants; http://dgv.tcag.ca/dgv/app/home), que contém mais de 2 milhões de CNVs e mais de 200 mil regiões de CNVs descobertas em mais de 50 estudos diferentes.

► Análise laboratorial do genoma

Hibridação

Para examinar o genoma, a principal ferramenta é a hibridação (anelamento), que é baseada na formação de pares Watson-Crick (A-T e C-G) de elevada especificidade. Na estrutura da molécula de DNA, as pontes de hidrogênio entre as bases pareadas funcionam como uma "cola" que mantém juntas as duas fitas complementares. A purina A liga-se à pirimidina T com duas pontes de hidrogênio, enquanto a outra purina G se liga a outra pirimidina C com três pontes de hidrogênio.

Ao se hibridar uma única molécula de adenina a outra base única qualquer do DNA, a chance de haver complementaridade química (de ela ser uma timina) é de 0,25 (ou seja, uma entre quatro bases possíveis). No caso de um dímero AA, a chance de complementaridade exata ao acaso com um par TT é de $(0,25 \times 0,25)$, ou seja $(0,25)^2 = 0,125$ (uma chance em oito). Se se trata de um decâmero, a chance de complementaridade com um oligômero de 10 bases alinhadas ao acaso no genoma é $(0,25)^{10} = 0,00000095$, que é aproximadamente 1 chance em 1 milhão. Com uma sequência de 20 bases, a probabilidade cai para $(0,25)^{20} = 0,0000000000009$, que é aproximadamente 1 chance em 1 trilhão!

Como o genoma humano contém cerca de 3 bilhões de pares de base, uma *sonda* com 20 bases conseguiria encontrar uma sequência de 20 bases única nesse genoma. Na prática, usam-se sondas ainda maiores, alcançando níveis de especificidade enormes. Também quando se faz reação em cadeia da polimerase (PCR), usam-se dois iniciadores com 16-30 bases cada um, o que dá ampla garantia de amplificar apenas uma única agulha em todo o palheiro genômico. Por tudo isso, praticamente todos os métodos empregados para examinar o genoma baseiam-se na fantástica especificidade gerada pela hibridação de oligô-meros de bases. Há três métodos rotineiramente empregados para avaliar alterações no genoma (ver também Capítulo 2): (1) sequenciamento de DNA; (2) SNP *arrays* e hibridação genômica comparativa (aCGH); (3) análise de metilação.

Sequenciamento de DNA

O método tradicional de sequenciamento de DNA foi desen-volvido em Cambridge, na Inglaterra, pelo cientista Fred Sanger, que ganhou um Prêmio Nobel (o segundo dele) por esse impor-tante avanço. O método, baseado no uso de didesoxinucleo-tídeos, é coloquialmente chamado de **sequenciamento de Sanger** (ver também Capítulo 2). Todo o Projeto Genoma Hu-mano foi executado usando essa metodologia, que ainda perma-nece como o padrão-ouro para sequenciamento em termos de acurácia e confiabilidade, especialmente pelo fato de permitir a análise de fragmentos com várias centenas de pares de base. O método é lento, pois depende de uma etapa de eletroforese, que hoje é realizada por eletroforese capilar em sequenciadores automáticos fluorescentes. Atualmente, o sequenciamento de Sanger está limitado sobretudo à análise de genes individuais e à confirmação de alguns achados de variantes encontradas no sequenciamento de nova geração.

O **sequenciamento de nova geração** (SNG; também chama-do de sequenciamento paralelo maciço) foi desenvolvido após o final do Projeto Genoma Humano e representou uma enorme revolução em análises genômicas. O SNG permite, em um úni-co sequenciador, velocidade de sequenciamento 100 a 200 mil vezes maior do que com o método de Sanger. Pode-se, assim, sequenciar todo um genoma humano em menos de 1 semana.

No SNG, não há necessidade de purificar um fragmento para ser sequenciado. Milhões de fragmentos de DNA presentes em uma mistura complexa que pode conter dezenas, centenas ou milhares de genes são sequenciados simultaneamente, sem necessidade de eletroforese. Por causa dessa enorme eficiên-cia, o preço do sequenciamento tem caído consideravelmente, sendo hoje possível sequenciar um genoma humano inteiro por menos de US$1,000 em reagentes. A principal desvantagem do SNV é que um gene não é sequenciado continuamente, mas em milhares de pequenos fragmentos de 150 pares de base, que precisam ser depois concatenados de maneira correta por comparação com uma sequência de referência. Por sequenciar apenas fragmentos pequenos, em geral o SNG não é capaz de diagnosticar mutações por grandes expansões de microssatéli-tes. Entretanto, é provável que essa e outras dificuldades sejam vencidas em um futuro próximo.

Arranjo de SNP e hibridação genômica comparativa em arranjos

A hibridação genômica comparativa em arranjos (aCGH; *array-based comparative genomic hybridization*) e arranjos de SNP, que se baseiam em estratégias diferentes, são usadas para detecção de microdeleções e microduplicações.

No **SNP *array***, o microarranjo contém centenas de milha-res de oligonucleotídeos complementares a ambos os alelos de um enorme número de polimorfismos de base única (SNPs) bialélicos. Ao contrário da aCGH, as matrizes SNP não compa-ram diretamente a amostra de um paciente com uma amostra de controle. O DNA do paciente é fragmentado, marcado com fluorescência e hibridado no microarranjo. Dessa forma, pela leitura da fluorescência dos oligonucleotídeos medida em mi-croscópio confocal, é possível determinar o genótipo (AA, BB ou AB) em cada um dos milhares de SNPs no paciente. Ao mes-mo tempo, a intensidade da medida de fluorescência é capaz de distinguir o número de cópias dos alelos, por exemplo, AA (diploide normal), A (haploide – microdeleção) e AAA (micro-duplicação). As deleções podem ser identificadas pela ausência de heterozigose, pois os SNPs na área excluída devem mostrar apenas um alelo alternativo. Para duplicações, as razões dos alelos variam: se um loco de SNP tem dois alelos, A e B, um he-terozigoto normal é pontuado como AB (representações iguais dos alelos A e B); em regiões de trissomia parcial, os locais em que os dois alelos são evidentes podem mostrar taxas de alelos distorcidos que podem aparecer como AAB (duas vezes o sinal do alelo A em comparação com B) ou ABB, em vez de AB.

Na **aCGH**, os DNAs de amostras do paciente a ser testado e de uma amostra controle são fragmentados e marcados com fluo-rescências diferentes, sendo as mais empregadas a CY3 (verde) e a CY5 (vermelha). Em seguida, as duas amostras são mistura-das. A mistura é usada como uma sonda, sendo hibridada em um microarranjo contendo muitos milhares de alvos genéticos imobilizados em uma lâmina de vidro. Na versão mais usada de CGH, cada um dos milhares de alvos consiste em cópias idênti-cas de longo oligonucleotídeo (geralmente 55-65 nucleotídeos) fixados em uma formação de grade em um microarranjo. A in-tensidade relativa das duas fluorescências é medida em cada um dos milhares de alvos em microscópio confocal. Ao usar um DNA diploide da amostra (teste) e do DNA controle, qualquer sequência de DNA não repetitiva está presente em duas cópias. Para essas sequências, a razão dos dois fluoróforos ligados pe-las sondas deve ser aproximadamente a mesma no genoma, ge-rando uma mistura de cores verde e vermelha, que produz uma fluorescência amarelada. Entretanto, nas regiões cromossômi-cas em que a amostra-teste possui mais de duas cópias (dupli-cação) ou menos de duas cópias (deleção), a proporção relativa dos dois fluoróforos muda e a amostra fica mais verde ou mais vermelha, refletindo a alteração genômica.

Comparado à aCGH, o arranjo de SNP tem a vantagem de permitir o diagnóstico, por perda de heterozigose, também de isodissomias uniparentais e de regiões de autozigose (ho-mozigose estendida, que no exame se manifesta pela perda de heterozigose) frequentemente vistas em pacientes gerados de relações consanguíneas. Pela medida do número e do tamanho das regiões de homozigose estendida, é possível calcular o coe-ficiente de endocruzamento do paciente.

Análise de metilação

Além do seu envolvimento na regulação da expressão gênica, a metilação de citosinas participa de fenômenos de *imprinting* genômico, regulação da estrutura da cromatina, estabilidade ge-nômica e patogênese de doenças, especialmente do câncer.

Um simples truque molecular permite estabelecer quais citosinas estão metiladas em uma determinada região genô-mica. Quando se determina a sequência de bases em um seg-mento de DNA, a 5-metilcitosina é sequenciada como citosina. Por outro lado, é possível tratar o segmento de DNA com bis-sulfito de sódio (Na_2SO_3) e, dessa forma, fazer a desaminação da citosina, que é convertida em uracilo (Figura 12.17). A 5-metilcitosina, no entanto, não é desaminada pelo bissulfito. Assim, quando se sequencia um fragmento de DNA após trata-mento com bissulfito de sódio, todas as citosinas presentes na sequência são 5-metilcitosinas!

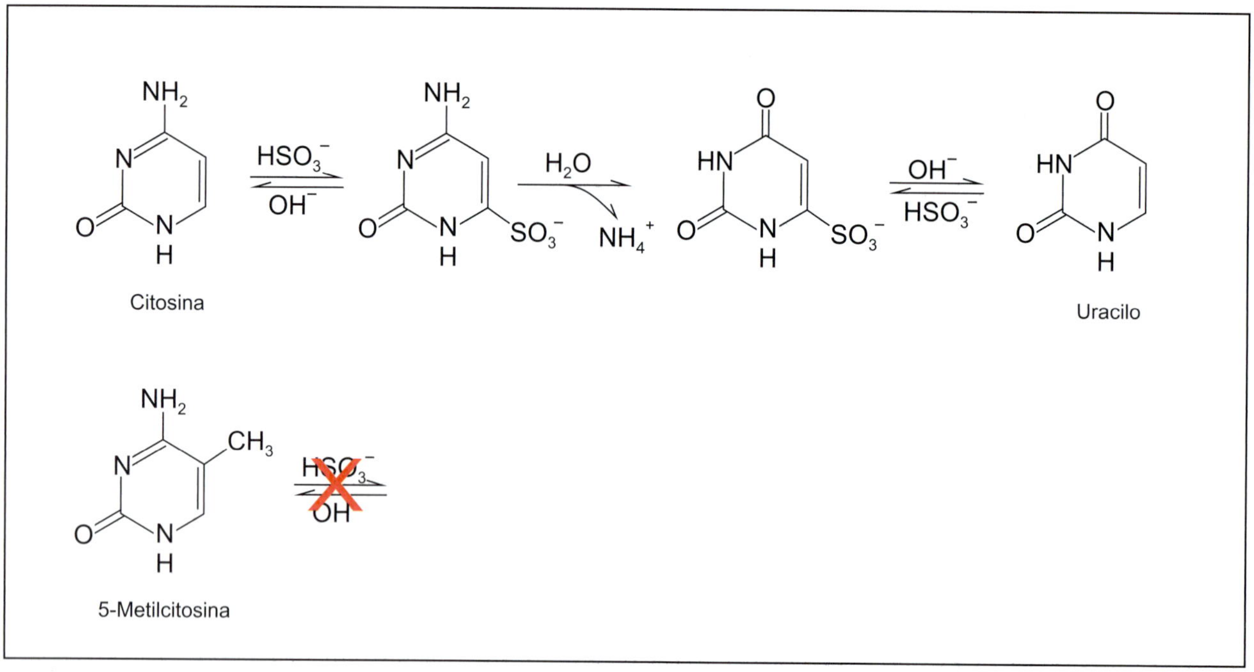

Figura 12.17 Análise de metilação. Se uma sequência de DNA é tratada com bissulfito de sódio (Na$_2$SO$_3$), ocorre desaminação da citosina, que é convertida em uracilo. A 5-metilcitosina, porém, não é deaminada pelo bissulfito de sódio.

Após tratamento com bissulfito de sódio, a região de interesse pode ser amplificada por PCR, na qual os uracilos recém-criados pela reação são lidos e propagados como timinas. Novas cadeias de DNA são sintetizadas sem incorporar grupos metila, de modo que quaisquer citosinas metiladas presentes no DNA modelo são propagadas como citosinas. Assim, se se sabe de antemão quais citosinas devem estar metiladas, pode-se definir iniciadores de PCR para amplificar segmentos de DNA antes e após o tratamento com bissulfito de sódio.

Metilação de citosinas é importante no diagnóstico genômico. Pela detecção de um cromossomo X inativado por metilação em homens, ela pode ser usada para diagnosticar a síndrome de Klinefelter (47,XXY). Na síndrome do X-frágil, caracterizada por grandes expansões do trinucleotídeo (CGG)$_n$ na região 5' não traduzida do gene *FMR1*, é exatamente a metilação da região expandida que bloqueia a transcrição do gene e causa a doença. Como em indivíduos sem a doença essa região não é metilada, um simples teste com PCR para determinar metilação pode ser usado no diagnóstico da síndrome do X-frágil.

PCR de metilação pode ser usada também no diagnóstico de doenças envolvendo estampagem genômica. A mesma deleção da região 15q11.2 pode manifestar-se clinicamente como síndrome de Angelman (quando a deleção é materna) ou como síndrome de Prader-Willi (quando a deleção é paterna). Isso ocorre porque essa região sofre o fenômeno de *estampagem genômica* por metilação e, dessa forma, os cromossomos 15 materno e paterno diferem na expressão de genes que estão presentes neles. Uma pessoa diploide normal apresenta no teste de PCR de metilação da região duas bandas com tamanhos diferentes, sendo uma de origem materna e a outra de origem paterna. A ausência da banda materna ou da banda paterna de metilação pode, assim, ser usada para diagnóstico específico dessas duas síndromes.

Outras abordagens usam enzimas de restrição que não clivam seus locais-alvo normais se contiverem uma citosina metilada. As chamadas enzimas de restrição sensíveis à metilação (MSREs) têm papel importante na análise do DNA metilado, pois são usadas para analisar o *status* de metilação dos resíduos de citosina nas sequências de CpG. Tais enzimas de restrição, como o nome indica, deixam o DNA metilado intato. Os MSREs clivam o DNA apenas em resíduos específicos de citosina não metilada, sendo o DNA amplificado por PCR após digestão.

Técnicas pangenômicas no diagnóstico de doenças

Na era pré-genômica, os exames genéticos envolviam testes para mutações altamente penetrantes nos genes subjacentes às doenças mendelianas específicas (pelo sequenciamento de Sanger) ou o estudo do cariótipo convencional para anormalidades cromossômicas visíveis ao microscópio. Com a evolução dos estudos genômicos, tornou-se patente que não existem grupos estanques de doenças causadas por SNVs patogênicos, indels patogênicos, CNVs patogênicos e macroalterações cromossômicas (em ordem de tamanho crescente). A grande maioria das doenças mendelianas causadas por mutações pontuais do tipo SNV ou indel também pode ser causada por CNVs. Não é raro ter paciente com heterozigose composta que apresenta um alelo de SNV patogênica e o outro de CNV patogênica, ambos causando efeitos genéticos no mesmo gene. Esse contínuo está mostrado na Figura 12.18, onde se vê que as alterações genômicas podem ir de uma única base (SNV) até vários milhões (macroalterações cromossômicas), passando pela distinção mais ou menos arbitrária entre indels (1 a 50 pares de base) e CNVs (acima de 50 pb). Existe apenas uma metodologia capaz de fazer o diagnóstico de qualquer tamanho de alteração nesse espectro, o sequenciamento de nova geração (NGS).

Sequenciamento de nova geração

Para um diagnóstico molecular completo, são necessárias técnicas que analisem o genoma como um todo, de maneira completa, compreensiva e independente de hipóteses iniciais

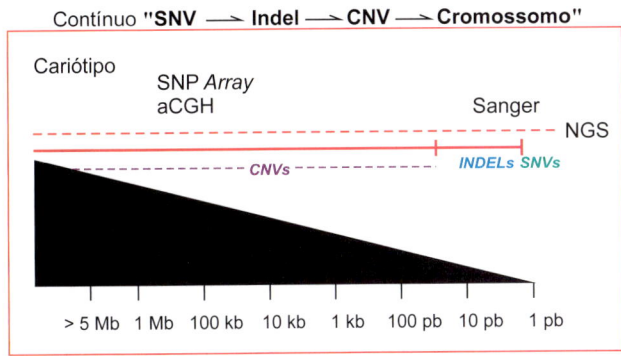

Figura 12.18 O contínuo de variantes SNV → indel → CNV → cromossomo e as técnicas usadas para investigação e genômica clínica. As únicas ferramentas capazes de detectar variantes desde um único par de bases até milhões de pares de base são aquelas baseadas no sequenciamento de nova geração (NGS), ou seja, sequenciamento completo do exoma ou do genoma.

(agnóstica). O sequenciamento do exoma e o sequenciamento do genoma têm a vantagem de serem imparciais quanto ao conjunto de genes analisados, permitindo a interrogação paralela da vasta maioria dos genes no genoma humano, ou seja, dispensando a predefinição dos alvos genômicos.

Para estudos pangenômicos, há dois procedimentos: (1) sequenciamento completo do exoma (WGE); (2) sequenciamento completo do genoma (WGS). O exoma é composto de cerca de 180.000 éxons, que são as regiões codificadoras dos cerca de 20.000 genes presentes no genoma humano. Embora o exoma constitua apenas 1 a 2% do genoma humano, ele é sede de 85% das mutações que causam doenças genéticas.

Sequenciamento completo do exoma

O sequenciamento completo do exoma (WES), que constitui verdadeira revolução na atenção médica, é um método diagnóstico para identificar defeitos moleculares em pacientes com suspeita de uma doença genética.

A prática médica tradicional em pacientes com suspeita de uma doença genética baseia-se na tentativa de fazer o diagnóstico com base em manifestações clínicas, testes de imagens e biópsias, seguido de confirmação por sequenciamento genético e pesquisa de deleções do gene candidato. Infelizmente, com essa sequência de procedimentos muitos pacientes permanecem sem diagnóstico seguro, o que acarreta efeitos negativos, pois não há elementos para estabelecer um prognóstico, para indicar um tratamento específico ou para permitir o aconselhamento genético da família. Em pacientes sem diagnóstico definitivo, não é raro que a família embarque em uma desgastante e dispendiosa *via crucis* diagnóstica que envolve múltiplas consultas médicas, inúmeros testes laboratoriais e de imagens e sequenciamento de vários genes.

Doenças mendelianas afetam pelo menos uma pessoa em cada 50. São conhecidas cerca de 4.500 doenças mendelianas, mas estima-se que possam existir mais de 10.000. Embora sejam individualmente raras, em conjunto geram enorme fardo (*burden*) para a saúde coletiva. Em países desenvolvidos, estima-se que cerca de 50% dos pacientes com doença mendeliana rara nunca sejam apropriadamente diagnosticados. No Brasil, esses números são ainda menores, podendo ser dito que, no nosso meio, elas são *doenças negligenciadas*. Chegar a um

diagnóstico molecular preciso em uma doença mendeliana tem uma série de vantagens:

- Põe um ponto-final na via *crucis* diagnóstica
- Melhora a qualidade do acompanhamento médico da doença, incluindo possíveis tratamentos, estabelecimento de prognóstico e prevenção de complicações
- Permite o aconselhamento genético de famílias, quanto a risco de recorrência, opções de diagnóstico pré-natal e diagnóstico pré-implantacional
- Permite o exorcismo de crenças e hipóteses errôneas dos pais sobre a causa da doença
- Permite o fechamento emocional pelos pais.

O sequenciamento completo do exoma (WES) veio para tentar resolver os casos que permanecem sem diagnóstico após investigações detalhadas e intensivas. A evidência da literatura é que o WES feito em pacientes e seus pais (três sequenciamentos exômicos) permite o diagnóstico definitivo e a identificação do defeito genético em 30 a 50% dos pacientes avaliados por suspeita de uma doença genética. No Brasil, por razões financeiras, é mais comum que o paciente seja testado isoladamente, o que provavelmente diminui um pouco as taxas de sucesso. Uma alternativa interessante e econômica é fazer a coleta de amostras de DNA dos pais e validação alelo-específica apenas dos genes candidatos encontrados.

De qualquer forma, um elemento fundamental é quem faz a análise das variantes encontradas no sequenciamento. O ideal é que seja um profissional que tenha experiência clínica em genética médica e competência bioinformática. Com isso, o mesmo profissional faz a melhor avaliação possível da patogenicidade da(s) variante(s) encontradas e integra os resultados com o quadro clínico para chegar ao diagnóstico correto.

Metodologia. O diagnóstico de uma doença genética pelo WES é feito em duas etapas:

- Sequenciamento. Uma amostra, geralmente esfregaço bucal ou sangue, mas também qualquer espécime biológico (vilosidades coriônicas fetais, líquido amniótico, material obtido por curetagem ou AMIU após perdas gestacionais, coto de cordão umbilical, pele, material de biópsia ou tecidos extraídos de cirurgia etc.), é obtida do paciente e o DNA é extraído.

Como mostrado na Figura 12.19, o DNA purificado é cortado em milhões de fragmentos pequenos por sonicação ou nebulização. O teste é feito com uma biblioteca imobilizada (em suporte sólido, como um microarranjo, ou em microesferas magnéticas) contendo um conjunto de oligonucleotídeos "iscas" escolhidos por terem características de todos os éxons conhecido do genoma humano. Os fragmentos que contêm éxons são hibridados com as iscas imobilizadas e, após várias lavagens, são eluídos e, finalmente, submetidos a sequenciamento paralelo maciço de nova geração. Quanto maior o número de leituras feitas (em geral com 9 ou mais gigabases de sequenciamento), maior é o número de vezes que cada base é sequenciada, que é chamada de *profundidade de leitura*. As milhões de pequenas sequências de DNA são sequenciadas em ambas as extremidades (sequenciamento pareado de extremidades) por no máximo 150 pares de base. A máquina faz o *base calling* em As, Gs, Ts e Cs e gera um grande arquivo chamado FASTQ.

As próximas fases do exame são feitas informaticamente. Primeiro, todas as sequências do arquivo FASTQ são alinhadas com o genoma de referência por hibridação *in silico* pelo *software*

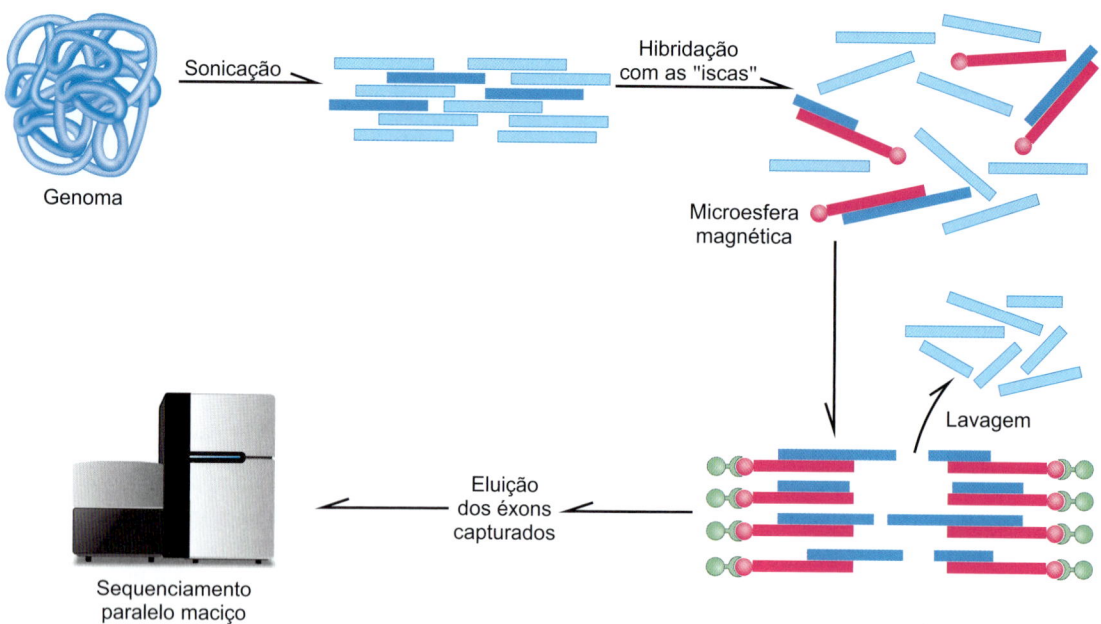

Figura 12.19 Metodologia de captura de éxons para o sequenciamento completo do exoma.

Burrows-Wheeler Aligner para gerar um arquivo chamado de SAM. Esse é um ponto importante, pois o sequenciamento de nova geração, rigorosamente falando, é um ressequenciamento, já que se baseia na sequência de referência do genoma humano gerada durante o Projeto Genoma Humano. Para economia de espaço de armazenamento, o SAM é imediatamente convertido em um arquivo digital binário chamado de BAM. Na Figura 12.20 vê-se que o processo é realmente eficiente e que apenas os éxons são sequenciados.

Em seguida, o arquivo BAM é depurado pelo *software Picard*, que faz várias operações, especialmente a eliminação de sequências duplicadas. O arquivo BAM final é muito grande, com aproximadamente 6,5 Gb, e contém informações preciosas, como a profundidade de leitura de cada base. Na Figura 12.20 vê-se que os éxons variam bastante em número de leituras, refletindo talvez eficiências variadas na captura, por variações do conteúdo de GC e/ou fatores aleatórios. No sequenciamento do exoma, há grandes variações não só entre os éxons dentro de uma determinada unidade transcricional, como também entre um gene e outro. Há genes que são sequenciados com até 1.000 leituras, lado a lado com genes que têm profundidade de leitura de 20. Em outras palavras, cada éxon tem profundidade de leitura própria. Essa é uma desvantagem do sequenciamento do exoma em relação ao sequenciamento do genoma, que não tem a etapa de captura e que, portanto, apresenta profundidade de leitura muito mais uniforme entre diferentes genes ou diferentes éxons dentro de um mesmo gene. Por isso, o processo de detecção de CNVs é mais fácil no WGS do que no WES.

Finalmente, gera-se um arquivo muito menor (cerca de 30 Mb) chamado de VCF (*Variant Call Format*), que contém apenas as variantes em que o paciente difere da sequência de referência. Essa conversão é feita por um *software* chamado de GATK (*Genome Analysis Toolkit*), que também avalia a qualidade de cada variante por uma série de filtros, eliminando as bases pouco confiáveis. As similaridades e as diferenças entre as sequências do paciente e a sequência de referência são tabuladas, e a determinação do genótipo específico (A, C, G, ou T) em cada posição do exoma é anotado, gerando um arquivo de informações

que contém ainda o balanço de leituras (isto é, a proporção de leituras do loco que são variantes), o número de leituras feitas em cada posição (profundidade de leitura) e a acurácia da genotipagem em cada posição.

- Filtragem e priorização de variantes. Esta é a etapa mais complexa e mais intensiva do trabalho. A filtragem é fundamental, pois no início há um espaço amostral de 35.000 a 40.000 variantes e, entre elas, tem-se de encontrar apenas uma, que é a "culpada" pela doença do paciente (Figura 12.21). Na verdade, o sequenciamento completo do exoma não deve ser visto como um único teste, mas como milhões de testes em que cada nucleotídeo do exoma é identificado e as variantes patogênicas são reportadas.

Inúmeros tipos de filtragem estão disponíveis, sendo necessários vários tipos de *software* para a avaliação completa. Entre eles: (1) filtros genéticos: adequação do modo de herança, frequência populacional da variante, presença ou ausência em bancos de dados de polimorfismos; (2) filtros genômicos, que dizem respeito à profundidade de leitura, qualidade da variante, efeito da variante (mudança de sentido, ausência de sentido, mudança de janela de leitura, sítio de edição), programas preditivos *in silico* do efeito da variante sobre as proteínas, conservação evolucionária, diferenças termodinâmicas e previsão de efeito sobre a estrutura terciária das proteínas; (3) filtros fenotípicos, que levam em conta características clínicas do paciente, associação anterior com o quadro clínico e disponibilidade em bancos de dados.

Nesse procedimento, todas as informações são importantes. Se o paciente é filho de casal consanguíneo, por exemplo, é possível identificar as regiões de autozigose (homozigose estendida) no genoma e examinar com atenção redobrada as variantes presentes nessas regiões.

Algumas classes de variantes com perda de função (grandes deleções, mudanças de janela de leitura, mutações sem sentido e alterações nos motivos canônicos de GT e AG nos locais de edição genômica) têm grande probabilidade de serem patogênicas.

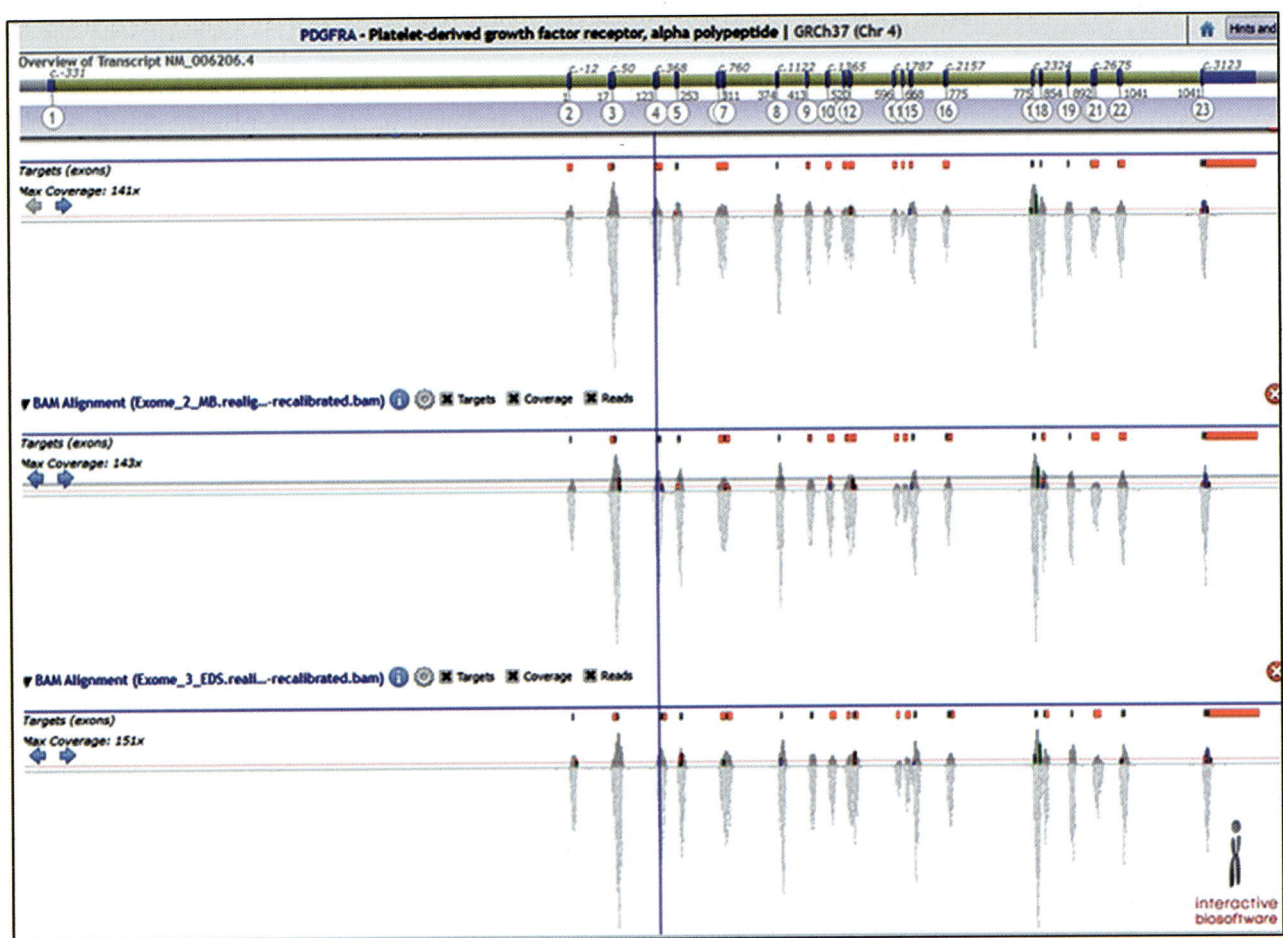

Figura 12.20 Imagem do arquivo BAM de três indivíduos mostrando que no sequenciamento do gene *PGDFRA* apenas os éxons são sequenciados. As caudas cinzentas são inúmeras curtas leituras feitas no sequenciamento de nova geração (NGS).

Avaliar substituições de nucleotídeos, que são particularmente comuns, é mais difícil. A situação torna-se ainda mais complicada quando se procuram variantes associadas a doenças autossômicas dominantes. Nestes casos, é útil que os exomas dos pais do paciente sejam simultaneamente sequenciados, pois assim se pode identificar com mais facilidade as variantes que emergem como mutações novas. Em geral, uma variante *de novo* (ausente em ambos os pais) tem probabilidade muito maior de ser patogênica do que uma mutação herdada. Se a doença autossômica dominante é familial, a mutação pode ser verificada em outros membros da família. Se a mutação não segregar com a doença, é altamente improvável que esteja implicada na doença, assumindo-se que a penetrância seja alta. O inverso não é verdadeiro: a cossegregação com a doença não é evidência de que uma variante é patogênica (uma variante não patogênica no gene associado à doença tem 50% de chance de residir no mesmo alelo que a verdadeira mutação patogênica e, neste caso, segregará com a doença). Uma variante de sequência encontrada em controles masculinos e femininos saudáveis (o banco de dados gnomAD contém dados de sequenciamento de exoma ou genoma de mais de 120 mil pessoas sadias de várias populações no mundo) seria geralmente eliminada de consideração em uma condição dominante ou ligada ao X de início precoce altamente penetrante, mas poderia ser patogênica em uma condição dominante autossômica recessiva ou dominante de baixa penetrância.

Em síntese, a priorização das variantes e a classificação da patogenicidade delas é um desafio. Se a probabilidade de a variante ser patogênica é maior que 99%, ela é classificada como *patogênica*; se a probabilidade estiver entre 90 e 99%, a variante é denominada *provavelmente patogênica*. Se a evidência indica que a probabilidade de patogenicidade é inferior a 90% e também não permite uma conclusão confiante de que a variante seja benigna (sem consequências para a saúde), a variante é denominada *variante de significado incerto* (VUS). A expressão VUS parece ser pouco entendida. Muitos médicos parecem interpretar VUS como *provável benigno* ou *não acionável*. Isso é um erro. Um VUS pode muito bem vir a provar no futuro ser patogênico – apenas não se tem conhecimento suficiente no momento do relatório para fazer essa classificação. O VUS pode também ser acionável, por exemplo, sugerindo novas linhas de testes diagnósticos ancilares.

O Colégio Americano de Genética Médica e Genômica estabeleceu critérios relativamente objetivos para classificar uma determinada variante em uma de cinco possibilidades: patogênica, provavelmente patogênica, de significado incerto (VUS), provavelmente benigna ou benigna. A utilização desses critérios não é absoluta e sem ambiguidades. Não é raro encontrar classificações conflitantes da mesma variante no banco de dados ClinVar.

De qualquer modo, não se pode esquecer que *patogenicidade* é uma asserção da probabilidade de que a variante seja causalmente

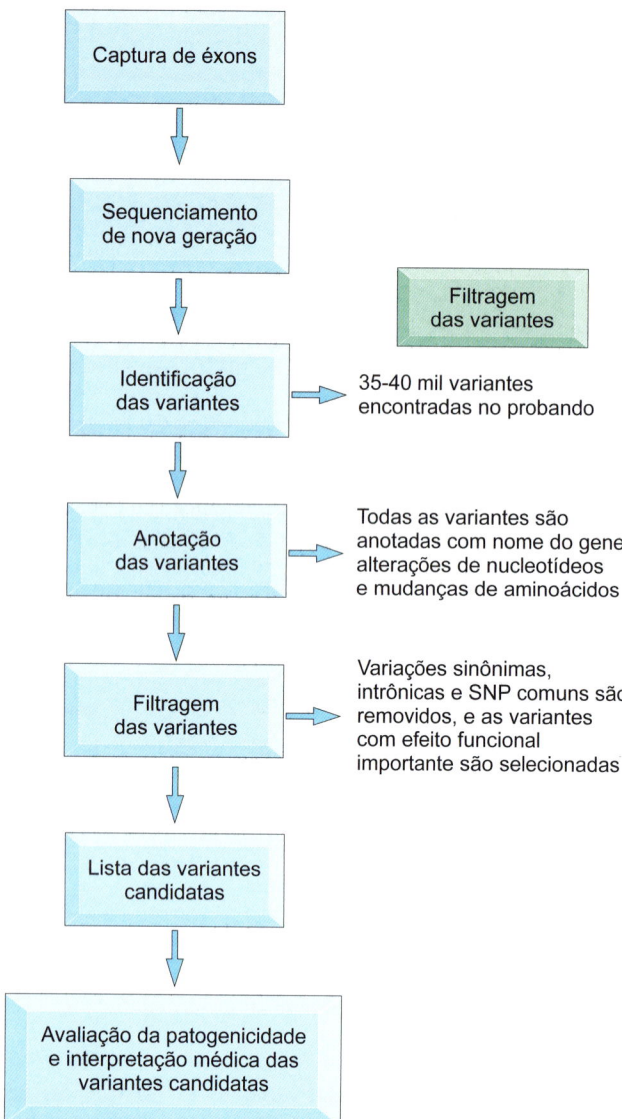

Figura 12.21 Filtragem de variantes no sequenciamento completo do exoma.

relacionada a uma doença hereditária – não é um diagnóstico clínico. Por isso, é recomendável sempre ter em mente que, em última análise, a variante, mesmo que patogênica, não deve ser considerada automaticamente causadora de doença e precisa ser avaliada no contexto clínico do paciente, incluindo seu fenótipo e sua história familial.

Sequenciamento completo do exoma para detectar CNVs. A plataforma tradicional para detectar CNVs em todo o genoma tem sido o aCGH, embora mais recentemente venham sendo mais empregados os microarranjos de SNPs, que, ao contrário da aCGH, são capazes de detectar regiões de perda de heterozigose neutras em números de cópias (regiões de autozigose e isodissomia uniparentais). O advento do sequenciamento completo do exoma (WES) também pode ser usado para o diagnóstico de doenças genéticas quando há alteração na estrutura cromossômica (microdeleções e microduplicações). A sensibilidade do WES na detecção de CNVs clinicamente relevantes contendo três ou mais éxons é muito alta (96%). De fato, o sequenciamento completo do exoma e o sequenciamento completo do genoma (ver

adiante) são as únicas técnicas capazes de diagnosticar doenças em todo o espectro SNV → indel → CNV → cromossomo. A ampla capacidade de detectar vários níveis de alterações genômicas, aliada ao seu baixo custo, qualificam o WES como a primeira escolha para o diagnóstico de doenças genéticas associadas a distúrbios do neurodesenvolvimento ou encefalopatias epilépticas de início precoce.

Os dados obtidos por WES baseiam-se em diferentes métodos de detecção de variantes estruturais na identificação de CNVs: (1) profundidade de leitura (PL); (2) mapeamento de leituras pareadas; (3) leituras divididas. Por causa dos avanços no sequenciamento de nova geração que fornecem coberturas superiores a 100X, os métodos baseados em PL tornaram-se os preferidos para estimar o número de cópias de um gene. A estratégia intuitiva dos métodos baseados em PL é de que a profundidade de leitura de uma região genômica correlaciona-se com o número de cópias, ou seja, é menor em regiões de microdeleção e maior em regiões de microduplicação.

Os métodos baseados em PL seguem um procedimento de três etapas: mapeamento, normalização e cálculo do número de cópias. Na etapa de mapeamento, as curtas sequências lidas são alinhadas ao genoma de referência, sendo a profundidade de leitura calculada de acordo com o número de leituras mapeadas em janelas predefinidas. A segunda etapa está focada na normalização e na correção de vieses potenciais causados pelo conteúdo de Gs e Cs e repetições na região estudada. A terceira etapa é a estimativa do número de cópias ao longo do cromossomo para determinar se houve ganho ou perda em comparação com regiões vizinhas. Após mapeamento e normalização, os dados de profundidade de leitura do WES são matematicamente análogos aos de microarranjos de SNPs, podendo os mesmos *softwares* ser usados. Portanto, para alterações que envolvem apenas as regiões codificadoras do genoma, o WES está se tornando cada vez mais confiável e uma alternativa vantajosa aos microarranjos de SNPs, principalmente porque com ele, em um único exame, é possível diagnosticar doenças em todo o contínuo SNV → indel → CNV → cromossomo.

O advento do sequenciamento completo de exomas foi revolucionário em genética médica. Entretanto, há algumas situações em que o método não é capaz de identificar a mutação e o gene responsável, quando se trata de: (1) mutação por expansão de um microssatélite; (2) mutação fora de um éxon, como mutação intrônica ou na região promotora do gene; (3) mutação em um gene cujos éxons não são fisgados ou fisgados em baixa eficiência pela técnica de captura; (4) doença associada a mutações em dois genes distintos (herança digênica); (5) alteração epigenética.

Sequenciamento completo do genoma

Entre os geneticistas, tem havido um acirrado debate sobre o uso do sequenciamento completo do genoma (WGS) *versus* o sequenciamento completo do exoma (WES) para o diagnóstico de doenças genéticas. Como o nome indica, o WGS procura sequenciar a totalidade do genoma. Pela dificuldade em sequenciar regiões tecnicamente desafiadoras do genoma com plataformas atuais de sequenciamento (regiões com alto conteúdo de GC, regiões repetitivas, centrômeros, telômeros etc.), o WGS cobre apenas cerca de 95% do genoma, embora sequencie mais de 99,7% dos éxons. O WES também não é capaz de identificar variantes quando se trata de mutação fora de um éxon, como mutação intrônica, na região promotora do gene ou na região intergênica, onde frequentemente estão localizadas as variantes de DNA não codificadoras que afetam a regulação gênica.

O sequenciamento completo do genoma (WGS) é capaz de superar algumas dessas limitações, pois é capaz de diagnosticar variantes em regiões promotoras, em outras regiões regulatórias (*enhancers*) e no meio de íntrons, embora seja necessário que as variantes já tenham sido descritas anteriormente. De fato, a capacidade de diagnosticar variantes desconhecidas na porção não codificadora do genoma para identificar mutações regulatórias ainda é limitada.

Tal razão, porém, não é a única a favor do WGS. Como já mencionado, o WES não detecta variantes patogênicas quando estão em um gene cujos éxons não são fisgados, ou o são em baixa eficiência, pela técnica de captura, o que ocorre especialmente em regiões ricas em GC. Para resolver o problema, também se pode usar o WGS, que sequencia todos os éxons. Por não depender de uma etapa de captura, o WGS é mais poderoso do que o WES na detecção de SNVs e CNVs, mesmo nas regiões bem cobertas pelo *kit* de captura. Adicionalmente, o WGS é capaz de detectar mais CNVs, pois cobre todos os pontos de quebra e detecta variantes em regiões codificantes de proteínas e RNA que estão fora da cobertura do *kit* de captura.

Atualmente, o WGS custa cerca do dobro do WES; a maior parte do custo do WGS corresponde ao sequenciamento, enquanto o custo do WES deve-se sobretudo ao preço do *kit* de captura. Como os custos do sequenciamento continuam a cair, enquanto o preço do *kit* de captura permanece mais ou menos estável, haverá um momento em que o custo do WGS venha a se aproximar mais ainda do WES.

A desvantagem do WGS em relação ao WES é que, enquanto no WES tem-se de filtrar 35.000 a 40.000 variantes, no WGS filtram-se 5 a 6 milhões de variantes, o que dificulta um pouco a análise. Adicionalmente, o tamanho dos arquivos cresce aproximadamente dez vezes, o que também complica a análise e o armazenamento.

Embora seja sempre arriscado fazer projeções, é provável que em futuro próximo o WGS venha a substituir o WES na análise de doenças genéticas humanas.

Aplicações do sequenciamento de nova geração

Além das inúmeras aplicações já comentadas, o NGS contribui enormemente para o esclarecimento diagnóstico em duas condições: (1) necrópsia genômica; (2) triagem genômica pré-concepcional.

Necrópsia genômica

Nos últimos 50 anos, o número de necrópsias tem diminuído no mundo todo. Tal redução deve-se sobretudo ao decréscimo das necrópsias clínicas, já que o número de necrópsias forenses (médico-legais) tem-se mantido estável. Na Holanda, um estudo mostrou que a taxa de necrópsias, que era de 31,4% das mortes hospitalares em 1977, caiu para 7,7% em 2011. Nesse ritmo, as necrópsias clínicas correm o sério risco de serem extintas. Do ponto de vista da genética médica, essa tendência é lamentável. Por exemplo, para filhos e irmãos, do ponto de vista da genética existe enorme diferença se a morte súbita do pai após dor precordial aguda deveu-se a um infarto do miocárdio ou a dissecção da aorta.

Ao mesmo tempo, tem crescido o interesse em um novo tipo de necrópsia, a autópsia molecular. Em especial, o uso do sequenciamento completo do exoma em necrópsias genômicas tem a capacidade de estabelecer a *causa mortis* em grupos de

eventos tão diversos quanto óbitos pré-natais e mortes súbitas em adultos jovens. Para que necrópsias genômicas possam ser feitas com facilidade, basta que se torne rotineiro obter pequenas amostras biológicas (sangue, esfregaço bucal, fragmento de pele ou cordão umbilical conservados em etanol) antes do sepultamento. Em geral, tecidos fixados em formalina e/ou embebidos em parafina constituem amostras subótimas para o sequenciamento do exoma, enquanto a fixação em etanol é muito eficaz. Obtida a amostra correta, posteriormente poderá ser decidido se a necrópsia genômica será feita, ou não, mas sua viabilidade já está garantida.

Morte súbita em adultos jovens. Estima-se que a morte súbita cardíaca (MSC) ocorra com uma incidência anual entre 50 e 100 por 100.000 indivíduos na América do Norte e na Europa, sendo responsável por 250.000 a 450.000 óbitos nos Estados Unidos a cada ano. Em indivíduos com menos de 35 anos de idade, a incidência da MSC está entre 1 e 2 por 100.000. A morte súbita cardíaca, particularmente em jovens, frequentemente é consequência de uma forma herdada de doença do coração. Nesses casos, conhecer a causa precisa da MSC em jovens tem grande interesse, porque a maioria das doenças cardíacas genéticas tem herança autossômica dominante, o que coloca parentes em primeiro grau com risco de 50% de também ter uma variante genética associada à doença.

A necrópsia genômica pelo sequenciamento completo do exoma é capaz de estabelecer precisamente a causa da morte súbita, pelo exame de variantes patogênicas em dezenas de genes associadas a síndrome de Brugada, síndrome de QT longo, síndrome de QT curto, cardiomiopatia hipertrófica, cardiomiopatia arritmogênica do ventrículo direito e taquicardia ventricular polimórfica catecolaminérgica, entre outras.

Para que o diagnóstico correto seja feito, é necessário que todos os casos sejam estudados, mesmo que exista uma "causa" aparente. Por exemplo, no ano 2000, mais de 1.400 indivíduos com menos de 20 anos de idade faleceram por afogamento nos Estados Unidos. Muitos desses acidentes podem ser atribuídos à falta de supervisão, pouca capacidade de nadar, abuso de drogas ou álcool ou convulsões. Por outro lado, vários desses afogamentos ocorrem sem uma causa estabelecida por investigações *post mortem*, incluindo a necrópsia convencional. Muitos desses casos podem, de fato, ser secundários a uma canalopatia cardíaca genética, que só pode ser diagnosticada após a morte por estudos moleculares. Canalopatias potencialmente letais e hereditárias, como a síndrome do QT longo (STQL), a taquicardia ventricular polimórfica catecolaminérgica e a síndrome de Brugada, não deixam nenhum vestígio que possa ser encontrado em uma necrópsia médico-legal, só podendo ser diagnosticadas com a autópsia genômica.

É desnecessário enfatizar a enorme importância de um diagnóstico preciso para a família, não apenas para fornecer informações de aconselhamento genético, como também para que haja uma explicação para a morte súbita e permitir o fechamento emocional pelos pais.

Mortes pré-natais e perinatais. Perdas gestacionais são eventos comuns, ocorrendo em 15 a 20% das gravidezes. A maioria delas ocorre no primeiro trimestre da gravidez, sendo cerca de 65% causadas por trissomias, triploidia e monossomia X. No segundo e no terceiro trimestres de gestação, as mortes fetais são bem menos frequentes e, em geral, associam-se a anormalidades fetais visualizadas ao ultrassom. Nesses casos, há indicação para autópsia genômica pelo sequenciamento completo do exoma, que tem revelado resultados surpreendentes e muito informativos para as famílias. Um exemplo é o encontro de alta frequência de variantes patogênicas em genes associados com a síndrome de Noonan e outras rasopatias em fetos com hidropisia fetal, polidrâmnio, sacos linfáticos jugulares distendidos, hidrotórax, higroma cístico e/ou ascite. Os achados desse exame permitem o aconselhamento genético correto dos pais, já que na maioria dos casos há uma mutação *de novo*.

Óbitos inesperados nas últimas semanas de gestação em fetos com exames por ultrassom inalterados ou em recém-nascidos morfologicamente normais associam-se a mitocondriopatias, erros congênitos de glicosilação e vários outros erros inatos do metabolismo que só podem ser diagnosticados pela autópsia molecular com sequenciamento completo do exoma. Nesses casos, o diagnóstico molecular permite o aconselhamento genético dos pais.

Morte súbita de lactentes. A síndrome de morte súbita do lactente (SMSL) é uma das principais causas de morte infantil. Nos Estados Unidos, 8% dos óbitos no primeiro ano de vida são causados pela síndrome, só superada por malformações congênitas, doenças cromossômicas (21%) e complicações associadas à prematuridade (17%). Apesar de várias tentativas de maior controle ambiental (posição no leito, diminuição de exposição ao fumo etc.) para reduzir tais mortes, a persistência de taxas elevadas de mortalidade em lactentes é testemunha da importância dos fatores intrínsecos associados à SMSL. A incidência da SMSL em famílias nas quais já ocorreu um caso de SMSL é cinco vezes maior do que a da população geral, enfatizando um possível papel de fatores genéticos. Em alguns desses casos, felizmente raros, as mães de mais de um bebê com SMSL foram erroneamente acusadas de terem matado as crianças.

Estima-se que pelo menos 10% das mortes súbitas em lactentes devam-se a causas cardíacas, como a síndrome do QT prolongado, a síndrome de Brugada e a fibrilação atrial familiar; outras causas são mitocondriopatias e erros inatos de metabolismo.

Assim, para o esclarecimento da causa de morte, para o fechamento emocional dos pais e para aconselhamento genético, há indicação de que todos os casos de morte súbita em lactentes devam merecer elucidação por autópsia genômica com sequenciamento completo do exoma.

Triagem genômica pré-concepcional

Alguns casais apresentam riscos reprodutivos aumentados por serem consanguíneos. Comparados à população geral, casais que são primos em primeiro grau têm um risco adicional de 2 a 3% de terem filhos com problemas genéticos autossômicos recessivos. O risco extra de 2 a 3% não é igualmente aplicável a todos os casais primos em primeiro grau. Com essa taxa, estima-se que apenas 8 a 12% dos casais de primos em primeiro grau têm risco genético de 25% de alguma doença autossômica recessiva, enquanto 88 a 92% dos casais parecem ter riscos reprodutivos comparáveis aos da população geral. Por outro lado, casais que são primos mais distantes têm risco proporcionalmente menor do que o de primos em primeiro grau. É importante ressaltar que esse risco é difuso, aplicando-se a doenças autossômicas recessivas variadas, tais como perda auditiva, perda visual, nanismo, deficiência intelectual, síndromes de malformação congênita etc.

Casais consanguíneos têm risco aumentado especificamente de doença autossômica recessiva para os filhos. Nessas doenças, as pessoas heterozigotas para uma variante patogênica são sadias. Se uma pessoa com uma variante patogênica em um gene casa-se com pessoa que também é portadora da mesma variante patogênica no mesmo gene, há o risco de um ou mais filhos do casal herdar de ambos a cópia variante do gene. Nesse caso, a presença de duas cópias da variante patogênica leva ao aparecimento dos problemas genéticos relacionados com o gene específico.

Para detectar preventivamente os casais consanguíneos com risco aumentado, é necessário realizar um exame de alta cobertura e alta sensibilidade que teste especificamente se os dois membros do casal são, simultaneamente, portadores da mesma variante patogênica ou provavelmente patogênica, em heterozigose. Por outro lado, é igualmente importante evitar resultados ambíguos e achados incidentais. Para tal, é necessário manter a análise absolutamente focada no único elemento que distingue os casais consanguíneos de outros casais: o risco aumentado de gerar filhos ou filhas com uma doença autossômica recessiva por homozigose. É também essencial trabalhar apenas com doenças que têm uma base molecular conhecida, para programar medidas preventivas eficientes, caso necessário. O Clinical Genomic Database (https://research.nhgri.nih.gov/CGD/) do National Human Genome Research Institute, que é parte dos National Institutes of Health (*NIH*) dos Estados Unidos, relaciona 2.415 genes associados a doenças autossômicas recessivas (esse número é atualizado mensalmente). Por isso, é necessário teste que faça a cobertura de todos os genes, como o sequenciamento completo do exoma.

Um elemento absolutamente essencial nessa análise é a interpretação correta da patogenicidade e do significado clínico de variantes gênicas. Estas podem ser classificadas em dois grandes grupos: variantes truncantes e variantes não truncantes. As variantes truncantes englobam variantes de perda de sentido (*nonsense*), variantes de troca de janela de leitura (*frameshift*), a maioria das variantes que interferem com os sítios de edição (*splice variants*) e as deleções parciais ou totais de genes. As variantes não truncantes englobam variantes de troca de sentido (*missense*) e variantes de inserção ou deleção com manutenção da janela de leitura (*in-frame indels*). As variantes truncantes são potencialmente causadoras de doenças ocasionadas por perda de função do produto gênico e, assim, são geralmente patogênicas. Já as variantes não truncantes podem ser benignas ou patogênicas, mas são potencialmente capazes de causar doenças por perda ou ganho de função.

Para definição do que constitui uma variante patogênica, são usados os critérios do Colégio Americano de Genética Médica e Genômica, que são muito conservadores, pois, em se tratando de um teste pré-concepcional, deve ser evitado, a todo custo, resultado falso positivo, ou seja, considerar como patogênica uma variante que causa doença. Assim, nesse teste devem ser consideradas patogênicas (ou provavelmente patogênicas) apenas as variantes já classificadas como tal no banco de dados ClinVar (https://www.ncbi.nlm.nih.gov/clinvar/) ou, se não estiverem listadas no ClinVar, que apresentem evidências robustas de patogenicidade. As variantes truncantes que não constam no banco de dados ClinVar (https://www.ncbi.nlm.nih.gov/clinvar/) são consideradas provavelmente patogênicas quando a perda de função é um mecanismo conhecido de doença.

Quando uma variante patogênica ou provavelmente patogênica é detectada em heterozigose simultaneamente em ambos os membros do casal, há um risco de 25% de que um filho ou filha seja homozigoto(a). Assumindo penetrância completa, isso acarreta risco igual de o bebê apresentar doença autossômica recessiva. Quando se trata de doença grave, é possível o diagnóstico pré-implantacional por fertilização *in vitro* e triagem de embriões. Existem estratégias reprodutivas alternativas, como o diagnóstico pré-natal. O casal deve receber aconselhamento genético formal a partir do qual, à luz da gravidade da doença e da possibilidade ou não de tratamento, possa receber informação para tomar as medidas necessárias.

Caso não seja detectada heterozigose de uma variante patogênica em ambos os pais, não se pode ter garantia de ausência de riscos genéticos aumentados, embora o perigo seja menor. No exame são analisados apenas os genes associados a doenças autossômicas recessivas contidas no banco de dados do Clinical Genomic Database. De todo modo, existem inúmeras outras doenças com herança autossômica recessiva ainda para serem descobertas. Ademais, algumas das doenças recessivas conhecidas ainda não tiveram suas bases moleculares estabelecidas e não podem ser analisadas quanto ao DNA. Além disso, é necessário lembrar que nessa análise são consideradas como patogênicas ou provavelmente patogênicas somente as variantes que constam como tal no banco de dados ClinVar. É possível que, no futuro, algumas variantes mudem de classificação.

Esse teste também pode ser usado para auxiliar o planejamento familiar de casais que pertencem ao mesmo grupo étnico, por exemplo judeus asquenazitas, judeus sefaraditas e judeus mediterrâneos, cujo risco aumentado para doenças recessivas específicas é bem conhecido.

▶ Terapia em doenças genéticas

Embora a ênfase deste capítulo sejam as bases patogênicas das doenças genéticas, também é oportuno aqui abordar, ainda que resumidamente, os princípios do tratamento desse importante grupo de enfermidades. Antes de tudo, os pacientes com doenças genéticas devem ser tratados clínica ou cirurgicamente segundo a natureza da lesão, da mesma forma que as pessoas com outras doenças. Paciente com síndrome de Dravet, por exemplo, deve receber medicação antiepiléptica, enquanto aquele com doença de Hirschsprung deve ser tratado cirurgicamente. Quando se fala no tratamento de doenças genéticas, porém, quer-se destacar algo mais específico.

Na Figura 12.3 está representado um paradigma genético, no qual a saúde é vista como o equilíbrio harmônico entre genética e ambiente; uma alteração genética pode levar a desequilíbrio (Figura 12.3 C). O objetivo da terapia genética é restaurar o equilíbrio, o que pode ser feito mediante alteração no ambiente ou correção do defeito molecular (Figura 12.22).

Modificação do ambiente

A vasta maioria dos distúrbios genéticos de origem germinativa (doenças genéticas de origem somática, como câncer e doenças autoimunes, não serão aqui abordadas) resulta em alterações genéticas em todas as células do corpo, o que dificulta muito a correção do defeito genômico. Por outro lado, é mais fácil tentar modificar o ambiente para restaurar o equilíbrio (saúde). Em outras palavras, uma estratégia com boa chance de êxito consiste em construir um ambiente otimizado para o genótipo que contém uma alteração genética, de forma que se tenha um fenótipo "sadio".

Um dos exemplos mais cogentes da criação de ambientes artificiais para expressão ótima de genótipos mutantes é o da galactosemia, que resulta da deficiência da enzima galactose-1-fosfato uridil transferase (GALT). Com isso, os pacientes não metabolizam a galactose do leite materno ou bovino e desenvolvem catarata, cirrose e retardo mental. Em um ambiente artificial em que toda a galactose fosse removida da dieta, o indivíduo com deficiência de GALT seria perfeitamente sadio. Nesse caso, é essencial fazer o diagnóstico antes de aparecerem as complicações clínicas irreversíveis, como cirrose, catarata e outras. Assim, a triagem neonatal para erros inatos do metabolismo assume grande importância.

Outro exemplo é a fenilcetonúria, por deficiência de atividade da enzima fenilalanina hidroxilase. Com a disfunção enzimática, a fenilalanina não é apropriadamente convertida em tirosina e seus níveis aumentam no sangue, o que é tóxico para o sistema nervoso central. O tratamento é similar ao da galactosemia, ou seja, a criação de um ambiente artificial com redução da fenilalanina na dieta. Só que, neste caso, a redução não pode ser total, pois é necessária a ingestão de um mínimo de fenilalanina, um

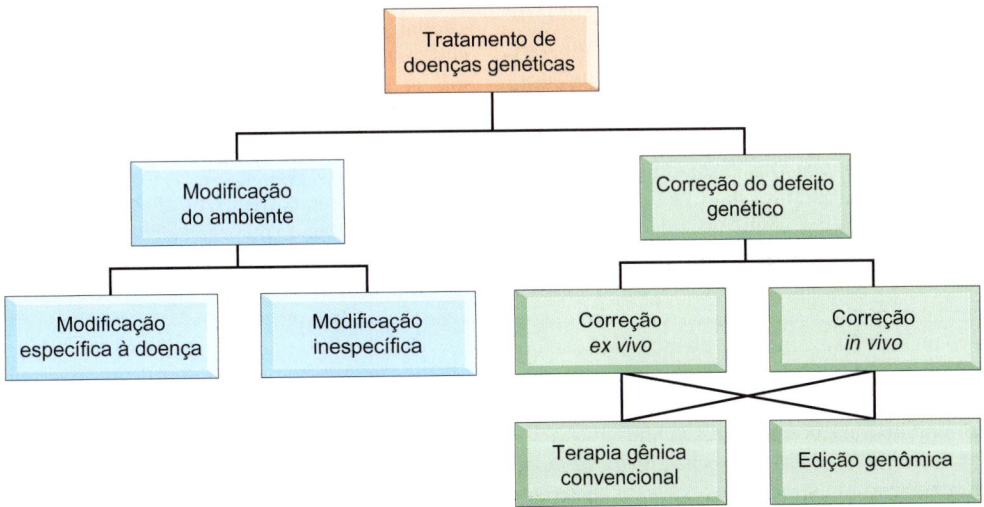

Figura 12.22 O objetivo do tratamento das doenças genéticas é restaurar o equilíbrio entre genoma e ambiente rompido por uma disfunção genômica. Isso pode ser feito de duas maneiras: alterando o ambiente ou corrigindo o defeito genômico por meio de terapia gênica ou de edição genômica.

aminoácido essencial. Adicionalmente, na dieta é feita a suplementação com tirosina, que, por causa do bloqueio enzimático, praticamente se torna também um aminoácido essencial.

Há também doenças em que o tratamento consiste na provisão de um produto que não é formado por causa de um defeito enzimático. Na hiperplasia congênita da cortical da suprarrenal por deficiência da enzima 21-hidroxilase, há bloqueio da conversão de 17-hidroxiprogesterona em 11-desoxicortisol (precursor do cortisol) e de progesterona em desoxicorticosterona (precursora da aldosterona) (ver Figura 29.46). Como na doença a síntese de cortisol diminui, os níveis de ACTH aumentam e estimulam o córtex suprarrenal, causando acúmulo de precursores de cortisol (p. ex., 17-hidroxiprogesterona) e produção excessiva dos androgênios de-hidroepiandrosterona (DHEA) e androstenediona. O tratamento consiste na administração de cortisol (que corrige a sua deficiência e bloqueia o aumento de ACTH) e de mineralocorticoides para corrigir a hiponatremia e a hipercalemia.

Tais exemplos mostram algumas estratégias gerais de tratamento dos erros inatos do metabolismo resultantes de deficiências enzimáticas. Modificar o ambiente limitando certas substâncias da dieta pode impedir o acúmulo a montante de substâncias tóxicas que são metabolizadas pela enzima deficiente. Ao mesmo tempo, deve-se ajustar a dieta para fornecer os metabólitos cujos níveis estão diminuídos a jusante do bloqueio enzimático.

Em outras doenças, o tratamento consiste na reposição da enzima deficiente. Por exemplo, com exceção das populações humanas europeias, a maioria da humanidade está programada geneticamente para não continuar produzindo lactase intestinal após o desmame. Como, por razões de ordem geopolítica e econômica, a dieta ocidental prevalente é muito baseada em derivados do leite, uma parcela considerável da população humana desenvolve manifestações intestinais. Tal quadro pode ser corrigido com cápsulas de lactase antes da ingestão de produtos lácteos, o que está comercialmente disponível. Uma modificação ambiental mais ampla ainda é a produção comercial de leite no qual a lactose é removida pela digestão com uma β-D-galactosidase.

Nem sempre, contudo, bons resultados são obtidos tão facilmente. Em algumas enfermidades, como as doenças de depósito nos lisossomos, ocorre acúmulo intracelular de oligossacarídeos ou de lipídeos complexos. Em alguns desses casos, é possível administrar por via endovenosa a enzima deficiente. Bom exemplo é o o da doença de Gaucher, distúrbio de armazenamento lisossômico autossômico recessivo por atividade deficiente da enzima β-glicocerebrosidase. Como resultado, há acúmulo intracelular de glicosilceramida (glicosilcerebrosídeo), principalmente em fagócitos mononucleares, formando as células de Gaucher. A doença pode manifestar-se sob três tipos: o tipo 1 é não neuropático (o mais comum), enquanto os tipos 2 e 3 são neuropáticos. Em pacientes com o tipo 1, infusões intravenosas de glicocerebrosidase placentária humana quimicamente modificada especialmente para ser ingerida por macrófagos têm efeito positivo na evolução clínica da doença, com melhora de anemia, trombocitopenia, organomegalia, crises ósseas e crescimento infantil. Em 1994, a FDA dos EUA aprovou uma alternativa recombinante à glicocerebrosidase placentária. Infelizmente, o tratamento não é tão efetivo nas formas neuropáticas porque a enzima administrada não atravessa a barreira hematoencefálica.

Bons resultados são também obtidos na doença de Fabry, ligada ao X e resultante de deficiência da enzima lisossômica alfa-galactosidase A, necessária no catabolismo de glicoesfingo-lipídeos. O defeito enzimático leva ao acúmulo sistêmico de globotriaosilceramida e outros glicosfingolipídeos nos lisossomos de vasos, nervos e órgãos em todo o corpo. A doença manifesta-se com insuficiência renal progressiva, alterações cardíacas, doença cerebrovascular, neuropatia periférica de fibras pequenas e lesões na pele, entre outras anormalidades. O tratamento com infusões intravenosas da alfa-galactosidase A recombinante é eficiente, especialmente se iniciado cedo na vida.

Além dessas medidas específicas, existem tratamentos inespecíficos, que também podem levar a melhora clínica expressiva. Por exemplo, não existe tratamento dietético ou enzimático para uma das formas genéticas mais comuns de deficiência intelectual, a síndrome de Down (trissomia 21). Entretanto, o prognóstico dos pacientes é consideravelmente melhor com modificação ambiental para fornecer estimulação psicomotora precoce na forma do tripé composto por fisioterapia, fonoaudiologia e terapia ocupacional.

Existem ainda algumas alterações genéticas associadas a risco aumentado de futuros problemas de saúde, como certas formas de câncer, com possibilidade de prevenção secundária por meio do diagnóstico genético pré-sintomático. Exemplos são o câncer de mama ou do ovário familiar associados a mutações nos genes *BRCA1* e *BRCA2*. Nesses casos e especialmente durante a idade reprodutiva, uma opção é a de vigilância ativa. A paciente faz exames periódicos de ressonância nuclear magnética das mamas e estudos ultrassonográficos das mamas e do abdome. Após a idade reprodutiva, está indicada a ooforectomia. Em qualquer idade, a mulher pode optar por fazer mastectomia bilateral, que diminui muito o risco de câncer, embora não seja capaz de evitá-lo completamente, pois é impossível remover todo o parênquima mamário.

Correção de defeitos genéticos

Correção de defeitos genéticos por terapia gênica ou edição genômica envolve modificação genética direta das células para se atingir um objetivo terapêutico. Todos os protocolos atuais usam células somáticas como alvo. Aqui, não serão discutidas modificações genéticas na linhagem germinativa, que produziriam mudanças moleculares (estruturais) transmissíveis aos descendentes, o que é eticamente proibido em seres humanos.

A grande maioria das doenças genéticas de origem germinativa associa-se a alterações no DNA presentes em todas as células do corpo, o que dificulta bastante a correção da anormalidade. Entretanto, embora o defeito esteja em todas as células, inúmeras doenças genéticas afetam apenas um tecido ou um órgão. Dessa forma, se for possível implantar um gene intacto ou fazer a edição corretiva do gene mutado em um grupo crítico de células do tecido ou órgão afetado, abrem-se perspectivas de terapia gênica ou edição genômica.

Terapia gênica

Diferentes estratégias são utilizadas na terapia gênica. Se o defeito é perda de função, a solução é adicionar cópias funcionais do gene relevante. Nos distúrbios genéticos que resultam em ganho de função, a abordagem pode ser a inibição seletiva da expressão do produto prejudicial sem afetar a expressão de nenhum gene normal. Isso pode ser feito por bloqueio seletivo da transcrição ou remoção dos transcritos.

Em terapia genética, a construção genética terapêutica transferida para as células do paciente é frequentemente um gene clonado, mas ocasionalmente pode ser RNA ou oligonucleotídeos. A molécula de ácido nucleico introduzida dessa maneira é chamada de **transgene**.

Dependendo da doença, vários tipos de células podem ser modificados, o que significa não serem necessárias estratégias individualizadas. Segundo a natureza da célula-alvo, alguns distúrbios são mais fáceis de tratar do que outros. Algumas células e certos tecidos, especialmente sangue, pele e olhos, são muito acessíveis. Outros, como células cerebrais, não são facilmente acessados. Além disso, é preciso superar várias barreiras que impedem a transferência e a expressão dos transgenes, entre elas a resposta imunitária.

Há diferença ainda entre os tecidos com células diferenciadas de vida curta que precisam ser repostas frequentemente a partir de células-tronco indiferenciadas e aqueles com células de vida longa, como células musculares terminalmente diferenciadas. Para células de vida longa que não estão em divisão, o sucesso da terapia gênica *prima facie* dependeria apenas da eficiência da transferência do transgene para as células do paciente e o grau em que a construção introduzida é capaz de se expressar corretamente.

Para células em divisão, também é necessário levar em consideração o que acontece com a progênie celular. Em células de vida curta, mesmo com sucesso na introdução da construção genética desejada, as células que adquiriram o transgene logo morrerão e serão substituídas por novas células. Nesse caso, é melhor usar como alvo as células-tronco relevantes e usar vetores, particularmente vírus, capazes de integrar o transgene ao genoma, para que haja transmissão dele para as células-filhas após a divisão celular.

Os vírus usados como vetores em terapia gênica são modificados para remover todo, ou a maior parte, do seu genoma original. Isso retira a patogenicidade viral e abre espaço para que o DNA recombinante contendo o transgene terapêutico com um promotor possa ser empacotado em um capsídeo viral. Assim, forma-se um vírus recombinante não patogênico eficiente na transfecção das células-alvo. O DNA viral recombinante pode: (1) integrar-se ao genoma de uma célula e fornecer os meios para a expressão gênica terapêutica duradoura; (2) não se integrar ao genoma da célula hospedeira, permanecendo como um epissomo extracromossômico (plasmídeo) nas células. A integração de vetores traz riscos aos pacientes, pois tem-se pouco controle sobre o local em que eles são inseridos no DNA genômico; eles podem integrar-se acidentalmente a um gene endógeno e bloquear sua função, embora o maior perigo seja a ativação de um oncogene, o que pode causar tumores.

Outros vetores não virais são lipossomos (nanopartículas lipídicas), cuja transfecção é mais segura, embora menos eficiente. A transfecção não viral não tem as mesmas restrições de tamanho para o ácido nucleico empacotado dos vetores virais, podendo ser usada para transportar ácidos nucleicos muito grandes.

Para doenças do sangue, é possível obter dos pacientes células da medula óssea ou linfócitos do sangue periférico e multiplicá-los em cultura, fazendo-se o enriquecimento de células-tronco hematopoéticas. As células expandidas podem ser geneticamente modificadas em cultura e depois devolvidas ao paciente. Essa modalidade de terapia gênica é bastante eficiente e denominada *ex vivo*.

Para a maioria das doenças genéticas, não é possível usar a metodologia *ex vivo*. Nesses casos, o transgene deve ser injetado diretamente em um órgão (músculo, olho ou cérebro). Genes importantes para a visão foram transferidos com sucesso por injeção intraocular em pacientes com perda de visão hereditária,

com excelentes resultados em alguns casos. Alternativamente, podem ser usados métodos de direcionamento para um órgão específico. Certos vírus infectam células específicas, podendo essa propriedade ser explorada para aumentar a eficiência de entrega de genes terapêuticos às células-alvo. Como na metodologia *in vivo* não é possível selecionar e amplificar células que retomaram e expressaram o transgene, o sucesso da terapia gênica *in vivo* depende totalmente da eficiência da transferência gênica e da expressão do transgene no alvo correto.

A variedade de estratégias possíveis de terapia gênica é grande; em cada uma, busca-se sempre o equilíbrio entre a adequação ao tipo de tecido a ser tratado e a eficiência e segurança do processo. Nenhuma das estratégias é perfeita ou aplicável a todos os casos. Após muitos anos de tentativas de terapia gênica, devemos confessar que os resultados ainda têm sido desapontadores. Mais recentemente, no entanto, alguns casos de sucesso têm sido relatados. Para exemplificar a enorme complexidade dos procedimentos e a cautela exigida, será descrito um caso de sucesso envolvendo a principal doença genética em termos históricos, a anemia falciforme.

A anemia falciforme é uma das doenças genéticas mais prevalentes no mundo, pois se estima que mais de 275.000 crianças nasçam com a doença anualmente. Trata-se da primeira doença genética humana que teve a sua base molecular esclarecida (em 1956): uma única substituição de aminoácidos na β-globina "adulta" (p.Glu6Val) resultante da substituição de base única (A → T) no primeiro éxon do gene da β-globina humana (*HBB*). Por causa dos problemas de solubilidade gerados pela substituição de um resíduo hidrofílico de glutamato por um resíduo hidrofóbico de valina, a hemoglobina falciforme (HbS) desoxigenada polimeriza-se e reduz a deformabilidade dos eritrócitos nos capilares, principalmente no baço. Por isso, os pacientes apresentam hemólise e crises vaso-oclusivas intensamente dolorosas, levando a danos irreversíveis nos órgãos e a redução da expectativa de vida. A hidroxiureia, agente citotóxico capaz de aumentar os níveis de hemoglobina fetal em alguns pacientes, é a única terapia modificadora da doença aprovada até o momento para a doença falciforme.

Em teoria, o transplante alogênico de células-tronco hematopoiéticas poderia oferecer uma opção curativa para pacientes com a doença. No entanto, menos de 18% dos pacientes têm acesso a um doador familial histocompatível. Assim, a terapia gênica *ex vivo* para células-tronco hematopoéticas autólogas é a única metodologia que pode fornecer um tratamento universal potencialmente curativo a longo prazo para a doença falciforme.

Em 2017 foi relatado um caso de sucesso extraordinário de terapia gênica *ex vivo* de anemia falciforme no Hospital Necker para Crianças em Paris, França (Ribeil JA, et at. N Engl J Med. 2017;376:848-55). Tratava-se de um menino com diagnóstico de anemia falciforme logo após o nascimento. O paciente apresentou numerosas crises vaso-oclusivas e osteonecrose bilateral do quadril, tendo sido colecistectomizado e esplenectomizado. Como o tratamento com hidroxiureia entre 2 e 9 anos de idade não reduziu as manifestações, em 2010 iniciou-se um programa profilático de transfusão de hemácias, incluindo a remoção de ferro para evitar hemossiderose. Em outubro de 2014, quando o paciente tinha 13 anos, foram colhidas células-tronco da medula óssea, que receberam infusão de um vetor (lentivírus autoinativado) contendo o gene *HBB* humano com a mutação p.Tyr87Gln artificial antifalciforme. A modificação do resíduo 87 da cadeia beta estabiliza a desoxi HbS monomérica e evita a polimerização da hemoglobina. O paciente foi submetido à mieloablação;

2 dias depois, células CD34+ contendo o transgene foram infundidas no paciente. Quinze meses após o tratamento, o nível de β-globina mutante terapêutica permanecia alto (aproximadamente 50% das cadeias), sem recorrência de crises falciformes e com correção dos sinais biológicos da doença.

Edição gênica

Ao escrever, se cometemos um erro ortográfico em alguma palavra podemos corrigi-lo ou excluí-lo. Em outras palavras, editamos o texto. Analogamente, hoje é possível editar o genoma usando um sistema chamado CRISPR, descoberto em 2012, que, na natureza, funciona como um "sistema imunitário" para bactérias destruírem bacteriófagos invasores. CRISPR é a sigla para *Clustered Regularly Interspaced Short Palindromic Region.* CRISPR consiste em dois componentes: um RNA guia, que reconhece a sequência de DNA que vai ser editada, e a endonuclease Cas9, que introduz cortes no DNA-alvo.

O procedimento de edição gênica mediado pela CRISPR/Cas9 está resumido na Figura 12.23. Inicialmente, identifica-se a sequência do genoma causador de um problema de saúde (Figura 12.23 A). Cria-se então um RNA guia específico para reconhecer esse trecho particular de A's, T's, G's e C's no DNA (Figura 12.23 B). O RNA guia é ligado à enzima de corte de DNA Cas9 e, em seguida, o complexo é introduzido nas células (Figura 12.23 C). O complexo localiza a sequência de letras-alvo (Figura 12.23 D) e corta o DNA nesse ponto (Figura 12.23 E). Pode-se editar o genoma por meio de deleção ou de inserção de novas sequências (Figura 12.23 F).

Tal estratégia é revolucionária, pois permite trazer a edição do genoma para aplicações clínicas, com as vantagens de fácil execução e de ser altamente eficiente, além de ter baixo custo. Como no caso da Terapia Gênica, os desafios na aplicação da Edição Genômica estão relacionados à eficiência, segurança (especialmente o risco de modificação acidental de regiões fora do alvo) e modo de transferência. Este último é facilitado pela adoção de metodologias *ex vivo.* Até o momento, não foram realizados estudos em humanos, mas muitos laboratórios têm desenvolvido protocolos para animais experimentais com grande sucesso.

Voltando à anemia falciforme, a edição gênica oferece novas perspectivas de tratamento. Com a terapia gênica convencional, o procedimento limita-se à transferência de transgenes de β-globina humana. Com a edição gênica, é possível modificar as células para reativar a hemoglobina fetal ou talvez mesmo editar o gene da βˢ, corrigindo a mutação Glu6Val.

Ao nascimento, o controle da expressão gênica na região das β-globinas no cromossomo 11 humano "desliga" a síntese das cadeias γ da hemoglobina fetal e "liga" a síntese da cadeia β da hemoglobina A. Há muito, sabia-se que se fosse possível fazer a re-expressão da hemoglobina fetal teríamos uma estratégia terapêutica universal para tratar a anemia falciforme e as β-talassemias pela indução da expressão da hemoglobina fetal (HbF). Sequências nucleares do *enhancer* (aumentador) eritroide BCL11A são necessárias para a repressão do HbF nas células eritroides, mas são dispensáveis nas células não eritroides. Recentemente, demonstrou-se em animais de laboratório que a remoção de motivos desse *enhancer* por CRISPR induz a expressão da γ-globina fetal. A edição do *enhancer* BCL11A por CRISPR é uma estratégia terapêutica viável para produzir indução durável de HbF e pode tornar-se tratamento universal para tratar a anemia falciforme e as β-talassemias.

Glossário de termos genéticos e genômicos

Alelo: forma alternativa de um gene ou sequência de DNA. Variações nas características clínicas e nos fenótipos são alélicas se surgirem da mesma sequência ou loco genético.

Aneuploidia: ocorrência de um ou mais cromossomos extras ou ausentes, levando a um complemento cromossômico desequilibrado ou a qualquer número cromossômico que não seja um múltiplo exato do número haploide.

Autozigose: termo usado para denotar alelos gênicos ou segmentos cromossômicos idênticos por descendência (consanguinidade).

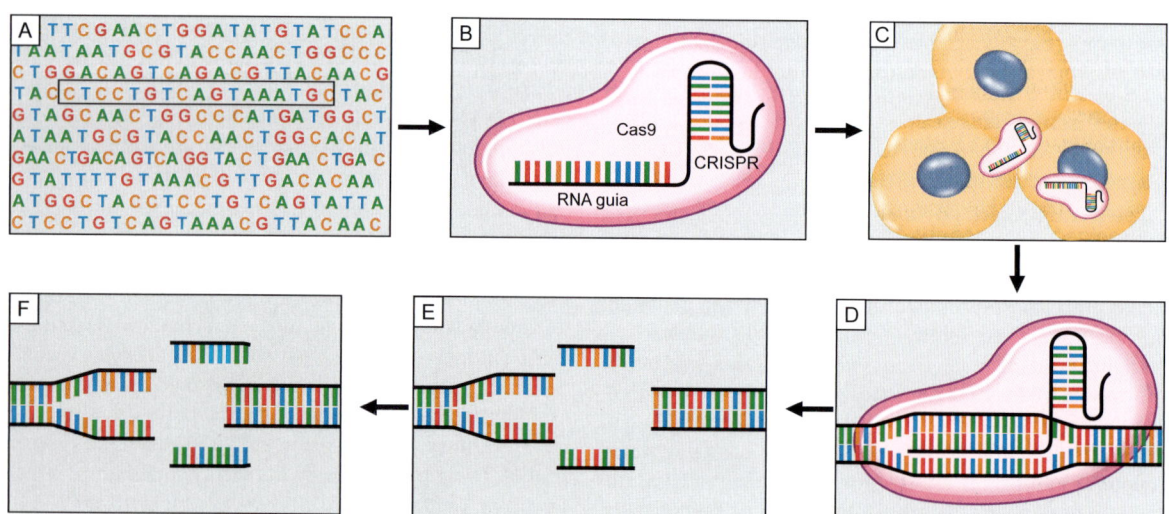

Figura 12.23 Edição genômica pelo CRISPR/Cas9. **A.** Primeiro, identifica-se a sequência do genoma que está causando um problema de saúde. **B.** Em seguida, cria-se um RNA-guia específico para reconhecer esse trecho particular de A's, T's, G's e C's no DNA. **C.** O RNA-guia é ligado à enzima de corte de DNA Cas9 e, em seguida, esse complexo é introduzido nas células. **D** e **E.** O RNA-guia se hibridiza com a sequência-alvo e corta o DNA naquele ponto. **F.** Pode-se então editar o genoma existente deletando o fragmento ou inserindo uma nova sequência no seu lugar.

Banda G: Método de coloração por Giemsa de cromossomos humanos condensados a partir de células da metáfase que permite a avaliação da estrutura cromossômica por microscopia de luz.

Biblioteca: Conjunto de sequências de DNA.

Cariótipo: Descrição ou representação visual do complemento de cromossomos condensados de uma célula.

Citogenética: Estudo da biologia da estrutura dos cromossomos.

Cobertura: Número de vezes que uma porção do genoma é sequenciada em uma reação de sequenciamento. Geralmente expresso como 20X, 50X, 100X etc.

Códon: No código genético, três bases em uma sequência de DNA ou RNA que especificam um único aminoácido ou uma parada da tradução.

Códon de parada: Códon que indica o término da tradução quando é encontrado no mRNA. Os códons de parada de DNA são TAG, TAA e TGA.

Conteúdo de GC: Porcentagem de nucleotídeos em uma sequência de DNA que são guaninas (Gs) ou citosinas (Cs).

Deleção: Tipo de variante genética na qual os nucleotídeos são perdidos em uma sequência. As deleções podem variar de um nucleotídeo (indel) a milhões deles.

Diagnóstico genético pré-implantação (PGD): Teste de embriões para anormalidades genéticas específicas para as quais se sabe que os futuros pais estão em risco; é realizada antes da transferência seletiva de embriões não afetados para o útero materno.

Diploide: Que tem dois genomas ou duas cópias cromossômicas.

Dissomia uniparental: Herança de ambas as cópias de um cromossomo de um dos pais e nenhum cromossomo homólogo do outro.

Doença mendeliana (doença monogênica): Doença que segue os padrões de herança mendeliana, sugerindo que é causada por variantes patogênicas em um único gene de grande efeito em um único loco.

Doença complexa ou multifatorial: Doença que apresenta agregação familial, mas não segue os padrões de herança mendeliana, sugerindo que é causada pela interação de inúmeros fatores ambientais e genéticos.

Doença poligênica: Doença com herança complexa na qual o componente genético depende do efeito aditivo de múltiplos genes de pequeno efeito.

Duplicação: Tipo de variação genética na qual nucleotídeos são duplicados em uma sequência. As duplicações podem variar de um nucleotídeo (indel) a milhões deles.

Estudo citogenômico: Análise que avalia a possível presença de variantes do número de cópias simultaneamente em todos os cromossomos.

Estudo pangenômico: Análise de variantes genéticas baseada no estudo simultâneo de grande parte ou todo o genoma e incluindo todos os genes.

Exoma: Porção completa do genoma que consiste em sequências codificadoras de proteínas.

Éxon: Qualquer segmento de um gene que é representado no mRNA maduro.

Farmacogenômica: Estudo de genes relacionados a variação genética nas respostas a medicamentos.

Fenótipo: Natureza total observável de um indivíduo (o corpo, a aparência, as emoções, o conhecimento), resultante da interação do genótipo com o meio ambiente.

Gene: Unidade funcional correspondente geralmente a um segmento de DNA que codifica a sequência de aminoácidos de uma proteína ou outros produtos (p. ex., RNA). Gene é também muitas vezes usado para denotar um loco ou um alelo.

Genoma: Soma total de todo o DNA em todos os cromossomos de um organismo.

Genômica: Estudo de todo o DNA em todos os cromossomos e suas funções.

Genômica clínica: Estudo de como alterações na estrutura do genoma (desde variações de uma única base nucleotídica em um segmento de DNA até grandes rearranjos cromossômicos que envolvem centenas ou milhares de nucleotídeos) são capazes de gerar doenças humanas.

Genótipo: Conjunto de informação em todos os genes de um indivíduo. Também usado para se referir aos alelos herdados por um indivíduo em um gene específico.

Haploide: Que tem apenas um genoma ou apenas um cromossomo.

Haplótipo: Combinação de alelos marcadores ligados (variantes) para uma determinada região do DNA em um único cromossomo.

Hemizigoto (hemizigose): Haploide em um loco específico.

Heterozigoto (heterozigose): Dois alelos diferentes em um loco específico.

Hibridação: Ligação de DNA ou RNA de fita simples para formar duplexes de DNA, duplexes de RNA ou duplexes híbridos de DNA-RNA. A capacidade de trechos complementares de DNA ou RNA hibridarem entre si depende da sequência de pares de bases.

Hibridação genômica comparativa em microarranjos (aCGH): Tecnologia em que uma amostra de teste de DNA é hibridada competitivamente com uma amostra de referência de DNA de sequência conhecida em um microarranjo de DNA, com o objetivo de detectar variações do número de cópias na amostra de teste.

Homozigose estendida: Expressão usada para denotar longas (mais de 10 milhões de pares de base) regiões genômicas idênticas por descendência (consanguinidade).

Homozigoto (homozigose): Dois alelos iguais ou idênticos em um loco específico de um genoma diploide.

Indel (inserção/deleção): Inserções ou deleções de menos de 50 nucleotídeos em uma região do genoma.

Iniciador: Cadeia curta de nucleotídeos (RNA ou DNA) que ajuda a iniciar nova síntese de DNA.

Inserção: Tipo de variação genética na qual nucleotídeos são inseridos em outra sequência. As inserções podem variar desde um único nucleotídeo até milhões de nucleotídeos.

Íntron: Segmento de DNA entre éxons que é transcrito no RNA inicial mas removido do transcrito final; ligando-se as sequências de ambos os lados (éxons) do transcrito inicial, forma-se o RNA mensageiro (mRNA).

Leitura: Segmento discreto de bases geradas em uma única reação em um instrumento de sequenciamento.

Loco (plural locos): Local físico em um cromossomo ocupado por um gene específico ou outra característica identificável da sequência de DNA.

12

Medicina genômica: Expressão usada para descrever avanços e abordagens médicas com base em informações do genoma.

Metáfase: Fase da divisão celular (mitose) durante a qual o DNA é condensado em estruturas cromossômicas que podem ser visualizadas por microscopia de luz.

Metilação: Ligação covalente de grupos metila ao DNA, geralmente em uma base de citosina seguida de uma guanina.

Microarranjo: Técnica usada para estudar muitos genes simultaneamente, consistindo geralmente em um padrão microscópico ordenado de sequências conhecidas de ácidos nucleicos em uma lâmina de vidro.

Microssatélites: Sequência curta e repetitiva de DNA com variações no número de cópias do motivo, criando polimorfismo de comprimento.

Mutação: Qualquer variação de um gene ou material genético de seu estado natural. O termo variante tem sido preferido a mutação no contexto do sequenciamento de nova geração.

Mutação de troca de janela de leitura: Mutação causada geralmente por inserção ou deleção de um número de bases de DNA que não é múltiplo de três.

Mutação de troca de sentido: Variante de um único nucleotídeo (SNV) que resulta na substituição de um aminoácido por outro no produto do gene.

Mutação estrutural: Mudança em larga escala (mais de 50 pares de base) no DNA genômico.

Mutação sem sentido: Variante de um único nucleotídeo (SNV) na qual um códon de aminoácido é substituído por um códon de parada.

Mutação somática: Alteração no DNA de células não germinativas que não é transmitida à próxima geração.

Nucleotídeo: A combinação de uma base contendo nitrogênio, um açúcar com cinco carbonos e um grupo fosfato para formar A, G, C e T da sequência do DNA.

Par de bases (bp): Unidade de distância física do DNA no genoma.

Penetrância: Proporção de indivíduos com determinado genótipo que mostram qualquer evidência do fenótipo associado.

Polimorfismo: Variante presente em mais de 2% da população.

Polimorfismo de nucleotídeo único (SNP): Variante de nucleotídeo único presente em mais de 2% da população.

Probando: Pessoa que faz com que a família ou genealogia seja geneticamente avaliada.

Projeto Genoma Humano: Nome coletivo de vários projetos iniciados em 1989 para estabelecer a sequência de bases do genoma humano. O Projeto Genoma Humano terminou oficialmente em 25 de abril de 2003.

Promotor: Sequência de nucleotídeos localizada 5' da sequência de codificação de um gene que determina o local de ligação da RNA polimerase e o início da transcrição. Mais de um promotor pode estar presente em um gene e pode dar origem a diferentes versões da proteína.

Quilobase (kb): Unidade de tamanho que corresponde a 1.000 pares de bases de DNA ou RNA.

Reação em cadeia da polimerase (PCR): Procedimento em que segmentos de DNA são amplificados milhões de vezes usando-se oligonucleotídeos flanqueadores chamados iniciadores e ciclos repetidos de replicação por uma DNA polimerase.

Região codificadora: Segmento do genoma que contém informações que especificam a sequência de aminoácidos nas proteínas.

Sequenciamento completo do exoma (WES): Método para determinar a sequência das regiões codificadoras de proteínas do DNA de um organismo.

Sequenciamento completo do genoma (WGS): Método para determinar conjuntamente a sequência de bases dos dois genomas (materno e paterno) de um indivíduo.

Sequenciamento de nova geração: Tecnologias de sequenciamento rápido e eficiente do DNA que permitem o sequenciamento de grandes porções do genoma.

Translocação: Segmento cromossômico que foi removido de um local e reinserido em um local diferente no genoma.

Triagem genética pré-implantação: Teste de triagem que procura alterações genômicas em um embrião em desenvolvimento antes da transferência seletiva de embriões não afetados para o trato reprodutivo feminino.

Triploidia: Forma de aneuploidia na qual existem três conjuntos de cada cromossomo em uma célula.

Unidade transcricional: Sequência de nucleotídeos do DNA responsável pela codificação de um mRNA, com todas as suas entidades constituintes, incluindo região 5' não traduzida, íntrons e região 3'-não traduzida.

Variante: Diferença na sequência de DNA entre um indivíduo e a sequência humana de referência.

Variante de nucleotídeo único (SNV): Variações na sequência do DNA que ocorrem quando um único nucleotídeo (A, T, C ou G) é alterado por substituição, deleção ou duplicação.

Variante de número de cópias: Trechos da sequência genômica de aproximadamente 1 Kb a 3 Mb de tamanho que são excluídos ou duplicados em números variáveis.

Variante de significado desconhecido (VUS): Variante genética que não pode ser associada a um fenótipo específico.

Variante não sinônima: Variante que resulta em alteração na sequência de aminoácidos de uma proteína, podendo afetar a função desta.

Variante sinônima: Variante de substituição de nucleotídeos que não resulta em substituição de aminoácidos, por causa da degeneração do código genético.

■ Leitura complementar

Antonarakis SE. Carrier screening for recessive disorders. Nat Rev Genet. 2019;20(9):549-61.

Bagnall RD, Ingles J, Yeates L, et al. Exome sequencing-based molecular autopsy of formalin-fixed paraffin-embedded tissue after sudden death. Genet Med. 2017;10:1127-33.

Bamshad MJ, Nickerson DA, Chong JX. Mendelian Gene Discovery: fast and furious with no end in sight. Am J Hum Genet. 2019;105(3):448-55.

Baruteau AE, Tester DJ, Kapplinger JD, et al. Sudden infant death syndrome and inherited cardiac conditions. Nat Rev Cardiol. 2017;14:715-26.

Belkadi A, Bolze A, Itan Y, et al. Whole-genome sequencing is more powerful than whole-exome sequencing for detecting exome variants. Proc Natl Acad Sci USA. 2015;112(17):5473-8.

Brown TA. Genomes 4. New York: Garland Science; 2017.

Carvalho CM, Lupski JR. Mechanisms underlying structural variant formation in genomic disorders. Nat Rev Genet. 2015;17(4):224-38.

Dobzhansky T. The biological basis of human Freedeom. New York: Columbia University Press; 1956.

Graur D, Li W-H. Fundamentals of molecular evolution. Sinauer Associates, Sunderland, MA; 2000.

Grody WW. The transformation of medical genetics by clinical genomics: hubris meets humility. Genet Med. 2019;21(9):1916-26.

Kirk EP, Barlow-Stewart K, Selvanathan A, et al. Beyond the panel: preconception screening in consanguineous couples using the TruSight One "clinical exome". Genet Med. 2019;21(3):608-12.

Mantere T, Kersten S, Hoischen A. Long-read sequencing emerging in medical genetics. Front Genet. 2019;10:426.

Mazzanti A, Maragna R, Priori SG. Genetic causes of sudden cardiac death in the young. Curr Opin Pediatr. 2017;29(5):552-9.

Mckusick VA. Genetics and dermatology or if I were to rewrite Cockayne's Inherited Abnormalities of the Skin. J Invest Dermatol. 1973;60(6):343-9.

Meienbrg J, Bruggmann R, Oexle K, et al. Clinical sequencing: is WGS the better WES? Hum Genet. 2016;135(3):359-62.

Monod J. Chance & necessity. New York: Alfred A. Knopf; 1972.

Nelson DL, Cox MM. Lehninger principles of biochemistry. 7th ed. New York: W. H. Freeman; 2017.

Pena SD, Shokeir MH. Autosomal recessive cerebro-oculo-facio-skeletal (COFS) syndrome. Clin Genet. 1974;5(4):285-93.

Petrovski S, Aggarwal V, Giordano JL, et al. Whole-exome sequencing in the evaluation of fetal structural anomalies: a prospective cohort study. Lancet. 2019;393(10173):758-67.

Portin P, Wwilkins A. The evolving definition of the term "gene". Genetics. 2017;205(4):1353-64.

Quinlan-Jones E, Lord J, Williams D, et al. Molecular autopsy by trio exome sequencing (ES) and postmortem examination in fetuses and neonates with prenatally identified structural anomalies. Genet Med. 2019;21(5):1065-73.

Ribeil JA, Hacein-Bey-Abina S, Payen E, et al. Gene therapy in a patient with sickle cell disease. N Engl J Med. 2017;376(9):848-55.

Robinson PN, Piro RM, Jager M. Computational exome and genome analysis. New York: CRC Press; 2018.

Soardi FC, Machado-Silva A, Linhares ND, et al. Familial STAG2 germline mutation defines a new human cohesinopathy. NPJ Genom Med. 2017;2:7.

Srivastava S, Love-Nichols JA, Dies KA, et al. NDD Exome scoping review work group. Meta-analysis and multidisciplinary consensus statement: exome sequencing is a first-tier clinical diagnostic test for individuals with neurodevelopmental disorders. Genet Med. 2019;21(11):2413-21.

Strachan T, Goodship J, Chinnery P. Genetics and genomics in medicine. New York: Garland Science; 2015.

Turnbull A, Osborn M, Nicholas N. Hospital autopsy: endangered or extinct? J Clin Pathol. 2015;68(8):601-4.

Wakeling MN, Laver TW, Wright CF, et al. Homozygosity mapping provides supporting evidence of pathogenicity in recessive Mendelian disease. Genet Med. 2019;21(4):982-6.

Wu Y, Zeng J, Roscoe BP, et al. Highly efficient therapeutic gene editing of human hematopoietic stem cells. Nat Med. 2019;25(5):776-83.

Xue Y, Chen Y, Ayub Q, et al. 1000 Genomes Project Consortium. Deleterious- and disease-allele prevalence in healthy individuals: insights from current predictions, mutation databases, and population-scale resequencing. Am J Hum Genet. 2012;91(6):1022-32.

Yuan B, Neira J, Pehlivan D, et al. Clinical exome sequencing reveals locus heterogeneity and phenotypic variability of cohesinopathies. Genet Med. 2019;21(3):663-75.

Zarrei M, MacDonald JR, Merico D, et al. A copy number variation map of the human genome. Nat Rev Genet. 2015;16(3):172-83.

12

Capítulo 13

Doenças Nutricionais

Jacqueline Isaura Alvarez-Leite, Paola Caroline Lacerda Leocádio,
Danielle de Lima Ávila, Núbia Alexandre de Melo Nunes

A alimentação trata dos processos químicos e fisiológicos relacionados com a transformação dos nutrientes em constituintes do organismo. Por isso mesmo, ela tem grande importância para se atingir o crescimento, a reprodução, a saúde e a longevidade, além de associar-se, com frequência crescente, a diversos processos patológicos.

A nutrição fornece energia e substâncias essenciais ao organismo. O aporte energético deve ser adequado para cada indivíduo em relação a idade, sexo, momento fisiológico (gestação, aleitamento), tipo de trabalho (pesado, leve, sedentário), estação do ano, clima e constituição orgânica e hormonal. Caso o aporte não seja adequado, o indivíduo apresenta doenças nutricionais. Estas envolvem, de um lado, carências de nutrientes, os quais fornecem proteínas, energia, vitaminas e minerais. Deficiências de um ou mais desses elementos provoca inúmeros quadros carenciais, de gravidade variável, às vezes fatais. De outro lado, excesso de energia ou de algumas vitaminas também resulta em doença nutricional. Neste grupo, a condição de maior importância é a obesidade.

▶ Nutrientes

Os nutrientes são os constituintes da alimentação necessários para manter as funções corporais normais. Além de energia, fornecem moléculas essenciais que não podem ser sintetizadas em velocidade suficiente para as necessidades dos indivíduos nos diferentes momentos da vida. Os nutrientes incluem carboidratos, proteínas, lipídeos, fibras, minerais e vitaminas. Proteínas, lipídeos e carboidratos constituem os *macronutrientes*, por entrarem na dieta em quantidades maiores, representando as fontes principais de energia. Vitaminas e minerais constituem os *micronutrientes*, por serem necessários em pequenas quantidades.

Energia

A degradação dos nutrientes no organismo resulta, entre outras, em energia, essencial para os processos biológicos. Como regra geral para cálculos, proteínas, lipídeos e carboidratos pro-

duzem, respectivamente, 4, 9 e 4 kcal/g. As bebidas alcoólicas também contribuem para o aporte energético, uma vez que o etanol fornece 7 kcal/g.

Dependendo da idade e do estilo de vida, 45 a 70% da energia gasta no organismo são usados para manter o metabolismo basal, ou seja, a energia necessária para manter atividades essenciais como respiração, temperatura corporal, batimentos cardíacos etc. O metabolismo basal leva em consideração sexo, idade, peso e altura do indivíduo. Para cálculo da taxa metabólica basal (TMB), recomenda-se preferencialmente o uso da calorimetria indireta (CI), que leva em consideração o consumo de O_2 (VO_2) e a produção de CO_2 (VCO_2). Tais parâmetros representam uma medida da taxa de oxidação de fontes combustíveis corporais (carboidratos e lipídeos principalmente), permitindo a medida indireta do gasto calórico corporal.

A CI é a referência para cálculo dos requerimentos energéticos do indivíduo: na sua impossibilidade, podem-se usar equações preditivas que consideram as principais variáveis que influenciam o metabolismo basal, como sexo, idade, peso e altura. A equação mais utilizada e estudada é a de Harris Benedict:

Para homens: 66,47 + (13,75 × peso [kg]) + (5 × altura [cm]) – (6,75 × idade [anos])

Para mulheres: 655,1 + (9,56 × peso [kg]) + (1,85 × altura [cm]) – (4,676 × idade [anos])

Além do metabolismo basal, outros componentes do gasto energético total são a termogênese induzida pela dieta e a atividade física. A termogênese induzida pela dieta (TID), ou *efeito térmico* dos alimentos, é a energia gasta para a digestão e absorção dos alimentos ingeridos. A TID varia de acordo com a composição da dieta: as gorduras são os nutrientes que induzem a menor TID gastrointestinal (0 a 5%); carboidratos induzem TID intermediária (15 a 20%) e proteínas, cerca de 20 a 25%. Em indivíduos que ingerem dieta mista equilibrada, a TID representa em média 10% do gasto energético total diário.

A *atividade física* é um componente bastante variável e o principal fator das diferenças entre o gasto energético em indivíduos do mesmo sexo, altura, peso e idade. Por isso mesmo, sua contribuição percentual varia muito. Além disso, após um período de atividade física, o metabolismo basal aumenta para repor os nutrientes utilizados durante os exercícios. Em geral, em um indivíduo não sedentário, o gasto energético advindo da atividade física equivale a 30% do gasto energético total.

O gasto energético total diário pode ser estimado de várias maneiras. A mais simples assume que, para cada quilograma de peso ideal, devem-se ingerir 30 a 50 kcal/dia. O peso ideal baseia-se no índice de massa corporal (IMC), que estima que um indivíduo deve ter entre 18,50 e 24,99 kg para cada metro de altura ao quadrado. A faixa de peso ideal pode ser calculada multiplicando-se o quadrado da altura (m^2) por 18,5 (peso mínimo) ou por 24,99 (peso máximo). Assim, um indivíduo de 1,70 m de altura e que pesa 70 kg está dentro do seu peso ideal (entre 53,5 kg e 72,2 kg) e deve ingerir diariamente de 2.100 a 3.500 kcal, dependendo do grau de atividade física. A energia provinda dos alimentos deve ser distribuída entre os principais macronutrientes, dentro de uma faixa de recomendação (relacionada com a menor incidência de alterações nutricionais). A distribuição percentual de calorias dos macronutrientes é mostrada no Quadro 13.1.

Proteínas

As proteínas da dieta são essenciais para os indivíduos, pois são a fonte de aminoácidos para a síntese e renovação de proteínas corporais e de outros compostos nitrogenados. Em um adulto, a necessidade diária de proteínas está em torno de 0,8 g/kg de peso, enquanto nas pessoas acima de 65 anos aumenta para 1,2 a 1,5 g/kg/dia. Para crianças, recomenda-se 1,0 g/kg de peso para as de 0 a 12 meses, 0,87 g/kg para as de 1 a 3 anos e 0,76 g/kg para as de 4 a 8 anos. Em uma dieta adequada, aconselha-se que pelo menos um terço das proteínas seja de alto valor biológico, ou seja, que contenha todos os aminoácidos essenciais em proporções adequadas.

Quadro 13.1 Recomendações de ingestão alimentar para indivíduos saudáveis

Parâmetro	Recomendação
Peso corporal	Atingir e manter o peso ideal
Carboidratos (% das kcal totais)	45 a 65%
Proteínas (% das kcal totais)	10 a 35%
Gorduras	
Totais (% das kcal totais)	20 a 35%
Saturadas	Mínimo possível compatível com a boa nutrição
Poli-insaturadas ω-6	5 a 10%
Poli-insaturadas ω-3	0,6 a 1,2%
Monoinsaturada	10 a 15%
Colesterol	Mínimo possível compatível com a boa nutrição
Fibras	14 g para cada 1.000 kcal
Sódio	< 2.300 mg

A ingestão média de proteínas é de aproximadamente 100 g/dia; secreções digestivas e descamação da mucosa correspondem a cerca de 70 g/dia, dos quais apenas 6 a 12 g são excretados nas fezes (mais de 90% das proteínas na luz intestinal são absorvidas). Para a sua absorção, a digestibilidade de uma proteína deve também ser considerada: *digestibilidade* é definida como a relação entre a quantidade de proteína (ou nitrogênio) ingerida e a absorvida. Em geral, as proteínas de origem animal têm digestibilidade de cerca de 90% e as de origem vegetal, abaixo de 80%.

Um indivíduo adulto mantém constante a quantidade de proteínas do seu organismo, não havendo armazenamento expressivo. Embora ricos em proteínas, os músculos não têm a função de armazená-las, pois suas proteínas são utilizadas para a função contrátil. Em adultos saudáveis, não sedentários e com peso estável, a quantidade de nitrogênio incorporada ao organismo corresponde à quantidade de nitrogênio excretada. Em períodos de crescimento, gestação ou convalescença, o balanço de nitrogênio é positivo para garantir a oferta de aminoácidos para as sínteses celulares. Balanço nitrogenado negativo ocorre em situações de restrição proteica, doenças debilitantes e dieta com proteínas de baixo valor biológico.

Lipídeos

Os lipídeos distribuem-se amplamente na natureza e estão presentes em quase todos os alimentos. Além de fonte de energia, fornecem ácidos graxos essenciais, são veículos de vitaminas lipossolúveis e melhoram o paladar dos alimentos. Do ponto de vista energético, os mais importantes são os triglicerídeos contidos em gorduras e óleos.

Os ácidos graxos essenciais *linoleico* (da série ω-6) e *alfa-linolênico* (da série ω-3) são encontrados, sobretudo, em óleos vegetais e peixes de águas frias, respectivamente. Ambos são precursores de eicosanoides (prostaglandinas, tromboxanos e leucotrienos) e fazem parte da estrutura de fosfolipídeos e de membranas biológicas, além de serem importantes no transporte de lipídeos no sangue. O ácido linoleico, componente de esfingolipídeos, tem papel também na manutenção da barreira hídrica da epiderme.

As enzimas ciclo-oxigenase e lipo-oxigenase utilizam os ácidos araquidônico (derivado do ω-6) e eicosapentaenoico (EPA – derivado do ω-3) como substratos para a síntese de eicosanoides (ver Figuras 4.10 e 4.11). Dependendo do ácido graxo disponível, os produtos são prostaglandinas com efeitos diferentes: aquelas vindas do ω-6 são pró-inflamatórias e pró-trombóticas, enquanto as derivadas do ω-3 são anti-inflamatórias e antitrombóticas. Por isso, EPA e outros ω-3 são recomendados no tratamento de condições inflamatórias e de estados pró-trombóticos.

O colesterol, produzido exclusivamente em tecidos animais, não fornece energia. No entanto, exerce funções importantes, como modulador da fluidez de membranas celulares e precursor de hormônios esteroides e sais biliares. Excesso de colesterol na dieta ou seu catabolismo deficiente associam-se à aterosclerose (ver adiante).

Carboidratos

Além de serem as moléculas orgânicas mais abundantes na natureza, os carboidratos possuem ampla faixa de funções, incluindo fonte de energia, componentes de membranas celulares e atuação na comunicação intercelular. Carboidratos simples são mono ou dissacarídeos, enquanto os complexos são o amido e algumas fibras.

Embora a classificação dos carboidratos em simples e complexos esteja bem estabelecida, a classificação segundo a sua capacidade de aumentar a glicemia (índice ou carga glicêmica) tem maior relevância clínica. O índice glicêmico (IG) mede o efeito de 50 g carboidrato de um determinado alimento sobre a glicemia. O índice é calculado comparando-se a curva glicêmica de uma quantidade fixa de carboidrato (50 g) disponível em um alimento, em relação a um alimento-controle, que pode ser pão branco ou, preferencialmente, glicose. Assim, os alimentos são classificados em: (a) baixo IG, aqueles com valor < 55; (b) alto IG, com valor > 70. Como o IG é sempre relativo a 50 g de carboidrato contidos no alimento (e não 50 g do alimento). A carga glicêmica é um índice criado para relacionar o índice glicêmico ao tamanho da porção de um determinado alimento, uma vez que nem toda porção de alimento contém 50 g de carboidratos. A carga glicêmica é calculada multiplicando-se o valor do IG pela quantidade (em gramas) de carboidrato de uma determinada porção do alimento (padronizada em textos de nutrição) e dividindo-se esse valor por 100. Uma porção alimentar tem baixa carga glicêmica quando os valores são < 10 e alta quando > 20.

Os carboidratos são os principais combustíveis celulares; têm importante efeito poupador de proteínas, exercem ação anticetogênica e são precursores de ácidos graxos. Por isso, excesso de ingestão de carboidratos aumenta a formação de lipídeos corporais.

As *fibras alimentares* são polímeros de origem vegetal (a maioria carboidratos) que não são digeridos pelas enzimas digestivas do trato gastrointestinal humano. As fibras podem ser: (1) *solúveis (*geralmente viscosas e fermentáveis*)*: pectinas, gomas, mucilagens e alguns tipos de hemicelulose; (2) *insolúveis (*não fermentáveis*)*: celulose, lignina e alguns tipos de hemicelulose. Cereais integrais, frutas e hortaliças são alimentos ricos em fibras insolúveis, enquanto feijão, soja, aveia, mamão, laranja, maçã, cenoura, abóbora e castanhas contêm grande quantidade de fibras solúveis.

Por terem pouca (fibras solúveis) ou nenhuma (fibras insolúveis) densidade calórica, as fibras aumentam o volume de uma refeição sem aumentar de forma expressiva o aporte energético e, por isso, estimulam a saciedade. As *fibras insolúveis* também aumentam o peristaltismo e, assim, a velocidade do trânsito intestinal. Populações com alta ingestão dessas fibras apresentam menor incidência de câncer de cólon, doença diverticular e constipação intestinal. As *fibras solúveis*, pela sua viscosidade, formam um gel com o bolo alimentar, tornando a absorção de nutrientes mais lenta. A redução na taxa de absorção de carboidratos pelo uso de fibras solúveis é especialmente útil em diabéticos, uma vez que a absorção mais lenta de glicose reduz o pico glicêmico. Além disso, os efeitos das fibras solúveis sobre a hipercolesterolemia também são conhecidos: ingestão diária de 15 a 30 g de fibras solúveis associa-se à redução da colesterolemia por diminuir a absorção de ácidos biliares. Como os ácidos biliares são formados em parte por colesterol, maior excreção intestinal deles resulta em maior transformação do colesterol em ácidos biliares (para manter os níveis fisiológicos), reduzindo o estoque hepático de colesterol e, consequentemente, seus níveis séricos.

Prebióticos são fibras (geralmente solúveis e fermentáveis) benéficas para o indivíduo, por estimularem o crescimento ou a atividade de bactérias simbióticas (p. ex., *Bifidobacterium* sp. e *Lactobacillus* sp.) no cólon. A fermentação das fibras solúveis pela microbiota produz gases e ácidos graxos de cadeia curta, como acetato, propionato e butirato. Os produtos de fermentação reduzem o pH luminal, o que inibe o crescimento de microrganismos patogênicos. Butirato é o combustível preferencial de colonócitos, e sua presença associa-se a melhor trofismo intestinal, proteção contra inflamações na mucosa colônica e redução da carcinogênese no cólon. Propionato inibe a colesterogênese hepática. Outras ações de ácidos graxos de cadeia curta incluem regulação do sistema imunitário, ação anticarcinogênica, atividade cardioprotetora, regulação da glicemia e controle do peso corporal.

Fruto-oligossacarídeos (FOS), galacto-oligossacarídeos e inulina são também prebióticos. Ao contrário de fibras solúveis, porém, sua concentração nos alimentos é insuficiente para exercer atividade prebiótica clinicamente relevante.

Vitaminas

As vitaminas, que são substâncias essenciais à vida em pequenas quantidades (menos que 1 g/dia), podem ser hidrossolúveis (complexo B e vitamina C) e lipossolúveis (A, D, E e K). As *vitaminas hidrossolúveis* têm excreção eficiente, mas necessitam de ingestão frequente; por isso, hipervitaminose é rara. As *vitaminas lipossolúveis* podem ser armazenadas em quantidades maiores no organismo e, assim, sua ingestão pode ser mais esporádica; contudo, hipervitaminose é frequente, sobretudo nos casos de suplementação excessiva. Praticamente todas as vias metabólicas no organismo utilizam pelo menos uma vitamina. Muitas vezes, inúmeras vitaminas participam de uma mesma via ou reação enzimática. Por isso, e pelo fato de várias hipovitaminoses primárias aparecerem em conjunto, os sinais e sintomas de muitas delas são semelhantes. Sinais clínicos mais comuns de deficiência de vitaminas são fraqueza, perda de peso, lesões da pele, alterações cognitivas, diarreia ou outras lesões no sistema digestório. As recomendações dietéticas, as principais funções, os sinais de deficiência e as fontes de vitaminas estão resumidos no Quadro 13.2.

▶ Síndromes carenciais

Desnutrição proteico-calórica (DPC) ou proteico-energética é definida como o espectro de alterações patológicas que resultam da ingestão insuficiente de energia e nutrientes para as demandas metabólicas, com consequente alteração da composição corporal e prejuízo das funções biológicas. Inúmeras são as causas de DPC, que pode ser primária ou secundária. Desnutrição primária resulta de aporte insuficiente de energia, quase sempre associada à pobreza. Desnutrição secundária deve-se a anormalidades na digestão, na absorção e/ou no aproveitamento de nutrientes, além de estados hipermetabólicos. Suas causas principais são câncer, infecções prolongadas, doenças crônicas debilitantes, alcoolismo e diversas doenças do sistema digestório que prejudicam a absorção intestinal. Desnutrição primária é mais comum em crianças e, dependendo da sua intensidade, compromete de modo irreversível o crescimento e o desenvolvimento.

Entre os critérios diagnósticos de DPC mais empregados, destacam-se IMC (ver adiante) abaixo da faixa ideal para a idade, perda de peso não intencional e redução da massa muscular e do tecido adiposo subcutâneo. Deve-se levar em conta ainda a presença de edema, que pode mascarar a perda ponderal ou superestimar a massa magra.

13

Quadro 13.2 Funções, sinais de deficiência e principais fontes de vitaminas

Vitamina	Funções	Deficiência	Fontes
Tiamina (B$_1$)	Metabolismo de carboidratos, função do coração, nervos e músculos	Beribéri, perda de apetite, neuropatia, fadiga, paralisia, insuficiência cardíaca, síndrome de Wernicke-Korsakoff	Carnes, grãos enriquecidos, legumes
Riboflavina (B$_2$)	Coenzima (FAD, FMN), metabolismo proteico e energético	Queilose, glossite, erupções cutâneas	Leite, carnes, vegetais verdes
Niacina (B$_3$)	Formação de CoA, integridade intestinal e do sistema nervoso	Pelagra, fraqueza, falta de apetite, neurite, dermatite, confusão mental	Carnes, amendoim, legumes
Piridoxina (B$_6$)	Coenzima no metabolismo de aminoácidos e proteínas	Anemia, irritabilidade, convulsões, neurite	Grãos, sementes, fígado, rim, ovos, vegetais
Ácido fólico (B$_9$)	Síntese de purinas e timidina (DNA), maturação de hemácias	Anemia megaloblástica, defeitos do tubo neural	Fígado, vegetais verdes, legumes
Cobalamina (B$_{12}$)	Síntese do heme e formação de hemácias	Anemia perniciosa, neuropatia periférica	Fígado, rim, leite, ovos, carnes
Vitamina C	Antioxidante hidrossolúvel, formação de colágeno, absorção de ferro	Escorbuto, anemia, hemorragias, aumento do estresse oxidativo	Frutas cítricas, tomate, folhas
Vitamina A	Adaptação visual, sinalização e expressão gênica	Cegueira noturna, xeroftalmia, alterações na pele	Retinol: fonte – animal Carotenos: fonte – vegetais
Vitamina D	Manutenção do cálcio sérico, calcificação óssea	Raquitismo, osteomalacia	Óleo de peixes, exposição à luz solar
Vitamina E	Antioxidante lipídico	Fragilidade de hemácias, anemia, neuropatia periférica	Óleos vegetais, ovos, carnes, cereais
Vitamina K	Coagulação sanguínea e atividade de proteínas que se ligam ao cálcio	Tendência a hemorragias	Folhas verdes, leite, carnes, ovos, frutas

13

Marasmo (tipicamente pluricarencial) e *Kwashiorkor* (deficiência proteica com ingestão energética adequada) são as formas clássicas de desnutrição infantil. Na prática, porém, podem existir formas intermediárias (*Kwashiorkor* marasmático), em que se mesclam as manifestações de cada tipo de deficiência.

Marasmo

A principal causa de marasmo na infância é a restrição crônica na ingestão de alimentos, o que resulta em déficit energético. A principal característica do marasmo é o baixo peso; por isso, o diagnóstico é feito principalmente pelos parâmetros de peso e altura para a idade. Marasmo está presente quando o peso corporal está 60% ou mais abaixo do desejável para o sexo e a idade. O quadro desenvolve-se insidiosamente durante meses ou anos, dependendo do grau da restrição alimentar, mas pode resultar não só da baixa disponibilidade de alimentos como também do estado anoréxico e/ou da resposta catabólica. Crianças e idosos que têm acesso limitado a alimentos são mais propensos ao marasmo. Além de macronutrientes, associam-se também deficiências de vitaminas e minerais. Pela oferta reduzida de glicose, ocorre depleção do glicogênio hepático, acarretando aumento da gliconeogênese, a fim de manter a glicemia. A concentração sanguínea de glicose e, consequentemente, de insulina cai. A queda de insulina é o principal fator que estimula os hormônios contrarregulatórios, os quais estimulam a lipólise, proteólise, cetogênese e gliconeogênese e reduzem a síntese proteica e lipídica. Lipólise aumenta ácidos graxos e corpos cetônicos circulantes para serem utilizados como combustíveis em tecidos não dependentes de glicose. A proteólise e a neoglicogênese levam à depleção de proteínas (principalmente musculares) e à redução da massa magra corporal. A desnutrição (com queda da resistência imunitária) facilita infecções, que induzem aumento de glicocorticoides, os quais, por sua vez, estimulam ainda mais a proteólise, intensificando a perda de massa magra.

Marasmo manifesta-se com perda acentuada da massa muscular e do tecido adiposo. Os pacientes apresentam-se emagrecidos, desidratados e com sinais de deficiências de minerais ou vitaminas. Os cabelos são esparsos, finos e secos, sem brilho, sendo facilmente arrancados sem causar dor. A pele é seca e fina, tem pouca elasticidade e dobra-se facilmente. As crianças são apáticas, mas com aparência de atentas e ansiosas devido à falta de tecido adiposo na região periorbital. Alguns pacientes são anoréxicos, enquanto outros são famintos. A ingestão de quantidade maior de alimentos, porém, é pouco tolerada, levando a episódios de vômito e diarreia, esta última tanto por infecções como por hipotrofia intestinal (diarreia osmótica). A diminuição na ingestão de energia reduz o metabolismo basal como resposta adaptativa, visando prolongar a vida e conservar as proteínas e a função dos órgãos. Os resultados são hipovolemia, bradicardia e hipotermia.

Embora a glicemia mantenha-se dentro dos limites da normalidade, hipoglicemia é comum após jejum acima de 6 horas, pela falta de reservas de glicogênio. As vísceras são pequenas e o abdome distendido, principalmente pela hipotonicidade dos músculos abdominais. Edema periférico não é comum, mas pode aparecer em casos de reidratação intravenosa, retenção de sódio e outros fatores. Níveis séricos de hemoglobina, hematócrito e ferro estão usualmente reduzidos ou nos limites inferiores de normalidade. Ocorrem ainda hipovitaminoses e imunodepressão (principalmente da resposta adaptativa). O aparecimento de infecções, por causa da baixa resposta imunitária, aumenta mais ainda as necessidades nutricionais, piorando o quadro. As principais complicações e causas de morte são desidratação e infecções intestinais e respiratórias.

Caquexia é uma síndrome multifatorial caracterizada por grave redução do peso total, gordura e músculo corporais e aumento do catabolismo proteico consequentes a doenças como câncer, AIDS, infecções debilitantes, doença renal ou pulmonar crônicas. Caquexia tem impacto desfavorável na qualidade de vida, associa-se a pior prognóstico e está presente em diferentes condições clínicas, especialmente em pacientes com câncer (50 a 80% deles), com mortalidade de cerca de 20%.

Inflamação tem papel importante na patogênese da caquexia, e sua presença é um dos fatores que diferenciam caquexia de desnutrição simples. Na caquexia, há desequilíbrio entre fatores pró-inflamatórios e anti-inflamatórios, com altos níveis de marcadores inflamatórios, como a proteína C reativa (PCR). Na desnutrição existe desequilíbrio em energia, proteínas e outros nutrientes que têm efeitos adversos no organismo, mas sem quadro inflamatório. Caquexia resulta da interação complexa entre a doença subjacente e suas alterações metabólicas, na presença ou ausência de menor disponibilidade de nutrientes. Embora nem todos os indivíduos desnutridos tenham caquexia, todos aqueles com caquexia são, invariavelmente, desnutridos. Anemia, anorexia, fraqueza geral, inflamação, resistência à insulina e aumento da degradação de proteínas musculares associam-se frequentemente à caquexia.

Resposta inflamatória crônica associa-se muitas vezes à caquexia, uma vez que mediadores pró-inflamatórios têm ação anorexígena e atuam como indutores de lipólise e proteólise. Além de citocinas pró-inflamatórias (IL-6, IL-1, TNF), outros mediadores de caquexia são o neuropeptídio Y (potente orexígeno) e alguns hormônios, como glucagon e leptina. No câncer, a síntese de certas substâncias pelas células tumorais, como o fator de indução de proteólise (PIF – *proteolysis-inducing factor*) e o fator mobilizador de lipídeos (LMF – *lipid-mobilising factor*), também contribuem para caquexia. Como resultado, aumenta-se o gasto energético, que pode reduzir a gordura corporal subcutânea e diminuir a massa muscular esquelética e a miosina muscular, o que se traduz em hipotrofia muscular, fraqueza, fadiga e prejuízo funcional. Na caquexia, a morte do paciente resulta, em geral, de hipotrofia muscular generalizada associada a comprometimento da imunidade.

Kwashiorkor

Kwashiorkor é a condição resultante da ingestão inadequada de proteínas, mas com quantidade suficiente de energia. Porém, pode-se falar em *Kwashiorkor* toda vez que a deficiência da ingestão proteica é mais significativa do que a deficiência calórica. A condição é comum em regiões pobres do planeta em que a disponibilidade de calorias pode até ser adequada, mas sem a ingestão de produtos ricos em proteínas, em geral mais caros e menos disponíveis.

Do ponto de vista metabólico, não ocorre o quadro de hipometabolismo descrito no marasmo, pois a ingestão energética adequada mantém a insulina circulante em níveis normais. Assim, hormônios como glucagon e corticoides encontram-se diminuídos, prevenindo vias de catabolismo, como lipólise e proteólise. Embora em condições normais altos níveis de insulina estimulem a síntese de proteínas nobres como albumina e imunoglobu-

linas, tal situação não ocorre por causa da baixa disponibilidade de aminoácidos. Por outro lado, a síntese aumentada de ácidos graxos, tanto pelo excesso de carboidratos como pela redução no transporte de lipídeos no plasma (por falta de proteínas para a síntese de lipoproteínas), leva a esteatose hepática e a hepatomegalia. A baixa disponibilidade de aminoácidos também se reflete na função imunitária (menor síntese de anticorpos e citocinas e geração de células do sistema imunitário), levando a maior suscetibilidade a infecções graves e recorrentes.

Uma característica clínica marcante no *Kwashiorkor* é o edema, sobretudo nos membros inferiores (Figura 13.1 A), podendo acometer também braços e face. O edema resulta da queda da pressão oncótica, causada pela redução na síntese de albumina. Com hipoalbuminemia, há extravasamento de fluidos, edema e hipovolemia. O quadro pode evoluir para choque hipovolêmico e colapso circulatório. Nas regiões de edema, a pele torna-se eritematosa e brilhante; dermatite semelhante à da pelagra (deficiência de niacina – Figura 13.1 B) é comum. Em outros locais, a pele mostra desidratação, hiperceratose e hiperpigmentação.

Como deficiência energética expressiva não acontece no *Kwashiorkor*, o tecido adiposo subcutâneo é preservado, mas a massa muscular é escassa. A perda de peso (pela perda de massa magra) pode ser mascarada pelo edema, mas, mesmo sem este, não é tão evidente como no marasmo, pela preservação do tecido adiposo. Os pacientes mais graves apresentam frequentemente "face em lua cheia", caracterizada por rosto arredondado e proeminência das bochechas, pela preservação do tecido adiposo e pelo edema. Cabelos crespos tornam-se lisos e de coloração castanho-claro, ruiva, ou mesmo louro-claro, por falta de pigmentação. Quando a

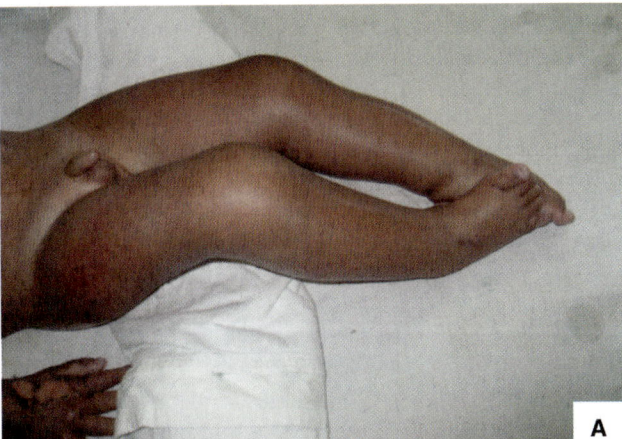
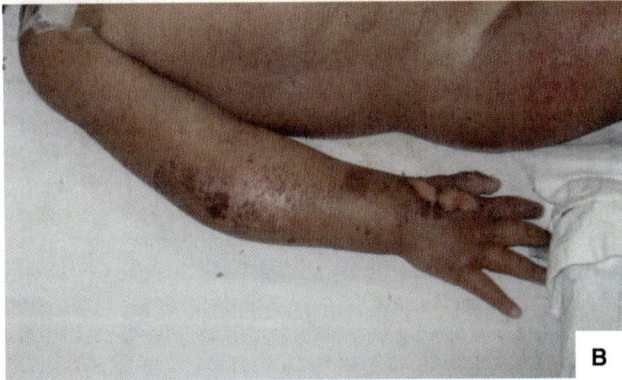

Figura 13.1 *Kwashiorkor.* **A.** Edema dos membros inferiores. **B.** Lesões cutâneas. (Cortesia do Prof. Paulo Pimenta Figueiredo Filho, Belo Horizonte-MG.)

carência proteica é sazonal, pode ocorrer o *sinal da bandeira*, em que surgem faixas transversais de cabelos com diferentes tonalidades, representando as mais claras crescimento do cabelo nos períodos de carência de proteína e as mais escuras (pigmentação normal), nas épocas de ingestão adequada. Os pacientes são pálidos (pela anemia) e apresentam extremidades frias e cianóticas. O fígado está aumentado e tem bordas arredondadas pela esteatose. O tônus e a força muscular estão reduzidos, assim como o peristaltismo intestinal.

As complicações da doença são as mesmas do marasmo, embora diarreia e infecções respiratórias e da pele sejam mais frequentes e mais graves. As causas de morte mais comuns são edema pulmonar, broncopneumonia, septicemia, gastroenterite e distúrbio hidroeletrolítico.

Síndrome de realimentação

A síndrome de realimentação caracteriza-se por distúrbios metabólicos associados à rápida introdução de alimentação oral, enteral ou parenteral em pacientes gravemente desnutridos ou em jejum prolongado. A adaptação metabólica que ocorre nos estados de jejum visa garantir a sobrevivência do indivíduo. No jejum, os estoques de glicogênio são rapidamente consumidos, o que é seguido por aumento nos níveis de glucagon, a fim de manter a glicemia. Isso estimula a lipólise, para fornecimento de energia, e a proteólise, que fornece os aminoácidos necessários para alimentar a gliconeogênese hepática. A reintrodução de alimentos leva ao declínio rápido da gliconeogênese e da lipólise, processos mediados por aumento de insulina em resposta à ingestão alimentar. A insulina, por sua vez, estimula o influxo de potássio, fosfato e magnésio do compartimento extracelular para o intracelular.

A anormalidade bioquímica mais importante é a hipofosfatemia. Após a realimentação, a glicose volta a ser a principal fonte energética, e a via glicolítica passa a ser bastante ativa. Como o fosfato é necessário para a síntese de carboidratos fosforilados, por estímulo da glicólise (glicose-6-fosfato, frutose-6-fosfato, ATP etc.), aumenta a necessidade de fosfato intracelular. O mesmo ocorre com o magnésio, cofator necessário à ação de enzimas da via glicolítica e com a tiamina, que atua junto com certas descarboxilases importantes na glicólise e no ciclo do ácido cítrico. A consequência desse influxo intracelular de íons e tiamina é uma rápida queda nas concentrações plasmáticas desses metabólitos. Assim, surgem hipofosfatemia, hipomagnesemia, hipocalemia e deficiência de tiamina que são marcadores diagnósticos da síndrome de realimentação. Etilistas crônicos, com marasmo ou *Kwashiorkor*, são os mais vulneráveis às consequências metabólicas dessas deficiências.

As manifestações clínicas iniciais mais comuns são náuseas, vômito e letargia, que evoluem para insuficiência respiratória e cardíaca, hipotensão arterial, arritmias cardíacas, delírio, coma e morte. Se o diagnóstico e as medidas adequadas não forem instituídos prontamente, ocorre rápida deterioração clínica. As alterações bioquímicas e as principais manifestações da síndrome de realimentação estão resumidas na Figura 13.2.

Alterações na homeostase de vitaminas hidrossolúveis

Tiamina (vitamina B₁)

Tiamina foi a primeira vitamina identificada e, por ser uma "amina essencial à vida", deu o nome ao grupo de "vitamina" (embora a maioria das vitaminas não seja aminas). A absorção

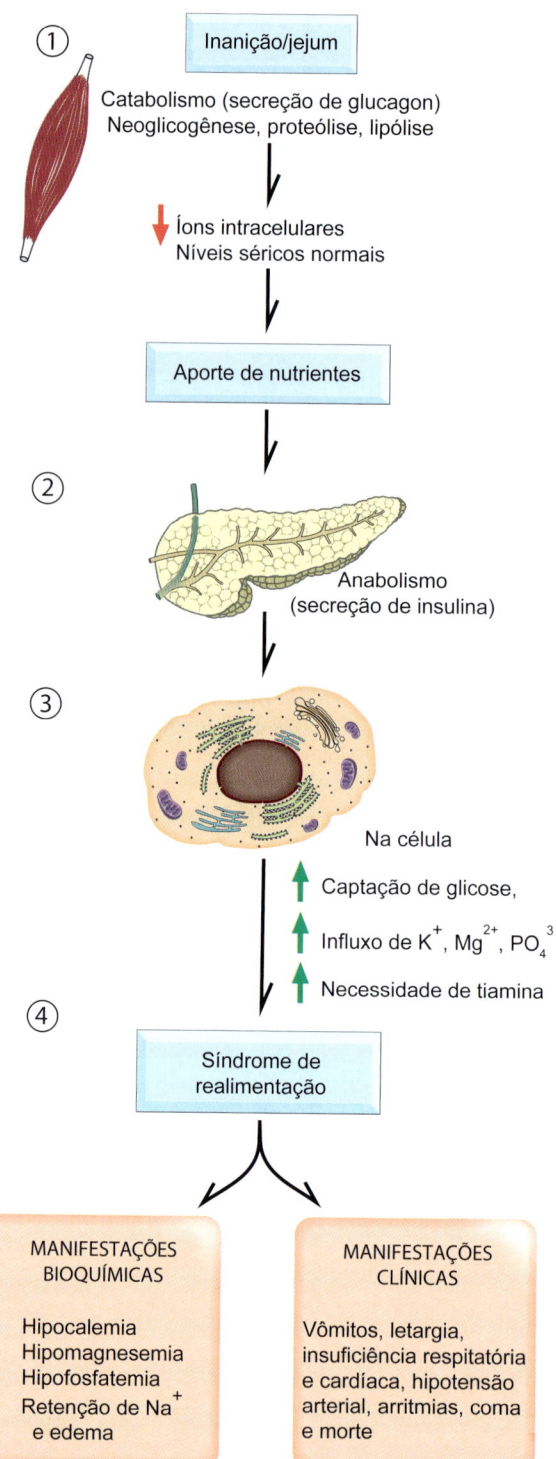

Figura 13.2 Sequência de eventos que culminam nas manifestações clínicas e bioquímicas da síndrome de realimentação. **1.** Inanição leva à depleção dos estoques de nutrientes. As perdas de gordura corporal e de proteínas acompanham-se de redução intracelular de potássio, fosfato e magnésio, embora suas concentrações séricas sejam mantidas próximo da normalidade. **2.** Com o grande aporte súbito de nutrientes, ocorrem aumento da secreção de insulina e redução da de glucagon pelo pâncreas. **3.** Estímulo ao anabolismo induz aumento da captação celular de glicose e influxo de K^+, Mg^{2+} e PO_4^{3-}. Caso não haja aporte suficiente de íons e vitaminas (principalmente tiamina), a glicólise e outras vias metabólicas são pouco eficientes no fornecimento de ATP. **4.** O rápido influxo de íons para o ambiente intracelular diminui sua concentração sanguínea e leva às manifestações clínicas.

de tiamina ocorre preferencialmente no jejuno por transporte ativo saturável. Ainda no intestino, é convertida em pirofosfato de tiamina, que alcança a circulação e se liga à albumina. Seu armazenamento ocorre principalmente nos músculos; a excreção é renal.

A tiamina tem três funções: (1) no metabolismo energético, atua na descarboxilação de cetoácidos, como coenzima de descarboxilases do piruvato e do alfacetoglutarato. Por causa disso, sua deficiência resulta em menor produção de ATP; (2) em vias biossintéticas, como na reação da transcetolase, é importante para a formação NADPH e pentoses; (3) em neurotransmissores e na condução nervosa, influencia os canais de sódio e a síntese de catecolaminas e de outros neurotransmissores.

Deficiência de tiamina causa o *beribéri* (seco e úmido). Pacientes com *beribéri úmido* apresentam edema generalizado por insuficiência cardíaca decorrente da incapacidade contrátil do miocárdio por degeneração hidrópica das miocélulas, perda focal de estriações, focos de necrose e hialinose. A doença pode ter evolução aguda e mesmo fulminante. Nos casos crônicos, em torno dos focos de miocardiocitólise surgem inflamação e fibrose.

O *beribéri seco* caracteriza-se por polineurite crônica envolvendo nervos motores e sensitivos. A lesão inicial ocorre na bainha de mielina de nervos periféricos. Na porção sensitiva, além do comprometimento dos nervos, há desmielinização dos funículos posteriores da medula e cromatólise de neurônios dos gânglios espinais. O comprometimento dos nervos motores leva à hipotrofia dos músculos correspondentes. Inicialmente, ocorrem parestesia e fraqueza dos membros; à medida que a doença se agrava, a polineurite estende-se e surge hipotrofia muscular; a marcha torna-se instável, às vezes atáxica. A morte sobrevém por insuficiência respiratória ou cardíaca.

Atualmente, a forma mais comum de manifestação da deficiência de tiamina é a *síndrome de Wernicke-Korsakoff*, associada ao alcoolismo. *Encefalopatia de Wernicke* caracteriza-se por nistagmo, marcha atáxica, paralisia do olhar conjugado e confusão mental. A *psicose de Korsakoff* cursa com perda da memória de retenção, defeito no aprendizado e perda da memória passada; a memória imediata permanece intacta. Estudos de imagem na encefalopatia de Wernicke revelam lesões na porção medial do tálamo e no mesencéfalo, dilatação do terceiro ventrículo e hipotrofia dos corpos mamilares (ver Figura 26.77, no Capítulo 26). Necrópsias de pacientes com encefalopatia de Wernicke mostram que dano cerebral é mais frequente do que é diagnosticado em vida. As lesões corticais e na região basal do cérebro causadas pelo álcool e agravadas pela deficiência de tiamina podem estar presentes antes mesmo do diagnóstico clínico.

Especial atenção deve ser dada a pacientes alcoolistas ou desnutridos que são hospitalizados. A administração de solução de glicose, sem a reposição da vitamina, pode desencadear a síndrome carencial, uma vez que a glicose depende da tiamina para sua oxidação.

Riboflavina (vitamina B$_2$)

A vitamina, sintetizada por vegetais e microrganismos, faz parte das moléculas FAD e FMN, importantes no transporte de elétrons na cadeia respiratória. Não existe nenhuma doença própria de deficiência de riboflavina. Os sinais clínicos de deficiência são inespecíficos, sendo os mais comuns dermatite e queilose nos cantos da boca.

Piridoxina (vitamina B$_6$)

Vitamina B$_6$, que existe sob as formas de piridoxina, piridoxal e piridoxamina, está presente em praticamente todos os alimentos. A piridoxina é encontrada em plantas, enquanto o piridoxal e a piridoxamina estão contidos em produtos animais. Todos servem como precursores da coenzima piridoxal fosfato, que atua em reações envolvendo principalmente aminoácidos (transaminação, desaminação, descarboxilação e condensação). A isoniazida, usada no tratamento da tuberculose, pode induzir deficiência da vitamina B$_6$ por formar um derivado inativo com o piridoxal fosfato.

As manifestações clínicas de deficiência da vitamina lembram aquelas da deficiência de niacina. Crianças que recebem alimentos autoclavados podem desenvolver deficiência da vitamina B$_6$ (ela é termossensível), que se caracteriza por alterações na pele e no eletrocardiograma. Nos estágios avançados, pode haver neuropatia periférica por desmielinização. Como a vitamina está envolvida na síntese de heme, sua deficiência associa-se a anemia hipocrômica que não responde à suplementação com ferro. Outra repercussão da sua carência é a hiper-homocisteinemia, já que a vitamina, juntamente com o folato e a vitamina B$_{12}$, é necessária na conversão da homocisteína em metionina (Figura 13.3). Hiper-homocisteinemia é fator de risco para aterosclerose e diabetes melito, uma vez que aumenta o estresse oxidativo.

Niacina (ácido nicotínico)

A niacina ou ácido nicotínico é sintetizada a partir do triptofano. Se o suprimento deste aminoácido é suficiente para satisfazer as necessidades da síntese proteica em geral e para a síntese de niacina, esta deixa de ser uma vitamina. A vitamina é componente do NAD e do NAPH, que funcionam como coenzimas de desidrogenases e participam no transporte de elétrons na cadeia respiratória. A niacina é encontrada em grãos não refinados, cereais, leite, carne e, especialmente, fígado.

Deficiência de niacina, que causa a *pelagra*, resulta principalmente de ingestão insuficiente da vitamina, de seus precursores ou do triptofano; pode ser provocada também por alcoolismo crônico, má absorção intestinal e uso de muitos medicamentos, como 5-fluoruracila, isoniazida, pirazinamida, 6-mercaptopurina, hidantoína, fenobarbital e cloranfenicol.

O diagnóstico de pelagra baseia-se na história clínica e na presença da *síndrome dos três D*: dermatite, diarreia e demência. A *dermatite* manifesta-se inicialmente como eritema simétrico bilateral nos locais de exposição solar, que evolui gradualmente para erupção exsudativa, com prurido e ardor nas áreas expostas, como dorso da mão, face, pescoço e peito. As lesões assemelham-se às de queimadura solar nas primeiras fases; às vezes, formam-se vesículas e bolhas (Figura 13.4). As perturbações gastrointestinais são anorexia, náuseas, desconforto epigástrico e diarreia crônica ou recorrente. Anorexia e diarreia por má absorção levam a desnutrição e até caquexia. Fezes aquosas são mais comuns, mas podem ser sanguinolentas e mucoides. As *manifestações neuropsicológicas* incluem fotofobia, astenia, depressão, alucinações, confusão, perda de memória e psicose. Com o avanço da doença, o paciente torna-se confuso e delirante, entra em estado de torpor e, finalmente, evolui para o óbito. No passado, distúrbios mentais foram responsáveis pela internação de muitos doentes em hospitais psiquiátricos por falta de diagnóstico de deficiência de niacina.

13

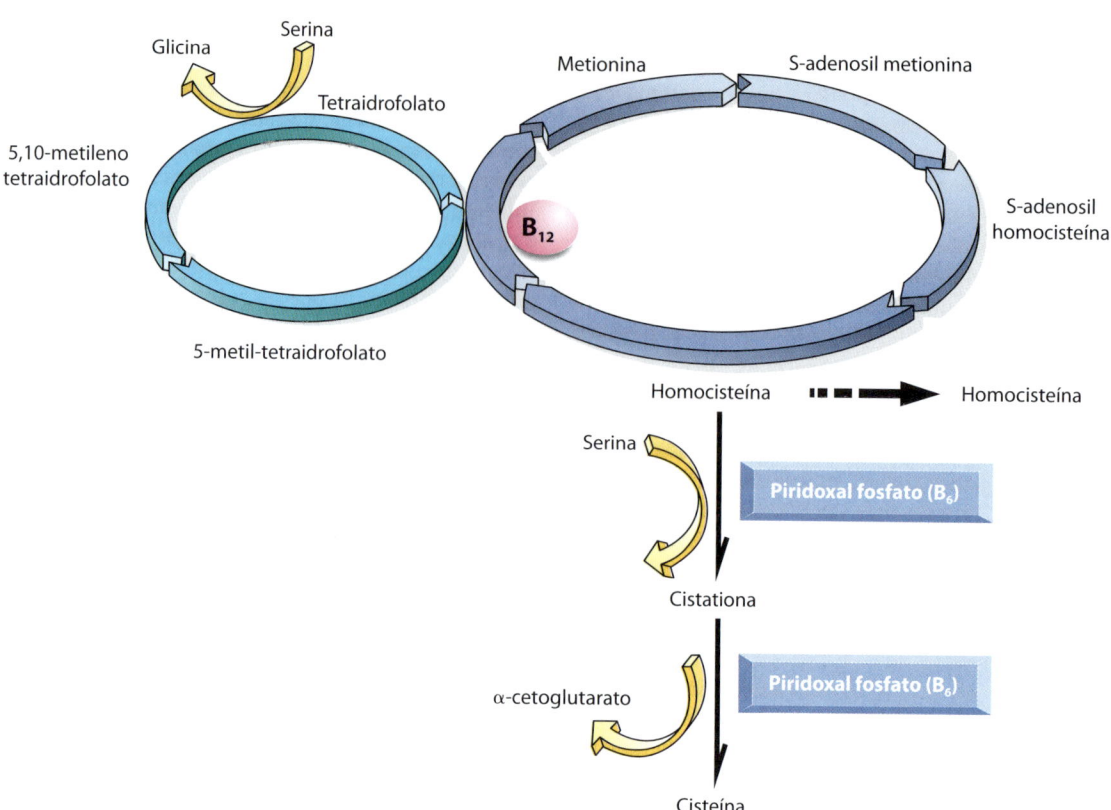

Figura 13.3 Interações de vitaminas no metabolismo da homocisteína. A homocisteína gerada no metabolismo celular pode ser transformada em metionina por uma enzima dependente de vitamina B_{12} que lhe adiciona um grupo metil, cujo doador é o 5-metil-tetraidrofolato (ácido fólico funcional). Na deficiência de folato ou de vitamina B_{12}, a homocisteína não é convertida e acumula-se no sangue. Outra via do metabolismo da homocisteína é sua transformação em cisteína, em reação dependente de piridoxal fosfato (vitamina B_6). Em caso de deficiência de uma dessas três vitaminas, ocorre acúmulo de homocisteína, causando seu aumento no sangue e na urina.

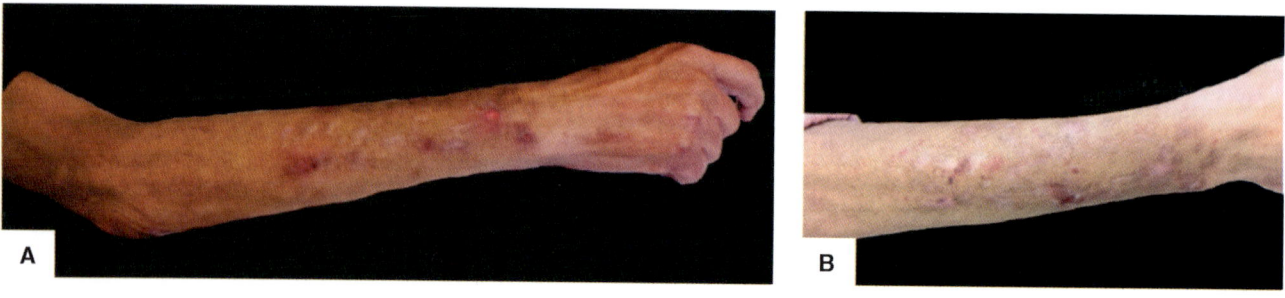

Figura 13.4 Pelagra. **A.** Lesões cutâneas eritematodescamativas no antebraço. **B.** Mesmo paciente, após tratamento com ácido nicotínico e polivitamínicos por 15 dias, mostrando regressão parcial das lesões.

Em altas doses (100 vezes a recomendada na dieta), o ácido nicotínico é usado no tratamento de dislipidemias, uma vez que inibe fortemente a lipólise, reduzindo os ácidos graxos circulantes. Nessas doses, a niacina não age como vitamina (na verdade, não se encaixa no conceito) e atua como um fármaco, com os correspondentes benefícios e efeitos colaterais. Os efeitos indesejáveis, como prurido intenso e rubor facial, podem limitar seu uso em alguns pacientes.

Ácido fólico

Folacina é o nome genérico que compreende diversas substâncias com atividade de vitamina; ácido fólico ou pteroilglutâmico é uma dessas substâncias ativas: é branco, termoestável e fotossensível. Sua absorção faz-se no intestino delgado; nos enterócitos, é transformado em 5-metil-tetraidropteroilglutamato, o qual alcança o fígado pela veia porta.

O ácido fólico participa na biossíntese de purinas, timina, serina e histidina. Exerce, portanto, papel essencial na reprodução e na diferenciação celulares. Antimetabólitos do ácido fólico, como aminopterina e metotrexato, são utilizados na quimioterapia de neoplasias malignas por interferirem com a ação do ácido fólico. Um metabólito do ácido fólico, a tetraidropterina, atua na transformação da fenilalanina em tirosina e desta em di-hidroxifenilalanina (DOPA).

Deficiência de ácido fólico causa *anemia megaloblástica*, comum no alcoolismo crônico. A anemia é causada por síntese diminuída de purinas e pirimidinas, tornando as células incapazes de sintetizar DNA e de se dividirem. Clinicamente, a anemia por deficiência de ácido fólico é indistinguível daquela resultante da deficiência de vitamina B_{12}, mas desenvolve-se mais rapidamente. Na fase aguda, a língua torna-se avermelhada e dolorida; na deficiência crônica, há hipotrofia das papilas. No entanto, não ocorre a hiperpigmentação da pele vista na deficiência de vitamina B_{12}. Cerca de 20% dos pacientes com deficiência de ácido fólico apresentam neuropatia periférica.

A suplementação com doses altas de folato (4 a 6 mg, ou cerca de 100 vezes a recomendada como vitamina) tem sido indicada a mulheres que desejam engravidar, pois reduz grandemente a frequência de alterações na formação do tubo neural e de outras anormalidades no feto.

Tal como a piridoxina, o folato está envolvido também na transformação de homocisteína em metionina. Por isso mesmo, suplementação dessa vitamina tem recebido especial atenção na prevenção de aterosclerose.

Vitamina B_{12}

Como a vitamina B_{12} (cobalamina) é sintetizada apenas por bactérias, sua única fonte para humanos são produtos animais cujos tecidos continham os microrganismos produtores (a vitamina não é encontrada em frutas, verduras ou outros produtos vegetais). Nos alimentos, a vitamina encontra-se ligada a proteínas, as quais devem ser liberadas para ocorrer a absorção dela. Após sua separação das proteínas, a vitamina liga-se ao chamado *fator intrínseco*, secretado pelas células parietais do estômago. O complexo vitamina B_{12} – fator intrínseco é essencial para a absorção da vitamina no íleo.

A vitamina atua nas mitocôndrias como adenosilcobalamina, onde é cofator na transformação do propionil CoA em succinil CoA, para sua entrada no ciclo de Krebs. Esta reação é essencial no catabolismo de ácidos graxos com número ímpar de átomos de carbono. No citoplasma e sob a forma de metilcobalamina, a vitamina é necessária para a síntese de metionina, a partir da homocisteína, utilizando o grupo metil do 5-metil-tetraidrofolato. Esta reação resulta na regeneração do tetra-hidrofolato, que pode receber novos compostos de 1 carbono para serem transferidos a outras reações (Figura 13.3). Como na ausência de vitamina B_{12} o tetra-hidrofolato não é mais regenerado, a necessidade de ácido fólico aumenta grandemente, resultando em deficiência relativa de folato. Os efeitos da deficiência são mais pronunciados em células em divisão rápida, como na medula óssea e na mucosa intestinal (pela deficiência relativa de folato). Deficiência de vitamina B_{12} leva à deposição de ácidos graxos anormais nas membranas celulares, principalmente no sistema nervoso, causando distúrbios neurológicos.

Deficiência dietética de cobalamina também causa *anemia megaloblástica*. A forma mais comum é a *anemia perniciosa*, um tipo de anemia megaloblástica causada pela destruição, por mecanismo autoimune, das células parietais do estômago que sintetizam o fator intrínseco. O quadro clássico caracteriza-se por anemia macrocítica, leucopenia com neutrófilos hipersegmentados, plaquetopenia, hiper-homocisteinemia e baixos níveis circulantes de vitamina B_{12}. Clinicamente, aparecem fraqueza, glossite e parestesias. Manifestações neurológicas mais graves devem-se a danos progressivos no sistema nervoso central e periférico, resultando em polineurite sensorial (nas extremidades distais) e ataxia. Déficit de memória, disfunções cognitivas, demência e transtornos depressivos também são comuns. Embora geralmente mais tardios, os danos neurológicos podem ocorrer mesmo na ausência de anemia, pois independem da ação do folato na formação de hemácias.

Biotina

A biotina, coenzima em reações de carboxilação (transporta CO_2 ativado), é amplamente distribuída, sendo fígado, leite e gema de ovo as fontes mais ricas. A ingestão de clara de ovo crua pode induzir deficiência de biotina, pois a clara tem avidina, uma glicoproteína que se liga fortemente à biotina, impedindo a absorção desta. Entretanto, são necessários 20 ovos crus por dia para que ocorra síndrome de deficiência! As manifestações da deficiência são dermatite, glossite, perda do apetite e náuseas.

Ácido pantotênico

O ácido pantotênico é encontrado nos alimentos como componente da coenzima A (CoA) e da proteína carreadora de ácidos graxos (ACP). No intestino delgado, ocorre liberação da vitamina, onde é absorvida e transportada para o sangue. Nos tecidos, o ácido pantotênico participa de reações relacionadas à CoA e à ACP na geração de energia via acetil CoA, na síntese e degradação de ácidos graxos e colesterol, na produção do ácido succínico (ciclo de Krebs), no metabolismo do ácido propiônico e no catabolismo de α-cetoácidos. Como o ácido pantotênico existe em abundância em todos os alimentos, sua carência é muito rara.

13

Vitamina C (ácido ascórbico)

A vitamina C participa de reações de hidroxilação em resíduos de prolina e lisina, originando hidroxiprolina e hidroxilisina, comuns no colágeno e na elastina. A vitamina atua também na hidroxilação de compostos aromáticos e na síntese de ácidos biliares, de carnitina e de produtos neuroendócrinos como bombesina, gastrina e hormônio liberador de tireotrofina. Sua absorção ocorre sobretudo no intestino delgado proximal. A excreção é principalmente renal, mas nos casos de megadoses (acima de 3 g/dia), grandes quantidades são encontradas nas fezes. Hipervitaminose é rara, ocorrendo em casos de megadoses de suplementos. As principais manifestações são diarreia e nefrolitíase.

A vitamina C atua como antioxidante de ambientes aquosos, o que reduz os efeitos do estresse oxidativo. Os níveis de vitamina C são baixos em indivíduos com aterosclerose e em fumantes, já que neles a produção de substâncias oxidantes está aumentada.

O quadro clássico de deficiência da vitamina é o *escorbuto*. Na doença, o colágeno é defeituoso por causa de hidroxilação deficiente da prolina e da lisina, o que torna as moléculas menos resistentes à força mecânica e à degradação enzimática (ver Capítulo 8). As repercussões principais ocorrem nos vasos sanguíneos (que são mais frágeis e originam hemorragias frequentes); também comuns são lesões ósseas, em parte pelas hemorragias e em parte por defeitos na matriz óssea. As manifestações clínicas iniciam-se com hemorragia em mucosas e dores nos grupos musculares de maior uso (como os da panturrilha). Após alguns meses, a pele torna-se amarelada e aparece hiperceratose folicular. Em seguida, surgem hemorragias intramusculares e gengivite, que pode progredir para goma escorbútica.

Postulou-se que a vitamina C seria benéfica no tratamento e na profilaxia do resfriado comum. No entanto, vários estudos clínicos controlados não confirmaram tal efeito. Há apenas indícios de pequena proteção em atletas que treinam em condições muito frias. Quanto à gravidade dos sintomas, pode haver pequena redução na sua duração (possivelmente pela ação anti-histamínica da vitamina), mas sua intensidade não é alterada.

Alterações na homeostase de vitaminas lipossolúveis

Vitamina A

Os retinoides são uma família de moléculas relacionadas com a vitamina A essenciais para a visão, a reprodução, o crescimento e a manutenção de tecidos epiteliais. As fontes da vitamina são produtos animais (carnes, ovos, leite, especialmente fígado e outras vísceras). Os carotenos, precursores da vitamina, são encontrados em folhas, tubérculos e frutas. Após absorção, os retinoides são transportados por quilomícrons e armazenados no fígado, que libera na circulação a vitamina acoplada à proteína ligadora do retinol.

Entre os retinoides, encontram-se o retinol, os ésteres de retinil e os compostos glicuronados. O retinol é a forma de transporte da vitamina no organismo e componente intermediário no metabolismo; os ésteres de retinil são a forma de armazenamento no fígado; compostos glicuronados são a sua forma de excreção.

As formas ativas desses compostos são o retinal e o ácido retinoico (AR). O retinal é essencial na visão, como componente da rodopsina de cones e bastonetes. A rodopsina consiste na proteína opsina ligada ao 11-cis-retinal. Quando a rodopsina é exposta à luz, ocorrem reações que geram impulsos nervosos cujo sinal é transmitido ao cérebro pelo nervo óptico.

O AR regula a taxa de crescimento e a diferenciação de vários tipos celulares. Sua ação se faz por meio da ligação a receptores nucleares nas células-alvo, o que resulta na ativação de genes cujos produtos são importantes na proliferação celular, na embriogênese, no desenvolvimento e na manutenção de epitélios dos pulmões, de mucosas e da pele.

No epitélio respiratório, deficiência de AR causa alterações nas células ciliadas e nas produtoras de muco, resultando em metaplasia escamosa. Com isso, há queda na capacidade de eliminar agentes agressores e aumento na suscetibilidade a infecções pulmonares. Produtos da combustão do fumo, como o benzopireno, depletam os estoques pulmonares de AR, contribuindo para o surgimento do carcinoma pulmonar. O AR também controla a morfogênese no período embrionário. Por isso, deficiência ou uso clínico do AR (p. ex., para tratamento de acne) pode causar malformações congênitas, como espinha bífida, fenda palatina e defeitos nos membros superiores e inferiores.

O sinal clássico e inicial de deficiência de vitamina A é a *cegueira noturna*, que, por isso mesmo, tem sido usado como diagnóstico de sua carência. Inicialmente, surge ressecamento da conjuntiva (xerose conjuntival) por causa de ceratinização do epitélio do canal lacrimal. Em seguida, aparecem as manchas de Bitot, que se formam pelo acúmulo de restos de ceratina na córnea. Xeroftalmia pode levar a erosão e destruição da córnea (ceratomalácia) e cegueira.

Modificações no epitélio das vias urinárias promovem descamação celular e acúmulo de restos de ceratina no trato urinário, predispondo à formação de cálculos. Há também ceratinização em outros sítios, como em glândulas exócrinas e no trato gastrointestinal.

A vitamina A tem papel também papel na estimulação do sistema imunitário; na sua deficiência, pode haver baixa resposta imunológica. Infecções, por seu lado, podem reduzir a biodisponibilidade da vitamina A, por inibirem a síntese da proteína ligadora do retinal, o que reduz o retinol circulante e a sua disponibilidade para estimular o sistema imunitário.

Clinicamente, os retinoides são empregados no tratamento de doenças da pele (acne grave e certas formas de psoríase) e da leucemia promielocítica aguda (esta resulta de fusão gênica truncada que leva à codificação de receptor do ácido retinoico anormal que bloqueia a diferenciação das células mieloides). O ácido transretinoico reverte tal bloqueio, induz a diferenciação das células leucêmicas em neutrófilos e tem bom resultado no controle da doença.

Os sintomas de toxicidade aguda da vitamina A incluem dor de cabeça, tonturas, vômito, torpor e visão turva. O ácido retinoico também estimula a multiplicação e a atividade de osteoclastos, o que aumenta a reabsorção óssea, com alto risco de fraturas. Toxicidade crônica associa-se a perda de peso, anorexia, náuseas, vômito e dores ósseas e articulares. Apesar de retinoides sintéticos utilizados no tratamento da acne não se associarem a essas manifestações, o seu uso na gravidez deve ser evitado por causa dos possíveis efeitos teratogênicos.

Quando em excesso, os carotenoides, de origem vegetal, podem causar manifestações clínicas. Como são armazenados no tecido adiposo, indivíduos com alta ingestão ou suscetibilidade genética para seu acúmulo apresentam pele amarelada, mas, diferentemente da icterícia, a cor das mucosas fica preservada. Embora possa causar problemas estéticos, o excesso de carotenoides na alimentação não é tóxico nem carcinogênico.

Vitamina D

As duas formas da vitamina D são o colecalciferol (D_3) e o ergocalciferol (D_2), ambos sintetizados na pele por ação da radiação ultravioleta (UVB) sobre o 7-desidrocolesterol (derivado do colesterol) e o ergosterol (derivado de fungos e plantas). D_2 e D_3 são hidroxilados, respectivamente, nas posições 25 (fígado) e 1 (rim), dando origem ao calcitriol (1,25-[OH]$_2$D). Com excesso de calcitriol, ocorrem regulação negativa e aumento na produção do composto inativo 1,24-(OH)$_2$D. A ação do calcitriol depende da sua ligação a receptores intracelulares. O complexo calcitriol-receptor interage com o DNA no núcleo das células-alvo e estimula ou reprime seletivamente a expressão gênica. A ação mais importante da vitamina D é na homeostase de cálcio e fósforo.

O calcitriol estimula a absorção intestinal de cálcio no duodeno, por meio da interação com o receptor nuclear da vitamina D e da formação de um complexo com o receptor X retinoide. Este complexo liga-se a elementos responsivos à vitamina D e ativa a síntese de uma proteína que faz parte de um canal de transporte de cálcio, aumentando a absorção deste.

A vitamina D aumenta a reabsorção de cálcio e a excreção de fosfato nos túbulos renais distais. Deficiência da vitamina associa-se à fraqueza nos músculos cardíaco e esqueléticos, sugerindo alguma ação nos tecidos musculares. O 1,25-[OH]$_2$D interfere na secreção de insulina, na diferenciação celular na pele e na inibição da proliferação de certos tumores. A vitamina participa ainda da deposição de cálcio na matriz óssea.

O *raquitismo* é a forma clássica de manifestação de carência da vitamina D. A lesão principal é falta de calcificação da matriz do disco epifisário; com isso, os condrócitos não morrem e a cartilagem não é invadida por fibroblastos e capilares, como acontece na ossificação endocondral. Assim, a zona de crescimento continua a desenvolver-se, e o disco epifisário fica mais espesso (a junção osteocondral torna-se irregular). Como a mineralização dos ossos é deficiente, a proporção de matéria orgânica (matriz) aumenta, tornando os ossos moles, sujeitos a compressão, deformidades, deslocamentos, curvaturas e fraturas provocadas até mesmo pelo próprio peso corporal. As alterações esqueléticas dependem da intensidade e da duração do processo e, em particular, do modo de uso dos ossos: em bebês de colo, a pressão é maior na cabeça e no tórax, enquanto em crianças maiores ocorre principalmente nos membros (curvatura nos membros inferiores). O crescimento excessivo da cartilagem da junção costocondral em relação ao osso resulta em protuberâncias nas junções, produzindo o chamado *rosário raquítico*. Outro sinal em crianças é o *peito de pombo*, resultado da ação dos músculos respiratórios nas áreas enfraquecidas das costelas, que se deformam e levam à protrusão anterior do esterno.

Quando a deficiência de vitamina D se instala após a ossificação dos centros epifisários, ocorre a *osteomalácia*, que se caracteriza por desmineralização óssea e maior suscetibilidade a fraturas.

Hipocalcemia por hipovitaminose D ou por outras condições patológicas causa hiperexcitabilidade neuromuscular, podendo levar a tetania.

Vitamina E

A vitamina E agrupa compostos lipossolúveis como os tocoferóis e tocotrienóis, todos com atividade de vitamina E; entre eles, o α-tocoferol é o mais ativo. A vitamina E é componente de membranas celulares, onde atua como antioxidante, protegendo-as da ação de radicais livres.

As principais fontes da vitamina são óleos vegetais, fígado e ovos. A necessidade de vitamina E aumenta com a ingestão de ácidos graxos poli-insaturados, já que estes estão mais sujeitos ao ataque de radicais livres. A vitamina é absorvida no intestino junto com os demais lipídeos e daí é transportada por quilomícrons até o fígado, onde se incorpora à lipoproteína de densidade muito baixa (VLDL). A maior parte da vitamina é armazenada no tecido adiposo e nos músculos, sob a forma de ésteres de tocoferol.

Deficiência primária de vitamina E é praticamente restrita a bebês prematuros. Quando encontrada em adultos, está associada à má absorção de lipídeos. O sinal de deficiência é hemólise, por maior sensibilidade das hemácias ao estresse oxidativo e pela lise de outras membranas celulares. Megadoses de vitamina E têm sido prescritas a pacientes com doença isquêmica do coração, pois o aumento da oxidação de LDL é fator de risco para aterosclerose. No entanto, estudos clínicos não comprovaram benefícios da sua suplementação, não se justificando seu uso para esse fim.

Vitamina K

A vitamina K da dieta, cuja absorção no intestino delgado depende de ácidos biliares, é transportada por quilomícrons na circulação sistêmica. Embora a vitamina possa ser produzida no cólon pela microbiota intestinal, nele sua absorção é insignificante, uma vez que a concentração de ácidos biliares nesse local é baixa.

A principal função da vitamina K é ser coenzima da γ-glutamilcarboxilase na síntese de fatores da coagulação dependentes de cálcio (fatores II, VII, IX, X, proteína C e proteína S). Alguns fármacos, como varfarina, são anticoagulantes por antagonizarem o papel da vitamina K como cofator da γ-glutamilcarboxilase. A vitamina participa também na carboxilação de osteocalcina, proteína óssea que inibe a mobilização de cálcio durante a menopausa.

Em humanos, deficiência de vitamina K é rara. Recém-nascidos apresentam baixas quantidades da vitamina, uma vez que a placenta não é boa transportadora de lipídeos. A deficiência pode ocorrer também em adultos com má absorção intestinal, insuficiência biliar, cirrose ou insuficiência pancreática. A principal consequência é a diminuição da coagulabilidade do sangue, que pode ser aferida pelos tempos de coagulação e de protrombina aumentados. Hemorragias ou diátese hemorrágica são a manifestação principal de hipovitaminose.

Minerais

Os minerais atuam na sustentação óssea, como grupos prostéticos de enzimas e como componentes de outras proteínas. Ao lado disso, são importantes na sinalização celular e em diversas secreções do organismo. Alguns deles estão resumidos no Quadro 13.3 e descritos a seguir.

Ferro

O ferro é componente de moléculas essenciais como hemoglobina, mioglobina, citocromos e enzimas. Sua absorção intestinal é regulada pelas necessidades do organismo, não havendo

Quadro 13.3 Funções, causas de deficiência e manifestações clínicas de alterações de alguns minerais

Mineral	Funções	Deficiência	Achados clínicos
Cobre	Componente da citocromo c oxidase, metabolismo da dopamina, formação de colágeno	Deficiência alimentar por escassez no solo e na água	Fraqueza muscular, deficiência no colágeno, alterações neurológicas
Ferro	Componente da hemoglobina e de metaloproteínas	Ingestão inadequada, perda crônica de sangue	Anemia hipocrômica e microcítica, fraqueza
Iodo	Síntese dos hormônios tireoidianos	Carência nutricional (escassez no solo, alimentos não fortificados)	Bócio, hipotireoidismo, cretinismo
Selênio	Componente da glutationa peroxidase, antioxidante	Carência nutricional (escassez no solo, alimentos)	Miopatia, doença de Keshan
Zinco	Componente de enzimas, sobretudo oxidases	Suplementação inadequada no suporte nutricional, erros inatos do metabolismo, interação com outros nutrientes que reduzem a absorção	Dermatite periorificial (acrodermatite enteropática), alterações no crescimento e na função cognitiva, imunodeficiência e dificuldade de cicatrização

mecanismo de excreção. Na alimentação normal, são ingeridos aproximadamente 10 mg/dia de ferro, mas apenas 0,5 a 2 mg são absorvidos, quantidade suficiente para atender a demanda do organismo. As perdas de ferro ocorrem por descamação da pele e das mucosas, pelo suor e por hemorragias. Pelo último motivo, a necessidade desse metal é maior em mulheres na idade fértil, por causa das menstruações. O processo de absorção do ferro envolve várias etapas e moléculas, como esquematizado na Figura 7.7.

O ferro tem três funções principais: (1) transporte de oxigênio na molécula de hemoglobina; (2) transporte de elétrons na cadeira respiratória; (3) reações enzimáticas de oxirredução. Em caso de deficiência, nem todas as reações dependentes de Fe são comprometidas da mesma forma. No início, é afetada a síntese de hemoglobina; se a deficiência persiste, a atividade de enzimas dependentes de Fe começa a ser reduzida.

Carência de ferro é a causa mais comum de anemia em todo o mundo (anemia ferropriva). Em países desenvolvidos, cerca de 20% das crianças, 30% dos adolescentes, 30% das mulheres em idade fértil, 3% dos homens e 60% das gestantes apresentam deficiência de ferro.

Sinais e sintomas precoces de deficiência de ferro são alterações nas mucosas oral e esofágica, cefaleia, fadiga e tonturas. Quando aparece a anemia, esta acompanha-se de sensação de frio e de alterações no sistema imunitário, no sistema nervoso simpático e na tireoide. Muitas vezes, a anemia é descoberta por acaso, pois os pacientes em geral adaptam-se à anemia e continuam suas atividades rotineiras. Fadiga, irritabilidade, palpitações, vertigens, falta de ar e dor de cabeça são queixas comuns e não indicam, por si sós, deficiência de ferro. Porém, alguns achados são sugestivos de anemia avançada, entre eles clorose (palidez esverdeada), adelgaçamento e achatamento das unhas e unhas em forma de colher (coiloníquia). Geofagia (ingestão de terra) pode ser tanto um sinal quanto uma causa (o barro pode funcionar como um agente quelante do ferro) de deficiência de ferro. A ingestão de gelo (pagofagia) é particularmente comum.

Os achados laboratoriais são diminuição de hemácias circulantes e de todos os índices Hematimétricos. O esfregaço de sangue revela palidez central nas hemácias (hipocromia) e células com diferentes tamanhos (anisocitose) e formas (poiquilocitose).

A dose recomendada para a reposição é de 50 a 200 mg de ferro elementar/dia para adultos e 6 mg/kg/dia para crianças. A ingestão feita concomitantemente com ácido ascórbico mantém o ferro na forma reduzida (ferrosa – Fe^{++}) e melhora sua absorção.

Cálcio

A maior parte do cálcio do organismo encontra-se nos ossos, de onde é mobilizado para manter os níveis sanguíneos fisiológicos. Sua absorção ocorre por transporte ativo, no duodeno e no jejuno proximal, embora transporte paracelular ocorra em todo o intestino, possibilitando que 20 a 60% do cálcio ingerido sejam absorvidos. A taxa de absorção depende de regulação hormonal, da solubilidade dos compostos de cálcio e da presença de fatores que aumentam (aminoácidos, monossacarídeos) ou reduzem (fitato, oxalato) sua absorção. A glicose e a galactose são importantes na absorção de cálcio. As principais fontes de cálcio na dieta são produtos lácteos (leite, iogurte, queijo), vegetais verde-escuros e peixes com espinhas.

O cálcio é rapidamente distribuído para os diversos tecidos e, por isso, sua concentração sérica não sofre grandes variações. A cada dia, cerca de 1.000 mg de cálcio são movimentados dos ossos, dependendo da ação de osteoclastos e osteoblastos. Sua excreção é feita pelos rins e regulada por alguns hormônios.

Além de sua função na mineralização, o cálcio atua como sinalizador celular (segundo mensageiro) e acoplador eletromecânico. Vários canais de cálcio (bombas de troca de íons) e proteínas carreadoras intracelulares (calmodulina) são ligantes de cálcio. Na contração muscular, a ligação cálcio-troponina C promove a contração, enquanto a ligação cálcio-calmodulina viabiliza a energia, por meio de uma cascata de reações.

A homeostasia do cálcio sérico é complexa. Sua concentração sérica é mantida em uma estreita faixa de normalidade (2,2 a 2,6 mmol/L). Uma pequena redução desses níveis é detectada por receptores de superfície sensíveis ao cálcio, desencadeando a liberação de paratormônio (PTH) pelas paratireoides. O PTH estimula a hidroxilase renal a produzir vitamina D ativa, a $1,25$-$(OH)_2D$, além de ativar osteoclastos, que promovem reabsorção de cálcio e fósforo do esqueleto. Ao mesmo tempo, PTH e $1,25$-$(OH)_2D$ estimulam a reabsorção renal de cálcio, aumentando sua concentração sanguínea. Quando os níveis séricos são normalizados, há redução da liberação do PTH e inibição da atividade osteoclástica. A calcitonina (produzida nas células C da tireoide) possui efeito oposto, por inibir a atividade de osteoclastos e, provavelmente, por reduzir sua absorção óssea. A calcitonina tem papel menor na homeostase do cálcio do que o PTH.

Osteoporose é a doença caracterizada por perda de massa óssea acompanhada de alterações na microarquitetura do tecido ósseo, resultando em aumento do risco de fraturas (Capítulo 27). Osteoporose e baixa massa óssea constituem, hoje, grande problema de saúde pública em homens e mulheres acima de 50 anos. Nutrição adequada, sobretudo em termos de cálcio e vitamina D, desempenha papel importante na prevenção e no tratamento da osteoporose. Maior ingestão de cálcio em crianças, adultos jovens e mulheres após a menopausa associa-se a maior densidade óssea em comparação com a massa óssea daqueles com menor consumo de cálcio. O pico de massa óssea, que ocorre na adolescência, pode também ser maximizado aumentando-se a ingestão de cálcio. Em mulheres após a menopausa, são claros os benefícios da suplementação de vitamina D e cálcio na prevenção de perda óssea e na diminuição de fraturas não vertebrais. Ingestão inadequada de cálcio, de vitamina D ou de ambos influencia os níveis de cálcio e a sua regulação hormonal. Deficiência dietética de cálcio ou vitamina D reduz a absorção de cálcio e diminui a concentração de cálcio ionizado circulante.

Suplementação de cálcio em crianças e adolescentes pode aumentar o acúmulo de cálcio na massa óssea total entre 1 e 6% ao ano. Em mulheres após a menopausa, a suplementação de cálcio aumenta a densidade óssea em 1,1% ao ano. No entanto, o benefício da suplementação de cálcio desaparece quando esta é interrompida. Tais dados sugerem que a ingestão adequada de cálcio deve ser mantida durante toda a infância, adolescência e idade adulta para se ter impacto duradouro na massa óssea. A intensidade desse efeito é modificada por fatores como idade, tempo desde a menopausa, ingestão prévia de cálcio (antes da suplementação) e, possivelmente, nível de atividade física.

Magnésio

O corpo humano contém cerca de 25 g de magnésio (Mg). Destes, 55% estão contidos nos ossos, e 27%, nos músculos. O magnésio é o segundo cátion intracelular mais abundante e desempenha papel importante em enzimas e no transporte de íons através de membranas. Sua absorção intestinal é modesta, sendo cerca de 60 a 70% do ingerido excretados nas fezes. Sua excreção renal pode ser modulada e até nula em caso de deficiência.

A principal ação do magnésio é atuar como cofator de cerca de 300 enzimas, sendo essencial em todas as vias anabólicas e catabólicas; muitas dessas ações ocorrem por meio do complexo Mg-ATP em reações de transfosforilação.

O magnésio controla o cálcio intracelular, por modular o influxo deste íon através de canais de cálcio; ao lado disso, também afeta os canais de potássio, particularmente no músculo cardíaco.

As manifestações da deficiência de magnésio são distúrbios neuromusculares, incluindo tetania, câimbras musculares ou inibição de contrações uterinas, convulsões, depressão, intolerância a carboidratos, hipocalcemia, hipopotassemia, cardiotoxicidade à digoxina e taquiarritmias resistentes à terapia padrão.

Zinco

O zinco é essencial para o funcionamento de cerca de 50 enzimas, como fosfatase alcalina, anidrase carbônica, diversas desidrogenases, timidina cinase e carboxipeptidase A. O zinco atua ainda na imunidade, por sua função como cofator do hormônio timulina, que regula a transformação de timócitos em linfócitos T; também participa na proliferação de linfócitos T e estimula a síntese de IL-2, o que explica a imunossupressão vista na sua deficiência. Sua absorção faz-se ao longo de todo o intestino delgado. Elementos ingeridos ou produzidos endogenamente influenciam a disponibilidade de zinco, incluindo metionina, histidina, cisteína, glutationa reduzida, citrato e prostaglandina E_2.

Deficiência de zinco em humanos é atribuída a fatores nutricionais e a vários estados patológicos. Alto teor de fitatos em cereais diminui a disponibilidade de zinco, sendo a causa da elevada prevalência de deficiência de zinco em populações que consomem proteínas vindas sobretudo de cereais. Deficiência ocorre também em pacientes com má absorção intestinal, doença renal crônica, cirrose, anemia falciforme e outras doenças crônicas debilitantes. Retardo do crescimento, hipogonadismo masculino, alterações na pele (dermatite periorificial), falta de apetite, letargia mental e cicatrização retardada são manifestações de deficiência crônica de zinco. A acrodermatite enteropática, doença rara de herança autossômica recessiva que causa má absorção de zinco, manifesta-se com lesões eritematosas na pele, principalmente em torno de orifícios corporais, e alterações em mucosas, o que leva a infecções oportunistas e a diarreia grave.

Cobre

O cobre é elemento essencial para todos os animais, podendo sua carência ser letal. Um homem adulto tem cerca de 75 mg de cobre no corpo. À semelhança do ferro, o cobre tem sua absorção regulada pela necessidade. A proteína tioneína é responsável pela absorção do metal; se a tioneína estiver saturada com cobre, este não é absorvido. Ácido ascórbico junto com cobre prejudica a absorção do metal. Após absorção, o cobre é levado ao fígado, onde se liga a uma globulina para formar a ceruloplasmina, que é secretada no sangue e corresponde à maior parte do cobre sérico. Excesso de cobre é eliminado na bile. Algumas enzimas, como a cobre-zinco superóxido dismutase (CuZn SOD – transforma $O_2^{\bullet}$ em $H_2O_2 + O_2$) e citocromo c oxidase (transporte mitocondrial de elétrons), usam cobre como cofator. As manifestações de deficiência são alterações gastrointestinais, síndrome nefrótica e, possivelmente, doenças cardíacas. A

doença de Wilson resulta de mutação no gene *ATP7B*, que codifica a proteína que transfere cobre à ceruloplasmina. Sem a proteína ATP7B, há menor eliminação de cobre na bile, redução na ceruloplasmina sérica e aumento de cobre nos hepatócitos. Excesso de cobre favorece a reação de Fenton (Capítulo 3), que gera radicais livres. Os principais órgãos afetados na doença são fígado, cérebro, córnea e rins.

Iodo

O iodo, absorvido nas formas de iodeto, iodotirosina e iodotironina, é componente essencial dos hormônios tireoidianos. Para a formação destes, o iodo é inicialmente incorporado a resíduos de tirosina na molécula de tireoglobulina, originando mono-e di-iodotirosina. Em seguida, há acoplamento oxidativo de iodotirosinas e formação de tri-iodotironina (T_3) e tetraiodotironina ou tiroxina (T_4), que ficam armazenadas no coloide contido nos folículos tireoidianos. Redução desses hormônios no sangue induz liberação de T_3 e T_4 na circulação. A T_4 é pouco ativa quando comparada à T_3, mas sua concentração no sangue é 20 vezes maior do que a de T_3. Nas células-alvo, a T_4 é convertida na forma ativa T_3.

Mixedema, que consiste no acúmulo de glicosaminoglicanos hidrofílicos na derme e em outros órgãos (p. ex., miocárdio), é manifestação frequente de hipotireoidismo. No hipotireoidismo ocorrem também alterações na ossificação, especialmente na endocondral, resultando em nanismo tireoidiano, disgenesia epifisária etc. As lesões do sistema nervoso são graves e se manifestam como cretinismo; surdez também pode ocorrer.

Deficiência de iodo é a causa principal de *bócio* (ver Capítulo 29), muito comum no passado. Com a suplementação de iodo em alimentos (sal de cozinha), hoje a doença é muito menos frequente. Contrastes radiográficos iodados podem causar alergia.

Selênio

O selênio atua como antioxidante, sendo cofator de enzimas como glutationa peroxidase (GPx), selenoproteína P e desiodases. A GPx reduz peroxidolípideos e hidroperóxidos, ocupando papel importante no equilíbrio redox; a enzima possui uma selenocisteína incorporada em cada uma das suas quatro unidades. A incorporação de selênio ocorre durante a síntese proteica, quando um RNA transportador específico reconhece o códon UGA e, assim, uma selenocisteína é incorporada na sequência proteica. A selenoproteína P é a principal responsável pelo transporte de selênio no sangue, além de atuar como antioxidante extracelular, reduzindo o nível de peróxido nitrito no endotélio. As desiodases, que convertem T_4 em T_3, e a tiorredoxina redutase são também enzimas dependentes de selênio.

Os sinais clínicos de deficiência de selênio são vistos na doença de Keshan, cardiomiopatia que afeta crianças e mulheres em idade fértil. A doença é frequente em algumas regiões da China, onde o consumo de selênio é baixo (< 15 mg/dia). As concentrações de selênio são inversamente associadas a alguns cânceres, infertilidade e diminuição da função imunitária. Doenças associadas a aumento de radicais livres podem estar relacionadas com ingestão subótima de selênio. Alguns estudos epidemiológicos sugerem que níveis plasmáticos de selênio abaixo de 60 μg/L estão inversamente associados a cardiopatia isquêmica e neoplasias malignas. A suplementação de selênio traz benefícios em pacientes septicêmicos ou com queimaduras graves.

13

O selênio é encontrado predominantemente como seleno-metionina e selenocisteína em alimentos como pão, cereais, nozes, carnes, peixes e outros frutos do mar; sua concentração nos alimentos depende do teor de selênio no solo.

▶ Obesidade

Definida como excesso de gordura corporal, obesidade tem enorme importância na atualidade por sua elevada prevalência e associação com inúmeras enfermidades, principalmente doenças cardiovasculares, diabetes melito tipo 2 e hipertensão arterial. A incidência de obesidade cresce globalmente de modo preocupante. Segundo a Organização Mundial da Saúde (OMS), em 2016 aproximadamente 1,9 bilhão de adultos maiores de 18 anos tinha sobrepeso e mais de 650 milhões destes eram obesos. De acordo com o Ministério da Saúde, dados da pesquisa VIGITEL Brasil 2018 (Vigilância de Fatores de Risco e Proteção para Doenças Crônicas por Inquérito Telefônico), a prevalência de obesidade no Brasil cresceu 67,8% em 13 anos: de 11,8% em 2006 para 19,8% em 2018. Em 2006, 47,2% dos homens e 38,5% das mulheres estavam acima do peso, enquanto, em 2018, passaram para 57,8% e 53,9%, respectivamente. Hoje, a obesidade é um dos principais problemas mundiais de saúde pública.

Fatores que regulam a ingestão alimentar

A ingestão alimentar e o balanço de energia dependem de diversos elementos, sobretudo de fatores neuronais, endócrinos, adipocitários e intestinais. Sinais que partem de várias regiões do organismo chegam ao cérebro e atuam no hipotálamo, que libera neuropeptídeos orexígenos ou anorexígenos. Os principais fatores e neuropeptídeos envolvidos no processo são:

- O neuropeptídio Y (NPY) e o peptídeo agouti (AgRP) são neuropeptídeos orexígenos, enquanto o hormônio estimulador do melanócito alfa (α-MSH) e o transcrito relacionado com a cocaína e a anfetamina (CART) são anorexígenos. Os neurônios que sintetizam tais neuropeptídeos interagem entre si e com sinais periféricos, entre eles leptina, insulina e grelina. Os receptores para os sinais orexigênicos e anorexigênicos estão concentrados no núcleo paraventricular
- Os sinais periféricos mais relevantes no controle da ingestão são a leptina e a insulina. A leptina, produzida no tecido adiposo amarelo, atua em receptores hipotalâmicos e induz saciedade. Sua ação é mediada sobretudo por suprimir a atividade de neurônios que produzem NPY e AgRP e por estimular a atividade de neurônios que sintetizam α-MSH e CART. Em alta concentração, ocorre resistência à leptina, limitando seu efeito anoréxico. A insulina tem participação importante no processo; sua concentração sérica é proporcional à adiposidade. Com a captação celular de glicose mediada pela insulina, ocorrem queda da glicemia e estímulo do apetite. A insulina pode também induzir saciedade no sistema nervoso central, aumentar o gasto energético e interferir na secreção do *glucagon-like-peptide 1* (GLP1), que inibe o esvaziamento gástrico e leva à sensação de saciedade prolongada
- Alimentos no sistema digestório contribuem para modular o apetite. A colecistocinina (CCK), produzida pelas células I do trato gastrointestinal, além de induzir as secreções pancreática e biliar em resposta à presença de gorduras e proteínas, também inibe a ingestão alimentar
- O peptídeo YY (PYY), sintetizado na mucosa intestinal, precisamente no íleo e cólon, e a amilina, cossecretada com a insulina pelas células beta do pâncreas, também inibem a ingestão alimentar, pois parecem estimular neurônios hipotalâmicos que expressam CART, o que reduz a ingestão de alimentos. Obesos apresentam menor elevação pós-prandial dos níveis de PYY, especialmente em refeições noturnas, o que leva a maior ingestão calórica
- A grelina, produzida no estômago e no núcleo arqueado do hipotálamo, é o único peptídeo conhecido que estimula a ingestão alimentar. Sua concentração mantém-se alta nos períodos de jejum, caindo imediatamente após a alimentação. Parece que a grelina estimula a atividade dos neurônios produtores de NPY e AgRP. A grelina estimula também as secreções digestivas e a motilidade gástrica. Em indivíduos obesos, a supressão pós-prandial de grelina é menor, o que pode levar ao maior aporte de alimentos e à manutenção da obesidade
- A oxintomodulina (OXM) é um supressor da ingestão alimentar a curto prazo secretado no intestino distal, que parece agir diretamente nos centros hipotalâmicos para reduzir o apetite e os níveis séricos de grelina. A OXM atua principalmente em condições especiais, como após cirurgia bariátrica.

Tipos e consequências

Por definição, a obesidade deveria ser classificada pelo percentual de gordura corporal, de acordo com a idade e o sexo. Entretanto, o *índice de massa corporal* (IMC), calculado dividindo-se o peso (kg) pelo quadrado da altura (m), é a medida-padrão para classificar a obesidade. Seu uso foi consagrado devido à simplicidade – apenas duas medidas rotineiras: peso e altura – e boa correlação com os resultados de gordura corporal medido por métodos mais complexos (Quadro 13.4).

Quadro 13.4 Classificação da obesidade de acordo com o percentual de massa gorda (adiposidade) e o índice de massa corporal (IMC)

Segundo a adiposidade		
Classificação	Homens	Mulheres
Desnutrição	< 5	< 8
Magro	5 a 7	8 a 12
Adequado (eutrofia)	8 a 15	13 a 23
Adiposidade discreta	16 a 20	24 a 27
Adiposidade aumentada	21 a 24	28 a 32
Obesidade	> 25	> 33

Segundo o IMC	
Classificação	IMC (kg/m²)
Magreza grau 3 (grave)	< 16
Magreza grau 2 (moderada)	16 a 16,9
Magreza grau 1 (discreta)	17 a 18,4
Adequado (eutrofia)	18,5 a 24,9
Sobrepeso	25 a 29,9
Obesidade grau I	30 a 34,9
Obesidade grau II	35 a 39,9
Obesidade grau III	> 40

Independentemente da adiposidade total do organismo, a distribuição da gordura é clinicamente importante. Existem dois padrões de distribuição: androide ou ginecoide. A distribuição androide (ou central) é mais frequente em homens. Nela, a gordura localiza-se preferencialmente entre as vísceras abdominais, mantendo braços e pernas (localização subcutânea) com menor deposição. A distribuição central associa-se a maior risco de complicações metabólicas (diabetes, hipertensão arterial e doença coronariana). Na distribuição ginecoide (ou periférica), mais comum em mulheres, a gordura localiza-se principalmente no subcutâneo, nos quadris e nas coxas, sendo menor o risco de doenças metabólicas.

Praticamente não há órgão ou sistema que não possa ser afetado pela obesidade. As principais complicações estão resumidas na Figura 13.5. De especial importância são diabetes melito tipo 2, doença coronariana, hipertensão arterial, acidente vascular cerebral e síndrome de hipoventilação, pois aumentam grandemente a morbimortalidade dos indivíduos. Outras condições importantes associadas à obesidade são doença hepática gordurosa não alcoólica, colelitíase e osteoartrose.

A obesidade visceral é um dos principais fatores ligados ao desenvolvimento de resistência à insulina e diabetes melito tipo 2; além dessas, associam-se também dislipidemia, hipertensão arterial e trombose. Tais condições clínico-patológicas têm relação direta com a expansão do tecido adiposo, evidenciando sua participação na gênese de alterações metabólicas e inflamatórias. A medida da circunferência da cintura, que é um bom indicador da gordura visceral, é considerada critério prognóstico da obesidade.

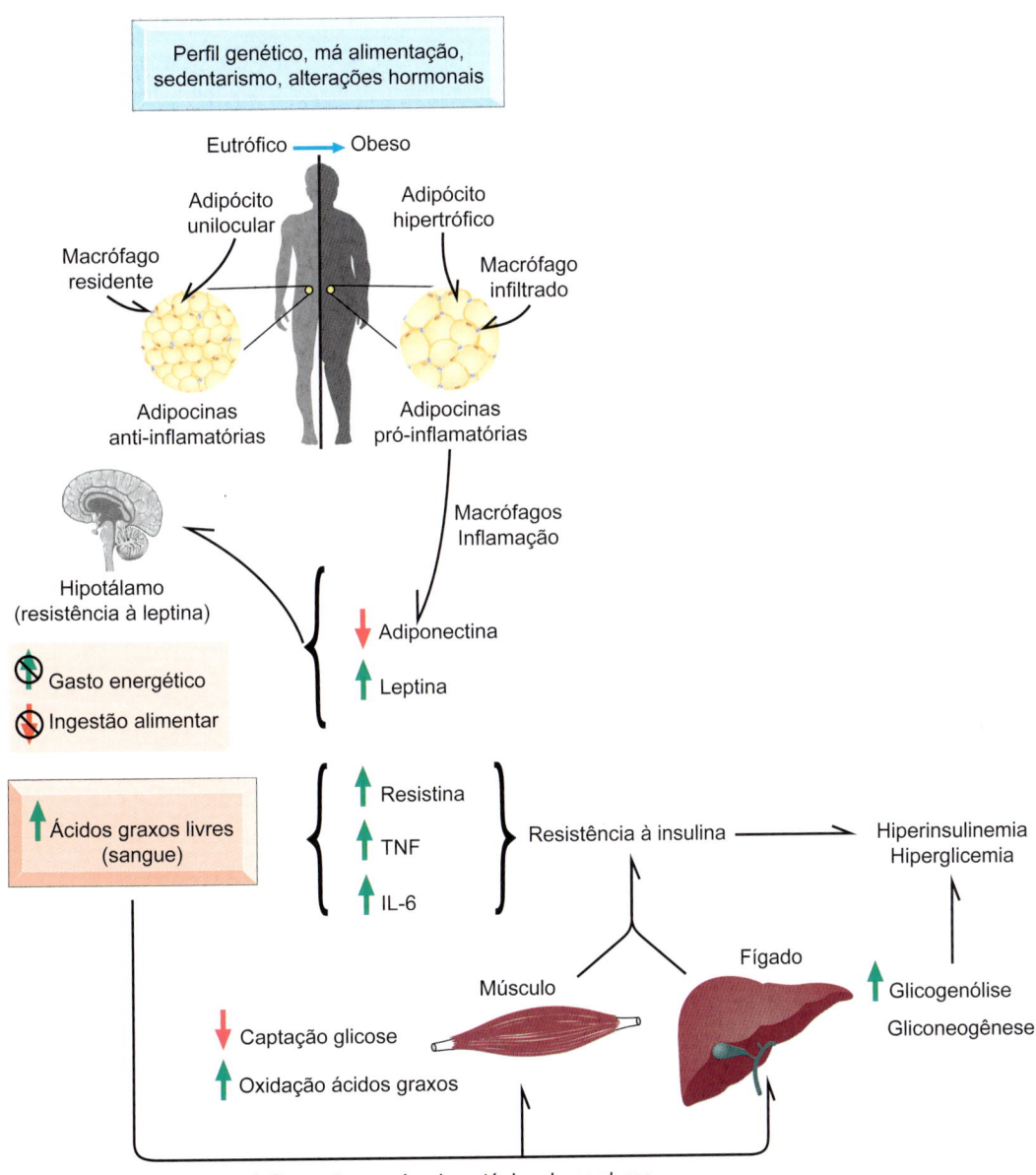

Figura 13.5 Eventos relacionados à inflamação e acúmulo de gordura na obesidade. Com a expansão do tecido adiposo, neste ocorre infiltração de macrófagos, o que inicia inflamação local, com aumento na produção de adipocinas (p. ex., leptina e resistina) e citocinas pró-inflamatórias e redução na síntese de adiponectina. Embora a leptina induza aumento do gasto energético e redução na ingestão alimentar, por mecanismos não esclarecidos ocorre a resistência hipotalâmica aos seus efeitos. Inflamação altera ainda a sinalização da insulina e promove resistência ao seu efeito, resultando em hiperglicemia, hiperinsulinemia e deposição ectópica de gorduras.

Etiopatogênese. Fisiopatologia

A etiopatogênese da obesidade é reconhecidamente complexa. De maneira simplificada e como exemplo do que ocorre em tantas outras doenças, a obesidade resulta de predisposição genética associada a fatores ambientais. Como resultado de uma ampla interação entre componentes do indivíduo e do ambiente, surge *desequilíbrio energético*, em que o aporte de energia é maior do que o gasto (balanço positivo).

Inúmeras condições levam a um balanço positivo de energia, entre elas sedentarismo, alterações hormonais, aumento da ingestão calórica e alterações psicocomportamentais, além do componente genético. Por isso, obesidade resulta da interação de fatores que regulam o apetite, a saciedade e o metabolismo, os quais sofrem influência de fatores genéticos, nutricionais, ambientais e psicossociais, culminando em ganho de gordura corporal. Nesse contexto, o próprio tecido adiposo ocupa lugar de destaque.

Nas últimas décadas, o papel do tecido adiposo como órgão endócrino ganhou grande interesse e importância. Hoje, a obesidade é vista como uma doença crônica com baixo grau inflamatório secundária a alterações que ocorrem com a expansão do tecido adiposo. O estado inflamatório na obesidade é explicado pela liberação de quimiocinas e citocinas pró-inflamatórias e pela migração de macrófagos para o tecido gorduroso.

A etiopatogênese e a fisiopatologia da obesidade são multifatoriais. Para facilitar a compreensão delas, a seguir serão comentadas brevemente algumas propriedades e características do tecido adiposo que se relacionam com o risco da doença e suas repercussões.

Tecido adiposo

Existem dois tipos de tecido adiposo: marrom e amarelo, com dois tipos de adipócitos, respectivamente multilocular e unilocular. O *tecido adiposo marrom* (TAM) tem essa denominação por causa da abundância de mitocôndrias; é especializado na produção de calor, pela grande quantidade da proteína desacopladora UCP (*uncoupling protein*)-1 mitocondrial, que promove o desacoplamento da cadeia respiratória da fosforilação oxidativa e faz com que a produção de calor seja maior do que a geração de ATP. O tecido adiposo marrom está presente sobretudo em recém-nascidos, principalmente nas regiões cervical e axilar, e decresce rapidamente com a idade. Em adultos, o TAM pode ser ativado por estímulos beta-adrenérgicos ou pelo frio, para que a energia armazenada sob a forma lipídica seja usada prioritariamente para aumento da temperatura corporal. Exposição repetida a baixas temperaturas causa a expansão do TAM, reduzindo a sensação de frio.

Histologicamente, o tecido adiposo marrom diferencia-se do amarelo sobretudo pelo arranjo das gotículas de gordura nos adipócitos; seus adipócitos contêm múltiplas gotículas lipídicas (adipócitos multiloculares), que servem para maximizar a superfície disponível para lipólise rápida, o que os diferencia dos adipócitos do tecido adiposo amarelo, nos quais existe normalmente uma única gotícula lipídica (adipócitos uniloculares). A quantidade total de triacilgliceróis armazenados nos adipócitos do tecido marrom é menor do que nos adipócitos do tecido amarelo (20 a 40% do peso celular em comparação com até 85% nos adipócitos do tecido amarelo). Nos adipócitos do tecido marrom, o número de mitocôndrias e a densidade de cristas são muito maiores do que nos adipócitos do tecido amarelo. Estímulos adrenérgicos, frio e alimentação aumentam a atividade do tecido adiposo marrom, favorecendo a diferenciação de pré-adipócitos e a expressão da proteína UCP-1. Já o tecido adiposo amarelo é influenciado pela alimentação e tem a lipólise sob controle da insulina e de hormônios adrenérgicos, embora de modo diferente nos tecidos adiposos subcutâneo e visceral.

O *tecido adiposo amarelo* é constituído por adipócitos e outras células, como macrófagos e células mesenquimais. Em geral, cerca de metade de todas as células é representada por pré-adipócitos, fibroblastos, células endoteliais, mastócitos e macrófagos. Embora semelhantes morfologicamente, os tecidos adiposos de diferentes locais têm propriedades distintas; é o caso, por exemplo, da maior sensibilidade do tecido adiposo mamário e das coxas aos hormônios sexuais e os da região dorsal e do pescoço aos corticoides. Tais diferenças são bem evidentes em diferentes formas de lipodistrofia. Na lipodistrofia generalizada (síndrome de Berardinelli-Seip), não se forma tecido adiposo subcutâneo, visceral e da medula óssea, mas é normal o tecido adiposo retro-orbitário, palmar, plantar e das bochechas. Na lipodistrofia familiar parcial de Duningan (mutação no gene da lamina A/C), tem-se atrofia do tecido adiposo subcutâneo nas extremidades e no tronco, mas não do tecido adiposo do pescoço, da face ou visceral. Estudos comparativos de expressão de genes em adipócitos do subcutâneo e do tecido adiposo visceral mostram diferenças acentuadas. O tecido adiposo amarelo de diferentes locais do corpo origina-se em diferentes áreas do mesoderma, sofre processos de diferenciação diferentes e apresenta algumas funções distintas.

Em humanos, o tecido adiposo visceral origina-se do mesoderma esplancnoplêurico associado ao intestino primitivo, enquanto o tecido adiposo subcutâneo provém, em parte, do mesoderma da somatopleura. Esses dois tipos de tecido adiposo exibem diferenças marcantes quanto à produção de substâncias (Quadro 13.5).

O *adipócito bege* é um terceiro tipo de adipócito que se desenvolve no tecido adiposo amarelo, a partir do processo conhecido como *browning*. Os adipócitos bege apresentam morfologia

Quadro 13.5 Substâncias produzidas em maior quantidade e propriedades mais evidentes nos tecidos adiposos visceral e subcutâneo

Tecido adiposo visceral

Resistina

Visfatina

PAI-1

Receptores beta-adrenérgicos

Ação lipolítica de catecolaminas

Frequência de deleção do gene do receptor de insulina

Receptores de glicocorticoides

Receptores de androgênios

Tecido adiposo subcutâneo

Leptina

Adiponectina

Atividade inibidora do cAMP pelo receptor α

Afinidade no receptor para insulina

Expressão de IRS-1 e 2

multilocular, possuem número elevado de mitocôndrias e expressam UCP-1, ao contrário dos adipócitos amarelos, que não a expressam. Em camundongos, os adipócitos bege são encontrados sobretudo no tecido adiposo inguinal. Em humanos, a sua localização ainda é controversa. Os adipócitos beges despertam grande interesse por seu potencial terapêutico na obesidade e em desordens relacionadas. Apesar de apresentarem características morfológicas semelhantes às dos adipócitos marrons, os adipócitos bege surgem a partir de diferentes precursores. As células adiposas clássicas marrons derivam da linhagem miogênica Myf-5+ e não de linhagens adipogênicas. Os adipócitos bege originam-se no tecido adiposo amarelo por geração *de novo* a partir de pré-adipócitos, precursor comum com os adipócitos amarelos. O processo é reversível, já que os adipócitos bege formados por geração *de novo* durante o frio podem tornar-se adipócitos amarelos quando mantidos em termoneutralidade ou em dieta hiperlipídica.

O desenvolvimento e a distribuição corporal do tecido adiposo sofrem influência genética: estudos em gêmeos mostram que o índice de massa corporal (IMC) e a relação cintura-quadril são traços influenciados por fatores hereditários. De modo semelhante, acúmulo de gordura subcutânea no quadril, especialmente na região glútea (esteatopigia) em mulheres, é condicionado em parte por fatores hereditários. Estímulos adrenérgicos, frio e alimentação aumentam a atividade do tecido adiposo marrom, favorecendo a diferenciação de pré-adipócitos em adipócitos marrons maduros e a expressão da proteína UCP-1. O tecido adiposo amarelo é influenciado principalmente pela alimentação e tem a lipólise sob controle de insulina e hormônios adrenérgicos, embora de modo diferente nos tecidos adiposos subcutâneo e visceral.

Acredita-se que o número total de adipócitos seja definido durante a infância e a adolescência, além do período gestacional em mulheres. Indivíduos obesos nesses períodos da vida terão mais adipócitos do que os indivíduos magros (na idade adulta, hiperplasia de células gordurosas é rara). Alterações posteriores no peso corporal somente reduzem ou aumentam a quantidade de triacilgliceróis dentro dos adipócitos, que podem se tornar hipertróficos quando a quantidade é expressivamente aumentada. Portanto, embora a massa gorda em uma pessoa adulta possa aumentar por causa do aumento volumétrico dos adipócitos existentes, o número destes é controlado e predeterminado na infância e na adolescência. Entretanto, em obesos extremos

a hipertrofia é de tal magnitude que leva à ativação e à diferenciação de pré-adipócitos em adipócitos.

O tecido adiposo amarelo sofre renovação constante de suas células, aparentemente em ritmo lento: adipócitos apoptóticos e corpos apoptóticos endocitados por macrófagos são vistos no tecido adiposo normal. Em modelo experimental de indução maciça de apoptose no tecido adiposo em camundongos, observam-se regeneração de adipócitos e recuperação, em poucas semanas, da população celular original.

Por muito tempo, considerou-se que o tecido adiposo tinha como única função armazenar energia. Hoje, sabe-se que ele executa muitas outras funções importantes, inclusive endócrina. O tecido adiposo passou a ser considerado estrutura endócrina quando se descobriu a leptina, citocina liberada por este tecido. Adipocinas, citocinas e quimiocinas liberadas no tecido adiposo afetam o metabolismo de lipídeos e carboidratos, induzem inflamação, aumentam o estado pró-trombótico e a pressão arterial e modificam o comportamento alimentar. Por tudo isso, as alterações na adiposidade repercutem no funcionamento de vários órgãos e tecidos, como músculos, fígado, vasos sanguíneos e cérebro (Figura 13.5).

As moléculas sintetizadas no tecido adiposo são chamadas em conjunto *adipocinas*, cujo perfil de secreção não é uniforme em todos os locais. Em geral, depósitos de gordura visceral secretam mais citocinas pró-inflamatórias do que o tecido adiposo subcutâneo. Quando o tecido adiposo se expande, podem ocorrer hipertrofia e hiperplasia de adipócitos, infiltração de macrófagos, ativação de células endoteliais e mudanças no padrão de secreção de adipocinas. O volume aumentado dos adipócitos relaciona-se com a secreção desregulada de adipocinas. Na obesidade, a síntese de adiponectina, uma adipocina implicada na melhora da sensibilidade à insulina, encontra-se diminuída, enquanto as adipocinas pró-inflamatórias, que contribuem para o aumento da resistência à insulina em tecidos periféricos, estão aumentadas.

A obesidade associa-se também a mudanças fenotípicas em macrófagos do tecido adiposo: os macrófagos residentes expressam mais citocinas anti-inflamatórias, enquanto os macrófagos migrados por estímulo de adipocinas e hipertrofia de adipócitos secretam principalmente citocinas pró-inflamatórias; macrófagos migrados também liberam radicais livres, sugerindo relação entre inflamação e maior estresse oxidativo no tecido adiposo (Figura 13.6). A infiltração de macrófagos e

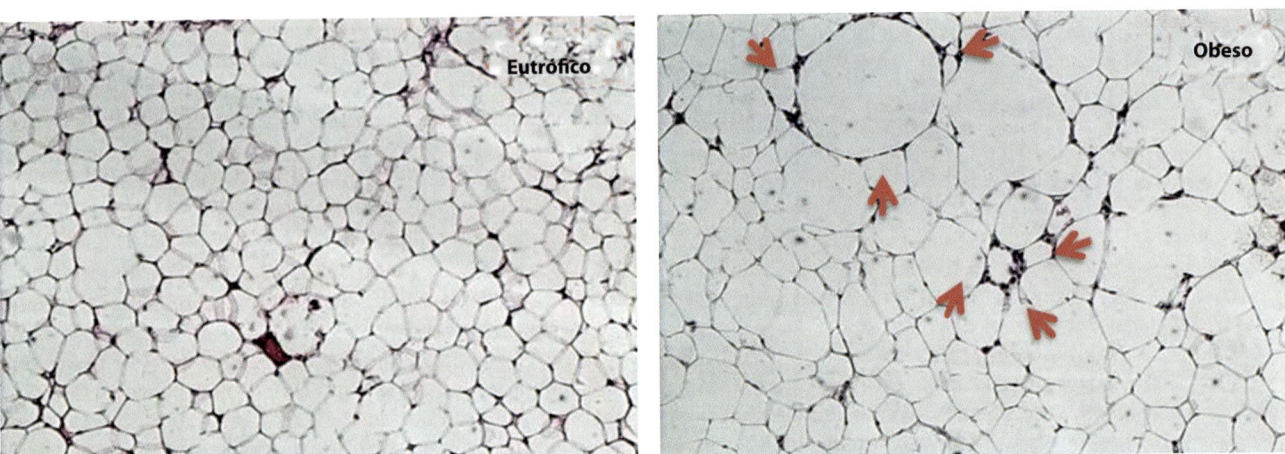

Figura 13.6 Tecido adiposo de animais eutróficos e obesos. Notar a maior área (*superfície*) de adipócitos nos animais obesos, assim como infiltração de macrófagos em torno de alguns adipócitos (*setas*), formando estruturas semelhantes a coroas.

o aumento do número deles no estresse oxidativo induzem secreção de adipocinas pró-inflamatórias e queda na produção de adiponectina (adipocina anti-inflamatória).

Adipocinas

Adipocinas, moléculas que atuam local ou sistemicamente, são produzidas por adipócitos, macrófagos e células do estroma do tecido adiposo. As adipocinas atuam no metabolismo lipídico, na resistência à insulina, no controle da pressão arterial, na coagulação sanguínea e na resposta inflamatória. A produção

e a secreção de adipocinas são reguladas dinamicamente de acordo com as condições nutricionais. As principais adipocinas estão descritas adiante e listadas no Quadro 13.6.

Leptina. Uma das adipocinas mais bem estudadas, a leptina é secretada em resposta à ingestão de alimentos e inibe o apetite pela regulação dos circuitos neurais localizados no cérebro. Sintetizada principalmente em adipócitos, a leptina liga-se a receptores celulares e atua como sinalizador central da saciedade, por estimular a atividade de neurônios do hipotálamo que produzem neuropeptídeos orexígenos (p. ex., α-MSH) e regulam a

Quadro 13.6 Adipocinas produzidas no tecido adiposo e suas funções

Adipocina	Ações
Leptina	Atua no controle do apetite e do metabolismo energético. Seus níveis circulantes aumentam após alimentação e diminuem no jejum Reduz o acúmulo de gordura por inibir a lipogênese e estimular a lipólise (aumenta a betaoxidação de lipídeos) Diminui a secreção de insulina Estimula a atividade física, a produção de calor e o gasto de energia Tem ação pró-inflamatória
Adiponectina	Aumenta a betaoxidação de lipídeos Aumenta a sensibilidade à insulina É antiaterogênica (inibe a adesão de macrófagos ao endotélio e a ativação deles; reduz a proliferação de células musculares na íntima) Tem ação anti-inflamatória Reduz a liberação hepática de glicose
TNF	Reduz a síntese de adiponectina Estimula a produção de citocinas pró-inflamatórias e quimiocinas (IL-6, MCP-1) Tem atividade aterogênica (aumenta a expressão de moléculas de adesão ao endotélio) Promove resistência à insulina, por diminuir a ativação do substrato do receptor de insulina (IRS), inibir a lipase lipoproteica e mobilizar ácidos graxos do tecido adiposo Aumenta a liberação de ácidos graxos no sangue
IL-6	Tem ação pró-inflamatória (aumenta a síntese de citocinas pró-inflamatórias) Promove intolerância à glicose Aumenta a resistência à insulina por diminuir a ativação do substrato do receptor da insulina (IRS) e inibir a lipase liproproteica Reduz a síntese hepática de glicogênio
Resistina	Aumenta a resistência à insulina (em humanos, esse efeito não é comprovado) Parece ter ação pró-inflamatória
Óxido nítrico	É vasodilatador Atua como antiagregador plaquetário Diminui a aderência de leucócitos ao endotélio Reduz a proliferação de células musculares lisas
Proteína quimiotática para macrófagos (MCP-1 ou CCL-2)	Aumenta a infiltração de macrófagos no tecido adiposo, promovendo estado pró-inflamatório
Visfatina	É necessária para a síntese de insulina Aumenta a sensibilidade à insulina Tem ação hipoglicemiante
Inibidor do ativador do plasminogênio1 (PAI-1)	Inibe a fibrinólise Aumenta a coagulação sanguínea (aumenta o risco de trombose e embolia) Níveis elevados associam-se à síndrome metabólica e à aterosclerose
Angiotensinogênio	É precursor da angiotensina II, a qual aumenta a pressão arterial
Proteína C reativa (PCR)	É marcador de resposta inflamatória Níveis elevados associam-se a diabetes melito do tipo 2 e doenças cardiovasculares
Corticoides	Aumentam a produção de adipocinas que induzem resistência à insulina e intolerância à glicose

composição corporal e o gasto energético. Em humanos, porém, na maioria dos casos a obesidade transcorre sem deficiência de leptina, sendo até hiperleptinemia o quadro mais comum. Níveis elevados de leptina em pessoas obesas estão associados a mutações em genes do seu peptídeo, do seu receptor ou de proteínas envolvidas na transdução de sinais. A identificação de uma mutação no gene *ob* (que codifica a leptina) em camundongos geneticamente obesos constituiu um marco no estudo da obesidade. Nesses animais, ausência de leptina leva a ganho de peso descontrolado, evidenciando sua importância no controle do balanço energético.

A leptina inibe a secreção de insulina via proteinocinase ativada por AMP (AMPK). No tecido adiposo, a leptina reduz o acúmulo de gordura por inibir a lipogênese e estimular a lipólise. Nos músculos esqueléticos, ativação da AMPK inibe a acetil-CoA carboxilase, enzima-chave na síntese de ácidos graxos, além de estimular a β-oxidação. Este efeito resulta em maior oxidação de lipídeos intramusculares, reduzindo a resistência à insulina causada pela lipotoxicidade. A leptina também estimula a produção de calor e o gasto de energia. A termogênese induzida pela leptina é controlada por sinais hipotalâmicos que aumentam a liberação de noradrenalina nas terminações nervosas simpáticas no tecido adiposo.

Embora seu alvo principal seja o controle central do balanço energético, a leptina atua também na atividade reprodutiva, na hematopoese, na angiogênese e na formação óssea, além de ser citocina pró-inflamatória. Um dos receptores da leptina é muito semelhante ao receptor da citocina IL-6.

Adiponectina. A adiponectina é sintetizada quase exclusivamente por adipócitos e está presente em níveis elevados no sangue. Ao contrário da maioria das adipocinas, a produção de adiponectina diminui com o aumento da adiposidade e é maior no tecido adiposo subcutâneo do que no visceral. Além disso, há forte correlação negativa entre níveis plasmáticos de adiponectina e eventos cardiovasculares, resistência à insulina e diabetes melito tipo 2. A adiponectina tem homologia estrutural com o C1q do sistema complemento e com os colágenos VIII e X.

A adiponectina tem amplo espectro de efeitos metabólicos e anti-inflamatórios: maior oxidação de ácidos graxos, aumento da sensibilidade à insulina e redução na liberação de glicose pelo fígado; nos músculos, estimula a glicólise e acelera a oxidação de ácidos graxos. Com isso, estimula o consumo de ácidos graxos e promove o seu acúmulo no tecido adiposo. A adiponectina também é um fator antiaterogênico, pois inibe a ativação e a adesão de macrófagos ao endotélio vascular e a proliferação de células musculares lisas na parede vascular. A concentração sérica de adiponectina associa-se inversamente ao risco de cânceres relacionados à obesidade (mama, próstata e endométrio). Adiponectina é o único hormônio produzido por adipócitos que possui propriedades anti-inflamatórias, antiaterogênicas e antidiabéticas.

Fator de necrose tumoral (TNF). O TNF, citocina pró-inflamatória produzida principalmente por monócitos e macrófagos, tem papel central em doenças inflamatórias e autoimunes. TNF foi a primeira adipocina implicada na associação entre obesidade, inflamação e diabetes melito. Macrófagos residentes no tecido adiposo são a principal fonte de TNF. Triacilgliceróis e ácidos graxos livres induzem sua produção no tecido adiposo, principalmente no tecido visceral. O TNF atua pelas vias parácrina e autócrina e tem como ações: (1) diminui a síntese de adiponectina e aumenta a de citocinas pró-inflamatórias, como IL-6, CCL2/MCP-1 e o próprio TNF; (2) atividade pró-aterogênica, pois induz a ex-

pressão da molécula de adesão vascular 1 (VCAM-1), da molécula de adesão intercelular 1 (ICAM-1) e da MCP-1, todas importantes na migração de células do sistema imunitário para a região subendotelial; (3) induz a expressão de receptores de remoção (*scavengers*), responsáveis pela captação de LDL oxidada por macrófagos e células musculares lisas na camada íntima de artérias; (4) aumenta a resistência à insulina em adipócitos, por reduzir a expressão de proteínas da via de sinalização da insulina. Os mecanismos envolvem menor ativação do substrato do receptor de insulina 1 (IRS-1), inibição da lipase lipoproteica e aumento na mobilização de ácidos graxos livres do tecido adiposo para a corrente sanguínea. Em conjunto, tais ações promovem resistência à insulina em tecidos periféricos, como fígado e músculos.

Interleucina 6. A IL-6 é uma citocina pró-inflamatória associada à resistência à insulina. Parcela considerável (10 a 35%) de IL-6 circulante é sintetizada no tecido adiposo, principalmente em macrófagos, células endoteliais e pré-adipócitos. Seus níveis séricos e sua produção no tecido adiposo estão diretamente correlacionados com obesidade, intolerância à glicose e resistência à insulina. Hipertrofia de adipócitos e estímulos inflamatórios, como TNF, aumentam a liberação de IL-6, que induz a síntese hepática de proteínas inflamatórias, como a proteína C reativa.

Os mecanismos envolvidos na resistência à insulina assemelham-se aos do TNF: redução da ativação do substrato do receptor de insulina 1 (IRS-1) e inibição da lipase lipoproteica, que libera ácidos graxos livres do tecido adiposo. Inibição da fosforilação de IRS-1 leva à resistência hepática à insulina. No fígado, IL-6 reduz a síntese hepática de glicogênio dependente de insulina.

Resistina. A resistina pertence à família de proteínas ricas em cisteína que ativam processos inflamatórios; associa-se também a resistência à insulina e encontra-se em níveis aumentados em animais obesos e diabéticos; nesses animais, dieta hiperlipídica e mutações no gene da leptina associam-se a elevação da resistina.

Em humanos, a expressão de resistina no tecido adiposo ocorre somente em indivíduos obesos, embora a correlação entre sua quantidade e massa corporal, adiposidade e resistência à insulina não esteja bem definida. É possível que a resistina no tecido adiposo de indivíduos obesos possa contribuir para o processo inflamatório associado à obesidade. Seu papel na resistência à insulina em humanos, no entanto, ainda precisa ser estabelecido.

Óxido nítrico. O óxido nítrico (NO) é um vasodilatador produzido pela enzima óxido nítrico sintase (NOS), que catalisa a oxidação da L-arginina para formar óxido nítrico e L-citrulina. Em humanos, existem três formas de NOS: eNOS (endotelial, constitutiva), nNOS (neuronal) e iNOS (induzida). A síntese de NO pela eNOS no endotélio tem efeitos vasodilatador e antiagregador plaquetário, reduz a aderência de leucócitos ao endotélio e suprime a proliferação de células musculares lisas. Já a síntese de iNOS ocorre em inúmeras células, incluindo macrófagos, endotélio, células da musculatura lisa vascular e miócitos cardíacos, na presença de lipopolissacarídeos (LPS) e de citocinas inflamatórias, como IL-1β, TNF, IFN-γ e IL-6. Por tudo isso, a síntese de iNOS e a produção de NO são marcadores inflamatórios associados à resposta antimicrobiana.

A iNOS pode ser produzida por macrófagos no tecido adiposo; reação inflamatória aumenta a síntese de iNOS nesses macrófagos. Elevação de iNOS está presente na obesidade, no diabetes melito tipo 2 e na aterosclerose, como parte do processo inflamatório existente nessas doenças.

13

Quando há excesso concomitante de NO e aumento da liberação de radicais livres de oxigênio no mesmo ambiente, forma-se o peróxido nitrito (NOO), capaz de lesar membranas celulares.

Proteína quimiotática para monócitos 1 (MCP-1).

Também chamada CCL-2, a MCP-1 é uma quimiocina que induz a migração de monócitos para o local onde é produzida. Pré-adipócitos e adipócitos produzem MCP-1 em resposta a estímulos como óxido nítrico, TNF, IL-1β, IL-4 e IFN-γ. MCP-1 aumenta a infiltração de macrófagos no tecido adiposo, mantendo o estado inflamatório. Indivíduos obesos ou diabéticos tipo 2 que perdem peso apresentam queda nos níveis circulantes de MCP-1, sugerindo regressão do processo inflamatório.

Visfatina.

Visfatina é uma adipocina envolvida na homeostase da glicose, com efeito hipoglicemiante. O nome deriva do sítio principal de sua síntese, o tecido adiposo visceral (*visceral fat*: *visfatin*). Seus níveis circulantes aumentam com o aumento da massa de gordura. Por esse motivo, indivíduos obesos apresentam visfatinemia maior do que indivíduos magros, refletindo a expansão da massa adiposa visceral. A visfatina é uma forma extracelular da enzima nicotinamida fosforribosiltransferase (NAMPT), necessária para a síntese de NAD (dinucleotídeo de nicotinamida e adenina) e para a secreção pancreática de insulina. O principal estímulo para sua produção é aumento da glicemia. Sua produção correlaciona-se com os níveis de IL-6.

Indivíduos com síndrome metabólica (cuja principal característica é o aumento da gordura visceral) apresentam níveis de visfatina sérica mais elevados do que aqueles sem a síndrome. Pessoas com resistência à insulina e hiperglicemia mostram aumento de visfatina circulante em comparação aos sem resistência. Além da resistência à insulina presente em obesos, a hiperglicemia que a acompanha também estimula a produção de visfatina no tecido adiposo. Porém, seus efeitos na secreção pancreática de insulina não são suficientes para reverter a síndrome.

Inibidor do ativador do plasminogênio 1 (PAI-1).

Inibidor do ativador do plasminogênio 1 (PAI-1) é o principal inibidor fisiológico da fibrinólise e, quando em excesso, causa hipercoagulabilidade, resultando em trombose e embolia. Níveis elevados de PAI-1 correlacionam-se com hiperinsulinemia, hipertrigliceridemia e obesidade central. Pré-adipócitos, principalmente no tecido adiposo visceral, são a principal fonte de PAI-1. Insulina, TGF-β, TNF e IL-1β induzem a síntese de PAI-1 no tecido adiposo, contribuindo para o seu aumento em indivíduos obesos e resistentes à insulina. Níveis elevados de PAI-1 correlacionam-se com hiperinsulinemia, hipertrigliceridemia e obesidade central. Em obesos, aumento da coagulação sanguínea eleva muito o risco de complicações cardiovasculares.

Fibrinogênio.

Aumento de fibrinogênio, frequente em obesos, é importante fator de risco para aterosclerose. Os níveis séricos do fibrinogênio elevam-se com o aumento da adiposidade e são mais altos em indivíduos com obesidade grau III. Hipertensos e diabéticos, independentemente do índice de massa corporal, têm níveis mais elevados de fibrinogênio do que seus controles.

Angiotensinogênio e outras proteínas do sistema renina-angiotensina (SRA).

As proteínas desse sistema englobam renina, angiotensinogênio, angiotensinas I e II e enzima conversora da angiotensina. Os adipócitos não só dispõem de todo o maquinário para a síntese de angiotensina II como também possuem receptores AT1 em sua membrana. A quantidade de mRNA de angiotensinogênio é 60% maior no tecido adiposo do que no fígado, este considerado sua principal fonte. Ácidos graxos livres e glicocorticoides aumentam a síntese de angiotensinogênio, enquanto a insulina tem efeito oposto. A angiotensina produz vasoconstrição, diminuição da lipólise, aumento da lipogênese, da gliconeogênese e da glicogenólise e resistência à insulina. Dessa forma, maior síntese de angiotensina associa-se a hipertensão arterial e resistência à insulina, vistas frequentemente na obesidade.

Proteína C reativa (PCR).

Níveis circulantes elevados de PCR, marcador inflamatório produzido predominantemente no fígado em resposta à IL-6, associam-se a maior risco para diabetes melito tipo 2 e doenças cardiovasculares. Concentrações elevadas de PCR são habitualmente encontradas em pessoas com quadros infecciosos agudos, enquanto níveis menos elevados de PCR ou no limite superior da normalidade aparecem em estados inflamatórios crônicos, assim como na aterosclerose. Excesso de tecido adiposo associa-se a aumento tanto de IL-6 como de PCR; altas concentrações destes relacionam-se com hipertrofia de adipócitos. Associação de adiposidade e níveis aumentados de PCR é encontrada em crianças obesas, sugerindo ser um evento precoce no desenvolvimento de algumas doenças crônicas, como aterosclerose e síndrome metabólica.

Hormônios esteroides.

Embora as suprarrenais e as gônadas sejam as principais fontes de hormônios esteroides, algumas enzimas esteroidogênicas são também expressas no tecido adiposo, especialmente na gordura visceral em expansão. Pela grande massa de tecido adiposo, sua contribuição nesse processo não é insignificante. Em mulheres na pré e pós-menopausa, a contribuição do tecido adiposo nas concentrações circulantes de estrógenos pode chegar a 50 e 100%, respectivamente.

As adipocinas descritas até aqui estão envolvidas na origem e no agravamento de complicações da obesidade e da síndrome metabólica (ver adiante). CCL-2/MCP-1 atua na migração de macrófagos para o tecido adiposo, artérias, fígado e rins, o que pode induzir ou acelerar o desenvolvimento de inflamação ligada a resistência à insulina, aterosclerose e doença renal crônica. Além disso, os níveis plasmáticos de PAI-1 estão geralmente aumentados em pacientes obesos e naqueles com diabetes tipo 2. Aumento de PAI-1 reduz a ativação da plasmina e leva a um estado pró-trombótico, o que pode favorecer a aterogênese e aumentar o risco de doenças cardiovasculares. Inversamente, redução na ativação da plasmina associa-se à redução da ativação do TGF-β, importante na supressão da migração e da proliferação de células musculares lisas em placas ateromatosas.

Glicocorticoides.

O metabolismo de corticoides nos diferentes tecidos é determinado primariamente pela enzima 11-β-hidroxiesteroide desidrogenase 1 (11βHSD1) ou cortisona redutase, que catalisa a conversão de cortisona em cortisol. Embora a 11βHSD1 seja expressa no tecido adiposo, particularmente no visceral, a contribuição desse tecido para os níveis circulantes de glicocorticoides é modesta. Porém, alterações na 11βHSD1 e modificações nos níveis circulantes de corticoides estão associados a obesidade, hipertensão arterial, dislipidemia e ovários policísticos. Inibidores de 11βHSD1 (p. ex., carbenoxolona) aumentam a sensibilidade à insulina.

As vias envolvidas na resistência à insulina e outras comorbidades relacionadas à obesidade incluem a sinalização através do alvo de rapamicina em mamíferos (mTOR, *mammalian target of rapamycin*), uma serina-treonina cinase que serve como um ponto de convergência para sinais que controlam a proliferação celular, o metabolismo energético, a disponibilidade de nutrientes e o estresse metabólico. A via mTOR é ativada em muitos tecidos quando há ingestão exagerada de nutrientes.

Parece que a ativação de mTOR funciona como uma resposta metabólica adaptativa que leva à resistência à insulina como forma de proteção das células contra estímulos contínuos, como excesso de nutrientes. Inibidores de mTOR estão sendo avaliados em várias desordens ligadas à obesidade.

Microbiota intestinal e obesidade

A microbiota intestinal de indivíduos saudáveis é composta principalmente por bactérias dos filos *Firmicutes* (70%) e *Bacteroidetes* (30%), com relação *Firmicutes/Bacteroidetes* (F/B) de 2,3. Camundongos geneticamente obesos têm em sua microbiota 50% menos *Bacterioidetes* e maior proporção de *Firmicutes* quando comparados a camundongos não obesos. Essa mesma proporção F/B alterada também foi descrita em indivíduos obesos. *Firmicutes* desempenham papel no transporte de açúcares para as células e favorecem a transcrição de genes relacionados ao metabolismo de lipídeos e carboidratos.

Disbiose (desequilíbrio da microbiota) modifica o ambiente intestinal, com redução de espécies normalmente dominantes e aumento de bactérias presentes em menor número. Há mudança não somente na proporção entre os principais filos (aumento de *Firmicutes*), como também diminuição na diversidade de bactérias e alteração da função metabólica bacteriana (p. ex., redução da produção de ácidos graxos de cadeia curta).

Os mecanismos pelos quais alteração na microbiota favorece obesidade não está totalmente esclarecido. Alterações a longo prazo na alimentação, como consumo de dieta hiperlipídica, associa-se a aumento da permeabilidade intestinal e disbiose. Dieta hiperlipídica favorece a entrada de componentes bacterianos que se ligam a receptores do tipo Toll (TLR, *toll-like receptors*). Disbiose aumenta a concentração de lipopolissacarídeos (LPSs) bacterianos na luz intestinal. Aumento da permeabilidade intestinal facilita a entrada de LPS na circulação sistêmica, o que ativa células inflamatórias a produzir maior quantidade de adipocinas pró-inflamatórias, contribuindo para a expansão do tecido adiposo e a obesidade. Além do aumento da permeabilidade induzida pela dieta hiperlipídica, LPSs podem ser absorvidos juntamente com os demais ácidos graxos da dieta e incorporados aos quilomícrons. LPSs podem entrar no organismo pelas vias transcelular e paracelular.

O perfil de lipídeos da dieta pode promover alterações benéficas ou nocivas na microbiota intestinal, dependendo do tipo de ácido graxo predominante. Ácidos graxos saturados promovem disbiose por aumento de bactérias produtoras de sulfeto de hidrogênio (H_2S), o que resulta em rompimento da integridade epitelial pela supressão de proteínas de junções íntimas. Em animais de laboratório, a proporção de bactérias produtoras de H_2S aumenta rapidamente durante as duas primeiras semanas de dieta hiperlipídica rica em gordura saturada, aumento esse mantido ao longo do tempo. Nos animais que recebem dieta hiperlipídica rica em ácidos graxos ω-6, a proporção dessas bactérias permanece estável. Quando a dieta hiperlipídica é rica em ácidos graxos ω-3, a proporção dessas bactérias é reduzida.

Dieta rica em proteínas também interfere na microbiota e na integridade da barreira intestinal. Ao atingirem o cólon, as proteínas não digeridas e não absorvidas servem como substrato para a fermentação microbiana, reduzindo a utilização de carboidratos por essas bactérias. Essa troca aumenta o tempo de trânsito e o pH colônico, com produção de sulfeto de hidrogênio, espécies reativas de oxigênio e amônia. Os fatores associados ao efeito da microbiota na obesidade e um resumo das intervenções estão mostrados na Figura 13.7.

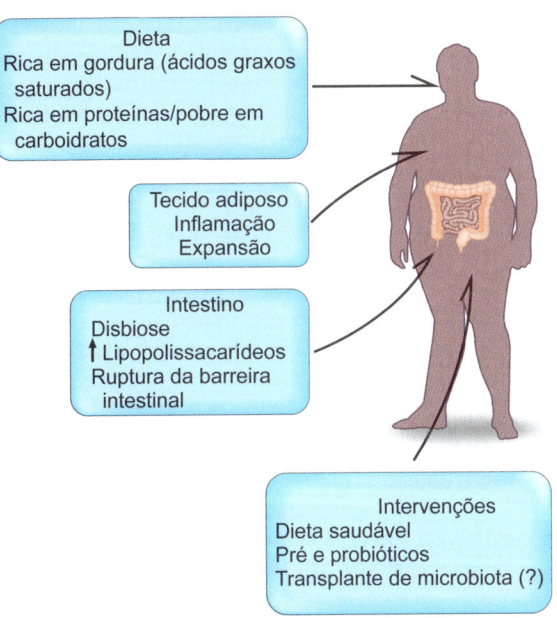

Figura 13.7 Interações entre dieta, microbiota intestinal e obesidade. Fatores alimentares (dietas ricas em gorduras saturadas e pobres em carboidratos e fibras solúveis) podem levar à disbiose intestinal, que favorece o enfraquecimento da barreira intestinal e maior produção e translocação de fatores pró-inflamatórios produzidos por bactérias, como lipopolissacarídeo. Estes fatores aumentam o estado inflamatório crônico na obesidade, intensificando seus efeitos deletérios ao organismo e propiciando maior expansão da massa adiposa. Dietas saudáveis e uso de pré e probióticos para reverter a disbiose são intervenções que podem reduzir tais efeitos. Transplante de microbiota saudável tem sido testado clinicamente, com potencial terapêutico.

Além dos ácidos graxos poli-insaturados, outros nutrientes ou intervenções dietéticas podem prevenir a disbiose. A chamada dieta mediterrânea, rica em compostos fenólicos presentes em frutas, vegetais, vinho tinto e azeite, pode influenciar favoravelmente a composição da microbiota intestinal. Estudos experimentais mostram que alimentos ricos em polifenóis, quando ingeridos juntamente com dieta hiperlipídica, previnem a disbiose característica de tais dietas, induzindo um perfil de microbiota semelhante ao da dieta normolipídica. A utilização de prebióticos ou de probióticos, assim como o transplante de microbiota, tem sido apontada como estratégia potencial para normalizar a microbiota e, consequentemente, reduzir o papel da disbiose na obesidade.

Comorbidades associadas à obesidade

O risco de morbidade eleva-se com o aumento do IMC em homens e mulheres. O risco de diabetes melito tipo 2 (DM2) aumenta com o grau e a duração do excesso de peso ou obesidade, bem como com os níveis crescentes de adiposidade visceral. A relação entre peso corporal e DM2 é progressiva e contínua, mesmo considerando indivíduos só com sobrepeso. Pessoas com IMC entre 25 e 26,9 kg/m² são 2,3 vezes mais propensas a desenvolver DM2 do que aquelas com IMC entre 23 e 24,9 kg/m². Naquelas com IMC ≥ 31 kg/m², o risco aumenta 5,8 vezes. Adultos com obesidade abdominal e IMC dentro da normalidade são mais propensos a ser hipertensos do que aqueles sem obesidade visceral.

Obesidade associa-se não só a alterações metabólicas como também a desordens musculoesqueléticas, síndrome de hipoventilação (apneia do sono), litíase biliar e distúrbios do trato gastrointestinal, como hérnia de hiato, doença do refluxo gastroesofágico e esôfago de Barrett. Além disso, existe associação entre obesidade e câncer de mama, colo do útero, cólon, endométrio, esôfago, rim, fígado, ovários, próstata e reto. Em mulheres, obesidade associa-se ainda a depressão, menorragia, amenorreia, incontinência urinária de esforço, síndrome de ovários policísticos e infertilidade. Na gravidez, obesidade associa-se a maior risco de complicações maternas e fetais. Crianças obesas são mais propensas a sofrer de asma, de dores musculoesqueléticas, lesões e fraturas, além de rejeição social e *bullying*.

Inflamassomos. Na obesidade, estado inflamatório tem forte associação com comorbidades frequentes e relevantes da doença. Inflamação na obesidade associa-se a resistência à insulina, disfunção endotelial, hipertensão arterial e dislipidemia, que contribuem para o aparecimento de DM2, doença coronariana e acidente vascular encefálico. Muitos desses efeitos relacionam-se com a formação de *inflamassomos*, que são plataformas moleculares intracitoplasmáticos que transformam as citocinas inativas pró-IL-1β e pró-IL-18 nas suas formas ativas, aumentando o ambiente pró-inflamatório e alterando alguns processos metabólicos. A ativação de inflamassomos envolve receptores intracelulares do tipo NLR (*NOD like receptors*), molécula adaptadora ASC (*apoptosis-associated speck-like protein containing CARD*) e caspase-1. O NLR mais estudado é o NLRP3 (receptor NOD com domínio de pirina 3), que se associa a destruição de células beta do pâncreas, DM2, obesidade e aterosclerose.

Na formação de inflamassomos, inicialmente ocorre ativação de TLR (*toll-like receptors*) por inúmeros sinais dietéticos e endógenos gerados por alterações metabólicas da obesidade. Um dos principais sinais são ácidos graxos livres (muito abundantes na obesidade), que se ligam aos TLR2 e TLR4. Outros estímulos inflamatórios, como ceramidas e LDL oxidada, comuns na obesidade e DM2, também podem ligar-se e ativar TLR4. A cascata de sinalização de TLR2 e TLR4 culmina na ativação do fator nuclear NFκB e na inibição da sinalização da insulina pela fosforilação do receptor de insulina (IRS-1) em um resíduo de serina. Além disso, o NFκB estimula a síntese de citocinas pró-inflamatórias (TNF e IL-6) e das formas inativas das citocinas IL-1β e IL-18 (pró-IL-1β e pró-IL-18), que são ativadas pela caspase 1 gerada em inflamassomos (ver Figura 4.4).

NLRP3 é ativado por ácidos graxos de cadeia longa, ceramidas, LDL oxidada, hiperglicemia e fatores ligados ao estresse oxidativo. Após ativação, o NLRP3 liga-se à pró-caspase 1 e à molécula adaptadora ASC, que possui um domínio de ativação da pró-caspase 1. A caspase 1 ativada transforma a pró-IL-1β e a pró-IL-18 nas suas formas ativas (IL-1β e IL-18), pró-inflamatórias. Com isso, o inflamassomo potencializa a inflamação iniciada pela ativação de TLR2 e TLR4.

No DM2, a amilina, proteína secretada junto com a insulina e que se deposita nas ilhotas pancreáticas sob a forma de material amiloide, também induz a formação de inflamassomo, contribuindo para as lesões pancreáticas. No tecido adiposo, adipócitos e macrófagos ativados também induzem a formação de inflamassomos. Animais com deleção do gene NLRP3 têm ganho de peso mais lento, aumento na taxa metabólica e melhora na sensibilidade à insulina. Por outro lado, em indivíduos obesos tal gene é altamente expresso no tecido adiposo visceral, sendo observados efeitos contrários aos vistos em animais com deleção do gene. Em pacientes com DM2 que perdem peso,

tanto a perda de peso como a melhora na sensibilidade à insulina estão associadas à redução de IL-1β e da expressão de NLRP3 no tecido adiposo subcutâneo.

▶ Síndrome metabólica

A síndrome metabólica (SM) caracteriza-se por distúrbio complexo associado a várias alterações metabólicas e risco aumentado de diabetes melito tipo 2 (DM2) e doenças cardiovasculares, independentemente de obesidade. Os principais fatores de risco da síndrome são sedentarismo e dieta rica em gorduras e carboidratos, o que contribui para as duas características clínicas principais dessa entidade: obesidade central e resistência à insulina.

Nas duas últimas décadas, ocorreu aumento preocupante no número de pessoas com SM em todo o mundo, corroborando a epidemia global de obesidade e DM2. Paralelamente, e com incidência cada vez maior, a SM é considerada fator de risco tão importante quanto o tabagismo no desenvolvimento de doenças cardiovasculares; SM aumenta a mortalidade cardiovascular em seis vezes. Estatísticas brasileiras mostram que a prevalência de SM é de 35,5% em pessoas com doenças cardiovasculares e em 8,6% naquelas sem essas doenças.

Segundo a Federação Internacional de Diabetes (IDF), a SM está presente em indivíduos com aumento da circunferência abdominal (característica que deve estar presente em todos os casos) e alteração em dois ou mais dos seguintes elementos: pressão arterial, glicemia de jejum, colesterol HDL e triacilglicerol. Os pontos de corte circunferência da cintura são específicos para grupos étnicos e devem ser considerados na definição, assim como os dos demais componentes da SM (Quadro 13.7).

Quadro 13.7 Síndrome metabólica de acordo com a Federação Internacional de Diabetes (IDF)*

Componentes		Níveis
Circunferência abdominal**	Homens	> 90 cm
	Mulheres	> 80 cm
Colesterol em HDL	Homens	< 40 mg/dL
	Mulheres	< 50 mg/dL ou tratamento específico para o distúrbio
Triglicerídeos		≥ 150 mg/dL ou tratamento específico para o distúrbio
Pressão arterial		≥ 130 mmHg (sistólica) ou > 85 mmHg (diastólica) ou uso de medicação hipotensora
Glicemia de jejum***		≥ 100 mg/dL ou diagnóstico prévio de DM2

*O diagnóstico é feito quando estão presentes pelo menos três dos cinco fatores listados.

**Para os valores de corte da circunferência abdominal, considera-se a população em estudo: para europeus caucasianos e africanos (abaixo do Saara), os valores são ≥ 94 cm para homens e ≥ 80 cm para mulheres; para as populações do Sul – asiáticos, centro e sul-americanos, chineses e japoneses, os valores são ≥ 90 cm para homens e ≥ 80 cm para mulheres. A I Diretriz Brasileira de Diagnóstico e Tratamento da Síndrome Metabólica assume como ponto de corte 102 cm para homens e 88 cm para mulheres.

***A Diretriz Brasileira de Diagnóstico e Tratamento da Síndrome Metabólica assume o ponto de corte para glicemia de jejum 110 mg/dL.

Uma variedade de alterações clínicas pode coexistir com os principais componentes da SM, incluindo hiperuricemia, apolipoproteína (apo) B e LDL aumentadas, fatores pró-trombóticos e pró-inflamatórios, doença hepática gordurosa não alcoólica, apneia obstrutiva do sono e síndrome de ovários policísticos. Muitas dessas condições contribuem para explicar a relação entre SM e aumento do risco de doenças crônicas.

Embora o peso corporal não seja sozinho um definidor diagnóstico da síndrome, a maioria das pessoas com SM é obesa ou tem sobrepeso. Predisposição genética, inatividade física, tabagismo, ganho ponderal progressivo, dieta rica em carboidratos refinados e gorduras saturadas e pobre em fibras alimentares contribuem para o desenvolvimento da SM. A prevenção primária da SM constitui um grande desafio contemporâneo e tem inegável repercussão na saúde das pessoas.

Baixo peso ao nascimento, adiposidade abdominal, circunferência cefálica pequena e histórico familiar de sobrepeso ou obesidade podem ser úteis para detectar crianças com maior risco de desenvolver SM na adolescência. Bebês grandes para a idade gestacional têm alto risco de SM e de alteração no perfil lipídico (baixo colesterol HDL e triacilgliceróis elevados). A obesidade infantil tende a acompanhar o indivíduo até a fase adulta; 80% das crianças obesas se tornam adultos obesos. IMC aumentado na infância é o melhor preditor de SM em adultos, sugerindo que a identificação precoce de crianças em risco pode reduzir a incidência de aterosclerose e DM2 em adultos.

Patogênese

A síndrome metabólica é complexa e não totalmente elucidada. Obesidade visceral, dislipidemia e resistência à insulina são os principais elementos na sua origem e progressão. A hipótese patogenética mais aceita baseia-se em modificações metabólicas causadas pelo maior aporte de ácidos graxos livres (AGL) para as células, o que interfere na ação da insulina (resistência à insulina).

O receptor de insulina (RI) é um heterodímero transmembranoso com capacidade de autofosforilação. Quando a insulina se liga ao RI, ocorre autofosforilação na subunidade B do receptor, que cria um sítio para ligação para o substrato do receptor de insulina (IRS), uma proteína citoplasmática. Com isso, o IRS é fosforilado em resíduos de tirosina e torna-se ativo, ativando, na sequência, a PI3K, cinase que fosforila o fosfatidilinositol bifosfato (PIP_2) em fosfatidilinositol trifosfato (PIP_3). PIP_3 ativa a AKT2 (proteinocinase B – PKB) e a proteinocinase C (PKC). AKT2 e PKC promovem, entre outras ações, a translocação da proteína transportadora de glicose 4 (GLUT4) do citoplasma para a membrana citoplasmática; GLUT4 é a molécula que possibilita a entrada de glicose nas células (Figura 13.8). No citoplasma, a glicose tem três destinos: (1) é fosforilada em glicose-6-fosfato, que é utilizada na via glicolítica (produção de energia); (2) é utilizada na síntese de glicogênio; (3) em menor quantidade, no fígado é usada na síntese de gorduras (lipogênese).

Quando há excesso de AGLs (por maior aporte alimentar, por incremento na síntese intracelular ou por redução na β-oxidação mitocondrial deles), surge um sinal que estimula uma isoforma de PKC (PKC Φ) que fosforila o IRS em resíduos serina/treonina, diferentemente da fosforilação em resíduos de tirosina feita pelo RI. Com isso, o IRS não é ativado pelo RI, impossibilitando a cascata de sinalização, inclusive a translocação da GLUT4, resultando em prejuízo na entrada de glicose nas células (Figura 13.9). Ao mes-

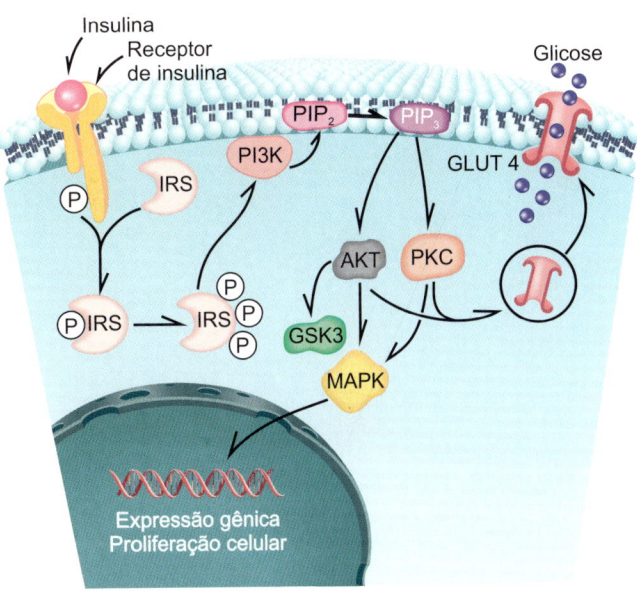

Figura 13.8 Sinalização celular da insulina. Quando a insulina se liga ao seu receptor, a subunidade B deste sofre autofosforilação e cria um sítio para ligação ao substrato do receptor de insulina (IRS), o qual se torna fosforilado no resíduo tirosina e ativa a PI3K (fosfatidilinositol 3 cinase), que fosforila o fosfatidilinositol bifosfato (PIP2) em fosfatidilinositol trifosfato (PIP3). PIP3 ativa a AKT2 (proteinocinase B – PKB) e a PKC. AKT2 e PKC promovem a translocação da proteína transportadora de glicose 4 (GLUT4) para a membrana citoplasmática, a qual possibilita a entrada de glicose nas células. Além de atuar na entrada de glicose nas células e na síntese de glicogênio, lipídeos e proteínas, ativação de AKT2 e PKC induz vias metabólicas que resultam em muitos outros efeitos (expressão de vários genes, proliferação e diferenciação celulares etc.).

mo tempo, sem a ação da insulina, a lipase sensível a hormônio existente no tecido adiposo hidrolisa os triglicerídeos dos adipócitos, aumentando ainda mais a quantidade de AGL na circulação. Os AGLs podem se ligar a receptores do tipo *toll-like* 4 (TLR4) em macrófagos ou nos próprios adipócitos, induzindo a liberação de adipocinas pró-inflamatórias. Algumas delas, como TNF e MCP-1, estimulam a migração de macrófagos que, por sua vez, produzem mais TNF e IL-6, que também inibem a ativação do IRS e, assim, bloqueiam a ação da insulina.

A resistência à insulina manifesta-se primeiro no fígado, onde o hormônio deixa de controlar a glicogenólise, a gliconeogênese e a glicogenogênese, e depois nos músculos esqueléticos e cardíaco. Resistência à insulina no fígado e nos músculos aumenta a taxa de glicose na circulação, o que estimula as células beta do pâncreas a sintetizar mais insulina. Para produzir mais insulina, as células beta sofrem hipertrofia e hiperplasia. Como a resistência à insulina aumenta progressivamente, hipertrofia e hiperplasia das células beta não se mantêm indefinidamente, sobrevindo perda da massa total ou da funcionalidade dessas células, com a consequente queda na produção de insulina.

A obesidade visceral é a mais envolvida na SM porque os depósitos viscerais de gordura respondem mais à lipase sensível a hormônio do que os adipócitos do subcutâneo. Outro agravante é o fato de o tecido adiposo visceral, por sua localização, liberar grande quantidade de AGLs diretamente no sistema porta, os quais são captados em maior quantidade no fígado.

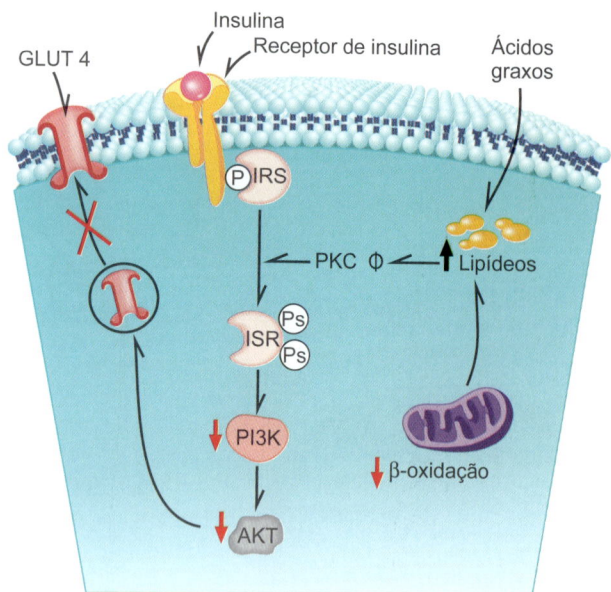

Figura 13.9 Sinalização da insulina na obesidade. Quando há excesso de lipídeos no citoplasma (por maior aporte ou por redução da β-oxidação nas mitocôndrias), a PKC Φ fosforila o IRS em resíduos de serina (Ps). Neste caso, o IRS não é ativado e, portanto, a PI3K não fosforila o PIP2 em PIP3 (ver Figura 13.8); sem PIP3, não há ativação de AKT2. Sem AKT2 ativa, não há translocação da GLUT4 para a membrana citoplasmática. AKT2 = PKB: proteinocinase B; GLUT4: proteína transportadora de glicose 4; IRS: substrato do receptor de insulina; PI3K: fosfatidilinositol 3 cinase; PIP2, PIP3: fosfatidilinositol bi e trifosfato; PKC Φ: isoforma da PKC.

O acúmulo de gordura visceral e a hiperinsulinemia associam-se também a um perfil trombogênico e inflamatório. Aumento de gordura visceral correlaciona-se com elevação de fibrinogênio e de PAI-1, aumentando o risco de trombose.

A hipertensão arterial que acompanha a SM resulta de maior produção de angiotensinogênio no tecido adiposo expandido e de resistência à insulina. Como a insulina é vasodilatadora, a resistência a ela contribui para agravar a hipertensão arterial induzida pela angiotensina.

Prevenção. Tratamento

Dieta equilibrada e bons estilos de vida são as principais ações, devendo-se contemplar perda de peso e da gordura visceral, além da normalização da pressão arterial e da dislipidemia. Dietas hipocalóricas e hipolipídicas, ricas em fibras, pobres em gorduras saturadas e colesterol e com reduzida quantidade de açúcares simples são úteis para esse objetivo. A adoção de uma dieta saudável, incentivo a atividades físicas e adequação do peso corporal são medidas essenciais. O intuito é atingir perda de 5 a 10% do peso corporal nos 6 primeiros meses de tratamento. O controle da síndrome por medidas não farmacológicas pode reduzir em até 50% a incidência de DM2 em 5 anos.

Nos últimos anos, dietas sem restrição calórica, mas com restrição de carboidratos (cetogênicas ou hiperproteica) têm ganhado popularidade. A eficácia na perda de peso tem sido relacionada principalmente à menor liberação de insulina (pela baixa ingestão de carboidratos) e, consequentemente, menor estímulo anabólico (Quadro 13.8). Dietas hipocalóricas e hipolipídicas são nutricionalmente mais equilibradas e mais próximas dos padrões dietéticos saudáveis.

Quadro 13.8 Principais características das dietas para perda de peso

Dietas hipocalóricas e hipolipídicas
Redução de 500 a 1.000 kcal/dia
Restrita em lipídeos (< 25% das kcal)
Ricas em carboidratos, vitaminas e fibras
Ingestão de proteína é mantida normal
Dietas cetogênicas
Não há restrição de ingestão calórica
Ingestão de carboidratos < 20 g/dia
Ingestão de lipídeos > 80% das kcal totais
Proteína restrita a 220 g/dia
Dietas hiperproteicas
Não há restrição de ingestão calórica
Teor de proteína > 25% das kcal totais
Pobres em carboidratos < 40% das kcal totais
Geralmente hiperlipídica > 35% das kcal totais

Nos indivíduos em que as mudanças no estilo de vida não são suficientes e naqueles em alto risco para doenças cardiovasculares, pode ser necessária alguma intervenção medicamentosa. No entanto, como muitos mecanismos da SM são ainda desconhecidos, agentes farmacológicos específicos para tratamento da síndrome não estão disponíveis. Dessa forma, o tratamento visa reduzir os danos associados a cada componente da SM (p. ex., hipertensão arterial, dislipidemia etc.), o que pode reduzir o impacto global na doença cardiovascular e o risco de DM2.

Deficiências nutricionais após cirurgia bariátrica

Em grandes obesos, quando as complicações ligadas à obesidade colocam a vida em risco, uma alternativa ao tratamento clínico convencional é a cirurgia bariátrica. Segundo a Sociedade Brasileira de Cirurgia Bariátrica e Metabólica, a cirurgia está indicada em pacientes com: (1) IMC > 40, independentemente de comorbidades; (2) IMC entre 35 e 40 na presença de comorbidade; (3) IMC entre 30 e 35 na presença de comorbidade que tenha obrigatoriamente a classificação "grave" e intratável clinicamente feita por médico especialista na área da doença.

Os procedimentos cirúrgicos são de três tipos: (1) restritivos – redução da ingestão alimentar por diminuição do volume gástrico; (2) disabsortivos – desvio do trânsito alimentar, reduzindo a digestão e a absorção dos alimentos; (3) mistos (restritivos e disabsortivos).

Após tais procedimentos, os pacientes podem apresentar deficiências de proteínas, minerais e vitaminas no pós-operatório. As deficiências mais comuns são as de ferro, folato, vitamina B$_{12}$, cálcio e proteínas. As principais situações e as suas abordagens estão descritas adiante.

Desnutrição proteica e perda de massa magra. Perda de massa proteica pode chegar a 25% do total do peso perdido, perda esta que é comum em qualquer situação de restrição dietética vigorosa. Perda de massa magra acima de 25% do peso perdido associa-se à deficiência proteica. Nos primeiros meses após a cirurgia, o consumo calórico é baixo (800 a 1.000 kcal/dia). Assim, as necessidades proteicas (0,8 g/kg de peso corporal ou 15% das calorias ingeridas) nem sempre são alcançadas. Um mínimo de 60 g de proteínas/dia (cerca de 240 kcal) deve ser garantido aos pacientes. Naqueles com intolerância a carnes vermelhas ou à lactose, a deficiência proteica é mais frequente.

Ferro. Deficiência de ferro após a cirurgia, frequente sobretudo nos pacientes que ingerem carnes vermelhas apenas esporadicamente (menos de 1 vez/semana), resulta de baixa ingestão, má digestão de alimentos que contêm ferro ou má absorção intestinal. A redução na acidez gástrica (necessária para reduzir o Fe^{+3} em Fe^{+2}) diminui a absorção do ferro. Nos procedimentos disabsortivos, a menor superfície absortiva do duodeno e do jejuno proximal, locais preferenciais de absorção do ferro, também contribui para a deficiência. Ingestão de ferro concomitantemente com vitamina C aumenta a absorção dele.

Cálcio. Deficiência de cálcio deve-se a menor absorção de vitamina D e a menor ingestão ou absorção de cálcio pela exclusão do duodeno. Redução de cálcio sérico estimula a liberação de paratormônio, que aumenta a reabsorção de cálcio nos ossos e pode levar à osteoporose ou à osteomalácia. Como a concentração sérica de cálcio não é um bom índice da sua disponibilidade, a suplementação do mineral deve ser profilática para evitar o desenvolvimento de alterações ósseas. O monitoramento periódico de cálcio, fósforo, fosfatase alcalina e vitamina D deve ser feito em todo paciente submetido a tais cirurgias.

Zinco. O zinco é absorvido no duodeno, que é excluído do circuito alimentar. Diarreia e má absorção (como nos procedimentos disabsortivos) aumentam o risco de deficiência de zinco.

Magnésio. A maior parte do magnésio é absorvida no jejuno. Pacientes com deficiência marginal previamente à cirurgia podem manifestar deficiência quando ocorrem situações adversas. Em pacientes operados, a deficiência resulta principalmente de baixa ingestão alimentar. O quadro típico é de tremor, espasmos musculares, anorexia, vômito e mudanças no comportamento e na personalidade.

Tiamina. Deficiência da vitamina ocorre, sobretudo, pela baixa ingestão e é agravada por vômito constante. A deficiência apresenta-se como neuropatia periférica, encefalopatia de Wernicke e, muitas vezes, psicose de Korsakoff.

Vitamina B$_{12}$ e ácido fólico. Embora os estoques de *vitamina B$_{12}$* sejam substanciais (cerca de 2.000 µg) em relação à pequena necessidade (cerca de 2 µg/dia), deficiência de cobalamina é encontrada em cerca de 50% dos pacientes após o primeiro ano de *by-pass* gástrico. A razão disso é que o procedimento: (1) reduz a acidez e a pepsina gástricas, importantes na liberação da cobalamina das proteínas alimentares, o que reduz a sua absorção; (2) diminui a síntese do fator intrínseco, necessário para a absorção intestinal da vitamina.

O *folato* é absorvido preferencialmente no terço inicial do intestino delgado. Deficiência de folato é menos prevalente do que a de vitamina B$_{12}$; resulta, especialmente, de redução na ingestão alimentar e pode ser facilmente prevenida e tratada com o uso de polivitamínicos no pós-operatório. A disponibilidade de folato está relacionada não só à sua própria disponibilidade, como também à de vitamina B$_{12}$ e piridoxina, que influenciam seu metabolismo. Assim, o equilíbrio na ingestão dessas três vitaminas é importante para evitar a sua deficiência e a anemia associada.

Vitaminas lipossolúveis antioxidantes. Devido à baixa ingestão de gorduras imposta pela cirurgia e/ou pela má absorção intestinal, a deficiência dessas vitaminas é mais frequente quando o paciente é submetido a *by-pass* biliopancreático.

▶ Transtornos da alimentação

Distúrbios no comportamento alimentar, incluindo a anorexia nervosa e a bulimia nervosa, muito mais comuns em mulheres na adolescência ou na juventude, estão cada vez mais presentes na sociedade contemporânea. Com a valorização crescente da magreza como ideal de beleza, muitas mulheres mais velhas e mesmo adolescentes do sexo masculino passaram a apresentar tais desordens. A anorexia nervosa, por exemplo, é a terceira doença mais prevalente em pessoas jovens (13 a 18 anos), atrás apenas de obesidade e asma. Tanto a anorexia nervosa como a bulimia nervosa constituem transtornos psiquiátricos com manifestações nutricionais, não sendo consideradas doenças nutricionais específicas.

Anorexia nervosa

A anorexia nervosa caracteriza-se por perda de peso acentuada e autoimposta, em decorrência de restrição persistente de ingestão de energia, visando atingir o peso idealizado, o que significa magreza exagerada. Além do desejo compulsivo em perder peso, o paciente anoréxico experimenta medo intenso de ganhar peso ou de tornar-se gordo, além de sofrer distorções na forma ou na imagem corporal.

A etiologia da anorexia nervosa é multifatorial e inclui fatores biológicos, psicossociais e culturais. Estudos entre familiares e gêmeos indicam forte componente genético. Entre os fatores biológicos, destacam-se alterações neuroquímicas, como desregulação do sistema serotoninérgico. Distúrbios na produção ou atuação da serotonina estão relacionados à alta incidência de alterações psiquiátricas. Além disso, depressão, ansiedade e desordens obsessivo-compulsivas associam-se frequentemente à anorexia nervosa. Os pacientes apresentam comumente problemas familiares ou psicossociais e são descritos como perfeccionistas, depressivos e com baixa autoestima. Tal quadro complexo faz com que a anorexia seja a doença psiquiátrica com maior índice de mortalidade, entre 5 a 10%, sendo o suicídio uma das principais causas. A morte ocorre não apenas por suicídio, como também por infecções associadas a desnutrição (imunossupressão), distúrbios hidroeletrolíticos ou arritmias cardíacas secundárias a hipocalemia.

Na anorexia, o controle sobre a alimentação é total: a ingestão alimentar é muito reduzida, eliminando-se lanches, doces e alimentos altamente calóricos. Nas refeições, a pessoa escolhe alimentos com baixa energia, como verduras, legumes e frutas. Muitas vezes, há história de abusos ou traumas sexuais, e o paciente evita alimentos que lembram ou têm conotação sexual. Além de limitar a ingestão calórica, esses indivíduos lançam mão de outros expedientes para acelerar a perda de peso como a prática excessiva de atividade física, o uso de laxativos e a autoindução de vômitos.

A doença pode evoluir sem nenhuma alteração nos exames clínicos e laboratoriais, sendo a perda de peso e do tecido adiposo as únicas alterações perceptíveis. A ausência de alterações iniciais no exame físico reforça a convicção dos pacientes de que não há nada de errado com eles, o que contribui para a cronicidade da doença. Com a manutenção do quadro, porém, as reservas corporais vão se esgotando e começam a aparecer sinais de desnutrição. A partir daí, surgem as complicações associadas ao quadro clínico: redução na produção de hormônios sexuais (causando amenorreia), hormônios tireoidianos e insulina. Os sinais típicos de desnutrição proteico-calórica aparecem: a pele torna-se seca, hipotrófica e sem elasticidade e ocorrem bradicardia, hipotensão arterial e intolerância ao frio. Os pacientes queixam-se de dores abdominais, empachamento (retardo do esvaziamento gástrico) e constipação intestinal. Os cabelos tornam-se finos e caem com frequência. Outros sinais e sintomas podem ocorrer, envolvendo alterações neurológicas (testes psicológicos e cognitivos alterados), ósseas (osteopenia, osteoporose e osteomalácia) e hematológicas (anemia, leucopenia, trombocitopenia). Não é incomum que pacientes anoréticos mudem seu padrão de controle, passando do quadro de anorexia para o de bulimia. Estima-se que 25 a 30% dos indivíduos com bulimia nervosa tiveram diagnóstico prévio de anorexia. Os critérios diagnósticos da anorexia nervosa estão resumidos no Quadro 13.9.

Bulimia nervosa

Na bulimia nervosa, os pacientes não alcançam o autocontrole total na restrição alimentar como ocorre na anorexia nervosa e, após curtos períodos de jejum, o paciente entra em um ciclo de ingestão compulsiva de grande volume de alimentos. Em seguida, surgem comportamentos compensatórios (indução de vômitos, uso de laxantes etc.), o que demonstra um controle de ingestão calórica muito menos elaborado do que na anorexia. Embora o ideal de magreza extrema também exista nos indivíduos bulímicos, esta raramente é alcançada como na anorexia nervosa, sendo mais frequente bulímicos com peso normal ou mesmo em excesso. Como os episódios de maior ingestão ocorrem em sigilo e não há magreza excessiva, a doença pode evoluir por anos sem ser detectada. Ao contrário do que se passa na anorexia nervosa, em que a pessoa nega ter qualquer alteração no seu padrão alimentar, muitos pacientes com

Quadro 13.9 Critérios diagnósticos para anorexia nervosa de acordo com a Classificação Internacional de Doenças 10 (CID-10)

Perda de peso ou, em crianças, falta de ganho de peso, sendo o peso corporal mantido em pelo menos 15% abaixo do esperado

Perda de peso autoinduzida

Distorção na imagem corporal, que se manifesta como uma psicopatologia específica (pavor de engordar)

Distúrbio endócrino generalizado envolvendo o eixo hipotalâmico-hipofisário-gonadal manifestado em mulheres como amenorreia e em homens como perda do interesse e da potência sexuais (uma exceção aparente é a persistência de sangramento vaginal em mulheres anoréxicas que estão recebendo terapia de reposição hormonal, mais comumente pílula contraceptiva)

Comentários: se o início for pré-puberal, a sequência de eventos da puberdade será demorada ou mesmo detida (o crescimento cessa; nas garotas, as mamas não se desenvolvem e há amenorreia primária; nos garotos, os genitais permanecem juvenis). Com a recuperação, em geral a puberdade completa-se normalmente, porém a menarca é tardia. Os seguintes aspectos corroboram o diagnóstico, mas não são elementos essenciais: vômito autoinduzido, purgação autoinduzida, exercícios excessivos e uso de anorexígenos e/ou diuréticos.

bulimia nervosa admitem ter um padrão alimentar atípico e, na maioria das vezes, procuram sigilosamente algum tipo de ajuda.

A etiologia da doença é multifatorial, combinando predisposição genética com influências ambientais. O quadro clínico caracteriza-se por perda do controle da ingestão alimentar, alternando períodos de jejum com ingestão de grandes quantidades de alimentos em um curto espaço de tempo (p. ex., mais de 2.000 kcal em 10 a 15 minutos). Os episódios bulímicos, associados à preocupação excessiva com o peso e a imagem corporal, levam os pacientes a adotar mecanismos compensatórios inadequados para controlar o peso, como vômito autoinduzido, uso de medicamentos (diuréticos, inibidores de apetite e laxantes) e exercícios físicos extenuantes.

A bulimia ocorre preferencialmente entre 10 e 29 anos. A mortalidade é cerca de 1% nos primeiros 10 anos após o diagnóstico. Essa cifra, porém, parece subestimada, porque em algumas pessoas anoréticas que se tornam bulímicas o diagnóstico inicial de anorexia é mantido como a causa do óbito. A morte raramente ocorre por inanição, sendo as causas mais frequentes distúrbios hidroeletrolíticos e suicídio.

Com certa frequência, pacientes bulímicos não demonstram nenhuma alteração orgânica, já que costumam manter o peso corporal normal ou até se apresentam com pequeno excesso de peso. O quadro evolui com aumento não doloroso das glândulas salivares, por causa da grande quantidade de alimentos ingeridos. A frequente indução de vômitos lava a perda do esmalte dentário e unhas fracas, quebradiças e sem brilho. Outros sinais são calosidades no dorso das mãos, em razão da pressão exercida pelos dentes nessa região durante o ato frequente de induzir vômitos, e lesões na mucosa oral (mucosites), por exposição contínua à acidez do conteúdo gástrico. Além disso, os episódios repetidos de vômito podem ocasionar refluxo gastroesofágico. Vômitos e uso de laxativos e diuréticos podem levar a distúrbios hidroeletrolíticos, os quais podem acarretar fraqueza muscular, arritmias cardíacas, convulsões, insuficiência renal e morte.

A regulação dos níveis de serotonina é fator importante tanto na anorexia como na bulimia nervosa, visto que, como em todos os transtornos alimentares, os pacientes apresentam alta prevalência de desordens psiquiátricas. Estudo recente mostrou que 80 a 90% dos pacientes bulímicos relatam pelo menos um episódio relacionado a desordens de humor, sendo os comportamentos depressivos a queixa mais prevalente. Alterações no sistema serotoninérgico podem também afetar o comportamento alimentar, uma vez que a serotonina aumenta a resposta sacietogênica, que está comprometida na bulimia. Dietas restritas ou absorção defeituosa de nutrientes induzida por diarreia e/ou vômitos, além de perda de peso, podem baixar os níveis plasmáticos do L-triptofano e, com isso, reduzir a síntese de serotonina. A redução de serotonina parece relacionar-se com a atividade física compulsiva, já que alguns estudos mostram melhora do padrão compulsivo com o uso de inibidores da recaptação da serotonina. Os critérios diagnósticos da anorexia nervosa estão resumidos no Quadro 13.10.

O *transtorno de compulsão alimentar periódica* (TCAP, ou *binge eating*) distingue-se da bulimia nervosa pela ausência de comportamento compensatório após ingestão compulsiva. No TCAP, não há vômitos nem abuso de diuréticos ou medicamentos para emagrecer. Caracteristicamente, ocorrem episódios de grande ingestão alimentar descontrolada seguidos de sensação de depressão e arrependimento.

Quadro 13.10 Critérios diagnósticos de bulimia de acordo com a Classificação Internacional de Doenças 10 (CID-10)

O paciente sucumbe a episódios de hiperfagia, nos quais grandes quantidades de alimentos são consumidas em curto tempo (pelo menos duas vezes/semana, durante um período de 3 meses)

Preocupação constante com o comer e um forte desejo ou sentimento de compulsão de comer

O paciente tenta neutralizar os efeitos "de engordar" dos alimentos por meio de um ou mais dos seguintes fatores: vômito autoinduzido, purgação autoinduzida, períodos de alternância de inanição e uso de fármacos (anorexígenos, preparados tireoidianos ou diuréticos). Quando a bulimia ocorre em diabéticos, os pacientes podem negligenciar o tratamento insulínico

Percepção de estar muito gordo(a), com pavor intenso de engordar, e prática de exercícios excessivos ou jejuns

Síndrome do comer noturno

A síndrome do comer noturno (SCN) foi descrita em 1955 como anorexia matinal caraterizada por hiperfagia noturna e/ou insônia. Hoje, considera-se a SCN como quadro de retardo no padrão de ingestão alimentar definido pelo consumo de mais de 50% da ingestão diária de calorias no período da noite (após o jantar ou durante despertares noturnos). A síndrome está presente em cerca de 1,5% na população geral, taxa que cresce para 6 a 14% naqueles em tratamento clínico de obesidade e para 8,9 a 42% nos candidatos a cirurgia bariátrica. Pacientes psiquiátricos registram índices de SCN em torno de 12%. Apesar da alta prevalência, a SCN não é amplamente reconhecida por profissionais médicos, em parte pela falta de padronização de critérios diagnósticos. Entre os principais elementos, destacam-se: episódios recorrentes de ingestão alimentar noturna (consumo excessivo após a refeição noturna ou após despertar durante a madrugada) e notável angústia ou prejuízo significativo decorrente dessa prática. Critérios de exclusão são também utilizados como forma de auxiliar o diagnóstico, como o uso de medicação que poderia explicar o padrão alimentar alterado.

Não há ainda padronização para o tratamento da SCN. Diferentes abordagens terapêuticas têm sido adotadas, como: terapia farmacológica (antidepressivos), intervenções psicológicas (relaxamento muscular, visando redução da ansiedade e do apetite noturno) e terapia cognitiva comportamental (corrigir ritmo circadiano relacionado com o padrão de ingestão noturno). O Quadro 13.11 apresenta um resumo das manifestações clínicas dos transtornos alimentares abordados.

▶ Aterosclerose

Aterosclerose é uma das doenças mais relevantes no mundo, sendo infarto agudo do miocárdio e acidente vascular encefálico as principais causas de morte na atualidade, no mundo todo. A doença, que compromete artérias de grande e médio calibres, resulta do acúmulo de células e de lipídeos, sobretudo colesterol, na íntima desses vasos. Aterosclerose associa-se fortemente a dislipidemias e estados inflamatório e trombótico crônicos. A lesão – ateroma ou placa ateromatosa – causa estreitamento progressivo da luz arterial, dificultando ou interrompendo o fluxo

Quadro 13.11 Principais sinais e sintomas clínicos presentes (✓) ou ausentes (x) na anorexia, bulimia e síndrome do comer noturno

Sinais e sintomas	Anorexia nervosa	Bulimia nervosa	Síndrome do comer noturno
Restrição alimentar persistente	✓	x	x
Distorções da imagem corporal	✓	✓	x
Magreza exagerada	✓	x	x
Medo intenso em ganhar peso ou ser gordo	✓	✓	x
Atividade física intensa	✓	✓	x
Uso de laxativos	✓	✓	x
Autoindução de vômitos	✓ (ocasional)	✓	x
Períodos de jejum alternados com ingestão de grandes volumes de alimentos	x	✓	x
Distorção do padrão de ingestão alimentar: > 50% das calorias no período noturno e anorexia matutina	x	x	✓

sanguíneo. Modificações no endotélio local e vulnerabilidade das placas em se romperem favorecem a formação de trombos, os quais são a causa principal de desfechos mais graves provocados pela doença. A consequência mais importante das lesões é, portanto, isquemia de células, tecidos e órgãos, sobretudo coração, cérebro e membros inferiores.

As lesões resultam do acúmulo de lipídeos intra e extracelulares, da proliferação de células musculares lisas, da migração de leucócitos (sobretudo macrófagos e linfócitos) e da síntese de matriz extracelular na íntima arterial. Os ateromas são formados por: (a) núcleo lipídico, central, constituído sobretudo por colesterol, restos celulares e leucócitos; (b) capa fibrosa, formada por elastina e fibras colágenas, na superfície da lesão, que dá estabilidade à placa e impede a trombose e o extravasamento do seu conteúdo. À medida que a placa evolui, o acúmulo crescente de gorduras, células e matriz extracelular causa estreitamento da luz; se a capa fibrosa se rompe, forma-se um trombo que pode ocluir a luz arterial.

A patogênese da doença é complexa e envolve fatores genéticos, alimentares, inflamatórios e trombóticos, alguns descritos a seguir. Para mais informações sobre a doença, ver Capítulo 16.

Lipídeos

Lipídeos são insolúveis em água, o que requer que sejam transportados no sangue associados a proteínas hidrossolúveis, constituindo as lipoproteínas. Lipoproteínas são formadas por uma *camada externa* hidrofílica contendo proteínas (apoproteínas – Apo), fosfolipídeos e colesterol livre. Internamente, as lipoproteínas são constituídas por um núcleo hidrofóbico constituído por lipídeos apolares (primariamente ésteres de colesterol e triglicerídeos). Além de contribuírem para a emulsificação lipídica no sangue, as apoproteínas funcionam também como coenzimas em reações relacionadas com o transporte e a captação de lipídeos do sangue por tecidos periféricos (Apo C-II e Apo A-I) ou como ligantes de receptores responsáveis por mediar a captação de lipoproteínas por células de vários tecidos (Apo E e Apo B100). As lipoproteínas plasmáticas são classificadas em sete classes, dependendo do seu tamanho e da sua composição em lipídeos e apoproteínas: quilomícrons (QM), quilomícrons remanescentes (QMr), lipoproteína de muito baixa densidade (VLDL), lipoproteína de densidade intermediária (IDL), lipoproteína de baixa densidade (LDL), lipoproteína de alta densidade (HDL) e lipoproteína (a) ou Lp(a). Exceto a HDL, todas as demais lipoproteínas têm alguma atividade pró-aterogênica. Os principais eventos no transporte de lipídeos no sangue estão descritos resumidamente a seguir e resumidos na Figura 13.10.

Após digestão e absorção no intestino, os lipídeos da dieta são transportados pelo ducto torácico sob a forma de quilomícrons (QM), os quais ganham a circulação sistêmica e alcançam os capilares dos tecidos adiposo e muscular. Nestes, os QMs sofrem hidrólise de seus triglicerídeos por ação da lipase lipoproteica, originando os remanescentes de quilomícrons, os quais são captados rapidamente por hepatócitos mediante ligação da Apo E aos receptores E (de remanescentes) ou B100/E (receptor LDL). QMs possuem Apo B48, incapaz de se ligar aos receptores B100/E.

A lipoproteína de densidade muito baixa (VLDL) é uma partícula rica em triglicerídeos sintetizada no fígado a partir dos lipídeos presentes nos hepatócitos. Da mesma forma que os QMs, a VLDL sofre ação da lipase lipoproteica nos capilares dos tecidos periféricos, a fim de liberar triglicerídeos (TG) para as células da periferia, originando os remanescentes de VLDL, também chamados lipoproteína de densidade intermediária (IDL). A IDL, que possui quantidades semelhantes de colesterol e triglicerídeos, é captada por hepatócitos por meio da ligação a receptores E e receptores B100/E hepáticos. A IDL pode também sofrer catabolismo adicional com perda da ApoE e troca de triglicerídeos do seu centro hidrofóbico por colesterol esterificado vindo de HDL. Esta última reação é mediada pela proteína de transferência de éster de colesterol (CETP) presente na concha externa de HDL. Após essas modificações, a IDL dá origem à lipoproteína de baixa densidade (LDL), a qual é rica em colesterol esterificado e pobre em triglicerídeos.

LDL, a principal carreadora de colesterol na circulação, possui uma única apoproteína, a ApoB100; ela transporta colesterol do fígado para os tecidos extra-hepáticos, cujas membranas contêm seu receptor (B100/E). A molécula de LDL possui uma única molécula de ApoB100. Após a endocitose, a LDL é degradada em lisossomos e o seu conteúdo de colesterol é liberado no interior das células. Quando há excesso intracelular de colesterol, ativam-se mecanismos de regulação: (1) redução da síntese do colesterol (retroalimentação) pela enzima-chave β-hidroxi β-metil-glutaril CoA redutase (HMGCoA redutase); (2) diminuição na captação de LDL, por redução da expressão de receptores LDL (LDLR); (3) aumento da esterificação do colesterol por ação da enzima AcilCoA-colesterol-acil transferase (ACAT). A quantidade de LDLR na superfície celular é regulada pelo conteúdo de colesterol intracelular. O número de receptores de LDL no fígado e nos demais órgãos desempenha papel importante na determinação dos níveis séricos de LDL, havendo relação inversa entre o número de receptores hepáticos e os níveis plasmáticos dessa lipoproteína.

A Lp (a) é uma variante da LDL que possui a apoproteína (a) (chamada de *little a*) ligada à Apo B-110 por uma ponte dissulfeto.

Altos níveis circulantes de Lp(a) associam-se a risco de doença cardiovascular devido à homologia do componente proteico apo (a) com o plasminogênio. Por sua similaridade com esta proteína, a apo (a) liga-se à rede de fibrina na parede arterial e ocupa os sítios de ligação do plasminogênio, impedindo a formação de plasmina. O resultado é a inibição da degradação de eventuais trombos formados em lesões ateroscleróticas, aumentando o risco de obstrução arterial e isquemia tecidual.

A lipoproteína de alta densidade (HDL) está envolvida no transporte reverso do colesterol, processo em que o excesso de colesterol livre nos tecidos periféricos é transportado ao fígado, para posterior reciclagem ou excreção. HDL é capaz de remover o excesso de colesterol livre não apenas de membranas celulares como também de placas ateromatosas. Além de sua ação no transporte de colesterol, HDL tem propriedades antioxidante, anti-inflamatória, antitrombótica e antiapoptótica, todas com algum papel antiaterogênico.

Dislipidemias com níveis elevados de LDL ou reduzidos de HDL associam-se à aterogênese acelerada. Na íntima, LDL sofre modificações, como oxidação ou glicação. Entre outros efeitos, oxidação de LDL gera espécies reativas de O_2 (ERO). LDL modificada (LDLm) não é reconhecida pelos receptores convencionais (B100/E) e causa agressão (ativação) endotelial, o que aumenta os espaços interendoteliais e facilita a entrada de mais moléculas de LDL na camada íntima. O endotélio ativado secreta quimiocinas que recrutam leucócitos, os quais migram para o local de lesão intimal. LDLm é reconhecida por receptores de remoção (*scavengers receptors* – SR) expressos na superfície de macrófagos e de células musculares lisas, que migram em direção ao ateroma. O resultado é que macrófagos e células musculares lisas captam descontroladamente as partículas LDLm, uma vez que nessas células não há os mecanismos de regulação negativa existentes em outras células. Dessa forma, macrófagos e células musculares lisas, abarrotadas de lipídeos, adquirem aspecto que lembra adipócitos, constituindo as *células espumosas* (Figura 13.11). Estas acumulam-se na íntima arterial e dão origem às estrias lipídicas. O alto teor de colesterol intracelular nas células espumosas induz a secreção de mediadores pró-inflamatórios, os quais recrutam mais células inflamatórias para o ateroma, levando ao crescimento da lesão. A repetição desses eventos ao longo de anos e décadas leva ao acúmulo progressivo de lipídeos, células musculares lisas, macrófagos, linfócitos e matriz extracelular, que formam a lesão expansiva intimal chamada *ateroma* ou *placa ateromatosa*.

Linfócitos T também são encontrados nas lesões e contribuem para o processo inflamatório, por liberar citocinas e quimiocinas. Fatores pró-coagulantes, como fibrinogênio, fator tecidual, protrombina e outros, também são produzidos ou se acumulam na área afetada. Por tudo isso, instala-se um quadro de inflamação e hipercoagulabilidade que confere à aterosclerose o caráter de doença inflamatória. Células musculares lisas transformam-se em miofibroblastos, que são responsáveis pela formação da capa fibrosa que envolve o ateroma, numa tentativa de dar estabilidade à lesão.

Os principais fatores de risco da aterosclerose são hiperlipidemia (particularmente hipercolesterolemia), tabagismo, hipertensão arterial, diabetes melito, predisposição genética (história familiar de morte súbita ou infarto do miocárdio em parentes de primeiro grau) e idade (acima de 45 anos para homens, ou 55 anos para mulheres). Fatores de risco emergentes também associam-se a risco aumentado de infarto do miocárdio e incluem níveis circulantes aumentados de Lp(a), de fibrinogênio, de proteína C reativa e de homocisteína, além de processos inflamatórios crônicos subjacentes.

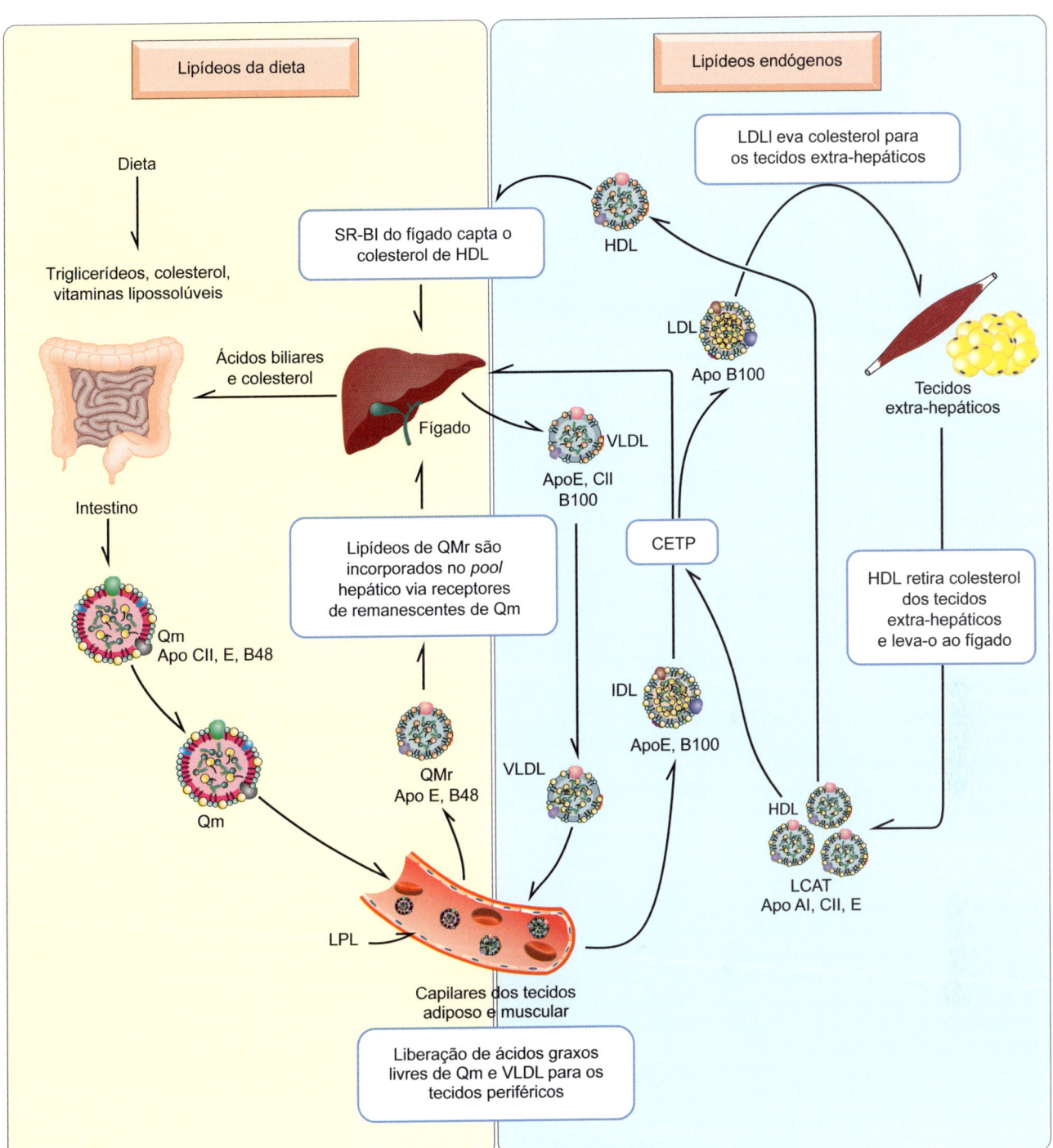

Figura 13.10 Metabolismo de lipoproteínas. Os lipídeos da dieta absorvidos no intestino são transportados como quilomícrons (QM), que contêm Apo B-48, Apo C-II e Apo E. Nos vasos sanguíneos, os triglicerídeos (TG) armazenados nos QM, por ação da lipase lipoproteica (LPL), são removidos e liberados para os tecidos, originando os QM remanescentes (QMr), que são captados no fígado por receptores de remanescentes de QM. Nos hepatócitos, ocorre síntese da lipoproteína de densidade muito baixa (VLDL), que é rica em TG e possui Apo B-100, Apo C (I, II e III) e ApoE. Nos vasos, a remoção dos TGs da VLDL pela lipase lipoproteica (LPL) origina a lipoproteína de densidade intermediária (IDL). IDL pode ser captada no fígado ou interagir com a lipoproteína de alta densidade (HDL), formada por proteína e colesterol nos tecidos extra-hepáticos. A proteína transferidora de éster de colesterol (CETP), contida em HDL, faz a permuta de colesterol de HDL por TG de IDL. O resultado é a transformação de IDL em lipoproteína de baixa densidade (LDL), rica em colesterol, e HDL, mais carregada de TGs. A LDL é responsável pelo transporte da maior parte do colesterol circulante para as células extra-hepáticas. HDL faz o transporte reverso do colesterol após sua esterificação pela lecitina colesterol acil transferase (LCAT), tendo a Apo AI como cofator. HDL leva ao fígado o colesterol removido dos tecidos, o qual é captado por receptores SR-BI ou pela família de receptores ligadores de ATP hepáticos. Do fígado, o colesterol pode ser reciclado ou excretado na bile e eliminado nas fezes.

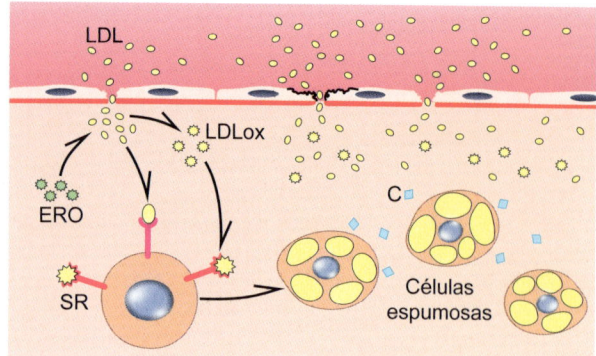

Figura 13.11 Papel da lipoproteína de baixa densidade (LDL) e radicais livres na aterogênese. Excesso de LDL não captado pelos tecidos pode ser modificada nos vasos, especialmente por espécies reativas de oxigênio (ERO), geradas em resposta ao tabagismo, poluentes e outros fatores. LDL oxidada (LDLox) não é reconhecida por receptores de LDL, causa agressão endotelial e penetra na íntima arterial. Nesta, macrófagos captam LDLox via receptores *scavenger* (SR), o que leva ao acúmulo de lipídeos no citoplasma e forma células espumosas. Tanto o endotélio agredido como o alto teor de colesterol nas células espumosas induzem a síntese de quimiocinas, que recrutam mais células inflamatórias para a íntima, promovendo o crescimento da lesão ateromatosa inicial.

Hiperlipidemia

Hiperlipidemia pode ter causa genética (hipercolesterolemia familiar, hipertrigliceridemias, hiperlipidemias mistas etc.) ou ser secundária a fatores ambientais, como transtornos alimentares, sedentarismo, obesidade e síndrome metabólica. Em geral, hiperlipidemias genéticas manifestam-se também por xantomas e xantelasma (Figura 13.12). Xantomas são lesões cutâneas amareladas, elevadas ou planas, resultantes da deposição lipídica na pele ou tendões, constituídas por células fagocitárias abarrotadas de lipídeos. Lipoproteínas em excesso extravasam dos capilares e são captadas por células fagocitárias, que se acumulam nas regiões de grande atrito ou tensão, como bainhas de tendões, dobras cutâneas, cotovelos, joelhos, dorso das mãos e pálpebras. Nem sempre, no entanto, os xantomas são sinal de dislipidemia, pois podem aparecer em pessoas normolipêmicas. Além de xantomas, nas dislipidemias podem ser vistos arco corneano ao redor da íris e hiperlipemia retinal.

Pacientes com dislipidemia isolada ou com risco cardiovascular aumentado devem ser orientados quanto a medidas relacionadas com mudança no estilo de vida, ou seja: manter o peso adequado, adotar dieta equilibrada e evitar sedentarismo. Medicamentos hipolipemiantes são administrados àqueles que não conseguem manter níveis normais de LDL, mesmo após adotarem mudanças no estilo de vida, ou em indivíduos de alto risco, nos quais esses fármacos devem ser prescritos simultaneamente com as alterações no estilo de vida. Nos pacientes com doença aterosclerótica instalada, redução dos níveis de LDL para até 70 mg/dL traz redução adicional na incidência de eventos cardiovasculares. Assim, recomenda-se concentração de LDL plasmática igual ou inferior a 70 mg/dL para todos os indivíduos com doença aterosclerótica estabelecida. De todas as alterações na dieta, exclusão de gordura trans (ver adiante), redução na ingestão de gorduras saturadas e aumento de gorduras monoinsaturadas ω-9 (azeite de oliva) são as bases do tratamento dietético das dislipidemias (Quadro 13.12).

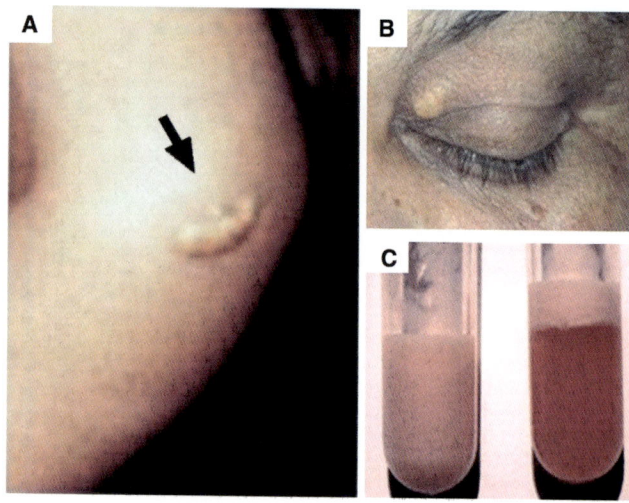

Figura 13.12 Manifestações de dislipidemias. **A.** Xantoma (lesão nodular) na região do cotovelo. **B.** Xantelasma (lesão plana na pálpebra). **C.** Aspecto do soro em dislipidemias graves (genéticas). Notar o aspecto leitoso (*à esquerda*) e a camada espessa de lipoproteínas ricas em triglicerídeos (*à direita*).

A influência das gorduras saturadas no perfil lipídico sanguíneo é bem maior. Excesso delas no fígado (por excesso de ingestão calórica) é o principal desencadeador da liberação de VLDL no plasma, que resulta em aumento dos níveis de LDL. Embora em menor intensidade, gorduras saturadas também aumentam as taxas de HDL circulante. Quando as gorduras saturadas são substituídas por poli-insaturadas, há queda nos níveis de LDL e de HDL. Ácidos graxos poli-insaturados ω-3, presentes em óleos de peixes de água fria (como o salmão), apresentam vantagens adicionais em relação aos poli-insaturados da família ω-6 (óleos vegetais, como soja). O ácido ω3 eicosapentaenoico (EPA) e o docosaexaenoico (DHA) têm ação antiagregante plaquetária e anti-inflamatória, reduzindo a tendência à inflamação e à formação de trombos, ambos importantes em eventos ateroscleróticos. As enzimas ciclo-oxigenase e lipo-oxigenase utilizam como substrato ácido araquidônico provindo tanto de ω-6 como de ω-3; os produtos, porém, são eicosanoides (prostaglandinas, tromboxanos e leucotrienos) com efeitos diferentes: aqueles advindos do ω-6 induzem agregação plaquetária e inflamação, enquanto os derivados do ω-3 apresentam menor efeito na coagulação e têm ação anti-inflamatória. Ácidos graxos ω-3 também podem reduzir a ativação endotelial (passo inicial da aterogênese). Adicionalmente, ácidos graxos ω-3 podem reduzir em até 85% os níveis de triglicerídeos plasmáticos (níveis elevados desses lipídeos associam-se a risco aumentado de aterosclerose e pancreatite).

Ácidos graxos monoinsaturados da família ω-9 (como o ácido oleico, presente no azeite de oliva) são os que exercem o melhor efeito: reduzem LDL e aumentam HDL. Estudos comparando os efeitos de ácidos graxos na saúde cardiovascular mostram que ingestão de ω-9 reduz os fatores de coagulação (hipercoagulabilidade sanguínea aumenta o risco de eventos cardiovasculares). Por essa razão, recomenda-se que cerca de 10 a 20% das calorias da dieta venham de gorduras monoinsaturadas.

De todas as gorduras ingeridas, os ácidos graxos trans (como a gordura vegetal hidrogenada), produzidos pela hidrogenação de óleos sob pressão, são os responsáveis pelo pior perfil lipídico, por aumentarem LDL e TGs e diminuírem HDL, aumentando

Quadro 13.12 Recomendações dietéticas para o tratamento de dislipidemias segundo a Atualização da Diretriz Brasileira de Dislipidemias e Prevenção da Aterosclerose (2017)

Recomendações	LDL-c na meta sem comorbidades*	LDL-c > meta ou com comorbidades*	Triglicerídeos 150-199 mg/dL	Triglicerídeos 200-499 mg/dL	Triglicerídeos > 500 mg/dL
Perda de peso	Manter peso saudável	5-10%	5%	5-10%	5-10%
Carboidrato**	50-60	45-60	50-60	50-55	45-50
Açúcares adicionados**	< 10	< 10	< 10	5-10	< 5
Proteína**	15	15	15	15-20	20
Gordura total**	25-35	25-35	25-35	30-35	30-35
AG Trans**	Excluir da dieta				
AG saturados**	< 10	< 7	< 7	< 5	< 5
AG monoinsaturados**	15	15	10-20	10-20	10-20
AG poli-insaturados**	5-10	5-10	10-20	10-20	10-20
Ácido linolênico (g/dia)	1,1-1,6				
EPA e DHA (g/dia)	–	–	0,5-1	1-2	> 2
Fibras (g/dia)	25 g de fibras totais, sendo pelo menos 6 g de fibra solúvel				

*Hipertensão arterial sistêmica, diabetes melito, sobrepeso ou obesidade, circunferência da cintura aumentada, hipercolesterolemia, hipertrigliceridemia, síndrome metabólica, intolerância à glicose ou aterosclerose significativa.
**Valor dado como percentual do valor calórico total.
EPA: ácido eicosapentanoico; DHA: ácido docosa-hexaenoico; AG: ácido graxo.

grandemente o risco de morbidade e mortalidade cardiovascular. Substituição de 2% da energia proveniente de carboidratos por lipídeos trans praticamente dobra o risco relativo de doença coronariana, enquanto a substituição de 5% da energia de carboidratos por gorduras saturadas aumenta este risco em 1,47 vezes, indicando que gorduras trans associam-se a risco 15 vezes maior de risco de doença coronariana do que as gorduras saturadas. Por esse motivo, tais gorduras devem ser excluídas da dieta! A maioria das "margarinas" consumidas atualmente está livre de gorduras trans, uma vez que o processo de hidrogenação atual não as formam.

Ácidos graxos de cadeia média (presentes na gordura de coco e dendê), embora ricos em ácidos graxos saturados, têm mostrado efeitos controversos sobre os lipídeos plasmáticos. Alguns estudos mostram que eles aumentam a fração LDL, enquanto outros indicam redução nos níveis dessa lipoproteína. Ao lado disso, é importante destacar que a maioria dos estudos que relatam efeito cardioprotetor relacionado com o consumo de ácidos graxos de cadeia média foram desenvolvidos em modelos animais, faltando dados consistentes em humanos. Estudos em humanos são escassos, e a maior parte das evidências é conflitante. Por tudo isso, o efeito desses lipídeos na saúde humana ainda não está claro, não havendo evidência científica suficiente para incentivar o consumo dessas gorduras. Até que novas pesquisas esclareçam seus potenciais efeitos benéficos, é prudente recomendar que seu consumo esteja no limite sugerido para ingestão de gorduras saturadas.

Quanto ao colesterol, existem dois tipos de indivíduos: (1) hiporresponsivos, que não aumentam significativamente o colesterol circulante com maior ingestão de colesterol, pois apresentam resposta compensatória que reduz sua biossíntese endógena ou sua absorção intestinal ou aumenta sua excreção na forma de sais biliares); (2) hiperresponsivos, que apresentam alterações acentuadas no colesterol quando sua ingestão é aumentada. Este grupo constitui a menor parcela da população (2/3 da população apresenta nenhum ou discreto aumento do colesterol plasmático em consequência da ingestão de grandes quantidades de colesterol dietético). Equações preditivas dos níveis séricos de colesterol em resposta à ingestão dietética, formuladas a partir de estudos bem controlados, estimam mudança de 2 a 2,5 mg/dL nos níveis de colesterol sérico para cada 100 mg de colesterol ingerido, efeito relativamente fraco quando se compara com outros componentes dietéticos. Dessa forma, as diretrizes internacionais e nacional mostram que não existem evidências suficientes para restringir a ingestão de colesterol a um dado valor.

Carboidratos e outros fatores

Aumento na ingestão de carboidratos ou redução na de gorduras diminui os níveis de HDL. Excesso de carboidratos adicionados em alimentos industrializados (p. ex., xaropes de frutose utilizados em bebidas açucaradas, como refrigerantes e sucos de caixinha) aumenta os triglicerídeos plasmáticos, enquanto carboidratos complexos e integrais aumentam o aporte de fibras e, assim, beneficiam o controle da colesterolemia.

Algumas fibras alimentares solúveis, como psílium, gomas, pectinas e mucilagens, reduzem o colesterol total e LDL. Fibras insolúveis, como a celulose e lignina, não têm efeito sobre o colesterol sanguíneo.

Esteroides vegetais são benéficos no tratamento de dislipidemias, pois reduzem a colesterolemia em cerca de 15%. Como a concentração de esteroides vegetais preconizada para o tratamento (2 a 3 g/dia) é cerca de 10 a 20 vezes maior do que a do colesterol na luz intestinal (200 mg/dia), durante o tratamento há descolamento do colesterol das micelas mistas em favor dos

13

esteroides vegetais, reduzindo a disponibilidade do colesterol para absorção e aumentando a sua excreção fecal. A absorção de esteroides vegetais é pequena (2% da quantidade ingerida), além de os esteroides absorvidos serem excretados na bile, não causando alterações em lipoproteínas.

Os antioxidantes dietéticos (p. ex., flavonoides) podem auxiliar na prevenção de aterosclerose por inibirem a oxidação de LDL; LDL oxidada agride células endoteliais e contribui para formar células espumosas. Os flavonoides são polifenóis encontrados principalmente em verduras, frutas e grãos, além de algumas bebidas, como vinho tinto, suco de uva e chás. Outros antioxidantes alimentares são vitaminas E, C e betacaroteno. Embora potencialmente benéficos, até o momento não há evidências de que suplementos dessas vitaminas previnam ou retardem a evolução da aterosclerose, não sendo recomendados para esse fim.

Bebidas alcoólicas podem afetar os triglicerídeos e HDL plasmáticos, dependendo seus efeitos da dose ingerida. Doses moderadas (1 a 2 doses/dia) são capazes de aumentar o colesterol em HDL, além de, no caso do vinho tinto, fornecer quantidades adicionais de antioxidantes potencialmente benéficos contra a aterosclerose. Entretanto, doses maiores de álcool elevam os triglicerídeos plasmáticos e podem causar pancreatite. Por causa disso e devido ao grande risco de alcoolismo, a indicação de ingestão de álcool deve ser vista com muita cautela.

Atividade física regular constitui medida auxiliar no controle de dislipidemias e no tratamento da doença coronariana. Embora não reduza a LDL, a prática de exercícios físicos aeróbicos diminui os níveis circulantes de triglicerídeos e aumenta os de HDL. Além disso, atividade física melhora a circulação sanguínea, reduz a pressão arterial e ajuda a controlar o peso.

▶ Nutrição e câncer

O câncer é doença complexa caracterizada por multiplicação celular descontrolada em consequência de alterações em genes cujos produtos controlam a divisão, a diferenciação e a morte das células (ver Capítulo 10). A maioria dos cânceres resulta de danos ou alterações acumulados no genoma ao longo da vida dos indivíduos. Vários fatores ambientais participam nesse processo, incluindo tabaco, radiações, substâncias químicas variadas (inclusive industriais), certas bebidas e muitos alimentos (Figura 13.13). Além do seu papel na origem de neoplasias, a nutrição tem grande importância em pacientes cancerosos, pois transtornos nutricionais são frequentes nas pessoas com câncer.

Componentes da dieta podem afetar a expressão gênica por causar alterações epigenéticas, que são mudanças potencialmente reversíveis na expressão de genes, mas sem alterações na sequência do DNA. Os principais mecanismos de controle epigenético são modificações em histonas, metilação do DNA e silenciamento de RNA (ver Capítulo 12). Muitos compostos bioativos como epigalocatequinas (chá-verde), resveratrol (vinho), curcumina (urucum), isoflavonas (soja) e butirato (manteiga) podem causar modificações epigenéticas e influenciar negativa ou positivamente a incidência de vários tipos de câncer (Figura 13.14).

Alguns componentes alimentares são considerados carcinogênicos pela Agência Internacional de Pesquisa do Câncer. Em 2015, a Organização Mundial da Saúde incluiu carnes processadas entre os produtos sabidamente carcinogênicos. De outro lado, muitos alimentos associam-se à prevenção de câncer. Embora em muitos casos os estudos tratem de determinados nutrientes, as evidências mais claras são em relação aos alimentos como um todo, uma vez que a suplementação de nutrientes específicos nem sempre mantém os efeitos encontrados nos alimentos que os contêm. Gorduras, carnes vermelhas, álcool e sal são os componentes dietéticos de maior destaque no desenvolvimento do câncer. A Figura 13.15 relaciona os principais alimentos e bebidas associados ao câncer, segundo o painel conjunto do Fundo Mundial para Pesquisa em Câncer e o Instituto Americano de Pesquisa em Câncer.

As medidas dietéticas com evidências convincentes da interferência de compostos alimentares com câncer são (1) limitar ou evitar produtos lácteos para reduzir o risco de câncer de próstata; (2) limitar ou evitar álcool para reduzir o risco de câncer de boca, faringe, laringe, esôfago, cólon, reto e mama;

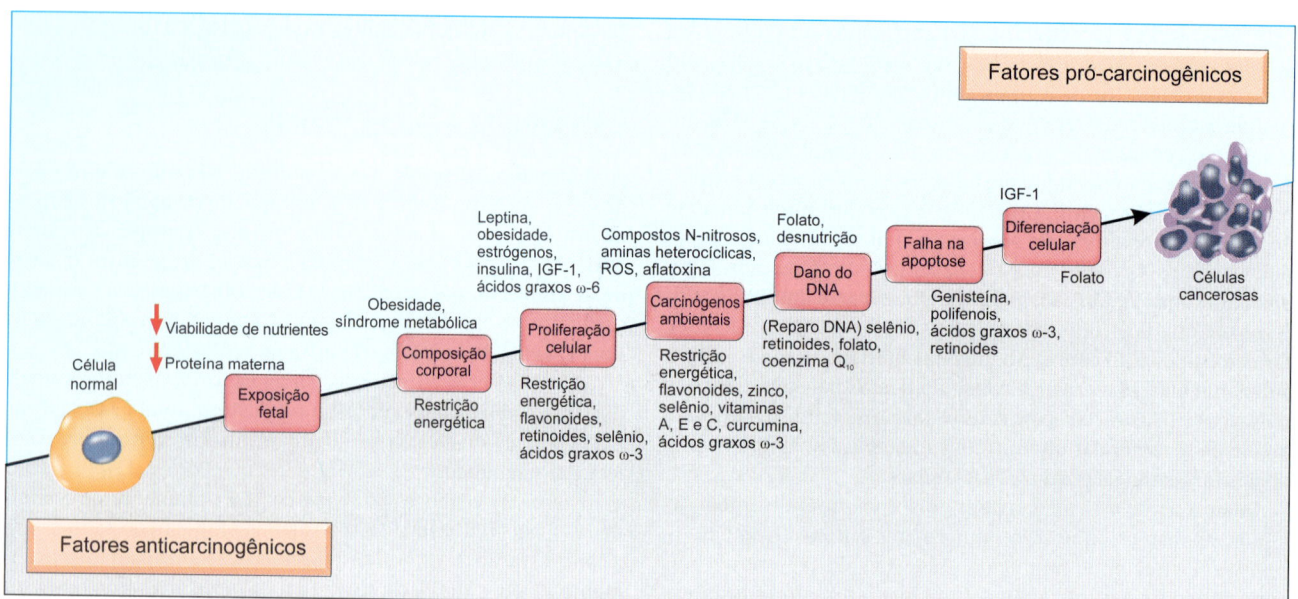

Figura 13.13 Influência de alimentos, nutrientes e composição corporal nas etapas de desenvolvimento do câncer.

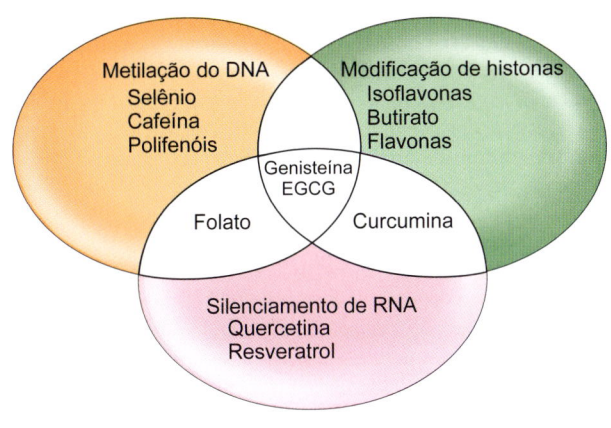

Figura 13.14 Fatores alimentares relacionados com modificações epigenéticas. EGCG: epigalocatecina-3-galato.

(3) evitar carnes vermelhas e processadas para reduzir o risco de câncer do cólon e do reto; (4) evitar carnes grelhadas, fritas e assadas para reduzir o risco de câncer do cólon, reto, mama, próstata, rim e pâncreas; (5) o consumo de produtos de soja durante a adolescência pode reduzir o risco de câncer da mama na vida adulta e de recorrência e mortalidade em mulheres que já tiveram câncer; (6) ingestão de frutas e verduras associa-se a menor risco de várias formas de câncer.

Parece haver efeito anticarcinogênico de vegetais do tipo *allium* (principalmente alho e cebola) contra vários tipos de câncer, incluindo carcinoma gástrico. Contudo, existem limitações metodológicas nesses estudos, incluindo a dificuldade de estabelecer relação dose-risco, razão pela qual se deve ter cautela na interpretação dos resultados.

Outro elemento importante na prevenção do câncer é atividade física, que é definida como qualquer movimento que utilize os músculos, incluindo exercícios, atividades recreativas, caminhadas ou qualquer outra atividade que aumente os batimentos cardíacos acima da taxa basal. Evidências convincentes apontam para o fato de que atividade física (exceto aquela em níveis extremos) protege contra o câncer do cólon. Os dados disponíveis sugerem também que atividade física pode proteger contra o câncer endometrial ou da mama em mulheres após a menopausa.

13

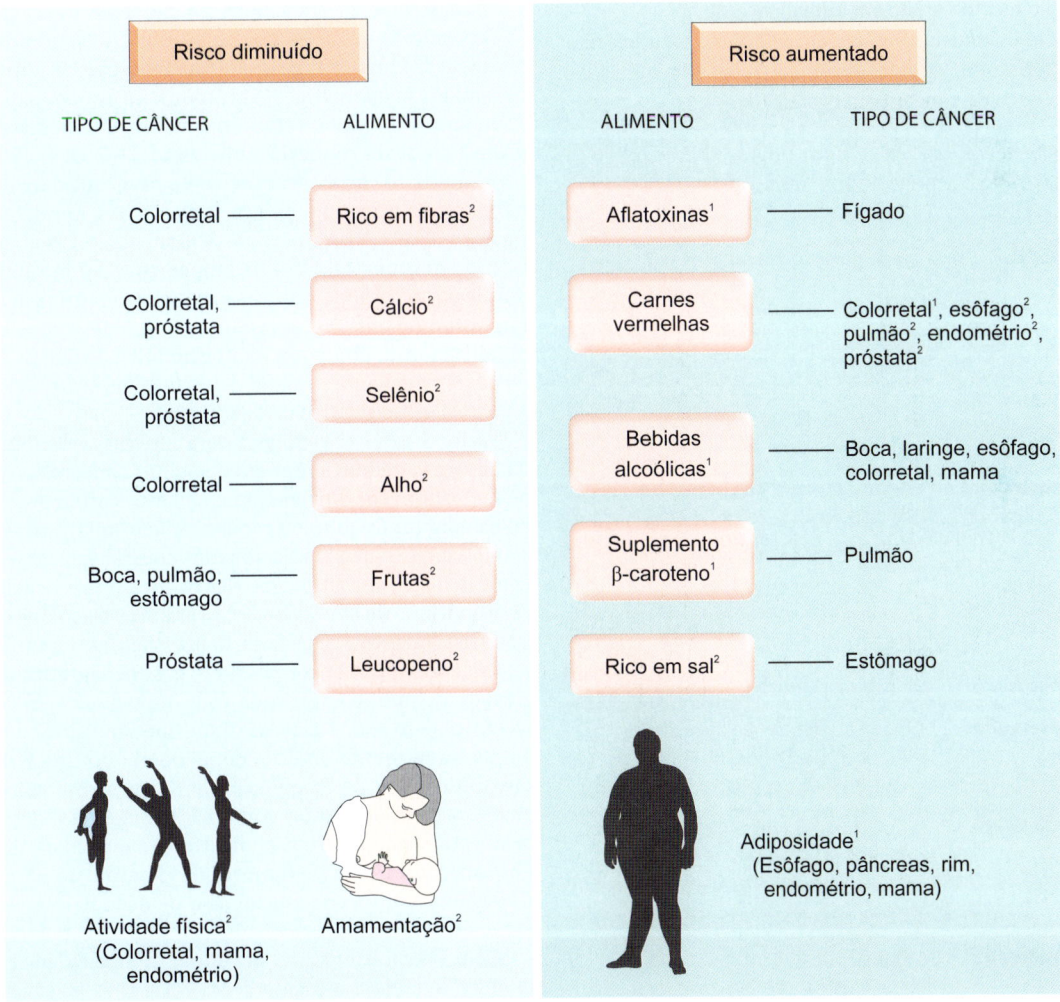

Figura 13.15 Principais alimentos e bebidas associados ao câncer, segundo o Painel Conjunto do Fundo Mundial para Pesquisa em Câncer e o Instituto Americano de Pesquisa em Câncer. (1) Dados convincentes; (2) Probabilidade de efeito. (Segundo o *American Institute of Cancer Research*, 2007).

Obesidade está inequivocamente ligada a alguns tipos de câncer, por vários motivos, que incluem sedentarismo, alta ingestão energética e excesso de alimentos refinados. Quando apenas a ingestão energética e a adiposidade corporal são analisadas, o excesso de gordura corporal associa-se a cânceres de esôfago, pâncreas, colorretal, endométrio e rim. Obesidade central (abdominal) correlaciona-se com risco aumentado de câncer colorretal.

Em animais de laboratório, restrição na ingestão de energia é a intervenção isolada mais eficaz na prevenção de câncer. Restrição alimentar em roedores aumenta a expectativa de vida, reduz o desenvolvimento de tumores e suprime os efeitos de vários agentes carcinogênicos. Tais dados relacionam-se com redução na proliferação celular e menor risco de dano de replicação incorreta do DNA. Redução no metabolismo também gera menos espécies reativas de oxigênio e, consequentemente, menor exposição do DNA a dano oxidativo. Além disso, com a restrição calórica, reduz-se a secreção de insulina e do fator de crescimento semelhante à insulina (IGF-1, que estimula a progressão do ciclo celular de G_1 para a fase S e aumenta a proliferação celular). Restrição alimentar também reduz a expressão de algumas ciclinas envolvidas na proliferação celular. Apesar desses indícios, tais dados devem ser analisados com cautela, pois não há evidências epidemiológicas nem clínicas suficientes para sustentar o mesmo efeito em humanos.

Com base em evidências obtidas em inúmeros estudos realizados no mundo todo, algumas recomendações são sugeridas para reduzir o risco de câncer (Quadro 13.13).

Quadro 13.13 Recomendações gerais para redução do risco de câncer

Gordura corporal	Ser o mais magro possível dentro da variação normal e saudável de peso (índice de massa corporal entre 18,5 e 24,9 kg/m²)
Atividade física	Manter-se fisicamente ativo diariamente como parte de um estilo de vida duradouro
Alimentos e bebidas	Limitar ou excluir o consumo de alimentos com densidade calórica muito alta. Evitar bebidas adoçadas
Alimentos vegetais	Incluir o máximo possível de alimentos de origem vegetal na rotina diária
Bebidas alcoólicas	Limitar
Alimentos conservados ou processados	Não consumir alimentos mofados e evitar os processados ou conservados com sal
Suplementos dietéticos	Não utilizar, a não ser por indicação específica de doença. Alcançar as necessidades nutricionais por meio da alimentação
Aleitamento materno	Mães que amamentam e crianças amamentadas são menos propensas a câncer
Sobreviventes de câncer	Seguir as mesmas recomendações para a prevenção primária

Síndrome da anorexia-caquexia do câncer

A síndrome da anorexia-caquexia, encontrada em até 80% dos pacientes com câncer em estágio avançado, é responsável pelo óbito de cerca de 20% dos pacientes cancerosos, os quais têm desnutrição mais frequentemente do que indivíduos sem a doença. Anorexia-caquexia no câncer é mais comum em crianças e idosos e torna-se mais pronunciada com o avanço da doença, comprometendo de modo progressivo o estado nutricional e a qualidade de vida. Desnutrição em pacientes com câncer associa-se a desfechos clínicos desfavoráveis, como aumento do período de hospitalização e pior prognóstico.

A síndrome caracteriza-se por anorexia, diminuição na ingestão alimentar, perda tecidual e redução de peso associadas à diminuição da massa muscular e do tecido adiposo. Perda de 30% do peso corporal total corresponde à redução de 75% das proteínas musculares e de 80% do tecido adiposo. Perda muscular é característica na síndrome, sendo a causa principal de distúrbio funcional, fadiga e complicações respiratórias. Ocorrem ainda anemia e alterações no metabolismo de carboidratos, proteínas e lipídeos. Outras anormalidades também estão presentes, como mudanças hormonais, maior produção de citocinas, resistência à insulina, proteólise muscular acelerada, aumento na síntese de proteínas de fase aguda e utilização alterada de nutrientes.

Os mecanismos envolvidos na caquexia são: (1) citocinas; (2) hormônios e outras moléculas envolvidas no processo metabólico; (3) menor ingestão e/ou absorção de nutrientes; (4) desequilíbrio energético; (5) tratamento antineoplásico.

Algumas citocinas estão envolvidas na patogênese da síndrome anorexia-caquexia, sobretudo TNF, IL-1, IL-6 e IFN-γ, cujos níveis se correlacionam com a progressão do tumor. Hormônios e neuropeptídeos relacionados com ingestão alimentar e gasto energético também participam no processo, como a leptina, o neuropeptídio Y, a melanocortina e o hormônio liberador de corticotrofina. Fatores originados no próprio tumor têm importante papel, como o fator indutor de proteólise, o fator mobilizador de lipídeos e o fator mobilizador de proteínas. Todos esses mediadores agem de forma conjunta para promover o quadro característico de desnutrição.

Vários fatores contribuem para a redução da ingestão e/ou da absorção de nutrientes em pacientes cancerosos: (1) fatores que interferem negativamente na ingestão oral, como alterações no paladar (após quimioterapia e radioterapia), náuseas, vômito e anorexia; (2) efeitos relacionados com a localização do tumor, como disfagia, obstrução gástrica ou intestinal, saciedade precoce e síndrome de má-absorção; (3) fatores psicológicos: aversão a certos alimentos, ansiedade, depressão e estresse.

Pacientes com câncer possuem gasto energético de repouso elevado quando comparados com indivíduos sem câncer; entretanto, nem todos eles são hipermetabólicos, com variação ampla no perfil metabólico, dependendo do tipo e do estadiamento do tumor. A frequência de desnutrição guarda relação com a origem do tumor; tumores do sistema digestório (esôfago, estômago, pâncreas e intestino) são os mais associados a desnutrição, ao lado de tumores da cabeça e do pescoço. Entre os tumores com menor incidência de desnutrição, estão os do testículo e da mama.

Além de características do tumor, a modalidade terapêutica também influencia o estado nutricional. O efeito de cirurgias na desnutrição deve-se a intercorrências, tipo de procedimento e complicações (fístulas digestivas, má absorção após ressecção intestinal, mastigação e deglutição deficientes, insuficiência pancreática, síndrome pós-gastrectomia, estenose de boca anastomótica), além do período de jejum e de resposta metabólica alterada inerentes ao período pós-operatório. Quimioterapia e radioterapia também têm impacto negativo no estado nutricional. Náuseas, vômitos, alterações no paladar e olfato, diarreia, estomatite e mucosite são efeitos secundários dos quimioterápicos. Radioterapia pode provocar odinofagia, disfagia, xerostomia, estenose e fístulas, fatores que favorecem o agravamento da desnutrição.

Dieta e tratamento de pacientes com câncer

Os objetivos da terapia nutricional (oral, enteral ou parenteral) são evitar complicações nutricionais ligadas ao câncer ou ao seu tratamento. Intervenções nutricionais, em particular dietas vegetarianas restritivas ou suplementação com vitaminas, fibras e outros, são comuns na prática clínica como adjuvantes no tratamento. Nenhuma dessas condutas, no entanto, traz vantagens para o tratamento, o prognóstico ou a qualidade de vida. Em muitos casos, tais suplementos até pioram o quadro, como é o caso do betacaroteno em fumantes com câncer do pulmão (aumentou a mortalidade) ou de megassuplementação de fibras em pacientes com pólipos colorretais (aumentou os efeitos adversos). Portanto, é equivocada a ideia de que as intervenções nutricionais, *se não são benéficas, também não pioram o quadro*. O custo de suplementos dietéticos e de megavitaminas em pacientes com câncer nos EUA foi estimado em 60 milhões de dólares e vem crescendo continuamente.

Terapia nutricional precoce é recomendada para melhorar a resposta ao tratamento oncológico, a evolução no pós-operatório e a qualidade de vida e para reduzir as complicações e o tempo de permanência hospitalar. Diante da incapacidade de ingestão alimentar adequada, devem-se utilizar formas alternativas de administração de alimentos. Suplementações hipercalórica e hiperproteica por via oral podem ser de grande auxílio em pacientes sem distúrbios na deglutição ou na absorção de alimentos, mas que não atingem o perfil calórico-proteico desejado. Se há comprometimento na deglutição ou obstrução no esôfago ou no estômago, pode ser feita nutrição enteral caso o intestino delgado e o cólon tenham função preservada. Nutrição enteral pode ser administrada de forma contínua, o que favorece a absorção de nutrientes. Diversas fórmulas estão disponíveis, facilitando a individualização do tratamento. Além de fórmulas completas, é possível a adição de nutrientes específicos que possam otimizar a resposta clínica, incluindo os nutrientes imunomoduladores. Em pacientes impossibilitados de receber dieta por via oral ou enteral, há a opção da nutrição parenteral. Segundo as Diretrizes da Associação Médica Brasileira, a nutrição parenteral está reservada aos casos em que há toxicidade gastrointestinal secundária à quimioterapia ou em que existem complicações que impeçam a ingestão adequada por 7 a 14 dias. Estudos demonstram que nutrição parenteral em pacientes com câncer em estágio avançado promove melhora do estado nutricional e qualidade de vida, independentemente do tipo de tumor.

Incentivar uma dieta saudável é, certamente, medida importante, pois muitos pacientes com câncer ou com lesões pré-cancerosas irão viver por certo tempo e poderão sofrer outras doenças relacionadas com a dieta. Até que haja alguma evidência sobre os benefícios nutricionais em melhorar a sobrevida do paciente com câncer, os profissionais de saúde devem apenas aconselhar o consumo de uma dieta saudável, sem indicar que se trata de uma prioridade no controle (tratamento) do próprio câncer.

Doença celíaca

A doença celíaca (DC) é uma enteropatia inflamatória imunomediada. CD é causada pelo glúten (proteína encontrada em grãos como trigo, cevada e centeio) sobretudo em indivíduos geneticamente suscetíveis (com os haplótipos HLA-DQ2 ou HLA-DQ8). Embora fatores genéticos sejam o principal fator de predisposição à doença, o perfil de HLA explica apenas 55% da suscetibilidade para DC. Assim, componentes ambientais podem também estar envolvidos, uma vez que a incidência de DC tem crescido rapidamente em países ocidentais, fazendo dela uma das desordens imunitárias mais prevalentes (0,5 a 1% da população geral).

Sinais e sintomas de DC incluem aqueles de origem gastrointestinal, como diarreia, dor abdominal, má absorção de nutrientes e perda de peso (Figura 13.16). Contudo, alguns pacientes podem apresentar sinais extraintestinais e não específicos, como

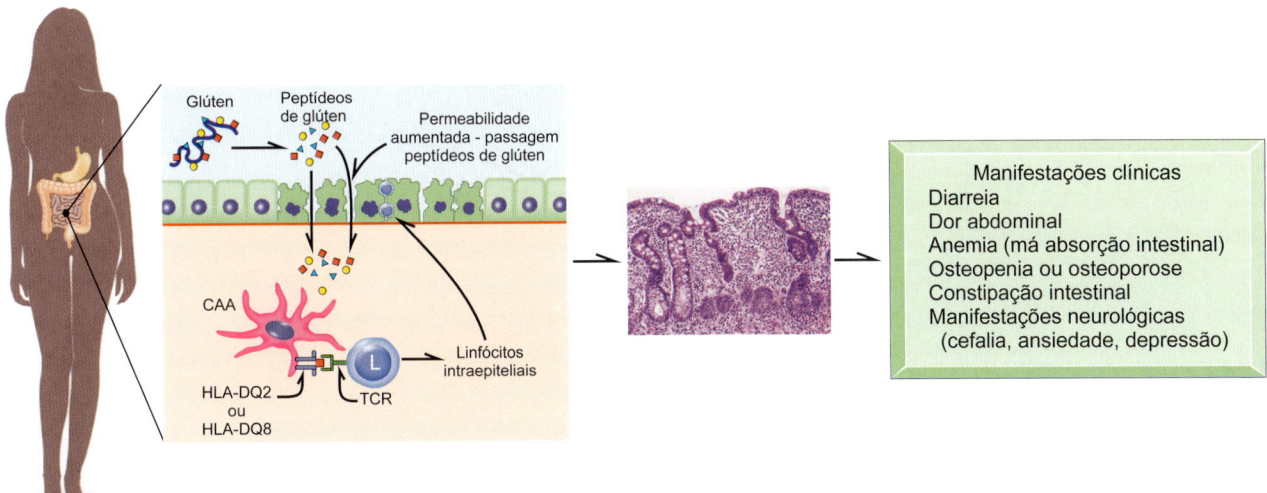

Figura 13.16 Agressão intestinal na doença celíaca, lesões e manifestações clínicas. Fragmentos de glúten não digeridos ligam-se a receptores na superfície de enterócitos e levam a aumento da permeabilidade intestinal. Maior acesso desses peptídeos à lâmina própria ativa linfócitos T, com consequente agressão imunitária à mucosa. Os enterócitos tornam-se cuboides e perdem as microvilosidades, as criptas se alongam e as vilosidades sofrem hipotrofia acentuada. Tudo isso resulta em menor superfície absortiva, o que leva ao quadro clínico de má absorção intestinal. CAA: célula apresentadora de antígeno; L: linfócito T; TCR: receptor de linfócito T; HLA: antígeno leucocitário humano.

a anemia ferropriva apenas. Em caso de suspeita de DC, o diagnóstico seguro se faz pela pesquisa de anticorpos séricos contra transglutaminase tecidual, que é o marcador sérico mais sensível e específico da doença. Para confirmar o diagnóstico, recomenda-se biópsia duodenal, que mostra aumento do número de linfócitos intraepiteliais, hiperplasia de criptas e hipotrofia das vilosidades intestinais (ver Capítulo 22). A única terapia disponível é dieta livre de glúten. A maioria dos pacientes responde bem à dieta sem glúten, havendo desaparecimento das lesões intestinais e das manifestações clínicas. Além da má absorção intestinal, os pacientes com doença celíaca têm maior risco de linfoma intestinal.

Erros inatos do metabolismo

Metabolismo pode ser definido como a soma de todos os processos bioquímicos que convertem alimentos em moléculas menores e energia para manter a estrutura e a função dos indivíduos. Erros inatos do metabolismo (EIM) são desordens raras que resultam de atividade deficiente de uma única enzima em uma via metabólica. Ocasionam, portanto, alguma falha na síntese, na degradação, no armazenamento ou no transporte de moléculas no organismo. Os EIMs são de natureza hereditária e comprometem de modo expressivo a qualidade de vida de seus portadores (ver também Capítulo 12).

Embora sejam individualmente raros, os EIMs são coletivamente comuns, com incidência geral de mais de 1:1000. Alguns podem apresentar sinais clínicos em neonatos, horas a dias depois do nascimento. Os sinais são geralmente inespecíficos e podem incluir atividade diminuída, má alimentação, dificuldade respiratória, letargia ou convulsões. É muito comum que o diagnóstico seja feito tardiamente, o que resulta em atraso no tratamento, que muitas vezes pode ser irreparável para a criança. Se não controlados, muitos EIMs causam atrasos no desenvolvimento e diversas outras complicações. Por isso, é importante que o diagnóstico seja feito o mais cedo possível, possibilitando intervenções com maior chance de sucesso.

Fisiopatologicamente, há três grupos de EIMs, os quais: (1) causam intoxicação devido a alterações na via metabólica intermediária, resultando no acúmulo de compostos tóxicos, como na doença da urina do xarope de bordo (DXB); (2) resultam em deficiência de energia, incluindo disfunção da cadeia respiratória mitocondrial; (3) levam a defeitos na síntese ou no catabolismo de moléculas complexas em organelas celulares, como distúrbios do armazenamento lisossômico.

Na grande maioria dos casos, os EIMs causam doenças sistêmicas, sendo necessário esforço conjunto de diversas especialidades médicas para que o diagnóstico seja feito. Neste capítulo serão abordados apenas os aspectos nutricionais envolvidos no desenvolvimento das complicações vistas nesses pacientes.

Fenilcetonúria

Trata-se de erro inato do metabolismo de aminoácidos. Indivíduos com fenilcetonúria (PKU) não possuem a enzima hepática fenilalanina-hidroxilase, necessária para converter fenilalanina em tirosina, importante aminoácido precursor de dopamina e noradrenalina. Com tal defeito, os níveis de fenilalanina circulante são elevados, o que é tóxico para o sistema nervoso central e pode causar dano cerebral (Figura 13.17).

As manifestações da doença podem ser evitadas se o diagnóstico é realizado precocemente, especialmente por meio de triagem neonatal. Fenilcetonúria é doença tratável, embora não tenha cura. O tratamento consiste em dieta com baixos níveis de fenilalanina, juntamente com a ingestão de fórmula de aminoácidos (contendo os aminoácidos essenciais, mas isento ou com quantidades mínimas de fenilalanina) e, em alguns casos, tratamento medicamentoso. Fenilalanina é encontrada principalmente em alimentos ricos em proteínas, como leite, ovos e carnes, além de outros alimentos comuns na alimentação. A dieta deve ser rigorosamente seguida; em caso contrário, as manifestações clínicas são recorrentes e as complicações tornam-se mais graves.

Deficiência de acil-CoA desidrogenase de cadeia média

A principal fonte de energia para o organismo humano é a glicose. Quando essa fonte se esgota, lipídeos são mobilizados para oxidação e consequente geração de energia. Indivíduos que apresentam algum distúrbio na oxidação de ácidos graxos (DOAG) não geram energia prontamente disponível proveniente de gorduras. O distúrbio mais comum de DOAG é a deficiência de acil-CoA desidrogenase de cadeia média (MCADD), uma das

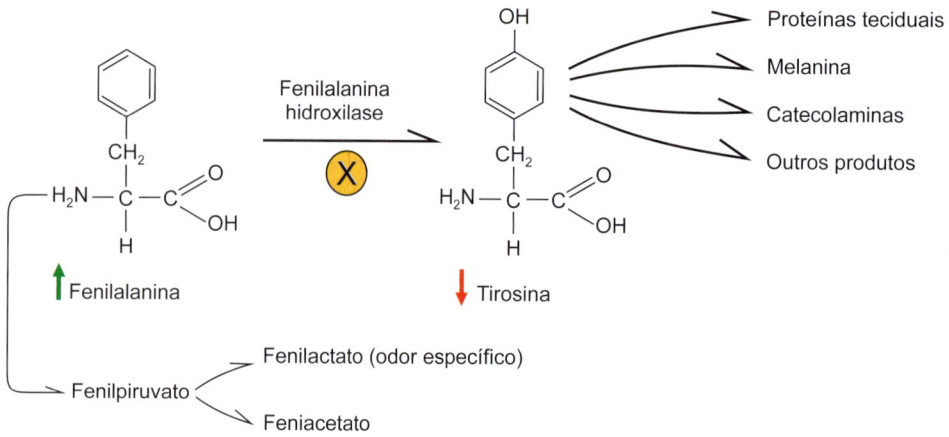

Figura 13.17 Metabolismo da fenilalanina (Phe) na fenilcetonúria. Com deficiência da enzima fenilalanina hidroxilase, que transforma a fenilalanina em tirosina, ocorre acúmulo de Phe; seu metabolismo alternativo leva à formação de fenilpiruvato. Deficiência de tirosina tem consequências metabólicas, como menor síntese de proteínas, melanina e catecolaminas.

enzimas responsáveis pela quebra de ácidos graxos nas mitocôndrias. Quando a enzima não é sintetizada nas células ou a sua estrutura não é normal, os ácidos graxos não são oxidados adequadamente, resultando em escassez de energia. Paralelamente, os ácidos graxos não transformados em energia acumulam-se nas células e podem interferir em importantes funções celulares, principalmente no fígado e no cérebro. Em muitos pacientes, o fígado não é capaz de sintetizar glicose adequadamente, resultando em hipoglicemia.

Na maioria dos casos, as manifestações da doença surgem entre 3 e 24 meses de vida, embora possam surgir também na vida adulta. É comum que o indivíduo apresente episódios de fadiga, principalmente em momentos de jejum. O tratamento, que é preventivo e muito eficaz, consiste em refeições regulares, evitando jejum e qualquer estilo de dieta extrema.

Homocistinúria

A homocistinúria é causada pela falta ou comprometimento da função de uma enzima necessária para o metabolismo do aminoácido metionina; acúmulo de metionina é tóxico para as células. Como consequência, surgem distúrbios comportamentais, retardo mental, osteoporose e escoliose. Diagnosticar a doença precocemente, por meio de triagem neonatal, é essencial para evitar o seu avanço. O tratamento se faz com dieta com níveis muito baixos de proteínas. O uso de vitaminas específicas também é indicado.

Doença da urina de xarope de borbo

Também conhecida como leucinose, a doença da urina de xarope de bordo (MSUD, *maple syrup urine disease*) é EIM causado por inatividade do complexo da desidrogenase de α-cetoácidos de cadeia ramificada dependente de tiamina. A doença caracteriza-se pelo acúmulo nos líquidos corporais de três aminoácidos de cadeia ramificada: valina, isoleucina e leucina. Além de tóxico para o sistema nervoso central, o acúmulo desses aminoácidos produz um odor urinário muito peculiar, que dá nome à doença. As manifestações mais comuns são dificuldade para sugar (sucção débil), perda de peso, falta de apetite, hipoglicemia, letargia e o odor adocicado na urina, que lembra o odor do xarope de bordo. As manifestações clínicas, principalmente o odor característico, podem ocorrer nas primeiras horas de vida, sinal claro para a realização rápida de exames laboratoriais com o objetivo de prevenir o avanço da doença.

A primeira medida é reduzir a concentração sérica de aminoácidos (valina, isoleucina e leucina), inicialmente pela suspensão da ingestão. Entretanto, como esses aminoácidos têm depuração renal lenta, apenas a suspensão da ingestão muitas vezes pode não ser suficientemente rápida para o controle dos níveis séricos dos aminoácidos. Nesses casos, pode ser necessária hemofiltração, glicoinsulinoterapia ou diálise peritoneal.

■ Leitura complementar

Associação Brasileira para o Estudo da Obesidade e da Síndrome Metabólica. Diretrizes brasileiras de obesidade 2016. 4. ed. São Paulo: Abeso; 2016.

Bhutta ZA, Berkle JA, Bandsmarhj K, et al. Severe childhood malnutrition. Nat Rev Dis Primers. 2017;3:17067.

Bruzas MB, Allison KC. A review of the relationship between night eating syndrome and body mass index. Current Obesity Reports. 2019;8:145-55.

Burckart K, Beca S, Urban RJ, et al. Pathogenesis of muscle wasting in cancer cachexia: targeted anabolic and anticatabolic therapies. Curr Opin Clin Nutr Metab Care. 2010;13(4):410-6.

Caio G, Volta U, Sapone A, et al. Celiac disease: a comprehensive current review. BMC Medicine. 2019;17:142.

Cuerda C, Vasiloglou MF, Arhip L. Nutritional management and outcomes in malnourished medical inpatients: anorexia nervosa. J Clin Med. 2019;8:1042.

Dinicolantonio JJ, O'Keefe JH. Effects of dietary fats on blood lipids: a review of direct comparison trials. Open Heart. 2018;5: e000871.

Faludi AA, Izar MCO, Saraiva JFK, et al. Atualização da diretriz brasileira de dislipidemias e prevenção da aterosclerose. Arq Bras Cardiol. 2017;109(Supl. 1):1-76.

Frank GKW, Shott ME, Deguzman MC. The neurobiology of eating disorders. Psychiatr Clin N Am. 2019;28:629-40.

Gorrell S, Le Grange D. Update on treatments for adolescent bulimia nervosa. Child Adolesc Psychiatr Clin. 2019;28:537-47.

Oliveira JEP, Montenegro Junio RM, Vencio S. Diretrizes da Sociedade Brasileira de Diabetes 2017-2018. São Paulo: Clannad; 2017.

Stein R, Ferrari F, Scolari F. Genetics, dyslipidemia, and cardiovascular disease: new insights. Curr Cardiol Rep. 2019;21:68.

Støving RK. Mechanisms in Endocrinology: Anorexia nervosa and endocrinology: a clinical update. Eur J Endocrinol. 2019;180: R9-R27.

Vigitel Brasil 2018. Excesso de peso e obesidade. Disponível em: <https://portalarquivos2.saude.gov.br/images/pdf/2019/julho/25/coletiva-vigitel-2018.pdf>.

Wade TD. Recent research on bulimia nervosa. Psychiatr Clin N Am. 2019;42:21-32.

Wiseman MJ. Nutrition and cancer: prevention and survival. Br J Nutr. 2018;122(5):481-7.

13

Capítulo 14

Pulmões

Paulo Hilário Nascimento Saldiva, Thais Mauad, Marisa Dolhnikoff, Fabiola Del Carlo Bernardi, Luiz Fernando Ferraz da Silva, Ellen Caroline Toledo do Nascimento, Patrícia Maluf Cury

▶ Aspectos da normalidade

Os pulmões são órgãos com extraordinária interação entre os meios externo e interno do indivíduo. Através de uma área de troca gasosa e de metabólitos de aproximadamente 100 m² (em um indivíduo adulto), ocorrem absorção de O_2 e sua ligação à hemoglobina, efetua-se a liberação da maior parte do CO_2 produzido no organismo e são realizadas importantes reações no metabolismo de hormônios (p. ex., conversão de angiotensina I em angiotensina II) e inativação de xenobióticos. Tais processos são possíveis somente graças a uma grande especialização celular e histoarquitetural, a qual permite a filtragem do ar inspirado, a manutenção da estabilidade mecânica de centenas de milhões de alvéolos, o fluxo de fluidos e gases através da barreira alveolocapilar e a adequada distribuição de todo o débito cardíaco direito ao longo do parênquima alveolar, de forma a permitir eficiente relação entre ventilação e perfusão. Para melhor entendimento das doenças pulmonares e sua fisiopatologia, serão comentados brevemente alguns aspectos da histologia e da microanatomia pulmonar. Para fins didáticos, os pulmões serão descritos em termos de dois dos seus compartimentos principais: o segmento de condução de gases e o território de trocas gasosas.

O ar inspirado necessita de condicionamento prévio para atingir o território de trocas gasosas. O aquecimento até 37°C, a saturação com vapor de água e a retenção de partículas e microrganismos do ar proveniente do meio externo são condições necessárias para a manutenção da homeostase alveolar. Tais processos ocorrem no território de condução de gases, que se inicia nas vias aéreas superiores e termina com o aparecimento dos primeiros alvéolos, nos bronquíolos respiratórios. Se considerada a traqueia como ponto de referência, o ser humano possui, em média, 16 gerações de vias aéreas até que o último segmento do território envolvido exclusivamente com condução de gases – o *bronquíolo terminal* – seja alcançado. A partir do bronquíolo terminal, aparece a unidade funcional do território de trocas gasosas – o *ácino pulmonar* –, representado pelo conjunto de vias aéreas e alvéolos ventilados por um bronquíolo respiratório (Figura 14.1). Este ponto de demarcação de funções entre troca e condução de gases é importante na Patologia, pois doenças dos segmentos proximais aos bronquíolos respiratórios geralmente prejudicam a ventilação pulmonar, ao passo que os processos patológicos do território de trocas causam transtornos fisiopatológicos por distúrbios na difusão ou alteração na relação entre ventilação e perfusão. Um conjunto de três a cinco bronquíolos terminais adjacentes e seus ácinos forma o *lóbulo pulmonar*, que fica delimitado por finos septos de tecido conjuntivo e pode ser reconhecido macroscopicamente (Figura 14.2).

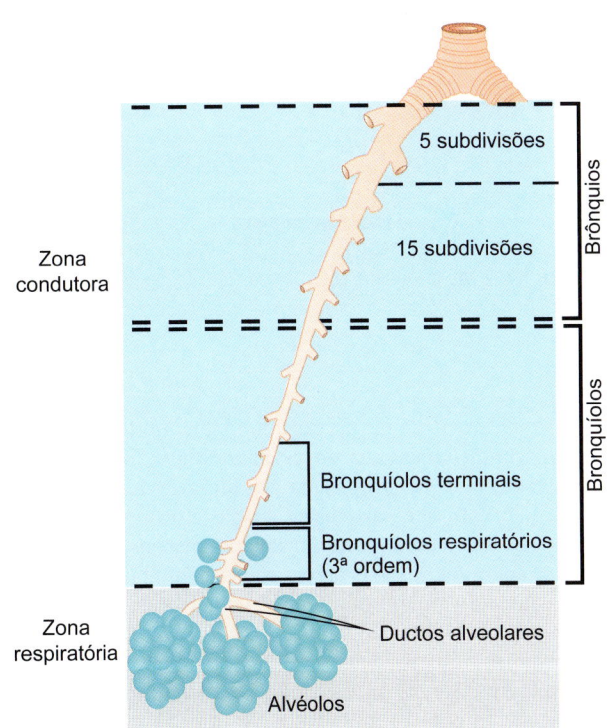

Figura 14.1 Esquema das gerações dicotômicas das vias aéreas, mostrando os segmentos de condução e de trocas gasosas da árvore respiratória.

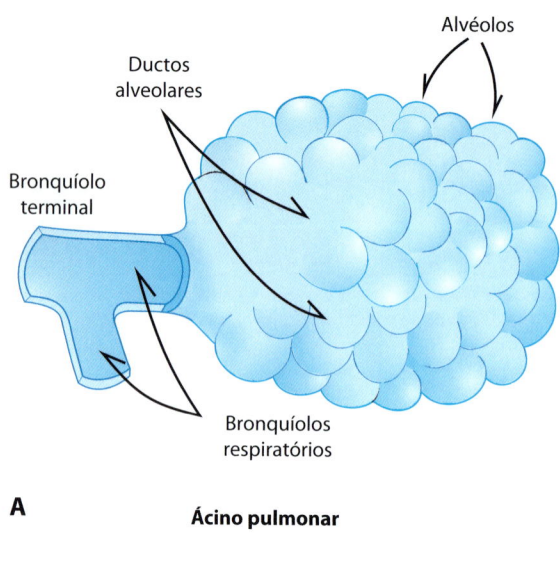

A   **Ácino pulmonar**

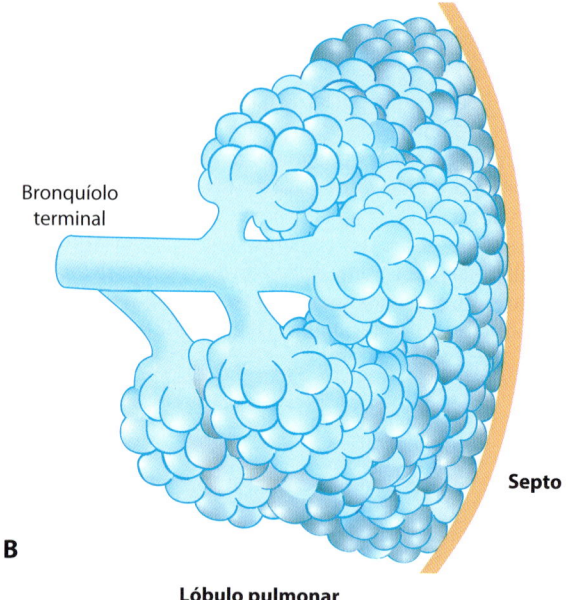

B

Lóbulo pulmonar

Figura 14.2 A. Representação de um ácino pulmonar. **B.** O conjunto de ácinos adjacentes forma um lóbulo pulmonar, que fica delimitado por septo de tecido conjuntivo.

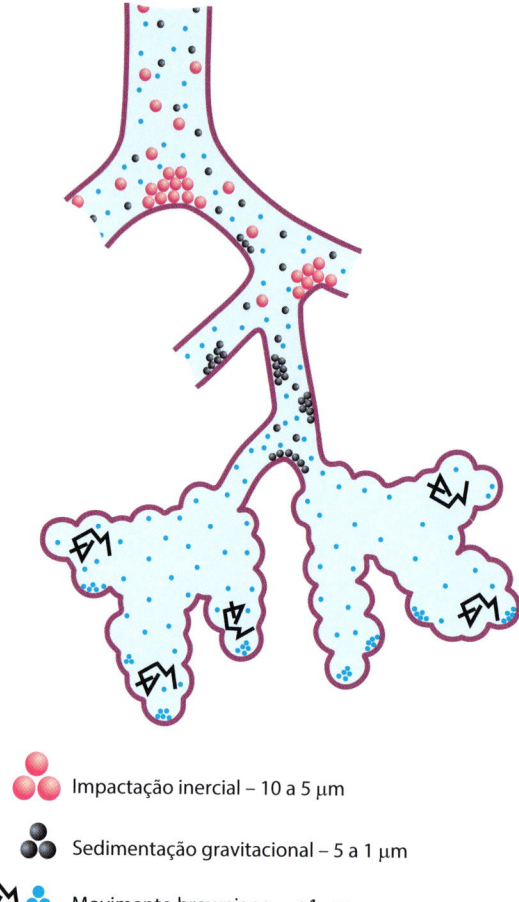

● Impactação inercial – 10 a 5 μm

● Sedimentação gravitacional – 5 a 1 μm

● Movimento browniano – < 1 μm

Figura 14.3 Esquema de fatores mecânicos de defesa pulmonar de impactação inercial, sedimentação gravitacional e movimentos brownianos das partículas inaladas nas vias aéreas.

A arquitetura das vias aéreas é fundamental para suas funções de condicionamento do ar inspirado. A disposição de bifurcações em série, propiciada por divisões dicotômicas sucessivas, faz com que partículas inaladas e transportadas pelo fluxo inspiratório para o interior dos pulmões possam chocar-se com as paredes das vias aéreas e, consequentemente, serem retidas antes de atingirem o território de trocas gasosas. Esse fenômeno, conhecido como *impactação inercial*, representa um dos mecanismos mais eficientes para a contenção de partículas patogênicas no território de condução, impedindo seu acesso aos alvéolos (Figura 14.3).

O sistema de bifurcação dicotômica resulta também em aumento progressivo da área de secção transversa do território de condução. Este aumento de área ocorre pelo fato de que, embora os segmentos resultantes da bifurcação de uma via aérea matriz tenham calibre cerca de 70 a 80% da via aérea original, a soma da área das duas vias aéreas "filhas" representa um aumento sequencial absoluto de cerca de 40 a 60% de área aerodinâmica efetiva para cada bifurcação. Esta situação faz com que o fluxo aéreo seja progressivamente reduzido à medida que se caminha para os segmentos mais distais dos pulmões, propiciando que as partículas inaladas percam momento cinético e sejam depositadas na parede, pela ação da gravidade, antes de atingirem os alvéolos. Essa propriedade, denominada *sedimentação gravitacional*, representa outro importante mecanismo de defesa dos pulmões contra patógenos inalados (Figura 14.3).

As partículas que ultrapassam as barreiras de impactação e sedimentação são muito pequenas, usualmente inferiores a 1 μm de diâmetro aerodinâmico, fato que as torna suscetíveis à ação de *movimentos brownianos* das moléculas de vapor de água presentes no ambiente saturado das pequenas vias aéreas. Uma vez atingidas por moléculas de água, é favorecida a formação de núcleos de condensação de partículas, facilitando sua deposição (Figura 14.3).

Com base nesses elementos, fica claro como as vias aéreas representam uma importante barreira contra a entrada de patógenos inalados, fazendo com que o organismo possa conviver sadiamente com ambientes adversos, como locais poluídos, grandes cidades e áreas industriais, ou densamente povoados por microrganismos, como o ambiente hospitalar.

Uma vez que as vias aéreas tomam a si muitas das tarefas de defesa dos pulmões, pressupõe-se que devem, ao mesmo tempo, ter mecanismos de remoção de agentes agressores nelas retidos. Para isso, a composição celular das vias aéreas apresenta um repertório suficientemente vasto para contribuir com a defesa pulmonar. As principais células das vias aéreas são:

- **Células ciliadas.** São bastante especializadas e as mais comuns nas regiões proximais das vias aéreas. Em sua forma típica, cada célula ciliada possui cerca de 200 cílios, os quais apresentam coordenação de batimento tanto intra como intercelular. Vibrando de maneira harmônica e na mesma direção, a uma frequência média de 10 a 14 Hz, o conjunto de células ciliadas é responsável pela motilidade do aparelho mucociliar (Figuras 14.4 e 14.5). Os cílios têm nove pares de fibrilas tubulares, que circundam um par de filamentos centrais. Os pares de filamentos são interligados por pontes de dineína e de nexina, que são proteínas importantes para a função ciliar, uma vez que sua ausência resulta em imotilidade do cílio (Figura 14.6)
- **Células mucossecretoras.** A secreção de mucinas na luz das vias aéreas é feita por células mucossecretoras existentes no epitélio e nas glândulas da lâmina própria (Figura 14.5). Na luz das vias aéreas, as mucinas organizam-se sob a forma de um biopolímero, com propriedades viscoelásticas complexas e definidas para uma perfeita interação com os cílios subjacentes. Há dois tipos de mucinas secretadas pelo epitélio respiratório: MUC5AC (secretada pelas células caliciformes) e MUC5B (secretada pelas glândulas submucosas). Como em outros epitélios e mucosas, a secreção de mucinas tem efeito citoprotetor importante, por atuar como barreira mecânica e por conter moléculas protetoras, como receptores para microrganismos, imunoglobulinas, antioxidantes e tampões orgânicos
- **Células serosas.** Células serosas são responsáveis pela maior parte dos componentes orgânicos que compõem o fluido que reveste as vias aéreas, além de contribuírem para sua hidratação. Tais células, presentes nas glândulas da lâmina própria, são responsáveis pela secreção de componentes importantes na defesa pulmonar, como lisozima, lactoferrina e a peça secretora da IgA produzida por plasmócitos presentes na mucosa
- **Células claviformes (*club cells*).** São mais numerosas nos segmentos distais das vias aéreas, onde o fluxo aéreo é mais lento, permitindo maior interação com substâncias químicas inaladas. Apresentam forma cilíndrica irregular, em que uma das extremidades é maior e mais larga (formato em clava). Sua função mais importante é a metabolização de xenobióticos, uma vez que possuem oxidases e outros sistemas enzimáticos capazes de realizar as reações de fase I de metabolização. Em algumas situações, as células claviformes ativam substâncias por reações de óxido-redução, contribuindo para a geração de intermediários carcinogênicos
- **Células neuroendócrinas.** Como no trato digestivo, o sistema respiratório possui células neuroendócrinas, tanto isoladas como agregados celulares. As células neuroendócrinas estão intimamente relacionadas com as terminações nervosas existentes na mucosa respiratória, tendo função tanto sensitiva como secretora. Células neuroendócrinas são capazes de responder a estímulos variados, como hipóxia, variações de temperatura e modificações na osmo-

laridade do fluido brônquico. Seus produtos de secreção atuam predominantemente de forma parácrina, sendo capazes de modular a proliferação celular, a reparação brônquica, a permeabilidade vascular e o tônus da musculatura de vasos e brônquios. Além de seu papel na asma, células neuroendócrinas originam tumores neuroendócrinos.

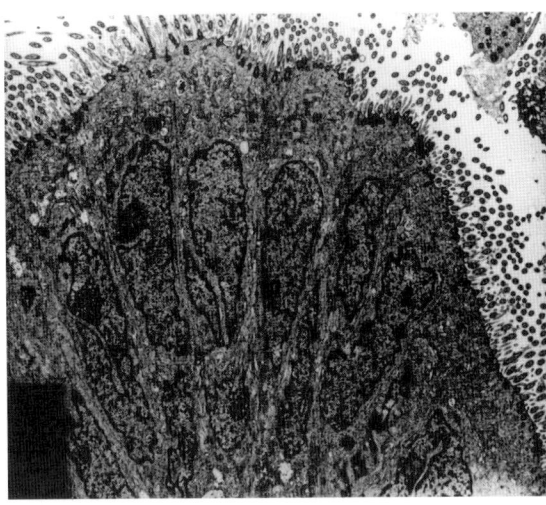

Figura 14.4 Elétron-micrografia de células ciliadas do epitélio respiratório. Os cílios encontram-se em posição apical na célula.

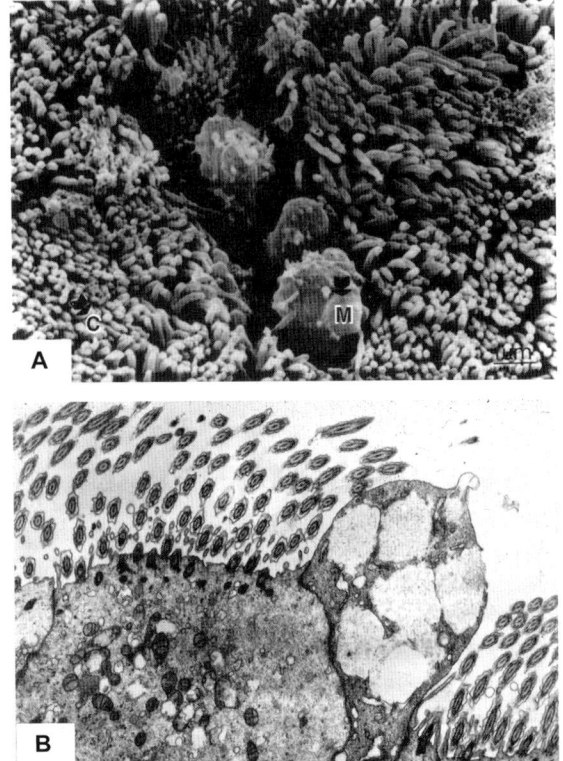

Figura 14.5 A. Micrografia de varredura mostrando a superfície ciliada de epitélio respiratório de girino. M: célula mucosa, C: cílio. **B.** Elétron-micrografia de célula mucosa do epitélio respiratório, que se localiza entre as células ciliadas e contém grandes vacúolos preenchendo seu citoplasma.

14

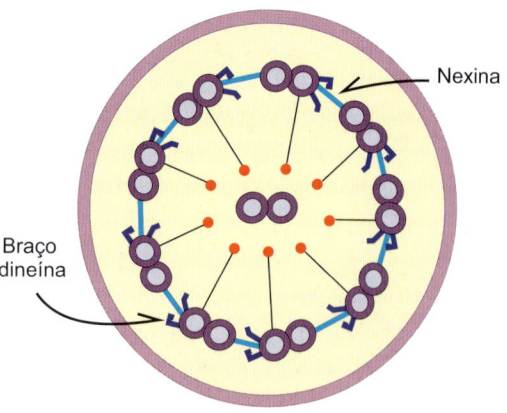

Figura 14.6 Diagrama da secção transversal de um cílio do epitélio respiratório.

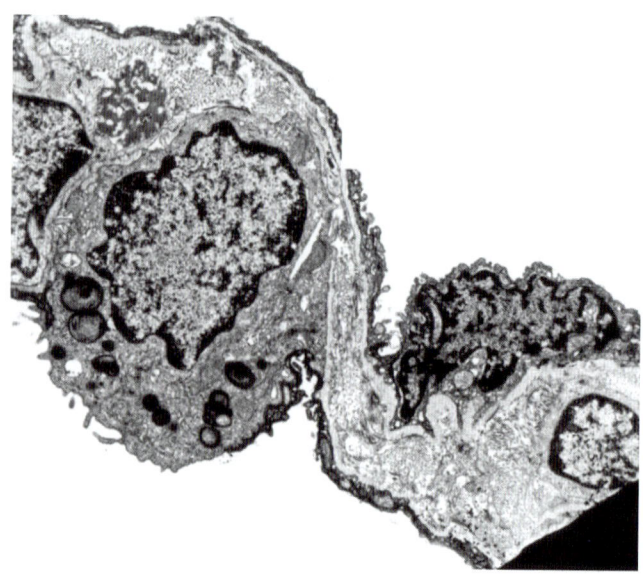

Figura 14.8 Elétron-micrografia de pneumócitos tipos I e II. O pneumócito tipo I é a célula menor, de aspecto ovalado, com citoplasma que se estende ao longo do septo alveolar. O pneumócito tipo II é uma célula maior, cuboidal e com corpos lamelares no citoplasma.

O território de trocas gasosas dos pulmões também possui notável especialização estrutural, de modo a cumprir sua função. Nos alvéolos, existe íntima interação entre ar e sangue, através de uma barreira muito delgada – a *barreira alveolocapilar* –, que possui espessura média inferior a 1 μm (Figura 14.7). Em nenhum outro compartimento do organismo existe limitação estrutural tão tênue entre os meios externo e interno, tornando clara a necessidade de mecanismos de controle homeostático eficientes. De forma resumida, a estrutura dos alvéolos é representada pelos seguintes componentes:

- **Pneumócitos do tipo I.** São as células que revestem a maior parte da superfície alveolar (em torno de 95%), possuem citoplasma bastante extenso e pobre em organelas, como pretendendo revestir a maior superfície possível com a menor espessura compatível com a impermeabilização do sistema. Os pneumócitos do tipo I são células com diferenciação terminal, ou seja, incapazes de dividir-se (Figura 14.8)
- **Pneumócitos do tipo II.** São células muito sofisticadas do ponto de vista de repertório enzimático. Compete aos pneumócitos II: (a) repor as células do revestimento epitelial da barreira alveolocapilar quando há destruição celular, provendo não somente novos pneumócitos II como

também sua diferenciação em pneumócitos I; (b) produzir surfactante. O surfactante possui a função de controlar as forças de tensão superficial na interface ar-líquido alveolar, impedindo o colabamento dos alvéolos, como também, por meio de opsonização, facilitar a fagocitose de microrganismos por macrófagos alveolares (Figura 14.8)

- **Macrófagos alveolares.** Originam-se de monócitos circulantes ou são provenientes dos próprios pulmões, a partir de remanescentes mielopoéticos existentes no território alveolar. Diferentemente dos macrófagos de outras regiões, os macrófagos alveolares possuem metabolismo aeróbico bastante desenvolvido. Cada alvéolo conta com dois ou três macrófagos residentes, que representam a primeira linha de defesa do compartimento alveolar. Nesse particular, os pulmões fogem um pouco dos padrões descritos na Patologia Geral, que prescrevem que os neutrófilos são as primeiras células presentes nos focos inflamatórios. Nos pulmões, os macrófagos exercem esta função por já estarem no interior dos alvéolos, como de prontidão
- **Células endoteliais.** O endotélio pulmonar tem características peculiares. Primeiro, as junções dos capilares alveolares são muito resistentes à abertura induzida por mediadores inflamatórios. Esta propriedade deve-se à necessidade de minimizar a possibilidade de inundação por fluidos do território de trocas gasosas. Além disso, o endotélio pulmonar é metabolicamente muito ativo, justificando a situação do pulmão como órgão endócrino; a maior parte da conversão da angiotensina I em angiotensina II, por exemplo, ocorre pela ação da enzima conversora de angiotensina (ECA) existente no endotélio pulmonar.

A principal característica da vascularização pulmonar é a existência de dupla circulação, pulmonar e brônquica. As artérias pulmonares originam-se no ventrículo direito e, a partir do território intrapulmonar, tendem a acompanhar o padrão de bifurcação da árvore brônquica, recebendo todo o débito cardíaco direito num sistema de baixa pressão, suficiente para distribuir

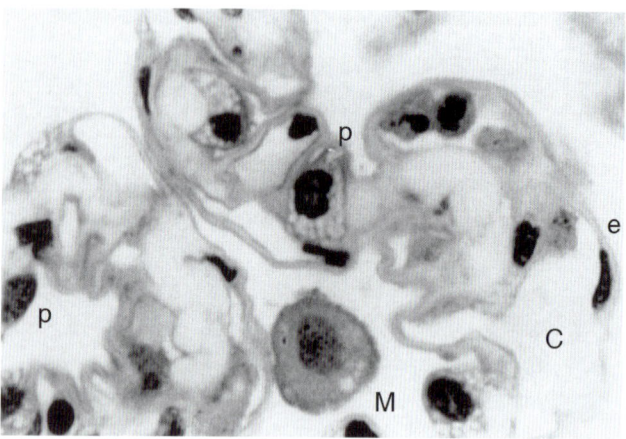

Figura 14.7 Barreira alveolocapilar pulmonar. Corte "semifino" mostrando septo alveolar com capilares, endotélio, pneumócitos e um macrófago intra-alveolar. e: endotélio, M: macrófago, C: capilar e p: pneumócito.

o sangue por todo o pulmão. Os ramos das artérias pulmonares ramificam-se paralelamente às vias aéreas, formando pares arteriobrônquicos em que o diâmetro arterial é semelhante ao do brônquio associado. Esse padrão mantém-se até os bronquíolos respiratórios. Nas regiões periféricas, os ramos arteriais dividem-se para formar uma rede capilar que se origina a partir dos ductos alveolares, envolvendo todos os alvéolos.

Os ramos arteriais maiores têm estrutura elástica desenvolvida, necessária para a recepção do fluxo sanguíneo originado de cada batimento cardíaco. A estrutura muscular das artérias de médio e pequeno calibres confere a capacidade de contração desses vasos, com importante papel na regulação da relação ventilação/perfusão. Os ramos arteriais de trocas gasosas são representados pela microcirculação pulmonar.

Há muitas diferenças estruturais e funcionais entre a circulação pulmonar e a circulação sistêmica. A circulação pulmonar tem baixa pressão, alta capacitância e baixa resistência. A pressão na artéria pulmonar corresponde aproximadamente a 1/6 da pressão da circulação sistêmica, podendo a pressão sistólica fisiológica variar de 18 a 25 mmHg. Em comparação com artérias sistêmicas de calibre semelhante, as artérias pulmonares apresentam parede mais fina e lúmen maior. Ao contrário das artérias sistêmicas, os vasos pulmonares respondem à hipóxia com vasoconstrição, regulando a relação ventilação-perfusão.

A partir de capilares da pleura e dos septos alveolares, as pequenas veias unem-se para formar as veias pulmonares. Os ramos venosos seguem um trajeto independente das vias aéreas, dispondo-se aproximadamente numa situação equidistante entre dois pares artério-brônquicos. No hilo, essas veias convergem em pelo menos duas veias principais de cada lado, que drenam no átrio esquerdo.

As artérias brônquicas originam-se da aorta e das artérias intercostais, acompanhando, como as artérias pulmonares, o trajeto dos brônquios. Destinam-se a nutrir os componentes pulmonares axiais (brônquios e artérias pulmonares) até os bronquíolos terminais, sendo distribuídas nas paredes dos brônquios, nas suas glândulas e no tecido conjuntivo interlobular que caminha em direção à pleura.

Nas vias aéreas extraparenquimatosas, o sangue é drenado por veias brônquicas que terminam no coração direito. Entretanto, a maior parte da drenagem da circulação brônquica faz-se através das veias pulmonares. Nas vias aéreas intraparenquimatosas, as veias brônquicas, que se originam em plexos venosos peribrônquicos, drenam nas veias pulmonares, seguindo para o coração esquerdo.

O parênquima pulmonar, os pequenos bronquíolos e os vasos obtêm seu suprimento de O_2 a partir do sangue que chega pelas artérias pulmonares. O fato de esse sangue ser pouco oxigenado não prejudica a oxigenação do parênquima pulmonar, porque o O_2 é facilmente obtido do ar. Perifericamente, existem anastomoses entre as circulações pulmonar e brônquica, o que confere ao território alveolar grande proteção contra hipóxia quando há obstrução da circulação pulmonar, cujo principal exemplo é a tromboembolia pulmonar.

O sistema linfático desempenha papel importante na manutenção da homeostase do fluido pulmonar, por drenar qualquer excesso de líquido retido no interstício pulmonar, preservando a superfície de trocas gasosas representada pela barreira alveolocapilar. Além disso, o sistema linfático, por meio do tecido linfoide distribuído na árvore brônquica, participa ativamente dos mecanismos de defesa pulmonar.

Os vasos linfáticos pulmonares localizam-se no tecido conjuntivo da pleura, dos septos interlobulares e ao longo do eixo axial peribrônquico e perivascular, drenando em direção aos linfonodos do hilo pulmonar e à circulação sistêmica via ducto torácico. O interstício pulmonar tem papel importante no transporte de líquido da região alveolar em direção aos vasos linfáticos peribronquiolares.

Além de células, o interstício alveolar tem outros componentes indispensáveis para o desempenho das funções de trocas gasosas. A histoarquitetura do território alveolar permite que os septos tenham duas faces comprometidas com as trocas gasosas, no meio das quais fica o interstício. Responsável pela sustentação mecânica dos alvéolos, o interstício é um compartimento pequeno situado entre as membranas basais endotelial e epitelial. O interstício é povoado por células diversas, como células inflamatórias, fibroblastos, células mioepiteliais e pericitos, que ficam em meio a fibras elásticas, colágeno e proteoglicanos altamente hidrofílicos capazes de absorver fluido a partir da luz alveolar ou dos capilares septais. O líquido transudado dos capilares alveolares não entra na luz alveolar devido à baixa permeabilidade do epitélio alveolar. A partir do interstício, esse líquido é transportado aos vasos linfáticos peribronquiolares por meio de um sistema de pressão negativa gerada a cada movimento inspiratório, quando os componentes peribronquiolares são tracionados no sentido radial.

▶ Mecanismos de defesa pulmonar

O fato de os pulmões estarem normalmente livres de infecção é prova da eficiência do seu sistema de defesa, que permite que o ar inspirado esteja filtrado, aquecido e umidificado após cinco ou seis gerações de vias aéreas. Apesar da clássica ideia de que o ar inspirado seja estéril a partir dessa região, estudos recentes identificaram, por meio de técnicas de biologia molecular, a presença de colônias bacterianas em pulmões de indivíduos saudáveis (*microbioma pulmonar*, ver adiante Infecções Pulmonares). O papel do microbioma no desenvolvimento de doenças pulmonares vem sendo estudado com grande interesse.

Como os primeiros alvéolos surgem, em média, após 16 gerações a partir da traqueia, pode-se afirmar que o sistema respiratório tem notável capacidade de defesa. Os mecanismos envolvidos nesse processo estão descritos a seguir.

- **Tosse,** reflexo mediado pela estimulação de receptores de irritação existentes sobretudo nas vias aéreas proximais
- **Broncoconstrição,** secundária à estimulação de terminações nervosas presentes nas vias aéreas por reflexo vagal ou pela secreção de mediadores inflamatórios
- **Secreção de muco e outras substâncias citoprotetoras,** como mucinas, lisozima, lactoferrina e antioxidantes, produzidas por células secretoras existentes ao longo do trato respiratório ou por células do sistema imunitário. O fluido das mucosas dos pulmões contém elementos humorais com ação primordial e específica na defesa pulmonar, como colectinas, entre as quais se inclui o surfactante. Estas proteínas ligam-se a lipopolissacarídeos de bactérias, seja para neutralizá-las, seja para apresentá-las ao sistema imunitário. Uma grande variedade de moléculas, como defensinas e catelicidinas, adere às bactérias e as destrói (ver Figura 14.10). O Quadro 14.1 mostra os principais agentes antimicrobianos naturais e suas funções

14

Quadro 14.1 Principais fatores antimicrobianos existentes no trato respiratório

Fatores	Atividade antimicrobiana	Células produtoras
Lisozima	Lise e morte de bactérias	Células serosas, MA, PMN
Complemento	Lesão da membrana bacteriana	MA
	Opsonização de microrganismos	Pneumócito tipo II
	Aumento da atividade fagocitária	Fibroblastos
	Quimiotaxia	
Imunoglobulinas A e G	Neutralização de toxinas e vírus	Linfócitos B
	Inibição do crescimento e aderência de microrganismos	Plasmócitos
	Opsonização de microrganismos	
	Aumento da atividade fagocitária	
	Ativação de complemento	
Fibronectina	Opsonização de microrganismos	MA
	Aumento da atividade fagocitária	Fibroblastos
	Inibição da aderência bacteriana	Células epiteliais
	Quimiotaxia	
	Aumento da produção de citocinas	
Lactoferrina	Morte e aglutinação de bactérias	Células serosas
	Aumenta motilidade e aderência de PMN	PMN
	Produção de superóxidos por PMN	
Catelicidina	Morte de bactérias	Células epiteliais
		PMN
Defensinas a e b	Permeabilização da membrana de microrganismos	Células epiteliais
	Aumento da adesão de PMN	PMN
	Ativação de complemento	
	Aumento da produção de citocinas	
	Quimiotaxia	
Colectina (SP-A e SP-D)	Inibição da virulência e aderência de microrganismos	Pneumócito tipo II
	Aumento da atividade fagocitária	Células epiteliais
	Quimiotaxia	
	Modulação da produção de citocinas	

MA: macrófago alveolar; PMN: polimorfonuclear neutrófilo.

- **Transporte mucociliar,** que consiste no batimento ordenado do epitélio ciliar que propele, em direção à orofaringe, as secreções respiratórias. O aparelho mucociliar é responsável pela depuração das partículas inaladas que se depositam nas vias aéreas por impactação inercial e sedimentação gravitacional. Para o perfeito funcionamento desse sistema, é necessário que sejam preservadas as propriedades físico-químicas do muco, bem como as características funcionais do batimento ciliar. A secreção que reveste as vias aéreas possui duas fases: uma epifase gel, descontínua, e uma hipofase sol, contínua desde a traqueia até os bronquíolos. Durante o batimento efetivo, ou seja, feito no sentido de propelir o muco, o topo do cílio toca a camada gel. O retorno do cílio faz-se de maneira mais lenta e através da camada sol, de menor densidade. Dessa maneira, o movimento retrógrado é minimizado, aumentando a eficiência do sistema (Figura 14.9).

Quando existe disfunção desses mecanismos ou, alternativamente, hipersolicitação dos mesmos por agentes agressores, têm-se condições que favorecem doenças respiratórias. Algumas situações ilustram o fenômeno: distúrbios no transporte mucociliar e aumento compensatório na remoção de secreções pelo mecanismo de tosse são o marcador clínico mais importante tanto da bronquite crônica como de outras doenças inflamatórias crônicas das vias aéreas, como bronquiectasia ou fibrose cística; ativação excessiva da resposta broncoconstritora representa o evento mais característico da asma brônquica.

Se um patógeno ou um estímulo inflamatório não é eliminado pelo sistema mucociliar e atinge a superfície epitelial dos pulmões, entra em ação a resposta imunitária inata. Esta depende de um número limitado de receptores geneticamente determinados que reconhecem estruturas conservadas de grandes grupos de microrganismos (ver Capítulo 4). O sistema imunitário desenvolveu-se para reconhecer componen-

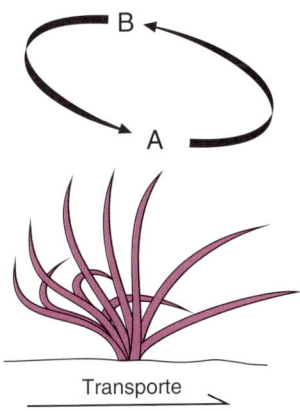

Transporte

Figura 14.9 Representação esquemática do batimento ciliar, mostrando o batimento preparatório (**A**) e o batimento efetivo (**B**). A *seta* aponta o sentido do transporte. Ao elevar-se em **B**, o topo do cílio propele a camada gel do muco brônquico.

tes de patógenos conservados e essenciais para a virulência e viabilidade destes e que, portanto, são menos sujeitos a modificações. Tais componentes moleculares patógeno-específicas são chamados genericamente *padrões moleculares associados a patógenos* (*pathogen-associated mollecular patterns*, PAMPs), e os receptores que os reconhecem são os *receptores de reconhecimento de padrão* (*pattern recognition receptors*, PRRs, ver Capítulo 5).

Além de comandar a resposta inicial aos patógenos, a imunidade inata estimula o desenvolvimento da resposta imunitária adaptativa e influencia a natureza desta. A imunidade inata serve como sinal de alerta para o sistema imunitário montar uma resposta adaptativa. Diferentes componentes da resposta inata respondem de maneira distinta a diversos patógenos (p. ex., microrganismo intracelular *versus* extracelular), influenciando o tipo de resposta adaptativa (celular ou humoral).

Os receptores *toll-like* (*toll-like receptors*, TLRs) são PRRs e protótipos de receptores da resposta inata. Em humanos, há dez membros dessa família (TLR1 a TLR9 e TLR11). TLRs reconhecem PAMPs, possibilitando ao sistema imunitário discriminar os grupos de patógenos e induzir respostas efetoras. Células da resposta imediata e inata (monócitos, macrófagos, células dendríticas, mastócitos, células NK e neutrófilos) e muitas outras, como células epiteliais e células musculares lisas, expressam TLRs. Ativação de TLRs resulta na expressão de genes que codificam mediadores pró-inflamatórios, via fator de transcrição nuclear κB (NFκB) (ver Figura 4.4).

Os macrófagos alveolares são a principal célula efetora da resposta inata nos alvéolos, podendo exercer suas funções também com a ajuda da resposta imunitária humoral, lipoproteínas e glicoproteínas dispersas no fluido alveolar. Quando os fagócitos e os demais mecanismos de defesa locais são insuficientes, inicia-se uma reação inflamatória com a migração de polimorfonucleares, componentes do complemento, mediadores da resposta vascular e elementos da reação imunitária humoral de fontes sistêmicas.

Bactérias aspiradas ou inaladas que atingem os alvéolos encontram substâncias capazes de inativá-las: (1) em contato com a parede alveolar, os microrganismos são envolvidos pelo fluido alveolar, que contém IgG, fração C3b do complemento e opsoninas (p. ex., fibronectina) e são englobadas pelos fagócitos; (2) opsoninas alveolares. O surfactante secretado por pneumócitos II

tem ação opsonizadora de estafilococos e bactérias Gram-negativas. IgA e IgG do fluido alveolar agem como anticorpos opsonizantes para bactérias. Após ativação pelas vias clássica ou alternativa, o complemento atua como agente bactericida. Tais mecanismos preparam as bactérias para ingestão por macrófagos alveolares ou provocam sua lise direta por meio da ativação do complemento. A fagocitose de bactérias nos alvéolos se faz em etapas sucessivas (ver Capítulo 4): aderência da partícula à superfície celular, internalização e lise intracelular.

- **Aderência de partículas à superfície celular.** Passo inicial na fagocitose, é facilitada pela opsonização da partícula por anticorpos IgG ou fração C3b do complemento. Macrófagos possuem receptores de superfície (para Fc de IgG ou C3b), cujo número e função são modulados por IFN-γ liberado por linfócitos T. A ingestão de partículas presas à membrana citoplasmática demanda energia e envolve o sistema actina/miosina da célula fagocítica
- **Internalização bacteriana.** A membrana citoplasmática da célula fagocitária envolve a partícula a ser ingerida e forma um vacúolo de endocitose
- **Lise.** O patógeno internalizado é submetido a um sistema organizado e bem desenvolvido de lise. O vacúolo endocítico funde-se aos lisossomos e expõe o microrganismo engolfado a enzimas hidrolíticas (proteínas bactericidas) do tipo mieloperoxidase e a oxidantes. Uma propriedade importante do sistema fagocitário antimicrobiano é sua habilidade em gerar radicais livres de O_2: $O_2^{•}$ (ânion superóxido), H_2O_2 (peróxido de hidrogênio) e $^{•}OH$ (radical hidroxila). Em resposta ao estímulo fagocítico, neutrófilos, monócitos e macrófagos realizam a *explosão respiratória*, que resulta no aumento do consumo de O_2, com geração de NADPH e produção de metabólitos reduzidos do O_2. Da ação conjunta da mieloperoxidase, H_2O_2 e cloro resultam produtos com atividade antimicrobiana (ver Capítulo 4).

Os macrófagos alveolares apresentam grande mobilidade e procuram remover os microrganismos fagocitados para fora do ambiente alveolar, tendendo a migrar em direção ao bronquíolo terminal. A partir deste, os macrófagos contendo partículas podem ser eliminados pelo transporte mucociliar ou, após atravessar o epitélio bronquiolar, atingir os vasos linfáticos do interstício pulmonar e ser transportados aos linfonodos hilares ou à pleura.

Quando a resposta macrofágica não é suficiente para conter a proliferação de microrganismos no microambiente alveolar, ocorre recrutamento de polimorfonucleares neutrófilos (PMNs), atraídos principalmente por mediadores inflamatórios liberados por macrófagos ativados e pela expressão de moléculas de adesão no endotélio. Pelo menos dois fatores amplificam a migração de PMNs: (1) endotoxinas bacterianas. Bactérias Gram-negativas contendo endotoxinas promovem: (a) ativação da via alternativa do complemento e produzem C5a, potente estímulo quimiotático para PMNs; (b) ativação do sistema de cininas, que resulta na geração de calicreína e bradicinina, que são capazes de aumentar a permeabilidade capilar, contribuindo para o acúmulo de fluido e células nos alvéolos; (2) opsonização. Uma bactéria opsonizada é fagocitada por macrófagos, que passam a secretar fatores quimiotáticos para PMNs.

Se a resposta inata falha em conter o patógeno, a resposta imunitária adaptativa torna-se criticamente importante. A resposta adaptativa é tardia e se inicia com a geração de linfócitos que foram estimulados por células apresentadoras de antígenos

14

nos linfonodos adjacentes ou no tecido linfoide associado aos brônquios, o que leva a uma imunidade protetora específica. Além de eliminar a infecção primária, uma reinfecção é rapidamente reconhecida por linfócitos B ou T de memória. Das células recuperadas do lavado broncoalveolar (LBA), 7 a 10% são linfócitos, o que indica a importância desse tipo celular na homeostase alveolar. No LBA, 70% dos linfócitos são células T, 5% são células B e 5 a 8% são células *natural killer* (NK). As células T dividem-se em: (1) linfócitos T auxiliares-indutores (Th), 45% do total de células T; (2) linfócitos T supressores (Ts), 25% dos linfócitos T. A relação Th/Ts no LBA é de 1,5, igual à do sangue periférico. Cerca de 1 a 5% dos linfócitos pulmonares sintetizam e secretam imunoglobulinas dos tipos IgA e IgM.

Muitas vezes, linfócitos e plasmócitos acumulam-se na parede das vias aéreas e organizam-se em estruturas semelhantes a folículos linfoides encontrados em linfonodos. O conjunto des-sas células é conhecido como *sistema linfoide associado a brônquios (BALT)* e também é importante na defesa dos pulmões contra infecções.

Um resumo dos mecanismos de defesa pulmonar está ilustrado na Figura 14.10.

▶ Anomalias congênitas

Malformações broncopulmonares, raras, podem ser isoladas ou fazer parte de malformações múltiplas. A anomalia mais comum, embora não estritamente broncopulmonar, é a hérnia diafragmática, presente em 1/2.000 a 5.000 nascimentos vivos e com taxa de mortalidade de 40 a 50% no período perinatal ou neonatal precoce.

A compreensão adequada das anomalias congênitas dos pulmões é facilitada pelo conhecimento da sua embriologia.

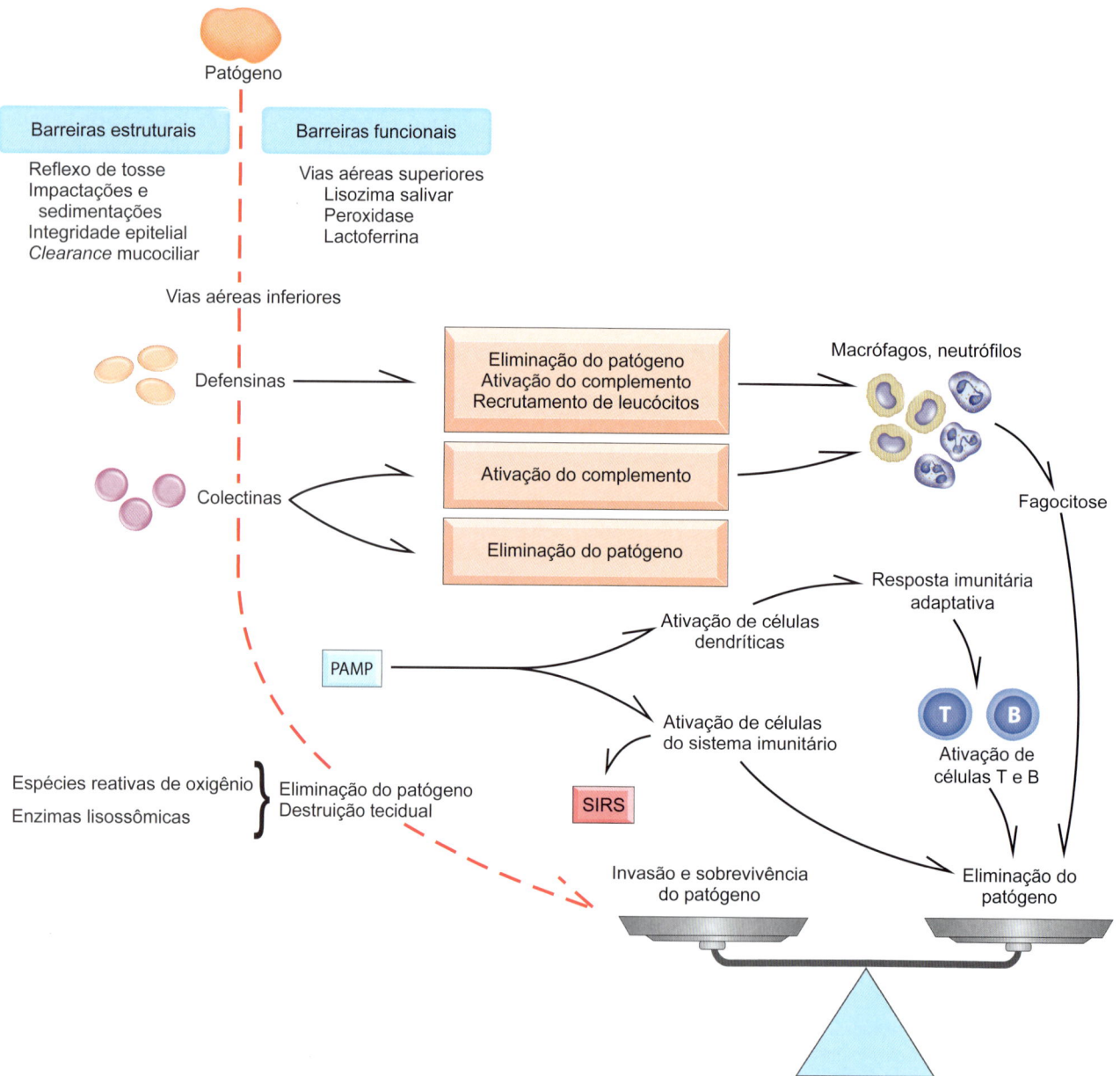

Figura 14.10 Esquema dos principais mecanismos de defesa e sua relação com a resposta a patógenos. PAMP: *pathogen-associated mollecular pattern*; SIRS: síndrome da resposta inflamatória sistêmica.

A partir de um sulco que se forma no assoalho da faringe primitiva, forma-se o brotamento pulmonar, que se alonga caudalmente e penetra no mesênquima primitivo. O brotamento pulmonar inicia uma série de divisões dicotômicas no 26º dia do desenvolvimento embrionário, iniciando a fase *embrionária*, que se encerra ao final de seis semanas, com a formação das vias aéreas principais. A partir desse momento, acentua-se o desenvolvimento das vias aéreas e artérias brônquicas na fase *pseudoglandular*, que termina ao final da 16ª semana, com a formação dos bronquíolos terminais. A fase subsequente, *canalicular*, é marcada pelo desenvolvimento dos ácinos pulmonares e sua vascularização, terminando ao redor da 28ª semana. A partir daí, inicia-se a fase *sacular*, na qual os sáculos alveolares primitivos começam a apresentar subdivisões, que são o substrato para o surgimento dos futuros alvéolos. A fase sacular estende-se até a 36ª semana de gestação, a partir da qual se inicia a formação de alvéolos com a estrutura da fase adulta, definindo, dessa forma, a fase *alveolar*, que se prolonga até o 4º ano de vida pós-natal.

A artéria pulmonar é formada a partir do 6º arco branquial, que surge em torno do 32º dia de desenvolvimento do embrião. A partir desse momento, os brotos vasculares alinham-se ao longo do broto pulmonar em desenvolvimento e formam uma unidade bronco-vascular contínua. As veias pulmonares originam-se de uma evaginação na região sinoatrial.

Árvore traqueobrônquica

Anomalias congênitas da traqueia são agenesia, estenose, traqueomalácia, fístula traqueoesofágica e anormalidades do comprimento do órgão (encurtamento ou traqueomegalia). Malformações brônquicas incluem atresia, estenose, distúrbios de ramificação e fístula broncobiliar.

Cistos broncogênicos, cujo tamanho varia de 1 a 10 cm, são massas císticas extrapulmonares, localizadas mais comumente no mediastino ou na região hilar, adjacentes à árvore traqueobrônquica, mas sem comunicação com esta. A parede do cisto, formada por tecido fibromuscular, cartilagem e glândulas, é revestida por epitélio brônquico, às vezes com metaplasia escamosa em áreas inflamadas. Por compressão, o cisto pode causar insuficiência respiratória em recém-nascidos; em crianças mais velhas, favorece infecções secundárias. Em 15% dos casos, o cisto é achado incidental de necrópsia, cirurgia ou exames de imagem.

Parênquima pulmonar

Anormalidades na forma e no tamanho incluem agenesia pulmonar uni ou bilateral, pulmão em "ferradura" e várias anomalias na formação dos lobos. *Hipoplasia* pulmonar é encontrada em condições que, direta ou indiretamente, comprometem o espaço intratorácico necessário para o crescimento pulmonar; na maioria das vezes, hipoplasia pulmonar é secundária a outras anomalias e não constitui uma malformação pulmonar propriamente dita. Entre as causas mais comuns, estão anormalidades diafragmáticas (p. ex., hérnia diafragmática) e distúrbios do sistema urinário que levam a oligo-hidrâmnio e "compressão" fetal intrauterina (ver Capítulo 21). Mais raramente, a hipoplasia é idiopática.

Sequestro pulmonar, um defeito do desenvolvimento, consiste em massa de parênquima pulmonar anormal sem comunicação com a árvore traqueobrônquica e que recebe suprimento sanguíneo por meio de uma artéria sistêmica. Sequestro extra-lobar caracteriza-se por massa pulmonar fora da pleura visceral, podendo ser torácico (entre o lobo inferior e o diafragma) ou extratorácico. É mais encontrado nos primeiros 6 meses de vida e associado a outras malformações, especialmente hérnia diafragmática. Microscopicamente, a lesão é formada por bronquíolos, ductos alveolares e alvéolos uniformemente dilatados, às vezes associados a brônquio bem formado (Figura 14.11). Sequestro intralobar, mais comum do que o extralobar, fica contido dentro da pleura visceral, geralmente na porção posterior do lobo inferior esquerdo. Embora em alguns casos possa ser anomalia congênita, na maioria das vezes é lesão adquirida, geralmente após infecções. Histologicamente, trata-se de massa atelectasiada formada por múltiplos cistos revestidos por epitélio cuboidal ou colunar ao longo de alvéolos e vias aéreas residuais, muitas vezes com inflamação. Em geral, o cisto é diagnosticado em torno de 20 anos de idade, quando os pacientes apresentam tosse, secreção e infecções recorrentes; em 15% dos casos, a lesão é assintomática.

Malformação pulmonar congênita das vias aéreas (MPCVA) consiste em massa de parênquima pulmonar imaturo associado a malformação das vias aéreas e do parênquima distal. Nas crianças afetadas, há alterações na expressão de genes relacionados a fatores de crescimento. A malformação é dividida em cinco subtipos, dependendo da área da árvore traqueobrônquica em que supostamente a anomalia se desenvolveu. A MPCVA tipo 0 representa anormalidade da traqueia e dos grandes brônquios; o tipo 1, da região brônquica proximal; o tipo 2, da região bronquiolar; o tipo 3, da região bronquiolar/ductos alveolares e o tipo 4, da região acinar distal/alveolar (Figura 14.12). O tipo 4 de MPCVA parece ser a forma inicial ou pode evoluir para o blastoma pleuropulmonar tipo 1, que é cístico. Neste tipo, a parede cística é espessa e contém rabdomioblastos esparsos.

A MPVCA é diagnosticada ao nascimento, em recém-nascido que desenvolve insuficiência respiratória aguda, em crianças mais velhas e, mais raramente, em adolescentes e adultos. O tratamento é cirúrgico, e o prognóstico é favorável na maioria dos casos. Adenocarcinoma mucinoso é descrito em alguns casos, principalmente em associação com MPCVA tipo 1. Por isso, ressecção completa da lesão é necessária.

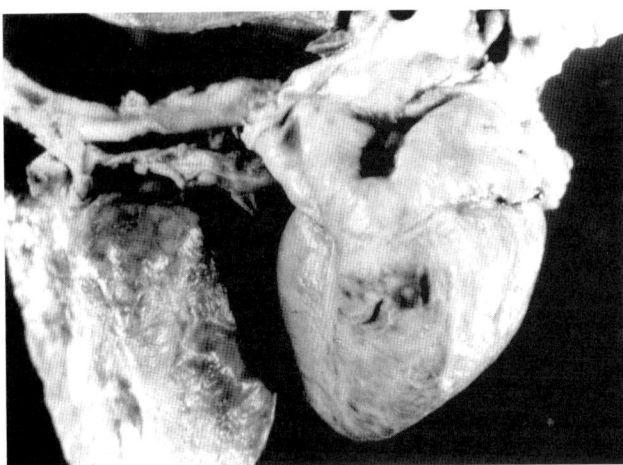

Figura 14.11 Sequestro intralobar (lobo inferior esquerdo) em recém-nascido que faleceu com 5 dias de vida por insuficiência respiratória. Massa de parênquima pulmonar não aerado com suprimento sanguíneo direto de ramo arterial sistêmico (ramo da aorta torácica).

14

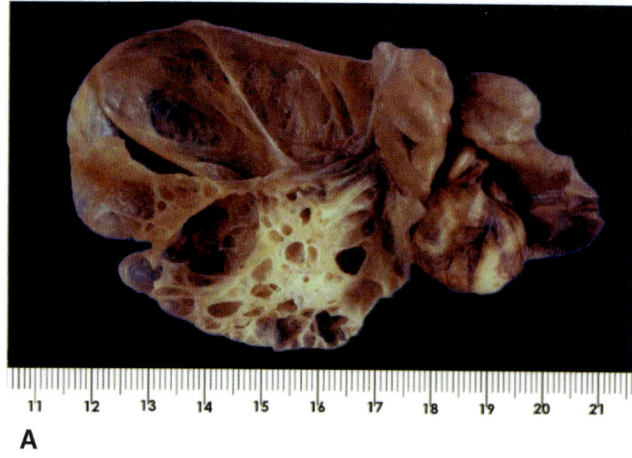

A

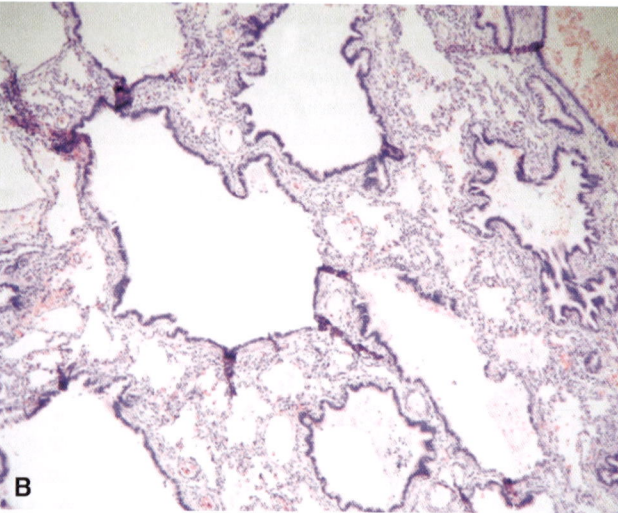

B

Figura 14.12 Malformação pulmonar congênita das vias aéreas (malformação adenomatoide cística). **A.** Formações císticas irregulares de tamanhos variados que substituem o parênquima pulmonar normal. **B.** Cistos irregulares em meio ao parênquima pulmonar, revestidos por epitélio cuboide.

Enfisema lobar congênito é a anomalia congênita pulmonar mais frequente e uma das causas mais comuns de insuficiência respiratória em recém-nascidos. Trata-se de hiperinsuflação de um lobo pulmonar secundário a obstrução das vias aéreas, intrínseca ou extrínseca, adquirida ou congênita. A obstrução pode dever-se a estenose brônquica, broncomalácia ou compressão extrínseca por anomalias em vasos; em alguns casos, não se identificam lesões compressivas ou estenosantes que justifiquem o quadro. O lobo hiperinsuflado pode comprimir o pulmão não afetado e causar balanço mediastinal, necessitando de cirurgia de urgência. A lesão manifesta-se até 6 meses de idade e acomete principalmente os lobos superiores. Histologicamente, encontram-se alvéolos hiperinsuflados e distendidos, mas sem destruição dos septos.

Linfangiectasia pulmonar congênita/linfangiomatose é anomalia pouco comum. *Linfangiectasia*, que se caracteriza por dilatação intensa de vasos linfáticos pulmonares, pode ser também lesão adquirida, secundária a malformações cardíacas com bloqueio da drenagem venosa pulmonar ou fazer parte de síndrome de linfangiectasia generalizada. Em recém-nascidos, causa desconforto respiratório precoce e tem prognóstico sombrio.

Linfangiomatose pulmonar é malformação difusa dos linfáticos pulmonares que se caracteriza por proliferação de vasos linfáticos anastomosados ao longo das vias linfáticas pulmonares. A lesão manifesta-se na infância e em adultos jovens.

Hérnia diafragmática resulta de falha no fechamento dos pregueamentos pleuroperitoneais posteriores e ocorre em 1 a cada 2.000 a 5.000 nascimentos, sendo uma das anomalias congênitas mais frequentes dos pulmões e do tórax. A lesão é mais comum no lado esquerdo, onde permite a passagem de alças intestinais, baço e fígado para a cavidade torácica. A doença manifesta-se precocemente após o nascimento com grave dificuldade respiratória e alta mortalidade. A presença de órgãos abdominais na cavidade torácica inibe o crescimento pulmonar, resultando em hipoplasia pulmonar. Em 25% dos casos, associa-se a outras malformações congênitas, principalmente cardíacas.

Discinesia ciliar primária

Junto com a fibrose cística e a deficiência de α1-antitripsina, a discinesia ciliar primária (DCP) é uma das três enfermidades genéticas causadoras de doença pulmonar crônica. A doença, transmitida por herança autossômica recessiva, resulta de defeito na dineína que altera a ultraestrutura e/ou a função de cílios. Com isso, o transporte mucociliar fica comprometido, o que leva a manifestações clínicas que incluem desconforto respiratório neonatal ao nascimento, doenças oto-sino-pulmonares de repetição, infertilidade masculina e defeitos de lateralidade. Infecções respiratórias repetidas, por acúmulo de muco causado por anormalidades nos cílios, culminam com perda progressiva da função pulmonar e bronquiectasia grave em adultos. O diagnóstico baseia-se na associação de: (1) níveis reduzidos de óxido nítrico nasal exalado (marcador da doença); (2) movimento ciliar alterado em vídeos gravados com alta velocidade; (3) alterações na ultraestrutura ciliar vistas à microscopia eletrônica (Figura 14.13); (4) nos cílios, anormalidades gênicas evidenciadas por imunofluorescência ou por pesquisa de mutações por testes moleculares. A evolução da doença pulmonar depende de tratamento precoce, desde o nascimento (antibioticoterapia e fisioterapia respiratórias), e de genótipos de menor gravidade. O diagnóstico da DCP é complexo e poucos centros estão capacitados a fazê-lo. Metade dos pacientes com DCP tem a *síndrome de Kartagener*, que se caracteriza por sinusite, bronquiectasia e *situs* inverso.

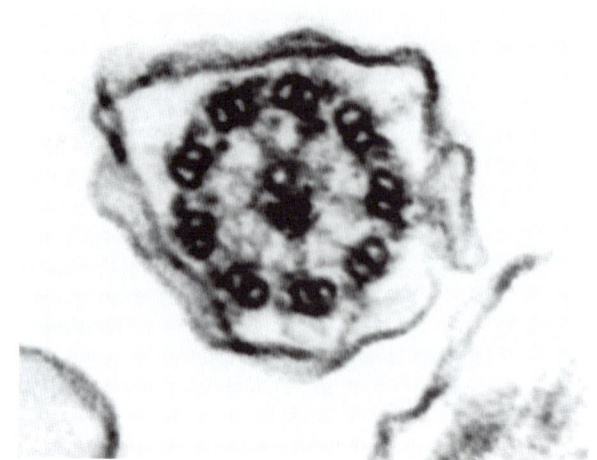

Figura 14.13 Elétron-micrografia de seção transversal de cílio exibindo ausência dos braços de dineína entre os pares de microtúbulos.

Fibrose cística

Fibrose cística é doença genética sistêmica que afeta glândulas exócrinas, cujas repercussões principais são aumento de cloretos no suor e secreções mucosas mais viscosas e de difícil eliminação. A doença é transmitida por herança autossômica recessiva e é mais comum em caucasianos; nos EUA, afeta cerca de 1/2.500 crianças. O defeito resulta de mutações no gene regulador da condutância transmembranosa da fibrose cística (*CFTR*), localizado no braço longo do cromossomo 7. A proteína codificada pelo gene regula o transporte bidirecional de Cl- através de membranas epiteliais. Por causa de anormalidades na proteína, ocorrem alterações em várias glândulas exócrinas, comprometendo sobretudo os pulmões e o pâncreas (ver também Capítulos 12 e 24). O denominador comum é aumento de cloro e alterações nas propriedades físicas nas secreções dessas glândulas (aumento de cloreto de sódio no suor é sinal clínico importante na doença).

Como em outros órgãos, nos pulmões o muco é pouco hidratado, espesso e difícil de ser eliminado; com isso, o cleareance mucociliar de bactérias fica prejudicado, resultando em surtos repetidos de infecção brônquica que resultam em bronquiectasia. Na doença, encontram-se mucostase, bronquite crônica supurativa, bronquiectasia, atelectasia e pneumonia necrosante (Figura 14.14). Proteases liberadas por neutrófilos contribuem para a destruição do parênquima pulmonar. Os microrganismos mais associados às frequentes infecções são *Pseudomonas aeruginosa*, *Haemophilus influenzae* e *Staphylococcus pyogenes*. A cepa mucoide da *P. aeruginosa* parece implicar pior prognóstico.

▶ Anormalidades neonatais adquiridas
Doença das membranas hialinas

Ao nascimento, os pulmões transformam-se de órgãos previamente redundantes em estruturas respiratórias funcionantes. Essa transição domina os problemas da patologia perinatal, sendo o principal exemplo a doença das membranas hialinas, que é a expressão morfológica da *síndrome da angústia respiratória do recém-nascido* empregada na clínica. A doença das membranas hialinas é muito mais comum em recém-nascidos prematuros, que possuem pulmões estrutural e bioquimicamente imaturos.

Membranas hialinas formam-se quando há deficiência do surfactante ou em situações em que ocorre agressão epitelial/endotelial, como será visto adiante (*Síndrome da angústia respiratória aguda*). O surfactante, constituído por uma mistura de lecitina e proteínas, é sintetizado pelos pneumócitos do tipo II; sua produção atinge níveis fisiológicos a partir da 35ª semana de gravidez. Corticoides estimulam a produção de surfactante, enquanto insulina tem ação inversa. Pelo "estresse" que induz (estresse estimula a síntese de surfactante), parto normal associa-se a menor risco da doença. Além de prematuridade, que é a principal causa de deficiência do surfactante, outros fatores predisponentes são diabetes materno (diabetes materno induz hiperinsulinemia no feto), cesariana, retardo de crescimento intrauterino e gestações múltiplas.

Por reduzir a tensão superficial dos alvéolos, o surfactante permite a abertura eficaz deles após os primeiros movimentos respiratórios. Sem surfactante, ocorre colapso alveolar após cada inspiração, com repercussões na perfusão e na ventilação. Tudo isso exige maior esforço mecânico para manter a respiração, o que é particularmente difícil para um prematuro. Com hipóxia, ocorrem vasoconstrição, baixa perfusão pulmonar e lesão em células epiteliais e endoteliais, com passagem de macromoléculas para os alvéolos, inclusive fibrina. Mistura dessas macromoléculas com restos celulares forma as membranas hialinas.

Macroscopicamente, os pulmões são vinhosos e têm consistência sólida. Ao microscópio, encontram-se colabamento dos espaços aéreos distais e necrose do epitélio de bronquíolos terminais e ductos alveolares, que ficam delineados por denso material eosinofílico, as membranas hialinas (Figura 14.15). As membranas formam-se em geral 2 horas após o nascimento. O quadro acompanha-se de hiperemia, edema e hemorragia pulmonar.

Clinicamente, a doença manifesta-se por insuficiência respiratória em geral 1 hora após o nascimento. A radiografia mostra opacificação em vidro fosco dos campos pulmonares, com broncogramas aéreos. Graças ao tratamento com surfactante e ao emprego de técnicas adequadas de ventilação assistida, hoje a mortalidade pela doença caiu bastante. Na grande maioria dos pacientes que sobrevivem, os pulmões recuperam

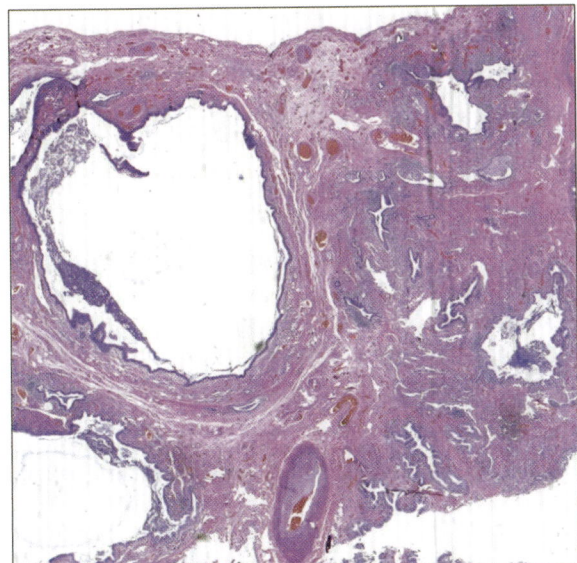

Figura 14.14 Fibrose cística. Parede brônquica com dilatação irregular da luz e ulceração do epitélio de revestimento; o parênquima pulmonar adjacente mostra infiltrado linfocitário e fibrose.

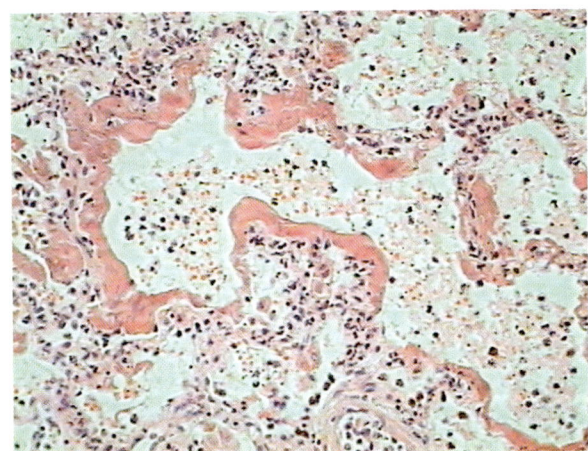

Figura 14.15 Doença das membranas hialinas. Material homogêneo, amorfo, denso e eosinofílico revestindo internamente os septos alveolares (membranas hialinas) em pulmão de recém-nascido prematuro com insuficiência respiratória precoce.

sua estrutura e função; em alguns, pode ocorrer displasia bron-copulmonar (ver adiante). Administração antenatal de corti-coides à mãe induz a síntese de surfactante no feto e, portanto, reduz a possibilidade da doença.

Doença pulmonar crônica do prematuro

Doença pulmonar crônica do prematuro (*displasia bronco-pulmonar* – DBP) é mais frequente em crianças com baixo peso ao nascimento (< 1.500 a 1.000 g) e que foram tratadas para a síndrome do desconforto respiratório; a doença surge em 10 a 40% dos recém-nascidos de muito baixo ou extremo baixo peso.

Os avanços na tecnologia médica (corticosteroides pré-natal, surfactante artificial e estratégias de proteção não invasivas de ventilação) aumentaram a sobrevivência de bebês muito prematuros. Essas crianças nascem durante a fase canalicular do desenvolvimento pulmonar, antes de os espaços aéreos terminais terem sido formados. Sobrevivência antes desse estágio de maturação só é possível quando se faz oxigenação extracorpórea (margem de viabilidade). Com o aumento da sobrevivência de recém-nascidos com baixo peso, a incidência de DBP também aumentou; cerca de 70% das crianças muito imaturas apresentam DBP.

A etiopatogênese da doença é multifatorial. Pulmões prematuros têm estruturas de suporte das vias aéreas pouco desenvolvidas, deficiência de surfactante, redução da complacência, mecanismos antioxidantes imaturos e depuração inadequada de líquidos. Inflamação causada por toxicidade de O_2, ventilação mecânica e/ou infecção também desempenham papel importante. As crianças mais afetadas são bebês prematuros dependentes de ventilação mecânica que tiveram doença das membranas hialinas grave e receberam terapia com surfactante.

A principal característica da DBP é a interrupção do desenvolvimento acinar normal. Os pulmões são hipoplásicos e mostram alvéolos anormais, simplificados, por defeito na septação alveolar na fase sacular, além de alterações na rede capilar. Suporte adequado e tratamento com surfactante reduzem a incidência de bronquiolite necrosante e fibrose dos septos alveolares que ocorrem na doença.

Enfisema intersticial

Vazamento de ar, como ocorre em enfisema intersticial, pneumotórax, pneumomediastino, pneumopericárdio e embolia gasosa, é complicação importante de terapia ventilatória em pacientes com doença das membranas hialinas ou displasia broncopulmonar. Enfisema intersticial e pneumotórax podem ocorrer também espontânea ou secundariamente à aspiração de mecônio. Histologicamente, encontram-se bolhas de ar arredondadas ou ovaladas sob a pleura, entre os septos interlobulares ou distorcendo os feixes vásculo-brônquicos. Ar retido por certo tempo no interstício causa reação gigantocelular do tipo corpo estranho e neoformação conjuntiva.

Síndrome de aspiração meconial

A eliminação de mecônio pelo feto no útero ou no canal do parto pode resultar em sua aspiração, que se manifesta por sinais e sintomas respiratórios e, à radiografia, por atelectasia. Histologicamente, encontram-se tampões de mecônio (escamas e corpúsculos meconiais) obstruindo as vias aéreas, o que resulta em áreas de atelectasia ou de hiperdistensão, podendo estas culminar em enfisema intersticial (Figura 14.16). O quadro pode acompanhar-se de membranas hialinas e persistência do padrão fetal da circulação pulmonar.

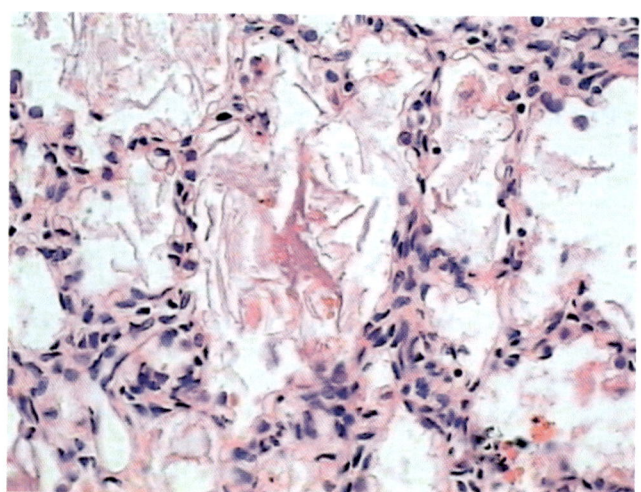

Figura 14.16 Aspiração meconial. Corte histológico de pulmão mostrando grande quantidade de escamas e corpúsculos meconiais em vias aéreas e no parênquima alveolado de recém-nascido que faleceu por aspiração meconial por sofrimento fetal intrauterino.

Infecções neonatais e perinatais

Infecções bacterianas podem ser precoces ou tardias. As precoces são adquiridas logo antes ou durante o nascimento e resultam de aspiração de sangue, secreções vaginais ou líquido amniótico. Os microrganismos mais envolvidos são estreptococos do grupo B, bactérias entéricas ou estafilococos. O quadro histológico é de pneumonia inespecífica associada a membranas hialinas. As infecções tardias ocorrem no final da primeira semana de vida, sendo implicadas as mesmas bactérias, além de ocasionalmente estarem envolvidos Proteus e Pseudômonas. Agentes menos comuns são *Lysteria monocytogenes* e *Chlamydia trachomatis*. Das infecções por fungos, adquiridas geralmente pelo uso de cateteres intravenosos, a mais comum é a causada por *Candida* sp.

Infecção pelo *citomegalovírus (CMV)* é comumente transmitida intraútero e resulta em pneumonia intersticial em somente 1% dos casos. Infecção perinatal ou neonatal, adquirida no canal do parto, pelo leite ou por transfusões contaminadas, causa pneumonia que se caracteriza por infiltrado inflamatório linfocitário intersticial, dano alveolar, membranas hialinas e inclusões nucleares típicas em células epiteliais ou macrófagos, que se tornam volumosos (Figura 14.17). Infecção pelo vírus *Herpes simplex*, adquirida no canal do parto, é sintomática e geralmente generalizada, sendo o sistema nervoso central acometido em 80% dos casos. Pneumonia herpética é menos frequente e caracteriza-se por lesão pulmonar necrosante e hemorrágica contendo inclusões nucleares típicas (ver Figura 14.28). O *vírus sincicial respiratório*, que é o patógeno mais importante em infecções do trato respiratório baixo, acomete geralmente crianças mais velhas. As lesões têm: (a) padrão bronquiolar, no qual os bronquíolos estão preenchidos por muco, detritos inflamatórios e descamação epitelial; (b) padrão distal, alveolar, em que os alvéolos ficam ocupados por detritos celulares e células gigantes com inclusões paranucleares (Figura 14.18). Infecção por *adenovírus* acomete geralmente crianças e causa bronquiolite grave; em recém-nascidos, é frequentemente disseminada e fatal. A lesão clássica é necrose extensa de brônquios e bronquíolos (bronquiolite necrosante), que ficam recobertos por

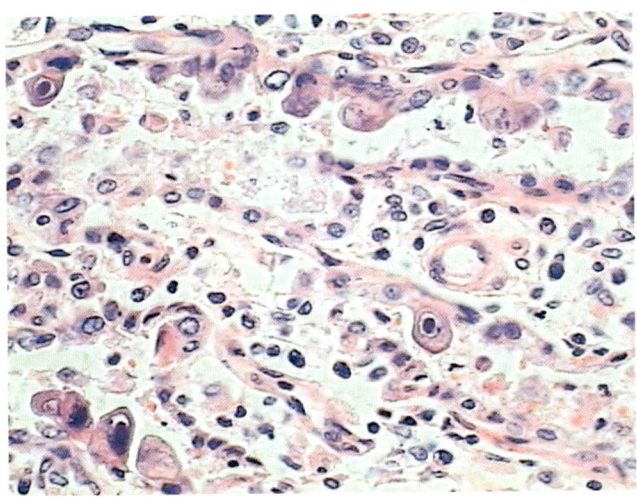

Figura 14.17 Pneumonite intersticial por citomegalovírus. As células que revestem os septos alveolares exibem efeito citopático típico: volume aumentado e inclusões nucleares com o aspecto em "olho de coruja".

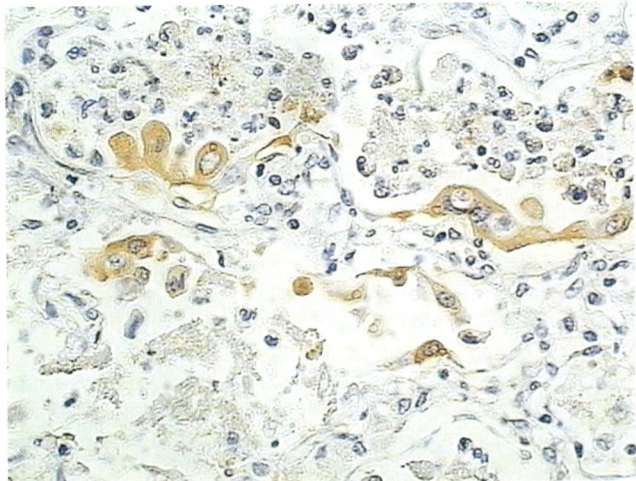

Figura 14.18 Pneumonite intersticial por vírus sincicial respiratório (VSR). A imuno-histoquímica mostra positividade (em coloração amarronzada) de células multinucleadas de aspecto sincicial que revestem os septos alveolares, características da infecção pelo VSR.

camada necrótica densamente eosinofílica, onde podem ser visualizadas as *smudge cells*, células que contêm inclusões virais com aspecto nuclear "borrado" (Figura 14.19). Quando as inclusões não são típicas para o diagnóstico etiológico, o agente pode ser identificado por imuno-histoquímica ou hibridação *in situ*.

Bronquiolite obliterante pós-infecciosa

Bronquiolite obliterante refere-se a uma síndrome de obstrução crônica do fluxo aéreo associada a inflamação de pequenas vias aéreas. Em crianças, a doença é incomum e tem patogênese pouco compreendida; em geral, ocorre após episódio agudo viral aparentemente não resolvido, principalmente por *adenovírus*. A doença manifesta-se com tosse, sibilos, estertores e anormalidades radiográficas (espessamento peribrônquico, bronquiectasia, hiperinsuflação e atelectasia), que permanecem por meses ou

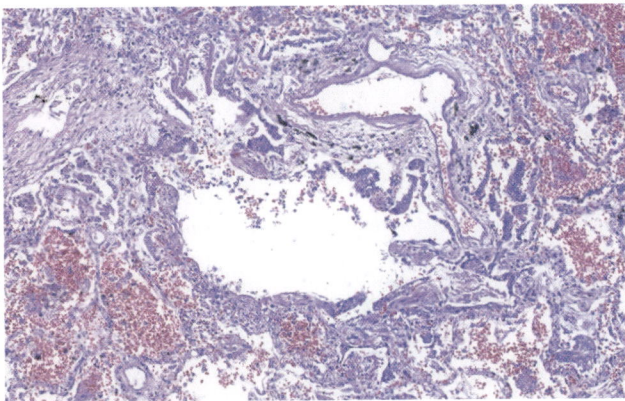

Figura 14.19 Bronquiolite necrosante por adenovírus. Bronquíolo com epitélio descamado, hemorragia alveolar e detritos celulares na luz.

anos após infecção aguda das vias respiratórias. A bronquiolite mais frequente em crianças é a constritiva, isto é, aquela cuja limitação ao fluxo aéreo é causada por fibrose e inflamação bronquiolar e peribronquiolar (Figura 14.20).

■ Infecções pulmonares

Desde os primórdios do estudo da patologia pulmonar até a década passada, os pulmões eram considerados órgãos estéreis, no sentido de que a presença de bactérias era indicativo de distúrbio na homeostase pulmonar, seja por comprometimento da defesa inata, seja por deficiência na resposta imunitária adaptativa. Tal entendimento, contudo, mudou após estudos (que utilizaram diferentes técnicas de cultivo e identificação de microrganismos) mostrarem colônias microbianas em pulmões de indivíduos saudáveis; com isso, surgiu o conceito de *microbioma pulmonar*. O perfil dos microrganismos envolvidos varia segundo a região do trato respiratório, ou seja, as vias aéreas superiores, as vias aéreas inferiores e o parênquima pulmonar (alvéolos). A identificação desses microrganismos não é simples, já que nem todos são passíveis de cultivo e identificação utilizando os métodos tradicionais de cultura. Mesmo assim, já foram identificados nessa "microbiota normal", entre outras, espécies de proteobactérias, fusobactérias, firmicutes e actinobactérias.

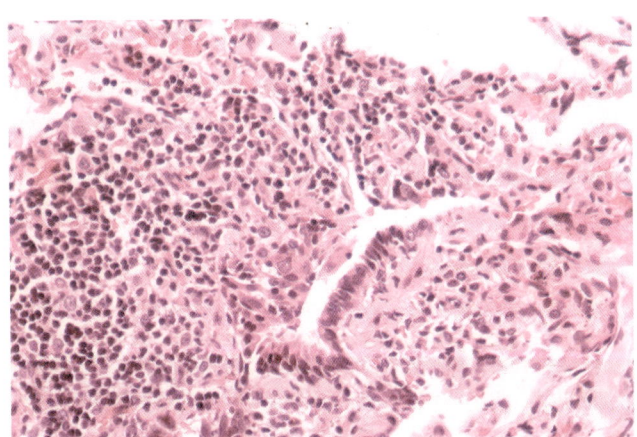

Figura 14.20 Bronquiolite obliterante da infância. Bronquíolo com parede parcialmente destruída e tortuosa, com fibrose e estreitamento da luz. Há ainda intenso infiltrado inflamatório peribronquiolar.

14

A relação entre esses microrganismos, suscetibilidade a doença e manutenção de enfermidades que comprometem o sistema respiratório, no entanto, ainda não é totalmente conhecida. Alguns estudos mostram que, na doença pulmonar obstrutiva crônica (DPOC, ver adiante), colonização bacteriana associa-se ao fenótipo de bronquite crônica e maior risco de exacerbações e perda da função pulmonar. Um estudo mostrou que *Streptococcus pneumoniae*, *Moraxella catarrhalis*, *Haemophilus influenzae* ou sua combinação na hipofaringe de crianças com 1 mês de idade associou-se a aumento na prevalência de asma aos 5 anos de vida.

Este é um campo aberto e desafiador para pesquisas, com diversos desdobramentos a serem conhecidos nos próximos anos. De todo modo, é possível ter-se claro, antes de se iniciar o estudo das infecções pulmonares, que microrganismos desempenham papéis singulares em sua relação com o hospedeiro e, portanto, todos os efeitos patogênicos a eles associados não devem ser creditados exclusivamente ao microrganismo, mas a uma complexa relação de comensalismo e/ou simbiose.

Colonização e infecção do sistema respiratório

Em um "sistema aberto" como o trato respiratório, é de se esperar que existam microrganismos em diferentes níveis da árvore respiratória, não significando, necessariamente, um estado de doença. Tal constatação cria um dos dilemas mais importantes na conduta de pacientes no ambiente hospitalar, especialmente em unidades de tratamento intensivo, pois nem sempre o encontro de um microrganismo em alguma parte dos pulmões significa pneumonia. Dentro dessas considerações, *colonização* pode ser definida como a existência de microrganismos em um local do corpo, sem resposta do hospedeiro; *infecção* pressupõe invasão e multiplicação de patógenos nos tecidos, acompanhadas de agressão e reação destes.

Habitualmente, pequeno número de bactérias presentes no ar ambiente ou da microbiota normal da boca e orofaringe é inalada para as porções periféricas dos pulmões. Durante o sono, secreções da orofaringe são frequentemente aspiradas. Nessas situações, os mecanismos de defesa antibacterianos dos pulmões são altamente eficazes para inativar e/ou remover os agentes, reduzindo o número de organismos viáveis, mas sem extingui-los.

Infecção pulmonar ocorre sobretudo quando há: (1) redução do reflexo de tosse (anestesia, coma, medicamentos, debilitação); (2) anormalidades no sistema mucociliar (tabagismo, viroses respiratórias); (3) acúmulo de secreções nas vias aéreas (obstrução brônquica, fibrose cística); (4) congestão e edema pulmonares; (5) redução da atividade de macrófagos alveolares (tabagismo, etilismo); (6) redução da resposta imunitária (imunodeficiência primária ou secundária).

▶ Pneumonias

Pneumonia significa *infecção do parênquima pulmonar com expressão clínica*. Em pneumonias, bronquíolos respiratórios e alvéolos são preenchidos por exsudato inflamatório, o que compromete a função de trocas gasosas. Qualquer agente infeccioso – bactérias, vírus, fungos, parasitos e outros microrganismos – pode provocar pneumonias, embora a maioria delas seja causada por bactérias. Agentes infecciosos chegam aos pulmões sobretudo pelo ar inalado, embora possam atingi-los também pela corrente sanguínea.

O desenvolvimento de quadro infeccioso no parênquima pulmonar envolve três componentes: patogenicidade do agente, mecanismos de defesa (resumidos no início do capítulo) e resposta do hospedeiro. Antes de tudo, é importante considerar que o tênue equilíbrio na interação entre um agente infeccioso e os mecanismos de defesa pulmonar pode ser constantemente alterado. Ao lado disso, outros fatores que passaram a atuar sobretudo nos últimos anos acrescentam maior complexidade: (1) o uso de antibióticos de espectro cada vez mais amplo pode estar envolvido no aumento da patogenicidade de agentes circulantes, especialmente pela seleção de organismos resistentes; (2) a ampliação de procedimentos diagnósticos e terapêuticos invasivos cria portas de entrada para os microrganismos por redução da barreira física; (3) imunossupressão associada a certas doenças (p. ex., síndrome da imunodeficiência adquirida) ou a outras condições (pós-transplante ou tratamento de doenças autoimunes) facilita infecções não apenas por agentes comuns, como também por microrganismos oportunistas, já que a redução da resistência do hospedeiro desempenha papel primordial no desenvolvimento do quadro infeccioso. O conjunto desses fatores faz com que, a despeito do enorme avanço no desenvolvimento de novos medicamentos antimicrobianos, as pneumonias continuem a representar causa importante de óbito em pacientes hospitalizados. Por tudo isso, o conhecimento da etiopatogênese, das manifestações clínicas, dos achados de imagens e do tratamento dos principais tipos de pneumonias é fundamental na atuação dos profissionais de saúde.

A grande maioria das infecções bacterianas é precedida por colonização da bactéria. Há dois padrões de colonização: (1) por organismos altamente virulentos, que substituem a microbiota normal em indivíduos saudáveis. É o que ocorre com a *Neisseria meningitidis*, *Streptococcus hemolyticus*, *Streptococcus pneumoniae*; (2) por organismos com diferentes graus de virulência em indivíduos com baixa de suas defesas pulmonares.

A propensão a infecções bacterianas é facilitada também por propriedades dos agentes infecciosos (p. ex., moléculas na parede celular que facilitam a aderência e a penetração no epitélio respiratório) ou por infecções virais prévias (necrose do epitélio pelo vírus da influenza aumenta a exposição tecidual e facilita a aderência de bactérias). Além disso, doenças pulmonares que alteram os mecanismos de defesa facilitam a colonização e a infecção bacterianas, como ocorre em indivíduos com bronquite que possuem microbiota persistente nas vias áreas distais, uma vez que inflamação crônica das vias respiratórias impede a função mucociliar, reduz a drenagem linfática e retém secreções que favorecem proliferação bacteriana. Infecção pulmonar, portanto, ocorre quando as defesas do organismo são incapazes de impedir a colonização e a proliferação de microrganismos, o que acontece quando se alteram os mecanismos de defesa descritos anteriormente.

Classificação

As pneumonias podem ser classificadas de acordo com vários parâmetros: (a) origem (hospitalar ou da comunidade); (b) etiologia (bactérias, vírus, fungos ou protozoários); (c) lesões morfológicas (específicas ou inespecíficas); (d) distribuição anatômica. De acordo com o padrão de lesões no território pulmonar, as pneumonias podem ser:

- **Pneumonia lobar.** O processo inflamatório tem disseminação relativamente uniforme nos lobos pulmonares, dando ao parênquima padrão homogêneo de acometimento (Figura 14.21 A). O microrganismo mais associado à pneumonia lobar é o pneumococo (*Streptococcus pneu-*

moniae), frequentemente associado a pneumonias adquiridas na comunidade

■ **Pneumonia lobular ou broncopneumonia.** A infecção apresenta-se como focos inflamatórios múltiplos que acometem lóbulos pulmonares, caracterizando disseminação do agente através das pequenas vias aéreas distais (Figura 14.21 B). Trata-se de doença infecciosa muito frequente na prática médica e que acomete mais comumente crianças, idosos e indivíduos debilitados

■ **Abscesso pulmonar.** Trata-se de lesão destrutiva do parênquima pulmonar cuja cavidade fica preenchida por material purulento (Figura 14.21 C). Abscessos são causados por bactérias

■ **Pneumonia intersticial.** Caracteriza-se por reação inflamatória que afeta predominantemente o interstício pulmonar. Diversos vírus e *Mycoplasma* sp. são os agentes infecciosos mais associados a pneumonias com padrão intersticial.

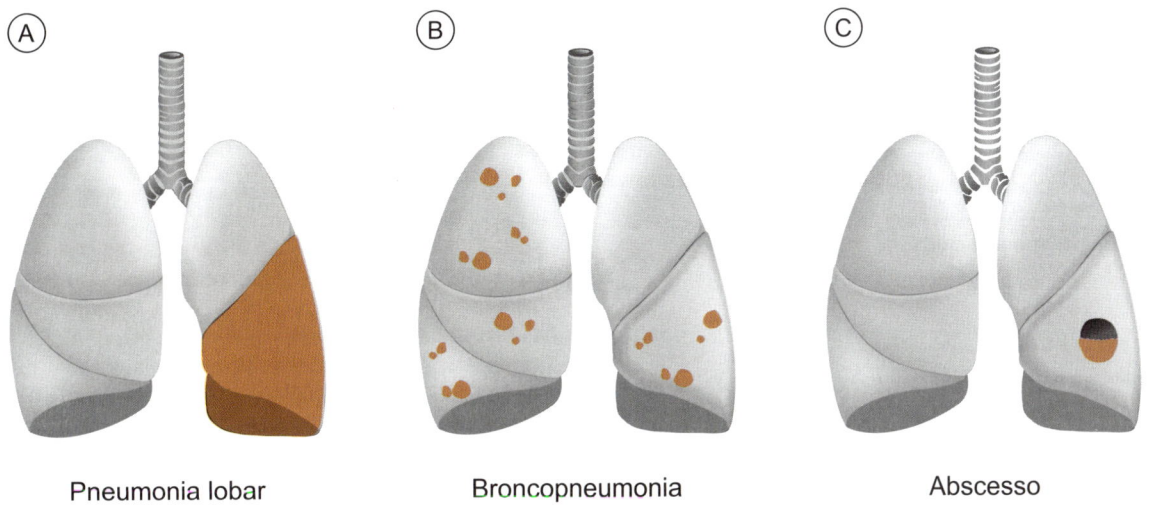

Pneumonia lobar   Broncopneumonia   Abscesso

Figura 14.21 Esquema mostrando comprometimento pulmonar em: (**A**) pneumonia lobar, (**B**) broncopneumonia e (**C**) abscesso pulmonar.

Aspectos morfológicos

Na **pneumonia lobar**, o lobo atingido consolida-se de maneira homogênea pela substituição do ar dos alvéolos e sacos alveolares por exsudato inflamatório, enquanto as vias aéreas maiores permanecem permeáveis (Figura 14.22). Tais lesões explicam os achados radiográficos de condensação (hipotransparência) pulmonar com broncograma aéreo. Quando não tratada, a doença evolui em quatro fases: (1) *inicial*, em que há hiperemia intensa dos capilares septais e edema, poucos neutrófilos e numerosas bactérias nos alvéolos; (2) *hepatização vermelha*, quando, além da hiperemia, os alvéolos ficam cheios de fluido, hemácias, fibrina e bactérias. O lobo adquire consistência firme e semelhante à do fígado, daí o termo *hepatização*; (3) *hepatização cinzenta*, em que há aumento de células inflamatórias e fibrina nos alvéolos, além de diminuição da hiperemia e do número de bactérias. A liberação de grande quantidade de enzimas pelas células inflamatórias leva à degradação de fibras elásticas da matriz extracelular, tornando o parênquima bastante friável; (4) *resolução*, quando há lise da fibrina e redução progressiva do exsudato, permitindo a penetração de ar nos alvéolos. De forma característica, na pneumonia lobar não há destruição dos septos alveolares (Figura 14.23). Exsudação de fibrina na pleura é frequente (pleurite fibrinosa).

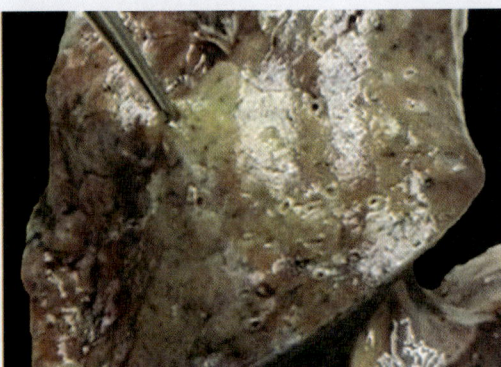

Figura 14.22 Pneumonia lobar. Condensação dos lobos pulmonares, caracterizada por perda do aspecto esponjoso do parênquima pulmonar e coloração rósea clara (hepatização cinzenta).

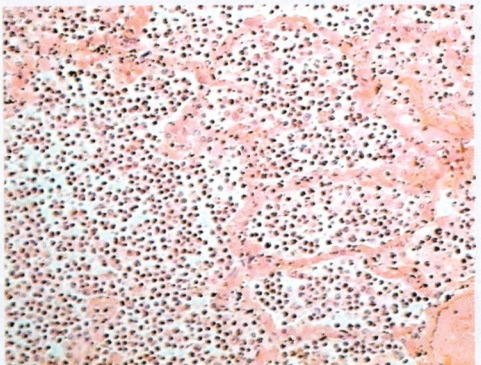

Figura 14.23 Aspecto histológico de pneumonia lobar, mostrando alvéolos preenchidos por leucócitos polimorfonucleares e septos alveolares preservados.

(continua)

Aspectos morfológicos (*continuação*)

Broncopneumonia é processo caracterizado por focos múltiplos, às vezes bilaterais, de inflamação purulenta no parênquima pulmonar; em alguns casos, os focos são confluentes e podem comprometer grande parte do órgão. Microscopicamente, encontram-se hiperemia, edema e exsudato purulento na luz dos alvéolos e bronquíolos, com destruição da parede dessas estruturas. As mesmas fases da pneumonia lobar podem acontecer na broncopneumonia, porém com distribuição focal.

Abscesso pulmonar consiste em lesões destrutivas de tamanhos variados (de milímetros a vários centímetros), únicas ou múltiplas, que ficam preenchidas por pus (Figura 14.24); pus é formado por restos celulares, microrganismos e exsudato purulento, este constituído por neutrófilos e macrófagos misturados com fibrina. O conteúdo da lesão forma um característico nível líquido na cavidade, que pode ser visto em exames de imagem. Abscessos antigos são envolvidos por parede fibrosa.

Na **pneumonia intersticial**, o acometimento pode ser zonal ou difuso, às vezes bilateral. Macroscopicamente, o quadro é pouco característico, podendo haver apenas hiperemia. Ao microscópio, o achado dominante é inflamação nitidamente intersticial, em que os septos alveolares se tornam alargados por edema e infiltrado de mononucleares. Os alvéolos contêm pequena quantidade de líquido e, nos casos graves, apresentam membranas hialinas, indicativas de dano alveolar. Dependendo do agente etiológico, podem ser encontrados elementos específicos. Nas viroses, são vistas necrose do epitélio alveolar e bronquiolar, células gigantes e, em alguns casos, inclusões características.

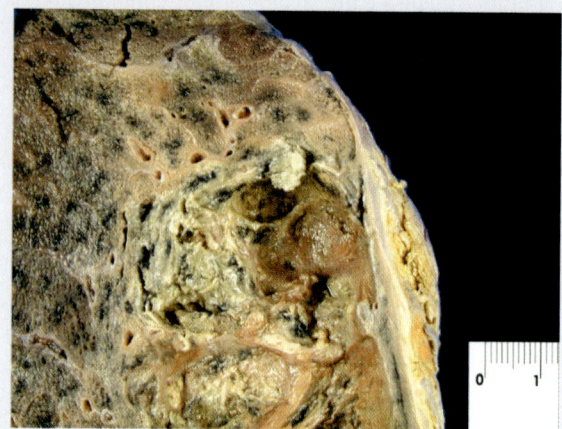

Figura 14.24 Abscesso pulmonar. Cavidade com conteúdo necrótico e purulento. Intenso espessamento pleural em correspondência com o abscesso.

Pneumonias bacterianas

O padrão anatômico é de pneumonia lobar ou broncopneumonia. Alguns exemplos mais importantes de pneumonia bacteriana estão descritos a seguir.

Pneumonia pneumocócica. O *Streptococcus pneumoniae* (pneumococo) é parte da microbiota normal de cerca de 20% dos indivíduos adultos e responsável por 90% dos casos de pneumonia lobar que acomete usualmente adultos entre 30 e 50 anos. Antes do advento dos antibióticos, foi a causa mais comum de morte por pneumonia. O pneumococo, bactéria Gram-positiva que se dispõe aos pares, é discretamente achatado nas extremidades e não produz toxinas. A patogênese envolve multiplicação bacteriana, que induz resposta exsudativa neutrofílica. A complicação mais comum é dano alveolar difuso (ver adiante). Morfologicamente, a pneumonia pneumocócica é do tipo lobar ou broncopneumonia, preservando a histoarquitetura pulmonar na fase aguda (Figura 14.23). Vacina contra o *S. pneumoniae* é recomendada em indivíduos com condições predisponentes a infecções por microrganismos Gram-positivos.

Pneumonia por *Klebsiella*. *Klebsiella pneumonie* é a principal bactéria Gram-negativa causadora de pneumonia. O microrganismo é causa comum de pneumonia em alcoólatras (40 a 60 anos), usualmente com higiene oral precária. Neles, aspiração de secreções contendo microrganismos para os pulmões é agravada pela inibição da fagocitose pulmonar causada pelo álcool. Na forma *aguda*, a característica principal é a distribuição lobar das lesões, com envolvimento de mais de um lobo, resultando em pulmão consolidado e com aparência mucoide. São comuns pleurite fibrinosa e necrose extensa (em contraste com a pneumonia pneumocócica), esta proporcional à duração da doença. Abscessos são frequentes. Histologicamente, encontra-se exsudato intralveolar difuso com grande número de neutrófilos e macrófagos, estes com aparência xantomizada característica pela presença de numerosos bacilos Gram-negativos. Os bacilos contêm cápsula mucoide positiva à coloração pela prata que, associada à propriedade Gram-negativa, é achado valioso no diagnóstico em necrópsia ou biópsia. A forma *crônica* caracteriza-se por fibrose extensa e múltiplos abscessos contendo bacilos viáveis, que muitas vezes evoluem para bronquiectasia.

Pneumonia por *Haemophilus*. *Haemophilus influenzae* é importante causa de pneumonias em crianças, podendo causar também meningite. Trata-se de bactéria Gram-negativa cuja patogenicidade é mediada por um prolongamento na sua superfície que favorece a aderência ao epitélio respiratório e pela secreção de enzimas que afetam os batimentos ciliares e inativam a IgA secretória. A bactéria compromete sobretudo indivíduos com bronquite crônica, fibrose cística ou bronquiectasia e geralmente associa-se a infecções virais que, por destruição do epitélio, favorecem a aderência de bactérias. O microrganismo causa pneumonia destrutiva extensa (lobar ou broncopneumonia) que pode evoluir para bronquiolite obliterante. Como complicação, podem se formar abscessos cuja cicatrização extensa predispõe a bronquiectasia.

Pneumonia estafilocócica. A característica principal da pneumonia estafilocócica (*Staphylococcus aureus*) são focos de hemorragia parenquimatosa e abscessos. Uma das complicações é a invasão da pleura, causando empiema ou pneumatocele. Em geral, a pneumonia é precedida por quadro viral agudo ou subagudo tipo influenza ou por septicemia secundária a infecção extrapulmonar. O quadro clínico pode ser frustro ou com início abrupto de tosse, dor pleural, hemoptise e febre.

Pneumonia por *Legionella*. Apresenta-se sob as formas epidêmica, esporádica (comunidade) ou em imunossuprimidos. Em geral, o quadro pneumônico é precedido por febre, mal-estar, mialgia, insuficiência renal, diarreia e encefalopatia. Os pulmões são comprometidos sob a forma de pneumonia lobar ou de broncopneumonia. O quadro histológico assemelha-se ao da pneumonia pneumocócica (pneumonia fibrinopurulenta aguda). O exsudato contém neutrófilos e numerosos macrófagos presos em malhas de fibrina no interior de alvéolos e bronquíolos. O interstício mostra-se preservado; abscessos são incomuns. Usualmente, a *Legionella* não é visualizada pelas colorações de rotina (método de Gram), mas impregna-se pela prata no método Dieterle ou Warthin-Starry modificado.

Pneumonia por pseudômonas. É mais frequente em pacientes com doenças pulmonares crônicas (forma bacteriêmica), com queimaduras, em imunossuprimidos ou com neoplasias malignas hematológicas (forma abacteriêmica). O lobo inferior é o mais acometido. Trata-se de broncopneumonia hemorrágica multifocal que poupa os ápices pulmonares e se associa a derrame pleural serossanguinolento, áreas de necrose e abscessos. Histologicamente, encontra-se exsudato de polimorfonucleares associado a áreas de hemorragia. O quadro característico é inflamação aguda com necrose fibrinoide da parede de pequenas artérias e veias. No interior de vasos, encontram-se numerosos bacilos Gram-negativos.

Pneumonia crônica. A maioria das pneumonias é resolvida sem deixar cicatrizes. Habitualmente, a fibrina intralveolar é digerida por enzimas proteolíticas de células inflamatórias degeneradas, sendo os detritos remanescentes absorvidos ou eliminados com o escarro. Em algumas pneumonias, tanto a virulência do agente agressor como a resposta do hospedeiro podem causar dano ao arcabouço reticulínico e elástico do pulmão, resultando em fibrose. Se o agente infeccioso permanece nos pulmões, formam-se abscessos e cicatrizes. Nesses casos, duas doenças devem ser reconhecidas pelas suas implicações terapêuticas. A *actinomicose torácica* é causada por bactérias filamentosas Grocott e Gram-positivas que, caracteristicamente, são reconhecidas em cortes corados pela hematoxilina e eosina pela presença de grânulos azuis nos abscessos neutrofílicos. A doença evolui com derrame pleural e dor torácica. A *nocardiose* representa uma forma de pneumonia crônica ou aguda progressiva de indivíduos imunocomprometidos. Na forma crônica, predominam granulomas epitelioides múltiplos com microabscessos e fibrose, contendo numerosos bacilos álcool-ácido resistentes identificados pelo método de Ziehl-Neelsen e Grocott. A nocardiose apresenta ainda associação não usual com proteinose alveolar.

Pneumonias virais

Infecções virais lesam preferencialmente o interstício pulmonar, resultando em pneumonia intersticial. Os agentes virais mais comuns e importantes estão descritos adiante.

Influenza. Os vírus do grupo Influenza são vírus de RNA classificados nos tipos A, B ou C, de acordo com sua nucleoproteína, e em subtipos conforme a combinação de sua hemaglutinina (H1 a H5) e a neuraminidase (N1 ou N2). Embora a imunidade adaptativa contra a hemaglutinina e a neuraminidase virais tenda a reduzir a gravidade da infecção, as frequentes mutações no vírus (diretas ou por cruzamento entre cepas de diferentes espécies) permitem escape do sistema imunitário, causando surtos epidêmicos e pandêmicos da doença, como ocorrido nas epidemias de gripe espanhola, gripe aviária (Influenza A – H5N1) e, mais recentemente, gripe suína (Influenza A – H1N1). Morfologicamente, tais infecções são caracterizadas por hiperemia, edema e lesão das vias aéreas superiores e inferiores com infiltrado de macrófagos e linfócitos, quadro que produz abundante secreção mucoide. Como já comentado, lesão epitelial favorece infecções bacterianas secundárias.

A infecção pelo **vírus da influenza A (H1N1)**, também conhecida como gripe suína (por propriedades da cepa infectante, que contém parte do material genético existente na cepa que infecta suínos), é transmitida exclusivamente entre humanos e foi descrita inicialmente na Cidade do México, em 2009, disseminando-se em seguida para o restante da América do Norte. A grande mobilidade da população mundial facilitada pelos meios de transporte de alta velocidade resultou em rápida difusão do vírus para a Europa e, por fim, para regiões do Hemisfério Sul: América do Sul, África e Oceania. No segundo semestre de 2009, a Organização Mundial de Saúde a considerou uma *pandemia global*.

Após período de incubação de até 15 dias, indivíduos infectados com o vírus H1N1 apresentam quadro gripal caracterizado por febre, inapetência, cefaleia, mialgia e dispneia, que pode progredir rapidamente para insuficiência respiratória aguda grave, especialmente em pacientes de risco (gestantes, imunossuprimidos, idosos e crianças e pessoas com neoplasias malignas ou doenças crônicas). A detecção do vírus pode ser feita por PCR, geralmente no lavado broncoalveolar.

Morfologicamente, as lesões causadas pelo vírus H1N1 são as mesmas de infecções por outros tipos de vírus da influenza. Nos casos graves, que evoluem para insuficiência respiratória, os pulmões e as vias aéreas apresentam três padrões de acometimento, na seguinte ordem decrescente de frequência: (1) dano alveolar difuso; (2) dano alveolar difuso associado a bronquiolite necrosante; (3) dano alveolar difuso com hemorragia alveolar grave (Figura 14.25). Independentemente do padrão de lesão, pode haver metaplasia escamosa no epitélio das vias áreas e, em inúmeras células epiteliais das vias aéreas e alvéolos, efeito citopático viral caracterizado por células multinucleadas com citoplasma amplo e núcleos irregulares e pleomórficos (Figura 14.26).

Infecção pelo SARS-CoV-2 (COVID-19). O ano de 2020 foi marcado pela pandemia de COVID-19, que afetou praticamente todos os países do planeta. Causada pelo coronavírus SARS-CoV-2, vírus de RNA da mesma família dos vírus que causaram a *Síndrome Respiratória Aguda Grave* (SARS) em 2002 e a *Síndrome Respiratória do Oriente Médio* (MERS) em 2012, surgiu em dezembro de 2019 na cidade de Wuhan, na China, provavelmente a partir de contaminação inicial em mercado de animais vivos da cidade. Em março de 2020, a OMS declarou a existência de uma pandemia pelo SARS-CoV-2, com apresentação grave principalmente em indivíduos idosos e com comorbidades prévias, como hipertensão arterial sistêmica, diabetes melito, cardiopatia crônica e doenças pulmonares crônicas.

No Brasil, o primeiro caso de COVID-19 foi oficialmente diagnosticado em 26 de fevereiro de 2020, e a primeira morte foi registrada em 17 de março desse ano. Até junho de 2021, cerca de 18.000.000 indivíduos foram infectados pelo vírus, com aproximadamente 518.000 óbitos; nesse período, a taxa de mortalidade foi de 2,5%. O estado de São Paulo foi a região mais afetada e o epicentro da epidemia no Brasil.

Características particulares do vírus explicam em parte seu potencial infeccioso. Espículas de glicoproteínas presentes em sua camada lipoproteica ligam-se ao receptor da enzima conversora da angiotensina 2 (ECA-2), facilitando a entrada do vírus em células epiteliais do trato respiratório, incluindo pneumócitos do tipo II. Na maioria dos casos, os sintomas gripais são leves e autolimitados, incluindo febre, tosse e mialgia. Os casos graves manifestam-se com insuficiência respiratória e infiltrado pulmonar intersticial bilateral, na maioria dos pacientes com apresentação tomográfica de "vidro fosco".

14

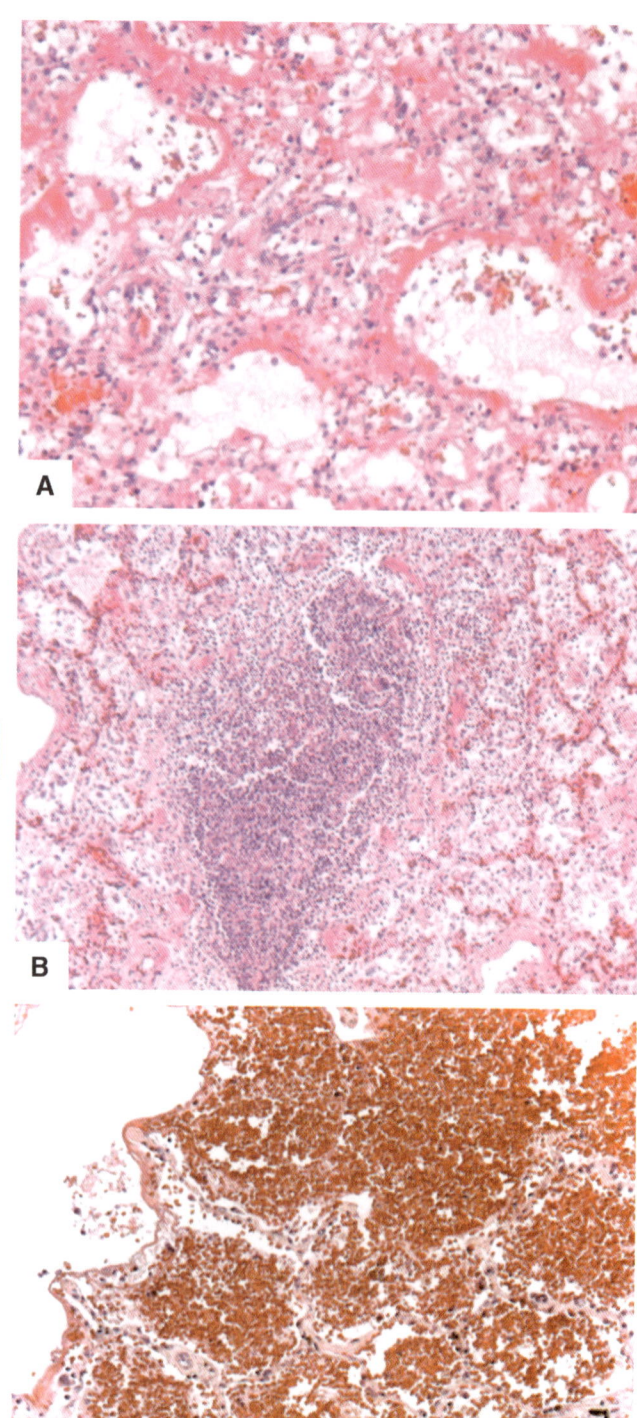

A

B

C

Figura 14.25 Painel mostrando os diferentes padrões de acometimento pulmonar na infecção pelo vírus da influenza A (H1N1). **A.** Dano alveolar difuso. **B.** Dano alveolar difuso associado a bronquiolite. **C.** Dano alveolar difuso associado a hemorragia alveolar.

Agressão pulmonar origina uma tempestade de citocinas, em especial de IL-6, o que causa quadro inflamatório sistêmico capaz de levar à falência de múltiplos órgãos. Caracteristicamente, a resposta linfocitária é discreta; há linfopenia periférica e depleção linfocitária nos órgãos linfoides. O principal achado histológico na doença grave é *dano alveolar difuso* (DAD). No

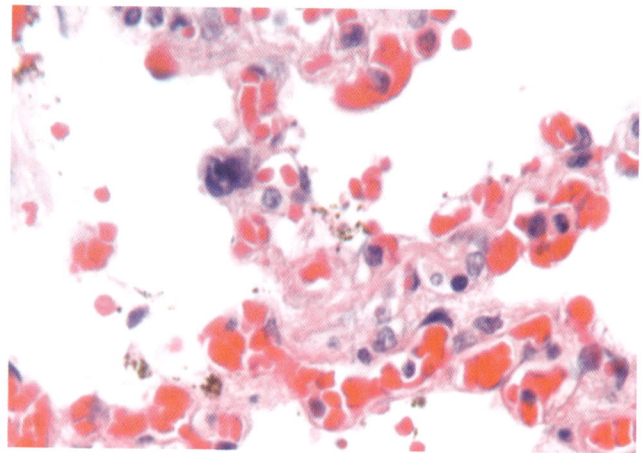

Figura 14.26 Efeito citopático do vírus da influenza A (H1N1): células multinucleadas com citoplasma amplo e núcleos irregulares.

início, há lesão epitelial exuberante e difusa, com intenso efeito citopático viral em pneumócitos, descamação epitelial, metaplasia escamosa, membranas hialinas, edema septal e discreto infiltrado linfocitário (DAD exsudativo). A organização das lesões iniciais pode resultar em fibrose pulmonar, com risco de persistência das manifestações clínicas e de comprometimento crônico da função respiratória em parte dos pacientes. Após poucos dias, observam-se organização do exsudato intra-alveolar, formação de tecido de granulação e neoformação conjuntiva nos septos alveolares (DAD proliferativo). Outro achado importante são trombos múltiplos na microcirculação pulmonar, presentes em 70 a 80% dos pacientes com quadro pulmonar grave, resultantes de agressão endotelial pelo vírus e do estado de hipercoagulabilidade sanguínea (Figura 14.27).

Herpes simplex. A pneumonia induzida pelo *Herpes simplex* tem comprometimento focal, nodular ou confluente do interstício, com áreas de necrose centradas em bronquíolos (broncopneumonia). Por causa da necrose, surgem caracteristicamente "fantasmas" de paredes alveolares. O quadro histológico completa-se com exsudato proteináceo, detritos celulares e neutrófilos nos espaços alveolares remanescentes. Nas células alveolares e nos macrófagos, são vistas as típicas inclusões intranucleares tipo Cowdry A (olho de coruja, Figura 14.28) e células multinucleadas.

Varicela/zoster. Os vírus do grupo varicela/zoster causam inflamação morfologicamente semelhante à provocada pelo *Herpes simplex*: pneumonia intersticial, membranas hialinas, exsudato proteico amorfo e necrose de distribuição peribronquiolar.

Adenovírus. A característica histológica mais evidente é destruição de bronquíolos por necrose de coagulação e infiltrado de mononucleares, além de inclusões virais no epitélio alveolar e bronquiolar (Figura 14.20).

Citomegalovírus. O achado microscópico mais evidente de infecção pelo citomegalovírus é o aumento do volume das células infectadas, que apresentam inclusões intranucleares e intracitoplasmáticas. No núcleo, as inclusões são centrais e de cor vermelho-púrpura, separadas da cromatina adjacente por halo claro característico (Figura 14.17). No citoplasma, as inclusões aparecem como granulações grosseiras e basofílicas. Os macrófagos alveolares são as células que mais contêm inclusões, sendo as células alveolares, endoteliais, intersticiais e epiteliais bronquiolares menos afetadas.

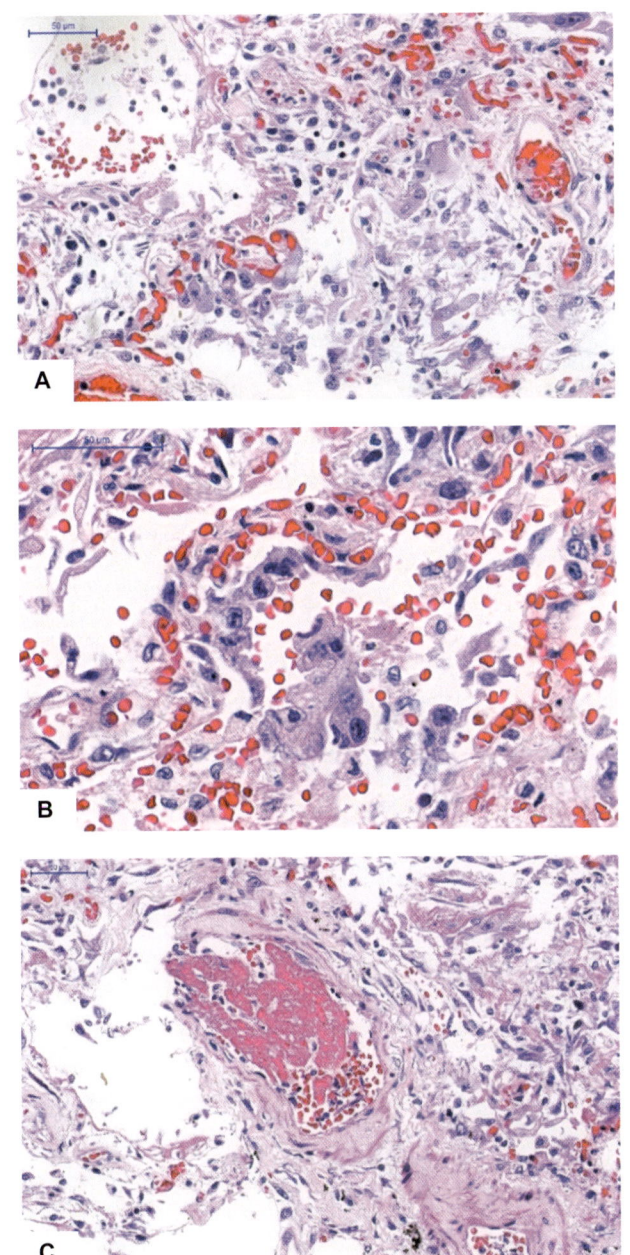

Figura 14.27 Infecção pelo SARS-CoV-2. **A.** Acometimento pulmonar mostrando membranas hialinas, pneumócitos descamados com intensa atipia de padrão viral e discreto infiltrado inflamatório (dano alveolar difuso na fase exsudativa). **B.** Detalhe de pneumócitos com efeito citopático, que mostram citoplasma amplo e núcleo irregular. **C.** Parênquima pulmonar com dano alveolar difuso e trombo organizado em arteríola pulmonar.

Sarampo. Encefalite e pneumonia causadas pelo vírus do sarampo são a complicação mais frequente e mais grave dessa virose. Pneumonia, muitas vezes fatal, acomete classicamente indivíduos imunossuprimidos e crianças malnutridas. Histologicamente, o quadro caracteriza-se por dano alveolar difuso, bronquiolite necrosante, metaplasia escamosa e células gigantes contendo inclusões virais (Figura 14.29). O efeito citopático viral aparece como inclusões eosinofílicas nucleares e intracitoplasmáticas, sendo encontradas em macrófagos, endotélio e pneumócitos.

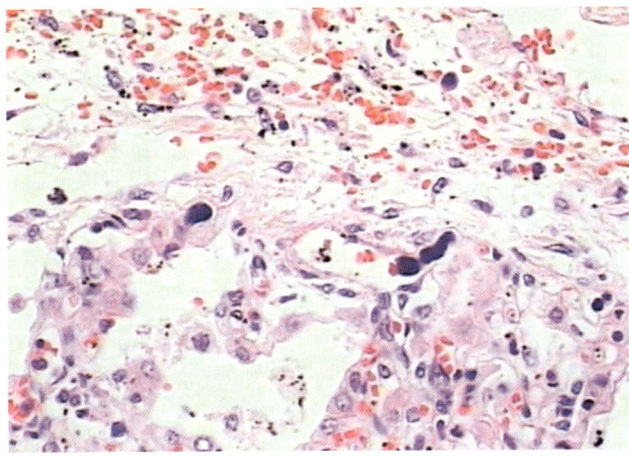

Figura 14.28 Pneumonia por *Herpes simplex*. Inclusões nucleares típicas do vírus em células do revestimento alveolar.

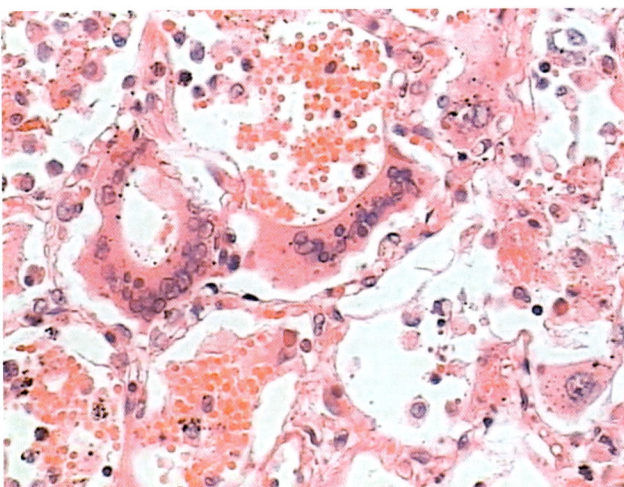

Figura 14.29 Pneumonia por sarampo. Células gigantes multinucleadas típicas, com inclusões virais nucleares e citoplasmáticas.

Pneumonias fúngicas

Pneumonias por fungos representam um grupo de importância crescente na prática médica, sobretudo pelo aumento do número de pacientes imunossuprimidos e pelo aspecto invasivo que a infecção pode assumir.

Aspergillus. O achado clássico da infecção por *Aspergillus* é infarto hemorrágico com infiltrado inflamatório escasso e no qual as hifas do fungo são encontradas invadindo a parede de vasos sanguíneos e permeando septos alveolares em pacientes imunossuprimidos, principalmente com doenças hematológicas. Outra forma de comprometimento é a colonização de cavidades preexistentes de tuberculose ou bronquiectasia, formando "bolas fúngicas". As hifas são finas, longas e septadas e dicotomizam em ângulos agudos. Os micélios arranjam-se em paralelo e irradiam-se a partir de um ponto central (Figuras 14.30).

Candida. Apresenta duas formas de comprometimento. A forma *hematogênica* caracteriza-se por nódulos miliares distribuídos difusamente nos pulmões. Os nódulos são constituídos por área central de necrose e inflamação. Grupos de pseudo-hifas e gemulações arranjam-se em filamentos longos que podem ser

14

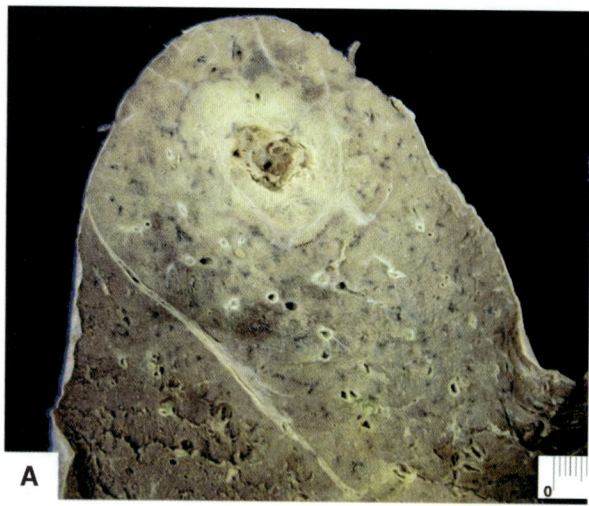

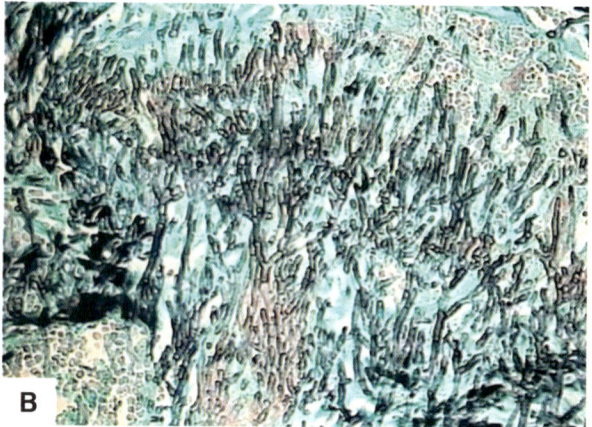

Figura 14.30 Aspergilose pulmonar. **A.** Lesão apical com halo fibroso e centro cavitado. **B.** Detalhe das hifas, que são longas, septadas e dicotomizam em ângulos agudos. Coloração de Grocott.

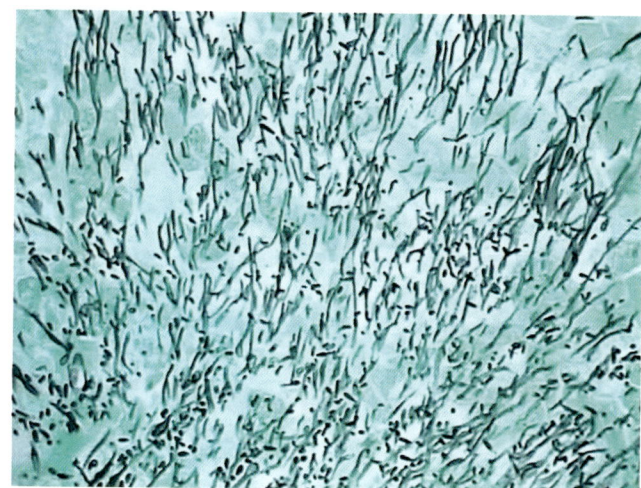

Figura 14.31 *Candida* sp. Pseudo-hifas e gemulações sob a forma de longos filamentos. Coloração de Grocott.

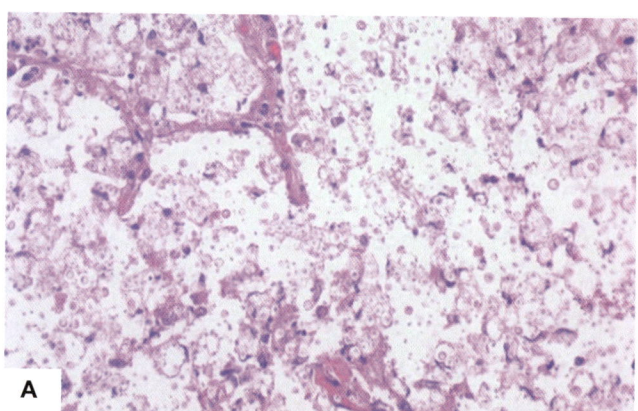

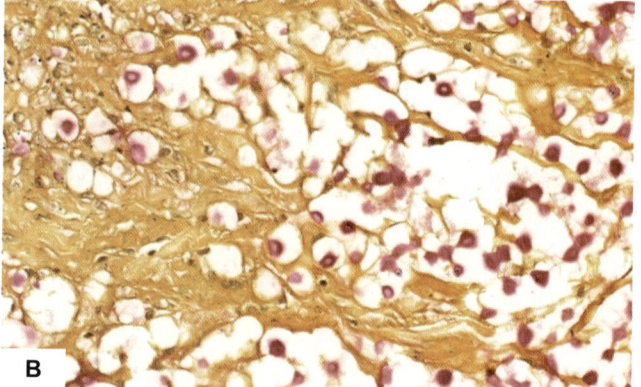

Figura 14.32 Pneumonia por criptococos. **A.** Espaços alveolares preenchidos por muco e discreto infiltrado inflamatório. **B.** Detalhe de **A** para mostrar fungos redondos ou ovais, bem destacados na coloração de PAS.

visualizados na coloração pela HE, mas são mais bem impregnados pelas colorações à base de prata ou PAS (Figura 14.31). A forma *aspirativa* é geralmente evento terminal e sem significado prático; acomete a cavidade oral, esôfago, laringe ou traqueia. Por serem aspirativas, as lesões localizam-se em bronquíolos e frequentemente contêm células vegetais. Candidíase pode causar broncopneumonia e abscessos.

Cryptococcus neoformans. Trata-se de fungo saprófita associado a infecções profundas e fungemia em indivíduos imunossuprimidos. Em geral, o comprometimento pulmonar é secundário à disseminação da doença. A lesão caracteriza-se por necrose extensa associada a inflamação aguda e crônica, ocasionalmente com microabscessos. Os fungos são pequenos, redondos ou ovalados, basófilos na coloração HE, bem visualizados nas colorações pela prata e característicos pela coloração com mucicarmin, que evidencia sua cápsula gelatinosa (Figura 14.32).

Pneumocystis jirovecii. Também conhecida como pneumonia de células plasmocitárias, compromete crianças e adultos imunossuprimidos por desnutrição, neoplasias malignas e, particularmente, infecção pelo HIV (ver Capítulo 33). Histologicamente, os alvéolos encontram-se preenchidos por material proteico xantomizado e eosinofílico que, com impregnação pela prata, mostra formas características em semiluas do microrganismo (Figura 14.33). Os septos alveolares mostram-se discreta ou moderadamente alargados por infiltrado mononuclear predominantemente plasmocitário.

Histoplasma. É infecção causada pelo *Histoplasma capsulatum*, fungo dimórfico que cresce no solo em forma de micélios (hifas) e, em humanos, como levedura ou esporos. A infecção ocorre no mundo todo e sua provável fonte de infecção são morcegos. A doença tem semelhanças com a tuberculose e, na maioria dos casos, é autolimitada e assintomática. Após inalação do fungo, esporos

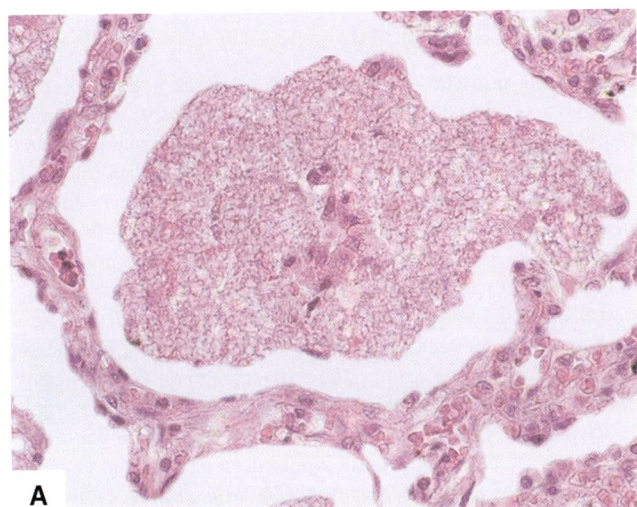

A

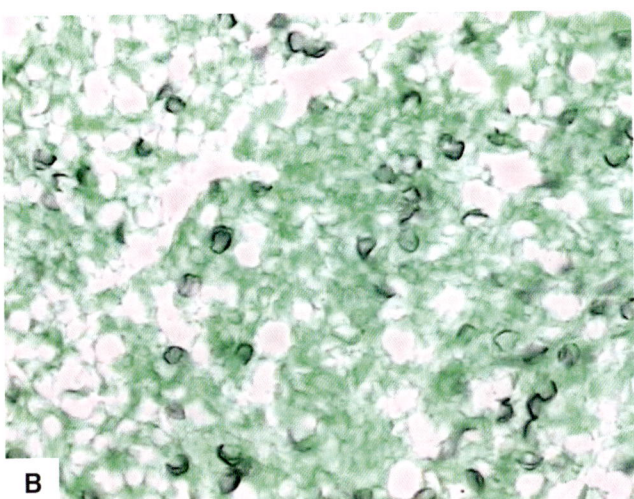

B

Figura 14.33 Pneumocistose. **A.** Exsudato "algodonoso" intra-alveolar com moderada reação inflamatória septal. **B.** Estruturas arredondadas ou em forma de meia-lua (coradas em preto), em meio ao exsudato "algodonoso" intra-alveolar (coloração de Grocott).

proliferam nos alvéolos, penetram em vasos linfáticos e atingem os linfonodos hilares, de onde são drenados para a circulação sanguínea e disseminados para vários órgãos; os fungos são sequestrados por macrófagos no baço, no fígado, em linfonodos e na medula óssea. Após alguns dias e com o desenvolvimento da imunidade celular, surgem granulomas, necrose, fibrose e calcificação (Figura 14.34), que formam nódulos de 1 a 3 cm (histoplasmoma). A forma crônica da infecção acompanha-se muitas vezes de doenças pulmonares prévias, como enfisema. As lesões pulmonares dependem da quantidade de fungos inalados, da resposta do hospedeiro e de pneumopatias prévias.

Paracoccidioides brasiliensis. A paracoccidioidomicose está descrita no Capítulo 34.

Pneumonias por helmintos

Infecção pulmonar por helmintos é evento raro e invariavelmente associado a imunossupressão. O exemplo mais característico é a infecção causada pelo *Strongyloides stercoralis*, helminto responsável por complicação pulmonar grave

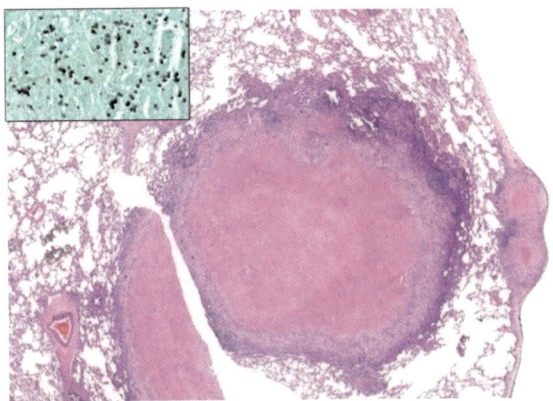

Figura 14.34 Histoplasmose. Lesão nodular delimitada por faixa de infiltrado linfocitário e tecido conjuntivo, com extensa necrose central. No detalhe, veem-se pequenas estruturas redondas isoladas ou em arranjo de cacho de uva (coloração de Grocott).

que resulta em inflamação aguda, lesão da microcirculação e hemorragia extensa. Os pulmões e as pleuras são raramente afetados pela *cisticercose*, ao contrário dos músculos da parede torácica. Clinicamente, as lesões pulmonares são, em geral, assintomáticas, podendo apresentar-se como nódulos isolados ou fazer parte de doença generalizada. Enquanto a larva está viva nos tecidos, não há reação tecidual. Após morte do parasito, substâncias são liberadas e induzem reação inflamatória.

Pneumonia por aspiração

Pneumonia aspirativa resulta da penetração de alimentos ou conteúdo gástrico nos pulmões. Aspiração pulmonar ocorre nas formas: (1) broncoaspiração aguda, que resulta de: (a) vômitos em indivíduos com redução do nível de consciência (lesões encefálicas, estados de coma, anestesia etc.) ou com transtornos no reflexo de tosse. Nesses casos, há aspiração de grande quantidade de conteúdo gástrico; (b) doenças do esôfago em que há retenção do bolo alimentar no órgão ou fístulas tráqueo/brônqueo-esofágicas, que favorecem a penetração do material deglutido nas vias aéreas; (2) broncoaspiração crônica, associada geralmente a refluxo gastroesofágico (ver Capítulo 22). Como nesta o material é aspirado em pequena quantidade, a agressão não é suficiente para provocar comprometimento grave dos pulmões, embora cause tosse e pneumonia recorrente de pequena intensidade. As consequências de aspiração pulmonar são de dois tipos: (1) lesão química provocada pela secreção ácida gástrica em contato com o epitélio respiratório, capaz de causar dano alveolar difuso; (2) infecção pulmonar por microrganismos da microbiota bucal, especialmente microrganismos anaeróbios.

O padrão morfológico das lesões varia conforme o grau de aspiração, que vai desde pequenos focos até necrose maciça e formação de abscessos. Microscopicamente, encontra-se material aspirado na luz de alvéolos e vias aéreas, sendo mais característico quando existem corpos estranhos ou restos de células vegetais (Figura 14.35). Nos casos graves, surge dano alveolar difuso (DAD, ver adiante).

▶ Tuberculose

A tuberculose é uma das doenças mais antigas de que se tem conhecimento, tendo sido descrita em múmias egípcias anos antes de Cristo. Conhecida de longa data, foi descrita morfologicamente

14

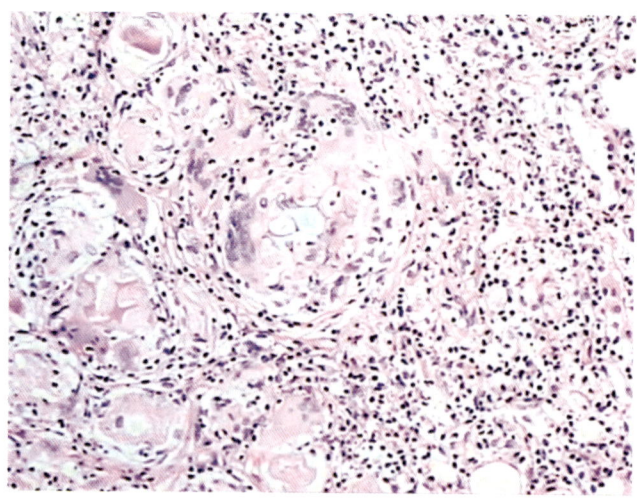

Figura 14.35 Pneumonia aspirativa. Células gigantes e material alimentar contendo parede celular de células vegetais.

por Laennec em 1804. Com o advento do esquema tríplice de tratamento por volta de 1950, a doença foi praticamente erradicada nos países industrializados da Europa e nos EUA. Como a doença tem forte relação com as condições de vida das pessoas, o Brasil sempre foi considerado um centro endêmico; nele, a tuberculose prevalece até hoje como doença de país subdesenvolvido. Nas últimas décadas, contudo, a tuberculose voltou a merecer grande interesse mundial por causa de sua estreita associação com a síndrome da imunodeficiência adquirida (AIDS); com o advento desta nos anos 1980, a incidência de tuberculose cresceu no mundo todo, inclusive nos países desenvolvidos. Apesar dos esforços das autoridades de saúde para o controle da doença (diagnóstico e tratamento), a tuberculose continua sendo enfermidade com alta morbidade e mortalidade em vários países, inclusive no Brasil. Segundo a OMS, a cada ano são registrados oito milhões de novos casos e cerca de um milhão e meio de pessoas morre em consequência da doença.

Causada pelo *Mycobacterium tuberculosis* (bacilo de Koch – BK, isolado em 1882), a tuberculose é doença da imunidade, ou seja, da capacidade de cada indivíduo de se defender contra um microrganismo. Ao mesmo tempo, a capacidade de defesa do organismo é responsável pelas lesões destrutivas que acontecem na doença. A transmissão da infecção faz-se de pessoa a pessoa, por meio de aerossóis. Os pulmões são, portanto, o primeiro órgão a entrar em contato com a bactéria e a sofrer lesões. A infecção resulta em reação de hipersensibilidade a antígenos do bacilo, que pode ser avaliada pelo teste cutâneo à tuberculina (PPD).

Historicamente, a tuberculose tem forte relação com pobreza, condições de vida (saneamento básico, alimentação etc.) e doenças debilitantes (neoplasias malignas, AIDS, alcoolismo etc.). Como doença associada à redução das defesas do organismo, a AIDS é importante fator predisponente da tuberculose e, nas últimas décadas, a colocou novamente no palco das doenças infecciosas importantes nos EUA e na Europa. Além da AIDS, outros fatores fazem com que a tuberculose seja ainda prevalente, grave e, às vezes, fatal. Assim, todas as condições que alteram as defesas do hospedeiro, como desnutrição, alcoolismo e medicamentos imunossupressores, estes largamente empregados na prática médica, são consideradas ponto de partida para a tuberculose pulmonar.

Reações do hospedeiro

Como discutido nos Capítulos 3 e 4, agressão por um microrganismo é seguida de reação inflamatória inespecífica (resposta imunitária inata), que consiste na migração de leucócitos para os tecidos a fim de eliminar ou conter o agente invasor. Em geral, essa reação consegue conter a multiplicação da maioria dos patógenos. Além dessa, o organismo dispõe também de outra forma eficiente de resposta a microrganismos, que é a reação imunitária adaptativa, efetuada por meio de reação inflamatória específica.

O BK possui três componentes na parede, cada um com função particular na reação inflamatória: (1) lipídeos, responsáveis pela ativação de monócitos e macrófagos e sua posterior transformação em células epitelioides e células gigantes multinucleadas; (2) proteínas (tuberculoproteínas), que conferem sensibilização ao bacilo e contribuem para a formação de células epitelioides e células gigantes; (3) carboidratos, responsáveis pela reação neutrofílica.

Após inalados, alguns bacilos escapam dos mecanismos usuais de defesa e chegam aos alvéolos. Por características anatômicas da ventilação pulmonar, a maior quantidade de bacilos aloja-se inicialmente na região superior do lobo inferior ou no segmento inferior do lobo superior, onde se forma um foco de inflamação subpleural (ver adiante, Complexo primário). Dessa região, pode haver disseminação linfática ou sanguínea para outros órgãos. Uma vez nos alvéolos e com todas as condições de aeração, inicia-se a sequência de reações descritas a seguir (Figura 14.36).

Reação exsudativa. Macrófagos alveolares e polimorfonucleares neutrófilos atraídos pela fração de carboidrato da bactéria são a primeira linha de defesa do hospedeiro contra os bacilos inalados. Nas três primeiras semanas de infecção, a resposta inflamatória pulmonar (pneumonia) é inespecífica e feita por neutrófilos e macrófagos. Apesar de fagocitarem os bacilos, os macrófagos não os destroem, pois componentes do BK bloqueiam a fusão de fagossomos com lisossomos, por meio de inibição da acidificação e de aumento de Ca^{++} no citoplasma. Com isso, os bacilos permanecem vivos e proliferam no interior dessas células. Em alguns indivíduos, a liberação de substâncias oxidantes e elastases, sobretudo por neutrófilos, origina um foco de alveolite aguda exsudativa caracterizada por necrose de alvéolos, exsudação de fibrina, neutrófilos degenerados e grande número de bacilos viáveis (forma anérgica). No passado, essa forma da doença era difícil de ser vista, mas, hoje, é possível encontrá-la em indivíduos imunossuprimidos.

Reação produtiva. Como a resposta puramente exsudativa não é suficiente para conter a multiplicação dos bacilos, é acionada uma segunda linha de defesa (resposta imunitária adaptativa). Em contato com os bacilos, células apresentadoras de antígenos liberam IL-12, que estimula linfócitos T (Th1). Estes: (a) induzam resposta cutânea à tuberculina; (b) liberam citocinas, sobretudo IFN-γ, que é o principal ativador de macrófagos. Macrófagos ativados: (a) liberam mais citocinas e quimiocinas, que atraem mais macrófagos; (b) produzem óxido nítrico, que é capaz de matar bacilos; (c) liberam defensinas, que atuam contra as bactérias; (d) transformam-se em células epitelioides e células gigantes multinucleadas. O resultado é: destruição de bacilos, formação de granulomas e necrose caseosa. Os granulomas contêm uma ou mais células gigantes no centro, ao redor das quais existem células epitelioides; na periferia, encontram-se linfócitos, macrófagos e poucos plasmócitos; no centro, há necrose caseosa de extensão variada (Figura 14.37).

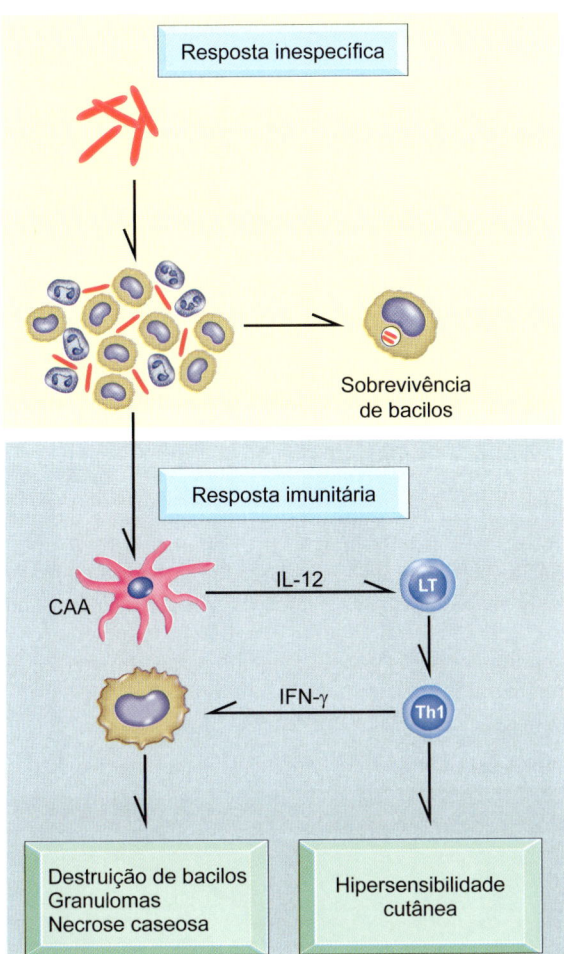

Figura 14.36 Respostas do organismo à infecção pelo bacilo da tuberculose (BK). No início da infecção, há exsudação de neutrófilos e macrófagos (*resposta inflamatória inespecífica*). Macrófagos fagocitam BK, mas não os destroem por falta de fusão de lisossomos com fagossomos. Após 3 semanas, células apresentadoras de antígenos (CAA) estimuladas pelos BK liberam IL-12, que induz linfócitos T a se diferenciar em linfócitos Th1 (*resposta imunitária adaptativa*). Linfócitos Th1: (1) respondem pela hipersensibilidade cutânea (teste tuberculínico); (2) liberam IFN-γ, que ativa macrófagos. Estes produzem óxido nítrico, TNF, IFN-γ e quimiocinas, que recrutam mais macrófagos. Tal resposta imunitária resulta em destruição de bacilos, formação de granulomas e surgimento de necrose caseosa.

Reação produtivo-caseosa. Macrófagos, células epitelioides e linfócitos T destroem os bacilos nos granulomas. Dependendo do número de bacilos nas lesões e do grau de hipersensibilidade do hospedeiro, surge necrose caseosa no centro do granuloma (Figuras 14.38 e 14.39). Quanto maior a carga de bacilos e maior o grau de hipersensibilidade do hospedeiro, maior é a extensão da necrose nos granulomas.

Macrófagos com bacilos viáveis no citoplasma podem sofrer apoptose; quando isso acontece, os bacilos ficam retidos nos corpos apoptóticos. Por outro lado, linfócitos T citotóxicos liberam citocinas e proteases que causam necrose. Na doença, portanto, a resposta granulomatosa é um campo de batalha entre o hospedeiro e o bacilo; ao mesmo tempo em que impede a disseminação da infecção, permite a sobrevivência da micobactéria. Apoptose é um mecanismo para isolar o microrganismo e impedir sua proliferação, enquanto necrose facilita a disseminação do agente. Quanto mais apoptose, menos necrose.

Reação de cicatrização. Com a morte dos bacilos ou com o controle da multiplicação bacteriana, o granuloma segue o curso natural de reparação de toda reação inflamatória, que é sua colagenização induzida por FGF secretado por macrófagos. Com isso, a lesão entra em processo de cicatrização, hialinização e calcificação.

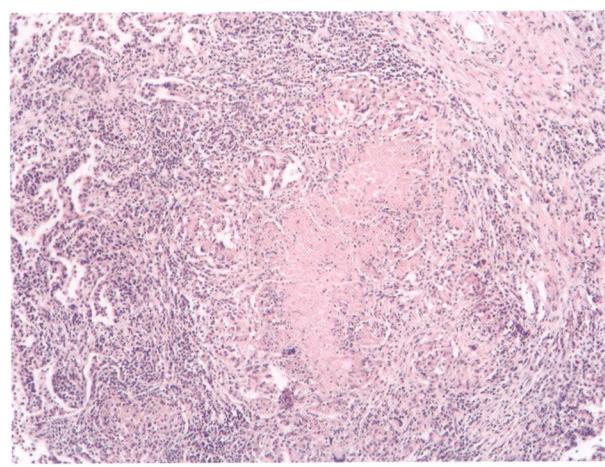

Figura 14.38 Tuberculose produtivo-caseosa. Granuloma com células gigantes e necrose caseosa central.

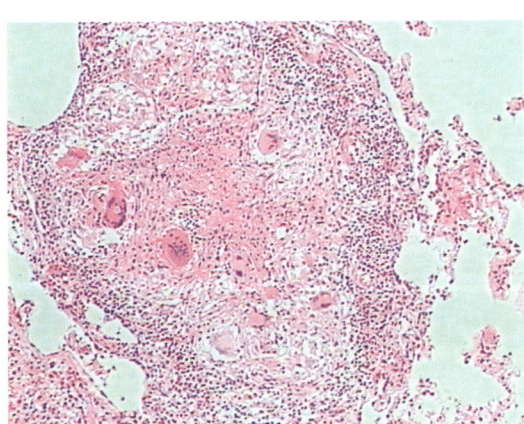

Figura 14.37 Tuberculose produtiva. Granuloma com células gigantes e escassa necrose caseosa central.

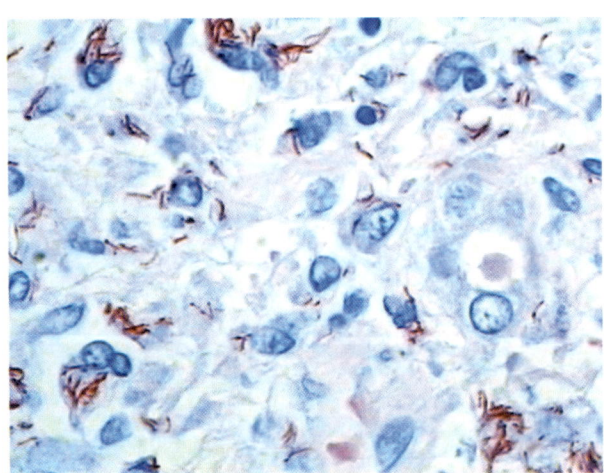

Figura 14.39 Tuberculose. Coloração de Ziehl-Neelsen mostra numerosos bacilos álcool-ácido resistentes.

Tuberculose primária

Tuberculose primária é a inflamação que surge em indivíduos que entraram em contato com o *M. tuberculosis* pela primeira vez, ou seja, trata-se de primo-infecção; é mais comum em crianças, mas pode acometer adultos ou idosos que mudam de ambiente pouco contaminado para locais com maior risco de contágio. A reação inflamatória inicial e os granulomas, com ou sem necrose, formam-se preferencialmente na região inferior do lobo superior ou na superior do lobo inferior. Tal reação inflamatória e granulomas recebem o nome de *nódulo de Ghon*. A partir deste, os bacilos alcançam os vasos linfáticos e os linfonodos hilares, onde promovem o mesmo tipo de reação inflamatória, ou seja, linfadenite granulomatosa. Ao conjunto de nódulo de Ghon e linfadenite (Figura 14.40), dá-se o nome de *complexo primário* ou *complexo de Ghon*.

O complexo primário tem dois destinos: (1) cura, que ocorre na grande maioria dos casos. A cura se dá pela destruição ou controle da multiplicação dos microrganismos e pelo processo reparativo de cicatrização e calcificação das lesões, tanto no parênquima pulmonar quanto nos linfonodos. Quando isso acontece, a infecção deixa apenas uma pequena cicatriz, indicativa de que algum dia o indivíduo entrou em contato com o bacilo, desenvolveu hipersensibilidade, conseguiu controlar o crescimento bacteriano e não desenvolveu doença. Em algumas pessoas, alguns bacilos podem permanecer latentes (viáveis) nesses locais por muito tempo, mas sem provocar lesões (*forma latente*). Se, por qualquer motivo, o indivíduo sofre queda de suas defesas, os microrganismos voltam a se multiplicar e originam doença (tuberculose secundária – ver adiante); (2) tuberculose-doença. Quando não há cura da infecção (nos pulmões e/ou nos linfonodos), os bacilos persistem nos tecidos, multiplicam-se e podem se disseminar para os próprios pulmões (pelas vias aéreas) ou para outros órgãos (pela via sanguínea). Esse quadro constitui a *tuberculose primária progressiva*, que se apresenta sob as formas de pneumonia caseosa ou de tuberculose miliar, ambas graves.

Tuberculose primária progressiva. Como já comentado, a maioria das pessoas que se infectam com o BK cura-se espontaneamente. Quando falham as defesas contra o bacilo, surgem lesões pulmonares responsáveis pelas duas formas principais de manifestação da tuberculose primária.

Pneumonia caseosa. Resulta da disseminação dos bacilos para os alvéolos adjacentes através dos poros de Khon, resultando na expansão de lesões exsudativas e de granulomas. Com isso, forma-se uma pneumonia alveolar cujas lesões tendem a comprometer ácinos inteiros e uniformemente.

Tuberculose miliar. Com a expansão das lesões destrutivas, grande número de bacilos pode penetrar nos vasos sanguíneos, através dos quais são levados a outros pontos no próprio pulmão e a vários outros órgãos, sobretudo fígado, baço, rins, meninges e medula óssea. Formam-se assim numerosos pequenos nódulos inflamatórios nos locais atingidos (nódulos miliares), constituindo a tuberculose miliar (Figura 14.41). Esta é uma forma grave de tuberculose, muitas vezes fatal.

Tuberculose secundária

Mais comum em adultos, é a doença que ocorre em indivíduo que teve a primo-infecção previamente. Tuberculose secundária surge de duas maneiras: (1) reativação da infecção. Como já comentado, após a infecção primária, bacilos podem permanecer em estado latente e metabolicamente inerte. Meses ou anos depois e por qualquer condição que resulte em queda da imunidade, os bacilos latentes voltam a se multiplicar e originam novos granulomas e novas lesões. Por serem

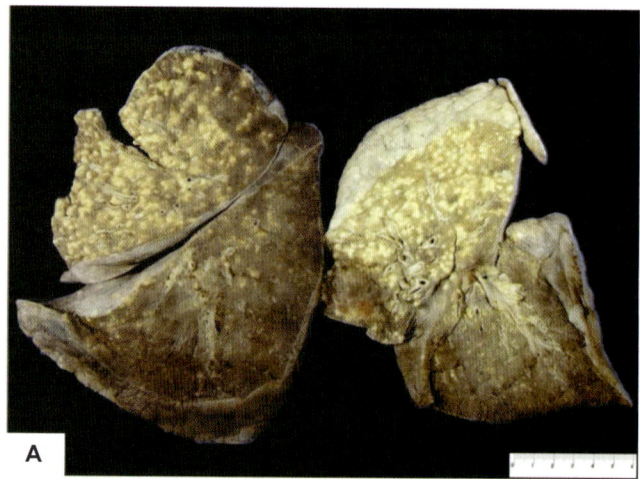

A

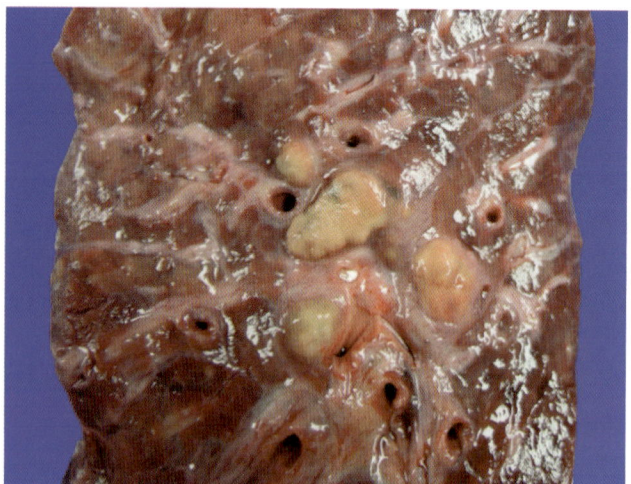

Figura 14.40 Tuberculose linfonodal. Linfonodos hilares aumentados de volume e com necrose caseosa.

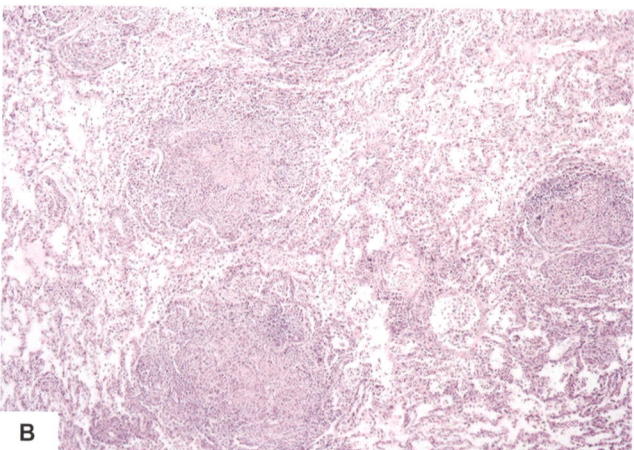

B

Figura 14.41 Tuberculose miliar. **A.** Múltiplos micronódulos distribuídos difusamente no parênquima pulmonar. **B.** Múltiplos granulomas nos pulmões.

14

aeróbios, os bacilos multiplicam-se preferencialmente nos ápices pulmonares (maior tensão de oxigênio e menor fluxo sanguíneo), onde as lesões da tuberculose secundária são mais comuns; (2) reinfecção. Um indivíduo que teve a primo-infecção curada bacteriologicamente pode sofrer nova infecção. Tuberculose secundária é conhecida também como tuberculose do adulto ou tuberculose de reinfecção, podendo esta ser endógena ou exógena. As lesões da tuberculose secundária apresentam-se nas seguintes formas:

Tuberculose apical. Durante a primo-infecção, há disseminação de bacilos, que se alojam preferencialmente nos ápices pulmonares. Quando ocorre reativação da infecção e os bacilos voltam a multiplicar-se (ou quando há nova infecção), formam-se granulomas produtivos, granulomas produtivo-caseosos e nódulos fibrocalcificados. Por esse motivo, a tuberculose secundária afeta primeiramente os ápices pulmonares e pode causar lesões fibrocaseosas extensas nesses locais.

Tuberculose ácino-nodosa. A partir da lesão apical ou de reativação da lesão primária, pode haver proliferação dos bacilos e sua disseminação pelas vias aéreas. O transporte dos bacilos através de brônquios por ação dos movimentos respiratórios forma lesões axiais peribrônquicas que acompanham a histoarquitetura pulmonar. Nesses casos, a inflamação granulomatosa compromete caracteristicamente ácinos pulmonares inteiros, podendo ser reconhecida macroscopicamente como condensação parenquimatosa com a forma acinar. Quando ácidos adjacentes são acometidos, formam-se as lesões *em trevo*. Se os bacilos atingem a pleura, forma-se pleurite tuberculosa, com derrame pleural.

Tuberculose cavernosa. Quando ocorre necrose extensa, o material necrótico se liquefaz e é drenado por um brônquio e expelido, dando origem a cavitações conhecidas como *cavernas tuberculosas* (Figuras 14.42). Quando há destruição também de vasos sanguíneos, surgem hemorragias e hemoptise. O número, o tamanho e a forma das cavernas variam bastante. A fibrose que se forma na parede delas e no parênquima adjacente pode causar outras lesões, como obstrução brônquica, bronquiectasia por tração, enfisema cicatricial etc.

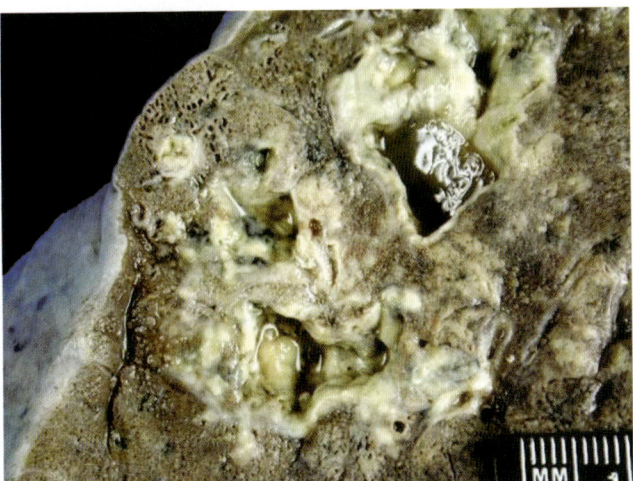

Figura 14.42 Tuberculose apical cavernosa. O ápice do lobo superior mostra cavidades tuberculosas circundadas por tecido fibroso, além de pequenos nódulos.

Tuberculose miliar. Tal como na tuberculose primária, a penetração de grande número de bacilos em vasos sanguíneos e a disseminação deles para outras áreas do pulmão e de outros órgãos formam as lesões miliares já descritas.

Conforme se pode depreender das formas anatomopatológicas da doença, a tuberculose pode simular praticamente qualquer pneumopatia, desde infecções a tumores pulmonares, devendo, portanto, fazer parte do diagnóstico diferencial clínico e anatomopatológico de praticamente toda doença pulmonar. A Figura 14.43 resume as principais formas de tuberculose.

A tuberculose pulmonar pode disseminar-se também para outros órgãos. Por contiguidade, pode atingir a pleura, causando pleurite tuberculosa. Pela via aérea, pode causar infecção da laringe. Bacilos deglutidos passam pelo estômago e chegam ao intestino delgado, onde provocam tuberculose intestinal (ver Capítulo 22). Por via sanguínea, além da forma miliar, pode haver disseminação dos bacilos para diversos órgãos (rins, ossos, sistema nervoso, órgãos genitais etc.), constituindo a tuberculose de órgãos isolados.

Micobactérias atípicas (micobactérias não tuberculosas)

As principais micobactérias não tuberculosas patogênicas são *Micobacterium avium-intracellulare, Micobacterium kansaii, Micobacterium xenopi* e *Micobacterium fortuitum-chelonei.* Tais agentes vivem no meio ambiente (água e solo), em vários animais e em reservatórios não biológicos. Trata-se de bactérias do meio ambiente, aeróbias e Gram-positivas, também incluídas no grupo de bacilos álcool-ácido resistentes (BAAR).

Micobactérias atípicas comportam-se como microrganismos oportunistas, pois infectam indivíduos com imunodeficiência e baixo número de linfócitos T CD4+, especialmente: (a) pessoas infectadas pelo HIV; (b) em situações em que a ativação de macrófagos por linfócitos NK está reduzida; (c) quando existe defeito na resposta ao IFN-γ. Em alguns indivíduos, a suscetibilidade a essas bactérias pode ter componente genético.

A apresentação clínica e anatomopatológica da infecção é variável, podendo apresentar-se como nódulo único, micronódulos, cavitações e bronquiectasia. Especialmente em pacientes com AIDS, as lesões podem ser muito semelhantes às da tuberculose, com granulomas e necrose caseosa (ver Capítulo 33). Como ocorre em indivíduos imunossuprimidos, com deficiência na resposta granulomatosa, nas lesões pode haver grande número de macrófagos xantomizados e granulomas com neutrófilos (microabscessos), mas com poucas células gigantes; há também maior envolvimento das vias aéreas, às vezes com bronquiectasia.

Em indivíduos imunocompetentes, a infecção pode manifestar-se como pneumonia de hipersensibilidade, caracterizada por pneumonia em organização em torno do eixo bronco-vascular e infiltrado linfocitário, sem granulomas ou células gigantes. Esta forma resulta de inalação de bacilos provenientes de água contaminada de várias fontes, como ar condicionado, saunas, umidificadores de ar ou chuveiros.

▶ Doenças pulmonares obstrutivas

Doenças pulmonares obstrutivas são entidades clínico-patológicas que têm em comum obstrução crônica ao fluxo aéreo, em qualquer nível da árvore respiratória, e se manifestam com sinais e sintomas respiratórios persistentes. Pneumopatias

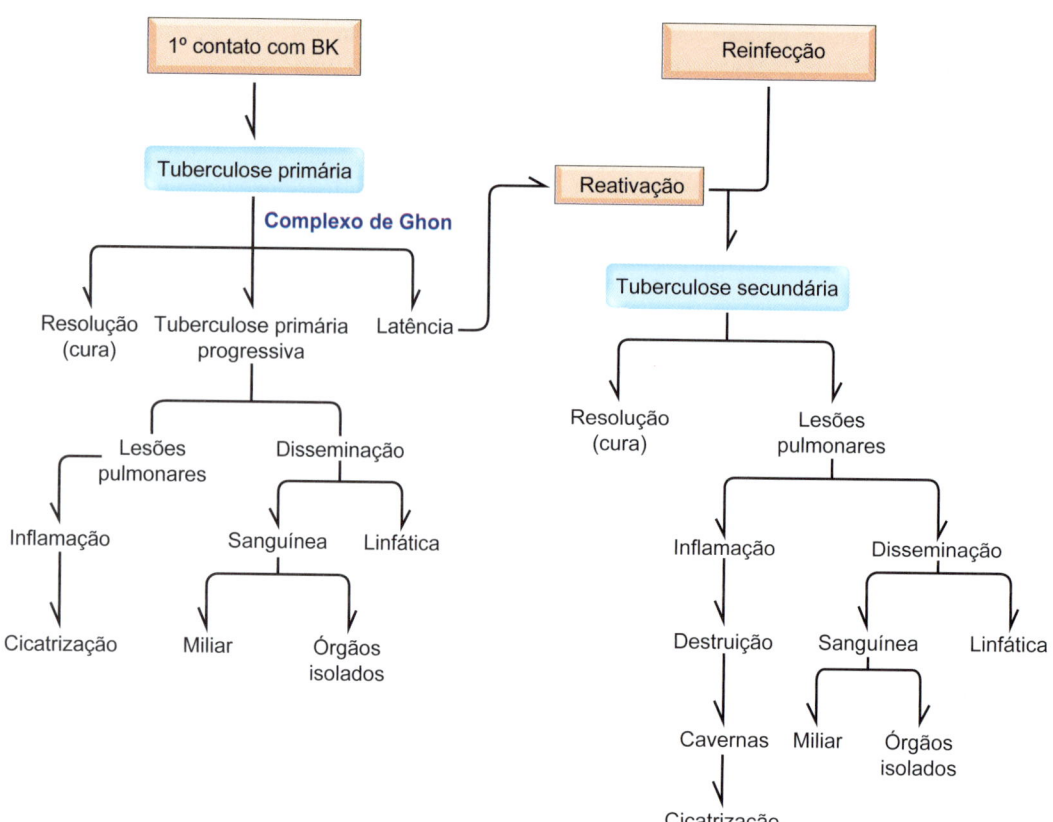

Figura 14.43 Principais formas da tuberculose.

obstrutivas estão provavelmente entre as doenças crônicas mais comuns no mundo todo, e sua prevalência está aumentando globalmente, particularmente em crianças e em idosos. A maioria dos indivíduos com doenças obstrutivas crônicas vive em países em desenvolvimento ou em situações de privação. Segundo a OMS, mais de três milhões de pessoas morreram por doenças pulmonares obstrutivas crônicas em 2015, o que correspondeu a 6% de todas as mortes registradas globalmente naquele ano; para 2020, esperou-se que tenha sido a terceira maior causa de óbitos no mundo.

Muitas dessas doenças são preveníveis e poderiam ser controladas com manejo adequado, mediante intervenções sabidamente custo-efetivas, tanto em países desenvolvidos como nos em desenvolvimento. Entre os fatores de risco para tais doenças, estão: (a) tabagismo, inclusive fumo passivo, tanto em países desenvolvidos como em desenvolvimento; (b) poluição *indoor*, ou seja, ambientes internos, domésticos ou residenciais (principalmente a partir de combustíveis da biomassa) e *outdoor*, ou seja, ambientes externos ou abertos; (c) alérgenos variados; (d) agentes ocupacionais; (e) estados pós-infecciosos; (f) doenças genéticas (como deficiência de α1-antitripsina); (g) dieta e estados nutricionais (provável).

As duas principais doenças obstrutivas são bronquite crônica e enfisema pulmonar. A asma, antes considerada doença obstrutiva, foi separada como entidade própria na revisão de 2020 da *Global Strategy for Prevention, Diagnosis and Management of COPD* (GOLD, 2020). São também incluídas entre as doenças obstrutivas entidades menos comuns, como fibrose cística e bronquiectasia. Como o tabagismo é o fator etiológico mais importante tanto de bronquite crônica como de enfisema, muitos pacientes apresentam sobreposição das duas

doenças, com predomínio ora do componente inflamatório das vias aéreas (bronquite/bronquiolite), ora de destruição do parênquima pulmonar (enfisema). Na prática médica, essas duas entidades são agrupadas sob a denominação *doença pulmonar obstrutiva crônica* (DPOC). Na doença, a obstrução ao fluxo é em geral progressiva, embora parcialmente reversível, e pode acompanhar-se de hiper-reatividade das vias aéreas. Bronquite causa estreitamento e obstrução da luz de pequenas vias aéreas, enquanto enfisema é responsável por destruição de septos alveolares e perda do recolhimento elástico pulmonar. A consequência funcional em ambas as doenças é, pois, limitação ao fluxo aéreo. Segundo estimativas da OMS, DPOC está projetada para ser, em 2020, a quinta doença em termos de impacto na saúde (*burden of disease*) e a terceira causa de morte no mundo todo. Embora difícil de ser estimada em termos populacionais pelo seu caráter progressivo e pela necessidade de espirometria para o seu diagnóstico, a prevalência mundial de DPOC em adultos varia de 0,5% em algumas partes da África até 4% na América do Norte. No Brasil, DPOC é a sexta principal causa de morte e a responsável por um quarto de todas as hospitalizações no setor público por problemas respiratórios.

Muitos pacientes com DPOC apresentam comorbidades, que têm grande impacto em sua qualidade de vida e em sua sobrevivência. Mediadores inflamatórios presentes na circulação contribuem para perda muscular (até caquexia) nos pacientes, além de associarem-se a ou piorarem outras condições, como doença cardíaca isquêmica, osteoporose, depressão, síndrome metabólica e outros. Com tais características, DPOC é considerada hoje uma doença sistêmica.

A espirometria é considerada pela GOLD 2020 o padrão-ouro para o diagnóstico da DPOC, cujo indicador principal é o índice de

Tiffenaud (VEF1/CVF – volume expiratório forçado no primeiro segundo/capacidade vital forçada) < 0,7. Esse documento destaca como novidades em relação ao anterior que: (a) resultado entre 0,6 e 0,8 indica novo exame para melhor avaliação; (b) não se deve considerar a resposta broncodilatadora para diferenciar DPOC de asma nem para prever resposta ao tratamento com corticoide, como era feito anteriormente.

A distinção entre asma e DPOC pode às vezes ser clinicamente difícil, particularmente em pacientes mais idosos com obstrução crônica não totalmente reversível que apresentam manifestações de ambas as doenças. Nesses casos, emprega-se a denominação *Asthma-COPD Overlap Syndrome (ACOS)*.

Bronquite crônica

Bronquite crônica é definida clinicamente como tosse persistente com produção excessiva de muco na maioria dos dias de um período de 3 meses, por pelo menos 2 anos consecutivos. De forma característica, tosse e expectoração são mais intensas pela manhã e nos meses de inverno. Indivíduos com tosse produtiva sem sinais de obstrução ao fluxo aéreo têm *bronquite crônica simples*. Cerca de 20% dos fumantes desenvolvem obstrução crônica ao fluxo aéreo e têm evidências de enfisema, o que caracteriza a *bronquite crônica obstrutiva*.

Etiopatogênese

A doença é causada por exposição prolongada a agentes irritantes inalados, sobretudo produtos do tabaco (a grande maioria dos bronquíticos crônicos é fumante), além de poluentes atmosféricos. Inflamação das vias aéreas e do parênquima pulmonar secundária a esses agentes é a grande responsável pelas alterações estruturais, clínicas e funcionais encontradas na doença. Os principais elementos que caracterizam inflamação na bronquite crônica são:

Linfócitos. Nas vias aéreas centrais, a limitação ao fluxo aéreo associa-se a aumento do número de linfócitos T na parede brônquica e de neutrófilos na luz das vias aéreas. Predominam linfócitos T CD8+ (supressores) sobre linfócitos T CD4+ (auxiliares). Na DPOC, linfócitos T CD8+ infiltram as grandes e pequenas vias aéreas e o parênquima pulmonar. Há ainda aumento do número de células que expressam o receptor de IL-2 (marcador de ativação celular recente) e de células que expressam o antígeno de ativação tardia-1, ou AAT-1 (marcador de ativação celular crônica). A presença simultânea desses dois marcadores sugere que linfócitos T encontram-se em estágios distintos de ativação. Linfócitos T CD8+ parecem estar implicados no recrutamento de neutrófilos e em lesão do parênquima pulmonar. As pequenas vias aéreas são importante local de obstrução na DPOC; em pacientes com bronquite crônica, o número de linfócitos T CD8+ nas vias aéreas tem relação inversa com o FEV1.

Macrófagos. Macrófagos estão aumentados em número tanto nas vias aéreas (grandes e pequenas) como no parênquima pulmonar e localizam-se especialmente nos locais com destruição alveolar. Macrófagos atuam no processo inflamatório por meio da liberação de mediadores, como TNF, IL-8 e LTB4, que promovem quimiotaxia de neutrófilos.

Neutrófilos. Na DPOC existe ambiente de citocinas propício ao acúmulo de neutrófilos na luz brônquica, como aumento de IL-8, TNF e decréscimo de IL-10 (citocina anti-inflamatória). Há ainda aumento de E-seletina e ICAM-1 (moléculas de adesão) no epitélio brônquico e nos vasos submucosos, que favorecem o acúmulo de neutrófilos na luz das vias aéreas. Em pacientes com DPOC, há aumento de neutrófilos nas glândulas submucosas. Elastase de neutrófilos é potente secretagogo, podendo contribuir para a hipersecreção brônquica. Aumento do número de neutrófilos nas vias aéreas parece relacionar-se à gravidade da doença.

Células epiteliais. Células do revestimento brônquico também são fonte de mediadores inflamatórios na DPOC, incluindo eicosanoides, citocinas e moléculas de adesão, entre elas E-selectina, envolvida no recrutamento e na adesão de neutrófilos.

Além dos já descritos, muitos outros mediadores inflamatórios participam na patogênese da DPOC (Figura 14.44): (a) proteína quimiotática para macrófagos (MCP-1) e proteína 1β inflamatória macrofágica (MIP-1β), envolvidas no recrutamento de macrófagos; (b) fator estimulador de colônias de granulócitos e macrófagos (GM-CSF), citocina importante para aumentar a sobrevida neutrofílica; (c) TGF-β e EGF, envolvidos no remodelamento das vias aéreas. Estudos revelam que deficiência de IgA também pode estar envolvida com translocação de bactérias, inflamação de pequenas vias aéreas e remodelamento das mesmas.

Inflamação brônquica aguda e/ou infecção são elementos constantes de agravamento do quadro clínico. Lesão crônica do epitélio respiratório, com perda de células ciliadas e metaplasia mucosa e/ou escamosa, além de alterações reológicas do muco, comprometem os mecanismos de *clearance* ciliar, o que favorece infecções.

Além de tosse e hipersecreção de muco, que são constantes na bronquite crônica, outras manifestações aparecem com a continuidade do hábito de fumar, como dispneia, hipercapnia, hipoxemia e cianose. Hipertensão pulmonar, *cor pulmonale* e insuficiência cardíaca direita são complicações tardias da bronquite crônica.

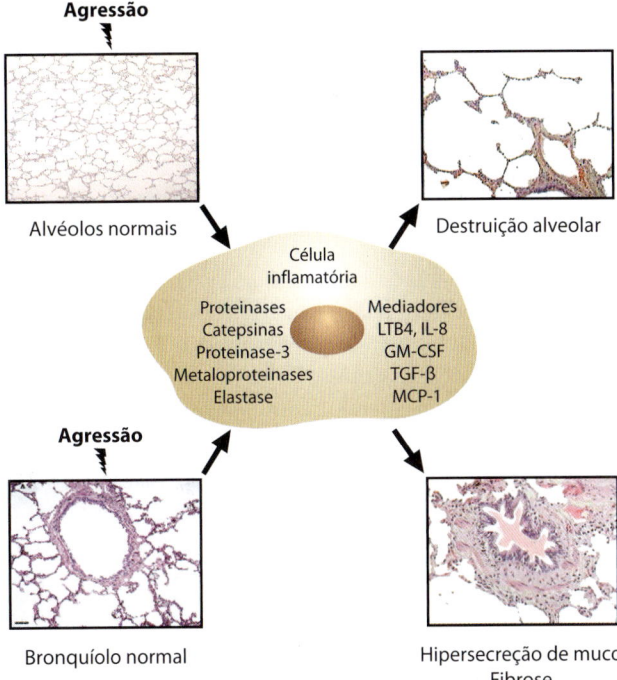

Figura 14.44 Principais mediadores inflamatórios envolvidos na patogênese da doença pulmonar obstrutiva crônica.

Aspectos morfológicos

Macroscopicamente, há espessamento da parede da árvore brônquica e acúmulo de secreção esbranquiçada, por vezes com aspecto purulento (Figura 14.45). Histologicamente, as grandes vias aéreas apresentam hipersecreção de muco, hipertrofia das glândulas submucosas, aumento do número de células caliciformes e acúmulo de secreção. Metaplasia escamosa é frequente nos casos mais graves, podendo-se encontrar também alterações displásicas do epitélio. Aumento de secreção brônquica deve-se à atividade de glândulas da submucosa brônquica e de células caliciformes. As glândulas submucosas representam cerca de 98% das células produtoras de muco e, portanto, são consideradas a principal fonte de hipersecreção. Para avaliar a existência de hipertrofia glandular, emprega-se o índice de Reid, que representa a relação entre a espessura do componente glandular e a espessura da parede brônquica compreendida entre a membrana basal e a cartilagem em corte transversal da via aérea. Para não bronquíticos, o índice de Reid varia de 0,14 a 0,36 (média = 0,26); na bronquite crônica, de 0,41 a 0,79 (média = 0,59).

Em pulmões normais, as vias aéreas periféricas (diâmetro < 2 ou 3 mm) são responsáveis por 25% da resistência total das vias aéreas, enquanto na doença pulmonar obstrutiva induzida pelo fumo elas são as principais responsáveis pela limitação crônica ao fluxo aéreo. O fumo causa inflamação precoce em bronquíolos, embora apenas 20% dos fumantes progridam para limitação crônica ao fluxo aéreo. Em fumantes, as pequenas vias aéreas apresentam metaplasia mucosa (substituição de células ciliadas por células mucosas), tampões mucosos, infiltrado inflamatório de mononucleares e fibrose da parede bronquiolar. Acúmulo de macrófagos pigmentados intra-alveolares associados a alterações da parede bronquiolar caracterizam a bronquiolite respiratória do fumante (Figura 14.46). Com a progressão da doença, parece haver redução no número de bronquíolos nos pulmões de pacientes com DPOC.

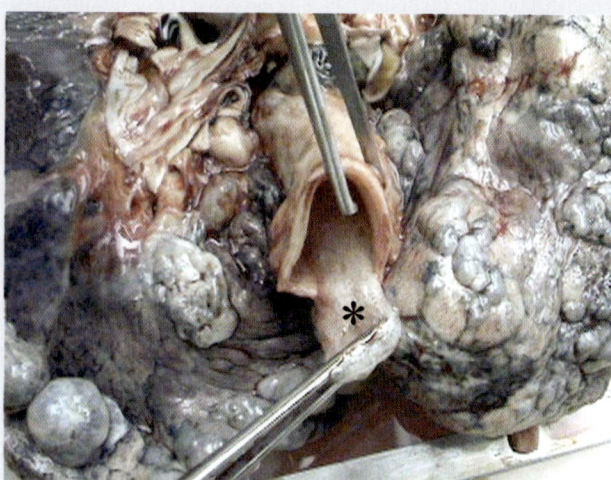

Figura 14.45 Bronquite crônica. Brônquio de grande calibre apresentando acúmulo de secreção na luz (*). Notar ainda bolhas de enfisema.

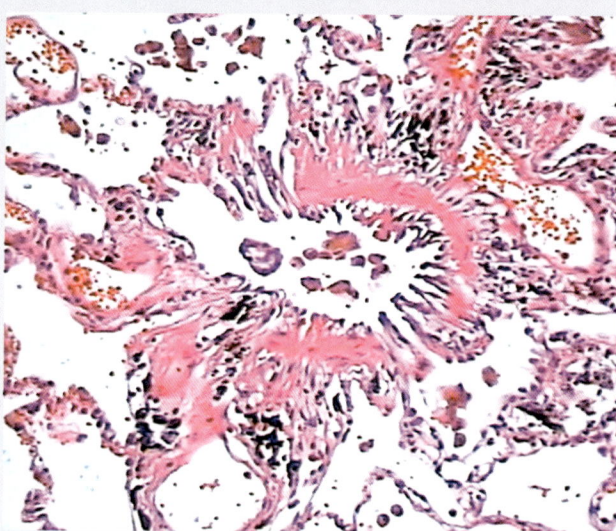

Figura 14.46 Bronquiolite respiratória do fumante. Fibrose discreta e tortuosidade da parede de bronquíolo e acúmulo de macrófagos pigmentados na luz. Notar ainda antracose e infiltrado inflamatório mononuclear na parede bronquiolar.

Enfisema

Enfisema pulmonar é definido como *aumento anormal e permanente do tamanho dos ácinos pulmonares associado a destruição dos septos alveolares, sem fibrose evidente*. De acordo com a distribuição anatômica das lesões, o enfisema é classificado em quatro tipos: centroacinar ou centrolobular, panacinar ou panlobular, parasseptal e irregular. O *ácino pulmonar*, que compreende a porção de parênquima distal a um bronquíolo terminal, é constituído por bronquíolo respiratório, ductos e sacos alveolares e alvéolos; o conjunto de três a cinco bronquíolos terminais e seus ácinos constitui um *lóbulo pulmonar* (Figura 14.2).

No enfisema centroacinar ou centrolobular, comumente associado ao hábito de fumar e à bronquite crônica, a porção central do ácino pulmonar, junto ao bronquíolo respiratório, está acometida, poupando os alvéolos distais (Figura 14.47 A); as lesões usualmente contêm grande quantidade de pigmento antracótico. Na fase avançada, todo o ácino pode estar acometido,

dificultando a distinção com o enfisema panacinar. O enfisema centrolobular acomete preferencialmente os lobos superiores.

No enfisema *panacinar ou panlobular*, geralmente relacionado à deficiência da α1-antitriprisina, todo o ácino está aumentado (Figura 14.47 B), tornando difícil a distinção entre alvéolos e ductos alveolares. As lesões são mais graves nas bases pulmonares. O enfisema *parasseptal ou acinar distal* acomete a porção distal do ácino, nas regiões adjacentes à pleura e ao longo dos septos interlobulares. Caracteristicamente, é mais comum nas regiões superiores do pulmão e surge em áreas adjacentes a fibrose, cicatrizes ou atelectasia. Este enfisema é causa frequente de pneumotórax espontâneo em indivíduos jovens. O enfisema *irregular ou paracicatricial*, muitas vezes assintomático, envolve o ácino de forma irregular e associa-se a cicatrizes de inflamações antigas.

O reconhecimento de cada um desses padrões é feito pelo exame macroscópico dos pulmões, uma vez que cortes histológicos são geralmente pequenos para definir o tipo do enfisema. Em um mesmo paciente, pode coexistir mais de um tipo anatômico de enfisema. A Figura 14.48 ilustra esses tipos de enfisema.

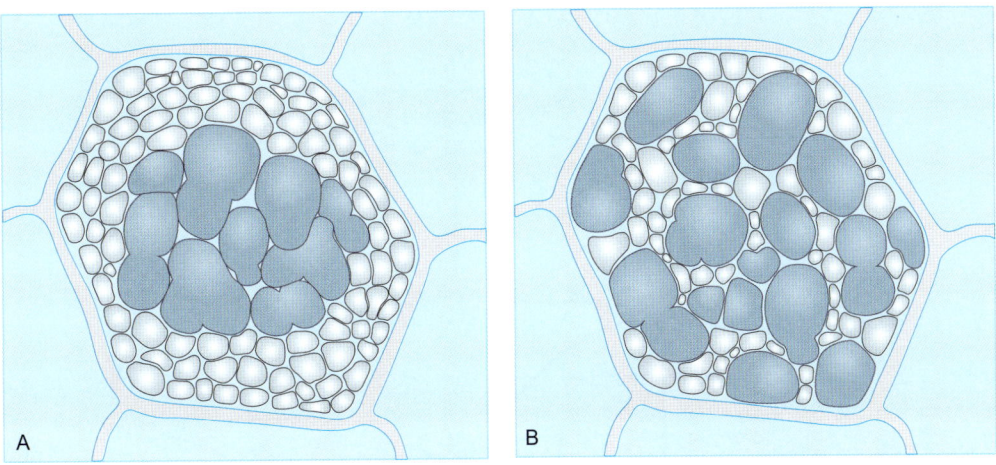

Figura 14.47 Representação esquemática do acometimento pulmonar no enfisema centrolobular (**A**), em que a destruição alveolar aconte-ce na região central do lóbulo, e no enfisema panlobular (**B**), que mostra comprometimento difuso do lóbulo pulmonar.

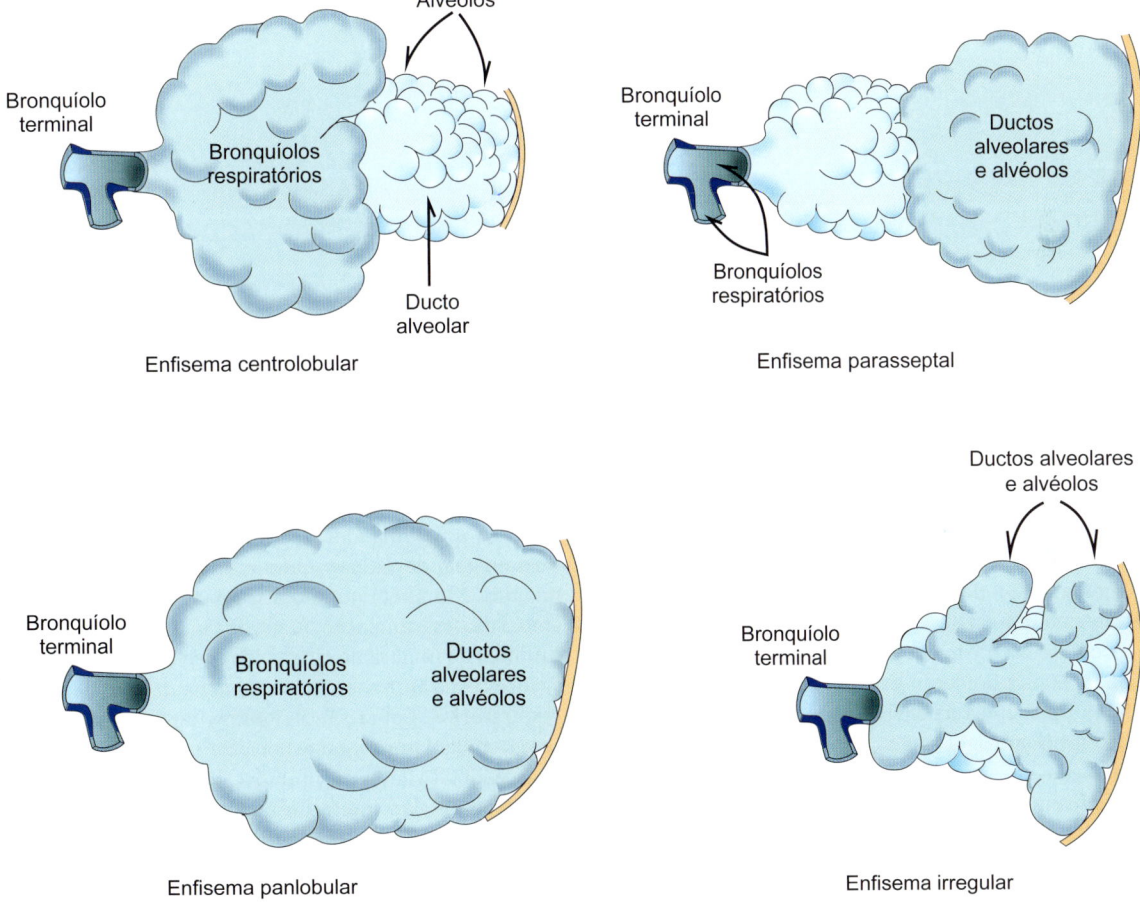

Figura 14.48 Tipos morfológicos de enfisema pulmonar.

Etiopatogênese

A lesão básica e inicial no enfisema é a destruição de septos alveolares. A teoria mais aceita para explicar tal destruição é o mecanismo protease-anti-protease (Figura 14.49). Segundo esta, enfisema resulta de desbalanço entre proteases e antiproteases, com predomínio de proteases, o que causa destruição de septos alveolares. As principais fontes de enzimas proteolíticas no trato respiratório baixo são neutrófilos e macrófagos alveolares, ambos presentes em maior número em pulmões de fumantes. Neutrófilos liberam a maior quantidade de serino-elastase no pulmão de fumantes, enquanto macrófagos alveolares são a principal fonte de metaloelastases. Em fumantes, macrófagos alveolares acumulam-se nas regiões centroacinares, que são os locais preferenciais de lesão enfisematosa.

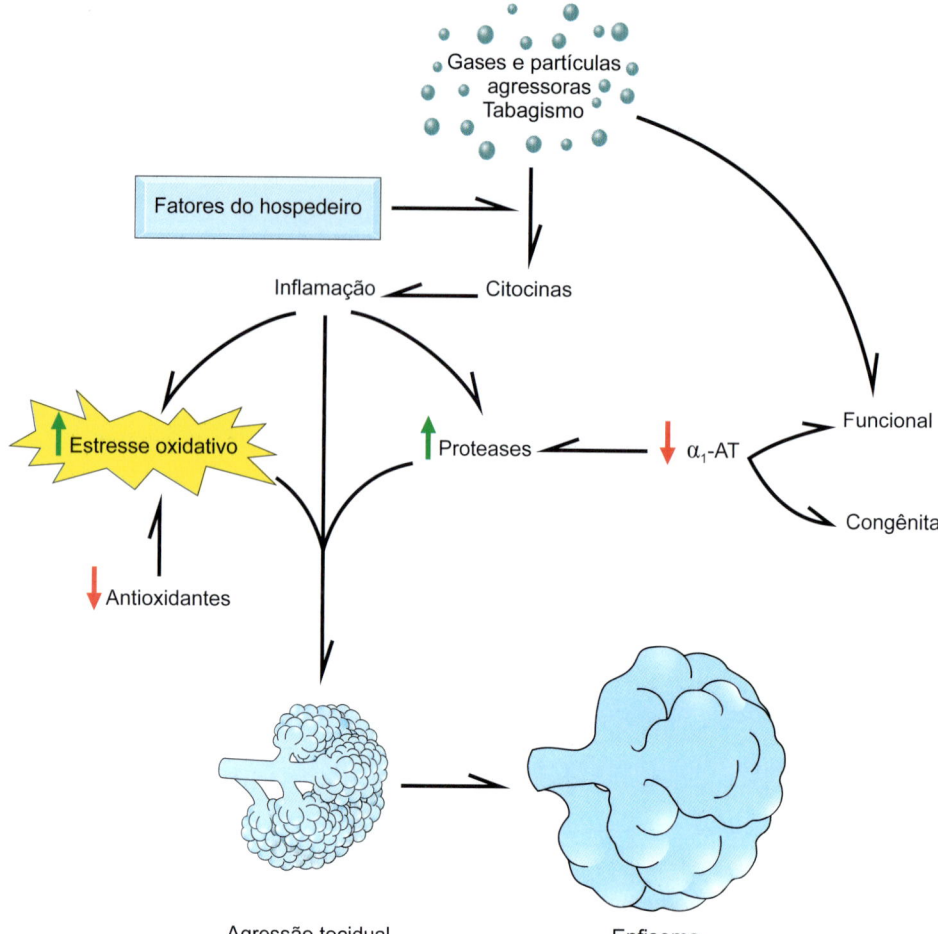

Figura 14.49 Modelo proposto para a patogênese do enfisema pulmonar (mecanismo protease-antiprotease). O fumo e outras substâncias agressoras inaladas induzem aumento do número e da atividade de células inflamatórias, que liberam enzimas hidrolíticas, radicais livres e outros compostos lesivos. O fumo também inativa a α_1-AT.

No fluido que reveste o epitélio respiratório, existem várias antiproteases. A mais abundante é a α_1-antitripsina (α_1-AT), que possui a maior atividade antielastase no parênquima pulmonar. Por essa razão, deficiência da α_1-AT pode resultar em enfisema. Outras anti-elastases presentes nos pulmões são a anti-leucoprotease e a α1-macroglobulina.

Cerca de 90% da população exibe o genótipo normal para α_1-AT (PiMM). Deficiência da enzima associa-se a vários genótipos. Indivíduos homozigotos para deficiência de α_1-AT (PiZZ) apresentam baixos níveis de α_1-AT sérica e em sua maioria desenvolvem enfisema; se são fumantes, a doença aparece mais precocemente, em média 10 a 20 anos mais cedo do que em não fumantes. Níveis intermediários de α_1-AT (indivíduos heterozigotos, PiMZ) circulante em geral não se associam a enfisema.

O fumo e outros irritantes químicos (poluição atmosférica, fumaça gerada pela queima de vegetais etc.) são os principais envolvidos na gênese do enfisema. A fumaça do cigarro é constituída por uma mistura complexa de diferentes componentes, sendo identificadas mais de 4.000 substâncias. Os mecanismos principais de ação do fumo no aparecimento de enfisema envolvem atividade de células inflamatórias e ação lesiva de agentes oxidantes. No parênquima pulmonar de fumantes, encontra-se maior número de neutrófilos e macrófagos alveolares. A razão pela qual a fumaça do cigarro causa acúmulo de neutrófilos nos alvéolos ainda não está totalmente determinada, havendo algumas possibilidades: (a) o fumo promove a liberação, por macrófagos, de fatores quimiotáticos para neutrófilos; (b) a nicotina é também quimiotática para neutrófilos, embora não afete sua desgranulação ou produção de superóxidos; (c) constituintes da fumaça do cigarro depositam-se em bifurcações da árvore respiratória, especialmente na origem dos bronquíolos respiratórios. Como são irritantes, tais compostos estimulam reação inflamatória nesses locais e são capazes de agredir células endoteliais ou de promover aderência de neutrófilos ao endotélio capilar. Interação neutrófilos/endotélio é fenômeno crítico no recrutamento dessas células da circulação para os locais de inflamação tecidual, sendo modulada pela ação de moléculas de adesão. O fumo estimula ainda a liberação de elastase por neutrófilos e aumenta a atividade proteolítica de elastases de macrófagos.

Agentes oxidantes presentes no fumo, em células inflamatórias e na poluição ambiental parecem ter papel importante na lesão tecidual pulmonar e no desenvolvimento do enfisema. Além de agredirem diretamente os componentes da matriz extracelular, radicais livres de O_2 reduzem a eficiência do sistema anti-protease, por inibirem a ação da α_1-AT. Sem a atividade desta, enzimas proteolíticas liberadas por qualquer motivo não são inativadas e atuam sobre os tecidos, causando destruição parenquimatosa. O fumo, portanto, atua por aumentar as pro-teases e por reduzir a atividade de antiproteases. Por tudo isso, o enfisema pulmonar parecer resultar da interação de fatores constitucionais (deficiência de α_1-AT) e ambientais (fumo e outros irritantes da mucosa respiratória), que atuam sinergica-mente e levam à destruição de septos alveolares característica da doença.

A obstrução das vias aéreas na DPOC relaciona-se com: (1) estreitamentos das pequenas vias aéreas por inflamação e fibrose (bronquiolite), que aumentam a resistência ao fluxo aéreo; (2) perda do ancoramento alveolar e da força de recolhi-mento elástico (enfisema), que causa fechamento precoce das pequenas vias aéreas durante a expiração (Figura 14.50); (3) acúmulo de muco.

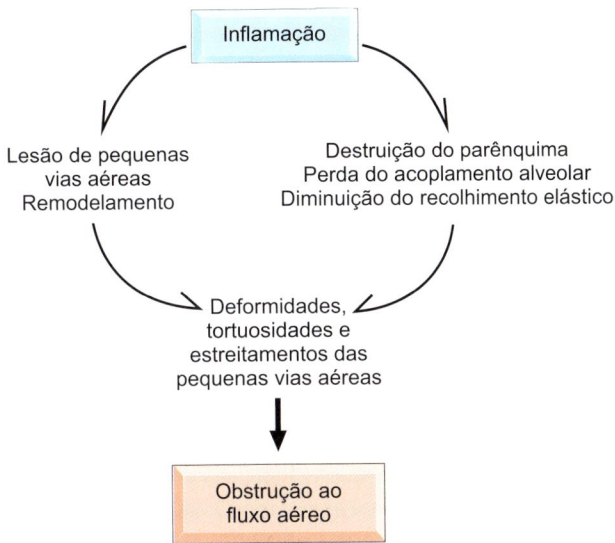

Figura 14.50 Principais fatores responsáveis pela limitação ao fluxo de ar na doença pulmonar obstrutiva crônica.

Aspectos morfológicos

O aspecto macroscópico do enfisema é característico, espe-cialmente em pulmões fixados após insuflação. Os pulmões são aumentados de volume e suas margens anteriores se aproximam. Especialmente nas margens e no ápice, podem existir bolhas, às vezes volumosas (Figuras 14.51). O órgão é pálido (contém pouco sangue) e se torna quase completamente inelástico. Na superfície de corte, veem-se cavidades resultantes da dilatação dos espaços aéreos distais (Figura 14.52). De acordo com a localização das lesões nos ácinos pulmonares é que se faz a classificação do en-fisema em centroacinar, panacinar, parasseptal e irregular. O tó-rax fica fixado em posição inspiratória, com aumento do diâmetro anteroposterior (tórax em tonel). As costelas acham-se levantadas, os espaços intercostais estão alargados e a cúpula diafragmática encontra-se abaixada, em posição inspiratória.

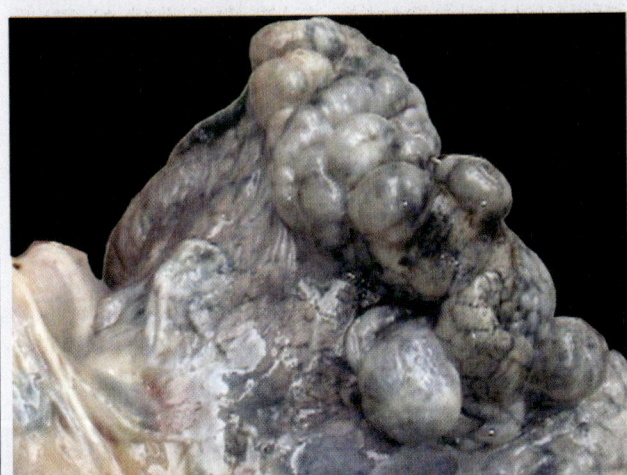

Figura 14.51 Enfisema pulmonar. Grandes bolhas na região apical.

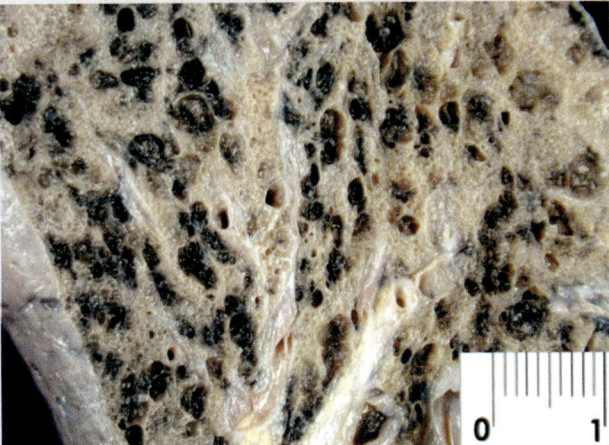

Figura 14.52 Enfisema centrolobular. Múltiplas áreas de destrui-ção do parênquima pulmonar e dilatação dos ácinos pulmonares, associadas a antracose.

(continua)

Aspectos morfológicos (*continuação*)

Os achados microscópicos principais são: (1) destruição da parede de bronquíolos e alvéolos (Figura 14.53), que resulta em: (a) dilatação permanente de alvéolos, sacos e ductos alveolares, formando cavidades de 1 mm ou mais, facilmente visíveis a olho nu; (b) perda do componente elástico, que resulta em diminuição da expiração e aumento do ar residual; (c) redução do leito capilar pulmonar, pela destruição dos septos alveolares; (2) obstrução de bronquíolos, que causa obstáculo à saída do ar e contribui para aumentar o ar residual e para maior dilatação alveolar. Tal obstrução deve-se a: (a) estenoses, deformações e tortuosidades de bronquíolos, por perda do ancoramento (suporte) alveolar na parede bronquiolar, resultando na diminuição do calibre destes pela perda das forças de tração radial; (b) aumento de muco nos bronquíolos, que é pouco fluido, denso, consistente e forma tampões capazes de obstruir a luz; (c) bronquiolite e bronquite. Quando existe hipertensão pulmonar, aparecem as lesões arteriolares desta (ver adiante).

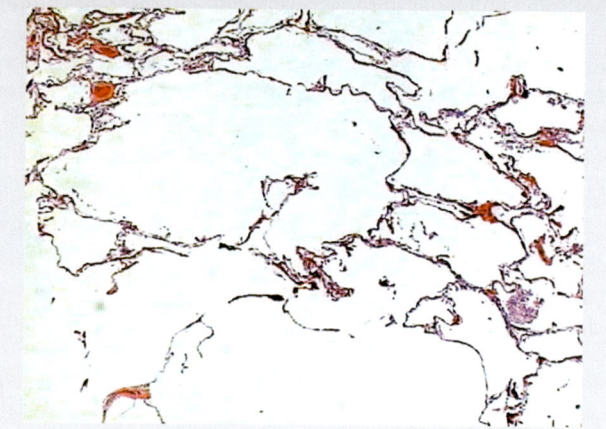

Figura 14.53 Enfisema pulmonar. Aspecto microscópico. Destruição dos septos alveolares e dilatação de alvéolos e ductos alveolares.

Aspectos fisiopatológicos e clínicos

O enfisema centroacinar (ECA) é o mais associado ao tabagismo, embora o enfisema panacinar (EPA) também seja encontrado em fumantes. Acredita-se que fumantes com ECA e EPA tenham diferentes padrões de anormalidades funcionais. Indivíduos com EPA têm alta complacência pulmonar e baixa pressão de recolhimento elástico em altos volumes, enquanto pacientes com ECA apresentam complacência pulmonar normal ou baixa e, apesar de a pressão de recolhimento elástico ser similar, apresentam baixo FEV1. Outra diferença entre esses dois tipos de enfisema é a extensão das alterações de vias aéreas: no ECA as lesões são mais extensas nas pequenas vias aéreas, com fibrose, inflamação e hipertrofia muscular; a limitação ao fluxo aéreo relaciona-se primariamente com o comprometimento das pequenas vias aéreas. No EPA, a limitação ao fluxo depende da perda da força de recolhimento elástico pulmonar.

Inflamação das pequenas vias aéreas pode se estender ao parênquima, contribuindo para enfraquecimento e destruição de alvéolos. Perda do ancoramento alveolar na parede dos bronquíolos resulta em tortuosidades e diminuição do seu calibre por perda das forças de tração radial e correlaciona-se com a diminuição da força de recolhimento elástico e com o decréscimo de FEV1; em outras palavras, lesões enfisematosas ao redor das pequenas vias aéreas comprometem significativamente a patência dos bronquíolos, contribuindo para limitar o fluxo aéreo.

As repercussões fisiopatológicas do enfisema relacionam-se com alterações da função respiratória e da circulação pulmonar. *Insuficiência respiratória* é provocada por: (a) redução do fluxo aéreo, sobretudo na expiração, por causa da obstrução de bronquíolos e da diminuição da elasticidade pulmonar causada pela perda do componente elástico dos septos alveolares; (b) dificuldade de acesso do ar inspirado às paredes alveolares, pelo aumento do ar residual; (c) redução da superfície de trocas pela destruição dos septos alveolares. *Hipertensão pulmonar* resulta de: (a) vasoconstrição arteriolar decorrente de hipóxia e hipercapnia; (b) redução do leito capilar, por destruição septal; (c) compressão dos capilares septais por aumento do ar residual. Em consequência de tudo isso, as manifestações clínicas principais do enfisema são dispneia, tosse, chiado e sobrecarga do coração (*cor pulmonale*). Caracteristicamente, os pacientes apresentam expiração forçada e prolongada, tórax em tonel e emagrecimento.

Indivíduos fumantes com DPOC podem apresentar quadros clínicos distintos, dependendo da predominância de alterações enfisematosas ou de bronquite. Pacientes com predomínio de enfisema panacinar têm geralmente mais de 50 anos de idade, apresentam aumento da frequência respiratória e mostram dispneia acentuada com níveis normais de pCO_2; tais pacientes eram conhecidos como *pink puffer*. Aqueles com predomínio de bronquite crônica associada a enfisema centroacinar apresentam quadro clínico mais precoce (40 a 45 anos), com cianose, tosse, expectoração produtiva, infecções bacterianas repetidas, diminuição do volume corrente e aumento do espaço morto, com consequente retenção de CO_2 (hipercapnia). Devido à hipoxemia intensa e cianose, eram chamados de *blue bloaters*. A divisão de pacientes com DPOC em "enfisematosos" (*pink puffer*) ou "bronquíticos crônicos" (*blue bloaters*) não é recomendada no consenso GOLD 2020, pois a maioria deles apresenta características de ambos.

Asma

Asma é doença inflamatória crônica das vias respiratórias caracterizada por hiper-reatividade brônquica (broncoconstrição) e hipersecreção de muco em resposta a inúmeros estímulos. Clinicamente, os pacientes apresentam episódios recorrentes de dispneia, sibilos (chiado) e tosse associados a broncoconstrição, manifestações que desaparecem, pelo menos em parte, espontaneamente ou por tratamento. Entre as crises, os pacientes são assintomáticos. Contudo, em algumas pessoas as crises são persistentes (duram dias ou semanas) e podem ser fatais, caracterizando a asma grave ou *status asmaticus*.

A doença é muito frequente, acometendo cerca de 7% da população mundial; estima-se que mais de 300 milhões de pessoas no mundo todo sejam afetadas pela doença. Asma é a pneumopatia crônica mais prevalente na população. Além de elevada morbidade (limitação respiratória, incapacidade para o trabalho e outras), a asma é também letal. No Brasil, a mortalidade é de cerca de 2.000 pessoas a cada ano. Graças ao sucesso no manejo da doença, a mortalidade mundial diminuiu em cerca de 40% na última década. No entanto, ainda persistem iniquidades, sendo a mortalidade maior em países de média e baixa rendas.

A asma acomete principalmente crianças e adolescentes, embora possa comprometer também adultos. Cerca de 5% dos asmáticos apresentam doença de difícil controle e refratária ao tratamento com corticosteroides. Tais pacientes são os que consomem a maior parte dos recursos da saúde direcionados para a doença, exigem maior número de hospitalizações e têm pior qualidade de vida. Por ser um grupo bastante heterogêneo clinicamente, muito esforço tem sido feito para identificar os diferentes fenótipos de asma grave. Uma vez reconhecidos tais fenótipos, os pacientes poderiam beneficiar-se de tratamento individualizado. Melhora do quadro clínico pelo uso de um anticorpo monoclonal anti-IL-5 em pacientes com asma grave é um bom exemplo.

A doença é dividida em duas grandes categorias: (1) atópica, quando existem evidências de sensibilização e resposta imunitária a certos antígenos, geralmente em indivíduos que têm história familiar da doença e apresentam também eczema e rinite alérgica; (2) não atópica, quando não se identifica um alérgeno predisponente. Além dessas formas clássicas da doença, há também outros fenótipos: (a) asma induzida por medicamentos, como aspirina e outros anti-inflamatórios não esteroides. Nesses casos, o mecanismo parece ser inibição da ciclo-oxigenase 2, com redução de PGE_2, que inibe a produção de leucotrienos (mediadores pró-inflamatórios); (b) asma ocupacional, que se manifesta em indivíduos que se expõem a certas substâncias (plásticos, madeira, algodão, tolueno, entre outras) no ambiente de trabalho. Nas várias formas da doença, as manifestações clínicas aparecem espontaneamente ou são desencadeadas por fatores diversos, como infecções respiratórias, poluentes atmosféricos, fumaça do cigarro, frio, estresse e exercício físico.

Etiopatogênese

Inflamação nas vias aéreas é o principal fator responsável pela hiper-reatividade brônquica (broncoconstrição por estímulos com pouco ou nenhum efeito em pessoas não asmáticas) e pela cronicidade da doença. Estudos com biópsias brônquicas e lavado broncoalveolar de pessoas asmáticas mostram que inflamação é constante e está presente inclusive nos intervalos entre as crises, até mesmo nas formas discretas da doença e nos casos subclínicos. A inflamação atinge todo o trato respiratório, até o parênquima alveolar.

A *asma atópica*, que geralmente se inicia na infância e tem influência familiar, é a mais estudada e conhecida. A descrição que se segue refere-se sobretudo a essa forma da doença. Nas pessoas predispostas geneticamente, alérgenos inalados (pó doméstico, pelos de animais, pólen, alguns alimentos etc.) entram em contato com a mucosa respiratória e são capturados por células dendríticas, que reconhecem o antígeno, o processam e apresentam seus fragmentos ligados a moléculas MHC II a linfócitos T auxiliares. Estes produzem citocinas, sobretudo IL-3, IL-4, IL-5, IL-10 e IL-13, que levam à proliferação de linfócitos T auxiliares do tipo 2 (resposta Th2) e à resposta humoral. IL-5 é quimiotática para eosinófilos, enquanto IL-4 induz a síntese de IgE, que se liga à superfície de mastócitos e desencadeia uma *reação de hipersensibilidade do tipo I* (ver Capítulo 11). Quando mastócitos revestidos por IgE são expostos ao antígeno sensibilizante, ocorre dimerização de IgE; este fenômeno induz desgranulação de mastócitos e liberação de vários produtos que: (1) causam broncoconstrição, vasodilatação, aumento da permeabilidade vascular e aumento da produção de muco (crise aguda de asma); (2) recrutam e ativam outras células, como eosinófilos, linfócitos, neutrófilos, basófilos e macrófagos para o sítio inflamatório, os quais são capazes de perpetuar a resposta inflamatória mediante a liberação de novos mediadores pró-inflamatórios. Há duas formas de resposta ao alérgeno: (a) reação imediata, com broncoconstrição, que surge minutos após o estímulo e desaparece

em 30 a 60 minutos, espontaneamente ou após tratamento; (b) reação tardia, que aparece em cerca de 60% dos pacientes e se manifesta 6 a 8 horas após como nova crise de broncoconstrição, edema e hipersecreção. A resposta tardia é mediada sobretudo por células inflamatórias recrutadas na fase anterior.

Numerosas células participam na doença:

- Células epiteliais. Liberam citocinas (IL-1, IL-6, IL-8, GM-CSF, TGF-β), fibronectina e derivados do ácido araquidônico
- Células dendríticas. São responsáveis por capturar, processar e apresentar os antígenos aos linfócitos T nos órgãos linfoides locais
- Linfócitos. O número de linfócitos T ativados correlaciona-se com a gravidade da doença. A maioria dos linfócitos tem padrão Th2, os quais liberam IL-4, IL-5, IL-6, TNF e GM-CSF (linfócitos de padrão Th1 liberam IL-2, TNF e IFN-γ)
- Mastócitos. Quando mastócitos revestidos por IgE são expostos ao antígeno sensibilizante, há dimerização da IgE, que induz desgranulação de mastócitos e liberação de: (a) histamina; (b) fatores quimiotáticos para neutrófilos e eosinófilos; (c) mediadores lipídicos da inflamação (prostaglandinas e leucotrienos)
- Eosinófilos. Recrutados na fase tardia da inflamação, sobretudo por IL-5, os eosinófilos estão presentes em número variado nas vias respiratórias de asmáticos (em pessoas normais, são praticamente ausentes). Seus grânulos contêm várias substâncias, entre elas a proteína básica principal (MBP). MBP lesa o epitélio brônquico e expõe terminações nervosos sensitivas subepiteliais que respondem com broncoconstrição, vasodilatação e hipersecreção de muco. Além disso, ativação de eosinófilos libera leucotrienos (broncoconstritores) e fator ativador de plaquetas (PAF, broncoconstritor) e aumenta a hiper-reatividade brônquica. PAF é também quimiotático para eosinófilos, o que cria um mecanismo de retroalimentação positiva, perpetuando a reação inflamatória
- Neutrófilos. Em alguns pacientes, especialmente na forma não atópica e mais grave da asma, a inflamação das vias aéreas é rica em neutrófilos, que liberam enzimas lisossômicas, leucotrienos e fator liberador de histamina (HRF), que pode amplificar a reação alérgica. Elastase neutrofílica, que induz secreção em células caliciformes e glândulas submucosas, contribui para hipersecreção brônquica. Nesses pacientes, o padrão Th2 de inflamação não é observado
- Macrófagos. Em asmáticos, macrófagos pulmonares têm maior número de receptores para IgE e liberam citocinas pró-inflamatórias (IL-1, IL-6 e TNF, entre outras).

Sistema nervoso autônomo (SNA). Nos pulmões, existem fibras nervosas *colinérgicas* (broncoconstrição) e *adrenérgicas* (broncodilatação); o equilíbrio entre elas mantém o tônus normal das vias respiratórias. O componente *não adrenérgico* e *não colinérgico* do SNC (NANC) possui fibras que liberam taquicininas (mediadores inflamatórios) capazes de manter a reação inflamatória. As taquicininas liberadas causam broncoconstrição, vasodilatação, edema e secreção de muco. Lesão epitelial na asma (p. ex., por produtos de eosinófilos) expõe fibras nervosas que liberam seus produtos, os quais amplificam a inflamação e causam broncoconstrição. A Figura 14.54 resume os eventos inflamatórios envolvidos na asma.

Fatores genéticos. Vários genes parecem envolvidos na asma, como os relacionados com a síntese de citocinas (cromossomo 5q) e com o receptor de IgE (cromossomo 11q). As várias regiões do genoma que apresentam ligação com os fenótipos de asma e atopia encontram-se principalmente nos cromossomos 2q, 5q, 6p,

11q, 12q e 17q. Vários genes ou complexos potencialmente relacionados com suscetibilidade à doença foram identificados até o momento: *ADAM3, DPP10, PHF11 e SETDB2, GPRA e SPINK5*. Estudos genéticos poderão eventualmente identificar indivíduos com risco de desenvolver a doença e orientar novas medidas terapêuticas.

Na *asma não atópica*, a patogênese é menos clara, até porque os próprios alérgenos desencadeantes são pouco conhecidos. Em alguns pacientes, parece haver maior expressão de receptores para os mediadores envolvidos. Como nos atópicos, poluentes ambientais (fumaça do cigarro, contaminantes atmosféricos) ou infecções virais podem contribuir para a hiper-reatividade brônquica.

Remodelamento brônquico. A persistência de inflamação brônquica pode provocar, em alguns pacientes, alterações estruturais irreversíveis nas vias aéreas (remodelamento), que são responsáveis pela piora progressiva e irreversível da função respiratória. Inflamação persistente causa agressão e reparo inadequado, o que resulta em espessamento da parede e pode agravar a hiper-reatividade brônquica. Biópsias brônquicas mostram que o remodelamento acompanha a inflamação brônquica, motivo pelo qual o seu reconhecimento é importante para orientar o tratamento anti-inflamatório o mais precocemente possível.

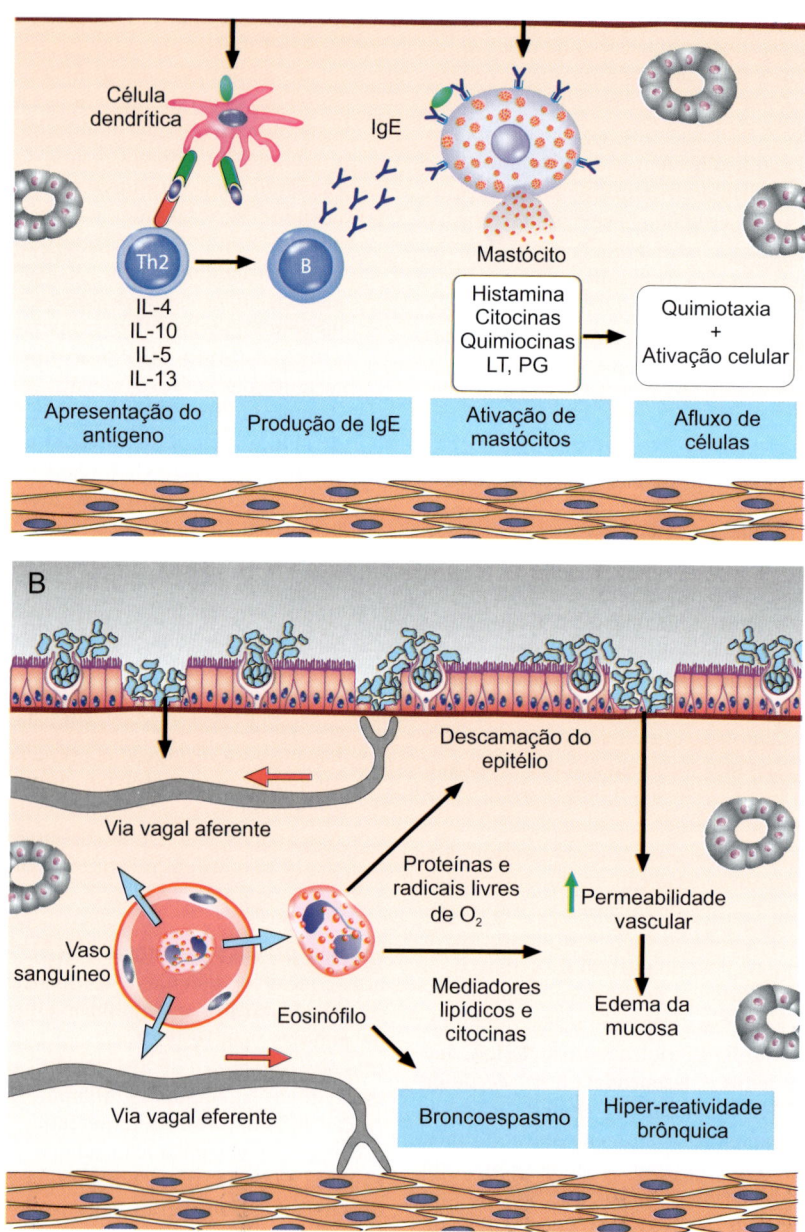

Figura 14.54 Inflamação das vias aéreas na asma. **A.** Fase de sensibilização. A estimulação antigênica resulta na produção de IgE, que se liga a mastócitos e promove a desgranulação destes. Com isso, há liberação de produtos (histamina, citocinas etc.) que causam broncoconstrição e iniciam a resposta inflamatória. **B.** Fase efetora da resposta inflamatória. Eosinófilos liberam produtos lesivos, citocinas e mediadores lipídicos, que amplificam as lesões. A proteína básica principal de eosinófilos agride células epiteliais, que liberam citocinas (aumento da permeabilidade vascular e edema da mucosa) e estimulam terminações vagais, cuja resposta é broncoconstrição. O ambiente inflamatório assim criado aumenta o edema da mucosa, a hiperreatividade brônquica e o broncoespasmo (ver também Figura 11.11).

Aspectos morfológicos

Pulmões de indivíduos falecidos com asma grave (mal asmático) apresentam secreção espessa que obstrui parcialmente brônquios e bronquíolos, o que resulta em hiperinsuflação difusa e bilateral (Figura 14.55). Microscopicamente, os achados principais são secreção abundante na luz das vias respiratórias, descamação epitelial, espessamento da membrana basal, edema da submucosa, hipertrofia da musculatura lisa e infiltrado inflamatório de mononucleares e eosinófilos (Figura 14.56). Células epiteliais descamadas misturadas com a secreção formam arranjos conhecidos como *espirais de Curschmann*. Biópsias de pacientes asmáticos mostram alterações microscópicas semelhantes às da asma grave, em graus variados.

Quando ocorre remodelamento brônquico (Figura 14.57), aparecem ainda: (a) fibrose abaixo da membrana basal, por deposição de colágenos tipos I, III e V, fibronectina, laminina e tenascina; (b) espessamento da submucosa por deposição de colágeno e proteoglicanos; (c) hipertrofia e hiperplasia das células musculares lisas; (d) hipertrofia e hiperplasia de glândulas mucosas e aumento de células caliciformes; (e) espessamento da adventícia por infiltrado inflamatório; (f) alterações em fibras elásticas, com elastose e fragmentação das fibras oxitalânicas ancoradas na membrana basal. Tais alterações estruturais nas vias respiratórias contribuem para manter e para agravar a obstrução brônquica.

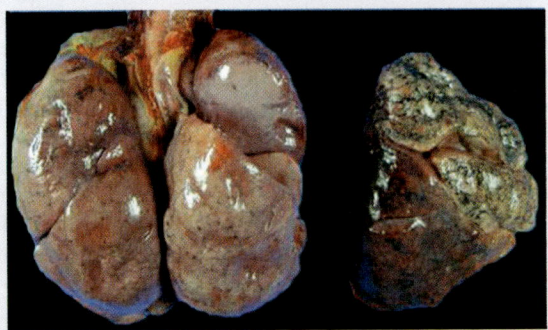

Figura 14.55 Mal asmático. Os pulmões à esquerda, hiperinsuflados, são de paciente que faleceu por asma grave. Comparar com pulmão de tamanho normal à direita.

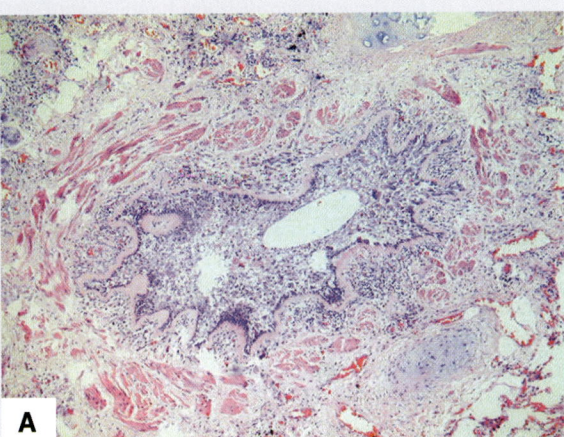
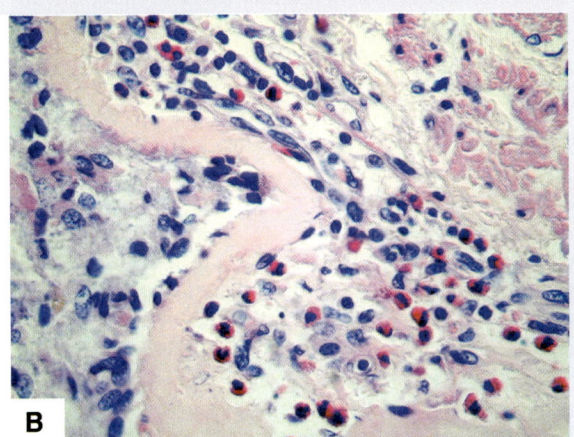

Figura 14.56 Parede brônquica de indivíduo que faleceu por mal asmático. **A.** Acúmulo de secreção na luz, descamação epitelial, espessamento da membrana basal, infiltrado inflamatório e hipertrofia muscular. **B.** Espessamento da membrana basal (camada rósea) e infiltrado inflamatório rico em eosinófilos.

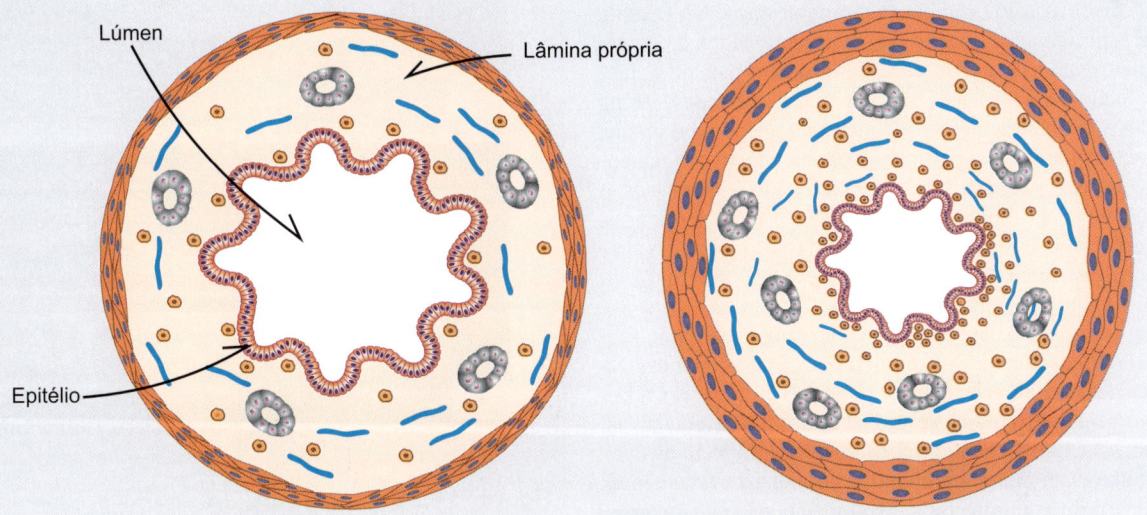

Lúmen
Lâmina própria
Epitélio

Parede normal
Parede espessa

Figura 14.57 Asma. Remodelamento brônquico e resposta a um estímulo broncoconstritor. A via aérea espessada em uma ou mais de suas camadas apresenta fechamento maior de sua luz em resposta à mesma intensidade de contração do músculo liso.

Fisiopatologia

As substâncias liberadas na asma e as alterações morfológicas que surgem têm como denominador comum inflamação nas vias respiratórias e hiper-reatividade da parede brônquica a estímulos diversos. Disso resulta obstrução brônquica, que é provocada por: (1) redução da luz por acúmulo de secreções e edema da mucosa e da submucosa; (2) broncoconstrição, causada por várias substâncias, como estimulação colinérgica, leucotrienos, prostaglandinas e histamina. Tais alterações explicam as manifestações clínicas da doença (dificuldade respiratória, sibilos) e a hiperinsuflação pulmonar. Quando ocorrem alterações morfológicas permanentes (remodelamento), além de manterem-se as lesões, todo o quadro fica ainda mais grave. Alguns pacientes desenvolvem obstrução persistente das vias aéreas que, em indivíduos mais idosos, torna difícil a diferenciação com doença pulmonar obstrutiva crônica.

Bronquiectasia

Bronquiectasia é a doença caracterizada por dilatação permanente de brônquios, causada por infecção, enfraquecimento ou tração da parede brônquica ou por defeito na sua formação. Muitos pacientes com bronquiectasia relatam história de doença pulmonar na infância, em geral de etiologia viral, complicada ou não por infecção bacteriana. Outros apresentam certas condições predisponentes, como fibrose cística, anormalidades dos batimentos ciliares ou malformações do sistema respiratório.

A etiopatogênese da doença não é totalmente conhecida; em muitos pacientes, a bronquiectasia é idiopática. Na maioria dos casos, as lesões resultam de obstrução brônquica, o que favorece infecções repetidas da parede e enfraquecimento dos brônquios. A propósito, entre as inúmeras classificações de bronquiectasias, a mais útil é a etiológica, isto é, a que classifica a doença nos tipos obstrutiva e não obstrutiva.

Bronquiectasia obstrutiva segue-se à obstrução, por qualquer causa, de um segmento da árvore brônquica. Com isso, ocorre retenção de secreções no segmento distal à obstrução, favorecendo infecções. Infecção repetida resulta em lesão e enfraquecimento da parede brônquica, levando à dilatação; no caso, a bronquiectasia localiza-se no segmento pulmonar obstruído. Muitas são as causas de obstrução brônquica e bronquiectasia. É o caso de tumores, especialmente aqueles de crescimento lento, como neoplasia neuroendócrina brônquica, condroma e papiloma. Linfonodos hilares aumentados, como acontece classicamente na tuberculose, também podem obstruir brônquios. O lobo médio, por ter luz brônquica mais estreita do que a de outros segmentos pulmonares, está mais sujeito a obstrução. Nesses casos, o quadro é conhecido como *síndrome do lobo médio*. Em crianças, bronquiectasia pode seguir-se à obstrução brônquica por aspiração de corpo estranho, em geral localizada no lobo inferior direito ou no segmento posterior do lobo superior direito.

Bronquiectasia não obstrutiva tem etiopatogênese menos conhecida. Pode ser congênita ou associar-se a outras doenças. Na fibrose cística (ver anteriormente), infecções pulmonares repetidas favorecem enfraquecimento brônquico e bronquiectasia. Na discinesia ciliar, na qual um defeito congênito afeta os batimentos ciliares, também há infecções pulmonares recorrentes e maior risco de bronquiectasia. Bronquiectasia pode dever-se ainda a tração (e dilatação) da parede brônquica por cicatrizes no parênquima (bronquiectasia por tração).

A localização da lesão ajuda no diagnóstico etiológico. Na fibrose cística, a dilatação brônquica ocorre mais nos lobos superiores. Comprometimento de regiões inferiores é comum na discinesia ciliar e na aspiração pulmonar, enquanto na região central é sugestivo de aspergilose broncopulmonar alérgica. Bronquiectasia secundária a tuberculose pulmonar frequentemente tem distribuição irregular e assimétrica.

Aspectos morfológicos

A dilatação pode ser *cilíndrica*, quando o brônquio é uniformemente dilatado, *sacular*, se a dilatação é maior na porção distal ou *varicosa*, quando apenas alguns segmentos mostram-se dilatados. Brônquios normais são visualizados até 2 a 3 cm distantes da superfície pleural. Quando há bronquiectasia, os brônquios dilatados são vistos até a superfície pleural (Figuras 14.58). Bronquiectasia pode ser seca ou úmida. Na bronquiectasia úmida, a luz brônquica dilatada contém secreções, polimorfonucleares, macrófagos e células epiteliais descamadas. O epitélio mostra-se ulcerado, outras vezes com metaplasia escamosa e hiperplasia de células basais. A parede brônquica é inflamada e contém numerosas células mononucleadas. A cartilagem mostra erosão. Muitas vezes, encontram-se agregados linfoides com centros germinativos na parede brônquica (bronquiectasia folicular). Na bronquiectasia seca, há pouca quantidade de secreções. Formam-se também anastomoses entre os vasos broncopulmonares, com abundante circulação brônquica. Ulceração desses vasos em meio à inflamação pode causar hemoptise, às vezes grave. Tardiamente, surge fibrose peribrônquica. O parênquima pulmonar adjacente apresenta inflamação e fibrose.

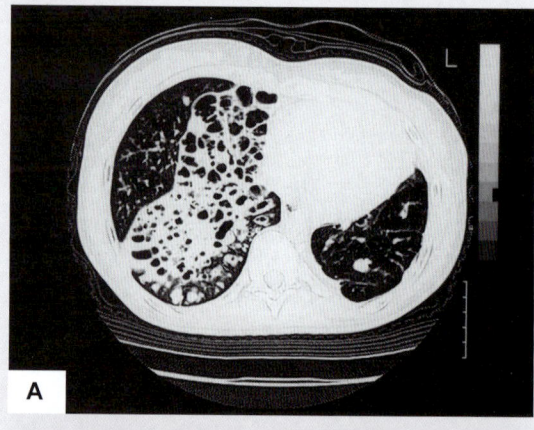

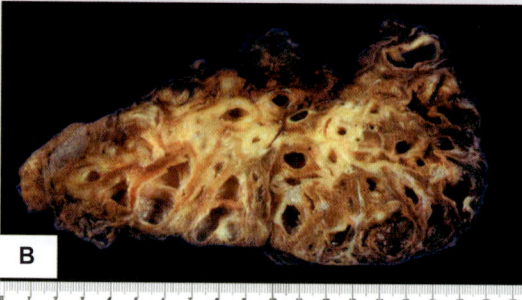

Figura 14.58 Bronquiectasia. **A.** Tomografia computadorizada. No pulmão direito, as vias aéreas dilatadas podem ser observadas até próximo da superfície pleural. **B.** Pulmão com substituição do parênquima normal por brônquios dilatados, tortuosos e de paredes espessas, visíveis até bem próximo da pleura.

Clinicamente, os pacientes apresentam tosse, febre e expectoração abundante, geralmente mal-cheirosa; naqueles com lesão mais grave, surge dispneia. Nos casos típicos, tosse e expectoração são mais frequentes pela manhã, quando o paciente se levanta. Nos pacientes com lesão extensa, pode haver insuficiência respiratória.

Atelectasia

Também conhecida como colapso pulmonar, atelectasia refere-se à expansão incompleta dos pulmões ou ao colabamento de pulmão previamente inflado. A doença pode ser causada por: (1) compressão externa do parênquima pulmonar, por derrames pleurais, hemotórax, piotórax, pneumotórax ou elevação do diafragma por afecções abdominais variadas. Atelectasia crônica pode resultar em aumento da espessura dos septos alveolares por deposição de colágeno, dificultando a reexpansão do parênquima pulmonar. É a *atelectasia por compressão*; (2) obstrução brônquica completa, por tumores, corpos estranhos, secreções espessas ou linfonodos hilares aumentados. No caso, como não há entrada de ar nos alvéolos, o ar contido nos espaços aéreos correspondentes é reabsorvido e o parênquima sofre colapso. Esta constitui a *atelectasia por reabsorção*; (3) deficiência de surfactante, em recém-nascidos ou adultos, como na doença das membranas hialinas ou na síndrome do desconforto (angústia) respiratória aguda (ver adiante); (4) lesões fibróticas locais ou difusas podem impedir a expansão pulmonar, causando *atelectasia por contração*. A Figura 14.59 mostra os principais tipos de atelectasia.

Atelectasia reduz a oxigenação e predispõe a infecções pulmonares. Dependendo da sua extensão, pode comprometer a função respiratória. Como é uma lesão reversível (exceto na atelectasia por contração), com a eliminação da causa pode haver reexpansão pulmonar (exercícios respiratórios apropriados ajudam bastante na recuperação dos pacientes).

■ Alterações vasculares e circulatórias

A circulação pulmonar possui características especiais pelo fato de receber todo o débito cardíaco direito (sangue pouco oxigenado de todo o organismo), bem como por suas propriedades de regulação de resistência ao fluxo e pelo seu complexo papel metabólico. Por isso mesmo, distúrbios da circulação pulmonar representam um componente importante na Patologia Pulmonar.

Embolia pulmonar

As artérias pulmonares recebem o sangue de todo o organismo, dentro de um sistema que se estreita progressivamente à medida que se aproxima do território alveolar. Partículas sólidas, líquidas ou gasosas trafegando no território arterial (êmbolos) impactam-se em algum segmento do leito arterial pulmonar, caracterizando o quadro de *embolia pulmonar* (Figura 14.60). Embolia pulmonar pode ter origem trombótica (tromboembolia), gordurosa ou gasosa.

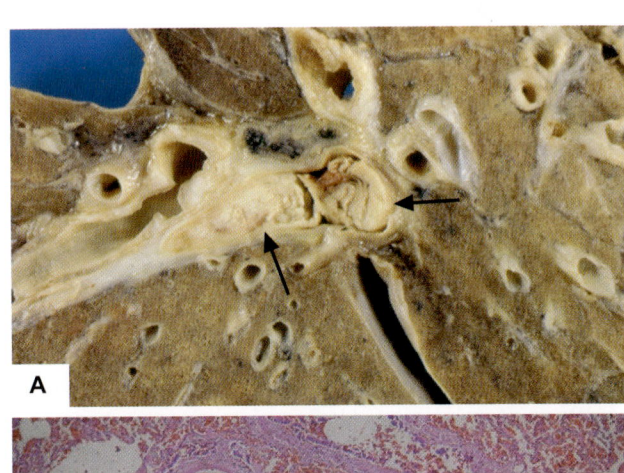
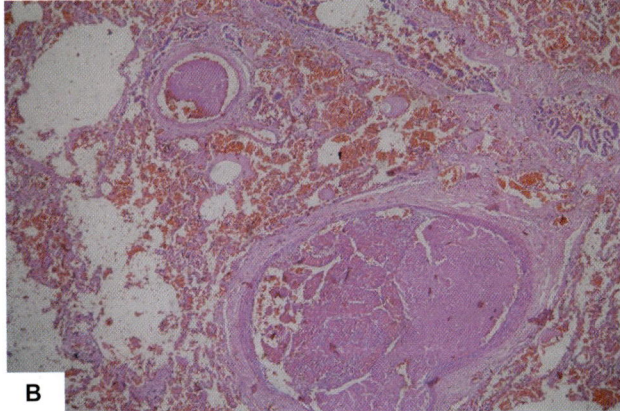

Figura 14.60 Tromboembolia pulmonar. **A.** Êmbolos em ramos grandes e médios das artérias pulmonares (setas). **B.** Corte histológico mostrando êmbolo recente em ramo de médio calibre da artéria pulmonar e hemorragia alveolar.

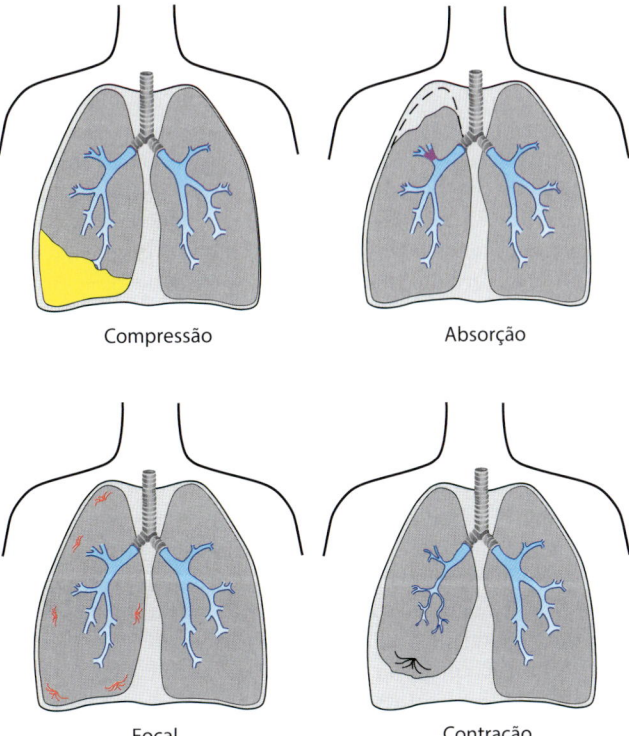

Compressão

Absorção

Focal

Contração

Figura 14.59 Principais tipos de atelectasia.

Tromboembolia pulmonar (TEP)

É praticamente impossível obter números reais sobre a verdadeira incidência de TEP na população, isso porque o diagnóstico clínico nem sempre é preciso, o número de casos assintomáticos é grande e as taxas de necrópsia são baixas. Entretanto, números aproximados mostram que TEP sintomática ocorre em 100 a 180 casos/100.000 pessoas, o que faz dela a segunda causa mais frequente de doença cardiovascular aguda depois do infarto agudo do miocárdio. A incidência de TEP aumenta progressivamente com a idade. Em muitos pacientes, TEP é grave e fatal; em 10% dos casos, o óbito ocorre em até 1 hora, caracterizando a TEP como importante causa de morte súbita; a taxa de mortalidade em 3 meses pode chegar a 10 a 30%, sendo a TEP a terceira causa de óbito cardiovascular depois do infarto do miocárdio e do acidente vascular cerebral.

Em cerca de 1.300 necrópsias realizadas no Serviço dos autores do capítulo em pacientes internados em hospital universitário, 12% apresentavam embolia pulmonar, sendo ela a causa de morte em 40% dos casos. Estudos de necrópsias chamam atenção também para o fato de muito frequentemente (70% dos casos) o tromboembolismo não ter sido diagnosticado em vida, mesmo tendo contribuído para o óbito.

Em 80% dos casos de TEP, os trombos são formados em veias profundas dos membros inferiores (*trombose venosa profunda – TVP*). Menos frequentemente, os trombos estão no coração direito ou em cateteres venosos centrais. Embolia pulmonar e TVP são componentes de um mesmo processo patológico de tromboembolismo venoso, devendo a doença de base ser tratada para prevenção de novos fenômenos embólicos.

Trombos venosos formam-se quase sempre quando existem fatores predisponentes. Na maioria dos casos, estão presentes os componentes da tríade de Virchow: hipercoagulabilidade do sangue, estase sanguínea e lesão endotelial. Trombose venosa profunda surge sobretudo em pacientes com: (1) hipercoagulabilidade sanguínea, por condições hereditárias (p. ex., fator V de Leiden, síndrome antifosfolípideo) ou adquiridas (gravidez, câncer, anticoncepcionais hormonais, obesidade, doenças mieloproliferativas); (2) estase sanguínea, por insuficiência cardíaca, obstrução vascular local ou imobilização prolongada no leito, como após cirurgias ou em pacientes com doenças ortopédicas ou neurológicas; (3) lesão endotelial, como em estados inflamatórios (localizados ou sistêmicos), traumatismos, alterações no fluxo sanguíneo, fumaça do cigarro e lesões em veias, como na doença venosa crônica dos membros inferiores. Menos frequentemente, os trombos estão no coração direito (sobretudo na endocardite infecciosa, em arritmias cardíacas e na doença de Chagas) ou em cateteres venosos centrais. Apesar do destaque dado à TEP após longas viagens de avião, esta é uma causa pouco importante de tromboembolia.

Outras formas de embolia pulmonar

Embolia pulmonar pode dever-se também a: (a) bolhas de gás no sangue por manipulação inadequada de equipos venosos ou variações abruptas da pressão atmosférica (mergulhadores ou barotrauma, ver Capítulo 9); (b) partículas de gordura, em indivíduos com traumatismos em locais com abundante tecido adiposo ou medula óssea gordurosa; (c) corpos estranhos, principalmente em usuários de drogas injetáveis; (d) líquido amniótico, após trabalho de parto prolongado; (e) células neoplásicas, em pacientes com tumores malignos disseminados.

As repercussões fisiopatológicas da embolia pulmonar variam desde alterações subclínicas até morte. As consequências principais são prejuízo da perfusão pulmonar, sobrecarga do coração direito e isquemia do parênquima. A gravidade da embolia pulmonar depende da quantidade de vasos pulmonares excluídos da circulação pela obstrução, que por sua vez depende do número e do tamanho dos êmbolos. Ao lado disso, pacientes com prejuízo da função respiratória, cardiopatas, idosos ou com distúrbios da coagulação tendem a desenvolver quadros mais graves. Dependendo da gravidade do caso, as consequências variam desde alterações subclínicas até morte súbita. Embolia pulmonar maciça é uma das poucas causas de verdadeira morte súbita. As manifestações principais de embolia pulmonar são:

- Morte súbita, quando a embolia oblitera grandes ramos da artéria pulmonar (p. ex., embolia a cavaleiro na bifurcação do tronco da artéria pulmonar ou grande número de êmbolos menores). Nesses casos, o paciente falece por: (1) hipóxia aguda, por queda na perfusão pulmonar; (2) colapso circulatório, por: (a) queda no débito cardíaco, por falta de enchimento do átrio esquerdo; (b) falência aguda do ventrículo direito (*cor pulmonale agudo*)
- Infarto pulmonar, especialmente na embolia não fatal de ramos médios da artéria pulmonar ou nos casos em que há doença cardiopulmonar preexistente
- Hipertensão pulmonar crônica, nos casos de embolia recorrente.

As manifestações clínicas mais sugestivas de TEP, com ou sem infarto pulmonar, são dispneia, dor torácica, tosse e expectoração sanguinolenta. O diagnóstico pode ser confirmado por angiotomografia pulmonar.

A evolução dos pacientes que sobrevivem à embolia pulmonar depende do controle adequado do evento predisponente e da intensidade das sequelas cardiorrespiratórias. Prevenção de TVP é a melhor maneira de se prevenir embolia pulmonar. Medidas preventivas gerais de TVP incluem deambulação precoce após cirurgias ou parto, movimentação dos músculos dos membros inferiores em pacientes acamados e, em alguns casos, uso de meias compressivas. Em algumas situações, é necessária a administração de anticoagulantes por períodos prolongados; em outros, o controle da doença causadora (p. ex., correção de insuficiência cardíaca) é suficiente para evitar novos episódios. Paciente que sobrevive a TEP tem risco de cerca de 30% de ter nova embolia.

Infarto pulmonar

Embolia em um ramo da artéria pulmonar pode resultar em isquemia no território irrigado. No entanto, o fato de o pulmão ter dupla circulação (brônquica e pulmonar) confere proteção ao órgão. Por esse motivo, oclusão de um pequeno ramo da artéria pulmonar não tem, em geral, maiores consequências ao parênquima pulmonar. Nos casos em que a circulação brônquica está acometida, contudo, como em pacientes com débito cardíaco reduzido, congestão pulmonar por dificuldade de retorno venoso ou doenças cardiopulmonares prévias, o risco de infarto pulmonar é maior. Na prática e devido à dupla circulação do órgão, apenas uma pequena porcentagem de embolias (em torno de 10%) resulta em infarto pulmonar.

14

Aspectos morfológicos

Infartos pulmonares são hemorrágicos, localizam-se principalmente nos lobos inferiores, em mais de 50% dos casos são múltiplos e têm forma de cone ou cunha, com a base na pleura e o ápice voltado para o vaso obstruído. As lesões têm coloração avermelhada e são bem delimitadas (Figuras 14.61). Geralmente, há pleurite fibrinosa em correspondência com a lesão. Microscopicamente, o achado característico é necrose do parênquima pulmonar, sendo reconhecidas somente estruturas fantasmas de alvéolos, vasos e brônquios misturadas com sangue. Na periferia do infarto, há intensa hemorragia alveolar e congestão capilar. Quando causado por êmbolo séptico (p. ex., na de endocardite infecciosa da valva tricúspide) ou quando há infecção secundária na área necrosada, o infarto transforma-se em abscesso. Com o passar do tempo, o infarto muda da coloração vinhosa para a acastanhada, pelo acúmulo de macrófagos com pigmento de hemossiderina; inicia-se então a reparação fibrosa, e a lesão é substituída por cicatriz conjuntiva acinzentada, em geral pequena e que passa, na maioria das vezes, despercebida ao exame macroscópico.

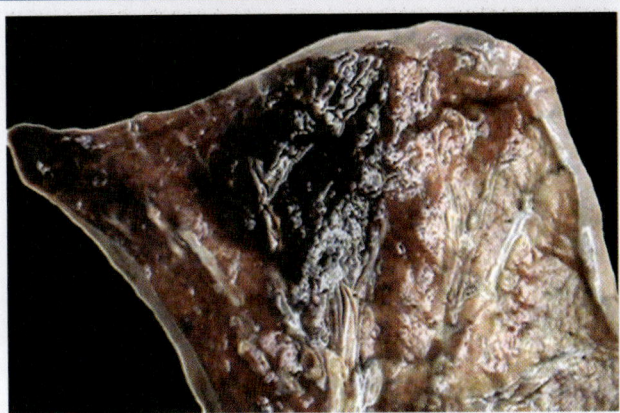

Figura 14.61 Infarto pulmonar. A lesão, de aspecto hemorrágico, mostra forma em cunha, é bem delimitada e tem localização subpleural.

Hipertensão pulmonar

A circulação pulmonar é funcionalmente única no corpo humano. Os pulmões possuem circulação extensa e elaborada, mantendo os vasos pulmonares um delicado e complexo balanço de pressão e distribuição de fluxo que otimizam as trocas gasosas. A estrutura dos vasos pulmonares depende em grande parte do regime de pressão no seu interior. Em condições normais, a pressão arterial pulmonar corresponde a um sexto da sistêmica. Por essa razão, os vasos pulmonares têm paredes mais finas e maiores lúmens do que os vasos de mesmo tamanho da circulação sistêmica. Além disso, os vasos pulmonares respondem a situações de hipóxia com vasoconstrição, ao contrário da vasculatura sistêmica. A razão biológica dessa vasoconstrição seria otimizar o conteúdo de oxigênio no sangue, fazendo com que áreas pouco ventiladas sejam também pouco perfundidas. O preço dessa manobra em indivíduos em hipóxia crônica com vasoconstrição pulmonar persistente é o aumento da resistência vascular pulmonar e a consequente sobrecarga cardíaca direita.

Em adultos, a pressão arterial pulmonar média em repouso é de 14 ± 3 mmHg; valores acima de 25 mmHg são diagnóstico de hipertensão pulmonar. Esta pode ser caracterizada por um aumento da resistência vascular na pequena circulação, em geral por meio de mecanismos mistos, envolvendo vasoconstrição, remodelamento da parede arterial e trombose. Segundo o mecanismo responsável pelo estado hipertensivo, hipertensão pulmonar pode ser pré ou pós-capilar. A pressão de oclusão da artéria pulmonar é próxima da pressão de relaxamento do ventrículo esquerdo; valores acima de 15 mmHg indicam aumento da pressão de relaxamento do ventrículo esquerdo, sugerindo doença cardíaca esquerda que eleva a pressão no compartimento pós-capilar. Valores normais da pressão de oclusão da artéria pulmonar caracterizam acometimento do território pré-capilar.

Várias condições causam aumento da pressão pulmonar. A classificação estabelecida na 5ª Conferência Mundial em Hipertensão Pulmonar reconhece cinco formas de hipertensão pulmonar, resumidas a seguir e listadas no Quadro 14.2.

- Hipertensão arterial pulmonar, caracterizada por acometimento do compartimento pré-capilar, na ausência de doença pulmonar ou tromboembólica crônica. Pode ser idiopática, hereditária, induzida por medicamentos (inibidores de apetite) e toxinas ou associada a doenças sistêmicas (esclerose sistêmica, lúpus eritematoso sistêmico), doença cardíaca congênita, esquistossomose pulmonar, doença pulmonar veno-oclusiva/hemangiomatose capilar pulmonar, hipertensão portopulmonar ou a infecção pelo HIV. Em 80% dos casos da forma hereditária, encontram-se mutações no gene *BMPR-2* (*bone morphogenetic protein receptor* tipo 2)
- Hipertensão pulmonar por doenças do coração esquerdo. Ocorre em pacientes com doença valvar ou ventricular esquerda, com aumento da pressão no átrio esquerdo e na circulação pulmonar; é, portanto, do tipo pós-capilar. Nenhum tratamento para HP mostrou-se eficaz nessa forma da doença
- Hipertensão pulmonar por doença pulmonar e/ou hipóxia; é do tipo pré-capilar. Surge em doenças pulmonares como DPOC, doença pulmonar restritiva, doenças relacionadas ao sono, hipoventilação alveolar, exposição crônica a altas altitudes e bronquiectasia. O tratamento reside no controle da doença pulmonar
- Hipertensão pulmonar por obstrução crônica e progressiva da artéria pulmonar. Cerca de 4% dos pacientes com TEP têm episódios repetidos de embolia, o que resulta em hipertensão pulmonar tardiamente. Quando possível, tratamento cirúrgico (tromboendarterectomia) dá bons resultados
- Hipertensão pulmonar multifatorial ou por mecanismo não esclarecido. Encontram-se neste grupo algumas doenças hematológicas, sarcoidose, mediastinite fibrosante e doenças cardíacas congênitas complexas. No Brasil, destaca-se a anemia falciforme, na qual até 40% dos pacientes têm hipertensão pulmonar.

14

Quadro 14.2   Classificação da hipertensão pulmonar, segundo a 5ª Conferência Mundial em Hipertensão Pulmonar (Nice, 2013)

Hipertensão arterial pulmonar

HAP idiopática

Hereditária

Induzida por drogas e toxinas

Associada a outras doenças

Doenças do tecido conjuntivo

Infecção pelo HIV

Hipertensão portal

Insuficiência cardíaca congênita

Esquistossomose pulmonar

Doença veno-oclusiva pulmonar e/ou hemangiomatose capilar pulmonar

Hipertensão pulmonar persistente do recém-nascido

Hipertensão pulmonar associada a doenças do coração esquerdo

Hipertensão pulmonar associada a doenças pulmonares e/ou a hipoxemia

Doença pulmonar obstrutiva crônica (DPOC)

Doença pulmonar intersticial

Outras doenças pulmonares com padrões restritivos e obstrutivos mistos

Distúrbios respiratórios do sono

Distúrbios de hipoventilação alveolar

Exposição crônica a grandes altitudes

Anomalias do desenvolvimento pulmonar

Hipertensão pulmonar por trombose crônica e/ou embolia

Hipertensão pulmonar multifatorial ou por mecanismos não claros

Distúrbios hematológicos: anemia hemolítica crônica, doenças mieloproliferativas, esplenectomia

Doenças sistêmicas: sarcoidose, histiocitose de células de Langerhans, linfangioleiomiomatose, vasculites

Distúrbios metabólicos: glicogenoses, doença de Gaucher, doenças da tireoide

Avanços importantes têm sido alcançados no entendimento da patogênese da hipertensão pulmonar. Na forma hereditária, são encontradas mutações principalmente em dois genes que codificam proteínas da família do receptor do TGF-β, o gene do receptor da proteína morfogenética do osso tipo 2 (*BMPR-2*) e o gene *ALK-1*, este em pacientes com a rara doença telangiectasia hemorrágica hereditária e hipertensão arterial pulmonar. Nas células musculares dos vasos, a BMPR-2 inibe a proliferação celular e estimula a apoptose. Inativação do gene resulta em multi-plicação celular, o que leva a proliferação de células musculares lisas e redução da luz vascular.

Na hipertensão pulmonar secundária a hipóxia ou a enfermidade pulmonar acompanhada de hipoxemia, agressão ao endotélio desencadeia eventos que culminam em hipertensão arterial: diminuição de substâncias vasodilatadoras (prostaciclina e óxido nítrico) e aumento de vasoconstritoras (tromboxano, endotelina-1 e serotonina). Nesse ambiente, surgem vasoconstrição, trombose e proliferação de células musculares lisas dos vasos.

Aspectos morfológicos

Morfologicamente, hipertensão pulmonar leva a duas lesões vasculares: (1) nas pequenas artérias e arteríolas pulmonares, ocorrem alterações reacionais/adaptativas (remodelamento vascular); (2) nos grandes ramos, surge aterosclerose. Nos pequenos vasos, os achados histológicos variam de acordo com a duração e a intensidade da hipertensão pulmonar; as lesões são progressivas e compõem um espectro que pode chegar até a chamada *arteriopatia pulmonar plexogênica*. A lesão inicial consiste em hipertrofia da camada média e muscularização de pequenas artérias e arteríolas. Mais tarde, surge fibrose concêntrica laminar na íntima, que pode agravar a obstrução da luz vascular (Figura 14.62 A). Tais lesões são importantes, pois tornam o estado hipertensivo irreversível (estreitamento da luz desses vasos mantém a hipertensão pulmonar). Nos casos mais graves, sobretudo na hipertensão arterial pulmonar e na secundária a cardiopatias congênitas com hiperfluxo pulmonar, ocorrem necrose fibrinoide da parede arterial e formação das chamadas lesões plexiformes, que consistem em dilatação focal da artéria, ficando a luz preenchida por tufos capilares com luzes dilatadas e separados por células com núcleos hipercromáticos (Figura 14.62 B). Tais alterações são difusas em ambos os pulmões. Nos casos mais graves e prolongados, encontra-se aterosclerose nos grandes ramos da artéria pulmonar. Êmbolos em vários estádios de organização sugerem etiologia tromboembólica da hipertensão pulmonar (Figura 14.62 C).

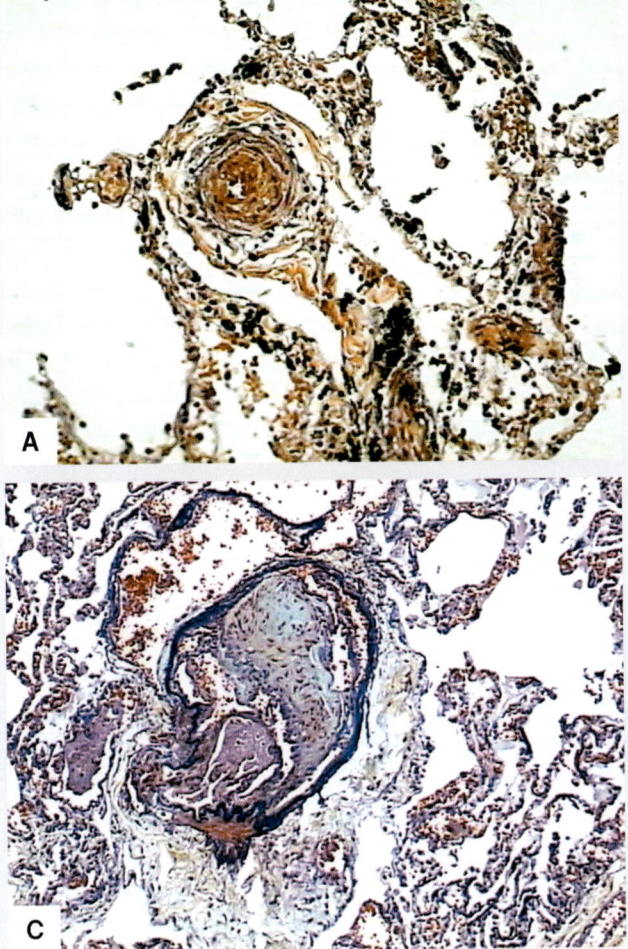

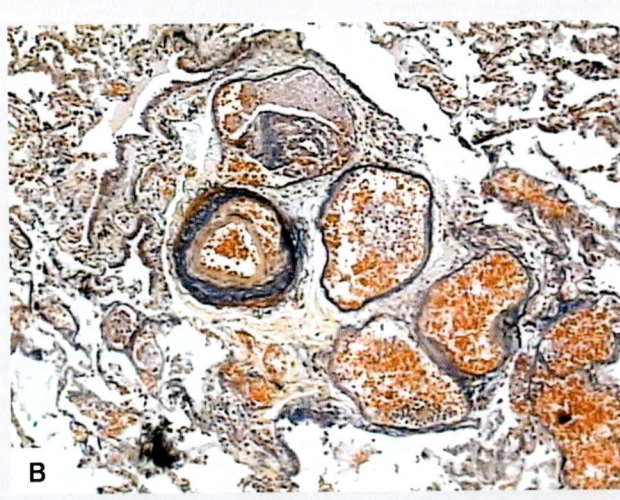

Figura 14.62 Hipertensão pulmonar. **A.** Arteríola pulmonar com hipertrofia acentuada da camada média e espessamento fibroso da camada íntima, com redução da luz vascular. **B.** Lesão plexiforme ou angiomatoide. Artéria pulmonar calibrosa, preenchida por tufos capilares irregulares. **C.** Artéria pulmonar com êmbolo revascularizado, caracterizado pela formação de novas luzes arteriais.

Clinicamente, os pacientes manifestam sinais de insuficiência respiratória progressiva e hipertrofia ventricular direita. Em muitas doenças pulmonares, o aparecimento de hipertensão pulmonar agrava o quadro geral do paciente. Em 80% dos casos ocorre óbito 2 a 5 anos após o diagnóstico por *cor pulmonale* descompensado, tromboembolia ou pneumonia.

Edema pulmonar

A manutenção do equilíbrio no balanço de fluidos através da barreira alveolocapilar é essencial para a função respiratória. Por ação de forças de retração elástica no parênquima pulmonar, o interstício ao redor da microcirculação possui uma pressão subatmosférica, que oscila com os movimentos respiratórios. Esta condição particular faz com que a resultante das forças de Starling na microcirculação pulmonar seja no sentido de fluxo contínuo de fluidos para o interstício, seja para absorver o excesso de líquido inalado pelas vias aéreas, seja para absorver fluidos provenientes dos capilares alveolares. Além de forças pressóricas, a regulação da homeostase de água nos pulmões faz-se também por meio de canais transportadores de líquidos tanto em células epiteliais e endoteliais como no epitélio de revestimento das vias aéreas. Os canais de água são o principal mecanismo pelo qual ela passa através de membranas biológicas. Nos pulmões, vários canais transportadores estão ativos, sendo os principais as aquaporinas 1 e 5, canais epiteliais de sódio (ENAC), canais dependentes de sódio e cloro (NKCC1) e a Na$^+$/K$^+$/ATPase (ver Capítulo 5).

Excesso de líquido intersticial nos pulmões é drenado principalmente por meio de *vasos linfáticos* peribrônquicos e perivasculares, fazendo com que exista uma vazão basal pelo ducto torácico. Desbalanço nesses mecanismos homeostáticos resulta em edema pulmonar, situação bastante frequente na prática médica e que, quando extenso, é potencialmente fatal.

Patogeneticamente, edema pulmonar é classificado em quatro grandes categorias: (a) por aumento da pressão hidrostática, ou cardiogênico; (b) por aumento da permeabilidade da barreira alveolocapilar, ou inflamatório; (c) por diminuição da pressão intersticial dos pulmões; (d) neurogênico. A subdivisão de causas de edema nessas categorias é às vezes imprecisa, pois em muitos casos dois ou mais fatores atuam ao mesmo tempo.

Edema pulmonar cardiogênico

Edema por aumento da pressão hidrostática capilar surge em qualquer situação em que, aguda ou cronicamente, há aumento da pressão nos capilares pulmonares. O mecanismo principal é o desequilíbrio entre o débito cardíaco das câmaras direitas e a capacidade de propulsão da massa sanguínea pelas câmaras esquerdas. Condições patológicas que levam a falência aguda ou crônica do ventrículo esquerdo (arritmias cardíacas, lesões na valva vitral ou perda da massa muscular por diversas causas), com preservação relativa do débito cardíaco direito, elevam a pressão nos capilares pulmonares

e aumentam a movimentação de fluidos do compartimento intravascular para o interstício. Quando esse fluxo ultrapassa a capacidade de drenagem intersticial, o fluido extravasado dos capilares atinge a luz alveolar e compromete as trocas gasosas.

A gravidade do edema pulmonar depende de dois fatores: quantidade de fluido extravasado e capacidade de adaptação do sistema de drenagem linfática. Como a maioria dos mecanismos de homeostase do organismo é passível de adaptação, a duração do aumento da pressão intravascular altera bastante o risco de edema. Em outras palavras, o mesmo nível de pressão nos capilares pulmonares pode resultar em edema alveolar grave (quando atua em intervalo de tempo curto) ou apenas em discreto quadro com repercussões clínicas pouco significativas caso o aumento ocorra em uma escala de tempo maior, como na estenose mitral.

Edema pulmonar por aumento da permeabilidade alveolocapilar (síndrome do desconforto respiratório agudo ou dano alveolar difuso)

Ao lado da infecção por microrganismos hospitalares, esta forma de edema é a principal causa de morte nos grandes hospitais terciários de todo o mundo. O conceito de edema pulmonar por falha de contenção da barreira alveolocapilar começou a ser cristalizado no final dos anos 1960, com os avanços nos meios de manutenção da vida em serviços especializados de cuidados intensivos e de pós-trauma. A incorporação dos serviços de resgate aéreo nas frentes de batalha, nos traumatismos automobilísticos nas estradas e nas grandes cidades, a disseminação de técnicas assistenciais invasivas, como a circulação extracorpórea, e o

14

Aspectos morfológicos

O edema pulmonar é mais acentuado nos lobos inferiores. Os pulmões ficam aumentados de peso e, ao corte, deixam fluir quantidade variada de líquido. Nos casos mais graves, na traqueia e nos brônquios encontra-se líquido espumoso. Microscopicamente, o edema situa-se inicialmente nos septos alveolares, os quais se encontram alargados e apresentam capilares congestos. Com a passagem de fluidos para as luzes alveolares, estas ficam preenchidas por material acidófilo e amorfo (Figura 14.63 A). A manutenção do edema

pulmonar crônico, mesmo que discreto, como na insuficiência cardíaca com predomínio de câmaras esquerdas, caracteriza-se pelo encontro de macrófagos contendo pigmento de hemossiderina na luz alveolar e interstício pulmonar (células da insuficiência cardíaca ou células do vício cardíaco), em consequência da fagocitose de hemoglobina por macrófagos alveolares (Figura 14.63 B). Se o paciente sobrevive ao edema e sua causa é eliminada, há reabsorção do líquido alveolar, e os pulmões readquirem sua estrutura normal.

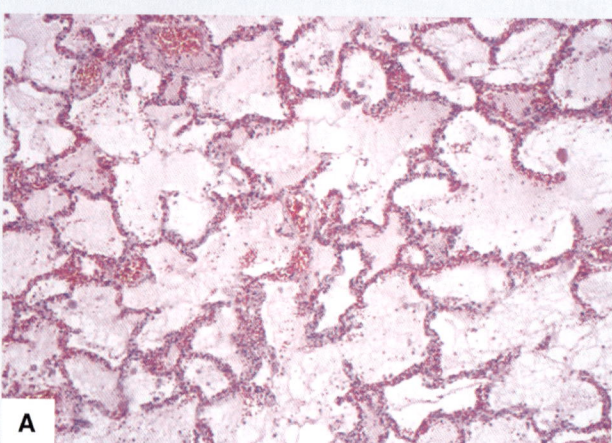

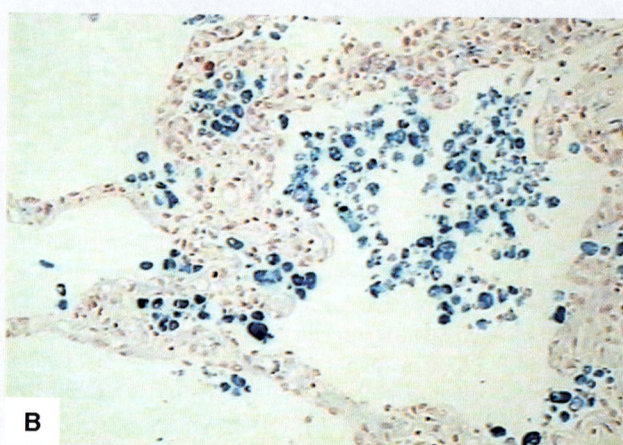

Figura 14.63 A. Edema pulmonar cardiogênico. Hiperemia passiva e alvéolos preenchidos por material fluido, hialino e acelular. **B.** Hiperemia passiva crônica pulmonar. Macrófagos de coloração azulada nos espaços alveolares contendo pigmento férrico no citoplasma. Coloração de Perls.

desenvolvimento de cateteres venosos e arteriais de manutenção prolongada permitiram que um número inédito de indivíduos sobrevivesse ao impacto inicial de um traumatismo grave. Esta vitória inicial foi parcialmente eclipsada pelo aparecimento, em uma fração significativa dos casos aparentemente salvos pelas novas técnicas de assistência, de um quadro progressivo de insuficiência respiratória refratária ao tratamento habitual, com letalidade da ordem de 40% em séries recentes, apesar dos progressos nas terapias de suporte. Essa entidade é denominada pelos patologistas como *dano alveolar difuso (DAD)* ou *pulmão de choque*, enquanto os clínicos utilizam a expressão *síndrome do desconforto respiratório agudo (SDRA)* ou *síndrome da angústia respiratória aguda (SARA)*. Estudos das características hemodinâmicas dos pulmões nesses pacientes mostram que esse edema pulmonar potencialmente fatal instala-se com pressão capilar pulmonar normal ou até abaixo da normal, indicando que sua causa é aumento da permeabilidade da barreira alveolocapilar.

Em 2012, os critérios diagnósticos da SDRA foram revistos pelas Sociedades Europeia e Americana de Medicina Intensiva, sendo a recomendação atual conhecida como *definição de Berlim*. Segundo esta, o diagnóstico clínico de SDRA é feito com base nos seguintes elementos: (1) insuficiência respiratória de instalação aguda (até uma semana após agressão clínica conhecida); (2) opacidades bilaterais na radiografia do tórax; (3) edema pulmonar não cardiogênico; (4) hipoxemia. A gravidade da hipoxemia é classificada em discreta, moderada ou grave, de acordo com os valores de PaO_2/FiO_2 (relação entre a pressão parcial do oxigênio arterial e a fração inspirada de oxigênio); hipoxemia discreta: valores de PaO_2/FiO_2 entre 200 mmHg e 300 mmHg, hipoxemia moderada: valores de PaO_2/FiO_2 entre 100 mmHg e 200 mmHg; hipoxemia grave: PaO_2/FiO_2 menor que 100 mmHg. São muitas e variadas as causas de SDRA, sobretudo infecções (pulmonares ou sistêmica – sepse), ventilação mecânica, traumatismos graves, aspiração gástrica e inalação de substâncias tóxicas (Quadro 14.3).

Quadro 14.3 Principais fatores de risco para o desenvolvimento de síndrome do desconforto respiratório agudo (dano alveolar difuso)

Lesão pulmonar direta (causas pulmonares)
Pneumonia
Aspiração de conteúdo gástrico
Contusão pulmonar
Afogamento
Inalação de gases tóxicos
Edema por reperfusão pós-transplante pulmonar
Ventilação mecânica com altos picos de pressão e/ou altas frações inspiradas de O_2

Lesão pulmonar indireta (causas extrapulmonares)
Sepse
Politraumatismo
Circulação extracorpórea
Superdosagem de fármacos
Medicamentos citostáticos
Pancreatite aguda
Transfusões sanguíneas
Leptospirose

O denominador comum na patogênese das lesões é a inalação ou a circulação de agentes variados, infecciosos ou não, capazes de agredir a barreira alveolocapilar (BAC), tanto a partir da sua face epitelial como da endotelial. Agressões diretas nos pulmões ou em outras partes do organismo são capazes de desencadear as reações e as lesões indicadas adiante.

Agentes agressores podem lesar diretamente o endotélio vascular ou os pneumócitos tipo I; além disso, podem atuar indiretamente por estímulos inflamatórios ou por meio de moléculas sinalizadoras de agressão (PAMPs e DAMPs, ver Capítulo 4). Por tais estímulos, os macrófagos alveolares são ativados e passam a secretar IL-8 e TNF, que são quimiotáticos para neutrófilos. Estes, na luz alveolar e sob ação do próprio TNF e da IL-1, são ativados e liberam leucotrienos, oxidantes, proteases e fator ativador de plaquetas, os quais, agindo sobre o epitélio e o endotélio vascular, também são lesivos e potencializam o dano direto; tudo isso aumenta a permeabilidade da BAC e promove o extravasamento de plasma e hemácias e a deposição de fibrina na parede alveolar desnuda, formando *membranas hialinas*, que são o marcador histológico da lesão.

Lesão da BAC também causa danos estruturais e funcionais no endotélio alveolar, prejudicando a conversão de angiotensina I em angiotensina II, o que contribui para hipotensão arterial e, às vezes, choque. Ativação de macrófagos alveolares pela intensa exsudação inflamatória alveolar faz com que os mesmos aumentem mais ainda a produção de citocinas, como TNF (Figura 14.64). Os mediadores inflamatórios assim gerados ganham a circulação sistêmica e podem originar a chamada *síndrome de reação inflamatória sistêmica (SIRS)*, situação que contribui para a chamada *falência de múltiplos órgãos* que tão frequentemente acomete pacientes internados em unidades de terapia intensiva e é a principal causa de morte deles.

Se o paciente sobrevive, a resposta inflamatória ativa fibroblastos dos septos alveolares, que por sua vez liberam mais IL-8 (recruta neutrófilos no interstício) e secretam colágeno, de modo que grande quantidade de fibras colágenas é produzida em pouco tempo, podendo levar a quadro de fibrose pulmonar.

Cessada a agressão, há possibilidade de reparação da lesão pela proliferação de pneumócitos do tipo II, que, devido à atividade de suas bombas Na^+/K^+ ATPase dependentes, estimulam a reabsorção de Na^+ e água, contribuindo para a redução da quantidade do fluido alveolar. Tal processo é facilitado ainda pelo transporte de água por meio de aquaporinas de pneumócitos do tipo I remanescentes e pela reabsorção de proteínas solúveis por difusão paracelular para o interstício ou por endocitose por células epiteliais dos alvéolos. Por fagocitose, os macrófagos alveolares removem as proteínas insolúveis e os restos de células inflamatórias que sofreram apoptose. O processo cicatricial continua com a formação de tecido de granulação e remodelamento do colágeno depositado na luz alveolar e no interstício septal. Uma vez instalada a lesão, sua evolução obedece a uma sequência clínico-patológica em três fases, muitas vezes com achados superponíveis.

■ **Fase exsudativa.** É a fase inicial de dano alveolar difuso, que se desenvolve nos primeiros 4 a 7 dias. Macroscopicamente, os pulmões apresentam-se pesados, pouco aerados e com consistência borrachosa; as superfícies externa e de corte têm cor vinhosa e, por vezes, apresentam hemorragia. Ao microscópio, observam-se edema alveolar e intersticial, áreas de hemorragia, restos celulares, plasma e fibrina na luz alveolar; estes últimos desenham internamente o território pulmonar distal, formando as *membranas hialinas*,

14

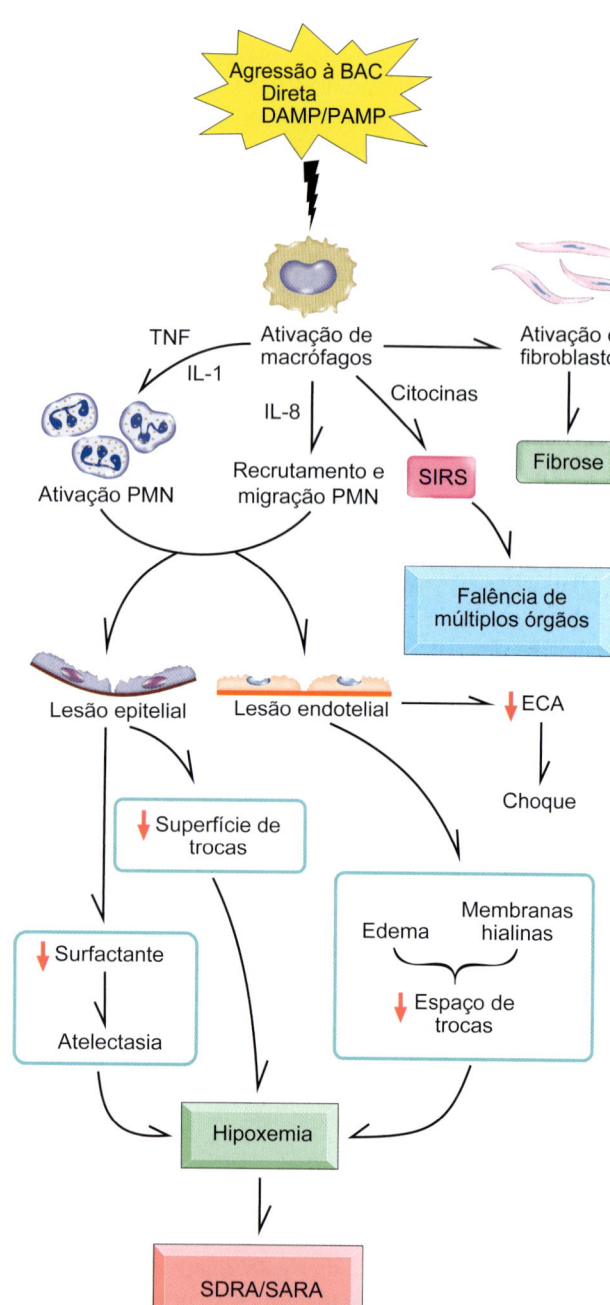

Figura 14.64 Mecanismos envolvidos na lesão da barreira alveolocapilar na patogênese do dano alveolar difuso. BAC: barreira alveolocapilar; PMN: polimorfonuclear neutrófilo; SIRS: síndrome da resposta inflamatória sistêmica; ECA: enzima conversora da angiotensina; SDRA: síndrome do desconforto respiratório agudo; SARA: síndrome da angústia respiratória aguda.

que são a principal característica morfológica dessa fase (Figura 14.65 A). Os capilares alveolares são hiperêmicos e contêm grande número de neutrófilos na luz. Os ramos da artéria pulmonar apresentam contração da musculatura lisa, refletindo provavelmente hipóxia no território pulmonar e/ou liberação de mediadores vasoativos pelas células inflamatórias recrutadas. Outro achado característico é a intensa multiplicação de pneumócitos do tipo II, que pode ser interpretada como reação proliferativa para "calafetar

os vazamentos" da barreira alveolocapilar. A proliferação de pneumócitos II tem também efeitos adversos, como mudanças desfavoráveis nas características do surfactante pulmonar que podem resultar em áreas de colapso alveolar e dilatação dos ductos alveolares

■ **Fase proliferativa.** Inicia-se no final da primeira semana da doença e é caracterizada pela organização e fibrose do exsudato intra-alveolar, com intensa proliferação de fibroblastos e formação de tecido de granulação (Figura 14.65 B). Ativação de fibroblastos leva a fibrose acentuada, que tem como ponto de partida a luz alveolar e se processa com grande velocidade. Um pulmão com dano alveolar difuso na fase proliferativa é capaz de acumular, em poucos dias, tanto colágeno quanto o encontrado em uma fibrose intersticial crônica! Outro achado é o espessamento fibromuscular da parede de ramos da artéria pulmonar, com possibilidade de aparecimento de hipertensão pulmonar grave. Macroscopicamente, os pulmões são mais pesados, têm coloração passando da vinhosa da fase exsudativa para a vermelho-a-

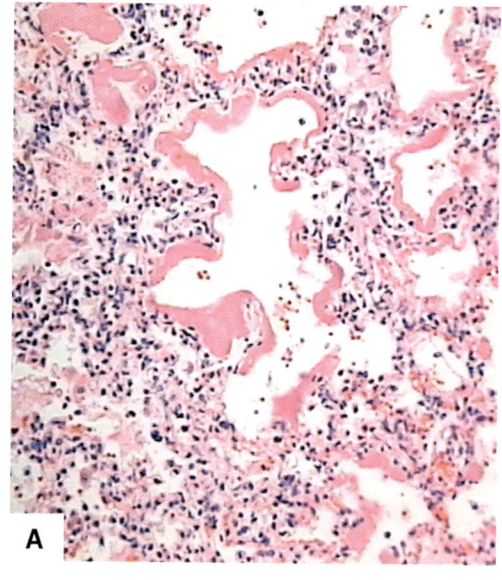

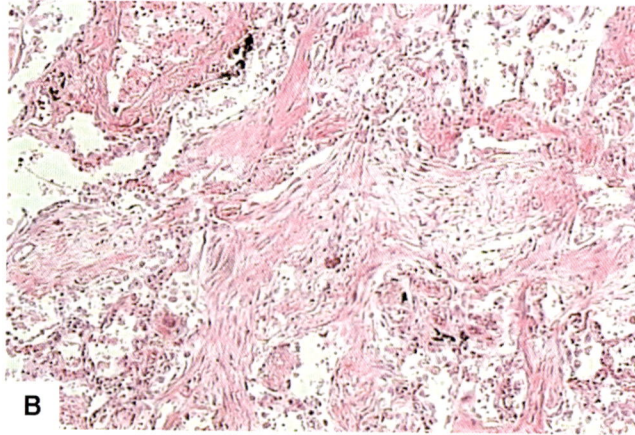

Figura 14.65 Dano alveolar difuso. **A.** Fase exsudativa. Espessamento dos septos alveolares por infiltrado inflamatório e substância amorfa e hialina (membranas hialinas) revestindo internamente os espaços alveolares. **B.** Fase proliferativa. Organização do exsudato intra-alveolar por tecido fibroso jovem, que ocupa a luz alveolar. Os septos alveolares encontram-se espessados por fibrose recente.

cinzentada, são mais firmes devido à maior quantidade de colágeno e apresentam áreas de oclusão dos espaços aéreos alternadas com áreas dilatadas. Microscopicamente, nos alvéolos e ductos alveolares há grande quantidade de tecido de granulação, colágeno jovem e matriz extracelular rica em mucopolissacarídeos ácidos. O tecido cicatricial pode ocluir a luz alveolar e, por remodelamento, causar contração alveolar e tração de áreas adjacentes, levando à dilatação destas, especialmente dos ductos alveolares

■ **Fase fibrótica.** Inicia-se após 3 a 4 semanas e corresponde à evolução da fase proliferativa, com amadurecimento e remodelamento do processo cicatricial, áreas nodulares de fibrose e formação de bronquiectasia por tração. Microscopicamente, há espessamento septal irregular, com aumento da dilatação e tortuosidade dos ductos alveolares. A fibrose ocorre de forma irregular. Nem sempre existe correlação entre os achados histológicos e a função pulmonar. Diferentemente, portanto, do edema pulmonar cardiogênico, em que a sobrevida do paciente pode acompanhar-se da restauração da estrutura pulmonar, no DAD podem ficar sequelas (cicatrizes) pulmonares.

Edema pulmonar por redução da pressão intersticial

Aparece toda vez em que há redução da pressão do interstício que circunda a microcirculação pulmonar, "aspirando" fluidos da mesma. O processo ocorre quando há tendência a colapso alveolar, situação que depende quase exclusivamente de alterações na funcionalidade do sistema surfactante. Com colapso alveolar, a pressão do interstício em torno de capilares alveolares torna-se negativa, aspirando líquido do interior destes. A condição clínica mais associada a disfunção do sistema surfactante é a prematuridade pulmonar, quando os recém-nascidos têm incapacidade total ou parcial de sintetizar surfactante por imaturidade dos pneumócitos do tipo II. A instabilidade alveolar e o edema que se seguem podem ser graves e contribuir para a morte da criança ou levar a alterações permanentes no desenvolvimento pulmonar (displasia broncopulmonar).

Outra situação de edema pulmonar por disfunção do surfactante é a que ocorre por reexpansão de pulmões que estiveram colapsados por período prolongado. É o caso de pacientes com preenchimento do espaço pleural por líquido ou ar, situação em que os movimentos respiratórios são reduzidos. A falta de mobilização das paredes alveolares retira o principal estímulo para a produção de surfactante pelos pneumócitos do tipo II, situação que pode provocar edema quando a reexpansão pulmonar é feita após drenagem torácica.

Finalmente, edema por alterações nos níveis de pressão ao redor do interstício pulmonar pode ocorrer quando indivíduos são levados a grandes altitudes, como alpinistas de elite.

Edema pulmonar neurogênico

Edema pulmonar neurogênico surge quando há aumento rápido da pressão intracraniana por lesão encefálica. Suas características são as mesmas do edema por aumento da permeabilidade vascular, isto é, extravasamento de fluido com alto teor proteico. Acredita-se que o edema resulte de grande descarga adrenérgica que surge em situações de aumento rápido da pressão intracraniana, causando, além de aumento abrupto da pressão hidrostática nos capilares pulmonares, provável ruptura da barreira alveolocapilar por estresse mecânico.

■ Doenças pulmonares intersticiais difusas

As doenças pulmonares intersticiais difusas (DPID) têm como característica comum inflamação e fibrose predominantemente no interstício pulmonar. Nesse grupo de doenças, o interstício pulmonar, que é o espaço entre as membranas basais epitelial e endotelial, é o sítio primário de agressão. As DPIDs, que podem ser agudas ou crônicas, representam 15% das doenças pulmonares não infecciosas e, muitas vezes, afetam não somente o interstício como também os espaços aéreos, as vias aéreas periféricas e os vasos adjacentes.

As alterações funcionais são de caráter restritivo (em contraste com as doenças obstrutivas) e caracterizam-se por redução da capacidade de difusão, dos volumes pulmonares e da complacência pulmonar. Os pacientes apresentam dispneia, taquipneia, estertores crepitantes, mas sem sibilâncias ou outros sinais de doença obstrutiva. Os exames de imagem (radiografia e tomografia computadorizada) mostram infiltrados difusos, formados por pequenos nódulos, linhas irregulares ou opacidades. Na fase final da doença, podem ocorrer alterações fibrosas difusas, levando ao chamado pulmão terminal ou em favo de mel.

Entre as DPID, incluem-se lesões associadas a exposição (ocupacional ou não) a agentes irritantes ou a doenças vasculares do tecido conjuntivo; pertencem também a este grupo algumas doenças granulomatosas (p. ex., sarcoidose e pneumonia de hipersensibilidade) e outras entidades raras, bem caracterizadas clínica e patologicamente, como histiocitose de células de Langerhans, linfangioleiomiomatose e pneumonia eosinofílica. As formas em que não se encontra uma causa ou associação específica são denominadas pneumonias intersticiais idiopáticas, que correspondem a 70% dos casos. A Figura 14.66 mostra a classificação das doenças intersticiais pulmonares difusas.

Sarcoidose

Sarcoidose é doença granulomatosa sistêmica que pode acometer qualquer órgão do organismo, de preferência pulmões, linfonodos, olhos e pele. Nos pulmões, os granulomas dispõem-se preferencialmente ao longo dos linfáticos do interstício peribrônquico e perivascular (Figura 14.67). Caracteristicamente, os granulomas são epitelioides e não caseificantes, tendem a confluir e a formar massas coalescentes; são ricos em células gigantes, podendo conter no citoplasma estruturas concêntricas calcificadas (corpos de Schaumann) ou inclusões estreladas (corpos asteroides). Como granulomas semelhantes podem ocorrer em outras doenças, o diagnóstico de sarcoidose é geralmente de exclusão. Na grande maioria dos casos, os linfonodos do hilo pulmonar são acometidos pela inflamação granulomatosa.

A etiologia da sarcoidose é desconhecida, sendo a doença caracterizada por aumento de linfócitos T CD4+ nos pulmões, perfil de citocinas de padrão Th1 e aumento de receptores solúveis para IL-2, tanto no parênquima pulmonar como no plasma. A proliferação de linfócitos T moduladores dos granulomas sarcoídicos é oligoclonal, sugerindo possível etiologia infecciosa. Além de infecção e predisposição genética, vários outros fatores têm sido associados à doença, como exposição a

14

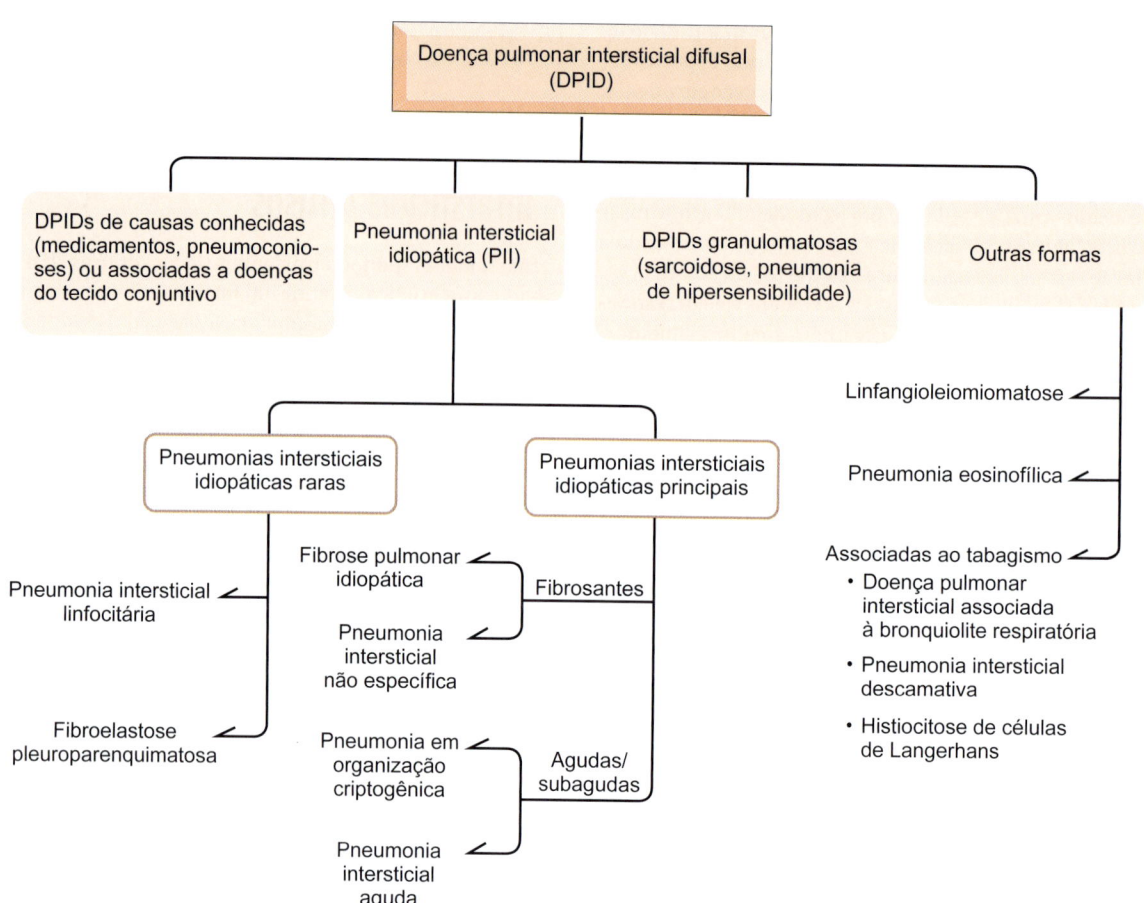

Figura 14.66 Esquema sobre as principais doenças pulmonares intersticiais difusas. (Adaptada de Travis et al., ATS/ERS, 2013.)

materiais inorgânicos e agentes ambientais. Estudos sugerem que tais estímulos resultam em resposta imunitária anormal e exacerbada em indivíduos geneticamente predispostos quando expostos a agentes do ambiente. O prognóstico é muito variável, podendo haver remissão espontânea ou induzida por esteroides ou evolução para fibrose pulmonar, o que ocorre em 20% dos casos.

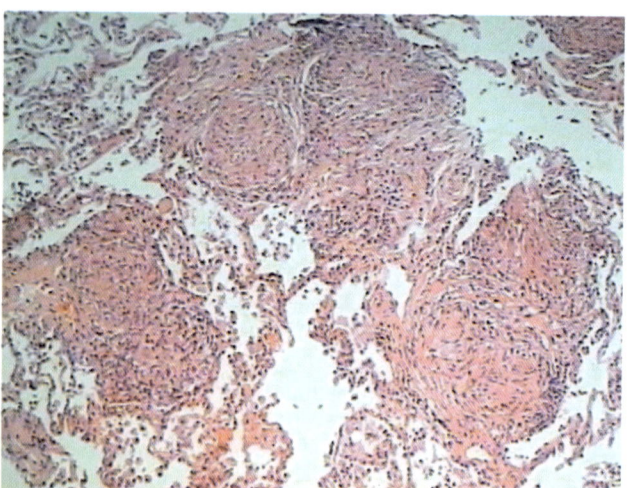

Figura 14.67 Sarcoidose. Granulomas epitelioides circunscritos, não confluentes, sem necrose.

▶ Pneumonias intersticiais por inalação de partículas

A inalação de partículas do ambiente é capaz de provocar reação inflamatória no território broncoalveolar e causar fibrose intersticial. Doenças intersticiais causadas por partículas inaladas diferem quanto à natureza do agente indutor. Há dois tipos de doenças: (a) causadas pela inalação de partículas orgânicas (pneumonia de hipersensibilidade); (b) provocadas pela inalação de material inorgânico (pneumoconioses).

Pneumonia de hipersensibilidade

Doença pulmonar intersticial causada pela inalação de partículas orgânicas, pneumonia de hipersensibilidade ou alveolite alérgica extrínseca resulta de resposta imunitária a antígenos inalados de forma continuada, geralmente no ambiente ocupacional ou doméstico. A doença parece associar-se à reação de hipersensibilidade do tipo III contra agentes inalados, com participação da resposta imunitária celular e humoral. Na fase inicial, atuam macrófagos ativados; mais tarde, encontra-se aumento de linfócitos CD4/CD8+ e de citocinas (p. ex., IL-8) nos pulmões e elevação de anticorpos específicos no soro. Tratadores de aves, moedores de cana (bagaçose), indivíduos expostos à inalação de fungos e ácaros presentes nos sistemas de condicionamento de ar podem desenvolver processo inflamatório alveolar e de pequenos ramos bronquiolares. A inflamação caracteriza-se por grande número de linfócitos (às vezes esboçando folículos linfoides) e pequenos granulomas peribrônquicos malformados, que não apresentam necrose e podem ser constituídos apenas por pequenos aglomerados de células gigantes (Figura 14.68). Nos estádios avançados, encontram-se fibrose intersticial e bronquiolite obliterante. O diagnóstico precoce é importante, visto que interrupção da exposição ao agente causal é mandatória, no sentido de impedir fibrose e remodelamento do parênquima pulmonar distal.

Pneumoconioses

Doenças intersticiais causadas pela inalação de partículas inorgânicas são conhecidas pelo nome genérico de *pneumoconioses*. A importância das pneumoconioses no Brasil é enorme, sobretudo quando se considera o grande número de indivíduos expostos a atividades de mineração regulamentadas ou não regulamentadas, bem como o extenso leque de indústrias que liberam partículas com potencial tóxico e que carecem de regulamentação no país. Mineradores, empregados da construção civil, cavadores de poços, jateadores de areia e empregados da indústria de demolição representam uma amostra dos diferentes agrupamentos profissionais sob risco de desenvolver pneumoconioses.

A gravidade e a evolução da doença dependem da forma, do tamanho (diâmetro aerodinâmico) e da quantidade de partículas inaladas, do tempo de exposição e do potencial fibrogênico da substância inalada. As partículas mais deletérias são aquelas com 1 a 5 μm de diâmetro e que, por isso, podem alcançar as regiões mais distais do parênquima pulmonar, ou seja, bronquíolos respiratórios, ductos alveolares e alvéolos. As partículas maiores que 10 μm de diâmetro são retidas pelo sistema mucociliar e as menores de 1 μm são em geral expiradas. As principais pneumoconioses estão descritas adiante.

Pneumoconiose de mineradores de carvão

Mineração de carvão mineral é feita geralmente em minas de profundidade. A escavação de túneis, o escoramento dos túneis e a retirada das rochas são exemplos de atividades que geram

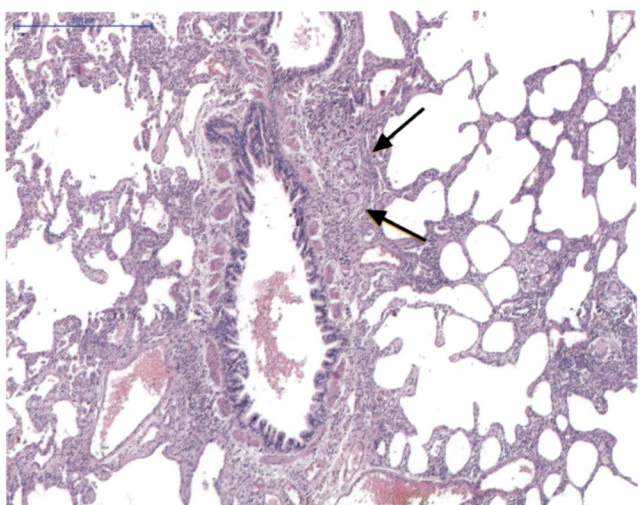

Figura 14.68 Pneumonia de hipersensibilidade. Parede bronquiolar espessada por infiltrado inflamatório e granulomas com aglomerado de células gigantes (*setas*). A inflamação estende-se ao parênquima alveolar peribronquiolar.

poeiras, fazendo com que os trabalhadores envolvidos tenham acesso a uma grande massa inalada de partículas de carvão. O carvão em si possui baixo potencial fibrogênico, mas induz a formação de nódulos antracóticos que tendem a aumentar com o tempo de exposição. Esta forma da doença é benigna, não altera a função pulmonar e, histologicamente, caracteriza-se por aglomerados de macrófagos alveolares contendo pigmento de carvão, conhecidos como máculas.

Em alguns indivíduos, esse comportamento "benigno" é substituído por uma doença de evolução muito mais agressiva, conhecida como *fibrose progressiva maciça*, em que se forma fibrose intensa e surge grave comprometimento funcional dos pulmões. Os fatores determinantes de fibrose progressiva maciça são pouco conhecidos, mas, aparentemente, a contaminação do minério de carvão com outros agentes (como a sílica) ou o desenvolvimento de tuberculose pulmonar favorece o desenvolvimento de formas graves dessa pneumoconiose.

Silicose

Silicose é a doença pulmonar causada pela inalação da forma cristalina de dióxido de silício, principalmente o quartzo. Ao ser fagocitado por macrófagos, ocorre quebra da estrutura do SiO_2, que, hidrolizado, gera SiOH, muito tóxico para células fagocitárias. Ativação persistente de macrófagos e quimiotaxia de novos fagócitos para o território alveolar geram espiral inflamatória que induz fibrose local. No processo, estão envolvidos TFG-β, PDGF e fibronectina. Inicialmente, as partículas inaladas de sílica evocam a formação de pequenos nódulos (Figura.14.69 A), que, com o tempo, formam áreas de fibrose nodular coalescente (Figura 14.69 B), mais frequentes nos lobos superiores. O aspecto mais deletério desse processo é que, uma vez atingida uma massa inalada crítica, a doença progride a despeito do afastamento do trabalhador da sua atividade profissional. Silicose confere maior risco de tuberculose (sílico-tuberculose).

Asbestose

O asbesto (ou amianto) representa uma família de silicatos hidratados que têm em comum propriedades de alta maleabilidade e grande resistência à difusão de calor. Por essa razão, o asbesto tem grande potencial de utilização industrial, constituindo, misturado ao cimento, material para a construção de tubulações, telhas e recipientes diversos. Suas propriedades de condutividade térmica tornam o asbesto componente de freios de automóveis e de roupas e sistemas corta-fogo.

Quando de sua extração, ou antes do seu processamento industrial, o asbesto forma fibras bastante afiladas, com diâmetro aerodinâmico que favorece sua penetração ao longo do trato respiratório, podendo atingir com grande facilidade o território alveolar. Fibras de asbesto induzem resposta inflamatória e fibrogênica. Há diferentes tipos de asbesto, que, além de potentes indutores de inflamação e fibrose, são carcinogênicos. Cânceres associados ao asbesto, sobretudo mesoteliomas e carcinoma pulmonar, são em geral diagnosticados décadas após a primeira exposição. Além da bem estabelecida associação de asbestos com tumores torácicos, estudos epidemiológicos associam exposição ao mineral a neoplasias de outros órgãos, como esôfago e estômago. As doenças associadas à manipulação de asbesto são: (1) placas fibrosas pleurais; (2) fibrose pulmonar (asbestose); (3) mesotelioma; (4) carcinomas.

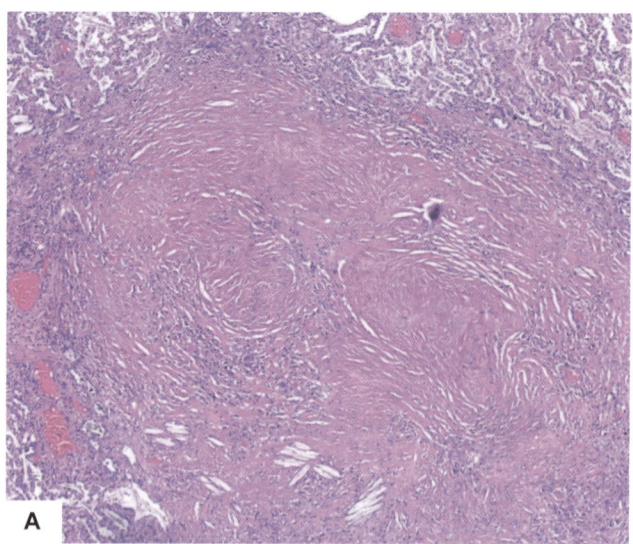

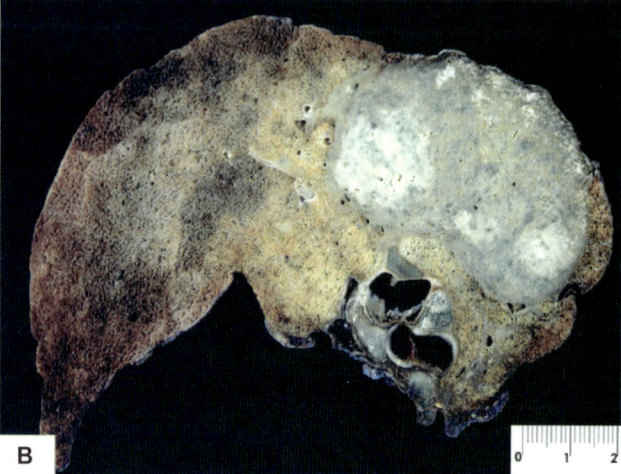

Figura 14.69 Silicose. **A.** Fase tardia das lesões, mostrando nódulo hialinizado com feixes concêntricos, discreta antracose e cristais de colesterol na periferia. **B.** Nódulos coalescentes que substituem o parênquima pulmonar.

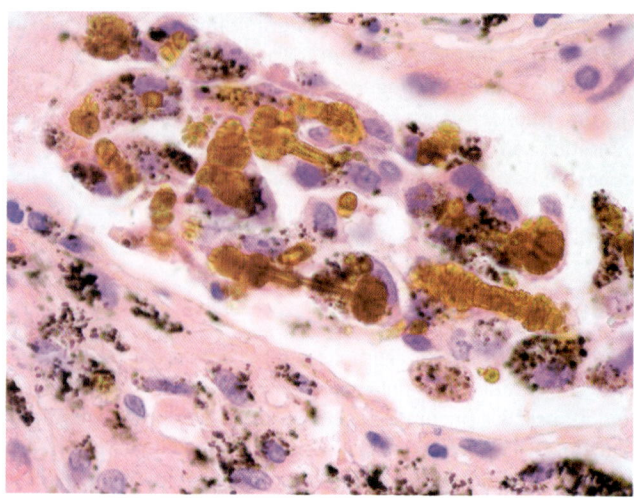

Figura 14.70 Corpúsculo de asbesto. Aspecto microscópico típico: estrutura fina e longa com terminações em forma de bulbos.

Considerando-se o impacto da doença em trabalhadores, não é difícil imaginar as razões que levam a indústria de mineração de asbesto a se deslocar de países desenvolvidos, com maior regulação e normatização trabalhista, para aqueles com economia em expansão, como é o caso do Brasil.

Histologicamente, a asbestose caracteriza-se nas fases iniciais por inflamação com fibrose em torno de bronquíolos. Com o progredir da doença, os pulmões são envolvidos por fibrose intersticial difusa, de padrão inespecífico, que acomete preferencialmente os lobos inferiores. Na maioria dos casos, é possível encontrar partículas de asbesto em meio à fibrose, geralmente envoltas por uma "capa" de hemossiderina (corpos de asbesto) (Figura 14.70).

Pneumonias intersticias idiopáticas

Trata-se de um grupo incomum de doenças intersticiais pulmonares, de etiologia desconhecida, cuja classificação clínica e patológica é bastante complexa. Para o seu diagnóstico, são necessários interação e consenso entre a equipe multidisciplinar, formada por profissionais experientes, que inclui clínicos, radiologistas e patologistas (biópsia pulmonar é muitas vezes necessária para a correta avaliação dessas doenças). Progressos recentes na área, como a possibilidade de tratamento específico para determinadas formas da doença, demandam diagnósticos cada vez mais precisos. A utilização de técnicas menos invasivas de biópsias pulmonares cirúrgicas (videotoracoscopia), o advento da criobiópsia transbrônquica (sobretudo em pacientes sem condições clínicas para biópsias cirúrgicas) e métodos de tomografia computadorizada de alta resolução têm propiciado maior entendimento das pneumonias intersticiais e melhorado a acurácia diagnóstica. Em 2002, num esforço de estudiosos americanos e europeus, foi publicada a Classificação das Pneumonias Intersticiais Idiopáticas da *American Thoracic Society/European Respiratory Society*. Nesse documento, reforçou-se a necessidade de boa interação entre clínicos, radiologistas e patologistas para se chegar ao diagnóstico final. Tal classificação foi revisada, sendo publicada em 2013 a Atualização da Classificação das Pneumonias Intersticiais Idiopáticas.

Na classificação atual, seis entidades clínico-radiológico-patológicas compõem o grupo de *pneumonias intersticiais idiopáticas*. As principais doenças são agrupadas em três categorias: (a) pneumonias interstícias idiopáticas (PII) crônicas fibrosantes (fibrose pulmonar idiopática e pneumonia intersticial não específica); (b) PIIs associadas ao tabagismo (doença pulmonar intersticial associada à bronquiolite respiratória e pneumonia intersticial descamativa); (c) PIIs agudas ou subagudas (pneumonia em organização criptogênica e pneumonia intersticial aguda). Cada entidade apresenta padrão histológico distinto, como mostrado no Quadro 14.4. A nova classificação incluiu também um grupo de pneumonias intersticiais idiopáticas raras (pneumonia intersticial linfocitária e fibroelastose pleuroparenquimatosa) e uma categoria "não classificável" (para os casos cujos dados clínicos, patológicos e radiológicos são discordantes ou inadequados e não permitem a inserção em nenhum dos padrões descritos). O termo idiopático indica que a causa não é conhecida, embora cada um dos padrões histológicos descritos a seguir possa ocorrer em situações clínicas definidas ou com causas conhecidas, como uso de medicamentos, ou associação com doenças do tecido conjuntivo, como artrite reumatoide, síndrome de Sjögren e esclerose sistêmica. Embora pertencentes ao grupo de doenças idiopáticas, algumas dessas entidades estão associadas ao tabagismo.

Quadro 14.4 Classificação clínica e histológica das principais pneumonias intersticiais idiopáticas (PII), segundo a *American Thoracic Society/European Respiratory Society*, 2013

Categoria	Diagnóstico clínico-radiológico-patológico	Padrão histológico
PIIs fibrosantes crônicas	Fibrose pulmonar idiopática Pneumonia intersticial não específica	Pneumonia intersticial usual Pneumonia intersticial não específica
PIIs associadas ao tabagismo	Doença pulmonar intersticial associada à bronquiolite respiratória Pneumonia intersticial descamativa	Bronquiolite respiratória Pneumonia intersticial descamativa
PIIs agudas e subagudas	Pneumonia em organização criptogênica Pneumonia intersticial aguda	Pneumonia em organização Dano alveolar difuso

Fibrose pulmonar idiopática

Fibrose pulmonar idiopática (FIPI) é doença pulmonar intersticial fibrosante de causa desconhecida, limitada aos pulmões, cujo padrão de lesão à biópsia pulmonar é conhecido como *pneumonia intersticial usual (usual interstitial pneumonia – UIP)*. A doença afeta indivíduos acima de 50 anos e tem início insidioso, com dispneia. Em geral, os pacientes apresentam baqueteamento digital e estertores crepitantes inspiratórios do tipo velcro; funcionalmente, têm padrão respiratório do tipo restritivo. A evolução clínica é de piora progressiva, com sobrevida mediana de 2,5 a 3,5 anos. Sua identificação e correto diagnóstico são de suma importância, uma vez que apresenta o pior prognóstico entre as pneumonias intersticiais crônicas.

A patogênese da FIPI não é totalmente conhecida, mas acredita-se ser causada por surtos múltiplos de agressão ao epitélio alveolar por agente desconhecido, endógeno ou ambiental, seguidos de ativação difusa de células epiteliais, com reparo inadequado. Parece que as células epiteliais ativadas secretam fatores fibrogênicos, como fator de necrose tumoral (TNF) e fator de crescimento transformante beta 1 (TGF-β1), que levam à transformação de fibroblastos em miofibroblastos, os quais produzem componentes da matriz extracelular. Com isso, ciclos múltiplos de lesão e reparo epitelial inadequado resultam em fibrose pulmonar progressiva. Embora no passado a inflamação pulmonar tenha sido considerada por vários estudiosos como determinante no desenvolvimento da fibrose, o uso de agentes anti-inflamatórios, como corticosteroides, não se mostra eficiente no controle da doença, sendo a hipótese inflamatória pouco valorizada atualmente.

Macroscopicamente, os pulmões apresentam volume reduzido e retrações pleurais por fibrose. Aos cortes, o órgão mostra áreas de fibrose e remodelamento cístico (favo-de-mel), de localização preferencial nas bases pulmonares e distribuição predominante subpleural (Figura 14.71 A). Histologicamente, a pneumonia intersticial usual tem substrato morfológico bem definido (Figura 14.71 B) que permite reconhecê-la pela típica heterogeneidade de distribuição das lesões, que incluem intensa fibrose intersticial

com distorção arquitetural e zonas de faveolamento, sobretudo subpleurais e paraseptais, que se alternam com áreas de pulmão normal. Em locais de transição entre a fibrose e o parênquima normal, observam-se os característicos "focos fibroblásticos", que correspondem a áreas de ativa fibroproliferação.

Pneumonia intersticial não específica

Pneumonia intersticial não específica (*nonspecific interstitial pneumonia – NSIP*) representa um tipo particular de PII, apesar de seu padrão histológico ocorrer não apenas na condição idiopática, mas também associado a várias situações clínicas, como doenças do colágeno, pneumonia de hipersensibilidade, toxicidade por medicamentos e, às vezes, fibrose pulmonar familial. Seu reconhecimento tem importância porque o prognóstico é muito melhor do que o da FIPI, pois em apenas uma minoria de casos a doença leva à morte.

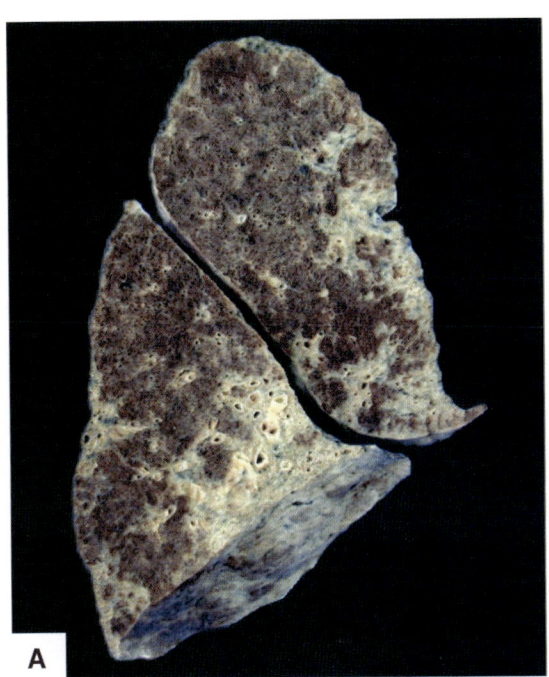

A

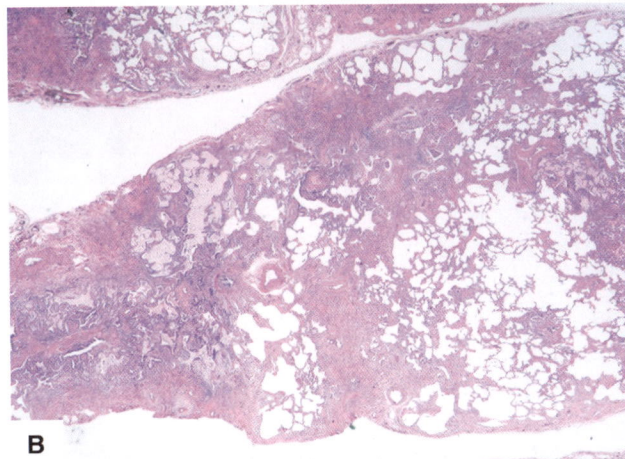

B

Figura 14.71 Pneumonia intersticial usual. **A.** Fibrose periférica com formação de cistos. **B.** Fase de remodelamento, que resulta na formação de cistos ao lado de traves de fibrose e áreas de parênquima pulmonar preservado.

A idade média dos pacientes é de 40 a 50 anos e, ao contrário da FIPI, a doença pode acometer crianças. A duração dos sintomas varia de 18 a 31 meses. Os pacientes apresentam tosse, falta de ar, estertores crepitantes e manifestações gerais, como perda de peso e fadiga. Baqueteamento digital ocorre em 10 a 35% dos casos. As provas de função pulmonar evidenciam caráter restritivo, geralmente mais discreto do que na FIPI. Histologicamente, o comprometimento pulmonar é uniforme e difuso, com graus variados de inflamação e fibrose no interstício. Dependendo do padrão de alteração predominante, distinguem-se duas formas: celular e fibrótica. A *forma celular* caracteriza-se por infiltrado inflamatório discreto ou moderado, difuso, no interstício pulmonar. Focos de pneumonia em organização podem estar presentes, mas são pouco evidentes. Agregados linfoides são comuns. Na *forma fibrótica*, observa-se espessamento difuso dos septos alveolares por fibrose, sem distorção da arquitetura pulmonar. Inflamação é discreta. A forma celular responde melhor à terapia com corticosteroides, enquanto a forma fibrótica tem pior evolução.

Pneumonia em organização criptogênica

Trata-se de entidade clinicopatológica cujo padrão histológico é de pneumonia em organização, com ou sem extensão da lesão aos bronquíolos terminais. A doença era conhecida como *bronquiolite obliterante com pneumonia em organização – BOOP*, termo atualmente em desuso. O substrato histológico de pneumonia em organização é comum a várias situações clínicas, como infecções, reações a medicamentos e colagenoses. O diagnóstico de pneumonia em organização criptogênica (*cryptogenic organizing pneumonia – COP*) é estabelecido, portanto, somente após exclusão de todas as outras afecções que têm o mesmo substrato morfológico. Os pacientes, cuja idade média é de 55 anos, apresentam doença de curta duração (até 3 meses), com tosse, dispneia e febre. Mialgias e suores não são infrequentes, e muitos casos são tratados com antibióticos antes do diagnóstico da doença. Funcionalmente, os pacientes têm doença restritiva discreta ou moderada. A maioria dos casos apresenta melhora significativa com esteroides. Histologicamente, a doença caracteriza-se por "pólipos" de tecido de granulação envolvendo primariamente ductos alveolares e alvéolos, com ou sem comprometimento de bronquíolos terminais. A arquitetura alveolar encontra-se preservada (Figura 14.72).

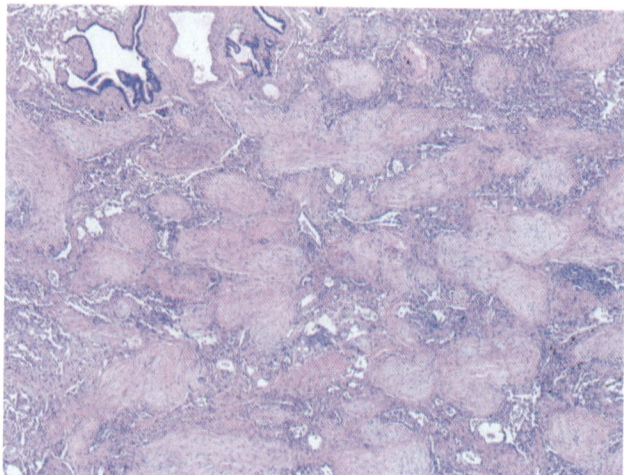

Figura 14.72 Pneumonia em organização. Notar "pólipos" de tecido de granulação no interior de bronquíolos e alvéolos.

Pneumonia intersticial aguda

Pneumonia intersticial aguda (*acute interstitial pneumonia – AIP*), que acomete adultos, difere das demais pneumonias intersticiais idiopáticas por tratar-se de doença aguda e rapidamente progressiva. Descrita inicialmente por Hamman e Rich, manifesta-se clinicamente com insuficiência respiratória aguda e tem quadro histológico de dano alveolar difuso (DAD), indistinguível do encontrado em pacientes com SDRA. Nesse sentido, portanto, a expressão pneumonia intersticial aguda deve ser reservada apenas aos quadros idiopáticos de DAD.

Os pacientes apresentam em geral doença prodrômica prévia do tipo viral, com febre, mal-estar, mialgias e artralgias. Alguns dias depois, passam a apresentar dispneia progressiva e consolidações pulmonares bilaterais e difusas. Funcionalmente, os pacientes apresentam quadro restritivo com hipoxemia grave que culmina rapidamente em insuficiência respiratória. A mortalidade é alta, em torno de 40%. Histologicamente, observa-se DAD nas fases exsudativa e/ou fibroproliferativa (ver Figura 14.65). Se o paciente sobrevive, pode evoluir para fibrose ou para restauração da arquitetura pulmonar normal.

Pneumonia intersticial linfocitária

Pneumonia intersticial linfocitária (*lymphocytic interstitial pneumonia – LIP*) caracteriza-se por infiltrado linfocítico denso ao longo dos septos alveolares, de natureza não linfomatosa, pertencendo provavelmente ao espectro de hiperplasias pulmonares linfoides, assim como a bronquiolite linfocítica. Em adultos, associa-se muitas vezes a desordens de natureza imunitária, principalmente síndrome de Sjögren, colangite biliar primária, anemia perniciosa, miastenia gravis ou hepatite autoimune. Em crianças, associa-se frequentemente à infecção pelo HIV, sendo a LIP uma condição definidora de AIDS. A forma idiopática é incomum, sendo incluída no grupo das PIIs raras.

A LIP manifesta-se geralmente entre 30 e 50 anos, predominando em mulheres. As manifestações são inespecíficas e incluem tosse, dispneia, perda de peso e fadiga, sendo muitas vezes difícil separá-la da eventual doença de base, como as doenças imunitárias associadas e descritas anteriormente. Radiograficamente, aparece infiltrado pulmonar retículo-nodular, com ou sem áreas de consolidação. A tomografia computadorizada mostra padrão micronodular ou em vidro fosco, ambos de caráter inespecífico. Linfonodomegalia hilar ou mediastinal e derrame pleural são raros. O curso clínico é variável, havendo desde casos estáveis até outros com evolução para fibrose pulmonar. Histologicamente, encontra-se infiltrado intersticial acentuado que acomete principalmente as porções distais, composto por linfócitos maduros, plasmócitos e macrófagos. O infiltrado espessa os septos alveolares e envolve as regiões peribrônquicas e perivasculares. O quadro pode acompanhar-se de agrupamentos de macrófagos e granulomas frouxos, malformados.

Doenças pulmonares intersticiais associadas ao tabagismo

Este grupo de doenças inclui as seguintes entidades: (1) doença intersticial pulmonar associada à bronquiolite respiratória (*respiratory bronchiolitis-associated interstitial lung disease – RBILD*); (2) pneumonia intersticial descamativa (*desquamative interstitial pneumonia – DIP*); (3) histiocitose de células de Langerhans. Apesar de serem incluídas no grupo das pneumonias

14

interticiais idiopáticas, RBILD e DIP pertencem ao espectro das doenças pulmonares intersticiais associadas ao tabagismo. Também incluída neste grupo está a histiocitose de células de Langerhans, condição clínica que ocorre quase exclusivamente em fumantes ou ex-fumantes.

Doença intersticial pulmonar associada à bronquiolite respiratória

Bronquiolite respiratória, lesão encontrada nas vias aéreas terminais de fumantes, caracteriza-se por acúmulos de macrófagos pigmentados no parênquima pulmonar peribronquiolar e na luz de bronquíolos terminais e respiratórios, associados a espessamento da parede de bronquíolos por inflamação, discreta fibrose e hipertrofia muscular. Tal padrão é encontrado frequentemente em pulmões de fumantes assintomáticos; raras vezes e por razões inexplicadas, alguns indivíduos têm manifestações clínicas e radiológicas de doença pulmonar intersticial discreta. Nesses casos, emprega-se a denominação doença intersticial pulmonar associada à bronquiolite respiratória. A doença afeta fumantes entre 25 e 55 anos de idade, na maioria das vezes homens. As manifestações incluem tosse e expectoração; estertores são detectados em dois terços dos pacientes. A radiografia evidencia infiltrados reticulonodulares, mas é normal em 20% dos casos. A tomografia computadorizada exibe áreas com alterações em vidro fosco ou tênues densidades nodulares. Há boa resposta aos corticosteroides. Histologicamente, as lesões têm distribuição bronquiolocêntrica, encontrando-se acúmulos de macrófagos granulares, repletos de pigmento marrom-dourado, acompanhados de enfisema centrolobular, infiltrado inflamatório e espessamento septal discretos (ver Figura 14.46).

Pneumonia intersticial descamativa

Apesar do nome, não ocorre descamação do epitélio alveolar como antigamente suposto, mas sim acúmulo de macrófagos no interior de alvéolos, difusamente. Pela similaridade das lesões e pela associação constante com tabagismo, acredita-se que a pneumonia intersticial descamativa seja o estágio final no espectro da RBILD.

Pneumonia intersticial descamativa (DIP) acomete indivíduos com 40 a 50 anos, fumantes, predominantemente homens (2:1). Os pacientes apresentam doença insidiosa, com tosse seca e dispneia por meses, podendo culminar em insuficiência respiratória. Funcionalmente, os pacientes têm distúrbio restritivo discreto e volumes pulmonares normais. Com a cessação do fumo e o uso de esteroides, a maioria dos pacientes melhora. Histologicamente, o quadro caracteriza-se por acúmulos de macrófagos nos alvéolos (Figura 14.73). Os septos alveolares tornam-se espessados por infiltrado de mononucleares, sendo característica a reatividade dos pneumócitos, que assumem forma cuboidal típica. A DIP diferencia-se da RBILD por faltar o caráter bronquiolocêntrico desta, tendo distribuição difusa nos pulmões.

Histiocitose de células de Langerhans

Histiocitose de células de Langerhans é doença intersticial pulmonar fortemente relacionada ao hábito de fumar (associação encontrada em 90% dos casos) e caracterizada por lesões nodulares constituídas pela proliferação de células de Langerhans (Figura 14.74 A e B). A doença acomete adultos jovens (terceira e quarta décadas), com discreta predominância em mulheres.

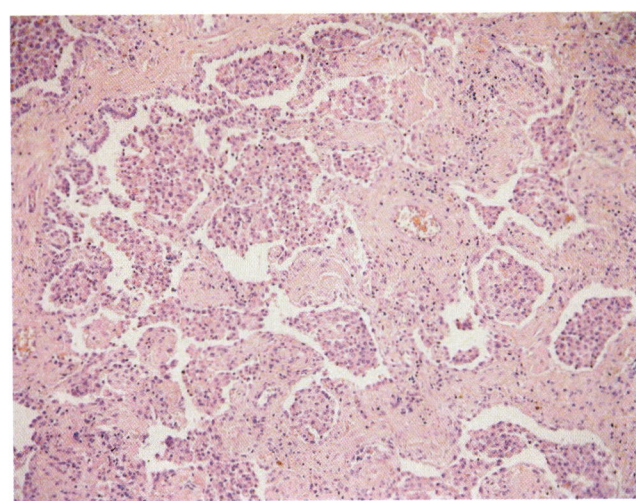

Figura 14.73 Pneumonia intersticial descamativa. Alvéolos preenchidos por macrófagos e septos espessados por fibrose.

Tosse e dispneia são manifestações comuns, ocorrendo pneumotórax em 10% dos casos. A tomografia computadorizada do tórax mostra opacidades reticulonodulares mais acentuadas nas zonas médias e inferiores dos campos pulmonares. Observam-se ainda cistos de paredes finas e nódulos. Testes de função pulmonar mostram alterações tanto obstrutivas como restritivas. Histologicamente, são encontradas lesões nodulares bronquiolocêntricas contendo células de Langerhans e outras células inflamatórias, incluindo linfócitos T CD8+, macrófagos e número variado de eosinófilos. As células de Langerhans têm aspecto histológico característico, lembrando macrófago com núcleo irregular e convoluto; tais células podem ser identificadas também pela imuno-histoquímica com os marcadores proteína S100 e CD-1A (Figura 14.74 C). À medida que evoluem, as lesões tornam-se mais fibróticas e menos celulares, podendo resultar em cicatriz de formato irregular ou grosseiramente estrelada. O parênquima alveolar adjacente à fibrose mostra hiperdistensão e/ou enfisema de tração, além de destruição da parede de bronquíolos e dilatação da luz. As formações císticas resultam de cavitação dos nódulos ou da associação de enfisema de tração com dilatação de pequenas vias aéreas distais; tais lesões podem romper-se na cavidade pleural e causar pneumotórax. O restante do parênquima mostra alterações associadas ao tabagismo, como bronquiolite respiratória do fumante e acúmulos de macrófagos pigmentados intra-alveolares semelhantes aos encontrados na DIP. Cessação do tabagismo pode evitar a progressão da doença.

▶ Transplante pulmonar

O primeiro transplante pulmonar em humanos foi realizado em 1963 pelo Dr. James Hardy, mas somente a partir do final da década de 1980 é que o número deles passou a ser expressivo. Desde então, houve grandes avanços técnicos no procedimento, que atualmente é realizado rotineiramente em grandes centros ao redor do mundo, incluindo o Brasil. Transplante pulmonar representa muitas vezes a única alternativa para o tratamento de pacientes com doença pulmonar terminal. Em princípio, qualquer paciente com doença pulmonar terminal não neoplásica pode ser considerado para transplante, sendo hoje as indicações mais frequentes: DPOC, fibrose pulmonar idiopática,

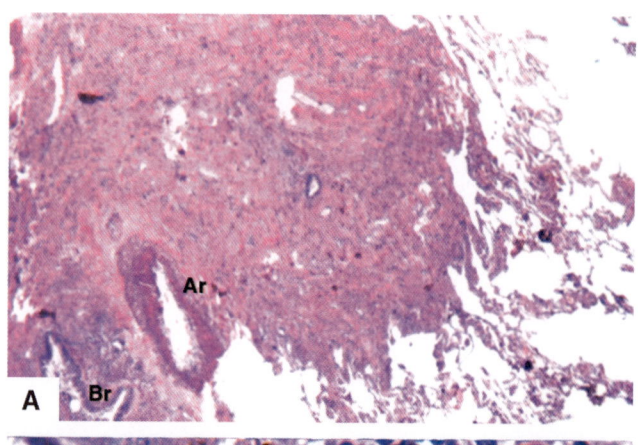

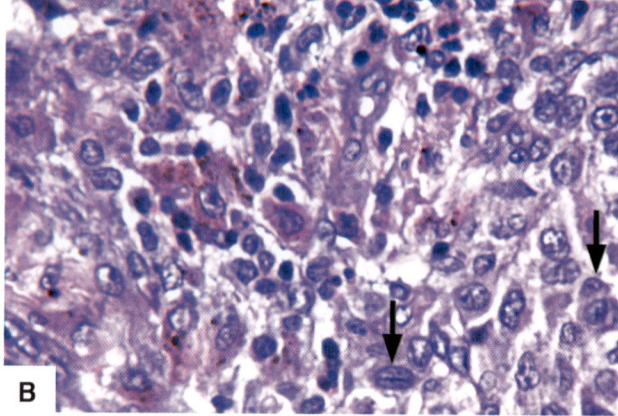

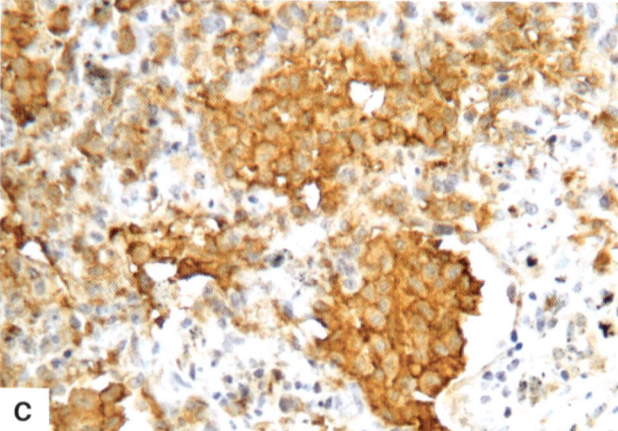

Figura 14.74 Histiocitose de células de Langerhans. **A.** Lesão nodular e irregular peribrônquica contendo infiltrado inflamatório misto em meio a fundo parcialmente hialinizado. Br: bronquíolo, Ar: artéria pulmonar. **B.** Lesão constituída por células de Langerhans, que mostram núcleo grande e convoluto (*setas*). Há também linfócitos, eosinófilos e macrófagos pigmentados. **C.** Imuno-histoquímica positiva para células CD1a.

fibrose cística e hipertensão pulmonar. Enquanto as duas primeiras acometem preferencialmente indivíduos adultos e idosos, a fibrose cística manifesta-se em um grupo bem mais jovem de pacientes que podem se beneficiar de transplante pulmonar, incluindo crianças.

Com o número crescente de transplantes pulmonares, as biópsias transbrônquicas do pulmão transplantado tornaram-se cada vez mais comuns, tendo como principais objetivos avaliar a rejeição e detectar eventuais infecções. Além de rejeição e infecção, outros elementos podem ser identificados na biópsia

transbrônquica: aspiração pulmonar, dano alveolar difuso, pneumonia em organização, doenças recorrentes no órgão transplantado (p. ex., sarcoidose, histiocitose de células de Langerhans) e doenças pulmonares do doador. Como em outros transplantes, infecções são comuns em pessoas transplantadas, representando a principal causa de morte do primeiro mês ao primeiro ano pós-operatório. Os principais agentes no pulmão transplantado são bactérias (50% das infecções), seguidas por vírus (principalmente citomegalovírus), fungos e micobactérias.

Rejeição ao enxerto pode ser aguda ou crônica, mediada por células ou por anticorpos. Rejeição aguda é mais comum no primeiro ano pós-transplante, enquanto disfunção crônica do enxerto é a principal complicação que limita a sobrevida a longo prazo. Desde 1990, a Sociedade Internacional de Transplante Cardíaco e Pulmonar adota um sistema padronizado de classificação histológica de rejeição do transplante pulmonar em biópsias transbrônquicas, cuja revisão mais recente data de 2007. Na rejeição aguda ou na disfunção crônica do enxerto, as principais alterações ocorrem nos vasos pulmonares e nas vias aéreas. O Quadro 14.5 contém as alterações histológicas associadas à rejeição, que são classificadas de acordo com a intensidade e a localização do infiltrado celular e a presença ou não de fibrose.

Rejeição celular

Rejeição celular aguda pode ocorrer em qualquer momento após o transplante (dias a anos), mas é mais comum entre 2 e 9 meses. Histologicamente, caracteriza-se por infiltrado de mononucleares perivascular, às vezes acompanhado por bronquiolite linfocitária.

Na *rejeição celular aguda tipo A*, encontra-se inflamação linfocitária perivascular, podendo conter também eosinófilos, neutrófilos e plasmócitos. Sua gravidade é expressa pela magnitude do infiltrado perivascular, infiltração subendotelial (endotelite) e extensão do infiltrado inflamatório aos alvéolos adjacentes (Figura 14.75).

Quadro 14.5 Classificação histológica de rejeição de transplante pulmonar, segundo a Sociedade Internacional de Transplante Cardíaco e Pulmonar (2007)

A. Rejeição aguda

Grau 0 – ausente

Grau 1 – mínima

Grau 2 – discreta

Grau 3 – moderada

Grau 4 – acentuada

B. Inflamação de vias aéreas

Grau 0 – ausente

Grau 1 – baixo grau

Grau 2 – alto grau

Grau X – não classificável (ausência de representação bronquiolar na biópsia transbrônquica)

C. Bronquiolite obliterante

0 – ausente

1 – presente

D. Rejeição vascular crônica – esclerose vascular acelerada

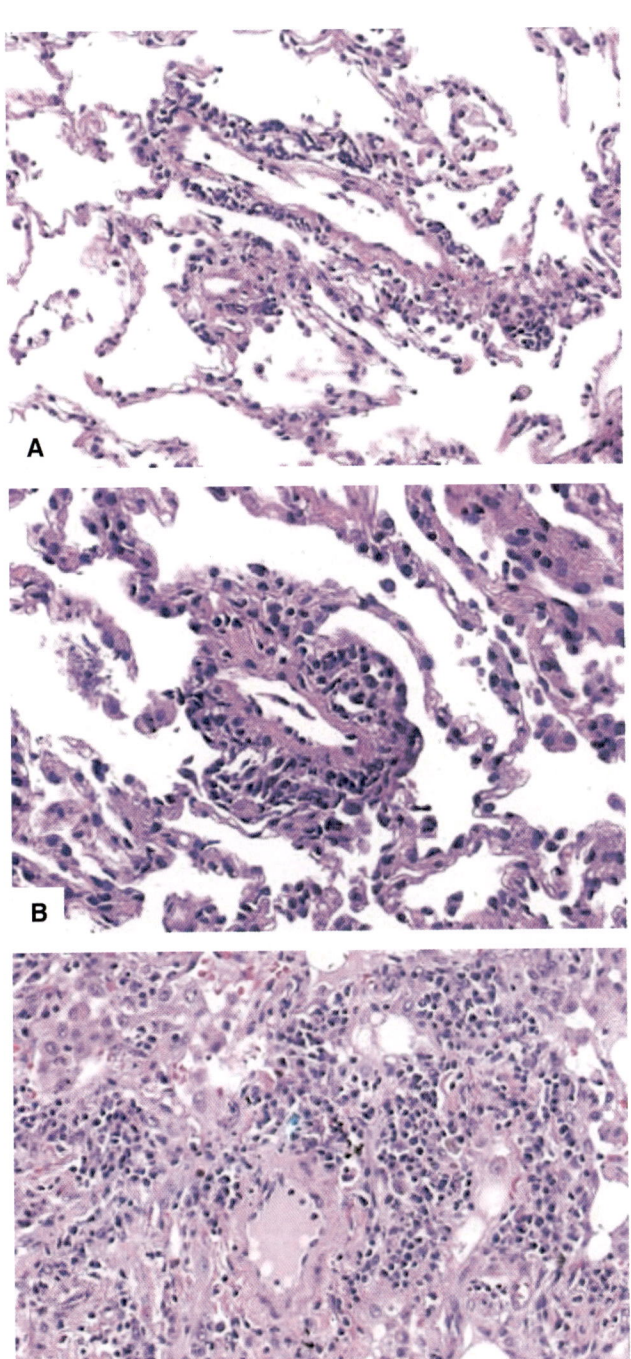

Figura 14.75 Rejeição celular aguda, caracterizada por infiltrado linfocitário perivascular. **A.** Infiltrado mononuclear mínimo (A1), constituído por uma ou duas camadas de linfócitos perivasculares que não agridem a camada endotelial. **B.** Infiltrado *borderline* mínimo/leve (A1/2). Expansão do interstício perivascular só é vista em um foco. **C.** Rejeição celular aguda moderada (A3). O infiltrado inflamatório estende-se da região perivascular para o interstício dos septos alveolares adjacentes.

A *rejeição celular aguda tipo B* caracteriza-se por infiltrado linfocitário bronquiolar e pode associar-se à rejeição aguda vascular. Esta forma de rejeição representa importante fator de risco para rejeição crônica, sendo sua gravidade determinada pelo grau de inflamação.

Disfunção crônica do enxerto (sob a forma de síndrome da bronquiolite obliterante) surge em geral após 1 ano, mas pode ocorrer a partir das primeiras semanas pós-transplante. Trata-se da principal complicação que limita a sobrevida a longo prazo, podendo afetar até 50% dos pacientes após 3 anos de transplante. Episódio de rejeição aguda é importante fator de risco desta lesão. Disfunção crônica do enxerto, cuja principal entidade é a síndrome de *bronquiolite obliterante* (*tipo C*), é forma crônica e progressiva de oclusão das vias aéreas por inflamação e fibrose. No início, a fibrose é frouxa e contém células inflamatórias; mais tarde, torna-se mais densa e eosinofílica, comprometendo a submucosa e a luz bronquiolar. Biópsia transbrônquica é pouco sensível para detectar bronquiolite obliterante, sendo em geral necessária biópsia a céu aberto. Bronquiolite obliterante, que é a principal causa de morte após 1 ano de transplante, manifesta-se clinicamente por perda da função pulmonar por obstrução progressiva das vias aéreas que não responde a broncodilatadores. Histologicamente, a lesão é bronquiolite constritiva (Figura 14.76 A).

Na *rejeição crônica vascular* (*tipo D*), existe espessamento fibrointimal de artérias e veias, com ou sem inflamação (Figura 14.76 B).

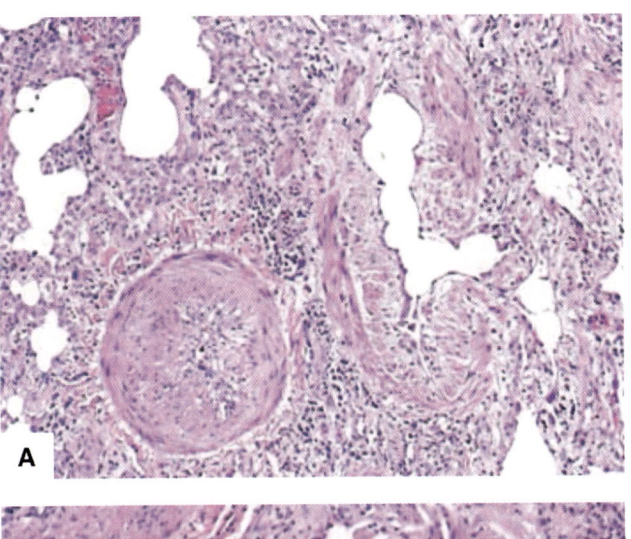

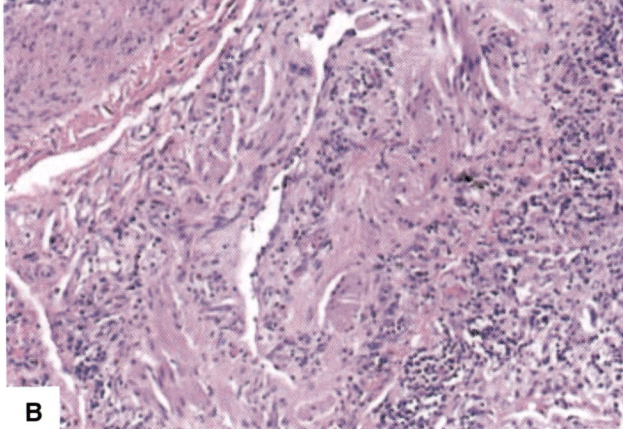

Figura 14.76 Rejeição crônica. **A.** Rejeição crônica vascular (D), mostrando espessamento fibrointimal da parede de artéria pulmonar de médio calibre e redução acentuada da luz vascular. **B.** Comprometimento bronquiolar (C), padrão bronquiolite obliterante, caracterizado por fibrose da submucosa que se estende à luz bronquiolar, associada a discreto infiltrado inflamatório.

Rejeição humoral

Rejeição mediada por anticorpos, forma importante de rejeição pós-transplante cardíaco e renal, tem sido cada vez mais valorizada no transplante pulmonar. Seu diagnóstico baseia-se em sinais clínicos de disfunção do enxerto, anticorpos circulantes doador-específicos e alterações morfológicas. As lesões histológicas são inespecíficas e incluem capilarite neutrofílica, sinais de rejeição aguda e crônica e dano alveolar difuso. Em pacientes com quadro clínico compatível com rejeição mediada por anticorpos, a imunoexpressão capilar de C4d (marcador de ativação do complemento), apesar de não específica, pode ajudar no diagnóstico.

■ Neoplasias

Os pulmões são sede frequente de neoplasias, benignas ou malignas, primitivas ou metastáticas. Tumores benignos, muito menos comuns do que os malignos, são representados por hamartoma, fibroma, leiomioma, lipoma e hemangioma. Neoplasias malignas, que representam a quase totalidade dos tumores pulmonares, originam-se do epitélio das vias respiratórias, motivo da denominação *carcinoma broncopulmonar*.

▶ Carcinoma broncopulmonar

O câncer pulmonar constitui importante problema de saúde, sendo uma das causas mais comuns de morte por neoplasias malignas. Sua incidência vem crescendo nos últimos 60 anos, coincidindo com aumento paralelo na produção de tabaco e no consumo de cigarros. A partir de 1950, o carcinoma pulmonar passou a ser considerado um problema de saúde pública, tornando-se a causa mais comum de morte por câncer em homens nos EUA e no Brasil.

Carcinoma broncopulmonar é prevalente no mundo todo, em ambos os sexos. O número estimado de câncer pulmonar no mundo aumentou mais de 50% desde 1985, representando cerca de 12% dos novos casos de neoplasias malignas; nos anos recentes, o tumor é responsável por aproximadamente 18% dos óbitos por câncer. Ao mesmo tempo, houve declínio na incidência da neoplasia em países com campanhas rigorosas antitabaco. Em mulheres, existem particularidades no perfil do câncer pulmonar; nelas, além de aumento notável na sua incidência nas últimas décadas, a taxa de mortalidade continua crescendo, ao contrário de outras neoplasias malignas, nas quais o número de óbitos vem diminuindo ou se mantendo estável, como acontece com o câncer da mama. Independentemente do tipo histológico e em ambos os sexos, o carcinoma pulmonar predomina entre 35 e 75 anos, com pico entre 55 e 65 anos. A taxa de sobrevida em 5 anos varia de 7,0 a 21%, dependendo do local analisado, sendo maior nos países desenvolvidos.

No Brasil, a prevalência e a mortalidade do câncer pulmonar são altas. Segundo a Estimativa de Incidência de Câncer do Instituto Nacional do Câncer (INCA), em 2020 eram previstos 20.520 casos novos em homens, ocupando o segundo lugar em incidência, atrás apenas do câncer de próstata, e 12.440 casos novos em mulheres, ocupando o 4º lugar; em 2017, o câncer pulmonar foi responsável por 27.929 mortes, sendo 16.137 em homens e 11.792 em mulheres, conferindo-lhe o primeiro lugar em mortalidade por neoplasias malignas. Sobrevida de 5 anos ocorre em cerca de 18% dos pacientes. Há grande variedade de tipos histológicos de câncer pulmonar, como mostrado no Quadro 14.6.

Desde a década de 1990, no mundo todo e também no Brasil houve redução na incidência do carcinoma de células escamosas e aumento na dos adenocarcinomas. No Brasil, estudo recente mostrou que adenocarcinoma, o mais prevalente, representa 43% dos cânceres pulmonares, enquanto o carcinoma de células escamosas responde por 36,5% das neoplasias malignas dos pulmões; em terceiro lugar, está o carcinoma de pequenas células (15% dos carcinomas broncopulmonares).

Assim como ocorre em outros órgãos, os carcinomas pulmonares originam-se em células que sofrem modificações moleculares e morfológicas sucessivas. Assim alteradas, tais células passam pelas chamadas lesões pré-neoplásicas, que incluem displasias de células escamosas, carcinoma *in situ*, hiperplasia

---

Quadro 14.6 Classificação das neoplasias epiteliais pulmonares malignas (OMS 2021, resumida)

Adenocarcinoma
  Lesões precursoras
    Hiperplasia adenomatosa atípica
    Adenocarcinoma *in situ*
  Adenocarcinoma minimamente invasivo
  Adenocarcinoma não mucinoso invasivo
    Lepídico
    Acinar
    Papilífero
    Micropapilífero
    Sólido
  Adenocarcinoma mucinoso invasivo
  Adenocarcinoma coloide
  Adenocarcinoma fetal
  Adenocarcinoma tipo entérico
Carcinoma de células escamosas (epidermoide)
  Lesões precursoras
    Displasia escamosa
    Carcinoma *in situ*
Carcinoma de grandes células
Carcinoma adenoescamoso
Carcinoma sarcomatoide
Tumores neuroendócrinos
  Lesão precursora
    Hiperplasia de células neuroendócrinas
  Tumor carcinoide
    Típico
    Atípico
  Carcinoma de pequenas células
  Carcinoma neuroendócrino de grandes células
Tumores do tipo glândulas salivares

adenomatosa atípica e hiperplasia difusa de células neuroen-dócrinas, antes de formarem cânceres invasivos. Contudo e embora bem caracterizadas morfologicamente, tais lesões são de difícil diagnóstico na população, por motivos diversos. Apesar, portanto, de serem conhecidas lesões morfológicas desde o início da neoplasia, rastreamento do câncer pulmonar não é feito rotineiramente.

Etiopatogênese

O câncer pulmonar origina-se da interação de agentes carcinogênicos ambientais com alterações genômicas nas células pulmonares. De longe, o fumo, sobretudo em associação com outras substâncias, como asbesto, radônio e radicais livres, é responsável por 90% dos casos de câncer do pulmão em homens e 70% em mulheres.

O risco de um indivíduo fumante desenvolver câncer pulmonar depende de vários fatores, como carga tabágica, tipo de cigarro e forma de inalar. Em cada inalação, o indivíduo entra em contato com mais de 4.000 substâncias químicas, muitas delas carcinogênicas, sobretudo hidrocarbonetos policíclicos aromáticos, nitrosaminas, aminas aromáticas, aldeídos, compostos orgânicos (benzeno, cloreto de vinil) e inorgânicos (arsênico, cromo, radônio, chumbo e polônio). Hidrocarbonetos policíclicos aromáticos e nitrosaminas são os carcinógenos mais potentes contidos na fumaça do cigarro. Os primeiros associam-se mais ao carcinoma de células escamosas, provavelmente porque o tamanho da partícula facilita sua deposição em brônquios proximais, enquanto nitrosaminas depositam-se preferencialmente em bronquíolos terminais, favorecendo o aparecimento de adenocarcinomas. Além de dados clínicos e epidemiológicos, outra evidência do papel do fumo na carcinogênese pulmonar é o fato de indivíduos fumantes apresentarem muitas vezes alterações celulares que antecedem o surgimento do tumor invasivo, como metaplasia escamosa, displasias e carcinoma *in situ*. Embora seja assunto controverso, estima-se que 25% dos cânceres do pulmão em indivíduos não fumantes resultem de fumo passivo. Tabagismo associa-se particularmente ao carcinoma de células escamosas e ao carcinoma de pequenas células (ver adiante). Mulheres parecem ser mais suscetíveis do que homens aos efeitos carcinogênicos do tabaco.

Além do tabagismo, outros fatores ambientais também contribuem para o aparecimento do carcinoma pulmonar. Além daquela gerada pela queima do fumo, outras fumaças parecem ter papel importante, sobretudo a associada à poluição atmosférica (*indoor* e *outdoor*), que contém inúmeras substâncias carcinogênicas, como arsênico, cobre, cádmio e ácido sulfúrico e, sobretudo, hidrocarbonetos policíclicos aromáticos derivados da queima de fósseis, particularmente combustíveis utilizados na indústria e em veículos automotores. Exposição ocupacional em certos locais de trabalho também tem papel considerável, cujos exemplos mais notórios são trabalhadores em minas de urânio ou expostos ao asbesto; este potencializa muito o papel cancerígeno da fumaça do tabaco. Inalação de gás radônio proveniente do solo que penetra no ambiente domiciliar, por ser um gás nobre derivado do urânio 238, também é apontada como fator carcinogênico.

Aspectos moleculares

O câncer broncopulmonar associa-se a diversas anormalidades em oncogenes e em genes supressores de tumor. As principais alterações moleculares são mutações nos genes *EGFR* e *KRAS* e rearranjo no gene *ALK*. Em fumantes, carcinógenos contidos na fumaça do tabaco, como o benzopireno, causam transversões de guanina para timina no DNA celular capazes de transformar o proto-oncogene *RAS* em oncogene. Como mostrado no Capítulo 10, o oncogene *RAS* causa transformação celular e é um dos principais oncogenes em cânceres humanos. Outras anormalidades genômicas no carcinoma pulmonar são mutações nos genes *BRAF* ou *EGFR*, translocações nos genes *ROS1* e *RET* e amplificação no gene *HER2*. No carcinoma de pequenas células, existe amplificação do gene *MYC*.

O gene supressor de tumor mais envolvido em cânceres humanos é o *TP53*, cuja expressão anormal, por mutação ou deleção, favorece a proliferação celular descontrolada por falha em bloquear a divisão celular e reparar danos no DNA. Mutações no gene *TP53* são também causadas pelo benzopireno, que provoca transversões do tipo G:C para T:A.

Cerca de 20% dos fumantes desenvolvem câncer pulmonar. Indivíduos com história familial têm risco 2,5 vezes maior do que a população geral. Estudos de suscetibilidade genética relacionam certos polimorfismos gênicos com o câncer pulmonar. Genes cujos produtos são responsáveis pelo metabolismo de xenobióticos têm grande importância, pois ativação de carcinógenos ambientais é etapa indispensável no aparecimento de tumores. É o caso da família do citocromo P-450; o produto do gene *CYP1A1* ativa hidrocarbonetos policíclicos aromáticos (p. ex., benzopireno); indivíduos com certos alelos desse gene (polimorfismos gênicos) ativam mais essas substâncias e são mais suscetíveis a desenvolver câncer nos pulmões.

Adenocarcinoma

O adenocarcinoma é a neoplasia pulmonar mais prevalente, acomete preferencialmente mulheres e é o tipo menos associado ao tabagismo. Na maioria dos casos, o tumor é periférico; com frequência, envolve a pleura visceral e, em muitos casos, associa-se a lesões destrutivas e cicatrizes no parênquima pulmonar (fibrose, espaços aéreos não funcionantes etc.) ou a hiperplasia de pneumócitos, que são os locais mais comuns de origem da neoplasia. A maioria dos adenocarcinomas origina-se nas vias respiratórias periféricas, a partir de células claviformes – *club-cell* (células epiteliais colunares não ciliadas) ou de pneumócitos do tipo II.

Aspectos morfológicos

Macroscopicamente, a lesão tem tamanho variado, é sólida e mostra superfície de corte homogênea e coloração marfim, às vezes com aspecto translúcido devido à produção de muco. O tumor é preferencialmente periférico e, quando central, provavelmente está associado ao tabagismo. Histologicamente, a neoplasia apresenta diferenciação glandular e produção de muco, podendo ser dividido nos padrões: (a) acinar (Figura 14.77 A); (b) papilífero (Figura 14.77 B); (c) carcinoma sólido com formação de muco; (d) lepídico; (e) micropapilífero. Quanto ao grau de diferenciação, o adenocarcinoma pode ser bem, moderadamente ou pouco diferenciado. O padrão predominante no exame histológico da peça cirúrgica deve ser mencionado no laudo, pois há diferença nas curvas de sobrevida entre os subtipos histológicos. Na maioria

(continua)

14

14

Aspectos morfológicos (*continuação*)

dos casos, à imuno-histoquímica, o tumor é positivo para TTF-1 (*thyroid transcription factor 1*) e negativo para p40, enquanto a p63 pode ser positiva em alguns casos. A lesão precursora do adenocarcinoma é hiperplasia adenomatosa atípica.

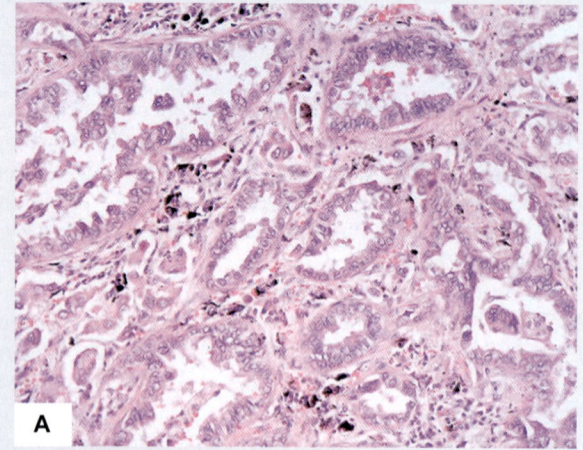

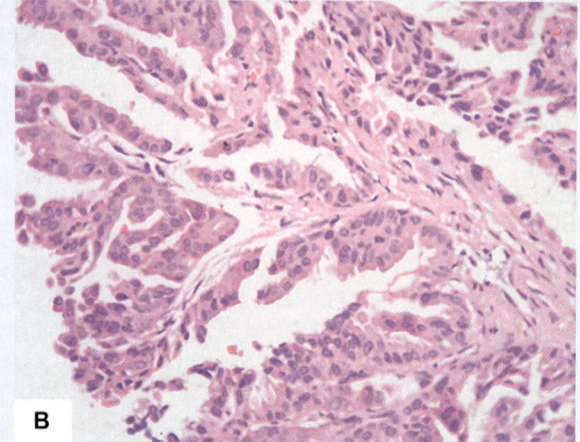

Figura 14.77 Adenocarcinoma pulmonar. **A.** Tumor bem diferenciado, com formação de glândulas. **B.** Adenocarcinoma papilífero: projeções papilíferas com feixe fibrovascular.

Adenocarcinoma *in situ*, adenocarcinoma minimamente invasivo e adenocarcinoma lepídico

Adenocarcinoma *in situ* ou adenocarcinoma minimamente invasivo, anteriormente chamado carcinoma bronquioloalveolar, é neoplasia com até 3 cm e com invasão estromal menor que 5 mm. A lesão, que se origina em bronquíolos terminais ou alvéolos, surge em indivíduos desde jovens até idosos e predomina em mulheres e não fumantes. Trata-se de adenocarcinoma bem diferenciado com crescimento ao longo dos septos alveolares e disseminação aérea, sem invasão do estroma, vasos ou pleura (*padrão lepídico*). Com essas características, o tumor representa 5% das neoplasias pulmonares. Um quarto dos pacientes com o tumor não são fumantes e têm evolução mais lenta do que aqueles com adenocarcinoma em geral. Quando o tumor é invasivo, constitui o *adenocarcinoma de padrão lepídico*.

Aspectos morfológicos

O adenocarcinoma lepídico apresenta-se sob as formas: (a) localizada, formada por nódulo único periférico ou com opacidade em de vidro fosco nos exames de imagem, de crescimento lento e melhor prognóstico; (b) difusa, com aspecto de pneumonia lobar e às vezes bilateral; (c) micronodular e multifocal, caracterizada por pequenos nódulos esbranquiçados distribuídos difusamente, às vezes bilateralmente. O prognóstico deste é pior, e o paciente falece por insuficiência respiratória. Nas três formas, o tumor é formado por células cúbicas ou prismáticas dispostas ao longo da parede de alvéolos e bronquíolos, com os seguintes subtipos: (a) não mucinoso, o mais frequente (células cuboidais ou colunares uniformes, com atipia discreta ou moderada); (b) mucinoso, com citoplasma claro contendo mucina, é usualmente multifocal e ocasionalmente tem aspecto pneumônico; geralmente é negativo para TTF1 e pode ser positivo para citoceratinas 7 e 20 e CDX2; (c) misto (Figura 14.78).

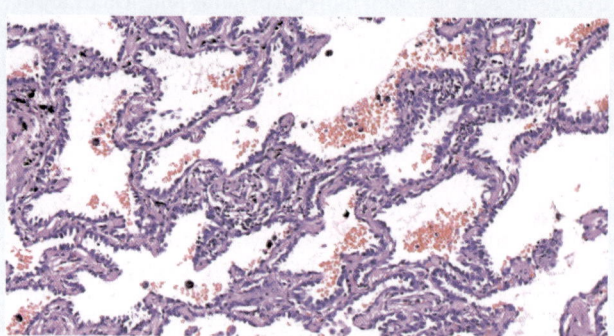

Figura 14.78 Adenocarcinoma de padrão lepídico, não mucinoso. Células colunares ao longo das paredes alveolares preexistentes.

Carcinoma de células escamosas

O carcinoma de células escamosas (epidermoide) é o mais associado ao tabagismo, o menos heterogêneo do ponto de vista morfológico e mais comum em homens. O tumor é usualmente central, isto é, origina-se sobretudo nos grandes brônquios. Seu crescimento é mais lento do que os demais; suas metástases ocorrem nos linfonodos regionais; disseminação sanguínea é tardia.

Aspectos morfológicos

Macroscopicamente, o tumor apresenta-se como lesão que varia desde pequena tumoração endobrônquica obstrutiva até grandes massas que sofrem cavitação e hemorragia, por causa de necrose frequente. Alguns tumores mostram-se firmes e esbranquiçados por reação desmoplásica. A neoplasia tende a invadir a parede brônquica e o parênquima pulmonar adjacente. O tumor é facilmente visível à endoscopia e pode ser diagnosticado por exames citológicos mais comumente do que as demais neoplasias pulmonares (Figura 14.79 A).

(continua)

Aspectos morfológicos (*continuação*)

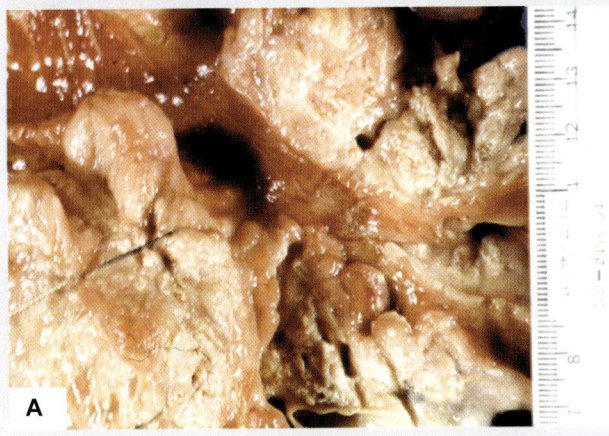

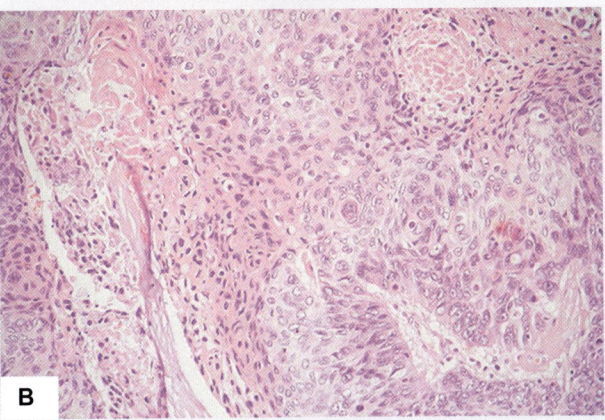

Figura 14.79 Carcinoma de células escamosas. **A.** Tumor central. A lesão cresce na luz, na parede e no parênquima adjacente. **B.** Aspecto microscópico, mostrando neoplasia bem diferenciada.

Histologicamente, o tumor é formado por células epiteliais contendo pontes intercelulares e ceratinização individual ou sob a forma de pérolas córneas. Outro sinal de diferenciação escamosa são ninhos sólidos de células com núcleo hipercromático e escasso citoplasma na periferia e células poligonais com citoplasma amplo e eosinofílico no centro. As células possuem núcleos com cromatina grosseiramente granulosa e nucléolos inconspícuos ou irregulares, ao contrário do núcleo vesiculoso e nucléolo evidente dos adenocarcinomas. Muitas vezes, a mucosa adjacente exibe áreas de metaplasia escamosa, displasia ou carcinoma *in situ*, que são as lesões precursoras e mostram a natureza broncogênica da neoplasia. A lesão contém ainda infiltrado mononuclear e estroma fibroso, às vezes desmoplásico. O tumor pode ser: (1) bem diferenciado, quando mostra características cito e histológicas das células escamosas, que incluem estratificação ordenada, pontes intercelulares evidentes e ceratinização com formação de pérolas córneas (Figura 14.79 B); (2) moderadamente diferenciado, se apresenta características intermediárias entre o bem e o pouco diferenciado; (3) pouco diferenciado, em que a produção de ceratina e/ou pontes intercelulares são discerníveis com dificuldade ou as células são indiferenciadas. Na maioria dos casos, à imuno-histoquímica, a neoplasia é positiva para p40 e p63 e negativa para TTF-1.

Carcinoma de grandes células

O carcinoma de grandes células vem diminuindo em frequência, correspondendo hoje a 10% dos cânceres pulmonares. O tumor é indiferenciado e tem comportamento altamente agressivo, evoluindo rapidamente para o óbito.

Aspectos morfológicos

A lesão é predominantemente periférica e subpleural, não se associa a segmento brônquico e caracteriza-se pela tendência a formar grandes massas com áreas de necrose e hemorragia. A neoplasia é constituída por células grandes contendo núcleos volumosos e centrais, nucléolo evidente, com forma que varia de oval a poligonal, citoplasma abundante e membrana celular usualmente bem definida; a relação núcleo/citoplasma é alta. Não há sinais de diferenciação escamosa nem formação de estruturas glandulares. À microscopia eletrônica, as células apresentam muitas vezes diferenciação escamosa ou glandular, podendo haver produção de muco. O emprego da imuno-histoquímica (p40 para carcinoma de células escamosas e TTF1 para adenocarcinoma) fez com que se reduzisse a incidência desse tumor, pois seu diagnóstico só pode ser feito em peças cirúrgicas e quando ambos esses marcadores são negativos.

Carcinoma sarcomatoide

Responsável por 2 a 3% das neoplasias pulmonares, carcinoma sarcomatoide ocorre sobretudo em fumantes e localiza-se preferencialmente na periferia dos pulmões e nos lobos superiores. O tumor é constituído por ao menos 10% de células fusiformes, células gigantes ou ambas (bifásico), podendo ter áreas de carcinoma de células escamosas, adenocarcinoma ou áreas indiferenciadas de carcinoma não pequenas células; o carcinoma sarcomatoide monofásico, constituído exclusivamente por células fusiformes ou células gigantes, é raro (Figura 14.80).

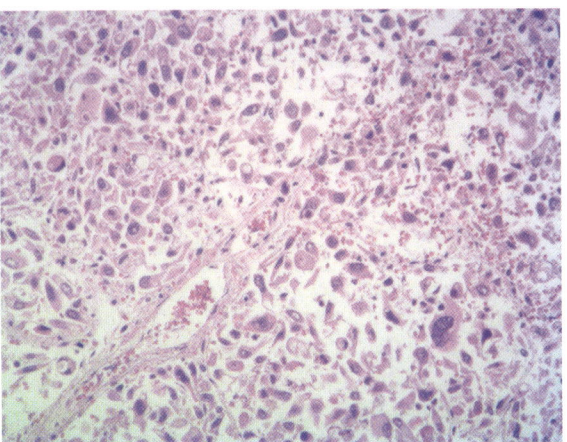

Figura 14.80 Carcinoma sarcomatoide. Células anaplásicas e pleomórficas no interior dos espaços alveolares, sem arranjo característico.

Tumores neuroendócrinos

Tumores neuroendócrinos pulmonares são de três tipos, com graus variados de malignidade.

14

Carcinoma de pequenas células

O carcinoma de pequenas células predomina na sexta ou sétima década da vida, é mais comum em homens e representa 15% dos tumores malignos do pulmão. Assim como o carcinoma de células escamosas, o carcinoma de pequenas células também tem forte associação com tabagismo. A neoplasia é altamente maligna e a que tem o pior prognóstico entre os tumores pulmonares. Ao diagnóstico, habitualmente já existem metástases linfonodais e na medula óssea. O tumor pode secretar ACTH, serotonina, hormônio antidiurético, calcitonina, estrógenos e hormônio de crescimento, resultando em diversas manifestações paraneoplásicas (ver adiante).

Aspectos morfológicos

O tumor é geralmente central, forma massa sólida, às vezes com necrose, e tem tamanho variado (Figura 14.81 A). Histologicamente, é formado por células pequenas e uniformes, geralmente pouco maiores que um linfócito, com núcleo denso, redondo ou oval, cromatina difusa, nucléolo inconspícuo e citoplasma escasso (Figura 14.81 B). As células são separadas ou levemente coesas, com pequena quantidade de estroma, por vezes formando pseudorrosetas. À microscopia eletrônica, podem-se encontrar grânulos eletrondensos de neurossecreção em algumas células e desmossomos pouco desenvolvidos. Em tumores com necrose, grande quantidade de massas hematoxilínicas correspondentes a ácidos nucleicos são vistas na parede de vasos. À imuno-hostoquímica, na maioria dos casos as células são positivas para marcadores neuroendócrinos, como cromogranina, sinaptofisina, CD56 e marcadores epiteliais de origem pulmonar, como TTF-1.

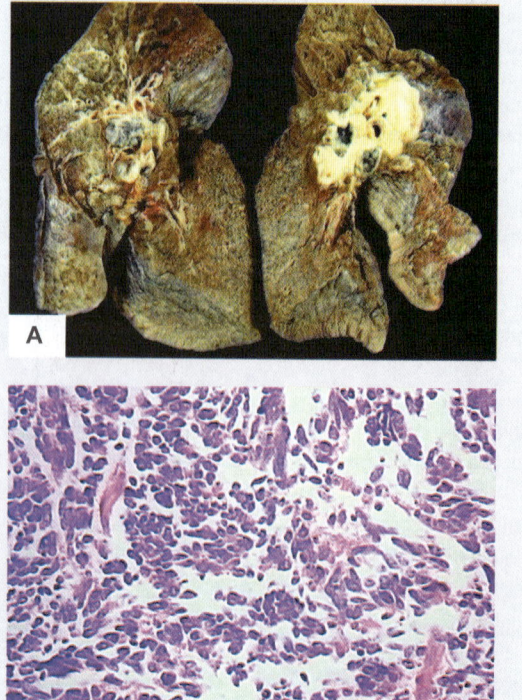

Figura 14.81 Carcinoma de pequenas células. **A.** Tumor central, que infiltra as estruturas hilares. **B.** Células neoplásicas pequenas e uniformes, com pouco citoplasma e sem arranjo definido.

Carcinoma neuroendócrino de grandes células

Assim como o carcinoma de pequenas células, este tumor também associa-se ao tabagismo. Até a classificação de 2004, era considerado um subtipo do carcinoma de grandes células. Atualmente, considerando-se sua origem semelhante à do carcinoma de células pequenas, é classificado no grupo de tumores neuroendócrinos de alto grau de malignidade.

Aspectos morfológicos

O tumor apresenta-se como massa grande, preferencialmente periférica (84%) e nos lobos superiores (63%), circunscrita, com necrose, podendo invadir pleura, parede torácica e estruturas adjacentes. Histologicamente, a lesão mostra crescimento organoide, trabecular, em rosetas ou células em paliçada, com extensas áreas de necrose. As células são grandes, com moderado a abundante citoplasma, com mais de 10 mitoses/mm²; nucléolos estão presentes, o que facilita a diferenciação com o carcinoma de pequenas células. A confirmação diagnóstica é feita com a positividade de marcadores neuroendócrinos, como CD56, sinaptofisina e cromogranina.

Tumor carcinoide

Tumor carcinoide constitui menos de 5% dos tumores pulmonares. A lesão é mais comum até 40 anos de idade, não tem preferência por sexo e nem guarda relação com tabagismo.

Clinicamente, o tumor carcinoide manifesta-se com obstrução brônquica (bronquiectasia, hiperinsuflação localizada, atelectasia, infecções etc.); quando há ulceração da mucosa, surge hemoptise. Embora pouco frequentemente, pode haver secreção de serotonina e outras aminas vasoativas, resultando na síndrome carcinoide (diarreia, vasodilatação cutânea, broncoespasmo etc.).

Aspectos morfológicos

O tumor pode ser central ou periférico; quando central, apresenta-se como lesão submucosa que se projeta na luz brônquica, em geral com até 4 cm de diâmetro. Histologicamente, o tumor é formado por células uniformes e pequenas, com núcleos pequenos e regulares, dispostas em padrão organoide, trabecular, insular ou em paliçada, às vezes com formação de pseudorrosetas, sugerindo diferenciação neuroendócrina. As células têm aspecto uniforme, quantidade moderada de citoplasma eosinofílico e finamente granular e núcleo com cromatina granular, às vezes com nucléolo. O tumor carcinoide pulmonar pode ser típico (Figura 14.82) ou atípico; a distinção entre eles é importante em termos de prognóstico, pois o típico tem evolução mais favorável, podendo ser curado com ressecção cirúrgica. No carcinoide atípico, há focos de necrose e mais de duas mitoses em 10 campos de grande aumento. À imuno-hostoquímica, o carcinoide pulmonar é também positivo para cromogranina, sinaptofisina, CD56, mas costuma ser negativo para TTF-1.

(continua)

Aspectos morfológicos (*continuação*)

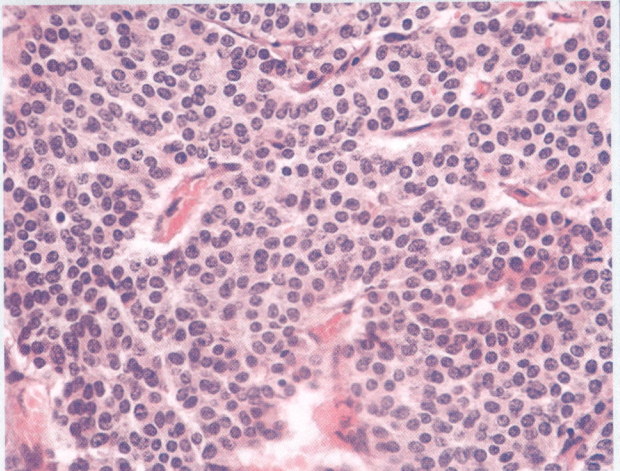

Figura 14.82 Tumor carcinoide típico. Grupos de células pequenas, redondas e uniformes, separadas por delicado estroma vascular; ausência de necrose e mitoses.

Terminologia para biópsias

Para finalidade terapêutica e de prognóstico, os tumores pulmonares são divididos em dois grandes grupos: (1) carcinoma de células não pequenas (carcinoma de células escamosas, adenocarcinoma, carcinoma de grandes células, carcinoma sarcomatoide e carcinoma neuroendócrino de grandes células); (2) carcinoma de pequenas células. Em 25% das biópsias pulmonares, o exame convencional em HE não é suficiente para o diagnóstico preciso dos tipos histológicos dos carcinomas de células não pequenas (muitas vezes, a biópsia é a única amostra disponível, pois a maioria desses tumores é inoperável). Com o advento de tratamentos específicos, principalmente para o adenocarcinoma, hoje há necessidade de se diferenciar na biópsia, sempre que possível, o carcinoma de células escamosas dos adenocarcinomas.

A imuno-histoquímica tem papel fundamental na distinção desses dois tipos histológicos. Os adenocarcinomas são positivos para TTF-1 e napsina, enquanto os carcinomas de células escamosas o são para p40 e p63. Apenas quando a imuno-histoquímica é negativa para todos os marcadores é que se emprega a denominação *carcinoma não pequenas células, SOE* (sem outra especificação); se há positividade ambígua (p40 e TTF1) em células diferentes, deve-se classificar a neoplasia como sugestivo de carcinoma adenoescamoso. Caso o tumor seja positivo para TTF1 e p63, deve-se favorecer adenocarcinoma.

Aspectos clínicos. Evolução

Os tumores pulmonares centrais iniciam-se com espessamento da mucosa, que se torna brancacenta, verrucosa e friável; em seguida, a lesão cresce para a luz ou para fora do brônquio (Figura 14.79 A). Na fase avançada, há crescimento para fora do brônquio e invasão do parênquima e vasos linfáticos peribrônquicos. Antes de causar obstrução brônquica, os tumores centrais são oligossintomáticos; manifestam-se apenas por tosse seca por irritação da mucosa. Quando há obstrução brônquica incompleta, surge hiperinsuflação pulmonar por mecanismo valvular (nem todo o ar que penetra consegue sair); se a obstrução é completa, ocorre atelectasia. Ulceração e necrose do tumor, aliadas à dificuldade na drenagem de secreções pela obstrução brônquica, favorecem infecções. Bronquite, bronquiectasia, broncopneumonia, abscesso pulmonar e pleurite são frequentes e podem até mascarar o próprio tumor. Mais tarde, a neoplasia invade o mediastino, pericárdio, vasos (cava superior, ázigo etc.) e nervos (frênico) e atinge o esôfago (estenose e/ou fístula).

Os tumores periféricos causam sintomatologia quando atingem a pleura (dor, derrame pleural) (Figura 14.83) ou um brônquio; podem também invadir costelas e coluna vertebral. Tumores do ápice podem infiltrar o tecido conjuntivo do pescoço, vasos linfáticos, ramos do plexo braquial (dor no ombro e no braço, paralisia no território dos nervos ulnar e mediano) e a cadeia simpática cervical, causando a *síndrome de Horner*, que se caracteriza por ptose palpebral, miose e anidrose no lado da lesão.

Metástases ocorrem primeiramente nos linfonodos do hilo pulmonar; mais tarde, atingem linfonodos cervicais e abdominais, pleura e pericárdio. Metástases pela via sanguínea ocorrem sobretudo no fígado, nos ossos, no cérebro e nas suprarrenais.

O diagnóstico do câncer broncopulmonar é feito com base em manifestações clínicas (tosse, perda de peso, dor torácica, dispneia) e em exames complementares, sobretudo os de imagem (RX, tomografia computadorizada etc.), exame citológico de escarro ou de material obtido por punção aspirativa e broncoscopia com biópsia e/ou lavado broncoalveolar.

Outras neoplasias malignas

Além das já descritas, outras neoplasias pulmonares malignas são muito raras (< 2% dos tumores dos pulmões). Algumas originam-se de glândulas submucosas, como carcinoma mucoepidermoide e carcinoma adenoide cístico, enquanto outras surgem de células mesenquimais (fibrossarcoma, leiomiossarcoma) ou de células linfoides (linfomas de Hodgkin e não Hodgkin).

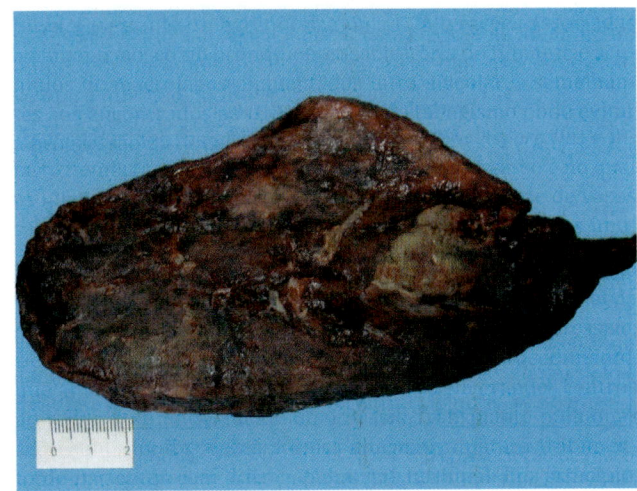

Figura 14.83 Carcinoma broncopulmonar periférico. A neoplasia localiza-se próximo à superfície pleural.

Estadiamento

O estadiamento do câncer de qualquer localização anatômica consiste em procedimento destinado a avaliar a extensão anatômica da lesão neoplásica e obter informações quanto ao prognóstico e sobrevida. Além do estadiamento, alguns elementos do próprio tumor podem contribuir, em maior ou menor grau, para seu comportamento e evolução. Indivíduos com tumores ressecáveis e sem metástases, podem evoluir com recidivas em considerável porcentagem de casos.

De todos os fatores disponíveis para se estimar a sobrevida, o estadiamento do tumor é o mais importante, além de possibilitar uma linguagem comum e auxiliar na comparação entre os diversos tratamentos. No sistema TNM, T corresponde ao tamanho do tumor, N à ausência ou presença de metástases em linfonodos regionais e M, a metástases a distância. A classificação de 2015 da *International Association for the Study of Lung Cancer* para estadiamento dos tumores pulmonares está descrita no Quadro 14.7. O estadiamento agrupado dos tumores pulmonares está indicado no Quadro 14.8.

Quadro 14.7   Estadiamento das neoplasias do pulmão

Tumor primário (T)

TX	Tumor confirmado pela presença de células malignas em secreções brônquicas, mas não visível em radiografia ou broncoscopia, ou o tumor não pode ser avaliado
T0	Não há evidência de tumor primário
TIS	Carcinoma *in situ*
T1	Tumor ≤ 3,0 cm circundado por parênquima pulmonar ou pleura visceral e sem envolvimento do brônquio principal
T1a(mi)	Carcinoma minimamente invasivo
T1a	Tumor ≤ 1,0 cm no maior diâmetro
T1b	Tumor > 1,0 cm e ≤ 2,0 cm no maior diâmetro
T1c	Tumor > 2,0 cm e ≤ 3,0 cm
T2	Tumor > 3,0 cm e ≤ 5,0 cm no maior diâmetro que invade a pleura visceral ou compromete o brônquio principal, independentemente da distância à carina. Atelectasia ou pneumonia obstrutiva que se estende até a região hilar e envolve parte ou todo o pulmão
T2a	Tumor > 3,0 cm e ≤ 4,0 cm no maior diâmetro
T2b	Tumor > 4,0 cm e ≤ 5,0 cm no maior diâmetro
T3	Tumor > 5,0 cm e ≤ 7,0 cm ou tumor que compromete a parede torácica (incluindo tumores na pleura parietal e do sulco superior), pericárdio parietal, nervo frênico ou nódulos satélites no lobo do tumor primário
T4	Tumor > 7,0 cm ou de qualquer tamanho que invade o diafragma ou o mediastino, coração, grandes vasos, traqueia, nervo laríngeo recorrente, esôfago, vértebras e carina. Nódulo(s) satélite(s) separado(s) em diferentes lobos ipsilateral(is) do tumor principal

Envolvimento linfonodal (N)

NX	Linfonodos regionais não podem ser avaliados
N0	Ausência de linfonodos regionais com metástase
N1	Metástases em linfonodos intraparenquimatosos, peribrônquicos e/ou hilares ipsilaterais
N2	Metástases em linfonodos mediastinais ipsilaterais e/ou subcarinais
N3	Metástases em linfonodos mediastinais ou hilares contralaterais, escalenos ou supraclaviculares ipsilaterais ou contralaterais

Metástases a distância (M)

MX	Metástase a distância não pode ser avaliada
M0	Sem metástase a distância
M1	Metástase(s) a distância
M1a	Nódulo(s) em lobo(s) contralateral(is), tumor com nódulo pleural/pericárdio ou presença de células malignas em derrame pleural ou pericárdico
M1b	Metástase única extratorácica, incluindo um único linfonodo não regional
M1c	Metástases múltiplas em um ou mais órgãos

14

Quadro 14.8 Estadiamento agrupado das neoplasias pulmonares

Carcinoma oculto	TX	N0	M0
Estádio 0	TIS	N0	M0
Estádio IA	T1a	N0	M0
Estádio IA1	T1mi	N0	M0
	T1a	N0	M0
Estádio IA2	T1b	N0	M0
Estádio IA3	T1c	N0	M0
Estádio IB	T2a	N0	M0
Estádio IIA	T2b	N1	M0
Estádio IIB	T1a-c	N1	M0
	T3	N0	M0
Estádio IIIA	T1a-c, T2a, b	N2	M0
	T3	N1	M0
	T4	N0, N1	M0
Estádio IIIB	T1a-c, T2a, b	N3	M0
	T3, T4	N2	M0
Estádio IIIC	T3, T4	N3	M0
Estádio IV	T1-4	N0-3	M1
Estádio IVA	T1-4	N0-3	M1a, M1b
Estádio IVB	T1-4	N0-3	M1c

O tipo histológico e o estadiamento são os principais elementos que orientam o prognóstico e a escolha do tratamento. Aspectos clínicos e achados laboratoriais também influenciam no prognóstico, como o *performance status*, que leva em conta comprometimento da doença, capacidade do paciente de exercer suas atividades habituais, peso do paciente à época da cirurgia, idade, sexo, atividade sérica de fosfatase alcalina, nível sérico do antígeno carcinoembrionário (CEA), doença residual, invasão vascular, grau de diferenciação histológica, resposta inflamatória peritumoral e número de mitoses. Outro achado importante em adenocarcinomas é a disseminação pelas vias aéreas. Pequenos agrupamentos de células tumorais que se estendem além da borda tumoral para os espaços aéreos adjacentes associam-se a recidiva tumoral.

Carcinomas de células não pequenas, que constituem neoplasias heterogêneas tanto biológica quanto histologicamente, têm como primeira opção de tratamento ressecção cirúrgica; muitos pacientes têm boa resposta à terapia-alvo e à imunoterapia. Ao diagnóstico, em 50 a 70% dos pacientes a doença já se disseminou em linfonodos regionais ou sítios distantes, resultando em sobrevida de 5 anos em 13 a 18% dos casos. Mesmo quando se consideram apenas os pacientes com doença localizada (estádios I e II), que correspondem a um terço daqueles com carcinoma de células não pequenas tratados com ressecção cirúrgica, há recorrência do tumor em mais de 50% dos casos dentro de 5 anos após a cirurgia. A complementação com rádio ou quimioterapia, dependendo da disseminação do tumor na época da cirurgia, oferece oportunidade de maior sobrevida para alguns pacientes. O *carcinoma de pequenas células* é o de pior prognóstico. O tratamento se faz com quimioterapia,

que tem resposta temporária; seu curso clínico é agressivo, com sobrevida média bem menor do que a de carcinomas de células não pequenas. Na maioria dos pacientes, à época do diagnóstico a neoplasia apresenta-se em estádio avançado, e a cirurgia não traz nenhum benefício.

Síndromes paraneoplásicas

Manifestações paraneoplásicas (ver Capítulo 10) que ocorrem em 10 a 20% dos pacientes com carcinoma pulmonar, caracterizam-se por sinais e sintomas não relacionadas com a lesão pulmonar em si ou com eventuais metástases. Tais manifestações clínicas podem preceder ou coincidir com o diagnóstico da neoplasia. As principais manifestações são: (a) secreção inapropriada (aumentada) do hormônio antidiurético (hiponatremia), relacionada principalmente com o carcinoma de pequenas células; (b) hipercalcemia, sobretudo no carcinoma de células escamosas; (c) manifestações neuromusculares, como poliomiosite e dermatomioseíte (30% dos pacientes com essas doenças têm uma neoplasia subjacente); (d) manifestações cutâneas (*acantosis nigricans*); (e) alterações hematológicas, particularmente hipercoagulabilidade sanguínea (síndrome de Trousseau), que se manifesta com trombose em vários órgãos; (f) produção de ACTH, que ocorre em 3 a 7% dos carcinomas de células pequenas; síndrome de Cushing é incomum, mas intolerância à glicose e hipocalemia são às vezes graves; (g) pacientes com adenocarcinoma podem apresentar aumento sérico de amilase.

Aspectos moleculares das neoplasias pulmonares

Como descrito no Capítulo 10, oncogenes resultam de modificações qualitativas ou quantitativas em genes celulares normais (proto-oncogenes), cuja expressão alterada (oncogenes) resulta em descontrole da proliferação celular. Alterações em proto-oncogenes ocorrem por uma grande variedade de mecanismos, como mutações, expressão aumentada ou amplificação gênica. Oncogenes geralmente são dominantes, isto é, anormalidade em um único alelo é suficiente para resultar em efeito oncogênico. Os principais oncogenes associados ao câncer do pulmão incluem os das famílias *K-RAS, EGFR, HER2, MYC* e *ALK*. Os oncogenes da família *RAS* (*H-RAS*, K-RAS e *N-RAS*) associam-se aos carcinomas de células não pequenas. As mutações mais frequentes ocorrem no *K-RAS*, que são encontradas em um terço dos adenocarcinomas, são pouco comuns no carcinoma de células escamosas e não são detectadas no carcinoma de pequenas células. Estudos relacionando a expressão desses oncogenes com sobrevida mostram que mutações no oncogene *K-RAS*, em geral não encontradas nas fases precoces da neoplasia, associam-se a pior prognóstico.

Os oncogenes da família *MYC*, cuja ativação ocorre por amplificação gênica, têm importância sobretudo no carcinoma de pequenas células (20 a 30% dos casos). Vários estudos associam amplificação do *MYC* ao potencial metastático do tumor e, por isso, colocam-no como um evento tardio na carcinogênese pulmonar. A propósito, alta imunorreatividade de *MYC* em metástases linfonodais não é observada no tumor primário.

O gene *TP53*, localizado na banda 13p do cromossomo 17 e reconhecido como importante gene supressor de tumor, codifica uma proteína com peso molecular de 53 kD que tem meia-vida de 15 a 20 minutos. Devido à sua curta meia-vida e à baixa concentração em células normais, a proteína p53 normal ou nativa não é detectável pela imuno-histoquímica. Mutações no gene *TP53* são descritas em uma grande variedade de tumores;

14

mutação do tipo *missense* (ver Capítulo 12) é a forma mais comum de inativação do *TP53*. A proteína p53 mutada perde sua capacidade de regular o ciclo celular (ação antiproliferativa) e permite que erros na replicação do DNA passem "despercebidos" pela célula. Com isso, alterações genômicas deixam de ser corrigidas, aumentando a possibilidade de surgir uma neoplasia. Como tem meia-vida mais longa do que o tipo nativo, a p53 mutante acumula-se nas células tumorais e pode ser detectada pela imuno-histoquímica. Anormalidades no gene *TP53* estão presentes em mais de 90% dos carcinomas de pequenas células, em 30 a 40% dos adenocarcinomas e em 50 a 80% dos carcinomas de células escamosas, sobretudo em jovens.

Relação entre sobrevida e expressão anormal do gene *TP53* ainda não está totalmente estabelecida. Vários estudos indicam que expressão anormal da proteína ou mutação gênica em adenocarcinomas tem relação com pior prognóstico. Há evidências de que mutações no gene ocorrem precocemente na progressão da neoplasia e que sua prevalência aumenta a partir do estágio carcinoma *in situ* até carcinoma invasor com metástases.

Terapia-alvo

Diferentes grupos de investigadores têm feito grande esforço para estabelecer um conjunto confiável de marcadores prognósticos e preditivos para as neoplasias pulmonares e para identificar subgrupos de pacientes que possam se beneficiar de tratamentos específicos. Mutações indutoras (*driver mutations*), importantes na origem de neoplasias, são essenciais para a sobrevida das células tumorais, sendo que sua inativação resulta na morte das células malignas. No câncer broncopulmonar, particularmente em adenocarcinomas, tais mutações ocorrem sobretudo nos genes *EGFR, K-RAS* e *ALK*.

Mutações no gene para o receptor do fator de crescimento epitelial (*EGFR*) e translocação no gene *ALK* são encontradas em indivíduos não fumantes com adenocarcinoma periférico, podendo tais pessoas beneficiar-se de terapia-alvo com vários medicamentos, como *erlotinib-Tarceva®, gefitinib-Iressa®* e *cizotinib*. Em adenocarcinomas centrais, mutações nos genes *KRAS* e *EGRF*, que são mutuamente excludentes, são encontradas em muitos pacientes fumantes. Tais achados sugerem que possam existir duas vias de carcinogênese pulmonar, uma em que o fumo estaria relacionado à mutação no gene *KRAS* e outra na qual exposição a outras substâncias cancerígenas causaria alterações no gene *EGFR*. Outros oncogenes são ativados por mecanismos diversos: (a) mutação em *BRAF* e *ERBB2;* (b) translocações em *ROS1* e *RE;* (c) amplificações em *MET* e *FGFR1* em adenocarcinomas e carcinoma de células escamosas.

Nos últimos anos, ressurgiu notável interesse sobre o papel da resposta imunitária no tratamento de muitos cânceres (imunoterapia). A lógica é simples: células neoplásicas têm antígenos que podem induzir resposta do organismo capaz de matar apenas as células malignas, ou seja, as que estimularam tal reação defensiva. A estratégia imunoterápica baseia-se em vários elementos da resposta imunitária; atualmente, assumiram grande interesse moléculas que bloqueiam a inibição da resposta imunitária (*checkpoints*). Linfócitos T citotóxicos têm um receptor de superfície (PD-1, *programmed death 1*) que, ativado por ligante existente em células tumorais (PD-L1), impede a resposta citotóxica (ver Figura 11.9). Com a disponibilidade de anticorpos anti-PD-1 e anti-PD-L1, esse bloqueio de linfócitos T pode ser eliminado, permitindo que a resposta imunitária se manifeste e destrua as células malignas. Essa modalidade de imunoterapia tem dado resultados promissores em várias neoplasias, inclusive no câncer broncopulmonar.

Mutações no *EGFR* são detectadas por PCR. Bons resultados do tratamento são vistos em mulheres asiáticas, não fumantes, com adenocarcinoma com componente lepídico ou adenocarcinoma *in situ* ou minimamente invasivo.

Tumores metastáticos

Os pulmões são sede frequente de metástases, sobretudo de carcinomas do estômago, cólon, mama, rim e próstata, tumores ósseos, sarcomas, melanoma e coriocarcinoma. Em geral, as metástases formam massas arredondadas múltiplas e de tamanhos variados, desde minúsculas até lesões com vários centímetros de diâmetro (ver Figura 10.21 A). Outras vezes, ocorre infiltração intersticial por invasão de linfáticos peribrônquicos ou de septos conjuntivos (linfangite carcinomatosa) (Figura 14.84).

■ Pleura

A pleura é membrana serosa revestida por células mesoteliais e constituída por dois folhetos, um visceral, que envolve os pulmões, e um parietal, que recobre o mediastino, o diafragma e a parede costal. Entre os dois folhetos, existe um espaço real, com 10 a 20 µm de espessura, preenchido por cerca de 15 mL de líquido; este é claro e incolor, tem baixa concentração de proteínas (< 1,5 g/dL) e contém cerca de 1.500 células/µL, com predomínio de monócitos, pequeno número de linfócitos, macrófagos e células mesoteliais, mas sem hemácias.

A pleura parietal divide-se em três compartimentos (ou telas): (1) mesotelial, constituído por células mesoteliais e membrana basal; (2) submesotelial, formado por tecido conjuntivo submesotelial, lâmina elástica externa, vasos sanguíneos e linfáticos e lâmina elástica interna; (3) submesotelial do tecido adiposo, representado por tecido adiposo e músculo esquelético. Os vasos sanguíneos da pleura originam-se da artéria brônquica. Os vasos linfáticos drenam para os linfonodos mediastinais, intercostais e esternais. A pleura tem, portanto, não só função de barreira como também contribui para a manutenção do balanço homeostático com o espaço pleural.

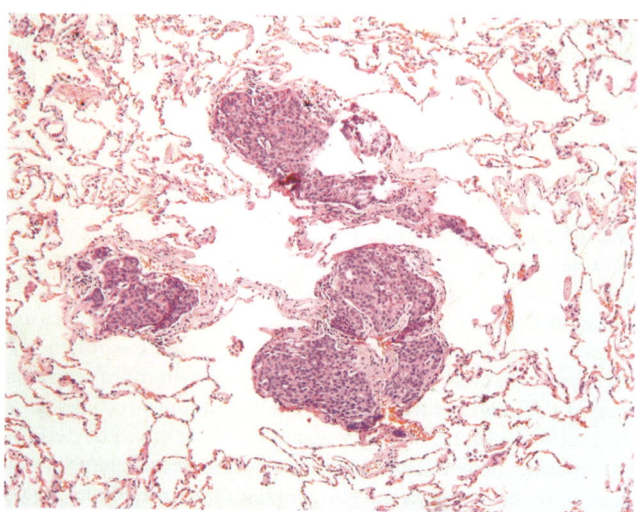

Figura 14.84 Linfangite carcinomatosa. Agrupamentos de células neoplásicas no interior de linfáticos em torno de eixo broncovascular.

Mecanismos de defesa

As células mesoteliais respondem em grande parte pela imunidade inata da pleura; elas não só reconhecem o organismo agressor como também iniciam a resposta inflamatória e coordenam essa ação. Tal resposta varia de acordo com o agente agressor, como microrganismos, agentes químicos (p. ex., asbesto) ou células tumorais. A superfície das células mesoteliais é coberta por glicoconjugados, as sialomucinas. Estas consistem em moléculas fortemente aniônicas que repelem células anormais, partículas e microrganismos; por isso, funcionam como uma cobertura mecânica que impede a aderência desses agentes. A pleura secreta enzimas, como lisozima, imunoglobulinas (IgG e IgA) e complemento, que ajudam na função antibacteriana. Além disso, as células mesoteliais produzem fibronectina, que inibe a adesão de microrganismos, como *Pseudomonas aeruginosa*, e radicais de oxido nítrico em resposta à estimulação por citocinas, lipopolissacarídeos e particulados. Indução da enzima oxido nítrico sintase contribui para o controle de infecções no espaço pleural. Em resumo, mecanismos de defesa da pleura incluem funções que vão desde uma barreira mecânica contra invasão de agentes agressores até um sistema sofisticado de moléculas defensivas.

Derrames pleurais

A pleura é frequentemente acometida por doenças primárias ou secundárias, benignas ou malignas. Quase sempre, comprometimento pleural acompanha-se de aumento de líquido pleural, o que constitui um *derrame pleural*. Este líquido pode ser transudato (hidrotórax) ou exsudato; a distinção entre os dois é importante do ponto de vista clínico porque ajuda no diagnóstico da doença de base.

Transudato apresenta baixa densidade, pequena concentração de proteínas e ausência de células inflamatórias. O líquido acumula-se por distúrbios nos fatores hidrodinâmicos que regulam a formação e a absorção do líquido pleural. Suas causas principais são insuficiência cardíaca, cirrose e distúrbios renais, como síndrome nefrótica. *Exsudato* caracteriza-se por densidade superior a 1.020, níveis de proteínas maiores que 2 g/dL e células inflamatórias. Na prática clínica, exsudato é definido pela presença de pelo menos um destes elementos: (a) relação de proteínas na pleura/soro > 0,5; (b) relação DHL (desidrogenase lática) pleura/soro > 0,6; (c) teor de DHL no líquido pleural > 2/3 do valor normal máximo da DHL sérica. Exsudato se forma por aumento da permeabilidade capilar sanguínea, por obstrução do fluxo linfático ou por diminuição da pressão no espaço pleural (como na obstrução brônquica com atelectasia). As causas podem ser tanto inflamatórias (pneumonias, tuberculose, bronquiectasias) como neoplásicas (primárias da pleura ou metastáticas). Para ajudar no diagnóstico etiológico, tanto o exame citológico do líquido pleural quanto a biópsia são de grande valia.

Empiema

Empiema consiste na presença de pus na cavidade pleural, com mais de 100.000 neutrófilos/μL. Em geral, o volume acumulado é pequeno, porém mesmo assim existe o risco de se formarem aderências e lojas na cavidade pleural, muitas vezes dificultando a expansão dos pulmões. A grande maioria de empiemas é secundária a infecção pulmonar, sendo os microrganismos mais encontrados *Staphylococcus aureus* (principalmente em crianças), *Streptococcus pneumoniae* e germes anaeróbicos. Existem também empiemas pós-cirúrgicos e, mais raramente, por traumatismos, perfuração esofágica, pneumotórax espontâneo, abscesso subdiafragmático ou hepático (estes dois últimos mais do lado direito). Empiema pode resultar em aderências fibrosas que formam coleções locais chamadas *empiema septado*.

Quando o processo inflamatório crônico é muito intenso, os fibroblastos jovens presentes podem ter aparência atípica e, em uma biópsia pleural, a reação provocada pelo empiema pode ser confundida com sarcoma. A presença de maturação celular nas camadas profundas da pleura demonstra o caráter reacional da lesão.

Hemotórax

Hemotórax é a coleção de sangue no espaço pleural, devendo ser diferenciado de pleurite hemorrágica. Muitas vezes fatal, hemotórax é quase sempre secundário a ruptura de aneurisma da aorta ou traumatismo torácico. Pleurite hemorrágica é um derrame hemorrágico, geralmente secundário a neoplasias ou, mais raramente, a infecções (p. ex., *Rickettsia*).

Quilotórax

Quilotórax é definido pela presença de linfa no espaço pleural, o que dá ao líquido um aspecto leitoso. Este deve-se à presença de gorduras, no caso mais de 110 mg/dL de triglicerídeos no líquido pleural. Em geral, o quilotórax é confinado ao hemitórax esquerdo, mas pode ser bilateral. Causas mais frequentes são obstrução linfática por tumores do mediastino ou traumatismo no ducto torácico.

Pneumotórax

Pneumotórax, que é o acúmulo de ar ou gás na cavidade pleural, pode ser espontâneo ou secundário a traumatismos ou manipulação torácica. Na maioria das vezes, associa-se a outras doenças pulmonares como enfisema, asma, tuberculose e linfangioleiomiomatose. Pneumotórax espontâneo idiopático, que acomete pessoas jovens e longilíneas, geralmente homens e fumantes, é causado por ruptura de bolhas subpleurais apicais e alterações na porosidade do mesotelio da pleura visceral secundárias a inflamação na camada elastofibrótica. Pneumotórax secundário resulta da ruptura de alvéolos na cavidade pleural por diversas causas, como enfisema pulmonar, fibrose cística, tuberculose, câncer broncopulmonar e, mais tipicamente, linfangioleiomatose e histiocitose de células de Langerhans; mais raramente, pode associar-se a tumores (p. ex., mesotelioma) ou ser catamenial, ou seja, associado a menstruação e endometriose. A consequência principal de pneumotórax é atelectasia por compressão. *Pneumotórax hipertensivo* é condição grave que ocorre quando se forma um mecanismo valvar em que o ar penetra no espaço pleural na inspiração, mas não consegue sair na expiração, aumenta a pressão na cavidade e comprime os pulmões e as estruturas mediastinais.

Pleurites

Pleurites serosa, serofibrinosa ou fibrinosa são provavelmente fases distintas de um mesmo processo exsudativo. Pleurite purulenta ocorre em infecções bacterianas da pleura. As causas mais comuns de pleurites são doenças pulmonares, como pneumonias, tuberculose, bronquiectasia, infarto e abs-

14

cesso pulmonares. Doenças sistêmicas como artrite reumatoide, lúpus eritematoso, uremia, sepse e metástases pleurais também podem se acompanhar de pleurite.

Na pleurite crônica, as células mesoteliais liberam substâncias (p. ex, PDGF, TGF-β e FGF) angiogênicas e mitogênicas para fibroblastos. Fibroblastos proliferados podem "atapetar" o espaço pleural com uma camada fibrosa, podendo impedir a disseminação da infecção para outras áreas. A consequência mais importante da proliferação fibroblástica é a formação de aderências entre os dois folhetos pleurais, que comprometem a dinâmica respiratória.

Certos achados em uma biópsia pleural podem sugerir a etiologia da pleurite. Fibrina incorporada no tecido de granulação da tela submesotelial associa-se muitas vezes à tuberculose (Figura 14.85); infiltrado de mononucleares em faixa no compartimento submesotelial do tecido adiposo sugere neoplasia maligna. Outras características sugestivas de tuberculose, mesmo na ausência de granulomas na biópsia, são o grande número de linfócitos e a concentração acima de 45 U/mL da enzima adenosina desaminase (ADA) no líquido pleural.

▶ Neoplasias

Neoplasias pleurais podem ser primárias ou metastáticas; as mais frequentes são as metastáticas, que quase sempre se acompanham de derrame seroso ou serossanguinolento. Os sítios primários mais comuns dos tumores são pulmões, mamas, estômago e ovários. Das neoplasias primárias benignas, a mais comum é o tumor fibroso solitário e, entre as malignas, o mesotelioma. O exame citológico do líquido pleural, mais sensível do que a biópsia da pleura, é importante na identificação de células neoplásicas.

Tumor fibroso solitário

Neoplasia comumente benigna, era chamada antigamente de mesotelioma benigno, mesotelioma fibroso ou fibroma. Tumor fibroso solitário corresponde a 5% dos tumores pleurais primários e pode acometer também outros órgãos ou estruturas, como tecidos moles, SNC, bexiga e próstata. Trata-se de neoplasia de células fusiformes (Figura 14.86), com aspecto "sem

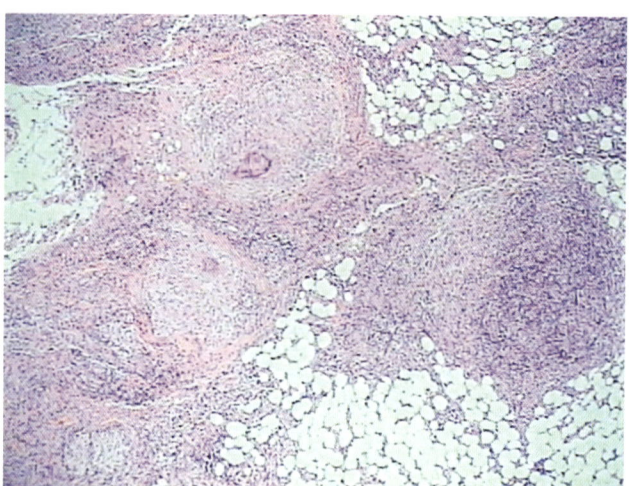

Figura 14.85 Pleurite tuberculosa. Múltiplos granulomas com células gigantes e células epitelioides.

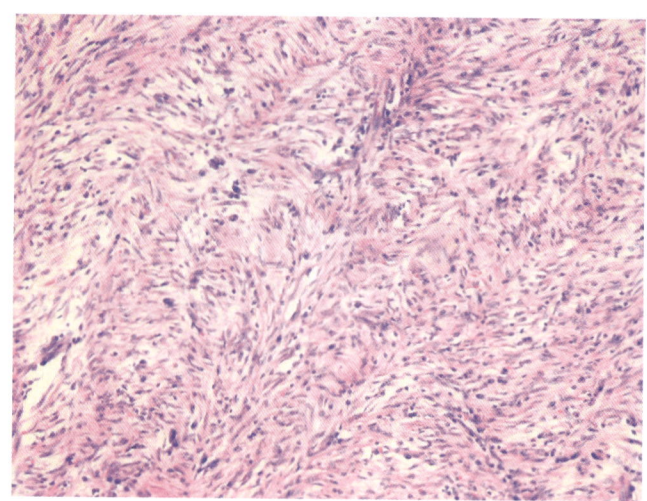

Figura 14.86 Tumor fibroso solitário. Neoplasia de células fusiformes, de aspecto "sem padrão".

padrão" (*patternless*), geralmente pediculada, que pode ter poucos centímetros ou formar massa enorme que invade o pulmão. Sua origem parece ser células submesoteliais. Raramente, tem comportamento maligno; mesmo nesses casos, porém, com a retirada completa da lesão o prognóstico é muito bom. Um dos indicadores de malignidade é o alto índice mitótico. Necrose não sugere malignidade, pois pode ser secundária à falta de aporte sanguíneo, visto que o tumor costuma ser pediculado. Como característica imuno-histoquímica, o tumor é quase sempre CD34-positivo, STAT-6 positivo e citoceratina-negativo. Não há associação com asbesto.

Mesotelioma

Mesotelioma é neoplasia maligna que, embora rara no Brasil, tem importância não apenas por seu prognóstico reservado e evolução rápida, como também pelas implicações legais por sua associação, em 90% dos casos, à exposição ocupacional ao asbesto. O tumor predomina em homens, entre 50 e 70 anos. O risco de pessoas com exposição intensa a asbesto desenvolver mesotelioma é cerca de 10 vezes maior do que em indivíduos não expostos; o intervalo entre a exposição e a doença varia de 20 a 50 anos. Apesar de o tumor surgir em 70% dos casos na pleura, pode aparecer também em outras localizações, como peritônio, pericárdio e túnica vaginal do testículo.

Exposição ao asbesto pode causar também *placas fibrosas* pleurais, derrame pleural, fibrose difusa com fusão de ambas as pleuras e atelectasia redonda (área de fibrose na pleura visceral que se estende ao parênquima pulmonar, envolvendo-o parcialmente). Nos pulmões, exposição ao asbesto pode provocar fibrose intersticial e câncer, principalmente quando associado ao fumo.

Mesmo com a proibição do uso de alguns tipos de asbesto e o controle industrial mais rígido do seu uso, a incidência de mesotelioma está aumentando nos EUA e na Inglaterra. Cogita-se a contaminação pelo vírus SV-40 da vacina contra poliomielite do tipo Salk aplicada na década de 1950 e o contato com outras fibras minerais, como a erionita. Esta existe em cidades da Capadócia, na Turquia, onde cerca de 50% das mortes por neoplasias são por mesotelioma maligno. Outros fatores envolvidos são suscetibilidade genética (na população da Capadócia), radiação torácica e uso de talco cosmético.

Existem dois tipos de fibras de asbesto, a serpentine (crisotila) e a anfibole (crocidolita, amosita, tremolita e outras), esta última mais associada a neoplasias. As fibras longas e finas são mais perigosas, devido à sua biopersistência mais prolongada. Os mecanismos envolvidos não são bem compreendidos, mas sugere-se liberação de radicais livres e indução de inflamação e apoptose. Células mesoteliais respondem a agressões mediante liberação de citocinas e fatores de crescimento, como TNF, TGF-β, PDGF, IGF, IL-6, IL-8, VEGF e HGF, que induzem resposta inflamatória. A ação carcinogênica de asbesto, que se dá por meio da liberação de radicais livres capazes de lesar o DNA, é dose-dependente, o que explica a necessidade de tempo prolongado para o desenvolvimento do tumor.

Macroscopicamente, o mesotelioma é mole (gelatinoso), envolve difusamente a pleura, tem cor róseo-acinzentada e costuma envolver e invadir as estruturas torácicas (Figura 14.87 A). Frequentemente, associa-se a derrame pleural. Histologicamente, há três tipos: epitelioide (50% dos casos), sarcomatoso (16%) ou misto (34%). No tipo epitelioide, as células são cuboides, colunares ou achatadas e formam estruturas tubulares ou papilares semelhantes a adenocarcinoma (Figura 14.87 B). Nos tipos mesenquimal ou sarcomatoide, as células são predominantemente fusiformes e semelhantes às de fibrossarcoma.

Em biópsias pleurais, o diagnóstico diferencial entre mesotelioma e metástases nem sempre é fácil. Embora não exista marcador específico para mesotelioma, há vários candidatos, como anticorpos para citoceratina 5/6, calretinina, WT1, podoplanina e BAP-1. Para aumentar a acurácia diagnóstica, um painel com diversos marcadores deve ser utilizado para diferenciação entre mesotelioma e adenocarcinoma. Um Consenso do Grupo Internacional de Mesotelioma definiu, em 2017, o uso de um painel com pelo menos dois marcadores para cada tipo histológico de mesotelioma (epitelioide, sarcomatoso ou misto) e dois para carcinoma; em caso de discordância, mais marcadores devem ser utilizados. Não se recomenda mais o uso de citologia, histoquímica e microscopia eletrônica, como era feito até recentemente. Para diferenciar mesotelioma sarcomatoide de carcinoma de células escamosas, é recomendável usar dois marcadores de amplo espectro para citoceratinas, como CD34 e AE1+AE3, e dois com valores preditivos negativos, como anti-desmina e anti-S100.

Outro diagnóstico diferencial importante de mesotelioma são reações mesoteliais a agressões variadas. Alguns estudos sugerem que positividade forte para EMA (antígeno da membrana epitelial), padrão de membrana, favorece o diagnóstico de mesotelioma e ajuda na detecção de mesotelioma *in situ*, entidade pouco estudada, mas de grande importância para a detecção precoce de uma neoplasia muito agressiva.

Clinicamente, o mesotelioma manifesta-se com dor torácica, dispneia e derrame pleural. O tumor pode invadir o pulmão e dar metástases em linfonodos do hilo pulmonar e fígado. A evolução é rápida, e a maioria dos pacientes falece dentro de 2 anos.

A sobrevida é curta, em média 18, 8 e 11 meses, respectivamente, para os subtipos epitelioide, mesenquimal e sarcoimatoide. Cerca de 60% dos pacientes com mesotelioma maligno apresentam mutação no gene da proteina-1 associada à BRCA-1 (BAP-1). Essa mutação parece estar associada não só com o processo de carcinogênese, mas também com a resposta terapêutica e maior sobrevida.

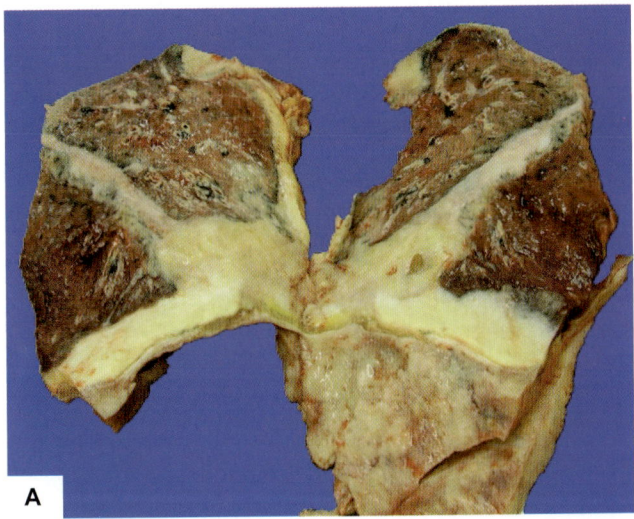

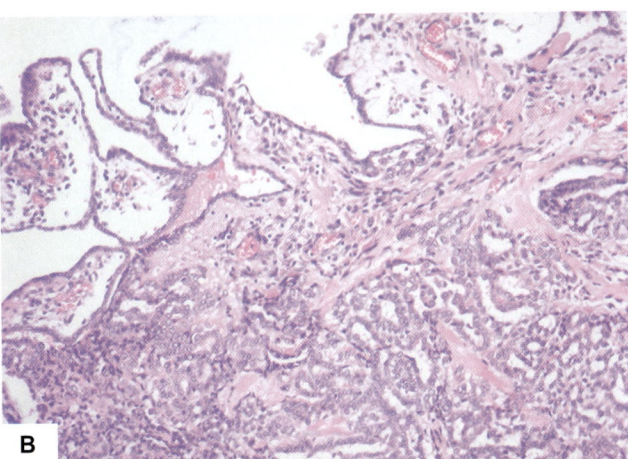

Figura 14.87 Mesotelioma. **A.** Lesão brancacenta que compromete difusamente os folhetos visceral e parietal da pleura e invade o parênquima pulmonar. **B.** Células tumorais epitelioides que podem ser confundidas com adenocarcinoma.

■ Leitura complementar

Afonso Junior JE, Werebe E C, Carraro RM, et al. Lung transplantation. Einstein. 2015;13(2):297-304.

Alikha, R, Peters F, Wilmot R, et al. Fatal pulmonary embolism in hospitalised patients: a necropsy review. J Clin Pathol. 2004;57:1254-7.

Beck JM, Young VB, Huffnagle GB. The microbiome of the lung. Transl Res. 2012;160(4):258-66.

Beijer E, Veltkamp M, Meek B, et al. Etiology and immunopathogenesis of sarcoidosis: novel insights. Semin Respir Crit Care Med. 2017;38(4):404-16.

Cheung M, Testa JR. BAP1, a tumor suppressor gene driving malignant mesothelioma. Transl Lung Cancer Res. 2017;6:270-8.

Cox MJ, Moffatt MF, Cookson WO. Outside in: sequencing the lung microbiome. Am J Respir Crit Care Med. 2015;192(4):403-4.

Cushman M. Epidemiology and risk factors for venous thrombosis. Semin Hematol. 2007;44:62-9.

Dalen JE. Pulmonary embolism: what have we learned since Virchow? Natural history, pathophysiology, and diagnosis. Chest. 2002;122:1440-56.

Farber HW, Loscalzo J. Pulmonary arterial hypertension. N Engl J Med. 2004;351:1655-65.

Farzin M, Toon CW, Clarkson A. Loss of expression of BAP1 predicts longer survival in mesothelioma. Pathology. 2015;47:302-7.

14

Fishman AP, Elias JA, Fishman JA, Grippi MA, Kaiser LR, Senior RM (eds.). Pulmonary diseases and disorders. New York: Mc-Graw-Hill; 1998.

Global Strategy for Asthma Management and Prevention (GINA) – Updated 2009. Disponível em: <www.ginasthma.com/download.asp?IndId=411>.

Global Strategy for Diagnosis, Management and Prevention of COPD (GOLD) – Updated 2020. Disponível em: <www.goldcopd.org/wp-content/uploads/2019/11/GOLD-2020-REPORT--ver1.0wms.pdf>.

Goldstraw P. International Association for the Study of Lung Cancer. Staging manual in thoracic oncology. Orange Park, FL, USA: Editorial Rx Press; 2009.

Hajjar LA, Mauad T, Galas FR, et al. Severe novel influenza A (H1N1) infection in cancer patients. Ann Oncol. 2010;21:2333-41.

Hasleton PS (ed.). Spencer's pathology of the lung. New York: Mc-Graw Hill; 1996.

Husain AN, Colby TV, Ordonez NG, et al. Guidelines for pathologic diagnosis of malignant mesothelioma 2017 update of the consensus statement from the International Mesothelioma Interest Group. Arch Pathol Lab Med. 2018;142:89-108.

Jardim C, Prada LF, Souza R. Definição e classificação da hipertensão pulmonar. Pulmão. 2015;24(2):3-8.

Jones MG, Fabre A, Schneider P, et al. Three-dimensional characterization of fibroblast foci in idiopathic pulmonary fibrosis. JCI Insight. 2016;1(5):e86375.

Kumar V, Abbas AK, Aster JC (eds.). Robbins and Cotran pathologic basis of disease. 9th ed. Philadelphia: Saunders Elsevier, 2015.

Mauad T, Hajjar LA, Callegari GD, et al. Lung pathology in fatal novel human influenza A (H1N1) infection. Am J Respir Crit Care Med. 2010;181:72-9.

Nagarjun RR, Goodman LR, Tomashefski JF, et al. Smoking-related interstitial lung disease. Annals of Diagnostic Pathology. 2008;12:445-57.

Opitz, I. Management of malignant pleural mesothelioma – the european experience. J Thorac Dis. 2014;(Suppl 2):S238-52.

Pereira MC, Athanazio RA, Dalcin PTR, et al. Consenso brasileiro de bronquiectasias não fibrocísticas. Bras Pneumol. 2019;45(4):e20190122.

Ranieri VM, Rubenfeld GD, Thompson BT, et al. ARDS definition task force. Acute respiratory distress syndrome: the Berlin Definition. JAMA. 2012;307(23):2526-33.

Roden AC, Aisner DL, Allen TC, et al. Diagnosis of acute cellular rejection and antibody mediated rejection on lung transplant biopsies. A perspective from members of the pulmonary pathology society. Arch Pathol Lab Med. 2017;141:437-44.

Rogers GB, Shaw D, Marsh RL, et al. Respiratory microbiota: addressing clinical questions, informing clinical practice. Thorax. 2015;70(1):74-81.

Simonneau G, Montani D, Celermajer DS, et al. Haemodynamic definitions and updated clinical classification of pulmonary hypertension. Eur Respir J. 2019;53:1801913.

Starshinova AA, Malkova AM, Basantsova NY, et al. Sarcoidosis as an autoimmune disease. Front Immunol. 2020;10:2933.

Thurlbeck WM, Churg AM (eds.). Pathology of the lung. New York: Thieme Medical Publishers; 1995.

Travis WD, Brambilla E, Müller-Hermelink HK, et al. Pathology and genetics of tumours of the lung, pleura, thymus and heart. 4th ed. Lyon, France: World Health Organization; 2004.

Travis WD, Costabel U, Hansell DM, et al. An official American Thoracic Society/European Respiratory Society statement: update of the international multidisciplinary classification of the idiopathic interstitial pneumonias. Am J Respir Crit Care Med. 2013;188(6):733-48.

Turner MC, Chen Y, Krewski D, et al. Chronic obstructive pulmonary disease is associated with lung cancer mortality in a prospective study of never smokers. Am J Respir Crit Care Med. 2007;176:285-90.

Vejvodova S, Spidlen V, Mukensnabl P, et al. Solitary fibrous tumor – less common neoplasms of the pleural cavity. Ann Thorac Cardiovasc Surg. 2017;23(1):12-8.

Verm S, Slutsky AS. Idiopathic pulmonary fibrosis – new insights. N Engl J Med. 2007;356(13):1370-2.

Ware LB, Matthay MA. The acute respiratory distress syndrome. N Engl J Med. 2000;342:1334-49.

Zaizen Y, Fukuoka J. Pathology of idiopathic interstitial pneumonias. Surg Pathol Clin. 2020;13(1):91-118.

14

Capítulo 15

Coração

Vera Demarchi Aiello, Paulo Sampaio Gutierrez, Luiz Alberto Benvenuti

Aspectos da normalidade

O coração situa-se no mediastino anterior, entre os dois pulmões. Relaciona-se anterossuperiormente com os pulmões, o esterno, as costelas e os músculos intercostais; lateralmente, com as estruturas dos hilos pulmonares, os pulmões, os nervos frênicos e os vasos pericardiofrênicos; posteriormente, com o esôfago, a aorta descendente e as veias ázigo e hemiázigo. A face inferior do órgão repousa sobre o diafragma. O coração é envolto pelo saco pericárdico, que contém cerca de 20 a 50 mL de líquido amarelo-citrino, com função de lubrificar e facilitar os movimentos durante a movimentação.

O coração é um órgão muscular oco, grosseiramente cônico, formado por três camadas: endocárdio, miocárdio e epicárdio. O epicárdio ou pericárdio visceral é uma membrana serosa que recobre o miocárdio e se reflete nas raízes dos grandes vasos da base, continuando com o pericárdio parietal para formar a cavidade pericárdica. O miocárdio (músculo cardíaco) é responsável pela contração do órgão. O endocárdio reveste internamente o miocárdio (endocárdio mural) e forma as valvas cardíacas (endocárdio valvar).

São quatro as câmaras cardíacas: um átrio e um ventrículo direitos e um átrio e um ventrículo esquerdos. Os átrios direito (AD) e esquerdo (AE) são formados por paredes finas e comportam-se como câmaras de receptação, respectivamente, do sangue venoso sistêmico e do sangue arterial pulmonar. Além da função mecânica, é nos átrios que é sintetizado o fator natriurético atrial, hormônio que atua no controle da volemia. Os ventrículos direito (VD) e esquerdo (VE) possuem paredes espessas e funcionam como bombas de propulsão do sangue, respectivamente, para os pulmões e para a circulação sistêmica.

Uma corrente de anatomistas e profissionais de imagem chama a atenção para a inadequação da descrição das câmaras cardíacas como "direitas" e "esquerdas". Esse hábito vem do estudo anatômico do coração retirado do corpo e apoiado sobre o seu ápice. Na posição anatômica, no entanto, o ventrículo chamado de direito situa-se anterossuperiormente ao que se chama de esquerdo. Este e o átrio esquerdo situam-se posteroinferiormente. Embora tais nomes ainda se mantenham até hoje, é importante para os profissionais de imagem e os intervencionistas a consciência da descrição espacialmente correta, pois é nela que se baseiam as intervenções no indivíduo vivo.

O peso do coração normal varia no homem de 300 a 350 g e, na mulher, de 250 a 300 g. O órgão tem em média 12,5 cm da base até o ápice e 8,7 cm de largura na base. As dimensões normais das circunferências valvares no adulto são: valva tricúspide, 10 a 12,5 cm; valva pulmonar, 7 a 9 cm; valva mitral, 8 a 10,5 cm; valva aórtica, 7 a 9 cm.

As veias cavas superior e inferior desembocam no AD medial e posteriormente, junto ao septo interatrial. A aurícula direita é um apêndice que se projeta cefalicamente, sendo formada internamente por trabéculas de bandas musculares proeminentes, os músculos pectíneos (Figura 15.1).

A porção da parede atrial situada entre as veias cavas é lisa e derivada embriologicamente do seio venoso, enquanto o restante da parede livre e a aurícula têm aspecto trabeculado e derivam do átrio primitivo. A válvula direita do seio venoso embrionário forma as valvas da veia cava inferior (Eustáquio) e do seio coronário (Thebesius). Pequenos orifícios na superfície endocárdica atrial são os pontos de entrada de veias menores que drenam diretamente nas cavidades cardíacas. Estendendo-se entre os orifícios das veias cava superior e inferior, à direita, encontra-se uma elevação muscular, a crista terminal.

O septo atrial é formado por estruturas independentes no átrio embrionário (*septum primum* e *septum secundum*) que, no coração desenvolvido, se superpõem em parte, deixando traços de sua origem. A porção superior do septo interatrial, muscular, deriva do *septum secundum*, que se forma tardia e imediatamente à direita do *septum primum*. Durante a vida fetal, o septo atrial contém uma abertura, o forame oval. Após o nascimento, a valva do forame oval se funde ao *septum secundum* e o orifício desaparece. Essa valva deriva do *septum primum* embrionário e constitui, no adulto, o assoalho da fossa oval, uma estrutura ovalada de bordas elevadas presente no lado direito do septo atrial (Figura 15.1). Em cerca de 20% dos corações adultos a fusão da valva do forame oval não é completa, e o forame permanece patente morfologicamente, embora fechado funcionalmente (ver adiante).

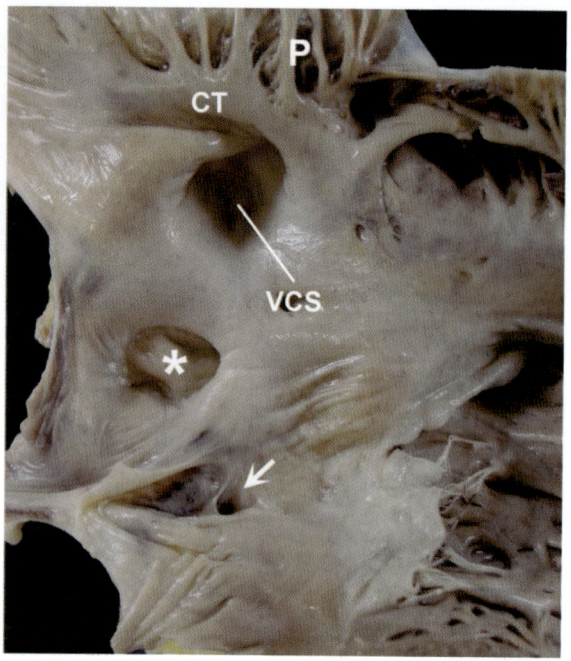

Figura 15.1 Átrio direito aberto exibindo fossa oval (*), muscula-tura pectínea (P), crista terminal (CT) e seio coronário (*seta*), além da abertura da veia cava superior (VCS).

O AE situa-se à esquerda e dorsalmente ao átrio direito e à raiz da aorta, e seu apêndice auricular se projeta à esquerda do tronco pulmonar. As veias pulmonares abrem-se na parede dorsal do átrio esquerdo e não são guarnecidas por válvulas.

A superfície interna do VD possui elevações do miocárdio chamadas trabéculas carnosas, que representam cerca de dois terços da espessura da parede. Esta, sem contar as trabéculas,

mede 4 a 6 mm. A porção cefálica do VD é constituída pelo in-fundíbulo subpulmonar, que é limitado inferiormente pela crista supraventricular (Figura 15.2). No coração fetal e do re-cém-nascido, a parede do VD tem espessura semelhante à do VE, e o septo interventricular forma uma parede relativamente reta que separa as duas cavidades. Após o nascimento e pela pressão sistêmica mais elevada, o VE passa a ter parede cerca de duas a três vezes mais espessa do que a do VD. Em cortes transversais dos ventrículos, a câmara direita tem formato em crescente, com o septo interventricular convexo do lado direito.

O VE tem a forma de um cone, ligeiramente curvo, e forma o ápice do coração. As trabéculas carnosas correspondem a cer-ca de um terço da espessura de sua parede (Figura 15.2). Essa espessura, não incluindo as trabéculas, mede no adulto normal 11 a 15 mm. A parede septal é relativamente lisa.

O septo ventricular é espesso e muscular, exceto na porção membranosa, uma pequena área de tecido conjuntivo adjacen-te à raiz da aorta. Do lado esquerdo, o septo membranoso pode ser visto no ângulo entre a inserção das válvulas semilunares direita e não coronariana da valva aórtica (Figura 15.3 A). Do lado direito, parte da porção membranosa do septo fica acima da inserção da cúspide septal da valva tricúspide e correspon-de ao septo atrioventricular, que separa o átrio direito do ven-trículo esquerdo. A porção membranosa do septo ventricular é a última a se formar e é o local mais comum de defeitos do septo ventricular.

O coração possui quatro valvas: duas atrioventriculares, tri-cúspide (direita) e mitral (esquerda), e duas arteriais, pulmonar (direita) e aórtica (esquerda). Cada valva cardíaca é formada por válvulas, também chamadas cúspides (nas atrioventriculares) e folhetos semilunares (nas arteriais) (Figura 15.3 B). As válvulas são finas, semitransparentes e desprovidas de vasos. Os folhetos semilunares são arredondados e implantam-se de tal maneira no miocárdio ventricular e na parede arterial que delimitam

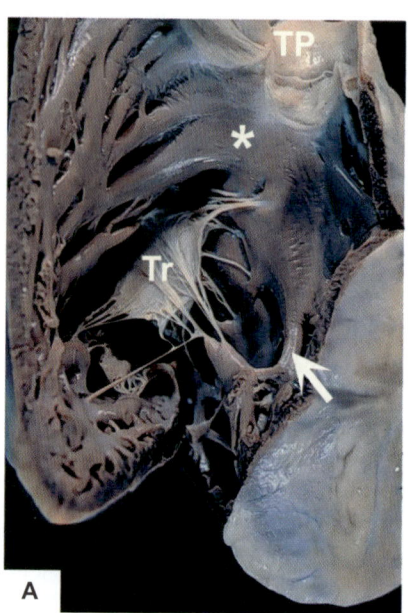

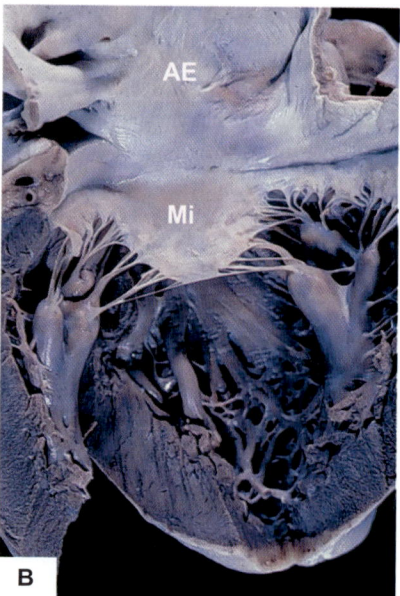

Figura 15.2 Ventrículo direito e câmaras esquerdas abertas. **A.** O ventrículo direito exibe na via de saída uma faixa muscular proeminen-te – a crista supraventricular (*) – separando a valva tricúspide (Tr) da valva do tronco pulmonar (TP). A seta mostra a banda moderadora, estrutura utilizada para caracterizar o ventrículo morfologicamente direito nos exames de imagem. **B.** Átrio esquerdo (AE) conectado ao ventrículo esquerdo através da valva mitral (M). Os músculos papilares recebem as cordas tendíneas de ambas as cúspides da valva mitral.

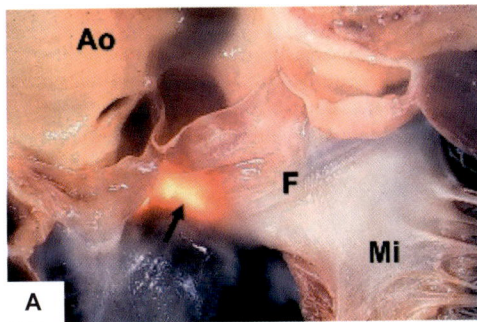
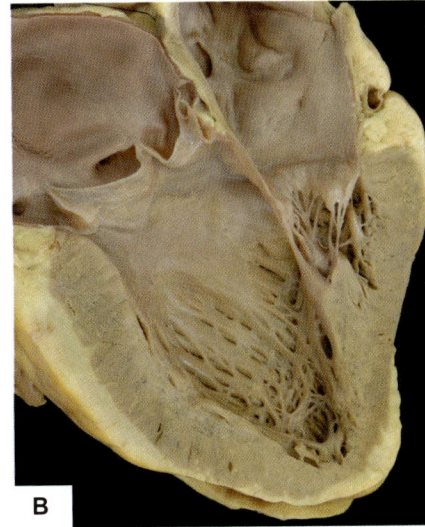

Figura 15.3 A. Septo membranoso transiluminado (*seta*) entre a cúspide coronariana direita e a não coronariana. A inserção da valva aórtica se faz, em parte, na parede muscular e, em parte, na continuidade fibrosa mitroaórtica (F). **B.** Visão panorâmica do átrio e ventrículo esquerdos e das valvas mitral (duas cúspides) e aórtica (três semilunares).

bolsões denominados seios de Valsalva. Aproximadamente dois terços da circunferência da valva aórtica estão ligados diretamente às porções anterior e septal da parede ventricular esquerda (muscular); o terço posterior liga-se a uma porção fibrótica que continua com o folheto anterior da valva mitral (continuidade fibrosa mitroaórtica) (Figura 15.3 A). Quando a valva se fecha, há um ponto central no qual as três válvulas se unem e formam nódulo de espessamento fibroso denominado *nódulo de Arantius*. A borda de fechamento das válvulas não coincide com a borda livre, ficando cerca de 2 mm abaixo, onde se observa fina linha esbranquiçada mais espessa. Já as cúspides das valvas atrioventriculares inserem-se circunferencialmente nos anéis atrioventriculares direito e esquerdo e se unem à via de entrada dos ventrículos por meio de finas cordas tendíneas que se dirigem ao topo dos músculos papilares ou diretamente à parede do septo ventricular. Os músculos papilares, juntamente com as cordas tendíneas, atuam no sentido de impedir que as valvas atrioventriculares se projetem para os átrios durante a sístole por causa da pressão sanguínea intraventricular elevada. A valva mitral, formada pelas cúspides anterior (ou medial) e posterior (ou mural), liga-se a dois conjuntos de músculos papilares, anterolateral e posteromedial (Figura 15.2). O funcionamento normal da valva mitral depende da função coordenada das cúspides, das cordas tendíneas, dos músculos papilares e da parede ventricular esquerda. A valva tricúspide é formada por três válvulas: septal, anterossuperior e posteroinferior. As cordas tendíneas ligam-se ao músculo papilar anterior, ao músculo papilar septal, a diversos músculos papilares posteriores ou diretamente à parede ventricular direita e à superfície septal.

A irrigação do miocárdio é feita pelas artérias coronárias. A artéria coronária esquerda origina-se no seio de Valsalva esquerdo e corre lateral e ventralmente entre a raiz do tronco pulmonar e o átrio esquerdo. Logo após sua origem, divide-se em: (a) ramo interventricular anterior (na prática clínica chamada de ramo descendente anterior ou DA), que irriga a parede anterior do VE, os dois terços anteriores do septo interventricular e parte da parede anterior do VD; (b) ramo circunflexo, que irriga a parede lateral do VE. Na maioria dos corações, a artéria coronária direita é a dominante e irriga todo o restante do coração, dando

origem, na face posteroinferior, ao ramo interventricular posterior (descendente posterior), na altura da chamada *crux cordis*, que é o ponto de intersecção entre os sulcos interventricular posterior, atrioventricular e interatrial. As artérias epicárdicas emitem ramos em ângulo reto que se dirigem ao endocárdio; estes se dividem como os galhos de uma árvore até originarem os finos ramos terminais. A maior parte do fluxo intramiocárdico ocorre durante a diástole, quando se dá o relaxamento da parede ventricular, e o sangue pode penetrar na microcirculação. A zona subendocárdica é a mais distal, sendo por isso mais vulnerável a isquemia quando há transtornos circulatórios. Existem anastomoses entre os diferentes níveis da circulação coronária, porém não entre pequenos ramos originários de artérias epicárdicas distintas. As veias coronárias epicárdicas correm paralelamente às artérias e desembocam no átrio direito através do seio coronário, localizado no sulco atrioventricular posterior esquerdo. Há ainda veias menores, que se formam dentro do miocárdio e drenam diretamente nas câmaras cardíacas.

O esqueleto fibroso do coração é a porção fibrosa que se interpõe entre os átrios e os ventrículos, onde as valvas aórtica, mitral e tricúspide se inserem parcialmente. Microscopicamente, o esqueleto fibroso é formado por tecido conjuntivo denso. Sua porção mais central na base do coração, o corpo fibroso central, é contínuo ao septo membranoso e forma parte do septo atrioventricular e da parede da aorta.

O sistema de origem e condução do estímulo elétrico cardíaco é constituído pelos nós sinoatrial e atrioventricular, além do feixe de His e seus ramos, e será descrito em mais detalhes posteriormente.

■ Cardiopatias congênitas

Defeitos cardíacos congênitos ocorrem em cerca de 0,8% dos nascimentos e, de acordo com dados do Ministério da Saúde (DATASUS – período de 2008 a 2017), são responsáveis por cerca de 7,8% dos óbitos de crianças com até 1 ano de idade no Brasil.

15

Graças aos progressos tecnológicos e farmacológicos, o tratamento cirúrgico e o manuseio clínico da grande maioria dos defeitos congênitos do coração tiveram grande avanço nas últimas décadas. Enquanto o diagnóstico e a detecção precoce de cardiopatias em fetos através da ecocardiografia está amplamente disseminado, a abordagem invasiva do coração fetal ainda é feita em pequena escala e apenas em centros avançados de cardiologia. Todavia, o diagnóstico precoce é vantajoso quanto ao planejamento do nascimento em centro médico-hospitalar apropriado e à abordagem subsequente.

O papel do patologista frente a um coração malformado compreende não só o esclarecimento diagnóstico, como também a detecção de particularidades de cada defeito, visando à correlação com os métodos diagnósticos (ecocardiografia, tomografia, cineangiografia e ressonância nuclear magnética) e à resposta a dúvidas de ordem clinicocirúrgica. Paralelamente, a possibilidade de correção cirúrgica de um grande número de malformações congênitas cardíacas obriga o patologista a estar em dia também quanto aos principais tipos de cirurgias, suas limitações e suas principais complicações, imediatas ou tardias.

Etiologia

A etiologia das cardiopatias congênitas permanece amplamente não esclarecida; hoje, em apenas 15% dos defeitos se consegue determinar a causa, em geral ligada a fatores genéticos. Nos casos remanescentes de doença não sindrômica, a etiologia é considerada multifatorial. Nesta, atuam concomitantemente predisposição hereditária a desenvolvimento deficiente do sistema cardiovascular e fatores ambientais, como exposição a agentes teratogênicos (p. ex., drogas/medicamentos e vírus) durante o período vulnerável da formação cardíaca. Alguns agentes ambientais estão nitidamente associados a doenças cardíacas congênitas. Entre as drogas, citam-se o álcool, as anfetaminas, a hidantoína e a talidomida. Infecção materna pelo vírus da rubéola é seguramente um dos fatores mais implicados e depende pouco de predisposição genética, sendo responsável por anomalias como estenose pulmonar, canal arterial persistente e defeitos septais.

Nos 10% de casos atribuíveis a fatores genéticos primários, podem ser detectadas aneuploidias cromossômicas ou mutações gênicas isoladas. Nesse grupo, a doença cardíaca congênita faz parte de uma síndrome clínica. Nas síndromes de Marfan e de Ehlers-Danlos, por exemplo, há frouxidão do tecido conjuntivo cardiovascular responsável por insuficiência valvar e formação de aneurisma vascular (ver Capítulo 16). Na trissomia do cromossomo 21 (síndrome de Down), 40 a 60% dos pacientes apresentam doença congênita cardíaca, aparecendo, em ordem de frequência, defeito septal atrioventricular e comunicação interventricular isolada. A síndrome de Noonan acompanha-se frequentemente de estenose pulmonar infundibular ou valvar e, mais raramente, de cardiomiopatia hipertrófica. As doenças de depósito que acometem o sistema cardiovascular também apresentam base genética. Na glicogenose do tipo II (doença de Pompe), há comprometimento cardíaco caracterizado por acúmulo de glicogênio nos miocardiócitos, enquanto em mucopolissacaridoses (síndromes de Hunter e de Hurler) o acúmulo se dá no tecido conjuntivo valvar e nas coronárias (ver adiante, Doenças metabólicas).

Nomenclatura

A denominação das cardiopatias congênitas é motivo de controvérsias. Há sistemas de classificação que se baseiam em dados de ordem clínica ou de origem embriológica dos defeitos, e que nem sempre fornecem subsídios ao morfologista. Uma cardiopatia dita "cianogênica", por exemplo, pode corresponder a um grande número de defeitos, além do fato de cianose ser um sinal comum em anomalias congênitas distintas. Por outro lado, embora os estudos experimentais de embriologia cardíaca sejam importantes para o esclarecimento da patogênese das malformações, o uso, na classificação, de termos como "cristas" e "coxins" não necessariamente encontra correspondentes morfológicos no coração plenamente desenvolvido.

Por todas essas considerações, o patologista deve optar por um sistema de nomenclatura baseado em marcas anatômicas do coração, o que sem dúvida facilita o diálogo interprofissional com cirurgiões e profissionais de imagem cardiovascular. Há, no entanto, algumas denominações de defeitos congênitos já consagradas pelo uso e dificilmente substituíveis, como o epônimo tetralogia de Fallot, ou ainda o termo derivado da embriologia "comunicação do tipo *ostium primum*" etc.

Alterações hemodinâmicas

É importante conhecer as alterações circulatórias que ocorrem nos diferentes defeitos. Nas comunicações intercavitárias, por exemplo, ocorre passagem de sangue no sentido da câmara que tem menor pressão sanguínea. Tal passagem pode levar ao hiperfluxo pulmonar (com hipertensão pulmonar) ou à cianose, quando grande quantidade de sangue não oxigenado ganha a circulação sistêmica. Obstrução ao fluxo sanguíneo por estenose valvar ou de artérias (p. ex., aorta) tem como consequência hipertrofia da câmara cardíaca situada a montante da lesão obstrutiva. Insuficiência de valva arterial acompanha-se de hipertrofia do ventrículo correspondente; na insuficiência de valva atrioventricular, o ventrículo e o átrio correspondentes sofrem sobrecarga.

Exame do coração malformado

Para boa compreensão das anomalias congênitas, é muito importante sistematizar o exame anatomopatológico do coração malformado. A introdução da técnica de análise segmentar sequencial permite chegar-se ao diagnóstico morfológico mesmo sem o conhecimento de termos técnicos usuais no âmbito da cardiologia pediátrica.

A análise sequencial se inicia pela determinação do *situs* atrial, que pode ser *solitus*, quando representa o arranjo habitual dos mesmos, com o átrio morfologicamente direito situado à direita e o morfologicamente esquerdo situado à esquerda. A perfeita imagem em espelho dessa situação constitui o *situs inversus*. Há ainda casos em que os dois átrios mostram o mesmo aspecto anatômico: ou de direito ou de esquerdo. Tal situação constitui o que se chama *situs* ambíguo, com isomerismo atrial (direito ou esquerdo). Para a caracterização morfológica dos átrios, deve-se levar em conta elementos anatômicos básicos, como os aspectos externo e interno de seus apêndices ou aurículas e estruturas do septo atrial, uma vez que a drenagem venosa, tanto pulmonar como sistêmica, pode também ser anômala. Na caracterização do *situs*, outros parâmetros podem auxiliar, como a posição das vísceras abdominais e a anatomia dos brônquios principais, que geralmente coincidem com o *situs* atrial.

15

O passo seguinte é a observação da forma como as veias sistêmicas e pulmonares se conectam com as câmaras atriais (conexão venoatrial), visando a detectar locais anômalos de drenagem. Em seguida, faz-se a abertura do coração a partir dos átrios e a inspeção da junção atrioventricular. Se o átrio anatomicamente direito conecta-se ao ventrículo morfologicamente direito e o átrio esquerdo ao ventrículo homônimo, diz-se que há conexão atrioventricular concordante. Se o átrio morfologicamente direi-to conecta-se ao ventrículo esquerdo e o átrio morfologicamente esquerdo se conecta ao ventrículo direito, há conexão atrioventricular discordante. Quando os átrios se conectam com uma única câmara ventricular, fala-se em conexão univentricular. Nesta categoria incluem-se: (1) atresias tricúspide e mitral, também chamadas ausência de conexão atrioventricular direita ou esquerda; (2) dupla via de entrada ventricular, na qual ambos os átrios abrem-se em uma mesma câmara ventricular (Figura 15.4).

Concordante

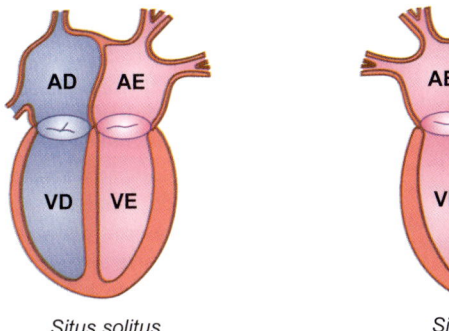

Situs solitus   Situs inversus

Discordante

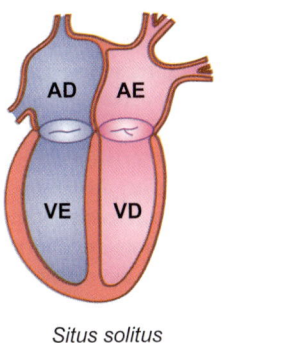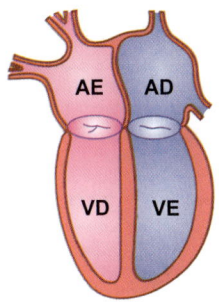

Situs solitus   Situs inversus

Univentricular

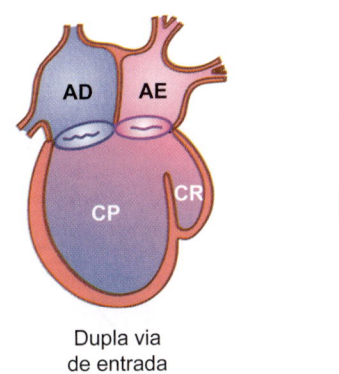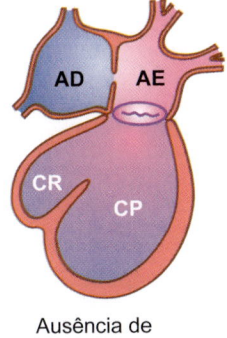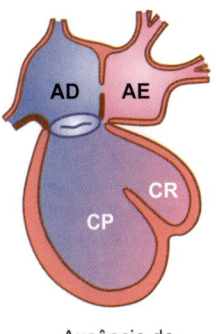

Dupla via
de entrada

Ausência de
conexão AV
à direita

Ausência de
conexão AV
à esquerda

Figura 15.4 Tipos de conexão atrioventricular. AD: átrio direito; AE: átrio esquerdo; VD: ventrículo direito; VE: ventrículo esquerdo; CP: câmara principal; CR: câmara rudimentar.

Na sequência, determina-se o tipo de conexão ventriculoarterial, que pode ser: (a) concordante, quando a aorta emerge do ventrículo morfologicamente esquerdo e o tronco pulmonar origina-se no ventrículo direito; (b) discordante, quando do ventrículo direito nasce a aorta e, do esquerdo, o tronco pulmonar (transposição das grandes artérias); (c) dupla via de saída, se os dois vasos da base emergem de um mesmo ventrículo; (d) via de saída única, quando um só vaso arterial emerge do coração e supre as circulações sistêmica e pulmonar, constituindo o tronco arterial comum, ou existe atresia aórtica ou pulmonar, quando apenas o outro vaso é patente (Figura 15.5).

A partir daí, descrevem-se as anomalias associadas, como defeitos septais (atriais ou ventriculares), disfunções valvares (estenose ou insuficiência), estreitamentos arteriais e anomalias originárias de artérias sistêmicas ou pulmonares. A grande maioria dos corações malformados mostra conexões normais (concordantes) entre átrios, ventrículos e grandes artérias, sendo o defeito principal uma comunicação intercavitária ou uma estenose valvar ou arterial. A seguir, estão descritos os aspectos morfológicos dos defeitos cardíacos mais prevalentes.

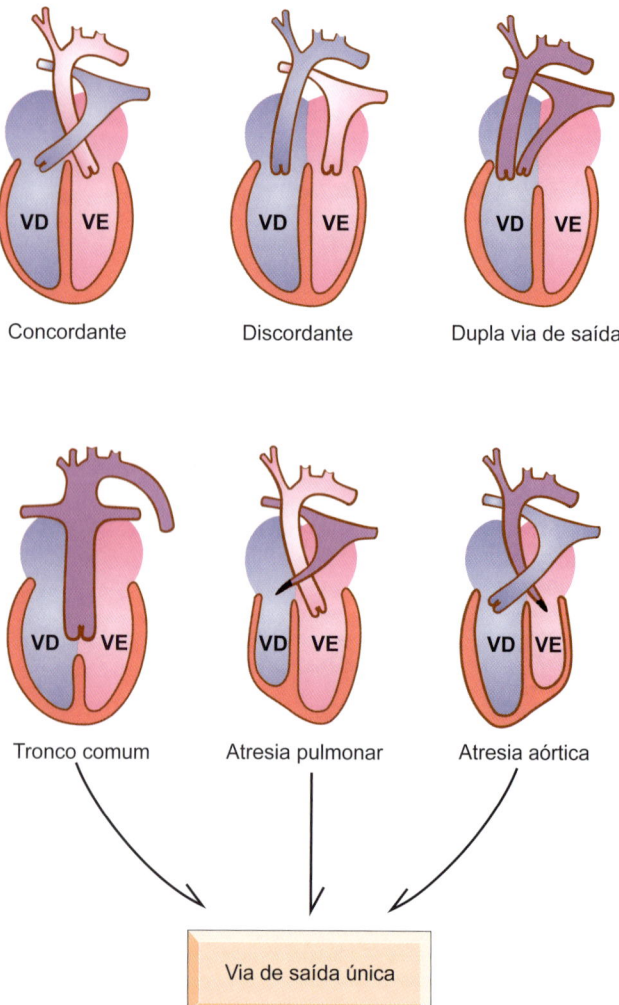

Figura 15.5 Tipos de conexão ventrículo-arterial. VD: ventrículo direito; VE: ventrículo esquerdo.

► Anomalias com conexão normal de câmaras entre si ou com grandes artérias

Defeitos septais

Defeitos do septo atrial (comunicações interatriais)

São anomalias frequentes, podendo ser isoladas ou estar associadas a outras cardiopatias. Quando isoladas, permitem a passagem do sangue do átrio esquerdo para o direito, ocasionando hiperfluxo nas câmaras cardíacas da direita e, em consequência, nos pulmões.

As comunicações interatriais (CIAs) ocorrem mais frequentemente na fossa oval (Figura 15.6), por deficiência total ou parcial da sua lâmina. Quando aparecem junto à desembocadura das veias cavas (superior ou inferior), são chamados defeitos da via de entrada dos átrios, ou do tipo seio venoso. Há ainda as comunicações na junção atrioventricular, que constituem, na verdade, defeitos da porção atrioventricular do septo cardíaco; estas são rotineiramente chamadas comunicações do tipo *ostium primum*, em referência ao orifício cardíaco do período embrionário. Raramente existem comunicações do tipo seio coronário, que não representam defeito do septo atrial e sim uma descontinuidade da parede da veia do seio coronário no sulco atrioventricular esquerdo, permitindo a passagem de sangue do átrio esquerdo para o direito, através do orifício natural de drenagem do seio coronariano no átrio direito.

Como promovem hiperfluxo pulmonar, as CIAs se acompanham de hipertrofia atrial e ventricular direitas. Porém, o desenvolvimento de hipertensão pulmonar é bastante tardio, só acontecendo na idade adulta. A correção dessas anomalias pode ser feita a céu aberto, por meio da colocação de retalho de pericárdio bovino ou autólogo, ou através da via percutânea, por cateterismo cardíaco, com a introdução de dispositivo mecânico que, posicionado no local do defeito, acaba por ocluí-lo. Os principais dispositivos utilizados apresentam, quando abertos, formato de "guarda-chuva".

Não se deve confundir a patência do forame oval com os verdadeiros defeitos do septo atrial. O forame oval pode permanecer anatomicamente pérvio em até 20% dos adultos normais, mas sem permitir a passagem de sangue do átrio esquerdo para o direito, uma vez que a lâmina da fossa oval funciona como valva e mantém o forame fechado devido à maior pressão no átrio esquerdo. Caso a pressão no átrio direito aumente por qualquer motivo, ocorre passagem de sangue do átrio direito para o átrio esquerdo.

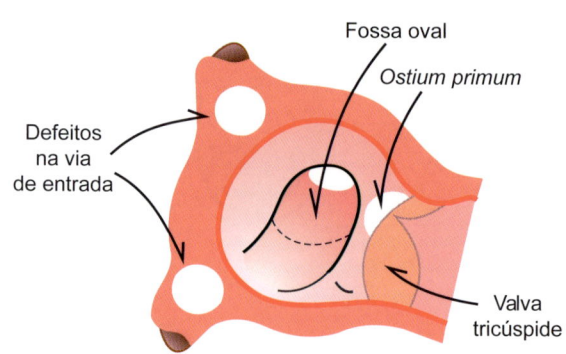

Figura 15.6 Localização dos defeitos do septo atrial.

Defeitos do septo ventricular (comunicações interventriculares)

As comunicações interventriculares (CIV) constituem o defeito congênito cardíaco mais frequente. Na maioria dos casos, são isoladas, enquanto em outros aparecem junto com outros defeitos, sendo eventualmente fundamentais para a manutenção da vida, como na dupla via de saída do ventrículo direito ou na transposição das grandes artérias.

De acordo com a sua posição no septo ventricular e com a natureza de suas bordas (Figura 15.7), podem ser: (1) comunicações musculares, quando localizadas no septo muscular, próximas do ápice ou da base do coração; (2) comunicações perimembranosas, se parte da borda do defeito é constituída por remanescentes do septo membranoso (Figura 15.8). Estas últimas requerem atenção especial por ocasião do fechamento cirúrgico, uma vez que o sistema de condução atrioventricular (feixe de His e seus ramos) passa em geral em sua borda posteroinferior; (3) comunicações subarteriais ou duplamente relacionadas, se o defeito se situa logo abaixo das valvas aórtica e pulmonar, tendo as próprias valvas como seu limite superior, visto que a porção do septo ventricular deficiente é o septo infundibular. Nesse tipo de CIV, pode ocorrer prolapso de uma das válvulas semilunares da valva aórtica para dentro da cavidade ventricular direita, ocluindo parcialmente o defeito e promovendo insuficiência valvar aórtica. Quando pequenas, as comunicações interventriculares podem se fechar espontaneamente, em particular quando são do tipo muscular.

As consequências hemodinâmicas das CIVs são hiperfluxo pulmonar e, se não corrigidas por cirurgia, surge hipertensão pulmonar, que pode tornar-se irreversível após 2 anos de vida. Nesses casos, a pressão nas câmaras cardíacas da direita termina por sobrepujar a pressão no ventrículo esquerdo, ocorrendo reversão no sentido do fluxo de sangue, com estabelecimento de cianose tardia (síndrome de Eisenmenger).

A cirurgia corretiva é em geral feita a céu aberto, com sutura de uma placa de pericárdio nas bordas da comunicação. Todavia, dependendo da posição e do tamanho do defeito, pode-se ocluí-lo por dispositivos mecânicos introduzidos por meio de cateterismo cardíaco por via venosa, como descrito para as CIAs.

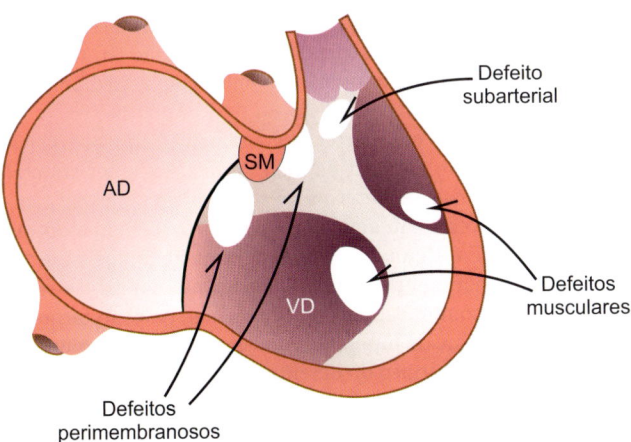

Figura 15.7 Localização dos defeitos do septo ventricular. AD: átrio direito; VD: ventrículo direito; SM: septo membranoso.

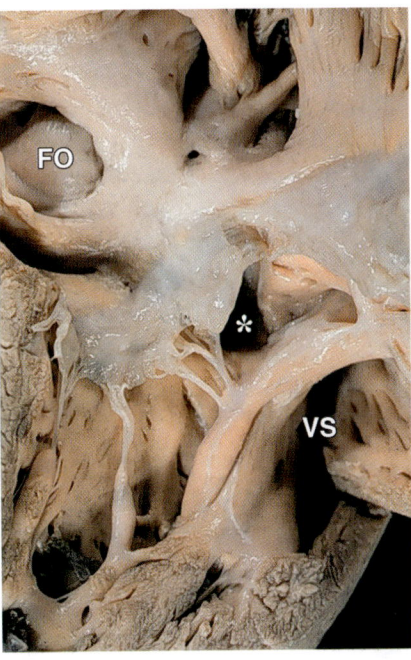

Figura 15.8 Ventrículo direito aberto, expondo defeito do septo ventricular (*) situado junto à comissura anteroseptal da valva tricúspide e, portanto, perimembranoso. VS: via de saída do VD.

Defeitos do septo atrioventricular

A sinonímia desse tipo de defeito é ampla, destacando-se as expressões *atrioventricularis communis*, defeitos dos coxins endocárdicos e canal atrioventricular comum persistente. Constituem, de fato, defeitos da porção atrioventricular do septo cardíaco e compreendem um grande espectro de apresentações morfológicas.

Devido à ausência do septo atrioventricular, ocorre acentuada distorção na arquitetura cardíaca, resultando em algumas características comuns a todos esses corações: (a) junção atrioventricular comum em único plano, diferente do que ocorre no coração normal, que tem uma junção à direita e outra à esquerda, em planos diferentes; (b) encurtamento da via de entrada ventricular, associado a alongamento e estreitamento da via de saída do ventrículo morfologicamente esquerdo (Figura 15.9), o que resulta no aspecto angiográfico classicamente descrito como "pescoço de ganso"; (c) anteriorização da aorta; (d) aspecto "escavado" do septo ventricular na via de entrada. Na forma mais grave, também conhecida como forma total, associam-se CIA do tipo *ostium primum*, CIV na via de entrada ventricular e uma valva atrioventricular comum que cavalga o septo ventricular (Figura 15.10). Tal valva mostra sempre cinco cúspides, geralmente espessas e displásicas, que variam em extensão e quanto ao local de inserção de suas cordas. Nessa anomalia, existe ampla passagem de sangue através dos defeitos dos septos atrial e ventricular, e em geral a hipertensão pulmonar se estabelece precocemente. Esta anomalia é a cardiopatia congênita mais comum nos portadores da síndrome de Down.

A forma parcial desse defeito provoca alterações cardíacas menos relevantes do ponto de vista funcional e hemodinâmico. Coexistem CIA do tipo *ostium primum* e duas valvas atrioventriculares implantadas no mesmo plano, a esquerda (que não é uma valva mitral típica) com três cúspides, descrita de forma

15

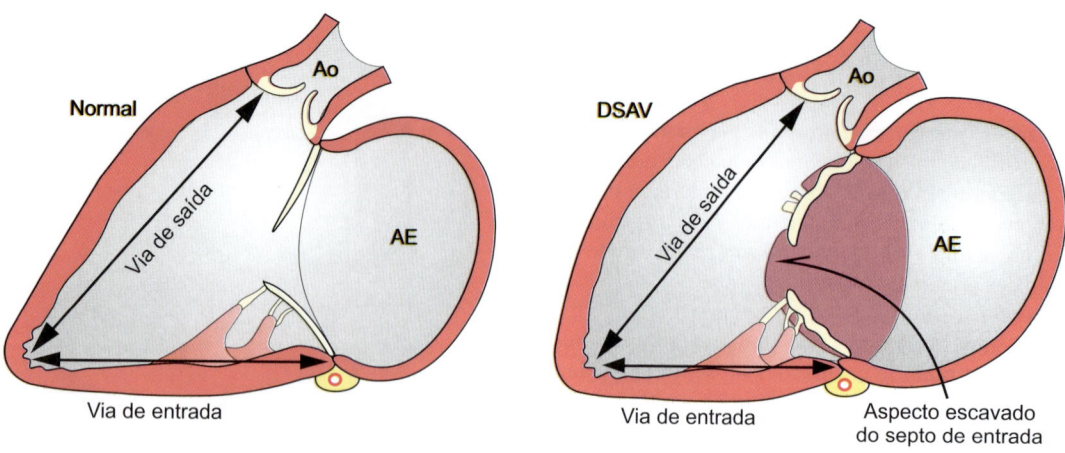

Figura 15.9 Defeito septal atrioventricular (DSAV). Encurtamento da via de entrada ventricular. Ao: aorta; VE: ventrículo esquerdo.

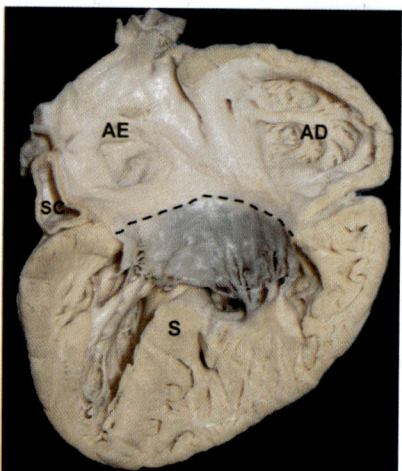

Figura 15.10 Defeito septal atrioventricular na forma total. Visão posterior de secção longitudinal do coração (corte tipo quatro câmaras). Valva atrioventricular comum, que cavalga o septo ventricular (S) e se insere em ambos os ventrículos. A linha tracejada indica a junção atrioventricular comum. AD: átrio direito; AE: átrio esquerdo; SC: seio coronário dilatado.

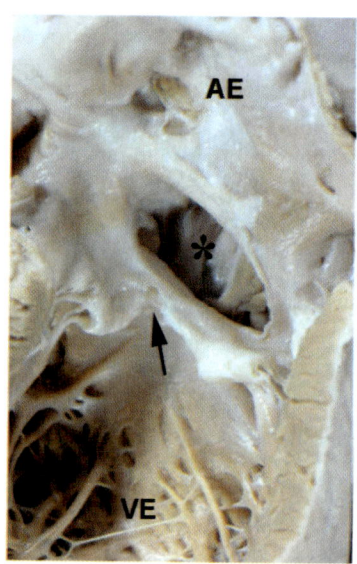

Figura 15.11 Defeito septal atrioventricular na forma parcial. Comunicação interatrial do tipo *ostium primum* (*) e "fenda" na valva atrioventricular esquerda (seta). AE: átrio esquerdo; VE: ventrículo esquerdo.

inapropriada como valva mitral com fenda na cúspide medial (Figura 15.11). Do ponto de vista clínico, esse defeito comporta-se como uma CIA isolada, a menos que exista algum grau de insuficiência da valva atrioventricular esquerda. Defeitos septais atrioventriculares podem associar-se a outras malformações cardíacas, particularmente a tetralogia de Fallot e aquelas que acompanham os isomerismos atriais.

Persistência do canal arterial

O canal arterial ou ducto arterioso é um vaso fundamental durante o período fetal, pois permite o desvio do sangue que sai do ventrículo direito para a aorta descendente, uma vez que os pulmões, ainda sem função respiratória, recebem apenas pequena quantidade do débito cardíaco.

A partir do nascimento, o canal arterial recebe estímulos fisiológicos para seu fechamento, que se dá por meio de espessamento intimal formado pela proliferação de células musculares lisas. O fechamento funcional, por constrição do vaso, se faz logo ao nascimento, mas o fechamento anatômico em geral se completa por volta de 2 meses de vida. Se o canal não se fecha, estabelece-se uma via de passagem de sangue do território de maior pressão (a aorta) para o de menor pressão (tronco pulmonar), o que resulta em hiperfluxo pulmonar e, tardiamente, hipertensão pulmonar.

A persistência do canal arterial é anomalia frequente na rubéola congênita. No entanto, na maioria dos pacientes com tal defeito não se consegue determinar sua etiologia. O canal arterial pode aparecer como defeito isolado ou associado a outras malformações. Em alguns casos, a sua permeabilidade é fundamental para a manutenção da vida do paciente, como na atresia pulmonar sem comunicação interventricular, na coarctação da aorta e na síndrome da hipoplasia do ventrículo esquerdo.

O tratamento cirúrgico do defeito isolado consiste em fechamento do canal, por meio de ligadura simples ou de secção e sutura, que podem ser realizadas por videotoracoscopia. Em alguns casos de canais de pequeno diâmetro, a oclusão pode ser feita também por meio de cateterismo cardíaco, com colocação de dispositivos em forma de molas no interior do vaso.

Coarctação da aorta

Consiste no estreitamento focal ou segmentar da luz da aorta. Sua localização mais frequente é no istmo, antes da desembocadura do canal arterial (coarctação pré-ductal); pode localizar-se também após o canal (pós-ductal) ou em frente a essa desembocadura (justaductal) (Figura 15.12). Raramente, a lesão situa-se na porção descendente da aorta. Se o estreitamento é focal, encontra-se uma prega na íntima, que pode ou não comprometer toda a circunferência do vaso. Distalmente ao estreitamento, existe dilatação da aorta. Nas lesões segmentares, existe hipoplasia tubular uniforme do segmento comprometido. Em casos extremos, há interrupção do arco aórtico, que pode acontecer em diversos níveis. Em geral, o canal arterial é patente e costuma suprir a aorta descendente. Dessa forma, existe cianose diferencial, uma vez que os vasos da cabeça e do pescoço recebem sangue oxigenado proveniente da aorta ascendente, enquanto os membros inferiores recebem sangue insaturado da artéria pulmonar, via canal arterial. Também ocorre diferença na intensidade de pulsos e na pressão arterial entre os membros superiores e inferiores.

Consequência hemodinâmica da coarctação da aorta é a hipertrofia do ventrículo esquerdo, além de hipertensão arterial por redução da pressão de perfusão renal. Em 50% dos casos, associa-se a valva aórtica bivalvulada, não necessariamente estenótica e, em percentual pouco menor, a comunicação interventricular. A correção da coarctação pode ser feita por meio de cirurgia que remove ou amplia o segmento estreitado ou por dilatação com cateter balão.

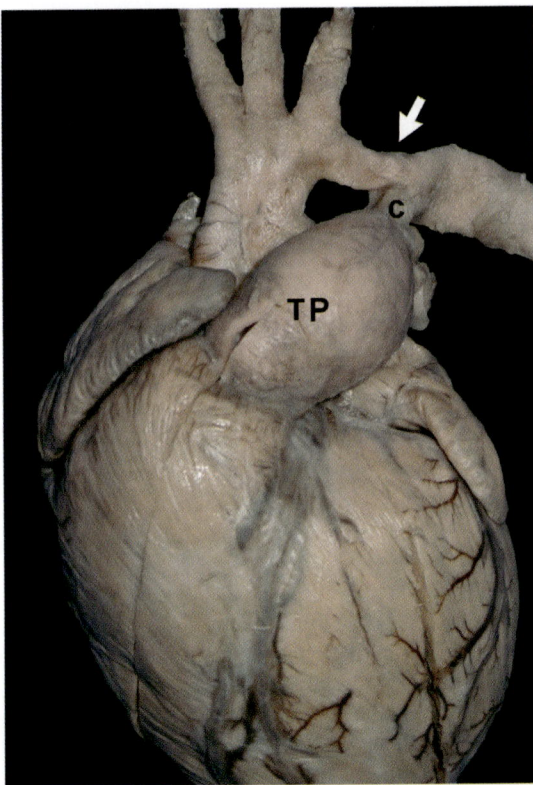

Figura 15.12 Coarctação da aorta (*seta*) e hipoplasia segmentar do istmo, após a emergência da artéria subclávia esquerda e em correspondência com o canal arterial (c). O tronco pulmonar (TP) está dilatado.

Tetralogia de Fallot

Tetralogia de Fallot é um complexo constituído por: (1) CIV; (2) estenose do infundíbulo subpulmonar; (3) cavalgamento da aorta sobre o septo ventricular; (4) hipertrofia ventricular direita. A anomalia foi descrita com perfeição em 1888 pelo médico francês Ethiène Louis Fallot.

Todos os componentes da anomalia podem ser explicados por desvio anterior da porção infundibular do septo ventricular, que resulta em estreitamento da via de saída do ventrículo direito (Figura 15.13). Ao mesmo tempo, esse desvio ocasiona desalinhamento entre os componentes do septo ventricular e, portanto, CIV e dextroposição da aorta. Hipertrofia do ventrículo direito aparece secundariamente à sobrecarga de pressão a que essa câmara fica submetida. O grau de estenose subpulmonar é variável, e denomina-se Fallot extremo quando há atresia do infundíbulo e da valva pulmonar. Em tais casos, costuma haver uma rede variável de conexões naturais sistêmico-pulmonares (vasos colaterais), comunicando a aorta descendente ou ramos da croça com a rede arterial pulmonar.

O grau de cavalgamento da aorta sobre o septo trabecular varia e tem importância. Se a circunferência da aorta estiver conectada em mais de 50% ao ventrículo direito, há conexão anormal entre câmaras e grandes artérias, definindo-se a conexão ventriculoarterial como dupla via de saída ventricular. Em 25% dos casos, o arco aórtico situa-se à direita, cruzando sobre o brônquio principal direito e descendo à direita da coluna vertebral.

Clinicamente, os pacientes apresentam cianose em virtude da passagem de sangue não oxigenado para a circulação sistêmica, através da CIV e da aorta dextroposta. Quando existem cianose e hipoxemia acentuadas em crianças muito pequenas para serem submetidas à correção total, lança-se mão da cirurgia de Blalock-Taussig, que é um procedimento paliativo no qual se realiza anastomose terminolateral de uma artéria subclávia a um dos ramos da artéria pulmonar, com a intenção de aumentar o fluxo pulmonar e, por conseguinte, a oxigenação

15

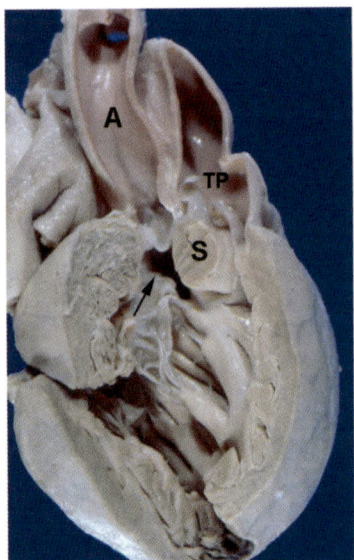

Figura 15.13 Tetralogia de Fallot. Ventrículo direito aberto, mostrando desvio anterior do septo infundibular (S), que provoca estenose subpulmonar. A aorta (A) cavalga o septo ventricular sobre a comunicação interventricular (*seta*). Há hipertrofia do ventrículo direito. TP: tronco pulmonar.

sanguínea. A correção cirúrgica total desse defeito compreende ampla ressecção da porção estenosada do infundíbulo subpulmonar, às vezes associada a ampliação da via de saída com placa de pericárdio, além do fechamento da CIV.

Conexão anômala das veias pulmonares

Quando uma ou mais veias pulmonares não drenam no átrio esquerdo, diz-se que há conexão anômala, que pode ser total, quando todas as veias drenam anomalamente, ou parcial, quando apenas parte delas se conecta fora do átrio esquerdo. Em geral, há um centro venoso comum, chamado veia horizontal, situado posteriormente ao átrio esquerdo. De acordo com o local de conexão venosa, a drenagem anômala é classificada como: (a) supracardíaca; (b) infracardíaca; (c) cardíaca.

Na conexão supracardíaca, a veia horizontal drena em uma veia vertical situada anteriormente junto à margem esquerda do coração, que, por sua vez, drena na veia inominada. Daí, o sangue chega à veia cava superior e depois ao átrio direito. Através de um defeito no septo atrial ou do forame oval patente, o sangue oxigenado alcança as câmaras cardíacas esquerdas.

A drenagem infracardíaca se faz em veias situadas abaixo do diafragma, em geral na veia porta. Essa forma é considerada obstrutiva, visto que o fluxo sanguíneo tem de atravessar um leito capilar (sinusoides hepáticos) antes de chegar ao átrio direito. Na maioria dos casos, a drenagem infracardíaca não aparece isoladamente, mas associada a cardiopatias congênitas do grupo dos isomerismos atriais. Ocasionalmente, a veia pulmonar comum drena dentro do coração, em geral no seio coronário ou diretamente no átrio direito.

O coração costuma estar aumentado de volume, principalmente por hipertrofia e dilatação das câmaras cardíacas direitas. Há certo grau de hiperfluxo pulmonar, dependendo do tamanho da comunicação interatrial. Nos casos de obstrução do canal de drenagem venosa, ocorre hipertensão pulmonar passiva. O átrio e o ventrículo esquerdos geralmente são pequenos, o que pode constituir um fator limitante para a correção cirúrgica; esta consiste em anastomose da veia pulmonar comum ao átrio esquerdo.

Anomalias das artérias coronárias

Várias são as anomalias das artérias coronárias, que podem ser menores ou maiores. As menores incluem: (a) óstio único; (b) vários óstios coronarianos; (c) origem "alta" do óstio no seio de Valsalva; (d) origem anômala da artéria circunflexa ou do ramo interventricular anterior na coronária direita. Entre as maiores existem: (a) fístula arteriovenosa; (b) origem anômala de coronária na artéria pulmonar.

Quando uma coronária se origina no tronco pulmonar (Figura 15.14), podem ocorrer isquemia e infarto do miocárdio por causa da baixa pressão de irrigação e do sangue insaturado presente nas câmaras direitas. Mais frequentemente, é a coronária esquerda que apresenta origem anômala; nesses casos, a manifestação clínica inicial pode ser dilatação cardíaca ou insuficiência da valva mitral, esta secundária a infarto de músculos papilares. O coração encontra-se aumentado de volume, por dilatação do ventrículo esquerdo. O miocárdio mostra-se adelgaçado e com áreas de fibrose. Em geral, há espessamento fibroelástico do endocárdio e espessamento cordonal da borda livre da valva mitral, em consequência da insuficiência valvar. A gravidade de cada caso varia de acordo com a presença e a riqueza da circulação colateral. O patologista deve estar alerta ao diagnóstico de origem anômala de coronária frente a casos de morte súbita em adolescentes.

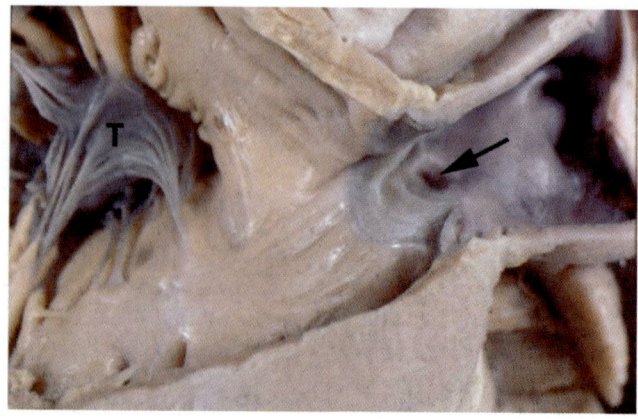

Figura 15.14 Via de saída do ventrículo direito, aberta longitudinalmente para mostrar óstio coronariano situado em um dos seios de Valsalva da valva pulmonar (*seta*). T: valva tricúspide.

Fístulas entre artérias coronárias e câmaras cardíacas podem ocorrer isoladamente ou em associação a outros defeitos (p. ex., atresia pulmonar e aórtica). Quando isoladas, os locais de conexão são, em ordem decrescente de frequência, ventrículo direito, átrio direito, artéria pulmonar e átrio esquerdo. As repercussões hemodinâmicas são as de uma fístula arteriovenosa, podendo ocorrer infarto do miocárdio.

Anomalias das valvas atrioventriculares

Valva tricúspide

A malformação mais comum é a *anomalia de Ebstein*, descrita usualmente como consequente ao "acolamento" parcial das cúspides septal e posterior na parede ventricular, impedindo seu fechamento completo. Na verdade, não ocorre um verdadeiro acolamento das cúspides, mas apenas um deslocamento da inserção das mesmas para as paredes da via de entrada do ventrículo direito. A cúspide anterior apresenta inserção no local habitual, porém é redundante e mostra obliteração dos espaços intercordais. O grau de "acolamento" das cúspides varia de caso a caso. A consequência hemodinâmica é uma grande insuficiência valvar, com dilatação do átrio e do ventrículo direitos. Em certos casos, associa-se à atresia ou à estenose da valva pulmonar.

A valva tricúspide pode ainda cavalgar o septo ventricular através de uma CIV. Tal cavalgamento, quando conecta a maior parte do anel valvar ao ventrículo esquerdo, define a conexão atrioventricular como dupla via de entrada. Outras malformações mais raras da tricúspide são agenesia e imperfuração valvares. A chamada atresia tricúspide clássica será discutida adiante.

Valva mitral

As anomalias podem ser estenose ou insuficiência. Na chamada valva mitral em paraquedas, todas as cordas convergem para um único grupo de músculos papilares, tornando a valva afunilada e estenótica. Também é causa de estenose a displasia da mitral, na qual as cúspides são espessas e curtas, com obliteração dos espaços intercordais. A presença de um anel fibroso supravalvar mitral causa estenose supravalvar e associa-se a outras lesões obstrutivas do coração esquerdo, como valva mitral em paraquedas, estenose subaórtica e coarctação da aorta, constituindo a síndrome de Shone.

Na valva mitral em arcada, as cordas tendíneas são praticamente ausentes, e as cúspides apresentam-se ligadas diretamente aos músculos papilares, formando, nessa junção, um arco proeminente. A anomalia resulta em insuficiência mitral.

Duplo orifício valvar resulta de simples fusão das cúspides que divide o orifício principal ou de duplicação do aparelho valvar, inclusive duplicação de músculos papilares. Em geral, a anomalia não causa disfunção valvar. Pode haver ainda cavalgamento da valva mitral através de um defeito do septo ventricular, tal como descrito para a valva tricúspide. O grau de cavalgamento define o tipo de conexão atrioventricular, se biventricular ou com dupla via de entrada. Ocasionalmente, apenas algumas cordas tendíneas ultrapassam o defeito septal, inserindo-se no topo do septo ventricular ou no ventrículo contralateral. Esta situação é conhecida na literatura como *straddling* valvar, mas é preferível denominá-la inserção biventricular de cordas.

Anomalias das valvas arteriais

Tanto a valva aórtica como a pulmonar podem apresentar estenose congênita, isolada ou associada a outros defeitos. Os aspectos morfológicos são os mesmos em ambas as valvas. A estenose pode ser dos seguintes tipos: (a) valva univalvulada, com uma única comissura; (b) valva bivalvulada; (c) valva com formato em domo e orifício central (Figura 15.15); (d) valva trivalvulada com displasia (espessamento) dos folhetos.

Enquanto as valvas aórticas univalvuladas são invariavelmente estenóticas, as bivalvuladas podem não levar a disfunção no neonato ou durante a infância, tornando-se estenóticas a partir da terceira década de vida, caso ocorra calcificação. Nas valvas bivalvuladas, pode haver diferença no tamanho das válvulas semilunares. Em geral, a válvula maior exibe uma rafe central. Como regra, na valva aórtica bivalvulada a válvula maior ocupa a posição anterior e do seu seio de Valsalva emergem as duas artérias coronárias.

A abordagem cirúrgica das malformações com estenose de valvas arteriais pode ser feita por cirurgia a céu aberto ou por dilatação por meio de cateter balão. Algumas lesões valvares estenóticas diagnosticadas em fetos foram as primeiras a serem tratadas por cateterismo intervencionista intraútero, por dilatação por cateter balão.

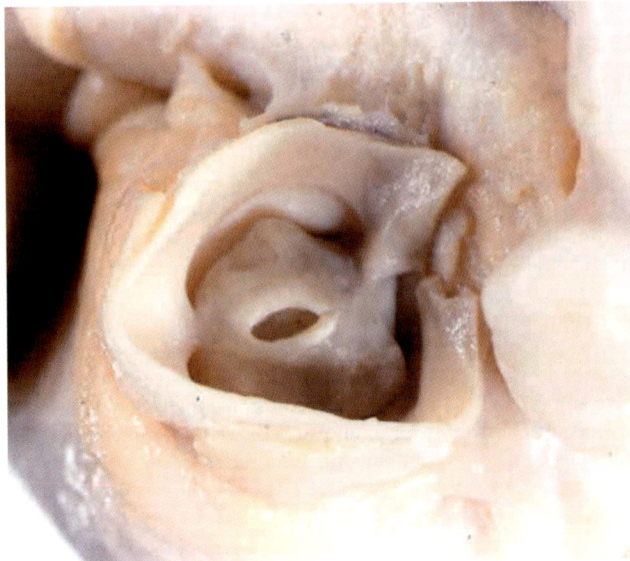

Figura 15.15 Estenose da valva pulmonar, com aspecto em "domo" e orifício central mínimo.

Cor triatriatum

Cor triatriatum é anomalia em que um átrio encontra-se parcialmente septado por uma lâmina que se interpõe entre o seu compartimento de entrada (a desembocadura de veias) e o de saída (a valva atrioventricular). O átrio mais comumente acometido é o esquerdo. A membrana divisória em geral apresenta um orifício central, que restringe o fluxo de drenagem venosa pulmonar. Como consequência, surge grande congestão venosa e linfática pulmonar. Em geral, existe forame oval patente em comunicação com o compartimento conectado à valva mitral. Chama-se *cor triatriatum* direito quando uma grande valva de Eustáquio septa parcialmente a cavidade, direcionando o sangue do retorno venoso sistêmico para o forame oval.

► Anomalias com conexão anormal de câmaras entre si ou com grandes artérias

Transposição das grandes artérias

Transposição completa

A transposição completa das grandes artérias (TGA) ocorre quando existe conexão ventriculoarterial discordante, ou seja, a aorta origina-se do ventrículo morfologicamente direito e o tronco pulmonar surge do ventrículo esquerdo (Figura 15.16), qualquer que seja a relação espacial entre essas artérias. Nessa anomalia estabelecem-se duas circulações paralelas e independentes, já que o sangue não oxigenado proveniente das veias cavas é distribuído para o território arterial sistêmico através da aorta, e o sangue oxigenado que chega pelas veias pulmonares acaba por ganhar novamente a circulação pulmonar, pela artéria pulmonar.

Os pacientes apresentam-se cianóticos, e sua sobrevivência depende da mistura de sangue através do forame oval, do canal arterial patente ou de defeitos septais. Quando essas vias naturais de mistura de sangue são insuficientes, é possível a ampliação do forame oval através da "rasgadura" da lâmina da fossa oval por meio de um cateter balão introduzido por via venosa, no procedimento conhecido como atriosseptostomia de Rashkind.

Na TGA, externamente o coração tem forma ovoide e, na grande maioria das vezes, a aorta localiza-se anteriormente e à direita do tronco pulmonar (Figura 15.17). Todavia, os grandes vasos podem estar situados lado a lado, anteroposteriormente e, muito raramente, a aorta ser posterior. Internamente, a aorta origina-se do ventrículo direito, com infundíbulo muscular completo, e a artéria pulmonar e sua valva ficam em continuidade fibrosa com a valva mitral. O septo ventricular costuma ser retificado, e as duas vias de saída ventriculares são paralelas.

Quando não existe CIV, após o nascimento há aumento da espessura da parede do ventrículo direito, enquanto o ventrículo esquerdo tem parede progressivamente mais delgada, por estar submetido a baixa resistência pulmonar. Na presença de CIV, há equalização das pressões em ambos os ventrículos, que mostram tendência a apresentar paredes com espessura semelhante. Outro defeito associado que agrava o prognóstico é estenose pulmonar, a qual pode ocorrer nos níveis valvar ou subvalvar.

15

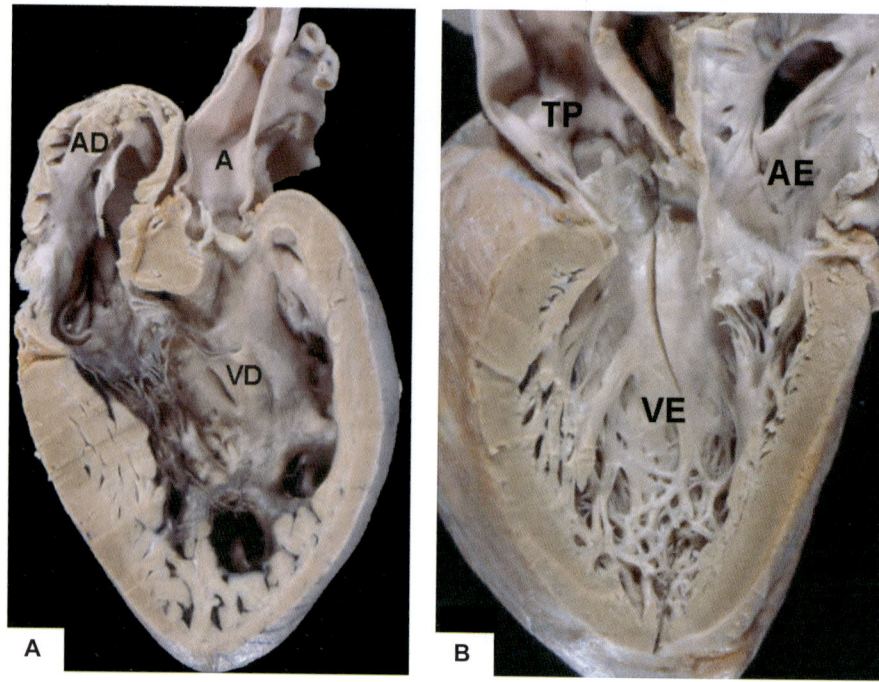

Figura 15.16 Transposição das grandes artérias. **A.** Câmaras cardíacas da direita. O átrio direito (AD) conecta-se ao ventrículo morfologicamente direito (VD), indicando conexão atrioventricular concordante. A aorta (A) emerge do ventrículo direito, indicando conexão ventriculoarterial discordante. **B.** Câmaras cardíacas da esquerda. O átrio esquerdo (AE) conecta-se ao ventrículo esquerdo (VE), de onde emerge o tronco pulmonar (TP) (conexão ventriculoarterial discordante).

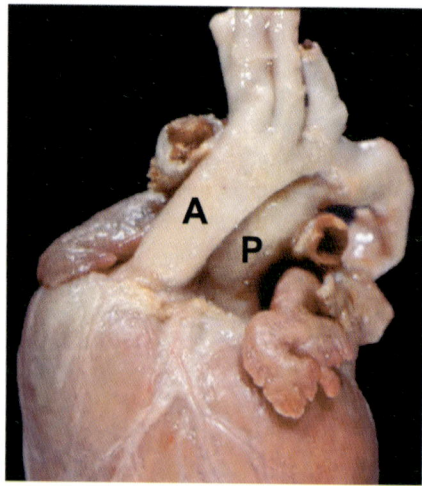

Figura 15.17 Transposição das grandes artérias. Vista anterior da base do coração, mostrando aorta (A) originando-se anteriormente e à direita do tronco pulmonar (P).

O tratamento cirúrgico da TGA pode ser feito nos planos atrial ou arterial. A correção no plano atrial (cirurgias de Mustard e de Senning) tem como princípio o redirecionamento do sangue que chega aos átrios através de nova septação atrial, de modo que o retorno venoso sistêmico chegue ao ventrículo esquerdo e à artéria pulmonar, e que o sangue oxigenado proveniente dos pulmões chegue ao ventrículo direito e à aorta. As complicações tardias mais importantes são estenose dos novos canais de drenagem venosa (sistêmica e pulmonar) e falência ventricular direita.

A correção cirúrgica no plano arterial, idealizada e realizada pela primeira vez pelo cirurgião brasileiro Adib Jatene em 1975, "troca" os grandes vasos da base por meio da secção dos mesmos logo acima do plano valvar, seguida de anastomose terminoterminal e de reimplante das artérias coronárias na "nova aorta". Para que essa técnica possa ser aplicada, é indispensável que o ventrículo esquerdo apresente parede de espessura adequada, o que ocorre se existe CIV ou se a cirurgia é feita no período neonatal, quando ainda não ocorreu a queda fisiológica da resistência vascular pulmonar.

Transposição corrigida

Trata-se de anomalia em que se associam duas conexões discordantes: uma atrioventricular e uma ventriculoarterial. Dessa forma, o átrio direito conecta-se ao ventrículo morfologicamente esquerdo (situado à direita), de onde se origina o tronco pulmonar; já o átrio esquerdo conecta-se ao ventrículo morfologicamente direito, que, por sua vez, dá origem à aorta. Externamente, a aorta costuma estar situada anteriormente e à esquerda do tronco pulmonar. Funcionalmente, a circulação mantém-se normal e os indivíduos acometidos podem ser assintomáticos caso não existam defeitos associados, como CIV ou insuficiência da tricúspide, comuns nessa malformação.

Como existe desalinhamento entre os septos atrial e ventricular, o sistema de condução atrioventricular está alterado. Assim, o nó atrioventricular conectante situa-se anteriormente no anel da valva mitral (situada à direita) e, caso exista CIV, o feixe se distribui pela borda anterossuperior do defeito, e não na borda posteroinferior, como ocorre em defeitos septais de corações com conexão atrioventricular concordante.

Dupla via de saída ventricular

Dupla via de saída ventricular consiste na situação em que as duas grandes artérias originam-se de um mesmo ventrículo, quase sempre o direito (Figura 15.18). Externamente, a relação espacial entre as grandes artérias varia bastante, podendo existir aorta anterior e à direita, vasos lado a lado e, mais raramente, aorta à esquerda. A existência de CIV é fundamental para a vida dos pacientes. A CIV pode estar relacionada preferencialmente com a aorta, a pulmonar, ambas, ou estar situada longe das grandes artérias, junto ao ápice ventricular. O planejamento cirúrgico depende do tamanho e da localização da CIV.

Internamente, pode-se encontrar duplo infundíbulo muscular que separa as valvas arteriais das valvas atrioventriculares, ou um único infundíbulo, subpulmonar ou subaórtico. Quando há infundíbulo subpulmonar, geralmente a valva aórtica encontra-se em continuidade fibrosa com a valva tricúspide e com a valva mitral, através da CIV. Nesses casos, é comum haver estenose pulmonar, tanto valvar como subvalvar, além de hipofluxo pulmonar. Quando existe somente o infundíbulo subaórtico, o tronco pulmonar costuma cavalgar o septo ventricular trabecular através de uma CIV, e o quadro clínico dominante é de hiperfluxo pulmonar. Esta última situação anatômica constitui o chamado complexo de Taussig-Bing. Neste, o tipo de conexão ventriculoarterial depende do grau de cavalgamento da pulmonar sobre a CIV (Figura 15.19). Se o tronco pulmonar conecta-se em mais de metade do seu diâmetro ao ventrículo esquerdo, caracteriza-se uma conexão ventriculoarterial discordante (transposição das grandes artérias) e não uma dupla via de saída.

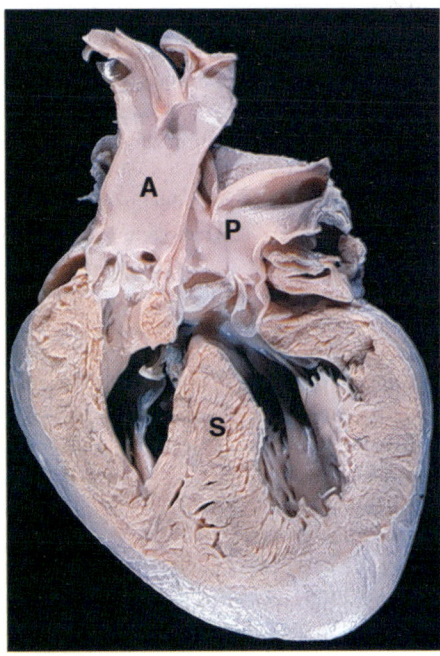

Figura 15.19 Complexo de Taussig-Bing. Corte longitudinal do coração e grandes vasos da base. A aorta (A) origina-se do ventrículo direito, e o tronco pulmonar (P) cavalga o septo ventricular (S).

Tronco arterial comum

Constitui uma das formas de via de saída única do coração em que apenas um grande vaso emerge da base do coração e supre as circulações sistêmica, pulmonar e coronariana (Figura 15.20). A anomalia é classificada de acordo com o padrão de origem dos ramos arteriais que suprem os pulmões (artérias pulmonares). Usualmente, após a origem desses ramos, o vaso principal se continua como aorta ascendente e arco aórtico.

Pode haver um pequeno tronco pulmonar comum, de onde saem os ramos direito e esquerdo. Alternativamente, as artérias pulmonares direita e esquerda originam-se separadamente do tronco arterial comum, das paredes posterior ou lateral. É descrito ainda outro tipo de apresentação, que é considerado *pseudotruncus*, visto que deve corresponder a casos de atresia pulmonar com CIV nos quais não se detecta o tronco da artéria pulmonar ou o cordão fibroso remanescente, e em que a circulação pulmonar é suprida por artérias colaterais sistêmico-pulmonares, originárias geralmente da aorta torácica descendente. A valva truncal pode apresentar três, quatro ou mais semilunares, comumente displásicas e espessadas. Sempre existe CIV subtruncal que permite o cavalgamento do tronco sobre o septo ventricular. Essa malformação geralmente é acompanhada de manifestações de grande hiperfluxo pulmonar.

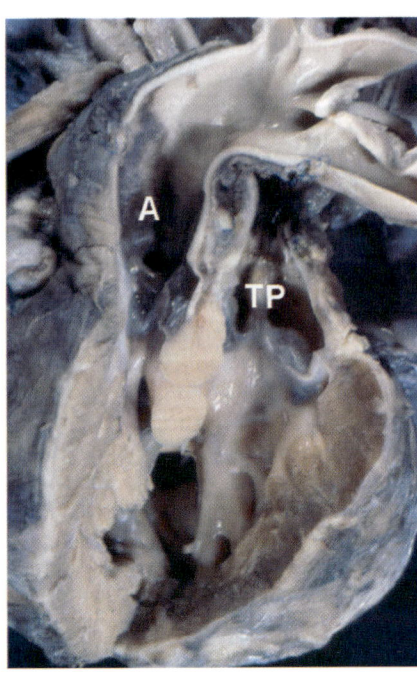

Figura 15.18 Dupla via de saída do ventrículo direito, que se acha hipertrófico. A: aorta; TP: tronco pulmonar.

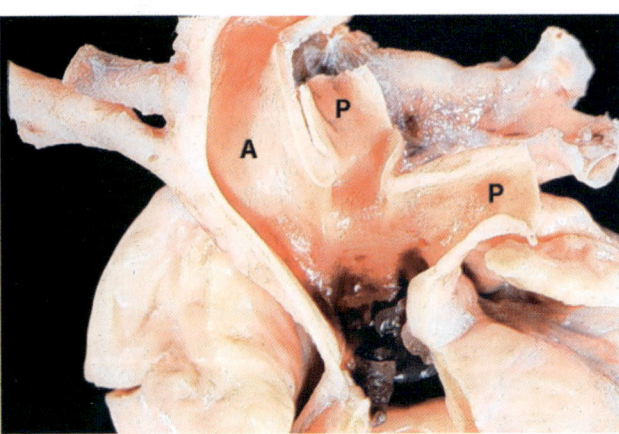

Figura 15.20 Tronco arterial comum. Base do coração, de onde emerge tronco arterial comum, que dá origem à aorta ascendente (A) e aos ramos pulmonares direito e esquerdo (P).

Atresia aórtica (síndrome de hipoplasia do ventrículo esquerdo)

Trata-se de anomalia congênita cardíaca grave, na qual raramente os pacientes sobrevivem ao período neonatal, caso não sejam operados. O defeito caracteriza-se por atresia ou estenose acentuada da valva aórtica, com diferentes graus de hipoplasia do ventrículo esquerdo (Figura 15.21). Em geral, a valva mitral é rudimentar, mas pode haver ausência de conexão atrioventricular à esquerda (atresia mitral). A aorta ascendente é bastante hipoplásica (Figura 15.22), e seu diâmetro não costuma passar de 3 mm no neonato. Em pequeno número de casos, existe fechamento prematuro, intrauterino, do forame oval, condição apontada como a causa da anomalia. Nesse caso, o sangue procedente da placenta circula apenas no átrio e no ventrículo direitos, não havendo o estímulo ao desenvolvimento das câmaras esquerda pelo fluxo sanguíneo.

A sobrevida dos pacientes depende essencialmente da patência do canal arterial e da presença de CIA. O tronco pulmonar, através do canal arterial, supre o território sistêmico e, retrogradamente, os vasos da croça aórtica e as artérias coronárias. São comuns, portanto, manifestações de isquemia cardíaca e de outros órgãos no período neonatal, quando o canal arterial tende a se fechar. A cirurgia proposta em tais casos é paliativa e visa ampliar a CIA para facilitar o retorno venoso pulmonar, além de anastomosar a aorta ascendente ao tronco pulmonar para garantir a irrigação coronariana e dos vasos da cabeça e do pescoço. Apesar da cirurgia, o prognóstico é bastante reservado. Quando possível, os pacientes são tratados com transplante cardíaco neonatal.

Atresia pulmonar com septo ventricular íntegro

É também anomalia grave que se apresenta no período neonatal como de difícil manuseio clínico, dependendo a sobrevida da existência de canal arterial. Apesar da atresia da valva, em geral o tronco pulmonar tem bom calibre. O tamanho do ventrículo

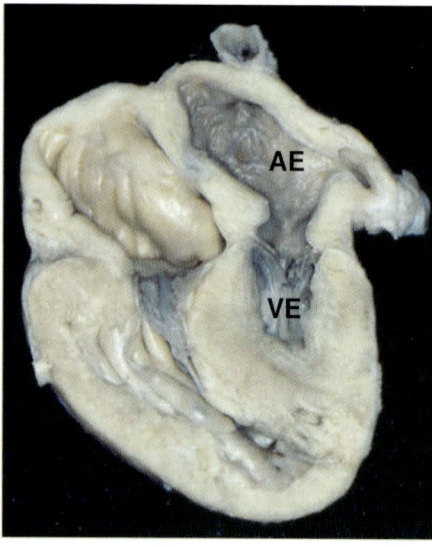

Figura 15.21 Síndrome de hipoplasia do ventrículo esquerdo. Secção longitudinal do coração mostrando as quatro câmaras. Notam-se hipoplasia do ventrículo esquerdo (VE) e hipertrofia da parede do átrio esquerdo (AE).

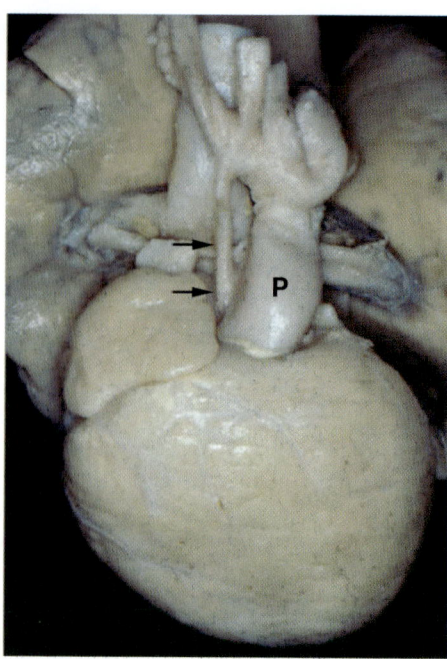

Figura 15.22 Síndrome de hipoplasia do ventrículo esquerdo. Vista anterior da base do coração e grandes artérias. Notam-se hipoplasia da aorta ascendente (*setas*) e grande tronco pulmonar (P).

direito varia bastante, podendo ser desde muito hipoplásico até muito dilatado. Quando hipoplásico, a valva tricúspide é estenótica e displásica, e seu diâmetro geralmente apresenta correlação direta com o grau de desenvolvimento da cavidade ventricular. Nesses casos, o miocárdio tem aspecto esponjoso e abriga na sua espessura espaços intertrabeculares (sinusoides ou fístulas coronariocavitárias) que permitem a comunicação da cavidade ventricular direita com as artérias coronárias, via pela qual a cavidade é esvaziada.

Como existe dificuldade no enchimento do ventrículo direito, grande parte do retorno venoso sistêmico que chega pelas veias cavas passa para o átrio esquerdo através do forame oval; por essa razão, os pacientes são cianóticos. Quando o ventrículo direito se dilata, a valva tricúspide torna-se insuficiente.

A abordagem cirúrgica depende do tamanho da cavidade ventricular direita. Em casos com hipoplasia extrema ou intensa dilatação, a única opção é a anastomose sistêmico-pulmonar (cirurgia de Blalock-Taussig). Valvotomia é cogitada nos casos em que o ventrículo tem dimensões próximas do normal.

Atresia tricúspide

Esta anomalia corresponde à situação descrita na análise segmentar sequencial como ausência de conexão atrioventricular à direita, devendo ser diferenciada de uma simples imperfuração da valva tricúspide. O coração mostra átrio direito hipertrófico e dilatado, com assoalho completamente muscular, sem evidências de uma valva. De fato, não existe conexão do AD com a cavidade ventricular. Em geral, existe CIA na fossa oval que permite ao sangue do retorno venoso sistêmico chegar às câmaras cardíacas esquerdas. Logo, existe cianose. Na grande maioria das vezes, o átrio esquerdo conecta-se ao ventrículo morfologicamente esquerdo, e o ventrículo direito é rudimentar e situado anterossuperiormente. Existe também comunicação muscular (CIV) entre o ventrículo principal (esquerdo) e o rudimentar (direito). A conexão ventriculoarterial é variá-

15

vel, podendo haver conexão concordante, com a aorta saindo do ventrículo esquerdo e a artéria pulmonar da câmara rudimentar, situação em que o fluxo pulmonar depende do tamanho da CIV e da existência ou não de estenose da valva pulmonar. Quando há conexão discordante, a aorta nasce da câmara rudimentar e há hiperfluxo pulmonar, associando-se lesões obstrutivas do arco aórtico. Muito raramente, existe via de saída única do coração, através de um tronco arterial comum.

A correção da atresia tricúspide se faz por meio da chamada derivação atriopulmonar, na qual se anastomosam as veias cavas diretamente nos ramos centrais da artéria pulmonar (cirurgia de Fontan). Tal correção cirúrgica só pode ser feita quando a pressão na artéria pulmonar é baixa.

Dupla via de entrada ventricular

Durante muito tempo, corações com dupla via de entrada ventricular foram tidos como exemplares do chamado ventrículo único. Na verdade, o que ocorre é que ambos os átrios abrem-se em uma mesma câmara ventricular, através de valva única ou de duas valvas. Essa câmara, também chamada câmara principal, pode ser de morfologia direita, esquerda ou indeterminada. Nas duas primeiras, sempre há uma câmara ventricular rudimentar, como foi descrito na atresia tricúspide, com morfologia complementar – ou seja, quando o ventrículo principal é do tipo esquerdo, o rudimentar é morfologicamente direito, e vice-versa. O ventrículo indeterminado é realmente o ventrículo único, uma vez que não existe a outra câmara rudimentar.

A posição da câmara rudimentar varia de acordo com a sua natureza. Quando do tipo direito, em geral situa-se superiormente e na face anterior do coração, enquanto o tipo esquerdo geralmente encontra-se na face diafragmática. A forma de conexão ventriculoarterial (concordante, discordante, dupla via de saída ou via de saída única) também é variável. Quando existe ventrículo principal esquerdo, a conexão ventriculo-arterial mais frequentemente é discordante. É comum, ainda, estenose de valvas atrioventriculares, particularmente da valva esquerda. A disposição do sistema de condução atrioventricular varia de acordo com a anatomia da câmara ventricular principal. Se o ventrículo esquerdo é o principal, a câmara rudimentar está situada anteriormente, havendo desalinhamento dos septos atrial e ventricular, com consequente desenvolvimento de um nó atrioventricular conectante anterior no anel da valva atrioventricular direita. Quando o ventrículo direito é o principal, existe alinhamento dos septos atrial e ventricular em suas porções inferiores, permitindo a existência do nó atrioventricular posterior, na sua posição habitual.

▶ Isomerismo dos apêndices atriais

Há situações em que os átrios são isoméricos, ou seja, ambos os apêndices mostram características anatômicas próprias do direito ou do esquerdo; diz-se haver, respectivamente, isomerismo direito ou isomerismo esquerdo. Nesses casos, diz-se ainda que o *situs* é ambíguo. Tais anomalias costumam estar associadas a defeitos cardíacos de diferentes tipos, além de um arranjo peculiar das vísceras abdominais.

Isomerismo direito

Em geral, associa-se à ausência congênita do baço, ou asplenia. Ambos os apêndices atriais exibem bordas rombas e, internamente, músculos pectíneos proeminentes estendem-se até a face inferior do átrio. Em geral, há duas veias cavas superiores que drenam diretamente nas cavidades atriais; a veia cava inferior pode drenar no átrio situado à direita ou à esquerda. A anatomia dos brônquios principais tem aspecto isomérico, ou seja, ambos se bifurcam precocemente e seu primeiro ramo forma ângulo reto com a traqueia. As malformações cardíacas mais associadas são atresia ou estenose pulmonar valvar acentuada, conexão anômala total, infracardíaca, de veias pulmonares ou defeito septal atrioventricular em sua forma total. No abdome, além da ausência do baço, o fígado está em posição mediana e possui dois lobos aproximadamente iguais; os intestinos mostram rotação anômala, havendo comumente um meso comum (mesentério e mesocólon contínuos). A gravidade dos defeitos cardíacos associados, contudo, é que define o prognóstico. O sistema de condução depende do tipo de conexão atrioventricular em cada caso. Todavia, devido ao fato de existirem dois átrios morfologicamente direitos, em geral encontram-se dois nós sinoatriais, cada qual junto à desembocadura de uma veia cava superior.

Isomerismo esquerdo

Os dois apêndices atriais lembram o apêndice morfologicamente esquerdo, com ponta afilada e borda chanfrada. Os brônquios principais são isoméricos, exibindo características do brônquio esquerdo: longos, formando ângulo obtuso em relação à traqueia e posicionados inferiormente às artérias pulmonares centrais. Poliesplenia é frequente (baço constituído por inúmeras massas, separadas pelo mesogástrio dorsal). Não existe segmento hepático da veia cava inferior, e a drenagem dessa veia se faz pelo sistema ázigo (ázigo à direita ou hemiázigo à esquerda). Os defeitos cardíacos associados são menos graves do que os encontrados no isomerismo direito (defeitos septais ventriculares isolados, defeitos do septo atrioventricular e outros). A existência de duas cavidades atriais com características morfológicas de átrio esquerdo traz dificuldades para se detectar o nó sinusal, e há relatos de nós hipoplásicos situados posteroinferiormente, junto ao sulco atrioventricular, direito ou esquerdo. Assim como no isomerismo direito, o tipo de conexão atrioventricular norteia a distribuição do feixe de condução.

▶ Anomalias de posição

O coração normal tem a maior parte de sua massa localizada no hemitórax esquerdo e, por essa razão, diz-se que existe levocardia. Se, alternativamente, localiza-se predominantemente no hemitórax direito, trata-se de dextrocardia; se fica em posição mediana, há mesocardia. Contudo, a orientação da ponta pode variar, podendo não coincidir com a posição do coração dentro do tórax. Além de descrever a posição do órgão, é importante fazer referência à orientação de sua ponta. No *situs inversus*, a posição normal é a dextrocardia, com ponta para a direita. Se existe dextrocardia na presença de *situs solitus*, deve-se esperar por defeitos cardíacos complexos. Quando o coração se encontra fora da caixa torácica, trata-se de ectopia *cordis*, que se associa à agenesia total ou parcial do esterno. A massa cardíaca encontra-se exteriorizada na face anterior do tórax, coberta ou não por pele e pelo saco pericárdico. Embora sejam comuns defeitos cardíacos associados, o coração ectópico pode ser estruturalmente normal. Através de uma hérnia diafragmática, o coração pode ainda estar situado total ou parcialmente no abdome. Mais raramente, existe a forma cervical de ectopia cardíaca.

15

■ Cardiopatias adquiridas

Adaptações cardíacas por sobrecarga

Ao longo da vida, o coração sofre transformações ligadas ao processo natural de crescimento, maturidade e envelhecimento ou como resposta a situações locais ou sistêmicas que requerem alteração na força contrátil (p. ex., se o indivíduo desenvolve hipertensão arterial sistêmica é necessária maior força para impulsionar o sangue).

Durante muito tempo, o miocárdio foi considerado um tecido com células permanentes, ou seja, sem capacidade de reposição em caso de morte celular; assim, qualquer aumento da massa celular – e do órgão – seria decorrente de aumento no tamanho das fibras miocárdicas, não de seu número. A exceção seria o período neonatal, após o qual o número de células estaria estabilizado. Atualmente, considera-se que em algumas situações pode haver certo grau de repovoamento celular, a partir de células intersticiais de reserva e/ou de células-tronco circulantes. De todo modo, o acréscimo de sarcômeros por célula é sem dúvida o principal mecanismo de aumento da massa cardíaca, tanto no crescimento normal quanto em situações patológicas.

Quando há *sobrecarga de pressão* (p. ex., por hipertensão arterial ou estreitamento de uma valva; ver adiante), a força contrátil precisa aumentar. Adicionalmente, há aumento da tensão na parede. Os miocardiócitos da parede submetida a maior trabalho se hipertrofiam na tentativa de manter o débito cardíaco e, conforme a lei de Laplace (T = PR/2t, em que T = tensão, P = pressão na cavidade, R = raio da cavidade e t = espessura da parede), diminuir a tensão. Em consequência, a parede se espessa, enquanto o volume da cavidade fica mantido ou, às vezes, discretamente diminuído. Desse modo, ocorre uma hipertrofia na qual o comprimento de cada célula não se altera muito, mas sim sua espessura, refletindo um aumento dos sarcômeros "em paralelo". Essa situação é conhecida como *hipertrofia concêntrica*. Se, após certo tempo, a adaptação não for mais efetiva, ou seja, o miocárdio não consegue ter força para manter o fluxo, fica mais sangue na cavidade, a qual termina sofrendo dilatação. Esta é uma das situações em que há *sobrecarga de volume*, que acontece também em outras doenças com mau funcionamento do miocárdio, como bombeamento não efetivo (p. ex., miocardite) ou insuficiência valvar (ver adiante). Também nessa situação as células se hipertrofiam, tentando manter o fluxo e diminuir o estresse na parede, mas a espessura desta é normal ou mesmo

diminuída, assim como a dos cardiomiócitos, que sofrem aumento do seu comprimento, com predomínio de adição de sarcômeros dita "em série". Essa forma de adaptação é conhecida como *hipertrofia excêntrica*. Neste caso e apesar de ocorrer hipertrofia dos cardiomiócitos, a cavidade ventricular é dilatada e suas paredes distanciam-se igualmente de seu centro geométrico; a denominação "excêntrica", portanto, apesar de usada, não é adequada. Há, todavia, situações em que a dilatação e a hipertrofia não se distribuem igualmente por todo o ventrículo – em geral, quando há perda de cardiomiócitos de uma região da parede, como no infarto do miocárdio (ver adiante).

Os melhores indicadores de hipertrofia são o tamanho dos núcleos e o peso do órgão, pois se alteram tanto na sobrecarga de pressão quanto na de volume, em comparação com o normal para a idade e o sexo. Ainda assim, quanto ao peso, não há valores bem estabelecidos de normalidade, pois há variação conforme a massa corpórea. Em adultos, peso acima de 350 g em homens e 300 g em mulheres é considerado elevado, mas alguns autores já chamam de hipertróficos corações com pesos um pouco menores que esses.

Hipertrofia corresponde a uma alteração no metabolismo celular. Para que tal mudança ocorra, ainda que fatores neuro-hormonais interfiram, o papel principal é do estímulo mecânico, que é de algum modo convertido em sinais bioquímicos. Nas células, ocorre reprogramação, levando à expressão coordenada de genes envolvidos na síntese de mais componentes do sistema contrátil, de modo semelhante ao que ocorre na vida fetal (contração mais lenta e prolongada e aumento do metabolismo anaeróbico).

Qualquer que seja o tipo de hipertrofia, a vascularização do órgão também aumenta, mantendo-se em geral a proporção numérica capilar/fibra miocárdica. Mesmo assim, como o volume dos miocardiócitos está aumentado, pode haver carência relativa do aporte de sangue (isquemia relativa). Assim, podem ocorrer morte de pequenos grupos de células e, posteriormente, surgir focos de fibrose intersticial. A Figura 15.23 ilustra os tipos de hipertrofia e os processos envolvidos, considerando-se o ventrículo esquerdo a câmara submetida a sobrecarga. Quando tais mecanismos adaptativos falham ou se esgotam, estabelece-se o quadro clínico de insuficiência cardíaca (ver Capítulo 9).

Em oposição à hipertrofia, pode ocorrer a hipotrofia (usualmente chamada de atrofia), quase sempre pela falta de aporte de sangue. As miocélulas ficam mais finas e podem acumular, principalmente sob a forma de material acastanhado chamado *lipofuscina*, produtos de degradação e dano oxidativo.

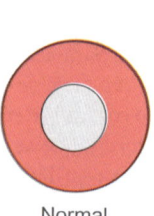

Normal

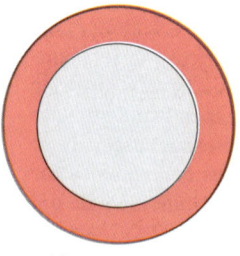

Hipertrofia por
sobrecarga de pressão

Hipertrofia por
sobrecarga de volume

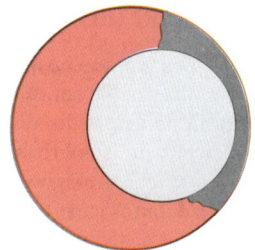

Hipertrofia compensatória
pós-infarto

Figura 15.23 Representação esquemática dos padrões de hipertrofia miocárdica do ventrículo esquerdo. Na hipertensão arterial a hipertrofia é uniforme na parede ventricular e no septo interventricular. Na sobrecarga de volume, a hipertrofia é excêntrica. Na hipertrofia compensatória pós-infarto, há perda regional de cardiomiócitos e os demais sofrem hipertrofia na tentativa de manutenção da eficiência da bomba.

Alterações do coração com a idade

É duvidosa a relação entre o envelhecimento e a massa cardíaca: alguns estudos indicavam que a relação entre o peso do órgão e a superfície corpórea não mudaria em homens e aumentaria em mulheres. Estudos mais recentes, no entanto, excluindo com mais cuidado outros fatores, como hipertensão arterial, sugerem que a massa diminui em homens e não muda em mulheres. Em ambos os sexos, por motivos não conhecidos, com a idade ocorrem encurtamento do eixo maior do coração e espessamento do septo ventricular, de forma semelhante ao que ocorre, usualmente de forma mais pronunciada, na cardiomiopatia hipertrófica. Em idosos, são encontradas ainda outras alterações: (1) diminuição do número de células miocárdicas, por necrose, apoptose e, possivelmente, também por redução na eventual reposição por células de reserva; (2) acúmulo de lipofuscina (ver Capítulo 7), devido a dano oxidativo acumulado no passar dos anos, em geral com hipotrofia celular; (3) perda de células do sistema de condução, facilitando a ocorrência de arritmias; (4) aumento de colágeno, por deposição contínua; (5) aumento de gordura no miocárdio e no epicárdio; (6) calcificação nas valvas (dos folhetos na aórtica e do anel na mitral) ou acúmulo de material mucoide (proteoglicanos) são frequentes e serão abordados nos tópicos correspondentes; (7) aumento da circunferência do órgão, especialmente das valvas arteriais.

Se, por um lado, no envelhecimento pode haver alterações independentemente de hipertensão arterial sistêmica, por outro lado a incidência dessa condição aumenta muito com a idade – dados norte-americanos chegam a mostrar prevalências superiores a 70% após 75 anos.

Há evidências sugestivas de que pelo menos parte do envelhecimento biológico está associada à diminuição do tamanho dos telômeros, que são as extremidades dos cromossomos de eucariotos constituídas por grande número de repetições de uma única sequência no DNA (em humanos, TTAGGG). Telômeros são estruturas envolvidas no controle do ciclo celular e na manutenção da estabilidade cromossômica. O número de repetições (portanto, o comprimento dos telômeros) tem determinação genética e varia entre os indivíduos desde o nascimento. Em células somáticas, ocorre encurtamento progressivo dos telômeros a cada divisão celular, cujo grau varia de caso para caso, o que explicaria ao menos em parte a diferença entre os indivíduos na suscetibilidade a doenças cardiovasculares e na idade de surgimento, entre as quais se incluem a doença aterosclerótica coronariana e a insuficiência cardíaca.

■ Doença isquêmica do coração

Isquemia miocárdica instala-se quando o fluxo de sangue arterial é insuficiente para suprir as necessidades metabólicas do coração, principalmente as de oxigênio; resulta, portanto, de um desequilíbrio entre a oferta e a demanda de oxigênio e nutrientes, que na grande maioria dos casos é causado por obstrução das artérias coronárias. Isquemia miocárdica é responsável por diversos quadros clínicos: angina *pectoris* (em que há dor precordial, mas não morte celular expressiva), infarto do miocárdio, morte súbita e doença isquêmica crônica do coração, com ou sem insuficiência cardíaca. Angina instável (ver adiante), infarto agudo do miocárdio e morte súbita compõem a chamada *síndrome coronariana aguda*. Quando resulta de

deficiência na capacidade contrátil do músculo não totalmente explicada pela gravidade da doença coronariana nem pelo dano miocárdico, fala-se cardiomiopatia isquêmica. Ao conjunto dessas entidades anatomoclínicas denomina-se doença isquêmica do coração.

A doença isquêmica do coração é a principal causa de óbito em quase todos os países, inclusive no Brasil, embora sua incidência venha apresentando lento declínio. Os países do Leste Europeu são os que têm maior mortalidade pela doença. Os EUA, como outros países industrializados, têm taxas mais baixas, mas ainda relativamente altas. Já no Japão e na França, as taxas da doença são mais baixas. Na Ásia, óbito por doença cerebrovascular é bem maior do que por doença isquêmica do coração. No Brasil, a predominância desta última é maior no Sudeste, no Sul e no Centro-Oeste em comparação com as regiões Norte e Nordeste, onde as taxas da doença cerebrovascular são mais altas. Em comparação com EUA e países da Europa Ocidental, no Brasil a mortalidade por doença isquêmica do coração é mais precoce, principalmente em mulheres. No município de São Paulo, provavelmente representativo do que ocorre nas grandes cidades brasileiras, a doença isquêmica do coração é a primeira causa isolada de óbitos, correspondendo a 20% do total.

Os principais fatores que influenciam a incidência de isquemia miocárdica são, além de predisposição genética, tabagismo, hipercolesterolemia, hiperlipidemia, hipertensão arterial e diabetes, bem como certos estilos de vida (ansiedade, estresse, alimentação rica em gorduras animais e sedentarismo).

A doença isquêmica do coração atinge principalmente homens a partir da meia-idade, com pico de mortalidade na oitava década. A diferença entre os sexos diminui progressivamente com o avançar da idade, de modo que a partir da menopausa e especialmente após a sexta década sua prevalência é aproximadamente igual em homens e mulheres. Quando ocorre em mulheres, o infarto do miocárdio tende a ser mais grave e letal no primeiro episódio, durante a fase aguda, e a causar ruptura da parede ventricular mais frequentemente.

▶ Etiopatogênese

Em condições fisiológicas, a *oferta* de sangue (O_2 e nutrientes) ao miocárdio é suficiente para atender as *demandas* do órgão nos diferentes momentos funcionais. Trata-se, portanto, de um equilíbrio dinâmico, pois em momentos distintos o trabalho cardíaco varia. Graças a um sistema eficaz de autorregulação da circulação coronariana, nos estados de maior necessidade (atividade física, emoções etc.) o organismo é capaz de oferecer maior suprimento sanguíneo. Passada a maior exigência, o fluxo sanguíneo volta ao estado anterior, mas sempre mantendo a relação de equilíbrio entre oferta e demanda. *Isquemia miocárdica* acontece quando a oferta de sangue é menor do que as necessidades do momento. Isso se dá quando há redução da oferta, quando ocorre aumento da demanda além da capacidade de adaptação da circulação ou quando esses dois fatores atuam ao mesmo tempo.

Redução na oferta de sangue é a causa mais importante de isquemia miocárdica e acontece na grande maioria dos casos por aterosclerose coronariana, com ou sem trombose (outras causas de obstrução coronariana são menos frequentes – ver adiante). Aumento da demanda ocorre em condições de sobrecarga aguda (p. ex., maior atividade física, estresse psíquico e

15

emoções) ou crônica (hipertrofia miocárdica, especialmente na hipertensão arterial e em defeitos da valva aórtica). Insuficiência relativa da oferta de nutrientes, sem obstrução coronária, pode ocorrer também por aumento da taxa metabólica, como no hipertireoidismo.

O aparecimento e a evolução da isquemia miocárdica dependem de vários fatores: (1) velocidade de progressão, extensão, duração e causa da obstrução coronariana; (2) estado do miocárdio (hipertrofia cardíaca, sobrecarga funcional); (3) circulação colateral; (4) condições circulatórias (pressão arterial) e disponibilidade de O_2 no sangue (taxa de oxihemoglobina).

Pelo caráter terminal da circulação coronária, existe um gradiente transmural de fluxo sanguíneo, sendo as porções subendocárdicas as menos perfundidas e as que, portanto, são mais vulneráveis à isquemia. Por isso, quando há deficiência no suprimento sanguíneo por obstrução por aterosclerose coronariana, geralmente em nível não crítico, associada a baixo débito ou a aumento da atividade cardíaca, a região subendocárdica é a que mais sofre, por ser a que por último recebe o sangue proveniente das coronárias epicárdicas. A nutrição do miocárdio por embebição direta a partir do sangue das cavidades cardíacas é suficiente apenas para faixa muito estreita de cardiomiócitos, sendo portanto pouco relevante.

As miocélulas cardíacas dependem continuamente de suprimento sanguíneo. Com a falta de O_2, cessa a produção de energia (principalmente ATP) pela via aeróbica, com acúmulo de compostos lesivos, sobretudo ácido lático. Sob isquemia, a contração miocárdica fica comprometida (lesão ainda reversível), mesmo antes de haver morte celular. Necrose de miocardiócitos ocorre quando a isquemia é prolongada, em geral a partir de 30 minutos. Tal fato tem grande importância clínica, porquanto o restabelecimento da circulação por intervenções terapêuticas imediatas pode prevenir a morte do miocárdio sob risco.

Causas de obstrução coronariana

Ateromas e trombos

A causa mais comum de obstrução coronariana é a aterosclerose. Estudos cineangiográficos (técnica radiológica para exame da luz de vasos através da injeção de contraste) e ana-

tomopatológicos mostram que aterosclerose coronariana é o substrato da isquemia miocárdica em cerca de 90% dos pacientes. Entretanto, ela só desencadeia manifestações clínicas quando causa obstrução acentuada e, sobretudo, quando sobre ela se forma um trombo. Acredita-se que haja necessidade de redução de 75% da luz coronariana para o surgimento de isquemia em coração com demanda aumentada de oxigênio e de 90% para isquemia de repouso.

Os locais mais afetados por lesões ateroscleróticas acentuadas são as regiões proximais da artéria coronária direita e dos ramos interventricular anterior (descendente anterior) e circunflexo da artéria coronária esquerda. Em 10% dos pacientes com aterosclerose coronariana grave, há comprometimento do tronco da coronária esquerda. A gravidade da isquemia é influenciada também pela extensão e multiplicidade dos ateromas, pela pressão de perfusão coronária e por fatores que atuam na demanda de oxigênio, como aceleração do ritmo cardíaco e hipertrofia miocárdica.

O evento inicial que favorece a formação de trombos nas coronárias parece ser uma mudança brusca no ateroma, que sofre ruptura, expõe substâncias teciduais pró-coagulantes e torna-se mais sujeito à agregação plaquetária, originando um trombo. A ruptura de uma placa aterosclerótica depende de fatores de duas ordens: mecânicos e químicos. Os fatores mecânicos correspondem, sobretudo, ao grau de obstrução da luz. Em locais com obstrução expressiva da luz, há maior turbulência do fluxo e impacto sobre a parede. Os fatores químicos correspondem à ação de enzimas, especialmente metaloproteases, que degradam o colágeno da capa fibrosa, facilitando a ruptura da placa, com exposição de material subendotelial trombogênico (como o próprio colágeno). Células inflamatórias são a principal fonte dessas enzimas hidrolíticas. Por isso, existe relação entre intensidade da inflamação em lesões ateroscleróticas e sua propensão a romper-se. Mais importante, porém, é a composição da placa do que propriamente o grau de obstrução que ela provoca. Placas com grande conteúdo lipídico e capa fibrosa fina (placas moles, ver Capítulo 16) são mais vulneráveis a ruptura do que aquelas com capa fibrosa espessa, pois são menos rígidas (têm menor quantidade de colágeno) (Figura 15.24). A proporção de lipídeos é relativamente mantida quaisquer que sejam o tamanho da placa e o grau de obstrução que provoca, mas,

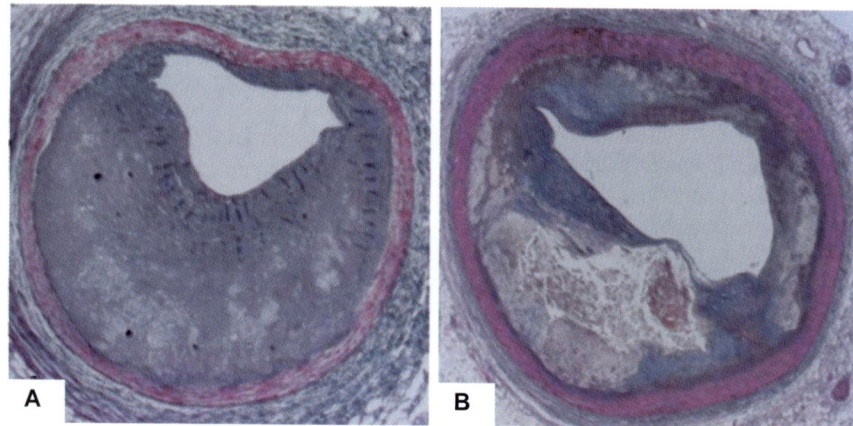

Figura 15.24 Corte histológico de secções transversais de artéria coronária com placa constituída quase totalmente por colágeno (**A**) e outra com grande centro contendo lipídeos (**B**).

em geral, placas mais volumosas têm maior valor absoluto da espessura da capa fibrosa. Isso é um dos fatores que explicam porque muitas vezes as placas que se rompem, levando a trombose e infarto, são as que causam obstrução arterial moderada, mas não acentuada.

Trombose acontece com maior frequência em segmentos arteriais dilatados (remodelamento expansivo ou positivo) em relação aos segmentos adjacentes. Isso se deve, de um lado, ao fato de que com a progressão do ateroma há dilatação do vaso de modo a se preservar a via para a passagem do sangue; de outro, a ação de enzimas que degradam a matriz extracelular não se restringe à íntima: embora a camada média não mostre muita inflamação, a degradação das fibras elásticas por enzimas das células inflamatórias da adventícia e da íntima favorece o seu enfraquecimento e a sua dilatação. Mais ainda, às vezes há simultaneamente vários trombos nas artérias de um paciente, o que indica que, ao lado de fenômenos locais, há fatores sistêmicos que ajudam a desencadear trombose em determinado momento. Entre os marcadores dessa situação, destacam-se os que indicam atividade inflamatória, sendo mais um argumento a reforçar a importância de inflamação na síndrome coronariana aguda.

Em 25 a 50% dos casos de trombose, os trombos se formam sem que haja ruptura da placa, o que é mais frequente em mulheres. No entanto, mesmo quando não se encontra trombose, é preciso aventar a hipótese de que ela tenha existido e sofrido lise espontânea. Nesse sentido, estudos cineangiocoronariográficos realizados logo após episódio de infarto do miocárdio mostram incidência maior de trombose do que quando esses exames são feitos várias horas ou dias depois. Há casos, ainda que incomuns, em que existe necrose isquêmica sem trombos.

Vasoespasmo

Vasoespasmo coronário, caracterizado por contração súbita das células musculares lisas de um segmento arterial, com redução da luz, é também um mecanismo capaz de provocar manifestações clínicas de isquemia aguda do miocárdio, seja diretamente, seja por facilitar ruptura da placa ateromatosa e favorecer a trombose. Em geral, não é fácil a distinção clínica entre espasmo e trombose, ainda mais porque trombose gera espasmo e espasmo gera trombose (ver Figura 16.13). A associação de espasmos e ateromas se explica por vários motivos. Entre outras substâncias, o endotélio produz óxido nítrico (NO), que, ao impedir a contração da camada média do vaso, atua como vasodilatador. Como o ateroma aumenta a distância entre o endotélio e a túnica muscular, o acesso do NO à camada média fica dificultado, favorecendo o vasoespasmo. Além disso, agregação plaquetária em correspondência com as placas ateromatosas libera tromboxano A2 (TXA2), que é potente vasoconstritor.

Outros fatores

Embora menos importantes, certas condições podem causar isquemia miocárdica por obstrução arterial coronária. São elas: (1) lesões semelhantes à aterosclerose (proliferação fibrointimal), que podem aparecer em coronárias de transplantados cardíacos, de pacientes submetidos a angioplastia (técnica pela qual, por meio de cateter introduzido em membros, chega-se às artérias coronárias e, mediante insuflação de um balão ou outros meios, destrói-se a placa aterosclerótica), de usuários crônicos de cocaína ou em veias safenas utilizadas como pontes aortocoronarianas; (2) dissecção aguda das coronárias (delaminação longitudinal na camada média, com obstrução da luz vascular), iatrogênica ou secundária a dissecção da aorta; (3) ponte miocárdica (penetração segmentar de uma artéria epicárdica dentro do miocárdio), cujo papel na gênese do infarto do miocárdio é ainda discutível. Como se trata de uma variação anatômica relativamente comum, é mais provável que não atue isoladamente, tendo papel quando associada a outros mecanismos de obstrução das artérias, como vasoespasmos. Em estudos com avaliação angiográfica de pontes miocárdicas, em geral há maior penetração do segmento coronariano dentro da musculatura, o que possivelmente explica porque tais estudos, mais do que os anatômicos (em que pequenas entradas no miocárdio já são notadas), mostram relação com alterações nas artérias; (4) embolia nas artérias coronárias, pouco frequente, pode desencadear infarto do miocárdio; resulta da fragmentação ou desprendimento de trombo na parede do átrio ou ventrículo esquerdo ou nas valvas mitral ou aórtica (trombo mural, trombo séptico ou asséptico em valva cardíaca); (5) anomalias congênitas, como origem anormal das artérias coronárias; (6) compressão extrínseca de coronárias por hematomas, aneurismas ou tumores; (7) outras coronariopatias (arterites, aneurismas).

Condicionamento isquêmico

Em modelos animais, se uma oclusão coronariana prolongada é precedida de fechamentos temporários relativamente breves dessa artéria (cerca de 5 minutos cada), a extensão da necrose é menor; além disso, a função cardíaca após a isquemia é mais preservada e os episódios de arritmia e de depleção de ATP são menores do que em animais apenas com uma oclusão coronariana persistente. Não há explicação satisfatória para o fenômeno, chamado *pré-condicionamento isquêmico*. Acredita-se haver participação de mudanças agudas nos canais mitocondriais de potássio, diminuição de sinais desencadeadores de apoptose, moléculas de oxigênio reativo, metabolismo de adenosina e ATP e proteínas de choque térmico (proteínas que se ligam a outras proteínas celulares em condições de estresse oxidativo, impedindo a desnaturação das últimas). Há também liberação do fator induzível por hipóxia (HIF-1α), o qual induz a expressão de vários genes, inclusive os de proteínas do choque térmico e antiapoptóticos, que aumentam a capacidade das células de resistirem a agressões (ver Capítulo 3). A ativação do HIF-1α parece ser o principal indutor do aumento de resistência à hipóxia em tecidos submetidos a isquemia transitória. O correspondente clínico desse pré-condicionamento pode ser o fato de, antes do infarto, o paciente ter apresentado angina. Segundo alguns estudos, tais casos têm evolução melhor do que aqueles cujo infarto não é precedido de angina.

Além do pré-condicionamento, é também descrito o *pós-condicionamento isquêmico*: oclusões intermitentes após a revascularização aguda (p. ex., insuflação por balão após angioplastia transluminal) seriam benéficas. De forma interessante, há evidências de que o condicionamento (pré ou pós-isquêmico) possa se dar por mecanismos remotos. A isquemia temporária de outro órgão ou região, como o braço por exemplo, com circulação ocluída temporariamente com o manguito de esfigmomanômetro, talvez traga benefícios na evolução do infarto do miocárdio.

15

Circulação colateral

Em todo coração normal, a circulação coronariana contém ramos colaterais, preferencialmente nas artérias epicárdicas. Os ramos colaterais tornam-se mais desenvolvidos à medida que ocorrem obstruções parciais em diferentes graus e níveis das artérias coronárias. Os ramos penetrantes intramurais, que vão do epicárdio até o endocárdio, são essencialmente terminais, não havendo praticamente anastomoses entre os pequenos vasos originários de ramos principais distintos. Assim, há um limite relativamente bem definido entre capilares irrigados por ramos coronarianos epicárdicos diferentes. A existência de circulação colateral bem desenvolvida pode limitar o tamanho de um infarto do miocárdio.

▶ Quadros clínicos

Angina pectoris

Angina pectoris representa o quadro de crises de dor precordial com características de opressão, cortante, causada por isquemia miocárdica de curta duração (poucos minutos). Trata-se de uma síndrome essencialmente clínica, sendo o correspondente anatomopatológico variável (nem sempre há necrose de miocardiócitos). Existem três formas de angina.

A **angina estável** é a forma mais comum. O quadro aparece por aumento súbito do trabalho cardíaco, como acontece em exercícios físicos, estados de estresse, emoções ou outras condições que causam sobrecarga cardíaca. Ao ECG, encontra-se infradesnivelamento do segmento ST por a isquemia ser mais intensa na região subendocárdica. Em geral, associa-se a aterosclerose acentuada em uma ou mais coronárias. Sua patogênese, portanto, relaciona-se com fluxo sanguíneo em nível crítico por obstrução coronariana que se torna insuficiente quando há aumento da demanda (desbalanço entre demanda e oferta de sangue). O quadro doloroso desaparece com repouso ou pelo uso de vasodilatadores.

Na **angina instável**, os episódios são desencadeados por pequenos esforços, ou até em repouso, e duram mais tempo (acima de 10 minutos). É o tipo de angina que geralmente precede o infarto do miocárdio. Na maioria dos pacientes, existe aterosclerose coronariana e formação de trombos não oclusivos, às vezes associados a vasoespasmos. Tanto a angina instável quanto o infarto do miocárdio são manifestações da síndrome coronariana aguda.

A **angina de repouso (angina de Prinzmetal)** deve-se também a espasmos coronarianos, muitas vezes associados a placas ateromatosas. O quadro não tem relação com aumento da demanda (esforço físico, emoções etc.). Ao ECG, encontra-se supradesnivelamento do segmento ST, indicando isquemia transmural. Esta forma de angina responde rapidamente a agentes vasodilatadores.

Infarto do miocárdio

Infarto do miocárdio (IM) consiste em área de necrose de uma região do miocárdio causada por isquemia aguda. Clinicamente, IM manifesta-se classicamente com dor precordial com características de opressão, pontada, queimação ou outras, podendo irradiar para os membros superiores, o pescoço ou o abdome; o paciente apresenta ainda palidez, mal-estar geral,

dispneia e taquicardia. Para o seu diagnóstico, é importante haver também elevação de biomarcadores séricos indicativos de necrose de miocardiócitos representados por proteínas intracelulares que atingem o sangue em consequência da ruptura de membranas celulares que acompanham a morte das células. Elevação desses biomarcadores não é instantânea, pois só aparece após algumas horas de isquemia (sobem a partir da quarta hora, atingem o pico por volta de 24 a 48 horas e depois geralmente caem). No IM, um biomarcador é tanto mais efetivo quanto mais associado estiver a cardiomiócitos. Nesse contexto, o marcador mais empregado na prática é a troponina. Alterações eletrocardiográficas no IM são supradesnivelamento do segmento ST e onda Q patológica.

Força-tarefa conjunta da Sociedade Europeia de Cardiologia (ESC), Colégio Americano de Cardiologia (ACC), Associação Americana do Coração (AHA) e Federação Mundial do Coração (WHF), posteriormente endossada pela Organização Mundial da Saúde (OMS), elaborou nova definição universal de infarto do miocárdio, cuja quarta versão foi apresentada em 2018. Segundo essa nova concepção da doença, existem cinco tipos de IM (Quadro 15.1).

Além do quadro clínico, o diagnóstico de IM baseia-se em: (1) elevação de biomarcadores circulantes que aparecem quando existe lesão isquêmica aguda de miocardiócitos; (2) elevação de troponina sérica. Em alguns casos, contudo, não se encontra aumento de troponina sérica porque o paciente falece antes de ocorrer sua elevação no sangue.

A sintomatologia do infarto varia também conforme o seu tamanho, o local atingido e as complicações que determina. Certo número de infartos ocorre sem sintomatologia dolorosa, o que confunde bastante o quadro clínico; tais casos não são raros, chegando a representar 25% dos casos comprovados pelo ECG; infarto sem dor é mais comum em indivíduos diabéticos. Insuficiência cardíaca (por disfunção contrátil) e arritmias são as complicações mais comuns do infarto do miocárdio.

Quadro 15.1 Classificação do infarto do miocárdio, segundo a Sociedade Europeia de Cardiologia (ESC), o Colégio Americano de Cardiologia (ACC), a Associação Americana do Coração (AHA) e a Federação Mundial do Coração (WHF), 2018

Tipo	Características
Tipo 1	Oclusão aguda aterotrombótica ou trombo mural com redução de fluxo iniciada por ruptura ou erosão de placa aterosclerótica
Tipo 2	Lesão isquêmica devida ao desbalanço entre oferta e demanda de sangue não causado por aterotrombose coronária (p. ex.: placas ateroscleróticas fixas, hipertrofia miocárdica, taquiarritmias sustentadas)
Tipo 3	Morte de miocardiócitos em condições sugestivas de agressão isquêmica (dor torácica, alterações eletrocardiográficas), mas sem evidência de elevação de biomarcadores séricos
Tipo 4	Isquemia associada a angioplastia ocorrida em menos de 48 horas após o procedimento
Tipo 5	Isquemia associada a cirurgia de revascularização do miocárdio ocorrida em menos de 48 horas após o procedimento

15

Aspectos morfológicos

Angina *pectoris*

A angina é uma síndrome clínica, cujo correspondente morfológico é variável. Em geral, existe aterosclerose coronariana, com graus variados de obstrução vascular. No miocárdio, o exame *post-mortem* de indivíduos que tiveram angina geralmente revela focos de fibrose intersticial e de atrofia de cardiomiócitos. Na angina instável, é frequente a formação sucessiva de trombos não oclusivos sobre placas ateromatosas, os quais são em seguida lisados ou organizados. No miocárdio, pode-se encontrar necrose de miocardiócitos isolados ou em pequenos grupos.

Infarto do miocárdio

Achados macroscópicos. Os infartos do miocárdio podem ser *transmurais*, que são os mais típicos e atingem grande parte da espessura de uma região do miocárdio, ou *subendocárdicos*, nos quais a porção interna (um terço da parede) do miocárdio é comprometida por necrose (Figura 15.25). Trombo oclusivo sobre placas ateromatosas nas coronárias é a causa mais frequente e importante de infarto transmural do miocárdio; em pelo menos 80% de todos os infartos são demonstrados trombos coronarianos por exames cineangiográficos.

Praticamente todo *infarto transmural* compromete o ventrículo esquerdo. O envolvimento do ventrículo direito ocorre em cerca de 15 a 30% dos casos e geralmente está em continuidade com infarto da parede diafragmática (inferior) do ventrículo esquerdo; infarto isolado do ventrículo direito é raro. Na maioria dos casos, o infarto transmural tem 3 a 10 cm de extensão na circunferência ventricular; por definição, deve atingir mais de um terço da espessura da parede do ventrículo e tende a poupar uma fina camada de células subendocárdicas, que são nutridas por embebição a partir do sangue intracavitário. Como o ramo interventricular anterior (descendente anterior) da coronária esquerda é o mais acometido (40 a 50% dos casos), o infarto é mais comum na parede anterior do ventrículo esquerdo e na porção anterior do septo interventricular. A segunda artéria mais atingida é a coronária direita (30%), que resulta em infarto na parede diafragmática do ventrículo esquerdo. O ramo circunflexo vem em seguida (10 a 20%), causando infarto

na parede lateral do ventrículo esquerdo. Há grande variação anatômica no padrão de distribuição das coronárias. Particularmente relevante é o fato de a irrigação da parede diafragmática do coração ser feita na maioria dos indivíduos pela artéria coronária direita (dominância direita). Quando existem obstrução crônica e circulação colateral eficaz, pode ocorrer infarto distante do território de irrigação primária de uma coronária com trombose recente, caracterizando o que se denomina infarto paradoxal.

O *infarto subendocárdico* ocorre quando há redução no suprimento sanguíneo por obstruções por aterosclerose coronariana difusa, geralmente em nível não crítico, associada a baixo débito ou a aumento da atividade cardíaca. Trombose é menos encontrada do que nos infartos transmurais, porém a terapêutica trombolítica resulta em geral em benefícios, indicando que a frequência de trombos pode ser mais elevada do que a detectada pelos métodos usuais.

Para que o infarto seja visível macroscopicamente, é necessário que se tenham transcorrido pelo menos 15 a 18 horas entre sua ocorrência e a morte do indivíduo. O infarto do miocárdio é branco, ou seja, a região acometida torna-se progressivamente pálida em relação ao miocárdio normal (vermelho). No entanto, o infarto pode ser detectável macroscopicamente mais cedo (entre 4 e 12 horas) por meio da reação de algumas substâncias (*nitroblue tetrazolium* ou cloreto de trifenil *tetrazolium*), que se tornam coloridas quando sofrem a ação de enzimas das células miocárdicas. As regiões viáveis do miocárdio coram-se, respectivamente, em azul ou vermelho, e as áreas infartadas, por terem perdido as enzimas, não se coram. Entre 15 e 24 horas, a região infartada fica mais bem demarcada, pálida, discretamente intumescida, contendo minúsculos focos de hemorragia. Em 48 a 72 horas, a área assume coloração amarelo-ouro, discretamente deprimida, com bordas hemorrágicas; essas características atingem seu máximo em 3 a 6 dias. A partir do sétimo dia, a periferia torna-se mais deprimida e assume coloração castanho-acinzentada, pela formação de tecido de granulação, que corresponde ao início da cicatrização. Após 1 ou 2 meses, toda a região é substituída por tecido conjuntivo fibroso; dependendo da extensão do infarto, a parede cardíaca cicatrizada fica mais fina. Em infartos maiores, pode permanecer uma região central de necrose. Em correspondência com o infarto, pode haver trombo mural (no endocárdio). Em cerca de 10% dos infartos agudos, existe pericardite fibrinosa. Representação dessa cronologia encontra-se na Figura 15.26.

Achados microscópicos. As lesões iniciais só podem ser detectadas ao microscópio eletrônico. Nos primeiros minutos, observam-se edema intracelular, tumefação mitocondrial, perda de glicogênio citoplasmático, alargamento das bandas I dos sarcômeros e discreta agregação da cromatina nuclear. Tais alterações são reversíveis. Em modelos experimentais com oclusão da artéria circunflexa, o limite de reversibilidade é de 15 minutos; no entanto, parece não ser válido para a oclusão coronariana em humanos, nos quais a circulação colateral é, em geral, desenvolvida. Persistindo a isquemia, tais alterações tornam-se progressivamente mais acentuadas. Mais tarde, aparecem as lesões características de dano irreversível: densidades amorfas intramitocondriais e ruptura da unidade trilaminar do sarcolema.

Ao microscópio de luz, o infarto do miocárdio só pode ser reconhecido após 3 a 8 horas de sua instalação. A expressão histopatológica de morte celular não é única. A mais característica é a *necrose de coagulação* das células cardíacas, as quais ficam mais finas e mais eosinófilas, perdendo as estriações. Outra lesão, chamada *necrose em banda de contração* (Figura 15.26), caracteriza-se por células contendo bandas hipereosinófilas de miofilamentos aglomerados, com aspecto grumoso, ao lado de bandas

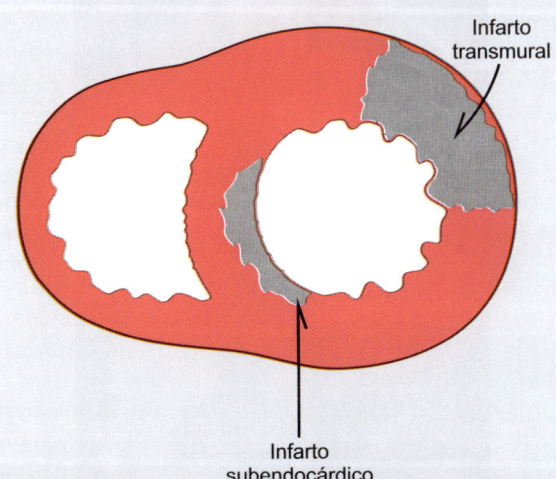

Figura 15.25 Tipos de infarto do miocárdio conforme a área atingida. O infarto transmural também compromete a região subendocárdica.

(continua)

Aspectos morfológicos (*continuação*)

claras sem miofilamentos; seus núcleos mostram as alterações da necrose. A formação de bandas de contração parece ligada a grande acúmulo de cálcio intracelular devido a dano no sarcolema. Na periferia da região infartada, a necrose tem o aspecto de miocitólise, ou seja, células globosas, vacuolizadas, com miofilamentos rechaçados junto ao sarcolema.

Com 1 dia de evolução, muitas miocélulas perdem os núcleos e o edema fica evidente. Algumas horas antes, começa o afluxo de neutrófilos, que, por meio de suas enzimas líticas, iniciam a digestão das células mortas. O número máximo de neutrófilos é encontrado em torno do 2° ao 4° dias, quando o tecido já está em grande parte digerido, friável, fato que explica a maior incidência de ruptura do miocárdio em torno do fim desse período.

Concomitantemente ao fim dessa fase, começa a chegada de macrófagos, que podem persistir por semanas. A proliferação de capilares e fibroblastos (tecido de granulação) inicia-se entre o 4° e o 5° dias. O predomínio de tecido de reparação e o início da formação de colágeno ficam evidentes entre o 7° e o 14° dias. A cicatrização total depende do tamanho do infarto, completando-se em geral entre 4 e 6 semanas. Essa evolução está representada na Figura 15.26. É frequente o encontro de macrófagos contendo hemossiderina em meio ao tecido de reparação, mesmo em infartos com bastante tempo de cicatrização. Para se fazer a chamada "datação" morfológica do infarto, a zona periférica é a que deve ser tomada em consideração, pois é a partir dela que se dá a reparação da lesão.

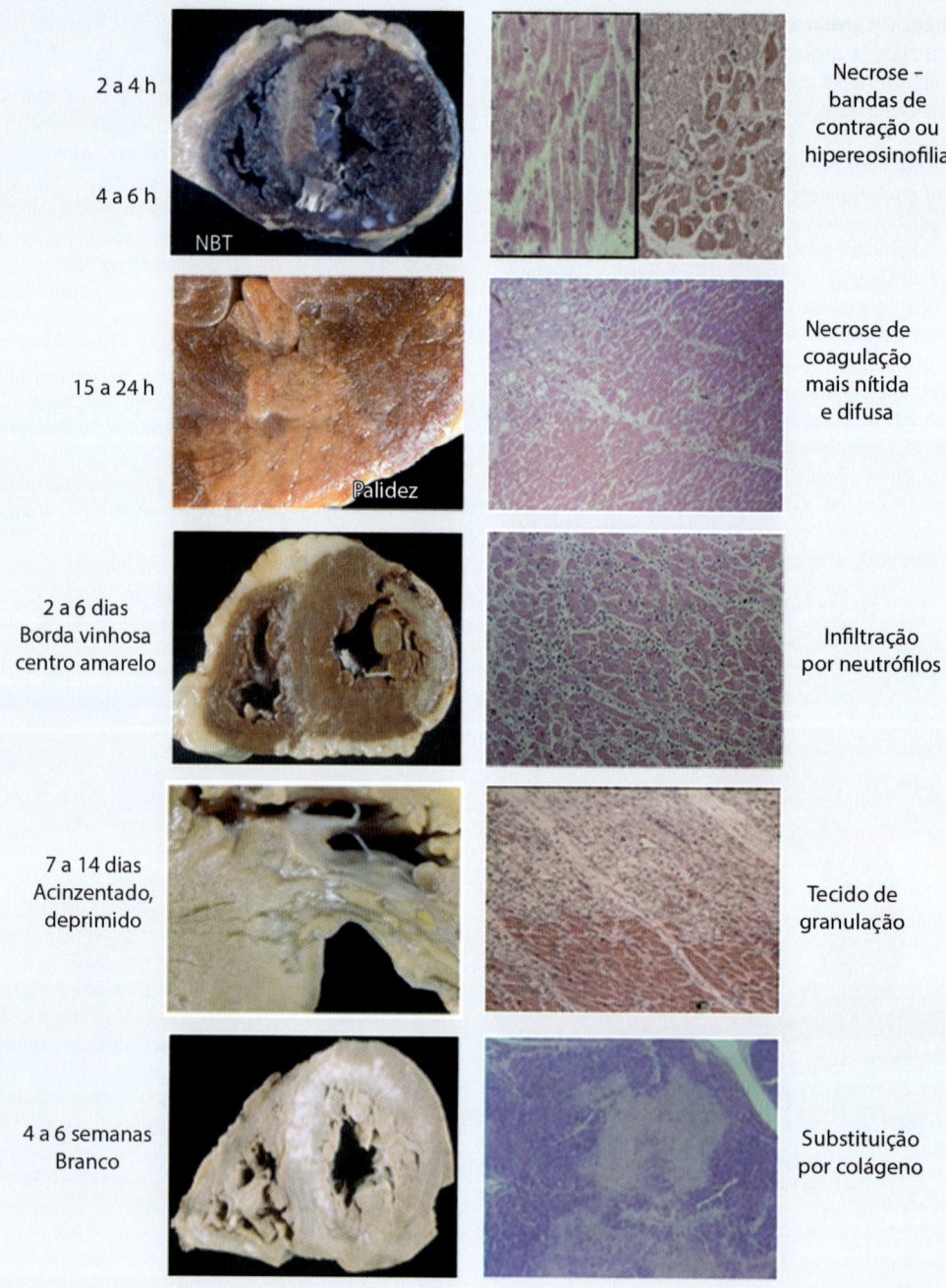

Figura 15.26 Evolução temporal (datação) do infarto do miocárdio. NBT: *nitroblue tetrazolium*.

Consequências e complicações

A gravidade do infarto do miocárdio depende, sobretudo, da sua extensão, do grau de comprometimento da parede (subendocárdico ou transmural) e da sua localização. Como regra geral, quanto mais extenso o infarto, maiores são as chances de repercussões mais sérias. Entretanto, mesmo infartos pequenos podem levar a arritmias graves, ruptura da parede e óbito.

Em geral, o *infarto subendocárdico* tem menor repercussão do que o transmural; porém, como atinge pacientes em que o estado geral é mais grave, isso nem sempre é de fácil verificação. As consequências mais comuns são falência cardíaca esquerda (ou sua piora, pois geralmente esse tipo de infarto é causado por estados de choque), trombose mural, arritmias e morte súbita.

As principais consequências e complicações do *infarto transmural* são insuficiência cardíaca, arritmias, choque cardiogênico, extensão do infarto, ruptura da parede do coração ou de músculo papilar, aneurisma ventricular, pericardite e tromboembolia pulmonar ou sistêmica.

Insuficiência cardíaca é sinal de prognóstico ruim no infarto do miocárdio. Embora possa dever-se à insuficiência mitral consequente a pequeno infarto de músculo papilar, na maioria das vezes ocorre quando a área necrótica é extensa. O padrão de cicatrização também pode influenciar a evolução, levando a maior ou menor dilatação cardíaca após o infarto; há indícios, principalmente experimentais, de que maior e mais rápida deposição de colágeno (para um mesmo tamanho de lesão) melhora a evolução. De todo modo, há casos com lesões não muito grandes que também evoluem com dilatação e disfunção ventriculares. Grau maior de apoptose nas bordas do infarto, comprometimento da microcirculação e alterações no colágeno que envolve as fibras musculares são alguns dos fatores tomados em consideração para explicar esse quadro. A insuficiência cardíaca pode ser global, direita ou esquerda. Em consequência desta, podem surgir edema pulmonar e choque cardiogênico, que em geral indica mau prognóstico. Choque cardiogênico resulta da falência do VE por necrose extensa, em geral de mais de 40% da massa muscular.

Arritmias cardíacas relacionam-se com acometimento do sistema de condução pela necrose ou com funcionamento da borda da zona necrótica como foco de descargas elétricas anômalas. Esta última situação é mais comum quando o infarto se complica com a formação de aneurismas. O tipo e a gravidade das arritmias variam bastante.

Uma das complicações mais temidas do infarto do miocárdio é a *ruptura do miocárdio*, que ocorre em cerca de 5 a 15% dos casos fatais. Quando ocorre na parede livre ventricular, provoca hemopericárdio e tamponamento cardíaco; se atinge o septo interventricular, resulta em comunicação interventricular; no músculo papilar da valva mitral, leva à insuficiência valvar aguda. Há controvérsia quanto à relação entre hipertensão arterial e ruptura de infartos, bem como quanto à incidência maior de rompimento nos casos de infarto sem aterosclerose grave.

Aneurisma cardíaco pós-infarto do miocárdio forma-se sobretudo nas lesões da parede anterior do ventrículo esquerdo. O diagnóstico de aneurisma feito por cineangiografia nem sempre é confirmado à necrópsia, pois a dilatação é mais evidente durante a sístole, ou seja, quando o coração se contrai. Por alterarem a contração segmentar do ventrículo esquerdo, os aneurismas podem contribuir para insuficiência cardíaca, além de serem particularmente importantes na gênese de arritmias (ver anteriormente); por isso mesmo, a mortalidade tardia, principalmente por morte súbita, é maior nos pacientes infartados com aneurismas do que naqueles sem aneurismas. Os aneurismas são também sede frequente de trombos.

Depois de um infarto do miocárdio, o paciente pode sofrer novos episódios de isquemia, muitas vezes relacionados com o mesmo território coronário responsável pela lesão inicial. Se uma área adjacente à necrótica for atingida, o fenômeno é chamado extensão ou expansão do infarto, que se caracteriza morfologicamente pelo fato de a reparação ser mais avançada na região central do que na periferia da lesão. Pode haver ainda novos episódios de dor e/ou de outros sintomas. Dosagens de marcadores séricos de infarto (troponina) mostram nova elevação.

Trombose mural é complicação pouco comum no infarto transmural e poucas vezes chega a ter repercussão grave. Tal acontece quando há embolia para algum território nobre, como o cerebral ou o das próprias artérias coronárias.

Intervenções terapêuticas

Há vários métodos de impedir ou reduzir os danos causados por obstrução coronariana. Os mais utilizados são agentes trombolíticos, angioplastia coronariana transluminal percutânea por balão (muitas vezes com subsequente colocação de *stent*) e tratamento cirúrgico.

Quando administrados nas primeiras horas após o início das manifestações, medicamentos *trombolíticos* melhoram a função ventricular em grande número de pacientes. As complicações mais frequentes desse tratamento são hemorragias no miocárdio necrosado, sangramento em diversos locais e arritmias de reperfusão. Em cerca de 30% dos casos, não ocorre lise do trombo. Além disso, pode haver reoclusão por nova trombose.

A *angioplastia transluminal percutânea por balão* restabelece o fluxo sanguíneo por alterar a morfologia da placa ateromatosa. O mecanismo de ação do balão intraluminal é a compressão da placa e a ruptura do ateroma; a camada média é estirada, aumentando a luz do vaso. As características da placa aterosclerótica (localização, grau de oclusão, composição e consistência) são fatores que influem no êxito desse procedimento. Complicações como retrombose precoce e reestenose tardia podem ocorrer. *Stent* consiste em uma malha metálica e resistente que se expande após ser solta no interior da artéria, impedindo que o vaso sofra retração. Ao longo do tempo, pode haver neoproliferação intimal.

As principais *intervenções cirúrgicas* são anastomoses entre a aorta e as artérias coronárias por meio de pontes de veia safena ou de anastomoses entre a artéria torácica interna (mamária) e as coronárias. Nos dois primeiros anos, trombose é a principal complicação. Aterosclerose é a principal causa de oclusão tardia de pontes de safena; também é comum obstrução por proliferação fibrointimal, sem depósitos gordurosos. A anastomose da artéria mamária interna tem revelado melhores resultados tanto na fase precoce quanto na tardia. A artéria radial e outras vêm sendo usadas como alternativa à veia safena em forma de enxertos livres.

O tratamento de algumas complicações da cardiopatia isquêmica às vezes envolve outros procedimentos cirúrgicos, como aneurismectomia, sutura da parede livre, fechamento de comunicação interventricular ou troca da valva mitral. Finalmente, alguns casos requerem transplante cardíaco.

Efeitos da reperfusão

Se, logo após a obstrução coronariana, a circulação é restabelecida, seja por lise espontânea de trombo, seja por ação terapêutica, pode ocorrer recuperação parcial do miocárdio,

15

limitação do tamanho do infarto e aumento da sobrevida. Devido ao gradiente de fluxo sanguíneo entre a região epicárdica e a subendocárdica, esta última é mais suscetível de sofrer necrose. Experimentalmente, reperfusão feita após 40 minutos de isquemia deixa infartada somente a porção subendocárdica; após 3 horas de isquemia, salva a metade externa da parede da área de risco; e, após 96 horas, apenas estreita faixa subepicárdica.

Nem sempre, no entanto, a reperfusão se dá em tempo hábil para impedir a necrose das células. Mesmo quando não acontece morte celular, o retorno ao estado bioquímico e funcional normal do miocárdio muitas vezes não ocorre de imediato, podendo demorar dias. A esse fenômeno denomina-se *miocárdio atordoado* ou disfunção ventricular pós-isquemia prolongada. Não há sinais morfológicos característicos dessa condição.

Quando o miocárdio fica cronicamente sob perfusão inadequada, mas ainda suficiente para não haver infarto, a função cardíaca torna-se deficiente. Este é o chamado *miocárdio hibernante*, que pode permanecer após meses ou anos de isquemia. Essa condição é confirmada quando, após restauração do fluxo sanguíneo, o miocárdio recupera as contrações e a disfunção ventricular desaparece. Nesse caso, pode haver perda de sarcômeros, especialmente na região perinuclear. Mecanismos envolvidos podem ser, de maneira não excludente, hipotrofia, cronicidade de estado semelhante ao miocárdio atordoado ou, segundo alguns autores, componente de inflamação.

Se a reperfusão miocárdica acontece quando a necrose já está estabelecida, com frequência surge a necrose em banda de contração, descrita anteriormente. Além disso, a chegada de sangue à área necrótica torna o infarto hemorrágico, sendo facilmente reconhecido até mesmo macroscopicamente (Figura 15.27). Às vezes ocorre o fenômeno de não reperfusão, em que, embora haja abertura de artérias de grande calibre, o edema intersticial e/ou a trombose da microcirculação impedem que as células miocárdicas recebam sangue.

Embora se considere que o restabelecimento da circulação seja benéfico em sentido amplo, alguns estudos mostram certos efeitos deletérios, fenômeno chamado *lesão de reperfusão*. Os mecanismos propostos para explicá-la são: (a) ação de radicais livres que se formam na hipóxia e reperfusão, como os ânions superóxidos ($O_2^\bullet$), peróxido de hidrogênio (H_2O_2), hidroxila ($^\bullet OH$) e compostos de ferro, todos eles moléculas forte-

mente reativas por causa de seu número ímpar de elétrons, o que agride as membranas (ver Capítulo 3); (b) ação de enzimas líticas de neutrófilos que chegam ao local após a lesão isquêmica; (c) alterações no endotélio, levando a menor secreção de óxido nítrico e a liberação de endotelina, que é vasoconstritora (de uma ou outra maneira, piorando ainda mais o fluxo sanguíneo local); (d) aumento do fenômeno de não reperfusão. As possibilidades ligadas à reperfusão de áreas infartadas encontram-se esquematizadas na Figura 15.28.

Morte súbita

Morte súbita pode ocorrer como complicação de qualquer entidade que compõe a síndrome coronariana aguda e é assim denominada quando o óbito ocorre dentro de minutos ou até 24 horas após o início das manifestações clínicas. A doença isquêmica do coração é a causa mais comum de morte súbita cardíaca; outras causas são cardiopatia chagásica (ver Capítulo 34), alterações do sistema de condução, estenose da valva aórtica, miocardites, prolapso da valva mitral, cardiomiopatia hipertrófica e alterações congênitas na origem e no curso de artérias coronárias. O denominador comum a todas essas condições parece ser o desenvolvimento de arritmia grave, particularmente fibrilação ventricular.

Isquemia crônica do miocárdio

A isquemia crônica do coração caracteriza-se por comprometimento difuso e insidioso do miocárdio por isquemia, que pode levar tardiamente à insuficiência cardíaca congestiva, geralmente com episódios de angina e/ou infarto do miocárdio prévios.

O coração pode estar normal, diminuído ou aumentado de volume; em geral, há aumento de volume do órgão. As artérias coronárias exibem graus variados de estenose por aterosclerose, muitas vezes resultantes de obstruções por trombos recanalizados. Os ventrículos mostram aumento de espessura ao lado de áreas de adelgaçamento da parede por infartos prévios. As valvas atrioventriculares, principalmente a mitral, costumam apresentar insuficiência discreta ou moderada e espessamento das cúspides resultante de dilatação da cavidade ventricular e/ou de comprometimento de um músculo papilar.

Histologicamente, o miocárdio apresenta fibrose intersticial difusa, em geral fina, podendo ter áreas cicatriciais mais grosseiras, focos de hipotrofia de miócélulas cardíacas ao lado de miócélulas hipertróficas e necrose de células individuais. Esse aspecto é referido por alguns como miocardiosclerose. Quando presentes, infartos são antigos e representados por áreas de fibrose.

▪ Cardiomiopatias

Segundo a Organização Mundial da Saúde (OMS), as cardiomiopatias, também chamadas miocardiopatias, são *doenças próprias do miocárdio associadas a disfunção cardíaca*. Assim, para caracterizar uma doença cardíaca como cardiomiopatia é necessário que a disfunção cardíaca não esteja associada com isquemia miocárdica (coronariopatia) ou com fatores que acarretam sobrecarga pressórica ou volumétrica, como valvopatias, hipertensão arterial sistêmica ou cardiopatias congênitas.

A classificação das cardiomiopatias não é tarefa fácil e tem sido modificada ao longo do tempo. De forma simples e útil para a prática médica, as cardiomiopatias são divididas nas

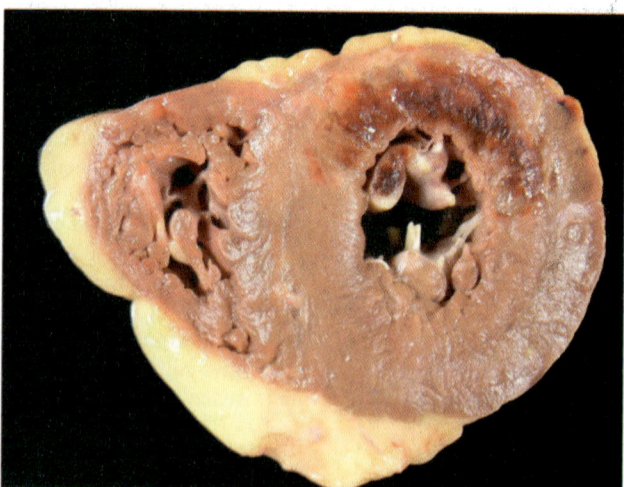

Figura 15.27 Infarto do miocárdio, hemorrágico, transmural, comprometendo a parede inferior (diafragmática) do ventrículo esquerdo.

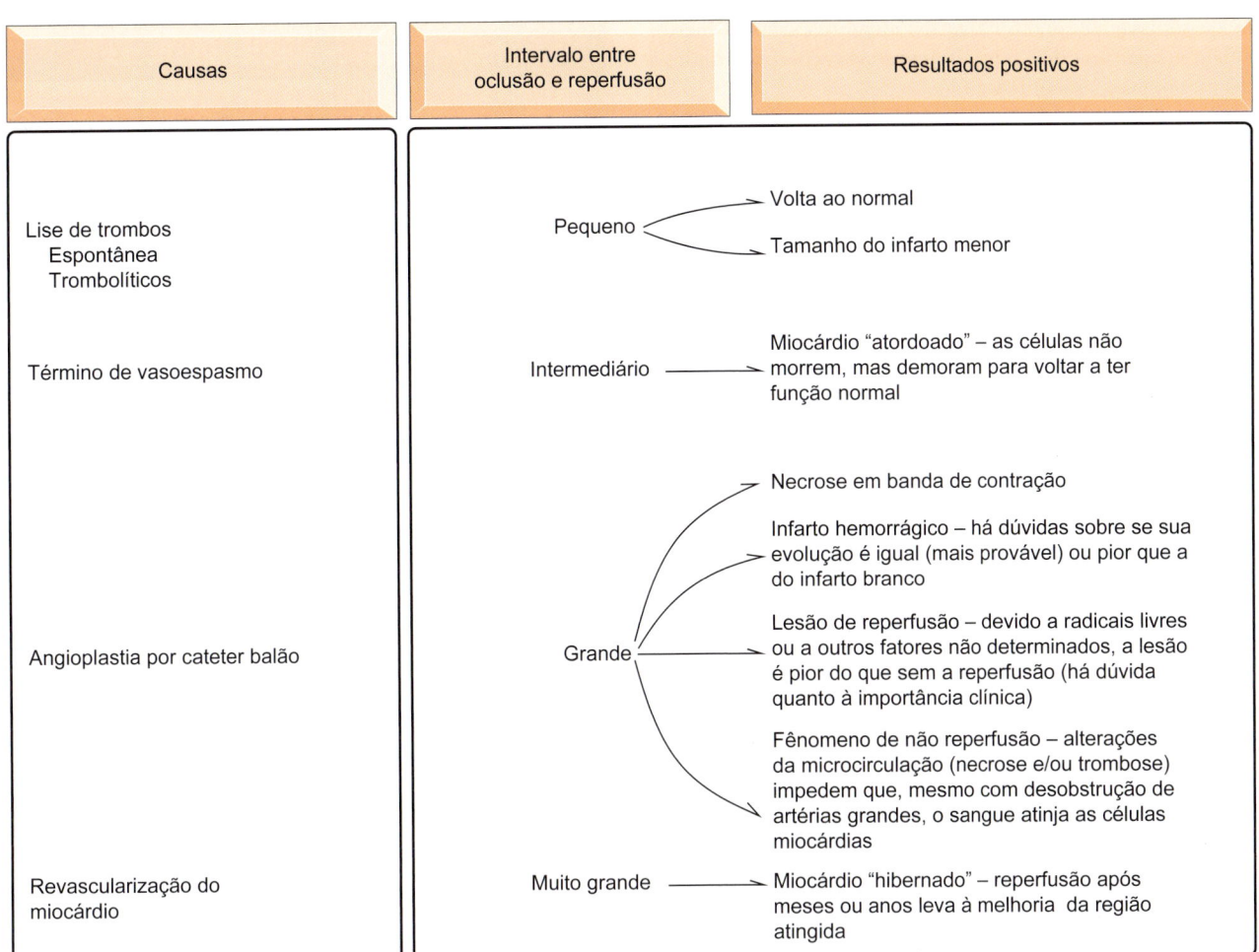

| Causas | Intervalo entre oclusão e reperfusão | Resultados positivos |

Figura 15.28 Eventos ligados à reperfusão do infarto do miocárdio.

formas dilatada, hipertrófica, restritiva e arritmogênica do ventrículo direito; tipos que não se enquadram nas descrições clássicas, comentadas adiante, são considerados *cardiomiopatias não classificadas*. De acordo com a classificação da OMS, as *cardiomiopatias específicas* correspondem a alterações do miocárdio associadas a doenças sistêmicas (p. ex., sarcoidose ou mucopolissacaridoses) ou a algumas alterações cardíacas quando as mesmas não justificam a magnitude da disfunção ventricular – como acontece em valvopatias discretas, na hipertensão arterial sistêmica de pequena intensidade ou na coronariopatia incipiente.

Em virtude do progressivo desenvolvimento científico, particularmente na área da biologia molecular e no esclarecimento das bases genéticas das cardiomiopatias, novas classificações têm sido propostas, baseadas não apenas na morfologia clássica e nos aspectos clínicos, mas também no componente genômico ou molecular associado à doença. Há iniciativas de novas classificações por parte da American Heart Association (AHA), da Sociedade Europeia de Cardiologia (ESC) e da World Heart Federation (WHF), que incorporam as alterações genéticas ou o caráter familiar da cardiomiopatia. De forma geral, na cardiomiopatia dilatada estariam primariamente alteradas proteínas estruturais do citoesqueleto e do sarcolema, relacionadas fundamentalmente com a transmissão da força gerada, como a distrofina e sarcoglicanos; nas cardiomiopatias hipertrófica e restritiva, haveria defeitos em proteínas dos sarcômeros, responsáveis pela geração da força contrátil; na cardiomiopatia arritmogênica do ventrículo direito, ocorreriam alterações em proteínas dos desmossomos, enquanto nas doenças cardíacas sem alterações estruturais mas com arritmias e distúrbios de condução do estímulo cardíaco existiriam alterações nos canais iônicos das membranas celulares dos miocardiócitos.

Cardiomiopatia dilatada

Ao lado da doença isquêmica do miocárdio, a cardiomiopatia dilatada é uma das principais responsáveis por insuficiência cardíaca congestiva e transplantes cardíacos em todo o mundo, inclusive no Brasil. Há fortes indícios de que a doença seja o resultado final e comum de uma grande variedade de agressões ao miocárdio ocorridas ao longo da vida. Suas principais causas são doenças virais, afecções autoimunes, toxicidade pelo álcool ou outras drogas, distúrbios associados à gravidez e anormalidades genéticas, conforme comentado anteriormente. Na maioria dos pacientes, no entanto, esta cardiomiopatia não se associa a nenhuma causa conhecida, recebendo, por isso, a denominação *cardiomiopatia dilatada idiopática*.

Alterações da matriz extracelular que levam ao deslizamento das fibras cardíacas entre si, cuja patogênese pode estar associada ao aumento local de metaloproteases, parecem ocorrer nesse grupo de doenças, contribuindo para a dilatação ventricular. Fatores genéticos têm sido implicados em razão de relatos de comprometimento de vários membros de uma mesma família; foram descritas, em 40 genes, mutações associadas à cardiomiopatia dilatada familial.

A associação entre infecção viral e cardiomiopatia dilatada baseia-se em evidências tanto experimentais, em animais de laboratório, quanto clínicas, em seres humanos. Segundo estudos, cardiomiopatia dilatada pode desenvolver-se após miocardite induzida por diferentes tipos de vírus, sendo particularmente implicados os enterovírus (Coxsackie), cujo genoma pode ser encontrado em biópsias endomiocárdicas pela técnica da reação em cadeia da polimerase. Uma possível explicação patogenética parece ser que os vírus com potencial danoso ao miocárdio, chamados cardiotrópicos, induzem anormalidades na resposta imunitária, que resulta na formação de autoanticorpos e/ou em citotoxicidade direta contra cardiomiócitos.

Inúmeros agentes cardiotóxicos (p. ex., cloroquina, antraciclinas, ciclofosfamida) e ingestão de álcool ou cobalto em grandes quantidades causam descompensação cardíaca por lesão direta dos cardiomiócitos. Quando a associação entre o consumo excessivo de álcool e a cardiopatia é bem evidente e comprovada pela melhora do quadro clínico após abandono do consumo etílico, a entidade é denominada **cardiomiopatia alcoólica**. Todavia, nem sempre essa associação fica bem caracterizada, devendo-se ressaltar que os aspectos morfológicos da cardiomiopatia alcoólica, tanto macro quanto microscópicos, são indistinguíveis da cardiomiopatia dilatada idiopática. Por outro lado, o etanol parece agravar lesões miocárdicas provocadas por outros fatores, como deficiências nutricionais (particularmente tiamina), que também levam à cardiomiopatia dilatada.

Cardiomiopatia periparto é o nome dado à cardiomiopatia dilatada que se desenvolve no período periparto, particularmente entre o mês que antecede o parto e os primeiros 6 meses após o mesmo. Sua patogênese é desconhecida e provavelmente multifatorial. Sabe-se que a gravidez altera o estado nutricional e imunológico da gestante, podendo favorecer o agravamento de eventual miocardite, que tem sido demonstrada em alguns casos por biópsia endomiocárdica. Alterações autoimunes e hormonais próprias da gravidez também têm sido imputadas na sua gênese. Postula-se ainda que defeitos na angiogênese (p. ex., aumento do inibidor do fator de crescimento endotelial vascular, como acontece na pré-eclâmpsia) sejam responsáveis pelas lesões cardíacas.

A **fibroelastose do endocárdio** caracteriza-se por espessamento difuso do endocárdio, preferencialmente do ventrículo esquerdo, podendo comprometer também o ventrículo direito. A lesão aparece sobretudo em lactentes e crianças jovens e acompanha-se de dilatação ventricular. Provavelmente, representa reação inespecífica do endocárdio à pressão aumentada no interior das câmaras cardíacas, daí porque a tendência atual é não considerá-la como doença primária. A lesão seria apenas uma característica morfológica da cardiomiopatia dilatada, associada aos fatores citados acima, e não uma doença própria. Em casos raros, as cavidades ventriculares são pequenas e a doença tem caráter restritivo, pois há redução no enchimento diastólico e aumento da pressão e do volume atriais. O aspecto morfológico consiste em espessamento difuso, brancacento e opaco do endocárdio, muitas vezes comparável a porcelana. Ao microscópio, observa-se espessamento endocárdico regular, sem penetração no miocárdio, com grande quantidade de fibras elásticas que se dispõem paralela e ordenadamente, como no endocárdio normal.

Aspectos morfológicos

O coração é aumentado de volume, tem forma globosa e está livre no saco pericárdico, o qual pode conter quantidade aumentada de líquido. O peso está aumentado, geralmente em torno de 400 a 600 g, raramente 900 g ou mais. O achado predominante é a dilatação das quatro câmaras, sobretudo do ventrículo esquerdo (Figura 15.29). Em geral, a dilatação é acentuada e sempre acompanhada de hipertrofia do miocárdio. Entretanto, geralmente a parede do ventrículo esquerdo tem espessura diminuída devido à grande dilatação cavitária (hipertrofia por adição de sarcômeros em série – hipertrofia excêntrica). Às vezes, são vistas finas traves esbranquiçadas de fibrose no miocárdio. Trombos murais são frequentes, sobretudo nos átrios e no ápice dos ventrículos. Os trombos podem originar êmbolos pulmonares ou sistêmicos ou formar placas fibrosas endocárdicas quando organizados. Em consequência da dilatação das cavidades ventriculares e dos anéis valvares, é comum insuficiência das valvas mitral e/ou tricúspide. Nesses casos, há discreto espessamento das cúspides, particularmente de suas bordas livres.

Histologicamente, as alterações são em geral inespecíficas e pouco esclarecedoras quanto à etiologia. Há graus variados de hipertrofia das miocélulas (caracterizada por núcleos volumosos, irregulares e hipercromáticos), que paradoxalmente podem apresentar-se alongadas e adelgaçadas, devido à dilatação ventricular. Fenômenos degenerativos, como vacuolização citoplasmática, são vistos ao lado de células preservadas. Fibrose intersticial de intensidade variada é usual. Infiltrado inflamatório de mononucleares não é comum, e sua ocorrência, particularmente quando associado a agressão dos cardiomiócitos, é indicativa de cardiomiopatia inflamatória (miocardite).

À microscopia eletrônica, as alterações também são inespecíficas e consistem em cardiomiócitos com edema intracelular, dilatação dos túbulos do sistema T e do retículo sarcoplasmático, perda de cristas e variação na forma e no tamanho das mitocôndrias, gotículas de gordura e grânulos de lipofuscina no sarcoplasma. Todas essas alterações constituem sinais de processo degenerativo inespecífico em células hipertróficas.

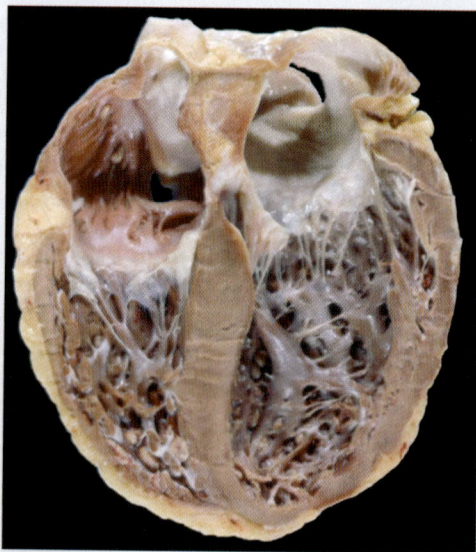

Figura 15.29 Cardiomiopatia dilatada idiopática. Corte do coração em quatro câmaras, mostrando dilatação de todas elas.

Cardiomiopatia hipertrófica

A *cardiomiopatia hipertrófica* é uma doença própria do miocárdio que se caracteriza por hipertrofia ventricular esquerda sem causa aparente, como hipertensão arterial sistêmica ou obstrução de valvas arteriais. A hipertrofia pode ser simétrica, quando acomete de forma homogênea toda a parede do ventrículo esquerdo (cardiomiopatia hipertrófica simétrica), ou assimétrica, quando predomina em determinada região, geralmente no septo ventricular. Na cardiomiopatia hipertrófica assimétrica, há também obstrução parcial da via de saída do ventrículo esquerdo. Com o emprego cada vez mais difundido da ecocardiografia, o diagnóstico desta entidade tem sido feito com maior frequência em vida.

Os estudos iniciais e os que se seguiram deram ênfase ao caráter assimétrico (aspecto morfológico) e obstrutivo (componente funcional) dessa entidade, surgindo, daí, duas denominações ainda hoje usadas como sinônimos da doença: *hipertrofia septal assimétrica* e *cardiomiopatia hipertrófica obstrutiva*. Porém, o espectro da doença é mais amplo, não sendo adequadamente coberto por tais expressões. Algumas condições metabólicas e certos estados funcionais podem simular cardiomiopatia hipertrófica, como doenças de depósito, cardiopatia que acomete filhos de mães diabéticas, coração do atleta etc.

A cardiomiopatia hipertrófica é doença genética de transmissão autossômica dominante, com penetrância variável, na qual a história natural e o curso clínico são determinados pela interação complexa de vários fatores. Assim, os diferentes membros de uma mesma família com esse traço genético podem desenvolver quadros anatômicos e funcionais de gravidade variável, todos porém caracterizados por hipertrofia miocárdica. Na doença, há anormalidades em proteínas sarcoméricas, particularmente da cadeia pesada da miosina, o que interfere no arranjo espacial normal das miofibrilas e leva a desarranjo na disposição entre as fibras miocárdicas. Numerosas mutações em diferentes genes responsáveis pela codificação de proteínas sarcoméricas foram identificadas, sendo particularmente acometidos os genes *MYH7* (cadeia pesada da β-miosina), localizado no cromossomo 14, e *MYBPC3* (proteína C ligada à miosina), mapeado no cromossomo 11. Entretanto, também têm sido descritas alterações em genes relacionados com actina, troponina, tropomiosina, proteínas relacionadas com a banda Z e outros.

Aspectos morfológicos

O coração é pouco ou moderadamente aumentado de volume e mostra dilatação atrial, pela restrição ao enchimento diastólico ventricular. Os ventrículos apresentam hipertrofia, particularmente o esquerdo, e suas cavidades são normais ou reduzidas. Na forma assimétrica, o septo é mais espesso do que a parede livre do ventrículo esquerdo, em razão maior que 1,3 (Figura 15.30 A). Achado frequente, em particular na forma assimétrica septal, é o espessamento fibroso na via de saída do ventrículo esquerdo que resulta do impacto e do atrito da cúspide sobre o endocárdio septal no início da sístole, o que agrava a obstrução ao fluxo sanguíneo nesse local. Essa lesão é o equivalente morfológico do *movimento anterior sistólico da cúspide anterior da valva mitral* observado à ecocardiografia e que resulta no chamado espessamento endocárdico septal "em espelho". Um fato que dificulta o diagnóstico da doença é que, com a sua evolução, pode haver dilatação da cavidade ventricular e adelgaçamento da parede, podendo o coração adquirir o aspecto de cardiomiopatia dilatada.

Além de hipertrofia acentuada, o achado histológico mais característico é o *desarranjo espacial dos cardiomiócitos* ou dos feixes de fibras cardíacas entre si (Figura 15.30 B), superior a 20% da área ocupada por eles em ao menos um corte histológico do ventrículo esquerdo; este achado é mais bem avaliado em cortes transversais do septo ventricular. O desarranjo das fibras não é por si só patognomônico da doença, pois pode ocorrer em áreas focais de coração normal (particularmente na junção do septo ventricular com a parede posterior do ventrículo esquerdo) e em processos hipertróficos de outras causas; daí porque seu encontro não tem valor diagnóstico em biópsias endomiocárdicas. Além desses achados, há graus variáveis de fibrose intersticial e espessamento da parede das pequenas artérias intramurais. Ao microscópio eletrônico, observam-se também áreas de desarranjo dos miofilamentos dos sarcômeros.

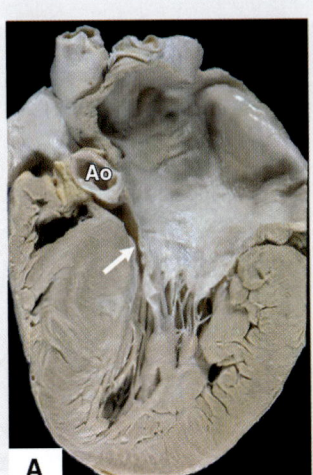
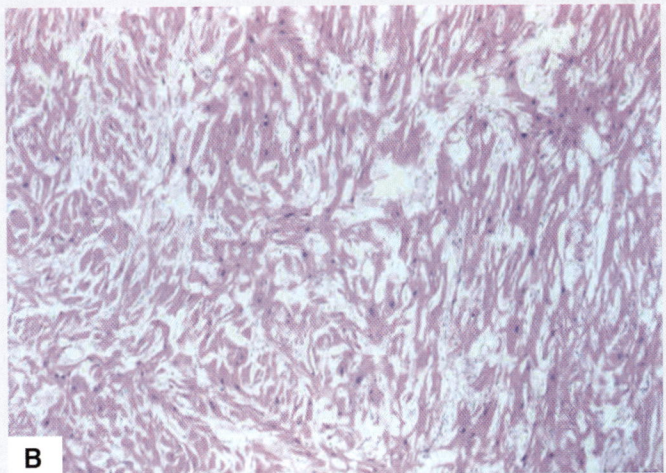

Figura 15.30 Cardiomiopatia hipertrófica. **A.** Corte do coração pelo eixo longo. Notar hipertrofia assimétrica (mais acentuada no septo do que na parede livre) e espessamento do endocárdio na via de saída do ventrículo esquerdo, próximo à cúspide anterior da valva mitral. Há estreitamento da via de saída ventricular (*seta*) na região subaórtica (Ao). **B.** Corte histológico exibindo cardiomiócitos hipertróficos e dispostos de maneira desordenada.

A característica fisiopatológica predominante na cardiomiopatia hipertrófica é redução da complacência ventricular e do enchimento diastólico por causa da arquitetura caótica das miocélulas cardíacas, o que resulta em contração e relaxamento anormais. Clinicamente, as manifestações são variadas e resultam, em geral, de disfunção diastólica ventricular ou isquemia miocárdica, esta última decorrente da grande massa muscular ventricular. Arritmias cardíacas são frequentes, podendo inclusive acarretar morte súbita. Nas fases tardias da doença, pode haver insuficiência cardíaca por falência sistólica ventricular, com progressiva dilatação cardíaca.

Além do tratamento medicamentoso, em casos de obstrução acentuada da via de saída do ventrículo esquerdo pode-se optar por implante de marca-passo cardíaco, para alterar a sequência da contração entre o septo e a parede livre ventricular. Tratamento cirúrgico, com ressecção muscular de parte da via de saída do ventrículo esquerdo, pode ser considerado, além de tratamento por cateterismo intervencionista, que consiste na indução de necrose da região que obstrui a via de saída por injeção de solução alcoólica em ramos septais do ramo interventricular anterior da artéria coronária esquerda.

Cardiomiopatia restritiva

Cardiomiopatia restritiva caracteriza-se por dificuldade no enchimento diastólico ventricular de causa miocárdica que resulta em insuficiência cardíaca por disfunção diastólica, com preservação da função sistólica e da fração de ejeção ventricular, pelo menos nas fases iniciais da doença. A menor complacência das câmaras ventriculares resulta geralmente de alterações próprias do miocárdio ou de obliteração da cavidade ventricular por trombos e/ou fibrose endomiocárdica. As entidades mais importantes estão descritas a seguir.

Endomiocardiofibrose é doença praticamente restrita às regiões tropicais e subtropicais, sendo relativamente comum na África subsaariana. Ocorre também na Índia e no Brasil, particularmente na região Nordeste, tendo sido originalmente descrita na Bahia. Nesses dois países, tem sido observado nítido declínio de sua prevalência, muito provavelmente devido à melhora nas condições de vida da população. A etiologia é ainda desconhecida e provavelmente multifatorial. Na sua gênese já foram aventadas as hipóteses de infecções endomiocárdicas, ação tóxica de eosinófilos, alterações na concentração de cério e tório no miocárdio e toxicidade por serotonina ou por elementos presentes em dietas pobres (mandioca e banana-da-terra). Embora cause alterações mais exuberantes no endocárdio do que no miocárdio, a endomiocardiofibrose é considerada exemplo típico de cardiomiopatia restritiva. A doença pode acometer o ventrículo esquerdo, o direito, ou ambos, sendo mais comum no Brasil a forma biventricular.

Aspectos morfológicos

O coração está aumentado globalmente de volume, com dilatação acentuada de ambos os átrios, sobretudo do direito. O ventrículo direito mostra abaulamento na face anterior e pode exibir chanfradura no seu ápice. Internamente, existe espessamento fibroso esbranquiçado na via de entrada e na ponta dos ventrículos, tipicamente poupando a via de saída. A lesão causa acolamento das trabéculas musculares, diminuindo substancialmente a cavidade ventricular, configurando o aspecto de amputação da ponta (Figura 15.31 A). No ventrículo esquerdo, a restrição é condicionada sobretudo pelo grau de fibrose, uma vez que a sua superfície permanece relativamente lisa, não havendo acolamento expressivo das trabéculas. Trombose em diferentes fases evolutivas no ápice ventricular é comum, com calcificação, o que agrava o espessamento e a rigidez endocárdica. Em muitos casos, as valvas atrioventriculares estão comprometidas pela fibrose, a qual engloba tanto as cordas tendíneas quanto os músculos papilares, principalmente os posteriores, resultando em insuficiência valvar. A dilatação atrial é secundária à restrição ventricular e à insuficiência das valvas atrioventriculares, sendo comum a presença de trombos, que podem ser fonte de êmbolos pulmonares ou sistêmicos.

Histologicamente, encontra-se fibrose densa no endocárdio nas regiões comprometidas, que se estende irregularmente ao miocárdio subjacente, sendo as fibras elásticas dispostas de maneira desordenada. Na junção entre o endocárdio e o miocárdio, particularmente nas áreas em que o tecido fibroso penetra no miocárdio, o tecido conjuntivo é mais frouxo, com vasos neoformados e infiltrado inflamatório mononuclear, às vezes contendo eosinófilos (Figura 15.31 B). Trombos em diferentes fases evolutivas, inclusive calcificados, são comuns nas camadas mais superficiais do espessamento fibroso endocárdico.

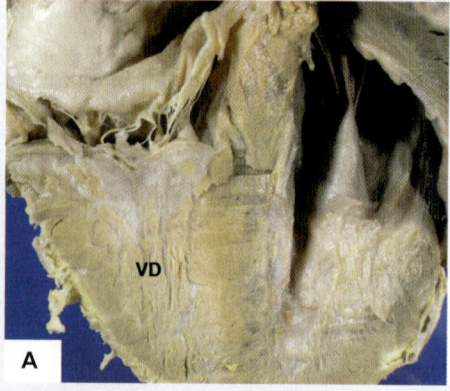
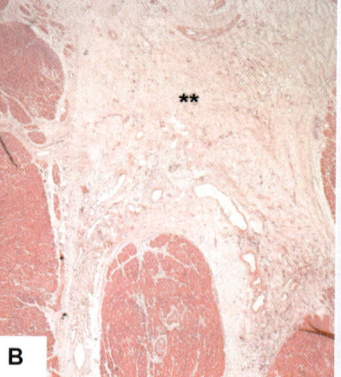

Figura 15.31 Endomiocardiofibrose com acometimento biventricular. **A.** Corte longitudinal dos ventrículos evidenciando espessamento fibroso esbranquiçado do endocárdio na via de entrada e no ápice de ambos os ventrículos, com extensa obliteração da cavidade do ventrículo direito (VD). Notar o comprometimento dos músculos papilares, principalmente do lado direito. **B.** Corte histológico da região endomiocárdica mostrando penetração do miocárdio pelo tecido fibroso (**), que apresenta proliferação vascular e focos de infiltrado inflamatório.

Endocardite de Loeffler, ou endocardite fibroblástica parietal, é entidade rara que, na fase cicatricial, tem grande semelhança morfológica com a endomiocardiofibrose, suficiente para que se considere a possibilidade de ambas terem etiopatogênese semelhante. Contudo, além de epidemiologia diversa, a endocardite de Loeffler apresenta uma fase aguda ou subaguda muito bem caracterizada, em que, além do acometimento de outros órgãos, há necrose endomiocárdica associada a trombose aguda e infiltrado inflamatório eosinofílico, o que não é usual na endomiocardiofibrose. Sua etiopatogênese está intimamente associada a hipereosinofilia, estando muito bem documentados os efeitos lesivos e fibroplásticos dos produtos de degradação dos eosinófilos em diversos tecidos, inclusive na região endomiocárdica.

Aspectos morfológicos

Na fase aguda ou subaguda da doença, há necrose endomiocárdica, acompanhada de infiltrado inflamatório eosinofílico e trombose aguda, em locais semelhantes aos acometidos pela endomiocardiofibrose. Existem ainda eosinofilia periférica e infiltração por eosinófilos em outros órgãos. Na fase cicatricial, o aspecto é indistinguível do encontrado na endomiocardiofibrose.

Cardiomiopatia restritiva primária corresponde a cardiomiopatia restritiva em que o miocárdio é responsável por redução da complacência ventricular, sem evidências de doenças metabólicas ou de deposição de substâncias anômalas. Trata-se de causa comum de doença cardíaca de perfil hemodinâmico restritivo na infância, devendo ser distinguida clinicamente da pericardite constritiva. O diagnóstico diferencial com a cardiomiopatia hipertrófica nem sempre é fácil, e alguns consideram ambas como expressões da mesma doença.

Aspectos morfológicos

A cardiomegalia deve-se ao aumento dos átrios, pois as cavidades ventriculares estão dentro da normalidade, exceto por discreta hipertrofia miocárdica. Eventualmente, a fibrose miocárdica é exuberante, inclusive ao exame macroscópico, geralmente como faixa contínua na região médio-mural do ventrículo esquerdo. O endocárdio parietal, as valvas e o pericárdio apresentam-se normais. Histologicamente, há graus variáveis de fibrose do miocárdio, associada a discreta hipertrofia de miocardiócitos e áreas focais de desarranjo. O encontro dessas alterações à biópsia endomiocárdica, embora sem valor diagnóstico definitivo, pode ajudar no diagnóstico diferencial com pericardite constritiva, situação em que o miocárdio tem aspecto normal.

Cardiomiopatia arritmogênica do ventrículo direito

Anteriormente denominada displasia arritmogênica do ventrículo direito, trata-se de cardiomiopatia primária reconhecida pela OMS. Sua característica fundamental é a substituição fibrogordurosa do miocárdio do ventrículo direito associada a arritmias ventriculares originadas nessa região. A doença é relativamente comum em alguns países mediterrâneos, particularmente na Itália. Em muitos casos, tem caráter familial e base genética.

Taquicardia ventricular pode evoluir para fibrilação ventricular e morte súbita, forma comum de manifestação da doença. Se as lesões são extensas, surge insuficiência cardíaca congestiva. Classicamente, a doença não compromete o ventrículo esquerdo ou o faz de forma discreta e focal. Nos casos graves, acometimento do ventrículo esquerdo é usual, podendo necessitar transplante cardíaco. Mais recentemente, a doença tem sido chamada de *cardiomiopatia arritmogênica*, sem menção ao ventrículo direito.

Aspectos morfológicos

O miocárdio do ventrículo direito é substituído por tecido fibroadiposo ou, mais raramente, apenas por tecido fibroso, havendo adelgaçamento da parede ventricular, que chega a ficar translúcida. Pode haver dilatação ventricular, em geral quando há insuficiência cardíaca. São acometidos particularmente a parede posterior, o ápice ventricular e o infundíbulo. Hipertrofia de cardiomiócitos do ventrículo direito é usual, podendo ocorrer focos isolados, discretos, de miocardite com infiltrado de mononucleares. O ventrículo esquerdo não é acometido ou apresenta lesões do mesmo tipo, porém discretas e focais na região subepicárdica. As valvas cardíacas e artérias coronárias não apresentam alterações.

Outras cardiomiopatias

Entre as cardiomiopatias não classificadas, tem ganhado importância a entidade chamada **miocárdio não compactado** (*não compactação do ventrículo esquerdo*), que possivelmente em breve será incluída como um tipo específico de cardiomiopatia na classificação da OMS. Na nova classificação proposta pela AHA, é considerada cardiomiopatia primária, de base genética. Apesar de a sua caracterização não estar completa, é definida pela exuberância da musculatura trabecular do ventrículo esquerdo, que ocupa ao menos 50% da espessura da parede ventricular, geralmente no ápice da câmara. De forma mais controversa ainda, tem sido descrita formas com acometimento simultâneo do ventrículo direito, que naturalmente já apresenta musculatura trabecular proeminente; neste caso a camada trabecular teria de ocupar mais de 75% da parede ventricular direita. O ventrículo esquerdo, ou ao menos parte dele, tem o aspecto morfológico do coração nas fases iniciais do desenvolvimento embrionário, em que a camada trabecular é proporcionalmente maior.

Miocárdio não compactado ocorre geralmente em crianças e associa-se a dilatação ventricular e eventualmente a desenvolvimento incompleto dos músculos papilares do ventrículo esquerdo. A não compactação do miocárdio pode estar associada a cardiopatias congênitas ou mesmo aparecer isoladamente e sem manifestações clínicas, sendo detectada ocasionalmente ao ecocardiograma. O significado e a evolução desse tipo de apresentação não estão completamente esclarecidos.

Cardiomiopatias inflamatórias são aquelas decorrentes de processo inflamatório miocárdico (miocardite) e serão abordadas adiante. As cardiomiopatias específicas mais importantes, inclusive as doenças de depósito, serão detalhadas na seção a elas destinada.

■ Miocardites

Miocardite é definida pela presença de infiltrado inflamatório no miocárdio associado a agressão e lesão de cardiomiócitos. Nessa definição, fica implícito que a inflamação *é a causa da*

15

lesão dos cardiomiócitos e não sua consequência, como ocorre, por exemplo, na evolução de lesões isquêmicas do miocárdio.

Miocardite pode ser isolada ou associada a doença sistêmica, geralmente de natureza infecciosa ou imunitária. Em séries de necrópsias, sua incidência varia de menos de 1 a 10%, dependendo da extensão da representação histológica do miocárdio e do rigor na definição de "infiltrado inflamatório no miocárdio". A imuno-histoquímica mostra que o miocárdio do coração normal contém, no interstício, pequeno número de macrófagos e linfócitos; portanto, a simples presença dessas células não caracteriza miocardite, sendo fundamental avaliação também quantitativa. Em estudo de mais de 5.000 corações de necrópsias, miocardite foi vista em cerca de 5% dos casos, muitas vezes como elemento morfológico sem significado clínico; além disso, infiltrado inflamatório no miocárdio estava associado a praticamente todas as doenças infecciosas.

O diagnóstico clínico de miocardite sempre foi difícil, o que historicamente acarretou grande controvérsia quanto à caracterização da entidade. Com o advento da biópsia endomiocárdica, tornou-se possível examinar o miocárdio de pacientes vivos; assim, além de sinais clínicos (febre acompanhada de insuficiência cardíaca ou arritmias de início súbito) e alterações laboratoriais (elevação de enzimas cardíacas) sugestivas de inflamação, procura-se a caracterização anatomopatológica de miocardite pela biópsia endomiocárdica, que é o padrão-ouro para o diagnóstico. Na década de 1980, foi estabelecido o critério de Dallas para o diagnóstico de miocardite em biópsias endomiocárdicas, fruto de uma reunião de patologistas cardiovasculares ocorrida nessa cidade norte-americana. De acordo com o recomendado pelo grupo de estudiosos, define-se miocardite como *infiltrado inflamatório no miocárdio com necrose e/ou degeneração dos miócitos adjacentes não decorrentes de dano isquêmico associado à doença arterial coronariana*. Dá-se o nome de miocardite *borderline* quando, apesar da existência de inflamação miocárdica, não é possível caracterizar dano aos cardiomiócitos, podendo ser necessária nova biópsia para se firmar o diagnóstico.

O critério de Dallas é até hoje considerado válido, mas tem sido muito criticado, por não ser capaz de identificar pacientes com formas brandas da doença, em que o processo inflamatório é muito focal e discreto ou não está plenamente desenvolvido. A introdução da imuno-histoquímica para caracterizar as células inflamatórias foi um grande avanço, pois permitiu melhor caracterização e quantificação da resposta inflamatória. Assim, pelo critério imuno-histológico caracteriza-se miocardite linfo-histiocitária, também chamada de linfocitária, em biópsia endomiocárdica quando se encontram no mínimo 14 leucócitos/mm², sendo pelo menos sete deles linfócitos. Entretanto, alguns autores sugerem que o conceito de miocardite seja estendido a estados "pró-inflamatórios" do miocárdio, que se caracterizam por maior expressão de citocinas e de antígenos de histocompatibilidade, não havendo necessidade do encontro de número aumentado de leucócitos na biópsia endomiocárdica. Mais recentemente, a técnica de PCR tem revelado positividade para alguns agentes infecciosos virais em biópsias endomiocárdicas de pacientes com suspeita de miocardite, muitas vezes sem inflamação miocárdica. Assim, é possível que em breve se tenha uma reavaliação total dos critérios diagnósticos de miocardite, com base em estudos que avaliem melhor essas novas metodologias e o significado de seus resultados.

Várias são as causas de miocardite (Quadro 15.2), devendo-se salientar que a caracterização da composição do infiltrado inflamatório oferece pistas sobre a sua etiologia. Morfologicamente, as miocardites são classificadas como neutrofílicas, eosinofílicas, linfo-histiocitárias (mononucleares), granulomatosas ou de células gigantes.

Quadro 15.2 Principais causas de miocardite e tipos de infiltrado inflamatório

Agente etiológico	Tipo de infiltrado inflamatório
Vírus	Linfo-histiocitário (mononuclear)
Coxsackie	
ECHO	
Influenza	
Pólio	
HIV	
Epstein-Barr	
Parvovírus	
Vírus da hepatite C	
Sarampo	
Rubéola	
Riquétsia	Linfo-histiocitário (mononuclear)
Bactérias	Geralmente neutrofílico (polimorfonuclear)
Corynebacterium diphtheriae	
Cocos Gram-positivos	
Cocos Gram-negativos	
Mycobacterium tuberculosis	Granulomatoso
Leptospiras	Misto (linfo-histiocitário e polimorfonuclear)
Treponema pallidum	Necrotizante (lesão gomosa)
Fungos	Granulomatoso
Candida	
Aspergillus	
Criptococcus	
Paracoccidioides brasiliensis	
Protozoários	Linfo-histiocitário (mononuclear)
Toxoplasma gondii	
Trypanosoma cruzi	
Helmintos	Geralmente granulomatoso/ fragmentos do parasito
Schistosoma mansoni	
Echinococcus granulosus	
Trichinella spiralis	Polimorfonuclear, com numerosos eosinófilos
Reações de hipersensibilidade	Polimorfonuclear, com numerosos eosinófilos
Dobutamina	
Metildopa	
Sulfonamidas	
Penicilina	
Ácido para-aminossalicílico	
Reações imunitárias	Geralmente linfo-histiocitário (mononuclear)
Doenças do colágeno	
Rejeição pós-transplante	
Doença reumática	Nódulos de Aschoff
Causas desconhecidas	
Sarcoidose	Granulomatoso
Miocardite de Fiedler (células gigantes)	Células gigantes (sem formação de granulomas)

Aspectos morfológicos

Nos casos em que miocardite aguda constitui a causa da morte, em geral o coração mostra aumento global de volume e dilatação de todas as câmaras, principalmente dos ventrículos. Trombos murais podem ser encontrados, sobretudo no ápice dos ventrículos e nas aurículas. Histologicamente, há edema no miocárdio e infiltrado inflamatório de intensidade variável, cuja composição está relacionada com o agente etiológico (Quadro 15.2). Para se firmar o diagnóstico de miocardite, é também necessário que se caracterize agressão aos cardiomiócitos pelas células inflamatórias, tipicamente linfócitos e macrófagos nas miocardites virais ou presumivelmente virais, as mais comuns (Figura 15.32). Em casos duvidosos, particularmente em biópsias endomiocárdicas, muitas vezes é necessária a imuno-histoquímica para caracterizar a natureza e a quantidade das células inflamatórias. Miocardite pode curar sem deixar sequelas, originar focos de fibrose do miocárdio ou evoluir para cardiomiopatia dilatada de natureza inflamatória.

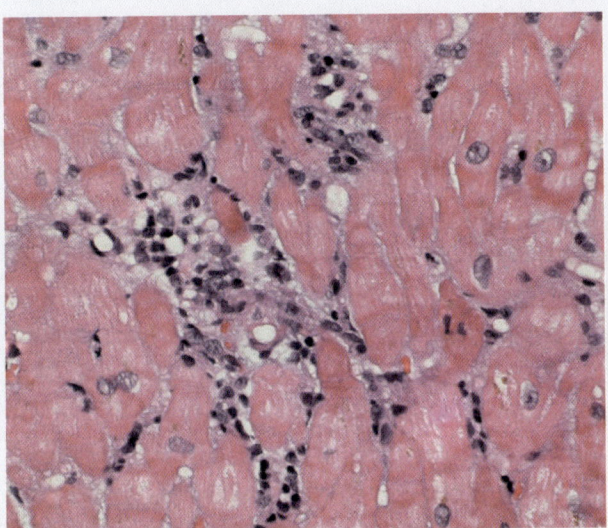

Figura 15.32 Miocardite linfocitária em biópsia endomiocárdica, com infiltrado inflamatório mononuclear (linfo-histiocitário) e agressão aos cardiomiócitos.

No Brasil, o exemplo mais conhecido de miocardite é a da doença de Chagas, causada pelo *Trypanosoma cruzi* (ver Capítulo 34). Nessa miocardite, a fibrose miocárdica é difusa e acentuada, sendo o infiltrado inflamatório tipicamente mononuclear e de intensidade variável. Conforme a extensão da fibrose e da destruição miocárdica, os pacientes desenvolvem insuficiência cardíaca congestiva progressiva.

Miocardite por vírus

Vírus são muito envolvidos na etiologia de miocardites linfocitárias de causa não conhecida. Miocardite viral ocorre preferencialmente em crianças, mulheres grávidas e/ou indivíduos imunodeprimidos. Os vírus do grupo Coxsackie B parecem ser os que mais infectam o miocárdio. Outros, como Coxsackie A, ECHO, pólio, *influenza*, HIV, Epstein-Barr, parvovírus, vírus da hepatite C e praticamente todos os vírus da infância (caxumba, varicela, sarampo etc.), também podem infectar o coração.

Em geral, suspeita-se de comprometimento do miocárdio quando há descompensação cardíaca e arritmias dias ou semanas após uma infecção viral em outro órgão (pulmões, vias respiratórias superiores, sistema digestivo etc.). Para esse diagnóstico, que é bastante difícil, levam-se em conta elevação de enzimas cardíacas denotando dano miocárdio, alterações eletrocardiográficas, níveis elevados de anticorpos séricos contra algum vírus específico (particularmente IgM) e achados da biópsia endomiocárdica, que mostra miocardite linfo-histiocitária. Entretanto, o diagnóstico seguro da etiologia viral depende da demonstração de ácidos nucleicos virais por PCR no miocárdio. O esclarecimento da presença ou ausência de vírus ativo no miocárdio tem grande importância, pois a persistência do agente infeccioso autoriza o uso de agentes antivirais no tratamento. Curiosamente, há casos em que a pesquisa viral por PCR é positiva, mas não se encontra infiltrado inflamatório na biópsia endomiocárdica; tais casos são interpretados como persistência viral no miocárdio, e os pacientes submetidos a tratamento específico antiviral.

Os mecanismos de lesão de miocélulas cardíacas em miocardites virais são controversos, sendo aventadas duas possibilidades: citotoxicidade direta pelo vírus e reação imunitária mediada por linfócitos ou anticorpos. Fatores individuais ligados à constituição genética do hospedeiro devem contribuir para a suscetibilidade à infecção miocárdica viral. Estudos experimentais ou com biópsias endomiocárdicas em humanos sugerem que miocardites virais podem ser responsáveis por um subgrupo de cardiomiopatias dilatadas (ver Cardiomiopatias).

Miocardite por bactérias

Em infecções bacterianas sistêmicas graves, não é infrequente o encontro de infiltrado inflamatório discreto no interstício cardíaco, de natureza reacional. O diagnóstico de miocardite bacteriana é reservado para os casos em que o processo inflamatório é nítido, por invasão de bactérias no miocárdio, por ação de seus produtos tóxicos ou por reação imunitária às mesmas. Miocardite secundária à invasão de bactérias é geralmente neutrofílica, à exceção daquela causada por micobactérias, que é granulomatosa. O acometimento miocárdico resulta geralmente de disseminação hematogênica a partir de focos a distância, ou, mais raramente, de extensão direta de processos infecciosos do mediastino. Na *endocardite infecciosa*, microêmbolos sépticos podem penetrar nas artérias coronárias e formar microabscessos no miocárdio.

Dano miocárdico pode resultar também da ação de toxinas de microrganismos ou de hipersensibilidade a produtos bacterianos. Na **difteria**, há produção de grande quantidade de exotoxinas que causam agressão tóxica às células miocárdicas (cerca de 70% dos casos fatais de difteria resultam do comprometimento miocárdico), com envolvimento frequente do sistema de condução, que resulta em bloqueio atrioventricular ou bloqueio de ramos.

Na **leptospirose** (ver também Capítulo 34), o miocárdio é um dos órgãos mais acometidos. Nos casos fatais da doença, é comum o encontro de miocardite com infiltrado inflamatório polimórfico e edema intersticial do miocárdio.

Miocardite na **sífilis** é rara, sendo representada em recém-nascidos por comprometimento intersticial difuso e em adultos por lesões localizadas (goma sifilítica), geralmente na região superior do septo interventricular, levando ao bloqueio do sistema de condução.

15

Na **tuberculose** a miocardite é infrequente e apresenta-se na forma miliar (particularmente em imunossuprimidos), como nódulos isolados ou como tuberculomas. Os granulomas mostram necrose caseosa, com eventual encontro de bacilos.

Miocardite por riquétsias

Miocardite é frequente nos casos fatais de tifo exantemático ou da doença de Tsutsugamushi. Pode ser observada também no tifo epidêmico, na febre das Montanhas Rochosas e na febre Q. A miocardite em geral é discreta e caracterizada por infiltrado mononuclear, necrose de arteríolas e vênulas e microfocos de hemorragia.

Miocardite por fungos

São formas raras de miocardite, geralmente associadas à disseminação fúngica a partir de endocardite valvar ou septicemia fúngica. Imunossupressão em indivíduos transplantados ou com doenças debilitantes do sistema imunitário e próteses valvares são fatores predisponentes de septicemia fúngica e de endocardite infecciosa fúngica, respectivamente. *Candida* e *Aspergillus* são os agentes mais comuns. São conhecidos também casos de miocardite por *Paracoccidioides*, *Hystoplasma* e outros. O infiltrado inflamatório é tipicamente granulomatoso, com células gigantes, sendo os fungos geralmente identificáveis em meio à necrose central.

Miocardite por protozoários

Dois são os protozoários que causam miocardite de importância clínica: *Toxoplasma gondii* e *Trypanosoma cruzi*. Ambos provocam miocardite linfo-histiocitária, podendo ser encontrados cardiomiócitos parasitados, típicos para o diagnóstico etiológico.

O envolvimento cardíaco na toxoplasmose (ver Capítulo 34) não é incomum, porém geralmente não tem significado clínico em indivíduos imunocompetentes. A priminfecção caracteriza-se por replicação de taquizoítos intracelulares, disseminação hematogênica e parasitismo de virtualmente qualquer célula do organismo. Com o desenvolvimento da resposta imunitária, a infecção pelo *T. gondii* adquire a forma latente ou crônica, na qual os parasitos persistem nos tecidos em forma de cistos ou bradizoítos. No entanto, em estados de imunossupressão grave, como em transplantes de órgãos ou na síndrome da imunodeficiência adquirida, o parasitismo latente pode tornar-se ativo, voltando a ocorrer proliferação de taquizoítos e disseminação hematogênica, muitas vezes fatal. O dano miocárdico é resultado direto da proliferação dos parasitos nas miocélulas que, quando se rompem, suscitam intenso infiltrado inflamatório predominantemente mononuclear. Quando estão em forma de cistos nas miocélulas, não há reação inflamatória. É frequente a associação de miocardite com envolvimento do sistema nervoso central pelo *T. gondii*. Muitas vezes, o diagnóstico de toxoplasmose no acompanhamento de pacientes transplantados é feito por biópsia endomiocárdica, sendo importante o uso de técnicas especiais de detecção mais sensíveis e específicas, como a imuno-histoquímica.

A miocardite na doença de Chagas será discutida no Capítulo 34.

Miocardite por helmintos

Vermes ou ovos de vermes no miocárdio são raros e geralmente não provocam manifestações clínicas. **Cisticercose** resulta de infecção em estágio larvário da *Taenia solium*. Embora mais comum no cérebro, nos olhos e nos músculos esqueléticos, a helmintíase pode acometer também o coração. No miocárdio, as lesões aparecem como nódulos esbranquiçados ou peroláceos, medindo 5 a 30 mm. O infiltrado inflamatório ao redor não é intenso. Dependendo da localização, os cisticercos podem causar arritmias ou anormalidades no sistema de condução, mas na maioria das vezes são assintomáticos.

Triquinose é infestação de ampla distribuição no mundo causada por ingestão da larva encistada de *Trichinella spiralis*. O verme adulto desenvolve-se no duodeno e jejuno e deposita larvas que invadem os vasos mesentéricos e disseminam-se amplamente. No miocárdio as larvas não se encistam, desencadeando miocardite eosinofílica semelhante à miocardite por hipersensibilidade.

Hidatidose ou **equinococose**, no coração, rara no Brasil e mais encontrada no Rio Grande do Sul e em Minas Gerais, resulta da ingestão, por humanos, de ovos do *Echinococcus granulosus*, um parasito habitual do cão. O coração é envolvido em 0,5 a 2% das infestações humanas. Formam-se cistos parasitários, que podem acometer o pericárdio, o miocárdio ou o endocárdio. Microscopicamente, o cisto de hidátide degenerada mostra material eosinófilo amorfo no centro com fibrose e calcificação, muitas vezes com reação do tipo corpo estranho. Ruptura de cisto no saco pericárdico pode levar a pericardite aguda, tamponamento cardíaco ou pericardite constritiva. Muitos pacientes são assintomáticos, sendo o cisto um achado radiológico acidental.

Outras larvas, como as de *Ascaris*, *Strongyloides* e *Toxocara* podem invadir o miocárdio e causar miocardite, geralmente do tipo eosinofílico. Há também relatos de miocardite granulomatosa por ovos de *Schistosoma mansoni*.

Miocardite por hipersensibilidade

Miocardite por hipersensibilidade resulta, em geral, de reação a fármacos, como penicilina, sulfonamidas etc. O quadro histológico é representado por edema e reação inflamatória polimórfica, em geral com grande número de eosinófilos (miocardite eosinofílica). Quando intensa, associa-se geralmente a necrose de fibras cardíacas e vasculite. Não raramente, o coração explantado apresenta esse tipo de miocardite, provavelmente secundária a reação alérgica ou tóxica à dobutamina, agente vasopressor utilizado na manutenção das condições vitais do paciente no período pré-transplante.

Miocardite em doenças imunitárias

Doenças autoimunes, como lúpus eritematoso sistêmico, esclerose sistêmica e polimiosite, podem provocar miocardite por mecanismos imunitários, geralmente de padrão linfo-histiocitário. Outro exemplo é a doença reumática, também considerada processo autoimune (ver adiante). Miocardite com nítida participação imunitária é a rejeição celular de coração transplantado; neste caso, as células inflamatórias predominantes são linfócitos T. Além do infiltrado, há destruição de células miocárdicas, sendo o processo interrompido pelo uso de medicamentos imunossupressores, principalmente corticoides e ciclosporina A (ver adiante).

Na ausência de doenças autoimunes sistêmicas, inflamação miocárdica linfo-histiocitária é denominada *miocardite autoimune* apenas quando se afasta, pela técnica de PCR, a possibilidade de miocardite infecciosa, particularmente de etiologia viral. Nesses casos, a etiologia autoimune é geralmente presumida, e a terapia imunossupressora indicada.

15

Miocardite de causa desconhecida

Algumas formas de miocardite sem etiologia conhecida merecem destaque. O encontro de granulomas ou de reação de células epitelioides sugere resposta específica celular a algum agente ao qual o indivíduo foi previamente sensibilizado. **Sarcoidose** atinge o miocárdio em locais circunscritos, determinando lesões macroscópicas de cor amarelada que se assemelham a infarto. Histologicamente, encontram-se granulomas epitelioides bem formados, sem necrose caseosa, com células gigantes multinucleadas e infiltrado linfocitário em meio a fibrose (Figura 15.33). **Miocardite de células gigantes** é uma forma bastante grave de miocardite caracterizada por intenso processo inflamatório polimórfico, contendo muitos eosinófilos e numerosas células gigantes multinucleadas, associado a extensa lesão e necrose de miocardiócitos (Figura 15.34). Entretanto, não há formação de granulomas típicos (com células epitelioides), como ocorre na miocardite granulomatosa por micobactérias ou na associada à sarcoidose ou a infecção fúngica. Miocardite de células gigantes, às vezes chamada de miocardite de Fiedler (quando isolada de outras manifestações), não tem agente etiológico conhecido. Presume-se que seja doença de cunho imunitário, estando muitas vezes associada a doenças dessa natureza.

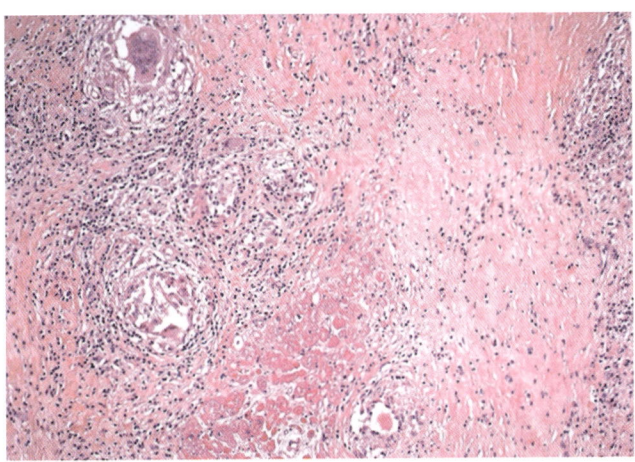

Figura 15.33 Sarcoidose cardíaca. Lesões granulomatosas sem necrose central, em meio a tecido fibroso.

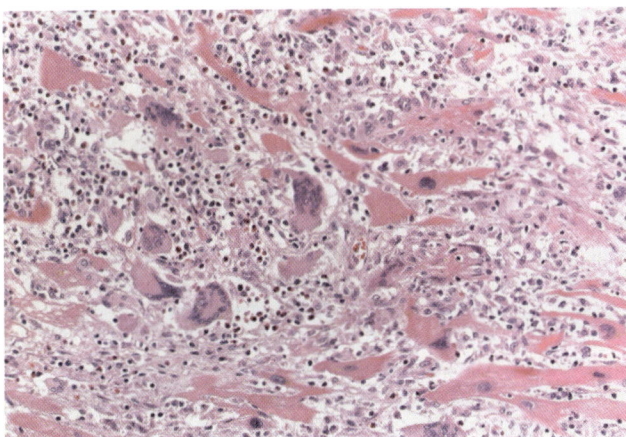

Figura 15.34 Miocardite de células gigantes. Inflamação com numerosos eosinófilos, células gigantes multinucleadas e extensa lesão de cardiomiócitos.

▶ Cor pulmonale

Cor pulmonale consiste em alterações cardíacas secundárias a hipertensão arterial pulmonar causada por doença própria do parênquima pulmonar ou de seus vasos. Segundo o tempo de instalação da hipertensão pulmonar, o *cor pulmonale* pode ser agudo ou crônico. *Cor pulmonale* agudo resulta de elevação súbita da pressão da artéria pulmonar, quase sempre por obstrução tromboembólica. Aumento pressórico súbito transmite-se ao ventrículo direito, acarretando sua dilatação e eventual falência aguda. Macroscopicamente, nota-se dilatação discreta do ventrículo direito, particularmente da via de saída, sem hipertrofia. Devido à insuficiência cardíaca direita, o indivíduo apresenta congestão sistêmica.

Cor pulmonale crônico resulta de hipertensão pulmonar prolongada. Nas fases iniciais de hipertensão pulmonar, o ventrículo direito sofre hipertrofia progressiva. Com a cronicidade do aumento da pressão arterial pulmonar e depois de tempo variado, o ventrículo direito dilata-se progressivamente. Surge hiperemia passiva crônica sistêmica, sobretudo no fígado, que apresenta o aspecto em noz moscada (áreas centrolobulares de congestão e colapso do parênquima), e no baço, que mostra consistência aumentada e aspecto de endotelização dos sinusoides.

A causa mais comum de *cor pulmonale* crônico é hipertensão pulmonar decorrente de doença pulmonar obstrutiva crônica (ver Capítulo 14). Outras causas de hipertensão pulmonar associadas ao *cor pulmonale* crônico são tromboembolia pulmonar de repetição, hipertensão pulmonar primária, esquistossomose mansônica, fibrose intersticial pulmonar difusa e arterites acometendo o território pulmonar (p. ex., poliangiite com granulomas).

15

Aspectos morfológicos

No *cor pulmonale* crônico, o coração encontra-se aumentado de volume e tem forma globosa, devido à proeminência do ventrículo direito, particularmente da sua via de saída. A parede livre do ventrículo direito mostra hipertrofia, chegando a medir 1 cm ou mais, e sua cavidade apresenta graus variáveis de dilatação (Figura 15.35). Insuficiência funcional da valva tricúspide é frequente e, em consequência, dilatação do átrio direito. O átrio e o ventrículo esquerdo são classicamente normais, mas o septo ventricular pode estar abaulado para o lado esquerdo.

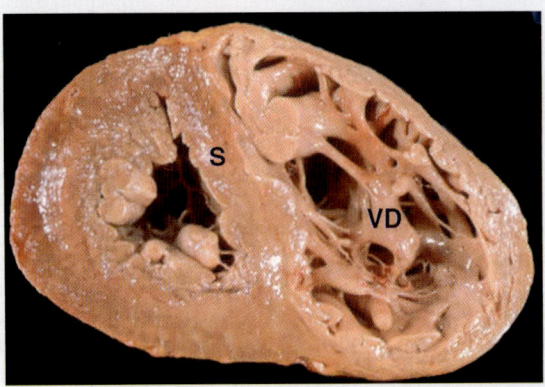

Figura 15.35 *Cor pulmonale* crônico. Corte transversal dos ventrículos. O ventrículo direito (VD) tem cavidade bastante dilatada, sendo maior do que o ventrículo esquerdo (comparar com a Figura 15.36). O VD mostra ainda hipertrofia acentuada do miocárdio, com predominância da musculatura trabecular; o septo ventricular (S) está retificado.

▶ Cardiopatia hipertensiva

Cardiopatia hipertensiva representa o conjunto de alterações que ocorrem no coração em consequência de hipertensão arterial sistêmica, na maioria das vezes a hipertensão essencial. Para o diagnóstico de cardiopatia hipertensiva é necessário que haja hipertrofia concêntrica do ventrículo esquerdo, ausência de outras doenças cardiovasculares e, naturalmente, quadro de hipertensão arterial (ver Capítulo 16).

Hipertensão essencial é condição muito prevalente na população adulta e, em algumas regiões, acomete mais de 50% dos indivíduos acima de 50 anos; mulheres são mais acometidas do que homens. Nos países desenvolvidos, é a segunda causa mais frequente de óbito por cardiopatias.

Com a sobrecarga gerada pela hipertensão arterial, surge hipertrofia concêntrica, inicialmente do ventrículo esquerdo, no qual as fibras cardíacas sofrem aumento da espessura por aumento em paralelo do número de sarcômeros (hipertrofia concêntrica). A hipertrofia cardíaca constitui uma reação do miocárdio para vencer a pressão sistêmica aumentada. Como já comentado, a espessura aumentada da parede do ventrículo tende a normalizar a tensão sistólica sofrida pelos miofilamentos.

A hipertrofia ventricular constitui, portanto, uma resposta adaptativa que possibilita ao coração vencer a sobrecarga de pressão e manter o débito cardíaco. Ocorrida a hipertrofia do ventrículo esquerdo, o indivíduo permanece compensado hemodinamicamente por anos ou décadas, apesar da hipertensão arterial; nesse período, fala-se em *fase compensada* da cardiopatia hipertensiva. A capacidade de hipertrofia, no entanto, é limitada. Se a pressão arterial não é controlada, chega um momento em que o miocárdio não consegue se hipertrofiar mais nem se manter hipertrofiado. O débito cardíaco não é mais mantido, resultando em sobrecarga de volume diastólico e dilatação da cavidade (hipertrofia excêntrica), caracterizando insuficiência cardíaca. Esta constitui a *fase descompensada* da cardiopatia hipertensiva.

Mesmo na fase compensada e por causa do aumento progressivo da espessura da parede ventricular, a complacência do ventrículo esquerdo diminui (surge sobrecarga do átrio esquerdo) e aumenta a necessidade de oxigênio, o que contribui para a isquemia miocárdica e faz com que surjam focos de fibrose intersticial. As células miocárdicas hipertróficas são mais suscetíveis a isquemia, porque, além de terem exigências metabólicas aumentadas, a distância entre o interior das células e o capilar que as nutre é maior, ocasionando dificuldade para difusão de O_2.

Aspectos morfológicos

Na fase compensada, há hipertrofia concêntrica do ventrículo esquerdo e redução da sua cavidade (Figura 15.36). A espessura do ventrículo esquerdo é uniforme, podendo ultrapassar 2 cm. O peso é em geral maior que 450 g em homens e 350 g em mulheres. Não há lesão das valvas cardíacas nem do pericárdio. Com a descompensação cardíaca, ocorre dilatação da cavidade do ventrículo esquerdo, diminuição da espessura de sua parede e aumento do coração como um todo. Com a dilatação do ventrículo esquerdo, ocorre dilatação do anel da valva mitral, podendo resultar em insuficiência desta. Com isso, aumentam a sobrecarga e a dilatação do átrio esquerdo, o que favorece fibrilação atrial. Ao mesmo tempo, surge congestão pulmonar que, se prolongada, resulta em hipertensão pulmonar. Se esta é mantida, ocorre sobrecarga do ventrículo direito, que sofre hipertrofia concêntrica de sua parede, na tentativa de manter o fluxo sanguíneo pulmonar. Após certo tempo, o ventrículo direito também entra em descompensação, por mecanismos semelhantes aos do ventrículo esquerdo, resultando em dilatação da sua cavidade e do anel da valva tricúspide; assim, esta se torna insuficiente e permite o refluxo de sangue para o átrio direito, que logo se dilata. O coração como um todo, portanto, dilata-se e torna-se aumentado de volume.

Microscopicamente, o achado principal é hipertrofia das miocélulas cardíacas. Com a hipertrofia, há formação de novos sarcômeros em paralelo, resultando em aumento principalmente do diâmetro, mas também do comprimento das fibras; há ainda aumento de mitocôndrias, ribossomos e núcleo. As células, portanto, ficam muito aumentadas de volume, o que explica a maior espessura da parede cardíaca. Sobretudo na fase descompensada, há distúrbios na irrigação do miocárdio. Além da maior exigência de sangue por causa da hipertrofia e do aumento do diâmetro dos cardiomiócitos que dificulta a perfeita difusão de nutrientes e catabólitos, geralmente esses pacientes têm aterosclerose das coronárias (hipertensão arterial sistêmica é fator de risco da aterosclerose). Por isso mesmo, ao lado de células com intensa hipertrofia há outras hipotróficas, havendo grande variação no diâmetro das fibras musculares cardíacas. Progressivamente, ocorre substituição de parte das células musculares por fibrose, com desarranjo arquitetural.

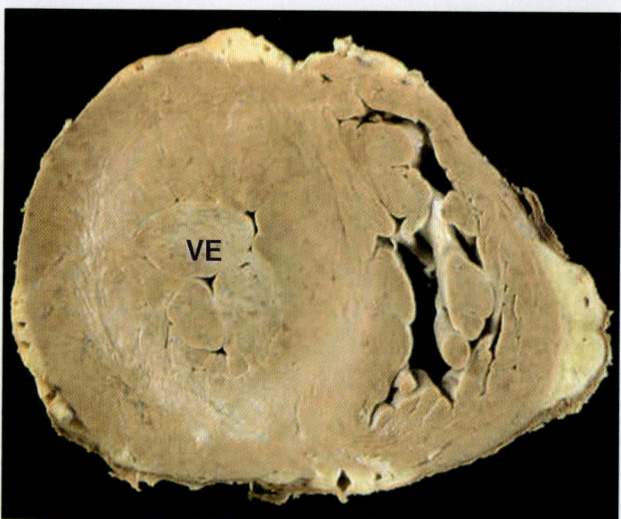

Figura 15.36 Cardiopatia hipertensiva. Corte transversal de coração mostrando acentuada hipertrofia concêntrica do ventrículo esquerdo (VE), em paciente com hipertensão arterial sistêmica. A cavidade ventricular esquerda é virtual. Notam-se, ainda, áreas esbranquiçadas de fibrose nas paredes lateral e diafragmática, sinal de isquemia prévia.

Na forma compensada, o paciente pode ser assintomático, embora o risco de morte súbita seja aumentado. Quando ocorre dilatação ventricular, surgem manifestações de insuficiência cardíaca congestiva. Com a insuficiência cardíaca esquerda, aparecem congestão e edema pulmonares, que se manifestam por tosse e dispneia; quando mais grave, aparecem hipoperfusão renal e encefálica (encefalopatia hipóxica). Quando há insuficiência cardíaca direita, aparecem congestão sistêmica (p. ex., hepatomegalia) e edema, inicialmente nos membros inferiores. Hipertensão arterial é causa importante de insuficiência cardíaca. Além disso, hipertrofia ventricular na cardiopatia hipertensiva é fator de risco de isquemia miocárdica. O tratamento da hipertensão arterial pode levar à regressão da hipertrofia e à diminuição do risco de óbito por complicações cardíacas. Adicionalmente, resultados experimentais indicam que mesmo a fibrose pode ter redução com a utilização de alguns medicamentos anti-hipertensivos.

■ Valvopatias

Valvopatias são definidas como doenças que acometem primariamente as valvas cardíacas. *Estenose* de uma valva consiste na incapacidade de ela se abrir completamente, o que resulta em dificuldade de passagem do sangue. *Insuficiência* significa falta de fechamento completo da valva, o que permite que parte do sangue volte para a câmara de onde saiu (regurgitação). *Dupla lesão* é a associação de estenose e insuficiência. Em princípio, quase sempre o comprometimento valvar determina dupla lesão, sendo menos frequente que lesões valvares impeçam só o fechamento ou só a abertura. Em muitos casos, porém, há predominância de uma lesão sobre a outra, considerando-se então que a valva está estenótica ou insuficiente.

Nas valvopatias, o coração sofre mudanças adaptativas sob a forma de hipertrofia da parede e/ou dilatação das cavidades. Na estenose valvar, a parede a montante (situada antes da estenose no caminho do sangue) sofre hipertrofia do miocárdio na tentativa de, aumentando a força de contração, manter o fluxo sanguíneo. Se o defeito não é corrigido, mais tarde ocorre dilatação da cavidade por incapacidade de manter o débito cardíaco. Quando há insuficiência valvar, a repercussão inicial é dilatação da cavidade a montante (pois nela há aumento do volume de sangue), acompanhada de hipertrofia do miocárdio, também na tentativa de manter o débito cardíaco. Na estenose mitral, por exemplo, o átrio esquerdo mostra hipertrofia; na estenose aórtica, há predominância da hipertrofia do ventrículo esquerdo. A dilatação de um átrio e a do ventrículo esquerdo predominam quando há insuficiência, respectivamente, de uma das valvas atrioventriculares ou da valva aórtica. Quando há disfunção ventricular desproporcional às condições de enchimento ou esvaziamento das cavidades determinadas pelas valvopatias, considera-se haver cardiomiopatia relacionada com a valvopatia, também chamada *cardiomiopatia valvar*. Por outro lado, pode haver insuficiência funcional de uma valva atrioventricular (tricúspide ou mitral) quando seu anel está dilatado em decorrência de dilatação da cavidade ventricular, qualquer que seja a causa dessa dilatação.

Congestão pulmonar por valvopatia à esquerda pode levar a sobrecarga cardíaca direita pelo desenvolvimento de hipertensão pulmonar. Inicialmente, há hipertrofia do ventrículo direito; com a persistência da hipertensão pulmonar, surgem dilatação do mesmo ventrículo, insuficiência da valva tricúspide e dilatação do átrio direito.

Estenose e insuficiência aórticas são fatores de risco para insuficiência coronariana, síncope e morte súbita por duplo mecanismo: (1) hipertrofia do miocárdio, que aumenta a necessidade de O_2 e nutrientes; (2) diminuição do fluxo nas coronárias por causa da obstrução valvar ou da redução do enchimento coronariano (devido à diminuição da pressão diastólica na insuficiência). As manifestações clínicas surgem tipicamente quando há aumento da demanda cardíaca, como durante exercícios físicos.

No Brasil e em outros países em desenvolvimento, a doença reumática é ainda importante causa de lesões valvares, podendo resultar em estenose e/ou insuficiência de uma ou mais valvas. Outra causa relevante de comprometimento valvar, geralmente com insuficiência, é a endocardite infecciosa. Nos países em que a doença reumática é menos prevalente, a chamada valvopatia degenerativa é a primeira causa de comprometimento valvar, resultando sobretudo em estenose aórtica por calcificação. Prolapso valvar e calcificação do anel mitral são lesões degenerativas relacionadas principalmente com insuficiência valvar. Síndrome de Marfan, lúpus eritematoso sistêmico, espondilite anquilosante, anomalias congênitas e outras condições mais raras também podem causar disfunções valvares. Insuficiência mitral súbita pode ocorrer ainda após infarto do miocárdio quando este acomete músculos papilares, principalmente se ocorre ruptura desses músculos. As principais doenças que causam lesões nas valvas cardíacas estão descritas a seguir.

▶ Doença reumática

Doença reumática é uma afecção inflamatória sistêmica, de natureza imunitária e caráter recorrente, secundária a uma infecção estreptocócica da orofaringe. Na grande maioria das vezes, a primeira manifestação clínica surge na infância, preferencialmente entre 5 e 15 anos de idade. No entanto, como a doença tem evolução longa, suas principais repercussões aparecem em indivíduos jovens ou adultos. O coração é atingido em grande parte dos pacientes, com alterações diversas, descritas a seguir.

Historicamente, a doença reumática é considerada ligada à pobreza, sendo mais frequente em regiões pouco desenvolvidas. De todo modo, o impacto global da doença reumática vem caindo. Anteriormente com grande número de casos, o Brasil é hoje considerado país onde a doença não é endêmica – ao contrário, entre outros, de Índia, China, Malásia, quase todo o continente africano e, na América do Sul, Bolívia, Guiana e Suriname. No Brasil, a incidência da doença vem diminuindo nos últimos anos por causa de alguns fatores: (a) melhora nas condições socioeconômicas da população; (b) avanços na profilaxia, no diagnóstico e no tratamento antibiótico de estreptococcias (ver adiante discussão sobre relação da doença reumática com essas infecções); (c) mudanças na patogenicidade dos estreptococos. Por outro lado, mesmo em alguns países da Europa há relatos de casos da doença, em particular de suas sequelas valvares em idosos. Nos EUA, houve aumento da incidência em populações de imigrantes vindos de países pobres, embora, às vezes, sejam atingidos também grupos de padrão socioeconômico elevado.

Etiopatogênese

Por meio de dados clínicos, epidemiológicos e laboratoriais, sabe-se que a doença reumática é uma complicação tardia, não supurativa, mediada por anticorpos, de infecções das vias res-

15

piratórias superiores (faringite, amigdalite etc.) causadas por estreptococos β-hemolíticos do grupo A de Lancefield. Na história natural da doença, o indivíduo inicialmente tem uma infecção da orofaringe seguida, 2 a 4 semanas depois, de episódio agudo da doença reumática. Nem todos os indivíduos que têm faringite desenvolvem doença reumática (apenas cerca de 3% deles adquirem a enfermidade); além disso, o acometimento é maior em determinadas famílias. Tais achados apontam para fatores patogenéticos ligados tanto aos microrganismos quanto aos indivíduos.

Embora os mecanismos patogenéticos não sejam ainda completamente esclarecidos, tudo indica que há participação de mecanismos imunitários, tanto por anticorpos como por linfócitos T. Entre os dados importantes, encontram-se: (1) raridade da doença antes dos 4 anos de idade, sugerindo a necessidade de várias infecções estreptocócicas para sensibilizar o indivíduo suscetível; (2) no período de latência de 2 a 4 semanas entre a faringite e as manifestações da doença reumática, os indivíduos estão produzindo anticorpos antiestreptocócicos (a dosagem de antígenos estreptocócicos após esse período é elevada); (3) os títulos de anticorpos antiestreptocócicos (p. ex., antiestreptolisina O) são mais altos nos indivíduos reumáticos do que naqueles sem doença reumática.

As evidências principais indicam haver reação imunitária cruzada com moléculas de partes do próprio organismo, como o coração e as articulações, devido a mimetismo molecular entre proteínas bacterianas e do hospedeiro. Entre os diversos componentes antigênicos dos estreptococos, um dos mais importantes é a proteína M, a qual possui sequências polipeptídicas semelhantes a proteínas humanas. Anticorpos antiestreptococos e linfócitos T (sobretudo CD4+) reagem tanto com essa proteína quanto com moléculas existentes no coração. A formação de imunocomplexos e a liberação de citocinas por tais linfócitos iniciam a resposta inflamatória que caracteriza a doença reumática. Além disso, outras frações dos estreptococos têm comportamento semelhante: antígenos estreptocócicos mimetizam componentes do sarcolema de miocélulas cardíacas, e o hialuronan da bactéria é semelhante a compostos glicídicos valvares.

A suscetibilidade individual à doença é demonstrada pela análise de antígenos leucocitários humanos (HLA). Pacientes reumáticos têm frequência maior de determinados HLA, embora o tipo predominante varie em diferentes estudos, refletindo as diferenças de comportamento dos indivíduos em diferentes populações. No Brasil, HLA DR7 e HLA DR53 são os haplótipos mais encontrados em pacientes reumáticos.

Nas lesões reumáticas participam linfócitos T CD4+ e CD8+, ocorrendo reação de hipersensibilidade tardia. Na fase aguda, há formação de granulomas com macrófagos, indicando a existência de resposta do tipo Th1. Diversas citocinas são também encontradas nessas lesões.

Aspectos morfológicos

No coração, a inflamação pode comprometer o pericárdio, o miocárdio e o endocárdio, separadamente ou em conjunto. As lesões principais surgem nas das valvas (endocárdio valvar). A valva mais acometida é a mitral, isoladamente (50 a 70% dos casos) ou em associação com a aórtica (30 a 50%). Lesão concomitante das valvas mitral, aórtica e tricúspide é incomum; mais raro ainda é o comprometimento apenas da valva aórtica ou o comprometimento quadrivalvar.

O coração de indivíduos falecidos com cardite reumática na fase aguda é aumentado de volume, flácido e globoso e frequentemente apresenta pericardite fibrinosa (ver adiante). À abertura do órgão, observam-se discreta hipertrofia da parede e dilatação das câmaras cardíacas, principalmente dos ventrículos. Pequenas vegetações ou verrugas róseo-acinzentadas podem aparecer ao longo da borda de fechamento das válvulas (Figura 15.37 A). Tais lesões são constituídas por fibrina, plaquetas e, na sua base, células inflamatórias e células do revestimento endocárdico com aspecto reativo, em paliçada (Figura 15.37 B). O tecido conjuntivo valvar subjacente contém infiltrado de mononucleares, fragmentação e hipereosinofilia do colágeno e acúmulo, sobretudo em crianças, de glicosaminoglicanos. O número de neutrófilos é variado e depende da extensão da necrose, formando, quando esta é extensa, verdadeiros abscessos que podem causar insuficiência valvar aguda. No pericárdio, encontra-se pericardite fibrinosa (ver adiante).

Na fase aguda da doença, o diagnóstico baseia-se principalmente no encontro dos *nódulos de Aschoff*, patognomônicos da doença. As lesões evoluem em três fases: (1) exsudativa ou inicial. Surge com cerca de 2 a 3 semanas de doença e caracteriza-se por tumefação, fragmentação e aumento da eosinofilia das fibras colágenas (que ficam com aspecto fibrinoide), em associação com alguns linfócitos e plasmócitos; (2) proliferativa ou granulomatosa (nódulo de Aschoff), que se forma 3 a 4 semanas após o início da doença e é representada pelo acúmulo, ao redor das áreas de alterações do colágeno, de macrófagos, células gigantes, linfócitos e fibroblastos dispostos em arranjo grosseiramente paralelo. Os macrófagos são grandes, possuem citoplasma basofílico e núcleo hipercromático (Figura 15.37 C); (3) cicatricial, que se desenvolve após 4 a 6 meses. Quando o infiltrado inflamatório regride, surgem fibroblastos e se depositam fibras colágenas, formando zona perivascular de fibrose. Os nódulos de Aschoff em fase cicatricial podem ser encontrados após muito tempo no miocárdio de indivíduos sem atividade clínica da doença. Seu tamanho varia de poucos micrômetros até quase 1 mm. São mais comuns no interstício miocárdico, em torno de vasos. O sistema de condução e, nos casos mais intensos, a região subendocárdica, as valvas e o pericárdio podem também conter nódulos de Aschoff.

Além de nódulos de Aschoff, pode haver miocardite intersticial difusa e inespecífica, porém em geral não existe lesão/necrose de cardiomiócitos, diferentemente do que se observa em miocardites virais. A miocardite reumática caracteriza-se ainda por edema do tecido conjuntivo e infiltrado inflamatório com linfócitos T e B, plasmócitos, macrófagos, neutrófilos e ocasionais eosinófilos. As alterações eletrocardiográficas na fase aguda parecem resultar desse tipo de lesão e não da presença de nódulos de Aschoff.

(continua)

Aspectos morfológicos (*continuação*)

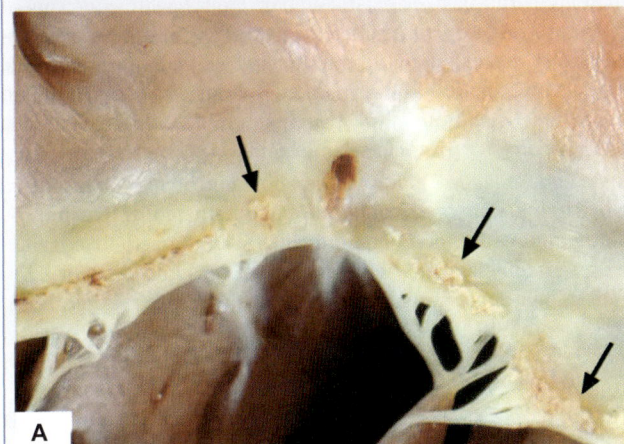

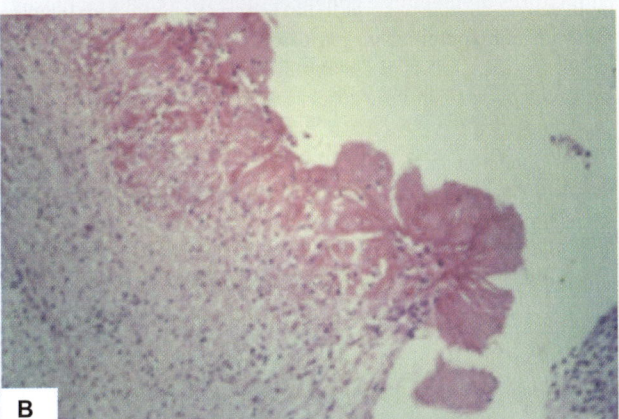

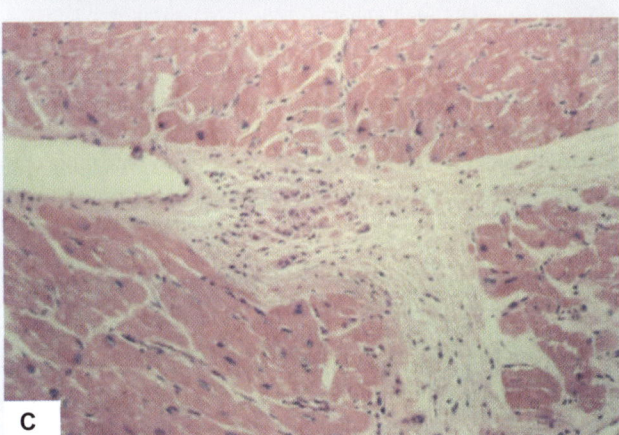

Figura 15.37 Doença reumática. **A.** Valva atrioventricular apresentando múltiplas verrucosidades na linha de fechamento (*setas*). **B.** À microscopia, a lesão valvar aguda é representada por depósito de fibrina e na base há células inflamatórias dispostas em paliçada. **C.** Nódulo de Aschoff perivascular no miocárdio.

Na fase crônica, predominam as sequelas do comprometimento pelos surtos de inflamação aguda, mas persiste valvulite com infiltrado de mononucleares, acompanhada de neoformação de vasos, fibrose e cicatrização. Os folhetos valvares tornam-se irregularmente espessados, encurtados e, muitas vezes, calcificados; é também comum é a fusão das comissuras valvares. Nos casos típicos, esta é

muito evidente e torna o orifício valvar mitral muito reduzido e alongado, em formato conhecido como "boca de peixe" (Figura 15.38 A). A fusão de comissuras é um dos principais mecanismos de estenose valvar na doença reumática. Nas valvas atrioventriculares, existem ainda espessamento, fusão e encurtamento das cordas tendíneas (Figura 15.38 B); tais alterações e o encurtamento dos folhetos contribuem para a concomitante insuficiência valvar. Na valva aórtica, encontram-se espessamento e encurtamento das semilunares, fusão das comissuras e calcificações. O endocárdio mural é pouco afetado, exceto no átrio esquerdo, acima da implantação da cúspide posterior da mitral, onde é frequente o encontro de espessamento focal; este parece representar lesão de jato sanguíneo por insuficiência da valva mitral. Em alguns casos, há placas de calcificação na superfície endocárdica dos átrios. Trombose atrial é comum, em decorrência de fibrilação atrial e estase sanguínea. O pericárdio pode estar espessado, o que poucas vezes tem repercussões funcionais ou clínicas.

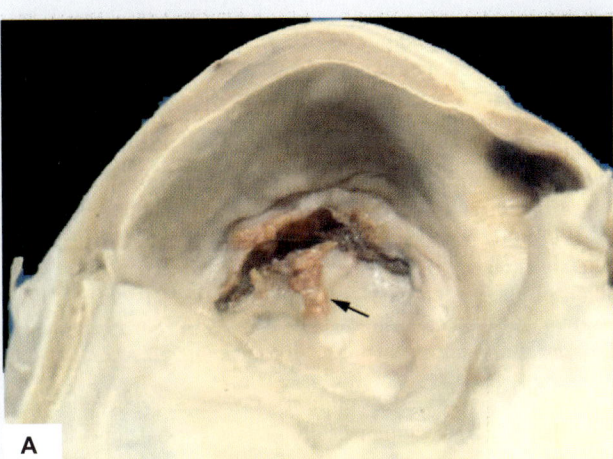

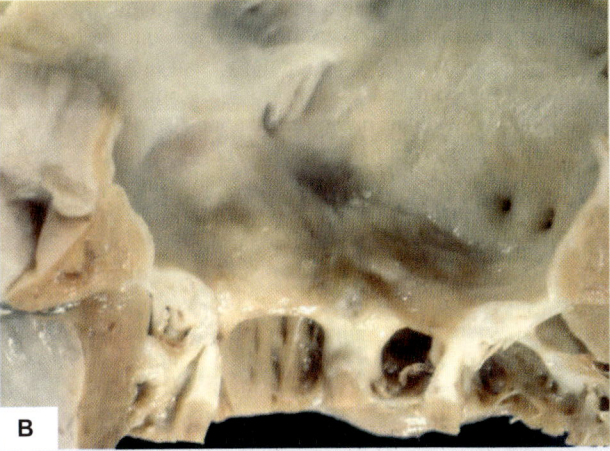

Figura 15.38 Estenose mitral reumática. **A.** Vista superior do átrio esquerdo (dilatado e com espessamento endocárdico) e da valva mitral, que mostra denso espessamento fibrótico e fusão das comissuras, com o aspecto chamado "boca de peixe". Há, ainda, trombo de fibrina (*seta*), que é complicação da lesão, mas não é característica da estenose mitral crônica. **B.** Valva mitral aberta, mostrando lesões antigas. As cordas tendíneas estão espessadas e encurtadas; devido à fusão de comissuras, a distinção entre os dois folhetos é pouco nítida.

Aspectos clínicos

Na sua forma clássica, as manifestações clínicas surgem em geral 2 a 4 semanas após infecção estreptocócica aguda da orofaringe. O paciente apresenta febre, poliartralgia de grandes articulações, muitas vezes de caráter migratório, coreia (movimentos desordenados dos membros) e, em cerca de dois terços dos casos, sinais de comprometimento do coração.

Os níveis séricos de antiestreptolisina O, de proteína C reativa e de mucoproteínas encontram-se elevados; há ainda queda da albumina e aumento das frações alfa e gama de globulinas séricas. O paciente pode apresentar ainda manifestações cutâneas (eritema marginado) e respiratórias e comprometimento das serosas e dos vasos sanguíneos. A doença evolui em crises sucessivas; as remissões entre as crises podem durar meses ou anos.

Com quadro clínico tão variado, o diagnóstico da fase aguda da doença reumática nem sempre é fácil. A fim de aprimorar e padronizar o diagnóstico, os critérios propostos por Jones, com pequenas modificações, têm grande importância prática. O diagnóstico de atividade da doença reumática pode ser estabelecido pelo encontro de pelo menos dois sinais considerados maiores ou por um sinal maior e dois sinais menores (Quadro 15.3), principalmente se presentes condições associadas que indicam infecção estreptocócica.

A evolução a longo prazo e o prognóstico da doença reumática dependem sobretudo do acometimento do coração e da gravidade das lesões, particularmente das valvas. Muitas vezes, a doença responde bem ao tratamento, que inclui antibioticoterapia, corticoides e medicação para a insuficiência cardíaca. Para a profilaxia de novos surtos agudos, administram-se periodicamente agentes antimicrobianos – especialmente penicilina – por longos períodos. Dependendo das sequelas, os pacientes podem desenvolver insuficiência cardíaca por estenose e/ou insuficiência de uma ou mais valvas. Fibrilação atrial, secundária ao aumento do volume do átrio esquerdo, também pode ocorrer e favorecer a formação de trombos. Intervenção por cateter balão ou por cirurgia, seja de plastia ou para troca valvar, pode contribuir para melhora da insuficiência cardíaca e sobrevida de pacientes com comprometimento grave. Se a valva é conservada, novos surtos podem tornar a agredi-la; por outro lado, quando se faz a substituição valvar, podem ocorrer problemas com as próteses. Em alguns casos, é indicado transplante cardíaco.

Valvopatias associadas a lesões degenerativas

Mesmo nos países em que houve declínio da doença reumática, o número de cirurgias para troca de valvas é ainda relativamente elevado, em parte devido ao aumento da vida média da população, o que possibilita o aparecimento de outras lesões ou doenças valvares, inflamatórias ou degenerativas. Lesões degenerativas valvares resultam do uso contínuo das valvas (alterações por desgaste), lesões essas que dependem também de interações com fatores ambientais e genéticos, pois nem todos os idosos as apresentam. Há famílias com maior propensão a essas doenças, nas quais ocorrem alterações na estrutura da matriz extracelular, possivelmente sobre uma base de suscetibilidade determinada por polimorfismos ou variantes genéticas. Duas são as lesões valvares degenerativas mais importantes: calcificação e prolapso.

Calcificação aórtica isolada do idoso. É a calcificação mais comum no coração. A valva costuma ter estenose pura, pois em geral não há retração (Figura 15.39); ausência de fusão de comissuras quase sempre possibilita o diagnóstico diferencial com a doença reumática, embora, às vezes, ocorram pequenas fusões. Em alguns casos, a calcificação se estende ao septo interventricular, causando bloqueio atrioventricular. A etiopatogênese da calcificação senil não é bem conhecida, mas acredita-se que faça parte de alterações relacionadas com a idade e, como ocorre na aterosclerose (da qual alguns autores acreditam ser variante), há reação macrofágica e gigantocelular e, muitas vezes, deposição de cristais de colesterol. Estudos genéticos mostram que há maior suscetibilidade à calcificação valvar aórtica em portadores de determinadas variantes da lipoproteína A. As manifestações clínicas surgem na maioria dos casos a partir de 70 anos. A calcificação ocorre mais precocemente nos indivíduos com valva aórtica bivalvulada, presente em 1 a 2% da população.

Calcificação do anel da valva mitral. Mais frequente em mulheres, a lesão consiste em blocos grosseiros de material amorfo e calcificado associados a reação inflamatória crônica (Figura 15.40). A alteração funcional mais comum é insufici-

---

Quadro 15.3 Critérios de Jones (revisados) para orientação no diagnóstico da doença reumática

Manifestações maiores

Cardite

Poliartrite

Coreia (movimentação involuntária e desconexa)

Eritema marginado (manchas avermelhadas irregulares na pele do tronco ou das extremidades, de tamanho variável)

Nódulos subcutâneos – pouco comuns, em geral sobre articulações

Manifestações menores

Clínicas

Doença reumática prévia ou cardiopatia reumática

Dores nas articulações

Febre

Laboratoriais

Reações de "fase aguda"

Alongamento do intervalo P-R no eletrocardiograma

Condições associadas

Evidências de infecção estreptocócica precedente; elevação dos títulos de antiestreptolisina O ou de outros anticorpos antiestreptococos; cultura de material da orofaringe positiva para estreptococos do grupo A; escarlatina recente

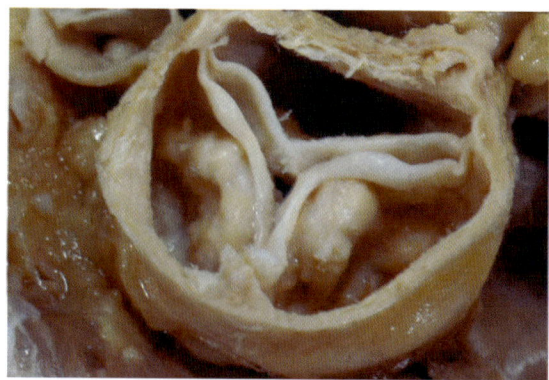

Figura 15.39 Calcificação aórtica senil. Apesar da intensa calcificação, não há fusão das comissuras.

ência valvar. Como na calcificação aórtica, pode haver bloqueio atrioventricular por comprometimento do nó atrioventricular e do feixe de His.

Prolapso. Nos prolapsos valvares, as cúspides atrioventriculares têm tamanho exagerado e aspecto redundante e, por causa disso, projetam-se para a cavidade atrial na sístole ventricular (Figura 15.41). Dependendo do critério diagnóstico, *prolapso da valva mitral* incide em cerca de 2 a 3% da população. A lesão costuma ser assintomática, sendo achado ao exame ecocardiográfico. Alguns indivíduos, no entanto, apresentam dor torácica, dispneia e fadiga, às vezes acompanhadas de transtornos psiquiátricos. O substrato histológico é o acúmulo de material mucoide acompanhado de espessamento fibroso; a alteração pode estender-se às cordas tendíneas, que se tornam frágeis, longas e finas, podendo sofrer ruptura e causar insuficiência aguda da valva. Outras complicações são endocardite infecciosa, trombose intracavitária e arritmias.

Prolapso mitral pode resultar de lesão primária da valva ou fazer parte de uma doença sistêmica do tecido conjuntivo (ver adiante). Duas teorias tentam explicar o prolapso primário. Uma propõe que esses casos são também de anormalidade, ainda que localizada, do tecido conjuntivo, com alteração na síntese e/ou na degradação das suas moléculas, resultando em acúmulo de proteoglicanos – que constituem o material mucoide. Outra, menos aceita, baseia-se na existência de anormalidades anatômicas congênitas, como descontinuidade do anel das cúspides e diminuição do número de cordas tendíneas, com consequente perda do suporte das cúspides e aumento do estresse hemodinâmico regional.

Valvopatias associadas a doenças do tecido conjuntivo

A *síndrome de Marfan* caracteriza-se por alongamento dos membros superiores, deslocamento do cristalino e lesões cardiovasculares. Estas localizam-se sobretudo na aorta (que pode sofrer dilatação de sua porção inicial, aneurisma ou dissecção) e nas valvas aórtica e mitral (em casos graves, também nas demais), com prolapso e insuficiência valvar. A anormalidade consiste em mutação no gene que codifica a fibrilina (componente do sistema elástico – ver Capítulo 6) ou alterações na decorina, um proteoglicano associado ao colágeno. Em consequência, a parede da aorta mostra fragmentação e perda das fibras elásticas e acúmulo de material basofílico mucoide; alterações semelhantes são encontradas nas valvas cardíacas e na pele. Em formas frustras da doença, os pacientes manifestam apenas parte do espectro clínico. Aneurismas da aorta e prolapso valvar podem formar-se em outras desordens do tecido conjuntivo: síndrome de Ehlers-Danlos, osteogênese imperfeita, *cutis laxa* e pseudoxantoma elástico.

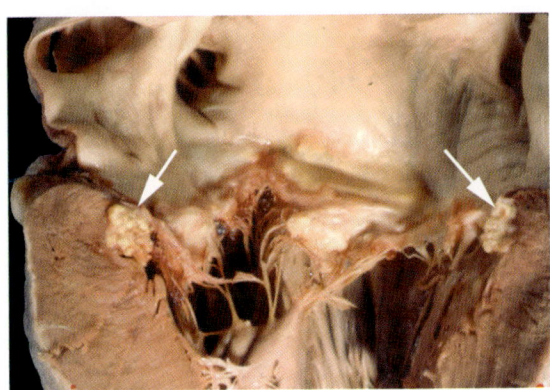

Figura 15.40 Calcificação do anel da valva mitral (*setas*).

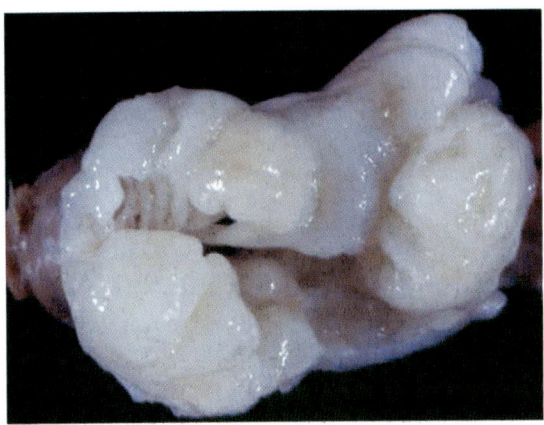

Figura 15.41 Prolapso da valva mitral. Espécime de ressecção cirúrgica.

Valvopatias associadas a arterites

Aortites (p. ex., sífilis terciária), arterite de Takayasu, espondilite anquilosante e aortite associada a IgG$_4$ podem atingir a raiz da aorta e provocar inflamação, fibrose, dilatação da aorta e insuficiência valvar. Na espondilite anquilosante, o processo inflamatório na parede arterial pode progredir até a valva, comprometendo as semilunares e levando à insuficiência valvar, ocasionalmente com aderência completa do folheto à íntima do vaso.

▶ Endocardite infecciosa

Endocardite infecciosa é a inflamação do endocárdio provocada por microrganismos. A maioria das endocardites ocorre em valvas cardíacas; são também endocardite as infecções que se instalam em próteses valvares. Outras sedes são orifícios anômalos (p. ex., comunicações intercavitárias) e locais de implantes de cateteres ou de outros dispositivos intracardíacos ou intravasculares.

Em geral, as endocardites se estabelecem em valvas previamente lesadas, por lesões congênitas ou adquiridas. No Brasil e em outros países em que a prevalência da doença reumática é elevada, a da endocardite infecciosa também o é, por causa desse fator de risco. Nos países em que a doença reumática diminuiu, a incidência de endocardite infecciosa é baixa, embora não tenha caído. Nos últimos anos, surgiram novos grupos de risco, como idosos, usuários de drogas injetáveis, pacientes em hemodiálise, pessoas com deficiência imunitária por qualquer causa e portadores de cardiopatias congênitas que sobrevivem mais tempo graças à terapêutica. Algumas vezes, as lesões prévias não chegam a causar disfunções antes do processo infeccioso.

Lesão valvar pregressa favorece a infecção por gerar fluxo turbulento, portanto aumentando o contato de microrganismos circulantes com o revestimento endocárdico. Na maioria dos casos, a endocardite infecciosa localiza-se nas faces das valvas (ou das comunicações anômalas) de maior impacto do fluxo sanguíneo, ou seja, na face atrial da valva mitral, na face ventricular da valva aórtica etc.

As valvas mais atingidas são a mitral e a aórtica, em proporções aproximadamente iguais. Em necrópsias e peças cirúrgicas examinadas no Laboratório de Anatomia Patológica do Instituto do Coração (InCor) da Faculdade de Medicina da USP, há equilí-

15

brio quanto ao acometimento dessas valvas. Em 10% dos casos, há comprometimento de ambas. Cerca de um terço dos casos corresponde a endocardite em próteses. Menos de 10% das endocardites infecciosas ocorrem no lado direito do coração; outros 10% comprometem o endocárdio mural em indivíduos sem valvopatias, em geral em pacientes com cardiopatias congênitas.

Etiopatogênese

Inúmeros microrganismos podem causar endocardite, sobretudo bactérias dos grupos estreptococos, enterococos e estafilococos; menos frequentemente, a doença é causada por fungos. No Quadro 15.4 estão indicados os principais agentes etiológicos de endocardite infecciosa em coorte de casos do InCor. A mortalidade varia bastante conforme o agente.

Quadro 15.4 Agentes causadores de endocardite infecciosa em pacientes atendidos no Instituto do Coração, São Paulo (Siciliano RF et al., 2014)

Agente etiológico	Percentual
Estreptococos (principal: *Streptococcus viridans*)	49,3
Estafilococos (principal: *Staphylococcus aureus*)	9,1
Enterococos	9,1
Outras bactérias	15,4
Fungos	0,5
Agente indeterminado/sem hemocultura	16,7

Para haver colonização endocárdica e, portanto, para se desencadear uma endocardite, há necessidade de bacteriemia ou fungemia, transitória ou duradoura; estas se originam de infecções em diversos locais do organismo (cutâneas, urinárias, pulmonares etc.) ou são secundárias a manipulações dentárias, queimaduras, procedimentos invasivos (hemodiálise, uso prolongado de sondas uretrais e, sobretudo, cateteres intravasculares) ou uso de substâncias injetáveis por usuários de drogas. Indivíduos nas duas últimas situações constituem grupo de risco para endocardite, sobretudo as do lado direito do coração. A endocardite que complica precocemente próteses valvares (menos de 60 dias após a cirurgia) resulta geralmente de contaminação pré ou intraoperatória.

O estado imunitário do indivíduo também é fator importante na instalação da doença, que é mais comum em pessoas em tratamento com imunossupressores ou naquelas com neoplasias malignas (especialmente as submetidas a quimio ou radioterapia e, por motivos não bem conhecidos, idosas com tumores intestinais), síndrome de imunodeficiência adquirida, doenças hematológicas ou afecções do tecido conjuntivo.

Para ocorrer a colonização, é preciso haver solução de continuidade no endocárdio que favorece a formação de um trombo. Entre as moléculas envolvidas na colonização estão algumas integrinas, que ligam fatores extracelulares ao citoesqueleto, inclusive a fibronectina. Estafilococos e outros microrganismos possuem proteínas de superfície com propriedade de se ligar à fibronectina. Os agentes que, por meio desse e de outros mecanismos, têm maior capacidade de adesão às valvas danificadas são os que mais frequentemente causam endocardite infecciosa.

Aspectos morfológicos

A endocardite infecciosa caracteriza-se pela formação de vegetações (ou trombos) e por destruição tecidual. As *vegetações* têm tamanhos variados (Figura 15.42), algumas de difícil visualização, outras suficientemente grandes para levarem a estenose da valva por obstrução mecânica. Trata-se de massas pardacentas ou avermelhadas, quase sempre friáveis, com base aderida aos folhetos valvares, às cordas tendíneas ou ao endocárdio mural. Situam-se mais na face atrial das valvas atrioventriculares e na face ventricular das valvas arteriais, iniciando sobre as linhas de fechamento. Não existe relação direta entre tamanho da lesão e gravidade do quadro clínico ou resposta ao tratamento. Vegetações causadas por fungos comumente atingem grande volume. Como as vegetações raramente são pediculadas, o exame ecocardiográfico mostra mais deformidades e espessamento valvares do que propriamente um aspecto "arborescente". Tais trombos são sépticos e frequentemente originam êmbolos. A *destruição valvar* é representada por ulcerações nas margens de fechamento das válvulas, destruição ou perfuração das cúspides, ruptura das cordas tendíneas e, por vezes, desaparecimento quase total da valva. A infecção pode estender-se aos anéis valvares, causando "escapes" (perda de continuidade no arcabouço fibroso da valva, podendo levar à insuficiência, mais comuns em próteses, possivelmente em decorrência da manipulação cirúrgica prévia do local) ou abscessos perivalvares; mais raramente, leva a aneurisma do seio de Valsalva e comunicações intercavitárias.

Histologicamente, as vegetações são constituídas por inflamação aguda, com predomínio de neutrófilos e número menor de macrófagos e outras células, de permeio a rede de fibrina e produtos

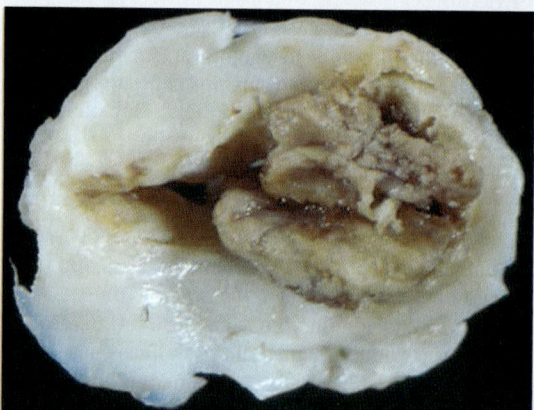

Figura 15.42 Endocardite infecciosa. Vista da face atrial da valva mitral com grande vegetação. Espécime de ressecção cirúrgica.

da destruição tecidual. O encontro do agente etiológico permite o diagnóstico anatomopatológico de certeza (para o diagnóstico, a cultura de material valvar é muito importante). Porém, esse achado nem sempre está presente, pois com frequência os pacientes receberam tratamento prévio com antibióticos. Com a evolução do processo, tanto o trombo como os microrganismos mortos podem se calcificar; nesses casos, o diagnóstico diferencial de cocos calcificados deve ser feito com calcificação de outra natureza.

Aspectos clínicos

Os pacientes apresentam quadro infeccioso e septicêmico e, portanto, têm manifestações sistêmicas em geral exuberantes, como febre, mal-estar, cefaleia, anorexia, aumento de linfonodos e hepatoesplenomegalia. Em consequência de embolia séptica, podem surgir necrose e infecções em outros órgãos, com os sinais e sintomas clínicos correspondentes. Sinais periféricos de endocardite incluem petéquias, nódulos ou pápulas eritematosas muito dolorosas na polpa dos dedos e nos artelhos (nódulos de Osler), hemorragias nas palmas das mãos e na planta dos pés (lesão de Janeway) e hemorragias conjuntivais e na retina (manchas de Roth). Alguns pacientes têm manifestações de nefropatia pela deposição de imunocomplexos nos glomérulos (ver Capítulo 17). Certo número de pacientes desenvolve estado de choque, séptico e/ou cardiogênico, podendo, em alguns casos, ter componente hipovolêmico por causa das hemorragias. Como se vê, o quadro clínico é bastante variado. O ecocardiograma pode mostrar as vegetações, mas são descritos casos tanto falso-negativos como falso-positivos. A hemocultura (ou a cultura direta da lesão quando se faz cirurgia) e o exame histológico da região afetada são muito importantes para o diagnóstico e para o tratamento. Em 10 a 30% dos pacientes, a hemocultura é negativa, por causa de antibioticoterapia prévia ou porque estão envolvidas bactérias intracelulares de crescimento lento e difícil.

As complicações da endocardite podem ser cardíacas ou extracardíacas. Entre as primeiras estão falência cardíaca por insuficiência valvar (sobretudo aórtica) ou de comprometimento miocárdico por abscesso, abscesso no anel valvar, destruição dos folhetos valvares e/ou das cordas tendíneas com insuficiência valvar aguda, obstrução valvar por trombos volumosos, comunicações intercavitárias, pericardite fibrinopurulenta e infarto do miocárdio por êmbolos nas coronárias. Outra possibilidade é a ocorrência de arritmias por acometimento de áreas próximas ao sistema de condução.

Parte da vegetação pode desprender-se, constituindo um êmbolo séptico, potencialmente causador tanto de infarto quanto de infecção no miocárdio ou em órgãos distantes. Além disso, tais êmbolos podem causar, no local onde se alojam, vasculite aguda, que recebe a designação, imprópria, de *aneurisma micótico* (ver Aneurismas, Capítulo 16). A denominação é equivocada porque outros agentes etiológicos, além de fungos (que sequer são os mais frequentes), podem ser a causa das lesões e porque estas, às vezes, não levam ao enfraquecimento da parede com a formação de aneurisma. Com ou sem real aneurisma, contudo, nessa lesão há grande risco de ruptura do vaso acometido. O cérebro é sede comum dessas lesões.

Para auxiliar no frequentemente difícil diagnóstico de endocardite infecciosa, foram criados critérios, chamados de critérios de Duke, subsequentemente modificados. Critérios maiores são: (1) cultura positiva para microrganismos típicos de endocardite ou culturas persistentemente positivas a despeito de terapêutica antimicrobiana; (2) vegetações valvares, nova insuficiência valvar, abscessos intracardíacos ou deiscência de prótese valvar detectada por ecocardiografia; (3) cultura positiva para *Coxiella burnetti* ou título de anticorpos IgG anti-fase 1 ≥ 1:800. Critérios menores são: (a) condições predisponentes; (b) febre; (c) sequelas vasculares de endocardite (eventos embólicos); (d) deficiência imunitária; (e) culturas positivas para microrganismos menos típicos de endocardite. O diagnóstico de endocardite envolve a combinação de: (1) dois critérios maiores; (2) um critério maior e ao menos três menores; (3) cinco critérios menores. Quando há um critério maior e um menor, ou três menores, a endocardite é considerada "possível".

Endocardite trombótica não infecciosa

Caracteriza-se por vegetações nas valvas cardíacas formadas por fibrina, plaquetas e hemácias, sem agente infeccioso nem reação inflamatória expressiva. A lesão aparece em geral em indivíduos com outras doenças, como neoplasias, lúpus eritematoso sistêmico, infecção pelo vírus da imunodeficiência adquirida e caquexia por qualquer causa. A rigor, as lesões valvares da fase aguda da doença reumática também preenchem os critérios desse diagnóstico. A doença é conhecida também como endocardite mínima, caquética, marântica, terminal ou *endocardite de Libman-Sacks* (esta última nos pacientes com lúpus eritematoso). Durante muito tempo, a lesão foi considerada achado de necrópsia ou de ecocardiograma sem expressão clínica. Hoje, no entanto, sabe-se que pode provocar embolia ou disfunção valvar, por vezes graves. Sua frequência é difícil de ser precisada e varia entre diferentes casuísticas; no Laboratório de Anatomia Patológica do InCor, é rara.

Endocardite não infecciosa associa-se também a estados de hipercoagulabilidade sanguínea, especialmente a *síndrome de anticorpos antifosfolipídeos*. Estes constituem um grupo heterogêneo de imunoglobulinas (IgG, IgM e, raramente, IgA) que reagem com fosfolipídeos aniônicos ou complexos aniônicos proteína-fosfolipídeo. Admite-se que a β-2 glicoproteína I ligada a fosfolipídeos aniônicos represente seu sítio de ligação. Tais anticorpos foram detectados inicialmente em portadores de lúpus eritematoso sistêmico e, mais tarde, em usuários de drogas e em pacientes com doenças neoplásicas, infecciosas e do tecido conjuntivo; às vezes, estão aumentados sem que haja qualquer causa aparente. São conhecidos também como *anticorpos anticardiolipina* e, a despeito de estarem associados a fenômenos trombóticos, são chamados *anticoagulantes lúpicos*. A endocardite trombótica não infecciosa pode surgir também em pacientes com lúpus sem anticorpos antifosfolipídeos. A lesão valvar dos pacientes com lúpus eritematoso sistêmico difere da lesão da síndrome antifosfolipídeo primária: doentes com lúpus apresentam vegetações e podem sofrer estenose ou insuficiência valvar; na síndrome antifosfolipídeos primária, os pacientes têm espessamento irregular das valvas e em geral apresentam insuficiência valvar.

A endocardite trombótica não infecciosa pode surgir em resposta a estímulos variados, específicos (p. ex., infecção, alergia, hipóxia) ou inespecíficos (p. ex., frio, altitude elevada, hormônios, fístula arteriovenosa), principalmente (mas não exclusivamente) nos pacientes com as doenças citadas. Admite-se que tais estímulos levem a lesão endotelial seguida de depósito de fibrina e plaquetas.

Aspectos morfológicos

As lesões podem ser nódulos, verrugas ou espessamentos únicos ou múltiplos e de tamanho variável, chegando a atingir até 1 cm de diâmetro, como acontece na fase aguda da doença reumática (Figura 15.37) (não confundir com nódulos de Aschoff, que são achado microscópico na fase aguda dessa doença). Como na endocardite infecciosa, as lesões são mais frequentes na face atrial das valvas atrioventriculares, principalmente na mitral, e na face ventricular da valva aórtica. A valva sob a vegetação apresenta lesão endotelial, alterações no tecido conjuntivo, edema e fragmentação das fibras colágenas, mas sem destruição valvar. Uma característica marcante é a escassez ou a ausência de reação inflamatória sob a vegetação. Vasos neoformados são raros ou ausentes. Após a reparação, forma-se nódulo cicatricial. Estudo imuno-histoquímico de valvas cardíacas em pacientes com a síndrome antifosfolipídeos primária ou secundária mostrou depósito subendotelial de imunoglobulinas e componentes do complemento em valvas macro ou microscopicamente alteradas.

15

▪ Doenças metabólicas

Algumas doenças metabólicas acompanhadas de acúmulo de substâncias no interior de células ou no interstício podem acometer o sistema cardiovascular, afetando diversas de suas estruturas. As doenças metabólicas que causam acúmulos de substâncias foram comentadas no Capítulo 5; as principais que acometem o coração estão descritas a seguir.

Glicogenoses

As doenças provocadas por acúmulo de glicogênio devem-se à deficiência na atividade de diferentes enzimas que atuam no seu metabolismo. Trata-se de doenças genéticas, transmitidas por herança autossômica recessiva, que geralmente levam ao acúmulo de glicogênio em diversos tecidos e órgãos. O comprometimento cardíaco, mais comum na glicogenose do tipo II (doença de Pompe), ocorre também nas glicogenoses do tipo III (doença de Cori) e do tipo IV (doença de Andersen).

A **doença de Pompe** resulta de deficiência da enzima α-1,4-glicosidase lisossômica, também chamada maltase ácida; o glicogênio acumulado é estrutural e bioquimicamente normal. Tipicamente, a doença manifesta-se em crianças pequenas (bebês), sendo frequente o envolvimento de músculos esqueléticos e macroglossia. O coração é aumentado de volume e apresenta espessamento acentuado das paredes ventriculares, o que às vezes leva a obstrução da via de saída. Dessa forma, o aspecto macroscópico é semelhante ao da cardiomiopatia hipertrófica, da qual deve ser diferenciada. O quadro histológico é característico, havendo comprometimento difuso dos cardiomiócitos, que se mostram intensamente vacuolizados devido ao extenso depósito de glicogênio, que desloca as miofibrilas para a periferia da célula (Figura 15.43). Pelas colorações específicas habituais (PAS), é difícil a caracterização do depósito como glicogênio devido à sua perda no processamento histológico; o exame à microscopia eletrônica é muito útil, e deve-se empregar técnica de preservação do glicogênio nas fases de processamento do material. Como depósitos de glicogênio são encontrados também em músculos esqueléticos, quando necessário dá-se preferência à biópsia destes, em vez da cardíaca, para o esclarecimento diagnóstico.

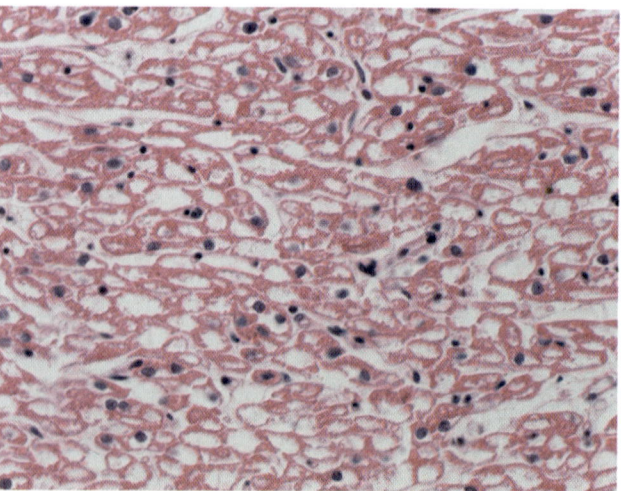

Figura 15.43 Doença de Pompe. Miocárdio com intensa vacuolização dos cardiomiócitos.

Na **glicogenose do tipo IV** há deficiência da enzima ramificadora do glicogênio e, portanto, acumula-se glicogênio estrutural e bioquimicamente anormal. Geralmente há predomínio de hepatopatia, e a morte resulta de cirrose nos primeiros anos de vida. Em alguns casos, o comprometimento cardíaco é grave e causa insuficiência cardíaca congestiva e dilatação ventricular, configurando cardiomiopatia dilatada. O exame histológico do miocárdio revela depósitos basofílicos no citoplasma dos cardiomiócitos, que se coram fortemente pelo PAS e são resistentes à diástase, ao contrário do glicogênio normal. O exame ao microscópio eletrônico mostra glicogênio anormal, caracterizado por aspecto fibrilar, ao contrário do aspecto granular típico do glicogênio normal.

Mucopolissacaridoses

Mucopolissacaridoses resultam da deficiência de enzimas lisossômicas envolvidas na degradação de glicosaminoglicanos ácidos existentes na matriz extracelular. As manifestações clínicas e os achados anatomopatológicos resultam não somente de depósito anormal desse tipo de açúcar nos lisossomos, como também de anormalidades na composição e na interação das macromoléculas da matriz extracelular e do tecido conjuntivo.

A mucopolissacaridose que mais atinge o sistema cardiovascular é a do tipo I, por deficiência da α-L-iduronidase, particularmente a variante que constitui a *síndrome de Hurler*. O acometimento é fundamentalmente valvar e coronariano. Há espessamento dos folhetos valvares por deposição de colágeno e matriz extracelular em meio a células intensamente vacuolizadas, o que reflete o acúmulo intracelular de lisossomos alterados, intensamente dilatados e vacuolizados à microscopia eletrônica. Pode haver comprometimento também de fibroblastos do interstício cardíaco e de células da íntima ou média da parede das artérias coronárias, com espessamento concêntrico e estenose das últimas, o que pode acarretar alterações isquêmicas no miocárdio.

As demais mucopolissacaridoses podem também acometer o coração e as grandes artérias, porém mais raramente. Em geral o acometimento é do mesmo tipo dos anteriores, ou seja, de folhetos valvares, artérias coronárias, paredes arteriais e tecidos em que predomina o componente conjuntivo. O diagnóstico é estabelecido pelo quadro clínico e pela demonstração bioquímica da enzima defeituosa.

Amiloidose

Como discutido no Capítulo 6, na amiloidose formam-se depósitos extracelulares de material amorfo e acidófilo, de natureza proteica. Apesar de a deposição de substância amiloide no coração poder surgir em qualquer tipo de amiloidose, comprometimento significativo do órgão acontece em geral nas formas primária (AL), hereditária e senil. Na primeira, ocorre deposição de algum tipo de cadeia leve de imunoglobulinas, associada geralmente a proliferação monoclonal de plasmócitos. Nas demais, o depósito é de transtiretina, uma proteína de transporte sintetizada no fígado, de configuração normal na amiloidose senil e geneticamente alterada na amiloidose hereditária. Por vezes, a deposição de substância amiloide é discreta e não acarreta consequências significativas, sendo apenas um achado de necrópsia, particularmente em indivíduos idosos. Quando o envolvimento é intenso, o coração é firme, tem paredes endurecidas e armadas e coloração discretamente alaranjada. A superfície endocárdica dos átrios pode revelar aspecto discretamente granuloso e descolorações alaranjadas multifocais. O material amiloide caracteriza-se por ser amorfo, eosinofílico e extracelular e deposita-se no endocárdio, no miocárdio e no epicárdio; pode comprometer as valvas, os ramos coronarianos e o sistema de condução. A confirmação da natureza amiloide do depósito é necessária e se faz por coloração histoquímica (vermelho Congo), que, sob luz polarizada, adquire típica tonalidade esverdeada (Figura 15.44), ou por microscopia eletrônica, que revela fibrilas de comprimento variável e espessura de 7 a 10 nm. A diferenciação do tipo de amiloidose pode ser feita por imuno-histoquímica, com positividade das cadeias kappa ou lambda de imunoglobulinas na forma primária (AL) e da transtiretina na forma senil. Quando sintomática, o quadro clínico é de arritmias ou insuficiência cardíaca, tipicamente de padrão restritivo.

Na *amiloidose atrial isolada*, os depósitos são restritos aos átrios, e a proteína depositada é o peptídeo natriurético atrial. Sua incidência aumenta com a idade, principalmente em mulheres, sendo também descrita em pacientes com doença valvar ou fibrilação atrial crônica. É incerto se acarreta alguma manifestação clínica própria.

Outras doenças de depósito

Hemocromatose resulta da deposição de pigmento férrico em vários órgãos. Além de cirrose, a doença pode comprometer o miocárdico, levando a insuficiência cardíaca congestiva ou arritmias cardíacas. O diagnóstico pode ser feito por biópsia endomiocárdica, que revela acentuada deposição de pigmento hemossiderótico no citoplasma dos cardiomiócitos, caracteristicamente corado em azul pela coloração histoquímica de Perls (azul da Prússia).

Lesões cardiovasculares associadas à *hipercolesterolemia* são secundárias à aterosclerose. Além dessas, às vezes formam-se depósitos lipídicos nas valvas, mas sem repercussões funcionais. Na *gota*, podem-se encontrar depósitos de cristais de urato nas valvas, no miocárdio, no pericárdio e no sistema de condução, eventualmente ocasionando bloqueios. Nas esfingolipidoses, especialmente na *doença de Fabry*, podem se formar depósitos de esfingolipídeos em diferentes localizações do sistema cardiovascular, com quadros clínicos diversos. *Ocronose* resulta da deposição intra ou extracelular de pigmento produzido pela oxidação e polimerização do ácido homogentísico, um metabólito intermediário da tirosina e fenilalanina, podendo comprometer as valvas cardíacas, o endocárdio mural e as artérias coronárias.

A *cardiomiopatia por deposição de desmina* caracteriza-se por acúmulo de desmina estruturalmente anormal nos cardiomiócitos (e também nas células musculares esqueléticas), podendo levar a síndrome restritiva e bloqueio atrioventricular completo. O diagnóstico pode ser feito pelo exame ultraestrutural de biópsia endomiocárdica, que revela depósitos granulosos e filamentares de material elétron-denso nos sarcômeros, correspondendo a desmina anormal. A pesquisa imuno-histoquímica de desmina é útil, pois revela padrão anormal de distribuição da proteína no citoplasma dos cardiomiócitos, com áreas granulosas e outras de rarefação.

▶ Doenças dos músculos estriados

Lesões de base genética que atingem a musculatura esquelética podem também comprometer o miocárdio, pois, afinal, ambos são constituídos por musculatura estriada (sarcomérica).

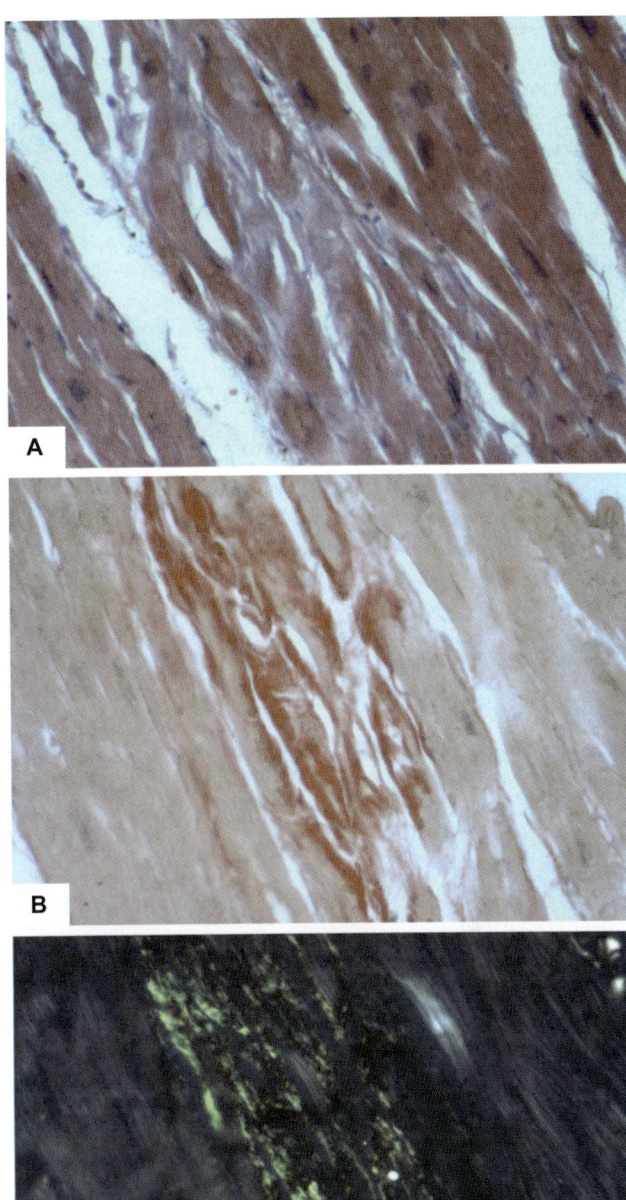

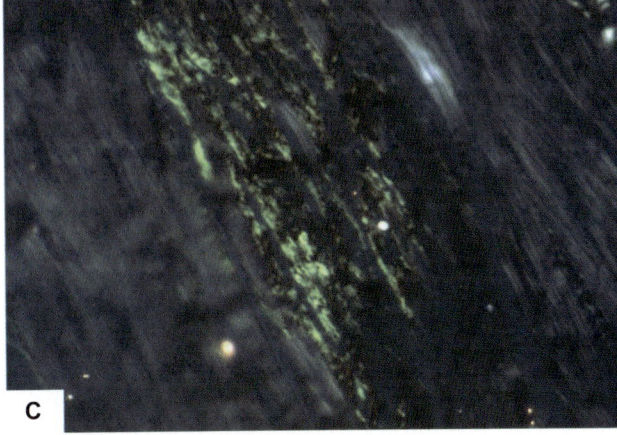

Figura 15.44 Amiloidose. Depósitos amiloides no miocárdio. **A.** Coloração pela hematoxilina e eosina. **B.** Coloração pelo vermelho Congo. **C.** Mesma coloração anterior, vista sob microscopia de polarização.

Assim, várias doenças que acometem os músculos esqueléticos (ver Capítulo 28) apresentam sintomatologia cardíaca, sendo inclusive descritos casos de alterações cardíacas em portadores desses defeitos que não apresentam o fenótipo de doença muscular esquelética.

Apesar de raras, as *distrofias musculares de Duchenne* e *de Becker* constituem as doenças mais comuns desse grupo, estando relacionadas com mutações no gene da distrofina, proteína de ligação do citoesqueleto. O comprometimento cardíaco é comum e caracteriza-se por arritmias e/ou insuficiência cardíaca congestiva. Em algumas séries de pacientes com distrofia de Becker, encontram-se alterações cardíacas em 60 a 70% dos casos. É possível que a ausência de manifestações cardíacas em alguns pacientes se deva à acentuada limitação da atividade física impostas pela doença muscular esquelética ou à sua curta sobrevida. Quando o paciente desenvolve franca insuficiência cardíaca, o coração adquire aspecto morfológico de cardiomiopatia dilatada, com dilatação das câmaras ventriculares. O achado microscópico característico é a presença de extensas áreas de substituição fibrosa do miocárdio, predominando na região subepicárdica e atingindo preferencialmente a parede posterobasal do ventrículo esquerdo.

▶ Doenças do sistema de condução

O *nó sinoatrial*, onde se originam os estímulos que dão início aos batimentos cardíacos, situa-se na região subepicárdica da junção entre a veia cava superior e a borda lateral do átrio direito. Histologicamente, é formado por tecido conjuntivo denso entremeado por cardiomiócitos modificados que se entrecruzam ao redor de uma artéria central. Os cardiomiócitos do nó sinoatrial são pequenos e contêm escassas miofibrilas. As junções entre as células são preferencialmente do tipo desmossomos. Por imuno-histoquímica, as células do nó sinoatrial distinguem-se das células atriais contráteis por não apresentarem grânulos do fator natriurético atrial (ANP) e por conterem neurofilamentos.

O *nó atrioventricular* (AV) situa-se no lado direito do septo atrioventricular, logo à frente da abertura do seio coronário. É estrutura subendocárdica, localizada acima da inserção da valva tricúspide; uma de suas faces fica adjacente ao corpo fibroso central. O nó AV é formado de células musculares pequenas, entrelaçadas, dispostas desordenada e frouxamente, entremeadas por fino tecido conjuntivo. Uma artéria central é inconstante. A microscopia eletrônica mostra células musculares finas com escassas miofibrilas, unidas por desmossomos e sem junções íntimas. O nó AV continua-se como feixe de fibras musculares paralelas denominado *feixe de His* (ou feixe penetrante). Esta fina banda de fibras musculares é a única conexão elétrica e muscular que normalmente existe entre os átrios e os ventrículos. Para chegar até os ventrículos, o feixe de His atravessa o corpo fibroso central e corre sobre a margem superior do septo interventricular muscular. Esta porção penetrante do feixe de His é envolvida, portanto, por tecido conjuntivo e fica relacionada intimamente com a raiz da aorta e com o anel da valva mitral. Mais anteriormente, o feixe se divide em ramos esquerdo e direito, os quais se subdividem em fascículos.

O nó sinoatrial é nutrido por uma artéria central constante que se origina, na maioria dos indivíduos, no início da coronária direita ou da artéria circunflexa. O nó AV recebe suprimento sanguíneo da artéria nodal, que se origina no fim da coronária direita (na *crux cordis*, onde se inicia a artéria interventricular posterior) como um ramo que penetra perpendicularmente em direção ao septo. Já o ramo direito, fascículos anteriores do ramo esquerdo e, às vezes, parte do nó AV são supridos por artérias penetrantes septais, ramos da artéria interventricular anterior.

Bloqueio atrioventricular congênito

Chama-se bloqueio atrioventricular quando o estímulo elétrico gerado no nó sinoatrial não se transmite aos ventrículos. Bloqueio congênito está presente ao nascimento, podendo aparecer isoladamente ou associado a outros defeitos congênitos do coração, como no isomerismo atrial esquerdo ou na transposição corrigida dos grandes vasos. Quando presente em corações estruturalmente normais, existe forte associação com lúpus eritematoso ou anticorpos anti-Ro maternos. A lesão estrutural é a descontinuidade entre o miocárdio atrial e o nó atrioventricular ou a substituição fibroadiposa do nó atrioventricular, com inflamação esparsa ou ausente.

Anormalidades adquiridas do sistema de condução

Bloqueio atrioventricular completo. Pacientes com bloqueio atrioventricular completo em geral mostram frequência cardíaca de cerca de 40 batimentos por minuto, tontura, fraqueza, pré-síncope e síncope, podendo ocorrer tardiamente taquicardia ventricular, fibrilação ventricular e assistolia. O tratamento consiste na implantação de marca-passo artificial. Muitos casos são idiopáticos, nos quais ocorre perda progressiva das fibras de condução com substituição por fibrose nos ramos do feixe de His. As lesões são encontradas em geral na origem do ramo esquerdo, em segmentos do ramo direito e nas ramificações periféricas do sistema de condução, em ambos os ventrículos. No Brasil e em outros países da América do Sul e da América Central, causa frequente de bloqueio AV é a doença de Chagas, que, em regiões endêmicas, pode ser a causa mais comum de bloqueio AV completo. No entanto, mais comumente a doença de Chagas é acompanhada de bloqueio do ramo direito e anterodivisional esquerdo. Miocardites do sarampo, da caxumba, da toxoplasmose e da difteria também podem levar, embora raramente, ao bloqueio AV completo.

Doença isquêmica do coração é também responsável por parte de bloqueios crônicos. Nesses casos, ambos os ramos são substituídos por fibrose decorrente de infarto antigo. Calcificação do anel mitral e da valva aórtica pode envolver o feixe de His e resultar em bloqueio. Miocardite reumática aguda pode complicar-se com bloqueio AV transitório, havendo relatos de nódulos de Aschoff no sistema de condução. As doenças do tecido conjuntivo que mais se associam a bloqueio são espondilite anquilosante, artrite reumatoide e esclerose sistêmica. Nesses casos, o bloqueio resulta de alterações em fibras colágenas do tecido fibroso da raiz da aorta, com extensão para o tecido conjuntivo que envolve o sistema de condução, ou lesão direta do sistema de condução e substituição por fibrose. Quando atingem o sistema de condução, amiloidose, hemocromatose, hemossiderose e doenças mais raras (Figura 15.45) também podem levar a bloqueios, por envolvimento direto ou fibrose. Comprometimento do feixe de condução pode ser consequência também de compressão ou infiltração tumoral.

Bloqueio de ramos direito ou esquerdo. Diferentemente do bloqueio AV total, bloqueio de ramo não determina manifestações clínicas, sendo o diagnóstico estabelecido pelo eletrocardiograma. As causas mais frequentes são hipertensão arterial e doença isquêmica do coração. No Brasil, a doença de Chagas é a causa principal de bloqueio do ramo direito e/ou bloqueio anterodivisional esquerdo. Hipertrofia ventricular pronunciada (p. ex., estenose aórtica ou cardiomiopatia dilatada) pode provocar bloqueio do ramo esquerdo. Histologicamente, há infiltrado de mononucleares e desaparecimento parcial ou total do tecido de condução e sua substituição por fibrose. Quando causado por isquemia aguda, encontra-se necrose de coagulação de parte do sistema de condução; na isquemia crônica, observa-se substituição por fibrose.

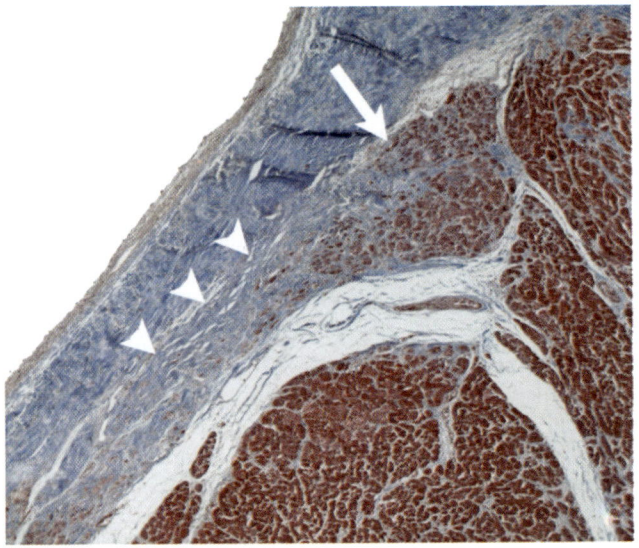

Figura 15.45 Corte histológico corado pelo tricrômico de Masson, mostrando porção inicial do ramo esquerdo (*seta*) do feixe de His substituída por fibrose densa (*cabeças de seta*) em caso de cardiomiopatia por depósito de desmina.

Outros distúrbios do sistema de condução. Morte súbita por comprometimento do sistema de condução é causada sobretudo por isquemia miocárdica. O principal mecanismo responsável por morte súbita parece ser a fibrilação ventricular, embora possa ocorrer por bloqueio atrioventricular completo de qualquer etiologia. Cardiomiopatia dilatada leva a irritabilidade elétrica ventricular, podendo causar morte súbita. Indivíduos com miocardite aguda ou crônica ou cardiomiopatia hipertrófica também têm maior risco de morte súbita.

Arritmias atriais transitórias podem ser causadas por estímulos variados, entre eles hipóxia e drogas. Alterações do envelhecimento no músculo atrial e no nó sinusal com fibrose e perda de células musculares são a base morfológica da bradicardia sinusal e da arritmia atrial que ocorrem em idosos (doença do nó sinusal). Bloqueio sinoatrial pode associar-se a infarto agudo do miocárdio e tem sido atribuído a trombose distal da artéria do nó sinusal.

Fibrilação atrial foi considerada durante muito tempo uma alteração funcional, mais do que estrutural; recentemente, no entanto, verificou-se, por meio de técnicas de mapeamento eletrofisiológico, que certas alterações, como bandas de miocárdio presentes nas veias pulmonares proximais ao átrio e à parede posterior do átrio esquerdo, estão envolvidas na sua gênese. Técnicas de ablação desses focos arritmogênicos visam isolar mecanicamente essas regiões, mas podem raramente ocasionar estenose de veias durante o processo de reparação tecidual. Em geral, fibrilação atrial permanente associa-se a dilatação atrial.

▶ Doenças do pericárdio

O pericárdio cumpre duas funções: mecânica e membranosa. A função mecânica impede o deslocamento do coração dentro da cavidade torácica; a função membranosa atua como barreira contra infecções e facilita o deslizamento do órgão em seus movimentos, impedindo o atrito com as demais estruturas do tórax.

Anomalias congênitas

Ausência parcial ou total do pericárdio parietal é anomalia muito rara e geralmente assintomática. Quando o defeito é pequeno, pode levar à herniação de uma aurícula ou de parte de um ventrículo. Divertículos do pericárdio são herniações do folheto visceral ou seroso através de um defeito no folheto parietal. Cistos congênitos, celômicos, costumam ser uniloculares, possuem paredes finas e conteúdo líquido seroso límpido e são revestidos por camada única de células mesoteliais. A maioria desses cistos não causa sintomas e é descoberta ao acaso por radiografia do tórax. Acredita-se que os cistos congênitos resultem da persistência de lacunas no mesoderma da somatopleura que forma os folhetos do pericárdio, gerando um cisto celômico.

Derrames pericárdicos

Normalmente, o saco pericárdico contém 20 a 50 mL de líquido límpido e claro. *Hidropericárdio* ou derrame seroso é o acúmulo de líquido claro, seroso e rico em albumina provocado por condições que causam edema; a mais comum é a insuficiência cardíaca. Quando o acúmulo é rápido, pode haver tamponamento cardíaco. Contudo, quase sempre o derrame seroso se forma lentamente, levando à distensão gradual do saco pericárdico. *Efusão quilosa* ocorre por obstrução dos vasos linfáticos, geralmente secundária à invasão neoplásica, resultando em acúmulo de líquido rico em gotículas de lipídeos. A efusão de colesterol é rara e associa-se geralmente a mixedema. *Hemopericárdio* é a coleção de sangue no saco pericárdico. As principais causas são ruptura da parede ventricular após infarto agudo do miocárdio, ruptura da aorta com dissecção para o espaço pericárdico ou ruptura do coração ou da aorta por traumatismos torácicos abertos ou fechados; todas essas condições podem levar ao tamponamento cardíaco e, na grande maioria das vezes, ao óbito. Nesses casos, drenagem rápida e cirurgia se fazem necessárias. Quantidades menores de líquido hemorrágico podem acumular-se no saco pericárdico em diátese hemorrágica ou pericardites. *Pneumopericárdio* é o acúmulo de ar no saco pericárdico. Trata-se de complicação de pneumotórax, caverna tuberculosa ou fístula esofágica que se abrem no saco pericárdico.

Pericardites

A incidência exata de pericardites é difícil de ser determinada. Muitas vezes, aliás, o diagnóstico clínico não é feito, porque o quadro é transitório e pouco expressivo. Quase sempre, pericardites representam envolvimento secundário de inflamações de estruturas vizinhas como miocárdio, pulmões ou mediastino. Em alguns casos, porém, a pericardite é a manifestação inicial. As principais pericardites são: (a) aguda idiopática (provavelmente viral); (b) associada a infecção sistêmica; (c) pós-infarto do miocárdio; (d) pós-cardiotomia ou pós-toracotomia; (e) por ruptura de abscesso no saco pericárdico; (f) urêmica; (g) associada a doenças do tecido conjuntivo; (h) associada a tumores do pericárdio; (i) induzida por medicamentos; (j) pós-irradiação para tratamento de neoplasias torácicas. O quadro morfológico das pericardites varia de acordo com a causa, mas pode ser agrupado segundo categorias etiológicas. A seguir, serão discutidos os principais tipos de pericardite e suas causas mais importantes. Embora se acredite que alguns vírus possam não raramente causar pericardite autolimitada, a etiologia mais comum de pericardite clinicamente expressiva, qualquer que seja seu aspecto histopatológico, é ainda a tuberculose.

15

Pericardite fibrinosa ou serofibrinosa. É a forma mais frequente de pericardite. Pericardite fibrinosa é causada sobretudo por infarto do miocárdio, uremia, radiação no tórax, doença reumática, colagenoses e traumatismos; além dessas, uma forma muito comum de pericardite fibrinosa é a idiopática, provavelmente de origem viral. Infecções bacterianas podem se iniciar como pericardite fibrinosa, transformando-se posteriormente em purulentas. O líquido presente no saco pericárdico é turvo e contém fibrina, células inflamatórias e células mesoteliais. Em geral, não se identifica o agente etiológico. Macroscopicamente, o coração fica recoberto por material fibrinoso, branco-amarelado e friável, que confere à superfície o aspecto de "pão com manteiga". Histologicamente, o pericárdio apresenta graus variados de espessamento por edema, discreto infiltrado inflamatório e acúmulo de fibrina na superfície. Dependendo da duração do processo, pode haver reparação com deposição de colágeno a partir de tecido de granulação. Muitas vezes, há proliferação exuberante de células mesoteliais reativas. A organização da pericardite pode levar a aderências entre os dois folhetos; quando a fibrose é muito desenvolvida, origina a pericardite constritiva (ver adiante). Clinicamente, pericardite fibrinosa manifesta-se por dor torácica, febre, atrito pericárdico característico à ausculta e, às vezes, sinais de insuficiência cardíaca.

Pericardite fibrinopurulenta ou purulenta. É causada por microrganismos piogênicos, como estafilococos, estreptococos, pneumococos, meningococos e, mais raramente, fungos. Os agentes atingem o pericárdio por meio de: (1) propagação de infecções adjacentes (pneumonias, endocardite infecciosa etc.); (2) septicemia; (3) inoculação direta por meio de manipulação cardíaca. Macroscopicamente, o pericárdio fica recoberto por camada de material purulento, de aspecto granular (Figura 15.46). Microscopicamente, há infiltrado de neutrófilos, por vezes formando abscessos, em meio a fibrina e restos celulares na superfície serosa. O encontro do agente etiológico é frequente.

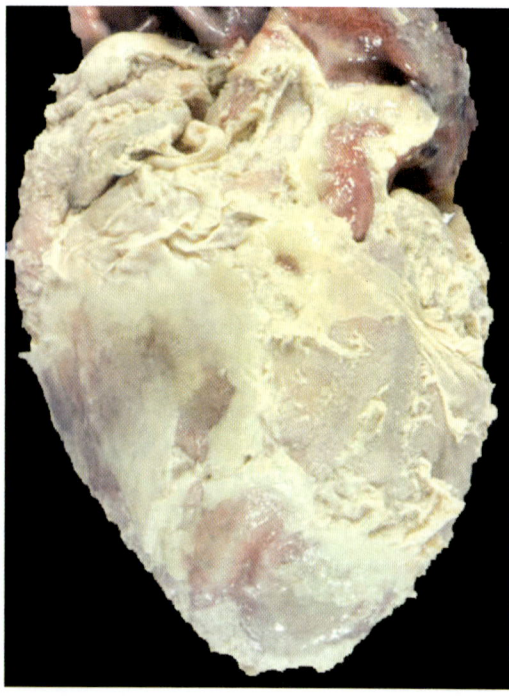

Figura 15.46 Pericardite fibrinopurulenta. Pericárdio recoberto difusamente por exsudato branco-amarelado.

Pericardite hemorrágica. Encontrada em associação com as pericardites agudas descritas anteriormente, é aquela caracterizada por componente hemorrágico expressivo. As principais causas são tuberculose e infiltração neoplásica. Pode, também, ser complicação de cirurgia cardíaca.

Pericardite granulomatosa. Sua causa principal é a tuberculose, mas pode ser provocada também por micobactérias atípicas e fungos, como *Histoplasma* e *Candida*. Na tuberculose, são comuns granulomas com necrose caseosa; material caseoso pode recobrir todo o pericárdio. Também é comum o encontro do agente infeccioso. Com frequência, evolui para pericardite constritiva.

Pericardite constritiva. Pericardite constritiva resulta da cicatrização de uma pericardite prévia. Caracteriza-se por espessamento fibroso acentuado e aderências entre os folhetos visceral e parietal, que restringem os movimentos cardíacos, principalmente o relaxamento diastólico ventricular e o esvaziamento das veias cavas nos átrios. Às vezes, coexiste calcificação extensa ou em placas. Em alguns casos, essa forma de pericardite simula clinicamente a endomiocardiofibrose por comprometer o enchimento diastólico dos ventrículos e provocar dilatação atrial. Praticamente todas as pericardites podem evoluir para pericardite constritiva, mas sua causa mais comum é a tuberculose.

Pericardite pós-infarto do miocárdio e síndrome de Dressler. A proximidade com o miocárdio necrótico pode causar inflamação fibrinosa no pericárdio logo nos primeiros dias após o infarto do miocárdio. O desenvolvimento de pericardite com derrame e febre tardiamente, cerca de 2 a 3 semanas após infarto do miocárdio, constitui a *síndrome de Dressler*. Sua patogênese não está completamente esclarecida, mas um dos mecanismos inclui reação autoimune contra antígenos miocárdicos. Reperfusão precoce do território isquêmico e medicamentos anti-inflamatórios têm permitido drástica redução na incidência dessa síndrome.

Biópsia do pericárdio

Utilizada para esclarecimento da natureza e da etiologia de doenças do pericárdio, a biópsia tem baixa sensibilidade, e nem sempre mostra processos como tuberculose ou neoplasia. Além disso, mesmo quando a pericardite é causada por algum dos agentes citados, o aspecto à biópsia pode ser inespecífico. Quando a inflamação é acentuada e existe proliferação exuberante de células mesoteliais reativas, estas mostram graus diversos de atipias nucleares, impondo-se o diagnóstico diferencial com infiltração neoplásica, principalmente com adenocarcinoma metastático. Para essa finalidade, a imuno-histoquímica é bastante útil, por meio de marcadores para células epiteliais e mesoteliais. Além da biópsia, o estudo citológico do líquido de derrame pericárdico pode trazer informações quanto à natureza do processo causal. Em neoplasias, a sensibilidade do exame citológico chega a ser maior do que a da biópsia, que amostra apenas uma pequena região do folheto pericárdico.

Neoplasias

Neoplasias metastáticas no pericárdio são cerca de 40 vezes mais frequentes do que as primárias. Os cânceres que mais causam metástases no pericárdio são carcinomas do pulmão e da mama e linfomas. Entre as neoplasias primárias do pericárdio, destacam-se cistos e teratomas, além de mesotelioma (benigno ou maligno) e de sarcomas (ver também Neoplasias do coração, a seguir).

► Neoplasias do coração

A grande maioria dos tumores no coração é metastática, ou seja, secundária a neoplasias de outros locais do organismo; na maioria das vezes, as metástases são restritas ao pericárdio.

Neoplasias primárias

A prevalência das neoplasias que se originam no coração varia enormemente de acordo com a faixa etária. Enquanto em adultos predominam mixomas, na faixa pediátrica e neonatal prevalecem rabdomiomas e fibromas.

Mixomas são os tumores primários mais frequentes do coração. Originam-se no endocárdio do átrio esquerdo ou, muito mais raramente, no do átrio direito ou no dos ventrículos. Mixomas são mais frequentes entre 30 e 50 anos e predominam em mulheres. Algumas vezes, são assintomáticos e diagnosticados radiograficamente como massa calcificada que se projeta na câmara cardíaca. O tamanho varia de pequenos nódulos até grandes massas que obliteram a cavidade. A superfície externa pode ser lisa, lobulada, papilífera ou rugosa. São geralmente pediculados, de cor branco-amarelada e consistência gelatinosa. Histologicamente, contêm matriz mixomatosa abundante misturada a células fusiformes isoladas ou a aglomerados de células poliédricas, por vezes formando arranjo glandular (Figura 15.47), além de conterem vasos em quantidade variável. Trombos de fibrina em organização podem ser encontrados na superfície. As manifestações clínicas relacionam-se com a localização e o tamanho da lesão. Obstrução do orifício valvar e da cavidade atrial e fenômenos embólicos a partir de fragmentos do tumor são as complicações mais frequentes. O prognóstico depende da possibilidade de ressecção completa do tumor na sua base de implantação, uma vez que não há infiltração do miocárdio subjacente.

O *fibroelastoma papilífero*, tumor que se origina em geral no endocárdio valvar e raramente no endocárdio mural, é mais comum em adultos. Macroscopicamente, forma lesão papilífera com pedículo curto. Microscopicamente, as papilas são constituídas de tecido conjuntivo fibroso, fibras elásticas e células musculares lisas imersos em quantidade variável de proteoglicanos, com revestimento superficial de células endoteliais hiperplásicas (Figura 15.48).

Tumores benignos primitivos do miocárdio são raros. São descritos lipomas, angiomas, fibroma, neurofibroma e rabdomioma. Muitas vezes, o diagnóstico preciso de lipoma cardíaco é difícil, pois acúmulos bem delimitados de tecido adiposo, considerados processos relacionados com a idade, podem se formar entre as fibras miocárdicas. Um desses acúmulos é a chamada *hipertrofia lipomatosa do septo interatrial*, que ocorre em indivíduos adultos e pode levar a arritmias; em geral, nesses casos existe grande quantidade de tecido adiposo também no epicárdio. A denominação é imprópria, pois o acúmulo ocorre não só no septo como também no sulco interatrial, tendo continuidade com o epicárdio. *Angiomas* do miocárdio, diferentemente dos do pericárdio, são raros. Tumores intramiocárdicos fibrosos têm sido descritos sob várias denominações: fibroma, hamartoma fibroso, fibroelastose nodular etc. Em geral, ocorrem em crianças, principalmente no septo ventricular. Manifestam-se por insuficiência cardíaca congestiva, sinais de obstrução ao fluxo de saída ventricular ou morte súbita por comprometimento do sistema de condução.

15

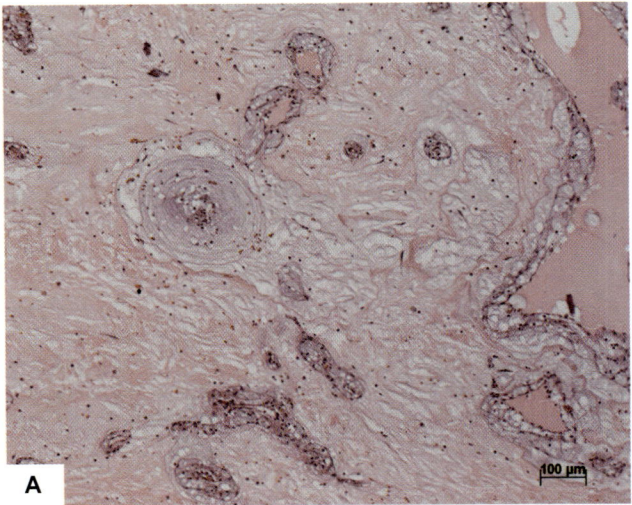

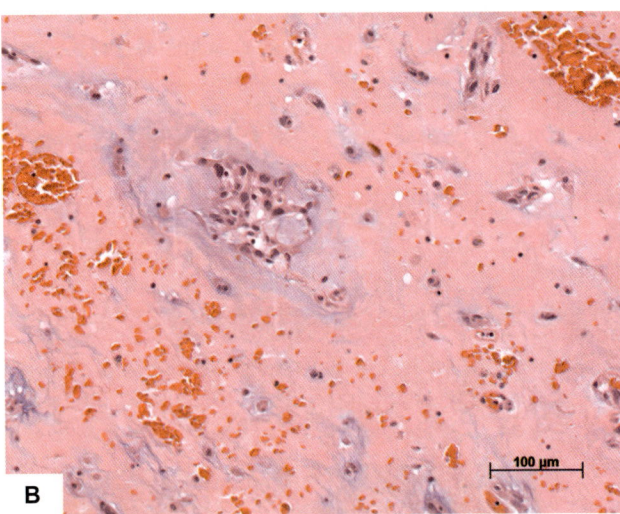

Figura 15.47 Mixoma cardíaco. **A.** Vasos espessos e tortuosos em meio a matriz mixoide. **B.** Células fusiformes isoladas ou em arranjo pseudoglandular e focos de hemorragia.

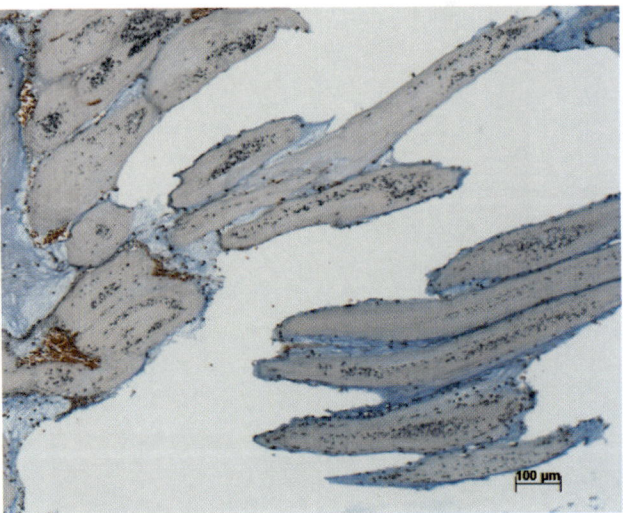

Figura 15.48 Fibroelastoma papilífero corado pelo pentacrômico de Movat, mostrando hastes delicadas e paralelas contendo fibras elásticas no eixo central (*pontilhado enegrecido*).

Rabdomiomas são os tumores miocárdicos benignos mais frequentes na infância, sendo diagnosticados geralmente nos primeiros meses ou anos de vida; algumas vezes, estão associados à esclerose tuberosa. Em geral são múltiplos, localizam-se preferencialmente nos ventrículos e fazem protrusão para a cavidade, ocasionando obstrução das vias de saída. O tumor é formado por células musculares claras, globosas, vacuolizadas e ricas em glicogênio. As células características são células aracneiformes, representadas por cardiomiócitos vacuolizados contendo projeções filiformes citoplasmáticas que se irradiam a partir da região perinuclear. Esses tumores tendem a involuir com o desenvolvimento da criança e o prognóstico é bom, a menos que causem obstrução na via de saída ventricular (Figura 15.49).

Sarcomas são os tumores cardíacos primários malignos mais frequentes, sendo os angiossarcomas os mais comuns e de pior prognóstico; são relatados também rabdomiossarcomas, fibrossarcomas, mixossarcomas e sarcomas indiferenciados. Os sarcomas caracterizam-se por massas sólidas intramiocárdicas que se projetam na cavidade ventricular ou atrial em forma de estruturas polipoides. Podem aparecer em qualquer idade, sendo as câmaras direitas (particularmente o átrio direito) mais atingidas. Os aspectos histológicos são os mesmos dessas neoplasias em outras localizações.

Neoplasias metastáticas

Praticamente todas as neoplasias malignas podem dar metástases no coração, mas as mais comuns são carcinomas do pulmão e da mama. Envolvimento cardíaco por linfomas e leucemias também não é raro. Metástases por via sanguínea surgem principalmente em melanomas disseminados. Tamponamento cardíaco por comprometimento difuso dos linfáticos do pericárdio pode ser a principal complicação de um pequeno tumor primário distante, como carcinoma oculto do estômago.

Comprometimento pericárdico pode manifestar-se como nódulos isolados, espessamento difuso ou massa ocupando o espaço pericárdico (Figura 15.50). Como resultado, pode surgir pericardite fibrinosa exuberante. Como as células neoplásicas ficam misturadas ao líquido pericárdico, o exame citológico deste pode levar ao diagnóstico; nem sempre, contudo, o líquido pericárdico contém células neoplásicas, sendo necessária biópsia pericárdica. A imuno-histoquímica para identificação de células tumorais é essencial em muitas ocasiões, porque células mesoteliais reativas podem apresentar atipias nucleares e formar agrupamentos suspeitos de malignidade, de maneira semelhante à que ocorre na pleura.

Patologia do transplante cardíaco

O transplante cardíaco é muitas vezes a última opção terapêutica para a insuficiência cardíaca crônica grave refratária a outras formas de tratamento, a qual pode ser devida a diversas doenças cardíacas, como miocardiopatias, coronariopatia, valvopatias ou cardiopatias congênitas. O patologista tem papel importante no acompanhamento dos pacientes transplantados, ao interpretar os achados histopatológicos em biópsias endomiocárdicas, cuja realização é fundamental para o adequado manejo do paciente. Além destas, deve-se considerar sua atuação na análise de biópsias de outros órgãos, haja vista a frequente ocorrência de complicações pós-transplante, particularmente infecciosas ou neoplásicas.

Em geral, faz-se o transplante cardíaco ortotópico, ou seja, o órgão do doador substitui o coração do receptor, que é extirpado. As anastomoses são feitas ao nível atrial ou das veias cava e ao ní-

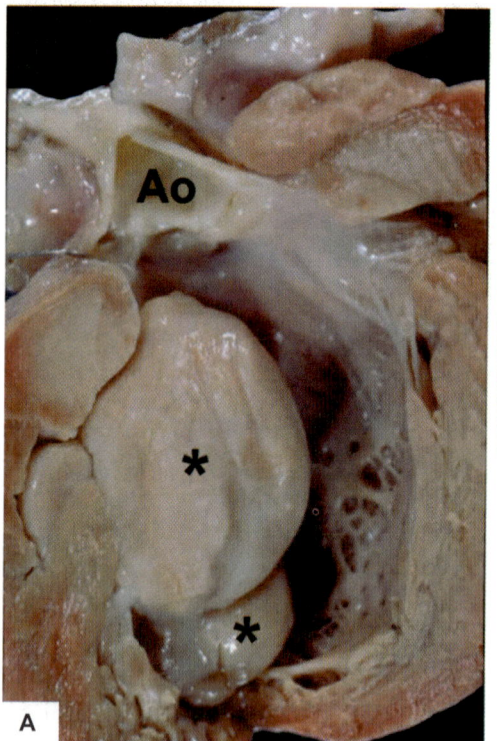

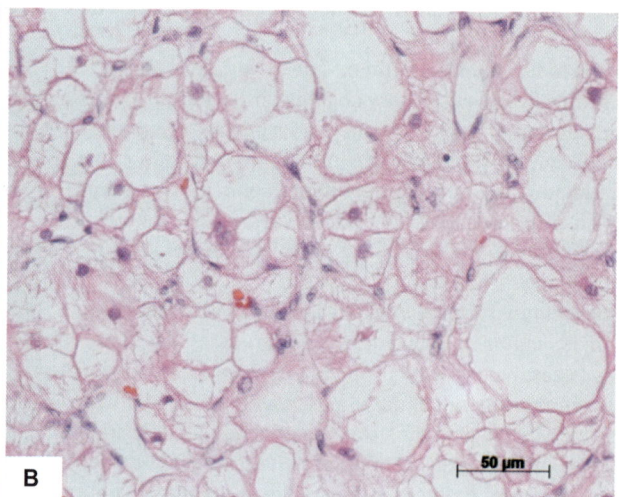

Figura 15.49 Rabdomioma. **A.** Coração de lactente aberto pela via de saída do ventrículo esquerdo mostrando grandes tumores (*) que ocupam a cavidade e provocam obstrução abaixo da aorta (Ao). **B.** Neoplasia formada por células grandes e vacuoladas, muitas com aspecto aracnoide (*spider cells*), com estrias citoplasmáticas radiadas a partir do núcleo central.

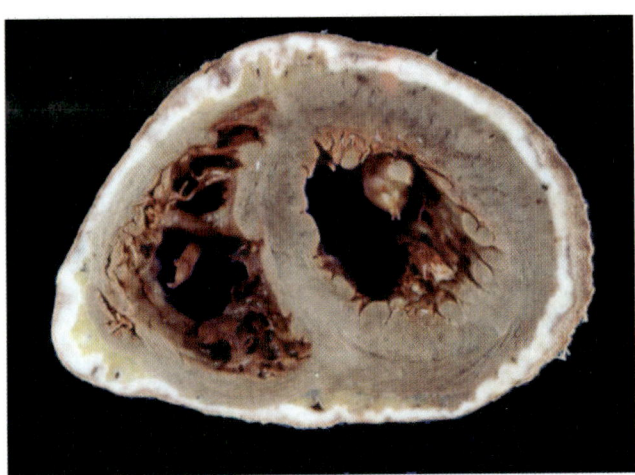

Figura 15.50 Corte do coração através do seu eixo curto mostrando espessamento brancacento difuso do pericárdio por metástases de carcinoma da mama.

vel da aorta e artéria pulmonar. Mais raramente, utiliza-se o transplante cardíaco heterotópico (geralmente quando há hipertensão pulmonar acentuada), em que o coração do doador é cirurgicamente ligado "em paralelo" ao coração do receptor, que é mantido e atua como suporte às circulações pulmonar e sistêmica.

Como ocorre em outros transplantes, o enxerto pode sofrer rejeição, seja de aparecimento imediato, ainda no bloco cirúrgico (rejeição hiperaguda), ou durante a evolução, podendo ser mediada por células (rejeição aguda celular) ou anticorpos (rejeição aguda mediada por anticorpos ou humoral). Quando os dois processos coexistem, celular e humoral, a rejeição é chamada de mista. Apesar de existirem muitos exames que podem auxiliar no diagnóstico de rejeição aguda, a biópsia endomiocárdica continua sendo o padrão-ouro para esse diagnóstico.

Rejeição hiperaguda. Trata-se de evento raro, mediado por anticorpos pré-formados (geralmente IgG e/ou IgM) presentes na circulação do receptor, dirigidos contra o endotélio vascular do doador. Tal rejeição tende a ocorrer em pacientes previamente alossensibilizados, como mulheres multíparas, pacientes submetidos a politransfusão sanguínea, no retransplante etc. O quadro manifesta-se precocemente, em geral ainda no bloco cirúrgico, com grande gravidade e evoluindo com falência ventricular aguda logo após a saída da circulação extracorpórea. Caracteristicamente, o órgão mostra hiperemia difusa e dilatação aguda das câmaras. O exame histopatológico, que eventualmente pode ser realizado por biópsia feita ainda na sala de cirurgia, mostra lesão aguda da microcirculação, com degeneração e/ou necrose da parede vascular, trombos de fibrina, hemorragia e acentuado edema intersticial difuso. Se o paciente sobrevive, aparece infiltrado inflamatório com neutrófilos e macrófagos permeando a microcirculação e microinfartos. Imunofluorescência ou imuno-histoquímica revela depósitos de imunoglobulinas e frações do complemento na parede dos vasos da microcirculação.

Rejeição aguda mediada por anticorpos. A rejeição aguda mediada por anticorpos (rejeição aguda humoral) acontece quando há neoformação, pelo receptor, de anticorpos circulantes dirigidos contra o endotélio vascular do enxerto. Em geral, ocorre nas fases iniciais do transplante, até os primeiros 6 meses. Entretanto, pode ocorrer mais tardiamente, mesmo anos após o

transplante. Como a rejeição hiperaguda (que também é mediada por anticorpos circulantes, porém previamente formados), rejeição aguda humoral tende a ocorrer em pacientes previamente alossensibilizados. Apesar de a detecção de anticorpos circulantes contra o doador (DSA) ser preconizada para o diagnóstico clínico preciso de rejeição mediada por anticorpos, hoje em dia se dá muita ênfase para o *diagnóstico patológico da rejeição aguda mediada por anticorpos (pAMR)*, que é estabelecido pelo confronto de achados qualitativos histológicos (ausente/presente) com achados qualitativos imuno-histológicos (negativo/positivo) da biópsia endomiocárdica.

Os achados histológicos são semelhantes aos encontrados na rejeição hiperaguda, mas de menor monta. Assim, são descritas tumefação de células endoteliais da parede de capilares e vênulas, acompanhadas ou não de discreto infiltrado inflamatório de neutrófilos, além de edema intersticial e, eventualmente, hemorragia. Microinfartos podem estar presentes nos casos mais graves. Já os achados imuno-histológicos consistem na detecção de frações do complemento (principalmente C4d) depositadas na parede de capilares, por imunofluorescência ou imuno-histoquímica, e/ou no encontro de agrupamentos de células mononucleares (macrófagos, CD68+) no interior de capilares (Figura 15.51).

A rejeição aguda mediada por anticorpos é muitas vezes suspeitada quando ocorre disfunção do enxerto sem causa aparente, com biópsia endomiocárdica negativa para rejeição aguda celular. O tratamento dos casos sintomáticos (com disfunção cardíaca) é complexo, muitas vezes envolvendo plasmaférese. Por outro lado, os casos assintomáticos, que apresentam apenas biópsia endomiocárdica positiva, devem ser acompanhados de forma mais intensiva, pois estudos mostram que tais pacientes tendem a desenvolver mais precocemente a temível arteriopatia do transplante (ver adiante).

Rejeição aguda celular. Comum na evolução de transplantados, é mediada por células inflamatórias mononucleadas (linfócitos e macrófagos). É raro o paciente que não apresenta nenhum episódio de rejeição aguda celular durante o acompanhamento pós-

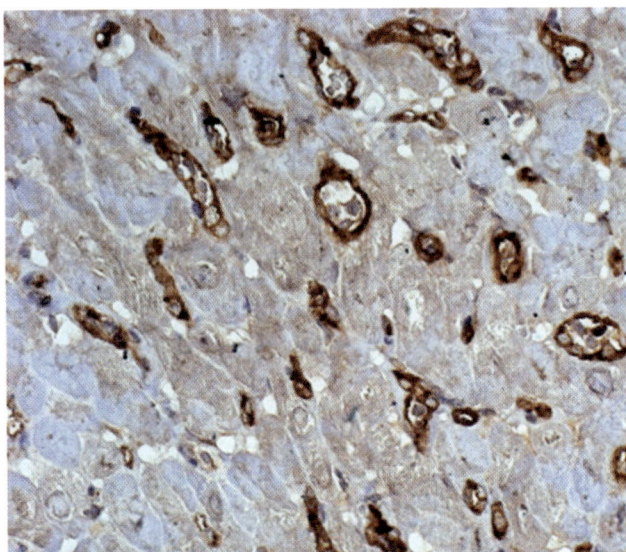

Figura 15.51 Rejeição aguda mediada por anticorpos. Reação imuno-histoquímica para C4d fortemente positiva na parede de capilares miocárdicos. Há ainda tumefação das células endoteliais e leucócitos mononucleados na luz vascular.

-operatório, que é monitorado, ao menos durante o primeiro ano, com biópsias endomiocárdicas periódicas. A frequência das biópsias depende do protocolo de cada serviço, que geralmente inclui outros exames subsidiários que podem orientar a real necessidade de realização da biópsia, que é um procedimento invasivo.

A rejeição aguda celular tem critérios diagnósticos histopatológicos mais claros do que a rejeição aguda humoral e é atualmente classificada em quatro graus: grau 0R (ausência de rejeição), caracterizado pela ausência de infiltrado inflamatório no miocárdio; grau 1R (rejeição discreta, de baixo grau), caracterizado por infiltrado inflamatório linfo-histiocitário perivascular ou intersticial, pouco exuberante, sem agressão dos cardiomiócitos ou com apenas um foco de agressão; grau 2R (rejeição moderada, de grau intermediário), caracterizado por dois ou mais focos de agressão dos cardiomiócitos pelo infiltrado inflamatório, que é tipicamente multifocal, podendo conter alguns eosinófilos (Figura 15.52); grau 3R (rejeição intensa, de alto grau), caracterizado pelo acometimento inflamatório dos vários fragmentos da biópsia, com padrão difuso em pelo menos um deles, associado a inúmeras áreas de agressão celular. No grau 3R, o infiltrado inflamatório tende a ser polimórfico, contendo neutrófilos e eosinófilos, podendo ocorrer hemorragia, vasculite e necrose dos cardiomiócitos. A intensificação ou mudança do regime de imunossupressão é geralmente recomendada para os graus 2R e 3R.

Rejeição aguda celular, por outro lado, deve ser diferenciada de eventual miocardite infecciosa, que pode acometer o paciente transplantado em regime de imunossupressão. Além de miocardite por citomegalovírus (geralmente detectado apenas pela PCR) ou *Toxoplasma gondii*, deve-se ter em mente a possibilidade de reativação da doença de Chagas em pacientes com cardiopatia chagásica crônica (ver Capítulo 34). Nesses casos, é imperiosa a procura minuciosa de formas amastigotas do *Trypanosoma cruzi* em cortes histológicos sequenciais, o uso da imuno-histoquímica e, eventualmente, PCR para diferenciar a reativação (miocardite chagásica aguda) de rejeição aguda celular. A pesquisa negativa de agentes infecciosos não afasta totalmente essa possibilidade, uma vez que a biópsia amostra apenas uma pequena porção do órgão, podendo não conter eventual parasito existente no paciente. Como em tantas outras situações, correlação anatomoclínica é fundamental nesses casos.

Arteriopatia do transplante (doença vascular do enxerto). Com o passar dos anos, percentual expressivo de pacientes transplantados desenvolve obstrução das artérias coronárias epicárdicas. Esse processo, que não é exclusivo do transplante cardíaco, pois acomete vasos de diversos outros órgãos sólidos transplantados, é chamado *arteriopatia do transplante*. Sua etiopatogênese não é clara, e com certeza multifatorial, estando provavelmente envolvidos processos repetidos de rejeição (sendo mais implicada a mediada por anticorpos), desenvolvimento de alterações características do longo tempo pós-transplante (hipertensão arterial sistêmica, diabetes melito, dislipidemias, etc.), eventual infecção viral crônica (particularmente por citomegalovírus) e antecedentes clínicos do receptor do transplante (p. ex., doença isquêmica do coração).

Morfologicamente, há diferenças marcantes com a aterosclerose, com a qual tem sido comparada. Ao contrário desta, a arteriopatia do transplante caracteriza-se por espessamento intimal concêntrico que acomete tanto os ramos proximais quanto os distais das artérias coronárias epicárdicas; tal espessamento é constituído por proliferação de células musculares lisas e deposição de colágeno, com discreto infiltrado inflamatório mononuclear e ausência de deposição de gordura, ao menos nas fases iniciais do acometimento (Figura 15.53). Mais tarde, com a evolução das lesões, podem formar-se placas ateroscleróticas típicas, com deposição de gordura e calcificação. Têm sido descritas ainda formas com destruição progressiva da parede e dilatação vascular. No miocárdio, ocorrem lesões isquêmicas em diferentes fases evolutivas, tipicamente multifocais.

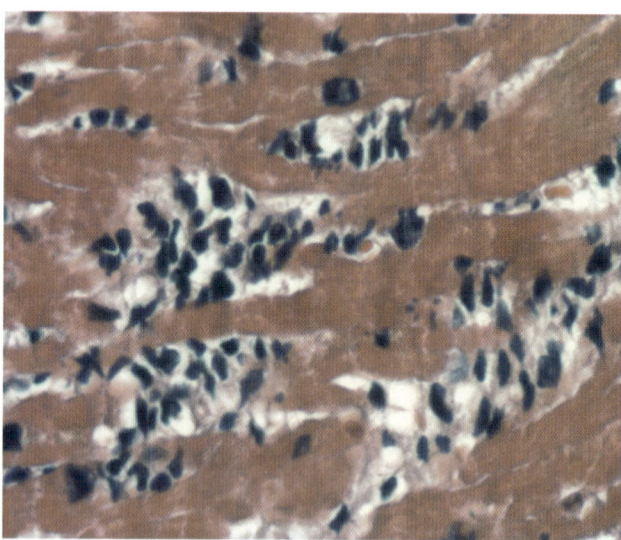

Figura 15.52 Rejeição aguda celular grau 2R. Infiltrado inflamatório predominantemente linfocitário com nítida agressão aos cardiomiócitos adjacentes. Notar a semelhança histopatológica com a miocardite linfocitária mostrada na Figura 15.32.

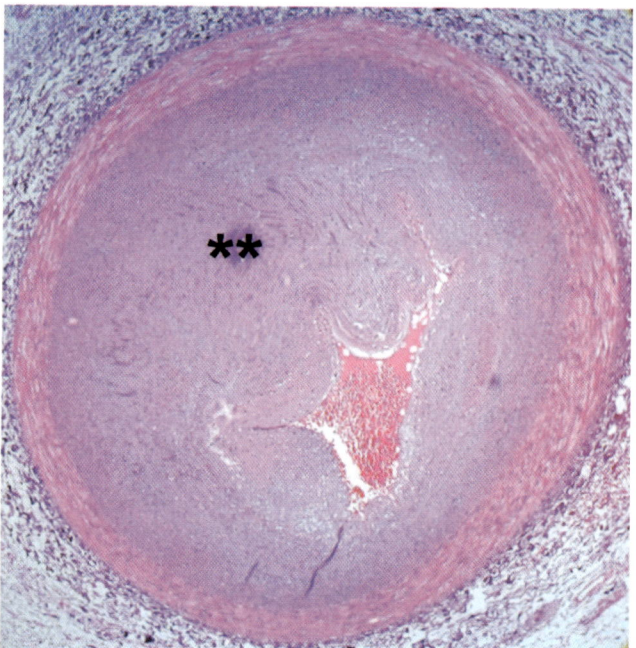

Figura 15.53 Arteriopatia do transplante. Ramo interventricular anterior da artéria coronária esquerda exibindo acentuado espessamento intimal às custas de tecido fibroso, sem deposição lipídica ou calcificação, relativamente concêntrico (**). Notar a diferença microscópica com a aterosclerose típica, ilustrada na Figura 15.24.

A arteriopatia do transplante pode se desenvolver rapidamente nos primeiros anos após o transplante, mas é classicamente uma complicação tardia do mesmo, sendo atualmente a principal causa de óbito no acompanhamento a longo prazo (mais de 5 anos após o transplante). Até o momento, não se tem terapêutica eficaz contra tal complicação, exceto o retransplante.

■ Leitura complementar

Anderson RH, Krishna K, Mussato KA, et al. Anderson's pediatric cardiology. 4th. ed. Philadelphia: Elsevier; 2019.

Arbustini E, Narula N, Dec GW, et al. The MOGE (S) classification for a phenotype-genotype nomenclature of cardiomyopathy. J Am Coll Cardiol. 2013;62:2046-72.

Aretz HT. The Dallas criteria. Human Pathology. 1987;18:619-24.

Berry GJ, Angelini A, Burke MM, et al. The ISHLT working formulation for pathologic diagnosis of antibody-mediated rejection in heart transplantation: evolution and current status (2005-2011). J Heart Lung Transplant. 2011;30:601-11.

Billah M, Ridiandries A, Allahwala U, et al. Circulating mediators of remote ischemic preconditioning: search for the missing link between non-lethal ischemia and cardioprotection. Oncotarget. 2019;10:216-44.

Caforio AL, Pankuweit S, Arbustini E, et al. Current state of knowledge on aetiology, diagnosis, management, and therapy of myocarditis: a position statement of the European Society of Cardiology Working Group on Myocardial and Pericardial Diseases. Eur Heart J. 2013;34:2636-48.

Campos SV, Strabelli TM, Amato-Neto V, et al. Risk factors for Chagas' disease reactivation after heart transplantation. J. Heart Lung Transplant. 2008;27:597-602.

Davies MJ, Anderson RH, Becker AE. The conduction system of the heart. London: Butterworths & Co.; 1983.

Elliott P, Andersson B, Arbustini E, et al. Classification of the cardiomyopathies: a position statement from the European Society of Cardiology Working Group on Myocardial and Pericardial Diseases. Eur Heart J. 2008;29(2):270-6.

Fabri Jr J, Issa VS, Pomerantzeff PM, et al. Time-related distribution, risk factors and prognostic influence of embolism in patients with left-sided infective endocarditis. Int J Cardiol. 2006;110:334-9.

Fishbein GA, Fishbein MC. Pathology of the aortic valve: aortic valve stenosis/aortic regurgitation. Curr Cardiol Rep. 2019;21:81.

Fishbein GA, Fishbein MC. Mitral valve pathology. Curr Cardiol Rep. 2019;21:61.

Guilherme L, Kalil J. Rheumatic fever: from innate to acquired immune response. Ann N Y Acad Sci. 2007;1107:426-33.

Kitzman DW, Edward WD. Age-related changes in the anatomy of the normal human heart. J Gerontol. 1990;45:M33-9.

Lakatta EG. The reality of getting old. Nat Rev Cardiol. 2018;15:499-500.

McKenna WJ, Maron BJ, Thiene G. Classification, epidemiology, and global burden of cardiomyopathies. Circ Res. 2017;121(7):722-30.

Magnani JW, Willian Dec G. Myocarditis. Current trends in diagnosis and treatment. Circulation. 2006;113:876-90.

Rezende PC, Ribas FF, Serrano CV, et al. Clinical significance of chronic myocardial ischemia in coronary artery disease patients. J Thorac Dis. 2019;11:1005-15.

Richardson P, Mc Kenna W, Bristow M, et al. Report of the 1995 World Health Organization/International Society and Federation of Cardiology Task Force on the Definition and Classification of Cardiomyopathies. Circulation. 1996;93:841-2.

Silver MD, Gotlieb AI, Schoen FJ (eds.). Cardiovascular pathology. Nova York: Churchill Livingstone; 2001.

Sorrentino MJ. The evolution from hypertension to heart failure. Heart Fail Clin. 2019;15:447-53.

Stewart S, Winters GL, Fishbein MC, et al. Revision of the 1990 working formulation for the standardization of nomenclature in the diagnosis of heart rejection. J. Heart Lung Transplant. 2005;24:1710-20.

Swynghedauw B. Phenotypic plasticity of adult myocardium: molecular mechanisms. J Exp Biol. 2006;209(Pt 12):2320-7.

Thygesen K, Alpert JS, Jaffe AS, et al. Fourth universal definition of myocardial infarction (2018). J Am Coll Cardiol. 2018;72(18):2231-64.

Van Der Bom T, Zomer AC, Zwinderman AH, et al. The changing epidemiology of congenital heart disease. Nat Rev Cardiol. 2011;8:50-60.

Vincent LL, Otto CM. Infective endocarditis: update on epidemiology, outcomes, and management. Curr Cardiol Rep. 2018;20(10):86.

15

Capítulo 16

Vasos Sanguíneos e Linfáticos

Paulo Sampaio Gutierrez, Fabio Rocha Fernandes Tavora, Luciano de Figueiredo Borges

O sistema circulatório compreende dois componentes que, embora separados, se encontram intimamente conectados: o sistema vascular sanguíneo, cuja função é transportar o sangue, e o sistema vascular linfático, responsável por coletar o excesso de líquido extracelular (linfa) e retorná-lo ao sistema vascular sanguíneo.

Vasos sanguíneos

O sistema vascular sanguíneo é formado pelo coração e pelos vasos sanguíneos, que são responsáveis pela propulsão e pelo transporte do sangue pelo corpo. O coração força o sangue a uma alta pressão para dentro de grandes vasos, que se ramificam em vasos de menor calibre, os quais continuam como vasos de parede bastante delgada (*capilares*). Nos capilares, algumas células, moléculas de baixo peso molecular, hormônios, proteínas e O_2 deixam o leito sanguíneo e alcançam o espaço extracelular (interstício) e, finalmente, as células. Os produtos do metabolismo celular são lançados no interstício e, em seguida, ganham a corrente sanguínea. O sangue dos capilares é drenado pelo sistema venoso (*vênulas pós-capilares, veias musculares* e *veias de grande calibre*), o qual o devolve ao coração.

As artérias têm como função principal transportar o sangue aos diversos órgãos, ou seja, a todas as células do indivíduo. Considerando a alta pressão com que o sangue sai do coração, e que tal pressão deve ser modulada ao longo do trajeto vascular até alcançar as células, é esperado que a parede desses vasos se modifique ao longo desse percurso. Na saída do coração, estão as artérias condutoras de sangue (*artérias elásticas* ou *de grande calibre*), seguidas de artérias distribuidoras (*artérias musculares* ou *de médio calibre*) e artérias de resistência (*arteríolas*), estas últimas com função regulatória da pressão sanguínea e da distribuição do sangue no leito capilar, por meio de vasoconstrição ou vasodilatação. Na microcirculação, ocorrem as trocas entre o sangue, a matriz extracelular e as células. Na sequência, o sangue passa ao leito venoso (vênulas, veias musculares e veias de grande calibre), que tem função de reservatório e de conduzir o sangue de volta ao coração.

Com exceção dos capilares e dos sinusoides, todos os vasos sanguíneos são constituídos por três camadas ("túnicas") concêntricas: íntima, média e adventícia. A íntima, mais interna, é formada por uma única camada de células endoteliais que fica apoiada na membrana basal e em continuidade a uma camada de tecido conjuntivo fibroelástico (camada subendotelial). Junto à camada subendotelial, limitando o início da túnica média, existe uma primeira lâmina elástica (limitante elástica interna). A média é composta por quantidade variada de células musculares lisas, dispostas circularmente, e matriz extracelular. A média é a camada normalmente mais espessa; a manutenção das propriedades mecânicas dos vasos resulta do arranjo entre as células musculares lisas e seus componentes extracelulares (fibras colágenas, sistema elástico e proteoglicanos). A adventícia, camada mais externa, é constituída por tecido conjuntivo fibroelástico e pequenos vasos sanguíneos (*vasa vasorum*), responsáveis por nutrir, nos vasos de maior calibre, a própria adventícia e a metade externa da média. Uma segunda lâmina elástica limita o final da média e o início da adventícia. Sendo a última delas, é conhecida como limitante elástica externa. As três camadas variam em espessura conforme o tipo de vaso. Embora tenham morfologia semelhante à das artérias, as veias apresentam algumas particularidades: maior diâmetro da luz, camada média delgada e às vezes de difícil observação à microscopia de luz, ausência de limitante elástica externa e adventícia bem desenvolvida.

Os *capilares* são formados apenas por células endoteliais e lâmina basal contínua, podendo ser contínuos ou fenestrados (ver Figura 9.4). Os *sinusoides* são um tipo de vasos que possuem maior espaço entre as células endoteliais (poros) e lâmina basal descontínua.

As células endoteliais são a primeira barreira seletiva dos vasos sanguíneos e as primeiras a responder a estímulos variados, resultando em vasoconstrição, vasodilatação, coagulação sanguínea, transmigração de células inflamatórias, angiogênese, liberação de citocinas e fatores de crescimento e oxidação lipoproteica. Entre outras ações, o endotélio sintetiza várias substâncias, entre elas enzima conversora da angiotensina (ECA), óxido nítrico (NO) e endotelinas; NO, sintetizado a partir de L-arginina, induz relaxamento das células musculares lisas (vasodilatador), enquanto a endotelina-1 promove a contração destas (vasoconstritor).

A permeabilidade do endotélio nos capilares varia segundo sua topografia; as células endoteliais das veias são mais permeáveis do que as do terminal arterial. A E-selectina, proteína da membrana citoplasmática endotelial produzida em resposta à interleucina 1 (IL-1) e fator de necrose tumoral (TNF), liberados sobretudo por macrófagos ativados, regula o tráfego de leucócitos através da parede vascular, com papel importante na resposta inflamatória. O endotélio atua também na coagulação sanguínea. A partir do ácido araquidônico, as células endoteliais produzem prostaciclina, que é vasodilatadora e impede a adesão de plaquetas ao endotélio. Ao mesmo tempo, o endotélio pode liberar fatores que iniciam a cascata de coagulação sanguínea (para mais informações sobre o endotélio, ver Capítulo 4).

A camada íntima humana, que é mais desenvolvida do que a de outros animais (p. ex., ratos, camundongos e cães), contém células musculares lisas e componentes extracelulares, fibrilares e não fibrilares. Esta característica confere à íntima humana resposta mais vigorosa às diversas agressões sofridas pelo endotélio.

A organização das células musculares lisas e da matriz extracelular na camada média da aorta, que suporta grande pressão, exemplifica o alto grau de adaptação desse vaso frente à carga mecânica à qual fica submetida. Camadas de células musculares lisas intercalam-se com os elementos da matriz extracelular. Elastina e fibrilina, componentes das fibras do sistema elástico, organizam-se em estruturas laminares (*lâminas elásticas*) que se dispõem concentricamente entre as camadas de células musculares lisas. Fibrilas de colágeno dos tipos I e III compactam-se e assumem organização lamelar semelhante à das lâminas elásticas. Por meio de técnicas de maceração e análise por microscopia eletrônica de varredura, pode-se visualizar a organização tridimensional dos componentes fibrilares na média de aortas humanas (Figura 16.1). Proteoglicanos (p. ex., decorin, biglican, versican, perlecan e sindecan), juntamente com proteínas de adesão (p. ex., fibronectina, laminina, nidógeno e tenascina)

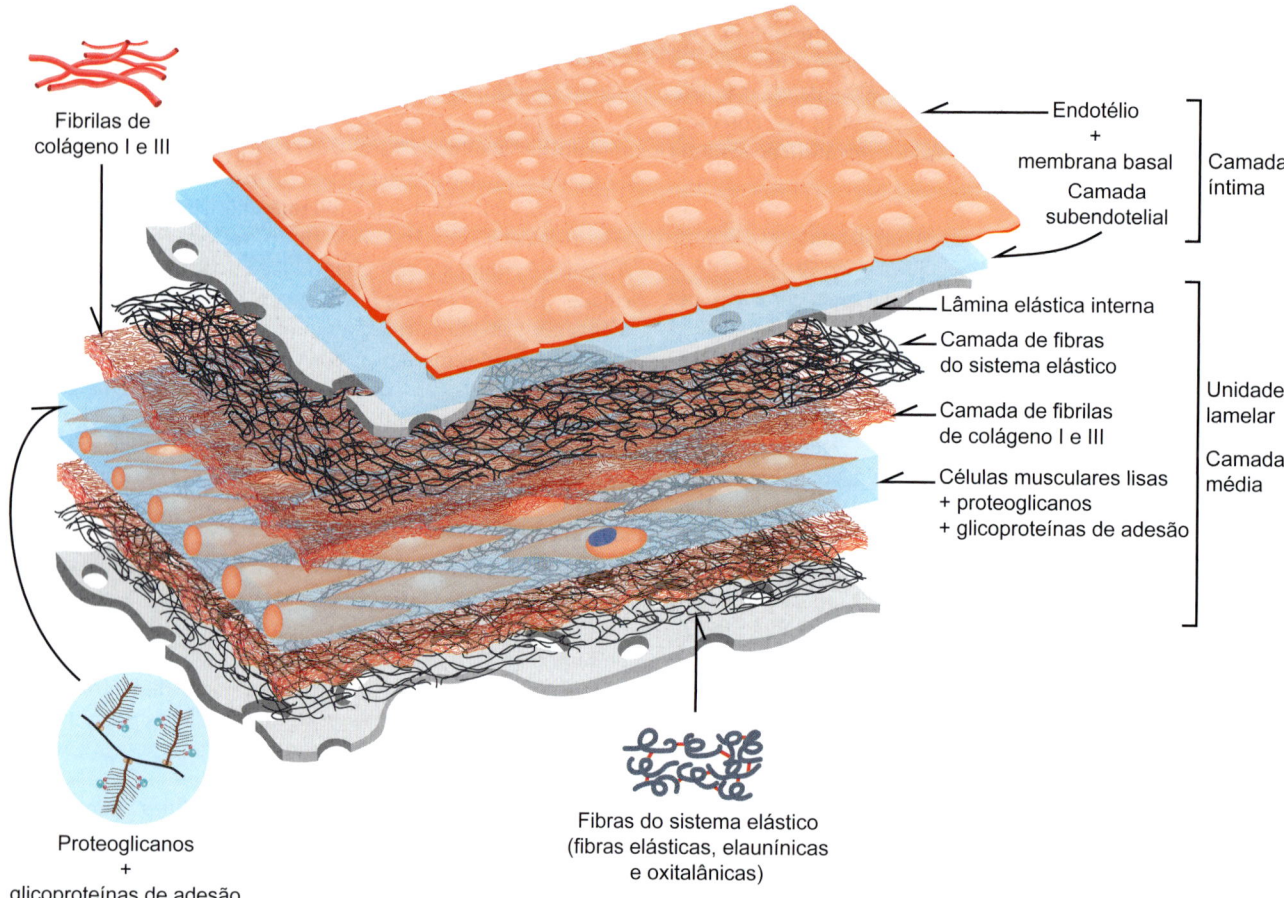

Fibrilas de colágeno I e III

Endotélio + membrana basal

Camada subendotelial

Camada íntima

Lâmina elástica interna

Camada de fibras do sistema elástico

Camada de fibrilas de colágeno I e III

Células musculares lisas + proteoglicanos + glicoproteínas de adesão

Unidade lamelar

Camada média

Proteoglicanos + glicoproteínas de adesão

Fibras do sistema elástico (fibras elásticas, elaunínicas e oxitalânicas)

Figura 16.1 Esquema tridimensional da parede da aorta humana com componentes das camadas íntima e média. Abaixo da camada subendotelial, existe a primeira lâmina elástica (limitante elástica interna). A partir de uma lâmina elástica até a seguinte, tem-se a unidade lamelar, que varia em número de acordo com o tipo de vaso sanguíneo. A disposição de células musculares lisas associada a rica matriz extracelular altamente organizada é responsável pela integridade morfofuncional dos vasos sanguíneos. As fibrilas de colágeno conferem resistência às forças de tensão; as fibras e as lâminas elásticas permitem que o vaso retorne à sua posição inicial após sofrer distensão pela força sistólica; os proteoglicanos, por sua alta carga negativa, associam-se a moléculas de água e constituem importante componente amortecedor, auxiliando na dissipação de forças de tensão. Perda dessa organização molecular é responsável por enfraquecimento da parede vascular e, consequentemente, pela formação de aneurisma e dissecção.

completam o que se conhece como *unidade lamelar*, que compreende: (a) lâmina elástica; (b) lâmina de fibrilas de colágeno, proteoglicanos e proteínas de adesão; (c) camada de células musculares lisas. Conforme o calibre do vaso sanguíneo, as unidades lamelares podem variar em número e em espessura.

A quantidade de colágeno na média de aortas humanas varia ao longo do seu trajeto. A diferença na distribuição do colágeno se explica pela força pressórica sofrida pelo vaso no sentido da luz em direção à adventícia. Na metade interna da média, encontra-se maior quantidade de colágeno, justamente onde a força pressórica é maior e, portanto, necessita de componente molecular mais robusto a fim de conferir resistência contra ruptura do vaso. A síntese de todos os componentes extracelulares é feita por células musculares lisas, as quais produzem também as enzimas que os degradam. A degradação resulta muitas vezes do processo normal de renovação desses elementos matriciais, muito lento em condições normais e mais acelerado frente a agressões diversas.

Vasos linfáticos

O sistema vascular linfático tem como funções principais transportar células de defesa para os linfonodos, recolher o excesso de líquido extracelular (linfa) e transportar quilomícra. Encontrados na grande maioria dos órgãos e estruturas, os *capilares linfáticos* formam uma rede que se inicia com uma extremidade dilatada e em fundo cego (ver Figura 9.5). Sua parede é delgada e formada apenas por células endoteliais e lâmina basal incompleta. Os capilares linfáticos drenam a linfa para os *vasos linfáticos coletores*, que possuem células musculares lisas e têm bombeamento intrínseco. Os vasos linfáticos maiores têm estrutura semelhante à de veias de pequeno calibre, com luz consideravelmente maior, possuindo três camadas (íntima, média e adventícia) e válvulas em maior número. A linfa retorna à corrente sanguínea através de *ductos linfáticos*, sendo os principais o ducto linfático direito e o ducto torácico, os quais se ligam às veias subclávias direita e esquerda, respectivamente.

O endotélio linfático expressa algumas moléculas específicas, não sintetizadas pelo endotélio de outras partes do sistema circulatório, razão pela qual se consegue identificar precisamente os vasos linfáticos por imuno-histoquímica. Tal diferença indica que tais células podem ter funções específicas, diferentes das demais células endoteliais, relacionadas possivelmente ao seu papel no sistema imunitário.

▪ Patologia

Doenças vasculares, em particular das artérias, são a principal causa de morte no mundo todo, inclusive no Brasil, ainda que seu papel na mortalidade venha diminuindo lentamente nas últimas décadas, devido sobretudo a mudanças no estilo de vida (p. ex., diminuição do tabagismo, aumento da prática de atividades físicas, alimentação saudável etc.) e no controle mais rigoroso de muitos dos chamados fatores de risco (ver adiante). Hipertensão arterial sistêmica (HAS) e aterosclerose são duas das principais doenças responsáveis por morbidade e mortalidade. Aterosclerose é a principal causa de infartos do miocárdio e do encéfalo, além de causar lesões isquêmicas em vários outros órgãos. A HAS tem enorme impacto, pois

associa-se a outras condições patológicas muito importantes, como aterosclerose, insuficiência cardíaca, lesões renais e hemorragia cerebral.

Depois dessas, as doenças arteriais mais importantes são aneurismas (dilatação localizada de um vaso), dissecções (delaminações longitudinais da parede arterial) e arterites (inflamações arteriais). Essas doenças não são isoladas: ao contrário, aterosclerose e arterites são causas importantes de aneurismas; existe grande interrelação entre aneurismas e dissecções; artéria inflamada por qualquer causa muitas vezes desenvolve aterosclerose, mesmo na ausência de outros fatores de risco. É importante lembrar ainda a forte associação entre doenças vasculares e trombose.

Doenças arteriais podem causar tanto obstrução, parcial ou total (como na aterosclerose e em algumas arterites), quanto sua dilatação (aneurismas e dissecções). Em boa parte, o que determina aumento ou diminuição da luz arterial (sem considerar eventual trombose) é o balanço entre destruição e síntese de elementos da matriz extracelular, em particular do sistema elástico e das fibras colágenas.

Em veias sistêmicas, as principais afecções são trombose e varizes. Alterações vasculares no território pulmonar foram descritas no Capítulo 14. Doenças que atingem primariamente os vasos linfáticos são raras e, por esse motivo, tal território é menos estudado.

Alterações congênitas do sistema vascular atingem mais as grandes artérias da base do coração, tendo sido discutidas no Capítulo 15. Há também malformações de vasos na microcirculação, inclusive linfáticas. Como em outros órgãos, os vasos podem ser sede de neoplasias malignas e benignas. Como há imprecisão nos limites entre algumas malformações vasculares e neoplasias, elas serão abordadas em conjunto.

Envelhecimento vascular

Mais até do que em outros órgãos, nos vasos é difícil estabelecer os limites entre alterações do envelhecimento e o que faz parte do repertório de doenças. A própria aterosclerose tem incidência aumentada com a idade, mas pode permanecer sem causar repercussões até o óbito do indivíduo por outras enfermidades. Circunstâncias semelhantes acontecem também em outras doenças.

Com o aumento da idade, a parede vascular passa a sintetizar moléculas associadas a inflamação, independentemente de doenças, e a ter maior número de células inflamatórias. Entre outros estímulos para tal reação, parece que radicais livres estão envolvidos no processo, além de aumento de TGF-β, que induz a síntese de componentes da matriz extracelular.

Indivíduos idosos tendem a ter aumento na rigidez da parede das artérias elásticas, por fragmentação das fibras elásticas, por maior deposição de colágeno e por aumento de proteoglicanos, em particular dos que possuem condroitin-sulfato nas cadeias laterais. Pode haver ainda microcalcificações e deposição de substância amiloide na camada média. Com a idade, arteríolas, especialmente renais, cerebrais e esplênicas, podem sofrer hialinização intimal, morfologicamente semelhante à encontrada na HAS.

Há pouca informação sobre os demais territórios vasculares. Os capilares podem apresentar tortuosidades e irregularidades no tamanho. Nas veias pode haver fleboesclerose, que, como na arteriosclerose, envolve aumento de fibras colágenas.

16

Hipertensão arterial

Hipertensão arterial (HA) é uma das doenças mais importantes no mundo todo, por sua elevada prevalência e gravidade. Cerca de 25% das pessoas têm HAS; em idosos, a proporção é ainda maior. Como geralmente é assintomática, a doença evolui por muito tempo sem ser diagnosticada. Sem controle ou tratamento, o estado hipertensivo atua por vários anos ou décadas e causa sobrecarga ao coração e aos vasos sanguíneos de vários órgãos, que resulta em doenças de gravidade variada, muitas vezes letais. A HAS é, pois, causa muito importante de morbidade e mortalidade.

Não é fácil definir valores normais para a pressão arterial (PA), mesmo porque as cifras tensionais variam em momentos diversos e ao longo da vida. Ao contrário de outros parâmetros vitais (p. ex., temperatura corporal, pH sanguíneo, número de leucócitos circulantes etc.), o estabelecimento de um valor exato a partir do qual se possa considerar que existe HA é algo impreciso. O conceito de estado hipertensivo, aliás, está ligado mais ao risco de complicações que o aumento pressórico acarreta para as pessoas do que aos valores numéricos de cifras tensionais, conforme atestam estudos realizados no mundo inteiro. Até mesmo os valores adotados para o diagnóstico são incertos, havendo diferenças entre as diretrizes norte-americanas, europeias e brasileiras. Estas últimas admitem que níveis pressóricos $\geq$ 140/90 mmHg representam HAS, uma vez que indivíduos nessa situação têm risco aumentado de lesões vasculares, cardíacas, renais e cerebrais – níveis > 120/80 mmHg são classificados como *pré-hipertensão*. Como decorrência natural dos efeitos nos órgãos-alvo, medidas que reduzam os níveis tensionais (farmacológicas e outras) diminuem o risco dessas complicações. Assim, os principais desafios impostos pela doença são o diagnóstico o mais cedo possível e a adoção de medidas que possam controlar os níveis tensionais. Adotando-se tais medidas, é possível reduzir os danos.

Regulação da pressão arterial

A PA é determinada pela fórmula PA = DC × RVP. O DC (débito cardíaco) é o produto da frequência cardíaca pelo volume sistólico. DC está intimamente relacionado com o volume de sangue circulante (volemia). A RVP (resistência vascular periférica) depende do grau de contração (tônus) das arteríolas em todo o organismo. Todas essas variáveis sofrem influência de fatores nervosos, humorais e outros, conforme ilustrado na Figura 16.2. Na regulação da PA, os rins têm papel muito importante, sobretudo por meio do sistema renina-angiotensina-aldosterona. Estudos experimentais indicam que distúrbios em baroceptores, como os corpos carotídeos, podem ter papel na HAS, em particular na sua perpetuação, pois sofrem acomodação.

Classificação

A HAS pode ser classificada segundo alguns critérios. Quanto ao quadro clínico e evolução, pode apresentar-se sob duas formas. Na grande maioria dos casos (90 a 95%), as cifras tensionais não são muito elevadas, as complicações graves são tardias e os pacientes sobrevivem vários anos ou décadas (*HA "benigna"*). Muito menos frequentemente (5 a 10% dos hipertensos), os pacientes têm cifras tencionais mais elevadas (diastólica geralmente > 120 mmHg) e complicações graves são comuns, de modo que, se não tratada, leva ao óbito em tempo curto (a maioria falece em até 1 ano). Essa forma, chamada *HA maligna* ou *acelerada*, pode iniciar-se como tal, mas na maioria dos casos resulta de progressão de HA "benigna". Quanto às causas, HA pode ser primária (essencial) ou secundária. HA essencial representa a grande maioria dos casos (90 a 95%). HA secundária (5 a 10%) aparece em grande número de doenças, conforme resumido no Quadro 16.1.

Patogênese

Na HA primária, nem todos os mecanismos patogenéticos envolvidos estão suficientemente esclarecidos (daí ser conhecida também como HA essencial ou idiopática). Mesmo com compreensão incompleta do assunto, pode-se dizer que a HA essencial tem relação com os fatores descritos adiante.

Fatores genéticos. HA tem associação genética inquestionável. Em raros casos, trata-se de defeitos em genes isolados (doença monogênica). Na maioria dos pacientes, porém, tem-se envolvimento de muitos genes (doença poligênica). Entre outros indicadores, história familial é importante na doença. São conhecidos alguns polimorfismos gênicos associados à doença (genes do angiotensinogênio, de proteínas G, de endotelinas etc.). Como se trata de ação complexa, é provável que o efeito

Quadro 16.1 Tipos e causas de hipertensão arterial sistêmica

Hipertensão primária (essencial)
Hipertensão secundária
Doenças renais
Glomerulonefrites agudas
Nefropatias crônicas
Doença cística renal (rins policísticos)
Estenose da artéria renal (hipertensão renovascular)
Doenças endócrinas
Suprarrenais
Síndrome de Cushing
Hiperaldosteronismo primário
Feocromocitoma
Tireoide
Hipertireoidismo*
Doenças cardiovasculares
Coarctação da aorta
Rigidez da aorta
Alto débito cardíaco
Doenças neurológicas
Hipertensão intracraniana
Apneia do sono
Outras
Pré-eclâmpsia/eclâmpsia

*Hipertensão sistólica.

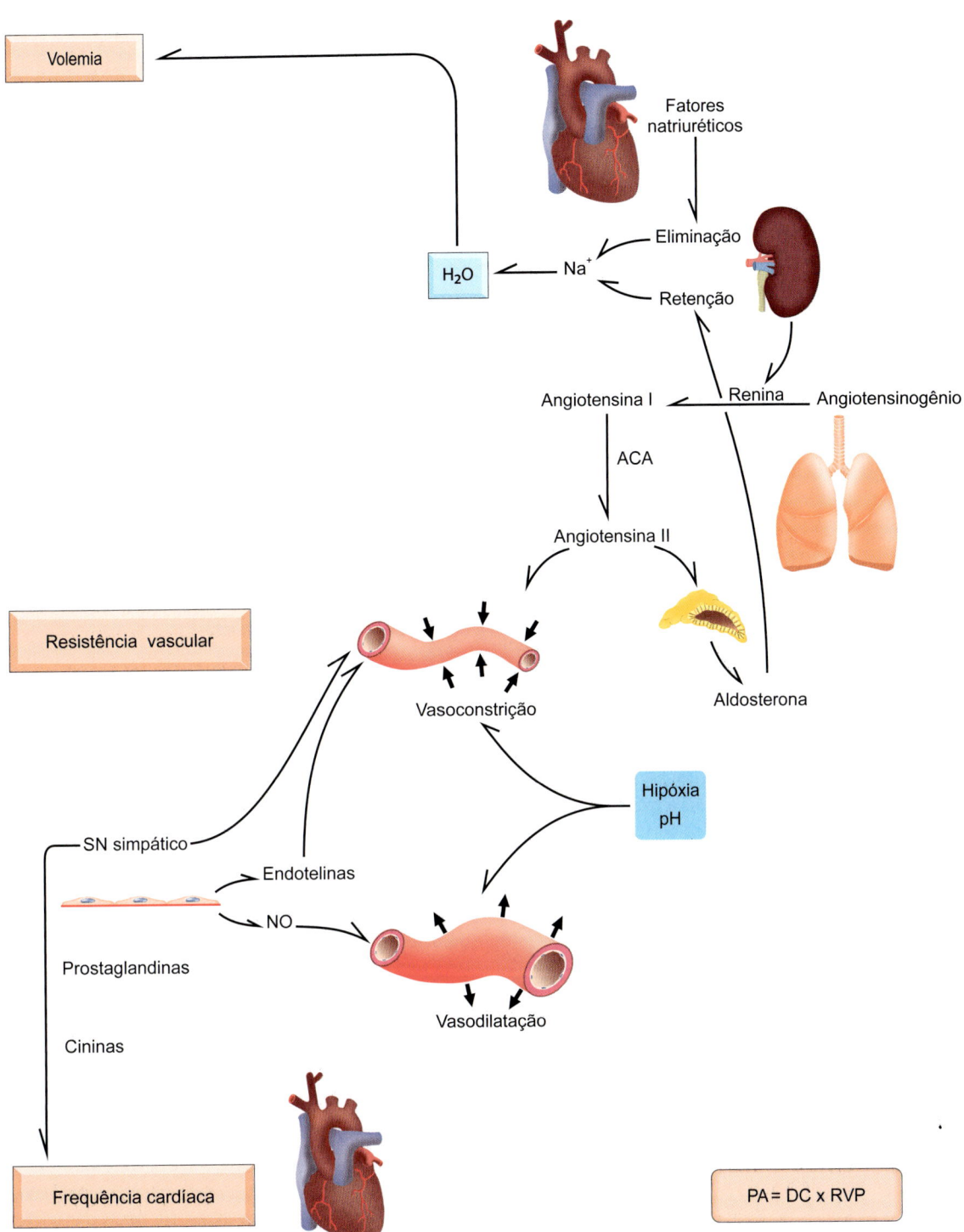

16

Figura 16.2 Fatores envolvidos na regulação da pressão arterial (PA). A PA é produto do débito cardíaco (DC) pela resistência vascular periférica (RVP). O DC depende da frequência cardíaca e do volume sistólico (PA = DC × RVP). A quantidade de sangue circulante é função da quantidade de H_2O, cuja regulação é feita sobretudo pelos rins, mediante excreção ou retenção de Na^+, que é influenciada por diversos fatores. A renina (sintetizada nas células justaglomerulares dos rins) atua sobre o angiotensinogênio e produz a angiotensina I, que, por ação da enzima conversora da angiotensina (ECA, existente sobretudo no endotélio pulmonar), é convertida em angiotensina II. Esta tem duas ações: (a) é vasoconstritora; (b) estimula a síntese de aldosterona nas suprarrenais, a qual induz reabsorção renal de Na^+. A RVP é controlada por fatores nervosos (SN simpático), humorais (óxido nítrico [NO], endotelinas, cininas, prostaglandinas) e locais (pH e disponibilidade de O_2). A frequência cardíaca é influenciada pelo sistema nervoso e por catecolaminas.

somatório e cumulativo de vários defeitos gênicos explique cifras tensionais elevadas. Muitas vezes, HA associa-se a outras doenças também poligênicas e multifatoriais.

Fatores ambientais. Influência do ambiente é documentada por vários elementos: (1) indivíduos que migram para regiões/países com maior prevalência da doença desenvolvem HA mais do que nos seus locais de origem; (2) obesidade. Indivíduos obesos têm HA mais frequentemente do que não obesos; (3) atividade física. Indivíduos que fazem exercícios físicos regulares têm PA menos elevada; em hipertensos, atividade física tende a diminuir a tensão arterial; (4) dieta/alimentação. Muitos componentes ingeridos influenciam a PA. Os mais importantes são:

- Na⁺. É o elemento mais importante. De um lado, excesso de Na⁺ leva à retenção de H_2O nos rins e à expansão do volume circulante. De outro, é possível que anormalidades no transporte de Na⁺ através da membrana citoplasmática possam alterar a concentração de Ca^{++} intracelular; aumento de Ca^{++} em células musculares lisas pode aumentar sua contratilidade (com isso, pode causar vasoconstrição). Ingestão excessiva de Na⁺ é uma das condições mais associadas à HA, enquanto redução de sal na dieta é uma das medidas terapêuticas mais importantes
- Álcool. O etanol aumenta os níveis tensionais, possivelmente por estimulação simpática ou do sistema renina-angiotensina-aldosterona. Abstinência em alcoolistas reduz a PA
- Cafeína. Cafeína é capaz de aumentar a resistência vascular periférica e a PA. Em hipertensos, abstinência pode diminuir a tensão arterial
- Fibras. Dieta rica em fibras alimentares (ver Capítulo 13) reduz a PA.

Na HA secundária, na maioria dos casos os mecanismos patogenéticos da HA podem ser conhecidos a partir da fisiopatologia de cada doença: (1) em doenças dos rins, frequentemente há isquemia renal e aumento da produção de renina; (2) em doenças endócrinas, muitas vezes há aumento da volemia por retenção de líquidos ou produção de catecolaminas; (3) em lesões encefálicas, o aumento da PA tem mecanismos variados; (4) na hipertensão da gravidez (pré-eclâmpsia), a tensão arterial se eleva por aumento de substâncias vasoconstritoras liberadas pela placenta (ver Capítulo 21).

Comprometimento de órgãos. Consequências

Níveis elevados de tensão arterial por tempo prolongado são agentes agressores potentes para o coração e os vasos sanguíneos, no primeiro pela sobrecarga que a HA determina ao miocárdio (aumento da força de contração) e nos segundos pela ação física exercida sobre a parede vascular.

Coração. A HA causa sobrecarga ao miocárdio, que passa a trabalhar com maior força para vencer a resistência vascular periférica aumentada. As modificações cardíacas na HA constituem a *cardiopatia hipertensiva*, estudada no Capítulo 15.

Vasos sanguíneos. As lesões são diferentes conforme a constituição e o calibre dos vasos. Em artérias de grande e médio calibres, a HA favorece a *aterosclerose* (ver adiante). Em pequenas artérias e arteríolas, surge a *arterioloesclerose*, que pode ser de dois tipos:

- Arterioloesclerose hialina. Consiste na deposição de material hialino na íntima do vaso, com redução da luz. A substância depositada origina-se da passagem de proteínas plasmáticas através do endotélio lesado pela HA e da síntese aumentada de matriz extracelular induzida também pelo estado hipertensivo. Esta lesão, mais comum nos rins, aparece também em indivíduos idosos normotensos ou em diabéticos
- Arterioloesclerose hiperplásica. Surge tipicamente na HA maligna. A lesão consiste em hiperplasia de células musculares (que formam camadas celulares concêntricas, com aspecto "em casca de cebola") e de reduplicação da membrana basal, o que resulta em estreitamento da luz. Na HA maligna, pode haver também necrose fibrinoide da parede, tanto na arterioloesclerose hialina como na hiperplásica.

As lesões arteriolares são importantes porque podem reduzir a luz vascular e alterar a vasomotricidade, ambos capazes de produzir isquemia. Tais lesões são mais frequentes e têm maior importância em: (1) rins, onde se associam à *nefroesclerose vascular* (Capítulo 17); (2) sistema nervoso, em que são responsáveis por lesões isquêmicas variadas (*lesões de pequenos vasos cerebrais*) ou se associam à *hemorragia cerebral parenquimatosa* (Capítulo 26); (3) retina, onde provoca a *retinopatia hipertensiva* (Capítulo 31). As lesões retinianas podem ser vistas ao exame de fundo de olho, que fornece informações valiosas para o acompanhamento clínico dos pacientes hipertensos.

▶ Doenças das artérias

Arteriosclerose

Arteriosclerose significa, etimologicamente, endurecimento de artérias. Este termo engloba três entidades de maior interesse: (1) aterosclerose, a mais importante; (2) arterioloesclerose, descrita junto com o tópico Hipertensão arterial; (3) calcificação da média de Monckeberg.

Aterosclerose

Aterosclerose, que afeta prioritariamente a camada íntima de artérias de grande e médio calibres (elásticas e musculares), tem enorme impacto na saúde individual e coletiva. De um lado, a doença é muito prevalente. As lesões podem iniciar-se nos primeiros anos de vida, progridem ao longo da vida e tornam-se mais desenvolvidas em adultos e mais graves na idade avançada; suas prevalência e gravidade aumentam progressivamente com a idade. Considera-se que praticamente todos os indivíduos idosos apresentam lesão aterosclerótica em algum local do corpo. De outro lado, a doença tem enorme impacto na saúde das pessoas, porquanto é responsável por grande número de lesões em vários órgãos, de gravidade variada, algumas incapacitantes e outras até letais. No mundo inteiro, a aterosclerose e suas repercussões principais (sobretudo isquemia) estão entre as principais causas de morte, particularmente por comprometer as artérias coronárias, em que é responsável pela grande maioria dos casos de doença isquêmica do coração. Por sua elevada prevalência e potencial gravidade, a aterosclerose é a doença vascular mais importante que existe.

A palavra aterosclerose foi introduzida no início do século passado para indicar lesão arterial caracterizada por espessamento da íntima por depósito de material amarelado (gorduras). O termo grego *athere* significa mingau, aspecto visto em lesão na aorta quando cortada, que deixa sair material amarelo e viscoso.

16

Aspectos morfológicos

Embora possa ocorrer em qualquer artéria elástica ou muscular, a aterosclerose é mais comum na aorta (sobretudo na região abdominal) e nas artérias coronárias, cerebrais, mesentéricas, renais, ilíacas e femorais (Figura 16.3). A gravidade e a extensão das lesões variam muito nesses diferentes locais: há indivíduos com lesão grave na aorta, enquanto nos outros locais as alterações são discretas ou ausentes; em outros, as lesões são mais graves nas coronárias ou cerebrais. As combinações dessas sedes são muitas. As lesões acometem prioritariamente a camada íntima, são progressivas e podem ser resumidas nos tipos descritos a seguir.

Estrias lipídicas. Macroscopicamente, aparecem como manchas ou pequenas elevações lineares, amareladas, na íntima; quando coradas pelo Sudan (afinidade para lipídeos), as estrias ficam vermelhas (Figura 16.4). Microscopicamente, encontram-se na íntima células espumosas ou xantomatosas, que são macrófagos ou células musculares lisas abarrotados de lipídeos (células volumosas, arredondadas, com núcleo citoplasma claro pela riqueza de gorduras). Estrias lipídicas podem regredir, estacionar ou evoluir para ateromas.

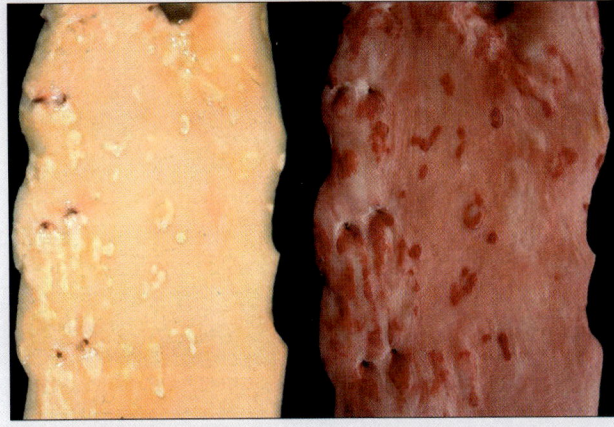

Figura 16.4 Aorta com estrias lipídicas, sem e com coloração pelo Sudan.

Placas ateromatosas (ateromas). São as lesões mais características da doença. Ateromas são lesões intimais, de tamanhos e formas variados, às vezes confluentes, de coloração branco-amarelada e que, tipicamente, fazem saliência na luz arterial (Figura 16.5). As placas ocupam apenas parte da circunferência do vaso (lesão excêntrica). Ao microscópio, a lesão é constituída por quantidade variada de células (macrófagos, células musculares lisas, leucócitos, fibroblastos), matriz extracelular (fibras colágenas e elásticas e proteoglicanos) e lipídeos, que podem estar dentro (células espumosas) ou fora de células. Como a lesão é expansiva, ocorre redução da luz vascular (Figura 16.6). As gorduras são representadas sobretudo por colesterol, que muitas vezes forma cristais. Na superfície da lesão, logo abaixo do endotélio, encontra-se a chamada *capa fibrosa*, formada por fibras colágenas e células musculares lisas. Na região central, existe o chamado *centro* ou *núcleo necrótico-lipídico*, onde predominam lipídeos, células espumosas, leucócitos e restos celulares (Figura 16.7). Na periferia da lesão, há neoformação de pequenos vasos sanguíneos. De acordo com a predominância desses elementos, as placas ateromatosas são de dois tipos: (1) placas vulneráveis, instáveis ou moles, nas quais predominam o componente lipídico, restos celulares e leucócitos, com pouco tecido conjuntivo. Tais placas são mais sujeitas a ruptura ou erosão na superfície, com maior risco de trombose; (2) placas estáveis ou duras, em que predominam o componente fibroso, com pouco componente lipídico e poucas células inflamatórias (Figura 16.8).

Com o passar do tempo, os ateromas podem sofrer várias modificações, podendo originar:

Placas complicadas. As principais complicações nas placas são: (1) ruptura, erosão ou ulceração, mais comuns em placas vulneráveis, que resulta em perda do revestimento endotelial e favorece trombose; (2) trombose, quase sempre associada a ruptura da placa ou erosão/ulceração (Figura 16.9). Trombos em ateromas, oclusivos ou não, são a condição mais associada à síndrome coronariana aguda (Capítulo 15); (3) hemorragia, em que o sangue penetra na lesão a partir de ruptura de pequenos vasos neoformados ou na superfície do ateroma; (4) calcificação, que pode atingir pequenas áreas ou grande parte da placa (Figura 16.10). Quando extensa, calcificação pode ser reconhecida à radiografia ou à tomografia computadorizada, ajudando na avaliação da doença.

A Figura 16.11 mostra a sequência evolutiva das lesões ateroscleróticas.

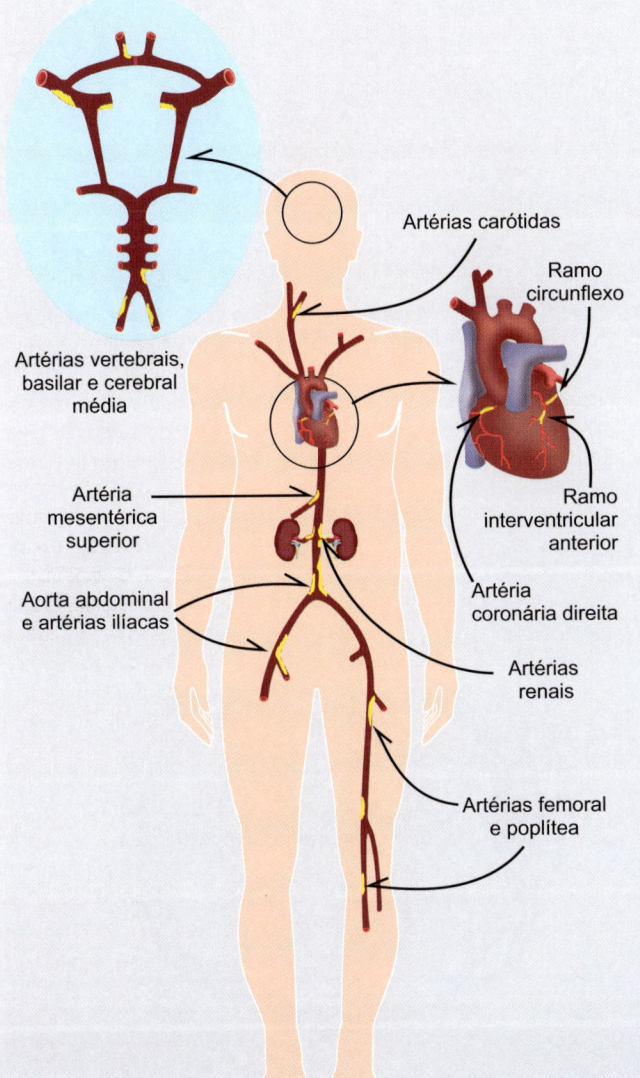

Artérias carótidas

Ramo circunflexo

Artérias vertebrais, basilar e cerebral média

Artéria mesentérica superior

Aorta abdominal e artérias ilíacas

Ramo interventricular anterior

Artéria coronária direita

Artérias renais

Artérias femoral e poplítea

Figura 16.3 Principais sedes da aterosclerose.

(continua)

16

Aspectos morfológicos (*continuação*)

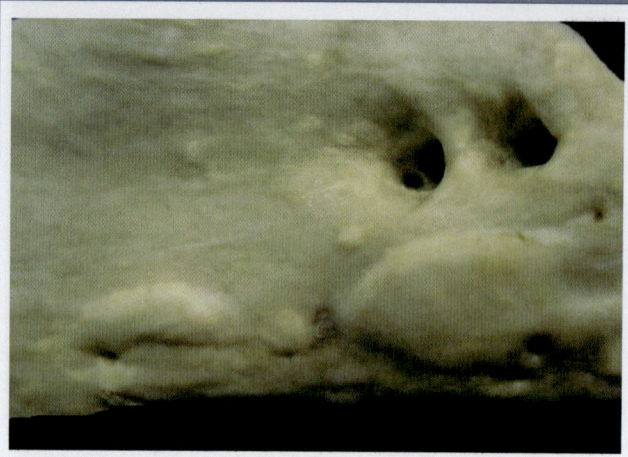

Figura 16.5 Aorta com placas ateromatosas. Lesões amareladas na íntima que fazem saliência na luz do vaso.

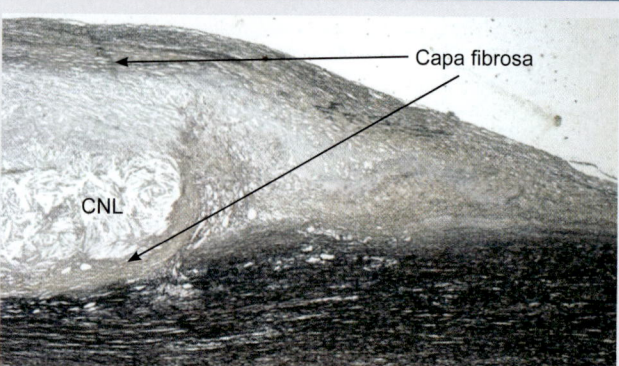

Figura 16.7 Placa ateromatosa mostrando capa fibrosa e centro necrótico-lipídico (CNL).

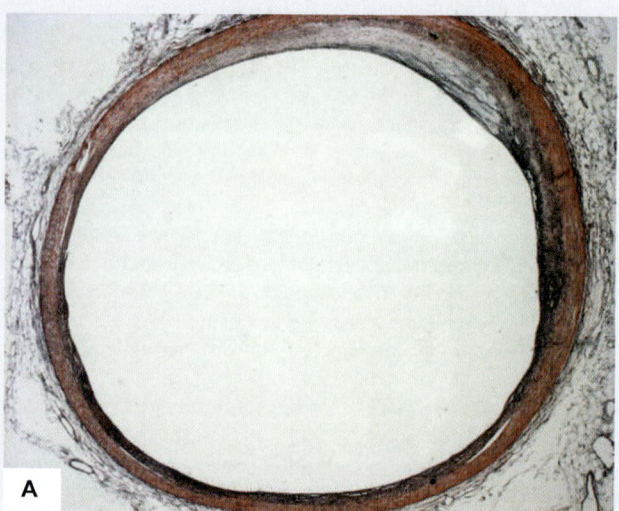

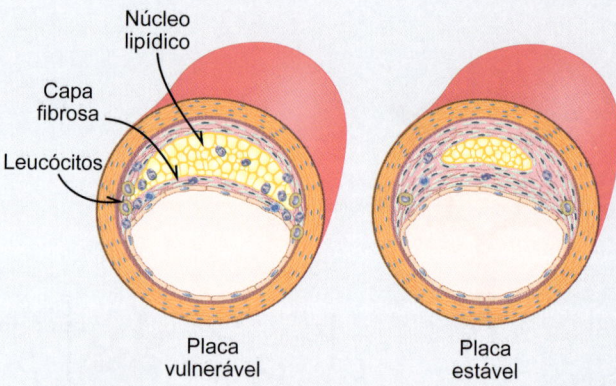

Figura 16.8 Placas ateromatosas vulnerável e estável. Placas vulneráveis têm maior quantidade de lipídeos e de células inflamatórias, além de capa fibrosa menos desenvolvida do que placas estáveis.

Figura 16.6 Cortes histológicos de artéria coronária a cerca de 1 cm um do outro. **A.** Placa ateromatosa com obstrução mínima. **B.** Placa aterosclerótica com obstrução acentuada.

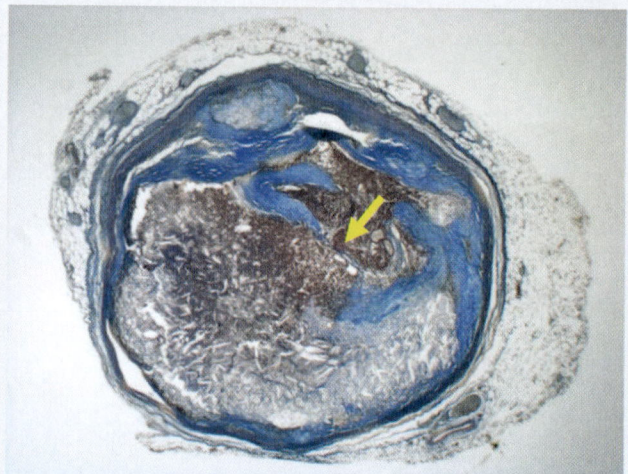

Figura 16.9 Artéria coronária com ateroma com capa fibrosa rota (*seta*) e trombose oclusiva.

(continua)

Aspectos morfológicos (*continuação*)

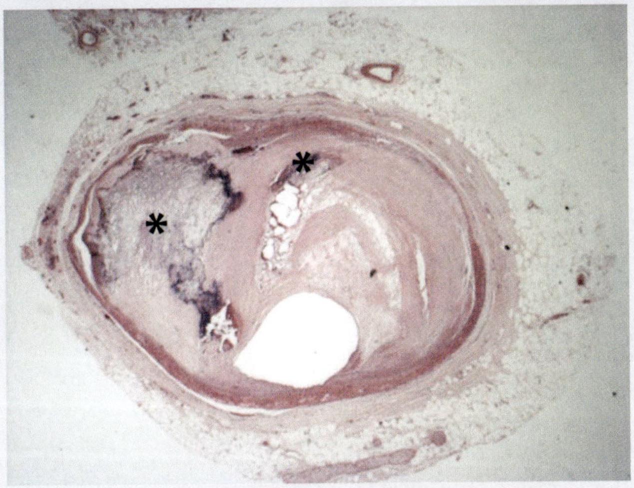

Figura 16.10 Artéria coronária com placa aterosclerótica com áreas de calcificação (*).

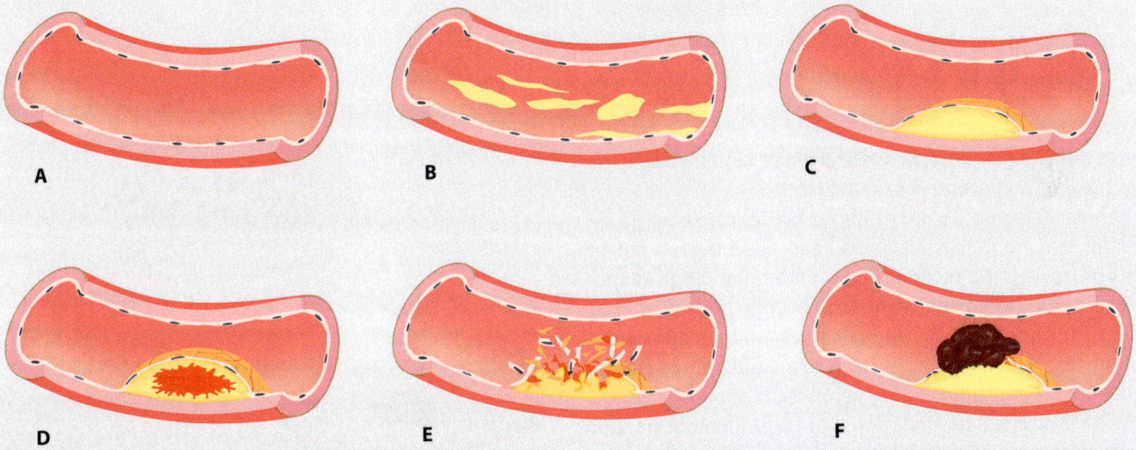

Figura 16.11 Esquema sobre as lesões ateromatosas. **A.** Artéria normal. **B.** Estrias lipídicas. **C.** Placa ateromatosa. **D.** Placa ateromatosa ulcerada. **E.** Placa hemorrágica. **F.** Ateroma com trombo.

Consequências. Complicações

A aterosclerose tem duas consequências principais (Figura 16.12): (1) obstrução arterial, com isquemia, aguda ou crônica; (2) dilatação arterial, resultando em aneurisma (ver adiante).

Obstrução arterial é a consequência mais importante da aterosclerose. Obstrução capaz de provocar isquemia clinicamente manifesta ocorre em vasos de médio calibre (na aorta, obstrução ateromatosa é rara), como acontece nos vasos do coração, do cérebro, dos intestinos e dos membros inferiores. Os principais quadros clínicos são angina do peito, infarto do miocárdio ou cerebral, isquemia intestinal, claudicação intermitente e gangrena nos membros inferiores. Vários fatores contribuem para obstrução arterial:

- Crescimento da placa. Dependendo do calibre do vaso, a expansão da placa leva a redução progressiva e às vezes acentuada da luz. Nem sempre, no entanto, o crescimento do ateroma resulta em obstrução, isso porque, pelo menos na fase inicial das placas (< 40% de redução da luz), pode haver *remodelamento* da parede e dilatação da luz, sem diminuição desta. Quando tal fenômeno acontece, em uma arteriografia o vaso pode apresentar-se sem alterações, apesar da existência do ateroma; este, no entanto, em qualquer momento subsequente pode sofrer espasmos ou trombose, resultando em isquemia aguda

- Hemorragia no ateroma. O sangue acumulado no interior da placa aumenta bruscamente o seu volume, podendo até ocluir o vaso

- Vasoespasmos. Contração anormal e vigorosa do vaso é capaz de agravar a obstrução vascular. Espasmos em ateromas ocorrem por vários motivos: (1) redução de agentes vasodilatadores. O endotélio produz NO e prostaciclina, que são vasodilatadores. Nas placas, o endotélio encontra-se muitas vezes lesado (compressão pelo ateroma) ou destruído (erosões), resultando em menor liberação dessas substâncias; (2) aumento de vasoconstritores. Muitas vezes

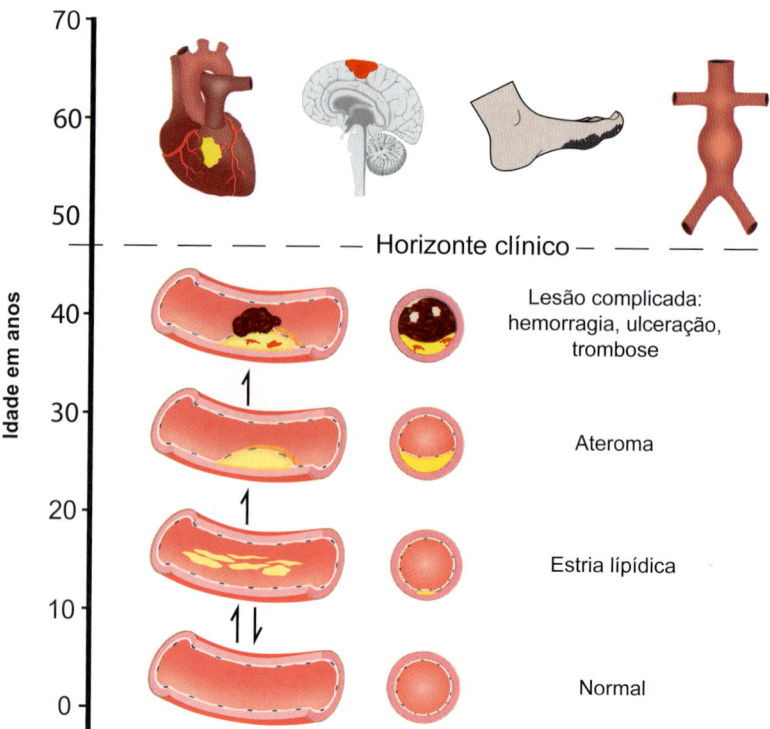

Figura 16.12 Evolução das lesões ateroscleróticas e suas principais complicações. (Adaptada de McGill, 1968.)

ocorre adesão plaquetária nos ateromas, com liberação de tromboxano A$_2$, potente vasoconstritor

- Trombose. A formação de trombo sobre ateromas se dá especialmente em placas instáveis, mais suscetíveis a sofrer ruptura, erosões ou úlceras. Perda endotelial induz coagulação sanguínea e formação de trombo, que pode até ocluir o vaso. Ruptura de placas pode ocorrer também após emoções fortes. Muitos casos de isquemia aguda grave (p. ex., síndrome coronariana aguda) acontecem por esse evento
- Embolia. Pode ser de dois tipos: (1) tromboembolia, por fragmentação ou desprendimento de trombo sobre ateroma; (2) ateroembolia, resultante da penetração, na corrente circulatória, de fragmentos da própria placa ateromatosa (ver Figura 9.25). Êmbolos obstruem o vaso a jusante do local onde se formam (a artéria reduz progressivamente o seu calibre).

Muitos dos fenômenos responsáveis por obstrução arterial são inter-relacionados, conforme mostrado na Figura 16.13. Como comentado anteriormente, ateroma favorece a formação tanto de trombos como de espasmos. Estes propiciam ruptura de placas, contribuindo para a formação de trombos. Como nos trombos existe grande número de plaquetas, pode haver liberação de tromboxano A$_2$, que é vasoconstritor; ou seja, os trombos favorecem espasmos. Além de obstruir vasos, espasmos e trombos podem favorecer o crescimento de placas, pois: (a) espasmos lesam o endotélio; lesão endotelial é fator importante na formação de placas, como será visto na etiopatogênese da doença; (b) plaquetas em trombos liberam PDGF, que estimula proliferação de células musculares lisas e contribui para expandir a lesão.

Por último, merece ser destacado que muitos eventos isquêmicos agudos e graves (p. ex., infarto agudo do miocárdio) resultam de ateromas com obstrução parcial e sem manifestações

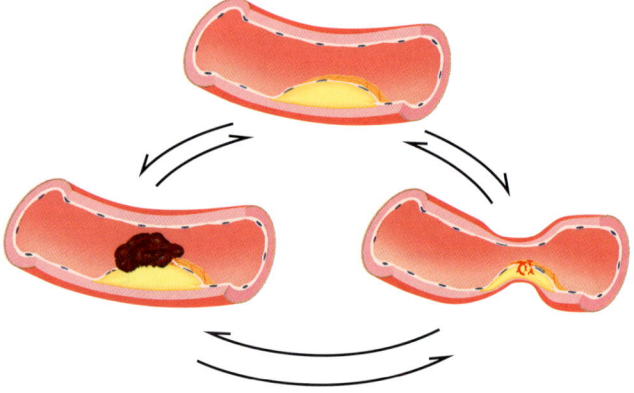

Figura 16.13 Inter-relações entre ateroma, trombose e vasoespasmo.

clínicas prévias. Nesses casos, o que leva ao quadro agudo é a ocorrência de modificações súbitas no ateroma (fissuras, erosões) que precipitam a formação de trombo oclusivo. Como já comentado, tais eventos ocorrem de preferência em placas moles (instáveis).

Etiopatogênese

Por causa da sua notória importância (elevadas prevalência e gravidade), existe enorme interesse da comunidade científica mundial em conhecer as causas e os mecanismos envolvidos no aparecimento e na progressão das lesões, com o objetivo de orientar medidas terapêuticas e, sobretudo, preventivas. Pesquisadores das mais diversas áreas do conhecimento, em vários países, dedicam-se continuamente a explorar os vários fenômenos encontrados na doença. Apesar dos grandes progressos, o conhecimento da etiopatogênese da aterosclerose é ainda incompleto, como aliás acontece em muitas outras doenças, ficando sem respostas várias indagações que podem ser feitas sobre "o que provoca" e "como surgem" as lesões. A descrição que se segue, bastante resumida, procura destacar os aspectos mais importantes e sobre os quais existe razoável consenso entre os estudiosos.

Ainda que modernizadas no fim do século passado, as principais teorias sobre a aterogênese foram formuladas há mais de 100 anos. Virchow defendia que as lesões seriam uma resposta do organismo à penetração de plasma e acúmulo de gorduras na íntima. Rokitansky admitia que pequenos trombos nas artérias seriam organizados e se incorporavam à íntima; o acúmulo de lipídeos seria secundário a esse processo. Muitos estudos se seguiram, até que hoje o entendimento dominante é que as duas teorias podem ser unificadas no princípio de que as lesões resultam de resposta inflamatória crônica das artérias, chamada *teoria da resposta a agressão*. Nesse processo complexo, em que participam ativamente células endoteliais, lipoproteínas, macrófagos, linfócitos T, plaquetas e células musculares lisas, ocorre a seguinte sequência de eventos:

- Agressão ao endotélio, com sua lesão/disfunção
- Penetração e acúmulo de lipoproteínas na íntima
- Adesão de monócitos e plaquetas ao endotélio, com liberação de fatores de crescimento
- Migração de células musculares lisas da camada média para a íntima, seguida de sua multiplicação
- Síntese e deposição de componentes da matriz extracelular.

Disfunção/lesão endotelial. Agressores variados, de natureza física, química ou biológica, são capazes de agredir as células endoteliais, resultando em alterações funcionais e/ou lesão estrutural. As causas mais importantes de agressões são distúrbios hemodinâmicos (p. ex., elevação da pressão arterial, turbulência do fluxo etc.) e substâncias químicas (notadamente compostos contidos na fumaça do cigarro e alterações lipídicas, em especial hipercolesterolemia). Outras causas incluem imunocomplexos, agentes infecciosos, hipóxia e hiper-homocisteinemia. Em consequência de disfunção/lesão endotelial ocorrem: (a) maior expressão de moléculas de adesão a leucócitos; (b) aumento da permeabilidade endotelial, que favorece a passagem de macromoléculas para a íntima, incluindo lipoproteínas; (c) adesão e agregação plaquetárias.

Lipídeos. No plasma, os lipídeos circulam ligados a proteínas, constituindo as lipoproteínas. Estas são formadas por uma camada externa contendo várias proteínas (apoproteínas – Apo) e lipídeos (fosfolipídeos e colesterol não esterificado) que envolvem um centro interno rico em lipídeos neutros (fosfolipídeos, ésteres de colesterol e vitaminas lipossolúveis). As lipoproteínas são internalizadas nas células por meio de receptores na membrana citoplasmática. As principais lipoproteínas e sua constituição são:

- Quilomícron, partícula rica em triglicerídeos formada no intestino após as refeições
- Lipoproteína de densidade muito baixa (VLDL)
- Lipoproteína de baixa densidade (LDL), a principal transportadora de colesterol para as células de todo o organismo ("mau colesterol")
- Lipoproteína de alta densidade (HDL), que mobiliza o colesterol dos tecidos e o transporta ao fígado, de onde é excretado na bile ("bom colesterol")

- Liproproteína a – Lp(a), uma variante de LDL que possui a proteína Apo(a). Como tem homologia com o plasminogênio, a Apo(a) liga-se à rede de fibrina e ocupa os sítios de ligação do plasminogênio. Com isso, não se forma plasmina suficiente para lisar trombos eventualmente formados em ateromas, razão pela qual a Lp(a) associa-se a maior risco de obstrução arterial.

Após captação de lipoproteínas através de seus receptores celulares, há hidrólise da molécula e liberação de colesterol; aumento da concentração citoplasmática deste inibe a expressão de receptores de LDL e da síntese de colesterol pela enzima hidroximetil-glutaril-Coa (HMG CoA), como forma de autorregulação. Além de receptores usuais, macrófagos e células musculares lisas possuem receptores de LDL e VLDL modificados (*scavengers*), que não são autorreguláveis. Quando há excesso de lipoproteínas, macrófagos e células musculares lisas se locupletam com grande quantidade de lipídeos e se transformam em células espumosas. LDL pode sofrer oxidação nos tecidos; LDL oxidada é tóxica para células endoteliais (aumenta a agressão endotelial) e também estimula a resposta inflamatória local.

Dependendo da quantidade e da qualidade de lipoproteínas circulantes, há maior ou menor passagem de lipídeos para a íntima, o que é favorecido por aumento da permeabilidade endotelial (disfunção endotelial).

Dislipidemia, caracterizada por quantidade elevada de LDL ou de Lp(a) e/ou reduzida de HDL, associa-se fortemente à aterogênese, segundo estudos humanos e experimentais. Para mais informações sobre lipídeos e a doença, ver Capítulo 13.

Adesão de monócitos e plaquetas. Com lesão/disfunção endotelial, ocorre adesão de monócitos e plaquetas à parede vascular. Monócitos aderidos ao endotélio penetram na íntima e se transformam em macrófagos, que exercem várias ações: (a) fagocitam lipoproteínas e se transformam em células espumosas; (b) liberam citocinas, proteases, radicais livres e fatores de crescimento; radicais livres promovem oxidação de lipoproteínas. Adesão de plaquetas é seguida de agregação plaquetária, o que resulta na liberação de vários de seus produtos, entre eles o fator de crescimento derivado de plaquetas (PDGF).

Migração e proliferação de células musculares lisas. Fatores de crescimento liberados por macrófagos e plaquetas (sobretudo PDGF, mas também FGF e TGF) têm duas ações principais: (a) atuam como agentes quimiotáticos, estimulando a migração de células musculares lisas da camada média para a íntima; (b) são mitogênicos para células musculares lisas, induzindo sua multiplicação. Com isso, aumenta a população de células musculares lisas na íntima, muitas das quais passam a endocitar lipídeos e se transformam em células espumosas, tornando-se a maior população de células na lesão. A proliferação de células musculares lisas contribui para transformar estrias lipídicas em ateromas.

Síntese de matriz extracelular. Células musculares lisas podem adquirir o fenótipo de miofibroblastos, que têm propriedades de células tanto contráteis como secretoras. Miofibroblastos sintetizam fibras da matriz extracelular, que fazem parte da composição das placas ateromatosas; além disso, são responsáveis pela formação da capa fibrosa que envolve o ateroma. Adicionalmente, há estudos sugerindo que células endoteliais podem sofrer transição para células mesenquimais e produzir componentes da matriz extracelular.

16

Aterosclerose como doença inflamatória

De tudo o que foi descrito, fica evidente que a aterosclerose representa uma resposta inflamatória crônica. Agentes muito distintos são capazes de agredir o endotélio, que ocupa papel central na origem e na progressão das lesões. Lesões ateroscleróticas podem iniciar-se em artérias com endotélio morfologicamente preservado, mas funcionalmente alterado (disfuncional). Endotélio agredido reage com aumento de moléculas de adesão, fenômeno inicial no processo inflamatório. Lipídeos acumulados na íntima, sobretudo quando há lesão/disfunção endotelial, podem sofrer oxidação. Lipoproteínas oxidadas podem ativar tanto a imunidade inata quanto a adaptativa. Lipídeos são endocitadas por macrófagos, nos quais induzem a liberação de citocinas e quimiocinas, que são mediadores essenciais na reação inflamatória. Linfócitos T ativados também liberam citocinas pró-inflamatórias (p. ex., IFN-γ), amplificando o processo. A interação desses vários fatores, cada um como parte da resposta inflamatória, resulta na formação e na progressão das lesões.

Reforçando o papel da resposta inflamatória nas lesões ateromatosas, sabe-se que a estimulação de receptores intracelulares em macrófagos a partir de moléculas lipídicas fagocitadas induzem a formação de inflamassomos (ver Capítulo 4). Estes são plataformas moleculares que geram citocinas pró-inflamatórias (IL-1β e IL-18), as quais amplificam o estado inflamatório na íntima arterial.

Além de contribuir para a formação de ateromas, inflamação contribui também para desestabilizar as placas: leucócitos liberam enzimas que degradam a matriz extracelular e causam destruição endotelial, o que favorece trombose.

Em razão do conhecimento de que na aterosclerose existe inflamação, surgiu o interesse em se encontrarem marcadores circulantes do estado inflamatório como indicadores da doença. Nesse sentido, a dosagem de PCR (proteína C reativa – proteína de fase aguda, induzida por vários agentes inflamatórios, incluindo citocinas) mostra que seus níveis séricos são indicadores de risco de complicações da aterosclerose (principalmente infartos do miocárdio e cerebral).

Em síntese do que foi comentado, admite-se que as lesões da aterosclerose iniciam-se por agressão endotelial causada por fatores muito diversos, inclusive hipercolesterolemia. Lesão/disfunção endotelial inicia o processo inflamatório, com liberação de citocinas pró-inflamatórias, expressão de moléculas de adesão para leucócitos e aumento da permeabilidade vascular, inclusive para macromoléculas lipídicas. Adesão de monócitos e plaquetas ao endotélio agredido libera fatores de crescimento para células musculares lisas, que migram da média e proliferam na íntima. Lipoproteínas que penetram na íntima, sobretudo LDL (rica em colesterol), podem sofrer oxidação e tornar-se lesivas ao endotélio, amplificando a lesão. Células musculares lisas e macrófagos na íntima fagocitam lipídeos, formando células espumosas. Células musculares lisas podem também transformar-se em miofibroblastos, que sintetizam matriz extracelular (proteínas fibrilares e proteoglicanos). Tais alterações formam as chamadas *estrias lipídicas*. A repetição desses fenômenos (agressão endotelial e resposta vascular), por anos ou décadas, aumenta progressivamente a quantidade desses constituintes (células, lipídeos e matriz extracelular) no local afetado e dá origem aos *ateromas* (Figura 16.14). Ao longo do tempo e por motivos variados, os ateromas podem sofrer modificações e formar *placas complicadas*: calcificação, hemorragia, ulceração, trombose e embolia.

Fatores de risco

As lesões da aterosclerose resultam da interação de fatores constitucionais (regulados geneticamente e não controláveis) e ambientais (que podem ser modificados ou prevenidos). Todas as condições que contribuem para alterar a integridade e o funcionamento da íntima vascular e que são capazes de resultar nas lesões da doença são consideradas fatores de risco, que são muito numerosos e estão resumidos adiante.

Fatores genéticos. Predisposição familial à aterosclerose é bem documentada. Algumas doenças genéticas mendelianas raras (hipercolesterolemia familial) associam-se a maior risco de aterosclerose, mas na maioria das vezes a participação genética é mais complexa e multifatorial. Muitas das condições associadas à doença (p. ex., diabetes melito, HAS etc.), aliás, têm nítido componente hereditário, de modo que o risco de aterosclerose depende do somatório de todas essas influências.

Sexo. Até a idade adulta, a incidência de complicações da aterosclerose é menor em mulheres; após a menopausa, há tendência de equilíbrio entre os sexos. É possível que tal fenômeno se deva a diferenças no estilo de vida, mas há também influência hormonal. Estrógenos interferem no metabolismo lipídico e modulam a resposta inflamatória. Células musculares lisas da média de artérias possuem receptores de estrógenos, que atuam como vasodilatadores. Alguns estudos mostram menor número desses receptores em mulheres que sofreram infarto do miocárdio antes da menopausa. No entanto, terapia de reposição hormonal em mulheres nem sempre reduz o risco de complicações da aterosclerose.

Idade. Lesões ateroscleróticas podem iniciar-se já na infância, mas evoluem lentamente. Ao longo de anos ou décadas, o indivíduo fica exposto aos demais fatores de risco, que contribuem para intensificar e agravar as lesões, de modo que as principais repercussões da doença aparecem geralmente a partir da sexta década de vida.

Dislipidemia. É o principal fator envolvido na doença, sobretudo a hipercolesterolemia. Esta pode ser provocada por anormalidades genômicas (doenças raras em que defeito em alguns poucos genes provoca elevação dos níveis plasmáticos de colesterol e se associa a lesões graves a partir da adolescência), mas na grande maioria dos casos deve-se a outros fatores. Hipercolesterolemia aparece em algumas nefropatias que cursam com síndrome nefrótica, em doenças metabólicas com alterações no metabolismo lipídico (p. ex., diabetes melito, síndrome metabólica), em transtornos alimentares, no sedentarismo e na obesidade. Medidas destinadas a reduzir a hiperlipidemia (por meio de mudança no estilo de vida, como manter peso adequado, consumir dieta equilibrada e evitar o sedentarismo ou, quando indicado, medicamentos hipolipemiantes) são benéficas e dão bons resultados, tanto no sentido de evitar as lesões como de reduzir o risco de complicações nos indivíduos que já têm a doença.

Os níveis de colesterol circulante dependem em parte da quantidade e da qualidade de lipídeos ingeridos; ingestão de gorduras saturadas ou alimentos ricos em colesterol, presentes sobretudo em produtos de origem animal, podem elevar a colesterolemia. Hoje, no entanto, considera-se que a ingestão lipídica tem menor importância na patogênese das lesões do

16

que já teve no passado. Ingestão de gorduras poli-insaturadas (óleos vegetais e peixes), ao contrário, reduz os níveis de LDL e de HDL. Ácidos graxos trans, gerados pela hidrogenação de gorduras sob pressão, aumentam a fração LDL e reduzem a HDL (para mais informações sobre os componentes alimentares e sua relação com a aterosclerose, ver Capítulo 13). Importante nesse contexto são as estatinas, substâncias que inibem a síntese de colesterol no fígado e têm ação anti-inflamatória. Nas últimas décadas, o uso de estatinas reduziu consideravelmente os danos causados pela aterosclerose. Os lipídeos atuam nas lesões por vários mecanismos:

- Hipercolesterolemia causa lesão/disfunção endotelial, que é um elemento-chave no início das lesões
- Excesso de colesterol nas células contribui para liberar citocinas e desencadear reação inflamatória

- Oxidação de LDL por radicais livres de leucócitos aumenta a agressão endotelial e induz a síntese de citocinas, quimiocinas e fatores de crescimento, amplificando o ambiente pró-inflamatório
- Acúmulo progressivo de lipídeos, dentro e fora das células, é elemento importante na origem e na progressão das lesões. Proteoglicanos na íntima ligam-se a lipoproteínas, favorecendo a retenção de gorduras no local.

Hipertensão arterial. Como comentado anteriormente, um dos efeitos da elevação da PA é aumentar o risco de aterosclerose; tratamento e controle dos níveis pressóricos diminuem o risco de complicações da aterosclerose. A HA atua pelos seguintes mecanismos:

- Fatores genéticos. A HA associa-se a alterações em alguns genes, cujos produtos podem contribuir para a ateroscle-

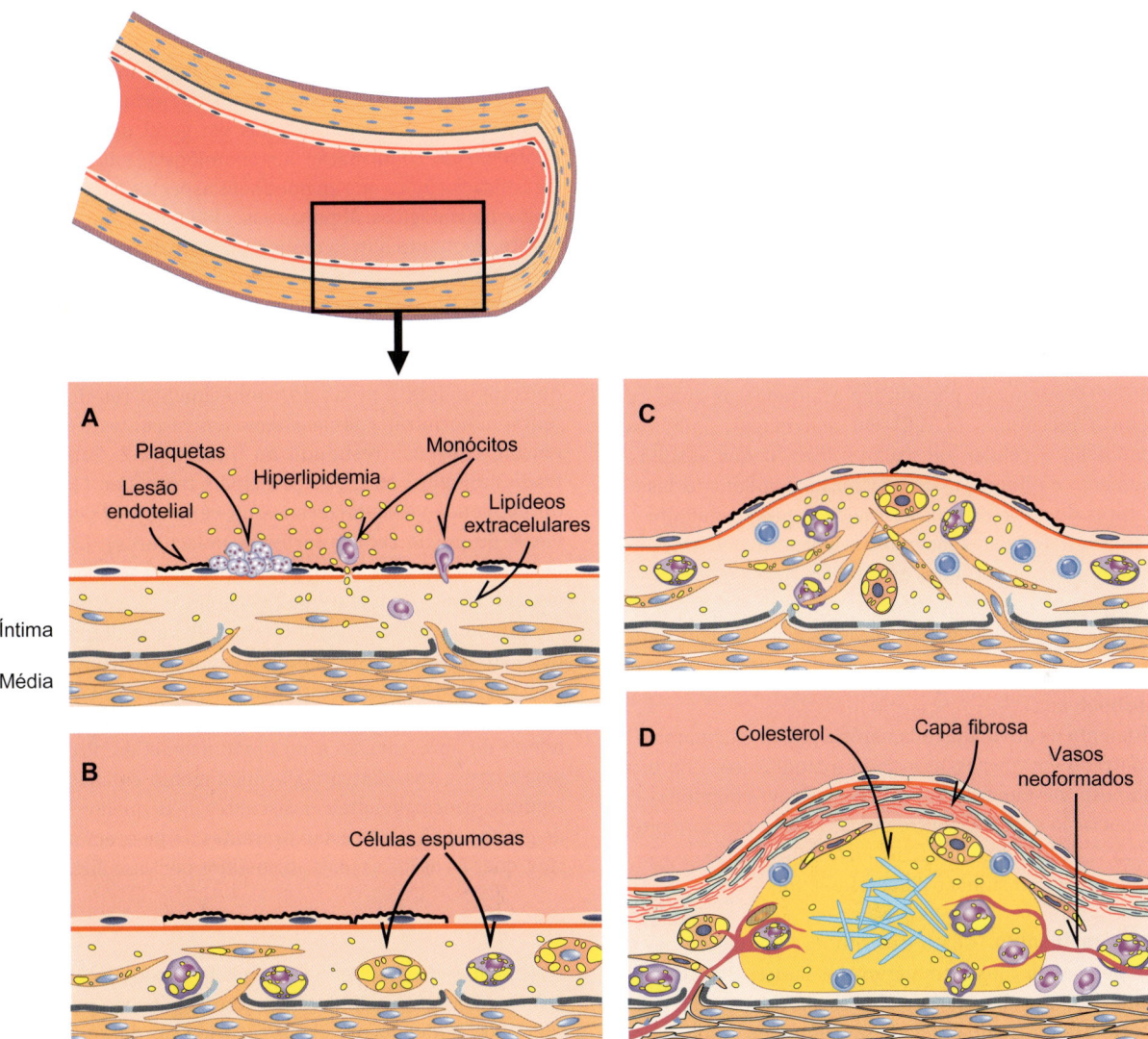

Figura 16.14 Esquema sobre os principais eventos que ocorrem na patogênese da aterosclerose. **A.** Agressão ao endotélio por fatores físicos, químicos ou biológicos, incluindo hipercolesterolemia, aumenta a expressão de moléculas de adesão nas células endoteliais e os espaços entre elas. Com isso, há passagem de lipídeos para a íntima, enquanto ocorre adesão de monócitos e plaquetas. Monócitos penetram na íntima e transformam-se em macrófagos. Por liberação de fatores de crescimento pelas células aderidas (p. ex., PDGF), células musculares lisas da média migram para a íntima e sofrem multiplicação. **B.** Macrófagos e células musculares lisas na íntima endocitam lipídeos, formando células espumosas. **C.** A repetição desses fenômenos leva ao acúmulo progressivo de células, lipídeos e matriz extracelular, resultando no ateroma. **D.** Mais tarde, forma-se a capa fibrosa que envolve o núcleo lipídico da lesão. Há ainda neoformação vascular.

rose, como moléculas que estimulam a proliferação de células musculares lisas (p. ex., angiotensina II)

- Fatores hemodinâmicos. Tensão arterial elevada aumenta o tônus muscular, estimula a proliferação de células musculares lisas e causa agressão mecânica ao endotélio (aumento da força de cisalhamento), iniciando as lesões.

Tabagismo. Indivíduos fumantes têm aterosclerose mais frequente e mais acentuada do que não fumantes. Abstinência do fumo reduz as complicações da aterosclerose. Os mecanismos envolvidos são:

- Agressão direta do endotélio por várias substâncias tóxicas contidas na fumaça do cigarro (produtos do cigarro são potentes agressores para células endoteliais)
- Aumento da viscosidade do sangue, da reatividade de plaquetas e da coagulação sanguínea
- A fumaça contém radicais livres, que aumentam a oxidação de LDL.

Diabetes melito. Como distúrbio metabólico complexo, com modificações profundas no metabolismo não só de hidratos de carbono como também de lipídeos e proteínas, diabetes melito está fortemente associado à aterosclerose (ver Capítulo 29). Os mecanismos envolvidos são múltiplos:

- Associação com outras condições de risco (pacientes diabéticos muitas vezes têm concomitantemente HAS, síndrome metabólica, obesidade etc.)
- Muitos pacientes desenvolvem hipercolesterolemia
- Glicosilação da glicose. Com a hiperglicemia, formam-se AGEs (produtos de glicosilação avançada), os quais se ligam a receptores (RAGE) em macrófagos, linfócitos T, endotélio e células musculares lisas, o que resulta em aumento da liberação de citocinas pró-inflamatórias e de fatores de crescimento, da atividade pró-coagulante e de radicais livres. Estes são muito importantes na oxidação de ácidos graxos nas células endoteliais.

Obesidade. Na obesidade, vários fatores contribuem para as lesões ateromatosas:

- Dislipidemia
- Aumento da atividade inflamatória (perfil inflamatório encontrado em obesos, associado a modificações no tecido adiposo, ver Capítulo 13) e da coagulação sanguínea
- Associação com HAS, entre outros fatores por aumento na síntese de angiotensinogênio no tecido adiposo
- Resistência à insulina e diabetes melito.

Síndrome metabólica. Como descrito no Capítulo 13, na síndrome metabólica coexistem vários dos fatores discutidos anteriormente, como obesidade, dislipidemia, HAS, estado pró-inflamatório e hipercoagulabilidade sanguínea.

Álcool. Consumo moderado de álcool reduz o risco de lesões ateroscleróticas, embora seja difícil estabelecer o que é "quantidade moderada" para diferentes indivíduos. Bebidas fermentadas são mais protetoras do que as destiladas. O vinho tinto é o mais efetivo, possivelmente pelo conteúdo de polifenóis (resveratrol). Os efeitos são aumento na síntese de NO, redução na proliferação de células musculares lisas e diminuição da agregação plaquetária.

Agentes infecciosos. Apesar da natureza inflamatória da aterosclerose e de estudos que associam alguns vírus (citomegalovírus, vírus do herpes) e clamídias à etiologia da doença, o entendimento atual é que não há evidências suficientes para se atribuir a microrganismos papel causal no processo aterosclerótico.

Vasculites

Vasculites são um grupo de doenças caracterizadas por inflamação na parede vascular. Uma característica comum das vasculites é o acometimento de múltiplos órgãos (doença sistêmica); vasculite isolada é incomum. Além de muitos casos idiopáticos, vasculites são causadas por uso de certos medicamentos, agentes infecciosos e agressões químicas ou físicas. A patogênese envolve imunocomplexos, anticorpos antineutrófilos (ANCA), anticorpos anticélulas endoteliais e linfócitos T. Quando um vaso é agredido, pode tornar-se frágil, espesso, estreito ou fibrosado. Por causa das lesões, vasos inflamados resultam em redução do fluxo sanguíneo, com isquemia no território atingido, ou em hemorragia, por ruptura da parede.

Vasculites são diagnosticadas em geral por seus aspectos clínicos, sem confirmação histopatológica, não havendo uma classificação única que englobe seus aspectos clínicos, laboratoriais e morfológicos. Algumas vasculites resolvem-se sem tratamento, enquanto outras requerem controle a longo prazo, cujo princípio é o uso de medicamentos imunomoduladores, pois distúrbios imunitários estão na base de boa parte dos casos.

Vasculites podem ser classificadas de acordo com o vaso acometido e com a sua etiologia. Em 2012, especialistas de diversos países e áreas do conhecimento reuniram-se para tentar uniformizar a nomenclatura das vasculites, o que resultou em um consenso resumido no Quadro 16.2. Conforme ilustrado na Figura 16.15, os principais tipos são: (1) vasculites de pequenos vasos (arteríolas ou vênulas); (2) vasculites de vasos de médio calibre (artérias musculares); (3) vasculites de vasos de grande calibre (grandes artérias elásticas). Esta classificação não inclui condições em que existe inflamação vascular, mas não recebem o nome de vasculite; os exemplos mais conhecidos neste contexto são a aterosclerose e a arteriopatia do transplante cardíaco.

A apresentação clínica das vasculites depende da causa, do tempo de apresentação e do órgão acometido. Provavelmente pela extensa vascularização, acometimento cutâneo é bastante comum, principalmente em vasculites de pequenos vasos. Vasos de grande calibre não estão presentes na pele, em nervos e nos rins, que são os locais mais acometidos por vasculites em geral.

Vasculites de grandes vasos

Arterites de grandes vasos (aorta e seus ramos) são um grupo heterogêneo de doenças com predileção pela aorta ascendente, podendo predispor à formação de aneurismas. As principais aortites não infecciosas são a aortite de células gigantes e a doença de Takayasu, ambas mais comuns em mulheres. Um dos principais critérios para separar as duas entidades é a idade ao diagnóstico: arterite de Takayasu aplica-se aos pacientes com menos de 50 anos, enquanto arterite de células gigantes é a que surge em pessoas mais idosas. Aortite infecciosa associa-se historicamente à sífilis; atualmente, aortite sifilítica é rara no mundo ocidental.

Quadro 16.2 Classificação de vasculites pelo tipo de vaso acometido, segundo a Classificação de Chapel Hill (2012)*

Tipo de vasculite	Principais síndromes	Características principais
Vasculite de grandes vasos	Arterite de células gigantes	Arterites geralmente granulomatosas, com ou sem necrose da parede, multifocais, associadas a aneurismas
	Arterite de Takayasu	
Vasculites de vasos de médio calibre	Poliarterite nodosa	Arterite com necrose fibrinoide de parede vascular, sem relação com glomerulonefrite
	Doença de Kawasaki	Arterite predominante nas coronárias e associada a linfadenopatia e lesões mucocutâneas
Vasculite de pequenos vasos	Vasculite associada a ANCA	Vasculite necrosante com poucos imunodepósitos
	Poliangiite microscópica	Vasculite necrosante com poucos imunodepósitos. Glomerulonefrite necrosante frequente
	Poliangiite com granulomas (Wegener)	Inflamação granulomatosa necrosante que acomete vias áreas superiores e pulmões. Glomerulonefrite necrosante frequente
	Poliangiite eosinofílica com granulomas (Churg-Strauss)	Inflamação granulomatosa necrosante rica em eosinófilos. Acometimento de via área superior, além de asma e eosinofilia periférica
	Vasculite por imunocomplexos	Vasculite com depósito de imunoglobulinas ou complemento na parede vascular. Glomerulonefrite frequente
Vasculites de vasos variados	Doença de Behçet	Úlceras aftosas orais e genitais. Vasculite em artérias e veias. Tromboangiite, trombose e aneurisma arterial podem ocorrer
	Síndrome de Cogan	Doença inflamatória ocular e do ouvido interno. Arterite de vasos pequenos, médios e grandes, aneurisma aórtico e valvulite mitral podem ocorrer
Vasculites isoladas	Angiite leucocitoclásica cutânea	Vasculite de artérias e veias de qualquer tamanho de órgãos isolados, sem de acometimento sistêmico. Pode ser multifocal dentro do órgão
	Arterite cutânea	
	Vasculite do sistema nervoso central	
	Aortite isolada	
Vasculites associadas a doenças sistêmicas	Lúpus eritematoso sistêmico	Apresentação variada
	Artrite reumatoide	
	Sarcoidose	
Vasculites associadas a outros agentes	Vírus da hepatite C	Apresentação variada
	Vírus da hepatite B	
	Sífilis	
	Vasculite associada ao câncer	

ANCA: anticorpos anticitoplasma de neutrófilos. *Segundo Jennette JC et al., 2012.

Quando não há história de doença reumatológica prévia, aortite pode ser o primeiro e o único sinal de doença dessa natureza em pacientes submetidos a cirurgias para correção de aneurisma da aorta. Pacientes com aortite diagnosticada ao exame anatomopatológico de peças cirúrgicas devem ser encaminhados ao reumatologista para avaliar a possibilidade de vasculite sistêmica. Na grande maioria dos casos, os pacientes são idosos e preenchem os critérios para o diagnóstico de arterite (ou aortite) de células gigantes (Quadro 16.2). Outra entidade nesse grupo é a doença associada a IgG4, que apresenta inflamação exuberante e pode acometer a aorta e as artérias coronárias.

A **arterite de Takayasu** é vasculite idiopática crônica de grandes e médios vasos, como a aorta e seus ramos princi-

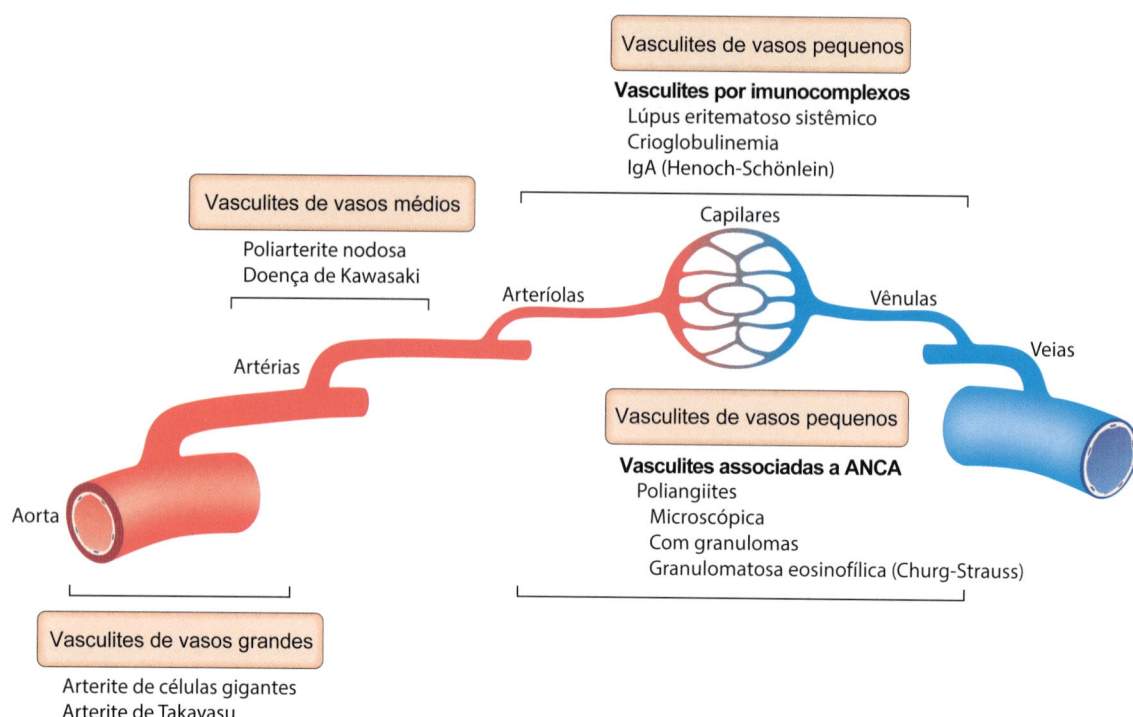

Figura 16.15 Tipos de vasculite, segundo a Conferência de Chapel Hill (2012).

pais. Apesar de descrita como granulomatosa, em geral não é acompanhada de granulomas; em certos casos, veem-se apenas algumas células gigantes. No Japão e na América do Sul, predominam lesões arteriais torácicas e cervicais, enquanto em Israel e em outros países da Ásia lesões abdominais são mais comuns. Parece haver componente genético na origem das lesões; alguns estudos mostram maior prevalência em pessoas com HLA-Bw52 e HLA-B39.2.

Embora possa causar dilatação vascular, inclusive aneurisma, a consequência principal da doença é obstrução arterial (Figura 16.16). As principais manifestações clínicas, que se iniciam entre 10 e 40 anos, são febre, perda de peso, fraqueza geral e redução do pulso nos membros (por obstrução arterial), motivo da denominação *doença sem pulso*; pode haver ainda distúrbios visuais e neurológicos e claudicação.

A **arterite de células gigantes (ACG)** afeta particularmente a aorta e seus principais ramos, com predileção pelas artérias carótida e vertebral e seus ramos. O termo *arterite temporal* não é adequado, apesar de clássico, pois nem todos os pacientes têm envolvimento da artéria temporal, além de outras vasculites poderem acometer essa artéria. As sedes principais são a aorta, a artéria temporal e a artéria oftálmica. A ACG é a vasculite sistêmica primária com comprometimento aórtico mais comum, com incidência global de 15 a 25 novos casos/100.000/ano. Polimialgia reumática está presente em até 50% dos casos, iniciando-se antes, durante ou depois das manifestações clínicas de ACG. Parece que ambas são parte do espectro de uma mesma condição patológica. A inflamação arterial parece resultar de resposta mediada por linfócitos T contra antígeno não conhecido.

Por causa da intensa proliferação miointimal e obstrução vascular, que em até 20% dos casos pode levar a cegueira sú-

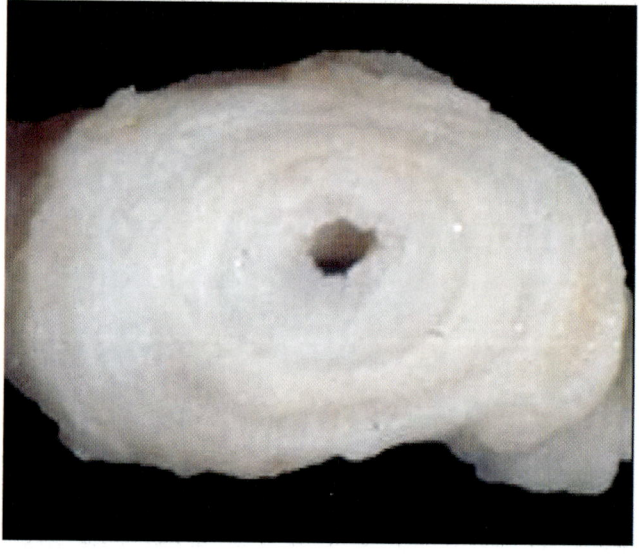

Figura 16.16 Artéria carótida com doença de Takayasu, mostrando grande espessamento da parede por fibrose e estreitamento da luz.

bita (por comprometimento da artéria oftálmica), a ACG é uma emergência médica. O tratamento com altas doses de corticoides deve ser iniciado prontamente para controlar as alterações inflamatórias e prevenir as manifestações isquêmicas, como claudicação mandibular, cegueira e acidentes vasculares cerebrais. Existe associação entre ACG e aneurisma da aorta ascendente; cerca de 15% dos pacientes com ACG desenvolvem manifestações clínicas de aneurisma aórtico, com ou sem dissecção.

Aspectos morfológicos

Independentemente da causa ou síndrome associada, aortite acompanha-se de inflamação na parede vascular, necrose de extensão variada, reparação e fibrose. Aortite necrosante (o tipo associado geralmente à doença de Takayasu) caracteriza-se por necrose multifocal da média e inflamação e fibrose na adventícia. As áreas de necrose são circundadas por macrófagos e células gigantes ocasionais. O encontro de células gigantes, que podem ser numerosas em alguns casos, não é indicativo de arterite de células gigantes, pois esta requer uma combinação de achados clínicos e patológicos. Inflamação da adventícia associa-se a fibrose, o que causa obstrução de capilares, resultando no quadro de endarterite obliterante. A dilatação depende da destruição de fibras elásticas, enquanto o estreitamento da luz resulta de grande produção de colágeno.

A aortite não necrosante associada à síndrome clínica de arterite de células gigantes acomete predominantemente a camada média com acentuada inflamação rica em macrófagos e linfócitos T, mas sem necrose. Em artérias menores, a arterite de células gigantes mostra espessamento intimal, destruição da lâmina elástica e obstrução da luz; em áreas de destruição de fibras elásticas, encontram-se células gigantes, embora granulomas bem formados sejam raros.

Na aortite sifilítica também se encontra necrose da parede arterial e infiltrado predominantemente de plasmócitos. Assim como na sífilis, plasmócitos predominam na doença associada à IgG4 (que pode causar aortite não necrosante) e produzem esta imunoglobulina, que pode ser detectada por imuno-histoquímica.

Vasculite de vasos de médio calibre

Embora vasculites de grandes vasos (p. ex., arterite de células gigantes) possam ocasionalmente acometer artérias de médio calibre, as duas principais entidades com acometimento de vasos médios são a *poliarterite nodosa* e a *doença de Kawasaki*.

Poliarterite nodosa (PAN) é vasculite sistêmica que acomete preferencialmente homens, sobretudo entre 40 e 60 anos. A doença tem amplo espectro de apresentação, que vai desde a vasculite necrosante com acometimento multissistêmico a, menos comumente, vasculite localizada. Na doença localizada, o prognóstico é geralmente bom, tendo a maioria dos pacientes recuperação completa com tratamento.

A maioria dos casos de PAN é idiopática, mas em alguns casos há relação com vírus (sobretudo vírus da hepatite B ou C, HIV, vírus Epstein-Barr e parvovírus B19) ou bactérias. A doença não se associa a ANCA. Infecções subclínicas podem preceder a doença, especialmente em crianças.

O quadro clínico de PAN sistêmica inclui febre, mal-estar, perda de peso, manifestações musculoesqueléticas, neuropatia periférica e lesões cutâneas. Qualquer órgão pode ser afetado, com destaque aos rins, pele, sistema digestivo, nervos e músculos; acometimento pulmonar é incomum. Manifestações sistêmicas resultam de isquemia ou infarto na região acometida. A mortalidade é alta, sobretudo por causa de lesões renais; recorrências são comuns. Pode haver acometimento do sistema nervoso central, insuficiência renal, gangrena de dedos, miocardiopatia, infartos intestinais e insuficiência hepática.

A lesão principal é destruição da camada média por necrose fibrinoide de artérias musculares (Figura 16.17), às vezes com trombos. O comprometimento é segmentar, tanto no comprimento quanto na circunferência do vaso. Tal lesão não é específica de PAN, pois pode aparecer em outras vasculites, necessitando de correlação clínico-patológica para o diagnóstico definitivo. Pode formar-se pseudoaneurisma, por enfraquecimento da parede vascular, o qual pode ser diagnosticado por exames de imagens. O quadro histológico pode mudar de acordo com a evolução da doença, variando de infiltrado inflamatório misto com necrose fibrinoide segmentar (fase aguda) até cicatrização com inflamação em menor grau e espessamento intimal podendo causar obstrução e destruição das fibras elásticas (fase reparativa).

A **doença de Kawasaki**, rara, é afecção aguda e febril que acomete quase sempre crianças, geralmente abaixo de 5 anos. As lesões são vasculite de artérias de médio calibre, sobretudo coronárias, que pode resultar em aneurisma. A patogênese não é conhecida, embora pareça dever-se a anticorpos anticélulas endoteliais. Parece que a vasculite seja secundária a alguma virose, sem um vírus específico; suspeita-se de resposta imunitária anormal, com envolvimento da *tempestade de citocinas* (ver Capítulo 4). Clinicamente, a doença manifesta-se com febre, vermelhidão e edema que podem atingir as extremidades, a região da virilha, a orofaringe e as conjuntivas, além de linfonodomegalia. Muitos pacientes evoluem sem complicações.

Morfologicamente, encontra-se infiltrado inflamatório na parede vascular, inicialmente com neutrófilos e, em seguida, linfócitos T. Com isso, há destruição do endotélio, da lâmina elástica e da camada média, que muitas vezes resultam em aneurisma (Figura 16.18).

Parte das crianças com COVID-19 manifesta quadro em parte superponível ao da doença de Kawasaki, inclusive com aneurisma de artérias coronárias e de outras artérias, configurando a *síndrome inflamatória multissistêmica associada ao SARS-CoV-2*.

16

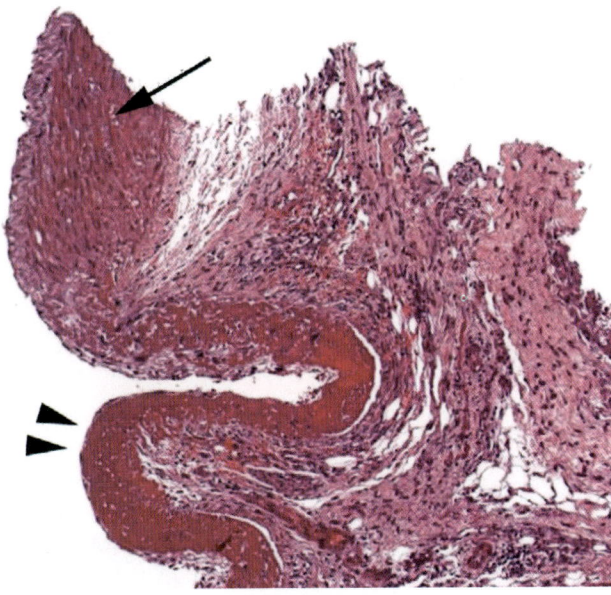

Figura 16.17 Poliarterite nodosa. Necrose fibrinoide da camada média (*pontas de setas*). A seta indica segmento normal da parede arterial.

Vasculites de pequenos vasos

Vasculites de pequenos vasos, que acometem arteríolas, capilares ou vênulas, estão associadas a: (1) imunocomplexos, que surgem sem causa conhecida ou fazem parte de doenças sistêmicas, particularmente lúpus eritematoso ou artrite reumatoide; (2) inflamações pauci-imunes, que envolvem ANCAs (anticorpos antineutrófilos), que são de dois tipos: (a) antiproteinase 3 (PR3-ANCA), antes conhecido como p-ANCA (perinuclear); (b) antimieloperoxidase (MPO-ANCA), antes chamado c-ANCA (citoplasmático). ANCAs atraem neutrófilos, que liberam enzimas e radicais livres que agridem células endoteliais e a parede vascular.

Tais inflamações causam manifestações clínicas distintas dependendo do órgão acometido. O envolvimento de capilares glomerulares resulta em glomerulonefrite com crescentes; nos pulmões, usa-se o termo capilarite para o acometimento de capilares alveolares; na pele, em que as vênulas são primariamente afetadas, é empregada a expressão *vasculite leucocitoclásica*, que se manifesta clinicamente com púrpura.

O achado histológico característico é necrose fibrinoide com leucocitoclasia (fragmentos de neutrófilos apoptóticos misturados com o material necrótico). No espectro das doenças relacionadas a ANCAs, existem a poliangiite microscópica em um extremo e a poliangiite com granulomas no outro. Pacientes com poliangiite com granulomas apresentam em geral positividade para MPO-ANCA, enquanto aqueles com poliangiite microscópica mostram positividade para PR3-ANCA. Não há diferença histológica entre as vasculites de pequenos vasos associadas a imunocomplexos e as vasculites pauci-imunes, sendo a distinção feita pelos aspectos clínicos e laboratoriais da doença.

As vasculites associadas a imunocomplexos podem ser idiopáticas ou, mais comumente, manifestação de doenças sistêmicas. Entre estas, destacam-se o lúpus eritematoso sistêmico e a artrite reumatoide. Inúmeras outras doenças sistêmicas, no entanto, podem associar-se a vasculite de pequenos vasos, principalmente na pele. Entre estas, estão vasculite de hipersensibilidade induzida por drogas, urticária vasculite, vasculite associada a IgA, vasculite pustular, doença de Behçet etc.

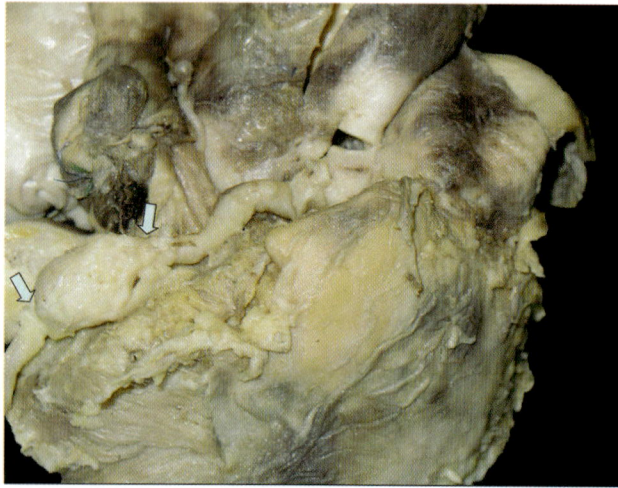

Figura 16.18 Aneurisma na artéria coronária (*setas*), na doença de Kawasaki.

Poliangiite microscópica é afecção autoimune associada a MPO-ANCA e caracterizada por vasculite sistêmica de pequenas artérias e veias. A doença é pouco comum e inicia-se geralmente entre 50 e 60 anos. Sua etiologia é desconhecida, sendo postulados alguns medicamentos e microrganismos. Como se trata de vasculite sistêmica, diversos órgãos podem ser acometidos, principalmente pele, rins, pulmões e trato digestivo. Nos rins, há geralmente glomerulonefrite necrosante; nos pulmões, predominam os fenômenos secundários à capilarite.

A **síndrome de Churg-Strauss** é uma vasculite granulomatosa necrosante rica em eosinófilos que acomete sobretudo pequenos e médios vasos do trato respiratório associada a asma e eosinofilia periférica. A positividade para ANCA é maior quando o quadro é acompanhado de glomerulonefrite. A doença manifesta-se geralmente entre 35 e 55 anos de idade, sem preferência por sexo. Fatores ambientais podem estar associados, como alérgenos, infecções, vacinações e medicamentos. Fatores imunogenéticos podem predispor às lesões, como o HLA-DRB1 e o HLA-DRB4, que aumentam o risco de desenvolver a doença. Infiltração por eosinófilos e agressão endotelial induzida por ANCA são provavelmente os principais mecanismos patogenéticos.

Púrpura de Henoch-Schönlein, ou vasculite por IgA, associa-se a imunodepósitos de IgA1 em capilares, vênulas e arteríolas. Trata-se da vasculite sistêmica mais comum na infância, sobretudo em crianças com menos de 10 anos de idade. A doença manifesta-se em geral com sinais e sintomas cutâneos e gastrointestinais. A tríade de púrpura, dor abdominal e artrite pode surgir em qualquer sequência, embora os dois últimos não estejam presentes em todos os pacientes. A maioria dos casos é precedida por manifestações nas vias respiratórias superiores. Na pele, são frequentes petéquias e púrpuras palpáveis, preferencialmente nos membros inferiores. Nos rins, pode surgir glomerulonefrite indistinguível da nefropatia por IgA.

Poliangiite com granulomas, antigamente chamada granulomatose de Wegener, é vasculite sistêmica necrosante associada, em mais de 90% dos pacientes, a PR3-ANCA. Rara, acomete igualmente homens e mulheres, especialmente entre 45 e 60 anos. A doença caracteriza-se por necrose e granulomas em pequenos vasos (arteríolas, capilares e vênulas), sobretudo no trato respiratório (pulmões, nariz, ouvido, seios da face e garganta), acompanhados frequentemente de glomerulonefrite pauci-imune, às vezes rapidamente progressiva (ver Capítulo 17).

Aspectos morfológicos

O dano aos vasos depende em parte da causa da lesão e do órgão afetado, mas características comuns a todas as doenças incluem necrose fibrinoide, leucocitoclasia e destruição da parede vascular. São achados frequentes extravasamento de hemácias e infiltrado inflamatório perivascular. O encontro de numerosos eosinófilos sugere vasculite por hipersensibilidade ou, mais especificamente, vasculite de Churg Strauss. Nos rins, vasculite de pequenos vasos resulta muitas vezes em glomerulonefrite crescêntica; nos pulmões, causa capilarite e hemorragia alveolar (Figura 16.19).

(*continua*)

Aspectos morfológicos (*continuação*)

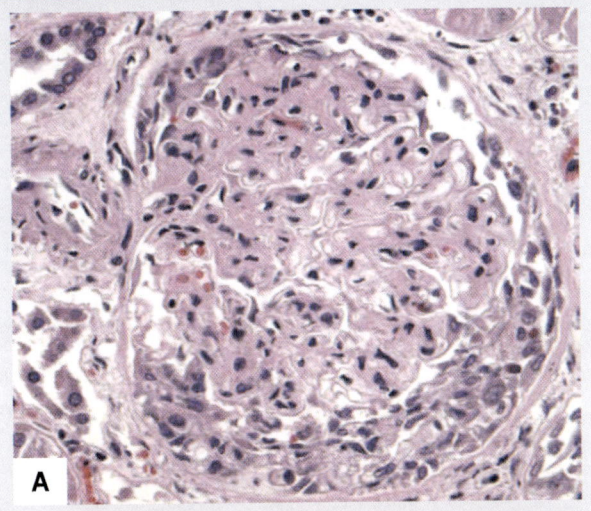

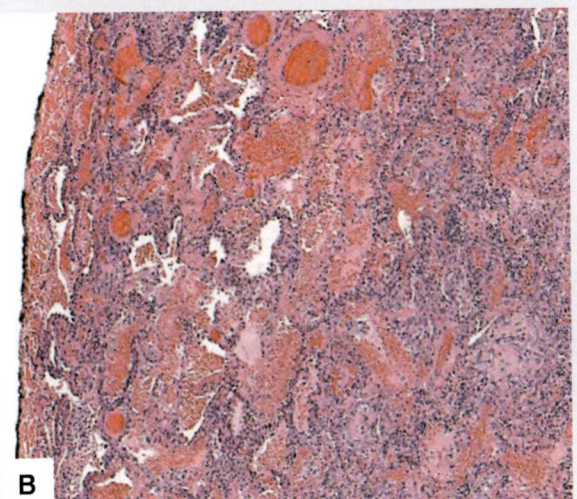

Figura 16.19 Vasculite de pequenos vasos. **A.** Glomerulonefrite crescêntica. **B.** Capilarite pulmonar com hemorragia alveolar.

Aneurismas

Aneurisma consiste em dilatação localizada de vasos (inclusive do vaso modificado que é o coração) envolvendo as suas três camadas. Na prática médica, não se aplica o termo aneurisma para qualquer dilatação – apenas para as mais marcantes – nem para as dilatações do território venoso – para este, utiliza-se a denominação varizes (ver adiante). Aneurismas formam-se sobretudo na aorta. *Pseudoaneurisma* refere-se ao quadro de ruptura vascular seguida de dissolução do hematoma, resultando em protuberância encapsulada por fibrose, mas sem envolver as três camadas do vaso.

O quadro clínico dos aneurismas varia conforme a sua localização. Nos da aorta ascendente, a manifestação principal é insuficiência aórtica. Os da aorta descendente podem causar dor, mas muitas vezes permanecem assintomáticos até a ruptura; não é incomum serem diagnosticados durante estudo radiográfico ou palpação de abdome por outros motivos; por último, boa parte deles é achado de necrópsia.

Outra sede importante de aneurismas é o encéfalo (ver Capítulo 26), cuja ruptura é causa importante de hemorragia cerebral grave, letal ou com sequelas variadas. Nas artérias coronárias, aneurismas são incomuns; sua causa mais frequente é a doença de Kawasaki.

Aspectos morfológicos

Na aorta, reserva-se o nome aneurisma para dilatações em que há aumento do diâmetro do vaso de pelo menos 50% em relação ao segmento proximal (Figuras 16.20 e 16.21). Nas artérias coronárias, dilatação discreta, como na aterosclerose, é referida como remodelamento positivo; aneurisma é usado apenas para dilatações maiores. O aspecto macroscópico de aneurismas é dilatação localizada da luz vascular, que pode ser fusiforme, quando todo o vaso se dilata, ou sacular, quando somente uma parte dele sofre dilatação. Os aneurismas da aorta ascendente e os das coronárias costumam ser fusiformes, enquanto os da aorta descendente variam mais; os aneurismas do polígono de Willis são quase sempre saculares. Em certo número de casos, existe trombo no interior do aneurisma.

Microscopicamente, os aneurismas mostram algum grau de desarranjo ou destruição das lâminas elásticas, às vezes chegando a borrar ou mesmo a impedir a delimitação entre as três camadas. Em aneurismas inflamatórios, o infiltrado é predominantemente mononuclear; nos causados pela sífilis e mais ainda nos associados à IgG4, vê-se grande número de plasmócitos (neste último, com grande número de plasmócitos que secretam essa imunoglobulina). Mastócitos, eosinófilos e neutrófilos aparecem em número variável. Muitas vezes há fibrose na parede. Aterosclerose acentuada pode estar presente não só nos casos causados por ela, mas como efeito secundário de inflamação (frequentemente é difícil afirmar o que é causa e o que é consequência). O padrão histopatológico da maioria dos aneurismas da aorta ascendente (inclusive na síndrome de Marfan) é semelhante ao encontrado em dissecções da aorta e será comentado adiante.

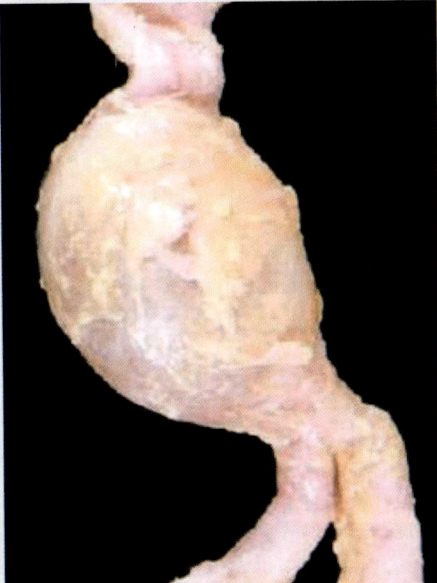

Figura 16.20 Aorta abdominal com aneurisma fusiforme.

(continua)

16

Aspectos morfológicos (*continuação*)

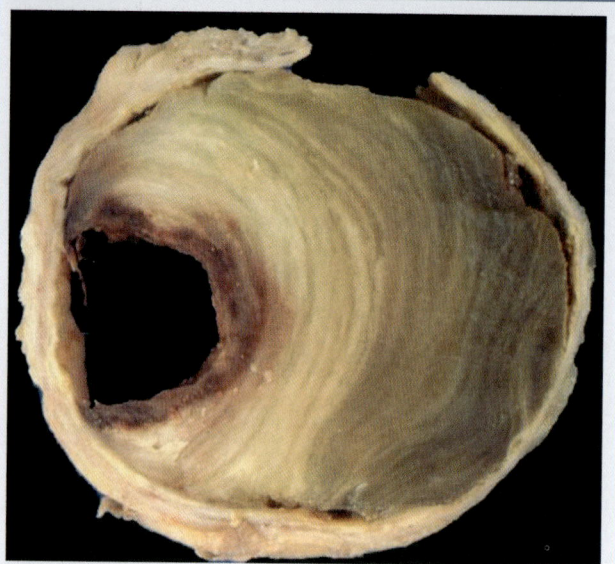

Figura 16.21 Corte transversal de aneurisma da aorta abdominal. Trombo laminado com suboclusão da luz arterial.

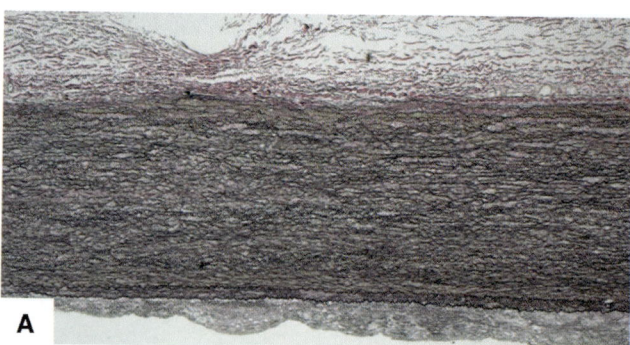

A

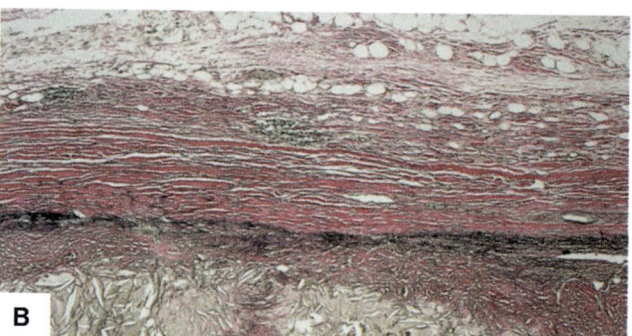

B

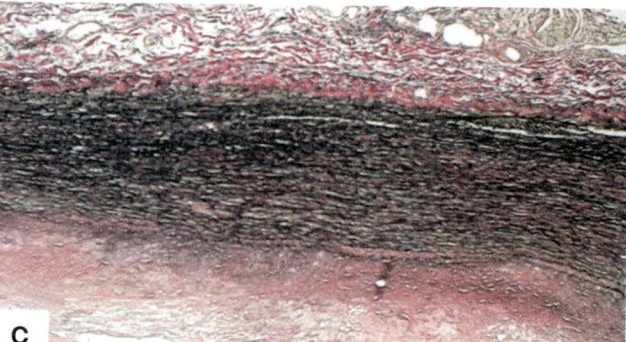

C

Figura 16.22 Aorta. **A.** Região normal. **B.** Local de aneurisma. **C.** Mesmo vaso de **B**, fora da área do aneurisma. Notar destruição das fibras elásticas, coradas em negro, na região do aneurisma.

Etiopatogênese

Há razoável evidência de que dilatação arterial resulte de algum grau de destruição ou enfraquecimento da camada média, em particular das fibras e lâminas do sistema elástico. Exemplo disso é o aneurisma aterosclerótico: ainda que a aterosclerose seja muito prevalente, aneurisma nessa doença não o é. Dilatação aneurismática na aterosclerose ocorre apenas em pequena porcentagem das lesões, nas quais há grande destruição da componente elástico (Figura 16.22).

Inflamação de qualquer origem é a causa mais comum de aneurismas, pois as células inflamatórias contêm enzimas proteolíticas capazes de clivar componentes da matriz extracelular, sobretudo elastina. Ateromas que evoluem com aneurisma (mais na aorta, pois em outras artérias isso não costuma acontecer) são aqueles com inflamação mais exuberante. Embora hoje bem menos do que antes da era dos antibióticos, a sífilis também pode causar aneurismas, mais comumente na aorta torácica descendente, em contraste com a aterosclerose (nesta os aneurismas surgem mais na região abdominal, onde as lesões ateromatosas são mais acentuadas). Aneurismas da aorta abdominal, em geral associados à aterosclerose com inflamação exuberante, são mais frequentes em homens; o tabagismo é fator de risco muito importante. Arterite de células gigantes, arterite associada a IgG4 e outras arterites podem causar aneurismas. Há ainda muitos aneurismas inflamatórios, especialmente na aorta, sem agente etiológico definido.

Aneurismas podem dever-se também a anormalidades genéticas, como na síndrome de Marfan, na qual há defeito na fibrilina-1, componente estrutural das fibras e lâminas elásticas.

Em aneurismas da aorta ascendente, as lâminas e fibras elásticas estão fragmentadas, mas, ao contrário do que ocorre na aorta descendente, muitos pacientes não têm grande número de células inflamatórias, sendo a fragmentação mais delicada;

nas lesões, as fibras colágenas estão diminuídas e fragmentadas ao longo de toda a espessura da camada média. Alguns pacientes com aneurismas da aorta sofrem dissecção. Por isso, muitos estudos também consideram em conjunto essas duas doenças, às vezes com a denominação *doenças dilatativas da aorta ascendente*. É importante realçar ainda que deve haver diferenças que justifiquem que determinados pacientes tenham uma e/ou outra dessas afecções, mas os pontos que têm em comum justificam que a etiopatogênese dos aneurismas da aorta ascendente e das dissecções da aorta seja discutida conjuntamente, como a seguir.

Dissecções arteriais

Dissecção de uma artéria consiste na delaminação de sua parede no sentido longitudinal. As dissecções de maior importância clínica são as da aorta (podendo a partir dela se estender para seus ramos) e das artérias coronárias. Nestas, quando não secundárias a dissecção da aorta, em geral são iatrogênicas e decorrentes de manipulações, como cateterismo coronário ou cirurgia cardíaca. Dissecção coronariana espontânea é bastante rara e aparece mais em mulheres jovens, em algumas durante a gravidez. Nas artérias coronárias, a clivagem ocorre sobretudo entre as camadas média e adventícia (Figura 16.23).

As dissecções mais prevalentes e importantes ocorrem ao longo da camada média, em quase todos os casos no seu terço externo (Figuras 16.23 e 16.24). Com isso, cria-se uma falsa luz, paralela à verdadeira. A artéria fica dilatada, mas sem envolver as três camadas; dissecções, portanto, diferem de aneurismas verdadeiros e, por isso, tem sido pouco usada a denominação antiga de *aneurisma dissecante.*

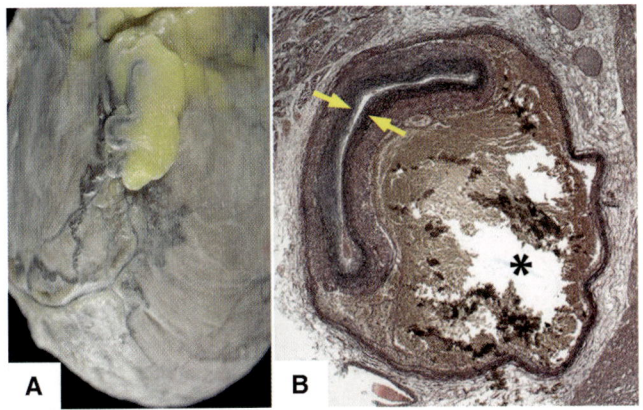

Figura 16.23 Dissecação na artéria coronária. **A.** Hemorragia na superfície no ramo descendente anterior. **B.** Hematoma entre as camadas média e adventícia (*asterisco*), com compressão da luz vascular (esta indicada pelas *setas*).

Dissecção aórtica é doença aguda (de instalação abrupta). Clinicamente, predominam dor precordial intensa e síncope. O principal diagnóstico diferencial é infarto do miocárdio. Sendo este muito mais comum, é habitual que os médicos atendentes pensem sempre em infarto como primeira hipótese, especialmente em prontos-socorros não especializados em Cardiologia. A maior dificuldade no diagnóstico é que em muitos casos nem se tem suspeita clínica de dissecção. Exames por imagens, como o ecocardiograma transesofágico (mas não o transtorácico), ressonância magnética nuclear e angiotomografia computadorizada mostram os aspectos morfológicos mais importantes.

O risco de rompimento da parede e extravasamento de grande quantidade de sangue é grande. O sítio mais comum de ruptura é o saco pericárdio, com morte por tamponamento cardíaco (compressão extrínseca do coração por sangue que ocupa o espaço pericárdico); em segundo lugar, a cavidade pleural esquerda. Outro caminho para o sangue é prosseguir pela falsa luz até voltar à luz verdadeira do vaso através de um orifício de reentrada, nem sempre encontrado em exames de imagem ou em necrópsias. Pelo menos em parte dos pacientes, pode haver retorno do sangue para artérias de menor calibre, não acessíveis aos exames de imagem. Na falsa luz pode se formar hematoma. A letalidade é altíssima: sem tratamento, que é eminentemente cirúrgico, a mortalidade é em torno de 1% por hora nos primeiros 2 dias, 80% ou mais em 2 semanas. Parte dos pacientes pode não sofrer rompimento da parede e sobreviver; nesses casos, a doença é diagnosticada somente na fase crônica.

Na maioria dos casos, as dissecções associam-se a outras doenças, destacando-se a HA, presente em 70 a 90% dos pacientes. Aumento das cifras pressóricas é de fato importante:

16

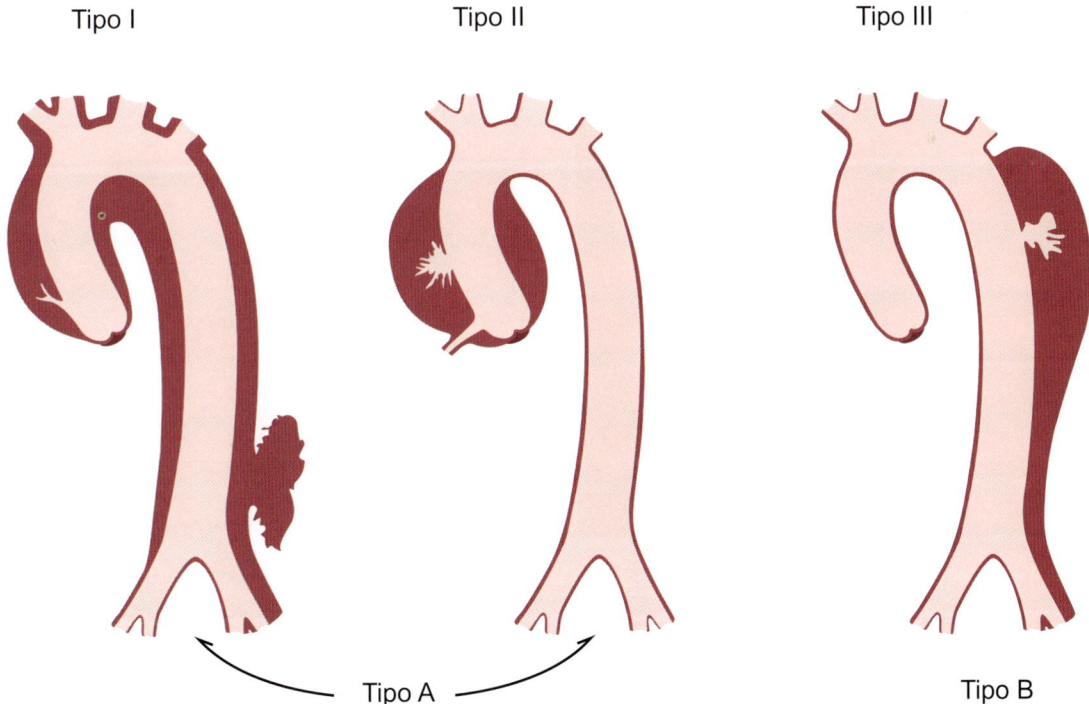

Tipo I   Tipo II   Tipo III

Tipo A   Tipo B

Figura 16.24 Tipos de dissecção da aorta, segundo as classificações de DeBakey (tipos I, II e III) e de Stanford (tipos A e B). No tipo A ou proximal, a lesão intimal localiza-se na aorta ascendente; no tipo B ou distal, a origem está abaixo da emergência da artéria subclávia.

há relatos de dissecção na artéria pulmonar (muito mais rara do que na aorta) em pacientes com cardiopatias congênitas acompanhadas de hipertensão pulmonar. No entanto, pacientes com dissecções constituem apenas uma porcentagem pequena do total de indivíduos hipertensos. Outras doenças associadas são síndrome de Marfan e outras doenças do tecido conjuntivo. Há também relação com outras lesões do sistema vascular, como valva aórtica bicúspide e coarctação da aorta (esta ao menos em parte por levar a HA). Traumatismos variados, inclusive cirúrgico, podem desencadear dissecções e rupturas da aorta, embora haja indícios de que tal aconteça em artérias já propensas a dissecção; o aspecto histopatológico é parecido ao das lesões espontâneas, e entre esses há grande número de pessoas hipertensas.

Aspectos morfológicos

A dissecção inicia-se a partir de ruptura transversal na íntima e parte da média (orifício de dissecção, Figura 16.25), em geral único, de extensão variada, situado na maioria dos casos de 2 a 3 cm acima do plano valvar aórtico. A partir dessa solução de continuidade na parede, o sangue penetra até a camada média; a partir desse ponto, disseca a camada média em sentido proximal (retrógrado) ou distal; em alguns casos, a lesão atinge toda a extensão da aorta e alcança as artérias dos membros inferiores. Após trajeto variável, o sangue pode voltar à luz da artéria por um segundo orifício. Com isso, forma-se uma fenda por onde o sangue circula na intimidade da média, o que aumenta o diâmetro do vaso e pode reduzir a sua própria luz ou obstruir orifícios de origem de outras artérias.

As dissecções podem atingir qualquer região da aorta. Com base na topografia, existem duas classificações de dissecção da aorta, importantes na abordagem cirúrgica. A classificação de DeBakey divide as dissecções em tipos I (acomete a aorta ascendente e a descendente), II (só a ascendente) e III (só a descendente). A classificação de Stanford, que tem por base o orifício de dissecção, separa os casos em A (orifício na aorta ascendente, reunindo os tipos I e II de DeBakey) e em B, orifício na aorta descendente (tipo III de DeBakey). O tipo I é o mais comum. Ruptura completa da aorta, sem delaminação, é rara e considerada variante da dissecção, com a qual compartilha fatores associados e aspecto histopatológico.

As alterações microscópicas nas dissecções e em boa parte dos aneurismas da aorta ascendente são fragmentação delicada porém difusa das fibras elásticas, aparente diminuição da população de células musculares lisas e acúmulo de material mucoide, que corresponde a proteoglicanos (Figura 16.26). No passado, deu-se a essa lesão a denominação necrose cística da média, que é inadequada porquanto não existe necrose nem se formam cistos no sentido estrito (cavidade com revestimento). Redução de células musculares lisas pode dever-se a necrose prévia (no momento da delaminação não se encontram sinais de necrose) ou a apoptose; tal redução pode ser apenas aparente, por aumento dos espaços intercelulares pelo acúmulo de proteoglicanos. Poucas vezes, vê-se necrose em faixa, que aliás pode ser secundária à própria dissecção. Há ainda redução de fibras colágenas, globalmente nos aneurismas e mais localizada na

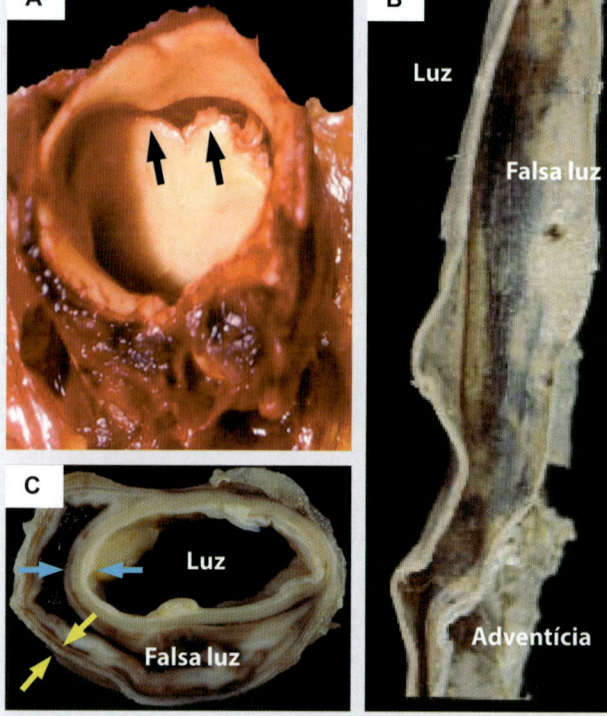

Figura 16.25 Dissecção da aorta. **A.** Orifício de dissecação na região ascendente (*setas*). **B.** Aorta descendente com dissecção extensa. Notar a falsa luz por onde o sangue circula. **C.** Secção transversa do vaso. A delaminação ocorre no terço externo da parede. A capa externa da dissecção (*entre as setas amarelas*) é bem mais fina do que a interna (*entre as setas azuis*).

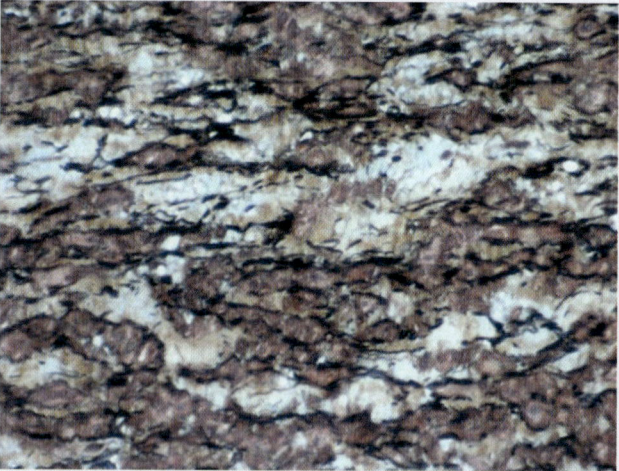

Figura 16.26 Dissecação da aorta. Acúmulo de material mucoide (*azulado*), fragmentação de fibras elásticas (*em preto*) e poucas células musculares na camada média da artéria.

(continua)

Aspectos morfológicos (*continuação*)

região externa da parede nas dissecções. À microscopia eletrônica de varredura, encontra-se fragmentação das fibras elásticas que resulta em fendas irregulares e transversais ao eixo do vaso (Figura 16.27).

Tais achados não são exclusivos de aortas com essas doenças, pois aortas normais podem apresentá-los, especialmente em indivíduos hipertensos ou idosos. O material mucoide depositado, porém, não é o mesmo: no envelhecimento, o acúmulo deve-se a um tipo específico de glicosaminoglicano (os açúcares que compõem as cadeias laterais de proteoglicanos que dão ao tecido o aspecto mucoide). Por outro lado, o quadro histológico de aortas em alguns pacientes com essas doenças pode ser praticamente normal.

A delaminação ocorre quase sempre na metade externa da camada média, próximo da adventícia. Nessa região, existe normalmente menor quantidade de fibras colágenas; em aortas com dissecção, contudo, existe nítida redução do colágeno.

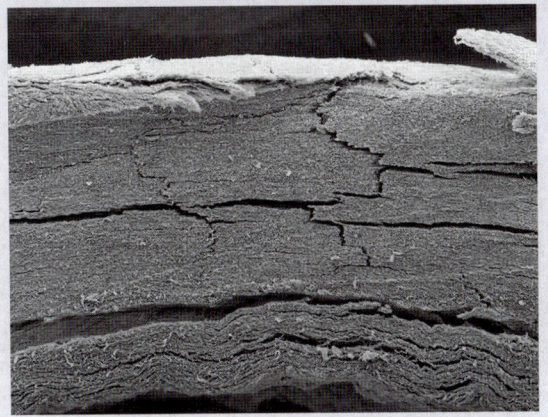

Figura 16.27 Aorta ascendente com aneurisma. A parede contém fendas que parecem fraturas transversais irregulares (microscopia eletrônica de varredura).

Patogênese

É razoável admitir que, para que ocorra dilatação arterial e, mais ainda, sua delaminação, deve haver alguma fragilidade da parede, embora seja difícil estabelecer com clareza o substrato morfológico do enfraquecimento. A explicação dos fatores que levam à dissecção é complicada pelo fato de a própria dissecção modificar a parede arterial, dificultando o conhecimento do estado prévio. Ao lado disso, não se conhece modelo experimental dessas lesões, especialmente da dissecção.

Na maioria dos casos, é difícil explicar a fragilidade da parede vascular. De um lado, nem sempre se consegue afirmar, com segurança, se há ou não diminuição do número de células musculares lisas; caso exista, falta identificar sua causa. Uma possibilidade é isquemia causada por lesões nos *vasa vasorum* secundárias à HA (arterioloesclerose), uma vez que a maioria dos casos de dissecção da aorta ocorre em indivíduos hipertensos. Aumento de proteoglicanos também pode alterar a integridade da parede, embora não se saiba ao certo o que provoca acúmulo dessas substâncias. É importante lembrar que em aortas sem dissecção ou aneurisma de indivíduos idosos e hipertensos podem se encontrar tais alterações.

Degradação anormal da matriz extracelular (fragmentação de lâminas e fibras elásticas, redução e fragmentação de fibras colágenas e deposição de proteoglicanos possivelmente degradados) parece ser elemento importante nas lesões. Tal fenômeno poderia ser explicado pela liberação de enzimas proteolíticas por células inflamatórias; no entanto, infiltrado inflamatório nessas lesões é muito escasso ou ausente, sendo difícil justificar degradação por essa via. Postula-se que as próprias células musculares lisas possam liberar enzimas (elastases, colágenas, matrilisina e estromelisina) capazes de hidrolisar aqueles macromoléculas; tais enzimas estão presentes em aortas com aneurisma ou dissecção. Parece também que o sistema fibrinolítico (plasminogênio/plasmina) possa participar da ação enzimática, pois é o principal ativador de tais enzimas. Admite-se- ainda que o TGF-β, além de induzir a formação de matriz extracelular, possa também atuar na degradação des-

ta. A emilina, um componente do sistema elástico que regula a ação do TGF-β, encontra-se reduzida em aneurismas, mas não em dissecções. Células musculares lisas de pacientes com aneurisma da aorta ascendente expressam a protease-nexina-1 (PN-1), serinoprotease capaz de inibir a atividade proteolítica da plasmina, que é o principal ativador de metaloproteases, estas as responsáveis principais pela degradação de componentes da matriz extracelular. Por isso, a PN-1 pode conferir certa proteção e assumir papel modulador na patogênese da lesão. Em indivíduos com dissecção aguda da aorta, células musculares lisas não expressam PN-1, o que poderia explicar a perda dessa proteção e, portanto, a maior degradação da matriz extracelular e, consequentemente, da parede.

Por último, algumas anormalidades gênicas podem resultar nessas lesões. Na síndrome de Marfan, há defeito na fibrilina-1 (componente de fibras elásticas), que é responsável por enfraquecimento da parede e maior suscetibilidade a dissecções.

Calcificação de artérias

Em muitas arteriopatias, ocorre deposição de cálcio na parede vascular. Além de aterosclerose, deposição calcárea ocorre na entidade *calcificação de Monckeberg*, que consiste em calcificação na túnica elástica interna e na camada média de artérias musculares, sobretudo nos membros, no útero e na tireoide (Figura 16.28). A doença é mais prevalente após 50 anos de idade. Na forma primária, não se conhece e causa; na secundária, associa-se ao diabetes melito e a insuficiência renal crônica com hiperparatireoidismo. Como não afeta a luz vascular, a lesão tem pouca ou nenhuma repercussão clínica.

Outras calcificações arteriais associam-se a defeitos genéticos, como acontece na calcificação arterial generalizada da infância. Calcificação arterial, inclusive na aterosclerose, não depende apenas do excesso de cálcio circulante e pH baixo. Algumas vezes, a deposição de cálcio se dá por processo semelhante ao da formação óssea, com neoformação vascular e atuação de mediadores, especialmente a BMP2 (proteína morfogenética do osso 2), que atua na via do TGF-β.

16

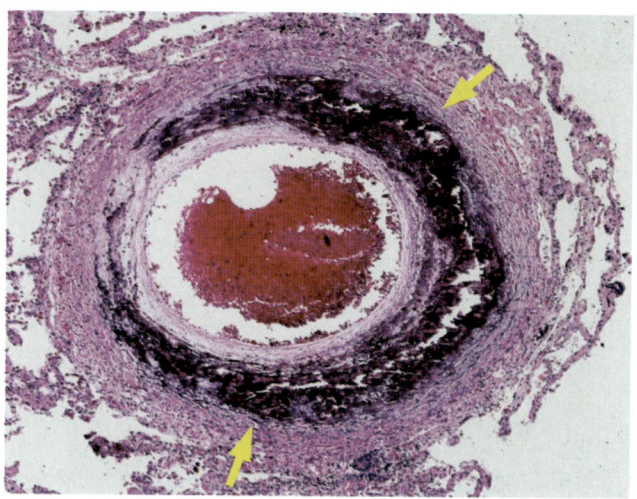

Figura 16.28 Calcificação de Mönckeberg. Deposição de cálcio na camada média da artéria (*setas*).

▶ Doenças de veias

Varizes

Varizes caracterizam-se por dilatação e tortuosidade de veias (Figura 16.29). Na maioria dos casos, varizes resultam de estase sanguínea e insuficiência de valvas venosas, em círculo vicioso. Os *membros inferiores* são a sede mais frequente de varizes. Pela postura bípede e vertical, há maior força hidrostática nos membros inferiores, principalmente nas veias superficiais, nas quais é menor o papel da contração da musculatura esquelética como mecanismo auxiliar no retorno venoso. Mulheres são mais propensas a essas varizes, sendo a gravidez período de grande suscetibilidade. O avançar da idade aumenta a incidência de varizes. Embora haja dados contraditórios, há evidências de que tais varizes são mais frequentes em pessoas que permanecem paradas em pé (ou seja, sem contração muscular), obesas e/ou com algum grau de insuficiência cardíaca. Há famílias com predisposição a varizes, indicando possível influência genética. Outras varizes de importância clínica são as *varizes do esôfago* (secundárias a hipertensão portal) e as *hemorroidas*, na região anorretal, que correspondem a vasculatura sinusoidal arteriovenosa.

Secundariamente às varizes, aparece edema no interstício adjacente (subcutâneo nos membros inferiores); outra complicação é ruptura vascular, com sangramento de gravidade variada, às vezes fatal, como acontece no rompimento de varizes esofageanas.

Trombose

Trombose venosa, que pode se formar em veias superficiais ou profundas, resulta de hipercoagulabilidade do sangue, de estase sanguínea e/ou de lesão endotelial (tríade de Virchow – ver Capítulo 9). As principais condições que favorecem trombose venosa são: (1) estase sanguínea, seja sistêmica (p. ex., insuficiência cardíaca, imobilidade) ou localizada (varizes, compressão venosa etc.); (2) estados de hipercoagulabilidade do sangue, que aparece em certos defeitos genéticos, alguns cânceres (ver síndrome paraneoplásica, Capítulo 10), obesidade, gestação, uso de anticoncepcionais hormonais e pós-operatório; (3) lesão endotelial. Trombose venosa profunda atinge preferencialmente veias dos membros inferiores e pélvicas.

Trombose venosa tem duas consequências principais: (1) desprendimento ou fragmentação do trombo e formação de êmbolos, cujo destino principal são os pulmões (ver embolia pulmonar, Capítulo 14); (2) infecção, constituindo a tromboflebite (muitas vezes é difícil saber o que veio primeiro: a infecção ou o trombo, já que um pode levar ao outro fenômeno).

▶ Doenças de vasos linfáticos

Doenças de vasos linfáticos são pouco comuns. Quando existe hiperemia passiva (congestão), os vasos linfáticos ficam com maior quantidade de líquido e sofrem dilatação (*linfangectasia*), como ocorre nos pulmões (Figura 16.30 A). Se o vaso linfático é obstruído, forma-se edema no território drenado, constituindo o *linfedema*. Devido à presença de macromoléculas, incluindo proteínas e lipídeos, este edema é mais duro e mais difícil de ser absorvido do que o habitual. Embora possa afetar qualquer órgão, é mais frequente nos membros, particularmente nas pernas. Quando estas ficam muito grandes, fala-se em *elefantíase* (ver Figura 9.33). Se o linfedema atinge os intestinos, onde os vasos linfáticos têm importante função no transporte de produtos da digestão, pode surgir má absorção intestinal. Devido ao conteúdo gorduroso (quiloso), derrames cavitários com abundante fluido linfático (semelhante ao linfedema) secundários a obstrução linfática (como no ducto torácico) recebem o prefixo "quilo" – *quilotórax, quilopericárdio, quiloperitônio*.

As causas de linfedema são variadas. Os tipos mais frequentes são: (1) primário ou idiopático. Com o avanço do conhecimento, alguns passaram a ser considerados *genéticos*, podendo ou não fazer parte de síndromes raras; (2) iatrogênico, secun-

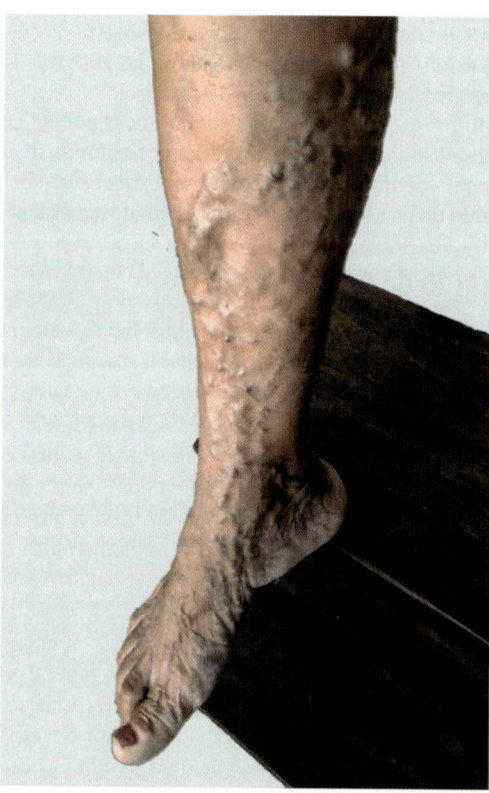

Figura 16.29 Varizes superficiais no membro inferior. (Cortesia do Dr. Francisco Bastos, Belo Horizonte-MG.)

dário principalmente a radioterapia ou a retirada de linfonodos para tratamento de alguns cânceres (p. ex., remoção de linfonodos axilares no tratamento do câncer da mama); (3) infeccioso, associado a *linfangites*, cujo principal agente é o parasito *Wuchereria bancrofti*, que causa a filariose. Linfedema aumenta a propensão a celulite, pois o fluido linfático acumulado pode funcionar como meio de cultura para agentes infecciosos e interferir no sistema imunitário.

Como os vasos linfáticos são via de circulação de células do sistema imunitário (p. ex., células dendríticas) e as próprias células endoteliais linfáticas podem atuar como células apresentadoras de antígeno, disfunção de vasos linfáticos pode interferir na resposta imunitária. Em inflamações, pode haver linfangiogênese (neoformação de vasos linfáticos), sendo fatores produzidos por macrófagos seus principais efetores. IFN-γ e TGF-β têm ação antiproliferativa sobre vasos linfáticos.

Por último, é importante lembrar que os vasos linfáticos são uma das vias preferenciais de disseminação de células malignas na formação de metástases (Figura 16.30 B). Há indícios de que certos tumores possam induzir linfangiogênese.

Amiloidose vascular

Diferentes tipos de amiloide (p. ex., cadeias leves de imunoglobulinas, β2-microglobulina, transtirretina, β-amiloide na doença de Alzheimer – ver Capítulo 6) podem depositar-se na parede de vasos de vários tipos e calibres. As artérias são as mais atingidas (Figura 16.31), mas há relatos de acometimento de capilares e vasos linfáticos. Os depósitos podem ocorrer nas camadas íntima, média ou adventícia, além de na região perivascular. Amiloidose vascular pode causar alterações no fluxo coronariano, carotídeo e vascular periférico das extremidades, além de disfunção renovascular. Depósitos de amiloide em pequenos vasos do sistema nervoso central podem resultar em declínio cognitivo, demência, manifestações isquêmicas transitórias e infartos encefálicos. Existe ainda a amiloidose na camada média de artérias, cujo precursor parece ser a proteína chamada *medina*. Embora pouco estudada, segundo alguns estudos tal tipo de amiloidose aumenta com o envelhecimento e seria uma das formas mais prevalentes de depósito amiloide em humanos.

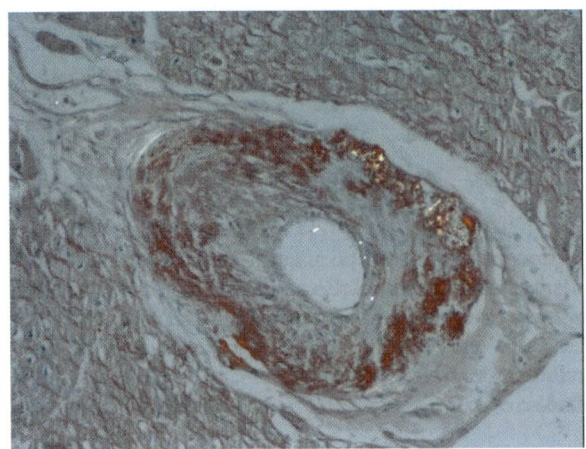

Figura 16.31 Amiloidose em artéria coronária. Coloração pelo vermelho Congo com depósito na cor laranja sob microscopia de luz comum.

Neoplasias e malformações vasculares

Neoplasias de vasos sanguíneos e linfáticos variam desde tumores benignos, como hemangiomas, até lesões malignas muito agressivas, como angiossarcomas. A maioria das neoplasias vasculares origina-se em vasos de tecidos moles, sendo raras aquelas que surgem em grandes vasos (aorta, artéria pulmonar, veia cava). Do ponto de vista histológico e de comportamento clínico, as neoplasias vasculares são divididas em lesões benignas, de grau intermediário e malignas (Quadro 16.3). Ao lado dessas, existem lesões congênitas denominadas malformações vasculares, algumas classificados como hemangiomas. Linfangiomas na infância são considerados malformações congênitas.

Hemangiomas

Hemangioma representa um grupo heterogêneo de lesões vasculares benignas que inclui várias entidades clinicopatológicas. Os critérios de classificação são: (1) apresentação clínica ou entidade clinicopatológica; (2) tipo de vaso.

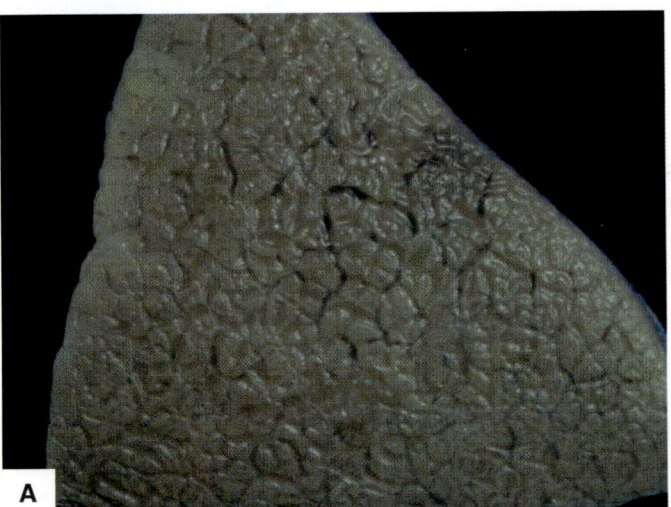

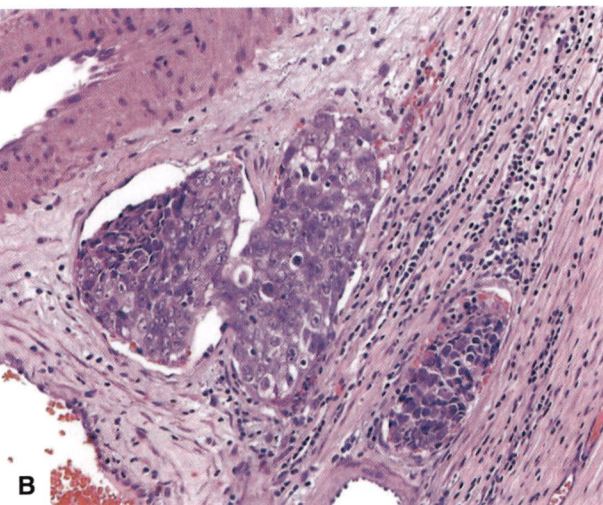

Figura 16.30 Vasos linfáticos. **A.** Superfície pleural de criança com cardiopatia congênita e redução no retorno venoso. Os vasos linfáticos dilatados tornam-se bem evidentes. **B.** Vasos linfáticos com êmbolos de células epiteliais malignas.

Quadro 16.3 Classificação das neoplasias vasculares e aspectos clínicos

Tipo de tumor	Apresentações clínicas
Neoplasias benignas	
Hemangioma	São esporádicos e ocorrem em qualquer idade e em quase todos os sítios, embora sejam mais frequentes na pele. O tipo infantil tende a regredir. Raramente, são difusos (hemangiomatose)
Hemangioma capilar lobular (granuloma piogênico)	Mais comum na infância, na região da cabeça e pescoço. Alguns casos têm relação com traumatismo local
Linfangioma	Ocorre em qualquer parte do corpo, com predileção em pele e mucosas
Linfangiodendotelioma	Surge geralmente na pele como pápulas ou máculas na região cervical, no braço e nos membros inferiores
Neoplasias malignas de grau intermediário	
Sarcoma de Kaposi	A forma clássica, rara e em idosos, é mais comum na África e na região do Mediterrâneo. Lesões associadas a imunossupressão podem ocorrer em qualquer local (pele e órgãos internos)
Hemangioendotelioma	Incomum e esporádico, é mais frequente em tecidos moles; pulmões e fígado são sedes eventuais
Neoplasias malignas de alto grau	
Angiossarcoma	Neoplasia de alta agressividade, com predileção no sexo masculino. Metástases linfonodais e distantes são frequentes

Hemangiomas infantis (ou juvenis) são o tumor mais comum, atingindo cerca de 10% da população. Fatores de risco incluem sexo feminino, prematuridade, baixo peso ao nascer e pele clara. Tais tumores têm alta taxa de regressão espontânea, com remissão completa em grande número deles.

A maioria dos hemangiomas é esporádica, sem influência genética. Raramente, hemangiomas múltiplos do trato gastrointestinal e lesões na face fazem parte de hemangiomatose. Hemangiomas gigantes podem resultar em trombose e coagulopatia.

Segundo o tipo de vaso proliferado, os hemangiomas podem ser capilares, cavernosos ou venosos. Em alguns casos, pode haver diferenciação linfática combinada (hemangioma e linfangioma), empregando-se a denominação angioma misto. Há também subtipos particulares, descritos adiante.

Hemangiomas capilares, que são os mais prevalentes, constituem um grupo clinicopatológico heterogêneo, sendo os hemangiomas cutâneos e os hemangiomas intramusculares os mais comuns. Histologicamente, caracterizam-se por pequenos canais vasculares com alinhamento endotelial único e circundados por pericitos (Figura 16.32 A). *Hemangiomas cavernosos* são definidos como grandes espaços vasculares dilatados

com pericitos menos frequentes. *Hemangiomas arteriovenosos* (mais comumente considerados malformações arteriovenosas) são lesões com uma rede complexa de estruturas venosas e arteriais intercomunicantes (Figura 16.32 B), comuns no subcutâneo ou em outros tecidos moles. Diferentemente de hemangiomas juvenis, os hemangiomas arteriovenosos em geral não involuem, podendo até aumentar de volume em momentos de estímulos hormonais, como puberdade e gravidez.

Hemangioma epitelioide é uma variante encontrada comumente na derme. O tumor surge em geral em adultos, com pequena predileção pelo sexo feminino e pela região da cabeça e pescoço. A lesão é bem delimitada, nodular e menor que 2 cm. Microscopicamente, encontra-se proliferação de capilares formados por células epitelioides grandes, com citoplasma abundante, associados a um segmento arterial lesado e a pequenos trombos. A lesão é benigna e curável por excisão, mas pode ter recorrência local.

Hemangioma capilar lobular é também conhecido como *granuloma piogênico*, denominação imprópria por que a lesão não é granulomatosa nem supurativa. A lesão é comum na in-

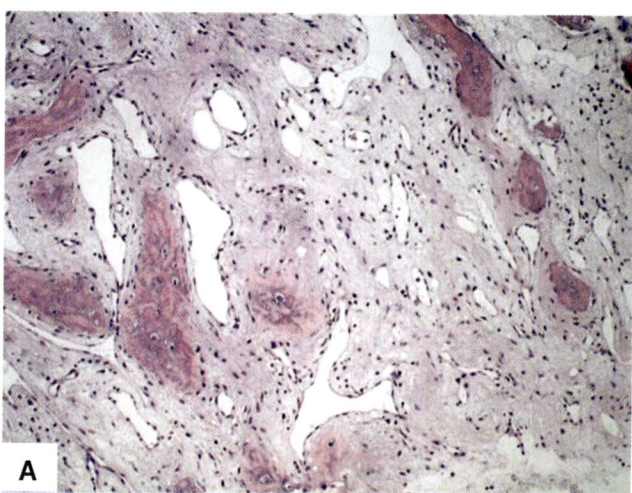

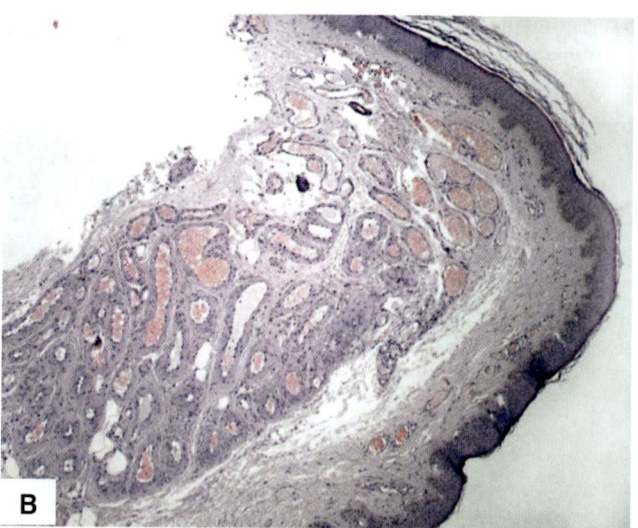

Figura 16.32 Hemangiomas. **A.** Hemangioma capilar em tecido ósseo de vértebra. Proliferação de estruturas vasculares de parede delgada em meio a matriz óssea. **B.** Hemangioma arteriovenoso na pele. Algumas estruturas vasculares têm parede espessa (diferenciação arterial), enquanto em outras o padrão é de veias (diferenciação venosa).

fância, com prevalência de até 1% em alguns estudos, mas raro antes de 3 meses de vida. Os locais mais acometidos são cabeça, pescoço, mucosa oral e conjuntiva. Raramente, a lesão é disseminada. Alguns casos associam-se a malformações vasculares, eczema, picada de inseto, traumatismo e terapia tópica com alguns fármacos. A lesão é exofítica e ulcerada, sendo formada por proliferação lobular de capilares com estroma edematoso e frouxo, comumente associada a infiltrado neutrofílico.

Linfangioma

Linfangiomas são tumores (ou malformações) incomuns do sistema linfático. As lesões podem surgir em qualquer parte do corpo, principalmente na pele e em mucosas, com predileção para a região da cabeça e do pescoço (ver Figura 21.31). Na pele, é chamado também de linfangioma circunscrito. Trata-se de tumor benigno curável por excisão simples, com baixa taxa de recorrência. Microscopicamente, a lesão é formada por canais linfáticos grandes em meio a estroma frouxo e pouco celular. Em vasos linfáticos maiores, pode haver células musculares lisas na parede. Agregados linfoides e mastócitos são comuns.

Linfangioendotelioma

É tumor benigno raro, mas de grande importância para o patologista pois pode causar confusão histológica com o sarcoma de Kaposi (ver adiante). A lesão apresenta-se como pápula ou mácula que pode progredir e aumentar de tamanho por anos, podendo chegar a mais de 10 cm de diâmetro. Não há predileção por sexo ou idade. Os locais mais afetados são ombros, braços, cabeça, pescoço e membros inferiores. A lesão é formada por pequenos canais linfáticos anastomosados, com celularidade maior do que no linfangioma, sem atividade mitótica. Não há associação com linfedema ou malformação vascular.

Hemangioendotelioma

Trata-se de neoplasia vascular de baixo grau de malignidade com evolução variável. A lesão aparece principalmente em adultos do sexo feminino. O tumor surge em tecidos moles profundos, na pele e em órgãos profundos, principalmente em fígado, ossos e pulmões. A lesão varia de menos de 1 cm até grandes massas que podem chegar a 10 cm. Microscopicamente, caracteriza-se por proliferação de células epitelioides em cordões ou arranjos sólidos que formam veias pequenas, em meio a abundante matriz extracelular mixoide ou hialina. As células tumorais têm citoplasma amplo e inclusões citoplasmáticas. A atividade mitótica é geralmente baixa. Há algumas variantes que se associam a apresentações clínicas distintas, como o hemangioendotelioma epitelioide, mais comum, e outros menos frequentes, como o hemangioendotelioma retiforme e o hemangioendotelioma kaposiforme. A maioria dos hemangioendoteliomas epitelioides tem a translocação recíproca dos genes *CAMTA1* e *WWTR1*. Há relatos também da translocação t(1;3) (p36.3;q25). O tratamento consiste em excisão completa. Cerca de 30% desses tumores pode recorrer ou dar metástases.

Sarcoma de Kaposi

Embora tenha sido descrito no fim do século 19, a importância dessa lesão vascular cresceu substancialmente a partir da década de 1980 por causa da infecção pelo HIV e da epidemia de AIDS. Sarcoma de Kaposi apresenta-se sob as formas: (a) clássica; (b)

endêmica na África; (c) associada a imunossupressão, como na AIDS e em transplantados. O tumor tem forte relação com imunossupressão e infecção pelo herpesvírus humano 8 (HHV-8). Trata-se de tumor de baixo grau de malignidade originado de células mesenquimais.

A forma clássica, mais comum na África Central e em regiões do Mediterrâneo e rara no mundo ocidental, é mais prevalente em homens acima de 60 anos. As lesões cutâneas são avermelhadas e se originam mais frequentemente nas partes distais dos membros. Casos raros podem mostrar acometimento de linfonodos e órgãos internos. Pacientes idosos podem falecer por doença recorrente.

Sarcoma de Kaposi associado ao HIV ocorre em qualquer idade, sendo hoje menos prevalente devido ao tratamento antirretroviral (Capítulo 33). As lesões podem surgir em qualquer local, como pele, mucosas gástrica e entérica, linfonodos, pulmões e outros órgãos sólidos.

As células tumorais são fusiformes e formam vasos associados a hemácias, hemossiderina e fibrose. Atipias são discretas ou moderadas. A atividade mitótica é baixa. Lesões cutâneas iniciais podem resumir-se a proliferação sutil de pequenos canais vasculares; somente mais tarde aparece o tumor. As células neoplásicas formam canais vasculares ou estruturas sólidas fusiformes, em meio ao estroma. Deposição de hemossiderina e infiltrado linfoplasmocitário são frequentes (Figuras 16.33). Imuno-histoquímica para HHV-8 é positiva em quase todos os casos. O tumor é positivo para marcadores vasculares, como CD31, CD34 e ERG. O diagnóstico diferencial inclui angiodermatite, hemangioendotelioma, granuloma piogênico, linfangioendotelioma e outros tumores fusocelulares, além de outros sarcomas quando existe acometimento generalizado.

Angiossarcoma

Angiossarcoma é tumor maligno raro de origem endotelial que se origina em tecidos moles, pele e órgãos sólidos. A neoplasia pode ser cutânea, visceral (inclusive o coração, onde é o tumor maligno mais comum) ou profunda (tecidos moles). O tumor é mais comum em homens adultos. Exposição ao sol, linfedema crônico, radiação e certas substâncias químicas são

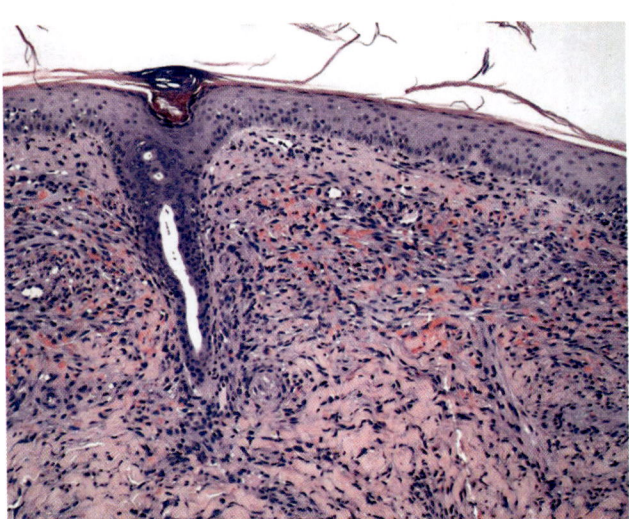

Figura 16.33 Sarcoma de Kaposi cutâneo, fase de placa. As células tumorais são alongadas e proliferam na derme superficial, associadas a hemácias e fibrose. A epiderme é hipotrófica.

fatores de risco. Histologicamente, o tumor pode ser: (1) bem diferenciado, formando espaços vasculares irregulares e anastomosados, alinhados por células endoteliais com atipias e alto índice mitótico; (2) pouco diferenciado, com crescimento sólido ou fusocelular, necessitando de imuno-histoquímica para confirmação da origem vascular; os marcadores mais usados são CD31, CD34, Fator VIII e Fli-1 (Figura 16.34). Alguns angiossarcomas apresentam amplificação do oncogene *MYC*.

Malformações vasculares. Fístulas

Durante a embriogênese, formam-se plexos vasculares primitivos que se diferenciam progressivamente nos diversos tipos de vasos. Defeitos nesse processo podem resultar em *malformações vasculares*, com parada em determinados pontos, podendo afetar capilares, veias, artérias e vasos linfáticos, ou causar lesões mistas. Tais anomalias estão presentes ao nascimento, mas há casos que se manifestam somente mais tarde. Telangiectasias são dilatações de pequenos vasos, podendo ter origem malformativa ou ser secundárias a ação hormonal. As malformações vasculares de maior importância estão no sistema nervoso central e no trato digestivo.

Fístulas arteriovenosas, que podem ser congênitas ou adquiridas, são lesões em que o sangue passa diretamente do território arterial para o venoso, sem passar por capilares. Fístulas adquiridas formam-se após infecções, traumatismos ou ruptura de aneurisma. Tais fístulas podem originar-se em diversos territórios, do que dependem sua gravidade, suas manifestações clínicas e seu tratamento.

■ Leitura complementar

Allahverdian S, Chaabane C, Boukais K, et al. Smooth muscle cell fate and plasticity in atherosclerosis. Cardiovasc Res. 2018;114:540-50. Erratum in: Cardiovasc Res. 2018;114:1908.

Borges LF, Blini JPF, Dias RR, et al. Why do aortas cleave or dilate? Clues from an electronic scanning microscopy study in human ascending aortas. J Vasc Res. 2014;51:50-7.

Cueni LN, Detmar M. The lymphatic system in health and disease. Lymphat Res Biol. 2008;6:109-22.

Ferrão FM, Lara LS, Loew J, et al. Renin-angiotensin system in the kidney: what is new? World J Nephrol. 2014;3:64-76.

Fishbein GA, Fishbein MC. Arteriosclerosis: rethinking the current classification. Arch Pathol Lab Med. 2009;133(8):1309-16.

Jennette JC, Falk RJ, Bacon PA, et al. 2012 revised International Chapel Hill Consensus Conference Nomenclature of Vasculitides. Arthritis Rheum. 2013;65:1-11.

Johnson RJ, Lanaspa MA, Sanchez-Lozada LG, et al. Invited review. The discovery of hypertension, evolving views on the role of the kidneys, and current hot topics. Am J Physiol Renal Physiol. 2014;308:F167-78.

Kovacic JC, Dimmeler S, Harvey RP, et al. Endothelial to mesenchymal transition in cardiovascular disease: JACC state-of-the-art review. J Am Coll Cardiol. 2019;73:190-209.

Libby P. Molecular bases of the acute coronary syndromes. Circulation. 1995;91:2844.

Libby P, Ridker PM, Hansson GK. Progress and challenges in translating the biology of atherosclerosis. Nature. 2011;473:317-25.

Libby P, Hansson GK. From focal lipid storage to systemic inflammation: JACC review topic of the week. J Am Coll Cardiol. 2019;74:1594-607.

Lim CS, Davies AH. Pathogenesis of primary varicose veins. Br J Surg. 2009;96:1231-42.

Michel JB, Touat Z, Houard X, et al. New concepts in human abdominal aortic aneurysm patho-physiology: comparison with ascending aortic and other locations. In: Sakalihasan N, Kuivaniemi H, Michel JB (eds.). Aortic aneurysms: new insights into an old problem. Liège: Editions de l'Université de Liège, 2008; p.165-85.

Sperotto F, Friedman KG, Son MBF, et al. Cardiac manifestations in SARS-CoV-2-associated multisystem inflammatory syndrome in children: a comprehensive review and proposed clinical approach. Eur J Pediatr. 2021;180(2):307-22.

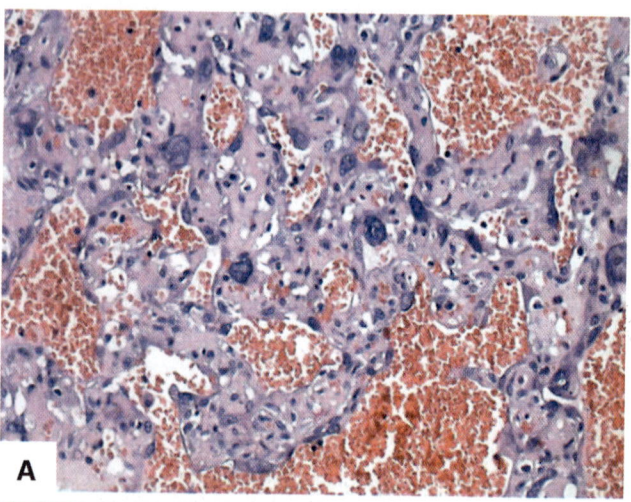

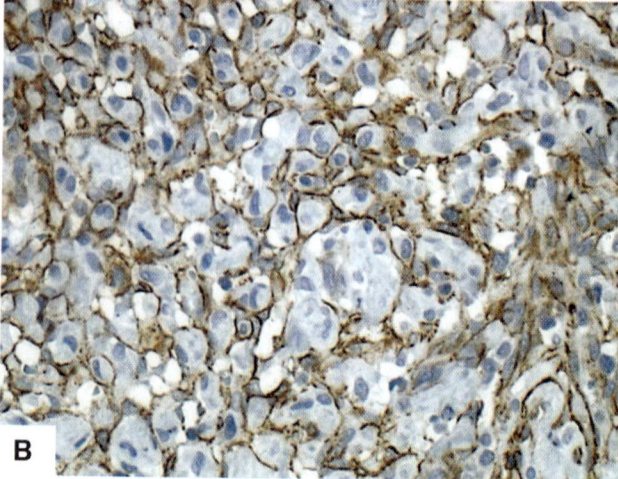

Figura 16.34 Angiossarcoma esplênico. **A.** Neoplasia vascular formada por células com acentuada atipia e núcleos pleomórficos. Os canais vasculares são complexos, anastomosados e preenchidos por hemácias. **B.** Positividade membranosa para CD31 confirma a natureza endotelial das células atípicas (imuno-histoquímica).

Capítulo 17

Sistema Urinário

Denise Maria Avancini Costa Malheiros, Daniel Abensur Athanazio, Stanley de Almeida Araújo, Leonardo de Abreu Testagrossa, Daísa Silva Ribeiro David

Rins

Os rins são órgãos de alta complexidade e têm papel essencial na homeostase do organismo. Sua função principal é filtrar o sangue (média 1.700 L/dia) para eliminar escórias metabólicas e toxinas por meio da produção de cerca de 1 a 2 L de urina a cada dia. Outras funções incluem manutenção do pH sanguíneo, regulação do balanço hidroeletrolítico, controle da pressão arterial e função endócrina, por meio da síntese de hormônios e de outras substâncias, como eritropoetina, renina, prostaglandinas e cininas.

▪ Aspectos da normalidade

O rim humano adulto pesa cerca de 150 g (0,5% do peso corporal) e possui duas regiões: cortial e medular. A cortical, com 1,0 a 1,5 cm de espessura, ocupa a porção periférica do órgão e prolonga-se entre as pirâmides. Estas e a cortical que as envolve formam lobos renais; lóbulos são subunidades da cortical cujo centro é ocupado por estriações indistintas, os raios medulares, formados por túbulos e grupos de glomérulos. O ápice das pirâmides constitui as papilas, que se abrem em 12 cálices menores; estes correspondem a subdivisões de dois ou três cálices maiores, que nascem de ampla dilatação do ureter, a pelve renal.

A unidade funcional dos rins é o *néfron*, cujo número varia entre 1 e 2 milhões. O néfron compreende glomérulo e túbulos (proximais, alça de Henle e distais), que se abrem nos túbulos coletores. O *glomérulo* é formado pela cápsula de Bowman, por um novelo de 20 a 40 alças anastomosadas de capilares fenestrados e pelo mesângio (Figura 17.1). O enovelamento dos capilares aumenta enormemente a superfície de filtração (equivale a cerca de 13 km de extensão). Há dois polos: o urinário, que se continua com o túbulo proximal, e o vascular, através do qual entra a arteríola aferente e sai a eferente. No polo urinário, o epitélio da cápsula de Bowman continua-se com o epitélio do túbulo proximal. No polo vascular, o epitélio da cápsula se dobra e se continua com o epitélio que envolve as alças capilares, formando o folheto visceral. Entre os dois folhetos, existe o espaço subcapsular ou urinário.

O *epitélio parietal* do glomérulo é achatado. O *epitélio visceral* consiste em células com longas expansões citoplasmáticas (*podócitos*), das quais surgem prolongamentos (pés de podócitos) que entram em contato com a membrana basal glomerular, a qual se interpõe entre os podócitos e as células endoteliais. Os espaços de fuga (fendas de filtração) entre os processos podais formam um conjunto de microcanais (20 a 30 nm) interligados e separados da membrana basal por delgado diafragma. Além do papel na barreira de filtração glomerular, o epitélio visceral sintetiza membrana basal.

A *membrana basal glomerular (MBG)*, com carga negativa, é constituída por um gel polianiônico hidratado composto por colágeno tipo IV, laminina, proteoglicanos, fibronectina e outras glicoproteínas. O colágeno tipo IV forma uma estrutura em rede à qual se ligam outras glicoproteínas; a natureza porosa do conjunto e a carga negativa conferem à membrana basal permeabilidade seletiva; alterações físico-químicas de seus componentes associam-se a diversas glomerulopatias. Tais componentes atuam ainda como sítios antigênicos ou de defeitos genéticos. A MBG (espessura de 300 nm em adultos) tem três zonas: uma central (lâmina densa), a mais desenvolvida; uma externa clara (lâmina rara externa), em contato com os processos podais; outra interna (lâmina rara interna), também clara, sobre a qual se assentam as células endoteliais.

As *células endoteliais* possuem expansões citoplasmáticas delgadas e são perfuradas por poros ou fenestrações que medem 70 a 100 nm de diâmetro. O conjunto *endotélio-membrana basal-célula epitelial* representa a *barreira de filtração glomerular*. Água, eletrólitos e solutos de baixo peso molecular passam livremente pela MBG; macromoléculas com peso molecular acima de 70 kD ou raio molecular superior a 3,5 nm são retidas. Os poliânions bloqueiam moléculas aniônicas, mesmo as de menores peso e raio molecular, o que explica a passagem de pequena quantidade da molécula negativa de albumina e a resposta diversificada do glomérulo a moléculas antigênicas, dependendo da sua carga. O filtrado glomerular é, portanto, isotônico e praticamente sem proteínas.

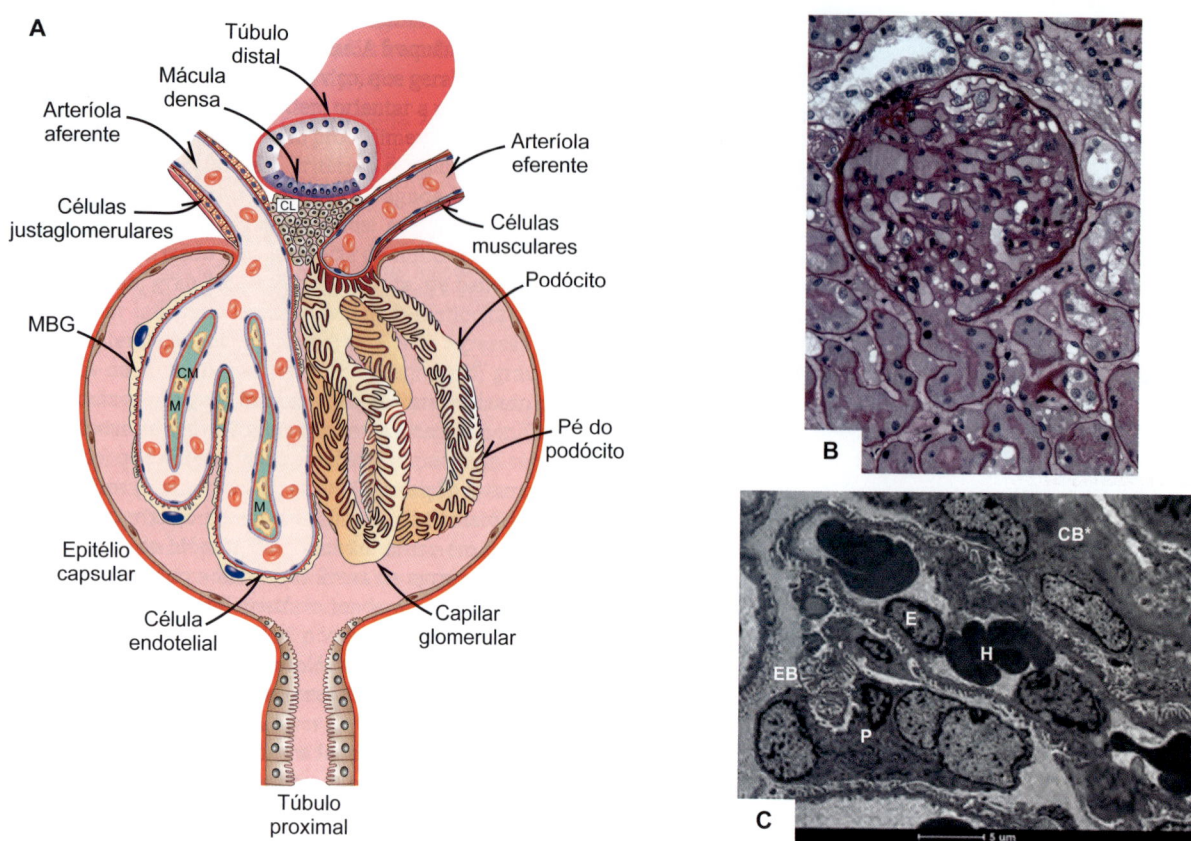

Figura 17.1 Rim normal. **A.** Representação esquemática de um glomérulo. Na metade à esquerda na figura, os capilares glomerulares estão cortados longitudinalmente para mostrar as células e a luz; na metade à direita, eles são vistos por fora. MBG: membrana basal glomerular; CM: célula mesangial; M: matriz mesangial; CL: células lacis. **B.** Glomérulo com alças capilares pérvias, membrana basal delicada, matriz e células mesangiais. O polo urinário está na parte inferior do glomérulo. **C.** Micrografia eletrônica mostrando cápsula de Bowman (CB), alças capilares abertas revestidas por endotélio (E) e contendo hemácias (H). Externamente à membrana basal glomerular, existem podócitos (P) e seus pés delicados. Entre os podócitos encontra-se o espaço de Bowman (EB) (3.300 ×).

O *mesângio* é constituído por células e matriz amorfa. No lado axial, as células endoteliais ficam em contato com o mesângio; lateralmente, o mesângio fica coberto pelos processos podais. O mesângio é contíguo ao aparelho justaglomerular e mantém contato com as arteríolas, o túbulo distal e a mácula densa. O mesângio serve como suporte do tufo capilar e atua na regulação do fluxo sanguíneo, por meio da contratilidade de suas células, que respondem a agentes neuro-humorais, como a angiotensina II. As células mesangiais removem macromoléculas na região subendotelial (têm ação fagocitária), são contráteis, secretam substâncias (p. ex., citocinas, prostaglandinas) e podem proliferar. Tais propriedades são importantes na gênese, na evolução e na caracterização de muitas glomerulopatias.

O *túbulo proximal* começa no polo urinário e termina na alça de Henle, mede cerca de 14 mm de comprimento e é muito tortuoso. É revestido por epitélio cúbico com numerosas mitocôndrias e orla em escova, rica em microvilosidades, que aumentam muito a superfície de reabsorção. A reabsorção tubular corresponde a dois terços do filtrado glomerular. Por meio dela, a concentração de sódio na urina é igual à do plasma e a de bicarbonato, a cerca de 10%; a urina praticamente não contém glicose ou aminoácidos. O paratormônio aumenta a absorção de cálcio e magnésio e inibe a absorção de fosfato e bicarbonato, atuando também no metabolismo da vitamina D.

A *alça de Henle* tem forma de U, sendo a parte descendente delgada e a ascendente, larga. A porção descendente é revestida por epitélio achatado com poucas vilosidades e invaginações basais. A porção ascendente é revestida por epitélio cúbico com poucas vilosidades; na parte basal, há muitas mitocôndrias e invaginações na membrana citoplasmática. A atividade enzimática é intensa. Situada muito próximo dos capilares intertubulares, a alça de Henle tem função de concentrar a urina. Na porção descendente, a água passa livremente para o interstício medular hipertônico, enquanto na ascendente ocorre absorção de 25% do Na$^+$ filtrado; com isso, o fluido resultante tem volume igual a 10% do filtrado, com diluição máxima.

O *túbulo distal* tem 4,6 a 5,2 mm de comprimento, é tortuoso como o proximal e desemboca nos túbulos coletores. É revestido por células cúbicas com poucas microvilosidades, muitas invaginações tortuosas e profundas na parte basal e numerosas mitocôndrias. Nele, o Na$^+$ é absorvido sob ação da aldosterona e ocorre a excreção de K$^+$, amônia e prótons.

A junção da alça de Henle com o túbulo distal encosta-se na arteríola aferente, onde esta penetra no glomérulo. Nessa região, células tubulares adquirem morfologia distinta (citoplasma compacto e granular, intensamente corado) e formam massa de 40 a 70 mm chamada *mácula densa*. Nesse local, as células musculares da arteríola aferente tornam-se epitelioides e adquirem numerosas granulações, constituindo as *células justaglomerulares*, secretoras de renina. O conjunto de mácula densa, células justaglomerulares e células não granulares forma o *aparelho justaglomerular* (Figura 17.1).

Os *túbulos coletores* possuem luz ampla, que aumenta progressivamente até os ductos papilares (100 a 200 μm de diâmetro), os quais se abrem no ápice das papilas. São revestidos por epitélio cúbico com citoplasma claro e poucas microvilosidades. No sistema coletor, ocorre regulação da osmolaridade urinária, sob ação do hormônio antidiurético.

O *interstício renal* é relativamente escasso e situa-se entre os túbulos (intertubular) ou em torno dos glomérulos (periglomerular). As células intersticiais têm várias funções, incluindo regulação hidroeletrolítica, produção de prostaglandinas e substâncias anti-hipertensivas (cininas). A eritropoetina é produzida por células intersticiais e/ou endoteliais dos capilares peritubulares. Além de células, no interstício existem fibrilas e substância fundamental, esta mais abundante na medular. Doenças intersticiais alteram o funcionamento dos néfrons por interferir na circulação sanguínea.

O *sangue* (25% do débito cardíaco) chega ao rim pela artéria renal, que origina as artérias interlobares, das quais se originam os ramos arciformes (artérias arqueadas), que se estendem ao longo da junção corticomedular, onde originam as artérias interlobulares. Estas dirigem-se à periferia do rim e originam as arteríolas aferentes dos glomérulos. Destes emergem as arteríolas eferentes, das quais surgem capilares que formam a rede peritubular, que irriga os túbulos e o interstício. Na região justamedular, existem ramos que vão da arteríola aferente para a eferente e formam as arteríolas retas, que se dirigem à medular. A nutrição de parte da medular e das papilas é feita por essas arteríolas, pelas arteríolas retas espúrias (continuação das eferentes) e por artérias da adventícia dos cálices. Os vasos retos arteriais dão origem aos vasos retos venosos, após formarem alças capilares na medular. A drenagem venosa é feita pelas veias estreladas, subcapsulares, que se originam de capilares da cortical superficial e se reúnem com as veias interlobulares para formar as veias arciformes, das quais se originam as veias interlobares e, finalmente, a veia renal. Os *vasa reta* venosos unem-se às veias arciformes.

Na cortical, flui cerca de 90% de sangue nos rins, sob pressão acima da de outros territórios, particularmente nos capilares glomerulares; pressão elevada é responsável pela filtração glomerular. Obstáculos ao fluxo nas arteríolas aferentes e/ou nos glomérulos causam repercussões diretas no suprimento sanguíneo dos túbulos e do interstício. A medular, relativamente pouco irrigada, é mais vulnerável aos efeitos de isquemia e hipóxia. É possível haver *shunts* (curtos-circuitos) arteriovenosos, especialmente na junção corticomedular.

■ Patologia

As doenças renais têm elevada morbidade e são responsáveis por alto custo socioeconômico. Como em outras áreas do conhecimento, há interesse crescente sobre o conhecimento dos mecanismos patogenéticos envolvidos, sobre o aperfeiçoamento dos métodos diagnósticos para identificação precoce das doenças e sobre novas medidas terapêuticas, cada vez mais efetivas. Avanços diagnósticos e terapêuticos alcançados nos últimos anos, por sua vez, permitiram maior sobrevida para grande número de pacientes com nefropatias variadas. Nesse contexto, a biópsia renal, com a incorporação da imuno-histoquímica e de técnicas moleculares, além da análise convencional, continua sendo o padrão-ouro do diagnóstico de grande parte das doenças renais.

Biópsia renal

A biópsia renal é feita particularmente para o diagnóstico de glomerulopatias. Sua análise inclui o exame dos diferentes compartimentos do parênquima: glomérulos, túbulos, interstício e vasos. Como existe ampla interação entre eles, lesão em um pode causar alterações nos demais. Muitas vezes, a cronificação da doença e a progressão das lesões resultam em quadro comum e inespecífico, dificultando a identificação do processo patológico primário ou inicial. Além da coloração convencional por hematoxilina e eosina (HE), colorações especiais, como ácido periódico de Schiff (PAS), tricrômico de Masson e impregnação pela prata metanamina (PAMS) permitem a análise das diferentes estruturas do órgão. O diagnóstico final depende também de imunofluorescência (IMF) e microscopia eletrônica (ME). A imunofluorescência é ferramenta valiosa, pois, por detectar antígenos em diferentes compartimentos, identifica entidades distintas que se expressam por um mesmo quadro histológico. A microscopia eletrônica é essencial para visualizar alterações na membrana basal (adelgaçamento ou desdobramento), para identificar depósitos de substâncias (como na doença de Fabry e na nefrite lúpica) e para localizar imunodepósitos (subepiteliais, membranosos e subendoteliais). Como em doenças de outros órgãos, informações clínicas são indispensáveis para diagnósticos corretos e precisos.

A biópsia renal contribui ainda na identificação de mecanismos patogenéticos e no estabelecimento de correlação com as manifestações clínicas. Como regra geral, as respostas do rim a agressões por agentes muito diferentes são limitadas, ao mesmo tempo em que agressões e mecanismos patogenéticos distintos podem produzir uma mesma alteração morfológica. De outro lado, a biópsia ajuda a diferenciar doenças com apresentação clínica semelhante, porém associadas a etiopatogênese e lesões morfológicas distintas, com prognóstico e implicações terapêuticas também diferentes. A biópsia renal é importante ainda para determinar o predomínio de lesões agudas (potencialmente reversíveis e responsivas à terapêutica) ou crônicas (cicatriciais), influindo na decisão sobre o tratamento mais adequado.

▶ Apresentação clínica das doenças renais

As nefropatias manifestam-se clinicamente por meio de síndromes com características próprias (bem definidas, mistas, complexas, simples, por vezes monossintomáticas), que podem se transformar ou sobrepor-se durante a progressão da doença (Quadro 17.1 e Figura 17.2).

Síndrome nefrítica

Síndrome nefrítica tem início súbito e manifesta-se por oligúria, edema, hipertensão arterial, hematúria com cilindros hemáticos, proteinúria discreta ou moderada e retenção de compostos nitrogenados (azotemia). Ocorre ainda redução na taxa de filtração glomerular e na fração de filtração; o fluxo plasmático renal pode não se alterar, manter-se um pouco acima dos níveis normais ou sofrer queda, sempre menor do que a fração de filtração. As funções tubulares são normais ou pouco alteradas, embora haja retenção de Na$^+$ e água e, consequentemente, edema. No início ou durante sua evolução, podem faltar alguns desses elementos ou surgir certas complicações: insuficiência renal aguda, encefalopatia hipertensiva e edema pulmonar. Glomerulonefrites são a causa mais importante de síndrome nefrítica.

17

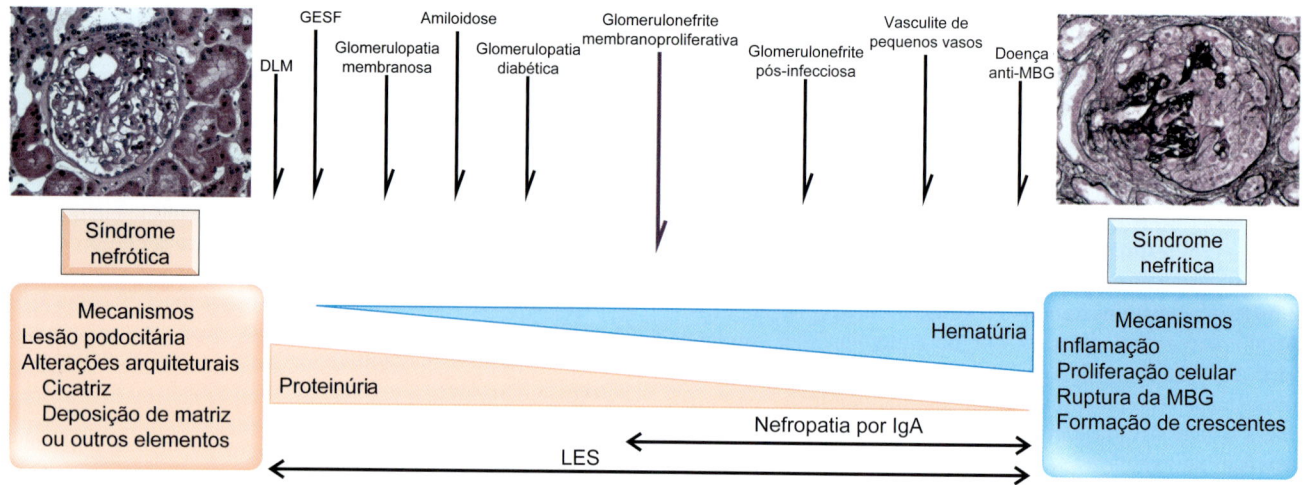

Figura 17.2 Perfil das síndromes nefrítica e nefrótica. DLM: doença da lesão mínima; GESF: glomeruloesclerose segmentar e focal; MBG: membrana basal glomerular.

Quadro 17.1 Síndromes e apresentações clínicas das doenças renais

Síndrome nefrítica aguda

Início agudo

Oligúria

Hematúria

Proteinúria discreta/moderada

Hipertensão arterial

Edema

Síndrome nefrótica

Proteinúria maciça (> 3,5 g/dia)

Hipoalbuminemia (< 3 g/dL)

Edema

Hiperlipidemia

Lipidúria

Insuficiência renal aguda

Oligúria ou anúria

Declínio súbito da função renal

Acidose metabólica

Hiperpotassemia

Expansão dos compartimentos hídricos

Síndrome nefrítica crônica. Insuficiência por doença renal crônica

Insidiosa

Declínio progressivo da função renal

Hipertensão arterial

Hematúria e proteinúria variáveis

Hematúria ou proteinúria assintomáticas

Síndrome nefrótica

Síndrome nefrótica (SN), que resulta de alterações na permeabilidade glomerular por lesões estruturais ou anormalidades funcionais, caracteriza-se por proteinúria maciça (> 3,5 g/24 horas), hipoproteinemia, especialmente hipoalbuminemia (< 3,0 g/dL), edema generalizado, lipidúria e hiperlipidemia. Proteinúria é o principal componente da SN e resulta da perda de proteínas plasmáticas nos glomérulos. Hipoalbuminemia deve-se sobretudo a proteinúria, mas também a hipercatabolismo proteico e alterações na síntese de proteínas. Edema, que é causado principalmente por redução da pressão oncótica do plasma (hipoalbuminemia), pode ser intenso e difuso, incluindo hidroperitônio e hidrotórax (anasarca). Redução do fluxo sanguíneo renal, aumento na reabsorção tubular de Na$^+$ e diminuição do volume urinário também contribuem para o edema.

Quando o edema é considerável (ver Retroalimentação de edemas, Capítulo 9), surge hiperaldosteronismo secundário a redução do compartimento intravascular, por estimulação de receptores de volume (arco aórtico, átrio esquerdo); há ainda ativação do sistema nervoso simpático e diminuição de fatores natriuréticos, como os peptídeos atriais. A aldosterona aumenta a reabsorção de Na$^+$ nos túbulos distais e a eliminação de K$^+$ e H$^+$.

Hiperlipidemia associa-se a aumento na síntese de lipoproteínas pelo fígado (albumina e lipoproteínas são sintetizadas no fígado pelos mesmos estímulos; com a perda renal de albumina, surge estímulo para maior síntese de albumina, o que resulta em maior produção também de lipoproteínas); elevam-se os níveis plasmáticos de colesterol, triglicerídeos e lipoproteínas de muito baixa e baixa densidades. Com a hiperlipidemia e o aumento da permeabilidade dos glomérulos para lipoproteínas, ocorre lipidúria.

Perda proteica urinária reduz imunoglobulinas e componentes do complemento, o que aumenta o risco de infecções, particularmente por pneumococos e estafilococos. Pode haver hipercoagulabilidade sanguínea, por aumento da filtração de fatores anticoagulantes, o que pode levar a trombose da veia renal. Anemia deve-se a eliminação urinária de ferro fixado à transferrina, que possui baixo peso molecular (76 kD). Em alguns pacientes, pode haver perda apenas de proteínas de baixo peso molecular (proteinúria seletiva) ou de peso molecular variável, como as globulinas (proteinúria não seletiva); no primeiro caso, o prognóstico e a resposta terapêutica são melhores.

As principais causas de síndrome nefrótica são *glomerulopatias primárias*, como lesão histológica mínima, glomerulopatia membranosa e glomeruloesclerose focal; as *doenças sistêmicas* mais envolvidas são lúpus eritematoso sistêmico, diabetes melito e amiloidose. As principais causas de síndrome nefrótica estão relacionadas no Quadro 17.2.

Insuficiência renal aguda

Insuficiência renal aguda (IRA) consiste em redução súbita e acentuada da função renal, que se manifesta por oligúria (diurese abaixo de 400 mL/24 horas ou inferior a 30 mL/h) ou anúria; em alguns casos, o volume urinário mantém-se normal ou aumentado (IRA não oligúrica). IRA pode ser pré-renal, renal e pós-renal.

IRA pré-renal é causada por fatores extrarrenais, quase sempre alterações hemodinâmicas, que diminuem o fluxo sanguíneo renal, a perfusão de néfrons e a pressão de filtração. Suas principais causas são hipovolemia e choque (desidratação, hemorragias, queimaduras, septicemia, infarto do miocárdio,

Quadro 17.2   Causas de síndrome nefrótica

Glomerulopatias primárias

Lesão histológica mínima

Glomeruloesclerose segmentar e focal

Glomerulonefrite membranoproliferativa

Glomerulonefrite membranosa

Glomerulopatias secundárias

Lúpus eritematoso sistêmico

Glomerulosclerose diabética

Amiloidose

Distúrbios circulatórios

Trombose da veia renal

Insuficiência cardíaca congestiva

Pericardite constritiva

Doenças infecciosas e parasitárias

Esquistossomose mansônica

Malária

Sífilis

Hepatites B e C

AIDS

Neoplasias malignas (melanoma, carcinomas e linfomas)

Doenças congênitas

Síndrome nefrótica congênita

Doença microcística renal esporádica

Drepanocitose

Fármacos (trimetadiona, mercúrio, ouro, lítio penicilamina, anti-inflamatórios não esteroides, heroína etc.)

insuficiência cardíaca etc.). O quadro pode ocorrer também na síndrome hepatorrenal. Em geral, IRA pré-renal é reversível com eliminação da causa.

IRA renal surge por agressões variadas e pode ser: (1) IRA isquêmica. Resulta da persistência de causas pré-renais ou do aparecimento de hemólise intravascular (p. ex., transfusão de sangue incompatível, malária, eritroblastose fetal etc.), mioglobinemia (p. ex., síndrome do esmagamento) ou de complicações obstétricas (aborto, descolamento prematuro da placenta, IRA pós-parto); (2) IRA nefrotóxica, causada por nefrotoxinas (antibióticos, anestésicos, contrastes radiográficos); (3) IRA parenquimatosa, causada por doenças nos rins (glomerulonefrites, necrose cortical renal, afecções tubulointersticiais, nefrosclerose hipertensiva maligna e síndrome hemolítico-urêmica).

IRA pós-renal resulta de obstrução das vias excretoras, seja intrarrenal, pela precipitação de cristais de ácido úrico ou de sulfa nos túbulos coletores (hidronefrose intraparenquimatosa), seja em qualquer nível das vias urinárias (cálculos, hiperplasia da próstata, tumores, fibrose retroperitoneal etc.).

Insuficiência renal crônica

Insuficiência renal crônica (IRC) representa a perda da função renal de maneira lenta e progressiva, especialmente por redução do número de néfrons funcionantes, qualquer que seja o componente primariamente acometido: glomerular (glomerulopatias crônicas), tubular (defeitos tubulares congênitos), vascular (nefrosclerose hipertensiva maligna), intersticial (pielonefrite crônica, nefrite intersticial) ou vias excretoras (uropatia obstrutiva). Segundo o grau de redução da taxa de filtração glomerular, a IRC evolui desde simples diminuição da reserva renal, frequentemente assintomática, passando por insuficiência renal sintomática, até o estágio terminal.

Quando os rins são incapazes de eliminar ureia e creatinina, fala-se em *azotemia*. Quando azotemia associa-se a manifestações clínicas e outras alterações laboratoriais, têm-se a *uremia*. Na uremia, o paciente apresenta também lesões em outros órgãos (coração, trato digestivo etc.). IRC constitui, portanto, um conjunto de manifestações clínicas e alterações da função renal que resultam em distúrbios bioquímicos, metabólicos e endócrinos. Seus principais componentes estão descritos a seguir.

Alterações no equilíbrio hidroeletrolítico e acidobásico. Oligúria resulta de insuficiência do rim em excretar líquidos. No início da IRC, porém, é comum haver incapacidade dos rins de concentrar a urina, o que explica poliúria, nictúria, polidipsia e isostenúria (densidade urinária fixa, próxima de 1.010 a 1.012) que os pacientes apresentam. A osmolaridade plasmática pode estar aumentada (superior a 350 mOsm/L) por causa dos níveis altos de ureia, cuja difusão fácil evita maiores repercussões. Ocorre elevação também de fosfatos, sulfatos e magnésio; hiperpotassemia é a mais importante, por sua toxicidade no coração. Elevação de K^+ é mais tardia e tem relação com modificações de outros íons (Na^+, H^+ e Ca^{++}), com seu teor na dieta e com eventuais perdas.

No início, o Na^+ pode estar baixo devido à poliúria, mas posteriormente se eleva, acompanhado de retenção hídrica e edema. O Ca^{++} diminui, guardando relação com o aumento de fosfatos e, por vezes, com a baixa absorção intestinal de cálcio. Hipocalcemia leva a hiperparatireoidismo secundário, que resulta em alterações ósseas (osteodistrofia renal; ver Paratireoides, Capítulo 29). Por redução na síntese de NH_3 e queda de bicarbonato sérico, ocorre acidose metabólica. Com a redução do pH (acidose metabólica), surge hiperventilação compensatória (alcalose respiratória).

17

Alterações hematológicas. Por causa da diminuição na síntese de eritropoetina, é comum haver anemia normocítica e normocrômica; podem contribuir também hemólise (hemólise urêmica), incapacidade da medula óssea de incorporar ferro e eventuais hemorragias, particularmente intestinais (enterocolite urêmica). Hemorragias são atribuídas a diátese hemorrágica por alterações em plaquetas.

Alterações cardiovasculares e respiratórias. Hipertensão arterial, cuja patogênese envolve mecanismos complexos e ainda pouco conhecidos (ver Capítulo 16), é comum e cria círculo vicioso, agravando o quadro renal. Insuficiência cardíaca congestiva e arritmias são devidas a hipervolemia, distúrbios eletrolíticos, hipertensão arterial e anemia. Pericardite e pleurite urêmicas (fibrinosa) surgem tardiamente; ambas são reversíveis com diálise. Pneumonia urêmica (congestão, edema, hemorragias focais, membranas hialinas) resulta de aumento da permeabilidade capilar, que explica também edema cerebral e retinite urêmica. Edema pulmonar resulta sobretudo de insuficiência cardíaca.

Sistema neuromuscular. Manifestações no sistema nervoso central (encefalopatia urêmica), nervoso periférico (neuropatia urêmica) e muscular (miopatia urêmica) às vezes dominam o quadro clínico. Lesões encefálicas causam desorientação, irritabilidade, ansiedade, sonolência, torpor e coma; eventualmente, surgem quadro psicótico e demência.

Outras alterações. Hemorragia digestiva associa-se a alterações em plaquetas e a úlceras na mucosa digestiva (gastrite e enterocolite urêmicas). A mucosa oral é também lesada (estomatite urêmica). Na gênese de lesões gastrointestinais, a amônia parece ter papel importante. A pele adquire cor de palha (urocromos, anemia); na fase terminal, aparece prurido cutâneo por mecanismo obscuro.

▶ Anomalias congênitas

As anomalias congênitas do rim e/ou das vias urinárias estão presentes em cerca de 10% da população. Podem ser assintomáticas (cistos solitários) ou se acompanhar de manifestações clínicas graves, inclusive insuficiência renal precoce (displasias renais) ou tardia (doença policística autossômica dominante). Algumas são hereditárias, mas a maioria é esporádica. As principais anomalias congênitas do rim estão resumidas no Quadro 17.3.

Agenesia bilateral dos rins, rara e incompatível com a vida extrauterina desassistida, associa-se a outras malformações, particularmente de estruturas derivadas do seio urogenital. Como em outras anomalias do sistema urinário (doença policística autossômica recessiva, displasia renal bilateral, uropatias obstrutivas, especialmente por válvula da uretra posterior), agenesia acompanha-se de oligoidrâmnio por causa de redução ou ausência de eliminação de urina fetal (principal componente do líquido amniótico). Redução do volume de líquido amniótico leva à cascata de anomalias denominada *sequência de Potter*, representada por hipoplasia pulmonar e por deformações na face (fácies de Potter: orelhas de implantação baixa, queixo retraído, nariz adunco) e nas extremidades por compressão fetal. Agenesia unilateral, compatível com a vida, incide em 1 de cada 1.000 nascimentos; por isso, é necessário comprovar a existência dos dois rins antes de se realizar uma nefrectomia ou, inclusive, biópsia renal. Nessa anomalia, o rim contralateral sofre hipertrofia compensadora.

Quadro 17.3   Anomalias congênitas do rim

Anomalias de volume ou número

Agenesia

Hipoplasia

Rim supranumerário

Anomalias de posição

Ectopia renal com ou sem fusão renal, simples ou cruzada

Anomalias de diferenciação

Doença policística autossômica recessiva

Doença policística autossômica dominante

Doença renal glomerulocística

Nefronoftise medular

Doença cística da medular

Rim da medular esponjosa

Doença cística urêmica da medular

Displasia renal

Cistos solitários

Anomalias dos vasos renais

Hipoplasia renal (Figura 17.3) é rara e se caracteriza por diminuição da massa renal, não devendo ser confundida com hipotrofia secundária a nefropatias adquiridas. Critério importante para o diagnóstico de hipoplasia renal é a presença de cinco ou menos cálices e papilas. Em alguns casos, número reduzido de néfrons causa hipertrofia compensatória dos glomérulos existentes. Com certa frequência, coexistem anomalias na pelve, no ureter e na artéria renal e erros de diferenciação do parênquima. Rim hipoplásico parece ser mais suscetível a infecções. As consequências da hipoplasia dependem da sua intensidade. Hipoplasia renal bilateral é rara e resulta em insuficiência renal precoce.

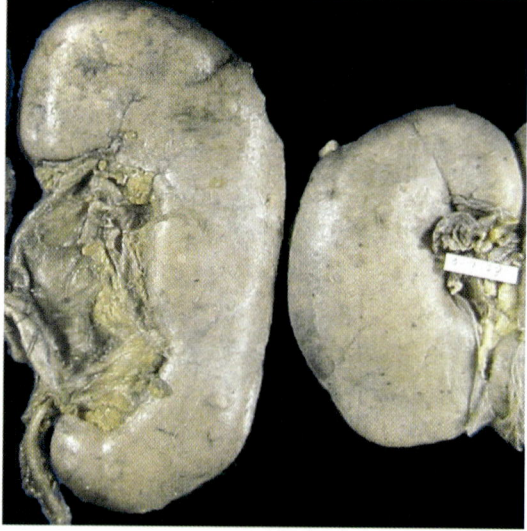

Figura 17.3 Hipoplasia do rim esquerdo (comparar com o rim direito, normal).

Rim supranumerário é raro e possui pelve própria, que se abre quase sempre no ureter normal do mesmo lado. Excepcionalmente, tem ureter independente, que pode se conectar em estrutura anômala (vagina etc.).

Anomalias de posição (ectopias) são as mais comuns, podem ser uni ou bilaterais e resultam de falta de migração ("subida") do rim desde a pelve até sua posição definitiva e de falta da rotação lateromedial que acompanha a ascensão. Como consequências: (1) o rim se encontra em situação baixa (lombar, ilíaca ou pélvica); (2) a forma é alterada, pois o órgão torna-se reniforme durante a rotação; o rim ectópico frequentemente é discoide, com pelve e ureter em posição anterior; (3) o ureter pode ser mais tortuoso do que o habitual, especialmente na porção proximal; (4) a artéria renal origina-se em ponto mais baixo na aorta. Ectopias frequentemente causam hidronefrose, hipotrofia, litíase e infecções devido a drenagem e vascularização anômalas. Além disso, pode comprimir estruturas vizinhas, especialmente vasos e nervos. Tais complicações e a própria anomalia de posição explicam a possibilidade de o rim ectópico simular outras entidades, particularmente tumores e inflamações de outros órgãos da região (apendicite, tuberculose ileocecal, tumores do intestino grosso, cistos do ovário etc.).

Ectopia renal torácica ocorre na hérnia diafragmática (rim na cavidade pleural ou no mediastino posterior) e na ptose renal, que é o deslocamento do rim após o nascimento. Esta é mais comum no rim direito, em mulheres após gestações repetidas ou em obesos depois de emagrecimento rápido. Rins ectópicos podem fundir-se de formas variadas, mas predominantemente pelos polos inferiores dos dois rins (90%), gerando o aspecto macroscópico de *rim em ferradura* (Figura 17.4); trata-se de anomalia relativamente comum (1:500 a 1.000 necrópsias). Fusão renal predispõe a várias afecções.

Doença renal policística autossômica recessiva

Trata-se de doença genética de herança autossômica recessiva, rara e bilateral, que causa insuficiência renal (forma perinatal) nas primeiras semanas (forma neonatal) ou, raramente, em meses ou poucos anos de vida (formas infantil e juvenil). Ambos os rins são volumosos e têm forma normal; ao corte, contêm inúmeros pequenos cistos enfileirados caracteristicamente em sentido radial na cortical e na medular (Figura 17.5). O gene defeituoso é o *PKHD1*, localizado no cromossomo 6p21, que codifica a fibrocistina, cuja mutação mais frequente ocorre no éxon 3 (20% dos casos). Embora sua função ainda não seja conhecida, fibrocistina está presente nos ductos coletores da cortical e medular, na alça de Henle ascendente e no epitélio de ductos biliares. Defeitos na fibrocistina prejudicam o funcionamento dos cílios em células renais. Junto com malformações císticas hepáticas, esta doença compõe a *síndrome fibrocística hepatorrenal*.

Os cistos têm parede delgada, são revestidos por células cuboides ou achatadas e contêm líquido claro. Podem coexistir com cistos pancreáticos, hepáticos e pulmonares; no fígado, a doença pode associar-se à fibrose hepática congênita (ver Capítulo 23). Em crianças maiores (formas infantil e juvenil), predominam lesões hepáticas, sendo o quadro caracterizado por fibrose hepática congênita, hipertensão portal e esplenomegalia.

Doença renal policística autossômica dominante

Doença renal policística autossômica dominante (DRPAD), também conhecida como doença policística renal do adulto, é prevalente (1 em cada 500 a 1.000 nascidos vivos), hereditária e transmitida por herança autossômica dominante, com alta penetrância; algumas vezes, as lesões resultam de mutação adquirida (nova). A doença associa-se a alterações na proteína policistina, responsável por distúrbios na proliferação e na

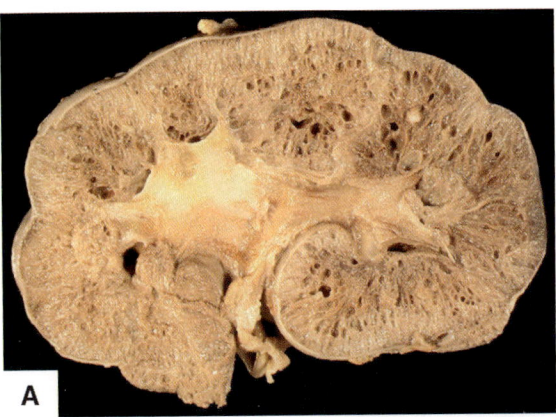

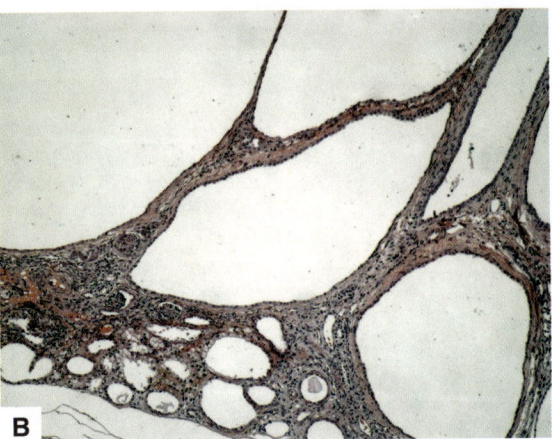

Figura 17.5 Doença policística autossômica recessiva. **A.** Cistos em disposição radial, formados pela dilatação dos túbulos coletores. **B.** Cistos revestidos por epitélio tubular comprimindo os glomérulos remanescentes.

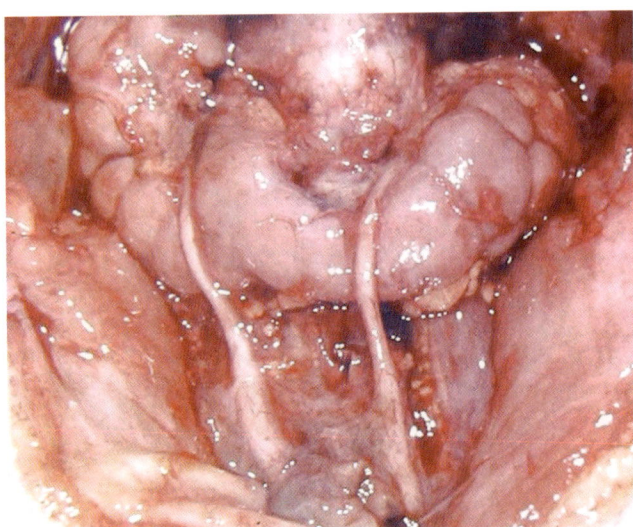

Figura 17.4 Fusão renal pelos polos inferiores (rim em ferradura).

diferenciação do epitélio tubular, modificações na matriz extracelular e secreção de fluidos, o que leva à formação de cistos. Mutações no gene *PKD1* (16p13.3, 85% dos casos) alteram a policistina 1, envolvida em interações entre células epiteliais e destas com a matriz extracelular. Mutações no gene *PDK2*, cujo produto (policistina 2) atua em canais iônicos e interage com a policistina 1, está presente em 10% dos pacientes.

A doença afeta os dois rins e é assintomática por longo tempo, manifestando-se após a quarta década. Pacientes com mutações no gene *PDK1* apresentam manifestações clínicas (insuficiência renal crônica, proteinúria, hematúria, dor renal e hipertensão arterial) mais precocemente (média = 54 anos) do que aqueles com mutações no *PDK2* (média = 74 anos). Os pacientes têm sobrevida longa (70 a 80 anos); homens têm evolução mais rápida do que mulheres. Acometimento parcial de néfrons possibilita que o parênquima remanescente mantenha a função renal durante décadas. Manifestação tardia, portanto, deve-se a lento dano estrutural, que pode ser agravado por comprometimento vascular e outras intercorrências, sobretudo infecções (pielonefrite, abscesso renal), hemorragia e litíase renal, que agravam a evolução da doença. Exames de imagem, especialmente tomografia computadorizada, são muito úteis no diagnóstico.

Nos casos avançados, os rins tornam-se aumentados de volume e peso, podendo cada um atingir 1.500 g. O órgão contém numerosos cistos (Figura 17.6), na cortical e na medular, cujo tamanho varia desde microscópicos até 4 a 5 cm. Os cistos são uni ou multiloculares e contêm líquido (incolor, azulado, esverdeado, avermelhado ou cor de chocolate) ou material gelatinoso. Por isso, além de policístico, o rim é também policromático. Quase não se vê parênquima renal. A pelve e os cálices são normais.

Os cistos originam-se em qualquer parte do néfron e são revestidos por epitélio achatado ou colunar. Entre os cistos, encontram-se ilhotas de parênquima comprimidas e isquêmicas. Como as lesões progridem lentamente, o parênquima não lesado mantém a função renal por décadas. A longo prazo, praticamente todo o parênquima desaparece.

Em 30% dos casos, os pacientes possuem cistos também no fígado (fígado policístico) e, menos frequentemente, no pâncreas, no baço e no epidídimo. A DRPAD associa-se ainda a aneurismas cerebrais (10 a 30% dos casos), cuja ruptura é responsável pelo óbito de 5 a 10% dos pacientes. Em certos casos, os pacientes têm prolapso da valva mitral, em geral assintomática.

Doença renal glomerulocística

A doença manifesta-se em recém-nascidos, crianças ou adultos jovens, com insuficiência renal, hipertensão arterial e hematúria. Há quatro formas: (1) esporádica, não associada a doenças hereditárias; (2) associada a doenças hereditárias; (3) relacionada com displasia renal; (4) adquirida. Portanto, a doença pode fazer parte de doença policística autossômica dominante ou associar-se a diversas síndromes, como esclerose tuberosa, displasia renal, síndrome de displasia renal-hepática-pancreática e trissomia do cromossomo 13. Os rins podem ter tamanho normal, aumentado ou diminuído. Microscopicamente, encontram-se cistos glomerulares em mais de 5% dos glomérulos (Figura 17.7).

Nefronoftise medular

Doença de herança autossômica recessiva que pode levar a insuficiência renal desde a infância, apresenta-se nas formas infantil, adolescente e juvenil. A doença associa-se a defeitos em genes do complexo cílio-centrossomo (*NPHP1, 2, 3 e 4*), o que a caracteriza como uma *ciliopatia*. Os pacientes apresentam poliúria e polidipisia, que precedem insuficiência renal crônica. A contrário de outras nefropatias, hipertensão arterial, litíase e dor lombar não costumam estar presentes. Nefronoftise pode associar-se a anomalias extrarrenais, como retinite pigmentar, fibrose hepática congênita, defeitos esqueléticos e aplasia do verme cerebelar. Os rins apresentam-se contraídos,

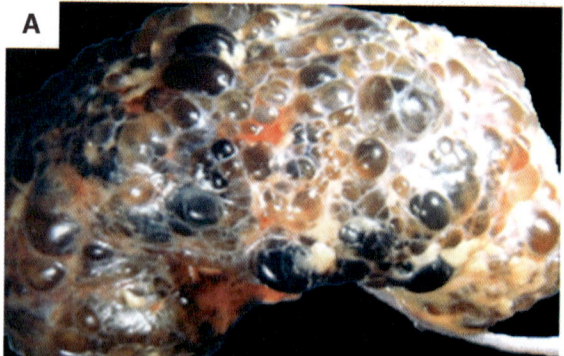

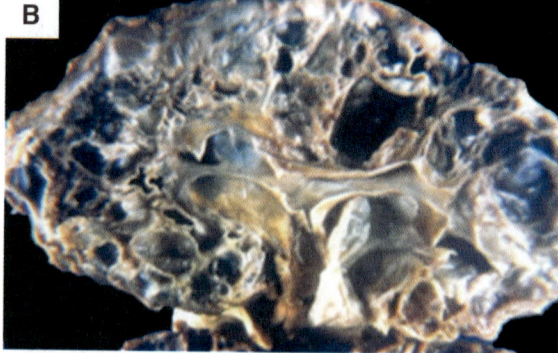

Figura 17.6 Doença policística autossômica dominante. **A.** Superfície externa. **B.** Superfície de corte. Rim aumentado de volume. Parênquima renal quase totalmente substituído por cistos de tamanho e coloração variados.

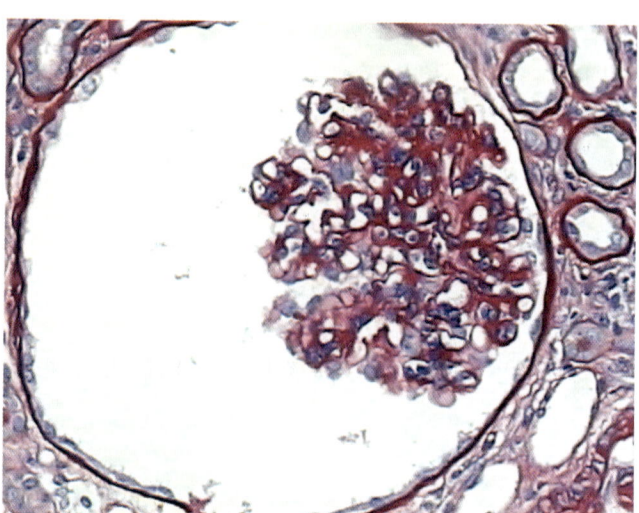

Figura 17.7 Doença renal glomerulocística. Cisto glomerular.

têm superfície granular e cortical delgada e mostram cistos revestidos por epitélio cuboide ou plano, sobretudo na junção córtico-medular, com fibrose e infiltrado de mononucleares em torno dos cistos. Achados importantes em biópsias renais são espessamento, delaminação e irregularidades na MB dos túbulos, que podem ser atróficos.

Doença cística da medular

Rara e transmitida por herança autossômica dominante, resulta de defeitos nos genes *MCKD1* e *MCKD2*. A doença manifesta-se em jovens com incapacidade de concentrar a urina, poliúria e polidipisia; insuficiência renal crônica surge na terceira década de vida. Microscopicamente, encontram-se hipotrofia e dilatação tubulares, fibrose e cistos na junção corticomedular e na medular, infiltrado inflamatório e glomeruloesclerose secundária, focal ou difusa. Os achados histológicos são inespecíficos, devendo-se a suspeita clínica basear-se em história familiar de doença e cistos renais. Os cistos são pequenos e não detectados por ultrassonografia.

Rim da medular esponjosa

Geralmente esporádica e assintomática, exceto quando complicada por nefrolitíase, infecções ou hematúria, caracteriza-se por defeitos na acidificação e na concentração da urina. A doença associa-se a várias entidades congênitas, como síndrome de Ehler-Danlos, síndrome de Beckwith-Wiedemann, hemi-hipertrofia, estenose pilórica e malformações cardíacas. Em geral, os rins têm tamanho normal e cistos de 1 a 8 mm, que resultam da dilatação de ductos coletores; os cistos podem conter cálculos ou sangue e são revestidos por epitélio cuboide, colunar ou transicional. A radiografia pode mostrar os cálculos sob a forma de estriações lineares ou aspecto que lembra flor, leque ou cacho de uvas.

Displasia renal

Doença renal esporádica e geralmente unilateral, resulta de parada de ramificação das ampolas dos ramos ureterais, o que inibe o desenvolvimento dos néfrons e leva à formação de cistos. Muitas vezes, a doença associa-se à síndrome de Potter e a outras malformações do trato urinário, como ectopia renal, duplicação ureteral ou hidroureter. Quanto acomete todo o rim, este fica aumentado de volume, a forma e a superfície são irregulares e o órgão transforma-se em massa de cistos, microscópicos ou com centímetros de diâmetro (multicístico). Quando o órgão mantém a forma e contém cistos de tamanhos variados, constitui a displasia renal cística difusa (Figura 17.8 A). Quase sempre, coexistem malformações na pelve, nos cálices e no ureter, em certos casos com estenose congênita das vias excretoras da urina. Os cistos são revestidos por epitélio cúbico (Figura 17.8 B). Encontram-se ainda tecido metanefrógeno contendo pequenos dúctulos e, caracteristicamente, massas de tecido mesenquimal imaturo no meio do qual há ilhotas de cartilagem e músculo liso. Existe uma forma em que o órgão é muito pequeno e formado por tecido compacto, sem cistos (displasia renal aplásica). A forma bilateral (3% dos casos) é incompatível com a vida. Displasia unilateral parece ser a doença cística renal mais frequente e a causa mais comum de massa abdominal em recém-nascidos. Nestes e em crianças, manifesta-se como massa palpável que pode ser confundida com outras lesões e, especialmente, com nefroblastoma (tumor de Wilms).

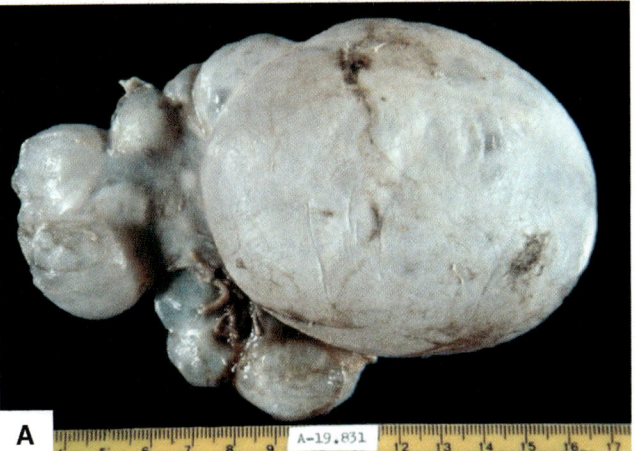

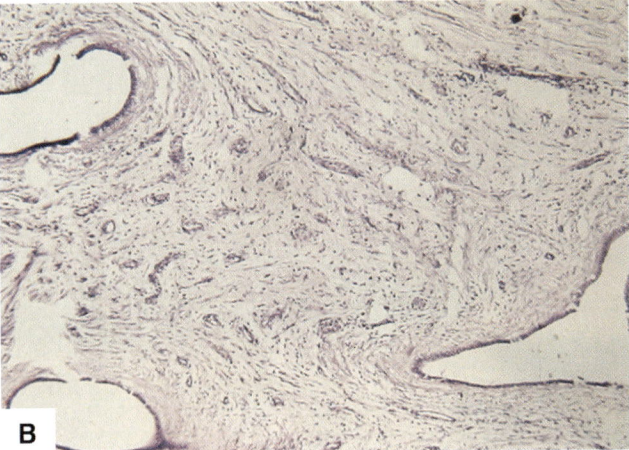

Figura 17.8 Displasia renal cística. **A.** Aspecto macroscópico. Massa irregular formada por cistos de tamanho variado. Perda da forma renal. **B.** Cistos de forma e tamanho variados, circundados por tecido mesenquimal indiferenciado, em meio a túbulos rudimentares e imaturos.

Cistos solitários

Também chamados de cistos simples ou urinosos, são muito prevalentes, especialmente em pessoas idosas; quando descobertos, mesmo incidentalmente, entram no diagnóstico diferencial com tumores renais. Tais cistos parecem resultar de divertículos tubulares adquiridos que se formam em locais de enfraquecimento da MB. Em geral, os cistos são pequenos (1 a 4 cm) e situam-se quase sempre na cortical. São constituídos por parede fina, semitransparente, com superfície interna lisa ou trabeculada (Figura 17.9), revestida por epitélio cuboide ou achatado. Os cistos contêm líquido incolor, límpido, raramente gelatinoso ou hemorrágico. Cistos simples são assintomáticos e desprovidos de importância prática, exceto quando se infectam, quando simulam tumores ou quando comprimem outras estruturas. Hemorragias causam aumento rápido do cisto e dor.

Doença cística renal adquirida

Rim em estágio terminal ou *rim contraído terminal* (ver adiante) associa-se frequentemente a cistos múltiplos e bilaterais, geralmente com até 0,5 cm, mas que podem alcançar 3 cm. Tal quadro caracteriza a *doença cística renal adquirida*, que é frequente sobretudo em rins de pacientes em diálise prolongada, havendo correlação com o tempo de tratamento; 50 a 80% dos pacientes com

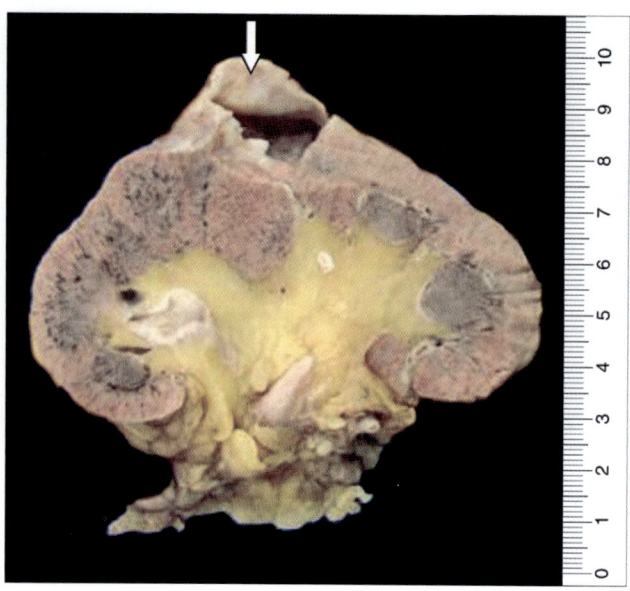

Figura 17.9 Cisto renal simples. Parede fina e lisa (*seta*).

mais de 10 anos de diálise têm a lesão. A patogênese dos cistos não é conhecida, embora haja relação com fatores de crescimento. Com a progressão dos cistos, aumenta-se o risco de ruptura (com hematúria e dor) e de carcinoma de células renais (ver adiante).

A Figura 17.10 ilustra, esquematicamente, os vários tipos de cistos que se formam nos rins.

Anomalias de vasos renais

Artérias renais acessórias são comuns (25 a 50% das necrópsias) e originam-se na aorta ou na artéria renal principal; quando comprimem o ureter, surge hidronefrose. Lesões estenosantes ou ligadura cirúrgica desses vasos causam hipertensão arterial renovascular.

▶ Hipertensão arterial

Nefroesclerose vascular hipertensiva

Hipertensão arterial (HA) é importante problema de saúde por causa de sua elevada prevalência (20 a 40% da população ocidental) e potencial gravidade. Há duas formas de HA: (1) idiopática, primária ou essencial, que representa 90 a 95% dos

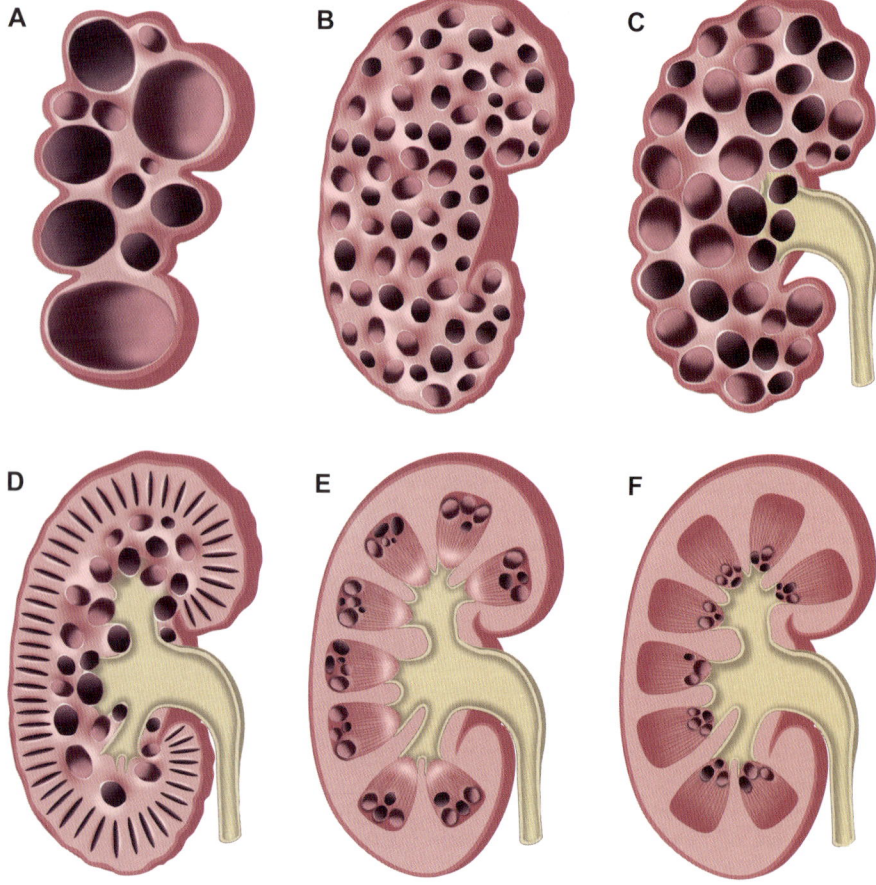

Figura 17.10 Representação esquemática de cistos e doenças císticas renais. **A.** Displasia renal multicística. Cistos de tamanhos variados e alteração no formato reniforme do órgão. **B.** Displasia cística difusa. Cistos de tamanhos semelhantes e preservação do formato reniforme. **C.** Doença renal policística autossômica dominante. Rim aumentado de volume e deformado por cistos grandes e de tamanhos variados. **D.** Doença renal policística autossômica recessiva. Cistos alongados na cortical, perpendiculares à superfície, e outros arredondados na medular. **E.** Doença cística medular (nefronoftise). Cistos predominantemente na junção corticomedular. **F.** Rim da medular esponjosa. Cistos sobretudo nas papilas renais.

casos; (2) secundária (5 a 10%), causada por outra doença, dos próprios rins (HA renovascular) ou de outros órgãos e sistemas (ver Capítulo 16). Em 15% dos pacientes com HA, há comprometimento, em graus variados, da função renal.

Os rins são muito envolvidos na HA, já que esta pode ser causa ou consequência de nefropatias: há pacientes em que as lesões renais resultam de HA, enquanto em outros o estado hipertensivo é causado por alguma anormalidade nos rins.

Na grande maioria dos casos, as cifras pressóricas não são muito elevadas (a pressão diastólica mantém-se abaixo de 110 mmHg) e os pacientes evoluem por vários anos ou décadas; complicações renais só ocorrem tardiamente. Em certos pacientes, os níveis tensionais são muito elevados e, se não houver tratamento eficaz, surgem repercussões graves e o indivíduo pode falecer em pouco tempo; estes casos constituem a *HA maligna* ou *acelerada*.

Nefroesclerose hipertensiva designa lesões em pequenas artérias e arteríolas renais que surgem em indivíduos com HA. Tais lesões são representadas sobretudo por hialinose e espessamento intimal, estreitamento da luz e alterações isquêmicas no parênquima renal. Embora descritas classicamente na HA, essas mesmas lesões são encontradas também no diabetes melito e no envelhecimento.

Aspectos morfológicos

Os rins estão reduzidos de volume e peso e mostram granulações pequenas, finas e regulares na superfície (Figura 17.11). A consistência do órgão é firme, a cortical diminui de espessura e a quantidade de tecido gorduroso peripélvico está aumentada. Nas arteríolas aferentes, aparece hialinose intimal (Figura 17.12 A), que resulta da deposição subendotelial de proteínas plasmáticas. Aumento concêntrico da hialinose reduz o lúmen vascular e substitui progressivamente os componentes da parede (*arteriolosclerose hialina*). Em indivíduos idosos, pode haver hialinose arteriolar sem hipertensão arterial. Em diabéticos, a hialinose é mais intensa e acomete também as arteríolas eferentes. Nas artérias interlobulares e arqueadas, além de hialinose ocorre neoformação colágena e elástica na íntima (fibroelastose). O grau de redução da luz é proporcional à duração e à gravidade da HA. Tais lesões podem ocorrer também no baço, no pâncreas, no fígado e nas suprarrenais.

As lesões vasculares causam hipóxia e alterações glomerulares, tubulares e intersticiais. Alguns glomérulos apresentam espessamento da parede capilar, redução da celularidade, retração das alças e, eventualmente, fibrose parcial ou total do tufo glomerular. Algumas vezes, encontra-se hipertrofia/hiperplasia do aparelho justaglomerular (Figura 17.12 B), que pode ser primária (síndrome de Bartter) ou secundária à isquemia renal ou à persistência do estado hipertensivo; nessas células, podem ser vistos grânulos de renina (Figura 17.12 C). Os túbulos são atróficos ou dilatados e contêm material hialino. O interstício mostra fibrose e discreto infiltrado inflamatório mononuclear. Essas lesões alternam-se com áreas de parênquima preservado; a alternância entre áreas atróficas e fibróticas com áreas em hipertrofia compensatória parece explicar a superfície granular do rim.

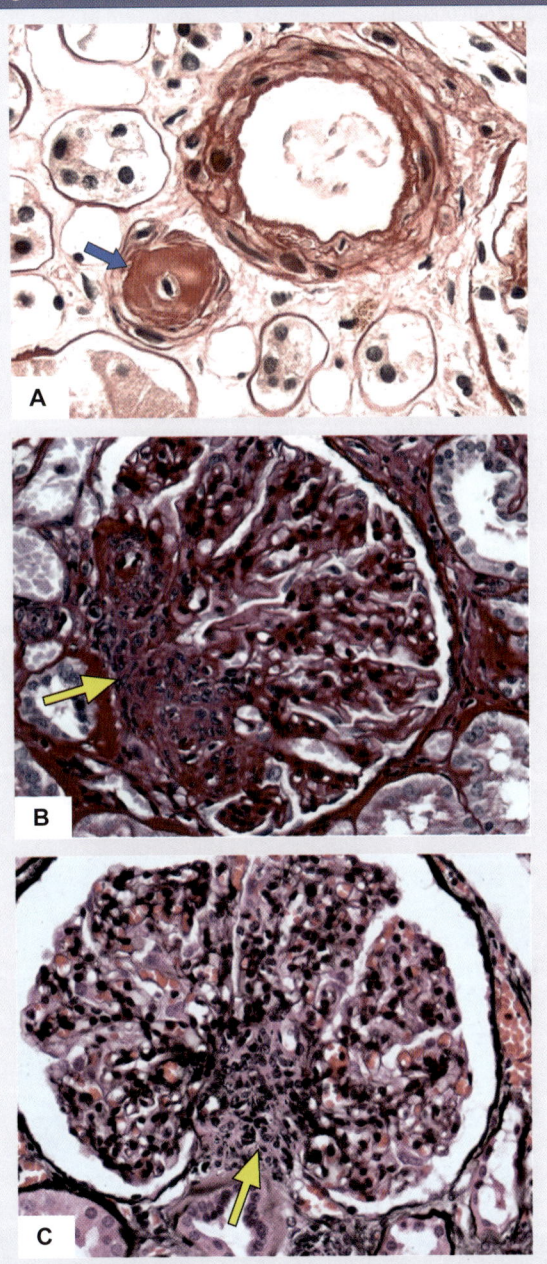

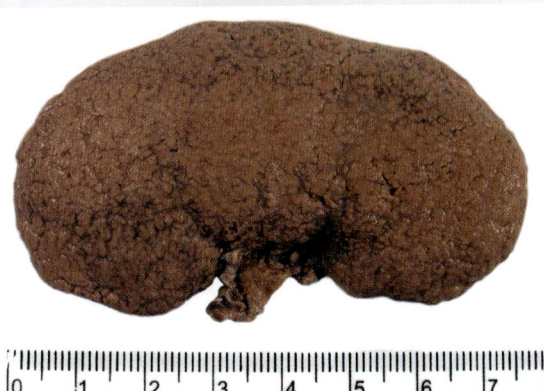

Figura 17.11 Nefroesclerose vascular hipertensiva. Granulações finas difusamente distribuídas na superfície renal. Rim reduzido de tamanho.

Figura 17.12 Nefroesclerose vascular hipertensiva. **A.** Hialinose arteriolar (*seta*), com obstrução acentuada da luz. **B.** Hiperplasia do aparelho justaglomerular (*seta*). **C.** Grânulos de renina (argirófilos) de permeio com as células justaglomerulares (*seta*).

17

Aspectos clínicos. Prognóstico. Na HA, as principais lesões ocorrem no coração (cardiopatia hipertensiva, Capítulo 15) e em artérias (Capítulo 16). Em artérias de grande e médio calibres, a HA favorece o surgimento e o agravamento da aterosclerose; em pequenas artérias e arteríolas, associa-se a arteriolosclerose. As consequências principais da HA ocorrem em: (a) coração, que sofre hipertrofia do miocárdio e tem maior risco de isquemia; na fase avançada, surge insuficiência cardíaca; (b) nos rins, nos quais ocorre nefrosclerose vascular; (c) no encéfalo, onde surgem lesões de pequenos vasos cerebrais e hemorragia parenquimatosa (ver Capítulo 26); (d) na retina, com lesões isquêmicas. As alterações retinianas podem ser vistas ao exame oftalmológico e possibilitam avaliar a gravidade da HA e o seu prognóstico. Muitos pacientes com HA apresentam redução da filtração glomerular e proteinúria discreta. Em pacientes com doença prolongada, com níveis tensionais mais elevados e, especialmente, em negros e em diabéticos, surge insuficiência renal crônica.

Nefroesclerose vascular hipertensiva maligna

Nefroesclerose hipertensiva maligna é a base morfológica renal da HA maligna ou acelerada, que ocorre em 5% dos casos de HA. Hipertensão acelerada pode surgir em indivíduos normotensos, especialmente em jovens, negros e do sexo masculino, porém, mais comumente, ocorre em pacientes com hipertensão arterial prévia, essencial ou secundária.

Hipertensão arterial maligna é uma síndrome definida por: (a) pressão diastólica > 130 mmHg (geralmente sistólica > 220 mmHg e pressão arterial média elevada > 140 mmHg), suficientes para causar dano endotelial agudo; (b) retinopatia hipertensiva (hemorragias retinianas, exsudatos e papiledema); (c) encefalopatia hipertensiva; (d) lesões acentuadas em órgãos-alvo; nos rins, leva a insuficiência renal progressiva.

Aspectos morfológicos

Nos indivíduos anteriormente normotensos, os rins têm volume normal ou pouco aumentado, superfície lisa e numerosas petéquias (Figura 17.13 A). Quando há HA prévia, são encontrados também os achados descritos na nefroesclerose hipertensiva vascular. Microscopicamente, há lesões agudas e crônicas em glomérulos, túbulos e vasos. As lesões principais são vistas em arteríolas, que mostram necrose fibrinoide, com deposição de material granular e eosinofílico na parede vascular (Figura 17.13 B); tais lesões podem estender-se aos glomérulos, os quais apresentam também retração dos tufos, mesangiólise, depósitos hialinos (proteínas plasmáticas) e, eventualmente, ruptura da membrana basal glomerular. Em casos de longa evolução, pode haver esclerose global ou segmentar de glomérulos, além de áreas de desdobramento da membrana basal glomerular.

Nas artérias interlobulares e arqueadas, há espessamento intimal por edema, neoformação colágena e elástica e proliferação de fibroblastos e células musculares lisas (*arteriolosclerose hiperplásica* e hiperplasia da íntima (Figura 17.13 C e D), que formam lamelas concêntricas (em "casca de cebola") e obstruem a luz vascular. Isquemia causa lesões glomerulares, tubulares e intersticiais que resultam em hipotrofia do parênquima. Tais lesões também são vistas em outros órgãos, sobretudo nas suprarrenais, no fígado, no pâncreas, nos testículos e no encéfalo.

(continua)

Aspectos morfológicos (*continuação*)

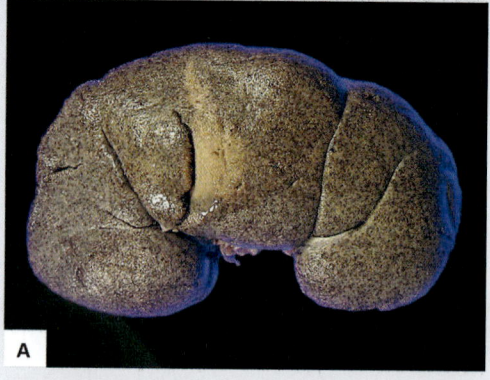

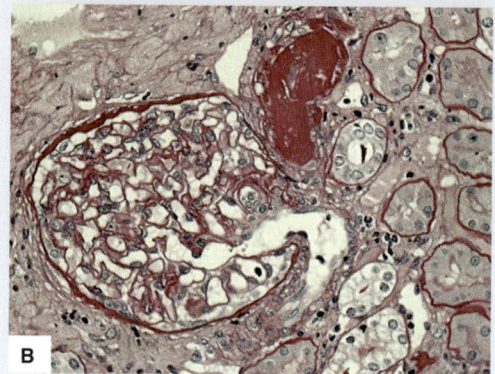

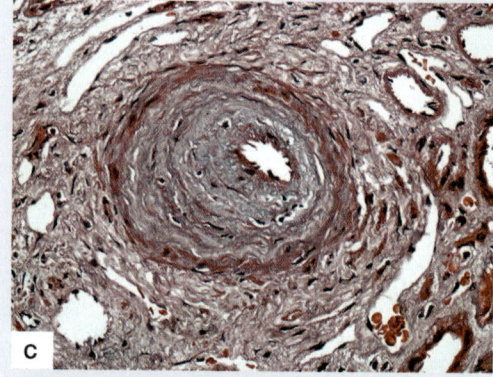

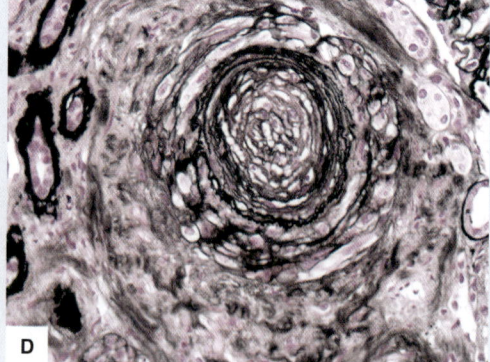

Figura 17.13 Nefroesclerose vascular maligna. **A.** Rim de tamanho normal, com superfície externa lisa e numerosas petéquias (rins sem lesões de hipertensão arterial prévia). **B.** Necrose fibrinoide de arteríola glomerular. **C.** Proliferação fibrointimal/miointimal em artéria interlobular com aspecto em "casca de cebola". **D.** Obstrução quase completa da luz arterial (coloração pela prata).

Aspectos clínicos. Prognóstico. Hipertensão arterial maligna manifesta-se de maneira súbita, com tensão arterial muito elevada e predomínio de manifestações neurológicas: cefaleia, náuseas, vômitos, distúrbios visuais e, por vezes, quadro mais grave com alterações da consciência e convulsões (encefalopatia hipertensiva). No sistema nervoso central, a lesão mais grave é hemorragia parenquimatosa, muitas vezes fatal (ver Capítulo 26). As alterações retinianas são vistas ao exame de fundo de olho, que possibilita graduar o quadro hipertensivo. As alterações retinianas consistem em estreitamentos arteriolares, lesões exsudativas (edema intersticial), espasmos arteriolares focais, microinfartos, cruzamentos venoarteriolares patológicos, hemorragias ("em chama de vela", "em mata-borrão") e papiledema. As lesões renais causam insuficiência renal, hematúria e proteinúria.

Se a pressão arterial não é tratada e controlada, a HA maligna ou acelerada é condição grave e fatal. As principais causas de morte são hemorragia cerebral, insuficiência cardíaca, com ou sem edema pulmonar, e infarto do miocárdio, este particularmente em pacientes com cardiopatia hipertensiva. Hipertensão acelerada pode causar também microangiopatia trombótica (ver adiante).

Com os medicamentos hoje disponíveis, especialmente se administrados precocemente, ou seja, antes de surgirem lesões renais irreversíveis, o prognóstico melhorou bastante. No passado, a mortalidade era muito elevada no primeiro ano (90% dos pacientes). Atualmente, em 70 a 80% dos casos a sobrevida é de pelo menos 5 anos.

Hipertensão renovascular. Estenose da artéria renal

Estenose unilateral da artéria renal é responsável por 3% dos casos de hipertensão arterial (hipertensão renovascular); correção cirúrgica do estreitamento pode curar o estado hipertensivo. Isquemia causada por obstrução da artéria renal aumenta a secreção de renina pelas células do aparelho justaglomerular, o que resulta em aumento dos níveis plasmáticos de angiotensina II (aumenta a renina circulante ou no sangue da veia renal do rim isquêmico), sendo essa a causa da HA. Em muitos casos, o restabelecimento do fluxo sanguíneo na artéria renal estenosada reduz os níveis de renina e a pressão arterial.

Aspectos morfológicos

Algumas doenças causam estenose da artéria renal (aterosclerose é a mais comum – 70 a 80% dos casos); a incidência é maior em homens e aumenta com a idade. Displasia fibromuscular, que ocorre em ambos os sexos e em qualquer idade, acomete as camadas íntima, média ou adventícia, sendo a camada média a mais envolvida. *Fibroplasia da íntima* consiste em aumento circunferencial do colágeno intimal. *Fibroplasia da média*, geralmente bilateral, caracteriza-se por áreas de estenose devidas a anéis de tecido fibroso alternadas com segmentos dilatados e adelgaçados, que podem originar aneurismas; mulheres jovens são as mais acometidas. A arteriografia revela aspecto característico de "fieira de salsichas" ou "vagem de grãos". Na *fibroplasia perimedial*, que também predomina em mulheres jovens, a camada média

(*continua*)

Aspectos morfológicos (*continuação*)

fica substituída por colágeno denso, vários segmentos são comprometidos e a lesão, às vezes bilateral, é concêntrica. *Hiperplasia da média*, a mais rara, consiste em proliferação de tecido muscular, com preservação da íntima.

O rim isquêmico é menor. Microscopicamente, encontram-se hipotrofia tubular e, no interstício, fibrose e infiltrado inflamatório. As pequenas artérias e arteríolas ficam protegidas dos efeitos da pressão arterial elevada e encontram-se normais ou com alterações discretas. O rim não isquêmico (contralateral) mostra lesões da nefroesclerose vascular. Em paralelo, ocorrem hiperplasia do aparelho justaglomerular e aumento das granulações de suas células, indicando aumento da secreção de renina.

Infarto

Infarto renal, único ou múltiplo, é frequente, mas em geral clinicamente silencioso. A lesão resulta sobretudo de êmbolos originados de trombos no coração (endocardites, cardiopatia chagásica, infarto do miocárdio, fibrilação atrial); nesses casos, o rim esquerdo é o mais afetado, pelo trajeto mais oblíquo da artéria renal. Menos comumente, infarto renal resulta de trombose da artéria renal na aterosclerose, aneurisma em artéria renal displásica, poliarterite nodosa, esclerodermia e drepanocitose. Infartos renais associam-se também ao uso de cocaína. Embora geralmente assintomáticos, infartos renais podem causar dor lombar e hematúria.

Os infartos são brancos, únicos ou múltiplos, têm forma de cunha e, quando recentes, fazem saliência na superfície e são envolvidos por halo hemorrágico; com o tempo, formam-se cicatrizes profundas e afuniladas (Figura 17.14). Microscopicamente, em infartos recentes encontra-se necrose de coagulação, evolvida por hemorragia e infiltrado inflamatório; nos antigos, aparece cicatriz conjuntiva.

Ateroembolia

Ateroembolia renal, que pode ser espontânea ou traumática (p. ex., após arteriografia), caracteriza-se por diminutos êmbolos originados de placas ateromatosas que ocluem pequenos vasos renais e glomérulos. Às vezes, tais êmbolos levam a síndrome nefrótica; raramente, causam insuficiência renal. Os microêmbolos são bem característicos: massas contendo fendas claras de colesterol na luz de pequenas artérias, arteríolas e capilares (ver Figura 9.24).

Trombose da veia renal

Trombose aguda acomete preferencialmente recém-nascidos e lactentes, em 50% dos casos bilateralmente; em geral, inicia-se na veia cava inferior e causa infarto hemorrágico extenso, com insuficiência renal aguda. Estados de desidratação (vômitos, diarreia etc.) favorecem trombose. Trombose crônica ocorre em adultos e corresponde a extensão de trombo na veia cava inferior. Quase sempre, é complicação de síndrome nefrótica, amiloidose renal ou hiperparatireoidismo. Os rins estão aumentados de volume e, à microscopia, exibem congestão de capilares peritubulares, hipotrofia tubular, edema e fibrose intersticial. Clinicamente, os pacientes podem ser assintomáticos ou apresentar síndrome nefrótica; mais tarde, pode surgir hipertensão arterial e insuficiência renal.

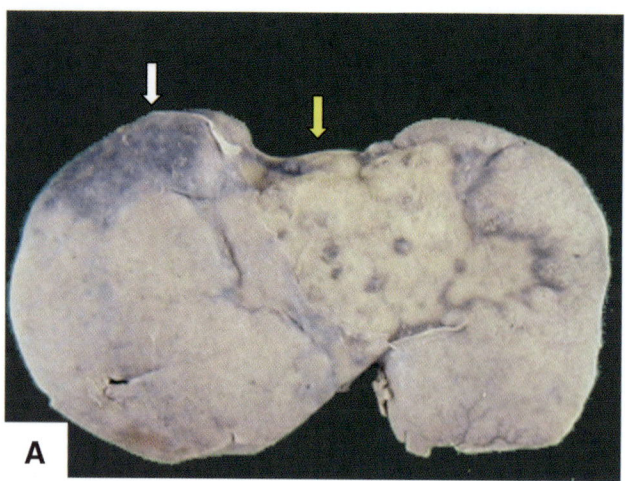
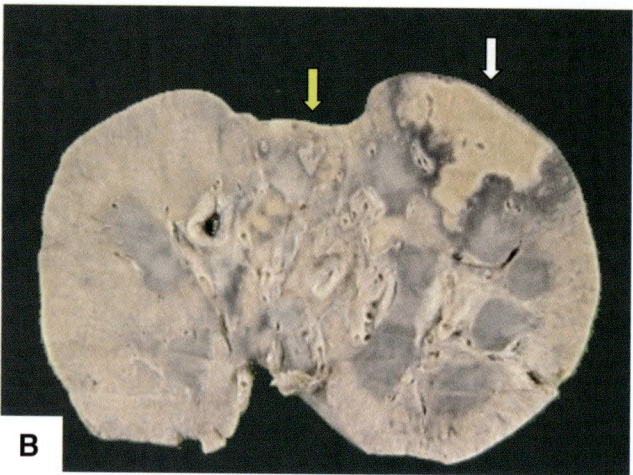

Figura 17.14 Infartos renais. **A.** Superfície externa. Infarto recente (*seta branca*) e antigo (*seta amarela*). **B.** Superfície de corte. O infarto recente aparece como área clara triangular circundada por halo hiperêmico-hemorrágico. O infarto antigo é representado por cicatriz deprimida na superfície renal.

Necrose cortical

É a necrose isquêmica da cortical renal, muitas vezes bilateral e associada a complicações da gravidez ou de transplante renal. As condições mais associadas são hemorragia retroplacentária por descolamento prematuro da placenta, óbito fetal mantido em útero por tempo prolongado e insuficiência renal puerperal; outras condições são microangiopatia trombótica, choque séptico, desidratação acentuada em crianças, traumatismos graves, acidente ofídico botrópico e cirurgias extensas. A patogênese varia segundo a causa. Espasmo vascular persistente na região corticomedular, com manutenção do fluxo sanguíneo pelos vasos retos que nutrem a medular, parece ter papel importante. Microtrombos (microangiopatia trombótica) atuam em certos casos, enquanto em outros o mecanismo é coagulação intravascular, como acontece no acidente ofídico botrópico e em defeitos de fibrinólise (descolamento prematuro da placenta). Outras vezes, a lesão resulta de choque.

Aspectos morfológicos

Macroscopicamente, a cortical é pálida, e a medular, vinhosa. Ao microscópio, a cortical apresenta necrose isquêmica, mantendo apenas o arcabouço tecidual. Os glomérulos têm alças dilatadas; em alguns, há trombose e hemorragia. Os túbulos exibem necrose por coagulação, com ruptura da membrana basal. As pequenas artérias e arteríolas podem apresentar trombos e necrose da parede semelhantes aos encontrados na microangiopatia trombótica (ver adiante). Tais lesões distribuem-se de forma maciça ou como áreas múltiplas (necrose cortical em placas) ou em focos pequenos (focal), inclusive microscópicos. Exceto na forma maciça, o quadro evolui para nefropatia crônica, com áreas de fibrose, infiltrado de mononucleares e calcificação.

Clinicamente, a lesão manifesta-se por insuficiência renal aguda, grave e irreversível nos casos com necrose maciça. Dor lombar é comum; hipertensão arterial surge nos casos com áreas preservadas de parênquima. A recuperação pode ser completa ou acompanhar-se de insuficiência renal crônica.

Necrose de papilas

Trata-se de condição grave encontrada sobretudo em associação com pielonefrite aguda, especialmente em diabéticos e quando há obstrução urinária; também acontece na nefrite intersticial crônica por uso abusivo de analgésicos. Necrose papilar é mais frequente em mulheres e acima de 40 anos. A lesão associa-se a distúrbio da circulação local, que é formada por vasos longos na medular, com diâmetro reduzido e sem circulação colateral. Na pielonefrite aguda, especialmente em diabéticos, a inflamação lesa as arteríolas retas e causa isquemia. Obstrução urinária facilita infecções e contribui para isquemia por comprimir vasos e as próprias papilas. Na nefrite intersticial crônica e na pielonefrite crônica grave, edema, exsudato inflamatório e fibrose comprimem os vasos da medular. Em certas situações, necrose papilar associa-se a alterações primárias dos vasos, inclusive trombose venosa.

Aspectos morfológicos

Uma ou mais papilas podem apresentar lesões, uni ou bilateralmente; em diabéticos, é comum serem envolvidas várias papilas, em ambos os rins. Formam-se áreas de necrose, friáveis e amarelo-acinzentadas, no ápice ou nos 2/3 distais das pirâmides, com limites nítidos pelo halo hiperêmico em torno (Figura 17.15 A). As papilas necróticas podem destacar-se e cair nas vias urinárias ou permanecer no local, podendo sofrer calcificação e formar cálculos. Microscopicamente, existe necrose de coagulação (Figura 17.15 B), mantendo os contornos tubulares. Na periferia da lesão, pode haver infiltrado inflamatório. Mais tarde, surge tecido de granulação, podendo haver reepitelização e descolamento da papila necrosada.

(continua)

Aspectos morfológicos (*continuação*)

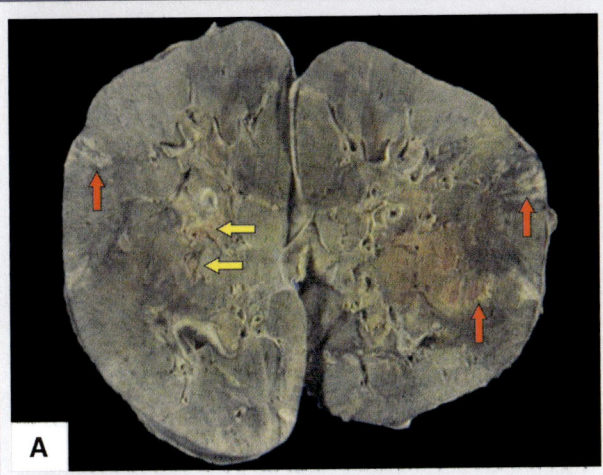
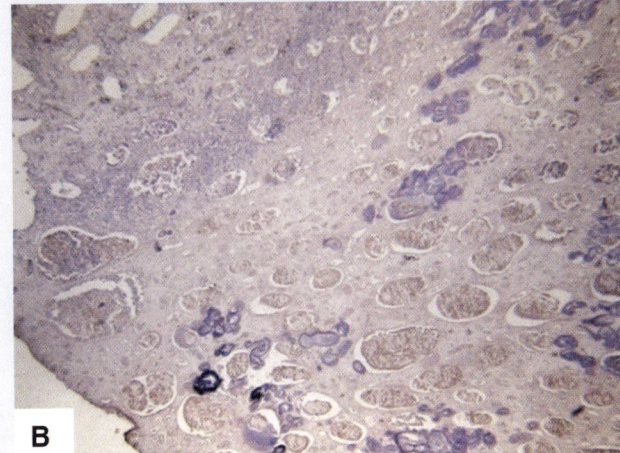

Figura 17.15 Necrose das papilas renais e pielonefrite aguda. **A.** Aspecto macroscópico. Apagamento e destruição das papilas (*setas amarelas*). Há ainda diversos abscessos no parênquima (*setas vermelhas*). **B.** Aspecto microscópico. Necrose do parênquima na região das papilas, apagamento das estruturas renais, calcificações tubulares, numerosas colônias bacterianas e infiltrado inflamatório.

O quadro clínico depende do número de papilas atingidas, de a lesão ser uni ou bilateral, da duração do processo e da gravidade da nefropatia subjacente. Quando bilateral, causa insuficiência renal aguda e hematúria pronunciada. As papilas que se destacam e caem nas vias excretoras podem provocar cólica. Se a lesão é unilateral, em geral a evolução é favorável.

Microangiopatia trombótica (rim e anemia microangiopática)

Microangiopatia trombótica (MAT) engloba doenças diversas com manifestações clínicas (anemia hemolítica microangiopática, trombocitopenia, coagulação intravascular e insuficiência renal), alterações morfológicas (espessamento e necrose da parede vascular, trombose de pequenas artérias, arteríolas e glomérulos) e patogênese (lesão endotelial e coagulação intravascular) semelhantes.

As lesões vasculares, na maioria das vezes sistêmicas, variam de acordo com a gravidade e a duração do processo. Microangiopatia trombótica envolve patogênese comum a várias doenças sistêmicas, todas relacionadas com lesão endotelial na microcirculação; com isso, formam-se microtrombos que levam ao consumo de plaquetas (*trombocitopenia*) e a fragmentação de hemácias (*anemia hemolítica*).

Embora causada por doenças muito diversas, MAT resulta de mecanismos patogenéticos comuns que levam a: (a) agressão e lesão endotelial por toxinas bacterianas, citocinas e anticorpos antifosfolipídeos; (b) aumento da coagulação sanguínea em pequenos vasos, por aumento de substâncias pró-coagulantes (agressão endotelial) e/ou por redução de anticoagulantes (p. ex., PGI2); (c) fragmentação de hemácias em contato com microtrombos (anemia hemolítica); (d) consumo de plaquetas (plaquetopenia), por aumento da adesão plaquetária (lesão endotelial, redução de PGI2, anticorpos antifosfolipídeos) e da coagulação sanguínea (formação de trombos na microcirculação). Junto com vasoespasmos (redução de PGI2 e óxido nítrico, aumento de endotelinas), tais trombos causam isquemia em vários órgãos.

17

Aspectos morfológicos

Em todas as formas de MAT, os rins são aumentados de volume e mostram petéquias, especialmente na cortical. Necrose cortical em placas é a lesão macroscópica mais evidente; ocasionalmente, é difusa. Microscopicamente, nos glomérulos veem-se espessamento da parede capilar por acúmulo de material elétron-denso, entre o endotélio e a membrana basal. Há ainda edema e desnudamento da membrana basal, com redução ou oclusão da luz capilar, além de depósitos de fibrina e necrose fibrinoide; às vezes, aparecem imagens em duplo contorno na membrana basal. Com o tempo, surge esclerose glomerular. Nas pequenas artérias, há edema, neoformação conjuntiva intimal concêntrica (em "casca de cebola"), proliferação celular e redução da luz. O mesângio apresenta mesangiólise, às vezes com proliferação celular. As artérias interlobulares mostram tumefação mucoide, neoformação conjuntiva, proliferação celular e deposição de fibrina na íntima, que pode estar infiltrada por hemácias. Microtrombos são frequentes (Figura 17.16). Nas arteríolas, há edema das células endoteliais, necrose fibrinoide e trombos de fibrina. Os túbulos encontram-se hipotróficos ou em necrose. No interstício, existem edema, infiltrado inflamatório mononuclear e, posteriormente, fibrose.

(*continua*)

Aspectos morfológicos (*continuação*)

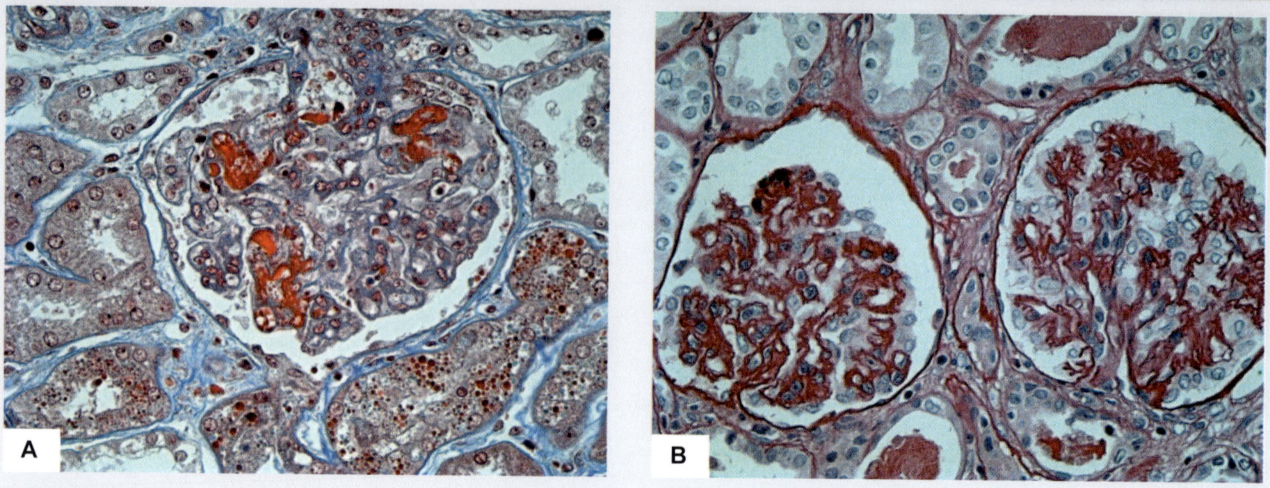

Figura 17.16 Microangiopatia trombótica. **A.** Microtrombos de fibrina obstruindo a luz capilar, de permeio com hemácias fragmentadas. **B.** Glomérulos isquêmicos (contraídos) por trombose arteriolar (não mostrada na figura).

As manifestações clínicas principais são insuficiência renal aguda e anemia hemolítica microangiopática, na qual se encontram hemácias fragmentadas e deformadas no hemograma (esquizócitos), teste de Coombs negativo (hemólise não imunitária), trombocitopenia e ativação da coagulação sanguínea em pequenos vasos, especialmente no rim, podendo levar a diminuição de haptoglobina e de fibrinogênio sérico ou a elevação de produtos de degradação da fibrina. Outras alterações laboratoriais são níveis sanguíneos elevados de LDH e de bilirrubina indireta.

Síndrome hemolítico-urêmica

Síndrome hemolítico-urêmica (SHU) é entidade que acomete sobretudo crianças e na qual se encontram simultaneamente anemia hemolítica microangiopática, trombocitopenia e disfunção renal aguda. SHU é uma das principais causas de insuficiência renal na infância.

A SHU inclui formas hereditárias e adquiridas, que se associam aos seguintes fatores: (a) infecção por *Escherichia coli* produtora da toxina *shiga* (STEC), *Shigella dysenteriae*, *Streptococcus pneumoniae* e HIV; (b) medicamentos, sobretudo quimioterápicos (tratamento de câncer) e inibidores da calcineurina (em transplantados); (c) desordens imunitárias (lúpus eritematoso, síndrome de anticorpos antifosfolipídeos, anticorpos anti-fator H do complemento, defeitos em genes que

codificam componentes do complemento); (d) defeito no gene da diacilglicerol épsilon cinase (*DGKE*); (e) anormalidades na gestação. (Quadro 17.4).

Em crianças, sobretudo abaixo de 5 anos, a SHU associada à STEC é a mais comum (90% dos casos); nos casos restantes, a síndrome ocorre quando existem anormalidades no sistema complemento ou é secundária a infecções por pneumococo. Quando relacionada com mutações em genes que codificam proteínas do complemento, o defeito ocorre nos fatores H, B e I e no C3. O mecanismo envolve ativação desordenada da via alternativa do complemento, que resulta na formação do complexo de ataque à membrana e agressão endotelial que induz coagulação sanguínea e leva a microangiopatia trombótica.

As manifestações clínicas têm em comum anemia microangiopática e insuficiência renal. Após quadro de infecção intestinal (vômitos, diarreia) ou respiratória, o paciente apresenta insuficiência renal aguda, hematúria, anemia hemolítica microangiopática e distúrbios hemorrágicos (petéquias e equimoses cutâneas, hematêmese, melena etc.). Em metade dos casos, surge hipertensão arterial; eventualmente, aparecem manifestações neurológicas e cardiovasculares.

Em adultos, a SHU surge em muitas condições: (a) doenças da gravidez (hemorragia placentária, retenção de restos placentários, feto morto retido); (b) pós-parto imediato de gravidez normal (SHU puerperal); (c) uso de anticoncepcionais

Quadro 17.4 Síndrome hemolítico-urêmica

Formas adquiridas				Formas hereditárias
Infecções	Medicamentos	Doenças autoimunes	Associada a gravidez	Mutações gênicas
Escherichia coli produtora de toxina shiga	Quimioterápicos	Lúpus eritematoso sistêmico	SHU puerperal	Defeitos no metabolismo da cobalamina
Streptococcus pneumoniae	Inibidores de calcineurina	Síndrome do anticorpo antifosfolipídeo		Mutações no gene *DGKE*
Shigella dysenteriae HIV		Anticorpos contra o fator H do complemento		Mutações em genes do complemento

orais; (d) infecções variadas, inclusive por espécies de *Shigella* (endotoxinas), *E. coli*, febre tifoide e vírus; (e) anticorpos anti-fosfolipídeos; (f) pós-quimioterapia antineoplásica ou uso de imunossupressores (ciclosporina); (g) radioterapia; (h) rejeição aguda de transplante renal e de outros transplantes; (i) esclerose sistêmica; (j) hipertensão arterial maligna. Após a gravidez, a SHU manifesta-se com insuficiência renal aguda pós-parto, de evolução desfavorável.

O prognóstico da SHU depende, em grande parte, da intensidade do comprometimento renal e do início rápido do tratamento, podendo certo número de pacientes evoluir para insuficiência renal crônica; depende também de lesões em outros órgãos, como o encéfalo.

Púrpura trombocitopênica trombótica

Trata-se de doença pouco frequente causada por anormalidades na proteína ADAMTS13, que é uma metaloprotease que cliva multímeros do fator von Willebrand (vWF). Sem a enzima, há acúmulo de vWF em células endoteliais, sobretudo em locais turbulentos da microcirculação, o que favorece agregação plaquetária e formação de microtrombos. Falta de ação enzimática resulta de: (a) mutações no gene *ADAMTS13*; (b) autoanticorpos anti-ADAMTS13 (ver Capítulo 25).

A doença acomete preferencialmente mulheres de cor negra, em ampla faixa etária, de 10 a 40 anos. Os pacientes apresentam púrpura trombocitopênica, anemia hemolítica, manifestações neurológicas, febre, hemorragias (digestiva, retiniana, genitourinária) e sintomatologia de acometimento renal (50% dos casos), que aparece tardiamente e se manifesta com proteinúria, leucocitúria, hematúria e insuficiência renal aguda. Diferentemente da SHU, acometimento renal grave é incomum. As lesões vasculares ocorrem preferencialmente nos vasos cerebrais e, portanto, a maioria dos pacientes tem comprometimento neurológico. Diagnóstico e tratamento precoces, incluindo plasmaférese (que remove autoanticorpos), dão bons resultados em 50 a 80% dos pacientes. Há relatos de recuperação espontânea.

Insuficiência renal aguda pós-parto idiopática

Trata-se de insuficiência renal aguda grave que aparece no puerpério imediato (dias ou semanas) e até 3 meses após parto aparentemente normal. A doença é mais comum em multíparas e não parece ter relação com pré-eclâmpsia. O quadro surge com febre, distúrbios gastrointestinais, oligúria acentuada e hematúria com cilindros hemáticos. Hipertensão arterial geralmente acompanha a doença e pode ser grave, do tipo maligna. Pequeno número de pacientes tem pressão arterial normal. Ocorre também anemia hemolítica microangiopática semelhante à da síndrome hemolítico-urêmica, constituindo uma forma especial dessa síndrome no adulto. As alterações renais e a patogênese (coagulação intravascular e lesão endotelial) não diferem das observadas na síndrome hemolítico-urêmica. O prognóstico é desfavorável, embora existam casos de recuperação da função renal. São descritas ainda necrose hepática focal, hemorragias cerebrais e endocardite.

Esclerose sistêmica

Esclerose sistêmica (ES) caracteriza-se por aumento de tecido fibroso em vários órgãos (pele, trato digestivo, coração, rins, músculos e pulmões), além de alterações vasculares, como espessamento da parede e estreitamento da luz. Segundo o acometimento cutâneo, a doença pode manifestar-se como: *esclerose sistêmica cutânea limitada*, em que os rins são acometidos em 2% dos casos, e *esclerose sistêmica cutânea difusa*, com acometimento renal em 15% dos pacientes. A patogênese das lesões renais é pouco conhecida. Parece haver agressão ao endotélio por ativação do complemento, pela via clássica ou alternativa, com aumento da permeabilidade vascular e coagulação intravascular.

Comprometimento renal na ES manifesta-se por proteinúria discreta, aumento de creatinina sérica e/ou hipertensão arterial. Na maioria dos casos, as lesões renais são discretas, embora em 5 a 20% dos pacientes com a forma difusa exista uma forma grave, conhecida como *crise renal esclerodérmica*. Esta é rica em manifestações clínicas, por vezes com anemia hemolítica microangiopática. Hipertensão arterial é encontrada em grande parte dos casos, às vezes como hipertensão arterial maligna. Altas doses de corticoides e autoanticorpos séricos do tipo anti-RNA polimerase III elevam muito o risco de crise renal esclerodérmica. O prognóstico é desfavorável, porém o tratamento com inibidores da enzima conversora da angiotensina (ECA) oferece bons resultados; há casos de recuperação tardia da função renal após anos de diálise.

Os rins têm tamanho normal ou discretamente aumentado. Na superfície externa, há petéquias e áreas pálidas; ao corte, veem-se infartos diminutos. Às vezes, formam-se extensas áreas de necrose cortical. Ao microscópio, as alterações são as mesmas da microangiopatia trombótica e de hipertensão arterial maligna, particularmente proliferação fibrointimal de artérias arqueadas e interlobulares.

Poliarterite nodosa

Poliarterite nodosa (PAN) é vasculite necrosante que acomete artérias de médio calibre, sem envolvimento com anticorpos anti-citoplasma de neutrófilos (ver Capítulo 16) e com frequente acometimento renal (60 a 80% dos pacientes). Embora a maioria dos casos seja idiopática, PAN pode ser secundária a infecção pelos vírus das hepatites B ou C, assim como à leucemia de células cabeludas (*hairy cell leucemia*, ver Capítulo 25). A gravidade depende da localização e da intensidade das lesões vasculares, o que leva a graus variáveis de insuficiência renal e hipertensão arterial, sendo esta bastante frequente por ativação do sistema renina-angiotensina devido à isquemia renal.

O tamanho dos rins é normal ou reduzido. Podem ser encontrados trombos e infartos recentes ou antigos. O exame microscópico mostra infartos em várias fases evolutivas; nas áreas preservadas, veem-se alterações secundárias à isquemia (atrofia tubular, fibrose glomerular, fibrose intersticial). As lesões mais específicas ocorrem nas artérias e caracterizam-se por inflamação segmentar transmural e necrose fibrinoide da parede.

PAN predomina em homens e aparece em todas as idades. Muitos sinais e sintomas são inespecíficos (fadiga, artralgias, febre, leucocitose, emagrecimento), enquanto outras relacionam-se com o órgão ou o sistema acometido (polineurite, artrite, distúrbios respiratórios, insuficiência cardíaca e dor abdominal).

Nefropatia gravídica

Na pré-eclâmpsia (ver Capítulo 21), a lesão renal mais importante é tumefação endotelial (endoteliose) que obstrui os capilares e reduz a filtração glomerular (glomérulos sem hemácias); as células epiteliais e mesangiais também podem estar tumefeitas. A microscopia eletrônica mostra edema acentuado das células endoteliais e zonas translucentes subendoteliais às vezes com material elétron-denso, granular ou fibrilar, derivado de fibrinogênio e plasma.

17

Glomerulopatias

Embora classicamente denominadas *glomerulonefrites*, muitas doenças glomerulares não apresentam sinais de reação inflamatória, razão pela qual, nesses casos, o termo *glomerulopatia* é mais adequado. Como as glomerulopatias são as doenças renais mais diagnosticáveis por meio de biópsia, o conhecimento do quadro morfológico delas tem enorme interesse, pois ajuda os clínicos a avaliarem corretamente o significado de cada lesão descrita em um laudo anatomopatológico. Ao lado disso, é importante considerar que uma mesma forma de apresentação clínica de glomerulopatias distintas pode corresponder a lesões morfológicas muito diferentes, com mecanismos patogenéticos, prognóstico e abordagem terapêutica distintos. De outro lado, um padrão de lesão morfológica pode associar-se a diferentes causas, envolvendo prognóstico e tratamento também distintos. O diagnóstico preciso de uma glomerulopatia baseia-se em dados clínicos e achados morfológicos vistos à microscopia de luz (ML), à imunofluorescência (IMF) e à microscopia eletrônica (ME).

Glomerulopatias podem ser primárias ou secundárias (as glomerulopatias mais importantes estão listadas no Quadro 17.5). Nas primárias, as alterações glomerulares representam o sítio principal ou único de lesão. As secundárias referem-se a modificações glomerulares que ocorrem em doenças sistêmicas, de etiologia diversa, seja imunitária (lúpus eritematoso sistêmico), metabólica (diabetes melito), vascular (poliarterite nodosa), hematológica (drepanocitose) ou heredi-

tária (síndrome de Alport). Segundo a distribuição morfológica, as glomerulonefrites (GNs) podem ser difusas (quando há lesão da maioria dos glomérulos) ou focais (menos de 50%); de acordo com o comprometimento glomerular, são segmentares (acometimento de parte do tufo glomerular) ou globais (todo o tufo é atingido). Lesões focais podem estender-se a quase todos os glomérulos, enquanto lesões segmentares podem tornar-se globais. Glomérulos apresentam um padrão de resposta morfológica relativamente restrito a muitas agressões. Os principais padrões de resposta são apresentados no Quadro 17.6.

▶ Etiopatogênese

Agentes agressores muito diversos podem causar GNs. Os mecanismos patogenéticos também são numerosos, tendo fatores imunitários papel de destaque. Envolvimento imunitário em GNs ocorre por duas vias: (a) deposição glomerular de imunocomplexos (ICs) circulantes; (b) formação *in situ* de ICs, que é a forma mais comum. Em ambas, há ativação do complemento, pelas vias clássica ou alternativa. Produtos de ICs ou da ativação do complemento agridem células epiteliais, endoteliais ou do mesângio, diretamente ou por induzir resposta inflamatória. Os componentes imunitários envolvidos em lesões glomerulares estão resumidos no Quadro 17.7.

Glomerulonefrites por imunocomplexos circulantes

Resultam do aprisionamento de imunocomplexos circulantes (ICCs) nos glomérulos. A duração da exposição aos ICCs é importante; assim, explica-se a duração geralmente limitada na GN pós-estreptocócica, progressiva na endocardite bacteriana e em surtos no lúpus eritematoso sistêmico. O aprisionamento de ICs em glomérulos, no entanto, nem sempre provoca reação, ou seja, nem todos ICs são nefritogênicos. O aparecimento de GN depende, entre outras, de propriedades físico-químicas dos ICCs. Nesse processo, quase sempre há ativação do complemento.

17

Quadro 17.5   Glomerulopatias

Glomerulopatias primárias

Glomerulonefrite difusa aguda (GNDA)

Glomerulonefrite rapidamente progressiva (GNRP)

Glomerulonefrite mesangiocapilar (GNMC) ou membranoproliferativa (GNMP)

Glomerulopatia membranosa (GNM)

Lesão histológica mínima (LHM)

Glomerulosclerose segmentar e focal (GESF)

Nefropatia por IgA (NIgA)

Glomerulopatias secundárias

Lúpus eritematoso sistêmico (LES)

Nefropatia diabética (ND)

Amiloidose renal

Endocardite bacteriana

Púrpura de Henoch-Schönlein (HS)

Síndrome de Goodpasture

Poliangiite microscópica

Poliangiite com granulomas

Glomerulopatia esquistossomótica

Glomerulopatias hereditárias

Síndrome de Alport (nefrite hereditária)

Doença da membrana basal delgada

Quadro 17.6   Padrões de resposta glomerular a agressões

Proliferação celular

Mesangial

Endotelial

Epitélio visceral (podócitos)

Epitélio parietal (crescentes)

Exsudação

Granulócitos

Células mononucleadas

Espessamento da parede capilar

Membrana basal ("nova" membrana, espículas ou duplicação, depósitos, alterações moleculares)

Interposição mesangial (mesangialização)

Esclerose e/ou fibrose

Expansão da matriz

Neoformação conjuntiva

Quadro 17.7 Mecanismos imunitários envolvidos na patogênese das glomerulopatias

Imunocomplexos circulantes

Antígenos exógenos

Antígenos endógenos

Formação *in situ* de imunocomplexos

Antígenos intrínsecos (p. ex., anti-MBG, anti-PLA$_2$R)

Antígenos incorporados ("plantados")

Exógenos

Endógenos

Anticorpos citotóxicos

Resposta imunitária celular

Autoanticorpos anticitoplasma de neutrófilos (ANCA)

Ativação do complemento

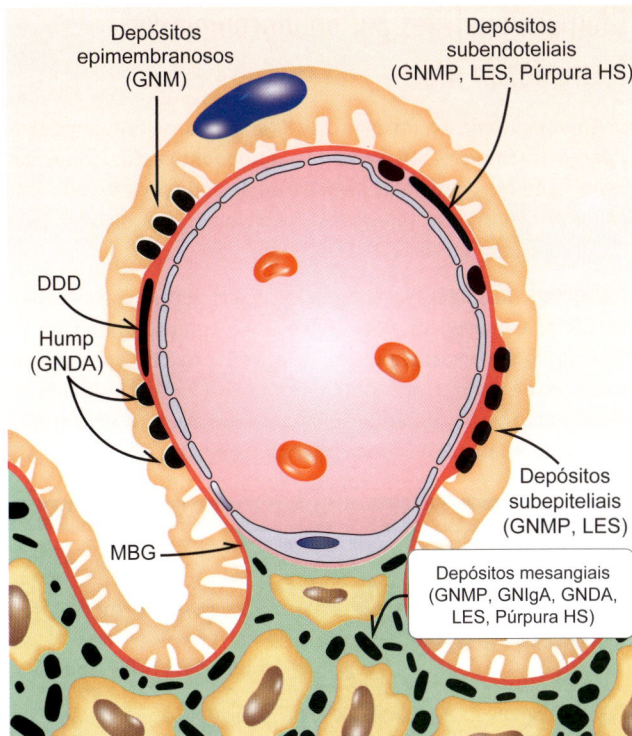

Figura 17.17 Esquema indicando os locais de deposição de ICs em glomérulos em diversas glomerulonefrites. MBG: membrana basal glomerular; DDD: doença de depósitos densos; GNMP: glomerulonefrite membranoproliferativa; GNM: glomerulonefrite membranosa; GNDA: GN difusa aguda; LES: lúpus eritematoso sistêmico; HS: Henoch-Schönlein.

As principais propriedades de ICCs nefritogênicos são: (a) tamanho ou volume; quando grandes, formados com excesso de anticorpos, os ICs são eliminados pelo sistema fagocitário-mononuclear; quando se formam com excesso de antígenos, os agregados são pequenos e passam pelos glomérulos, sem provocar lesões; ICCs com pequeno excesso de antígenos (tamanho intermediário) são os que se depositam nos glomérulos e podem iniciar a GN; (b) carga elétrica; quando catiônica, os ICs atravessam a membrana basal glomerular (MBG) e ocupam a posição subepitelial; quando aniônica, ficam em posição subendotelial; se neutra, a tendência é depósito mesangial. Os locais em que os ICs podem depositar-se nos glomérulos estão indicados na Figura 17.17.

O mesângio atua no clareamento de macromoléculas, na degradação de ICs e na regulação do fluxo sanguíneo glomerular, interferindo, portanto, na gênese de GNs. Assim, o mesângio modula a evolução das GNs, limitando suas repercussões e sua duração. É possível, portanto, que alterações prévias no mesângio, com bloqueio da sua função, favoreçam a instalação ou modifiquem o curso de GNs.

Antígenos de ICCs podem ser exógenos (p. ex., glomerulonefrite pós-estreptocócica) ou endógenos (p. ex., lúpus eritematoso). Muitos antígenos de microrganismos (hepatite B, outros vírus, malária e sífilis) e tumorais são responsabilizados por GNs, embora em muitas delas os antígenos sejam desconhecidos.

Em GNs por ICCs, a imunofluorescência mostra depósitos granulares finos ou grosseiros, na parede capilar ou no mesângio (Figura 17.18). A ME localiza precisamente os IC como depósitos eletrondensos no mesângio, entre o endotélio e a MBG (subendoteliais) ou entre os podócitos e a MBG (subepiteliais), às vezes em mais de um desses sítios simultaneamente.

Os mecanismos pelos quais os ICs aprisionados em glomérulos alteram sua função e causam exsudação leucocitária e proliferação celular, especialmente de células mesangiais e endoteliais, são múltiplos: (1) deposição de ICs modifica a filtração glomerular, permitindo a passagem de macromoléculas, especialmente albumina; (2) por ativação do sistema complemento (em muitas GNs ocorre queda dos níveis séricos de complemento), há liberação de mediadores inflamatórios que: (a) aumentam a permeabilidade vascular e favorecem mais deposição de ICs; (b) exercem quimiotaxia (C5a, leucotoxinas) e favorecem

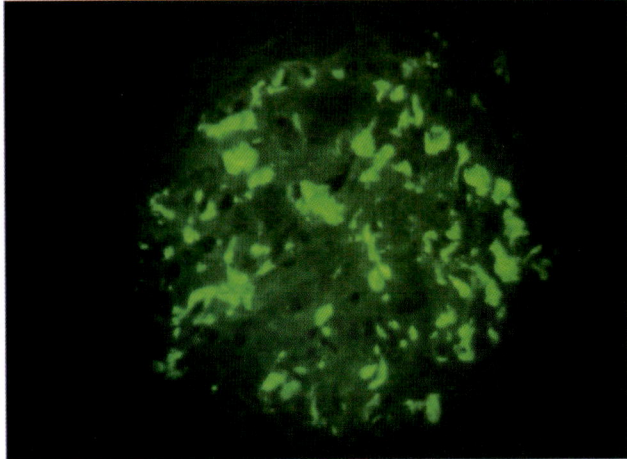

Figura 17.18 Glomerulonefrite por imunocomplexos circulantes. Imunofluorescência mostrando depósitos granulares grosseiros.

a migração de neutrófilos, cujas proteases (enzimas lisossômicas) lesam as estruturas glomerulares; (3) células glomerulares agredidas, especialmente mesangiais, liberam substâncias (radicais livres de O_2, metabólitos do ácido araquidônico etc.) que induzem reação inflamatória; (4) alterações circulatórias promovem: (a) aumento da permeabilidade vascular, que favorece a deposição de fibrina no espaço de Bowman, que, por sua vez, estimula a proliferação celular; (b) agregados plaquetários liberam mediadores inflamatórios.

17

Glomerulonefrites por imunocomplexos formados *in situ*

Imunocomplexos formados *in situ* são constituídos por *antígenos intrínsecos*, ou seja, de componentes do glomérulo, especialmente da membrana basal ou de podócitos, ou por *antígenos incorporados* ("plantados") nos glomérulos, provenientes da circulação (Figura 17.19).

Antígenos intrínsecos. O modelo experimental clássico dessa GN é a injeção de soro nefrotóxico (glomerulonefrite de Masugi), que constitui a doença anti-MBG, nefrite por soro nefrotóxico ou doença anti-MBG heteróloga. A lesão é induzida em ratos pela injeção de anticorpos antirrim de rato preparados em coelhos inoculados com macerados de rim de rato. À IMF, os complexos Ag-Ac apresentam padrão contínuo ou linear, homogêneo, ao longo da MBG (Figura 17.20). Existe uma fase heteróloga (após 10 minutos) causada pela fixação dos anticorpos anti-MBG, com lesões discretas, e outra autóloga (após 5 dias), quando anticorpos do hospedeiro (rato) reagem com a imunoglobulina heteróloga (coelho) fixada à MBG. Nessa fase, ocorre a consolidação da lesão glomerular, com albuminúria intensa, edema, proliferação celular (endotelial e mesangial), exsudação de neutrófilos e formação de crescentes.

Os antígenos envolvidos são: (1) proteínas da membrana podocitária (endopeptidase neutra e receptor de fosfolipase A2 – PLA2R) atuam como antígenos na glomerulonefrite membranosa primária. Tais proteínas induzem a síntese de autoanticorpos da subclasse IgG4 e a formação *in situ* de imunocomplexos; (2) constituintes normais da membrana basal, que desencadeiam GN por anticorpos antimembrana basal glomerular (anti-MBG); as moléculas que induzem a síntese de anticorpos anti-MBG são glicoproteínas do colágeno tipo IV, encontradas também em outros órgãos, especialmente nos pulmões e na placenta, o que explica a reação cruzada e as lesões pulmonares, como ocorre na síndrome de Goodpasture (ver adiante). As causas de formação de anticorpos anti-MBG em humanos não são conhecidas.

Antígenos incorporados. Anticorpos podem reagir *in situ* contra antígenos não glomerulares que, por motivos desconhecidos, são fixados ("plantados") nos glomérulos. Tais antígenos podem ser endógenos (p. ex., DNA e proteínas nucleares) ou exógenos (p. ex., produtos bacterianos, virais etc.). Às vezes, a "deposição" de antígenos é facilitada pela diferença de carga elétrica (moléculas catiônicas com sítios aniônicos da parede capilar) e/ou pelo tamanho molecular. É possível ainda que imunoglobulinas, complemento ou imunocomplexos circulantes "aprisionados" nos glomérulos possam atuar como antígenos "plantados", por manterem sítios capazes de reagir com anticorpos.

Nesse tipo de GN, a IMF mostra depósitos granulares; à ME, encontra-se material elétron-denso semelhante ao encontrado em doenças glomerulares por ICCs. Depósitos com tais características e localização não definem a origem dos complexos Ag-Ac, se formados *in situ* ou se circulantes. Aliás, é possível que ambas as alternativas atuem em certos casos. Os diferentes locais em que imunocomplexos se depositam em glomerulopatias estão indicados na Figura 17.17.

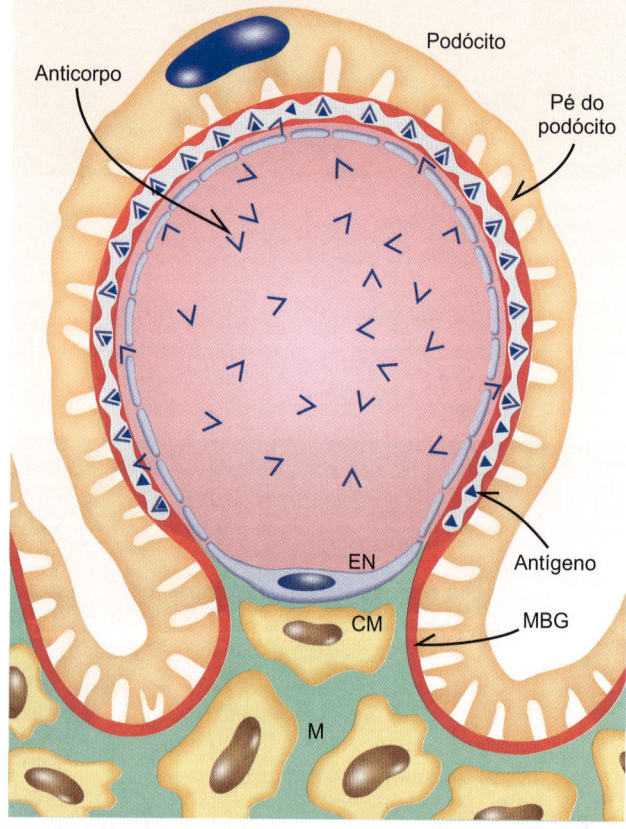
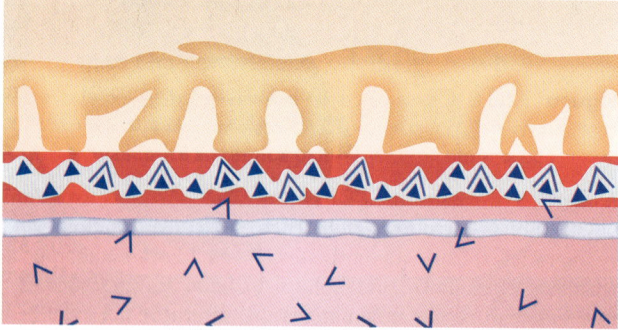

Figura 17.19 Esquema mostrando a formação de imunocomplexos *in situ* na membrana basal glomerular (MBG) (doença anti-MBG). EN: célula endotelial; CM: célula mesangial; M: mesângio.

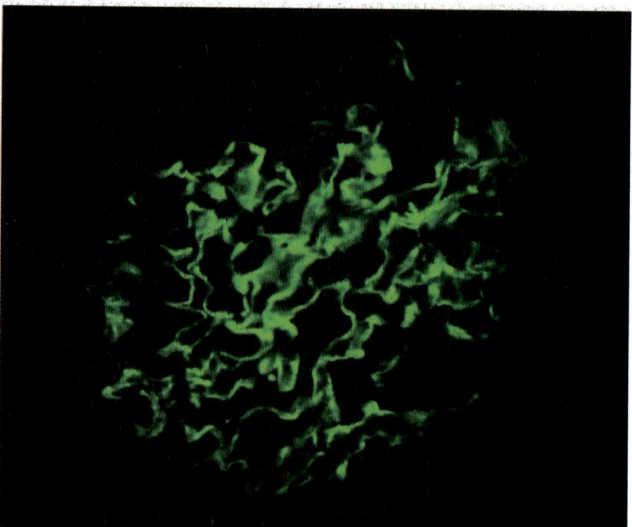

Figura 17.20 Glomerulonefrite por formação de imunocomplexos *in situ*. Imunofluorescência mostrando padrão linear.

Outros mecanismos

Muitos outros mecanismos podem atuar no aparecimento de GNs: (1) lesão de glomérulos pode ocorrer também por anticorpos contra antígenos celulares (anticorpos citotóxicos). Tudo indica que mesangiólise e a consequente proliferação celular sejam secundárias à ação de anticorpos contra células mesangiais. Em células epiteliais, além de "agressão" imunitária podem atuar outros agentes (ver adiante, em lesão histológica mínima); (2) anticorpos contra antígenos de células endoteliais agridem o endotélio, o que favorece trombose. Linfócitos T atuam em lesões glomerulares, sobretudo em GNs sem ou com escassos imunodepósitos. Em algumas GNs, é frequente o encontro de linfócitos T e macrófagos ativados. Uma possibilidade é que o processo seja iniciado por IC e depois mantido ou agravado pela resposta celular; (3) ativação do complemento, pelas vias clássica e alternativa, ocorre em muitas doenças glomerulares; é particularmente importante na GN membranoproliferativa (hipocomplementêmica), em que parece representar o principal mecanismo de lesão glomerular, até mesmo na ausência de depósitos de IC; (4) autoanticorpos anticitoplasma de neutrófilos (ANCA) são dirigidos a proteínas do citoplasma (mieloperoxidase, proteinase 3) de neutrófilos. Quando se formam ICs, há liberação de radicais livres de O_2 que agridem o endotélio. A IMF, porém, é negativa ou fracamente positiva (pauci-imune), com depósitos inespecíficos de imunoglobulinas (em geral IgM ou IgG) e/ou C_3 do complemento. ANCA são importantes na GN rapidamente progressiva idiopática e em lesões glomerulares que acompanham certas vasculites.

Independentemente do mecanismo envolvido, muitos são os efetores. Formação de IC, ativação do complemento e resposta imunitária (humoral e celular) resultam na liberação de: (1) agentes quimiotáticos e ativadores de leucócitos (citocinas e quimiocinas), induzindo resposta inflamatória; (2) substâncias citotóxicas, incluindo proteínas e radicais livres. Tudo isso interfere no fluxo e na filtração glomerular; (3) se ocorrem distúrbios da coagulação sanguínea e ruptura da membrana basal glomerular, o contato de fibrina e outros componentes sanguíneos com as células parietais estimula a proliferação extracapilar (crescentes, ver adiante); (4) quando agredidas, células mesangiais liberam radicais livres, citocinas, fatores de crescimento e óxido nítrico, que também atuam na resposta inflamatória.

► Glomerulopatias primárias

Glomerulonefrite proliferativa aguda ou difusa aguda (GNDA, GN pós-estreptocócica, GN pós-infecciosa)

Glomerulonefrite proliferativa difusa aguda (GNDA) caracteriza-se por inflamação de natureza imunitária que compromete os glomérulos de forma global e difusa e se expressa morfologicamente por: (a) aumento de volume e hipercelularidade glomerular; (b) proliferação de células endoteliais e mesangiais; (c) exsudato de leucócitos. GNDA, que acomete particularmente crianças e jovens, é GN por imunocomplexos associada a infecções (Quadro 17.8), sobretudo por *Streptococcus* β-hemolítico do grupo A. A incidência de GNDA associada ao estreptococo tem diminuído, enquanto a doença causada por *Staphylococcus aureus* está aumentando.

Quadro 17.8 Associações de GNDA com infecções não estreptocócicas

Bacterianas
Endocardite
Infecções por estafilococos
Nefrite do *shunt*
Pneumonia por pneumococo
Sífilis
Salmonelose
Infecções por micobactérias

Virais
Sarampo
Varicela
Hepatites B e C
Caxumba
Citomegalovírus
Adenovírus
Parvorírus
Herpes-vírus
Vírus Epstein-Barr

Parasitárias
Malária
Toxoplasmose
Esquistossomose

Aspectos morfológicos

Os glomérulos exibem aumento de volume, proliferação difusa de células endoteliais e mesangiais e infiltração de neutrófilos e monócitos (Figura 17.21 A). O aumento da celularidade reduz ou obstrui a luz dos capilares. Em alguns casos, formam-se crescentes (ver adiante), que geralmente desaparecem sem deixar cicatrizes. A IMF mostra depósitos granulares de C3 do complemento, difusamente, que conferem ao glomérulo aspecto em "céu estrelado" (depósitos mais irregulares e na região mesangial) ou "em guirlanda" (depósitos sobre as alças capilares periféricas – Figura 17.21 B). Em 50% dos casos, há também depósitos de IgG e, eventualmente, de IgM na parede capilar e no mesângio. O exame histológico com objetiva de imersão a óleo possibilita, ocasionalmente, identificar depósitos subepiteliais nodulares com distribuição irregular, designados como *humps* ou corcovas. À ME, os *humps* aparecem como depósitos elétron-densos com aspecto de IC sobre a face epitelial da MBG (Figura 17.21 C). Há ainda depósitos subendoteliais e mesangiais. As principais alterações glomerulares na GNDA estão esquematizadas na Figura 17.22. Na involução do processo, desaparecem a proliferação endotelial e a exsudação neutrofílica, persistindo por mais tempo a expansão da matriz e a proliferação mesangial, até a completa recuperação histológica, ao final de alguns meses. No interstício, há edema e focos de infiltrado inflamatório. Os túbulos podem conter cilindros hemáticos.

(continua)

Aspectos morfológicos (*continuação*)

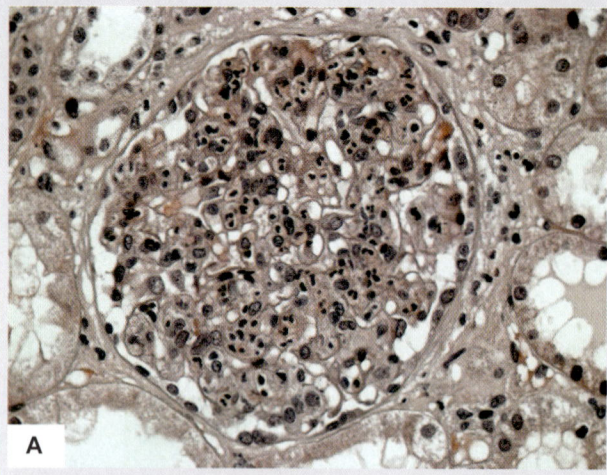

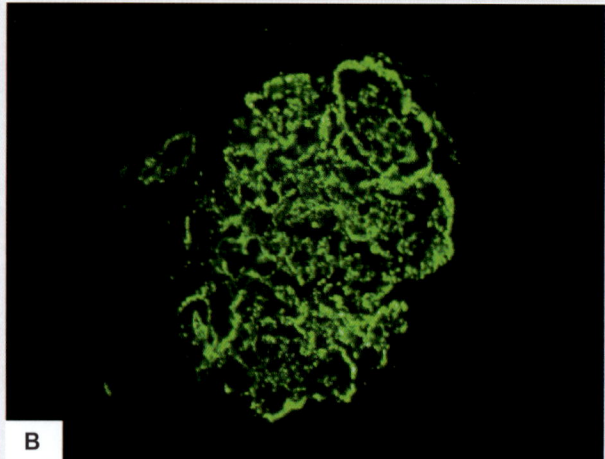

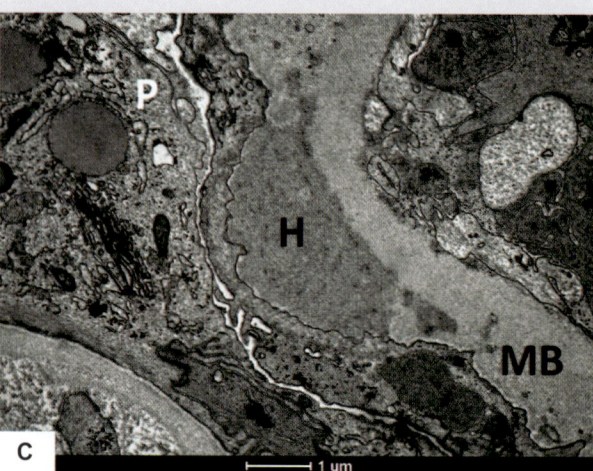

Figura 17.21 Glomerulonefrite difusa aguda (GNDA). **A.** Hipercelularidade glomerular difusa com numerosos neutrófilos (aspecto exsudativo). **B.** Imunofluorescência para IgG com padrão granular ao longo da membrana basal (MB) glomerular. **C.** Micrografia eletrônica mostrando depósitos maciços abaixo dos podócitos (P), subepiteliais (H: *humps*) (12.000 ×).

(*continua*)

Aspectos morfológicos (*continuação*)

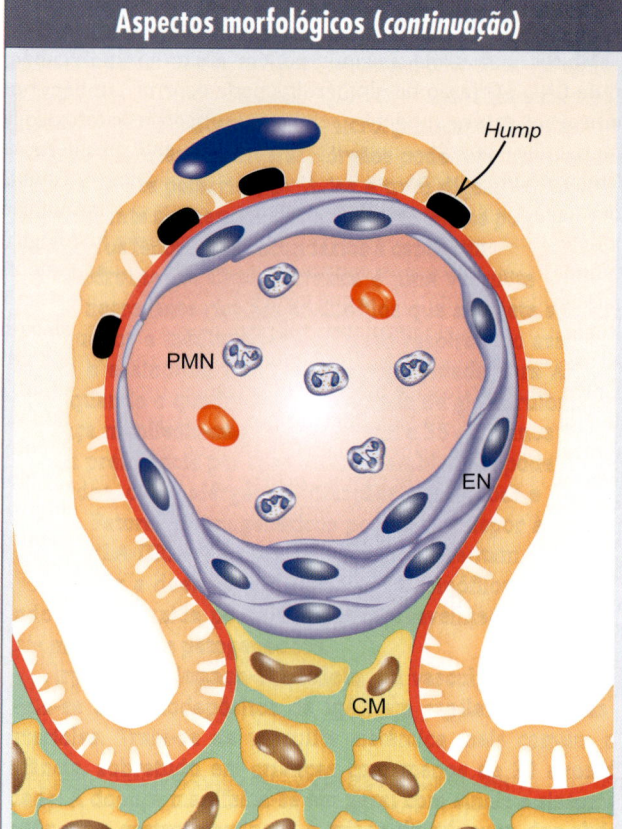

Figura 17.22 Representação esquemática da glomerulonefrite difusa aguda (pós-infecciosa). Proliferação de células endoteliais (EN) e mesangiais (CM). Depósitos subepiteliais de imunocomplexos (*humps*). Acúmulo de polimorfonucleares neutrófilos (PMN) na luz capilar.

Etiologia e patogênese. Na maioria dos casos, a GNDA é secundária a infecções das vias respiratórias superiores ou da pele (piodermites, impetigo) por cepas nefritogênicas de *Streptococcus* β-hemolítico do grupo A (SβHGA). Com frequência cada vez maior, a doença associa-se a infecções por outras bactérias (estafilococos, pneumococos, salmonelas etc.) e, mais raramente, por vírus (hepatite B, mononucleose infecciosa, varicela etc.) e protozoários (malária, toxoplasmose).

O período de latência entre a infecção estreptocócica (1 a 2 semanas) e o início da GNDA corresponde ao tempo necessário para a produção de anticorpos e a formação de ICs. Logo após, são encontrados níveis séricos elevados de vários anticorpos antiestreptococos, especialmente de antiestreptolisina O, além de antígenos nos glomérulos, como endostreptosina citoplasmática e vários antígenos catiônicos. Os níveis séricos de complemento são baixos, indicando sua ativação e consumo dos seus componentes. ICs circulantes são detectados em mais de 50% dos pacientes. Outra evidência da participação de ICs é a presença de imunodepósitos (IgG e C3) granulares nos glomérulos. Além de ICs circulantes, é possível a formação *in situ* de imunocomplexos envolvendo antígenos bacterianos incorporados nos glomérulos e anticorpos circulantes. Existe ainda a possibilidade de a GNDA ser provocada por modificações na antigenicidade da membrana basal por estreptococos (neoantígenos). ICs em glomérulos ativam o complemento, cujos produtos liberam mediadores inflamatórios que ativam neutrófilos e monócitos e estimulam proliferação endotelial e mesangial.

Aspectos clínicos. Prognóstico. A apresentação clínica mais comum é de síndrome nefrítica aguda, caracterizada por oligúria, hematúria (urina cor de Coca-Cola ou café ralo), proteinúria, geralmente discreta (1 g/24 horas), edema (notadamente facial) e hipertensão arterial. Quando há proliferação celular acentuada nos glomérulos, pode surgir anúria. No sedimento urinário, encontram-se hematúria, inclusive cilindros hemáticos e, ocasionalmente, piúria discreta. São comuns a já mencionada elevação de antiestreptolisina O e a queda dos níveis de complemento. Ocasionalmente, a proteinúria é intensa, resultando em hipoalbuminemia e edema acentuado. As taxas de ureia e creatinina mantêm-se normais ou exibem pequena elevação. Em 1% dos casos, surge insuficiência renal grave e progressiva.

Em 95% dos casos e quando o agente desencadeante é o estreptococo, o prognóstico é em geral bom, havendo resolução histológica e clínica apenas com tratamento conservador. Hematúria, no entanto, pode persistir por meses. Em crianças, em 1 a 2% dos casos a lesão evolui para GN crônica (ver adiante).

Em adultos e quando o agente etiológico não é o estreptococo, a apresentação clínica é mais exuberante, com edema, hipertensão arterial e hematúria mais acentuados. Os casos associados a infecção por estafilococos são mais frequentes em indivíduos imunodeprimidos, idosos ou com doenças cardíaca e hepática. Embora a evolução seja também predominantemente benigna, muitos pacientes evoluem para GNDA prolongada, GN rapidamente progressiva ou GN crônica. A persistência de sinais clínicos ou a presença de sinais atípicos, principalmente em crianças, são motivos para se indicar biópsia renal. Os diagnósticos diferenciais mais frequentes são GN membranoproliferativa (fase inicial exsudativa), nefropatia por IgA e GN crescêntica. Todas essas doenças podem ter quadros clínico e histológico semelhantes aos da GNDA.

Glomerulonefrite rapidamente progressiva (GNRP, GN crescêntica)

Em várias doenças glomerulares (vasculites associadas a ANCA, GNDA, GNMP, nefropatia lúpica, nefropatia por IgA e outras), formam-se crescentes nos glomérulos. Quando a lesão predominante ou única é a formação de crescentes, usa-se a denominação *GN crescêntica* (GNC), que se caracteriza por proliferação do epitélio parietal e infiltração de monócitos e macrófagos, formando crescentes em mais de 50% dos glomérulos.

Glomerulonefrite rapidamente progressiva representa uma síndrome de etiologia variada que se manifesta clinicamente por síndrome nefrítica de início rápido e insuficiência renal grave. A biópsia renal, com avaliação por ML, IMF e, eventualmente, ME é essencial para se estabelecer o diagnóstico etiológico e o mecanismo patogenético. Diagnóstico rápido e específico permite abordagem terapêutica eficaz, capaz de reverter a lesão antes de ela tornar-se crônica e irreversível. O prognóstico varia de acordo com a etiologia, mas em geral é desfavorável.

Aspectos morfológicos

A principal lesão glomerular caracteriza-se por proliferação e acúmulo de células no espaço de Bowman, que se dispõem em forma de semilua (daí a origem do nome *crescente*) ou circunferencialmente ao tufo capilar. Tais formações são constituídas por células epiteliais parietais proliferadas, além de monócitos e macrófagos, eventualmente neutrófilos e linfócitos que migram para o espaço urinário; entre as células, encontra-se malha de fibrina. A natureza das crescentes muda com a evolução da doença. No início, predominam células no espaço de Bowman, originando crescentes celulares. Em seguida, ocorrem acúmulo de fibroblastos e deposição de colágeno, formando crescentes fibrocelulares (Figura 17.23 A). Finalmente, há redução gradual do número de células e aumento do colágeno, resultando em crescentes fibróticas.

Crescentes volumosas e com disposição circunferencial, que em geral associam-se a lesões glomerulares mais acentuadas, ocupam o espaço de Bowman e comprimem os capilares glomerulares, comprometem a filtração e têm evolução clínica mais grave. A MBG exibe áreas de ruptura, ocasionalmente identificáveis ao PAS e por impregnação pela prata. Áreas de necrose fibrinoide em glomérulos e na parede arteriolar podem ser encontradas. Os achados à IMF variam segundo a etiologia da doença; fibrina é bem evidente (Figura 17.23 B). A ME mostra ruptura de alças capilares. Dependendo da etiologia, encontram-se depósitos eletrondensos de ICs, com distribuição e constituição variáveis.

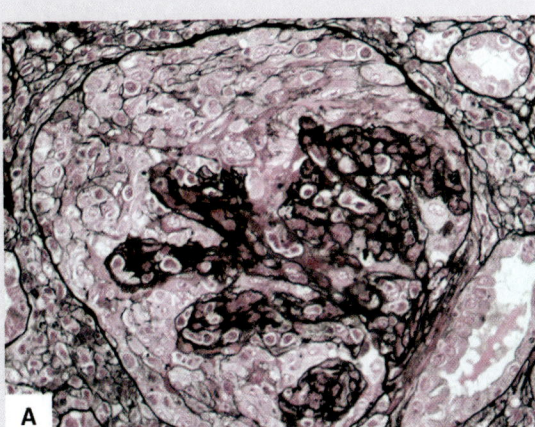
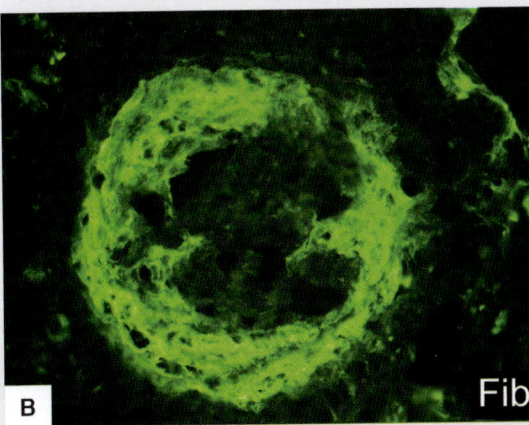

Figura 17.23 Glomerulonefrite rapidamente progressiva. **A.** Proliferação do epitélio parietal, que comprime as alças glomerulares. **B.** Imunofluorescência para fibrinogênio. Marcação no espaço de Bowman em correspondência com a proliferação epitelial, onde passa plasma não filtrado (que contém fibrinogênio) através da ruptura de capilares glomerulares.

Etiologia e patogênese. GN crescêntica pode ocorrer de forma restrita ao rim, associar-se a doenças sistêmicas ou ser idiopática. Vários mecanismos estão envolvidos, mas imunoglobulinas e complemento nas lesões glomerulares indicam participação imunitária. Em 1988, foi proposta uma classificação de GNRP baseada nos diferentes padrões de resposta imunitária (Quadro 17.9), que podem ser identificados à IMF. Existem os seguintes grupos: (a) *GNRP tipo I* – mediada por anticorpos anti-MBG, com depósitos de padrão linear de IgG e componente C3 do complemento, eventualmente associados a IgM, encontrados especialmente na síndrome de Goodpasture (ver adiante) e na forma restrita ao rim; (b) *GNRP tipo II* – mediada por ICs, com padrão granular, difuso e generalizado de deposição de complemento e de imunoglobulinas, variáveis de acordo com a etiologia (GNDA, GN membranoproliferativa, nefropatia por IgA, doenças sistêmicas como lúpus eritematoso sistêmico, púrpura de Henoch-Schönlein e forma idiopática); (c) *GNRP tipo III* – pauci-imune (ou pobre em imunodepósitos), com imunofluorescência negativa ou apenas com vestígios de depósitos irregulares (geralmente encontra-se apenas o componente C3 do complemento). É comum o encontro no soro de anticorpos anticitoplasma de neutrófilos (ANCA), com padrão antimieloperoxidase (MPO-ANCA) ou antiproteinase 3 (PR3-ANCA), representando a GNRP associada a vasculopatias (poliangiite com granulomas e forma microscópica da poliarterite nodosa). As GNRPs do tipo pauci-imune, em geral associadas a vasculites ANCA positivas, são as mais comuns, seguidas por aquelas mediadas por ICs.

Na fase inicial da formação de crescentes, há ruptura de alças capilares glomerulares, que resulta de mecanismos variados (ação direta de anticorpos, neutrófilos, macrófagos, linfócitos T, frações do complemento). Tal ruptura permite a passagem de fibrinogênio para o espaço de Bowman, o que estimula a migração de células mononucleadas (linfócitos T e macrófagos); fibrina e plasma extravasados pela lesão endotelial estimulam a proliferação do epitélio parietal (Figura 17.24). Linfócitos e macrófagos liberam várias substâncias, enquanto células do epitélio parietal são responsáveis pela deposição de colágeno

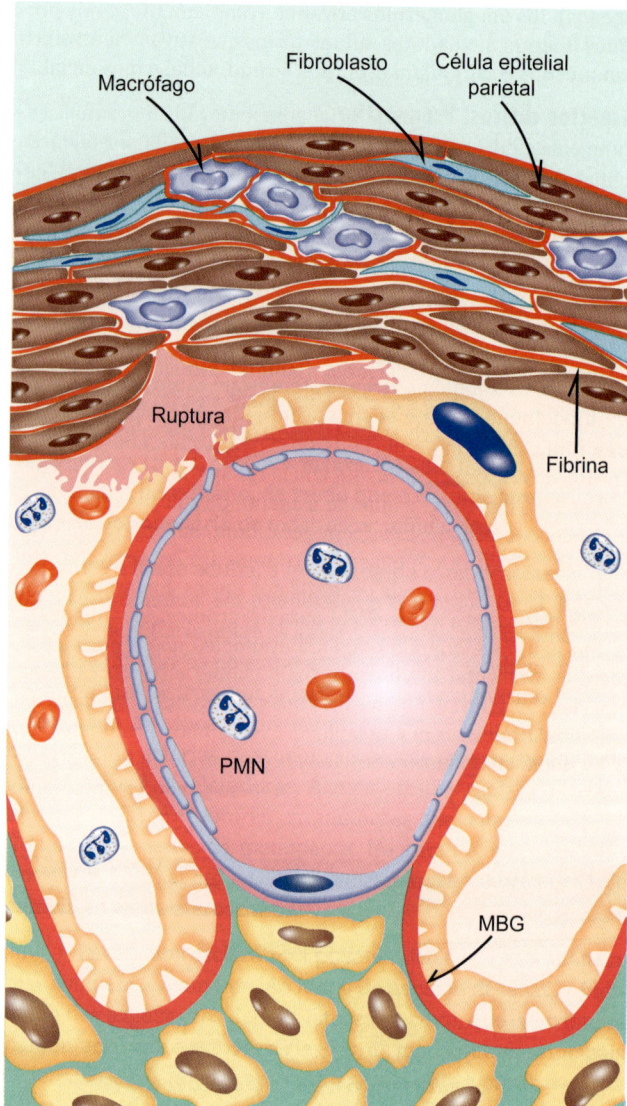

Figura 17.24 Esquema sobre a glomerulonefrite rapidamente progressiva. Proliferação de células epiteliais capsulares, macrófagos e fibroblastos em meio a fibrina, formando crescentes. Ruptura focal da parede capilar. PMN: polimorfonuclear neutrófilo; MBG: membrana basal glomerular.

Quadro 17.9 Classificação patogenética da glomerulonefrite rapidamente progressiva (GNRP)

GNRP tipo I (mediada por anticorpo anti-MBG)

Glomerulonefrite por anticorpo anti-MBG (idiopática)

Síndrome de Goodpasture

GNRP tipo II (mediada por imunocomplexos [IC])

Glomerulonefrite difusa aguda (GNDA)

Glomerulonefrite membranoproliferativa

Nefropatia por IgA

Lúpus eritematoso sistêmico (LES)

Púrpura de Henoch-Schönlein

Idiopática

GNRP tipo III (pauci-imune)

Vasculites (poliangiite microscópica, poliangiite com granulomas)

Formas associadas a ANCA

Idiopática

tipo IV e laminina. A fibrina forma uma rede na qual se acumulam células parietais, macrófagos, fibroblastos, linfócitos e neutrófilos (a composição celular nas crescentes varia de acordo com a etiologia e a evolução da doença). A progressão da lesão culmina em fibrose e desaparecimento dos glomérulos. Na fase celular, o processo pode ser interrompido, com dissolução das crescentes. Por ocuparem grande parte do espaço urinário, as crescentes comprimem os capilares e o polo vascular, resultando em isquemia glomerular; pelo mesmo motivo, ocluem a saída do túbulo proximal e interferem na filtração glomerular. Por tudo isso, surge insuficiência renal. Coagulação intravascular e níveis elevados de produtos de degradação de fibrina na urina, possivelmente por fibrinólise nos glomérulos, parecem também importantes na gênese das crescentes.

Aspectos clínicos. **Prognóstico.** O quadro clínico caracteriza-se por rápida e grave insuficiência renal, com oligúria ou anúria, ureia e creatinina elevadas precocemente, hipertensão arterial e edema. Hematúria e cilindros hemáticos são constantes. Proteinúria é variável, podendo, raramente, ocorrer síndrome nefrótica.

O prognóstico é reservado. Com frequência, há perda total da função renal após curto prazo, com necessidade de terapia substitutiva definitiva (diálise ou transplante). As GNRPs associadas à GNDA pós-estreptocócica e a vasculites apresentam prognóstico menos desfavorável. Os casos com formação de anticorpos anti-MBG frequentemente têm mau prognóstico. São marcadores de mau prognóstico crescentes em mais de 80% dos glomérulos, sinais de cronificação (crescentes colagenizadas), forma circunferencial predominante, rupturas frequentes da cápsula de Bowman e da MBG e necrose ou trombose de alças capilares.

O diagnóstico etiológico rápido da doença possibilita abordagem terapêutica mais eficiente, por meio de corticosteroides, agentes citotóxicos e plasmaférese, no sentido de prevenir a síntese de colágeno nas crescentes e a formação de cicatrizes.

Síndrome de Goodpasture (GN por anticorpos anti-MBG)

A entidade caracteriza-se por hemorragia pulmonar e GN aguda, com frequência do tipo rapidamente progressivo (crescêntica). A doença é mais comum em homens (3:1), com pico na terceira década. O acometimento pulmonar pode ser discreto ou provocar hemoptise grave; geralmente, precede o acometimento renal, sendo responsável em grande parte pela morbidade e pela mortalidade. Comprometimento renal isolado constitui a GN por anticorpos anti-MBG (GNRP tipo I).

Aspectos morfológicos

As lesões renais são semelhantes às da GNRP, além de proliferação segmentar e focal de células endoteliais e mesangiais, com necrose fibrinoide de alças capilares. A IMF mostra depósitos de IgG (às vezes IgA), C3 e porções kappa e lambda de imunoglobulinas ao longo dos capilares, com padrão linear difuso (Figura 17.25). A ME mostra interrupções focais da MBG, mas sem depósitos de imunocomplexos. Os pulmões apresentam hemorragia alveolar.

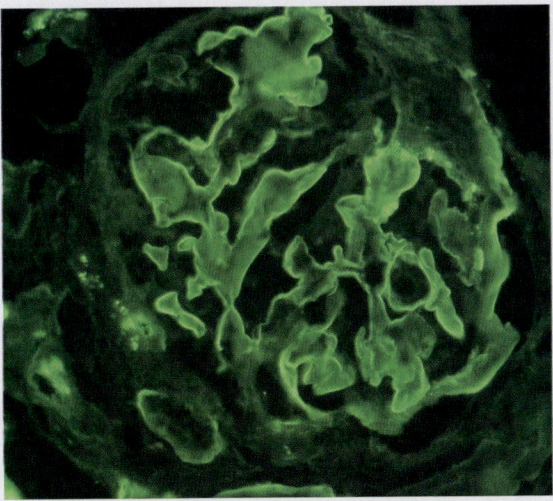

Figura 17.25 Síndrome de Goodpasture. Imunofluorescência: IgG linear na membrana basal glomerular.

Etiologia e patogênese. O mecanismo patogenético mais aceito envolve anticorpos anti-MBG e reação cruzada com a membrana basal de alvéolos pulmonares. Alguns elementos sustentam esse mecanismo: (1) padrão linear na IMF; (2) imunoglobulinas eluídas dos glomérulos reagem *in vitro* com a MBG; (3) anticorpos anti-MBG circulantes; (4) experimentalmente, anticorpos anti-MBG provocam lesões renais e pulmonares; (5) o antígeno é componente do colágeno tipo IV existente na porção não colagenosa da cadeia α-3. Não se conhece a causa da formação de anticorpos anti-MBG. No entanto, há forte relação com fumaças tóxicas, de tabaco ou maconha. Suspeita-se também de vírus, medicamentos e solventes de hidrocarbonetos (corantes e tintas). É possível ainda o envolvimento de fatores genéticos (associação com HLA-DR2).

Aspectos clínicos. Prognóstico. Em muitos pacientes, predominam as manifestações pulmonares, com hemoptise e insuficiência respiratória. Lesões glomerulares discretas podem regredir, mas habitualmente a evolução clínica é semelhante à da GN rapidamente progressiva, com as mesmas considerações sobre o prognóstico. Plasmaférese para remover anticorpos circulantes, corticosteroides e medicamentos citotóxicos melhoram o prognóstico, interferindo tanto no comprometimento pulmonar como no renal.

Nefropatia por IgA (doença de Berger)

Descrita em 1968 por Berger, a nefropatia por IgA (NIgA) é hoje uma das mais frequentes ou a mais frequente das glomerulonefrites primárias mundialmente. A doença é mais comum em homens (2:1) e em indivíduos entre 10 e 40 anos de idade. Seu diagnóstico só é possível por meio de biópsia renal, pela demonstração de depósitos difusos de IgA em glomérulos e mesângio, por imunofluorescência ou imunoperoxidase.

Aspectos morfológicos

À ML, a lesão glomerular apresenta grande variabilidade histológica, incluindo desde glomérulos normais ou com alterações mínimas até formas membranoproliferativas, esclerosantes segmentares ou proliferativas crescênticas. A forma mais frequente é a glomerulonefrite proliferativa mesangial difusa, na qual se observam proliferação celular no mesângio e expansão da matriz mesangial, geralmente em eixos (Figura 17.26 A). Em 2009, foi criada a Classificação de Oxford para a doença (modificada em 2016 e mais recentemente em 2018), que se baseia nos seguintes parâmetros morfológicos, aos quais se atribui um valor numérico: (a) proliferação mesangial (0 ou 1, indicando alteração focal ou difusa); (b) esclerose glomerular e proliferação endocapilar (0 ou 1, indicando ausência ou presença da alteração); (c) comprometimento túbulo-intersticial (0, 1 ou 2, segundo a extensão da lesão na amostra); (d) crescentes celulares ou fibrocelulares (0, 1 ou 2, indicando ausência de crescentes, presença em menos de 25% e presença em mais de 25% dos glomérulos). O diagnóstico final deve indicar o padrão histológico da lesão glomerular acrescido dos critérios descritos. À ME, IgA é visível como depósitos elétron-densos no mesângio, especialmente na transição da alça capilar com o mesângio (região *notch*), podendo ser encontrados também nos demais compartimentos glomerulares (subendotelial e, mais raramente, subepitelial). O diagnóstico definitivo é feito por IMF, pelo achado de depósitos predominantes de IgA no mesângio, difusamente (Figura 17.26 B), qualquer que seja o padrão morfológico à ML (Figura 17.27). São encontrados ainda C3, com ou sem outras imunoglobulinas, e depósitos granulares de IgA nas alças capilares.

(continua)

Aspectos morfológicos (*continuação*)

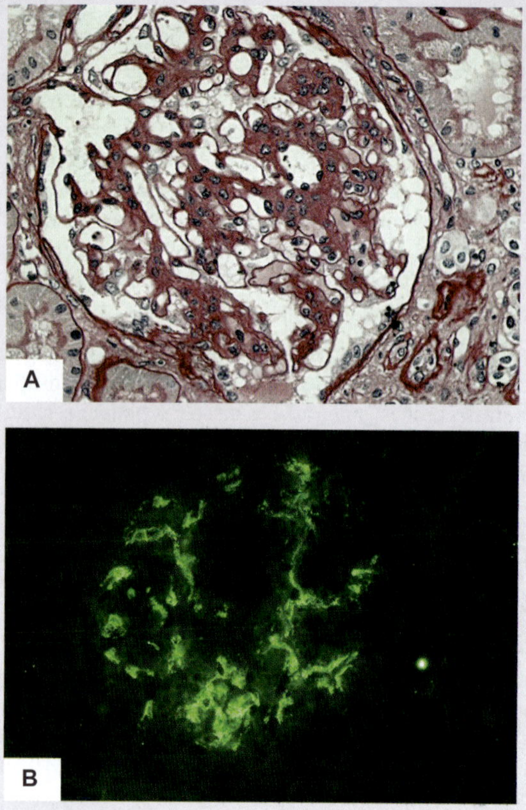

Figura 17.26 Nefropatia por IgA (doença de Berger). **A.** Proliferação da matriz e das células mesangiais. **B.** Depósitos mesangiais de IgA (imunofluorescência).

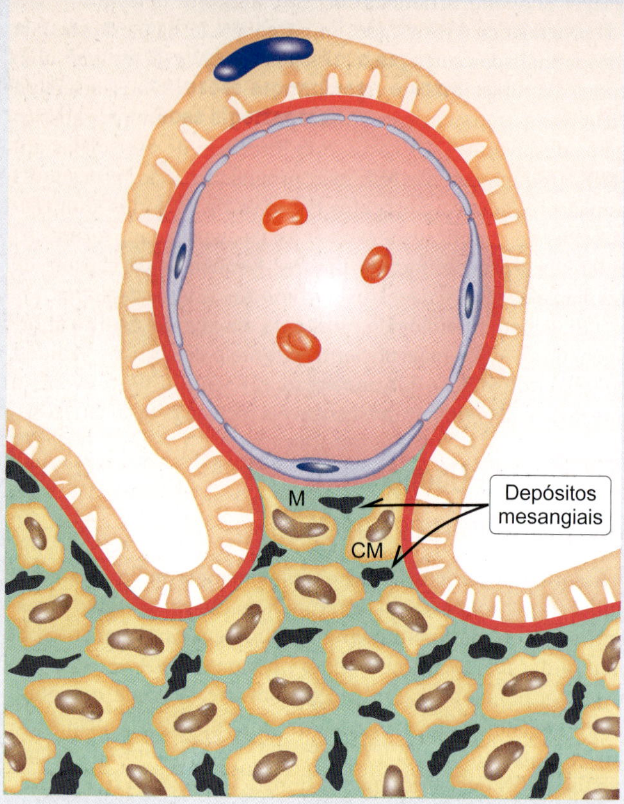

Figura 17.27 Representação esquemática da nefropatia por IgA. Depósitos mesangiais de imunocomplexos com IgA. Proliferação das células mesangiais (CM). M: mesângio.

Etiologia e patogênese. A patogênese da doença ainda não é totalmente conhecida. IgA (a principal imunoglobulina dirigida contra agentes bacterianos e virais em secreções exógenas) existe em pequena concentração no plasma e predominantemente na forma monomérica (a forma polimérica é catabolizada no fígado). Há duas subclasses de IgA (IgA$_1$ e IgA$_2$), mas somente a IgA$_1$ forma depósitos no mesângio. Em mucosas secretoras, células do sistema imunitário (células B, T e dendríticas) ficam continuamente expostas a estímulos antigênicos. Em pacientes com NIgA, a resposta de mucosas parece ser ineficaz, mantendo-se a infecção e a estimulação antigênica, o que resulta em produção exacerbada de IgA polimérica e anômala (com glicosilação alterada). IgA anômala pode ser secretada na superfície de mucosas e alcançar a circulação sanguínea. Na NIgA, a produção de IgA sérica pela medula óssea também está aumentada, provavelmente em consequência de estimulação imunitária. O resultado é aumento do nível sérico total de IgA normal e de IgA alterada.

Imunocomplexos no mesângio contendo IgA ativam o sistema complemento e estimulam as células mesangiais, que proliferam, produzem matriz extracelular e liberam citocinas, resultando em lesão glomerular. Entre os antígenos envolvidos, postulam-se componentes virais, bacterianos e alimentares. Fatores genéticos parecem ser importantes: 10 a 15% dos pacientes têm história familiar da doença. NIgA pode ocorrer também de forma secundária, associada sobretudo a hepatopatias (provavelmente por depuração hepatobiliar insuficiente de ICC/IgA), doença celíaca (por aumento na síntese de IgA) e púrpura de Henoch-Schönlein (ver adiante); outras doenças associadas à NIgA secundária são artrite reumatoide, neoplasias (carcinoma de células renais, linfoma não Hodgkin, adenocarcinomas, carcinoma brônquico de pequenas células), psoríase e sarcoidose.

Aspectos clínicos. Prognóstico. Assim como o quadro histológico, a expressão clínica é variada. A doença manifesta-se por hematúria recorrente, geralmente acompanhada de proteinúria, síndrome nefrítica aguda, síndrome nefrótica e insuficiência renal, aguda ou crônica. Muitas vezes, a hematúria aparece após infecções das vias respiratórias superiores, do trato digestivo ou do sistema urinário e, possivelmente, exercício físico, notadamente em crianças.

O prognóstico em geral é bom, embora 20% dos casos evoluam lentamente para insuficiência renal crônica. Os casos que se iniciam com proteinúria maciça, lesões vasculares, hipertensão arterial, proliferação mesangial difusa, padrão morfológico membranoproliferativo, formação de crescentes, esclerose segmentar ou global, lesões tubulointersticiais acentuadas e insuficiência renal têm prognóstico menos favorável. Recorrência da doença em rins transplantados se dá em 50% dos pacientes, dentro de 4 anos. Nas recorrências, a função renal mantém-se preservada ou tem piora lenta, como a doença original.

Lesão histológica mínima (doença da lesão mínima)

Lesão histológica mínima (LHM) constitui a causa mais comum de síndrome nefrótica na infância (70% dos casos), com pico entre 2 e 6 anos; em adultos, corresponde a 10 a 15% das glomerulonefrites primárias. A doença caracteriza-se por aspecto normal dos glomérulos à ML e apagamento dos pés dos podócitos à ME. Na maioria dos casos, a doença responde muito bem à corticoterapia. O diagnóstico diferencial principal se faz com glomeruloesclerose focal e segmentar, havendo marcadores moleculares promissores para essa diferenciação (p. ex., CD44 e CD80).

Aspectos morfológicos

À ML, os glomérulos têm aspecto normal: os tufos têm celularidade preservada e as alças capilares encontram-se armadas e com luz ampla. À ME, a lesão caracteriza-se por retração e apagamento difuso dos pés dos podócitos (fusão dos pés dos podócitos – Figuras 17.28 e 17.29), sem redução no número de células. Há também condensação da actina do citoesqueleto celular junto à base do podócito (face que se apoia sobre a MBG). Os podócitos são tumefeitos, têm citoplasma vacuolizado e podem apresentar

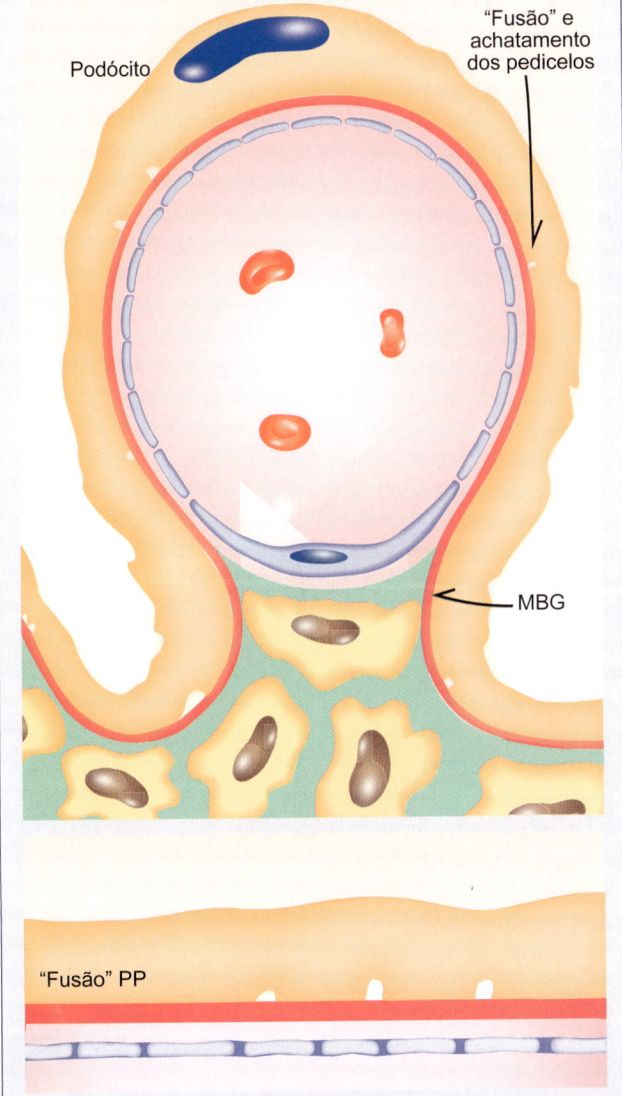

Figura 17.28 Representação esquemática da glomerulopatia por lesões mínimas (lesão histológica mínima). "Fusão" e apagamento dos pés dos podócitos (PP). MBG: membrana basal glomerular.

(continua)

Aspectos morfológicos (*continuação*)

projeções microvilositárias na face apical. A MBG não apresenta alterações, nem se observam depósitos elétron-densos. O apagamento dos pés dos podócitos não é alteração exclusiva desta doença, pois ocorre também em outras afecções em que há proteinúria maciça, como na GN membranosa. Em grande número de casos, após corticoterapia ocorre restituição da integridade dos podócitos e remissão das manifestações clínicas. A IMF é negativa. A passagem de lipoproteínas pelos glomérulos explica a vacuolização fina nos túbulos proximais, por acúmulo de gorduras e degeneração hialinogoticular consequente à reabsorção proteica aumentada.

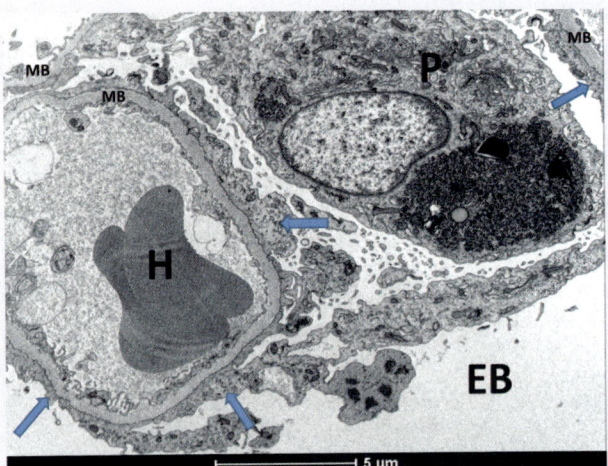

Figura 17.29 Lesão histológica mínima. Micrografia eletrônica mostrando fusão extensa dos pés dos podócitos (P, *setas*), que apresentam edema e transformação microvilosa (3.300 ×). H: hemácias; EB: espaço de Bowman; MB: membrana basal.

Etiologia e patogênese. Lesão podocitária é o elemento patogenético central. Há vários indícios de participação de mecanismos imunitários, apesar de a doença não se apresentar no modelo clássico de GN por imunocomplexos. Entre os indicadores está a excelente resposta terapêutica aos corticosteroides e imunossupressores e a associação de LHM com imunização prévia, infecções respiratórias, atopias (p. ex., eczema, picada de abelha) e linfoma de Hodgkin, no qual existem alterações na função de linfócitos T. Além desses, existem fatores circulantes solúveis no plasma de pacientes com LHM capazes de induzir proteinúria. Admite-se que ICs circulantes, ao passarem pelos rins e mesmo sem se depositarem nos glomérulos, estimulam mediadores que aumentam a permeabilidade capilar ou interferem na função de linfócitos T. Disfunção imunitária pode liberar moléculas lesivas aos podócitos, causando proteinúria. Alterações em podócitos podem dever-se a mutações em proteínas da fenda diafragmática, como nefrina e podocina (modificações nessas proteínas acompanham-se de proteinúria). Alterações no epitélio visceral na LHM causam descolamento dos podócitos da MB e redução ou perda de poliânions glomerulares, com supressão da barreira imposta pela carga elétrica negativa, como demonstrado em modelos experimentais.

LHM é encontrada também após uso de anti-inflamatórios não esteroides. Em resumo e apesar de muitas possibilidades, a etiopatogênese da LHM continua desconhecida.

Aspectos clínicos. Prognóstico. A LHM manifesta-se por síndrome nefrótica, com proteinúria seletiva (perda de proteínas de baixo peso molecular, como albumina) mas com função renal preservada. Em geral, não há hipertensão arterial nem hematúria. O prognóstico é favorável, com remissão espontânea ou por corticoterapia, em 90% das crianças. Alguns pacientes apresentam recidivas. A longo prazo, o prognóstico é bom (corticodependência desaparece em geral na puberdade). Resistência à corticoterapia parece relacionada com alterações na estrutura de proteínas podocitárias (nefrina e podocina).

Glomerulosclerose segmentar e focal

A glomerulosclerose segmentar e focal (GESF), que se manifesta por síndrome nefrótica ou proteinúria acentuada e compromete crianças e adultos, é uma podocitopatia que se inicia com comprometimento parcial (segmentar) do tufo glomerular e de apenas alguns glomérulos (distribuição focal). Na fase final o comprometimento é global e difuso. GESF pode ser primária ou secundária a anormalidades genéticas, uso de drogas (heroína, ciclosporina, parmidronato), alterações estruturais e funcionais adaptativas (redução da massa renal por rim único, nefropatia de refluxo, obesidade, hipertensão arterial), outras glomerulopatias com padrão de esclerose segmentar e como cicatriz de outras glomerulopatias (p. ex., na síndrome de Alport). A incidência de GESF tem aumentado nos últimos anos.

Aspectos morfológicos

À ML, observam-se expansão segmentar da matriz mesangial, e acúmulo de proteínas plasmáticas na forma de depósitos hialinos. A lesão causa obstrução da luz capilar e pode formar aderências capsulares (Figura 17.30). Ocasionalmente, aparecem células espumosas, com citoplasma claro, volumoso e repleto de gorduras neutras e glicosaminoglicanos. Células espumosas podem ser vistas também em outras glomerulopatias com proteinúria acentuada. Proliferação mesangial discreta é frequente, inclusive nos glomérulos sem expansão segmentar da matriz. Na GESF primária, os glomérulos inicialmente lesados são os justamedulares. Com o tempo, a lesão atinge a porção superior da cortical e surge esclerose global em maior número de glomérulos. No entanto, biópsia por agulha guiada por ultrassom no início da doença pode não atingir essa região e não amostrar um glomérulo com a lesão segmentar (focal = apenas alguns glomérulos), gerando confusão diagnóstica com LHM. Com frequência, há hipotrofia tubular e fibrose intersticial focais. Nas pequenas artérias e arteríolas, pode haver depósitos de material hialino e neoformação conjuntiva intimal, sobretudo em indivíduos hipertensos. O caráter focal da lesão pode dificultar o diagnóstico diferencial com LHM, especialmente em amostras pequenas.

Nos segmentos esclerosados dos tufos, a ME mostra enrugamento da MBG, espessamento de alças capilares e expansão da matriz

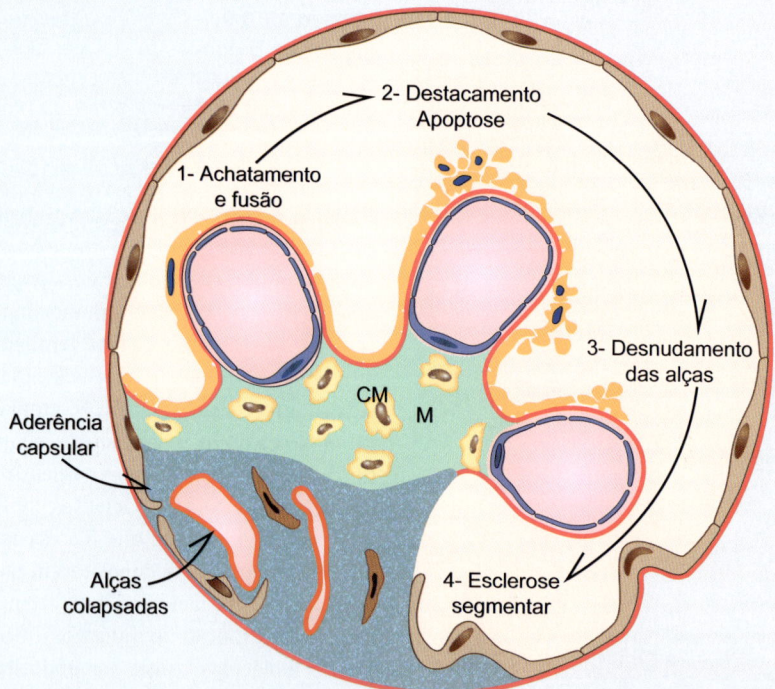

Figura 17.30 Esquema sobre a glomeruloesclerose segmentar e focal. 1. Podócitos agredidos por algum agente circulante sofrem fusão e achatamento dos pedicelos. 2. O fator agressor persiste e causa morte dos podócitos por apoptose, com seu destacamento da membrana basal glomerular. 3. Os podócitos remanescentes tentam recobrir a região afetada. Quando 40% dos podócitos morrem, não há recuperação das perdas, gerando desnudamento das alças. 4. A alça capilar não recoberta por podócitos sofre obstrução e esclerose segmentar. A área de esclerose segmentar mostra alças capilares em colapso e aderidas à cápsula de Bowman. M: mesângio; CM: célula mesangial.

(continua)

Aspectos morfológicos (*continuação*)

mesangial, esta contendo raras fibras colágenas e depósitos elétron-densos homogêneos. O processo encarcera as células mesangiais, que desaparecem gradativamente. Na GESF primária, há apagamento dos pés dos podócitos, inclusive em alças sem esclerose e em glomérulos normais à ML. Os podócitos podem estar destacados da MB, ficando o espaço resultante ocupado por material fibrilar e restos celulares. A IMF pode mostrar deposição inespecífica de IgM e/ou C_3 do complemento nas áreas de esclerose (IgM e C_3 ficam "aprisionados" em regiões de cicatriz e esclerose). Algumas vezes, a amostra renal encaminhada para exame de IMF é diferente daquela para ML, podendo não incluir glomérulos com áreas de esclerose. Nestes casos, a IMF pode resultar negativa. Nas formas secundárias, a lesão de podócitos é restrita aos glomérulos acometidos. Nos casos com hipercelularidade mesangial, podem se encontrar depósitos de IgM e de C_3 no mesângio. Há inúmeras variantes: NOS (inespecífica), hilar, celular, colapsante e Tip, as quais têm comportamento clínico e resposta terapêutica diferentes (Figura 17.31). A forma colapsante (ver adiante) associa-se a pior prognóstico e a Tip, a melhor prognóstico.

Variantes histológicas da glomeruloesclerose focal e segmentar (GEFS) e achados ultraestruturais

Tipo histológico	Lesão glomerular	Características	Associação	Aspectos clínicos
NOS	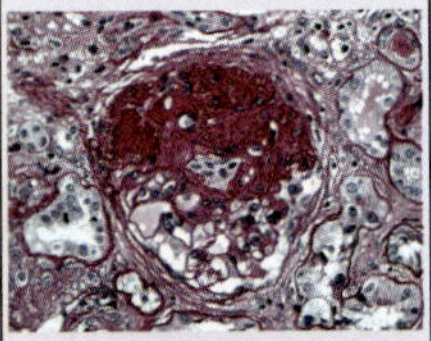	– A forma genérica de GESF. Quando não se consegue aplicar critérios definidores das outras categorias. – Lesão podocitária à ME é variável.	– Primária ou secundária. – A variante mais comum. – Outras variantes podem evoluir para essa forma com o tempo.	– Pode se apresentar com síndrome nefrótica ou proteinúria subnefrótica.
Tip	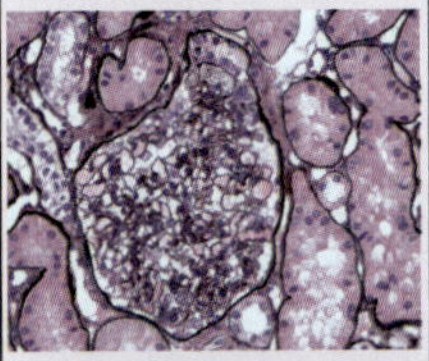	– Lesão segmentar envolvendo o túbulo proximal com adesão e histiócitos espumosos. – Quando comparada com outras variantes, exibe menor fibrose intersticial e atrofia tubular. – Lesão podócitária extensa à ME.	– Podocitopatia primária. – Mediada provavelmente por estresse no segmento paratubular devido à convergência de filtrado rico em proteínas no túbulo proximal.	– Geralmente tem início abrupto de síndrome nefrótica. – Mais comum em caucasianos. – Melhor prognóstico e boa resposta aos corticosteroides.
Peri-hilar	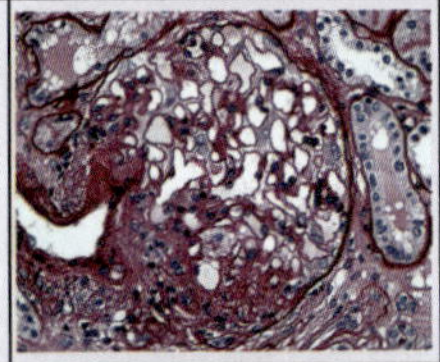	– Esclerose e hialinose envolvendo o polo vascular (peri-hilar). – Nas GEFSs adaptativas, a perda de massa renal normalmente é acompanhada de glomerulomegalia. – Lesão podocitária à ME geralmente pequena e focal.	– Forma adaptativa associada a obesidade, refluxo vesico-ureteral, hipertensão arterial, anemia falciforme etc. – Condições que aumentam a pressão de filtração.	– Nas formas adaptativas, os pacientes apresentam proteinúria subnefrótica e níveis normais de albumina sérica.
Celular	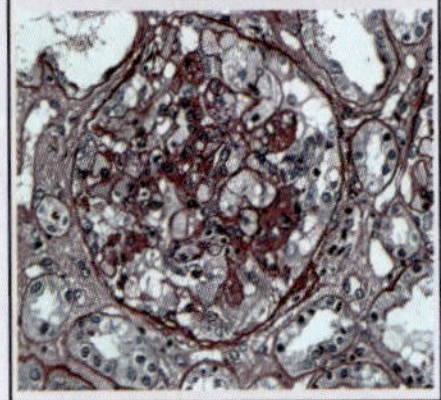	– Expansão segmentar com hipercelularidade endocapilar frequentemente constituída por células espumosas, além de hiperplasia podocitária. – Acompanhada de lesão podocitária difusa à ME.	– Geralmente podocitopatia primária, mas pode ser vista também em condições secundárias. – Variante menos comum. – Pareceser estágio inicial de esclerose segmentar	– Geralmente se apresenta com síndrome nefrótica.
Colapsante	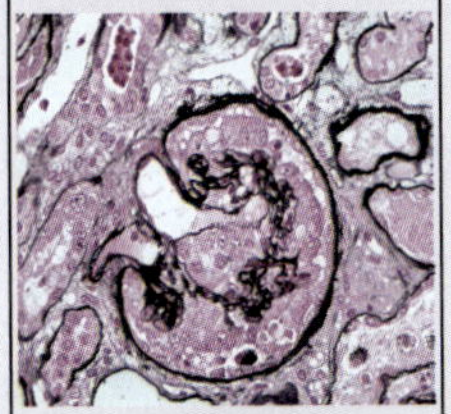	– Colapso de tufos capilares glomerulares acompanhados de hipertrofia e hiperplasia do epitélio visceral. – As células epiteliais hiperplásicas lembram crescentes, com grave lesão tubulointersticial e microcistos. – Lesão podocitária extensa e difusa à ME.	Primária ou secundária: – Infecções (HIV-1, parvovírus B19, SV40, EBV, CMV, dengue, COVID-19 etc). – Fármacos (interferon). – Doença veno-oclusiva (toxicidade aos inibidores da calcineurina, rejeição crônica humoral).	– Forma mais agressiva de GESF primária, com predomínio em afrodescendentes. – Síndrome nefrótica grave, de pior prognóstico, sem resposta aos corticoides e com rápida evolução para insuficiência renal.
Achados ultraestruturais	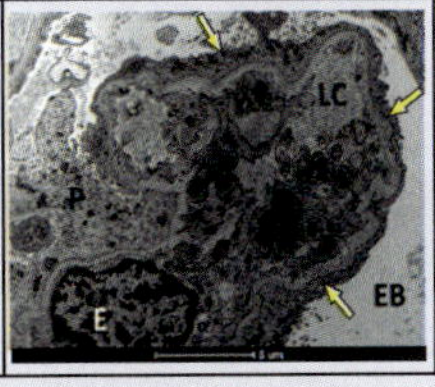	– Fusão (ver setas) dos processos podocitários (pedicelos), que pode ser discreta a extensa, dependendo da variante. – Aumento da matriz (fibras colágenas) e obliteração de segmentos dos tufos glomerulares. – Descolamento dos podócitos podem ser observados em áreas já esclerosadas. – Desorganização do citoesqueleto e edema dos podócitos.		

Figura 17.31 Variantes histológicas de glomeruloesclerose segmentar e focal e seus aspectos ultraestruturais.

(*continua*)

Aspectos morfológicos (*continuação*)

Visando melhor distinguir os casos em que inicialmente existe sobreposição clínica e morfológica entre GESF e LHM e com base na patogênese das lesões, testes moleculares vêm sendo realizados na tentativa de se encontrar marcadores de transição epitélio-mesenquimal em podócitos e células do epitélio parietal (p. ex., CD44). Mesmo antes de haver lesão morfológica esclerosante e segmentar, as células do epitélio visceral e parietal na GESF apresentam marcadores mesenquimais que indicam terem adquirido a capacidade de sintetizar matriz colagênica, podendo predizer que se trata dessa doença mas eventualmente não amostrada pela biópsia.

Etiologia e patogênese. O evento inicial na GESF parece ser modificações adaptativas em glomérulos não lesados. A alteração primária ocorre em podócitos, que sofrem redução numérica ou funcional (podocitopenia). A causa dessas alterações podocitárias é pouco conhecida. Uma possibilidade é sobrecarga glomerular que ocorre em várias situações (p. ex., distúrbios hemodinâmicos, sobrecarga proteica, hipertensão arterial e redução de néfrons funcionantes com sobrecarga de néfrons remanescentes), o que pode causar hiperfiltração e resultar em hipertrofia glomerular. Esta é capaz de lesar podócitos e endotélio, levando a hiperfiltração glomerular e acúmulo de macromoléculas (sobretudo proteínas) no mesângio. Alteração mesangial parece induzir as células epiteliais (viscerais e parietais) a depositar matriz extracelular, o que representa o início da esclerose glomerular.

Alterações na filtração glomerular podem dever-se também a anormalidades em genes cujos produtos são importantes na função de filtrado. Entre esses, estão o *NPHS1* (cromossomo 19q13), responsável pela codificação da *nefrina*, o *NPHS2* (cromossomo 1q25-31), que codifica a *podocina* (ambas as proteínas são constituintes do diafragma entre os pés dos podócitos), e o *ACTN4*, que codifica a α-*actinina 4* (associada à *actinina*, integrante do citoesqueleto de podócitos). Em conjunto, tais proteínas atuam na permeabilidade glomerular. Mutações nesses genes modificam o epitélio visceral e podem alterar a estrutura e o funcionamento dos podócitos.

Outros fatores também podem contribuir. Recidiva precoce de algumas formas de GESF após transplante renal sugere a participação de um "fator circulante" lesivo aos podócitos. Modelos experimentais com puromicina, um aminoglicosídeo tóxico para podócitos, reproduzem quadro de GESF semelhante ao encontrado em humanos. Por último, alterações intersticiais primárias também podem causar lesões secundárias de GESF.

Aspectos clínicos. Prognóstico. Síndrome nefrótica (80% dos casos) é a principal manifestação clínica de GESF, ocasionalmente acompanhada de hematúria microscópica e hipertensão arterial, principalmente em adultos. A proteinúria habitualmente é não seletiva. Resposta à corticoterapia é variável. Remissões espontâneas são raras. A doença evolui para insuficiência renal em ritmo variável, às vezes progredindo rapidamente (cerca de 2 anos), outras de forma mais lenta, demorando 1 década ou mais. O prognóstico é melhor em crianças.

Fatores relacionados com mau prognóstico incluem resistência inicial aos corticosteroides, níveis elevados de proteinúria e creatinina no início do quadro clínico, esclerose glomerular em mais de 30% dos glomérulos e grau de fibrose intersticial. Os pacientes com GESF familial ou genética apresentam alta taxa de corticorresistência.

Recorrência de GESF é vista em cerca de 30% de rins transplantados. Em alguns casos, pode manifestar-se de forma muito rápida, havendo proteinúria já na primeira urina filtrada pelo rim transplantado. São fatores de risco para recorrência: receptores jovens (abaixo de 9 anos), pacientes com piora rápida da doença no rim nativo (perda grave da função renal em 3 anos), hipercelularidade mesangial difusa e rins transplantados de doadores vivos.

Glomerulopatia colapsante (GESF colapsante)

Glomerulopatia colapsante (GC) é uma variante histológica de GESF que tem evolução clínica mais grave, é mais prevalente em negros e se associa a infecções virais, especialmente HIV. Além da forma idiopática, a doença associa-se a várias entidades (ver adiante).

Aspectos morfológicos

Histologicamente, encontra-se colapso de alças capilares em pelo menos um glomérulo, associado a hipertrofia e hiperplasia de podócitos; muitas vezes, esta assume aspecto de pseudocrescente (Figura 17.32). Em vários glomérulos, há esclerose parcial ou global do tufo, aspecto semelhante ao da GESF clássica. Podem ocorrer dilatação cística tubular e inclusões tubulorreticulares em células endoteliais.

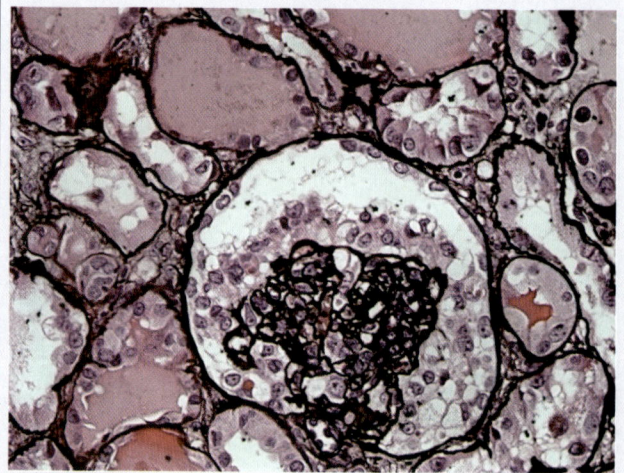

Figura 17.32 Glomerulopatia colapsante. Colapso de alças capilares; hiperplasia de podócitos, que assumem aspecto de pseudocrescente.

Etiologia e patogênese. Inicialmente associada ao HIV, hoje são reconhecidas as formas idiopática (primária), reativa e genética (ainda pouco conhecida) de GC. Na forma reativa, a GC associa-se a infecções (parvovírus B19, HIV, SARS-CoV-2, dengue, zika, vírus da hepatite C, tuberculose), medicamentos (parmidronato, IFN-γ), doenças autoimunes (lúpus eritematoso sistêmico), anormalidades genéticas (citopatia mitocondrial), doença vascular isquêmica crônica, neoplasias hematológicas e transplante renal. Em todas as formas, a lesão podocitária é o denominador comum. Diferentemente do que ocorre na GESF clássica, na GC a lesão podocitária não reduz o número dessas células; ao contrário, os podócitos sofrem desdiferenciação, perdem o perfil de célula madura e entram em proliferação. Como resultado, há aumento no número de podócitos, com alteração fenotípica e redução na sua capacidade funcional.

Aspectos clínicos. Prognóstico. O prognóstico é em geral desfavorável, com proteinúria acentuada, refratária ao tratamento, e evolução rápida para insuficiência renal. Algumas formas reativas permitem medidas terapêuticas e têm melhor evolução clínica.

Glomerulonefrite membranosa

Em muitas regiões do mundo, a glomerulopatia membranosa é causa frequente de síndrome nefrótica em adultos, preferencialmente homens brancos, entre 40 e 60 anos de idade. A doença pode ser primária ou secundária (doenças autoimunes sistêmicas, uso de medicamentos/drogas ou doenças infecciosas crônicas).

Etiologia e patogênese. GN membranosa é mediada por ICs, predominantemente com antígenos *in situ*, podendo ocorrer também por ICs circulantes ou por antígenos "plantados". Nos últimos anos, tem-se observado aumento da sua incidência no mundo todo, particularmente em países com maior poluição atmosférica, o que sugere possível associação de agressão ao epitélio respiratório com autoimunidade. Em 70% dos casos, trata-se de *doença primária*, que se associa a anticorpos antirreceptor de fosfolipase A2 (PLA2R) e antiperoxidase neutra presentes na membrana de podócitos; trata-se, portanto, de doença autoimune. Em até 10% dos pacientes negativos para anticorpo anti-PLA2R, a trombospondina tipo I contendo o domínio 71 (SHSD71), presente no citoplasma de podócitos, é o antígeno-alvo de autoanticorpos. A semelhança da GNM com a nefrite experimental de Heymann, causada por anticorpos anticomponentes de podócitos, reforça a natureza autoimunitária da doença.

Aspectos morfológicos

Na fase inicial, os glomérulos não apresentam alterações à ML. Com o tempo, surge espessamento regular, global e difuso da parede dos capilares, sem aumento da celularidade. O espessamento deve-se a depósitos de imunoglobulinas ao longo da face subepitelial da MBG. Formam-se projeções ou espículas (*spikes*) da MB entre os imunodepósitos, visíveis à impregnação pela prata (Figura 17.33 A). As projeções acabam por circundar totalmente os depósitos, conferindo às alças o aspecto de trilho de trem. Na fase tardia, as espículas se fundem e se incorporam à MBG, tornando-a ainda mais espessa; ocorrem ainda redução das luzes capilares, esclerose mesangial e fibrose glomerular progressiva. A IMF revela depósitos granulares de IgG e, frequentemente, de C3 do complemento nos capilares, com distribuição global e difusa (Figura 17.33 B). À ME, observam-se depósitos elétron-densos na região subepitelial, entre os quais aparecem projeções da lâmina densa da MB (Figura 17.33 C). Há ainda apagamento dos pés dos podócitos.

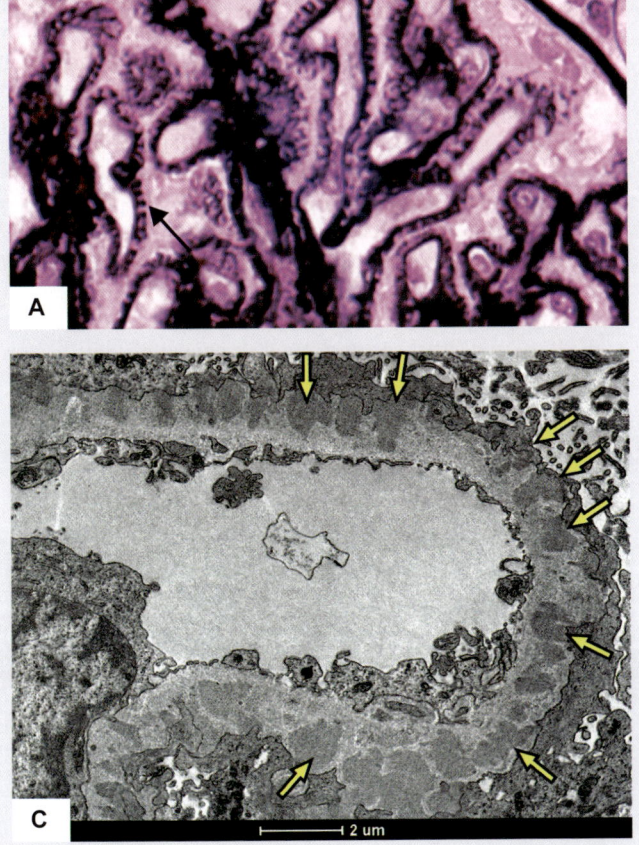

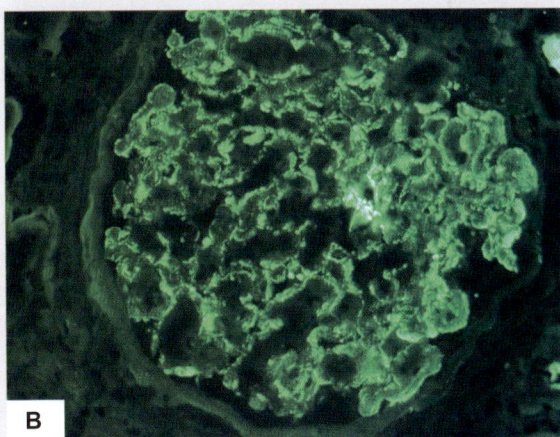

Figura 17.33 Glomerulonefrite membranosa. **A.** Projeções globais e difusas da MBG, formando espículas (*spikes, setas*). **B.** Imunofluorescência: depósitos granulares globais e difusos de IgG sobre alças capilares glomerulares. **C.** Depósitos elétron-densos intercalados por espículas de MBG (*setas*, ME).

A *forma secundária* associa-se a lúpus eritematoso sistêmico, outras doenças autoimunes (p. ex., tireoidite), infecções (hepatites B e C, sífilis, malária, esquistossomose), medicamentos (sais de ouro, penicilamina, anti-inflamatórios não esteroides, captopril), drogas (heroína) ou tumores malignos, especialmente melanoma e carcinomas do cólon ou broncopulmonar. Os ICs são pequenos, solúveis e com excesso de antígenos, semelhantes aos encontrados na doença do soro crônica, com predomínio de IgG1, IgG2 e IgG3, em detrimento de IgG4. A inconstância de ICs circulantes sugere a possibilidade da formação de ICs *in situ*, a partir de antígenos "plantados". Como a resposta inflamatória é mínima ou ausente na forma primária (o termo glomerulopatia seria mais correto), parece haver ação "protetora" de IgG4, pois essa tem pequena capacidade de fixar o complemento pelas vias clássicas ou alternativa. Outros autoanticorpos (p. ex., NELL-1) são identificados em pacientes negativos para PLA2R e THSD7A, especialmente quando têm doenças imunitárias, especialmente lúpus eritematoso (p. ex., EXT1 e EXT2). A resposta imunitária parece resultar da ação direta do complexo de ataque à membrana do complemento sobre as células glomerulares, mesangiais e epiteliais, que liberam substâncias ativas (proteases, radicais livres etc.) responsáveis por lesar as alças capilares e causar proteinúria.

Aspectos clínicos. Prognóstico.

A doença instala-se de maneira insidiosa e tem curso indolente. Síndrome nefrótica, a principal apresentação clínica, está presente em 85% dos pacientes (15% dos casos manifestam-se por proteinúria não nefrótica). A proteinúria é não seletiva e geralmente refratária ao tratamento com corticoides. Pode haver hipertensão arterial discreta e hematúria. Ureia e creatinina séricas são normais durante longo período, podendo sofrer elevações com o avanço da doença.

Cerca de 10 a 25% dos pacientes (principalmente mulheres e pacientes com proteinúria não nefrótica) apresentam remissão parcial ou total. Em 50% dos casos, permanecem sinais clínicos, especialmente proteinúria, enquanto o restante desenvolve insuficiência renal crônica, com ou sem hipertensão arterial. Trombose da veia renal é frequente. Nas formas secundárias, é possível tratamento dirigido à doença básica. Anticorpo sérico anti-podócitos (anti-PLA$_2$R) associa-se fortemente à forma primária, podendo auxiliar no diagnóstico diferencial entre as duas formas da doença. Em rins transplantados, são frequentes recorrência da doença (recidiva) ou glomerulopatia "de novo" (diferente da doença no rim original).

Glomerulonefrites com padrão membranoproliferativo

Historicamente, GN membranoproliferativa (GNMP), também chamada GN mesangiocapilar, representa o padrão de lesão caracterizado por espessamento de alças capilares (*membrano*) e aumento da celularidade do tufo glomerular (*proliferativa*). Tal padrão histológico engloba várias GNs de etiologia e patogênese distintas. A doença apresenta-se como: (1) glomerulopatia associada a defeitos na ativação do complemento (p. ex., GN por C3 ou por C4 e doença de depósitos densos); (2) doença idiopática, com deposição de ICs. A *forma primária*, idiopática, ocorre principalmente em crianças e adultos (80% entre 8 e 40 anos). A *forma secundária* associa-se a neoplasias e a doenças infecciosas, reumáticas, autoimunes e genéticas. O padrão membranoproliferativo sem imunocomplexos é encontrado também na glomerulopatia do transplante e na microangiopatia trombótica. Graças ao melhor controle das doenças infecciosas, GNMP secundária é hoje bem menos prevalente.

Glomerulonefrite membranoproliferativa com deposição de ICs

Etiologia e patogênese.

Associada a doenças infecciosas ou autoimunes, a GNMP resulta da deposição de ICs circulantes ou formados *in situ* com antígenos endógenos ou exógenos (p. ex., hepatites B ou C) plantados em glomérulos, os quais ativam o complemento pela via clássica ou alternativa. Como todos os marcadores comumente pesquisados na rotina diagnóstica (imunglobulinas e complemento) podem estar presentes na doença, ela entra no diagnóstico diferencial de muitas glomerulopatias, consideradas em conjunto de "padrão *full house*".

Aspectos clínicos. Prognóstico.

Trata-se de glomerulopatia mais comum em pacientes com hepatite C, afetando sobretudo adolescentes e adultos jovens. A manifestação clínica predominante é síndrome nefrótica (> 50% dos pacientes), com certo componente nefrítico. Hipocomplementenemia é característica da doença; anormalidades na via alternativa do complemento são vistas em 50% dos pacientes. Na maioria dos casos, a doença evolui lentamente, progredindo para insuficiência renal crônica em 10 anos. São sinais de mau prognóstico: síndrome nefrótica ou perda da função renal na apresentação inicial da doença, hipertensão arterial persistente, crescentes difusas e esclerose glomerular acentuada. GNMP é causa comum de insuficiência renal crônica dialítica, com alta recorrência após transplante.

Aspectos morfológicos

Há aumento global e difuso do volume glomerular e da celularidade dos tufos, por proliferação de células mesangiais e expansão da matriz mesangial, o que confere aspecto lobulado aos tufos, que se acentua com a evolução da doença; a expansão da matriz pode ser discreta, em eixos (Figura 17.34 A). As alças capilares mostram-se regular e difusamente espessadas, pela interposição de mesângio e/ou de depósitos de imunocomplexos entre o endotélio e a membrana basal, formando uma nova MB, esta mais bem evidenciada nas alças periféricas por meio da coloração de PAS ou de impregnação pela prata. As alças espessadas assumem aspecto de duplo contorno (Figuras 17.34 B). Pode haver ainda proliferação de células endoteliais, exsudação de neutrófilos e formação de crescentes, geralmente focais. Com a progressão da doença, há hipotrofia tubular e fibrose no interstício.

A forma mais frequente de GNMP caracteriza-se por depósitos elétron-densos subendoteliais, subepiteliais e mesangiais (Figura 17.34 C). Ocasionalmente, encontram-se depósitos subepiteliais, separados entre si por espículas, uma variante rara. A IMF revela depósitos granulares de C3 do complemento e imunoglobulinas (IgG, IgA ou IgM) nas alças periféricas, desenhando um aspecto lobular característico, com depósitos mesangiais menos frequentes.

(continua)

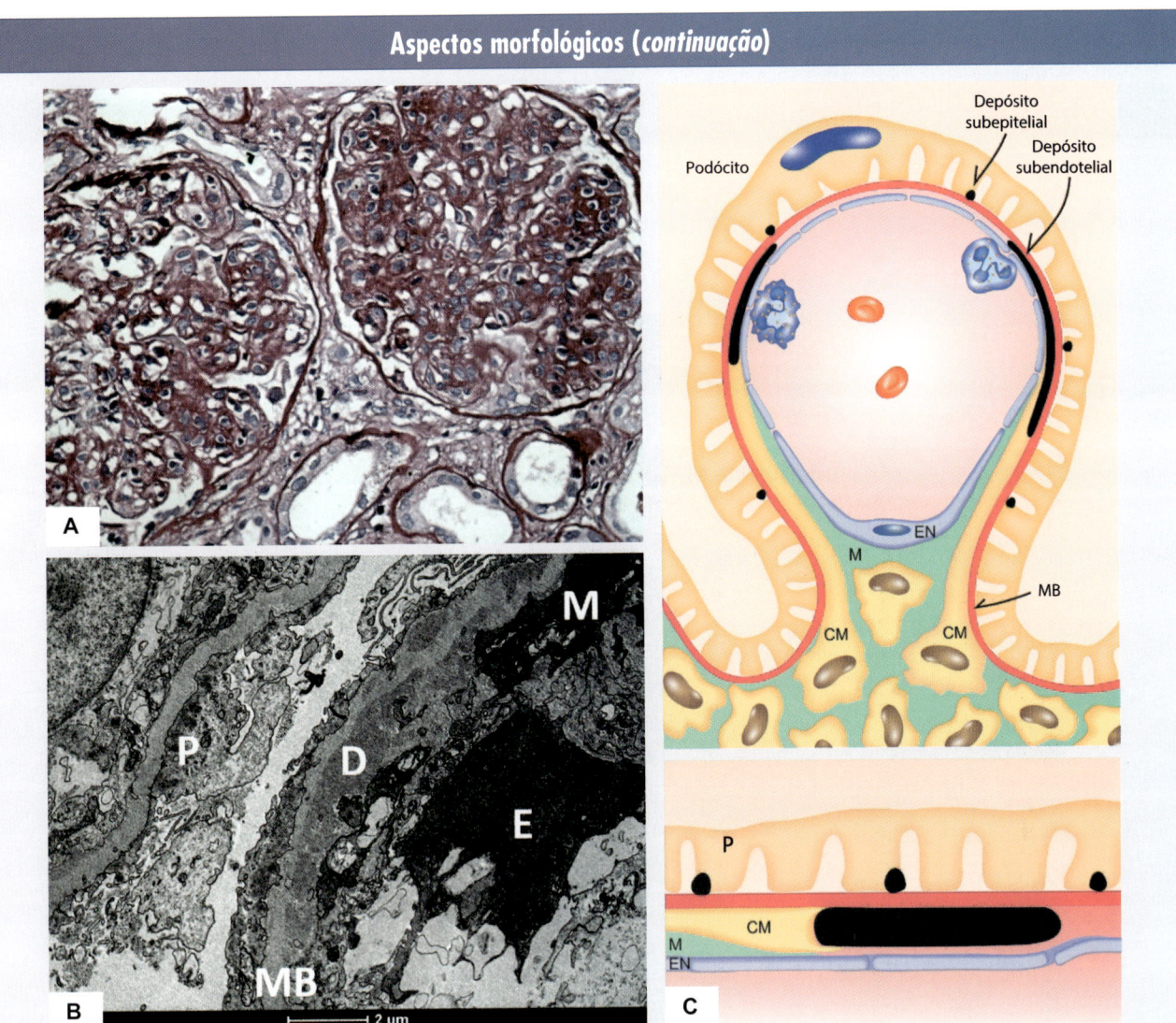

Figura 17.34 Glomerulonefrite membranoproliferativa. **A.** Hipercelularidade mesangial e endocapilar associada a aumento da matriz mesangial e espessamento da membrana basal glomerular, resultando em aspecto lobulado do glomérulo; de permeio, há leucócitos mononucleados. **B.** Micrografia eletrônica mostrando interposição mesangial e depósitos subendoteliais (D), transmembranosos e subepiteliais. **C.** Esquema sobre a glomerulonefrite membranoproliferativa. Depósitos subendoteliais de imunocomplexos. Interposição de célula mesangial (CM) entre célula endotelial (EN) e a membrana basal glomerular (MBG), responsável pelo aspecto de duplo contorno. Notar ainda aumento da matriz mesangial e proliferação das células mesangiais. M: mesângio; P: podócito; E: endotélio.

Glomerulonefrites por defeitos na ativação do complemento

Também conhecidas como *complementopatias*, trata-se de GNs que resultam de anormalidades na ativação do complemento, principalmente na via alternativa. A identificação deste grupo de GNs deu-se na última década, após o reconhecimento de mecanismos imunitários e de defeitos genômicos que causam ativação anormal do complemento. A doença manifesta-se em todas as idades. As entidades mais bem caracterizadas são a *doença de depósito denso* e a *GN por C3*; mais recentemente, tem sido descrita uma GN por C4, ainda pouco caracterizada.

Etiologia e patogênese. A doença resulta de ativação do complemento pela via alternativa. Os níveis séricos de C3, fator B e properdina (componentes da via alternativa) estão persistentemente baixos, enquanto os de C1q e C4 são normais. Em 10% das crianças e em 40% dos adultos, existe autoanticorpo circulante (fator nefrítico 3) contra a C3 convertase. Ligação do autoanticorpo à C3 convertase estabiliza esta, resultando em ativação prolongada do C3 (o fator nefrítico 3 tem ação semelhante à da properdina). A lesão, portanto, independe da formação de ICs, ou seja, não envolve imunoglobulinas. Alguns casos têm predisposição hereditária e outras associam-se a doenças genéticas, gamopatias monoclonais, infecções e neoplasias.

Doença de depósito denso

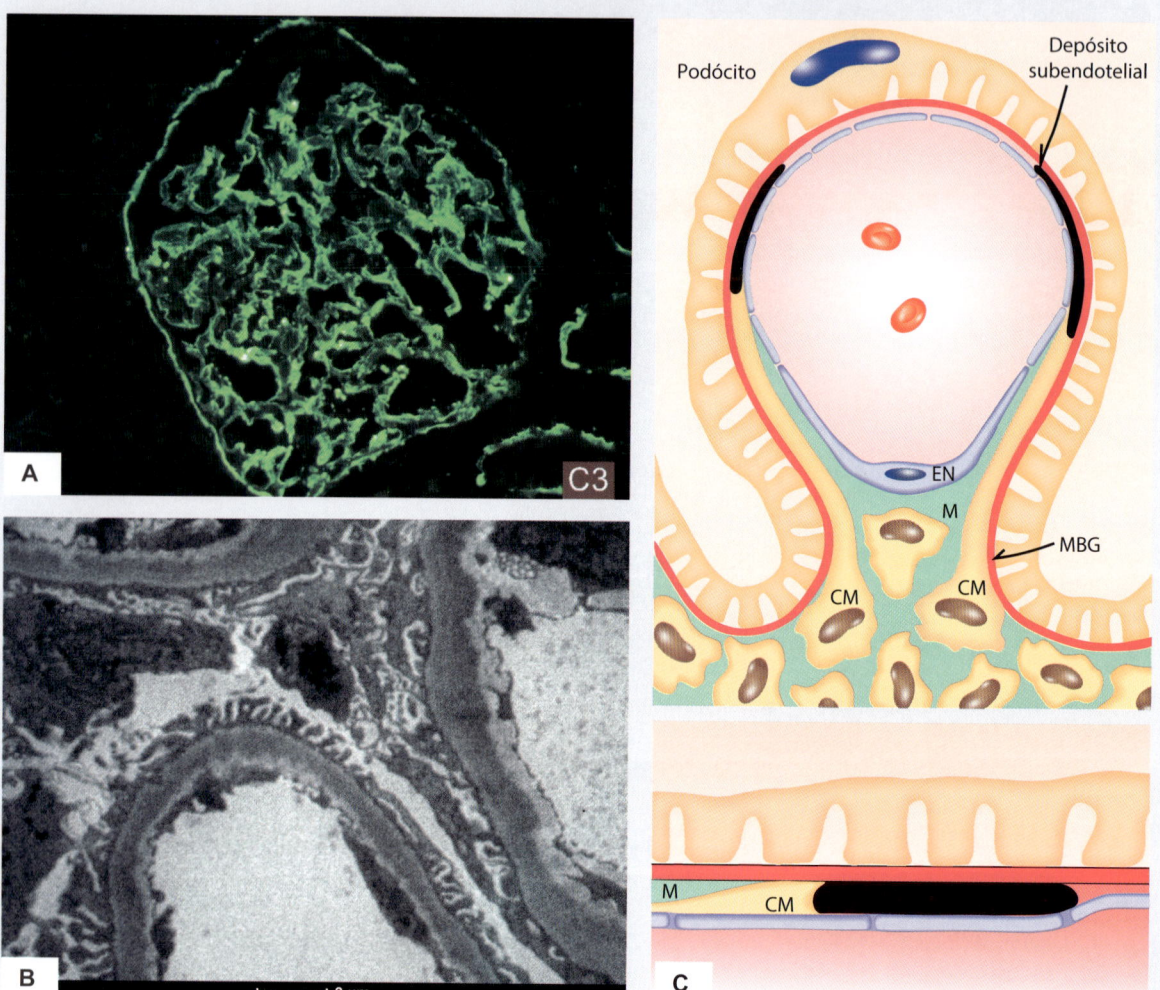

Aspectos morfológicos

Encontram-se proliferação difusa e global, mesangial e endo-capilar, notável espessamento da MB glomerular e numerosos neutrófilos. À IMF, vê-se deposição de C3 em alças capilares, mesângio, cápsula de Bowman e MB tubular (Figura 17.35 A); imunoglobulinas e outras frações do complemento são escassos ou ausentes. O nome da doença deve-se ao aspecto peculiar encontrado à ME, que mostra depósitos fortemente osmiófilos na MB glomerular (Figura 17.35 B e C).

Figura 17.35 Doença de depósitos densos. **A.** Deposição de C3 em alças capilares, cápsula de Bowman e membrana basal tubular (IMF). **B.** Depósitos densos intramembranosos (ME). **C.** Representação esquemática, indicando depósitos intramembranosos muito densos, cuja projeção entre a membrana basal glomerular (MBG) e o endotélio (EM, mesangialização) confere o aspecto de duplo contorno.

Glomerulonefrite por C3

Aspectos morfológicos

O achado mais comum é proliferação mesangial difusa, que pode adquirir aspecto membranoproliferativo, especialmente quando há extensa deposição de complemento no espaço subepitelial (Figura 17.36 A); encontram-se ainda granulócitos nas alças capilares. A IMF mostra notável deposição de C3 nas alças capilares que se estende ao mesângio (Figura 17.36 B). Não se veem imunoglobulinas ou outras frações do complemento. A ME revela depósitos na MB glomerular, no espaço mesangial e no mesângio; algumas vezes, formam-se depósitos subepiteliais maciços (Figura 17.36 C).

(continua)

Aspectos morfológicos (*continuação*)

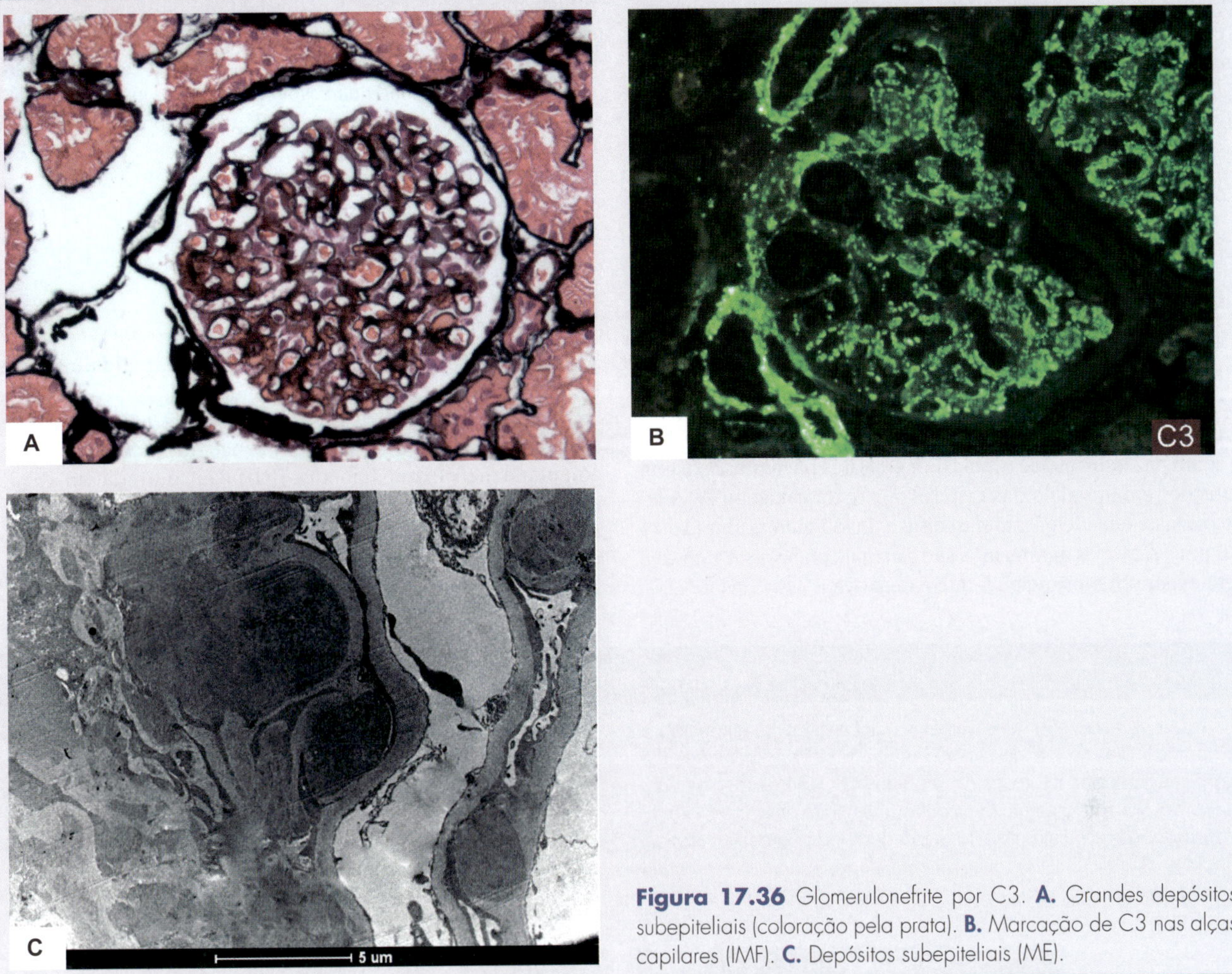

Figura 17.36 Glomerulonefrite por C3. **A.** Grandes depósitos subepiteliais (coloração pela prata). **B.** Marcação de C3 nas alças capilares (IMF). **C.** Depósitos subepiteliais (ME).

Aspectos clínicos. Prognóstico. O quadro clínico inclui hematúria microscópica (65% dos casos), proteinúria discreta ou acentuada e hipertensão arterial. Em 42 a 48% dos casos, o nível de complemento sérico é baixo. Em pacientes com mais de 50 anos, é importante investigar doenças hematológicas, principalmente gamopatia monoclonal, pois nesse grupo etário cadeias leves de imunoglobulinas são capazes de ativar o complemento. O prognóstico é muito variado, podendo o quadro evoluir para doença renal crônica terminal ou permanecer com função estável por muitos anos. A doença recorre em 2/3 dos transplantados.

Glomerulopatias hereditárias

Síndrome de Alport

De natureza hereditária, com herança ligada ao cromossomo X (mais prevalente), autossômica dominante ou autossômica recessiva, a síndrome de Alport resulta de anormalidades na molécula do colágeno IV, essencial para manter a arquitetura e o funcionamento de glomérulos, cóclea, córnea e retina. Na forma mais comum (herança ligada ao cromossomo X), homens têm quadro mais grave; em mulheres, a gravidade depende da inativação randômica do cromossomo X. Quando transmitida por herança autossômica, recessiva ou dominante, homens e mulheres têm sintomatologia semelhante.

Aspectos morfológicos

A lesão inicial à ME é adelgaçamento segmentar da MBG (espessura até 120 nm; em adultos, a espessura normal é de 300 a 400 nm) alternado com segmentos de ruptura e outros de desdobramento. Mais tarde, há espessamento difuso da MBG (entre 800 e 1.200 nm) e da MB dos túbulos, com desdobramento e fragmentação da lâmina densa, podendo haver apagamento focal ou difuso dos pés dos podócitos. No início, os glomérulos estão normais; com o tempo, há proliferação mesangial e esclerose segmentar, que se torna global. No interstício, são comuns células espumosas e, em fase avançada, fibrose intersticial e hipotrofia tubular. Em geral, a IMF é negativa para imunoglobulinas e complemento. Nos glomérulos esclerosados, pode haver depósitos de IgM e C3 do complemento.

Etiologia e patogênese. A alteração primária ocorre no colágeno tipo IV, principal componente das membranas basais. Mutações no gene da cadeia α_5 (formas ligadas ao cromossomo X) resultam em alterações funcionais e estruturais na MBG. Menos frequentemente, ocorrem mutações nas cadeias α_3 e α_4.

Aspectos clínicos. Prognóstico. Clinicamente, a doença manifesta-se por surdez, alterações oculares (lenticone anterior, *flecks* de retina) e acometimento renal caracterizado por hematúria, proteinúria e progressão para doença renal terminal. O quadro clínico aparece na primeira ou na segunda década da vida, com hematúria e cilindros hemáticos. Há proteinúria, mas raramente com síndrome nefrótica. Nos casos avançados, surge hipertensão arterial. Em homens, insuficiência renal ocorre entre 20 e 50 anos de idade; mulheres apresentam evolução mais benigna. Surdez, às vezes discreta, está presente em 40 a 60% dos casos. Alguns pacientes têm acometimento renal sem surdez, e vice-versa.

Doença da membrana basal delgada (hematúria familial benigna)

Trata-se de doença hereditária familial, relativamente prevalente, de transmissão autossômica dominante, sem acometimento extra-renal e que não evolui comumente para insuficiência renal. A alteração primária se dá no colágeno tipo IV, como na síndrome de Alport. Em 40% dos pacientes, existem mutações em um alelo das cadeias α_3 e α_4 do colágeno IV. A lesão consiste em adelgaçamento difuso da MB glomerular (150 a 220 nm). À ML, os glomérulos são normais ou apresentam discreta expansão mesangial. A IMF é negativa.

Clinicamente, a doença manifesta-se com hematúria assintomática, às vezes proteinúria discreta e função renal preservada. O prognóstico é muito bom. É essencial fazer o diagnóstico diferencial com outras doenças hematúricas assintomáticas, entre elas nefropatia por IgA e síndrome de Alport, no estágio inicial, quando as alterações da MBG ainda não estão plenamente instaladas. Análise das cadeias α_3 e α_4 do colágeno tipo IV da MBG por imuno-histoquímica, pesquisa de mutações e acompanhamento clínico auxiliam no diagnóstico diferencial com a síndrome de Alport.

► Glomerulopatias em doenças sistêmicas

Diabetes melito

Diabetes melito é uma das principais causas de insuficiência renal crônica; 30 a 40% dos pacientes diabéticos desenvolvem nefropatia diabética, dos quais cerca de 2/3 evoluem para doença renal crônica terminal. Nos diabéticos do tipo I em fase adiantada, nefropatia diabética (ND) é encontrada em 1/3 dos pacientes, sendo a doença renal responsável pelo óbito em 20 a 30% dos casos, geralmente na terceira ou quarta década de vida. No diabetes do tipo II, a ND é menos comum, tem a mesma gravidade e pode também levar a insuficiência renal.

Aspectos morfológicos

As lesões renais são semelhantes no diabetes tipos I e II, embora sejam mais precoces e de evolução mais rápida no primeiro. Em praticamente todos os casos de diabetes tipo I, há espessamento difuso da MB dos glomérulos, túbulos e capilares, inclusive de outros órgãos (pele, retina etc.), fazendo parte da chamada *microangiopatia diabética*. O reconhecimento de lesão inicial é possível apenas à ME.

Nos glomérulos, o quadro inicia-se por espessamento da MB, aumento difuso da matriz e discreta hipercelularidade mesangial (glomerulosclerose difusa). Em seguida, em alguns glomérulos formam-se nódulos acelulares, eosinófilos, PAS+ e argirófilos, contendo lipídeos e fibrina e limitados por capilares periféricos dilatados (glomerulosclerose nodular ou lesão de Kimmelstiel-Wilson, Figura 17.37 A), que coexistem com glomerulosclerose difusa.

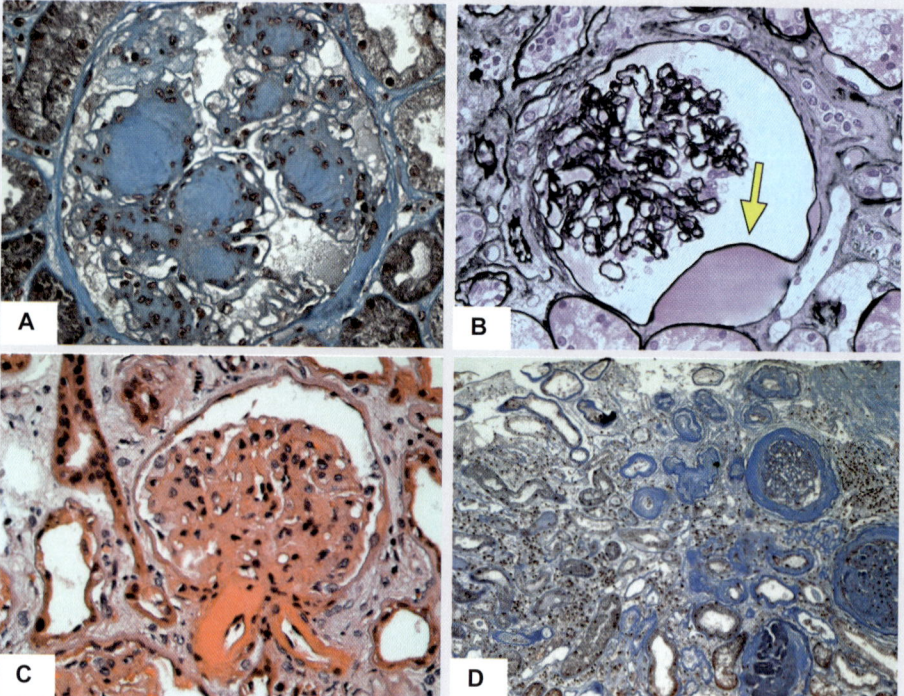

Figura 17.37 Glomerulopatia diabética. **A.** Expansão mesangial de aspecto nodular (nódulos de Kimmelstiel-Wilson). **B.** Gotícula capsular (*seta*). **C.** Hialinose da arteríola aferente e eferente. **D.** Hipotrofia do parênquima, fibrose intersticial e espessamento da membrana basal tubular.

(continua)

17

Aspectos morfológicos (*continuação*)

No espaço de Bowman, podem-se encontrar aglomerados acidófilos, PAS+ e hialinos (casquete ou capa de fibrina, *fibrin-cap*). Outro achado é a gota capsular (*capsular drop*), formada por material proteico, PAS+ na cápsula de Bowman, entre as células epiteliais e a MB (Figura 17.37 B). Com o tempo, a expansão mesangial e o espessamento da MB progridem e, junto com o aumento dos nódulos, bloqueiam os glomérulos. À ME, observam-se espessamento da lâmina densa da MBG (5 a 10 vezes) e expansão da matriz mesangial, além de aglomerados elétron-densos contendo lipídeos. À IMF, há deposição difusa de IgG, albumina e outras proteínas plasmáticas.

Nas pequenas artérias e arteríolas, é frequente a hialinose (Figura 17.37 C), que acomete também a arteríola eferente. Apesar de não ser específica de diabetes, hialinose é mais exuberante nesta doença, tem relação com a sua duração e não depende de hipertensão arterial, embora esta a torne mais intensa. As lesões glomerulares e vasculares causam isquemia renal, mantêm a hipertensão arterial e levam a atrofia tubular e fibrose intersticial (Figura 17.37 D).

Patogênese. Modificações bioquímicas na MB dependem de hiperglicemia, que se associa a aumento de colágeno tipo IV e fibronectina, redução de proteoglicanos e interferência na associação dessas moléculas por glicosilação não enzimática de proteínas. A glicose liga-se aos grupos amino de proteínas e forma compostos que, por ligações covalentes com grupos amino de outras proteínas, resultam em complexos proteína-proteína (AGE, *advanced glycated end-products*). Estes depositam-se e ligam-se a receptores celulares (macrófagos, células mesangiais e epiteliais), estimulando a liberação de citocinas e fatores de crescimento. Em suas interações com o colágeno, os AGEs estimulam a síntese de matriz e colágeno tipo IV pelas células mesangiais, que proliferam e causam expansão mesangial e compressão de capilares. Há ainda redução na síntese de glicosaminoglicanos, especialmente sulfato de heparano, que modifica a estrutura da MBG e a sua permeabilidade a macromoléculas. Tal processo ocorre mais em indivíduos com predisposição genética, o que explica a nefropatia diabética ser mais comum em certas famílias. É possível, também, que ocorram modificações funcionais no mesângio e alterações na hemodinâmica glomerular, favorecendo lesões por ativação do fluxo e hiperfiltração, como ocorre na glomerulosclerose segmentar focal e quando há grande redução do parênquima renal (p. ex., anomalias congênitas, nefropatias crônicas, rim transplantado).

Aspectos clínicos. Prognóstico. No início, a nefropatia diabética manifesta-se com hiperfiltração glomerular e aumento da depuração de creatinina. Progressivamente, surgem microalbuminúria (30 a 300 mg/dia), proteinúria não nefrótica, síndrome nefrótica e insuficiência renal crônica. Em muitos países, a nefropatia diabética constitui a causa mais comum de rim em estágio terminal (ver adiante). Proteinúria surge após 10 a 20 anos em mais de 50% dos casos de diabetes juvenil e em 20 a 30% dos casos de diabetes tardio, precedendo o aparecimento gradativo de insuficiência renal crônica. Hipertensão arterial pode ser a primeira manifestação. Diabetes melito associa-se também a maior risco de pielonefrite e necrose de papilas.

Amiloidose

Amiloidose renal, doença de depósito fibrilar (β-fibrilose), é mais frequente na forma secundária da doença (70% dos casos), sendo rara como forma restrita ao rim. Nos rins, predominam as proteínas amiloide AL (cadeia leve) e AA (ver Capítulo 6). Imunoglobulinas monoclonais depositam-se nos rins na amiloidose AL e na doença de deposição de cadeias leves. Amiloidose AA associa-se a neoplasias malignas e a inflamações crônicas, particularmente artrite reumatoide.

Aspectos morfológicos

Os rins estão aumentados de volume. Ao corte, a cortical é espessa e descorada e a medular, congesta. Na fase avançada, os rins são menores e mostram superfície granular. No início, os depósitos de amiloide formam nódulos no mesângio constituídos por material amorfo e eosinofílico que se cora pelo vermelho Congo e assume cor esverdeada (verde maçã) à microscopia com luz polarizada; depósitos na parede de capilares são tardios e formam-se na região subendotelial e subepitelial. A membrana basal glomerular pode formar espículas segmentares ao redor dos depósitos amiloides. A deposição de amiloide inicia-se no polo vascular e oclui progressivamente os capilares, até bloquear totalmente o glomérulo, que se transforma em nódulo homogêneo (Figura 17.38). Surgem isquemia, hipotrofia tubular e fibrose intersticial. Amiloide deposita-se também na parede vascular, no interstício e na membrana basal tubular; nesta, pode formar depósitos que causam hipotrofia tubular. A ME mostra fibrilas não ramificadas e de arranjo desordenado na matriz mesangial e nos capilares. Há apagamento dos pés dos podócitos.

Na doença de cadeia leve, há deposição de imunoglobulinas na matriz mesangial que forma nódulos semelhantes aos da glomerulosclerose diabética, além de depósitos nas membranas basais glomerulares e tubulares. A coloração pelo vermelho Congo é negativa. À ME, o material depositado é uniforme, finamente granular e elétron-denso, enquanto à IMF tem padrão linear.

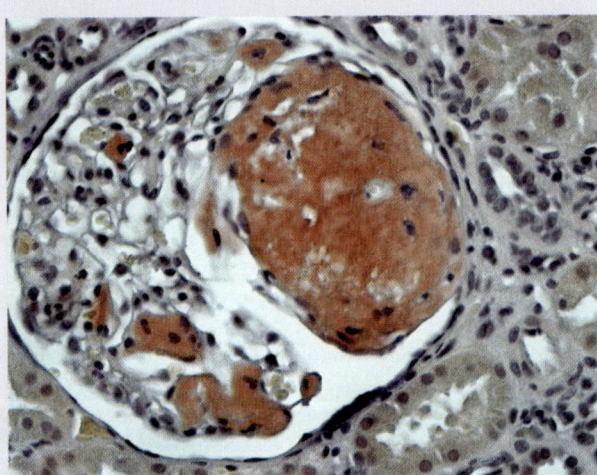

Figura 17.38 Amiloidose renal. Material amiloide em glomérulo na coloração de vermelho Congo.

17

Clinicamente, os pacientes apresentam proteinúria assintomática ou acompanhada de síndrome nefrótica; quando as lesões glomerulares e tubulointersticiais são acentuadas, aparece insuficiência renal crônica. Na fase avançada, hipertensão arterial está presente em 20% dos pacientes. Quando se formam depósitos na medular renal, pode aparecer poliúria simulando diabetes insípido, em consequência de alterações na permeabilidade tubular e vascular. Trombose da veia renal ocorre com certa frequência e pode precipitar insuficiência renal. A doença de cadeia leve evolui com síndrome nefrótica e insuficiência renal.

Lúpus eritematoso sistêmico

Lúpus eritematoso sistêmico (LES) é doença inflamatória crônica, de natureza autoimune, que compromete vários órgãos. Na doença, formam-se autoanticorpos contra inúmeros antígenos, nucleares ou não, entre os quais anti-DNA, RNA, nucleoproteínas e fosfolipídeos (ver Capítulos 11 e 32). Comprometimento renal no LES, designado *nefrite lúpica* (NL), ocorre em 50% dos pacientes.

As lesões glomerulares assumem padrões que lembram GNs primárias. O diagnóstico diferencial, nem sempre fácil, baseia-se nos achados à IMF e na presença de certas alterações, entre as quais se destacam corpúsculos hematoxilinófilos, trombos hialinos e depósitos elétron-densos subendoteliais volumosos. A Organização Mundial de Saúde (OMS) classifica os achados glomerulares no LES em cinco categorias ou classes:

- **Glomérulo normal ou próximo da normalidade** (classe I), à ML e IMF, com pequenos depósitos mesangiais. ME com raros depósitos mesangiais e agregados reticulares
- **Glomerulonefrite mesangial** (classe II). Caracteriza-se por pequena expansão do mesângio, proliferação celular discreta ou moderada e depósitos granulares mesangiais de imunoglobulinas e complemento. Clinicamente, manifesta-se com hematúria e/ou proteinúria discreta. Em geral, a evolução é benigna, embora possa progredir para formas mais graves
- **Glomerulonefrite proliferativa focal** (classe III). Trata-se de lesão focal e segmentar, constituída por proliferação celular endotelial e mesangial, exsudação de neutrófilos, necrose fibrinoide e trombos hialinos. Corpúsculos hematoxilinófilos podem estar presentes. O quadro clínico caracteriza-se por hematúria recorrente e proteinúria moderada. Em geral, a evolução é favorável, sem sequelas importantes. Eventualmente, pode evoluir para insuficiência renal em consequência de surtos repetidos, comprometimento progressivo de glomérulos ou passagem para forma mais grave
- **Glomerulonefrite proliferativa difusa** (classe IV). Corresponde à lesão renal mais grave no LES. Ocorre proliferação de células endoteliais, mesangiais e, às vezes, epiteliais; desse modo, predomina o comprometimento mesangial (membranoproliferativo) ou endocapilar (Figura 17.39 A). Deposição de imunocomplexos subendoteliais causa espessamento da parede conhecido como "alça de arame" (Figura 17.39 B). Muitas vezes, surgem também necrose fibrinoide, trombos hialinos e esclerose segmentar; nesses casos, crescentes epiteliais são frequentes. O quadro clínico é marcado por hematúria macro ou microscópica, proteinúria, frequentemente maciça e acompanhada de síndrome nefrótica, hipertensão arterial e insuficiên-

cia renal. Essa é a forma de pior prognóstico, geralmente sem remissões
- **Glomerulonefrite membranosa** (classe V). Pode apresentar-se de forma isolada, semelhante à GN membranosa, ou associada às anteriores. Síndrome nefrótica é a manifestação usual.

As classes da nefropatia lúpica não são estáticas, pois uma pode transformar-se em outra, de forma espontânea ou após tratamento. Nas fases terminais, com insuficiência renal, o rim tem o padrão de GN esclerosante difusa. Alterações tubulares e intersticiais são comuns, particularmente na forma proliferativa difusa.

A IMF é característica da NL e mostra imunodepósitos granulares variados, principalmente de IgG (Figura 17.39 C); IgA e IgM são também positivas, assim como C3, C1q e outros componentes do complemento no mesângio, isoladamente (classe II) ou também na parede capilar (classes III e IV), em alguns casos exuberantes. Núcleos de células glomerulares e tubulares apresentam o fenômeno FAN *in situ* (núcleos de células glomerulares e tubulares marcadas para IgG). A ME revela depósitos elétron-densos mesangiais com características de ICs em todos os padrões histológicos, às vezes também subendoteliais, especialmente na forma proliferativa difusa (Figura 17.39 D). Quando abundantes, espessam a parede capilar e dão o aspecto de "alça de arame", sinal de atividade e gravidade da doença. Na forma membranosa, aparecem depósitos subepiteliais densos. Os depósitos elétron-densos apresentam às vezes aspecto semelhante a impressão digital (Figura 17.39 E); no endotélio, em 80% dos casos são vistas inclusões tubulorreticulares.

A biópsia renal define, além do diagnóstico de NL, a classe, a gravidade e o grau de atividade e de cronicidade das lesões, que possibilitam estabelecer o prognóstico e a estratégia terapêutica. A glomerulopatia no LES resulta de imunocomplexos (DNA–anti-DNA) nos glomérulos por: (a) formação *in situ*; (b) deposição de complexos circulantes; (c) ambos os mecanismos. A partir dos ICs, há ativação do complemento no rim e em outros locais, o que explica a hipocomplementemia.

Púrpura de Henoch-Schönlein

Caracteriza-se por púrpura que acomete a pele das faces extensoras dos membros e das nádegas, dor abdominal, vômitos, hemorragias intestinais, dores articulares não migratórias e distúrbios renais, nem todos presentes em todos os casos. A doença é mais frequente na primeira década de vida, embora possa ocorrer em adultos, quando o quadro renal costuma ser mais grave.

Aspectos morfológicos

As lesões glomerulares variam desde proliferação mesangial focal (GN proliferativa focal) ou difusa (GN membranoproliferativa) até GNRP. À IMF, encontra-se deposição de IgA no mesângio. Biópsia renal sozinha não faz o diagnóstico diferencial com a doença de Berger (NIgA). Ocasionalmente, existem depósitos na parede capilar. IgA está presente também em lesões cutâneas (vasculite necrosante de pequenos vasos da derme, com hemorragias subepidérmicas). Vasculite pode ser encontrada também em outros órgãos.

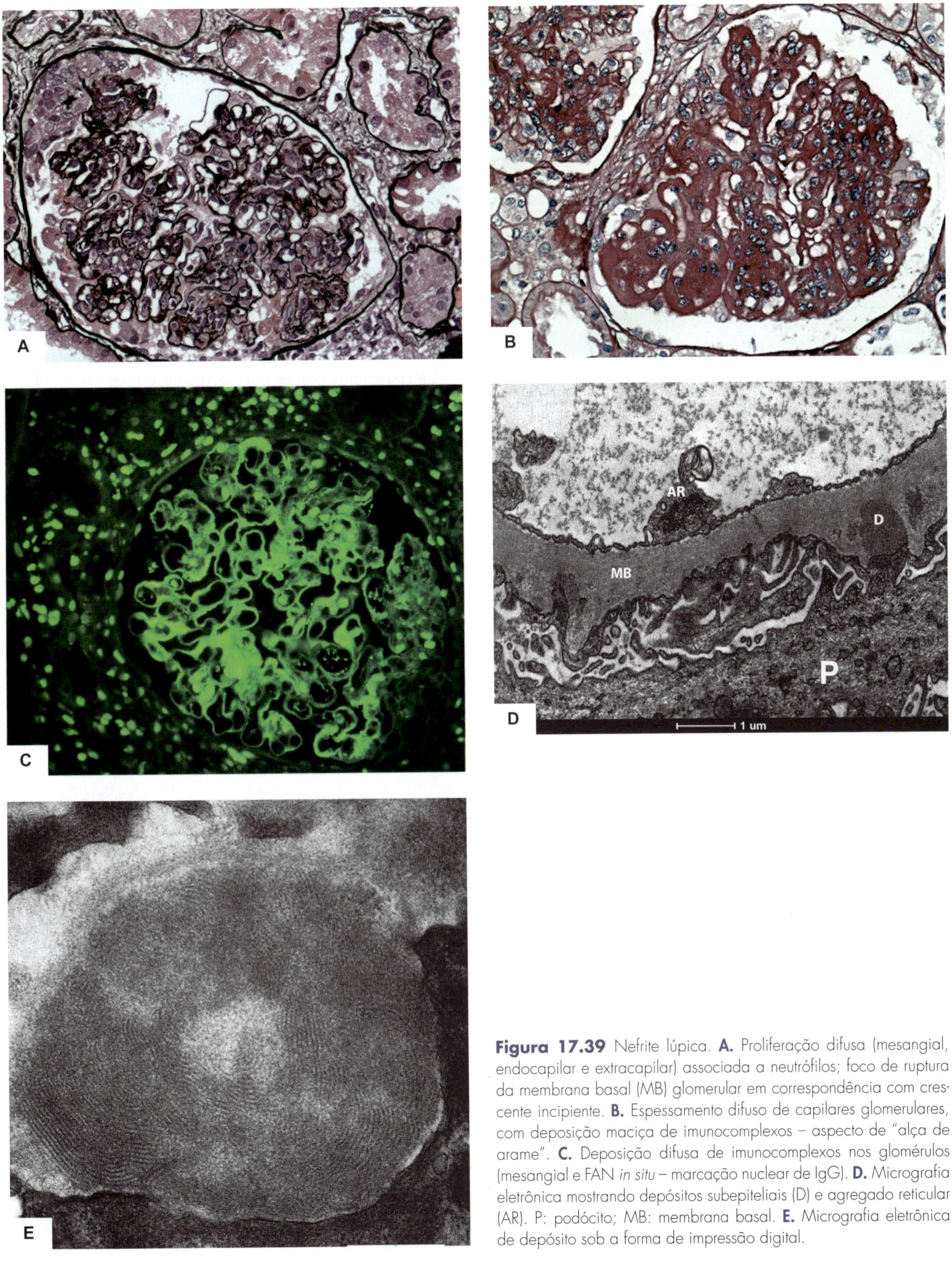

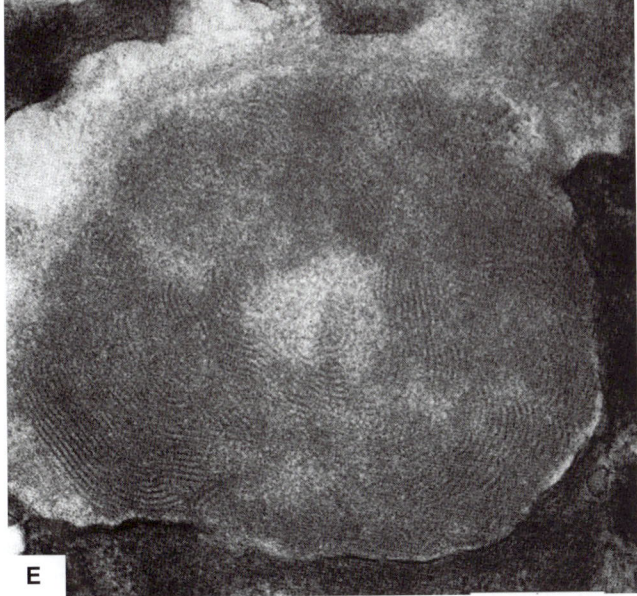

Figura 17.39 Nefrite lúpica. **A.** Proliferação difusa (mesangial, endocapilar e extracapilar) associada a neutrófilos; foco de ruptura da membrana basal (MB) glomerular em correspondência com crescente incipiente. **B.** Espessamento difuso de capilares glomerulares, com deposição maciça de imunocomplexos – aspecto de "alça de arame". **C.** Deposição difusa de imunocomplexos nos glomérulos (mesangial e FAN *in situ* – marcação nuclear de IgG). **D.** Micrografia eletrônica mostrando depósitos subepiteliais (D) e agregado reticular (AR). P: podócito; MB: membrana basal. **E.** Micrografia eletrônica de depósito sob a forma de impressão digital.

17

Embora a patogênese seja em parte desconhecida, existem algumas possibilidades: (a) alergia a estreptococos, alimentos (leite, ovos), picada de insetos, fármacos (penicilina, fenilbutazona); possivelmente, trata-se de um tipo de alergia retardada a infecções bacterianas; (b) doença por imunocomplexos, embora imunodepósitos e depósitos elétron-densos não sejam vistos em todos os casos, além de não haver consumo de complemento; predomínio de IgA pode indicar ativação do complemento pela via alternativa. Admite-se também a possibilidade de a IgA ser o componente antigênico da reação; (c) distúrbio primário da coagulação sanguínea nos glomérulos, pelo encontro de fibrina; (d) considerando-se a púrpura de Henoch-Schönlein como parte do espectro ao qual pertence a doença de Berger, ambas teriam patogênese semelhante.

O quadro clínico varia com a intensidade das lesões renais, que surgem em 30% dos pacientes. Hematúria, às vezes assintomática, é constante; proteinúria é muito frequente, podendo surgir síndrome nefrótica; síndrome nefrítica aguda aparece em número expressivo de pacientes. Quando existe GN rapidamente progressiva, insuficiência renal é a regra. O prognóstico, portanto, varia bastante, embora seja favorável na maioria das crianças.

Poliangiite com granulomas

Anteriormente chamada granulomatose de Wegener, consiste em vasculite sistêmica, granulomatosa e necrosante que compromete o trato respiratório e os vasos de pequeno e médio calibres (ver Capítulo 16). Os glomérulos mostram GN proliferativa focal ou difusa, acompanhada de necrose fibrinoide e crescentes. Em artérias, arteríolas e interstício, são encontradas as lesões comuns em outros órgãos (necrose fibrinoide vascular, granulomas e cicatrizes).

A doença associa-se a hipersensibilidade a agentes inalados, infecciosos ou não. Como não se encontram imunocomplexos na parede vascular e nos glomérulos, admite-se o envolvimento de anticorpos anticitoplasma de neutrófilos (ANCA). Por outro lado, resposta muito favorável a imunossupressores é forte indício de mecanismo imunitário celular. Acometimento renal surge em 90% dos casos como parte de vasculite sistêmica, caracterizada por inflamação granulomatosa necrosante, mais comum no sistema respiratório. Nos rins, a doença manifesta-se por proteinúria, hematúria e insuficiência renal, às vezes de evolução rápida.

Poliangiite microscópica

Poliangiite microscópica (angiite por hipersensibilidade, ou leucocitoclásica) corresponde à forma microscópica da poliarterite nodosa, embora seja hoje considerada uma entidade distinta. Quando existem lesões glomerulares acentuadas, o quadro clínico é semelhante ao da GN difusa aguda, podendo haver também síndrome nefrótica ou insuficiência renal. Eventualmente, a evolução é arrastada, com proteinúria não nefrótica, hematúria discreta e insuficiência renal crônica, em geral sem hipertensão arterial. Na maioria dos pacientes, encontra-se ANCA. Esta apresentação clínica é acompanhada de manifestações em outros órgãos, inclusive hemoptise, dor abdominal, hemorragia intestinal, mialgias e fraqueza muscular. Não raramente, manifesta-se exclusivamente por lesões purpúricas na pele (ver Capítulos 16 e 32).

A doença apresenta-se em forma de várias glomerulonefrites primárias (GN proliferativa focal, GN proliferativa difusa, GN rapidamente progressiva, GN membranoproliferativa). Quase sempre, há necrose fibrinoide de alças capilares, segmentar e focal. Em pequenas artérias, arteríolas e vênulas, encontram-se necrose fibrinoide e infiltrado inflamatório de neutrófilos, que se fragmentam (leucocitoclasia); às vezes, formam-se granulomas. Tais lesões podem ser encontradas em outros órgãos, de modo especial no baço. No interstício renal, há infiltrado inflamatório, às vezes intenso e semelhante ao da nefrite intersticial aguda. Como regra, não se encontram depósitos imunes (pauci-imune).

Crioglobulinemia

Crioglobulinas são proteínas séricas solúveis a 37°C que se precipitam quando estão sob baixa temperatura ou ocorrem variações no pH ou na sua concentração. Ao se precipitarem, crioglobulinas formam agregados que promovem reação inflamatória na parede vascular. Crioglobulinemia mista essencial é rara e constituída por púrpura, artralgia, fraqueza e eventuais lesões glomerulares. Crioglobulinemia secundária associa-se, na maioria dos casos, à infecção pelo vírus da hepatite C. Crioglobulinas são formadas por complexos IgG-IgM, tendo a IgM atividade reumatoide. Na doença, surgem GN proliferativa difusa, em geral membranoproliferativa, ou focal, "trombos" de crioglobulinas (PAS+), depósitos de IgG, IgM, C3 e C4 na parede de capilares e depósitos elétron-densos subepiteliais.

Artrite reumatoide

Artrite reumatoide é doença inflamatória autoimune que compromete articulações e causa diversas manifestações extra-articulares. São várias as formas de comprometimento renal: (1) amiloidose, como parte da amiloidose secundária, com envolvimento de glomérulos, pequenas artérias e arteríolas; (2) GN de morfologia variada, sendo a GN membranosa a mais comum; (3) lesões associadas ao uso de analgésicos (nefrite intersticial crônica e necrose papilar); (4) complicações da terapêutica pelo ouro (lesões tubulares e GNs, especialmente GN membranosa).

Doença renal crônica terminal (glomerulonefrite crônica, rim em estágio terminal)

Doença renal crônica terminal (DRCT) é a expressão usada para designar a fase terminal de várias nefropatias. Trata-se de condição prevalente na população, grave e muitas vezes prevenível. Estima-se que cerca de 5% da população brasileira tenha algum grau de doença renal crônica, sendo enorme o seu impacto no sistema único de saúde (SUS). Trata-se de condição que sobrecarrega majoritariamente o sistema público de saúde, que é o principal financiador dos serviços de hemodiálise e de transplantes no Brasil; tais encargos consomem mais de 10% dos recursos destinados ao SUS. Diabetes melito e hipertensão arterial não controlada são responsáveis pela maioria dos casos de DRCT. Outras causas são: glomerulonefrites, nefrites intersticiais, doenças hereditárias e neoplasias malignas. Vida mais prolongada de pacientes com nefropatias, obesidade, tabagismo, ingestão excessiva de sal e sedentarismo aumentam sua prevalência e contribuem para a doença renal crônica ser considerada uma das grandes epidemias contemporâneas. Mais raramente, lesões renais agudas, como necrose cortical ou nefrotoxicidade a medicamentos, causam perda definitiva da função renal.

17

DRCT pode surgir durante a evolução de várias glomerulopatias: (1) GNs primárias, como GESF, NIgA, glomerulopatia membranosa e GNMP, que em geral evoluem de forma lenta e progressiva para a fase terminal de GN crônica; (2) GNs crescênticas primárias, associadas a vasculites primárias ou à síndrome de Goodpasture; nelas, as lesões glomerulares são mais graves e a progressão para DRCT costuma ser mais rápida; (3) GN com evolução clínica habitualmente favorável pode progredir para DRCT, como acontece em poucos casos de GNDA pós-infecciosa que evolui com crescentes difusas e lesão renal crônica. Independentemente da natureza da lesão inicial (agressões mecânicas, mecanismos imunitários ou inflamatórios, mutações gênicas, toxicidade) e do compartimento primariamente lesado (glomerular, tubulointersticial, vascular), na fase avançada os rins respondem com reação inflamatória inespecífica, que constitui a via final comum da DRCT. Lesão avançada caracteriza-se por fibrose em todos os compartimentos renais. Por esse motivo, o diagnóstico da lesão/doença primária em uma fase tardia é muitas vezes difícil ou impossível. Como agravante, frequentemente não há história clínica de doença prévia, pela ausência ou pobreza de sintomas anteriores. Entretanto, a possibilidade de tratamento por transplante renal torna importante o diagnóstico da causa da perda da função renal, o que orienta o monitoramento de recidivas no enxerto e a escolha do melhor esquema terapêutico.

Aspectos morfológicos

Macroscopicamente, os rins mostram-se reduzidos de volume e peso (em torno de 70 g). A consistência é firme e a superfície externa apresenta granulações de coloração e tamanho variáveis, geralmente grosseiras e irregulares (Figura 17.40). A cortical é irregularmente delgada e a junção corticomedular torna-se apagada; a cápsula descola-se com dificuldade. Nas etapas tardias, e de modo especial em pacientes mantidos por longo tempo sob diálise, ocorre atrofia das pirâmides renais. É comum o crescimento ex vacuo da gordura peripélvica.

Nas DRCTs relacionadas com GNs, é possível em algumas delas (GN membranosa, GN membranoproliferativa) encontrarem-se glomérulos com características histológicas da doença original, possibilitando o seu diagnóstico. Com o evoluir do processo, o quadro morfológico torna-se cada vez mais inespecífico e uniforme, independentemente da doença primária.

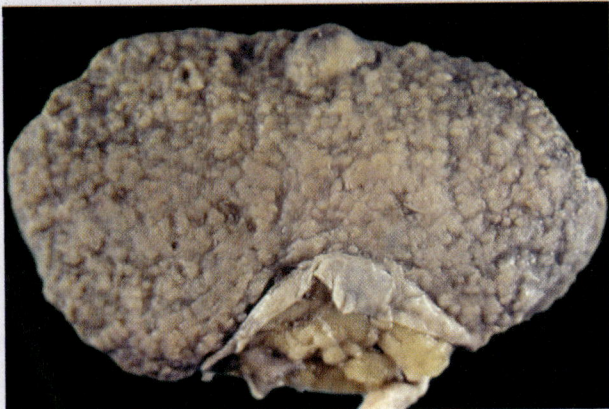

Figura 17.40 Nefropatia crônica difusa: rim reduzido de volume, com granulações grosseiras na superfície externa.

(continua)

Aspectos morfológicos (*continuação*)

A alteração fundamental é fibrose glomerular. Os glomérulos podem apresentar-se global ou segmentarmente fibrosados ou mesmo aumentados de volume (hipertrofia compensadora). Junto com as modificações estruturais, ocorre perda progressiva da função renal. Como resultado de isquemia renal, surgem hipertensão arterial e alterações em pequenas artérias e arteríolas, que agravam a isquemia e as lesões dos néfrons. Quando há malignização da hipertensão arterial, surgem as lesões vasculares correspondentes, responsáveis pelo agravamento da insuficiência renal. As alterações tubulares e intersticiais são secundárias à isquemia provocada pelas lesões de glomérulos e vasos. Surgem hipotrofia e dilatação tubular, às vezes com desaparecimento de muitos túbulos. No interstício, observam-se fibrose e infiltrado inflamatório mononuclear.

Na fase avançada, as lesões são acentuadas e comprometem todos os componentes do órgão, tornando difícil o reconhecimento do compartimento primariamente atingido. Ainda assim, é essencial uma análise cuidadosa da amostra na tentativa de se identificar pelo menos a que categoria a lesão primária está associada (diabetes, GN, hipertensão arterial, nefrite intersticial, nefropatia isquêmica). Em pacientes submetidos a diálise por longo tempo, acentuam-se as alterações vasculares e ocorre deposição de cálcio na membrana basal dos túbulos, nos glomérulos e no interstício. As pequenas artérias mostram espessamento intimal acentuado, com proliferação de células musculares. Em consequência da obstrução tubular por fibrose do parênquima e/ou por cristais de oxalato de cálcio, surge a *doença renal cística adquirida* (ver anteriormente). Além dos aspectos do rim terminal, aparecem vários cistos com até 2 cm de diâmetro, revestidos por epitélio achatado ou hiperplásico contendo líquido límpido e cristais de oxalato de cálcio. Nesses casos, pode haver hematúria, porém a complicação mais temida é o desenvolvimento de adenoma ou carcinoma de células renais.

Etiologia e patogênese. GN crônica é o estágio final de várias glomerulonefrites (em alguns casos, não há história de GN prévia). Os mecanismos que levam à cronicidade da lesão glomerular não são bem conhecidos. As possibilidades incluem manutenção da atividade da doença básica, ocorrência de novos surtos (às vezes subclínicos), existência de distúrbios hemodinâmicos nos capilares glomerulares (hipertensão intraglomerular e hiperfiltração), alteração na permeabilidade vascular com passagem de macromoléculas, expansão da matriz mesangial por acúmulo de proteínas e, provavelmente, mecanismos imunitários, inclusive de autoimunidade (Figura 17.41). As lesões tubulointersticiais têm papel relevante no desenvolvimento de insuficiência renal e resultam de: (a) isquemia consequente a esclerose glomerular; (b) fibrose intersticial secundária a distúrbios metabólicos (acúmulo de fosfatos e amônia); (c) ação de substâncias filtradas sobre as células tubulares (p. ex., citocinas); (d) persistência de fenômenos imunitários.

Aspectos clínicos. Durante certo tempo, ocorre simples continuidade ou agravamento do quadro clínico associado à doença inicial. Bloqueio progressivo de glomérulos causa isquemia e interferência na filtração. Pode haver também mudanças na apresentação clínica inicial, como redução da proteinúria e da hematúria, aparecimento de cilindros hialinos e granulares etc. As alterações tubulares explicam as variações do volume urinário, como poliúria inicial associada a baixa densidade da urina e posterior oligúria mais ou menos acentuada.

17

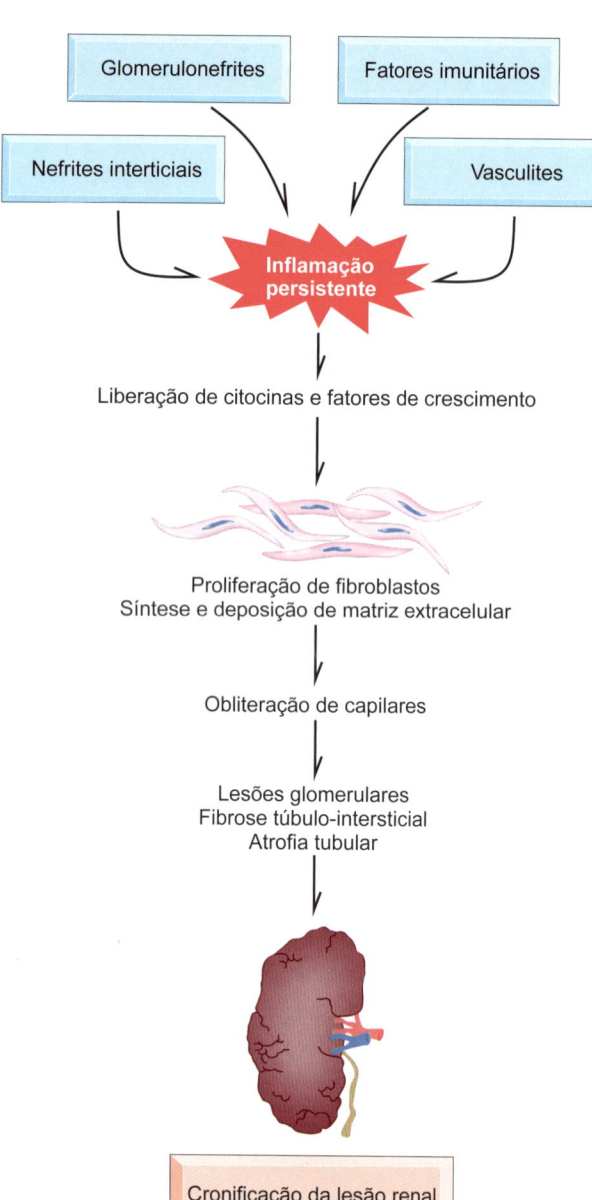

Figura 17.41 Mecanismos patogenéticos de cronificação de lesão renal.

A principal consequência de todas essas lesões é o quadro de insuficiência renal crônica, de instalação lenta e insidiosa. São comuns edema periférico, hipertensão arterial, anemia progressiva e fenômenos hemorrágicos. Hipertensão arterial é muito frequente e importante, pois, além de relacionada com acidentes vasculares cerebrais, é responsável por insuficiência cardíaca (cardiopatia hipertensiva) que agrava o quadro renal e é causa frequente de óbito. Diagnóstico precoce da DRCT, encaminhamento imediato dos pacientes para acompanhamento nefrológico e instituição de medidas terapêuticas que retardem a progressão da doença são essenciais na conduta médica.

Transplante renal

Transplante renal é a melhor alternativa terapêutica para a grande maioria dos pacientes com insuficiência renal crônica em seus estágios finais. Rins transplantados, porém, não sobre-vivem tanto quanto rins nativos: a vida média de um rim transplantado varia entre 12 e 22 anos. Isso se explica de um lado pelas agressões que o órgão transplantado sofre durante anos antes do explante, sobretudo hipertensão arterial e diabetes melito. De outro, pode haver lesão por isquemia fria de preservação do órgão e por lesões de reperfusão. Mais tarde, o rim transplantado é submetido a agressão por medicamentos nefrotóxicos, como imunossupressores, inibidores de calcineurina e antibióticos. Nos seis primeiros meses após o transplante, ocorrem ainda episódios de rejeição aguda, clínica ou subclínica (alguns nunca diagnosticados) e novas agressões mediadas por células (linfócitos T citotóxicos), por anticorpos antiantígenos HLA (e outros) ou mistas. Infecções virais podem também comprometer o órgão transplantado, seja por ação citopática (p. ex., vírus polioma) ou por efeitos indiretos (p. ex., aumento da expressão de antígenos HLA nas células transplantadas, como na infecção pelo citomegalovírus).

A deterioração do enxerto acontece por motivos variados. Inicia-se pelos próprios medicamentos usados para manter o órgão livre de rejeição, muitos dos quais são paradoxalmente nefrotóxicos, e se agrava por recidiva da doença original (p. ex., GESF, GN membranoproliferativa e nefropatia por IgA) ou por infecções no transplante. Na *fase inicial*, aparecem lesões e nefrotoxicidade agudas, que continuam a agredir o enxerto subliminarmente, sem que se perceba clinicamente qualquer alteração funcional. A longo prazo, a função do órgão diminui progressivamente, enquanto surgem alterações denominadas *rejeição crônica* ou *disfunção crônica do enxerto*. Esta pode ser mediada por células, anticorpos ou ambos, além da concomitância de lesões por nefrotoxicidade crônica por medicamentos. Existem ainda fibrose progressiva e atrofia tubular, cujos mecanismos ainda não estão bem esclarecidos. Todos esses fenômenos são responsáveis por encurtar a vida do rim transplantado.

Lesões no enxerto

A biópsia renal é o padrão-ouro para o diagnóstico das lesões que acompanham o enxerto. A fim de padronizar, aperfeiçoar e uniformizar a análise e o registro das lesões do enxerto renal, em 1993 foi criada a Classificação de Banff (cidade do Canadá). Tal classificação é atualizada a cada 2 anos por um grupo multiprofissional que inclui clínicos, cirurgiões, patologistas e imunologistas, os quais levam em consideração os avanços no conhecimento clínico, imunológico, fisiológico e patológico dos transplantes.

A classificação de Banff é uma avaliação semiquantitativa, sendo cada indicador pontuado como 0, 1, 2 ou 3, de acordo com o grau de lesão em cada compartimento analisado (glomérulos, túbulos, interstício, artérias, arteríolas e capilares peritubulares). Segundo esse princípio, têm-se os seguintes valores:

- 0: quando não há lesão no compartimento analisado
- 1: quando a lesão é discreta e compromete até 25% do compartimento analisado
- 2: quando a lesão é moderada e compromete até 50% do compartimento analisado
- 3: quando a lesão é grave e compromete mais do que 50% do compartimento analisado.

Para tal avaliação, a amostra histológica deve conter pelo menos 10 glomérulos viáveis (não escleróticos) e duas artérias.

As alterações encontradas nos enxertos renais podem ser: (1) lesões de rejeição; (2) infecções, bacterianas ou virais; (3) lesões vasculares (estenose, trombos de artérias ou veias); (4) recidiva da doença original; (5) glomerulopatia *de novo*, que consiste no aparecimento de uma nova doença glomerular, diferente daquela que causou a perda do rim nativo.

Rejeição de enxerto renal pode ser mediada por linfócitos T (rejeição celular), linfócitos B (rejeição humoral, por anticorpos) ou ambos. As lesões de rejeição podem ser ativas ou crônico-ativas, em processo de evolução constante. Em uma mesma biópsia, é possível se encontrarem lesões agudas e crônicas, razão pela qual, na última classificação (2017), o termo agudo ter sido modificado para ativo e o crônico, para crônico-ativo.

Rejeição ativa. Na *rejeição ativa mediada por linfócitos T* (citotoxicidade), o achado histológico principal é agressão da MB tubular por linfócitos (tubulite) acompanhada de infiltrado mononuclear intersticial. A relação entre a intensidade da tubulite e a do infiltrado intersticial é que determina a subclassificação desse tipo de rejeição. A *rejeição ativa mediada por linfócitos B* (anticorpos) caracteriza-se por inflamação na microvasculatura renal (capilares glomerulares e peritubulares). Glomerulite caracteriza-se por neutrófilos e macrófagos obstruindo a luz de capilares glomerulares acompanhada de tumefação de células endoteliais (endoteliose). Pericapilarite é identificada por neutrófilos ocluindo a luz de capilares peritubulares, às vezes aderidos à parede. Nesse tipo de rejeição, é comum ativação do complemento, evidenciada, por imunofluorescência ou imunoperoxidase, pela presença de C4d em capilares peritubulares. Em todas essas formas de rejeição, pode-se encontrar *endarterite*, que se caracteriza pela permeação de leucócitos na íntima de artérias. Proliferação fibrointimal, formação de neoíntima e infiltrado leucocitário na parede arterial indicam cronicidade da endarterite.

Rejeição crônico-ativa. Rejeição crônico-ativa pode ser mediada também por células T, B ou ambas. A *resposta mediada por células T* caracteriza-se por comprometimento de pelo menos 25% da cortical por atrofia tubular, fibrose intersticial, tubulite e/ou tubulorrexe. Na *resposta mediada por células B*, o achado principal é duplicação da MB glomerular (glomerulopatia do transplante), acompanhada frequentemente de células inflamatórias nos capilares glomerulares (glomerulite). Duplicação da MB glomerular se faz pela interposição de matriz mesangial mas sem depósitos de imunocomplexos. O quadro pode acompanhar-se de atrofia tubular, pericapilarite, fibrose e infiltrado inflamatório intersticiais. Nas formas ativas ou crônico-ativas, a rejeição pode ser mediada tanto por células T como por células B.

Outras lesões. O rim transplantado pode ser sede de infecções variadas, virais ou bacterianas. A infecção viral mais comum é a nefropatia pelo vírus do polioma. O diagnóstico baseia-se na história clínica, PCR no sangue positivo para o vírus, infiltrado intersticial, tubulite e inclusões intranucleares em células tubulares e confirmadas por imuno-histoquímica para SV-40. Esta infecção tem diagnóstico diferencial com rejeição mediada por células T do tipo I, pois o achado histológico é também de citotoxicidade. Infecções bacterianas resultam em nefrite intersticial e pielonefrite. Quando não se encontra uma causa para as lesões, fala-se em *atrofia tubular e fibrose intersticial de origem indeterminada (IFTA)*. As lesões encontradas no transplante renal estão relacionadas no Quadro. 17.10.

▶ Doenças túbulo-intersticiais

Trata-se de um grupo de doenças prevalentes capazes de causar insuficiência renal. Neste grupo, são também englobadas afecções tubulares incomuns, de etiologia variada, algumas de natureza genética, conforme resumido no Quadro 17.11.

A entidade denominada *necrose tubular aguda* (NTA) ou lesão tubular aguda é a causa mais comum de insuficiência renal aguda (IRA). De acordo com a etiopatogênese, há duas formas: NTA isquêmica e NTA tóxica. A *NTA isquêmica* é provocada por distúrbios hemodinâmicos, geralmente choque de causas variadas; com frequência, é encontrada em rins de necrópsias, quando recebe a designação de *rins do choque*. Praticamente

Quadro 17.10 Lesões no enxerto renal

1. Rim normal

2. Alterações limítrofes. A intensidade da tubulite e do infiltrado intersticial não é suficiente para o diagnóstico de rejeição ativa mediada por células T

3. Rejeição ativa mediada por células T
   Tipos IA e IB. Tubulite e infiltrado intersticial
   Tipos IIA e IIB. Além de infiltrado intersticial e tubulite, há endarterite. Raramente, endarterite aparece como alteração isolada
   Tipo III. Arterite transmural e/ou necrose da parede vascular

4. Rejeição ativa mediada por células B (glomerulite e/ou pericapilarite)

5. Rejeição crônico-ativa mediada por células T
   Tipos IA e IB. Segundo a intensidade de inflamação no córtex renal, de áreas de fibrose intersticial e de atrofia tubular com infiltrado inflamatório (i-IFTA > 26%), além do grau de intensidade da tubulite
   Tipo II. Proliferação fibrointimal: células inflamatórias e formação de neoíntima

6. Rejeição crônico-ativa mediada por células B (glomerulopatia do transplante)

7. Rejeição mista (ativa ou crônico-ativa)

8. Fibrose intersticial e atrofia tubular de causa desconhecida (IFTA)

9. Alterações de causa não imunitária

   9.1. Causas infecciosas: bacterianas e/ou virais

   9.2. Causas vasculares: trombose da veia renal (infarto hemorrágico) e trombose da artéria renal (infarto isquêmico), estenose arterial ou venosa

   9.3. Recidiva da doença original

   9.4. Glomerulopatia *de novo*

17

Quadro 17.11   Doenças tubulares

Lesões tubulares e insuficiência renal aguda

Necrose tubular aguda

  Isquêmica

  Nefrotóxica

Defeitos tubulares. Insuficiência renal seletiva

Defeitos tubulares múltiplos

  Cistinose (síndrome de Toni-Debré-Fanconi)

  Oxalose e hiperoxalúria

  Outros defeitos (síndrome de Lowe, doença de Wilson, galactosemia, doença de von Gierke)

Defeitos tubulares múltiplos por doenças extrarrenais

  Mieloma múltiplo

  Doenças metabólicas dos ossos

  Hipopotassemia

Doenças tubulares por agentes nefrotóxicos

Defeitos tubulares simples

  Aminoacidúria

  Glicosúria renal

  Fosfatúria

  Acidose tubular renal

Defeitos tubulares em resposta a hormônios

  Diabetes insípido nefrogênico

  Pseudo-hipoaldosteronismo

  Pseudo-hiperaldosteronismo

  Pseudo-hipoparatireoidismo

  Síndrome de Bartter

  Síndrome de Gordon

todas as causas de hipoperfusão renal são causas potenciais de NTA. As lesões isquêmicas não têm preferência por algum segmento tubular e em geral comprometem a MB tubular. A *NTA tóxica* inclui os casos de lesão direta dos túbulos por agentes nefrotóxicos, como mioglobina, hemoglobina, arsênico, mercúrio, etilenoglicol, chumbo e alguns medicamentos, especialmente antibióticos. Lesão nefrotóxica atinge preferencialmente os túbulos proximais.

A expressão necrose tubular aguda requer considerações uma vez que, especialmente nos distúrbios hemodinâmicos, nem sempre ocorre necrose, ou esta limita-se a poucas células. Nesses casos, encontram-se apenas fenômenos degenerativos tubulares, sem necrose, sendo difícil, às vezes, estabelecer correlação entre a gravidade da insuficiência renal e a pouca

intensidade das alterações morfológicas. Por isso mesmo, a designação *agravo tubular agudo (ATA)* expressa mais bem essa condição do que NTA, embora esta última denominação esteja consagrada na literatura e na prática médica.

O diagnóstico de NTA tem grande importância prática, uma vez que, eliminada a causa, há possibilidade de se reverter a insuficiência renal aguda por meio de diálise e suporte hemodinâmico, capazes de manter o indivíduo vivo por tempo suficiente para recuperar a integridade dos túbulos e a sua capacidade funcional. Na maioria dos casos, é possível haver reconstituição tubular mediante proliferação epitelial estimulada por fatores de crescimento e citocinas produzidos endogenamente.

Necrose tubular aguda por distúrbios hemodinâmicos

Hipoperfusão sanguínea renal é a causa mais frequente de insuficiência renal aguda. Como os rins recebem 20 a 30% do débito cardíaco, quando ocorre redução do volume circulatório ou falência da bomba cardíaca diminui o fluxo sanguíneo nos rins, inclusive por vasoconstrição de suas artérias e arteríolas. Se a isquemia é intensa e prolongada, aparecem lesões parenquimatosas, especialmente nos túbulos, que são mais sensíveis à hipóxia.

O estado de choque é causa frequente de NTA. Choque instala-se quando há transtorno grave no volume circulante (hemorragias, desidratação grave, queimaduras etc.), no funcionamento cardíaco (infarto do miocárdio, miocardiopatias graves) e/ou no tônus vascular (lesões encefálicas, septicemia etc. – ver Capítulo 9). NTA pode ser causada também por lesões de vasos intrarrenais, como na hipertensão arterial maligna, púrpura trombocitopênica trombótica, coagulação intravascular disseminada, síndrome hemolítico-urêmica e poliarterite nodosa, ou ainda por lesões glomerulares, como em GNs crescênticas. Quando existe dúvida diagnóstica, pode ser necessária biópsia renal para esclarecimento.

Aspectos morfológicos

Os rins apresentam tamanho normal ou estão aumentados de volume. No rim do choque (Figura 17.42 A), a cortical é tumefeita e pálida, enquanto a medular é vermelho-escura. Os túbulos apresentam desaparecimento da borda em escova, perda da polaridade morfofuncional, degeneração hidrópica e desnudamento da membrana basal. Apesar de a denominação indicar "necrose tubular", esta nem sempre é encontrada na NTA isquêmica. Quando presente, ocorre em focos múltiplos e caracteriza-se por picnose nuclear, cariólise, cariorrexe e ruptura da membrana basal (*tubulorrexe*). Na luz tubular, são vistos cilindros granulares, células epiteliais descamadas e, às vezes, leucócitos (Figuras 17.42 B e 17.42 C). Não há relação entre a quantidade de cilindros e o grau de alterações morfológicas e funcionais. No interstício, são comuns edema e infiltrado mononuclear. Precocemente, surgem sinais de regeneração tubular. Os glomérulos são normais.

(*continua*)

Aspectos morfológicos (*continuação*)

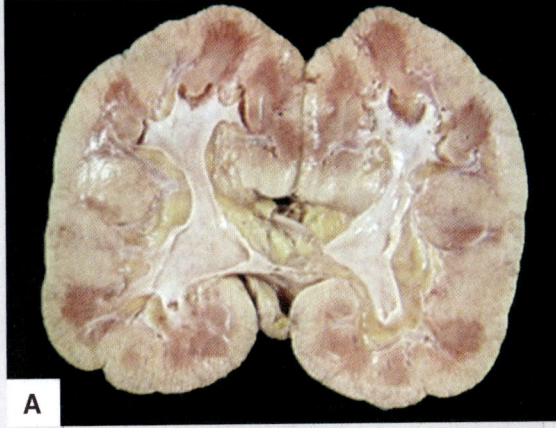

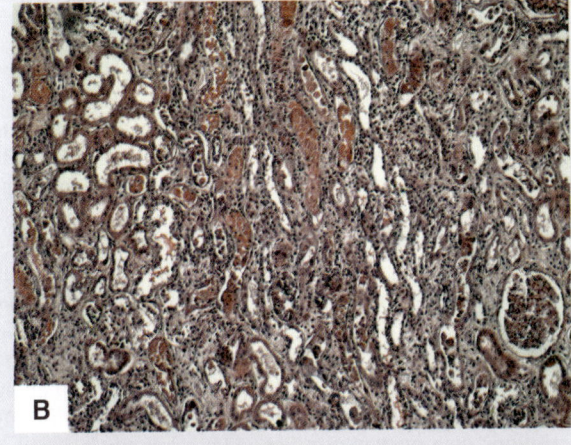

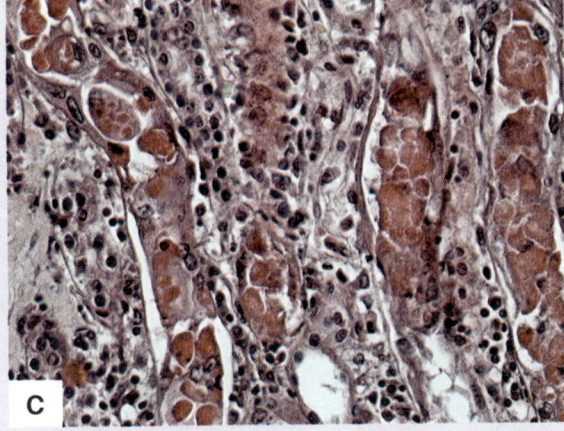

Figura 17.42 Necrose tubular aguda. **A.** Rim do choque. Palidez cortical acentuada. **B.** Degeneração e descamação do epitélio tubular renal. **C.** Detalhe do epitélio necrosado.

Patogênese. Fisiopatologia. O denominador comum das várias causas de NTA hemodinâmica é isquemia. No início, isquemia provoca lesões tubulares reversíveis (edema, degeneração hidrópica, perda de polaridade e da borda em escova celular); se persiste, ocorrem necrose e apoptose. Insuficiência renal aguda (IRA) resulta de:

- Isquemia prolongada, que causa lesões isquêmicas sobretudo nos túbulos

- Redução da filtração glomerular, por mecanismos variados
- Obstrução tubular, causada por cilindros formados pela descamação das células tubulares com aumento da pressão intratubular, atuando como força contra a filtração
- Edema intersticial, que se opõe à filtração glomerular e contribui para agravar a lesão. Reabsorção do fluido tubular pelos capilares peritubulares favorece distúrbios metabólicos e hidroeletrolíticos
- Vasoconstrição intrarrenal. É provocada por: (1) agressão endotelial por hipóxia, o que leva a liberação de endotelina (vasoconstritora) e redução de óxido nítrico e prostaciclina (vasodilatadores); (2) estimulação do sistema renina-angiotensina-aldosterona. Por causa de isquema, as células sofrem mudança na sua polaridade. Com isso, a ATPase-Na$^+$/K$^+$-dependente, que existe normalmente na face basolateral, passa a ocupar a face luminal das células tubulares, promovendo aumento de Na$^+$ nos túbulos distais; por mecanismo de *feedback* tubuloglomerular, há aumento de Na$^+$ na mácula densa, que diminui a pressão de filtração glomerular e estimula a secreção de renina. Além de reduzir o fluxo sanguíneo nos glomérulos, a vasoconstrição agrava a perfusão tecidual
- Perfusão seletiva. Na NTA, ocorre redução de 25 a 50% do fluxo sanguíneo renal, além de modificação na sua distribuição. A cortical, que habitualmente recebe 70 a 80% do sangue renal, sofre diminuição progressiva desta oferta por desvio (inversão) do fluxo para a medular, através de curto-circuitos vasculares corticomedulares (vasoconstrição intrarrenal)
- Alterações glomerulares. Por causa da vasoconstrição renal, do aumento da pressão tubular e do edema das células endoteliais, a filtração glomerular fica reduzida ou abolida.

Na NTA isquêmica, portanto, a IRA resulta de inúmeros mecanismos, que atuam simultaneamente. Correção do volume intravascular pode corrigir algumas dessas alterações e reverter o quadro.

Aspectos clínicos. Prognóstico. A evolução da NTA por distúrbios hemodinâmicos varia bastante e depende da causa e da gravidade das lesões, embora nem sempre exista correlação anatomo-clínica. No início, as manifestações clínicas são discretas e marcadas por pequena redução do volume urinário e aumento da ureia (IRA pré-renal), reversíveis com o restabelecimento do fluxo sanguíneo renal. Mantida a isquemia e estabelecida a redução da função tubular, surgem oligúria (40 a 400 mL/dia), aumento progressivo de ureia e creatinina, retenção de água e sódio, hiperpotassemia e acidose metabólica. Na urina, aparecem cilindros granulares marrons (cilindros da IRA). Nos pacientes que se recuperam, há aumento do volume urinário com perda de água, sódio e potássio; além da consequente hipopotassemia, ocorre queda paulatina dos níveis de ureia e creatinina, com retorno gradual da função renal. O prognóstico depende da causa e da sua reversibilidade; infecções aumentam a mortalidade. Em certos casos, a IRA é do tipo não oligúrica, de evolução mais favorável.

Necrose tubular aguda nefrotóxica

Sendo o rim um órgão muito vascularizado e de vital importância na depuração de substâncias circulantes, é compreensível que seja frequentemente avariado por agentes tóxicos. Nefrotoxicidade pode ser causada por agentes químicos, medicamentos e outros produtos, biológicos ou não, que penetram no organismo e têm ação tóxica por si mesmos ou por seus metabólitos (ver Capítulo 3). Embora nefrotoxicidade possa atuar sobre qualquer componente renal, as agressões tubulares são as mais importantes e explicáveis pela reabsorção ativa exercida pelos túbulos, particularmente os proximais. Assim, tal quadro diz respeito essencialmente a lesões tubulares.

NTA nefrotóxica é causada por numerosos agentes, como contraste radiográfico, metais pesados (chumbo, mercúrio, arsênico), solventes orgânicos (tetracloreto de carbono, álcool metílico, etilenoglicol, glicóis), inseticidas, herbicidas, anilinas, medicamentos, incluindo antibióticos (neomicina, gentamicina, canamicina, cefalosporina, anfotericina B etc.), anestésicos (metoxiflurano), agentes antineoplásicos ou imunossupressores (ciclosporina) e venenos orgânicos (ofídico, aracnídeo, cogumelos). As alterações morfológicas variam de acordo com o agente tóxico e, na maioria das vezes, são inespecíficas. De acordo com o agente agressor, podem aparecer lesões peculiares (p. ex., tetracloreto de carbono, mercúrio, chumbo) e de interesse médico-legal. Lesões nefrotóxicas ocorrem sobretudo nos túbulos proximais, e em geral não destroem a MB (este fato permite regeneração completa dos túbulos se a causa é eliminada).

A nefrotoxicidade, especialmente a de medicamentos, depende da dose, do tempo de uso e de condições predisponentes (p. ex., desidratação). Ao lado disso, o efeito lesivo depende não só da ação direta do agente como também de outros fatores, como hipersensibilidade (p. ex., sulfas, meticilina), resposta imunitária e hemólise. Outro aspecto importante é a interação entre diversos fármacos.

Outras causas de NTA nefrotóxica incluem toxinas endógenas/teciduais, como hemoglobina (hemólise intravascular com hemoglobinúria) e mioglobina (que aumenta na circulação quando há lesões musculares extensas e mioglobinúria). Hemólise é causada, entre outros, por medicamentos (p. ex., sulfas), intoxicações exógenas (benzeno, nitrobenzol, cloreto de sódio), acidente ofídico (veneno de cascavel), eritroblastose fetal, malária e leptospirose.

Mioglobinúria tem como causa mais comum a *síndrome de esmagamento*, estudada intensamente na Segunda Guerra Mundial, principalmente em pessoas soterradas em bombardeios. A condição resulta de esmagamento e necrose da musculatura esquelética, associada a distúrbios da circulação local por compressão vascular e/ou alterações vasomotoras. Produtos de necrose muscular, ricos em mioglobina, juntamente com a hemoglobina formada por hemólise local, penetram na circulação (mio-hemoglobinemia) e alcançam os rins (mio-hemoglobinúria). Outras causas de rabdomiólise incluem choque elétrico, miosite grave, choque térmico e exercício intenso e prolongado.

Rins com lesões prévias e/ou insuficiência funcional estão mais sujeitos a NTA por agentes tóxicos. O conhecimento desse fato tem grande interesse prático na orientação e no ajuste da dose de medicamentos e na contraindicação a substâncias sabidamente nefrotóxicas, mesmo as de baixa toxicidade. Com tratamento adequado, a maioria dos pacientes recupera-se do quadro.

Histologicamente, as lesões da NTA nefrotóxica são semelhantes às da NT isquêmica. Necrose é mais intensa nos túbulos proximais e, em geral, não há destruição da MB. Na hemoglobinemia e mioglobinemia, formam-se cilindros tubulares pardacentos (cilindros granulares pigmentados), por associação com hemoglobina e mioglobina não absorvidas nos túbulos proximais.

Mieloma múltiplo

Mieloma múltiplo é neoplasia maligna de células plasmocitárias com frequente acometimento renal, podendo causar insuficiência renal, proteinúria ou síndrome de Toni-Debré-Fanconi secundária. As alterações renais têm relação com a filtração glomerular de cadeias leves monoclonais de imunoglobulinas circulantes. Mieloma múltiplo pode acometer os rins de várias maneiras: (1) nefropatia do cilindro de Bence-Jones (rim do mieloma); (2) nefropatia por deposição de cadeias de imunoglobulinas monoclonais (leves ou pesadas); (3) amiloidose do tipo AL; (4) infiltração neoplásica do parênquima renal pelo mieloma (Figura 17.43). A primeira é a forma mais comum e na qual se encontram cilindros acidófilos, homogêneos ou heterogêneos, laminados ou com aspecto "quebradiço" (Figura 17.44), constituídos pela proteína de Bence-Jones, os quais obstruem os túbulos e causam sua dilatação (plasmócitos neoplásicos sintetizam tanto imunoglobulinas completas como apenas cadeias leves – kappa ou lambda –, estas chamadas *proteínas de Bence-Jones*). Os cilindros provocam também reação inflamatória gigantocelular que acentua a obstrução. O epitélio tubular sofre degeneração, e o interstício mostra reação inflamatória, que é mais acentuada quando há ruptura tubular. Desses eventos resultam fibrose intersticial e hipotrofia tubular.

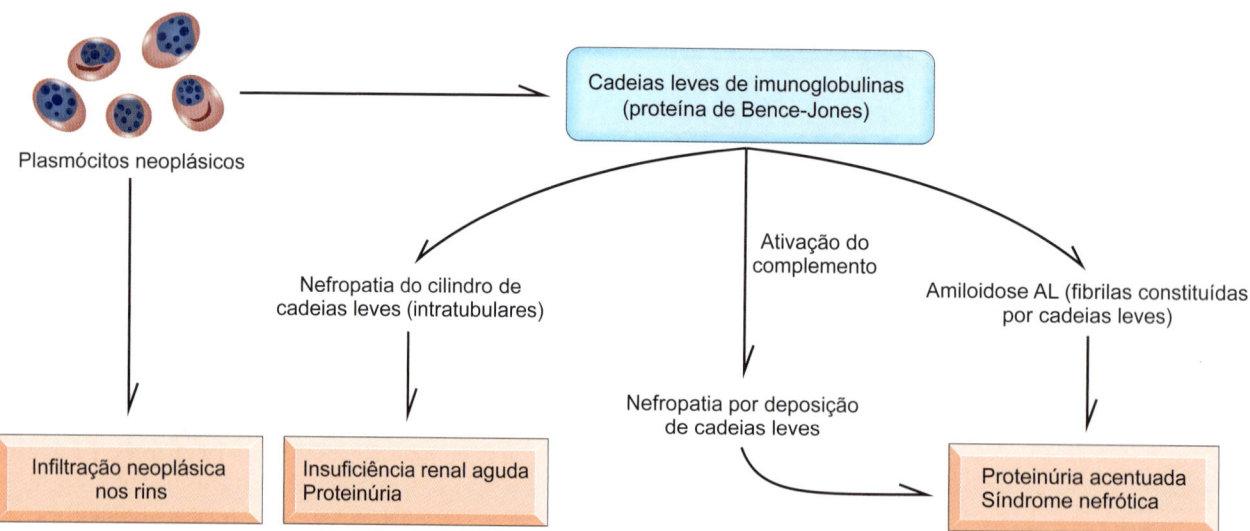

Figura 17.43 Formas de comprometimento renal no mieloma múltiplo.

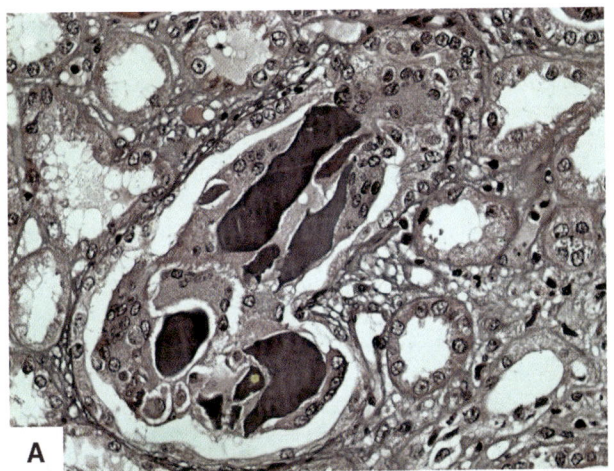

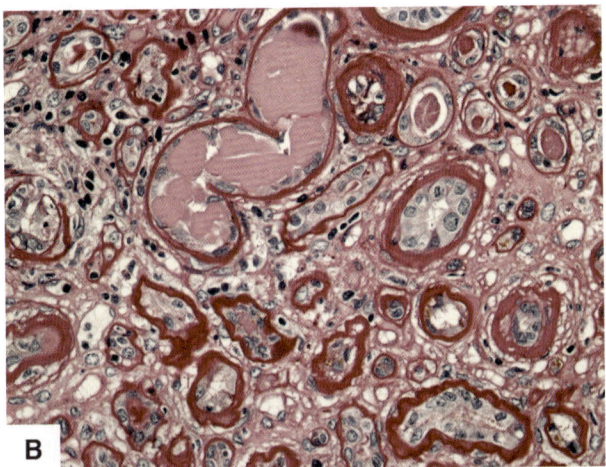

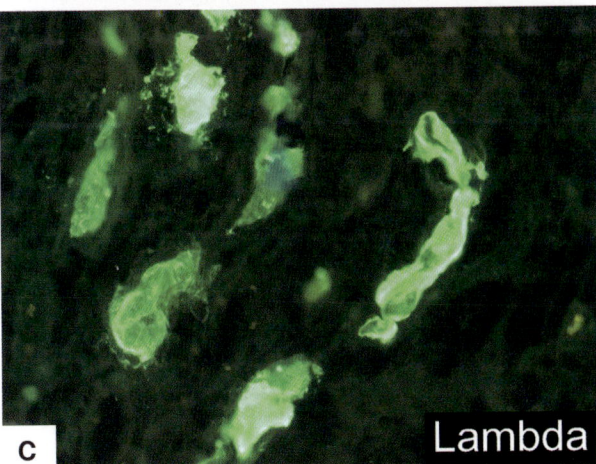

Figura 17.44 Rim no mieloma. **A.** Cilindros amorfos com aspecto "fraturado" envolvidos por reação gigantocelular. **B.** Cilindros fragmentados. **C.** Imunofluorescência para cadeia leve lambda nos cilindros.

Insuficiência renal tem relação com a proteinúria de Bence-Jones, pois: (1) as cadeias leves são tóxicas para o epitélio tubular; (2) a combinação da proteína de Bence-Jones com uma glicoproteína urinária (proteína de Tamm-Horsfall) forma cilindros volumosos que obstruem a luz tubular e provocam reação inflamatória no interstício. Muitas vezes, somam-se hipercalcemia e hiperuricemia, potencialmente nefrotóxicas, a última agravada pelo tratamento antineoplásico.

Clinicamente, na maioria dos pacientes o comprometimento renal manifesta-se por insuficiência renal, aguda ou crônica; a primeira é precipitada por desidratação, infecções, uso de substâncias nefrotóxicas e hipercalcemia. Em 70% dos pacientes, há ainda proteinúria de origem tubular, oriunda de moléculas de cadeias leves de imunoglobulinas provenientes da filtração do sangue (cadeias leves de imunoglobulinas são filtradas nos glomérulos, parcialmente reabsorvidas nos túbulos e eliminadas em parte na urina). Pesquisa quantitativa de proteínas na urina revela proteinúria considerável que pode não ser detectada no teste com fita (*dipstick*), uma vez que a urina pode não conter albumina. Essa discrepância pode ser o primeiro sinal de envolvimento renal pelo mieloma. Proteinúria acentuada e albuminúria sugerem acometimento glomerular por depósitos de cadeias leves ou amiloidose, doenças também associadas ao mieloma. Litíase renal está presente em 30% dos pacientes e é secundária a: (a) hipercalcemia resultante de destruição óssea pela neoplasia; (b) elevação de ácido úrico sérico e urinário pelo tratamento antineoplásico. Além de mieloma, os rins podem ser lesados em outras doenças com síntese de imunoglobulinas monoclonais, como em linfomas. Nesses casos, porém, acometimento glomerular é mais frequente.

Hipercalcemia. Nefrocalcinose

Muitas são as causas de hipercalcemia, nem todas associadas a deposição de cálcio nos rins (nefrocalcinose) ou a litíase. O inverso também é verdadeiro, ou seja, pode haver calcinose renal sem hipercalcemia. Independentemente da deposição de cálcio nos rins, hipercalcemia pode causar incapacidade de concentrar a urina, reduzir a filtração glomerular e alterar a função tubular.

Calcificação renal pode associar-se a: (1) aumento da absorção de cálcio (hipervitaminose D, sarcoidose, síndrome "leite-álcali", hipercalcemia idiopática); (2) desmineralização óssea (hiperparatireoidismo primário, mieloma múltiplo, metástases ósseas); (3) calcificação distrófica e outras (necrose tubular e necrose cortical, acidose tubular renal, alcalose hipoclorêmica). As manifestações clínicas são poliúria/polidipisia (diabetes insípido nefrogênico), litíase urinária e insuficiência renal aguda ou crônica.

As lesões predominam nos túbulos coletores, na porção ascendente da alça de Henle e nos túbulos distais. Concreções na luz tubular e depósitos de cálcio no interstício constituem a *nefrocalcinose*. Quando esta é acentuada, surge nefropatia tubulointersticial, com cicatrizes e atrofia tubular; os glomérulos são pouco acometidos ou mostram fibrose periglomerular e/ou do tufo glomerular, segmentar ou global, que pode causar insuficiência renal. Cicatrizes resultam de obstrução dos túbulos coletores por restos celulares calcificados ou de lesão direta do cálcio sobre as células tubulares. Depósitos de cálcio ocasionais são vistos com frequência em necrópsias e biópsias renais de rotina, sem causa ou importância clínica aparente.

Hiperuricemia. Gota

Uratos são gerados no metabolismo de purinas, por meio da enzima xantina oxidase. Nos estados de hiperuricemia, por fontes alimentares ou por metabolismo endógeno, uratos podem formar cristais pouco solúveis que se depositam em tecidos e causam inflamação e, ocasionalmente, gota (ver Capítulo 27). Os rins são sede frequente desses depósitos (Figura 17.45). Causa importante de hiperuricemia aguda é destruição celular maciça que ocorre em quimioterapia ou radioterapia de tumores malignos ou neoplasias hematológicas com alto índice de proliferação e morte celular, como leucemias e linfomas. Há três formas de acometimento renal: (1) insuficiência renal aguda por precipitação de cristais de ácido úrico nos túbulos renais,

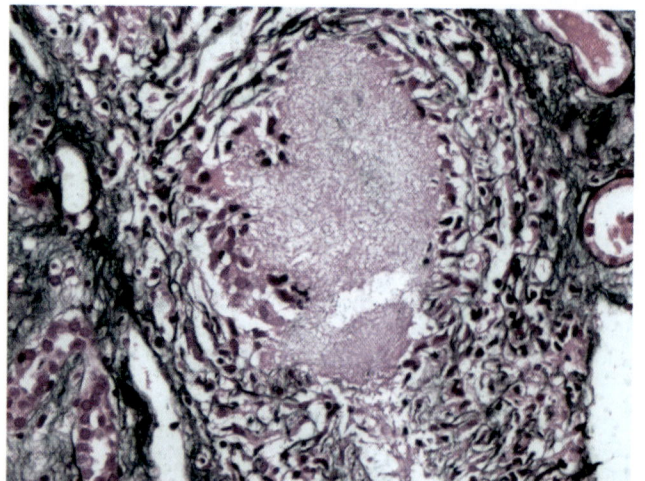

Figura 17.45 Hiperuricemia. Cristais de urato envolvidos por leucócitos. Coloração pela prata.

especialmente coletores, com obstrução súbita; (2) nefropatia crônica da gota, caracterizada por deposição de cristais de uratos em túbulos distais e coletores e no interstício. Obstrução tubular aliada à ação direta de cristais no interstício causam hipotrofia, fibrose cortical e lesões em pequenas artérias e arteríolas (neoformação conjuntiva intimal, hipertrofia da média) que contribuem para hipertensão arterial, frequente nesses pacientes; (3) cálculos de ácido úrico (litíase renal).

17
Defeitos tubulares por agentes nefrotóxicos

Agentes nefrotóxicos causam alterações tubulares funcionais variadas. Mercúrio provoca lesões tubulares graves e suficientes para provocar IRA. Exposição ao chumbo pode causar glicosúria, aminoacidúria e hipertensão arterial, especialmente por intoxicação aguda; exposição prolongada, principalmente ocupacional, acompanha-se de insuficiência renal crônica e, eventualmente, hipertensão arterial. Nesses casos, os túbulos e as alças de Henle mostram fenômenos degenerativos e regeneração, sendo comuns inclusões plúmbicas, eosinofílicas, no citoplasma e no núcleo. Nos casos crônicos, há redução acentuada dos rins por fibrose intersticial e hipotrofia tubular. Cádmio e urânio causam aminoacidúria e proteinúria como na síndrome de Toni-Debré-Fanconi. Solventes orgânicos (tricloroetileno, tetracloreto de carbono, tolueno) também causam NTA. Na intoxicação por etilenoglicol, os metabólitos desse álcool alteram o funcionamento das células tubulares e levam a insuficiência renal; há ainda obstrução tubular por cristais de oxalato de cálcio. Etilenoglicol é amplamente utilizado na indústria como anticongelante e pode causar intoxicação quando ingerido.

▶ Nefrite intersticial

Nefrite intersticial caracteriza-se por reação inflamatória primariamente no interstício renal. Quase sempre, a inflamação acomete túbulos e interstício, constituindo uma nefrite tubulointersticial.

Nefrite intersticial aguda

Nefrite intersticial aguda é causa importante de insuficiência renal. A doença tem muitas causas, particularmente certos medicamentos. Doenças autoimunes (lúpus eritematoso e síndro-

me de Sjögren) e várias doenças infecciosas também podem ser sua causa, como legionelose, escarlatina, difteria, salmonelose, viroses, brucelose, leptospirose e toxoplasmose. A síndrome TINU caracteriza-se por nefrite túbulo-intersticial aguda (NIA) e uveíte (ver adiante).

A lista de medicamentos causadores de NIA cresce a todo instante, à medida que surgem novos fármacos; fazem parte desse grupo sulfa e antibióticos (ampicilina, meticilina, cefalotina, canamicina, gentamicina, rifocina, anfotericina B e tetraciclina), anticoagulantes (fenediona), hidantoína, diuréticos (tiazídicos, furosemida), antiblásticos (azatioprina) e anti-inflamatórios não esteroides (AINE) (Quadro 17.12).

Em doenças infecciosas, a patogênese da nefrite intersticial não está bem esclarecida, havendo suspeita da ação de toxinas. Em geral, as manifestações renais são menos importantes do que as do quadro infeccioso básico, embora possa surgir insuficiência renal aguda. Contudo, há dúvidas sobre o papel de agentes infecciosos, pois o nexo causal pode estar em intercorrências (choque séptico, medicamentos para tratamento da infecção) que podem explicar as manifestações renais.

Os mecanismos de ação de medicamentos envolvem duas vias: (1) lesão tubular primária (necrose tubular nefrotóxica) e reação intersticial secundária; (2) lesão intersticial por reação imunitária. Falam a favor desta última possibilidade: (a) certo período de latência entre a administração do fármaco e as manifestações renais; (b) em alguns casos, ausência de relação entre a nefropatia e a dose; (c) eosinofilia; (d) níveis séricos elevados de IgE; (e) plasmócitos contendo esta imunoglobulina nas lesões; (f) recorrência por reexposição ao medicamento.

Alguns fármacos atuam como haptenos (p. ex., a meticilina, que causa também cistite hemorrágica), que se ligam à membrana basal tubular e induzem a formação de anticorpos antimembrana basal tubular (anti-MBT). Há também lesão de túbulos e interstício por imunocomplexos, resultando em insuficiência renal. No tratamento com sulfas, além dos efeitos sobre o epitélio tubular há precipitação de cristais do medicamento nos túbulos (hematúria, cristalúria, eventual cólica nefrética). A anfotericina B, além de sua ação nefrotóxica, causa calcificação renal.

Anti-inflamatórios não esteroides associam-se a inúmeras lesões renais, felizmente incomuns. Tais fármacos bloqueiam a síntese de prostaglandinas e podem causar insuficiência renal aguda e nefrite intersticial aguda por hipersensibilidade, esta associada às vezes a lesão glomerular com lesões mínimas e síndrome nefrótica.

Quadro 17.12 Fármacos causadores de nefrite intersticial aguda

Antibióticos	Penicilinas, cefalosporinas, rifampicina, ciprofloxacino, vancomicina, eritromicina, sulfonamidas, trimetoprima-sulfametoxazol, aminoglicosídeos, etambutol, tetraciclinas
Anti-inflamatórios	Ácido acetilsalicílico, naproxeno, ibuprofeno, indometacina, fenilbutazona, sulindaco, ácido mefenâmico
Diuréticos	Tiazídicos, furosemida, triantereno, clortalidona
Outros	Paracetamol, captopril, cimetidina, ranitidina, fenobarbital, dilantina, fenitoína, fenacetina, fenindiona, alopurinol, interferon, lítio, ciclosporina

Aspectos morfológicos

Nas formas exuberantes, os rins aumentam de volume, a cápsula é destacável e a superfície é lisa. A cortical é pálida e edemaciada, e o limite corticomedular é indistinto. Ao microscópico, encontram-se edema e infiltrado de mononucleares no interstício; em alguns casos, especialmente quando associados a fármacos, aparecem eosinófilos (Figura 17.46), plasmócitos e linfócitos T. Ocasionalmente, são vistos agregados de macrófagos epithelioides formando granulomas com esparsas células gigantes. O infiltrado é focal ou difuso e, junto com o edema, alarga o espaço intertubular e comprime a microcirculação, causando isquemia e, em alguns casos, necrose de papilas. Os túbulos apresentam degenerações e, às vezes, necrose tubular aguda.

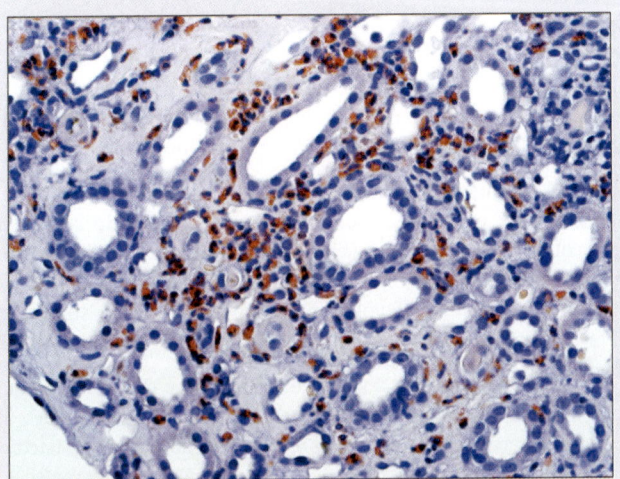

Figura 17.46 Nefrite intersticial aguda. Infiltrado inflamatório com numerosos eosinófilos no interstício.

Aspectos clínicos. Clinicamente, existe um período de latência, em média de 2 semanas, entre a administração do medicamento e as manifestações renais, podendo estas ser precoces (48 horas) ou tardias (4 a 6 semanas). Os pacientes apresentam febre, rubor cutâneo, eosinofilia, proteinúria discreta, hematúria e leucocitúria. Por causa das lesões tubulares, surgem glicosúria, aminoacidúria, perda de sódio e acidose tubular renal; em muitos casos, ocorre insuficiência renal aguda, especialmente em idosos. A suspensão do fármaco e o tratamento com corticoides possibilitam recuperação, embora possa haver lesões irreversíveis; nefropatia prévia predispõe a quadros mais graves.

Nefropatia por uso abusivo de analgésicos

Trata-se de doença renal crônica causada por ingestão excessiva de certas misturas de analgésicos, descrita primeiramente em pacientes em uso de fenacetina, ácido acetilsalicílico e cafeína.

Os mecanismos patogenéticos variam segundo a causa. Nefrite tubulointersticial crônica e necrose papilar têm relação com o uso abusivo de combinação de analgésicos, principalmente fenacetina e acetaminofeno. Na associação de ácido acetilsalicílico (AAS) com fenacetina, há redução na síntese de prostaglandinas pelo AAS e toxicidade direta dos metabólitos

da fenacetina nos túbulos coletores. Necrose papilar ocorre por ação tóxica de metabólitos da fenacetina e por isquemia, esta por inibição de vasodilatadores locais (prostaglandinas) e pela própria nefrite intersticial secundária à obstrução tubular. Alguns consideram a necrose papilar o primeiro evento, seguido de nefrite tubulointersticial.

Aspectos morfológicos

A lesão principal é necrose de papilas (ver Figura 17.15). O rim tem tamanho normal ou reduzido, mostra superfície irregular e contém áreas deprimidas (cortical atrófica em continuidade com papilas em necrose) e outras salientes e nodulares (cortical preservada). Na nefropatia por analgésicos, a necrose papilar apresenta-se em várias etapas (necrose, fragmentação e calcificação), ao contrário do que acontece no diabetes melito. A papila necrosada pode continuar presa à pirâmide ou ser eliminada pela urina; desgarramento de papilas, parcial ou total, cria área cruenta e leva à dilatação dos cálices. Em correspondência com as papilas lesadas, a cortical é hipotrófica e apresenta fibrose e infiltrado de mononucleares.

Aspectos clínicos. Nefrite intersticial por analgésicos, mais frequente em mulheres, manifesta-se com perda da capacidade de concentração urinária, acidose tubular e, às vezes, cálculos. Piúria é achado constante. Eliminação de papilas necróticas causa hematúria franca e cólica. Se a ingestão do analgésico persiste, surgem insuficiência renal e hipertensão arterial. Anemia tem relação com metabólitos da fenacetina sobre as hemácias. Metabólitos da fenacetina ou de outros analgésicos podem ter ação carcinogênica, o que explica o surgimento de carcinoma da pelve renal.

Nefrite intersticial crônica

Numerosas nefropatias apresentam alterações intersticiais crônicas e inespecíficas, quase sempre com áreas de atrofia, algumas como expressão morfológica predominante, como na nefrite dos Balcãs, e outras como lesões secundárias, como a nefrite intersticial por analgésicos. Nefrite intersticial crônica é encontrada também em outras condições (síndrome de Sjögren, sarcoidose, doença medular cística) ou como doença idiopática. Na síndrome de Sjögren, além de aumento dos níveis de ureia e creatinina, podem ocorrer acidose tubular renal, proteinúria e hipergamaglobulinemia. As lesões caracterizam-se por infiltrado de mononucleares, sobretudo na junção corticomedular, e por fibrose intersticial permeando túbulos hipotróficos. Muitas vezes, há lesões glomerulares isquêmicas.

Síndrome da nefrite túbulo-intersticial e uveíte (TINU)

Trata-se de síndrome de etiopatogênese desconhecida que acomete sobretudo jovens e adolescentes do sexo feminino. Clinicamente, aparecem manifestações sistêmicas (febre, fadiga, mal-estar) e uveíte caracterizada por hiperemia conjuntival e dor ocular, geralmente bilaterais. A sintomatologia ocular aparece antes, durante ou meses após a episódio de nefrite intersticial. Comprometimento renal manifesta-se por dor lombar, piúria estéril, hematúria, proteinúria subnefrótica e insuficiência renal.

17

Microscopicamente, aparecem edema e infiltrado tubulointersticial de linfócitos, plasmócitos, macrófagos e eosinófilos, às vezes com granulomas sem necrose. Glomérulos e vasos são geralmente preservados.

Nefropatia da doença associada à IgG4

Doença associada à IgG4 (ver Capítulo 11), de causa desconhecida, atinge vários órgãos e se manifesta, entre outros achados, por elevação dos níveis séricos de IgG4. Nos órgãos afetados, surgem nódulos formados por infiltrado de mononucleares, com eosinófilos e numerosos plasmócitos produtores de IgG4, além de fibrose com padrão estoriforme e flebite obliterante. Aos exames de imagem, o rim está aumentado e os nódulos simulam neoplasia renal. Pode haver distúrbio na concentração da urina, embora insuficiência renal seja incomum. Às vezes, o quadro coexiste com glomerulopatia membranosa. O diagnóstico da doença é difícil, sendo necessária correlação de dados clínicos, radiográficos, histológicos e imuno-histoquímicos.

► Infecção urinária

Por sua elevada prevalência e repercussões, infecção bacteriana dos rins e das vias urinárias tem enorme interesse clínico e patológico. Infecção no trato urinário inferior é importante sobretudo por sua elevada frequência e potencial gravidade; ao lado disso, constitui via de acesso para infecções do trato urinário superior e dos rins, além de ser a origem de muitos quadros de septicemia. *Infecção urinária* (IU) refere-se a processo infeccioso que acomete as vias urinárias, dos rins à bexiga. *Pielonefrite* significa inflamação dos rins acompanhada de acometimento dos cálices, da pelve e do ureter.

Infecção urinária predomina em três grupos etários: (1) infância, associada muitas vezes a malformações congênitas do trato urinário; (2) mulheres jovens, em fase sexualmente ativa, por traumatismos durante o intercurso sexual; (3) homens, sobretudo após 55 anos, por obstrução urinária por aumento da próstata.

Etiologia

Os principais agentes etiológicos são bactérias Gram-negativas encontradas na microbiota entérica (infecção endógena). *Escherichia coli* é responsável por 85 a 90% das infecções urinárias; seguem-se infecções por *Enterobacter*, *Klebsiella*, *Proteus*, *Pseudomonas* e outras bactérias. A frequência dessas últimas aumenta muito em infecções urinárias complicadas (instrumentação urológica, obstrução urinária) e em reinfecções. Bactérias Gram-positivas, notadamente estafilococos e *Streptococcus faecalis*, são menos importantes. Em indivíduos imunossuprimidos, pode haver infecção por fungos (sobretudo *Candida albicans*) e por vírus (especialmente citomegalovírus).

Urocultura é significativa quando existem mais de 100.000 bactérias/μL de urina. Em alguns pacientes, pode haver infecção urinária com números inferiores (em casos de fluxo urinário rápido, pH baixo, uso de medicamentos bacteriostáticos etc.). De outro lado e particularmente em mulheres, pode-se encontrar número expressivo de bactérias na urina sem manifestações clínicas (bacteriúria assintomática), notadamente em crianças até 12 anos (1 a 2%) e na gravidez (3 a 7% das gestantes). Na maioria desses casos, são isoladas *E. coli* ou *Klebsiella*.

Patogênese

Os microrganismos atingem o sistema urinário superior através de três vias.

Ascendentes ou urinária. É a mais comum. A uretra distal tem microbiota semelhante à da pele adjacente, sendo a maioria dos microrganismos não patogênica. Em mulheres, existem bactérias também no vestíbulo vaginal. Infecção urinária começa pela colonização dos microrganismos, na grande maioria dos casos por coliformes, facilitada pela aderência bacteriana ao epitélio da vagina e da uretra. Alcançando a bexiga (normalmente estéril), inicia-se a multiplicação bacteriana quando há redução dos fatores locais de defesa e/ou estase urinária. Infecção vesical (cistite) pode ficar isolada ou estender-se ao ureter, à pelve e ao parênquima renal.

Sanguínea ou descendente. É menos importante do que a anterior, com a qual pode coexistir. Pelo sangue, as bactérias chegam ao sistema urinário a partir de infecções em outros órgãos (endocardite, infecção pulmonar, endomiometrites, septicemia etc.). Estafilococos são as bactérias mais envolvidas.

Linfática. A possibilidade de conexões linfáticas entre o trato urinário inferior e o superior e deste com o intestino favorece essa rota de contaminação. Disseminação da infecção dentro do rim pode ser feita por vasos linfáticos.

Numerosos fatores favorecem infecções urinárias, sua recidiva ou reinfecção.

- **Sexo.** Em mulheres, a uretra é mais curta e mais calibrosa e fica próxima de estruturas contaminadas, o que favorece a penetração de microrganismos. Além disso, aderência bacteriana é favorecida por hormônios. Traumatismos em relações sexuais são mais intensos na uretra feminina. Em homens, o líquido prostático possui atividade antibacteriana
- **Gravidez.** IU na gravidez associa-se à bacteriúria assintomática, que resulta de estase urinária por dilatação fisiológica do ureter e da pelve e de redução do seu peristaltismo, a partir do segundo mês de gestação e até o puerpério imediato, por efeito hormonal. Progesterona reduz a contratilidade da musculatura vesical
- **Obstrução urinária.** Microrganismos na bexiga são normalmente eliminados com o fluxo urinário. Quando há obstrução urinária, as bactérias não são eliminadas, multiplicam-se e causam infecção. Deve-se suspeitar de obstrução urinária toda vez em que há infecção urinária persistente. A obstrução pode ocorrer: (a) na uretra (anomalias congênitas, estenose cicatricial, hiperplasia e tumores da próstata etc.); (b) na bexiga (bexiga neurogênica, tumores, cálculos, hipertrofia do colo vesical, extrofia da bexiga etc.); (c) nos ureteres e na pelve renal (anomalias congênitas, cálculos, vasos aberrantes, tumores, fibrose retroperitoneal, irradiação etc.); (d) nos rins, por precipitação de cristais de ácido úrico, nefrocalcinose e doença policística autossômica dominante. Estase vesical aumenta o volume residual após a micção e inibe fatores antibacterianos locais. Infecção urinária é muito mais comum quando existe estase urinária, problema agravado pelo fato de esses casos serem frequentemente submetidos a instrumentação urológica
- **Refluxo vesicoureteral (RVU).** A porção intravesical do ureter tem trajeto oblíquo e fica comprimida durante a micção, impedindo o retorno da urina para os ureteres (mecanismo valvular). RVU, primário ou secundário, consiste na

passagem do conteúdo vesical para o ureter, especialmente durante a micção, por incompetência da válvula ureterovesical. RVU primário resulta de distúrbio congênito da válvula ureterovesical, mais curta ou ausente devido a ectopia lateral do meato ureteral. Infecções vesicais podem agravar o RVU, particularmente em crianças. RVU secundário deve-se a insuficiência da válvula ureterovesical por anormalidades do ureter, da bexiga e da uretra (ureterocele, obstrução do colo vesical, cistites, divertículos da bexiga, cálculos e tumores vesicais, bexiga neurogênica, hiperplasia prostática). Cerca de 10% dos paraplégicos têm RVU. RVU está presente em 40% das crianças com IU

- **Refluxo intrarrenal.** Presente em crianças com até 4 anos de idade, permite que o conteúdo da pelve e dos cálices penetre no parênquima renal. O refluxo é favorecido por papila anormal com extremidade côncava e/ou invaginada, com abertura ampla dos ductos coletores terminais; 60 a 70% dos rins possuem uma ou mais papilas com tal variação anatômica. Aumento da pressão intrapélvica, como na hidronefrose, favorece tal refluxo
- **Diabetes melito.** Diabéticos têm maior risco de infecção urinária, provavelmente por neuropatia vesical, lesões vasculares e o próprio distúrbio metabólico. Necrose de papilas é mais comum em diabéticos com pielonefrite grave
- **Isquemia renal.** Redução do fluxo sanguíneo causa hipóxia e dificulta a chegada de leucócitos, o que favorece infecções. Por causa disso, muitas nefropatias favorecem infecções (glomerulonefrites, nefroesclerose vascular, necrose tubular aguda, doença policística renal e hipopotassemia)
- **Diminuição da resposta imunitária. Desnutrição.** Em todas as doenças ou condições acompanhadas de redução da resposta imunitária, há maior risco de IU (neoplasias malignas, hipogamaglobulinemia, imunodeficiência, uso de medicação antiblástica e/ou imunossupressora etc.). Desnutrição predispõe a IU, especialmente em crianças
- **Instrumentação urológica.** Mesmo com a mais cuidadosa técnica e rigorosa assepsia, instrumentação urológica (cateterismo, cistoscopia etc.) aumenta a frequência de infecção no trato urinário e é um dos seus principais fatores de risco.

Pielonefrite aguda

Pielonefrite aguda é a inflamação purulenta que compromete túbulos, interstício e pelve renais.

Aspectos morfológicos

O rim encontra-se aumentado de peso e edemaciado. O achado mais característico são abscessos com halo hemorrágico, principalmente na cortical. Estrias amareladas na medular em direção às papilas (Figura 17.47 A) correspondem a túbulos coletores repletos de neutrófilos. A mucosa da pelve e dos cálices apresenta-se hiperêmica e, eventualmente, hemorrágica. Como complicações podem surgir abscessos perirrenais, necrose de papilas (especialmente em indivíduos diabéticos ou com obstrução do trato urinário), que se apresenta como áreas amareladas nas porções terminais das pirâmides, e hidropionefrose (dilatação do sistema pielocaliceal por acúmulo de material purulento).

(continua)

Aspectos morfológicos (*continuação*)

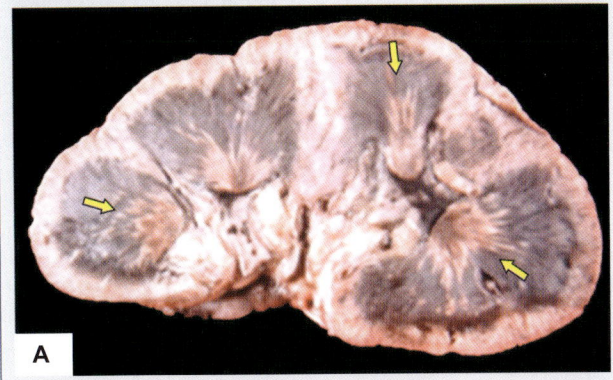

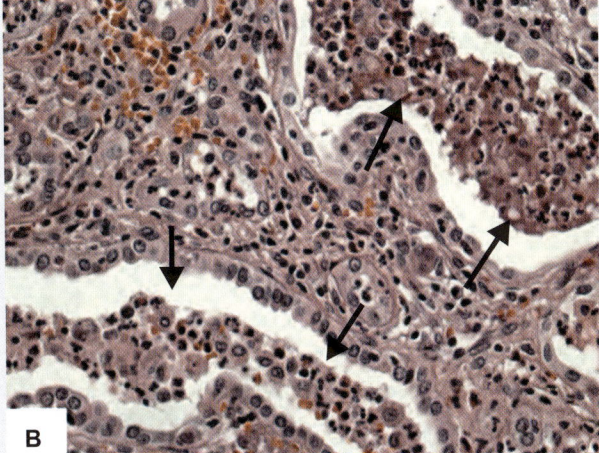

Figura 17.47 Pielonefrite aguda. **A.** Microabscessos e eliminação de pus pelo sistema coletor (*setas*). **B.** Numerosos neutrófilos no interior dos túbulos, formando cilindros piocitários característicos da doença.

Microscopicamente, encontram-se inflamação purulenta e destruição do parênquima. Nos casos discretos, notam-se apenas infiltração de neutrófilos e, em menor número, por células mononucleadas. Na medular, os túbulos estão cheios de neutrófilos (Figura 17.47 B), além de haver edema e infiltrado inflamatório intersticial. Quando há necrose de papilas, estas mostram necrose de coagulação. Pielonefrite aguda cura-se por fibrose, que forma cicatrizes na superfície cortical e, às vezes, deformam os cálices.

Aspectos clínicos. Prognóstico. O início das manifestações é súbito, com sinais gerais de infecção, dor lombar, disúria, polaciúria, piúria, hematúria e cilindros leucocitários (purulentos); estes confirmam o comprometimento renal, pois se formam nos túbulos. Insuficiência renal depende da extensão do processo. O quadro clínico e a evolução modificam-se quando surgem complicações; necrose de papilas precipita insuficiência renal aguda. Com tratamento adequado, a doença evolui para cura. Quando há obstrução urinária ou se os pacientes são debilitados, imunossuprimidos, diabéticos ou submetidos a instrumentação urológica, pode ocorrer septicemia. Recidivas ou reinfecções não são raras, sobretudo se persistirem os fatores predisponentes.

17

Pielonefrite crônica

Pielonefrite crônica (PNC) é inflamação parenquimatosa crônica dos rins, uni ou bilateral, associada a fibrose e cicatrizes no parênquima e a deformidades no sistema pielocalicial. Pielonefrite crônica é causa importante de insuficiência renal crônica. Há duas formas de pielonefrite crônica: (a) PNC obstrutiva; (b) PNC associada a refluxo.

Na *PNC obstrutiva*, obstrução urinária predispõe a infecções recorrentes e contribui para isquemia e hipotrofia do parênquima renal. A *PNC de refluxo* é a mais comum e pode iniciar-se na infância. É possível haver PNC associada a refluxo sem infecção urinária, pois não é raro o achado de urina estéril em indivíduos com pielonefrite crônica, embora seja difícil afastar a hipótese de infecção prévia já controlada.

Aspectos morfológicos

O rim é reduzido de peso e volume (Figura 17.48 A). O achado macroscópico característico são cicatrizes renais, que são grosseiras e têm forma e profundidade variáveis. A cápsula descola-se com dificuldade e rompe-se em correspondência com as cicatrizes. Ao corte, as cicatrizes são afuniladas, têm forma de U e podem chegar até a pelve, deformando os cálices. Estes são dilatados, e as papilas encontram-se achatadas (apagadas); tais elementos são importantes no diagnóstico por imagem. Se o rim é contraído, há aumento do tecido gorduroso perirrenal.

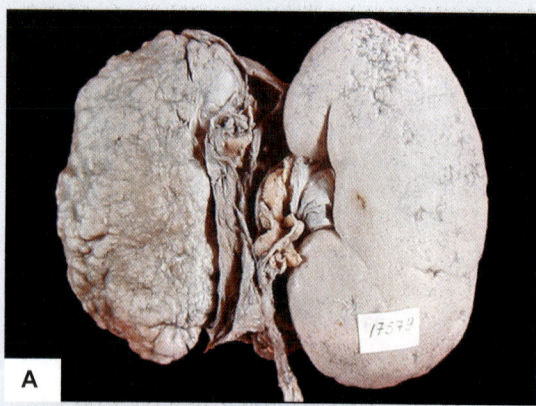

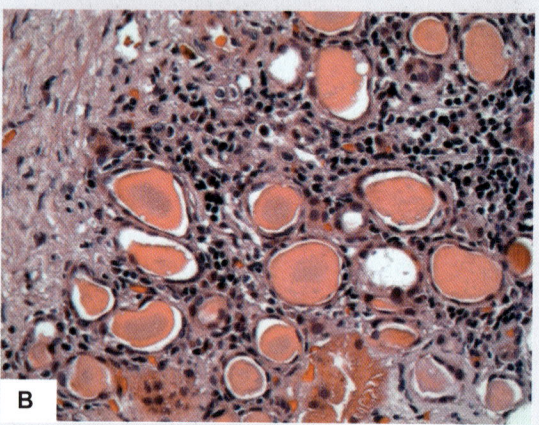

Figura 17.48 Pielonefrite crônica. **A.** Cicatrizes grosseiras e redução volumétrica do rim direito. **B.** Infiltrado inflamatório intersticial e aspecto pseudotireoidiano.

(continua)

Aspectos morfológicos (*continuação*)

Microscopicamente, a inflamação é quase sempre zonal. O infiltrado é predominantemente de mononucleares (Figura 17.48 B), às vezes com folículos linfoides. Quando o infiltrado de neutrófilos é considerável, fala-se em PNC em atividade. A fibrose é grosseira e de extensão variada. O processo tem caráter destrutivo, sendo os néfrons substituídos progressivamente por fibrose.

Outros achados incluem: (a) hipotrofia e desaparecimento de túbulos; os remanescentes são dilatados e contêm cilindros hialinos e homogêneos, adquirindo o conjunto aspecto de tireoide; nos túbulos, encontram-se leucócitos e hemácias, isolados ou formando cilindros; (b) fibrose periglomerular concêntrica; (c) fibrose intracapsular, por neoformação conjuntiva a partir da cápsula de Bowman, em geral com colapso ou esclerose do tufo capilar; (d) fibrose glomerular, por isquemia; (e) espessamento intimal de pequenas artérias, com redução da luz. Quando a PNC evolui com hipertensão arterial, surgem as lesões vasculares desta.

O diagnóstico microscópico de PNC nem sempre é fácil ou possível em biópsias percutâneas. Sendo o processo zonal, a punção-biópsia pode atingir apenas parênquima não lesado ou com lesões secundárias; além disso, muitas alterações são inespecíficas e encontradas em outras nefropatias.

Aspectos clínicos. Prognóstico. A PNC evolui lentamente, muitas vezes de forma assintomática, exceto em crises de recorrência, quando se manifesta como pielonefrite aguda. Especialmente na PNC de refluxo, a evolução é arrastada, oligossintomática, de diagnóstico tardio, já com insuficiência renal crônica e hipertensão arterial. Em crianças com hipertensão arterial, é importante investigar nefropatia de refluxo como fator predisponente. Às vezes, há perda da capacidade de concentração urinária (poliúria e nictúria) ou bacteriúria e piúria assintomáticas; bacteriúria pode estar ausente na fase tardia. Na nefropatia de refluxo, a cistoureterografia miccional pode ser decisiva no diagnóstico.

Em 70% dos casos de PNC obstrutiva, há sinais de infecção urinária aguda e manifestações de infecção do trato urinário inferior. Insuficiência renal crônica e hipertensão arterial ocorrem nos casos de longa evolução. Exames radiográficos mostram dilatação do ureter e dos cálices, achatamento ou desaparecimento das papilas e estreitamento do parênquima; em obstruções ureteropélvicas, não há dilatação ureteral.

PNC pode associar-se a rim em estágio terminal, seja como doença primária, seja como afecção superposta a outras nefropatias. Nesses casos, acompanha-se de hipertensão arterial e de insuficiência renal crônica. Quando unilateral, pode causar hipertensão arterial renovascular, inclusive com alterações vasculares no rim contralateral.

Quando existe proteinúria intensa, suspeita-se de glomerulosclerose focal segmentar secundária, interpretada como consequência a adaptações glomerulares pela perda do parênquima renal, particularmente na nefropatia de refluxo. Esses casos têm prognóstico desfavorável e evoluem para insuficiência renal.

Pielonefrite xantogranulomatosa

Trata-se de uma variante incomum da pielonefrite crônica que se caracteriza por inflamação pielocaliceal acentuada, com infiltrado inflamatório rico em macrófagos xantomatosos.

Em geral, acomete mais adultos (50 a 60 anos), predomina em mulheres e quase sempre é unilateral. Obstrução do trato urinário e cálculos renais infectados estão frequentemente associados. Infecção por *Proteus* (60% dos casos), *Klebsiella*, *E. coli* e *Pseudomonas* são as mais frequentes. Além de obstrução e cálculos, deficiência imunitária contribui para sua ocorrência.

Os rins são grandes e mostram espessamento da cápsula, dilatação do sistema pielocalicial, deformidades das papilas e, muitas vezes, cálculos com aspecto em "chifre de veado". Placas de material amarelado e friável estão presentes em torno dos cálices (Figura 17.49); tais achados simulam tuberculose renal e carcinoma de células renais. Ao microscópio, encontram-se macrófagos com citoplasma espumoso (xantomizado) contendo lipídeos, linfócitos, plasmócitos, neutrófilos e eventuais células gigantes multinucleadas. Associam-se áreas de necrose, abscessos, calcificações e fibrose. O conjunto dessas lesões forma nódulos amarelo-alaranjados confundíveis com carcinoma renal.

A doença é mais frequente em mulheres e incide em qualquer idade. Os pacientes apresentam dor lombar, febre, emagrecimento, anemia, leucocitose, proteinúria, piúria e massa palpável. Como a lesão é quase sempre unilateral, a função renal encontra-se preservada; nefrectomia é o tratamento de escolha.

Tuberculose renal

Os rins são acometidos em 10% dos casos de tuberculose extrapulmonar. Há cinco formas de acometimento renal: (1) miliar; (2) nodular; (3) cavernosa ou ulcerada; (4) rim em argamassa; (5) tuberculoma.

A chegada dos bacilos aos rins se faz pelas vias: (a) sanguínea, a partir dos pulmões, que se manifesta como tuberculose miliar ou como tuberculose isolada do rim; (b) urinária ou ascendente, quando há lesão do rim contralateral e comprometimento das vias urinárias, especialmente da bexiga, com refluxo de urina contaminada. Outra possibilidade é disseminação a partir de tuberculose genital.

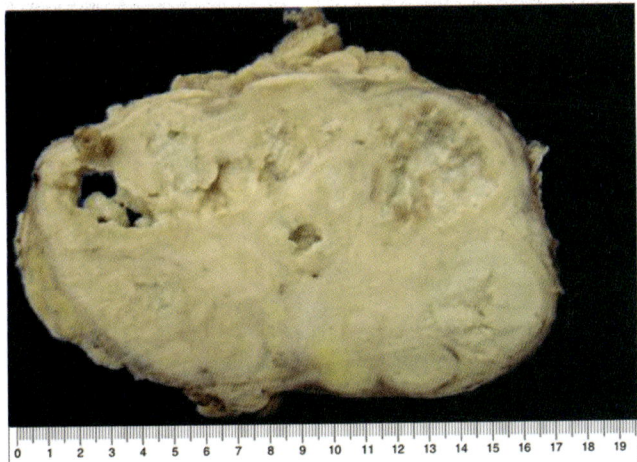

Figura 17.49 Pielonefrite xantogranulomatosa: massas de material friável distribuídas no parênquima.

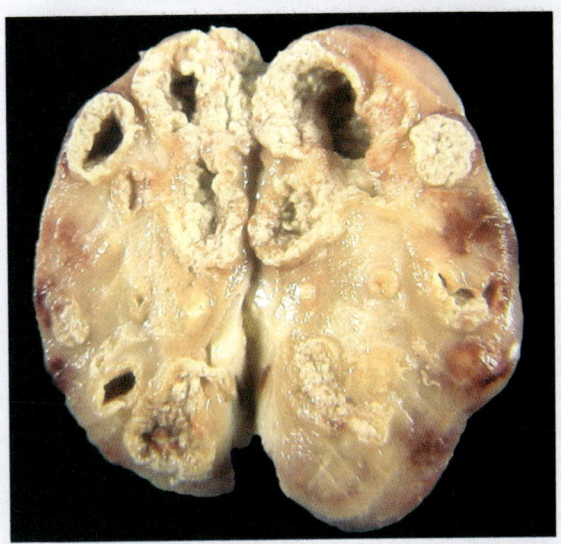

Figura 17.50 Tuberculose renal. Forma ulcerocaseosa avançada.

Em geral, existe longo período de latência entre a tuberculose pulmonar e o diagnóstico de tuberculose genitourinária. As manifestações clínicas assemelham-se às de infecção urinária, com polaciúria, disúria, dor lombar e hematúria. Na forma cavernosa, o paciente apresenta disúria, hematúria, piúria, nictúria, dor lombar, febre e emagrecimento; a pesquisa de bacilos é comumente positiva. Na forma nodular, muitos desses sinais e sintomas estão ausentes. No rim em argamassa, a sintomatologia urinária é escassa ou ausente, o sedimento urinário mostra-se normal e a pesquisa de bacilos é negativa. Em certos pacientes, a lesão simula neoplasia.

Malária. Esquistossomose. Leptospirose

Ver Capítulo 34.

Litíase urinária

Cálculos urinários são comuns: em algum momento da vida, 1 a 15% dos indivíduos apresentam cálculos renais. Em 80 a 90% dos pacientes, os cálculos são unilaterais, podendo ser únicos ou múltiplos (Figura 17.51). Para alguns cálculos, há predisposição familiar; hereditariedade é notória em distúrbios da função tubular que resultam em certos cálculos (cistinúria, hiperoxalúria, hiperuricemia etc.).

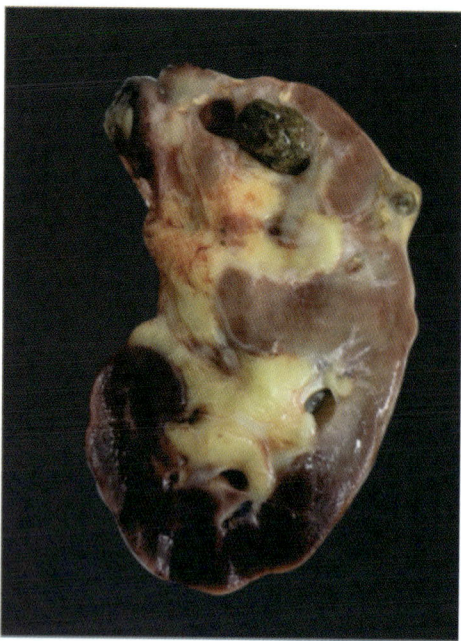

Figura 17.51 Litíase renal. Cálculos no interior de cálices renais.

Cálculos urinários formam-se quando a urina se torna saturada de algum componente; quando isso acontece, formam-se cristais que originam o núcleo do cálculo. O crescimento sucessivo desse núcleo origina massas de tamanhos variados que obstruem diferentes partes do trato urinário. Cálculos muito pequenos caminham nas vias urinárias e são eliminados pela urina, sem causar sintomas. Cálculos maiores que 3 mm podem impactar-se nos cálices, pelve ou ureter e causar cólica renal (intensa dor no flanco), que é acompanhada de náuseas, vômitos e febre. Cultura de urina é positiva quando há infecção associada a obstrução urinária. O diagnóstico é confirmado por exames de imagem.

Os cálculos originam-se em todos os segmentos do trato urinário, principalmente na pelve renal, depois nos cálices e na bexiga. Algumas vezes, os cálculos são ramificados e adquirem a forma da pelve (cálculos coraliformes). Quanto à composição, há quatro tipos: (1) sais de cálcio; (2) fosfato de amônia e magnésio; (3) ácido úrico; (4) cistina. Em todos os cálculos, existe também matriz orgânica de mucoproteínas.

Os cálculos de sais de cálcio são os mais frequentes (60 a 75%). São radiopacos e formados por oxalato, fosfato ou carbonato de cálcio. Em 10% dos casos, os cálculos de oxalato de cálcio associam-se a hipercalcemia e hipercalciúria, que ocorrem na acidose tubular renal, hiperparatireoidismo, sarcoidose, osteopatia difusa, mieloma múltiplo, metástases osteolíticas e imobilização prolongada. Em 50% dos pacientes, há hipercalciúria sem hipercalcemia, por distúrbio tubular na reabsorção de cálcio. Em 20% dos casos, cristais de ácido úrico atuam na formação de cálculos de oxalato nos túbulos coletores; nesses pacientes, há hiperuricosúria, com ou sem hipercalciúria. Na hiperoxalúria hereditária ou adquirida (absorção intestinal aumentada em enteropatias ou por dieta rica em vegetais), também ocorre formação de cálculos.

Os cálculos de fosfato de amônia e magnésio (15%) são múltiplos e, em geral, associam-se a infecções urinárias por bactérias que clivam a ureia em amônia; com isso, ocorre alcalinização da urina e precipitação de sais de fosfato de amônia e

magnésio sobre núcleo de bactérias, células e muco. No início, esses cálculos são radiotransparentes, mas depois tornam-se radiopacos pela adição de fosfato de cálcio.

Os cálculos de ácido úrico (5 a 8%) são mais comuns na gota e em condições em que há destruição celular (policitemia, leucemias e linfomas). Tais cálculos podem formar-se também sem hiperuricemia ou hiperuricoúria, possivelmente pela precipitação de cristais de ácido úrico em urina com pH baixo (5,5), o que ocorre em pacientes com diarreia crônica ou após ileostomia permanente com perda de fluidos alcalinos.

Os cálculos de cistina (1 a 2%) associam-se a defeitos genéticos nos mecanismos tubulares de transporte de alguns aminoácidos (cistina, lisina, arginina e ornitina). Outros cálculos, ainda mais raros, resultam de distúrbios metabólicos congênitos (glicinúria, xantinúria).

Patogênese. Na maioria dos pacientes, litíase urinária associa-se a fatores predisponentes: (1) aumento da concentração dos constituintes dos cálculos, ultrapassando sua solubilidade na urina (supersaturação); (2) estase urinária; (3) inflamação e infecção das vias urinárias; (4) alterações no pH urinário; (5) volume urinário baixo. Há casos, porém, em que faltam todos esses fatores. De outro lado, em alguns indivíduos não se formam cálculos apesar da concentração elevada dos elementos formadores destes. É possível também que os cálculos resultem de alterações no teor de mucoproteínas da matriz orgânica ou de deficiência de inibidores da precipitação de cristais na urina (nefrocalcina, glicosaminoglicanos, citratos e pirofosfatos).

Aspectos clínicos. Consequências. As consequências dependem em parte da forma, do volume e da localização do cálculo. Na pelve e nos cálices, cálculos volumosos podem permanecer assintomáticos, sendo diagnosticados quando associados a outras condições (infecção, hidronefrose). Na sua migração, cálculos pequenos impactam-se em algum ponto do trajeto e causam cólica, bem característica por sua irradiação. Os cálculos podem também alcançar a bexiga, onde favorecem infecções. Hematúria é achado comum em todas as localizações, por traumatismo e ulceração. Inflamação por irritação mecânica da mucosa em contato com o cálculo é a regra, em geral associada a infecção bacteriana; esta é favorecida ainda pela própria estase urinária. Além de infecção urinária, obstrução prolongada das vias urinárias causa hidronefrose. Nos locais de impactação do cálculo, podem ocorrer hipotrofia da mucosa, isquemia, necrose e úlceras de decúbito.

Hidronefrose

Hidronefrose é a dilatação da pelve e dos cálices causada por aumento da pressão urinária por obstrução mecânica ou funcional no trato urinário; em consequência, surge hipotrofia progressiva do parênquima, transformando o rim em um órgão cístico (Figura 17.52). Quando se associa a pielonefrite aguda, fala-se em hidropionefrose. A obstrução ocorre em qualquer nível das vias urinárias e pode ser súbita ou lenta, uni ou bilateral, parcial ou total.

Etiologia e patogênese. Obstáculos mecânicos são a causa mais importante de hidronefrose, sobretudo hiperplasia ou câncer da próstata, tumores da bexiga, câncer do colo ou do corpo uterinos quando invade o ureter, cálculos urinários, tumores pélvicos ou retroperitoneais e inflamações (prostatites, ureterites, fibrose retroperitoneal). Em crianças, as causas principais são anomalias congênitas do trato urinário e do rim, especialmente do ureter (válvulas, estreitamentos, megaureter), da uretra

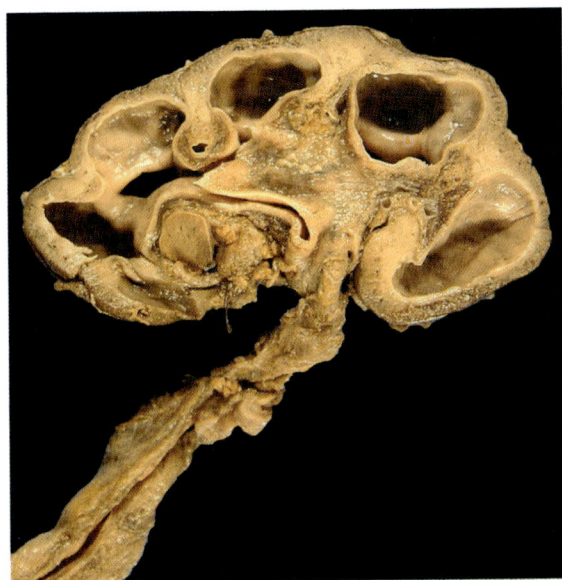

Figura 17.52 Hidronefrose. Dilatação da pelve, dos cálices e do ureter. O parênquima renal, comprimido pela dilatação da pelve, está bastante reduzido.

(válvula da uretra posterior, estenose do meato), obstrução da junção ureteropélvica e do colo vesical e vasos aberrantes. Entre as causas funcionais, têm-se distúrbios neurogênicos (bexiga neurogênica), como em espinha bífida, paraplegia, esclerose múltipla e tabe dorsal.

Aumento de pressão na pelve renal causa achatamento e encurtamento das papilas e repercute nos túbulos renais, que se dilatam e se hipotrofiam. Há também compressão vascular e distúrbios no fluxo sanguíneo, especialmente na medular. Os glomérulos mantêm-se íntegros por mais tempo. Tais modificações dependem da duração, do grau e do local de obstrução e da existência de infecção associada. As consequências variam segundo o tipo de obstrução: (a) se é parcial, a função renal não se deteriora de imediato; (b) quando súbita, surgem lesões tubulares, vasculares e glomerulares, com perda da função renal; (c) se é bilateral e súbita, pode haver parada imediata da filtração glomerular e insuficiência renal aguda.

Os rins encontram-se aumentados de volume e mostram dilatação da pelve e dos cálices, às vezes pronunciada, com hipotrofia do parênquima; as papilas tornam-se achatadas. Quando associada a pielonefrite crônica, aparecem cicatrizes renais. Ao microscópio, veem-se hipotrofia tubular, infiltrado inflamatório de mononucleares e fibrose intersticial.

Aspectos clínicos. Prognóstico. O quadro clínico varia segundo a intensidade das lesões e se a lesão é uni ou bilateral. Muitas vezes, as manifestações são as da doença causadora da hidronefrose. Em crianças, hidronefrose pode evoluir silenciosamente antes de comprometer a função renal, particularmente se unilateral. Nos casos oligossintomáticos, especialmente por obstrução bilateral parcial, alterações na concentração urinária (poliúria, nictúria) são precoces, às vezes com acidose tubular renal. Apesar de compressão vascular e isquemia, hipertensão arterial não é a regra, sendo observada apenas nos casos com comprometimento intersticial acentuado ou pielonefrite crônica secundária. Quando a obstrução é bilateral e total, desobstrução causa poliúria acentuada e perda maciça de Na⁺.

Aumento do volume renal é constante, sendo o órgão às vezes palpável. Dor lombar pode inexistir, ser mínima ou manifestar-se como simples desconforto; alguns pacientes manifestam cólica. Nos casos assintomáticos, a propedêutica por imagens (ultrassonografia, tomografia computadorizada) é indispensável, pois possibilita o reconhecimento precoce da doença.

O prognóstico depende da causa obstrutiva e do grau de comprometimento da função renal. A filtração glomerular pode manter-se normal por longo tempo. Desobstrução é seguida de recuperação parcial ou total, primeiro da função glomerular, depois dos túbulos, persistindo por mais tempo a incapacidade de concentrar a urina. Experimentalmente, lesões irreversíveis aparecem após a terceira semana de obstrução total ou de 3 meses de obstrução subtotal ou incompleta.

■ Neoplasias

Os rins são sede importante de neoplasias benignas e malignas, descritas adiante.

▶ Neoplasias benignas ou de potencial indeterminado

Tumores benignos do rim são frequentes, mas em geral têm pouca importância clínica, exceto no diagnóstico diferencial com tumores malignos. A maioria dos tumores benignos é achado incidental em exames de imagem.

Adenoma papilífero (adenoma da cortical)

É tumor pequeno, assintomático e detectado geralmente de modo incidental. Em necrópsias, é encontrado em 10% dos indivíduos com menos de 40 anos e em 40% daqueles acima de 70 anos. O tumor surge particularmente em rins cronicamente doentes e, de modo especial, em indivíduos submetidos a diálise por longo período.

O adenoma papilífero localiza-se na cortical, tem cor cinza ou amarelo-clara, é bem delimitado e não possui cápsula. As células formam papilas ramificadas ou túbulos e são pequenas, cuboides ou poligonais e têm citoplasma escasso e eosinofílico e núcleos centrais, de tamanho uniforme; mitoses são incomuns. O principal diagnóstico diferencial é o carcinoma de células renais do tipo papilar; presença de cápsula, alto grau nuclear ou tamanho > 15 mm definem malignidade.

Oncocitoma

Oncocitoma é neoplasia epitelial benigna mais comumente ressecada em adultos. O tumor é detectado em exames de imagem e entra no diagnóstico diferencial com tumores malignos. Diante de um nódulo renal, o grande desafio em estudos de imagem é justamente reconhecer um oncocitoma antes de o paciente ser submetido a cirurgia radical. A lesão predomina em homens (3:1), representa 4 a 7% dos tumores renais ressecados em adultos e incide principalmente entre 50 e 80 anos de idade. A neoplasia origina-se possivelmente de células intercaladas dos túbulos coletores.

O tumor é globoso ou ovoide, mede 2 a 12 cm, tem cor marrom, pode apresentar focos de hemorragia, cistos ou cápsula e mostra cicatriz central, achado característico e importante em

17

exames de imagem (Figura 17.53 A). Raramente, é bilateral ou múltiplo. Microscopicamente, as células têm padrão de oncócitos (citoplasma abundante e intensamente eosinofílico, pela grande quantidade de mitocôndrias), dispõem-se em ninhos, alvéolos ou túbulos e ficam dispersas em meio a estroma hialinizado ou mixoide (Figura 17.53 B). No centro da lesão, encontra-se fibrose responsável pela cicatriz macroscópica. Invasão do tecido adiposo perirrenal e de vasos não é critério de malignidade em oncocitomas.

Oncocitoma é tumor assintomático e descoberto de forma incidental em exames de imagem. Algumas vezes, manifesta-se com hematúria, com ou sem dor no flanco e massa palpável. O comportamento é benigno.

Angiomiolipoma

Angiomiolipoma (0,7 a 2% dos tumores renais) pode ser esporádico ou, em 50% dos casos, associar-se à esclerose tuberosa (ver Capítulo 26); nesses casos, é mais comum em mulheres (4:1), entre 25 e 35 anos. Casos esporádicos incidem igualmente em ambos os sexos, sendo mais encontrados entre 40 e 55 anos. O tumor forma nódulos únicos ou múltiplos, quase sempre menores que 1 cm quando na cápsula renal e com 3 a 20 cm quando no parênquima. Os nódulos são amarelados e lobulados, com hemorragia frequente (o que pode levar a dor no flanco, sintoma mais relacionado ao tumor). Quanto não tem padrão epitelioide, o tumor tem comportamento benigno.

A provável origem do angiomiolipoma são células epitelioides perivasculares. A neoplasia é constituída por tecido adiposo, vasos sanguíneos e células musculares lisas. Graças ao componente de gordura, que costuma ser abundante, o diagnóstico pode muitas vezes ser sugerido por exames de imagem. A variante epitelioide (mais de 80% de células epitelioides) associa-se em metade dos casos à esclerose tuberosa, é diagnosticada de 40 a 50 anos de idade e tem potencial metastático. São fatores de comportamento agressivo no angiomiolipoma epitelioide: tamanho > 7 cm, atipias similares às de carcinoma, necrose e envolvimento do tecido adiposo perirrenal ou da veia renal.

Outros tumores benignos ou de potencial indeterminado

O *tumor intersticial renomedular* (fibroma da medular), encontrado em 25 a 60% das necrópsias, em geral após 50 anos de idade, é quase sempre assintomático. O tumor aparece como nódulos pequenos (até 0,5 cm), cinza-esbranquiçados ou amarelados e constituídos por células semelhantes a fibroblastos, estreladas ou poligonais, em estroma frouxo.

O *tumor de células justaglomerulares* secreta renina e causa hipertensão arterial; é também raro e mede 1 a 5 cm. O tumor é formado por células poligonais ou fusiformes, com citoplasma eosinofílico, em torno de pequenos vasos, podendo apresentar atipias ou necrose. O tumor não origina metástases.

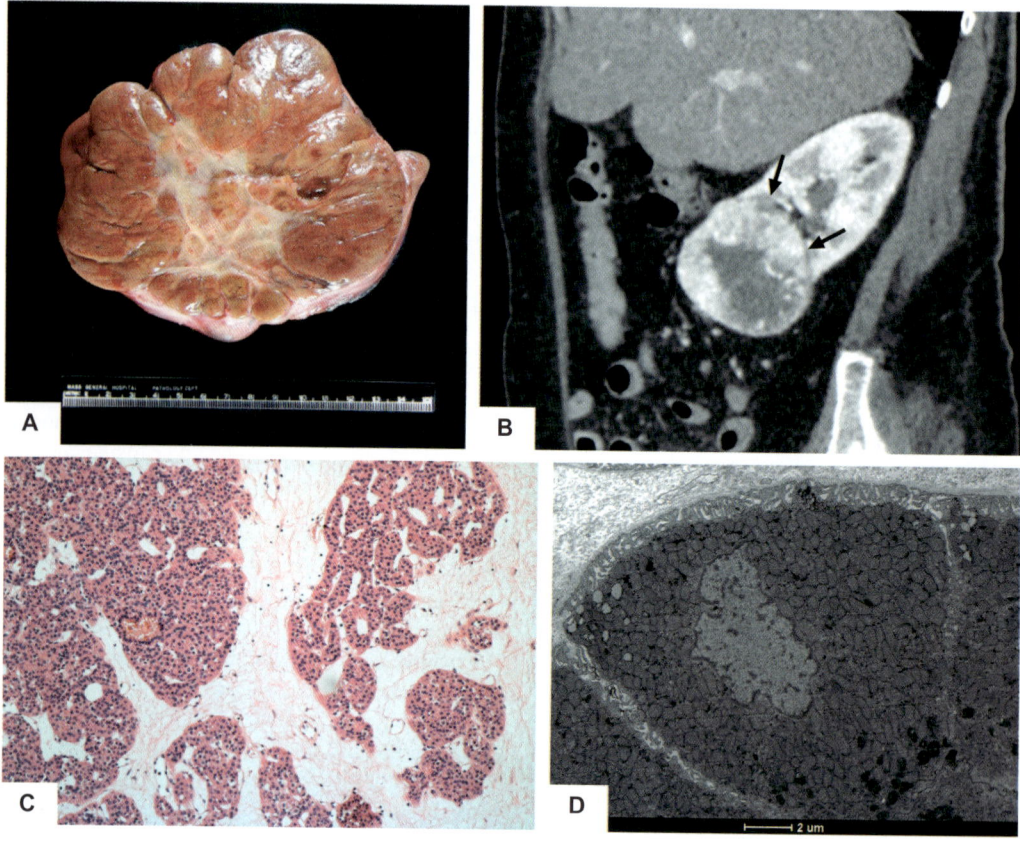

Figura 17.53 Oncocitoma. **A.** Nódulo amarronzado com cicatriz central. À esquerda na figura, notar pequena porção de rim não neoplásico. (Cortesia do Dr. Nathanael Pinheiro Salvador-BA.) **B.** Aspecto tomográfico. Lesão nodular no polo renal (*setas*), circunscrita e limitada pela cápsula renal, com cicatriz central. **C.** Ilhotas de células volumosas e acidófilas, em meio a estroma frouxo e mixoide. **D.** Aspecto ultraestrutural, mostrando célula oncocítica com grande quantidade de mitocôndrias anômalas ocupando todo o citoplasma.

Os *tumores metanéfricos* são neoplasias benignas que recapitulam a formação do rim embrionário. Podem ser formados por epitélio renal embrionário (adenoma metanéfrico), por estroma (tumor estromal metanéfrico) ou por ambos (adenofibroma metanéfrico, o mais frequente). Adenoma metanéfrico, que acomete preferencialmente mulheres adultas, é formado por túbulos compactos com células pequenas, redondas e basófilas.

▶ Neoplasias malignas

Carcinoma de células renais

Carcinoma de células renais (CCR), mais comum em homens (2 a 3:1), constitui 1 a 3% das neoplasias malignas humanas e 75 a 80% das neoplasias malignas renais em adultos. Muito raro antes de 20 anos de idade, predomina entre 50 e 70 anos. O tumor pode ser esporádico ou ter caráter familial.

Etiopatogênese. Tabagismo é o principal fator etiológico. Hipertensão arterial e obesidade são fatores de risco. Vírus, cádmio, arsenicais, compostos de chumbo, estrógenos, asbesto e hidrocarbonetos aromáticos são também implicados.

Em 4% dos casos, o CCR tem caráter familial, é transmitido por herança autossômica dominante e aparece em indivíduos mais jovens. Na síndrome de von Hippel-Lindau (hemangioblastoma do sistema nervoso central e da retina, feocromocitoma, tumores pancreáticos e do ouvido interno, cistos múltiplos em vários órgãos), CCR é encontrado em 35 a 50% dos pacientes. Nesses casos, o tumor em geral é bilateral e frequentemente múltiplo, associa-se a cistos, surge mais precocemente e é responsável pelo óbito em um terço dos pacientes.

O CCR associa-se a algumas anormalidades genômicas. Perda de atividade do gene supressor de tumor *VHL* (von Hippel-Lindau), mapeado em 3p25-26, por deleção, translocação cromossômica ou hipermetilação, associa-se ao CCR familial (às vezes sem qualquer outra manifestação sindrômica) ou esporádico. O produto do gene *VHL* é uma proteína do complexo ubiquitina (PVHL), importante na degradação de proteínas celulares, particularmente HIF1 (*hypoxia inducible fator 1*, ver Capítulo 3), que induz o gene *VEGF* e genes de outros fatores de crescimento; maior disponibilidade de fatores de crescimento contribui para a carcinogênese. Os principais componentes genéticos associados ao CCR estão resumidos no Quadro 17.13.

Quadro 17.13   Síndromes genéticas associadas ao carcinoma de células renais (CCR)

Síndrome	Gene-proteína	Cromossomo	Tipo do tumor
von Hippel-Lindau	*VHL/PVHL*	3p25-26	CCR células claras
Birt-Hogg-Dubé	*BHD/*Foliculina	17p12q11.2	CCR cromófobo, oncocitoma papilar, células claras
CCR papilar hereditário	*c-MET* *HGF-R*	7q31	CCR papilar (múltiplo)
Leiomiomatose hereditária (pele e útero)	*FH*	1q42-44	CCR papilar
Translocação constitucional	Desconhecidos	3p12-3p26	CCR células claras
Trissomia papilar	Desconhecidos	7,17 (12,16,20)	CCR

Aspectos morfológicos

Em 0,5 a 1,5% dos casos, o CCR é bilateral; em menos de 5%, é multicêntrico. A lesão é esférica ou ovoide, tem tamanho variado (até 30 cm de diâmetro) e pode fazer saliência na superfície. Ao corte, o tumor é amarelado (Figura 17.54 A) ou branco-acinzentado e pode apresentar áreas de necrose e de hemorragia. Tumores que crescem mais lentamente mostram cistos e áreas de calcificação. Em tumores pequenos, existe pseudocápsula ou cápsula fibrosa. Em tumores grandes, a lesão infiltra e deforma cálices, pelve e ureter. Aspecto peculiar é a tendência a invadir a veia renal. O CCR inclui 18 tipos histológicos, os mais importantes descritos a seguir.

O *CCR do tipo células claras* é o mais comum e corresponde a 70% dos casos. Em 95% dos pacientes, o tumor é esporádico; nos restantes, associa-se à síndrome de von Hippel-Lindau ou a outra síndrome hereditária. Tumores familiais em geral são multifocais ou manifestam-se em indivíduos com até 46 anos de idade. As células são colunares, cuboides ou poligonais e apresentam citoplasma claro ou granular e contêm glicogênio e lipídeos (cor dourada do tumor – Figura 17.54 B). As células dispõem-se nos padrões acinar, alveolar ou tubular ou em pequenos cistos ou cordões sólidos

envolvidos por rede capilar e fibras reticulares. As alterações genéticas mais comuns são deleção do braço curto do cromossomo 3 e alterações que inativam o gene *VHL* (mutação ou deleção). O comportamento do tumor tem relação com necrose, gradação histológica e estadiamento. Um terço dos pacientes nefrectomizados com doença localizada apresenta metástases meses ou anos depois. Metade dos pacientes com recidiva após cirurgia morre em até 5 anos após cirurgia.

O *CCR do tipo papilífero* constitui 10 a 15% dos CCR e é o mais associado a multicentricidade e bilateralidade. O tumor tem coloração que varia de acinzentada, marrom-avermelhada a amarelada; áreas de necrose são comuns. As células formam papilas pequenas e basófilas no tumor tipo 1 (Figura 17.55) ou grandes e eosinófilas no tipo 2. O tipo 1 tem evolução mais favorável. Alterações citogenéticas comuns são trissomia dos cromossomos 7, 16 e 17 e perda do cromossomo Y em homens. Carcinoma papilífero tem prognóstico intermediário entre o de células claras (mais agressivo) e o cromófobo (mais indolente).

(continua)

Aspectos morfológicos (*continuação*)

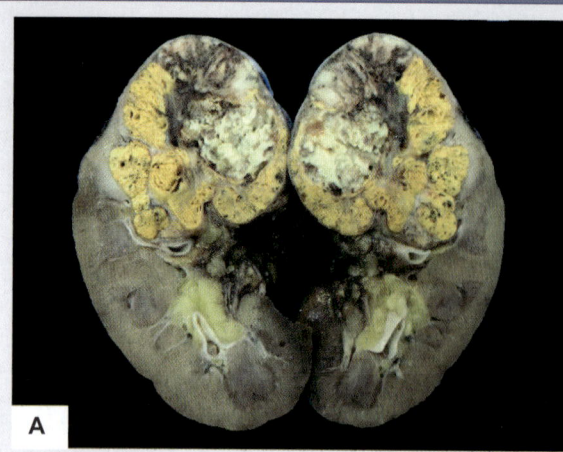

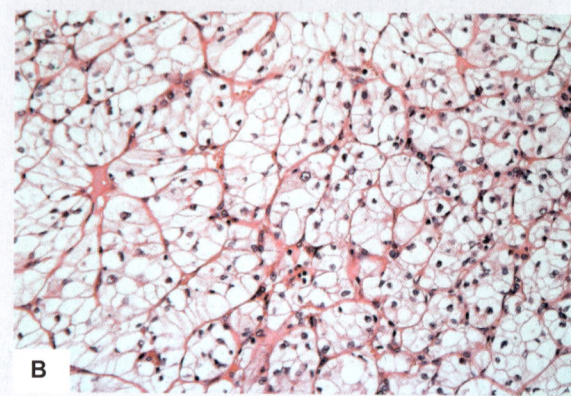

Figura 17.54 Carcinoma de células renais. **A.** Tumor volumoso, amarelado e com áreas de hemorragia e necrose. **B.** Carcinoma de células claras: proliferação de células com citoplasma claro, aparentemente vazio, ocupado por glicogênio e lipídeos.

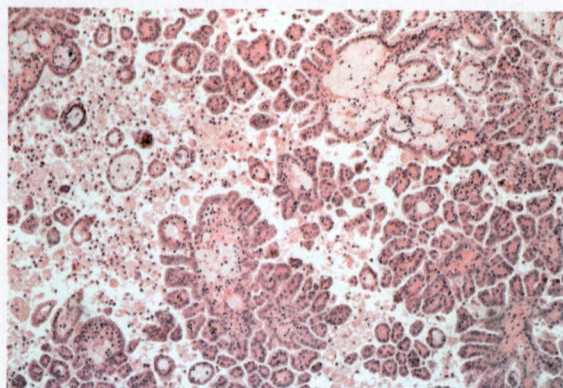

Figura 17.55 Carcinoma papilífero do rim. Células pequenas em torno de eixo fibrovascular formando papilas, com macrófagos espumosos no eixo delas.

O *CCR do tipo células cromófobas* representa 5 a 7% dos CCRs e tem coloração amarelo-pálida/marrom, lembrando oncocitoma, com o qual o diagnóstico diferencial pode ser muito difícil (os dois tumores parecem originar-se de células intercaladas dos ductos coletores). O tumor associa-se a várias perdas cromossômicas. Suas células são eosinofílicas (tipo oncócitos) ou do tipo células vegetais (com reforço de membrana citoplasmática), com citoplasma translúcido ou eosinofílico e halo claro em torno do núcleo (Figura 17.56). Os núcleos têm conformação característica com aspecto "amassado" ou "em uva passa". Os dois tipos de células estão presentes na mesma lesão e dispõem-se em cordões sólidos, trabéculas e septos ou, raramente, túbulos. Comparado aos CCRs dos tipos células claras e papilar, o de células cromófobas tem prognóstico muito bom, com sobrevida de 5 anos em 80 a 100% dos pacientes.

O *CCR do tipo ducto coletor* é raro (1 a 2% dos CCRs) e agressivo, localiza-se na medular renal e distorce as cavidades pielocaliciais. O tumor é acinzentado e, às vezes, multicístico. Suas células são cuboides ou colunares, eosinofílicas, dispostas em papilas e túbulos, com pleomorfismo nuclear. Mitoses são frequentes. O aspecto é de adenocarcinoma com extensa reação desmoplásica. Ao diagnóstico, são comuns metástases em linfonodos, vísceras e ossos (lesões osteoblásticas). Dois terços dos pacientes morrem em 2 anos.

O *CCR do tipo medular* associa-se à anemia falciforme ou traço falcêmico e origina-se de ductos coletores. O aspecto histológico é de adenocarcinoma de alto grau, com padrão cribriforme, em geral associado a estroma mixoide ou desmoplásico; há ainda infiltrado inflamatório rico em neutrófilos e infiltração do estroma adjacente. Os vasos contêm hemácias falcêmicas. O tumor é altamente agressivo, e a maioria dos pacientes morre em até 1 ano após o diagnóstico.

O *CCR associado à doença cística adquirida* é neoplasia encontrada em rins em estágio final. Em 3 a 7% dos pacientes com doença cística renal adquirida (ver anteriormente), surgem carcinomas, particularmente dos tipos células claras, papilífero e papilífero de células claras. Em metade desses pacientes, porém, o tumor tem características próprias, justificando a denominação CCR associado a doença renal cística adquirida. Nesta condição, em rins com os achados da doença multicística aparecem tumores sólidos, multifocais em mais da metade dos casos e bilaterais em 20% deles. Microscopicamente, o tumor é formado por mistura de padrões acinar, alveolar, tubular, multicístico, papilar e sólido, podendo mostrar

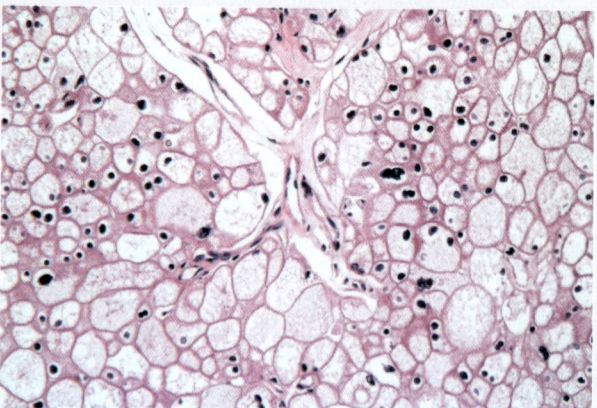

Figura 17.56 Carcinoma renal do tipo cromófobo. Células acidófilas e/ou do tipo células vegetais, com halo claro perinuclear e aspecto "amassado" ou em "uva passa".

(*continua*)

17

Aspectos morfológicos (*continuação*)

aspectos cribriforme, microcístico ou "em tela ou rede". Cristais de oxalato são frequentes. Apesar de pouco agressivo, quando tem aspecto rabdoide ou sarcomatoide o tumor pode dar metástases.

Outros tipos de CCR incluem: (1) CCR associado à síndrome de leiomiomatose hereditária (ou CCR deficiente em fumarato hidratase). Raro e agressivo, o tumor associa-se a leiomiomas uterinos e cutâneos. Achado histológico característico são nucléolos vermelhos (em cereja); (2) CCR associado a translocação no gene *MiT* (fator de transcrição associado a microftalmia). O tumor pode associar-se a tratamento com medicamentos citotóxicos, é agressivo e frequentemente apresenta-se com metástase em linfonodos regionais; (3) CCR deficiente em succinato desidrogenase, associado a forma familiar de paraganglioma e/ou tumor do estroma gastrointestinal (GIST). O tumor predomina em jovens e tem comportamento indolente; (4) CCR mucinoso, tubular e de células fusiformes (1% dos CCRs) tem evolução longa e baixo potencial metastático; (5) CCR tubulocístico, também raro (< 1% dos CCRs). O tumor é pouco agressivo, forma massa multicística constituída por túbulos de tamanhos variados (às vezes císticos) em meio a finos septos fibrosos; (6) CCR papilífero de células claras (1 a 4% dos CCRs), que pode ser esporádico ou fazer parte da doença cística renal adquirida ou da síndrome de von Hippel-Lindau. O tumor é indolente, sem potencial metastástico.

Qualquer CCR pode apresentar áreas com aspectos: (a) *rabdoide*, cujas células são grandes e têm núcleo excêntrico, nucléolo evidente e citoplasma com inclusões acidófilas (Figura 17.57 A); (b) *sarcomatoide*, em que as células são fusiformes e mostram atipias frequentes, índice mitótico elevado e pleomorfismo acentuado, às vezes com células gigantes (Figura 17.57 B). Tais achados têm importância prognóstica, já que os tumores que os exibem têm caráter invasivo e potencial metastático.

A despeito de toda tentativa de classificar os carcinomas de células renais, em até 5% dos casos o único diagnóstico possível é de *CCR não classificado*. Nesses casos, há duas implicações. De um lado, é importante distinguir neoplasia primária de tumor metastático. Para isso, a imuno-histoquímica ajuda: o fator de transcrição PAX8 (*paired-box gene 8*), por exemplo, está presente em 95% dos tumores renais primários. De outro lado, o diagnóstico de CCR não classificado traz pouca informação sobre o comportamento da lesão. Como comentado, o prognóstico associa-se a muitos fatores, como necrose, grau histológico, estadiamento e aspecto rabdoide ou sarcomatoide. Por fim, é importante destacar que muitos tumores foram individualizados justamente a partir da valorização de certas características de tumores não classificados. É bem provável, portanto, que novas entidades sejam definidas a partir de melhor conhecimento daquilo que hoje se considera como tumor incaracterístico.

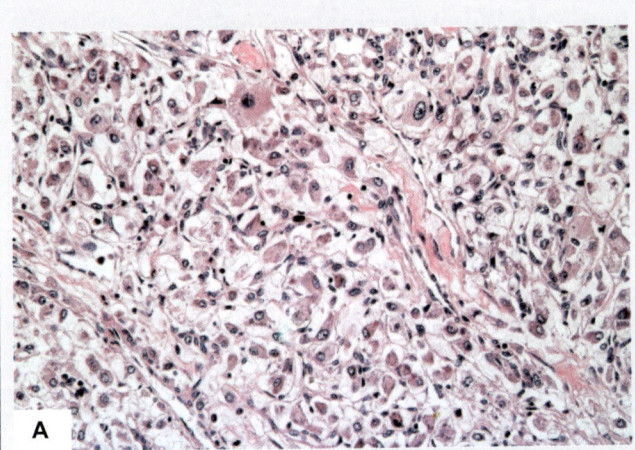
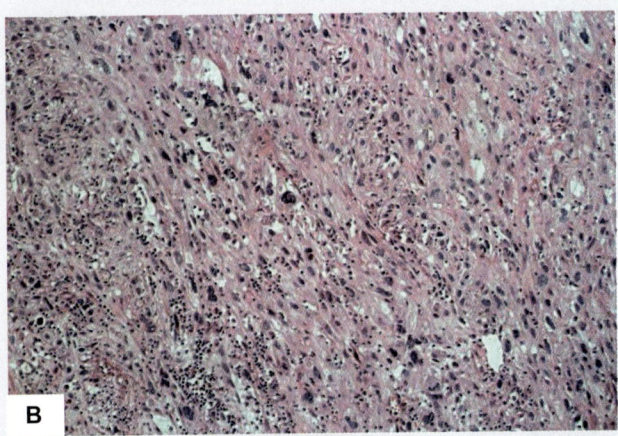

A **B**

Figura 17.57 Carcinoma renal. **A.** Aspecto rabdoide: células grandes com núcleo excêntrico e nucléolo evidente; o citoplasma é amplo e acidófilo. **B.** Aspecto sarcomatoide.

Crescimento. Metástases. Graduação. Estadiamento.
Crescimento locorregional ocorre inicialmente por infiltração do tecido gorduroso perirrenal e dos tecidos do seio renal (Figura 15.58), podendo alcançar órgãos vizinhos (suprarrenais, pâncreas, cólon etc.). Invasão intravascular é característica do carcinoma renal: em 50% dos casos, ao diagnóstico existe tumor no interior da veia renal, às vezes estendendo-se até a veia cava.

Em 25% dos casos, metástases estão presentes ao diagnóstico. Por via sanguínea, a neoplasia atinge pulmões (50% dos casos metastáticos), ossos e fígado (35 a 45% das metástases) e, menos frequentemente, suprarrenais, cérebro e rim oposto. Metástases por via retrógrada, através de veias paravertebrais, testiculares e ovarianas, também podem ocorrer.

A gradação histológica do CCR (grau nucleolar ou grau da Organização Mundial da Saúde/Sociedade Internacional de Patologia Urológica) é aplicada em todos os carcinomas de células renais, exceto o tipo cromófobo (atipias próprias do tumor fazem com que esta avaliação não tenha valor prognóstico). Os critérios adotados são: (a) grau 1 – nucléolos ausentes ou pequenos (basofílicos) no aumento de 400×; (b) grau 2 – vários nucléolos evidentes e eosinofílicos no aumento de 400×, mas não no aumento de 100×; (c) grau 3 – vários nucléolos evidentes e eosinofílicos no aumento de 100×; (d) grau 4 – pleomorfismo nuclear acentuado, aspecto sarcomatoide ou rabdoide. Componentes rabdoide ou sarcomatoide podem aparecer em qualquer CCR; quando presentes em tumores indolentes (cromófobo ou deficiente de SDH), o tumor é mais agressivo. Componentes sarcomatoide e rabdoide vêm sendo considerados também como preditores de resposta à imunoterapia.

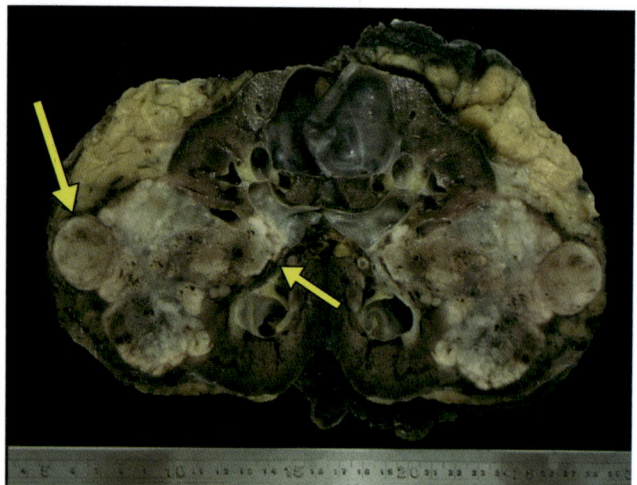

Figura 17.58 Carcinoma renal com extensão para o tecido adiposo perirrenal (*seta longa*) e para o seio renal (*seta curta*) (estádio pT3a). O polo superior do rim mostra ainda cisto renal solitário. (Cortesia da Dra. Nara Novaes, Salvador-BA.)

Aspectos clínicos. Prognóstico. Durante longo tempo, o CCR é assintomático; manifestações clínicas (hematúria, dor e massa palpável) só aparecem quando o tumor é avançado. Em muitos pacientes, o diagnóstico, às vezes precoce, é feito por exames de imagem (achado incidental em ultrassonografia, tomografia ou ressonância magnética) feitos por outros motivos. Em 30% dos pacientes, os primeiros sinais e sintomas são extrarrenais e relacionados com as metástases.

Mais comuns são manifestações inespecíficas, como febre, emagrecimento, fadiga, hipertensão arterial (30% dos casos), ginecomastia, hepatoesplenomegalia, distúrbios digestivos e neuromusculares, às vezes ligadas às metástases, além de alterações laboratoriais, como policitemia por hipersecreção de eritropoetina (5%), hipercalcemia, eritrossedimentação elevada (50%), leucocitose, trombocitose, anemia (30%) e hipercalcemia (10%). Muitas dessas constituem manifestações paraneoplásicas e devem-se, provavelmente, à liberação de: (a) substâncias tóxicas (responsáveis por anemia, trombocitose, alterações da função hepática, caquexia, febre, amiloidose); (b) hormônios (renina, eritropoetina, prostaglandinas, paratormônio, gonadotrofinas, prolactina etc.).

O estadiamento patológico do carcinoma renal está indicado no Quadro 17.14.

O prognóstico do CCR depende do tipo e grau histológico, necrose, morfologia raboide/sarcomatoide e estadiamento. Em massas menores que 3 cm achadas incidentalmente em exames de imagem, é cada vez mais comum a opção de tratamento por nefrectomia parcial. Para tumores sem achados de malignidade aos exames de imagem, vigilância clínica e radiológica é uma opção. Biópsias por agulha de massas renais podem ajudar a distinguir tumores benignos e malignos de baixo ou alto potencial de malignidade, auxiliando na decisão de ressecção ou acompanhamento das lesões. O tratamento de doença sistêmica envolve imunoterapia com bloqueadores de *check-points* imunitários (PD-1/PD-L1) e terapias-alvo que bloqueiam receptores de fatores de crescimento, mTOR ou angiogênese.

Quadro 17.14 Estadiamento patológico do carcinoma de células renais, segundo a AJCC (2017)

pT1: tumor ≤ 7 cm limitado ao rim (pT1a se ≤ 4 cm, pT1b se ≥ 4 cm e < 7 cm)

pT2: tumor > 7 cm limitado ao rim (pT2a se > 7 cm e ≤ 10 cm, pT2b se > 10 cm)

pT3a: tumor invade tecidos perirrenais ou do seio renal, a veia renal ou suas principais tributárias ou o sistema pielocalicial

pT3b: tumor estende-se à veia cava abaixo do diafragma

pT3c: tumor estende-se à veia cava acima do diafragma ou invade a parede da veia cava

pT4: tumor além da fáscia de Gerota (incluindo invasão da suprarrenal homolateral)

pN0: sem metástase em linfonodos

pN1: metástase em um linfonodo regional

pM0: sem metástase a distância

pM1: metástase a distância

Tumor de Wilms (nefroblastoma)

Tumor renal embrionário que surge na infância, é formado por estruturas primitivas que lembram o blastema nefrogênico. Tumor de Wilms representa 13% dos cânceres abaixo de 15 anos de idade e é a neoplasia maligna renal mais frequente em crianças. Em 95% dos casos, aparece entre 6 meses e 6 anos de idade, com pico entre 2 e 5 anos. Estima-se que o tumor afete uma em cada 8.000 crianças. Em 1% dos casos, é familiar.

Cerca de 10% dos nefroblastomas associa-se a anormalidades variadas (fenda palatina, esclerose tuberosa, cardiopatia congênita, neurofibromatose etc.), com possível predisposição genética e maior incidência em indivíduos de cor negra. O risco de desenvolver tumor de Wilms é maior nas síndromes: (a) WAGR (aniridia, anomalias genitais e retardamento mental), com 30% de risco de tumor de Wilms; (b) Denys-Drash (disgenesia gonadal, com pseudo-hermafroditismo masculino e esclerose mesangial com insuficiência renal), na qual 90% dos casos desenvolvem o tumor; (c) Beckwith-Wiedemann, composta por visceromegalia, hemi-hipertrofia, macroglossia, onfalocele, cistos medulares renais e células grandes nas suprarrenais (citomegalia).

Dos genes envolvidos, o mais conhecido é o *WT-1*, localizado no cromossomo 11p13, que é um gene supressor de tumor (ver Capítulo 10). O produto do *WT-1* é um fator de transcrição relacionado com o desenvolvimento gonadal e renal. Inativação dos dois alelos do *WT-1* é encontrada em 15% dos casos de tumor de Wilms esporádico.

Restos nefrogênicos e nefroblastomatose são precursores de nefroblastoma. Os primeiros constituem focos de células embrionárias, enquanto a segunda é representada por restos nefrogênicos difusos ou multifocais. Tais alterações são encontradas em 1% das necrópsias de recém-nascidos, enquanto em pacientes com nefroblastoma sua prevalência é muito maior (25 a 40%).

Aspectos morfológicos

Quase sempre, o tumor de Wilms é unilateral e, em 80% dos casos, a lesão é única; tumores múltiplos (7%) ou bilaterais (5%), além de origem multicêntrica, podem representar metástases. O tumor pode atingir grandes volume e peso, substituindo a maior parte do rim, que fica limitado a uma estreita faixa. Em geral, a lesão tem forma ovoide ou irregular, é lobulada, contém septos conjuntivos e apresenta nítida demarcação do parênquima renal remanescente, inclusive por pseudocápsula. Ao corte, o tumor é vermelho-pálido ou branco-acinzentado, tem consistência menor do que a do rim normal e apresenta áreas de necrose e hemorragia (Figura 17.59 A), tecido cartilaginoso e cistos, às vezes numerosos. Em geral, há invasão da cápsula renal e dos tecidos adjacentes e extensão para a veia renal e o sistema pielocalicial.

Microscopicamente, o tumor apresenta diversos padrões, com componentes de blastema renal, epitelial e estroma (histologia trifásica), podendo faltar algum componente (lesões bifásicas e monofásicas) (Figura 17.59 B). O componente mesenquimal (blastema) é constituído por células indiferenciadas pequenas, fusiformes,

esferoidais ou estreladas, com citoplasma escasso e núcleo hipercorado, intimamente agrupadas em nódulos, massas e trabéculas ou, menos frequentemente, com padrão difuso; as células invadem o tecido conjuntivo e os vasos e apresentam figuras de mitose. O componente epitelial lembra estágios da nefrogênese, formando túbulos renais rudimentares, com ou sem luz, e estruturas glomeruloides, cujo grau de diferenciação varia bastante, geralmente sem luz capilar e sem células endoteliais e mesangiais (Figura 17.59 C). Às vezes, há diferenciação para estruturas epidermoides ou secretoras de muco. O estroma tem aspecto variado: mixoide, tecido conjuntivo rico em fibras colágenas e fibroblastos, tecidos musculares liso e estriado, cartilagem, osso, tecido adiposo, células ganglionares e neuroglia.

Os elementos histológicos mais importantes para o prognóstico são a extensão e a intensidade da anaplasia (nucleomegalia, hipercromasia, mitoses multipolares). Quando difusa, anaplasia indica mau prognóstico. O grau de anaplasia correlaciona-se com mutações na proteína p53 e com resposta à terapia (resistência à quimioterapia).

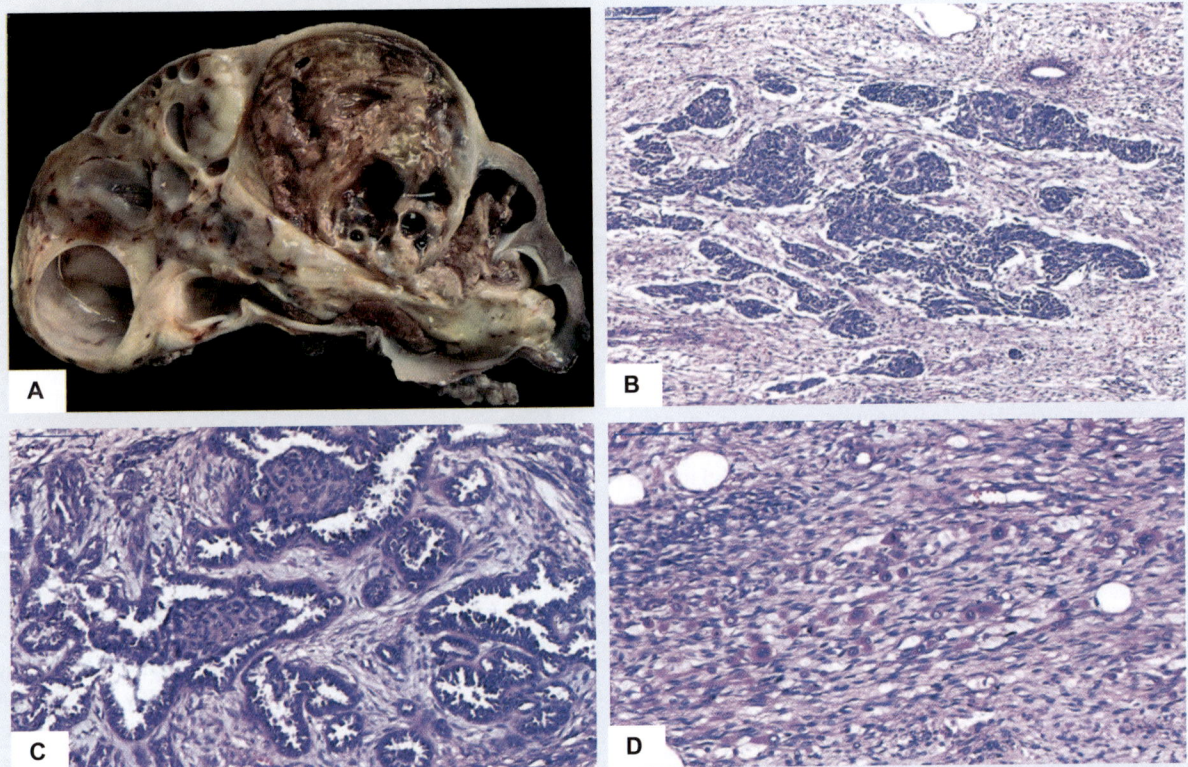

Figura 17.59 Tumor de Wilms, após quimioterapia neoadjuvante. **A.** Tumor volumoso, com áreas císticas, sólidas, hemorrágicas e de necrose. O parênquima renal encontra-se reduzido a pequena porção de cortical vista à esquerda na figura. **B.** O componente de blastema é representado por grupos de células com citoplasma escasso e núcleos hipercromáticos, em meio a estroma fibroso. **C.** O componente epitelial mostra estruturas papilares e tubulares. **D.** Componente estromal com diferenciação heteróloga, incluindo células musculares estriadas. (Cortesia dos Drs. Alexandre Morais Carneiro e Marcelo Padovani de Toledo Moraes, Botucatu-SP.)

Crescimento. Metástases. Estadiamento. Por crescimento local, o tumor invade a cápsula, o parênquima renal, os cálices, a pelve, o ureter, a veia renal e os órgãos adjacentes. Os linfonodos regionais são acometidos frequentemente. Metástases sanguíneas ocorrem principalmente nos pulmões e no fígado. Na época do diagnóstico, com frequência já existem metástases, especialmente pulmonares. O estadiamento do tumor de Wilms está indicado no Quadro 17.15.

Aspectos clínicos. Prognóstico. Muitas vezes, a única manifestação do tumor é abaulamento e massa palpável no abdome, às vezes enorme, cruzando a linha média, acompanhada de dor abdominal, hematúria, hipertensão arterial e crise abdominal secundária a traumatismo com ruptura. Hematúria é encontrada em 20% dos casos; hipertensão arterial aparece em cerca de 70% dos pacientes, em alguns poucos casos associada a hiperreninemia. Febre, anemia e leucocitose são comuns; mais rara-

Quadro 17.15 Estadiamento do tumor de Wilms (nefroblastoma)

Estádio I: tumor restrito ao rim e completamente ressecável; cápsula renal intacta ou pseudocápsula fibrosa (se ultrapassar o rim)

Estádio II: tumor infiltra-se em torno do rim (infiltração de vasos no seio renal, dos órgãos adjacentes ou da veia cava), mas é completamente ressecável

Estádio III: tumor residual após cirurgia, macro ou microscopicamente, confinado ao abdome (envolvimento das margens na peça cirúrgica, metástases em linfonodos, comprometimento peritoneal, tumor residual)

Estádio IV: metástases sanguíneas ou em linfonodos fora da região pélvico-abdominal

Estádio V: envolvimento renal bilateral. O estadiamento de cada rim deve ser dado separadamente, sendo considerado, para fins prognósticos, o estádio mais avançado

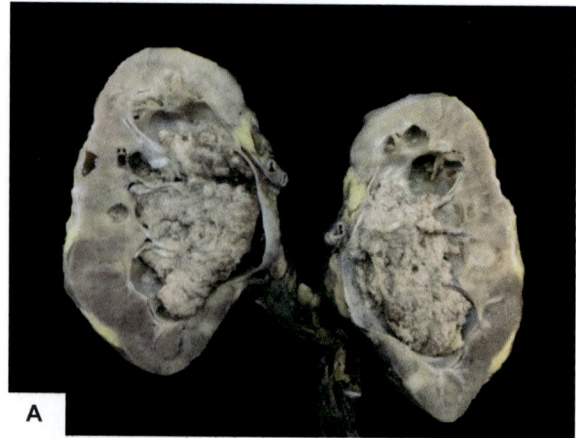

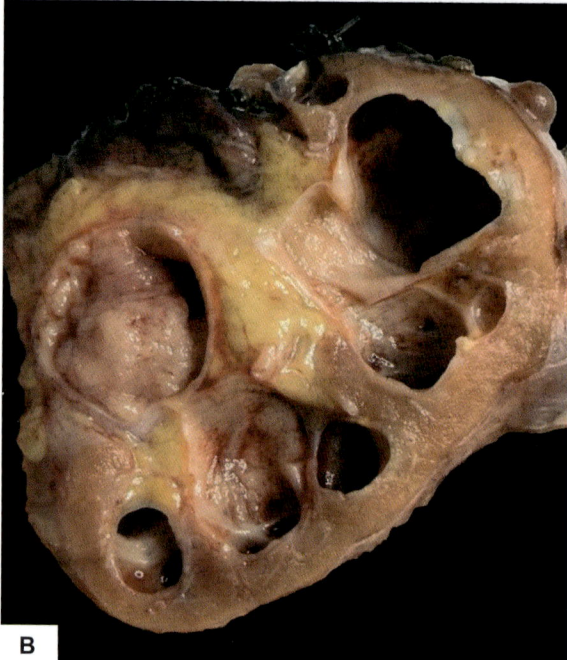

Figura 17.60 Carcinoma urotelial papilífero na pelve e cálices renais. Notar ainda hidronefrose acentuada.

mente, pode haver policitemia por secreção de eritropoetina. Os exames de imagem mostram uma ou mais massas intrarrenais e são úteis na avaliação da extensão tumoral, no diagnóstico de lesões pequenas e na determinação de bilateralidade.

O prognóstico depende da idade (melhor em crianças com menos de 2 anos), do estadiamento e, sobretudo, da extensão e da intensidade da anaplasia nuclear. Com o emprego de terapêutica combinada (cirurgia, radioterapia e quimioterapia), inclusive em recidivas, tem sido possível aumentar a sobrevida, que alcança 5 anos em 90% dos casos.

Tumores mestastáticos

Os rins podem ser sede de tumores secundários (5 a 7% dos tumores malignos). Os sítios primários mais frequentes são pulmões, mamas, estômago, melanoma cutâneo e coriocarcinoma. Quando presentes, manifestações clínicas são hematúria (10%), dor e massa palpável (5%). Pode haver também infiltração renal por linfomas e leucemias.

■ Pelve renal

Neoplasias

Representam 5 a 10% dos tumores renais, são mais comuns em homens (4:1) e têm grande semelhança histogenética e biológica com tumores da bexiga (neoplasias uroteliais, ver adiante). Com frequência, causam repercussões renais, por infiltração ou por obstrução urinária e suas consequências (pielonefrite, calculose e hidronefrose). Em 40% dos casos, as neoplasias uroteliais são múltiplas na pelve, no ureter e na bexiga, especialmente nesta; além disso, nesses pacientes são comuns áreas de atipia ou de carcinoma *in situ* em vários locais do trato urinário. Carcinomas do trato urinário superior (pelve renal e ureter) representam 5 a 10% dos carcinomas uroteliais e, em 10 a 20% dos pacientes, associam-se à *síndrome do câncer colorretal hereditário sem polipose* (*HNPCC*, ver Capítulo 22), na qual existem carcinomas colorretal e de outras áreas do trato digestivo, do endométrio e da pele.

Macroscopicamente, o tumor cresce no interior do sistema de cálices e pelve renal ou no ureter (Figura 15.60). Microscopicamente, a lesão tem o aspecto das neoplasias uroteliais (ver adiante).

Clinicamente, o sinal mais importante é hematúria intermitente e precoce, por fragmentação do tumor. Dor é discreta, embora possa surgir cólica pela eliminação de coágulos. Como geralmente é pequeno, o tumor não é palpável. No entanto, com frequência causa hidronefrose, pielonefrite e litíase, que passam a ser os responsáveis pelo quadro clínico. Sobrevida de 5 anos é alcançada em 25% dos casos.

Ureter

Anomalias congênitas

São importantes por sua frequência e por favorecerem obstrução urinária, infecções e litíase. *Agenesia* do ureter associa-se à do rim. *Ureter bífido* é a malformação mais comum. *Ureter* duplo é menos frequente e pode ser bilateral; na maioria das vezes, associa-se a pelve renal dupla, ectopia renal, ureterocele, megaureter e anomalias da bexiga ou da pelve. *Ectopia ureteral* consiste na abertura do ureter em posição diferente da normal; em 70% dos casos, associa-se a duplicação do ureter. É mais diagnosticada em mulheres, pois em homens geralmente é assintomática. Em mulheres, a abertura do ureter ocorre mais frequentemente no vestíbulo vaginal; em homens, no ducto ejaculador ou nas vesículas seminais.

Ureterocele consiste em dilatação cística sacular na porção intravesical do ureter. Há uma forma adulta, geralmente benigna, e outra infantil, que pode causar alterações das vias urinárias e da função renal; na forma infantil, além de dilatado o ureter tem implantação ectópica. Ureterocele pode ser assintomática ou simular tumor da bexiga. *Estenoses* não são raras. Ocorrem preferencialmente na junção ureteropélvica, sendo esta a causa mais frequente de hidronefrose em fetos, recém-nascidos ou crianças. *Válvulas congênitas* são formadas por dobras da mucosa, mas raramente provocam obstrução.

Megaureter congênito consiste em dilatação de todo o ureter por obstrução funcional no segmento justavesical. *Megaureter adquirido* é encontrado na doença de Chagas. *Divertículos congênitos*, verdadeiros, são raros e, a não ser quando inflamados, assintomáticos. *Divertículos adquiridos*, falsos, formam-se por enfraquecimento da camada muscular em consequência de traumatismo, cirurgia, inflamação e obstrução. Ureter retrocaval situa-se atrás da veia cava, entre esta e a coluna vertebral. Compressão do ureter causa retenção urinária (80% dos casos) ou cálculos (20%).

Neoplasias

São raras e representadas quase sempre por neoplasias uroteliais (ver adiante). Predominam em homens (2 a 5:1), entre a sexta e a oitava décadas de vida; são mais comuns no terço inferior e, raramente, bilaterais.

Papiloma, muito raro, apresenta-se como pequeno tumor pediculado formado por papilas com eixo conjuntivovascular delgado revestido por várias camadas de células uroteliais uniformes. Mitoses são raras.

Carcinoma de células uroteliais tem as mesmas características morfológicas do mesmo tumor da pelve renal ou bexiga (ver adiante). Com frequência, obstrui o ureter. Às vezes, é múltiplo (papilomatose ureteral). O tumor é firme e constituído por papilas curtas, irregulares e quase sempre unidas entre si. As células que as revestem são pleomórficas e atípicas e apresentam várias figuras de mitose. A lesão pode infiltrar-se na parede ureteral e nos vasos sanguíneos e linfáticos. Hematúria é a manifestação mais comum. Em certos casos, surge dor contínua ou em cólica.

Obstrução ureteral

Além das causas já comentadas (anomalias congênitas, cicatrizes, cálculos e tumores), obstrução ureteral pode ser causada por complicação cirúrgica, gravidez, carcinoma da próstata ou do colo uterino, endometriose e hematoma retroperitoneal. Sua importância decorre do fato de provocar hidronefrose e facilitar infecções no trato urinário. Na *fibrose retroperitoneal idiopática*, que faz parte da doença associada à IgG4 (que é acompanhada de fibrose em vários locais, como fibrose retroperitoneal, colangite esclerosante, tireoidite de Riedel ou fibrose do mediastino, ver Capítulo 11), o tecido conjuntivo neoformado envolve a aorta, ocupa o retroperitônio e circunda os ureteres.

Bexiga

Anomalias congênitas

Agenesia e *hipoplasia* são muito raras e associam-se a outras malformações graves. *Duplicação* da bexiga acompanha-se de duplicação do reto e, raramente, de tubas uterinas, útero e vagina. Duplicação incompleta resulta em bexiga em ampulheta, em que um septo divide o órgão em duas partes. Bexiga gigante (megabexiga) não é rara; é encontrada em natimortos, raramente em recém-nascidos que sobrevivem. Fístulas congênitas vesicovaginais e vesicouterinas são pouco comuns. *Úraco patente*, parcial ou total, é raro. Manifesta-se por eliminação de urina através de fístula ou orifício no umbigo. Cistos do úraco originam-se de restos epiteliais na porção pérvia do ducto alantoide.

Divertículos da bexiga resultam de evaginação da parede vesical. Os *congênitos*, ou *verdadeiros*, originam-se, em 90% dos casos, em um dos ângulos superiores do trígono, próximo dos orifícios ureterais, onde não existem fibras musculares longitudinais; quase sempre, são solitários e pequenos. Os *adquiridos*, muito mais comuns e mais frequentes em homens (30:1), resultam de obstrução no fluxo da urina, na maioria das vezes por hiperplasia da próstata. Obstrução urinária causa aumento da pressão intravesical que leva a hipertrofia da musculatura vesical e a formação, entre os feixes do músculo detrusor da bexiga, de evaginações da mucosa que resulta em divertículos. Estase urinária nesses divertículos favorece a formação de cálculos e inflamação do divertículo (diverticulite). Muitos divertículos são assintomáticos. O sinal clínico mais importante é micção em dois tempos, especialmente quando o segundo tempo elimina urina purulenta e fétida, contrastando com a urina clara emitida no primeiro tempo.

Extrofia da bexiga é anomalia grave que, em 80% dos casos, ocorre em mulheres. A lesão consiste na ausência da porção mediana da parede anteroinferior ou subumbilical do abdome, onde se exterioriza a bexiga anômala. Em geral, associa-se a outras malformações, como criptorquidia. A mucosa vesical exposta, sujeita a traumatismos e infecções, é edemaciada, hiperêmica, hemorrágica, ulcerada e quase sempre inflamada; por isso mesmo, é também muito dolorosa. Na pele adjacente, são comuns piodermite e eczema. Mais de 50% dos pacientes são natimortos ou falecem poucos dias após o nascimento.

▶ Inflamações

Cistite é a doença mais comum da bexiga. Contaminação da urina vesical, mesmo sem cistite, é importante como ponto de origem para pielonefrite ascendente. A urina da bexiga é estéril, sendo difícil a colonização por germes, devido a: (a) seu esvaziamento periódico; (b) características físico-químicas da urina (pH, hiperosmolaridade etc.); (c) atividade antibacteriana do revestimento das vias urinárias; (d) níveis elevados de IgA, IgG e IgM na urina. A causa mais comum de cistite é infecção bacteriana e, portanto, ela é mais comum em mulheres em consequência de uretra mais curta. Cerca de 40% das mulheres apresentam pelo menos um episódio de infecção do trato urinário baixo durante a vida.

Várias condições facilitam a contaminação da urina e infecção vesical: (1) obstrução do fluxo urinário, mecânica ou funcional, congênita ou adquirida; (2) hiperdistensão da parede

17

vesical por estase urinária, que compromete o fluxo sanguíneo local e modifica as condições de proteção e defesa da parede; (3) cateterismo e instrumentação vesical, especialmente sondas de demora e cateterismo repetido; (4) litíase; corpo estranho estéril na bexiga favorece a colonização de microrganismos, mesmo quando estes são introduzidos por via venosa; (5) tumores, que, além de obstruírem o fluxo da urina, constituem terreno favorável à colonização por microrganismos (úlceras, necrose); (6) pielonefrite, que elimina microrganismos para a bexiga; (7) extrofia da bexiga, cistocele, fístula retovaginal; (8) traumatismos; (9) diminuição da resposta imunitária por qualquer motivo; (10) gravidez.

Além dos microrganismos descritos a propósito da infecção urinária, agentes químicos (anilina, terebintina, permanganato de potássio, nitrato de prata, agentes antineoplásicos, como a ciclofosfamida) e físicos (irradiações) podem causar cistite. Hoje, em razão do uso cada vez mais comum de antibióticos, corticoides e imunossupressores, cistite por *Candida* tem se tornado mais frequente.

Cistite aguda

Embora possa não ter alteração macroscópica, cistite aguda apresenta muitas vezes hiperemia, edema e infiltrado purulento na mucosa. Microscopicamente, vê-se infiltrado predominantemente de neutrófilos.

Cistite crônica

Em inflamações crônicas, que ocorrem especialmente próximas dos meatos ureterais ou do orifício uretral, a bexiga perde a elasticidade, e a sua parede torna-se dura, espessa e retraída, o que diminui a capacidade do órgão. As manifestações clínicas mais importantes são polaciúria, disúria, piúria e bacteriúria. Disúria (dor à micção) é variável, sendo mais comum em cistites agudas e ulceradas. Bacteriúria e piúria são também constantes. No entanto, nenhuma dessas manifestações é exclusiva de cistites, podendo ocorrer nas demais doenças dos vários componentes do sistema urinário.

Na cistite crônica, a mucosa é espessada e, às vezes, ulcerada. O infiltrado inflamatório, predominantemente de mononucleares, é mais abundante na lâmina própria. Inflamação crônica causa edema e estimula a proliferação do urotélio, o que resulta em padrões morfológicos distintos. *Cistite cística* caracteriza-se por pequenos cistos discretamente salientes na mucosa. Os cistos originam-se dos ninhos epiteliais de von Brunn, pequenas invaginais normais do urotélio. Muitas vezes, tais cistos sofrem diferenciação colunar e delimitam espaços glandulares metaplásicos, padrão denominado de *cistite glandular* (Figura 17.61). *Cistite polipoide* pode simular carcinoma papilífero à cistoscopia, e surge em áreas de traumatismo prolongado (cateterismo de demora) e em fístulas. Estroma edemaciado forma projeções polipoides com eixos largos (distintos dos eixos fibrovasculares delgados das neoplasias uroteliais papilíferas verdadeiras). *Cistite intersticial*, mais comum em mulheres no climatério e após a menopausa, compromete todas as camadas da bexiga, causa fibrose na parede e leva a retenção de urina. A inflamação é bastante dolorosa e acompanha-se de hematúria. À cistoscopia, aparecem fissuras na mucosa. A doença é idiopática, mas parece tratar-se de reação imunitária, pois há casos associados a hipersensibilidade a medicamentos ou a autoanticorpos. Algumas vezes, formam-se úlceras na mucosa (úlcera de Hunner). Infiltrado de mononucleares rico em mastócitos e tecido de granulação são encontrados em toda a parede.

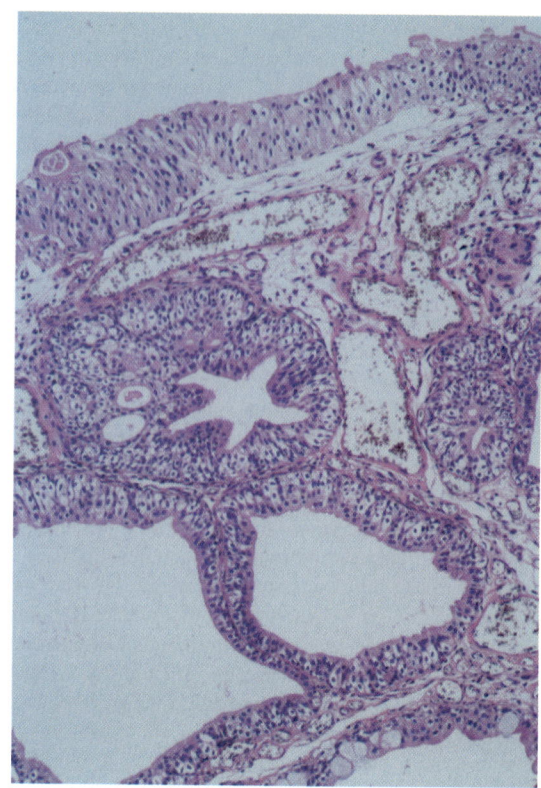

Figura 17.61 Cistite glandular. O urotélio (em cima) mostra invaginações que formam glândulas dilatadas revestidas por células colunares.

Cistite por irradiação

É causada por irradiação de tumores da pelve, sobretudo do colo uterino. Após aplicação do radioisótopo, surgem hiperemia e edema, mas as lesões mais importantes só aparecem meses depois, quando ocorrem necrose da parede vascular, trombose, hemorragias e úlceras; o epitélio sofre metaplasia escamosa, às vezes extensa. A úlcera pode ser profunda e causar perfuração e fístulas ou abrir-se na parede abdominal. A lesão pode sofrer infecção secundária.

Adenoma nefrogênico (metaplasia nefrogênica)

Trata-se de proliferação epitelial secundária a traumatismo (cirúrgico, sonda ou cálculo) ou inflamação da mucosa do trato urinário. Células tubulares renais descamadas e que seguem na urina podem implantar-se em áreas inflamadas da mucosa urinária e originar lesão proliferativa focal, papilar ou tubular. Tal lesão pode surgir em qualquer ponto do trato urinário, mas é mais comum na bexiga (55% dos casos) e na uretra (40%). O aspecto macroscópico e cistoscópico é lesão vegetante ou polipoide que entra no diagnóstico diferencial com neoplasias uroteliais papilares. Microscopicamente, a lesão forma túbulos e papilas em que o revestimento superficial deixa de ser estratificado e passa a ser formado por camada única de células, como o epitélio tubular renal. A expressão dos fatores de transcrição PAX2 ou PAX8 comprovam que essas células são do epitélio tubular renal. Após ressecção transuretral, o tumor pode recorrer se a sua causa persistir. A lesão é benigna.

17

Cálculos

Podem originar-se na pelve renal ou formar-se na própria bexiga. São mais comuns em homens, pela maior frequência de condições que favoreçam estase urinária (sobretudo hiperplasia da próstata); em mulheres, muitas vezes associam-se a corpos estranhos. Cálculos são frequentes até 10 anos de idade, raros em adultos jovens e novamente comuns após 40 anos. O número, o tamanho e o peso dos cálculos variam bastante.

Os cálculos atuam como corpos estranhos e traumatizam a mucosa, que se torna irritada, hiperêmica, hemorrágica, ulcerada e inflamada. Na ausência de infecção, os cálculos podem permanecer silenciosos, sendo descobertos casualmente por radiografia por motivos não urológicos. Mais comumente, porém, dão repercussões clínicas, sendo característica a tríade polaciúria, dor e hematúria. Dor e hematúria, sempre terminais, resultam da contração do detrusor sobre o cálculo; em muitos casos, a dor é referida na glande, no clitóris, no períneo ou no ânus. As manifestações diminuem ou desaparecem com o repouso, mas recrudescem com movimentos. Micção interrompida (em dois tempos), com hematúria e dor terminais, é muito sugestiva de litíase vesical. Na litíase infectada, sempre há piúria e bacteriúria.

Esclerose do esfíncter

Consiste em espessamento do colo vesical que, nos casos típicos, estende-se até a uretra prostática. Existem dois tipos: (1) infantil, provavelmente congênito (obstrução idiopática do colo vesical), em que a retirada de uma cunha ou barra de tecido do colo vesical cura a retenção urinária, restabelecendo o fluxo normal; trata-se, possivelmente, de anomalia com alongamento da uretra prostática e desenvolvimento excessivo de tecido fibroelástico, que se estende até o meato uretral. O exame histológico mostra infiltrado inflamatório de mononucleares, fibrose (especialmente na submucosa), metaplasia escamosa do epitélio transicional e hipertrofia da musculatura do colo; (2) adulto, em que se encontram, no fragmento do colo retirado cirurgicamente, infiltrado de mononucleares, edema, hipertrofia da musculatura e, em fase avançada, neoformação conjuntiva provocando esclerose do colo, que se torna elevado e rígido; a mucosa sofre metaplasia escamosa. Nos casos típicos, a lesão estende-se à uretra prostática. As manifestações clínicas principais consistem em disúria, retenção urinária e, raramente, incontinência. O diagnóstico se faz por exclusão de afecções prostáticas ou do sistema nervoso.

Alterações da bexiga por obstrução urinária

Se a obstrução é súbita, distensão prolongada da bexiga pode levar a perda definitiva da tonicidade da musculatura, que não se hipertrofia. Quando a obstrução é lenta, as consequências principais são: (1) hipertrofia do músculo detrusor e formação da bexiga em colunas; (2) pseudodivertículos; (3) infecção das vias urinárias. Nos casos de longa evolução, a parede vesical, no início hipertrófica, torna-se delgada, com hipotrofia do detrusor. Se a bexiga é esvaziada rapidamente por cateterismo, pode aparecer hemorragia vesical profusa por descompressão súbita que causa rápida dilatação e ruptura de pequenos vasos da mucosa.

■ Neoplasias

Os tumores vesicais de maior importância originam-se de células do epitélio de revestimento das vias urinárias (urotélio), sendo por isso chamados genericamente *neoplasias uroteliais*

ou *uroteliomas*. A terminologia e os achados morfológicos descritos adiante aplicam-se a todas as neoplasias com diferenciação urotelial que surgem ao longo de todo o trato urinário. Mais comuns na mucosa vesical, essas lesões podem ser encontradas também na uretra (incluindo a uretra prostática), ureteres, pelve renal e cálices renais. Tais neoplasias, isoladas ou múltiplas, podem surgir concomitantemente em diferentes segmentos das vias urinárias. Outros tumores epiteliais são o carcinoma de células escamosas e o adenocarcinoma.

▶ Neoplasias uroteliais

Carcinomas uroteliais representam 90% de todos os tumores primários da bexiga, do ureter e da pelve renal e 3% de todas as neoplasias malignas. Na bexiga, mais de 80% dos casos surgem depois de 50 anos; são incomuns até 30 anos e excepcionais em crianças. Homens são mais acometidos do que mulheres (3 a 4:1). Em 80% dos casos, os tumores localizam-se na região lateral e posterior da bexiga. Morfologicamente, as neoplasias uroteliais podem ser: (a) papilares: papiloma urotelial, neoplasia urotelial papilar de baixo potencial de malignidade, carcinoma urotelial papilífero não invasivo de baixo grau, carcinoma urotelial papilífero não invasivo de alto grau e carcinoma urotelial invasivo; (b) planas: carcinoma urotelial *in situ*. O carcinoma urotelial invasivo pode surgir a partir de carcinoma urotelial papilar não invasivo ou de carcinoma urotelial *in situ*.

Etiopatogênese

Sendo a bexiga um reservatório de urina, é natural que esteja exposta a grande número de substâncias, algumas potencialmente carcinogênicas. O fato de as neoplasias uroteliais serem mais frequentes na região do trígono vesical parece dever-se à estagnação da urina nessa região, favorecendo ação mais prolongada de compostos cancerígenos. Os fatores de risco mais bem documentados são tabagismo, exposição ocupacional (inalação de aminas aromáticas por motoristas de caminhão e ônibus, pintores e trabalhadores em algumas indústrias químicas), radioterapia, infecção por *Schistosoma haematobium* (comum no Egito) e extrofia da bexiga.

Neoplasias uroteliais pertencem a duas grandes categorias: (1) neoplasias papilíferas, as mais comuns, em cuja superfície encontram-se papilas visíveis à cistoscopia e ao exame macroscópico; (2) neoplasias planas, com superfície lisa, sem papilas. Estudos genômicos mostram que as neoplasias uroteliais invasivas originam-se por duas vias: (1) progressão de *lesão papilífera*, que é a forma mais comum (80% dos casos); (2) a partir de lesão plana (carcinoma urotelial *in situ* – 20% dos casos). Neoplasias papilares iniciam-se com deleções no cromossomo 9, onde se situam genes supressores de tumores, como o gene *p161NK4a*. Mais tarde, surgem outras anormalidades genômicas, como ativação do gene *RAS*, responsáveis pela progressão para carcinoma urotelial papilar de alto grau. A capacidade invasiva da neoplasia associa-se à perda de função do gene *TP53*. *Lesões planas* formam-se por anormalidades celulares na espessura do epitélio que caracterizam o carcinoma *in situ* (ver adiante). Tais lesões surgem a partir da perda de função de genes supressores de tumor, inicialmente do gene *TP53* e, mais tarde, dos genes *PTEN* e *RB*.

Papiloma urotelial

Papiloma urotelial, raro (1 a 2% dos tumores vesicais), é lesão benigna que ocorre sobretudo em indivíduos jovens. Na maioria dos casos, o tumor é único, pequeno (0,5 a 2,0 cm), geralmente pediculado e formado por papilas delicadas e regulares que se projetam na luz vesical (crescimento exofítico); à cistoscopia, aparece como algas flutuantes. O aspecto papilomatoso ou exofítico da lesão pode ser indistinguível do carcinoma urotelial papilífero. Por contração da parede vesical, a lesão pode sofrer lacerações e hemorragia. Pequenos fragmentos do tumor podem se soltar e ser eliminados pela urina, juntamente com sangue.

A lesão é formada por papilas formadas por eixo conjuntivo vascularizado revestido por urotélio de espessura e orientação normais; as células são bem diferenciadas e ficam dispostas de maneira ordenada, como no urotélio normal (Figura 17.62 A). Não há atipias nem perda de polaridade.

O papiloma urotelial invertido, também solitário, mede até 3,0 cm e tem superfície lisa (crescimento endofítico ou invertido). Microscopicamente, é formado por cordões ou papilas de células uroteliais que invaginam na lâmina própria (Figura 17.62 B). Metaplasia escamosa e cistos são comuns. Os padrões de crescimento exofítico e endofítico (invertido) podem ser encontrados em todas as neoplasias uroteliais papilares.

Uma vez ressecado, o papiloma pode ser curado ou sofrer recidiva (8 a 14% dos casos); recidiva é menor no papiloma invertido (< 2%). Nas recorrências, em 90 a 95% dos casos a lesão mantém o padrão histológico; nos restantes, há progressão para formas menos diferenciadas e mais agressivas, às vezes com invasão da camada muscular ou metástases; evolução desfavorável não é comprovada no papiloma invertido. A taxa de progressão para lesão de grau mais alto ou invasiva é baixa (< 1% dos casos).

Carcinoma urotelial de baixo potencial de malignidade

Trata-se de lesão não invasiva formada por papilas delicadas recobertas por células bem diferenciadas, distinguindo-se do papiloma urotelial pela maior espessura do urotélio (mais de 6 ou 7 células de espessura). Mitoses são raras e geralmente basais. Como um todo, o aspecto típico do epitélio urotelial fica mantido, com preservação da polaridade. À cistoscopia, compartilha com o papiloma e os carcinomas papilíferos o aspecto exofítico de lesão na mucosa. A justificativa para essa categoria diagnóstica vem da observação de que essa neoplasia tem taxa de recidiva e progressão intermediária entre papiloma e carcinoma urotelial de baixo grau. A taxa de recidiva para a mesma neoplasia é de 36%, enquanto a de progressão é de 4%.

Carcinoma urotelial não invasivo de baixo grau

É neoplasia urotelial papilar não invasiva com atipias citológicas e arquiteturais discretas. A neoplasia mostra eixos fibrovasculares delicados revestidos por urotélio com relativa manutenção da diferenciação epitelial, embora sejam encontradas áreas focais de perda de polaridade e ocasionais núcleos hipercromáticos (Figura 17.63 A). Mitoses podem ser vistas mesmo fora da camada basal. A taxa de recidiva é de 50% e a de progressão, de 10%.

O achado clínico mais comum é hematúria indolor, macro ou microscópica. O aspecto à cistoscopia é de lesão exofítica, de tamanho variável, única ou multifocal (Figura 17.63 B). Lesões com crescimento endofítico podem ter crescimento nodular (subepitelial) e simular carcinoma invasivo.

17

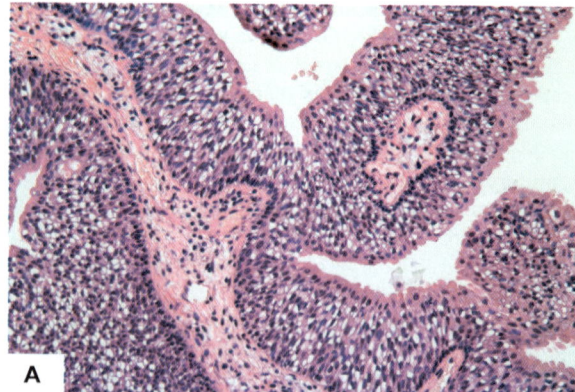

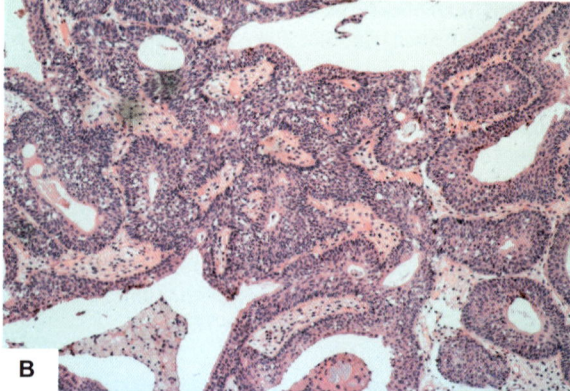

Figura 17.62 A. Papiloma urotelial exofítico. Papilas com eixos fibrovasculares delgados revestidas por urotélio sem atipias. **B.** Papiloma urotelial invertido. Cordões de células uroteliais sem atipias.

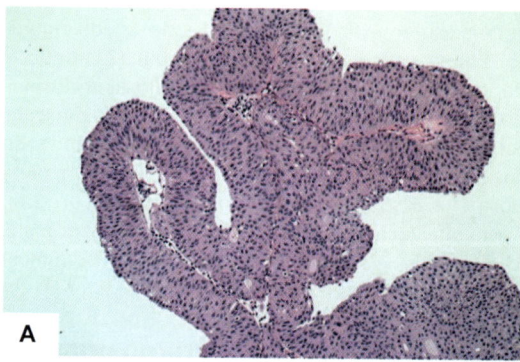

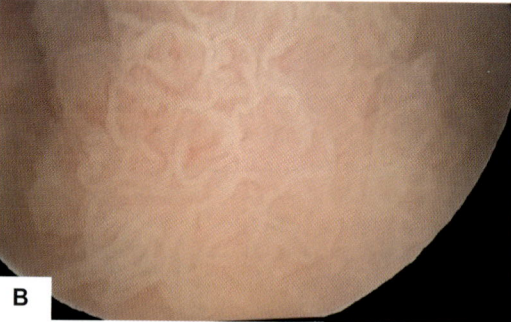

Figura 17.63 Carcinoma urotelial papilífero não invasivo de baixo grau. **A.** Aspecto à cistoscopia. Proliferação exofítica característica de lesões papilares do trato urinário. **B.** Crescimento exofítico de eixos delgados revestidos por célula uroteliais com atipias discretas (núcleos maiores e hipercromáticos).

Carcinoma urotelial não invasivo de alto grau

Consiste no tumor em que as papilas crescem de forma desorganizada e mostram maior grau de fusão entre si, com alternância de áreas exofíticas ramificadas com áreas sólidas. Perda de polaridade e atipias celulares (núcleos pleomórficos e hipercromáticos) são identificáveis em pequeno aumento; algumas células são anaplásicas. A espessura do epitélio de revestimento é variável.

O tumor tem difícil controle local, já que 60% dos pacientes apresentam recidiva a longo prazo. A taxa de progressão também é alta: 25% dos casos apresentam invasão da lâmina própria (estágio pT1) e 5%, invasão do músculo detrusor (pT2). Tumores grandes (> 5 cm), multifocais e com carcinoma urotelial *in situ* associado têm maior risco de progressão e morte por carcinoma invasor.

Os achados clínicos e cistoscópicos dos carcinomas uroteliais não invasivos de baixo e alto grau são semelhantes.

Carcinoma urotelial invasivo

Trata-se da neoplasia maligna infiltrativa mais comum do trato urinário. No Brasil, segundo o Instituto Nacional do Câncer, em 2018 a incidência do carcinoma invasivo da bexiga foi de 6,4 casos/100.000 homens/ano e 2,6 casos/100.000 mulheres/ano. Câncer de bexiga é o sétimo mais prevalente em homens (6.690 novos casos em 2018). Em 2017, a mortalidade por câncer vesical foi de 2,6/100.000 homens e 1,7/100.000 mulheres.

Carcinoma urotelial invasivo é mais frequente na bexiga, que é a sede mais comum de uroteliomas (90% dos casos). Na bexiga, o tumor é 3 a 4 vezes mais comum em homens do que em mulheres (4:1), com média de idade ao diagnóstico de 65 a 70 anos. Clinicamente, a maioria dos pacientes apresenta pelo menos hematúria microscópica; tumores maiores manifestam-se com hematúria macroscópica. Em casos avançados, as manifestações associam-se a obstrução urinária e a metástases, especialmente em fígado, pulmões e ossos. O tumor é visto por cistoscopia, que mostra lesões papilares sésseis, nodulares ou úlcero-infiltrativas na mucosa vesical.

Aspectos morfológicos

Macroscopicamente, os uroteliomas correlacionam-se com as vias da carcinogênese urotelial. Neoplasias papilares formam lesões vegetantes, exofíticas e com superfície papilífera na mucosa urotelial (Figura 17.64 A). O tumor pode ser isolado ou múltiplo e tem tamanho variado. Tumores originados na via do carcinoma *in situ* são planos e infiltrativos. Em até 50% das peças de cistectomia radical após quimioterapia neoadjuvante, não se vê tumor macroscópico; nesses casos, encontram-se apenas achados secundários, como úlceras, necrose e cicatrizes.

Microscopicamente, o carcinoma urotelial invasivo é quase sempre de alto grau nuclear e suas células, pleomórficas e atípicas, infiltram a parede vesical e estruturas adjacentes (Figura 17.64 B). As diferenciações divergentes mais comuns, sem valor prognóstico, são a escamosa e a glandular. As variantes microscópicas micropapilar, plasmocitoide, sarcomatoide e indiferenciada associam-se a pior prognóstico.

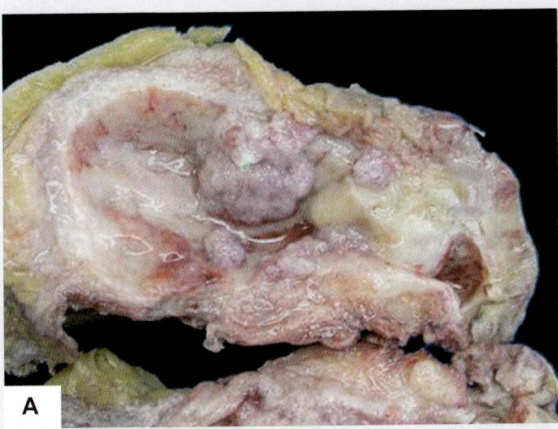
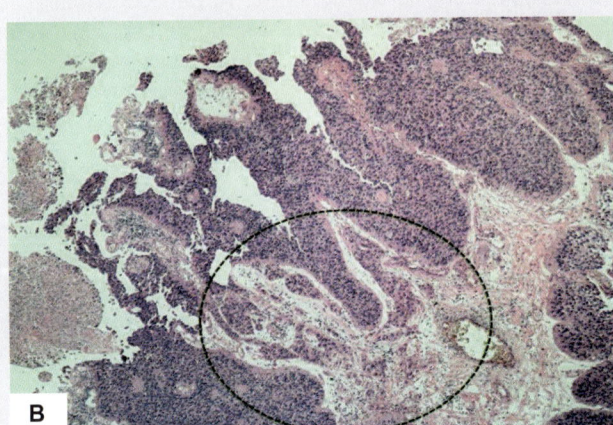

Figura 17.64 Carcinoma urotelial invasivo da bexiga. **A.** Lesões vegetantes, irregulares e com superfície papilífera e limites imprecisos infiltrando a parede vesical. **B.** Massas de células neoplásicas atípicas que infiltram a parede da bexiga.

Carcinoma urotelial *in situ*

Carcinoma urotelial *in situ*, lesão plana na mucosa do trato urinário, é neoplasia limitada à espessura do urotélio, sem crescimento papilífero ou invasão. Na maioria dos casos, carcinoma urotelial *in situ* é encontrado na mucosa adjacente a carcinoma urotelial papilar de alto grau ou carcinoma urotelial invasivo; na sua forma pura, ou seja, sem outra lesão concomitante, é incomum (1 a 3% das neoplasias do trato urinário).

À cistoscopia, o carcinoma uroterial *in situ* é pouco evidente e aparece como região de hiperemia na mucosa, localizada ou mul-

tifocal. Histologicamente, a lesão é constituída por hipercelularidade na espessura do epitélio, cujas células são atípicas, não têm polaridade e mostram núcleos pleomórficos, hipercromáticos e nucléolos evidentes (Figura 17.65). Algumas vezes, a lesão tem aspecto pagetoide, em que grupos de células atípicas ficam entremeadas com áreas de urotélio normal. Lesões planas com atipias celulares menos intensas do que no carcinoma urotelial *in situ* são chamadas *displasias*, cujo significado é incerto, embora possa haver progressão da lesão em 10 a 20% dos casos.

Carcinoma urotelial *in situ* é tratado inicialmente com ressecção transuretral e uso tópico de BCG. Cerca de 25% dos

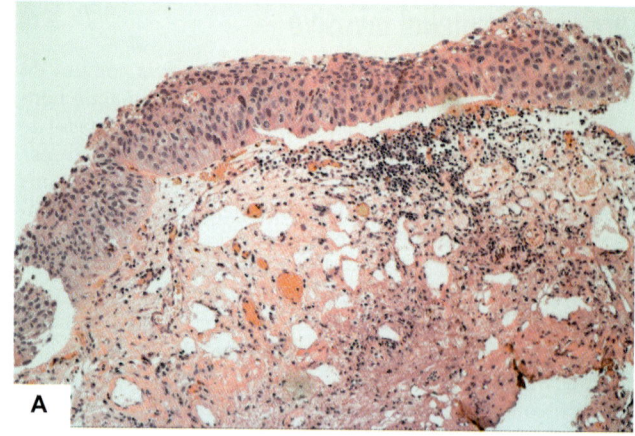

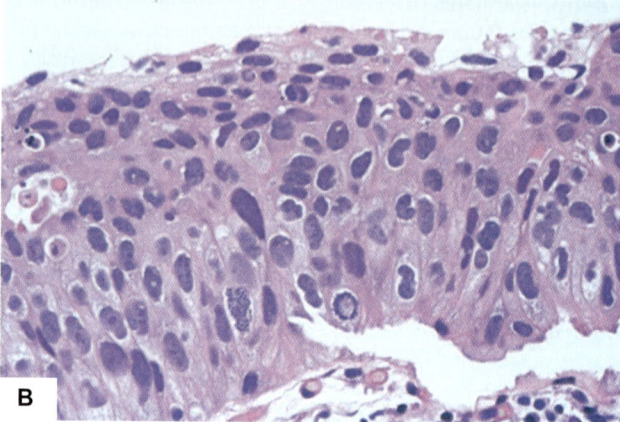

Figura 17.65 Carcinoma urotelial *in situ*. **A.** Lesão plana com atipias nucleares intraepitliais. Não há formação de papilas nem invasão do tecido conjuntivo subjacente. **B.** Detalhe de A mostrando pleomorfismo celular acentuado e duas figuras de mitose no terço basal do epitélio.

17

pacientes, porém, não respondem a esse tratamento e sofrem progressão para neoplasia invasiva após meses ou anos. Quando há recorrência, está indicada cistectomia. Em 15 a 25% dos pacientes submetidos a cistectomia, são encontrados focos de invasão. Carcinoma urotelial *in situ* multifocal na bexiga aumenta o risco de lesão também na uretra, no ureter e na pelve renal.

O estadiamento patológico do carcinoma urotelial da bexiga está indicado no Quadro 17.16.

Outros tumores

Carcinoma de células escamosas (CCE) corresponde a 2 a 5% dos tumores malignos da bexiga; tal diagnóstico só é feito quando células escamosas são o único elemento neoplásico, ou seja, quando não há qualquer diferenciação urotelial, mesmo carcinoma *in situ*. O tumor associa-se quase sempre a inflamação ou irritação crônica da mucosa (litíase, cateteres de demora etc.) e a metaplasia escamosa; tabagismo é fator de risco (cinco vezes maior). O CCE é mais comum em países onde a infecção pelo *Schistosoma haematobium* é endêmica. Mais comum, no entanto, é a existência, no carcinoma urotelial, de focos de carcinoma de células escamosas. O CCE forma lesão vegetante ou ulcerada, invasiva, mas não tem aspecto papilífero.

Adenocarcinoma vesical é raro (1 a 2%) e pode ser simples ou mucossecretor. Tal diagnóstico é reservado às neoplasias puras, ou seja, sem qualquer componente urotelial. O tumor forma massa séssil, ulcerada e infiltrante, podendo atingir grandes dimensões; a superfície é granular e frequentemente ulcerada. Histologicamente, o tumor é semelhante a adenocarcinomas gastrointestinais, podendo ser dos tipos em anel de sinete, mucinoso, de células claras ou misto.

Aspectos clínicos. Prognóstico. Tratamento. A manifestação clínica mais importante dos tumores vesicais é hematúria sem dor (85% dos casos), em geral macroscópica e durante toda a micção. Além de sangue, podem ser eliminados coágulos na urina, o que causa dor. Em tumores volumosos, ocorre urgência miccional, por redução da capacidade vesical. Disúria e polaciúria aparecem em tumores difusos ou no colo vesical. Extensão do tumor aos meatos ureterais causa hidronefrose e pielonefrite, de mau prognóstico.

O diagnóstico e a avaliação de recidivas são feitos por cistoscopia, exames citológicos da urina e biópsia. Esta possibilita estabelecer o tipo de tumor, o grau e o nível de invasão; sua maior limitação é a pequena amostragem. A citologia é valiosa no diagnóstico de tumores malignos e no acompanhamento pósquimioterapia. O método é útil especialmente em neoplasias de alto grau, antes mesmo do diagnóstico cistoscópico ou histológico; nas de baixo grau, é limitado, pois as células neoplásicas nem sempre são distinguíveis das normais.

O tratamento de tumores com invasão da lâmina própria (pT1) baseia-se em ressecção transuretral de todo o tumor visível. Recidivas são comuns; quando ocorrem, são indicadas quimioterapia adjuvante e administração de BCG intravesical. Terapia intravesical é também indicada em tumores papilíferos não invasivos de alto grau associados a carcinoma *in situ*, quando o tumor é multicêntrico ou se tem mais de 3 cm. Sobrevida de 5 anos ocorre em 70% dos casos. Em tumores invasivos, o tratamento é cistectomia radical, geralmente precedida por quimioterapia neoadjuvante. Pacientes que recusam esse tratamento ou não têm condições de recebê-lo são tratados com ressecção transuretral agressiva, seguida de quimioterapia e radioterapia. Quimioterapia é indicada nos casos de doença disseminada. Em recidivas, usa-se imunoterapia com bloqueadores de *checkpoints* imunitários (anti-PD-1/PD-L1) ou inibidores do FGFR, quando este se encontra mutado.

O prognóstico dos tumores vesicais a partir do estágio pT2 é ruim. Metástases em linfonodos regionais e invasão de tecidos e órgãos adjacentes (próstata, vesículas seminais, retroperitônio) são comuns. Metástases a distância ocorrem na fase tardia do tumor e localizam-se preferencialmente em pulmões, fígado, encéfalo e ossos. Sobrevida de 5 anos ocorre em 35% dos pacientes com envolvimento de linfonodos regionais e em 5% daqueles com metástases distantes.

Uretra

Anomalias congênitas

Agenesia ou *atresia* associam-se a malformações do pênis. Podem coexistir *fístulas* vesicorretal, vesicouterina etc. *Estenose* parcial ocorre na glande ou na uretra prostática e varia desde estreitamento de toda ou quase toda a uretra até lesões focais ou válvulas. Estenose congênita do meato é comum em ambos os sexos; em homens, frequentemente associa-se a fimose. Em crianças, *válvulas congênitas da uretra posterior* são causa frequente de retenção urinária, distúrbios da micção e infecções. Na *epispadia*, a uretra abre-se na face dorsal do pênis; na *hipospadia*, na face inferior do pênis. *Divertículos* e *cistos* congênitos (uretrocele) são bolsas que se comunicam com a uretra e contêm urina. Mais comuns são divertículos e cistos adquiridos.

Inflamações

Uretrites podem ser agudas ou crônicas, gonocócicas ou não gonocócicas. *Uretrite gonocócica*, cuja incidência havia caído em décadas passadas, voltou a recrudescer nos últimos anos. Trata-se de inflamação que atinge ambos os sexos e é transmitida habitualmente por contato sexual. Em homens, após período de incubação de 2 a 10 dias, surge inflamação aguda na mucosa, com corrimento uretral mucopurulento. Se as lesões não são extensas, há regeneração do epitélio. Nos casos não tratados, a inflamação progride e causa úlceras, compromete estruturas adjacentes e leva a fibrose e estreitamento uretral. Complicação temida é a propagação do processo para a uretra posterior, colo vesical, próstata, ductos ejaculadores, vesículas seminais e epidídimo. Uretrite gonocócica crônica refere-se à persistência de inflamação por longo tempo, em consequência de infecção da próstata, vesículas seminais ou epidídimo; com frequência, surgem abscessos, estenoses e outras alterações graves. Em mulheres, uretrite gonocócica é discreta e manifesta-se por hiperemia do meato.

Uretrites não gonocócicas são mais comuns. Cerca de 20 a 60% dos casos em homens e 20% em mulheres são causados por várias espécies de clamídias. Infecções por outras bactérias (estafilococos, estreptococos, *E. coli*, bacilos difteroides) são também importantes e ocorrem após uretrite gonocócica ou secundariamente a traumatismos, às vezes discretos. A exsudação é escassa, as complicações são muito menos frequentes e a evolução é prolongada e sujeita a recidivas. Uretrite por *Candida albicans* aparece após tratamento prolongado com antibióticos ou quimioterápicos.

Na *síndrome de Reiter*, ocorrem uretrite, conjuntivite e poliartrite. A uretrite surge 5 a 30 dias após contato sexual; em seguida vêm a conjuntivite e, finalmente, a artrite; esta persiste por meses, enquanto as duas primeiras curam-se rapidamente.

Carúncula uretral

Consiste em pequeno tumor (< 1 cm) na uretra, próximo do meato externo, sobretudo em mulheres após 50 anos de idade. A lesão é vermelho-escura ou azulada, sangra facilmente e é muito dolorosa. Histologicamente, é formada por tecido de granulação rico em leucócitos mono e polimorfonucleares. O epitélio que recobre a carúncula é escamoso, às vezes ceratinizado. A lesão manifesta-se clinicamente pela tríade tumor, hemorragia e dor.

Neoplasias

São raras e acometem principalmente mulheres (3 a 4:1). Tumores epiteliais da uretra frequentemente associam-se à infecção pelo HPV. Tumores malignos ocorrem quase sempre após 40 anos de idade, na maioria das vezes depois de 60 anos. Podem ser vegetantes ou infiltrativos. Os primeiros têm aspecto em couve-flor na luz uretral, podendo obstruí-la. Os infiltrativos causam espessamento da uretra, que nem sempre sofre estenose. Pode haver ulceração do tumor, com penetração de urina; infecção e supuração dão cheiro repugnante e aspecto monstruoso à genitália.

Em mulheres, os tumores da uretra distal e do meato são os mais comuns, podendo ser exofíticos, infiltrantes ou papilares, com ulceração frequente; em 70% dos casos, correspondem a carcinomas de células escamosas (70%); na uretra proximal, são carcinomas uroteliais (20%), como os da bexiga. Adenocarcinomas (10%) são tumores infiltrantes ou vegetantes, mucinosos, gelatinosos ou císticos.

Em homens, os tumores podem ser ulcerados, nodulares, papilares ou vegetantes. Cerca de 75% são carcinomas de células escamosas (uretra peniana e bulbomembranosa); os demais são carcinomas uroteliais (na uretra prostática e, em menor número, na peniana e na bulbomembranosa), adenocarcinomas (primário da uretra bulbomembranosa) e indiferenciados.

As neoplasias uroteliais da uretra são graduadas como as da bexiga. O prognóstico é desfavorável; tanto em homens como em mulheres, os tumores proximais possibilitam maior sobrevida do que os distais. Em homens, é comum o envolvimento da uretra por adenocarcinoma da próstata; este diagnóstico diferencial deve ser sempre considerado antes do diagnóstico de neoplasia primária da uretra.

Metástases em linfonodos regionais são precoces; metástases em pulmões e fígado são mais tardias. Por infiltração local, o tumor invade a bexiga e a próstata.

Clinicamente, surgem dificuldade de micção, sempre dolorosa, corrimento uretral e, em certos casos, nódulo palpável.

17

▪ Leitura complementar

Amin MB, Smith SC, Reuter VE, et al. Update for the practicing pathologist: the international consultation on urologic disease-european association of urology consultation on bladder cancer. Modern Pathology. 2015;28(5):612-30.

Amin M, Eble J, Grignon D, et al. (eds.). Urological pathology. Philadelphia: Lippincott Williams and Wilkins; 2013.

Antonovych T, Mostofi FK. Atlas of kidney biopsies. Armed Forces Institute of Pathology; 1980.

Athanazio DA, Souza VC. Current topics on prostate and bladder pathology. Surgical and Experimental Pathology. 2018;1(1):1-12.

Athanazio DA, Trpkov K. What is new in genitourinary pathology? Recent developments and highlights of the new 2016 World Health Organization classification of tumors of the urinary system and male genital organs. Applied Cancer Research. 2016;36(1):1.

Babjuk M, Böhle A, Burger M, et al. EAU guidelines on non–muscle-invasive urothelial carcinoma of the bladder: update 2016. Eur Urol. 2017;71(3):447-61.

Bochner BH, Hansel DE, Efstathiou JA, et al. Urinary bladder. In: Amin MB (ed.). AJCC cancer staging manual. 8th ed. Springer: New York; 2017. p. 757-65.

Berliner AR, Haas M, Choi MJ. Sarcoidosis: the nephrologist's perspective. Am J Kidney Dis. 2066;48(5):856-70.

Bostwick DG, Cheng L. urologic surgical pathology. 2nd ed. Philadelphia: Elsevier/Mosby; 2008.

Botero-Velez M, Curtis JJ, Warnock DG. Brief report: Liddle's syndrome revisited – a disorder of sodium reabsorption in the distal tubule. N Engl J Med. 1994;330(3):178-81.

Brenner BM, Rector Jr. FC. The kidney. 7.ed. Philadelphia: Saunders; 2003.

Churg J. Classification of glomerular disease. Renal disease. Classification and Atlas of Glomerular Diseases. 1995;11. Igaku-Shoin Medical Pub.

Constantinescu AR, Bitzan M, Weiss LS, et al. Non-enteropathic hemolytic uremic syndrome: causes and short-term course. Am J Kidney Dis. 2004;43(6):976-82.

Cornell LD. IgG4-related disease. Curr Opin Nephrol Hypert. 2012;21:279-88.

Cruz J, et al. Atualidades em nefrologia 14. São Paulo: Sarvier; 2016. 531p.

D'Agati VD, Jennette JC, Silva FG. Non-neoplastic kidney diseases. American Registry of Pathology in collaboration with the Armed Forces Institute of Pathology; 2005.

Delahunt B, Cheville JC, Martignoni G, et al. The International Society of Urological Pathology (ISUP) grading system for renal cell carcinoma and other prognostic parameters. Am J Surg Pathol. 2013;37(10):1490-504.

Edge SB, Edge SB. AJCC cancer staging manual. 8th ed. Chicago: Springer; 2017.

Epstei JI, Amin MB, Reuter VR, Mostofi FK. The World Health Organization/International Society of Urological Pathology consensus classification of urothelial (transitional cell) neoplasms of the urinary bladder. Am J Surg Pathol. 1998;22(12):1435-48.

Epstein JI, Netto George J. Differential diagnoses in surgical pathology: genitourinary system. Philadelphia: Lippincott Williams & Wilkins; 2014.

Eremina V, Sood M, Haigh J, et al. Glomerular-specific alterations of VEGF-A expression lead to distinct congenital and acquired renal diseases. J Clin Invest. 2003;111(5):707-16.

Fakhouri F, Zuber J, Frémeaux-Bacchi V, Loirat C. Haemolytic uraemic syndrome. Lancet. 2017;390(10095):681-96.

Geerdink LM, Westra D, van Wijk JAE, et al. Atypical hemolytic uremic syndrome in children: complement mutations and clinical characteristics. Pediatr Nephrol. 2012;27(8):1283-91.

Goodship THJ, Cook HT, Fakhouri F, et al. Atypical hemolytic uremic syndrome and C3 glomerulopathy: conclusions from a "kidney disease: improving global outcomes" (KDIGO) Controversies Conference. Kidney Int. 2017;91(3):539-51.

Gökmen MR, Cosyns JPJ, Arlt VM, et al. The epidemiology, diagnosis, and management of aristolochic acid nephropathy: a narrative review. Ann Int Med. 2013;158(6):469-77.

Haas M, et al. Banff 2013 meeting report: inclusion of c4d-negative antibody-mediated rejection and antibody-associated arterial lesions. American Journal of Transplantation. 2014;14(2):272-83.

Haas M, Loupy A, Lefaucheur C, et al. The Banff 2017 Kidney Meeting Report: revised diagnostic criteria for chronic active T cell-mediated rejection, antibody-mediated rejection, and prospects for integrative endpoints for next-generation clinical trials. Am J Transplant. 2018;18(2):293-307.

Hateboer N, Dijk MA, Bogdanova N, et al. Comparison of phenotypes of polycystic kidney disease types 1 and 2. European PKD1-PKD2 Study Group. Lancet. 1999;353(9147):103-7.

Heptinstall RH. Heptinstall's pathology of the Kidney. Philadelphia: Lippincott Williams & Wilkins; 2007.

Jenette JC, et al. Heptinstall's pathology of the kidney. 6th ed. Philadelphia: Lippincott Williams & Wilkins; 2007.

Kumar V, Abbas AK, Aster JC. Robbins and Cotran pathologic basis of disease. Philadelphia: Elsevier-Saunders; 2015.

Laragh B-H, Brenner BM. Pathophysiology, diagnosis and management. New York: Raven Press; 1995.

Lawless M, Gulati R, Tretiakova M. Stalk versus base invasion in pT 1 papillary cancers of the bladder: improved substaging system predicting the risk of progression. Histopathology. 2017;71(3):406-14.

Lefaucheur C, Loupy A, Vernerey D, et al. Antibody-mediated vascular rejection of kidney allografts: a population-based study. Lancet. 2013;381(9863):313-9.

Loupy A, Haas M, Solez K, et al. The Banff 2015 kidney meeting report: current challenges in rejection classification and prospects for adopting molecular pathology. Am J Transplant. 2017;17(1):28-41.

Makker SP, Tramontano A. Idiopathic membranous nephropathy: an autoimmune disease. In: Seminars in nephrology. Philadelphia: WB Saunders; 2011. p. 333-40.

Mandeville JTH, Levinson RD, Holland GN. The tubulointerstitial nephritis and uveitis syndrome. Surv Ophthalmol. 2001;46(3):195-208.

Masutani K, Shapiro R, Basu A, Tan H, Wijkstrom M, Randhawa P. The Banff 2009 Working proposal for polyomavirus nephropathy: a critical evaluation of its utility as a determinant of clinical outcome. Am J Transplant. 2012;12(4):907-18.

Maynard SE, Min JY, Merchan J, et al. Excess placental soluble fms-like tyrosine kinase 1 (sFlt1) may contribute to endothelial dysfunction, hypertension, and proteinuria in preeclampsia. j Clin Invest. 2003;111(5):649-58.

Morris P. Kidney transplantation: principles and practice. 5th ed. Philadelphia: Saunders; 2001.

Murashima M, Tomaszewski J, Glickman JD. Chronic tubulointerstitial nephritis presenting as multiple renal nodules and pancreatic insufficiency. Am J Kidney Dis. 2007;49(1):e7-e10.

Murphy WM, Beckwith JB, Farrow GM. Tumors of the kidney, bladder, and related urinary structures. Amer Registry of Pathology; 1994.

17

Neilson EG, Couser WG, (eds.). Immunologic renal diseases. Lippincott Williams & Wilkins; 2001.

Noris M, Remuzzi G. Genetic abnormalities of complement regulators in hemolytic uremic syndrome: how do they affect patient management? Nat Clin Pract Nephrol. 2005;1(1):2-3.

Ong ACM, Harris PC. Molecular pathogenesis of ADPKD: the polycystin complex gets complex. Kidney Int. 2005;67 (4):1234-47.

Paner GP, Zhou M, Srigley JR, et al. College of American Pathologists. Protocol for the examination of cystectomy specimens from patients with carcinoma of the urinary bladder; 2019.

Palazzo V, Provenzano A, Becherucci F, et al. The genetic and clinical spectrum of a large cohort of patients with distal renal tubular acidosis. Kidney Int. 2017;91(5):1243-55.

Racusen LC, Halloran PF, Solez K. Banff 2003 meeting report: new diagnostic insights and standards. Am J Transplant. 2004;4(10):1562-6.

Sis B, Mengel M, Haas M, et al. Banff'09 meeting report: antibody mediated graft deterioration and implementation of Banff working groups. Am J Transplant. 2010;10(3):464-71.

Skopouli FN. Kidney injury in Sjögren's syndrome. Nephrol Dial Transplant. 2001;16(Suppl 6):63-4.

Solez K, Colvin RB, Racusen LC, et al. Banff 07 classification of renal allograft pathology: updates and future directions. Am J Transplant. 2088;8(4):753-60.

Srigley JR, Delahunt B, Eble JN, et al. The International Society of Urological Pathology (ISUP) vancouver classification of renal neoplasia. Am J Surg Pathol. 2013;37(10):1469-89.

Srigley JR, Amin MB, Delahunt B, et al. Protocol for the examination of specimens from patients with invasive carcinoma of renal tubular origin. Arch Pathol Lab Med. 2010;134(4):e25-e30.

Stone JH, Zen Y, Deshpande V. IgG4-related disease. N Engl J Med. 2012;366(6):539-51.

Striker GE, striker LJ, D'Agati V. Glomerular diseases associated with specific metabolic diseases. The renal biopsy. 3rd ed. Philadelphia: WB Saunders; 1997. p. 189-99.

Ten RM, et al. Acute interstitial nephritis: immunologic and clinical aspects. Mayo Clinic Proceedings. Philadelphia: Elsevier; 1988. p. 921-930.

Tisher C. Craig. Renal pathology with clinical and functional correlations. JB Lipincott Company. Philadelphia, 1989.

Walsh PC, et al. Campbell's urology. 8th ed. Saunders; 2002. p. 3001-226.

Wilson PD. Polycystic kidney disease. N Engl J Med. 2004;350: 151-64.

Yang CW, Wu MS, Pan MJ, Hsieh WJ, Vandewalle A, Huang CC. The Leptospira outer membrane protein LipL32 induces tubulointerstitial nephritis-mediated gene expression in mouse proximal tubule cells. J Am Soc Nephrol. 2002;13(8):2037-45.

Zhou M, Magi-Galluzzi C. Genitourinary pathology: a volume in the series foundations in diagnostic pathology. 2015.

Zuckerman R, Asif A, Costanzo EJ, Vachharajani T. Complement activation in atypical hemolytic uremic syndrome and scleroderma renal crisis: a critical analysis of pathophysiology. J Bras Nefrol. 2018;40(1):77-81.

17

Capítulo 18

Sistema Genital Feminino

Liliana Aparecida Lucci De Angelo Andrade, Eduardo Paulino Júnior, Moisés Salgado Pedrosa

O sistema genital feminino origina-se a partir da quarta semana do desenvolvimento embrionário, processo que envolve a formação das gônadas pela migração de células germinativas do saco vitelínico para o mesentério dorsal e o desenvolvimento e a fusão dos ductos de Müller para formar o útero, as tubas uterinas e o terço superior da vagina. Nesse processo, origina-se mucosa com epitélio escamoso no colo uterino e na vagina, além de interações epitélio-mesenquimais para a formação da genitália externa. A maior parte do genital feminino origina-se do mesoderma; as células germinativas surgem do endoderma, enquanto a vulva e o epitélio que reveste a vagina originam-se do ectoderma.

▶ Anomalias congênitas

Defeitos na formação ou fusão dos ductos de Müller resultam em várias anomalias da vagina e do útero, que vão desde vagina dupla ou septada, agenesia uterina, útero hipoplásico, útero uni ou bicorno e cavidade uterina septada, até malformações múltiplas e complexas, principalmente no sistema urinário. Alterações isoladas, como hipertrofia de pequenos lábios ou do clitóris e imperfuração do hímen, são raras.

Distúrbios na diferenciação do sexo (DDS) incluem várias condições congênitas nas quais o desenvolvimento cromossômico das gônadas ou do sexo anatômico pode estar alterado. Trata-se de um grupo heterogêneo em que um mesmo defeito genético pode ter diferentes apresentações clínicas ou um mesmo fenótipo pode resultar de diferentes alterações genômicas. O genótipo 46XX, tendo o ovário como gônada, pode manifestar-se por virilização na criança por estímulo de andrógenos maternos, da placenta ou da glândula suprarrenal do feto, como na *síndrome adrenogenital* (ver Capítulo 29). O cariótipo 46XY pode associar-se a grande heterogeneidade no padrão de diferenciação gonadal. Quando há algum defeito genético, o programa de desenvolvimento gonadal é interrompido, e a gônada pode sofrer variações na diferenciação, podendo formar tecido gonadal primitivo, testículo bem ou pouco diferenciado ou ovário. Clinicamente, o fenótipo varia bastante, desde subvirilização, com genitália ambígua, até fenótipo totalmente feminino. Nesses casos, muitas alterações anatômicas podem estar presentes, como hipertrofia do clitóris, fusão vulvar, atresia da vagina ou do colo uterino, corpo uterino hipodesenvolvido ou ausente, agenesia de tuba uterina e ovário. Há casos de DDS em jovens com amenorreia primária nas quais o fenótipo é feminino, porém o cariótipo é 46XY; nelas, existe testículo disgenético intra-abdominal ou na região inguinal e não se forma útero. Gônadas disgenéticas têm maior risco de neoplasias malignas de células germinativas, que surgem mais frequentemente nos casos de DDS com cromossomo Y, sendo recomendado o acompanhamento dessas pacientes por longos períodos, eventualmente com indicação de gonadectomia profilática. O assunto é complexo e envolve aspectos anatômicos, hormonais e psicossociais, necessitando abordagem multidisciplinar.

▶ Trato genital inferior

Trato genital inferior é o conjunto constituído por vulva, vagina e colo uterino. Pelo amplo acesso a exames, a propedêutica de suas doenças, sobretudo alterações da flora vaginal, doenças sexualmente transmissíveis e neoplasias, é facilitada e bem eficaz. Nessa região, lesões causadas pelo vírus do papiloma humano (HPV) têm grande interesse pela associação com o carcinoma de células escamosas nessas mucosas e suas lesões precursoras.

Vulva

A vulva é formada por monte pubiano, grandes e pequenos lábios, clitóris, prepúcio, frênulo e vestíbulo; possui ainda glândulas parauretrais ou de Skene, homólogas à próstata na mulher, e glândulas mucossecretoras de Bartholin, importantes na lubrificação durante o ato sexual. Os orifícios dessas glândulas e o meato uretral abrem-se no vestíbulo vulvar. O monte pubiano e os grandes lábios são revestidos por pele pilificada, enquanto os pequenos lábios têm mucosa escamosa não ceratinizada, semelhante à da vagina. O clitóris é bem vascularizado (possui corpo cavernoso semelhante ao pênis) e tem terminações nervosas responsáveis pela grande sensibilidade local. As glândulas sudoríparas dos grandes e pequenos lábios, prepúcio e vestíbulo posterior, écrinas e apócrinas, são abundantes nessas regiões e semelhantes às da axila. As glândulas écrinas são responsáveis pela regulação do calor; após a puberdade, as glândulas apócrinas produzem o odor próprio dessa região.

Inflamações

Inflamações vulvares, infecciosas ou não infecciosas, podem ser isoladas ou fazer parte de doença sistêmica. Os grandes lábios podem ser sede de inúmeras lesões dermatológicas, como dermatites eczematosa, de contato, alérgica, psoriásica e seborreica, líquen escleroso e lesões sexualmente transmissíveis. As principais inflamações da vulva são infecciosas e causadas, sobretudo, por bactérias ou vírus. Inflamações das glândulas de Bartholin podem obstruir o ducto excretor, o que favorece a proliferação de bactérias piogênicas (p. ex., gonococo) que causam inflamação aguda purulenta, transformando a glândula em um abscesso. A inflamação pode regredir, porém a glândula transforma-se em *cisto de glândula de Bartholin*, que é doloroso e pode medir até 5 cm de diâmetro.

A *sífilis* manifesta-se na forma primária pelo *cancro duro*, lesão ulcerada com bordas endurecidas que se inicia três semanas após o contágio. O cancro é único e pode surgir em outros locais, como colo uterino, mucosa anal ou orofaringe. Até 50% das mulheres com sífilis não apresentam a lesão primária. O cancro involui em 2 a 6 semanas, sem deixar cicatrizes. Linfonodomegalia aparece 3 a 4 dias após a lesão primária. A fase secundária surge de 6 semanas a 6 meses após a primária e manifesta-se por *rash* cutâneo generalizado. Na vulva, a lesão secundária é conhecida como *condiloma plano ou condiloma latum*, que se apresenta como pápulas elevadas e placas com até 3 cm de diâmetro. A sífilis terciária ou gomosa é pouco encontrada atualmente. O diagnóstico de sífilis é confirmado por testes sorológicos, pois os achados morfológicos (infiltrado linfoplasmocitário em torno de pequenos vasos sanguíneos) são inespecíficos. O encontro de espiroquetas em colorações de Warthin-Starry ou de Steiner confirma o diagnóstico, mas são pouco usadas. O diagnóstico de sífilis na gestação é muito importante para o tratamento e a prevenção da transmissão para o feto.

Herpes genital é doença sexualmente transmissível causada pelo vírus *Herpes simplex do tipo 2* (HSV-2). As lesões, múltiplas e recidivantes, são vesiculares ou pustulosas e evoluem para úlceras dolorosas, frequentemente com infecção secundária. Estresse e baixa imunidade associam-se à infecção herpética. Além de dor, às vezes incapacitante, corrimento vaginal, disúria ou retenção urinária, as pacientes apresentam febre e linfonodomegalia inguinal, podendo acometer também ânus, uretra, bexiga, vagina e colo uterino. Em imunossuprimidas, as lesões atingem grandes dimensões. Infecção herpética é diagnosticada por exames clínico, histopatológico e citopatológico de esfregaços do conteúdo das vesículas, em que são encontradas células multinucleadas, com núcleos amoldados, conhecidos como "*em pilha de moeda*", que representam inclusões virais intranucleares ou citoplasmáticas (Figura 18.1).

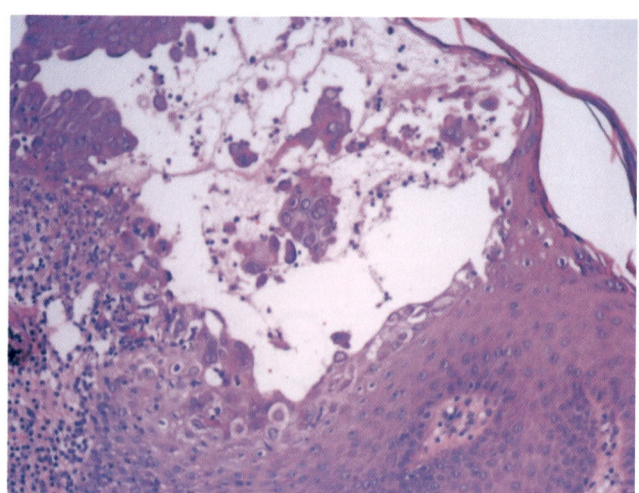

Figura 18.1 Lesão vulvar pelo vírus do herpes. Epitélio escamoso com vesícula no centro, na qual são observados agrupamentos de células epiteliais descamadas, multinucleadas e com núcleos claros com inclusões virais.

O *vírus do papiloma humano* (HPV) é o vírus sexualmente transmissível mais prevalente em todo o mundo: a maioria dos indivíduos sexualmente ativos infecta-se alguma vez durante a vida. Na maioria dos casos, a infecção é assintomática e se cura espontaneamente em até 2 anos. São conhecidos mais de 200 tipos de HPV, sendo que 40 deles infectam o trato genital inferior. Cerca de 30 a 50% das mulheres com infecção vulvar pelo HPV têm também acometimento do colo uterino. Na vulva, as lesões são causadas especialmente pelos tipos 6 e 11, de baixo risco oncogênico. Em geral, a lesão envolve a região vulvovaginal e pode estender-se à região perineal e perianal. Macroscopicamente, a lesão mais comum é o *condiloma acuminado*, único ou múltiplo, que é lesão verrucosa de tamanho variado. Histologicamente, encontram-se hiperplasia do epitélio escamoso, papilomatose, hiper e paraceratose (Figura 18.2), sendo característica a atipia coilocitótica (*coilo* significa buraco). As células coilocitóticas são volumosas, uni ou multinucleadas, têm núcleos maiores do que o esperado, são hipercorados, irregulares e amassados e mostram citoplasma amplo, com halo claro perinuclear. A lesão pode so-

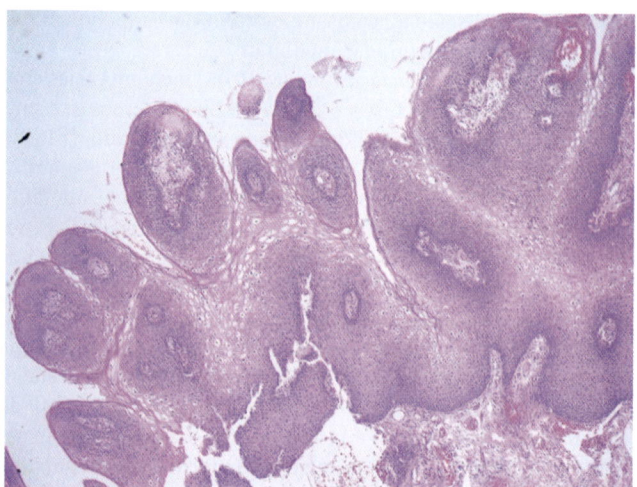

Figura 18.2 Condiloma acuminado. Epitélio escamoso com hiperplasia, papilomatose e atipias coilocitóticas nas camadas superficiais.

frer regressão espontânea, mas geralmente necessita de tratamento clínico ou cirúrgico. O diagnóstico deve ser confirmado por exame anatomopatológico. Condiloma em crianças levanta a suspeita de abuso sexual. Além da forma acuminada, existem lesões micropapilíferas ou planas de condilomas vulvares, causadas por qualquer tipo de HPV, muitos deles de alto risco oncogênico. Reinfecções, tipo do vírus, carga viral nas lesões e integração ao DNA celular promovem transformação do epitélio escamoso em epitélio atípico, que é lesão precursora de câncer no trato genital inferior (ver adiante).

Molusco contagioso é doença viral comum em crianças por contato pessoal com lesões de pele. Em adultos, pode ter transmissão sexual, que resulta em lesões vulvares e perineais caracterizadas por múltiplas pápulas umbilicadas pequenas, com 3 a 6 mm de diâmetro, com grandes inclusões virais eosinófilas no citoplasma das células epiteliais, que deslocam o núcleo (ver Figura 32.38). O diagnóstico é geralmente clínico, pelo aspecto característico das lesões. Ocasionalmente, esfregaço citológico ou biópsia são feitos para confirmar o diagnóstico.

O *granuloma venéreo* ou *granuloma inguinal* (*donovanose*) é causado pela bactéria *Klebsiella granulomatis* ou *Calymmatobacterium granulomatis*, um bastonete Gram-negativo. As lesões formam pápulas ou nódulos firmes, não dolorosos, que evoluem rapidamente para úlceras necrosantes de bordas elevadas e centro friável, devendo-se fazer o diagnóstico diferencial com carcinoma escamoso. Além da vulva, a vagina e o colo uterino podem estar acometidos. Com a progressão da lesão, pode haver infiltração local e acometimento linfático com edema e fibrose, que podem alterar a morfologia da genitália. O diagnóstico é confirmado por cultura, exames de esfregaços de material obtido da borda da lesão ou cortes histológicos corados por hematoxilina e eosina ou colorações de Giemsa ou Warthin-Starry, que mostram bactérias (corpúsculos de Donovan) no interior de macrófagos.

Linfogranuloma venéreo, causado pela *Chlamydia trachomatis*, é mais frequente em homens homossexuais e associa-se a outras doenças sexualmente transmissíveis, como sífilis e HIV. Em mulheres, acomete toda a área vulvovaginal e pode estender-se à região perianal, colo uterino e trato genital superior, além de causar doença inflamatória pélvica e infertilidade. Na vulva, a lesão primária é ulcerada, dolorosa, com rápida extensão aos linfonodos regionais. Em seguida, surge linfonodomegalia com tendência a supuração, ruptura e extravasamento de secreção purulenta, formando o *bubão* característico. Mais tarde, a lesão evolui com intensa fibrose nas regiões vulvovaginal e retal, causando retite estenosante, o que simula doença inflamatória intestinal. Histologicamente, encontra-se inflamação com infiltrado de mononucleares e células gigantes. O diagnóstico baseia-se em achados clínicos, cultura, exames sorológicos, imunofluorescência e testes moleculares, como PCR e captura híbrida.

O *cancroide ou cancro mole*, raro, é causado pelo *Haemophilus ducreyi*, cocobacilo Gram-negativo. A lesão caracteriza-se por pequenas pápulas que se transformam em úlceras rasas, isoladas ou confluentes, que podem coalescer e se acompanhar de linfadenite inguinal supurativa. A reação inflamatória é rica em linfócitos e plasmócitos. O diagnóstico é feito em esfregaços e culturas do exsudato ou por PCR.

Em todas as lesões ulcerativas genitais, a pesquisa de HIV está sempre indicada.

Outras lesões

Líquen escleroso é lesão leucoplásica associada a atrofia da epiderme que acomete pequenos lábios, clitóris, prepúcio, vestíbulo e períneo, de forma assimétrica, podendo alcançar a região perirretal; corresponde a 30 a 40% das lesões epiteliais vulvares não neoplásicas. A lesão pode surgir em qualquer idade, inclusive em crianças, mas é mais comum em mulheres na pós-menopausa. A etiologia é desconhecida, porém estudos recentes apontam para processo inflamatório crônico mediado por linfócitos T associado a autoanticorpos e, em alguns casos, a doenças autoimunes sistêmicas. Fatores hormonais e ocorrência familiar sugerem participação genética. A lesão causa prurido, queimação e dispareunia. Formam-se placas mal definidas, com mudança da cor local, esbranquiçadas, avermelhadas ou acastanhadas, associadas a fissuras ou ulcerações. O quadro histológico varia segundo o tempo de evolução, prurido e tratamento. O epitélio apresenta paraceratose e torna-se fino, com retificação dos cones epiteliais; na derme, há edema, hialinização, infiltrado inflamatório de mononucleares e perda de fibras elásticas e dos anexos cutâneos (Figura 18.3). A lesão pode associar-se a estenose do introito vaginal (craurose vulvar) ou carcinoma de células escamosas. Líquen escleroso é lesão pré-maligna, por associar-se ao surgimento de carcinoma de células escamosas em até 5% dos casos. Em mais de 60% dos casos de neoplasia intraepitelial vulvar do tipo diferenciado ou de carcinoma escamoso da vulva, coexiste líquen escleroso.

O *líquen simples crônico* é frequente e coexiste ou surge após grande variedade de processos irritativos ou infecciosos da pele vulvar. A lesão caracteriza-se por área focal de prurido, usualmente nos grandes lábios, tem cor branco-acinzentada e mostra escoriações ou fissuras pelo prurido. Histologicamente, há hiperplasia epitelial, acantose e hiperceratose, sem atipias, além de infiltrado linfocitário. Entre os diagnósticos diferenciais, estão líquen escleroso, condiloma acuminado e infecções causadas por fungos, como candidíase.

Outras dermatoses (líquen plano, vitiligo, psoríase, neoplasia intraepitelial vulvar – ver adiante) também se apresentam como placas esbranquiçadas ou pigmentadas e merecem investigação com biópsia para o diagnóstico preciso.

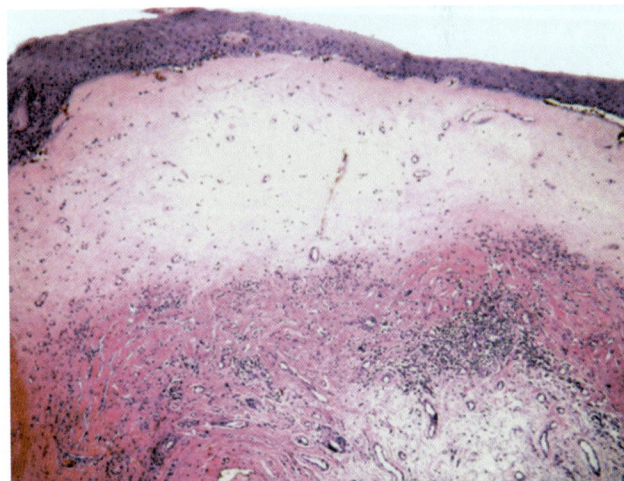

Figura 18.3 Líquen escleroso e atrófico. Epiderme com retificação dos cones epiteliais e hiperceratose discreta; fibrose e homogeneização do colágeno na derme, superficialmente, além de infiltrado inflamatório de mononucleares em faixa logo abaixo.

18

▶ Neoplasias

Além de neoplasias, certas lesões vulvares podem simular tumores, como o cisto de Bartholin, cisto epidérmico, cisto de inclusão epitelial, cisto mucoso vestibular, nódulos de endometriose e tecido mamário na região vulvar.

Neoplasias benignas

As neoplasias epiteliais benignas mais comuns são: (1) hidradenoma papilífero, originado em glândulas apócrinas anogenitais, forma nódulo pequeno (< 2 cm), às vezes múltiplo, nos grandes ou pequenos lábios, sulco interlabial ou clitóris; quando ulcerado, simula carcinoma. Microscopicamente, o tumor é circunscrito e formado por túbulos, papilas, áreas sólidas e cistos revestidos por células epiteliais e mioepiteliais (Figura 18.4). Raramente, pode haver transformação maligna; (2) siringoma é tumor de glândulas sudoríparas constituído por túbulos pequenos e uniformes, esparsos na derme, raramente com extensão à derme profunda; (3) tumores benignos do tipo mamário, que se originam de glândulas da região vulvar do tipo mamário, compreendem fibroadenoma (Figura 18.5), tumor *phyllodes* e papiloma intraductal; (4) Outros tumores epiteliais originados de folículos pilosos, como tricoepitelioma, cisto triquilemal e ceratoacantoma.

Neoplasias mesenquimais, todas raras, incluem fibroma, leiomioma, linfangioma circunscrito, hemangioma, angioceratoma, angiofibroma celular, angiomiofibroblastoma e angiomixoma agressivo.

Neoplasias malignas

Lesões precursoras

Assim como em outros setores do organismo, o reconhecimento de lesões precursoras de neoplasias malignas tem grande interesse, pela possibilidade de remover tais lesões antes do aparecimento de cânceres invasores. Na vulva, foram adotadas

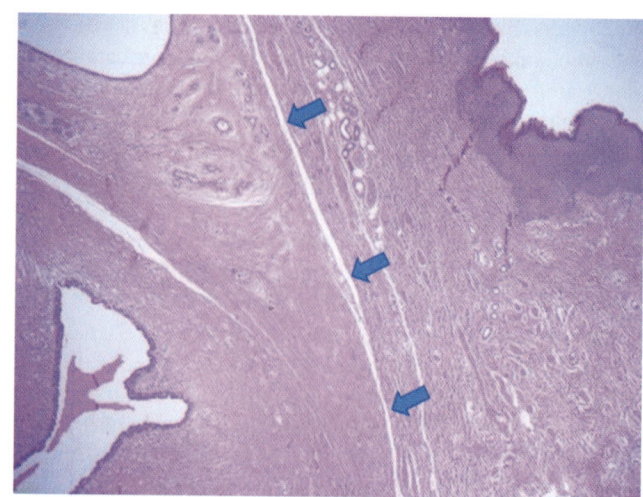

Figura 18.5 Fibroadenoma. Nódulo bem delimitado (*setas*) constituído por glândulas e estroma fibroso, semelhante ao fibroadenoma da mama.

várias denominações para tais lesões, como *doença de Bowen, eritroplasia de Queyrat, carcinoma in situ bowenoide* e *papulose bowenoide*, hoje abandonadas. No seu lugar, a Sociedade Internacional para o Estudo de Doenças Vulvares recomenda a expressão *Neoplasia Intraepitelial Vulvar* (NIV). Recentemente, houve padronização da nomenclatura internacional de lesões intraepiteliais escamosas anogenitais, conhecida como LAST (*Lower Anogenital Squamous Terminology* – Darragh TM et al., 2012). Como há duas vias de carcinogênese vulvar, também existem duas formas de NIV: tipo usual e tipo diferenciada.

NIV tipo usual. Associa-se à infecção por HPV, sobretudo do tipo 16 e, menos frequentemente, dos tipos 18, 31 e 33. Sua incidência tem aumentado, principalmente em mulheres com menos de 40 anos. A lesão, geralmente múltipla, manifesta-se com prurido, queimação local, placas ou pápulas com mudança na cor da pele, esbranquiçadas, avermelhadas ou pigmentadas; acomete grandes e pequenos lábios, clitóris e região perianal e associa-se a lesões intraepiteliais no colo uterino ou na vagina. Microscopicamente, o epitélio apresenta atipias celulares e desarranjo arquitetural. NIV 1 mostra atipias discretas, desarranjo arquitetural no terço inferior do epitélio e coilocitose na camada superficial. Denominada, pela LAST, *lesão intraepitelial escamosa de baixo grau*, NIV 1 comporta-se mais como condiloma do que como lesão precursora de câncer. NIV 2 tem mais atipias celulares e desorganização arquitetural do epitélio nos dois terços da espessura epitelial. Há ainda coilocitose, multinucleação, mitoses no epitélio escamoso e células disceratóticas. Na NIV 3 ou carcinoma *in situ*, toda a espessura do epitélio está acometida. Coilocitose é menos comum. NIV 2 e NIV 3 são agrupadas, pela LAST, como *lesão intraepitelial escamosa de alto grau* e constituem as verdadeiras precursoras do carcinoma escamoso invasor (Figura 18.6). À imuno-histoquímica, nas NIVs 2 e 3, encontra-se p16 com expressão forte e difusa (*em bloco*); o marcador de proliferação celular Ki-67 é expresso em toda a espessura epitelial. A progressão de NIV usual para carcinoma escamoso invasor é lenta e ocorre em 5% dos casos tratados e em 10 a 15% dos casos não tratados. Regressão da lesão também pode ocorrer, principalmente em jovens e gestantes.

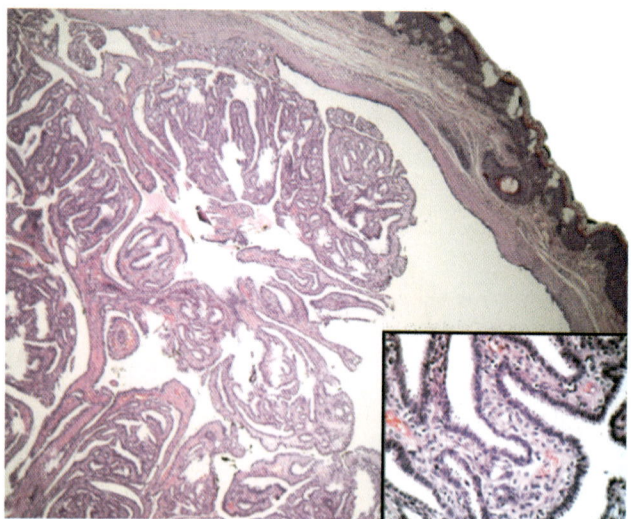

Figura 18.4 Hidradenoma papilífero. Tumor dérmico de aspecto adenomatoso, circunscrito, sem comunicação com a superfície epidérmica. No detalhe, estruturas tubulares ou papilíferas revestidas por uma ou duas camadas de células epiteliais sem atipias.

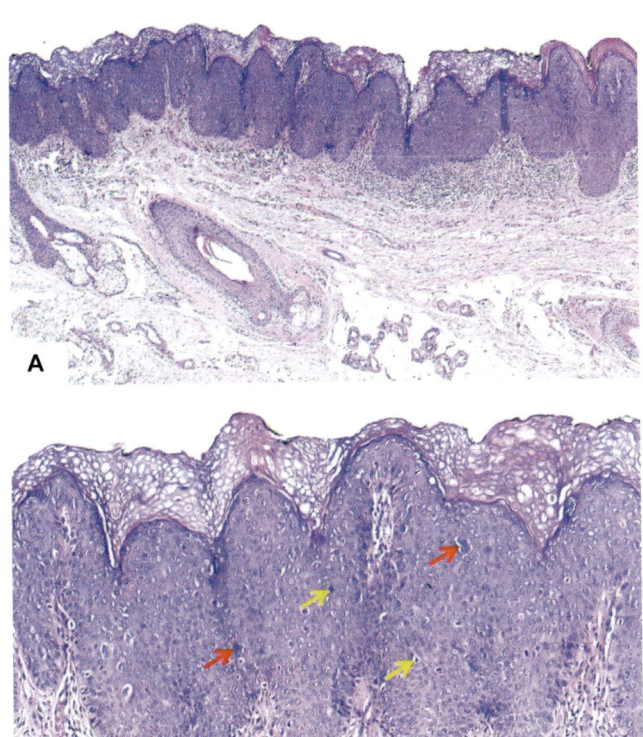

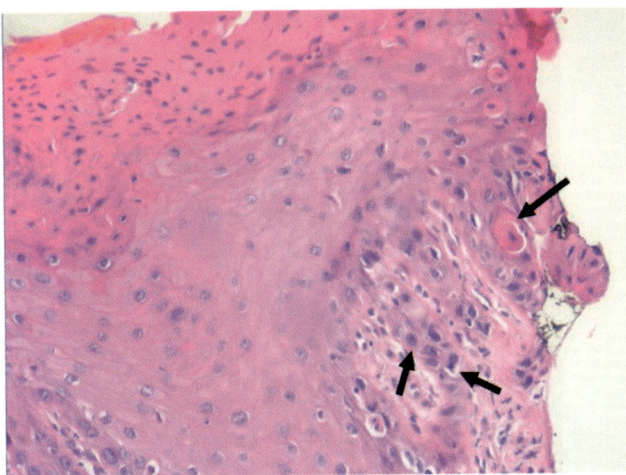

Figura 18.7 Neoplasia intraepitelial vulvar do tipo diferenciado (NIV diferenciada, não associada ao HPV). Epitélio escamoso espesso, bem diferenciado, apresentando atipias nucleares na camada basal (*setas pequenas*) e ceratinização de células isoladas (*seta longa*).

Figura 18.6 Neoplasia intraepitelial vulvar de alto grau. **A.** Hiperplasia do epitélio com atipias em toda a espessura. **B.** Detalhe do epitélio mostrando perda da maturação e atipias nucleares acentuadas, notando-se algumas células bizarras multinucleadas (*setas vermelhas*) e frequentes mitoses (*setas amarelas*).

NIV tipo diferenciada. Menos comum do que a NIV usual, ocorre sobretudo em mulheres após a menopausa. NIV diferenciada é assintomática ou manifesta-se com prurido e forma lesão em placa ou rugosa, mal definida. Não há relação com HPV, mas a lesão é precedida ou coexiste com outras dermatoses, como líquen escleroso, líquen simples crônico ou hiperplasia escamosa do epitélio vulvar. Seu diagnóstico não é fácil; muitas vezes, a lesão é detectada ao lado de carcinoma escamoso. Microscopicamente, a epiderme é espessa e mostra paraceratose, cones epiteliais alongados, atipias celulares nas camadas profundas, núcleos atípicos, nucléolos evidentes e ceratinização de células isoladas (Figura 18.7). À imuno-histoquímica, p16 é negativa e p53 é expressa nos núcleos em pelo menos um terço do epitélio. Expressão de CK17 em todo o epitélio auxilia no diagnóstico. Um terço dos casos progride para carcinoma escamoso invasor em dois anos, sendo o risco maior do que na NIV do tipo usual.

Carcinoma de células escamosas

O *carcinoma de células escamosas* (CCE) da vulva, que corresponde a 5% das neoplasias ginecológicas, é a neoplasia vulvar mais comum (90% dos casos). Há duas vias de carcinogênese na vulva: (1) relacionada ao HPV; (2) associada a mutação no gene *TP53* e ao líquen escleroso. O CCE associado ao HPV surge geralmente em mulheres na pré-menopausa, com história de verrugas genitais, tabagismo e fatores de risco semelhantes aos do CCE do colo uterino, como múltiplos parceiros sexuais e

doenças sexualmente transmissíveis. O carcinoma relacionado com mutações no *TP53* ocorre em mulheres mais idosas (sétima ou oitava décadas de vida), não tem relação com o HPV, mas se associa ao líquen escleroso e à hiperplasia escamosa do epitélio vulvar. O carcinoma vulvar manifesta-se como tumor doloroso, com prurido, sangramento ou úlcera persistente. Ao diagnóstico, usualmente já existem metástases em linfonodos inguinais.

Macroscopicamente, o tumor tem as características do CCE de outros locais: massa ou nódulo infiltrativo, de tamanho variado, com aspecto vegetante e às vezes ulcerado. Microscopicamente, o tipo mais frequente é o ceratinizante (65 a 80% dos casos, Figura 18.8). O tumor pode ser bem diferenciado (grau 1) ou moderadamente diferenciado (grau 2).

O *carcinoma verrucoso*, raro, tem crescimento lento e em superfície, podendo alcançar grande volume; suas células são bem diferenciadas. Metástases são incomuns. Como é bem diferenciado, é difícil diferenciá-lo do condiloma acuminado. Eventualmente, pode evoluir para carcinoma escamoso.

Em tumores confinados à vulva, com invasão superficial e com até 1 mm de profundidade e extensão lateral de até 2 cm (estádio Ia), metástases em linfonodos inguinais ocorrem em menos de 1% dos casos, com sobrevida de 5 anos em 85 a 98% das pacientes. No entanto, 40% dos casos são diagnosticados em estádio avançado, com envolvimento de linfonodos regionais e sobrevida de 5 anos em apenas 10 a 30% dos casos. Metástases ocorrem sobretudo em linfonodos inguinais, pélvicos ou distantes; por via sanguínea, surgem no fígado e nos pulmões. O prognóstico depende de tamanho do tumor, profundidade de invasão, tipo e grau histológicos, invasão vascular, infiltração perineural, margens de ressecção e metástases.

Adenocarcinoma e doença de Paget

Adenocarcinoma da vulva, raro, na maioria dos casos origina-se de glândulas de Bartholin ou anexos da pele. Histologicamente, são dos tipos adenocarcinoma, carcinoma adenoescamoso, carcinoma adenoide-cístico, tipo mamário, carcinoma de células transicionais e carcinoma neuroendócrino.

Doença de Paget corresponde a 1% dos cânceres da vulva e atinge mulheres no final da vida reprodutiva ou após a menopausa. A lesão manifesta-se como eczema ou úlcera, no início nos

18

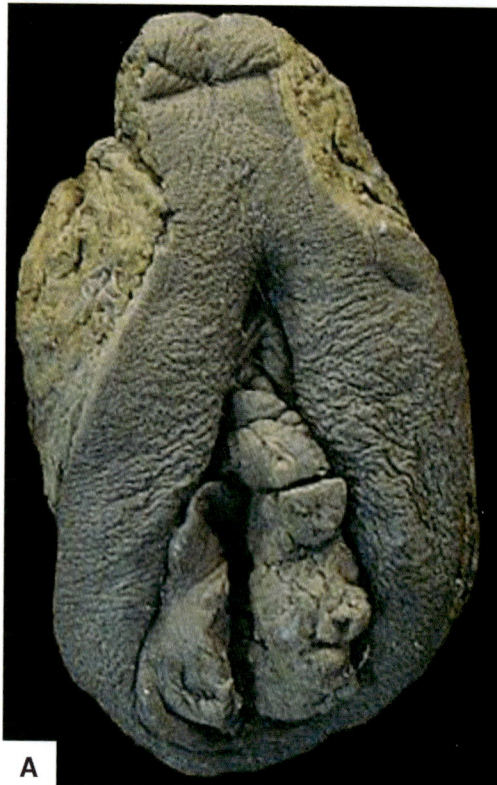

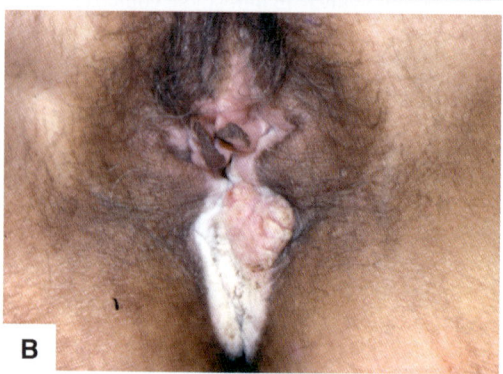

Figura 18.8 Carcinoma de células escamosas da vulva. **A.** Lesão vegetante e ulcerada que destrói os pequenos lábios, particularmente à esquerda. **B.** Neoplasia associada ao líquen escleroso. Lesão vegetante, rósea, de base infiltrativa, acometendo pequeno e grande lábios à direita. Notar placas porcelânicas e atróficas associadas.

grandes lábios, mas em seguida também no monte pubiano, na uretra, clitóris, região perianal e face interna das coxas. Prurido e queimação são os sintomas principais. A lesão inicia-se como adenocarcinoma *in situ* originado em células-tronco dos anexos da pele. Em 30% dos casos, as pacientes apresentam carcinoma sincrônico ou metassincrônico da mama ou do trato genitourinário. Alguns tumores podem resultar da extensão vulvar de cânceres da região anorretal. Microscopicamente, encontram-se células epiteliais atípicas, com citoplasma amplo e claro, PAS+, isoladas ou em aglomerados, principalmente nas camadas profundas do epitélio e, focalmente, em todo o epitélio. Tais células estendem-se aos anexos da pele, unidades pilossebáceas e ductos de glândulas (*disseminação pagetoide*, Figura 18.9). Em até 30% dos casos, existe invasão superficial da derme; invasão mínima, menor que 1 mm, não afeta o prognóstico, enquanto invasão profunda associa-se a metástases em linfonodos e menor sobrevida.

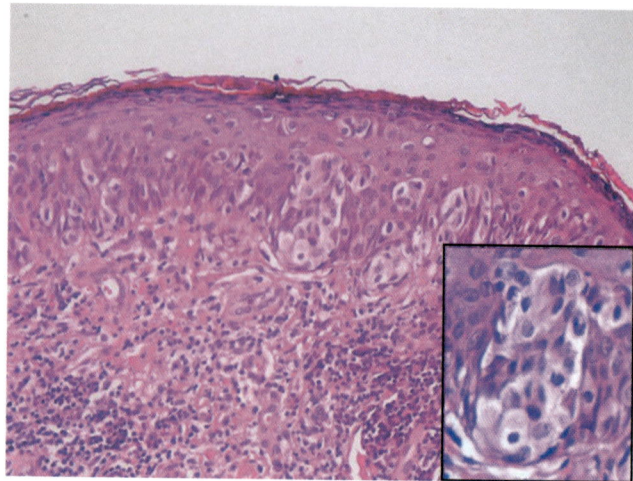

Figura 18.9 Doença de Paget da vulva. O epitélio escamoso apresenta células atípicas, isoladas ou agrupadas, com citoplasma amplo, claro e rico em mucinas (células de Paget). No detalhe, agrupamento celular em maior aumento.

Outros tumores

Melanoma corresponde a 5 a 10% dos tumores malignos da vulva; ocorre em qualquer idade, mas é mais comum depois de 60 anos. Alguns casos associam-se a nevo atípico e raros outros têm história familial de melanoma cutâneo. Cerca de 70% desses tumores são diagnosticados em estádio avançado. *Tumores de músculo liso*, raros, incluem leiomioma, leiomioma atípico e leiomiossarcoma. *Linfomas*, também muito raros, ocorrem sobretudo em mulheres de meia idade ou idosas. *Tumores secundários* são incomuns, sendo mais frequentes metástases de tumores do trato genital. Tumores disseminados não ginecológicos também podem envolver a vulva.

Vagina

A mucosa vaginal é revestida por epitélio escamoso que responde a estrógenos e progesterona e, por isso, é apropriada para a coleta de esfregaços para estudo citológico do ciclo hormonal; este exame mostra padrões estrogênico, luteínico ou atrófico, que auxiliam na avaliação de ciclos ovulatórios ou anovulatórios e do período pós-menopausa. A vagina não possui glândulas e é um ambiente quente e úmido, o que favorece a proliferação de microrganismos que formam um ecossistema equilibrado. Na maioria das mulheres em idade reprodutiva, o ambiente vaginal tem predominância de lactobacilos (bacilos de Döderlein) produtores de ácido lático, este responsável pelo pH ácido (3,5 a 4,5) que impede a proliferação de bactérias patogênicas. A microbiota vaginal e a defesa imunitária são importante sistema de defesa, mantendo esse microambiente saudável. A composição da microbiota vaginal varia segundo estímulos endógenos e exógenos, fases do ciclo menstrual, gestação, atividade sexual ou uso de anticoncepcionais orais, antibióticos ou imunossupressores. Alterações no ambiente vaginal favorecem a proliferação de microrganismos patogênicos.

Vulvovaginites

Muitos microrganismos infectam a vagina e a vulva e causam inflamações que se manifestam com corrimento vaginal, prurido, queimação, dispareunia e sintomas urinários. As vulvovaginites mais comuns são vaginose bacteriana, candidíase e tricomoníase.

Vaginose bacteriana é uma disbiose, em que há acentuada proliferação bacteriana anaeróbica, mas pouca resposta inflamatória. Tal condição deve-se a desequilíbrio da microbiota vaginal, de causa desconhecida, caracterizada por diminuição no número de lactobacilos (o pH vaginal fica acima de 4,5), o que favorece a proliferação de microrganismos anaeróbicos, como *Gardnerella vaginallis* e *Mobiluncus* sp. Clinicamente, as pacientes têm corrimento esbranquiçado e com odor fétido (semelhante a peixe podre), este bem demonstrado no teste de aminas, quando algumas gotas de KOH são adicionadas à secreção vaginal. O esfregaço citológico mostra pouca inflamação e grande quantidade de bactérias pequenas cobrindo toda a superfície das células epiteliais (*células-guia* ou *células indicadoras* – *clue cells*), que também auxiliam no diagnóstico (Figura 18.10). Vaginose bacteriana não é doença sexualmente transmissível, embora facilite tais infecções. Além de desconforto pelo corrimento fétido, vaginose associa-se a outras condições potencialmente graves, como inflamação pélvica, parto prematuro, corioamnionite e ruptura precoce de membranas coriônicas.

Candidíase vaginal é muito prevalente e causa muitos sintomas, constituindo às vezes urgência ginecológica. Clinicamente, existe corrimento vaginal leitoso, branco coalhado, inodoro, com prurido e queimação intensos. A mucosa vaginal apresenta hiperemia, edema e pontilhado vermelho fino. O pH é ácido (≤ 3,5). Ao exame citológico, a inflamação é acentuada, sendo vistos fungos em gemulação (Figura 18.11). *Candida albicans*, a espécie mais prevalente, resiste ao pH ácido e é encontrada normalmente no microambiente vaginal, porém em baixo número. Antibióticos que desequilibram a microbiota vaginal facilitam a proliferação de *Candida* sp. e favorece a infecção. Candidíase é comum também em mulheres diabéticas, grávidas ou em uso de contraceptivos orais.

Tricomoníase é a doença sexualmente transmissível causada pela *Trichomonas vaginalis*, que mede 10 a 20 μm e pode ser visualizada ao exame a fresco de esfregaço vaginal por seus

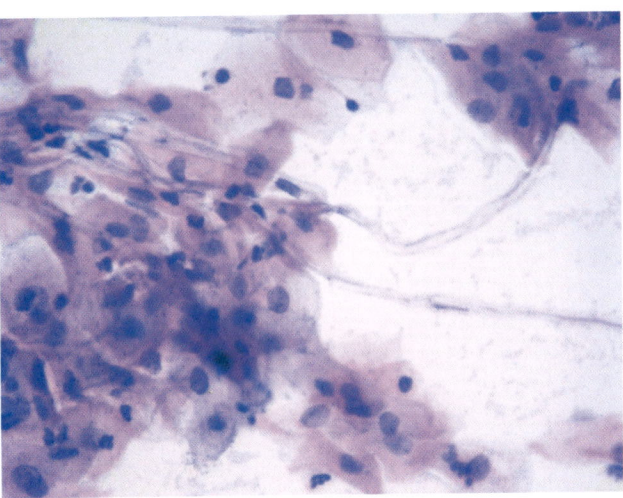

Figura 18.11 Candidíase vaginal. Esfregaço citológico com células escamosas, células inflamatórias e pseudo-hifas de *Candida* sp.

movimentos característicos. Clinicamente, a infecção pode ser assintomática ou apresentar corrimento esverdeado e bolhoso, com forte odor, prurido e disúria. A inflamação é acentuada e, além da vagina, pode acometer a vulva e o colo uterino.

Cistos

Como a vagina não possui glândulas, cistos são incomuns. Cistos associados a restos embrionários de ductos mesonéfricos (*cistos do ducto de Gartner*) são revestidos por epitélio cuboide. *Cistos müllerianos* ou *adenose vaginal* podem ser congênitos ou surgir após inflamação com erosão no epitélio que, após cicatrização, é substituído por epitélio do tipo mülleriano, ou seja, cilíndrico ciliado, endometrioide ou mucinoso. *Cistos de inclusão epitelial*, revestidos por epitélio escamoso, formam-se após traumatismo do parto ou no local de episiotomia. *Cistos de endometriose* podem ser encontrados na vagina.

Tumores

Pólipo fibroepitelial é lesão pseudoneoplásica que surge em ampla faixa etária, mais comum na idade reprodutiva. Em 20% dos casos, associa-se a gestação ou tratamento hormonal. Seu tamanho varia desde nódulos pequenos até lesões volumosas, com até 12 cm. A lesão é revestida por epitélio escamoso, com estroma fibroso vascularizado e edemaciado, às vezes com células grandes, estreladas e multinucleadas que podem ser confundidas com neoplasias malignas (Figura 18.12). Não há mitoses. Excisão local é curativa.

Na vagina, *condiloma acuminado* associa-se geralmente a lesões semelhantes na vulva e no colo uterino.

Leiomioma, que pode crescer durante a gestação, é a neoplasia mesenquimal mais comum na vagina, enquanto o *carcinoma de células escamosas* associado ao HPV é a neoplasia maligna mais prevalente. Muitas vezes, o último representa invasão da vagina por carcinoma escamoso do colo uterino. As lesões precursoras do carcinoma escamoso são a *neoplasia intraepitelial vaginal* (*NIVa*), muito menos frequente do que as lesões precursoras do carcinoma cervical. NIVa1 é lesão de baixo grau, enquanto NIVa2 e NIVa3 são de alto grau. Imuno-histoquímica

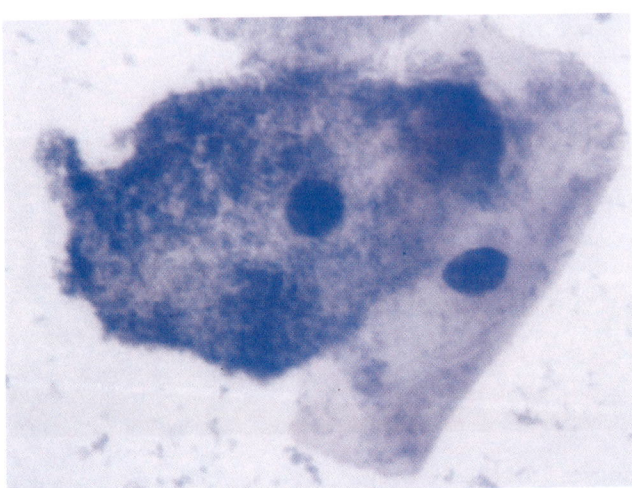

Figura 18.10 Célula-guia (ou indicadora) de vaginose bacteriana (*clue cell*). Esfregaço da mucosa vaginal mostrando grande quantidade de bactérias pequenas cobrindo a superfície das células escamosas.

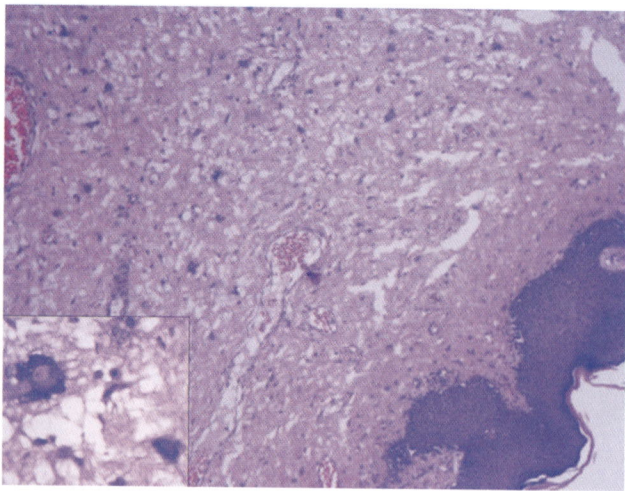

Figura 18.12 Pólipo fibroepitelial da vagina. Lesão constituída por estroma fibroso vascularizado e revestida por epitélio escamoso. No estroma, notam-se edema e células volumosas e multinucleadas, que podem ser confundidas com neoplasia maligna. No detalhe, célula multinucleada do estroma.

para p16 e Ki-67 auxiliam no diagnóstico entre NIVa e inflamações com atipias reacionais.

Adenocarcinoma é muito raro, sendo necessário afastar metástases de adenocarcinoma do colo uterino ou do endométrio. Raramente, adenocarcinoma pode originar-se em foco de adenose vaginal.

Rabdomiossarcoma embrionário ou sarcoma botrioide, que surge sobretudo até 5 anos de idade, forma massa edemaciada e polipoide que se projeta no introito vaginal e causa sangramento. A lesão é revestida por epitélio escamoso e constituída por tecido mesenquimal frouxo, com áreas subepiteliais densas, em que as células pequenas e primitivas exibem proliferação e maior índice mitótico. Em outras áreas, a lesão é menos celular, onde se encontram rabdomioblastos e cartilagem hialina (Figura 18.13). O tumor invade estruturas locais e pode dar metástases em linfonodos regionais ou distantes.

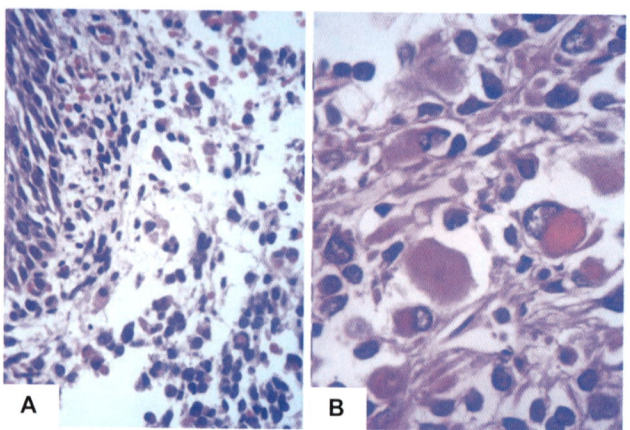

Figura 18.13 Rabdomiossarcoma embrionário ou sarcoma botrioide da vagina. **A.** Lesão constituída por tecido frouxo e hipercelularidade subepitelial. **B.** Na área hipercelular, veem-se rabdomioblastos com atipias nucleares e citoplasma eosinófilo, onde há estriações de célula muscular esquelética.

Útero

■ Colo uterino

O colo uterino, constituído por ectocérvice e endocérvice, é a porção do útero que fica no fundo da vagina. O orifício externo comunica a cavidade uterina com a luz vaginal (Figuras 18.14 e 18.15). Em nulíparas, o orifício externo é circular, enquanto em multíparas é em fenda horizontal. A ectocérvice é revestida por epitélio escamoso, não ceratinizado, semelhante ao da vagina (Figura 18.16). A endocérvice, que delimita o canal endocervical, é revestida por epitélio colunar mucoso e células subcolunares (de reserva), capazes de se diferenciar tanto em epitélio colunar como em escamoso. O epitélio endocervical é pregueado e avança para o estroma do colo, formando glândulas endocervicais (Figura 18.17). No orifício externo, os dois tipos de epitélio se encontram, sendo esta região chamada de *junção escamocolunar* (JEC, Figura 18.18). A JEC pode sofrer mudança de posição nas diferentes fases da vida, pois o epitélio do colo é sensível à ação de hormônios.

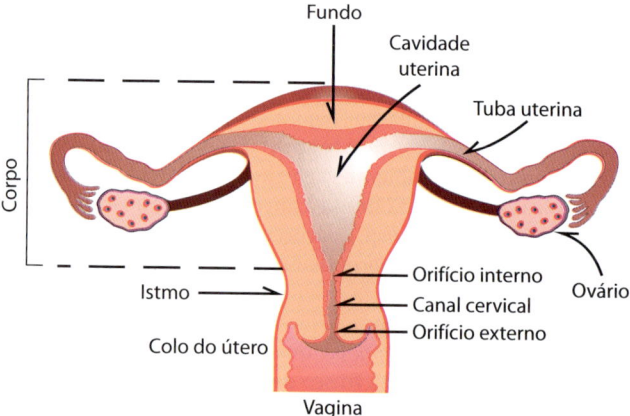

Figura 18.14 Representação esquemática dos órgãos genitais femininos internos.

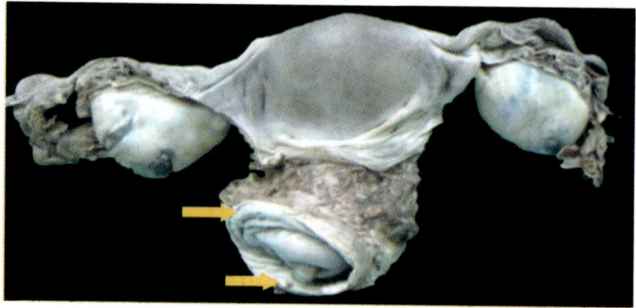

Figura 18.15 Útero e anexos de mulher adulta. O colo uterino está voltado inferiormente e continua-se com a mucosa vaginal (*setas*). A maior parte do útero é constituída pelo corpo (dois terços superiores), que se comunica com o colo através do istmo. São vistos ainda ligamentos largos, tubas uterinas e ovários.

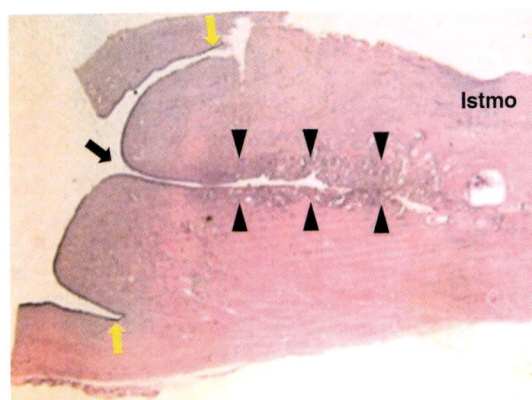

Figura 18.16 Colo uterino seccionado longitudinalmente. A mucosa que reveste internamente o canal endocervical invagina-se para o cório subjacente, formando as glândulas endocervicais (*cabeças de seta*). Mais internamente, existe a região ístmica. Externamente, fora do orifício externo (*seta preta*), encontra-se a ectocérvice, que continua com a mucosa vaginal, formando os fundos de saco anterior e posterior (*setas amarelas*).

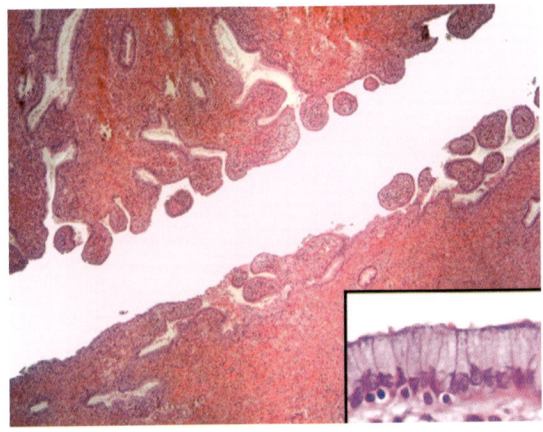

Figura 18.17 Canal endocervical. Invaginação do epitélio, que forma estruturas tubulares ramificadas (glândulas endocervicais). No detalhe, epitélio de revestimento do tipo colunar simples, mucossecretor.

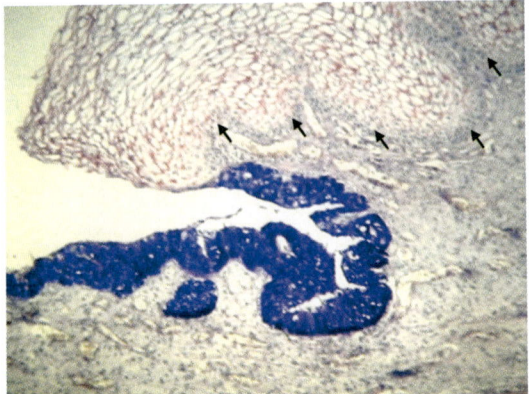

Figura 18.18 Colo uterino na junção escamocolunar (JEC). A junção abrupta entre o epitélio estratificado escamoso (*setas*), mais espesso e contendo muitas células com citoplasma amplo e claro (imagem negativa do glicogênio), e o epitélio simples endocervical, repleto de sialomucinas ácidas, cujo citoplasma é fortemente corado em azul (coloração de azul de alcião).

Na idade fértil, estímulo hormonal faz o epitélio endocervical proliferar e se projetar pelo orifício externo do colo, o que é conhecido como *eversão ou ectrópio* (Figura 18.19); com isso, a JEC localiza-se fora do orifício externo. Após a menopausa e pela falta de hormônios ovarianos, a mucosa endocervical retrai-se e a JEC sobe para o canal endocervical, não sendo mais visualizada. Como as células escamosas da ectocérvice são ricas em glicogênio, um teste simples – *teste do iodo* ou *teste de Schiller* – é muito útil no exame ginecológico de rotina. Como o iodo cora o glicogênio no citoplasma das células bem diferenciadas, no epitélio normal o teste é iodo-positivo ou Schiller-negativo. Se o epitélio é atípico, as células escamosas têm menos glicogênio, e o teste é iodo-negativo ou Schiller-positivo, indicando área suspeita que deve ser mais bem avaliada (Figuras 18.20). Quando ocorre eversão, o epitélio endocervical, mais delicado do que o escamoso ectocervical, não é adequado para as condições adversas do meio vaginal e, por isso, passa por um processo adaptativo de *metaplasia escamosa* (Figura 18.21), em que as células de reserva da endocérvice diferenciam-se em epitélio escamoso. Com isso, o epitélio mucinoso transforma-se em epitélio escamoso, mais resistente. Tal mudança é conhecida como *zona de transformação* (ZT, Figura 18.22). Metaplasia escamosa do epitélio endocervical pode obstruir, pelo epitélio estratificado, os orifícios de drenagem das glândulas endocervicais, o que leva à formação de *cistos de Naboth* (Figura 18.23).

A ZT, área dinâmica, tem grande interesse por ser local com alta renovação celular e transformações epiteliais, o que a torna vulnerável a agentes oncogênicos; a propósito, as lesões precursoras do câncer do colo uterino surgem sobretudo na ZT. O exame colposcópico, feito com uma lupa, fornece informações valiosas sobre a ZT, a ectocérvice e a vagina; nesse exame, a ZT deve ser sempre muito bem avaliada. A coleta de esfregaço para exame citológico deve incluir sempre essa região. Lesões suspeitas ou atípicas à colposcopia devem ser investigadas e biopsiadas. Tanto o exame citológico como o colposcópico são de grande valor na detecção de lesões precursoras do câncer do colo uterino.

18

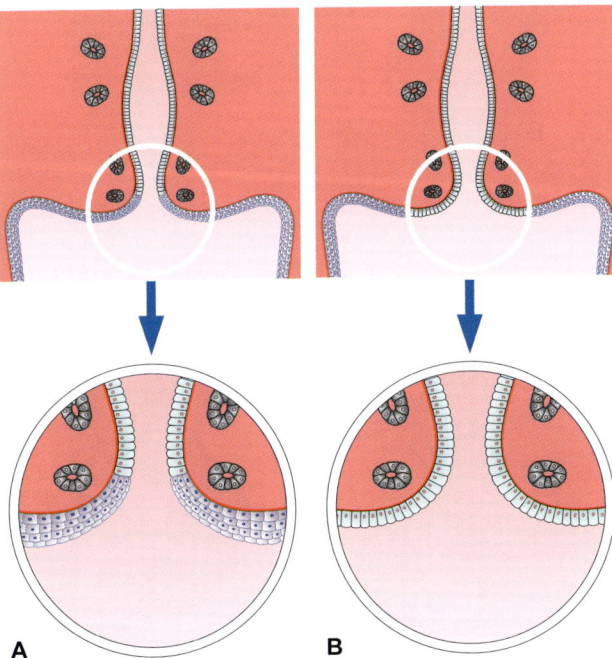

Figura 18.19 A. Representação esquemática da junção escamocolunar (JEC). A transição dos dois tipos de epitélio localiza-se no orifício externo. **B.** Eversão (ectrópio) da mucosa endocervical, que passa a ocupar uma área fora do orifício externo, inclusive com glândulas endocervicais.

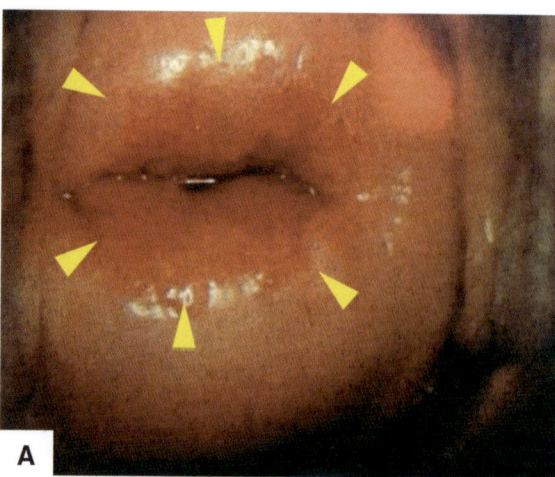

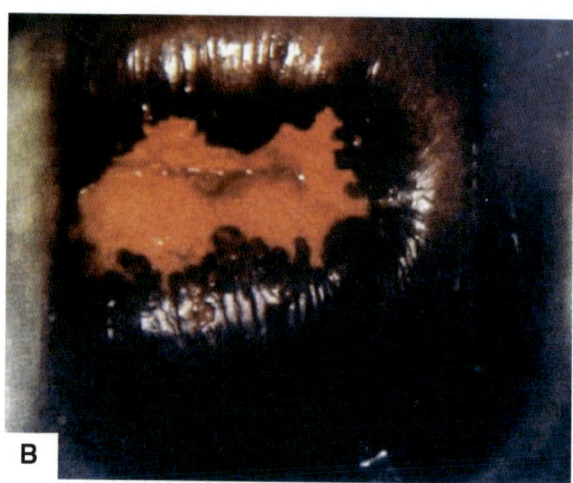

Figura 18.20 A. Colo uterino com extensa área de ectrópio (*cabeças de seta*). **B.** Mesmo caso, após teste de Schiller. A região de ectrópio mostra-se clara (não se cora pelo iodo), chamada de *área Schiller positiva* ou *iodo negativa*.

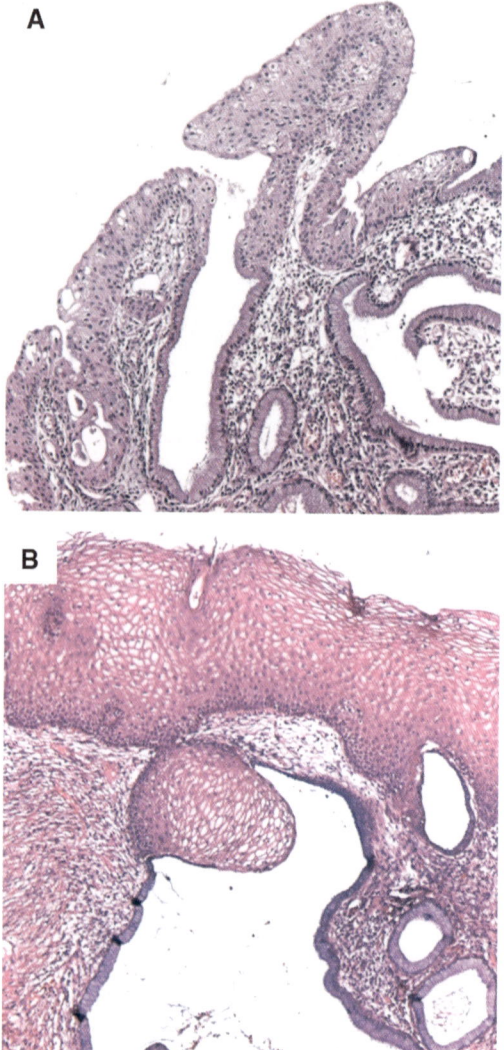

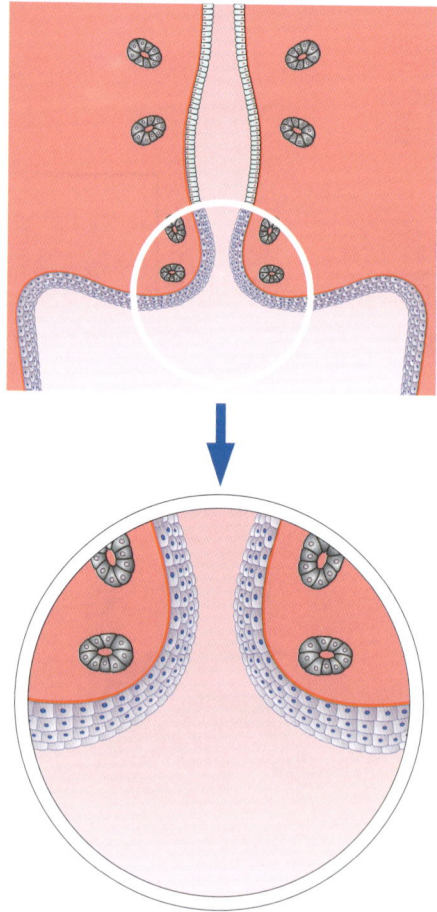

Figura 18.21 A. Colo uterino mostrando área de metaplasia escamosa do epitélio endocervical (notar restos de células colunares nas margens do epitélio escamoso). Há ainda discreto infiltrado na lâmina própria (cervicite crônica). **B.** Metaplasia escamosa substitui parcialmente o epitélio glandular.

Figura 18.22 Representação esquemática da zona de transformação (ZT). O epitélio endocervical sofreu metaplasia e transformou-se em epitélio escamoso, que está presente em toda a região antes ocupada pelo ectrópio (comparar com a Figura 18.20 A e B).

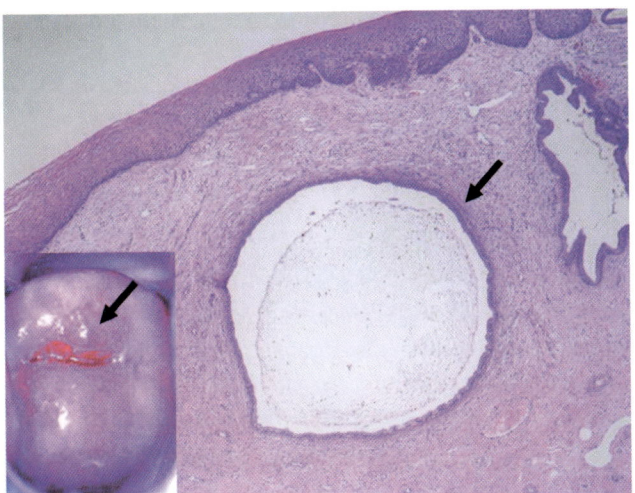

Figura 18.23 Cisto de Naboth. No detalhe, aspecto macroscópico do colo uterino com o cisto (*seta*). Microscopicamente, vê-se a zona de transformação, com epitélio escamoso na superfície e, logo abaixo no estroma, glândula endocervical dilatada (*seta*), formando o cisto.

Cervicites

O colo uterino comporta-se como protetor ou sentinela, pois evita que inflamações atinjam o trato genital superior. Sobretudo na idade fértil, algum grau de inflamação é sempre visto no estroma cervical. Em mulheres idosas, prolapso do colo uterino associa-se a inflamação e metaplasia, com hiper e paraceratose do epitélio escamoso, condição chamada de *epidermização do colo*.

Cervicites podem ser infecciosas ou não infecciosas; as mais importantes são as causadas por vírus, bactérias e outros microrganismos. Entre os vírus, o grande destaque é o *vírus do papiloma humano* (HPV), por sua associação com o carcinoma cervical (ver adiante). O *citomegalovírus* (CMV) causa inflamação principalmente em mulheres imunossuprimidas. Além de infiltrado linfocitário, a cervicite por CMV apresenta trombos de fibrina e a inclusão viral típica no citoplasma ou no núcleo

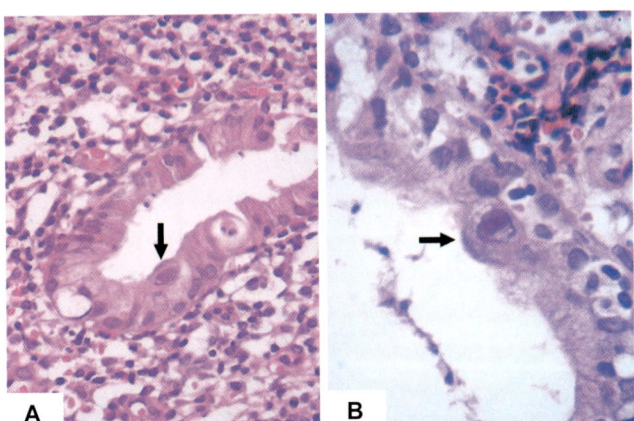

Figura 18.24 Cervicite por citomegalovírus (CMV). Mucosa endocervical de mulher imunossuprimida com infiltrado inflamatório e numerosas células com inclusões nucleares (*setas*).

de células endocervicais ou endoteliais (Figura 18.24). Cervicite *herpética* forma úlcera com tecido de granulação e infiltrado de neutrófilos e linfócitos; as inclusões herpéticas são vistas nos núcleos de células epiteliais, que se tornam multinucleadas. As *infecções bacterianas* mais comuns são causadas por agentes sexualmente transmissíveis, como *Neisseria gonorrhoeae* (gonococo) e *Chlamydia trachomatis*. A inflamação é mucopurulenta; a cultura ou exames moleculares estabelecem o diagnóstico. Na infecção por clamídias, pode haver intensa inflamação linfocitária e formação de folículos linfoides (cervicite folicular). Gonococo e clamídia são importantes não só pela frequência de cervicites, mas sobretudo porque podem causar infecção ascendente no endométrio, nas tubas uterinas e nos ovários, o que constitui a *doença inflamatória pélvica* (DIP), quadro inflamatório grave que pode resultar, entre outras, em esterilidade. Agentes aeróbios ou anaeróbios, particularmente estafilococos, estreptococos e enterococos (*Escherichia coli*), são também comuns. Cervicite pode associar-se ainda a sífilis, granuloma inguinal e tuberculose. Cervicite por *Schistosoma mansoni* e na amebíase é relatada em áreas endêmicas dessas doenças. Em cervicites agudas, a mucosa é edemaciada, eritematosa e friável, podendo haver corrimento purulento. Em inflamações crônicas, encontram-se infiltrado de mononucleares, tecido de granulação e fibrose. Quando a inflamação é prolongada e intensa, podem surgir ulceração e atipias reacionais no epitélio, que podem ser confundidas com atipias celulares de lesões precursoras do câncer.

Pólipo endocervical

Trata-se de lesão prevalente, geralmente pequena (menos de 1 cm) e pediculada; raramente, é volumosa (até 15 cm), constituindo o pólipo gigante. Geralmente achado incidental em mulheres com mais de 40 anos, pólipo endocervical pode causar sangramento vaginal. A lesão é constituída por epitélio endocervical, às vezes com metaplasia escamosa, e estroma com vasos sanguíneos e infiltrado inflamatório (Figura 18.25). Quando no istmo, pode conter glândulas endocervicais e endometriais (pólipo misto). Raramente, o epitélio de revestimento mostra lesões precursoras do câncer do colo uterino (todo pólipo deve ser examinado histologicamente).

▶ Neoplasias malignas

Excetuando-se o câncer da pele, o do colo uterino representa o terceiro lugar em frequência na população feminina brasileira, vindo logo depois do câncer da mama e colorretal. Segundo o Instituto Nacional do Câncer (INCA), câncer do colo uterino é a quarta causa de morte por câncer no Brasil; no ano de 2020, a estimativa foi de 16.710 casos novos, tendo havido 6.596 mortes em 2019. Estudos epidemiológicos mostram que o câncer cervical comporta-se como doença sexualmente transmissível e é mais frequente em mulheres de baixa condição socioeconômica, fatores responsáveis pelo aumento da sua incidência em muitos países subdesenvolvidos.

Patogênese

Desde há muito tempo, sabe-se que o câncer do colo do útero associa-se a infecção persistente por subtipos do HPV de alto risco oncogênico, principalmente HPV 16 e HPV 18,

18

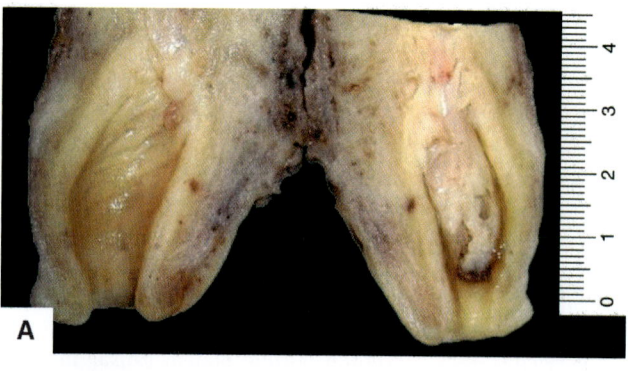

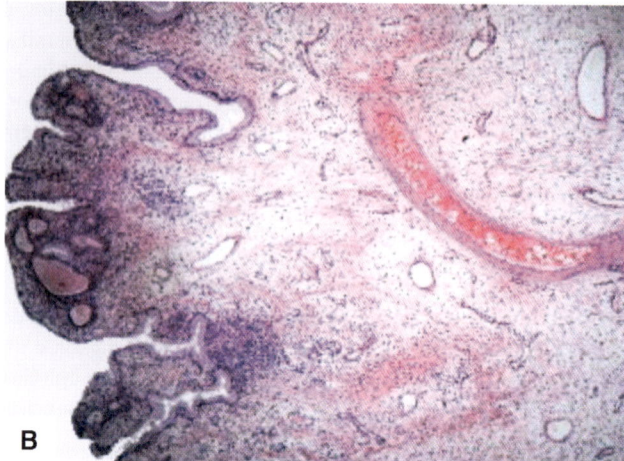

Figura 18.25 A. Pólipo endocervical com superfície irregular, brilhante, de aspecto esponjoso, com pedículo próximo ao istmo, ocupando o canal endocervical. **B.** Corte histológico mostrando revestimento por epitélio colunar mucossecretor e proliferação de glândulas e estroma endocervicais, sem atipias. O estroma é ricamente vascularizado.

responsáveis por cerca de 70% dos carcinomas cervicais. O HPV é epiteliotrópico e causa, entre outras, verrugas genitais (Figura 18.26), denominadas *condiloma acuminado*, lesão conhecida desde a Antiguidade como doença sexualmente transmissível. Com base no DNA viral, são conhecidos mais de 200 tipos do vírus capazes de infectar a espécie humana, dos quais 40 tipos infectam a região anogenital. Tais vírus, que dependem da célula infectada para a sua replicação, induzem proliferação epitelial.

Os tipos 16, 18, 31, 33, 34, 35, 39, 45, 51, 52, 56, 58, 59, 66, 68 e 70, conhecidos como *HPV de alto risco oncogênico*, associam-se a lesões precursoras do carcinoma escamoso (NIC 2 e NIC 3) e ao adenocarcinoma endocervical. O HPV 16 é o tipo mais envolvido na oncogênese, sendo encontrado em 50 a 60% dos casos de carcinoma cervical, seguido pelo HPV 18, responsável por cerca de 10% dessas lesões. Outros tipos de HPV (6, 11, 42, 43 e 44), considerados *HPV de baixo risco oncogênico*, replicam-se nas células, mas raramente integram-se ao DNA da célula hospedeira e causam câncer.

O HPV é mais prevalente em mulheres sexualmente ativas entre 18 e 30 anos, com distribuição bimodal; o primeiro pico de infecção ocorre em jovens com até 25 anos; há redução gradativa depois dos 30 anos, com novo pico por volta de 45 anos. Após 55 anos, há redução expressiva da prevalência de infecção pelo HPV. O câncer é mais comum em mulheres com mais de 35 anos, o que sugere infecção precoce e progressão lenta.

A transmissão do vírus se dá sobretudo por contato direto, em geral por atividade sexual, podendo a contaminação ocorrer também pela passagem do feto pelo canal de parto. Há ainda transmissão por material contaminado e exposição a roupas contaminadas. O risco de contágio aumenta em pessoas com vários parceiros sexuais. O uso de preservativo nem sempre evita o contágio, já que a transmissão pode se dar por contato com os lábios, o escroto, a mucosa anal e outras superfícies contaminadas.

O HPV é constituído por DNA de dupla fita com cerca de 8.000 pares de bases. O genoma viral é dividido em três regiões: (a) não codificante, referida como longa região controladora (LCR); (b) região precoce (*early*), que codifica as proteínas E1, E2, E4, E5, E6 e E7, envolvidas na replicação viral e na oncogênese; (c) região tardia (*late*), que codifica as proteínas estruturais L1 e L2 do capsídeo viral (Figura 18.27).

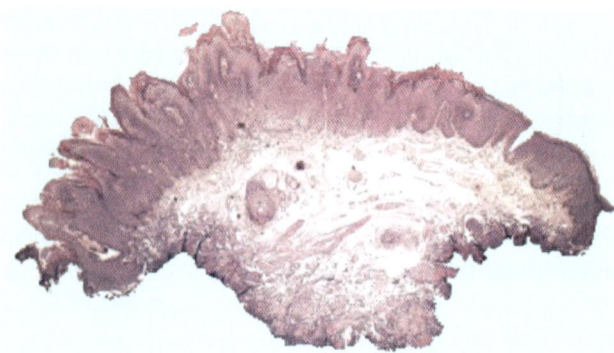

Figura 18.26 Condiloma acuminado. Hiperplasia e projeções papilíferas do epitélio sobre eixo conjuntivovascular.

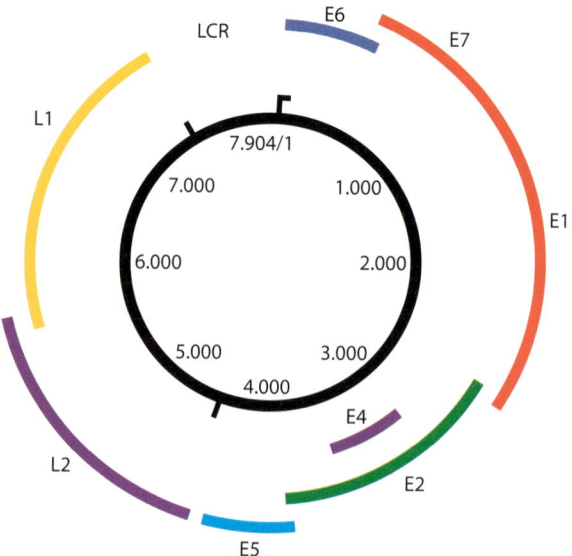

Figura 18.27 Conformação do DNA do HPV.

A infecção pelo HPV é muito prevalente, mas apenas pequena parcela de casos progride para o câncer. Na maioria das vezes, a infecção viral é transitória e regride espontaneamente entre 6 meses a 2 anos. Nos poucos casos de infecção persistente, sobretudo naquelas causadas por vírus de alto risco oncogênico, podem surgir lesões precursoras do câncer.

A progressão para o câncer ocorre 10 a 20 anos depois da infecção, embora alguns casos possam evoluir em 1 ou 2 anos. Fatores exógenos e endógenos atuam em conjunto com o vírus na progressão das lesões. Entre os *fatores relacionados ao vírus,* têm-se: (a) tipo viral (tipos com alto e baixo risco); (b) infecção múltipla (mais de um tipo de vírus); (c) carga viral na lesão (maior no HPV 16); (d) taxa de integração do vírus ao genoma celular; (e) variantes geográficas do HPV. Os *fatores relacionados ao hospedeiro* são: (a) resposta imunitária; (b) tabagismo; (c) início precoce de atividade sexual; (d) uso prolongado de contraceptivos orais; (e) multiparidade; (f) múltiplos parceiros sexuais; (g) associação com outras infecções sexualmente transmissíveis, como o HIV.

No colo uterino, apenas as células basais e parabasais do epitélio escamoso são capazes de se dividir. As células suprabasais sofrem diferenciação e maturação ao longo do epitélio, mas não se dividem. O vírus penetra em células epiteliais da camada basal (Figura 18.28). Quando na forma epissomal (sem integração do DNA viral ao DNA celular), o número de cópias virais cresce e causa alteração morfológica conhecida como *atipia coilocitótica.* O radical grego *koilos* significa buraco; atipia coilocitótica ou *coilocitose* refere-se à vacuolização perinuclear em células escamosas associada a alterações nucleares (Figura 18.29), mantendo a maturação preservada do epitélio, porém com maior atividade proliferativa e hiperplasia da camada basal.

No final da década de 1970, Meisels e Purola associaram a atipia coilocitótica à infecção pelo HPV, pela semelhança morfológica entre os coilócitos e as células do condiloma, nas quais se encontra o DNA viral. Há décadas, portanto, estabeleceu-se forte relação entre HPV e lesões proliferativas. Em 2008, Harald zur Hausen foi laureado com o prêmio Nobel de Fisiologia e Medicina por seus estudos e contribuições sobre a associação entre infecção pelo HPV e neoplasias.

Na infecção por HPVs de alto risco oncogênico, ocorre integração do DNA viral ao DNA celular em região em que bloqueia a transcrição dos genes virais E1 e E2, mas permite a expressão das proteínas virais E6 e E7. Estudos mostram que a integração do DNA do HPV nas células basais do epitélio escamoso precede a transformação de lesões de baixo grau (NIC1) para alto grau (NIC2 e NIC3). Infecção por HPVs de baixo risco (HPV 6 e 11 são os mais prevalentes), que em geral não levam à integração do DNA ao DNA celular (ou se integram em pequeno número de células e de forma transitória), associam-se ao condiloma acuminado no trato genital inferior e nas regiões anal e perianal.

O vírus causa as seguintes condições:

- Infecção latente, inativa ou não produtiva. O DNA viral vai ao núcleo, onde permanece na forma epissomal e não resulta na formação de novas partículas virais

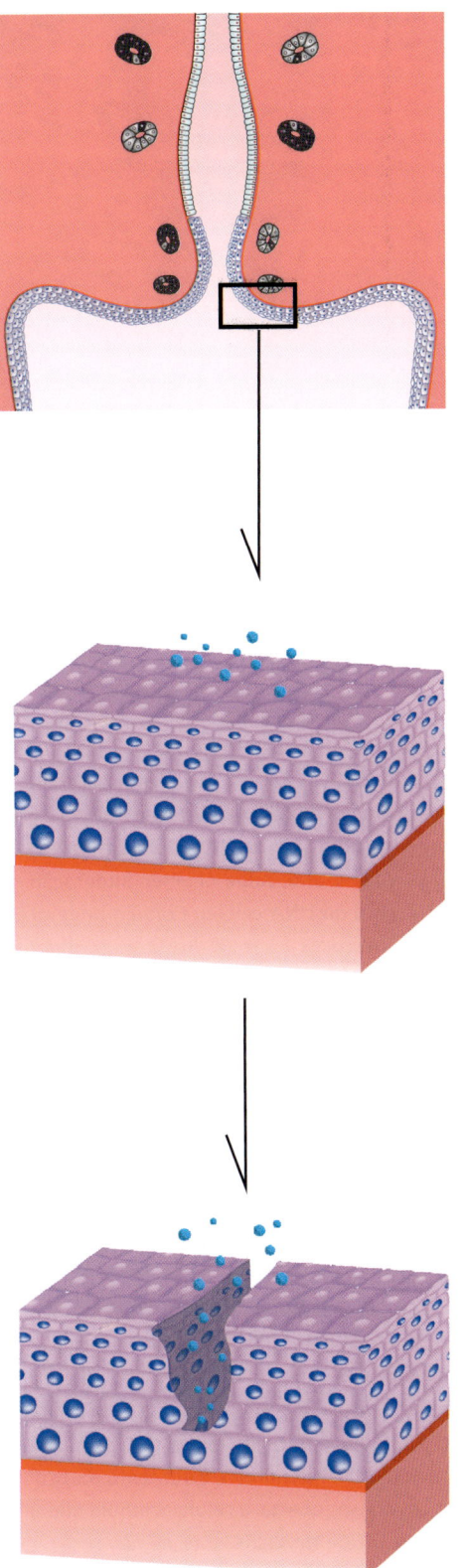

Figura 18.28 Infecção por HPV no colo uterino. A infecção ocorre sobretudo em células escamosas imaturas (basais), especialmente na zona de transformação. Erosões ou microfraturas no epitélio favorecem a infecção das células basais. Estas têm capacidade replicativa e constituem o reservatório do vírus.

18

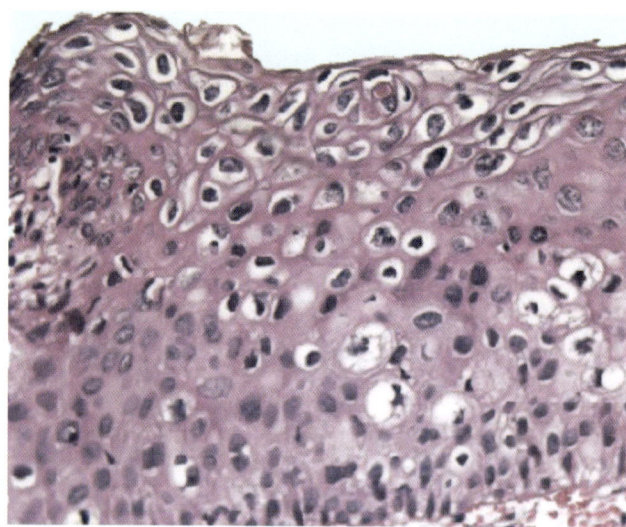

Figura 18.29 Atipias coilocitóticas em condiloma acuminado do colo uterino.

■ Infecção ativa ou produtiva. O DNA viral na forma epissomal replica-se e, junto com as proteínas codificadas pelo vírus, forma novas partículas virais, que são liberadas nas camadas superficiais do epitélio

■ Integração persistente do DNA viral ao genoma da célula, com transformação celular. Se a infecção é prolongada (como acontece com os vírus de alto risco oncogênico) e a carga viral é alta, pode ocorrer integração persistente do DNA viral ao DNA celular. Como a integração bloqueia os genes precoces E1 e E2 do vírus, não há formação de novas partículas virais, mas as proteínas E6 e E7 do vírus são sintetizadas em grande quantidade. Como E6 e E7 são oncoproteínas, ocorre transformação celular. A partir daí, surgem alterações morfológicas no epitélio que podem evoluir para lesões precursoras e, finalmente, para o câncer invasor

■ A *proteína E6* de HPVs de alto risco liga-se à p53 e a torna inativa. Como a p53 atua no reparo do DNA e induz apoptose, tais funções ficam abolidas, e a célula perde seu controle de qualidade. A *proteína E7* de HPVs de alto risco liga-se à proteína do retinoblastoma (pRB) e impede sua ação no controle do ciclo celular (ver Capítulo 10), resultando em proliferação celular (Figura 18.30). Portanto, aumento das proteínas virais E6 e E7 bloqueia proteínas essenciais no controle da multiplicação celular (p53 e pRB), resultando em instabilidade genômica e aumento da proliferação celular. Em consequência, a célula acumula maior número de danos no DNA e mutações que, se não reparados, levam à transformação neoplásica.

Carcinoma de células escamosas

O carcinoma de células escamosas (CCE) é o tipo histológico mais frequente de câncer cervical (85% das neoplasias malignas do colo uterino) e manifesta-se preferencialmente em mulheres jovens (sobretudo entre a terceira e a quinta décadas de

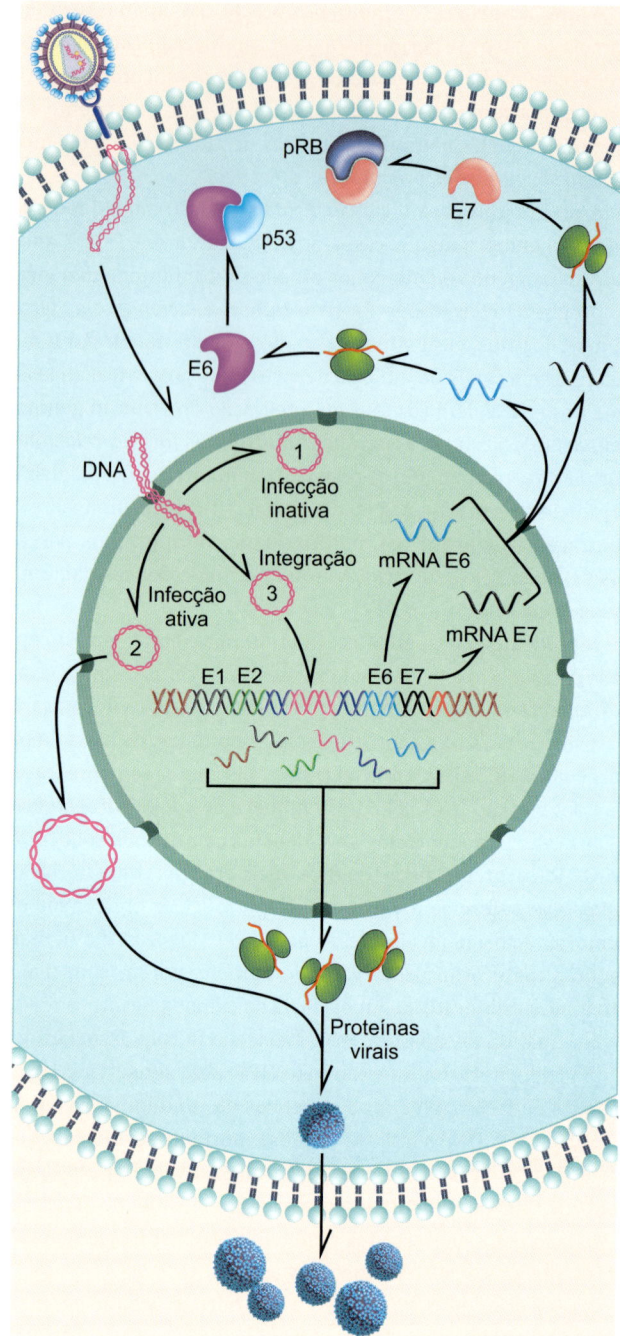

Figura 18.30 Infecção por HPV. Após o vírus penetrar na célula, o DNA viral dirige-se ao núcleo, onde pode: (1) replicar-se, mas sem produzir as proteínas virais e, portanto, sem formar novas partículas virais (infecção inativa); (2) multiplicar-se e codificar proteínas virais, formando novas partículas virais, que são eliminadas da célula (infecção ativa); (3) integrar-se de forma persistente ao DNA celular e codificar as oncoproteínas E6 e E7, que inativam as proteínas pRB e p53.

vida), em idade fértil e socialmente produtiva. O tumor tem forte relação com desenvolvimento socioeconômico, condições de vida e atenção à saúde, particularmente acesso aos programas de rastreamento de lesões precursoras e ao tratamento. No Brasil, o tumor é mais prevalente e tem maior impacto nas regiões Norte e Nordeste.

Aspectos morfológicos

A lesão *inicial* apresenta-se como área endurecida, discretamente elevada ou pequena úlcera. No carcinoma *avançado*, o tumor tem crescimento: (a) vegetante, caracterizado por massa polipoide ou papilífera que se projeta no colo uterino (Figura 18.31); (b) ulcerado, sangrante e com bordas elevadas; (c) endofítico, que forma lesão ulcerada ou nódulo na luz do canal endocarvical, mais agressiva, com infiltração precoce da parede uterina e extensão aos órgãos vizinhos, levando a fístulas na bexiga ou no reto.

Microscopicamente, encontram-se massas ou grupos de células pleomórficas e atípicas que infiltram o estroma adjacente. Segundo o grau de diferenciação celular, o tumor pode ser bem, moderadamente ou pouco diferenciado. O CCE bem diferenciado é formado por células bem diferenciadas, com produção de ceratina e formação de pérolas córneas (Figura 18.32); o tumor moderadamente diferenciado tem células mais pleomórficas, menor ceratinização individual e escassas pérolas córneas, enquanto no tumor pouco diferenciado encontram-se pleomorfismo celular acentuado, alto índice mitótico, necrose e ausência de ceratinização. Em virtualmente todos os casos, o HPV pode ser demonstrado por técnicas de biologia molecular. Variantes de CCE são: (a) carcinoma verrucoso, com nenhuma ou pouca atipia, crescimento expansivo e comportamento menos agressivo; (b) carcinoma basaloide, com células mais imaturas e semelhantes às da camada basal do epitélio, com comportamento mais agressivo.

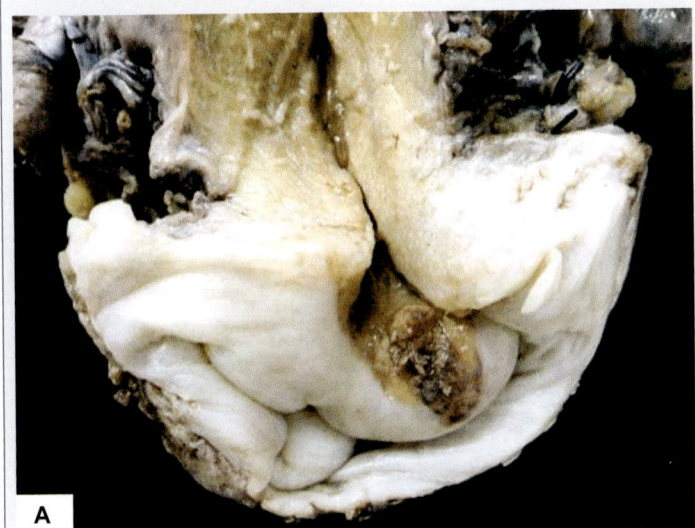
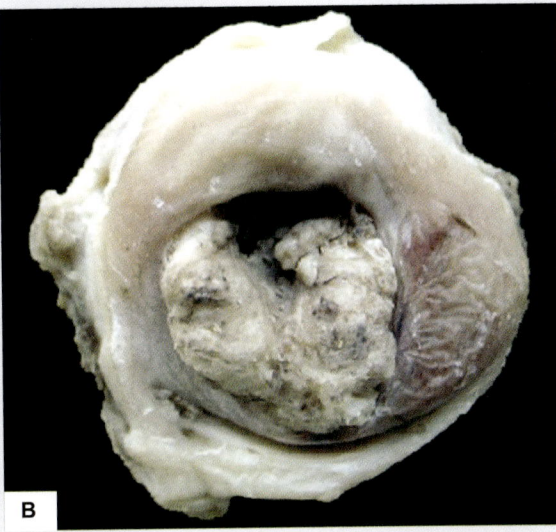

Figura 18.31 Carcinoma do colo uterino. **A.** Lesão elevada, ulcerada, iniciada na JEC, acometendo o lábio posterior. (Cortesia do Dr. César Augusto Bueno dos Santos, Belo Horizonte-MG.). **B.** Lesão exofítica, com destruição do lábio posterior. (Cortesia do Dr. Paulo Guilherme Oliveira Sales, Belo Horizonte-MG.)

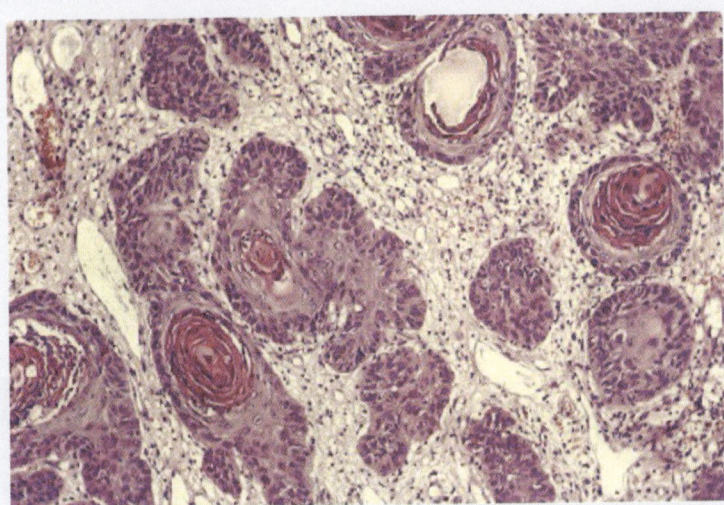

Figura 18.32 Carcinoma de células escamosas invasor, bem diferenciado, com formação de pérolas córneas.

O sistema de estadiamento do câncer do colo uterino recomendado pela Federação Internacional de Ginecologia e Obstetrícia (FIGO) em 2018 está resumido no Quadro 18.1. No estádio I, o tumor está restrito ao colo uterino; no estádio II, a neoplasia invade além do colo uterino, porém não atinge a parede pélvica e nem o terço inferior da vagina; no estádio III, a lesão invade o terço inferior da vagina ou a parede pélvica, ou acomete o ureter, causando hidronefrose, ou tem metástases em linfonodos pélvicos ou para-aórticos; no estádio IV, o câncer estende-se além da pelve ou invade a mucosa do reto ou da bexiga (Figura 18.33). No estádio Ia (*carcinoma microinvasor*), cujo diagnóstico é apenas microscópico, não há tumor visível macroscopicamente. O carcinoma microinvasor tem melhor prognóstico do que os demais cânceres invasivos e pode ser tratado de forma conservadora.

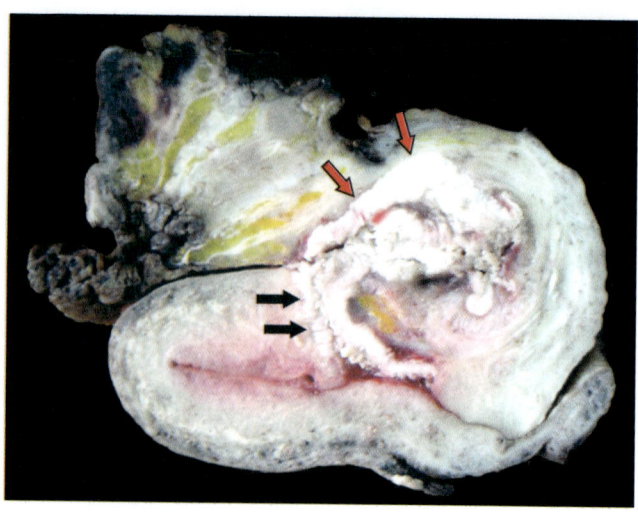

Figura 18.33 Carcinoma do colo uterino, invasor, em estádio avançado. Lesão brancacenta no canal cervical e no istmo (*setas pretas*), que se infiltra nos paramétrios e na parede da bexiga (*setas vermelhas*). (Cortesia do Dr. Emílio Augusto Campos Pereira de Assis, Belo Horizonte-MG.)

Quadro 18.1 Estadiamento do carcinoma do colo uterino segundo a Federação Internacional de Ginecologia e Obstetrícia (FIGO, 2018)

Estádio 0	Carcinoma *in situ* (lesão precursora)		
Estádio I	Carcinoma confinado ao colo uterino		
	Ia	Carcinoma microinvasor (microscópico)	
		Ia1	Infiltração em profundidade < 3 mm
		Ia2	Infiltração em profundidade > 3 mm e < 5 mm
	Ib	Lesão identificável macroscopicamente e confinada ao colo, com invasão ≥ 5 mm	
		Ib1	Lesão < 2 cm na maior dimensão
		Ib2	Lesão ≥ 2 cm e < 4 cm na maior dimensão
		Ib3	Lesão ≥ 4 cm na maior dimensão
Estádio II	Carcinoma que se estende além do colo uterino, sem atingir a parede pélvica ou o terço inferior da vagina		
	IIa	Não há infiltração dos paramétrios	
	IIb	Há extensão aos paramétrios, mas não à parede pélvica	
Estádio III	Carcinoma que se estende à parede pélvica e/ou acomete o terço inferior da vagina, e/ou causa hidronefrose; e/ou rim não funcionante, e/ou apresenta metástases em linfonodos pélvicos ou para-aórticos		
	IIIa	Não há extensão à parede pélvica, embora exista acometimento do terço inferior da vagina	
	IIIb	Extensão à parede pélvica; e/ou hidronefrose; e/ou rim não funcionante	
	IIIc	Metástase em linfonodo pélvico ou para-aórtico	
Estádio IV	Carcinoma que se estende além da pelve e/ou se infiltra na mucosa do reto ou da bexiga		
	IVa	Extensão além da pelve verdadeira, e/ou infiltração da mucosa do reto e/ou da bexiga	
	IVb	Metástases a distância	

O prognóstico do carcinoma do colo uterino depende sobretudo do estádio ao diagnóstico. Como nos demais cânceres, o grande desafio é que a doença seja diagnosticada em fase não invasiva, ou seja, como lesões precursoras.

Exame citológico ou colpocitológico

Na busca de um método simples para o diagnóstico precoce do câncer do colo uterino, o médico patologista grego George N. Papanicolaou, que trabalhava em New York, publicou, em 1928, dados de sua pesquisa em que descreveu aspectos citológicos de esfregaços cervicovaginais utilizados na formulação do primeiro sistema de diagnóstico, o chamado *teste de Papanicolaou.* No início, seus dados foram muito criticados, porém mais tarde foram reconhecidos como um marco na detecção de lesões precursoras do carcinoma cervical. A classificação citológica de Papanicolaou incluia cinco classes de alterações: *classe I*: esfregaço sem alterações ou normal; *classe II*: alterações celulares inflamatórias; *classe III*: algumas células atípicas, suspeitas ou sugestivas de displasia que precisam ser mais bem investigadas; *classe IV*: maior número de células atípicas, porém sem necrose, sugerindo carcinoma *in situ*; *classe V*: além de atipias acentuadas e pleomorfismo celular, o esfregaço é sanguinolento e com necrose, sugerindo câncer invasor.

Pouco depois, o teste de Papanicolaou passou a ser o método de triagem populacional mais empregado no mundo todo, pelo baixo custo e comprovada eficácia, sendo reconhecido hoje como o método de triagem de neoplasia maligna mais bem-sucedido; em todos os países onde foi implantado e conduzido de maneira adequada, é responsável pelo diagnóstico de lesões precoces, quando o tratamento é curativo; com ele, houve notável redução na mortalidade por câncer do colo uterino. Segundo o Ministério da Saúde do Brasil, o teste de Papanicolaou deve ser oferecido às mulheres de 25 a 64 anos que têm vida sexual ativa. A Organização Mundial da Saúde (OMS) afirma que, com cobertura de, no mínimo, 80% da população-alvo e garantindo-se o diagnóstico e o tratamento adequados dos casos alterados, é possível reduzir, em 60 a 90%, a incidência do carcinoma invasivo do colo uterino.

A classificação de Papanicolaou não é mais usada na rotina diagnóstica, porém o seu conhecimento é importante do ponto de vista histórico pela grande contribuição no diagnóstico precoce das lesões cervicais. Várias outras nomenclaturas surgiram ao longo do tempo. Em 1970, a OMS recomendou classificar as lesões em: inflamatórias, sugestivas de NIC1, NIC2, NIC 3 e câncer invasor. Em 1988 e 2001, com base em estudos moleculares e a comprovada importância do HPV na patogênese do câncer cervical, foi introduzido o sistema de classificação de *Bethesda*, no qual a lesão NIC1 foi denominada *lesão intraepitelial escamosa de baixo grau* (LSIL, *low grade squamous intraepithelial lesion*) e as lesões de NIC2 e NIC3, lesão intraepitelial escamosa de alto grau (HSIL, *high grade squamous intraepithelial lesion*), ou seja, com maior probabilidade de progressão para lesão invasiva. Casos existem em que o aspecto citológico não é tão característico, sendo o quadro conhecido como *lesão de células escamosas de significado indeterminado* (*ASCUS*), podendo corresponder a alterações inflamatórias ou a lesões precursoras do câncer. Existe ainda a sigla *ASC-H*, que indica atipia em células escamosas, não sendo possível excluir lesão de alto grau (H, *high grade*). A classificação LAST é hoje recomendada tanto para análise citológica como histológica de lesões escamosas do trato genital inferior (Quadro 18.2).

Alterações do epitélio glandular atípico também podem ser evidenciadas pelo exame citológico. Adenocarcinoma *in situ* é a lesão precursora do adenocarcinoma invasivo do colo uterino.

Todas as pacientes com alterações citológicas devem ser investigadas por meio de colposcopia e biópsia dirigida das lesões. O diagnóstico histológico da biópsia é o *padrão-ouro* para a definição da conduta e do tratamento. Existe boa correlação entre os diagnósticos citológico e histológico. Testes moleculares vêm sendo empregados em muitos locais para a detecção dos tipos de HPV de alto e de baixo risco, com contribuição relevante no rastreamento do câncer do colo uterino. No entanto, seu custo elevado é um empecilho em muitos países. Acredita-se que, com o seu barateamento, testes moleculares possam ser aplicados na rotina, combinados com o exame citológico, como forma de aprimorar a triagem populacional.

Quadro 18.2 Sistemas de classificação morfológica das lesões precursoras do carcinoma cervical

Aspectos morfológicos	OMS/1970 Classificação de Richart	Sistema Bethesda (1988)	Projeto LAST (2012)	Significado clínico
Atipia coilocitótica Displasia leve	NIC 1	Lesão de baixo grau	Lesão intraepitelial escamosa de baixo grau	Infecção por HPV de baixo ou alto risco e progressão incomum para CCE*
Displasia moderada Displasia acentuada Carcinoma *in situ*	NIC 2 NIC 3 NIC 3	Lesão de alto grau	Lesão intraepitelial escamosa de alto grau	Infecção persistente por HPV de alto risco e maior progressão para CCE

*Carcinoma de células escamosas.

18

Aspectos morfológicos das lesões precursoras do CCE

O epitélio escamoso normal do colo uterino está mostrado na Figura 18.34 A. Na *displasia leve, NIC1 ou lesão intraepitelial escamosa de baixo grau*, as alterações celulares estão presentes no terço basal do epitélio; encontram-se hiperplasia da camada basal, atipias celulares discretas e coilocitose nas camadas superficiais do epitélio (Figura 18.34 B). Na *displasia moderada, NIC2 ou lesão intraepitelial escamosa de alto grau*, as atipias celulares são mais intensas e o desarranjo arquitetural é maior, alcançando até dois terços do epitélio (Figura 18.34 C). Mitoses aparecem nas camadas mais altas, o que é um marcador de proliferação celular anormal. Coilocitose é menos frequente. Na *displasia acentuada, NIC3, carcinoma in situ ou lesão intraepitelial escamosa de alto grau* (Figura 18.34 D), as atipias estão em toda a espessura do epitélio; mitoses, típicas e atípicas, são frequentes em qualquer camada; coilocitose é escassa ou ausente. As células atípicas têm núcleos grandes e hipercorados, semelhantes aos de células da camada basal. No passado, recomendava-se distinguir displasia acentuada de carcinoma *in situ*, dependendo de haver ou não diferenciação celular (Figura 18.34 D-F). Hoje, ambas lesões são classificadas na mesma categoria (NIC3). Na nomenclatura LAST, NIC2 e NIC3 são classificadas como lesão escamosa de alto grau, ou seja, são as lesões precursoras do câncer invasivo.

Como a concordância diagnóstica entre observadores é boa apenas na NIC3, marcadores imuno-histoquímicos podem ajudar no diagnóstico preciso. Superexpressão de p16, nuclear ou citoplasmática, é marcador de lesão intraepitelial escamosa de alto grau. Para ser considerada positiva, essa expressão deve ser forte e difusa (padrão em bloco, Figura 18.35). A p16, inibidora de cinase dependente de ciclina (CDK), acumula-se nas células quando há integração viral e estímulo para proliferação celular. Ki-67 é marcador de proliferação celular e, no epitélio normal, é positivo apenas nos núcleos de células basais e parabasais, onde ocorre a divisão celular. Em lesões de alto grau (NIC2 e NIC3), em que as mitoses ocorrem em camadas mais altas, o Ki-67 pode ser expresso em toda a espessura do epitélio escamoso.

A maioria das lesões de baixo grau regride espontaneamente. Progressão de lesão de alto grau para carcinoma invasivo ocorre em 10% dos casos. Tratamento de lesão precursora resulta em 100% de cura, razão pela qual o diagnóstico deve ser feito o mais precocemente possível. Carcinoma microinvasor, que é lesão inicial com invasão de até 5 mm, pode ser tratado também de forma conservadora, pelo baixo risco de metástases em linfonodos (Figura 18.36).

(continua)

Aspectos morfológicos das lesões precursoras do CCE (*continuação*)

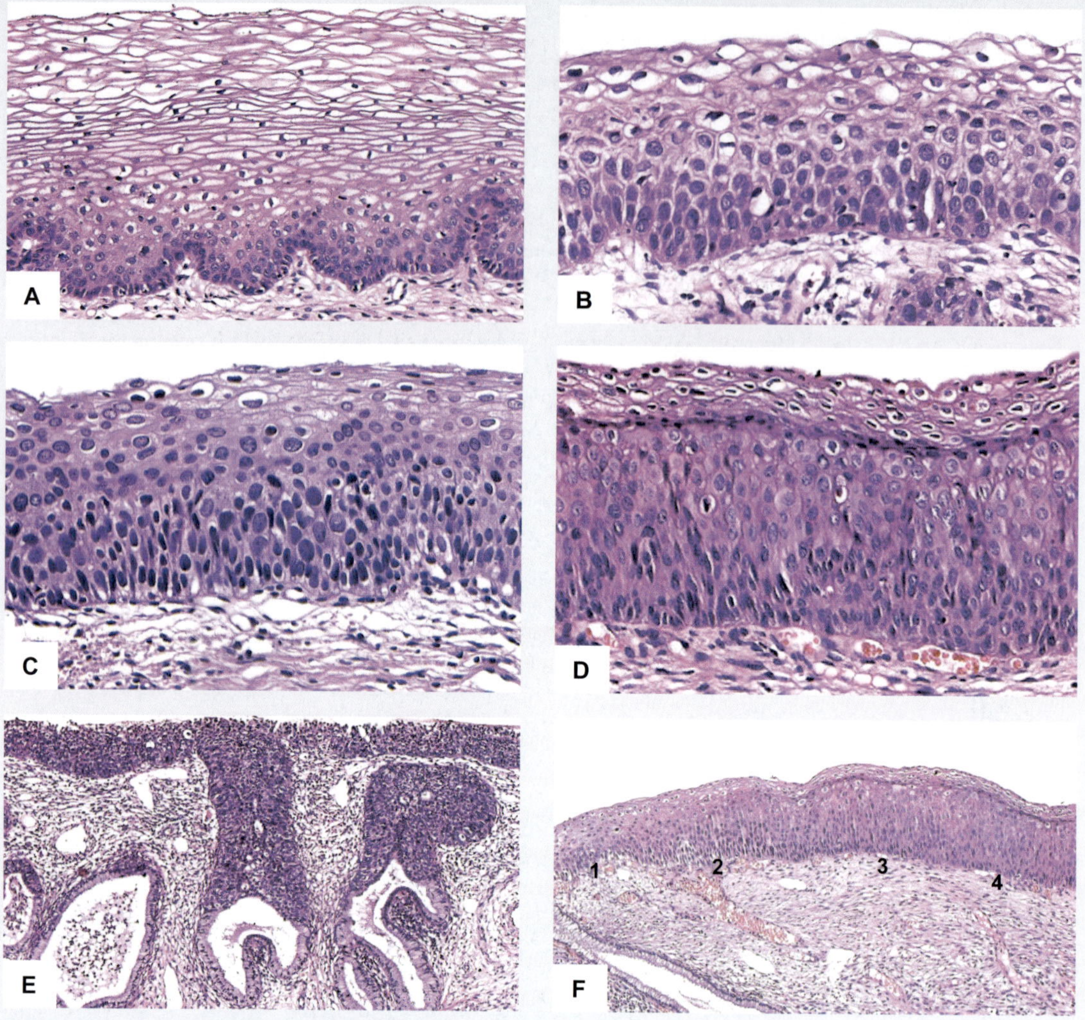

Figura 18.34 A. Epitélio escamoso normal. **B.** Displasia leve (NIC1 ou lesão intraepitelial escamosa de baixo grau). Proliferação e atipias do epitélio no terço basal; nessa região, há perda da polaridade e da maturação das células. A metade superficial do epitélio é normal. **C.** Displasia moderada (NIC2 ou lesão intraepitelial escamosa de alto grau). As atipias estão presentes também no terço médio do epitélio. **D.** Displasia acentuada (NIC3 ou lesão intraepitelial escamosa de alto grau). Distúrbios acentuados de proliferação e diferenciação das células escamosas em quase toda a espessura do epitélio. Notar pleomorfismo celular, hipercromasia nuclear e figuras de mitose. **E.** Carcinoma *in situ* (NIC3 ou lesão intraepitelial escamosa de alto grau). Hipercelularidade, perda da polarização e atipias celulares em toda a espessura do epitélio, estendendo-se por superfície às glândulas endocervicais. **F.** Padrão espectral da lesão intraepitelial escamosa numa mesma região, de displasia leve (1), moderada (2), acentuada (3) a carcinoma *in situ* (4).

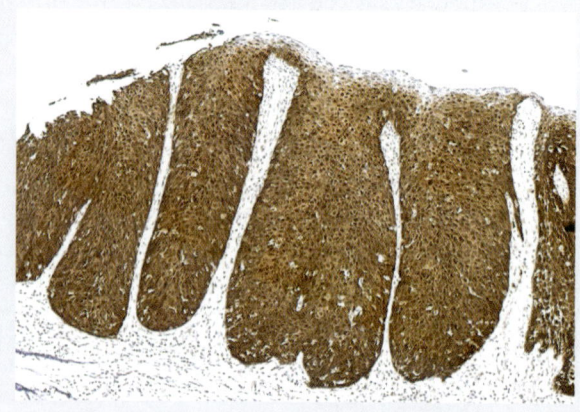

Figura 18.35 Epitélio escamoso com positividade forte e difusa, nuclear e citoplasmática, para p16.

(*continua*)

Aspectos morfológicos das lesões precursoras do CCE (*continuação*)

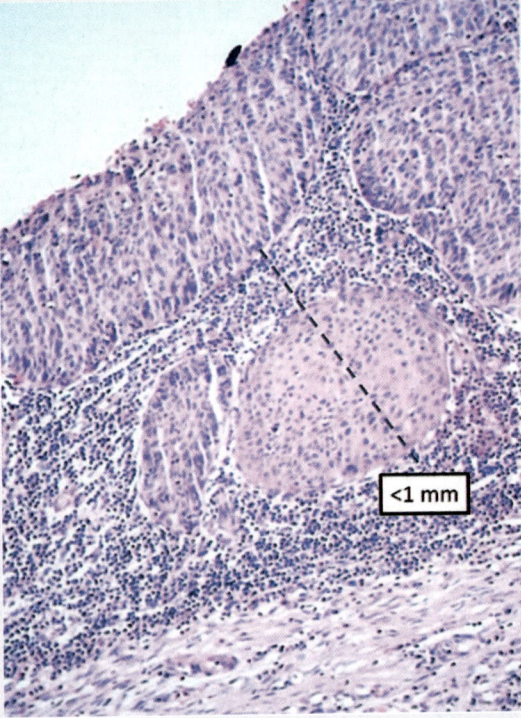

Figura 18.36 Carcinoma escamoso microinvasor ou no estádio Ia. O epitélio escamoso na superfície do colo uterino é atípico em toda a espessura. Notam-se blocos de células neoplásicas invadindo superficialmente o estroma, em profundidade menor que 1 mm. Em correspondência com a invasão, há denso infiltrado linfocitário.

18

Adenocarcinoma

Adenocarcinoma do colo uterino é menos frequente do que o CCE, embora sua incidência venha aumentando proporcionalmente em relação ao carcinoma escamoso, já que as lesões precursoras escamosas vêm sendo mais diagnosticadas e tratadas com sucesso. Hoje, adenocarcinoma corresponde a 20% dos cânceres cervicais. A incidência de lesões glandulares prémalignas também vem aumentando nos últimos anos. Há dois tipos de adenocarcinoma: (a) associado à infecção pelo HPV, principalmente o tipo 18 e, menos, o tipo 16; corresponde à grande maioria dos adenocarcinomas (90% dos casos); (b) sem relação com HPV; além de mais raro, predomina em mulheres mais idosas.

Aspectos morfológicos

Adenocarcinoma *in situ* é constituído por glândulas lobuladas que substituem o epitélio endocervical normal por epitélio atípico, com núcleos estratificados e hipercorados, sem invasão do estroma; encontram-se ainda mitoses e corpos apoptóticos (Figura 18.37). Quando há invasão inicial, trata-se de adenocarcinoma microinvasor (estádio Ia), com melhor prognóstico (Figura 18.38). Se existe invasão franca, tem-se o adenocarcinoma invasor.

Macroscopicamente, o adenocarcinoma apresenta-se como massa infiltrativa, exofítica, polipoide ou ulcerada; em poucos casos, o crescimento se faz dentro do canal cervical, que cresce globalmente e é conhecido como *colo em barril* (Figura 18.39).

O adenocarcinoma mais prevalente, associado ao HPV, é representado pelo adenocarcinoma endocervical do tipo usual, que possui as variantes viloglandular, mucinoso e de células em anel de sinete. O adenocarcinoma não associado ao HPV mais frequente é o adenocarcinoma do tipo gástrico, que expressa mucinas gástricas. Neste grupo, há ainda os tipos mesonéfrico, de células claras e endometrioide.

O adenocarcinoma endocervical do tipo usual origina-se de células de reserva, que se renovam e se diferenciam tanto em epitélio escamoso como glandular. Por isso, adenocarcinoma pode ter diferenciação escamosa focal, neste caso denominado *carcinoma adenoescamoso*; em geral, este tumor surge na zona de transformação, embora possa iniciar-se no canal cervical, não sendo visível à colposcopia. Mitoses nas porções superficiais do epitélio e corpos apoptóticos nas glândulas sugerem infecção pelo HPV (Figura 18.40).

(*continua*)

Aspectos morfológicos (*continuação*)

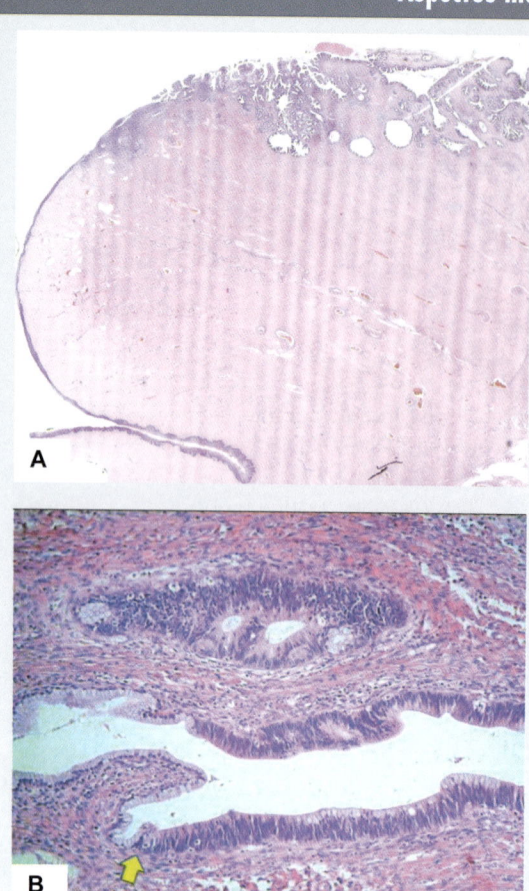

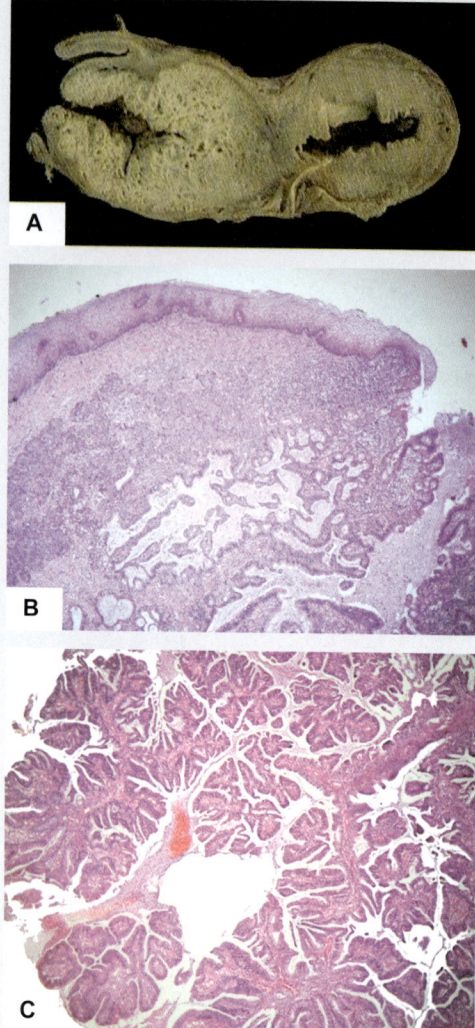

Figura 18.37 Adenocarcinoma *in situ* da endocérvice. **A.** Visão panorâmica do colo uterino (lábio posterior) mostrando lesão no canal endocervical que se estende à JEC. **B.** Transição entre o epitélio mucinoso normal da endocérvice e o epitélio glandular atípico (*seta*), onde os núcleos são hipercorados e há figuras de mitose.

Figura 18.39 Adenocarcinoma da endocérvice. **A.** Lesão esponjosa no canal endocervical que alcança a ectocérvice e infiltra toda a parede. **B.** Aspecto histológico. Secreção de muco na luz das glândulas neoplásicas. **C.** Variante viloglandular, formada por estruturas papilíferas complexas.

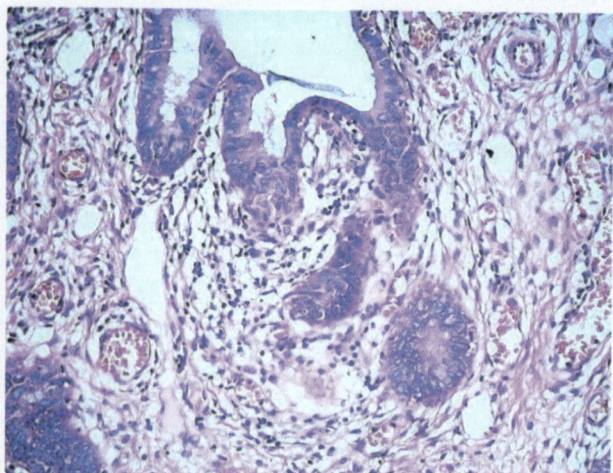

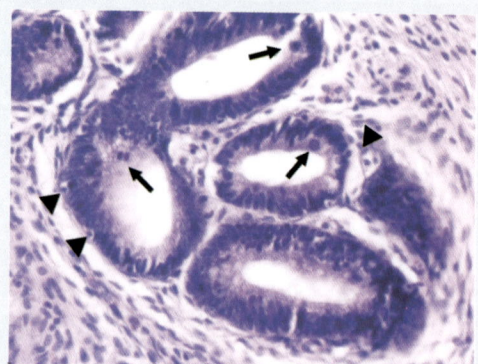

Figura 18.38 Adenocarcinoma endocervical microinvasor. Glândula substituída por epitélio atípico, com brotamento que invade o estroma, onde há edema e infiltrado inflamatório.

Figura 18.40 Adenocarcinoma endocervical do tipo usual, associado ao HPV, mostrando estratificação de núcleos hipercorados, figuras de mitose altas (*setas*) e corpos apoptóticos (*cabeça de seta*).

Aspectos clínicos do câncer cervical e lesões precursoras

As lesões precursoras do câncer do colo uterino e os carcinomas em estádio inicial (estádio Ia) não têm manifestações clínicas e, por isso, só são diagnosticados por exames de triagem ou pesquisa de HPV. O exame citológico pode ser feito em esfregaço convencional ou em meio líquido. A tipagem do HPV é feita por captura híbrida, PCR ou sequenciamento do DNA viral. Pacientes com alterações citológicas ou com HPV de alto risco são encaminhadas para colposcopia e biópsia dirigida. Com tais procedimentos, a lesão pode ser reconhecida em suas fases iniciais, quando o tratamento é curativo. Infelizmente, contudo, na maioria dos casos o tumor é diagnosticado em fase avançada, quando as pacientes queixam-se de sangramento irregular, sem relação com menstruação, corrimento com restos celulares, dispareunia, dor, insuficiência renal, fístulas cervicovesicais ou retais e edema das extremidades por metástases linfonodais.

Diagnóstico de lesão precursora de alto grau recomenda tratamento por cirurgia de conização (retirada de um cone do colo uterino), que pode ser feita com bisturi ou com alça aquecida (eletrocirurgia ou LEEP, de *loop electrosurgical excision procedure*). O exame histopatológico de toda a peça de conização é importante para o diagnóstico completo da lesão. O diagnóstico de carcinoma microinvasor (estádio Ia) só pode ser feito no cone, que possibilita medir a profundidade de invasão e avaliar as margens de ressecção. Se a invasão é superficial (< 3 mm, estádio Ia1), se não há invasão vascular e as margens estão livres, a conização é o tratamento suficiente. Após conização, as pacientes devem ser acompanhadas com exame colpocitológico ou testes moleculares para HPV, visando detectar recidivas ou novas lesões.

No carcinoma invasor, os principais fatores prognósticos são estádio da doença, invasão vascular e metástases em linfonodos. Metástases ocorrem preferencialmente nos linfonodos pélvicos (sacrais, ilíacos, para-aórticos e inguinais). Metástases sanguíneas, em especial na medula óssea, no fígado e nos pulmões, são menos comuns e ocorrem nos estádios avançados da doença. Complicação grave é a extensão do tumor à bexiga e ao reto (Figura 18.33), com manifestações urinárias, intestinais e fístulas. Em muitas pacientes, a morte resulta de obstrução das vias urinárias, hidronefrose, pielonefrite e insuficiência renal. No estágio I, o tratamento é cirúrgico, enquanto nos estádios avançados envolve radioterapia e quimioterapia. Cerca de 30% das pacientes morrem por doença residual ou recidivas. A sobrevida global de 5 anos depende do estádio: 90% no estádio I; 70 a 80% no estádio II; 50% no estádio III e 10% no estádio IV.

Vacinas contra o HPV

Desde 2011, a Organização Mundial da Saúde recomenda vacinação contra o HPV para pré-adolescentes e adolescentes. No Brasil, a vacina é oferecida pelo SUS desde 2014 para meninas entre 9 e 14 anos, tendo sido liberada para meninos em 2017. A imunização efetiva depende de duas doses da vacina, com intervalo de 6 a 12 meses. Segundo estudos, a vacina previne as lesões precursoras e reduz a demanda de tratamento para o câncer invasivo. Vacinas contra HPV não contêm o DNA viral, sendo constituídas por proteína recombinante semelhante à proteína L1 do vírus (*virus-like particles*, VLP). Há três tipos de vacinas: (a) bivalente, que protege contra os HPV 16 e 18; b) quadrivalente, efetiva para os HPV 6, 11, 16 e 18; c) nonavalente, com proteção para os HPV 6, 11, 16, 18, 31, 33, 45, 52 e 58. A associação de rastreamento periódico com vacinação é a estratégia mais efetiva para reduzir a incidência do câncer do colo uterino.

■ Corpo uterino

O útero tem forma, volume e estrutura variáveis conforme a idade da mulher, o período do ciclo menstrual e a gravidez. Sua forma é semelhante à de uma pera invertida. Após a menopausa, fica reduzido à metade do seu tamanho original. O útero pesa de 70 a 100 g e, em média, tem 8 cm de comprimento, 6 cm de largura e 4 cm de espessura. Suas funções são sustentar, nutrir e proteger o concepto durante a gestação. O útero é formado pelo colo, que faz parte do trato genital feminino inferior, e pelo corpo (Figuras 18.14 e 18.15). A região de transição entre o colo e o corpo uterino constitui o *istmo*.

O corpo uterino é constituído pelo miométrio e pelo endométrio, derivados da fusão dos ductos müllerianos durante a embriogênese. O *miométrio*, formado por células musculares lisas, mede 15 a 20 mm de espessura, contém vasos sanguíneos calibrosos e nervos e é revestido externamente pelo peritônio pélvico. Internamente, existe o *endométrio*, constituído por glândulas e estroma.

■ Endométrio

O endométrio recebe influência hormonal e, desde a puberdade e até a menopausa, sofre alterações morfológicas diárias induzidas por hormônios ovarianos (estrógeno e progesterona) e é descamado em cada ciclo menstrual. Há duas porções: o terço interno, ou *camada basal*, é responsável pela restauração da mucosa descamada, enquanto a *camada funcional*, constituída pelos dois terços superficiais da mucosa, sofre alterações morfológicas e se descama a cada ciclo. Ao longo do ciclo menstrual, o endométrio encontra-se em fases distintas: (a) fase proliferativa, com predomínio de ação estrogênica, em que há proliferação de glândulas tubulares retas e estroma conjuntivo denso, com muitas mitoses; (b) fase secretora, em resposta à progesterona produzida pelo corpo lúteo após a ovulação, em que surgem vacúolos secretórios no epitélio glandular e o estroma mostra edema, pré-decidualização e alterações em arteríolas. A fase secretora dura 14 dias, havendo aspectos morfológicos característicos de cada dia; (c) fase menstrual. Com a involução do corpo lúteo e a queda de progesterona, a porção funcional do endométrio degenera, fragmenta-se, sofre descamação e é eliminada. Durante muito tempo, a biópsia endometrial foi usada para avaliar a data da ovulação (Figura 18.41). Apesar de informativa, hoje ela foi substituída pela dosagem de hormônios, que é muito mais precisa. Com a menopausa, a mucosa endometrial sofre atrofia; se receber estímulo hormonal, porém, pode voltar a proliferar.

O endométrio pode sofrer vários tipos de metaplasia (ciliada, eosinófila, mucinosa e escamosa), associada em geral a estímulo estrogênico persistente, como ocorre em ciclos anovulatórios, hiperplasia endometrial ou terapia hormonal. Na *reação ou fenômeno de Arias-Stella*, vista na gestação ou após tratamento com altas doses de progesterona, as glândulas endometriais apresentam citoplasma claro, rico em glicogênio e, focalmente, os núcleos são volumosos, irregulares, vesiculosos ou hipercorados, às vezes com atipias acentuadas (Figura 18.42).

18

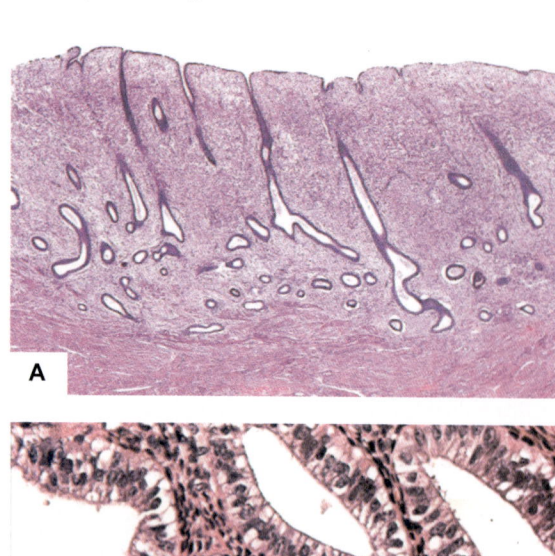

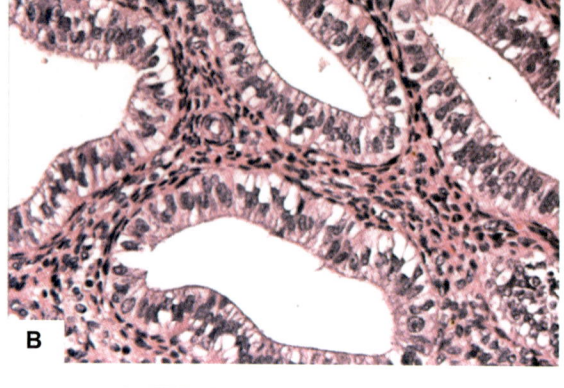

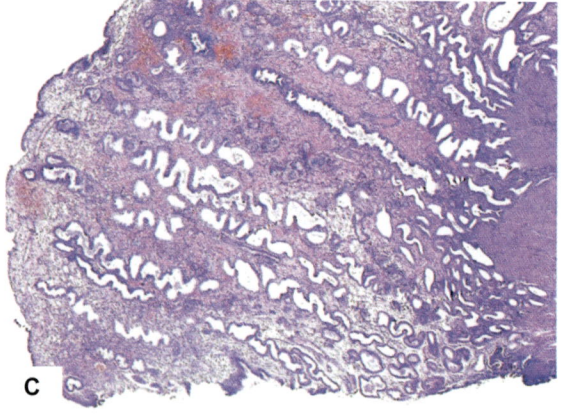

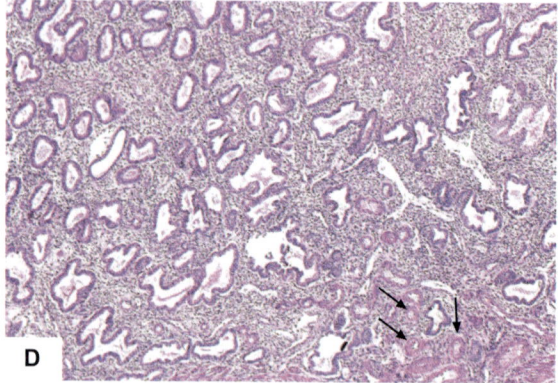

Figura 18.41 Aspectos histológicos do endométrio no ciclo menstrual. **A.** Fase proliferativa: glândulas curtas revestidas por epitélio pseudoestratificado, com estroma denso. **B.** Fase secretora inicial: endométrio pós-ovulatório, com glândulas exibindo vacúolos infra e supranucleares. **C.** Fase secretora: glândulas alongadas e tortuosas, com estroma frouxo. **D.** Fase secretora: glândulas dilatadas contendo secreção na luz e arteríolas espiraladas (setas).

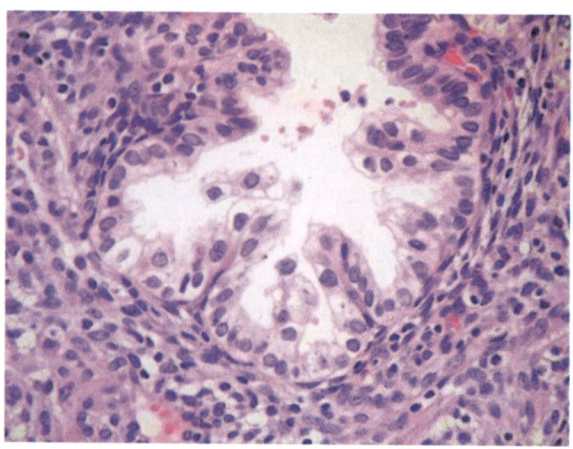

Figura 18.42 Endométrio com glândulas de padrão secretor cujas células têm citoplasma claro, vacuolado e núcleos grandes, atípicos e isolados (reação de Arias-Stella).

Endometrites

O colo uterino forma uma barreira eficaz contra a entrada de agentes infecciosos no trato genital superior; endometrites, aliás, são bem menos comuns do que cervicites. Endometrites, agudas ou crônicas, infecciosas ou não, acometem sobretudo mulheres na idade reprodutiva e, eventualmente, após a menopausa.

Endometrites agudas, que se associam sobretudo à retenção de produtos da concepção, surgem principalmente após abortos provocados e feitos sem assepsia, no pós-parto ou no período puerperal; associam-se também a dispositivos intrauterinos ou à instrumentação cirúrgica. O útero gestacional é muito vascularizado e mais amolecido, o que favorece a proliferação de microrganismos. Os agentes mais comuns são bactérias (*E. coli*, estreptococos, estafilococos, gonococos, *Actinomyces* e bactérias anaeróbicas do gênero *Clostridium*). Ao microscópio, encontra-se infiltrado predominantemente de neutrófilos; às vezes, formam-se microabscessos. Na *endometrite aguda puerperal*, o quadro pode ser grave e acompanhar-se de miometrite, flebite, trombose e embolia sépticas, causando infecção generalizada, sepse e óbito.

Endometrites crônicas inespecíficas resultam de endometrite aguda, sobretudo a associada a dispositivo intrauterino ou de retenção de produtos da concepção. Histologicamente, encontra-se infiltrado de plasmócitos, macrófagos e eosinófilos. *Endometrites específicas* ocorrem na tuberculose (a mais frequente) ou em infecções por fungos ou parasitos; granulomas por ovos de *S. mansoni* são comuns em regiões endêmicas dessa parasitose. Granulomas são vistos ainda na sarcoidose (rara) e em torno de corpos estranhos (restos placentários e pós-cirurgia de ablação endometrial). Pacientes com endometrite crônica apresentam sangramento anormal, dor pélvica ou infertilidade.

Hemorragia uterina disfuncional

Hemorragia uterina disfuncional corresponde a sangramento irregular associado a desequilíbrio hormonal, sem lesão morfológica no endométrio. Durante a fase reprodutiva, podem ocorrer alterações no controle do ciclo menstrual associadas à liberação de hormônios hipofisários e ovarianos. Após a menarca, existe certa disfunção hipotalâmica, podendo haver irregularidades menstruais. Sangramento uterino disfuncional associa-se a: (a) ciclos anovulatórios; (b) distúrbios na manutenção do corpo lúteo, que pode estar deficiente ou persistente.

Hemorragia uterina disfuncional pode ocorrer em adolescentes, mas é mais comum na pré-menopausa, quando a função ovariana começa a declinar. Sangramento nesse período requer investigação cuidadosa. A causa mais comum de hemorragia uterina disfuncional é *ciclo anovulatório*, que ocorre tanto próximo à menarca como na pré-menopausa. São múltiplas as causas de anovulação: (a) alterações ovarianas, como ovários policísticos, tumores ovarianos funcionantes; (b) distúrbios na hipófise, tireoide ou suprarrenal; (c) alterações sistêmicas, como obesidade, desnutrição grave ou doenças crônicas debilitantes. Sem ovulação, o endométrio fica sob efeito estrogênico persistente, sem oposição pela progesterona. Com isso, o endométrio torna-se espesso, com padrão proliferativo, podendo evoluir para hiperplasia endometrial. Quando o endométrio descama, a hemorragia é abundante, duradoura e irregular, diferente do padrão menstrual normal.

Hemorragia uterina disfuncional associa-se também a *anormalidades na fase lútea*, que pode ser ineficiente ou persistente. *Corpo lúteo deficiente* associa-se a menor produção de progesterona ou a resposta ineficiente do endométrio. Dosagens hormonais e acompanhamento sequencial de vários ciclos ajudam no diagnóstico dessa condição. *Corpo lúteo persistente* resulta em descamação irregular do endométrio, que se manifesta com sangramento volumoso e prolongado (em mulheres na idade fértil, a causa mais comum de persistência de corpo lúteo é a gestação, sendo esta o diagnóstico diferencial mais importante). Nessa condição, o endométrio mostra glândulas secretoras em involução, colapso da mucosa, focos de reepitelização e glândulas proliferativas, conferindo padrão misto. Raramente, o predomínio de progesterona (por corpo lúteo persistente, excesso de gonadotrofinas hipofisárias ou progesterona exógena) causa a chamada *dismenorreia membranácea*, que se caracteriza por dor em cólica e eliminação de material de aspecto gelatinoso e membranoso, que lembra um molde da cavidade endometrial. O aspecto histológico é de extensa decidualização do estroma endometrial e glândulas atróficas, sem componentes de aborto (Figura 18.43).

Efeitos de anticoncepcionais orais

São muitas as combinações hormonais usadas nos anticoncepcionais orais e, atualmente, a maioria das mulheres usa preparações com baixa dosagem e de uso contínuo. Nessas condições, o endométrio sofre hipotrofia e diminuição da relação glândula/estroma, sendo as glândulas pequenas, esparsas, com aspecto inativo ou com fraca secreção focal. O estroma é decidualizado, e o aspecto da mucosa é de dissociação ou assincronia estrômato-glandular, com glândulas pequenas e estroma decidual (Figura 18.44). Com a retirada da medicação, a mucosa volta a responder aos estímulos hormonais fisiológicos.

Climatério

Climatério é o período de duração variável, em média de 4 anos, quando o ovário reduz a sua atividade. Os ciclos menstruais tornam-se irregulares e mais frequentemente anovulatórios. Sangramentos anormais são comuns nessa fase da vida e precisam ser investigados para o diagnóstico diferencial entre hemorragia uterina disfuncional, hiperplasia ou carcinoma do endométrio. A última menstruação caracteriza a *menopausa*. Com a redução progressiva dos hormônios ovarianos, o endométrio sofre atrofia (1 a 3 mm de espessura). As glândulas atróficas podem tornar-se císticas e dilatadas, quadro denominado *atrofia cística senil do endométrio*.

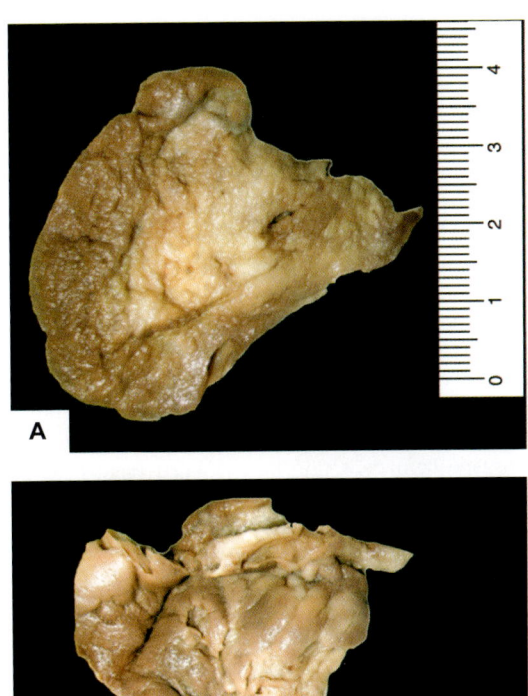

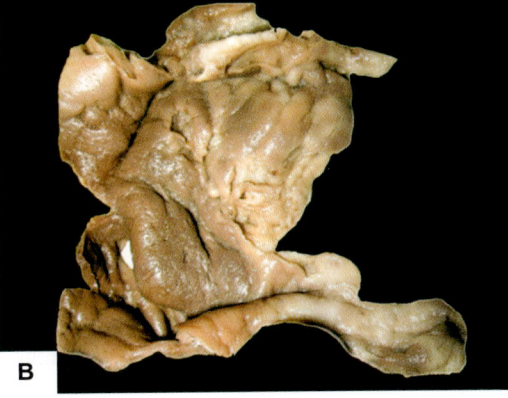

Figura 18.43 Dismenorreia membranácea **A.** Molde decidual da cavidade uterina. **B.** Tecido esponjoso e macio de aspecto membranáceo.

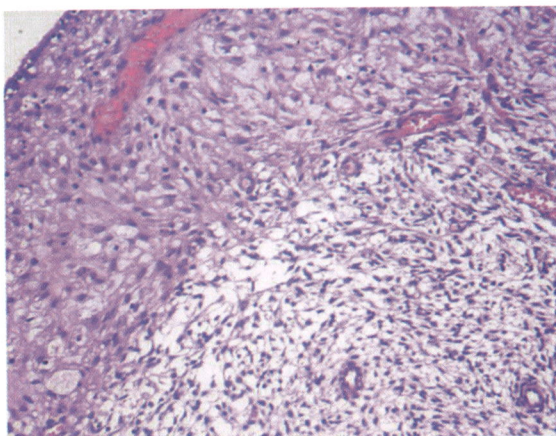

Figura 18.44 Endométrio sob uso de progesterona exógena mostrando atrofia das glândulas e transformação decidual do estroma.

Endometriose

Endometriose consiste na presença de estroma e de glândulas endometriais fora do útero. A doença afeta 4 a 10% da população geral, porém é mais comum em mulheres com dor pélvica ou infertilidade, nas quais está presente em até 50% dos casos. Endometriose pode causar inflamação pélvica, aderências e infertilidade. Por ser estrógeno-dependente, a lesão pode

18

expandir-se com o tempo. As sedes mais comuns são ovários, tubas uterinas, ligamentos uterinos, peritônio pélvico, fundo de saco e cicatriz de cirurgia; menos comumente, atinge intestinos, vagina, vulva, colo uterino e, raramente, linfonodos pélvicos, bexiga, ossos, pulmões, mama e encéfalo. As manifestações clínicas mais frequentes são dismenorreia, dor pélvica, dispareunia, dor à evacuação, sangramento irregular e infertilidade.

Endometriose aparece como nódulos avermelhados, azulados ou acastanhados, associados geralmente a cistos contendo material hemorrágico. Às vezes, tais lesões resultam em aderências entre os órgãos afetados e as estruturas adjacentes. Ao microscópio, encontram-se glândulas endometriais, estroma endometrial e macrófagos com pigmento de hemossiderina por sangramentos periódicos em resposta aos estímulos hormonais (Figura 18.45). Nos ovários, as lesões são geralmente císticas, volumosas e com conteúdo hemorrágico (cistos achocolatados), devendo ser diferenciadas de neoplasias do órgão.

Há várias teorias para explicar a patogênese da endometriose: (a) regurgitação e implantação, com comprovação experimental, baseia-se no achado de que fluxo retrógado de menstruação pelas tubas uterinas leva fragmentos de endométrio para a cavidade peritoneal; implantação de endométrio menstrual pode explicar também a endometriose em cicatrizes cirúrgicas; (b) metaplasia do peritônio pélvico, que se origina do epitélio celômico e tem capacidade de se diferenciar em estruturas müllerianas, como estroma e epitélio endometriais. Esta teoria explica a endometriose em mulheres pré-púberes e a que surge no ligamento uterossacro ou no fundo de saco; (c) disseminação vascular ou linfática, que justifica lesões em locais distantes da pelve. Assim, uma só teoria não contempla todos os casos, sendo provável que as três possibilidades sejam complementares. Estudos recentes atribuem a endometriose à atuação de células-tronco, ou células totipotentes adultas originadas do próprio endométrio ou da medula óssea que, em condições propícias do microambiente, favoreceriam a formação de endométrio em locais não derivados de ductos müllerianos.

Outros fatores também parecem atuar. Apesar de quase 90% das mulheres terem menstruação retrógrada, endometriose é encontrada em apenas 10% delas, o que pode ser explicado pela participação de condições necessárias e adequadas à instalação da lesão, como predisposição genética, resposta imunitária alterada, dependência de estrógenos e resistência à progesterona. Na endometriose, as glândulas e o estroma têm comportamento e respostas diferentes do endométrio normal frente aos estímulos hormonais. Ativação da resposta inflamatória, com liberação de prostaglandinas, estimula a produção de estrógenos por células estromais, os quais atuam na persistência da endometriose e causam resistência à ação progesterônica. Esse microambiente inflamatório, rico em íons de ferro por sangramento crônico, favorece estresse oxidativo (o ferro favorece a reação de Fenton, ver Capítulo 3), que poderia levar a mutações em oncogenes, genes supressores de tumor e genes do reparo do DNA, além de outras alterações que poderiam contribuir para o surgimento de neoplasia em focos da lesão. As neoplasias mais associadas à endometriose localizam-se nos ovários (adenocarcinoma endometrioide e adenocarcinoma de células claras). Nos ovários, lesões de endometriose podem ter células atípicas revestindo os cistos (endometriose atípica), nas quais podem ser encontradas mutações nos genes *PTEN* e *ARID1A* e superexpressão dos genes *TP53* e *ERBB2*, alterações estas semelhantes às do adenocarcinoma endometrial (ver adiante). A maioria das mulheres com endometriose, contudo, não desenvolve câncer.

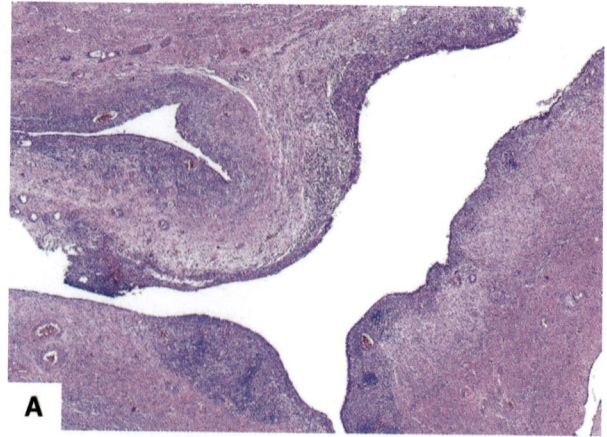

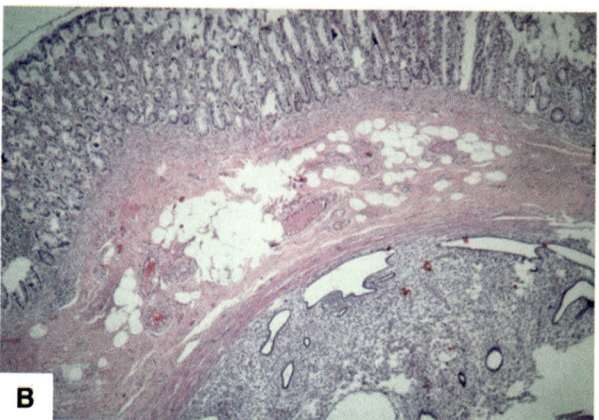

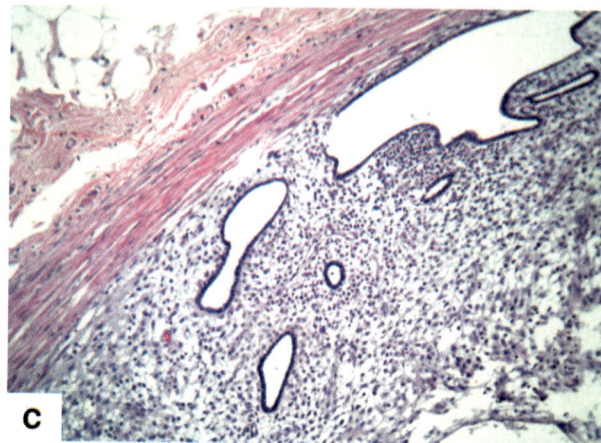

Figura 18.45 Endometriose. **A.** Glândulas e estroma endometriais no ovário. **B.** Lesão semelhante na parede colônica. **C.** Detalhe da figura anterior, para mostrar glândulas e estroma endometriais na intimidade da camada muscular.

Adenomiose

Adenomiose caracteriza-se pelo encontro de endométrio na intimidade do miométrio, além de 2,5 mm de profundidade, mantendo continuidade com o endométrio tópico. A lesão é frequente (15 a 30% das histerectomias), não tem causa conhecida e surge predominantemente na pré ou perimenopausa. Adenomiose manifesta-se habitualmente por menometrorragias, desconforto menstrual, dor pélvica e dispareunia, principalmente durante o período pré-menstrual.

Macroscopicamente, o útero pode estar aumentado, tem parede espessa e mostra miométrio submucoso com aumento da fasciculação (Figura 18.46 A), focos de hemorragia e pequenos cistos. Ao microscópio, encontram-se glândulas e/ou estroma endometriais na intimidade do miométrio (Figura 18.46 B), que geralmente não respondem aos estímulos hormonais do ciclo menstrual, especialmente à progesterona. O encontro de estroma endometrial junto às glândulas, que possuem características de benignidade, ajuda a diferenciar a adenomiose de adenocarcinoma endometrial invasor bem diferenciado.

Pólipo endometrial

Pólipos endometriais, mais frequentes no fundo do útero, podem ser assintomáticos ou manifestar-se por sangramento anormal. Como existem alterações cromossômicas e proliferação monoclonal de células do estroma, pólipo endometrial é lesão neoplásica; as alterações glandulares representariam alteração reacional, podendo as glândulas ser hiperplásicas ou atróficas. Há pólipos que surgem no contexto de hiperplasia endometrial (hiperplasia endometrial polipoide) e outros que aparecem em mulheres em uso de tamoxifeno.

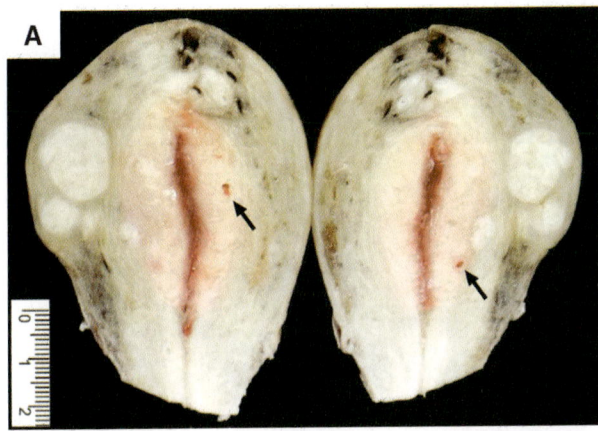

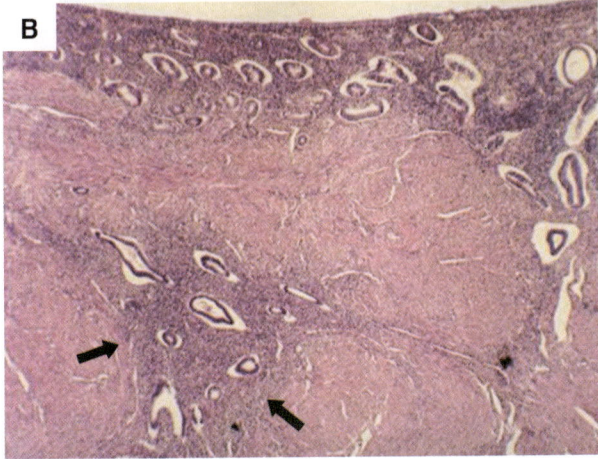

Figura 18.46 Adenomiose. **A.** Tecido de aspecto fasciculado na intimidade do miométrio, com cistos pequenos contendo sangue (*setas*). O endométrio que reveste a cavidade é congesto e irregular. Há ainda diversos leiomiomas no miométrio. (Cortesia do Dr. César Augusto Bueno dos Santos, Belo Horizonte-MG.) **B.** Aspecto microscópico, mostrando glândulas e estroma endometriais na intimidade do miométrio (*setas*).

Os pólipos podem ser sésseis ou pediculados e variam de poucos milímetros a grandes massas que preenchem e dilatam a cavidade uterina (Figura 18.47). Grandes pólipos podem estender-se ao canal endocervical e ser visualizados ao exame ginecológico (pólipo parido). Geralmente únicos, às vezes são múltiplos. Os pólipos são constituídos por glândulas revestidas por epitélio pseudoestratificado, com áreas císticas e às vezes irregulares e justapostas; há também número variado de glândulas na mesma fase do restante do endométrio. Em curetagens, pode ser difícil reconhecer um pólipo pela fragmentação da amostra. Fragmentos revestidos por epitélio em três lados, estroma denso ou fibrosado e vasos com parede espessa ajudam no seu diagnóstico, diferenciando os pólipos de hiperplasia e adenocarcinoma polipoide. Raramente, pólipos endometriais podem ser sede de adenocarcinoma.

Hiperplasia do endométrio

Hiperplasias do endométrio representam 15% das afecções ginecológicas, constituindo uma das causas mais frequentes de consulta ao ginecologista. Hiperplasia endometrial ocorre predominantemente na perimenopausa, podendo, no entanto, acometer pacientes jovens ou após a menopausa. A lesão é definida como proliferação de glândulas endometriais de tamanhos e formas variadas, com aumento da proporção de glândulas em relação ao estroma quando comparado ao endométrio proliferativo normal.

O endométrio é muito sensível aos estrógenos e à progesterona. Os estrógenos estimulam a proliferação glandular, enquanto a progesterona tem efeito secretor. Por isso, as hiperplasias do endométrio resultam de estímulo estrogênico anormalmente elevado e prolongado, acompanhado de redução ou ausência de atividade progesterônica. As principais condições que levam a hiperestrogenismo e à hiperplasia endometrial são ovários policísticos, inclusive a síndrome de Stein-Leventhal,

18

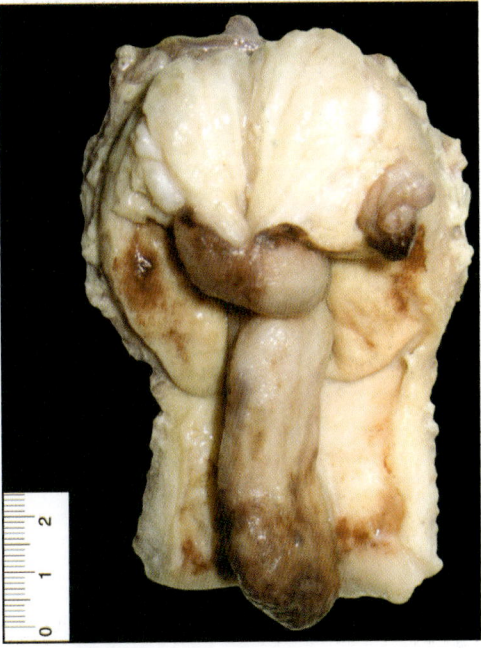

Figura 18.47 Útero aberto longitudinalmente mostrando pólipo pediculado do endométrio, alongado, com superfície lisa, congesta e hemorrágica, que ocupa a cavidade uterina e se estende ao canal endocervical.

ciclos anovulatórios, tumores ovarianos funcionantes (p. ex., tumores do estroma e dos cordões sexuais), hiperplasia do estroma cortical ovariano e administração prolongada de estrógenos (reposição hormonal) sem a contraposição de progesterona. Persistindo o estímulo estrogênico, a hiperplasia do endométrio evolui lenta e progressivamente para quadros histológicos cada vez mais atípicos, com potencial para progredir para adenocarcinoma. A maioria das hiperplasias que ocorrem na perimenopausa associam-se a ciclos anovulatórios.

Em número considerável de hiperplasias, existe inativação do gene supressor de tumor *PTEN* (10q23.3), cujo produto bloqueia a via PI3K/AKT (ver Figura 5.5), a qual estimula a proliferação celular. Quando o *PTEN* está inativo, portanto, ocorrem estimulação da proliferação celular e inibição da apoptose. Mutações no *PTEN* são encontradas em 20% das hiperplasias e em 20 a 80% dos carcinomas endometriais. É possível que a perda de função do *PTEN* ative caminhos normalmente ativados por estrógenos.

Aspectos morfológicos

Macroscopicamente, o endométrio encontra-se espessado, difusamente ou sob a forma polipoide, às vezes contendo cistos (Figura 18.48). Microscopicamente, a hiperplasia pode ser de dois tipos: (a) *sem atipias*, autolimitada e com pouca relação com o câncer do endométrio. O endométrio mede 5 mm ou mais e mostra glândulas ramificadas e irregulares, com epitélio semelhante ao epitélio proliferativo normal. Entre as glândulas, existe estroma abundante (Figura 18.49 A e B). Glândulas císticas são frequentes (Figura 18.49 C), o que não deve ser confundido com a hipotrofia cística do endométrio (Figura 18.49 D); (b) *atípica*, considerada lesão precursora do adenocarcinoma endometrial (tipo endometrioide). O endométrio é espesso, podendo chegar a 1 cm e formar pólipos. A arquitetura das glândulas é complexa: o epitélio é despolarizado e mostra ramificações, maior densidade glandular e tendência à justaposição; as células exibem núcleo atípico, vesiculoso e com nucléolo evidente (Figura 18.50). Figuras de mitose são frequentes. Em muitos casos, a distinção entre hiperplasia atípica e adenocarcinoma bem diferenciado é difícil, particularmente em amostras de curetagem. Invasão estromal é característica de adenocarcinoma.

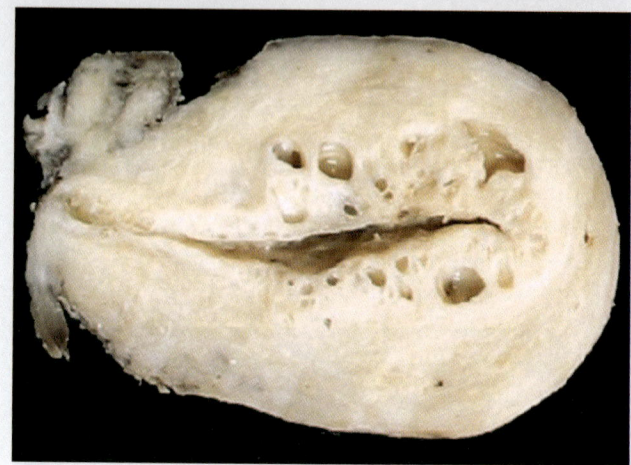

Figura 18.48 Hiperplasia do endométrio. O endométrio é espesso e contém numerosos cistos.

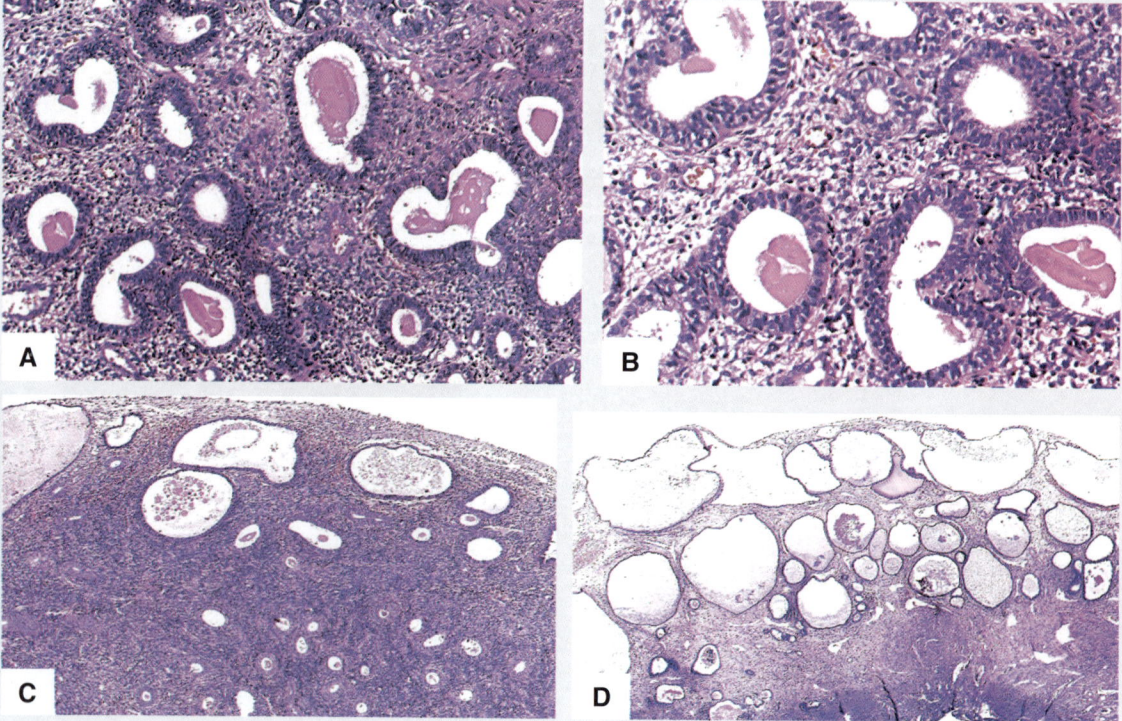

Figura 18.49 A. Hiperplasia do endométrio, sem atipias. **B.** Detalhe das glândulas proliferadas, que são revestidas por epitélio pseudoestratificado, sem atipias. **C.** Área contendo glândulas dilatadas, com secreção na luz (transformação cística). **D.** Atrofia glandular cística do endométrio.

(continua)

18

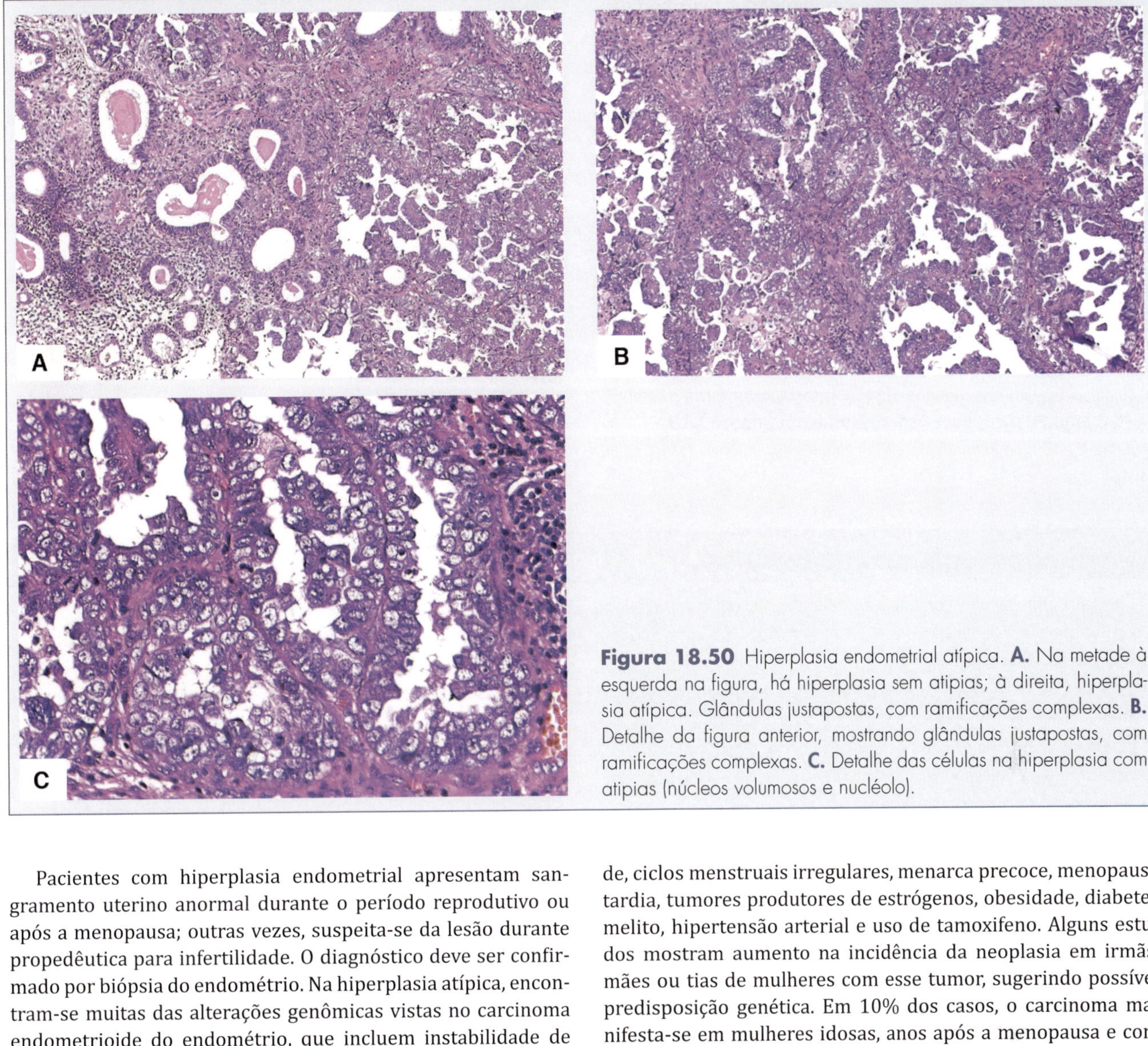

Figura 18.50 Hiperplasia endometrial atípica. **A.** Na metade à esquerda na figura, há hiperplasia sem atipias; à direita, hiperplasia atípica. Glândulas justapostas, com ramificações complexas. **B.** Detalhe da figura anterior, mostrando glândulas justapostas, com ramificações complexas. **C.** Detalhe das células na hiperplasia com atipias (núcleos volumosos e nucléolo).

Pacientes com hiperplasia endometrial apresentam sangramento uterino anormal durante o período reprodutivo ou após a menopausa; outras vezes, suspeita-se da lesão durante propedêutica para infertilidade. O diagnóstico deve ser confirmado por biópsia do endométrio. Na hiperplasia atípica, encontram-se muitas das alterações genômicas vistas no carcinoma endometrioide do endométrio, que incluem instabilidade de microssatélites, inativação do gene *PAX2* e mutações nos genes *PTEN*, *KRAS* e *CTNNB1* (β-catenina). Hiperplasia endometrial atípica é lesão precursora do adenocarcinoma endometrial, cuja progressão ocorre em até 40% dos casos.

Adenocarcinoma

Segundo o Instituto Nacional do Câncer (INCA), em 2018 o adenocarcinoma do endométrio ocupou o sétimo lugar em frequência de câncer em mulheres brasileiras, com risco de 6,22 casos para cada 100 mil mulheres. Há variações consideráveis na incidência do tumor em diferentes regiões do país, sendo mais frequente na região Sudeste (7,66 casos/100 mil mulheres). Na população mundial, o carcinoma endometrial é a neoplasia maligna mais comum do trato genital feminino e mais prevalente em mulheres brancas. A lesão manifesta-se entre 55 e 65 anos, sendo incomum antes de 40 anos. Em 80 a 85% dos casos, os fatores de risco são semelhantes aos das hiperplasias endometriais e incluem terapia estrogênica sem contraposição de progesterona, ovários policísticos, infertilidade, nuliparida-

de, ciclos menstruais irregulares, menarca precoce, menopausa tardia, tumores produtores de estrógenos, obesidade, diabetes melito, hipertensão arterial e uso de tamoxifeno. Alguns estudos mostram aumento na incidência da neoplasia em irmãs, mães ou tias de mulheres com esse tumor, sugerindo possível predisposição genética. Em 10% dos casos, o carcinoma manifesta-se em mulheres idosas, anos após a menopausa e com endométrio atrófico, sem relação com estrógenos, hiperplasia endometrial ou obesidade. Por tudo isso, são reconhecidas duas vias patogenéticas do carcinoma endometrial: (a) tipo I, mais comum, relacionado com estrógenos e hiperplasia endometrial, ocorre na perimenopausa e tem melhor prognóstico; (b) tipo II, raro, independente de estrógenos, que aparece em mulheres idosas e com atrofia endometrial; o tumor tem comportamento mais agressivo e prognóstico desfavorável.

O *carcinoma do tipo I* corresponde a 80 a 85% dos carcinomas do endométrio, histologicamente é do tipo adenocarcinoma endometrioide e associa-se a mutações do gene supressor de tumor *PTEN*, instabilidade de microssatélites e mutações nos genes *CTNNB1* (β-catenina), *KRAS* e *PI3K*. Sua lesão precursora é hiperplasia endometrial atípica, ou neoplasia intraepitelial endometrial. Adenocarcinoma endometrioide geralmente é diagnosticado em estádios iniciais e tem melhor prognóstico.

O *carcinoma do tipo II* ou *carcinoma não endometrioide* corresponde a 10 a 15% dos cânceres do endométrio, manifesta-se após 70 anos de idade e associa-se a mutações sobretudo no gene *TP53*. Histologicamente, apresenta-se como adenocarcinoma

18

seroso e, mais raramente, adenocarcinoma de *células claras*. Em geral, o tumor é diagnosticado em estádio mais avançado, sendo invasão vascular e metástases em linfonodos mais comuns do que no tipo endometrioide. A lesão precursora é o *carcinoma seroso intraepitelial* ou *carcinoma seroso mínimo*, que surge como epitélio atípico revestindo total ou parcialmente um pólipo endometrial atrófico (Figura 18.51). Apesar da denominação *carcinoma intraepitelial*, a lesão não deve ser interpretada como carcinoma *in situ*, pois, ao diagnóstico, muitas vezes, já tem comprometimento do peritônio pélvico ou do ovário.

Além do tipo histológico, o grau histológico, a profundidade de invasão no miométrio (menos ou mais da metade do miométrio), invasão vascular e infiltração do colo uterino são os fatores prognósticos mais importantes. O tumor pode invadir o miométrio, perfurar a serosa e comprometer estruturas extrauterinas; por via linfática, origina metástases nos linfonodos pélvicos e para-aórticos. Pode haver ainda disseminação sanguínea, com metástases em pulmões, ovários, fígado, intestinos, vagina e bexiga. O estadiamento da doença está resumido no Quadro 18.3.

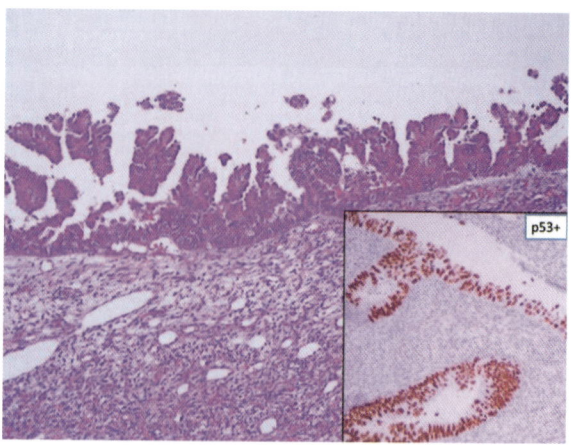

Figura 18.51 Carcinoma seroso intraepitelial ou carcinoma seroso mínimo: pólipo da mucosa mostra revestimento superficial por epitélio atípico, positivo à imuno-histoquímica para p53.

Aspectos morfológicos

A lesão apresenta-se como massa polipoide na cavidade uterina ou como tumor difuso que leva a espessamento do endométrio, com áreas friáveis e de necrose (Figura 18.52). O *carcinoma do tipo I (endometrioide)* tem padrão semelhante ao da mucosa endometrial normal (Figura 18.53) e é classificado em grau 1 (bem diferenciado, com poucas atipias celulares e predomínio de glândulas), grau 2 (moderadamente diferenciado) e grau 3 (pouco diferenciado, com aumento gradual da atipias celulares e de áreas sólidas). Os tumores de graus 1 e 2 são de baixo grau, enquanto o de grau 3 é de alto grau. O carcinoma de grau 1 forma glândulas e tem áreas sólidas em até 5% da neoplasia; o de grau 2 apresenta glândulas e até 50% de áreas sólidas, enquanto o de grau 3 mostra áreas sólidas em mais de 50% do tumor. Em 20% dos casos, encontra-se diferenciação escamosa (Figura 18.54). O *carcinoma do tipo II (não endometrioide)* é sempre de alto grau. Os tipos histológicos são: (a) seroso, o mais comum, apresenta arranjo papilífero ou glandular, atipias acentuadas, núcleos volumosos e nucléolos evidentes, com arranjo glandular mais complexo (Figura 18.55 A) do que o visto no adenocarcinoma endometrioide; (b) células claras, com glândulas, papilas ou áreas sólidas; as células têm citoplasma amplo, claro e rico em glicogênio (Figura 18.55 B). Em poucos casos, a neoplasia mostra áreas de adenocarcinoma dos tipos I e II. Quando o componente do tipo II representa > 5% do tumor, trata-se de *adenocarcinoma misto*. Componente não endometrioide confere pior prognóstico.

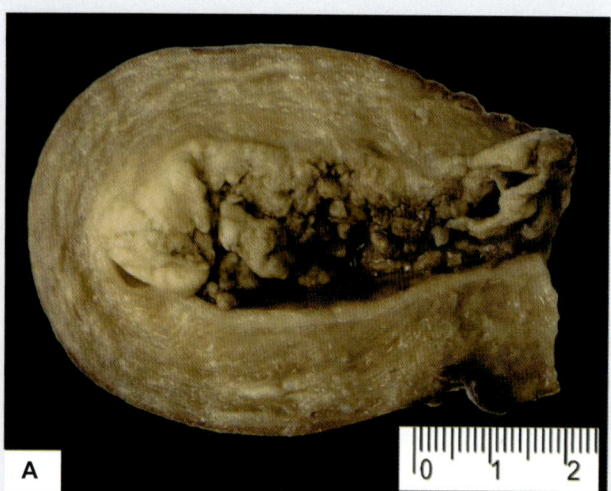

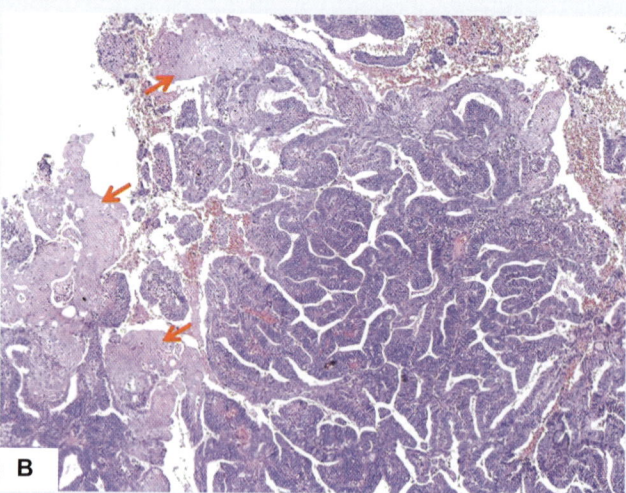

Figura 18.52 Adenocarcinoma do endométrio. **A.** Lesão vegetante, papilífera e infiltrativa, que ocupa parte da cavidade uterina. (Cortesia da Dra. Cynthia Koepel Berenstein, Belo Horizonte-MG.) **B.** Aspecto histológico da lesão, que forma estruturas glandulares ramificadas, justapostas, com despolarização do epitélio. Notar áreas com diferenciação escamosa (*setas*) – adenocarcinoma tipo I ou endometrioide.

(continua)

Aspectos morfológicos (*continuação*)

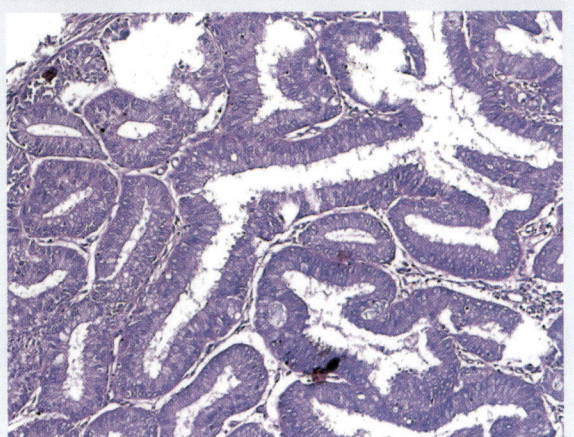

Figura 18.53 Adenocarcinoma endometrioide bem diferenciado, grau 1 ou de baixo grau. A neoplasia forma glândulas densamente agrupadas, semelhantes às da mucosa endometrial, com atipias discretas.

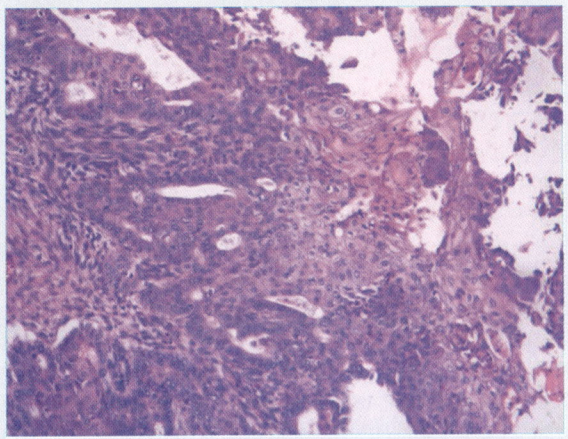

Figura 18.54 Adenocarcinoma endometrioide com diferenciação escamosa. A neoplasia é formada por glândulas do tipo endometrioide e áreas de epitélio escamoso.

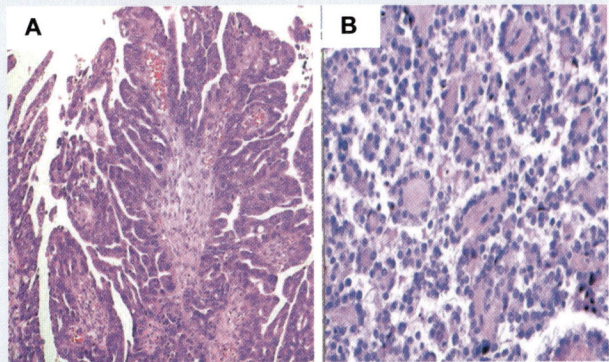

Figura 18.55 Adenocarcinoma do endométrio do tipo II. **A.** Carcinoma seroso. Arranjo papilífero, atipias celulares acentuadas e mitoses frequentes. **B.** Carcinoma de células claras. Papilas com estroma hialinizado revestidas por células com citoplasma vacuolado, claro e núcleos atípicos.

Quadro 18.3 Estadiamento do carcinoma endometrial segundo a Federação Internacional de Ginecologia e Obstetrícia (FIGO, 2018)

Estádio I	Tumor confinado ao corpo uterino	
	IA	Tumor limitado ao endométrio ou com invasão de menos da metade do miométrio
	IB	Tumor invade mais da metade do miométrio
Estádio II	Tumor estende-se ao colo uterino	
	IIA	Tumor invade o estroma cervical, mas não se estende além do útero
Estádio III	Infiltração local ou regional do tumor	
	IIIA	Tumor invade a serosa uterina ou os anexos
	IIIB	Envolvimento vaginal e/ou parametrial
	IIIC	Metástases em linfonodos pélvicos ou para-aórticos
Estádio IV	Doença pélvica avançada, com invasão de bexiga ou do intestino ou metástases a distância	
	IVA	Tumor invade a mucosa da bexiga ou do intestino
	IVB	Metástases a distância, incluindo intra-abdominal e/ou linfonodos inguinais

Classificação molecular

Estudos moleculares realizados pelo grupo internacional *The Cancer Genome Atlas Research Network* (TCGA) possibilitaram classificar os adenocarcinomas do endométrio em quatro tipos moleculares, segundo o perfil genético e as mutações mais prevalentes. Com base nesses parâmetros, caracterizam-se alguns perfis moleculares, múltiplas vias de carcinogênese, diferentes prognósticos e distintas respostas aos tratamentos. São eles: (1) ultramutado, com grande número de mutações em vários genes, incluindo o gene da polimerase épsilon (POLE), que corresponde a neoplasias com alto grau histológico, muitos linfócitos de permeio e prognóstico favorável; (2) hipermutado, a maioria carcinoma do tipo I de alto grau, com instabilidade de microssatélites e prognóstico intermediário; (3) baixa taxa de mutação, com estabilidade de microssatélites e mutações no gene *CTNNB1* (β-catenina), que corresponde à maioria dos adenocarcinomas endometrioides de qualquer grau, com prognóstico intermediário; (4) alto número de cópias, com mutações no gene *TP53*, instabilidade cromossômica, amplificação de vários genes e aberrações genéticas; corresponde ao carcinoma do tipo II, principalmente o carcinoma seroso ou o carcinoma misto, com pior prognóstico.

A imuno-histoquímica pode contribuir no diagnóstico molecular, embora o sequenciamento gênico, ainda não disponível na maioria dos laboratórios de Patologia, seja necessário para a avaliação completa. Acredita-se que a associação de avaliações histológica e molecular possa conduzir a diagnósticos mais precisos e contribuir para melhor tratamento e prognóstico dessas lesões.

Aspectos clínicos. Prognóstico

A principal manifestação do adenocarcinoma endometrial é sangramento vaginal, presente em 90% das pacientes, principalmente após a menopausa. Assim, qualquer sangramento nessa fase deve ser sempre investigado com biópsia ou curetagem para exame histológico. Aliás, sangramento depois da menopausa, em geral, assusta as pacientes, que logo procuram atendimento médico. Em boa parte dos casos, o adenocarcinoma é do tipo I ou endometrioide e diagnosticado no estádio inicial. Na doença avançada, as pacientes relatam ainda dor pélvica e outras manifestações ligadas à disseminação da neoplasia.

A sobrevida depende do estádio da doença e do tipo histológico do tumor. Mais de 80% das pacientes com tumor de grau histológico 1 sobrevivem pelo menos 5 anos, enquanto no de grau 2 essa sobrevida cai para 60 a 70%; no tumor de grau 3, sobrevida de 5 anos ocorre em 50% dos casos. Maior grau histológico, maior profundidade de invasão e êmbolos neoplásicos associam-se a maior frequência de metástases em linfonodos. O adenocarcinoma endometrioide bem diferenciado é o de melhor prognóstico, enquanto o carcinoma seroso está no outro extremo, com menor sobrevida.

Neoplasias do estroma endometrial

O estroma endometrial, que corresponde a um tecido conjuntivo especializado, possui receptores hormonais e sofre modificações morfológicas nas diferentes fases do ciclo menstrual. Tal tecido pode originar: (a) nódulo do estroma endometrial; (b) sarcoma do estroma endometrial de baixo grau; (c) sarcoma do estroma endometrial de alto grau; (d) sarcoma uterino indiferenciado.

O *nódulo do estroma endometrial* é neoplasia benigna, bem delimitada, constituída por células semelhantes às do estroma do endométrio na fase proliferativa, com baixo índice mitótico e vascularização característica (arteríolas espiraladas). A lesão mede 5 a 15 cm e pode ser saliente na cavidade endometrial ou situar-se na espessura do miométrio. O *sarcoma do estroma endometrial de baixo grau* é neoplasia maligna indolente, com a mesma constituição celular do nódulo estromal, porém com limites irregulares e infiltrativos, baixo índice mitótico e invasão vascular frequente (Figura 18.56), podendo originar metástases. O *sarcoma do estroma endometrial de alto grau* é maligno, mais agressivo do que o sarcoma de baixo grau e apresenta maior pleomorfismo celular e alto índice mitótico. Diferentes translocações cromossômicas que podem ser identificadas por hibridação *in situ* caracterizam os sarcomas de baixo e de alto grau e auxiliam no diagnóstico diferencial. No sarcoma do estroma endometrial de baixo grau, é mais comum a fusão dos genes *JAZF1-SUZ12*, enquanto no de alto grau a anormalidade mais comum é a fusão dos genes *YWHAE-NUTM2*. O *sarcoma uterino indiferenciado*, que surge após a menopausa, é raro, muito agressivo e diagnosticado em estádio avançado. Como é neoplasia pouco diferenciada e sem translocações características, em geral seu diagnóstico é de exclusão, sendo necessários grande amostragem do tumor e amplo painel de marcadores imuno-histoquímicos.

Tumores mistos epiteliais e mesenquimais

Neoplasias bifásicas do corpo uterino (tumores müllerianos mistos) são constituídas por células com diferenciação tanto epitelial como mesenquimal. Trata-se de neoplasias incomuns e classificadas em: (1) adenofibroma, tumor benigno com componentes benignos do epitélio e do mesênquima; (2) adenossarcoma, tumor de baixo grau de malignidade, que costuma apresentar recidivas e ter componente epitelial benigno e mesenquimal maligno, sarcomatoso; (3) carcinossarcoma, antes conhecido como tumor mülleriano misto maligno (TMMM), tem comportamento agressivo e dois componentes malignos. Tais tumores manifestam-se com sangramento uterino e lesões polipoides na cavidade

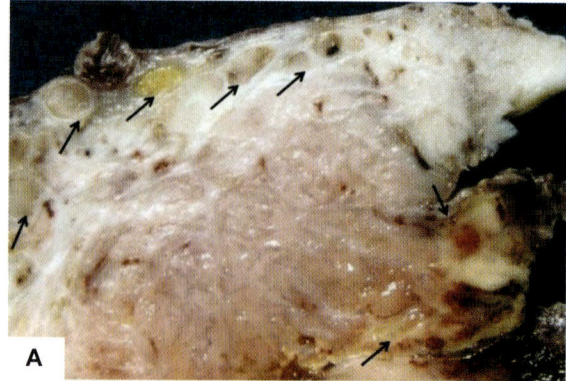

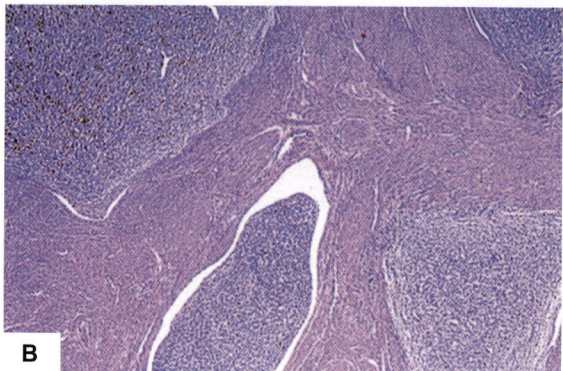

Figura 18.56 Sarcoma do estroma endometrial de baixo grau: **A.** Massa róseo-amarelada na cavidade endometrial e invadindo o miométrio (*setas*). **B.** Células neoplásicas semelhantes às do estroma endometrial invadem o miométrio e os vasos.

endometrial. Nesse grupo, a neoplasia mais comum é o carcinossarcoma, que surge em mulheres idosas (média = 65 anos), mais frequentemente nulíparas e obesas, eventualmente associado ao uso de tamoxifeno. Sobrevida de 5 anos ocorre em 30% das pacientes. Estudos recentes, no entanto, contestam sua inclusão no grupo de sarcomas uterinos, pois as células epiteliais são clonais e parecem adquirir alterações genômicas que expressam o fenótipo mesenquimal; hoje, o tumor é considerado um carcinoma metaplásico, com evolução e comportamento mais parecidos com os do carcinoma endometrial do tipo II associado a mutações no gene *TP53*. A transformação epitélio-mesenquimal confere às células neoplásicas o fenótipo de células mesenquimais, o que favorece maior interação das células tumorais com o estroma, facilitando a invasão e metástases, explicando a maior agressividade do tumor. Histologicamente, encontram-se áreas de adenocarcinoma misturadas a áreas com variada diferenciação sarcomatosa: (a) fibrossarcoma, sarcoma do estroma endometrial e leiomiossarcoma (componente homólogo); (b) neoplasias de células não existentes no útero, como rabdomiossarcoma, osteossarcoma e condrossarcoma (componente heterólogo, Figura 18.57), cuja presença se associa a pior prognóstico.

■ Miométrio

Inflamações

Miometrites são quase sempre secundárias a infecções da cavidade uterina e, mais frequentemente, associam-se a infecção puerperal ou aborto infectado. Miometrites são causadas so-

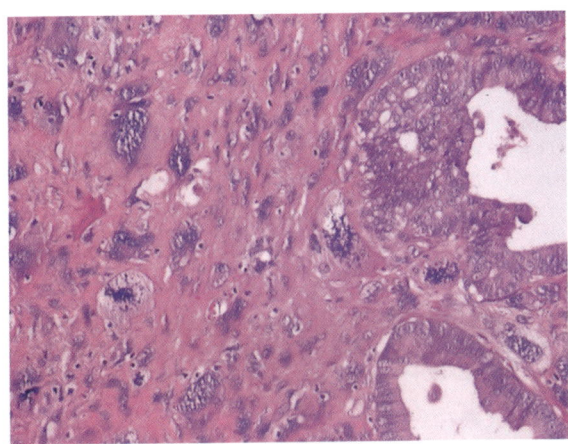

Figura 18.57 Carcinossarcoma ou tumor mülleriano misto maligno. A neoplasia apresenta dois componentes: epitélio glandular atípico e sarcoma pouco diferenciado, com atipias celulares acentuadas.

bretudo por bactérias anaeróbias, estafilococos, estreptococos e gonococos. A complicação mais importante é a disseminação a distância, resultando em endocardite infecciosa, abscessos pulmonares e choque séptico.

Hipertrofia

Hipertrofia do miométrio caracteriza-se por espessamento da parede uterina, resultando em aumento simétrico do volume e do peso do órgão. Considera-se peso aumentado, indicando hipertrofia do miométrio, quando o útero pesa mais de 130 g em nulíparas, 210 g em multíparas com um a três filhos e 250 g em multíparas com quatro ou mais filhos.

Leiomioma

Leiomioma é a neoplasia uterina mais prevalente. Mais comum em negras, é encontrado em até 75% das mulheres acima de 30 anos de idade, mas pode surgir desde a adolescência até a menopausa. O crescimento do tumor é afetado por hormônios sexuais, pois suas células possuem receptores para estrógenos e progesterona. O tumor pode aumentar de tamanho durante terapia com estrógenos ou progesterona e durante a gravidez, quando tem crescimento rápido e sofre hemorragias; após a menopausa, tende a reduzir de volume.

Cerca de 40% dos leiomiomas exibe alterações cromossômicas, notadamente rearranjos no braço curto do cromossomo 6 e deleções no braço longo do cromossomo 7. Destacam-se alterações nos genes da família *high mobility group* (HMG), em especial a subfamília HMGA, responsáveis por alterações conformacionais no DNA que favorecem a transcrição, a replicação, a recombinação e o reparo. Mutações no gene *MED12*, estimulador de expressão gênica, são também relatadas.

Os leiomiomas são em geral assintomáticos, sendo seu diagnóstico feito na maioria dos casos por exames de imagem (p. ex., ultrassonografia). As manifestações clínicas dependem do número de tumores, da sua localização (submucoso, intramural ou subseroso) e do seu tamanho. Apenas uma minoria requer tratamento. Os sinais e sintomas mais comuns são sangramento uterino anormal, especialmente menorragia, dismenorreia e sensação de peso na pelve. Dependendo da localização e do volume, o tumor

18

Aspectos morfológicos

Macroscopicamente, o leiomioma é único ou múltiplo, nodular, bem delimitado, firme, fasciculado e brancacento, não possui cápsula e comprime o miométrio. O tamanho varia de poucos milímetros até grandes massas, podendo atingir 15 kg. O tumor pode ser subseroso, intramural ou submucoso (Figura 18.58 A). Microscopicamente, a neoplasia é constituída por células musculares lisas dispostas em feixes entrecruzados, com aspecto homogêneo, sem atipias e com raras mitoses (< 5 mitoses em 10 campos de grande aumento, Figura 18.58 B). Variantes de leiomioma (leiomioma celular, de núcleos bizarros e mitoticamente ativo) trazem dificuldade na distinção com leiomiossarcoma.

Leiomiomatose é a condição na qual todo o miométrio é substituído por inúmeros pequenos nódulos constituídos por células musculares lisas, sem atipias, dispostas em feixes que se fundem com a musculatura do miométrio, resultando em aumento do volume uterino.

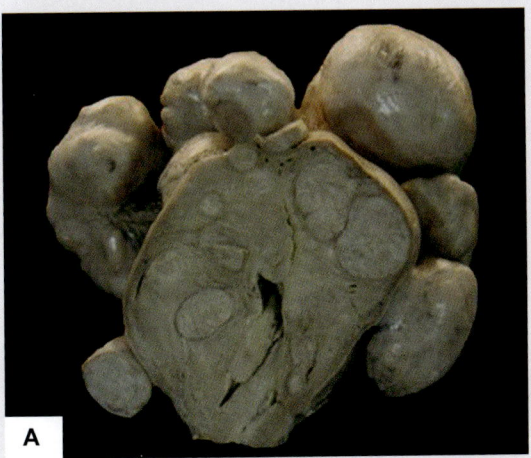

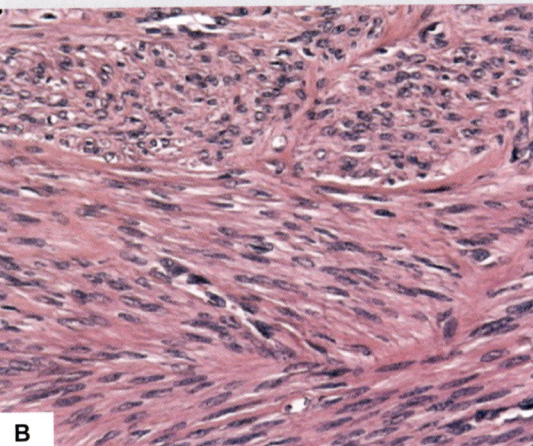

Figura 18.58 A. Leiomiomas intramurais e subserosos, que modificam a arquitetura uterina. **B.** Notar a disposição fasciculada das células musculares lisas, que são bem diferenciadas.

pode ser palpado. Como o aumento de volume pode comprimir estruturas vizinhas (p. ex., reto e bexiga), pode haver constipação intestinal e poliúria. Algumas vezes, o tumor pode perturbar a evolução de uma gravidez e ser causa de abortamento de repetição; quando no istmo, impede a dilatação do colo durante o parto, prejudicando a descida e a expulsão do feto. Leiomioma submucoso polipoide estimula a contração uterina e, muitas vezes, é impulsionado em direção ao istmo, podendo alcançar o orifício externo do colo uterino. Com a torção e compressão do pedículo, vasos podem ser obstruídos, causando necrose, sangramento e eliminação da lesão pela vagina (leiomioma parido).

Leiomiossarcoma

O leiomiossarcoma representa 1 a 2% das neoplasias malignas do útero e ocorre sobretudo em mulheres acima de 50 anos. A maioria dos tumores origina-se no corpo uterino, podendo acometer também o colo. Em menos de 1% dos casos em que se suspeita de leiomioma, tem-se um leiomiossarcoma. Aberrações cromossômicas complexas, numéricas e estruturais, são encontradas em leiomiossarcomas, sugerindo instabilidade genômico como marcador de malignidade. No entanto, não existe um marcador específico do tumor. O quadro clínico é inespecífico: sangramento vaginal anormal, dor pélvica e massa palpável são as manifestações mais frequentes, podendo ser confundidos com leiomioma. A lesão entra no diagnóstico diferencial de hemorragia uterina disfuncional, pólipos ou hiperplasia de endométrio e adenocarcinoma endometrial.

O leiomiossarcoma, usualmente maior do que o leiomioma, apresenta-se como massa única, com limites pouco definidos, co-loração rósea ou amarelo-acinzentada e consistência amolecida, frequentemente com necrose e hemorragia (Figura 18.59). A neoplasia é formada por células fusiformes com citoplasma eosinofílico, núcleos hipercromáticos e cromatina grosseira. Os principais critérios de diagnóstico são hipercelularidade, atipias nucleares, necrose e 10 ou mais mitoses em 10 campos de grande aumento (Figura 18.60). Tamanho do tumor, índice mitótico, invasão vascular, necrose e estadiamento são os principais fatores prognósticos.

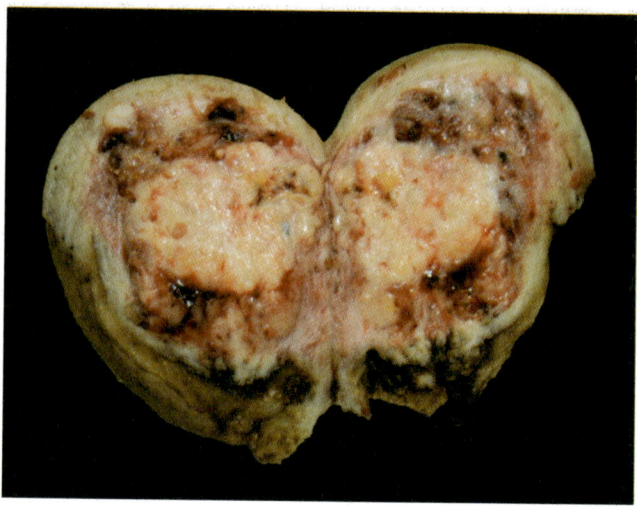

Figura 18.59 Leiomiossarcoma. Tumor nodular com limites imprecisos, coloração amarelada, áreas de necrose e hemorragia.

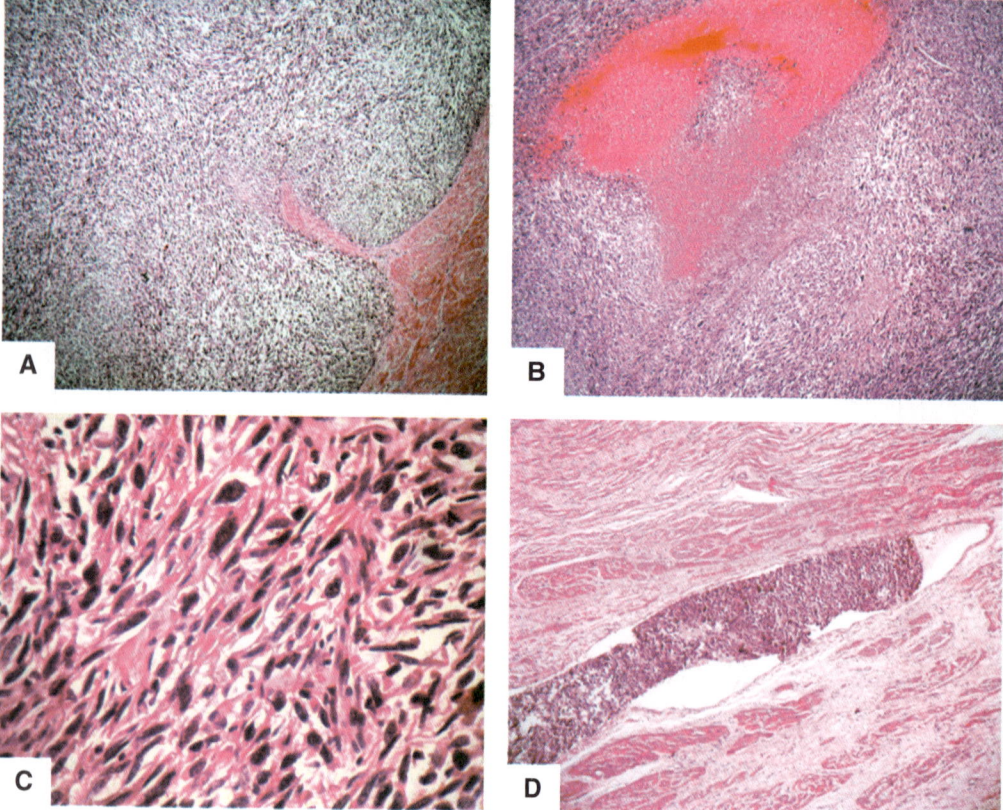

Figura 18.60 Leiomiossarcoma. Aspectos microscópicos. **A.** Lesão hipercelular formando feixes desordenados de células. **B.** Necrose e hemorragia. **C.** Atipias celulares. **D.** Êmbolo neoplásico em veia.

Tubas uterinas

Alterações da circulação

Hematossalpinge é a coleção de sangue na cavidade das tubas uterinas. Para que ocorra, é necessário primeiro que a extremidade abdominal da tuba seja obstruída e, depois, que o extravasamento de sangue seja abundante ou repetido (hemorragias pequenas são absorvidas). Na maioria das vezes, a hematossalpinge resulta de gravidez tubária interrompida. Causas menos frequentes são menstruação, doenças infecciosas, salpingites agudas hemorrágicas, intoxicações (fósforo) e diátese hemorrágica. Nesses casos, o sangue não se coagula e distende progressivamente a tuba, que pode se transformar em tubo tortuoso e grande, como salsicha. A longo prazo, o sangue é absorvido. Infecção secundária é comum, causando supuração e *piossalpinge*. Pode haver perfuração na cavidade peritoneal e no reto, causando *hematocele retrouterina* ou peritonite.

Infarto hemorrágico ocorre quando a tuba é envolvida por tumores do ovário com torção do pedículo (Figura 18.61). Clinicamente, o quadro é de abdome agudo, com tratamento cirúrgico.

Inflamações

Salpingites podem ser causadas por qualquer microrganismo, sendo os mais frequentes gonococo, *Chlamydia*, estreptococos, *E. coli* e anaeróbios (especialmente após aborto). A partir de salpingites, o processo pode propagar-se para os ovários, ligamentos ou peritônio pélvico, causando *pelviperitonite*, que faz parte da *doença inflamatória pélvica*; esta é um processo dinâmico, com manifestações de acordo com a intensidade da inflamação, ora limitada às tubas e ao útero, ora envolvendo os ovários e o peritônio.

Os microrganismos alcançam a tuba a partir de: (1) endométrio, durante a fase intermenstrual. É a via mais comum, e a salpingite inicia-se na mucosa (endossalpingite); (2) peritônio, em casos de peritonite. Os agentes penetram pelo óstio abdominal (endossalpingite) ou através do peritônio, causando perissalpingite; (3) vasos linfáticos e, raramente, sanguíneos do miométrio, provocando salpingite intersticial; (4) esperma, durante o ato sexual.

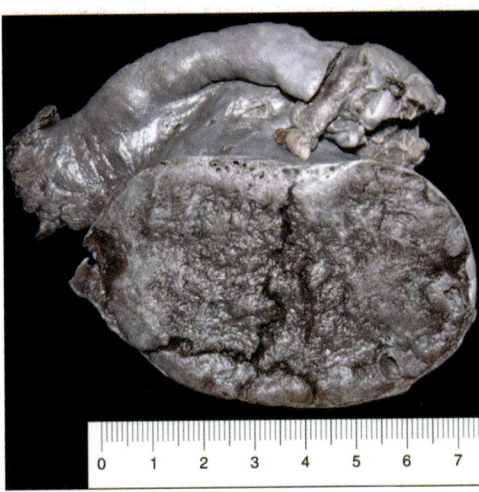

Figura 18.61 Torção e infarto hemorrágico do ovário e da tuba uterina.

Salpingites agudas

São causadas por bactérias da microbiota vaginal inferior ou são adquiridas por transmissão sexual. O gonococo e a *Chlamydia trachomatis* são os agentes mais envolvidos, especialmente o primeiro, que alcança a tuba por refluxo menstrual; as pacientes queixam-se de dor pélvica poucos dias após a menstruação. Estudos bacteriológicos mostram padrão polimicrobiano, com associação de agentes anaeróbios (bacteroides e peptoestreptococos) e aeróbios (*E. coli*). É possível haver infecção prévia transitória por gonococos, já que anticorpos séricos contra estes são detectados em algumas pacientes.

A mucosa tubária sofre descamação e erosão e torna-se edemaciada e intensamente infiltrada por neutrófilos, linfócitos, macrófagos e plasmócitos (Figura 18.62). Quando ocorre

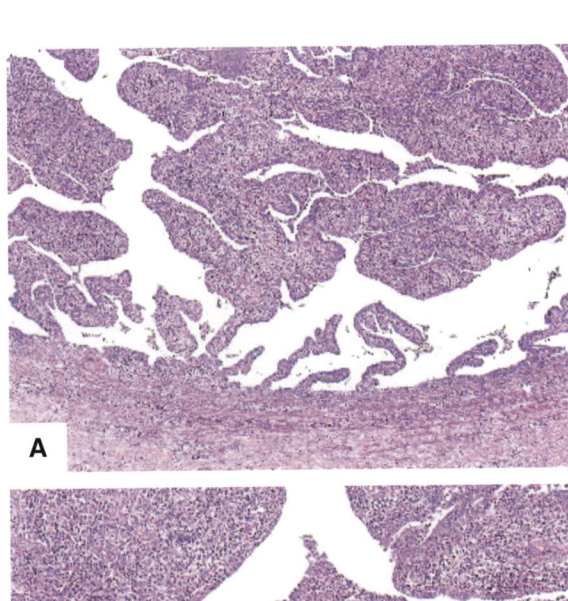

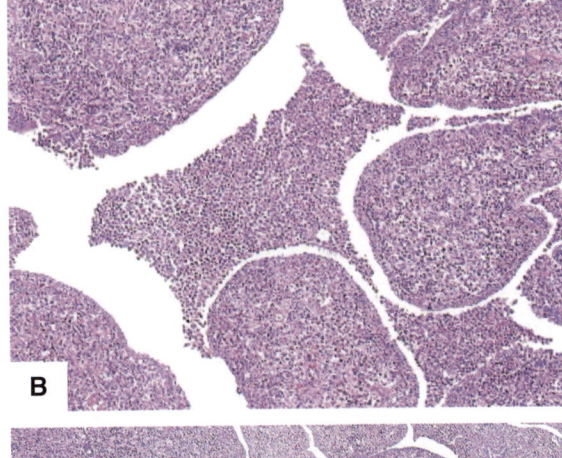

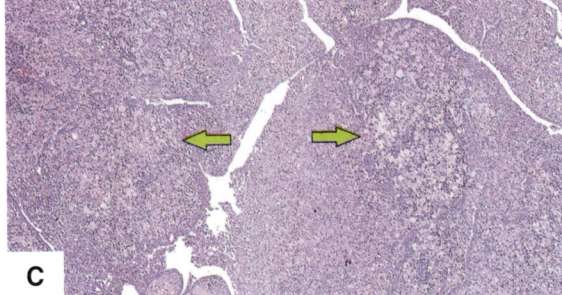

Figura 18.62 Salpingite aguda purulenta. **A.** Edema da mucosa e distorção da arquitetura, com abundante exsudato inflamatório no estroma que se estende à parede. **B.** Infiltrado rico em neutrófilos e macrófagos, com agressão e erosão do epitélio, além de exsudação na luz da tuba. **C.** Acúmulos de macrófagos xantomizados (*setas*).

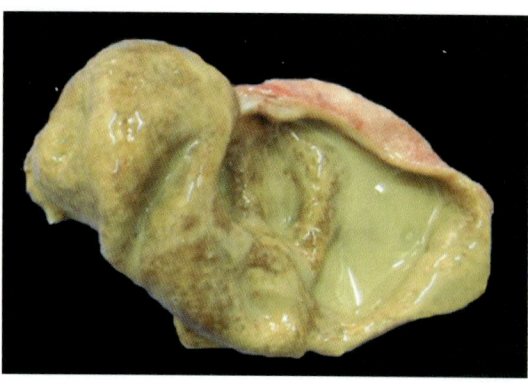

Figura 18.63 Piossalpinge. Cavidade tubária dilatada e preenchida por abundante material purulento.

obstrução, a tuba é transformada em "saco de pus" (Figura 18.63), formando *piossalpinge* ou *abscesso tubário*. Se progride para o peritônio ou se estende ao ovário, à bexiga e ao reto, forma-se abscesso tubo-ovariano (Figura 18.64 A, B, C e E), uni ou bilateral. Se há cura com reabsorção do exsudato, podem surgir fibrose, obstrução tubária e aderências tubo-ovarianas. *Actinomyces israelli*, parte da microbiota genital, pode também causar abscesso tubo-ovariano (Figura 18.64 D).

Salpingites crônicas

Salpingites crônicas resultam em geral de salpingites agudas, apesar de às vezes serem secundárias à propagação de processos inflamatórios vizinhos. Na evolução de salpingites agudas, a tuba apresenta infiltrado inflamatório de mononucleares e

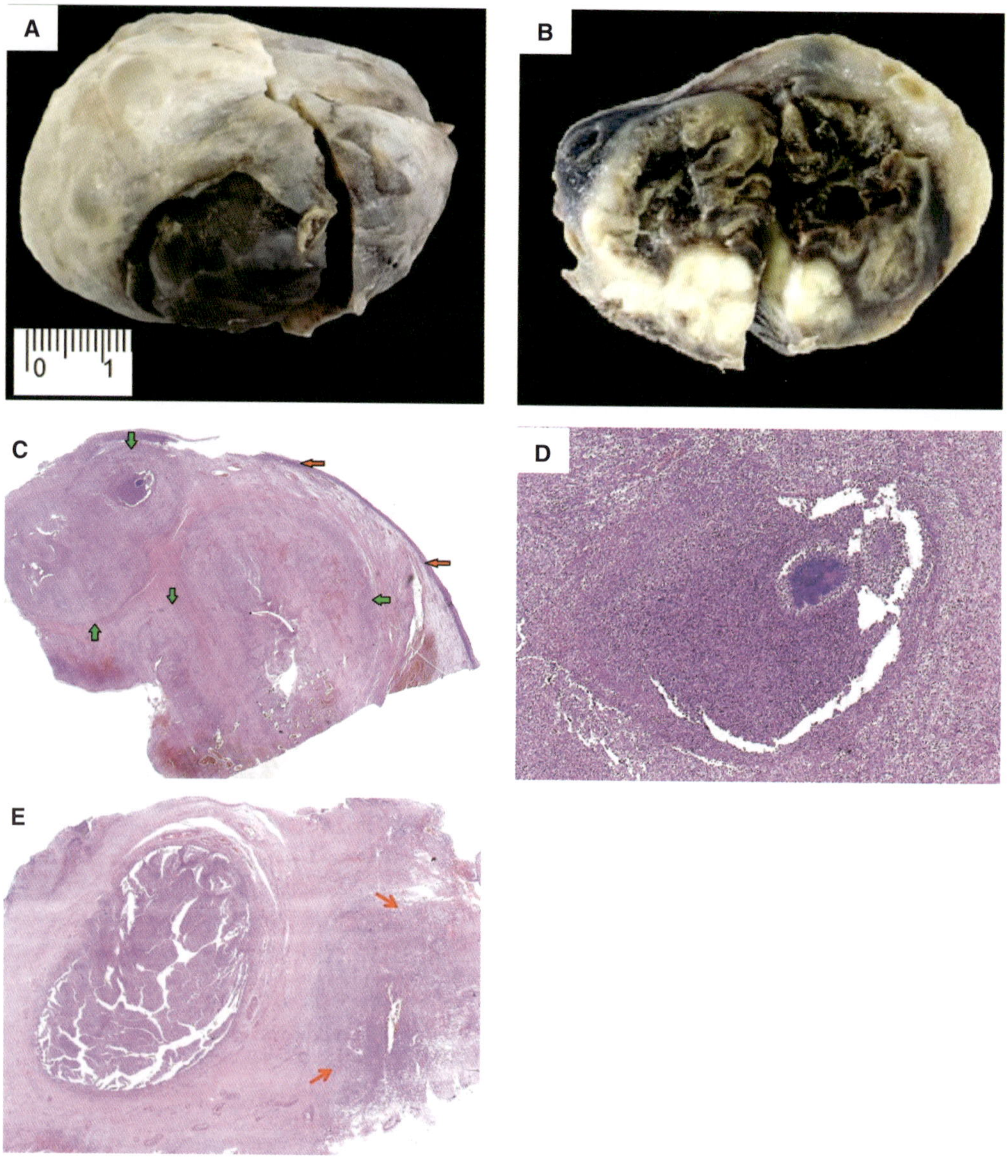

Figura 18.64 Doença inflamatória pélvica. Abscesso tubo-ovariano. **A.** Ovário mostrando cápsula espessa, deposição de fibrina e área hemorrágica, rota. (Cortesia do Dr. César Augusto Bueno dos Santos, Belo Horizonte-MG.) **B.** Superfície de corte da área hemorrágica mostrando centro necrótico, com abscesso. **C.** Aspecto histológico do ovário (superfície destacada pelas *setas vermelhas*) com múltiplos abscessos (*setas verdes*). **D.** Detalhe do abscesso para mostrar colônias de bactérias com padrão filamentoso (*Actinomyces* sp.). **E.** Tuba uterina com exsudato inflamatório na parede e no mesossalpinge (*setas*).

cicatrizes. Em casos de piossalpinge, quando o pus é "lavado", pela entrada e saída de fluidos na luz, forma-se lesão cística transparente (*hidrossalpinge*), especialmente nas porções ampular ou infundibular (Figura 18.65), frequente em explorações cirúrgicas e muito confundida com cisto seroso do ovário. Salpingites crônicas são a causa principal de esterilidade feminina e de gravidez ectópica. Os avanços propedêuticos por métodos de imagem (p. ex., ultrassonografia), aparelhos ópticos e exames contrastados (salpingografias) muito contribuíram para o diagnóstico e o tratamento dessas afecções.

Salpingites granulomatosas

Tuberculose tubária é secundária à tuberculose de outros órgãos, principalmente dos pulmões. A partir da tuba, a tuberculose atinge endométrio, colo uterino, vagina e vulva. Nas tubas, formam-se nódulos amarelados na serosa, às vezes confluentes, com ou sem necrose. Com certa frequência, a infecção forma aderências com o ovário. Na tuberculose miliar generalizada, as tubas quase sempre estão acometidas.

Tumores

Hidátides de Morgagni são pequenos cistos com conteúdo seroso, com até 2 cm e próximos das fímbrias ou do ligamento largo, resultantes de remanescentes dos ductos müllerianos.

Neoplasias primárias das tubas uterinas são raras, sendo difícil o diagnóstico pré-operatório. O tumor adenomatoide, a neoplasia benigna mais frequente da tuba, tem origem mesotelial e apresenta-se como nódulo subseroso, geralmente pequeno. O adenocarcinoma seroso é o tumor maligno mais comum das tubas. O tumor tem aspectos morfológicos e comportamento semelhantes aos do seu correspondente ovariano.

Carcinoma seroso intraepitelial tubário

Na última década, o estudo histológico cuidadoso de tubas e ovários retirados profilaticamente de mulheres com mutações nos genes *BRCA1* e *BRCA2*, que conferem maior risco de câncer de mama e ovário, identificou no epitélio tubário, sobretudo nas fímbrias, epitélio atípico que foi chamado de *carcinoma seroso intraepitelial tubário* (*STIC*). Morfologicamente, a lesão mostra atipias celulares acentuadas, aumento da relação núcleocitoplasma, hipercromasia nuclear, estratificação de núcleos, nucléolos e mitoses; a imuno-histoquímica mostra expressão de p53 (Figura 18.66) e maior proliferação celular avaliada

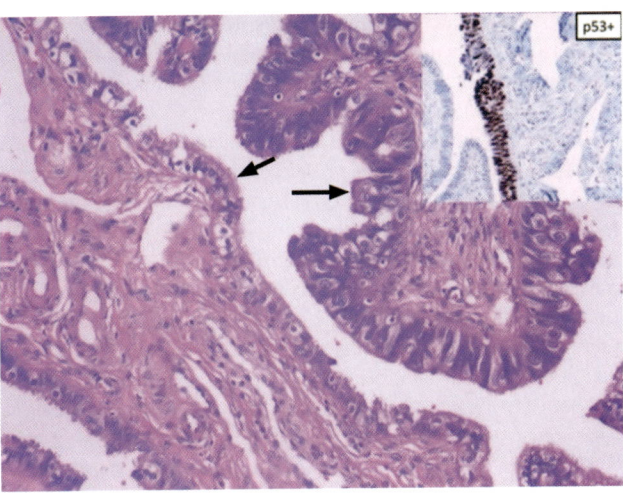

Figura 18.66 Carcinoma seroso intraepitelial tubário (STIC). O epitélio tubário normal (*seta menor*) contrasta com o epitélio atípico (*seta maior*), que tem núcleos volumosos e estratificados. No detalhe, p53 positiva no epitélio atípico.

pelo Ki-67. A maior importância desse achado é que STIC é lesão precursora do carcinoma seroso de alto grau do ovário e da pelve. No entanto, o assunto ainda é motivo de discussão, já que existem casos em que as células têm a mutação, mas não mostram atipias; tal condição é denominada *assinatura de p53*.

Para explicar a *patogênese* dessas alterações, admite-se que as fímbrias, em contato com o ovário, ficam submetidas a efeitos lesivos locais associados à ovulação e inflamação capazes de induzir alterações celulares e mutações no gene *TP53*. Células atípicas assim originadas podem invadir o estroma da tuba ou ser esfoliadas e alojadas na superfície do ovário ou do peritônio pélvico, onde podem proliferar e originar carcinoma seroso do ovário de alto grau. Em estudos posteriores, em tubas sem mutação no *BRCA*, STIC foi encontrado como achado incidental em alguns casos, associado ou não ao carcinoma seroso de alto grau do ovário. Apesar de mutações no *TP53* e danos no DNA serem conhecidas em células secretoras do epitélio tubário, parece haver outras vias de transformação maligna na tuba uterina. Estudos recentes identificam grupos de células secretoras do epitélio tubário que expressam BCL-2, frequentemente com perda de expressão de PAX2, mas sem mutações em *TP53*. Este achado é conhecido como *SCOUT* (*secretory cell outgrowths*) e diagnosticado quando pelo menos 30 células alteradas contíguas são vistas em meio às células normais. Diante desses achados, STIC e outras entidades têm sido investigadas como precursoras do carcinoma seroso de alto grau do ovário e da pelve, tendo o estudo histológico detalhado de toda a tuba uterina passado a fazer parte da rotina diagnóstica.

Ovários

Cistos não neoplásicos

Cistos não neoplásicos dos ovários são lesões prevalentes, têm grande interesse clínico e cirúrgico e associam-se muitas vezes a alterações funcionais (hiperestrogenismo) e hemorra-

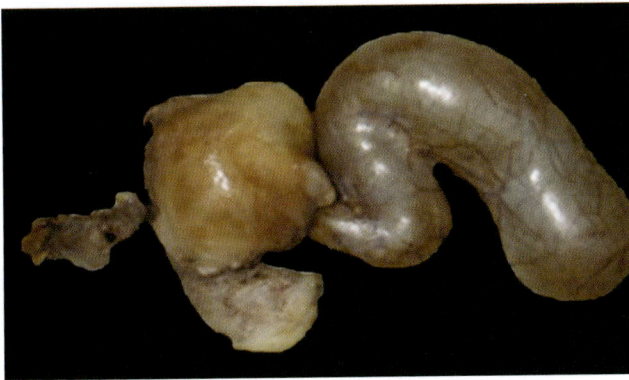

Figura 18.65 Hidrossalpinge à esquerda, com dilatação cística da tuba.

gia uterina disfuncional. Em exames de imagem (p. ex., ultrassonografia pélvica), constituem diagnóstico diferencial com neoplasias císticas do ovário. Quando se rompem, provocam hemorragia às vezes volumosa.

Cistos foliculares, que resultam de folículos ovarianos não rotos, são tão comuns que podem ser considerados variação normal da evolução desses folículos. Tais cistos são geralmente pequenos (< 2 cm), únicos ou múltiplos e têm superfície interna lisa, sem vegetações. O conteúdo é seroso, cristalino ou discretamente hemorrágico (Figura 18.67). Microscopicamente, os cistos são revestidos por células da granulosa ou da teca, com ou sem luteinização. Como podem produzir estrógenos, às vezes causam hiperestrogenismo e hemorragias uterinas acíclicas ou disfuncionais. Podem também favorecer torção do ovário. Em geral, cistos foliculares regridem espontaneamente em 2 ou 3 meses.

Cistos do corpo lúteo resultam de hemorragia excessiva no corpo lúteo e do fechamento cicatricial precoce no ponto de ovulação. Em geral, medem mais de 2,5 cm. A parede é castanho-amarelada, a superfície interna é lisa e o conteúdo é hemorrágico no início (Figura 18.68) e incolor quando ocorre sua reabsorção. Os cistos são revestidos por células da teca e da granulosa luteinizadas. Durante cirurgia, tais cistos são frequentemente confundidos com cistos endometrióticos. Sua ruptura ou torção, com hemorragia abdominal, pode simular gravidez ectópica.

Cistos luteínicos da gravidez, únicos ou múltiplos, surgem em gestação única ou múltipla; em gravidez única, cistos múltiplos são pouco comuns. Quando múltiplos, geralmente associam-se a mola hidatiforme, coriocarcinoma ou gravidez gemelar. Tais cistos formam-se por ação prolongada de gonadotrofinas coriônicas, bastante elevadas nessas condições, resultando em luteinização da teca. Os cistos são volumosos e contêm líquido citrino. Microscopicamente, trata-se de cistos foliculares revestidos por células da teca, com ou sem camada granulosa. A teca é frequentemente luteinizada; a camada granulosa pode ser ou não luteinizada. Os cistos involuem espontaneamente após o parto ou remoção da mola ou do coriocarcinoma. Macroscopicamente, simulam neoplasia.

Cistos endometrióticos representam formas císticas de endometriose, sendo mais frequentes entre a quarta e a quinta décadas. Uni ou bilaterais, são quase sempre múltiplos e podem estar associados a endometriose em outro local. Aparecem como nódulos vermelho-azulados ou pardo-amarelados, cobertos por aderências fibrosas, podendo atingir 10 a 15 cm; causam dor e podem levar a infertilidade. O conteúdo é caracteristicamente vermelho-escuro e espesso, sendo por isso denominados cistos achocolatados (Figura 18.69). Microscopicamente, são revestidos por epitélio e estroma endometriais, com áreas de hemorragia recente e antiga. Na fase avançada, o revestimento é reabsorvido, ficando apenas a parede fibrosa contornando áreas de hemorragia, com grande número de macrófagos fagocitando hemossiderina. Tais cistos podem associar-se a carcinoma do endométrio ou carcinoma endometrioide do ovário.

Cistos de inclusão do epitélio de superfície (celômicos), *cistos de corpos albicans* e *cistos de Walthard* (revestidos por epitélio urotelial metaplásico) são frequentes. Porém, são pequenos e assintomáticos, sem atividade hormonal.

Doença de ovários policísticos

Também conhecida como *síndrome de Stein-Leventhal*, a doença de ovários policísticos é condição prevalente (6 a 10% das mulheres em idade reprodutiva), mais frequente em jovens (terceira década) e caracterizada por: (1) ovários esclerocísticos; (2) oligoamenorreia e ciclos anovulatórios, levando a infertilidade; (3) manifestações androgênicas, inclusive hirsutismo, acne e alopecia. Em alguns casos, associam-se obesidade, resistência à insulina e diabetes melito do tipo II.

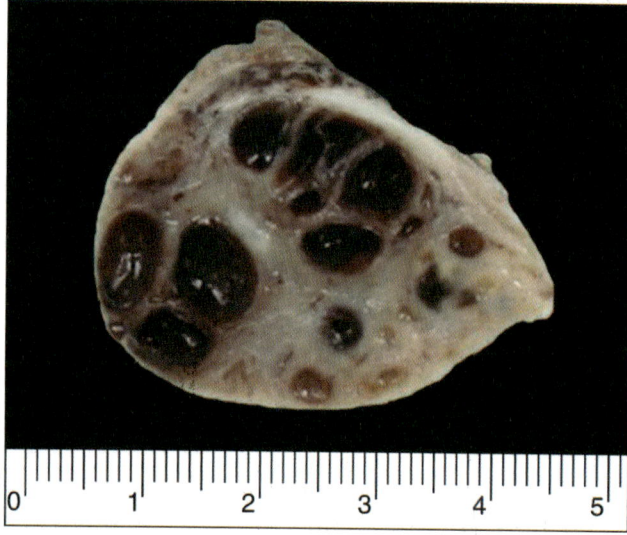

Figura 18.67 Cistos foliculares, alguns com conteúdo discretamente hemorrágico.

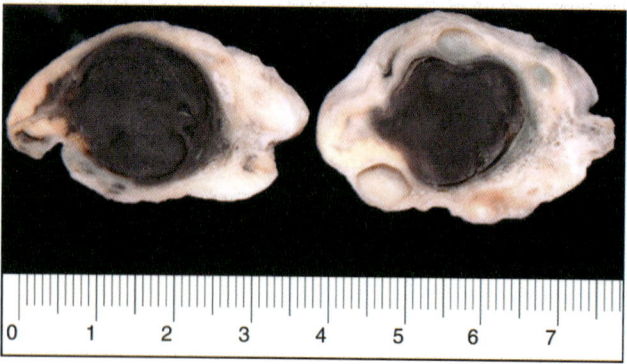

Figura 18.68 Cisto de corpo lúteo.

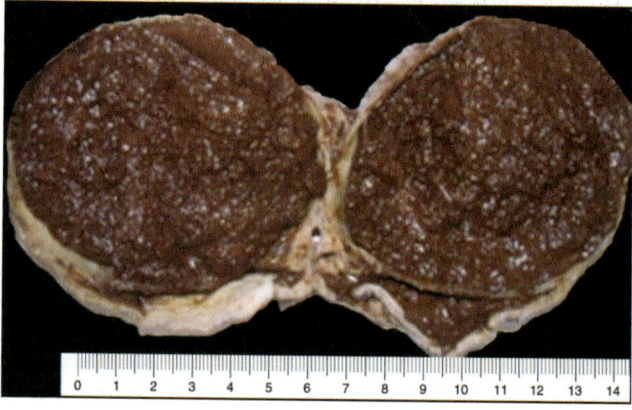

Figura 18.69 Cisto endometriótico. Cisto volumoso com conteúdo hemorrágico ocupando todo o ovário (cisto achocolatado).

O evento primário da síndrome permanece desconhecido, embora alguns estudos apontem como distúrbio inicial disfunção enzimática ovariana que leva à produção aumentada de andrógenos (androstenediona) (Figura 18.70); no tecido adiposo, estes são convertidos em estrógenos (estrona). Excesso de andrógenos ovarianos leva à maturação folicular anômala, com formação de múltiplos cistos foliculares, atresia folicular prematura e anovulação. A formação acíclica de estrógenos inibe a síntese de FSH e estimula a produção de LH. Elevação persistente de LH (segundo alguns, seria o evento primário) estimula as células da teca interna a produzir androstenediona. Resistência periférica à insulina é também evento importante na síndrome. A evolução clínica é lenta. Devido ao hiperestrogenismo prolongado, as pacientes apresentam risco aumentado de hiperplasia e adenocarcinoma endometriais e carcinoma da mama. A doença pode ser tratada com hormônios reguladores do ciclo menstrual, fármacos indutores de ovulação ou cirurgia com ressecção em cunha dos ovários.

Macroscopicamente, os ovários estão geralmente aumentados de volume e têm superfície externa brancacenta, perolada e lisa (aparência de "ovos de galinha"). A superfície de corte mostra cistos subcapsulares de tamanhos variados, envoltos por estroma denso (Figura 18.71). Microscopicamente, encontram-se espessamento fibroso da cápsula e numerosos cistos foliculares, com hiperplasia e luteinização da teca interna. Estigmas de ovulação (corpo lúteo e corpos brancos) em geral estão ausentes.

Hiperplasia. Hipertecose estromal

Trata-se de distúrbio relativamente frequente e caracterizado por hiperplasia das células tecoestromais e ninhos de luteinização. A lesão surge preferencialmente após a menopausa, podendo ocorrer também em mulheres jovens e associada à doença dos ovários policísticos. Um ou ambos os ovários estão aumentados de volume (até 7 cm de diâmetro) e têm superfície de corte branco-amarelada e firme, algumas vezes simulando tumores sólidos. Histologicamente, encontram-se hiperplasia do estroma, que forma feixes desordenados, sem elementos foliculares, notando-se ninhos de células com vacúolos lipídicos (Figura 18.72). Como as células tecoestromais produzem andrógenos e estrógenos, as pacientes podem apresentar virilização, hemorragia uterina disfuncional, hiperplasia e carcinoma endometrial.

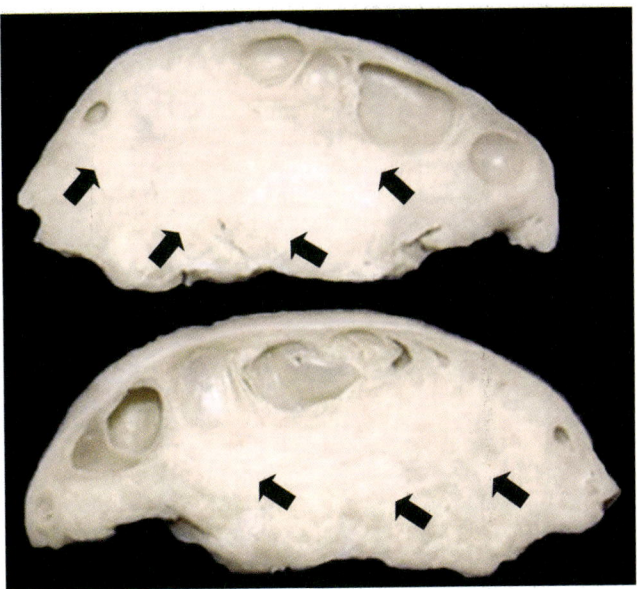

Figura 18.71 Ovários policísticos (síndrome de Stein-Leventhal). Numerosos cistos na cortical ovariana e espessamento do estroma (*setas*).

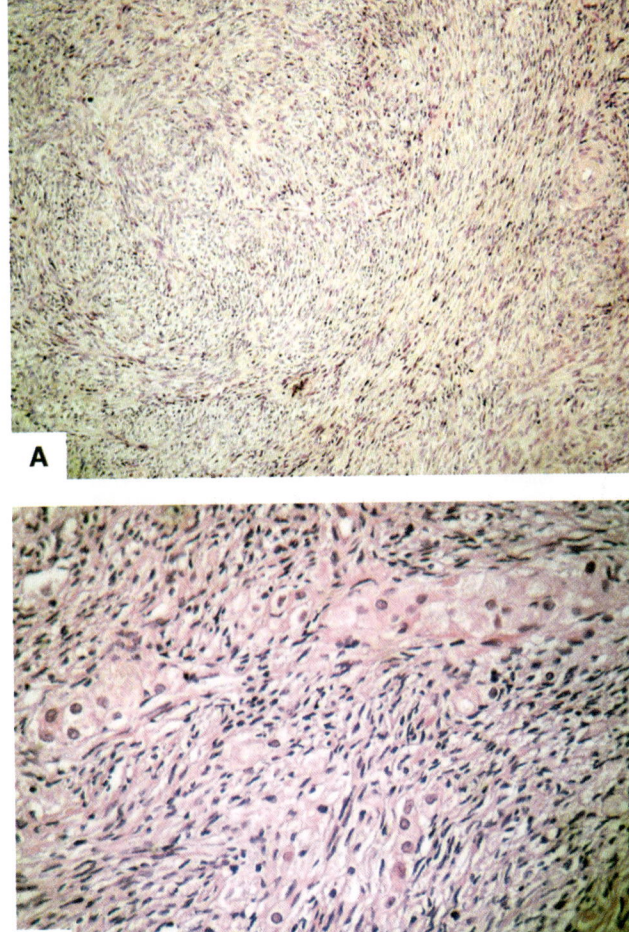

Figura 18.72 Hipertecose estromal. **A.** Hiperplasia do estroma, sem elementos foliculares. **B.** Ninhos de células luteinizadas no estroma.

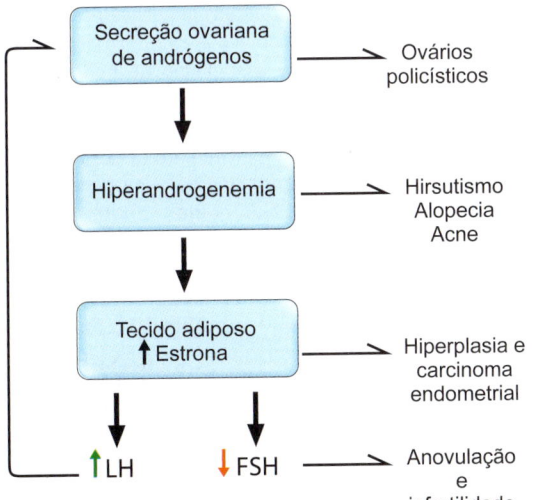

Figura 18.70 Esquema sobre a patogênese da doença de ovários policísticos.

Torção e infarto

Trata-se de condição frequente em cirurgias de urgência (simula apendicite) ou em laparotomias exploradoras, em pacientes com sintomatologia de abdome agudo. Torção e infarto são mais comuns em pacientes com tumores (benignos ou malignos) e cistos volumosos do ovário, seguidos de torção do seu pedículo, com necrose e inundação hemorrágica (apoplexia), geralmente englobando a tuba uterina (Figura 18.61).

Edema

Edema maciço do ovário, que ocorre em mulheres jovens (21 anos em média), crianças ou adolescentes, resulta de torção intermitente do mesovário. Em 90% dos casos, o processo é unilateral, resultando em ovário volumoso (média = 11 cm) e com superfície de corte gelatinosa, simulando neoplasia (Figura 18.73). A lesão forma massa anexial palpável e causa dor ou desconforto abdominal baixo, algumas vezes episódico. Microscopicamente, há edema acentuado e difuso. A maioria dos casos exige tratamento cirúrgico para esclarecimento diagnóstico e para prevenção de torção e infarto hemorrágico. Alguns casos podem ser tratados de forma conservadora (pexia do ovário).

Inflamações

Inflamações do ovário (ooforites) são raras e, quase sempre, secundárias a inflamações da tuba uterina (doença inflamatória pélvica, Figura 18.64). Os agentes mais comuns são gonococos, estafilococos e bactérias anaeróbias. Algumas vezes, são secundárias a inflamação do sigmoide ou do apêndice cecal. Infecção hematogênica é rara. Ooforite pode ocorrer também após parotidite, sarampo ou outras viroses exantemáticas, em geral em crianças; aparece ainda como complicação de infecção puerperal, quando ocorre passagem de microrganismos do útero para o ovário através de vasos linfáticos parametriais. Tuberculose do ovário é rara e quase sempre secundária à tuberculose da tuba ou do peritônio. Actinomicose, também rara, é geralmente secundária a infecção ascendente, em pacientes usuárias de DIU. Ooforite autoimune é incomum e pode levar a infertilidade.

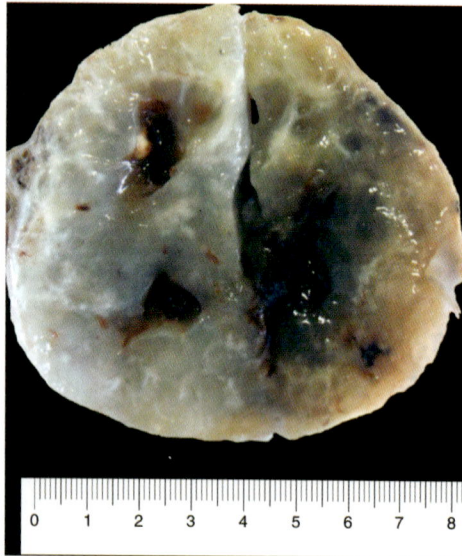

Figura 18.73 Edema acentuado do ovário. Ovário volumoso, com superfície gelatinosa e brilhante. (Cortesia do Dr. Stanley de Almeida Araújo, Belo Horizonte, MG.)

■ Neoplasias

Neoplasias ovarianas, a maioria benignas e menos comuns do que os tumores do colo uterino e do endométrio, representam 5% das neoplasias do sistema genital feminino. Tais lesões ocorrem em ampla faixa de idade, desde crianças até idosas; quanto mais avançada a idade, maior a chance de a neoplasia ser maligna. Em muitos casos, esses tumores precisam ser diferenciados de: (1) lesões expansivas não neoplásicas dos ovários, como cistos funcionais (folicular e do corpo lúteo); (2) lesões císticas da tuba uterina, como abscesso tubo-ovariano e hidrossalpinge secundários à doença inflamatória pélvica; (3) leiomiomas uterinos subserosos que fazem projeção na cavidade pélvica. As neoplasias malignas do ovário são de difícil prevenção e geralmente diagnosticadas em estádio avançado, com alta mortalidade.

Nos ovários, existem vários tipos de células: (1) mesoteliais, na superfície do órgão, que se originam do epitélio celomático mülleriano e podem se diferenciar em qualquer tipo de tecido mülleriano; (2) germinativas, multipotentes, que podem originar diferentes tecidos; (3) do estroma gonadal diferenciado, constituído por células foliculares e da teca, produtoras de hormônios esteroides; (4) do estroma não especializado, constituído por fibroblastos. Qualquer dessas células pode dar origem a neoplasias, o que justifica os diversos tipos de tumores nos ovários, com aspectos morfológicos variados e comportamentos distintos.

A classificação dos tumores ovarianos é complexa. Segundo a classificação da OMS de 2020, as neoplasias ovarianas são classificadas segundo a histogênese, ou seja, a partir da célula de origem. Os tumores pertencem aos seguintes grupos: (1) neoplasias epiteliais, as mais comuns (70% das neoplasias ovarianas); (2) neoplasias de células germinativas (20%); (3) neoplasias do estroma ovariano funcionante (cordões sexuais) e não funcionante (fibroblastos), que somam 5% dos tumores dos ovários. Os ovários são ainda sede frequente de metástases, que respondem por 5 a 10% dos tumores ovarianos e que devem entrar no diagnóstico diferencial (Quadro 18.4).

Com base em estudos moleculares e em melhor entendimento das vias de oncogênese, os diferentes tumores do órgão passaram a ser considerados doenças distintas. Fatores de risco incluem nuliparidade, menor uso de contraceptivos orais, disgenesia gonadal e história familial de câncer de ovário e mama. Uma teoria propõe que maior número de ovulações provocaria mais agressão ao epitélio de superfície por ruptura frequente pela ovulação, com resposta inflamatória seguida de regeneração celular, o que facilitaria o surgimento de mutações e a transformação maligna. Tal hipótese explicaria a maior associação de neoplasias ovarianas com nuliparidade e não utilização de anticoncepcionais orais. A maioria das neoplasias dos ovários é esporádica, mas em até 10% dos casos existe associação com história familial de câncer associado a mutações germinativas nos genes *BRCA1* e *BRCA2* ou a síndromes hereditárias, como a *síndrome de Lynch*, por defeitos em genes de reparo do DNA (ver Capítulo 10); nesta síndrome, surgem neoplasias no cólon, nos ovários e nas mamas. Mutações no gene *BRCA1* são vistas em 5% das mulheres com câncer do ovário com menos de 70 anos (50% das mulheres com anormalidades nesse gene desenvolvem tumor de ovário entre 49 e 53 anos). Mutações no gene *BRCA2* são menos envolvidas e os tumores manifestam-se mais tarde (55 a 58 anos).

▶ Neoplasias epiteliais

São as mais comuns (70% dos tumores ovarianos) e podem ser benignas, malignas ou *borderline (lesão proliferativa atípica ou de baixo potencial maligno)*. Tumor *borderline* caracteriza-se por pro-

Quadro 18.4 Neoplasias ovarianas, segundo a Organização Mundial de Saúde (OMS, 2020)

Neoplasias epiteliais (65 a 70%)

Neoplasias serosas

Benigna (cistadenoma)

Borderline/malignidade limítrofe

Maligna (cistadenocarcinoma)

Neoplasias mucinosas

Benigna (cistadenoma)

Borderline/malignidade limítrofe

Maligna

Neoplasia endometrioide

Carcinoma de células claras

Tumor de Brenner

Carcinoma indiferenciado

Neoplasias de células germinativas (15 a 20%)

Teratomas

Imaturo (geralmente sólido)

Maduro (geralmente cístico)

Monodérmico (*struma ovarii*, carcinoide)

Disgerminoma

Coriocarcinoma

Carcinoma embrionário

Tumor do seio endodérmico ou do saco vitelínico

Poliembrioma

Tumor misto de células germinativas

Neoplasias dos cordões sexuais (5 a 10%)

Tumor de células da granulosa

Tecoma

Luteoma

Fibroma

Tumores de células de Sertoli-Leydig

Ginandroblastoma

Outros tumores malignos

Tumores metastáticos (5%)

endocervical) ou endometrioide (como no endométrio). Estudos moleculares recentes, porém, mostram que as vias de origem desses tipos celulares são diferentes, com mutações específicas para cada um deles, resultando em doenças distintas.

Neoplasias serosas

Neoplasias serosas, benignas ou malignas, são a maioria das neoplasias ovarianas (40%). Nuliparidade e história familial podem ter papel no surgimento desses tumores, enquanto contraceptivos orais e laqueadura tubária exercem efeito protetor. Tumores serosos são bilaterais em 30% dos casos (Quadro 18.5) e têm papilas na luz dos cistos ou na superfície externa. As neoplasias benignas (adenomas ou cistadenomas) constituem 60% dos casos, os *borderline*, 10% e os malignos (adenocarcinomas), 30%. Os tumores benignos manifestam-se na idade reprodutiva, enquanto os malignos predominam em idade mais avançada (média de 56 anos). Os tumores *borderline* ocorrem em ampla faixa etária, sendo mais comuns em adultos jovens, nas segunda e terceira décadas de vida. Na maioria dos casos, tumores benignos são assintomáticos, sendo achado incidental; lesões volumosas e tumores malignos podem causar dor pélvica crônica e dor aguda associada a torção. Adenocarcinoma seroso é a neoplasia maligna mais comum do ovário e pode ser bem diferenciado (grau 1), moderadamente diferenciado (grau 2) ou pouco diferenciado (grau 3). Neoplasia bem diferenciada é de baixo grau, enquanto as de graus histológicos 2 e 3 constituem o *carcinoma seroso de alto grau*. Este conceito baseia-se nas diferentes vias de carcinogênese dos tumores serosos de baixo e de alto grau (ver adiante).

Neoplasia serosa borderline, apesar do comportamento mais favorável do que o do carcinoma seroso, pode crescer na superfície do ovário, formar implantes na cavidade peritoneal e ter recidiva; com a progressão, pode haver transformação em carcinoma seroso de baixo grau, com invasão franca e *implantes invasivos*.

O *carcinoma seroso de baixo grau é raro*, corresponde a 10% dos tumores serosos e associa-se a mutações nos genes *K-RAS e BRAF*, o que ocorre também no tumor seroso *borderline*. A neoplasia mostra baixo índice mitótico, tem evolução indolente e responde mal à quimioterapia.

O *carcinoma seroso de alto grau* é o câncer mais frequente nos ovários e resulta de mutações no gene *TP53*, que se associam a instabilidade genômica. A neoplasia não é precedida por lesão

18

liferação celular maior do que nos tumores benignos, estratificação de núcleos, mitoses, atipias discretas ou moderadas, mas sem invasão; tal tumor tem prognóstico melhor do que o do adenocarcinoma e sobrevida de 5 anos em pelo menos 80% das pacientes.

Os tumores epiteliais podem ser císticos ou sólido-císticos e, segundo a diferenciação celular, são classificados em seroso, mucinoso, endometrioide, de células claras, de Brenner e indiferenciado. Essa grande variedade de tipos celulares é explicada pela potencialidade de diferenciação do epitélio celomático, de origem mülleriana, que pode se diferenciar em qualquer tipo de epitélio mülleriano, podendo ser seroso (semelhante ao epitélio tubário), mucinoso (simulando mucosa gástrica, intestinal ou

Quadro 18.5 Características macroscópicas de tumores do ovário benignos e malignos

Benignos	Malignos
Unilaterais em cerca de 90% dos casos	Bilaterais em cerca de 60% dos casos
Cápsula íntegra	Cápsula rota
Geralmente móvel	Aderente, fixo
Superfície lisa	Superfície nodulosa, irregular, papilífera
Geralmente sem ascite; quando existe, é citrina	Frequentemente com ascite
Peritônio livre	Peritônio com implantes
Geralmente cístico, de parede lisa	Sólido, com áreas císticas; necrose e excrescências
Quando sólido, tem consistência firme	Áreas de amolecimento por necrose
Superfície de corte uniforme	Superfície variegada

borderline e tem como lesão precursora o carcinoma seroso intraepitelial tubário (STIC, ver páginas anteriores). Quando descamam, células atípicas do STIC, com mutação no *TP53*, podem implantar-se no ovário ou no peritônio pélvico e originar lesões proliferativas múltiplas, o que explica o estádio avançado da doença ao diagnóstico. Implantes peritoniais do carcinoma seroso de alto grau são invasivos, associam-se a ascite e aderências na cavidade peritoneal e podem levar à obstrução intestinal, resultando em rápida progressão e mal prognóstico. O estádio da doença é o fator prognóstico mais importante; mais de 70% dos carcinomas serosos de alto grau são diagnosticados em estádio avançado (estádio III), com sobrevida de 5 anos em 25% das pacientes.

Aspectos morfológicos

Os tumores epiteliais benignos são cistos uni ou multiloculados (cistadenomas); medem de 5 a 20 cm de diâmetro, têm parede fina e mostram superfície interna lisa ou com papilas (cistadenoma seroso papilífero); o conteúdo é um líquido claro ou citrino (Figuras 18.74 A e 18.75 A). Às vezes, o componente fibroso do estroma ovariano também prolifera, e o tumor é chamado de *cistadenofibroma*. Maior quantidade de papilas e mais complexidade delas (ramificações) indicam tumor *borderline* ou maligno. Em tumores *borderline*, as papilas são complexas e mostram núcleos estratificados, atipias celulares discretas ou moderadas e mitoses, porém sem invasão (Figuras 18.74 B e 18.75 B). Em alguns casos, encontra-se tumor seroso *borderline* junto com áreas de carcinoma seroso de baixo grau não invasivo (tumor *borderline* micropapilífero) (Figura 18.76). Tal espectro de lesões indica a progressão de neoplasia *borderline* para adenocarcinoma seroso de baixo grau. Neste, as atipias celulares são discretas ou moderadas (aspecto celular monótono); a neoplasia, que tem poucas mitoses, mas exibe invasão (Figura 18.77 A).

O *adenocarcinoma seroso de alto grau* apresenta papilas complexas, áreas sólidas, atipias celulares acentuadas, alto índice mitótico e nítida invasão do estroma (Figura 18.77 B). Pela imuno-histoquímica, há forte expressão nuclear de *p53*. Em geral, as neoplasias papilíferas frequentemente apresentam necrose focal das papilas e calcificação distrófica, que forma corpos psamomatosos. O crescimento das papilas ocorre tanto na superfície interna dos cistos como na superfície externa do ovário, o que facilita a disseminação peritoneal da neoplasia e muda o estádio da doença (Quadro 18.6).

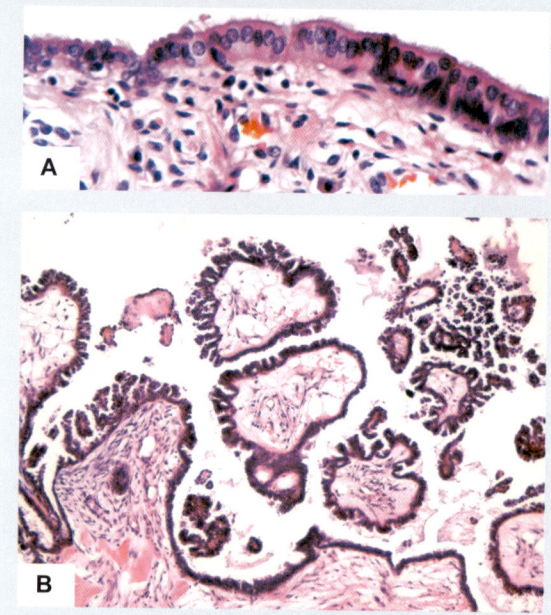

Figura 18.75 Aspectos microscópicos de tumor seroso do ovário. **A.** Cistadenoma. Cisto revestido por epitélio simples, ciliado, sem atipias. **B.** Tumor *borderline*, mostrando papilas ramificadas no revestimento da lesão, sem invasão do estroma.

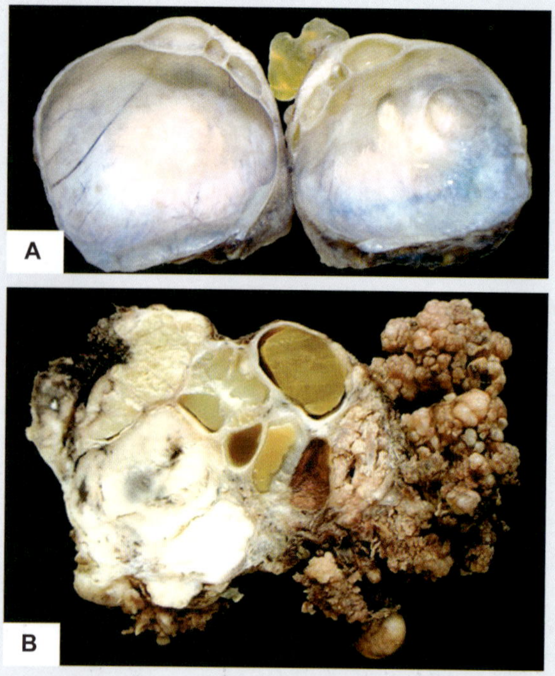

Figura 18.74 Aspectos macroscópicos de tumor seroso do ovário. **A.** Cistadenoma. Cisto de parede fina, lisa e vascularizada (face interna). **B.** Cistadenocarcinoma papilífero. As papilas crescem tanto na superfície externa como na luz dos cistos, infiltram-se no estroma ovariano adjacente e formam massas sólidas brancacentas.

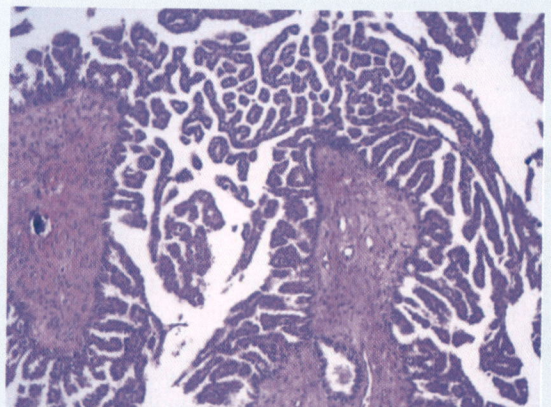

Figura 18.76 Tumor seroso *borderline* micropapilífero ou carcinoma seroso de baixo grau não invasivo. Neoplasia com papilas longas revestidas por várias camadas de células com atipias celulares discretas ou moderadas.

(continua)

Aspectos morfológicos (*continuação*)

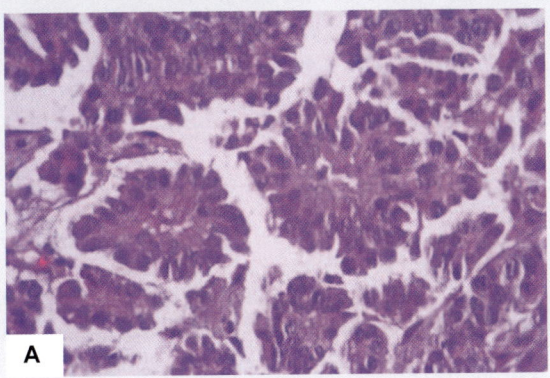 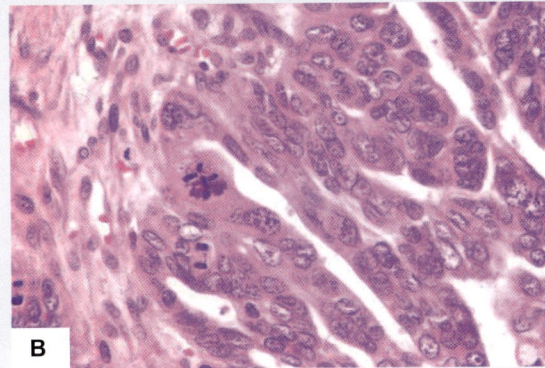

Figura 18.77 Adenocarcinoma seroso do ovário. **A.** Neoplasia de baixo grau, com aspecto papilífero; as células são monótonas, tem núcleos uniformes e mostram poucas mitoses. **B.** Neoplasia de alto grau, com papilas revestidas por epitélio com núcleos muito atípicos, volumosos e numerosas mitoses.

Quadro 18.6 Estadiamento dos tumores do ovário, segundo a Federação Internacional de Ginecologia e Obstetrícia (FIGO, 2018)

Estádio I	Tumor restrito ao ovário
Ia	Tumor limitado a um ovário, com cápsula íntegra, ou à superfície da tuba uterina; ausência de células malignas no líquido ascítico ou no lavado peritoneal
Ib	Tumor limitado a um dos ovários ou ambos, ou às tubas uterinas. Demais aspectos semelhantes a Ia
Ic	Tumor limitado a um dos ovários ou ambos, ou às tubas uterinas, com qualquer dos seguintes aspectos: cápsula rota, tumor na superfície externa ou líquido ascítico/lavado peritoneal positivo para células malignas
Estádio II	O carcinoma, partindo de um ou de ambos os ovários ou tubas uterinas, invade a pelve menor; ou tumor primário peritoneal
IIa	Extensão e/ou implantes do carcinoma para o útero e/ou tubas e/ou ovários
IIb	Extensão a outros tecidos da pelve
Estádio III	Metástases intraperitoniais, além da pelve menor e/ou em linfonodos retroperitoniais
IIIa1	Apenas linfonodos retroperitoniais positivos
IIIa2	Extensão peritoneal microscópica extra-pélvica, com ou sem linfonodos positivos
IIIb	Metástase peritoneal além da pelve, até 2 cm de diâmetro, com ou sem linfonodos retroperitoniais comprometidos
IIIc	Metástase peritoneal além da pelve, maior que 2 cm, com ou sem linfonodos retroperitoniais comprometidos
Estádio IV	Metástases a distância

Neoplasias mucinosas

Representam 20% dos tumores do ovário, sendo 75 a 85% dos casos benignos (cistadenoma mucinoso), 10 a 15% do tipo *borderline* e 3% malignos. A baixa frequência de neoplasias malignas mucinosas tem sido associada ao diagnóstico hoje mais frequente de adenocarcinomas mucinosos metastáticos nos ovários, especialmente originários do trato gastrointestinal. O *cistadenoma mucinoso* ocorre em qualquer idade, o tumor *borderline* ou de baixo potencial de malignidade predomina na quarta década da vida e o *adenocarcinoma mucinoso* ocorre em ampla faixa etária, porém com 25% dos casos diagnosticados em mulheres com menos de 45 anos. Diferentemente dos tumores serosos, os mucinosos geralmente formam cistos volumosos, com mais de 15 cm de diâmetro, unilaterais e restritos ao ovário ao diagnóstico, ou seja, em estádio inicial.

Tabagismo é fator de risco. A carcinogênese associa-se a mutações do *KRAS* em 40 a 65% dos casos. Mutações no *TP53* e amplificação do *HER2* são eventos tardios. O diagnóstico diferencial entre adenocarcinoma mucinoso do ovário e neoplasia mucinosa metastática representa desafio diagnóstico. Os tumores primários são unilaterais, volumosos (> 15 cm) e restritos ao ovário, enquanto os metastáticos são pequenos (< 15 cm), bilaterais e multinodulares. A imuno-histoquímica é útil nessa distinção. Quadro clínico e correlação com exames de imagem também muito ajudam nesse diagnóstico. O prognóstico do carcinoma mucinoso é melhor do que o do seroso, com sobrevida de 5 anos em 90% das pacientes no estádio I. Em estádio avançado, o carcinoma mucinoso tem menor sobrevida do que a do carcinoma seroso, pois não responde tão bem à quimioterapia.

Neoplasias endometrioides

São neoplasias constituídas por células com diferenciação epitelial semelhante à do endométrio. Há dois tumores: *borderline*, muito raro, e *adenocarcinoma endometrioide*, o segundo tumor mais comum do ovário, representando de 10

18

Aspectos morfológicos

Os achados morfológicos reforçam o caráter progressivo das neoplasias mucinosas, que podem ser benignas (adenoma), *borderline* e malignas (adenocarcinoma). Neoplasias mucinosas formam massas císticas multiloculadas (Figura 18.78 A), com conteúdo gelatinoso, que podem alcançar grandes dimensões e peso (até 50 kg). As formas malignas apresentam áreas sólidas e de necrose. Microscopicamente, cistadenomas são revestidos por epitélio colunar simples e mucossecretor (Figura 18.78 B), sem atipias. Tumores *borderline* mostram epitélio com grau variável de estratificação, papilas e atipias nucleares discretas ou moderadas, porém sem invasão (Figura 18.78 C). Quando as atipias são acentuadas, mas não há invasão, a neoplasia é chamada *tumor borderline com carcinoma intraepitelial*. No tumor *borderline*, pode haver focos de microinvasão. No adenocarcinoma, encontram-se mais atipias celulares, numerosas mitoses e padrão infiltrativo. O adenocarcinoma pode ser bem, moderadamente ou pouco diferenciado. Mais importante do que o grau de diferenciação, no entanto, é o tipo de invasão: *expansiva* ou *infiltrativa* (Figura 18.79). Crescimento expansivo associa-se a melhor prognóstico, enquanto o infiltrativo é mais agressivo e tem pior prognóstico.

Pseudomixoma peritoneal é a condição caracterizada por grande quantidade de muco na cavidade peritoneal. Raramente, essa lesão associa-se à disseminação peritoneal de tumores mucinosos do ovário. Na quase totalidade dos casos, porém, pseudomixoma resulta de tumor mucinoso de baixo grau do trato gastrointestinal, particularmente do apêndice cecal (mucocele do apêndice); ruptura na parede do apêndice contamina a cavidade peritoneal com muco e células, que originam lesões mucinosas no peritônio e, também, metástases nos ovários. O pseudomixoma peritoneal tem difícil tratamento e é doença arrastada, com recidivas, aderências e obstrução intestinal.

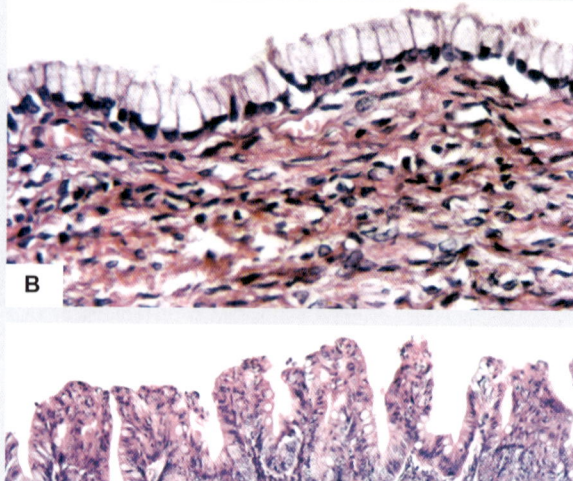

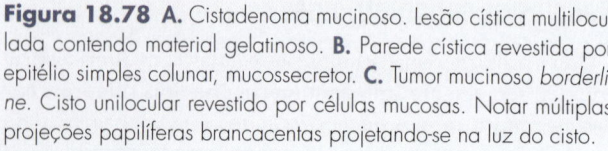

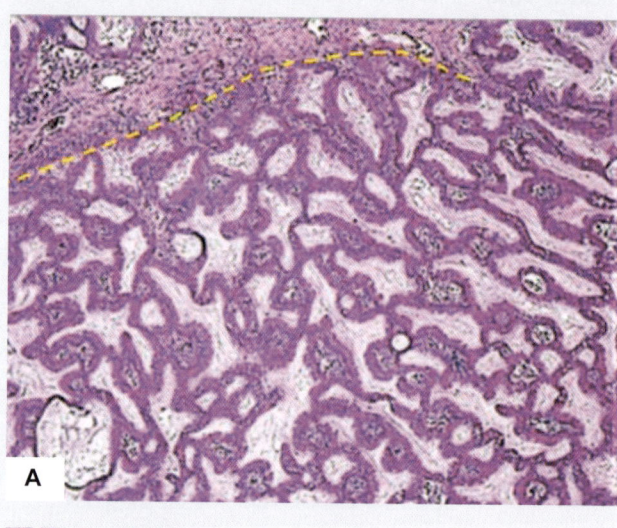

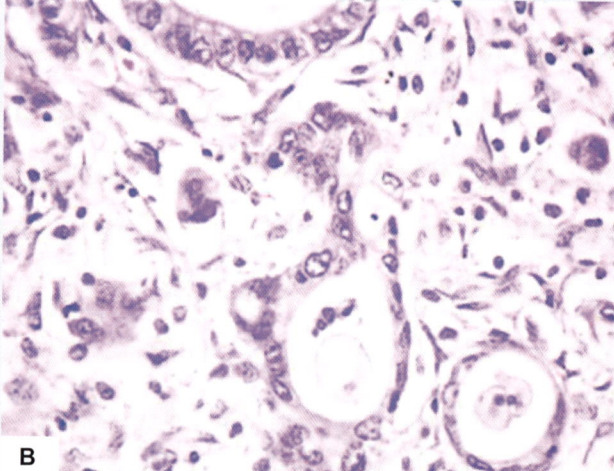

Figura 18.78 A. Cistadenoma mucinoso. Lesão cística multiloculada contendo material gelatinoso. **B.** Parede cística revestida por epitélio simples colunar, mucossecretor. **C.** Tumor mucinoso *borderline*. Cisto unilocular revestido por células mucosas. Notar múltiplas projeções papilíferas brancacentas projetando-se na luz do cisto.

Figura 18.79 Tipos de invasão do carcinoma mucinoso do ovário: **A.** Expansivo, bem delimitado pela linha pontilhada, com glândulas lado a lado e pouco estroma de permeio. **B.** Infiltrativo. Agrupamentos celulares ou células isoladas que infiltram o estroma.

a 15% dos carcinomas ovarianos. Neoplasia endometrioide associa-se em 40% dos casos à endometriose no ovário. As mutações encontradas são semelhantes às do adenocarcinoma endometrial, sobretudo mutações nos genes *CTNNB1* (β-catenina – 16 a 38% dos casos) e *PTEN* (14 a 21% dos casos), além de alterações na via PI3K/AKT. Os adenocarcinomas são graduados em bem diferenciado (grau 1), moderadamente diferenciado (grau 2) e pouco diferenciado (grau 3). Os tumores de graus 1 e 2 são adenocarcinoma endometrioide de baixo grau e os de grau 3, adenocarcinoma de alto grau. Adenocarcinoma endometrioide de alto grau, que tem pior prognóstico, pode ter mutações no gene *TP53*. A associação de adenocarcinoma endometrioide do ovário e do endométrio constitui *tumor sincrônico*.

O adenocarcinoma endometrioide pode ser cístico ou sólido-cístico, multiloculado, com conteúdo hemorrágico ou achocolatado, contendo nódulos sólidos ou papilas. Em 15% dos casos, é bilateral. O tamanho do tumor varia bastante, podendo ser volumoso, mas em geral é diagnosticado em estádio inicial, quando ainda restrito ao ovário. Microscopicamente, a lesão é semelhante ao adenocarcinoma endometrioide do endométrio e, em 50% dos casos, tem áreas de diferenciação escamosa. A sobrevida de 5 anos varia segundo o estádio da doença: 78% no estádio I e 6% no estádio IV.

Carcinoma de células claras

O carcinoma de células claras corresponde de 5 a 10% dos adenocarcinomas do ovário e surge em mulheres entre a quinta e a sétima décadas, com média de idade de 55 anos. Em até 50% dos casos, o tumor associa-se à endometriose. O tumor pode ser puro ou associar-se a adenocarcinoma endometrioide ovariano. São encontradas mutações nos genes *ARID1A* e *PIK3CA* em 60 e 35% dos casos, respectivamente; defeitos em genes de reparo do DNA, presentes em 15% dos casos, associam-se à síndrome de Lynch. A maioria dos tumores é diagnosticada em estádio inicial. Em estádios avançados, o tumor tem prognóstico pior do que o carcinoma seroso de alto grau, com baixa resposta à quimioterapia. Sobrevida de 5 anos ocorre em 90% das pacientes no estádio I e em 30% nos demais estádios.

O tumor forma massa nodular sólido-cística ou microcística, de consistência macia. Microscopicamente, apresenta vários padrões arquiteturais, com formação de glândulas, papilas ou áreas sólidas constituídas por células com citoplasma amplo, vacuolado e claro, rico em glicogênio, núcleos atípicos e poucas mitoses (Figura 18.80). Carcinoma de células claras é sempre de alto grau histológico.

Tumor de Brenner

O tumor de Brenner, que corresponde a menos de 5% das neoplasias ovarianas, pertence ao grupo de neoplasias epiteliais com diferenciação urotelial, mas pode originar-se também de restos de Walthard, entre a tuba uterina e o ovário. A maioria desses tumores é benigna, sendo descritas, muito raramente, variantes *borderline* ou maligna. A neoplasia surge preferencialmente após 40 anos de idade e, em geral, não é funcionante, embora raramente se acompanhe de hiperestrogenismo.

Macroscopicamente, o tumor é geralmente unilateral, sólido e compacto, tem tamanho variado (2 a 20 cm) e às vezes é

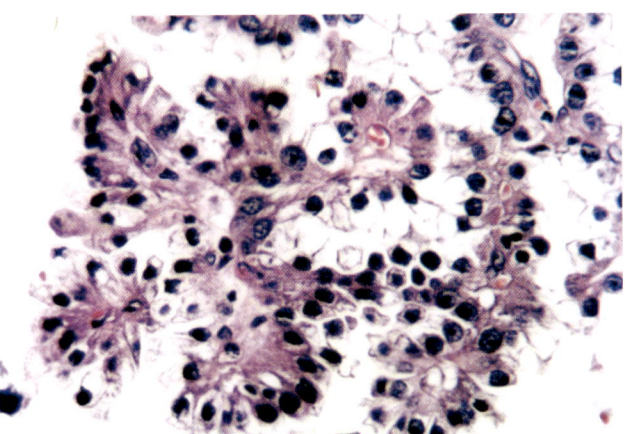

Figura 18.80 Carcinoma de células claras. Estruturas papilíferas revestidas por células com citoplasma vacuolado.

achado incidental. A superfície de corte é branco-amarelada. Microscopicamente, é constituído por: (1) tecido fibroso semelhante ao estroma ovariano; (2) ninhos de células epiteliais homogêneas que lembram epitélio transicional ou urotelial, cujas células exibem fendas nucleares do tipo "grão de café" (Figura 18.81).

Carcinoma indiferenciado

Menos de 5% dos carcinomas do ovário são indiferenciados, ou seja, não mostram diferenciação reconhecível. A maioria (75%) é diagnosticada em estádio avançado, com mau prognóstico. Seis a 17% das pacientes têm sobrevida de 5 anos.

Macroscopicamente, o tumor é indistinguível dos demais carcinomas. Trata-se de tumor de alto grau, cujas células são anaplásicas e ficam dispostas em arranjo sólido; os núcleos são atípicos e volumosos e têm nucléolo evidente. Há áreas de necrose (Figura 18.82). Sarcomas, carcinomas metastáticos, carcinoma de pequenas células do ovário, neoplasias germinativas e tumor de células da granulosa entram no diagnóstico diferencial.

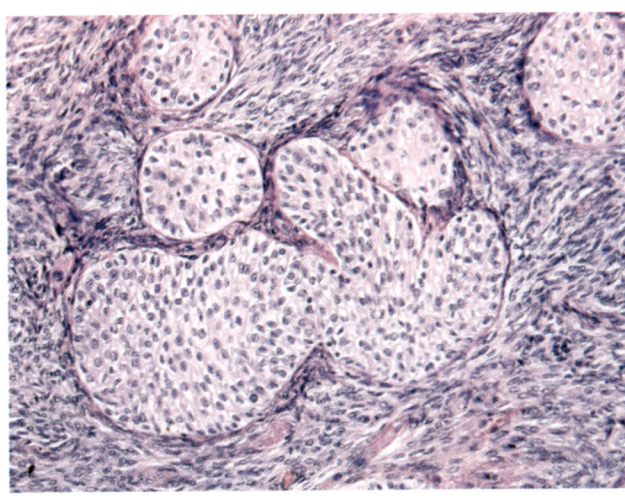

Figura 18.81 Tumor de Brenner. Ilhotas de células epiteliais circundadas por tecido conjuntivo.

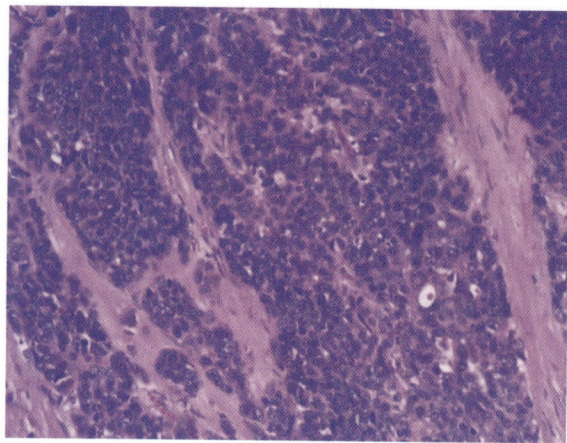

Figura 18.82 Carcinoma indiferenciado do ovário. Neoplasia maligna em arranjo sólido, constituída por células indiferenciadas com núcleos hipercorados e mitoses frequentes.

Carcinomas segundo o perfil molecular e o comportamento

Estudos genéticos e de correlação clinicopatológica propuseram modelo de carcinogênese que divide os carcinomas ovarianos em duas categorias: (1) tumores do tipo 1, que têm como precursores endometriose e tumores *borderline*, são de baixo grau histológico e mostram comportamento indolente, sendo responsáveis por 10% das mortes por tumores do ovário. Incluem-se nesta categoria o carcinoma seroso de baixo grau, o carcinoma endometrioide de baixo grau, o carcinoma de células claras e o carcinoma mucinoso. Os genes mais mutados são *KRAS* e *BRAF*, seguidos de *PTEN, CTNNB1* (β-catenina) e *PI3K*; (2) tumores do tipo 2, responsáveis por 90% das mortes por carcinoma de ovário, são neoplasias de alto grau e muito agressivas; entre elas, incluem-se o carcinoma seroso de alto grau, o carcinoma endometrioide de alto grau, o carcinoma indiferenciado e o carcinossarcoma. Como já comentado, o carcinoma seroso intraepitelial tubário (STIC) é a lesão precursora do carcinoma seroso de alto grau. Como o STIC, mostra mutações no *TP53* em mais de 75% dos casos; parece que tal mutação é importante na fase inicial do carcinoma ovariano seroso de alto grau.

▶ Tumores de células germinativas

Tumores de células germinativas correspondem a 20% das neoplasias do ovário, podem ser benignos ou malignos, surgem preferencialmente na idade juvenil e são o grupo mais comum de câncer ovariano em crianças. Como regra, quanto mais jovem a paciente, maior a probabilidade de uma neoplasia germinativa ser maligna. Células germinativas neoplásicas podem seguir várias linhas de diferenciação, gerando neoplasias análogas às do testículo (Figura 18.83). Os tumores principais são teratomas, maduros ou imaturos, que se caracterizam por formar tecidos derivados dos três folhetos embrionários (ecto, meso e endoderma).

Teratoma maduro

Teratoma maduro é neoplasia benigna e o tipo mais comum de tumor de células germinativas do ovário. A lesão manifesta-se em ampla faixa etária, com predomínio na idade reprodutiva

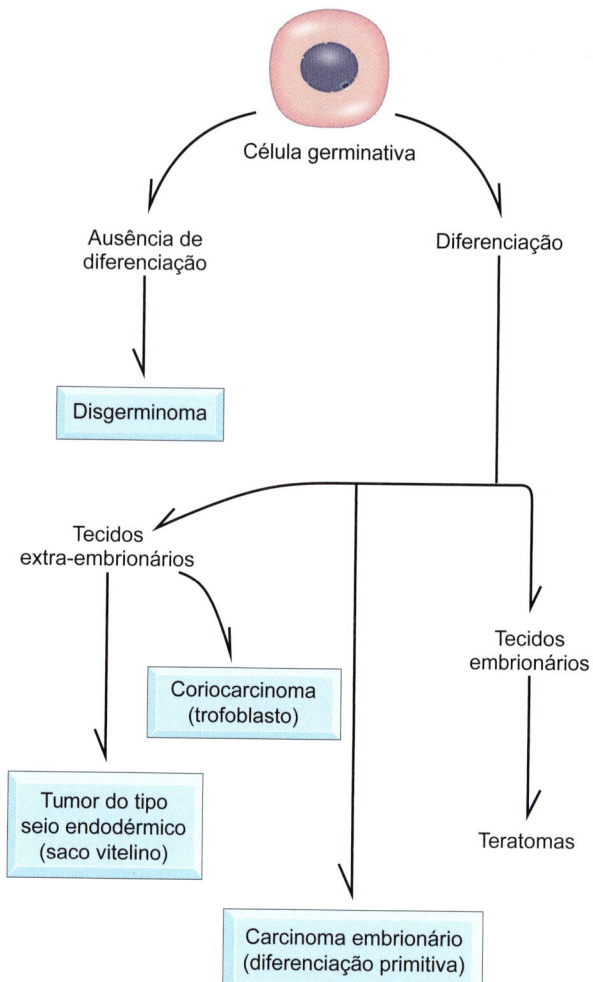

Figura 18.83 Histogênese dos tumores de células germinativas.

(média = 32 anos). Na sua forma típica, é representado por cisto com 5 a 15 cm de diâmetro, com parede fibrosa e conteúdo pastoso amarelado (sebo) misturado com pelos, recebendo por isso a denominação de *cisto dermoide*. Em 15% dos casos, o tumor é bilateral. Frequentemente, o cisto dermoide contém estrutura sólida colada à parede, chamada promontório, onde podem ser encontrados vários tecidos, como cartilagem, osso e dentes (Figura 18.84 A). Microscopicamente, encontram-se diversos tecidos e estruturas organoides derivados dos três folhetos embrionários, inclusive pele, anexos pilossebáceos, outros epitélios de revestimento e glandular, cartilagem e tecidos musculares (Figura 18.84 B).

Teratomas monodérmicos, variantes raras de teratomas maduros, são constituídos por um único tipo de tecido; o melhor exemplo é o *struma ovarii* (tireoide no ovário), neoplasia que reproduz a tireoide, ocasionalmente funcionante e capaz de causar hipertireoidismo. Às vezes, a paciente encontra-se aos cuidados do endocrinologista para tratamento clínico, quando o exame ginecológico de rotina constata massa pélvica palpável, posteriormente confirmada pelo estudo histológico da peça cirúrgica.

A malignização de teratomas maduros é rara (1%); quando acontece, origina diversas neoplasias, como carcinomas tireoidiano, melanoma e, principalmente, carcinoma de células escamosas.

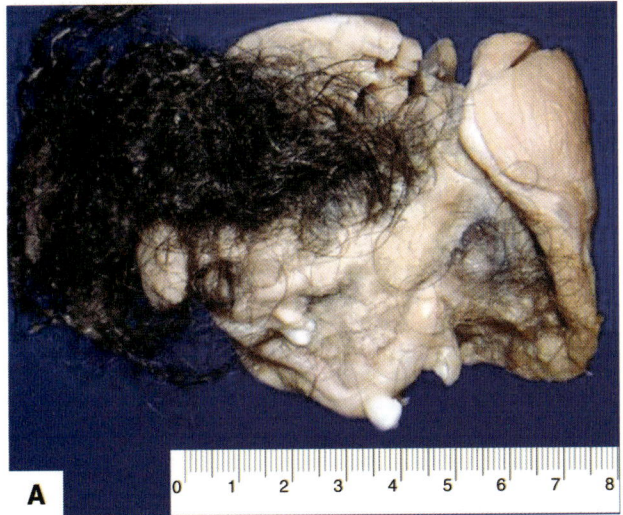

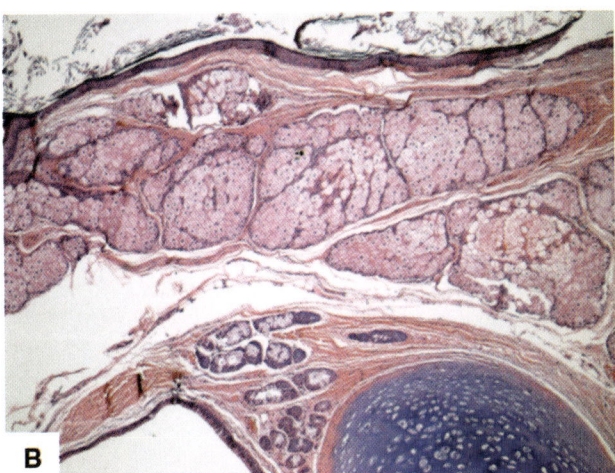

Figura 18.84 Teratoma cístico (cisto dermoide). **A.** Lesão cística em cuja cavidade se encontram numerosos pelos; na parede são vistos dois dentes. **B.** Aspecto histológico, mostrando pele, anexos cutâneos e cartilagem madura.

Teratoma imaturo

Teratoma imaturo é neoplasia maligna rara (1% dos cânceres ovarianos) que se manifesta sobretudo nas duas primeiras décadas de vida. Macroscopicamente, o tumor é predominantemente sólido, tem tamanho variado e apresenta áreas de necrose, hemorragia e amolecimento. Histologicamente, o aspecto dominante é uma mistura de tecidos indiferenciados/imaturos, sendo mais comum a diferenciação neuroectodérmica (reproduz estruturas nervosas primitivas, Figura 18.85); o tumor pode mostrar também elementos mesenquimais, inclusive cartilagem imatura, osteoide e rabdomioblastos. Quanto maior a quantidade do componente imaturo, pior o prognóstico. Teratoma imaturo pode conter áreas com outros tipos de tumor maligno de células germinativas, como coriocarcinoma ou carcinoma embrionário.

Coriocarcinoma

Coriocarcinoma é tumor altamente maligno, metastatizante e de mau prognóstico, que forma estruturas semelhantes ao trofoblasto (cito e sinciciotrofoblasto). No ovário, coriocarcinoma

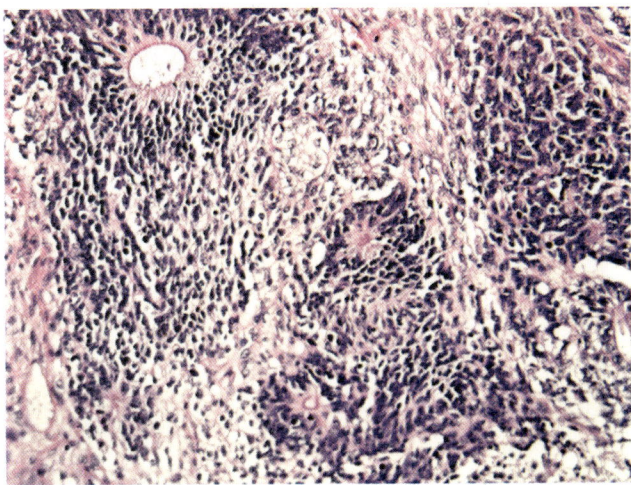

Figura 18.85 Teratoma imaturo. Diferenciação neuroectodérmica primitiva, com formação de rosetas neuroblásticas.

origina-se de células germinativas com diferenciação trofoblástica, e não deve ser confundido com o coriocarcinoma associado à gravidez. Embora morfologicamente semelhantes, coriocarcinomas do ovário e gestacional têm patogênese diferente. O tumor produz e secreta gonadotrofinas coriônicas, que ajudam no diagnóstico e no acompanhamento terapêutico. A lesão é em geral unilateral, sólida, acinzentada e com áreas hemorrágicas. O coriocarcinoma raramente é puro, sendo geralmente associado a outros tipos de tumor de células germinativas. Muito agressivo, suas metástases são frequentes e disseminadas, sobretudo em fígado, pulmões e ossos. O tumor responde bem à quimioterapia.

Disgerminoma

Disgerminoma é tumor maligno de células germinativas que simula a gônada primitiva e, portanto, é análogo ao seminoma testicular. O tumor é pouco comum, não ultrapassando 2% dos tumores ovarianos; no entanto, é a neoplasia de células germinativas maligna mais prevalente. O tumor é típico de crianças e mulheres jovens, com idade média de 22 anos. É também um dos tumores que mais se associam à gravidez. A lesão é grande (> 10 cm), sólida e pseudoencapsulada, tem superfície lobulada, consistência firme e coloração brancacenta ou acastanhada, podendo conter áreas císticas secundárias a necrose e hemorragia (Figura 18.86 A). O tumor é constituído por células grandes, com citoplasma claro, núcleos arredondados, nucléolos evidentes e mitoses frequentes. As células formam massas e ninhos divididos por septos fibrosos, os últimos contendo numerosos linfócitos maduros e, às vezes, granulomas epitelioides (Figura 18.86 B). Tal como o seminoma testicular, o disgerminoma é radiossensível.

Tumor do tipo seio endodérmico

Como a maioria dos tumores de células germinativas, o tumor do tipo seio endodérmico surge preferencialmente em jovens e crianças. A lesão tem quadro histológico variado, sendo característico o encontro dos corpúsculos de Schiller-Duval, que são estruturas papilíferas/glomeruloides contendo vaso sanguíneo contornado por células germinativas (Figura 18.87 A). Como no testículo, encontram-se glóbulos hialinos que correspondem a depósitos de α-fetoproteína (Figura 18.87 B). A neoplasia é maligna e altamente agressiva, consistindo seu tratamento em cirurgia radical, quimio e radioterapia.

18

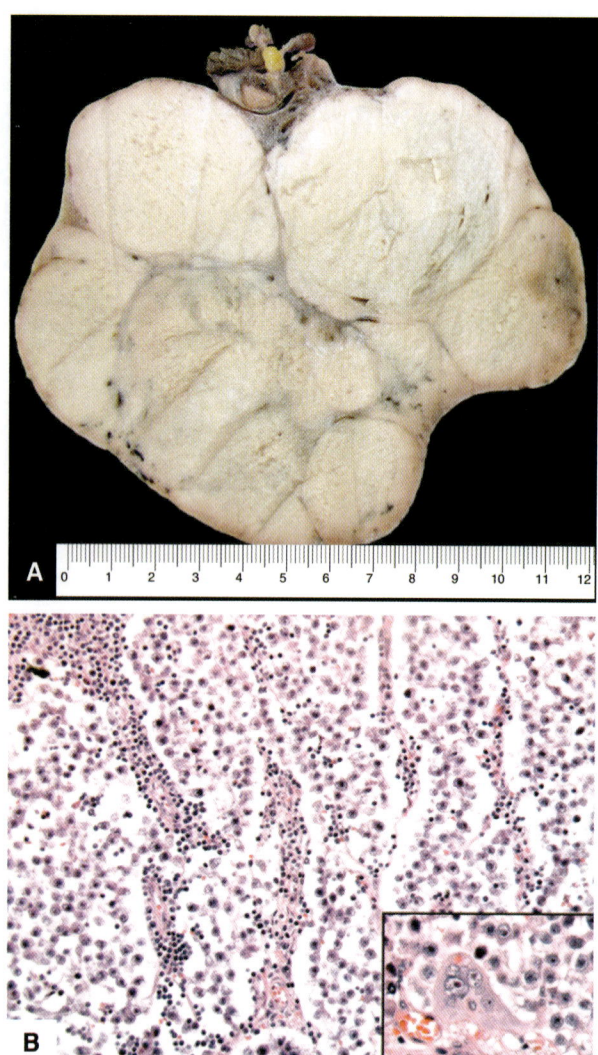

Figura 18.86 Disgerminoma do ovário. **A.** Lesão sólida com superfície lobulada. **B.** Massas e ninhos de células separadas por septos fibrosos contendo infiltrado inflamatório. No detalhe, célula multinucleada.

Carcinoma embrionário

Carcinoma embrionário, muito raro no ovário, corresponde ao mesmo tumor do testículo. Pode apresentar padrão glandular (tipo adenocarcinoma), tubular, papilífero ou sólido. A lesão é geralmente sólida, contém outros tipos de tumor de células germinativas e mostra áreas de necrose e hemorragia. O tumor tem comportamento agressivo, porém responde à quimio e à radioterapia.

Poliembrioma

Tumor maligno raro de crianças, o poliembrioma é constituído por corpos embrioides, semelhantes a embriões iniciais; manifesta-se como tumor misto de células germinativas.

Tumor misto maligno de células germinativas

Muitas vezes um tumor de células germinativas contém mais de um componente (tipo) tumoral, como associação de teratoma e disgerminoma. O tratamento e o prognóstico dependem da proporção de cada componente.

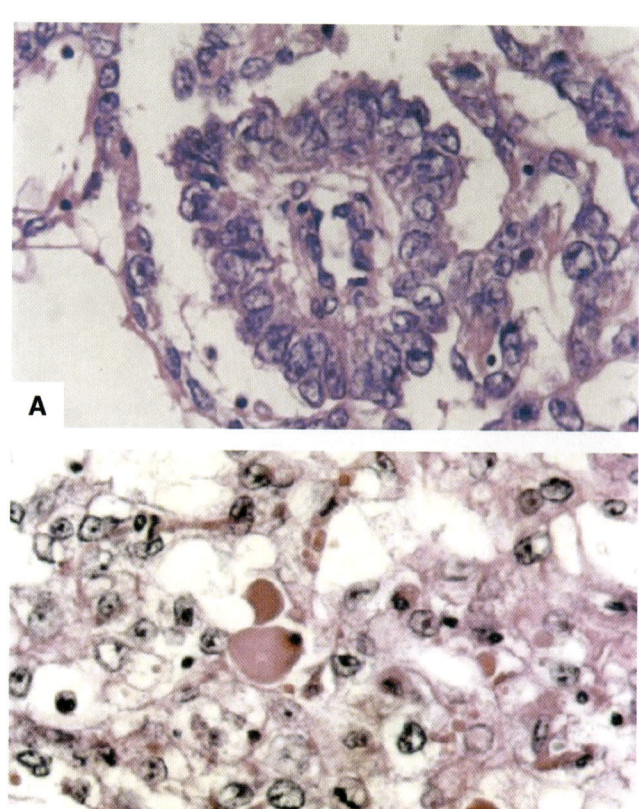

Figura 18.87 Tumor do tipo seio endodérmico. **A.** Corpúsculos de Schiller-Duval. **B.** Glóbulos hialinos de α-fetoproteína.

► Tumores originados de cordões sexuais e do estroma gonadal

Tumores originados dos cordões sexuais e do estroma gonadal englobam: (a) tumor de células da granulosa; (b) tecoma; (c) tumor de Sertoli-Leydig, ou androblastoma; (d) fibroma. Alguns desses tumores são funcionantes, ou seja, ativos hormonalmente, com alterações secundárias produzidas por estrógenos ou andrógenos, podendo, portanto, ser feminilizantes ou masculinizantes. Embora apareçam em qualquer idade, são mais frequentes na idade adulta; em cerca de 40% dos casos, ocorrem após a menopausa.

Tumor de células da granulosa

O tumor de células da granulosa, produtor de estrógenos, é o mais frequente deste grupo. Em mais de 90% dos casos, a neoplasia manifesta-se na peri-menopausa, quando causa hemorragia uterina que não responde ao tratamento clínico. Em crianças (5%), o tumor manifesta-se com puberdade precoce.

O tumor de células da granulosa é amarelado, volumoso, lobulado e predominantemente sólido, mas com áreas císticas de hemorragia (Figura 18.88 A). A lesão é formada por células da granulosa, com núcleos com fendas em grão de café e arranjo organoide ou trabecular, às vezes formando estruturas microfoliculares, chamadas de corpúsculos de Call-Exner (Figura 18.88 B). Alguns tumores contêm grande número de células da teca, configurando o *tumor de células tecogranulosas*. Pleomorfismo nuclear,

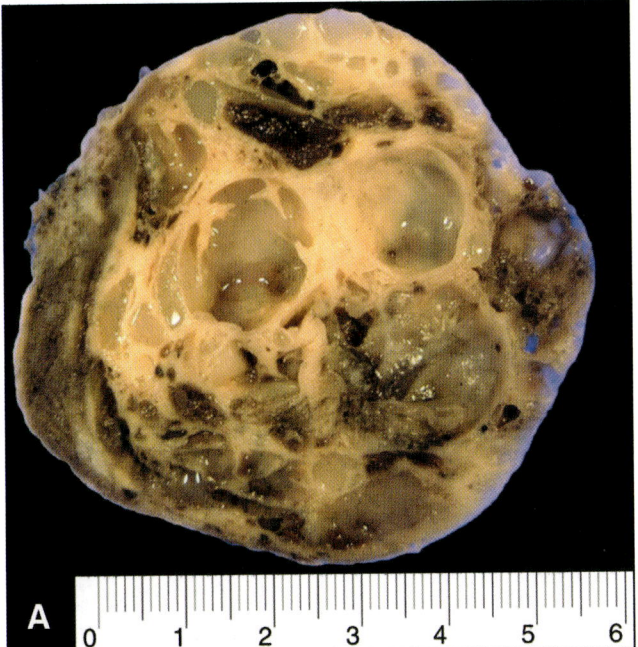

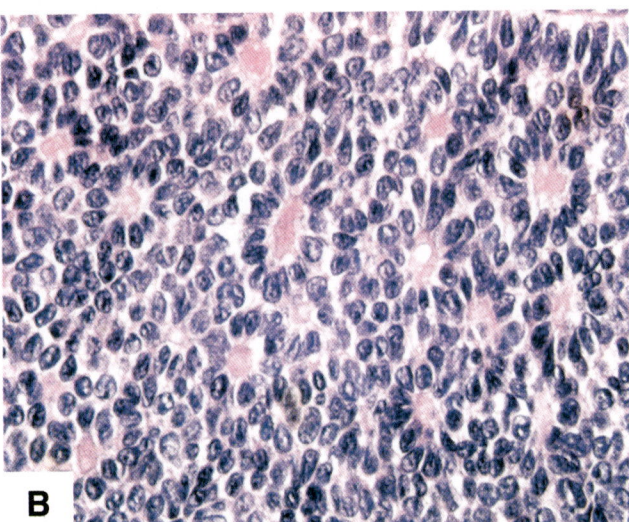

Figura 18.88 Tumor de células da granulosa. **A.** Aspecto macroscópico. Tumor sólido e cístico, com coloração amarelada e áreas de hemorragia. **B.** Células com núcleos em grão de café, dispostas em trabéculas ou folículos (corpúsculos de Call-Exner).

necrose e mitoses atípicas são sinais de mau prognóstico, embora seja muito difícil prever o comportamento da lesão com base apenas em achados histológicos. O tumor de células da granulosa é de baixa malignidade e tem comportamento indolente, mas apresenta recorrência pélvico-abdominal ou metástases tardias, muitas vezes 10 ou 20 anos após a retirada do tumor primário. α-inibina pode ser detectada em cortes histológicos ou dosada no sangue, comportando-se como um marcador tumoral.

Tecoma

Trata-se de tumor benigno sólido, encapsulado, firme, de coloração róseo-amarelada, às vezes vermelho-tijolo (tumor bem colorido). O tumor é formado por células da teca dispostas em feixes que simulam fibroma, embora contenham gotí-

culas lipídicas no citoplasma (células claras). Tecoma surge sobretudo após a menopausa e produz estrógenos, que são responsáveis pelo maior risco de hiperplasia ou adenocarcinoma do endométrio.

Fibroma

Fibroma é tumor benigno unilateral, sólido, firme, brancacento e fasciculado (Figura 18.89), às vezes pediculado, que se diferencia do tecoma pela ausência de lipídeos e, sobretudo, pela sua cor branca e brilhante. Aspecto interessante é o fato de provocar, além de compressão local, ascite e hidrotórax em 50% dos casos (mais à direita), constituindo a *síndrome de Meigs*. Os derrames, de causa desconhecida, desaparecem após a retirada do tumor. Essa síndrome não é exclusiva do fibroma, pois pode surgir também em outros tumores ovarianos, principalmente nos de natureza celômica. Fibrossarcoma do ovário é muito raro e semelhante ao de outros locais.

Tumor de células de Sertoli-Leydig (arrenoblastoma ou androblastoma)

O tumor de células de Sertoli ou Sertoli-Leydig é raro, tem baixo potencial de malignidade e pertence ao grupo dos tumores masculinizantes; histologicamente, é semelhante ao testículo embrionário/fetal. O tumor acomete jovens e adultos e causa manifestações de virilização (amenorreia, hipertrofia do clitóris, hirsutismo, acne e alterações da voz). A lesão pode ser sólida ou cística, tem tamanho variado e coloração alaranjada e é encapsulado, lobulado e firme.

A neoplasia apresenta vários padrões, dependendo do grau de diferenciação: (1) tubular (bem diferenciado); formam-se estruturas tubulares de contornos e tamanhos variados, com ou sem luz evidente (Figura 18.90), semelhantes a túbulos seminíferos; as células têm citoplasma escasso ou abundante (oxifílico); (2) misto, tubular e estromal (tipo intermediário), no qual se encontram túbulos e células de Leydig em diferentes proporções e em estádios variados de diferenciação; (3) secretor de esteroides (lipídeos), semelhante ao de células luteínicas ou das suprarrenais; (4) retiforme (semelhante à *rete testis*), em que se encontram túbulos e papilas, com ou sem componentes heterólogos (glândulas mucíparas, cartilagem etc.); (5) sólido, indiferenciado, formado por pequenas células redondas ou fusiformes.

18

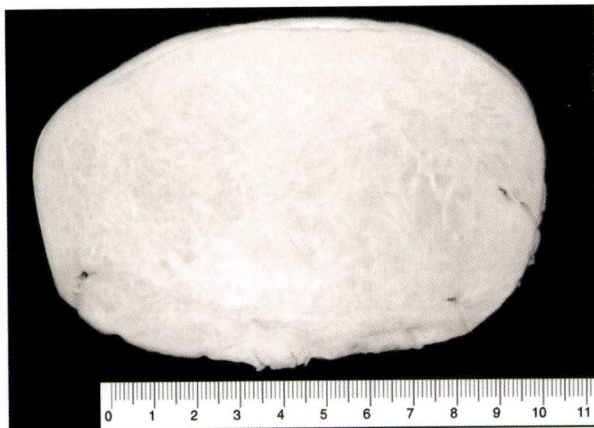

Figura 18.89 Fibroma. Tumor sólido, firme e fasciculado.

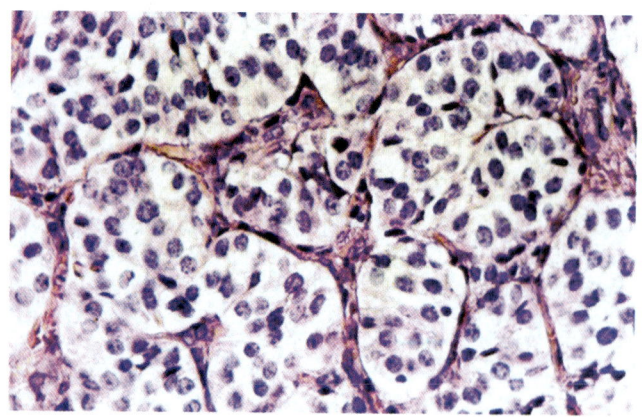

Figura 18.90 Tumor de células de Sertoli-Leydig. Células de Sertoli dispostas em estruturas trabeculares em meio a septos conjuntivos.

Quando tratados cirurgicamente, tais tumores podem devolver às pacientes todos os sinais de feminilidade, inclusive volta de menstruações e possibilidade de gravidez. O prognóstico depende do grau de diferenciação do tumor e do estadiamento.

Ginandroblastoma

Muito raro e mais comum em jovens, caracteriza-se por um componente de células da granulosa e outro componente tubular (tipo células de Sertoli), em proporções variáveis. As manifestações clínicas resultam de secreção aumentada de andrógenos ou de estrógenos.

▶ Tumores metastáticos

Relativamente comuns (10% das massas ovarianas), metástases ovarianas podem se manifestar antes do tumor primário, como acontece às vezes com neoplasias malignas do trato gastrointestinal. Qualquer tumor pode metastizar nos ovários, sendo mais frequentes os originários de intestino grosso, estômago, mama, pâncreas, vias biliares e útero. Linfoma de Burkitt, leucemias e outros linfomas também podem acometer os ovários.

O *tumor de Krukenberg* refere-se a um tipo especial de metástases bilaterais nos ovários (Figura 18.91 A), em geral de carcinomas do trato digestivo (estômago e intestino grosso), cujas células em anel de sinete invadem difusamente o estroma ovariano (Figura 18.91 B). Tal fato reforça a importância do exame minucioso do trato gastrointestinal e dos ovários durante laparotomias, pois muitas vezes o tumor primário é confundido com o secundário.

Aspectos clínicos dos tumores ovarianos

Como acontece com as demais neoplasias, tumores ovarianos, benignos ou malignos, durante certo tempo são assintomáticos. Quando sintomáticos, as principais manifestações incluem distensão abdominal, massa palpável, desconforto pélvico e dor abdominal baixa. Queixas urinárias ou digestivas podem estar presentes. Nas formas malignas avançadas, as pacientes apresentam também emagrecimento, caquexia e ascite, esta muitas vezes volumosa e recidivante, por causa de disseminação peritoneal.

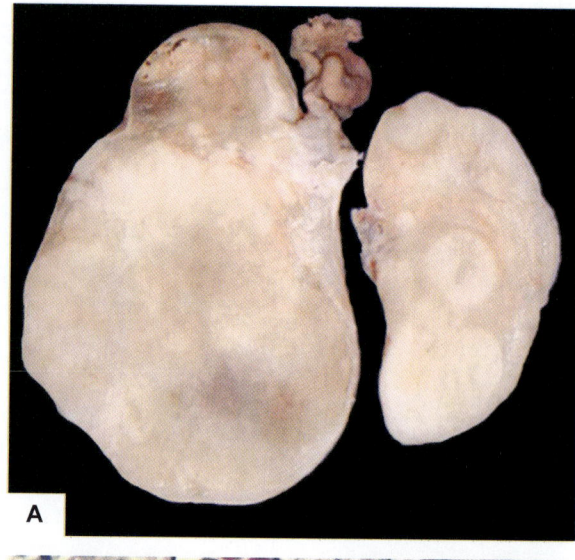

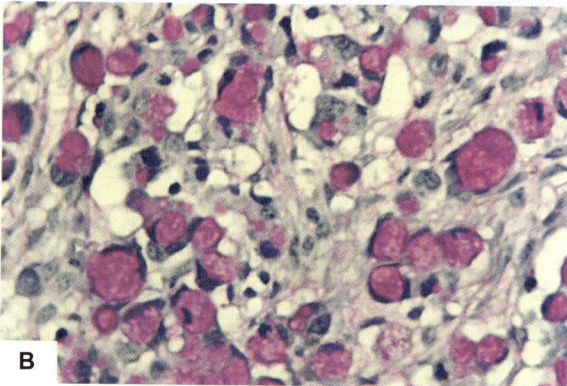

Figura 18.91 Tumor de Krukenberg. **A.** Metástases em ambos os ovários de carcinoma mucossecretor do estômago. **B.** Aspecto microscópico das lesões vistas em **A**, mostrando neoplasia formada por células em anel de sinete (coloração pelo PAS).

As neoplasias malignas disseminam-se pelas vias linfática (linfonodos ilíacos e para-aórticos), sanguínea (fígado, pulmões) e, caracteristicamente, por implantação peritoneal, muitas vezes difusamente na superfície serosa. Os implantes podem ser pequenos, superficiais e não invasivos ou francamente invasores e volumosos, associados a pior prognóstico.

Como o câncer ovariano é assintomático por certo tempo, o diagnóstico é geralmente tardio, razão pela qual sobrevida de 5 a 10 anos é menor do que nos cânceres do colo uterino e do endométrio. Com métodos propedêuticos mais recentes, no entanto, é possível suspeitar e diagnosticar tais neoplasias mais precocemente. O marcador tumoral CA-125, apesar de pouco específico e pouco sensível em neoplasias iniciais, tem sido utilizado na detecção de tumores epiteliais e no acompanhamento das pacientes com neoplasia confirmada. Outros marcadores, como CA15-3, osteopontina e calicreínas, vêm sendo avaliados em estudos clínicos. β-hCG e α-fetoproteína são bons marcadores de tumores de células germinativas, sobretudo no acompanhamento pós-operatório. A α-inibina é marcador de tumores dos cordões sexuais. Espera-se que esses e outros marcadores possam favorecer diagnóstico mais precoce e melhora do prognóstico.

A conduta clinicocirúrgica e o prognóstico dos carcinomas ovarianos dependem, em grande parte, do estadiamento clínico. O estadiamento proposto pela FIGO está indicado no Quadro 18.6.

Biópsia em massas ovarianas

Grande número de doenças ginecológicas manifesta-se como massas palpáveis na pelve. Apenas pelo exame clínico, contudo, muitas vezes é difícil decidir se a massa intrapélvica é neoplásica, lesão inflamatória ou endometriose. Diversos métodos propedêuticos têm sido usados na tentativa de se estabelecer o diagnóstico diferencial, como laparoscopia e laparotomia exploradora, o que nem sempre é possível. Em 70% dos casos, o diagnóstico de tumores ovarianos é feito tardiamente, em estádios avançados, já com metástases. Com essa preocupação, tem-se tentado, a exemplo do que se faz em outros órgãos (mama, tireoide, fígado etc.), estabelecer o diagnóstico por exame citológico de material colhido por aspiração.

No entanto, devido à variação dos quadros macroscópicos dos tumores, sobretudo nos de natureza cística e especialmente nos mucinosos, a biópsia aspirativa é desaconselhada pelo risco de disseminação neoplásica na cavidade peritoneal e da formação de implantes peritoneais. Também as neoplasias malignas, com alto índice de necrose, hemorragia e, sobretudo, cápsula rota, não oferecem bom campo para serem puncionadas. Assim, apesar de a punção aspirativa ser método propedêutico valioso, sua indicação em lesões ovarianas não é indicada.

O exame citológico de líquido ascítico ou de lavado peritoneal tem grande importância na pesquisa de células neoplásicas, sendo geralmente positivo nos casos com implantes peritoneais ou ruptura da cápsula ovariana (Figura 18.92).

Cistos e tumores dos ligamentos largo, redondo e uterossacro

São lesões benignas relativamente frequentes que se localizam preferencialmente em torno dos ovários, em posição intraligamentar – *cistos paraovarianos*. Tais cistos têm parede lisa e translúcida, são uniloculados, possuem conteúdo líquido citrino e são revestidos por uma única camada de células cúbicas ou prismáticas. Cistos do ligamento largo podem ser pediculados e sofrer torção, quando provocam necrose, hemorragia e ruptura intrapélvica, levando a quadro de abdome agudo. Muitas vezes, os cistos englobam também a tuba uterina, mas são facilmente

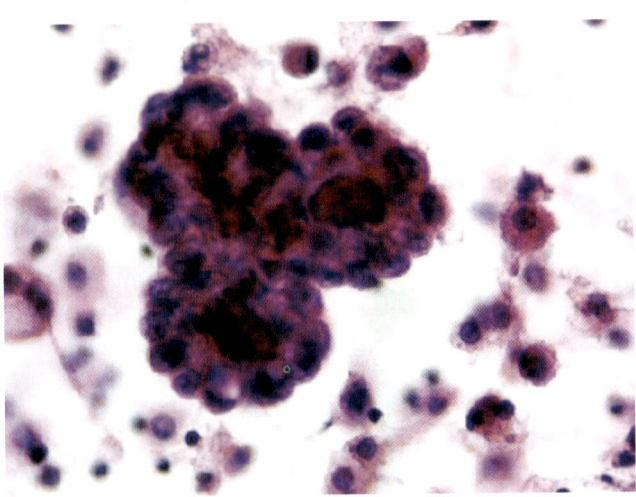

Figura 18.92 Esfregaço citológico de lavado peritoneal. Aglomerados tridimensionais de células neoplásicas formando papilas.

removidos cirurgicamente. A maioria deles deriva de remanescentes mesonéfricos.

Tumores dessa região, mais comuns após a terceira década, são geralmente benignos e pouco frequentes. São descritos fibroma, leiomioma, cisto dermoide e lipoma. Entre os tumores do ligamento uterossacro, merece destaque o *adenomioma*, que aparece em certos casos de endometriose pélvica; como responde ciclicamente aos hormônios ovarianos, provoca dor nas regiões retrossacra e coccígea durante a menstruação.

■ Leitura complementar

Amant F, Mirza MR, Koskas M, Creutzberg CL. Cancer of the corpus uteri. Int J Gynecol Obstet. 2018;143(Suppl. 2):37-50.

Berek JS, Kehoe ST, Kumar L, Fiedlander M. Cancer of the ovary, fallopian tube and peritoneum. Int J Gynecol Obstet. 2018;143(Suppl. 2):59-78.

Bhatla N, Aoki D, Sharma DN, Sankaranarayanan R. Cancer of the cervix uteri. Int J Gynecol Obstet. 2018;143(Suppl. 2):22-36.

Brown J, Friedlander M, Backes FJ, et al. Gynecologic Cancer Intergroup (GCIG) consensus review for ovarian germ cell tumors. Int J Gynecol Cancer. 2014;24(9 Suppl 3):S48-54.

Bruni L, Diaz M, Castellsagué X, Ferrer E, Bosch FX, Sanjosé S. Cervical human papillomavirus prevalence in 5 continents: meta-analysis of 1 million women with normal cytological findings. J Inf Diseases. 2010;202:1789-99.

Cancer Genome Atlas Research Network, Kandoth C, Schultz N, et al. Integrated genomic characterization of endometrial carcinoma. Nature. 2013;497:67-73.

Cools M, Looijenga LHJ, Wolffenbuttel KP, Drop SLS. Disorders of sex development: update on the genetic background, terminology and risk for the development of germ cell tumors. World J Pediatr. 2009;5(2):93-102.

Darragh TM, Colgan TJ, Cox JT, et al. The lower anogenital squamous terminology standardization project for HPV-associated lesions: background and consensus recommendations from the College of American Pathologists and the American Society for Colposcopy and Cervical Pathology. J Low Genit Tract Dis. 2012;16:205-42.

Del Carmen MG, Birrer M, Schorge JO. Clear cell carcinoma of the ovary: a review of the literature. Gynecol Oncol. 2012; 126(3):481-90.

Dizon DS, Mackay HJ, Thomas GM, et al. State of the science in cervical cancer: where we are today and where we need to go. Cancer. 2014;120(15):2282-8.

Fang J, Zhang H, Jin S. Epigenetics and cervical cancer: from pathogenesis to therapy. Tumour Biol. 2014;35(6):5083-93.

Fujiwara K, Monk B, Devouassoux-Shisheboran M. Adenocarcinoma of the uterine cervix: why is it different? Curr Oncol Rep. 2014;16(12):416.

Gourley C, Farley J, Provencher DM, et al. Gynecologic Cancer InterGroup (GCIG) consensus review for ovarian and primary peritoneal low-grade serous carcinomas. Int J Gynecol Cancer. 2014;24(9 Suppl 3):S9-13.

Greenbaum S, et al. Ecological dynamics of the vaginal microbioma inrelation to health and disease. Am J Obst Gynecol. 2019;220(4):324-35.

Greenson JK, Hornick JL, Longacre TA, et al. Sternberg's diagnostic surgical pathology. 6th ed. Philadelphia: Wolters Kluwer; 2015.

Groves IJ, Coleman N. Pathogenesis of human papillomavirus--associated mucosal disease. J Pathol. 2015;235(4):527-38.

18

Harper DM, Demars LR. HPV vaccines – a review of the first decade. Gynecol Oncol. 2017;146:196-214.

Harter P, et al. Gynecologic Cancer InterGroup (GCIG) consensus review for ovarian tumors of low malignant potential (borderline ovarian tumors). Int J Gynecol Cancer. 2014;24(9 Suppl 3):S5-8.

Hensley ML, et al. Gynecologic Cancer InterGroup (GCIG) consensus review: uterine and ovarian leiomyosarcomas. Int J Gynecol Cancer. 2014;24(9 Suppl 3):S61-66.

Hoang L, et al. Endometrial stromal sarcomas and related neoplasms: new developments and diagnostic considerations. Pathology. 2018;50(2):162-77.

Kondi-Pafiti A, et al. Clinicopathological characteristics of ovarian carcinomas associated with endometriosis. Arch Gyn Obst. 2012;285(2):479-83.

Kurman RJ, Ellenson LH, Ronnett BM. Blaustein's pathology of the female genital tract. 7th ed. New York: Springer; 2019.

Ledermann JA, et al. Gynecologic Cancer InterGroup (GCIG) consensus review for mucinous ovarian carcinoma. Int J Gynecol Cancer. 2014;24(9 Suppl 3):S14-9.

Lesnikova I, et al. p16 as a diagnostic marker of cervical neoplasia: a tissue microarray study of 796 archival specimens. Diagn Pathology. 2009;4(22):1-7.

Linhares IM, Giraldo PC, Baracat EC. New findings about vaginal bactéria flora. Rev Assoc Med Bras. 2010;56(3):370-4.

Loureiro J, Oliva E. The spectrum of cervical glandular neoplasia and issues in differential diagnosis. Arch Pathol Lab Med. 2014;138(4):453-483.

Maciel-Guerra AT, Guerra Jr G (eds.). Menino ou menina? Distúrbios da diferenciação do sexo. 3. ed. Curitiba: Editora Apris; 2019.

Maniar KP, Nayar R. HPV-related squamous neoplasia of the lower anogenital tract: an update and review of recent guidelines. Advances in Anatomic Pathology. 2014;21(5):341-58.

Matsuo K, et al. Validation of the 2018 FIGO cervical cancer staging system. Gynecol Oncol. 2019;152(1):87-93.

Ministério da Saúde. Instituto Nacional do Câncer. Estimativa da Incidência de Câncer no Brasil em 2020. Disponível em: https://www.inca.gov.br/numeros-de-cancer.

Mccluggage WG. Morphological subtypes of ovarian carcinoma: a review with emphasis on new developments and pathogenesis. Pathology. 2011;43(5):420-32.

Morice P, et al. Mucinous ovarian carcinoma. N Engl J Med. 2019;380:1256-66.

Morrison JC, et al. Incidental serous tubal intraepithelial carcinoma and early invasive serous carcinoma in the nonprophylactic setting-analysis of a case series. Am J Surg Pathol. 2015;39:442-53.

Nayar R, Wilbur DC. The Pap test and Bethesda 2014. The reports of my demise have been greatly exaggerated (after a quotation from Mark Twain). Acta Cytol. 2015;59(2):121-32.

Nayar R, Wilbur DC. The Pap test and Bethesda 2014. Cancer Cytopathol. 2015;123(5):271-81.

Nucci MR. Pseudoneoplastic glandular lesions of the uterine cervix: a selective review. Int J Gynecol Cancer. 2014;33(4):330-8.

Nuño T, García F. The LAST project and its implications for clinical care. Obstet Gynecol Clin North Am. 2013;40(2):225-33.

Pautier P, et al. Gynecologic Cancer InterGroup (GCIG) consensus review for high-grade undifferentiated sarcomas of the uterus. International Journal of Gynecological Cancer. 2014;24 (9 Suppl 3):S73-77.

Pirog EC. Pathology of vulvar neoplasms. Surg Pathol Clin. 2011;4(1):87-111.

Prat J, et al. Ovarian carcinoma: at least five different diseases with distinct histological features and molecular genetics. Hum Pathol. 2018;80:11-27.

Ray-Coquard I, et al. Gynecologic Cancer InterGroup (GCIG) consensus review for ovarian sex cord stromal tumors. Int J Gynecol Cancer. 2014;24(9 Suppl 3):S42-47.

Reyes MC, Cooper K. An update on vulvar intraepithelial neoplasia: terminology and a practical approach to diagnosis. J Clin Pathol. 2014;67(4):290-4.

Sagae S, et al. Gynecologic Cancer InterGroup (GCIG) consensus review for uterine serous carcinoma. Int J Gynecol Cancer. 2014;24(9 Suppl 3):S83-9.

Seiwert TY. Ties that bind: p16 as a prognostic biomarker and the need for high-accuracy human papillomavirus testing. J Clin Oncol. 2014;32(35):3914-6.

Soslow RA, Tornos C, Park KJ, et al. Endometrial carcinoma diagnosis: use of FIGO grading and genomic subcategories in clinical practice: recommendations of the international society of gynecological pathologists. Int J Gynecol Pathol. 2019;38(Suppl 1):S64-S74.

Stolnicu S, et al. International Endocervical Adenocarcinoma Criteria and Classification (IECC): a new pathogenetic classification for invasive adenocarcinomas of the endocervix. Am J Surg Pathol. 2018;42(2):214-26.

The Bethesda system for reporting cervical/vaginal cytologic diagnoses. Report on the 1991 Bethesda workshop. Am J Surg Pathol. 1992;16:914.

van de Nieuwenhof HP, et al. Differentiated vulvar intraepithelial neoplasiais often found in lesions, previously diagnosed as lichen sclerosus, which have progressed to vulvar squamous cell carcinoma. Mod Pathol. 2011;24:297-305.

Vang R, et al. Fallopian tubal precursor of low and high-grade serous neoplasms. Histopathology. 2013;62:44-58.

Wang Y, et al. The origin and pathogenesis of endometriosis. Annu Rev Pathol Mech Dis. 2020;15:71-95.

World Health Organization. Classification of tumours of female genital tumors. 5th ed., 2020.

Yang EJ, et al. Vulvar and anal intraepithelial neoplasia: terminology, diagnosis, and ancillary studies. Adv Anat Pathol. 2017;24:136-50.

Zeppernick FE, Meinhold-Heerlein I. The new FIGO staging system for ovarian, fallopian tube, and primary peritoneal cancer. Arch Gynecol Obstet. 2014;290(5):839-42.

18

Capítulo 19

Sistema Genital Masculino

Athanase Billis

Próstata

▶ Aspectos da normalidade

Localizada na pelve, a próstata envolve o colo vesical e a uretra e fica em contato com o reto. No período embrionário, é dividida em lobos laterais, anterior e posterior. Em adultos, o limite entre os lobos é impreciso, não existindo feixes de tecido conjuntivo que os delimitem. O único que pode ser mais ou menos bem delimitado é o lobo posterior, que corresponde ao parênquima situado posteriormente a um plano indicado pela direção dos ductos ejaculadores.

A próstata pode ser dividida também em grupos glandulares interno e externo. No grupo interno, estão as glândulas mucosas e as submucosas e, no externo, as glândulas externas ou prostáticas propriamente ditas. Há ainda uma outra designação topográfica em três zonas. A zona de transição corresponde à região que envolve a uretra proximal; a zona central, à porção que acompanha os ductos ejaculadores; a zona periférica (maior), à parte que envolve a uretra distal e que corresponde à região posterior da próstata (Figura 19.1). A divisão em zonas é a mais utilizada no estudo ultrassonográfico da próstata.

As glândulas prostáticas são constituídas de ácinos e ductos excretores revestidos por células cúbicas ou cilíndricas altas. Os núcleos dessas células são basais, e o citoplasma mostra, à imuno-histoquímica, forte positividade para o antígeno específico da próstata (PSA). Abaixo destas, há uma camada contínua

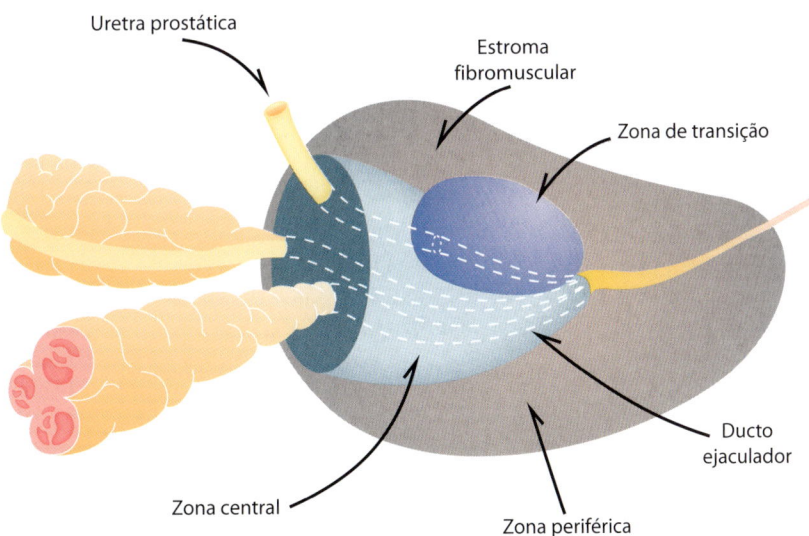

Figura 19.1 Esquema da concepção anatômica da próstata em zonas, de acordo com McNeal. A zona central (*azul claro*) acompanha o trajeto dos ductos ejaculadores; a zona de transição (*azul escuro*) indica o trajeto da uretra prostática; o restante do parênquima (*cinza*) corresponde à zona periférica. Na porção mais anterior da zona periférica, predomina estroma fibromuscular e não glândulas.

ou descontínua de células basais positivas para ceratinas de alto peso molecular. Ao contrário do que ocorre na mama e nas glândulas salivares, parece que as células basais da próstata não têm função mioepitelial, atuando apenas como células de reserva e diferenciando-se em células epiteliais secretoras. Próximo à uretra prostática, o epitélio de revestimento dos ductos excretores é do tipo urotelial. O estroma, constituído por fibras elásticas e tecidos conjuntivo e muscular liso, tem importante função na regulação da proliferação e diferenciação do epitélio glandular por meio da síntese e liberação de fatores de crescimento (IGF, FGF, VEGF e TGF).

A próstata está sob influência hormonal (Figura 19.2). O hormônio luteinizante (LH), produzido na adeno-hipófise por ação do hormônio liberador do LH (LHRH) sintetizado no hipotálamo, estimula as células de Leydig do testículo a produzir testosterona (T). O epitélio glandular prostático responde à ação da di-hidrotestosterona (DHT), que resulta da ação da enzima 5α-redutase sobre a testosterona nas células estromais. A testosterona tem função na libido e na potência sexual, enquanto a di-hidrotestosterona atua na proliferação e na função do epitélio glandular da próstata.

Atrofia

A atrofia prostática ganhou maior importância pelo uso cada vez maior de biópsias da próstata por agulha, uma vez que é a lesão que histologicamente mais se confunde com o câncer da glândula; na atrofia, os ácinos são pequenos e simulam adenocarcinoma microacinar (Figura 19.3). A lesão pode ser difusa ou focal. Atrofia difusa resulta de radioterapia ou terapêutica hormonal;

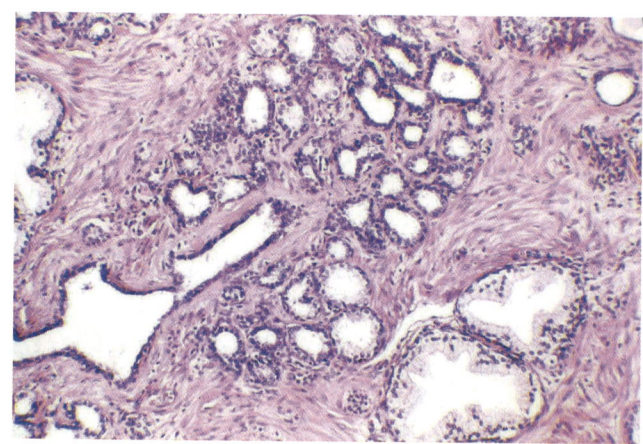

Figura 19.3 Atrofia prostática. Glândulas reduzidas de volume e com epitélio baixo. Comparar com as glândulas de volume normal à direita e embaixo.

inflamação e isquemia crônica por aterosclerose causam atrofia focal, cuja frequência aumenta com a idade. Morfologicamente, a atrofia focal pode ser completa ou parcial. A última é a lesão benigna que mais se confunde com adenocarcinoma em biópsias prostáticas por agulha. Atrofia completa pode ser simples, hiperplásica (hiperplasia pós-atrofia) e esclerosante. Na maioria dos casos, os subtipos histológicos estão combinados, corroborando a hipótese de que representam um espectro morfológico de uma única lesão. É controverso se atrofia prostática é lesão pré-cancerosa.

Prostatites

Bactérias são a causa mais frequente de **prostatite aguda**. Os microrganismos chegam à próstata por refluxo intraprostático de urina infectada ou, ocasionalmente, pela via linfática ou hematogênica. Manipulação cirúrgica (cateterização, cistoscopia, dilatação uretral, ressecção transuretral etc.) é fator predisponente. Na maioria das vezes, a infecção é causada por *Escherichia coli*; menos comumente, é devida a *Proteus*, *Klebsiella*, *Enterobacter*, *Pseudomonas*, *Serratia* e outros tipos menos comuns de bactérias Gram-negativas. A próstata pode também ser comprometida secundariamente por propagação de uretrite gonocócica. Prostatites bacterianas são também comuns em pacientes com AIDS. Microscopicamente, as prostatites agudas apresentam infiltrado rico em neutrófilos, com ou sem abscessos.

Prostatite bacteriana aguda tratada inadequadamente ou não tratada pode evoluir para **prostatite crônica**. Na maioria das vezes, entretanto, prostatites crônicas bacterianas surgem insidiosamente sem uma fase aguda evidente, sendo os microrganismos causadores os mesmos das prostatites agudas. Em alguns casos de prostatite crônica, não se isolam bactérias, apesar de na secreção prostática serem encontrados neutrófilos (prostatite crônica abacteriana). Em alguns desses casos, o microrganismo responsável parece ser *Chlamydia trachomatis* ou *Ureaplasma urealyticum*.

Cálculos prostáticos são encontrados em 70 a 100% das glândulas estudadas à necrópsia. Admite-se que se formem por calcificação dos corpos amiláceos e/ou da secreção prostática precipitada. Apesar de assintomáticos, têm importância nos casos de prostatites bacterianas rebeldes ao tratamento: os cálculos serviriam como um ninho para as bactérias, comportando-se como fonte contínua de infecções da próstata.

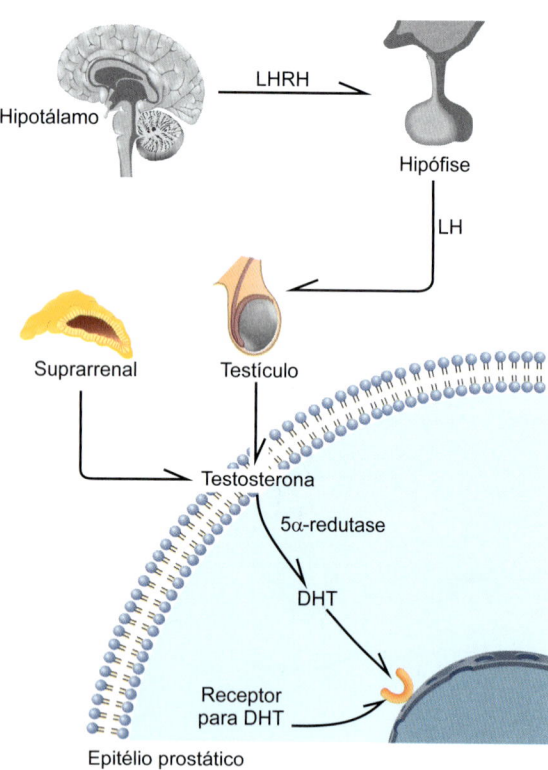

Figura 19.2 Esquema da fisiologia hormonal da próstata. LHRH: hormônio liberador do hormônio luteinizante; LH: hormônio luteinizante; DHT: di-hidrotestosterona.

19

As prostatites crônicas mais frequentes são não infecciosas e constituem achado quase constante na hiperplasia nodular da próstata (ver adiante). Admite-se que tais inflamações resultem do extravasamento de secreção prostática no estroma consequente à obstrução dos ductos.

Prostatite tuberculosa atualmente é rara. Em geral, é encontrada após comprometimento pulmonar ou disseminação miliar. Os granulomas mostram células epitelioides, células gigantes do tipo Langhans e necrose caseosa, podendo ser idênticos aos observados na brucelose. Esta é causada por um cocobacilo Gram-negativo e BAAR-negativo, mais bem demonstrado em tecidos pela coloração de MacCallum-Goodpasture; as culturas são, em geral, negativas. Juntamente com a calculose e os nódulos hiperplásicos estromatosos, a tuberculose entra no diagnóstico diferencial com o carcinoma da próstata por causa da consistência endurecida da glândula ao toque retal.

Prostatite crônica secundária ao uso de BCG também tem interesse prático. O BCG é utilizado na imunoterapia do câncer, pois tem efeito estimulante na resposta imunitária a antígenos heterólogos, inclusive antígenos tumorais não encontrados em tecidos normais. O BCG é utilizado como agente coadjuvante no tratamento de inúmeras neoplasias malignas: câncer de mama, cólon, leucemias, estômago, pâncreas e, principalmente, pele (melanomas) e bexiga. O protocolo mais utilizado na imunoterapia dos tumores uroteliais da bexiga consiste na administração de BCG pelas vias intradérmica e intravesical. Durante a terapia com BCG, podem ser observados vários efeitos colaterais: mau estado geral, febre, irritabilidade vesical, hematúria, poliartralgia e prostatite granulomatosa, entre outros.

No acompanhamento de pacientes após *ressecção transuretral* (RTU) para tratamento de carcinoma vesical superficial, podem ser realizadas biópsias múltiplas da mucosa vesical. Nos pacientes que recebem BCG, encontram-se granulomas epitelioides com ou sem células gigantes do tipo Langhans. Necrose caseosa não é achado comum; quando presente, porém, pode ser extensa (Figura 19.4). Bacilos BAAR-positivos podem ser vistos até cerca de 6 semanas após tratamento com BCG. O conhecimento dessa causa de reação granulomatosa é fundamental para se evitar confusão diagnóstica e, como consequência, condutas terapêuticas equivocadas.

O mecanismo de ação do BCG é desconhecido. Postula-se ação sistêmica ao efeito local antitumoral por meio de estimulação das imunidades humoral e celular. Admite-se que o BCG chegue rapidamente nos linfonodos e sensibilize linfócitos, os quais, em 4 a 5 dias, estão presentes na circulação. Após a interação de linfócitos com o BCG, são liberados vários mediadores que induzem reação granulomatosa.

Após RTU da próstata, forma-se uma loja margeada por restos necróticos e infiltrado inflamatório que promove a absorção desse material e favorece a reepitelização. Em alguns casos, pode se formar reação granulomatosa constituída por células epitelioides em torno de áreas de necrose fibrinoide. Células gigantes dos tipos Langhans e corpo estranho e granulomas sem necrose central também podem estar presentes. Tais granulomas são encontrados até 5 anos após RTU ou biópsia por agulha, admitindo-se que possam representar uma reação ao trauma da cauterização prévia; essa lesão pode ser vista também na bexiga. Em alguns casos, os granulomas têm grande semelhança com os da artrite reumatoide, sugerindo reação por hipersensibilidade ou resposta imunitária mediada por células. Reação granulomatosa margeando área necrótica na mucosa uretral ulcerada é muito característica de granulomas pós-RTU; este achado, juntamente com história de RTU pregressa, confirma o diagnóstico de reação granulomatosa pós-RTU. Causas raras de prostatite crônica granulomatosa incluem sarcoidose e poliangiite com granulomas. Raramente, encontram-se granulomas esquistossomóticos.

Excluindo-se causas infecciosas, uso de BCG e RTU pregressa, sobram cerca de 3% de casos em que não há causa aparente para a reação granulomatosa. Clinicamente, esta *prostatite granulomatosa idiopática* pode ser confundida com carcinoma por causa da elevação do PSA e da consistência dura da próstata ao toque retal. A reação granulomatosa é de células epitelioides e gigantes dos tipos Langhans ou corpo estranho, não raro com macrófagos xantomatosos envolvendo ácinos ou ductos.

Malacoplaquia

Do grego *malakos* (mole) e *plakos* (placa), malacoplaquia é uma doença inflamatória de causa desconhecida que pode acometer vários órgãos, inclusive a próstata. A afecção atinge preferencialmente o sistema urinário, sistema genital, trato digestivo e retroperitônio. No trato urinário, há nítida preponderância no sexo feminino (cerca de 4:1). A malacoplaquia vesical é acompanhada de irritabilidade e hematúria, em geral associada a infecção urinária por *Escherichia coli* que não responde à medicação usual.

À microscopia, encontram-se densos agrupamentos de macrófagos, denominados células de von Hansemann, e estruturas arredondadas mostrando faixas concêntricas lembrando alvo, intra ou extracelulares, que correspondem aos corpúsculos de Michaelis-Gutmann, muito bem evidenciados na coloração pelo PAS (Figura 19.5). Além desses, notam-se linfócitos e plasmócitos. As células de von Hansemann apresentam numerosíssimos grânulos PAS-positivos que, à microscopia eletrônica, correspondem a fagolisossomos. Os corpúsculos de Michaelis-Gutmann originam-se de fagolisossomos gigantes. Bactérias no interior das células de von Hansemann podem ou não ser encontradas.

Na próstata, as lesões podem ser confundidas com o carcinoma por causa da semelhança das células deste com as células de von Hansemann. Ajudam no diagnóstico diferencial o aspecto uniforme dos macrófagos, a ausência de atipias, a presença de outras células inflamatórias e, mais importante, o encontro de corpúsculos de Michaelis-Gutmann. Estes, por sua vez, não devem ser confundidos com fungos.

O exame ao microscópio eletrônico mostra macrófagos contendo numerosos fagolisossomos no citoplasma. A matriz dos fagolisossomos contém estruturas de aspectos variados: (1) microvesículas; (2) estruturas escuras com contorno arredondado ou ovoide, algumas de aspecto indistinto ou desintegrado;

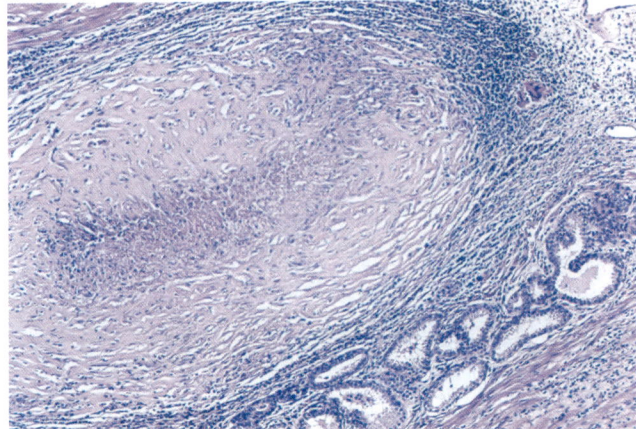

Figura 19.4 Granuloma na próstata secundário ao uso de BCG. Na porção central, há necrose caseosa.

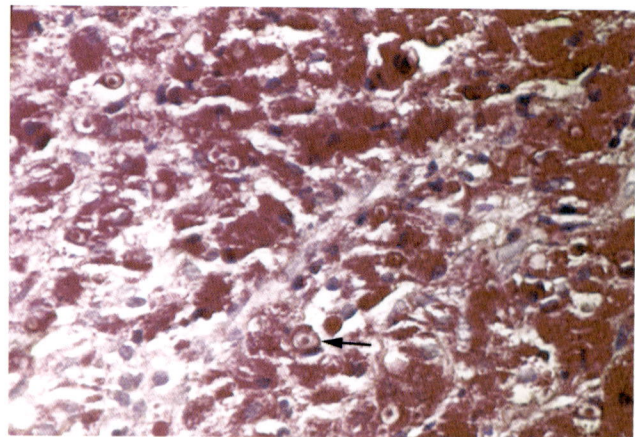

Figura 19.5 Malacoplaquia (coloração pelo PAS). Corpúsculos de Michaelis-Gutmann: numerosas estruturas arredondadas, algumas com aspecto em alvo (*seta*).

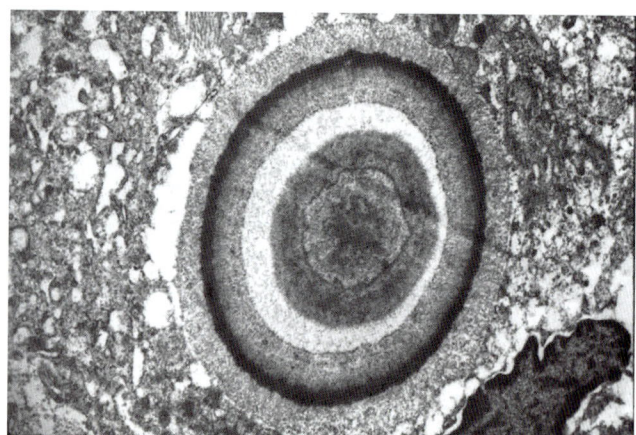

Figura 19.6 Microscopia eletrônica de corpúsculo de Michaelis-Gutmann. Aspecto em alvo resultante da formação de zonas concêntricas com diferentes concentrações de hidroxiapatita.

(3) figuras mielínicas; (4) estruturas trilaminadas espiraladas ou em alça em padrão de "impressão digital"; (5) microcristais.

Em 75% dos casos, a malacoplaquia associa-se a infecção por *Escherichia coli*. A questão, não resolvida, é se a afecção ocorre quando se trata de uma: (1) cepa especial da bactéria; (2) resposta imunitária anormal; (3) reação macrofágica alterada; (4) anormalidade intrínseca dos macrófagos. Admite-se que material ingerido pelos macrófagos (bactérias, outros microrganismos ou substâncias) se acumula nos fagolisossomos e se comporta como um ninho para a deposição de sais de cálcio e a formação de cristais de hidroxiapatita, levando ao aumento de volume dos fagolisossomos e à formação dos corpúsculos de Michaelis-Gutmann. Parece que a formação destes últimos resulta de um fenômeno físico-químico (*Liesegang*) no qual há formação de zonas concêntricas de diferentes concentrações de cristais de hidroxiapatita, surgindo o aspecto em "alvo" (Figura 19.6).

Hiperplasia nodular

Hiperplasia nodular da próstata (HNP) consiste em crescimento nodular do órgão por proliferação não neoplásica das glândulas e do estroma prostáticos. No mundo todo, a HNP é a afecção mais comum da próstata. Em estudo de autópsias de homens acima de 40 anos de idade realizado no Serviço do autor, a HNP foi encontrada em 28,4% dos casos, com frequência crescente com a idade: 7,7% em indivíduos de 40 a 54 anos; 31,3% entre aqueles de 55 a 69 anos; e 46,7% naqueles com mais de 70 anos. A grande maioria dos pacientes com sinais e sintomas de HNP está na 7ª e na 8ª décadas.

Os nódulos hiperplásicos originam-se nos lobos laterais e médio, a partir do grupo glandular interno (glândulas mucosas e submucosas); os lobos anterior e posterior não são comprometidos. Considerando-se a divisão da próstata em zonas, a HNP origina-se da zona de transição.

19

Aspectos morfológicos

O aspecto macroscópico varia conforme os lobos acometidos e a constituição histológica do nódulo. Na maioria das vezes, tanto os lobos laterais como o médio estão comprometidos (Figura 19.7); com menor frequência, só os lobos laterais estão afetados. Quando aumentado de volume, o lobo médio faz saliência no assoalho da bexiga, formando como que uma valva atrás, ao lado ou em torno do orifício uretral interno. O volume da glândula varia bastante, sendo descritas próstatas pesando 20 vezes o normal. Em estudo realizado pelo autor em necrópsias, o peso médio da próstata normal é de 18,8 g, com limites inferior e superior de 10,5 g e 30 g. Próstatas com mais de 30 g sempre apresentam algum processo patológico.

A superfície de corte (Figura 19.8) mostra de modo constante nódulos de diferentes diâmetros (de minúsculos a 1 a 2 cm), cujos aspecto e consistência variam conforme a constituição histológica: duros e de aspecto fasciculado quando constituídos predominantemente de estroma, menos consistentes e de aspecto esponjoso quando predomina o componente glandular; o aspecto esponjoso é mais evidente quando há dilatação cística das glândulas. Áreas de infarto aparecem como zonas de cor pardacenta de tamanhos variados (Figura 19.9). Por compressão dos nódulos, sai líquido leitoso ou, se há infecção associada, amarelo-esverdeado. O crescimento dos nódulos originados no grupo glandular interno produz compressão nas glândulas do grupo externo, as quais passam a formar a chamada *cápsula cirúrgica*. Quando nos lobos laterais, os nódulos causam compressão da uretra prostática, que se torna tortuosa e em fenda (Figura 19.9).

Os nódulos hiperplásicos são constituídos predominantemente por estroma, por estroma e tecido glandular ou, mais raramente, predominantemente por glândulas. Na maioria das vezes, na mesma próstata encontram-se nódulos estromatosos e estromatoglandulares (Figura 19.10). As glândulas hiperplásicas têm forma e tamanho variados, são às vezes dilatadas cisticamente e mostram proliferação papilífera para a luz. Infiltrado inflamatório de mononucleares em focos esparsos é constante. A inflamação é asséptica, admitindo-se que resulte do extravasamento de secreção prostática no estroma por causa da obstrução.

(continua)

Aspectos morfológicos (*continuação*)

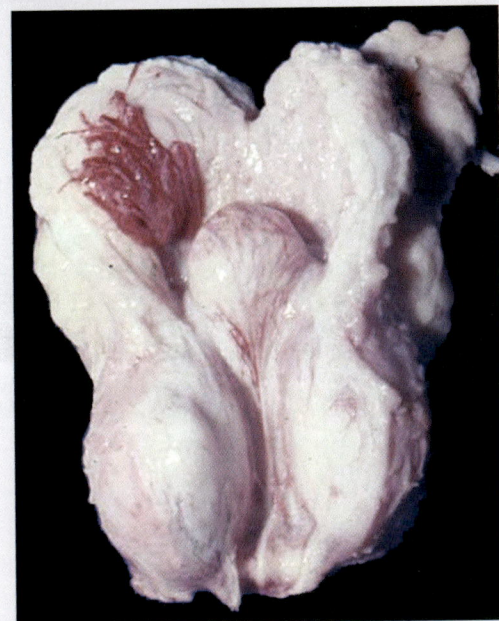

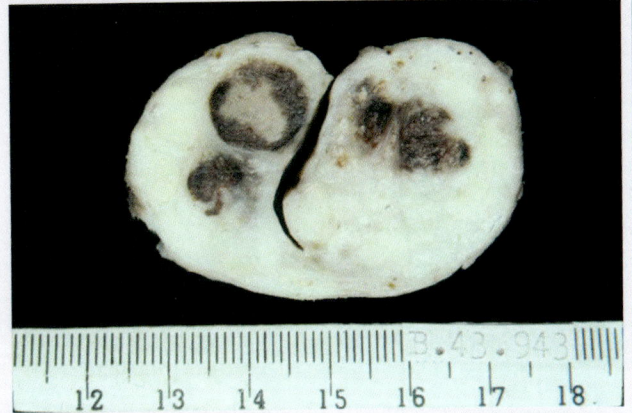

Figura 19.9 Infartos da próstata (áreas de cor pardacenta), na hiperplasia nodular. A uretra é estreita e em fenda.

Figura 19.7 Hiperplasia nodular da próstata do tipo trilobar: aumento de volume dos lobos laterais e do lobo médio. Existe também um carcinoma urotelial papilífero da bexiga (lesão vegetante, avermelhada).

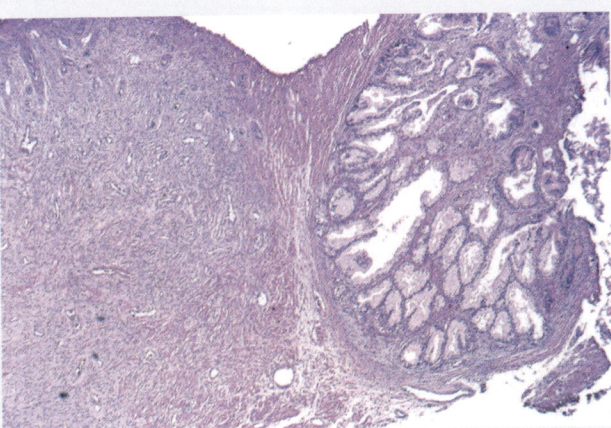

Figura 19.10 Nódulo hiperplásico do tipo estromatoglandular à direita e do tipo estromatoso à esquerda.

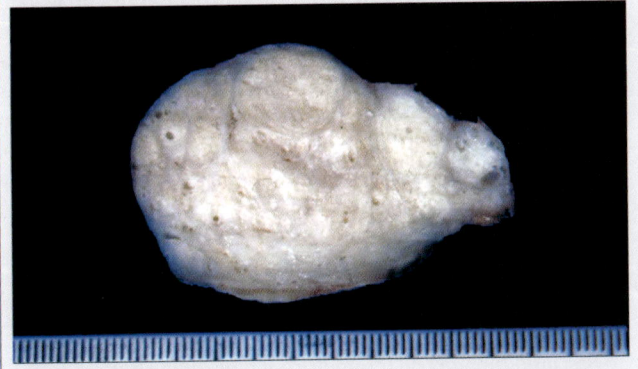

Figura 19.8 Superfície de corte de próstata com hiperplasia nodular. Nódulos de diferentes tamanhos distribuídos difusamente, alguns com aspecto esponjoso.

Áreas de infarto não são raras e resultam de isquemia relativa em próstatas muito volumosas. Com frequência, ductos e ácinos próximos a áreas de infarto mostram metaplasia escamosa. Esta ocorre rapidamente após a isquemia, podendo observar-se nos focos metaplásicos células com atipias e pleomorfismo nuclear que refletem a intensa e rápida proliferação celular.

Aspectos clínicos. Evolução

Os nódulos hiperplásicos causam compressão da uretra prostática ou funcionam como uma valva no orifício uretral interno, resultando em retenção urinária. A obstrução da uretra provoca dificuldade de urinar que se manifesta por um conjunto de sinais e sintomas denominado *manifestações do trato urinário inferior* (anteriormente chamado *prostatismo*), aumento da frequência para urinar, noctúria, urgência miccional, jato urinário fraco, hesitação, intermitência, gotejamento urinário, esvaziamento incompleto e micção em dois tempos. A falta de esvaziamento completo da bexiga é fator predisponente para infecções urinárias. Em alguns pacientes, pode haver retenção urinária aguda necessitando de cateterização de urgência, na

maioria das vezes causada por aumento súbito da glândula por edema secundário a infarto prostático. Tais sinais e sintomas nem sempre são provocados por HNP, pois podem resultar de distúrbios relacionados com a contratilidade da bexiga.

Como a próstata hiperplásica pode fazer saliência sob a parede do reto, o toque retal é elemento propedêutico importante no diagnóstico clínico de HNP. Aliás, na maioria dos casos a suspeita surge desse procedimento.

As consequências da hiperplasia prostática resultam da obstrução urinária e das suas repercussões na bexiga. No início, a parede vesical sofre hipertrofia e forma traves musculares entrecruzadas que delimitam espaços irregulares, dando o aspecto de trabeculação da mucosa vesical. Em locais de menor resistência, a mucosa é impulsionada entre as fibras musculares e forma pseudodivertículos. O não esvaziamento destes e o resíduo urinário no seu interior são as principais causas de infecções frequentes no trato urinário. O estiramento da uretra prostática por aumento de volume da glândula causa erosões na mucosa, favorecendo infecções bacterianas em cerca de 10% dos pacientes, associadas ou não a litíase prostática. Na fase avançada, a bexiga não consegue mais vencer a obstrução ao fluxo urinário e dilata-se, podendo atingir grande volume. Surge refluxo vesicoureteral, com hidroureter e hidronefrose bilaterais. Pielonefrite e insuficiência renal crônica decorrentes desses processos podem ser a causa do óbito em pacientes não tratados.

Etiopatogênese

A patogênese da hiperplasia nodular é controversa e não completamente conhecida. Há duas hipóteses principais:

- **Fatores de crescimento.** Interações entre estroma e epitélio glandular parecem cruciais na patogênese da HNP. Admite-se que, no início, os nódulos sejam estromatosos por ação de provável produção local de fatores de crescimento. Com o tempo, parece que as células estromais da região periuretral induzem proliferação intranodular de ductos e ácinos, surgindo, assim, os nódulos estromatoglandulares (Figura 19.11). Segundo essa hipótese, porém, é difícil explicar a existência de nódulos constituídos quase exclusivamente por glândulas. Esta teoria, por outro lado, tem apoio em dados experimentais e de embriogênese. Como o mesênquima embrionário urogenital tem a propriedade de induzir proliferação glandular, o estroma na região periuretral pode estimular a proliferação das glândulas adjacentes por um processo chamado "novo despertar das propriedades embrionárias"
- **Fatores hormonais.** A frequência da HNP aumenta com a idade. Na senilidade há redução progressiva da testosterona; como os níveis de estrógenos permanecem constantes, há um estado de hiperestrogenismo relativo. Contudo, não se observam diferenças na taxa sérica desses hormônios entre indivíduos com e sem HNP; injeção exógena desses hormônios também não afeta os nódulos hiperplásicos.

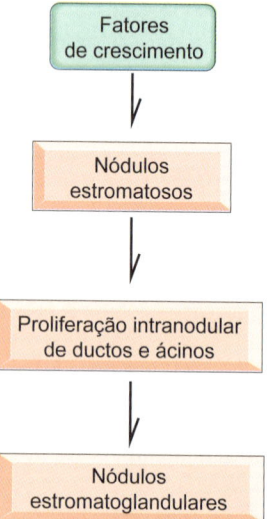

Figura 19.11 Patogênese da hiperplasia nodular da próstata. Sequência de eventos de acordo com a hipótese de ação de fatores de crescimento.

Apesar de nos idosos haver redução da testosterona, os valores da di-hidrotestosterona (DHT) permanecem normais. A DHT, que modula a proliferação e a função do epitélio glandular, resulta da conversão da testosterona (T) pela enzima 5α-redutase, principalmente nas células do estroma prostático. A DHT é mais potente do que a testosterona porque tem maior afinidade pelos receptores de andrógenos nas células e forma um complexo mais estável com esses receptores. Ligação da DHT ao receptor induz a expressão de genes que codificam fatores de crescimento (p. ex., FGF, TGF-β), que promovem proliferação de células epiteliais e do estroma prostático. A propósito, a utilização de inibidores da enzima 5α-redutase dá bons resultados no tratamento não cirúrgico dos pacientes. Com o bloqueio da conversão de T para DHT, há hipotrofia glandular e diminuição do volume prostático. Estes dados estão de acordo com a observação de que indivíduos castrados antes da puberdade não desenvolvem HNP. Há evidências também de que os estrógenos aumentam a expressão dos receptores de DHT nas células prostáticas.

Tratamento

- **Cirúrgico.** Pode ser feita prostatectomia aberta pelas vias retropúbica ou suprapúbica ou ressecção transuretral (RTU) da próstata. Prostatectomia aberta é indicada para próstatas mais volumosas. RTU, indicada em lesões menores, é feita com um líquido de irrigação. Água pode causar hemólise intravascular durante a cirurgia, a qual pode provocar necrose tubular aguda e insuficiência renal. Hoje, recomenda-se o uso de soluções como glicina, manitol e combinação do último com sorbitol. Uma alternativa para a RTU é a incisão transuretral da próstata. Uma das vantagens dessa cirurgia é a redução do risco de ejaculação retrógrada pós-RTU. A uretrotomia interna da uretra prostática é a cirurgia de escolha em pacientes com próstatas com até 30 g. Novas técnicas têm sido introduzidas com o intuito de diminuir os riscos de transfusão sanguínea, tempo de internação e cateterização. Entre elas, o uso de *lasers* com técnicas de coagulação, vaporização, ressecção ou enucleação e o uso de termoterapia
- **Medicamentoso.** O uso de medicamentos reduziu muito as intervenções cirúrgicas, sendo hoje a primeira opção no tratamento da HNP.

São modalidades de terapêutica medicamentosa:

- **Inibidores da 5α-redutase.** A redução somente de DHT tem a grande vantagem de evitar os efeitos da redução da testosterona, como diminuição da potência sexual e da libido. Com menos DHT, há redução do volume prostático e aumento do fluxo urinário. Como a DHT é responsável pela proliferação e pela função do epitélio glandular prostático, com a sua redução os níveis de PSA caem
- **α_1-bloqueadores.** Têm por finalidade diminuir a contratilidade da musculatura lisa da uretra prostática. O princípio dessa terapêutica baseia-se no fato de que os sintomas de obstrução urinária dependem do volume prostático, do tônus das fibras musculares lisas da próstata e da contração do músculo detrusor da bexiga (Figura 19.12). A tensão da musculatura lisa prostática é mediada por receptores α_1-adrenérgicos. Bloqueadores desses receptores diminuem a resistência ao longo da uretra prostática, relaxando o componente muscular liso da próstata. Os α_1-bloqueadores e os inibidores da 5α-redutase são hoje as substâncias mais utilizadas no tratamento medicamentoso da HNP

19

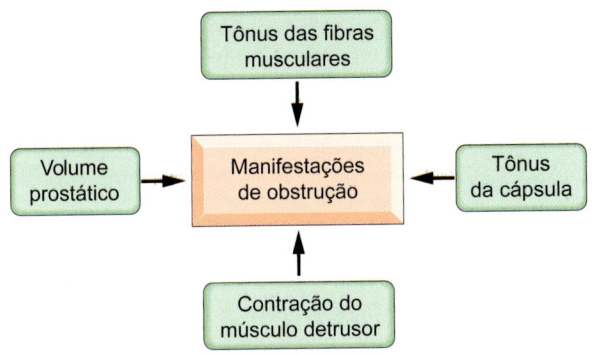

Figura 19.12 Fatores que atuam na gênese das manifestações de obstrução urinária.

■ **Terapia combinada.** O uso combinado de α_1-bloqueadores e inibidores da 5α-redutase, mais especificamente doxazosina e finasterida, mostram efeitos superiores ao uso isolado desses medicamentos.

Adenocarcinoma

Adenocarcinoma da próstata origina-se nos ácinos e/ou nos ductos da glândula. A neoplasia, que tem estrutura morfológica, graus de diferenciação e comportamento biológico variáveis, é o terceiro tumor maligno mais frequente no sexo masculino e uma das principais causas de morte por câncer no Ocidente. De acordo com o comportamento biológico, o adenocarcinoma prostático apresenta-se sob duas formas:

■ **Adenocarcinoma clínico.** É o carcinoma que se manifesta clinicamente e, se não tratado, evolui com extensão extraprostática, infiltração de órgãos vizinhos e metástases, como acontece em neoplasias malignas de outros órgãos
■ **Adenocarcinoma latente.** Também chamado dormente ou indolente, é neoplasia apenas histológica que não evolui necessariamente para carcinoma clínico ou evolui de forma lenta. A lesão é diagnosticada incidentalmente em necrópsia, RTU ou prostatectomia aberta para tratamento de HNP ou em biópsia por agulha feita em indivíduos com PSA sérico elevado.

A existência de adenocarcinoma latente tem bases epidemiológicas. Em necrópsias de indivíduos com mais de 40 anos de idade sem distúrbios urológicos, adenocarcinoma histológico é encontrado em 25 a 30% dos casos; tal frequência aumenta com a idade, atingindo 50 a 60% dos homens acima de 65 anos.

Comparando-se a frequência de adenocarcinoma histológico incidentalmente encontrado em necrópsias com a prevalência e a taxa de mortalidade por câncer clínico, nota-se uma grande discrepância. Um homem com 50 anos e expectativa de vida de mais 25 anos tem 42% de risco de ter adenocarcinoma histológico, enquanto o risco de ter um câncer clínico é de cerca de 10%, e o de morrer por câncer, de 3%. Depreende-se desses dados que a maioria dos adenocarcinomas da próstata não evolui para as formas clínicas ou, mais provavelmente, evolui de forma mais lenta; os pacientes morrem *com* o adenocarcinoma histológico, mas não *do* adenocarcinoma clínico. Admite-se que o tempo de duplicação tumoral do adenocarcinoma clínico seja de 1 a 2,4 anos, e do adenocarcinoma latente, mais de 4 anos. Estima-se que, aos 75 anos de idade, um de cada cinco pacientes com adenocarcinoma histológico evolua para adenocarcinoma clínico.

Considerando-se que a carcinogênese ocorre por uma sucessão de alterações celulares, admite-se que o adenocarcinoma latente corresponde a uma neoplasia que não atingiu todas as etapas necessárias para que as células neoplásicas adquiram o potencial de infiltração local e metastatização. A etapa 1 da carcinogênese prostática corresponde ao surgimento das lesões pré-cancerosas (NIP, ver adiante); a etapa 2, ao adenocarcinoma histológico; a etapa 3, ao adenocarcinoma clínico. Ao longo dessa sequência, atuam vários elementos, entre os quais têm importância fatores genéticos, ambientais, alimentares, idade, cor da pele e hormônios (Figura 19.13).

Aspectos epidemiológicos

O adenocarcinoma clínico da próstata é a segunda neoplasia maligna mais frequente em homens, nos EUA. Por ter evolução mais lenta do que à de outros tumores malignos, é a terceira causa mais frequente de óbito por câncer em pessoas acima de 55 anos de idade (os mais comuns são o câncer do pulmão e o câncer colorretal). Em homens mais idosos, é a principal causa de óbito.

No Brasil, a frequência de adenocarcinoma clínico da próstata é alta. Segundo o Registro Nacional de Patologia Tumoral, o adenocarcinoma prostático ocupa o terceiro lugar em frequência, logo após as neoplasias malignas da pele e do estômago. Em estudo em amostras de patologia cirúrgica do Departamento de Anatomia Patológica da Faculdade de Ciências Médicas da Unicamp, é a terceira neoplasia maligna mais comum no sexo masculino, também logo após os tumores malignos da pele e do estômago. Ainda segundo esse mesmo estudo, é o câncer mais frequente do trato genitourinário, com nítido predomínio das manifestações clínicas nas sétima e oitava décadas de vida; nessa casuística, não havia pacientes com menos de 40 anos de idade.

A taxa de mortalidade por adenocarcinoma clínico da próstata é muito baixa em países orientais, em nítido contraste com taxas elevadas em países ocidentais. Segundo o *Global Cancer Statistics* de 2018, as taxas de mortalidade por 100.000 habitantes/ano na Austrália/Nova Zelândia, América do Norte, Europa Se-

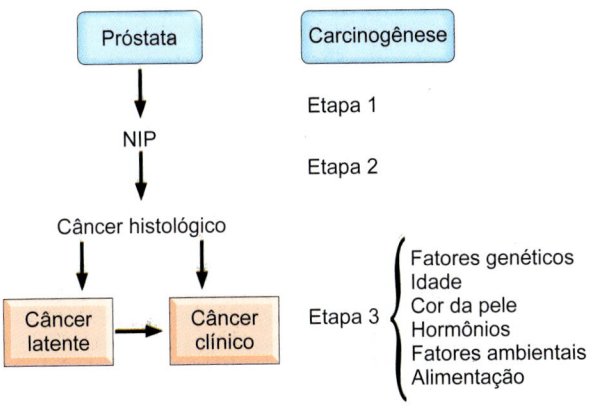

Figura 19.13 Teoria da carcinogênese prostática em múltiplas etapas. Na etapa 1, surgem as lesões pré-cancerosas (NIP: neoplasia intraepitelial prostática); na etapa 2, aparece o carcinoma histológico (cerca de 25 a 30% dos homens acima de 40 anos de idade); na etapa 3, há progressão para o carcinoma clínico. Em cerca de 80% dos homens com carcinoma histológico, não ocorre a etapa de progressão para o carcinoma clínico. Ao longo dessa sequência, atuam vários fatores (genéticos, ambientais, alimentares, idade, raça e hormônios).

19

tentrional, América do Sul, Europa Central e do Leste, Ásia Oriental e Ásia Centro-Sul foram, respectivamente, 10,2, 7,7, 13,5, 14,0, 13,5, 4,7 e 3,3.

Nos EUA, o câncer da próstata mostra nítida diferença racial entre negros e brancos caucasianos. Os negros americanos têm chance 1,4 maior do que brancos de desenvolver câncer da próstata e risco duas a três vezes maior de falecer pela neoplasia. Tais diferenças não estão bem esclarecidas; provavelmente, resultam da combinação de fatores genéticos, moleculares, comportamentais e socioeconômicos. No Brasil, o adenocarcinoma clínico da próstata também parece ser mais comum em indivíduos negros ou pardos.

Emigrantes japoneses nos EUA, após uma geração, apresentam taxa de mortalidade que se aproxima daquela dos brancos norte-americanos, o mesmo ocorrendo com emigrantes nos EUA de países europeus com baixas taxas de mortalidade por câncer da próstata. Tais observações mostram a importância de fatores ambientais, sobretudo alimentares, na gênese e na evolução da neoplasia.

Em estudo de necrópsias feito pelo autor do capítulo, não foi observada diferença na frequência de adenocarcinoma histológico entre indivíduos brancos e não brancos, incluindo-se entre estes negros e pardos. Este achado é de grande importância epidemiológica, uma vez que a frequência de adenocarcinoma clínico é maior em não brancos. Ao contrário do que se esperaria, o carcinoma histológico foi visto em igual frequência em brancos e não brancos, indicando falta de influência do fator racial na sua gênese.

Fenômeno semelhante ocorre no Japão. Tendo esse país baixa prevalência de adenocarcinoma clínico, era de se esperar que a frequência do adenocarcinoma histológico também fosse baixa; entretanto, isso não ocorre, sendo sua frequência semelhante à de países com taxas mais altas de adenocarcinoma clínico. Nesse país, a frequência de adenocarcinoma histológico sofre influência da idade, mas não da raça amarela. É possível que na sua gênese (iniciação) haja influência de carcinógenos encontrados universalmente e que teriam seu efeito potencializado com o aumento da idade. A progressão da neoplasia, no sentido do aparecimento de adenocarcinoma clínico, seria influenciada pelo fator racial e por eventuais novos carcinógenos aos quais o indivíduo é exposto. Esta última eventualidade é apoiada por observações em japoneses que emigram para os EUA e que têm maior frequência de carcinoma clínico do que aqueles que permanecem no Japão.

Etiologia

Tal como ocorre para a maioria dos cânceres, a etiologia do carcinoma prostático é em grande parte desconhecida. No entanto, alguns fatores parecem ser importantes.

Idade. Inquestionavelmente, é um fator associado tanto ao adenocarcinoma clínico como ao adenocarcinoma histológico. A maioria dos pacientes com adenocarcinoma clínico encontra-se na sétima ou na oitava década de vida; a frequência de adenocarcinoma histológico aumenta com a idade, chegando a ser de 70% em indivíduos com mais de 80 anos.

Cor da pele. O adenocarcinoma da próstata é mais frequente em brancos e negros do que em amarelos, particularmente japoneses; nos EUA, também é mais comum em negros do que em brancos. Tais diferenças raciais são observadas apenas no carcinoma clínico, pois a frequência de adenocarcinoma histológico é semelhante nas três raças.

Fatores genéticos. Embora ainda pouco documentados, fatores genéticos parecem estar envolvidos em 90% dos adenocarcinomas que surgem em indivíduos abaixo de 55 anos de idade. Em algumas famílias, a herança é de padrão autossômico dominante; nesses casos, o risco de um homem desenvolver adenocarcinoma prostático se o pai ou um irmão têm o tumor é duas vezes maior e, se ambos o têm, nove vezes maior.

Alterações genômicas. Assim como em vários outros cânceres, também no da próstata ocorrem alterações genéticas e epigenéticas em genes associados a neoplasias. As anormalidades mais encontradas no adenocarcinoma prostático são: (1) amplificação de oncogenes, como o *MYC*; (2) deleção de genes supressores de tumor, como *RB*, *TP53* e *PTEN*; (3) silenciamento gênico por mecanismo epigenético (p. ex., *GSTP1*, *TP53*, *CDKN2A*, *APC* e genes de reparo do DNA); (4) fusão gênica, como a que ocorre entre os genes *TMPRSS2* e *ETS*; (5) ativação da via PI3K/AKT, como acontece por mutações no gene *PTEN* (ver Figura 5.5 B).

Hormônios. Os andrógenos são necessários para o crescimento e o desenvolvimento da próstata normal, da HNP e do adenocarcinoma prostático. A propósito, indivíduos castrados antes da puberdade têm risco mínimo de desenvolver câncer da próstata. Estudos clínicos mostram que andrógenos circulantes em níveis aumentados são capazes de estimular o crescimento do câncer prostático (por estímulo androgênico, o volume tumoral pode aumentar). Não se conhece, entretanto, o papel exato dos andrógenos na carcinogênese da próstata. Paradoxalmente, com o avançar da idade os níveis de testosterona diminuem, enquanto a incidência de carcinoma prostático aumenta. Uma explicação é que os eventos carcinogênicos que requerem ou envolvem estimulação androgênica teriam ocorrido muito antes do aparecimento da neoplasia, num momento em que os níveis de testosterona ainda eram elevados. Outra possibilidade é a maior disponibilidade de receptores de andrógenos nas células prostáticas, por amplificação dos genes que os codificam. De qualquer modo, a influência androgênica em nível tecidual local é controversa. Alguns estudos mostram que as células neoplásicas da próstata contêm relativamente mais receptores de testosterona do que de di-hidrotestosterona (DHT).

Os estrógenos, em princípio, parecem não ter ação direta, mas podem atuar por meio de inibição da liberação do hormônio luteinizante (LH) pela adeno-hipófise (mecanismo de *feedback* negativo), resultando em diminuição dos níveis de andrógenos. Na senilidade, há aumento relativo de estrógenos por diminuição dos andrógenos circulantes. Apoiando essa possível ação dos estrógenos, é conhecida menor incidência de adenocarcinoma prostático clínico em indivíduos com cirrose.

Lesões pré-cancerosas

A denominação *neoplasia intraepitelial prostática (NIP)* é usada para designar lesões atípicas do epitélio de revestimento de ductos e ácinos que apresentam, em princípio, maior risco de evoluir para adenocarcinoma histológico ou clínico. Tais lesões podem ser vistas em necrópsias, material de RTU, prostatectomia aberta ou radical ou biópsias por agulha.

Na década de 1970, autores alemães reavivaram e aprofundaram o estudo dessas lesões, mostrando que a sua presença associa-se a maior frequência de adenocarcinoma, o que sugere comportamento semelhante ao de lesões pré-cancerosas. A partir de 1980, o assunto ganhou grande interesse também nos EUA, coincidindo com um aumento de 46% na incidência de carcinoma da próstata naquele país entre 1980 e 1990, decorrente sobretudo da prática comum de se dosar o PSA sérico.

Desde os primeiros relatos, tais lesões foram descritas sob diferentes denominações: proliferação epitelial atípica, lesões displásicas, lesões atípicas, hiperplasia cribriforme, lesão pré-cancerosa, carcinoma *in situ*, displasia, atipia citológica e atipia glandular, entre muitas outras. Em 1989, durante um *workshop* internacional patrocinado pela American Cancer Society em Bethesda, Maryland, EUA, foi sugerido que, para fins de unificação da nomenclatura, a denominação mais apropriada para essas lesões seria neoplasia intraepitelial prostática (NIP, ou do inglês *PIN, prostatic intraepithelial neoplasia*).

Microscopicamente, a neoplasia intraepitelial prostática caracteriza-se por células atípicas, irregularmente dispostas, com núcleos volumosos e nucléolos evidentes, no epitélio de revestimento ductal ou acinar. Não há desarranjo arquitetural, e as células basais estão presentes (Figura 19.14). Existem quatro tipos arquiteturais de NIP: plano, ondulado, micropapilar e cribriforme, este último muito parecido com o adenocarcinoma de arranjo cribriforme; o elemento mais importante nessa distinção é a existência de células basais, cuja presença exclui o diagnóstico de adenocarcinoma (Figura 19.15).

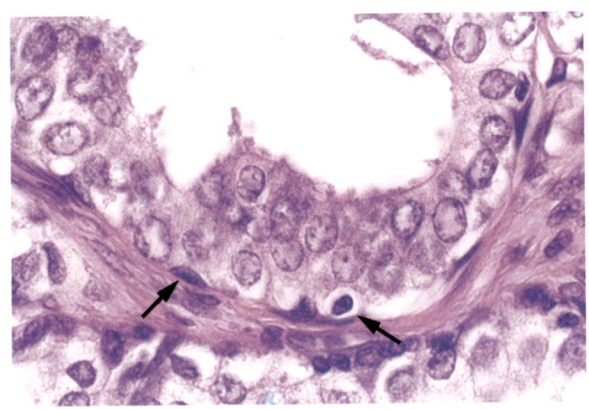

Figura 19.14 Neoplasia intraepitelial prostática (NIP). As células são atípicas, mostrando núcleos volumosos e nucléolos evidentes. As células basais (*setas*) estão presentes.

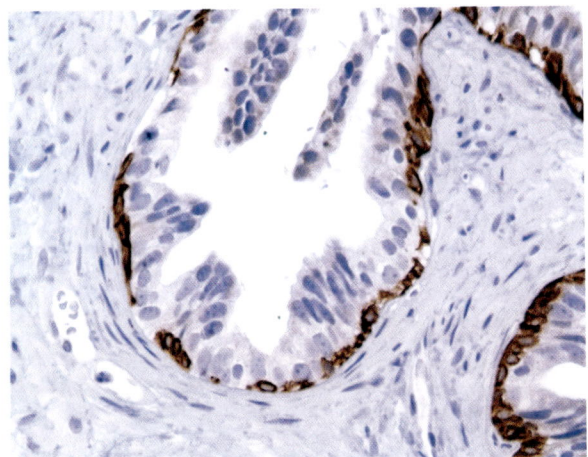

Figura 19.15 Neoplasia intraepitelial prostática (NIP). A camada de células basais enfileiradas e demonstradas por imuno-histoquímica afasta o diagnóstico de malignidade.

Numerosas evidências sugerem que a NIP é uma lesão precursora do adenocarcinoma invasivo. As principais são:

- Em estudos de necrópsias ou de prostatectomias radicais, NIP é mais frequente em homens com adenocarcinoma histológico ou clínico do que em homens sem essa neoplasia
- Em casos raros, é possível documentar a transição entre NIP e adenocarcinoma invasivo. Nesses locais, há interrupção da membrana basal glandular e desaparecimento das células basais
- A idade média dos pacientes com NIP é mais baixa do que a daqueles com carcinoma, sugerindo que a NIP o precede
- Estudo em necrópsias mostrou que a frequência de NIP não aumenta com a idade. NIP mais extensa, no entanto, é mais comum em indivíduos mais idosos
- Em indivíduos negros e pardos, a NIP tende a ser mais frequente e mais extensa em faixa etária mais jovem. Esse achado pode ser uma possível explicação para a maior frequência de carcinoma clínico em indivíduos dessas etnias

Há estudos, entretanto, que contestam ser a NIP a fase pré-invasiva do adenocarcinoma da próstata; para seus autores, a NIP indica apenas maior probabilidade de adenocarcinoma concomitante, o que não ocorre em todos os casos. Em necrópsias, encontra-se NIP sem adenocarcinoma concomitante. Quando as biópsias por agulha eram feitas em apenas seis regiões da próstata (biópsias sextantes), o encontro de NIP era indicação de nova biópsia, na tentativa de detectar-se adenocarcinoma não representado na primeira biópsia. Hoje, as biópsias por agulha envolvem 12 regiões distintas (biópsias sextantes estendidas), e a presença apenas de NIP não é mais indicação de rebiópsia. Considerando que a biópsia estendida representa uma área maior da próstata, admite-se que não seja alta a probabilidade de concomitância de adenocarcinoma numa rebiópsia.

19

Aspectos morfológicos

Macroscopicamente, o carcinoma clínico confinado à próstata (estádio pT2) pode se apresentar em forma de um nódulo endurecido detectado pelo toque retal; a consistência dura, não raro pétrea, deve-se à presença de estroma fibroso abundante (aspecto cirroso). Em alguns casos, contudo, o componente fibroso pode faltar (aspecto medular) e o nódulo não é endurecido. Por outro lado, nódulos endurecidos nem sempre correspondem a carcinoma, podendo ser causados por cálculos, tuberculose, infarto e prostatite xantogranulomatosa. Com a evolução do tumor, a próstata normal é substituída progressivamente pela neoplasia, observando-se na superfície de corte tecido homogêneo e esbranquiçado ou branco-amarelado (pela riqueza de lipídeos nas células). A lesão pode invadir tecidos adjacentes, bexiga e vesículas seminais.

Histologicamente, encontra-se adenocarcinoma constituído por pequenos ácinos que se infiltram difusamente no estroma (Figura 19.16). Os núcleos das células neoplásicas mostram-se em geral vesiculosos e com nucléolos evidentes. Um dos aspectos peculiares e frequentes é o arranjo cribriforme (Figura 19.17), em que a neoplasia mostra glândulas no interior de glândulas, conferindo aspecto crivado. Ao exame de uma neoplasia metastática, o encontro de arranjo cribriforme em indivíduos idosos do sexo masculino levanta a suspeita de origem prostática.

(continua)

Aspectos morfológicos (*continuação*)

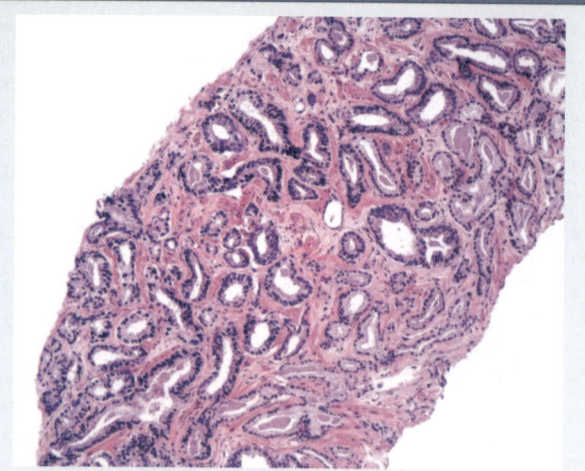

Figura 19.16 Biópsia transretal da próstata mostrando adeno-carcinoma. Notar microácinos neoplásicos infiltrando-se difusamente no estroma da glândula.

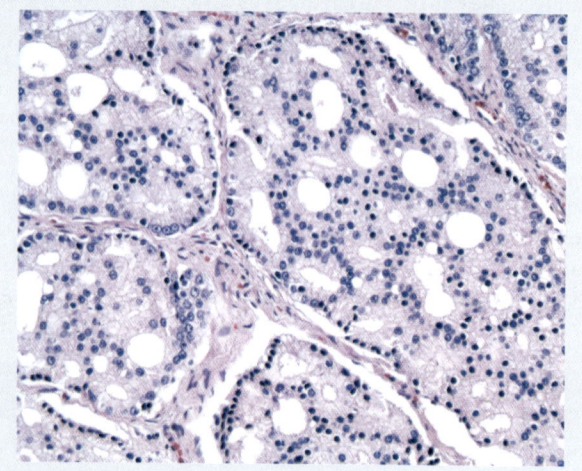

Figura 19.17 Adenocarcinoma prostático com arranjo cribriforme: glândulas no interior de glândulas, conferindo aspecto crivado à neoplasia.

Aspectos clínicos

A maioria dos adenocarcinomas da próstata é assintomática. Como a maioria dos carcinomas (60 a 70% dos casos) origina-se no lobo posterior e nas glândulas externas (região periférica), as manifestações clínicas relacionadas com comprometimento da uretra podem faltar e, quando presentes, são mais tardias do que as da hiperplasia nodular.

Suspeita-se de tumor quando se encontra nódulo endurecido ao toque retal ou quando há sintomas urinários, sobretudo dificuldade para iniciar ou terminar o jato urinário, disúria, aumento da frequência para urinar e hematúria. Quando há metástases ósseas, os pacientes queixam dor. Aliás, lesões osteoblásticas nos ossos da bacia ou em vértebras lombares em indivíduos idosos são muito sugestivas de metástases de adenocarcinoma prostático. O diagnóstico de adenocarcinoma deve sempre ser confirmado por biópsia.

Além dos dados clínicos, achados de imagens e exames laboratoriais são igualmente importantes. A ultrassonografia transretal ajuda bastante no diagnóstico e complementa o toque retal, possibilitando a detecção de lesões não palpáveis. A imagem mais comum é de um nódulo hipoecoico na zona periférica, embora somente 20 a 30% dessas lesões tenham diagnóstico de malignidade confirmado por biópsia.

A dosagem do *antígeno específico da próstata (PSA)* no soro é outro recurso propedêutico. Produzido pelas células epiteliais das glândulas prostáticas, o PSA se eleva já nas fases iniciais da doença, sendo seus níveis séricos proporcionais à extensão da neoplasia. Este fato faz com que o PSA seja de grande utilidade clínica, pois contribui na detecção precoce do tumor, no estadiamento da neoplasia, na avaliação prognóstica e no monitoramento da resposta terapêutica.

A próstata normal libera pequenas quantidades de PSA na circulação (cerca de 0,3 ng/mL/g de tecido). Como há relação entre a quantidade de parênquima prostático e a síntese do PSA, 20% dos pacientes com hiperplasia nodular têm níveis aumentados de PSA. O uso de bloqueadores da 5α-redutase no tratamento medicamentoso da HNP reduz os valores de PSA. Em pacientes com carcinoma, as taxas séricas de PSA são muito elevadas (mais de 3 ng/mL/g de tecido).

Nem toda elevação de PSA, todavia, é sinal de carcinoma prostático. Além da HNP, prostatites, infartos, biópsia e ressecção transuretral da próstata também podem elevar os níveis séricos de PSA. Dosagem do antígeno parece não detectar neoplasia intraepitelial prostática, mas pode diagnosticar o carcinoma histológico. O Quadro 19.1 mostra os níveis séricos de PSA (ng/mL) em indivíduos normais, em portadores de HNP e em pacientes com carcinoma.

Por causa da sobreposição dos valores do PSA em pacientes com HNP e carcinoma, têm sido propostos outros testes na tentativa de se obter maior especificidade: densidade de PSA, velocidade de PSA, PSA ajustado à idade e relação entre PSA livre e PSA total. A densidade de PSA, que consiste no valor do PSA por unidade de volume prostático determinado por ultrassonografia, tende a ser maior no carcinoma. A velocidade de PSA refere-se ao tempo decorrido para haver variações nos valores do PSA. O PSA total engloba o livre e o conjugado à α_1-quimiotripsina. Relação PSA livre/PSA total menor que 0,15 fala em favor de carcinoma. Há também pacientes com carcinoma prostático avançado com valores normais de PSA. A maioria desses casos corresponde a tumores indiferenciados (contagem final no sistema Gleason de graduação ≥ 7) ou de células pequenas, com ou sem diferenciação neuroendócrina. O Quadro 19.2 mostra a relação entre carcinoma prostático e achados clinicolaboratoriais.

Quadro 19.1 Níveis séricos de PSA em indivíduos normais e em pacientes com hiperplasia nodular (HNP) ou carcinoma da próstata*

Grupo	Nº de casos	Níveis de PSA (ng/mL)		
		0 a 4	4,1 a 10	> 10
Normais	472	99%	1%	0%
HNP	352	80%	18%	2%
Carcinoma	605	20%	14%	67%

*De acordo com Srougi, M., *Jornal do Conselho de Saúde Pública*, 1:5-7, 1992.

Quadro 19.2 Porcentagem de positividade para carcinoma prostático em biópsias transretais por agulha, de acordo com achados do toque retal (TR), ultrassom (US) e níveis de PSA*

	N° de casos	Porcentagem
PSA ≤ 4,0 ng/mL	1/12	8,3
PSA = 4,1 a 10,0 ng/mL	2/14	14,3
TR suspeito	41/97	42,2
US suspeito	24/46	52,2
PSA > 10 ng/mL	15/26	57,7
US suspeito + PSA > 10,0 ng/mL	10/16	62,5
US suspeito + TR suspeito	17/26	65,4
TR suspeito + PSA > 10,0 ng/mL	12/16	75,0
TR suspeito + US suspeito + PSA > 10,0 ng/mL	8/10	80,0

*De acordo com Magrini, E., Dissertação. Mestrado, FCM, Unicamp, *2001.*

A *graduação histológica* tem grande interesse prático, pois guarda relação com o estadiamento clínico e com o prognóstico. O sistema de graduação de Gleason é o mais utilizado e baseia-se no grau de diferenciação glandular e no padrão de crescimento em relação ao estroma (Figura 19.18). Consideram-se 5 graus de diferenciação: nos graus 1 e 2, a neoplasia mostra apenas desarranjo arquitetural; no grau 3 há infiltração do estroma; no grau 4, fusão entre os ácinos; no grau 5 o tumor é sólido (não forma glândulas). Nesse sistema, não se consideram as atipias nucleares e, até hoje, não foi demonstrada superioridade da avaliação nuclear em relação ao padrão glandular. Ao contrário de outros sistemas de graduação, considera-se tanto o padrão predominante como o padrão secundário. Assim, se o grau histológico de 90% da área examinada é 3 e dos restantes 10% é 5, o grau da neoplasia é 3 + 5, o que dá uma contagem final de 8. Caso o grau histológico seja 3 em toda a área examinada, repete-se o número; o grau é 3 + 3, e a contagem final, 6. De acordo com esse sistema, o grau histológico pode ser de 1 a 5, e a contagem final, de 2 a 10.

Para fins prognósticos, considera-se a contagem final. Hoje, são definidos 5 grupos prognósticos de acordo com a contagem final: ≤ 6, 3 + 4 = 7, 4 + 3 = 7, 8 e 9 ou 10. Importante considerar que na contagem final 7 há diferença prognóstica quando o grau de Gleason mais extenso é o 3 ou o 4. A contagem final ≤ 6 numa biópsia por agulha e sem achados clinicolaboratoriais desfavoráveis indica que o paciente tem baixo risco de ter carcinoma clínico. Este achado em biópsia tem enorme importância, pois favorece a conduta de *acompanhamento vigiado* e não de tratamento definitivo com prostatectomia ou radioterapia. Com o tempo, o paciente pode evoluir para carcinoma clínico. É por essa razão que o paciente deve ter acompanhamento vigiado com dosagens de PSA sérico e novas biópsias por agulha periodicamente. Atualmente, em substituição à biópsia por agulha, que é um método invasivo, tem sido utilizada a ressonância magnética multiparamétrica. Trata-se de método não invasivo em que achados de imagem expressos como PI-RADS de 1 a 5 estabelecem o risco de o carcinoma ser clínico.

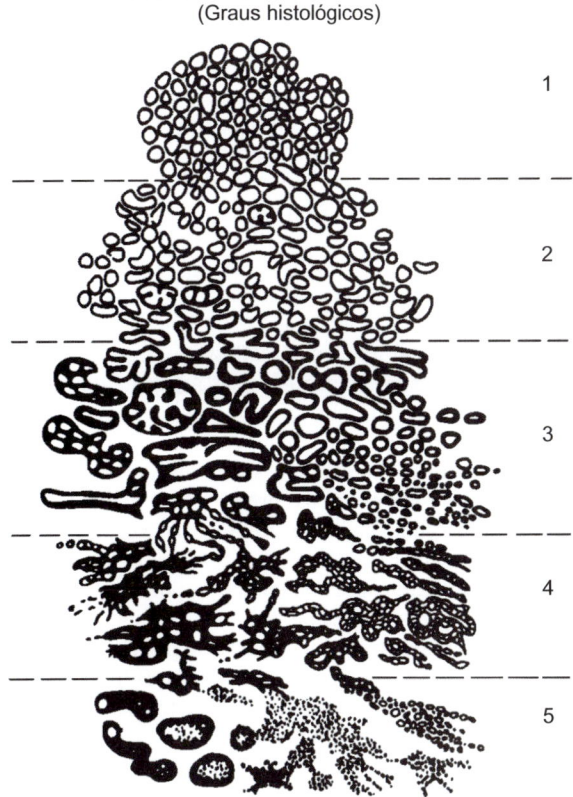

ADENOCARCINOMA PROSTÁTICO
(Graus histológicos)

Figura 19.18 Desenho esquemático dos graus histológicos do carcinoma prostático, de acordo com o sistema Gleason (Gleason, 1977).

Estadiamento clínico

Além da graduação histológica e para fins de prognóstico e de tratamento, o estadiamento clínico da neoplasia tem enorme importância prática. De maneira simplificada, na próstata o sistema TNM (T refere-se a tumor; N, a metástases linfonodais; e M, a metástases a distância) consiste em:

- **Estádio T1.** É o câncer clinicamente inaparente (não palpável ou visível por imagem):
  - T1a. Encontrado incidentalmente em 5% ou menos da amostra obtida por RTU ou por prostatectomia aberta para tratamento de hiperplasia nodular da próstata
  - T1b. Diagnosticado em mais de 5% da amostra obtida por RTU ou por prostatectomia aberta para tratamento de hiperplasia nodular da próstata
  - T1c. Detectado em biópsias por agulha da próstata de indivíduos avaliados para esclarecimento de PSA elevado. Hoje, é o estádio mais frequente. O carcinoma pode ser incipiente ou avançado. Quando incipiente, a conduta terapêutica é muito discutida: tratamento definitivo ou acompanhamento vigiado. Ainda não se dispõe de marcadores seguros sobre o comportamento desse tumor. Nos casos em que o carcinoma permanece latente, os efeitos do tratamento definitivo podem ser desproporcionais ao risco que ele representa em função das complicações da prostatectomia radical ou de irradiação: impotência e incontinência urinária. No estádio T1c com

19

contagem final de Gleason ≤ 6 e ausência de achados clinicolaboratoriais desfavoráveis, a opção preferencial é o acompanhamento vigiado

- **Estádio T2.** Corresponde ao carcinoma clínico ainda confinado à próstata. Apresenta-se, em geral, como nódulo endurecido ao toque retal e, à ultrassonografia, corresponde a uma área de hipoecogenicidade
- **Estádio T3.** Trata-se do carcinoma clínico que se estende para fora da glândula (T3a) ou invade a(s) vesícula(s) seminal(ais) (T3b).

Disseminação. Metástases

Por extensão local, podem ser atingidos uretra, colo vesical, vesículas seminais e trígono vesical. A parede do reto só é comprometida rara e tardiamente, provavelmente por causa da existência da fáscia de Denonvillier, entre a próstata e o reto. Metástases linfáticas são comuns, sendo atingidos os linfonodos obturadores, hipogástricos, pré-sacros e paraórticos. Infiltração das vesículas seminais aumenta a probabilidade de metástases linfonodais.

Metástases sanguíneas também são importantes. Metástases ósseas ocorrem em cerca de 70% dos casos e atingem, em ordem decrescente de frequência, ossos da pelve, vértebras torácicas e costelas. Em alguns casos, as primeiras manifestações do tumor devem-se a metástases ósseas, em forma de dor ou de fraturas patológicas. Na grande maioria dos casos, as metástases são osteoblásticas. Fosfatase ácida prostática (PAP) e PSA estão elevados em quase todos os casos com metástases ósseas. Nas fases avançadas do tumor, praticamente todos os órgãos podem ser acometidos por metástases, notadamente os pulmões, o fígado, as suprarrenais, a pleura e os rins. Metástases pulmonares ocorrem em 25% dos pacientes que falecem por carcinoma de próstata.

Tratamento

O tratamento do câncer da próstata pode ser feito de várias formas. Prostatectomia radical ou irradiação podem ser curativas em tumores confinados à próstata (estádio pT2). Em prostatectomias radicais, a via de acesso mais indicada é a retropúbica, que preserva os feixes vasculonervosos, estes importantes para se evitar perda da potência sexual. Essa via de acesso permite ainda margens de ressecção mais amplas e a retirada de linfonodos pélvicos para estadiamento.

Tratamento hormonal é empregado nos casos de câncer avançado (estádio T3). Em estudo de 1941, Huggins mostrou que o carcinoma prostático reage favoravelmente à castração ou à administração de estrógenos, os quais têm efeito paliativo favorável por promover regressão tumoral em alguns pacientes e eliminar a dor e as manifestações decorrentes da obstrução urinária. Orquiectomia bilateral é ainda considerada o tratamento endócrino principal no carcinoma da próstata. O caráter mutilante da operação pode ser reduzido por meio de orquiectomia intracapsular com utilização de próteses. A castração melhora a dor em 80 a 90% dos pacientes. Os efeitos colaterais incluem perda da libido e da potência sexual, o que ocorre também com os demais tratamentos que diminuem os níveis de testosterona.

Além desses, podem ser usados competidores do LHRH e antiandrógenos. Os primeiros são substâncias com afinidade para os receptores do LHRH na adeno-hipófise, bloqueando a liberação do LH e, em consequência, a produção de testosterona.

Nessa situação, a fonte de andrógenos passa a ser apenas as suprarrenais, responsáveis por cerca de 10% dos andrógenos circulantes. Os antiandrógenos atuam por ocupar os receptores de todos os andrógenos, inclusive os produzidos nas suprarrenais. Algumas vezes, são utilizados em conjunto com a orquiectomia bilateral, obtendo-se supressão ou bloqueio androgênico total.

Por último, na conduta de pacientes com carcinoma no estádio T1c e ausência de achados clinicolaboratoriais desfavoráveis, o *acompanhamento vigiado* deve ser incluído nas opções terapêuticas. Os critérios de Epstein em biópsias por agulha são os mais utilizados para caracterizar carcinoma da próstata de baixo risco para receber tratamento clínico: estádio T1c, densidade de PSA < 0,15, contagem final de Gleason ≤ 6, câncer em até dois fragmentos da biópsia e carcinoma ocupando menos de 50% da extensão do fragmento.

Testículo

Criptorquidia

Criptorquidia é a falta de migração do testículo do abdome até a bolsa escrotal, podendo o órgão ficar retido em qualquer ponto desse trajeto. Na grande maioria dos casos, a causa é desconhecida; noutros, há associação com fatores mecânicos (malformações do anel inguinal etc.), genéticos (p. ex., trissomia do 13) ou hormonais (deficiência do LHRH). Em 75% dos pacientes, a criptorquidia é unilateral.

Fora da bolsa escrotal, o testículo fica submetido a uma temperatura mais elevada que leva a lesões nos túbulos seminíferos representadas por redução numérica das espermatogônias, retardo ou ausência da espermatogênese e aumento do estroma. Ao lado disso, em testículos criptorquídicos observam-se nódulos hiperplásicos de células de Sertoli. Tais alterações iniciam-se desde o nascimento, razão pela qual o tratamento por meio de orquiopexia (colocação do testículo na bolsa escrotal) deve ser feito até 12 meses de vida (a maioria dos testículos criptorquídicos migra para a bolsa escrotal no primeiro ano de vida). O exame histológico de testículos criptorquídicos em adultos mostra fibrose peritubular e hialinização completa.

O desenvolvimento do testículo se faz em estágios sucessivos, conforme resumido no Quadro 19.3. No estágio estático, que vai do nascimento até os 4 anos de idade, os túbulos seminíferos têm aspecto imaturo, não mostram luz e ficam afastados. No estágio de crescimento, que ocorre entre 5 e 9 anos de idade, ocorrem aproximação dos túbulos, aumento do seu diâmetro e aparecimento de luz tubular. O estágio de maturação inicia-se habitualmente aos 10 anos, quando ocorrem as primeiras

Quadro 19.3 Estágios do desenvolvimento do testículo

Testículo	Estágio	Idade (anos)
Pré-puberal	Estático	0 a 4
	Crescimento	5 a 9
Puberal	Maturação	10 a 15
Pós-puberal	Adulto	> 15

divisões das espermatogônias. Em geral, há aparecimento de um novo tipo celular a cada ano (espermatócitos de primeira ordem, espermatócitos de segunda ordem, espermátides e espermatozoides), completando-se a maturação ao redor dos 15 anos. O exame microscópico de testículos criptorquídicos mostra retardo no desenvolvimento. Assim, um testículo criptorquídico em um indivíduo com 14 anos pode estar no estágio de crescimento, que corresponde a uma criança de 5 a 9 anos (Figura 19.19).

A importância da criptorquidia deve-se à infertilidade, quando bilateral, e a maior risco de neoplasias; indivíduos com criptorquidia têm risco 10 a 40 vezes maior de desenvolver tumores testiculares.

Outras anomalias congênitas

Fusão esplenogonádica. Fusão de parênquima esplênico com o testículo (Figura 19.20) ou com o ovário esquerdo é rara e muito mais frequente no sexo masculino (razão de 9:1). A lesão manifesta-se como massa escrotal indolor, geralmente diagnosticada como neoplasia testicular, testículo extranumerário ou epididimite. Algumas vezes, a massa só é visualizada devido ao aumento de volume do tecido linfoide em casos de leucemia ou de mononucleose infecciosa. Alguns casos são diagnosticados por causa da sensibilidade local dolorosa que chama a atenção para a massa e, em outros, trata-se de achado incidental em herniorrafia, orquiopexia ou em necrópsias (25% dos casos).

A anomalia apresenta-se de duas maneiras: (1) fusão contínua, na qual um cordão contínuo de tecido esplênico ou fibroso une o baço à gônada. O cordão pode apresentar nódulos esplênicos ao longo do tecido fibroso, com aspecto rosariforme. Esta fusão é encontrada em ambos os sexos e associa-se a alta incidência de outros defeitos congênitos; (2) fusão descontínua, em que a massa esplenogonádica perde a conexão com o baço principal e aparece como uma variante de baço acessório. Esta forma é encontrada somente no sexo masculino.

Coristoma. O coristoma mais frequente é a ectopia da cortical da suprarrenal em qualquer ponto do percurso de descida do testículo, do abdome até a bolsa escrotal. Quase sempre, é achado incidental

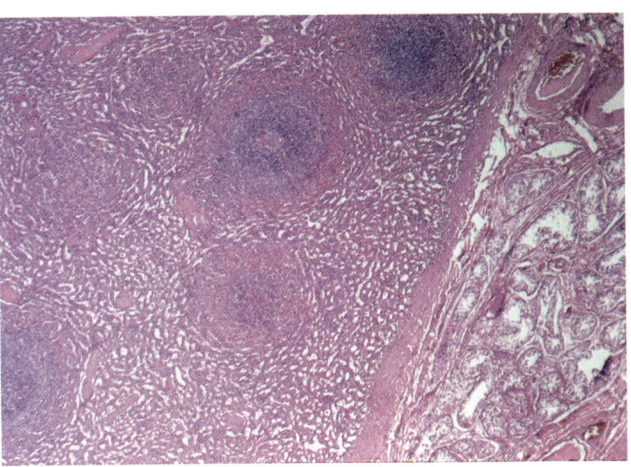

Figura 19.20 Fusão esplenotesticular. À direita da figura, nota-se testículo e, à esquerda, parênquima esplênico.

durante herniorrafia ou orquiepididimectomia, aparecendo como pequeno nódulo amarelo-alaranjado. Microscopicamente, encontram-se a camada cortical com aspecto da zona glomerular ou fasciculada e, raramente, a camada medular.

Apêndice testicular e epididimário. *Apêndice testicular*, ou hidátide de Morgagni, é encontrado em mais de 90% dos testículos em necrópsias. Apresenta-se como nódulo polipoide ou séssil no polo superior do testículo, junto ao epidídimo. Microscopicamente, encontra-se tecido conjuntivo frouxo vascularizado revestido por epitélio cúbico ou colunar baixo do tipo mülleriano em continuidade com a membrana vaginal. No estroma, podem ser vistas inclusões tubulares revestidas pelo mesmo epitélio da superfície. A torção do apêndice testicular pode ser dolorosa e simular torção testicular. *Apêndice epididimário* é visto em 35% dos epidídimos em necrópsias. Apresenta-se como cisto arredondado ou alongado na cabeça do epidídimo. A parede consiste em tecido conjuntivo frouxo revestido por epitélio cúbico ou colunar baixo, às vezes ciliado; externamente, é revestido por células mesoteliais achatadas em continuidade com a túnica vaginal visceral.

Síndrome de feminilização testicular

A síndrome de feminilização testicular é encontrada em indivíduos geneticamente do sexo masculino, mas com fenótipo feminino. A síndrome é familial, com possível herança ligada ao cromossomo X, ou autossômica dominante limitada ao sexo masculino.

Clinicamente, os pacientes têm fenótipo e hábitos femininos e bom desenvolvimento das mamas (Figura 19.21). Em geral, na genitália externa encontram-se lábios hipodesenvolvidos e vagina curta em fundo cego. Os pelos pubianos e axilares estão ausentes ou são escassos. Não há órgãos femininos internos, e as gônadas são representadas por testículos criptorquídicos situados no abdome, no canal inguinal ou nos lábios. Geneticamente, os pacientes têm cariótipo XY e são uniformemente cromatina sexual-negativos. A entidade é diagnosticada geralmente após a puberdade, quando se faz investigação para "amenorreia". Em alguns casos, o testículo é incidentalmente encontrado em uma jovem durante reparo de hérnia inguinal. Histologicamente, os testículos mostram-se em estágios da fase pré-puberal, e não raro são encontrados nódulos hiperplásicos de células de Sertoli.

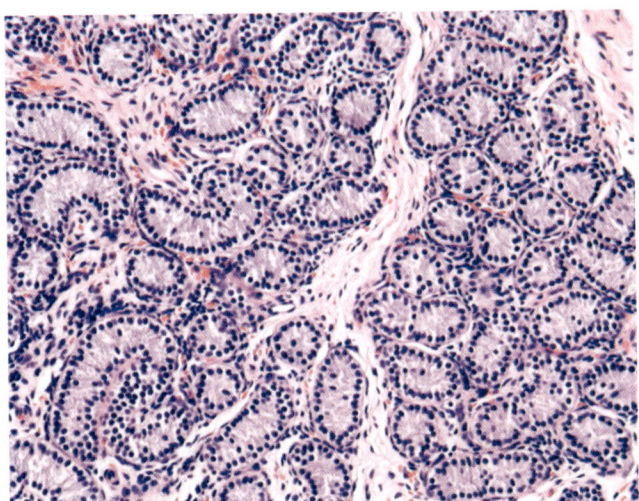

Figura 19.19 Testículo criptorquídico em adolescente de 14 anos. O testículo é pré-puberal em fase de crescimento, correspondendo ao órgão de uma criança de 5 a 9 anos de idade.

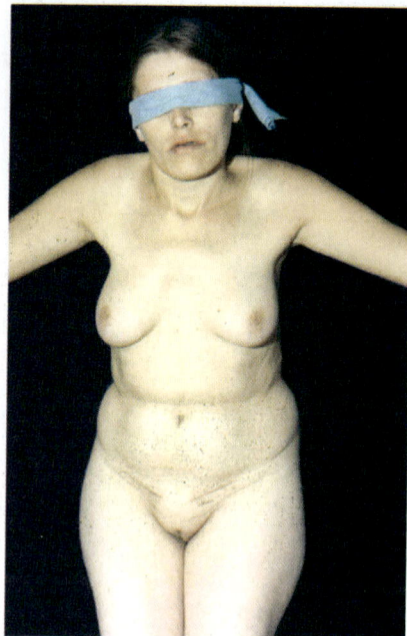

Figura 19.21 Síndrome de feminilização testicular. O fenótipo é feminino. Observar ausência de pelos. As cicatrizes em ambas as regiões inguinais são de orquiectomia bilateral.

A prevalência da síndrome varia amplamente, de 1 caso em 2.000 a 62.400 pessoas. Sua etiologia não é conhecida. Os níveis de testosterona no sangue periférico estão dentro ou próximos dos níveis normais. Os órgãos-alvo, entretanto, não respondem aos andrógenos devido à ausência total ou parcial de receptores celulares. O fator inibidor mülleriano está normal, uma vez que a porção superior da vagina, o útero e as tubas uterinas estão ausentes. Em 5% dos pacientes, ocorre transformação maligna nas gônadas, sendo seminoma o mais frequente. A gonadectomia deve ser feita após o desenvolvimento sexual dos pacientes. Terapia de reposição hormonal após a cirurgia corrige o quadro de hipogonadismo.

Orquites

Cerca de 20% dos pacientes com caxumba em idade puberal ou pós-puberal têm orquite. Em geral, o comprometimento é unilateral e consiste em infiltrado inflamatório de mononucleares (linfócitos, plasmócitos e macrófagos). Quando bilateral e o infiltrado inflamatório é intenso, com hialinização dos túbulos seminíferos, pode ocorrer infertilidade.

Orquites bacterianas ocorrem, em geral, por propagação de epididimites. Infecções do trato urinário podem acometer a próstata e, a partir dela, o ducto deferente, o epidídimo e o testículo. Entre as orquites granulomatosas, merece destaque a orquite da hanseníase, presente nos pacientes com a forma virchowiana da doença. A inflamação caracteriza-se por infiltrado de mononucleares e células de Virchow, ricas em bacilos. A lesão causa alterações degenerativas das células seminíferas, até seu desaparecimento total, com atrofia testicular e esterilidade.

Infarto

A principal causa de infarto testicular é a torção do cordão espermático, devida sobretudo a traumatismos, movimentos bruscos ou mobilidade anormal do testículo na cavidade vaginal por defeitos congênitos; algumas vezes, surge espontaneamente.

O distúrbio circulatório principal é a parada do retorno venoso, o que resulta em hiperemia passiva intensa e extravasamento de hemácias e, mais tarde, em infarto hemorrágico do testículo e do epidídimo. Dor súbita é a principal manifestação, constituindo emergência médica.

Infertilidade

Infertilidade pode ser provocada por diversas causas e mecanismos. Lesões obstrutivas são causas pós-testiculares; afecções que comprometem primariamente os túbulos seminíferos constituem as causas testiculares; distúrbios de natureza endócrina representam as causas pré-testiculares.

Diversas condições podem resultar em lesões testiculares e infertilidade: criptorquidia, isquemia, inflamações, hipopituitarismo, hipertermia, avitaminose, substâncias tóxicas, irradiação, quimioterapia, varicocele etc. Como o testículo responde de modo inespecífico e uniforme aos diversos agentes lesivos, os achados microscópicos da biópsia testicular devem ser estudados sempre em conjunto com os dados clínicos e laboratoriais.

Biópsia testicular é um dos principais métodos propedêuticos na infertilidade masculina, notadamente nos casos de azoospermia. O fixador tem grande importância para a boa preservação da estrutura histológica; somente os fixadores de Bouin ou de Helly permitem preparações de boa qualidade para exame. O formol deve ser evitado por causa dos artefatos que provoca e que dificultam o reconhecimento dos tipos de células do epitélio germinativo.

Várias são as classificações histológicas empregadas para o estudo de biópsias testiculares. No Serviço de Patologia do autor do capítulo, emprega-se uma classificação baseada em seis tipos histológicos (Quadro 19.4); nessa classificação, não se empregam métodos quantitativos baseados em índices porque, além de trabalhosos, não são superiores à avaliação qualitativa na rotina diagnóstica. Os tipos histológicos são:

- **Espermatogênese normal.** Os túbulos seminíferos têm calibre regular, e a túnica própria é delgada. A espermatogênese encontra-se ordenada, a espessura do epitélio germinativo é normal e todos os tipos de células são encontrados: células de Sertoli, espermatogônias, espermatócitos de primeira e segunda ordens, espermátides e espermatozoides. (Figura 19.22 A). Em indivíduos azoospérmicos, estes achados indicam obstrução
- **Aplasia germinativa.** Os túbulos seminíferos são revestidos apenas por células de Sertoli, faltando por completo as células germinativas (Figura 19.22 B). Os túbulos seminíferos tendem a ter calibre normal ou levemente diminuído, porém a túnica própria é fina. Este tipo histológico pode ser visto em condições congênitas ou adquiridas. Na forma congênita, pode corresponder à síndrome de del Castilho ou, em língua inglesa, *Sertoli-cell-only syndrome*. Esta se encontra sempre associada a azoospermia e o prognóstico

Quadro 19.4 Padrões histológicos da biópsia testicular

Espermatogênese normal

Aplasia germinativa

Parada de maturação

Hipospermatogênese

Fibrose peritubular

Tipos combinados

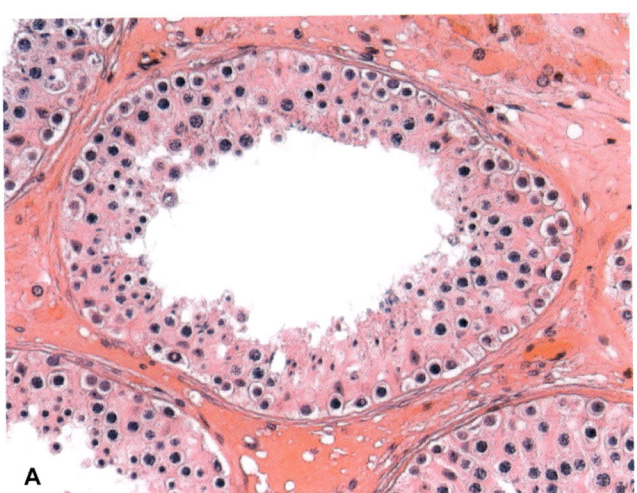 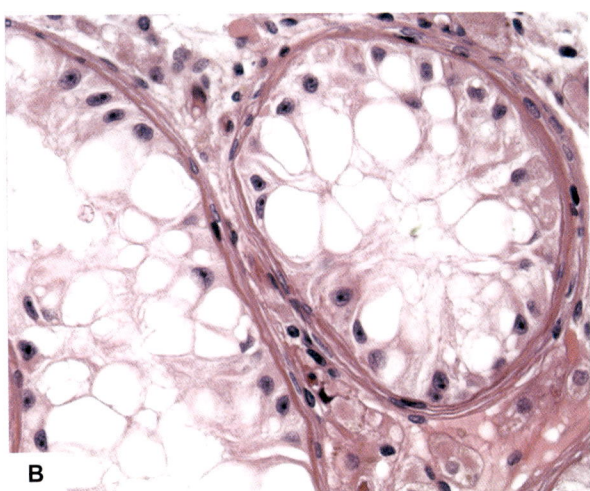

Figura 19.22 A. Espermatogênese normal. Estão presentes células de Sertoli e todos os tipos celulares da espermatogênese. **B.** Aplasia germinativa. Os túbulos seminíferos são revestidos apenas por células de Sertoli.

é ruim, uma vez que se trata de lesão irreversível; admite-se que resulte da falta de desenvolvimento das células germinativas no período embrionário

- **Parada de maturação.** Parada de maturação das células germinativas pode ocorrer em diferentes níveis da espermatogênese: em espermatócitos de primeira ou segunda ordem ou em espermátides. Esse tipo histológico também se associa a azoospermia
- **Hipospermatogênese.** Neste tipo, formam-se espermatozoides, porém em número reduzido. A redução reflete-se nos túbulos em forma de diminuição da espessura do epitélio germinativo ou de aspecto pseudovacuolizado em consequência da pobreza numérica dos tipos celulares que o constituem. É uma das lesões testiculares mais frequentes e está associada, em geral, a oligospermia. Quando acompanhada de azoospermia, pode indicar obstrução
- **Fibrose peritubular.** Consiste no espessamento fibroso da túnica própria dos túbulos seminíferos; os túbulos sofrem hipotrofia (redução de calibre) e as células germinativas desaparecem. Associa-se a azoospermia ou a oligospermia. Dependendo do grau de espessamento fibroso da túnica própria, o epitélio germinativo é progressivamente lesado, podendo apresentar-se com os aspectos histológicos de hipospermatogênese, parada de maturação, aplasia germinativa e, por último, hialinização completa dos túbulos. Os graus de comprometimento do epitélio germinativo explicam por que alguns pacientes são oligospérmicos, e outros, azoospérmicos
- **Tipos combinados.** Numa mesma biópsia, podem-se encontrar túbulos com diversos tipos de lesão, devendo ser relatado no laudo a frequência e a extensão das mesmas.

■ Neoplasias

Neoplasias testiculares predominam entre 15 e 35 anos de idade, quando representam os tumores mais comuns em homens e são responsáveis por cerca de 10% de todos os óbitos por câncer. Em estudo realizado no Serviço do autor do capítulo, as neoplasias do testículo ocupam o quarto lugar em frequência (5,5%) entre as neoplasias malignas primárias do trato genitourinário masculino. Exceto a criptorquidia, que constitui importante fator predisponente na gênese dos tumores testiculares, muito pouco se conhece sobre a etiologia das neoplasias do órgão. Pacientes com disgenesia testicular, feminilização testicular ou síndrome de Klinefelter têm maior risco de tumores testiculares.

Neste texto, será adotada a classificação histológica simplificada da OMS (Quadro 19.5), segundo a qual os tumores testiculares são divididos em dois grandes grupos, de acordo com a

Quadro 19.5 Classificação histológica das neoplasias testiculares (simplificada da OMS)

Tumores de células germinativas

Tumores com um só tipo histológico

Seminoma

Tumor espermatocítico

Carcinoma embrionário

Tumor do saco vitelino

Coriocarcinoma

Teratoma

Tumores com mais de um tipo histológico

Carcinoma embrionário + teratoma (teratocarcinoma)

Carcinoma embrionário + seminoma

Poliembrioma

Embrioma difuso

Outras combinações

Tumores dos cordões sexuais e do estroma gonadal

Tumor de células de Leydig

Tumor de células de Sertoli

Tumor de células da granulosa

Tumores combinados

Tumores não classificados

Tumores combinados de células germinativas e dos cordões sexuais e do estroma gonadal

Gonadoblastoma

Tumores diversos

19

origem: (1) tumores de células germinativas, que representam 90% dos tumores testiculares; (2) tumores dos cordões sexuais e do estroma gonádico. Um terceiro grupo compreende neoplasias muito raras, como o gonadoblastoma, que é constituído por células provenientes tanto do componente germinativo como dos cordões sexuais e do estroma. Cerca de 6% das neoplasias testiculares são de outra natureza, e incluem linfomas, leucemias, sarcoma granulocítico, plasmocitoma, neoplasias mesenquimais e neoplasias metastáticas.

▶ Tumores de células germinativas

A OMS classifica os tumores de células germinativas em: (1) originados de neoplasia germinativa *in situ*; (2) não relacionados com neoplasia germinativa *in situ* (Quadro 19.6). Neoplasia germinativa *in situ* é constituída por células atípicas de contornos irregulares e núcleos hipercromáticos tendo características de gonócito-símile (Figura 19.23 A). Tais células podem ser vistas em testículos criptorquídicos, biópsias para estudo de infertilidade, gônadas disgenéticas e, mais frequentemente, em túbulos em torno de neoplasias germinativas originadas dessa lesão. O citoplasma cora com o PAS, e a imuno-histoquímica é positiva para fosfatase alcalina placentária (PLAP, Figura 19.23 B) e OCT3-4.

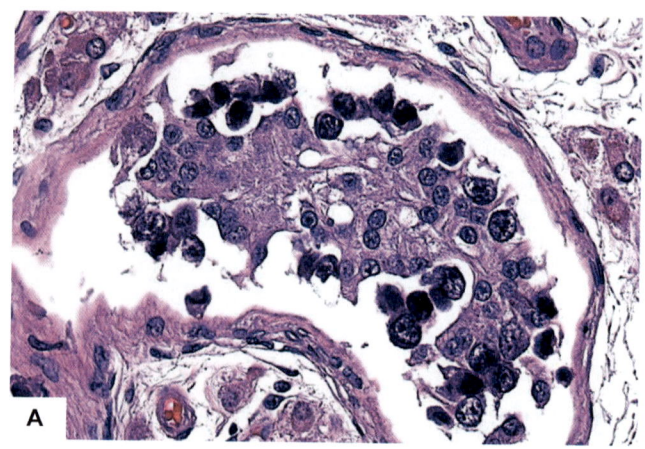

A

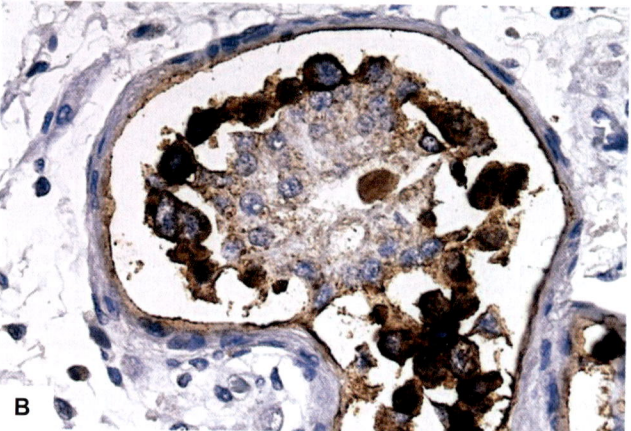

B

Figura 19.23 Neoplasia germinativa *in situ*. **A.** Células atípicas coradas pela hematoxilina e eosina. **B.** Células positivas para fosfatase alcalina placentária (PLAP). Imuno-histoquímica.

Quadro 19.6 Classificação simplificada dos tumores germinativos do testículo quanto à origem da neoplasia

Derivados de neoplasia germinativa *in situ*

Seminoma

Carcinoma embrionário

Tumor do saco vitelino

Teratoma pós-puberal

Coriocarcinoma

Não derivados de neoplasia germinativa *in situ*

Tumor espermatocítico

Teratoma pré-puberal

Cisto epidérmico

Seminoma

Seminoma é o tumor mais comum do testículo e mais frequente na quarta e quinta décadas. Em 10% dos casos, a neoplasia é bilateral.

Aspectos morfológicos

No **seminoma**, o testículo apresenta-se aumentado de volume (do tamanho de um ovo de galinha, podendo atingir vários centímetros), com forma conservada e túnica vaginal quase sempre intacta. Ao corte, o tumor tem consistência mole e superfície branco-acinzentada, homogênea, com áreas amareladas de necrose simulando caseificação.

Histologicamente, o seminoma é formado por agrupamentos sólidos de células uniformes, com núcleos arredondados e cromatina uniforme, em meio a estroma conjuntivo frouxo. Pela presença de glicogênio, o citoplasma cora-se pelo PAS. Em 10% dos casos, observam-se células gigantes idênticas às do sinciciotrofoblasto e responsáveis por elevação da β-hCG (gonadotrofina coriônica). É importante não interpretar erroneamente tais células como sendo de um coriocarcinoma, tumor que é constituído por células do cito e do sinciciotrofoblasto. Achado frequente e importante é o infiltrado de linfócitos (Figura 19.24) e, em alguns casos, reação granulomatosa, inclusive com células gigantes. O encontro de infiltrado linfocitário abundante no estroma de uma neoplasia metastática levanta a suspeita de o tumor primário ser seminoma.

No **tumor espermatocítico**, a superfície de corte apresenta coloração amarelo-clara e aspecto edemaciado ou gelatinoso. Podem ser observados cistos e, ocasionalmente, focos de hemorragia. Histologicamente, o tumor não mostra a uniformidade característica do seminoma típico. De permeio a células semelhantes às do seminoma típico, existem células volumosas que lembram espermatócitos de primeira ordem (Figura 19.25). Um terceiro tipo celular corresponde a células pequenas degeneradas. Túbulos seminíferos próximos ou distantes do tumor podem conter tumor espermatocítico *in situ*. Além desses aspectos, o tumor espermatocítico não se associa a outro tipo de tumor nem mostra infiltrado linfocitário ou reação granulomatosa no estroma.

(continua)

Aspectos morfológicos (*continuação*)

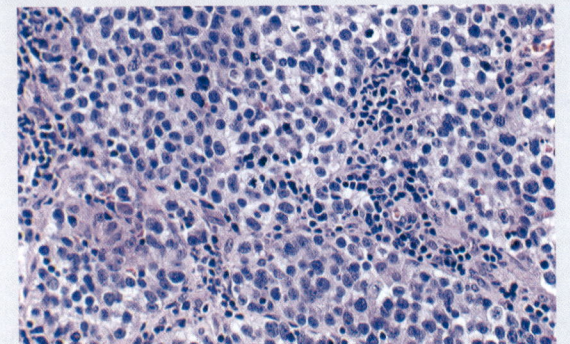

Figura 19.24 Seminoma clássico. As células neoplásicas são uniformes e têm núcleos arredondados; no estroma, existe infiltrado linfocitário.

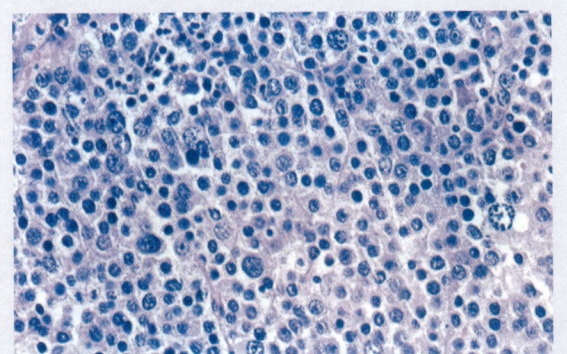

Figura 19.25 Tumor espermatocítico. Junto com as células neoplásicas semelhantes às do seminoma, destacam-se células volumosas com características de espermatócitos de primeira ordem.

Aspectos morfológicos

Ao corte, o tumor é menos homogêneo do que o seminoma; áreas de hemorragia e necrose são frequentes. O achado microscópico principal são células epiteliais com aspecto embrionário e maligno, as quais se dispõem em arranjo glandular, tubular (Figura 19.26) ou papilífero e, mais raramente, sólido. O citoplasma é abundante e os núcleos são volumosos e contêm um ou mais nucléolo evidente; a cromatina é irregular e não raramente de forma radiada do nucléolo para a membrana nuclear. Tais achados são importantes no diagnóstico diferencial com o seminoma quando o carcinoma embrionário é sólido. Além disso, o citoplasma das células do carcinoma embrionário é PAS-negativo (ausência de glicogênio). Infiltrado linfocitário também pode ser visto no estroma, porém não tão intenso como no seminoma.

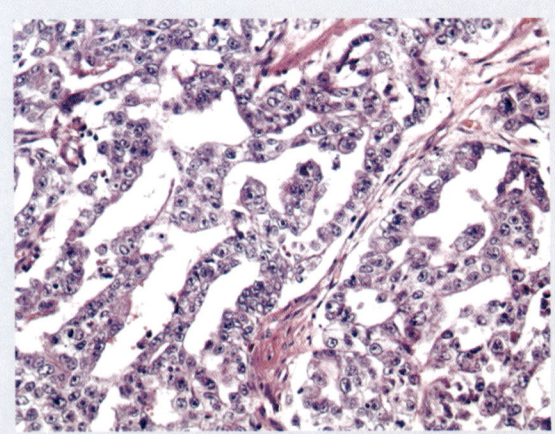

Figura 19.26 Carcinoma embrionário. As células neoplásicas possuem núcleos vesiculosos com nucléolos evidentes e dispõem-se em arranjo tubular.

19

Com frequência, o seminoma estende-se ao epidídimo e ao cordão espermático. As metástases mais comuns ocorrem nos linfonodos lombares, na altura das artérias espermáticas; metástases hematogênicas atingem preferencialmente pulmões e fígado. O seminoma é muito sensível à quimio e à radioterapia e tem excelente prognóstico quando não associado a outros tipos histológicos. Sobrevida de 5 anos após orquiectomia é de 99% para os tumores confinados ao testículo e de 70 a 89% para aqueles com metástases.

O **tumor espermatocítico** (anteriormente chamado de seminoma espermatocítico) não se origina de neoplasia germinativa *in situ* e, portanto, não é seminoma. A neoplasia corresponde a 2 a 5% de todos os tumores testiculares e surge em indivíduos mais idosos (a maioria após os 50 anos). Quase sempre, o tumor espermatocítico tem comportamento benigno, havendo relato de apenas um caso com metástases. Raramente, pode sofrer transformação para rabdomiossarcoma, quando se torna muito agressivo e dá metástases linfáticas ou sanguíneas.

Carcinoma embrionário

Carcinoma embrionário, mais comum na terceira década, é o segundo tumor germinativo puro mais frequente do testículo. Embora em geral menos volumoso, é mais agressivo e mais letal do que o seminoma. Associação com criptorquidia é menos frequente do que no seminoma. Quase sempre, o tumor é unilateral.

Tumor do saco vitelino

Também conhecido como tumor do seio endodérmico, tumor de Teilum ou carcinoma embrionário infantil, o tumor do saco vitelino predomina em crianças com até 2 anos, sendo raro em adultos, exceto quando combinado a outros tipos histológicos. A maioria dos tumores produz α-fetoproteína, que pode ser dosada no soro e tem grande valor no diagnóstico precoce do tumor, na avaliação dos resultados do tratamento e, principalmente, na detecção de metástases e recidivas. Sua histogênese é controvertida. A hipótese mais aceita é a de que derive do saco vitelino do embrião humano, pelo fato de o tumor apresentar estruturas semelhantes ao saco vitelino (seio endodérmico) da placenta do rato, denominados corpúsculos de Schiller-Duval. Estes, no entanto, não são encontrados em todos os casos. O aspecto histológico mais comum é arranjo celular reticulado (Figura 19.27).

Coriocarcinoma

Coriocarcinoma é neoplasia altamente maligna que se apresenta quase sempre combinada a outro tipo histológico de tumor; em sua forma pura, é raro. O tumor, que se manifesta quase exclusivamente na segunda e terceira décadas, dá metástases principalmente por via sanguínea e, caracteristicamente, produz gonadotrofina coriônica.

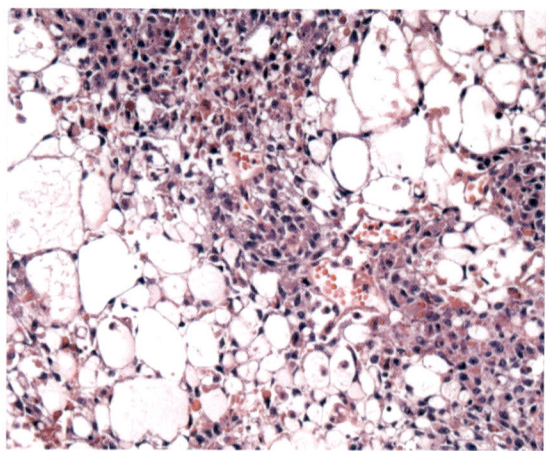

Figura 19.27 Tumor do saco vitelino. Notar o arranjo reticulado das células neoplásicas.

Aspectos morfológicos

Macroscopicamente, o tumor apresenta-se como massa com até 5 cm de diâmetro, com extensas áreas de necrose e hemorragia. Ao microscópio, é constituído por células do cito e do sinciciotrofoblasto, estas últimas facilmente identificadas por serem multinucleadas e possuírem núcleos hipercromáticos e citoplasma eosinófilo contendo vacúolos. As células do citotrofoblasto são uniformes, agrupadas e com citoplasma claro (Figura 19.28). É importante não interpretar erroneamente como indicativas de coriocarcinoma células multinucleadas idênticas às do sinciciotrofoblasto eventualmente vistas em seminomas.

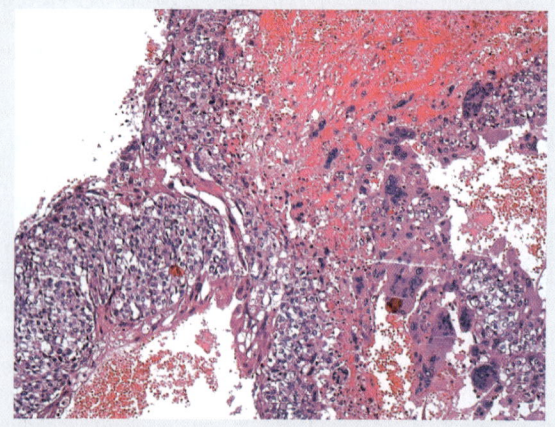

Figura 19.28 Coriocarcinoma. Notar células do citotrofoblasto à esquerda (citoplasma claro) e do sinciciotrofoblasto à direita (células multinucleadas com citoplasma eosinófilo).

Teratomas

Teratomas testiculares são mais comuns até a terceira década e muito semelhantes aos teratomas do ovário. Teratomas benignos são mais frequentes no ovário do que no testículo, enquanto os malignos são mais comuns no testículo. No período pré-puberal, teratomas testiculares são geralmente benignos; após a puberdade, a maioria é maligna.

Aspectos morfológicos

Macroscopicamente, os teratomas têm aspectos variados e podem ser sólidos ou císticos. Cistos na superfície de corte de tumor testicular indicam componente teratomatoso. Histologicamente, os teratomas são maduros ou imaturos. Os maduros são formados por tecidos bem diferenciados (epitélios, cartilagem, músculo etc.) derivados de mais de um folheto embrionário (Figura 19.29); nos imaturos, os tecidos são pouco diferenciados. Raramente os teratomas podem mostrar áreas de transformação maligna para sarcoma, carcinoma epidermoide ou adenocarcinoma. Em geral, teratomas maduros e imaturos têm comportamento maligno, exceto os teratomas puros (maduros ou imaturos) na fase pré-puberal, que se comportam como neoplasias benignas. Teratomas pré-puberais diferenciam-se de teratomas pós-puberais também pelo fato de não se originarem de neoplasia germinativa *in situ*.

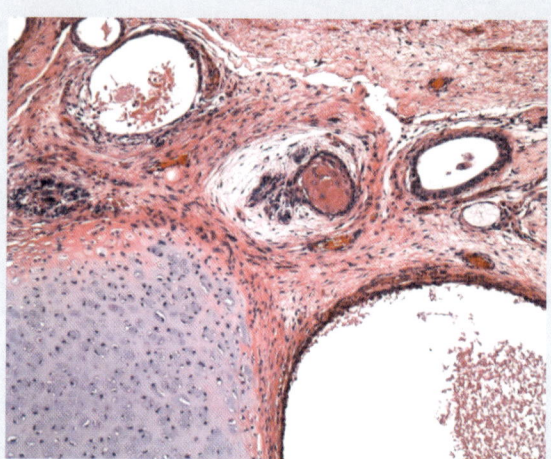

Figura 19.29 Teratoma maduro. A neoplasia é constituída por tecido cartilaginoso maduro e cistos de vários tamanhos revestidos por diferentes tipos de epitélio.

Tumores com mais de um componente histológico

Carcinoma embrionário com teratoma (teratocarcinoma) é a associação mais comum. Com frequência, o seminoma também se associa a outro tipo histológico de neoplasia, o que em geral piora o prognóstico. No laudo anatomopatológico de tumores testiculares combinados, deve-se relatar o percentual da área que corresponde a cada um dos componentes. Quanto maior a área ocupada por carcinoma embrionário, pior o prognóstico.

O **poliembrioma** é um tumor testicular combinado peculiar que reproduz corpos embrioides. Estes consistem em uma porção central de células de carcinoma embrionário circundadas por um componente de tumor do saco vitelino representado por uma vesícula e um espaço amniótico. O **embrioma difuso** é também tumor testicular combinado constituído por células de carcinoma embrionário envoltas por uma fileira de células do tumor do saco vitelino.

Para se ter certeza de que um tumor germinativo do testículo é formado por um único componente, é essencial que sejam examinados vários fragmentos da peça cirúrgica (em média, 10 a 12). Com isso, aumenta-se a probabilidade de se encontrar associações, que influenciam bastante no prognóstico e no tratamento. Para fins de tratamento, no caso de seminoma associado a outros tipos histológicos o paciente é considerado portador de tumor não seminomatoso. Em geral, os seminomas têm comportamento menos agressivo e melhor prognóstico do que os tumores não seminomatosos.

Prognóstico. Tratamento. Estadiamento

O seminoma puro confinado ao testículo tem ótimo prognóstico, com cura em 95% ou mais dos casos. Coriocarcinoma é tumor muito agressivo. No entanto, coriocarcinoma puro no testículo é excepcional; a forma mais comum é a de pequenos focos de coriocarcinoma associados a outros tipos histológicos (estes pequenos focos juntos a outros tumores, porém, não influenciam no prognóstico destes). Dos demais tumores, o carcinoma embrionário é o mais agressivo. É por essa razão que no exame antomopatológico deve constar sua extensão quando associado a outros tipos histológicos.

O tratamento dos tumores germinativos difere conforme a neoplasia seja seminomatosa ou não. No seminoma associado a outro tipo histológico, o tratamento é feito como se a neoplasia fosse não seminomatosa. O tratamento do seminoma consiste em orquiectomia e radioterapia (o seminoma é bastante radiossensível); em estádios mais avançados, emprega-se a quimioterapia. Com esse esquema terapêutico, os resultados para os seminomas puros são muito bons. Para as neoplasias não seminomatosas, faz-se orquiectomia e quimioterapia. Linfadenectomia retroperitoneal está indicada nos casos de massas residuais pós-quimioterapia. Tais massas devem ser cuidadosamente examinadas pelo patologista porque, dependendo dos achados histológicos, o prognóstico e a conduta terapêutica variam. O encontro apenas de fibrose e/ou necrose indica ótimo prognóstico; na presença de teratoma maduro ou imaturo, o prognóstico ainda é bom; quando existe neoplasia germinativa residual, o prognóstico é ruim e há indicação de quimioterapia complementar; transformação sarcomatosa ou carcinomatosa em teratoma é sinal de péssimo prognóstico. Dosagens de gonadotrofina coriônica e de α-fetoproteína séricas são muito importantes na avaliação da resposta terapêutica.

O sistema mais empregado para o estadiamento dos tumores testiculares é o TNM. O componente T (tumor) é avaliado conforme a neoplasia seja intratubular = **Tis**; limitada ao testículo, inclusive *rete testis*, mas sem invasão linfovascular = **T1**; limitada ao testículo, mas com invasão linfovascular, do epidídimo, de tecidos moles do hilo ou da túnica vaginal = **T2**; invasão do cordão espermático, com ou sem invasão linfovascular = **T3**; invasão do escroto, com ou sem invasão linfovascular = **T4**. Para o seminoma, T1 é subdividido em T1a, quando o tumor tem até 3 cm, e T1b, quando mais de 3 cm.

▶ Tumores dos cordões sexuais e do estroma

Nesta categoria, que engloba cerca de 5% dos tumores testiculares, estão incluídas as neoplasias formadas por células que se assemelham às de Sertoli, de Leydig, da granulosa ou fibroblastos, em diferentes combinações e graus de diferenciação. O mais frequente é o tumor de células de Leydig. Com exceção deste, cerca de um terço dos tumores dos cordões sexuais e do estroma gonádico do testículo é encontrada em crianças na fase pré-puberal.

Tumor de células de Leydig

Corresponde a 1 a 3% das neoplasias testiculares e aparece em todas as idades, mas é mais frequente entre 20 e 50 anos. Uma característica do tumor é a produção de hormônios sexuais. Em 15% dos casos, ginecomastia é a manifestação inicial. Crianças com tumor de células de Leydig quase sempre apresentam pseudoprecocidade isossexual. Cerca de 15 a 20% dos tumores dão metástases.

O tumor é bem circunscrito e quase sempre sólido, amarelado ou amarelo-pardacento. Ao microscópio, as células assemelham-se às de Leydig e têm padrão de crescimento difuso. Cristais de Reinke são encontrados em um terço dos casos. Não há critério isolado que distinga tumores benignos de malignos; no entanto, os malignos em geral são mais volumosos, têm margens infiltrativas, invadem vasos linfáticos ou sanguíneos e contêm focos de necrose.

Tumor de células de Sertoli

Tumor de células de Sertoli é pouco comum (menos de 1% das neoplasias testiculares) e aparece em qualquer idade. Em testículos eutópicos, mas sobretudo em criptorquídicos, podem ser encontrados pequenos nódulos de células de Sertoli imaturas, considerados túbulos imaturos proliferados, mas não uma neoplasia verdadeira. Em quase metade dos casos, o tumor de células de Sertoli associa-se a outras lesões endócrinas, como adenoma hipofisário, hiperplasia adrenocortical primária bilateral ou tumor testicular de células de Leydig.

Macroscopicamente, o tumor é bem circunscrito e formado por massas lobuladas, amareladas, pardacentas ou esbranquiçadas. As células têm arranjo cordonal, em ninhos ou em blocos e formam túbulos sólidos ou com luz. A maioria das lesões é bem diferenciada e benigna, porém há casos menos diferenciados e malignos. O *tumor de grandes células de Sertoli calcificado* é um subtipo cujas células possuem citoplasma abundante e eosinófilo e áreas de calcificação, que pode ser maciça e formar nódulos grandes, ondulados e lamelados.

Tumor de células da granulosa

Ao contrário do correspondente no ovário, o tumor de células da granulosa no testículo é muito raro e benigno, exceto o tipo juvenil, que é mais frequente no primeiro ano de vida, período em que é a forma mais comum de tumor testicular. Microscopicamente, há uma variedade de padrões semelhantes àqueles do mesmo tumor no ovário.

Tumores dos cordões sexuais e do estroma não classificados

Compreendem tumores que não se enquadram em nenhum dos subtipos antes descritos. Ocorrem em qualquer idade, e o sinal clínico mais frequente é aumento indolor do volume testicular; às vezes, surge ginecomastia. Microscopicamente, encontra-se um espectro de padrões, variando de predominantemente epitelial a predominantemente estromatoso. Os tumores mais bem diferenciados contêm túbulos sólidos ou com luz, ou cordões formados por células que lembram as de Sertoli. O componente estromatoso pode ser densamente celular ou fibromatoso, e em alguns casos é difícil ou impossível distinguir os componentes epitelial e estromatoso nas preparações de rotina. Colorações para reticulina ajudam na evidenciação desses dois componentes.

19

Membrana vaginal

Hidrocele

Hidrocele é o acúmulo de líquido seroso entre os folhetos visceral e parietal da vaginal do testículo, congênito ou adquirido. Hidrocele congênita resulta da persistência do conduto peritoneovaginal. Entre as causas da forma adquirida, incluem-se hérnia inguinal, traumatismos, orquiepididimite, tumores testiculares ou paratesticulares, hipoproteinemia e distúrbios gerais ou locais da circulação sanguínea ou linfática.

Hematocele

Hematocele é o acúmulo de sangue na cavidade vaginal, cujas causas são em grande parte as mesmas da hidrocele. Em hematoceles de longa duração, surgem fibrose, calcificação e macrófagos com hemossiderina na parede da membrana vaginal.

Neoplasias

Mesotelioma maligno da vaginal do testículo associa-se muitas vezes a hidrocele. Em 25% dos casos, coexiste com asbestose. Outros tumores raros incluem neoplasias semelhantes aos tumores da superfície epitelial do ovário.

Epidídimo

Epididimites

Na maioria dos casos, resultam do refluxo de urina infectada; podem também ocorrer por via linfática ou sanguínea. Muitas vezes, são secundárias a orquites ou a traumatismos.

Epididimite aguda, causada geralmente por bactérias, manifesta-se com dor e aumento de volume do epidídimo. Ao microscópico, encontram-se hiperemia, edema e exsudato fibrinopurulento nos túbulos e no estroma. Vírus também podem causar epididimite aguda. Nesses casos, o infiltrado é predominantemente linfocitário. Epididimite causada pelo vírus da caxumba precede a orquite. Em pacientes com AIDS, pode haver epididimite por citomegalovírus.

Epididimite crônica, granulomatosa ou não, resulta em geral de epididimites agudas não curadas. O epidídimo torna-se endurecido e contém infiltrado linfocitário e fibrose no estroma. O epidídimo é a localização preferencial de tuberculose no trato genital masculino. Outras causas raras são esquistossomose, paracoccidioidomicose, sífilis, hanseníase, sarcoidose e malacoplaquia.

Espermatocele

Espermatocele é a dilatação cística de um ducto eferente na *rete testis* ou do ducto epididimário na cabeça do epidídimo. O cisto é revestido por epitélio cúbico ou achatado e contém líquido seroso misturado com espermatozoides.

Neoplasias

O *tumor adenomatoide* é a neoplasia mais frequente do epidídimo. Trata-se de tumor benigno de origem mesotelial que pode originar-se também na albugínea, na membrana vaginal e no cordão espermático. Mais comum entre 20 e 50 anos, apresenta-se como massa escrotal não dolorosa, podendo ser achado incidental em peças cirúrgicas de orquiepididimectomia ou em necrópsias. O exame microscópico revela túbulos arredondados, ovalados ou em fenda revestidos por células achatadas ou colunares com citoplasma amplo e vacuolado. O estroma, às vezes bem desenvolvido, é constituído por tecido fibroso denso e hialinizado, podendo conter focos de tecido muscular liso e infiltrado linfocitário. O testículo pode ser comprometido por infiltração local do tumor.

Ducto deferente

Indivíduos vasectomizados não raramente se submetem a reversão da vasectomia. Mesmo quando este procedimento é tecnicamente bem-sucedido, em alguns casos pode persistir a infertilidade por destruição dos espermatozoides por autoimunidade. Durante o ato da anastomose, o cirurgião pode encontrar segmentos espessados do ducto deferente, enviando fragmentos para exame anatomopatológico. Na maioria das vezes, os achados correspondem a vasite nodosa.

Vasite nodosa

Também chamada hiperplasia ductal, hamartoma mesonéfrico, reanastomose ou recanalização espontânea do ducto deferente, recebeu este nome por causa da semelhança com a salpingite ístmica nodosa. É uma lesão nodular rara do ducto deferente mais encontrada em indivíduos que se submetem a vasectomia. Outras causas incluem traumatismo local e inflamações crônicas.

Ao microscópio, observa-se proliferação de pequenos ductos distribuídos difusamente na parede do ducto deferente. Achado peculiar, muito importante no diagnóstico diferencial com neoplasia, é a presença de espermatozoides na luz. Em geral, a lesão associa-se a espermogranulomas, que se caracterizam por infiltrado de macrófagos e células epitelioides margeando espermatozoides.

A hipótese patogenética mais provável propõe que os pequenos ductos representariam invaginações do epitélio de revestimento na tentativa de recanalização do ducto deferente obstruído. Obstrução pode ocorrer por traumatismos, inflamação crônica ou, mais frequentemente, por vasectomia. A presença de espermatozoides na luz dos dúctulos corrobora a ideia da comunicação destes com a luz do ducto deferente. Alguns admitem origem congênita por restos embrionários, razão do nome de hamartoma mesonéfrico para a lesão.

Cordão espermático

Varicocele

Varicocele é a dilatação varicosa do plexo venoso pampiniforme do cordão espermático. Na maioria das vezes, não tem causa conhecida. Quando unilateral e em indivíduos idosos, pode ser secundária a neoplasia do rim que invade a veia renal e oclui a drenagem da veia espermática. Varicocele de longa duração pode causar infertilidade masculina. O tratamento consiste em ligadura da veia espermática interna na altura do anel inguinal interno.

Neoplasias

Qualquer neoplasia mesenquimal pode originar-se no cordão espermático. Leiomioma é o tumor benigno mais frequente; entre os malignos, os mais comuns são lipossarcoma, leiomiossarcoma, rabdomiossarcoma e fibrossarcoma. O cordão espermático é a localização mais frequente no trato genital masculino do *pseudotumor inflamatório*, também chamado *tumor miofibroblástico inflamatório* ou *proliferação miofibroblástica pseudossarcomatosa*, lesão de natureza desconhecida. Geralmente é um achado incidental, embora ocasionalmente o paciente possa notar um tumor. Se a lesão for extirpada parcialmente, pode recorrer mas, por definição, não origina metástases. O exame microscópico mostra células alongadas com características de fibroblastos e células musculares lisas, daí a denominação proliferação miofibroblástica. O arranjo pode ser fasciculado, e o estroma em geral é frouxo. Notam-se infiltrado inflamatório de mononucleares e, às vezes, hemorragias. Mitoses típicas podem ser vistas, mas as atípicas são ausentes.

O *pseudotumor fibroso* pode ser visto no cordão espermático, na membrana vaginal ou no epidídimo. A importância da lesão reside no fato de poder ser confundida clinicamente com neoplasias testiculares ou paratesticulares. A lesão corresponderia a uma fase cicatricial de infecção, traumatismo ou hidrocele. O exame microscópico mostra tecido de granulação, infiltrado inflamatório de mononucleares e tecido fibroso que pode mostrar extensa hialinização, inclusive com calcificação ou ossificação. Quadro microscópico semelhante ao pseudotumor fibroso também pode ser visto no pseudotumor inflamatório de longa duração.

Existem ainda casos de pseudotumor fibroso com infiltrado predominantemente linfoplasmocitário, cujos plasmócitos, em sua maioria, sintetizam IgG4. A lesão, que pode corresponder à doença descrita como associada à IgG4 (ver Capítulo 11), surge em órgãos isolados ou em vários concomitantemente. Em órgãos isolados, as lesões tinham denominações próprias: tireoidite de Riedel, síndrome de Mikulicz (glândulas salivares e lacrimais), fibrose retroperitoneal, fibrose mediastinal e outras.

Vesículas seminais

Alterações senis

Alterações morfológicas que aparecem nas vesículas seminais com a idade têm importância prática porque podem ser confundidas, histologicamente, com adenocarcinoma da próstata. Em cerca de 75% dos homens idosos, as células do revestimento epitelial das vesículas seminais mostram atipias muito acentuadas, núcleos hipercromáticos e nucléolos evidentes; figuras de mitose, entretanto, estão ausentes. Tais atipias são vistas também nos ductos ejaculadores. Em alguns casos de ressecções transuretrais da próstata, prostatectomias radicais ou biópsias por agulha, podem estar presentes segmentos de ductos ejaculadores ou de vesículas seminais que criam problemas

no diagnóstico diferencial com adenocarcinoma da próstata. O critério mais importante na distinção é o achado de pigmento pardo-amarelado, semelhante à lipofuscina, presente apenas no epitélio dos ductos ejaculadores ou de vesículas seminais. Amiloidose localizada das vesículas seminais é frequente em indivíduos idosos, sendo em geral achado de necrópsia.

Cistos

Raros, podem ser congênitos ou adquiridos. Manifestam-se por dor perineal durante a ejaculação ou defecação, disúria, retenção urinária e epididimite recorrente. Em 80% dos casos, cistos congênitos associam-se a agenesia renal ipsolateral. Cistos adquiridos resultam de inflamação e obstrução dos ductos ejaculadores ou das vesículas seminais.

Neoplasias

São muito raras, sendo a mais frequente o adenocarcinoma. Para esse diagnóstico, é imprescindível ter certeza quanto à localização da lesão nas vesículas seminais, excluindo-se neoplasias de órgãos vizinhos, como próstata, bexiga e cólon. Pigmento pardo-amarelado na neoplasia ajuda a estabelecer que o adenocarcinoma é primário da vesícula seminal.

Pênis

Hipospádia. Epispádia

Por causa de defeitos no desenvolvimento embrionário, o orifício da uretra peniana, em vez de se abrir na ponta da glande, abre-se na porção ventral (hipospádia) ou dorsal do pênis (epispádia). Esta última pode associar-se a extrofia vesical ou a criptorquidia. Tais anomalias podem acompanhar-se de obstrução urinária (o orifício muitas vezes é estreito) ou de distúrbios na ejaculação.

Fimose

Caracteriza-se por orifício do prepúcio pequeno, o que impede a retração e a consequente exteriorização da glande. Sua importância maior reside no fato de dificultar a higiene local, favorecendo o acúmulo de esmegma e o aparecimento de infecções secundárias (balanites, postites e balanopostites) e, possivelmente, do carcinoma do pênis.

Doença de Peyronie

Consiste em fibrose peniana em forma de um cordão ao longo do corpo do órgão. A fibrose resulta em dor e curvatura do pênis, mais acentuadas durante a ereção.

Inflamações

Inflamações específicas no pênis acometem a glande, o prepúcio ou a uretra peniana e associam-se em geral a doenças sexualmente transmissíveis como gonorreia, sífilis, cancro mole, linfogranuloma venéreo ou granuloma inguinal. Inflamações inespecíficas correspondem a *balanites* (inflamação da glande),

19

postites (inflamação do prepúcio) ou *balanopostites* e são causadas por estafilococos, estreptococos e bacilos coliformes. Fimose e prepúcio redundante são fatores predisponentes.

Balanite xerótica obliterante corresponde a líquen escleroso e atrófico da glande e do prepúcio. Clinicamente, a lesão apresenta-se como mancha branca na glande ou no prepúcio envolvendo o meato uretral. Em casos de longa duração, a lesão é firme por fibrose, que pode causar fimose em indivíduos não circuncidados. Comprometimento da uretra pode levar a estreitamento desta. Microscopicamente, notam-se hiperceratose e acentuada hipotrofia da epiderme. Na derme superficial, há edema acentuado, homogeneização do colágeno e infiltrado inflamatório de mononucleares.

▶ Neoplasias

Condiloma acuminado

Condiloma acuminado é lesão papilomatosa benigna que se origina no pênis ou no períneo. No pênis, prefere o sulco balanoprepucial e a face interna do prepúcio; mais raramente, surge na uretra peniana distal. A lesão costuma ser séssil e mede, em geral, poucos milímetros; sua superfície apresenta projeções papilíferas que, microscopicamente, mostram hiperplasia do epitélio de revestimento, atipias coilocitóticas, notadamente no terço superior do epitélio, células binucleadas e disceratose (Figura 19.30). Algumas vezes, sobretudo na uretra peniana distal, a lesão não tem crescimento papilífero, sendo por isso denominada condiloma plano. Condiloma acuminado é causado pelo vírus do papiloma humano (HPV), sobretudo dos tipos 6 e 11. O vírus pode ser demonstrado no núcleo de células escamosas por meio de imuno-histoquímica ou hibridação *in situ*.

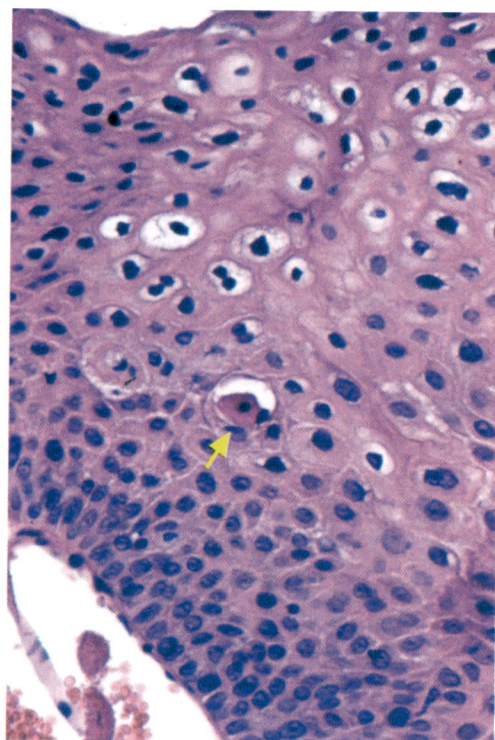

Figura 19.30 Condiloma acuminado do pênis. Atipias coilocitóticas (células com núcleos irregulares e citoplasma claro), binucleação e células isoladas corneificadas (disceratóticas – *seta*).

Doença de Bowen

Causada sobretudo pelo HPV tipo 16, a doença de Bowen corresponde ao carcinoma epidermoide *in situ*, podendo formar-se em qualquer local da mucosa ou da pele do pênis, preferencialmente em indivíduos idosos (Figura 19.31). Quando na mucosa balanoprepucial, é denominada eritroplasia de Queyrat. Macroscopicamente, a lesão é isolada e apresenta-se como espessamento branco-acinzentado, às vezes ulcerado. Se não tratada, em 10 a 20% dos casos evolui para carcinoma invasor.

Papulose bowenoide

Trata-se de lesão que compromete o pênis ou o períneo de homens jovens (20 a 30 anos de idade). Em geral, as lesões (pápulas, placas ou vegetações) são multicêntricas mas respondem ao tratamento conservador. Microscopicamente, na metade inferior do epitélio assemelha-se ao carcinoma *in situ* (doença de Bowen) e, na metade superior, ao condiloma acuminado. O comportamento é benigno, tendo sido descritos raros casos de progressão para carcinoma invasor ou metástases. A etiologia é variada, podendo estar envolvidos vírus, fatores imunitários e irritantes químicos. O HPV, especialmente o do tipo 16, é o agente mais implicado. Corroboram esta etiologia o encontro de alterações de condiloma acuminado nas porções superficiais da lesão e a detecção do vírus por imuno-histoquímica ou hibridação molecular.

Carcinoma de células escamosas

Carcinoma de células escamosas do pênis, menos comum em indivíduos de cor branca, é neoplasia ainda prevalente no Brasil, notadamente nos estados do Nordeste. O tumor é pouco frequente nos EUA e praticamente inexiste em populações que realizam circuncisão precocemente (p. ex., judeus). Na maioria dos casos, a lesão é diagnosticada entre 60 e 69 anos de idade. Higiene local precária e ação do esmegma em indivíduos não circuncidados são considerados fatores etiológicos. HPV dos tipos 16 e 18 é também implicado na sua gênese. O tumor origina-se preferencialmente na glande, seguida do frênulo, do prepúcio e do sulco balanoprepucial; mais raramente, surge no corpo do pênis.

O carcinoma do pênis tem crescimento lento. Metástases, mais comuns nos tumores ulcerados, ocorrem sobretudo nos linfonodos inguinais; metástases sanguíneas são tardias.

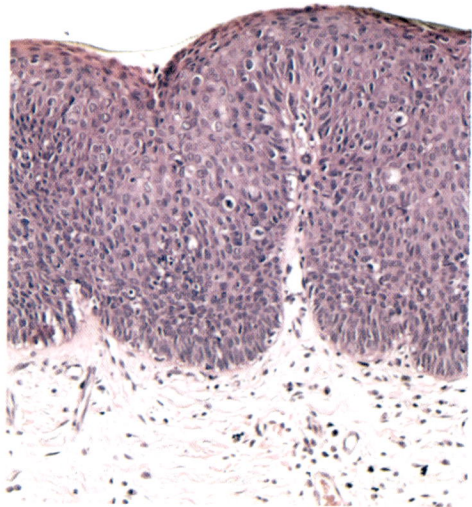

Figura 19.31 Doença de Bowen (carcinoma *in situ* do pênis). Células carcinomatosas em toda a altura do epitélio, mas sem invadir o estroma.

Aspectos morfológicos

Macroscopicamente, o tumor apresenta-se nas formas vegetante ou ulcerada (Figura 19.32). Na forma vegetante, o tumor cresce mais externamente, sendo menor o crescimento em profundidade; por isso, tem melhor prognóstico do que a forma ulcerada, que é mais infiltrativa. Não raramente, os pacientes procuram atendimento tardiamente e, ao diagnóstico, a neoplasia tem grande volume e encontra-se em estágio avançado. Em ambas as formas macroscópicas, trata-se de carcinoma de células escamosas (epidermoide) com diferentes graus de diferenciação (Figura 19.33). Em geral, o tipo vegetante tende a ser mais bem diferenciado.

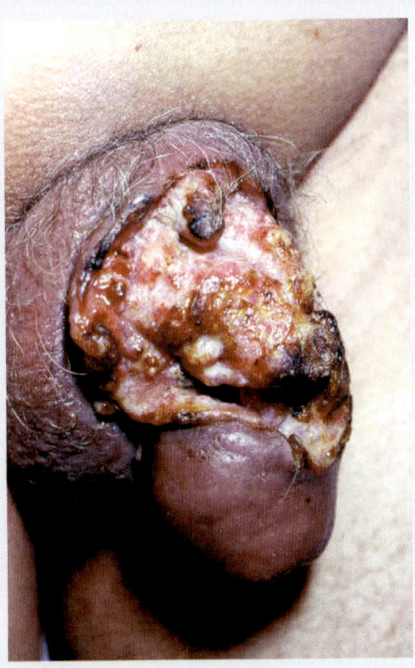

Figura 19.32 Carcinoma de células escamosas do pênis. Neoplasia ulcerada com destruição extensa do órgão.

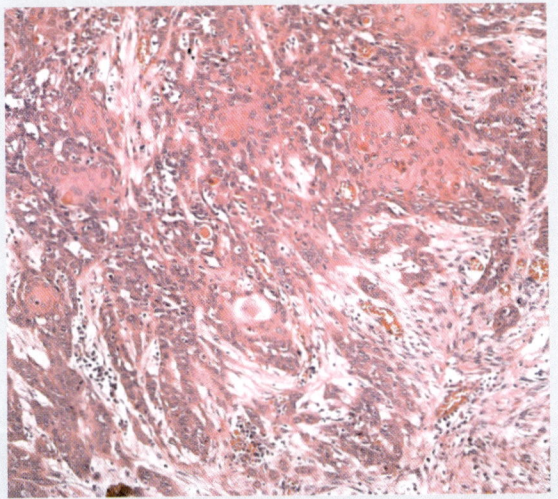

Figura 19.33 Carcinoma de células escamosas do pênis. A neoplasia é bem diferenciada e infiltra-se no estroma de forma pontiaguda.

Carcinoma verrucoso

Carcinoma verrucoso é uma variante rara de tumor peniano que tem crescimento exofítico e acomete mais a glande ou o sulco balanoprepucial. Microscopicamente, a lesão mostra papilomatose, hiperceratose e acantose acentuadas, padrão de infiltração rombo (e não pontiagudo, como ocorre no carcinoma epidermoide) e atipias celulares discretas. A expressão *condiloma gigante de Buschke-Lowenstein*, pela qual é também conhecido, é desaconselhável para evitar confusão com o verdadeiro condiloma. Ao contrário do carcinoma epidermoide, o verrucoso tem infiltração apenas local e não origina metástases linfonodais. O tratamento é cirúrgico. A lesão tem tendência a recidivas.

Estadiamento dos tumores penianos

No sistema **TNM**, a doença de Bowen (ou eritroplasia de Queyrat) corresponde ao **Tis** (carcinoma *in situ* ou neoplasia intraepitelial peniana) e o carcinoma verrucoso, a **Ta**. **T1a** – o carcinoma epidermoide invade o conjuntivo subepitelial mas sem invasão linfovascular ou invasão perineural, ou não é de alto grau, isto é, indiferenciado ou sarcomatoide; **T1b** – invade o conjuntivo subepitelial, com invasão linfovascular e/ou invasão perineural, ou é alto grau; **T2** – invade o corpo esponjoso (glande ou corpo ventral), com ou sem invasão uretral; **T3** – invade o corpo cavernoso (incluindo a albugínea), com ou sem invasão uretral; **T4** – invade estruturas adjacentes (p. ex., escroto, próstata e ossos do púbis).

■ Bolsa escrotal

Gangrena de Fournier é uma fasciite necrosante do tecido subcutâneo e muscular esquelético. Quase sempre na bolsa escrotal, pode acometer também os órgãos genitais e o períneo. As lesões iniciam-se como placas avermelhadas que sofrem necrose e se acompanham de manifestações sistêmicas graves, que incluem dor e febre. A doença resulta provavelmente de infecção por estafilococos ou estreptococos, sendo diabetes melito, alcoolismo, imunossupressão, intervenção cirúrgica recente, traumatismos e obesidade mórbida fatores predisponentes importantes.

Neoplasias

Neoplasias benignas ou malignas podem surgir na bolsa escrotal. O carcinoma de células escamosas ou carcinoma epidermoide do escroto, pouco frequente, foi o primeiro câncer a ser relacionado com exposição ocupacional a um carcinógeno: no século 18, observou-se que limpadores de chaminés tinham incidência aumentada de câncer escrotal. Esta associação foi descrita por Pott em 1775 e, posteriormente, referida como câncer de Pott ou dos limpadores de chaminé. Microscopicamente, o tumor é semelhante ao carcinoma epidermoide do pênis.

■ Leitura complementar

Amin MB, Grignon DJ, Strigley JR, Eble JN (eds.). Urological pathology. Philadelphia: Wolters Kluwer; 2014.

Amin MB, Tickoo SK (eds.). Diagnostic pathology, genitourinary. 2nd ed. Philadelphia: Elsevier; 2016.

Billis A. Uropatologia. Diagnóstico histopatológico de tumores e lesões pseudotumorais. Novo Enfoc Impressão Digital; 2019.

19

Billis A. Patologia cirúrgica da próstata. 4. ed. Campinas: Novo Enfoc Impressão Digital; 2015.

Cheng L, Maclennan GT, Bostwick DG, editors. Urologic surgical pathology. 2nd ed. Philadelphia: Elsevier; 2019.

Epstein JI, Cubilla AL, Humphrey PA. Tumors of the prostate gland, seminal vesicles, penis, and scrotum. AFIP Atlas of tumor pathology, Series 4, Fascicle 14, Silver Spring, Maryland, ARP Press; 2011.

Epstein JI; Netto GJ. Prostate biopsy interpretation. 5th ed. Philadelphia: Wolters Kluwer; 2015.

Humphrey PA. Prostate pathology. Chicago: ASCP; 2003.

Lepor H. Prostatic diseases. Philadelphia: WB Saunders Company; 2000.

Moch H, Humphrey PA, Ulbright TM, Reuter VE, editors. WHO classification of tumours of the urinary system and male genital organs. Lyon: IARC Press; 2016.

Petersen RO, Sesterhenn IA, Davis CJ. Urologic pathology. 3rd ed. Philadelphia: J.B. Lippincott Williams & Wilkins; 2009.

Pugh RCB. Pathology of the testis. Oxford: Blackwell Scientific Publications; 1976.

Torloni H, Brumini R. Registro nacional de tumores. Rio de Janeiro: Ministério da Saúde, Divisão Nacional de Doenças Crônico-Degenerativas; 1985.

Ulbright TM, Young RH. Tumors of the testis and adjacent structures. AFIP Atlas of tumor pathology. Series 4, Fascicle 18, Silver Spring, Maryland, ARP Press; 2013.

Young RH, Scully RE. Testicular tumors. Chicago: ASCP Press, American Society of Clinical Pathologists; 1990.

Zhou M, Netto GJ, Epstein JI, editors. Uropathology. Philadelphia: Elsevier Suanders; 2012.

19

Capítulo 20

Mama

Fernando Carlos de Lander Schmitt, Helenice Gobbi, Marina De Brot,
Cynthia Aparecida Bueno de Toledo Osório, Cristiana Buzelin Nunes

As doenças da mama são muito frequentes na mulher e têm relevância especial por ocorrerem em órgão visível e de grande importância no aleitamento materno, na identificação do gênero e na sexualidade. Algumas alterações morfológicas e manifestações clínicas resultam de estimulação hormonal cíclica e involução senil, podendo simular doenças. Por isso mesmo, o conhecimento das variações fisiológicas e as modificações que ocorrem com a idade são indispensáveis para a correta abordagem clínica das doenças mamárias. Neste capítulo, serão descritos os aspectos morfológicos, fisiológicos e patológicos associados à glândula mamária, com ênfase particular no câncer, por sua elevada incidência e grande importância médica e social.

Aspectos da normalidade

As estruturas morfológica e funcional da mama sofrem modificações ao longo da vida e a cada ciclo menstrual. A mama é uma glândula sudorípara modificada, formada por um sistema de ductos ramificados a partir do mamilo, os quais se estendem radialmente entre o estroma fibroadiposo. Essa estrutura começa a ser formada a partir da quinta semana de vida intrauterina, com o aparecimento da linha mamária, um espessamento epidérmico que se estende da axila à região inguinal. A partir dela, brotos epiteliais invadem o mesênquima adjacente e, na área peitoral, formam colunas epiteliais que se tornam canalizadas e originam o sistema ductolobular. Na vida embrionária, a morfogênese da mama é influenciada por bloqueio da apoptose nos brotos epiteliais pela expressão do gene *BCL-2*. A glândula mamária não se encontra completamente desenvolvida ao nascimento: na puberdade é que se completa a ramificação do sistema ductal. Após essa fase, a glândula mamária é formada por estruturas lobulares que refletem diferentes fases do desenvolvimento.

O sistema de ductos da mama é dividido em dois componentes: unidade terminal ductolobular (UTDL) e grandes ductos. A *UTDL* consiste em um lóbulo mamário e um ductolobular terminal, representando a porção secretória. A UTDL conecta-se aos *grandes ductos*, inicialmente a um ducto subsegmentar, que termina em um ducto segmentar; o conjunto desses ductos reúne-se em um ducto coletor (ou galactóforo), que emerge no mamilo. Entre o ducto segmentar e o coletor, logo abaixo do mamilo, existe uma dilatação fusiforme do sistema ductal conhecida como seio lactífero (Figura 20.1). O sistema ductal é dividido em 15 a 20 segmentos ou lóbulos a partir da subdivisão dos grandes ductos, que drenam nos ductos coletores. Tal divisão, no entanto, não é totalmente rígida, já que existem ramificações entre os ductos e estes são curvos e dispõem-se em diferentes direções.

A UTDL é a unidade anatomofuncional da mama. Também conhecida como lóbulo mamário, é formada por pequenos dúctulos que se reúnem para formar o ducto terminal, o qual drena para o sistema ductal extralobular (Figura 20.2). Quando

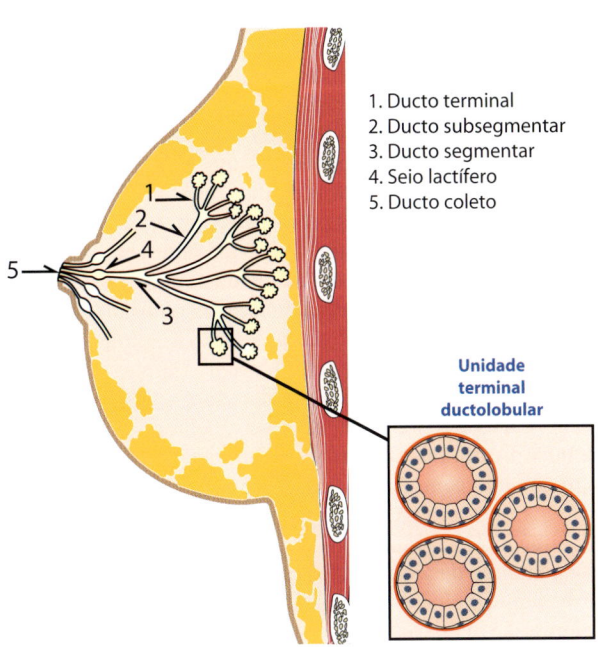

1. Ducto terminal
2. Ducto subsegmentar
3. Ducto segmentar
4. Seio lactífero
5. Ducto coleto

Unidade terminal ductolobular

Figura 20.1 Microanatomia da mama.

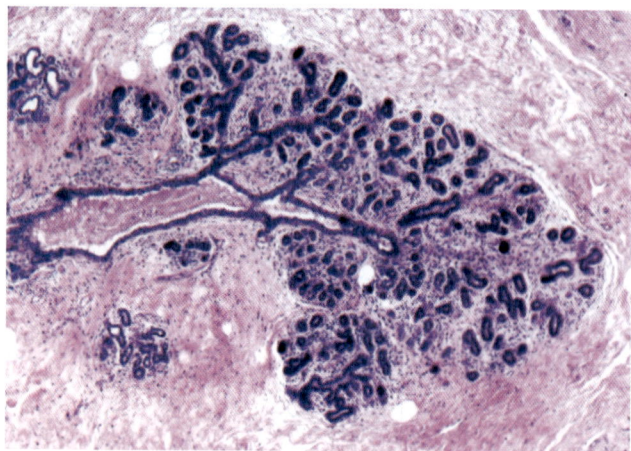

Figura 20.2 Unidade terminal ductolobular. Notar lóbulo, dúctulos e ducto terminal.

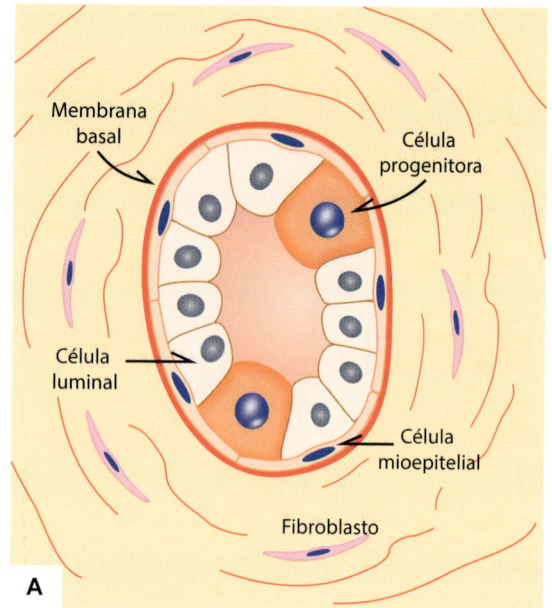

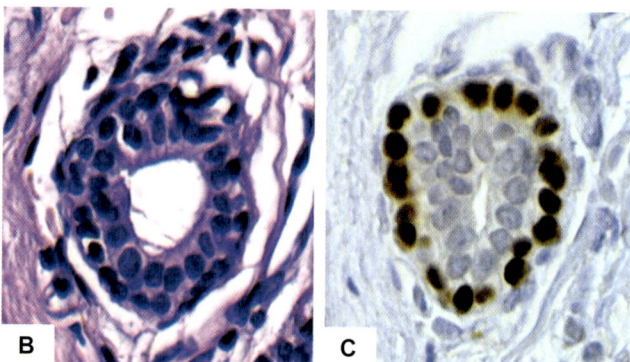

Figura 20.3 Células epiteliais da glândula mamária. **A.** Representação de ducto mamário no qual se observam células luminais, progenitoras e mioepiteliais. A membrana basal separa as células mioepiteliais do estroma adjacente (adaptada de Birnbaum, 2004.) **B.** Dúctulo mamário corado em HE. **C.** Imuno-histoquímica para a proteína basal p63, presente nos núcleos das células basais/mioepiteliais.

em atividade secretora, como na gravidez e na lactação, os pequenos dúctulos do lóbulo são denominados *ácinos*. O *tecido conjuntivo intralobular* é especializado e ricamente celular, com abundante rede de fibras reticulares, finas fibras colágenas e numerosos capilares; tem aspecto frouxo, é desprovido de fibras elásticas e contém número variado de linfócitos, plasmócitos e mastócitos. O estroma intralobular responde a estímulos hormonais, variando seu aspecto durante o ciclo menstrual. O *tecido conjuntivo extralobular*, mais denso e menos celular, origina-se de septos oriundos de uma faixa de tecido conjuntivo denso entre a derme e o estroma mamário. Esses septos dividem o parênquima e estendem-se até a fáscia peitoral. Ao redor dos grandes ductos, o tecido conjuntivo é mais celular e possui grande quantidade de fibras elásticas. Nessa região, existem também vasos linfáticos periductais. Durante sua migração, os brotos epiteliais que crescem no mesênquima para formarem o sistema ductal levam consigo parte da camada papilar da derme, formando um envoltório próprio de tecido conjuntivo para cada ducto.

Os *ductos e lóbulos* são revestidos por dois tipos de células epiteliais, as luminais e as mioepiteliais (Figura 20.3). A camada mais interna é formada por *células luminais*, que são colunares e têm capacidade de secreção e absorção de fluidos; essas são células epiteliais que expressam ceratinas (especialmente 7, 8 e 18), α-lactoalbumina, outras proteínas relacionadas com o leite (p. ex., HMFG) e receptores para estrogênio. A camada externa ou basal é formada por *células mioepiteliais*, com morfologia variável, podendo ser arredondadas ou alongadas; ao microscópio eletrônico, mostram diferenciação miofibrilar, o que pode ser comprovado pela positividade para actina à imuno-histoquímica. Tais células também expressam ceratinas de alto peso molecular (5, 14 e 17) e outros marcadores basais, como p63, P-caderina e CD10. As duas camadas de células estão apoiadas em uma membrana basal rica em laminina e colágeno tipo IV e, juntamente com os fibroblastos que as rodeiam, formam a base dos ductos (Figura 20.3). Além de células diferenciadas, há também células multipotentes capazes de autorregeneração e longo tempo de vida (células progenitoras), que se localizam entre o mioepitélio e a camada luminal e estão envolvidas na regeneração mamária.

O *mamilo* ou *papila* mamária tem estrutura especializada e distinta do restante do parênquima. É revestido por epitélio estratificado pavimentoso que se estende até parte do ducto coletor, onde se localiza a transição com o epitélio ductal glandular. Extensão do epitélio escamoso até o seio lactífero ou além deste é condição patológica, conhecida como *metaplasia escamosa*. Além de grandes ductos, o mamilo contém tecido conjuntivo denso, fibras musculares e numerosas glândulas sebáceas, que se abrem independentemente dos folículos pilosos. A *aréola* é um anel de pele centrado pelo mamilo; contém glândulas sebáceas modificadas que se abrem na superfície em pequenas elevações conhecidas como tubérculos de Montgomery. Durante a gravidez, estes tornam-se proeminentes, e a aréola aumenta de tamanho e ganha maior pigmentação, tornando-se uma modificação permanente.

A divisão da glândula mamária em duas grandes porções (ductos maiores e UTDL) tem grande importância em Patologia, porque algumas lesões afetam predominante ou exclusivamente um desses componentes (Quadro 20.1). Papiloma, ectasia ductal e abscesso subareolar são exemplos de lesões próprias de grandes ductos, enquanto alterações fibrocísticas, hiperplasias epiteliais e a maioria dos carcinomas originam-se na UTDL.

Quadro 20.1 Componentes histológicos da mama normal e possível local de origem de lesões

Estrutura histológica	Processo patológico
Mamilo – ductos coletores	Adenoma do mamilo
	Abscesso recidivante subareolar
	Doença de Paget
Seio lactífero – ductos segmentares	Ectasia ductal
	Papiloma
Ductos subsegmentares	Hiperplasia epitelial
	Carcinoma
Unidade terminal ductolobular	Alterações fibrocísticas
	Fibroadenoma
	Hiperplasia epitelial
	Carcinoma
Estroma	Fibrose estromal
	Necrose da gordura

▶ Alterações fisiológicas

Da mesma forma que a estrutura do sistema ductal tem semelhança com uma árvore invertida, as diferentes fases do desenvolvimento da mama podem ser comparadas aos efeitos das estações do ano sobre as árvores: desenvolvimento e puberdade (primavera), maturação, diferenciação e lactação (verão), involução (outono) e hipotrofia (inverno) (Figura 20.4). Na maioria das mulheres, o desenvolvimento da mama só começa na puberdade. Com o início da secreção cíclica de estrogênio e progesterona, há diferenciação do estroma periductal, crescimento dos ductos e diferenciação lobular. Embora os hormônios sexuais tenham papel relevante nessa diferenciação, hormônio do crescimento, glicocorticoides, insulina e fatores de crescimento (EGF, IGF, TGF) também contribuem no processo. Durante o ciclo menstrual, ocorrem alterações no parênquima mamário, embora não tão exuberantes quanto as encontradas no endométrio. Na fase proliferativa, os lóbulos têm estroma mais celular, luzes ductulares fechadas, atividade mitótica epitelial e células mioepiteliais não vacuolizadas. Na fase secretora, o estroma é mais frouxo, as luzes glandulares estão abertas e frequentemente contêm secreção, a atividade mitótica diminui e as células mioepiteliais são vacuolizadas; além disso, há maior número de linfócitos e plasmócitos nos lóbulos. Tais alterações não ocorrem de maneira uniforme em todo o parênquima, de modo que, durante a fase lútea do ciclo, a mulher pode ter sensação de desconforto na mama e mesmo "nódulos" (lóbulos com edema) podem ser palpados. O desconhecimento dessas alterações fisiológicas pode levar a preocupações nas mulheres e até a biópsias desnecessárias.

Durante a gestação e a lactação, a mama atinge a plenitude de sua maturação: (a) há intensa proliferação lobular e diferenciação de dúctulos em ácinos com secreção no interior (Figura 20.5); (b) O citoplasma das células acinares torna-se claro e vacuolizado, enquanto a distensão dos lóbulos reduz o estroma intra e extralobular; (c) células mioepiteliais tornam-se achatadas e pouco evidentes. Após cessar a lactação, ocorre involução do parênquima, com colapso da estrutura acinar e aumento relativo do tecido fibroso e da gordura. Embora haja regressão

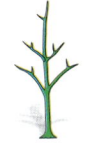

Desenvolvimento dos brotos mamários: estrogênios (maternos) (Repouso 10 a 12 anos)
Assimetria
Lóbulos occipitais

VIDA INTRAUTERINA

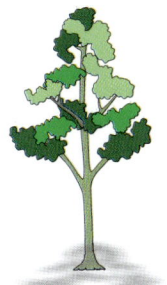

Desenvolvimento dos lóbulos
Estrogênios
Nutrição
Crescimento ósseo

PUBERDADE

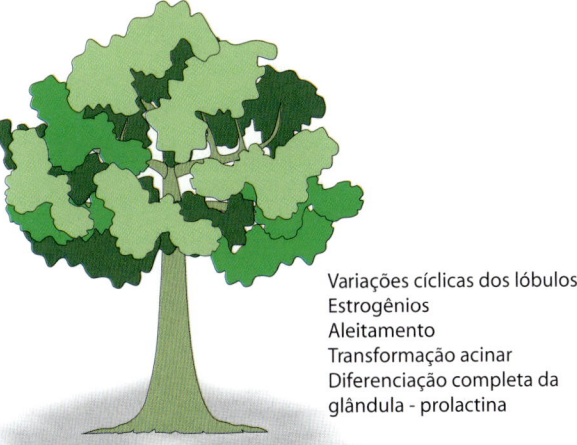

Variações cíclicas dos lóbulos
Estrogênios
Aleitamento
Transformação acinar
Diferenciação completa da glândula - prolactina

VIDA REPRODUTIVA

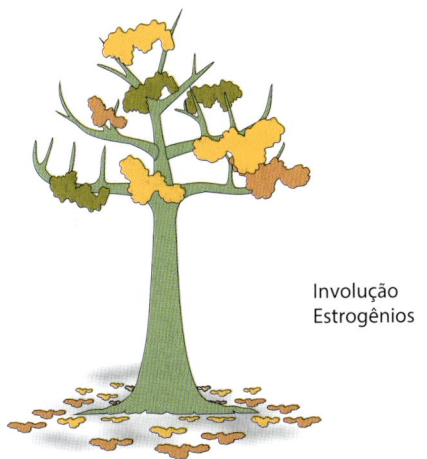

Involução
Estrogênios

PÓS-MENOPAUSA

Figura 20.4 Fases do desenvolvimento da mama.

20

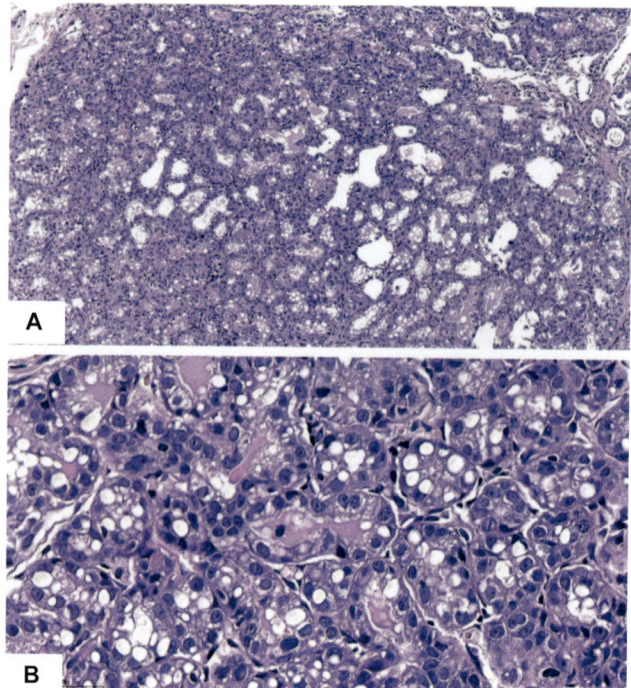

Figura 20.5 Lóbulo mamário na lactação. **A.** Aumento do tamanho do lóbulo. **B.** Secreção intracitoplasmática e luminal.

completa dos ácinos, após uma gestação a mama contém mais tecido glandular do que previamente. Alterações semelhantes às da lactação podem ocorrer focalmente em resposta a certos estímulos (hormonais, uso de medicamentos etc.) e não devem ser confundidas com lesões, como hiperplasias ou neoplasias.

No climatério e após a menopausa, ocorrem alterações mamárias que refletem as modificações hormonais próprias desse período. Involução estromal ocorre por substituição gradual do tecido fibroso por tecido adiposo (metaplasia adiposa). Este processo não é uniforme e pode produzir áreas com diferentes consistências em virtude da alternância entre regiões fibrosas e adiposas. Às vezes, metaplasia adiposa pode isolar uma região de tecido fibroso que resulta em uma área nodular endurecida que, clinicamente, pode simular câncer. É útil lembrar que esse fenômeno não é patológico e não deve ser interpretado como "fibrose do estroma mamário". Embora raramente o estroma lobular possa ser totalmente substituído, quando isso ocorre podem-se encontrar dúctulos residuais em meio a células adiposas, que não devem ser interpretados como infiltração neoplásica.

Involução lobular acomete tanto o estroma especializado como o epitélio. A membrana basal dos dúctulos torna-se espessada e o epitélio fica achatado, enquanto a luz é progressivamente obliterada. O estroma intralobular torna-se denso, semelhante ao extralobular, podendo substituir todos os dúctulos e levar ao desaparecimento do componente epitelial. Involução lobular pode associar-se também à dilatação e à cistificação dos dúctulos (involução lobular cística), achado que deve ser distinguido de processos patológicos, como a doença cística. Após a menopausa, ao lado de hipotrofia epitelial pode-se encontrar hiperplasia de células mioepiteliais. Deposição de fibras elásticas no estroma pode também ser encontrada em mamas em involução.

Além de serem úteis para a compreensão dos processos patológicos que afetam a mama, o conhecimento dessas alterações fisiológicas e estruturais evita diagnósticos de determinadas "lesões" que nada mais são do que variações da normalidade.

▶ Lesões não neoplásicas

Doenças benignas e malignas da mama, que comumente se manifestam como massa palpável ou alteração mamográfica, com frequência dependem, para seu diagnóstico, de abordagem com biópsia por agulha ou cirúrgica. Lesões não neoplásicas, que incluem um grupo heterogêneo de alterações do estroma e do parênquima mamário, são a principal causa de alterações clínicas da mama e o diagnóstico mais frequente em biópsias de massas palpáveis ou de alterações detectadas por mamografia. Algumas representam alterações do desenvolvimento e das modificações funcionais cíclicas ou involutivas; outras têm importância clínica por implicarem risco aumentado de desenvolvimento de carcinoma (Quadro 20.2).

Quadro 20.2 Lesões não neoplásicas da mama*

Anomalias do desenvolvimento

Amastia e hipoplasia

Macromastia (hipertrofia mamária)

Ectopia e remanescentes da linha mamária

Doenças inflamatórias

Mastites agudas e crônicas

Abscesso subareolar recidivante

Ectasia ductal

Lobulite linfocítica

Necrose do tecido gorduroso (necrose gordurosa)

Reações a prótese mamária

Doenças relacionadas com a lactação

Alterações não proliferativas (alterações fibrocísticas)

Cistos

Metaplasia apócrina

Alterações estromais

    Fibrose

    Elastose

Lesões proliferativas

Adenose (simples, esclerosante, microglandular)

Hiperplasia ductal

    Usual

    Atípica

Hiperplasia lobular atípica (neoplasia lobular não invasiva)**

Lesões de células colunares

Alteração de células colunares

Hiperplasia de células colunares

Atipia epitelial plana

Cicatriz radial/lesão esclerosante complexa

Hiperplasia pseudoangiomatosa do estroma

Hamartomas

*Adaptado de Schmitt et al., J Bras Ginec.1991;101:283-6.
**Hiperplasia lobular atípica foi englobada na classificação da OMS (2019) como parte do espectro da *neoplasia lobular não invasiva*.

Anomalias do desenvolvimento

Amastia é a ausência completa de formação de uma ou ambas as mamas, inclusive do mamilo; é muito rara e associa-se a outras malformações, como defeitos ósseos ou renais. *Hipoplasia* mamária, uni ou bilateral, menos rara, pode ser congênita ou adquirida. Hipoplasia congênita associa-se a várias síndromes, como a de Turner e a de Polland, e a agenesia dos ovários. Hipoplasia adquirida ocorre em mulheres que receberam radiação na região mamária na infância ou adolescência, por exemplo para tratamento de hemangiomas cutâneos.

Macromastia ou *hipertrofia mamária* é o crescimento excessivo da mama que pode levar a dorsalgia e alteração postural. O volume das mamas é determinado em grande parte pela quantidade de estroma, porém definir qual o tamanho normal das mamas é algo difícil e subjetivo e que depende de fatores étnicos e culturais. Macromastia pode resultar de resposta exagerada a estimulação hormonal durante a puberdade, o que leva a aumento volumoso e rápido das mamas, conhecido como hipertrofia juvenil ou virginal. Uma ou ambas as mamas ficam grandes e pêndulas, e em geral o volume não se reduz nos anos subsequentes, necessitando, muitas vezes, mamoplastia redutora. O exame histológico mostra aumento predominante do estroma fibroadiposo e raros lóbulos. Focos de hiperplasia epitelial e hiperplasia pseudoangiomatosa do estroma são encontrados em alguns casos.

Inversão congênita do mamilo, uni ou bilateral, resulta de falha na eversão do mamilo que ocorre durante o desenvolvimento intrauterino.

Ectopia e remanescentes da linha mamária são as anomalias do desenvolvimento mais comuns. Tecido ectópico é encontrado em linfonodos axilares e ao longo da linha mamária, sendo a parede torácica e a vulva as sedes mais comuns. Mamas supranumerárias são referidas como *polimastia*; mamilos supranumerários (*politelia*) podem ocorrer, com ou sem parênquima glandular subjacente, ao longo de toda a linha mamária, da axila até a região perineal. O tecido ectópico sofre alterações no ciclo menstrual, podendo ocasionalmente aumentar de volume e provocar dor pré-menstrual. As doenças que afetam a mama eutópica podem também ocorrer no tecido heterotópico, inclusive hiperplasias, tumores benignos e carcinomas.

Inflamações

Mastites

Mastites, pouco frequentes, englobam várias lesões inflamatórias da mama, algumas de causa infecciosa, outras de etiologia desconhecida. A maioria dos casos manifesta-se como aumento doloroso e eritematoso das mamas. Embora o tipo mais importante seja a *mastite aguda da lactação*, algumas mastites simulam câncer, e outras, como o abscesso subareolar recorrente, podem necessitar cirurgia extensa, com alta morbidade. O quadro clínico referido como *carcinoma inflamatório da mama* (ver adiante) simula inflamação em mulheres não lactantes. A lesão ocorre por obstrução dos vasos linfáticos dérmicos por êmbolos neoplásicos, resultando em edema acentuado da mama e eritema da pele, semelhante ao quadro de mastite aguda.

A maioria das infecções agudas da mama ocorre durante a lactação, em especial nas primeiras semanas de amamentação. Nesse período, a mama fica mais vulnerável à penetração de bactérias, principalmente *Staphylococcus aureus* e estreptococos, através de fissuras e rachaduras no mamilo ou na aréola.

A infecção inicial causa mastite aguda, difusa, dolorosa, com aumento de volume da mama, por edema, hiperemia e exsudato neutrofílico. O quadro geralmente regride com antibióticos e drenagem completa do leite. Em alguns casos, a lesão evolui para abscesso, necessitando drenagem cirúrgica.

Mastite crônica inespecífica é rara e pode resultar de mastite aguda com resolução incompleta. Caracteriza-se por fibrose e infiltrado inflamatório linfoplasmocitário. *Mastites crônicas granulomatosas* são raras e podem associar-se a doenças granulomatosas sistêmicas. Ocorrem na tuberculose, em micoses (paracoccidioidomicose, histoplasmose, actinomicose), sarcoidose e poliangiite com granulomas. Tuberculose mamária manifesta-se como massa ou abscesso recorrente com fístula, podendo simular carcinoma. Histologicamente, encontram-se granulomas, às vezes com necrose caseosa e destruição do parênquima. Sarcoidose pode acometer a mama e permanecer localizada por vários anos, com granulomas sem necrose. Há ainda raros casos de mastite granulomatosa idiopática, relacionada com mecanismos imunitários (como a tireoidite granulomatosa). A lesão caracteriza-se por inflamação granulomatosa sem caseose, com infiltrado de macrófagos epitelioides, células gigantes, linfócitos, plasmócitos e neutrófilos, que envolvem e distorcem os lóbulos. Mastite granulomatosa neutrofílica cística é forma rara de mastite causada por *Corynebacteria*.

Abscesso subareolar recidivante (mastite periductal)

Abscesso sub ou periareolar recidivante ou mastite periductal é mais comum em mulheres adultas, particularmente durante a lactação, mas pode surgir após a menopausa e em homens, em 90% dos casos em fumantes. Os pacientes apresentam nódulo subareolar, doloroso e edematoso, com episódios recorrentes de fistulização e drenagem de material purulento através do mamilo e da pele da aréola. A patogênese é variada. Em algumas mulheres, ocorre inversão do mamilo por fibrose cicatricial por outras lesões, predispondo a metaplasia escamosa, dilatação, ruptura e inflamação de ductos. Outra possibilidade é tabagismo, que altera a diferenciação do epitélio ductal por causa de deficiência de vitamina A e de substâncias contidas no tabaco, que também favorecem inflamação. À microscopia, encontra-se inflamação inespecífica, metaplasia escamosa e tampões córneos nos seios lactíferos, dilatação e ruptura dos ductos e fístulas entre ductos e pele. Reação inflamatória crônica desenvolve-se em torno de ceratina extravasada. Infecção bacteriana secundária pode ocorrer em qualquer momento, levando a inflamação aguda. O tratamento é difícil e requer cirurgia extensa para remover o ducto e o trato fistuloso em continuidade, evitando-se deixar ductos com epitélio ceratinizado, que são responsáveis por recorrência.

Ectasia ductal

Estasia ductal envolve ductos grandes subareolares em mulheres na peri e pós-menopausa. Manifesta-se como descarga papilar serosa, sanguinolenta ou amarelada, associada, em 25% das pacientes, a massa palpável e às vezes dolorosa. Morfologicamente, caracteriza-se por dilatação progressiva dos grandes ductos, acúmulo de secreção espessa, restos celulares e macrófagos xantomizados (Figura 20.6). Ruptura dos ductos causa inflamação periductal, com infiltrado rico em linfócitos, plasmócitos e macrófagos e fibrose progressiva. Com a evolução, a

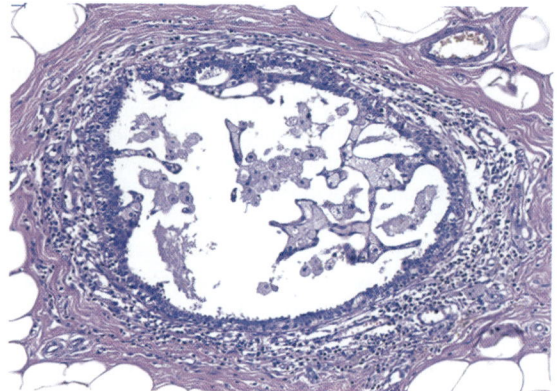

Figura 20.6 Ectasia ductal. Dilatação ductal associada a acúmulo de secreção e macrófagos xantomizados na luz e infiltrado inflamatório periductal.

fibrose pode causar retração do mamilo e da pele. Em torno de cristais de colesterol, pode haver reação granulomatosa. Ectasia ductal diferencia-se de alterações fibrocísticas por afetar ductos subareolares da região central, enquanto cistos surgem nos lóbulos, a partir da dilatação de ácinos e sem componente inflamatório ou acúmulo de secreção. Microcalcificações tubulares ou anulares em ductos dilatados produzem aspecto característico à mamografia.

Lobulite linfocítica

Também conhecida como mastopatia diabética ou mastopatia linfocítica esclerosante, lobulite linfocítica ocorre em mulheres adultas jovens. Apresenta-se como massa palpável bem definida, única ou múltipla, geralmente indolor, podendo ser achado incidental ou detectada à mamografia como densidade assimétrica. Ao microscópio, encontram-se lóbulos e ductos atróficos, circundados por infiltrado linfocitário, no início muito abundante, e fibrose estromal lobulocêntrica e perivascular (Figura 20.7). Mais tarde, ocorrem esclerose e atrofia lobular progressivas, redução do infiltrado inflamatório e aparecimento de miofibroblastos atípicos, volumosos e com núcleos pleomórficos. A lesão é imunomediada e associa-se frequentemente ao diabetes melito (mastopatia diabética).

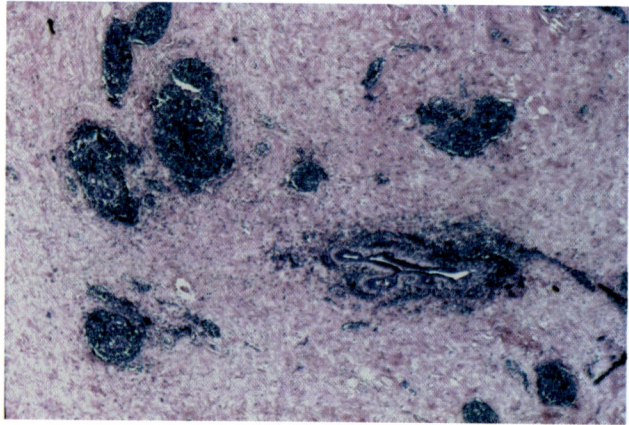

Figura 20.7 Lobulite linfocítica. Denso infiltrado linfocitário lobulocêntrico e fibrose estromal extralobular.

Reações a próteses, reconstrução e aumento mamário

As mamas podem ser reconstruídas ou aumentadas por *próteses* sintéticas ou por retalhos de pele e músculo. Hoje, os implantes mais empregados são constituídos por cápsula de elastômero de silicone preenchida por gel de silicone ou solução salina. Os implantes podem provocar reação local e formar cápsula fibrosa espessa, que comprime e distorce a prótese, causando deformidade estética da mama. Muitas vezes, são necessárias capsulotomia e retirada da prótese e do tecido fibroso adjacente, cujo exame mostra extravasamento de silicone no estroma adjacente à prótese, reação granulomatosa do tipo corpo estranho, macrófagos fagocitando material goticular, linfócitos e plasmócitos (Figura 20.8 A). O gel de silicone pode ser transportado por vasos linfáticos até os linfonodos axilares (Figura 20.8 B e C). Mais tarde, pode haver calcificação em torno das áreas de fibrose e inflamação, dificultando o exame mamográfico e impedindo a visualização de tumores malignos pequenos. No entanto, não há qualquer evidência de associação de implantes de silicone com risco aumentado de câncer da mama.

Em mulheres com prótese de silicone, há relatos de doença semelhante a doença autoimune e raros casos de fibromatose, representada por tumor benigno de crescimento localmente agressivo. Recentemente, foi descrita associação entre implantes mamários e linfoma anaplásico de grandes células na mama. Trata-se de linfoma de células T que surge tardiamente em torno do implante, geralmente confinado pela cápsula fibrosa no espaço peri-implante, que pode progredir, infiltrar o parênquima e estender-se aos linfonodos regionais.

Cirurgias de reconstrução e de aumento mamário após mastectomia total ou parcial têm sido feitas com a utilização de retalhos cutâneos ou transposição de músculos, principalmente dos retos abdominais. Fibrose, hemorragia, reação inflamatória e necrose com retração e deformidades podem ocorrer após a cirurgia, às vezes necessitando de remoção dos tecidos necrosados.

Doenças relacionadas com a lactação

Durante a lactação ocorrem modificações fisiológicas importantes que levam a aumento exuberante dos lóbulos (adenose fisiológica), mas que não devem ser confundidas com alterações patológicas. Mastites agudas, abscessos, infartos e fístulas lactíferas são mais comuns durante a lactação; galactocele e adenoma da lactação são próprios do período lactacional. *Galactocele* caracteriza-se por cisto único contendo secreção espessa e pastosa na região central. O cisto tem parede fibrosa revestida por epitélio achatado, sendo preenchido por secreção amorfa rica em macrófagos espumosos e cristais de colesterol. *Adenoma da lactação* manifesta-se como massa ou nódulo palpável em mulheres grávidas ou em amamentação. A lesão é considerada por alguns uma resposta exagerada à influência hormonal do período lactacional e não uma neoplasia verdadeira. Histologicamente, o adenoma é constituído por parênquima normal com alterações epiteliais lactacionais e áreas de adenose fisiológica. Toda alteração mamária que ocorre na lactação deve ser investigada, porque nesse período podem surgir carcinomas. O diagnóstico precoce é fundamental, devido à maior tendência de metastatização de carcinomas em mamas lactantes.

20

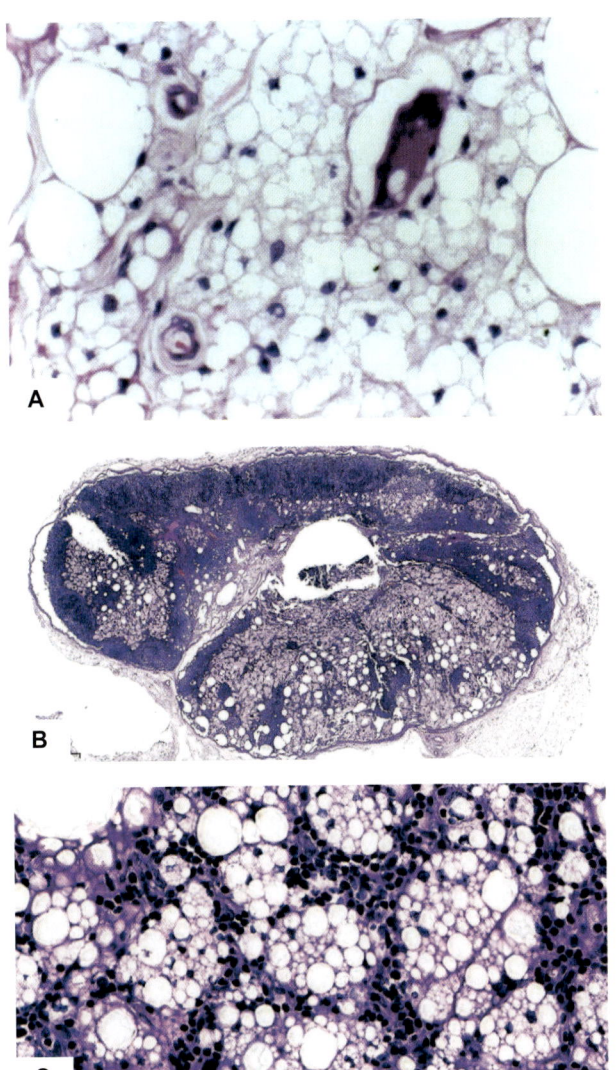

Figura 20.8 A. Extravasamento de silicone no estroma mamário. Macrófagos contendo gotículas de silicone e célula gigante do tipo corpo estranho. **B** e **C.** Linfonodo axilar contendo gotículas de silicone (imagem negativa) drenadas por via linfática após extravasamento de prótese mamária.

Necrose do tecido gorduroso

Necrose do tecido gorduroso associa-se frequentemente a biópsia, irradiação e, possivelmente, traumatismo prévios. Clinicamente, manifesta-se como massa palpável, endurecida e irregular, com retração da pele e do mamilo, em alguns casos simulando carcinoma. Necrose pode associar-se a microcalcificações e ser detectada à mamografia, às vezes como imagem suspeita de neoplasia. Macroscopicamente, a lesão é amarelada e firme e apresenta áreas hemorrágicas e císticas contendo material oleoso. À microscopia, no início encontram-se áreas de hemorragia recente, necrose de adipócitos e exsudato neutrofílico. Com o tempo, aparecem macrófagos espumosos, células gigantes multinucleadas do tipo corpo estranho, proliferação conjuntivovascular e depósitos de hemossiderina. Necrose gordurosa é processo autolimitado que tende à cura por fibrose, encistamento e calcificação.

Hiperplasia pseudoangiomatosa do estroma

Trata-se de lesão benigna constituída por vários e complexos espaços pseudovasculares e fendas anastomosadas, acelulares ou revestidas por células fusiformes. A maioria dos casos é assintomática, sendo a lesão descoberta incidentalmente em associação com outras doenças benignas ou malignas. Em alguns casos, pode formar massa palpável bem delimitada, de tamanho variável, chamada forma nodular ou tumoral. Hiperplasia pseudoangiomatosa é encontrada em até 25% dos casos de ginecomastia. O diagnóstico diferencial se faz com angiossarcoma de baixo grau, que mostra padrão mais complexo, atipias nucleares e marcadores endoteliais. As células fusiformes da hiperplasia pseudoangiomatosa são positivas para CD34, vimentina, actina e calponina e negativas para marcadores endoteliais, como fator VIII e CD31, sugerindo origem miofibroblástica. A lesão tem evolução benigna, embora com recorrência local quando incompletamente retirada.

Alterações mamárias não proliferativas (alterações fibrocísticas)

A expressão *alterações fibrocísticas* abrange um grupo variado de modificações mamárias encontradas na clínica, à mamografia ou em exames histopatológicos. Clinicamente, tais lesões caracterizam-se por massa palpável ou descarga papilar, sobretudo em mulheres entre 30 e 45 anos de idade. Alterações fibrocísticas eram chamadas *doença fibrocística* ou *displasia mamária*. Essas denominações foram abandonadas, pois estudos epidemiológicos mostraram que mulheres com alterações fibrocísticas sem lesão proliferativa epitelial não têm risco aumentado de evoluir para câncer, não havendo, portanto, caráter displásico ou pré-maligno. Hoje, a expressão *alteração fibrocística* é utilizada para designar modificações histopatológicas não proliferativas caracterizadas pela presença, isolada ou associada, de fibrose estromal, cistos, metaplasia apócrina e adenose. Sua patogênese envolve desequilíbrio na resposta à estimulação hormonal cíclica e involução senil. A divisão entre alteração fisiológica e doença clínica depende da intensidade e da persistência das alterações. Lesões de natureza proliferativa não são incluídas como alterações fibrocísticas e serão discutidas adiante, por estarem relacionadas com aumento do risco de carcinoma. As alterações histológicas não proliferativas mais comuns são cistos, metaplasia apócrina e alterações estromais, como fibrose e elastose.

Cistos formam-se nas unidades lobulares por dilatação dos ácinos. A maioria dos cistos é pequena, microscópica, mas a lesão pode coalescer e formar cistos visíveis macroscopicamente e a aos exames de imagem (Figura 20.9). Os cistos são revestidos por epitélio plano ou por células de metaplasia apócrina e contêm secreção fluida azulada ou translúcida. Microcalcificações são comuns e podem ser vistas à mamografia; quando presentes no interior de cistos maiores, formam imagem semilunar revestindo a base do cisto, que recebe a denominação radiológica de *leite de cálcio*.

Metaplasia apócrina caracteriza-se por células com citoplasma abundante, acidófilo e granuloso e núcleos redondos, regulares, com nucléolos evidentes (Figura 20.10), em que parte do citoplasma projeta-se como microgotículas de secreção na luz ductal. O epitélio apócrino pode dispor-se em camada linear ou formar micropapilas (alteração papilar apócrina).

Fibrose é o aumento do estroma conjuntivo denso extra e intralobular que comprime e engloba ductos e lóbulos hipotróficos. Fibrose é secundária a ruptura de cistos e liberação da secreção no estroma adjacente, a qual estimula inflamação crônica e neoformação conjuntiva.

20

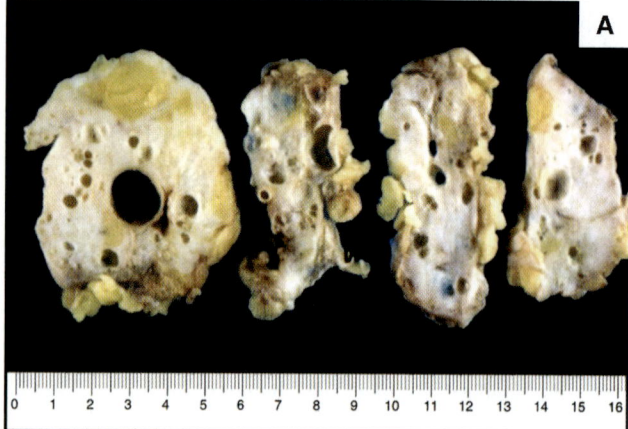

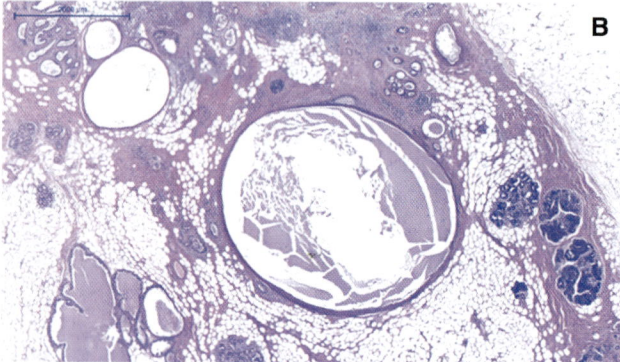

Figura 20.9 Alteração fibrocística da mama. **A.** Macrocistos. **B.** Microcistos e fibrose estromal.

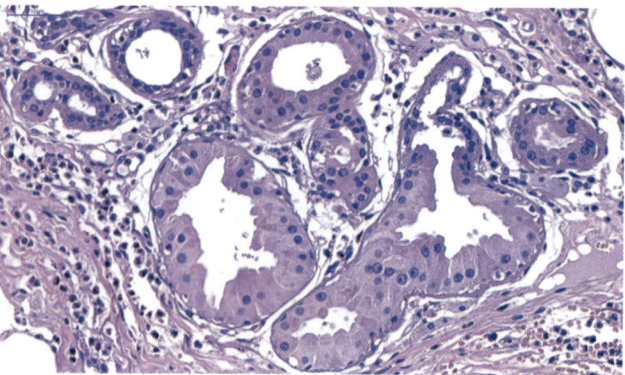

Figura 20.10 Metaplasia apócrina. Ducto dilatado e ácinos revestidos por células apócrinas, com citoplasma abundante e eosinófilo e nucléolos evidentes.

Elastose é a deposição de fibras elásticas no estroma que acompanha outras doenças benignas (p. ex., cicatriz radial e adenose esclerosante) e alguns carcinomas.

► Lesões proliferativas epiteliais

Constituem um grupo heterogêneo de lesões proliferativas associadas a maior risco de carcinoma invasor que se originam na UTDL e ficam confinadas ao sistema dúcto-lobular mamário. O grupo inclui adenose, cicatriz radial/lesão esclerosante complexa, lesões proliferativas intraductais e neoplasia lobular não invasiva.

Adenose

Adenose consiste em aumento do número de ácinos ou dúctulos por unidade lobular, resultando em aumento do tamanho do lóbulo. Adenose é fenômeno fisiológico durante a gravidez e a amamentação, o que leva a aumento difuso dos lóbulos mamários. Em mulheres não grávidas, a alteração é focal e representa 25% das lesões benignas em biópsias mamárias. A lesão, que pode se associar a microcalcificações e ser detectada à mamografia, tem importância considerável, pois entra no diagnóstico diferencial com outras lesões mamárias. Além disso, algumas formas de adenose podem simular carcinoma invasor ao exame histopatológico.

Adenose simples ou *de ductos terminais* é a expressão utilizada para designar aumento do número de ácinos por lóbulo. A lesão pode adquirir características morfológicas especiais, constituindo as variantes esclerosante, apócrina, de ductos rombos, microglandular e adenose nodular. *Adenose apócrina* é uma forma de adenose cujas células sofrem metaplasia apócrina do epitélio ductular. Quando associada a atipias, o diagnóstico diferencial com carcinoma ductal *in situ* do tipo apócrino é difícil. Adenose simples e apócrina não têm maior risco de evoluir para carcinoma. *Adenose esclerosante* é lesão lobulocêntrica em que os ácinos proliferados são distorcidos por fibrose do estroma intralobular, resultando em dúctulos alongados e comprimidos (Figura 20.11). A lesão pode ser confundida com carcinoma por provocar retração do parênquima, por associar-se a microcalcificações suspeitas e pela distorção arquitetural que provoca alterações detectáveis à mamografia. Na lesão, tanto as células mioepiteliais como as do estroma intralobular estão proliferadas; às vezes, o estroma é abundante e tem aspecto fusocelular, simulando malignidade e infiltração estromal. Imuno-histoquímica com marcadores epiteliais (ceratinas) e mioepiteliais (p63, calponina, actina) mostram os dois componentes na lesão, epitelial e mioepitelial, e o caráter benigno da mesma. Adenose esclerosante associa-se a pequeno risco (1,2 a 2 vezes) de evoluir para carcinoma. *Adenose microglandular* é rara e tem comportamento ainda pouco conhecido. Alterações genômicas são encontradas em alguns casos e sugerem que a lesão possa ser precursora de carcinomas triplo-negativos e do tipo basal (ver adiante). A lesão é formada por dúctulos pequenos e redondos, revestidos por células com citoplasma vacuolado e claro, sem células mioepiteliais, preenchidos por material coloide, eosinofílico e PAS-positivo. Os dúctulos dispõem-se de forma desordenada, difusa, infiltrando-se no estroma e no tecido adiposo (Figura 20.12), padrão que simula carcinoma tubular invasor. Em qualquer dos tipos, a confluência de áreas de adenose pode formar nódulo bem definido, condição chamada *adenose tumoral*.

Cicatriz radial. Lesão esclerosante complexa

São lesões de tamanho variado e constituídas por centro fibro-elastótico circundado por estruturas epiteliais (dúctulos e túbulos) com aspecto estrelado ou irradiado. Cicatriz radial aplica-se às lesões com 1 a 9 mm, enquanto lesão esclerosante complexa refere-se às maiores de 10 mm. Ambas são assintomáticas.

Lesões pequenas não são visíveis macroscopicamente nem à mamografia. Lesões maiores têm aspecto macroscópico espiculado ou estrelado e área central firme; podem ser detectadas à mamografia e simular carcinoma de crescimento espiculado. Microscopicamente, as lesões iniciais são formadas por pequeno grupo de dúctulos ou túbulos em disposição irradiada, em meio

20

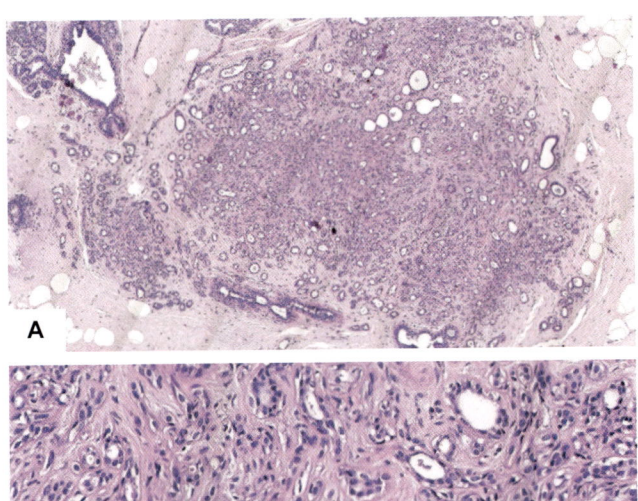

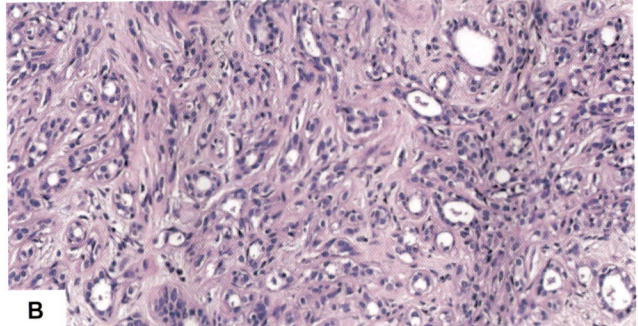

Figura 20.11 Adenose esclerosante. **A.** Lóbulo com fibrose intralobular. **B.** Dúctulos alongados, comprimidos e distorcidos pela fibrose.

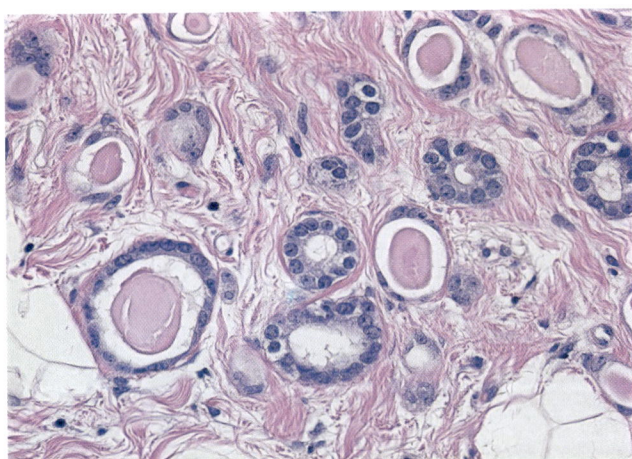

Figura 20.12 Adenose microglandular. Dúctulos arredondados, sem revestimento mioepitelial, infiltrando-se no estroma.

a estroma conjuntivo rico em miofibroblastos (Figura 20.13). À medida que a esclerose e a elastose centrais se desenvolvem, túbulos englobados no estroma ficam comprimidos e distorcidos, podendo ser confundidos com carcinoma invasor. Cicatriz radial associa-se a cistos e microcalcificações. Lesão esclerosante complexa pode coexistir com várias outras lesões mamárias.

Lesões proliferativas intraductais e intralobulares

Tradicionalmente referido como hiperplasias ductais e lobulares, este grupo de lesões caracteriza-se por proliferação de epitélio no interior de ductos ou dúctulos mamários que, em

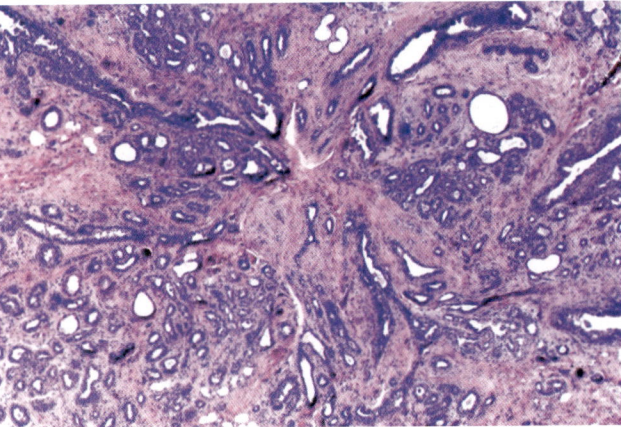

Figura 20.13 Cicatriz radial/lesão esclerosante complexa. Notar centro fibroelastótico contendo ductos distribuídos em posição irradiada.

geral, não forma massa palpável ou lesão macroscópica. Quase sempre, o diagnóstico é feito incidentalmente em biópsias de lesões encontradas à mamografia ou por estarem adjacentes a carcinomas. Hiperplasias ductais correspondem a grande espectro de lesões, desde padrões proliferativos e arquiteturais mais simples até lesões complexas com atipias, podendo estas evoluir para carcinoma invasor (Figura 20.14). *Lesões proliferativas intraductais* incluem hiperplasia usual e hiperplasia atípica; lesão de células colunares e atipia epitelial plana também pertencem a esta categoria. *Lesões proliferativas lobulares* correspondem à *neoplasia lobular não invasiva*, entidade que engloba hiperplasia lobular atípica e carcinoma lobular *in situ*.

Hiperplasia ductal usual

Hiperplasia ductal usual (HDU) é lesão constituída por proliferação epitelial que envolve as unidades ductolobulares terminais e, às vezes, ductos extralobulares. Vista apenas ao microscópio, a lesão não causa alteração macroscópica ou mamográfica, embora possa raramente associar-se a microcalcificações. HDU caracteriza-se pela proliferação coesa de três ou mais camadas de células, acima da membrana basal, que distendem e preenchem os ductos; o aspecto é sólido ou forma pontes e fendas periféricas irregulares, com diferentes formatos e tamanhos. A lesão tem padrões arquiteturais e celulares variados, contendo células epiteliais, mioepiteliais e, às vezes, células com metaplasia apócrina. A orientação celular varia, formando às vezes redemoinhos ou caracóis, arcos ou pontes, nos quais as células se posicionam paralelamente ao longo do maior eixo ou irregularmente. As bordas celulares não são evidentes, e os núcleos podem ser ovais, arredondados ou alongados, com cromatina fina e regularmente distribuída (Figura 20.15). Mitoses são ocasionais. As células mostram expressão difusa de ceratinas de baixo peso molecular e expressão irregular de ceratinas de alto peso molecular, em mosaico (Figura 20.16), além de receptores de estrógeno. Estudos moleculares não mostram alterações genômicas, ao contrário da hiperplasia ductal atípica e carcinoma ductal *in situ*. Hiperplasia ductal usual é marcador de risco (1,5 a 2 vezes) (Quadro 20.3), mas não é lesão precursora de carcinoma. O risco de neoplasia maligna é maior para ambas as mamas, sendo discretamente maior em pacientes com história familiar de câncer da mama. O diagnóstico da lesão não altera a frequência com que a mulher deva fazer acompanhamento clínico ou mamográfico.

20

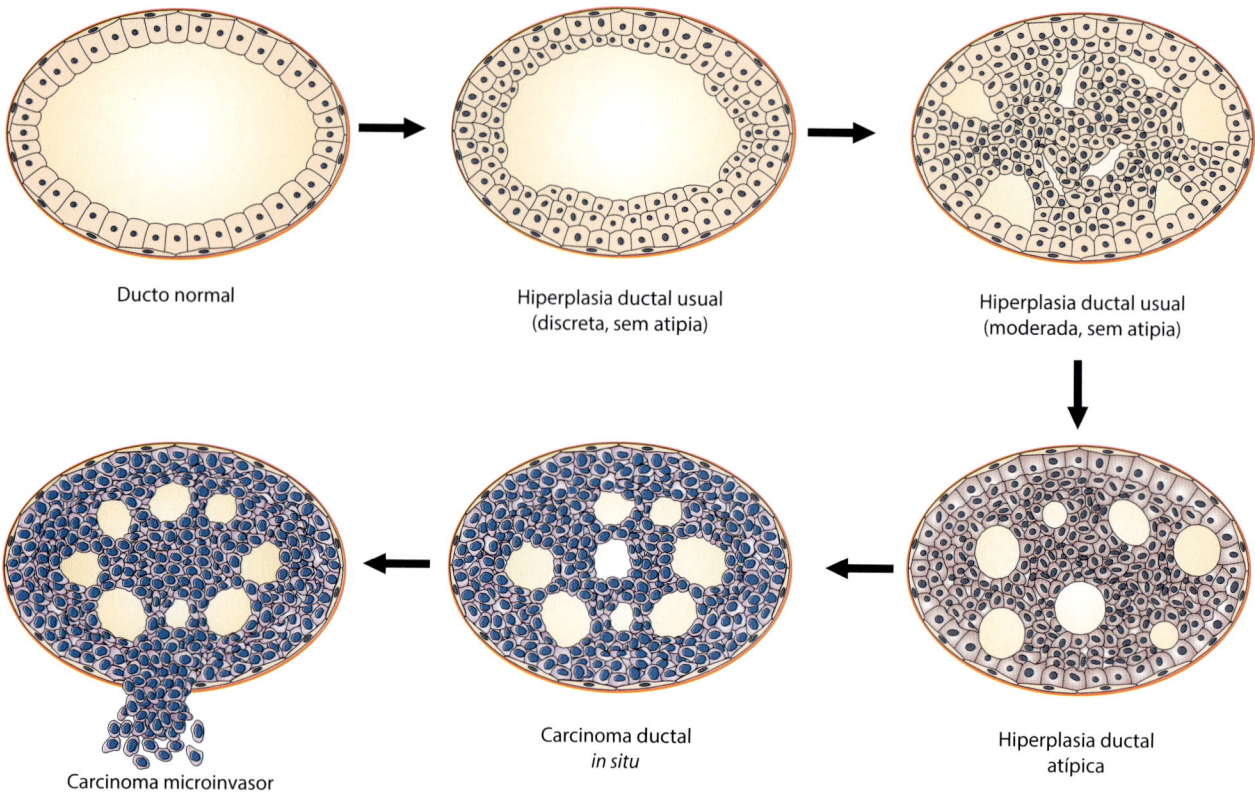

Figura 20.14 Evolução das lesões proliferativas ductais, segundo a teoria clássica baseada em estudos epidemiológicos.

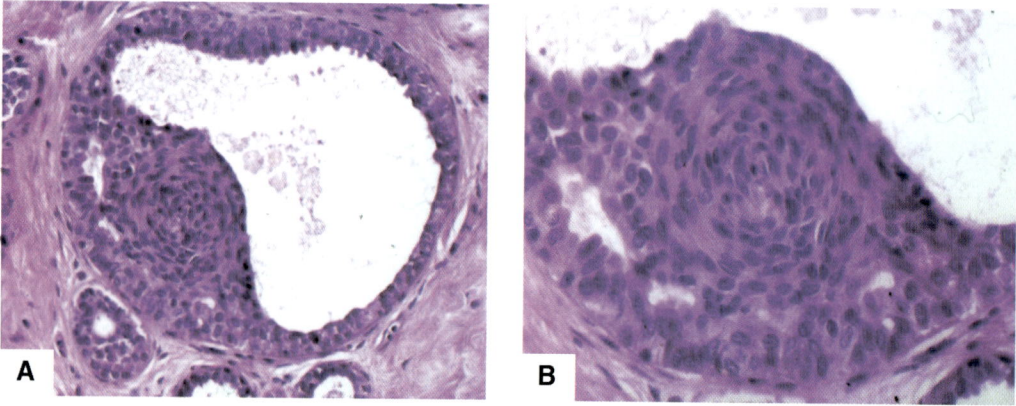

Figura 20.15 Hiperplasia ductal usual. **A.** Ducto revestido por células proliferadas, dispostas em diferentes orientações, formando pontes secundárias e redemoinhos ou caracóis celulares (mais evidentes em **B**).

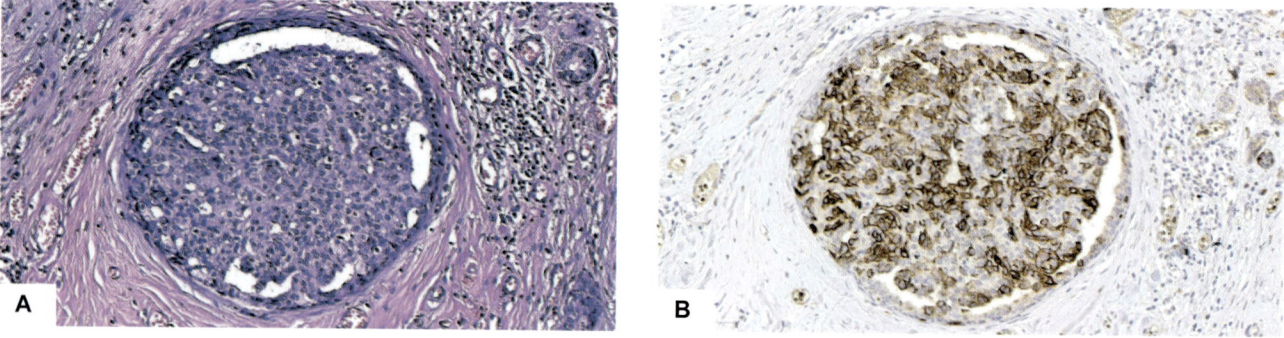

Figura 20.16 Hiperplasia ductal usual. **A.** Ducto revestido por células proliferadas dispostas em diferentes orientações. **B.** Imunomarcação em mosaico de CK5/6, de alto peso molecular, indicando população celular mista.

Quadro 20.3 Alterações epiteliais mamárias e risco de desenvolvimento de carcinoma invasor

Alteração histológica	Risco relativo (risco absoluto)*
Alterações benignas não proliferativas (alteração fibrocística)	1 (3%)
Ectasia ductal	
Cistos	
Metaplasia apócrina	
Adenose de ductos terminais	
Fibroadenoma sem elementos complexas	
Alterações proliferativas sem atipias	
Hiperplasia ductal usual (sem atipias)	1,5 a 2 (5 a 7%)
Adenose esclerosante	
Papiloma intraductal	
Lesão esclerosante complexa/cicatriz radial	
Fibroadenoma com elementos complexos	
Lesões epiteliais proliferativas com atipia	
Hiperplasia ductal atípica (HDA)	4 a 5 (13 a 17%)
Hiperplasia lobular atípica (HLA)	
Carcinoma in situ	
Carcinoma (neoplasia) lobular in situ (CLIS)	8 a 10 (25 a 30%)
Carcinoma ductal in situ (CDIS)	

*Risco relativo é o risco comparado ao de mulheres sem nenhum outro fator de risco. Risco absoluto ao longo da vida é a porcentagem de mulheres que se espera que venham desenvolver carcinoma invasor caso não sejam tratadas.

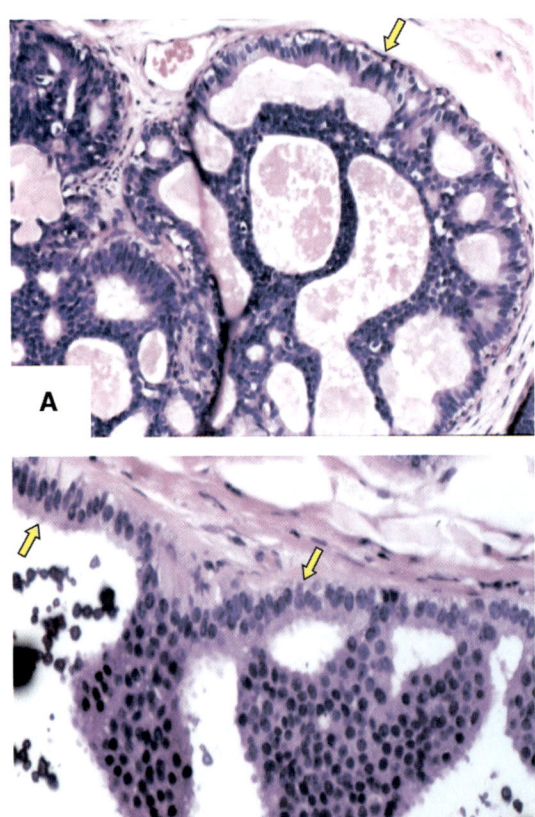

Figura 20.17 Hiperplasia ductal atípica cribriforme (**A**) e micropapilar (**B**). Ductos revestidos parcialmente por células atípicas, mas ainda contendo áreas com células polarizadas e sem atipia (*setas*).

Hiperplasia ductal atípica

Hiperplasia ductal atípica (HDA) é lesão que tem semelhanças com o carcinoma ductal *in situ* de baixo grau, que é o seu principal diagnóstico diferencial. A lesão, que mede até 2 mm, caracteriza-se pela proliferação de células ductais monomórficas e com distribuição regular que formam luzes secundárias regulares, arredondadas e uniformes, com pontes rígidas, arcadas e micropapilas (Figura 20.17). As células envolvem parcialmente os ductos, são negativas para ceratinas de alto peso molecular (CK 5/6) e difusamente positivas para receptores de estrógeno, diferentemente do padrão em mosaico observado nas hiperplasias ductais usuais.

Alterações genômicas vistas em carcinomas *in situ* e invasores de baixo grau são encontradas também na HDA. Cerca de 50% dessas lesões associadas a carcinomas invasores têm os mesmos padrões de perda de heterozigosidade presentes no componente invasor da mesma mama, sugerindo que a hiperplasia atípica seja precursora de carcinoma invasor. Sítios frequentes de perda de heterozigosidase em hiperplasia atípica e carcinomas invasores incluem sobretudo 16q (o mais afetado), 17p e 11q13. Não há, contudo, testes disponíveis para se avaliar o risco de a lesão evoluir para carcinoma (Quadro 20.3). Hiperplasia ductal atípica é indicador de risco: 3,7 a 22% das mulheres

com a lesão desenvolvem carcinoma invasor. Em mulheres na perimenopausa (entre 40 e 55 anos), o risco relativo de carcinoma invasor é três a cinco vezes, enquanto o risco absoluto é de 10%, em ambas as mamas (Quadro 20.3). Quando há história familiar de câncer da mama em parente de primeiro grau (mãe, irmã ou filha), o risco relativo dobra (6 a 10 vezes).

Neoplasia lobular não invasiva

Na terminologia adotada pela Organização Mundial de Saúde (OMS) em 2019 para denominar o espectro de lesões epiteliais intralobulares atípicas originadas nas unidades ductolobulares terminais, incluem-se a hiperplasia lobular atípica (HLA) e o carcinoma lobular *in situ* (CLIS). Ambos têm características clínicas semelhantes e quase sempre apresentam-se como lesão assintomática e não palpável encontrada como achado incidental em mulheres na pré-menopausa. Diferentemente da hiperplasia ductal atípica, que é segmentar, a HLA e o CLIS tendem a ser multicêntricos (em até 85% dos casos) e bilaterais (30 a 65% das pacientes).

Hiperplasia lobular atípica. Hiperplasia lobular atípica (HLA) corresponde à proliferação neoplásica não invasiva de células pequenas e não coesas que compromete as unidades ductolobulares terminais, preenche e expande menos de 50% dos ácinos de uma UTDL, mas não os distende (Figura 20.18). As células da HLA podem estender-se aos ductos (crescimento pagetoide) e proliferam abaixo da camada luminal, caracterizando

20

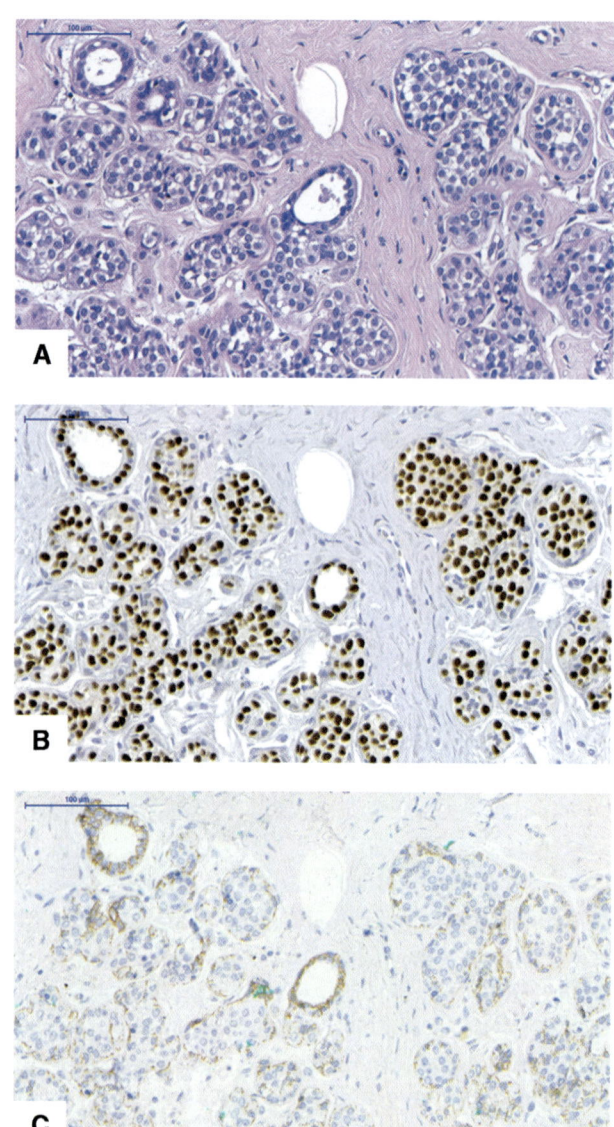

Figura 20.18 A. Hiperplasia lobular atípica com células uniformes que expandem parcialmente as unidades, mas sem distensão acinar expressiva. **B.** Imuno-histoquímica evidencia células positivas para receptor de estrogênio e negativas para E-caderina (**C**).

envolvimento ductal por células da HLA (Figura 20.19). O risco relativo de progressão para câncer é de quatro a cinco vezes em comparação com a população feminina geral, com risco absoluto de 30% em 25 anos.

HLA e CLIS têm muitas características histológicas semelhantes, sendo muito difícil, em alguns casos, distinguir as duas lesões. Diante dessa realidade, a OMS adotou a expressão *neoplasia lobular* para englobar as duas lesões lobulares (HLA e CLIS), evitando-se o termo *carcinoma*. Carcinoma lobular *in situ* foi também retirado da categoria anatômica Tis da 8ª edição do estadiamento de câncer do The American Joint Committee on Cancer (AJCC) por não ser manejado efetivamente como uma neoplasia maligna verdadeira (ver adiante, Estadiamento do câncer de mama). CLIS tem risco relativo de evoluir para carcinoma invasor maior do que a HLA, razão pela qual alguns autores ainda preferem designar as duas lesões de forma distinta, HLA e CLIS (Quadro 20.3).

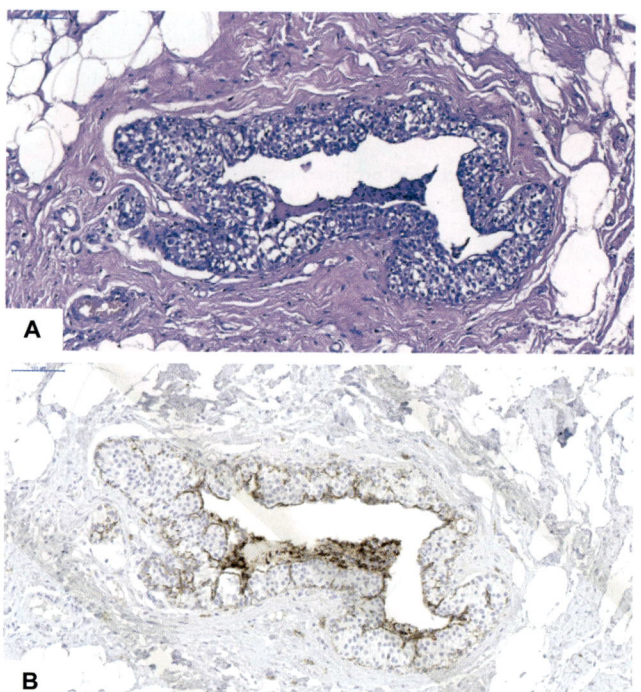

Figura 20.19 A. Hiperplasia lobular atípica que se estende aos ductos (crescimento pagetoide). As células proliferam abaixo da camada luminal. **B.** Mesmo ducto mostrando perda da imunoexpressão para E-caderina nas células epiteliais proliferadas.

Carcinoma lobular *in situ*. Carcinoma lobular *in situ* (CLIS) apresenta-se nos tipos clássico, o mais comum, e duas variantes, raras, CLIS pleomórfico e CLIS florido. Por ser assintomático, como a HLA, o diagnóstico de CLIS é feito usualmente em biópsias mamárias feitas por outras indicações, representando cerca de 0,5 a 3,6% dos casos na era pré-mamográfica, com aumento da detecção após o início dos programas de rastreamento. Ocasionalmente, associa-se a microcalcificações e pode ser detectado à mamografia. O risco de uma mulher com CLIS clássico desenvolver carcinoma invasor aumenta cerca de 1 a 2% ao ano, chegando a um risco relativo que varia de 8 a 10 vezes em relação ao da população geral, com risco absoluto cumulativo de 20% depois de 20 anos e de 30 a 40% ao longo da vida. O aumento do risco vale para ambas as mamas. Como o carcinoma subsequente pode ser ductal ou lobular invasor, alguns autores consideram que o CLIS é mais um *marcador* do que propriamente um *precursor* de câncer invasivo. Não se conhece o risco de câncer invasor associado às variantes do CLIS, embora haja indícios de ser maior do que na população geral. O CLIS tem alterações morfológicas e genéticas (perda de expressão de E-caderina e perda de heterozigosidade em 16q) semelhantes às do carcinoma lobular invasor. Estudos moleculares apontam que o CLIS associado a carcinomas invasores na mesma mama, tanto ductais como lobulares, comumente compartilha várias de suas alterações genéticas.

Histologicamente, o CLIS acomete as unidades ductolobulares terminais e distende ácinos; estes, além de distendidos, são preenchidos por células pouco coesas e com baixo grau nuclear (Figura 20.20), semelhantes àquelas da HLA. As células são pequenas, redondas ou poligonais, têm citoplasma claro e usualmente escasso e, às vezes, mostram aspecto em anel de sinete e vacúolos citoplasmáticos. Mitoses são raras. CLIS tem tendência a estender-se de forma pagetoide aos ductos. Na variante pleomórfica, as células são maiores e não coesas e têm citoplasma eosinofílico; notam-se ainda pleomorfismo nuclear acentuado, membrana nuclear irregular e nucléolos evidentes; mitoses são comuns. Na variante florida, as células são semelhantes às do CLIS clássico, porém causam distensão acinar maciça e acometem múltiplas UTDL contíguas. HLA e CLIS clássico apresentam *perfil molecular* e *alterações genômicas* semelhantes, variando apenas a frequência delas. HLA e CLIS clássico são positivos para receptores de estrógeno e de progesterona e negativos para E-caderina, CK5/6, p53 e HER2 (Figuras 20.18 e 20.20).

Neoplasias lobulares não invasivas são proliferações clonais, favorecendo a hipótese de que sejam lesões precursoras de carcinoma invasor e não apenas marcadores de risco. Mutações idênticas no gene da E-caderina, além de em outros genes, são detectadas tanto no carcinoma lobular invasor como em focos adjacentes de HLA e CLIS, sugerindo que tais lesões sejam precursoras do carcinoma lobular invasor. Perda de heterozigose em locos semelhantes aos dos carcinomas invasores também são encontrados na neoplasia lobular não invasiva, como perdas em 11q13 e 16q. Perdas cromossômicas em 16p, 16q, 17p e 22q e ganho em 6q são vistos com frequência semelhante na HLA e no CLIS, sugerindo que ambas as lesões têm caráter neoplásico. As variantes de CLIS (pleomórfico e florido) apresentam maior frequência e complexidade de alterações genéticas, com rearranjos cromossômicos e maior número de perdas e ganhos cromossômicos.

Lesões de células colunares e atipia epitelial plana

Consistem em alterações clonais em UTDLs caracterizadas por aumento variável dos ácinos, que são dilatados e revestidos por células colunares. As lesões são diagnosticadas geralmente em biópsias mamárias feitas por microcalcificações suspeitas vistas à mamografia ou como achado histológico incidental.

Alteração (ACC) e hiperplasia de células colunares (HCC) aplicam-se às lesões de células colunares sem atipias caracterizadas por lóbulos aumentados de tamanho com ácinos revestidos por células colunares altas (até duas camadas na ACC e mais de duas camadas na HCC), com núcleos uniformes, ovoides e alongados, dispostos perpendicularmente à membrana basal (Figuras 20.21 e 20.22). Secreção no ápice das células e na luz dos ácinos é frequente, estando comumente associada a microcalcificações, às vezes com aspecto psamomatoso.

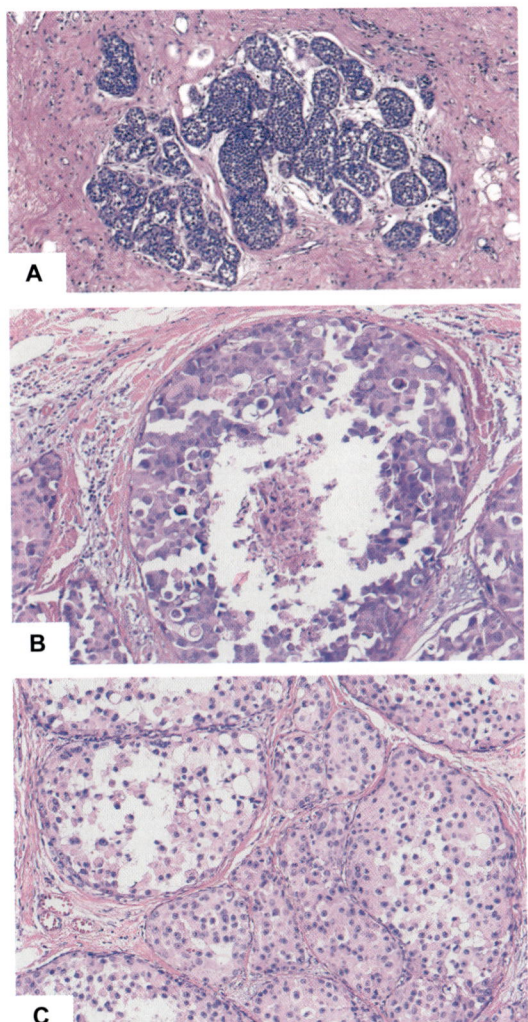

Figura 20.20 Carcinoma lobular *in situ* (neoplasia lobular não invasiva). **A.** Tipo clássico, mostrando expansão e envolvimento de mais de 50% das unidades lobulares por células uniformes e regulares. **B.** Tipo pleomórfico, formado por células maiores e não coesas, com pleomorfismo nuclear acentuado e comedonecrose central. **C.** Tipo pleomórfico e apócrino, constituído por células grandes e não coesas, com citoplasma amplo e eosinofílico.

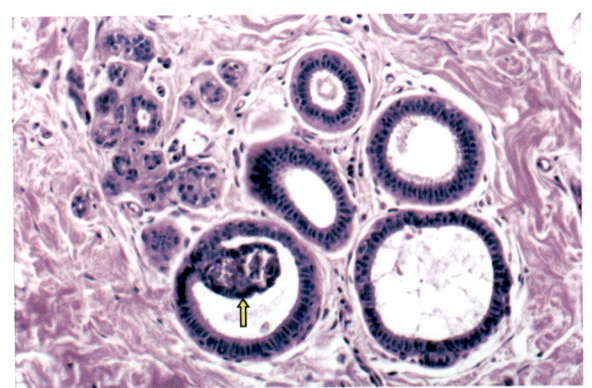

Figura 20.21 Alteração de células colunares. Lóbulo aumentado de tamanho, cujos ácinos são revestidos por células colunares altas, sem atipias e com microcalcificação luminal (*seta*).

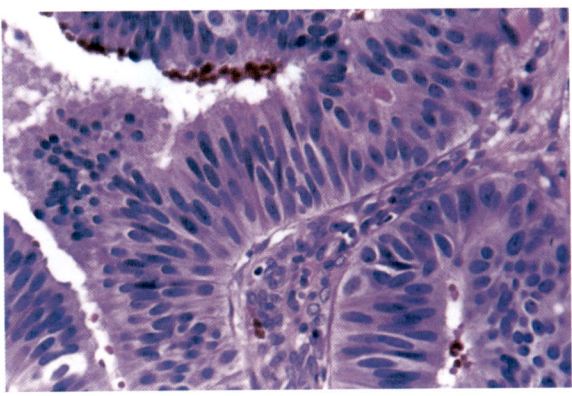

Figura 20.22 Hiperplasia de células colunares. Duas ou mais camadas de células colunares revestindo a unidade lobular.

20

Atipia epitelial plana corresponde a alteração neoplásica caracterizada pela substituição das células normais das UTDLs por uma ou mais camadas de células monomórficas, com baixo grau de atipia (Figura 20.23). Os núcleos são redondos e uniformes, com nucléolos pequenos ou não evidentes, semelhantes às células da hiperplasia ductal atípica e do carcinoma ductal *in situ* de baixo grau.

Alterações moleculares e genômicas nas lesões de células colunares e atipia epitelial plana sugerem que estas sejam precursoras de hiperplasias ductais atípicas e carcinomas *in situ* e invasores de baixo grau (tubular, lobular e tubulolobular). As lesões de células colunares exibem perfil imunofenotípico semelhante ao da HDA e CDIS de baixo grau. Elas expressam receptores de estrógeno e de progesterona e são negativas para CK5/6 e CK14. Alguns estudos mostram poucas alterações genômicas, como perda de heterozigosidade em 11q (D11S1311) e perda de 16q, como ocorre em carcinomas ductais *in situ* e invasor de baixo grau, especialmente o carcinoma tubular. As alterações genômicas acompanham o grau de proliferação e atipia das lesões de células colunares e podem indicar um *continuum* morfológico e molecular, não obrigatório, no desenvolvimento de alguns tipos de carcinoma *in situ* e invasor. No entanto, ainda não há estudos epidemiológicos com longo acompanhamento clínico de pacientes com atipia epitelial plana que confirmem risco aumentado de carcinoma invasor.

■ Neoplasias benignas

A classificação dos tumores benignos da mama mais comuns está resumida no Quadro 20.4.

Papiloma intraductal

É neoplasia benigna originada em ductos centrais (papiloma central único) ou periféricos (papilomas múltiplos). *Papiloma central* origina-se quase sempre em ductos grandes, subareolares, e manifesta-se por derrame papilar seroso ou sanguinolento. Quando o ducto torna-se muito dilatado, o

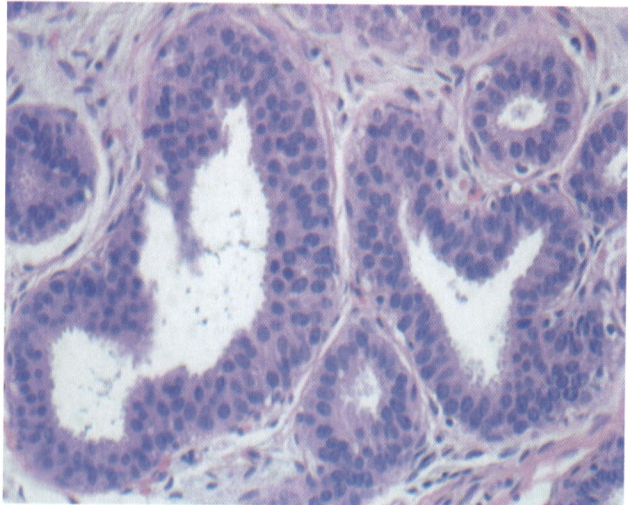

Figura 20.23 Atipia epitelial plana. Ácinos dilatados revestidos por uma a três camadas de células monomórficas, com atipia discreta. Os núcleos são redondos e uniformes.

Quadro 20.4 Classificação e principais características dos tumores benignos da mama

Tumores epiteliais

Papiloma: central – causa comum de descarga mamilar sanguinolenta

Adenoma: tubular e da lactação – lesões muito raras

Adenoma do mamilo – erosão no mamilo, frequentemente confundido com câncer

Adenomioepitelioma
Hamartoma

Tumores mistos epiteliais e conjuntivos (neoplasias fibroepiteliais)

Fibroadenoma – nódulo palpável e móvel em mulheres jovens

Tumor *phyllodes* – tumor bifásico, com estroma hipercelular e tendência a recidiva, podendo ser também *borderline* ou maligno

Tumores mesenquimais

Lipoma

Hemangioma

Fibromatose

Miofibroblastoma

Neurofibroma

Leiomioma

Tumor de células granulares

papiloma pode formar nódulo clinicamente palpável e detectável à ultrassonografia e à mamografia. Microscopicamente, o tumor tem eixo fibrovascular revestido por duas camadas de células, uma mioepitelial interna e uma epitelial externa (Figura 20.24), com pleomorfismo discreto e baixa atividade mitótica. A fusão de papilas forma estruturas semelhantes a ductos, também revestidas por epitélio e mioepitélio. O *papiloma periférico* é geralmente múltiplo (Figura 20.25), envolve a unidade ductolobular terminal, associa-se a maior risco de malignização (1,2 a 2 vezes) e surge na periferia da mama. Papiloma periférico pode associar-se a hiperplasia ductal atípica e a carcinoma *in situ*.

Adenoma

Adenoma é raro e constituído por pequenos ductos terminais, próximos uns de outros, com pouco estroma entre eles. O tumor pode ser tubular, apócrino, ductal ou da lactação. No *adenoma tubular*, os túbulos são revestidos por epitélio cúbico semelhante ao de dúctulos normais; quando as células mostram metaplasia apócrina, a lesão é chamada *adenoma apócrino*. O *adenoma ductal* é caracterizado por zona esclerótica central e proliferação periférica de ductos revestidos por dupla camada de células. Muitas vezes, a lesão cresce em um ducto dilatado. No *adenoma da lactação*, o epitélio apresenta alterações secretoras com vacúolos; muitas vezes, há necrose. Macroscopicamente, adenomas são bem delimitados e homogêneos. Adenomas não recidivam e nem predispõem a carcinoma.

associar-se a dor, irritação, prurido, ulceração e derrame papilar sanguinolento; por tudo isso, muitas vezes simula neoplasia maligna. Microscopicamente, é lesão proliferativa epitelial intraductal acompanhada de proliferação ductular exuberante e hiperplasia ductal usual, de limites pouco definidos, às vezes com necrose (Figura 20.26).

Adenomioepitelioma

É neoplasia bifásica formada por dúctulos com revestimento epitelial interno e proliferação exuberante de células mioepiteliais (Figura 20.27). Comumente lobulado, o tumor é bem delimitado e pode ter crescimento predominantemente tubular ou fusiforme. Em alguns locais, a proliferação mioepitelial é tão acentuada que não se encontram estruturas glandulares. Embora raramente, os componentes epitelial, mioepitelial ou ambos podem sofrer malignização. Lesões com maior atividade mitótica (mais de 2 mitoses/10 campos) e margens infiltrativas têm maior risco de recidiva. Quando a proliferação é constituída somente por células mioepiteliais, a neoplasia é chamada *mioepitelioma*.

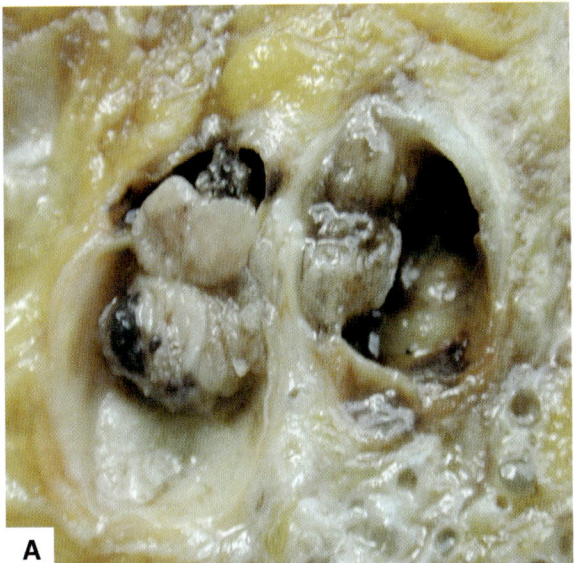

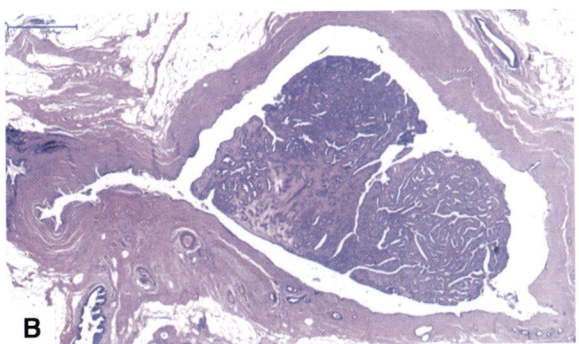

Figura 20.24 Papiloma intraductal. **A.** Aspecto macroscópico. **B.** Ducto dilatado com proliferação de células epiteliais em torno de eixo conjuntivovascular.

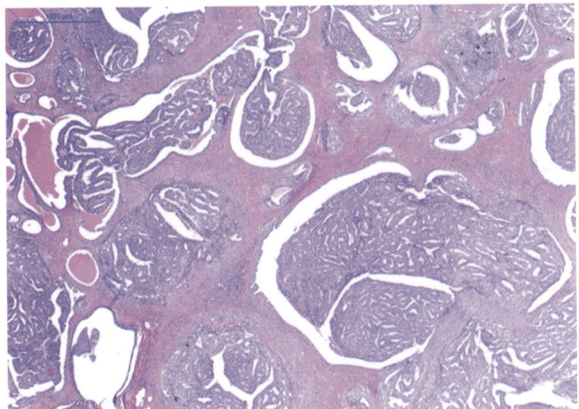

Figura 20.25 Papilomas múltiplos (periféricos ou micropapilomas). Notar o envolvimento de múltiplas unidades terminais ductulobulares.

Adenoma do mamilo

Adenoma do mamilo é raro e localiza-se na porção superficial do mamilo, geralmente contíguo à epiderme. O tumor apresenta-se como nódulo subareolar palpável, podendo

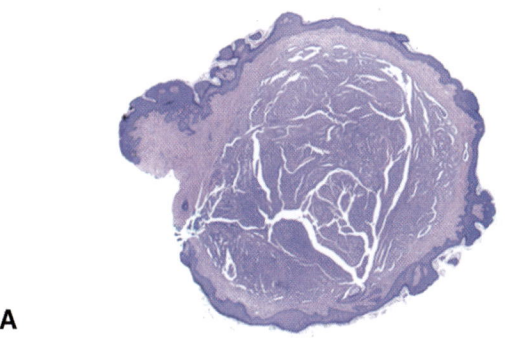

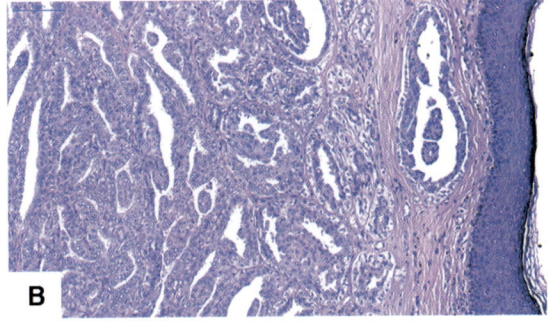

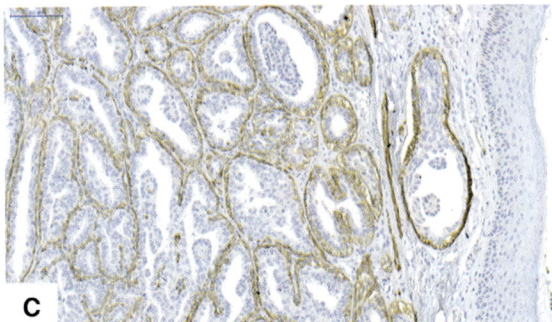

Figura 20.26 Adenoma do mamilo. **A.** Visão panorâmica de lesão proliferativa ductal. **B.** Detalhe dos ductos proliferados em meio a estroma denso. **C.** Imuno-histoquímica positiva para calponina destaca as células basais/mioepiteliais.

20

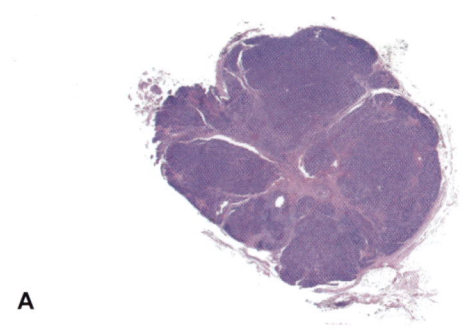

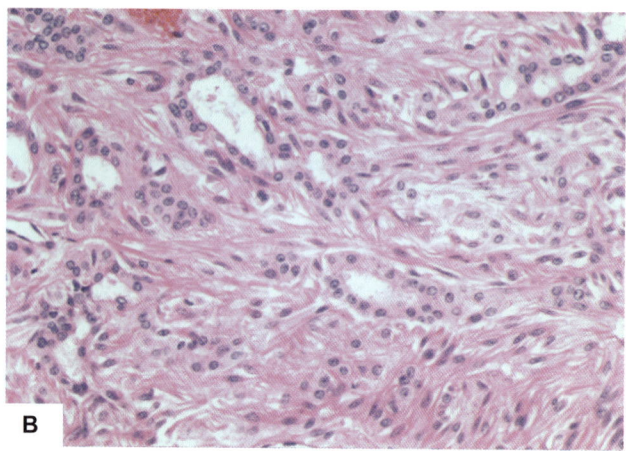

Figura 20.27 Adenomioepitelioma. **A.** Tumor lobulado, com crescimento expansivo. **B.** Proliferação de ductos e de células mioepiteliais com aspecto fusiforme.

Hamartomas

São lesões benignas bem delimitadas que formam massas palpáveis em mulheres jovens, às vezes detectadas à mamografia. A lesão é circunscrita, nodular e constituída por proliferação de estroma fibroso intercalado por ductos, lóbulos e tecido adiposo, podendo conter ainda cartilagem e músculo liso (hamartoma leiomiomatoso). O diagnóstico diferencial se faz com alterações fibrocísticas, que têm distribuição mais difusa, e com o miofibroblastoma, que exibe proliferação miofibroblástica entremeada por fibras colágenas densas.

Fibroadenoma

Fibroadenoma, que é o tumor mamário mais frequente em mulheres com até 30 anos, apresenta-se como nódulo palpável, firme, móvel, indolor e de crescimento lento. À mamografia, a lesão tem densidade nodular ou de nódulo calcificado e, à ultrassonografia, como nódulo hipoecoico. Trata-se de neoplasia fibroepitelial bifásica, circunscrita, originada nas unidades ductolobulares terminais, com proliferação dos componentes epitelial e estromal. Fibroadenomas são lesões hormônio-sensitivas e podem crescer rapidamente durante a gravidez. Epitélio e estroma são policlonais, mas áreas monoclonais têm sido demonstradas em locais de expansão do estroma. Fibroadenoma pode desenvolver-se após uso de substâncias estimuladoras do crescimento celular, como a ciclosporina A. Cerca de metade das mulheres submetidas a transplantes de órgãos que fazem uso desse medicamento desenvolvem fibroadenoma.

Aspectos morfológicos

Fibroadenoma forma nódulo único e bem delimitado; em mulheres negras, pode ser múltiplo e bilateral. Durante a gravidez e no final do ciclo menstrual, pode aumentar de volume. Macroscopicamente, o tumor é bem circunscrito, tem consistência elástica e, em geral, mede 1 a 3 cm. A superfície de corte é lobulada e apresenta pequenas fendas (Figura 20.28 A). Microscopicamente, o tumor contém ductos e tecido conjuntivo, podendo ser pericanalicular ou intracanalicular. Fibroadenoma *intracanalicular*, o mais comum, caracteriza-se por crescimento nodular de tecido conjuntivo, em torno de canalículos epiteliais, que ficam comprimidos entre os nódulos de tecido fibroso (Figura 20.28 B). O tipo *pericanalicular* é formado por dúctulos de aspecto normal, dispostos concentricamente, mais numerosos e circundados por tecido conjuntivo. Em ambos os tipos, os dúctulos são revestidos por células epiteliais e mioepiteliais. Em mulheres jovens, o estroma pode ser mixoide. Fibroadenoma mixoide associa-se à síndrome de Carney. Em alguns casos, ao redor dos ductos o estroma é mais celular, e mitoses são mais comuns. Na lesão, podem ser encontradas adenose esclerosante, metaplasia apócrina, hiperplasia epitelial e, raramente, carcinoma *in situ* ou invasor. Alterações microscópicas semelhantes às de fibroadenoma podem ocorrer difusamente nos lóbulos mamários, sem formar nódulo, constituindo a *hiperplasia fibroadenomatoide*.

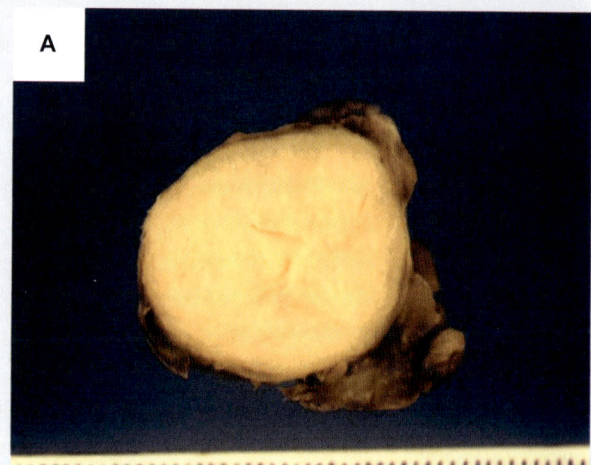

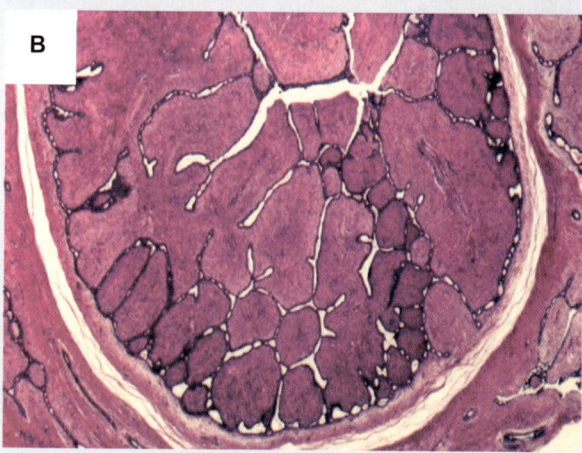

Figura 20.28 Fibroadenoma. **A.** Nódulo bem delimitado. **B.** Aspecto microscópico, mostrando proliferação epitelial e estromal (padrão intracanalicular).

(continua)

Aspectos morfológicos (*continuação*)

Fibroadenoma juvenil manifesta-se em mulheres muito jovens e caracteriza-se por estroma mais celular e proliferação de dúctulos com hiperplasia epitelial usual. *Fibroadenoma complexo* (20% dos fibroadenomas) contém cistos maiores que 3 mm, adenose esclerosante, calcificações epiteliais e alteração papilar apócrina; são mais comuns em mulheres mais idosas e associam-se a risco relativo baixo (duas a três vezes maior) de carcinoma. Transformação maligna de fibroadenoma é muito rara, quase sempre na forma de carcinoma lobular *in situ*.

Tumor *phyllodes*

O tumor *phyllodes* é neoplasia muito semelhante ao fibroadenoma, já que é constituído, também, por epitélio e estroma. A lesão tem comportamento variado, podendo ser benigna, *borderline* e localmente agressiva ou maligna. A faixa etária das pacientes é ampla, com pico na quinta década. Em geral, o tumor é maior do que o fibroadenoma, e as pacientes têm história de crescimento rápido recente.

Aspectos morfológicos

Macroscopicamente, o tumor é firme, apresenta superfície de corte heterogênea e contém fendas com estruturas foliáceas (do grego: *phyllon*: folha; *eidos*: forma); áreas císticas são frequentes (Figura 20.29 A e B). Histologicamente, a lesão caracteriza-se por alta celularidade do estroma, proliferação epitelial em forma de projeções do tipo *dedo de luva* no interior de espaços císticos e crescimento excessivo do tecido conjuntivo em relação ao epitélio. O tecido conjuntivo pode ter aspecto fibroso, com grande número de fibroblastos (Figura 20.29 C), ou conter áreas mixoides, tecidos adiposo, cartilaginoso, ósseo e muscular. Pode haver células gigantes multinucleadas. Os limites do tumor não são tão definidos como no fibroadenoma, havendo, na periferia, projeções digitiformes para o parênquima vizinho, que podem explicar a origem de recidivas. Por essa razão, o tumor *phyllodes* deve ser sempre ressecado com certa quantidade de tecido normal em volta.

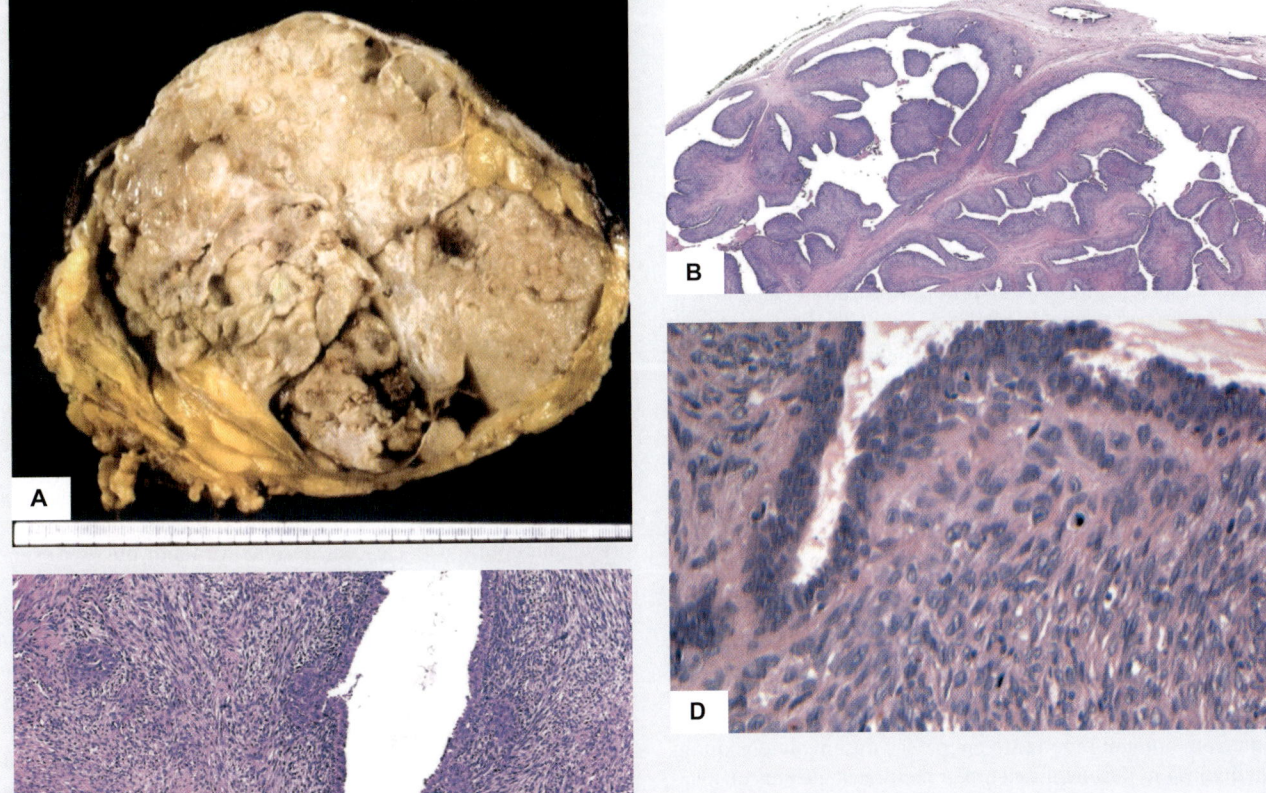

Figura 20.29 Tumor *phyllodes*. **A.** Padrão foliáceo e cavidades císticas. **B.** Padrão foliáceo e proliferação bifásica (epitelial e estromal). **C.** Tumor benigno. Ducto em meio a estroma hipercelular rico em fibroblastos, sem atipias. **D.** Tumor maligno. Atipias nucleares e frequentes mitoses em células estromais.

20

Prever o comportamento de um tumor *phyllodes* é sempre um desafio. Como regra, tumores com comportamento benigno são menores que 4 cm, têm margens expansivas e bem delimitadas, atipia celular estromal mínima ou ausente e menos de 3 mitoses por 10 campos; aqueles com comportamento maligno são maiores que 4 cm, possuem margens infiltrativas, atipias intensas e mais de 3 mitoses por 10 campos (Figura 20.29 D). Tais critérios não são totalmente definitivos, pois comportamento divergente é relatado em vários estudos. Necrose, predomínio do componente estromal sobre o epitelial, aneuploidia e elevada fração da fase S são outros critérios que sugerem malignidade. Em 15% das pacientes, não se consegue definir se o tumor é benigno ou maligno (casos *borderline*). Casos malignos representam 20% dos tumores *phyllodes* e, destes, 3 a 12% dão metástases. Para fins práticos, o diagnóstico de tumor *phyllodes* deve ser acompanhado dos termos benigno, *borderline* ou maligno. Tumores benignos e *borderline* devem ser ressecados com margem de segurança; tumores muito grandes ou malignos devem ser tratados com mastectomia simples, já que metástases linfonodais são raras. Quando presentes, as metástases ocorrem por via sanguínea e são representadas pelo componente estromal.

Tumores mesenquimais

Vários tumores mesenquimais benignos podem originar-se na mama: lipoma, leiomioma, neurofibroma e hemangioma. *Fibromatose desmoide* é caracterizada pela proliferação de células fusiformes, de natureza fibroblástica e miofibroblástica, que surge no parênquima mamário ou na fáscia peitoral. A lesão forma nódulo ou massa infiltrativa, pouco delimitada e indolor, que pode recidivar localmente. O aspecto histológico é semelhante ao de fibromatoses de tecidos moles. *Miofibroblastoma* é tumor benigno do estroma formado por miofibroblastos e fibroblastos sem atipias. É mais comum na mama masculina, tem crescimento lento e indolor e forma massa bem limitada, constituída por células fusiformes separadas por bandas de colágeno. *Tumor de células granulares*, semelhante ao de outros órgãos, é tumor benigno neuroectodérmico originado de células de Schwann e composto por células epitelioides com citoplasma eosinófilo e granular. Apesar de raro, é importante por simular carcinoma à mamografia, por causa do seu aspecto de massa mal delimitada e espiculada.

▪ Neoplasias malignas

▶ Carcinomas

Carcinomas são os principais tumores malignos da mama. Carcinoma mamário é a neoplasia maligna visceral mais frequente e a principal causa de morte por câncer em mulheres no mundo todo. Segundo a OMS, a frequência do câncer da mama vem aumentando tanto em países desenvolvidos quanto naqueles em desenvolvimento. A incidência de câncer invasivo varia mais de 10 vezes em diferentes regiões do mundo, tendo aumentado em países menos desenvolvidos nas últimas décadas, enquanto em países desenvolvidos tenha havido pequena queda no início dos anos 2000. No entanto, com o envelhecimento da população e com a maior expectativa de vida, a incidência voltou a aumentar também nesses países. A mais recente estimativa mundial, de 2020, aponta que, no mundo todo, ocorreram 2,25 milhões de novos casos da doença, representando 24,5% de todos os tumores malignos em mulheres. No Brasil, a Estimativa de Incidência de Câncer do Instituto Nacional do Câncer aponta que ocorrerão 66.280 mil casos novos de câncer de mama para cada ano do triênio 2020-2022, representando 30% dos tumores malignos em mulheres. Esse valor corresponde a um risco estimado de 61,6 casos novos a cada 100.000 mulheres.

Nas regiões de elevada incidência, como na Europa Ocidental, nos Estados Unidos da América e na Austrália, o risco estimado de uma mulher ter câncer mamário é de um em oito. No Brasil, na região Sudeste a frequência é de 81,1 casos/100.000 mulheres, enquanto na região Norte é de 21,3 casos/100.000 mulheres. A maior incidência em países desenvolvidos e na região Sudeste do Brasil pode ser explicada pela atuação de alguns fatores de risco, como menor paridade, idade mais elevada da primeira gestação, maior longevidade e hábitos de vida que favorecem obesidade.

O câncer de mama é a principal causa de óbito por câncer em mulheres no mundo inteiro, com cerca de 685.000 mortes estimadas em 2020 (15,5% dos óbitos por câncer em mulheres). É a segunda causa de morte por câncer em países desenvolvidos, atrás somente do câncer do pulmão, e a principal causa de morte por câncer nos países em desenvolvimento. No Brasil, foi a primeira causa de morte por câncer na população feminina (14,23 óbitos/100.000 mulheres, 16,1% do total de óbitos) em 2019, tendo as regiões Sul e Sudeste as maiores taxas (16,14 e 15,08 óbitos/100.000 mulheres), respectivamente. A incidência e a mortalidade pelo tumor aumentam progressivamente a partir de 40 anos. Em mulheres abaixo de 40 anos, ocorrem menos de 10 óbitos a cada 100.000 mulheres, enquanto a partir de 60 anos o risco é 10 vezes maior.

Nas últimas décadas, apesar do aumento na incidência do tumor, houve queda na mortalidade. O uso crescente de métodos de rastreamento, como a mamografia, possibilita a detecção de lesões localizadas, de pequeno tamanho e até de carcinoma *in situ*, que têm maior chance de serem controladas. Ao lado disso, melhor conhecimento sobre a biologia do tumor e a introdução de tratamentos mais efetivos têm contribuído para reduzir a mortalidade. O aperfeiçoamento da mamografia, o uso de cirurgias conservadoras e os progressos alcançados pela genética molecular podem ser apontados como alguns avanços mais notáveis nesse campo nos últimos anos.

Clinicamente, o carcinoma da mama manifesta-se: (1) como nódulo palpável, muitas vezes detectado pela própria paciente. Por isso mesmo, medidas de educação para a saúde, como ensino e treinamento da autopalpação, apesar de pouco efetivos como método de rastreamento, ainda devem ser incentivadas, principalmente em países em desenvolvimento ou subdesenvolvidos, onde não há sólidos programas de rastreamento. Nesses países, a maioria dos tumores é diagnosticada como lesão palpável e em estádio avançado; (2) por anormalidades mamográficas, razão pela qual programas de rastreamento devem ser estimulados. Em muitos países em que foram implantados, os resultados são promissores; (3) como achado incidental histológico em fragmentos de mama retirados por outra razão (doença benigna ou mamoplastia); (4) pelo encontro de células malignas na investigação de derrames papilares; (5) por suas metástases.

Fatores de risco

Estudos epidemiológicos, clínicos e genéticos identificaram vários fatores de risco para o câncer mamário, alguns bem estabelecidos, outros ainda questionáveis; os mais importantes estão listados no Quadro 20.5.

Quadro 20.5 Fatores de risco para o desenvolvimento do câncer da mama

Fatores de risco elevado (risco relativo quatro vezes maior)

Idade superior a 50 anos

País de origem (Estados Unidos, norte da Europa e Escandinávia)

História familial: antecedentes familiares de câncer em parentes de primeiro grau e história de câncer na pré-menopausa BRCA 1 e 2 (ver texto)

Síndromes genéticas: Li-Fraumeni, ataxia-telangiectasia e outras

Hiperplasia atípica (especialmente quando associada à história familial)

Fatores de risco moderado (risco relativo de duas a quatro vezes maior)

Qualquer antecedente familial de câncer da mama

Estimulação estrogênica prolongada: nuliparidade, menarca precoce, menopausa tardia, primeira gestação tardia (após 35 anos)

História pessoal de câncer do ovário ou do endométrio

Exposição à radiação ionizante

Hiperplasia ductal usual (sem atipias)

Fatores de risco baixo (risco relativo de uma a duas vezes maior)

Reposição hormonal na menopausa

Ingestão de álcool

Obesidade após a menopausa

Estatura elevada na adolescência

História de doença benigna da mama

A *idade* tem nítida influência. Muito raro antes de 25 anos, a incidência do tumor aumenta a partir de 30 anos, com pico entre 50 e 60 anos. A cada década de vida, o risco aumenta consideravelmente, sobretudo em regiões de maior incidência.

A diferença na incidência em diferentes países pode refletir *estilos de vida*, ou seja, fatores de risco modificáveis, como dieta, vida sedentária, obesidade e consumo de álcool. Dados epidemiológicos mostram clara associação, em países ocidentais, entre incidência do câncer da mama e alguns comportamentos, como etilismo, dieta hipercalórica, rica em lipídeos e gordura animal, e falta de exercício físico.

História familial é fator de risco bem conhecido. Um terço das mulheres com carcinoma mamário tem história familial de um ou mais parentes de primeiro grau com a mesma neoplasia; 5 a 10% dos casos são tumores hereditários. Quando mutados, os genes *BRCA 1* e *BRCA 2* associam-se a aumento na suscetibilidade ao câncer da mama e são responsáveis pela grande maioria dos carcinomas hereditários.

Influências hormonais têm papel preponderante. O denominador comum é a estimulação estrogênica em células geneticamente suscetíveis. Estímulo estrogênico prolongado (menarca precoce, menopausa tardia, primeira gestação tardia – após os 35 anos) aumenta consideravelmente o risco de carcinoma mamário. O epitélio da mama possui receptores para estrógenos e responde aos estímulos destes. Embora não haja dúvidas quanto ao papel de estrógenos endógenos na carcinogênese mamária,

há controvérsias acerca do uso de esteroides exógenos e aumento do risco do tumor. Em diferentes estudos, os resultados são contraditórios: (a) em alguns, não há aumento de risco; (b) em outros, o risco relativo é de duas vezes; (c) em certos relatos, o risco aumenta somente quando já existe lesão proliferativa benigna. Até o momento, não existem dados convincentes de que a contracepção hormonal aumenta o risco de câncer mamário; em algumas mulheres, entretanto, a terapia de substituição hormonal associa-se a aumento discreto de risco.

Por último, estudos clínicos, epidemiológicos e experimentais, empregando diversas metodologias, indicam que *lesões epiteliais proliferativas*, especialmente as atípicas, são fatores de risco para carcinoma (ver anteriormente, Lesões proliferativas intraductais e intralobulares).

Etiologia e patogênese

Os principais fatores envolvidos no aparecimento do carcinoma da mama são: (1) hormônios. Estrógenos estimulam a produção de fatores de crescimento, além de promoverem a proliferação celular. Carcinomas com células positivas para receptores de estrógeno respondem ao tratamento com antagonistas de estrógenos, reforçando o papel desses hormônios nas células malignas; (2) alterações genômicas, sobretudo: (a) inativação de genes supressores de tumor (*BRCA-1, BRCA-2, TP53* e *PTEN*); (b) amplificação do gene *HER2*, que codifica a proteína HER2, um receptor de membrana com atividade tirosino-cinase (RTK, ver Capítulo 5) envolvido na proliferação celular. A principal anormalidade no gene é sua amplificação, que resulta em hiperexpressão da proteína e estímulo exagerado da divisão celular. Anticorpos anti-HER2 bloqueiam sua ação indutora na proliferação celular e tem bons resultados no tratamento de várias neoplasias malignas, incluindo carcinoma da mama; (c) os produtos dos genes *BRCA 1* e *BRCA 2* são proteínas envolvidas no reparo do DNA. Defeitos nesses genes aumentam a chance de mutações gênicas serem mantidas nas células e de originar neoplasias (ver adiante); (d) o produto do gene *PTEN* inibe a via PI3K-AKT (ver Figura 5.5), funcionando, portanto, como um dos freios da divisão celular. Inativação do gene, por exemplo por deleção, resulta em proliferação celular acelerada; (e) a proteína p53, guardiã do genoma e codificada pelo gene *TP53*, é a principal repressora da divisão celular, além de estimular a apoptose (ver Capítulo 10). Defeitos no gene *TP53* podem ocorrer, por mecanismos diversos, em células somáticas ou germinativas (transmitidas entre gerações a todas as células do indivíduo). Em termos etiopatogenéticos, os carcinomas da mama pertencem a dois grandes grupos: (a) carcinomas hereditários; (b) carcinomas não hereditários ou esporádicos. Anormalidades nos genes *PTEN* e *TP53* associam-se a carcinomas hereditários.

Os *carcinomas hereditários* representam 5 a 10% dos carcinomas mamários. Os critérios indicativos de câncer hereditário estão resumidos no Quadro 20.6. Cerca de 90% dos casos devem-se a mutações nos genes *BRCA 1* e *BRCA 2*. Indivíduos com mutação no *BRCA 1*, que se localiza na região 17q21, têm risco elevado de desenvolver câncer da mama (50 a 80% aos 70 anos; o risco da população geral é de 12%) e do ovário (40 a 50% aos 70 anos; o risco da população geral é de 1,3%). O *BRCA 2* localiza-se na região 13q12-13; mutações constitucionais no gene aumentam bastante o risco de carcinoma da mama, tanto em mulheres (50 a 70% aos 70 anos) como em homens (5 a 7%; o risco da população geral é de 0,02%). Mutações no *BRCA 2* também aumentam o risco de câncer do ovário (10% aos 70 anos).

20

Quadro 20.6 Critérios indicativos de câncer da mama hereditário*

Aparecimento precoce (antes de 45 anos)

Bilateralidade

Família com três ou mais casos de câncer da mama ou com um ou mais casos de câncer do ovário

Família com dois ou mais parentes de primeiro grau com câncer da mama

Família com história de câncer da mama masculina

*De acordo com o European Collaborative Study of Hereditary Cancer.

BRCA 1 e BRCA 2 são genes grandes que não têm sítios preferenciais de mutações, exceto em alguns grupos populacionais, como judeus Ashkenazi. Na maioria das pacientes, dados clínicos são pouco fidedignos para levantar a suspeita de alterações nesses genes, com exceção da história familial, tendo os aspectos morfológicos maior interesse; tumores associados a mutações nesses genes têm características histológicas especiais. Carcinomas associados a mutações no *BRCA 1* caracterizam-se por serem pouco diferenciados, possuírem margens de crescimento expansivas, terem infiltrado linfocitário e serem negativos para receptores de estrógeno e HER2. O carcinoma de padrão medular é tão associado a mutações do *BRCA 1* que, para alguns estudiosos, seu diagnóstico é suficiente para indicar estudo molecular. Ao lado disso, melhor compreensão do perfil de expressão gênica possibilitou identificar tumores com o chamado fenótipo basal (ver adiante). Carcinomas associados ao *BRCA 1* exibem esse fenótipo, que se caracteriza pela expressão de ceratina 5, P-caderina, p63 e EGFR. Embora não existam subtipos histológicos associados ao *BRCA 2*, tumores com anormalidades nesse gene são comumente positivos para receptores de estrógeno, ciclina D1 e p27.

Mutações germinativas em outros genes, como *TP53* (síndrome de Li-Fraumeni), *PTEN* (síndrome de Cowden), *ATM* e *CHEK2*, associam-se a cerca de 10% dos carcinomas hereditários.

Carcinomas não hereditários associam-se sobretudo a estimulação estrogênica prolongada e às lesões precursoras descritas anteriormente (hiperplasias ductais e lobulares atípicas, carcinoma *in situ*). Estudos de genética molecular, porém, mostram que esse modelo está simplificado, pois, como resumido na Figura 20.30, diversas alterações moleculares estão presentes também nessa categoria de tumores e acham-se envolvidas em diferentes etapas da progressão tumoral. Em carcinomas esporádicos, mutações nos genes *BRCA 1* e *BRCA 2* são encontradas em menos de 5% dos casos.

Classificação

Os carcinomas da mama são classificados segundo dois parâmetros:

- *Aspectos morfológicos*. Quanto à localização e à extensão, os carcinomas são classificados em *in situ* e invasivos. Ambos eram divididos nos tipos ductal ou lobular, pois pensava-se que tinham origens distintas; hoje, sabe-se que ambos originam-se na UTDL. Embora haja predominância de acometimento de ductos pelo carcinoma dito ductal e de lóbulos pelo lobular, os elementos citoarquiteturais que distinguem esses dois grupos de carcinomas relacionam-se mais com diferenciação da lesão do que com a origem das células tumorais, razão pela qual alguns preferem designá-los carcinomas do *tipo ductal* e do *tipo lobular*
- *Achados moleculares*. Além dos aspectos morfológicos clássicos e com base na grande heterogeneidade molecular das lesões, os tumores são agrupados de acordo com o perfil de expressão gênica e alterações genômicas em: (1) tumores luminais, que se originam de células que podem expressar receptores de estrógeno (RE) e/ou receptores

20

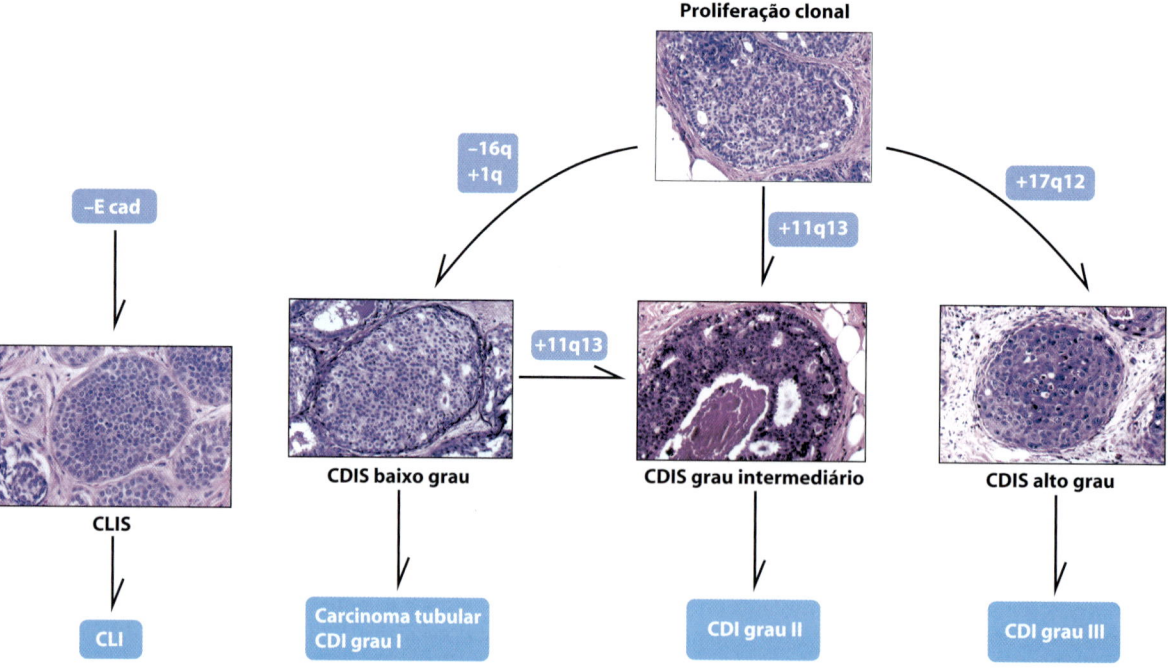

Figura 20.30 Modelo de progressão do câncer da mama. CDIS: carcinoma ductal *in situ*; CDI: carcinoma ductal invasor; CLIS: carcinoma lobular *in situ*; CLI: carcinoma lobular invasor; E cad: E-caderina. (Adaptada de Buerger et al., 1999.)

de progesterona (RP); (2) tumores HER2+; (3) tumores basais, que são triplo-negativos, ou seja, não expressam RE, RP e HER2 (ver adiante).

▶ Carcinoma *in situ*

Carcinoma *in situ* é definido como proliferação epitelial maligna restrita aos ductos ou dúctulos mamários, sem invasão do estroma. Até há pouco tempo, o carcinoma ductal *in situ* (CDIS) constituía somente pequeno número dos carcinomas mamários diagnosticados (0,8 a 5%). Graças ao uso da mamografia como método de rastreamento, a frequência de carcinoma *in situ* chega hoje a 25% de todos os cânceres da mama. Alguns achados mamográficos têm alta correlação com carcinoma ductal *in situ*, como microcalcificações agrupadas e pleomórficas, com distribuição segmentar. Outras alterações mamográficas, como densidade assimétrica, lesão espiculada e presença de nódulo associam-se mais a neoplasia invasiva.

Os carcinomas *in situ* da mama não representam uma entidade única. Além dos dois tipos distintos, lobular e ductal, diferenças histológicas e de comportamento clínico reforçam a ideia de que o carcinoma *in situ* representa um grupo heterogêneo de lesões. Isso se expressa, de um lado, pelo fato de que nem todos evoluem para carcinoma invasor. Além disso, embora em geral as lesões sejam únicas, em 30% das mastectomias para ressecção de carcinoma *in situ* se detectam vários focos, o que tem implicações em pacientes submetidas a cirurgia conservadora.

Carcinoma ductal *in situ*

É o tipo de carcinoma *in situ* mais frequente na mama. A lesão é formada por células coesas, com distribuição segmentar e confinada ao sistema ducto-lobular. Há vários subtipos histológicos, como sólido, cribriforme, micropapilar, papilar e comedocarcinoma (Figura 20.31). No entanto, somente os subtipos comedocarcinoma e micropapilar têm relevância clínica, o primeiro por se associar mais comumente a focos de invasão e o segundo pela tendência à multicentricidade.

Comedocarcinoma (carcinoma ductal *in situ* com comedonecrose) é tumor de alto grau nuclear (ver adiante) associado a necrose extensa no interior do ducto. Microcalcificações são frequentes e podem ser detectadas por mamografia, que é capaz de sugerir esse diagnóstico (Figura 20.31). Quando extensa, comedonecrose pode ser visível macroscopicamente como pontos brancos ou amarelados que drenam material necrótico quando se faz compressão do espécime.

Na tentativa de discriminar grupos com agressividade diferente, o carcinoma ductal *in situ* (CDIS) é subdividido em duas categorias, de baixo e alto graus histológicos, que têm taxa de recidiva distinta após cirurgia conservadora; há ainda um grupo intermediário com potencial evolutivo também intermediário. Conforme indicado na Figura 20.30, existem alterações genômicas distintas nos diferentes subgrupos da lesão.

A classificação em graus histológicos baseia-se no grau nuclear e em necrose (Quadro 20.7). O grau nuclear depende de

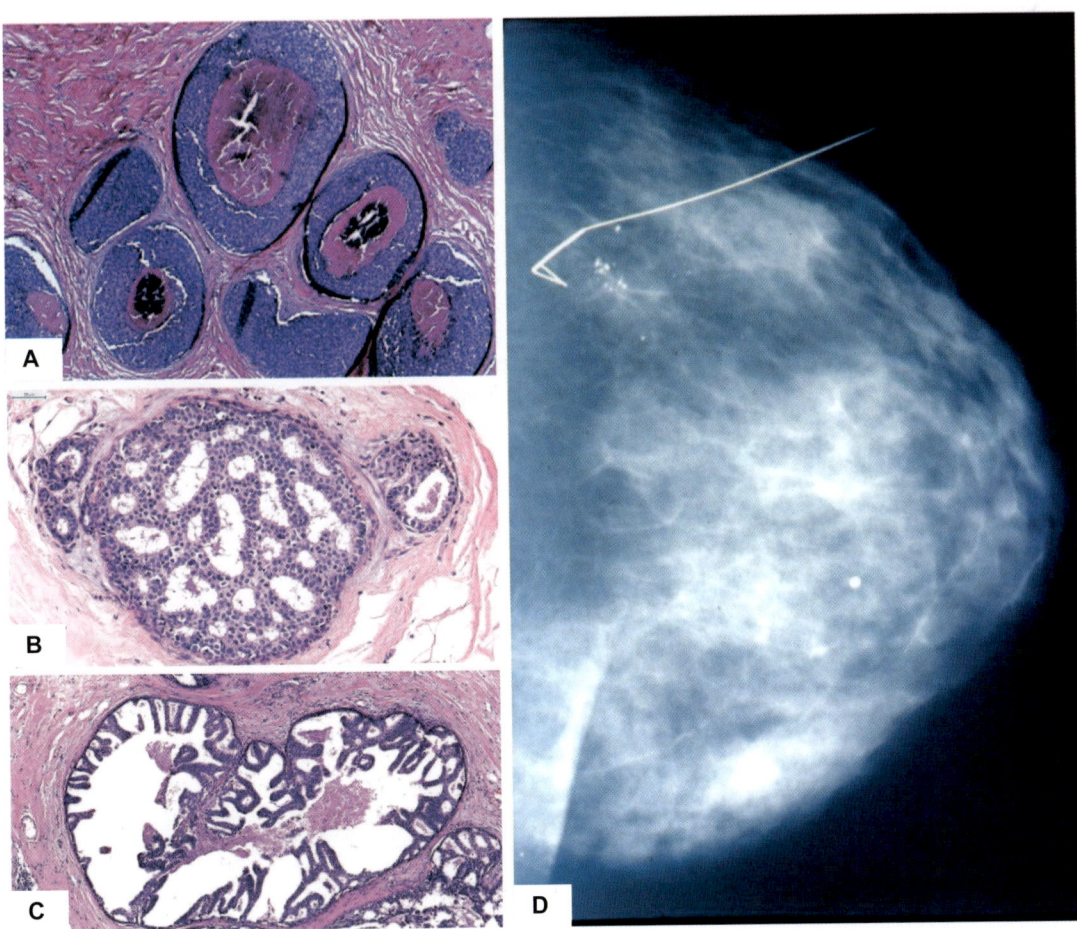

Figura 20.31 Carcinoma ductal *in situ*. **A.** Sólido, com comedonecrose e microcalcificações. **B.** Cribriforme. **C.** Micropapilar. **D.** Mamografia mostrando microcalcificações agrupadas, marcadas por agulhamento.

Quadro 20.7 Classificação do carcinoma ductal *in situ* de acordo com o grau histológico

	Baixo grau	Intermediário	Alto grau
Grau nuclear	G2 ou G1	G2 ou G1	G3
Necrose	Ausente ou escassa	Presente	Geralmente presente e extensa
Arquitetura	Cribriforme, misto, sólido, papilar e micropapilar	Todos os padrões, sobretudo misto e cribriforme	Comedo, misto, sólido, micropapilar, raramente cribriforme

pleomorfismo nuclear, tamanho do núcleo e nucléolo. Quanto ao tamanho, o núcleo pode ser pequeno (uma a duas vezes o tamanho normal), intermediário (três a quatro vezes) ou grande (cinco vezes ou mais). Núcleos grau 1 são monomórficos e têm tamanho pequeno ou intermediário e nucléolo pouco evidente; núcleos grau 2 exibem pleomorfismo discreto e têm tamanho pequeno ou intermediário e um nucléolo; núcleos grau 3 apresentam pleomorfismo acentuado, tamanho intermediário ou grande e múltiplos e grandes nucléolos. Necrose só é considerada quando se encontram áreas do tipo *comedonecrose*.

CDIS de baixo grau caracteriza-se por grau nuclear 1 ou 2, ausência de necrose e, frequentemente, arquitetura cribriforme (Figura 20.32 A); o de grau intermediário mostra grau nuclear 1 ou 2

e tem necrose (Figura 20.32 B); o de alto grau apresenta necrose e atipias nucleares acentuadas e grau nuclear 3 (Figura 20.32 C). Além de recidivar com maior frequência, o CDIS de alto grau tem maior tendência a invadir o estroma. Aneuploidia e expressão de HER2 são mais comuns no grupo de alto grau, enquanto receptores hormonais (RE e RP) são mais encontrados em carcinomas de baixo grau.

Carcinoma lobular *in situ*

Representa 10 a 30% dos carcinomas *in situ* e foi discutido no tópico *Neoplasia lobular não invasiva*.

▶ Carcinoma invasivo

Carcinoma invasivo da mama é o tumor que infiltra o estroma, independentemente da coexistência de componente *in situ*. Por definição, na lesão não existem camada de células mioepiteliais nem membrana basal. Alguns parâmetros morfológicos são importantes no comportamento do tumor: (1) tipo histológico, com base na arquitetura da lesão, nos aspectos citonucleares e nas características do estroma; (2) grau histológico de Nottingham; (3) comprometimento de espaços angiolinfáticos; (4) componente *in situ* associado. Outros componentes com implicações no prognóstico incluem tamanho do tumor, *status* e distância das margens cirúrgicas e linfócitos infiltrantes no tumor (TILs). No Quadro 20.8, estão listados os principais tipos de carcinomas invasivos da mama, a incidência de cada tipo e as características mais relevantes de cada um.

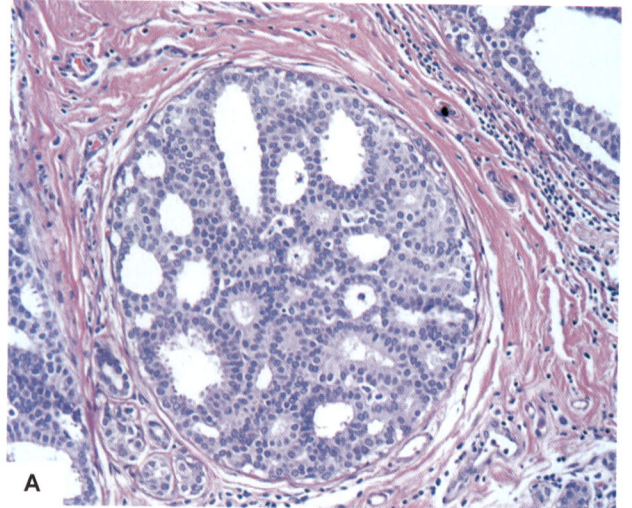

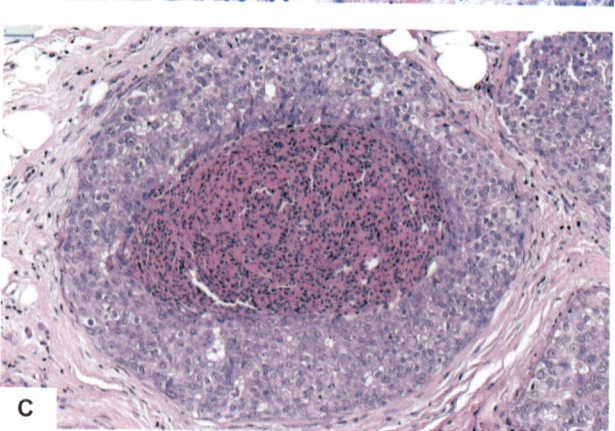

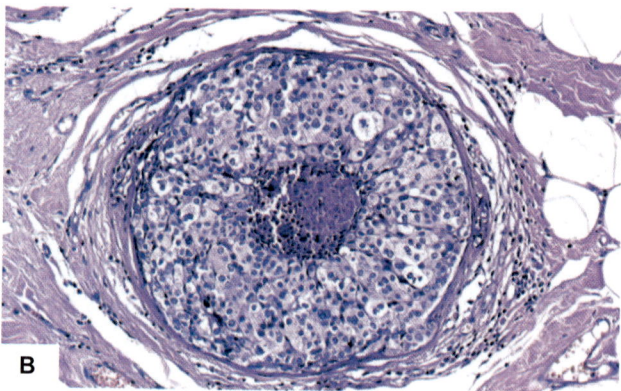

Figura 20.32 Carcinoma ductal *in situ* **A.** Tumor de baixo grau, padrão cribriforme. (Cortesia do Dr. Victor Piana de Andrade, São Paulo-SP.) **B.** Tumor de grau intermediário, com necrose focal, padrão sólido **C.** Tumor de alto grau, sólido e com necrose central extensa (padrão comedocarcinoma).

Quadro 20.8 Características gerais e tipos principais de carcinomas mamários

Carcinoma invasivo tipo não especial (NST, ductal SOE)

75% dos casos

Grupo heterogêneo

Carcinoma invasivo tipo não especial com padrão medular

7% dos casos

Boa delimitação macro e microscópica

Células pleomórficas, estroma escasso, infiltrado linfoide

Relacionado com mutações no *BRCA 1*

Carcinomas de tipos especiais

Carcinoma lobular

5 a 15% dos casos

Maior tendência a multicentricidade, bilateralidade e recidiva tardia

Células pequenas e não coesas em fila indiana, em arranjo pagetoide

Prognóstico variável, pouco melhor do que o do carcinoma invasivo NST

Carcinoma tubular

5% dos casos

Formação de túbulos bem diferenciados em estroma fibroelastótico

Variante de melhor prognóstico (sobrevida de 5 anos em 95 a 100% dos casos)

Carcinoma mucinoso

2 a 3% dos casos

Massa bem delimitada, de aspecto gelatinoso

Pacientes idosas

Bom prognóstico, com baixa incidência de metástases axilares

Doença de Paget

Lesão eczematosa no mamilo

Disseminação intraepidérmica de células malignas

Pode ter carcinoma ductal *in situ* ou invasivo subjacente

Carcinoma inflamatório

Sinais clínicos: edema, eritema e calor

Embolização tumoral nos linfáticos da derme

Mau prognóstico

Aspectos morfológicos

Macroscopicamente, o tumor tem tamanho e forma variados, é firme e mal delimitado e mostra superfície de corte branco-amarelada, com trabéculas que se irradiam a partir do centro da lesão (Figura 20.33 A a D). Tal aspecto macroscópico, que lembra um caranguejo, foi uma das razões para a origem da palavra *câncer* (Figura 20.33 E). Estrias esbranquiçadas semelhantes a riscos de giz, às vezes presentes na superfície de corte, resultam de elastose periductal. Quando o estroma é exuberante, o tumor é brancacento, muito duro e chamado *carcinoma cirroso*.

(*continua*)

Aspectos morfológicos (*continuação*)

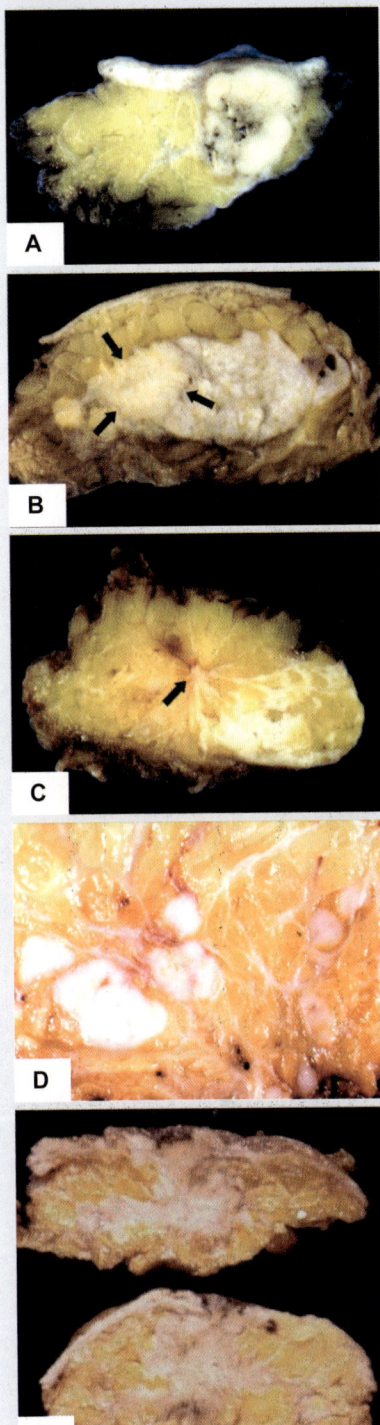

Figura 20.33 Aspectos macroscópicos do carcinoma invasivo de tipo não especial (carcinoma ductal invasivo). **A.** Tumor brancacento, em parte bem delimitado e com infiltração da pele. **B.** Lesão com bordas pouco definidas (*entre as setas*) em mama densa. **C.** Tumor de crescimento espiculado (*seta*). **D.** Neoplasia com crescimento multifocal. **E.** Tumor mal delimitado, com superfície de corte branco-amarelada e trabéculas que se irradiam a partir do centro da lesão (aspecto macroscópico que lembra um caranguejo, uma das razões para a origem da palavra câncer).

(*continua*)

20

Aspectos morfológicos (*continuação*)

Microscopicamente, as células formam túbulos, ninhos sólidos, trabéculas ou ilhotas em padrões predominantes ou mistos (Figura 20.34 A). As células podem ser pequenas, com núcleos também pequenos e regulares, cromatina homogênea, nucléolos inconspícuos e poucas mitoses, ou volumosas, com núcleos irregulares, cromatina granular, nucléolos evidentes e alto índice mitótico (Figura 20.34 B). O grau de formação glandular (formação tubular), o pleomorfismo nuclear e o índice mitótico são parâmetros para a graduação histológica (ver adiante). Carcinoma invasivo (Figura 20.34 C) pode coexistir com carcinoma *in situ*.

Histologicamente, os carcinomas invasivos são divididos em dois grandes grupos: (1) tipo especial; (2) tipo não especial. O tipo especial refere-se ao tumor que apresenta, em pelo menos 90% da lesão, um aspecto histológico particular (ver adiante). Quando o tumor apresenta morfologia com aspectos particulares em 10 a 90% da neoplasia, além de áreas de padrão não especial, fala-se em carcinoma misto. O tipo não especial não tem padrão histológico particular e constitui a maioria dos cânceres da mama.

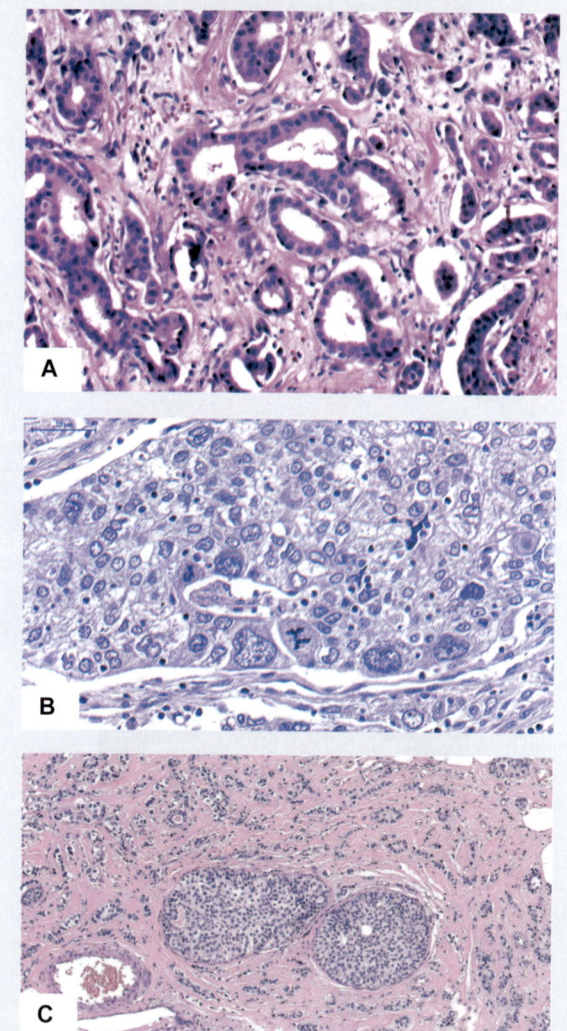

Figura 20.34 Carcinoma invasivo tipo não especial (NST). **A.** Tumor de baixo grau, com formação tubular evidente. **B.** Tumor de alto grau, com escassa formação tubular, alto grau nuclear e várias mitoses. **C.** Associado a carcinoma *in situ*.

Clinicamente, o carcinoma invasivo apresenta-se geralmente como massa palpável, endurecida, em média com 2 a 3 cm de diâmetro. O tumor é bem visualizado à mamografia, na qual aparece como lesão espiculada ou como densidade irregular, podendo apresentar microcalcificações.

Carcinoma invasivo do tipo não especial

Carcinoma invasivo do tipo não especial (*no special type*, NST), anteriormente denominado *carcinoma ductal invasor sem outra especificação* (SOE), é o tipo mais frequente de câncer da mama e representa um grupo heterogêneo de lesões sem achados histológicos capazes de enquadrá-las em um dos tipos especiais (ver adiante). NSTs têm comportamento mais agressivo do que a maioria dos tipos especiais, com sobrevida de 10 anos em 65 a 78% dos pacientes (tal sobrevida é alcançada em 80% dos tumores em geral). Estudos genéticos confirmam aquilo que os patologistas já reconheciam há muitos anos, ou seja, que este grupo de tumores é muito diverso e, embora histologicamente não tenha particularidades, engloba lesões com comportamentos muito distintos. Para fins de prognóstico e tratamento, tais carcinomas são subdivididos, conforme a expressão de RE e HER2, nos grupos: (a) RE-positivo e HER2-positivo; (b) RE-positivo e HER2-negativo; (c) RE-negativo e HER2-positivo; (d) RE- negativo e HER2-negativo.

Um tipo de NST tem padrão morfológico peculiar: (a) apresenta infiltrado linfocitário exuberante; (b) tem alto grau histológico; (c) é triplo-negativo; (d) macroscopicamente, é expansivo, bem delimitado e tem margens circunscritas (Figura 20.35). Células gigantes bizarras, metaplasia escamosa e necrose podem estar presentes. Este grupo de tumores era denominado *carcinoma medular*. Hoje, tais tumores compreendem um grupo morfológico especial de NST e são chamados de *carcinoma invasivo de tipo não especial com padrão medular*. Em muitas pacientes, tumor com padrão medular associa-se a mutações germinativas no gene *BRCA 1*.

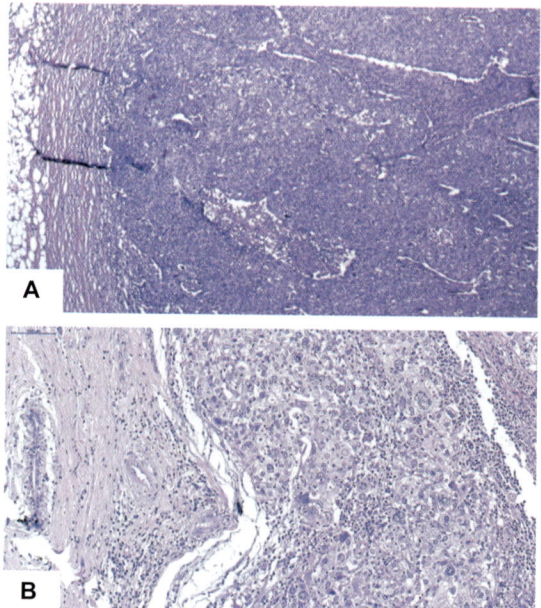

Figura 20.35 Carcinoma invasivo de tipo não especial com padrão medular. **A.** Lesão com bordas expansivas e crescimento sincicial. **B.** Alto grau nuclear e denso infiltrado inflamatório peritumoral.

Existem ainda outros padrões de carcinoma invasivo do tipo não especial, como oncocítico, rico em glicogênio/células claras, sebáceo, rico em lipídeos, pleomórfico, coriocarcinomatoso, melanocítico, com diferenciação neuroendócrina e carcinoma com células estromais gigantes tipo osteoclasto.

Carcinoma lobular

Carcinoma lobular representa 5 a 15% dos carcinomas invasivos da mama e seu prognóstico é um pouco melhor do que o dos carcinomas invasivos NST. Apesar desse aspecto favorável, o tumor tem maior tendência a multicentricidade, bilateralidade e recidiva sistêmica tardia, com metástases em locais pouco usuais (cavidade abdominal, pleura, meninges, estômago etc.). As variantes alveolar, sólida, pleomórfica e mista têm evolução semelhante à do carcinoma invasivo NST.

Macroscopicamente, algumas lesões são firmes e estreladas, enquanto outras aparecem como "espessamento" difuso e irregular da mama. Ao microscópio, as células são pequenas e homogêneas e têm crescimento difuso, infiltrando o estroma em forma de *fila indiana*, no qual as células se dispõem entre as fibras colágenas, às vezes com padrão em alvo, circundando ductos mamários (Figura 20.36 A). Nos subtipos alveolar e sólido, as células crescem em grupos; na variante pleomórfica, as células são isoladas, porém exibem pleomorfismo nuclear acentuado (Figura 20.36 B). Em até 60% dos casos, coexiste carcinoma lobular *in situ* (Figura 20.36 C).

Clinicamente, o tumor manifesta-se como massa palpável ou lesão difusa que produz pouca alteração na textura da mama, não sendo, muitas vezes, detectado por mamografia.

Carcinoma tubular

Carcinoma tubular constitui 2% dos carcinomas da mama e caracteriza-se pela formação de túbulos arredondados, ovoides ou angulados, imersos em estroma fibroelastótico (Figura 20.37 A). A lesão apresenta-se como nódulo palpável, duro, com aspecto estrelado e diâmetro médio de 1 cm, muitas vezes detectável à mamografia. Macroscopicamente, o tumor tem a aparência dos demais cânceres, por ter aspecto estrelado e consistência firme; em 10 a 20% dos casos, é multifocal. Histologicamente, os túbulos são revestidos por camada única de células uniformes, pequenas e com secreção citoplasmática apical; os túbulos não possuem células mioepiteliais, o que é importante no diagnóstico diferencial com adenose esclerosante e/ou cicatriz radial/lesão esclerosante complexa. Carcinoma tubular "puro" é o câncer mamário de melhor prognóstico. É comum o achado de carcinoma tubular invasivo associado a carcinoma ductal *in situ* de baixo grau (Figura 20.37 B). Os carcinomas tubulares são RE-positivo, RP-positivo (Figura 20.37 C) e HER2-negativo.

Carcinoma cribriforme

Carcinoma cribriforme invasor é variante rara (menos de 1% dos carcinomas da mama) formada por ninhos de células pequenas e regulares, dispostas ao redor de espaços semelhantes àqueles observados no CDIS de padrão cribriforme. As ilhotas celulares exibem contornos angulados ou ovoides e ficam imersas em estroma desmoplásico. O carcinoma cribriforme invasor tem prognóstico muito bom, com sobrevida de 5 anos em 95 a 100% dos casos. O tumor é RE- positivo e HER2-negativo.

Carcinoma mucinoso

Também conhecido como carcinoma coloide, mucoide ou gelatinoso, o carcinoma mucinoso representa 2 a 3% dos carcinomas da mama e, em geral, manifesta-se após a menopausa.

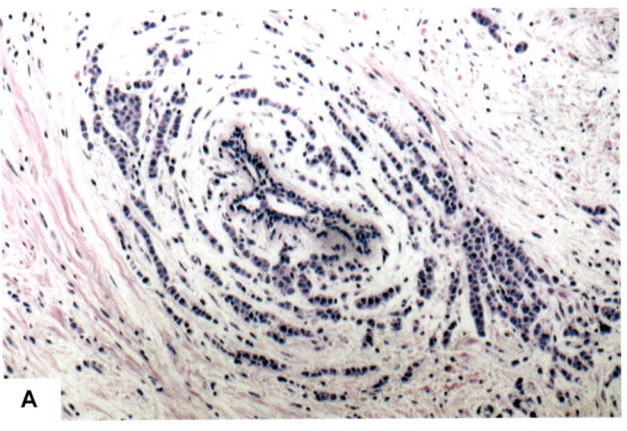
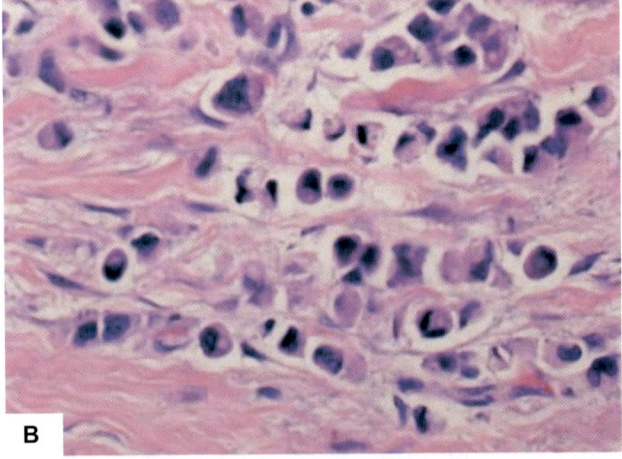
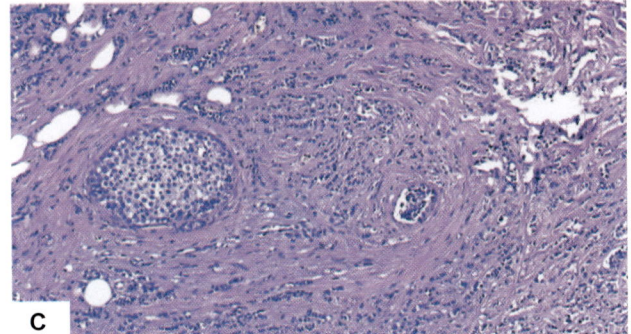

Figura 20.36 Carcinoma lobular invasivo. **A.** Tipo clássico, mostrando infiltração do estroma por células isoladas, com baixo pleomorfismo, dispostas em fileiras em torno de ducto (aspecto em alvo). **B.** Variante pleomórfica, exibindo atipias nucleares acentuadas. **C.** Tipo clássico, associado a carcinoma lobular *in situ*.

O tumor tem bom prognóstico, com sobrevida de 10 anos em 80 a 90% dos casos. Clinicamente, apresenta-se como massa amolecida, com padrão inespecífico à mamografia. Macroscopicamente, o tumor é bem circunscrito, tem aspecto gelatinoso e contém áreas de hemorragia. Histologicamente, é formado por agrupamentos de células com aspecto homogêneo e de baixo grau de malignidade, em meio a lagos de mucina (Figura 20.38); as margens do tumor são mais expansivas do que infiltrativas. Para ser considerado carcinoma mucinoso "puro", o tumor deve ter mais de 90% do aspecto descrito (somente estes casos têm prognóstico muito bom). Carcinoma mucinoso é RE-positivo e HER2-negativo.

20

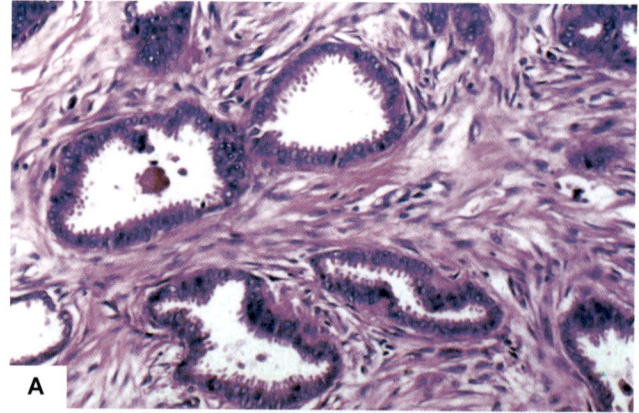

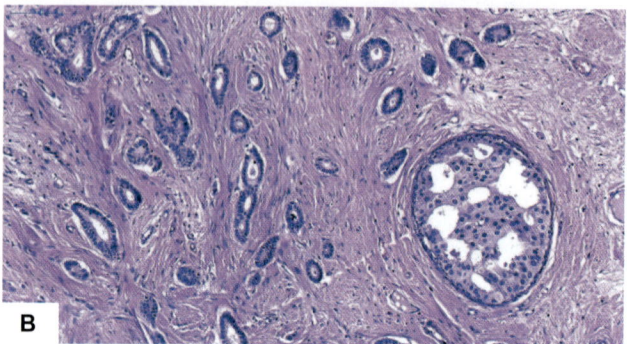

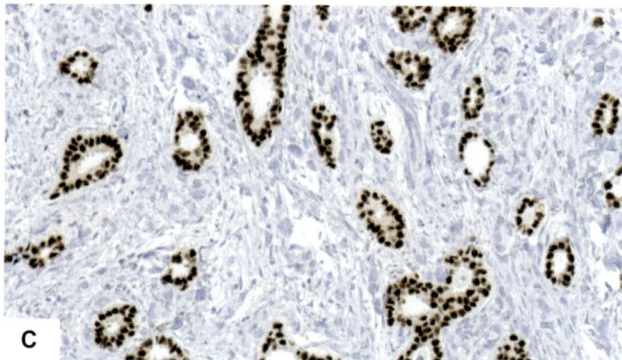

Figura 20.37 Carcinoma tubular invasivo. **A.** Numerosos túbulos e baixo pleomorfismo nuclear. **B.** Associação com carcinoma ductal *in situ* de baixo grau. **C.** As células neoplásicas são positivas para receptores de progesterona.

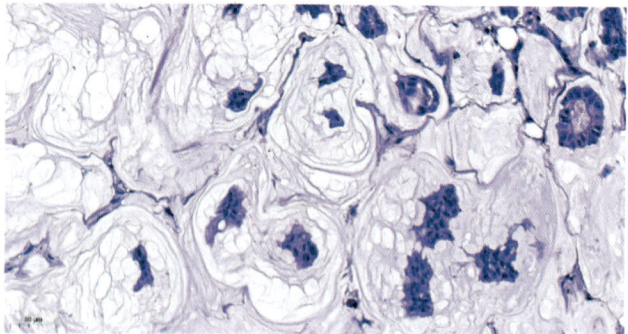

Figura 20.38 Carcinoma mucinoso. Pequenos agrupamentos de células epiteliais com baixo grau de pleomorfismo, imersas em lagos de muco.

Carcinoma micropapilar

Trata-se de carcinoma caracterizado pela proliferação de células dispostas em arranjos morulares, denominados micropapilas, sem eixo conjuntivo-vascular (Figura 20.39 A). As micropapilas são circundadas por espaços claros ou vazios, sem revestimento mioepitelial, epitelial ou endotelial (Figura 20.39 B). Positividade imuno-histoquímica para EMA na face da célula voltada para o estroma (padrão em polaridade reversa) é característica desse tumor (Figura 20.39 C). Invasão vascular é vista em mais de 60% dos casos; ao diagnóstico, metástases axilares são frequentes (Figura 20.39 D). Embora raro na forma pura (0,9 a 2%), 7,5% dos carcinomas invasivos da mama apresentam, pelo menos focalmente, padrão micropapilar. Carcinoma micropapilar é geralmente RE-positivo e HER2-negativo, mas pode ter outros perfis de expressão, inclusive ser triplo-negativo.

Carcinoma com diferenciação apócrina

O tumor (1% dos carcinomas mamários) manifesta-se em mulheres mais idosas quando comparado aos carcinomas NST. Trata-se de carcinoma invasivo em que as células são grandes e têm citoplasma amplo, eosinofílico e granular e núcleos volumosos com nucléolo evidente. As células são positivas para receptores de andrógenos (RA) e negativas para RE. Tais tumores podem ser RE-negativos e HER2-positivos ou triplo-negativos. Alguns casos associam-se a mutações germinativas no gene *PTEN* (síndrome de Cowden).

Carcinoma metaplásico

Carcinoma metaplásico (menos de 1% dos carcinomas da mama) engloba um grupo de neoplasias heterogêneas, formadas por uma mistura complexa de áreas de tipo usual de carcinoma com elementos escamosos e/ou sarcomatoides. Há vários subtipos: carcinoma adenoescamoso de baixo grau, carcinoma metaplásico do tipo fibromatose-símile, carcinoma de células escamosas, carcinoma de células fusiformes, carcinoma metaplásico com diferenciação mesenquimal e carcinoma metaplásico misto. É importante distinguir esses subtipos, pois, enquanto a maioria tem comportamento agressivo e metastatiza por via sanguínea, as variantes carcinoma adenoescamoso de baixo grau e fibromatose-símile têm melhor prognóstico. A maioria dos carcinomas metaplásicos são triplo-negativos e têm fenótipo basal.

Doença de Paget da mama

Doença de Paget da mama (1 a 4% dos carcinomas mamários) caracteriza-se por lesão eczematosa ou eritematosa no mamilo, causada pela disseminação intraepidérmica de células malignas de carcinoma ductal *in situ* (24 a 43% dos casos) ou invasivo (53 a 64% dos casos); raramente, não há CDIS ou carcinoma invasivo subjacente. Doença de Paget pode ser sinal tanto de neoplasia localizada e curável como a primeira manifestação de carcinomas de mau prognóstico. Histologicamente, a lesão caracteriza-se por células grandes, com núcleos vesiculosos, nucléolo evidente e citoplasma claro e abundante, na intimidade da epiderme (Figura 20.40 A e B). As células contêm muco no citoplasma, que se cora pelo PAS e mucicarmin. Em praticamente todos os casos, as células são positivas para HER2 (Figura 20.40 C). Há ainda positividade para citoceratina 7 e, frequentemente, para GATA3 e GCDFP-15. O principal diagnóstico diferencial é com melanoma.

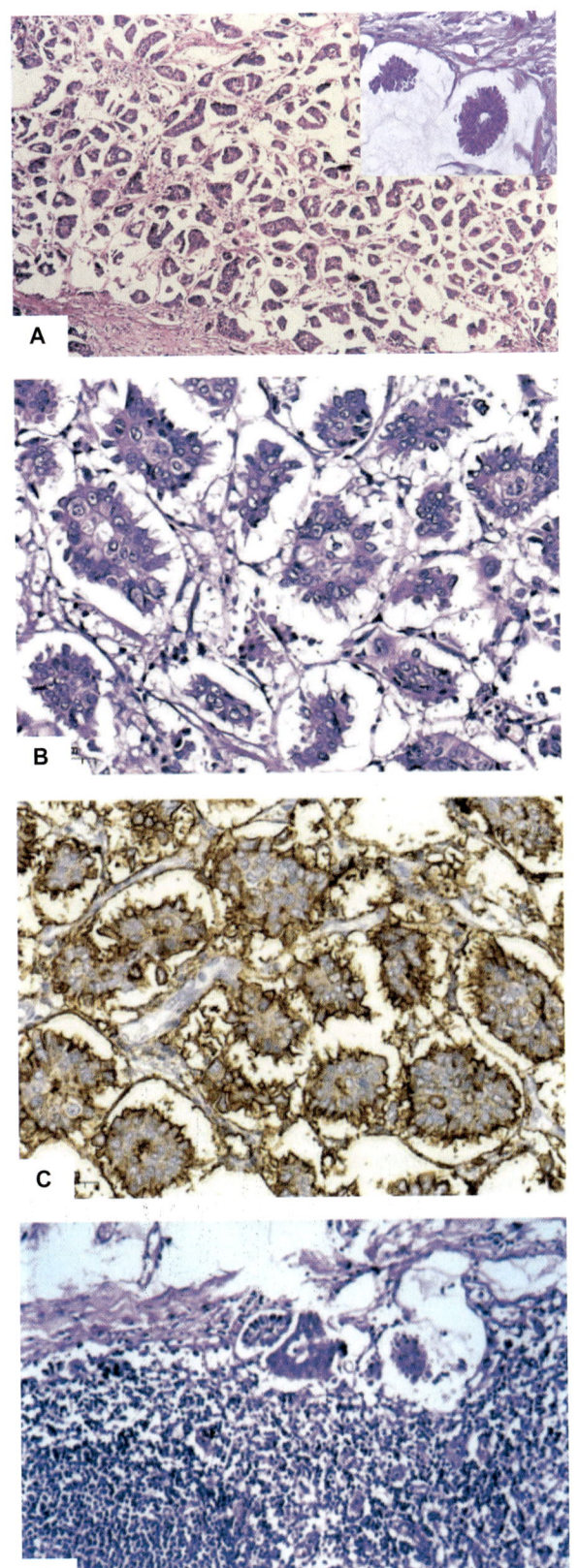

Figura 20.39 Carcinoma micropapilar. **A.** Micropapilas. No detalhe, notar micropapilas sem eixo conjuntivovascular. **B.** Micropapilas flutuando em espaços claros, sem revestimento celular. **C.** Padrão em polaridade reversa ressaltado pela imunopositividade para EMA. **D.** Micrometástase na região subcapsular de linfonodo, com padrão micropapilar.

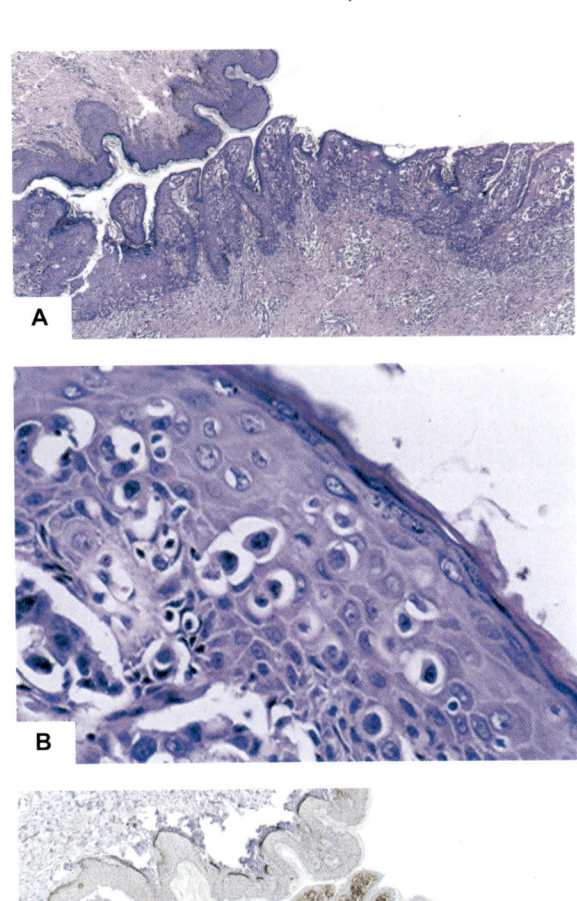

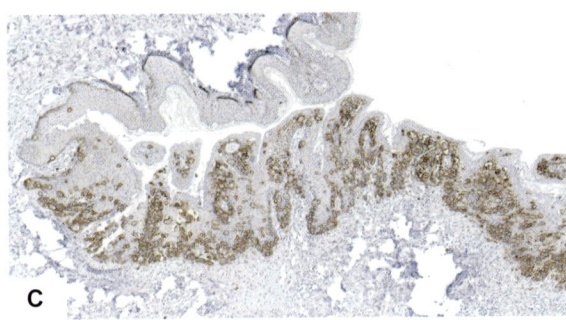

Figura 20.40 Doença de Paget. **A.** Infiltração intraepidérmica por células neoplásicas. **B.** Detalhe mostrando células grandes, com núcleos vesiculosos, nucléolos evidentes e citoplasma claro e abundante. **C.** Células tumorais positivas para HER2.

Carcinoma inflamatório

Carcinoma inflamatório refere-se a uma forma de apresentação clínica de carcinoma invasivo da mama e não a um subtipo histológico. O tumor tem grande importância clínica por provocar sinais semelhantes aos de uma inflamação aguda, como edema, vermelhidão e calor, podendo simular condições benignas (p. ex., abscessos, necrose gordurosa, mastites) (Figura 20.41). Histologicamente, a lesão caracteriza-se por embolização maciça de vasos linfáticos da derme por células malignas, causando obstrução linfática (Figura 20.42). Na maioria das vezes, trata-se de carcinoma pouco diferenciado e com péssimo prognóstico. Nos últimos anos, contudo, tem-se observado melhora discreta na sobrevida graças à quimioterapia intensiva. Carcinomas da mama que ulceram a pele e causam infecção secundária não são considerados carcinomas inflamatórios, cujo substrato histológico corresponde a embolia neoplásica em vasos linfáticos. No entanto, o diagnóstico e o estadiamento são eminentemente clínicos, não dependendo da confirmação da presença de êmbolos neoplásicos.

20

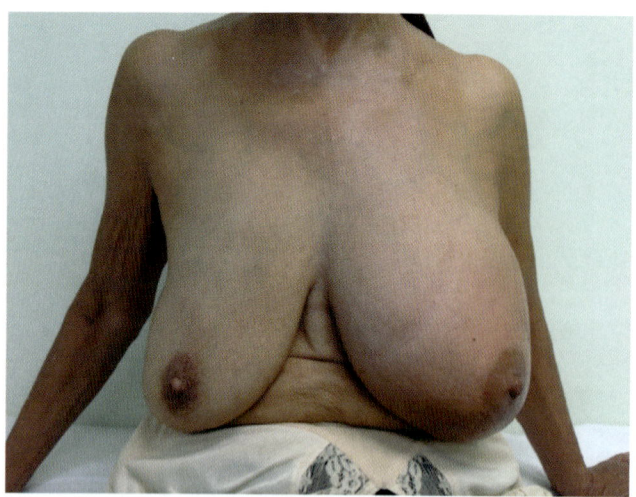

Figura 20.41 Carcinoma inflamatório. Mama esquerda edemaciada e hiperêmica. (Cortesia da Profª Débora Balabram, Belo Horizonte-MG.)

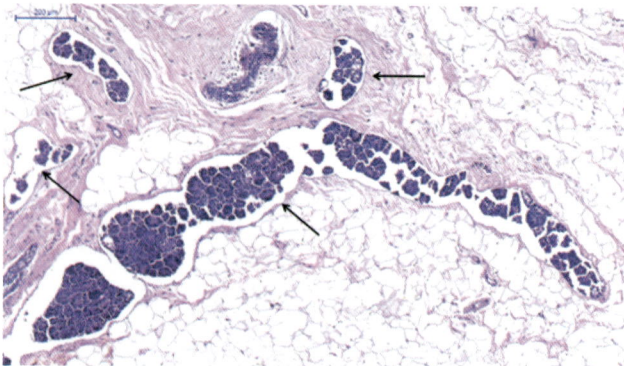

20

Figura 20.42 Disseminação linfática de carcinoma de mama. Êmbolos neoplásicos em vasos linfáticos peritumorais (*setas*).

Outros carcinomas

Representam menos de 1% dos carcinomas da mama e incluem subtipos histológicos como carcinoma adenoide cístico, carcinoma secretor, carcinoma papilar invasor e carcinoma de células acinares.

Multicentricidade e bilateralidade

Multicentricidade refere-se à existência de carcinoma em um quadrante distinto daquele em que está o tumor principal, distante no mínimo 5 cm. Quando dois ou mais tumores distintos localizam-se no mesmo quadrante (em carcinomas invasivos, as lesões devem ser vistas à macroscopia), a condição é definida como *multifocalidade* (Figura 20.33 D). Tumores múltiplos na mama são mais comuns em carcinomas lobulares, nos quais 35% dos focos múltiplos são invasores, e o restante, *in situ*. O risco de uma mulher com câncer em uma mama desenvolver carcinoma na mama contralateral (*bilateralidade*) é cinco vezes maior do que em mulheres sem câncer prévio. Bilateralidade é mais comum no câncer familial. Carcinoma lobular *in situ* é o tipo histológico mais encontrado em tumores bilaterais. Não há consenso se, quando existe carcinoma em uma mama, deve-se fazer biópsia da mama contralateral, exceto quando há alguma anormalidade detectada por palpação, mamografia ou ressonância magnética.

Disseminação

Carcinomas invasivos disseminam-se por invasão local e pelas vias linfática (Figura 20.42) e sanguínea. Invasão local ocorre no próprio parênquima, na pele, no mamilo, nos músculos ou na parede torácica. Em 25% dos carcinomas invasores, encontra-se infiltração microscópica do mamilo, dado de importância prática, pois em algumas cirurgias o mamilo não é retirado. Invasão da pele e, sobretudo, da cicatriz cirúrgica ocorre por recidiva local sob a forma de pequenos nódulos, que devem ser diferenciados de granulomas de reparação. Nesses casos, a citologia aspirativa é muito útil.

Em 30 a 50% dos carcinomas invasivos, no momento do diagnóstico existem metástases em linfonodos axilares. O emprego crescente da mamografia em programas de rastreamento tem possibilitado a detecção de tumores pequenos, o que vem aumentando o número de casos diagnosticados ainda sem metástases axilares. Em geral, *metástases em linfonodos* indicam o potencial metastático a distância; quanto maior o número de linfonodos com metástases, maior a probabilidade de já haver metástases sistêmicas. Tal fato é refletido na sobrevida: 60% das mulheres com um a três linfonodos envolvidos têm sobrevida de 10 anos, taxa que cai para 20% naquelas com quatro ou mais linfonodos com metástases. Metástases linfáticas ocorrem inicialmente nos linfonodos do nível inferior da axila, depois no médio e no superior. *Skip* metástases (que "saltam" uma cadeia linfonodal) e envolvimento das cadeias mamária interna e supraclavicular, sem comprometimento axilar prévio, são raras. *Metástases sistêmicas* ocorrem em pulmões, ossos, fígado, suprarrenais, ovários e sistema nervoso central. Cerca de 30% das pacientes sem metástases axilares apresentam mais tarde metástases sistêmicas, o que indica que parte dos carcinomas já é doença sistêmica no momento do diagnóstico. Tal fato tem mudado consideravelmente a conduta terapêutica e reduzido as intervenções radicais, que pouco influem na sobrevida global. Carcinomas lobulares disseminam-se para serosas, trato gastrointestinal e meninges, em geral muitos anos após sua remoção cirúrgica.

A abordagem axilar no carcinoma mamário tem duas finalidades: uma terapêutica, para tratar locorregionalmente a doença, e outra de estadiamento, para avaliar o estado dos linfonodos axilares. Metástases axilares são o principal fator prognóstico no câncer da mama. Esvaziamento axilar completo, no entanto, tem alta morbidade, que inclui linfedema, dor, parestesia, hipoestesia e seroma. Com os programas de rastreamento populacional, o diagnóstico desses tumores está sendo feito mais frequentemente em estádios iniciais, com menor envolvimento de linfonodos axilares. Ao lado de cirurgias conservadoras, foi introduzida a biópsia do linfonodo-sentinela, que consiste na remoção do primeiro linfonodo que recebe a drenagem linfática da mama e que, por isso, é referido como *linfonodo-sentinela*. Quando este é acometido por metástases, há maior probabilidade de acometimento de outros linfonodos da cadeia axilar. Quando é negativo, em 95% dos casos os demais linfonodos são também negativos, evitando-se o esvaziamento axilar completo e a morbidade associada. Em casos de tumor precoce, com aspectos favoráveis e até dois linfonodos-sentinela comprometidos, as pacientes podem ser poupadas de esvaziamento axilar completo.

Fatores prognósticos e preditivos

O câncer da mama mostra incidência crescente, taxa de mortalidade considerável e grande heterogeneidade biológica. Portanto, são justificados e necessários todos os esforços para conhecer indicadores que contribuam para melhor compreensão do comportamento da neoplasia e para identificar pacientes com maior risco de evolução mais agressiva, como recidiva e metástases. Para essa finalidade, o exame anatomopatológico, incluindo avaliação imuno-histoquímica, é o ponto de partida para a conduta médica, pois estabelece o diagnóstico do tumor, fornece dados essenciais para avaliação prognóstica e traz elementos que orientam a melhor conduta terapêutica. Do seu lado, avaliação da expressão gênica da neoplasia identifica tumores com maior ou menor agressividade, o que também tem grande importância no prognóstico e no tratamento.

Marcador prognóstico é definido como qualquer elemento capaz de informar, no momento do diagnóstico, a evolução da neoplasia. *Marcador preditivo* é aquele que fornece informações para a seleção de pacientes potencialmente capazes de responder a tratamentos específicos. O protótipo de marcador preditivo são receptores hormonais, que predizem resposta à terapêutica hormonal adjuvante.

Fatores prognósticos incluem parâmetros tradicionais como idade ao diagnóstico, estádio da doença, tamanho, tipo e grau histológico do tumor, margens cirúrgicas, invasão angiolinfática e metástases linfáticas e sanguíneas. A mortalidade em 10 anos em pacientes com câncer precoce (estádio TNM T1a/bN0M0) é de 4%. Sobrevida de cinco anos cai de 95% para 85% quando há linfonodos regionais comprometidos e para 25% diante de metástases a distância. Margens cirúrgicas positivas associam-se a recidiva local. Invasão angiolinfática peritumoral (êmbolos neoplásicos em vasos sanguíneos ou linfáticos) aumenta o risco de recorrência local e a distância. Perfis de expressão gênica também têm relevância prognóstica comprovada. Portanto, inúmeros elementos podem dar indicações valiosas sobre o comportamento e a evolução do tumor. Os principais fatores prognósticos e preditivos estão descritos a seguir.

Fatores prognósticos

Envolvimento axilar. É o fator prognóstico de maior impacto: metástases axilares associam-se a menor sobrevida. Nesse contexto, têm importância prognóstica não só a presença de metástases como também o número de linfonodos envolvidos. É discutível o valor de se procurarem metástases ocultas por meio de imuno-histoquímica ou PCR. O significado de micrometástases e de células tumorais isoladas em linfonodos, especialmente se identificadas apenas por técnicas complementares, é motivo de intenso debate. Estudos com grande número de pacientes mostram que micrometástases associam-se a pequena redução na sobrevida e no período livre de doença.

Tamanho do tumor. Quanto maior o tumor, maior é o número de células malignas e maior a probabilidade de surgirem clones com capacidade metastática. Em casos axila-negativos, tumores menores que 1 cm muito raramente metastatizam a distância e, em geral, não requerem terapia adjuvante; tumores maiores que 3 cm têm taxa de recidiva elevada e necessitam de terapia adjuvante. O tamanho do tumor é determinado pela maior dimensão do carcinoma invasivo e deve ser definido por meio de avaliação macro e microscópica da neoplasia.

Tipo histológico. Carcinomas com padrão histológico especial em 90% da neoplasia são considerados um tipo de tumor especial puro. Os carcinomas tubular, mucinoso e cribriforme puros associam-se a excelente prognóstico. Carcinomas invasivos de tipo não especial e aqueles com padrões mistos têm pior prognóstico. Carcinomas micropapilares e metaplásicos são mais agressivos.

Grau histológico. O sistema de graduação histológica recomendado é o de Nottingham, que avalia três características: formação tubular, pleomorfismo nuclear e índice mitótico (Quadro 20.9). A graduação histológica tem excelente correlação com sobrevida e período livre de doença e deve ser obrigatória em todo laudo de carcinoma da mama. A graduação histológica acurada tem valor próximo ao dos testes moleculares para estimar o prognóstico (Figura 20.34 A e B). Entretanto, os testes moleculares agregam informações adicionais importantes para o emprego apropriado de tratamento hormonal e principalmente para o tratamento quimioterápico, em casos positivos para receptores hormonais. A avaliação do tumor em pequenas amostras, como em biópsias por agulha grossa (*core biopsy*), é em geral suficiente para orientar o tratamento neoadjuvante e adjuvante; em alguns casos, contudo, a pouca representação tumoral necessita de nova avaliação no eventual espécime de ressecção cirúrgica.

Avaliação da resposta à terapia neoadjuvante. Resposta patológica completa após tratamento neoadjuvante tem alto significado prognóstico em tumores que superexpressam HER2 ou são triplo-negativos, pois associa-se a maior sobrevida global e

Quadro 20.9 Critérios para graduação histológica dos carcinomas invasivos da mama, de acordo com o sistema de Nottingham

	>75%	10 a 75%	<10%
Formação tubular	1 ponto	2 pontos	3 pontos
Pleomorfismo nuclear	Discreto 1 ponto	Moderado 2 pontos	Elevado 3 pontos
Índice mitótico em 10 campos de grande aumento*	1 ponto	2 pontos	3 pontos
Objetiva 25× (Leitz Ortholux)	0 a 9	10 a 19	>20
Objetiva 40× (Nikon Labophot)	0 a 5	6 a 10	>11
Objetiva 40× (Leitz Diaplan)	0 a 11	12 a 22	>23

Grau I (bem diferenciado ou baixo grau): 3 a 5 pontos

Grau II (moderadamente diferenciado ou grau intermediário): 6 a 7 pontos

Grau III (pouco diferenciado ou alto grau): 8 a 9 pontos

*Segundo recomendações da OMS (2019), é necessário incluir o número de mitoses na área correspondente a 10 campos de grande aumento (em mm²), de acordo com o diâmetro do campo microscópico de grande aumento.

20

livre de doença. O índice de neoplasia residual (*residual cancer burden – RCB*) é empregado para estabelecer categorias de resposta patológica, que se associam a maior risco de recorrência e óbito.

Índice proliferativo. Tem boa correlação com sobrevida e período livre de doença. O índice pode ser determinado por citometria de fluxo, que avalia a fase S do ciclo celular, ou por imuno-histoquímica, usando os marcadores MIB-1/Ki-67. Embora falte consenso internacional sobre valores de corte e haja baixa reprodutibilidade na avaliação imuno-histoquímica, o método é importante no estabelecimento do grau do tumor, na determinação do prognóstico e na avaliação de benefício quimioterápico. Tumores com índice proliferativo elevado têm comportamento mais agressivo. Em carcinomas RE-positivos, positividade em mais de 10% de células indica melhor resposta a inibidores de aromatase. A ausência de consenso de um limiar de expressão do Ki-67 não possibilita que ele seja definido na prática diagnóstica com segurança para distinguir os subtipos luminal A e B. Atualmente, mais de 20% de células neoplásicas positivas é aceito para tumores luminais B.

Fatores preditivos

Receptores hormonais. São os principais marcadores preditivos de resposta terapêutica. Cerca de 70 a 80% dos tumores positivos para receptores de estrógeno (RE) ou de progesterona (RP) respondem bem ao tratamento hormonal (Figura 20.43). Tumores RE-positivos e RP-positivos têm melhor resposta ao Tamoxifeno e a outros medicamentos anti-estrogênicos, especialmente em recidivas; casos RE-positivos e RP-negativos desenvolvem mais resistência ao Tamoxifeno do que os RE-positivos e RP-positivos. A ASCO/CAP (*American Society of Clinical Oncology/College of American Pathologists*) recomenda que carcinomas com 1 a 100% de núcleos tumorais positivos devem ser interpretadas como RE-positivos, embora sejam limitados os benefícios de terapia endócrina para carcinomas com 1 a 10% de células RE-positivas.

HER2. Avaliação da expressão de HER2 ganhou maior interesse com a descoberta de fármacos que bloqueiam esse receptor, como o Trastuzumabe. Superexpressão da proteína HER2 e amplificação do gene *HER2* ocorrem em 10 a 20% dos carcinomas invasivos e associam-se a tumores mais agressivos. Superexpressão da proteína HER2 pode ser detectada e quantificada por imuno-histoquímica (Figura 20.44 A). Positividade 3+ (imunocoloração na membrana citoplasmática, circunferencial e completa, de intensidade forte, em mais de 10% das células neoplásicas) indica terapia com Trastuzumabe; casos negativos (0 e 1+) não são elegíveis para esse tratamento. Casos 2+ são considerados duvidosos e devem ser avaliados por métodos moleculares, como a hibridação *in situ* (FISH, CISH ou SISH) (Figura 20.44 B e C), que é o padrão-ouro para avaliar amplificação do gene *HER2*.

Classificação molecular

Ao lado da classificação morfológica tradicional, dados moleculares têm grande interesse, pois permitem melhor discriminação de tipos tumorais diversos. A avaliação de perfis de expressão gênica por testes moleculares identifica subtipos moleculares associados a comportamentos e cursos clínicos diversos, confirmando a grande heterogeneidade dos carcinomas mamários. Por esse método, são identificados três subgrupos:

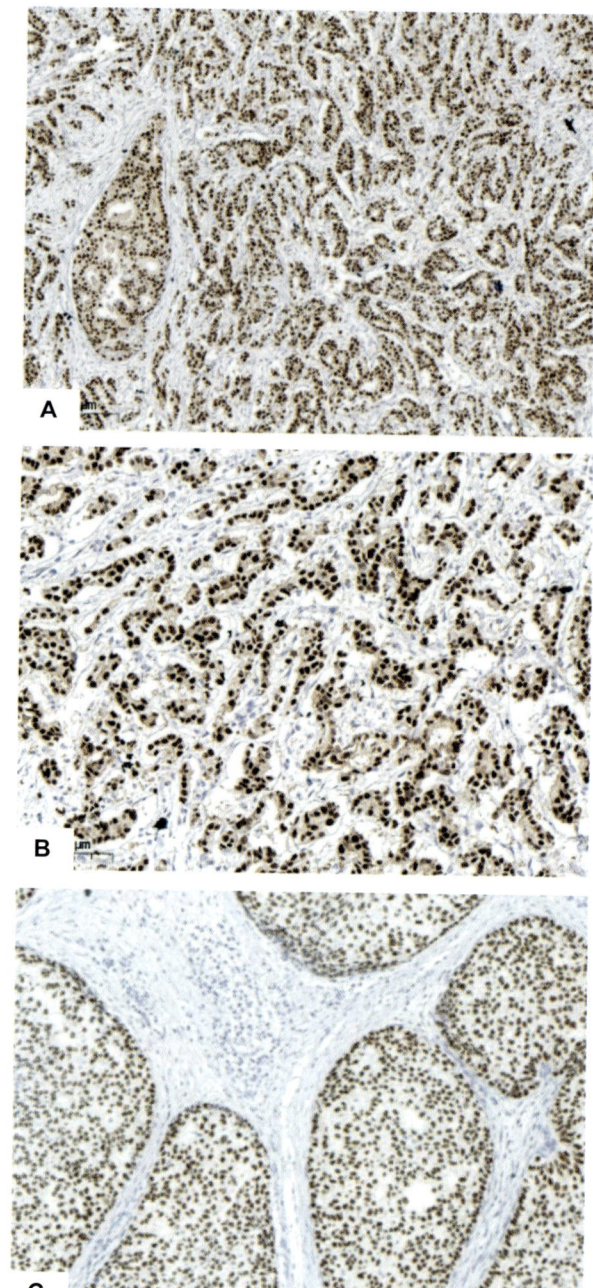

Figura 20.43 Imuno-histoquímica para receptores hormonais. Carcinoma invasivo não especial positivo para receptores de estrógeno (**A**) e progesterona (**B**). **C.** Carcinoma ductal *in situ* positivo para receptor de estrógeno.

(1) luminal, que expressa genes das células epiteliais luminais e é subdividido em *luminal A* (RE-positivo, RP > 20%, HER2-negativo e baixo índice proliferativo, com prognóstico melhor) e *luminal B* (RE-positivo, HER2-negativo e alto índice proliferativo e/ou RP < 20%; e/ou HER2-positivo), que tem prognóstico intermediário, quando comparado ao luminal A; (2) HER2, que expressa genes relacionados à proteína HER2; (3) basal, que expressa genes das células mioepiteliais ou basais da mama (ou seja, são negativos para RE, RP e HER2 e expressam marcadores basais). Nem todos os carcinomas triplo-negativos são basais. Carcinomas dos tipos HER2 e basal têm pior prognóstico.

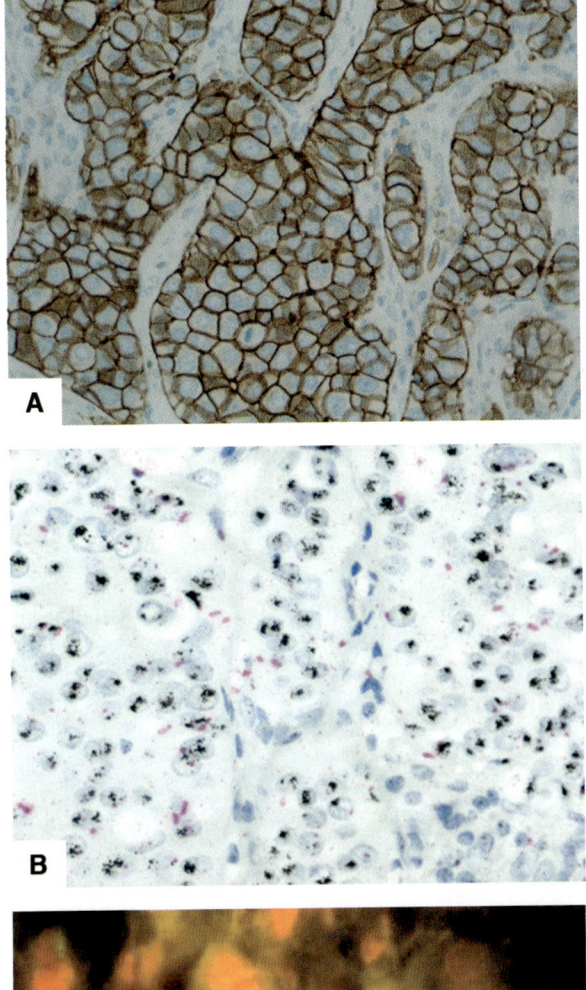

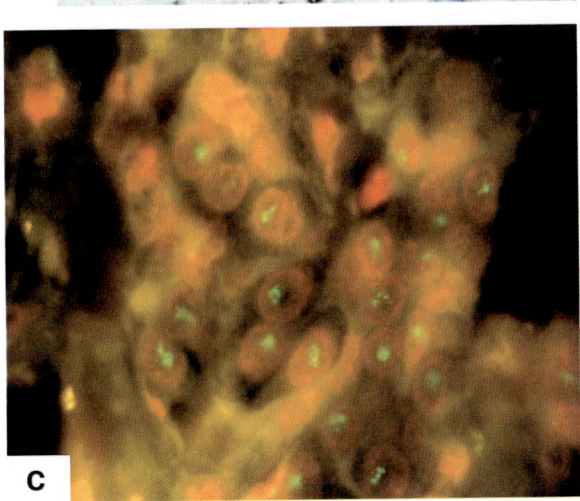

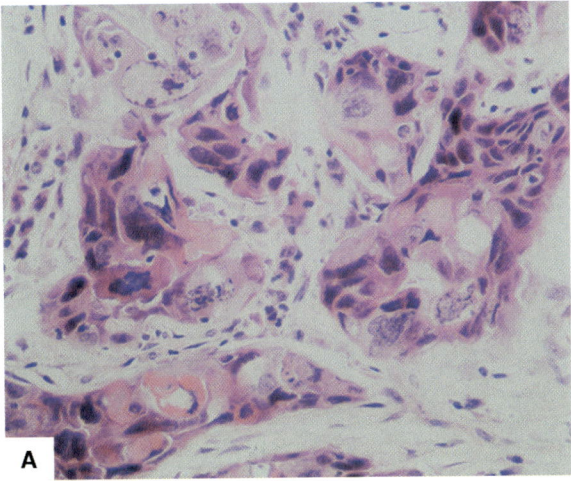

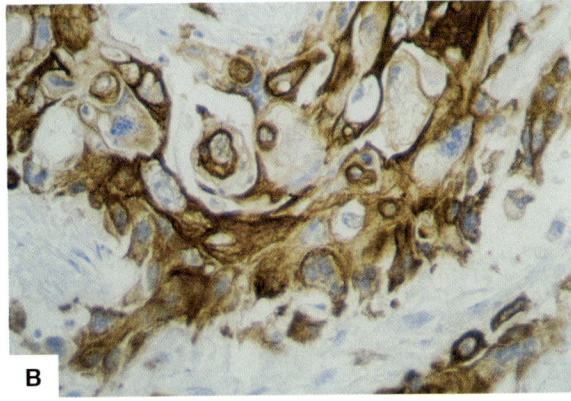

Figura 20.45 A. Carcinoma invasivo não especial, de alto grau, negativo para receptores hormonais e HER2 (triplo-negativo). **B.** Mesmo tumor positivo para ceratina 5, confirmando o fenótipo basal.

20

A classificação molecular é mais informativa do que a classificação histológica em termos prognósticos e preditivos. Pelo alto custo dos testes moleculares, a imuno-histoquímica para avaliação de RE, RP, HER2 e Ki-67 vem sendo empregada na rotina diagnóstica como alternativa mais barata e acessível para definir o subtipo molecular do tumor (Quadro 20.10).

Características morfológicas e marcadores moleculares de carcinomas mamários

Os carcinomas mamários apresentam características morfológicas que geralmente são observadas em subtipos moleculares específicos. A maioria dos carcinomas de mama fortemente positivos para RE e HER2-negativos são de baixo grau ou de grau histológico intermediário. Já os carcinomas HER2-positivos e triplo-negativos são tipicamente de alto grau histológico.

Padrões de resposta estromal e microambiente tumoral

O componente estromal do tumor varia bastante. Pode ser caracterizado por proliferação fibroblástica altamente celular, escasso tecido conjuntivo ou hialinização acentuada. Focos de elastose também podem estar presentes com distribuição periductal ou perivenosa. Alguns carcinomas invasivos (NST)

Figura 20.44 A. Superexpressão da proteína *HER2* na membrana das células neoplásicas por imuno-histoquímica. **B.** Amplificação do gene *HER2/neu* detectada por hibridação *in situ* com prata (SISH). **C.** Amplificação do gene *HER2/neu* por hibridação *in situ* com fluorescência (FISH). (Cortesia do Dr. Agostinho Pinto Gouvêa, Belo Horizonte-MG.)

Tumores com fenótipo basal: (a) têm alto grau histológico; (b) são negativos para RE, RP e HER2 e positivos para marcadores basais (ceratinas 5 e 14, P-caderina, EGFR e p63 – Figura 20.45); (c) são os mais agressivos; (d) originam metástases distantes (pulmões e cérebro); (e) não têm alvo terapêutico específico; (f) muitas vezes, mostram alterações no gene *BRCA 1*.

Quadro 20.10 Definição clínico-patológica dos subtipos moleculares intrínsecos de carcinomas invasivos da mama*

Luminal A
ER: positivo
RP: positivo
HER2: negativo
Índice de proliferação Ki-67: baixo

Luminal B (HER2-negativo)
RE: positivo
HER2: negativo
Pelo menos um dos seguintes: Índice de proliferação de Ki-67: alto; RP: negativo ou baixo (< 20%)

Luminal B (HER2-positivo)
RE: positivo
HER2: superexpresso ou amplificado
RP: qualquer
Índice de proliferação Ki-67: qualquer

HER2 positivo (não luminal)
HER2: superexpresso ou amplificado
RE: negativo
RP: negativo

Basal
RE: ausente
RP: ausente
HER2: negativo
Expressão de marcadores de fenótipo basal (CK5, CK5/6, CK14, p-caderina, EGFR ou p63)

*Critérios clínico-patológicos para a definição dos subtipos moleculares de carcinoma invasivo da mama adotados pela 14ª Conferência Internacional de Câncer de Mama de St. Gallen (2015), com base na expressão imuno-histoquímica de RE, RP, HER2 e Ki-67. Quando apropriado, deve haver confirmação da amplificação gênica por hibridação *in situ* para HER2.

mostram um foco fibrótico, definido como uma área de formação de estroma tumoral reativo > 1 mm, com ou sem necrose coagulativa. Tais casos podem ter comportamento mais agressivo, independente de outras variáveis. Infiltrado inflamatório de mononucleares nos tumores é referido como *tumor infiltrating lymphocytes* – TILs (em português, linfócitos infiltrantes tumorais). TILs são leucócitos mononucleados que infiltram o tumor e o estroma e refletem a resposta imunitária contra as células tumorais. A extensão de TILs no carcinoma invasivo da mama está ganhando importância como marcador prognóstico e preditivo de resposta ao tratamento neoadjuvante. Maior porcentagem de TILs associa-se a melhor prognóstico e melhor resposta à terapia neoadjuvante em carcinomas triplo-negativos ou HER2-positivos. Para quantificar TILs, recomenda-se estimar sua porcentagem no estroma tumoral entre as áreas de carcinoma invasivo, incluindo todas os leucócitos mononucleados e excluindo as áreas de necrose e de CDIS.

Marcadores de *checkpoint* imunitário

PD-1 e CTLA4 são moléculas reguladoras da função de linfócitos T citotóxicos (ver Capítulo 11). Quando ativados por seus ligantes (p. ex., PD-L1 liga-se ao PD-1), tais moléculas bloqueiam a resposta mediada por linfócitos T. Células malignas e leucócitos no estroma tumoral podem expressar PD-L1 e, com isso, inibir a resposta citotóxica de linfócitos T. Em carcinomas triplo-negativos, com metástases ou inoperáveis, a expressão de PD-L1 (Figura 20.46) é marcador preditivo de resposta ao tratamento com anticorpos anti-PD-1 (imunoterapia), que aumenta a sobrevida global das pacientes.

Painéis multigênicos – assinaturas de expressão gênica

Testes que examinam perfis de expressão de múltiplos genes podem ser usados na prática clínica para auxiliar na indicação de quimioterapia em pacientes com câncer de mama precoce N0, RE-positivo e HER2-negativo. Vários painéis podem ser empregados e, entre eles, destacam-se: Oncotype Dx® (painel de 21 genes), Mammaprint® (painel de 70 genes), Prosigna PAM50® (painel de 50 genes), Endopredict® (painel de 11 genes). Estes testes avaliam o risco de recorrência. Assim, pacientes de baixo risco podem ser poupados com segurança de quimioterapia adjuvante.

Genômica e sequenciamento de nova geração

O perfil genômico do câncer mamário é muito heterogêneo, mas com poucas alterações genéticas associadas a tipos histológicos especiais, como a perda do gene *CDH1* (E-caderina) no carci-

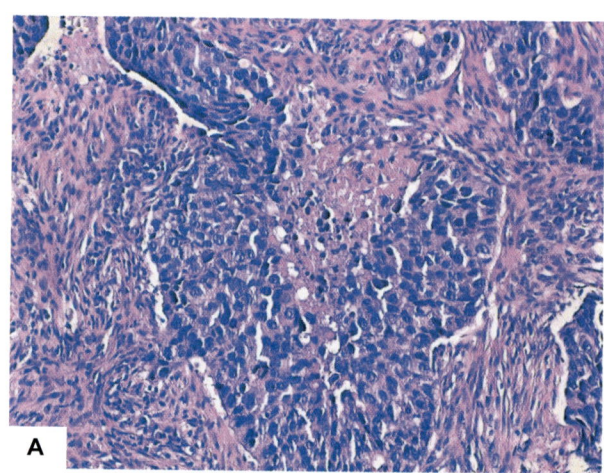

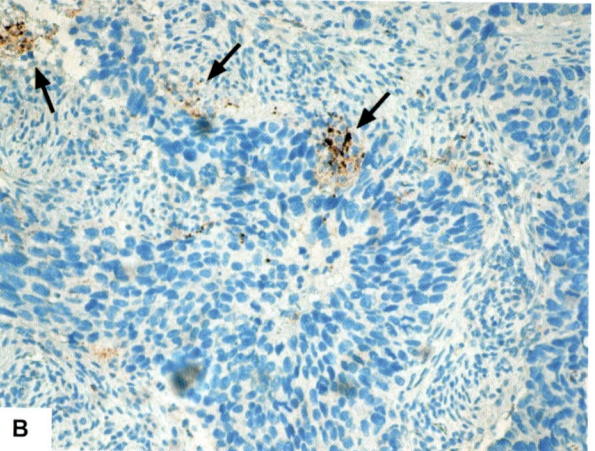

Figura 20.46 A. Carcinoma invasivo não especial, de alto grau, com infiltrado inflamatório peritumoral. **B.** Células mononucleadas positivas para PD-L1 (clone SP142, *setas*).

noma lobular e translocações em t(12;15) no carcinoma secretor e t(6;9) no adenoide-cístico. Com o sequenciamento de nova geração (NGS – *next generation sequencing*), foi possível melhor caracterização dos carcinomas. Em carcinomas NSTs, por exemplo, mutações nos genes *TP53*, *PTEN* e *PIK3CA* são as mais frequentes.

Estadiamento do câncer de mama

A 8ª edição do *American Joint Committee on Cancer* (AJCC, 2018) de estadiamento do câncer da mama incorporou à avaliação da extensão anatômica da neoplasia, empregada nas edições anteriores, dados biológicos (p. ex., grau histológico), imuno-histoquímicos e de expressão gênica. Diferentemente de outros, esse sistema de estadiamento engloba dois componentes: (1) *estadiamento anatômico*, que se baseia em tamanho do tumor (T), metástases em linfonodos (N) e metástases a distância (M); (2) *estadiamento prognóstico*, que inclui TNM anatômico, grau histológico do tumor e perfil de receptores hormonais e HER2. A incorporação de biomarcadores (receptores hormonais e HER2) e de painéis prognósticos de expressão gênica, quando disponíveis, permite conhecer o comportamento biológico do tumor. O maior impacto de um painel multigênico na categorização prognóstica da 8ª edição do AJCC foi permitir subestadiar (*downstaging*) pacientes com tumores com biologia favorável (paciente com tumor T2 N0 RH-positivo, HER2-negativo, com resultado de baixo risco por um teste, que antes seria estadiada como estádio II, passa a ser considerada no estádio I).

Outras neoplasias malignas

Sarcomas de tecidos moles e linfomas podem originar-se na mama. Em geral, têm os mesmos aspectos morfológicos e comportamento desses tumores em outras sedes. Entre os sarcomas, destaca-se o angiossarcoma secundário no local de radioterapia prévia na mama. Angiossarcomas primários são mais raros.

Neoplasias metastáticas

Os tumores primários malignos que mais dão metástases na mama são carcinomas de pulmões, rins e estômago, melanomas cutâneos e carcinoides intestinais. Algumas vezes, a metástase mamária é a primeira manifestação de um desses cânceres. Mais comumente, no entanto, o comprometimento mamário aparece na fase de disseminação sistêmica, como ocorre em tumores do ovário, sarcomas, mesoteliomas e vários tipos de carcinomas. Em carcinomas da mama com diferenciação neuroendócrina, é necessário excluir metástases na mama de tumor neuroendócrino do trato gastrointestinal ou dos pulmões.

▶ Patologia da mama masculina

Em homens, a mama é rudimentar e inativa, sendo constituída por tecido fibroadiposo com ductos mamários pouco desenvolvidos. Em princípio, todas as lesões encontradas na mama feminina podem acometer a mama masculina, embora sua frequência seja muito menor.

Ginecomastia

Ginecomastia, que se caracteriza por aumento de volume da mama masculina, resulta de hipertrofia e hiperplasia dos componentes estromal e epitelial. A lesão, que pode ser uni ou bilateral, apresenta-se como área discoide e de consistência endurecida na região subareolar. Na maioria dos casos, é idiopática e detectada antes dos 25 anos; quando aparece em idade mais avançada, suas causas mais comuns são cirrose, uso de medicamentos (digital, reserpina, clorpromazina etc.), tumores testiculares (produtores de gonadotrofina coriônica), neoplasias das suprarrenais e carcinoma do pulmão. Histologicamente, ginecomastia caracteriza-se por aumento do tecido fibroso e dos ductos mamários, que mostram hiperplasia epitelial. Metaplasia escamosa, formação de lóbulos e hiperplasia pseudoangiomatosa do estroma também são encontradas.

Carcinoma

Carcinoma da mama masculina representa apenas 1% de todos os carcinomas mamários. História familial, alterações hormonais, idade superior a 50 anos, exposição a radiações e obesidade são fatores de risco. Cerca de 4 a 14% dos casos estão relacionados com mutação no gene *BRCA 2*, e 3 a 8%, à síndrome de Klinefelter. Não há provas de relação causal com ginecomastia. Em geral, o tumor apresenta-se como nódulo em indivíduos idosos. Metástases axilares são comuns no momento do diagnóstico. Descarga mamilar e doença de Paget são formas relativamente comuns de apresentação clínica. Histologicamente, predomina o carcinoma ductal invasor, embora todos os tipos descritos para a mama feminina também possam ser encontrados em homens. Com frequência, o carcinoma da mama masculina é positivo para receptores de estrógeno. Carcinomas da próstata podem metastatizar na mama masculina e simular tumores primários. Como na mama feminina, metástases axilares, tamanho do tumor e grau histológico são os fatores prognósticos mais importantes.

Citologia aspirativa de lesões mamárias

Juntamente com o exame clínico e a mamografia, a citologia aspirativa por agulha fina é muito utilizada na investigação de nódulos mamários. O alcance e o poder de resolução da citologia aspirativa ampliam-se consideravelmente quando a interpretação morfológica do esfregaço citológico é combinada com a história clínica e outros exames complementares. Como ocorre em muitas outras situações, o diagnóstico final sempre deve ser um trabalho de equipe.

O material obtido por punção pode ser utilizado ainda para estudos complementares, como receptores hormonais, citometria e biologia molecular. Em muitos centros, a citologia aspirativa está incorporada aos procedimentos empregados na investigação de todo nódulo palpável da mama; mesmo lesões não palpáveis podem ser estudadas por meio de punção estereotáxica. Suas principais vantagens são: (1) rapidez diagnóstica, com redução do tempo de internação hospitalar; (2) o tratamento cirúrgico pode ser planejado com a participação da paciente; (3) permite o diagnóstico de lesões benignas, aliviando a ansiedade da paciente e evitando cirurgias desnecessárias; (4) confirmado o diagnóstico de câncer, o estadiamento pode ser feito imediatamente; (5) permite investigar recidivas ou metástases em casos previamente diagnosticados como câncer; (6) confirmação de câncer inoperável; (7) cistos podem ser diagnosticados e tratados; (8) morbidade mínima ou ausente; (9) possibilita a obtenção de material para estudos complementares, como imuno-histoquímica, citometria de fluxo e biologia molecular.

As principais indicações da citologia aspirativa com agulha fina são: (1) avaliação de nódulo mamário, clinicamente benigno ou maligno; (2) confirmação pré-operatória de lesão clinicamente suspeita; (3) confirmação de neoplasia maligna inoperável e localmente avançada; (4) verificação de recorrência ou metástases em pacientes com diagnóstico prévio de câncer; (5) investigação de cistos mamários simples ou complexos detectados em exames de imagem; (6) obtenção de células tumorais para análises especiais, como imuno-histoquímica, estudo de receptores hormonais, análise de DNA e cinética celular; (7) quando a *core biopsy* ou biópsia por agulha grossa não estiver disponível.

A citologia aspirativa não apresenta nenhuma contraindicação. Suas complicações na mama são raras e, na maioria das vezes, representadas por hematomas pequenos. Pneumotórax pode ocorrer em mamas de pequeno volume, em nódulos profundos ou em punção de lesões axilares. Estudos com grandes casuísticas não mostraram disseminação neoplásica no trajeto da agulha e nem influência no prognóstico da lesão.

Categorias diagnósticas

Há dois padrões diagnósticos em citologia da mama: (1) padrão benigno, caracterizado por celularidade baixa ou moderada, agrupamentos coesos de células epiteliais e núcleos nus isolados; (2) padrão maligno, no qual se encontram celularidade alta, células epiteliais atípicas, ausência de núcleos nus, redução da coesividade celular e células isoladas com citoplasma intacto. Além desses, a seguir estão descritos os achados citológicos das principais lesões e doenças mamárias.

Doenças inflamatórias. O quadro citológico consiste em células inflamatórias. Se associadas a células gigantes e de metaplasia escamosa, sugere abscesso subareolar recorrente; quando coexistem macrófagos xantomizados e células gigantes, é indicativo de necrose gordurosa.

Doença cística. Caracterizada por agrupamentos de células com metaplasia apócrina e macrófagos. Após punção, os cistos costumam desaparecer; caso persistam, áreas sólidas pós-punção devem ser repuncionadas.

Lesão epitelial proliferativa benigna. Apresenta celularidade variável, contendo agrupamentos de células epiteliais e mioepiteliais e núcleos nus, às vezes associados a células de metaplasia apócrina, macrófagos e fragmentos de estroma. Atipias nucleares são discretas; quando intensas, recomenda-se exérese da lesão.

Fibroadenoma. Costuma apresentar celularidade abundante: agrupamentos epiteliais coesos e ramificados, com extremidades "em clava", células mioepiteliais, núcleos nus e fragmentos de estroma fibromixoide. Estroma com celularidade aumentada sugere tumor *phyllodes*.

Tumores papilíferos. Esfregaços hipercelulares contendo agrupamentos papilíferos às vezes com eixo fibrovascular e atipias variadas; células mioepiteliais podem estar presentes (tumores benignos) ou ausentes (tumores malignos). Macrófagos podem ser encontrados. Feito o diagnóstico de lesão papilífera, é recomendável fazer sua exérese, pois ela pode corresponder a papilomatose, papiloma, carcinoma intraductal ou carcinoma papilífero.

Carcinomas. São diagnosticados por celularidade abundante (exceto na variante fibrosa), atipias nucleares, nucléolo e células isoladas com citoplasma preservado (Figura 20.47); necrose pode estar presente. O diagnóstico dos tipos especiais pode ser suspeitado em algumas situações: fundo mucinoso (carcinoma coloide), linfócitos numerosos (carcinoma de padrão medular) e células isoladas com núcleos uniformes e pequenos, citoplasma indistinto e, às vezes, com vacúolos citoplasmáticos (carcinoma lobular).

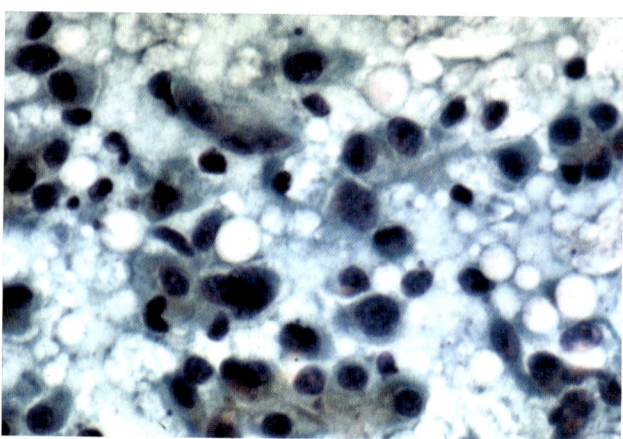

Figura 20.47 Citologia aspirativa de carcinoma mamário. Células atípicas, isoladas, com citoplasma evidente e núcleos volumosos, compatíveis com carcinoma.

▪ Leitura complementar

Allison KH, Hammond MEH, Dowsett M, et al. Estrogen and progesterone receptor testing in breast cancer: ASCO/CAP Guideline Update. J Clin Oncol. 2020;38(12):1346-66.

College of American Pathologists Protocol for the Examination of Resection Specimens From Patients With Invasive Carcinoma of the Breast. [Acesso em 2020 May 29]. Disponível em: <https://www.cap.org/protocols-and-guidelines/cancer-reporting-tools/cancer-protocol-templates>.

College of American Pathologists template for reporting results of biomarker testing of specimens from patients with carcinoma of the breast. [Acesso em 2020 May 29]. Disponível em: <https://www.cap.org/protocols-and-guidelines/cancer-reporting-tools/cancer-protocol-templates>.

Esposito A, Criscitiello C, Curigliano G. Highlights from the 14(th) St Gallen International Breast Cancer Conference 2015 in Vienna: dealing with classification, prognostication, and prediction refinement to personalize the treatment of patients with early breast cancer. Ecancermedicalscience. 2015;31(9):518.

Giuliano AE, Connolly JL, Edge SB. Breast cancer: Major changes in the American Joint Committee on Cancer eighth edition cancer staging manual. CA Cancer J Clin. 2017;67:290-303.

Goldhirsch A, Winer EP, Coates AS, et al. Personalizing the treatment of women with early breast cancer: highlights of the St Gallen International Expert Consensus on the Primary Therapy of Early Breast Cancer 2013. Ann Oncol. 2013;24(9):2206-23.

Instituto Nacional do Câncer. Coordenação e prevenção e vigilância. Estimativa 2020: Incidência de câncer no Brasil. Disponível em: <http://www.inca.gov.br/estimativa/2020>.

20

Instituto Nacional de Câncer (Brasil). Atlas da mortalidade. [Acesso em 2021 July 1st]. Disponível em: <https://mortalidade.inca.gov.br/MortalidadeWeb/>.

Provenzano E, Bossuyt V, Viale G, et al. Standardization of pathologic evaluation and reporting of postneoadjuvant specimens in clinical trials of breast cancer: recommendations from an international working group. Mod Pathol. 2015;28(9):1185-201.

Weiss A, Chavez-Macgregor M, Lichtensztajn DY, et al. Validation Study of the American Joint Committee on Cancer eighth edition prognostic stage compared with the anatomic stage in breast cancer. JAMA Oncol. 2018;4(2):203-9.

WHO Classification of Tumours Editorial Board. Breast Tumours. Lyon (France). International Agency for Research on Cancer; 2019. WHO Classification of tumour series; 5th ed; v. 2.

Wolff AC, Hammond M, Allison KH, et al. Human epidermal growth factor receptor 2 testing in breast cancer: American Society of Clinical Oncology/College of American Pathologists Clinical Practice Guideline Focused Update. J Clin Oncol. 2018;36(20):2105-22.

World Health Organization. International Agency for Research on Cancer. Globocan. [Acesso em 2021 July 1st]. Disponível em: <https://gco.iarc.fr/>.

20

Capítulo 21

Patologia da Placenta, do Feto e da Gravidez

Eumenia Costa da Cunha Castro

Neste capítulo, serão abordadas as lesões e as doenças que ocorrem durante a gravidez e comprometem a gestante e/ou o concepto. Doenças da gravidez e da placenta são causas frequentes de morbidade e mortalidade para a gestante e o concepto e constituem aspecto importante das doenças materno-fetais. Tais entidades compreendem uma grande variedade de condições, algumas (p. ex., malformações congênitas) descritas nos capítulos referentes aos diferentes sistemas. Outras serão aqui comentadas de forma resumida, uma vez que sua descrição pormenorizada requer publicação especializada, como as contidas na Leitura complementar.

▶ Aspectos da normalidade

A alta complexidade estrutural e as variações morfológicas que acontecem na placenta durante a gestação impedem uma descrição pormenorizada da sua morfologia em um texto como este. Serão aqui apresentados apenas os aspectos macro e microscópicos mais relevantes. Recomenda-se aos interessados no assunto textos especializados, como os de Khong et al. (2019) e Heerema-McKenney (2019). A Figura 21.1 resume a morfologia da placenta.

A placenta a termo tem, em geral, forma discoide. Seu peso varia em função da idade gestacional e de alguns fatores externos, como o momento da ligadura do cordão umbilical. Tabelas com o peso do disco placentário, após a retirada do excesso de sangue, das membranas e do cordão umbilical, devem ser utilizadas para a estimativa dos valores normais para a idade gestacional.

O ponto de inserção do cordão é, na maioria das vezes, levemente excêntrico ou central, na superfície fetal, a qual é azulada e revestida por duas membranas – âmnio e córion –, que se refletem nas margens da placenta para formar as membranas ovulares. Na placenta normal, o *âmnio* é fino, liso e transparente, deixando ver os vasos coriônicos, ramos dos vasos umbilicais que partem do ponto de inserção do cordão (Figura 21.2). A superfície materna, que fica em contato com o leito de implantação no útero na gestação, é vermelho-vinhosa e dividida em

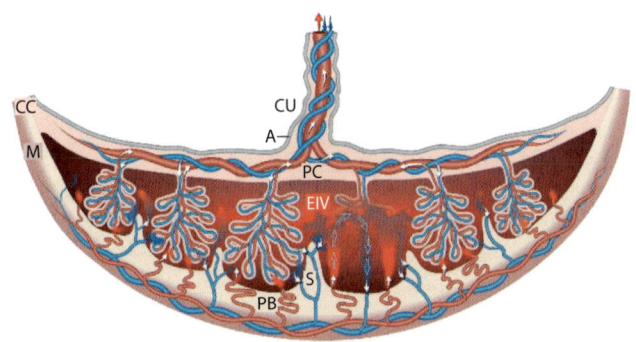

Figura 21.1 Representação esquemática da placenta. Os vasos umbilicais dão origem aos vasos coriônicos, que se estendem pelo prato coriônico e se bifurcam para originar os vasos das vilosidades. Os capilares formam as membranas sinciciovasculares, que são as unidades funcionais da placenta e onde ocorrem as trocas metabólicas. CU: cordão umbilical; A: âmnio; CC: camada coriônica; PC: placa coriônica; EIV: espaço interviloso; S: septo; PB: placa basal; M: miométrio.

lóbulos ou cotilédones, separados por sulcos que se continuam em septos no parênquima viloso (Figura 21.3). A superfície de corte é vermelho-escura e tem textura esponjosa, podendo-se notar o desenho dos lóbulos fetais, que são áreas arredondadas sem demarcação completa, cujo centro frequentemente tem aspecto mais rarefeito, correspondendo à região de maior afluxo de sangue materno.

O cordão umbilical, cujo comprimento médio é de cerca de 50 a 60 cm, contém normalmente duas artérias e uma veia, que correm ao longo da gelatina de Wharton. Esta é branca e está presente em quantidade que dá ao cordão diâmetro médio de 1,0 cm.

A parte mais importante do parênquima placentário é a placa vilosa, constituída pelas vilosidades (vilos) coriônicas, ramificações arboriformes de troncos vilosos que partem do córion e que, por isso, são chamados em conjunto de *córion viloso* ou *frondoso*.

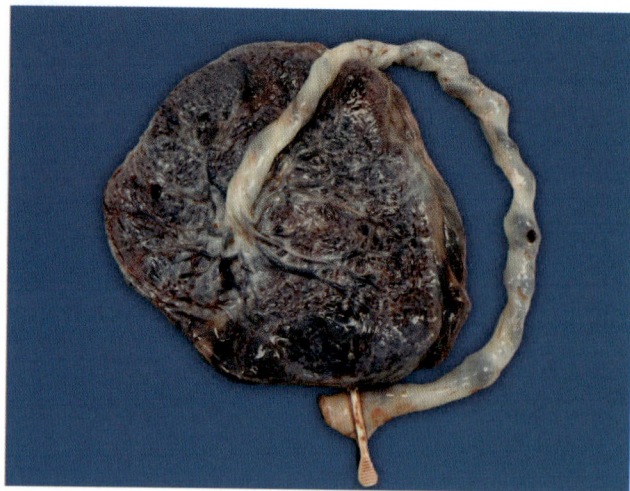

Figura 21.2 Placenta e cordão umbilical de gestação a termo. Aspecto macroscópico da face fetal, que está recoberta por âmnio fino, liso e transparente.

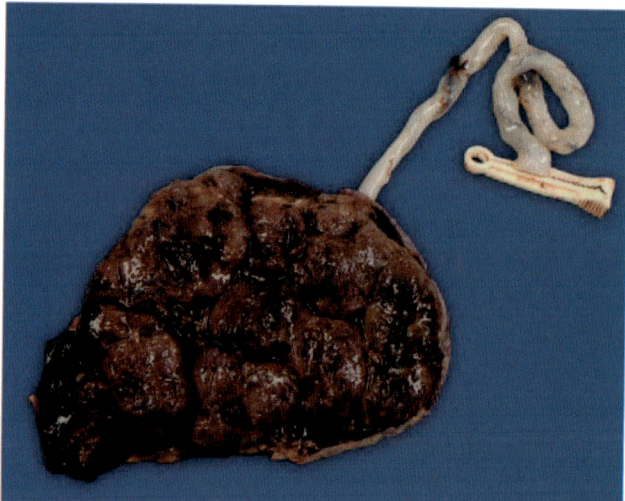

Figura 21.3 Placenta de gestação a termo. Superfície materna, com cotilédones bem delimitados, de coloração vermelho-escura.

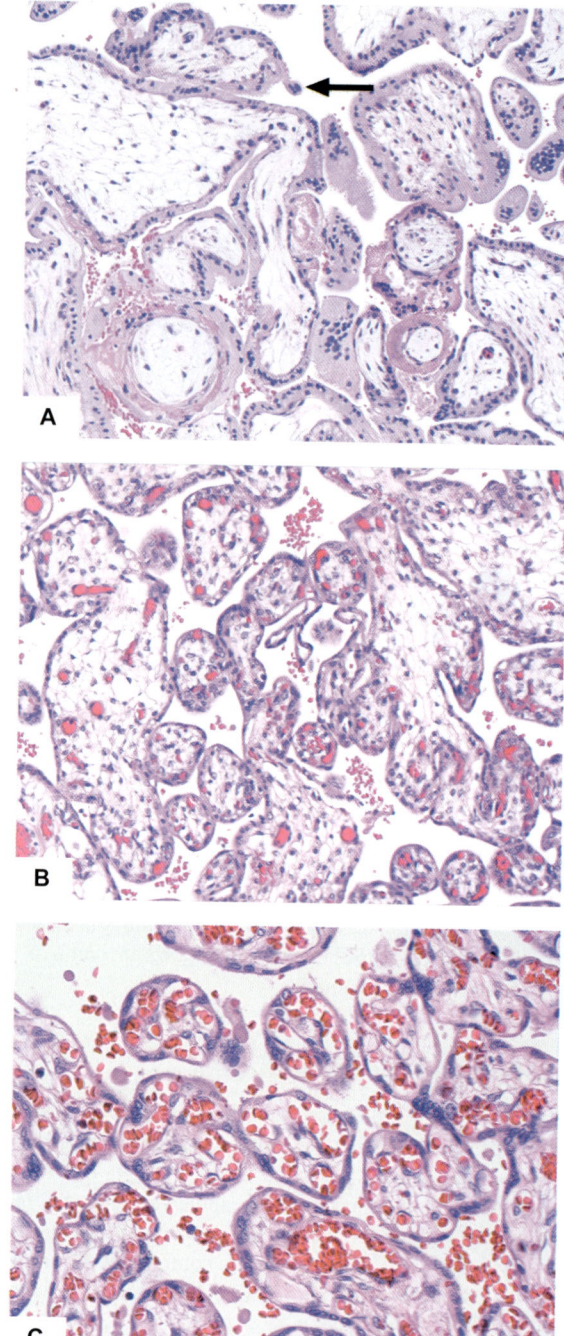

Figura 21.4 Aspectos histológicos das vilosidades coriônicas nos primeiro (**A**), segundo (**B**) e terceiro (**C**) trimestres de gestação. Em **A**, a seta indica um nó sincicial ou brotamento placentário.

21

O aspecto histológico e a complexidade das vilosidades modificam-se durante a gestação. No *primeiro trimestre* (Figura 21.4 A), os vilos são grandes e constituídos por estroma frouxo, contendo vasos de luz estreita em posição central e revestidos por duas camadas de trofoblasto: a interna, contínua, de citotrofoblasto, e a externa, o sinciciotrofoblasto; em alguns pontos, os núcleos do sinciciotrofoblasto formam agrupamentos chamados *brotamentos placentários* (Figura 21.4 A). No estroma viloso estão presentes as células de Hofbauer, fagócitos presentes também no córion e no âmnio, positivos para os marcadores de linhagem macrofágica (CD163 e CD14). Tais células são responsáveis por muitas funções importantes, incluindo a regulação da imunidade materna para que a gravidez possa chegar ao termo.

Com o evoluir da gestação, formam-se vilos cada vez menores, com estroma mais escasso e mais denso, nos quais as células de Hofbauer são menos visíveis. No *segundo trimestre* (Figura 21.4 B), os capilares tornam-se periféricos, ao mesmo tempo em que o revestimento trofoblástico se adelgaça por causa da redução progressiva de células do citotrofoblasto. No *terceiro trimestre e na placenta*

a termo (Figura 21.4 C), as vilosidades terminais são pequenas (35 a 40 µm de diâmetro) e contêm capilares dilatados, próximos do sinciciotrofoblasto. Nos locais em que este é delgado, formam-se as *membranas vasculossinciciais* (superfície de trocas), constituídas pela parede capilar e pelo citoplasma do sinciciotrofoblasto, que representam a membrana de trocas entre o sangue materno, que circula no espaço interviloso, e o sangue fetal, que flui nos capilares. O sangue materno chega pelas artérias endometriais (espiraladas) e sai pelas veias endometriais (deciduais). O sangue oxigenado chega ao feto pela veia umbilical; depois de passar pelo feto, retorna pelas artérias umbilicais.

As vilosidades coriônicas e os troncos vilosos são componentes fetais da placenta, assim como o âmnio e o córion, que formam a face fetal do órgão. Na superfície materna, encontra-se a decídua basal, formada por endométrio modificado (decidualizado) com duas camadas de fibrina, de Rohr e de Nitabuch, que constituem a única porção de origem materna. Na decídua, encontram-se as arteríolas espiraladas modificadas pela invasão trofoblástica prévia (ver adiante) e que se abrem no espaço interviloso (ver adiante). As membranas fetais, que formam a bolsa que contém o feto, são também chamadas *córion leve* ou *liso* (em oposição ao córion frondoso ou viloso) e não apresentam vilosidades (exceto no primeiro trimestre gestacional), por atrofia progressiva. As membranas fetais são formadas por âmnio, córion e decídua capsular, endométrio decidualizado que reveste as outras áreas da cavidade uterina e que se adere às membranas fetais durante o crescimento do concepto.

Em gestações de gêmeos, as placentas com discos separados são chamadas de *dicoriônicas* e têm a mesma morfologia de placentas de gestações com feto único. Quando possuem disco único, são chamadas de *monocoriônicas* e podem ter bolsa única (*monoamnióticas*) ou duas bolsas (*diamnióticas*). Em placentas monocoriônicas e diamnióticas, a membrana que divide as duas bolsas tem dois âmnios unidos, sem uma camada coriônica, resultando em uma membrana fina. A linha de ligação das membranas com o disco placentário é solta e se descola facilmente do disco. Placentas dicoriônicas e diamnióticas são fundidas na zona de separação dos discos; a membrana de separação é espessa, e as duas camadas do córion fundem-se para formar uma ponte de fibrina no meio do disco (Figura 21.5). Esta zona bem demarcada de fibrina é chamada de zona de transição e divide os territórios da placenta que pertencem a cada um dos gêmeos. Na avaliação macroscópica da placenta, a porcentagem de parênquima placentário que pertence a cada feto deve ser estabelecida, pois muitas vezes correlaciona-se com o peso dos fetos. As placentas monocoriônicas e monoamnióticas não têm uma zona de transição; o único meio de se calcular o percentual de parênquima placentário de cada gêmeo é por meio da divisão da circulação entre os dois territórios da placenta ou "equador vascular" (Figura 21.6). Em gestações monocoriônicas e diamnióticas, pode haver anastomoses entre as duas circulações, que, em alguns casos, podem causar a *síndrome de transfusão feto-fetal* (Figura 21.7). O tratamento para a síndrome de transfusão feto-fetal grave inclui a ablação dos vasos do "equador vascular" (Figura 21.8).

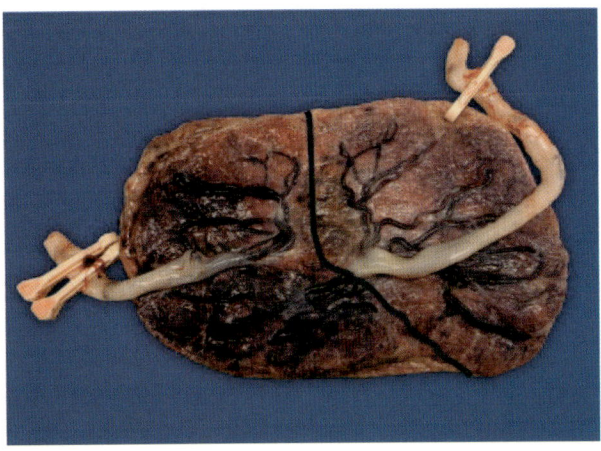

Figura 21.6 Placenta monocoriônica e diamniótica. A porcentagem do parênquima placentário de cada gêmeo é estimada usando-se a divisão da vasculatura (equador vascular).

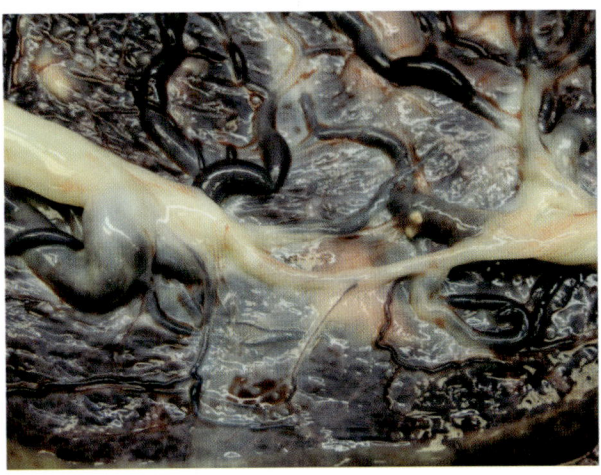

Figura 21.7 Placenta monocoriônica e diamniótica. Notar área de anastomoses vasculares entre a vasculatura dos fetos.

21

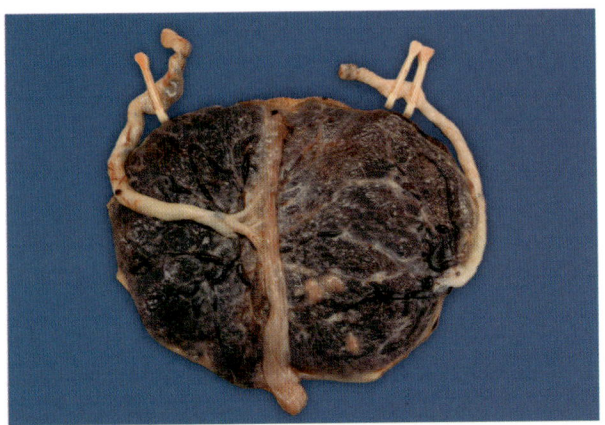

Figura 21.5 Placenta dicoriônica e diaminiótica mostrando área de demarcação evidente entre as duas placentas, formada por duplicação do córion. A membrana é espessa e formada pela aposição dos dois âmnions e córions.

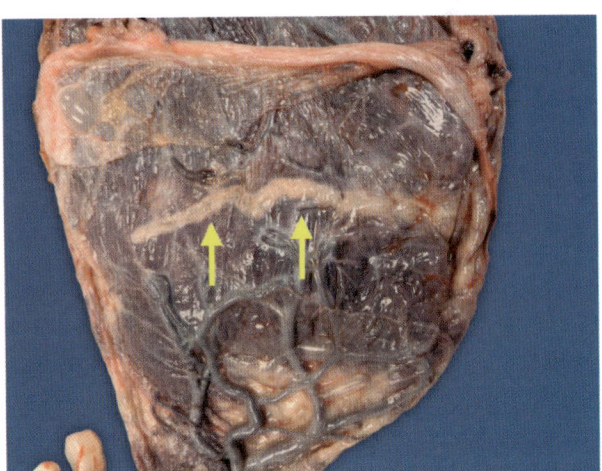

Figura 21.8 Placenta monocoriônica e diamniótica. Área de cicatrização fibrosa após tratamento com laser em caso de transfusão feto-fetal (*setas*). O tratamento com laser separa as circulações entre os dois fetos, interrompendo a passagem do sangue do feto doador para o feto receptor.

▶ Exame da placenta

A importância do exame anatomopatológico dos anexos fetais (placenta, cordão umbilical e membranas) é reconhecida em todo o mundo há vários anos. Como órgão fetal, a placenta fica exposta às mesmas influências do ambiente intrauterino e a inúmeras agressões, de natureza diversa, que atingem o concepto. Conforme é consenso entre os estudiosos, o exame da placenta contribui de maneira importante para o diagnóstico de muitas doenças e para o esclarecimento de causas de morte intrauterina e no período neonatal.

Apesar de tão disponível, a placenta é um órgão pouco enviado para exame anatomopatológico de rotina e, portanto, relativamente pouco examinado, exceto quando obtida por meio de curetagem uterina em casos de aborto precoce ou tardio. Tal realidade se deve a uma série de fatores, que vão desde a relativa desinformação (por parte de muitos obstetras e neonatologistas) acerca do conhecimento acumulado sobre os aspectos anatomopatológicos da placenta, até o custo do exame. A própria complexidade do órgão, que se modifica continuamente ao longo de um curto tempo de vida e que é posteriormente descartado, restringe o interesse por seu estudo mais aprofundado a um número relativamente limitado de patologistas especializados.

Na prática médica é inviável, ainda que desejável, que todas as placentas sejam examinadas. Recomenda-se que a placenta seja encaminhada para exame anatomopatológico pelo menos nos casos de doença materna ou de intercorrências durante a gestação (infecciosas ou não). As indicações mais frequentes para exame da placenta incluem parto prematuro, febre materna durante o periparto, sangramento materno, morte fetal, gemelaridade ou múltiplos fetos, crescimento fetal intrauterino anormal, recém-nascido que necessita unidade de tratamento intensivo, sofrimento fetal, anomalias fetais congênitas, doença fetal no período neonatal precoce ou quando a placenta parecer macroscopicamente anormal aos olhos do obstetra ou do neonatologista. O exame da placenta é, além disso, parte fundamental da necrópsia perinatal e do exame de aborto tardio, e costuma trazer subsídios valiosos para o esclarecimento do diagnóstico de doença materna ou fetal, da causa do aborto ou da morte intraútero, além de fornecer informações e dados estatísticos para serem somados aos já existentes.

Alterações do peso e da forma

O peso placentário guarda relação com o peso fetal. Discos placentários abaixo do décimo percentil para a idade gestacional são considerados anormais e associam-se a insuficiência placentária. Placentas com peso reduzido estão presentes na doença hipertensiva da gravidez e em outras condições que levam a atraso no crescimento intrauterino, podendo associar-se a aumento de natimortalidade ou a maior risco de déficit neurológico na infância.

No diabetes materno, na isoimunização materno-fetal (Rh) e na hidropisia não imunitária (p. ex., infecções, especialmente por parvovírus B19), a placenta é grande, pálida e edemaciada e o feto é hidrópico.

A forma da placenta, geralmente discoide ou ovoide, varia com as condições encontradas no leito de implantação no útero ou com falha de reabsorção do córion leve. Assim, pode ter formas anormais que vão desde a presença de lóbulos acessórios até alterações raras, como placenta membranácea, na qual as membranas fetais permanecem cobertas pelas vilosidades coriônicas, devido a uma falha do córion frondoso em se transformar no córion leve. Alterações desse tipo são causa de hemorragia uterina, perda fetal no segundo trimestre, parto prematuro e morte fetal intrauterina.

Anomalias de inserção

O blastocisto humano implanta-se normalmente no segmento superior do útero. Anomalias de implantação são frequentes e podem causar interrupção da gravidez e morte fetal (p. ex., gravidez ectópica) ou complicações, como hemorragias (p. ex., placenta prévia). As principais formas de inserção anômala da placenta estão descritas a seguir.

Gravidez ectópica

O termo ectópica refere-se à gravidez que se desenvolve fora da sua localização normal, ou seja, a cavidade uterina. Sua incidência vem crescendo nos últimos anos, associada provavelmente a reprodução assistida. Na grande maioria dos casos (98%), ocorre na tuba uterina, principalmente nos terços médio e distal; mais raramente, desenvolve-se nas fímbrias ou na porção intersticial (intrauterina) da tuba. Ainda mais raras são a gravidez abdominal, a ovariana ou a do canal cervical.

Os fatores mais envolvidos são os que causam retardo na passagem do ovo pela tuba: (a) cicatrizes tubárias, causadas por inflamações (p. ex., doença inflamatória pélvica) ou por cirurgias (salpingoptripsia); (b) condições que aumentam a receptividade tubária, como endometriose; (c) distúrbios funcionais; (d) fatores relacionados com a própria motilidade do ovo.

Na gravidez ectópica, a placenta é acreta, ou seja, implantada em leito sem decídua (ver adiante). Ruptura da tuba, a principal complicação nessa localização, ocorre quando a placenta se infiltra na parede tubária até a serosa. A gravidez que se desenvolve na porção intrauterina da tuba tem risco maior de complicações fatais, pois é assintomática por tempo maior e, portanto, descoberta mais tarde. A principal consequência é hemorragia, que pode resultar em abdome agudo e choque, constituindo emergência cirúrgica das mais graves e importante causa de morte materna.

Placenta prévia

Placenta prévia é a placenta de implantação baixa, sobre o óstio interno do canal cervical, e "prévia" em relação à apresentação fetal; é a principal causa de hemorragia no terceiro trimestre de gestação. Placenta prévia ocorre em 0,5 a 1% das gestações que atingem o terceiro trimestre e associa-se a idade materna avançada, abortos prévios e gravidez múltipla. Segundo sua posição em relação ao óstio, pode ser: (a) central ou total, quando recobre inteiramente o óstio interno; (b) parcial, quando oclui parte do óstio; (c) lateral ou marginal, quando a margem da placenta situa-se próximo ao óstio, sem ocluí-lo. O primeiro tipo é o mais grave e requer diagnóstico precoce. Um dos sinais mais comuns é sangramento vaginal.

Placenta acreta

Placenta acreta consiste na ausência de parte ou de toda a decídua basal, ficando as vilosidades coriônicas em contato direto com o miométrio, o que impede a separação e a eliminação natural da placenta após a expulsão do feto. Tudo indica que a lesão deve-se à falha na transformação decidual por endométrio deficiente. Placenta acreta ocorre também quando o ovo se implanta em locais onde não há endométrio para formar decídua (p. ex., no segmento inferior do útero, na endocérvice ou fora da cavidade uterina), sendo, portanto, achado constante na gravidez tubária e abdominal e frequente na placenta prévia. Placenta acreta é classificada em três tipos: (a) acreta (vera), quando as vilosidades invadem superficialmente o miométrio; (b) increta, quando penetram mais profundamente; (c) percreta, quando atravessam toda a parede do útero até a serosa, o que resulta muitas vezes em ruptura uterina.

Condições predisponentes mais comuns são: cesarianas prévias, curetagens uterinas, implantação cornual, cicatrizes uterinas, leiomiomas e multiparidade. As principais consequências resultam da retenção da placenta inteira, sendo necessária remoção manual ou histerectomia; quando a área de acretismo é pequena e apenas uma porção da placenta fica retida, forma-se o chamado *pólipo placentário*, causa de hemorragia no período puerperal tardio. Acretismo placentário é a principal causa de histerectomia por hemorragia pós-parto, com mortalidade materna em torno de 4 a 7%.

A expressão *placenta acreta microscópica* é empregada quando uma porção do miométrio é identificada microscopicamente conectado à base da placenta; neste segmento, a decídua está ausente. Placenta acreta microscópica é fator de risco para grau mais grave de acretismo placentário em gestações futuras.

Descolamento prematuro da placenta

Consiste na separação parcial da placenta antes do trabalho de parto. Associa-se frequentemente a pré-eclâmpsia e a hipertensão arterial durante a gravidez, embora possa ocorrer também em mulheres normotensas, por traumatismos e em usuárias de drogas (*crack*). As consequências principais são hemorragia vaginal e hematoma retroplacentário (Figura 21.9), que forma coágulo aderido à superfície materna; quando removidos, hematomas antigos deixam área de depressão, com infarto viloso adjacente.

▶ A placenta em doenças maternas

As principais doenças maternas que afetam a placenta e o feto relacionam-se com distúrbios no fluxo sanguíneo ou com infecções maternas. Entre os distúrbios circulatórios, incluem-se: (1) anemia materna; (2) hipóxia, por doenças cardiorrespiratórias, altitude elevada, entre outras; (3) alterações metabólicas (desnutrição, doença renal, diabetes e outras doenças endócrinas) e, sobretudo, alterações quantitativas que ocorrem em um grupo de condições que se enquadram no conceito de *doença vascular uteroplacentária* e compreendem: (a) hipertensão arterial; (b) pré-eclâmpsia/eclâmpsia; (c) diabetes melito; (d) imunopatias, como lúpus eritematoso e síndrome de anticorpos

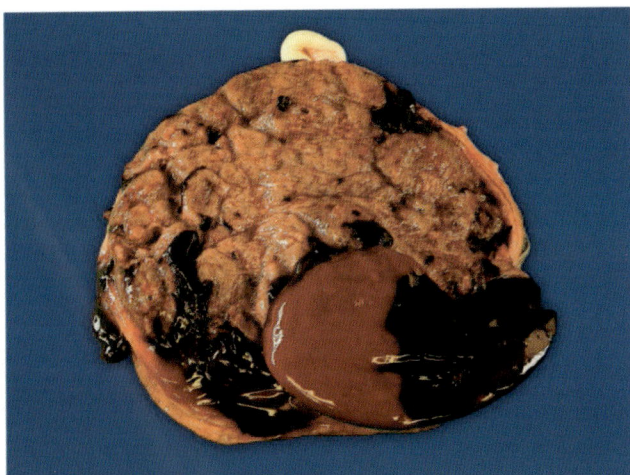

Figura 21.9 Descolamento prematuro da placenta. Hematoma retroplacentário volumoso ocupando extensa área de depressão na superfície materna da placenta.

antifosfolipídeos. Desnutrição materna grave e tabagismo durante a gestação são fatores de risco para insuficiência placentária. Todas essas entidades são prevalentes, têm grande importância clínica e representam causa importante de mortalidade materna e perinatal, como é a pré-eclâmpsia/eclâmpsia. Muitas *infecções maternas* (sobretudo por bactérias ou vírus) afetam o concepto e causam lesões placentárias de gravidade e extensão variadas.

Os efeitos da doença vascular uteroplacentária e as suas repercussões sobre o feto dependem da extensão das lesões e da reserva funcional da placenta. Infartos, por exemplo, comprometem o feto apenas quando são muito extensos e/ou numerosos ou quando o parênquima restante apresenta alterações hipóxicas acentuadas. Descolamento prematuro da placenta e hematoma retroplacentário constituem emergência grave, pois causam sofrimento fetal agudo e complicações maternas. Na doença vascular grave, as consequências mais importantes são restrição do crescimento fetal, hipóxia intrauterina e morte perinatal. Os fetos que sobrevivem à hipóxia podem desenvolver sequelas graves, sobretudo neurológicas (p. ex., paralisia cerebral). As principais doenças deste grupo estão descritas adiante.

Pré-eclâmpsia/eclâmpsia

Hipertensão arterial durante a gestação é classificada de acordo com o início dos sintomas, se antes ou após 20 semanas de gravidez. Hipertensão arterial que se manifesta na gestação pode ser: (a) hipertensão arterial sistêmica preexistente, presente desde o início da gravidez; (b) hipertensão arterial que surge na gravidez e se manifesta em qualquer período; (c) pré-eclâmpsia e eclâmpsia, que se manifestam após 20 semanas de gestação.

Pré-eclâmpsia é a complicação obstétrica mais estudada e de maior interesse, pois é a principal causa de morte perinatal e materna no Brasil, com incidência de aproximadamente 4% das gestações que ultrapassam o primeiro trimestre; é também a causa mais frequente de morte materna no mundo todo. Trata-se de doença da gravidez e não simplesmente uma outra forma de hipertensão arterial. Na doença ocorrem, de forma sistêmica, disfunção endotelial, vasoconstrição, hipercoagulabilidade sanguínea e aumento da permeabilidade vascular, acompanhados de hipoperfusão de vários órgãos, inclusive da unidade fetoplacentária.

Clinicamente, a *pré-eclâmpsia* manifesta-se com hipertensão arterial e proteinúria de intensidade e duração variáveis, geralmente no segundo trimestre. Edema, no passado um de seus critérios diagnósticos, hoje é considerado pouco específico de pré-eclâmpsia, uma vez que ocorre com certa frequência em gestações normais. Apesar disso, edema é sinal praticamente constante na doença, podendo ser acentuado e deformante. Nas formas mais graves da doença, ocorrem alterações hepáticas e manifestações ligadas ao sistema nervoso central, como cefaleia e distúrbios visuais. Quando a esses sintomas se somam convulsões, tem-se a *eclâmpsia.* Em 10 a 20% dos casos, coexiste a *síndrome HELLP* (*hemolysis, elevated liver enzymes, low platelets*), em que surgem anemia hemolítica, elevação sérica de enzimas hepáticas e trombocitopenia. A mortalidade materna nesses casos é de 3 a 5%; em 50% dos casos, associa-se a ruptura hepática.

Patogênese

A pré-eclâmpsia é uma doença sistêmica da gravidez cuja origem está na placenta. Aliás, a única possibilidade de cura da doença é a remoção da placenta, o que reforça o papel desta na sua patogênese. Tudo indica que o quadro inicia-se com anormalidades no processo fisiológico de modificação das artérias espiraladas pelo trofoblasto que resulta em transtornos na irrigação placentária. Por causa da hipóxia que tais modificações provocam na placenta, surgem outras alterações sistêmicas que caracterizam o quadro. As principais possibilidades patogenéticas estão comentadas a seguir.

Anormalidades na modificação das artérias espiraladas pelo trofoblasto.

Em uma gestação normal, as arteríolas espiraladas, ramos da artéria uterina que deságuam no espaço interviloso, sofrem remodelação promovida por invasão de células trofoblásticas no leito placentário, as quais penetram nos vasos, substituem as células endoteliais normais e promovem destruição das fibras elásticas e musculares. Tais alterações, de natureza adaptativa, reduzem a contração dos vasos em resposta a estímulos nervosos ou humorais e transformam uma circulação originalmente de baixo fluxo e alta resistência em uma de alto fluxo e baixa resistência, garantindo perfusão mais abundante e regular no espaço interviloso. A invasão trofoblástica no leito placentário ocorre em "ondas" que se formam precocemente na gestação, a primeira delas na porção decidual das arteríolas. Por volta da 15ª semana de gestação, uma segunda onda atinge o miométrio; no final da gravidez, mais de 90% dos vasos do leito encontram-se remodelados. Os fatores que regulam esse processo são complexos e envolvem as células trofoblásticas, que liberam proteases e outros fatores que interagem com a matriz extracelular da decídua, por meio de integrinas. Predisposição genética, gerada pelo efeito da combinação de múltiplas variantes genéticas e polimorfismos gênicos, também contribui para aumentar o risco de pré-eclâmpsia/eclâmpsia.

Na pré-eclâmpsia, ocorre falha na modificação da porção miometrial das artérias espiraladas induzidas pelo trofoblasto, o que mantém a constituição não gestacional delas; com isso, persistem o calibre e a resistência de artérias não gravídicas. Distúrbios na adaptação vascular do leito placentário foram originalmente descritos na pré-eclâmpsia, embora não sejam exclusivos desta, podendo ocorrer também em outras formas de hipertensão arterial na gravidez e mesmo em outras condições. A anormalidade ocorre principalmente na interface miométrio-decidual, ou seja, associada à segunda onda de invasão trofoblástica. Obstáculos à invasão do trofoblasto podem dever-se a interações entre decídua e trofoblasto. Células deciduais expressam moléculas KIR (*killer immunoglobulin receptors*), que ativam as células trofoblásticas a se tornarem mais invasivas. Mães cujas células deciduais expressam KIR minimamente ativantes e cujo trofoblasto expressa o antígeno HLA-C2 estão mais sujeitas a desenvolver pré-eclâmpsia; tal combinação parece reduzir a penetração do trofoblasto no miométrio e as mudanças nas artérias deciduais. Anormalidades no remodelamento vascular resultam em hipóxia placentária.

As artérias não modificadas sofrem redução da luz, necrose fibrinoide da parede e acúmulo de células espumosas, constituindo a lesão denominada *aterose aguda*, um dos achados morfológicos da pré-eclâmpsia. Tal lesão pode ser encontrada também em outras condições que compõem a doença vascular uteroplacentária. A consequência dessa lesão vascular é isquemia da placa vilosa, que causa infartos placentários e leva à hipóxia fetal intrauterina ou mesmo à morte fetal. Aterose aguda é lesão característica, porém não específica da pré-eclâmpsia.

Na doença vascular uteroplacentária, a aterose aguda pode resultar de: (a) doença vascular prévia (hipertensão essencial, lúpus eritematoso, síndrome do anticorpo antifosfolipídeo e diabetes); (b) deficiência na remodelação vascular pelo trofoblasto (pré-eclâmpsia e eclâmpsia); (c) estresse oxidativo. O mecanismo pelo qual uma falha na remodelação vascular pelo trofoblasto leva a aterose aguda parece ter fundo imunitário, uma vez que depósitos intramurais de imunoglobulinas e complemento (C3) nas artérias espiraladas são descritos na pré-eclâmpsia. Lesões vasculares semelhantes são encontradas também no lúpus eritematoso, na presença de anticorpos maternos antifosfolipídeos (anticardiolipina, anticoagulante lúpico) e em casos de retardo do crescimento fetal.

Desequilíbrio entre fatores angiogênicos e antiangiogênicos.

A placenta responde a estímulo de fatores angiogênicos, cujos mais importantes são: (a) fator de crescimento do endotélio vascular (VEGF); (b) fator de crescimento placentário (PlGF); (c) fator de crescimento transformante β (TGF-β); todos são essenciais para o desenvolvimento e a integridade dos vasos placentários. O principal receptor do VEGF é o Flt1; o do TGF-β, a endoglina. Formas solúveis desses receptores (sFlt1 e sEng, respectivamente) são sintetizadas pelo trofoblasto no início da gestação. Se sFlt1 e sEng se ligam ao VEGF e ao TGF-β na circulação, impedem que os fatores de crescimento se liguem aos seus receptores celulares; com isso, não há estímulo angiogênico adequado. Desse modo, portanto, sFlt1 e sEng comportam-se como fatores antiangiogênicos. Parece que, em resposta a hipóxia placentária, na pré-eclâmpsia existe elevação de sFlt1 e de sEng durante toda a gravidez, o que pode contribuir para disfunção endotelial e defeitos na vascularização placentária. Ao lado disso, elevação de sFlt1 e sEng também se correlaciona com redução na síntese de óxido nítrico (NO) pelo endotélio (o TGF-β induz a síntese de NO). O NO é vasodilatador e reduz a resistência vascular periférica na gestação. Disfunção endotelial também reduz a síntese de PGI_2, que é anticoagulante (a síntese de PGI_2 é induzida por VEGF). Elevação de sFlt1 sérico é útil no diagnóstico laboratorial da pré-eclâmpsia.

Hipercoagulabilidade.

Possivelmente por redução na síntese de prostaciclina (PGI_2, vasodilatadora e antitrombótica) pelo endotélio por inibição do VEGF e TGF-β, surge estado de hipercoagulabilidade. Nos casos mais graves, ocorre *coagulação intravascular disseminada (CID)*, com hemorragias espontâneas e lesões em vários órgãos (rins, fígado, sistema nervoso central). Essa *microangiopatia trombótica* provoca hemólise, elevação de enzimas hepáticas e insuficiência renal aguda. Tal quadro, de enorme gravidade, constitui a *síndrome HELLP*, que pode se sobrepor à pré-eclâmpsia. Nesse contexto, lesão/disfunção endotelial causada por fatores antiangiogênicos, inflamação, alterações imunitárias e hipóxia são o denominador comum.

A pré-eclâmpsia é entendida, portanto, como uma doença sistêmica em que interação anormal entre o trofoblasto e o endotélio das artérias espiraladas estimula a liberação, pela placenta, de substâncias diversas, cujo efeito principal e predominante é *vasoconstrição*, que atinge diversos órgãos e eleva a resistência vascular periférica e a pressão arterial, promovendo hipoperfusão tecidual generalizada. Além desses, alterações no sistema renina-angiotensina-aldosterona, estresse oxidativo (radicais livres), resposta inflamatória, distúrbios imunitários e suscetibilidade genética também parecem ter papel importante. Há indícios ainda de que ocorre aumento na sensibilidade a vasopressores endógenos, como hormônio antidiurético, adrenalina, noradrenalina e, principalmente, angiotensina II (possivelmente pela formação de autoanticorpos que se ligam e ativam o receptor de angiotensina). Hipoperfusão renal provoca diminuição na taxa de filtração glomerular, proteinúria e retenção de sódio e água. Vasoespasmo promove lesão endotelial e favorece trombose, com consumo de plaquetas e fibrinogênio.

De tudo isso, fica claro que distúrbio na invasão trofoblástica parece ser crítico na patogênese da pré-eclâmpsia; tal distúrbio resulta em isquemia/hipóxia placentária, liberação de substâncias vasoativas e comprometimento de vários órgãos. Os aspectos patogenéticos da pré-eclâmpsia/eclâmpsia estão resumidos na Figura 21.10.

21

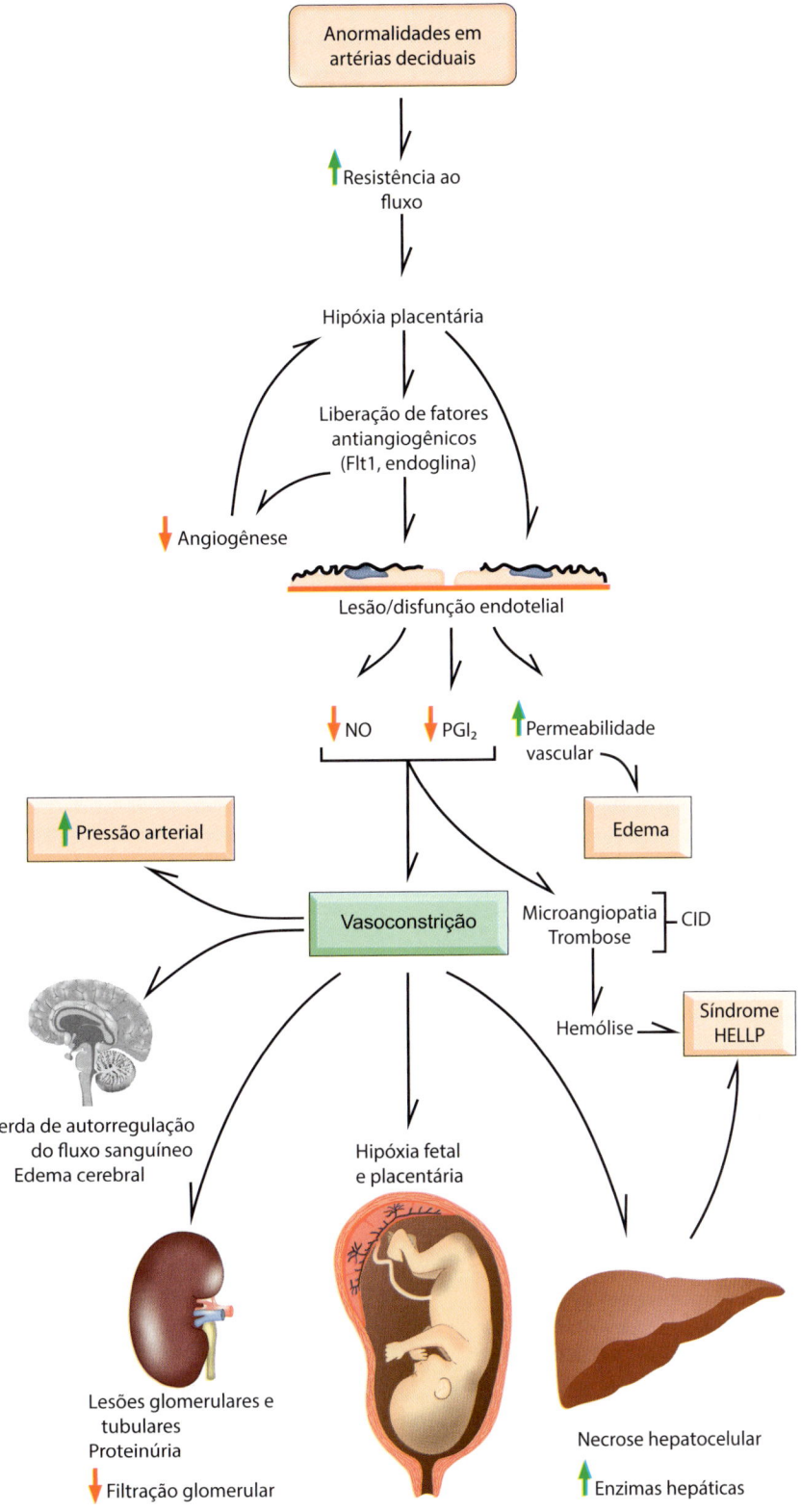

Figura 21.10 Possíveis mecanismos patogenéticos envolvidos na pré-eclâmpsia/eclâmpsia. A alteração básica parece ser anormalidade na modificação nas artérias deciduais provocadas pelo trofoblasto. Sem a devida invasão trofoblástica da parede arterial, não há relaxamento vascular, e o fluxo sanguíneo na placenta fica reduzido. Parece que, em estados de hipóxia, a placenta libera moléculas solúveis de Flt1 e de endoglina, que impedem, respectivamente, a ação de VEGF e TGF-β, estes promotores de angiogênese (o TGF-β também estimula a síntese de NO, que é vasodilatador). Como resultado, surge vasoconstrição, que resulta em transtornos no sistema nervoso central, no fígado, nos rins e na própria unidade feto-placentária, além de aumentar a pressão arterial e lesar o endotélio vascular. Lesão endotelial leva a: (a) aumento da permeabilidade vascular, com edema e proteinúria; (b) microangiopatia, que favorece a formação de microtrombos e hemólise, que podem resultar em coagulação intravascular disseminada (CID) e síndrome HELLP (*hemolysis, elevated liver enzymes, low platelets*); (c) redução na síntese de PGI2, o que agrava a vasoconstrição.

Aspectos morfológicos

Na pré-eclâmpsia/eclâmpsia, as principais alterações morfológicas são aterose aguda, infartos placentários e lesões em órgãos maternos. *Aterose aguda* inicia-se com a deposição de lipídeos nas células da média e da íntima de pequenas artérias musculares (Figura 21.11); com o tempo, ocorre necrose dessas células e liberação de gorduras; macrófagos intimais fagocitam esses lipídeos e adquirem aspecto espumoso típico. Associam-se necrose fibrinoide da parede, trombose e, às vezes, infiltrado inflamatório mononuclear perivascular.

Infarto placentário é a lesão mais encontrada na pré-eclâmpsia, mas ocorre também em outras condições que obstruem os vasos uteroplacentários. Infartos são vistos na superfície de corte como áreas bem delimitadas, basais ou compreendendo toda a espessura do órgão, de consistência firme e sem o aspecto esponjoso característico da placa vilosa. Quando recentes, têm coloração vermelho-escura, podendo passar despercebidos; infartos antigos são branco-amarelados (Figura 21.12). Microscopicamente, encontram-se necrose de coagulação das vilosidades e deposição de fibrina (Figura 21.13). Há ainda lesões hipóxicas nas vilosidades coriônicas, que se tornam deformadas, com diâmetro reduzido e aspecto serrilhado de distribuição dos nós sinciciais, consistente com crescimento anormal das vilosidades. Os capilares são estreitos. Há redução das membranas vasculossinciciais, com aumento de colágeno no estroma e do número de nós sinciciais (alterações de Tenney-Parker). Podem ser vistos ainda espessamento da membrana basal trofoblástica e proliferação do citotrofoblasto; hematoma retroplacentário é possível complicação.

Em *órgãos maternos*, surgem lesões de hipoperfusão. Fígado e suprarrenais mostram áreas de necrose e hemorragia. No coração, encontram-se áreas de necrose subendocárdica. Nos rins, encontram-se endoteliose, caracterizada por edema e vacuolização das células endoteliais e redução dos espaços pericapilares, além de depósitos subendoteliais de fibrina. No cérebro, são vistos microtrombos, edema e focos de hemorragia.

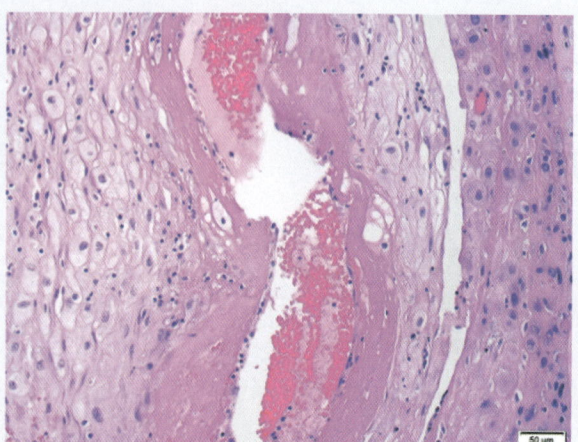

Figura 21.11 Aterose aguda em caso de pré-eclâmpsia. Vaso materno na decídua cuja parede foi substituída por material eosinofílico (necrose fibrinoide). Macrófagos espumosos acumulam-se na íntima e na média de artérias uteroplacentárias. O conjunto de anormalidades nos vasos maternos é chamado *vasculopatia decidual materna*. A lesão vascular reduz o lúmen dos vasos maternos, diminui o fluxo interviloso, e causa necrose de vilosidades placentárias.

(continua)

Aspectos morfológicos (*continuação*)

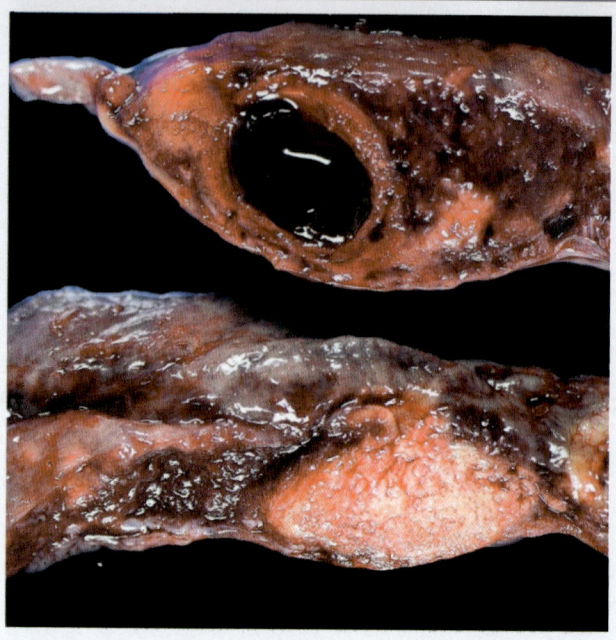

Figura 21.12 Infartos placentários. Na parte superior da figura, veem-se infartos recentes e hemorrágicos. Infarto recente é mais comum em nascimentos prematuros e na pré-eclâmpsia/eclâmpsia. Na parte inferior da figura, há infartos antigos, branco-amarelados.

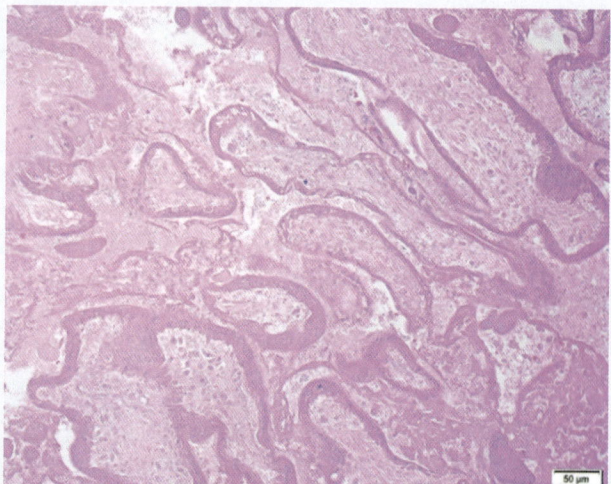

Figura 21.13 Aspecto microscópico de infarto placentário. As vilosidades estão necrosadas, vendo-se apenas seu esboço.

Diabetes melito

Qualquer forma clínica de diabetes melito pode ocorrer durante a gestação, com repercussões variáveis sobre o concepto. A forma que se inicia ou é diagnosticada na gravidez (*diabetes gestacional*) e que pode persistir após o parto compreende: (1) diabetes desenvolvido no segundo ou terceiro trimestre gestacional; (2) diabetes tipo 1 e tipo 2 incipientes ou que se desenvolvem no último trimestre; (3) tolerância diminuída à glicose não diagnosticada antes da gravidez. Diabetes melito é causa de aborto, prematuridade, macrossomia fetal e anomalias congênitas. Quando a doença é bem controlada durante a gestação, a placenta pode ter aspecto normal; se mal controlada, a placenta é volumosa, mais pesada e espessa; o cordão umbilical possui geleia abundante e é bem mais comum a ocorrência de artéria umbilical única (ver adiante). Tais alterações podem ser encontradas também em placentas de mulheres com ganho de peso excessivo durante a gravidez. Ao microscópio, encontram-se vilosidades com aspecto imaturo e maior número de capilares, com aumento de precursores eritroides fetais dentro dos vasos. Pode haver ainda espessamento da membrana basal trofoblástica e trombose no espaço interviloso.

O feto, comumente macrossômico e com visceromegalias, responde à hiperglicemia com hiperplasia das ilhotas de Langerhans e hiperinsulinismo, com consequências que incluem hipoxemia crônica, policitemia, hipoglicemia neonatal, tendência a desenvolver trombose (especialmente da veia renal) e doença das membranas hialinas. Entre as anomalias congênitas mais frequentes, encontram-se malformações cardíacas, renais, do sistema nervoso central, fenda palatina e defeitos de membros, além da condição conhecida como regressão ou *displasia caudal* (defeitos na coluna sacral, redução de membros, malformações do trato urinário etc.). No diabetes acompanhado de nefropatia, é comum a coexistência de doença vascular uteroplacentária com retardo do crescimento fetal, placenta pequena e infartos placentários.

Neoplasias malignas

Neoplasias malignas maternas não raramente acometem a placenta e complicam a gravidez. Metástases para o feto, no entanto, não são comuns. As neoplasias sólidas que mais se disseminam para a placenta são melanoma, carcinoma da mama e tumores malignos do trato digestivo. O melanoma é o único câncer no qual já foram demonstradas metástases no feto. Linfomas e leucemias também podem envolver a placenta (Figura 21.14).

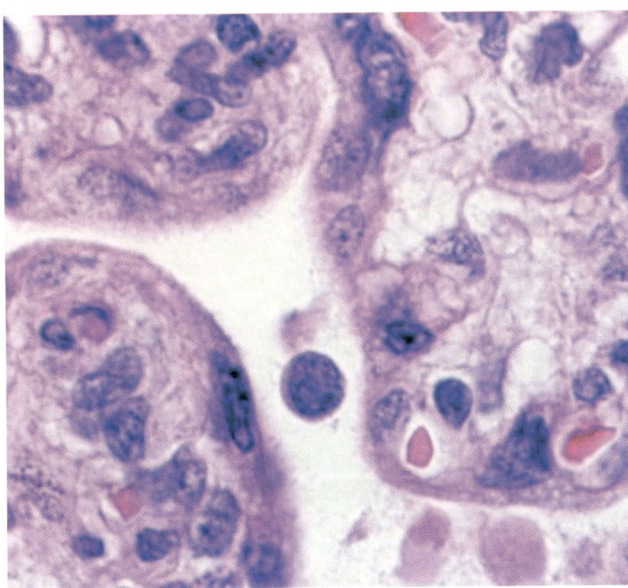

Figura 21.14 Células blásticas no espaço interviloso em caso de leucemia materna.

Na placenta, êmbolos de células tumorais em geral ficam confinados ao espaço interviloso ou, mais raramente, infiltram-se no estroma das vilosidades; macroscopicamente são vistos como pequenos nódulos brancacentos na superfície de corte.

As neoplasias primárias da placenta serão descritas adiante (Doença trofoblástica gestacional).

► Alterações das membranas

As membranas podem sofrer diversas alterações, isoladas ou associadas a outras lesões. Em alguns casos, modificações nas membranas são causa de transtornos graves.

Anomalias de inserção. Placenta extracorial caracteriza-se por inserção das membranas fora das margens placentárias. Há dois tipos. Na *placenta circunvalada*, o córion leve insere-se no disco placentário, a certa distância do cordão, e forma um anel fibroso que reduz a área do córion frondoso (Figura 21.15). Este tipo de inserção é mais rara (1 a 2% das placentas) e associa-se a hemorragia anteparto, prematuridade, descolamento prematuro da placenta, restrição do crescimento fetal intrauterino, índice de Apgar baixo, diminuição do líquido amniótico e, às vezes, morte intrauterina. Na *placenta circummarginada*, não se forma o anel na inserção das membranas fetais, e as margens ficam recobertas por fibrina. Há formas parciais de cada tipo, podendo os dois tipos associar-se na mesma placenta.

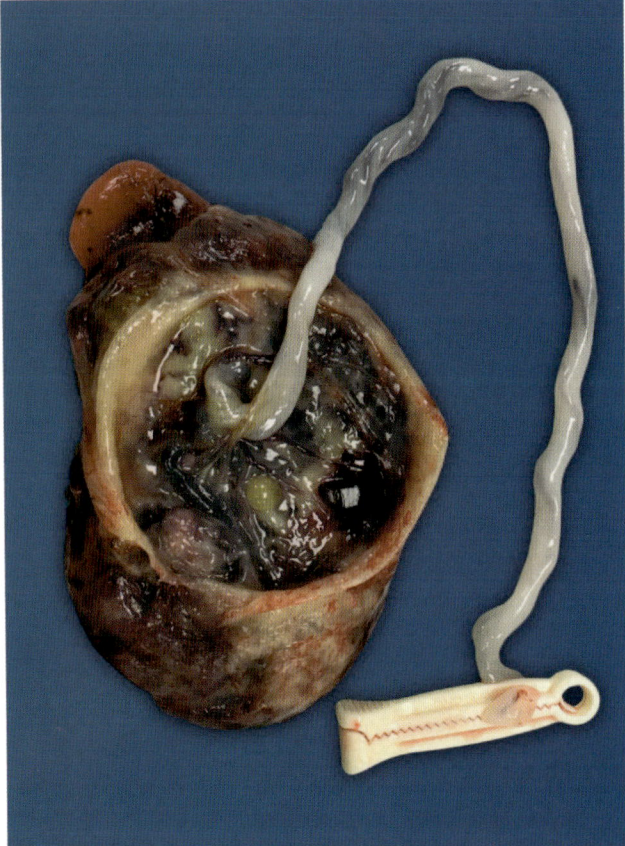

Figura 21.15 Placenta circunvalada. O córion leve insere-se no disco placentário a certa distância da margem e forma uma dobra na junção da inserção da membrana com o disco coriônico. Com isso, há redução da área do disco placentário, ficando o parênquima viloso descoberto na periferia.

Modificações da coloração. Diversas condições podem modificar a coloração vermelho-escura ou azulada da face fetal: (a) em infecções amnióticas, torna-se esbranquiçada ou amarelada (ver Figura 21.20); (b) em doenças hemolíticas, ocorre impregnação pelo pigmento verde-amarelado de bilirrubina; (c) em todas as condições que se acompanham de sofrimento fetal intrauterino, há impregnação por mecônio (fezes fetais), eliminado *in utero* em consequência de aumento do peristaltismo intestinal e do relaxamento do esfíncter anal; (d) no sofrimento fetal agudo, a coloração do âmnio é verde-escura (mecônio recente), passando para verde-oliva ou acastanhada quando a impregnação é antiga. Ao microscópio, o pigmento meconial é visto no interior de macrófagos do âmnio, do córion e da decídua, podendo ocorrer hiperplasia do epitélio amniótico e alterações degenerativas em células musculares lisas de vasos umbilicais e coriônicos.

Âmnio nodoso. Consiste em nódulos pequenos (1 a 2 mm de diâmetro), constituídos por células epiteliais fetais descamadas e vérnix caseoso, em geral numerosos e visíveis na superfície do âmnio e das membranas (Figura 21.16). Âmnio nodoso associa-se geralmente a oligoidrâmnio (redução do volume do líquido amniótico), quando a concentração de escamas córneas fetais é maior e os movimentos do feto, comprimido na cavidade amniótica, causam atrito na superfície e focos de erosão do âmnio, onde as escamas se depositam. Âmnio nodoso está presente classicamente na agenesia renal, mas também em malformações do sistema urinário com diminuição ou falta de produção ou eliminação de urina fetal, como é o caso de rins císticos, de válvula da uretra posterior e de outras uropatias obstrutivas. Córion nodoso, mais difícil de ser identificado nas membranas, é representado por nódulos de células epiteliais fetais descamadas incorporadas à camada coriônica da membrana; surge quando o córion fica exposto ao líquido amniótico por tempo prolongado. Âmnio nodoso pode surgir ainda em casos de bridas amnióticas, ruptura do âmnio ou, mais comumente, após cirurgias fetais.

Bridas amnióticas. São aderências entre o âmnio e partes fetais e associam-se a defeitos fetais em membros, craniofaciais ou viscerais, sendo mais encontradas em abortos. Ao que parece, ocorrem por ruptura do âmnio, resultando na formação de faixas teciduais que, circundando partes fetais originalmente bem formadas, levam à sua constrição e até amputação (reabsorção).

Outras anomalias associadas incluem fendas labial e palatina, defeitos oculares, encefalocele e gastrosquise (defeito de fechamento da parede abdominal, com exteriorização de vísceras).

▶ Alterações do cordão umbilical

Algumas alterações do cordão umbilical têm pouca ou nenhuma repercussão; outras associam-se a transtornos de gravidade variada.

Inserção anômala. Em 1% das placentas, o cordão umbilical insere-se fora do disco placentário, nas membranas fetais (*inserção velamentosa*). Com isso, os vasos umbilicais percorrem trajeto variável nas membranas antes de penetrarem na placa coriônica. Inserção velamentosa é mais frequente em gestações gemelares, havendo também correlação com malformações fetais e artéria umbilical única. Além disso, associa-se a maior morbidade e mortalidade perinatais, uma vez que os vasos podem ser comprimidos ou até rompidos durante o trabalho de parto, constituindo complicação rara, mas de enorme gravidade, a chamada *vasa previa* (Figura 21.17).

Comprimento anormal. Ao nascimento, o tamanho do cordão umbilical varia consideravelmente; em gestações a termo, o comprimento médio do cordão é de 50 a 60 cm. Há relatos de cordões diminutos, em geral acompanhados de malformações graves, e de outros com até 300 cm. Cordões curtos associam-se a defeitos da parede abdominal e a outras anomalias congênitas. Quando muito longos, tendem a circular partes fetais (circular do cordão umbilical) ou a formar nós verdadeiros (Figura 21.18), nos quais coexistem frequentemente trombose e/ou hemorragia; também predispõem a prolapso do cordão no canal do parto. Tais ocorrências podem levar a asfixia fetal, resultando em morte ou em sequelas neurológicas.

Torção excessiva e constrição. O cordão normal é discreta ou moderadamente espiralado, na maioria das vezes no sentido horário. Torção excessiva e zonas de constrição ocorrem provavelmente por deficiência na formação da gelatina de Wharton, sendo mais encontradas em abortos ou em fetos macerados.

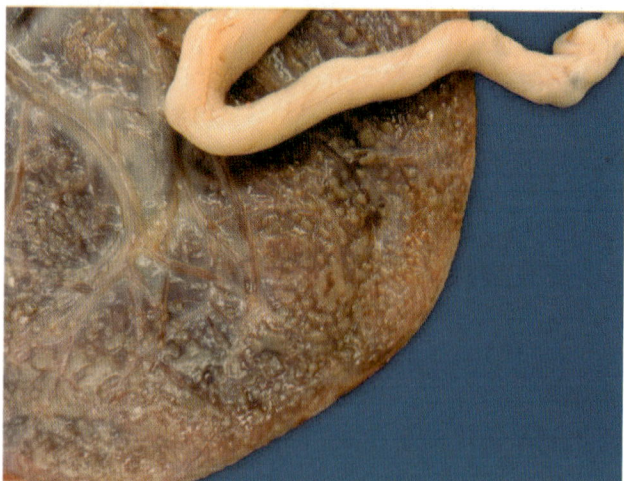

Figura 21.16 Âmnio nodoso. Na superfície fetal, notam-se múltiplos pequenos nódulos pardos e confluentes, fazendo saliência no âmnio.

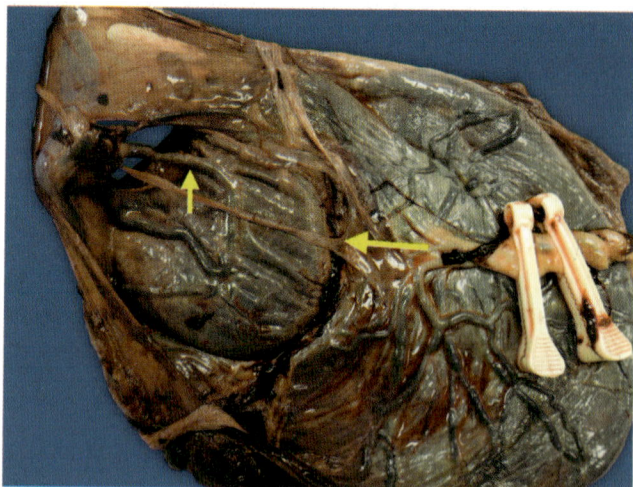

Figura 21.17 Placenta dicoriônica e diamniótica, com disco único. A seta maior indica a placenta A. Inserção velamentosa do cordão umbilical (placenta A, seta menor), com *vasa previa* identificada na zona de ruptura da membrana. A placenta B está indicada com dois prendedores no cordão umbilical.

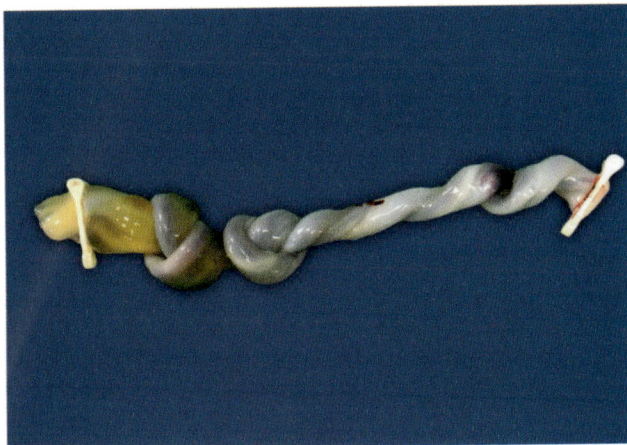

Figura 21.18 Nó verdadeiro do cordão umbilical, com aumento da quantidade de geleia de Wharton, edema e aumento do espiralamento do cordão.

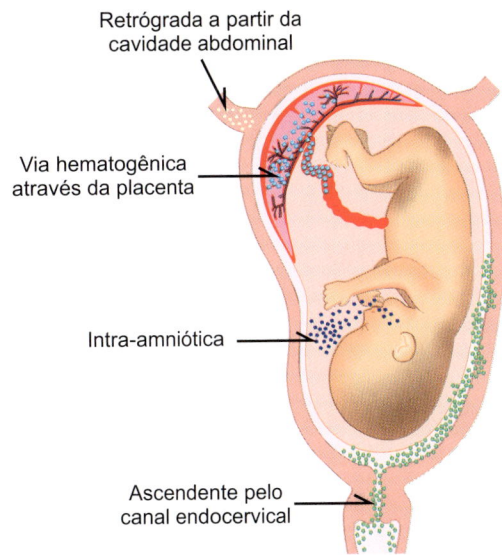

Figura 21.19 Vias de infecção intrauterina.

O ponto de constrição é visto geralmente na extremidade fetal do cordão. Torção e constrição do cordão são vistas também quando o cordão circunda partes fetais, o que indica que podem ser secundárias a eventos intrauterinos.

Artéria umbilical única. Uma das anomalias congênitas mais comuns na espécie humana é a ausência de uma artéria umbilical, que ocorre em 1% dos nascimentos. Apesar de encontrada em fetos e placentas normais, muitas vezes acompanha anomalias placentárias (placenta circunvalada, inserção velamentosa do cordão) ou malformações fetais; muitas destas são grosseiras e associam-se a anormalidades cromossômicas. Artéria umbilical única é também mais comum em gestações gemelares (8,8%) e tem maior incidência (3 a 5%) em recém-nascidos de mães diabéticas, especialmente em gestações complicadas com acidose. Admite-se que a anomalia resulte de agenesia ou, mais frequentemente, de atrofia de uma das artérias. Recomenda-se que sejam examinados vários cortes do cordão umbilical para se confirmarem a existência e a natureza da lesão. Artéria umbilical única pode ser diagnosticada por ultrassonografia fetal. Quando não acompanhada de outras alterações, não causa transtornos no período neonatal.

▶ Infecções intrauterinas

Infecções intrauterinas, tópico importante na patologia placentária por sua frequência e potencial gravidade, são causadas por agentes variados que atingem o concepto de muitas maneiras (Figura 21.19). Mais comumente, as infecções se dão por via ascendente (através do canal endocervical) ou por via sanguínea (por meio do sangue materno). Mais raramente, são adquiridas como complicação de procedimentos propedêuticos ou terapêuticos, como amniocentese, biópsia de vilosidades coriônicas, transfusão intrauterina e coleta percutânea de sangue do cordão umbilical (cordocentese).

Infecções ascendentes

Infecções ascendentes, que causam inflamação das membranas e dos vasos fetais, são comuns e quase sempre associadas a ruptura precoce das membranas, parto prematuro e aborto espontâneo no segundo trimestre da gestação. A infecção pode ser tanto causa como consequência de ruptura precoce das membranas e de parto prematuro; a liberação de prostaglandinas no âmnio infectado leva a contrações uterinas. A graduação e o estadiamento da inflamação (Quadro 21.1) baseiam-se na extensão do envolvimento das membranas e dos vasos fetais, que constituem as respostas inflamatórias materna e fetal. Quanto maior a graduação e o estágio da inflamação materna e fetal, maior é o risco de infecção neonatal.

Os agentes etiológicos predominantes são bactérias, especialmente *Escherichia coli* e estreptococos; também são envolvidos estafilococos, bacteroides, *Proteus mirabilis*, *Listeria monocytogenes*, *Fusobacterium* sp., *Clostridium* sp., *Mycoplasma hominis*, *Gardnerella vaginalis*, *Chlamydia trachomatis* e *Campylobacter* (*Vibrio*) *fetus*. Infecções por fungos são raras; a mais encontrada é a causada por *Candida albicans*.

Quadro 21.1 Níveis de resposta inflamatória materna e fetal nas infecções intrauterinas

Inflamação materna

I.   Inflamação aguda (neutrófilos) no espaço subcoriônico ou no córion

II. Inflamação aguda no córion e no âmnio

III. Inflamação com necrose no âmnio, cariorrexe de neutrófilos e eosinofília da membrana basal do âmnio. Quando se formam microabscessos na fibrina subcoriônica, a inflamação é graduada como acentuada

Inflamação fetal

I.   Inflamação aguda dos vasos coriônicos ou da veia umbilical

II. Inflamação aguda da veia umbilical e de uma ou das duas artérias umbilicais

III. Funisite, quando a inflamação aguda estende-se à gelatina de Wharton
     A inflamação é graduada como acentuada quando se formam microabscessos com necrose ou atenuação da parede vascular

— Retrógrada a partir da cavidade abdominal

— Via hematogênica através da placenta

— Intra-amniótica

— Ascendente pelo canal endocervical

21

Aspectos morfológicos

O achado principal nas infecções placentárias é inflamação aguda das membranas (córion e âmnio), ou seja, corioamnionite. Macroscopicamente, esta caracteriza-se por opacificação e espessamento das membranas da superfície fetal do disco placentário e do córion leve (Figura 21.20). Nos casos típicos, a placenta tem odor fétido e apresenta exsudato purulento sob o âmnio. Em infecções por *estreptococcos*, *Listeria* e *Campylobacter*, encontram-se inflamação aguda das vilosidades e abscessos (Figura 21.21).

Microscopicamente, o exsudato é constituído por neutrófilos, que se infiltram na fibrina subcoriônica. Na fase seguinte, leucócitos fetais também participam no processo inflamatório, os quais migram dos vasos do córion e se infiltram em sua parede (córion e âmnio). Em geral, o exsudato inflamatório limita-se ao córion e âmnio, não se estendendo aos troncos vilosos e às vilosidades. Eosinófilos em inflamação de vasos fetais podem ser vistos na infecção pelo *estreptococo β hemolítico do grupo B*. Em casos mais graves, encontram-se necrose do epitélio amniótico, cariorrexe de neutrófilos e eosinofilia da membrana basal do âmnio (Figura 21.22).

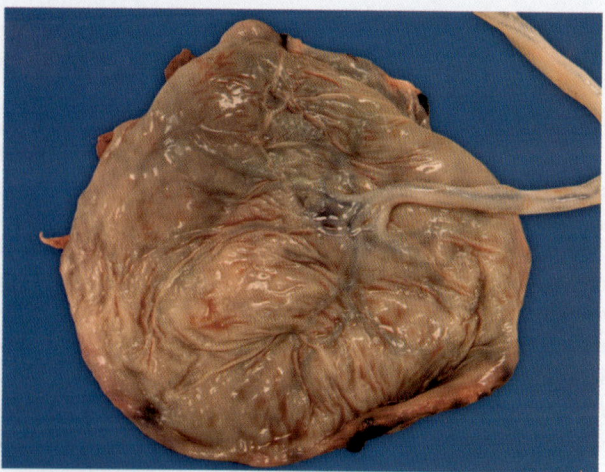

Figura 21.20 Infecção intra-amniótica. Placenta com superfície fetal opaca e amarelo-esverdeada.

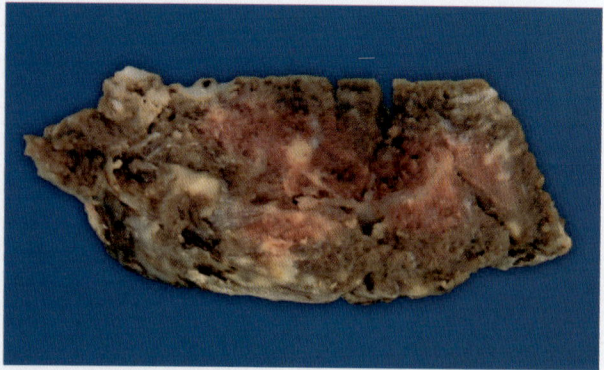

Figura 21.21 Infecção por *Listeria monocytogenes*. Na superfície de corte da placenta, encontram-se múltiplos abcessos (áreas amareladas), que correspondem à confluência de microabcessos no espaço interviloso.

(continua)

Aspectos morfológicos (*continuação*)

Os microrganismos não são habitualmente vistos em cortes histológicos, mas pode-se pesquisá-los por meio de esfregaço do âmnio com exame direto ou cultura. Na infecção por estreptococos do grupo B, as bactérias, Gram-positivas, são vistas em colônias no epitélio amniótico, podendo ser detectadas também por imuno-histoquímica. Em certos casos, o cordão umbilical é também atingido (funisite, Figura 21.23), observando-se inflamação aguda na parede dos vasos (flebite ou arterite umbilical), que pode ser vista macroscopicamente como espessamento da parede vascular, como na sífilis.

Na infecção por *Candida albicans*, a inflamação das membranas e do cordão aparece macroscopicamente como nódulos brancacentos na superfície do âmnio (Figura 21.24), que correspondem microscopicamente a necrose e inflamação aguda, onde se encontram hifas e esporos do fungo.

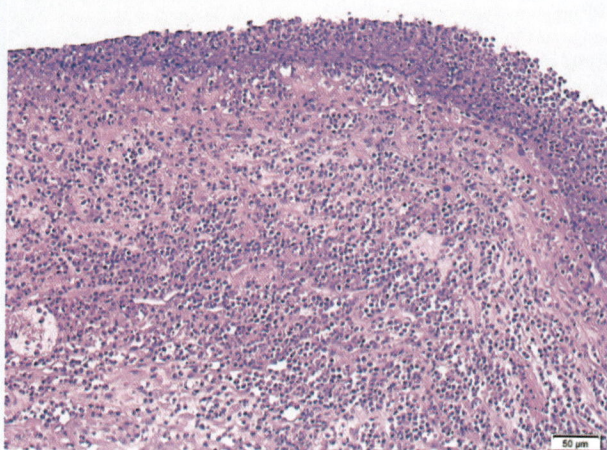

Figura 21.22 Resposta inflamatória materna representada por inflamação e necrose de membranas e do epitélio amniótico, cariorrexe de neutrófilos e eosinofília da membrana basal do âmnio.

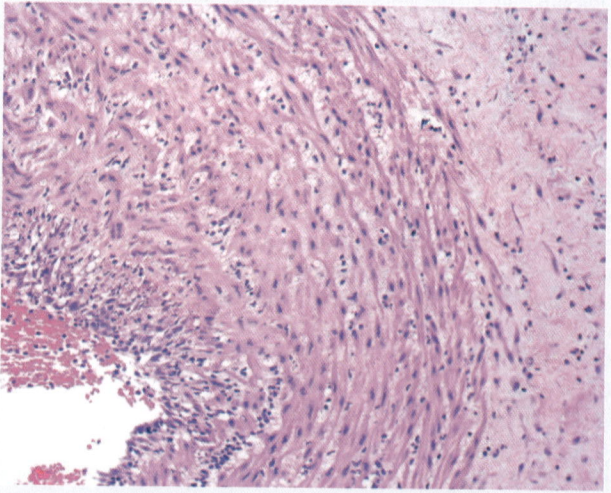

Figura 21.23 Resposta inflamatória fetal. O infiltrado inflamatório no cordão umbilical (funisite) estende-se dos vasos umbilicais para a geleia de Wharton.

(continua)

Aspectos morfológicos (*continuação*)

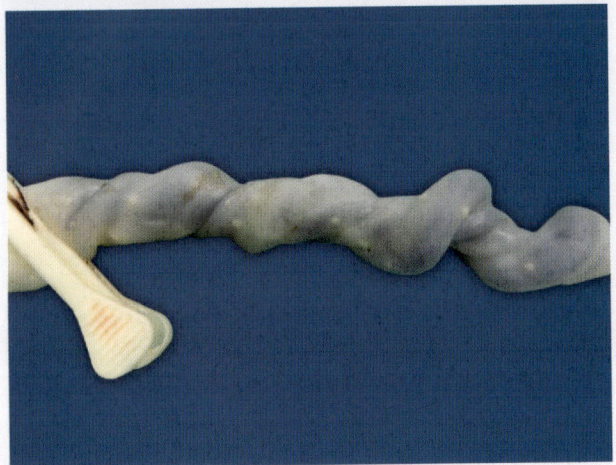

Figura 21.24 Infecção por *Candida* sp. Nódulos brancacentos na superfície do cordão umbilical.

Infecção do saco amniótico é frequente (encontrada em até 25% de nascimentos consecutivos) e pode resultar em sepse fetal por invasão dos microrganismos através dos orifícios naturais, causando pneumonia neonatal e infecções do trato gastrointestinal e do ouvido médio. Na mãe, pode causar bacteriemia e infecções pélvicas, cuja principal complicação é choque séptico.

Infecções hematogênicas

São transmitidas por meio do sangue materno e têm como principal característica morfológica a vilosite, ou seja, inflamação das vilosidades coriônicas. Nem sempre vilosite indica infecção intrauterina, pois pode ser encontrada na ausência desta (*vilosite de etiologia indeterminada*), representando uma reação materna exagerada contra antígenos na placenta. Em certas infecções, a inflamação pode ser muito discreta ou mesmo ausente, sem expressão clínica. O aspecto macroscópico é variável, encontrando-se desde placentas com aspecto macroscópico normal até placentas hidrópicas, com palidez e friabilidade dos cotilédones.

Em geral, as infecções hematogênicas são causa de aborto, prematuridade, retardo do crescimento intrauterino, morbidade e mortalidade no período neonatal; às vezes, manifestam-se somente na vida pós-natal. Tais infecções podem resultar ainda em lesões graves no sistema nervoso central e, em certos casos, malformações de órgãos. Os agentes etiológicos incluem vírus, bactérias, protozoários e, raramente, fungos e helmintos.

Infecções por vírus

Citomegalovírus. A infecção hematogênica mais comum da placenta é a causada pelo citomegalovírus (CMV), que atinge o feto em 30 a 40% das mães com infecção primária; menos frequentemente, infecta o concepto na vigência de reinfecção materna. Nos EUA, estima-se que 3.000 a 4.000 recém-nascidos por ano mostrem manifestações clínicas da doença. Além disso, grande número de crianças apresenta manifestações somente alguns anos mais tarde, como retardamento mental, surdez e cegueira. Infecção pelo CMV é a causa mais comum de surdez e anormalidades do desenvolvimento em crianças. Embora a via de infecção mais frequente seja a hematogênica, pode ocorrer também contaminação no canal do parto, uma vez que o vírus coloniza o colo uterino.

A alteração característica são células contendo a inclusão nuclear típica (Figura 21.25 A). Na placenta, são marcantes infiltrado inflamatório linfoplasmocitário nas vilosidades, além de necrose, trombose de vasos fetais, macrófagos contendo pigmento de ferro no citoplasma, calcificação e fibrose do estroma viloso. Além de inclusões nucleares, o vírus pode ser detectado por imuno-histoquímica (Figura 21.25 B) e hibridação *in situ*. No feto, lesões no sistema nervoso central são constantes, com necrose e focos de calcificação, principalmente na região periventricular, podendo resultar em microcefalia, microgiria, lisencefalia, porencefalia e encefalomalácia. Hidropisia, prematuridade, restrição do crescimento intrauterino e morte intrauterina são as manifestações mais comuns de infecção intrauterina no primeiro trimestre de gestação.

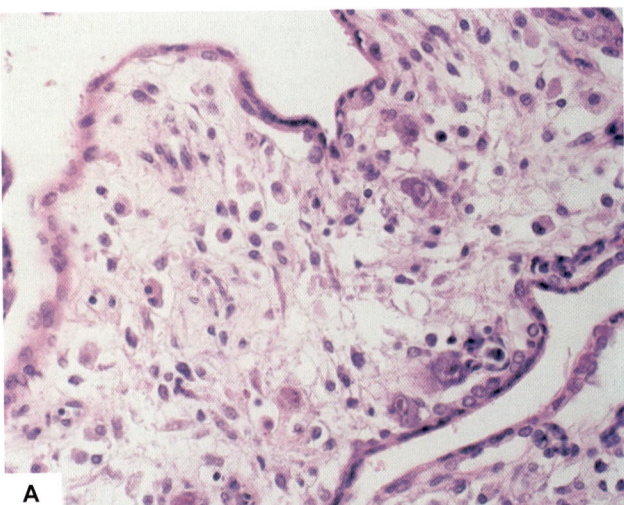

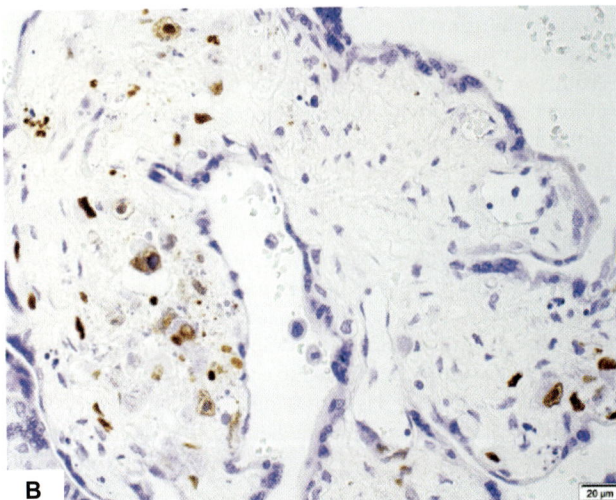

Figura 21.25 Infecção por citomegalovírus. **A.** Vilosite crônica com infiltrado inflamatório rico em plasmócitos e inclusões virais. **B.** Inclusões virais à imuno-histoquímica.

21

Rubéola. A infecção congênita pelo vírus da rubéola, extensamente estudada no passado, é hoje menos comum graças aos programas de vacinação. As lesões placentárias incluem necrose e infiltrado inflamatório mononuclear nas vilosidades e na decídua, além de esclerose vilosa; lesões no endotélio vascular são achados frequentes. Quando precoce, a infecção resulta em anomalias de diversos órgãos, sendo clássica a tríade malformação cardíaca, catarata e surdez; se adquirida em fases mais avançadas da gestação, causa lesões inflamatórias e degenerativas no feto, especialmente no sistema nervoso central, no fígado e nos pulmões. Entre os defeitos cardíacos mais comuns, encontram-se persistência do canal arterial, defeitos septais (CIV, CIA) e malformações de vasos.

Herpes. Infecção neonatal pelo *Herpes simplex* acontece mais comumente durante a passagem do feto pelo canal do parto, em casos de infecções recorrentes do trato genital materno pelo vírus tipo 2. Ocasionalmente, a infecção pode ser transmitida pela via transplacentária, sendo mais grave para o feto quando a infecção materna é primária. Nesses casos, a disseminação se dá pela via ascendente, caso em que a placenta mostra corioamnionite necrosante, vesículas e infiltrado plasmocitário denso, podendo-se encontrar as inclusões típicas. Nas formas graves da doença fetal, além das lesões cutâneas características surgem focos de necrose em vários órgãos. Deve-se suspeitar de infecção neonatal pelo *Herpes simplex* quando se encontram células necróticas na substância gelatinosa do cordão umbilical, funisite com infiltrado plasmocitário e células multinucleadas no âmnio.

HIV. Com a introdução da terapia antirretroviral, a transmissão do HIV da mãe para o feto caiu para 1 a 2% dos casos. Infecção fetal pode ocorrer durante a gravidez, no parto ou pela amamentação. As lesões placentárias são discretas e inespecíficas. O vírus pode ser demonstrado nas células trofoblásticas das vilosidades coriônicas por imuno-histoquímica ou hibridação *in situ*.

Parvovírus. O parvovírus B19 é causa importante de anemia fetal, com consequentes hipoxemia, insuficiência cardíaca e hidropisia fetoplacentária (ver adiante). O efeito citopático do vírus pode ser observado em precursores eritroides fetais (Figura 21.26 A). O vírus pode ser demonstrado nas vilosidades coriônicas por imuno-histoquímica (Figura 21.26 B).

Outras viroses. Outras viroses que menos comumente atingem o feto por via transplacentária são: (a) varicela, varíola e vacínia (antes da sua erradicação), que são causa de aborto e lesões necróticas e granulomatosas na placenta; (b) caxumba, que se manifesta como lesões necróticas graves nas vilosidades, havendo indícios de que possa causar malformações fetais; (c) enteroviroses, em especial pelos vírus ECHO e Coxsackie; (d) hepatite, principalmente a do tipo B, ainda pouco estudada; (e) infecção pelo vírus Zica, transmitida pelo mosquito *Aedes*, pode causar morte fetal ou malformações no recém-nascido, incluindo microcefalia, microencefalia, ventriculomegalia, hipoplasia do cerebelo e atrofia da retina. A infecção fetal é transmitida pela via placentária. As lesões placentárias são inespecíficas e incluem vilosidades aumentadas de tamanho e maior número de células de Hofbauer no estroma das vilosidades.

Infecções por bactérias

Listeriose. Além da via ascendente, infecção por *Listeria monocytogenes* transmite-se ao feto também pela via sanguínea. Na listeriose, a placenta mostra corioamnionite e, de forma mais característica, focos de necrose vilosa formando pequenos abs-

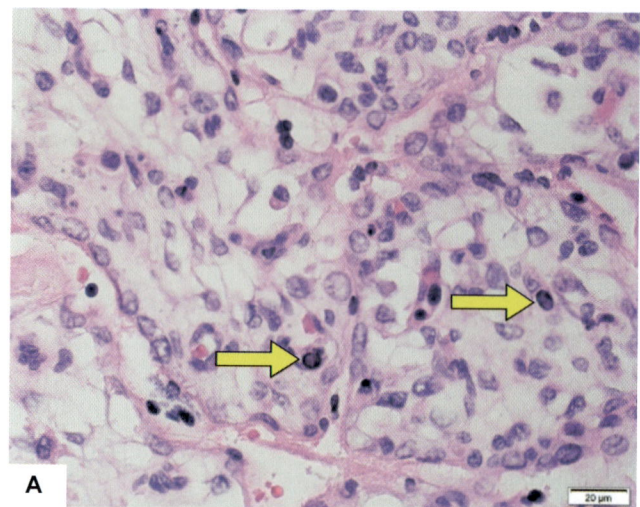

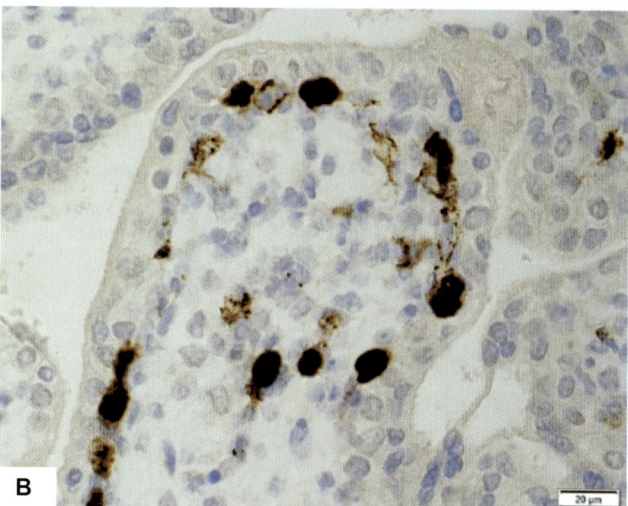

Figura 21.26 Infecção pelo parvovírus B19. **A.** Vilosidades coriônicas com precursores de hemácias contendo inclusões nucleares anfofílicas e de aspecto vítreo (*setas*). **B.** Reação imuno-histoquímica.

cessos que podem ser vistos macroscopicamente (Figura 21.21) e nos quais podem ser demonstrados os microrganismos Gram-positivos. No feto com doença grave, microabscessos estão presentes na placenta e em vários órgãos, especialmente em pulmões e meninges.

Sífilis. O *Treponema pallidum* pode atingir o concepto em todas as fases da gestação e em qualquer estágio da doença materna. A sífilis congênita origina-se da transmissão de espiroquetas pela placenta que ocorre preferencialmente no segundo ou no terceiro trimestre da gravidez.

Quando a infecção fetal se dá no segundo trimestre gestacional, a infecção resulta muitas vezes em feto morto, macerado ou hidrópico. Os nascidos vivos apresentam o quadro clínico clássico de hepatoesplenomegalia, rinite hemorrágica, fissura labial, lesões cutâneas variadas e icterícia. Quando a infecção se transmite no terceiro trimestre (sífilis tardia), lesões cutâneas e obstrução nasal manifestam-se após o primeiro mês de vida.

A placenta é geralmente volumosa, pesada e pálida. Microscopicamente, encontram-se vilosidades alargadas e com aspecto imaturo, infiltrado inflamatório linfoplasmocitário no estroma, em torno dos vasos e na decídua, além de proliferação conjuntiva e lesões no endotélio capilar, podendo haver funiculite necrosante. Nos órgãos fetais, são típicos infiltrado linfoplasmocitário ao redor de vasos, fibrose discreta no interstício pulmonar (pneumonia alba), nos espaços portais e no parênquima hepático, além de lesões ósseas, bem características à radiografia. A demonstração de espiroquetas na placenta nem sempre é fácil, especialmente se a gestante tiver sido tratada; em fetos, são mais comumente encontrados no fígado, podendo ser vistos mesmo em macerados.

Infecções por protozoários

Toxoplasmose. É a mais comum das infecções causadas por protozoários nos países desenvolvidos. Transmissão congênita (3.300 casos por ano nos EUA) do *Toxoplasma gondii* ocorre na vigência de infecção primária da mãe durante a gravidez. A infecção causa perda fetal, especialmente quando se dá na fase precoce da gestação. Quando infectado em época mais avançada, o recém-nascido apresenta a forma séptica, com lesões cutâneas, icterícia, hepatoesplenomegalia, convulsões e, por vezes, hidropisia. Há acometimento visceral múltiplo, em especial do sistema nervoso central, sob a forma de encefalite grave e suas consequências – hidrocefalia, hidranencefalia, calcificações e microcefalia. Coriorretinite, uveíte, microftalmia e lesões do nervo óptico estão presentes na maioria dos casos.

Cistos do *T. gondii* são encontrados em vários tecidos fetais, em geral sem sinais de inflamação, a não ser quando se rompem e liberam os taquizoítos. São vistos em número variável na placenta, especialmente no âmnio e no córion, mas às vezes sua identificação é difícil (Figura 21.27 A), sendo mais facilmente detectados por imuno-histoquímica (Figura 21.27 B). As lesões placentárias variam segundo a época da infecção. Em geral, encontram-se vilosite linfoplasmocitária e necrose; algumas vezes, há esclerose do estroma viloso. Lesões de vasos fetais, incluindo trombose, são também encontradas, bem como infiltrado plasmocitário na decídua.

Doença de Chagas. A forma congênita da doença de Chagas (ver Capítulo 34) é importante no Brasil e nos países da América Latina, onde a doença é endêmica. Há grandes variações regionais e entre países. Na Bolívia, em locais onde a prevalência da infecção materna chega a 54%, é relatada incidência de 18,5% entre os recém-nascidos com peso inferior a 2.500 g. No Brasil, a frequência é bem menor, e a maioria dos casos é descrita na Bahia (10% dos recém-nascidos de mães chagásicas e com peso inferior a 2.000 g), sendo também observada em Goiás, Distrito Federal, Minas Gerais e outros estados. Variações regionais dependem de diferenças no comportamento biológico do parasito (p. ex., cepa do *T. cruzi*, tropismo pela placenta, grau de patogenicidade) e de fatores do hospedeiro.

A transmissão congênita se dá na vigência de parasitemia, em geral durante a fase crônica da doença materna, em suas formas cardíaca, digestiva ou indeterminada, não sendo raro que a gestante desconheça ter a doença. Mais raramente, é relatada na fase aguda, quando a parasitemia é mais intensa. O *Trypanosoma cruzi* penetra no trofoblasto e alcança as vilosidades coriônicas, onde é fagocitado pelas células de Hofbauer e transforma-se em amastigotas. Estas são liberadas em forma de tripomastigotas, que, após parasitar a parede e o endotélio dos vasos vilosos, caem na circulação fetal.

A placenta é intensamente comprometida, com parasitismo acentuado nas vilosidades, nas membranas e no cordão umbilical. Parasitos em vilosidades já foram encontrados em casos sem

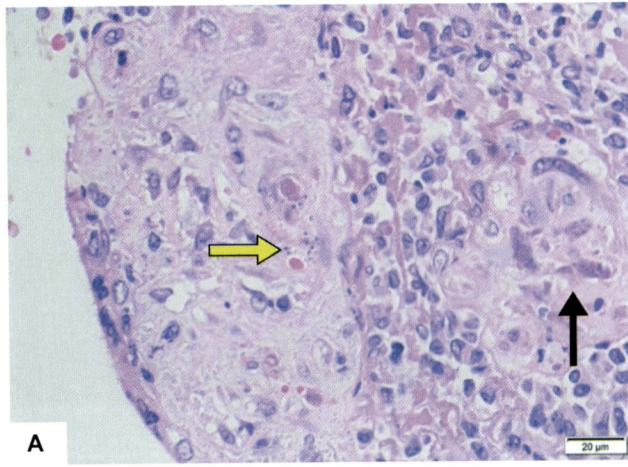

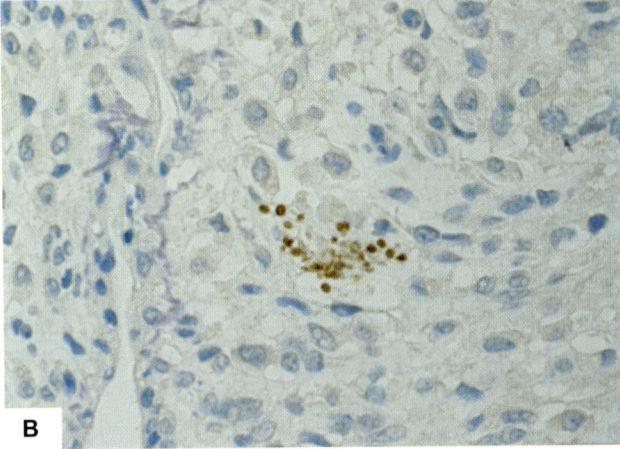

Figura 21.27 Toxoplasmose. **A.** Cisto de *Toxoplasma gondii* nas vilosidades (*seta preta*) e formas livres do parasito (*seta amarela*). **B.** Imuno-histoquímica confirmando formas livres de toxoplasma.

transmissão fetal. A vilosite é do tipo necrótica, com exsudato mononuclear ou, às vezes, do tipo granulomatoso; amastigotas do parasito são vistas em áreas de inflamação (Figura 21.28). É comum ainda a existência de intervilosite – acúmulo de células inflamatórias e fibrina no espaço interviloso, agrupando vilosidades inflamadas e parasitadas.

O recém-nascido apresenta quadro infeccioso grave, com comprometimento sobretudo cardíaco, digestivo, nervoso, pulmonar e cutâneo (inclusive chagomas). O quadro morfológico da infecção congênita assemelha-se, em parte, ao observado na fase aguda da doença adquirida. Infecção do feto resulta comumente em óbito intrauterino ou neonatal. Quando a infecção é menos grave, os recém-nascidos, que podem ser prematuros ou a termo, com peso adequado ou pequenos para a idade gestacional, podem ser assintomáticos e apresentar sintomas apenas tardiamente. Se o tratamento contra o parasito é instituído precocemente, tem-se cura parasitológica e sorológica.

Malária. Cerca de 30% das placentas de gestantes de áreas endêmicas, sobretudo de infecção pelo *P. falciparum*, mostram alterações placentárias, especialmente macrófagos, neutrófilos e hemácias parasitadas no espaço interviloso. Infecção fetal, porém, é pouco frequente. Parasitos podem ser encontrados em tecidos fetais e no sangue do cordão umbilical, no qual também pode ser detectada IgM específica contra o plasmódio.

21

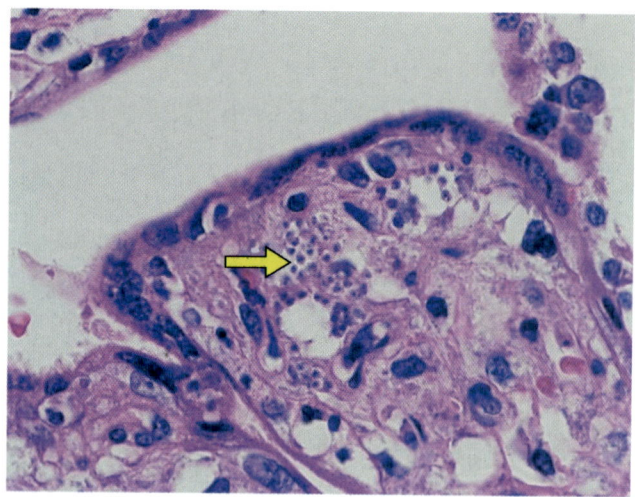

Figura 21.28 Ninhos de amastigotas do *Trypanosoma cruzi* em vilosidades coriônicas associados a infiltrado inflamatório, na forma congênita da infecção.

▶ Aborto

Aborto é a perda do concepto antes de sua viabilidade, isto é, antes de ser capaz de sobreviver fora do ambiente intrauterino. A Organização Mundial da Saúde, em 1977, denominou aborto espontâneo a expulsão ou extração de embrião ou feto pesando 500 g ou menos, sendo este o peso considerado mínimo para viabilidade àquela época (o que corresponde a 20 a 22 semanas de gestação). Ao longo das duas últimas décadas, no entanto, o conceito de "viabilidade" vem sendo reavaliado, em função do aumento da sobrevida de fetos muito imaturos, graças aos avanços da terapêutica fetal e neonatal. Na definição atual, aborto é um concepto nascido antes de 20 semanas de gestação.

Aborto espontâneo é comum, porém sua frequência exata é difícil de ser determinada, por causa do grande número de perdas sem diagnóstico clínico, uma vez que a maioria dos conceptos se perde antes da oitava semana de gravidez. Estudos prospectivos indicam que aborto espontâneo ocorre em cerca de 22% das gestações detectadas por dosagem de gonadotrofina coriônica humana.

Embora na prática ainda se use referir-se aos abortos conforme o trimestre (primeiro ou segundo trimestres), as perdas gestacionais antes da viabilidade são divididas de acordo com as duas grandes fases do desenvolvimento, ou seja: (a) abortos precoces, os que ocorrem no período embrionário – portanto, da fertilização até o final da oitava semana, quando se finaliza o desenvolvimento estrutural dos órgãos; (b) abortos tardios, aqueles que acontecem no período fetal pré-viável, que vai do início da 9ª até a 18ª semana de desenvolvimento ou vigésima semana gestacional (ou pós-menstrual).

A etiologia do aborto espontâneo envolve dois fatores: (a) genéticos, importantes em abortos precoces; (b) ambientais, resultado de eventos anormais na implantação, na morfogênese e no desenvolvimento de conceptos normais, em geral mais relacionados com perdas tardias. As condições mais associadas a aborto são:

- **Alterações cromossômicas.** Predominam em abortos precoces, nos quais são identificadas em 40 a 70% dos casos. As mais comuns são: trissomias (27%), sendo as mais frequentes as dos cromossomos 16, 22, 21 e 15, as quais estão mais associadas a idade materna acima de 35 anos. Alterações menos comuns incluem poliploidias, tri e tetraploidia (10%); monossomia do X, ou fenótipo de Turner (9%); rearranjos estruturais (2%). Em abortos tardios, a prevalência de cromossomopatias é bem inferior (menos de 10%), predominando a monossomia do X. Análise cromossômica por *microarrays* revela anormalidades menores, como variações no número de cópias de cromossomos e polimorfismos de nucleotídeo único (SNPs)

- **Infecções.** São causa importante de perdas fetais tardias (quase um terço tem corioamnionite) e estão presentes também em abortos precoces provocados por métodos invasivos. Em fetos pré-viáveis, infecções levam a morte fetal, disrupções, retardo do crescimento e expulsão prematura, por diferentes mecanismos. Embora infecção ascendente seja comum, infecções hematogênicas, por vírus e outros agentes, também podem causar aborto

- **Doenças ou condições maternas** frequentemente afetam a viabilidade do concepto. Condições que mais levam a perdas gestacionais são alteração rápida na homeostase, como febre e choque hipovolêmico, deficiência da fase lútea (presente em abortos recorrentes), doença vascular uteroplacentária (perdas tardias), anomalias uterinas, incompetência istmocervical, leiomiomas submucosos, desnutrição materna e uso de drogas

- **Fatores imunitários.** São ainda pouco conhecidos. Homozigosidade para genes do complexo de histocompatibilidade (HLA) é considerada o principal fator relacionado com inibição da imunidade mediada por células e que, portanto, representa proteção contra a reação enxerto *versus* hospedeiro. Além disso, tal condição é responsabilizada por deficiência na resposta vascular materna à placentação, semelhante à que ocorre na pré-eclâmpsia. Perda fetal ocorre como complicação de anticorpos antifosfolipídeos.

Aspectos morfológicos

Variam amplamente segundo a fase da gestação, a causa e o modo como se deu a eliminação do concepto. O espécime pode ser: (a) completo, constituído por ovo intacto ou roto, vazio ou contendo embrião normal (Figura 21.29), grosseiramente malformado ou com malformações localizadas; (b) incompleto, representado por fragmentos de decídua.

Na placenta, os achados são trombose subcoriônica, em geral volumosa e que faz protrusão na superfície fetal ("mola" de Breus), vista mais em abortos retidos e em anomalias cromossômicas. Edema viloso (aborto hidrópico), hipotrofia e avascularização das vilosidades são comuns em espécimes com involução precoce do embrião. Na triploidia e em algumas trissomias, a placenta apresenta vilosidades coriônicas com contornos irregulares, às vezes com aspecto "serrilhado" (Figura 21.30); podem surgir pseudoinclusões trofoblásticas estromais. Fetos triploides mostram retardo do crescimento, membros finos, sindactilia entre o terceiro e o quarto quirodáctilos e anomalias do sistema nervoso central. Na monossomia do X (fenótipo de Turner), o feto apresenta linfedema generalizado, derrames cavitários e higroma cístico cervical (Figura 21.31), além de anomalias cardíacas, predominando hipoplasia do arco aórtico ou coarctação da aorta.

(continua)

21

Aspectos morfológicos (*continuação*)

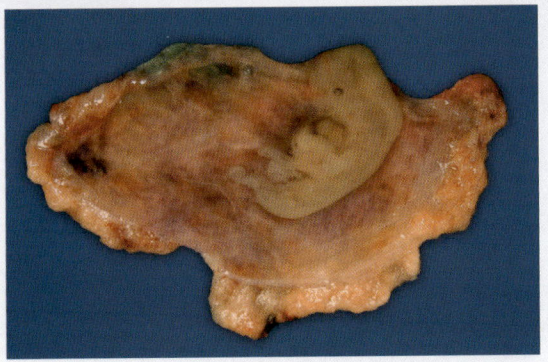

Figura 21.29 Aborto precoce, completo. Saco gestacional com embrião normal. Notar brotos nos membros.

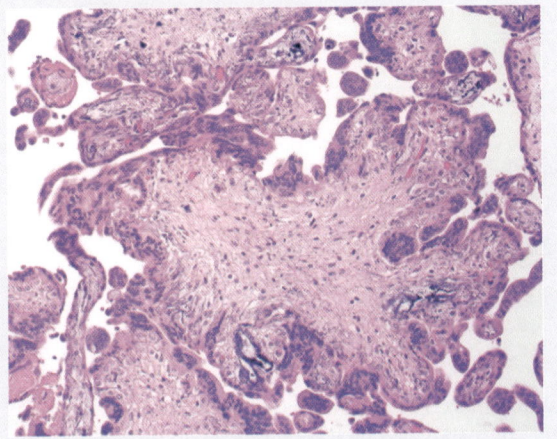

Figura 21.30 Placenta do segundo trimestre gestacional com vilosidades coriônicas com contornos irregulares e inclusões trofoblásticas no estroma, que são encontrados em triploidias e algumas trissomias.

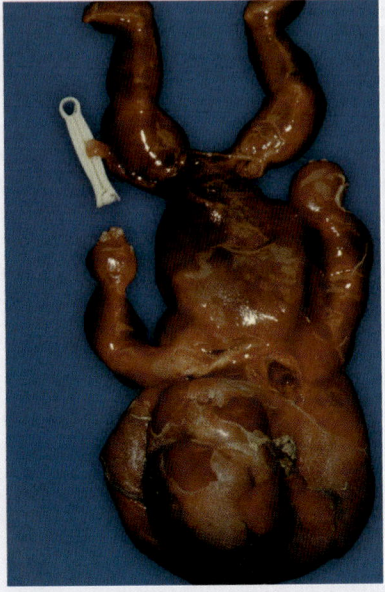

Figura 21.31 Fenótipo de Turner (monossomia do X). Feto hidrópico, com higroma cístico cervical volumoso e edema generalizado.

▶ Doença trofoblástica gestacional

Trata-se de um grupo de condições patológicas inter-relacionadas, com achados de laboratório clínico e anatomopatológicos comuns. Entre os primeiros, destacam-se níveis sanguíneos elevados de gonadotrofina coriônica humana (β-hCG), hormônio produzido pelo sinciciotrofoblasto. Na classificação histopatológica resumida no Quadro 21.2, incluem-se duas doenças resultantes de erros de fertilização (mola hidatiforme) e três neoplasias (coriocarcinoma, tumor do sítio placentário e tumor trofobástico gestacional). Mola hidatiforme, completa ou parcial, pode evoluir para mola invasiva ou para coriocarcinoma.

Mola hidatiforme completa

Mola hidatiforme completa (MHC) resulta de erro da fertilização em que um óvulo "vazio", desprovido de genoma (perdido durante a meiose), é fecundado por um espermatozoide haploide. Em 75% dos casos, em seguida o espermatozoide (23 X) duplica o seu conjunto de cromossomos, tornando-se 46 XX. Em 20 a 25% dos casos, a fertilização é dispérmica (óvulo "vazio" fecundado por dois espermatozoides), resultando em molas com cariótipo 46 XX ou, mais raramente, 46 XY. A ocorrência de fertilização por um espermatozoide diploide permanece como possibilidade teórica. Assim, a mola completa é um produto da concepção de constituição androgenética ou diândrica, ou seja, possui cromossomos derivados apenas do lado paterno. O embrião regride precocemente (embrião ausente) e a placenta sofre transformação progressiva, difusa e característica, na qual as vilosidades coriônicas mostram: (a) edema do estroma, com acúmulo de líquido e formação de vesículas; (b) desaparecimento dos vasos sanguíneos; (c) proliferação trofoblástica circunferencial, com atipias nucleares acentuadas.

A MHC é a condição mais frequente no grupo da doença trofoblástica gestacional, com grande variação na incidência de acordo com a região geográfica. Nos EUA, incide em 1 entre 1.500 e 2.000 gestações. Sua frequência é ainda maior em mulheres asiáticas, o que fala a favor de fatores raciais e genéticos. A idade materna também é fator de risco, sendo a lesão mais frequente nos extremos da vida reprodutiva, ou seja, antes dos 20 e após 35 a 40 anos.

O quadro clínico caracteriza-se por hemorragia vaginal, distensão anormal do útero e, não raramente, eliminação de vesículas. Hiperêmese, ovários policísticos e pré-eclâmpsia, associados a níveis elevados de β-hCG também podem fazer parte do quadro clínico. A ultrassonografia é importante no diagnóstico, assim como a dosagem periódica do β-hCG, cujos níveis tendem a cair dentro de algumas semanas após a evacuação do conteúdo uterino.

Quadro 21.2 Classificação da doença trofoblástica gestacional*

Mola hidatiforme completa/parcial
Mola e hidatiforme invasiva
Coriocarcinoma
Tumor trofoblástico do leito placentário
Tumor trofoblástico epitelioide

*Segundo Heller DS, 2018.

21

Aspectos morfológicos

Macroscopicamente, a MHC tem o aspecto clássico de "cacho de uva", massa composta de vesículas de parede delicada e conteúdo líquido claro, ligadas entre si por troncos vilosos delgados (Figura 21.32 A); nessa massa, não se identificam embrião ou feto, cordão umbilical ou membranas. Microscopicamente, encontram-se vilosidades edemaciadas e avasculares ou contendo poucos vasos sanguíneos (Figura 21.32 B) e proliferação trofoblástica, moderada ou acentuada (Figura 21.32 C). O edema intenso do estroma forma cavitações centrais (cisternas) nas vilosidades, transformando-os nas vesículas vistas à macrocopia. O edema forma-se pela falta de vascularização e, portanto, de menor drenagem do conteúdo líquido do estroma. Em fase precoce (6 a 8 semanas de gestação), as alterações são menos acentuadas: edema pouco pronunciado, estroma abundante e mixoide, fibroblastos evidentes, vasos delgados, cariorre e proliferação trofoblástica discreta. Nesses casos, a MHC deve ser distinguida de aborto hidrópico não molar e de mola hidatiforme parcial (ver adiante).

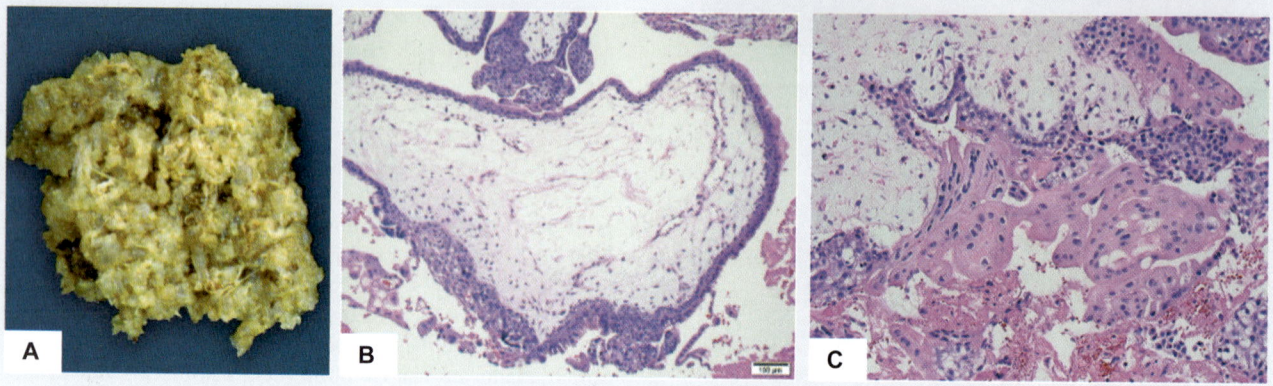

Figura 21.32 Mola hidatiforme completa. **A.** Numerosas vesículas ligadas a finas hastes (troncos vilosos), conferindo à massa aspecto de cacho de uva. **B.** Aspecto microscópico mostrando vilosidades volumosas e avasculares, com cisternas centrais e trofoblasto proliferado. **C.** Proliferação trofoblástica.

A principal complicação da MHC é a malignização para coriocarcinoma (cerca de 7%). A mortalidade em casos de tumores trofoblasticos gestacionais tem se reduzido, graças aos protocolos de acompanhamento e tratamento atualmente empregados em todo o mundo. Outra complicação é a penetração de tecido molar na parede uterina e na corrente sanguínea (ver adiante, Mola invasora), através da qual atinge vários órgãos, especialmente os pulmões; tal fenômeno ocorre de forma espontânea ou durante o esvaziamento uterino. MHC associa-se também a coagulação intravascular disseminada.

Mola hidatiforme parcial

Mola hidatiforme parcial (MHP) surge em casos de triploidia, que resulta de erro de fertilização por mecanismos diferentes: (a) dispermia (fertilização de um óvulo por dois espermatozoides), o mais comum; (b) fertilização de um óvulo haploide por um espermatozoide diploide; (c) fertilização de um óvulo diploide por um espermatozoide haploide. Nos dois primeiros casos, ocorre *diandria* (predomínio do genoma paterno) e, no terceiro, *diginia* (predomínio do genoma materno). Na MHP a placenta é volumosa e apresenta vesículas com parede fina e conteúdo claro, semelhantes às observadas na mola hidatiforme completa, embora tais alterações sejam menos pronunciadas. A MHP pode ser distinguida morfologicamente da MHC pelos seguintes elementos: (a) embrião ou feto geralmente presente na MHP, com anomalias diversas e alguns aspectos característicos, como membros finos e sindactilia entre o terceiro e o quarto quirodáctilos; (b) a proliferação trofoblástica na MHP é mais discreta e não tem atipias; (c) as vesículas na placenta não são tão evidentes como na MHC, com distribuição focal ou difusa; (d) as vilosidades mostram hidropisia variável e têm contornos irregulares, com frequentes pseudoinclusões trofoblásticas estromais; (e) as vilosidades são aparentemente normais. O risco de evoluir para coriocarcinoma é menor na MHP (aproximadamente 1%) do que na MHC.

É importante distinguir a mola hidatiforme completa da mola hidatiforme parcial, apesar de, na prática, tal distinção nem sempre ser possível sem cariótipo ou imuno-histoquímica. A marcação imuno-histoquímica com o anticorpo anti-p57kip2 pode ajudar nessa distinção. p57kip2, inibidora do ciclo celular, é codificada apenas pelo genoma materno. Na MHP (com componentes genômicos paterno e materno), há marcação da p57kip2 no trofoblasto e no estroma das vilosidades; na MHC (sem genoma materno), a marcação é negativa. O aperfeiçoamento das técnicas de estudos cromossômicos possibilita, na maioria das vezes, diferenciação entre os dois processos, além de mostrar que pode haver correlação entre o perfil cromossômico e o prognóstico da MHC. Além da existência de feto anormal e dos aspectos morfológicos citados, o elemento que pode distinguir a MHC da MHP é o cariótipo. Em geral, a MHP é triploide (69 XXY ou 69 XXX), com predomínio do componente paterno (triploidia diândrica) ou materno (triploidia digênica); na grande maioria dos casos, a MHC é diploide, quase sempre 46 XX e, ocasionalmente, 46 XY.

Mola invasora

Na mola hidatiforme invasora, que ocorre em 15% dos casos de mola hidatiforme, as vilosidades de tipo molar e o trofoblasto invadem a parede uterina. A lesão tende a infiltrar-se profundamente na parede uterina e pode causar hemorragia grave e até perfuração do órgão (Figura 21.33 A). Menos frequentemente, infiltra-se no peritônio e no ligamento largo ou envia células para os pulmões ou o cérebro, embora não forme metástases. Nos pulmões, pode causar edema e hipertensão pulmonares, eventualmente fatais. Suspeita-se do diagnóstico quando persistem hemorragia e aumento do volume uterino e dos níveis séricos de gonadotrofina coriônica após curetagem de mola hidatiforme. Como seu potencial maligno é relativamente baixo, em geral o tratamento é conservador. A lesão responde bem à quimioterapia. O diagnóstico histológico é confirmado pela presença de trofoblasto proliferado e de vilosidades coriônicas na intimidade do miométrio (Figura 21.33 B), elementos que a distinguem do coriocarcinoma (neste não se encontram vilosidades) e de outras formas de doença trofoblástica residual.

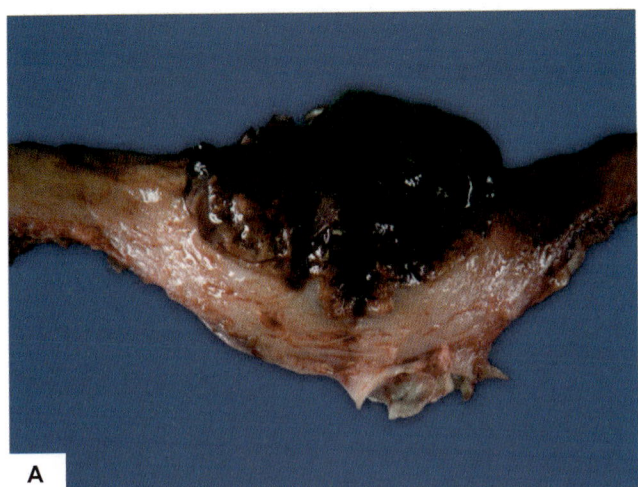

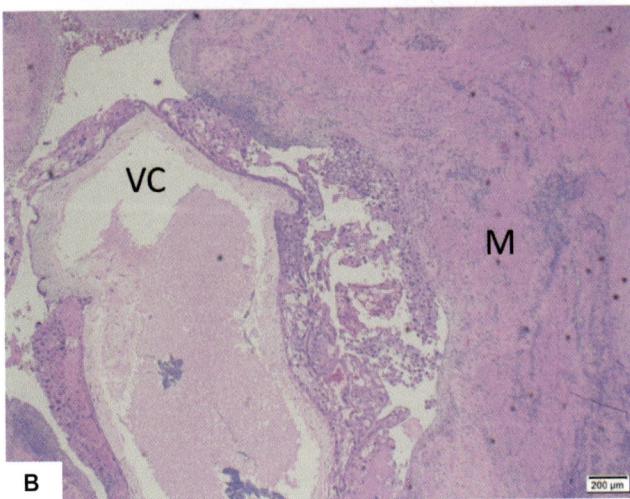

Figura 21.33 Mola hidatiforme invasora. **A.** Massa hemorrágica na parede do útero infiltrando o miométrio. **B.** Vilosidades hidrópicas (VC) com cisterna central e proliferação de citotrofoblasto invadindo o miométrio (M).

Tumor trofoblástico do leito placentário

Trata-se de forma rara de doença trofoblástica gestacional que se origina do trofoblasto intermediário (trofoblasto extraviloso) e se localiza no leito de implantação da placenta. A lesão, que surge após gravidez normal a termo, aborto ou mola hida-tiforme, pode manifestar-se anos após a gestação e ter comportamento agressivo. Macroscopicamente, o tumor é polipoide e infiltra o miométrio. Histologicamente, a lesão é constituída por células trofoblásticas com aspecto pleomórfico que infiltram a parede uterina, com positividade imuno-histoquímica forte e difusa para o h-PL (hormônio lactogênio placentário humano) e ceratina e focal para a fosfatase alcalina placentária (PLAP); β-hCG é focalmente positiva. Em 15 a 25% das células tumorais, há marcação de Ki-67.

Tumor trofoblástico epitelioide

O tumor origina-se do trofoblasto extraviloso ou da membrana coriônia e surge após parto a termo (67%), abortamento espontâneo (16%) ou gravidez molar. A lesão forma massa bem delimitada, não infiltrativa, muitas vezes com necrose em mapa geográfico. Microscopicamente, encontram-se cordões de células trofoblásticas com núcleo atípico e nucléolo evidente, com linfócitos de permeio. As células mostram positividade focal para h-PL (hormônio lactogênico placentário humano) e difusa para fosfatase alcalina placentária (PLAP). Marcação de Ki-67 é vista em 10 a 25% das células. O tumor é maligno e dá metástases a distância. O tratamento é histerectomia, seguida de quimioterapia.

Coriocarcinoma

Trata-se de neoplasia maligna constituída pela proliferação de sincício e citotrofoblasto que se origina em mola hidatiforme, aborto, gravidez normal ou ectópica, respectivamente em 50%, 25%, 22,5% e 2,5% dos casos. Da mesma forma que na MHC, sua incidência mostra variações geográficas expressivas.

O coriocarcinoma manifesta-se por hemorragia vaginal poucos dias ou semanas após a expulsão do concepto. Gonadotrofina coriônica encontra-se elevada, em níveis habitualmente maiores do que na mola hidatiforme. O prognóstico é reservado, podendo variar de acordo com a duração da doença e a extensão do acometimento. A lesão invade a corrente sanguínea e origina metástases disseminadas, presentes mesmo em tumores pequenos. As metástases têm a mesma aparência macroscópica do tumor primário e podem sofrer regressão após remoção deste; formam-se em pulmões (80%), vagina (30%), pelve (20%), cérebro (10%) e fígado (10%). Às vezes, o tumor primário não é detectado, e a doença é diagnosticada por suas metástases. Metástases hepáticas ou no cérebro, alto índice mitótico e grau de pleomorfismo celular são indicadores de mau prognóstico. Apesar de agressivo, o coriocarcinoma responde bem à quimioterapia, com elevada taxa de cura.

Aspectos morfológicos

O tumor é sólido, friável, infiltrativo ou polipoide e apresenta necrose, hemorragia e grande tendência a invasão vascular. À microscopia, é típico o dimorfismo celular, ou seja, a presença constante de cito e de sinciciotrofoblasto, com pleomorfismo celular e figuras atípicas de mitose (Figura 21.34). Ao contrário da mola hidatiforme e da mola invasora, não se encontram vilosidades coriônicas. As células invadem miométrio, vasos sanguíneos e linfáticos e, eventualmente, estruturas adjacentes. Ki-67 é positivo em mais de 50% das células tumorais.

(continua)

21

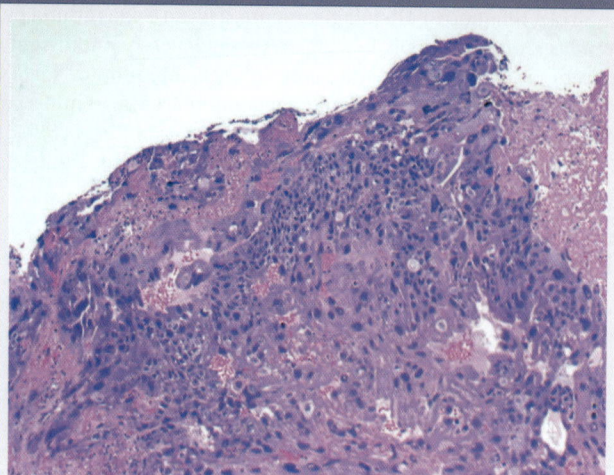

Figura 21.34 Coriocarcinoma. Dimorfismo celular, com componentes do sinciciotrofoblasto (aspecto pleomórfico) e de citotrofoblasto, em meio a fibrina.

▶ Hidropisia fetal

Edema localizado ou generalizado é manifestação de um grande número de doenças, de natureza variada, que acometem o feto. Quando o edema é generalizado e acompanhado de derrames cavitários (pleural, pericárdico, ascite), fala-se em *hidropisia fetal*, quadro que se associa a inúmeras condições com as quais nem sempre existe clara relação causal. As principais entidades acompanhadas de hidropisia fetal estão descritas a seguir.

Doença hemolítica do recém-nascido

Também denominada eritroblastose fetal, a doença hemolítica do recém-nascido (DHRN) é causada pela transferência ao feto de anticorpos maternos contra antígenos de hemácias fetais, na maioria das vezes contra os do grupo Rh (isoimunização Rh). Tal agressão imunitária resulta em hemólise seguida da produção exagerada e liberação prematura de precursores imaturos das hemácias (eritroblastos). Uma das consequências marcantes do processo é a hidropisia fetal, que resulta da insuficiência cardíaca que se segue à anemia e à baixa oxigenação do sangue fetal.

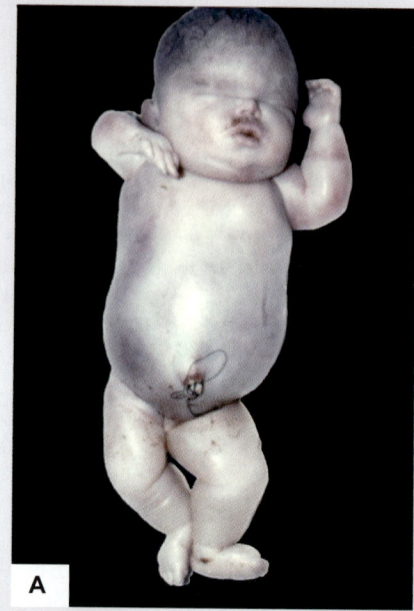

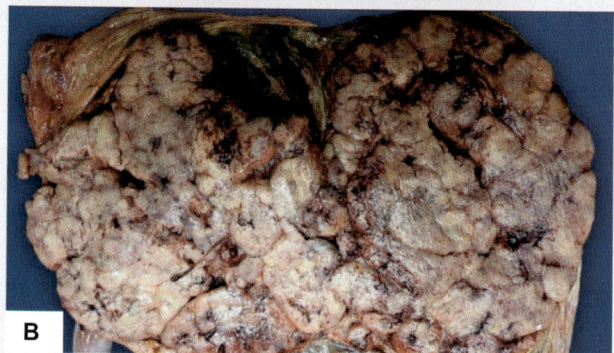

Figura 21.35 Doença hemolítica do recém-nascido. **A.** Feto hidrópico e deformado por edema acentuado. (Cortesia da Profª Ana Maria Arruda Lana e do Dr. Daniel Ribeiro Moreira, Belo Horizonte-MG.) **B.** Placenta volumosa e edemaciada, em caso de hidropisia fetal imunitária. Os cotilédones são pálidos e fazem saliência nas margens.

A hidropisia fetal na isoimunização materno-fetal pode ser tratada antes do nascimento por meio de transfusão sanguínea intrauterina. Na forma não hidrópica da DHRN, predomina o quadro de icterícia com níveis elevados de bilirrubina não conjugada, ficando também a placenta impregnada pelo pigmento bilirrubínico.

Nos últimos anos, houve acentuado declínio na incidência da doença devido às práticas profiláticas realizadas de rotina durante o acompanhamento pré-natal; hoje, hidropisia fetal não imunitária é a mais prevalente.

Hidropisia fetal não imunitária

Além da doença hemolítica do recém-nascido, grande número de condições pode ser acompanhado de hidropisia fetal, muitas delas como resultado de falência cardíaca fetal, outras por mecanismos ainda pouco explicados. Alguns exemplos: (a) distúrbios hematológicos (β-talassemia, deficiência de glicose-6-fosfato desidrogenase); (b) hemorragias fetoplacentárias e

Além do edema generalizado (Figura 21.35 A), o feto apresenta palidez, hepatoesplenomegalia e cardiomegalia. O exame histológico mostra focos de eritropoese em diversos tecidos e órgãos. A placenta também é hidrópica, volumosa, pesada (pode pesar mais de 1.000 g) e pálida (Figura 21.35 B). Os achados microscópicos mais evidentes são imaturidade das vilosidades (volumosas, com persistência do citotrofoblasto), edema do estroma viloso e hemácias imaturas na luz dos vasos fetais.

(continua)

21

de órgãos fetais; (c) doenças cardíacas (malformações, miocardite) e arritmias cardíacas fetais; (d) anomalias intratorácicas (malformação adenomatoide do pulmão, hérnia diafragmática); (e) tumores congênitos; (f) síndrome nefrótica congênita; (g) doenças metabólicas (mucopolissacaridoses); (h) infecções congênitas (sífilis, toxoplasmose, viroses).

Em várias dessas condições, em especial na hidropisia secundária a anemia fetal, o aspecto morfológico da placenta pode ser em tudo semelhante ao encontrado na eritroblastose fetal. Na infecção pelo parvovírus B19, além das alterações já descritas podem ser identificadas inclusões virais acidófilas e com aspecto de vidro fosco que ocupam grande parte do núcleo das hemácias fetais imaturas (ver Figura 21.26).

► Morte perinatal

Morte perinatal (do feto na fase que precede o parto ou durante o mesmo, ou do recém-nascido no período neonatal precoce) ainda constitui problema importante, mesmo em países desenvolvidos. Em recém-nascidos bem formados, duas são as principais causas de óbito nesse período ou de sequelas naqueles que sobrevivem: (a) hipóxia ou asfixia perinatal; (b) traumatismos do parto ou tocotraumatismos, condições frequentemente interligadas.

Hipóxia perinatal

Hipóxia perinatal é causada por condições diversas acompanhadas de baixo fluxo sanguíneo fetal e/ou placentário, de forma aguda ou crônica, que resulta em feto natimorto ou em recém-nascido deprimido, com angústia respiratória ou apneia. A hipóxia pode dever-se a fatores obstétricos (da própria dinâmica do trabalho de parto), maternos (doenças relacionadas com a gravidez; fármacos, como anestésicos) ou placentários (descolamento prematuro, prolapso do cordão).

Aspectos morfológicos

O feto pode ser macrossômico ou pequeno para a idade gestacional. Hemorragias cutâneas petequiais são frequentes. Mecônio na pele fetal ou na superfície fetal da placenta resulta de peristaltismo intestinal exacerbado e relaxamento do esfíncter anal, antes ou durante o parto. Hemorragias focais viscerais são características, principalmente em pulmões, pleura, timo, coração, pericárdio (Figura 21.36), fígado (hematoma subcapsular), encéfalo e suprarrenais. Hemorragia pulmonar maciça pode resultar de coagulopatia de consumo ou condição análoga ao pulmão do choque de adultos. Um dos achados mais marcantes nos pulmões é aspiração de líquido amniótico e mecônio, a qual se segue à hipóxia anteparto, quando o feto realiza movimentos respiratórios rápidos e profundos, ainda dentro do útero.

Microscopicamente, bronquíolos e alvéolos apresentam-se preenchidos por escamas córneas da epiderme fetal e macrófagos contendo pigmento meconial (ver Figura 14.16). As lesões cerebrais, muitos frequentes e importantes, variam desde alterações inespecíficas (congestão, edema) até necrose neuronal. As áreas mais sensíveis à hipóxia são tálamo, mesencéfalo, ponte e núcleo denteado, onde lesões necro-hemorrágicas podem surgir precocemente. Leucomalácia periventricular (ver Capítulo 26), encontrada especialmente em prematuros, é bem característica dessa condição. Lesões antigas aparecem como áreas císticas ou focos de calcificação.

(continua)

Aspectos morfológicos (*continuação*)

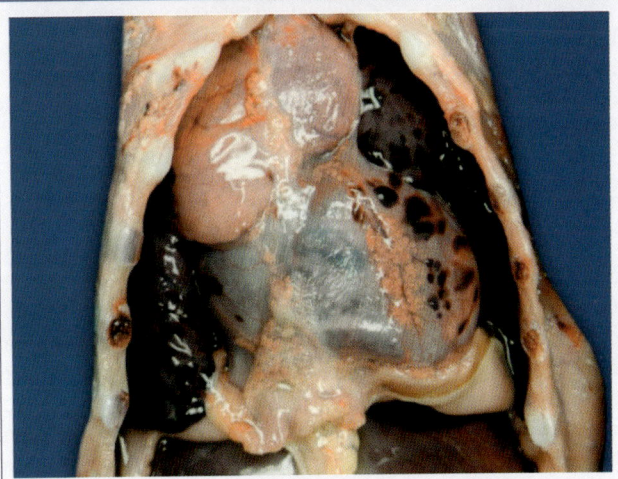

Figura 21.36 Lesões fetais na hipóxia perinatal. Hemorragias petequiais no pericárdio e na pleura. O timo, volumoso, é visto na parte superior da figura.

► Tocotraumatismos

Embora a frequência de tocotraumatismos (traumatismos do parto) tenha declinado consideravelmente nas últimas décadas, graças aos avanços nas técnicas cirúrgico-obstétricas, suas consequências principais (morte perinatal ou sequelas graves) fazem com que devam ser sempre investigados de rotina durante necrópsia de recém-nascidos. Além disso, como em geral o quadro clínico dominante é de hipóxia perinatal, o reconhecimento clínico do traumatismo muitas vezes é tardio ou não é feito, ocorrendo apenas no exame *post-mortem*.

Traumatismos cranianos

Traumatismos cranianos são os que mais resultam em danos para o recém-nascido, podendo estes ser mínimos ou de enorme gravidade. Em geral, ocorrem em neonatos a termo ou próximos do termo e são representados por hemorragia extracraniana, fraturas ósseas e hemorragia subdural. *Hemorragia extracraniana*, de escassa importância clínica, tem como melhor exemplo o céfalo-hematoma, coleção sanguínea subperióstea delimitada pelas bordas ósseas, mais comum nos ossos parietais.

Fraturas ósseas, geralmente lineares e parietais, são vistas em casos de extração difícil, com fórceps cefálico; podem não ter maior significado, a não ser pela associação com hemorragias ou lesão do parênquima subjacente. Osteodiástase occipital (separação das junções cartilaginosas entre as porções escamosa e laterais do osso occipital) pode ser muito grave por causar lesão da dura-máter e dos seios occipitais, com hemorragia na fossa posterior e laceração do cerebelo; ocorre em geral durante manobras de extração da cabeça na apresentação de nádegas.

Hemorragia subdural é a forma clássica de tocotraumatismo craniano e resulta da ruptura de veias que ligam a rede venosa cerebral aos seios da dura-máter, as quais são desprovidas de proteção anatômica (tais veias ficam "livres" no espaço subdural). À necrópsia, encontra-se sangue fluido ou coágulos sobre um ou ambos os hemisférios cerebrais, podendo acompanhar-se de hemorragia subaracnoide; as veias rompidas não são facilmente evidenciáveis. Lacerações da foice do cérebro e do tentório também podem estar presentes. Hemorragia na fossa posterior ocorre ainda por ruptura traumática das veias cerebelares superiores ou da veia de Galeno, em geral como resultado de compressão fronto-occipital ou distorção oblíqua da cabeça fetal.

Outros traumatismos

Hemorragias viscerais e de tecidos moles são frequentes e podem ser extensas, mas raramente são responsáveis por óbito. Fraturas de ossos longos e lesões de nervos periféricos comumente se associam a outros traumatismos e podem ser percebidas ao exame clínico. Lesões da coluna vertebral, mais comuns no passado, resultam de extração de nádegas e prevenidas atualmente por cesariana. Sua complicação mais frequente é a transecção medular, principalmente na porção inferior da medula cervical.

► Hepatopatias na gravidez

As doenças hepáticas que se manifestam durante a gestação podem ser específicas da gravidez ou não ter relação com ela; temporalmente, podem desenvolver-se durante a gravidez ou precedê-la. Entre as hepatopatias específicas da gestação, destacam-se a *colestase intra-hepática gestacional* e a *esteatose aguda da gravidez*; entre as não relacionadas com a gravidez, têm-se as *hepatites virais* e as *hepatites medicamentosas*. *Insuficiência hepática aguda* na gravidez, muito grave, pode dever-se a hepatopatias específicas da gestação (com destaque para a esteatose aguda da gravidez e as complicações hepáticas da pré-eclâmpsia/síndrome HELLP), ou a qualquer outra hepatopatia, preexistente ou que surge durante o período gestacional, como hepatites virais ou medicamentosas (p. ex., intoxicação por paracetamol).

Colestase intra-hepática gestacional

Doença pouco comum (0,7 a 5% das gestações), tem patogênese complexa e associa-se a fatores genéticos, endócrinos e ambientais. Mutações no gene *ABCB11* (que codifica o principal transportador de sais biliares) causam colestase intra-hepática que se desenvolve somente durante a gestação; as portadoras de mutações não apresentam manifestações clínicas fora do período gestacional. Níveis hormonais elevados parecem ser importantes, uma vez que a doença tem frequência maior em gestações múltiplas. Hepatite C e baixa ingestão de selênio também estão implicadas. O principal sintoma é prurido, mas pode haver associação com colelitíase, que, quando presente, não explica a colestase, a não ser em caso de impactação de cálculo. As principais complicações da doença, entretanto, repercutem no feto, por exposição à toxicidade dos ácidos biliares, entre elas parto prematuro, hipóxia intrauterina e morte fetal por arritmias cardíacas.

Esteatose aguda da gravidez

Trata-se de doença rara, com incidência de 1 em 7.000 a 16.000 gestações, porém potencialmente fatal, com taxa de mortalidade materna de até 12%. A doença é mais comum em primigestas e em gestações múltiplas (gemelares). A patogênese é pouco conhecida, mas parece derivar de defeito que interfere na oxidação de ácidos graxos, processo que requer enzimas mitocondriais, principalmente a 3-hidroxiacil-coenzima A desidrogenase, que faz parte de um complexo de enzimas conhecido como *proteína mitocondrial trifuncional* (PMT).

A doença manifesta-se quando o feto herda a mutação de ambos os progenitores (o feto é homozigoto para o defeito). Durante a gestação, o fígado da gestante é obrigado a metabolizar, além dos seus próprios ácidos graxos, também aqueles oriundos da unidade fetoplacentária. Com a sobrecarga, surge hepatotoxicidade pelos metabólitos 3-hidroxiacil de cadeia longa, que resulta em esteatose, necrose hepatocelular e alterações nas provas de função hepática, com elevação sérica de aminotransferases, bilirrubina total e desidrogenase lática.

A complicação mais temida é insuficiência hepática aguda. O diagnóstico pode ser realizado por tomografia computadorizada, que é útil na demonstração do acúmulo de gordura hepática; entretanto, confirmação exige biópsia hepática, método eficaz mas pouco prático, devido à possibilidade de coexistência de coagulopatia ou necessidade de indução imediata do trabalho de parto. Recorrência não é comum.

Insuficiência hepática aguda na gravidez

Insuficiência hepática aguda é emergência clínica pouco comum na gravidez, porém associada a elevada morbi-mortalidade feto-materna, com evolução rápida para encefalopatia hepática. O quadro pode ser causado por doenças associadas à gestação ou por outros processos patológicos. As principais causas incluem esteatose aguda da gravidez, pré-eclâmpsia, síndrome HELLP, hepatites virais (prognóstico particularmente reservado na infecção pelo vírus E), intoxicação por paracetamol, doenças autoimunes e neoplasias malignas. Clinicamente, há elevação sérica de aminotransferases, γ-glutamiltranspeptidase e bilirrubina total, além de hipoalbuminemia, aumento do tempo de protrombina, acidose e síndrome hepatorrenal. O prognóstico é ruim; a sobrevida global, com tratamento e independentemente da causa, é de 10 a 40%.

■ Leitura complementar

Garcia AGP, Lana AMA. A placenta nas infecções congênitas. In: Tonelli E, Freire L (eds.). Doenças infecciosas na infância e adolescência. Rio de Janeiro: Medsi; 2000.

Heerema-Mckenney A, et al. Diagnostic pathology: placenta. 2nd ed. Amirsys, Frienses, Altona, Manitoba, Canada; 2019.

Heller DS. Update on the pathology of gestational trophoblastic disease. APMIS. 2018;126(7):647-54.

Jauniaux E, et al. Placenta accreta spectrum: pathophysiology and evidence-based anatomy for prenatal ultrasound imaging. Am J Obstet Gynecol. 2018:218(1):75-87.

Khong TY, et al. Sampling and definitions of placental lesions: Amsterdam Placental Workshop Group Consensus Statement. Arch Pathol Lab Med. 2016;140(7):698-713.

Khong TY, et al. Pathology of the placenta: a pratical guide. Gewerbestrasse, Switzerland: Springer International Publishing; 2019.

Lana A. Anomalias da placenta, do cordão e das membranas. In: Corrêa MD, et al. editors. Noções práticas de obstetrícia. Belo Horizonte: COOPMED Editora, 2004. p. 291-304.

21

Langston C, et al. Practice guideline for examination of the placenta: developed by the placental pathology practice guideline development task force of the College of American Pathologists. Arch Pathol Lab Med. 1997;121(5):449-76.

McConnel TG, et al. Diagnosis and subclassification of hydatidiform moles using p57 immunohistochemistry and molecular genotyping: validation and prospective analysis in routine and consultation practice settings with development of an algorithmic approach. Am J Surg Pathol. 2009;33(6):805-17.

Mayrink J, Costa ML, Cecatti JG. Preeclampsia in 2018: Revisiting concepts, physiopathology, and prediction. Scientific World Journal. v. 2018.

Ronnett BM. Hydatidiform moles: ancillary techniques to refine diagnosis. Arch Pathol Lab Med. 2018;142(12):1485-502.

Schmidt M, et al. Altered angiogenesis in preeclampsia: evaluation of a new test system for measuring placental growth factor. Clin Chem Lab Med. 2007;45(11):1504-10.

Young BC, Levine RJ, Karumanchi SA. Pathogenesis of preeclampsia. Annu Rev Pathol Mech Dis. 2010;5:173-92.

21

Capítulo 22

Esôfago. Estômago. Intestinos

Maria Aparecida Marchesan Rodrigues

Malformações congênitas do trato digestivo

Muitos defeitos na formação e no desenvolvimento de um indivíduo ocorrem no trato gastrointestinal, isolados ou associados a anomalias congênitas em outros órgãos. As malformações do trato gastrointestinal de maior interesse estão descritas adiante.

Atresia. *Atresia do esôfago* é a malformação congênita mais frequente do órgão e resulta da falta de septação da porção proximal do trato digestivo primitivo em esôfago e traqueia. O defeito ocorre na altura da carina e associa-se geralmente a fístula esofagotraqueal. O segmento atrésico consiste em cordão fibroso, sem luz, que resulta em obstrução mecânica. Há vários tipos de atresia (Figura 22.1). Na sua forma mais comum, a porção proximal do esôfago termina em fundo cego e o segmento distal comunica-se com a traqueia (Figura 22.2). Obstrução mecânica pela atresia é suspeitada ao nascimento por salivação excessiva e regurgitação. Quando há fístula esofagotraqueal, a complicação mais grave é pneumonia aspirativa. Atresia do esôfago pode ser diagnosticada antes do nascimento por ultrassonografia, que mostra poli-hidrâmnio no terceiro trimestre da gestação.

Atresia intestinal é mais rara do que a do esôfago e ocorre sobretudo no duodeno. Ânus imperfurado, que é a forma mais comum de atresia do intestino distal, resulta de falta de involução do diafragma da cloaca durante a embriogênese.

Estenose. Estenose, que se caracteriza por estreitamento da luz e espessamento fibroso da parede do segmento acometido, causa obstrução parcial ou completa do órgão. Estenose pode ser congênita ou adquirida. A estenose congênita mais importante no trato gastrointestinal é a do piloro, que se manifesta nos primeiros meses de vida com regurgitação e vômitos; uma massa na região pilórica pode ser palpada. Estenose adquirida resulta de grande número de lesões: (a) cicatrização de lesões inflamatórias: no esôfago, ocorre na doença do refluxo gastroesofágico, agressão cáustica, radiação ou esclerose sistêmica; (b) nos intestinos, por várias inflamações crônicas (tuberculose, doença

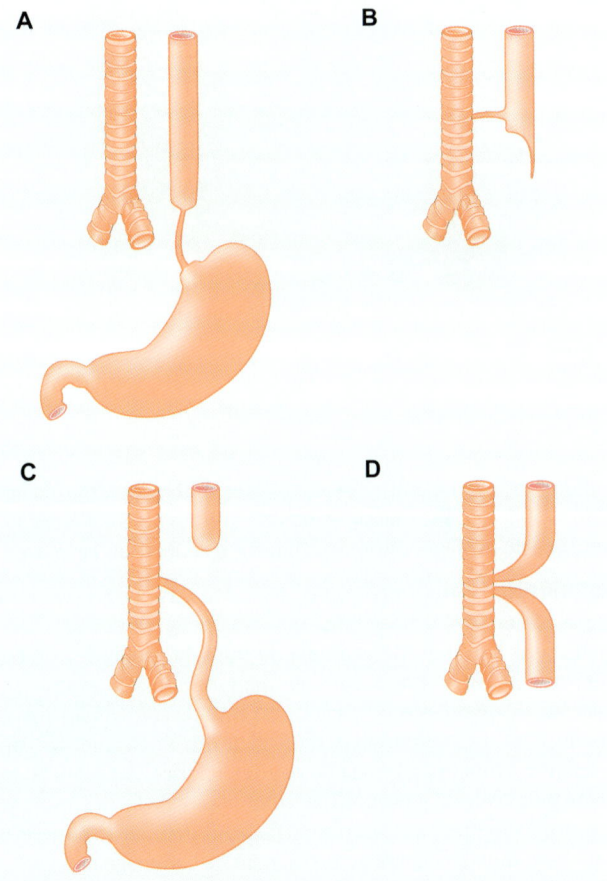

Figura 22.1 Tipos de atresia do esôfago. **A.** Atresia pura, sem fístula esofagotraqueal. A porção distal do esôfago termina em fundo cego e une-se ao estômago por cordão fibroso, sem luz. **B.** Atresia do esôfago com fístula esofagotraqueal na porção proximal. **C.** Atresia do esôfago com fístula esofagotraqueal na porção distal. **D.** Atresia do esôfago com fístula esofagotraqueal nas porções proximal e distal.

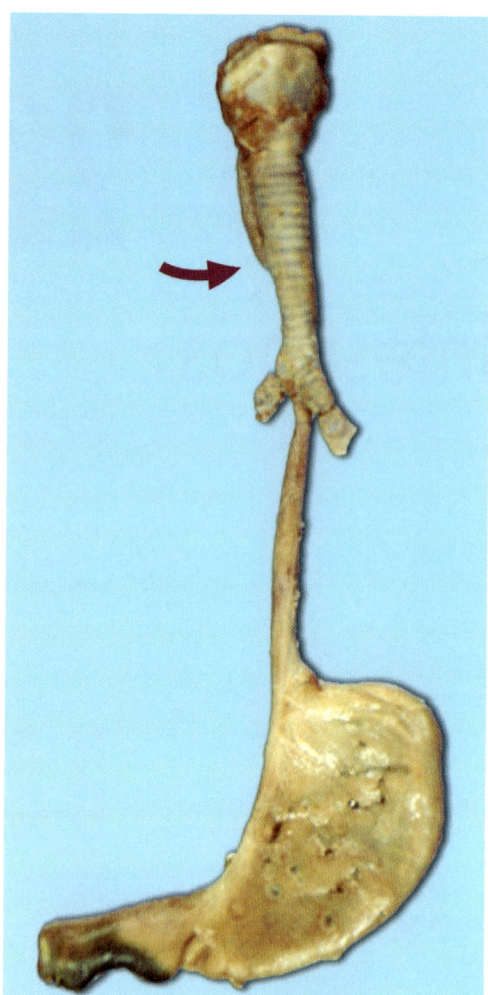

Figura 22.2 Atresia do esôfago. A porção proximal do esôfago termina em fundo cego (*seta*). O segmento distal do esôfago comunica-se com a traqueia.

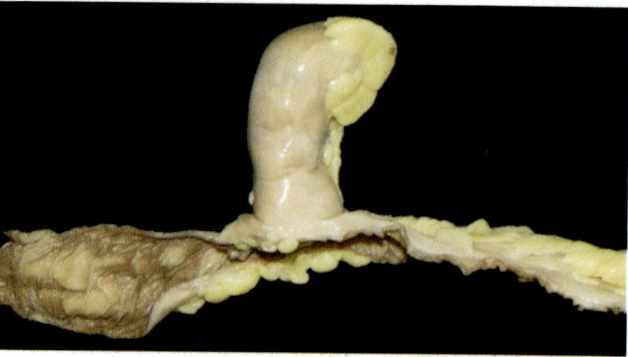

Figura 22.3 Divertículo de Meckel. Segmento intestinal em fundo cego, situado na borda antimesentérica do intestino delgado.

inflamatória intestinal); (c) neoplasias, por obstrução da luz pelo tumor ou por espessamento da parede, como acontece em tumores do esôfago, estômago (piloro) e do intestino grosso.

Heterotopia. Heterotopia ou ectopia consiste na presença de partes de órgãos, especialmente de mucosas, fora do seu local anatômico habitual. Heterotopia de mucosa gástrica no terço superior do esôfago é o exemplo mais comum. Ao exame endoscópico, aparece como ilhas de mucosa de cor salmão envolvendo toda a circunferência do órgão. Histologicamente, corresponde à mucosa gástrica de padrão oxíntico. A produção de ácido pelas células parietais heterotópicas pode levar a esofagite e suas complicações, sobretudo disfagia. Ectopia do pâncreas, menos frequente, ocorre no esôfago ou no estômago.

Divertículo de Meckel. Divertículo de Meckel, a malformação congênita mais frequente e importante do intestino delgado, é a causa mais comum de sangramento digestivo nos primeiros 2 anos de vida. A lesão situa-se no íleo, na borda antimesentérica, a cerca de 80 cm da válvula ileocecal (Figura 22.3). Trata-se de divertículo verdadeiro, pois é constituído por todas as camadas da parede intestinal. A anomalia resulta da persistência do ducto onfalomesentérico, que conecta o intestino fetal ao cordão umbilical. Muitas vezes assintomático, é

diagnosticado incidentalmente em laparotomia ou necrópsia. As principais complicações são inflamação, úlcera péptica, perfuração e hemorragia associada a mucosa gástrica ectópica no divertículo. Metade dos casos sintomáticos manifesta-se com hemorragia digestiva.

Megacólon congênito (doença de Hirchsprung). Doença de Hirschsprung, que é a causa mais comum de obstrução intestinal congênita, caracteriza-se por ausência de células ganglionares nos plexos nervosos que coordenam a motilidade intestinal. A doença é mais frequente em meninos (4:1); cerca de 10% dos casos ocorrem em crianças com síndrome de Down. O defeito, que resulta da interrupção da migração craniocaudal das células ganglionares do sistema nervoso entérico durante a embriogênese, compromete o reto e o cólon distal. O segmento intestinal aganglônico torna-se espástico, levando à obstrução intestinal funcional e dilatação proximal ao segmento afetado (Figura 22.4 A). A área dilatada (megacólon) tem inervação preservada, enquanto a área espástica, contraída, não possui células ganglionares (neurônios) nos plexos nervosos submucosos e mioentéricos. As fibras não mielínicas dos plexos nervosos são espessas, conferindo aspecto neuromatoso (Figura 22.4 B). As fibras nervosas colinérgicas armazenam acetilcolinesterase, que pode ser identificada por análise histoquímica no segmento aganglônico (Figura 22.4 C).

A maioria dos casos é esporádica, mas em 10% deles a doença é familial. Mutações no proto-oncogene *RET* são identificadas em 50% dos casos familiares e em 15% dos casos esporádicos. Esse proto-oncogene codifica uma glicoproteína de membrana da família dos fatores neurotróficos derivados da glia, essenciais para a sobrevida e a migração das células ganglionares do sistema nervoso entérico durante a embriogênese.

Na maioria dos pacientes, a aganglionose ocorre no reto e no cólon distal, e sua extensão varia desde muito curta até todo o intestino. Comprometimento de segmentos mais longos ocorre em cerca de 20% dos casos. Aganglionose colônica total é rara e em geral associa-se às formas familiares da enfermidade.

A doença manifesta-se no período neonatal com ausência de eliminação de mecônio, distensão abdominal e vômitos biliosos e evolui com constipação intestinal crônica. A complicação mais grave é a enterocolite associada a estase fecal, que pode se complicar com perfuração intestinal, peritonite e septicemia. O diagnóstico é feito por biópsia da mucosa retal, que mostra ausência de células ganglionares (neurônios) nos plexos nervosos mioentéricos e submucosos.

22

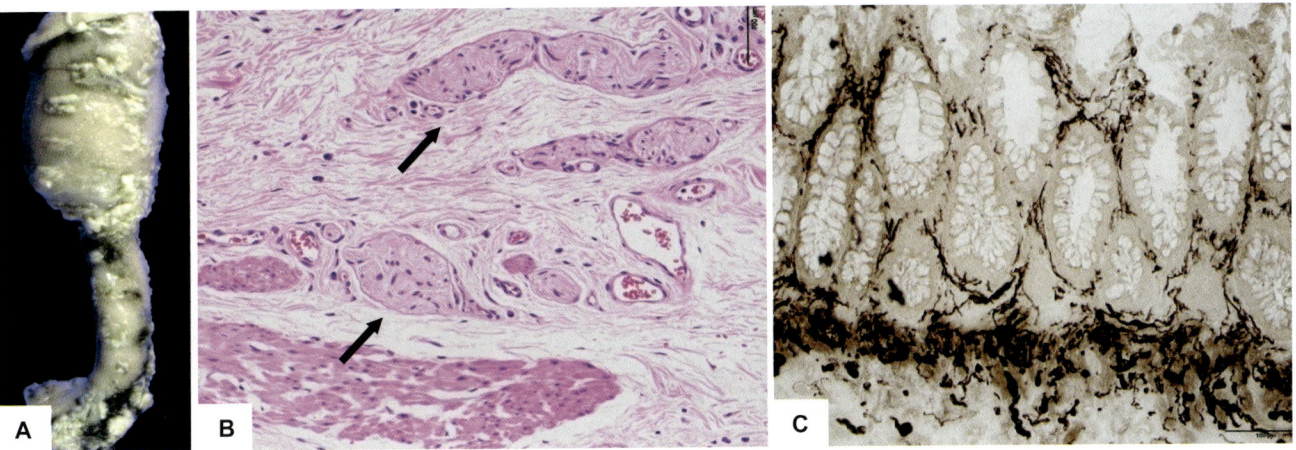

Figura 22.4 Megacólon congênito. **A.** Segmento intestinal aganglônico contraído (estreito), com dilatação a montante. (Cortesia do Prof. Marco Antônio Dias e do Prof. Moisés Salgado Pedrosa, Belo Horizonte, MG). **B.** Ausência de células ganglionares nos plexos nervosos mioentéricos (seta). **C.** Acetilcolinesterase positiva nas fibras nervosas da mucosa. (Cortesia do Prof. Marco Antônio Dias e do Prof. Moisés Salgado Pedrosa, Belo Horizonte, MG.)

Esôfago

O esôfago, tubo muscular que se estende da epiglote, na faringe, até a junção esofagogástrica, é responsável por conduzir os alimentos da faringe até o estômago. O órgão é revestido por mucosa constituída por epitélio estratificado pavimentoso resistente à ação abrasiva dos alimentos. Em condições fisiológicas, a atividade motora do órgão, coordenada com a deglutição, desencadeia ondas de contração peristáltica e relaxamento do esfíncter inferior, o que permite a passagem do conteúdo alimentar para o estômago. As principais doenças esofágicas são inflamações e neoplasias malignas.

Acalasia

Acalasia, a principal alteração da função motora do órgão, caracteriza-se pela falta de relaxamento do esfíncter inferior do esôfago após a deglutição. Acalasia pode ser primária, relacionada a degeneração da inervação que coordena a motilidade do órgão, ou secundária a destruição das células ganglionares dos plexos nervosos que ocorre na doença de Chagas (ver Capítulo 34) ou a outras condições, como poliomielite, neuropatia diabética, amiloidose e sarcoidose. Estase do conteúdo alimentar na luz do órgão resulta em dilatação progressiva (megaesôfago) e se manifesta com disfagia progressiva, aspiração de conteúdo alimentar para as vias respiratórias e desnutrição.

Hérnia de hiato

Trata-se de condição prevalente e importante caracterizada por evaginação da porção superior do estômago para o tórax através do hiato diafragmático. Hérnia de hiato, que é uma das principais causas de esofagite de refluxo, pode ser de dois tipos: axial, ou de deslizamento, e não axial, ou paraesofágica (Figura 22.5). Hérnia de deslizamento é responsável por 95% dos casos e caracteriza-se por protrusão do estômago acima do diafragma, criando uma dilatação em sino delimitada pelo hiato do diafragma (Figura 22.5 B). Na hérnia paraesofágica, uma porção separada do fundo do estômago ao longo da grande curvatura hernia para o tórax através do hiato diafragmático (Figura 22.5 C). Hérnia de hiato pode levar a várias complicações, como esofagite de refluxo, úlcera e perfuração.

22

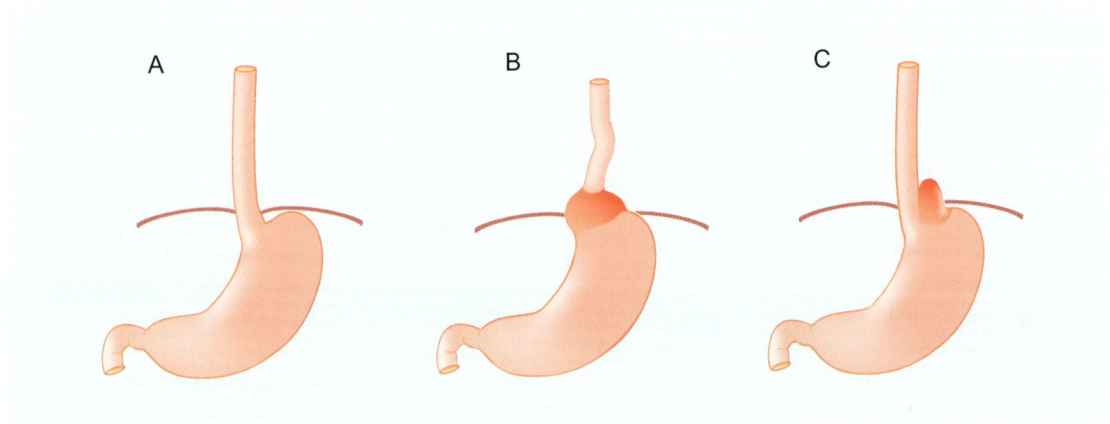

Figura 22.5 Hérnia de hiato. **A.** Esôfago normal. **B.** Hérnia de deslizamento. **C.** Hérnia paraesofágica.

Divertículos

São dilatações circunscritas da luz do esôfago resultantes de alterações na motilidade e de aumento da pressão no interior do órgão. Divertículo de Zenker, ou faringoesofágico, o mais prevalente e mais comum em idosos, forma-se no terço proximal do órgão, próximo do esfíncter esofágico superior. O divertículo epifrênico ocorre no terço distal do esôfago, junto ao esfíncter esofágico inferior. Apesar de pouco frequentes, divertículos do esôfago podem causar efeito de massa por estase alimentar, halitose, regurgitação e aspiração pulmonar.

Síndrome de Mallory-Weiss

Consiste em fendas lineares e longitudinais na mucosa do esôfago distal. A lesão, mais frequente em alcoolistas, é atribuída a antiperistalse abrupta e descoordenada associada a vômitos excessivos que ocorrem na intoxicação alcoólica aguda (normalmente, antes de vômitos há relaxamento da musculatura do esôfago). A manifestação principal é hematêmese, que não requer intervenção cirúrgica. Quando as lacerações são profundas e transmurais, como ocorre na síndrome de Boerhaave, o quadro é grave e pode causar ruptura do esôfago e mediastinite.

Varizes

Varizes, que consistem em dilatação e tortuosidade de veias, formam-se na submucosa do esôfago de pacientes com hipertensão portal e são causa importante de hematêmese (Figura 22.6). Tais alterações em veias esofágicas fazem parte da circulação colateral que se desenvolve no esôfago distal quando existe aumento da pressão venosa portal. Como as veias do esôfago inferior e do fundo gástrico drenam para a veia gástrica esquerda, quando se aumenta a pressão venosa portal o fluxo esplâncnico é desviado para o sistema cava superior, originando as varizes esofagianas. Varizes do esôfago formam-se em 90% dos pacientes com cirrose. No Brasil, fibrose hepática na forma hepatoesplênica da esquistossomose constitui outra importante causa de hipertensão portal. Ruptura dessas varizes causa sangramento digestivo volumoso, muitas vezes fatal. Cerca de metade das mortes por cirrose resulta de hemorragia por ruptura de varizes do esôfago.

▪ Esofagites

A mucosa do esôfago é frequentemente exposta a agressões por agentes químicos, físicos e biológicos. Fatores de natureza diversa, como álcool, ácidos, bebidas quentes, componentes do tabaco, certos medicamentos (p. ex., quimioterápicos), radiação e ingestão de substâncias cáusticas são fatores de agressão à mucosa esofágica. Álcalis fortes ou detergentes usados para limpeza são as causas mais comuns de lesão química em crianças, por ingestão acidental, ou em adultos, com propósito suicida. Em indivíduos saudáveis, infecções bacterianas são raras. Infecções fúngicas, principalmente por *Candida albicans*, e infecções virais, particularmente pelo citomegalovírus e pelo vírus *Herpes simplex*, são frequentes em indivíduos debilitados e imunossuprimidos.

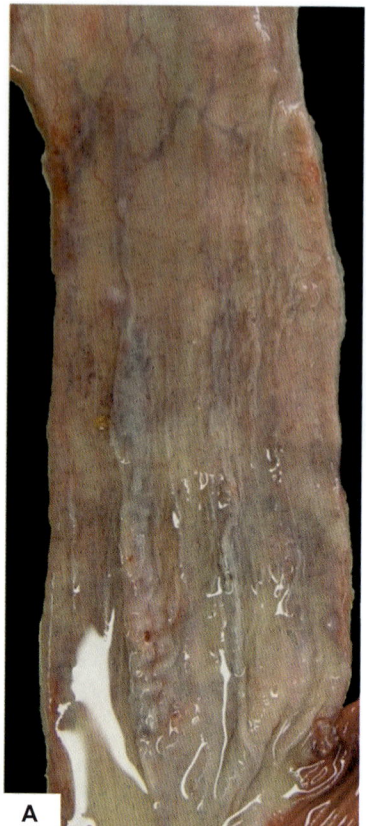

A

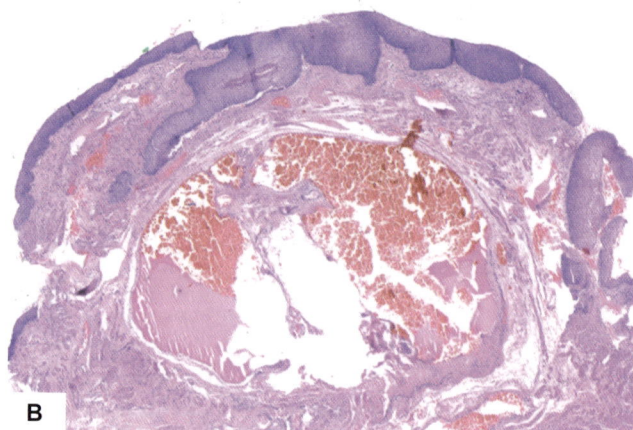

B

Figura 22.6 Varizes do esôfago. **A.** Vasos dilatados, tortuosos e com pontos de ruptura na mucosa. **B.** Dilatação intensa de veia da submucosa do esôfago.

Lesões da *candidíase* caracterizam-se por placas brancacentas aderidas à mucosa, que são constituídas histologicamente por material necrótico, células inflamatórias, esporos e pseudo-hifas septadas, que se coram por métodos histoquímicos, como PAS e prata metenamina de Gomori (Figura 22.7). Infecção *herpética* causa úlceras rasas na mucosa, cujas células epiteliais nas bordas da lesão apresentam efeito citopático caracterizado por multinucleação e inclusões nucleares em vidro fosco (Figura 22.8). Na infecção pelo *citomegalovírus*, as úlceras são mais profundas. Em células endoteliais e do estroma no fundo das úlceras, são vistas inclusões nucleares e citoplasmáticas características em "olho de coruja" (Figura 22.9).

Comprometimento do esôfago em dermatoses bolhosas, como pênfigo vulgar e epidermólise bolhosa, e na doença do enxerto contra o hospedeiro, assemelha-se ao das lesões na pele. Na esclerose sistêmica, encontram-se fibrose na mucosa e submucosa do órgão que altera a motilidade esofágica e resulta em disfagia.

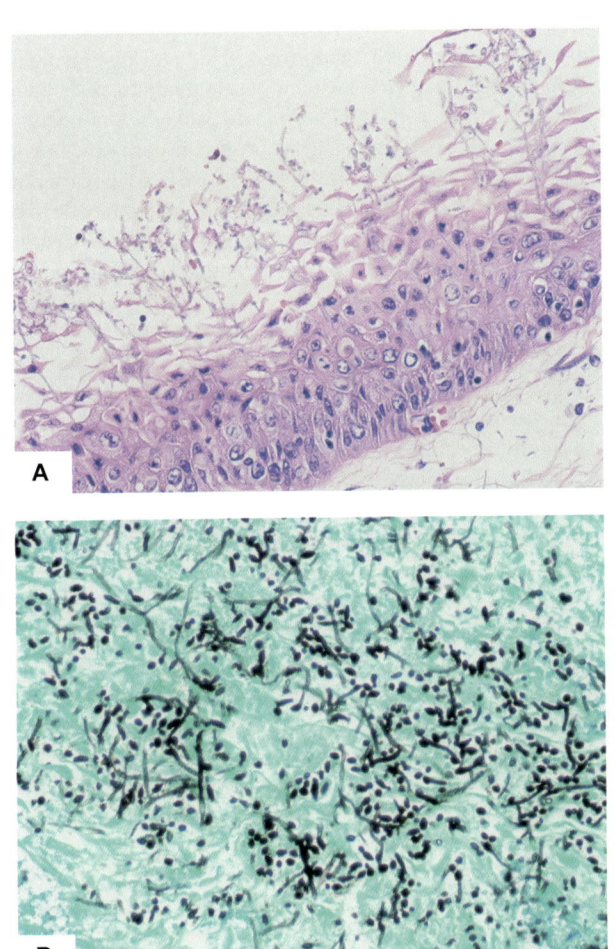

Figura 22.7 Esofagite por Cândida. **A.** Pseudo-hifas e esporos junto à superfície da mucosa. **B.** Esporos e pseudo-hifas corados pelo método de Gomori.

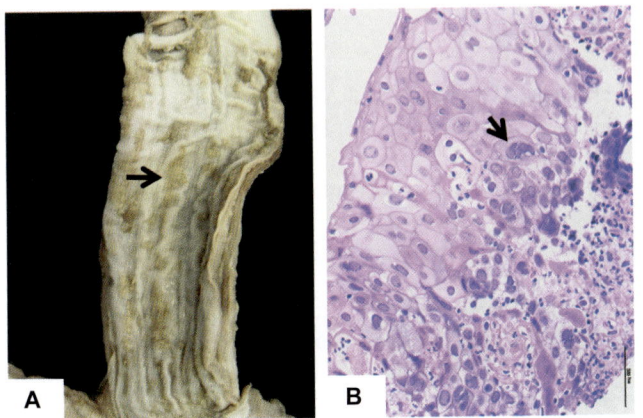

Figura 22.8 Esofagite herpética. **A.** Úlceras rasas e irregulares na mucosa (*seta*). **B.** Núcleos em vidro fosco e células gigantes multinucleadas (*seta*).

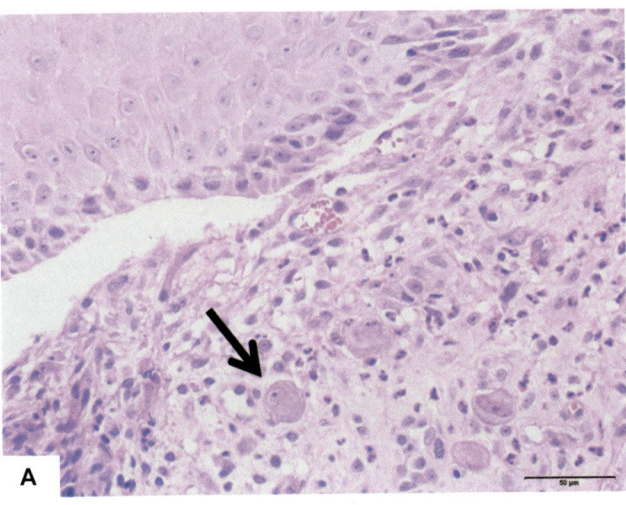

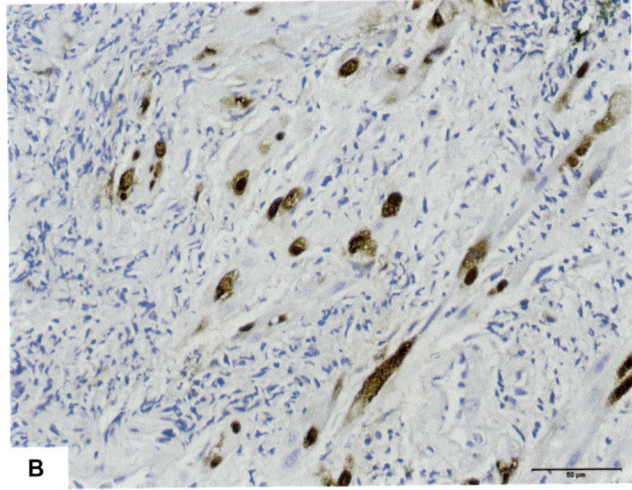

Figura 22.9 Esofagite por citomegalovírus. **A.** Inclusões nucleares em células endoteliais e do estroma (*seta*). **B.** Marcação do vírus por imuno-histoquímica nas células infectadas.

Doença do refluxo gastroesofágico

Regurgitação do conteúdo gástrico é a causa mais comum de agressão à mucosa do esôfago. Doença do refluxo gastroesofágico (DRGE) inclui um espectro de condições clínicas e histopatológicas que resultam de RGE, o qual ocorre em 10 a 35% da população.

Em condições fisiológicas, o esfíncter inferior do esôfago é a principal barreira ao refluxo do conteúdo gástrico. Após refeições, refluxo transitório é evento fisiológico. Episódios frequentes e prolongados de regurgitação gástrica, no entanto, agridem a mucosa esofagiana e causam *esofagite de refluxo*. Os fatores que predispõem refluxo gastroesofágico incluem os que reduzem o tônus do esfíncter inferior do esôfago, como hérnia de hiato, fumaça do cigarro, álcool, chocolate, medicamentos depressores do sistema nervoso central, ou aqueles que aumentam a pressão intra-abdominal, sobretudo obesidade, gravidez, retardo do esvaziamento gástrico e aumento de volume do estomago.

À endoscopia, a mucosa esofágica apresenta eritema, vasos proeminentes, focos de hemorragia, erosões e úlceras; tais alterações ocorrem sobretudo no esôfago distal, mas podem estender-se em direção proximal. Microscopicamente, encontram-se

22

exocitose de eosinófilos e neutrófilos, hiperplasia da camada basal e alongamento das papilas da lâmina própria até o terço superior do epitélio. Eosinófilos na mucosa esofágica são marcador de agressão pelo ácido gástrico.

As manifestações clínicas mais comuns incluem dor em queimação retroesternal, disfagia e regurgitação. Tosse recorrente por microaspiração pulmonar também é queixa frequente. Dor torácica do tipo angina, rouquidão e odinofagia são manifestações atípicas. Complicações da esofagite de refluxo incluem úlcera, sangramento, estenose esofágica e esôfago de Barrett (ver adiante).

Esofagite eosinofílica

Trata-se de forma peculiar de inflamação da mucosa esofágica caracterizada por grande número de eosinófilos intraepiteliais (> 30/campo), predominantemente na porção superficial da mucosa, muitas vezes formando microabscessos intraepiteliais (Figura 22.10). Tais lesões são mais comuns nos terços distal e proximal do órgão. O exame endoscópico mostra placas brancacentas, fendas lineares, mucosa em anel ou estreitamentos da luz. Em adultos, as manifestações clínicas incluem impactação alimentar e disfagia; em crianças, o quadro é similar ao da doença do refluxo gastroesofágico. A etiologia da inflamação é desconhecida. A maioria dos pacientes tem sinais de atopia, como rinite alérgica, asma ou dermatite atópica.

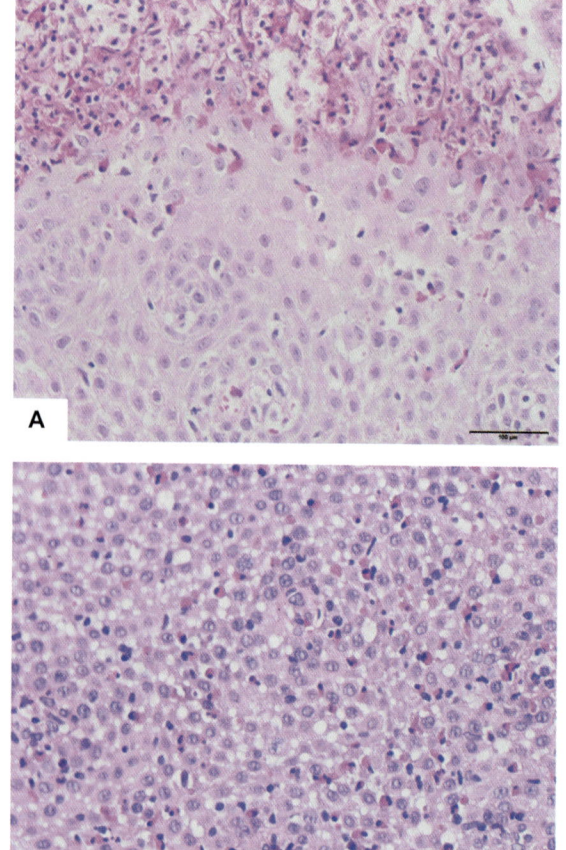

Figura 22.10 Esofagite eosinofílica. **A.** Microabscessos intraepiteliais de eosinófilos na superfície da mucosa. **B.** Numerosos eosinófilos intraepiteliais.

Esôfago de Barret

Esôfago de Barret (EB) caracteriza-se pela substituição do epitélio estratificado pavimentoso do órgão por epitélio colunar do tipo intestinal em resposta da mucosa esofágica à agressão pelo ácido do estômago. Mais comum em homens e acima de 50 anos, a lesão associa-se à doença do refluxo gastroesofágico. Os fatores de risco para EB são, portanto, aqueles que favorecem refluxo gastroesofágico e incluem hérnia de hiato, obesidade e incompetência do esfíncter inferior do esôfago. A importância principal do EB é o risco de a lesão progredir para câncer: cerca de 10% dos indivíduos com EB desenvolvem adenocarcinoma no terço inferior do esôfago. Estudos moleculares mostram que mutações similares às do adenocarcinoma do esôfago são identificadas em biópsias com EB, reforçando o papel deste como precursor do adenocarcinoma.

Endoscopicamente, o EB é caracterizado pela presença de mucosa glandular, de cor salmão, no esôfago acima da junção esofagogástrica. Conforme a extensão do segmento acometido, o EB é classificado em: (a) EB longo, ou clássico, quando a mucosa glandular ocupa mais de 3 cm em direção cranial no esôfago; (b) EB curto, quando o epitélio glandular é restrito aos 3 cm distais do esôfago tubular.

O diagnóstico histológico de EB é feito pelo encontro de epitélio colunar com células caliciformes no epitélio escamoso, caracterizando a metaplasia intestinal (Figura 22.11 A). O método histoquímico de *alcian blue* cora em azul as mucinas ácidas (sialo e sulfomucinas) produzidas pelas células caliciformes, confirmando o fenótipo intestinal metaplásico do EB (Figura 22.11 B). Displasia no EB, que pode ser de baixo ou de alto grau, caracteriza-se por atipias celulares e arquiteturais restritas ao epitélio, sem ultrapassar a membrana basal; displasia é o principal marcador de risco de transformação maligna. Displasia correlaciona-se com sinais e sintomas de longa duração de DRGE, idade avançada do paciente e forma longa do EB. Adenocarcinoma *in situ* ou intramucoso é encontrado em até 2% dos indivíduos com EB.

Pacientes com EB devem ser acompanhados com exames endoscópicos periódicos para identificar possível progressão das lesões e eventual neoplasia em fase inicial. Apesar do risco aumentado de adenocarcinoma, a maioria dos indivíduos com EB não desenvolve câncer.

▪ Neoplasias

Neoplasias benignas no esôfago são incomuns. Leiomioma é a mais frequente (Figura 22.12); lipoma, fibroma, hemangioma e neurofibroma são raros.

Neoplasias malignas originadas na mucosa são as mais frequentes e as mais importantes; são de dois tipos: carcinoma de células escamosas e adenocarcinoma. Ambas predominam em homens e, na maioria dos pacientes, são diagnosticadas em fase avançada de evolução e têm prognóstico ruim. O carcinoma de células escamosas é mais frequente em países em desenvolvimento; o adenocarcinoma associa-se ao esôfago de Barrett e à doença do refluxo gastroesofágico de longa duração.

No Brasil, onde o carcinoma do esôfago é a quarta causa de morte por câncer, a lesão é mais prevalente na região Sul, possivelmente pelo hábito de ingestão de bebidas quentes, como o chimarrão.

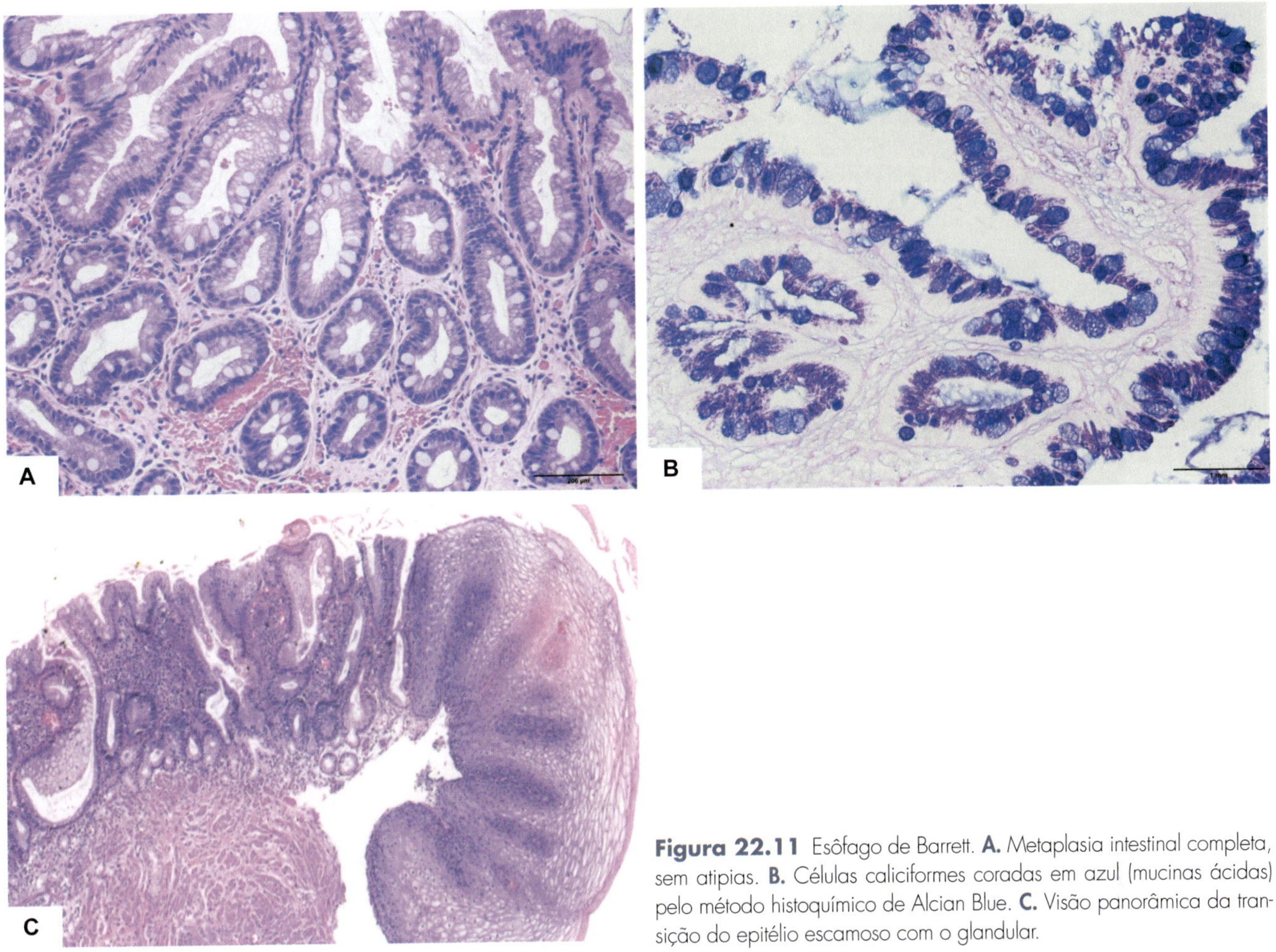

Figura 22.11 Esôfago de Barrett. **A.** Metaplasia intestinal completa, sem atipias. **B.** Células caliciformes coradas em azul (mucinas ácidas) pelo método histoquímico de Alcian Blue. **C.** Visão panorâmica da transição do epitélio escamoso com o glandular.

Carcinoma de células escamosas

O carcinoma de células escamosas (CCE) do esôfago é neoplasia maligna com ampla variação geográfica quanto à incidência. O tumor predomina em países da Ásia, como Irã, região central da China, Hong Kong e sul da África. No Brasil, o CCE corresponde a 90% dos cânceres esofágicos e é mais frequente em homens (4:1) e em negros (6:1). O tumor associa-se a tabagismo, etilismo, ingestão de bebidas quentes (p. ex., chás, chimarrão), deficiência de vitaminas A, C e riboflavina e ingestão de alimentos em conserva contaminados com fungos (particularmente *Aspergilus*, que produz aflatoxinas) e nitrosaminas. Outros fatores de risco incluem radioterapia prévia, ingestão de soda cáustica, tilose (hiperceratose palmar e plantar), acalasia e síndrome de Plummer-Vinson.

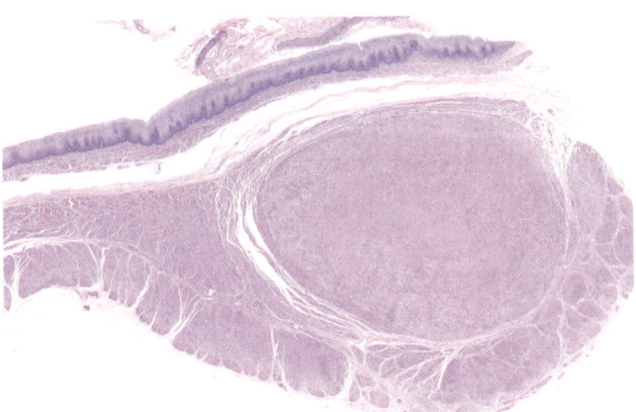

Figura 22.12 Leiomioma do esôfago. Lesão nodular intramural.

Muitos pacientes evoluem por muito tempo sem manifestações clínicas; quando o diagnóstico é feito, a doença geralmente já está em fase avançada. Metástases ocorrem primeiro nos linfonodos do mediastino; mais tarde, podem surgir em linfonodos abdominais e cervicais. Metástases por via sanguínea ocorrem no fígado e nos pulmões. Por invasão direta, o tumor invade traqueia, brônquios e outras estruturas mediastinais. Na fase inicial, a lesão pode ser tratada por via endoscópica (mucosectomia); quando avançado, requer tratamento cirúrgico.

Aspectos morfológicos

Macroscopicamente, nas fases iniciais as lesões apresentam-se como placas ou erosões que, histologicamente, correspondem ao carcinoma intramucoso (carcinoma *in situ*). Quando a neoplasia invade o restante da parede (tumor avançado), a lesão tem tamanho variado e pode ser vegetante (60%), ulcerada (25%) ou infiltrativa (15%). As sedes mais frequentes são os terços médio (50%) e distal (35%). Todas as formas macroscópicas infiltram a parede

(*continua*)

Aspectos morfológicos (*continuação*)

do órgão e causam estreitamento da luz (Figura 22.13 A). Como o esôfago não tem serosa e fica justaposto à traqueia, fístulas com o trato respiratório são comuns e levam a pneumonia aspirativa. Invasão do mediastino, do pericárdio e da aorta, com hemorragia grave, também podem ocorrer. Os linfonodos regionais frequentemente são comprometidos por metástases. Histologicamente, na maioria dos casos trata-se de CCE bem ou moderado diferenciado, com invasão da parede em vários níveis (Figura 22.13 B). Tipos menos comuns são carcinoma basaloide, carcinoma de células fusiformes e carcinoma verrucoso.

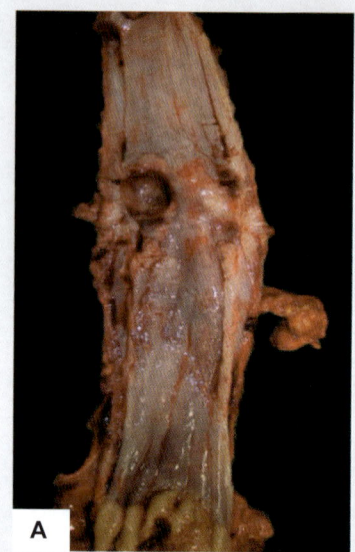

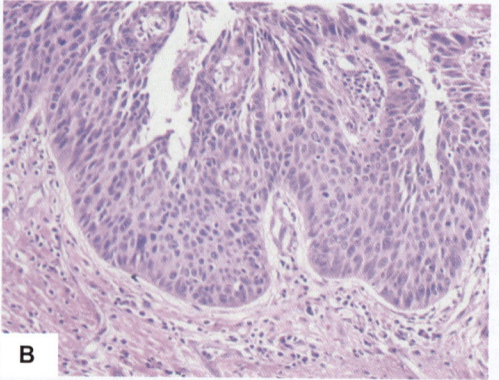

Figura 22.13 Carcinoma de células escamosas do esôfago. **A.** Lesão ulcerada e infiltrativa no terço médio do esôfago. **B.** Carcinoma de células escamosas bem diferenciado.

As principais manifestações clínicas do carcinoma de células escamosas são disfagia progressiva, dor à deglutição, hemorragia digestiva e emagrecimento; eventualmente, ocorre pneumonia por aspiração.

Adenocarcinoma

Adenocarcinoma do esôfago associa-se sobretudo ao esôfago de Barret e, em boa parte, tem relação com a epidemia mundial de obesidade, por esta ser causa importante da doença de refluxo gastroesofágico. Nas últimas décadas, houve aumento na incidência da neoplasia em países desenvolvidos. O tumor predomina em homens (80% dos casos) e em pessoas com pele branca. No Brasil, adenocarcinoma do esôfago é pouco frequente (5 a 10% dos cânceres esofágicos) e sua incidência não se modificou nas últimas décadas.

Aspectos morfológicos

O tumor localiza-se predominantemente no esôfago distal, tem tamanho variado e geralmente é ulcerado ou infiltrativo. Além de infiltrar a parede esofágica, muitas vezes o tumor invade o estômago. Histologicamente, a lesão é representada por adenocarcinoma do tipo intestinal (Figura 22.14) com infiltração da parede. Esôfago de Barrett é encontrado frequentemente próximo do tumor.

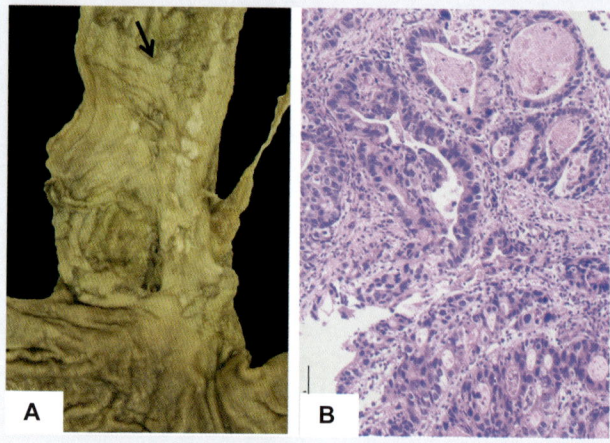

Figura 22.14 Adenocarcinoma do esôfago. **A.** Lesão ulcerada e infiltrativa no esôfago distal em área de esôfago de Barrett (*seta*). **B.** Adenocarcinoma do tipo intestinal.

Assim como ocorre no carcinoma de células escamosas, quando diagnosticado o adenocarcinoma geralmente já está em fase avançada. As manifestações clínicas principais são dor e dificuldade de deglutição. Sobrevida de 5 anos ocorre em 20% dos pacientes.

Estômago

O estômago é um órgão saciforme situado entre o esôfago e o duodeno e onde ocorre importante etapa da digestão dos alimentos. O órgão tem quatro camadas (mucosa, submucosa, muscular e serosa) e é dividido em quadros regiões anatômicas: cárdia, fundo, corpo e antro, cada uma revestida por mucosa com características próprias (Figura 22.15).

O corpo e o fundo gástricos são revestidos por *mucosa oxíntica* (secretora de ácido), que possui glândulas com: (a) células parietais, que secretam ácido clorídrico (HCl) e fator intrínseco; (b) células principais, produtoras de pepsinogênio. As *mucosas antral e cárdica* possuem glândulas produtoras de muco. Toda a superfície gástrica é revestida por epitélio cilíndrico que

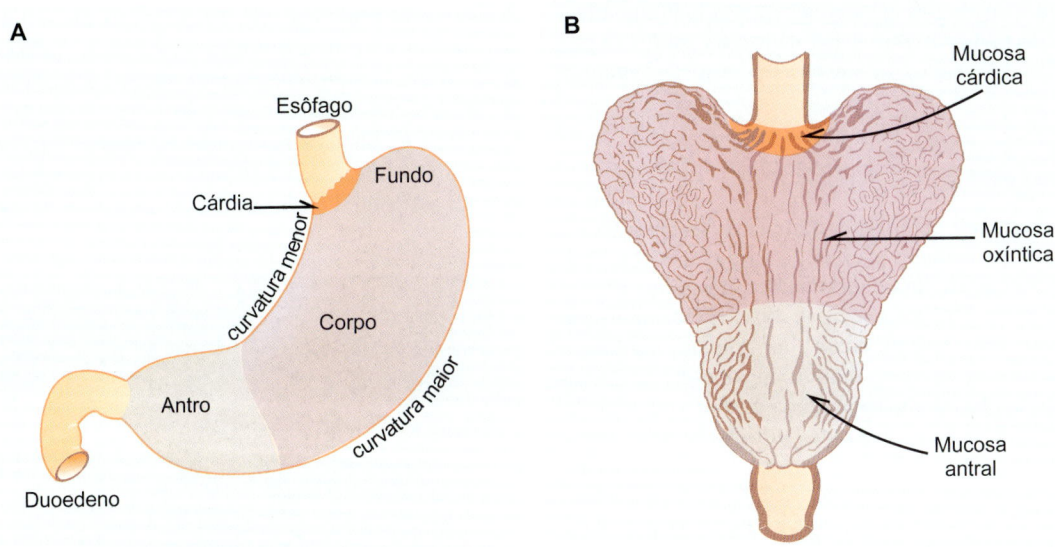

Figura 22.15 Regiões anatômicas do estômago fechado (**A**) e aberto pela curvatura maior (**B**).

secreta bicarbonato e muco semelhante ao produzido na região antral (mucinas neutras). No corpo e no antro, existe também grande número de células neuroendócrinas. No antro, encontram-se células G (gastrina), D (somatostatina) e EC (célula enterocromafim, secretora de serotonina). Gastrina é potente estimuladora da produção de HCl. Na mucosa oxíntica, existem: (a) células ECL (*enterocromafim-like*), produtoras de histamina, que é o principal estímulo das células parietais; (b) células EC. Além dessas, outras células na mucosa gástrica produzem diversos peptídeos com funções variadas (p. ex., grelina).

Como a mucosa gástrica fica em contato com enzimas e ácido na luz do estômago, alguns fatores são essenciais para sua proteção: (a) camada de muco sobre o epitélio. Além da barreira física, o muco contém íons bicarbonato, que neutralizam íons H+; (b) a própria camada de células epiteliais, que formam uma barreira contra a retrodifusão de íons H+ e a penetração de enzimas na mucosa; (c) fluxo sanguíneo, indispensável para manter a integridade e a função das células epiteliais; (d) prostaglandinas, que estimulam a secreção de muco e bicarbonato, reduzem a secreção de ácido, aumentam o fluxo sanguíneo e ativam a regeneração epitelial.

■ Gastrites. Gastropatias

Gastrite significa inflamação na mucosa gástrica. Se a agressão é autolimitada e o infiltrado é predominantemente de neutrófilos, trata-se de gastrite aguda; se a agressão é persistente e o infiltrado é de mononucleares, a gastrite é crônica. Quando o infiltrado inflamatório é escasso ou ausente e predominam alterações degenerativas e regenerativas, o processo é denominado *gastropatia*.

▶ Lesões agudas

Lesões agudas na mucosa gástrica devem-se a agressão por diversos agentes, como álcool, substâncias químicas (ácidos ou álcalis), certos medicamentos (p. ex., quimioterápicos), componentes da bile ou redução na proteção da mucosa. Menor proteção da mucosa acontece quando há queda na secreção de muco e bicarbonato por isquemia, quase sempre em condições de estresse grave (traumatismo extenso, queimaduras, hipertensão intracraniana, grandes cirurgias, outras doenças graves). Nos estados de estresse, há vasoconstrição esplâncnica e redução do fluxo sanguíneo na mucosa gástrica. Estimulação vagal (como ocorre em lesões encefálicas) induz a síntese de suco gástrico. Medicamentos anti-inflamatórios não esteroides, que reduzem a síntese de prostaglandinas, são causa frequente e importante de lesões gástricas agudas.

Em agressões agudas, macro e microscopicamente encontram-se desde hiperemia e edema até necrose com erosões e úlceras múltiplas, às vezes atingindo grande parte da mucosa gástrica. Erosões comprometem somente a mucosa e sofrem regeneração rápida (Figura 22.16); úlceras são lesões mais extensas e profundas. Erosões e úlceras causam sangramento de intensidade variada, às vezes fatal. Com a retirada do agente agressor, a mucosa sofre regeneração.

22

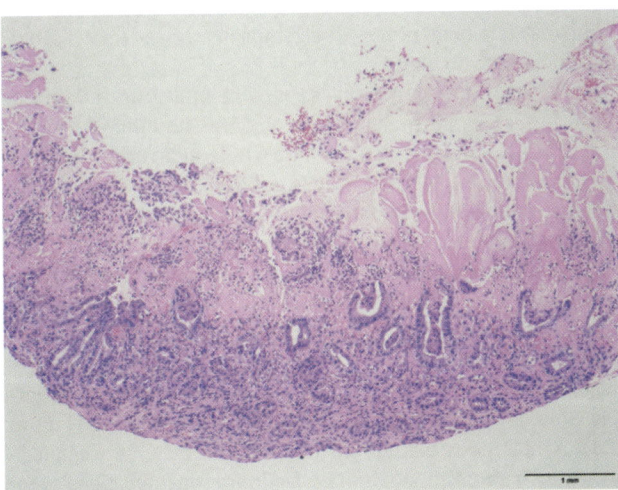

Figura 22.16 Erosão da mucosa gástrica. Necrose da camada superficial da mucosa recoberta por crosta de fibrina.

Clinicamente, tais lesões agudas podem ser assintomáticas ou manifestar-se com dor epigástrica, náuseas, vômitos, hematêmese e melena; em alguns pacientes, a hemorragia é volumosa e grave.

▶ Gastrite crônica

Agressão repetida e persistente na mucosa gástrica leva a gastrite crônica, que é muito prevalente na população e, muitas vezes, assintomática. Na imensa maioria dos casos (90%), o *Helicobacter pylori* é o agente causal; a gastrite é superficial e predomina no antro, embora possa comprometer também o corpo e o fundo gástricos, constituindo uma pangastrite. Gastrite crônica pelo *H. pylori* evolui com atrofia da mucosa, metaplasia intestinal e displasia, constituindo fator de risco do câncer gástrico. Gastrite autoimune, que compromete as regiões do corpo e do fundo gástrico, corresponde a 10% das gastrites crônicas e caracteriza-se por destruição das células parietais por mecanismo imunitário e leva a atrofia da mucosa, metaplasia intestinal e anemia perniciosa.

Gastrite por *Helicobacter pylori*

Trata-se da forma mais importante de gastrite crônica. Infecção por *H. pylori*, que se inicia na infância e persiste ao longo da vida do hospedeiro, é uma das infecções mais prevalentes na população mundial. A prevalência de infecção por *H. pylori* aumenta com a idade e é maior nas regiões tropicais e nos países em desenvolvimento, onde compromete cerca de 80% da população.

O *H. pylori* é uma bactéria espiralada, móvel (flagelada), que vive no muco junto à superfície das células epiteliais, mas não invade a mucosa. A bactéria produz enzimas, como a urease, que degrada a ureia em amônia, que neutraliza o meio ácido e permite sua sobrevivência no estômago. O *H. pylori* interage com as células epiteliais da mucosa gástrica e atua por meio de fatores de virulência (*CagA* e *vacA*); a citotoxina associada ao gene A (*CagA*), o principal fator de virulência, é altamente imunogênico. Tais fatores de virulência ativam a migração de células inflamatórias para a mucosa por mecanismos tanto da resposta inata como da resposta adaptativa. Nesse processo, há liberação de diversas citocinas, como IL-8, IL-1a e IL-6, que ativam e atraem neutrófilos e células mononucleadas para a mucosa. A principal consequência da infecção por *H. pylori* é gastrite crônica, predominantemente antral, mas que pode progredir e comprometer as regiões proximais do corpo e do fundo gástricos.

Gastrite crônica por *H. pylori* mostra infiltrado inflamatório de linfócitos, plasmócitos e neutrófilos na lâmina própria da mucosa (Figura 22.17 A). O número de neutrófilos indica o grau de atividade da inflamação (Figura 22.17 B). Também frequentes são folículos linfoides com centros germinativos proeminentes em meio à inflamação (Figura 22.18). A formação de folículos linfoides na mucosa gástrica é sinal de resposta imunitária frente à agressão persistente pelo *H. pylori*. Tais folículos linfoides podem ser vistos endoscopicamente como pequenos nódulos na mucosa, tanto no antro como no corpo gástrico. Em biópsias gástricas, a bactéria é encontrada junto à superfície epitelial ao exame histopatológico convencional (Figura 22.19 A). Métodos histoquímicos, como Giemsa, impregnação pela prata e imuno-histoquímica, facilitam sua identificação em cortes histológicos (Figura 22.19 B).

Inflamação prolongada leva à destruição de glândulas da mucosa, redução de células parietais, atrofia da mucosa e metaplasia intestinal, ou seja, substituição do epitélio gástrico por epitélio intestinal (células caliciformes e absortivas) (Figura 22.20). Em certos pacientes, surge displasia (baixo e alto graus), que se associa a maior risco de adenocarcinoma gástrico (ver adiante). Além de sua relação com gastrite e adenocarcinoma gástrico, infecção por *H. pylori* associa-se também a úlcera péptica gastroduodenal e linfoma MALT (ver adiante).

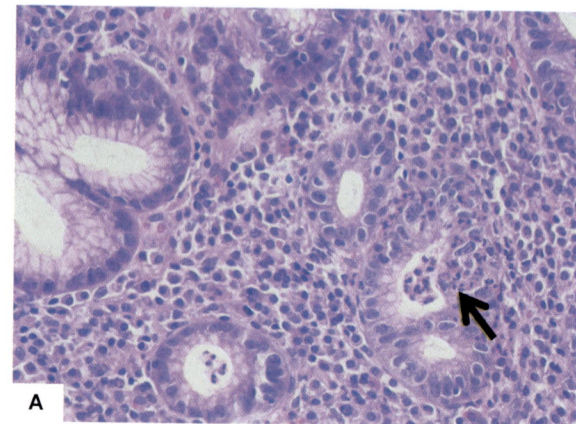

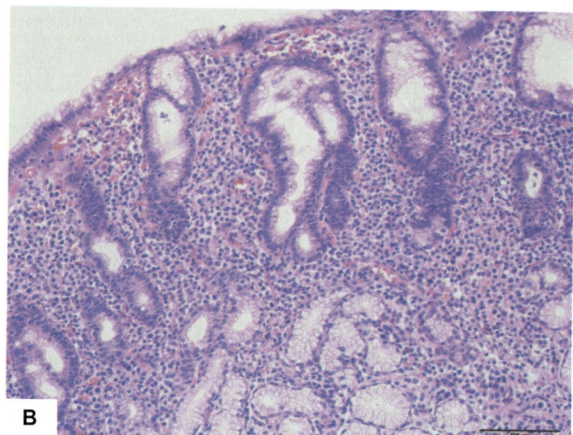

Figura 22.17 Gastrite crônica por *Helicobacter pylori*. **A.** Denso infiltrado inflamatório com exocitose de neutrófilos para o epitélio (*seta*). **B.** Mucosa antral com inflamação difusa na lâmina própria.

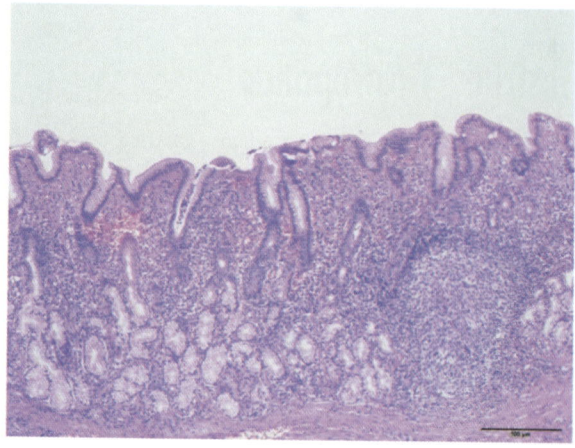

Figura 22.18 Gastrite crônica por *Helicobacter pylori*. Folículos linfoides evidentes em meio à inflamação.

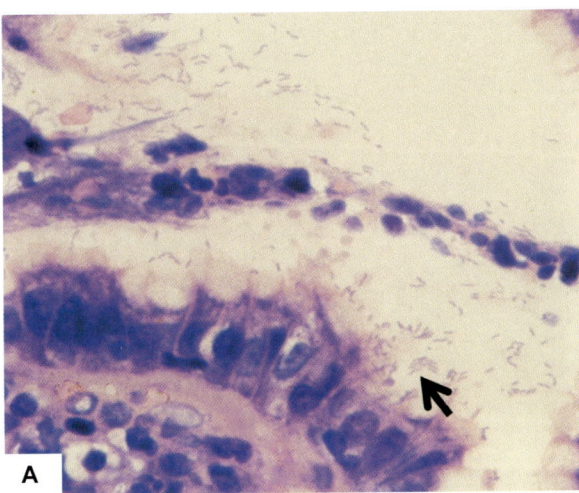
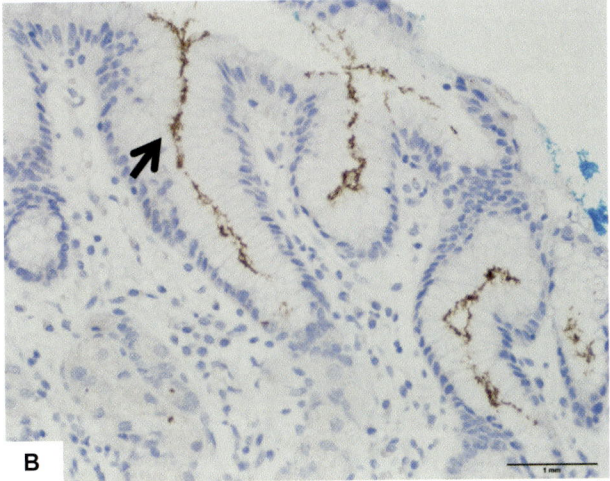

Figura 22.19 *Helicobacter pylori*. **A.** Bacilos curvos, espiralados junto à superfície epitelial (*seta*, hematoxilina-eosina). **B.** Alta densidade de *Helicobacter pylori* na mucosa gástrica (*seta*, imuno-histoquímica).

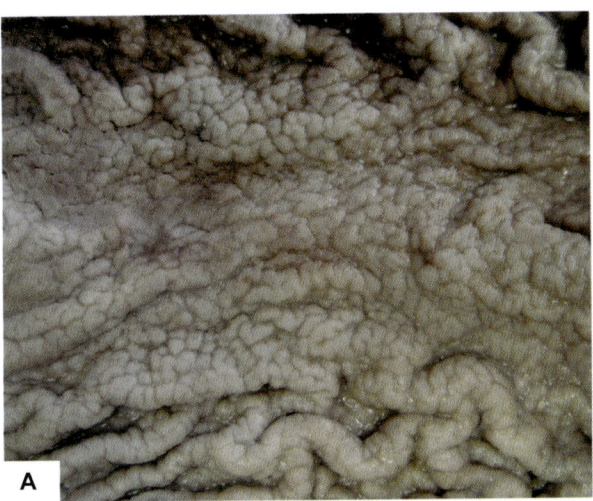
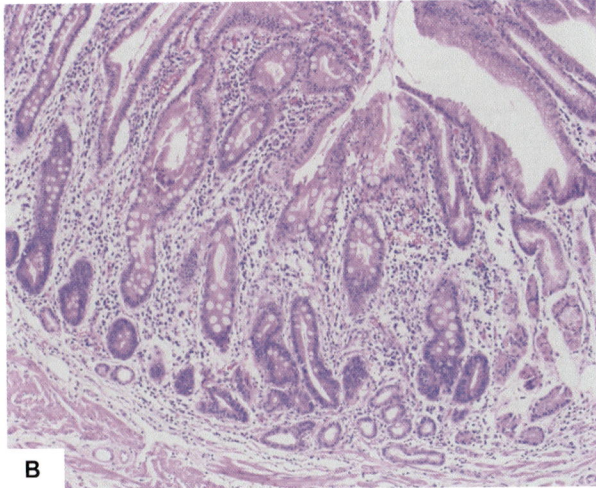

Figura 22.20 Atrofia e metaplasia intestinal da mucosa gástrica. **A.** Perda de pregas e aspecto granuloso da mucosa. **B.** Substituição da camada glandular da mucosa por epitélio intestinal com células caliciformes (metaplasia intestinal).

Infecção por *H. pylori* pode ser diagnosticada também por outros métodos, como teste da urease, exames sorológicos, antígenos fecais, teste respiratório da ureia e cultura. DNA da bactéria pode ser identificado por PCR.

Correlação entre gastrite crônica por *H. pylori* e manifestações clínicas é muitas vezes pobre, pois a maioria dos pacientes é assintomática. Quando sintomática, os pacientes queixam-se de dor ou queimação epigástrica, náuseas, vômitos e desconforto abdominal.

Gastrite autoimune

Gastrite autoimune caracteriza-se por destruição, por mecanismos imunitários, das células parietais da mucosa do corpo e do fundo gástricos, poupando a mucosa antral. A inflamação é mais comum em pessoas idosas e, como em outras doenças autoimunes, mais prevalente em mulheres. Pacientes com gastrite autoimune têm história familiar de outras doenças autoimunes, como diabetes melito tipo I, tireoidite de Hashimoto e doença de Addison.

Na doença, linfócitos T CD4+ agridem células parietais, tendo como alvos o fator intrínseco e a ATPase H+/K+. Destruição dessas células leva a hipocloridria, a qual resulta em aumento da produção de gastrina pelas células G do antro e em hiperplasia de células neuroendócrinas na mucosa do corpo e do fundo. Falta do fator intrínseco, que atua na absorção da vitamina B_{12} no íleo, pode levar à anemia perniciosa (megaloblástica) por deficiência de vitamina B_{12}. Os pacientes possuem também anticorpos anticélula parietal e antifator intrínseco, que, no entanto, não parecem ter papel na patogênese da gastrite.

Microscopicamente, a mucosa gástrica mostra atrofia e metaplasia intestinal no corpo e no fundo gástricos (Figura 22.21 A). Há perda expressiva de células parietais e principais, que são substituídas por metaplasia intestinal e pseudopilórica. A atrofia é difusa, em contraste com a atrofia focal da gastrite por *H. pylori* (esta não se acompanha de hipocloridria nem de anemia megaloblástica). O infiltrado inflamatório é constituído por linfócitos, sem neutrófilos ou plasmócitos, e está presente em toda a espessura da mucosa. Por causa da hipocloridria, surge hiperplasia de células neuroendócrinas (Figura 22.21 B).

22

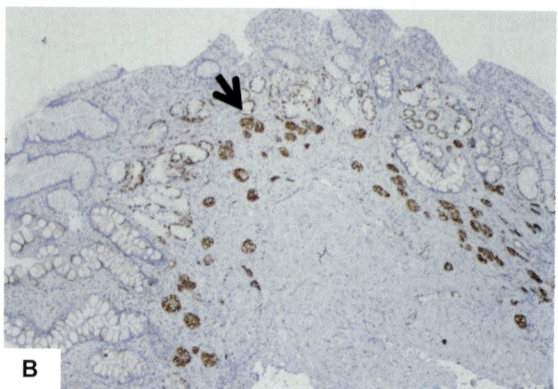

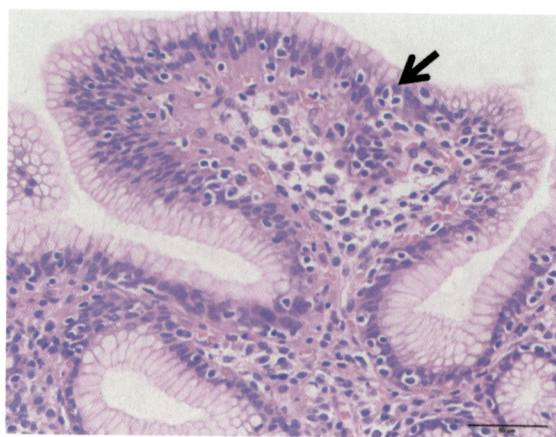

Figura 22.22 Gastrite linfocítica. Predomínio de linfócitos intrae-piteliais (seta).

Figura 22.21 Gastrite autoimune. **A.** Mucosa oxíntica (corpo e fundo) com perda de células parietais e substituição por metaplasia intestinal. **B.** Hiperplasia nodular de células neuroendócrinas (seta) (imuno-histoquímica para sinaptofisina).

Pacientes com gastrite autoimune têm anticorpos anticélula parietal e antifator intrínseco no soro e na secreção gástrica, deficiência na secreção de ácido clorídrico no estômago, hipergastrinemia e, em poucos casos, anemia megaloblástica por deficiência de vitamina B_{12}.

Outras gastrites

Gastrite linfocítica. É uma forma incomum de gastrite caracterizada por aumento do número de linfócitos intraepiteliais (Figura 22.22). A doença predomina em mulheres e compromete toda a mucosa gástrica. Como em 40% dos casos essa gastrite associa-se à doença celíaca, sua patogênese parece envolver mecanismos imunitários, embora pouco conhecidos. Cerca de 20% dos pacientes têm infecção por *H. pylori*. Outra possibilidade etiológica inclui reação alérgica a medicamentos. O quadro clínico é incaracterístico; em geral, os pacientes queixam-se de dor abdominal.

Gastrite eosinofílica. Caracteriza-se por infiltrado inflamatório predominantemente de eosinófilos na mucosa gástrica, sobretudo no antro e na região pilórica. No mesmo paciente, outras regiões do trato gastrointestinal podem apresentar esse mesmo tipo de infiltrado inflamatório, constituindo a *gastroenteropatia eosinofílica*. Os pacientes apresentam eosinofilia periférica e aumento dos níveis séricos de IgE. Em crianças, reação alérgica a proteínas do leite de vaca e de soja são os fatores patogenéticos mais comuns. Infecções parasitárias e associação a doenças autoimunes, como esclerose sistêmica e polimiosite, são outras possibilidades.

Gastrite granulomatosa. Granulomas epitelioides bem formados ou agregados de macrófagos epitelioides, embora pouco frequentes, podem ser encontrados na mucosa gástrica. Tuberculose e infecções por fungos são as principais causas de granulomas. Outras possibilidades incluem sarcoidose e doença de Crohn.

Gastropatia química. Agressão prolongada à mucosa gástrica por agentes químicos, como anti-inflamatórios não esteroides ou componentes da bile por refluxo duodenogástrico, leva a alterações reacionais na mucosa com pouca inflamação. A lesão caracteriza-se por hiperplasia da camada foveolar, que apresenta fovéolas longas, tortuosas e irregulares (em saca-rolhas) revestidas por células epiteliais com núcleos hipercromáticos, com aspecto reacional (Figura 22.23).

■ Úlcera péptica gastroduodenal

Úlcera péptica (UP) é lesão caracterizada por destruição localizada da mucosa do trato digestivo causada pela secreção ácido-péptica. Na maioria dos pacientes, a lesão forma-se no duodeno proximal ou no estômago distal (Figura 22.24). Muito menos frequentemente, UP ocorre no esôfago distal (doença do refluxo gastroeofágico) e no divertículo de Meckel com mucosa gástrica ectópica. Na síndrome de Zollinger-Ellison (hipersecreção gástrica por gastrinoma, ver adiante), pode haver úlceras múltiplas em vários locais, inclusive no jejuno. A UP duodenal é mais frequente em homens, enquanto a UP gástrica predomina em idosos de ambos os sexos.

Etiopatogênese

Úlcera péptica é doença prevalente no mundo todo, cuja incidência tem se reduzido bastante nas últimas 3 décadas, graças sobretudo ao melhor conhecimento sobre a sua etiopatogênese e ao controle dos agentes causadores. As principais causas da doença são infecção por *H. pylori* e uso de anti-inflamatórios não esteroides, incluindo aspirina. Cerca de 10% dos infectados por *H. pylori* desenvolvem UP; tratamento da infecção com antibióticos acompanha-se geralmente de cura da úlcera. Boa parte da população usa medicamentos anti-inflamatórios, muitos deles não esteroides, para controle de inúmeras doenças inflamatórias. Ao lado disso, muitos indivíduos acima de 50 anos fazem uso regular de aspirina para prevenção de eventos cardiovasculares. Ou seja, parcela expressiva da população é exposta a agentes potencialmente causadores de UP.

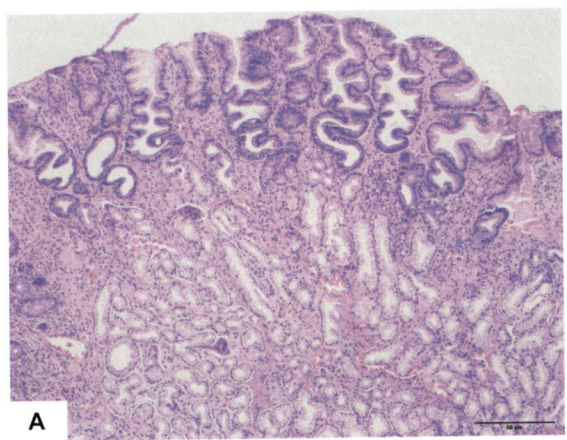

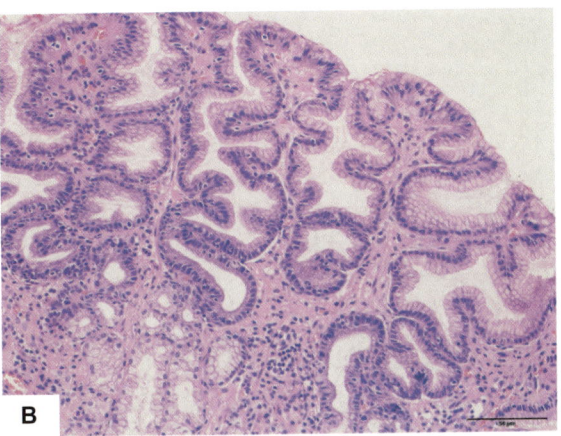

Figura 22.23 Gastropatia de refluxo. **A.** Foveolas longas, tortuosas e irregulares, em saca rolhas. **B.** Hiperplasia foveolar e reatividade epitelial.

De outro lado, cerca de 20% das UPs ocorrem em indivíduos sem infecção pelo *H. pylori* e que não usam anti-inflamatórios não esteroides. Nesses pacientes, outros fatores podem contribuir, como etilismo, tabagismo e estados de estresse.

Úlcera péptica resulta sempre de digestão da mucosa pela secreção ácido-péptica que ocorre quando se rompe o equilíbrio entre a agressão pelo suco gástrico e as defesas locais. Na *UP duodenal* e na *UP gástrica pré-pilórica*, há aumento da agressão à mucosa por secreção excessiva de HCl. Em quase todos os pacientes com UP duodenal, existe gastrite crônica por *H. pylori*. Por sua atividade ureásica, a bactéria cliva a ureia e aumenta o pH na mucosa, o que estimula as células G a produzir gastrina; a hipergastrinemia resultante induz hipersecreção ácida no estômago. Ao mesmo tempo, há redução na síntese de somatostatina, que bloqueia a secreção gástrica. Hiperacidez gástrica associa-se à metaplasia gástrica no duodeno, onde pode haver colonização pelo *H. pylori*, inflamação e agressão direta. Hipersecreção gástrica ocorre também na síndrome de Zollinger-Ellison.

A *UP gástrica* associa-se à redução na defesa da mucosa por inflamação crônica, o que favorece a retrodifusão de ácido (H+), causador da destruição tecidual. Componentes biliopancreáticos no estômago, por refluxo duodenogástrico, também são lesivos para a mucosa do estômago. Por reduzirem a síntese de prostaglandinas (protetoras da mucosa gástrica), anti-inflamatórios não esteroides associam-se à UP gástrica e duodenal. Prostaglandinas aumentam o fluxo sanguíneo, a síntese de muco e de bicarbonato e a regeneração epitelial, que são essenciais para manter a integridade da mucosa. Perda da barreira epitelial facilita a penetração de H+, pepsina e outros agressores na mucosa gastroduoenal.

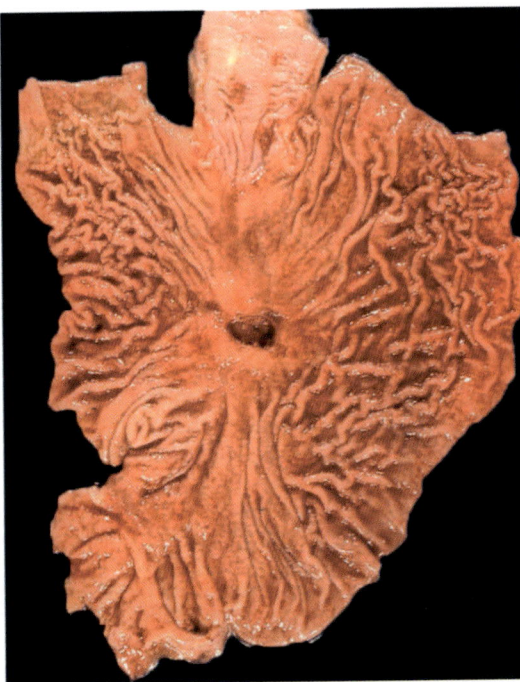

Figura 22.24 Úlcera péptica gástrica. Lesão escavada de bordas bem definidas, situada na pequena curvatura, na transição corpo-antro gástrico.

Aspectos morfológicos

Os aspectos morfológicos das UP gástrica e duodenal são semelhantes. Ambas são lesões únicas, pequenas (< 2 cm), com fundo limpo recoberto por fibrina e bordas planas, bem definidas e não infiltradas; em lesões antigas, há convergência das pregas da mucosa em direção à úlcera (Figura 22.25). A úlcera pode ser superficial (mucosa e submucosa), profunda (quando atinge a camada muscular) ou perfurada (se destrói toda a parede). Microscopicamente, na lesão ativa encontram-se, a partir da luz: (a) camada de fibrina e leucócitos misturados a restos necróticos; (b) tecido de granulação (tecido frouxo formado por numerosos vasos sanguíneos e poucos fibroblastos); (c) cicatriz fibrosa. Nas bordas da lesão, há regeneração do epitélio.

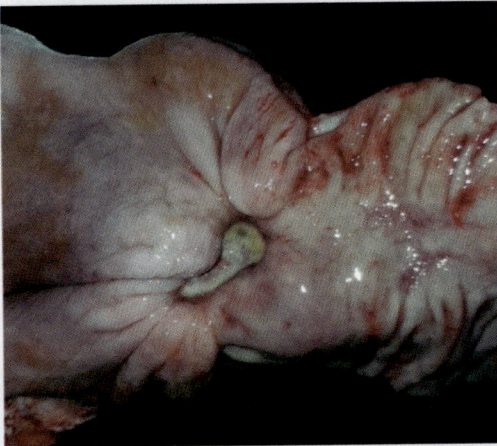

Figura 22.25 Úlcera péptica duodenal. Lesão escavada de bordas bem definidas, situada na transição piloro-duodenal, com convergência de pregas para as bordas da lesão.

22

As complicações mais importantes são hemorragia e perfuração. Hemorragia, que se manifesta por hematêmese, é a complicação mais frequente, ocorre em 15 a 20% dos casos e é responsável por 25% das mortes em pacientes com UP. Perfuração na cavidade peritoneal é a complicação mais temida, sendo responsável por 75% das mortes nos indivíduos com a doença. Trata-se de emergência cirúrgica que pode ser diagnosticada pelo encontro de pneumoperitônio à radiografia do abdome. Cicatrização de úlcera pré-pilórica pode levar a estreitamento do piloro (estenose) e dificuldade do esvaziamento gástrico. Úlcera péptica pode também penetrar em órgãos adjacentes, como pâncreas ou fígado (úlceras terebrantes) e levar a quadros de dor intratável. Na maioria dos pacientes, após tratamento com supressores da secreção de HCl e erradicação da infecção por *H. pylori* há cura da úlcera.

Clinicamente, os pacientes apresentam dor em queimação no epigástrio, geralmente 1 a 3 horas após as refeições, que piora à noite e melhora com alimentos alcalinos. Em certos casos, a doença manifesta-se por suas complicações, como anemia por deficiência de ferro, hemorragia digestiva ou perfuração da parede.

Gastropatias hiperplásicas

Hiperplasia difusa da mucosa gástrica ocorre na doença de Ménétrier e na síndrome de Zollinger-Ellison, ambas pouco prevalentes. A lesão caracteriza-se por espessamento das pregas na região do corpo e do fundo gástricos (Figura 22.26 A) que resulta em pregueamento exuberante e cerebriforme da mucosa gástrica.

Na *doença de Ménétrier*, o espessamento das pregas da mucosa deve-se à hiperplasia difusa da camada foveolar na mucosa do corpo e do fundo (Figura 22.26 B). Por causa da produção excessiva de muco, os pacientes têm hipoalbuminemia. Tais alterações associam-se a excesso de TGF-β, fator de crescimento que estimula a proliferação celular. Produção aumentada de TGF-β pode ser idiopática ou associar-se à infecção por citomegalovírus, vírus do *herpes simplex* ou *H. pylori*. A doença é mais comum em homens, na quinta e sexta décadas. Nos casos graves, os pacientes apresentam dor abdominal e edema periférico. A lesão associa-se a maior risco de câncer gástrico.

Na *síndrome de Zollinger-Ellison*, o espessamento das pregas da mucosa resulta de hiperplasia de células parietais na mucosa do corpo e do fundo secundária à produção excessiva de gastrina por um tumor neuroendócrino (gastrinoma), no pâncreas ou no duodeno. Gastrinomas, que são lesões geralmente pequenas e malignas, podem ser esporádicos ou associados à síndrome de neoplasia endócrina múltipla (MEN1, ver Capítulo 29). Secreção excessiva de ácido clorídrico pelas células parietais origina úlceras pépticas múltiplas, às vezes em locais incomuns (p. ex., jejuno), que respondem ao tratamento com supressores da secreção de ácido pelo estômago.

■ Neoplasias

As neoplasias gástricas mais frequentes e mais importantes originam-se no epitélio e podem ser benignas ou malignas. Pólipos gástricos podem ser hiperplásicos ou neoplásicos (adenomas); os últimos têm maior interesse pelo risco de trans-

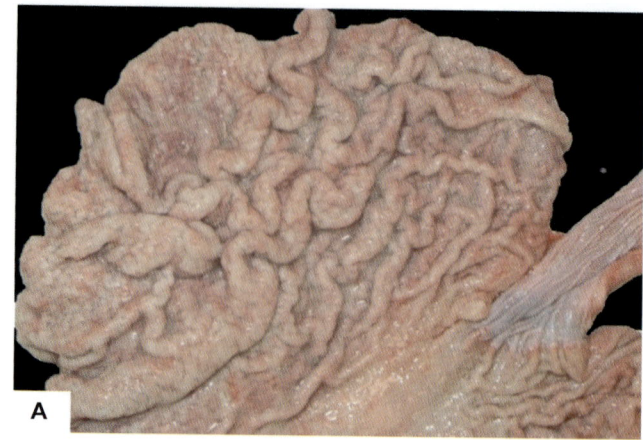

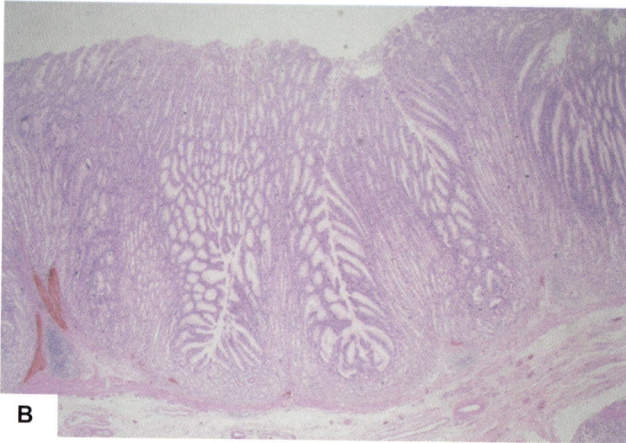

Figura 22.26 Doença de Ménétrier. **A.** Espessamento de pregas da mucosa gástrica. **B.** Hiperplasia difusa da camada foveolar da mucosa do corpo e fundo gástricos.

formação maligna. Adenocarcinoma é o tumor maligno mais comum e importante do estômago. Neoplasias não epiteliais incluem linfomas, tumores do estroma gastrointestinal (GIST) e neoplasias endócrinas (para estas, ver também Capítulo 29).

Pólipos

Pólipos, que podem ser sésseis ou pediculados, são massas de tecido que fazem saliência na superfície de uma mucosa. No estômago, os pólipos são diagnosticados geralmente à endoscopia e, em sua maioria, são hiperplásicos.

Pólipo hiperplásico. Pólipos gástricos hiperplásicos são comuns e formados por hiperplasia foveolar em área de inflamação (Figura 22.27); como tal, representam resposta exagerada da mucosa a agressões crônicas. A lesão, única ou múltipla, geralmente é pequena e muitas vezes tem erosões. Microscopicamente, as células hiperplásicas exibem atipias reacionais. Em certos casos, a lesão apresenta displasia; o risco de displasia aumenta com o tamanho do pólipo.

Pólipo de glândulas fúndicas. Trata-se de lesão frequente, geralmente pequena e bem delimitada, formada por glândulas dilatadas revestidas por células parietais, principais ou foveolares baixas em meio a estroma sem inflamação (Figura 22.28). Descritos inicialmente na polipose familial do cólon, são encontrados em pacientes tratados com inibidores da secreção de ácido no estômago.

22

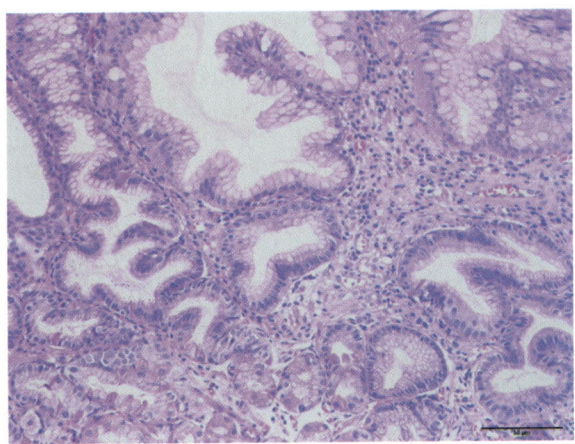

Figura 22.27 Pólipo hiperplásico. Hiperplasia de células da camada foveolar em meio a infiltrado inflamatório na lâmina própria.

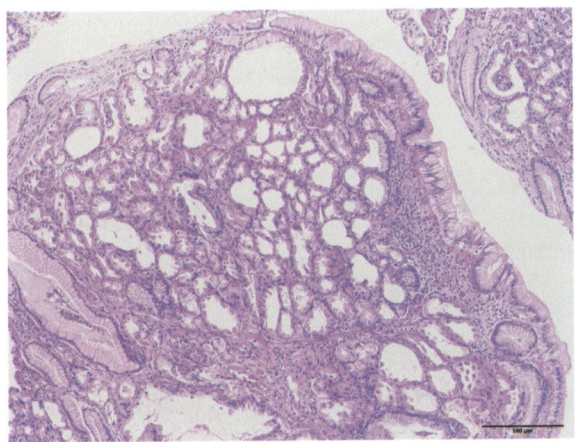

Figura 22.28 Pólipo de glândulas fúndicas. Lesão nodular constituída por glândulas com dilatações císticas.

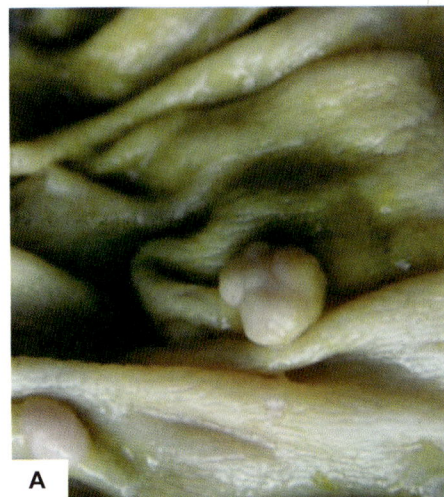

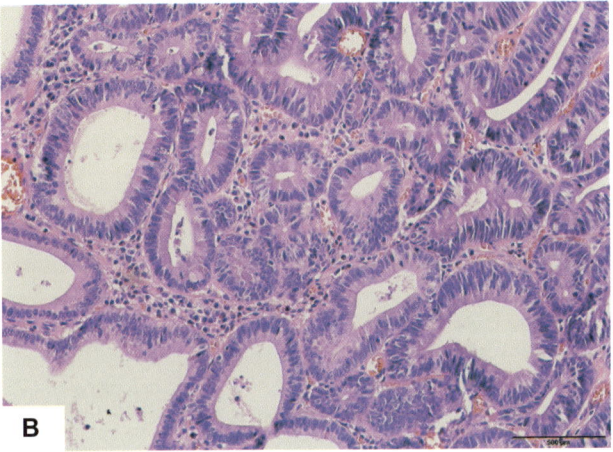

Figura 22.29 Adenoma gástrico. **A.** Lesão polipoide na superfície mucosa. **B.** Estruturas glandulares revestidas por epitélio colunar alto pseudoestratificado com displasia de baixo grau.

Adenoma

Adenomas gástricos são semelhantes a adenomas do cólon, porém menos frequentes. Em geral, são lesões únicas, exceto na polipose familial do cólon (ver adiante), em que são vistos em toda a superfície da mucosa. Mais comuns em homens, de 50 a 60 anos e na mucosa antral, associam-se geralmente a gastrite crônica e metaplasia intestinal. A lesão é constituída por glândulas revestidas por epitélio colunar alto, pseudoestratificado, do tipo intestinal metaplásico (Figura 22.29), muitas vezes com displasia de baixo ou alto grau. Adenomas podem evoluir para adenocarcinoma; o risco relaciona-se sobretudo com o tamanho da lesão (> 2 cm). Focos de adenocarcinoma são vistos em até 30% dos adenomas gástricos.

Adenocarcinoma

Adenocarcinoma, cuja incidência varia muito em diferentes países, é a neoplasia maligna mais frequente do estômago, sendo responsável por 90% dos cânceres do órgão. Há grande variação geográfica na incidência do tumor, que é mais prevalente no Japão, no Chile, na Colômbia e em países do leste Europeu. Ao contrário de cânceres de muitos outros órgãos, a incidência do adenocarcinoma do estômago sofreu notável redução nos

últimos anos. Nas últimas 6 décadas e na maioria dos países, houve redução expressiva na incidência e na mortalidade por câncer gástrico, fato relacionado, em boa parte, com mudanças na forma de conservar alimentos com o advento de geladeiras. Métodos antigos de preservar carnes, como salgar, curar e defumar, foram substituídos pela refrigeração, que favoreceu também a conservação de alimentos vegetais e frutas, que são fonte importante de agentes antioxidantes (protetores contra neoplasias). Outro fator que contribuiu para essa queda é o diagnóstico e o tratamento da infecção por *H. pylori*.

Tradicionalmente, o adenocarcinoma gástrico é classificado, segundo Lauren, nos tipos intestinal e difuso, os quais têm características epidemiológicas, morfológicas e prognósticas distintas. O *adenocarcinoma do tipo intestinal*, ou bem diferenciado, é o mais prevalente e formado por células coesas que formam glândulas semelhantes às do intestino. Mais comum em populações com alta incidência de câncer gástrico, em homens e em pessoas idosas, associa-se a fatores ambientais, sobretudo infecção crônica por *H. pylori*. Desde a origem da lesão, é possível documentar a sequência de eventos que levam à transformação maligna: gastrite crônica → atrofia da mucosa gástrica → metaplasia intestinal → displasia → neoplasia. Adenocarcinoma intestinal é também o tipo de câncer gástrico que sofreu redução na incidência nas últimas décadas. Como a neoplasia é diferenciada, tem melhor

22

prognóstico do que o tipo difuso. O *adenocarcinoma difuso*, ou pouco diferenciado, caracteriza-se pela proliferação de células isoladas (não forma glândulas) que crescem de modo infiltrativo. O tumor, que pode ser familial ou esporádico, acomete indivíduos mais jovens, de ambos os sexos, e origina-se *de novo*, ou seja, não é precedido por lesões devidas a agressão crônica à mucosa.

Patogênese

Assim como ocorre em outras neoplasias, a etiopatogênese do adenocarcinoma gástrico é apenas parcialmente conhecida. Alterações genômicas e componentes ambientais, de modo particular alimentação e infecção por *H. pylori*, têm papel importante, como comentado a seguir.

H. pylori. Existe forte associação entre infecção por *H. pylori*, especialmente por cepas *Cag-A+*, e adenocarcinoma gástrico, tanto intestinal como difuso. De um lado, a bactéria induz inflamação na mucosa gástrica, que se associa à hipotrofia da mucosa, regeneração epitelial, metaplasia intestinal e displasia. Polimorfismos em genes associados a citocinas, que influenciam a intensidade da inflamação e o microambiente gástrico, podem ter papel patogenético. Radicais livres liberados por leucócitos podem induzir mutações. De outro lado, a bactéria, especialmente também por meio de *Cag-A*, estimula a proliferação celular diretamente ou por destruir células epiteliais. Com a infecção, portanto, existe proliferação celular aumentada.

Alimentação. Alimentos salgados, defumados ou contendo substâncias mutagênicas (nitratos, hidrocarbonetos policíclicos aromáticos) ou deficientes em antioxidantes (contidos sobretudo em frutas frescas e vegetais) associam-se a maior risco de adenocarcinoma gástrico. Bactérias convertem nitratos em nitritos, os quais combinam-se com aminas para formar nitrosaminas, sabidamente carcinogênicas. Transformação de nitratos em nitritos é inibida pelas vitaminas C e E. Tais substâncias carcinogênicas causam danos no DNA capazes de iniciar a transformação neoplásica.

Alterações genômicas. O adenocarcinoma gástrico associa-se a várias alterações genômicas, algumas herdadas, outras adquiridas. O adenocarcinoma difuso familial associa-se a mutações no gene *CDH1*, que codifica a caderina E, molécula envolvida em adesão celular. O defeito é transmitido por herança autossômica dominante, que confere maior risco, também, de carcinoma lobular da mama. Em metade dos tumores difusos esporádicos, também existe inativação do gene *CDH1* por mecanismos variados, sobretudo metilação do promotor do gene. Anormalidades em muitos outros genes associam-se ao câncer gástrico. Os genes mais afetados são *APC* (polipose familial do cólon), *TP53*, *BAX* (pró-apoptótico) e *CDKN2A* (regulador do ciclo celular).

Aspectos morfológicos

A maioria dos adenocarcinomas localiza-se no antro gástrico, próximo da pequena curvatura. O tumor pode ficar restrito à mucosa ou infiltrar-se na parede. Quando limitado à mucosa ou submucosa, é chamado *câncer precoce* (Figura 22.30); se infiltra as demais camadas, trata-se de *câncer avançado*. O *tumor do tipo intestinal* forma massa exofítica, polipoide ou ulcerada (Figuras 22.31 e 22.32 A), com tamanho variado e padrão expansivo de crescimento. Em geral, a mucosa gástrica adjacente é atrófica. Microscopicamente, as células neoplásicas formam glândulas com graus variados de diferenciação (Figura 22.32 B). O *adenocarcinoma difuso* tem padrão de crescimento infiltrativo e não forma uma "massa" individualizada. O crescimento infiltrativo induz reação desmoplásica do estroma, que torna a parede espessa e rígida; este padrão é conhecido como *linite plástica* e dá o aspecto radiográfico de estômago em cantil (Figura 22.33 A). Suas células não são coesas e nem formam glândulas; caracteristicamente, contêm abundante mucina no citoplasma que desloca o núcleo para a periferia, conferindo o aspecto de *anel de sinete* (Figura 22.33 B, C).

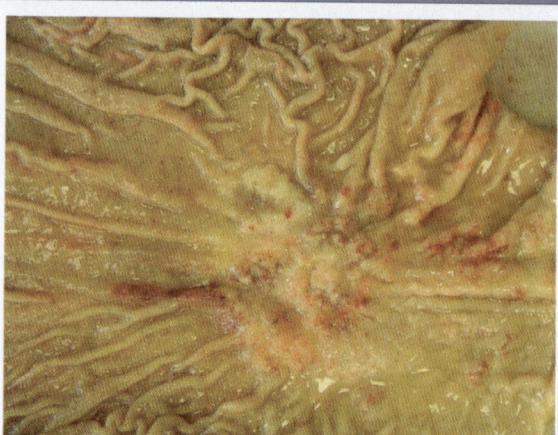

Figura 22.30 Câncer gástrico precoce. Lesão discretamente elevada, de bordas irregulares e com apagamento de pregas.

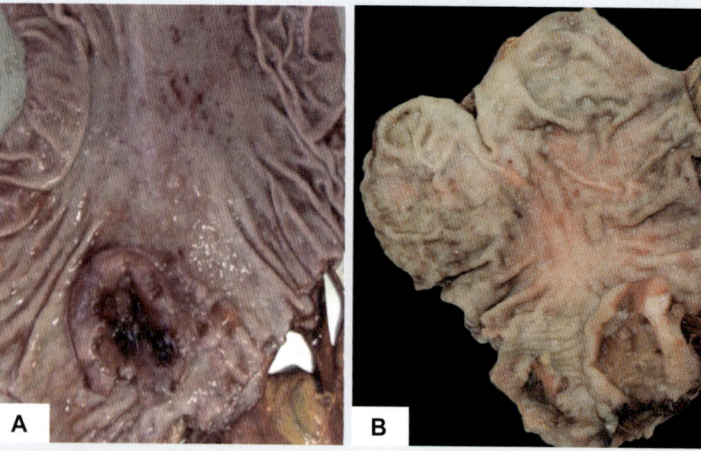

Figura 22.31 Formas macroscópicas de câncer gástrico. **A.** Lesão polipoide com centro ulcerado. **B.** Lesão séssil ulcerada no antro gástrico. Em ambas, o restante da mucosa mostra atrofia.

(continua)

Aspectos morfológicos (*continuação*)

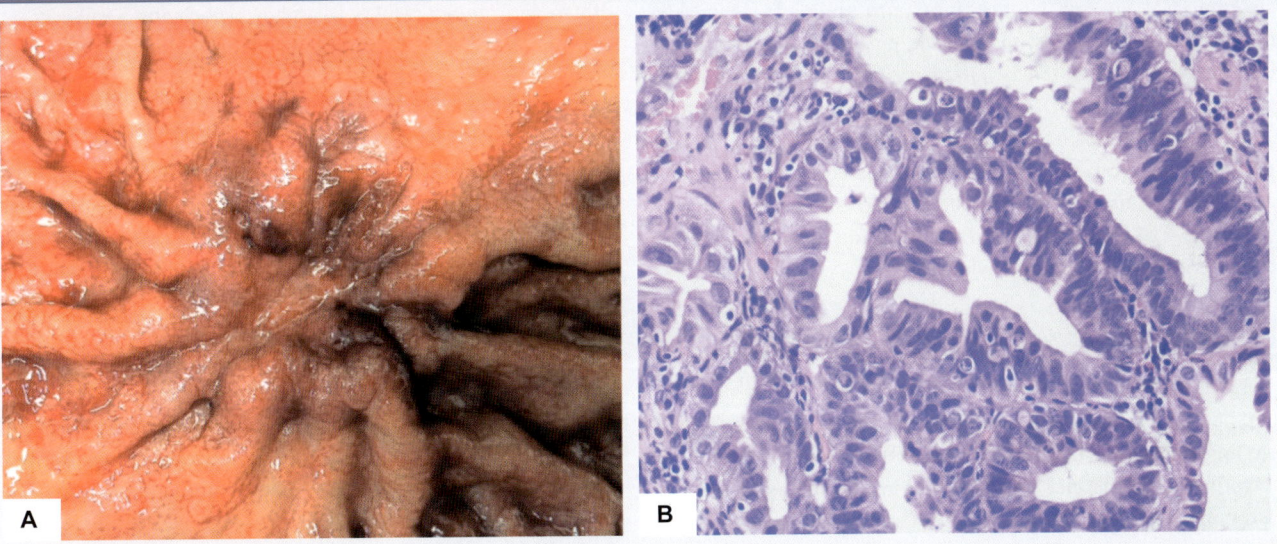

Figura 22.32 Adenocarcinoma gástrico tipo intestinal. **A.** Lesão ulcerada de bordas irregulares. **B.** Adenocarcinoma constituído por estruturas glandulares revestidas por células atípicas.

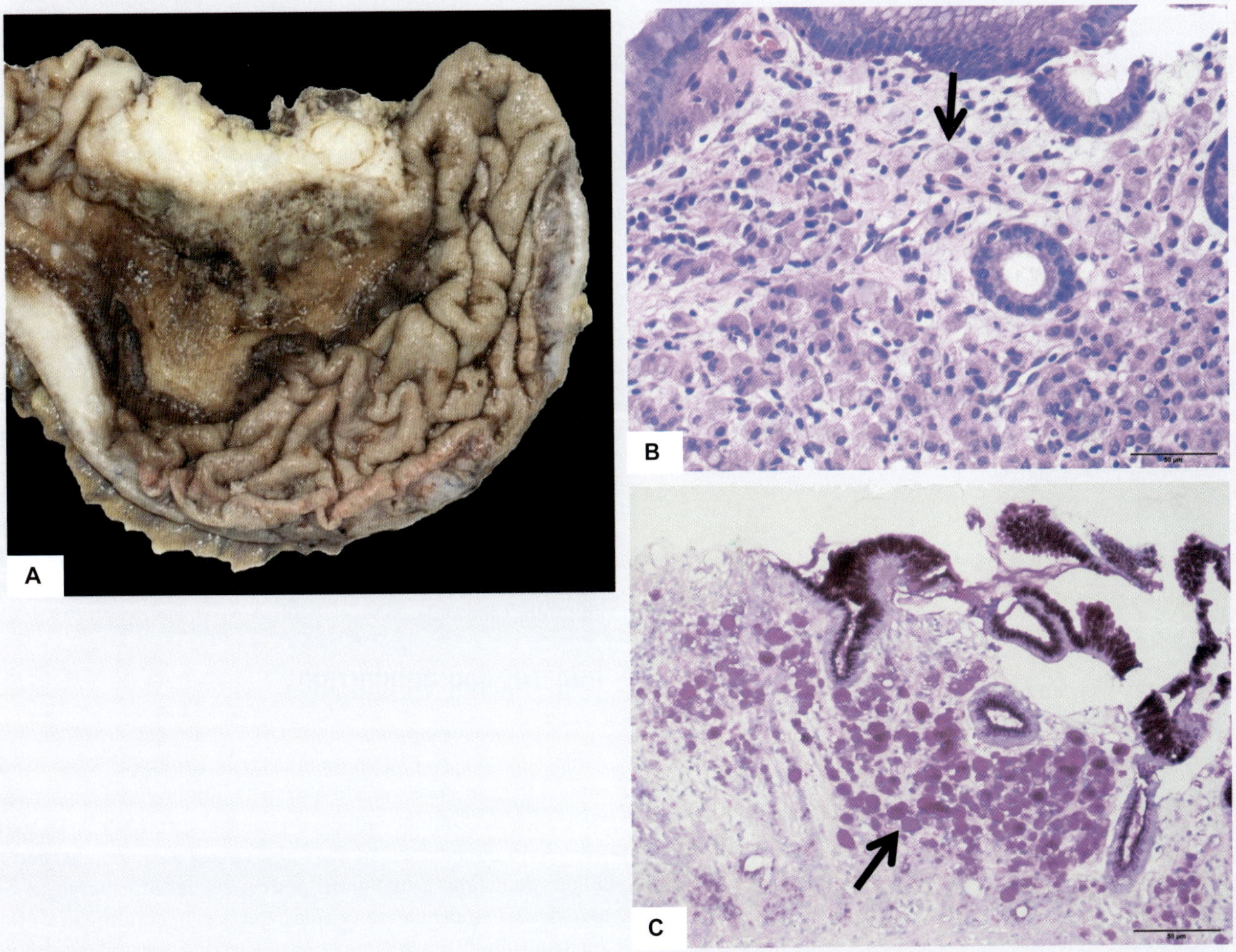

Figura 22.33 Adenocarcinoma gástrico tipo difuso. **A.** Lesão infiltrativa difusa do tipo linite plástica. **B.** Neoplasia difusa constituída por células não coesas (células em anel de sinete – *seta*). **C.** Células em anel de sinete com mucinas no citoplasma, coradas pelo PAS (*seta*).

Além do tipo morfológico (intestinal ou difuso), o principal marcador prognóstico é o estadiamento da neoplasia pelo sistema TNM, em que T representa a profundidade de invasão do tumor na parede, N, metástases em linfonodos regionais e M, metástases a distância (Quadro 22.1). O adenocarcinoma gástrico precoce tem prognóstico melhor do que o avançado; sobrevida de 5 anos ocorre em 90% dos pacientes com câncer precoce, cifra que cai para 20% naqueles com tumor avançado. No Brasil, na maioria dos pacientes o adenocarcinoma do estômago é diagnosticado em fase avançada, o que explica seu prognóstico ruim e sua sobrevida curta.

Linfomas

Linfomas são neoplasias malignas que se originam de linfócitos B, T e NK. Na grande maioria dos casos, linfomas surgem em linfonodos (ver Capítulo 25). Entre os linfomas extranodais, o trato gastrointestinal é a sede mais importante, sobretudo o estômago. Cerca de 5% das neoplasias malignas gástricas são linfomas primários. Clinicamente, os pacientes apresentam quadro inespecífico de dispepsia e dor epigástrica; com o tempo, surgem hemorragia digestiva e emagrecimento.

Quadro 22.1 Classificação TNM do carcinoma do estômago

T – Tumor primário

Tx Tumor primário não avaliado

T0 Sem evidência de tumor

Tis Carcinoma *in situ* ou intramucoso

T1 Tumor invade até a submucosa

   T1a Tumor invade a lâmina própria ou a muscular da mucosa

   T1b Tumor invade a submucosa

T2 Tumor invade a muscular própria

T3 Tumor invade a subserosa

T4 Tumor perfura a serosa (peritônio visceral) ou invade estruturas adjacentes

   T4a Tumor perfura a serosa (peritônio visceral)

   T4b Tumor invade estruturas adjacentes

N – Linfonodos regionais

Nx Linfonodos regionais não avaliados

N0 Ausência de metástases em linfonodos regionais

N1 Metástases em 1 ou 2 linfonodos regionais

N2 Metástases em 3 a 6 linfonodos regionais

N3 Metástases em 7 ou mais linfonodos regionais

   N3a Metástases em 7 a 15 linfonodos regionais

   N3b Metástases em 16 ou mais linfonodos regionais

M – Metástases a distância

M0 Ausência de metástases

M1 Metástases a distância

A maioria dos linfomas gástricos é linfoma da zona marginal do tecido linfoide associado a mucosas (MALT) ou linfoma difuso de grandes células B, ambos associados à infecção por *H. pylori*. Durante certo tempo na evolução da infecção, a proliferação linfoide é antígeno-dependente; nessa fase, erradicação da bactéria por antibióticos elimina o tumor. Em 20% dos casos, ocorre a translocação t(11.18) (q21;q21), que resulta no gene de fusão *API2-MLT*, cujo produto inibe a apoptose e induz proliferação de linfócitos por ativar o NFκB (fator de transcrição da proliferação de linfócitos B). Quando ocorre tal alteração, a neoplasia torna-se autônoma e o tratamento antibacteriano não tem efeito sobre ela.

Macroscopicamente, linfomas MALT apresentam-se como espessamento das pregas ou como massas ulceradas na mucosa (Figura 22.34 A). Histologicamente, a lesão é constituída por células linfoides pequenas e uniformes na lâmina própria que infiltram o epitélio das glândulas, constituindo as lesões linfoepiteliais, muito características desse linfoma (Figura 22.34 B). As células neoplásicas expressam marcadores de células B, como CD19 e CD20 (Figura 22.34 C). Linfoma MALT pode evoluir para formas mais agressivas, como linfoma difuso de grandes células B, que não respondem ao tratamento anti-*H. pylori*.

Tumor estromal gastrointestinal (GIST)

GIST é o tumor mesenquimal mais frequente no abdome. Mais comum no estômago, pode localizar-se em qualquer segmento do trato gastrointestinal. A neoplasia origina-se de células de Cajal, que atuam na transmissão de sinais entre o sistema nervoso entérico e a musculatura lisa dos órgãos abdominais. Na maioria dos casos, a lesão resulta de mutação no gene *KIT*, que codifica proteína que atua como receptor tirosina-cinase (RTK, ver Capítulo 5) estimulador da proliferação celular. Menos frequentemente, associa-se a mutação no receptor de PDGF (PDGFRA) ou no gene do complexo succinato-desidrogenase.

Macroscopicamente, o tumor é intramural, único, sólido, volumoso, bem delimitado e às vezes ulcerado (Figura 22.35 A). Microscopicamente, a lesão é formada pela proliferação de células epitelioides ou fusiformes (Figura 22.35 B) que expressam CD117, marcador da proteína KIT.

Fatores prognósticos incluem sede do tumor (tumor gástrico é menos agressivo do que em outras sedes), tamanho da lesão e índice de proliferação celular. Tumores com mutações nos genes *KIT* ou *PDGFFA* têm boa resposta ao tratamento com imatinib (Gleevec).

Tumores neuroendócrinos

Neoplasias neuroendócrinas (NETs), antigamente denominadas *carcinoides*, podem manifestar-se como: (a) lesão esporádica; (b) tumor associado à gastrite autoimune; (c) parte da síndrome de Zollinger-Ellison. Tumores esporádicos surgem sobretudo no antro e são mais agressivos. Gastrinomas, geralmente pequenos e malignos, podem ser lesão esporádica ou associada à síndrome de neoplasia endócrina múltipla (MEN1, ver Capítulo 29); por sintetizarem gastrina, levam à síndrome de Zollinger-Ellison. Além de repercussões fisiopatológicas e clínicas de cada tumor, o seu tamanho e o índice de proliferação celular são os fatores prognósticos mais importantes.

22

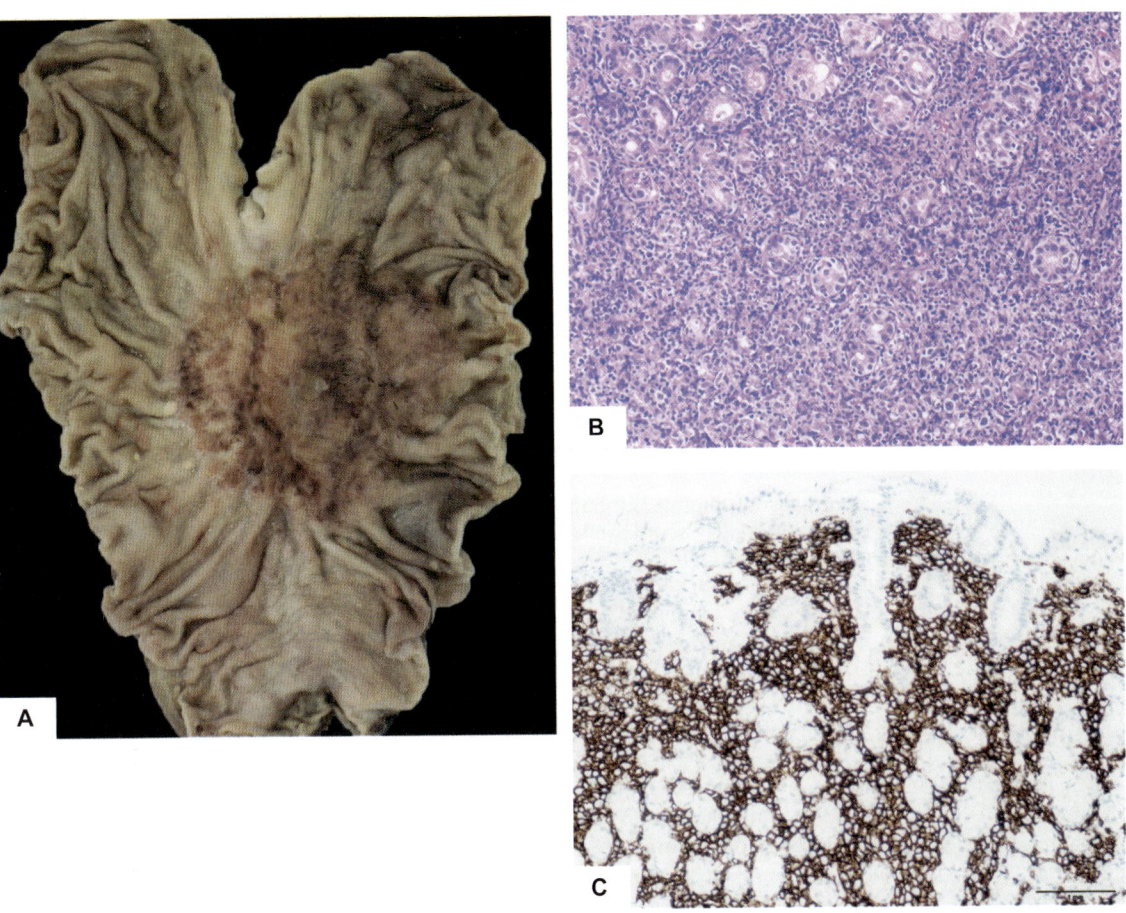

Figura 22.34 Linfoma gástrico do tecido linfoide associado a mucosa (MALT). **A.** Lesão infiltrativa na transição corpo-antro, com ulceração superficial. **B.** Infiltração da mucosa por células linfoides pequenas, com lesão linfoepitelial. **C.** Proliferação de linfócitos B (imuno-histoquímica para CD20).

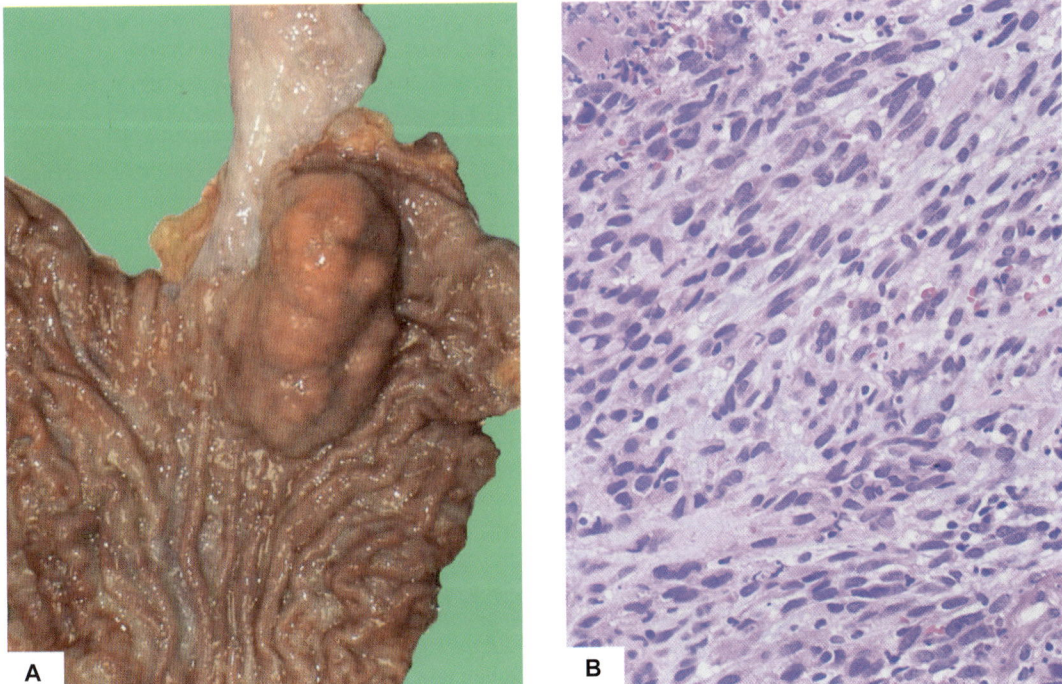

Figura 22.35 Tumor estromal gastrointestinal (GIST). **A.** Lesão nodular sólida e bem delimitada na cárdia. **B.** Proliferação de células fusiformes com vacúolos paranucleares.

Intestinos

▶ Obstrução intestinal

Obstrução intestinal consiste em parada do trânsito intestinal por obstáculo mecânico ou por distúrbio funcional. Obstrução mecânica resulta de lesões que atuam na luz (p. ex., tumor), na parede (p. ex., fibrose) ou fora dela (p. ex., compressão extrínseca). Obstrução funcional pode ser: (a) dinâmica, ou íleo espástico (contração espasmódica); (b) adinâmica, ou íleo paralítico (parada da atividade neuromuscular).

Obstrução mecânica é mais comum no intestino delgado; suas causas principais são aderências, hérnias, tumores, intussuscepção e volvo. Essas causas, responsáveis por 80% dos casos, variam segundo a idade do paciente e o local da obstrução.

As manifestações clínicas dependem da causa, do local, do modo de instalação e do grau da obstrução. Os principais sinais e sintomas são dor e distensão abdominal, vômitos e parada de eliminação de gases e fezes, que constituem o quadro de *abdome agudo obstrutivo*.

Intussuscepção

Consiste na invaginação de um segmento do intestino no interior do segmento imediatamente distal. Como o segmento que penetra leva o mesentério correspondente, ocorre compressão vascular que resulta em infarto do segmento invaginado. O local mais frequente de intussuscepção é a válvula ileocecal, com invaginação do íleo para o ceco. Intussuscepção é a causa mais comum de obstrução intestinal em crianças abaixo de 2 anos.

A patogênese da intussuscepção está relacionada com alterações no peristaltismo intestinal. Ondas peristálticas retrógradas do cólon que se encontram com ondas normais do íleo podem provocar invaginação. Em crianças, a grande quantidade de tecido linfoide na parede intestinal parece desequilibrar as contrações peristálticas. Muitas vezes, a invaginação inicia-se nas placas de Peyer, no íleo terminal, justificando sua maior frequência na região ileocecal em crianças. Outro fator desencadeante é massa intraluminal que atua como ponto de tração da parte invaginada. A região com lesão prévia constitui a cabeça da intussuscepção. As causas mais frequentes da lesão incluem: (1) tumores, principalmente pediculados; (2) hemorragia, que provoca alterações circulatórias e tumefação da área envolvida; (3) traumatismos, com hemorragia e contração espasmódica de um segmento; (4) espasmo anóxico; (5) corpos estranhos.

Clinicamente, intussuscepção manifesta-se com cólica abdominal e eliminação de sangue e muco nas fezes.

Hérnias abdominais

Correspondem à protrusão de segmentos de vísceras intestinais para fora da cavidade peritoneal, em locais de fraqueza da parede abdominal, como hiato diafragmático, hiato do cordão espermático ou cicatriz umbilical. As hérnias inguinais são as mais comuns. Hérnia incisional é a que se forma em área de cicatriz cirúrgica. A estrutura herniada traciona o peritônio parietal, formando o saco herniário. A pressão exercida pelo orifício de herniação no colo do saco herniário compromete a drenagem venosa da alça aprisionada, aumenta o volume local e aprisiona ou encarcera a alça herniada.

Comprometimento da drenagem venosa e do suprimento arterial leva a infarto da alça herniada. Hérnias são causa frequente de obstrução intestinal e responsáveis por 50% das obstruções intestinais agudas.

Volvo

Volvo, responsável por 10 a 5% das obstruções intestinais, corresponde à torção de uma alça intestinal sobre si mesma, o que leva à obstrução da luz intestinal. Compressão do pedículo vascular causa infarto/gangrena do segmento torcido. No Brasil, volvo é mais comum no sigmoide (90%), por associação com o megacólon chagásico (ver Capítulo 34). Pode ocorrer também no ceco ou no íleo. Fatores predisponentes compreendem dilatação e alongamento (dólico) do cólon e do sigmoide, como ocorre no megacólon chagásico, ou mesentério anormalmente longo, incapaz de fixar o cólon e o sigmoide.

Em jovens, o volvo manifesta-se clinicamente com quadro de abdome agudo obstrutivo similar ao de outras obstruções em alça fechada. Volvo é complicação rara no final da gravidez. Em idosos, pode ter evolução protraída, de dias ou meses, simulando obstrução por câncer. Ruptura e peritonite são complicações graves.

Aderências

Aderências ou bridas são traves fibrosas que se desenvolvem entre as alças intestinais ou entre a parede abdominal e a região de cicatriz cirúrgica prévia, inflamação peritoneal ou endometriose. Aderências fibrosas podem estrangular alças e causar obstrução intestinal mecânica. Aderências são mais comuns em mulheres, por sua associação a inflamação de órgãos pélvicos, endometriose e cirurgia abdominal prévia.

Obstrução por estruturas sólidas

Obstrução da luz intestinal pode ocorrer por estruturas sólidas, como fecaloma, bolo de áscaris ou bezoares. Obstrução por fecaloma, mais frequente no reto e no sigmoide (70%), é uma das principais complicações do megacólon chagásico. Obstrução por bolo de áscaris, geralmente em crianças menores de 6 anos, é responsável por 10% das obstruções intestinais na infância. Obstrução por vegetais mal digeridos surge em pacientes com gastroenteroanastomose, geralmente no íleo terminal. Obstrução por cálculos biliares é parcial e ocorre preferencialmente no íleo em indivíduos idosos.

Mecônio

Mecônio é o conteúdo intestinal de recém-nascidos, constituído por material esverdeado, denso e mucoide misturado com componentes do líquido amniótico. Mecônio é eliminado espontaneamente no período neonatal. Obstrução intestinal por mecônio – *íleo meconial* – ocorre em recém-nascidos com fibrose cística (Capítulo 24), devido a alterações na composição físico-química do mecônio, que o tornam mais espesso e de difícil eliminação. O quadro manifesta-se na primeira semana de vida, com falta de eliminação de mecônio, distensão abdominal e vômitos esverdeados. As principais complicações são volvo, gangrena, perfuração e peritonite meconial. Nos casos discretos, a obstrução pode ser removida por enema; nas formas graves, é necessário tratamento cirúrgico.

Megacólon adquirido

No Brasil o megacólon adquirido ocorre na doença de Chagas (ver Capítulo 34). A lesão resulta de destruição das células ganglionares (neurônios) dos plexos nervosos mioentéricos, associada à infecção pelo *Trypanosoma cruzi* (Figura 22.36). Destruição das células ganglionares do sistema nervoso entérico, que coordenam a motilidade intestinal, leva à estase fecal e à dilatação progressiva (mega) do cólon. Outras causas de megacólon adquirido incluem: (a) dilatação tóxica do cólon como complicação de colite ulcerativa idiopática; (b) dilatação funcional relacionada com distúrbios psicossomáticos.

▶ Doença isquêmica intestinal

Isquemia intestinal resulta de interrupção do fluxo arterial ou venoso ou de redução da perfusão tecidual, como ocorre nos estados de choque, desidratação, falência cardíaca ou hipotensão arterial. Oclusão arterial é responsável por 60% dos infartos intestinais. As lesões intestinais isquêmicas caracterizam-se por necrose de coagulação com inundação hemorrágica, devido às anastomoses entre os troncos vasculares intestinais. Isquemia pode comprometer a mucosa (infarto mucoso) ou estender-se a todas as camadas da parede intestinal (infarto transmural). Isquemia intestinal ocorre sobretudo em indivíduos idosos com aterosclerose e outras alterações cardiovasculares.

Infarto transmural

Infarto intestinal transmural consiste em necrose isquêmica com inundação hemorrágica de toda a espessura da parede intestinal, por oclusão aguda de artérias ou veias; oclusão vascular resulta, na grande maioria dos casos, de trombose ou embolia. Oclusão arterial deve-se à formação de trombos sobre placas ateromatosas, sobretudo na artéria mesentérica superior. Êmbolos são encontrados principalmente na artéria mesentérica superior, porque sua emergência na aorta é oblíqua e seu calibre é maior do que o da artéria mesentérica inferior. A principal fonte de êmbolos são trombos murais no coração, associados a infarto do miocárdio, cardiopatia chagásica, miocardites, próteses valvares e endocardites. Vasculites sistêmicas (poliarterite nodosa, lúpus eritematoso, poliangiite com granulomatose etc.)

também podem comprometer as artérias mesentéricas e levar a oclusão arterial. Cerca de 60% dos infartos transmurais ocorrem por obstrução arterial aguda, enquanto trombose em veias mesentéricas é responsável por 10 a 20% dos casos. Trombose venosa é mais comum na veia mesentérica superior e associa-se a condições que favorecem a formação de trombos, como inflamação de órgãos que drenam para a veia porta (apendicite, pelviperitonite e diverticulite), insuficiência cardíaca congestiva, gestação, parto, cirurgias abdominais, neoplasias malignas e uso de anticoncepcionais orais. Infartos intestinais podem resultar também do comprometimento mecânico do fluxo vascular por invaginação intestinal, hérnias encarceradas ou torção do pedículo vascular, como ocorre no volvo. Em número considerável de pacientes, a oclusão vascular não é identificada. Nesses casos, a isquemia resulta de baixa perfusão vascular associada a falência cardíaca, hipóxia ou choque em indivíduos com redução da luz vascular por aterosclerose das artérias mesentéricas. Nos estados de choque prolongado, a vasoconstrição esplâncnica com desvio do sangue para manter a irrigação adequada de órgãos vitais, como cérebro e coração, pode levar à isquemia intestinal.

Aspectos morfológicos

Infartos intestinais transmurais ocorrem sobretudo no jejuno distal e no íleo. No intestino grosso, a sede preferencial é a flexura esplênica do cólon, na região limítrofe de irrigação das artérias mesentérica superior e mesentérica inferior. O infarto intestinal é hemorrágico (vermelho), independentemente da origem arterial ou venosa do comprometimento vascular, isto por causa da reperfusão da área isquêmica pelos ramos colaterais das arcadas mesentéricas. Macroscopicamente, a parede é vermelho-escura e edemaciada, podendo haver sangue na luz. Em oclusões arteriais, a demarcação das lesões é mais evidente; em obstruções venosas, os limites da área isquêmica com a parede normal são mal definidos. Microscopicamente, a lesão caracteriza-se por necrose de coagulação associada a inundação hemorrágica comprometendo toda ou quase toda a espessura da parede intestinal. A resposta inflamatória é de intensidade variável. Colonização bacteriana instala-se do 1º ao 4º dia, podendo provocar gangrena e perfuração intestinal.

Muito mais frequente em indivíduos idosos, infarto intestinal manifesta-se com dor abdominal de início súbito, periumbilical, acompanhada de taquicardia, hipotensão, náuseas, vômitos, diarreia sanguinolenta e, às vezes, choque. Os movimentos peristálticos diminuem ou desaparecem por destruição da musculatura lisa, fenômenos tóxicos ou íleo adinâmico. Tais alterações são comuns a vários processos patológicos que se manifestam com quadro de abdome agudo, como úlcera perfurada, apendicite e peritonite, dificultando o diagnóstico clínico de isquemia intestinal. O prognóstico depende do diagnóstico precoce e do tratamento adequado. Óbito ocorre em 40 a 70% dos casos.

Infarto da mucosa

Caracteriza-se por lesão isquêmica na mucosa e submucosa, poupando as camadas musculares e a serosa. A principal causa é a baixa perfusão vascular associada a estados de choque ou insuficiência cardíaca. Agentes vasoconstritores, como cocaína, adrenalina, digitálicos e toxemia, podem comprometer ou agravar lesões isquêmicas na mucosa.

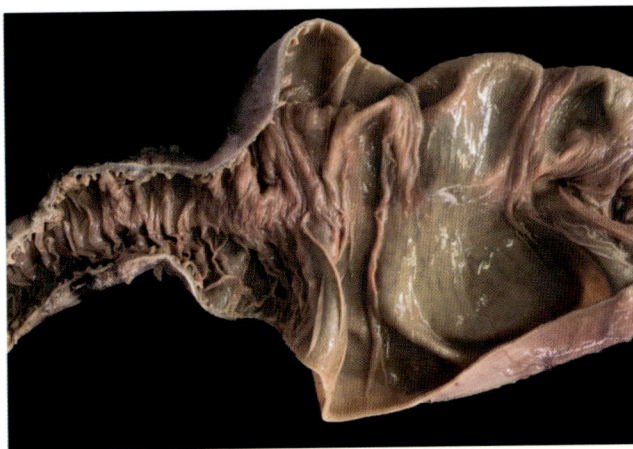

Figura 22.36 Megacólon chagásico. Dilatação acentuada do retossigmoide.

22

Aspectos morfológicos

As lesões são geralmente múltiplas, e as áreas comprometidas são vermelho-escuras. A mucosa encontra-se edemaciada e hemorrágica, podendo ter úlceras (Figura 22.37). Microscopicamente, há necrose de coagulação e hemorragia na mucosa, que podem se estender à submucosa. A necrose pode comprometer somente o topo das vilosidades ou até a porção interna da parede muscular (infarto mural); a maior parte da camada muscular e a serosa estão preservadas. Quando há infecção bacteriana secundária, a lesão pode apresentar aspecto de inflamação pseudomembranosa, especialmente no cólon. Lesões isquêmicas que comprometem somente a mucosa, portanto, podem simular quadros de enterocolite.

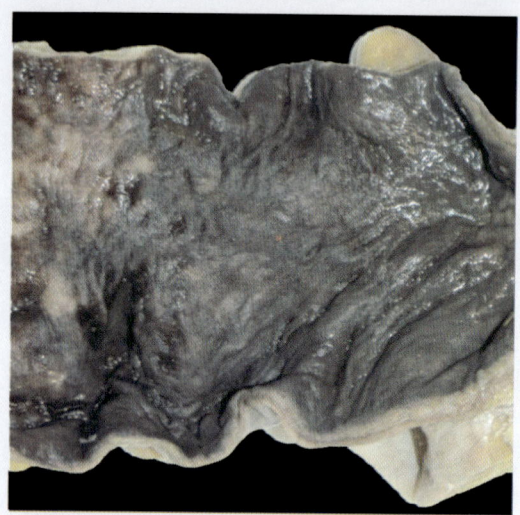

Figura 22.37 Infarto hemorrágico da mucosa intestinal.

As manifestações clínicas dos infartos da mucosa são similares às do infarto transmural. Se as alterações circulatórias forem eliminadas, pode haver reparação das lesões. O prognóstico é melhor do que o do infarto transmural.

Isquemia intestinal crônica

Em indivíduos idosos com aterosclerose das artérias mesentéricas, podem surgir lesões isquêmicas crônicas, que são segmentares e se situam geralmente na flexura esplênica do cólon. Isquemia crônica leva a inflamação e ulceração da mucosa que podem simular enterocolites ou doença inflamatória intestinal. Cicatrização das lesões pode provocar estenose intestinal. O quadro clínico é de *angina abdominal*, que se caracteriza por dor intermitente, de duração variada, em geral após as refeições.

Enterocolite necrosante

É a emergência cirúrgica gastrointestinal mais grave do período neonatal. A lesão ocorre em prematuros e recém-nascidos de baixo peso, no início da alimentação enteral. A etiopatogênese é multifatorial e relacionada com imaturidade intestinal e desequilíbrio entre o microbioma e o conteúdo intestinal hiperosmolar. As lesões, mais comuns no íleo, ceco e cólon ascendente, caracterizam-se por necrose de coagulação transmural e evoluem rapidamente para perfuração intestinal, peritonite

e septicemia. Pneumatose intestinal é achado radiográfico importante. A doença manifesta-se nas duas primeiras semanas de vida com distensão abdominal, diarreia e hemorragia digestiva que evolui rapidamente para choque e óbito se não tratada.

Angiodisplasia

Caracteriza-se por veias dilatadas e tortuosas na submucosa do ceco e do cólon ascendente, quase sempre em indivíduos idosos. As lesões são geralmente múltiplas, e o grau de dilatação e tortuosidade dos vasos é variável. Quando os vasos não são muito dilatados, as lesões podem passar despercebidas ao exame macroscópico. Histologicamente, os vasos são irregularmente dilatados e possuem paredes finas e células musculares pouco evidentes. Sua patogênese é atribuída a fatores mecânicos relacionados com distensão e contração da parede intestinal, que levam a obstrução intermitente das veias que atravessam a camada muscular e a dilatação progressiva das veias da submucosa. A preferência das lesões pelo ceco e cólon ascendente é explicada pela maior pressão luminal devido ao maior diâmetro do ceco.

Angiodisplasia é condição adquirida que ocorre em menos de 1% dos adultos. Apesar de pouco frequente, é responsável por cerca de 20% dos casos de hemorragia intestinal baixa em indivíduos idosos. O sangramento em geral é pouco intenso e intermitente, mas pode ser agudo e maciço. O diagnóstico é feito por angiografia seletiva e colonoscopia.

▶ Má absorção intestinal

Má absorção intestinal resulta da incapacidade do organismo de digerir, absorver e/ou transportar um ou mais nutrientes ingeridos. Em consequência, são eliminados nas fezes lipídeos, proteínas, hidratos de carbono, vitaminas e minerais juntamente com quantidade variada de água. Com isso, o indivíduo apresenta diarreia crônica e carência dos elementos não absorvidos.

O processo de digestão, absorção e transporte dos alimentos envolve várias etapas. No estômago, a digestão do bolo alimentar inicia-se por ação da pepsina em pH ácido. As células parietais produzem o fator intrínseco, que se combina com a vitamina B_{12} e é indispensável para absorção desta vitamina no íleo. O bolo alimentar, transformado em quimo (polímeros de carboidratos, proteínas e lipídeos), é liberado no duodeno, onde é exposto à bile e às enzimas pancreáticas (amilase, lipase e proteases). A emulsificação das gorduras pela bile favorece a transformação dos polímeros em moléculas menores (dissacarídeos, oligopeptídeos), sobre as quais atuam as dissacaridases e peptidases das microvilosidades das células epiteliais. O produto final da ação enzimática (monômeros de hidratos de carbono, aminoácidos, ácidos graxos livres, glicerol e monoglicerídeos) é absorvido pelas células epiteliais das vilosidades intestinais. Na etapa seguinte, tais moléculas penetram na circulação linfática e sanguínea e são levadas aos diferentes locais do organismo.

Várias doenças manifestam-se com má absorção intestinal, que resulta do comprometimento das diferentes fases do processo de absorção e do transporte dos nutrientes: (1) deficiência de digestão dos nutrientes por insuficiência pancreática; (2) incapacidade de absorção dos nutrientes pelas células intestinais, como ocorre na deficiência de dissacaridases ou na doença celíaca; (3) distúrbios no transporte das moléculas absorvidas. As principais causas de má absorção intestinal são apresentadas no Quadro 22.2.

Quadro 22.2 Principais causas de má absorção intestinal

Alterações da digestão intestinal

Deficiência de enzimas pancreáticas

Fibrose cística

Pancreatites

Deficiência de sais biliares

Cirrose

Obstrução das vias biliares

Supercrescimento bacteriano

Alterações na captação, metabolismo e transporte pelos enterócitos

Alterações na borda em escova

Deficiência de dissacaridases

Alterações congênitas no transporte

Má absorção de glicose-galactose, vitamina B_{12}, aminoácidos dibásicos (cistinúria), aminoácidos neutros (doença de Hartnup), abetalipoproteinemia

Lesão de enterócitos

Doença celíaca

Intolerância ao leite de vaca

Alterações na absorção por lesões da parede intestinal

Doença de Crohn

Linfomas

Leucemias

Infecções

Virais

Bacterianas (gastroenterite, tuberculose)

Parasitárias

Doença de Whipple

Iatrogênicas

Gastrectomia

Ressecção intestinal

Fisiopatologia

A síndrome de má absorção manifesta-se clinicamente por dois grupos de sinais e sintomas: (1) diarreia e esteatorreia, por deficiência de absorção do conteúdo intestinal; (2) síndromes carenciais, relacionadas com a falta de absorção de um ou mais componentes alimentares.

Diarreia resulta da absorção insuficiente de água, eletrólitos e nutrientes por três mecanismos: (1) redução da absorção intestinal de água e eletrólitos, por lesões no intestino delgado e seu acúmulo excessivo no intestino grosso, em quantidade superior à capacidade de absorção no cólon; (2) ação osmótica dos nutrientes não absorvidos, particularmente hidratos de carbono; (3) absorção insuficiente de água e eletrólitos por lesões do intestino grosso (colite ulcerativa, ressecção do cólon etc.).

Esteatorreia decorre do comprometimento da absorção de gorduras no intestino delgado, quase sempre por deficiência de lipases pancreáticas. Deficiência na absorção de ferro leva à anemia hipocrômica; comprometimento na absorção de vitamina B_{12} e/ou do ácido fólico causa anemia macrocítica/megaloblástica (ver Capítulo 25). Falta de absorção de vitamina K compromete a síntese hepática de protrombina e de outros fatores da coagulação, causando hemorragias, especialmente gastrointestinais, genitourinárias e equimoses na pele. A falta de absorção de cálcio e vitamina D leva à osteoporose, desmineralização óssea e predisposição a fraturas. Perda excessiva de albumina (doença de Crohn, linfangiectasia intestinal e obstrução de vasos linfáticos na doença de Whipple) ou má absorção de aminoácidos no intestino comprometem a síntese hepática de albumina, levando a queda da pressão oncótica do plasma e edema generalizado. Os pacientes apresentam ainda anorexia, emagrecimento, hipotrofia muscular e distensão abdominal. O diagnóstico depende do quadro clínico e de exames complementares, como testes de absorção intestinal e dosagem de gordura fecal. Biópsia da mucosa do intestino delgado diagnostica várias doenças que se manifestam com má absorção intestinal, como doença celíaca, doença de Whipple, linfangiectasia intestinal, amiloidose e linfomas, além de identificar o agente etiológico de parasitoses intestinais.

Doença celíaca

Doença celíaca é enfermidade que surge em pessoas suscetíveis que entram em contato com o glúten, que é a fração proteica de alguns cereais (trigo, centeio e cevada). Morfologicamente, a doença caracteriza-se por atrofia das vilosidades intestinais, que resulta em má absorção intestinal. A doença é mais comum em mulheres e em pessoas de pele branca. Nos EUA e na Europa, intolerância ao glúten existe em 1% da população; em outros países, a prevalência é variável. As manifestações clínicas iniciam-se geralmente na infância; em certos casos, porém, a doença é assintomática por alguns anos e só se manifesta em jovens ou adultos.

As lesões são causadas pela gliadina, que é a principal proteína imunogênica do glúten. No início, epítopos da gliadina induzem a liberação de IL-15, que ativa linfócitos T CD8+ (citotóxicos) intraepiteliais, os quais passam a agredir os enterócitos; lesão destes favorece maior penetração de gliadina na lâmina própria, amplificando o processo. Na lâmina própria, a gliadina sofre desaminação pela transglutaminase, aumentado sua imunogenicidade. Antígenos da gliadina estimulam também linfócitos T CD4+, que induzem resposta inflamatória e ativam linfócitos B a produzir anticorpos, particularmente antigliadina, antiendomísio e antitransglutaminase, importantes no diagnóstico laboratorial da doença. Estímulo persistente pela gliadina é responsável, portanto, pela resposta imunitária e pelas lesões morfológicas na mucosa intestinal.

Aspectos morfológicos

As lesões intestinais iniciam-se com aumento do número de linfócitos intraepiteliais. Com o tempo, surge inflamação crônica que resulta em modificações na estrutura da mucosa, que variam desde poucas alterações nas vilosidades até atrofia e desaparecimento das mesmas. Os achados dominantes são hipotrofia e achatamento das vilosidades intestinais e alongamento das criptas (hiperplasia), que ocupam toda a espessura da mucosa (Figura 22.38). Os enterócitos tornam-se cuboides e perdem a borda em escova.

(continua)

Aspectos morfológicos (*continuação*)

Achado importante é o aumento do número de linfócitos intraepiteliais (linfócitos T citotóxicos, CD8+), que é o principal marcador da doença; nas fases iniciais do processo, tal achado é indicativo da doença, mesmo sem atrofia vilositária. Na lâmina própria, há grande número de plasmócitos e linfócitos. As lesões são mais acentuadas na segunda porção do duodeno e no jejuno proximal, que são os locais de maior exposição aos antígenos alimentares.

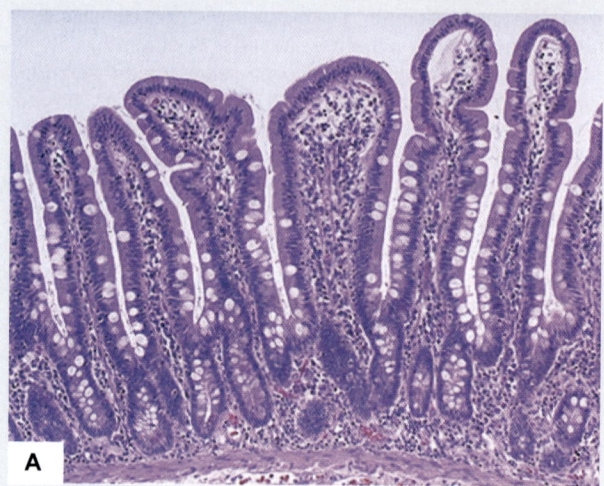

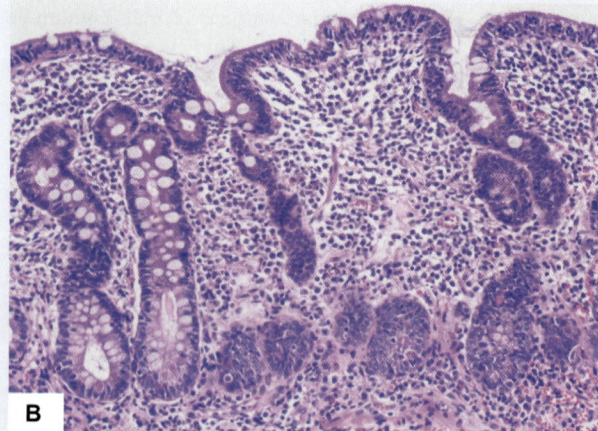

Figura 22.38 Doença celíaca. **A.** Padrão arquitetural viloso normal da mucosa do jejuno, mostrando vilosidades revestidas por enterócitos cilíndricos e com borda em escova evidente. **B.** Atrofia das vilosidades da mucosa do jejuno, infiltrado de mononucleares na lâmina própria e aumento de linfócitos intraepiteliais; os enterócitos são cuboides.

Aspectos clínicos

Em crianças, as principais manifestações clínicas são diarreia e esteatorreia associadas à má absorção de carboidratos, lipídeos e proteínas. Em consequência, surgem desnutrição, palidez cutânea, distensão abdominal e hipotrofia da musculatura glútea e dos membros. Em crianças maiores e adolescentes, pode haver retardo no crescimento (baixa estatura) e manifes-

tações extraintestinais, como irritabilidade, vômitos, anorexia e constipação intestinal. Em adultos, as manifestações mais comuns são diarreia, dor ou desconforto abdominal, anemia por deficiência de ferro e/ou ácido fólico, osteoporose, dermatite herpetiforme e emagrecimento.

O diagnóstico baseia-se no quadro clínico, na detecção de anticorpos e nos achados da biópsia intestinal. Os anticorpos de maior valor diagnóstico são os da classe IgA: anti-transglutaminase, anti-gliadina e anti-endomísio. Em geral, as manifestações clínicas desaparecem alguns meses após a retirada do glúten da alimentação, embora algum grau de hipotrofia das vilosidades intestinais possa persistir apesar da melhora clínica. Indivíduos com doença celíaca apresentam maior risco de neoplasias malignas, como linfoma de células T enteropático e adenocarcinoma do intestino delgado.

Espru tropical

Espru tropical ou enteropatia ambiental acomete indivíduos que residem ou viajam para regiões tropicais (*espru* significa diarreia em holandês). A doença manifesta-se com diarreia crônica e má absorção de gorduras (esteatorreia), carboidratos e vitamina B_{12}. Apesar de a etiologia não estar comprovada, as evidências indicam natureza infecciosa, como cepas enterotoxigênicas de *E. coli*, visto que os pacientes apresentam resposta ao tratamento com antibióticos.

As lesões intestinais consistem em alargamento e encurtamento das vilosidades, hiperplasia das criptas e infiltrado inflamatório na lâmina própria, com linfócitos, plasmócitos e eosinófilos, quadro similar ao da doença celíaca. As diferenças com esta incluem: (1) resposta ao tratamento com ácido fólico, mas persistência após retirada do glúten no espru tropical; (2) a doença celíaca responde à retirada do glúten, mas não apresenta resposta ao tratamento com ácido fólico; (3) na doença celíaca, a enterite predomina no intestino delgado proximal; (4) no espru tropical as lesões ocorrem ao longo de todo o intestino delgado.

Doença de Whipple

É doença infecciosa crônica multivisceral, pouco comum, que compromete principalmente o intestino delgado, o sistema nervoso central e as articulações. Mais frequente em homens após 40 anos e com exposição ocupacional a animais e ao solo, a doença é causada pelo actinomiceto Gram-positivo *Tropheryma whipplei*, identificado pela coloração de PAS como bastonetes e grânulos no interior de macrófagos. O achado morfológico característico é grande número de macrófagos xantomatosos contendo grânulos PAS-positivos na lâmina própria da mucosa do intestino delgado (Figura 22.39); tal acúmulo de macrófagos alarga as vilosidades intestinais. A microscopia eletrônica evidencia bacilos íntegros dentro e fora dos macrófagos e lisossomos repletos de bactérias não digeridas. Os macrófagos xantomatosos são encontrados em linfonodos mesentéricos e em outros locais, como membranas sinoviais, valvas cardíacas e encéfalo. A má absorção intestinal é atribuída à obstrução linfática, por acúmulo de macrófagos na lâmina própria. Além de diarreia e esteatorreia, as manifestações clínicas incluem artralgia migratória, febre, serosite, hiperpigmentação cutânea e linfonodomegalia. A doença responde bem ao tratamento com antibióticos.

22

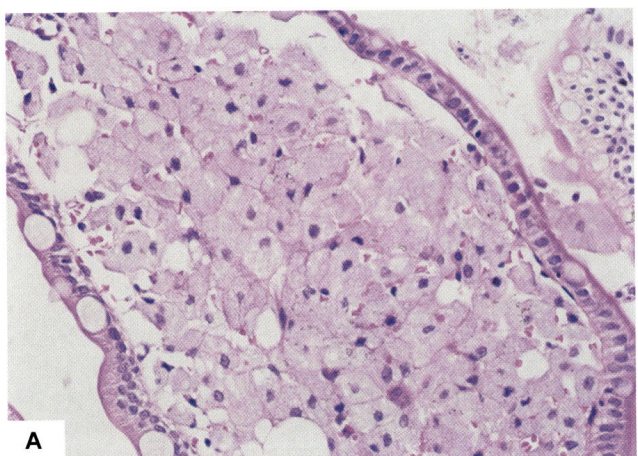

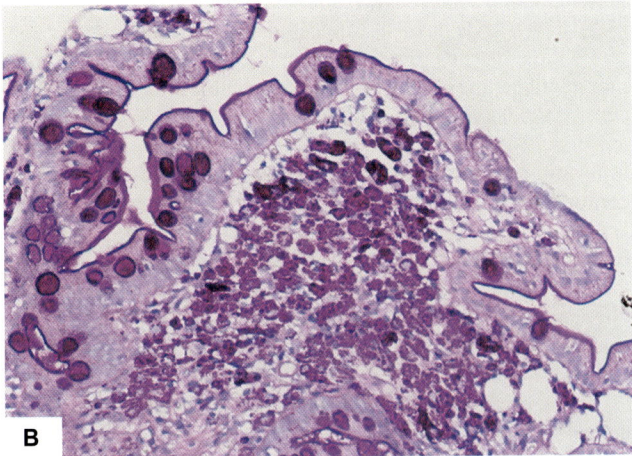

Figura 22.39 Doença de Whipple. **A.** Vilosidades intestinais com acúmulo de macrófagos xantomatosos na lâmina própria da mucosa. **B.** Grânulos PAS-positivos no citoplasma dos macrófagos.

Deficiência de lactase

Caracteriza-se por intolerância à lactose, açúcar presente no leite e em seus derivados. Lactase é uma dissacaridase presente na borda em escova dos enterócitos que cliva a lactose em monossacarídeos, os quais são absorvidos na mucosa intestinal. Deficiência de lactase pode ser: (a) congênita, que é rara e potencialmente fatal se não diagnosticada; (b) adquirida, por infecções virais ou bacterianas. As manifestações clínicas, desencadeadas pela ingestão de leite e seus derivados, incluem diarreia, empachamento abdominal e flatulência. Esse quadro clínico resulta da fermentação, pela microbiota do cólon, dos açúcares não absorvidos.

Enteropatia autoimune

Doença rara que ocorre em crianças pequenas, manifesta-se com diarreia grave associada a anticorpos circulantes contra componentes das células epiteliais intestinais. Biópsias do intestino delgado mostram atrofia das vilosidades, perda de células caliciformes e células de Paneth e aumento do número de linfócitos intraepiteliais, embora não tão intenso como na doença celíaca. Há aumento do número de células epiteliais em apoptose, o que sugere agressão mediada por

mecanismos imunitários. Além do intestino delgado, pode haver comprometimento do estômago, do cólon, dos pulmões e do pâncreas.

▶ Infecções intestinais

Infecções intestinais constituem sério problema mundial de saúde, particularmente nos países menos desenvolvidos, como o Brasil, onde, juntamente com desnutrição, estão entre as principais causas de morbidade e mortalidade infantil. Infecções intestinais podem ser causadas por bactérias, vírus e protozoários (Quadro 22.3). Embora mais comuns na infância, tais infecções podem ocorrer em qualquer idade.

Comparado ao cólon, o intestino delgado contém poucos microrganismos, que são predominantemente bactérias Gram-positivas, aeróbios facultativos. No íleo terminal, encontram-se bactérias coliformes, como enterobactérias e bacteroides. Em condições fisiológicas, a microbiota intestinal tem funções importantes, como desconjugação de sais biliares, metabolização de proteínas e gorduras e produção de vitaminas. Quando há desequilíbrio na população bacteriana, podem ocorrer má absorção intestinal, hipovitaminoses K e D e anemia ferropriva, além de alterações eletrolíticas. Em condições patológicas, a quantidade de bactérias pode aumentar, especialmente em indivíduos com gastrostomia, estase intestinal ou fístulas entre os intestinos delgado e grosso. Nesses casos, proliferam predominantemente bactérias anaeróbias do tipo fecal.

Clinicamente, as infecções intestinais manifestam-se com diarreia e induzem resposta inflamatória na mucosa intestinal similar para diferentes agentes etiológicos; por isso, a inflamação é quase sempre inespecífica.

As bactérias induzem diarreia por diferentes mecanismos, como produção de toxinas, aderência e invasão da mucosa. Toxinas estimulam a secreção de líquidos e eletrólitos pelas células epiteliais da mucosa. Bactérias invasivas induzem inflamação, necrose e ulceração da mucosa.

Quadro 22.3 Principais agentes etiológicos de diarreias infecciosas

Bactérias

Escherichia coli: enterotoxigênica, enteroinvasiva

Campylobacter jejuni

Shigella

Salmonella

Vibrio cholerae

Clostridium difficile

Clostridium perfringens

Protozoários

Entamoeba histolytica

Giardia lamblia

Cryptosporidium

Vírus

Rotavírus

Norovírus

Adenovírus

22

Em muitos casos, toxinas preformadas em alimentos contaminados são ingeridas pelo indivíduo, levando ao quadro de *intoxicação alimentar*. Os principais agentes de intoxicações alimentares são *Staphylococcus aureus*, *Vibrio* e *Clostridium perfringens*. As manifestações clínicas aparecem algumas horas após a ingestão do alimento contaminado, e a recuperação ocorre em poucos dias, com a eliminação da toxina. Ingestão da neurotoxina produzida pelo *Clostridium botulinum* pode levar a quadro fatal de insuficiência respiratória, já que a toxina bloqueia a liberação de acetilcolina nas sinapses, causando paralisia flácida da musculatura e morte.

Diarreia por bactérias toxigênicas

A principal característica das infecções intestinais por bactérias toxigênicas é o aumento das secreções intestinais. *Vibrio cholerae* e cepas toxigênicas de *E. coli* são exemplos de bactérias que induzem diarreia pela produção de toxinas.

O *cólera* é doença infecciosa grave, transmitida por água ou alimentos contaminados pelo *Vibrio cholerae*, que foi responsável por grande número de mortes no século 19. Nas últimas décadas, houve epidemias de cólera em várias regiões do mundo, incluindo a América do Sul. Com tratamento adequado, a mortalidade pela doença caiu substancialmente. A toxina do cólera liga-se a moléculas da membrana citoplasmática das células epiteliais da mucosa e aumenta a secreção de água e eletrólitos, o que resulta em diarreia aquosa com perda de grande quantidade de líquidos e eletrólitos capaz de levar a desidratação e óbito. O tratamento consiste na reposição de líquidos e eletrólitos.

E. coli enterotoxigênicas produzem toxinas que estimulam a secreção de líquidos pelas células epiteliais da mucosa intestinal e induzem diarreia aquosa similar à do cólera. Tais bactérias são a causa principal da *diarreia dos viajantes*.

Diarreia por bactérias invasivas

A principal característica das infecções intestinais causadas por bactérias invasivas é diarreia com muco, sangue e pus (células inflamatórias), designada *disenteria*.

Shigella é o protótipo de microrganismo capaz de invadir células epiteliais da mucosa intestinal e de induzir resposta inflamatória que leva a necrose e ulceração da mucosa do intestino delgado e/ou do cólon. A infecção por bactérias do grupo *Shigella* (*S. disenteriae*, *S. flexneri*, *S. boydii* e *S. sonnei*) causa a *disenteria bacilar*, que se caracteriza por diarreia com sangue, muco e pus acompanhada de dor abdominal, febre e, nas formas graves, toxemia e hipotensão arterial. Disenteria bacilar é endêmica em áreas com higiene precária, onde a transmissão ocorre por alimentos, água ou contato pessoal. As bactérias invadem a mucosa e provocam inflamação que se inicia no ceco e no cólon ascendente e estende-se ao íleo terminal. O exsudato é fibrinopurulento e forma pseudomembranas sobre a mucosa; estas se destacam e deixam a mucosa ulcerada.

Cepas enteroinvasivas de *E. coli* induzem diarreia clinicamente semelhante à da disenteria bacilar, enquanto cepas enterro-hemorrágicas de *E. coli* são responsáveis por surtos graves de diarreia sanguinolenta, colite isquêmica e síndrome hemolítico-urêmica em crianças.

O gênero *Salmonella* compreende várias espécies patogênicas que se expressam com quadro clínico variado, sendo os mais importantes: (a) febre tifoide, causada pela *S. typhi*; (b) febre entérica, ou paratifoide, provocada pela *S. paratyphi*; (c) septicemia salmonelósica, com inflamação purulenta em vários locais; (d) gastroenterite, resultante da ingestão de água ou alimentos contaminados com *S. enteritidis*; (e) salmonelose septicêmica prolongada.

Febre tifoide (do grego *typhos* = estupor), que evolui por cerca de 4 semanas, é causada pela *S. typhi*, transmitida por água e alimentos contaminados. A infecção tem início no intestino delgado e evolui com disseminação sistêmica. Clinicamente, manifesta-se com febre, cólicas abdominais e diarreia, às vezes alternada com constipação intestinal; em seguida, surge torpor. A *S. typhi* invade as células epiteliais da mucosa do intestino delgado e dissemina-se para os órgãos linfoides (placas de Peyer, linfonodos mesentéricos, baço) e para a circulação sistêmica. Na mucosa intestinal, há inflamação com necrose e úlceras, especialmente sobre as placas de Peyer. As úlceras são ovais, dispõem-se longitudinalmente, apresentam bordas elevadas e têm fundo granular com restos de material necrótico. Tais lesões podem evoluir com sangramento e perfuração intestinal.

Gastroenterite deve-se à ingestão de água ou alimentos contaminados (carnes, ovos, aves) com *S. enteritidis*. A infecção manifesta-se após curto período de incubação (horas ou dias) com náuseas, vômitos, diarreia, febre e prostração durante 2 a 4 dias. Mais comum e mais grave em crianças, especialmente nas menores de 5 anos, a infecção ocorre no íleo, mas pode comprometer o intestino grosso.

Salmonelose septicêmica prolongada, causada por vários tipos de salmonelas, associa-se geralmente a outra doença infecciosa, como a esquistossomose. Após período prodrômico, a doença tem início insidioso com febre, diarreia, emagrecimento, linfonodomegalia, hemorragias e ascite. Clinicamente, o quadro assemelha-se ao da leishmaniose visceral.

Várias espécies de *Campylobacter* comprometem o intestino delgado e o cólon, onde causam inflamação e úlceras que podem simular colite ulcerativa. As manifestações clínicas, que surgem 2 a 5 dias após a ingestão de alimentos contaminados e duram cerca de 5 dias, incluem dor abdominal, diarreia, náuseas e vômitos.

Colite pseudomembranosa

Colite pseudomembranosa é um tipo especial de inflamação da mucosa do cólon que ocorre em indivíduos em tratamento com antibióticos. A patogênese das lesões envolve desequilíbrio da microbiota intestinal pelos antibióticos, que favorece o predomínio de microrganismos anaeróbios, como o *Clostridium difficile*, produtor citotoxinas que causam necrose da mucosa e exsudação de fibrina, constituindo lesões em placa designadas *pseudomembranas* (Figura 22.40 A). Microscopicamente, encontram-se infiltrado purulento na lâmina própria. Nos casos típicos, o exsudato forma erupção na superfície da mucosa, gerando a típica lesão em vulcão (Figura 22.40 B).

A doença acomete geralmente indivíduos idosos e sem doença intestinal e manifesta-se com febre, dor abdominal e diarreia durante tratamento com antibióticos. Trata-se de doença grave que, se não tratada, pode levar o indivíduo à morte. O diagnóstico é confirmado pela identificação de toxinas do *C. difficile* nas fezes.

Tuberculose

O comprometimento intestinal pela tuberculose é pouco comum, apesar da relevância da doença e das lesões em outros órgãos. Tuberculose intestinal pode ser primária ou secundária. Tuberculose primária resulta da ingestão de leite cru ou derivados contaminados pelo *M. tuberculosis*. Esta forma ocorre geralmente em crianças e, hoje, é muito rara pelo controle do gado e pela pasteurização do leite.

22

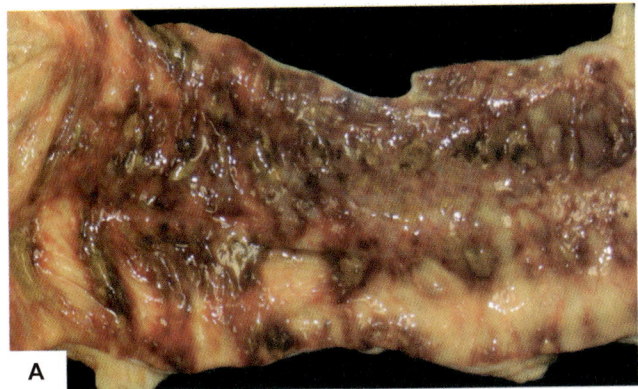

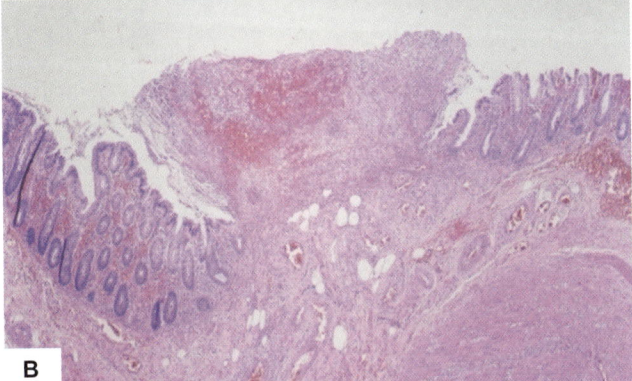

Figura 22.40 Colite pseudomembranosa. **A.** Placas de fibrina e restos de material necrótico (falsas membranas) sobre a mucosa. **B.** Área de necrose da mucosa e exsudação de fibrina (lesão em vulcão).

A tuberculose secundária, que se associa à tuberculose pulmonar, resulta da deglutição de secreções contendo o bacilo. A doença é mais frequente em adultos, entre 20 e 40 anos. As lesões, que são múltiplas e ocorrem no íleo terminal e no ceco, iniciam-se nas placas de Peyer como pequenos nódulos (tubérculos) e disseminam-se para as camadas muscular e serosa. Os focos de inflamação granulomatosa confluem e ulceram a mucosa. As úlceras são transversais ao eixo longitudinal do intestino, podendo às vezes ocupar toda a circunferência da alça (Figura 22.41). A cicatrização das lesões pode causar estenose intestinal e aderências com outras alças intestinais, omento ou parede abdominal. Aderências e/ou estenoses são causas importantes de obstrução intestinal. O espessamento da parede intestinal pela inflamação transmural pode simular doença de Crohn (ver adiante).

Diarreia por vírus

Rotavírus é a causa mais comum de diarreia aguda em crianças menores de 2 anos. O vírus dissemina-se pela via orofecal, infecta e destrói as células epiteliais da mucosa do intestino delgado e leva à atrofia das vilosidades, comprometendo a absorção intestinal; tais lesões são reversíveis. A diarreia é aquosa e dura 3 a 5 dias.

Norovírus (também chamado vírus Norwalk) é o segundo em frequência após o rotavírus como causa de diarreia grave em crianças. A transmissão ocorre por contato interpessoal. Os indivíduos infectados desenvolvem náuseas, vômitos, diarreia aquosa e dor abdominal. As lesões da mucosa intestinal

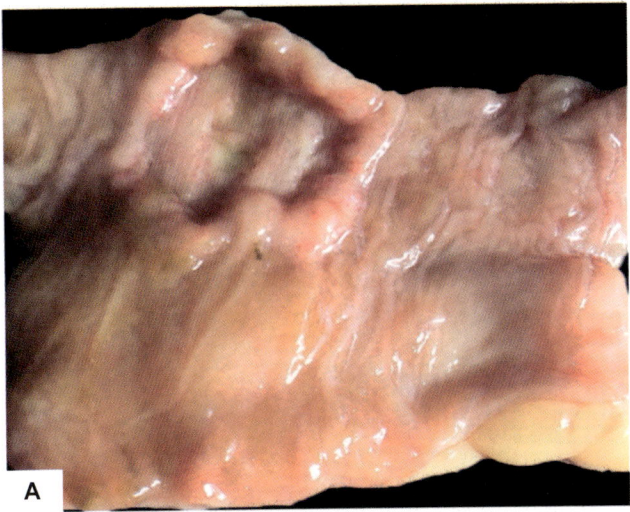

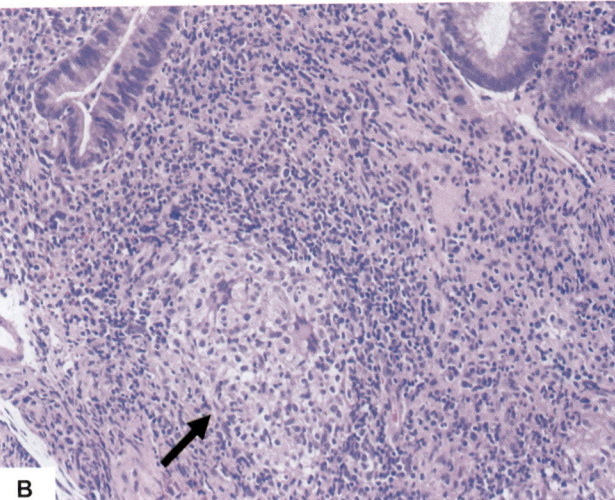

Figura 22.41 Tuberculose intestinal. **A.** Úlcera na mucosa do intestino delgado. **B.** Granuloma epitelioide (*seta*) na lâmina própria da mucosa.

incluem encurtamento das vilosidades, hiperplasia das criptas e infiltrado inflamatório na lâmina própria. Em indivíduos imunocompetentes, a doença é autolimitada. Após controle da infecção por rotavírus mediante vacinação, prevê-se que o norovírus tornar-se-á a causa mais comum de diarreia no mundo em todos os grupos etários.

Outros vírus responsáveis por diarreia incluem adenovírus, coronavírus, vírus coxsackie e vírus echo e citomegalovírus.

Amebíase

Amebíase é a infecção causada pela *Entamoeba histolytica,* a espécie mais prevalente e a que se associa a lesões mais graves. A doença ocorre em locais com condições precárias de higiene, por contaminação da água e de alimentos ou por contato orofecal. A patogênese das lesões associa-se à produção de enzimas líticas (por isto a designação *histolítica*), que conferem ao parasito a capacidade de invadir e de lesar a mucosa colônica. A doença pode ser assintomática ou expressar-se com quadro grave de diarreia mucossanguinolenta. Os parasitos podem disseminar-se para outros órgãos, sendo abscessos hepáticos as lesões extraintestinais mais frequentes.

22

Aspectos morfológicos

As lesões, que se iniciam na mucosa do ceco e do cólon ascendente, são causadas pelos trofozoítos, que se aderem às células epiteliais e liberam enzimas líticas, levando à apoptose e à digestão química da mucosa, com pouca reação inflamatória. As úlceras são características: apresentam colo estreito e base larga, assumindo aspecto de *casa de botão*; frequentemente, comunicam-se por túneis na submucosa. Os trofozoítos são encontrados nas bordas das úlceras ou no interior de vasos adjacentes às lesões. Os parasitos podem ser confundidos com macrófagos, visto que são estruturas com citoplasma amplo, vacuolado, frequentemente com hemácias no interior (Figura 22.42).

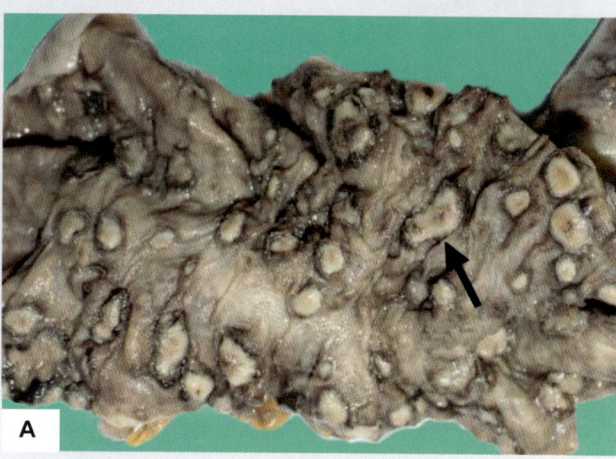

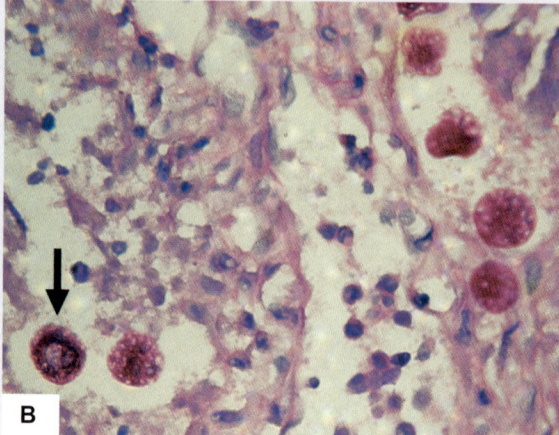

Figura 22.42 Colite amebiana. **A.** Úlceras em casa de botão (*seta*). **B.** Trofozoítos de *Entamoeba histolytica* (*seta*).

As complicações locais da colite amebiana vão desde hemorragia até perfuração intestinal e peritonite, especialmente em crianças ou indivíduos imunossuprimidos. Lesões circunscritas por espessamento fibroso da parede intestinal, os *amebomas*, são complicações incomuns. As principais lesões em outros órgãos são abscessos hepáticos, que ocorrem em 10 a 15% dos casos, em especial nas formas intestinais assintomáticas. Lesões amebianas podem ocorrer também nos pulmões e no sistema nervoso central.

Giardíase

Giardíase é uma das principais causas de infecção por protozoários no Brasil. *Giardia lamblia* é um protozoário flagelado que coloniza o duodeno e o jejuno proximal, principalmente em crianças. A incidência da infecção diminui após a puberdade, provavelmente devido à imunidade adquirida. A transmissão ocorre por ingestão de cistos do parasito na água ou em alimentos contaminados ou por contato direto com indivíduos infectados.

Os mecanismos de agressão pela *G. lamblia* incluem: (1) adesão de trofozoítos à superfície epitelial pode comprometer a absorção de nutrientes nas infecções maciças; (2) pode haver redução de dissacaridases intestinais por agressão à borda em escova (microvilosidades) dos enterócitos; (3) a desconjugação de sais biliares pelo parasito pode comprometer a absorção de gorduras e levar a diarreia e esteatorreia; (4) fatores do hospedeiro, como imunidade humoral mediada por IgA, são fundamentais na defesa do organismo. Deficiência de IgA secretora associa-se a giardíase persistente e intensa.

A mucosa intestinal pode ser normal ou apresentar discreto infiltrado inflamatório e hipotrofia das vilosidades. Os trofozoítos são identificados em biópsias de duodeno por sua forma característica em pera ou foice, junto à superfície epitelial (Figura 22.43). Folículos linfoides hiperplásicos e escassez de plasmócitos na lâmina própria são encontrados nos casos de deficiência de IgA. A maioria dos indivíduos parasitados é assintomática. As principais manifestações clínicas compreendem distensão abdominal, cólicas e diarreia com fezes amolecidas e claras. A duração do quadro clínico varia de dias a semanas. Nas formas graves, especialmente em indivíduos com deficiência imunitária, pode haver emagrecimento e esteatorreia associados a comprometimento da absorção intestinal. O diagnóstico da infecção é feito pela identificação de cistos nas fezes por imunofluorescência.

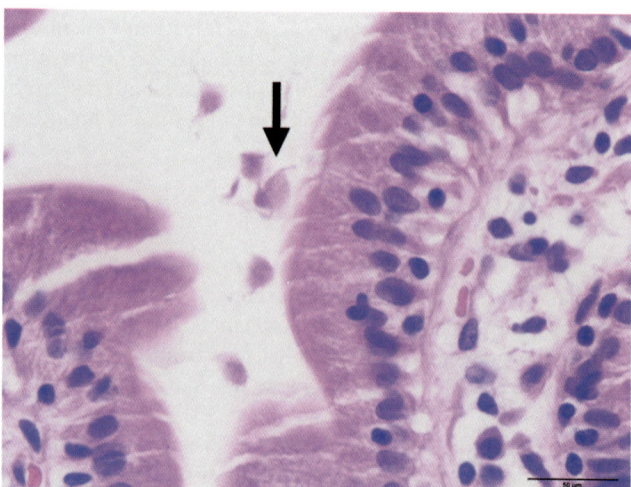

Figura 22.43 Giardíase. Trofozoítos de *Giardia lamblia* junto à superfície epitelial de vilosidades do jejuno (*seta*).

Criptosporidiose

A infecção por este protozoário tornou-se conhecida com a pandemia da AIDS, na qual o parasito induz enterocolite grave e potencialmente fatal. O *Cryptosporidium* foi identificado em humanos em 1976, em um paciente imunossuprimido com enterocolite aguda. A mucosa do íleo é o local de colonização do protozoário, que se adere à superfície das células epiteliais, mas não invade a mucosa (Figura 22.44). A infecção pode disseminar-se por todo o trato gastrointestinal, especialmente em imunossuprimidos. Os pacientes apresentam diarreia aquosa, autolimitada em imunocompetentes e prolongada em imunossuprimidos, quadro este que pode ser a primeira pista para o diagnóstico de AIDS.

Estrongiloidíase

Estrongiloidíase é parasitose intestinal endêmica em países tropicais, como o Brasil, cuja importância é destacada pela alta frequência e pelo número crescente de casos fatais em indivíduos imunossuprimidos. O *Strongyloides stercoralis* é um nematódeo intestinal, com *habitat* no duodeno e na primeira porção do jejuno. A maioria dos indivíduos infectados é assintomática. As manifestações compreendem dor abdominal, náuseas, vômitos e diarreia. Obstrução intestinal ou abdome agudo são manifestações raras, associadas a complicações, como perfuração intestinal e peritonite. Quadro gastrointestinal grave ocorre na síndrome de hiperinfecção, que se caracteriza por invasão da mucosa por larvas (Figura 22.45). Autoinfecção por formas infectantes ocorre em estados de imunossupressão, como alcoolismo, desnutrição, tratamento com corticoides e outros imunossupressores, neoplasias malignas e AIDS. Nesses casos, as larvas invadem a mucosa intestinal e se disseminam pelas vias linfática e sanguínea, sobretudo para fígado, pulmões e cérebro. Hiperinfecção acompanha-se geralmente de bacteriemia por microrganismos entéricos, com septicemia.

Ancilostomíase (necatoríase)

A infecção pelo *Ancylostoma duodenale* e pelo *Necator americanus* é endêmica em áreas tropicais com condições precárias de higiene. No Brasil, um estudo identificou ovos de ancilóstomo em 30% dos exames de fezes. A infecção tem início com a penetração das larvas na pele, geralmente nos pés. Os vermes fixam-se à mucosa do intestino delgado por cápsulas bucais cortantes (necator) ou em forma de dentes (ancilóstoma), onde sugam sangue e espoliam o hospedeiro, levando a anemia ferropriva. Quando ocorre em indivíduos bem nutridos ou quando o número de parasitos é pequeno, a infecção é assintomática. Em infecções maciças, ocorrem náuseas, vômitos, diarreia, anorexia, anemia, fraqueza e dor abdominal simulando apendicite. As lesões intestinais são inespecíficas. As formas crônicas, mais comuns, ocorrem em indivíduos desnutridos, que apresentam como alteração mais importante anemia microcítica e hipocrômica, acompanhada de fraqueza, sonolência, palidez cutaneomucosa e edema dos membros inferiores. Quando a anemia é prolongada e intensa, pode haver insuficiência cardíaca.

Ascaridíase

Infecção por *Ascaris lumbricoides*, que se associa a condições precárias de higiene e saneamento, é a parasitose intestinal mais comum em seres humanos. Em algumas regiões do Brasil, ocorre em até 90% da população infantil. O quadro inicia-se com a ingestão de ovos do parasito, que se rompem no intes-

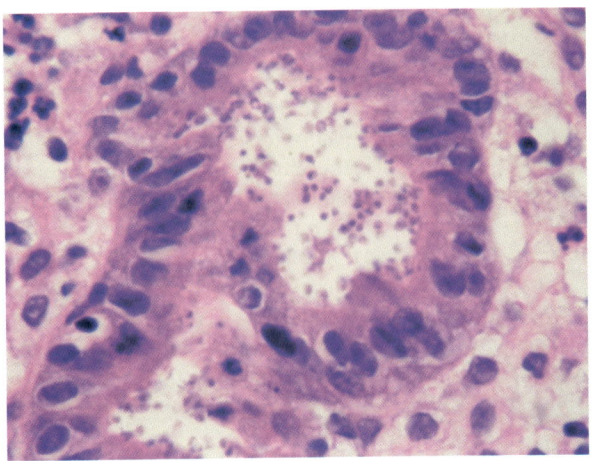

Figura 22.44 Criptosporidiose. Parasitos redondos e pequenos junto à superfície epitelial.

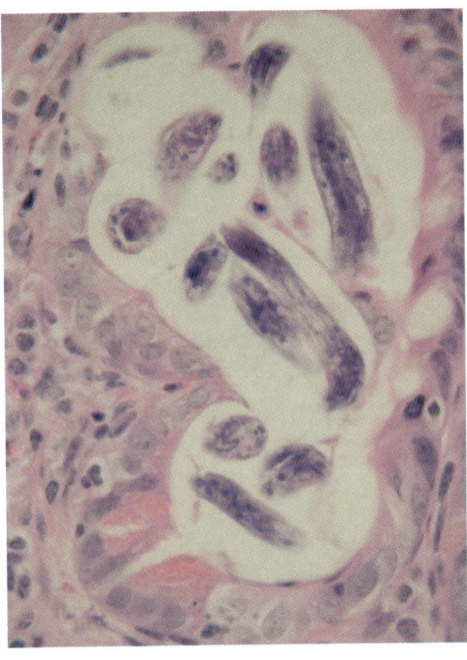

Figura 22.45 Estrongiloidíase. Larvas rabditoides de *Strongyloides stercoralis* na luz das glândulas.

tino delgado e originam larvas que penetram na mucosa e se disseminam pelas vias linfática e sanguínea para os pulmões e o fígado. As larvas chegam à luz dos alvéolos, migram para a traqueia, são deglutidas e chegam ao intestino delgado, onde amadurecem e vivem como vermes adultos, sem causar sintomas. As manifestações clínicas da ascaridíase dependem da migração das larvas para os pulmões ou com suas complicações. Nos pulmões, a verminose manifesta-se com dispneia, tosse e febre. O quadro radiológico pode simular broncopneumonia ou tuberculose miliar. A complicação mais grave da ascaridíase é obstrução intestinal por bolo de áscaris, que ocorre em infestações maciças em crianças. O local mais frequente de obstrução é o íleo terminal ou a válvula ileocecal. A migração dos parasitos para o apêndice cecal leva a apendicite. Abscesso hepático (ver Figura 23.54) e pancreatite podem ocorrer quando os parasitos migram para o trato biliar.

22

Tricocefalose

Causada por *Trichuris trichiura* (*Tricocephalus trichiurus*), é parasitose frequente no Brasil. A transmissão ocorre pela ingestão de ovos embrionados que liberam larvas no intestino delgado, onde permanecem por 3 meses. Em seguida, os vermes adultos migram para o ceco, apêndice e cólon, onde se fixam à mucosa por sua extremidade cefálica. O parasito tem baixo poder patogênico, e suas lesões são discretas. No intestino, encontram-se hiperemia, hemorragia e parasitos filiformes e brancacentos aderidos à mucosa. As manifestações clínicas consistem em cefaleia, insônia, anorexia, dor abdominal e eosinofilia periférica. Em infecções maciças, pode haver diarreia, vômitos, tenesmo, prolapso retal, anemia e perda de peso.

Enterobiose (oxiuríase)

A infecção pelo *Enterobius vermicularis* (*Oxiurus*), mais comum em crianças, tem como principal característica prurido anal intenso. O parasito tem vida curta (cerca de 2 meses); manutenção da infecção associa-se a condições precárias de higiene. A transmissão ocorre por via direta boca-ânus e contaminação de roupas. Os ovos ingeridos eclodem no duodeno e originam larvas rabditoides. O verme adulto mede até 12 mm e tem como *habitat* o ceco. As fêmeas migram para o ânus e a região perianal para postura dos ovos, que são embrionados e tornam-se infectantes após poucas horas. A migração dos parasitos para a região perianal leva a prurido intenso, que contribui para autoinfecção e difusão da parasitose. Em mulheres, a fêmea pode migrar para uretra, bexiga, vagina, tubas uterinas e cavidade peritoneal. A migração de larvas para o apêndice cecal pode causar apendicite (Figura 22.46). Os ovos raramente são encontrados nas fezes, porque se depositam na borda anal. Por isso, devem ser pesquisados com fita adesiva na região perianal (método de *swab* anal). Na mucosa intestinal há inflamação com predomínio de eosinófilos. Nas formas graves, formam-se granulomas com necrose em torno de ovos ou parasitos.

Teníase

Infecção por *Taenia solium* ou *T. saginata* é adquirida por ingestão, respectivamente, de carne de porco ou carne bovina crua ou malcozida contendo larvas encistadas. As larvas são liberadas no intestino, onde se desenvolvem em verme adulto, que se fixa por seu escólex à parede intestinal. As tênias são vermes longos com vários metros de comprimento. Como são geralmente parasitos únicos, a doença é conhecida como *solitária*. O quadro clínico é de dor abdominal, diarreia e perda de peso. Raramente, pode causar obstrução intestinal.

A importância da infecção por *T. solium* (do porco) é que o homem pode ser hospedeiro definitivo ou intermediário. Neste último caso, a infecção pode ocorrer por três mecanismos: (1) autoinfecção interna, em que um proglote, que contém milhares de ovos, libera alguns ovos que vão para o estômago, onde liberam as larvas; (2) autoinfecção externa, quando crianças ou deficientes mentais, por coprofagia, ingerem proglotes, que liberam larvas no estômago; (3) heteroinfecção, em que os ovos são ingeridos com água ou alimentos contaminados. Nessas três condições, as larvas penetram na parede do estômago e se disseminam para vários órgãos, resultando nas formas císticas da doença (cisticercose). O cérebro é um dos órgãos mais importantes da cisticercose (ver Capítulo 26).

Doença diverticular do cólon

Doença diverticular é a condição patológica adquirida caracterizada por dilatações saculares (divertículos) da mucosa e da submucosa através das camadas musculares da parede intestinal. Os divertículos são múltiplos (*diverticulose*) e mais comuns no cólon esquerdo, especialmente no sigmoide. A doença predomina em indivíduos idosos.

A patogênese da doença diverticular está associada a dois fatores: fraqueza local da parede muscular e aumento da pressão intraluminal. Os locais de fraqueza correspondem aos pontos de inserção dos vasos mesentéricos na parede intestinal. Os divertículos formam-se na borda mesentérica, onde a menor resistência da parede muscular contribui para herniação da mucosa. Ao contrário do divertículo de Meckel, tais divertículos não são verdadeiros, pois são constituídos somente por mucosa e submucosa que evaginam através de locais menos resistentes na parede muscular. As causas de aumento da pressão intraluminal estão relacionadas com o padrão alimentar ocidental, pobre em fibras e vegetais. Em condições fisiológicas, as ondas peristálticas são estimuladas pelo volume fecal. Quando o conteúdo fecal é pequeno, ocorrem contrações segmentares, anômalas, que provocam grande aumento da pressão na luz e levam a herniação da mucosa nos pontos de fraqueza da parede intestinal. Estudos epidemiológicos mostram que a doença diverticular é mais prevalente em populações com baixo teor de fibras na alimentação.

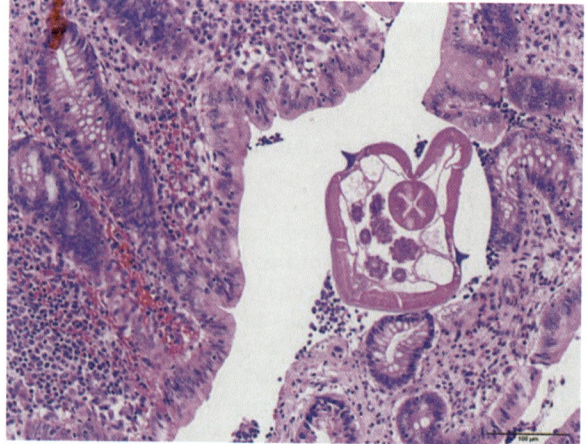

Figura 22.46 Larva de *Enterobius vermicularis* na superfície da mucosa intestinal.

Aspectos morfológicos

Os divertículos são geralmente pequenos (0,5 a 1,0 cm), arredondados e múltiplos e se comunicam com a luz intestinal através de um colo estreito (Figura 22.47). Localizam-se com maior frequência no sigmoide, ao longo da borda mesentérica. Sua intimidade com os apêndices epiploicos pode dificultar a identificação macroscópica. A estase fecal pode levar a contaminação bacteriana e inflamação (*diverticulite*), que pode evoluir com perfuração intestinal, abscessos pericólicos, peritonite, fístulas e hemorragia. A reparação do processo inflamatório pode causar estenose da luz intestinal e simular câncer obstrutivo do cólon.

(continua)

Aspectos morfológicos (*continuação*)

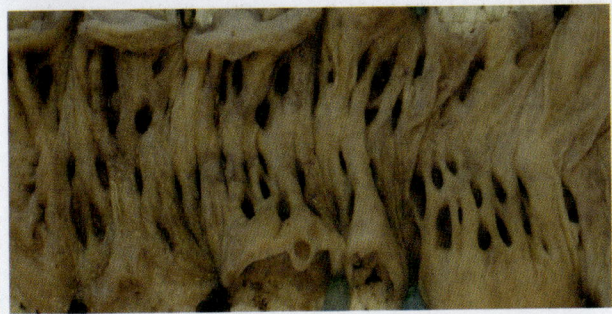

Figura 22.47 Doença diverticular do cólon. Cólon espástico com múltiplas herniações (divertículos) da mucosa.

A maioria dos pacientes é assintomática, sendo os divertículos identificados por exames de imagem, peças cirúrgicas removidas por outras doenças ou à necrópsia. Quando sintomáticos, as manifestações incluem dor ou desconforto abdominal, diarreia intercalada com períodos de constipação intestinal, sangramento digestivo e abdome agudo por perfuração intestinal e peritonite.

► Doença inflamatória intestinal

Doença inflamatória intestinal é condição patológica crônica e mediada por mecanismos imunitários, com duas formas de apresentação: colite ulcerativa e doença de Crohn. Ambas se manifestam com diarreia prolongada e recidivante, mas com diferenças quanto à distribuição e às características morfológicas das lesões intestinais.

A *colite ulcerativa* caracteriza-se por inflamação difusa da mucosa do cólon e do reto, razão pela qual a doença é conhecida também como *retocolite ulcerativa*. O comprometimento inflamatório é contínuo, superficial e restrito à mucosa e forma úlceras. A *doença de Crohn* pode comprometer qualquer porção do trato gastrointestinal, sendo o íleo terminal o segmento mais acometido. As lesões são segmentares e multifocais, designadas como *lesões salteadas*. A inflamação compromete todas as camadas da parede intestinal (transmural), podendo resultar em fissuras, fístulas e abscessos. Granulomas epitelioides, sem necrose, são identificados em 35% dos casos. Cicatrização das lesões inflamatórias resulta em estreitamento da luz intestinal, que se manifesta com obstrução intestinal.

Manifestações clínicas extraintestinais, particularmente poliartrite migratória, são mais frequentes na colite ulcerativa do que na doença de Crohn. Diarreia intensa e distúrbios eletrolíticos são complicações graves, potencialmente fatais, em especial na retocolite ulcerativa. A principal complicação de longa duração é aumento do risco para câncer do cólon nos pacientes com colite ulcerativa.

Etiopatogênese

Os agentes etiológicos e os mecanismos envolvidos na origem e na progressão das lesões são em grande parte desconhecidos. Vários estudos indicam que as lesões da mucosa resultam de alterações na resposta imunitária do hospedeiro e de interações anômalas entre as células epiteliais da mucosa e a microbiota intestinal. Os principais fatores envolvidos no aparecimento e evolução das lesões estão descritos adiante.

Fatores genéticos. Cerca de 15% dos indivíduos com doença inflamatória intestinal têm um familiar de primeiro grau com a doença. A contribuição de fatores genéticos é mais importante na doença de Crohn do que na colite ulcerativa. Em 10% dos pacientes com doença de Crohn, são encontradas mutações no gene *NOD2* (ver Receptores intracelulares, Capítulo 5). O produto desse gene (e de outros com função semelhante de controlar infecções intracelulares, como os genes *ATG16L1* e *IRGM*) atua como receptor intracelular para bactérias e monta, junto com outras moléculas, plataformas no citosol chamadas inflamassomos, que envolvem ativação do NFκB, estimulador de genes pró-inflamatórios (ver Figura 4.4). Inativação do gene pode favorecer a persistência de microrganismos no interior das células, gerando estímulo inflamatório prolongado. No entanto, apenas pequena parcela dos indivíduos com defeitos no gene *NOD2* desenvolve a doença.

Fatores microbiológicos. A microbiota intestinal tem papel importante no desencadeamento e na manutenção das lesões intestinais. Modelos experimentais de inflamação intestinal em roedores mostram que animais isentos de germes não desenvolvem colite e que a inflamação surge rapidamente quando os animais são colonizados por bactérias comensais. Estudos experimentais mostram boa correlação com observações clínicas. Na doença inflamatória intestinal humana, o grau de atividade da inflamação é maior nos locais do intestino com maior densidade de colonização bacteriana, como o reto e o ceco. Por outro lado, estes são os locais de maior estase fecal, o que possibilita maior tempo de contato do conteúdo luminal com a mucosa. O contato direto das células epiteliais com bactérias ou seus produtos pode aumentar a permeabilidade da mucosa, que parece ser evento crítico na origem e na manutenção dos estímulos à inflamação. Estudos de doença inflamatória intestinal mostram maior densidade de bactérias aderentes à mucosa e microrganismos no interior das células epiteliais do cólon.

Fatores imunitários. Vários estudos confirmam a participação da resposta imunitária do hospedeiro na patogênese da doença inflamatória intestinal. Ativação anormal e contínua da resposta imunitária pode resultar de defeito intrínseco do sistema imunitário ou de falha nos mecanismos de supressão da resposta inflamatória. Outra possibilidade é que a ativação contínua da resposta imunitária seja secundária a alteração da permeabilidade da mucosa.

Tanto na colite ulcerativa como na doença de Crohn, agressão imunitária é mediada por linfócitos T. A colite ulcerativa relaciona-se com resposta imunitária de padrão Th2, com produção de citocinas (IL-4, IL-10) ativadoras de macrófagos M2. A doença de Crohn associa-se ao perfil Th1, expresso por ativação de macrófagos M1 e pela liberação de IFN-γ, IL-12 e TNF. Estudos experimentais de colite em murinos mostram que a inflamação e a destruição tecidual são mediadas por linfócitos Th17, secretores de IL-17, envolvida na eliminação de patógenos. Na doença de Crohn, o TNF desempenha papel relevante; tratamento com anticorpo monoclonal anti-TNF (infliximabe) dá resultados satisfatórios, particularmente em pacientes com lesões fistulizantes. O tratamento da doença inflamatória intestinal é feito, entre outros, com medicamentos imunossupressores.

Outros fatores. Em muitos pacientes, ocorre aumento da permeabilidade da mucosa, que pode estimular a resposta imunitária. O uso de anti-inflamatórios não esteroides pode desencadear surtos de atividade da doença por alterações na permeabilidade da mucosa intestinal. Apendicectomia precoce

22

associa-se a menor incidência de colite ulcerativa. Tabagismo exerce papel protetor na colite ulcerativa, mas associa-se a maior risco para doença de Crohn.

Em síntese, o denominador comum na doença inflamatória intestinal são alterações na permeabilidade da mucosa, modificações da microbiota intestinal (disbiose) e desregulação da resposta imunitária, tudo isso em indivíduos geneticamente suscetíveis. A via efetora final é resposta inflamatória que promove destruição tecidual e perda da função das células epiteliais, alterações essas que se manifestam com diarreia mucossanguinolenta, prolongada e intermitente, e por complicações potencialmente fatais.

Diagnóstico

O diagnóstico de colite ulcerativa ou doença de Crohn baseia-se na correlação de dados clínicos, laboratoriais e anatomopatológicos. O diagnóstico histopatológico é feito pelo exame de biópsias endoscópicas e de peças cirúrgicas. Embora seja possível identificar casos clássicos por suas características distintas, há considerável sobreposição, tanto do ponto de vista clínico como anatomopatológico, de ambas as doenças. Por isso, cerca de 10% dos casos de doença inflamatória intestinal são diagnosticados apenas como *colite indeterminada*.

Doença de Crohn

A doença de Crohn existe em todo o mundo e é mais frequente em países desenvolvidos. A doença tem dois picos de incidência: um em adolescentes e adultos jovens, outro na sexta década; é mais prevalente em brancos, europeus e mulheres. Em 40% dos casos, as lesões são restritas ao intestino delgado, onde comprometem tipicamente a porção terminal do íleo. Em 30% dos pacientes, tanto o intestino delgado como o cólon são afetados, em especial o ceco e o cólon ascendente. Comprometimento do cólon direito, mais frequente em pessoas idosas, ocorre sobretudo em populações com maior incidência da doença. Em crianças, 50 a 60% dos casos apresentam ileocolite, sendo incomum lesão isolada no cólon. A doença de Crohn pode comprometer outros locais do trato digestivo, desde a boca até o ânus, embora apresentação isolada nesses locais seja rara.

Aspectos morfológicos

As lesões são segmentares e bem demarcadas, havendo áreas lesadas intercaladas com segmentos normais (lesões salteadas). Destruição do epitélio pela inflamação resulta em erosões e úlceras (úlceras aftosas), em geral associadas a folículos linfoides. As úlceras são longitudinais, lineares, profundas e estreitas, coalescem e formam fissuras lineares, tortuosas, muitas vezes atingindo a serosa (Figura 22.48 A). As lesões são intercaladas com áreas de mucosa preservada e conferem o aspecto característico de *pedra de calçada*. O infiltrado inflamatório, que é rico em folículos linfoides com centros germinativos, compromete toda a espessura da parede intestinal (inflamação transmural). Granulomas epitelioides, pequenos e sem necrose são vistos em 35% dos casos (Figura 22.48 B).

A doença evolui com fibrose, que é máxima na submucosa, tornando o segmento intestinal comprometido estreito e rígido. A serosa tem aspecto granular e frequentemente forma aderências que, juntamente com as úlceras profundas, resultam em fístulas entre alças do intestino delgado ou com o cólon, a bexiga e a vagina; fístulas perianais são comuns. Em correspondência com as fístulas, surgem abscessos na parede intestinal, na cavidade abdominal ou no mesentério. As lesões do cólon são similares às do intestino delgado. Comprometimento da região anal é frequente; ocorrem úlceras, fissuras e fístulas geralmente associadas a lesões no cólon. Em crianças, lesões perianais são comuns.

Nos casos de longa duração, a mucosa apresenta alterações na arquitetura das vilosidades do intestino delgado ou das criptas colônicas, que se tornam curtas, irregulares, ramificadas e atróficas. Pode haver metaplasia pilórica ou de células de Paneth.

Os diagnósticos diferenciais compreendem doenças infecciosas, como amebíase, tuberculose intestinal, infecção por *Yersinia enterocolitica* e *Campylobacter jejuni*, que têm localização e quadro clinico-morfológico similares aos da doença de Crohn. Lesões que levam a estenose segmentar, como enterites (isquêmica, por radiação e por anti-inflamatórios não esteroides) e linfomas, devem ser consideradas no diagnóstico diferencial. Quando o comprometimento do cólon é isolado, o diagnóstico diferencial mais importante é com colite ulcerativa. Em cerca de 10% dos casos, não é possível distinguir as duas entidades, sendo necessário acompanhar os pacientes para esclarecer a natureza da lesão.

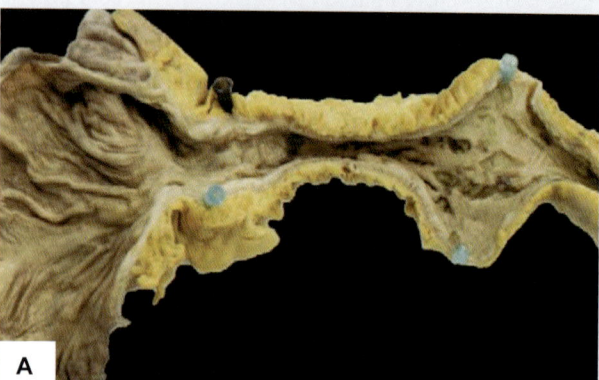

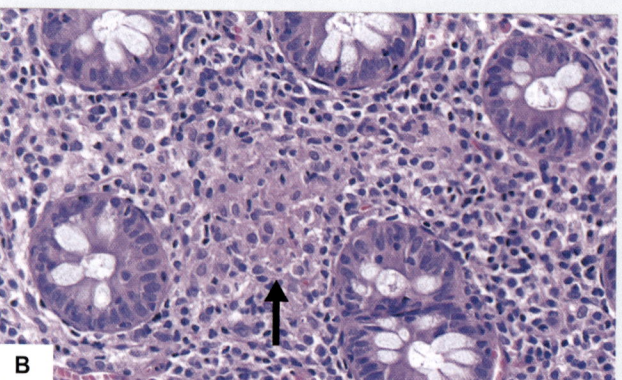

Figura 22.48 Doença de Crohn. **A.** Lesão segmentar estenosante com úlceras lineares na mucosa e dilatação do segmento intestinal a montante. **B.** Microgranuloma epitelioide na lâmina própria (*seta*).

Aspectos clínicos. Complicações

O quadro clínico é variável e depende dos locais comprometidos. As manifestações são recorrentes, intercalando-se episódios agudos de febre, diarreia e dor abdominal com períodos assintomáticos, que podem durar meses ou anos. Quando há comprometimento do cólon, pode haver sangramento nas fezes e anemia. Em cerca de 20% dos casos, as manifestações são abruptas, podendo simular apendicite aguda. As crises podem ser precipitadas por estresse físico ou mental. Entre as complicações, destacam-se obstrução do intestino delgado (25 a 30%), fístulas (10 a 15%) com alças intestinais, bexiga, vagina ou pele da região perianal, abscessos cavitários e peritonite. Pode haver extensão da inflamação para órgãos adjacentes, como ureter e tubas uterinas. Nos casos com fístulas, ressecção cirúrgica ou acometimento extenso do intestino delgado pode haver má absorção intestinal, deficiência de vitamina B$_{12}$, anemia perniciosa, má absorção de sais biliares com esteatorreia e predisposição a colelitíase. Quando há comprometimento do cólon, pode ocorrer megacólon tóxico e perfuração intestinal. Outra complicação é o risco de câncer no intestino delgado ou no cólon. As manifestações extraintestinais mais comuns são artrite, eritema nodoso, espondilite anquilosante, colangite esclerosante, uveíte, colelitíase, nefrolitíase, uretrite e amiloidose.

Colite ulcerativa

Colite ulcerativa é mais frequente em caucasianos, judeus e mulheres, com dois picos de incidência: um entre 15 e 30 anos e outro entre 50 e 70 anos. Indivíduos com história familial de doença inflamatória intestinal apresentam alto risco para desenvolver colite ulcerativa. As lesões comprometem o reto e o sigmoide, estendendo-se proximalmente de modo contínuo. Lesão isolada no reto é designada proctite ulcerativa. Nos casos graves, comprometimento inflamatório de todo o cólon recebe o nome de pancolite.

Aspectos clínicos. Complicações

Colite ulcerativa é doença recidivante caracterizada por surtos de diarreia com muco, sangue e pus e acompanhada de cólicas abdominais, desidratação, perda de eletrólitos, alterações da motilidade intestinal e desnutrição. A gravidade do quadro correlaciona-se com a extensão do comprometimento intestinal e com a intensidade do processo inflamatório. Em metade dos casos, a doença é discreta, restrita ao reto ou ao sigmoide distal. Cerca de 40% dos pacientes apresenta doença moderada, comprometendo o hemicólon esquerdo. Em 10% dos casos, a doença é grave ou fulminante e caracterizada por comprometimento inflamatório de todo o cólon (pancolite). Megacólon tóxico é complicação grave e potencialmente fatal, pelo risco de perfuração intestinal pela inflamação da parede muscular que leva a dilatação do órgão.

A doença evolui de modo recorrente, podendo as manifestações clínicas ser precedidas de episódios de estresse. Os sinais e sintomas extraintestinais são similares aos da doença de Crohn e incluem eritema nodoso, uveíte, uretrite, espondilite anquilosante, poliartrite migratória, colangite esclerosante e pancreatite autoimune tipo 2. Pacientes com colite ulcerativa têm maior risco de câncer do cólon. A duração da doença (superior a 10 anos), a sua extensão no cólon e a existência de displasia são os principais fatores de risco de malignização.

Aspectos morfológicos

O quadro macroscópico é variável e depende da intensidade e da fase da doença. À endoscopia, a mucosa é hiperêmica, granular, friável, sangra com facilidade e pode apresentar pontos hemorrágicos, que se tornam purulentos e formam úlceras. Pseudopólipos, que correspondem a ilhas da mucosa não destruída entre as ulcerações, são frequentes, múltiplos e sésseis (Figura 22.49 A). Histologicamente, encontram-se inflamação limitada à mucosa e à submucosa, microabscessos nas criptas (Figura 22.49 B) e redução de células caliciformes. As úlceras têm tamanhos variados e tendem a dispor-se ao longo do eixo do cólon. Nos períodos de remissão ou quando há cura, ocorre regeneração da mucosa e fibrose na submucosa, que é menos intensa do que na doença de Crohn e não acomete a serosa. Na fase quiescente, a mucosa é atrófica e mostra fusão de criptas. O epitélio que reveste as criptas pode apresentar displasia, que é marcador de risco para câncer.

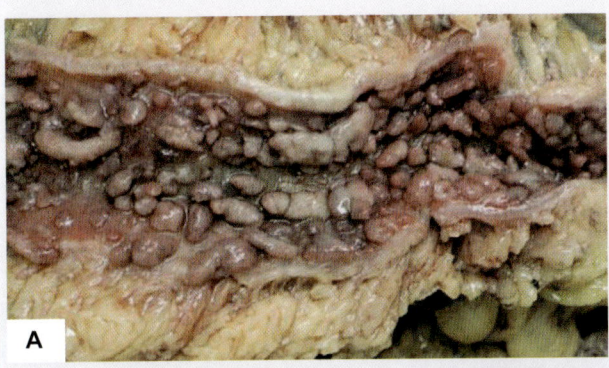

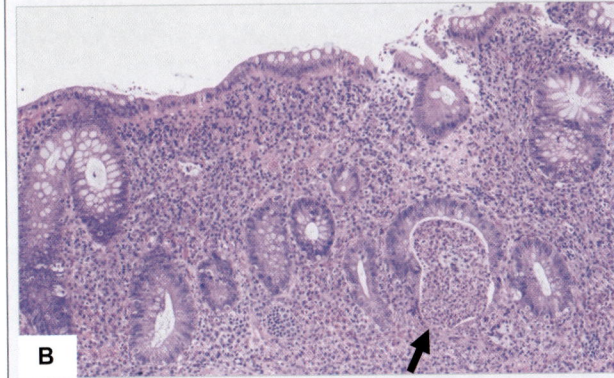

Figura 22.49 Colite ulcerativa idiopática. **A.** Úlceras e pseudopólipos inflamatórios na mucosa do cólon. **B.** Inflamação intensa na lâmina própria da mucosa, com microabscessos de criptas (*seta*).

Colite colagênica. Colite linfocítica

Colite colagênica e colite linfocítica compreendem o grupo de colites microscópicas. Em ambas, os pacientes têm colonoscopia normal e compartilham alterações histológicas (aumento da celularidade da lâmina própria por infiltrado linfoplasmocitário e manutenção da integridade das criptas) e quadro clínico (diarreia aquosa de evolução prolongada). A etiopatogênese é desconhecida.

A *colite linfocítica*, que se caracteriza por aumento do número de linfócitos intraepiteliais (mais de 20 linfócitos por 100 células epiteliais) (Figura 22.50), ocorre em adultos e associa-se à doença celíaca em 25% dos casos. A *colite colagênica* tem como principal característica histológica espessamento do colágeno subepitelial (maior que 10 μm) (Figura 22.51), que é mais acentuado no cólon direito do que no retossigmoide. A lesão é mais comum em mulheres com mais de 40 anos. Cerca de 40% dos casos associam-se a doenças sistêmicas, como artrite reumatoide, tireoidite e diabetes melito ou uso de anti-inflamatórios não esteroides.

■ Tumores

▶ Tumores do intestino delgado

Neoplasias no intestino delgado são raras, representando 1 a 6% de todos os tumores do trato digestivo. Em 60% dos casos, os tumores do intestino delgado são benignos. As neoplasias

malignas mais comuns são linfoma, tumor neuroendócrino e adenocarcinoma. O tumor do estroma gastrointestinal, similar ao do estômago, também pode surgir no intestino delgado.

Tumores benignos

As neoplasias benignas mais frequentes são leiomioma, adenoma e lipoma. Adenomas, que representam 25% das neoplasias benignas, podem ser únicos ou múltiplos, pediculados ou sésseis; lesões múltiplas fazem parte da polipose familial. Mais frequentes no duodeno e no íleo, são morfologicamente similares aos do cólon e do estômago. Leiomiomas (20%) predominam no jejuno e apresentam-se como nódulos pequenos que crescem para a luz ou em direção ao peritônio. Lipomas (15%), mais comuns no íleo distal, são geralmente pequenos e intramurais; quando volumosos, podem ulcerar e provocar hemorragia (Figura 22.52).

Tumores malignos

Tumores malignos no intestino delgado são incomuns. Sua baixa frequência é atribuída a trânsito intestinal rápido, escassez de bactérias, presença de IgA secretora e resistência da mucosa à ação de agentes cancerígenos.

Adenocarcinoma é mais comum no duodeno, especialmente na ampola de Vater, em indivíduos acima de 50 anos. Os tipos polipoide e ulcerativo predominam no duodeno; lesões estenosantes, anulares, similares às do cólon, ocorrem no íleo e dão metástases em linfonodos regionais, fígado e pulmões.

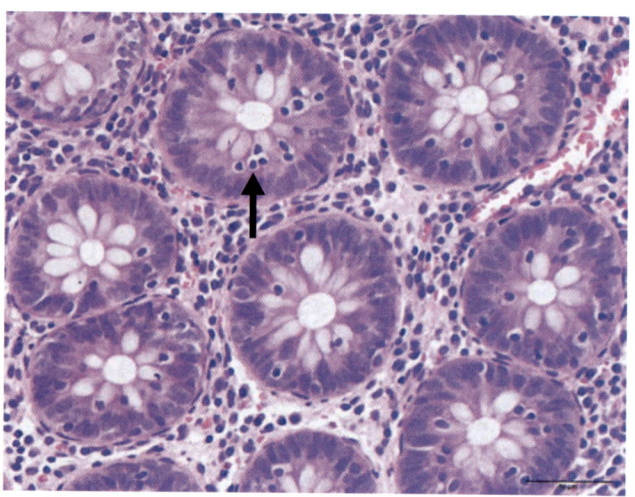

Figura 22.50 Colite linfocítica: Aumento do número de linfócitos intraepiteliais (*seta*). Infiltrado inflamatório linfoplasmocitário na lâmina própria da mucosa.

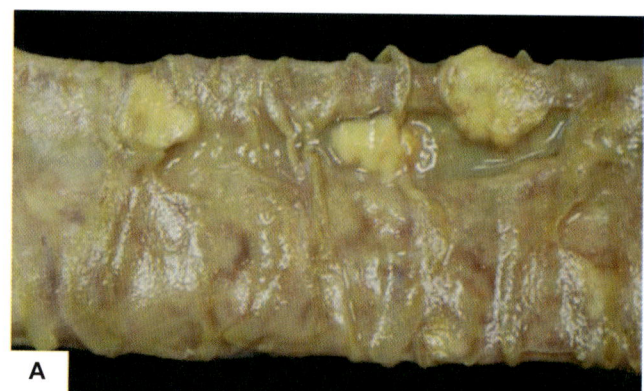

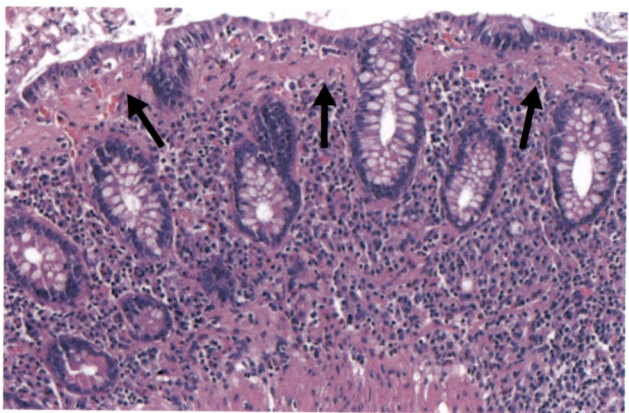

Figura 22.51 Colite colagênica: Faixa subepitelial de colágeno espesso (*seta*). Infiltrado inflamatório linfoplasmocitário na lâmina própria da mucosa.

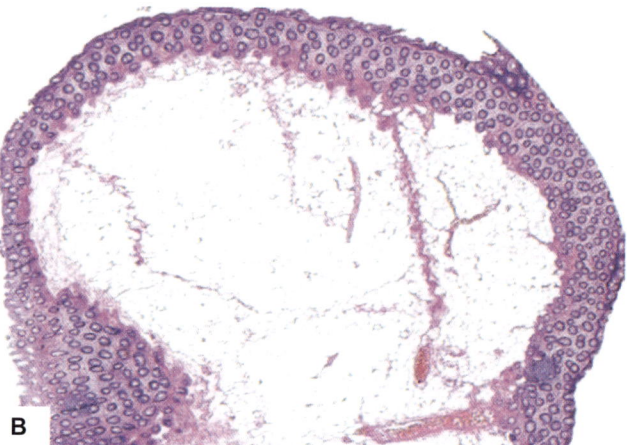

Figura 22.52 Lipomas. **A.** Lesões nodulares amareladas na submucosa intestinal. **B.** Lesão constituída por tecido adiposo maduro.

O prognóstico é ruim, visto que o tumor é assintomático por longo tempo. Clinicamente, hemorragia profusa ou sangue oculto nas fezes são as manifestações mais comuns, seguidas de obstrução intestinal.

O adenocarcinoma da ampola de Vater, mais comum no sexo masculino (3:1), pode originar-se em: (1) mucosa duodenal; (2) porção distal do colédoco; (3) cabeça do pâncreas; (4) própria papila (Figura 22.53). Como a lesão causa manifestações clínicas precoces e pode ser ressecada, tem prognóstico melhor do que as demais neoplasias malignas do intestino delgado. A lesão é geralmente exofítica, causa obstrução biliar e manifesta-se com icterícia intermitente e colangite.

▶ Tumores do intestino grosso

Muito mais frequentes do que os do intestino delgado, tumores do intestino grosso podem ser benignos (pólipos) ou malignos, sobretudo adenocarcinoma e, menos frequentemente, linfomas e tumores neuroendócrinos.

Pólipos

Pólipos, únicos ou múltiplos (polipose), são massas de tecido que se projetam na luz intestinal. Mais frequentes na região colo-retal (90%), podem ocorrer em qualquer local do trato gastrointestinal. Segundo a base de implantação na superfície, pólipos podem ser sésseis (base ampla) ou pediculados (base estreita); quanto à origem histológica, são neoplásicos (adenomas) ou não neoplásicos (hamartomas, pólipos hiperplásicos e pólipos inflamatórios).

Pólipos não neoplásicos

Pólipos hiperplásicos. São os mais frequentes no cólon, geralmente pequenos (0,1 a 1,0 cm), sésseis e múltiplos; sua frequência aumenta com a idade, sendo mais comuns no retossigmoide e em indivíduos na sexta e sétima décadas de vida. Tais pólipos, que não têm potencial de evolução maligna, resultam da diminuição do turnover das células epiteliais nas criptas colônicas que leva ao empilhamento das células e ao aspecto serrilhado.

Histologicamente, são constituídos por criptas bem definidas, alongadas e/ou ramificadas, com borda de aspecto serrilhado, revestidas por células caliciformes e absortivas com maturação preservada (Figura 22.54). Pólipos hiperplásicos devem ser distinguidos de adenomas sésseis serrilhados (ver adiante), que apresentam potencial de malignidade.

Pólipos hamartomatosos. São lesões constituídas por tecidos próprios do local, com maturação preservada, mas em quantidade aumentada e com estrutura desorganizada. Podem ser isolados (esporádicos) ou múltiplos, associados a síndromes hereditárias. Inicialmente considerados malformações, sem potencial de malignidade, sabe-se hoje que podem ter mutações herdadas em oncogenes e genes supressores de tumor, com risco de evoluir para câncer no trato gastrointestinal e em outros órgãos. A identificação de um pólipo hamartomatoso é importante porque pode ser uma pista para o diagnóstico de uma síndrome hereditária de polipose, com risco de evoluir para câncer. Os principais pólipos hamartomatosos estão descritos a seguir.

Pólipo juvenil ocorre principalmente no reto de crianças menores de 5 anos, mas pode aparecer também em jovens ou adultos. As lesões são geralmente solitárias (esporádicas) e consideradas como malformações (pólipos de retenção). O pólipo apresenta-se como tumor pardo-avermelhado, geralmente pediculado, com 1,0 a 3,0 cm, que pode sofrer torção, infarto e autoamputação, podendo ser eliminado nas fezes. Histologicamente, o pólipo é constituído por glândulas dilatadas cisticamente e revestidas por epitélio mucossecretor; o estroma contém infiltrado inflamatório. Pólipos juvenis múltiplos no cólon, intestino delgado e estômago caracterizam a *síndrome da polipose juvenil*, doença de herança autossômica dominante, com maior risco de evoluir para adenoma e adenocarcinoma.

A **síndrome de Peutz-Jeghers**, rara e de herança autossômica dominante, caracteriza-se por: (1) pólipos hamartomatosos múltiplos no trato gastrointestinal: intestino delgado (100%), cólon e reto (30%) e estômago (25%) e, por vezes, nas vias respiratórias e na bexiga; (2) hiperpigmentação melânica cutaneomucosa semelhante a lentigo, na mucosa oral, face, genitália e palma das mãos. Os pólipos são em geral

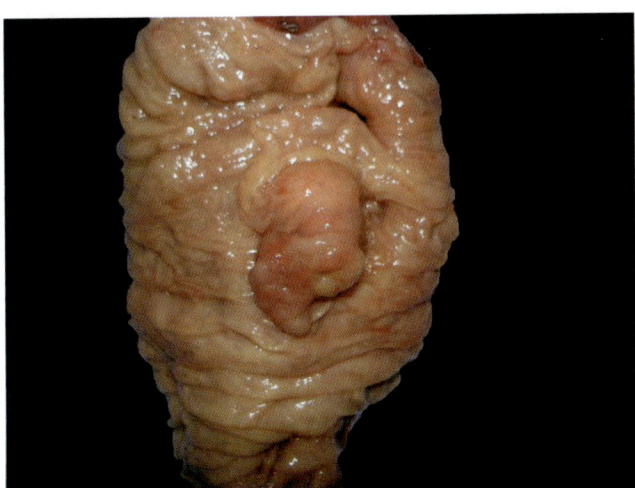

Figura 22.53 Adenocarcinoma da papila duodenal. Lesão exofítica situada na papila duodenal. (Cortesia da Profª Vivian Resende, Belo Horizonte, MG.)

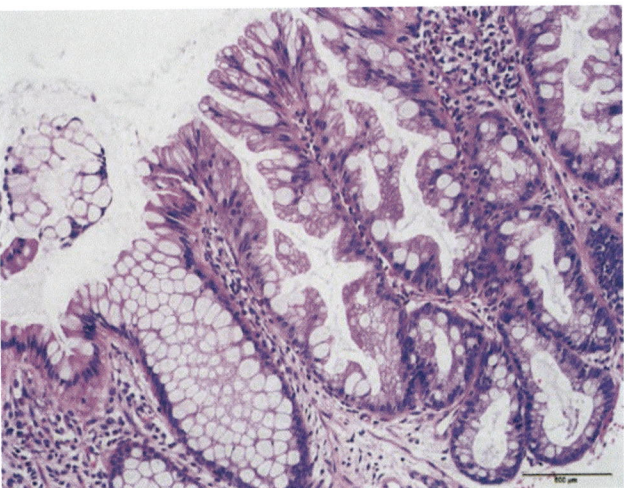

Figura 22.54 Pólipo hiperplásico. Criptas alongadas com borda interna de aspecto serrilhado. Notar células caliciformes e absortivas com maturação preservada.

volumosos, pediculados e lobulados (Figura 22.55 A). Histologicamente, tais pólipos apresentam padrão arboriforme com feixes de tecido conjuntivo e células musculares lisas que septam estruturas glandulares revestidas por epitélio colunar alto com maturação preservada (Figura 22.55 B). Os pacientes têm maior risco de câncer fora do trato gastrointestinal, como útero, ovários, mama e pâncreas.

Pólipos inflamatórios (pseudopólipos). São lesões nodulares com 0,2 a 1,5 cm, associadas a inflamações no cólon, úlceras e reparo da mucosa. As lesões são constituídas por ilhas de mucosa preservada adjacentes às úlceras, as quais se projetam na luz intestinal. Tais pólipos formam-se em pacientes com colite ulcerativa de longa duração e em indivíduos com prolapso da mucosa retal. Pólipos linfoides representam uma variante dos pólipos inflamatórios; são constituídos por hiperplasia do tecido linfoide associado à mucosa colônica.

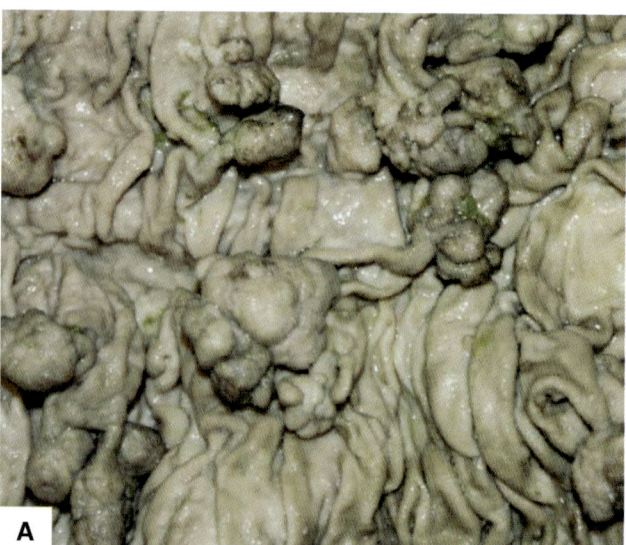

22

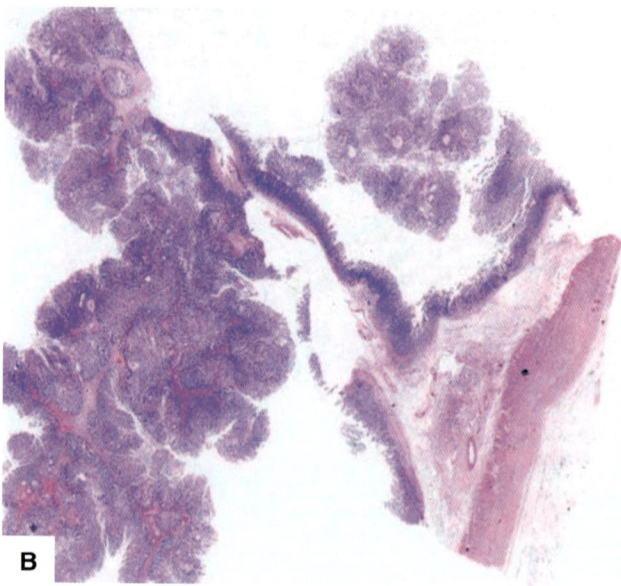

Figura 22.55 Síndrome de Peutz-Jeghers. **A.** Pólipos volumosos, pediculados e multilobulados. **B.** Pólipo arboriforme com feixes de tecido conjuntivo que septam estruturas glandulares.

Pólipos neoplásicos (adenomas)

Pólipos neoplásicos (adenomas), únicos ou múltiplos, têm tamanho e aspecto variados. Sua prevalência aumenta com a idade, não havendo diferença entre homens e mulheres. Mais de 70% dos adenomas localizam-se no retossigmoide, 20% no sigmoide e 10% nas porções proximais do cólon. Adenomas colônicos têm potencial de evoluir para adenocarcinoma.

Os adenomas são classificados como tubular, viloso ou tubuloviloso. Convencionalmente, um adenoma é designado viloso quando mais de 50% de sua extensão é constituída por estruturas papilíferas. Quando o componente viloso varia entre 25 e 50%, a lesão é considerada tubulovilosa. Seja qual for a sua organização estrutural, os adenomas são constituídos pela proliferação de células epiteliais com diferentes graus de bloqueio da diferenciação celular (displasia). Atipias celulares variam de intensidade pequena (baixo grau) a grande (alto grau), de acordo com os distúrbios da diferenciação celular. Na displasia de baixo grau, os núcleos são dispostos na porção basal da célula e a produção de mucinas é preservada. Na displasia de alto grau, ocorre perda da orientação basal dos núcleos e da produção de mucinas. Displasia de alto grau é mais frequente em lesões maiores que 1,0 cm e situadas no reto e no cólon esquerdo.

O aspecto mais importante quando se examina um adenoma é identificar se a lesão apresenta focos de carcinoma intramucoso ou invasivo. A probabilidade de se encontrar adenocarcinoma em adenoma correlaciona-se com o tamanho da lesão (maior que 2 cm), com sua estrutura histológica (tubular ou vilosa) e com o grau de displasia. Lesão séssil maior que 4 cm tem risco de 40% de albergar adenocarcinoma, enquanto adenoma tubular menor que 1 cm raramente contém área de carcinoma. Adenocarcinoma intramucoso (limitado até a muscular da mucosa) tem baixo potencial de originar metástases, pois os vasos linfáticos localizam-se abaixo dessa camada. Quando ultrapassa a muscular da mucosa, o tumor é invasivo.

Adenoma tubular. É o tipo mais comum e compreende 75% dos pólipos neoplásicos. A lesão pode ser solitária (esporádica) ou múltipla, esta associada à síndrome de polipose familial. Adenoma tubular é mais frequente no cólon e no reto (90%), mas pode ocorrer em outros locais, como estômago e intestino delgado. As lesões são geralmente pequenas (menores que 1 cm) e sésseis; quando crescem, tornam-se pediculadas (Figura 22.56 A). Histologicamente, o tumor é constituído por glândulas tubulares revestidas por epitélio colunar alto, pseudoestratificado, com graus variados de displasia (Figura 22.56 B).

Adenoma viloso. Menos frequente do que o adenoma tubular, compreende 10% dos pólipos neoplásicos e tem pior prognóstico: o risco de transformação maligna é dez vezes maior do que o do adenoma tubular. Adenoma viloso localiza-se nos 25 cm distais do cólon e manifesta-se em indivíduos após a sexta década. A lesão é geralmente única, tem base de implantação larga e é maior do que o adenoma tubular (Figura 22.57 A). Manifestações clínicas são mais frequentes do que nos adenomas tubulares. Histologicamente, é constituído por projeções papilíferas revestidas por epitélio colunar alto pseudoestratificado com diferentes graus de displasia. Cerca de 10% dos casos apresentam displasia de alto grau (Figura 22.57 B); transformação maligna com invasão do estroma ocorre em 30 a 50% dos casos. Em geral, o tumor é descoberto por sangramento retal; pode apresentar também hipersecreção de muco, com perda de proteínas e potássio.

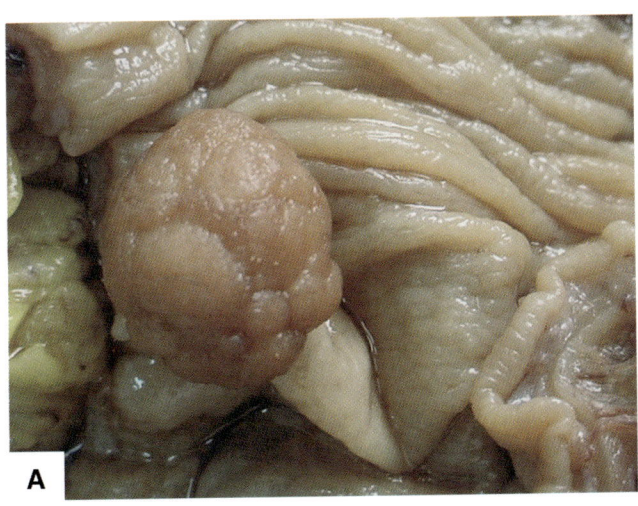

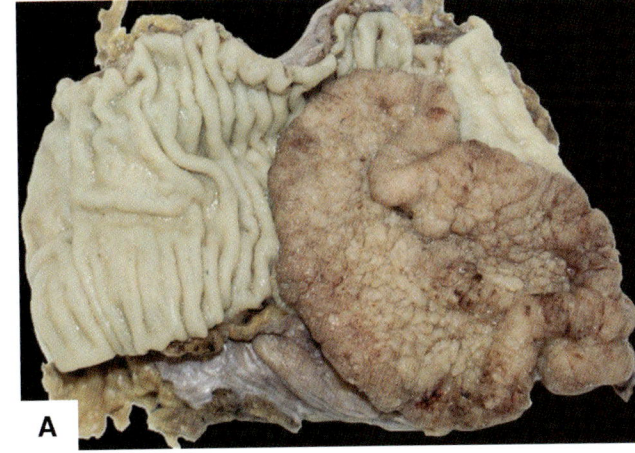

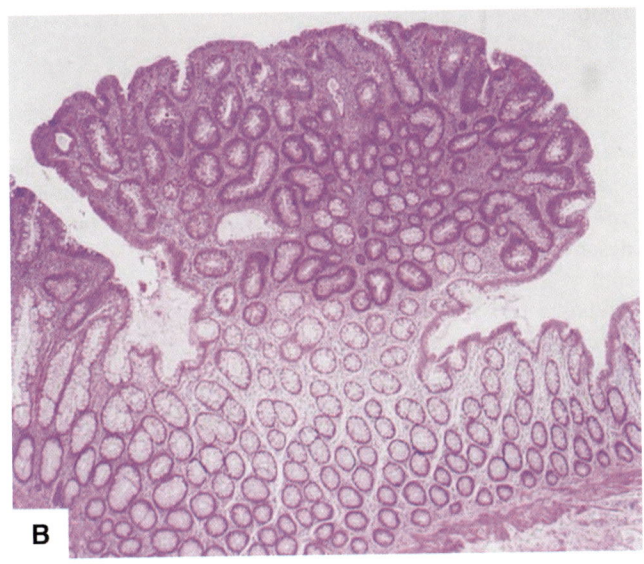

Figura 22.56 Adenoma tubular do cólon. **A.** Lesão polipoide com superfície lobulada. **B.** O pólipo é constituído por glândulas tubulares revestidas por epitélio colunar alto com displasia de baixo grau.

Figura 22.57 Adenoma viloso do cólon. **A.** Lesão séssil de aspecto papilífero. **B.** Aspecto histológico da lesão mostrando displasia de alto grau. O epitélio é pseudoestratificado e apresenta perda da orientação basal dos núcleos e da produção de mucinas.

Adenoma tubuloviloso. Compreende 15 a 20% dos pólipos neoplásicos, tem a mesma localização do adenoma tubular e apresenta-se como tumoração séssil ou pediculada, com características histológicas de estruturas tubulares e vilosas. O risco de transformação maligna é proporcional à quantidade do componente viloso.

Adenoma. Pólipo séssil serrilhado. Trata-se de lesão séssil ou plana que se origina predominantemente no cólon proximal. A arquitetura serrilhada das criptas é similar à do pólipo hiperplásico, embora nos adenomas o aspecto serrilhado ocorra em toda extensão das glândulas, incluindo a base das criptas e as suas ramificações laterais (Figura 22.58). A lesão é importante porque é precursora do câncer do cólon associado à instabilidade de microssatélites (ver adiante).

Síndromes de polipose familial

A *polipose familial do cólon* é doença genética de herança autossômica dominante, com alta penetrância, causada por mutações no gene *APC* (*adenomatous polyposis coli*), situado no

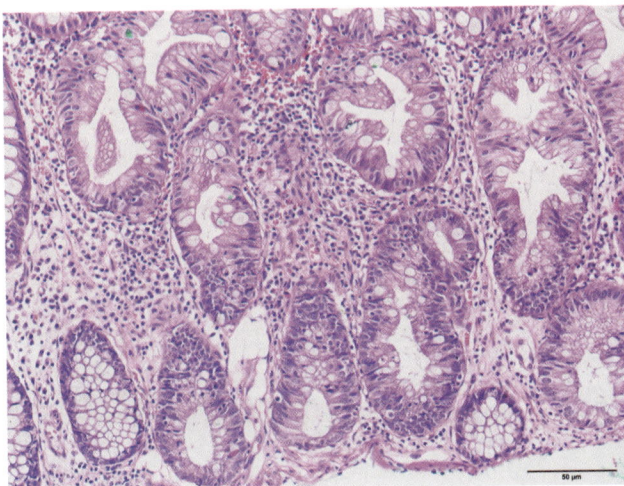

Figura 22.58 Adenoma/pólipo séssil serrilhado. Glândulas revestidas por epitélio colunar alto com borda interna serrilhada.

braço longo do cromossomo 5 (5q21-22). Este gene supressor de tumor controla a proliferação celular da mucosa do cólon pela via de sinalização WNT/β-catenina (ver Capítulo 10). A doença caracteriza-se por grande número de pólipos, variando de dezenas a milhares, que recobrem a mucosa do cólon (Figura 22.59 A). Histologicamente, os pólipos são representados por adenomas com diferentes graus de displasia (Figura 22.59 B).

Dependendo do tipo de mutação envolvida, a polipose familial compreende as formas clássica, atenuada, síndrome de Gardner e síndrome de Turcot. Na *forma clássica*, os pacientes desenvolvem 500 a 2.500 adenomas (100 lesões são necessárias para o diagnóstico), localizados predominantemente no cólon descendente e no sigmoide, podendo comprometer também o reto, ceco, intestino delgado e estômago. A doença manifesta-se geralmente na segunda ou terceira década de vida, e o risco de desenvolver câncer do cólon é de 100% nos indivíduos não tratados. Por isso, o tratamento profilático é colectomia total. Na *forma atenuada*, os pacientes desenvolvem menor número de adenomas (em média, 50 lesões), que se localizam preferencialmente no cólon proximal. O risco de transformação maligna é menor, em torno de 50%. Polipose familial do cólon é responsável por cerca de 1% dos casos de câncer colônico. A *síndrome de Gardner* é variante incomum da polipose familial do cólon, tem herança autossômica dominante e caracteriza-se pela associação de adenomas com lesões extraintestinais, como osteomas na mandíbula, no crânio e nos ossos longos, cistos epidérmicos e fibromatose; menos frequentemente, pólipos associam-se a anormalidades na dentição e maior frequência de tumores na tireoide e no duodeno. A *síndrome de Turcot* é outra variante rara de polipose em que pólipos associam-se a tumores do SNC (geralmente gliomas).

Adenocarcinoma

Adenocarcinoma do cólon é a neoplasia maligna mais frequente do trato gastrointestinal. Na Europa e nos Estados Unidos, é o terceiro câncer mais prevalente. No Brasil, é o terceiro câncer mais comum em homens e o segundo mais frequente em mulheres. O pico de incidência é entre 60 e 79 anos; 20% dos casos ocorrem antes de 50 anos.

Carcinogênese colônica

A maioria dos casos de câncer do cólon é de lesões esporádicas, relacionadas com fatores ambientais; hábitos alimentares e estilo de vida são os principais fatores de risco para o desenvolvimento de câncer do cólon. As formas hereditárias compreendem: (a) polipose familial do cólon (*familial adenomatous poliposis – FAP*), de herança autossômica dominante; (b) carcinoma hereditário não associado a polipose (*hereditary nonpoliposis colorectal cancer – HNPCC*).

Alimentação é o principal fator ambiental envolvido na carcinogênese colônica. Altas taxas de câncer do cólon associam-se a: (1) dieta pobre em fibras vegetais e rica em gorduras, carnes vermelhas e carboidratos refinados. O menor teor de fibras na alimentação reduz o bolo fecal, aumenta o tempo de trânsito intestinal e altera a microbiota intestinal. Nessa situação, alta concentração de produtos oxidativos da degradação de carboidratos por bactérias e pequeno volume de fezes possibilitam maior tempo de contato do bolo fecal com a mucosa do cólon; (2) alta ingestão de carnes vermelhas resulta em maior taxa de colesterol, o que aumenta a síntese e a excreção de ácidos biliares, os quais podem ser convertidos em agentes cancerígenos pelas bactérias intestinais; (3) carência de vitaminas A, C e E na alimentação resulta em aumento de radicais livres de O_2, que são potencialmente mutagênicos; (4) obesidade e inatividade física aumentam o risco para câncer do cólon; adenocarcinoma colônico é mais comum em indivíduos obesos. Produtos de degradação de alimentos ricos em gordura também geram radicais livres de O_2.

Estudos de genética molecular mostram que múltiplas alterações envolvendo perda da função de genes supressores e ativação de oncogenes são necessárias para aquisição do fenótipo maligno. O câncer do cólon desenvolve-se por duas vias: (1) via *APC*/β-catenina, que atua na origem de adenomas e sua progressão para adenocarcinoma (sequência adenoma-carcinoma); (2) via de instabilidade de microssatélites, relacionada com defeitos no reparo do DNA. Em ambas as vias, há acúmulo de mutações sucessivas e cumulativas que diferem nos genes envolvidos e nas formas de seu aparecimento. Alterações epigenéticas, como silenciamento gênico, por metilação do DNA ou por microRNAs, favorecem a progressão da neoplasia.

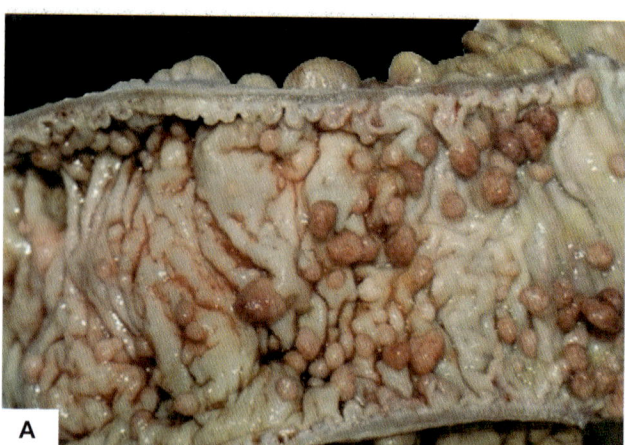

A

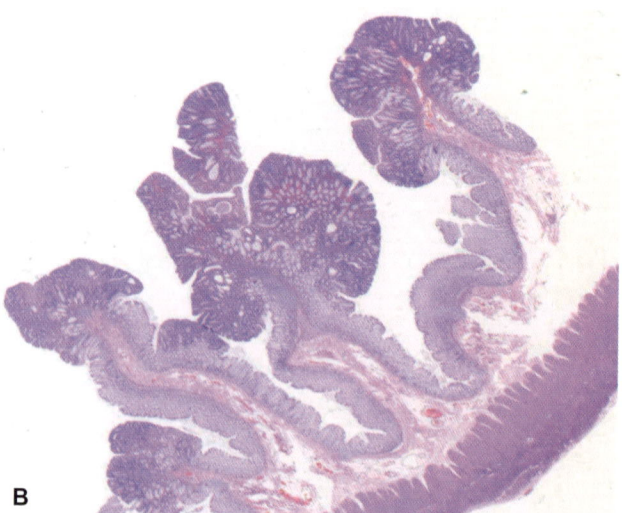

B

Figura 22.59 Polipose familial do cólon. **A.** Lesões polipoides múltiplas, de tamanhos variados, na mucosa do cólon. **B.** Aspecto histológico das lesões mostrando múltiplos adenomas pediculados.

22

A via da *sequência adenoma-carcinoma* (*APC*/β-catenina) é responsável por 70 a 80% dos carcinomas esporádicos do cólon. A lesão inicia-se com mutações no gene *APC* (Figura 22.60). Como se trata de gene supressor de tumor, ambos os alelos do gene precisam estar afetados (mutações ou alterações epigenéticas) para que o fenótipo neoplásico se manifeste. O produto do gene *APC* é um regulador negativo da β-catenina, proteína citoplasmática que faz parte da via de sinalização *WNT* (ver Figura 8.5). Em condições normais, a proteína APC liga-se à β-catenina, levando à sua degradação. Com a perda de função da proteína APC, a β-catenina fica livre e desloca-se ao núcleo, onde ativa fatores de transcrição de alguns genes cujos produtos induzem proliferação celular (genes *MYC* e da ciclina D1). Mutações adicionais ocorrem, incluindo ativação do oncogene *KRAS*, que favorece a proliferação celular e diminui a apoptose. A progressão neoplásica associa-se a mutações em outros genes supressores de tumor, como *SMAD2* e *SMAD4*, que participam na via de sinalização TGF-β, inibidora da proliferação celular. Mutações no gene *TP53* são encontradas em 70% dos cânceres do cólon, surgem na etapa de progressão da neoplasia e levam à instabilidade genômica, que é uma das principais características da via de carcinogênese *APC*/β-catenina (Figura 22.60).

A via de *instabilidade de microssatélites* (IMS) caracteriza-se por alterações em genes de reparo do DNA. Os produtos desses genes (*hMSH2, hMLH1, hMSH6* e *hPMS2*) são "revisores" do DNA, pois detectam erros ocorridos durante a replicação do DNA (erros de pareamento). Sem reparo do DNA, erros de replicação não são corrigidos e originam mutações. Microssatélites são pequenas sequências repetitivas de nucleotídeos (3 a 5 pares de bases) altamente polimórficas no genoma e muito sujeitas a mutações. Mutações em microssatélites são um bom marcador de defeitos nos genes de reparo do DNA. Microssatélites podem situar-se na região codificadora ou promotora de vários genes, como os envolvidos na proliferação celular (p. ex., *TGF*-β) ou apoptose (p. ex., *BAX*). Mutações nesses genes aumentam a proliferação celular ou diminuem a apoptose, permitindo a expansão de clones celulares transformados. Tais anormalidades moleculares podem ser reconhecidas pela ausência, à imuno-histoquímica, das proteínas de reparo do DNA (MLH1 e MSH2) ou pela análise molecular de microssatélites. O gene *MLH1* pode tornar-se inativo por metilação do seu promotor. Carcinomas com instabilidade de microssatélites ocorrem na síndrome do *câncer do cólon hereditário não associado à polipose* (HNPCC – síndrome de Lynch).

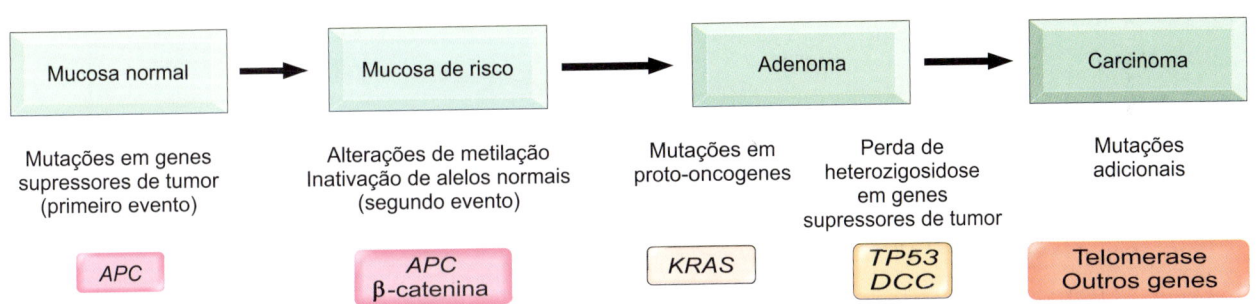

Figura 22.60 Carcinogênese do cólon. Via da sequência adenoma-carcinoma. *APC*: gene *adenomatous poliposis coli*; *DCC*: gene *deleted in colon carcinoma*.

Aspectos morfológicos

O carcinoma do cólon é mais frequente no reto/sigmoide (70% dos casos), seguindo-se o ceco e o cólon ascendente (22%), cólon transverso e descendente. A lesão apresenta várias formas macroscópicas: polipoide (vegetante), ulceroinfiltrativa, anular-constritiva e difusa. As três primeiras são as mais comuns.

As lesões *polipoides* ou *vegetantes* são mais comuns no cólon direito, crescem em direção à luz como massas fungoides ou em couve-flor e geralmente adquirem grandes dimensões (Figura 22.61). Como no ceco a luz intestinal é ampla e o conteúdo fecal predominantemente líquido, as manifestações clínicas são tardias e não raramente o tumor é diagnosticado pelas metástases. Por essa razão, o prognóstico é ruim, apesar de o tumor geralmente ter crescimento lento e ser bem diferenciado.

O tipo *ulceroinfiltrativo* é o mais frequente, cresce em superfície e profundidade, infiltra a parede do cólon e leva a estreitamento (estenose) da luz intestinal (Figura 22.62). A lesão forma grande úlcera com fundo necrótico e bordas elevadas e irregulares. A forma *anular-constritiva* é comum especialmente no reto e no sigmoide. O tumor cresce pouco em direção à luz, mas infiltra a parede de modo circular (Figura 22.63). A estenose deve-se à reação desmoplásica do estroma induzida pelas células neoplásicas. Por essa característica constritiva, é conhecido como tumor *em anel de guardanapo*. O segmento proximal dilata-se devido à estase fecal. Como este padrão de crescimento compromete o trânsito intestinal, o diagnóstico é mais precoce.

Histologicamente, trata-se de adenocarcinomas similares aos de outros locais do trato gastrointestinal. Os tumores são geralmente bem diferenciados e constituídos por glândulas revestidas por células colunares com diferentes graus de atipias (displasia) (Figura 22.64). Cerca de 15% dos casos produz grande quantidade de mucinas, sendo designados adenocarcinomas mucinosos (coloide). Apenas pelo exame histopatológico não é possível identificar a via molecular envolvida na carcinogênese.

(continua)

Aspectos morfológicos (*continuação*)

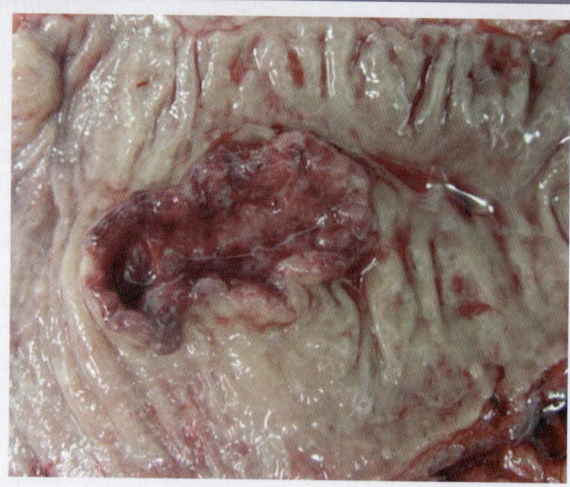

Figura 22.61 Adenocarcinoma do cólon direito. Lesão séssil de bordas elevadas e centro ulcerado.

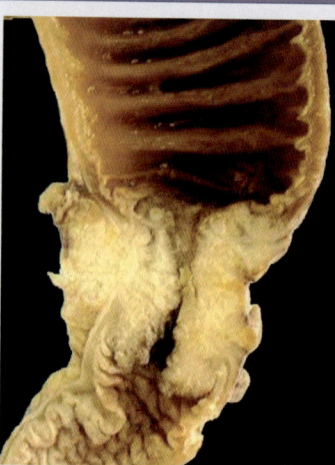

Figura 22.63 Adenocarcinoma anular e estenosante do sigmoide, com acentuada dilatação da região proximal ao tumor.

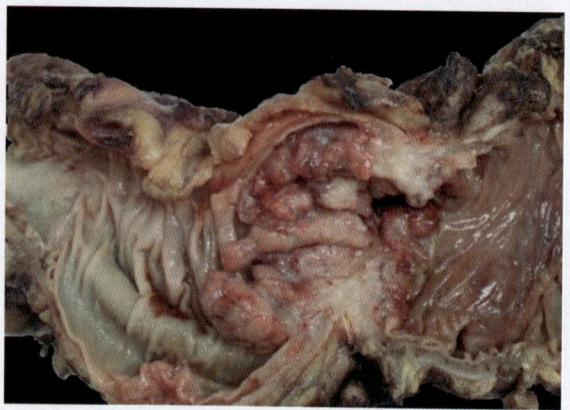

Figura 22.62 Adenocarcinoma do cólon esquerdo. Lesão infiltrativa envolvendo toda a circunferência da luz intestinal.

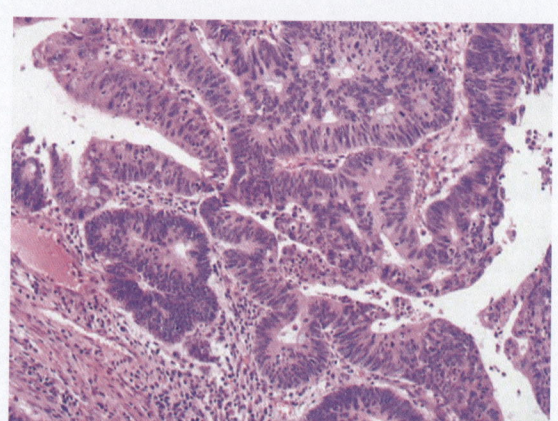

Figura 22.64 Adenocarcinoma bem diferenciado do cólon. Glândulas irregulares revestidas por epitélio com atipias celulares de alto grau.

22

Evolução. Prognóstico

O câncer do cólon e do reto desenvolve-se insidiosamente, podendo permanecer assintomático por longo tempo. No ceco e no cólon direito, o tumor é clinicamente silencioso, manifestando-se com sinais inespecíficos de fadiga, fraqueza e anemia ferropriva. Lesões no cólon esquerdo manifestam-se por obstrução intestinal progressiva, com alterações do hábito intestinal, e por alterações nas fezes (fezes em fita), associadas a diarreia e perda de sangue nas fezes (evidente ou como sangue oculto).

O principal fator prognóstico é a extensão da lesão no hospedeiro, avaliada pela profundidade de invasão do tumor na parede intestinal e pela presença de metástases em linfonodos regionais e/ou em órgãos a distância, sobretudo fígado, pulmões e ossos. Como a drenagem venosa do cólon é feita pelo sistema porta, o fígado é o órgão com maior incidência de metástases.

A classificação TNM (tumor, linfonodo, metástase) é utilizada para avaliar a extensão do tumor (estádio) no hospedeiro no momento do diagnóstico (Quadro 22.4). O estadiamento é estabelecido pelo exame anatomopatológico da peça cirúrgica. A sobrevida correlaciona-se com o estádio.

Câncer do cólon hereditário não associado a polipose

O câncer do cólon hereditário não associado a polipose (HNPCC), também conhecido como *síndrome de Lynch*, é responsável por 3 a 5% dos casos de câncer colônico. Trata-se de doença genética de herança autossômica dominante causada por mutação nos genes de reparo do DNA, particularmente *hMLH1* e *hMSH2*, o que resulta em instabilidade genômica, especialmente nas sequências de microssatélites. Os tumores ocorrem em indivíduos jovens (abaixo de 50 anos), predominam no cólon direito, são adenocarcinomas pouco diferenciados ou mucinosos, têm reação linfoide e apresentam evolução mais favorável. Defeitos em genes de reparo do DNA podem ser

Quadro 22.4 Classificação TNM do carcinoma do cólon e reto

T – Tumor primário

Tx Tumor primário não avaliado

T0 Sem evidência de tumor

Tis Carcinoma *in situ* ou intramucoso

T1 Tumor invade a submucosa

T2 Tumor invade a muscular própria

T3 Tumor invade a serosa ou o tecido pericólico/perirretal

T4a Tumor perfura o peritônio visceral

T4b Tumor invade diretamente outros órgãos ou estruturas adjacentes

N – Linfonodos regionais

Nx Linfonodos regionais não avaliados

N0 Ausência de metástases em linfonodos regionais

N1 Metástases em 1 a 3 linfonodos regionais

  N1a Metástase em 1 linfonodo regional

  N1b Metástases em 2 ou 3 linfonodos regionais

  N1c Implantes tumorais na gordura pericólica, sem evidência de metástases em linfonodos

N2a Metástases em 4 a 6 linfonodos regionais

N2b Metástases em 7 ou mais linfonodos regionais

M – Metástases a distância

M0 Ausência de metástases

M1 Metástases a distância

  M1a Metástase em um órgão a distância, sem evidência de metástase peritoneal

  M1b Metástases em dois ou mais órgãos a distância, sem evidência de metástase peritoneal

  M1c Metástase no peritônio, com ou sem evidências de metástases em órgãos a distância

identificados por análise molecular para detectar instabilidade de microssatélites ou por análise imuno-histoquímica para avaliar os níveis de expressão das proteínas envolvidas no reparo do DNA. A identificação de pacientes com síndrome de Lynch é importante pelo alto risco de desenvolver segundo tumor no cólon (tumores sincrônicos ou metacrônicos) e em outros órgãos, como endométrio, ovário pâncreas e pelas diferenças no tratamento e prognóstico.

Tumores neuroendócrinos

Os tumores neuroendócrinos intestinais, anteriormente designados carcinoides, têm comportamento biológico que varia conforme o local de origem da lesão. A sede mais frequente de tumores neuroendócrinos no trato gastrointestinal é o apêndice cecal, seguido do reto. Nesses locais, as lesões são geralmente benignas e indolentes. No íleo são pequenas, mais agressivas e, em 40% dos casos, múltiplas. O tamanho do tumor, a profundidade de invasão na parede intestinal e a resposta hormonal são fatores prognósticos.

Aspectos morfológicos

As lesões são sólidas, firmes e branco-amareladas (Figura 22.65 A). Quando pequenas, aparecem como nódulos submucosos; lesões maiores invadem a camada muscular e a serosa, induzem reação desmoplásica do estroma e causam obstrução intestinal. Histologicamente, os tumores são formados por células pequenas, redondas, com núcleos homogêneos dispostas em blocos, cordões ou arranjos insulares (Figura 22.65 B). O citoplasma das células contém grânulos de neurosecreção. A neoplasia pode disseminar-se para linfonodos regionais e, por via sanguínea, principalmente para o fígado.

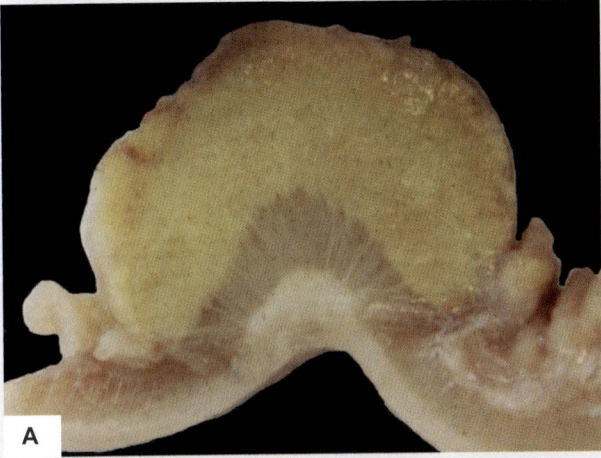

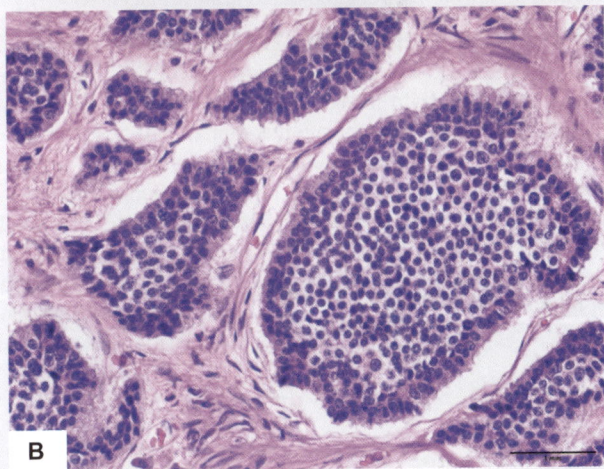

Figura 22.65 Tumor neuroendócrino do íleo. **A.** Lesão nodular amarelada. **B.** Neoplasia formada por células homogêneas dispostas em blocos.

Clinicamente, os pacientes podem apresentar a *síndrome carcinoide*, que se manifesta por diarreia, episódios de rubor facial, broncoespasmo, cianose, telangectasias, lesões cutâneas e lesões nas valvas cárdicas direitas. Tais manifestações devem-se à liberação de grande quantidade de serotonina na circulação, por tumores volumosos ou quando há metástases hepáticas. A serotonina é metabolizada no fígado; havendo metástases hepáticas, ela pode ser liberada diretamente na veia cava, sem ser modificada nos hepatócitos.

Linfomas

O trato gastrointestinal é o local mais frequente de linfomas extranodais. Mais da metade dos casos surgem no estômago, 20 a 30% no intestino delgado e 5 a 20% no cólon. O principal fator de risco para as doenças linfoproliferativas intestinais são imunodeficiências. Linfomas de células B são mais frequentes do que os de células T. No trato gastrointestinal, predominam lesões agressivas, de alto grau. Duas entidades ocorrem somente no trato gastrointestinal: doença imunoproliferativa do intestino delgado (DIPID) e linfoma de células T enteropático. Os principais linfomas não Hodgkin do trato gastrointestinal estão listados no Quadro 22.5 e descritos a seguir.

Linfomas de células B do tipo MALT intestinal. Tal como no estômago, a maioria dos linfomas de células B do intestino é do tipo MALT (tipo ocidental), que deve ser distinguido da doença imunoproliferativa do intestino delgado (ver adiante) por suas características clínicas e epidemiológicas. Os linfomas MALT intestinais ocorrem em indivíduos idosos e manifestam-se por melena ou sinais de obstrução intestinal. Quando na região colorretal, pode haver história prévia de doença inflamatória intestinal. Na maioria dos casos, as lesões são únicas, e qualquer região do intestino pode estar envolvida (Figura 22.66). Acometimento de linfonodos mesentéricos é comum, mas disseminação além da cavidade abdominal é rara. O comportamento clínico não é favorável como nos linfomas gástricos. Dos pontos de vista histológico, imunofenotípico e de genética molecular, tais linfomas são idênticos ao linfoma MALT gástrico. Os linfomas de alto grau são mais comuns, mas com frequência encontra-se um componente de baixo grau subjacente.

Doença imunoproliferativa do intestino delgado. Doença imunoproliferativa do intestino delgado (DIPID) é um tipo de linfoma MALT descrito inicialmente em populações da região mediterrânea e que se distingue dos demais por aspectos epidemiológicos e pela síntese anormal de uma proteína (cadeia pesada da imunoglobulina A) pelas células neoplásicas. O tumor surge em adultos jovens que têm má absorção intestinal grave e mostram infiltrado linfoplasmocitário difuso na mucosa do intestino delgado. Nas fases iniciais, após tratamento com antibióticos podem desaparecer a má absorção e o infiltrado

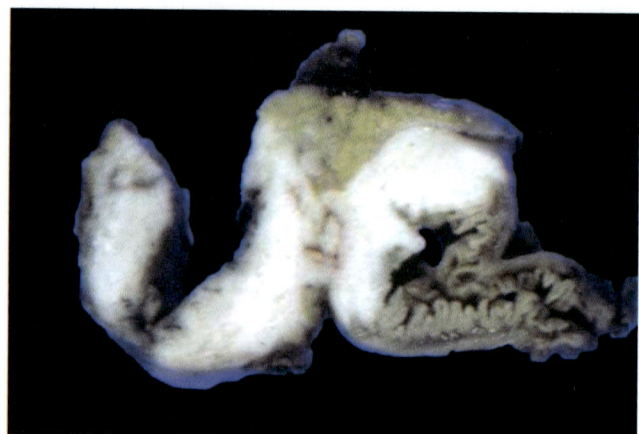

Figura 22.66 Linfoma MALT intestinal. Lesão infiltrativa na parede intestinal.

linfoplasmocitário. Na maioria das vezes, há espessamento da parede do intestino proximal e aumento de linfonodos mesentéricos, identificando-se massas tumorais nas fases mais avançadas. Reconhecem-se três estágios da doença: (a) infiltrado linfoplasmocitário confinado à mucosa e aos linfonodos mesentéricos; (b) infiltrado linfoide nodular na mucosa, que se estende à submucosa; (c) massa neoplásica com transformação para linfoma de alto grau (Figura 22.67). Os linfonodos mesentéricos estão envolvidos desde as fases iniciais da doença, apresentando sinusoides repletos de plasmócitos e, em fase mais avançada, colonização folicular neoplásica. A DIPID tem evolução prolongada e raramente ultrapassa a cavidade abdominal, exceto na fase de transformação para linfoma de alto grau.

Linfoma de células do manto. É um tipo agressivo de linfoma de células B que forma múltiplas lesões polipoides na mucosa, daí a designação polipose linfomatosa, que pode simular síndro-

Quadro 22.5 Linfomas não Hodgkin do trato gastrointestinal

Linfoma de células B

Linfoma do tecido linfoide associado a mucosa (MALT)

Linfoma B tipo MALT de baixo grau

Linfoma B tipo MALT de alto grau

Doença imunoproliferativa do intestino delgado (DIPID)

Linfoma de células do manto

Linfoma de Burkitt ou Burkitt-*like*

Outros tipos correspondentes aos linfomas nodais

Outros linfomas não associados a enteropatia

Linfoma de células T enteropático

Linfoma de células T associado a enteropatia

Outros linfomas não associados a enteropatia

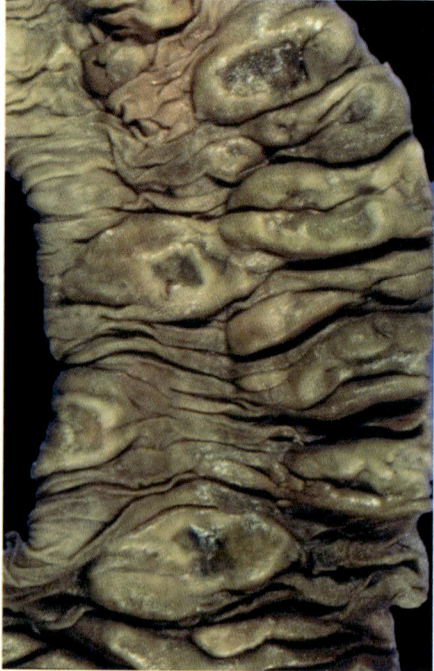

Figura 22.67 Doença imunoproliferativa do intestino delgado. Infiltração da mucosa por numerosos nódulos.

mes de polipose familial. A lesão é incomum, ocorre em indivíduos idosos, sobretudo masculinos, e se manifesta com dor abdominal, às vezes acompanhada de melena. Qualquer segmento do trato gastrointestinal pode ser acometido, mas as lesões predominam na região ileocecal. A neoplasia dissemina-se para fígado, baço, medula óssea, linfonodos mesentéricos e, algumas vezes, linfonodos periféricos. Histologicamente, as células neoplásicas assemelham-se a centrócitos, expressam marcadores de células B maduras e são positivas para CD5.

Linfoma de Burkitt. Endêmico ou esporádico, trata-se de linfoma que ocorre em crianças e adultos jovens. Muitos casos associam-se à infecção pelo vírus Epstein Barr. As lesões ocorrem sobretudo na região ileocecal, manifestam-se com dor abdominal, intussuscepção e sinais obstrutivos. Para outras informações sobre o linfoma de Burkitt (ver Capítulo 25).

Linfoma de células T enteropático. É linfoma de alto grau que surge como complicação da doença celíaca e se origina de linfócitos intraepiteliais na mucosa do intestino delgado. O tumor, que é mais frequente no jejuno e se caracteriza por lesões múltiplas que formam úlceras circunferenciais, acomete indivíduos idosos com história de má absorção desde a infância. Há casos que apresentam má absorção intestinal, úlceras na mucosa e linfocitose intraepitelial maciça, porém sem resposta à retirada do glúten da alimentação. Histologicamente, as células T (CD30+) infiltram o epitélio, são pequenas e pleomórficas. A mucosa jejunal não acometida apresenta atrofia e linfocitose intraepitelial. A lesão dissemina-se para fígado, baço, medula óssea e linfonodos mesentéricos. Sobrevida de 5 anos ocorre em menos de 20% dos pacientes.

■ Canal anal

O canal anal, que mede cerca de 4 cm, corresponde à porção terminal do cólon limitada no terço superior pelo anel anorretal e inferiormente pelo ânus. Histologicamente, a porção superior é revestida por epitélio glandular do reto, seguindo-se uma área de epitélio de transição; no terço inferior (distal), o epitélio é estratificado pavimentoso.

Hemorroidas

Hemorroidas são dilatações venosas anorretais (varizes) consequentes a aumento persistente da pressão venosa nos plexos venosos do reto e do canal anal. Hemorroidas podem ser internas, externas ou mistas. As internas originam-se no plexo hemorroidário superior, cuja drenagem é para o sistema porta; localizam-se acima do esfíncter anal e são recobertas pela mucosa anal. As externas formam-se no plexo hemorroidário inferior, que drena para o sistema cava inferior; situam-se abaixo do esfíncter anal e são revestidas por pele. Hemorroidas são muito prevalentes na população e comprometem preferencialmente indivíduos acima de 50 anos e mulheres grávidas. Os principais fatores predisponentes incluem esforço durante a defecação associado a constipação intestinal, estase venosa na gestação e hipertensão portal. Macroscopicamente, encontram-se mamilos hemorroidários de tamanhos variados. Histologicamente, as veias são dilatadas, tortuosas e congestas. As manifestações clínicas incluem dor e sangramento; trombose é a principal complicação.

Tumores

Tumores do canal anal podem ser benignos, como o condiloma acuminado (verruga anal), ou malignos, como o carcinoma de células escamosas, ambos associados à infecção pelo vírus do papiloma humano (HPV) (Figura 22.68).

O *condiloma acuminado* é constituído por lesão exofítica, papilomatosa e de tamanho variado. O *carcinoma de células escamosas* é o tumor mais comum (75% das neoplasias anais) e predomina em indivíduos na sexta e sétima décadas, mulheres e imunossuprimidos (sobretudo infectados pelo HIV). Homossexuais masculinos são grupo de risco, devido à relação com infecção por HPV. Macroscopicamente, o tumor apresenta-se como pequena úlcera ou fissura que infiltra a parede subjacente. Microscopicamente, a neoplasia mostra diferentes graus de diferenciação, sendo frequente diferenciação basaloide. Os fatores prognósticos mais importantes são estádio do tumor (pT) e acometimento linfonodal.

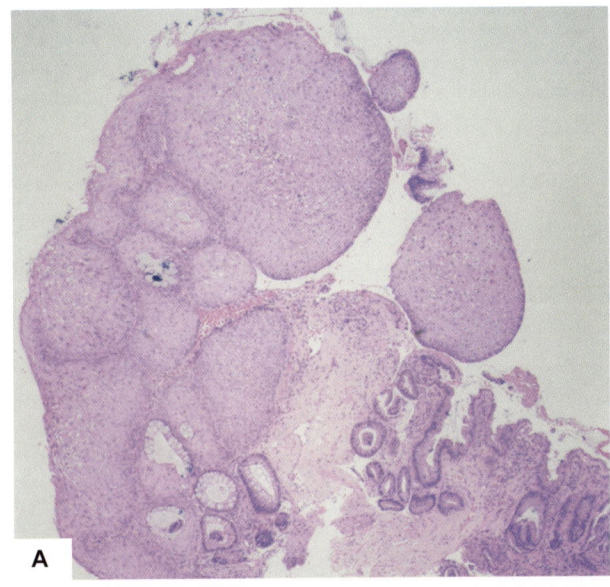

A

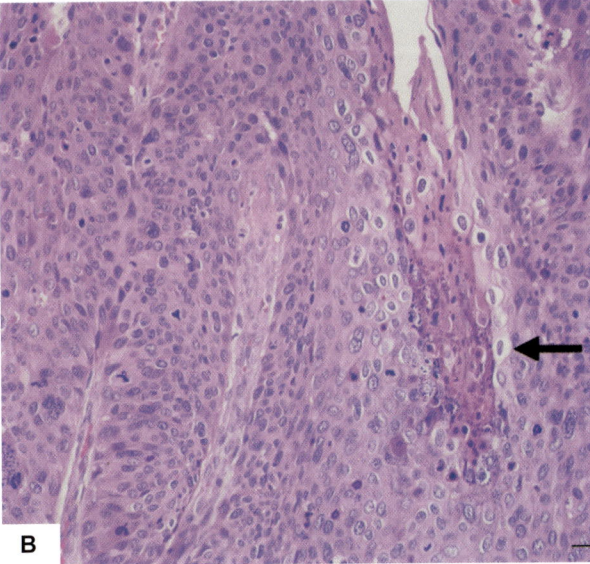

B

Figura 22.68 Lesões do canal anal. **A.** Condiloma acuminado. **B.** Carcinoma de células escamosas associado à infecção por HPV. A *seta* indica coilocitose.

22

Apêndice cecal

Apendicite

Apendicite aguda é a doença mais frequente e importante do apêndice cecal e a principal causa de abdome agudo na infância. A inflamação ocorre predominantemente em crianças e adultos jovens, especialmente na segunda e terceira décadas. Os principais fatores envolvidos na origem da inflamação são obstrução da luz e invasão bacteriana. Obstrução por fecálitos, tecido linfoide, parasitos, corpos estranhos, tumores e outros fatores leva à retenção de muco e à distensão do órgão que resulta em compressão venosa e hipóxia, esta favorecedora de translocação bacteriana que induz resposta inflamatória local.

Aspectos morfológicos

Na fase inicial, o apêndice apresenta hiperemia, edema e aumento de volume e tem serosa opaca e coberta por exsudato fibrinopurulento que se estende ao mesoapêndice e aos tecidos adjacentes (inflamação supurativa) (Figura 22.69). A inflamação inicia-se na mucosa com exsudato de neutrófilos e dissemina-se por todas as camadas do apêndice (inflamação flegmonosa). A lesão pode evoluir com ulceração da mucosa e destruição das camadas musculares (forma gangrenosa). O achado morfológico que define o diagnóstico de apendicite aguda é infiltração da parede muscular do apêndice por exsudato de neutrófilos, característico de inflamação supurativa.

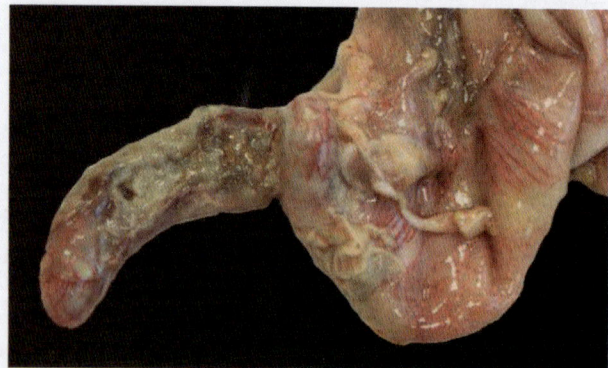

Figura 22.69 Apendicite aguda. Apêndice cecal congesto e com peritonite fibrinopurulenta.

O quadro clínico tem início súbito com dor ou desconforto abdominal na região periumbilical e se acompanha de náuseas, vômitos, defesa abdominal, febre e dor na fossa ilíaca direita. O leucograma mostra quase sempre leucocitose com desvio à esquerda. Tais sinais e sintomas não são exclusivos de apendicite aguda, pois podem ocorrer também em outras condições patológicas abdominais, como salpingite aguda, gravidez ectópica rota e calculose das vias biliares. Como o diagnóstico nem sempre é fácil, muitos apêndices retirados cirurgicamente não apresentam apendicite.

Perfuração é a principal complicação de apendicite; ocorre quando há necrose da parede (gangrena) por comprometimento vascular por edema da parede, trombose ou compressão por fecálito. A parede torna-se cianótica e friável e rompe-se. Perfuração leva a peritonite localizada (abscesso periapendicular) ou generalizada. Outras complicações incluem pileflebite, trombose da veia porta, abscessos hepáticos e bacteremia.

Tumores

Tumores neuroendócrinos, comuns no apêndice cecal, são em geral pequenos, benignos e situados na porção distal do apêndice, muitas vezes encontrados incidentalmente. Neoplasias epiteliais benignas e malignas, porém, são as lesões mais importantes. Neoplasia mucinosa cística origina-se de adenomas com displasia de baixo grau, que dilatam o apêndice por acúmulo de mucinas (Figura 22.70); tal alteração, designada *mucocele*, forma-se por obstrução da luz por adenomas/adenocarcinomas produtores de mucinas. Quando a mucocele se rompe, a liberação de células neoplásicas e de muco na cavidade peritoneal resulta em massas gelatinosas disseminadas no peritônio, designadas *pseudomixoma peritoneal*.

Ânus

Fissura anal

Afecção frequente na prática médica, fissura anal consiste em solução de continuidade superficial, linear, localizada na linha média posterior. Fatores predisponentes compreendem traumatismos, infecções, estase venosa, diarreia e doença inflamatória intestinal, principalmente doença de Crohn. A lesão manifesta-se por dor intensa que se inicia nas evacuações, persiste e com frequência se acompanha de sangramento anal. Como a evacuação desencadeia dor, os pacientes passam a evitar a defecação, o que causa mais endurecimento das fezes e agrava o quadro.

Abscesso e fístula anais

Abscesso e fístula representam fases distintas de um mesmo processo patológico: infecção bacteriana de glândulas anais, cujos ductos se localizam na submucosa e na muscular do reto

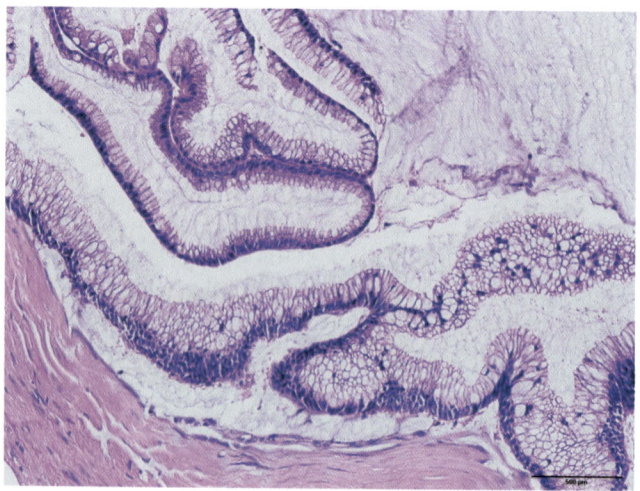

Figura 22.70 Neoplasia mucinosa cística do apêndice cecal. Adenoma produtor de mucinas.

distal e do canal anal. O abscesso é agudo e a fístula, crônica. Dependendo da sua localização em relação ao esfíncter anal, abscesso e fístula podem ser interesfincterianos, transesfincterianos ou extraesfincterianos. O mais frequente é o abscesso perianal (50 a 75%); a lesão é superficial, dolorosa e recidiva como fístula após incisão ou drenagem. Os abscessos profundos são de tratamento mais difícil; podem ficar quiescentes, cronificar ou sofrer agudização, originando nova fístula.

■ Peritônio

Ascite

Ascite é o acúmulo de líquido na cavidade peritoneal. Como é um tipo de edema, ascite resulta dos mecanismos patogenéticos descritos no Capítulo 9. Ascite é um sinal clínico frequente e importante e acompanha muitas doenças, particularmente cardíacas, hepáticas e renais. As causas mais comuns são: (1) hiperemia passiva crônica, como na insuficiência cardíaca; (2) hipertensão portal; (3) hipoproteinemia, por lesão de hepatócitos, desnutrição ou síndrome nefrótica; (4) inflamações do peritônio; (5) tumores no peritônio e em órgãos abdominais.

O aspecto e a constituição do líquido ascítico variam de acordo com a causa (transudato ou exsudato). Se há obstrução e ruptura do ducto torácico, o líquido peritoneal torna-se leitoso e a ascite é chamada quilosa. Quando a ascite é volumosa, pode haver elevação do diafragma e compressão das bases pulmonares, levando a atelectasia e dispneia. Em certos casos, o líquido ascítico atinge a cavidade pleural através de vasos linfáticos e causa hidrotórax, principalmente à direita. Ascite pode complicar-se com peritonite, chamada *peritonite bacteriana espontânea* (ver adiante), especialmente em pacientes com cirrose. O exame citológico do líquido ascítico pode identificar a causa da ascite (neoplasias malignas, inflamações etc.).

Hemoperitônio

Hemoperitônio consiste em coleção de sangue na cavidade peritoneal. As causas principais são gravidez tubária ou ovariana, endometriose do ovário ou do peritônio, ruptura de aneurismas ou de vísceras (baço, fígado) e traumatismos. A consequência mais grave é choque. Sangue no peritônio irrita a serosa (irritação química) e provoca inflamação (peritonite estéril). Em consequência desta, formam-se aderências ou bridas entre vísceras e o peritônio que podem resultar em torção, estrangulamento e obstrução intestinal.

Pneumoperitônio

Ar na cavidade peritoneal constitui o pneumoperitônio, que pode ser: (1) espontâneo, causado por perfuração de órgãos ocos ou de pneumatose intestinal; (2) traumático; (3) idiopático. As complicações principais são embolia gasosa, pneumocele (herniação de parte do saco peritoneal contendo gás) e enfisema subcutâneo.

Peritonites

Peritonite bacteriana. É emergência médica grave secundária a inflamação de órgãos abdominais, como apendicite, úlcera péptica perfurada, diverticulite, colecistite, salpingite,

perfuração intestinal por infarto, febre tifoide e colite ulcerativa. Frequentemente, acompanha-se de íleo paralítico e choque séptico. Os microrganismos mais envolvidos são *E. coli*, *Clostridium*, salmonela, pseudomonas, *Staphylococcus aureus* e estreptococos β-hemolíticos. A inflamação pode ser localizada ou difusa. Morfologicamente, é constituída por exsudato de fibrina e neutrófilos, que recobrem a superfície das vísceras e da parede abdominal. Na evolução, podem formar-se abscessos subdiafragmáticos, na fossa ilíaca ou nas goteiras paracólicas, e aderências fibrosas, generalizadas ou circunscritas.

A *peritonite bacteriana espontânea* ocorre sem fonte aparente de contaminação peritoneal (p. ex., perfuração intestinal, outras infecções) e resulta da colonização do peritônio por microrganismos intestinais. Tal peritonite ocorre tipicamente em pacientes com ascite por cirrose ou em crianças com síndrome nefrótica.

Peritonite tuberculosa. Atualmente incomum, pode ser localizada ou generalizada. A forma localizada associa-se à tuberculose de órgãos abdominais, como intestinos e tubas uterinas. A forma difusa caracteriza-se por nódulos caseosos disseminados na cavidade abdominal (Figura 22.71). A lesão pode resultar em aderências peritoneais.

Peritonite química. É inflamação aguda, geralmente difusa, causada pela liberação de bile ou suco gástrico, duodenal ou pancreático na cavidade peritoneal. Pode haver contaminação bacteriana secundária.

Outras peritonites. Peritonite pode associar-se a doenças por fungos (paracoccidioidomicose, criptococos, cândida), parasitos (ameba, estrongiloides, áscaris) e corpos estranhos. O talco induz inflamação granulomatosa do tipo corpo estranho que pode resultar em aderências peritoneais.

Retroperitonite esclerosante. Também conhecida como fibrose retroperitoneal idiopática, caracteriza-se por fibrose densa associada a infiltrado linfoide que pode comprometer também o mesentério (mesenterite esclerosante). A fibrose pode envolver os ureteres e causar hidronefrose. Apesar de a sua etiologia ser desconhecida, é considerada integrante da doença associada à IgG4 (ver Capítulo 11), que se caracteriza por fibrose densa em vários órgãos.

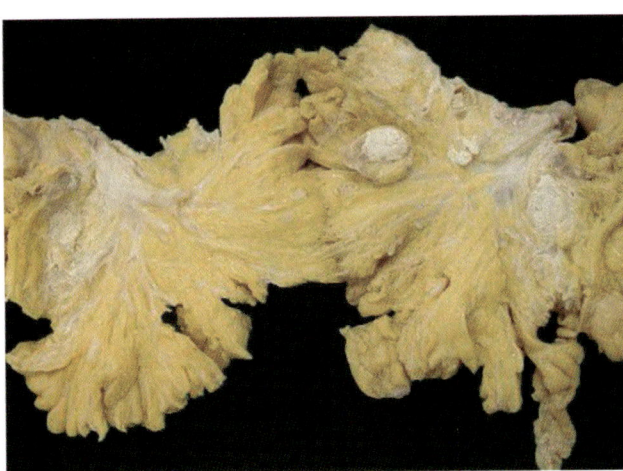

Figura 22.71 Tuberculose peritoneal. Nódulos múltiplos com necrose caseosa disseminados na gordura mesentérica.

Cistos do mesentério

São pouco frequentes e têm tamanhos variados. Podem ser volumosos, a ponto de serem palpáveis ou comprimirem órgãos abdominais. São geralmente congênitos (entéricos, urogenitais, linfáticos etc.), mas podem resultar de traumatismos (hematomas ou coleções de quilo), parasitoses (hidatidose) ou de pancreatite (pseudocisto); às vezes, são neoplásicos.

Tumores

As células mesoteliais que revestem o peritônio podem originar mesoteliomas similares aos da pleura e do pericárdio. Trata-se de lesões raras, agressivas, de mau prognóstico, associadas quase sempre à exposição ao asbesto. Predominam no sexo masculino, na sexta década. Tumores de tecidos moles, benignos ou malignos, também podem originar-se no peritônio ou retroperitônio. O tumor desmoplásico de pequenas células é lesão agressiva que se forma em crianças e adultos jovens; o tumor tem características similares ao sarcoma de Ewing e a translocação recíproca t(11;22) (p13;q12), que resulta na fusão dos genes *EWS* e *WT1*.

Metástases no peritônio, mais comuns do que as neoplasias primárias, surgem principalmente de tumores gastrointestinais, do pâncreas e dos ovários. Como já comentado, disseminação e proliferação de células mucossecretoras originadas de mucocele do apêndice resultam no *pseudomixoma peritoneal*.

▪ Leitura complementar

Carr NJ, Bibeau F, Bradley RF, et al. The histopathological classification, diagnosis and differential diagnosis of mucinous appendiceal neoplasms, appendiceal adenocarcinomas and pseudomyxoma peritonei. Histopathology. 2017;71:847-58.

Cerilli LA, Greenson JK. The differential diagnosis of colitis in endoscopic biopsy specimens: a review article. Arch Pathol Lab Med. 2012;136:854-64.

Correa P. Gastric cancer: overview. Gastroenterol Clin North Am. 2013;42:211-7.

Karamchandani DM, Chetty R, King TS, et al. Challenges with colorectal cancer staging: results of an international study. Mod Pathol. 2020;33:153-63.

Lamps LW. Update on infectious enterocolitides and the diseases that they mimic. Histopathology. 2015;66:3-14.

Lanas A, Chan FKL. Peptic ulcer disease. Lancet. 2017;390(10094): 613-24.

Lopes AB, Fagundes RB. Esophageal squamous cell carcinoma – precursor lesions and early diagnosis. World J Gastrointest Endosc. 2012;16:9-16.

Lourenção PLA, Takegawa BK, Ortolan EV, et al. A useful panel for the diagnosis of Hirschsprung disease in rectal biopsies: calretinin immunostaining and acetylcholinesterase histochesmistry. Ann Diagn Pathol. 2013;17(4):352-6.

Magro F, Langner C, driessen A, et al. European consensus on the histopathology of inflammatory bowel disease. J Crohns Colitis. 2013;7:827-51.

Mariette C, Carneiro F, Grabsch HI, et al. Consensus on the pathological definition and classification of poorly cohesive gastric carcinoma. Gastric Cancer. 2019;22:1-9.

Neumann WL, Coss E, Rugge, M, et al. Autoimmune atrophic gastritis – pathogenesis, pathology and management. Nat Rev Gastroenterol Hepatol. 2013;10:529-41.

Panarelli NC, Yantiss RK. Do ancillary studies aid detection and classification of barrett esophagus? Am J Surg Pathol. 2016;40:e83-93.

Rindi G, Klimstra DS, Abedi-Ardekani B, et al. A common classification framework for neuroendocrine neoplasms: an International Agency for Research on Cancer (IARC) and World Health Organization (WHO) expert consensus proposal. Mod Pathol. 2018;31:1770-86.

Robert ME, Crowe SE, Burgart L, et al. Statement on best practices in the use of pathology as a diagnostic tool for celiac disease: a guide for clinicians and pathologists. Am J Surg Pathol. 2018; 42:e44-e58.

Spechler SJ, Souza RF. Barrett's esophagus. N Engl J Med. 2014;371:836-45.

Sugano K, Tack J, Kuipers EJ, et al. Kyoto global consensus report on Helicobacter pylori gastritis. Gut. 2015;64:1353-67.

Weindorf SC, Smith LB, Owens SR. Update on gastrointestinal lymphomas. Arch Pathol Lab Med. 2018;142:1347-51.

Yantiss RK, Greenson JK, Spechler S. American registry of pathology expert opinions: Evaluating patients with eosinophilic esophagitis: Practice points for endoscopists and pathologists. Ann Diagn Pathol. 2019;43:1514-8.

Yuan H, Dong Q, Zheng B, et al. Lymphovascular invasion is a high risk factor for stage I/II colorectal cancer: a systematic review and meta-analysis. Oncotarget. 2017;11:46565-79.

Capítulo 23

Fígado e Vias Biliares

Venancio Avancini Ferreira Alves, Evandro Sobroza de Mello

FÍGADO

■ Aspectos da normalidade

O fígado é o maior órgão do corpo, correspondendo de 1,8 a 3,1% do peso corpóreo. Dependendo do biotipo, em homens adultos seu peso varia de 1.400 a 1.800 g, enquanto em mulheres é de 1.300 a 1.500 g. Seu peso relativo é maior em fetos e crianças, correspondendo a 4 a 5% do peso ao nascimento a termo e 3% ao final do primeiro ano de vida.

Situado no hipocôndrio direito, com a borda superior na altura da quinta costela e a inferior junto ao rebordo costal, o fígado é mantido em sua posição anatômica por pedículos vasculares e pelos ligamentos falciforme, coronário, hepatorrenal, triangular direito e triangular esquerdo. Tais ligamentos representam desdobramentos do peritônio que cobre o órgão em sua maior parte e forma a cápsula de Glisson, que dá consistência e resistência ao parênquima hepático.

O órgão é dividido anatomicamente em lobos direito, esquerdo, caudado e quadrado, situando-se a vesícula biliar na face inferior do lobo direito. Do ponto de vista cirúrgico, o órgão é dividido em oito segmentos (Figura 23.1 A), cada qual representando uma unidade anatômica, com irrigação e drenagem biliar virtualmente independentes. A segmentação é orientada sobretudo pelo sistema venoso portal, sendo a ramificação do sistema arterial hepático secundária à do venoso. Como praticamente não existem anastomoses macroscópicas entre os vasos sanguíneos e entre os ductos biliares dos vários segmentos, existe a possibilidade, além de lobectomias, da retirada de segmentos individualizados (segmentectomias).

O fígado possui dupla circulação aferente, que entra no órgão pelo pedículo (hilo) hepático. A artéria hepática, ramo do tronco celíaco, fornece sangue com alta tensão de O_2, corres-

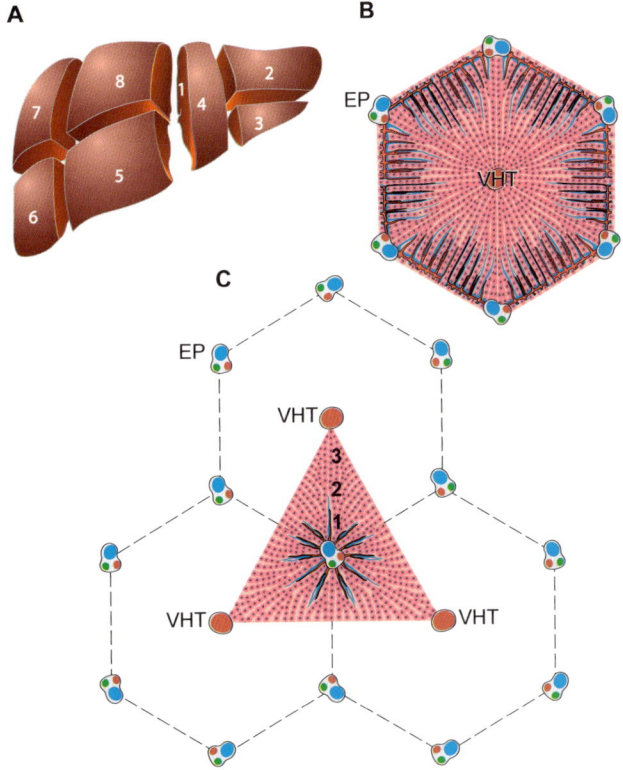

Figura 23.1 A. Segmentação do fígado. Os números correspondem aos segmentos hepáticos. **B.** e **C.** Visão integrada do lóbulo hepático e do ácino de Rappaport. EP: espaço portal; VHT: vênula hepática terminal.

pondendo a cerca de 30 a 40% do volume sanguíneo hepático, sendo os restantes trazidos pela veia porta, que drena o sangue oriundo dos intestinos, do pâncreas e do baço. A via eferente é constituída pelas veias hepáticas direita e esquerda (supra-hepáticas), que desembocam na veia cava inferior. A linfa hepática, produzida principalmente nos espaços de Disse, é drenada por vasos linfáticos nos espaços portais para os linfonodos do hilo hepático; parte da linfa recolhida no espaço subcapsular é drenada para linfonodos torácicos ou mediastinais. A inervação se faz pelo plexo hepático, que contém fibras simpáticas de T7 a T10 que se anastomosam com o plexo celíaco, com os nervos vagos direito e esquerdo e com o nervo frênico direito; as ramificações nervosas chegam até os tratos portais menores.

A bile produzida nos hepatócitos é drenada por canalículos biliares (entre hepatócitos contíguos) para os canais de Hering, estruturas revestidas por hepatócitos alternados com colangiócitos. Em tais estruturas existem *células progenitoras hepáticas*, que têm potencial de diferenciação tanto hepatocelular como biliar. A árvore biliar é formada por ductos de calibre crescente: os menores (*dúctulos interlobulares*) têm diâmetro de 15 a 100 μm e confluem para os *ductos septais*, que possuem mais de 100 μm; estes são revestidos por epitélio colunar e se juntam para formar os *ductos segmentares*, que medem mais de 400 μm e são circundados por glândulas peribiliares; a partir deles formam-se os *ductos lobares*, direito e esquerdo, os quais se unem no *ducto hepático comum*, o qual se junta ao ducto *cístico* para formar o *ducto colédoco*, que termina na papila duodenal.

O *lóbulo hepático*, descrito em porcos como uma estrutura hexagonal, tem na periferia espaços portais e, no centro, a veia centrolobular. O *ácino hepático* corresponde à porção do parênquima que tem como centro um espaço portal, que é formado por tecido conjuntivo contendo um ramo da artéria hepática, um ramo da veia porta, um ducto biliar, vasos linfáticos e nervos. O *ácino simples* compreende a vênula hepática terminal (veia centrolobular) e ocupa setores adjacentes de campos hexagonais vizinhos (Figura 23.1 B e C). O ácino é dividido em: zona 1, periportal; zona 2, mediozonal; zona 3, perivenular. Além de diferenças no gradiente de oxigenação, há diferenças na função: na zona 1, predominam neoglicogênese e reprodução celular, com mitocôndrias mais numerosas e volumosas. Na zona 3, predominam lipogênese, formação de pigmentos e reações de biotransformação. Nesta zona concentram-se a desidrogenase e o citocromo P-450. O fato de a síntese de glutamina sintase ser restrita a essa região é útil para o delineamento da zona 3 à imuno-histoquímica e para avaliação do seu comportamento em diversas doenças. A zona 1 é identificada à imuno-histoquímica pela enzimas histidina-amônia-liase (HAL) e arginino-succinato sintase (ASS). Além da heterogeneidade de função, tais zonas são acometidas de modo diverso em diferentes doenças. Três ou mais ácinos simples agrupam-se para formar *ácinos complexos*, sendo o *aglomerado acinar* formado pelo conjunto de três ou quatro ácinos complexos.

Cerca de 80% do fígado são constituídos por hepatócitos, que se distribuem em trabéculas com um ou dois hepatócitos de espessura, sustentados por delicada trama de fibras reticulares formadas predominantemente por colágeno tipo IV. Os hepatócitos que circundam os espaços portais compõem a *placa limitante*, cuja identificação é importante sobretudo em hepatites crônicas, que podem ser alvo da *hepatite de interface*. A maior parte do estroma é formada pelos tratos portais, onde se encontra, além de outros componentes, colágeno tipo I. A grande predominância de hepatócitos confere ao fígado certa consistência e pouca resistência a traumatismos, que podem resultar em laceração do órgão.

A circulação sanguínea aferente converge na rede sinusoidal hepática, onde se misturam o sangue da artéria hepática e o sangue da veia porta. O efluxo venoso faz-se através das veias hepáticas terminais (centrolobulares), as quais confluem para formar o sistema supra-hepático.

Os *hepatócitos* são células epiteliais relativamente homogêneas, medem cerca de 30 μm de maior dimensão e têm duas faces. A *face sinusoidal* contém numerosos microvilos e é banhada pelo espaço de Disse, onde ocorre intensa atividade de absorção e excreção. Na base dos microvilos, são encontrados vacúolos de secreção em exocitose permanente. A *face canalicular* também apresenta microvilos, que servem como parede do canalículo biliar. A superfície canalicular é isolada das outras faces por complexos juncionais que incluem junções íntimas (*tight*), junções de comunicação (*gap junctions*) e desmossomos. As junções íntimas formam uma barreira para macromoléculas entre o canalículo biliar e o restante do espaço intercelular.

À microscopia eletrônica (Figura 23.2), o *núcleo* dos hepatócitos é regular e sua membrana possui poros. Nucléolos, muito evidentes, podem ser múltiplos. A ploidia varia com a idade, podendo ser encontrados, em indivíduos adultos, núcleos até octaploides. As mitocôndrias são abundantes e volumosas.

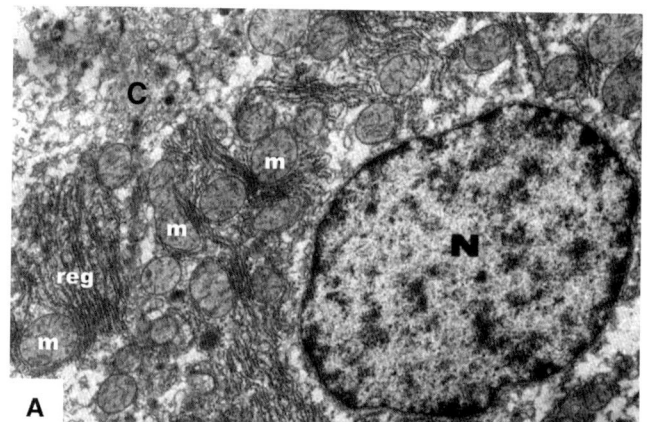

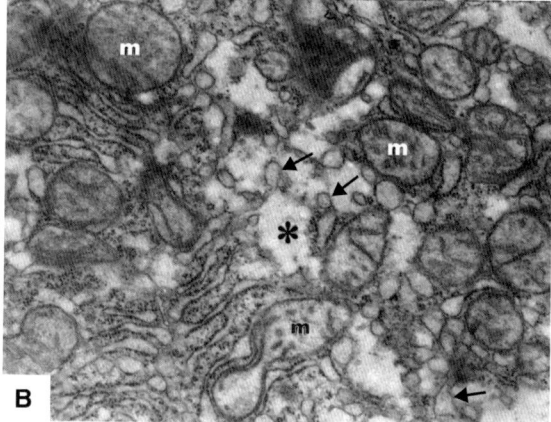

Figura 23.2 A. Micrografia eletrônica de hepatócito mostrando numerosas cisternas do retículo endoplasmático granular (reg), dispostas em paralelo, em íntima associação com mitocôndrias (m). Canalículo (C), núcleo (N); ampliação de 9.100×. **B.** Aumento maior evidenciando cisternas do retículo endoplasmático liso (*setas*) em meio a áreas claras na matriz citoplasmática (*asterisco*) correspondentes a imagem negativa de depósitos de partículas de glicogênio, habitualmente extraídas durante o processamento técnico do material. Mitocôndrias (m); ampliação de 24.000×.

Os *ribossomos*, que formam *retículo endoplasmático granular* (REG) abundante, são responsáveis pela discreta basofilia citoplasmática vista à microscopia de luz. Neles, ocorre a síntese de proteínas essenciais para o organismo, como albumina, fatores da coagulação e grande número de enzimas. Nas vesículas do retículo *endoplasmático liso* (REL), onde existe o sistema P-450, ocorrem funções biológicas da maior importância, como conjugação da bilirrubina, destoxificação de fármacos e toxinas e síntese de colesterol e ácidos biliares. A administração contínua de certos fármacos (p. ex., fenobarbital) estimula, por indução enzimática, a proliferação do REL.

Os *lisossomos* são corpos densos pericanaliculares cuja função é armazenar e liberar enzimas hidrolíticas, as quais eventualmente podem destruir a célula; têm importância funcional e diagnóstica por entrarem no ciclo biológico das organelas citoplasmáticas e por acumularem várias substâncias, como ferritina, lipofuscina, bilirrubina e cobre. O *aparelho de Golgi* é formado por um sistema de vesículas pericanaliculares, onde provavelmente a bile é preparada para excreção. Também em posição justacanalicular, é encontrada uma área de significado funcional obscuro, o *hialoplasma pericanalicular*, onde são vistos grânulos de glicogênio, lipídeos e algumas fibrilas. O *citoesqueleto* do hepatócito inclui microfilamentos, filamentos intermediários e microtúbulos; estes últimos, positivos à imuno-histoquímica para actina, são responsáveis pela motilidade celular e canalicular que atua no fluxo biliar e na função dos microfilamentos.

A estrutura do *sinusoide hepático* permite contato íntimo do sangue com os hepatócitos e as células sinusoidais. Entre o revestimento sinusoidal e o hepatócito, encontra-se o *espaço de Disse*, que, além de permitir estreito contato entre metabólitos e as microvilosidades do polo sinusoidal do hepatócito, também produz linfa, que é drenada para os espaços portais e desempenha importante papel na formação de ascite. Entre as células sinusoidais, merecem destaque as *células endoteliais*, que formam a parede do sinusoide e cujos poros permitem a troca de fluidos e partículas entre o sangue e o espaço de Disse. Não existe membrana basal ao longo dos sinusoides. As *células de Kupffer* são macrófagos móveis; estímulos variados (p. ex., infecções sistêmicas) provocam sua hipertrofia e hiperplasia. Tais células englobam endotoxinas por endocitose e secretam várias substâncias, como TNF, citocinas e várias enzimas. As *células estreladas* (células de Ito) localizam-se no espaço de Disse e participam no metabolismo e acumulam vitamina A. Em condições patológicas, podem se transformar em miofibroblastos, os quais secretam laminina e vários tipos de colágeno e têm enorme importância em muitas doenças fibrosantes.

Biópsia hepática

Biópsia hepática (BH) por agulha ou cirúrgica constitui instrumento valioso de diagnóstico, avaliação prognóstica e monitoramento terapêutico em muitas doenças do fígado. *Biópsia cirúrgica* (em cunha), feita a até 4 cm de profundidade, colhe amostras relativamente extensas de parênquima, devendo-se evitar cunhas muito superficiais. *Biópsia por agulha* é feita com agulha Trucut (modificação da agulha de Vim-Silverman), que tem diâmetro de 2,05 mm e se baseia em mecanismo de guilhotina para colher a amostra. Esse tipo de agulha obtém amostra adequada de parênquima e de porções intactas de septos fibrosos em hepatites crônicas e cirroses.

Na maioria dos casos, a biópsia por agulha é feita pela via intercostal (às cegas). A via laparoscópica tem vantagens, já que permite visão macroscópica do fígado, da sua superfície externa, da vasculatura abdominal e de outros aspectos da cavidade relevantes para o diagnóstico. Visão direta permite também seleção da área a ser biopsiada, o que é muito útil para orientar o patologista. Apesar dessas vantagens, a laparoscopia é um método invasivo. Como alternativa, muitos centros preferem a biópsia orientada por ultrassom, que é mais específica na obtenção de lesões profundas, inacessíveis à laparoscopia.

Indicações. Contraindicações. Por se tratar de procedimento invasivo, biópsia hepática só deve ser feita com indicação judiciosa. Suas principais indicações são casos em que há incongruência entre as manifestações clínicas e os achados laboratoriais, como alterações em enzimas hepatocelulares ou canaliculares não explicadas clinicamente ou pelos demais exames. Na maioria das vezes, trata-se de doenças metabólicas, como esteatose, esteato-hepatites ou lesões associadas ao uso de drogas de uso medicinal ou recreativo. Ainda hoje, a biópsia hepática é útil na avaliação de ascite ou hipertensão portal sem causa conhecida. A graduação e o estadiamento de certas doenças ou o monitoramento da resposta terapêutica também são boas indicações. Na atualidade, é cada vez mais frequente a avaliação de comorbidades, por exemplo em pacientes submetidos a transplante de órgãos e nas condições conhecidas como "doenças de sobreposição". Não menos importante é a biópsia para o diagnóstico de tumores, sobretudo neoplasias, nas quais o estudo histológico convencional, avaliação imuno-histoquímica e testes de biologia molecular mostram-se cada vez mais indispensáveis para o diagnóstico preciso e para orientar a melhor conduta terapêutica.

Biópsia hepática é contraindicada em algumas situações, como transtornos graves da coagulação sanguínea, que são avaliados por alongamento do tempo de protrombina. Considera-se como limite de segurança atividade de protrombina de 50%. A abordagem transjugular é muito útil nesses casos, considerando que três ou quatro coletas em um mesmo procedimento permitem representatividade similar à obtida por biópsia percutânea, mas com menos sangramento por evitar transposição da cápsula de Glisson. Adicionalmente, ascite oferece dificuldades à biópsia às cegas, já que o fígado "flutua" no líquido ascítico, impedindo abordagem firme pela agulha, problema que pode ser contornado por paracentese.

Amostragem. A amostra de parênquima colhido e sua representatividade são fundamentais, já que a finalidade da BH é diagnosticar doenças em fragmentos de 10 mg, ou seja, 1/150.000 da massa total do órgão. Tal precisão deve-se ao caráter difuso da maioria das doenças hepáticas, como hepatites agudas e crônicas, esteatose, doenças de depósito e cirrose. Mesmo assim, muitas vezes o diagnóstico não é feito por insuficiência da amostra. Em hepatites crônicas, é possível que em uma área a arquitetura lobular esteja inteiramente preservada, enquanto em outras já sejam surpreendidos nódulos (Figura 23.3). Além disso, é possível que haja variação de um fragmento para outro quanto à extensão da necrose, o que dificulta avaliar o grau de atividade da doença.

O problema de amostragem é essencial no caso de lesões focais, nas quais a biópsia traz resultados mais precisos quando orientada por exames de imagem. É o caso de tumores e, muito especialmente, da hiperplasia nodular focal. Este hamartoma, achado relativamente frequente em necrópsias e

23

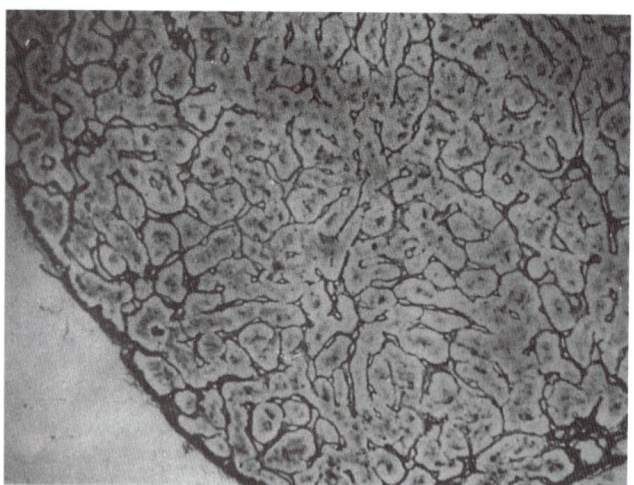

Figura 23.3 Nódulo cirrótico em caso interpretado, na lâmina corada pela HE, como parênquima hepático normal. A impregnação do retículo pela prata mostra condensação de fibras colágenas na periferia do nódulo. Notam-se ainda desorientação das trabéculas e atividade regenerativa, caracterizada por placas duplas de hepatócitos.

laparotomias, tem estrutura nodular que, apenas naquele foco, se mostra muito semelhante à da cirrose, mas sem quaisquer manifestações clínicas, funcionais ou vasculares desta. Por isso mesmo, é necessário que o clínico alerte o patologista sobre o caráter localizado da lesão. Outras vezes, a biópsia por agulha pode não ser suficiente para o diagnóstico definitivo; é o caso de síndromes ductopênicas, nas quais é importante determinar a relação entre o número de ductos biliares interlobulares e o de espaços portais. Os principais consensos recomendam que a amostra tenha mais de 1,5 cm de extensão, 0,2 cm de calibre e pelo menos 10 espaços portais completos. Mesmo assim, em algumas situações, como na esquistossomose hepática, em que a lesão, mesmo difusa, apresenta alterações mais relevantes na região profunda do órgão, poupando as porções mais periféricas, é possível que a biópsia por agulha não atinja as regiões mais comprometidas pela fibrose de Symmers, dando a ideia equivocada de fígado histologicamente normal.

Complicações. Sangramento é consequência inevitável de BH, devendo ser considerado complicação quando o paciente apresenta alterações hemodinâmicas, requerendo tratamento clínico, com reposição volêmica, ou intervenção cirúrgica, com laparotomia e laqueadura do vaso sangrante. Esta complicação, que ocorre geralmente nas primeiras 24 horas após a biópsia, ocorre em cerca de 0,2% dos casos; entretanto, é necessária vigilância devido a ocasional choque hemorrágico até 7 dias após a biópsia. A mortalidade é baixa, da ordem de 0,015%. Ainda como complicações raras, podem surgir fístulas arteriovenosas, hemobilia ou septicemia.

▶ Principais lesões hepáticas

De modo simplificado, as principais condições patológicas com acometimento do fígado compreendem lesões: (a) inflamatórias no parênquima, como hepatites agudas ou crônicas e esteato-hepatites; (b) da árvore biliar, como malformações e colangites; (c) vasculares, que atingem os ramos portais (p. ex., esquistossomose) ou o sistema de drenagem (p. ex., síndrome de obstrução sinusoidal, trombose de veias hepáticas). Diversos

padrões de lesão hepática podem levar a graus variados de distúrbios na arquitetura e na função hepáticas, culminando nas várias formas de cirrose.

Degenerações e acúmulos intracelulares

Tumefação de hepatócitos. Sendo o fígado um órgão eminentemente parenquimatoso, alterações hepatocelulares têm importância diagnóstica maior do que a própria resposta inflamatória. Tumefação de hepatócitos resulta de alterações na bomba de sódio que levam à retenção desse íon e de água no citoplasma (ver Degeneração hidrópica, Capítulo 4). Tumefação hepatocitária ocorre sobretudo em hepatites virais agudas. Uma variante é a *balonização hepatocelular*, que origina as chamadas células claras, encontradas em esteato-hepatites.

Acúmulos intracelulares. Depósitos de triglicerídeos (esteatose) em hepatócitos são frequentes e importantes. Os depósitos podem ser *microvesiculares*, como na esteatose aguda da gravidez e em algumas intoxicações medicamentosas, ou *macrovesiculares*, mais frequentes em esteato-hepatites e na hepatite C. Distúrbios no metabolismo de carboidratos, como no diabetes melito e em glicogenoses, levam a acúmulo de glicogênio no citoplasma e no núcleo de hepatócitos. Vários pigmentos podem acumular-se no fígado, como bilirrubina (em colestases) e cobre (na doença de Wilson). Depósitos de hemossiderina, potencialmente tóxicos como na hemocromatose, predominam nas células de Kupffer, padrão mais observado em anemias hemolíticas, ou em hepatócitos, como na hemocromatose.

Hialino de Mallory-Denk. Trata-se de depósito eosinofílico, amorfo, com aspecto floculado e distribuído de modo irregular no citoplasma de hepatócitos (Figura 23.4). É marcador de hepatite alcoólica, embora possa ser visto também em outras doenças do fígado, como esteato-hepatite não alcoólica, colestase crônica, doença de Wilson, hiperplasia nodular focal, carcinoma hepatocelular e intoxicação por medicamentos (p. ex., amiodarona e maleato de perexilina). O hialino de Mallory-Denk resulta de alterações na organização dos filamentos intermediários que compõem o citoesqueleto dos hepatócitos; à imuno-histoquímica, é positivo para ubiquitina e ceratinas 7 e 19.

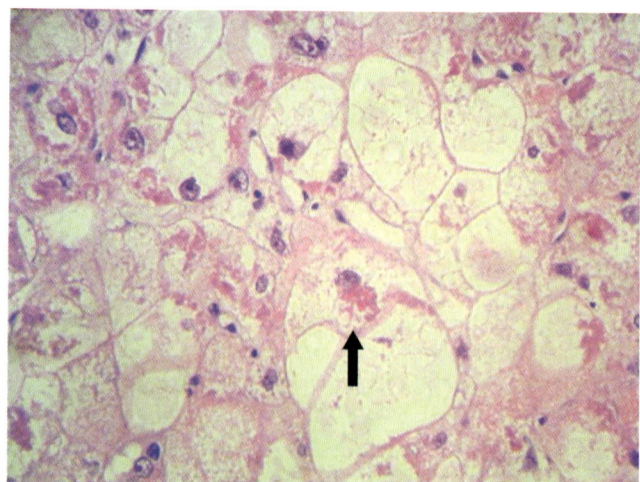

Figura 23.4 Hialino de Mallory-Denk em caso de esteato-hepatite. O hepatócito balonizado no centro do campo (*seta*) mostra grumos eosinofílicos que correspondem a agregados de proteínas do citoesqueleto e membranas celulares.

Morte celular

Nos tecidos normais, proliferação e morte celulares mantêm o equilíbrio biológico. Como visto no Capítulo 5, há vários tipos de morte celular. Apoptose é importante tanto em momentos funcionais (desenvolvimento de órgãos e tecidos na embriogênese) como em condições patológicas. Em muitas situações, morte celular resulta de agressões variadas (biológica, física, química ou imunitária) e suscita resposta inflamatória, caracterizando a necrose.

Apoptose. É a morte celular em que o citoplasma se torna condensado e densamente eosinofílico e os núcleos sofrem picnose, cariorrexe ou cariólise, chegando a desaparecer totalmente. Células retraídas que não se destacam das trabéculas são conhecidas como células escuras; quando caem na luz sinusoidal, constituem os corpos acidófilos (corpúsculos de Councilman-Rocha Lima, Figura 23.5), que são encontrados em várias hepatopatias ou mesmo em fígados normais. Quando em grande número, são marcadores de hepatites agudas.

Necrose. Necrose de hepatócitos é comum em muitas hepatopatias agudas ou crônicas. Sua distribuição no lóbulo hepático e sua extensão são importantes nas doenças em que ocorre, sobretudo em hepatites agudas ou crônicas e em cirroses. Os principais tipos de necrose são:

- **Necrose focal.** Compreende a destruição de hepatócitos isolados ou em pequenos agrupamentos. Com o rápido desaparecimento das células destruídas, necrose focal é identificada muitas vezes apenas por agregados de leucócitos em meio a restos celulares (Figura 23.6). Em geral isolada e esparsa, está presente em hepatites crônicas e define a atividade necroinflamatória lobular. Em formas graves de hepatite reativa inespecífica, como na febre tifoide, pode atingir porção considerável do órgão. Em hepatites agudas, necrose focal é do tipo lítico (*spotty necrosis*), também conhecida como *drop-out necrosis*, uma vez que se caracteriza por desgarramento dos hepatócitos necróticos de suas trabéculas

- **Necrose confluente.** É lesão extensa que resulta da união de áreas contíguas de necrose, com colapso do arcabouço

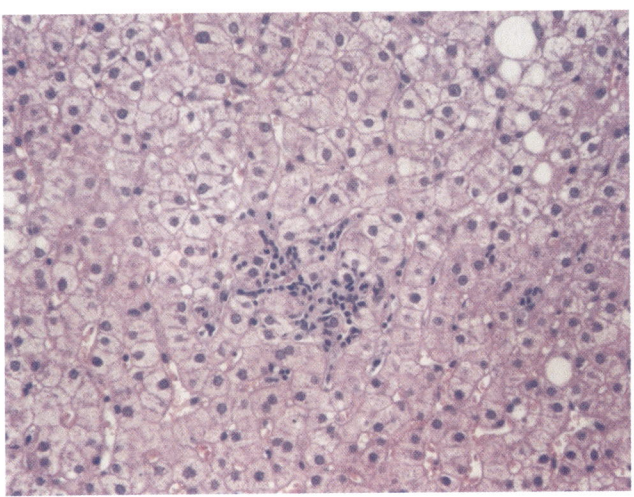

Figura 23.6 Necrose focal de hepatócitos, que ficam permeados por infiltrado mononuclear, predominantemente de linfócitos, em caso de hepatite viral.

reticular (septos passivos) e formação de pontes que unem estruturas vasculares entre si (veias centrolobulares entre si, tratos portais entre si ou veias centrolobulares a tratos portais, Figura 23.7). Nesses septos, pode haver deposição de colágeno e formação de anastomoses portossistêmicas intra-hepáticas. Quando a necrose confluente é muito extensa, o comprometimento dos ácinos pode ser completo (necrose panacinar), acometer numerosos deles (necrose multiacinar) ou levar a necrose maciça. Outras vezes, grandes porções do lóbulo são comprometidas e deixam, entre as áreas de necrose e de colapso, outras de parênquima preservado, nas quais pode haver regeneração hiperplásica que forma nódulos de parênquima, resultando em necrose submaciça (Figura 23.8). Tanto a necrose submaciça quanto a maciça são o substrato de hepatites agudas graves classificadas como hepatite fulminante e subfulminante

- **Hepatite de interface (necrose em saca-bocados).** A morte de hepatócitos da placa limitante, antes chamada *necrose em saca-bocados* (NSB), ou *piecemeal necrosis* dos autores de língua inglesa, consiste na morte, por apoptose, de hepatócitos nas camadas próximas de espaços portais ou de septos interlobulares (*placa limitante* ou *interface mesênquima-parênquima* (Figura 23.9) associada a infiltrado de mononucleares, principalmente linfócitos T CD8+ (citotóxicos). No fígado com arquitetura intacta, a NSB corrói a placa limitante lobular; quando existem alterações da arquitetura e/ou formação de nódulos, a NSB atinge o parênquima justasseptal. NSB é o substrato da chamada hepatite de interface e ocorre caracteristicamente em hepatites crônicas ativas. A expressão mais detalhada desse processo é a peripolese, caracterizada, à microscopia eletrônica, pela justaposição de hepatócito com linfócito, traduzindo ação de receptores de membrana das duas células. Quando há invaginação da membrana do hepatócito, que aparentemente passa a englobar o linfócito, fala-se em *emperipolese*. NSB acompanha-se de deposição ativa de matriz extracelular, sobretudo colágeno. Outros processos histopatológicos têm aspecto parecido, devendo ser distinguidos da NSB verdadeira: (1) transbordamento (*spill*

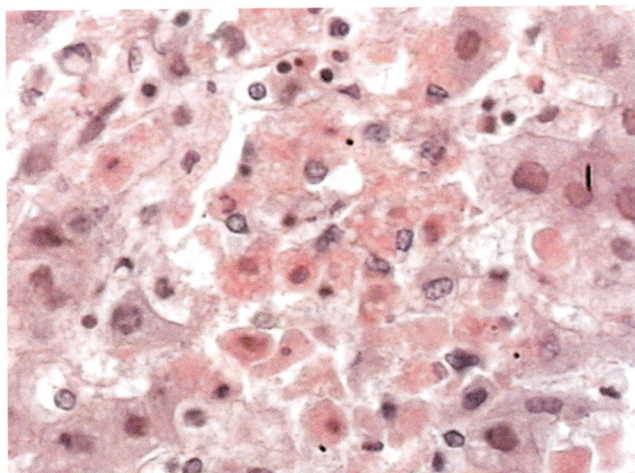

Figura 23.5 Corpos acidófilos representando apoptose hepatocelular em caso de febre amarela. (Cortesia do Dr. Leônidas Braga Dias Jr., Universidade Estadual do Pará, Belém-PA.)

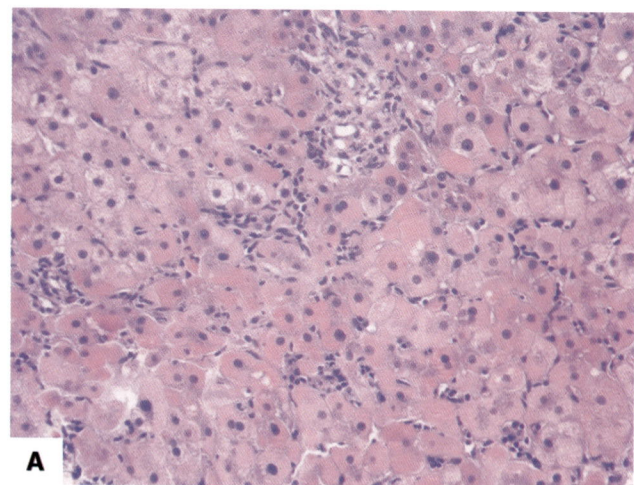

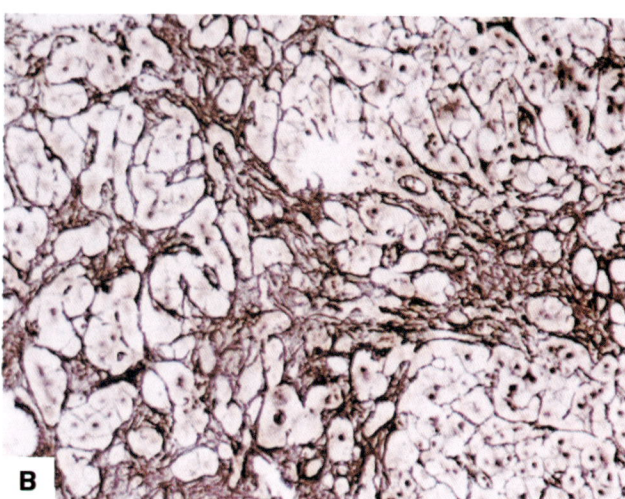

Figura 23.7 Necrose confluente de hepatócitos em caso de hepatite viral aguda. **A.** Infiltrado inflamatório mononuclear em áreas de desaparecimento de hepatócitos. **B.** Colapso das fibrilas reticulares, demonstrando desestruturação das trabéculas hepatocitárias.

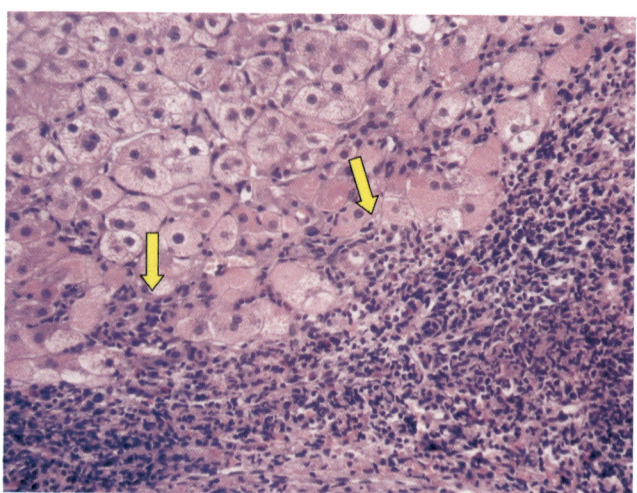

Figura 23.9 Atividade de interface representada por áreas em que linfócitos envolvem e permeiam hepatócitos em apoptose.

over) de infiltrado inflamatório no parênquima periportal sem necrose periportal; (2) alterações da placa limitante em casos prolongados de hepatite A, mas sem linfócitos T CD8+ (tais casos evoluem para cura); (3) NSB biliar. Em colestases crônicas, os hepatócitos da placa limitante são lesados por ácidos biliares e adquirem aspecto xantomatoso (*colatestase*); os hepatócitos destruídos induzem fibrose acentuada, reação ductular, infiltrado neutrofílico e colestase; (4) em algumas doenças metabólicas, os hepatócitos da placa limitante são lesados, o infiltrado inflamatório é mínimo e a fibroplasia é discreta, podendo evoluir para cirrose, como ocorre na deficiência de α_1-antitripsina (é possível que a molécula de α_1-antitripsina defeituosa não exportada pelo hepatócito cause necrose hepatocitária).

Infiltrado inflamatório

Vários tipos de infiltrado inflamatório acompanham as doenças hepáticas. Em todas as fases da colangite biliar primária (CBP), por exemplo, o infiltrado é quase exclusivamente mononuclear, sendo útil a tipagem de linfócitos. Em esteato-hepatites, alcoólicas ou não, os neutrófilos são marcadores importantes, enquanto eosinófilos sugerem etiologia parasitária ou lesão por medicamentos. A densidade do infiltrado é outro elemento útil para avaliar a intensidade de hepatites crônicas ativas e cirroses e, ao lado da morfologia dos linfócitos, é elemento fundamental no monitoramento de fígado transplantado. Granulomas são marcadores não só de doenças infecciosas e parasitárias como também de histiocitoses, afecções por medicamentos e outras doenças (p. ex., colangite biliar primária). Folículos linfoides portais são úteis no diagnóstico de colangite biliar primária, hepatites autoimunes e hepatite pelo vírus HCV.

Neoformação conjuntiva

Neoformação conjuntiva acontece em muitas hepatopatias e, dependendo da sua extensão e distribuição, pode comprometer a estrutura e o funcionamento do fígado. Em qualquer órgão, a quantidade de colágeno depende do balanceamento entre sua síntese e sua degradação por proteases. Como mostrado no Capítulo 8, neoformação conjuntiva é um processo reversível.

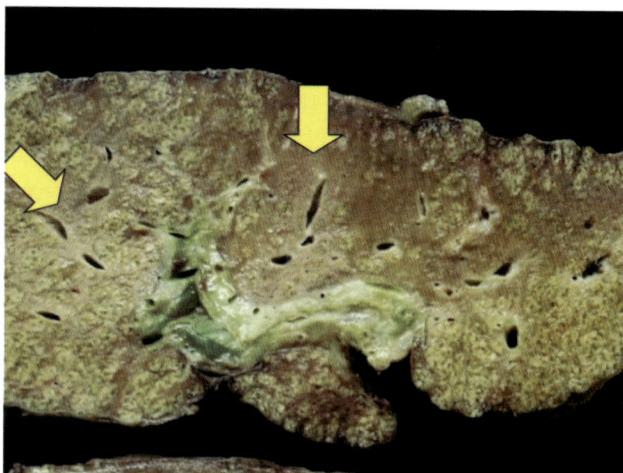

Figura 23.8 Necrose hepática submaciça. Extensas áreas de colapso do parênquima (*setas*) são vistas entre áreas castanho-esverdeadas, onde o parênquima está parcialmente preservado.

23

Em hepatites virais agudas, lesão perivenular exuberante pode levar a necrose confluente e colapso do arcabouço reticulínico, o que resulta em septos passivos que podem ser reabsorvidos. Em tais septos, pode haver deposição de colágeno tipo I. Em hepatites agudas, há também síntese de colágenos III e V nos espaços portais e nos focos de necrose; nestes há também proliferação fibroblástica. Hepatites agudas, porém, em geral tendem à restituição da integridade anatômica e funcional.

Em hepatites crônicas, predominam septos mais arredondados e largos, nos quais se encontram restos celulares, infiltrado inflamatório e colágenos, principalmente do tipo I (septos ativos). No início, os septos ativos ligam apenas espaços portais entre si, passando mais tarde a formar também pontes porta-centro, que se associam a pior prognóstico.

Na doença alcoólica do fígado, a fibrose se faz pela deposição de colágeno I desde o início do processo na região perivenular, tendendo a envolver os hepatócitos da zona 3; às vezes, é muito intensa e comprime vênulas hepáticas, resultando em padrão veno-oclusivo e hipertensão portal pós-sinusoidal. Com a evolução do quadro, o colágeno deposita-se também nos espaços portais, estabelecendo-se pontes porta-centro que, por retração cicatricial, "incorporam" a vênula hepática terminal aos tratos portais, lesão conhecida como *extinção do parênquima*.

Nas fibroses de doenças biliares, o padrão é o de septos porta-porta geralmente largos, no meio dos quais há proliferação de ductos biliares e de fibroblastos, deposição de colágeno do tipo I e infiltrado inflamatório com polimorfonucleares que acompanha a proliferação ductal. Os septos bem desenvolvidos, densamente celulares, e a colatestase que os envolve compõem o *efeito halo*.

Em fases avançadas, a fibrose biliar e, depois, a cirrose biliar assumem padrão de "quebra-cabeças", em que septos fibrosos delimitam nódulos que se assemelham às peças de um jogo de encaixe (Figuras 23.10 e 23.11). O ciclo biológico do colágeno em fibroses biliares é muito ativo, devendo-se ter o cuidado de não interpretar como cirrose um processo que, mesmo avançado, pode regredir quando a causa é eliminada, como na obstrução do colédoco. Em casos de sobrecarga de ferro, como na hemocromatose, a fibrogênese é também intensa.

Células sinusoidais

Proliferação de células dos sinusoides hepáticos, notadamente células de Kupffer, ocorre em resposta a muitas agressões. Em histiocitoses, infecções, neoplasias e, especialmente, em doenças de depósito, tal resposta é elemento essencial na identificação da natureza do processo. Células estreladas (células de Ito), embora em geral não identificadas à microscopia de luz, são muito atuantes na fibrogênese hepática.

Pigmentos

Muitos pigmentos são marcadores de hepatopatias. Lipofuscina deposita-se no citoplasma de hepatócitos perivenulares em proporção direta com a idade das células e, secundariamente, com a idade do paciente. Depósitos exagerados podem ser causados por analgésicos e antipiréticos. Lesão e destruição de hepatócitos podem levar a fagocitose de restos de membranas celulares pelas células de Kupffer, resultando em pigmento semelhante à lipofuscina e PAS+, resistente à diastase, conhecido como *ceroide*.

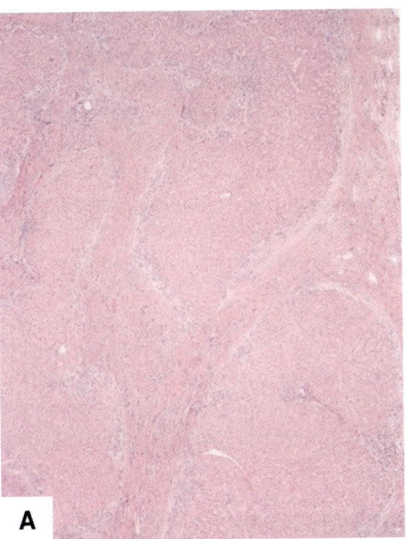

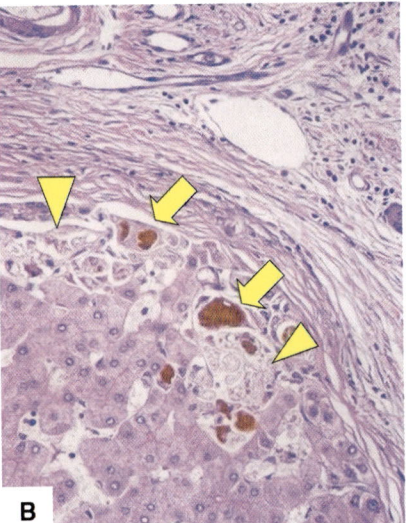

Figura 23.10 Cirrose de padrão biliar. **A.** Em pequeno aumento, nódulos cirróticos de contornos em mapa geográfico, configurando o aspecto em "jogo de encaixe" e com halo claro na periferia decorrente da colatestase. **B.** Na periferia dos nódulos, observam-se cilindros biliares em dúctulos proliferados e dilatados (*setas*) e histiócitos xantomatosos (*cabeças de seta*), que compõem a colatestase e o efeito halo.

23

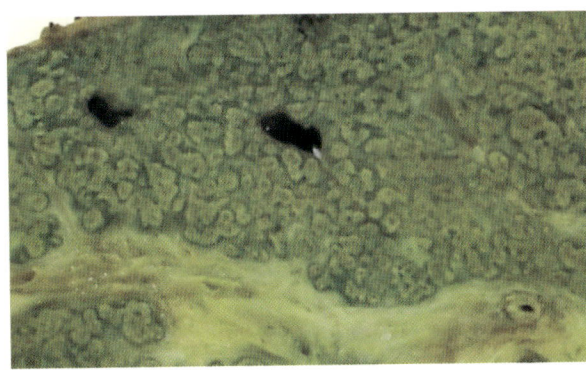

Figura 23.11 Cirrose biliar. Coloração esverdeada decorrente do acúmulo de pigmento biliar e nódulos em mapa geográfico, com padrão em "jogo de encaixe".

Hemossiderina tem grande importância diagnóstica, pois deposita-se quando há distúrbios no metabolismo do ferro (p. ex., hemocromatose), em doenças hemolíticas, na doença alcoólica do fígado e na porfiria cutânea tarda. *Hematina*, pigmento negro que corresponde à molécula do heme não clivada, é vista na esquistossomose e na malária. O pigmento de Dubin-Johnson é semelhante à melanina e marca a doença do mesmo nome, na qual a cor negra do fígado é bem característica.

Pigmento biliar é o que mais acompanha as doenças hepáticas. *Bilirrubina* é encontrada no citoplasma de hepatócitos, em canalículos e em ductos biliares ou fagocitada por células de Kupffer, tendo esta sequência utilidade para se estabelecer a cronologia das colestases (ver adiante). Na grande maioria das doenças colestáticas, intra ou extra-hepáticas, a distribuição é inicialmente perivenular, havendo depois acúmulo do pigmento em outras regiões, que é bom marcador de duração da doença. Pigmento biliar em hepatócitos causa tumefação que resulta em aspecto reticulado do citoplasma conhecido como degeneração plumosa (*feathery degeneration*) (Figura 23.12).

Pigmento biliar pode ser encontrado também como extravasados biliares nos tratos portais, em consequência de ruptura dos ductos por hipertensão intraluminal (lago biliar), eventualmente associados a granulomas biliares. Retenção de pigmento biliar no parênquima hepático pode causar morte celular e resultar em infartos biliares, nos quais muitas vezes o próprio pigmento já desapareceu (Figura 23.13). *Colatestase*, marcador de colestase crônica, caracteriza-se por padrão xantomatoso dos hepatócitos periportais e perisseptais e de macrófagos vizinhos.

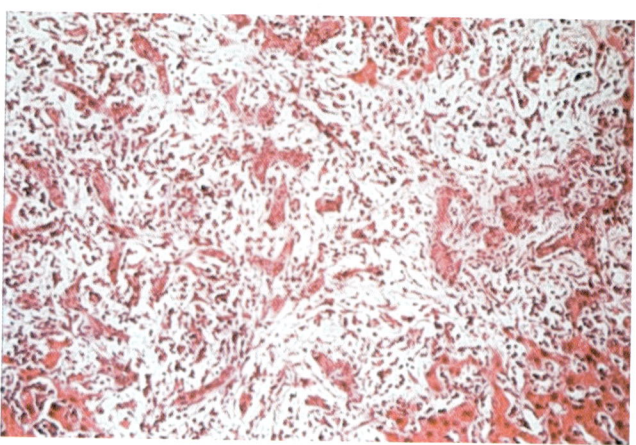

Figura 23.13 Infarto biliar em paciente com colestase por obstrução mecânica de longa duração. Nessa fase, o pigmento biliar não é mais encontrado.

Regeneração

O fígado é um dos poucos órgãos formado por parênquima capaz de notável regeneração. Lesões hepáticas variadas levam as células remanescentes a proliferarem na tentativa de restabelecer a integridade estrutural do órgão, constituindo o fenômeno da regeneração hepática. No fígado normal, a quase totalidade de hepatócitos permanece na fase G_0 do ciclo celular. Durante a regeneração hepática, após lesão aguda ou ressecção de parte do órgão, a síntese de DNA dos hepatócitos evolui como uma onda, começando nas áreas periportais e avançando para a região centrolobular. A divisão celular (mitose) é menor do que a esperada, surgindo poliploidia de hepatócitos em regeneração. Os lóbulos hepáticos resultantes tendem a ser maiores do que os lóbulos originais, e os hepatócitos dispõem-se em traves duplas ou formam estruturas pseudoglandulares; no entanto, o órgão é perfeitamente funcionante (Figura 23.14). Questão intrigante é o fato de após uma agressão aguda haver restabelecimento da arquitetura hepática funcionante com sinusoides, enquanto após agressões crônicas ocorre profunda modificação na arquitetura do órgão, muitas vezes levando a cirrose.

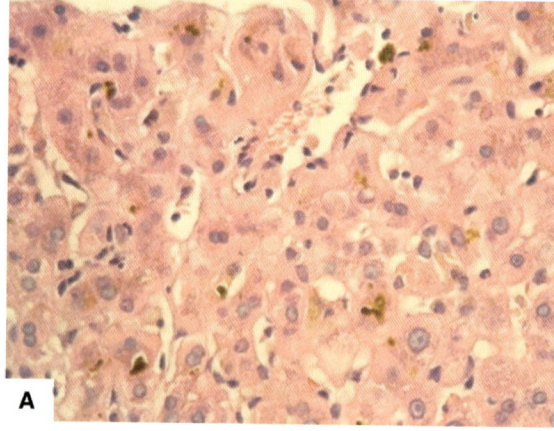

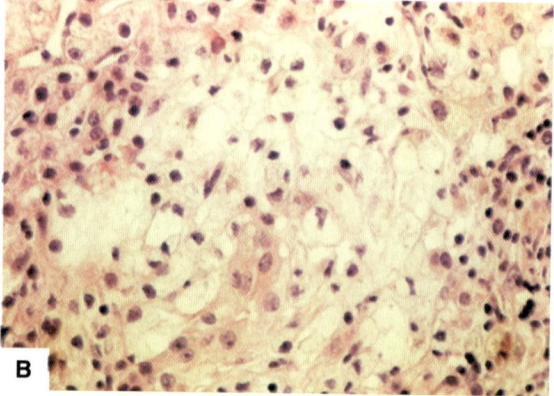

Figura 23.12 A. Colestase. Pigmento biliar retido em canalículos biliares na região centrolobular. **B.** Degeneração plumosa no citoplasma balonizado de hepatócito em caso de colestase e colatestase.

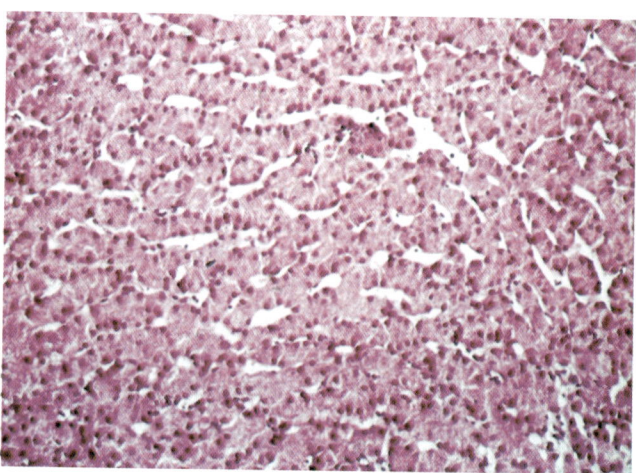

Figura 23.14 Atividade regenerativa de hepatócitos. Notar placas duplas de hepatócitos.

Ao contrário de outros órgãos com capacidade de renovação celular, a regeneração hepática não depende apenas de células progenitoras: todas as células maduras participam da recomposição do órgão. Os hepatócitos são os primeiros a proliferar, seguidos pelas células do epitélio biliar e, finalmente, por células de Kupffer, endotélio e células estreladas. Tal resposta regenerativa, a partir de células maduras e especialmente em hepatócitos periportais, acontece após lesões discretas ou moderadas. Quando a perda hepatocitária é acentuada, como na hepatite fulminante, o compartimento de células progenitoras é acionado. Nessa situação, a regeneração se dá, em grande parte, pela proliferação de células hepatobiliares intermediárias, mais evidentes ao redor dos espaços portais e que se estendem ao interior dos lóbulos.

Bases moleculares da regeneração hepática

A regeneração hepática se faz pelos seguintes passos: (1) sensibilização de hepatócitos por fatores de crescimento, iniciando a regeneração; (2) proliferação celular; (3) parada da multiplicação celular, uma vez alcançada a massa hepática apropriada.

O fator de crescimento de hepatócitos (HGF) é o mais potente estimulador da síntese de DNA e de proteínas para hepatócitos em cultura. Células estreladas, de Kupffer e endoteliais são capazes de produzir HGF, assim como células mesenquimais de outros órgãos. O HGF, membro da família dos fatores de crescimento relacionados com o plasminogênio, atua mediante ligação a seu receptor na membrana de hepatócitos, uma proteína com atividade tirosinocinase codificada pelo proto-oncogene *MET*. Injeção de HGF na veia porta aumenta a proliferação hepatocitária apenas nas áreas periportais, sugerindo ser necessário outro evento que torne os demais hepatócitos responsivos à ação desse fator de crescimento. A liberação de TNF em situações patológicas e a ativação de enzimas proteolíticas sobre a matriz extracelular (metaloproteases) podem ser os eventos que sensibilizam os hepatócitos à estimulação por fatores de crescimento, como HGF, fator de crescimento epidérmico (EGF) e fator de crescimento transformante alfa (TGF-α). Evidências recentes indicam que TNF e IL-6 são fatores importantes e inter-relacionados na regeneração hepática.

Fatores de crescimento ativam genes de resposta imediata que atuam na transição da fase de quiescência celular (G_0) para a fase G_1, como fatores de transcrição que regulam genes nas fases tardias de G_1, sobretudo o fator nuclear kappa B (NFκB) e a proteína 3 transdutora de sinal e ativadora de transcrição (STAT3). NFκB é ativado por TNF, que é liberado por células de Kupffer ou endoteliais. O gene *MYC* parece ser alvo do NFκB. STAT3, ativada por EGF e IL-6, ativa os genes *FOS* e *JUN B*. Poucos são os inibidores da regeneração hepática, sobretudo o TGF-β; seus níveis se elevam quando aumentam os fatores estimuladores de proliferação celular, havendo controle e equilíbrio na resposta regenerativa.

Vários métodos podem avaliar a regeneração hepática: estimativas da massa hepática por meio de tomografia computadorizada, indicadores de proliferação celular em material histológico (como contagem de mitoses ou imunomarcação de antígenos associados à proliferação celular, como o Ki-67 e o PCNA) e marcadores séricos, como a α-fetoproteína. Regeneração expressiva pode indicar bom prognóstico em algumas doenças, como a hepatite alcoólica.

Exemplo prático de regeneração ocorre após ressecção hepática extensa em pacientes com neoplasias primárias ou metastáticas suficientes para causar insuficiência do órgão. Nesses casos, embolização percutânea prévia da veia porta causa atrofia da área embolizada, induzindo hiperplasia compensatória pré-operatória da área não embolizada, evitando insuficiência hepática após a ressecção. Além disso, a administração de fatores de crescimento pode prevenir falência hepática após ressecção parcial de fígado já comprometido por cirrose. Mais ainda, a compreensão da modulação da matriz extracelular na regeneração pode tornar mais racional a abordagem terapêutica e a prevenção de cirrose. Todos esses aspectos fazem com que o estudo da regeneração hepática, mais do que uma questão acadêmica, seja um horizonte promissor na prática médica.

Proliferação ductal e reação ductular. Proliferação de estruturas biliares é resposta frequente a diversas agressões. A análise cuidadosa dos padrões morfológicos de dúctulos proliferados, sua intensidade e sua localização podem trazer subsídios para o diagnóstico histológico e a interpretação da história natural de várias hepatopatias. Proliferação ductal típica resulta de estímulo às células que revestem os ductos (Figura 23.15). Em doenças biliares, a distribuição dos dúctulos proliferados nos espaços portais é predominantemente marginal, sendo a imuno-histoquímica positiva para as ceratinas que marcam o epitélio biliar (tipos K7 e K19, além de K8 e K18, também presentes em hepatócitos). Em hepatites com necrose extensa e formas graves da doença alcoólica do fígado, agressão acentuada aos hepatócitos induz regeneração hepatocelular em condições adversas, resultando no surgimento de células com fenótipos intermediários entre hepatócitos e colangiócitos, os quais formam cordões ou agregados irregulares sem definição de lúmen. Tal lesão, resultante de ativação de células progenitoras comuns

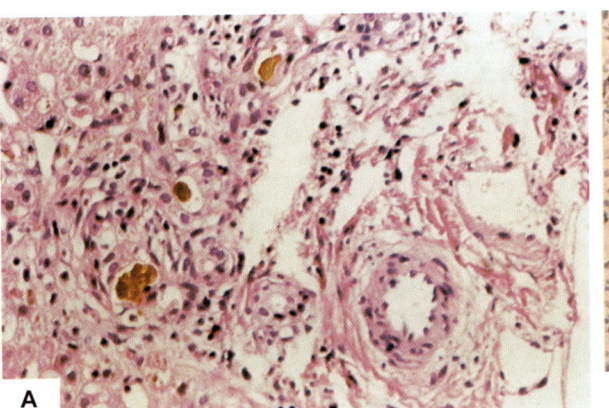
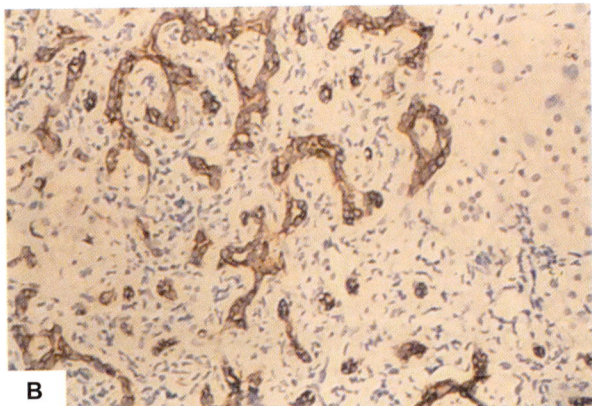

Figura 23.15 A. Dúctulos biliares neoformados na região marginal de espaço portal mostram bilirrubinostase em caso de atresia de grandes ductos biliares. **B.** Os dúctulos neoformados destacam-se pela imuno-histoquímica para ceratina 19.

de hepatócitos e dúctulos biliares, é chamada *reação ductular*. Tais células coexpressam marcadores de diferenciação biliar, como K7 e K19, e hepatocelulares, como BGP-1, CD-10, BSEP, Arginase-1, HepPar1 e albumina. De modo peculiar, os dúctulos proliferados expressam CD56, não encontrado em hepatócitos nem em colangiócitos adultos normais.

Outras alterações

O estudo histológico cuidadoso do fígado inclui a análise da tríade portal, com ênfase nos ramos arterial e venoso. Estenose do ramo venoso portal, antigamente chamado *esclerose hepatoportal*, é o substrato da denominada *hipertensão portal idiopática*. Tal lesão caracteriza-se por obstrução difusa da rede venosa portal, acompanhada ou não de trombose do tronco da veia porta (Figura 23.16). Mais frequentes são alterações na drenagem venosa de lóbulos hepáticos associadas a dilatação sinusoidal. Em casos de bloqueio da drenagem venosa, dilatação sinusoidal com congestão e hemorragia exuberantes indicam a fase aguda do processo, enquanto deposição progressiva pericelular e perivenular de colágeno caracteriza sua fase crônica. Esse quadro é encontrado classicamente na insuficiência cardíaca congestiva, na síndrome de Budd-Chiari e na doença veno-oclusiva/síndrome de oclusão sinusoidal.

Ao lado de todos esses achados, atualmente o patologista tem à sua disposição um conjunto de recursos técnicos variados que o ajudam a definir a etiologia de quadros histopatológicos muito diversos com os quais se defronta. Além da microscopia de luz, os métodos histoquímicos, imuno-histoquímicos, microscopia eletrônica e hibridação *in situ* possibilitam identificar numerosos agentes e fatores etiológicos que frequentemente escapam aos esquemas propedêuticos montados pelos demais membros da equipe médica.

▶ Doenças colestáticas e do metabolismo da bilirrubina

Além da emulsificação de gorduras da dieta feita pela ação detergente dos sais biliares, a bile é importante na eliminação de xenobióticos, especialmente daqueles não solúveis para serem eliminados na urina, além de ser a via primária de eliminação de bilirrubina e excesso de colesterol. Retenção sérica de bilirrubina, por excesso de produção ou déficit de eliminação, produz a coloração amarelo-esverdeada na pele, na esclerótica e nas mucosas conhecida como *icterícia* (ver Capítulo 7). O termo *colestase* refere-se à retenção sistêmica de bilirrubina e dos demais solutos eliminados na bile.

Os mecanismos envolvidos na retenção biliar são muitos e em parte desconhecidos. Em certos casos, a colestase resulta de lesão em grandes e/ou pequenos ductos por mecanismos imunitários. Em outros, não se conhece a origem do transtorno. Na fase avançada, a própria bile acumulada extravasa e tem efeito tóxico, resultando em inflamação que leva a fibrose progressiva nos ductos biliares.

Metabolismo da bilirrubina

A bilirrubina, um pigmento amarelo, é o produto final do metabolismo do heme. Em sua maior parte, deriva da destruição fisiológica de hemácias senescentes, com aproximadamente 120 dias de vida, que ocorre no sistema fagocítico mononuclear. Rompida a hemácia, a hemoglobina libera a fração proteica globina, que fica ligada ao núcleo prostético heme; este é um núcleo tetrapirrólico centralizado por uma molécula de ferro. Por ação da enzima heme-oxigenase, esse núcleo abre-se e libera o átomo de ferro, formando-se um pigmento intermediário, a biliverdina. Nessa fase do processo libera-se CO, única situação em que esse gás é produzido pelo organismo humano, de maneira que, em condições atmosféricas livres de poluição, a dosagem do CO é um marcador da destruição de hemácias (Figura 23.17).

Sob ação da enzima biliverdina redutase, a biliverdina transforma-se em bilirrubina não conjugada (BNC), a qual, por ser pouco hidrossolúvel, circula no sangue ligada à albumina. Ao banhar os hepatócitos, a membrana citoplasmática destes capta a BNC, processo em que estão envolvidas proteínas carreadoras de membrana. No citoplasma, a BNC é transportada até a fração microssomal por proteínas carreadoras, como as proteínas Z e Y (ou ligandina). Na fração microssomal, a BNC é conjugada com o ácido glicurônico e forma o glicuronato de bilirrubina, hidrossolúvel, também chamado bilirrubina conjugada (BC) ou bilirrubina direta.

A conjugação da BNC é catalisada pela enzima uridino-difosfato-glicuronil transferase (ver Figura 7.1). Após conjugação, a

Figura 23.16 Esclerose hepatoportal em criança de 5 anos de idade com hipertensão portal grave. O ramo portal mostra-se obstruído e em parte recanalizado. O ducto biliar interlobular e o ramo arteriolar são claramente visíveis.

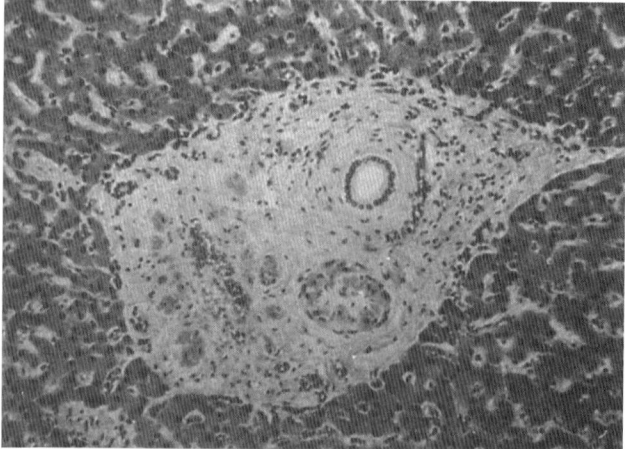

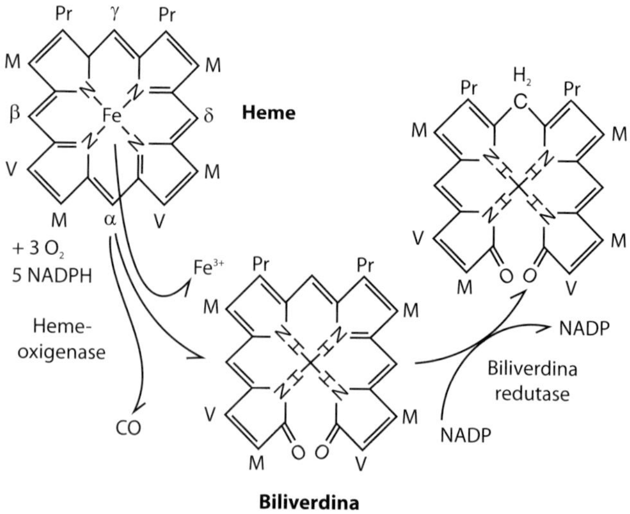

Figura 23.17 Metabolismo da bilirrubina.

BC é excretada através da membrana canalicular dos hepatócitos. Seu transporte até o polo biliar depende de energia, envolvendo também proteínas carreadoras. Excretada na bile, a BC chega ao intestino delgado e ao cólon, onde a enzima α-glicuronidase faz sua desconjugação, com retorno à BNC. A partir desta, forma-se o urobilinogênio, que se transforma em estercobilina, a qual é excretada nas fezes e dá cor às mesmas. O urobilinogênio é também parcialmente absorvido no intestino, sendo parte excretada pelos rins e parte reconduzida ao fígado, fechando-se assim o chamado *ciclo êntero-hepático da bilirrubina*.

A baixa solubilidade da BNC na água é responsável por uma série de fatos relevantes. As ligações dos átomos do núcleo tetrapirrólico da BNC podem ser rompidas pelo álcool, como na diazorreação de van den Bergh, em que a molécula é primeiro aberta para se tornar hidrossolúvel e depois dosada. Daí a denominação *bilirrubina indireta* a ela atribuída, ao contrário da bilirrubina conjugada, que, sendo hidrossolúvel, dá uma reação *direta*. Recém-nascidos muitas vezes desenvolvem hiperbilirrubinemia não conjugada discreta por causa da imaturidade dos sistemas de conjugação e excreção da bile. Sob a ação da luz, as ligações de hidrogênio da BNC também podem ser abertas, tornando o pigmento hidrossolúvel e excretável na urina. Por esse motivo, recém-nascidos são submetidos a banhos de luz para tratamento de hiperbilirrubinemia. Em condições em que se forma grande quantidade de bilirrubina (como na eritroblastose fetal), o excesso de BNC pode superar a capacidade de se ligar à albumina plasmática; permanecendo na forma livre, a BNC alcança e impregna os núcleos da base do cérebro e acarreta danos graves ao tecido nervoso, quadro conhecido como *kernicterus* (ver Figura 26.28). Alguns medicamentos também podem competir com a BNC pela ligação com a albumina; caso tais medicamentos sejam administrados ao recém-nascido, podem deslocar a BNC e agravar o quadro do *kernicterus*.

Icterícia

Icterícia é a *coloração amarelada da pele e das mucosas devida ao aumento dos níveis plasmáticos de bilirrubina*. Deve-se ter em conta que: (1) pele e mucosas podem se tornar amareladas por outras causas, como fotoativação de carotenos (crianças que ingerem grandes quantidades de papinhas de cenoura ou beterraba) ou uso de certos medicamentos, como antimaláricos; (2) os níveis de bilirrubina necessários para o desenvolvimento de icterícia variam de acordo com a cor da pele; em pessoas de pele clara, níveis de bilirrubina total de 2,5 mg/dL geralmente são suficientes para causar icterícia.

As principais causas de icterícia estão resumidas no Quadro 23.1. Em termos etiopatogenéticos, icterícia resulta de distúrbio em um ou mais níveis da via metabólica da bilirrubina: (1) oferta de BNC; (2) transporte transmembranoso ou intracelular de BNC; (3) conjugação de BNC; (4) excreção de BC.

Icterícia por excesso de oferta de bilirrubina não conjugada.
Surge nos casos de hemólise, por causa da grande quantidade de bilirrubina gerada. Tal acontece em anemias hemolíticas, devendo-se destacar a eritroblastose fetal, pois em crianças existe o risco de *kernicterus*. Excesso de oferta pode mais raramente ter outras origens: aproximadamente 20% da bilirrubina circulante formam-se a partir de citocromos, mioglobinas e outras fontes desconhecidas. BNC pode derivar ainda da destruição de precursores anormais de eritrócitos, nos casos de eritropoese ineficaz (ver Capítulo 25). Quando atinge níveis patológicos, caracteriza-se a hiperbilirrubinemia de *shunt*, que raramente tem caráter familial. Pacientes com anemia hemolítica apresentam a tríade diagnóstica: anemia, icterícia (à custa de BNC) e esplenomegalia.

Quadro 23.1 Causas de icterícia

Pré-microssomais

Hemólise

Hiperbilirrubinemia de *shunt* (diseritropoese)

Doença de Gilbert (?)

Microssomais

Doença de Crigler-Najjar tipo I

Doença de Crigler-Najjar tipo II

Doença de Gilbert

Bloqueio na conjugação da bilirrubina não conjugada: doença de Lucey-Driscoll, ingestão de drogas

Pós-microssomais

Doença de Dubin-Johnson*

Doença de Rotor*

Colestases

*Retenção apenas de bilirrubina.

Icterícia por defeitos na conjugação de bilirrubina.
A forma mais conhecida é a falta da enzima UDP-glicuronil transferase, encontrada na doença de Crigler-Najjar. Existem também situações em que a enzima está presente em quantidade normal, mas é inibida por fatores pouco conhecidos, provavelmente relacionados com estrógenos existentes no leite materno (hiperbilirrubinemia da amamentação) ou no soro da mãe e/ou do recém-nascido (doença de Lucey-Driscoll). De acordo com a gravidade, a **doença de Crigler-Najjar** é dividida em dois tipos.

Tipo 1. É condição transmitida por herança autossômica recessiva na qual a atividade da UDP-glicuronil transferase no fígado é nula, a BC está totalmente ausente da bile e a BNC atinge plasmáticos altíssimos, acima de 25 mg/dL. As crianças morrem devido ao *kernicterus*, geralmente no primeiro ano de vida, embora fototerapia possa reduzir pela metade os níveis de bilirrubinemia. Indutores enzimáticos, como o fenobarbital, são ineficazes, sendo o transplante hepático o único recurso capaz de salvar a criança da encefalopatia e da morte. A grande expectativa é que se possa, no futuro, por meio de terapia gênica (ver Capítulo 12), incorporar ao genoma defeituoso dos hepatócitos um gene capaz de produzir UDP-glicuronil transferase. O fígado é normal à macroscopia, à microscopia de luz e à análise ultraestrutural.

Tipo 2. Tem padrão de herança autossômico dominante. Embora a UDP-glicuronil transferase não seja detectada pelos métodos habituais no fígado, os níveis séricos de BNC são muito mais baixos do que no tipo 1 (abaixo de 25 mg/dL) e o uso de fenobarbital tem resposta terapêutica notável. Este procedimento, juntamente com a fototerapia, permite que a criança chegue à fase adulta sem as temíveis sequelas neurológicas do *kernicterus*. Ratos da raça Gunn, nos quais há icterícia congênita por falta da glicuronil transferase, constituem modelo experimental da doença de Crigler-Najjar.

A **doença de Gilbert** atinge 2 a 5% da população, tem caráter familial e é considerada uma forma mínima da doença de Crigler-Najjar, já que nela os níveis de BNC são bem mais baixos (1 a 5 mg/dL) e não há consequências clínicas. Além de pequena deficiência na atividade da glicuronil transferase (cerca de 30%), pode haver também diminuição no transporte intracelular de BNC até a fração microssomal, devido talvez à falta de ligandina, o que colocaria a doença de Gilbert também no grupo das alterações do metabolismo da bilirrubina. Especula-se ainda

23

se esta condição seria realmente uma entidade nosológica ou se poderia representar apenas um grupo de indivíduos no extremo da curva de normalidade do metabolismo da bilirrubina.

Icterícia por alterações na excreção de bilirrubina conjugada.
É causada por obstrução mecânica das vias biliares, da qual resulta fundamentalmente a incapacidade de a BC chegar ao intestino. A parada do fluxo biliar associa-se à etimologia da palavra *colestase* (*cole*: bile, *stasis*: parada), que define tal quadro. Sobre a mesma cabe lembrar: (1) interrupção do fluxo biliar acompanha-se de refluxo para a corrente sanguínea de todos os componentes da bile (colestase) e não somente da bilirrubina; (2) como os pigmentos biliares não chegam ao intestino, surgem *acolia fecal* (fezes descoradas) e *colúria* (pigmento biliar na urina, já que a BC é hidrossolúvel); (3) os quadros clínico e laboratorial incluem, além de icterícia, prurido e aumento de enzimas da membrana canalicular, em especial γ-glutamil-transpeptidase (γ-GT) e fosfatase alcalina (FA); (4) o quadro deve-se a: (a) obstrução de grandes ductos biliares, caracterizando a colestase extra-hepática, que requer tratamento cirúrgico; (b) alterações nas microestruturas do polo biliar de hepatócitos ou colangíolos/pequenos ductos, resultando em colestase intra-hepática, com terapêutica clínica.

Há ainda outros exemplos de icterícia com aumento da BC, por defeito na excreção: a *doença de Dubin-Johnson* e a *doença de Rotor*. Em ambas, existe aumento discreto de BC (até 5 mg/dL), sem refluxo de outros componentes da bile para a corrente circulatória, podendo-se dizer que há bilirrubinostase e não colestase. Nas duas condições, a icterícia é intermitente e acompanha-se de colúria. A diferença fundamental entre as duas é que na primeira o fígado é negro, devido ao pigmento de Dubin-Johnson, e na doença de Rotor o órgão é normal. Carneiros da raça Corriedale constituem modelo experimental da doença de Dubin-Johnson, por apresentarem tanto o pigmento negro como o defeito na excreção de BC.

Colestase

Colestase é definida como *interrupção do fluxo biliar para o intestino, com refluxo de todos os componentes da bile para a corrente sanguínea*. Tal interrupção pode dever-se a: (a) bloqueio na excreção biliar nos hepatócitos, feito por proteínas carreadoras; (b) obstrução de ductos intra-hepáticos (colangite, atresia, tumores); (c) obstrução do ducto hepático comum, por atresia, inflamação, cálculos ou tumores (Figura 23.18); (d) obstrução do colédoco por inflamações, cistos e cálculos ou por lesões da papila duodenal (cálculo, tumores) ou da cabeça do pâncreas (pancreatites, tumores).

A secreção de bile, que é de 600 mL diários, é um fenômeno predominantemente osmótico – depende em grande parte da secreção ativa de solutos (principalmente sais biliares) para a luz dos canalículos biliares, seguida de atração osmótica de água. Parte da produção de bile nos canalículos independe da secreção de sais biliares, parecendo estar associada à produção de glutationa. Nos dúctulos, que são controlados pela secretina, adicionam-se à bile canalicular solutos inorgânicos, principalmente bicarbonato de sódio e cloreto de sódio. Componentes da bile produzidos nos dúctulos parecem ser responsáveis por estimular a vesícula biliar. A secreção biliar requer captação, transporte intracelular e excreção de sais biliares de modo semelhante ao que acontece com a bilirrubina. Água e íons inorgânicos, sobretudo sódio, passam para a bile por difusão através de junções íntimas, as quais permitem, na colestase, o refluxo da bile para os hepatócitos. Outro fator que influencia a excreção biliar e pode atuar na patogênese da colestase é a fluidez da membrana citoplasmática, que interfere na excreção de lipídeos e na atividade de enzimas de membranas, como a ATPase Na⁺/K⁺.

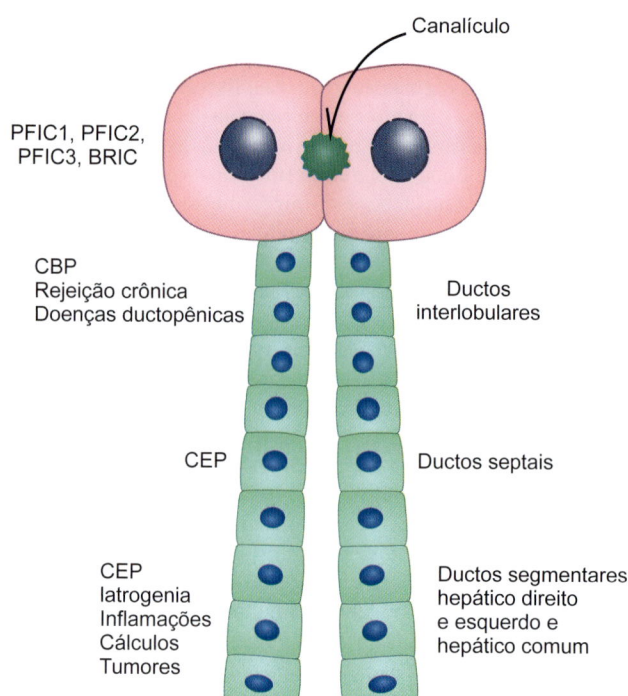

Figura 23.18 Áreas preferenciais de acometimento da árvore biliar nas principais doenças acompanhadas de colestase crônica. CBP: colangite biliar primária; CEP: colangite esclerosante primária; PFIC: colestase intra-hepática familial; BRIC: colestase intra-hepática recorrente benigna.

Os achados morfológicos na colestase variam de acordo com a duração, a gravidade e, especialmente, a causa. Os principais achados são: (a) deposição de pigmento biliar em hepatócitos, células de Kupffer e interstício; (b) cilindros (*plugs*) biliares na luz de ductos biliares; (c) proliferação ductular, nos espaços portais; (d) degeneração plumosa, em que hepatócitos periportais adquirem aspecto espumoso; (e) infiltrado inflamatório neutrofílico nos espaços portais. À microscopia eletrônica, encontra-se alteração no espaço intercelular, com aparecimento de microvilos. As mitocôndrias tornam-se alongadas e distorcidas, e o REL apresenta-se dilatado e hipertrófico. Na área pericanalicular, encontra-se maior número de vesículas e vacúolos, enquanto o aparelho de Golgi fica dilatado e com número diminuído de vesículas. O ectoplasma pericanalicular torna-se espessado devido a alterações no citoesqueleto, principalmente em microtúbulos e microfilamentos. As junções íntimas mantêm-se morfologicamente preservadas, mesmo nos casos de acentuada dilatação canalicular, apesar das evidências de que a sua permeabilidade está aumentada nessa situação. Os canalículos biliares mostram diminuição do número e deformação dos microvilos; podem tornar-se vazios tanto à microscopia de luz quanto à microscopia eletrônica, ou preenchidos por cilindros biliares. Às vezes, o conteúdo dos canalículos biliares na colestase pode ter valor diagnóstico, como é o caso do padrão vesicular encontrado na doença de Byler. As causas principais de colestase estão indicadas no Quadro 23.2.

Clinicamente, os pacientes com colestase apresentam icterícia, prurido cutâneo e deficiência na absorção de lipídeos e vitaminas lipossolúveis, além de aumento sérico de γ-glutamil-transpeptidase (γ-GT) e fosfatase alcalina (FA), enzimas presentes na membrana de hepatócitos e do epitélio biliar.

Quadro 23.2 Causas de colestase

Causas intra-hepáticas

Intra-acinares

Fibrose cística

Galactosemia, frutosemia, tirosinemia

Porfiria eritropoética

Deficiência de α_1-antitripsina

Hepatites virais

Hepatites por drogas

Esteato-hepatite

Pós-operatório

Septicemia-choque

Bloqueio da drenagem venosa

Anemia falciforme

Amiloidose

Sarcoidose

Linfomas Hodgkin/não Hodgkin

Extra-acinares

Fibrose cística

Colangite biliar primária

Colangite esclerosante primária

Ductopenia idiopática do adulto

Doença de Caroli

Fígado transplantado

Cirrose hepática

Lesões expansivas intraparenquimatosas

Causas extra-hepáticas

Atresia de vias biliares

Colangite esclerosante primária

Cálculos

Tumores

Vias biliares

Cabeça do pâncreas

Colangite biliar primária

Colangite biliar primária (CBP), anteriormente conhecida como cirrose biliar primária, é doença colestática crônica caracterizada por inflamação e destruição dos pequenos ductos biliares intra-hepáticos. A doença mostra grande preponderância em mulheres (9-10:1) e, na maioria dos casos, os pacientes têm anticorpo antimitocôndria (AMA) circulante (Figura 23.19). Apesar de o termo "cirrose" estar incluído no nome antigo da doença, a maioria dos casos é diagnosticada em fase pré-cirrótica, fato que originou o recente consenso sobre a designação *colangite biliar primária*.

Os fatores responsáveis por desencadear as lesões iniciais da doença não são conhecidos. É bem provável que influências ambientais junto com fatores imunitários, genéticos e epigenéticos possam agredir o epitélio biliar e levar a inflamação, colestase, ductopenia e fibrose progressiva. Vários elementos sugerem participação imunitária: (a) associação frequente com outras doenças autoimunes (tireoidite, artrite reumatoide, esclerose sistêmica); (b) expressão aberrante de moléculas MHC II no epitélio biliar; (c) presença de AMA, um autoanticorpo. Fatores genéticos são implicados pela alta taxa de concordância entre gêmeos monozigóticos (até 60%), a mais alta entre as doenças autoimunes, mas sem concordância entre gêmeos dizigóticos. Integrando esses dois componentes, acredita-se que a CBP seja doença autoimune que se desenvolve em indivíduos geneticamente suscetíveis expostos a algum fator ambiental ainda desconhecido (Figura 23.20) que leva a perda de tolerância para o autoantígeno di-hidrolipoamida acetiltransferase do complexo piruvato desidrogenase (PDC-E2). Mecanismo alternativo seria mimetismo molecular de PDC-E2 que induz resposta imunitária anormal.

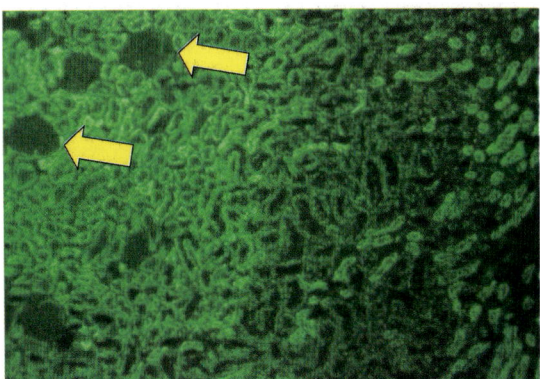

Figura 23.19 Colangite biliar primária. Imunofluorescência mostra anticorpo antimitocôndria característico da doença. A reação é positiva nos túbulos renais, mas negativa nos glomérulos.

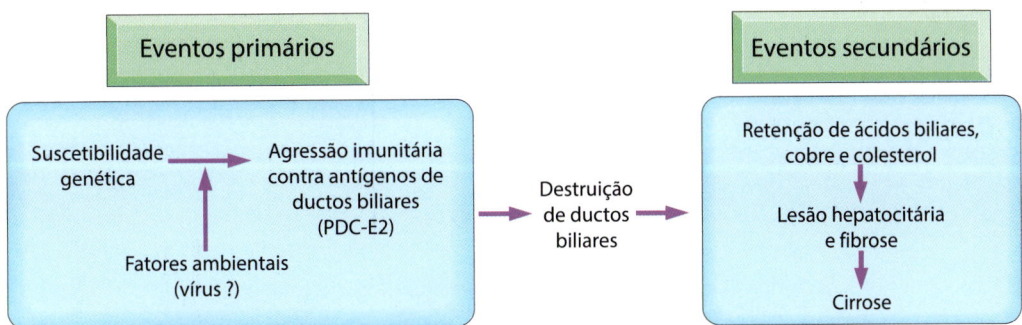

Figura 23.20 Eventos básicos na patogênese da colangite biliar primária.

Aspectos morfológicos

O achado inicial mais característico é a *lesão ductal florida*, caracterizada por infiltrado linfocitário portal com agressão aos ductos biliares, que mostram aumento da eosinofilia do citoplasma e morte de células isoladas; nessa fase, podem ser vistos granulomas portais, muitas vezes com lesão de ductos biliares (Figura 23.21). Agressão ductal culmina com o desaparecimento dos ductos biliares acometidos (ductopenia progressiva). Junto com a lesão ductal florida, identifica-se *reação ductular*, em resposta à lesão dos ductos originais, usualmente acompanhada de infiltrado de neutrófilos e linfócitos, que às vezes formam agregados linfoides. Na fase seguinte, pode haver *fibrose*, muitas vezes com redução do infiltrado inflamatório e formação de septos fibrosos. Nos estádios mais avançados, a inflamação é discreta, a reação ductular é acentuada e resulta em ductopenia; mais tarde, surge *cirrose*, com fibrose progressiva e nódulos regenerativos. Nessa fase, o diagnóstico diferencial com outros tipos de cirrose biliar ductopênica pode não ser possível. Nas diferentes fases, encontram-se colestase e acúmulo de cobre no parênquima hepático.

Recentemente, foi proposto um sistema de estadiamento da doença (estadiamento de Nakanuma), que vem sendo adotado no mundo todo e que se baseia em: (a) intensidade da fibrose (escores de 0 a 3, em que 0 é sem fibrose e 3 é cirrose); (b) perda de ductos biliares (0 é sem perda de ductos biliares e 3 é perda de ductos biliares em mais de dois terços dos espaços portais); (c) acúmulo de cobre (medida da intensidade da colestase), avaliado na pela orceína (em que 0 é sem depósitos de cobre e 3, muitos depósitos de cobre em > dois terços dos espaços portais). A somatória destes escores resulta no estadiamento da doença, conforme abaixo:

Estádio	Soma dos escores (fibrose + perda de ductos biliares + acúmulo de cobre
Estádio 1 (sem progressão)	0 (zero)
Estádio 2 (progressão discreta)	1 a 3
Estádio 3 (progressão moderada)	4 a 6
Estádio 4 (progressão avançada)	7 a 9

A partir do estudo de fígados inteiros removidos por transplante, é possível identificar todos os estádios da doença em diferentes áreas do mesmo órgão. Tal padrão heterogêneo de lesões em diferentes áreas é visto também em outras doenças biliares, levantando a preocupação quanto à limitação da biópsia hepática para avaliar o estadiamento delas.

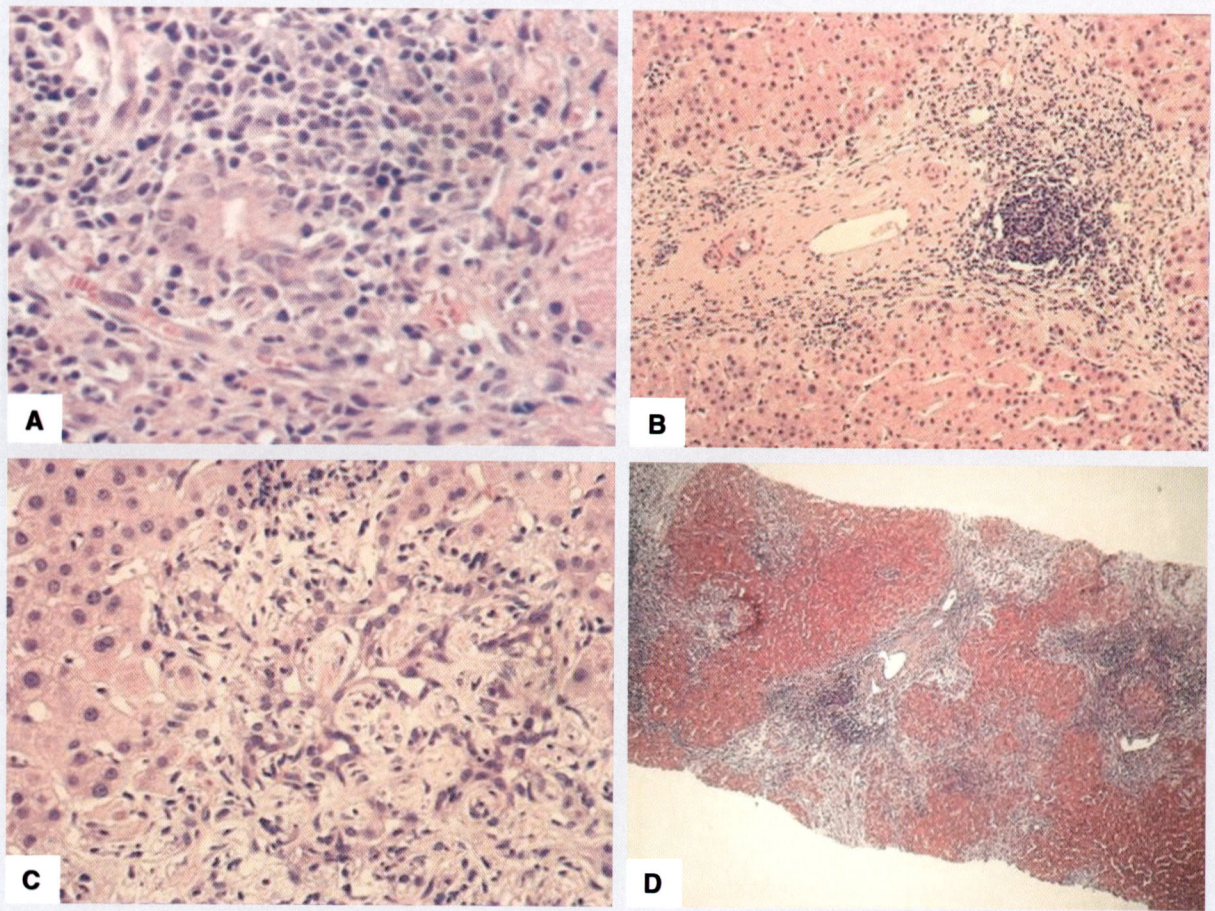

Figura 23.21 Aspectos histológicos da colangite biliar primária. **A.** Agressão de ducto biliar pelo infiltrado inflamatório. **B.** Ductopenia e folículo linfoide no espaço portal. **C.** Proliferação ductular acentuada. **D.** Na fase avançada, há cirrose biliar com padrão de "jogo de encaixe" (ver Figuras 23.10 e 23.11).

A doença tem início insidioso, sendo suas principais manifestações clínicas prurido, letargia e hiperpigmentação cutânea. Com frequência, há casos assintomáticos detectados somente por alterações de enzimas hepáticas canaliculares (fosfatase alcalina e γ-GT) e pela detecção de AMA. O prognóstico melhorou bastante nas últimas 2 décadas, graças ao diagnóstico precoce e ao amplo uso do ácido ursodeoxicólico, que é o tratamento mais eficaz. Alguns pacientes sofrem progressão da doença por mecanismos desconhecidos; nesses casos, a CBP é considerada progressiva, com longa duração (cerca de 20 anos). Deterioração clínica é anunciada pelo aparecimento de icterícia e, eventualmente, de insuficiência hepática, sendo necessário transplante do órgão.

Colangite esclerosante primária

Colangite esclerosante primária (CEP) é doença colestática crônica de origem desconhecida, cujas lesões consistem em inflamação e fibrose progressiva de ductos biliares, inicialmente da árvore biliar extra-hepática e que depois se estendem aos ductos intra-hepáticos. Pré-requisitos para o diagnóstico incluem ausência de cálculos biliares ou cirurgia biliar prévia, pois nesses casos a doença biliar pode ser secundária a essas condições.

A etiologia da CEP ainda é desconhecida, havendo forte associação com colite ulcerativa (75% dos casos) e, menos frequentemente, com artrite reumatoide, doença celíaca, doença de Crohn, fibrose retroperitoneal, tireoidite de Riedel, pseudotumor orbitário, lúpus eritematoso sistêmico e pancreatite crônica. Alguns elementos sugerem predisposição genética: vários estudos mostram ocorrência familiar da doença, havendo associação com os haplótipos HLA B8 e DR3. A hipótese de tratar-se de doença autoimune também é bastante atrativa, dada sua associação com outras doenças autoimunes e o achado de uma série de autoanticorpos, entre eles *p-ANCA*. Apesar disso, nenhum autoanticorpo tem o mesmo papel atribuído ao anticorpo antimitocôndria no diagnóstico da CBP. Também é possível que haja alguma ação tóxica de bactérias, uma vez que a concomitância elevada de colite ulcerativa pode predispor a aumento da permeabilidade da mucosa intestinal a produtos bacterianos. Por último, parece que pode haver dano isquêmico à arvore biliar, já que obstrução da artéria hepática em transplante hepático pode resultar em lesões histológicas de ductos biliares semelhantes às da CEP.

Aspectos morfológicos

O achado histológico mais marcante é fibrose concêntrica, com padrão em "casca de cebola", ao redor de ductos biliares grandes e médios (Figura 23.22), associada a inflamação na parede ductal, em geral intensa e capaz de causar ulceração do epitélio. Fibrose e inflamação resultam em áreas de estenose da árvore biliar, que se alternam com áreas de dilatação, provavelmente por obstrução distal. Obstrução biliar resulta em proliferação ductular, bilirrubinostase e colestase nos espaços portais mais periféricos. Em consequência, há fibrose portal progressiva e, finalmente, cirrose biliar (Figura 23.23). Comprometimento de ductos biliares menores resulta em ductopenia.

(continua)

Aspectos morfológicos (*continuação*)

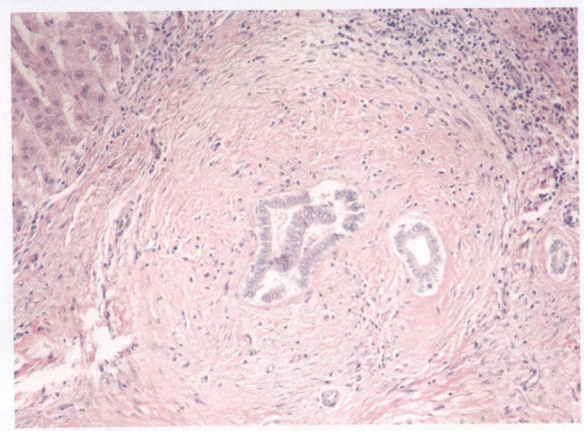

Figura 23.22 Colangite esclerosante primária. Fibrose concêntrica periductal, com padrão em "casca de cebola".

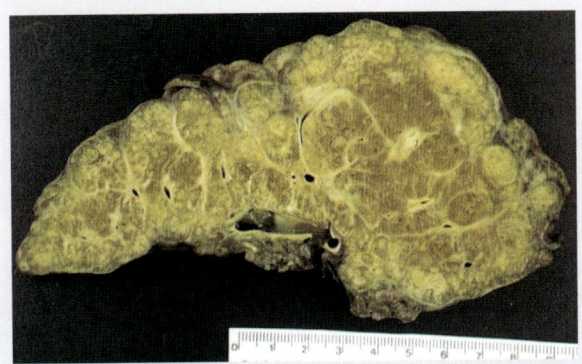

Figura 23.23 Colangite esclerosante primária. Fígado explantado com cirrose biliar, na qual a colestase fica evidente pelo tom verde-amarelado. Notar fibrose acentuada nos espaços portais maiores, a partir dos quais se desenvolve a característica fibrose periductal vista à microscopia (ver Figura 23.22).

A média de idade ao diagnóstico é de 40 anos; homens são acometidos duas vezes mais do que mulheres. A evolução da doença varia de um paciente para outro, mas na maioria dos casos é lenta, embora irreversível; depois de certo tempo, os pacientes evoluem para doença hepática terminal, cirrose biliar e hipertensão portal. Em até 80% dos pacientes, a CEP associa-se a adenocarcinoma das vias biliares. Nos países do norte da Europa, a CEP é atualmente a indicação mais importante de transplante hepático.

Além de CBP e CEP, várias outras entidades podem levar a ductopenia. As causas de síndrome ductopênica encontram-se listadas no Quadro 23.3.

Colangite esclerosante associada à IgG4

É doença caracterizada por espessamento dos grandes ductos biliares por fibrose, de forma similar à CEP, mas com denso infiltrado linfoplasmocitário, além de obliteração fibrosa dos ramos venosos portais (flebite esclerosante). À imuno-histoquímica, os plamócitos expressam predominantemente imunoglobulinas da classe IgG4 (Figura 23.24). Quase sempre, existe acometimento

Quadro 23.3 Causas de síndrome ductopênica

Congênitas

Atresia de vias biliares extra-hepáticas

Ductopenia da infância

  Forma sindrômica – síndrome de Alagille

  Forma não sindrômica

Adquiridas

Colangite biliar primária

Colangite esclerosante primária

Drogas

Colangites virais

Rejeição crônica de enxerto hepático

Reação enxerto *versus* hospedeiro

Outras

Sarcoidose hepática

Histiocitose de células de Langerhans

Colangite bacteriana/septicemia

Fibrose cística

Linfoma de Hodgkin

Ductopenia idiopática do adulto

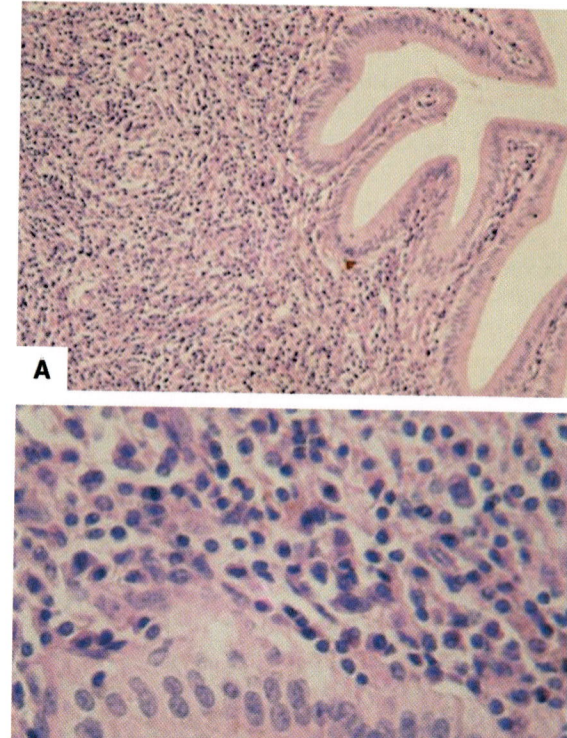

Figura 23.24 Colangite esclerosante associada à IgG4. **A.** Denso infiltrado inflamatório mononuclear na parede de grande ducto biliar. **B.** Detalhe de **A**, para mostrar que o infiltrado é constituído predominantemente por plasmócitos.

similar dos ductos pancreáticos (pancreatite autoimune, ver Capítulo 24). Usualmente, a doença hepática ocorre após manifestação da doença pancreática, notando-se raramente hepatopatia isolada. O diagnóstico diferencial com CEP (que não tem tratamento específico) é muito importante, pois a colangite por IgG4 responde bem à terapia com corticosteroides.

Colestases de natureza genética

Além das doenças descritas, há um grupo de crianças que sofre de uma forma herdada de colestase intra-hepática progressiva. Os primeiros desses casos foram identificados em uma família Amish (a família Byler), na qual sete membros tinham manifestações comuns. As crianças apresentavam esteatorreia, icterícia intermitente, hepatoesplenomegalia e déficit de crescimento, geralmente com óbito na primeira década de vida. Uma característica marcante do quadro é que muitos desses pacientes, apesar da colestase grave, apresentavam níveis normais de γ-GT. Tanto as alterações bioquímicas quanto os achados histológicos têm mostrado heterogeneidade da doença, o que levou a sua subdivisão.

A *colestase intra-hepática familial do tipo 1 (PFIC tipo 1)*, de herança autossômica recessiva, previamente chamada doença de Byler, caracteriza-se por alta concentração de sais biliares no soro e baixa na bile, sugerindo transporte deficiente de sais biliares nos hepatócitos. O gene mutado é o *FIC1* (ATP8B1), localizado no cromossomo 18q21-q22, o mesmo da colestase intra-hepática recorrente benigna (ver adiante). Este gene codifica uma ATPase tipo P, pertencente a um subgrupo de transportadores com várias funções, inclusive de bombas iônicas e de flipases de fosfolipídeos. Ainda não se sabe, no entanto, como o defeito no gene *FIC1* resulta no desenvolvimento da colestase. Morfologicamente, a doença evolui com bilirrubinostase nos estágios iniciais, mas tardiamente pode haver ductopenia e fibrose acentuada (Figura 23.25).

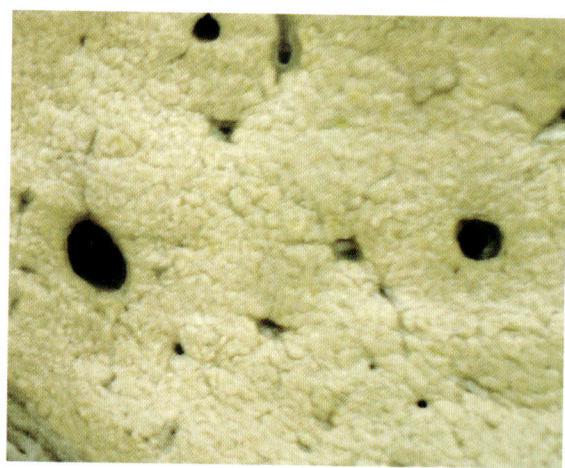

Figura 23.25 PFIC tipo 1. Fígado explantado. Fibrose difusa em forma de finos septos, mas sem cirrose.

A *colestase intra-hepática recorrente benigna (BRIC)* associa-se a mutação no mesmo gene da PFIC1 e provavelmente representa uma forma mais branda de apresentação desta. Enquanto a PFIC1 evolui em surtos de colestase que se agravam com o tempo, na BRIC os pacientes apresentam períodos restritos de colestase, que se resolve dentro de dias ou meses sem deixar sequela hepática. É possível que a proteína mutada na BRIC tenha algum grau de função residual, enquanto na PFIC1 é não funcionante.

A *colestase intra-hepática familial do tipo 2 (PFIC tipo 2)* tem fenótipo muito similar ao da PFIC1, mas apresenta mutações no gene *BSEP*, localizado no cromossomo 2q24. Mutações no gene causam virtual ausência de sais biliares na bile, o que leva à conclusão de que seu produto é o principal transportador de sais biliares.

A *colestase intra-hepática familial do tipo 3 (PFIC tipo 3)* difere dos tipos 1 e 2 porque tem γ-GT alta no soro. As lesões histológicas são mais graves, com proliferação ductular e evolução para cirrose. O gene envolvido é o *ABCB4*, que codifica a glicoproteína MDR3. Esta é responsável pela translocação de fosfatidilcolina para a bile, que é fundamental para a proteção da membrana das células do trato biliar contra a ação detergente dos ácidos biliares.

Síndrome colestática do recém-nascido

Esta entidade designa o quadro de colestase que surge logo após o nascimento, constituindo importante problema de diagnóstico diferencial. A biópsia hepática pode fazer a distinção entre as duas principais doenças que compõem a síndrome (parenquimatosa e obstrutiva) e é muito útil na propedêutica desses casos. O diagnóstico preciso é fundamental, uma vez que o prognóstico nos casos obstrutivos depende, entre outros, de tratamento cirúrgico feito o mais precocemente possível.

A forma parenquimatosa corresponde, na maioria das vezes, à chamada *hepatite neonatal* ou *hepatite de células gigantes*, denominação abrangente que tem como quadro morfológico lesão predominantemente lobular com hepatócitos multinucleados. Sua etiologia é variada, compreendendo doenças metabólicas (galactosemia e deficiência de α$_1$-antitripsina), infecções por vírus (citomegalovírus, vírus da rubéola, herpes, varicela e hepatite B), treponema e toxoplasma. Tais doenças, que têm em comum tratamento clínico, evoluem em geral para resolução do quadro e, ocasionalmente, para cronificação e cirrose.

A forma obstrutiva, associada a várias entidades, na maioria dos casos resulta de *atresia das vias biliares extra-hepáticas*. Esta, que é relativamente rara, com incidência de 1:8.000 a 1:12.000 nascidos vivos (cerca de 300 casos novos por ano no Brasil), caracteriza-se por fibrose e obliteração das vias biliares extra-hepáticas que resultam em obstrução do fluxo da bile do fígado até o duodeno. A patogênese da lesão não é conhecida. Há duas formas: (1) tipo embrionário ou fetal, que se manifesta precocemente, sem intervalo livre depois da icterícia fisiológica; (2) tipo perinatal, no qual pode haver pequeno intervalo anictérico após a icterícia fisiológica. É possível que o tipo embrionário esteja relacionado com alterações genéticas e malformação da placa ductal, enquanto no tipo perinatal ocorrem inflamação e fibrose das vias biliares, provavelmente por ação de agentes exógenos. Mesmo após cirurgia para correção da obstrução extra-hepática (cirurgia de Kasai, que consiste em derivação biliodigestiva), em muitos casos o processo progride para as vias biliares intra-hepáticas, levando à ductopenia e à falência do fígado, exigindo transplante hepático.

Aspectos morfológicos (*continuação*)

ductular e cilindros biliares em dúctulos proliferados. No primeiro mês de vida, tais alterações são discretas, mas acentuam-se rapidamente; por volta do terceiro mês, frequentemente já existe cirrose, o que torna essencial o diagnóstico nos 2 primeiros meses. No momento da cirurgia de Kasai, o estudo do *porta hepatis* mostra diferentes graus de alteração, conforme propôs Alagille: grau 1 – obliteração total do ducto comum e glândulas pericoledocianas por fibrose; grau 2 – ausência do ducto comum, mas com glândulas pericoledocianas, o que garantiria algum grau de drenagem biliar pela portoenterostomia; grau 3 – algum espaço luminal do ducto comum, que, apesar da reação inflamatória variável, garante maior sucesso.

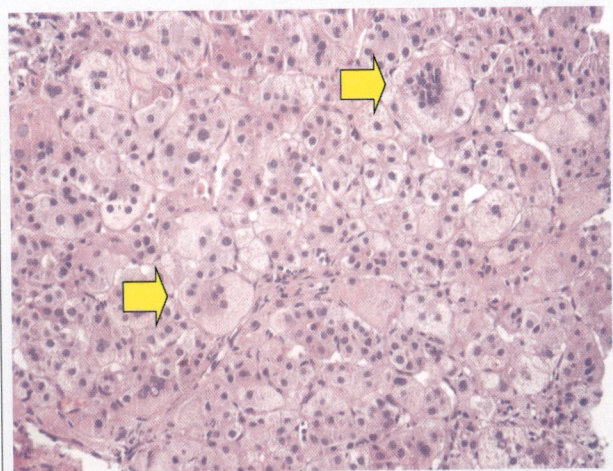

Figura 23.26 Hepatite neonatal. Tumefação hepatocitária difusa e numerosos hepatócitos multinucleados (*setas*) (daí a denominação hepatite de células gigantes).

Existe uma *forma biliar intra-hepática* que também se manifesta como síndrome colestática em recém-nascidos; esta caracteriza-se por depleção de ductos biliares ou ductopenia e compreende: (a) *forma sindrômica*, também chamada *síndrome de Alagille*, na qual a ductopenia é acompanhada de outras anomalias congênitas, inclusive anormalidades faciais, vertebrais, arteriais (artéria pulmonar) e oftalmológicas; (b) *forma não sindrômica*, em grande parte idiopática, destacando-se entre as causas conhecidas deficiência de α$_1$-antitripsina, que pode ter como primeira manifestação colestase no período neonatal.

▶ Doenças hepatobiliares fibropolicísticas

As doenças fibropolicísticas envolvem um grupo de afecções congênitas que têm em comum alteração na arquitetura dos ductos biliares, às vezes acompanhada de modificação dos vasos portais, possivelmente associadas a distúrbios na remodelação da placa ductal (malformação da placa ductal). Nesse grupo incluem-se fibrose hepática congênita, doença de Caroli, cisto de colédoco, doença renal policística infantil e do adulto e complexo de von Meyenburg. Tais doenças acometem diferentes segmentos da árvore biliar, conforme mostra a Figura 23.27.

23

O **complexo de von Meyenburg** consiste em micro-hamartoma de ductos biliares encontrado em qualquer doença fibropolicística congênita ou em fígado sem outras alterações. Quando isolado, é visto incidentalmente ao exame microscópico (Figura 23.28); à macroscopia, aparece como minúsculo nódulo esbranquiçado subcapsular, às vezes múltiplo.

Fibrose hepática congênita, doença hereditária de transmissão autossômica recessiva, manifesta-se com hipertensão portal, geralmente em crianças, mas cuja primeira manifestação pode surgir em adultos. Ao microscópio, o parênquima hepático é separado por largas faixas de fibrose densa contendo estruturas ductais malformadas, alongadas ou císticas (Figura 23.29). A arquitetura lobular encontra-se preservada, mas os ramos venosos portais são rarefeitos ou estão colapsados, o que explica a hipertensão portal, sua principal repercussão.

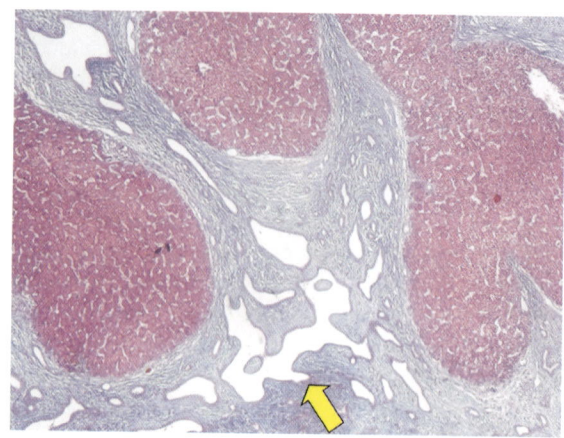

Figura 23.29 Fibrose hepática congênita. Fibrose acentuada em bandas densas de colágeno (em azul, na coloração pelo tricrômico de Masson), em meio à qual há ductos biliares malformados de padrão hamartomatoso (*seta*).

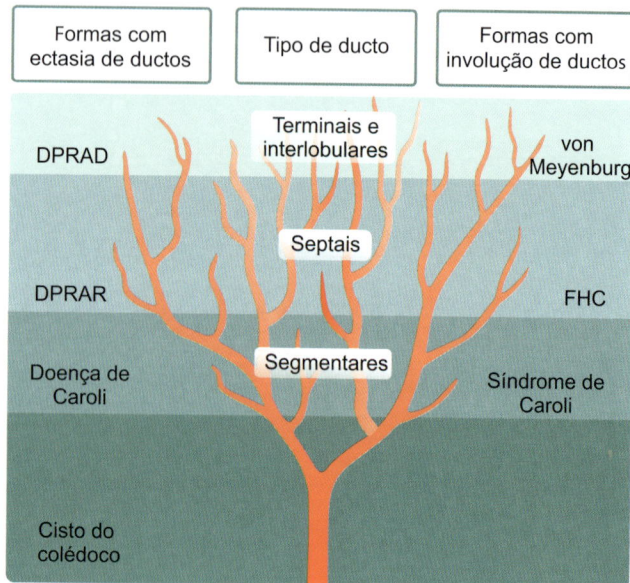

Figura 23.27 Distribuição dos níveis da árvore biliar acometidos pelas diferentes formas de doenças fibropolicísticas. Estas são separadas em formas em que predomina ectasia ductal ou involução dos ductos. DPRAD/R: doença policística renal autossômica dominante/recessiva; FHC: fibrose hepática congênita.

A **doença de Caroli** é definida como dilatação cística congênita dos ductos biliares intra-hepáticos maiores, especialmente dos ductos segmentares (Figura 23.30), podendo associar-se a cálculos biliares intra-hepáticos. Tais alterações são propícias ao desenvolvimento de crises recorrentes de colangite. Como outras doenças que cursam com colangite crônica, a doença de Caroli predispõe ao colangiocarcinoma. Muitas vezes, a doença de Caroli coexiste com a fibrose hepática congênita; quando isso acontece, fala-se em *síndrome de Caroli*.

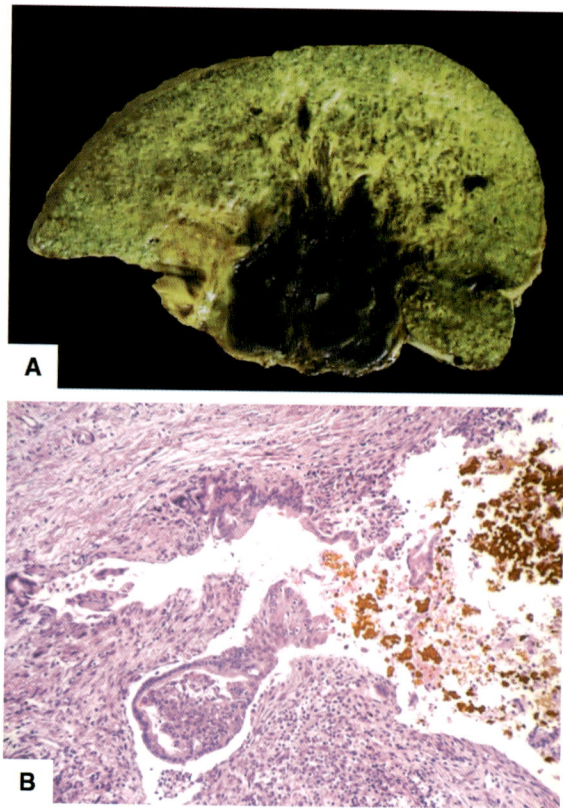

Figura 23.30 Doença de Caroli. **A.** Dilatação acentuada das vias biliares segmentares e do hilo hepático. **B.** Ducto biliar dilatado, inflamado e ulcerado, em cuja luz há material biliar.

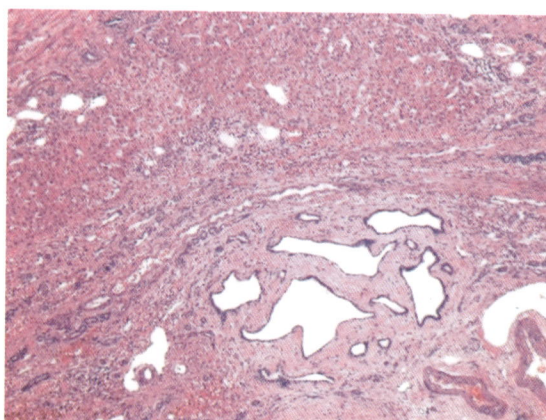

Figura 23.28 Complexo de von Meyenburg (hamartoma biliar), representado por pequeno grupo de ductos biliares malformados, dilatados, no espaço portal.

23

Doença policística manifesta-se de duas formas: *doença renal policística autossômica recessiva* e *doença renal policística autossômica dominante.* Como a própria denominação indica, em ambas existe comprometimento também dos rins. Na forma dominante, o fígado pode ser tomado por cistos preenchidos por líquido citrino, com dimensões que variam de 1 mm a mais de 12 cm (Figura 23.31); o lobo esquerdo é o mais comprometido. O epitélio dos cistos é cilíndrico ou cuboide, tornando-se achatado com o aumento do cisto. Na forma recessiva, o fígado é macroscopicamente normal e, histologicamente, encontra-se grande número de canais biliares dilatados que continuam no parênquima adjacente, formando rica rede anastomótica. Como nas demais doenças fibropolicísticas congênitas, encontram-se numerosos complexos de von Meyenburg.

▶ Doenças metabólicas

Os progressos na biologia molecular e na genética somaram-se aos aspectos clássicos de microscopia eletrônica e introduziram modificações substanciais na conceituação, na classificação e no entendimento das hepatopatias na infância. Entre as estratégias para sequenciamento de múltiplos genes, o uso de painéis de genes selecionados tem se mostrado útil para confirmar certas suspeitas clínicas, enquanto o sequenciamento do exoma traz informações mais detalhadas em casos mais complexos e específicos.

As *doenças primárias*, causadas por transtornos no metabolismo de carboidratos (glicogenoses, galactosemia, frutosemia) ou proteínas (tirosinemia, alterações do ciclo da ureia e no metabolismo de aminoácidos de cadeia ramificada), seguem os padrões clássicos (ver Capítulo 12). Algumas outras passaram por considerável expansão, como as doenças lisossômicas, que incluem mucopolissacaridoses (síndromes de Hurler, Scheie, Hurler-Scheie e Hunter), esfingolipidoses (doença de Gaucher e vários tipos da doença de Niemann-Pick) e deficiência de lipase ácida lisossômica (doença de Wolman e doença de depósito de ésteres de colesterol). As principais modificações ocorreram por conta das hepatopatias mitocondriais, que incluem alterações complexas no transporte de elétrons (doença de Alpers, insuficiência hepática neonatal tipos I, III e IV) e modificações na oxidação de ácidos graxos, além de numerosos outros defeitos enzimáticos. As *doenças secundárias* incluem a síndrome de Reye e as sobrecargas metabólicas de cobre e ferro. As principais doenças metabólicas estão listadas no Quadro 23.4 e descritas a seguir.

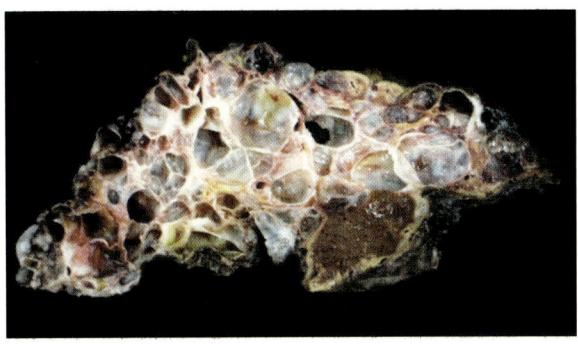

Figura 23.31 Doença policística, forma autossômica dominante, mostrando acometimento difuso do fígado por cistos de tamanhos variados. Pequena porção preservada de parênquima hepático pode ser vista no canto inferior esquerdo.

Quadro 23.4 Principais doenças metabólicas que afetam o fígado

Doença	Subtipo	Erro do metabolismo	Aspectos histológicos
Metabolismo de hidratos de carbono			
Glicogenoses	Tipo I	Deficiência de glicose-6-fosfatase	Hepatócitos com aspecto em "célula vegetal", esteatose. No tipo III há fibrose acentuada e, no tipo IV, inclusões eosinofílicas características
	Tipo III	Dextrinose limite, deficiência ramificadora	
	Tipo IV	Amilopectinose, deficiência ramificadora	
	Tipos VI e IX	Deficiência de fosforilase hepática/fosforilase-cinase	
Metabolismo de aminoácidos			
Tirosinemia		Deficiência de fumarilacetato hidrolase	Esteatose, rosetas, colestase, cirrose, alterações displásicas dos hepatócitos e carcinoma hepatocelular
Defeitos no ciclo da ureia		Deficiência da ornitina transcarbamilase	Esteatose e fibrose periportal discretas
Doenças lisossômicas			
Mucopolissacaridoses	Tipo I (síndrome de Hurler, síndrome de Scheie e síndrome de Hurler-Scheie)	Deficiência de hialuronidase	Hepatócitos com aspecto de célula vegetal, depósito em células de Kupffer, fibrose no espaço de Disse
Esfingolipidoses	Tipo II (síndrome de Hunter)	Deficiência de iduronato sulfatase	Vacuolização intensa dos hepatócitos
	Doença de Gaucher	Deficiência de glicocerebrosidase	Histiócitos com aspecto em "papel amassado" e fibrose hepática
	Doença de Niemann-Pick	Deficiência de esfingomielinase (tipo I) ou defeito no tráfego intracelular do colesterol (tipo II)	Hepatócitos e células de Kupffer com aspecto microvacuolado

23

Doenças do metabolismo de carboidratos

Glicogenoses. São doenças nas quais o glicogênio acumula-se em hepatócitos, devido à falta de enzimas necessárias para sua mobilização. Existem mais de 10 tipos de glicogenoses, classificados de acordo com a enzima deficiente. A forma mais comum é a *doença de von Gierke* (glicogenose tipo I), na qual há deficiência da enzima glicose-6-fosfatase. Além de hepatomegalia, a falta de liberação de glicose pelo fígado resulta em crises de hipoglicemia, enquanto a não utilização de ácido lático na gliconeogênese causa acidose lática. O acúmulo de glicogênio no citoplasma faz com que os hepatócitos tornem-se volumosos, com citoplasma claro e membrana citoplasmática bem evidente, o que lhes confere o aspecto de "célula vegetal" (Figura 23.32). Outros achados de frequência variável nos diferentes tipos são: infiltração glicogênica nos núcleos, esteatose e fibrose. Cirrose é rara, exceto na glicogenose tipo IV ou *doença de Andersen*. O tipo I predispõe ao aparecimento de adenoma e carcinoma hepatocelular.

Galactosemia. Caracteriza-se por deficiência da galactose-1-fosfato-uridil transferase, que leva a efeitos tóxicos agudos e crônicos no fígado e em outros órgãos, com hepatomegalia, icterícia, vômitos, catarata, retardamento mental e convulsões, estas provocadas por hipoglicemia. No fígado, encontram-se esteatose e deposição de galactose nos hepatócitos. Os hepatócitos formam ainda pseudoácinos, geralmente centrados por cilindros de bile. O quadro pode evoluir com fibrose e chegar a cirrose. A doença é muito grave se não diagnosticada precocemente e tratada com dieta isenta de galactose.

Intolerância hereditária à frutose. Trata-se de doença de herança autossômica recessiva que resulta de erro no metabolismo que provoca acúmulo de frutose-1-fosfato, levando a alterações no fígado, nos rins e no intestino. Os altos níveis de frutose-1-fosfato inibem a gliconeogênese e a glicogenólise, causando hipoglicemia. O início da doença coincide com o desmame, pela introdução de alimentos contendo frutose. O reconhecimento desse padrão de apresentação é importante, pois as manifestações clínicas são muito variáveis (além de hipoglicemia, surgem cólicas, vômitos, letargia e convulsões). O fígado pode apresentar alterações histológicas similares às da galactosemia, mas em geral menos intensas.

Doenças do metabolismo de proteínas

Tirosinemia é distúrbio grave do metabolismo da tirosina provocado pela deficiência da fumarilacetato hidrolase, o que resulta em acúmulo de uma série de metabólitos causadores de diferentes repercussões: acúmulo de fumarilacetato causa lesão hepática; acúmulo de maleilacetato provoca lesão tubular; a acetoacetona é neurotóxica. Histologicamente, o fígado apresenta esteatose, rosetas e colestase, em geral mais acentuadas do que na galactosemia. Surgem ainda focos de displasia hepatocitária, com risco muito elevado de carcinoma hepatocelular.

Doenças lisossômicas

Mucopolissacaridoses. Resultam do acúmulo de glicosaminoglicanos em tecidos mesenquimais e parenquimatosos, sendo classificadas em seis tipos de acordo com a deficiência enzimática lisossômica, que sempre envolve a degradação de sulfato de dermatano, sulfato de queratano e/ou sulfato de heparano. As principais manifestações incluem alterações na fácies, hepatoesplenomegalia e anormalidades em valvas cardíacas, córnea e articulações.

Doença de Gaucher. Doença transmitida por herança autossômica recessiva, resulta do acúmulo de cerebrosídeos causado por deficiência de glicocerebrosidase. Os cerebrosídeos acumulam-se nas células de Kupffer e em histiócitos portais, os quais apresentam aspecto finamente estriado, classicamente comparado a *papel amassado*. À microscopia eletrônica, tais estrias são formadas por inclusões tubulares limitadas por membrana simples. São várias as formas clínicas da doença, dependendo do grupo etário acometido; na forma infantil neuropática, mais grave do que a forma adulta, são encontradas hepatomegalia e gigantesca esplenomegalia. A evolução da doença compreende sempre algum grau de fibrose hepática e, ocasionalmente, cirrose.

Doença de Niemann-Pick. É causada pelo acúmulo de esfingomielina nas células por deficiência da enzima esfingomielinase ou por defeito no tráfego intracelular de colesterol. A doença tem várias formas, da infantil à adulta, esta mais benigna. A esfingomielina acumula-se em hepatócitos, células de Kupffer e macrófagos portais, sendo importante no diagnóstico o encontro de corpos mielínicos à microscopia eletrônica (Figura 23.33).

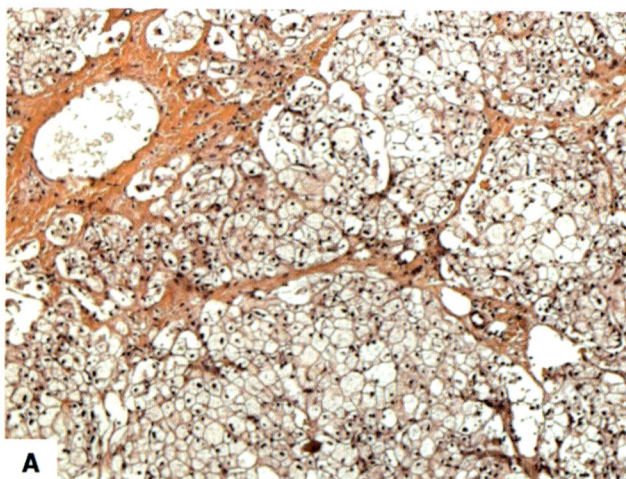

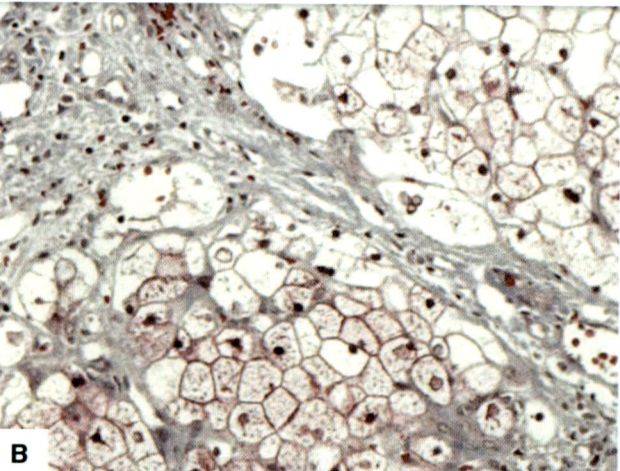

Figura 23.32 Glicogenose. **A.** Os hepatócitos apresentam citoplasma homogeneamente aumentado de volume. **B.** Células com citoplasma claro e com reforço da membrana citoplasmática (aspecto de "células vegetais").

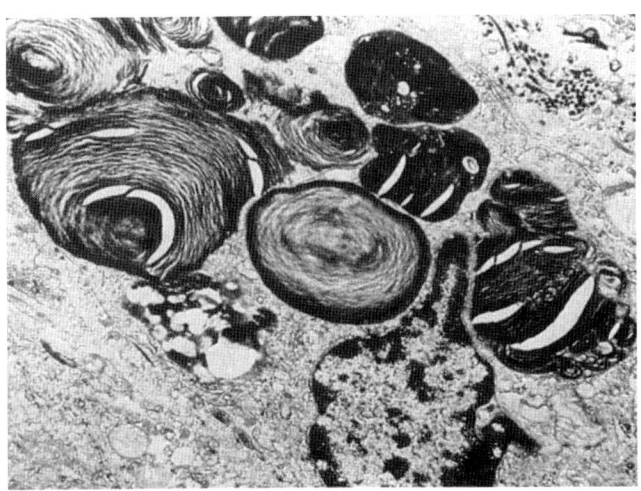

Figura 23.33 Doença de Niemann-Pick. Corpos mielínicos à microscopia eletrônica, tanto em hepatócitos como em células de Kupffer e macrófagos portais.

Deficiência de α_1-antitripsina

Deficiência de α_1-antitripsina (α_1-AT), a doença hepática de origem genética mais comum, é transmitida por herança autossômica recessiva. Com mutação no seu gene, a proteína defeituosa não consegue migrar do retículo endoplasmático para o complexo de Golgi e fica retida nas células; com isso, seus níveis séricos são baixos. A α_1-AT, uma glicoproteína sintetizada predominantemente nos hepatócitos, tem como função principal inibir enzimas proteolíticas liberadas por neutrófilos e macrófagos. A doença pode causar alterações hepáticas na infância e enfisema no adulto. Nos pulmões, a falta de α_1-AT deixa de inibir a ação de enzimas proteolíticas liberadas por leucócitos, o que causa destruição parenquimatosa. No fígado, defeitos na proteína impedem sua translocação para a membrana citoplasmática, o que leva ao seu acúmulo no citosol e a apoptose de hepatócitos.

Há inúmeras variantes estruturais de α_1-AT, que são classificadas de acordo com o fenótipo do inibidor de proteases (Pi) – mais de 70 diferentes alelos do sistema Pi já foram descritos. O alelo nativo, com função normal e presente em mais de 90% da população, é o PiMM. O fenótipo PiZZ associa-se à forma mais grave da doença, na qual existe marcada diminuição de α_1-AT no plasma, doença hepática e enfisema pulmonar. Mesmo assim, somente 10 a 20% dos indivíduos com esse fenótipo desenvolvem doença hepática. Os indivíduos heterozigotos (PiMZ) têm deficiência intermediária de α_1-AT.

A α_1-AT defeituosa acumula-se nos hepatócitos e forma glóbulos citoplasmáticos na região periportal; tais glóbulos são facilmente vistos na coloração pelo PAS, com diastase, ou por imuno-histoquímica. Há ainda inflamação portal com proliferação ductular discreta e fibrose, que eventualmente pode evoluir para cirrose. Nos casos que se apresentam como colestase neonatal, pode haver proliferação ductular acentuada, fibrose e inflamação portal; alguns casos evoluem com ductopenia. Depois da tirosinemia e da hemocromatose, a deficiência de α_1-AT é a doença metabólica com maior risco para carcinoma hepatocelular, que aparece em 2 a 3% dos adultos com o genótipo PiZZ.

Clinicamente, a doença manifesta-se como hepatite colestática no período perinatal, que pode ser confundida com atresia de vias biliares extra-hepáticas. Mais tarde, pode manifestar-se como doença hepática crônica avançada, inclusive cirrose. A maioria dos pacientes adultos com genótipo PiZZ manifesta enfisema pulmonar (ver Capítulo 14).

Doença de Wilson

Doença de Wilson é enfermidade transmitida por herança autossômica recessiva associada ao acúmulo de cobre no fígado, no cérebro, na córnea e nos rins. O cobre da dieta é absorvido no intestino proximal e transportado ao fígado ligado à albumina; nos hepatócitos, incorpora-se a uma α_2-globulina para formar a ceruloplasmina. Esta é secretada no sangue e compõe a maior parte do cobre sérico. No plasma, parte da ceruloplasmina sofre desalinização e é endocitada por hepatócitos, sendo o cobre excretado na bile. A taxa normal de excreção urinária de cobre é mínima.

O gene responsável pela doença de Wilson (*ATP7B*) codifica a proteína ATPase-2 transportadora de cobre, que promove o transporte de metais através de membranas celulares. Nos hepatócitos, a proteína transfere cobre à ceruloplasmina. Quando a quantidade de cobre nos hepatócitos é alta, a proteína promove sua eliminação na bile. Mutações no gene *ATP7B* (são descritas mais de 300) resultam em defeitos na proteína que provocam: (1) redução no transporte de cobre para a bile; (2) diminuição da incorporação de cobre à ceruloplasmina; (3) dificuldade de secreção de ceruloplasmina para o sangue. Em conjunto, tais alterações resultam em elevação do cobre sérico, o que causa lesões em vários órgãos. Excesso de cobre é tóxico para as células por aumentar a geração de radicais livres de O_2 na reação de Fenton (ver Capítulo 3).

A lesão hepática mais comum é hepatite crônica ativa (inflamação portal por linfócitos com atividade de interface). Há ainda esteatose, vacuolização glicogênica nuclear, anisonucleose e grânulos de lipofuscina em maior quantidade. A reação inflamatória é discreta ou ausente nas fases iniciais e mais acentuada na fase avançada da doença. Doença de Wilson é a condição em que mais frequentemente se encontra o hialino de Mallory-Denk além da hepatite alcoólica. A coloração por rodanina possibilita a identificação de depósitos de cobre no parênquima hepático, mais acentuada na região periportal (Figura 23.34). À microscopia eletrônica, encontram-se mitocôndrias alongadas ou com dilatação das cristas mitocondriais.

A idade de expressão clínica da doença é muito variável, embora raramente as primeiras manifestações aconteçam antes de 5 anos de vida. A apresentação clínica mais comum é doença hepática, aguda ou crônica, que se manifesta como: (a) hepatite aguda, que deve ser distinguida de hepatites virais pela presença de hemólise, hiperbilirrubinemia não conjugada e hipouricemia; (b) hepatite fulminante, com anemia hemolítica, insuficiência renal, alterações graves da coagulação sanguínea e morte; (c) hepatite crônica com atividade de interface, clinicamente indistinguível de hepatites por vírus, autoimunes e por outras causas; (d) cirrose, estágio em que a doença é diagnosticada em muitos pacientes. Esteatose está presente na maioria dos casos. O quadro neurológico é mais tardio e representado por alterações discretas do comportamento até psicose franca ou manifestações similares às da doença de Parkinson. Sinal clínico importante é o anel corneano de Kayser-Fleischer (ver Figura 31.17). O diagnóstico laboratorial baseia-se no encontro de níveis baixos de ceruloplasmina sérica e altos níveis de cobre nos tecidos e na urina. Tratamento com zinco ou penicilamina (quelante de cobre) é eficaz na estabilização ou mesmo na regressão das lesões.

23

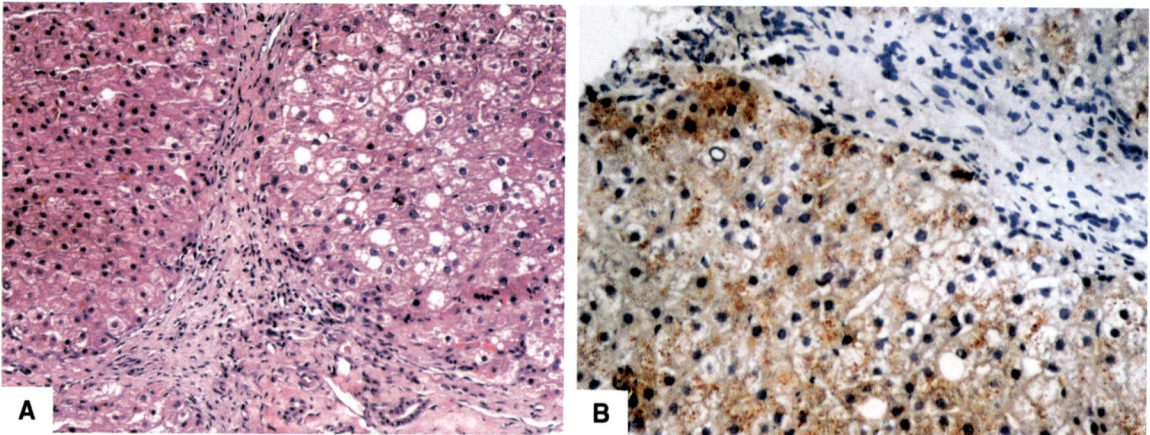

Figura 23.34 Doença de Wilson. **A.** Cirrose com discreto infiltrado linfocitário nos septos e esteatose. **B.** Depósito de cobre em hepatócitos, evidenciado em vermelho na coloração pela rodanina.

Doenças com sobrecarga de ferro

Os mecanismos de homeostasia do ferro são complexos, uma vez que não há maneira fisiológica de eliminá-lo do organismo. Por isso mesmo, em muitas condições o ferro pode acumular-se em vários órgãos, como o fígado. A doença em que mais caracteristicamente se encontra acúmulo de ferro é a *hemocromatose*. A simples presença de depósitos granulares de ferro nos tecidos é conhecida como *hemossiderose*, que representa um achado morfológico mais do que uma doença específica.

Além da hemocromatose, várias condições levam a aumento do ferro circulante (Quadro 23.5): (1) transfusões sanguíneas repetidas, anemias hemolíticas e doenças da medula óssea, com acúmulo de ferro preferencialmente nas células de Kupffer; (2) doença hepática alcoólica, em que a sobrecarga de ferro ocorre em 5 a 20% dos casos, presumivelmente por efeito direto do álcool na síntese de hepcidina. A sobrecarga costuma ser discreta, mista (hepatocitária e em células de Kupffer) e com distribuição irregular (Figura 23.35). Cirrose em estágio terminal, independentemente da etiologia e supostamente devida a déficit na produção de transferrina por causa da insuficiência hepática, resulta em aumento dos níveis séricos de ferro não ligado à transferrina.

Hemocromatose

Hemocromatose é doença hereditária associada a defeitos gênicos (sobretudo no gene *HFE*) que resulta em aumento da absorção intestinal de ferro. Com isso, os pacientes apresentam acúmulo de ferro em vários locais, têm parentes com sobrecarga de ferro e mostram lesões em muitos órgãos, especialmente no fígado e pâncreas. Se não tratados, os pacientes evoluem para cirrose, diabetes melito e hiperpigmentação cutânea, condição conhecida como *diabetes bronzeado*. Os defeitos gênicos e a patogênese da doença estão descritos no Capítulo 7.

O ferro causa lesão direta em células e tecidos, tanto por peroxidação lipídica quanto por estímulo à deposição de colágeno. No fígado, a deposição de ferro faz-se inicialmente nos hepatócitos periportais, progredindo para o restante dos lóbulos. Mais tarde, o pigmento é encontrado também em células de Kupffer, macrófagos portais e epitélio biliar. Com o acúmulo progressivo do metal, formam-se septos fibrosos a partir dos espaços portais que resultam no padrão característico em *folha de azevinho*. Este padrão evolui para fibrose mais difusa e, finalmente, para cirrose (Figura 23.36). Como o ferro é uma hepatotoxina direta, não há inflamação.

Quadro 23.5 Principais categorias de sobrecarga de ferro

Forma primária (hemocromatose)			
Tipo	Forma	Gene mutado	Genótipo
Tipo 1 (HFE)	Adulto	*HFE*	C282Y/C282Y
			C282Y/H63D
Tipos não HFE			
Tipo 2A	Juvenil	Hemojuvelina	
Tipo 2B	Juvenil	Hepcidina	
Tipo 3	Adulto	Receptor de transferrina 2	
Tipo 4	Adulto	Ferroportina	
Hemocromatose neonatal	Neonatal	Desconhecido	

Formas secundárias	
Grupo	Condições específicas
Excesso de aporte de ferro	Parenteral: transfusões múltiplas; excesso de ferro na dieta
Síndrome inflamatória	Condições inflamatórias crônicas levam a sobrecarga de ferro de padrão mesenquimal por defeito na liberação de ferro das células de Kupffer devido a aumento na produção de hepcidina
Doenças hepáticas não cirróticas	Doença hepática gordurosa por distúrbios metabólicos; doença hepática alcoólica; hepatite viral crônica
Cirrose	Siderose é encontrada em pelo menos um terço dos casos de cirrose, independentemente da etiologia desta, possivelmente devido a aumento de ferro não ligado à transferrina (esta tem níveis séricos diminuídos na insuficiência hepática)

23

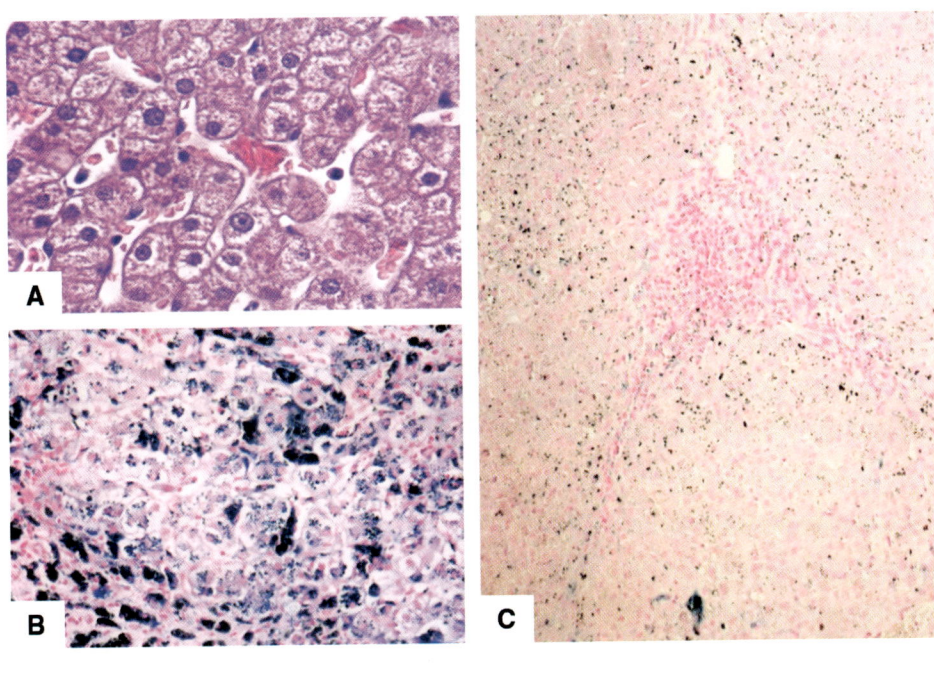

Figura 23.35 Siderose secundária a repetidas transfusões de sangue, em caso de anemia falciforme. **A.** Hemácias falcizadas nos sinusoides. **B.** Acúmulo de ferro, mais evidente nas células de Kupffer (coloração de Perls). **C.** Siderose discreta em hepatócitos e células de Kupffer (padrão misto), em paciente com hepatopatia alcoólica.

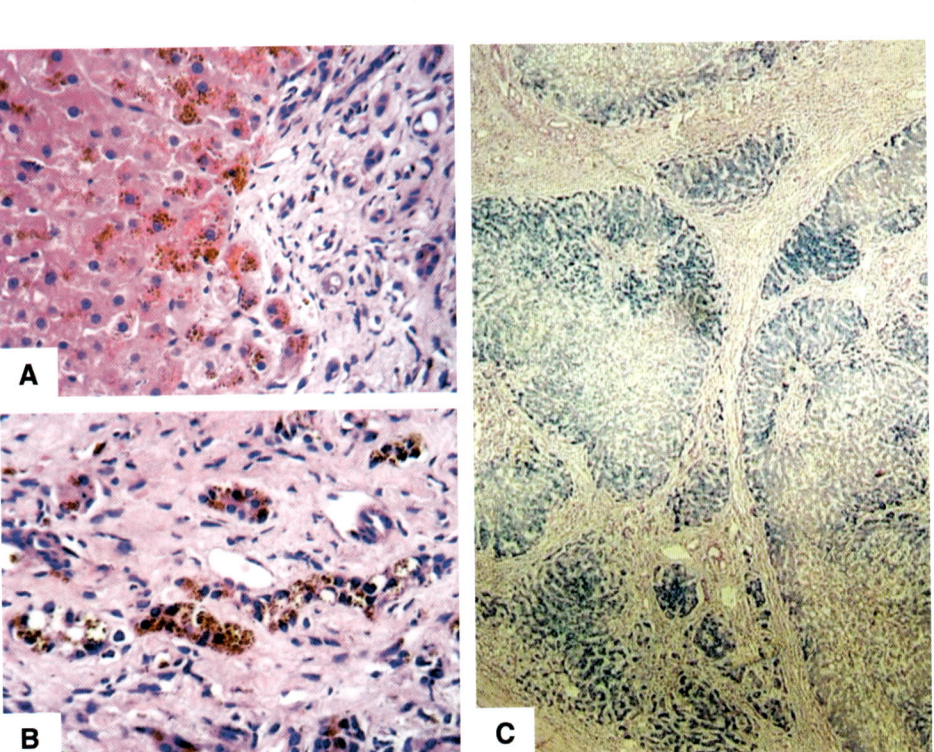

Figura 23.36 Hemocromatose. Acúmulo acentuado de hemossiderina no citoplasma de hepatócitos (**A**) e em células de ductos biliares (**B**). A coloração pelo Perls evidencia, em azul, depósitos de ferro (**C**).

O tratamento com flebotomias faz com que o ferro depositado seja mobilizado, com estabilização e até mesmo regressão da fibrose. Na cirrose instalada e embora possa reduzir o colágeno depositado, este procedimento não impede o desenvolvimento de carcinoma hepatocelular. No pâncreas, há fibrose intersticial difusa e hiperpigmentação devidas ao acúmulo de hemossiderina. Na pele, a hiperpigmentação característica deve-se em parte à deposição de hemossiderina e em parte à produção exagerada de melanina.

Por tratar-se de doença genética, é possível a procura de casos de hemocromatose ainda subclínicos em famílias de pacientes com a doença. No estágio pré-cirrótico, os pacientes tratados com flebotomias regulares têm expectativa de vida normal.

▶ Alterações da circulação

Bloqueio da drenagem venosa

Represamento de sangue no fígado, que resulta de bloqueio da drenagem venosa do órgão, tem como causas principais: (a) insuficiência cardíaca direita; (b) trombose ou compressão das veias hepáticas e/ou da veia cava inferior; (c) síndrome de obstrução sinusoidal (anteriormente chamada doença veno-oclusiva).

Hiperemia passiva. Dados a proximidade que o fígado tem com o átrio direito e o grande volume de sangue (1.500 mL/min) que por ele passa, qualquer retardo na circulação de retorno reflete-se imediatamente no órgão, resultando no chamado *fígado cardíaco*. Neste, o órgão mostra-se aumentado de volume e apresenta margens arredondadas e cápsula distendida que, por sua rica inervação sensitiva, causa dor e desconforto. Macroscopicamente, a superfície de corte é vermelho-azulada, entremeada com áreas amareladas, e os lóbulos tornam-se evidentes, produzindo o característico aspecto em *noz-moscada*. Microscopicamente, encontram-se congestão da veia centrolobular e dos sinusoides, esteatose e hipotrofia por compressão dos hepatócitos da zona 3. Quando a congestão é intensa, surgem necrose e hemorragia centrolobular, com preservação das áreas periportais (Figura 23.37). Apesar dessas lesões morfológicas, a função hepática é pouco alterada. Lesões mais graves ocorrem nos casos de crises repetidas de descompensação cardíaca, de longa duração. Quando a descompensação é contínua e progressiva, surgem fibrose centrolobular e perissinusoidal (fibrose cardíaca).

Síndrome de Budd-Chiari. Síndrome de Budd-Chiari consiste na obstrução por trombose das veias hepáticas em qualquer local, desde a veia eferente do lóbulo hepático até a entrada da veia cava inferior no átrio direito. Na grande maioria dos pacientes, a síndrome associa-se a distúrbios trombogênicos, como câncer intra-abdominal, doenças mieloproliferativas, síndrome antifosfolipídeo e doenças herdadas do sistema de coagulação (deficiência de proteína C ou S, de antitrombina ou do fator V). Uso prolongado de contraceptivos orais e gravidez também são fatores associados, mas em geral há interação com outra causa de hipercoagulabilidade. Em 10% dos casos, a síndrome não tem causa conhecida.

Quando a obstrução ocorre na veia cava inferior em sua porção hepática, o quadro é chamado hepatocavopatia obliterativa, mais frequentemente idiopática e na qual pode aparecer edema dos membros inferiores. Em todos os casos, o fígado apresenta-se aumentado de volume e tem cápsula tensa. Microscopicamente, há acentuada congestão sinusoidal centrolobular, com necrose de hepatócitos e fibrose nos casos crônicos (Figura 23.38). Nas veias hepáticas maiores, identificam-se os trombos, que podem ser recentes ou em organização. Clinicamente, a afecção manifesta-se por hepatomegalia, dor e ascite.

Síndrome de oclusão sinusoidal. Síndrome de oclusão sinusoidal (SOS), anteriormente chamada doença veno-oclusiva, é uma forma distinta e potencialmente fatal de lesão hepática que ocorre após exposição a medicamentos ou a toxinas. A lesão é primariamente sinusoidal; as veias supra-hepáticas e a veia cava em geral estão livres, apesar de o processo poder propagar-se e

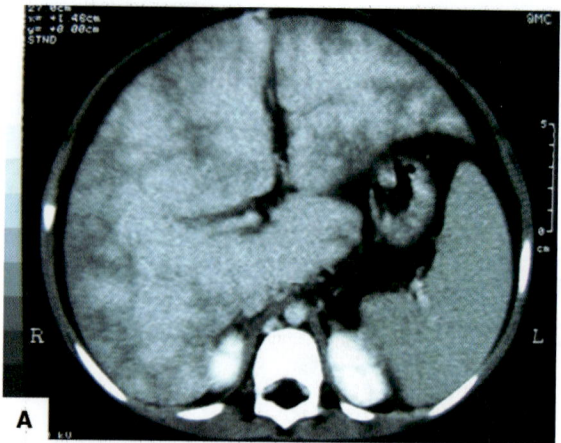
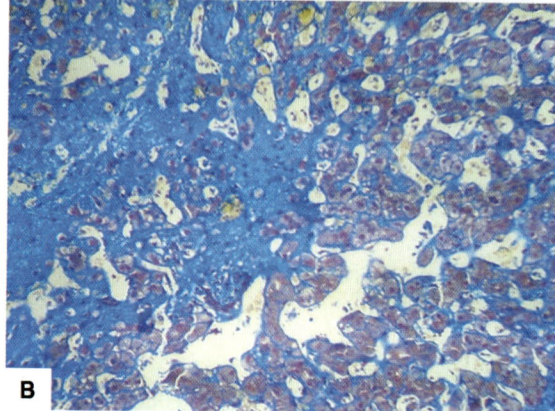

Figura 23.38 Síndrome de Budd-Chiari. **A.** Tomografia computadorizada mostra fígado muito volumoso e de aspecto heterogêneo. (Cortesia do Prof. Uenis Tannuri, São Paulo-SP.) **B.** Sinusoides muito dilatados e fibrose perissinusoidal (tricrômico de Masson).

comprometer as veias hepáticas mais calibrosas. A causa mais comum são agentes quimioterápicos para tratamento de câncer, particularmente substâncias alquilantes (bussulfano e ciclofosfamida) e complexos de platina (carboplatina, cisplatina e oxaliplatina) (Figura 23.39 A). Além dessas, SOS pode ser causada pela ingestão de alcaloides da pirrolizidina, encontrados em chás de vegetais do gênero *Crotalaria, Heliotropium, Senecio* (maria-mole) e *Symphytum* (confrei). A doença é encontrada frequentemente após transplante de medula óssea e no tratamento de carcinoma colorretal.

Acredita-se que a lesão na SOS resulte de agressão ao endotélio seguida de apoptose de células endoteliais e sua extrusão nos sinusoides, o que os obstrui e causa hiperemia passiva. Com a persistência da lesão, as células estreladas são ativadas e produzem matriz extracelular e colágeno. Necrose hepatocelular deve-se provavelmente a perda da função endotelial, congestão e, às vezes, toxicidade dos agentes causadores da doença.

Histologicamente, os achados são dilatação e congestão sinusoidal na zona 3 (Figura 23.39 B) acompanhadas de hemorragia nos espaços de Disse e, em alguns casos, lesão nas veias centrolobulares; pode haver também destruição hepatocitária na região centrolobular. Quando presente, fibrose é tipicamente de padrão perissinusoidal.

Clinicamente, os pacientes apresentam-se nas formas aguda, subaguda ou crônica, geralmente com dor e distensão abdominais (por hepatomegalia e ascite), icterícia, hipertensão portal e aumento de enzimas hepatocitárias séricas. Em 50% dos

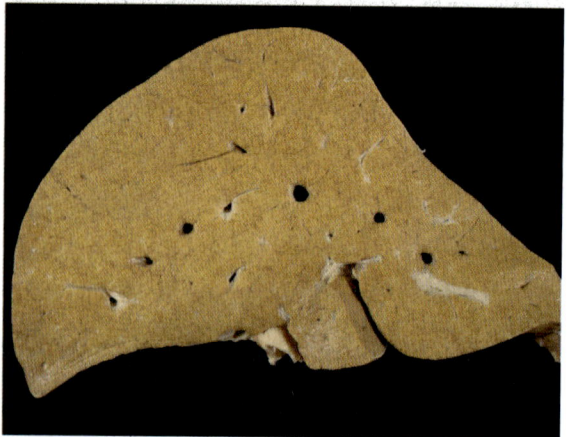

Figura 23.37 Fígado cardíaco. Hiperemia passiva na insuficiência cardíaca. (Cortesia da Profª Vera Demarchi Aiello, São Paulo-SP.)

23

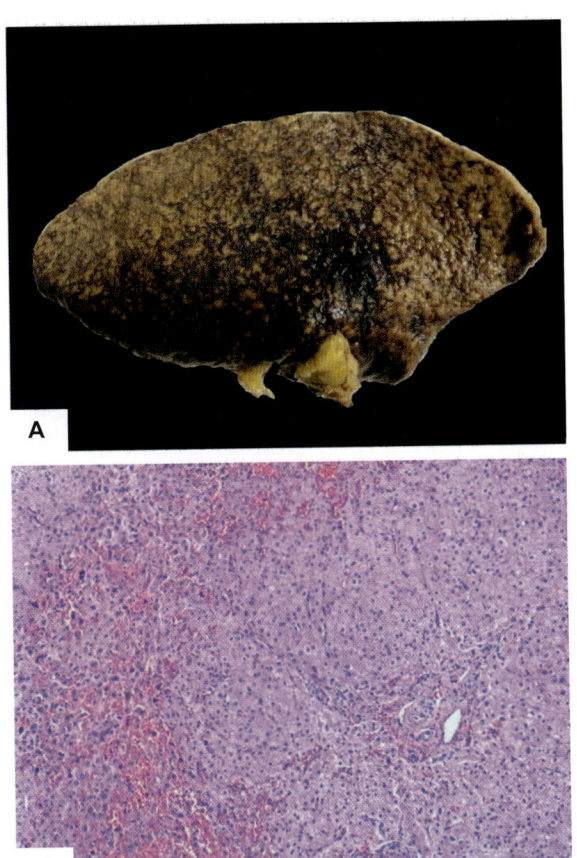

Figura 23.39 Síndrome de oclusão sinusoidal. **A.** Superfície externa do lobo esquerdo de fígado ressecado por metástase de adenocarcinoma colorretal tratado com oxaliplatina. A superfície é finamente granular e intensamente congesta. **B.** Aspecto histológico da peça em **A** mostrando dilatação e congestão dos sinusoides na zona 3; o parênquima adjacente encontra-se preservado.

casos, há recuperação integral em 4 a 6 semanas após a retirada do agente causador; 20% dos pacientes morrem por encefalopatia hepática. Na fase crônica, as manifestações clínicas são semelhantes às de cirrose.

Infarto

Por causa de sua dupla circulação sanguínea (arterial e portal), infartos no fígado são raros, a não ser em fígados transplantados. Oclusão da artéria hepática em fígado não transplantado também é rara. Infarto hepático pode dever-se a arterites, embolia em pacientes com endocardite infecciosa e traumatismos abdominais ou ser complicação de doenças mieloproliferativas. Quando a oclusão é aguda, não havendo tempo para compensação pelo sangue portal, surge infarto, que raramente ultrapassa 8 cm na maior dimensão. Quando a obstrução é gradual, em geral não há manifestação clínica evidente, e o diagnóstico *antemortem* de infarto não é feito.

■ Hepatites

O termo hepatite inclui o conjunto de lesões necróticas e inflamatórias que acometem o fígado de modo difuso, embora com distribuição heterogênea, e que se expressam clinicamente por icterícia, colúria, acolia fecal, astenia e outras manifestações sistêmicas. Hepatites são provocadas sobretudo por vírus, agressões químicas (álcool, transtornos metabólicos e drogas/medicamentos) e distúrbios autoimunes. As hepatites mais importantes são as causadas pelos chamados vírus hepatotrópicos, ou seja, aqueles que infectam somente as células hepáticas.

Vírus da hepatite A

O vírus da hepatite A (VHA) é um vírus de RNA da família de enterovírus que provoca hepatite que, após curto período de incubação (2 a 6 semanas), apresenta-se como doença benigna que não se cronifica e que raramente tem curso fulminante. A transmissão do vírus se faz pela ingestão de água e alimentos contaminados. O VHA pode causar surtos epidêmicos em certas comunidades (creches, escolas) ou em populações servidas por água contaminada. Em adultos, a sintomatologia é mais exuberante do que em crianças; apenas 10% dos pacientes infectados apresentam manifestações clínicas.

O diagnóstico etiológico de hepatite A é feito por identificação de anticorpos ou detecção do RNA viral. RNA viral pode ser detectado no soro, no fígado e nas fezes; nestas, é utilizado ocasionalmente na prática como marcador de persistência de infecção ativa nas formas prolongadas da doença. Anticorpos da classe IgM aparecem no início da sintomatologia e desaparecem no primeiro ano de doença. Anticorpos protetores anti-VHA da classe IgG surgem algumas semanas após a infecção e permanecem indefinidamente. Reação positiva para IgG e negativa para IgM corresponde a estado imune ao VHA.

Vírus da hepatite B

O vírus da hepatite B (VHB) é o único vírus de DNA causador de hepatite na espécie humana. O VHB pertence ao grupo dos hepadnavírus, que inclui vírus de constituição genômica muito semelhante causadores de hepatites em marmotas, pato-de-Pequim e esquilos. Sua transmissão se dá pelas vias parenteral, sexual e vertical (mãe-filho). O vírus é transmitido sobretudo através de soluções de continuidade da pele ou de mucosas em pessoas em contato próximo, pelo compartilhamento de agulhas, seringas ou outros instrumentos e por relações sexuais desprotegidas. Transmissão por transfusão de sangue ou hemoderivados é hoje menos comum graças ao controle desses produtos nos hemocentros.

Hepatite B surge após longo período de incubação (4 a 26 semanas). Além de hepatite aguda e formas fulminantes, o VHB causa hepatite crônica, cirrose e, através desta, ou diretamente, contribui para surgimento do carcinoma hepatocelular. A infecção pelo VHB pode ser assintomática, com produção de anti-HBs (anticorpo protetor); sua expressão morfológica é variável, desde fígados histologicamente normais (portador são) até cirrose. A prevalência da infecção pelo VHB varia bastante em diferentes regiões, sendo mais elevada na Ásia e na África.

O genoma do VHB codifica várias proteínas, como o AgHBs, que é um antígeno de superfície e o marcador mais comum de infecção viral. O anti-HBs é um anticorpo protetor contra nova infecção e se forma também após vacinação, quando é o único marcador detectável do VHB. O antígeno do *core* do VHB (AgHBc) é de detecção difícil no soro e, portanto, pouco usado como marcador laboratorial. O anticorpo anti-HBc é um bom marcador no rastreamento da infecção pelo VHB, já que expressa tão somente a memória imunitária de contato prévio com o vírus, sendo encontrado em indivíduos positivos tanto para o AgHBs como para o anti-HBs. Sua fração IgM é marcador importante de hepatite aguda causada pelo vírus, já que a simples positividade do AgHBs em caso de hepatite aguda pode ser devida a um outro vírus que infecta um portador crônico do VHB. O AgHBe, outro antígeno do vírus, é marcador de replicação viral, sendo que o anti-HBe sinaliza a parada de tal replicação. No entanto, é possível encontrar níveis elevados de DNA viral na presença de anti-HBe, o que traduz o surgimento de mutantes do vírus. A proteína X, expressa sobretudo nas fases avançadas da infecção, parece atuar como proteína transformadora, interferindo na expressão de genes que controlam a proliferação celular, como *TP53* e *RAS,* além de participar na expressão do fator de transcrição nuclear NFκB. Com tantos marcadores moleculares de infecção e replicação viral, a hepatite B é a mais bem caraterizada laboratorialmente.

Os marcadores do VHB podem ser detectados também por imuno-histoquímica. O AgHBs localiza-se no citoplasma de hepatócitos, podendo tomá-lo inteiramente, parcialmente ou ter distribuição predominantemente submembranosa ou perinuclear. O AgHBc é identificado sobretudo no núcleo de hepatócitos; no citoplasma, é visto em casos de máxima replicação viral, como em fígados transplantados ou em pacientes imunodeficientes. Na hepatite aguda, como as células infectadas são eliminadas por mecanismos imunitários, tais marcadores são negativos; aparecem na fase crônica, quando indicam cronificação de hepatite com vários meses de duração.

Vírus da hepatite D

O vírus da hepatite delta (VHD), mutante de viroides vegetais, depende do envoltório do vírus B para sua replicação e expressão. VHD e VHB podem ser transmitidos concomitantemente a indivíduos suscetíveis (coinfecção) ou o VHD pode superinfectar um portador doente ou assintomático do VHB. Exceto em transplantados, a associação com o VHD agrava a hepatite B, tanto na fase aguda como na crônica. O marcador sorológico mais utilizado na infecção pelo VHD é o anticorpo antidelta (anti-HD). Tal como o anti-HBc, o anti-HD representa expressão de memória imunitária, estando presente em indivíduos com infecção atual pelo complexo VHB/VHD ou naqueles imunizados naturalmente e portadores do anticorpo protetor para ambos os vírus (anti-HBs). A quantificação do anti-HD tem valor para se distinguirem formas agudas e crônicas; na fase crônica, encontram-se títulos mais elevados do anticorpo. Anti-HD do tipo IgM aparece na fase aguda da infecção. O vírus pode ser monitorado também por detecção do seu RNA no soro. O melhor marcador de infecção pelo VHD é a identificação imuno-histoquímica do antígeno delta (AgHD) no núcleo de hepatócitos, nas formas agudas e crônicas. Infecção pelo VHD é mais comum em certas regiões do mundo, como Amazônia, Itália, África e Oriente Médio.

Vírus da hepatite C

O vírus da hepatite C (VHC) é hoje a principal causa de hepatite crônica no mundo todo. No Brasil, a prevalência de hepatite crônica pelo VHC é de 1,5 a 2,0%. A transmissão do vírus se faz essencialmente pela via parenteral, variando o período de incubação de 15 a 150 dias. Populações de risco incluem indivíduos que receberam transfusão de sangue ou derivados antes de 1993, usuários de drogas que compartilham utensílios de uso pessoal e pessoas com tatuagens, *piercings* ou outras formas de manipulação cutânea sem os cuidados recomendados. Transmissão sexual é pouco frequente com parceiros estáveis (ocorre em indivíduos com múltiplos parceiros e que praticam sexo sem uso de preservativo). Transmissão vertical é rara. A incidência da infecção caiu bastante a partir da década de 1990, em virtude do controle, nos hemocentros, de sangue e seus derivados.

O VHC, um vírus de RNA da família dos flavivírus, é muito instável, por causa da baixa fidelidade de sua RNA polimerase. Por isso mesmo, com frequência surgem tipos e subtipos virais diferentes, o que traz implicações importantes: (a) infecção por um tipo viral não confere proteção contra outro tipo; (b) a variedade genômica do vírus dificulta o desenvolvimento de vacinas.

No soro de indivíduos infectados pelo VHC, encontram-se anticorpos anti-VHC dirigidos contra proteínas virais. Sua presença não discrimina fases agudas ou crônicas. Assim, a caracterização de infecção ativa pelo VHC é feita pela detecção e, eventualmente, pela quantificação do RNA viral no soro por PCR. Não existe método imuno-histoquímico para identificar o VHC no parênquima hepático.

A hepatite C tem algumas peculiaridades. Ainda que em algumas pessoas a infecção possa se associar a quadros clínicos característicos de hepatite aguda, ictérica ou anictérica, hepatite fulminante é muito rara. De outra parte, sua cronificação é muito mais frequente do que nas demais hepatites virais, atingindo índices de 50 a 80% em diversas séries, especialmente em pacientes do sexo masculino, maiores de 40 anos e com transmissão por via parenteral. Muitas vezes, a evolução é assintomática ou com manifestações clínicas muito discretas, mas mesmo assim pode estar em curso lesão hepática de gravidade variável que, se não diagnosticada e não tratada, em 2 ou 3 décadas pode chegar à fase cirrótica. Nas etapas avançadas de lesão, podem surgir graves manifestações clínicas decorrentes de insuficiência hepatocelular e hipertensão portal, havendo também maior risco de carcinoma hepatocelular.

Tendo o VHC sido identificado em 1989, é forçoso reconhecer o enorme impacto do conhecimento acumulado nos últimos 30 anos na história natural da hepatite C. O fato mais auspicioso é que os atuais esquemas terapêuticos, baseados no uso de medicamentos antivirais de ação direta, possibilitam cura da infecção em mais de 90% dos casos. Entre os desafios atuais, ainda são importantes estudos sobre o risco de carcinoma hepatocelular nos pacientes que se livraram da infecção e sobre a evolução das lesões e das manifestações clínicas daqueles que eliminam o vírus quando as lesões hepáticas já estão avançadas, em fase cirrótica.

Vírus da hepatite E

Assim como ocorre na hepatite A, o vírus da hepatite E (VHE) causa, após curto período de incubação (em média 6 semanas), doença geralmente benigna que habitualmente não se cronifica. Difere da hepatite A, porém, porque o grupo etário mais acometido é de adolescentes. O vírus é transmitido por alimentos (sobretudo carne de porco) ou por transfusão sanguínea. A doença é particularmente grave em mulheres grávidas, nas quais formas fulminantes chegam a quase 20% dos casos. A distribuição geográfica aparentemente não é universal, tendo sido descritas epidemias sobretudo pelos genótipos 1 e 2 na Índia, no Paquistão, no Uzbequistão, no norte da África e no México. Nos Estados Unidos, na França, no Japão, na Inglaterra e na Alemanha, predominam os genótipos 3 e 4.

O VHE é vírus de RNA do grupo do calicevírus, sendo seu marcador de maior importância o anticorpo anti-HE. O AgHE pode ser identificado nas fases iniciais da doença no soro, no parênquima hepático, na bile e nas fezes. Diante das condições sanitárias de muitas cidades brasileiras, é surpreendente a escassez de relatos de surtos de tal infecção no Brasil. Os achados histológicos de hepatite E aguda compreendem, em geral, formas leves a moderadas de hepatite lobular, com acúmulo de pigmento biliar em hepatócitos e em canalículos biliares. A presença de polimorfonucleares no infiltrado lobular ou portal também difere do habitual predomínio de linfócitos nas demais hepatites virais.

23

Estudos franceses e alemães relatam casos mais graves com necrose hepatocelular confluente e formas colangíticas.

Estudos ainda incipientes sugerem que os genótipos 3 e 4 do VHE possam ser menos patogênicos para humanos. Fatores do hospedeiro também devem ser importantes, pois hepatites agudas graves são encontradas em mulheres grávidas, enquanto casos de cronificação são descritos em indivíduos imunossuprimidos.

▶ Formas de manifestação das hepatites virais

Uma vez infectado por um ou mais desses vírus hepatotrópicos, o indivíduo pode ter as seguintes formas de apresentação: (1) infecção assintomática; (2) hepatite aguda (ictérica ou anictérica); (3) hepatite fulminante; (4) hepatite crônica; (5) portador assintomático.

Hepatite aguda

Hepatite aguda pode ser esporádica ou epidêmica, transmitida por via fecal-oral (VHA, VHE) ou parenteral (VHB, VHC, VHD), esta em consequência de transfusão de sangue ou hemoderivados ou injeção de drogas ilícitas. O quadro clínico inclui manifestações gerais como anorexia, náuseas e colúria; icterícia distingue as formas ictéricas das anictéricas; os casos mais graves ou fulminantes estão sempre entre as primeiras. Na maioria dos pacientes, a infecção aguda pelos vírus das hepatites é clinicamente assintomática.

Aspectos morfológicos

À laparoscopia, o fígado mostra congestão, edema e depressões na superfície, que correspondem a áreas de necrose parenquimatosa. Em hepatites colestáticas, a cor é esverdeada. Na forma fulminante, o fígado mostra-se retraído (a cápsula de Glisson torna-se enrugada), amarelado e amolecido devido a necrose extensa. Se o paciente sobrevive, surgem nódulos de regeneração que simulam cirrose. Nessa fase, entre os nódulos existem parênquima destruído e colapso do arcabouço reticulínico.

Microscopicamente, na fase inicial há acentuada balonização (degeneração hidrópica) hepatocelular, podendo haver fusão de hepatócitos (bi ou multinucleação). Balonização é mais frequente nas formas ictéricas. Há ainda aumento de eosinofilia do citoplasma e picnose nuclear (apoptose); apoptose em grande número de hepatócitos sugere hepatite aguda por vírus.

Degenerações e necrose de hepatócitos são mais comuns na região perivenular e acompanham-se de infiltrado mononuclear portal; este pode "transbordar" para o parênquima periportal, mas sem lesão de interface. As células de Kupffer mostram hipertrofia e hiperplasia. Há ainda colestase, com cilindros biliares. Em poucas semanas, o infiltrado inflamatório tende a desaparecer. Em hepatites graves, as lesões são mais extensas e, às vezes, lóbulos inteiros podem ser destruídos; a necrose é confluente (necrose em ponte) e leva ao colapso do arcabouço reticular e a formação de pontes que unem vasos portais e centrolobulares, originando anastomoses portossistêmicas. O melhor preditor de cronicidade de uma hepatite aguda é o componente periportal da lesão.

Em hepatites fulminantes, caracterizadas clinicamente por encefalopatia hepática que se inicia nas primeiras semanas, as lesões são muito extensas. Menos de 1% das hepatites agudas é fulminante, mas, no entanto, é fatal em 70% dos pacientes (Figura 23.40). Na hepatite fulminante, a necrose pode: (a) comprometer ácinos inteiros (panacinar); (b) atingir numerosos ácinos (multiacinar); (c) estender-se a grandes áreas do fígado (maciça). A sobrevida depende de regeneração hepatocelular, que é acompanhada de elevação de α-fetoproteína no soro e da fração de hepatócitos que expressam Ki-67, marcador imuno-histoquímico de proliferação celular. Caso a regeneração feita a partir de hepatócitos adultos vizinhos aos que morreram não seja suficiente, as células hepáticas progenitoras são ativadas e surgem células de dúctulos biliares menores do que os hepatócitos originais que formam cordões sem luz própria. Tais células são identificadas por expressarem marcadores tanto de hepatócitos (CK 8 e 18) como do epitélio biliar (CK 7, 8, 18 e 19). Em síntese, nas formas graves de hepatite aguda encontram-se necrose extensa, reação ductular, colestase, infiltrado inflamatório mononuclear e colapso do arcabouço reticular; após alguns dias, surge regeneração hepatocitária a partir de hepatócitos adultos vizinhos e/ou de células progenitoras hepáticas.

Apesar das semelhanças morfológicas nas diferentes hepatites virais agudas, alguns padrões histológicos ajudam no diagnóstico diferencial: (1) VHA – grande número de plasmócitos no infiltrado portal; (2) VHB – tumefação e retração de hepatócitos são mais exuberantes do que a resposta inflamatória. Linfócitos e macrófagos ficam em contato íntimo com hepatócitos ou são vistos dentro destes. Como as lesões agudas pelo VHB são de natureza imunitária (linfócitos T CD8+, citotóxicos), imunofenotipagem mostra linfócitos T ativos contra AgHBc e, às vezes, AgHBs. Linfócitos B com IgM podem ser vistos. Como a hepatite B é expressão de eliminação do VHB, AgHBs e AgHBe não são detectados em tecidos. No entanto, em 25% dos casos de mutação "silenciosa" do VHB, além dos achados comuns de hepatite aguda a imuno-histoquímica é positiva para AgHBs e AgHBc; (3) VHC – intenso infiltrado mononuclear, portal e lobular, muitas vezes com agregados linfoides. São frequentes esteatose e lesões no epitélio ductal, com hiperplasia, vacuolização citoplasmática e permeação por linfócitos e plasmócitos; (4) VHD – hepatite D tem maior risco de evoluir para a forma fulminante. Na região Amazônica, há formas graves em que o achado morfológico peculiar é esteatose microvesicular e células em "mórula" ou "em aranha". Tal forma de hepatite, conhecida como *febre negra de Labrea*, acomete mais crianças e tem alta letalidade. AgHD pode ser demonstrado no núcleo de hepatócitos; (5) VHE – colestase intracanalicular e hepatocitária, com estruturas semelhantes a ductos biliares, além de leucócitos mono e polimorfonucleares intraboluares e periportais.

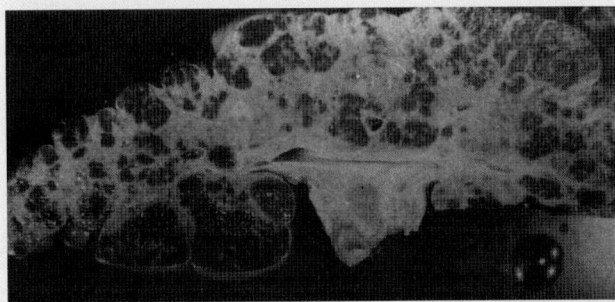

Figura 23.40 Necrose hepática submaciça na hepatite aguda. As áreas brancacentas correspondem a colapso provocado por necrose da maior parte do parênquima. Observam-se escassas áreas nodulares de regeneração. Este quadro não deve ser confundido com cirrose.

23

Hepatite crônica

A persistência de inflamação (hepatite) associada a níveis séricos elevados de aminotransferases por mais de 6 meses constitui uma *hepatite crônica* (HC). Nas HC virais, persistem também por mais de 6 meses os marcadores séricos indicativos de replicação viral. Hepatites crônicas podem ser causadas por vírus das hepatites B, C e delta, havendo evidências recentes de que a hepatite E possa cronificar em pacientes imunossuprimidos. Autoimunidade, uso de fármacos e doenças metabólicas (p. ex., doença de Wilson) mostram lesões que também preenchem os critérios de HC, restando ainda alguns casos em que a causa não é identificada.

Como nem sempre é possível informação precisa sobre o início da doença, que muitas vezes é oligo ou mesmo assintomática, o parâmetro básico para o diagnóstico de uma hepatite crônica é o anatomopatológico. O emprego de técnicas não invasivas para estimar a "rigidez" do fígado, mediante elastografia isolada ou acoplada à ultrassonografia, contribui para estabelecer o estadiamento, complementa o estudo anatomopatológico e auxilia no monitoramento da resposta terapêutica. O também auspicioso avanço no conhecimento dos mecanismos moleculares das hepatites permite hoje classificação centrada na etiologia do processo, enquanto a integração morfológico-molecular traz informações valiosas sobre a história natural e a eficácia do tratamento.

Clinicamente, hepatite crônica pode ser sintomática ou não. Na forma sintomática, os pacientes apresentam cansaço, redução do apetite e, às vezes, icterícia. Cerca de um terço dos pacientes com hepatite crônica pelo VHC desenvolvem crioglobulinemia. Laboratorialmente, há redução na atividade de protrombina e elevação de aminotransferases.

Aspectos morfológicos

Hepatite crônica caracteriza-se por acometimento difuso do fígado por infiltrado inflamatório portal de mononucleares, predominantemente linfocitário; quando presentes, polimorfonucleares são escassos. O infiltrado fica restrito ao interstício portal ou permeia o epitélio biliar. O melhor indicador de atividade da doença e da possível progressão é a *hepatite de interface*, representada por apoptose de hepatócitos da placa limitante lobular mediada por linfócitos T CD8+. A expressão *necrose em saca-bocados*, tradicionalmente consagrada, não reflete o padrão de morte celular hoje bem caracterizado. Lesões parenquimatosas são menos evidentes do que em hepatites agudas. Encontram-se ainda tumefação e retração acidófila/apoptose de hepatócitos e necrose focal, sendo bem menos comum necrose confluente. Siderose hepatocitária ou nas células de Kupffer é comum, mas colestase é pouco comum. Os hepatócitos sobreviventes mostram regeneração, sob a forma de trabéculas espessas. Achado importante é neoformação conjuntiva, que acontece sobretudo nos espaços portais, mas pode formar septos fibrosos entre espaços portais adjacentes ou entre estes e o interior dos lóbulos (fibrose em ponte).

A classificação histopatológica das hepatites crônicas surgiu da necessidade de se fornecerem informações objetivas, reprodutíveis e com correlação com os aspectos clínicos e terapêuticos. Para isso, em biópsias o patologista deve descrever: (1) aspectos ligados ao estadiamento, ou seja, a extensão da lesão (quanto da arquitetura lobular foi comprometido); (2) alterações necroinfla-

matórias, indicando a graduação da atividade das lesões, que devem ser especificadas em portais, periportais e parenquimatosas (lobulares). Apesar da grande variação entre os atuais sistemas de escores, a graduação dessas variáveis é padronizada de 0 a 4, tanto para o estadiamento como para a avaliação da atividade necroinflamatória (Quadro 23.6). Exemplos dessa semiquantificação são apresentados nas Figuras 23.41 e 23.42.

Quadro 23.6 Critérios de semiquantificação dos achados histopatológicos nas hepatites crônicas

Alterações estruturais

0	Arquitetura lobular normal
1	Expansão fibrosa de espaços portais
2	Expansão fibrosa portal com septos porta-porta
3	Preservação parcial da arquitetura lobular, com septos porta-porta e porta-centro, podendo ser vistos esboços de nódulos
4	Cirrose, plenamente identificada à biópsia ou predomínio de áreas nodulares em relação a lóbulos remanescentes

Infiltrado inflamatório portal/septal

Semiquantificação de 0 a 4, independentemente da formação de folículos linfoides

0	Raros linfócitos portais
1	Aumento discreto do número de linfócitos portais
2	Aumento moderado do número de linfócitos portais
3	Aumento acentuado do número de linfócitos portais
4	Aumento muito acentuado do número de linfócitos portais

Atividade periportal/perisseptal

0	Ausência de lesões na interface espaço-portal/parênquima
1	Extravasamento de linfócitos para a interface (*spill-over*), não caracterizando necrose em saca-bocados
2	Hepatite de interface discreta (pequenas áreas em poucos espaços portais)
3	Hepatite de interface moderada (extensas áreas em poucos espaços portais ou pequenos focos em muitos espaços portais)
4	Hepatite de interface em extensas áreas de muitos espaços portais

Atividade parenquimatosa

0	Hepatócitos normais, isomórficos
1	Alterações discretas de hepatócitos, incluindo tumefação ou retração acidófila, eventualmente acompanhada de infiltrado linfo-histiocitário, e raros focos de necrose
2	Necrose focal de hepatócitos circundada por agregados linfo-histiocitários em numerosos sítios
3	Necrose focal de hepatócitos circundada por agregados linfo-histiocitários em muitos sítios, associada a áreas limitadas de necrose confluente
4	Necrose focal de hepatócitos circundada por agregados linfo-histiocitários em numerosos sítios, associada a necrose confluente extensa/múltipla

23

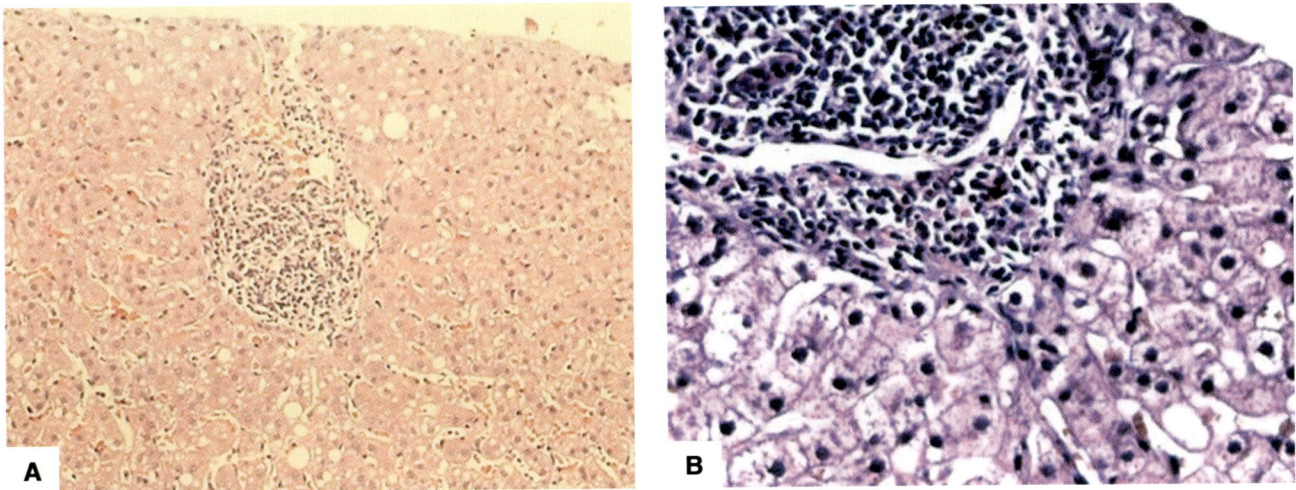

Figura 23.41 A. Hepatite crônica associada ao vírus da hepatite C. Espaço portal pouco aumentado, mas sem septos (alterações estruturais: 1); o infiltrado mononuclear é moderado (infiltrado portal: 2), respeitando a interface (atividade periportal: 0). **B.** Detalhe para mostrar que o infiltrado inflamatório fica limitado ao espaço periportal (não há atividade de interface; a placa limitante de hepatócitos está preservada).

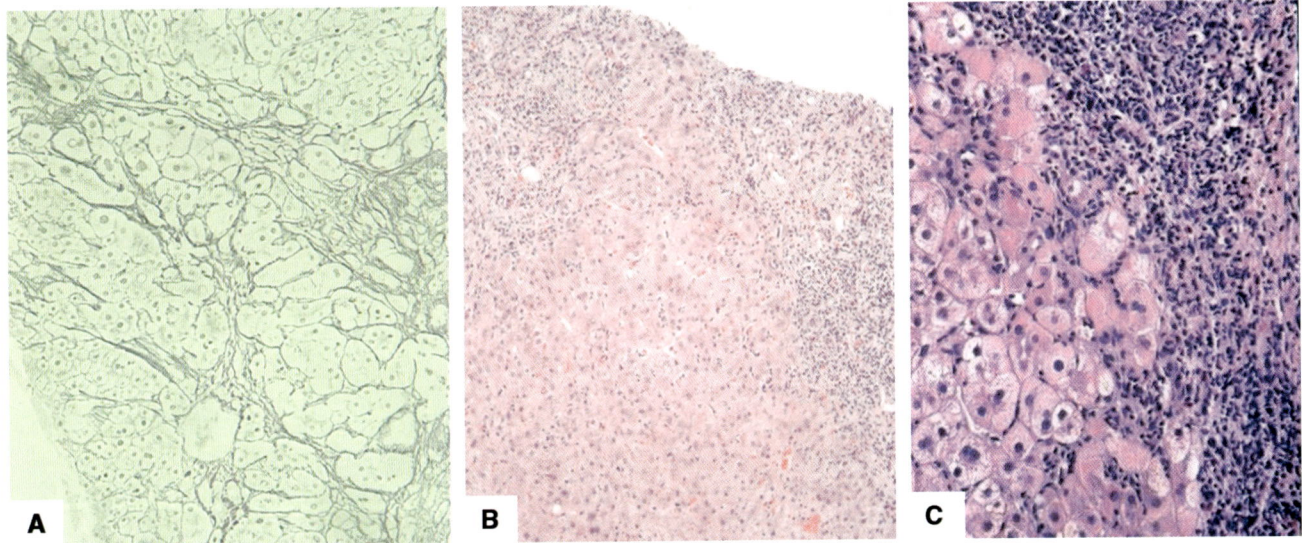

Figura 23.42 Hepatite crônica. **A.** Coloração para fibras reticulares, mostrando cirrose (alterações estruturais: 4). **B.** Intensa atividade de interface (atividade periportal: 4). **C.** Atividade de interface caracterizada por linfócitos destruindo a placa limitante de hepatócitos.

As hepatites crônicas mais frequentes são a causada pelo VHC, que acomete cerca de 1,5 a 2,0% da população brasileira adulta, e a provocada pelo VHB, com incidência menor após o início da vacinação anti-VHB, mas ainda longe de erradicação. Outras formas de hepatite crônica são as hepatites autoimune e a induzida por drogas/medicamentos.

Hepatite crônica C

Estudos longitudinais mostram índices variados de cronificação da infecção pelo VHC, podendo atingir 50 a 80% nos casos pós-transfusionais em homens com mais de 40 anos. A maioria dos casos de infecção pelo VHC é diagnosticada em portadores assintomáticos, como em exame de *check-up* ou em triagem para doação de sangue. A evolução da infecção pelo vírus da hepatite C está indicada na Figura 23.43.

Além dos aspectos histológicos comuns das hepatites crônicas em geral, a hepatite crônica C muitas vezes exibe infiltrado portal linfocitário mais exuberante, podendo formar folículos linfoides com centros germinativos evidentes; às vezes, o infiltrado inflamatório agride o epitélio dos ductos biliares portais. No parênquima, além de apoptose e necrose focal de hepatócitos, é comum o encontro de linfócitos isolados ou em cordões perissinusoidais. Pequenos agregados macrofágicos também podem ser vistos. Esteatose macrogoticular é achado frequente, correspondendo provavelmente ao efeito citopático, especialmente na infecção pelo VHC do genótipo 3. Esteatose em hepatite crônica não deve ser confundida com esteato-hepatite, cuja caracterização será feita adiante. Na infecção pelo VHC, o encontro de lesões histológicas de esteato-hepatite exige a procura de outros agentes etiológicos, especialmente a associação com hepatite alcoólica ou, cada vez mais, com a doença hepática gordurosa associada a distúrbios metabólicos (ver adiante).

23

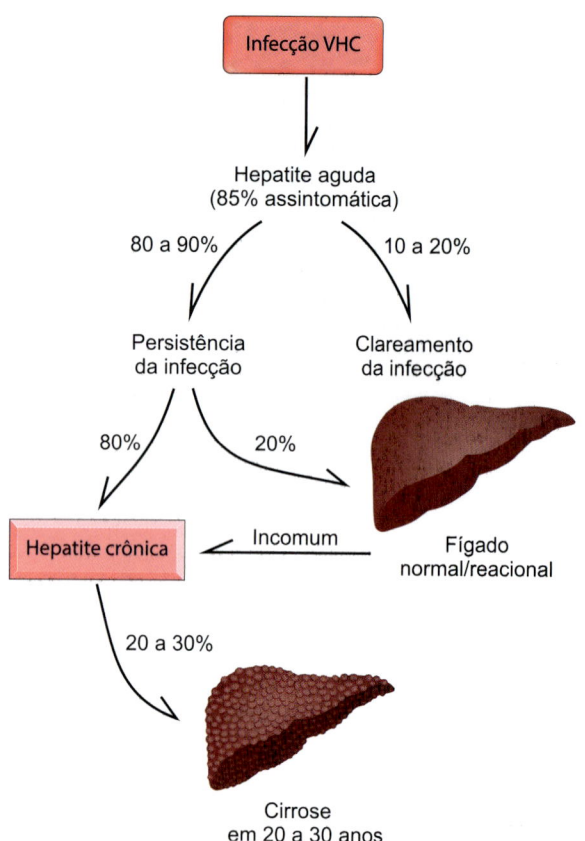

Figura 23.43 História natural da progressão da infecção pelo vírus da hepatite C.

O melhor conhecimento sobre a patogênese da hepatite C permitiu redefinir estratégias terapêuticas. Testemunhamos, na última década, o desenvolvimento de tratamento por via oral com inibidores de proteínas virais, especialmente anti-proteases NS3 e NS4 e anti-polimerase NS5, que leva ao desaparecimento do vírus em mais de 90% dos pacientes em variadas condições clínicas, inclusive com importantes comorbidades. Quando as estratégias de diagnóstico de pessoas infectadas pelo VHC forem mais abrangentes na população, será possível até a erradicação da doença.

Hepatite crônica B

A história natural da infecção pelo VHB é muito variável, dependendo do tipo do vírus e da carga viral, mas principalmente do estado imunitário do indivíduo infectado. Neonatos com infecção vertical ou infecção perinatal sofrem cronificação em mais de 90% dos casos; em crianças infectadas entre 1 e 5 anos, o índice de cronificação é de 20 a 30%, enquanto os infectados na vida adulta tal índice é inferior a 5%. Vacinação em massa ou, pelo menos, de gestantes é medida eficaz no sentido de reduzir esse risco. O portador do VHB pode apresentar larga gama de alterações morfológicas no fígado, desde lesões discretas até quadros graves de hepatite crônica, cirrose e carcinoma hepatocelular. O portador crônico verdadeiramente "são" do VHB é o caracterizado por fígado morfologicamente normal, no máximo com alterações inflamatórias discretas de padrão reacional, sendo tais pacientes habitualmente assintomáticos e com mínimas ou nenhuma alteração dos níveis séricos de aminotransferases. Os demais casos são considerados pacientes com hepatite crônica, cujo prognóstico depende sobretudo do estado de replicação viral, do perfil imunitário, da resposta à terapia antiviral e de eventual associação com outras agressões ao fígado. A evolução da infecção pelo VHB está indicada na Figura 23.44. Mesmo hoje, em que as inovações terapêuticas são altamente promissoras, o tratamento anti-VHB, habitualmente de longa duração, é capaz apenas de suprimir a replicação viral, mas não de erradicar o vírus.

Histologicamente, alguns achados sugerem a presença do VHB: hepatócitos com aspecto em *vidro fosco* correlaciona-se com acúmulo de AgHBs no citoplasma (Figura 23.45). A imuno-histoquímica detecta o AgHBs em 80 a 90% das infecções crônicas pelo VHB (Figura 23.46 A). Outro antígeno de grande importância no monitoramento terapêutico é o AgHBc, marcador imuno-histoquímico de replicação viral (Figura 23.46 B). Imunodetecção de AgHBx, oncoproteína viral expressa principalmente em condições de integração do genoma do VHB ao de hepatócitos, parece relacionada com maior risco de carcinoma hepatocelular.

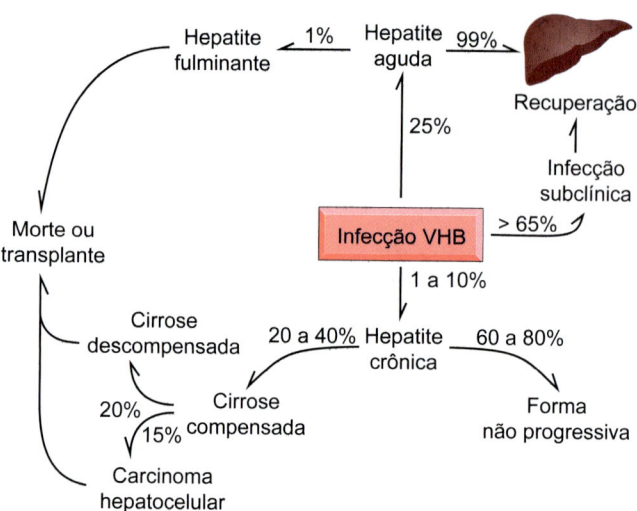

Figura 23.44 História natural da progressão da infecção pelo vírus da hepatite B.

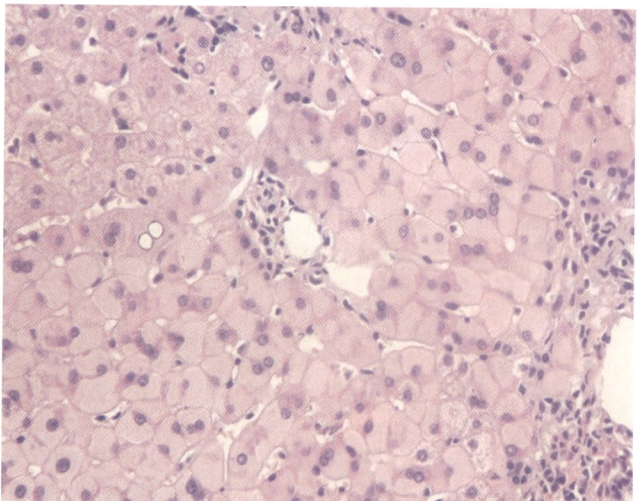

Figura 23.45 Hepatite B. Hepatócitos com citoplasma em "vidro fosco".

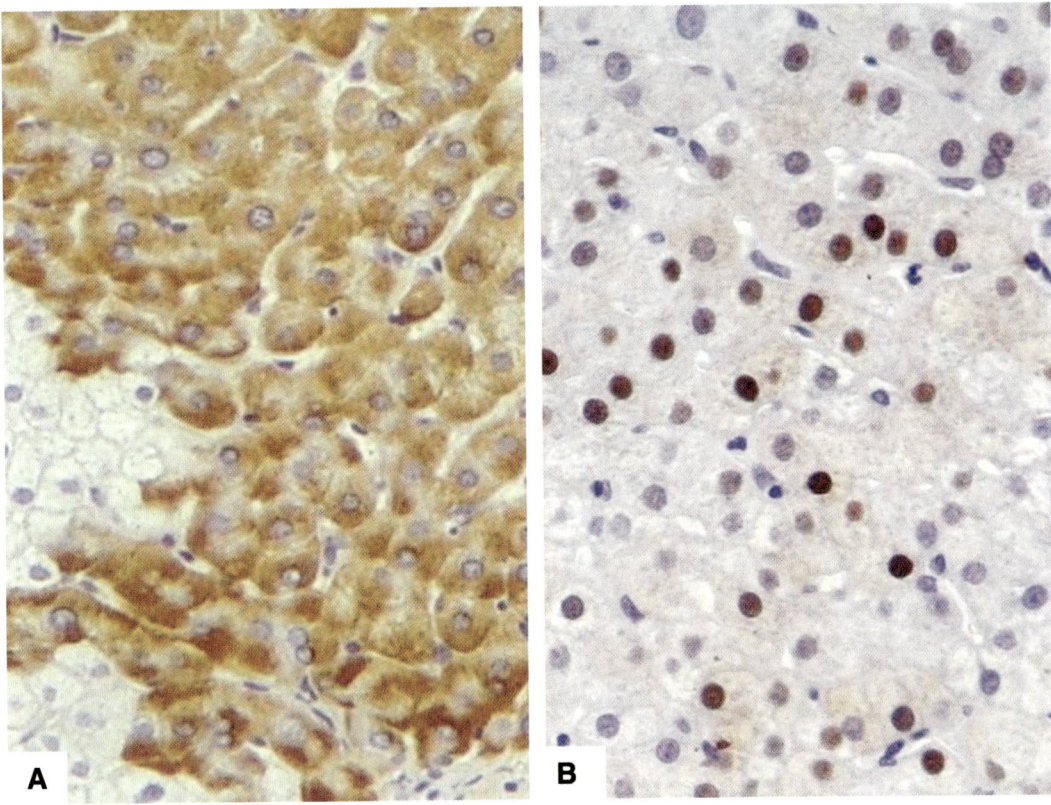

Figura 23.46 Achados imuno-histoquímicos na hepatite B. **A.** AgHBs no citoplasma de hepatócitos, indicando infecção. **B.** Positividade nuclear para AgHBc, sinal de replicação viral.

Hepatite autoimune

Hepatite autoimune (HAI), doença hepática pouco comum que acomete predominantemente mulheres, caracteriza-se por inflamação intensa do fígado acompanhada de fibrose progressiva, hipergamaglobulinemia e autoanticorpos circulantes. Clinicamente, a doença pode ser assintomática ou ter manifestações variadas. Alguns pacientes apresentam hepatite aguda, em alguns casos fulminante; outras vezes, a doença é diagnosticada já na fase de cirrose. Não há achados específicos da doença, baseando-se o seu diagnóstico na combinação de aspectos clínicos, laboratoriais e histológicos e na exclusão de outras causas de lesão hepática. O diagnóstico pode ser "provável" ou "definido", de acordo com critérios propostos pelo Grupo Internacional de Hepatite Autoimune (Quadro 23.7). No Hospital das Clínicas da Faculdade de Medicina da USP, apenas 10% das hepatites crônicas em adultos apresentam características de HAI, contrastando com 18% de infecções pelo VHB e 72% de casos associados à infecção pelo VHC.

Hepatite autoimune pode ser de dois tipos: (1) *HAI do tipo I*, a mais comum e responsável por 80% da doença em adultos e grande parte dos casos em crianças. A doença caracteriza-se por: (a) *anticorpos antimúsculo liso* (Figura 23.47) e/ou *anticorpos antinúcleo*; (b) acometimento sobretudo de mulheres (> 70%) com até 40 anos de idade; (c) associação frequente com tireoidite, doença de Graves e colite ulcerativa; (d) elevação acentuada de gamaglobulinas. Apesar de a resposta à terapia imunossupressora ser em geral muito boa, quase 50% dos casos evoluem para cirrose; (2) *HAI do tipo II*, com as seguintes características: (a) anticorpos antimicrossomos de fígado

e rim do tipo 1 (anti-LKM1); (b) acometimento preferencial de crianças, de 2 a 14 anos de idade (4 a 20% das HAI em adultos são do tipo II); (c) associação com tireoidite, vitiligo e diabetes melito do tipo I; (d) elevação discreta de gamaglobulinas; (e) apresentação clínica inicial como doença aguda, muitas vezes como hepatite fulminante; (f) menor resposta à imunossupressão; (g) alto índice de evolução para cirrose (> 80%).

Quadro 23.7 Escore simplificado para diagnóstico de hepatite autoimune (2008)

Parâmetros	Resultados	Escore
ANA ou SMA	1/40	+1
ANA ou SMA	1/80	+2
Anti-LKM1	≥ 1/40	+2
Anti-SLA	Positivo	+2
IgG	Acima de 1 × VN	+1
	> 1,1 × VN	+2
Aspecto histológico	Compatível	+1
	Típico	+2
Vírus	Negativos	+2
Diagnóstico definitivo		≥ 7
Diagnóstico provável		6

ANA: anticorpo antinúcleo; SMA: anticorpo antiactina de músculo liso; LKM1: anticorpo antimicrossomos de fígado e rim; SLA: antígeno hepático solúvel; VN: valor normal.

23

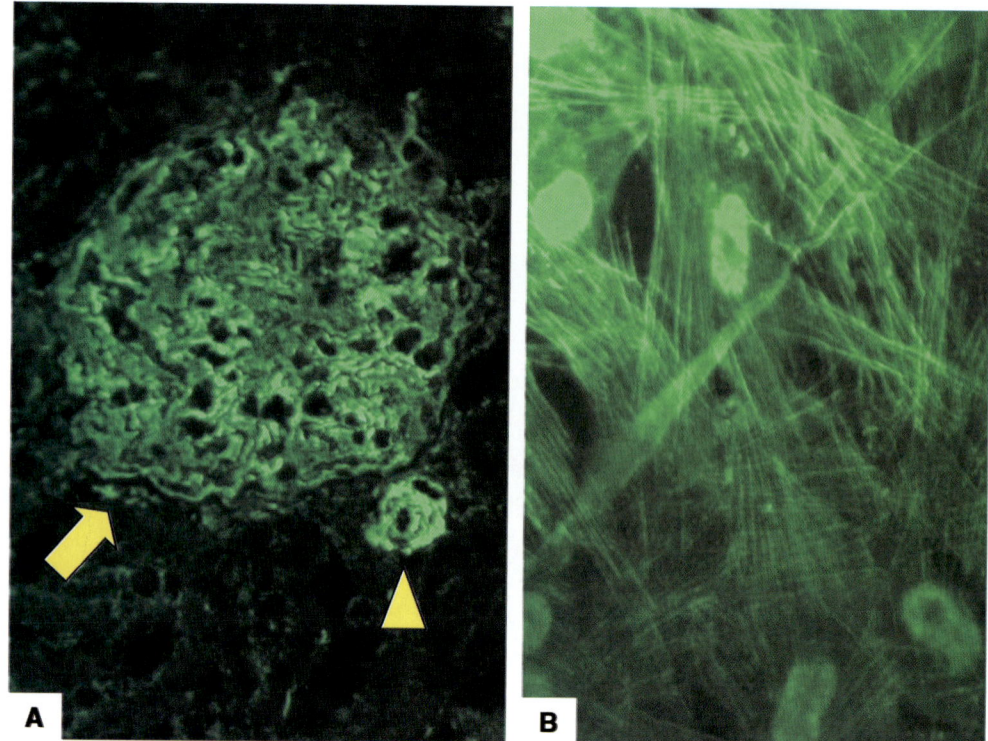

Figura 23.47 Imunofluorescência indireta para autoanticorpos da hepatite autoimune do tipo I. **A.** Antimúsculo liso. A reação em rim de rato tem padrão de marcação glomerular (*seta*) e vascular (*cabeça de seta*), além de tubular. **B.** Antiactina, que tem padrão filamentoso característico em cultura de fibroblastos humanos. (Cortesia do Prof. Dr. Eduardo Cançado, São Paulo-SP.)

Aspectos morfológicos

Histologicamente, a doença apresenta-se como hepatite crônica com grande atividade; em geral, há intensa inflamação portal e lesão da placa limitante de hepáticos – hepatite de interface (Figura 23.48). Há também marcada atividade necroinflamatória lobular, com áreas de necrose confluente ou pan-acinar, resultando em regeneração em forma de rosetas hepatocitárias. Antes de iniciado o tratamento com imunossupressores, metade dos casos apresenta grande número de plasmócitos no infiltrado inflamatório. Na maioria dos casos, formam-se septos fibrosos. Em muitos pacientes, existe cirrose no momento da apresentação clínica inicial.

No passado, muitos casos de hepatite autoimune evoluíam com descompensação clínica e óbito. A introdução de terapia imunossupressora com glicocorticoides isolados ou em associação com azatioprina trouxe grande benefício quanto à sobrevida, apesar dos seus efeitos colaterais. Com tratamento por longo prazo e redução da resposta inflamatória, muitas vezes ocorre também regressão da fibrose hepática.

▪ Doença hepática gordurosa. Esteato-hepatite

Doença hepática gordurosa, que pode ser alcoólica ou não alcoólica, corresponde a lesões que se iniciam com esteatose, passam por esteato-hepatite e evoluem com fibrose, podendo chegar a cirrose. Alcoolismo é a sua principal causa, sendo hoje reconhecido como um dos mais graves e comuns problemas de saúde pública em todo o mundo. Ao lado disso, nos últimos anos, vem ocorrendo aumento notável na incidência de esteato-hepatite não alcoólica no mundo ocidental, associada particularmente a transtornos metabólicos, sobretudo obesidade e diabetes melito. Além dessas, muito menos frequentemente causas tóxico-medicamentosas também se associam a esteatose/esteato-hepatite. Devido às discrepâncias entre manifestações clínicas, alterações bioquímicas e grau de lesão histológica, o diagnóstico definitivo e o monitoramento das esteato-hepatites são feitos por biópsia hepática.

Doença hepática alcoólica

O consumo excessivo de álcool (etanol) tem efeitos deletérios muito bem conhecidos, em muitos órgãos, sendo o fígado o principal alvo (ver Capítulo 3). Esteato-hepatite alcoólica ou hepatite alcoólica é a lesão mais típica da doença hepática alcoólica (DHA). Às vezes, a doença é chamada hepatite aguda alcoólica, designação de inspiração puramente clínica, já que o quadro inclui febre, tremores, colestase, leucocitose e outras manifestações de doenças agudas. Muitas dessas manifestações, no entanto, têm por base alterações anatomopatológicas já em curso há muito tempo. Pancreatite crônica alcoólica também pode provocar alterações portais, fenômenos reacionais e até mesmo colestase, causando o quadro histológico inespecífico conhecido como *fígado pancreático*.

No fígado, a lesão inicial é esteatose. A continuidade da ingestão de álcool pode causar lesões progressivas que incluem esteato-hepatite, cirrose e carcinoma hepatocelular. A taxa de evolução para cirrose a partir de esteato-hepatite é de 10 a 20% ao ano; ao longo da vida, 70% dos pacientes com esteato-hepatite desenvolvem cirrose. Em estudo de necrópsias feito pelos autores do capítulo em indivíduos alcoolistas crônicos, esteatose, esteato-hepatite e cirrose foram encontrados em, respectivamente, 48,4%, 10,6%

23

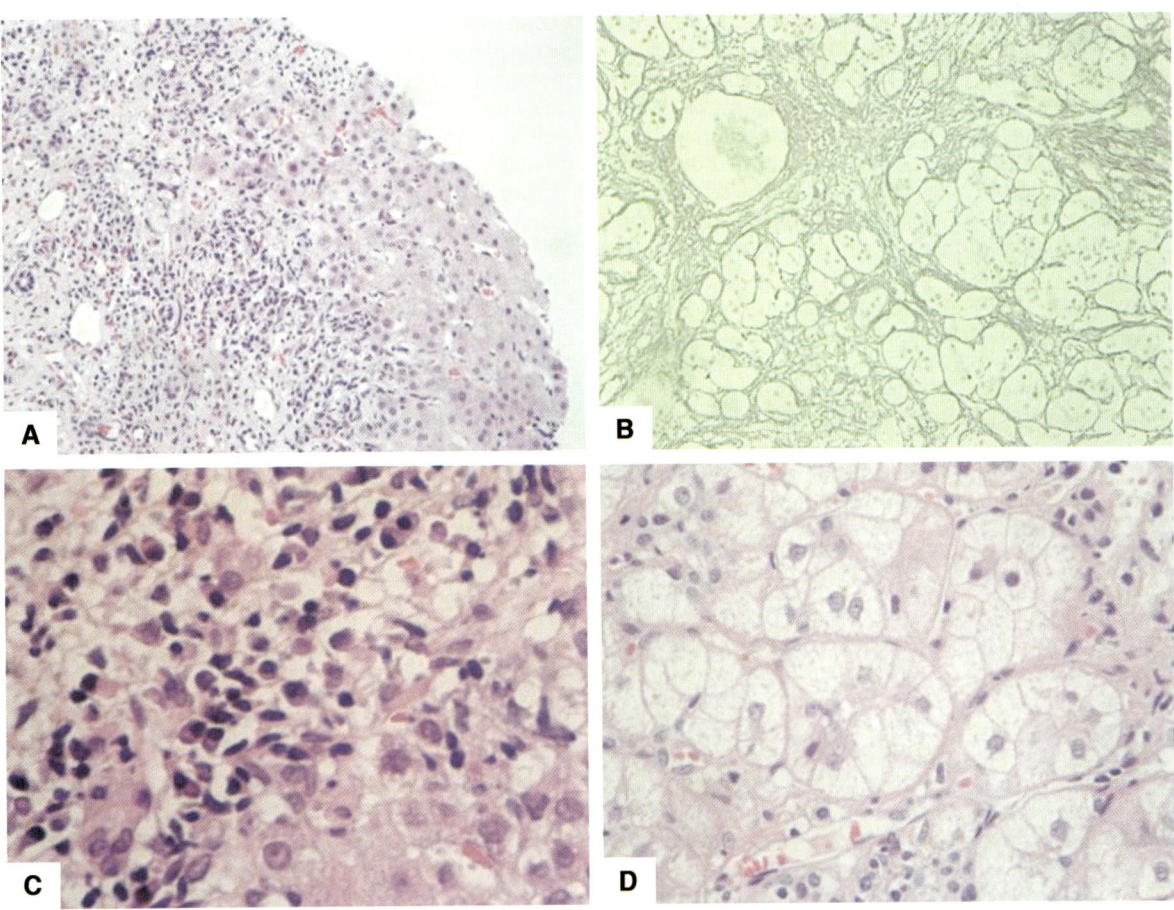

Figura 23.48 Hepatite autoimune. **A.** Intensa inflamação portal com atividade de interface. **B.** Atividade lobular acentuada, com áreas de necrose confluente, evidenciadas pelo colapso da trama reticulínica. **C.** Grande número de plasmócitos no infiltrado portal. **D.** Rosetas hepatocitárias, representadas por grupos de hepatócitos balonizados, alguns com pequenos espaços luminais no centro.

e 5,3% dos casos. Há também associação entre alcoolismo e infecção pelo vírus da hepatite B, pois a positividade de AgHBs em alcoolistas (10%) é muito superior à da população em geral (1,1% em doadores de sangue).

Aspectos epidemiológicos. A associação entre cirrose hepática e álcool é reconhecida desde o século 18, quando foi descrita por Matthew Baillie. Estudos epidemiológicos subsequentes em vários países, como EUA, Canadá, França e Suécia, demonstraram relação direta entre mortalidade por cirrose e grau de consumo de álcool. A relação é inversa com o preço das bebidas alcoólicas, fazendo supor que no Brasil os números sejam alarmantes, uma vez que a produção de destilados *per capita* é das maiores do mundo, e o preço dos mesmos, sobretudo da cachaça, muito baixo. Nos períodos de baixo consumo, como durante as grandes guerras na Europa e a lei seca nos EUA, houve queda expressiva na taxa de mortalidade por cirrose.

As doenças causadas pelo álcool estão entre as mais importantes no mundo, devendo-se levar em conta que o álcool pode causar lesões nos mais variados órgãos e sistemas (ver também Capítulos 3 e 26). No Brasil, em 2015 as doenças hepáticas associadas ao etilismo, muito mais prevalentes em homens do que em mulheres, foram responsáveis por 15,7 mortes/100.000 habitantes. Cirrose ocorre em aproximadamente 10 a 15% dos alcoolistas crônicos. Na gênese das doenças alcoólicas em geral e especialmente na do fígado, influem vários fatores, dos quais a dose é o mais importante; doses de 60 a 80 g/dia podem levar a graves lesões hepáticas. O risco de doença hepática é também proporcional à duração do alcoolismo, sendo ingestão regular fator agravante. Embriaguez não está relacionada necessariamente com o desenvolvimento de lesão hepática, uma vez que a ingestão alcoólica diária pode ser distribuída ao longo do dia, sem que as concentrações sanguíneas atinjam níveis de embriaguez. Dentro dos conhecimentos atuais, o tipo de bebida não influi, sendo o fator mais importante a quantidade de álcool puro que se ingere.

Aspectos genéticos. Experimentos com gêmeos e filhos de alcoólatras que saíram do ambiente familiar e foram adotados por outras famílias demonstram, fora de qualquer dúvida, que o alcoolismo na espécie humana tem caráter genético. Polimorfismos em diversos locos dos genes que codificam as enzimas do metabolismo do álcool podem, pelo menos em parte, explicar a heterogeneidade das lesões hepáticas em pessoas que consomem álcool. No entanto, apesar de alguns estudos mostrarem resultados promissores (heterozigosidade do alelo c2 da CYP2E1 pode ser fator de risco de DHA na Itália), os resultados de algumas coortes relacionando variações dessas enzimas com desenvolvimento de DHA não são consistentes.

Nutrição e alcoolismo. O papel da desnutrição na iniciação ou no agravamento da doença hepática alcoólica merece atenção dos pontos de vista patogenético e terapêutico. Em alcoólatras, desnutrição por dieta pobre é bem conhecida, embora desnutrição secundária ocorra também em bebedores com dieta adequada. Em ratos, o álcool não produz lesão hepática, a

23

não ser quando se administram, concomitantemente, dietas deficientes em certos nutrientes, particularmente colina. De outro lado, em macacos babuínos foram produzidas lesões semelhantes às encontradas na espécie humana por administração de dieta inteiramente normal. Deve-se considerar, no mínimo, que o metabolismo do álcool aumenta as necessidades de nutrientes, como colina e ácido fólico, e que deficiências nutricionais em alcoólatras podem acentuar os efeitos do álcool, para cujo metabolismo são necessárias proteínas e enzimas. De outra parte, o modelo do executivo que ingere quantidades elevadas de álcool ao longo do dia demonstra que o álcool pode causar lesão hepática grave e progressiva em indivíduos que se alimentam regularmente e muito bem. Tudo indica que, acima de determinado nível de ingestão alcoólica diária, não é possível qualquer proteção por fatores dietéticos. Desnutrição secundária à ingestão alcoólica pode dever-se a vários fatores, inclusive má absorção por disfunção de enterócitos, queda na secreção de proteínas pelos hepatócitos e menor metabolismo hepático de vitaminas.

Patogênese

O álcool é rapidamente absorvido no trato gastrointestinal e distribuído aos tecidos. Como menos de 10% são eliminados pelos pulmões e pelos rins, todo o restante é oxidado predominantemente no fígado, o que explica em parte por que este órgão é tão afetado. Três são as vias de metabolismo do álcool no fígado (ver Figura 3.5), todas elas convergindo para a formação de acetaldeído: (1) via da álcool desidrogenase (ADH), que ocorre no citosol, em que um hidrogênio do etanol é transferido para o cofator nicotinamida adenina dinucleotídeo (NAD), convertendo-o em NADH – forma reduzida; (2) sistema microssomal de oxidação no retículo endoplasmático, por meio de citocromo P-450, que envolve principalmente o citocromo P-450 2E1 (CYP2E1). Aumento de atividade da CYP2E1 pode ser induzido por maior consumo do álcool, o que explica a tolerância que se desenvolve em alcoolistas crônicos. Também estão envolvidas CYP1A1, CYP3A e CYP4A; (3) via da catalase, que se dá nos peroxissomos, menos importante e responsável por cerca de 10% do metabolismo do álcool. Em alcoolistas, há aumento do metabolismo do álcool nos peroxissomos. Nas mitocôndrias, o acetaldeído é convertido em ácido acético pela enzima aldeído desidrogenase (ALDH).

As lesões hepatocitárias induzidas pelo etanol resultam de vários mecanismos: (a) o acetaldeído gerado no metabolismo do etanol é tóxico para as células; (b) NAD é necessário para a oxidação de ácidos graxos e para a conversão de lactato em piruvato; na sua deficiência, acumulam-se ácidos graxos e aumenta a concentração de ácido lático, provocando acidose; (c) excesso de acetil CoA favorece a síntese de ácidos graxos que, somados aos provenientes da circulação, originam triglicerídeos que se acumulam nas células; (d) a ação da enzima CYP2E1 sobre o etanol gera radicais livres de O_2, que causam peroxidação de membranas e agressão a organelas celulares; (e) lesão mitocondrial reduz a oxidação de ácidos graxos, favorecendo o acúmulo destes nas células; (f) o acúmulo de triglicerídeos é favorecido também porque o transporte de lipoproteínas está comprometido por ação do acetaldeído e de radicais livres sobre microtúbulos e microfilamentos; (g) a esteatose pode ser agravada por desnutrição, que muitas vezes acompanha o alcoolismo.

A evolução de esteatose para esteato-hepatite depende da agressão persistente mediada por acetaldeído e estresse oxidativo. Peroxidação lipídica aumenta a produção de outros radicais livres e, consequentemente, lesa membranas celulares. Espécies reativas de O_2 reagem com proteínas celulares e agridem membranas de organelas, estimulando a liberação de citocinas pró-inflamatórias, especialmente TNF. Além disso, o

etanol compromete o metabolismo hepático da metionina, causando diminuição de glutationa mitocondrial e, assim, afetando um importante mecanismo de defesa contra o estresse oxidativo. Como outro efeito importante, as mitocôndrias agredidas reduzem sua função (diminui a oxidação de ácidos graxos), criando um ciclo vicioso com mais lesão hepatocitária.

Outros mecanismos de lesão hepática associados ao álcool parecem dever-se a aumento na permeabilidade do intestino delgado a endotoxinas bacterianas, que acabam desencadeando eventos inflamatórios no fígado. Em alguns indivíduos, o sistema imunitário atua na perpetuação da lesão hepática mesmo após abstinência alcoólica. Alterações em proteínas hepatocitárias criam novos epítopos contra os quais surge reação imunitária; baixos títulos de autoanticorpos e células citotóxicas contra hepatócitos autólogos podem ser encontrados em alguns pacientes em todas as fases da hepatopatia alcoólica. A relação das lesões hepáticas com o padrão de ingestão alcoólica está indicada na Figura 23.49.

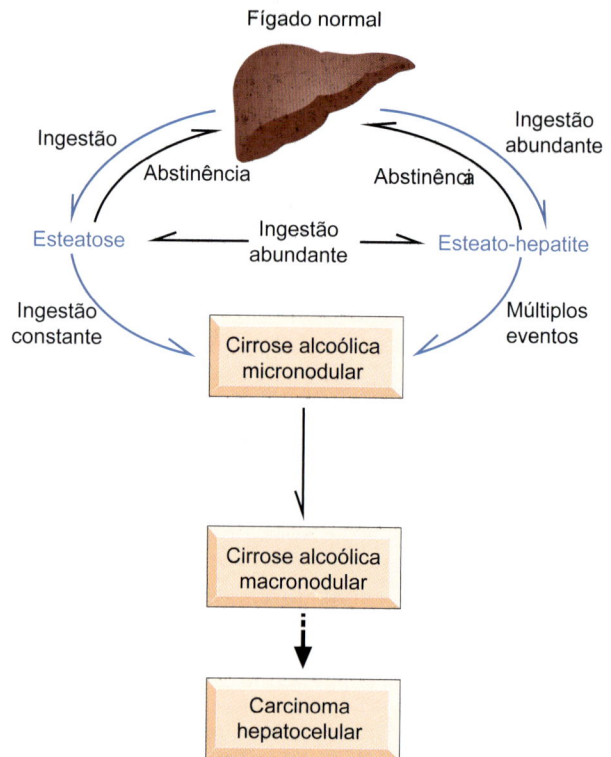

Figura 23.49 Lesões hepáticas provocadas pelo etanol, segundo o padrão de ingestão alcoólica.

Aspectos morfológicos

A doença hepática alcoólica compreende: esteatose, hepatite alcoólica e cirrose.

Esteatose hepática surge após ingestão discreta a moderada de álcool. Ao exame macroscópico, o fígado mostra-se grande, amolecido e amarelado. Cerca de 90% dos alcoolistas desenvolvem esteatose, que é reversível com abstinência (2 a 4 semanas). Cerca de 10 a 15% dos fígados com esteatose evoluem para cirrose. Microscopicamente, o quadro é bem típico: glóbulos de gordura no citoplasma de hepatócitos que deslocam os núcleos para a periferia celular, caracterizando a esteatose macrogoticular.

(continua)

Aspectos morfológicos (*continuação*)

Hepatite alcoólica (esteato-hepatite alcoólica), presente em 10 a 35% dos alcoolistas, é a lesão mais típica da doença hepática provocada pelo álcool. Além de esteatose, os principais achados histológicos são balonização e focos de necrose dos hepatócitos, hialino de Mallory-Denk, infiltrado inflamatório lobular rico em neutrófilos (especialmente ao redor dos hepatócitos com corpúsculos de Mallory-Denk, configurando a chamada satelitose) e fibrose perivenular e perissinusoidal. Ao contrário da esteatose, mesmo com abstinência os corpúsculos de Mallory-Denk persistem nos hepatócitos por muitos meses. Achado adicional é necrose hialina esclerosante, caracterizada por necrose extensa de hepatócitos perivenulares associada a fibrose perivenular (Figura 23.50), que se caracteriza por proliferação intimal e deposição de colágeno na parede da veia, com obstrução da luz, podendo levar a hipertensão portal mesmo na ausência de cirrose.

Cirrose (ver adiante), que evolui de forma lenta e insidiosa, é a forma mais avançada de doença hepática alcoólica. Inicialmente, o fígado encontra-se aumentado de volume e com aspecto esteatótico; ao longo dos anos, torna-se retraído, acastanhado e firme. Essa evolução transcorre mais rapidamente quando existe hepatite alcoólica. Cirrose micronodular é o padrão mais comumente visto em associação com o álcool, sendo caracterizada por nódulos regenerativos de tamanho relativamente uniforme, em torno de 3 mm de diâmetro. No entanto, a cirrose pode tornar-se macronodular, principalmente em pacientes que param de beber.

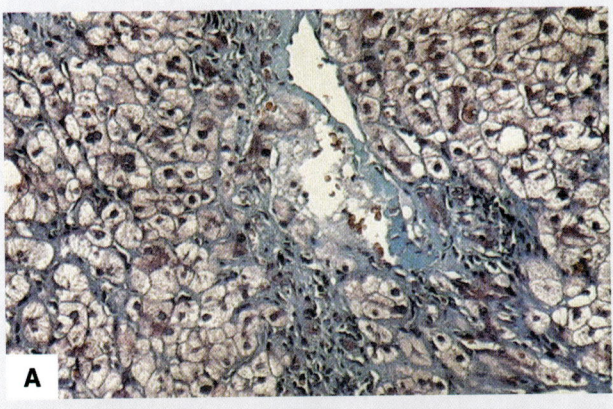
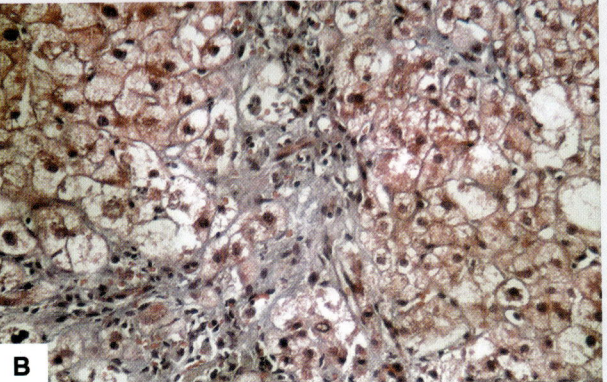

Figura 23.50 Hepatite alcoólica. Fibrose com obliteração parcial (**A**) e total (**B**) da região centrolobular.

Clinicamente, os pacientes com *esteatose* apresentam hepatomegalia e alterações discretas em enzimas hepáticas. Abstinência de álcool é seguida geralmente de reversão da lesão. Na *hepatite alcoólica*, as manifestações podem ser discretas ou até muito graves, inclusive insuficiência hepática. Na maioria das vezes, os pacientes apresentam anorexia, perda de peso, dor, desconforto abdominal e elevação das enzimas hepáticas; algumas vezes, surge colestase. Nessa fase, a retirada do álcool acompanha-se geralmente de resolução do quadro. Com a persistência da ingestão alcoólica, alguns pacientes evoluem, após tempo variado, para *cirrose*. Cirrose, no entanto, pode surgir também em poucos indivíduos que abandonam o alcoolismo. Mesmo com cirrose, muitos pacientes são assintomáticos, reforçando a importância da biópsia hepática no diagnóstico e no estadiamento da hepatopatia alcoólica.

Doença hepática gordurosa associada a distúrbios metabólicos

Doença hepática gordurosa não alcoólica, também conhecida como *Doença hepática gordurosa associada a distúrbios metabólicos* (DHGDM) (em inglês *Metabolic-associated fat liver disease* – MAFLD), é hoje causa muito importante de morbidade e mortalidade no mundo todo. Tal condição inclui *esteatose hepática* e *esteato-hepatite não alcoólica* (EHNA, em inglês *NASH: non-alcoholic steato-hepatitis*). A expressão foi introduzida em 1980 para descrever uma entidade cujos achados à biópsia hepática são em grande parte indistinguíveis dos vistos na hepatopatia alcoólica, embora em pacientes sem história de consumo de álcool. Um Consenso Internacional (Eslam M, et al., 2020) reconhece que a maioria desses casos ocorre em indivíduos com resistência à insulina ou obesidade ou que têm síndrome metabólica mas são magros. A importância desse novo conceito é o reconhecimento de causas prevalentes para tais distúrbios. Em vez de excluir pacientes que também apresentam graus variáveis de etilismo, a visão atual valoriza o fato de ambas as causas terem efeito lesivo somatório, sendo importante o combate a ambos os agressores. No plano sistêmico, tais condições associam-se também a obesidade central, hipertensão arterial e dislipidemia, além de estarem muito associadas a doenças cardiovasculares (ver também Capítulos 5 e 13). Além da forma mais comum associada à síndrome metabólica, EHNA/NASH pode ser encontrada também em várias outras condições, como *bypass* jejunoileal, ressecção extensa do intestino delgado, jejum prolongado, lipodistrofia ou uso de alguns medicamentos, como amiodarona, metotrexato, estrógenos sintéticos, corticosteroides e fármacos antirretrovirais.

A patogênese da DHGDM/MAFLD envolve a hipótese de múltiplos golpes. O *primeiro golpe* é o acúmulo de triglicerídeos em hepatócitos, em consequência de dieta excessiva, obesidade ou resistência à insulina. Nessas condições, há maior afluxo hepático de ácidos graxos, que se ligam ao glicerol para formar triglicerídeos. Excesso de triglicerídeos é tóxico para os hepatócitos. No *segundo golpe*, a lipotoxicidade e o estresse oxidativo gerados pelo excesso de triglicerídeos agridem mitocôndrias e induzem a liberação de citocinas pró-inflamatórias (TNF e IL-8). O *terceiro golpe* é representado por inibição da replicação de hepatócitos diferenciados e aumento da população de células progenitoras, que contribuem para a neoformação conjuntiva (fibrose/cirrose) e para o aparecimento do carcinoma hepatocelular (Figura 23.51).

23

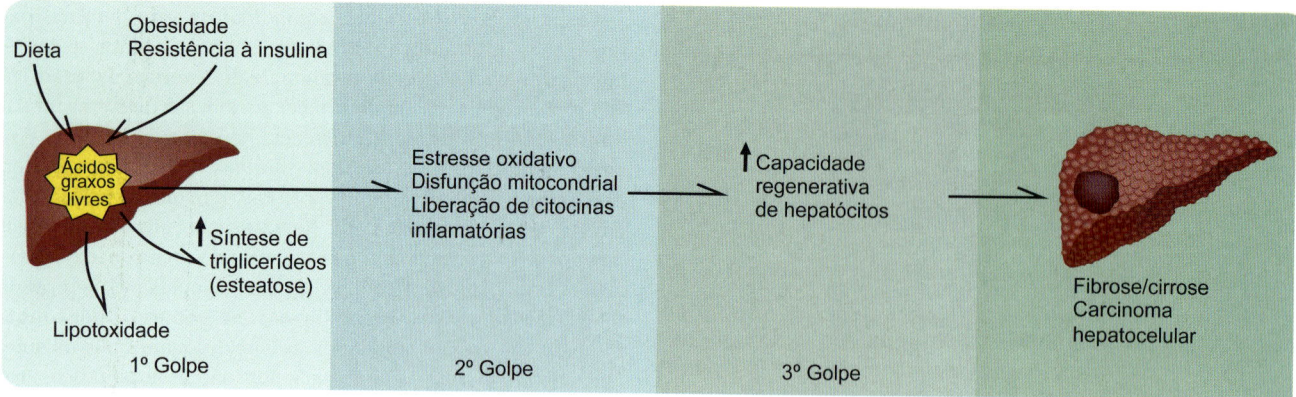

Figura 23.51 Patogênese da esteato-hepatite não alcoólica.

Aspectos morfológicos

As lesões ocorrem sobretudo nos lóbulos hepáticos, ao contrário de outras hepatites crônicas, que acometem preferencialmente os espaços portais. A lesão inicial é *esteatose*, sobretudo macrovesicular (Figura 23.52), que persiste por muito tempo. Em alguns pacientes e certo tempo depois, aparecem os sinais de *esteato-hepatite* (Figura 23.53), como balonização hepatocitária e infiltrado inflamatório no interior dos lóbulos, com neutrófilos, macrófagos e linfócitos. Na sequência, surge fibrose perissinusoidal que se inicia na zona 3 e é típica da doença. Na fase avançada, encontram-se os achados de cirrose. Outros achados são glicogenose nuclear e hialino de Mallory-Denk, estes menos numerosos do que na hepatite alcoólica. Esteatose isolada tem menor risco de evoluir para cirrose do que esteato-hepatite.

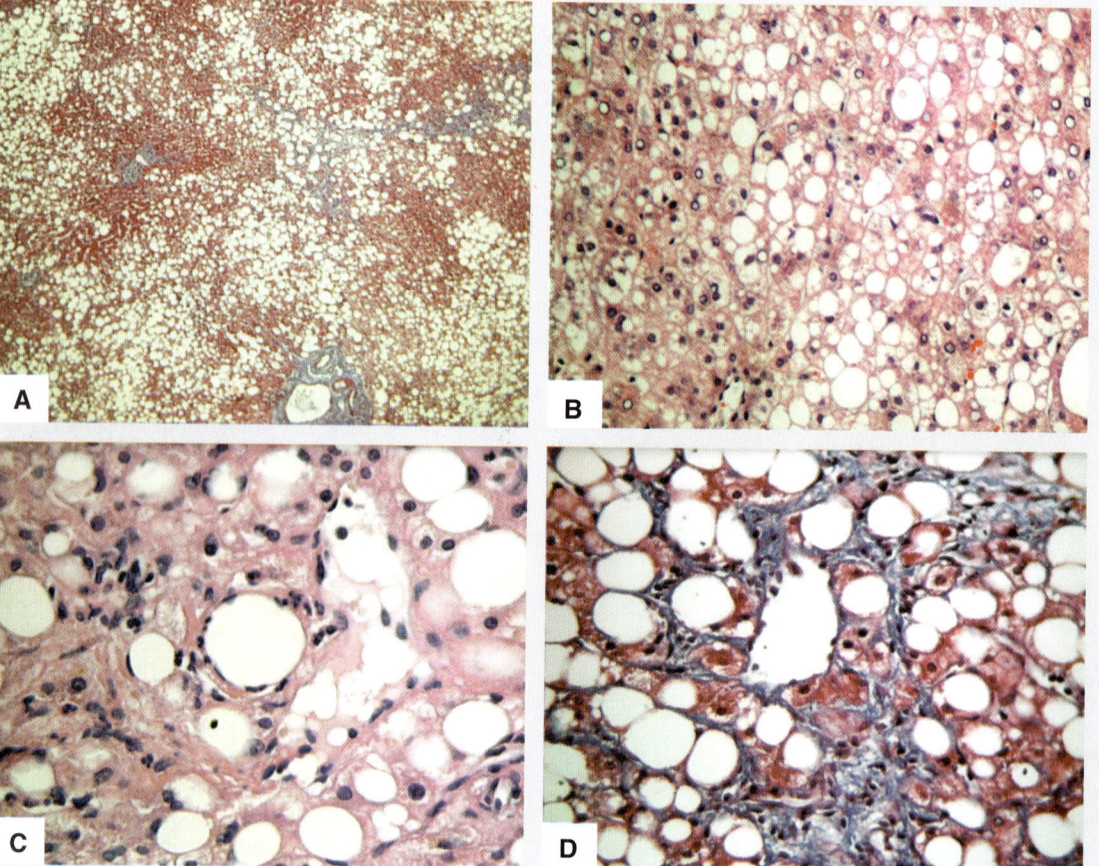

Figura 23.52 Esteato-hepatite associada a distúrbios metabólicos (não alcoólica). **A.** Esteatose macrovacuolar acentuada e difusa. **B.** Balonização hepatocitária intensa. **C.** Infiltrado lobular misto, com neutrófilos. **D.** Fibrose perissinusoidal (tricrômico de Masson).

(continua)

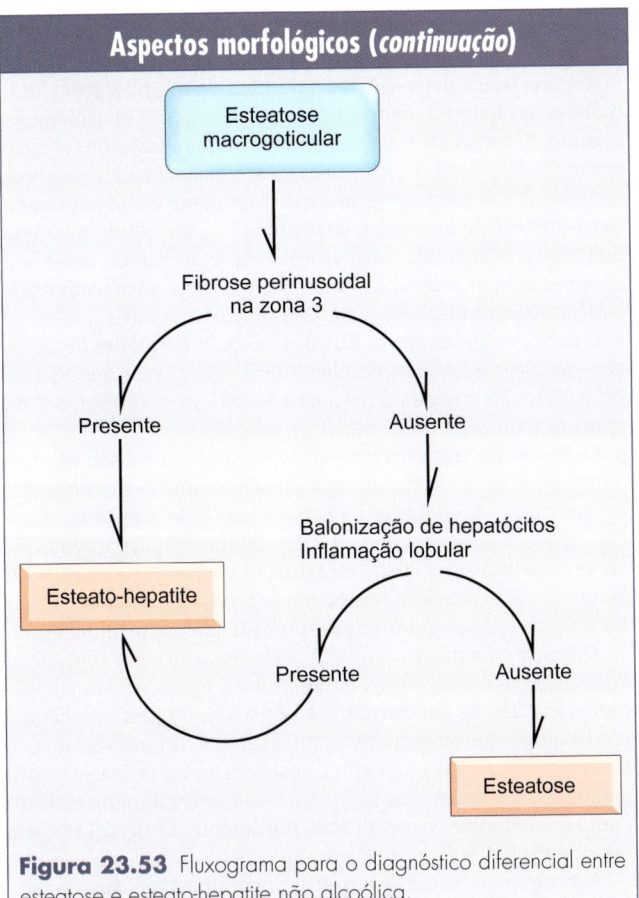

Figura 23.53 Fluxograma para o diagnóstico diferencial entre esteatose e esteato-hepatite não alcoólica.

Esteato-hepatite associada a distúrbios metabólicos/esteato-hepatite não alcoólica pode ser graduada com base na soma da intensidade de esteatose (graduada de 0 a 3), balonização hepatocitária (0 a 2) e inflamação (0 a 3), resultando em um índice de atividade com escore máximo de 8 pontos.

Como em outras doenças hepáticas crônicas, o estadiamento histológico é importante na avaliação de esteato-hepatites, alcoólica e não alcoólica, já que as curvas de sobrevida mostram que o prognóstico é pior quanto mais avançada é a fase da doença. No Serviço dos autores do capítulo, as esteato-hepatites são estadiadas como: estádio 0: ausência de fibrose; estádio 1: fibrose perissinusoidal, sem septos; estádio 2: fibrose perissinusoidal e fibrose portal associadas ou formação de alguns septos; estádio 3: septos com esboço de formação de nódulos; estádio 4: cirrose.

Clinicamente, a DHGDM/MAFLD costuma ser oligossintomática. A suspeita de lesão hepática baseia-se no quadro geral do paciente (obesidade, diabetes, resistência à insulina etc.); elevação sérica de enzimas hepáticas surge quando as lesões são mais evidentes. Apesar de o prognóstico parecer mais favorável do que na hepatopatia alcoólica, estudos histológicos mostram lesões mais graves do que o esperado apenas pelo monitoramento clínico. DHGDM/MAFLD é encontrada em 90 a 95% dos pacientes submetidos a tratamento cirúrgico para obesidade mórbida, enquanto lesões que preenchem os critérios de EHNA/NASH são vistas em 20 a 45% deles. Estudos com biópsias sequenciais em intervalos de 7 a 9 anos mostram evolução para cirrose em até 17% dos casos. Acompanhamento e controle das condições causadoras do quadro (síndrome me-

tabólica, obesidade etc.) são formas de tratamento da DHGDM/MAFLD e de prevenção de evolução das lesões para cirrose. Biópsia hepática é essencial no diagnóstico e no acompanhamento das lesões.

Lesões hepáticas induzidas por drogas/medicamentos

Lesões hepáticas induzidas por drogas (LHID, em inglês *DILI: drug-induced liver injury*) são uma complicação potencial de boa parte de tratamentos medicamentosos, uma vez que o fígado tem papel central na biotransformação da maioria das substâncias químicas presentes nos medicamentos. Uma vez que as lesões decorrem de interações complexas envolvendo diversas vias moleculares, a variabilidade genética dos indivíduos tem grande importância na suscetibilidade a tais lesões. As repercussões hepáticas abrangem largo espectro, que inclui desde alterações bioquímicas e estruturais adaptativas até lesões morfológicas variadas, com danos muitas vezes irreversíveis no metabolismo ou na estrutura celular. LHID/DILIs são responsáveis por 2 a 5% das hospitalizações por icterícia, cerca de 10% dos casos de hepatite aguda em adultos e mais de 40% dos casos de hepatite aguda em pessoas acima de 50 anos. No Hospital das Clínicas de São Paulo, cerca de 2,5% das biópsias de fígado tem lesões causadas por drogas/medicamentos. Apesar dos rigorosos estudos pré-clínicos antes do licenciamento de novos fármacos, lesões hepáticas permanecem o tipo mais frequente de reação adversa a medicamentos e podem muitas vezes levar à retirada da substância do mercado. No Quadro 23.8, estão listados os padrões morfológicos de hepatopatias induzidas por medicamentos. No Brasil e no mundo, predominam hepatites, colestase e formas combinadas.

Apesar de sua importância, as LHID/DILIs são frequentemente subestimadas pelos médicos por vários motivos: (a) tais casos são esporádicos para a maioria dos medicamentos; (b) os quadros clínico e anatomopatológico são similares aos de outras condições mais comuns (p. ex., viroses) e, por outro lado, muito variados; (c) muitas vezes é difícil estabelecer com certeza a relação causal entre agentes tóxicos e lesões hepáticas.

Fígado e metabolismo de drogas/medicamentos

A maioria das drogas e medicamentos é constituída por substâncias lipossolúveis que circulam ligadas a proteínas até alcançarem o fígado, que é o principal órgão de biotransformação.

Quadro 23.8 Medicamentos envolvidos em lesões hepáticas

Substâncias	N° de casos (%)
Amoxacilina/clavulanato	19 (7,6)
Nitrofurantoína	11 (4,4)
Sulfametoxazol/trimetoprim	9 (3,6)
Minociclina	8 (3,2)
Ciprofloxacina	7 (2,8)
Agentes anabolizantes	6 (2,4)
Azitromicina	5 (2,0)
Levofloxacina	5 (2,0)

Segundo Kleiner et al., 2014.

23

No fígado, tais moléculas são transformadas em substâncias hidrossolúveis para posterior excreção biliar ou renal (ver também Capítulo 3). A biotransformação se faz por meio de dois tipos de reação. Na *reação de fase 1*, ocorre hidroxilação ou oxidação de substâncias por uma família multigênica de enzimas denominadas em conjunto citocromo P-450, que gera metabólitos intermediários reativos. Os citocromos atuam também no metabolismo de muitos compostos endógenos, como os hormônios esteroides. Na *reação de fase 2*, os metabólitos resultantes da fase 1 são conjugados a ligantes polares como glutationa, ácido hialurônico e grupamentos sulfato e aminoácidos, gerando compostos hidrossolúveis, menos reativos. As reações de fase 2 são mecanismo importante de proteção contra lesão induzida por metabólitos reativos das substâncias hepatotóxicas. A principal reação é a conjugação dessas substâncias intermediárias com a glutationa hepática, catalisada pela glutationa-S transferase. Depleção de glutationa ou deficiência desta última enzima pode agravar as LHID/DILIs.

Os compostos que causam dano hepático são divididos em: (1) substâncias hepatotóxicas diretas, como clorofórmio, solventes industriais, fósforo, metais pesados (ferro e mercúrio) e faloidina; (2) substâncias hepatotóxicas indiretas, que representam a maioria das substâncias lesivas ao fígado. O paracetamol, substância hepatotóxica após bioativação, é a mais estudada; para produzir dano hepático, a substância precisa ser oxidada por enzimas do sistema P-450. O metabólito eletrofílico formado (N-acetil-benzoquinoneimina – *NAPQI*) liga-se a proteínas. A glutationa impede a ligação do paracetamol, prevenindo lesão hepática.

Os mecanismos de hepatotoxicidade envolvem toxicidade intrínseca ou toxicidade idiossincrásica. *Toxicidade intrínseca* associa-se a substâncias cujo efeito é previsível. As reações dependem da dose, o período de incubação é curto e a maioria dos indivíduos que ingere a dose tóxica tem manifestações. Além disso, o quadro pode ser reproduzido em animais de laboratório, e a lesão é tipicamente necrose zonal e/ou esteatose. Exemplos de substâncias desse grupo são paracetamol e tetracloreto de carbono.

Toxicidade idiossincrásica engloba substâncias de efeito imprevisível. A frequência desse tipo de reação é baixa (< 1% dos indivíduos expostos) e seu aparecimento ocorre após tempo de latência variável, em geral longo (semanas ou meses). Tais reações aparentemente independem da dose, dificilmente são reproduzíveis em outras espécies e causam alterações morfológicas variadas, incluindo necrose focal, esteatose, granulomas e colestase. As reações podem ser imunoalérgicas ou metabólicas. A ligação de metabólitos reativos de certos medicamentos a proteínas celulares de hepatócitos pode gerar epítopos imunogênicos e desencadear hipersensibilidade tardia e lesão hepática. Outros fármacos podem induzir autoanticorpos, encontrados em algumas doenças autoimunes, como anticorpos antinúcleo, antimúsculo liso e antimicrossomos de fígado e rim tipo 2.

Na prática clínica, a maioria das lesões hepáticas causadas por drogas/medicamentos pertence ao grupo de ação imprevisível. No entanto, esta classificação é hoje considerada uma simplificação nem sempre exata, pois em muitos casos é difícil definir com precisão o tipo de comportamento. Além disso, muitas substâncias causadoras de reação idiossincrásica apresentam efeito dependente da dose (tetraciclina, ciclosporina, maleato de perexilina, ciclofosfamida e 6-tiopurinas). À medida que mais se conhece a farmacogenética de medicamentos, aumenta a possibilidade de se predizer quais indivíduos são suscetíveis de apresentar reação a eles.

Alterações clinicopatológicas induzidas por drogas/medicamentos. Aumento dos níveis séricos de enzimas hepatobiliares é um dos marcadores mais sensíveis de LHID/DILI. Alterações enzimáticas, no entanto, nem sempre refletem lesão morfológica e, quando discretas e desacompanhadas de manifestações clínicas, podem indicar lesão subclínica ou descarga enzimática sem lesão tecidual. Em outros casos, como no tratamento com medicamentos indutores de enzimas microssomais ou que alteram o metabolismo da bilirrubina, as alterações representam provavelmente um estágio intermediário entre adaptação e hepatotoxicidade.

Hepatite aguda, causada por grande número de substâncias, é a manifestação clínica e histológica mais frequente de agressão por drogas/medicamentos. Morfologicamente, os achados principais são grande número de eosinófilos no infiltrado inflamatório e necrose de hepatócitos, sobretudo na zona 3. Os hepatócitos desta região vivem em hipóxia relativa e sob pH mais baixo, contêm a maior quantidade de citocromo P-450 e a menor concentração de glutationa (antioxidante). As substâncias que mais causam necrose zonal são CCl_4, halotano e paracetamol. Necrose na zona 1 associa-se a intoxicação por fósforo, exposição ao halotano e intoxicação fatal por cocaína. Alguns pacientes podem ter lesão maciça ou submaciça e, portanto, hepatite fulminante.

Doença colestática também pode associar-se a LHID/DILI. Colestase pura, sem lesões inflamatórias, é encontrada em mulheres em uso de contraceptivos orais e esteroides anabolizantes, os quais interferem nas vias moleculares de formação da bile. Clorpromazina causa hepatite colestática, em que se encontram acúmulo de bile, necrose hepatocitária e infiltrado inflamatório, como em hepatites virais agudas. Raramente, LHID/DILI resulta em colestase com *lesão de ductos biliares ou ductopenia*.

Esteatose e esteato-hepatite acompanham exposição a algumas substâncias. Esteatose microvesicular na zona 3 associa-se ao uso intravenoso de tetraciclina, podendo levar a quadro grave, inclusive com insuficiência hepática. O risco de desenvolver a lesão é maior em gestantes e em pacientes com insuficiência renal.

Hepatite crônica ativa por medicamentos (p. ex., metildopa, nitrofurantoína ou isoniazida), rara, pode ter lesões histológicas semelhantes às de hepatites virais. O risco de evoluir para cirrose depende de uso prolongado da medicação, superior a 6 meses, e ao curso clínico insidioso, pouco sintomático, geralmente não valorizado pelo paciente. Nestes casos, o paciente não é tratado e/ou a droga agressora não é retirada. As lesões por drogas com padrão de hepatite crônica ocorrem provavelmente por mecanismo imunoalérgico secundário a necrose hepatocelular. Esta hipótese explicaria os casos de hepatite tipo auto-imune disparada pelo uso de algumas substâncias, cujas lesões persistem e até progridem mesmo após a retirada delas.

Lesões vasculares, mais comumente sob a forma de *síndrome de oclusão sinusoidal/doença veno-oclusiva*, associam-se sobretudo ao uso de quimioterápicos e substâncias tóxicas, como azatioprina e arsênico.

Granulomas hepáticos, principalmente intraparenquimatosos, sem necrose, podem ser atribuídos a inúmeros medicamentos, provavelmente por hipersensibilidade tardia induzida pela substância.

Muitas **neoplasias**, incluindo adenoma hepatocelular, carcinoma hepatocelular e angiossarcoma, são relacionadas, pelo menos em parte, ao uso de diversos medicamentos (ver adiante).

Diagnóstico de lesões hepáticas induzidas por drogas/medicamentos. Além do reconhecimento dos padrões de lesão hepática de cada medicamento, o tempo de aparecimento das manifestações clínicas tem grande importância no estabelecimento de causalidade entre a substância e a lesão hepática. Por óbvio, não se pode atribuir a determinado fármaco sintomatologia que se iniciou antes da sua administração. De outro lado, é fácil estabelecer relação de causalidade entre a ingestão de altas doses de substância de ação hepatotóxica previsível e o aparecimento de manifestações graves algumas horas depois. O período de latência varia muito, sendo de dias ou semanas em hepatite aguda e colestase, de meses em hepatites crônicas e lesões vasculares e de anos em tumores.

Apesar de não ser factível na maioria dos casos, o método mais fidedigno para se identificar LHID/DILI é a reexposição à substância sob suspeita. Reexposição pode ocorrer inadvertidamente, quando ainda não foi estabelecido o diagnóstico adequado ou quando, suspenso o uso do medicamento sob suspeita, é utilizado outro com o mesmo princípio ativo. Reexposição deliberada é feita algumas vezes por decisão do próprio paciente, ansioso por um diagnóstico de certeza, mas que só é possível em situações muito específicas, quando: (a) a lesão provocada pelo fármaco é discreta; (b) o tratamento é indispensável, e os esquemas terapêuticos podem ser modulados com segurança; (c) a LHID/DILI é identificada pela primeira vez, sendo importante que a ação tóxica de certo fármaco seja divulgada nos meios médicos, visando à prevenção de novas ocorrências.

Na LHID/DILI podem ser vistos vários padrões de lesão existentes em outras doenças hepáticas; alguns aspectos morfológicos, porém, sugerem etiologia toxicomedicamentosa: (a) lesões zonais, como necrose causada pelo paracetamol, na região perivenular; (b) desproporção entre o quadro clínico e o grau de lesão histológica; (c) desproporção entre a intensidade das lesões hepatocitárias e o infiltrado inflamatório; a inflamação é relativamente discreta em relação ao grau de tumefação e necrose hepatocitária; (d) aspecto "induzido" do citoplasma de hepatócitos, resultante de hipertrofia do retículo endoplasmático por administração prolongada de medicamentos, como fenobarbital; (e) eosinófilos no infiltrado inflamatório; (f) colestase pura; embora este quadro também seja encontrado na colestase benigna recorrente familiar e na colestase da gravidez, é marcador útil de icterícia causada por medicamentos; (g) colestases histologicamente atípicas, destacando-se aquelas de instalação rápida sem distribuição perivenular e que atingem sobretudo áreas portais e periportais; (h) lesões vasculares, especialmente a síndrome de oclusão sinusoidal.

Abscesso hepático

Abscessos hepáticos, hoje menos comuns do que no passado, são secundários a: (1) inflamação purulenta do tronco ou de ramos da veia porta, causada por microrganismos vindos do intestino (apendicite, colite bacteriana, diverticulite etc.), do pâncreas (cistos infectados, pancreatite purulenta), vesícula e vias biliares, pelviperitonite etc.; (2) colangites purulentas; (3) disseminação sanguínea de microrganismos; (4) propagação de inflamações de órgãos vizinhos ou de abscessos subfrênicos; (5) lesões traumáticas do fígado. Em crianças, a impactação de *Ascaris lumbricoides* nos ductos biliares pode provocar colangite e abscessos no fígado (Figura 23.54). A maioria dos abscessos hepáticos de origem portal resulta de apendicite purulenta. Além dessas causas, abscessos no fígado se formam na equinococose e na necrose amebiana. Algumas doenças parasitárias (p. ex., esquistossomose mansônica e toxocaríase) parecem favorecer a formação de abscessos hepáticos. Os abscessos podem ser únicos ou múltiplos (às vezes centenas) e ter tamanhos variados. Nos casos de septicemia, podem coexistir com abscessos em outros órgãos. Clinicamente, os pacientes apresentam febre, hepatomegalia, dor no hipocôndrio direito e, às vezes, icterícia.

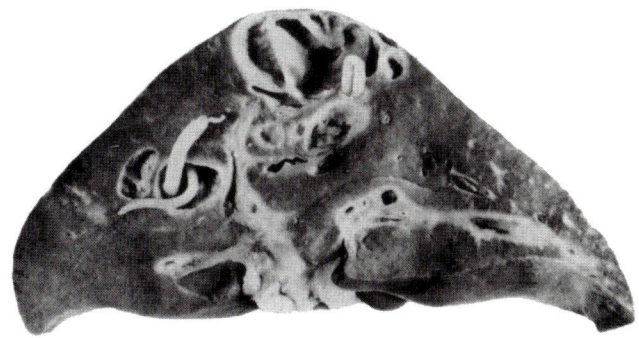

Figura 23.54 Colangite purulenta e abscessos hepáticos por *Ascaris lumbricoides* em criança.

▪ Cirroses

Cirroses são doenças caracterizadas por *subversão difusa da arquitetura hepática normal por nódulos de hepatócitos em regeneração circundados por tecido conjuntivo*. Estudos diversos permitem identificar de forma cada vez mais precisa inúmeras causas de cirroses, com destaque para alcoolismo e hepatites virais e autoimune, além de transtornos metabólicos, vasculares e biliares. Cirroses estão entre as principais causas de morte no mundo ocidental. Nos EUA, doenças hepáticas crônicas/cirroses foram responsáveis por 40.326 mortes no ano de 2015, correspondendo à 12ª causa de óbitos, com taxa de 12,5 óbitos/100.000 habitantes. No Brasil, em 2015 houve 9,5 mortes/100.000 habitantes por cirrose de etiologia alcoólica (no mundo, cerca de metade das mortes por cirrose é atribuída ao alcoolismo).

O conceito de cirrose envolve três lesões: (1) neoformação conjuntiva em todo o órgão, a qual insula partes do parênquima hepático; (2) nódulos de parênquima hepático circundados por fibrose, em geral com regeneração hepatocitária; (3) subversão da arquitetura lobular. Tal conceito comporta algumas considerações: (a) a substituição da arquitetura lobular por nódulos é a base das alterações no funcionamento do órgão e no fluxo sanguíneo hepático; (b) a delimitação dos nódulos de parênquima por septos fibrosos é também indispensável, uma vez que na hiperplasia nodular regenerativa pode haver formação difusa de nódulos, mas sem septos fibrosos circunjacentes; (c) na hiperplasia nodular focal também se encontram nódulos parenquimatosos circundados por fibrose, porém este processo hamartomatoso é localizado e atinge apenas pequena porção do fígado.

A patogênese das cirroses depende da inter-relação de três elementos: necrose hepatocelular, proliferação de componentes do tecido conjuntivo (fibrose e neoformação vascular) e regeneração hepatocitária. A primeira é desencadeada por agressões hepatocelulares de grande porte, como as causadas por vírus hepatotrópicos, alterações metabólicas (p. ex., álcool, síndrome metabólica) ou distúrbios imunitários. A extensão dessas lesões compromete a arquitetura hepática e resulta em fibroplasia iniciada por colapso da trama reticulínica e, depois, por neoformação de colágeno. A associação de cirroses com nódulos de regeneração é clássica. Embora cirroses "inativas" possam corresponder a processos cicatriciais relativamente estáveis, regeneração hepatocelular é marcante nos casos de cirrose "ativa", estando demonstrado, em espécimes de explante hepático, que a taxa de proliferação de hepatócitos em cirroses supera a média detectada em hepatites crônicas e é muito superior à do fígado normal.

23

Aspectos morfológicos

O fígado cirrótico tem grande variação no volume e no peso. Em cirroses associadas a esteato-hepatites, o órgão pode atingir mais de 2 kg, enquanto nas fases terminais do processo pode ficar reduzido a 600 a 800 g. Os aspectos macroscópicos podem às vezes sugerir a etiologia, como na cirrose de Laennec, na qual a coloração amarelada dá nome ao processo (do grego *kirrhós*: amarelado) e define a etiologia alcoólica, que causa esteatose acentuada. A coloração verde caracteriza a cirrose biliar, enquanto a tonalidade castanho-avermelhada brilhante, por deposição de ferro, sugere hemocromatose. Na cirrose por bloqueio da drenagem venosa, aparece o aspecto de noz-moscada.

Ao corte, o aspecto dominante é a subversão da arquitetura do órgão por fibrose, que forma nódulos que insulam o parênquima. Na *cirrose micronodular*, os nódulos medem 2 a 3 mm de diâmetro e os septos que os envolvem têm espessura uniforme, o que confere aspecto regular. Na *cirrose macronodular* (Figura 23.55), o tamanho e a forma dos nódulos são diferentes, a superfície de corte é irregular e os septos que envolvem os nódulos varia de delgados a cicatrizes grosseiras. Além desses, existem os nódulos de regeneração do parênquima, que são brancacentos ou branco-amarelados e friáveis, ficam sob pressão e, quando cortados, fazem saliência na superfície.

Histologicamente, o aspecto característico são nódulos disseminados em todo o fígado, de tamanhos variados, formados por parênquima hepático e circundados por septos conjuntivos (Figura 23.56). Com isso, ocorre subversão da arquitetura lobular e, em consequência, surgem transtornos na circulação sanguínea (há interrupção no fluxo regular do sangue portal para as vênulas hepáticas terminais e destas para as supra-hepáticas) e na drenagem da bile. No interior dos nódulos, os hepatócitos apresentam degenerações e, às vezes, necrose. Por isso mesmo, nas cirroses são frequentes manifestações clínicas de insuficiência funcional dos hepatócitos, caracterizando o quadro de insuficiência hepática. Proliferação aumentada de hepatócitos forma nódulos regenerativos. Nos septos conjuntivos e nos espaços portais, há infiltrado de mononucleares e, às vezes, proliferação ductal. Colestase é frequente nas fases avançadas. Dada a maior importância da fibrose, da regeneração hepatocitária e das alterações vasculares nas cirroses, estas serão descritas em mais detalhe.

Alterações do leito vascular. Com a subversão da arquitetura lobular, forma-se uma nova rede vascular na qual os sinusoides sofrem capilarização que, junto com a pressão exercida pelos nódulos sobre o sistema venoso, resulta em hipertensão portal. Ao lado disso, formam-se anastomoses nos septos fibrosos intralobulares, o fluxo arterial aumenta e a fibrose portal obstrui os ramos venosos, contribuindo para agravar a hipertensão portal. Esta forma curtos-circuitos portossistêmicos intra e extra-hepáticos, os primeiros ao longo das pontes originadas pela necrose hepatocelular que ligam espaços portais a veias centrolobulares e permitem a passagem do sangue do sistema portal para o supra-hepático, sem passar pela rede sinusoidal. Com isso, nutrientes deixam de ser oferecidos aos hepatócitos, além de não haver depuração de substâncias tóxicas e antigênicas vindas do intestino; partículas que normalmente são captadas pelas células de Kupffer passam à circulação sistêmica e provocam resposta antigênica, o que explica os níveis elevados de gamaglobulinas encontrados em cirróticos. Em cirroses, as células de Kupffer parecem ter função reduzida.

Neoformação conjuntiva. Neoformação conjuntiva nas cirroses surge antes ou após necrose de hepatócitos. Na doença, encontram-se aumentados vários tipos de colágeno, pelo menos duas vezes seus níveis teciduais normais, sendo mais elevados os colágenos tipos I, III, IV e V. Colágenos são depositados especialmente nos espaços de Disse, resultando em *capilarização dos sinusoides*, que se associa também a proliferação do endotélio, que passa a ser contínuo. Não há relação entre o tipo de colágeno neoformado e a etiologia da cirrose. *In vitro*, numerosas células podem sintetizar pró-colágeno, mas no fígado humano as células estreladas têm papel destacado. Ativadas por diversos fatores, muitos deles mediadores inflamatórios, as células estreladas transformam-se em miofibroblastos, que sintetizam colágenos tipos I e III. Algumas vezes, o próprio agente etiológico da cirrose estimula a fibrogênese, como é o caso do álcool. É preciso considerar ainda que a quantidade de colágeno em qualquer local resulta do balanceamento entre síntese e degradação, esta feita por colagenases. É possível que miofibroblastos sejam responsáveis também pela secreção de colagenases. Em fase precoce e intermediária de hepatites crônicas e esteato-hepatites, o tratamento destas pode acompanhar-se de reabsorção do colágeno, havendo relatos de redução da fibrose mesmo em casos de cirrose. O aspecto mais relevante na evolução do quadro parece ser o grau de neoformação vascular e a rede de anastomoses e curtos-circuitos entre os territórios pré e pós-sinusoidais. Os limites da reversibilidade dessas lesões são motivo de grande interesse dos estudiosos.

Regeneração. No fígado normal, a população de hepatócitos é estável. Muitos fatores atuam na regeneração hepatocitária; além de nutrientes, proteínas e matéria-prima para reposição de estruturas celulares, insulina e glucagon são os fatores mais importantes. O encontro de grupos de hepatócitos com grande atividade regenerativa no interior de nódulos cirróticos caracteriza a *regeneração patológica*, importante fator de risco para o carcinoma hepatocelular. Tais alterações podem ser detectadas pela fração de hepatócitos no ciclo celular, medida pela imunoexpressão de Ki-67.

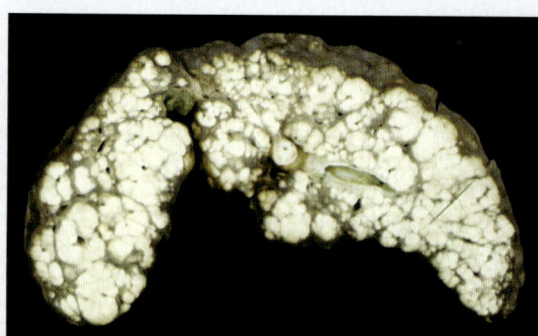

Figura 23.55 Cirrose macronodular. Nódulos de parênquima hepático de dimensões variadas, alguns volumosos, circundados por septos de tecido conjuntivo.

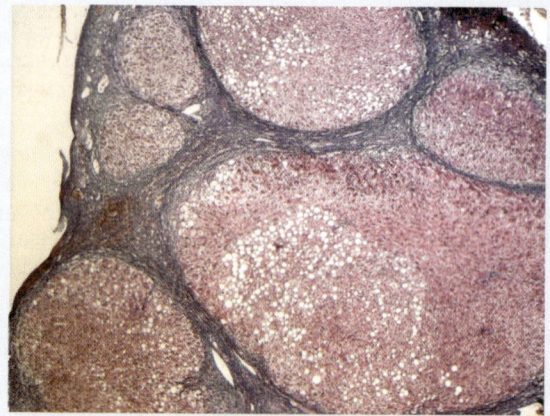

Figura 23.56 Cirrose. Nódulos de hepatócitos, de tamanhos diversos, envolvidos por septos fibrovasculares de espessura variada.

23

Classificação

A classificação tradicional das cirroses baseia-se no critério morfológico, que as divide em micronodulares, macronodulares e mistas. Originalmente, a utilidade dessa classificação residia na relação etiológica: cirroses micronodulares seriam expressão de etiologia alcoólica, enquanto as macronodulares corresponderiam às formas pós-necróticas, mais bem designadas como pós-hepatíticas. No entanto, a forma micronodular pode ser devida a infecção pelo vírus da hepatite B, ao passo que, com a suspensão da ingestão de álcool, a cirrose micronodular pode evoluir para a forma macronodular. De qualquer modo, cirrose macronodular é a forma final de todos os tipos morfológicos da doença, independentemente de sua etiologia (viral, alcoólica, biliar, pigmentar etc.). Quanto à graduação da atividade, aplicam-se à cirrose os mesmos critérios adotados para as hepatites crônicas, sendo obviamente 4 o grau de alteração estrutural.

O critério de classificação de cirroses mais adequado é o etiológico, definido por marcadores clínicos, bioquímicos, virológicos e imunológicos. Para esse fim, o patologista também tem importante contribuição. Alguns achados podem sugerir a causa da doença. Nas cirroses biliares, antes da fase terminal em que se formam macro e micronódulos, o padrão é de um *quebra-cabeça*, em que porções do parênquima hepático esboçando nódulos parcialmente circundados por tecido fibroso representam as peças do jogo, que se encaixam umas nas outras; ductopenia é também marcador de origem biliar. Esteatose com infiltrado neutrofílico e hialino de Mallory-Denk sugere etiologia alcoólica.

Os marcadores utilizados nas hepatites crônicas também servem para o diagnóstico das cirroses, como os indicadores histológicos do VHB, glóbulos de α_1-antitripsina, deposição de ferro na hemocromatose e de cobre na doença de Wilson. Em muitos casos, porém, a soma das informações clínicas, laboratoriais, radiológicas e anatomopatológicas não consegue definir a etiologia do processo, caracterizando-se então a cirrose como *criptogenética*. Com o aprofundamento dos conhecimentos e a descoberta de novos marcadores séricos e teciduais, o percentual dessa categoria tem se reduzido. Há cerca de 20 anos, cirrose criptogenética representava 40% dos casos, enquanto hoje apenas 25% dos casos não têm causa conhecida. Nos países com alta prevalência de hepatopatia alcoólica, a tendência é haver menor porcentagem de cirrose criptogenética. No Quadro 23.9 estão listados os grupos de causas de cirroses e os exemplos mais comuns.

Consequências. Complicações

Lesões hepáticas em cirroses são importantes e resultam em profundas modificações no funcionamento do órgão e na sua circulação, que levam a duas repercussões principais: insuficiência hepática e hipertensão portal. Além dessas, há de se considerar o risco aumentado de carcinoma hepatocelular.

Insuficiência hepática

Insuficiência hepática ocorre em muitas doenças hepáticas, agudas ou crônicas. Falência hepática aguda surge quando acontece necrose extensa do fígado, por ingestão de drogas/medicamentos (acetaminofeno, isoniazida, halotano etc.), hepatites virais (A, B) e hepatite autoimune. Insuficiência hepática crônica, a mais frequente, tem como exemplo mais notório justamente as várias formas de cirrose. Muitos são os sinais e sintomas de insuficiência hepática, descritos a seguir.

Icterícia é praticamente constante nos pacientes cirróticos e deve-se a transtornos nas várias etapas do metabolismo da bilirrubina e nas vias de excreção da bile; em geral, predomina

Quadro 23.9 Classificação etiológica das cirroses

Vírus hepatotrópicos	VHB, VHC
Autoimunidade	Hepatite autoimune, colangite biliar primária
Causas tóxicas	Álcool, drogas
Obstrução biliar	Cálculos, neoplasia, colangite esclerosante primária, atresia das vias biliares extra-hepáticas, fibrose cística
Doenças metabólicas/congênitas	Doença de Wilson, hemocromatose, deficiência de α_1-antitripsina, glicogenoses (III, IV, VI, IX), galactosemia, tirosinemia, porfirias, abetalipoproteinemia, fibrose hepática congênita, outros
Lesões vasculares	Síndrome de Budd-Chiari, doença veno-oclusiva, insuficiência cardíaca, doença de Rendu-Osler-Weber
Miscelânea	Cirrose indiana da infância, hepatite neonatal, *bypass* jejunoileal, histiocitose de células de Langerhans, sarcoidose, cirrose criptogenética

aumento de bilirrubina conjugada. A incapacidade dos hepatócitos de sintetizar proteínas em quantidades necessárias à homeostase leva a hipoalbuminemia e deficiência de fatores da coagulação, com suas consequências diretas: *edema e hemorragias*. Por causa da redução na metabolização de estrógenos, surge *hiperestrogenismo*, responsável por eritema palmar, aranhas vasculares e, em homens, ginecomastia, perda de libido e hipotrofia testicular. *Síndrome hepatorrenal* consiste em falência renal sem lesões aparentes nos rins em indivíduos com hepatopatia crônica grave. Sua patogênese não é bem conhecida, parecendo dever-se a alterações hemodinâmicas nos rins que reduzem a filtração glomerular. Insuficiência renal aguda pode ser precipitada por infecções ou hemorragias.

Encefalopatia hepática caracteriza-se por um conjunto de manifestações neuropsíquicas (alterações de personalidade, da capacidade intelectual e da consciência, tremores musculares e, nos casos graves, coma) provocadas por distúrbios metabólicos no cérebro. Estes resultam de: (1) falência do fígado em metabolizar substâncias tóxicas para o sistema nervoso; (2) desvio do sangue portal para o sistema cava, sem passar pelo fígado; neste caso, é preferível a expressão *encefalopatia portossistêmica*, pois os transtornos cerebrais ocorrem em condições em que existe um curto-circuito do sangue portal para a circulação sistêmica através de colaterais neoformadas ou de anastomoses cirúrgicas feitas entre os dois sistemas. Essa distinção é importante porque a passagem do sangue portal para a circulação sistêmica pode ocorrer em fígado funcionalmente preservado, como acontece na anastomose esplenorrenal usada no tratamento de hipertensão portal esquistossomótica. Em cirroses, a desestruturação vascular do fígado forma *shunts* portossistêmicos intra-hepáticos, sendo difícil distinguir o papel desempenhado pelo curto-circuito daquele atribuível à falência hepatocelular.

A encefalopatia hepática e/ou portossistêmica é estadiada com base na gravidade do quadro clínico (Quadro 23.10). As manifestações clínicas podem ser precipitadas por vários fatores, sobretudo uso de drogas/medicamentos, hemorragias gastrointestinais, infecções, anestesia e/ou cirurgia. Algumas vezes, o simples aumento da taxa de proteínas na dieta desencadeia encefalopatia.

23

Quadro 23.10   Estádios da encefalopatia hepática

Estádio	Expressão clínica
0	Subclínica. Diminuição discreta da função psicomotora
I	Apatia, ansiedade, inquietude, raciocínio lento, ciclo nictoemeral
II	Letargia, sonolência, desorientação, *flapping*
III	Sonolência profunda, fala arrastada
IV	Coma
	IVa Resposta a estímulos dolorosos
	IVb Ausência de resposta

A patogênese da encefalopatia hepática e/ou portossistêmica envolve vários mecanismos e depende, essencialmente, da falência hepatocitária e dos curtos-circuitos portossistêmicos que permitem que substâncias potencialmente tóxicas não sejam metabolizadas no fígado e alcancem o sistema nervoso. A amônia é o fator patogenético mais importante. Amônia provém da desaminação hepática de aminoácidos e da degradação da ureia por bactérias do cólon, sendo excretada pelo fígado através da síntese da ureia. Nas cirroses, falência dos hepatócitos em formar ureia a partir da amônia e/ou *shunts* portossistêmicos resultam em hiperamoniemia, que é capaz de causar encefalopatia. Outras possíveis substâncias implicadas são: (1) aumento de mercaptanos (responsáveis pelo hálito hepático) e de ácidos graxos de cadeias curta e média; (2) aumento de falsos neurotransmissores, formados por alterações no metabolismo de aminoácidos aromáticos no fígado, que resulta em seu acúmulo no sangue e origina feniletanolamina e a octopamina. Pela falta de depuração pelo fígado lesado e pelas anastomoses portossistêmicas, falsos neurotransmissores alcançam o sistema nervoso e competem com os neurotransmissores verdadeiros (p. ex., noradrenalina, dopamina), gerando transtornos funcionais; (3) alterações no metabolismo do ácido gama-aminobutírico (GABA), que é um neurotransmissor com ação inibidora produzido por bactérias intestinais; na encefalopatia hepática, seus níveis podem estar elevados. O papel do GABA, no entanto, é contestado em vários estudos. A encefalopatia hepática seria resultado, portanto, do efeito sinérgico de uma ampla gama de substâncias tóxicas para o sistema nervoso.

Hipertensão portal

Hipertensão portal (HP) consiste no aumento da pressão hidrostática no interior do sistema portal, que se origina nos capilares dos intestinos e nos sinusoides da polpa esplênica, sendo a veia porta formada pela confluência da veia esplênica com as veias mesentéricas superior e inferior. Dois terços do fluxo hepático de 1.500 mL de sangue por minuto são fornecidos pelo sistema portal, enquanto a artéria hepática é responsável por metade do fornecimento de oxigênio ao fígado.

A rede sinusoidal do fígado oferece baixa resistência ao fluxo sanguíneo, sendo sua pressão menos de 7 mmHg acima daquela da veia cava inferior. Pressões acima de 17 mmHg no tronco da veia porta caracterizam HP; quando a pressão de oclusão é superior a 8 mmHg, trata-se de hipertensão pós-sinusoidal. A pressão de oclusão é obtida por cateterização das veias supra-hepáticas até o momento em que o cateter oclui um ramo de igual calibre, acreditando-se que seja essa a medida da pressão sinusoidal.

Qualquer aumento na resistência ao fluxo sanguíneo em qualquer ponto do sistema portal leva a HP. Nesse sentido, a HP é classificada como:

- Pré-sinusoidal
  - pré-hepática: trombose ou invasão neoplásica do tronco da veia porta e/ou esplênica, esplenomegalia com aumento do fluxo esplênico
  - hepática: fibrose portal esquistossomótica, fibrose hepática congênita, sarcoidose, toxinas, esclerose hepatoportal
- Sinusoidal
  - cirroses (também com componente pós-sinusoidal), hepatite alcoólica, substâncias citotóxicas, intoxicação pela vitamina A
- Pós-sinusoidal
  - hepática: cirroses, síndrome de oclusão sinusoidal/doença veno-oclusiva e esclerose hialina centrolobular de esteato-hepatites
  - pós-hepática: síndrome de Budd-Chiari, compressão ou membranas nas veias hepáticas, obstrução da veia cava inferior (trombose, invasão neoplásica, membranas), insuficiência cardíaca por diversas causas.

O estado hipertensivo deve-se a vários fatores (Figura 23.57): (1) incremento do fluxo sanguíneo portal, por alterações na circulação esplâncnica (vasodilatação arterial, com aumento do sangue venoso); (2) aumento da resistência ao fluxo sanguíneo nos sinusoides hepáticos, por compressão destes por nódulos e fibrose, contração da musculatura dos vasos por liberação de fatores vasoconstritores (endotelina, angiotensina), contração das células estreladas ou redução na síntese de óxido nítrico; (3) anastomoses arteriovenosas (*shunts* portais), situação em que o sangue arterial, com pressão elevada, é lançado diretamente no sistema venoso.

As manifestações clínicas da HP resultam de alterações hemodinâmicas e se expressam por esplenomegalia, formação de colaterais portossistêmicas e ascite.

Esplenomegalia. É do tipo esclerocongestivo (ver Capítulo 25). Em cirroses, o baço pode atingir grandes volume e peso, embora em geral menores do que os encontrados na esquistossomose. Consequência importante é hiperesplenismo, que se caracteriza por diminuição das células do sangue.

Circulação colateral. As colaterais portossistêmicas formam-se em razão do desvio do sangue portal, cuja chegada ao sistema cava é bloqueada pela obstrução. Com isso, formam-se colaterais através das veias esofagocardiotuberositárias, o que resulta em varizes do esôfago, cujo sangramento é manifestação clássica de HP. Hematêmese é a consequência mais importante e pode levar a choque hipovolêmico, podendo o sangramento manifestar-se também por melena ou anemia progressiva. O *shunt* portossistêmico pode se fazer também através dos plexos hemorroidários, sendo a HP causa pouco comum de hemorroidas. Outra manifestação é a *cabeça de medusa*, na região umbilical. Consequência importante de *shunt* portossistêmico é a encefalopatia portossistêmica.

Ascite. É o acúmulo de líquido na cavidade peritoneal, que resulta de aumento da pressão hidrostática nos sinusoides

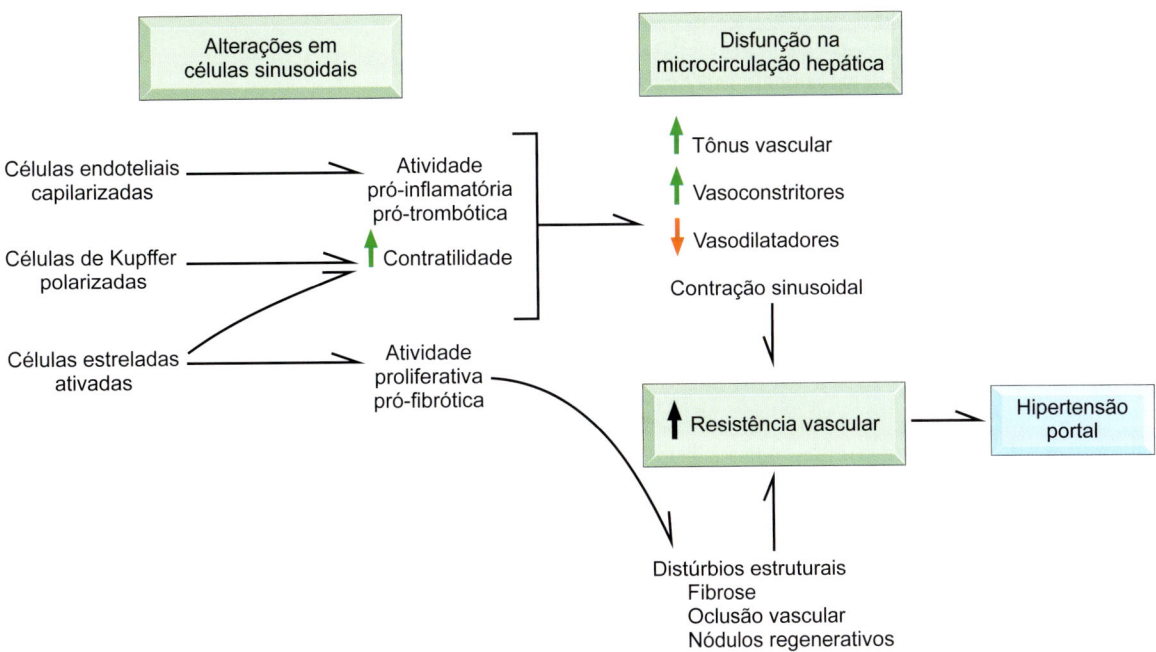

Figura 23.57 Patogênese da hipertensão portal na cirrose.

hepáticos e capilares esplâncnicos por hipertensão portal e da produção aumentada de linfa hepática e visceral, geralmente associada a reabsorção diminuída de água e proteínas pela membrana peritoneal. Em cirróticos, além de hipoalbuminemia por comprometimento funcional dos hepatócitos, há maior retenção de sódio pelos rins, por ativação do sistema renina-angiotensina-aldosterona, o que realimenta a ascite (ver Edema, Capítulo 9). Na Figura 23.58, encontram-se resumidos os mecanismos envolvidos na ascite em cirróticos.

O líquido ascítico é um transudato cujo baixo nível proteico favorece, pela falta de opsoninas, infecções por bactérias Gram-negativas, que podem provocar *peritonite bacteriana espontânea* (ver Capítulo 22); a cultura do líquido ascítico nem sempre é positiva. A confirmação do diagnóstico é feita por exame citológico do líquido ascítico, que mostra neutrófilos em número superior a 250 a 500/mm³. A citologia desse líquido serve também para o diagnóstico diferencial de outras causas de ascite e, eventualmente, para identificar transformação neoplásica de nódulos cirróticos.

Aspectos clínicos

Cirroses podem ser assintomáticas durante vários anos. Suas manifestações principais são anorexia, emagrecimento, dores abdominais e os chamados estigmas de doença hepática crônica, que incluem eritema palmar, atrofia testicular, ginecomastia e aranhas vasculares. Estas últimas são mais frequentes em alcoólatras, sendo a esplenomegalia mais volumosa nas cirroses de origem viral. Na fase avançada, o doente apresenta hemorragia digestiva (hematêmese e/ou melena), circulação colateral, hálito hepático, edema dos membros inferiores, ascite e manifestações de encefalopatia hepática. Laboratorialmente, encontram-se hipoalbuminemia e aumento da atividade de aminotransferases; nas formas colestáticas, há icterícia, hiperbilirrubinemia (sobretudo à custa da fração conjugada), aumento de fosfatase alcalina e prurido cutâneo. O aparecimento súbito de icterícia e a elevação paralela dos níveis séricos de bilirrubinas sinalizam para deterioração da função hepática. Na maioria dos casos, o óbito deve-se a insuficiência hepática, infecções intercorrentes e hemorragia digestiva.

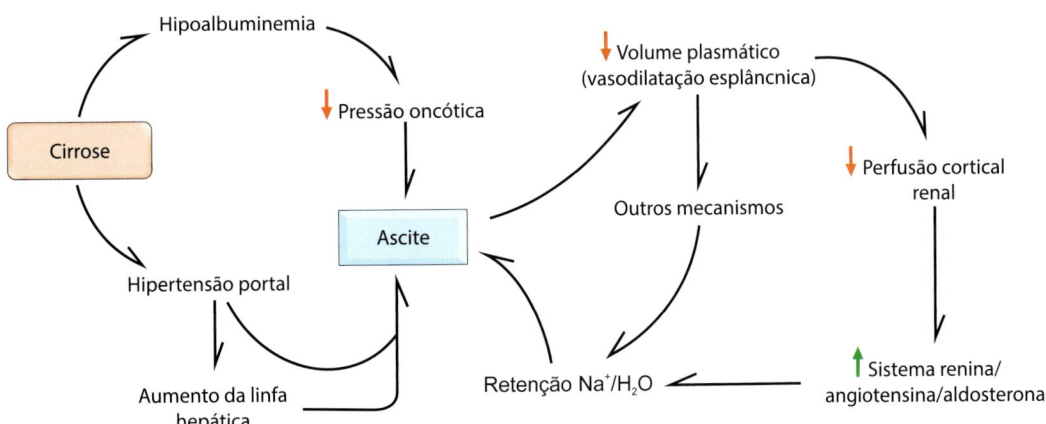

Figura 23.58 Patogênese da ascite na cirrose hepática.

Doenças granulomatosas

Doenças granulomatosas acometem frequentemente o fígado. Em 20% dos casos, contudo, não se identifica a etiologia do granuloma, utilizando-se a denominação de *hepatite granulomatosa*. Nesses casos, a reação granulomatosa é explicada por ser o fígado ponto de encontro de muitos microrganismos e seus produtos, além de outros antígenos endógenos e exógenos provenientes dos intestinos que chegam ao fígado poderem causar resposta granulomatosa. Na AIDS, o fígado pode apresentar granulomas devido a numerosos agentes oportunistas, entre os quais *Toxoplasma gondii*, fungos e micobactérias atípicas.

O fígado em outras doenças

O fígado reage de maneira similar a processos sistêmicos ou da vizinhança, infecciosos ou neoplásicos, mediante hiperplasia de células de Kupffer, infiltrado linfocitário sinusoidal e graus variáveis de necrose focal de hepatócitos. Tal quadro é chamado habitualmente de *fígado reacional*, reservando-se a denominação *hepatite reativa não específica* para as situações em que há concomitantemente expressão clínica de doença hepática. Hepatite reativa não específica associa-se classicamente a pneumonia lobar e, em menor frequência, a pielonefrite e amigdalite, entre muitas outras infecções. Na septicemia, essas alterações podem ser mais exuberantes, estando acompanhadas de proliferação ductular portal com cilindros biliares na sua luz, além de colestase geralmente perivenular. Esse quadro é chamado correntemente *colangite lenta*.

Transplante hepático

Transplante hepático tornou-se procedimento comum nos grandes centros graças à melhora na abordagem cirúrgica e na imunossupressão, sendo opção terapêutica para grande variedade de doenças do fígado. A conduta com um contingente cada vez maior de transplantados exige uma equipe de profissionais treinados para diagnosticar e tratar as complicações que ocorrem nos pacientes, nos quais a compreensão do que está ocorrendo no enxerto passa pela avaliação histológica por biópsia hepática. As condições que mais afetam o enxerto hepático são: (a) lesão de preservação; (b) complicações de provável natureza técnica (biliares e vasculares); (c) rejeição; (d) alterações tardias; (e) infecções oportunistas; (f) recidiva da doença primária.

Lesões de preservação. Também chamadas de lesões de reperfusão, ocorrem no pós-transplante imediato e possivelmente são secundárias a fatores associados ao armazenamento e transporte do órgão antes de ser implantado. Tais lesões podem ser detectadas já à biópsia do tempo zero (no final da cirurgia do receptor, após a revascularização do enxerto), sendo caracterizadas por neutrófilos sinusoidais, corpos apoptóticos/necrose e esteatose (Figura 23.59); também são vistas em biópsias até cerca de 2 ou 3 semanas após o transplante, quando predominam na região centrolobular tumefação e colestase, acompanhadas, nos casos graves, de perda de hepatócitos (*drop out*). Em alguns poucos casos, ocorre o chamado *não funcionamento primário do enxerto*, em que o fígado não funciona após o transplante, o paciente não recobra a consciência após a suspensão da anestesia e surgem manifestações hemorrágicas graves, sendo necessário o retransplante, sem o qual ocorre óbito.

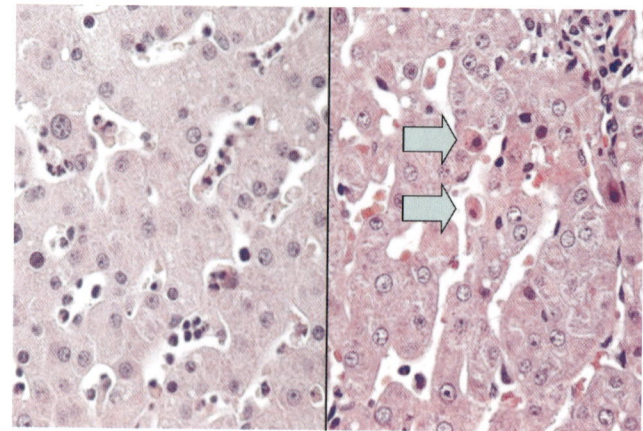

Figura 23.59 Lesão de preservação do enxerto hepático. Neutrófilos nos sinusoides (à *direita*) e hepatócitos em apoptose (*setas*).

Lesões possivelmente decorrentes de problemas técnico-cirúrgicos. *Complicações vasculares* incluem trombose arterial e oclusão da veia cava supra-hepática. Trombose arterial ainda é causa frequente de falência precoce do enxerto, sendo responsável por mais de 50% dos órgãos "perdidos" no primeiro mês de transplante. No enxerto, observam-se áreas de infarto de tamanhos variados (Figura 23.60) que se alternam com áreas de necrose centrolobular e outras sem alterações isquêmicas. Trombose arterial tardia pode levar a complicações biliares, embora tal lesão possa não influenciar o prognóstico do enxerto, pois pode haver compensação pela circulação colateral e pelo fluxo portal. Nos casos de necrose isquêmica de ductos biliares que necessitam de retransplante, em geral não há alterações significativas no parênquima. Oclusão da veia cava supra-hepática, menos comum, com bloqueio da drenagem venosa, é complicação reversível. O quadro histológico mostra dilatação sinusoidal na zona 3, acompanhada ou não de necrose ou fibrose centrolobular.

Complicações biliares podem ocorrer no sítio da anastomose ou em grandes ductos biliares intra-hepáticos. Complicações biliares anastomóticas podem se dar por vazamento de bile, que é precoce, ou por estenose, mais tardia. Quando há obstrução biliar, surgem colestase canalicular centrolobular, edema, proliferação ductular e infiltrado neutrofílico nos espaços portais. Em fase tardia, pode haver fibrose portal e proliferação ductular.

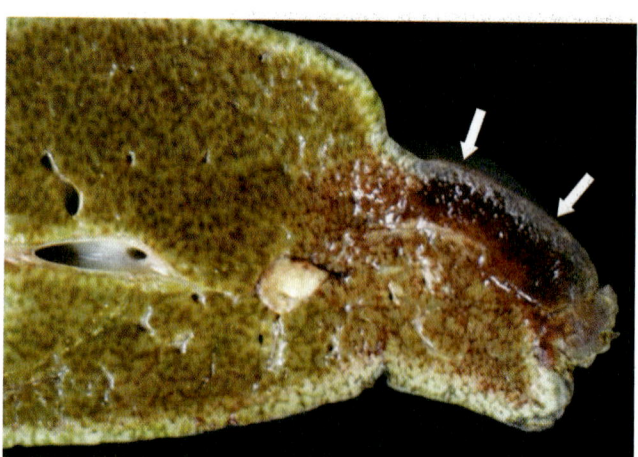

Figura 23.60 Infarto (*setas*) por trombose arterial em enxerto hepático.

Complicações biliares não anastomóticas parecem dever-se a isquemia por trombose arterial, vasculopatia obliterativa da rejeição crônica ou lesão de preservação; caracterizam-se por alterações em grandes ductos biliares intra-hepáticos, que alternam áreas de estenose com áreas de dilatação (Figura 23.61), encontrando-se ulcerados, necróticos e muitas vezes secundariamente infectados. A incidência de lesões biliares parece estar decrescendo, sendo maior em crianças, possivelmente por causa do pequeno tamanho das estruturas biliares e vasculares.

Rejeição do enxerto. Rejeição de enxerto hepático pode ser aguda (celular ou humoral) ou crônica. *Rejeição aguda celular* é induzida por estimulação aloantigênica de linfócitos do receptor por células dendríticas do doador. Os ductos biliares são os alvos preferenciais, podendo ser lesados tanto pela resposta imunitária quanto por isquemia resultante de lesão vascular. Na maioria das vezes, tal rejeição ocorre precocemente após o transplante; sua incidência diminui com o passar do tempo. O aspecto histológico é bastante característico, sendo composto pela tríade de inflamação portal, lesão de ductos biliares e inflamação subendotelial (endotelialite) nos ramos venosos portais e centrolobulares (Figura 23.62 A). O infiltrado inflamatório portal é predominantemente de linfócitos ativados, que se misturam com número variado de neutrófilos e eosinófilos. Em geral, a rejeição aguda celular pode ser revertida por tratamento medicamentoso.

Rejeição aguda humoral (mediada por anticorpos) ocorre de duas formas. *Rejeição humoral primária*, apesar de bastante rara, resulta de anticorpos anti-doador pré-formados, tendo como principal fator de risco um enxerto ABO-incompatível. Sua manifestação é a chamada rejeição hiperaguda, em que há rápida formação de complexos antígeno-anticorpo e fixação do complemento, resultando em lesão endotelial extensa, trombose, exsudação neutrofílica e hemorragia, levando usualmente a rápida perda do enxerto. Casos menos graves também podem ocorrer, manifestando-se de forma similar à rejeição aguda convencional. *Rejeição humoral secundária* é aquela em que os anticorpos se formam após o transplante. Na maioria das vezes, ocorre lesão do endotélio peribiliar por anticorpos e fixação do complemento, surgindo lesões semelhantes às de doenças biliares, com reação ductular e infiltrado neutrofílico. Ativação do complemento pode ser documentada à imuno-histoquímica pela fração C4d (Figura 23.62 B), muito útil no diagnóstico de rejeição humoral.

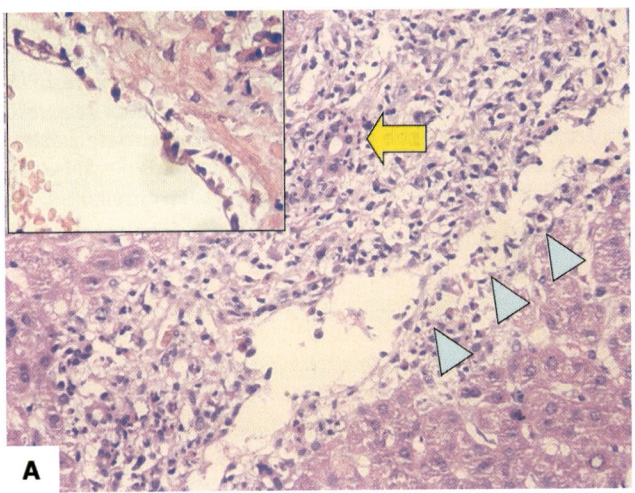

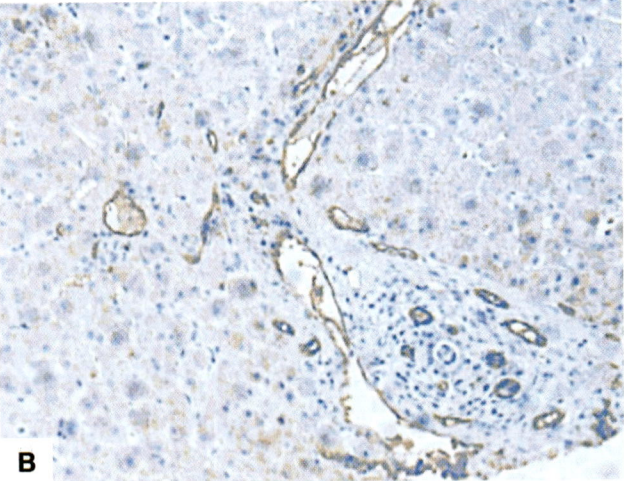

Figura 23.62 A. Rejeição celular aguda. Intensa inflamação nos espaços portais, com agressão do ducto biliar (*seta*) e do endotélio do ramo venoso portal (*cabeças de seta*). Detalhe da agressão do endotélio por linfócitos ativados no canto superior direito. **B.** Rejeição humoral. Positividade para C4d na parede de vasos na periferia de espaço portal (imuno-histoquímica).

23

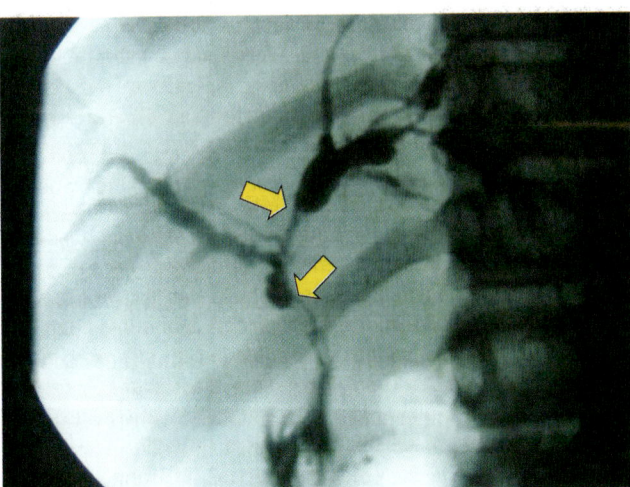

Figura 23.61 Estenoses múltiplas (*setas*) nas vias biliares intra-hepáticas após transplante do fígado, em imagem de colangiografia. (Cortesia do Prof. Dr. Uenis Tanuri, São Paulo-SP.)

Rejeição crônica é uma forma indolente mas progressiva de lesão que pode levar a falência do enxerto, com dois achados principais: vasculopatia obstrutiva e perda progressiva de ductos biliares. O termo crônica aplica-se ao padrão anatomopatológico, não tendo conotação temporal, como em outros órgãos e doenças. Apesar de o processo ocorrer em geral após 2 meses de transplante, pode aparecer mais cedo, assim como rejeição aguda pode surgir anos após o transplante. Rejeição crônica pode acontecer após episódio não resolvido de rejeição aguda, depois de vários episódios de rejeição aguda ou de forma indolente após vários meses sem episódios de rejeição aguda detectáveis clinicamente ou por exames laboratoriais.

A lesão obstrutiva arterial de rejeição crônica caracteriza-se por células espumosas subintimais (Figura 23.63), que se originam da migração de histiócitos e miofibroblastos do receptor para a camada íntima das artérias médias e grandes do órgão recebido. Lesões nos ductos biliares manifestam-se inicialmente por alterações degenerativas no epitélio; mais tarde, evoluem para ductopenia (daí o sinônimo rejeição ductopênica), definida como o desaparecimento de ductos em mais de 50% dos espaços portais da biópsia. A patogênese da lesão ductal possivelmente envolve dano imunitário direto e lesão isquêmica causada pela arteriopatia obliterativa, já que a árvore biliar intra-hepática é irrigada exclusivamente por ramos da artéria hepática. Atualmente, tenta-se fazer o diagnóstico de rejeição crônica antes do diagnóstico de ductopenia, pois nesse estágio o processo pode ser irreversível, com perda do enxerto.

Alterações tardias pós-transplante. À medida que os pacientes transplantados são acompanhados clinicamente por longos períodos, uma nova coleção de alterações histológicas, tipicamente tardias, tem sido descrita. Em 2007, algumas dessas alterações foram sistematizadas em uma reunião em Banff, no Canadá. As principais são rejeição aguda tardia e hepatite crônica idiopática pós-transplante. A *rejeição aguda tardia* tem dois padrões histológicos: (a) inflamação centrada nos espaços portais, como na rejeição aguda convencional, mas o infiltrado não tem o padrão misto identificado naquela e as lesões de endotélio e dos ductos biliares são menos evidentes; (b) inflamação centrolobular (perivenulite central), acompanhada de necrose dos hepatócitos adjacentes. A *hepatite crônica idiopática pós-transplante* caracteriza-se por inflamação portal discreta ou moderada e agressão discreta na interface, indistinguível de hepatite crônica viral discreta, mas em indivíduo sem infecção por vírus hepatotrópico. Dados crescentes na literatura indicam que esta condição é potencialmente progressiva, já que pacientes acompanhados por anos evoluem com fibrose hepática.

Infecções oportunistas. Devido ao tratamento imunossupressor, infecções oportunistas são frequentes, sobretudo por citomegalovírus (CMV) e vírus Epstein-Barr (EBV). Hepatite por CMV ocorre geralmente 4 a 8 semanas após o transplante. Além dos achados de hepatite lobular aguda, podem ser encontrados microabscessos e a inclusão nuclear característica (em olho de coruja, Figura 23.64) em células endoteliais e ductais. Hepatite pelo EBV assemelha-se muito a rejeição aguda, pois ambas mostram inflamação portal com exsudação de blastos. Em indivíduos imunossuprimidos, EBV associa-se ainda a várias doenças linfoproliferativas de linfócitos B, que ocorrem em 2 a 3% dos adultos e em 10% das crianças após transplante hepático. O risco de doença linfoproliferativa é maior na infecção primária pelo vírus (daí ser mais comum em crianças) e quando se usam altas doses de imunossupressores.

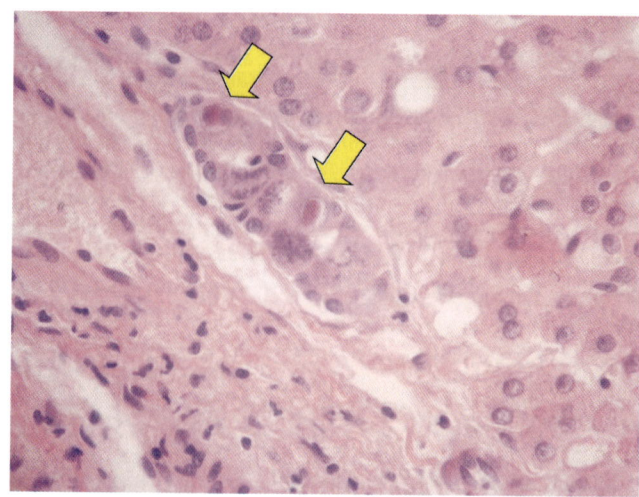

Figura 23.64 Infecção pelo citomegalovírus. Células do epitélio ductal apresentando citoplasma basofílico amplo e as características inclusões eosinofílicas intranucleares (*setas*).

Recidiva da doença primária. Muitas doenças que dão origem ao transplante hepático recorrem no enxerto. Apesar de a recorrência ter aspectos que lembram a doença pré-transplante, semelhanças com outras complicações durante o enxerto (p. ex., rejeição aguda ou obstrução biliar) tornam o diagnóstico histológico difícil. Imunossupressão pode alterar tanto o aspecto morfológico quanto a evolução da doença em receptores de transplante. Na colangite biliar primária, a sobrevida do enxerto não é afetada significativamente pela recorrência da doença primária. Os bons resultados proporcionados pelo tratamento antiviral na hepatite C virtualmente eliminaram recidiva da infecção após transplante hepático. Mesmo nos pacientes positivos para HCV antes o transplante, a infecção no fígado implantado usualmente não chega a causar lesões histológicas nem manifestações clínicas, pois o tratamento antiviral é bastante efetivo na erradicação do vírus.

▪ Tumores

Lesões tumorais não neoplásicas

Hiperplasia nodular focal

Hiperplasia nodular focal (HNF) é o segundo tumor sólido benigno mais frequente do fígado (0,3 e 0,6% em necrópsias), superada apenas pelo hemangioma. A lesão é mais comum em mulheres na terceira ou quarta década de vida, mas sem relação com o uso de contraceptivos orais. A lesão pode surgir também em outras idades, chegando a representar 2% dos tumores diagnosticados até o quinto ano de vida. A maioria dos casos é diagnosticada incidentalmente em radiografias ou laparotomia por outras condições.

A etiologia da hiperplasia nodular focal é controversa, embora acredite-se que seja causada por malformação arterial. A irrigação da lesão se faz por uma artéria calibrosa malformada, sem ramos portais associados, o que poderia causar arterialização de vasos sanguíneos e aumento do fluxo nos sinusoides; com isso, haveria alterações na perfusão hepática responsáveis por regeneração e hiperplasia dos hepatócitos.

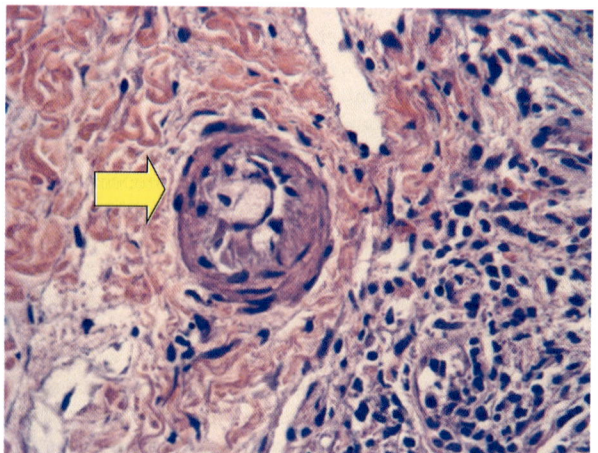

Figura 23.63 Rejeição crônica. Grupo de histiócitos espumosos sob o endotélio de artéria espaço portal (*seta*) (arteriopatia de células espumosas).

Macroscopicamente, a hiperplasia nodular focal apresenta-se como nódulo solitário subcapsular, em geral com menos de 5 cm. Ao corte, aparece a característica cicatriz estrelada central (Figura 23.65), onde se encontra a artéria anômala. A partir da cicatriz, irradiam-se septos fibrosos que dividem a lesão em nódulos. Tal aspecto pode levar ao diagnóstico errôneo de cirrose em uma biópsia por agulha na qual o patologista não tenha sido informado de estar examinando material proveniente de nódulo hepático único. Microscopicamente, a lesão é formada por hepatócitos em placas simples ou duplas circundadas por sinusoides com endotélio e células de Kupffer. As placas ficam separadas por septos fibrosos que contêm ramo arterial derivado da cicatriz central, mas sem ducto biliar correspondente, apesar de haver proliferação ductular periférica. Os hepatócitos hiperplásicos são policlonais, o que a diferencia de adenomas hepatocelulares, que são monoclonais. A angiopoetina 1 está aumentada na lesão, ocorrendo o oposto com a angiopoetina 2.

Não há evidência de evolução para carcinoma hepatocelular. Sua importância reside na distinção radiográfica com adenoma hepatocelular (que pode sangrar ou evoluir para carcinoma hepatocelular e, portanto, precisa ser ressecado) e com carcinoma hepatocelular fibrolamelar, uma vez que este também pode mostrar cicatriz central.

Hiperplasia nodular regenerativa

Mais comum entre a quinta e a sétima décadas de vida, caracteriza-se por nódulos regenerativos de hepatócitos que ocupam todo o fígado, sem fibrose. A lesão surge quando se alivia bloqueio da drenagem venosa, como na insuficiência cardíaca congestiva tratada: nas áreas perivenulares, onde os sinusoides estavam dilatados, aparecem nódulos de hepatócitos em intensa atividade regenerativa. Menos clara é a associação da lesão com grande variedade de doenças crônicas extra-hepáticas, como distúrbios linfo e mieloproliferativos, doenças do tecido conjuntivo e uso prolongado de drogas/medicamentos. Alguns casos podem causar hipertensão portal.

Macroscopicamente, o fígado está aumentado de volume e apresenta nódulos disseminados (Figura 23.66), com diâmetro entre 0,5 e 1,0 cm. Microscopicamente, a lesão tem três carac-

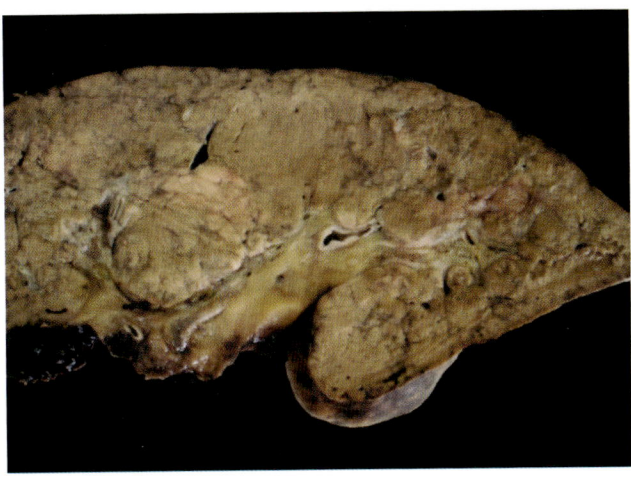

Figura 23.66 Hiperplasia nodular regenerativa. Nódulos regenerativos de tamanhos variados ocupam difusamente o fígado, mas sem fibrose.

terísticas: (a) ausência de fibrose em volta dos nódulos de regeneração, o que a diferencia da cirrose; (b) distribuição difusa dos nódulos; (c) hipotrofia das trabéculas de hepatócitos entre os nódulos regenerativos, com compressão dos sinusoides.

► Neoplasias benignas
Adenoma hepatocelular

Adenoma hepatocelular é neoplasia benigna de hepatócitos. Estrógenos são o fator etiológico mais importante: (a) em 85% dos casos, a neoplasia predomina em mulheres na idade fértil; (b) 80% das neoplasias associam-se ao uso de anticoncepcionais orais; (c) a neoplasia reduz de tamanho depois da menopausa ou após suspensão do uso desses medicamentos. Em homens, adenoma hepatocelular relaciona-se com o uso de esteroides anabolizantes para aumento da massa muscular *(body building)*. O tumor é encontrado em 50 e 25% dos pacientes com glicogenoses dos tipos I e III, respectivamente; nesses casos, o tumor surge mais cedo e é mais comum em homens.

O adenoma apresenta-se como nódulo solitário, bem delimitado, homogêneo e, na maioria dos casos, com mais de 5 cm de diâmetro; mais recentemente, têm sido diagnosticados nódulos menores. Áreas de hemorragia são frequentes e, às vezes, extensas (Figura 23.67). Adenoma deve ser ressecado, pelo risco de sangramento. Em glicogenoses, a lesão é múltipla (adenomatose). Microscopicamente, o tumor é formado por hepatócitos de tamanho normal ou pouco aumentados, dispostos em trabéculas simples ou duplas, separados por sinusoides com endotélio e células de Kupffer. Os hepatócitos têm citoplasma claro por aumento de glicogênio e muitas vezes apresentam esteatose (Figura 23.68). Há ainda pleomorfismo celular e nuclear, especialmente em mulheres que tomaram contraceptivos por mais de 10 anos. Produção de bile, embora incomum, pode ser intensa, dando cor esverdeada ao nódulo. Às vezes, os sinusoides são dilatados e congestos, aspecto semelhante ao da peliose hepática. Pelo risco de hemorragia grave, recomenda-se ressecção da lesão.

Segundo o comportamento genômico, o adenoma hepatocelular é classificado em (Figura 23.69): (1) adenoma associado a mutações com perda de função no gene *HNF1-α*, que ocorrem

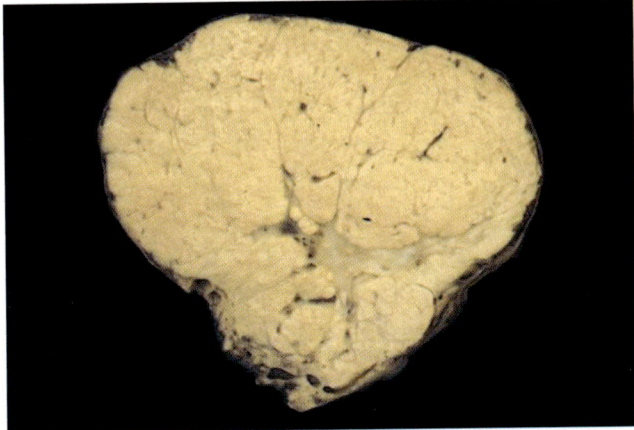

Figura 23.65 Hiperplasia nodular focal. Notar cicatriz estrelada central, aspecto característico da lesão que pode ser vista por exames de imagem.

23

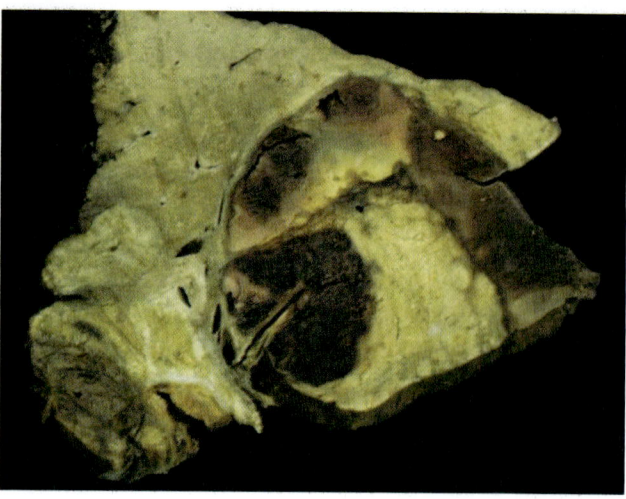

Figura 23.67 Adenoma hepático. Lesão nodular com extensas áreas de hemorragia (*áreas escuras*), em fígado não cirrótico.

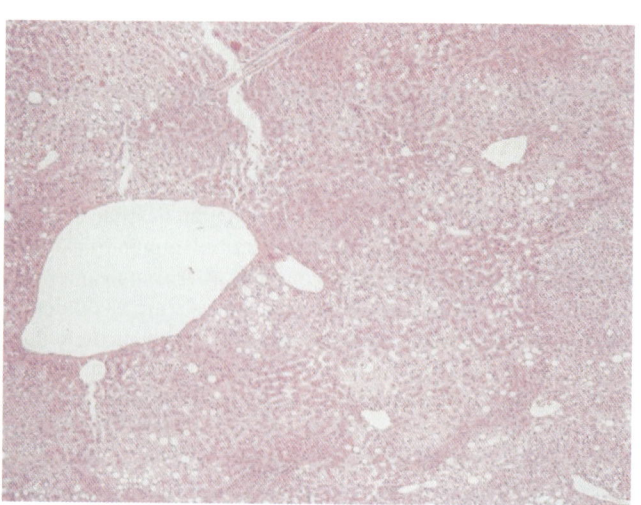

Figura 23.68 Adenoma hepatocelular. As células assemelham-se a hepatócitos normais, devido ao acúmulo de glicogênio; também há discreta esteatose. Não se identificam espaços portais.

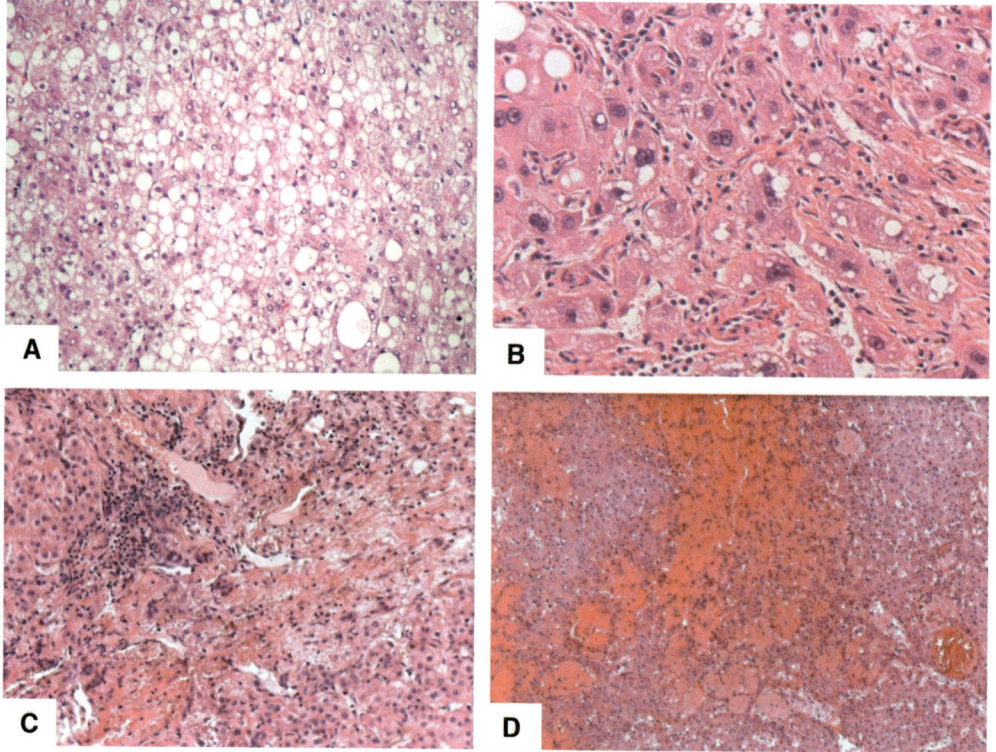

Figura 23.69 Classificação morfomolecular dos adenomas hepáticos. **A.** Adenoma com esteatose, típico de tumor com mutação no gene *HNF1-α*. **B.** Adenoma com atipias, associado a mutação no gene da β-catenina. **C** e **D.** Adenoma inflamatório, com focos de infiltrado linfocitário e áreas telangiectásicas, associado a alteração em IL-6.

em 30 a 35% dos casos; o tumor tem esteatose e, à imuno-histoquímica, é negativo para L-FABP, proteína regulada pelo gene *HNF1-α*, enquanto os hepatócitos não neoplásicos são positivos; (2) adenoma hepatocelular associado a mutações no gene da β-catenina (ver via WNT/β-catenina, Capítulo 8), em 10 a 15% dos casos. Em geral, trata-se de neoplasia densamente celular, com núcleos maiores, por vezes aberrantes, sendo às vezes difícil diferenciá-la de carcinoma hepatocelular. Esta é a forma com maior risco de transformação maligna. A expressão de glu-

tamina sintase e o padrão de reatividade nuclear de β-catenina são importantes marcadores imuno-histoquímicos desse grupo de tumores; (3) adenoma inflamatório. Cerca de 30 a 40% dos adenomas são permeados por grande número de linfócitos. Tais lesões apresentam ainda dilatação acentuada de sinusoides, artérias com parede espessa e maior expressão de IL-6. Tais neoplasias são mais frequentes em indivíduos obesos. Alguns casos de adenoma inflamatório apresentam mutações no gene da β-catenina, também com maior risco de transformação maligna. O tumor é geralmente positivo para amiloide sérica A e proteína C reativa; (4) adenoma com ativação da via *sonic hedgehog*, que superexpressa a enzima ASS1. Este tipo corresponde a 5 a 10% dos adenomas hepatocelulares e tem alto risco de sangramento, mesmo em lesões pequenas; (5) outros adenomas. Cerca de 5% dos adenomas hepatocelulares não exibem perfil morfológico ou molecular dos tipos anteriores. A frequência desses subtipos varia segundo a região geográfica e a abordagem molecular usada no diagnóstico.

Neoplasias do epitélio biliar

São raras e dos tipos: (a) papilomatose intraductal, que acomete a vesícula biliar ou a árvore biliar em vários níveis, inclusive o ducto hepático comum, caracteriza-se por lesões múltiplas com aspecto similar ao de adenomas do cólon; (b) adenoma de ductos biliares, geralmente solitário e com menos de 2 cm, constituído por estroma fibroso delicado em meio a túbulos revestidos por epitélio cuboide e sem atipias. Pode haver secreção de muco, não devendo a lesão ser confundida com metástase hepática de outra neoplasia; (c) adenofibroma biliar, neoplasia sólida-microscística bastante rara, formada por epitélio biliar imerso em estroma fibroso, às vezes com displasia.

Hemangioma

Hemangioma, o tumor benigno mais frequente do fígado, ocorre em ambos os sexos e em todas as idades. Estima-se que 5% dos indivíduos tenham hemangiomas hepáticos, a maioria com menos de 2 cm; lesões maiores que 5 cm, raras, podem causar sintomas de massa e desconforto abdominal ou, muito raramente, romper-se na cavidade abdominal. Microscopicamente, o tumor é formado por espaços vasculares de vários tamanhos, revestidos por células endoteliais e com trombos recentes ou antigos.

Hamartoma mesenquimal

Ocorre quase sempre nos 2 primeiros anos de vida. A manifestação clínica é massa abdominal que, localizada geralmente no lobo direito, pesa mais de 1.000 g. Ao corte, a lesão contém cistos preenchidos por líquido seroso ou gelatinoso (Figura 23.70). Histologicamente, a lesão é formada por estroma frouxo e edematoso, com áreas de transformação cística e linfáticos dilatados. Associam-se ductos biliares tortuosos, com ramificações irregulares; são vistos ainda focos de hematopoese extramedular. A lesão é benigna, curando-se com a ressecção do tumor.

Outras neoplasias benignas

O fígado pode ser sede de outros tumores, todos raros (fibroma, linfangiomas etc.). O *hemangioendotelioma infantil*, apesar de raro, é o tumor mesenquimal mais frequente no fígado de crianças. A lesão manifesta-se nos primeiros meses de vida com hepatomegalia e insuficiência cardíaca, devido às numerosas comunicações arteriovenosas intratumorais. Microscopicamente, observam-se canais vasculares intercomunicantes de vários calibres e blocos de células neoplásicas. Embora se assemelhe ao angiossarcoma do adulto, o hemangioendotelioma infantil é considerado benigno, sendo atualmente denominado *hemangioma infantil*. No entanto e especialmente quando volumoso, pode levar à morte por insuficiência hepática, insuficiência cardíaca ou hemorragia.

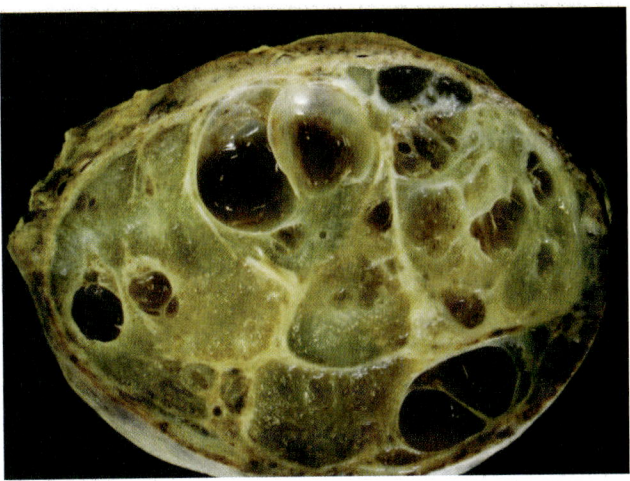

Figura 23.70 Hamartoma mesenquimal. Massa volumosa com estroma mixoide e numerosos cistos.

▶ Neoplasias malignas

Carcinoma hepatocelular

O carcinoma hepatocelular (CHC) é encontrado no mundo todo. Sua incidência em homens, que são mais suscetíveis, é estimada em 250.000 a 1.000.000 de casos novos por ano. A taxa de mortalidade é estratificada em três níveis: (a) baixo (até 10 casos/100.000/habitantes/ano); (b) intermediário (10 a 20 casos/100.000/ano); (c) elevado (mais de 20 casos/100.000/ano). Os EUA e a Alemanha encontram-se na faixa de baixa mortalidade, enquanto Bulgária e Japão estão na intermediária; China, Formosa e Coreia situam-se na de alta mortalidade. Cor da pele pode ser fator predisponente. Em Cingapura, as populações de origem chinesa têm incidência muito maior do que as não chinesas. A prevalência de CHC em chineses que emigraram para os EUA é menor do que naqueles que permaneceram na China, mantendo-se, no entanto, muito acima dos valores encontrados para americanos de outras origens. No Brasil, a taxa de mortalidade por CHC para ambos os sexos é de 0,25/100.000 habitantes/ano na região Sul, 0,27 no Sudeste, 0,12 no Nordeste, 0,08 no Norte e 0,05 no Centro-Oeste. Na região urbana das cidades de São Paulo e de Londrina, a taxa de mortalidade é de 1 caso/100.000 habitantes/ano, enquanto na zona rural de Londrina é de 2,5 casos/100.000 habitantes/ano.

Etiopatogênese

Cirroses são as principais condições associadas ao CHC, provavelmente pelo aumento da atividade regenerativa dos hepatócitos. A maior incidência de CHC é vista na África e em países orientais, como a China, onde se encontram as maiores prevalências de cirroses no mundo. Cirroses estão presentes em mais de dois terços dos casos de CHC no Brasil – em serviços com programas de triagem para nódulos hepáticos em pacientes com hepatopatias crônicas avançadas, como o Hospital das Clínicas de São Paulo, mais de 90% dos CHC estão associados a cirroses. O mesmo não acontece na zona rural de Londrina, na região norte do Estado do Paraná, onde a taxa de mortalidade por CHC é alta, mas poucos casos estão associados a cirroses.

23

Como fator etiológico nessa região, é aventada a possibilidade do uso de pesticidas organoclorados.

Grande número de substâncias tem ação carcinogênica no fígado de animais. No fígado humano, onde são metabolizados quase todos os carcinógenos, há pouca evidência de que o CHC possa ser causado por substâncias específicas. Uma exceção é o dimetil-aminoazobenzeno, ou amarelo-manteiga, usado no passado como corante de alimentos. Por outro lado, há evidências epidemiológicas mostrando maior risco de CHC em grupos profissionais expostos a determinadas substâncias químicas: (a) álcool em trabalhadores de bares e restaurantes; (b) pesticidas, principalmente arsênico e cobre em agricultores; (c) solventes orgânicos em tintureiros e frentistas de postos de gasolina; (d) hidrocarbonetos e anilinas, na indústria petroquímica.

Entre os carcinógenos químicos mais importantes, estão as aflatoxinas, que são micotoxinas produzidas pelo fungo *Aspergillus flavus* altamente carcinogênicas para trutas, camundongos, cobaios e macacos. Tal como outros bolores, as aflatoxinas contaminam grãos ou frutas, especialmente quando armazenados em condições inadequadas de umidade excessiva. Estudos em vários países da África, como Quênia e Moçambique, demonstraram relação inversa entre altitude (quanto mais alto, menos úmido) e grau de contaminação de alimentos por aflatoxinas, havendo correlação deste último com a incidência de CHC. Além disso, é possível que nesses países haja ação sinérgica entre aflatoxinas e VHB. Em especial, a aflatoxina B1 (AFB1) é capaz de induzir a formação de adutos de DNA e causar mutações e quebras no DNA, às vezes em genes envolvidos na estabilidade do genoma, destacando-se a mutação no códon 249 do gene *TP53*. A capacidade de reparo de tais danos gênicos tem significativa variação individual, relacionada especialmente com polimorfismos nos genes *XRCC1*, *XRCC3* e *XPD*, que atuam no sistema de reparo do DNA.

Diabetes e obesidade associam-se ao CHC, quer por sua relação com cirrose, quer pela formação de radicais livres e ativação de citocinas no processo de esteato-hepatite. Outras doenças metabólicas, como tirosinemia, hemocromatose e deficiência de α_1-antitripsina, também se associam a maior risco de CHC.

A maioria dos pacientes com CHC mostra evidências sorológicas de infecção prévia ou atual por VHB ou VHC. A participação do VHB na gênese do CHC apoia-se em inúmeros dados: (a) o CHC tem distribuição geográfica paralela aos percentuais de portadores do vírus, sendo um bom exemplo o que se verifica em Formosa; (b) a prevalência de indivíduos positivos para o AgHBs é muito mais elevada em pacientes com CHC do que em indivíduos sem o tumor; (c) portadores crônicos do VHB têm maior risco de desenvolver CHC do que a população geral; em estudo prospectivo realizado em Formosa, demonstrou-se que a incidência do CHC entre indivíduos AgHBs-positivos é de 495/100.000 habitantes e de apenas 5,3 entre AgHBs-negativos; (d) entre os *Hepadnaviridae*, grupo taxonômico do VHB, encontram-se outros vírus cuja infecção em animais, como a marmota, induzem CHC em tudo semelhante ao encontrado em humanos; (e) células neoplásicas sintetizam proteínas virais, como o AgHBc e, principalmente, o AgHBs; (f) estudos moleculares do DNA do VHB mostram que o vírus está presente em células do CHC e muitas vezes integrado ao genoma do hospedeiro. A integração do VHB ao genoma da célula neoplásica ocorre em diferentes sítios, mas sem oncogenes adjacentes aos sítios de integração. Integração sozinha não explica a transformação neoplásica, já que é encontrada em áreas não neoplásicas de fígados com CHC, assim como em portadores crônicos que não têm câncer. De qualquer modo, integração pode causar instabilidade genômica e se acompanhar de deleções ou translocações cromossômicas que podem afetar genes controladores da proliferação e da diferenciação celulares. Tudo isso sugere que a atuação do VHB é feita por mutagênese insercional; (g) a proteína X, codificada pelo HBV, ativa a transcrição de vários genes, o que pode estimular proto-oncogenes e promover alterações na regulação do ciclo celular.

A infecção pelo HCV também associa-se ao CHC, principalmente por induzir inflamação crônica e ativar a regeneração hepatocitária na fase de cirrose. Postula-se ainda a possibilidade de transformação direta induzida por fatores do próprio VHC, o que ainda não está totalmente claro. O mecanismo de carcinogênese pelo VHC, portanto, permanece em parte desconhecido, lembrando-se ainda o fato de ele não ser um retrovírus e nem se integrar ao DNA celular. Aliás, o RNA do vírus, as proteínas virais e o próprio vírion são detectados apenas no citoplasma dos hepatócitos. Algumas proteínas virais, como a proteína do *core*, também tem sido implicadas, mas os dados não são conclusivos.

O papel de inflamação crônica como elemento na carcinogênese, por estimular a atividade regenerativa de hepatócitos e eventualmente induzir a erros no pareamento de nucleotídeos, vem ganhando mais evidências: em modelo murino de carcinogênese, demonstrou-se que hepatócitos com instabilidade genômica e quebras no DNA induzida por inflamação crônica escapam de senescência e de apoptose e entram novamente no ciclo celular, favorecendo a tumorigênese.

Lesões hepatocelulares pré-neoplásicas. A detecção de um tumor volumoso, em estádio avançado e em paciente sintomático, que ainda é a regra na maioria dos casos, em geral significa mau resultado, qualquer que seja o tratamento instituído. Como em outros tipos de câncer, a estratégia que se busca é o diagnóstico precoce do CHC, que em grande parte pode ser atingido por meio de vigilância de pacientes com cirrose. Isso é feito por avaliação periódica por meio de ultrassonografia do fígado, combinada, quando necessário, com tomografia computadorizada, além de testes sorológicos, como a dosagem de α-fetoproteína. Tal conjunto de procedimentos possibilita o diagnóstico de tumores ainda pequenos e de suas lesões precursoras. Lesões hepatocelulares pré-neoplásicas são macronódulos e displasias.

Macronódulo, definido como um nódulo que se distingue dos nódulos cirróticos adjacentes pela cor, pela textura e, especialmente, pelo tamanho (são maiores do que os nódulos de cirrose), pode ser detectado por exames de imagem. As formas de cirrose mais associadas ao CHC são as causadas por hepatites, com nódulos habitualmente em torno de 0,3 a 0,6 cm. Neste contexto, o limite que define o diâmetro mínimo de macronódulos varia de 0,8 a 1 cm. Raramente, os macronódulos ultrapassam 3 cm de diâmetro, quando praticamente todos já preenchem os critérios de CHC. Como o aspecto histológico dos nódulos varia, surgiram sistemas de nomenclatura e classificação que confluíram para um consenso internacional (Figura 23.71).

A frequência de macronódulos em fígados cirróticos varia de 15 a 50%. Histologicamente, tais nódulos apresentam diferentes graus de displasia, que correspondem a diferentes fases na evolução em direção ao câncer. Em geral, encontra-se apenas pequeno número de macronódulos dispersos em um fígado cirrótico. Cirroses das causas mais variadas podem apresentar macronódulos, sendo mais comumente encontrados nas cirroses por VHC, VHB ou alcoólica.

Autores	Nomenclatura			
Eguchi	Grande nódulo regenerativo	Hiperplasia adenomatosa	Hiperplasia adenomatosa atípica	Carcinoma hepatocelular
IWP	Nódulo regenerativo monoacinar multiacinar	Nódulo displásico de baixo grau	Nódulo displásico de alto grau	Carcinoma hepatocelular

Figura 23.71 Nomenclatura de macronódulos em fígados cirróticos, segundo o International Consensus Group for Hepatocellular Neoplasia.

É possível reconhecer: (a) estágio em que o nódulo é maior do que os nódulos adjacentes mas é histologicamente semelhante a eles (macronódulo regenerativo); (b) estágio em que há atipias arquiteturais ou citológicas discretas (nódulo displásico de baixo grau); (c) estágio em que as atipias são acentuadas (nódulo displásico de alto grau); (d) CHC bem estabelecido.

Existem vários indícios de associação de macronódulos com CHC. Um deles é que os macronódulos são mais encontrados em outras áreas de fígados com CHC do que em fígados sem CHC. Eventualmente, o CHC é diagnosticado no interior de um macronódulo, tendo, portanto, origem neste. A evidência mais convincente do potencial pré-neoplásico dos nódulos displásicos, no entanto, vem de estudos de acompanhamento de pacientes com tais lesões que posteriormente desenvolveram CHC dentro do próprio nódulo displásico. A progressão acontece em poucos anos em 50 a 90% em nódulos displásicos de alto grau. Alguns centros tratam os nódulos displásicos de alto grau da mesma forma que um CHC bem diferenciado.

Displasia hepatocelular, dentro ou fora de um macronódulo, só pode ser identificada histologicamente. Existem dois tipos: (1) *displasia de grandes células*, caracterizada por aumento do tamanho celular, pleomorfismo e hipercromasia nucleares e multinucleação de hepatócitos. A lesão é muito comum em fígados cirróticos, sendo polêmica a sua natureza pré-neoplásica ou paraplásica (junto de neoplasias, mas não envolvida na transformação maligna); (2) *displasia de pequenas células*, que se apresenta como pequena expansão nodular, sem delimitação por septo fibroso e constituída por hepatócitos pequenos com citoplasma escasso. O fato de crescer como nódulo sugere proliferação clonal e, portanto, é mais provável que tenha significado como lesão pré-neoplásica.

Aspectos morfológicos

O CHC é classificado macroscopicamente em três tipos (Figura 23.72): (a) *nodular*, formado por nódulos solitários ou múltiplos, bem delimitados; (b) *maciço*, com padrão que envolve um lobo hepático inteiro, ou que atinge as dimensões de um lobo. O tumor não tem limites bem definidos e acompanha-se frequentemente de metástases intra-hepáticas pequenas; (c) *difuso*, representado por numerosos pequenos nódulos circundados por tecido fibroso e espalhados por todo o fígado, sendo difícil sua distinção com nódulos cirróticos. A forma nodular é a mais comum (65%), seguida da maciça (23%) (Figura 23.73) e da difusa (12%). O tumor pode dar metástases para o próprio órgão, formando novos nódulos.

Com os atuais métodos de diagnóstico por imagem, é possível detectar tumores hepáticos em fase mais precoce, dentro do conceito de *carcinoma hepatocelular pequeno (CHCP)*. CHCP compreende lesões menores que 2 cm, mas capazes de invadir vasos e o parênquima adjacente. Tais tumores podem ter aspectos variados, como mostrado na Figura 23.74: (a) nodular isolado; (b) nodular isolado com crescimento extranodular; (c) multinodular confluente; (4) nodular com margens indistintas (Figura 23.74 D e 23.75).

Microscopicamente, o CHC apresenta-se sob vários padrões histológicos, que podem ser vistos em todo o tumor ou em arranjo combinado com outros padrões. Os padrões mais frequentes são trabecular, pseudoglandular e sólido. O padrão trabecular, o mais comum, é formado por trabéculas largas e constituídas por hepatócitos atípicos. Pode haver depósito de gordura (Figura 23.76), bile ou ferro ou ainda inclusões citoplasmáticas, como hialino de Mallory-Denk, glóbulos de α_1-anti-tripsina e proteínas virais.

No tipo pseudoglandular/pseudoacinar, os hepatócitos neoplásicos formam estruturas que lembram ácinos glandulares. O tipo sólido corresponde a neoplasias anaplásicas. A graduação histológica do CHC inclui quatro graus: grau 1 – tumor bem diferenciado, com trabeculação delicada; grau 2 – trabéculas junto com estruturas acinares ou glandulares e, eventualmente, papilares. Os núcleos são mais atípicos; grau 3 – aumento da atipia nuclear, nucléolos múltiplos, perda do arranjo trabecular e células gigantes; grau 4 – padrão sólido ou medular, em que as células não são coesas e mostram formas bizarras.

A imuno-histoquímica ajuda na distinção entre CHC e outros adenocarcinomas. Os hepatócitos normais e as células do CHC expressam ceratinas (CKs) 8 e 18, como os adenocarcinomas em geral. O epitélio ductal e os adenocarcinomas correspondentes, além do par 8/18, expressam também CKs 7 e 19, ausentes ou apenas focais no CHC. Muito úteis são anticorpos policlonais para o antígeno carcinoembriônico (CEA), que detectam a glicoproteína biliar I e desenham os canalículos biliares entre hepatócitos neoplásicos, contrastando com a coloração citoplasmática em outros adenocarcinomas. A pesquisa de transportadores de ácidos biliares, principalmente o BSEP (bomba de exportação de sais biliares) é mais específica de canalículos biliares, que são marcadores de hepatócitos. A arginase-1 e o antígeno hepatocitário reconhecido pelo anticorpo Hep-Par1, com reatividade granular citoplasmática, são também marcadores úteis na identificação da linhagem hepatocelular, especialmente em carcinomas menos diferenciados (graus 3 e 4).

(continua)

23

Aspectos morfológicos (*continuação*)

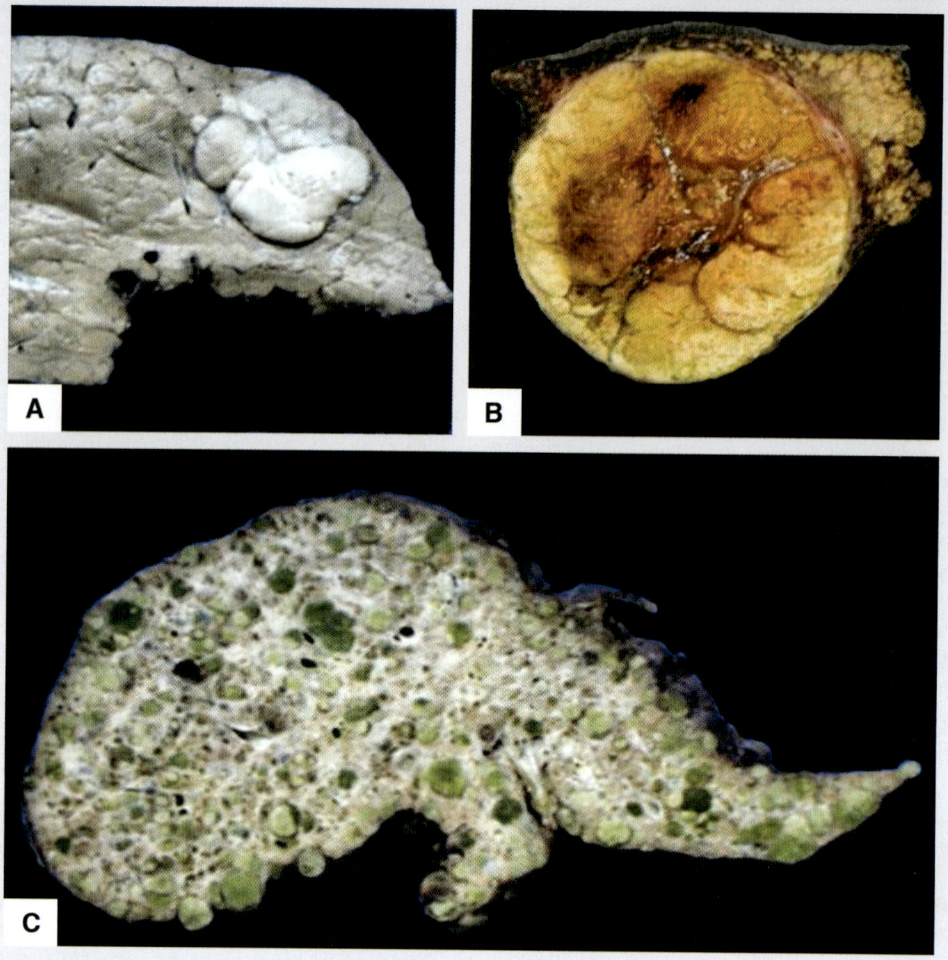

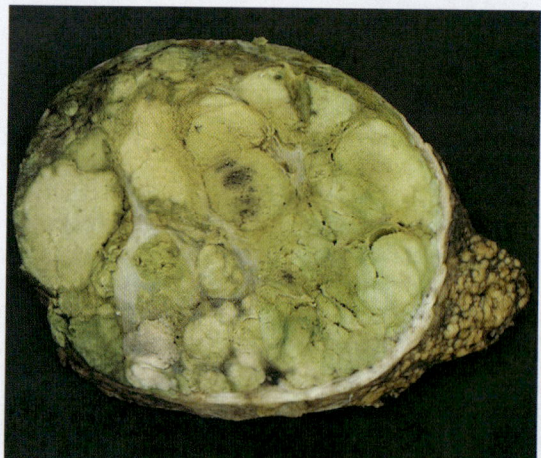

Figura 23.72 Aspectos macroscópicos do carcinoma hepatocelular avançado, segundo a *classificação de Eggel*. **A.** Nodular. **B.** Maciço (o tumor ocupa todo o lobo esquerdo do fígado, que foi ressecado). **C.** Difuso (cirroticomimético), representado por incontáveis nódulos em todo o fígado.

A classificação da OMS de 2019 abre a possibilidade de correlação entre achados morfológicos e moleculares e considera o subtipo histológico como a expressão fenotípica do perfil genômico. Assim, o subtipo macrotrabecular maciço, grau 3 ou 4, altamente agressivo, associa-se a mutações no gene *TP53*, enquanto o CHC esteato-hepatítico, geralmente com menor índice de proliferação celular, depende de ativação da via IL-6/JAK/STAT, que se relaciona com fatores metabólicos e inflamatórios presentes em esteato-hepatites. O subtipo cirroso contém grande quantidade de fibras colágenas entre as células malignas e tem por base mutações nos genes *TSC1/2*. CHC de células claras, CHC cromófobo, CHC rico em neutrófilos e CHC rico em linfócitos são bem definidos histologicamente, mas ainda não têm correspondência molecular estabelecida.

Todos esses subtipos são mais comuns em fígados com hepatopatias crônicas em fase cirrótica, com exceção daqueles que surgem de adenomas hepatocelulares ou do subtipo fibrolamelar (ver adiante), que são encontrados em fígados sem lesões prévias aparentes.

Figura 23.73 Carcinoma hepatocelular maciço. Lesão volumosa ocupando todo o lobo esquerdo de fígado cirrótico (notar área não tumoral à esquerda na figura), em grande parte esverdeada devido à produção de bile pelas células neoplásicas.

(*continua*)

Aspectos morfológicos (*continuação*)

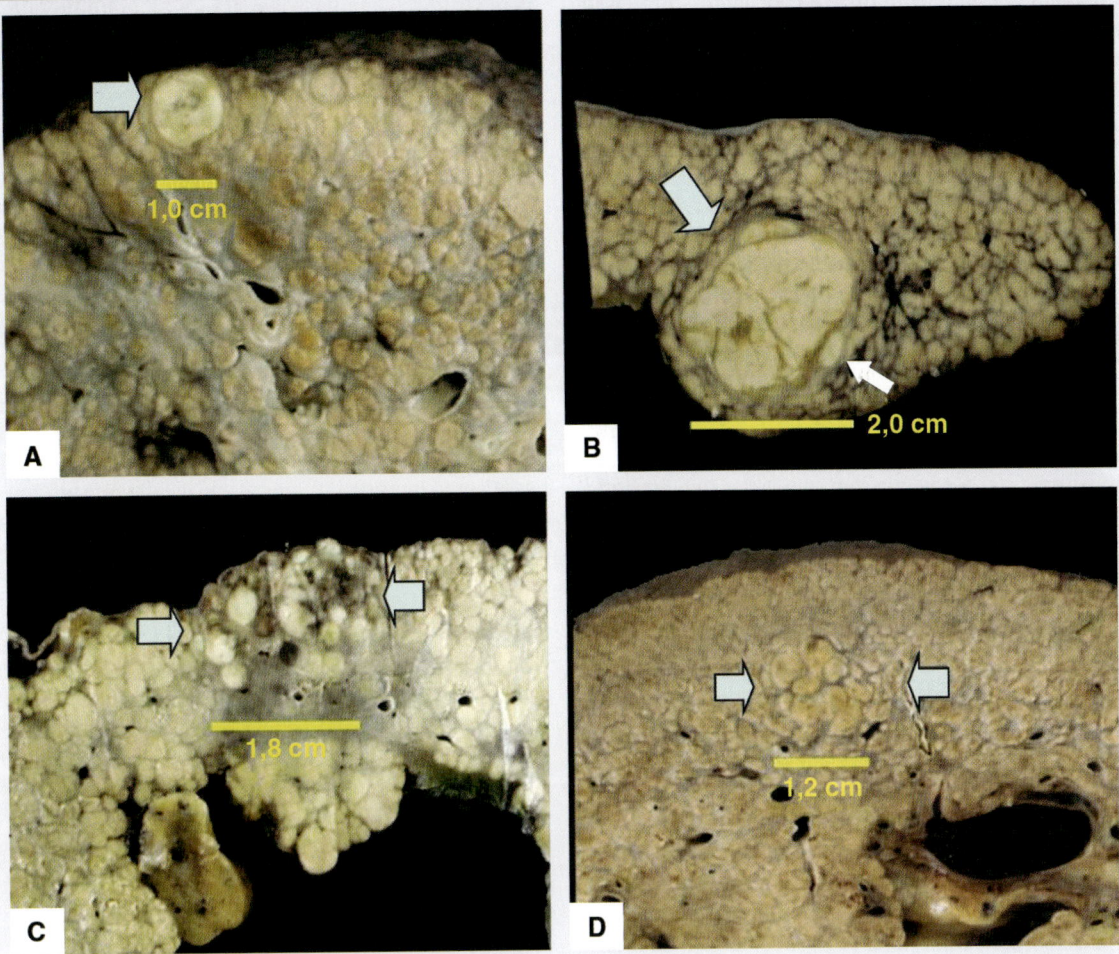

Figura 23.74 Apresentação macroscópica de carcinoma hepatocelular pequeno, segundo a classificação de Kanai. **A.** Nodular (*seta*). **B.** Nodular (*seta azul*) com extensão extranodular (*seta branca*). **C.** Multinodular (*setas*). **D.** Forma com margens indistintas. Esta última é mais frequente em tumores menores, com 1 a 2 cm.

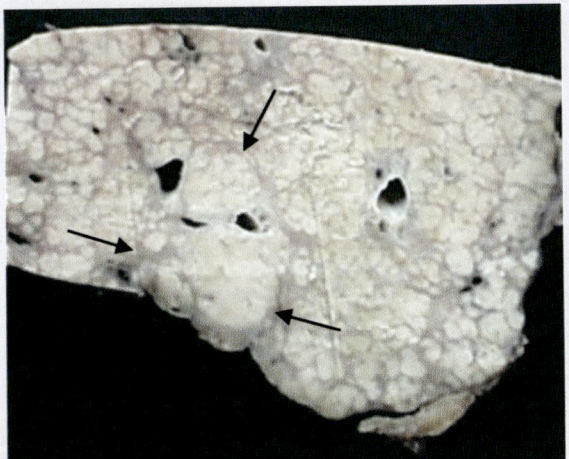

Figura 23.75 Carcinoma hepatocelular pequeno. Lesão homogênea, sem cápsula e com margens mal delimitadas (margens indistintas dificultam a identificação da lesão em exames de imagem e são vistas nas fases mais precoces do tumor, quando este tem tamanho entre 1 e 2 cm).

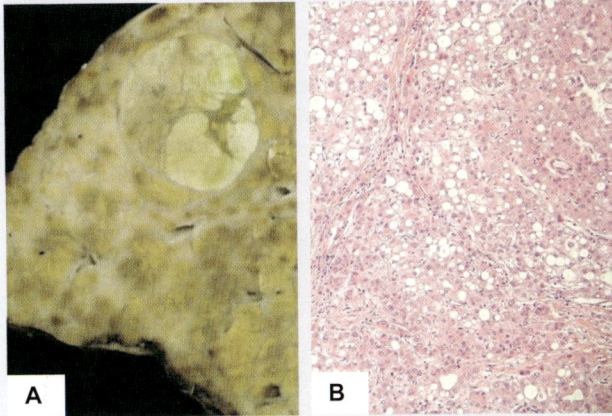

Figura 23.76 Carcinoma hepatocelular com esteatose. **A.** Na maior parte do nódulo, a coloração é amarelada. **B.** Neoplasia bem diferenciada, com esteatose.

23

Evolução

O CHC é neoplasia altamente maligna. Pacientes com lesão maior que 5 cm têm sobrevida curta. O tumor dissemina-se precocemente dentro do próprio órgão, através de ramos venosos portais. Metástases linfáticas são encontradas nos linfonodos hilares e peripancreáticos. Metástases sanguíneas são tardias e ocorrem sobretudo em pulmões e ossos; o acometimento de outros órgãos (suprarrenais, trato gastrointestinal, baço, coração e rins) é menos frequente.

Com a introdução de sistemas de vigilância e triagem de pacientes cirróticos com ultrassonografia, melhor estratificação dos casos mediante estadiamento proposto pela Barcelona Clinic (que valoriza o número e o tamanho dos tumores, a invasão de vasos e a função hepática) e judiciosa indicação de cirurgias segmentares e de transplantes foi possível aumento considerável na sobrevida de subgrupos de pacientes com CHC. Tumores muito iniciais (um nódulo < 2 cm), iniciais (um a três nódulos < 3 cm) ou intermediários (nódulo com até 5 cm ou, segundo alguns, até 7 cm, desde que sem evidências radiográficas de invasão vascular) são submetidos a cirurgia (ressecção ou transplante) com intuito curativo. Acompanhamento de quase 4.000 casos em Taiwan mostrou sobrevida de 1 ano em 46,2% dos pacientes e de 5 anos em 16,6% deles; a mediana de sobrevida foi de 57,7 meses em CHCs no estádio muito inicial, contrastando com 1,6 mês nos pacientes em estádios avançados.

Carcinoma fibrolamelar

Carcinoma fibrolamelar é uma variante de CHC que acomete principalmente adolescentes e adultos jovens de ambos os sexos. Não há evidência de associação com cirroses, VHB, alcoolismo ou contraceptivos orais. O tumor apresenta-se habitualmente como massa volumosa, solitária, bem delimitada e de crescimento lento. Em dois terços dos casos, o tumor surge no lobo esquerdo do fígado; às vezes, são vistos pequenos nódulos-satélites. Na superfície de corte, observam-se largos septos fibrosos que sulcam o tumor, às vezes partindo de uma cicatriz central, aspecto parecido com o da hiperplasia nodular focal e que pode confundir-se com esta nos exames de imagem. Microscopicamente, encontram-se septos fibrosos densos separando grupos ou traves de células neoplásicas (Figura 23.77), grandes, poligonais, com núcleos centrais geralmente grandes,

vesiculares e com nucléolo evidente. Seu amplo citoplasma mostra-se granular e eosinofílico, com padrão oncocítico. Células oncocíticas, que possuem grande número de mitocôndrias (ver Figura 17.53 D), são o elemento mais importante no diagnóstico. O perfil imuno-histoquímico, além dos marcadores do CHC convencional, inclui a coexpressão de CK7 e CD68. Mesmo em tumores volumosos, se a ressecção é completa existe possibilidade de cura, o que contrasta com o péssimo prognóstico do CHC convencional. Estudo realizado pelos autores do capítulo mostrou que apenas 67% dos CHC fibrolamelares foram passíveis de ressecção cirúrgica e que, destes, 58% tiveram recidiva local ou metástases. A sobrevida de 5 anos, ainda que muito superior à do CHC convencional, foi de apenas 28%.

Colangiocarcinoma

Colangiocarcinoma (CC) é neoplasia maligna com diferenciação para epitélio de ductos biliares. Menos comum do que o carcinoma hepatocelular, o CC representa cerca de 10% dos tumores hepáticos primários. O tumor incide igualmente em ambos os sexos, em geral após a quinta década de vida e, ao contrário do CHC, grande parte dos casos ocorre em indivíduos sem cirrose.

A etiopatogênese do CC é pouco conhecida. No Sudeste Asiático, o tumor associa-se ao uso de dióxido de tório (Thorotrast®) como contraste radiográfico ou à infestação parasitária das vias biliares por *Clonorchis sinensis* ou *Opisthorchis viverrini*. Surtos repetidos de inflamação dos ductos biliares por litíase intra-hepática possivelmente contribuem para o desenvolvimento da neoplasia. Outros fatores etiológicos incluem doenças congênitas com dilatação das vias biliares intra-hepáticas, cistos congênitos e doença de Caroli. Colangite esclerosante primária, associada ou não a doença inflamatória intestinal, é importante fator de risco; em países com maior prevalência desta doença, como a Suécia, existem programas de vigilância. Na última década, estudos epidemiológicos realizados especialmente em países ocidentais apontaram associação entre colangiocarcinoma periférico (subtipo de pequenos ductos, ver adiante) e cirrose por doenças não biliares, incluindo hepatites virais, doença hepática alcoólica e doença gordurosa não alcoólica.

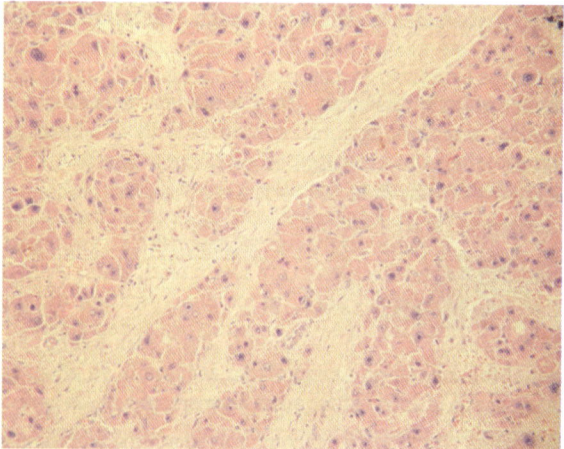

Figura 23.77 Carcinoma fibrolamelar. Trabéculas de hepatócitos com citoplasma eosinofílico amplo e aspecto oncocítico, separadas por traves densas de tecido conjuntivo.

Aspectos morfológicos

O tumor pode ser central ou periférico. No colangiocarcinoma periférico, a lesão tende a ser nodular, esbranquiçada e firme, chamada de "tipo formador de massa" (Figura 23.78 A). O tumor central, que surge em ductos maiores, causa manifestações obstrutivas mais rapidamente e padrão de crescimento é do "tipo infiltrativo periductal" (Figura 23.78 B).

A neoplasia tem dois subtipos histológicos: (1) *CC de pequenos ductos* (Figura 23.79), formado por estruturas glandulares tubulares/ductais pequenas, imersas em estroma desmoplásico abundante. Uma variante, que lembra colangíolos (colangiolocarcinoma), tem padrão de ductos complexos e anastomosados e corresponde geralmente ao "tipo formador de massa", sendo muitas vezes ressecável por sua localização periférica; (2) *CC de grandes ductos* (Figura 23.80), que se origina nos ductos biliares direito ou esquerdo e forma lesão no hilo (CC peri-hilar ou tumor de Klatskin). Em geral, o tumor é firme (fibroso), infiltrativo e estenosante (padrão infiltrativo periductal). Histologicamente, trata-se de adenocarcinoma com ductos grandes e irregulares, usualmente

(continua)

com citoplasma colunar claro contendo mucina; as células neoplásicas expressam MUC5AC e MUC2. Em ductos biliares adjacentes à neoplasia, muitas vezes identifica-se displasia de graus variados, compondo a neoplasia intra-epitelial biliar (BilIN, de baixo ou de alto grau). O encontro de BilIN (Figura 23.81) sugere neoplasia primária, pois tal padrão histológico pode ser similar ao de adenocarcinomas metastáticos. Os vários CCs apresentam imunorreatividade difusa para CKs 7 e 19, além de CEA no citoplasma ou na borda luminal.

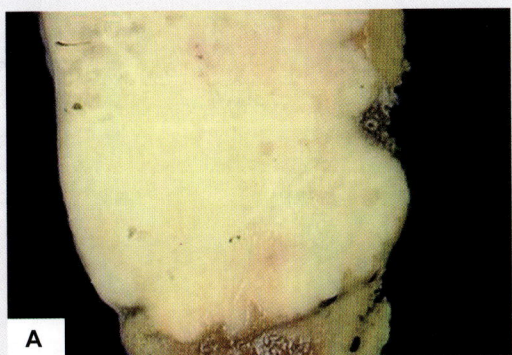

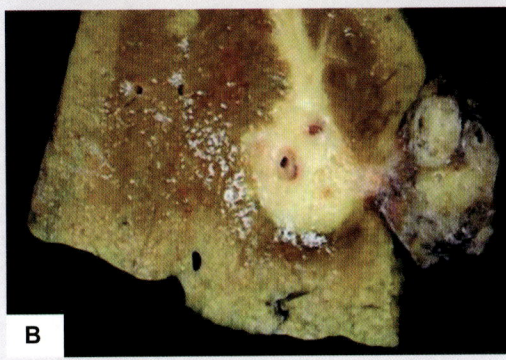

Figura 23.78 A. Colangiocarcinoma com padrão macroscópico do "tipo formador de massa", aspecto mais frequente nos tumores periféricos. **B.** Colangiocarcinoma central (tumor de Klatskin), do tipo infiltrativo periductal.

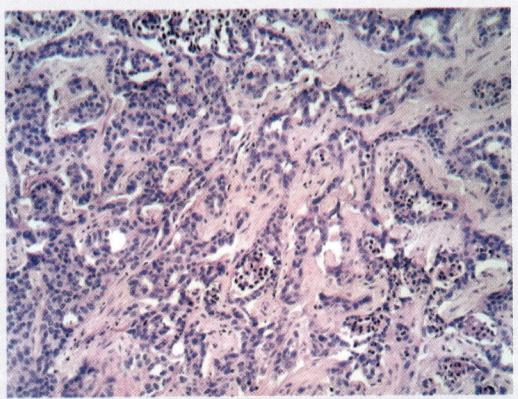

Figura 23.79 Colangiocarcinoma do tipo pequenos ductos (colangiolocarcinoma). As células são baixas e mostram arquitetura mais complexa.

(continua)

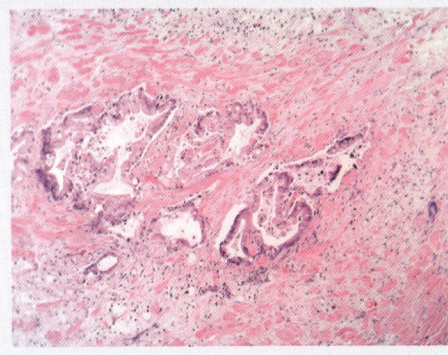

Figura 23.80 Colangiocarcinoma do tipo grandes ductos. As células têm citoplasma colunar alto e claro, rico em mucina.

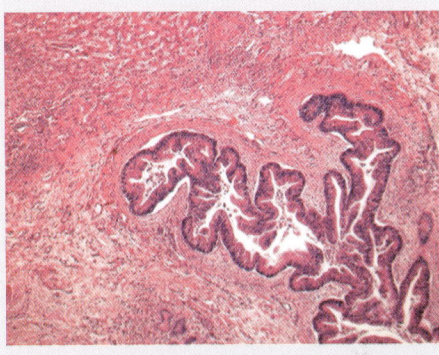

Figura 23.81 Neoplasia biliar intraepitelial (BilIN) de alto grau (colangiocarcinoma *in situ*).

O colangiocarcinoma tem prognóstico muito desfavorável. Estatísticas recentes da *American Cancer Society* relatam sobrevida de 5 anos em apenas 8% dos pacientes com colangiocarcinomas intra-hepáticos. Quando a neoplasia é diagnosticada em fase mais precoce, em 24% dos casos ocorre sobrevida de 5 anos; se o tumor apresenta metástases viscerais, a sobrevida de 5 anos é estimada em 2%.

Neoplasia mucinosa cística do fígado e do sistema biliar

Neoplasia rara do fígado e do sistema biliar, caracteriza-se pela formação de espaços císticos revestidos por epitélio cuboidal ou colunar, sem comunicação com ductos biliares; caracteristicamente, sob o epitélio há estroma do tipo ovariano (ver Figura 24.15 B). O epitélio pode ter displasia de baixo ou de alto grau. A lesão pode progredir para adenocarcinoma. O tumor situa-se preferencialmente no lobo direito do fígado e é quase exclusivo de mulheres, usualmente na quinta década de vida.

Carcinoma combinado hepatocelular-colangiocarcinoma

Anteriormente chamado hepatocolangiocarcinoma, segundo a OMS trata-se de *tumor com diferenciação tanto hepatocitária como colangiocítica*: parte das células neoplásicas tem o aspecto poligonal de hepatócitos, com padrão de crescimento sólido e trabecular, e parte tem um ou mais dos padrões vistos no colangiocarcinoma, em proporções variáveis. A imuno-histoquímica ajuda identificar os padrões de diferenciação celular, cujos principais marcadores hepatocitários são Hep-Par1 e arginase-1 e de diferenciação colangiocítica, a CK 7 e CK 19. Na interface entre os dois componentes, há células com características intermediárias entre hepatócitos e colangiócitos, que expressam marcadores de células primordiais (CD56, CD133 e CD117). Em poucos casos, o tumor é formado apenas por células com aspecto primitivo, sendo chamado *carcinoma de células intermediárias do fígado.* (Figura 23.82).

Os aspectos clínicos (apresentação, idade, sexo e distribuição geográfica), incluindo associação com cirrose, são similares aos do CHC. Os achados de imagem são superponíveis tanto com o CHC quanto com o CC. A origem do tumor é discutida, sendo atribuída à plasticidade e à transdiferenciação de células do CHC. Discute-se também possível origem em células progenitoras do fígado. Alterações genéticas vistas tanto no CHC (*CTNNB1*) quanto no CC (*IDH1*) são encontradas no tumor. O prognóstico é ruim, pior do que o do CHC e mais próximo ao do colangiocarcinoma.

Hepatoblastoma

Dos tumores embrionários da infância, o hepatoblastoma é o mais raro, correspondendo a um terço dos neuroblastomas e a um sexto dos nefroblastomas. Em quase metade dos casos, o hepatoblastoma associa-se a anomalias congênitas, como hemi-hipertrofia, macroglossia, divertículo de Meckel e anormalidades cardíacas ou renais. O tumor é duas vezes mais comum em meninos do que em meninas, e suas manifestações clínicas ocorrem nos 2 primeiros anos de vida, sendo muito raro após 5 anos.

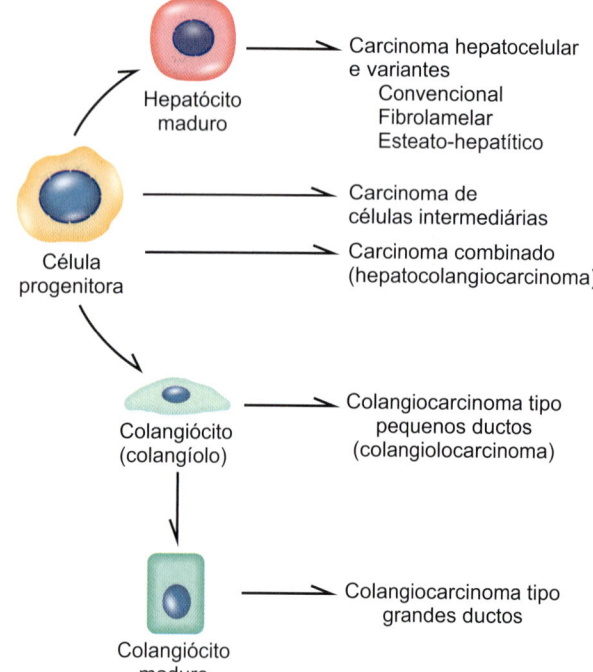

Figura 23.82 Neoplasias epiteliais malignas do fígado segundo a diferenciação celular.

Aspectos morfológicos

Macroscopicamente, o tumor apresenta-se como nódulo solitário (5 a 25 cm), mais comumente no lobo direito. Ao corte, a lesão é bem delimitada, podendo haver transformação cística, necrose e hemorragia. A necrose pode ser extensa nos casos de ressecção após quimioterapia (Figura 23.83). Histologicamente, há dois componentes: epitelial e mesenquimal. O primeiro apresenta dois tipos de hepatócitos: (a) tipo embrionário, em que células pequenas, às vezes fusiformes e organizadas em fileiras ou rosetas, têm pouco citoplasma e núcleos isomórficos e hipercromáticos; (b) tipo fetal, que mostra células com padrão mais próximo de hepatócitos adultos, organizadas em trabéculas às vezes múltiplas, delimitadas por sinusoides. Podem ser encontrados ainda focos de metaplasia escamosa, às vezes com ceratinização. O componente mesenquimal é formado por colágeno, com aspecto mixoide ocasional, sendo comum deposição de osteoide. O melhor marcador prognóstico é o grau de diferenciação epitelial.

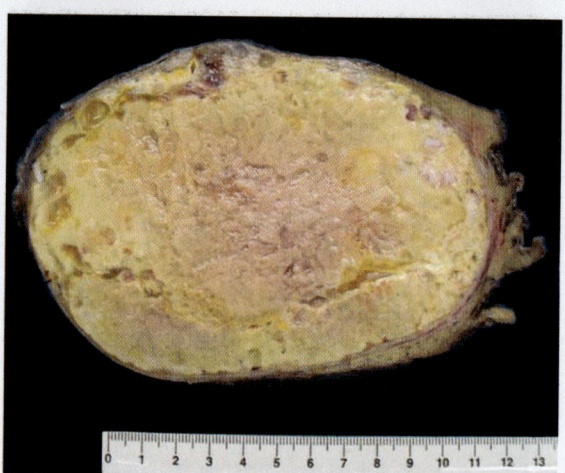

Figura 23.83 Hepatoblastoma. Lesão volumosa que ocupa todo um lobo do fígado e apresenta necrose extensa (coloração amarelada com aspecto de "gema de ovo"). A necrose deve-se em grande parte à quimioterapia pré-operatória.

Tumores malignos não epiteliais

Angiossarcoma. Angiossarcoma é tumor raro que tem atraído a atenção dos estudiosos, por sua associação com certas substâncias carcinogênicas e com alguns tipos de exposição ocupacional. O tumor pode ser causado por cloreto de vinila, monômero de um plástico, o PVC, largamente usado em várias indústrias, inclusive a automobilística. Medidas de segurança adotadas depois de estabelecida a relação causal diminuíram a incidência do tumor. Até os anos 1950, o Thorotrast®, uma suspensão coloidal de dióxido de tório, foi utilizado como contraste radiológico. Depois de período de latência de aproximadamente 20 anos, apareceram várias lesões hepáticas nos indivíduos expostos a esse composto, inclusive angiossarcomas e, mais recentemente, CHC e CC. Outras substâncias, como o arsênico e esteroides, anabolizantes e contraceptivos, são apontadas como fatores etiológicos de angiossarcoma. O tumor é multicêntrico e forma nódulos esponjosos e hemorrágicos, de limites imprecisos e coalescentes. Proliferação intrassinusoidal das células neoplásicas leva a hipotrofia das trabéculas hepáticas. O arcabouço reticulínico aumenta e o tumor pode invadir os espaços portais. Em alguns casos, há metástases viscerais e linfáticas. Amplificação dos genes *MYC* e *VEGFR3* e rearranjos *CIC/MRD45* são as alterações genômicas mais prevalentes.

Hemangioendotelioma epitelioide. Hemangioendotelioma epitelioide (HEE) é tumor relativamente raro que ocorre também em outros locais (pulmão, pele etc.) e acomete mais mulheres em torno de 50 anos de idade. Macroscopicamente, encontram-se nódulos múltiplos e umbilicados, em ambos os lobos hepáticos, semelhantes a metástases. Microscopicamente, as células neoplásicas podem ser confundidas com células ductulares proliferadas, o que, em meio à intensa reação fibroplásica e hialinizada, pode dar ideia de processo reparativo em área de necrose. A identificação imuno-histoquímica de células endoteliais neoplásicas (CD31, CD34, FLI-1 ou ERG) define a histogênese.

O hemangioendotelioma epitelioide tem malignidade variável, predominando tumores de baixo grau, com progressão lenta. Em estudo de 34 casos no Japão, a sobrevida média foi de 26,8 meses. Nesse estudo, cirurgia ampla foi o tratamento mais eficaz. Entre as alterações moleculares, destacam-se rearranjos no gene *CAMTA-1* e fusão dos genes *YAP1-TFE3*.

Sarcoma embrionário. Tumor encontrado preferencialmente em crianças em torno de 8 anos de idade, o sarcoma embrionário apresenta-se como massa abdominal de crescimento rápido. O tumor é grande, tem consistência frouxa e mostra, ao corte, aspecto mixoide. Microscopicamente, a lesão tem aspecto de mesênquima embrionário, com células pleomórficas, fusiformes ou estreladas, às vezes multinucleadas, imersas em matriz mixoide. Encontram-se de permeio ductos biliares pouco diferenciados, cuja histogênese é controversa; para alguns, é neoplasia, enquanto outros a consideram proliferação ductal englobada pelo tumor em expansão.

Outros tumores

Tumores neuroendócrinos (TNEs, carcinoides) no fígado são quase sempre metastáticos, tendo como origens trato gastrointestinal, pâncreas e pulmões. TNEs primitivos, raros, originam-se de células progenitoras ou de ductos biliares e podem produzir vários polipeptídeos, responsáveis por sua sintomatologia. Tumores bem diferenciados (grau 1 ou 2) têm crescimento lento e, muitas vezes, podem ser tratados cirurgicamente com sucesso. No outro extremo, estão carcinomas neuroendócrinos, que são neoplasias de alto grau e altamente agressivas.

Linfomas primários do fígado são muito raros e geralmente do tipo não Hodgkin. Para sua caracterização, é indispensável excluírem-se outros sítios extra-hepáticos.

No Quadro 23.11 estão listadas as principais neoplasias primárias do fígado.

▶ Tumores metastáticos

O fígado é sede comum de metástases. Adenocarcinomas de cólon, pulmões, estômago e mama são os que mais dão metástases hepáticas. Em geral, as metástases formam nódulos múltiplos e de tamanhos variados, resultando às vezes em hepatomegalia volumosa. As metástases reproduzem a estrutura dos tumores primários e nelas são frequentes degenerações, necrose (na região central do nódulo, que se mostra deprimido, umbilicado) e hemorragias. Adenocarcinomas metastáticos de

alguns locais podem ter características morfológicas peculiares (Figura 23.84). Com exceção de adenocarcinomas do cólon, nos quais grandes avanços cirúrgicos e quimioterápicos têm trazido sobrevida mais longa, o encontro de metástases hepáticas implica, em geral, sobrevida curta e mau prognóstico.

Quadro 23.11 Neoplasias primárias do fígado

Benignas

Adenoma hepatocelular

Adenoma de ductos biliares

Cistadenoma de ductos biliares

Papilomatose biliar intra-hepática

Hemangioma

Hemangioendotelioma infantil

Hamartoma mesenquimal

Outros

Malignas

Carcinoma hepatocelular

Colangiocarcinoma

Hepatocolangiocarcinoma

Cistadenocarcinoma de ductos biliares

Hepatoblastoma

Angiossarcoma

Hemangioendotelioma epitelioide

Sarcoma embrionário

Rabdomiossarcoma

Outros

Lesões pseudoneoplásicas

Cistos

Peliose

Hiperplasia nodular focal

Hiperplasia nodular regenerativa

Hiperplasia lobar compensadora

Pseudotumor inflamatório

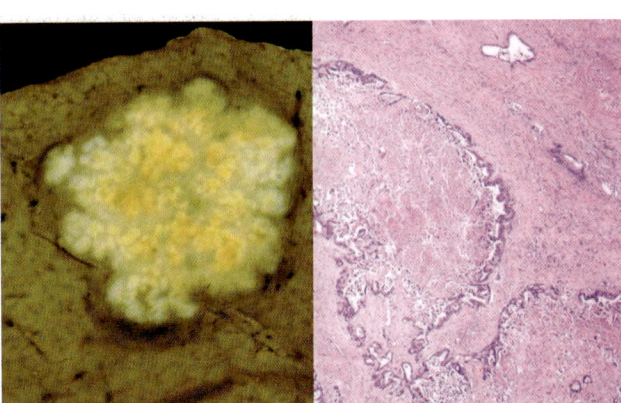

Figura 23.84 Metástase hepática de adenocarcinoma do cólon. No corte histológico, a necrose em mapa geográfico vista à macroscopia (*áreas amareladas*) está circundada por camada de epitélio neoplásico, configurando o característico aspecto "em guirlanda".

23

Vesícula biliar e vias biliares extra-hepáticas

A vesícula biliar é uma víscera oca em forma de pera situada na face inferior do fígado, mede 10 cm de comprimento e tem capacidade de armazenar 50 mL de bile. A vesícula biliar é dividida em três partes: fundo, corpo e istmo, sendo que este se continua com o ducto cístico, através de colo curto. A região ístmica pode apresentar uma dilatação sacular (*bolsa de Hartmann*), onde frequentemente se impactam cálculos biliares. A mucosa é revestida por epitélio cilíndrico simples e possui lâmina própria com tecido conjuntivo frouxo e vasos sanguíneos e linfáticos. A camada muscular situa-se imediatamente abaixo da lâmina própria, sem muscular da mucosa. Em 10% das vesículas biliares removidas por colelitíase, encontram-se ductos biliares aberrantes de Lushka na adventícia adjacente ao fígado, com função incerta.

Colelitíase

Colelitíase é a doença mais prevalente do trato biliar. Fatores genéticos e ambientais fazem com que sua incidência varie muito de acordo com as populações estudadas; 15 a 75% dos indivíduos necropsiados mostram cálculos biliares. Em populações do norte da Europa e em tribos de índios norte-americanos, a prevalência é muito elevada e atribuída a uma alteração gênica que resulta em secreção de bile com grande quantidade de colesterol e baixo nível de ácidos biliares.

Colelitíase predomina no sexo feminino (2:1), embora cálculos pigmentares tenham incidência igual em homens e mulheres. Numerosas condições contribuem para a colelitíase, sendo as mais importantes: obesidade, dieta hipercalórica, diabetes, doença de Crohn, cirrose, doença hemolítica, infestação parasitária, vagotomia troncular, gestações múltiplas e tratamento prolongado com hormônios sexuais.

Os cálculos da vesícula biliar são formados por combinações de componentes insolúveis da bile, incluindo colesterol, bilirrubinato de cálcio, sais orgânicos e inorgânicos de cálcio, sais biliares e glicoproteínas. Segundo sua composição, os cálculos são puros, mistos e pigmentares. Os *cálculos de colesterol* puros ocorrem em 5 a 10% dos casos, predominam em mulheres (2 a 4:1) e têm incidência crescente com a idade. Em geral são únicos, radiolucentes, com 2 a 4 cm de diâmetro, arredondados e cristalinos. Sua composição é, em mais de 90% de colesterol, podendo ocorrer em vesículas biliares com colesterolose. Os *cálculos mistos* contêm 60 a 90% de colesterol, sendo o restante formado por bilirrubinatos e outros sais de cálcio; são os mais comuns (70 a 80% dos casos) e mais frequentes em mulheres (2 a 4:1) idosas. Em geral são múltiplos, medem 0,2 a 0,3 cm e têm contornos facetados e superfície de corte cristalina; 5 a 10% são radiopacos. Tais cálculos associam-se frequentemente a colecistite. Os *cálculos pigmentares* contêm menos de 25% de colesterol e, por isso, sua coloração varia do negro ao marrom. Os cálculos pigmentares negros ou puros são constituídos por bilirrubinato de cálcio polimerizado e outros sais de cálcio. São em geral múltiplos, com 0,2 a 0,5 cm de diâmetro, brilhantes e de contornos irregulares; em 50% dos casos, são radiopacos. Quando contém cálculos pigmentares marrons, a vesícula geralmente encontra-se inflamada.

A patogênese dos cálculos puros ou mistos segue uma progressão em três estágios:

- Formação de bile supersaturada de colesterol (bile litogênica). A solubilidade do colesterol depende da formação de micelas, nas quais a superfície externa, hidrofílica, é constituída por sais biliares ligados a lecitina. Quando há desequilíbrio nessa composição, com supersaturação pelo colesterol e/ou deficiência na secreção de lecitina e, principalmente, de sais biliares, forma-se a bile litogênica. A quantidade de colesterol secretada na bile varia entre as pessoas e depende de informação gênica. Indivíduos que secretam maior quantidade de colesterol na bile têm maior risco de formar esses cálculos
- Nucleação ou cristalização. A partir da solução supersaturada, partículas como muco, sais de cálcio, bactérias, ovos de parasitos ou células descamadas atuam como fatores de nucleação. Hipomotilidade da vesícula favorece a nucleação. A formação de *lama biliar* também pode responder pelo início do processo de nucleação
- Crescimento, processo pouco entendido, para o qual contribui hipersecreção de muco. Acredita-se que glicoproteínas forneçam a matriz essencial para o crescimento progressivo dos cálculos, que aparentemente se faz por aposição de camadas, caracterizando gerações. Os cálculos de um mesmo tamanho pertenceriam à mesma geração, enquanto os menores seriam de gerações mais recentes.

A gênese dos cálculos pigmentares é menos conhecida; sua formação associa-se a hiperbilirrubinemia, estase biliar e infecções. Em condições normais, a quantidade de bilirrubina não conjugada na bile é pequena. Quando aumenta, sobretudo em anemias hemolíticas, pode iniciar a formação de cálculos, especialmente se coexistem infecções (bacterianas ou parasitárias) cujos microrganismos contenham β-glicuronidase; esta hidrolisa a bilirrubina conjugada presente na bile, aumentando a concentração de bilirrubina não conjugada.

As principais complicações da litíase biliar são: (a) impactação de cálculo na bolsa de Hartmann ou no colo da vesícula favorece inflamação aguda (ver adiante); (b) migração do cálculo e obstrução do colédoco é causa importante de pancreatite aguda (ver Capítulo 24); (c) aumento do risco de adenocarcinoma da vesícula biliar.

Clinicamente, a maioria dos pacientes com colelitíase é assintomática. A principal manifestação é cólica biliar, em consequência de impactação do cálculo nas vias biliares; colecistite também contribui para dor. O risco de migração de cálculos depende do seu tamanho: quando volumosos, permanecem na vesícula; quando pequenos, migram para as vias biliares e podem obstruí-las. Além de cólica biliar, muitos pacientes queixam-se de dor no hipocôndrio direito e intolerância a alimentos gordurosos. A ultrassonografia é o método de escolha para o seu diagnóstico, pois detecta virtualmente todos os cálculos maiores que 3 mm de diâmetro. Cerca de 70% dos cálculos biliares são radiolucentes e dois terços dos radiopacos são pigmentares.

Colesterolose

Colesterolose é o acúmulo de lipídeos, principalmente ésteres de colesterol, nos macrófagos subepiteliais e, em menor grau, nas próprias células epiteliais. Colesterolose é vista em 10 a 25% das vesículas biliares retiradas cirurgicamente e em 10% das necrópsias; é mais frequente em mulheres na quinta e sexta décadas de vida. Melhora da sintomatologia clínica após colecistectomia sugere que colesterolose é entidade capaz de

23

causar manifestações clínicas, mesmo na ausência de litíase. A etiologia é desconhecida, porém a maioria das teorias aponta para concentração elevada de colesterol na bile ou alteração no transporte lipídico da mucosa, levando aos depósitos anormais. Em 50% dos casos, associa-se a litíase biliar.

Macroscopicamente, encontram-se numerosos depósitos amarelados e puntiformes na mucosa (vesícula em morango). Quando presentes, os cálculos são de colesterol. Histologicamente, a mucosa encontra-se hiperplásica e contém agregados de macrófagos xantomatosos na lâmina própria. Pólipos de colesterol, geralmente múltiplos, são encontrados em aproximadamente 10% dos casos de colesterolose difusa; são pequenos e pediculados, com até 1,0 cm.

Colecistite aguda

Colecistite aguda é responsável por 5 a 10% das colecistectomias e, em 90 a 95% dos casos, associa-se a colelitíase; nesses casos, é mais comum em mulheres, com idade média de 60 anos. Impactação de cálculo no ducto cístico ou na bolsa de Hartmann é importante mecanismo patogenético. Cálculo impactado causa irritação e necrose da mucosa e obstrui a drenagem da bile; retenção biliar comprime os vasos e leva a isquemia da parede, facilitando infecção bacteriana. Além de obstrução por cálculo impactado e contaminação secundária por bactérias (p. ex., *Escherichia coli*, enterococos e alguns anaeróbios), fosfolipases do epitélio geram lisolecitina, que altera a camada de muco e expõe o epitélio aos sais biliares. Prostaglandinas também contribuem para a inflamação.

Em 10% dos pacientes, colecistite aguda não se acompanha de litíase. Nesses casos, a inflamação parece ser precipitada por isquemia. As principais condições associadas são traumatismos graves, cirurgias, parto, queimaduras, doenças sistêmicas (p. ex., diabetes melito, câncer), transfusões sanguíneas múltiplas, septicemia, obstrução da vesícula biliar não calculosa (carcinoma, fibrose, anomalia congênita) e arterites. Colecistite aguda sem cálculos é mais comum em homens e ocorre preferencialmente em indivíduos idosos e debilitados.

Aspectos morfológicos

A vesícula encontra-se aumentada de volume e distendida, com áreas de hemorragia e de deposição de fibrina na serosa. A parede é espessada, chegando a 2 cm. Quando a inflamação aguda surge em vesícula com colecistite crônica, a parede é fibrosada e tem volume normal ou diminuído. O conteúdo consiste em mistura de bile, pus e sangue ou coágulos sanguíneos. Quando o pus se acumula na luz, tem-se o *empiema da vesícula biliar*. Em certos casos, surgem úlceras da mucosa; em outros, existe material necrótico na mucosa, como na colite pseudomembranosa. Nos casos graves, toda a parede sofre necrose e torna-se verde-escura (*gangrena*). Microscopicamente, encontram-se edema acentuado, hiperemia, hemorragia e deposição de fibrina; o infiltrado é neutrofílico (purulento). A reparação é precoce: fibroblastos são evidentes a partir do nono ou décimo dia. As complicações principais são gangrena (2,5% dos casos) e perfuração (5 a 10% dos casos).

Clinicamente, os pacientes apresentam dor no hipocôndrio direito, febre, náuseas, vômitos e flatulência; alguns apresentam discreta icterícia que, quando intensa, indica coledocolitíase.

Muitas vezes, colecistite aguda constitui emergência clinicocirúrgica. Na colecistite sem cálculos, as manifestações são menos evidentes e o diagnóstico pode ser difícil, o que torna o caso mais grave, pois a demora no diagnóstico e na conduta pode resultar em complicações sérias e até em morte.

Colecistite crônica

Colecistite crônica, que é a doença mais frequente da vesícula biliar, em 95% dos casos associa-se à litíase. A doença é mais comum em mulheres (3:1) e acomete pacientes preferencialmente na quinta e sexta décadas de vida. A patogênese é pouco conhecida. A contrário da colecistite aguda, obstrução biliar não é necessária. Microrganismos são isolados em apenas 30% dos casos. A maioria das vesículas removidas por colelitíase apresenta algum grau de inflamação crônica.

Aspectos morfológicos

A vesícula pode estar contraída ou ter tamanho normal ou até aumentado. A parede tem espessura variada, podendo haver aderências na serosa. *Vesícula em porcelana* significa vesícula biliar contraída, com extensa fibrose e calcificação na parede. A importância desta condição (menos de 0,5% das colecistectomias) está na sua associação com carcinoma da vesícula biliar (20% dos casos).

Microscopicamente, a mucosa pode ser normal, plana ou ulcerada. Seios de Rokitansky-Aschoff (herniações diverticulares da mucosa entre feixes da camada muscular) são vistos em 90% dos casos. A mucosa pode estar hiperplásica ou apresentar focos de metaplasia pilórica ou intestinal. A camada muscular encontra-se hipertrofiada e dissociada por fibrose, mais intensa na adventícia. O infiltrado inflamatório é predominantemente linfocitário. Em 5% dos casos, são vistos agregados linfoides com centros germinativos difusos em toda a parede, caracterizando a *colecistite crônica folicular*. Esta é rara (0,4% dos casos) e associa-se a febre tifoide ou a infecção por salmonelas, sendo descrita também em pacientes com colangite esclerosante primária.

Em alguns espécimes, existem agregados de macrófagos xantomatosos em arranjo granulomatoso, em meio a cristais de colesterol e células gigantes (granuloma biliar *ou* colegranuloma), condição relacionada com bile impactada nos seios de Rokitansky-Aschoff. Quando os colegranulomas são proeminentes e formam lesão macroscópica que simula neoplasia, o quadro é chamado *colecistite xantogranulomatosa*.

As manifestações clínicas mais comuns de colecistite crônica são náuseas, vômitos, dor abdominal intermitente, flatulência ou fenômenos dispépticos mal definidos. Em alguns casos, o quadro relaciona-se com complicações da doença calculosa, como coledocolitíase, pancreatite aguda ou íleo paralítico.

Adenomiomatose

Adenomiomatose é lesão hiperplásica caracterizada por proliferação do epitélio de revestimento que se invagina na camada muscular, condição que não deve ser confundida com colecistite crônica contendo seios de Rokitansky-Aschoff. A lesão pode ser difusa ou localizada; esta, também denominada adenomioma, localiza-se na região fúndica e é constituída por nódulos não encapsulados com 0,5 a 2,5 cm. O aspecto histológico é semelhante nas duas formas: epitélio colunar em meio a feixes de células musculares lisas, com projeções papilíferas na superfície. Há discreta reação inflamatória, podendo ser visualizados colegranulomas.

A incidência da lesão varia bastante (1 a 30%). A lesão é mais frequente em mulheres e, em 50% dos casos, associa-se a colelitíase. A etiologia é desconhecida, mas acredita-se ser processo adquirido, secundário a aumento da pressão intraluminal. Entre as causas desta última, estão cálculos, dobras epiteliais na região ístmica ou feixes anormais de musculatura lisa. Hipertrofia da musculatura lisa na região ístmica é vista em vesículas com adenomioma fúndico.

Adenoma

Adenoma da vesícula biliar é pouco comum. Macroscopicamente, o tumor tem tamanho variado e pode ser séssil ou pediculado. Microscopicamente, muitos tumores são parecidos com adenomas colônicos e constituídos por epitélio colunar com padrão tubular, tubuloviloso ou viloso, com graus variados de displasia. *Adenoma de glândulas pilóricas* é subtipo formado por glândulas mucinosas pequenas e compactas. Raramente, adenoma acompanha-se de focos de adenocarcinoma, às vezes com padrão infiltrativo (ver adiante). Quando não há invasão da parede, colecistectomia é curativa.

Neoplasia papilar intracolecística/intraductal

Trata-se de lesão originada no epitélio da vesícula biliar e dos ductos biliares que forma massa macroscópica que se projeta na luz dessas estruturas, mas sem invasão da parede (Figura 23.85). A lesão, que é mais comum em mulheres e tem ampla distribuição etária, pode ser identificada incidentalmente em colecistectomia ou manifestar-se com dor no hipocôndrio direito. Nos ductos biliares, frequentemente ocorre dilatação a montante. Radiograficamente, a lesão pode ser confundida com câncer da vesícula ou das vias biliares. Cerca de 5% dos adenocarcinomas da vesícula biliar desenvolvem-se no contexto dessas lesões. Macroscopicamente, a lesão é exofítica, friável e geralmente isolada, usualmente com cerca de 2,0 cm. Em um terço dos casos, a lesão é multifocal e acomete vesícula biliar, ductos biliares extra-hepáticos e grandes ductos biliares intra-hepáticos. Microscopicamente, a neoplasia tem padrão túbulo-papilífero e mostra atipias citológicas e arquiteturais (baixo e alto grau). Como no pâncreas, o epitélio pode ser de padrão *biliar, gástrico, intestinal* ou *oncocítico*, frequentemente misturados. Em metade dos casos, há focos de neoplasia invasiva. Quando não há invasão e a lesão pode ser totalmente ressecada, o prognóstico é bom.

Neoplasia intraepitelial biliar

Neoplasia intraepitelial biliar (BilIN) é lesão microscópica pré-maligna, não invasiva, que surge na vesícula biliar e nos grandes ductos biliares intra e extra-hepáticos. Em geral, associa-se a inflamação das vias biliares. Por ser lesão microscópica, quase sempre é achado incidental em espécimes ressecados por outra razão. A lesão é plana ou micropapilar e, histologicamente, é classificada, segundo a intensidade da displasia, em dois graus (BilIN de baixo grau e BilIN de alto grau) (Figura 23.86). Mutações no gene *KRAS* são vistas em metade dos casos. Cirurgia é usualmente curativa, a menos que a margem de ressecção esteja comprometida, quando pode haver recorrência ou progressão para neoplasia invasiva.

Adenocarcinoma da vesícula biliar

O adenocarcinoma da vesícula biliar é a neoplasia maligna mais comum do trato biliar, com ampla variação geográfica. O tumor é mais prevalente em indígenas Mapuche no Chile e em outros países andinos, como também na Europa Oriental, no Sudeste Asiático e na Índia. Mais frequente na sétima década de vida, é três vezes mais comum em mulheres do que em homens. Mais de 80% dos casos associam-se a litíase biliar, que é o principal fator de risco (apesar de apenas 0,2% dos pacientes com litíase desenvolverem adenocarcinoma). Quanto maiores são o tamanho e o número dos cálculos, mais forte é a associação com câncer. Cerca de 20% dos casos de vesícula em porcelana associam-se ao tumor. Maljunção pancreatobiliar (união do ducto pancreático ao colédoco acima do esfíncter de Oddi) também é fator de risco. Condições que causam inflamação das vias biliares (colangite esclerosante primária e infecção por *Salmonella typhi*) também são implicadas no aparecimento da lesão.

A patogênese da neoplasia associa-se claramente a inflamação da vesícula biliar e, possivelmente, também à síndrome metabólica. Nesta, fatores de crescimento, adipocinas e citocinas atuam na carcinogênese. O tumor origina-se e desenvolve-se em duas

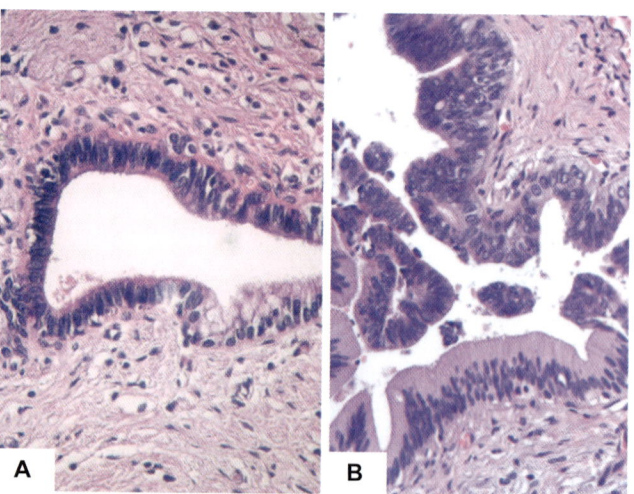

Figura 23.86 A. Neoplasia intraepitelial biliar (BilIN) de baixo grau. Discretas hipercromasia e perda de polaridade dos núcleos. **B.** BilIN de alto grau. Atipias e despolarização nucleares mais intensas. Na região inferior de ambas as figuras, são vistos pequenos segmentos de epitélio não neoplásico.

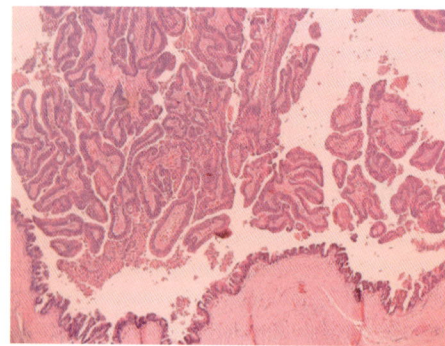

Figura 23.85 Neoplasia papilar intraductal. A parede e o revestimento do ducto biliar são vistos na parte inferior do campo. A luz do ducto está preenchida por projeções papilíferas.

23

vias: (1) na maioria dos casos, pode-se documentar a sequência inflamação → metaplasia intestinal → displasia → adenocarcinoma. Nesta via, as lesões são geralmente planas e difíceis de serem diagnosticadas por exames de imagem; (2) raramente, existe a sequência adenoma → adenocarcinoma, em que lesões elevadas, principalmente as com base larga e sésseis, podem ser vistas macroscopicamente. Neste caso, adenocarcinoma da vesícula biliar pode associar-se à síndrome de polipose familial do cólon.

Ainda que pouco conhecidos, os mecanismos moleculares envolvem o acúmulo de alterações genômicas múltiplas, como acontece com neoplasias em outros sítios do trato digestivo. Mutações no gene *TP53* e amplificação no gene *ERBB2* são as mais prevalentes. Mutações no *KRAS* são mais frequentes nos casos relacionados com anomalias na junção dos ductos pancreático e biliar.

Aspectos morfológicos

Macroscopicamente, o tumor apresenta-se como: (1) lesão plana, infiltrativa e de limites imprecisos; esta é a apresentação mais comum, o que faz com que muitas vezes a neoplasia não seja identificada no ato operatório; (2) lesão vegetante, exofítica, mais frequente nos casos associados a neoplasia papilar intracolecística; (3) lesão nodular irregular (Figura 23.87). Microscopicamente, a neoplasia forma glândulas com graus variados de diferenciação em meio a reação desmoplásica, como se observa em adenocarcinomas de ductos biliares ou pancreáticos. Há vários subtipos histológicos: (a) adenocarcinoma pancreato-biliar, o mais comum; (b) adenocarcinoma tipo intestinal, usualmente nos casos da sequência inflamação-metaplasia intestinal-adenocarcinoma; (c) adenocarcinoma mucinoso, que geralmente é volumoso e tem comportamento mais agressivo; (d) outros subtipos menos comuns são carcinoma de células claras, carcinoma de células em anel de sinete, carcinoma adenoescamoso e carcinoma de células escamosas.

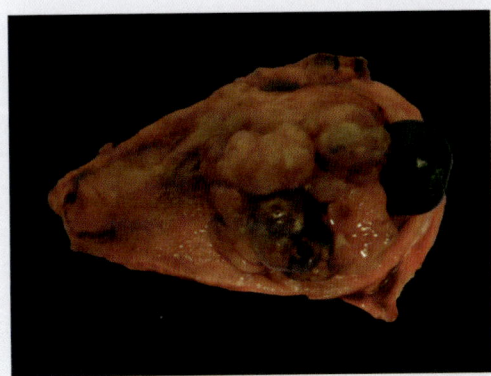

Figura 23.87 Adenocarcinoma da vesícula biliar. Lesão vegetante e infiltrativa, com áreas de necrose e hemorragia, associada a volumoso cálculo pigmentado. (Cortesia da Profª Vivian Resende, Belo Horizonte-MG.)

Durante muito tempo, o adenocarcinoma da vesícula biliar é oligo ou assintomático, razão pela qual na maioria dos pacientes só é diagnosticado em fase avançada, o que se associa a sobrevida curta. Quando sintomático, muitas vezes as manifestações clínicas são inespecíficas e semelhantes às de colelitíase: dor abdominal, anorexia, ictérica, náuseas e vômitos.

A disseminação do tumor se faz pelas vias linfática, sanguínea e intraperitoneal; metade dos pacientes apresenta metástases em linfonodos à época da cirurgia. A forma mais grave de disseminação é a extensão direta do tumor para o fígado. Metástases a distância ocorrem sobretudo nos pulmões. Como o diagnóstico é geralmente tardio, o prognóstico é ruim; 95% dos pacientes têm sobrevida menor que 5 anos. O prognóstico é mais animador quando o tumor é exofítico e está associado à neoplasia papilar intracolecística. Em poucos casos, o tumor é descoberto incidentalmente em colecistectomia, quando ainda precoce e pequeno. Para sua detecção acurada, relatada em 0,1 a 6,5% das colecistectomias, dependendo da região geográfica, consensos internacionais recomendam estudo macroscópico detalhado de todas as colecistectomias, com representação histológica de nódulos ou pólipos. Na ausência de lesões macroscópicas, três fragmentos longos da vesícula são suficientes para detectar 98% das neoplasias do órgão.

Uma vez encontradas áreas displásicas ou neoplásicas, toda a vesícula precisa ser estudada microscopicamente, visando ao estadiamento, uma vez que as lesões iniciais, restritas à mucosa (pT1a), ou aquelas que só invadem a muscular própria (pT1b) – a vesícula biliar não tem submucosa – têm prognóstico muito melhor do que as que atingem a subserosa ou rompem a serosa. Metástases em linfonodos regionais são fator de pior prognóstico.

Outros tumores malignos raramente aparecem na vesícula biliar. Sarcomas, raros, são agressivos, com sobrevida de apenas alguns meses. Podem se encontrar ainda melanoma, tumor neuroendócrino e linfomas. Raramente, a vesícula é sede de metástases de cânceres gástricos, pancreáticos ou pulmonares.

Adenocarcinoma de ductos biliares extra-hepáticos

São neoplasias que se originam nos ductos biliares extra-hepáticos, até o ducto hepático comum (tumores nos ductos hepáticos direito e esquerdo são colangiocarcinomas peri-hilares). Muito menos prevalentes do que o adenocarcinoma da vesícula biliar, tais tumores não predominam em mulheres e nem se associam a colecistolitíase. Os fatores etiológicos mais conhecidos são inflamação das vias biliares, especialmente colangite esclerosante primária, e malformações de ductos biliares, como doença de Caroli e cistos do colédoco. São reconhecidos dois tipos de lesão precursora: BilIN (alto e baixo graus, Figura 23.86) e neoplasia papilar intraductal. Macroscopicamente, o tumor é esclerosante e infiltrativo, sendo difícil sua delimitação no ato cirúrgico. Ao microscópico, a maioria dos casos tem padrão hepatobiliar. Há também os subtipos intestinal e foveolar. O tumor manifesta-se mais precocemente do que o da vesícula biliar, com icterícia obstrutiva, às vezes flutuante. O prognóstico usualmente é ruim, mas nos casos ressecáveis é melhor do que o do adenocarcinoma da vesícula biliar.

▪ Leitura complementar

Alves VAF, Rimola J. Malignant vascular tumors of the liver in adults. Semin Liver Dis. 2019;39(1):1-12.

Anstee QM, Reeves HL, Kotsiliti E, et al. From NASH to HCC: current concepts and future challenges. Nat Rev Gastroenterol Hepatol. 2019;16(7):411-28.

Banales JM, Marin JJG, Lamarca A, et al. Cholangiocarcinoma 2020: the next horizon in mechanisms and management [published online ahead of print, 2020 Jun 30]. Nat Rev Gastroenterol Hepatol. 2020;17(9):557-88.

23

Bioulac-Sage P, Sempoux C, Frulio N, et al. Snapshot summary of diagnosis and management of hepatocellular adenoma subtypes. Clin Res Hepatol Gastroenterol. 2019;43(1):12-9.

Calderaro J, Ziol M, Paradis V. Molecular and histological correlations in liver cancer. J Hepatol. 2019;71(3):616-30.

Craig AJ, von Felden J, Garcia-Lezana, et al. Tumour evolution in hepatocellular carcinoma. Nat Rev Gastroenterol Hepatol. 2020;17(3):139-52.

Demetris AJ, Bellamy C, Hübscher SG, et al. 2016 comprehensive update of the banff working group on liver allograft pathology: introduction of antibody-mediated rejection. Am J Transplant. 2016;16(10):2816-35.

Di Tommaso L, Sangiovanni A, Borzio M, et al. Advanced precancerous lesions in the liver. Best Pract Res Clin Gastroenterol. 2013;27:269-84.

Dosch AR, Imagawa DK, Jutric Z. Bile metabolism and lithogenesis: an update. Surg Clin North Am. 2019;99(2):215-29.

Eguchi A, Nakashima O, Okudaira S, et al. Adenomatous hyperplasia in the vicinity of small hepatocellular carcinoma. Hepatology. 1992;15(5):843-8.

Eslam M, Newesome PN, Sarin SK, et al. A new definition for metabolic dysfunction-associated fatty liver disease: An international expert consensus statement. J Hepatol. 2020;73(1):202-9.

Fausto N, Campbell JS, Riehle KJ. Liver regeneration. J Hepatol. 2012;57:692-4.

Fiel MI. Pathology of chronic hepatitis B and chronic hepatitis C. Clin Liver Dis. 2010;14:555-75.

Gebhardt R, Baldysiak-Figiel A, Krügel V, et al. Hepatocellular expression of glutamine synthetase: an indicator of morphogen actions as master regulators of zonation in adult liver. Prog Histochem Cytochem. 2007;41:201-66.

Goldin RD, Roa JC. Gallbladder cancer: a morphological and molecular update. Histopathology. 2009;55:218-29.

Guido M, Alves VAF, Balabaud C, et al. Histology of portal vascular changes associated with idiopathic non-cirrhotic portal hypertension: nomenclature and definition. Histopathology. 2019;74(2):219-26.

Hytiroglou P, Snover DC, Alves V, et al. Beyond "cirrhosis": a proposal from the International Liver Pathology Study Group. Am J Clin Pathol. 2012;137:5-9.

Hübscher SG. Transplantation pathology. Semin Liver Dis. 2009;29(1):74-90.

International Consensus Group for Hepatocellular Neoplasia. The International Consensus Group for Hepatocellular Neoplasia. Pathologic diagnosis of early hepatocellular carcinoma: a report of the International Consensus Group for Hepatocellular Neoplasia. Hepatology. 2009;49(2):658-64. Erratum in: Hepatology. 2009;49(3):1058.

International Working Party. Terminology of nodular hepatocellular lesions. Hepatology. 1995;22:983-93.

Kleiner DE, Brunt EM, Van Natta M, et al. Nonalcoholic steatohepatitis clinical research network. Design and validation of a histological scoring system for nonalcoholic fatty liver disease. Hepatology. 2005;41(6):1313-21.

Kleiner DE, Chalasani NP, Lee WM, et al. Drug-Induced Liver Injury Network (DILIN). Hepatic histological findings in suspected drug-induced liver injury: systematic evaluation and clinical associations. Hepatology. 2014;59(2):661-70.

Nader LA, Matto AA, Bastos GA. Burden of liver disease in Brazil. Liver Int. 2014;34(6):844-9.

Nakanuma Y, Sato Y. Hilar cholangiocarcinoma is pathologically similar to pancreatic duct adenocarcinoma: suggestions of similar background and development. J Hepatobiliary Pancreat Sci. 2014;21:441-7.

Nault JC, Paradis V, Cherqui D, et al. Molecular classification of hepatocellular adenoma in clinical practice. J Hepatol. 2017;67(5):1074-83.

Navarro V, Reddy R, Talwalkar JA. Drug-Induced Liver Injury Network (DILIN). Hepatic histological findings in suspected drug-induced liver injury: systematic evaluation and clinical associations. Hepatology. 2014;59(2):661-70.

Paranaguá-Vezozzo DC, Ono SK, Alvarado-Mora MV, et al. Epidemiology of HCC in Brazil: incidence and risk factors in a ten-year cohort. Ann Hepatol. 2014;13(4):386-93.

Quaglia A, Alves VA, Balabaud C, et al. Role of aetiology in the progression, regression, and parenchymal remodelling of liver disease: implications for liver biopsy interpretation. Histopathology. 2016;68(7):953-67.

Rmilah AA, Zhou W, Nelson E, et al. Understanding the marvels behind liver regeneration. Wiley Interdiscip Rev Dev Biol. 2019;8(3):e340.

Rockey DC, Caldwell SH, Goodman ZD, et al. Liver biopsy. Hepatology. 2009;49:1017-43.

Roskams T, Theise ND, Balabaud C, et al. Nomenclature of the finer branches of the biliary tree: canals, ductules and ductular reactions in human livers. Hepatology. 2004;39:1739-45.

Sasaki M, Sato H, Kakuda Y, et al. Clinicopathological significance of 'subtypes with stem-cell feature' in combined hepatocellular-cholangiocarcinoma. Liver Int. 2015;35:1024-35.

Trépo C, Chan HL, Lok A. Hepatitis B virus infection. Lancet. 2014;384(9959):2053-63.

Van Leeuwe DJ, Alves V, Balabaud C, et al. Acute-on-chronic liver failure 2018: a need for (urgent) liver biopsy? Expert Rev Gastroenterol Hepatol. 2018;12(6):565-73.

Wanless IR. Physioanatomic considerations. In: Schiff ER, Sorrel MF, Maddrey WC. Schiff's diseases of the liver. 8. ed. Philadelphia: Lippincott-Raven; 1999. p. 3-37.

Yamada M, Yamamoto Y, Sugiura T, et al. Comparison of the clinicopathological features in small bile duct and bile ductular type intrahepatic cholangiocarcinoma. Anticancer Res. 2019;39(4):2121-7.

Yeh MM, Brunt EM. Pathological features of fatty liver disease. Gastroenterology. 2014;147(4):754-64.

Zerbini MCN, Gallucci SDD, Maezono R, et al. Liver biopsy in neonatal cholestasis: a review on statistical grounds. Mod Pathol. 1997;10:793-9.

Zucman-Rossi J, Jeannot E, Nhieu JT, et al. Genotype-phenotype correlation in hepatocellular adenoma: new classification and relationship with HCC. Hepatology. 2006;43(3):515-24.

23

Capítulo 24

Pâncreas Exócrino

Venancio Avancini Ferreira Alves, Vanderlei Segatelli, Laura Carolina López Claro, Evandro Sobroza de Mello

Glândula derivada do endoderma a partir de evaginação do intestino anterior, o pâncreas tem um componente exócrino, constituído por ácinos que sintetizam enzimas digestivas drenadas por ductos até os intestinos, e um componente endócrino, formado por ilhotas de células produtoras de diversos hormônios, como insulina, glucagon, somatostatina, peptídeo pancreático e grelina. As doenças do pâncreas exócrino estão descritas a seguir; as do componente endócrino serão discutidas no Capítulo 29.

O pâncreas é um órgão retroperitoneal, profundo, alongado, com cerca de 20 cm de comprimento, lobulado, branco-amarelado, envolto por cápsula de tecido conjuntivo frouxo situado posteriormente ao estômago e ao cólon transverso, localizado entre a curvatura do duodeno e o hilo esplênico. O órgão é dividido em cabeça, corpo e cauda. Sua secreção exócrina é drenada para o duodeno por meio de: (1) ducto principal, ou de Wirsung, que se inicia na cauda do órgão e desemboca na papila maior ou de Vater, junto com o ducto biliar comum, recebendo ductos secundários em toda a sua extensão; (2) ducto acessório, ou de Santorini, que recebe ductos secundários da porção anterossuperior da cabeça do órgão; pode desembocar na papila menor, presente em 40% dos adultos, localizada cerca de 2 cm acima da papila maior, ou fundir-se ao ducto principal, ainda dentro do pâncreas (Figura 24.1).

A porção exócrina do pâncreas, que ocupa mais de 95% do órgão, é formada por células acinares, que produzem e secretam pró-enzimas digestivas, por células centroacinares e ductulares, envolvidas no metabolismo do bicarbonato, e por células ductais, produtoras de mucina, que revestem todo o sistema de drenagem da secreção, desde os ductos interlobulares até os ductos de Wirsung e Santorini (Figura 24.2).

O pâncreas tem grande capacidade de síntese proteica, pois produz e secreta cerca de 20 enzimas necessárias para a digestão de proteínas, carboidratos e gorduras. Sua secreção ocorre em resposta a estimulação vagal e a dois hormônios produzidos no duodeno e no jejuno, a colecistocinina e a secretina, responsáveis, respectivamente, pela produção de suco pancreático rico em enzimas e bicarbonato. Ativação anormal de tripsina no próprio órgão leva a autodigestão do parênquima (ver adiante,

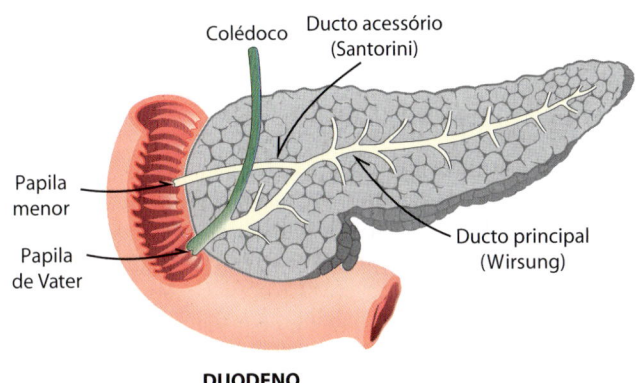

Figura 24.1 Aspecto macroscópico do pâncreas normal.

Pancreatite aguda). Para evitar essa situação, o organismo dispõe de mecanismos de proteção contra ativação imprópria ou exagerada de tripsina: (1) as enzimas são sintetizadas na forma de precursores inativos (pró-enzimas), que ficam isoladas em grânulos de zimogênio intracelulares; (2) a tripsina possui um sítio de autoclivagem, que é acionado após a enzima cumprir sua ação fisiológica; (3) existe um inibidor fisiológico da secreção pancreática (PSTI – *pancreatic secretory trypsin inhibitor*), produzido pelas próprias células acinares. Na luz duodenal, uma enterocinase presente na borda em escova dos enterócitos cliva o tripsinogênio em tripsina. Uma vez ativada, a tripsina ativa as demais pró-enzimas.

▶ Anomalias congênitas

Pâncreas anular

É distúrbio raro do desenvolvimento embrionário no qual a cabeça do pâncreas envolve toda a circunferência do duodeno em sua segunda porção, como um anel, por vezes causando estenose duodenal. Geralmente esporádico, pode ocorrer de for-

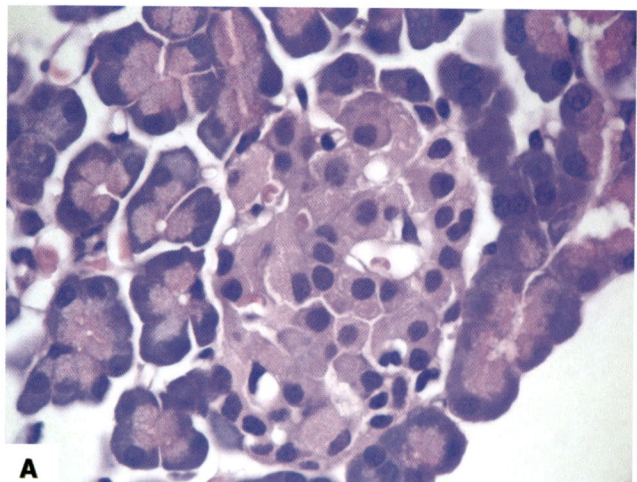 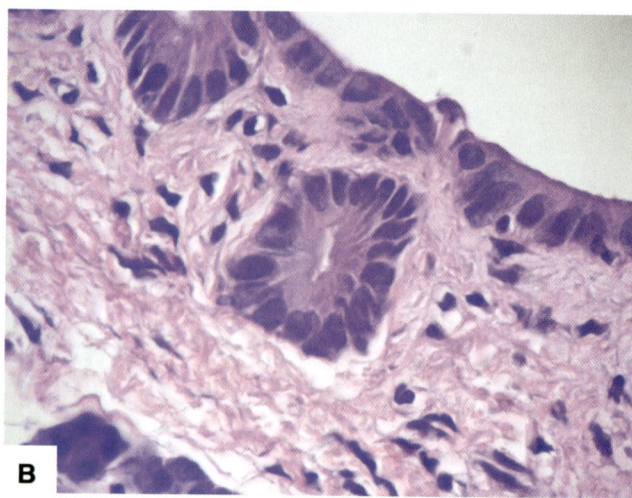

Figura 24.2 Aspecto histológico do pâncreas normal. **A.** Ácinos pancreáticos, com uma ilhota de Langerhans no centro. **B.** Epitélio ductal.

ma familial, com aparente transmissão autossômica dominante. A lesão associa-se a várias anomalias, como trissomia do cromossomo 21, atresia do esôfago com fístula traqueoesofágica e defeitos cardiovasculares. Pâncreas anular pode ser sede de pancreatite crônica.

Pâncreas ectópico

Erros nas fases iniciais do desenvolvimento embrionário do pâncreas resultam na presença de parênquima pancreático em localização anômala, mais frequentemente no estômago e depois no duodeno e no jejuno; divertículo de Meckel também pode conter parênquima pancreático ectópico. Muito raramente, a ectopia localiza-se nos pulmões. A maioria dos casos localiza-se na submucosa do trato digestivo e aparece como lesão polipoide à endoscopia. A lesão pode associar-se a trissomia dos cromossomos 13 e 18. Pâncreas ectópico, que é raro e poucas vezes causa sinais ou sintomas, pode ser sede de qualquer doença do pâncreas eutópico, inclusive neoplasias.

Pâncreas *divisum*

Na sexta ou sétima semana do desenvolvimento embrionário, os primórdios pancreáticos ventral e dorsal fundem-se e formam o sistema de ductos que drenam o suco pancreático até o duodeno. Fusão incompleta desses primórdios – pâncreas *divisum* – resulta em drenagem independente das porções ventral (parte da cabeça) e dorsal (maior parte do órgão) do pâncreas por meio, respectivamente, das papilas maior e menor. Como a drenagem da secreção pancreática é feita apenas ou predominantemente pela papila menor (estenose relativa), há maior risco de pancreatite crônica.

Cistos congênitos

Os cistos mais comuns do pâncreas são pseudocistos, responsáveis por 75% dos cistos pancreáticos (ver Pancreatites). Outras lesões císticas incluem cistos neoplásicos, cistos de retenção por obstrução e cistos congênitos, que são incomuns e raramente causam sintomas. Cistos congênitos, que não se comunicam com o sistema ductal, são verdadeiros e revestidos por epitélio colunar baixo. Tais cistos medem de poucos milímetros até 5 cm, frequentemente são múltiplos e associam-se

a doenças hereditárias, como a doença de von Hippel-Lindau e a doença cística renal. Lesões císticas únicas, volumosas, não associadas a doenças genéticas, têm sido descritas em crianças.

▶ Fibrose cística

Fibrose cística é a doença genética de herança autossômica recessiva mais frequente em indivíduos caucasianos. A doença resulta de diversas mutações no gene *CFTR*, localizado no cromossomo 7, que codifica uma proteína envolvida no transporte de íons Cl⁻ na membrana apical de vários epitélios. Diferentes mutações no gene provocam efeitos mais ou menos graves; a mutação mais comum em caucasianos é a deleção do aminoácido fenilalanina na posição 508 da proteína CFTR (ΔF 508). Defeitos na proteína resultam em secreções mais viscosas, mais espessas e de difícil eliminação. Com isso, formam-se rolhas ou tampões proteicos no interior dos ductos excretores, que acabam sendo obstruídos. Tal alteração é responsável por insuficiência pancreática, infecções pulmonares repetidas, bronquiectasia, obstrução intestinal em recém-nascidos por mecônio espesso (íleo meconial), fibrose hepática, cirrose e infertilidade masculina. Por tudo isso, trata-se de doença sistêmica, cujas manifestações se iniciam geralmente na infância.

Nos ductos pancreáticos, a ausência do canal de Cl⁻ na membrana apical do epitélio limita a secreção de bicarbonato de sódio e água para a luz ductal. Com isso, há hiperconcentração de proteínas na secreção, o que favorece sua precipitação na luz e resulta na formação de rolhas ou tampões proteicos que obstruem os ductos. Como resultado, surgem atrofia acinar e fibrose progressivas, que culminam em insuficiência pancreática.

No pâncreas, as alterações macroscópicas consistem em fibrose, cistos e substituição gordurosa do parênquima; cálculos também podem ser encontrados. Os cistos podem ser microscópicos (1 a 3 mm) ou atingir até 5 cm. Algumas vezes, há substituição cística completa do parênquima (*cistose pancreática*). Microscopicamente, além de secreção eosinofílica nos grandes ductos, com graus variados de dilatação e fibrose periductal, vê-se dilatação acinar e de dúctulos, com acúmulo de material acidófilo (Figura 24.3); o parênquima é progressivamente destruído e substituído por fibrose. Pancreatite aguda por ruptura de ductos e extravasamento de enzimas é pouco frequente.

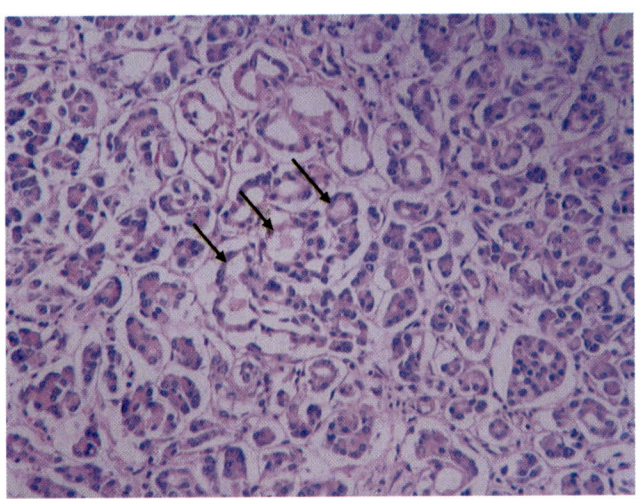

Figura 24.3 Fibrose cística. Alteração microcística dos ácinos, com retenção de secreção na luz (*setas*).

Em virtude da perda do parênquima exócrino, há redução na síntese e na liberação das enzimas pancreáticas no duodeno, o que provoca má absorção intestinal, desnutrição e déficit de desenvolvimento. Manifestações clínicas e alterações laboratoriais sugestivas de insuficiência pancreática são encontrados em 85 a 90% dos pacientes já durante os primeiros anos de vida. Achado laboratorial valioso para o diagnóstico é o aumento de eletrólitos no suor (teste do suor). Outra consequência importante da doença são infecções pulmonares repetidas, que muitas vezes resultam em bronquiectasia.

O comprometimento do pâncreas endócrino é variável. O número de ilhotas de Langerhans pode estar diminuído ou aumentado, com algumas ilhotas maiores do que o normal. Diabetes melito ocorre em apenas 1 a 2% das crianças acometidas, mas sua prevalência aumenta para 20% em pacientes com 25 anos ou mais.

Hoje, o prognóstico da doença não é mais tão sombrio como no passado. Com diagnóstico cada vez mais precoce, os pacientes recebem suplementação de enzimas pancreáticas e podem ser convenientemente tratados das infecções pulmonares, muito comuns nesses indivíduos. Mesmo em casos graves, há relatos de evolução favorável mediante combinação de transplantes de pulmão, fígado e pâncreas. Com essas medidas, a sobrevida média dos pacientes aumentou bastante, superando 50 anos de idade em centros mais desenvolvidos.

▶ Pancreatites

Inflamações no pâncreas, agudas ou crônicas, na maioria das vezes associam-se a causas não infecciosas. Os quadros morfológico e clínico das pancreatites variam bastante segundo a natureza, a duração e a intensidade das lesões.

Pancreatite aguda

Pancreatite aguda é uma das doenças que mais requerem hospitalização. Segundo o espectro clínico e morfológico das lesões, pancreatite aguda pode ser: (a) *edematosa* ou *intersticial* (80 a 85% dos casos), geralmente um quadro discreto e autolimitado; (2) *necro-hemorrágica* (15 a 20% dos casos), cuja gravidade é proporcional à extensão das lesões, podendo a

mortalidade alcançar 10% dos casos sem infecção pancreática e próximo de 100% quando o tecido necrótico torna-se infectado. A incidência de pancreatite aguda tem grande variação geográfica e depende da etiologia. Estudos em necrópsias mostram prevalência que varia de 0,38 a 1,3% na população geral. Pancreatite aguda compromete preferencialmente adultos, da terceira à sexta década de vida.

Etiopatogênese

Nos EUA, pancreatite aguda associa-se mais a ingestão abusiva de álcool, enquanto na Inglaterra e no Brasil a causa principal são cálculos biliares. Álcool e litíase biliar respondem por 80% dos casos de pancreatite aguda. Outras causas incluem obstrução de ductos por outros agentes, hipercalcemia, hiperlipoproteinemia, traumatismos, medicamentos e infecções. Cerca de 10% dos casos permanecem sem causa conhecida. Se a pancreatite está ligada a cálculos biliares, é mais comum em mulheres; quando associada ao etilismo, predomina em homens. Os mecanismos patogenéticos principais são obstrução ductal e lesão de células acinares, que causam o extravasamento das enzimas pancreáticas responsáveis pela autodigestão do órgão.

Obstrução de ductos pancreáticos por qualquer causa, sobretudo por cálculos biliares na vesícula ou na árvore biliar que se impactam na papila de Vater, leva a acúmulo de secreção pancreática a montante e aumento da pressão intraductal; com isso, há comprometimento do fluxo sanguíneo e isquemia, esta capaz de lesar células acinares. Com a destruição de células acinares, ocorre extravasamento de enzimas digestivas que provocam autodigestão do órgão e forte estímulo de macrófagos que liberam citocinas pró-inflamatórias que contribuem para mais lesões parenquimatosas e do tecido adiposo peripancreático. Causas obstrutivas menos comuns são carcinoma pancreático ou da papila duodenal.

Agressão direta às células acinares também pode iniciar a pancreatite. Tal agressão é causada principalmente pelo álcool, que é a segunda causa mais frequente de pancreatite aguda e envolve o consumo abusivo, embora somente 5% dos alcoolistas desenvolvam a doença. Os mecanismos de lesão associados ao etanol são muitos: (a) o etanol e seus metabólitos lesam diretamente as células acinares, possivelmente pela geração de radicais livres; (b) lesão celular libera citocinas que induzem resposta inflamatória; (c) o álcool estimula a secreção pancreática e promove contração do esfíncter de Oddi, o que aumenta a pressão intraductal e favorece o extravasamento de enzimas; (d) como o álcool é em parte metabolizado no pâncreas, é aventado que seus metabólitos possam ativar a tripsina dentro das células acinares, causando necrose. Alguns estudiosos admitem que o álcool não atua diretamente no aparecimento de pancreatite aguda, mas torna o pâncreas mais sensível a outros agentes agressores. Outras causas de destruição acinar capazes de liberar enzimas são isquemia, traumatismos, medicamentos e infecções.

Autodigestão do parênquima pancreático é o mecanismo patogenético mais aceito para explicar as lesões da pancreatite aguda. Extravasamento de enzimas no parênquima pancreático é compreensível pelos mecanismos descritos anteriormente. Difícil é explicar a ativação de enzimas dentro do próprio órgão, em vez de ocorrer apenas na luz intestinal. Na maioria dos casos, as razões da ativação intrapancreática da tripsina, que é o evento-chave na autodigestão do parênquima, são pouco conhecidas. Uma vez ativada, a tripsina lisa o parênquima e ativa outras pró-enzimas, como elastase e fosfolipase, que provocam, respectivamente, lesão vascular (com consequente hemorragia)

24

e esteatonecrose. A tripsina também converte a pré-calicreína em calicreína, que gera bradicinina e outras substâncias que promovem vasodilatação, aumento da permeabilidade vascular e edema.

Pancreatite aguda associada a outras substâncias químicas corresponde de 2 a 5% dos casos. Tais agentes podem causar pancreatite por reação de hipersensibilidade ou por geração de metabólitos tóxicos. Quase uma centena de fármacos é relacionada com pancreatite aguda, sendo os mais comuns azatioprina, mercaptopurina, ácido valproico, estrogênios, tiazídicos, furosemida, metronidazol, pentamidina, sulfamidas, tetraciclinas, inibidores da enzima conversora de angiotensina (IECA) e tamoxifeno. Veneno de escorpião e inseticidas organofosforados também têm sido implicados.

Pancreatite aguda surge também em outras situações. *Pancreatite aguda por hipertrigliceridemia* (2 a 5%) ocorre mais frequentemente em pessoas com valores de triglicerídeos séricos acima de 1.000 mg/dL.

Pancreatite aguda infecciosa (1%) é causada por diversos vírus, sobretudo da caxumba, vírus Coxsackie, citomegalovírus e vírus Ebstein-Barr. Pancreatite aguda é mais comum em pacientes com AIDS, provavelmente por causa das várias infecções oportunistas que afetam o pâncreas. Ascaridíase é causa de pancreatite aguda em crianças, sobretudo em países em desen-

volvimento, por obstrução provocada pela migração de vermes para o ducto pancreático.

Causas traumáticas (1%) incluem traumatismo abdominal, cirurgias abdominais e colangiopancreatografia endoscópica, especialmente na esfincterotomia endoscópica.

Pancreatite aguda idiopática aumenta de frequência com a idade, podendo associar-se a fatores genéticos, tabagismo, toxinas ambientais e obesidade.

Pancreatite hereditária, que se associa a anormalidades genômicas e se caracteriza por crises recorrentes de pancreatite aguda, inicia-se na infância e pode tornar-se crônica. Como indicado no início do capítulo, a tripsina possui um sítio de autoclivagem, além de ser inativada por um inibidor sintetizado pelas próprias células acinares (PSTI). Os defeitos genômicos mais comuns são alterações nos genes do tripsinogênio (*PRSS1*) ou do inibidor de proteases tipo 1 (*SPINK1*). No primeiro caso, a tripsina torna-se resistente à inativação, enquanto no segundo a tripsina não sofre inibição. Nos dois casos, a maior atividade da tripsina leva a autodigestão pancreática. Embora não sejam comprovadamente causas de pancreatite aguda, tabagismo, obesidade e diabetes melito aumentam em duas a três vezes o risco de pancreatite aguda, assim como a cirrose aumenta o risco de morte. A Figura 24.4 resume os aspectos patogenéticos principais da pancreatite aguda necro-hemorrágica.

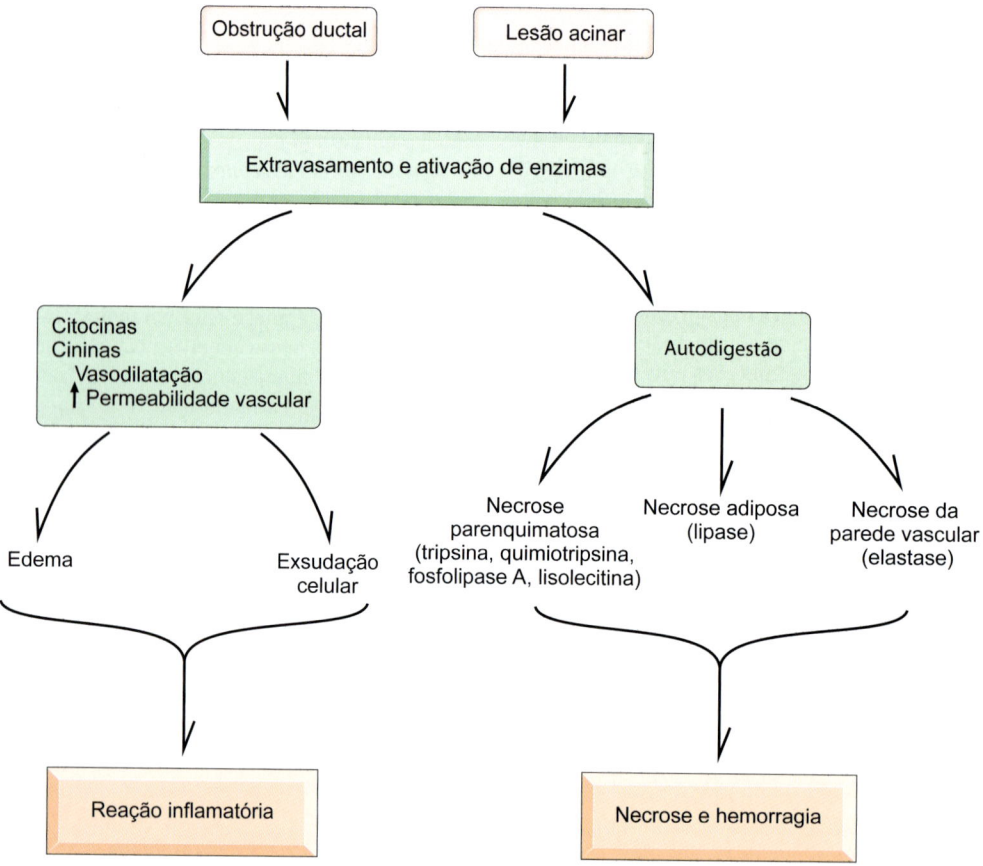

Figura 24.4 Aspectos patogenéticos da pancreatite aguda. Obstrução ductal (litíase, etilismo, tumores etc.) aumenta a pressão intraluminal, reduz o fluxo sanguíneo e causa isquemia de ácinos. Agressão direta às células acinares pode ocorrer por agressão química (etilismo, medicamentos), traumatismos e infecções virais. Com a destruição de células acinares, há liberação de pró-enzimas, que são ativadas por mecanismos pouco conhecidos e causam autodigestão do parênquima e inflamação.

Aspectos morfológicos

A pancreatite aguda apresenta amplo espectro morfológico, com duas formas: edematosa e necro-hemorrágica. As lesões básicas são: (1) edema; (2) necrose gordurosa (esteatonecrose); (3) necrose parenquimatosa; (4) destruição da parede vascular e hemorragia; (5) infiltrado inflamatório. O aspecto macroscópico da *forma edematosa* é de intumescimento do órgão e esteatonecrose focal, que se apresenta como pequenos nódulos de cor amarelo-gema chamados "manchas em pingo de vela" (Figura 24.5). Na *forma necro-hemorrágica*, encontram-se: (a) áreas extensas de esteatonecrose em todo o órgão, podendo estender-se ao omento e ao retroperitônio, além de atingir a medula óssea e o tecido gorduroso subcutâneo; (b) necrose do parênquima pancreático (pancreatite necrosante), podendo destruir quase todo o órgão (Figura 24.6); (c) hemorragia, que pode ficar restrita ao pâncreas ou comprometer também a gordura mesentérica. Na cavidade peritoneal, encontra-se líquido turvo ou acastanhado, contendo, às vezes, glóbulos de gordura.

Microscopicamente, na pancreatite edematosa encontram-se afastamento dos componentes dos lóbulos e ácinos por edema e escasso infiltrado inflamatório de polimorfonucleares. No tecido adiposo, encontram-se focos de esteatonecrose caracterizada por apagamento da estrutura tecidual, que adquire coloração basofílica pela saponificação de lipídeos, processo em que o glicerol e os ácidos graxos liberados por ação de lipases ligam-se a íons cálcio. Esta forma de pancreatite em geral é reversível. Na forma necro-hemorrágica, a esteatonecrose é mais extensa e acompanha-se de necrose do parênquima pancreático e hemorragia (Figura 24.7). No início, observam-se necrose de grupos de ácinos e infiltrado discreto de polimorfonucleares; em lesões mais graves, há destruição extensa de lóbulos e ductos, com infiltrado inflamatório polimorfonuclear exuberante, podendo formar abscessos.

Como complicação, pode surgir pseudocisto pancreático, que se caracteriza por cavidade contendo suco pancreático e cuja parede, formada por tecido conjuntivo, não tem revestimento epitelial; a lesão pode ou não comunicar-se com o sistema ductal do órgão. Pseudocisto resulta de autodigestão do parênquima e formação de um lago de suco pancreático, que depois é encapsulado. Pseudocistos podem se complicar com fistulização para o intestino ou colédoco, hemorragia, ruptura e infecção. Esta deve ser diferenciada de necrose infectada (do parênquima ou esteatonecrose), que é muito mais grave. Ruptura de pseudocisto causa peritonite.

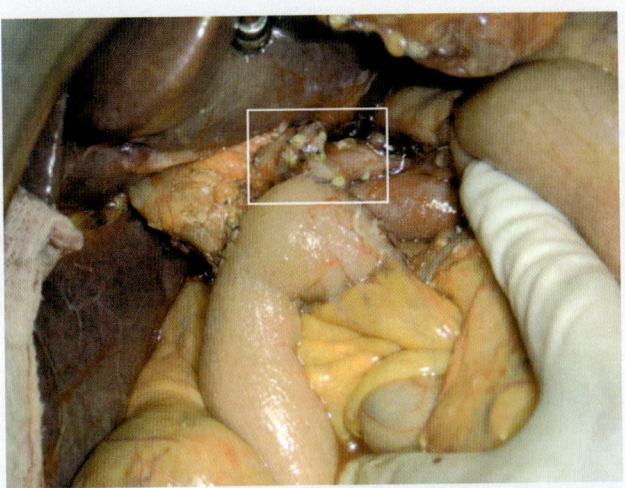

Figura 24.5 Pancreatite aguda. Focos de esteatonecrose na superfície pancreática ("manchas em pingo de vela").

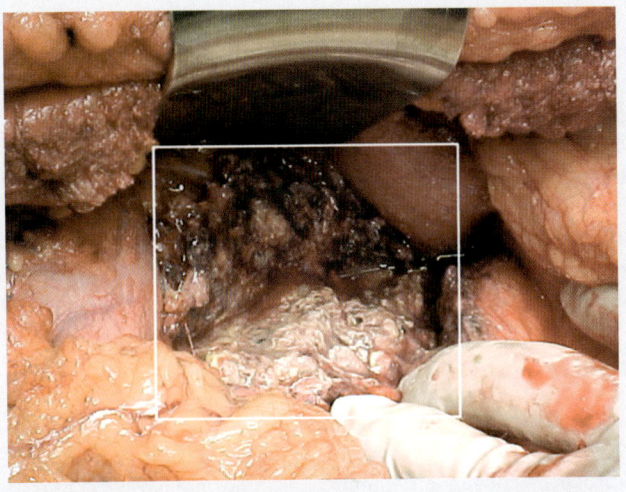

Figura 24.6 Pancreatite aguda necro-hemorrágica. Destruição do pâncreas, que ficou transformado em uma massa necrótica e hemorrágica.

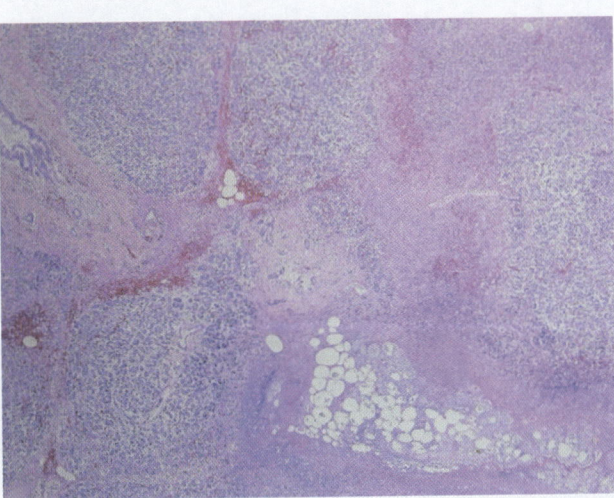

Figura 24.7 Pancreatite aguda necro-hemorrágica. Necrose parenquimatosa, esteatonecrose e hemorragia.

24

Aspectos clínicos

Pancreatite aguda manifesta-se por dor abdominal que se irradia para o dorso, em geral intensa, persistente, de início súbito, acompanhada de náuseas e vômitos. Febre baixa e taquicardia não são raros. Em muitos pacientes, há hipotensão arterial, que pode chegar ao estado de choque, em consequência da perda de líquidos para a cavidade, da liberação de substâncias vasodilatadoras e de hemorragias. Quando intensa, a hemorragia pode dissecar planos de fáscias musculares e exteriorizar-se como equimose no flanco ou na região umbilical. Obstrução do colédoco por compressão pode causar icterícia. Muitas vezes, pancreatite aguda é emergência médica e configura quadro de abdome agudo.

Achados laboratoriais, valiosos no diagnóstico clínico, incluem níveis séricos elevados de amilase nas primeiras 24 horas e, posteriormente, de lipase, no terceiro e quarto dias. Hipocalcemia resulta da deposição de cálcio no tecido adiposo necrótico (saponificação) e, quando persistente, é sinal de mau prognóstico. Exames de imagem, como tomografia computadorizada, mostram pâncreas aumentado de tamanho e, nos casos mais graves, evidenciam esteatonecrose e necrose pancreática.

A gravidade do quadro depende da intensidade e da extensão das lesões. Na maioria dos casos, os pacientes têm a forma discreta ou edematosa da doença e recuperam-se totalmente, contrastando com a alta mortalidade da pancreatite necro-hemorrágica. Dano alveolar difuso (ver Capítulo 14), coagulação intravascular disseminada e insuficiência renal aguda (necrose tubular aguda, ver Capítulo 17) são as complicações mais comuns e mais graves. Complicações tardias incluem abscessos e pseudocistos; estes podem se infectar. O Quadro 24.1 resume as principais consequências e complicações da pancreatite aguda.

Pancreatite crônica

Pancreatite crônica corresponde a inflamação persistente do pâncreas acompanhada de destruição do parênquima, fibrose e, consequentemente, perda progressiva da função pancreática. Diferentemente de processos inflamatórios em outros órgãos, pancreatite crônica nem sempre é precedida de inflamação aguda. Sua prevalência mostra variações geográficas consideráveis, sendo diagnosticada em 0,04 a 5% da população; estudos de necrópsias mostram prevalência de 0,18

Quadro 24.1 Consequências e complicações da pancreatite aguda

Hipotensão arterial
Choque
Dano alveolar difuso (DAD) ou síndrome da angústia respiratória aguda (SARA)
Coagulação intravascular disseminada
Insuficiência renal aguda
Abscesso pancreático
Pseudocisto
Obstrução duodenal e do colédoco (icterícia)

a 2,8%. Segundo a extensão das lesões, a doença pode ser discreta, moderada ou grave. Habitualmente, pancreatite crônica manifesta-se com dor abdominal e evolui com insuficiência pancreática, com ou sem crises repetidas de pancreatite aguda. Ao longo da sua evolução, surgem atrofia acinar e fibrose cicatricial, que podem ser focais, segmentares ou difusas e levam a perda inicialmente da função exócrina e, mais tarde, também da função endócrina.

Etiopatogênese

A causa mais comum de pancreatite crônica é alcoolismo. Os pacientes geralmente têm história de ingestão alcoólica prolongada (10 a 15 anos), são homens em sua maioria e situam-se preferencialmente na quarta ou quinta década de vida. Outras causas envolvem obstrução de ductos, que pode causar pancreatite crônica a montante da obstrução, com hipotrofia acinar, fibrose e dilatação ductal. Anomalias congênitas (p. ex., pâncreas *divisum*), estenose ductal pós-inflamatória ou pós-traumática, cálculos e neoplasias são causas de pancreatite crônica dita obstrutiva. Pancreatite crônica pode ainda ser hereditária, estar associada a outras doenças (p. ex., hiperparatireoidismo) ou representar complicação de radioterapia abdominal. Mesmo com o avanço dos métodos diagnósticos, cerca de 25% dos casos da doença não têm causa conhecida.

Na *pancreatite alcoólica*, admite-se ocorrer hipersecreção proteica pelas células acinares induzida pelo álcool, sem secreção proporcional de água e bicarbonato pelas células centroacinares/ductulares; com isso, a secreção produzida, mais espessa, forma tampões proteicos intraductais que acabam por obstruir os pequenos ductos. Precipitação de cálcio sobre os tampões resulta em cálculos intraductais comumente observados nessa pancreatite, razão pela qual ela é conhecida também como *pancreatite crônica calcificante*.

Muitos estudiosos admitem que crises repetidas de pancreatite aguda evoluiriam para pancreatite crônica. Trata-se da hipótese "necrose-fibrose", em que episódios repetidos de destruição parenquimatosa são seguidos de fibrose progressiva. Nesse processo, citocinas liberadas estimulam as células estreladas pancreáticas a sintetizar fibras colágenas, a exemplo do que acontece com as células estreladas do fígado em hepatopatias crônicas. Entre outros efeitos, o álcool e seus metabólitos estimulariam tais células a produzir colágeno.

Pancreatite eosinofílica é uma forma incomum de pancreatite crônica com infiltrado de eosinófilos. A doença associa-se a acometimento de outros órgãos, eosinofilia periférica e aumento de IgE sérica. Quando associada à síndrome hipereosinofílica, encontram-se mais de 1.500 eosinófilos/μL por mais de 6 meses e manifestações clínicas de alergia. Pancreatite eosinofílica não associada à síndrome é vista em infecções parasitárias ou leucemias.

Pancreatite tropical é uma forma especial e agressiva de pancreatite crônica mais frequente em países em desenvolvimento. A doença acomete jovens e associa-se a cálculos nos ductos pancreáticos. A etiologia é desconhecida, porém mutações no gene *SINK1* e fatores ambientais têm sido associados. Clinicamente, mais de 90% dos pacientes apresentam dor abdominal e 25% desenvolvem diabetes melito.

24

Aspectos morfológicos

O pâncreas torna-se mais consistente e tem aspecto nodular grosseiro, às vezes parecido com fígado cirrótico. O tamanho do órgão varia de acordo com a intensidade e a duração do processo, podendo apresentar-se normal, aumentado ou diminuído de volume. Os ductos encontram-se frequentemente dilatados, por causa de estenose cicatricial, de fibrose periductal ou de cálculos na sua luz (Figura 24.8). Calcificações parenquimatosas são raras. Pseudocistos formam-se por autodigestão em episódio de pancreatite aguda ou por obstrução ductal, aumento da pressão intraluminal e ruptura do ducto, com destruição parenquimatosa e formação de cavidade cuja parede é constituída por fibrose e infiltrado inflamatório mononuclear; pode haver ou não comunicação da cavidade com o sistema ductal. Tais cavidades são indistinguíveis daquelas formadas na pancreatite aguda, exceto pela localização mais central. Quando há preservação do epitélio do ducto dilatado, fala-se em cistos de retenção. As mesmas complicações dos pseudocistos na pancreatite aguda podem ser encontradas na pancreatite crônica: fistulização para o intestino ou colédoco, hemorragia, ruptura e infecção.

Microscopicamente, no início encontram-se hipotrofia acinar, com redução dos grânulos de zimogênio e dilatação da luz dos ácinos, que se tornam semelhantes a dúctulos. Na pancreatite alcoólica, esses "dúctulos" e os ductos intra e interlobulares são dilatados e contêm material proteináceo eosinofílico na luz. Mais tarde, os ácinos desaparecem e são substituídos por fibrose. Os ductos maiores podem apresentar epitélio hipotrófico, hiperplásico ou com metaplasia escamosa. As lesões têm distribuição lobular, com lóbulos normais ao lado de lóbulos lesados (Figura 24.9). Podem se formar cálculos intradutais, sobretudo na pancreatite alcoólica.

Com distribuição inicial intra e perilobular e preservando a arquitetura lobular, a fibrose evolui com substituição acinar extensa. Na fase avançada, veem-se somente ductos e ilhotas de Langerhans, que são mais resistentes. Durante certo tempo, as ilhotas ficam preservadas e envolvidas por tecido conjuntivo (Figura 24.10); com o tempo, elas também sofrem hipotrofia e desaparecem. Infiltrado mononuclear, geralmente discreto, permeia a fibrose.

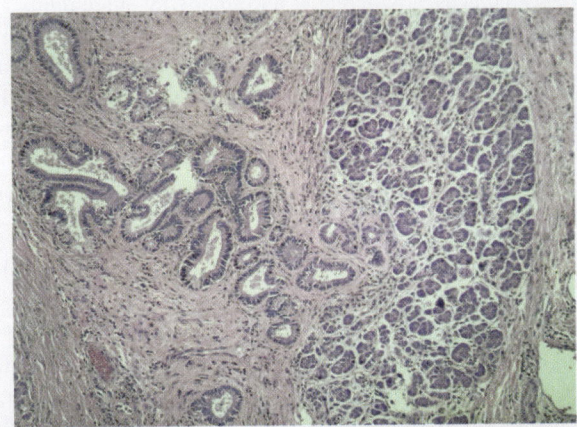

Figura 24.9 Pancreatite crônica. Na metade direita da figura, veem-se desaparecimento de ácinos, hiperplasia ductal e fibrose acentuada. Na metade esquerda, o parênquima encontra-se parcialmente preservado. O infiltrado inflamatório é discreto.

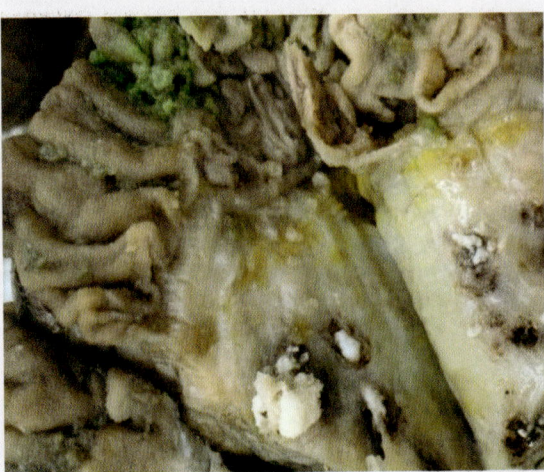

Figura 24.8 Pancreatite crônica. Os ductos estão dilatados e contêm cálculos. O parênquima adjacente está fibrosado e firme.

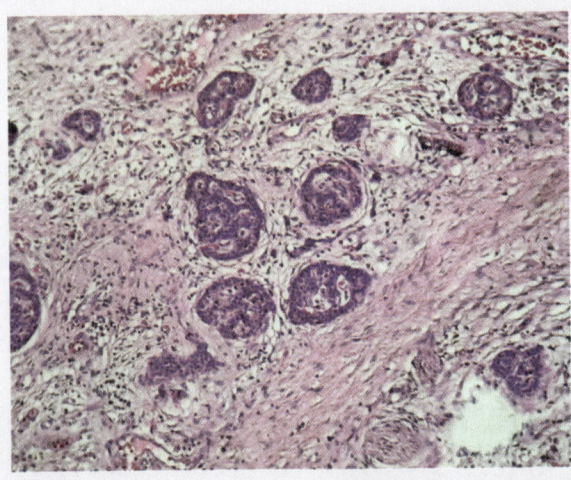

Figura 24.10 Pancreatite crônica avançada. Ilhotas de Langerhans residuais em meio a fibrose. Células acinares e ductos estão ausentes.

Aspectos clínicos

O quadro clínico inclui tipicamente dor abdominal e insuficiência pancreática. Na maioria dos pacientes, insuficiência exócrina manifesta-se primeiro; deficiência de insulina só acontece tardiamente. A dor, geralmente em faixa horizontal nas costas, pode ser recorrente e semelhante à encontrada na pancreatite aguda ou contínua e de menor intensidade; pode ainda acompanhar-se de febre baixa, aumento sérico de amilase e de CA19.9. A forma recorrente em geral é causada pelo uso abusivo de álcool.

Raramente, a doença evolui de modo silencioso, só vindo a se manifestar por insuficiência pancreática. Icterícia está presente em 20% dos casos e deve-se a estreitamento fibroso do colédoco ou a compressão por pseudocistos. Emagrecimento e esteatorreia são os primeiros sinais de insuficiência pancreática, que resulta da destruição progressiva do componente exócrino. Mais tarde, manifestações de diabetes melito denunciam o comprometimento da porção endócrina. Hipotrofia do órgão e calcificações vistas em exames de imagem sugerem o diagnóstico. Pseudocistos são encontrados em 10% dos casos.

24

Pancreatite autoimune

Pancreatite autoimune é uma desordem fibro-inflamatória que se expressa como uma forma rara de pancreatite crônica com características histológicas e sorológicas particulares e boa resposta ao tratamento com corticoesteroides.

Relatada em 1961 como *pancreatite associada a hipergamaglobulinemia*, em 1991 foi denominada *pancreatite linfoplasmacítica esclerosante*; em 1995, passou a ser chamada de *pancreatite autoimune*. Em 2006, com base em aspectos histológicos e clínicos, a pancreatite autoimune foi subdividida em dois subtipos: (a) tipo 1, que representa a manifestação pancreática da *doença associada à IgG4*, a qual acomete vários órgãos; (b) tipo 2, doença pancreática própria, com lesão epitelial, infiltrado linfoplasmocitário e componente granulocítico, muitas vezes associada a doença inflamatória intestinal, sobretudo colite ulcerativa. As principais características dessas duas formas de pancreatite autoimune estão indicadas no Quadro 24.2.

Pancreatite autoimune tipo 1

Também chamada de *pancreatite esclerosante linfoplasmocitária*, faz parte da entidade sistêmica associada à hiperprodução de IgG4 (ver Capítulo 11). Algumas doenças associam-se a essa forma de pancreatite: (a) colangite extrapancreática, em até 80% dos casos; (b) pseudotumor orbitário; (c) exocrinopatia de glândula salivar; (d) fibroses pulmonar, mediastinal e retroperitoneal. Menos frequentemente, há envolvimento isolado do pâncreas. A patogênese é ainda desconhecida, parecendo tratar-se de disfunção na resposta imunitária associada a fatores genéticos e ambientais.

A doença compromete preferencialmente homens, entre 60 e 70 anos. Clinicamente, os pacientes apresentam icterícia obstrutiva sem dor abdominal. Pode haver também episódios de obstrução biliar e pancreatite aguda. Radiograficamente, veem-se aumento segmentar ou focal do pâncreas, com ou sem pseudocápsula, além de estreitamento de ductos. Em muitos pacientes, os achados radiográficos sugerem neoplasia pancreática. Laboratorialmente, encontram-se autoanticorpos (antianidrase carbônica, antimitocôndrias e antimúsculo liso) e aumento de gamaglobulinas séricas, de enzimas hepáticas, de IgG e de IgG4.

Quadro 24.2 Características clínicas e histológicas das pancreatites autoimunes tipos 1 e 2

Características clínicas	Pancreatite autoimune tipo 1	Pancreatite autoimune tipo 2
Idade	Sétima década	Quinta década
Sexo	H:M = 3:1	H:M = 1:1
Incremento de IgG4 sérico	2/3 dos pacientes	1/4 dos pacientes
Envolvimento extrapancreático	Presente	Ausente
Associação com DII*	Ausente	Presente
Características histológicas		
Infiltrado linfoplasmocitário	Presente	Presente
Infiltrado periductal	Presente	Presente
Folículos linfoides	Presentes e comuns	Raros
Fibrose	Intensa	Discreta
Flebite obliterante	Presente e comum	Rara
Lesão epitelial granulocítica	Ausente	Presente e característica
Plasmócitos IgG4+	Numerosos > 10/CGA**	Raros <10/CGA

*Doença inflamatória intestinal; **Campo microscópico de grande aumento.

Macroscopicamente, o pâncreas mostra lesão irregular e mal definida, acompanhada de obstrução ductal (Figura 24.11 A). Ao microscópio, há intenso infiltrado mononuclear em meio a fibras colágenas sob a forma de fibrose com padrão vorticilar/estoriforme e flebite obliterante (Figura 24.11 B). A expressão imuno-histoquímica de IgG4 em plasmócitos (> 10 células por campo de grande aumento) confirma o diagnóstico (Figura 24.11 C). Na periferia de ductos interlobulares e no tecido adiposo peripancreático, podem ser vistos folículos linfoides.

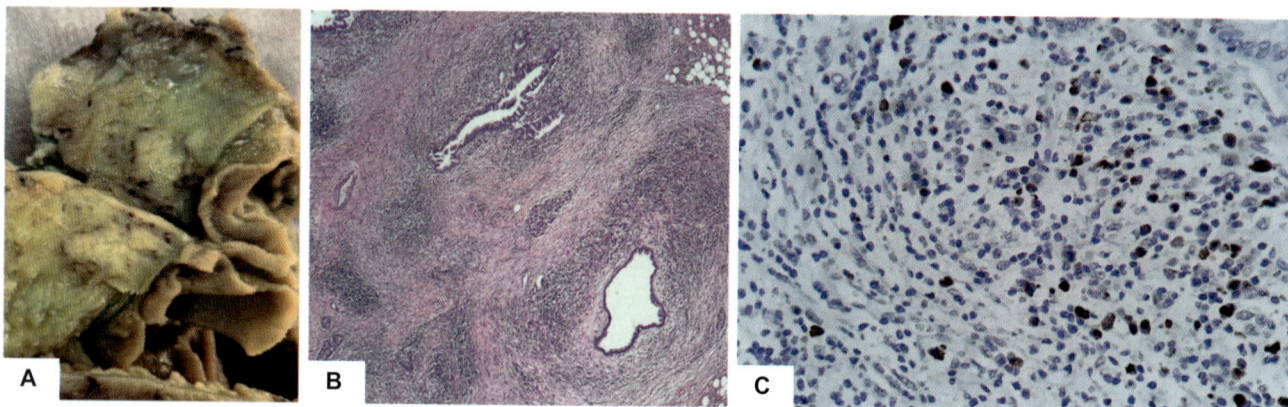

Figura 24.11 Pancreatite autoimune tipo 1. **A.** Pâncreas com área irregular e amarelada com finos septos, delimitada por pseudocápsula acastanhada. **B.** Intenso infiltrado de mononucleares periductal, agregados linfoides e atrofia do parênquima acinar. **C.** Numerosos plasmócitos positivos para IgG4.

Pancreatite autoimune tipo 2

Também conhecida como *pancreatite ductocêntrica idiopática*, acomete mais adultos entre 40 e 50 anos e afeta igualmente homens e mulheres. Até 50% dos pacientes apresentam episódios de pancreatite aguda recorrentes, com icterícia obstrutiva, mas sem dor abdominal. Laboratorialmente, encontra-se aumento de enzimas pancreáticas e hepáticas; níveis elevados de IgG4 são vistos em até 25% dos pacientes. Os achados radiográficos são semelhantes aos da pancreatite autoimune tipo 1, já que também existem massa pancreática e estreitamento ductal. Em muitos pacientes, a pancreatite associa-se a doença inflamatória intestinal, sobretudo colite ulcerativa.

Macroscopicamente, o quadro é semelhante ao da pancreatite autoimune do tipo 1. O achado histológico é intenso infiltrado mononuclear mais em ductos do que em ácinos. O epitélio ductal é infiltrado por neutrófilos, daí o termo *pancreatite granulocítica*. Plasmócitos IgG4+ estão presentes, porém em menor número do que na pancreatite autoimune do tipo 1 (< 40% de plasmócitos positivos para IgG4).

Nas pancreatites autoimunes dos tipos 1 e 2, é muito importante fazer-se o diagnóstico diferencial com colangite esclerosante primária e com neoplasias do pâncreas, sobretudo adenocarcinoma. A integração de radiologistas com patologistas na realização da punção-biópsia contribui bastante para o diagnóstico preciso dessas doenças.

▶ Neoplasias

As neoplasias pancreáticas são classificadas segundo as células de origem: neoplasias epiteliais exócrinas (ductal, acinar e centro-acinar), neuroendócrinas, mistas (exócrino-endócrinas), mesenquimais e doenças linfoproliferativas. Neste capítulo, serão descritas a neoplasia exócrina benigna (cistadenoma seroso), as lesões precursoras de neoplasias malignas (neoplasia intraepitelial pancreática, neoplasia mucinosa papilar intraductal e neoplasia cística mucinosa) e os tumores malignos (adenocarcinoma, carcinoma de células acinares, neoplasia sólida pseudopapilar e pancreatoblastoma). As neoplasias neuroendócrinas estão descritas no Capítulo 29.

Em exames de imagem e anatomopatológicos, neoplasias pancreáticas benignas e malignas apresentam-se como lesões císticas, sólidas ou heterogêneas. Segundo a Organização Mundial da Saúde (OMS), as neoplasias pancreáticas são classificadas com base em elementos morfológicos, moleculares e de comportamento (Quadro 24.3). Como cerca de 90% das neoplasias pancreáticas em adultos são adenocarcinomas ductais ou seus subtipos, a expressão *câncer do pâncreas* refere-se usualmente ao adenocarcinoma ductal.

Cistadenoma seroso

Cistadenoma seroso, que corresponde a 1 a 2% dos tumores pancreáticos, é neoplasia benigna de provável origem ductular-centroacinar. A lesão pode ser esporádica ou estar associada à síndrome de *von Hippel Lindau (VHL)*; nesses casos, o tumor pode ser multifocal ou envolver extensamente o pâncreas.

A neoplasia, geralmente solitária, é bem delimitada, tem aspecto esponjoso e é formada por microcistos (às vezes formam-se macrocistos) e cicatriz central. Os cistos são revestidos por células cuboidais com núcleos uniformes e citoplasma abundante e claro, rico em glicogênio (Figura 24.12).

Quadro 24.3 Classificação da OMS das neoplasias do pâncreas exócrino (2019)

Neoplasias benignas e lesões epiteliais precursoras
Cistoadenoma seroso
Neoplasia intraepitelial pancreática
Neoplasia mucinosa papilar intraductal
Neoplasia papilar oncocítica intraductal
Neoplasia túbulo-papilífera intraductal
Neoplasia cística mucinosa

Neoplasias malignas
Adenocarcinoma ductal
Carcinoma de células acinares
Neoplasia sólida pseudopapilar
Pancreatoblastoma

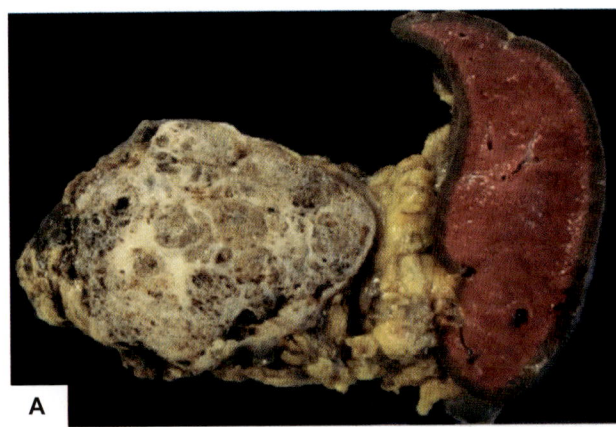

A

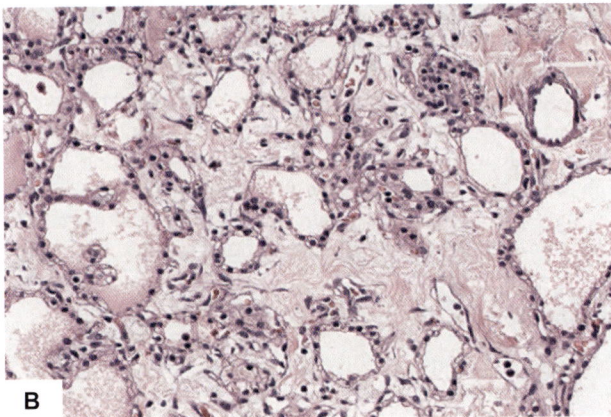

B

Figura 24.12 Cistadenoma seroso da cauda do pâncreas. **A.** Lesão bem delimitada e com superfície de corte esponjosa, com pequenos cistos. **B.** Microcistos revestidos por monocamada de células cuboidais, com núcleos uniformes e citoplasma claro.

O tumor manifesta-se geralmente em adultos, na sexta década de vida, e predomina em mulheres (3:1). A maioria dos casos é diagnosticada incidentalmente em exames de imagem abdominal, enquanto uma minoria apresenta manifestações secundárias a efeito de massa (náusea/vômito, diabetes, dor lombar ou até massa palpável). O prognóstico é excelente; ressecção cirúrgica completa é curativa na maioria dos casos. Neoplasias serosas com comportamento maligno são muito raras e denominadas cistoadenocarcinomas serosos, cujo diagnóstico requer a identificação de metástases.

24

Neoplasia intraepitelial pancreática

Neoplasia intraepitelial pancreática (*PanIN: pancreatic intra-epithelial neoplasia*) é a lesão precursora mais comum do ade-nocarcinoma ductal do pâncreas. Por definição, trata-se de lesão microscópica, não invasiva e confinada aos ductos pancreáticos. Assim como em outros locais, a lesão pode ser de baixo ou de alto grau histológico. Os eventos moleculares conhecidos na transformação de neoplasia intraepitelial pancreática em ade-nocarcinoma são múltiplos e envolvem: (a) alterações no gene *KRAS*, presentes em mais de 90% dos casos. Anormalidades no gene, que podem ser vistas desde as lesões iniciais (de baixo grau), ativam vias de proliferação celular e atuam na carcino-gênese pancreática; (b) inativação do gene supressor de tumor *CDKN2A* (p16) ocorre em lesões de alto grau e, portanto, parece ser fenômeno mais tardio na carcinogênese; (c) alterações nos genes *TP53* e *SMAD4* são raras em lesões intraepiteliais, apesar de presentes no adenocarcinoma. Todos esses genes têm papel importante na regulação do ciclo celular. Mutações somáticas ou germinativas no gene *BRCA* foram recentemente associadas ao câncer do pâncreas.

Como em outros órgãos e estruturas, a PanIN é assintomá-tica e não identificada em exames de imagem. A lesão é usual-mente detectada em peças de pancreatectomia por diversas causas, em estudos de necrópsias ou incidentalmente no exame anatomopatológico de adenocarcinoma pancreático.

A lesão é microscópica (tipicamente < 5,0 mm), pode sur-gir em qualquer região do pâncreas e é constituída por ductos revestidos por epitélio cuboidal ou colunar com atipias e quan-tidade variada de mucina no citoplasma. Segundo o grau de atipias citológicas e arquiteturais, a lesão é classificada em *bai-xo grau* e *alto grau*. Lesão de baixo grau apresenta arquitetura plana ou papilar, tem núcleos basais ou pseudoestratificados e mostra atipias discretas ou moderadas e raras mitoses. Lesão de alto grau exibe padrões micropapilar, papilar ou cribriforme complexo, com perda da polaridade e irregularidade nuclear, atipias citológicas acentuadas e frequentes figuras de mitose (Figura 24.13). Lesões de baixo grau são muito frequentes e não têm significado bem definido, enquanto as de alto grau são marcador de risco de evoluir para adenocarcinoma.

Neoplasia mucinosa papilar intraductal

Neoplasia mucinosa papilar intraductal (*IPMN: intraductal papillary mucinous neoplasm*) envolve ductos grandes, incluin-do o ducto pancreático principal e os ductos secundários mais periféricos. Lesão no ducto principal tem maior risco de displa-sia de alto grau e de evoluir para adenocarcinoma. Como nas PanINs, também nas IPMNs encontram-se alterações no gene *KRAS*; há ainda: (a) mutações no *GNAS* (cujo produto é o peptí-deo estimulador de proteína ligadora do nucleotídeo guanina) são vistas em mais de 50% dos casos; (b) inativação dos genes *CDKN2A* (p16), *TP53* e *SMAD4*, que se associa a progressão de displasia de baixo grau para alto grau e está presente em áreas de adenocarcinoma invasivo associado.

A lesão é mais frequente em homens e na quinta ou sexta década de vida. Em pessoas com mais de 70 anos submetidos a exames de imagem, a neoplasia é encontrada com bastante frequência. Exa-mes de imagem identificam tais lesões e as distinguem em três ti-pos: (a) IPMN do ducto pancreático principal; (b) IPMN de ductos secundários periféricos; (c) IPMN mista, com envolvimento do duc-to principal e de ductos periféricos. Em lesões do ducto principal,

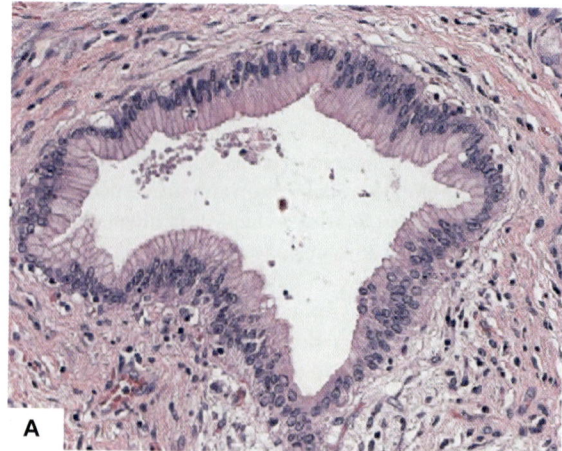

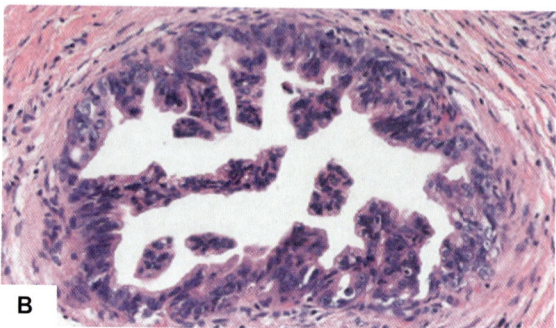

Figura 24.13 Neoplasia intraepitelial pancreática (PanIN). **A.** PanIN de baixo grau. Células com atipias nucleares discretas e citoplasma rico em mucina. **B.** PanIN de alto grau. Atipias citoarquiteturais acen-tuadas e micropapilas.

as manifestações mais comuns são dor epigástrica, perda de peso, icterícia e sinais e sintomas de diabetes melito. Em lesões de duc-tos secundários, o diagnóstico é usualmente incidental.

Macroscopicamente, a lesão é representada por dilatações císticas dos ductos pancreáticos, de vários tamanhos, isoladas ou múltiplas, com conteúdo mucinoso (Figura 24.14 A). Ao contrário da PanIN, que é microscópica, na IPMN são vistas macroscopicamente excrescências papilares no interior dos ductos dilatados. Algumas lesões apresentam áreas sólidas ou nodulares na parede do cisto, o que pode indicar componente de carcinoma invasivo associado. Ao microscópio, encontra-se proliferação intraductal de células colunares com citoplasma rico em mucina, usualmente com papilas (Figura 24.14 B). De acordo com as atipias citoarquiteturais, IPMN pode correspon-der a *displasia de baixo grau* ou a *displasia de alto grau (carci-noma in situ)*. IPMNs de alto grau mostram atipias citológicas acentuadas, com perda da polaridade, pleomorfismo nuclear e frequentes mitoses. Segundo o tipo de diferenciação celular, as lesões podem ser de três subtipos: *gástrico* (padrão mais co-mum, em 70% dos casos, geralmente de baixo grau), *intestinal* e *pancreatobiliar* (os dois últimos padrões ocorrem principal-mente no ducto pancreático principal e frequentemente apre-sentam áreas com displasia de alto grau).

Recentemente e por suas características moleculares, mor-fológicas e clínicas, duas neoplasias intraductais raras foram reconhecidas pela OMS como entidades separadas: (1) *neopla-sia papilar oncocítica intraductal* (*IOPN: intraductal oncocytic papillary neoplasm*), que não tem as mesmas alterações mole-culares descritas nas demais neoplasias intraductais descritas

24

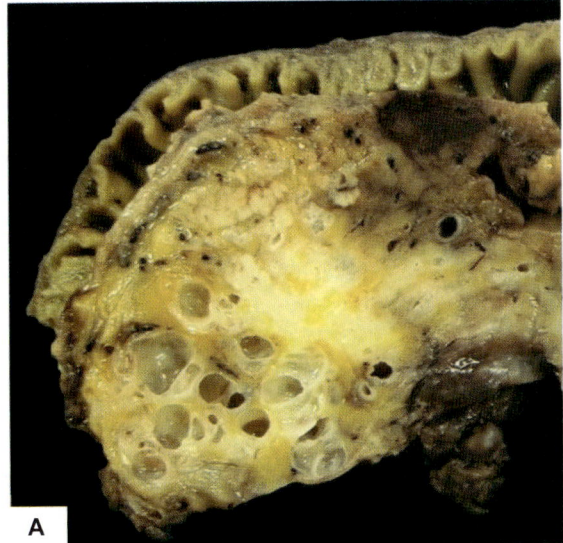

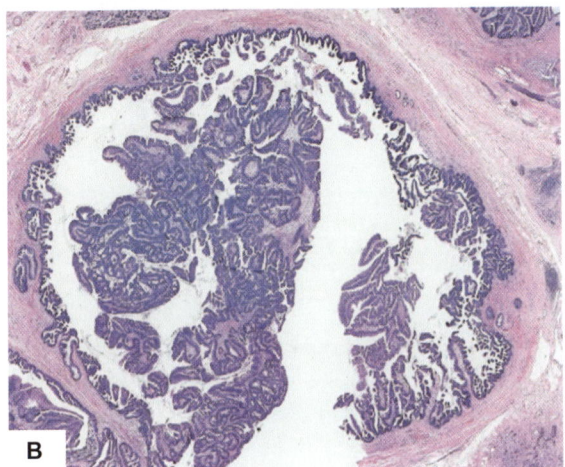

Figura 24.14 Neoplasia mucinosa papilar intraductal. **A.** Os ductos pancreáticos periféricos estão dilatados e têm aspecto cístico. **B.** Proliferação intraductal de células mucinosas com arquitetura papilar.

anteriormente; (2) *neoplasia túbulo-papilar intraductal pancreática* (*ITPN: intraductal tubulopapillary neoplasm*), presente em 3% das neoplasias intraductais e que mostra proliferação epitelial túbulo-papilar com pouca mucina e displasia de alto grau. Em muitas ITPNs, há mutações em genes da via de sinalização PI3K.

Neoplasia cística mucinosa

Em contraste com as IPMNs, na neoplasia cística mucinosa (*MCN: mucinous cystic neoplasm*) os exames de imagem mostram lesão cística bem delimitada e sem comunicação com o ducto pancreático principal. Sua patogênese ainda não é bem conhecida, mas a hipótese principal é de que a lesão se origine de estroma ovariano ectópico incorporado ao sítio pancreático durante a embriogênese. Em um contexto clínico de desequilíbrio hormonal, esse estroma poderia liberar hormônios que estimulariam fatores de crescimento que levam a proliferação epitelial no pâncreas. Em pelo menos metade dos casos de MCN, observa-se mutação no códon 12 do gene *KRAS*; muitos casos apresentam perda de função do gene *RNF43*. Assim como em outras lesões precursoras de adenocarcinoma, mutações no gene *TP53* ocorrem na displasia de alto grau e em casos com evolução para adenocarcinoma.

Neoplasia cística mucinosa, encontrada em 5 a 8% das lesões císticas exócrinas ressecadas, é quase exclusiva de mulheres, em geral na quarta e quinta décadas de vida. A quase totalidade dos casos (> 98%) surge no corpo ou na cauda do pâncreas. Lesões pequenas (< 3,0 cm) são geralmente incidentais e encontradas em exames radiográficos de rotina; lesões grandes formam massa palpável e causam dor abdominal. Elevação sérica de CA19.9 pode indicar progressão para adenocarcinoma. O prognóstico depende do tamanho e da presença de componente invasivo associado. Focos de neoplasia invasiva costumam ser detectados apenas em lesões maiores que 5,0 cm. Neoplasias completamente ressecadas cirurgicamente e que mostram estágios iniciais de displasia têm excelente prognóstico.

Macroscopicamente, as MCNs são lesões císticas bem delimitadas, uni ou multiloculares, com conteúdo mucinoso e hemorrágico e parede espessada podendo conter calcificações (Figura 24.15 A). Microscopicamente, encontram-se dois aspectos: (a) revestimento epitelial de células cuboidais ou células colunares produtoras de mucina, com atipias citoarquiteturais que variam de displasia de baixo grau a displasia de alto grau (carcinoma *in situ*); (b) componente estromal celular que lembra estroma ovariano, inclusive com expressão de receptores de progesterona em 90% e de estrogênio em 30% dos casos (Figura 24.15 B).

Adenocarcinoma

Adenocarcinoma ductal é a neoplasia exócrina mais comum do pâncreas, com incidência mundial crescente e prognóstico bastante ruim. O tumor é pouco mais frequente em homens e manifesta-se, em 90% dos casos, após 55 anos de idade. Há grande variação na incidência do tumor em diferentes partes do mundo.

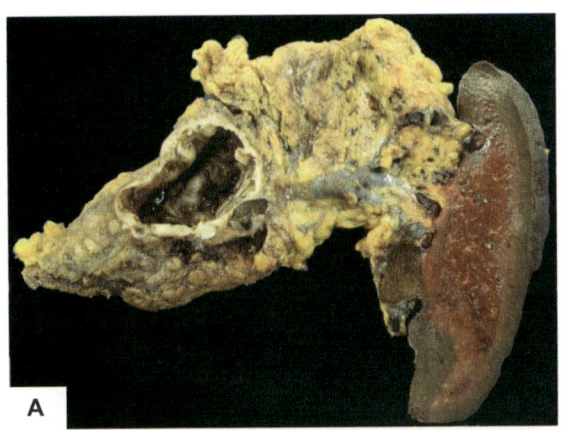

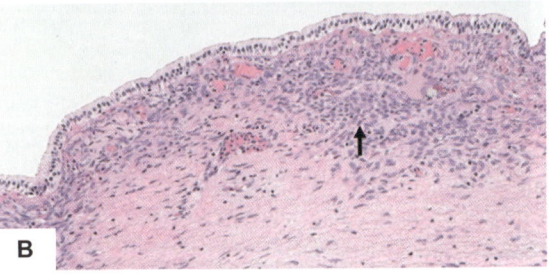

Figura 24.15 Neoplasia cística mucinosa. **A.** Lesão cística unilocular, com parede espessada, no corpo e cauda do pâncreas. **B.** Na figura são vistos os dois aspectos microscópicos típicos da lesão: revestimento epitelial por camada de células mucinosas e estroma do tipo ovariano (*seta*).

24

As maiores incidências ocorrem em países da Europa e da América do Norte, enquanto as menores são encontradas no sul e no sudeste asiáticos. Tais variações sugerem que fatores ambientais desempenham papel importante na origem do tumor.

Tabagismo é o fator de risco mais implicado. Fumantes têm risco 70% maior do que não fumantes. Outros fatores incluem alcoolismo, pancreatite crônica, obesidade, fatores dietéticos (dieta rica em carnes vermelhas e pobre em vegetais) e diabetes melito. Nos EUA, afro-americanos têm risco aumentado (50 a 90%) em comparação com caucasianos, enquanto a incidência é mais baixa em asiáticos-americanos. Admite-se que a incidência mais alta em afro-americanos esteja ligada a maior exposição a outros fatores de risco, como tabagismo, história familial, consumo de álcool, índice de massa corporal elevado e maior prevalência de diabetes melito.

Como em outros órgãos, a carcinogênese no pâncreas é multifatorial e envolve o acúmulo de alterações genéticas e epigenéticas no epitélio ductal, dentro da sequência lesão precursora → carcinoma invasivo, a exemplo do que ocorre na carcinogênese do cólon. A lesão precursora mais importante é a neoplasia intraepitelial pancreática (PanIN).

Diversas anormalidades genômicas são documentadas desde as células normais, passando pela PanIN até chegar ao adenocarcinoma, conforme ilustrado na Figura 24.16. As principais alterações genômicas ocorrem no oncogene *KRAS* e nos genes supressores de tumor *TP53, CDKN2A, SMAD4 e BRCA 1 e 2*.

Cerca de 10% dos pacientes com câncer de pâncreas têm história familial, alguns associados a síndromes genéticas conhecidas, embora na maioria destes casos sem a base genômica conhecida. Os genes mais relacionados com aumento na suscetibilidade ao tumor incluem *BRCA1 e 2, ATM, PALB2 e CDKN2A*. Genes responsáveis por reparo de erros de pareamento do DNA são menos prevalentes nos casos familiais do tumor, embora sua disfunção pareça associar-se a maior risco de desenvolvimento do adenocarcinoma.

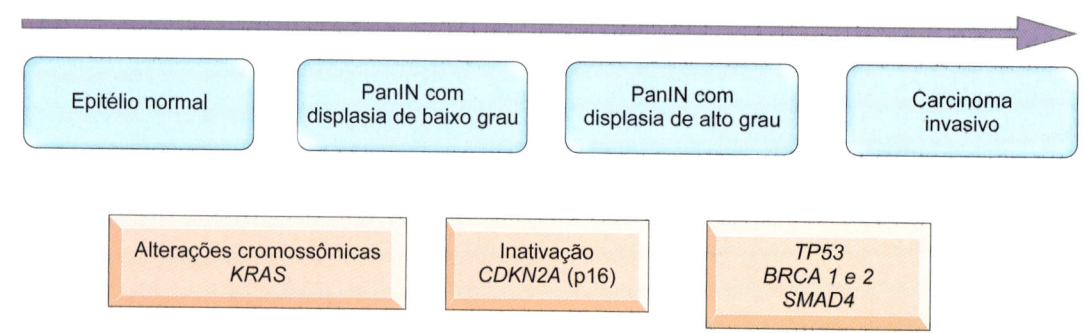

Figura 24.16 Modelo de progressão do adenocarcinoma do pâncreas. Nos estágios iniciais, ocorrem alterações cromossômicas e mutações do oncogene *KRAS;* nos estágios subsequentes, ocorre inativação de genes supressores de tumor. PanIN: neoplasia intraepitelial do pâncreas. (Modificado de Maitra A, Hruban RH, 2008.)

Aspectos morfológicos

O tumor localiza-se preferencialmente na cabeça do pâncreas, tem coloração castanho-amarelada ou esbranquiçada, consistência firme e limites irregulares e é infiltrativo. Tumores na cabeça do órgão são pequenos (2 a 4 cm), por causarem icterícia obstrutiva (o que permite diagnóstico mais precoce), enquanto os do corpo e da cauda são maiores. Ambos infiltram órgãos e estruturas adjacentes (Figura 24.17). Microscopicamente, o tumor é formado por glândulas ou ductos revestidos por células cuboidais ou colunares, com atipias variadas (Figura 24.18 A). Infiltração perineural é achado frequente (Figura 24.18 B). Segundo o aspecto histológico, o tumor pode ser bem, moderadamente ou pouco diferenciado.

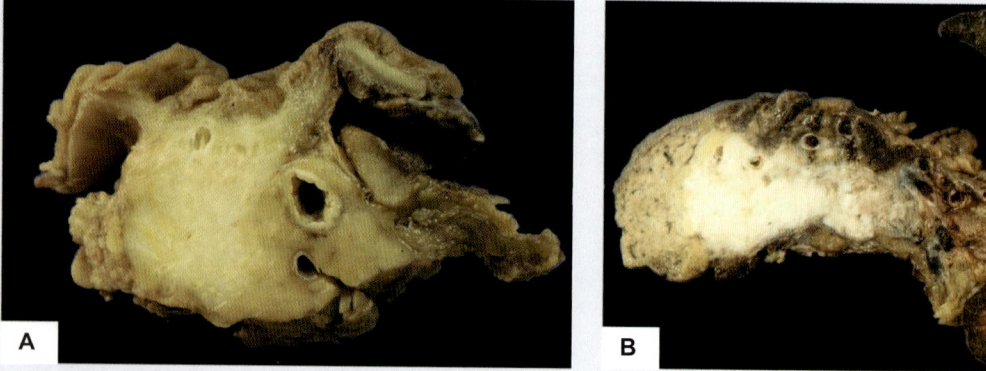

Figura 24.17 Adenocarcinoma do pâncreas. **A.** Neoplasia na cabeça do órgão infiltrando o duodeno. **B.** Neoplasia no corpo e cauda do pâncreas, com infiltração do tecido adiposo e de vasos sanguíneos.

(*continua*)

Aspectos morfológicos (*continuação*)

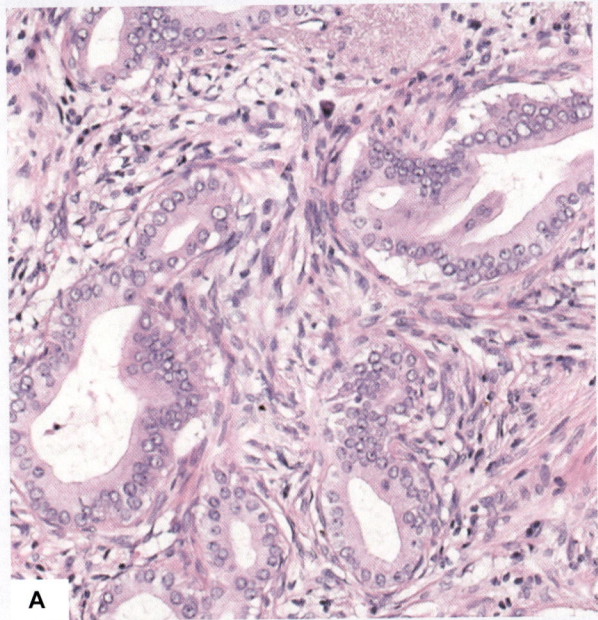

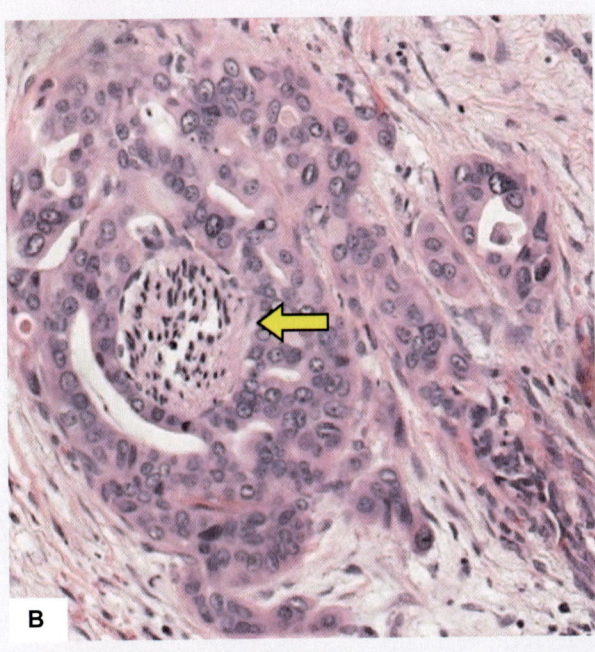

Figura 24.18 A. Adenocarcinoma do pâncreas, bem diferencia-do, representado por estruturas ductais e estroma fibroso. **B.** Infiltra-ção perineural (*seta*).

Neoplasias pouco diferenciadas apresentam padrão sólido, com células isoladas, intenso pleomorfismo nuclear, numerosas fi-guras de mitose e depleção de mucina celular. Frequentemente, o tumor é desmoplásico e tem estroma abundante e fibroescleróti-co. Subtipos raros são carcinoma adenoescamoso (componentes glandular e de células escamosas), coloide (fenótipo intestinal e predomínio de lagos de mucina extracelular), com diferenciação hepatoide, medular (rico em linfócitos intra-tumorais), de células com pouca coesividade (células em anel de sinete), micropapilar e indiferenciado, este às vezes com componente sarcomatoide (acentuado pleomorfismo celular e componente gigantocelular).

Aspectos clínicos

Em muitos pacientes, a neoplasia é assintomática por certo tempo. Nos tumores da cabeça do órgão, icterícia obstrutiva ocorre na maioria dos pacientes por causa de obstrução do colédoco distal. Outras manifestações incluem diminuição do apetite, dor abdominal (às vezes muito intensa), emagreci-mento acentuado e rápido, tromboflebite migratória (síndro-me de Trousseau) e diabetes melito de início recente ou que sofre agravamento brusco. Neoplasias do corpo e da cauda são mais insidiosas, sendo em muitos casos diagnosticadas só na fase avançada da doença. CA19.9 é marcador sérico importan-te. Metástases ocorrem sobretudo no fígado, em linfonodos ou no peritônio. A ressecabilidade do tumor é o elemento prog-nóstico mais importante, embora poucos casos sejam resse-cáveis. Apenas cerca de 10% dos pacientes têm sobrevida de 5 anos.

Carcinoma de células acinares

O carcinoma de células acinares, que representa 1 a 2% das neoplasias do pâncreas, reproduz o epitélio dos ácinos pan-creáticos. O tumor predomina em homens (2:1), habitualmen-te na quinta ou sexta década de vida; raramente, surge em jovens ou crianças.

O tumor é sólido, firme e bem delimitado, em média com 5 a 10 cm, com coloração esbranquiçada, rósea ou amarelo-ala-ranjada (Figura 24.19 A). Quando contém cistos, é denominado cistadenocarcinoma de células acinares. Histologicamente, o tumor tem padrões acinar (semelhante a ácinos pancreáticos), trabecular ou sólido (Figura 24.19 B). As células apresentam núcleos uniformes, com nucléolo evidente e geralmente único, e amplo citoplasma com grânulos de zimogênio, positivos na coloração de PAS (Figura 24.19 C). Pode haver necrose. O es-troma é escasso. A imuno-histoquímica é positiva para tripsina, quimiotripsina, lipase e BCL 10.

As manifestações clínicas, que dependem do tamanho do tumor e da sua disseminação, incluem dor abdominal, perda de peso, vômitos e icterícia. Na doença avançada e metastáti-ca, pode haver hipersecreção de lipase, com necrose do tecido celular subcutâneo e poliartralgia. O prognóstico é ruim, com sobrevida média inferior a 2 anos. O estadiamento clínico é o melhor indicador prognóstico da neoplasia.

Neoplasia sólida pseudopapilar

Trata-se de neoplasia incomum e de baixo grau de maligni-dade, cuja linhagem celular de origem não é conhecida. Mais frequente em mulheres na segunda década de vida, a lesão tem aspectos macroscópico e radiográfico de áreas sólidas alterna-das com cavidades preenchidas por líquido claro e/ou mate-rial turvo ou hemorrágico. O componente sólido é constituído por células epiteliais monomórficas e pouco coesas, apoiadas em delicados cordões fibrovasculares; a baixa coesividade das células resulta em pseudocistos. A lesão usualmente é bem delimitada, mas pode haver infiltração local, embora invasão vascular ou perineural seja pouco frequente. A neoplasia asso-cia-se a hiperativação da via WNT por mutações ativadoras no gene *CTNNB1* (β-catenina). Como a maioria dos casos mostra-se muito bem delimitada e a possibilidade de metástases é re-mota, ressecção cirúrgica geralmente resulta em cura.

24

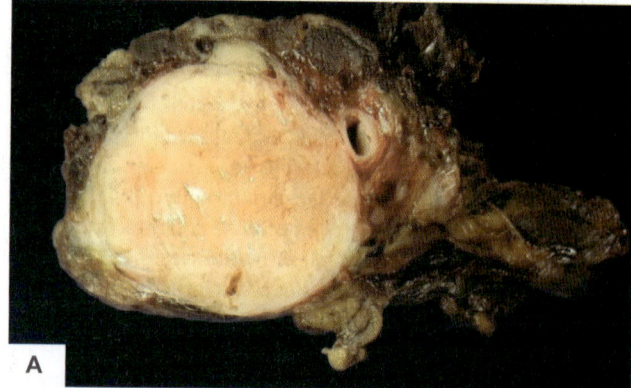

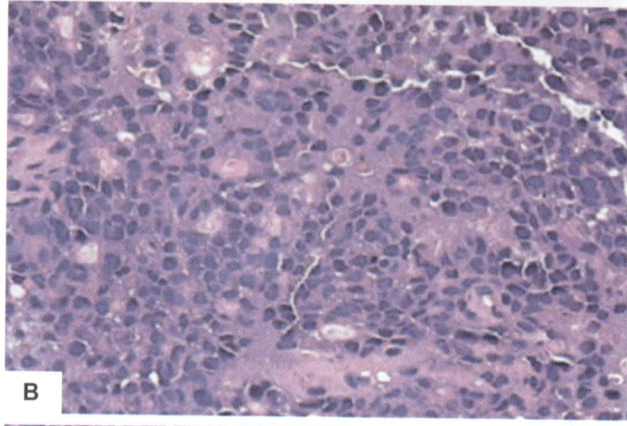

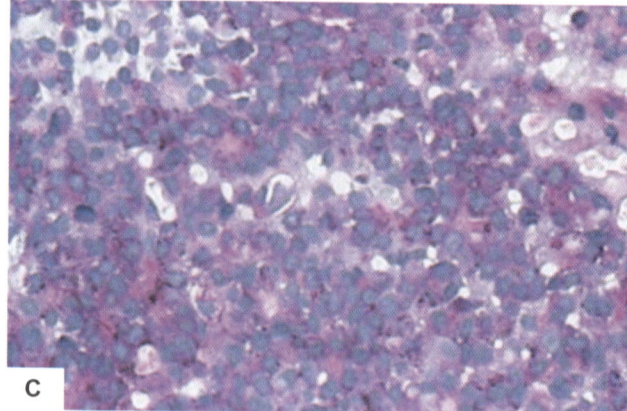

Figura 24.19 Carcinoma de células acinares. **A.** Neoplasia sólida e bem delimitada. **B.** Padrão sólido, com formação de pequenas estruturas acinares. **C.** Grânulos de zimogênio intracitoplasmáticos (PAS).

Pancreatoblastoma

Neoplasia epitelial maligna rara, incide sobretudo na primeira década de vida, havendo relatos de raros casos em adultos, sem preferência por sexo. O tumor é habitualmente volumoso (10 cm em média), solitário, pelo menos parcialmente encapsulado e sólido, ainda que ocasionalmente haja degeneração que resulta em aspecto pseudocístico. Histologicamente, encontram-se mistura de componente acinar e nódulos de células fusiformes enoveladas, escamoides, com núcleos positivos para β-catenina, que resultam, em 80% dos casos, de mutações ati-

vadoras no gene *CTNNB1*. Ainda que muitos casos sejam curáveis por cirurgia, alguns tumores invadem órgãos adjacentes. Ao diagnóstico, existem metástases em 20 a 30% dos pacientes, principalmente no fígado, em linfonodos e nos pulmões.

▪ Leitura complementar

Bailey P, Chang DK, Nones K, et al. Genomic analyses identify molecular subtypes of pancreatic cancer. Nature. 2016;531 (7592):47-52.

Barbas AS, Dib MJ, Al-Adra DP, et al. Combined lung-liver-pancreas transplantation in a recipient with cystic fibrosis. J. Cyst. Fibros. 2018;17(1):e1-e4.

Bastidas-Ponce A, Scheibner K, Lickert H, et al. Cellular and molecular mechanisms coordinating pancreas development. Development. 2017;144(16):2873-88.

Basturk O, Hong SM, Wood LD, et al. Baltimore consensus meeting. A revised classification system and recommendations from the Baltimore consensus meeting for neoplastic precursor lesions in the pancreas. Am J Surg Pathol. 2015; 39(12):1730-41.

Cancer Genome Atlas Resarch Network. Integrated genomic characterization of pancreatic ductal adenocarcinoma. Cancer Cell. 2017;32(2):185-203.

Castellani C, Assael BM. Cystic fibrosis: a clinical view. Cell Mol Life Sci. 2017;74(1):129-40.

Gill AJ, Klimstra DS, Lam AK, et al. Tumours of the pancreas. In: WHO Classification of tumors editorial board. Pathology and genetics of tumours of the digestive system. World Health Organization Classification of Tumours. Lyon: IARC Press; 2019. p. 295-372.

Hruban RH, Gaida MM, Thompson E, et al. Why is pancreatic cancer so deadly? The pathologist's view. J Pathol. 2019 Jun;248(2):131-41.

International Agency for Research on Cancer. World Health Organization. Global cancer observatory 2018. Disponível em: < http://gco.iarc.fr/>.

Maitra A, Hruban RH. Pancreatic cancer. Ann Rev Pathol Mech Dis. 2008;3:157.

Martens S, Lefesvre P, Nicolle R, et al. Different shades of pancreatic ductal adenocarcinoma, different paths towards precision therapeutic applications. Ann Oncol. 2019;30(9):1428-36.

Meng Q, Xin L, Liu W, et. al. Diagnosis and Treatment of autoimmune pancreatitis in China: a systematic review. Plos One. 2015;10(6):e0130466.

Nagpal SJS, Sharma A, Chari ST. Autoimmune pancreatitis. Am J Gastroenterol. 2018;113:1301-9.

Puleo F, Nicolle R, Blum Y, et al. Stratification of pancreatic ductal adenocarcinomas based on tumor and microenvironment features. Gastroenterology. 2018;155(6):1999-201.

Salem A, Hamouda D, Parian A. Review article: Diagnosis and management of IgG4 Autoimmune Pancreatitis. J Pancreas (Online). 2015;16(4):326-34.

Song Y, Liu QD, Zhou NX, Zhang WZ, Wang DJ. Diagnosis and management of IgG4 autoimmune pancreatitis: experience from China. World J Gastroenterol. 2008;14(4):601-6.

Wood LD, Yurgelun MB, Goggins MG. Genetics of familial and sporadic pancreatic cancer. Gastroenterology. 2019;156(7):2041-55.

Capítulo 25

Sistema Hemolinfopoético

Fernando Augusto Soares, José Vassallo, Roberto Antonio Pinto Paes, Cristiano Claudino Oliveira,
Teresa Cristina Bortolheiro, Tomás Zecchini Barrese, Felipe D'Almeida Costa, Igor Campos da Silva

Organização geral do tecido linfoide

Os órgãos linfoides podem ser primários ou secundários. Os primários são aqueles em que ocorre a diferenciação de células linfoides a partir de precursores hematopoéticos: medula óssea e timo. Os secundários são aqueles em que células linfoides maduras se alojam para proliferar quando há estímulo imunitário: linfonodos, polpa branca do baço, anel de Waldeyer, placas de Peyer e tecido linfoide associado a mucosas (MALT, de *mucosa-associated lymphoid tissue*). Nos órgãos linfoides secundários, a resposta imunitária está compartimentalizada nos folículos (resposta imune B) e no tecido linfoide parafolicular (resposta imunitária T). Órgãos ou estruturas que normalmente não possuem tecido linfoide, como o subcutâneo, podem sediar inflamações crônicas persistentes que se acompanham da formação de tecido linfoide organizado, como existem nos órgãos linfoides secundários. Nesses casos, fala-se em tecido linfoide terciário (adquirido).

As células linfoides imaturas originam-se na medula óssea a partir de precursor totipotente (CD34), que também origina as demais séries hematopoéticas. O precursor linfoide comum dá origem a um precursor B e a um precursor T. O precursor linfoide T migra para o timo, onde sofre maturação e origina o linfócito T maduro "virgem" ou *naive* (antes de contato com antígeno). O precursor linfoide B continua sua maturação até linfócito B maduro virgem na própria medula óssea. Esse fenômeno ocorre em mamíferos, que não possuem, como as aves, a bolsa de Fabricius.

Linfócitos B e T maduros circulam e alojam-se nos órgãos linfoides periféricos, onde podem encontrar um antígeno compatível; quando isso acontece, há ligação do antígeno com os receptores de células B (BCR, de *B-cell receptor*, ou seja, imunoglobulinas) ou receptores de células T (TCR, de *T-cell receptor*) (Figuras 25.1, 25.2, 25.3 e 25.4).

Desde a sua origem, as células linfoides B e T apresentam grande diversidade de receptores a partir do rearranjo das porções variáveis das imunoglobulinas. Para responder a uma variedade enorme de antígenos que alcançam o organismo, há necessidade de gerar uma diversidade ainda maior de anticorpos.

Esta é atingida por meio da proliferação de células linfoides B nos centros germinativos, nos quais ocorrem novos rearranjos, hipermutação somática e troca de classe de imunoglobulinas, gerando uma gama enorme de anticorpos; tal fenômeno amplia muito o número de anticorpos para interagirem com novos antígenos. A hipermutação nos centros germinativos para gerar a diversidade de anticorpos, porém, aumenta o risco de mutações capazes de originar neoplasias.

Os *folículos linfoides primários*, encontrados nos órgãos linfoides periféricos, são constituídos por células B em "repouso", de imunofenótipo IgM+, IgD+, CD5±, e células B de memória e recirculantes, além de uma trama de células reticulares dendríticas (CRD) foliculares em sua porção central, de imunofenótipo CD21+, CD23+ e CD35+. Por estimulação antigênica, surgem os *folículos secundários*, que deslocam as células do folículo primário para a sua periferia e formam a *zona do manto* do folículo secundário. A porção central do folículo constitui o *centro germinativo* (CG), que é dividido em uma porção "escura", formada sobretudo por centroblastos (CB), e uma porção "clara", constituída principalmente por centrócitos (CC) (Figura 25.5). A porção clara localiza-se na região voltada para a cápsula do linfonodo. As células T foliculares (CD4+ na sua maioria) localizam-se sobretudo na porção clara do CG. Na região escura, encontram-se também numerosos macrófagos de corpos tingíveis, que contêm corpos apoptóticos. Por imuno-histoquímica, vê-se trama densa de células reticulares dendríticas (apresentadoras de antígeno, que expressam CD21 e CD23); essa trama pode romper-se em processos patológicos, como na infecção pelo HIV. A resposta folicular é T-dependente, ou seja, é necessária resposta celular íntegra para que sejam formados os CG.

Em folículos linfoides de camundongos, existe ainda a *zona marginal*, que em humanos é mais evidente no baço e nos linfonodos mesentéricos; nos demais locais, é evidenciada pela imuno-histoquímica como uma população linfoide B diferenciada da zona do manto por ser IgM+, IgD– e fosfatase alcalina +. Tais células proliferam após estímulo de antígenos T-independentes, gerando plasmócitos secretores de IgM; elas podem ser responsáveis também pelo transporte ativo de imunocomplexos para a superfície das células reticulares apresentadoras de antígeno.

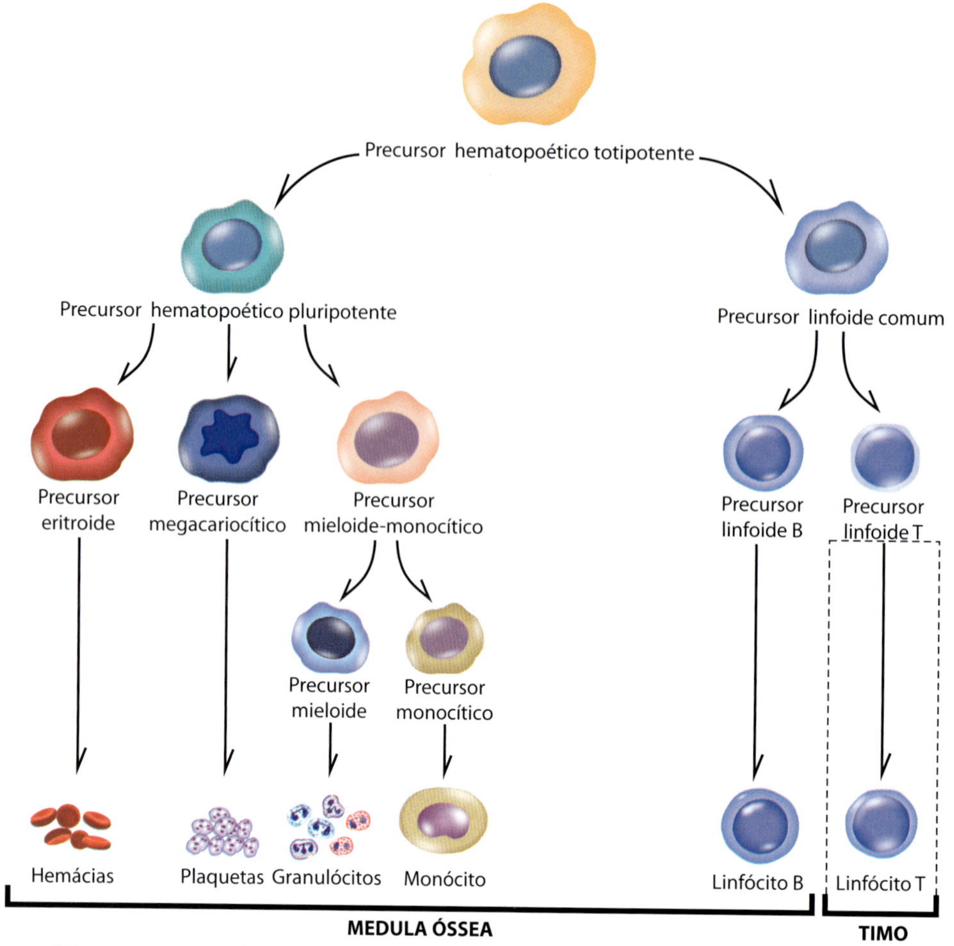

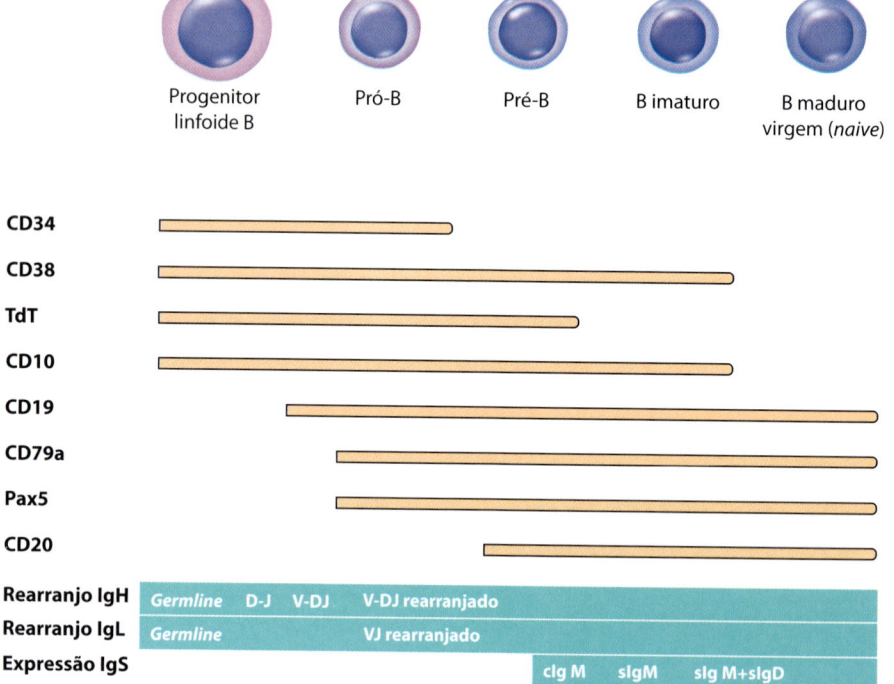

Figura 25.1 Ontogênese das linhagens linfo-hematopoéticas a partir da célula-tronco totipotente (CD34+).

Figura 25.2 Desenvolvimento de células linfoides B na medula óssea a partir de precursor linfoide, até a fase de célula B madura virgem ou *naive*. TdT: desoxinucleotidil transferase terminal; IgH: cadeias pesadas de imunoglobulinas; IgL: cadeias leves de imunoglobulinas; sIg: imunoglobulina de superfície; cIg: imunoglobulina citoplasmática; *germline*: configuração germinativa dos genes de imunoglobulinas, anterior aos rearranjos.

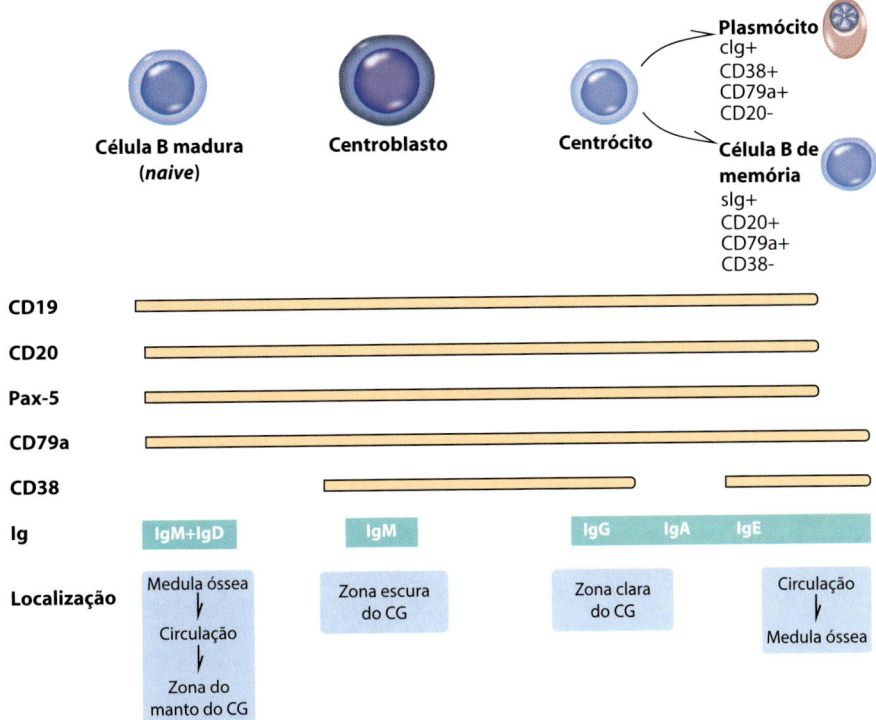

Figura 25.3 Desenvolvimento de célula linfoide B a partir da fase de célula B madura virgem ou *naive*. CG: centro germinativo de órgãos linfoides periféricos.

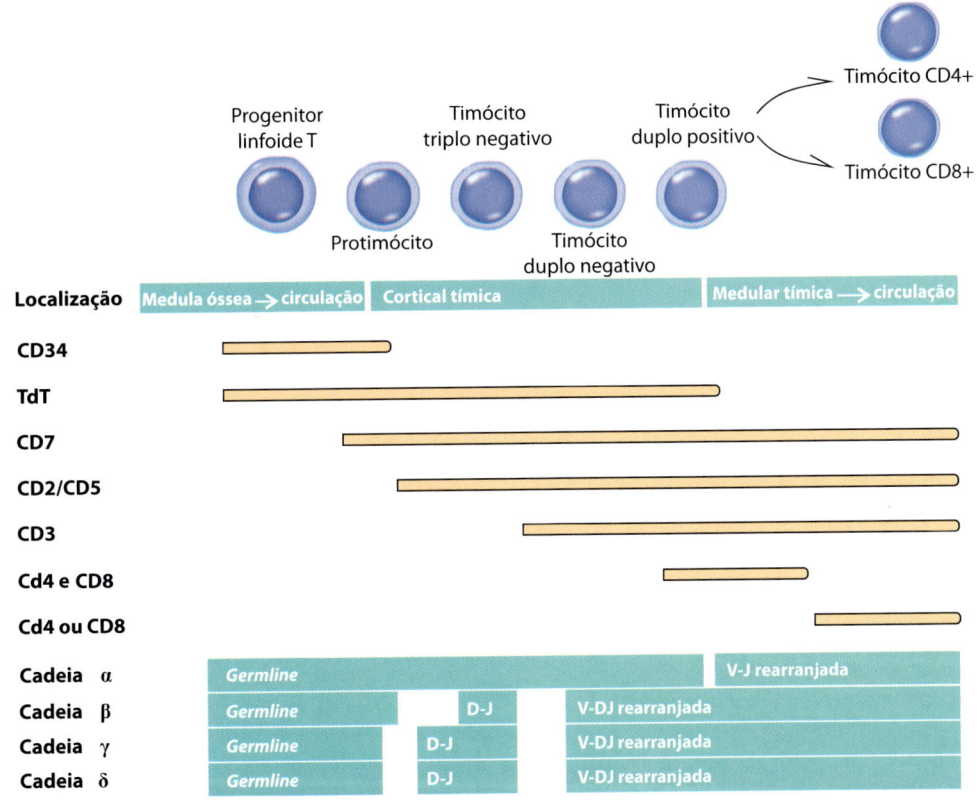

Figura 25.4 Desenvolvimento de células linfoides T a partir da medula óssea, passando pelo timo, até a fase de célula T madura virgem ou *naive*. No timo, as células chegam por vasos na cápsula; a maturação se faz em direção à camada medular, na qual estão as células mais maduras. TdT: desoxinucleotidil transferase terminal; CD4 e CD8: coexpressão de CD4 e CD8; CD4 ou CD8 expressão restrita de CD4 ou de CD8; *germline*: configuração germinativa dos genes de imunoglobulinas, anterior aos rearranjos; cadeias α, β, γ e δ: cadeias que formam os receptores de células T, aos pares, αβ ou γδ; timócito triplo negativo: fase negativa para CD3, CD4 e CD8; timócito duplo negativo: fase após a aquisição de CD3, mas ainda negativo para CD4 e CD8.

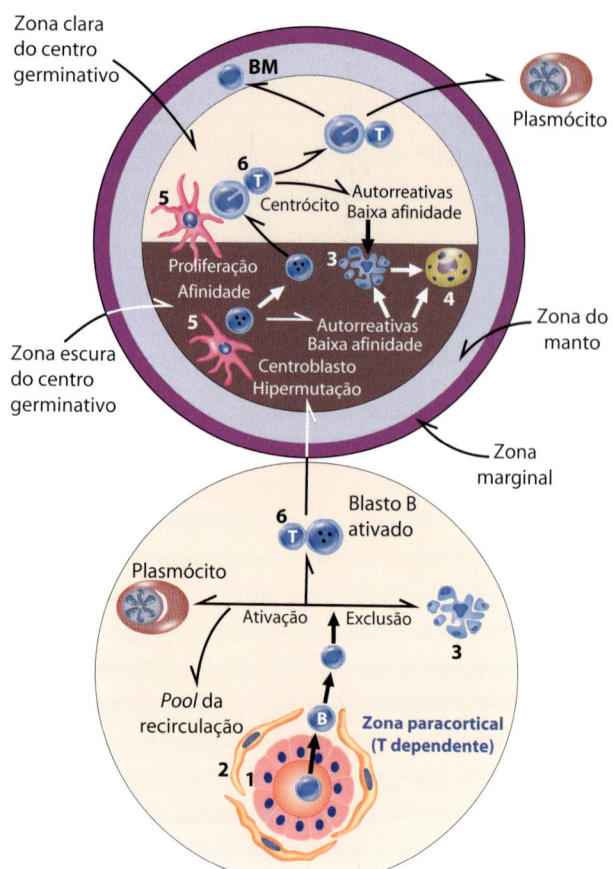

Figura 25.5 Esquema simplificado da geração de células B de memória e efetoras no folículo linfoide, a partir de recrutamento na corrente sanguínea, entrada na zona paracortical do linfonodo e migração para o centro germinativo. 1: vênula de endotélio alto; 2: célula reticular interdigitante; 3: célula em apoptose; 4: macrófago com corpos tingíveis; 5: célula reticular dendrítica; 6: linfócito T auxiliar; BM: célula B de memória; B: linfócito B *naive*.

as células blásticas (centroblastos) sofrem mutações pontuais na região variável das imunoglobulinas (IgV), gerando a diversidade de anticorpos. As células produtoras de anticorpos com maior afinidade pelo antígeno são selecionadas (seleção clonal) e passam a proliferar; as que produzem imunoglobulinas com baixa afinidade e as autorreativas são eliminadas por apoptose. Apoptose é muito frequente na transição entre as zonas escura e clara do CG. Apenas as células produtoras de imunoglobulinas de alta especificidade para o antígeno continuam viáveis na zona clara para se diferenciarem em células de memória ou plasmócitos. Na zona clara, sede dos centrócitos, que estão fora do ciclo celular, existe maior concentração de células T CD4+, indicando a importância destas na seleção clonal. As células de memória podem migrar para órgãos a distância, como a medula óssea, onde se transformam em plasmócitos. A recirculação de células de memória do tecido linfoide para a corrente sanguínea se dá através do ducto torácico.

Apoptose é importante na regulação do sistema imunitário, pois promove a morte de células autorreativas ou com baixa especificidade para antígenos. A proteína BCL-2 bloqueia a apoptose. Em 1985, foi descrita a translocação t(14;18) (q24;q21) em linfomas foliculares, que resulta em expressão exagerada de BCL-2, o que favorece o aumento de células por redução da apoptose. Em 85% dos linfomas foliculares e em 20 a 30% dos linfomas de grandes células B existe aumento de BCL-2. Nos folículos reativos, a expressão de BCL-2 se dá na coroa linfocitária e não no CG, o que explica a maior sensibilidade das células B centrofoliculares à apoptose. Diferença na expressão de BCL-2 ajuda na distinção entre hiperplasias e linfomas foliculares.

Linfonodos

Linfadenopatias reacionais

Os linfonodos respondem a infecções ou estados de estimulação imunitária por meio de linfadenopatia reacional ou hiperplasia linfoide. Segundo o compartimento histofisiológico envolvido, os padrões de resposta são diferentes. Quando o estímulo é preferencialmente da zona B do linfonodo, tem-se o *padrão folicular*; se ocorre no compartimento de células T, configura-se o *padrão paracortical*; quando a reação é preferencialmente macrofágica, fala-se em *padrão sinusal*. Muitas vezes, no entanto, as respostas são mistas.

Linfadenopatias com padrão folicular

O achado característico são centros germinativos reacionais, com manutenção da sua polarização e da zona do manto. Os centros germinativos reacionais são formados por mistura de centroblastos, centrócitos, células dendríticas foliculares, pequenos linfócitos T CD4+/CD57+ e macrófagos com corpos tingíveis (Figura 25.6). Na primeira fase, predominam centroblastos, com mitoses. Com a progressão, encontram-se restos nucleares no citoplasma de macrófagos (*macrófagos com corpos tingíveis*), por apoptose de células que produziriam anticorpos com baixa especificidade ou autorreativos. Nessa fase, o aspecto histológico é de alternância entre células blásticas e as demais, levando ao aspecto de *céu estrelado*. Em seguida, há polarização

O desenvolvimento das células linfoides B pode ser assim resumido. Células B virgens (*naive*) são geradas em grande número na medula óssea, migram para os órgãos linfoides secundários por via sanguínea e chegam ao tecido linfoide passando através da parede das vênulas de endotélio alto (VEA), ou vênulas pós-capilares (VPC), presentes na região T ou paracortical. Uma trama concêntrica de fibras reticulares forma canais ou corredores concêntricos ao redor das VEA, por onde passam os linfócitos recém-chegados ao parênquima linfoide. Nesses canais e corredores, os prolongamentos das células apresentadoras de antígeno da região paracortical (células reticulares interdigitantes) entram em contato com os linfócitos B e T.

Na zona T, as células B são selecionadas e ativadas e podem seguir os seguintes caminhos: (1) as que não apresentam reatividade específica para os antígenos expostos nas células reticulares apresentadoras e as autorreativas (potencialmente produtoras de autoanticorpos) são eliminadas por apoptose; tais células são a maioria e sofrem o fenômeno de exclusão folicular; (2) as células B aí ativadas por linfócitos T por terem especificidade antigênica podem: (a) sofrer proliferação e diferenciação terminal para plasmócitos; (b) migrar para os folículos linfoides e formar CG, ou migrar para a zona escura de CG já formados e dar continuidade à reação folicular. Nos CG,

do centro germinativo em duas regiões: (1) zona escura do CG, com centroblastos, macrófagos com restos de células apoptóticas e numerosas mitoses; (2) zona clara do CG, na face oposta, próxima ao seio marginal, ocupada por centrócitos (células selecionadas para originarem células efetoras e de memória) e linfócitos T CD4+, com menor número de mitoses e de macrófagos. As células linfoides em processamento nos centros germinativos são transitórias e deslocam-se entre os prolongamentos das células reticulares dendríticas foliculares. Com redução da reatividade, os centroblastos tornam-se escassos, e os centrócitos e as células dendríticas foliculares passam a predominar. A zona do manto é geralmente bem evidente e mais espessa no polo centroblástico. As principais causas de linfadenopatia reacional de padrão folicular estão listadas no Quadro 25.1.

Linfadenopatia associada à infecção pelo HIV. Linfadenopatia é frequente em indivíduos infectados pelo HIV (ver Capítulo 33), sendo o padrão folicular o mais encontrado; depleção linfocitária é vista na fase terminal. Na AIDS, biópsia de linfonodos é feita para se diferenciar quadros reativos de neoplásicos, como infiltração por sarcoma de Kaposi ou linfomas. Linfadenopatia com hiperplasia folicular por pelo menos 3 meses, na ausência de outra causa, define a linfadenopatia persistente generalizada (LAP-HIV), que é parte do espectro da infecção pelo HIV. Na LAP-HIV, encontram-se três padrões de resposta: (1) hiperplasia folicular, com numerosos folículos linfoides secundários de formatos irregulares e, às vezes, confluentes. Não há hiperplasia da zona do manto; (2) lise folicular, com invasão do CG por linfócitos pequenos CD8+, atraídos pela infecção de células dendríticas foliculares (CD4+) pelo vírus; a trama de células dendríticas foliculares sofre lise, havendo desestruturação do CG. A zona paracortical, não expandida, contém mistura de plasmócitos, macrófagos, eosinófilos, células B monocitoides e imunoblastos. Células gigantes do tipo Whartin-Finkeldey podem ser vistas nos folículos ou na zona paracortical. Esta fase é conhecida como *padrão A ou I*, ou como *linfadenite folicular florida*; mais tarde, os folículos sofrem involução hialinovascular, com aumento relativo de células dendríticas foliculares e expansão da zona paracortical, onde há numerosos plasmócitos. Este padrão misto com hiperplasia e lise folicular é conhecido como padrão *tipo B ou II*; (3) fase avançada, com depleção linfocitária, atrofia das zonas folicular e paracortical e proeminência dos seios marginais. Essa fase (padrão *C ou III*) associa-se a imunodeficiência *intensa*.

Toxoplasmose. Infecção pelo *Toxoplasma gondii* causa febre e linfonodomegalia cervical ou generalizada. Nos linfonodos, há hiperplasia folicular, proliferação de células B monocitoides e agregados de macrófagos epitelioides, sobretudo na região paracortical, podendo rodear ou invadir o centro germinativo (Figura 25.7). O parasito é raramente encontrado na coloração de HE.

Sífilis. Na sífilis primária ou secundária, há linfadenite cujos achados são hiperplasia folicular e plasmocitose. Coexistem fibrose capsular e endarterite nos vasos do hilo do linfonodo. Os treponemas podem ser identificados por impregnação pela prata ou imuno-histoquímica.

Imunopatias. Muitos pacientes com *artrite reumatoide* ou *síndrome de Sjögren* apresentam linfonodomegalia com hiperplasia folicular e plasmocitose paracortical, semelhante ao da sífilis e de outras colagenoses. O diagnóstico diferencial deve ser feito com linfomas de células da zona marginal (linfomas MALT).

Doença de Kimura. Trata-se de doença inflamatória crônica provavelmente alérgica. Mais frequente em jovens, é comum na Ásia, sendo eventualmente encontrada no Brasil. Os pacientes apresentam linfonodomegalia cervical, às vezes com comprometimento de glândulas salivares e tecidos moles. Os linfonodos

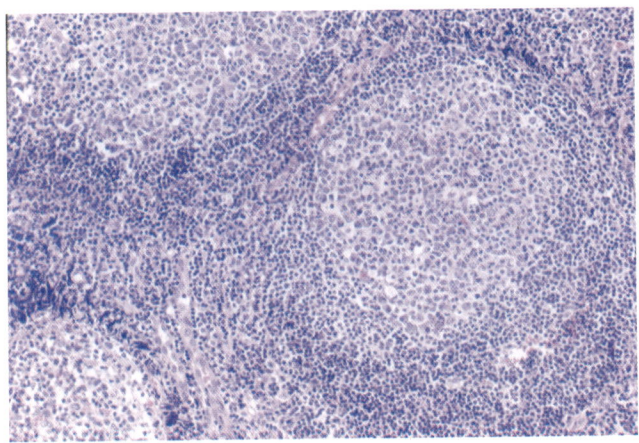

Figura 25.6 Hiperplasia folicular. Folículos linfoides volumosos e com centros germinativos evidentes. Ao redor dos centros germinativos, há camada de células linfoides pequenas, a zona do manto.

Quadro 25.1 Principais linfadenopatias reacionais de padrão folicular

Hiperplasia folicular inespecífica
Toxoplasmose
Sífilis
Artrite reumatoide
Síndrome de Sjögren
Doença de Kimura
Doença de Castleman
Transformação progressiva dos centros germinativos
Linfadenopatia associada ao HIV

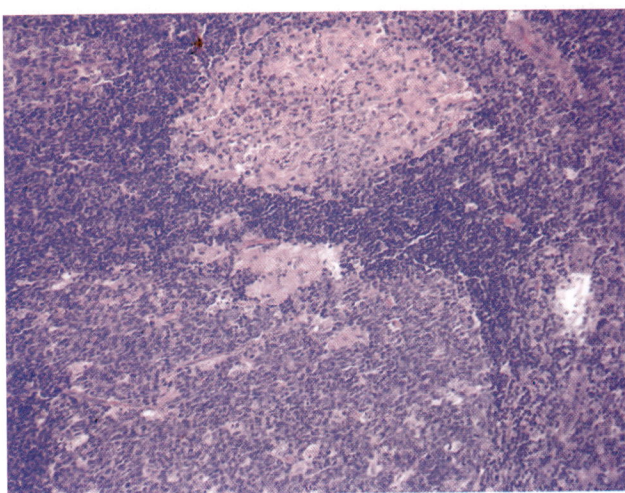

Figura 25.7 Toxoplasmose. Granulomas com células epitelioides na região interfolicular e em centros germinativos.

25

mostram hiperplasia folicular, aumento do número de vasos e eosinofilia paracortical, podendo formar microabscessos; algumas vezes, surge necrose nos centros germinativos e deposição de material proteico e hialino. O diagnóstico diferencial inclui doenças com eosinofilia, como reações a fármacos, linfoma de Hodgkin, infecções parasitárias e histiocitose de células de Langerhans.

Doença de Castleman.
Consiste em proliferação de linfócitos B que produzem IL-6 anormalmente, com imunodeficiência. Há duas formas clínicas, localizada e multicêntrica, e duas variantes histológicas, hialinovascular e plasmocitária.

Na *forma hialinovascular*, a doença apresenta-se como massa assintomática no mediastino, podendo envolver abdome, pulmões, músculos esqueléticos e tecidos moles cervicais ou axilares. A lesão é geralmente localizada e acomete apenas um sítio anatômico. Microscopicamente, encontram-se folículos involuídos, com aumento da zona do manto e linfócitos distribuídos concentricamente em arranjos em casca de cebola ou em alvo. Os centros germinativos são residuais, com células dendríticas foliculares e raras células B; geralmente, há um vaso penetrando no folículo a partir da zona parafolicular. A região interfolicular é vascularizada e contém plasmócitos e monócitos plasmocitoides (Figura 25.8).

Na *forma com predominância de plasmócitos* (10% dos casos), os pacientes apresentam febre, fadiga, erupção cutânea, sudorese, anemia e outras alterações hematológicas. O abdome é a sede preferencial, podendo haver comprometimento multicêntrico. O achado principal é infiltrado de plasmócitos intenso na zona paracortical. A vascularização não é tão evidente, e os folículos linfoides apresentam maior número de células B.

A *forma multicêntrica*, mais frequente na sexta década, tem evolução prolongada, é grave e geralmente letal. Além de linfonodomegalia generalizada, baço, rins, pele, fígado e sistema nervoso central podem estar envolvidos. Há hipergamaglobulinemia policlonal, podendo haver plasmocitose na medula óssea. Em alguns casos, associa-se ao herpesvírus humano tipo 8 (HHV8), sobretudo em indivíduos infectados pelo HIV. Histologicamente, encontram-se regressão acentuada dos folículos linfoides e predominância de plasmócitos. Em alguns casos com HHV8 presente, surge neoplasia de grandes células B.

Transformação progressiva de centros germinativos.
Trata-se de hiperplasia folicular em que alguns folículos linfoides são volumosos e constituídos por pequenos linfócitos da zona marginal e poucas células nos centros germinativos (Figura 25.9) associada a aumento da rede de células dendríticas foliculares. A lesão ocorre em todas as idades, sobretudo em jovens masculinos, e manifesta-se com linfonodomegalia cervical isolada e assintomática. Pode coexistir com linfoma de Hodgkin ou o linfoma desenvolve-se em alguns casos.

Linfadenopatia folicular reacional inespecífica.
Em muitos casos de linfadenopatia, não se consegue identificar a causa da hiperplasia folicular. Em crianças, geralmente tem resolução espontânea. Hiperplasia folicular em idosos é menos frequente, devendo-se afastar linfoma.

Linfadenopatias com padrão interfolicular

A região paracortical de linfonodos contém numerosas células T, sobretudo linfócitos auxiliares (CD4+), mais numerosos do que os linfócitos T citotóxicos (CD8+); há ainda poucos linfócitos B, plasmócitos, macrófagos, células apresentadoras de antígenos e fibroblastos. Nas veias de endotélio alto, ocorre a passagem de linfócitos da circulação venosa para a circulação linfática. Quando estimulada, a zona paracortical expande-se e surgem células linfoides ativadas. Histologicamente, tem-se aspecto salpicado (Figura 25.10). Hiperplasia paracortical pode associar-se a hiperplasia folicular. As principais linfadenopatias de padrão paracortical estão listadas no Quadro 25.2.

Linfadenites virais.
Infecções virais são causa frequente de linfadenopatia com hiperplasia paracortical. No início, a hiperplasia folicular é bastante evidente; com o tempo, a expansão da zona paracortical torna-se predominante. Algumas vezes, esta pode ser tão acentuada que altera a arquitetura normal do linfonodo, simulando linfoma. Em geral, há pequenos focos de necrose, e os seios exibem histiocitose sinusal com hemofagocitose. Imunoblastos e células B monocitoides podem ser muito numerosos. As principais linfadenites virais estão descritas a seguir.

Mononucleose infecciosa, doença associada ao vírus Epstein-Barr (EBV), é o principal exemplo de linfadenopatia reacional de padrão parafolicular. Clinicamente, os pacientes

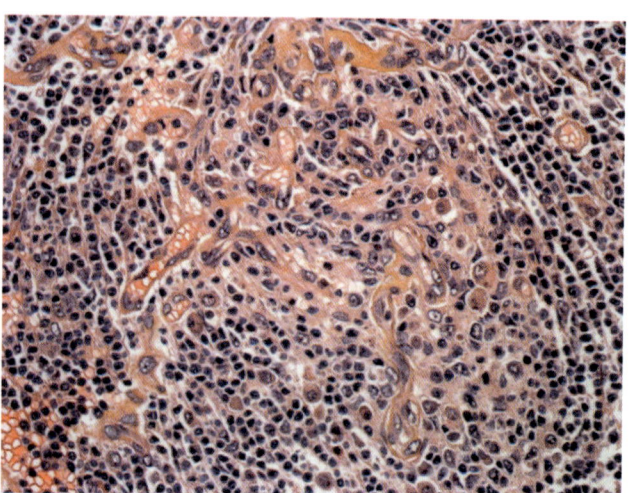

Figura 25.8 Doença de Castleman. Centro germinativo involuído com vaso no seu interior e circundado por linfócitos em arranjo "em alvo". Notar plasmócitos fora do centro germinativo involuído.

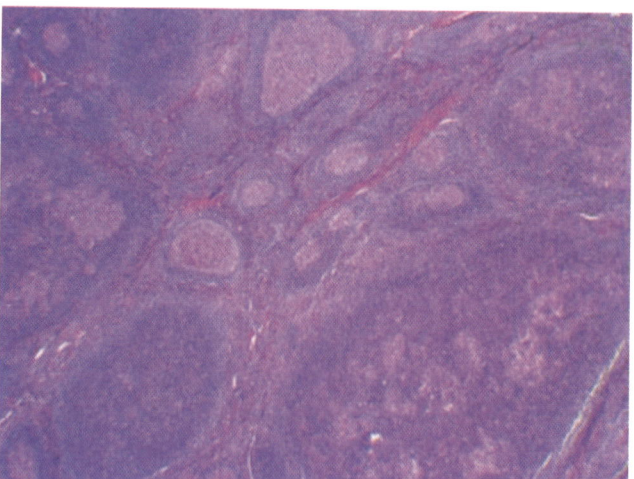

Figura 25.9 Transformação progressiva do centro germinativo. Notar aspecto expandido de alguns folículos linfoides, muito mais volumosos do que os folículos reativos, que são maioria.

25

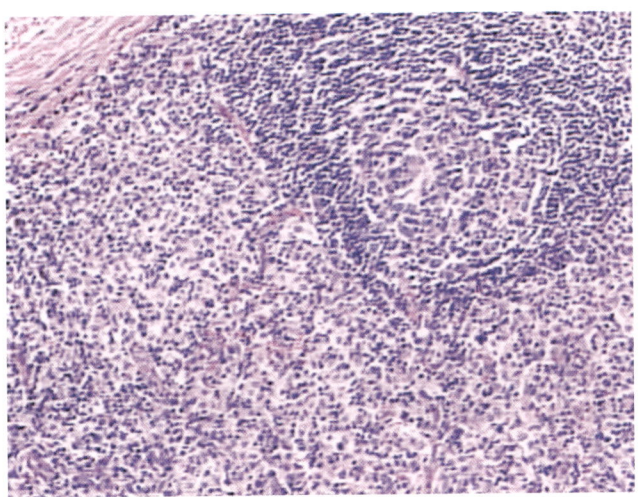

Figura 25.10 Hiperplasia da zona paracortical. Notar expansão da zona paracortical com um centro germinativo residual.

Quadro 25.2 Principais linfadenopatias reacionais de padrão interfolicular

Mononucleose infecciosa

Proliferação imunoblástica reacional

Pós-vacinal (varíola)

Hipersensibilidade a fármacos

Hiperplasia angioimunoblástica

Hiperplasia paracortical inespecífica

apresentam febre, linfocitose com linfócitos atípicos e marcadores sorológicos de EBV. Os linfonodos apresentam acentuada proliferação de imunoblastos, que muitas vezes se tornam atípicos e mitoticamente ativos; tais células podem formar grandes agrupamentos e simular linfoma. A arquitetura linfonodal, no entanto, não fica totalmente alterada. Os seios nodais estão preservados e contêm células linfoides ativadas. Na região paracortical, são vistos plasmócitos, pequenos linfócitos e macrófagos, o que confere aspecto variegado. Podem ser vistas ainda células binucleadas que simulam células de Reed-Sternberg (ver adiante, Linfoma de Hodgkin), embora tenham núcleos basófilos. À imuno-histoquímica, os imunoblastos são CD15 negativos e positivos para CD30 e para proteína latente da membrana do EBV.

Linfadenite pelo **citomegalovírus** (CMV) é frequente, especialmente em indivíduos imunossuprimidos. A inclusão viral em linfócitos T é característica (inclusão nuclear, em "olho de coruja"), embora pouco frequente. Hiperplasia folicular é constante, com padrão misto de linfadenopatia. A imuno-histoquímica detecta antígenos do CMV no núcleo das células infectadas.

Linfadenite pelo **vírus Herpes simplex** é comum em indivíduos com lesão cutânea; raramente, a doença é isolada em linfonodos. A linfadenopatia é inespecífica. Pode haver necrose extensa, com padrão geográfico (tecido viável em torno) e exsudação inflamatória. A pesquisa do vírus é necessária e pode ser feita por sorologia ou imuno-histoquímica.

Linfadenopatia por medicamentos. Grande número de fármacos causa aumento de linfonodos, sendo o mais bem conhecido

a difenil-hidantoína. A linfonodomegalia surge após algumas semanas e dura por outras semanas, mesmo com a suspensão do medicamento. Além de hiperplasia paracortical, encontram-se eosinófilos; não há hiperplasia folicular. *Linfadenite pós-vacinal,* hoje rara (vacina contra a varíola foi a sua principal causa), apresenta o mesmo quadro.

Hiperplasia paracortical inespecífica. Nem sempre se consegue identificar a causa de uma hiperplasia paracortical. Afastadas as causas mais comuns de resposta paracortical, devem-se pesquisar causas extranodais. Aliás, este é o padrão de reação mais visto em linfonodos na periferia de tumores malignos. Lesões cutâneas variadas podem causar, em linfonodos regionais, expansão paracortical, proliferação de células dendríticas e acúmulo de melanina, quadro conhecido como *linfadenite dermatopática.*

Linfadenopatias com padrão sinusal

Linfadenopatias de padrão sinusal, quase sempre inespecíficas, são encontradas em linfonodos de áreas de drenagem, como mesentéricos, inguinais, axilares e epitrocleares. Os seios linfáticos encontram-se dilatados e preenchidos por macrófagos com núcleos homogêneos e citoplasma abundante. Distensão dos seios nodais por essas células é marcador desse padrão de linfadenopatia. As entidades associadas a hiperplasia sinusal e encontram-se listadas no Quadro 25.3.

Histiocitose sinusal hemofagocítica. Apresenta-se sob três formas: (a) síndrome hemofagocítica associada a infecções, sobretudo virais; é a forma mais comum; (b) linfo-histiocitose hemofagocítica familial; (c) síndrome hemofagocítica associada a linfomas. Em todas, há hiper-reatividade imunitária e ativação de macrófagos. Histologicamente, no início aparecem macrófagos sinusais e expansão da zona paracortical por imunoblastos; com o tempo, os seios ficam dilatados por infiltração maciça de macrófagos com citoplasma carregado de hemácias e plaquetas (hemofagocitose).

Na *síndrome hemofagocítica associada a infecções,* grave, há proliferação sistêmica de macrófagos induzida por agentes infecciosos, geralmente em indivíduos imunossuprimidos. Os pacientes apresentam febre, manifestações constitucionais, hepatoesplenomegalia e linfonodomegalia generalizada. Apesar de autolimitada, os pacientes podem morrer durante o episódio agudo. Quando associada a infecção viral, especialmente ao EBV e em crianças pequenas, é geralmente letal.

A síndrome congênita conhecida como *linfo-histiocitose hemofagocítica familial* é rara, acomete crianças abaixo de um ano de idade, é transmitida por herança autossômica recessiva e é geralmente fatal. Não se sabe, porém, se a apresentação familiar corresponde a entidade distinta da hemofagocitose associada a infecções; a patogênese é a mesma, diferindo apenas na origem adquirida ou hereditária da imunodeficiência. Em praticamente todos os órgãos, encontram-se infiltração macrofágica e hemofagocitose.

Quadro 25.3 Principais linfadenopatias reacionais de padrão sinusal

Histiocitose sinusal inespecífica

Histiocitose sinusal hemofagocítica

Doença de Rosai-Dorfman

Doença de Whipple

Linfadenopatia por drenagem de lipídeos exógenos

25

Doença de Rosai-Dorfman. Também conhecida como histiocitose sinusal com linfadenopatia maciça, é afecção pouco usual, idiopática, caracterizada por proliferação macrofágica. A doença afeta todas as idades, sobretudo crianças. Cerca de 90% dos casos apresentam linfonodomegalia cervical bilateral e volumosa; a doença pode acometer também várias cadeias de linfonodos e ser encontrada em sítios extranodais. Os pacientes podem ser assintomáticos, mas geralmente têm febre e outras manifestações constitucionais. Hepatoesplenomegalia é rara. O quadro pode durar meses ou anos, mas em geral a doença tem involução espontânea e raramente é fatal.

Os linfonodos são bastante aumentados de volume por dilatação sinusal causada por infiltração macrofágica (Figura 25.11). Os núcleos dos macrófagos, sem atipias, têm cromatina frouxa e vários nucléolos. O citoplasma é abundante e contém linfócitos (emperipolese) e, menos comumente, neutrófilos e plasmócitos. Os macrófagos expressam S-100, CD68 e CD163, mas são negativos para marcadores de células de Langerhans (CD1a e CD207/langerina) e de células dendríticas (CD21, CD23 ou CD35). Tais macrófagos não são clonais (não neoplásicos).

Doença de Whipple. Mais frequente em adultos e causada pelo *Tropheryma whipplii*, é mais comum no intestino delgado e nos linfonodos regionais. Lesões intestinais levam a má absorção (ver Capítulo 22). Histologicamente, encontra-se dilatação sinusal por macrófagos contendo bacilos citoplasmáticos coráveis pelo PAS e gotículas de lipídeos.

Drenagem de lipídeos exógenos. Substâncias lipídicas exógenas, como as utilizadas em linfangiografias, próteses de silicone ou uso de polivinilpirrolidona, podem ser drenadas para os linfonodos, onde permanecem nos seios marginais e causam reação granulomatosa do tipo corpo estranho. Próteses de silicone ou injeção desse elemento são muito utilizadas para fins cosméticos. Lipogranulomatose caracteriza-se por depósitos de lipídeos endógenos e ocorrem após organização de esteatonecrose, hematomas ou depósitos de colesterol.

Linfadenopatias necrosantes

Necrose em linfonodos é pouco comum e resulta de isquemia ou de processos imunitários.

Infarto. Infarto linfonodal é causado por trombose ou isquemia secundária a infecções ou iatrogenia por tratamento com ouro. Identificado um infarto linfonodal, é importante excluir linfoma. Até 2 anos após diagnóstico de infarto espontâneo, é comum o paciente desenvolver linfoma; esse curto período fala a favor de linfoma preexistente.

Linfadenite de Kikuchi. Linfadenite de Kikuchi (LK) é doença rara, autolimitada, idiopática e que acomete sobretudo mulheres jovens. Mais comum em países orientais, também é vista no Brasil. Em geral, apresenta-se como linfonodomegalia cervical, mas pode ocorrer em outros locais. Em geral, os pacientes têm bom estado geral, eventualmente com história recente de virose. Laboratorialmente, encontram-se sinais de doença viral aguda, como neutropenia, linfocitose e aumento da velocidade de hemossedimentação. Alguns casos de lúpus eritematoso sistêmico têm morfologia idêntica à da LK; além disso, há relatos de aparecimento de lúpus em pacientes que previamente tiveram LK. Em geral, o quadro regride espontaneamente em 2 meses, mas pode perdurar por mais de 1 ano.

Histologicamente, há necrose zonal ou total do linfonodo. A região paracortical é exuberante. Em torno da necrose, há proliferação macrofágica e de células citotóxicas (grânulos citotóxicos à imuno-histoquímica). A necrose é zonal (Figura 25.12); no centro, predominam cariorrexe e macrófagos, na zona intermediária há mistura de várias células e poucos detritos celulares, enquanto na porção externa predominam imunoblastos. Os macrófagos mostram o aspecto em crescente, com núcleo periférico, reniforme e detritos celulares fagocitados no citoplasma. Por causa da relação de LK com lúpus eritematoso sistêmico, quando se faz diagnóstico de LK é necessário investigar lúpus eritematoso e outras doenças autoimunes.

Linfadenopatia no lúpus eritematoso sistêmico. Pacientes com lúpus eritematoso sistêmico muitas vezes apresentam linfonodomegalia localizada ou generalizada, cujo quadro histológico pode ser de linfadenopatia de padrão folicular ou, mais caracteristicamente, necrosante. A necrose é geralmente paracortical

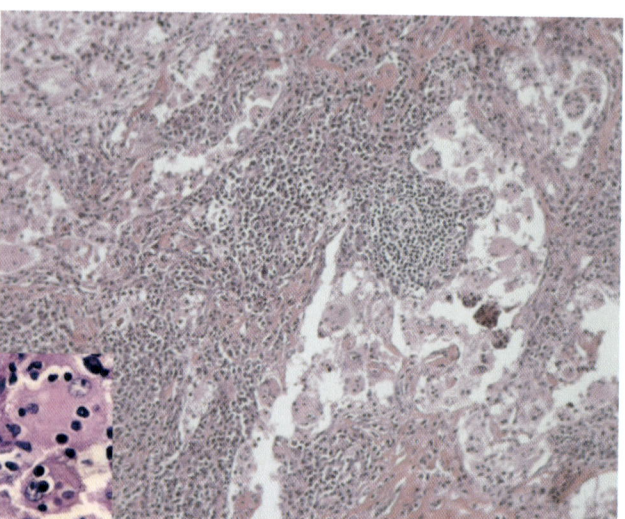

Figura 25.11 Doença de Rosai-Dorfman. Expansão sinusoidal com macrófagos contendo leucócitos no citoplasma (emperipolese, no detalhe).

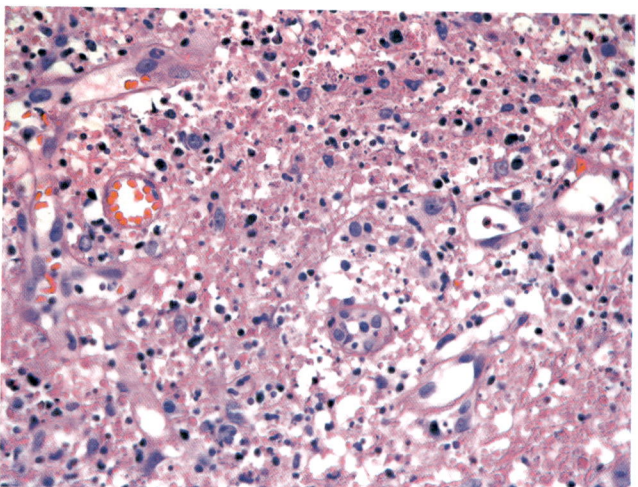

Figura 25.12 Linfadenite de Kikuchi. Áreas de necrose com detritos celulares, mas sem infiltração granulocítica.

e é acompanhada de hiperplasia folicular, com centros germinativos evidentes; em torno da necrose, encontram-se células citotóxicas, macrófagos e imunoblastos. O encontro de corpos hematoxilínicos, que consistem em glóbulos basofílicos de DNA nos seios linfonodais (Figura 25.13), confirma o diagnóstico.

Doença de Kawasaki. É uma síndrome febril que ocorre em crianças caracterizada por *rash* cutâneo, linfonodomegalia cervical, vasculite e aneurisma em artérias coronárias. Apesar de a etiologia ser desconhecida, relatos da doença em surtos sugerem origem infecciosa. Por estimulação sistêmica de linfócitos T e macrófagos, surge vasculite. Em linfonodos, encontram-se necrose na região paracortical e trombos de fibrina em pequenos vasos dos folículos. A pele mostra infiltrado linfomacrofágico perivascular.

Linfadenopatia associada ao SARS-CoV-2. Em indivíduos infectados pelo SARS-CoV-2, pode-se encontrar hiperplasia pa-racortical, com predomínio de linfócitos T CD4+ e apagamento de folículos linfoides secundários. Em pessoas vacinadas contra o vírus, pode surgir linfonodomegalia axilar ou cervical que se resolve em 4 semanas. Essa informação é importante em pacientes em acompanhamento de câncer, para se evitarem diagnósticos ou tratamentos excessivos.

Linfadenopatias granulomatosas

Reação inflamatória granulomatosa em linfonodos é frequente e faz parte de uma resposta semelhante à que ocorre em outros órgãos (ver granulomas, Capítulo 4). As linfadenites granulomatosas mais prevalentes são fúngicas (paracoccidioidomicose), bacterianas (tuberculose, micobacteriose atípica e doença da arranhadura do gato) e de etiologia desconhecida (sarcoidose).

Paracoccidioidomicose. Linfonodomegalia é manifestação comum na paracoccidioidomicose, descrita no Capítulo 34. Granulomas epitelioides com o fungo em células gigantes (Figura 25.14) são a lesão característica.

Micobacterioses. Na *tuberculose*, formam-se granulomas epitelioides com necrose caseosa que compromete as áreas interfoliculares e progressivamente substitui todo o parênquima linfonodal. Os granulomas caracterizam-se por focos de macrófagos epitelioides com células gigantes do tipo Langhans, circundados por agregados de linfócitos T. Raramente, encontram-se bacilos; o diagnóstico é confirmado por imunofluorescência, técnicas moleculares ou teste cutâneo. Em indivíduos imunodeficientes, como na AIDS, a resposta celular é escassa, predominando extensa necrose caseosa. Na micobacteriose atípica (*Mycobacterium avium intracellulare*), não se formam granulomas; há apenas proliferação de macrófagos com a bactéria (Figura 25.15).

Doença de arranhadura de gato. Mais comum em crianças, é doença bacteriana causada pela *Bartonella henselae*, de caráter autolimitado, que se resolve em poucas semanas. Os granulomas formam microabscessos neutrofílicos no centro (Figura 25.16).

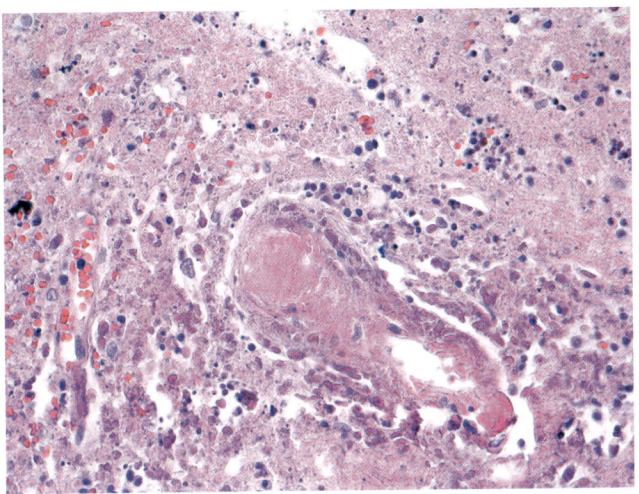

Figura 25.13 Linfadenopatia no lúpus eritematoso sistêmico. Extensa área de necrose no parênquima e, no centro, necrose da parede de vaso e corpos hematoxilínicos.

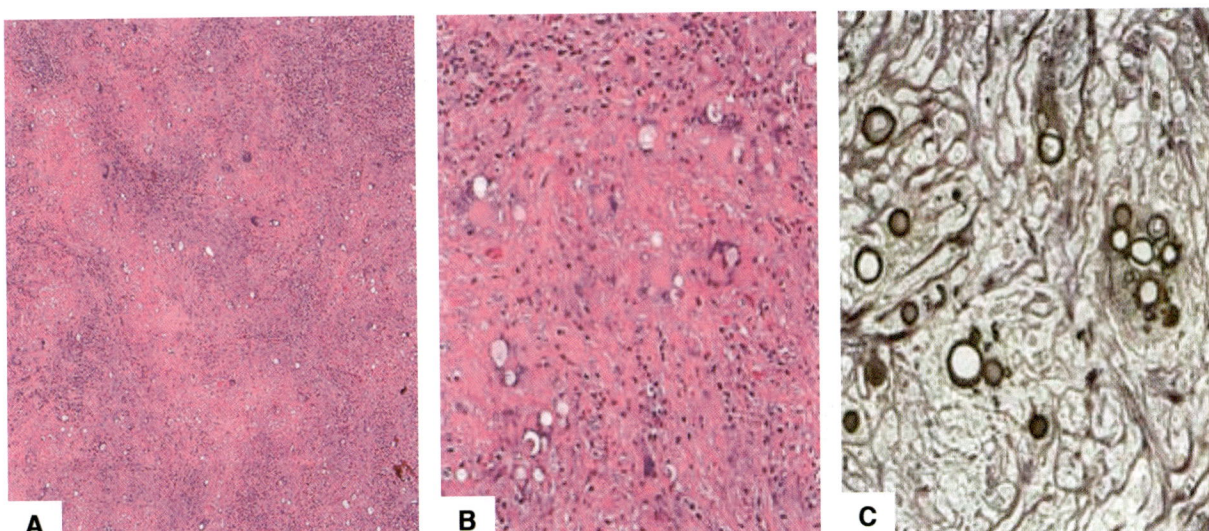

Figura 25.14 Paracoccidioidomicose. **A.** Substituição da arquitetura do linfonodo por granulomas com células epitelioides e células gigantes do tipo Langhans. **B.** Granulomas com fungos. **C.** Coloração pela prata para destacar o fungo, que tem cápsula espessa e brotamentos múltiplos.

25

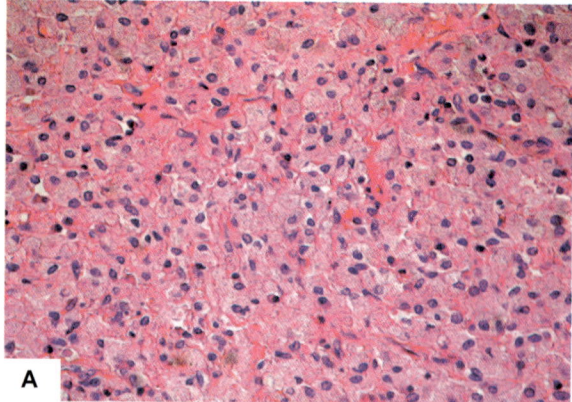

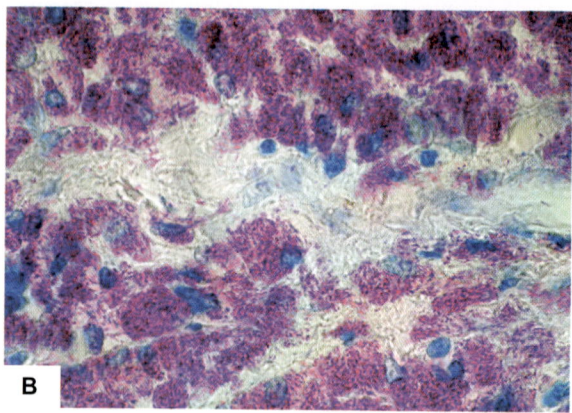

Figura 25.15 Micobacteriose atípica. **A.** Todo linfonodo está substituído por macrófagos com citoplasma amplo e repletos de bacilos álcool-acidorresistentes na coloração de Ziehl-Nielsen (**B**).

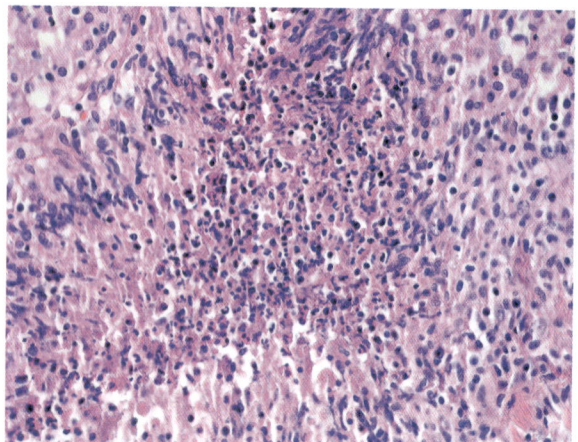

Figura 25.16 Doença da arranhadura do gato. Infiltração granulocítica no centro de um granuloma, em cuja periferia células epitelioides estão dispostas em paliçada.

Sarcoidose. É doença granulomatosa relativamente incomum, idiopática, em que se encontram granulomas múltiplos, pequenos, sem necrose caseosa e com fibrose na periferia. Em alguns casos, veem-se inclusões (corpos asteroides ou corpos de Schaumann) em células gigantes multinucleadas. A doença é crônica, podendo ter períodos sintomáticos alternados com outros assintomáticos. Pulmões e linfonodos são os órgãos mais comprometidos. O diagnóstico é sempre de exclusão, considerando-se as demais doenças granulomatosas.

■ Neoplasias linfoides

Neoplasias linfoides compreendem um grupo heterogêneo de lesões originadas em precursores linfoides B, T ou NK em distintas etapas do desenvolvimento e em diferentes estágios evolutivos. Refletindo a heterogeneidade das células linfoides, são conhecidas mais de 50 entidades clinicopatológicas nesse grupo de neoplasias.

Em 1832, o médico inglês Thomas Hodgkin descreveu uma doença tumoral em linfonodos e no baço, o que representou o primeiro relato de neoplasia do sistema linfoide. Em 1865, Wilks acrescentou outros casos semelhantes e chamou-os de *doença de Hodgkin*, cuja descrição histológica foi feita quase simultaneamente por Sternberg em 1899, na Áustria, e por Dorothy Reed, em 1902, nos EUA. Em 1858, Virchow empregou o termo *linfoma* e, em 1863, descreveu o *linfossarcoma* como tumor maligno do sistema linfoide, excluindo-se a doença de Hodgkin.

Neoplasias linfoides são divididas em três grandes grupos: (1) neoplasias de células linfoides B; (2) neoplasias de células linfoides T/NK; (3) linfoma de Hodgkin (LH), também um linfoma de células B, mas com características especiais. Para aplicação prática, os linfomas são agrupados em duas grandes categorias: (1) linfoma de Hodgkin (LH); (2) linfomas não Hodgkin (LNH).

Estima-se que as neoplasias linfoides correspondam a 7,5% dos cânceres em homens e 6,4% em mulheres. No Brasil, segundo o Instituto Nacional do Câncer (INCA) em 2020 estimou-se o diagnóstico de 12.030 novos casos de LNH e 2.650 novos casos de LH, ambos com predomínio no sexo masculino. Os dados desse instituto do ano de 2015 referem 4.394 óbitos por LNH e 562 por LH. Os LNHs variam do 9º ao 13º lugar em relação às demais neoplasias, enquanto os LHs variam do 13º ao 17º lugar, dependendo do sexo e da região geográfica. A variação na incidência de linfomas entre países é considerável e depende de vários fatores. Em países industrializados, a incidência chega a 13 novos casos/100.000 habitantes/ano (hab/a), enquanto em regiões da Ásia é de três novos casos/100.000 hab/a. No Brasil, segundo estimativas do INCA, a incidência varia de 3 a 7 casos/100.000 hab/a para os LNHs e de 0,5 a 1,5 caso/100.000 hab/a para os LH. No mundo todo, a incidência de linfomas aumenta em cerca de 4% ao ano, com variações geográficas. Em países em que a expectativa de vida cresce muito, como na Europa, o incremento na incidência pode chegar a 28%. O aumento da notificação de casos, a exposição ocupacional a vários agentes e a endemia pelo HIV respondem por 20% desse incremento.

Em estudo concluído em 2012 envolvendo cinco instituições do estado de São Paulo, foram reunidos e revisados 2.693 casos de linfomas diagnosticados entre 1954 e 2008. Entre eles, 889 foram LH (33%) e 1.804, LNH (67%). Tais cifras são semelhantes às de registros internacionais, nos quais o LH corresponde a cerca de um terço de todos os linfomas. A frequência dos subtipos de LH dos principais subtipos de LNH é mostrada no Quadro 25.4 é semelhante à de países industrializados.

Além da variação geográfica dos subtipos de linfomas, associada a fatores étnicos, socioeconômicos e ambientais, a prevalência deles varia em diferentes faixas etárias. Em crianças e adolescentes, predominam os LNHs de Burkitt, de células B e T precursoras (linfoma linfoblástico/leucemia linfoide aguda), de grandes células B e de grandes células anaplásicas T/*null*. Com o avançar da idade, esses tipos reduzem de frequência e cresce

Quadro 25.4 Frequência de linfomas e seus principais tipos, no estado de São Paulo*

Tipo de linfoma	Porcentagem
Linfoma de Hodgkin	**33**
Predomínio linfocitário nodular	1
Clássico	32
Esclerose nodular	21,9
Celularidade mista	7
Rico em linfócitos	0,5
Depleção linfocitária	0,6
Não classificável	2
Linfomas não Hodgkin	**67**
Neoplasias de células linfoides B	**61**
Linfoma difuso de grandes células B	34,6
Linfoma folicular	11,6
Linfoma de Burkitt	4
Linfoma de células do manto	3,2
Linfoma linfocítico/leucemia linfoide crônica	3,1
Linfoma de grandes células B primário do mediastino	1,3
Linfoma da zona marginal esplênica	1,1
Linfoma da zona marginal extranodal	1,1
Neoplasias de células linfoides T/NK	**6**

*Segundo Moreira AH, 2012.

a do linfoma difuso de grandes células B e de linfomas indolentes, principalmente foliculares. Considerando todos os LNHs, a incidência de linfomas aumenta com a idade. Linfoma de Hodgkin surge por volta de 10 anos, atinge um pico em torno de 30 anos, decai a partir daí e mostra um segundo pico na sétima década de vida.

Aspectos clínicos

Os linfomas manifestam-se clinicamente de forma heterogênea. LNHs podem ter início nos linfonodos ou em órgãos extranodais, principalmente no estômago e na pele. Cerca de 30 a 40% dos LNHs são primários de órgãos extranodais. Linfoma de Hodgkin origina-se quase sempre em linfonodos. Tanto no LH como em LNHs, os linfonodos mais comprometidos são os cervicais, embora linfomas possam iniciar-se em qualquer cadeia linfonodal. Os linfonodos comprometidos, indolores, apresentam aumento de consistência à palpação e sensibilidade à manipulação; em geral, o volume do órgão aumenta progressivamente, embora às vezes lentamente. Quando há manifestações gerais, além do aumento de tamanho dos linfonodos ou do comprometimento de órgãos extranodais, fala-se que o paciente apresenta sintomas B. As manifestações B são importantes, pois sua presença indica pior prognóstico do que em pacientes sem elas (denominados A). As manifestações B incluem: (a) febre, geralmente vespertina, sem outra causa aparente, superior a 38°C; (b) sudorese noturna abundante; (c) perda de mais de 10% do peso em menos de 6 meses, sem causa evidente.

Alguns autores incluem prurido como manifestação B, principalmente no LH e em neoplasias de células T/NK.

Diante da suspeita clínica de linfoma, a conduta é o estudo histopatológico do linfonodo aumentado ou do órgão comprometido por meio de biópsia, complementada muitas vezes com avaliação imunológica e molecular (ver Apêndice, no fim do capítulo). Feito o diagnóstico de linfoma, há necessidade de proceder ao estadiamento da doença, ou seja, avaliar sua extensão no organismo, com vistas ao *prognóstico*. Esta avaliação é feita por meio do sistema Ann-Arbor, que gradua a extensão da doença em quatro níveis:

- Estádio I: apenas um linfonodo ou grupo de linfonodos está comprometido
- Estádio II: mais de um linfonodo ou grupo de linfonodos está comprometido, do mesmo lado do diafragma
- Estádio III: linfonodos comprometidos estão em ambos os lados do diafragma
- Estádio IV: a doença é disseminada, infiltrando outros órgãos, como medula óssea, fígado, pulmões etc.

Esse sistema prevê algumas notações especiais:

- Inclusão da letra **E** em casos de comprometimento extranodal. Paciente com linfoma primário do estômago ou do pulmão, com lesão única, está no estádio **IE**. Se o paciente apresenta lesão na parede gástrica e comprometimento de linfonodos perigástricos (portanto, do mesmo lado do diafragma), o estádio é **IIE**. Habitualmente, não se utilizam as notações IIIE e IVE, pois já se considera doença avançada apenas com as notações III e IV
- Inclusão da letra **S** (do inglês, *spleen*) quando há comprometimento do baço. Assim, mesmo que os linfonodos afetados estejam abaixo do diafragma, se existe envolvimento esplênico utiliza-se a notação **IIIS**
- Inclusão da letra **X** quando o tumor tem mais de 10 cm no seu maior diâmetro, ou, no caso do mediastino, se o tumor é maior do que um terço do maior eixo do tórax à radiografia; neste caso, fala-se também em *bulky disease* (termo consagrado em inglês, para indicar que há grande massa neoplásica), indício de prognóstico menos favorável.

Todo esse conjunto de dados, porém, pode não ser suficiente para avaliar o prognóstico em um dado paciente, por causa da heterogeneidade desse grupo de neoplasias, mesmo dentro de um mesmo tipo histológico; além disso, fatores inerentes ao paciente também podem interferir no prognóstico. Assim, especialistas criaram consensos internacionais para padronizar níveis de prognóstico mais refinados. O Quadro 25.5 mostra os indicadores de prognóstico para LH, LNH difuso de grandes células e LNH folicular, que são os mais prevalentes (33%, 34,6% e 11,6%, respectivamente). Além de aspectos clínicos e patológicos, marcadores moleculares têm ganhado importância crescente por fornecerem orientação para tratamentos mais específicos.

Etiopatogênese

A incidência da maioria dos LNHs aumenta a partir de 40 anos, embora o linfoma linfoblástico, o de Burkitt e o LH prefiram idades mais baixas. A maioria dos linfomas ocorre em homens; exceção é o linfoma de grandes células B primário do mediastino, que é mais comum em mulheres jovens.

25

Quadro 25.5 Índice de prognóstico dos linfomas mais prevalentes

Linfoma difuso de grandes células B (*National Comprehensive Cancer Network-International Prognostic Index*)			
Parâmetros		Número de pontos	Grupos de risco
Idade > 40 e ≤ 60 anos	1 ponto		
Idade > 60 e ≤ 75 anos	2 pontos	0 a 1	Baixo
Idade > 75 anos	3 pontos	2 a 3	Intermediário-baixo
Estado geral medido pelo ECOG > 2	1 ponto	4 a 5	Intermediário-alto
Desidrogenase lática > 1x limite superior e ≤ 3x	1 ponto	≥ 6	Alto
Desidrogenase lática > 3x limite superior	2 pontos		
Comprometimento de sítio extranodal	1 ponto		
Estádio III ou IV	1 ponto		

Linfoma folicular (*Follicular Lymphoma International Prognostic index – FLIPI*)		
Parâmetros	Número de parâmetros	Grupos de risco
Idade > 60 anos		
Mais de quatro locais de linfonodos comprometidos	0 ou 1	Baixo
Desidrogenase lática > limite superior	2	Intermediário
Hemoglobina < 12 g/dL	3 a 5	Alto
Estádio III ou IV		

Linfoma de Hodgkin avançado		
Parâmetros	Número de parâmetros	Sobrevida global em 5 anos
Idade > 45 anos		
Sexo masculino	0	89%
Estádio IV	1	90%
Albumina sérica < 4 g/dL	2	81%
Hemoglobina < 10,5 g/dL	3	78%
Leucócitos totais > 15.000/μL	4	61%
Número absoluto de linfócitos < 600/μL e/ou < 8% do número de leucócitos totais	5 a 7	56%

Linfoma de Hodgkin precoce (*European Organization for Research and Treatment of Cancer*)
A presença de qualquer parâmetro abaixo coloca o indivíduo em risco aumentado:
Massa mediastinal ≥ 0,35 do diâmetro máximo
Velocidade de hemossedimentação ≥ 50 sem sintomas B
Velocidade de hemossedimentação ≥ 30 sem sintomas B
Idade > 50 anos
Linfonodos em ≥ 4 sítios

Ruppert AS et al., 2020; Federico M et al., 2009; Hasenclever D et al., 1998.

Hereditariedade é controversa. Alguns estudos mostram aumento de risco em parentes próximos de pacientes com leucemia linfoide crônica (5% das neoplasias linfoides nos países ocidentais), que é muito rara no Japão. Estudos epidemiológicos também são contraditórios. É possível que alterações no sistema imunitário sejam as responsáveis pelo risco aumentado de linfomas.

Há relatos de aumento do risco de linfomas quanto a *estilo de vida* (tabagismo, obesidade), *ocupação* (contato com agrotóxicos, solventes, indústria química) e *exposição ambiental* (pesticidas, agrotóxicos). O mecanismo de linfomagênese parece ser genotóxico. Os principais fatores envolvidos na origem de linfomas estão descritos a seguir.

- **Distúrbios da imunidade.** Alterações no sistema imunitário são importantes no aparecimento de linfomas, geralmente LNH de grandes células B associado ao vírus Epstein-Barr (EBV, ver adiante). As principais condições são: (1) *imunodeficiência congênita* está presente em 10 a 25% dos pacientes com linfomas, sobretudo LNH. Cerca de 70% das neoplasias que surgem na imunodeficiência grave combinada ou na síndrome de Wiskott-Aldrich são LNH. Na imunodeficiência comum variável, na síndrome hiper-IgM e na ataxia-telangiectasia, 40 a 60% dos linfomas são LNH. LH corresponde a 10% das neoplasias que aparecem nos pacientes com essas síndromes; (2) *doenças autoimunes*. Risco aumentado de linfomas existe em lúpus eritematoso, artrite reumatoide, síndrome de Sjögren, dermatite herpetiforme, doença celíaca e tireoidite de Hashimoto. Em outras doenças autoimunes, a associação com linfoma é controversa, pois não se sabe com segurança se é a doença que aumenta o risco de linfoma ou se isso se deve ao tratamento com medicamentos imunomodulares, como acontece na doença de Crohn, colite ulcerativa, sarcoidose, psoríase ou espondilite anquilosante. Na síndrome de Sjögren e na tireoidite de Hashimoto, LNH de células B primário de glândulas salivares e da tireoide, respectivamente, surgem na base de um processo inflamatório crônico. Estimulação antigênica crônica localizada, como ocorre em doenças pleuropulmonares infecciosas crônicas, podem facilitar o aparecimento de linfomas. Em 2008, a Organização Mundial da Saúde (OMS) reconheceu como entidade distinta o linfoma difuso de grandes células B associado a infecções (geralmente após anos de infecção pulmonar ou pleura); (3) infecção pelo *vírus da imunodeficiência humana*, que se associa a maior risco de linfomas, sobretudo LNH de grandes células B associado ao EBV. Alguns linfomas raros na população podem ocorrer em indivíduos infectados pelo HIV, como o linfoma primário de efusões e o linfoma de grandes células B associado ao HHV8 (herpes-vírus humano tipo 8) que surge na doença de Castleman sistêmica. O HIV não induz transformação neoplásica de células B; nesses casos, a redução de células T auxiliares causada pelo HIV reduz a imunovigilância, o que parece favorecer a transformação maligna por outros vírus, como o EBV e o HHV8; (4) imunossupressão *iatrogênica*, como acontece em indivíduos submetidos a transplante de órgão ou a quimioterapia para neoplasias, também associa-se a maior incidência de linfomas. Tais casos correspondem a *lesões linfoproliferativas associadas a imunossupressão*, geralmente associadas ao EBV. As lesões podem regredir com a melhora da resposta imunitária ou evoluir para linfoma.

25

■ **Infecções.** Certas infecções, sobretudo virais, podem atuar no processo. Os vírus mais importantes são: (1) vírus Epstein-Barr (EBV). Membro da família dos vírus do herpes, amplamente disseminados na população, o EBV penetra no organismo pela via oral e infecta células epiteliais e linfócitos B e T do anel de Waldeyer. A infecção primária em geral passa despercebida ou causa quadro febril inespecífico. Alguns indivíduos apresentam proliferação exuberante de células linfoides, aumento de tamanho de linfonodos e do baço, febre e queda do estado geral, quadro conhecido como *mononucleose infecciosa* (descrita anteriormente), que tem curso autolimitado, após o qual o paciente torna-se portador do vírus em células linfoides. Células linfoides B e T infectadas ficam contidas em indivíduos imunocompetentes, mas podem proliferar e originar linfomas sob certas condições. O EBV associa-se também ao carcinoma nasofaríngeo (ver Capítulo 30). No Quadro 25.6 estão relacionadas as neoplasias associadas ao EBV, bem como a frequência com que o vírus é encontrado em cada lesão; (2) herpes-vírus humano tipo 8 (HHV8). Compartilha com o EBV a via de penetração no organismo e a latência em subpopulações de células B e T. Sua soroprevalência é baixa na maioria dos países (inferior a 10% nos EUA, Europa e Ásia) e alta em algumas regiões (até 30% na região mediterrânea e acima de 50% na África sub-saariana). Além da associação com neoplasias linfoides, o vírus relaciona-se com o sarcoma de Kaposi. Tanto os linfomas associados ao HHV8 quanto o sarcoma de Kaposi, embora raros, podem manifestar-se de forma endêmica. Em indivíduos infectados pelo HIV, o risco de linfomas também é maior; (3) HTLV-1 (*human T-cell lymphotropic virus 1*), que penetra pela via parenteral, por contato com sangue ou por aleitamento materno. O vírus é endêmico em certas regiões do mundo, como sudeste do Japão e China, ilhas do Caribe, Papua-Nova Guiné, algumas regiões das Américas Central e do Sul e certos estados do Nordeste brasileiro. Em regiões não endêmicas, é mais prevalente em usuários de drogas injetáveis, em pessoas com múltiplos parceiros de sexo não seguro, em indivíduos que sofreram transfusão sanguínea e em imigrantes de áreas endêmicas. O risco de linfoma/leucemia de células T de adultos em infectados pelo HTLV1 é alto e varia de 6% em homens a 2% em mulheres. A distribuição geográfica do linfoma/leucemia de células T de adultos correlaciona-se com a prevalência da infecção pelo HTLV-1. Nas regiões Norte e Nordeste do Brasil, a soropositividade para HTLV-1 chega a 4%. A incidência de linfoma/leucemia de células T do adulto é desconhecida no Brasil, porém certamente é baixa.

Os vírus linfotrópicos transformadores (EBV, HHV8 e HTLV-1) alteram genes envolvidos na regulação da proliferação celular (oncogenes e genes supressores de tumor) e na apoptose. Esses e outros agentes infecciosos associados à etiopatogênese de linfomas estão listados no Quadro 25.7.

Alterações moleculares

Os centros germinativos (CG) atuam na geração da diversidade de anticorpos. Além da diversidade gerada pelo rearranjo de genes de imunoglobulinas na medula óssea, em contato

Quadro 25.6 Neoplasias linfoides associadas ao vírus Epstein-Barr e frequência de positividade do vírus em cada lesão

Tipo de linfoma	Porcentagem
Linfomas não Hodgkin de células B	
Linfoma de Burkitt endêmico (africano)	> 90%
Linfoma de Burkitt esporádico*	20 a 80%
Linfoma difuso de grandes células B com imunossupressão	> 90%
Linfoma plasmoblástico	70%
Linfoma difuso de grandes células B associado ao EBV	100%
Linfoproliferação associada ao EBV e imunossupressão	100%
Linfoma B primário de efusões serosas	70 a 90%
Linfoma difuso de grandes células B associadas a inflamação crônica	100%
Granulomatose linfomatoide	100%
Linfomas não Hodgkin de células T/NK	
Linfoma T/NK extranodal do tipo nasal	100%
Linfoma T angioimunoblástico**	100%
Leucemia agressiva de células NK	100%
Linfoproliferação T da infância associada ao EBV (forma sistêmica e forma cutânea, semelhante à *hydroa vacciniforme*)	100%
Linfomas de Hodgkin (LH)	
LH predomínio linfocitário nodular	0
LH clássico, celularidade mista	70 a 90%
LH clássico, outros	20 a 45%
Carcinoma nasofaríngeo (carcinoma linfoepitelial)	**100%**

*Dados do Brasil, segundo Moreira, AH (2012): 58%. **Somente as células linfoides reativas são positivas para EBV; as neoplásicas são negativas.

Quadro 25.7 Linfomas associados a agentes infecciosos (exceto HBV)

Agente infeccioso	Porcentagem
Herpes-vírus humano tipo 8 (HHV8)	
Linfoma B primário de efusões serosas	100%
Vírus linfotrópico para células B humanas tipo 1 (HTLV-1)	
Linfoma/leucemia de células T do adulto	100%
Agentes que causam estimulação antigênica prolongada	
Helicobacter pylori	Linfoma B extranodal do tecido linfoide associado à mucosa gástrica
Vírus de hepatites B e C	Linfoma B extranodal do tecido linfoide associado a mucosas Linfoma de grandes células B

25

com um novo antígeno as células linfoides B adentram os CG, proliferam e sofrem variação nos genes de imunoglobulinas por meio de hipermutação somática e recombinação para troca de classe. Este fenômeno gera uma quantidade ilimitada de anticorpos, mas carrega o risco de neoplasias, uma vez que implica em proliferação celular aumentada e maior probabilidade de mutações. Não é surpresa, portanto, que a maioria dos linfomas se origine nos CG, que são o compartimento com maior proliferação celular.

A proteína BCL-6, fator de transcrição expresso apenas nos CG, tem ação antiapoptótica e permite certa tolerância a mutações fisiologicamente desejáveis nos genes de imunoglobulinas para a geração da diversidade imunitária. Seu gene localiza-se no braço longo do cromossomo 3. Cerca de 60% das translocações que ocorrem no gene resultam na junção da região 3q27 ao gene da cadeia pesada de imunoglobulinas (translocação t[3;14] [q27; q3]), que resulta em hiperexpressão de BCL-6. Tal translocação é encontrada em 25% de linfomas difusos de grandes células B e em 10% de linfomas foliculares. Hiperexpressão de BCL-6 ocorre ainda por outras mutações presentes em 15% dos linfomas difusos de grandes células B. Qualquer que seja o mecanismo, hiperexpressão de BCL-6 confere às células B do CG sobrevida maior.

O controle de apoptose em células B nos CG é essencial na homeostase. Como visto no Capítulo 11, apoptose é importante para que as células B sem afinidade suficiente pelo antígeno ou que possam gerar autoanticorpos sejam eliminadas. Nesse contexto, a proteína BCL-2, antiapoptótica, é também muito importante. O gene *BCL-2* localiza-se no braço longo do cromossomo 18 (18q21); translocação dessa região se faz geralmente junto ao gene da cadeia pesada de imunoglobulinas, no cromossomo 14q32 (translocação t[14;18] [q32;q21]). Esta translocação, que resulta na hiperexpressão de BCL-2 por células B do CG, tornando-as resistentes à apoptose, é encontrada em 85 a 90% dos linfomas foliculares e em 15 a 20% dos linfomas difusos de grandes células B.

A proteína MYC, associada a proliferação e diferenciação celulares e apoptose, é importante na formação dos CG. O gene *MYC* localiza-se no braço longo do cromossomo 8 (8q24) e sua translocação, que ocorre em 80% dos casos junto ao gene da cadeia pesada de imunoglobulinas no cromossomo 14q32 (translocação t[8;14] [q24;q32]), está presente em quase todos os casos de linfomas de Burkitt (ver Figura 10.25). Outros genes podem estar envolvidos na translocação de *MYC*, como o gene da cadeia leve lambda, no cromossomo 22, ou o gene da cadeia leve kappa, no cromossomo 2. A translocação t(8;22) é a mais encontrada no linfoma difuso de grandes células B, que em 3 a 10% dos casos apresenta translocações no *MYC*.

Alguns linfomas B agressivos têm duas ou três translocações, o que lhes confere prognóstico muito desfavorável. Tais translocações não excluem o papel de vírus na linfomagênese; é o caso do linfoma de Burkitt, no qual, além de translocação no *MYC*, pode haver participação do EBV.

Os genes de ciclina D1, ALK e MALT encontram-se alterados em alguns linfomas. No linfoma de células do manto (célula B), uma translocação justapõe o gene da ciclina D1 ao gene da cadeia pesada de imunoglobulinas (translocação t[11;14] [q13;q32]) e leva à hiperexpressão de *ciclina D1*. No linfoma de grandes células anaplásicas T/*null*, o aumento de proliferação resulta do acúmulo da proteína AKL por causa de translocação dos genes *ALK* e *NPM* (translocação [2;5] [p23;q35]) e suas variantes t(2;var). Nessas neoplasias, a ALK corresponde a uma proteína quimérica, pois, ao contrário da ciclina D1, que existe normalmente em células humanas, ela não é vista em condições fisiológicas. Hiperexpressão de AKL aumenta a replicação celular. Esta alteração, rara em outras neoplasias, como linfoma B ALK+ e carcinoma pulmonar, é encontrada também em certos casos de uma lesão proliferativa de tecidos moles, o *tumor miofibroblástico inflamatório*.

Nos linfomas B primários de mucosas (linfomas MALT, de *mucosa-associated lymphoid tissue*), a translocação t(11;18) (q21;q21) está presente em 24 e 54% dos tumores nas mucosas gástrica e broncopulmonar, respectivamente. Nessas neoplasias, a translocação de BCL-2 ocorre em 25% dos casos na mucosa de glândulas lacrimais e é mutuamente excludente com a t(11;18). Na translocação t(11;18), o gene *MALT1* fica justaposto ao gene da cadeia pesada de imunoglobulinas, aumentando a sua função de conferir maior capacidade proliferativa às células linfoides.

Classificação

Até a década de 1970, as neoplasias linfoides eram classificadas com base unicamente na morfologia das células e no padrão de crescimento do tumor. A partir de então, foram incorporados marcadores imunológicos e moleculares, tendo surgido, em 1994, uma nomenclatura unificada das neoplasias hematológicas, que foi adotada pela OMS em 2001 e atualizada em 2008 e 2017. Além de parâmetros morfológicos e imunofenotípicos, a nomenclatura da OMS leva em conta também dados clínicos e moleculares. Tal nomenclatura inclui ainda as neoplasias mieloides (ver adiante). Nesta seção, serão estudadas as neoplasias linfoides listadas no Quadro 25.8.

■ Linfoma de Hodgkin

Linfoma de Hodgkin (LH) é neoplasia linfoide caracterizada pela proliferação de células atípicas, denominadas *células de Reed-Sternberg (RS)*, ou suas variantes, imersas em substrato celular característico, de aspecto inflamatório. A célula RS, volumosa, tem citoplasma amplo, é binucleada ou multinucleada e mostra nucléolo evidente e eosinofílico (Figura 25.17 A); células mononucleadas com nucléolos evidentes podem estar presentes e são chamadas *células de Hodgkin*. Outras variantes de células RS são a *célula lacunar* (Figura 25.17 B), presente na forma esclerose nodular, e a *célula linfocítico-histiocítica (L&H) ou*

Quadro 25.8 Neoplasias linfoides

Neoplasias de células linfoides B

 Neoplasias de células linfoides B precursoras/imaturas

 Neoplasias de células linfoides B periféricas/maduras

Neoplasias de células linfoides T/NK

 Neoplasia de células linfoides T precursoras/imaturas

 Neoplasias de células linfoides T/NK periféricas/maduras

Linfoma de Hodgkin (LH)

 LH predominância linfocitária nodular

LH clássico: esclerose nodular, celularidade mista, rico em linfócitos, depleção linfocitária *célula de predominância linfocitária (PL)*, na forma de predominância linfocitária nodular (Figura 25.17 C). As células RS ficam circundadas por células inflamatórias reacionais, geralmente linfócitos T. A célula RS origina-se de célula da linhagem B. Embora corresponda a neoplasia de células linfoides B, diferenças biológicas fazem com que o LH permaneça em uma categoria separada. As principais diferenças entre linfomas de Hodgkin e linfomas não Hodgkin estão resumidas no Quadro 25.9.

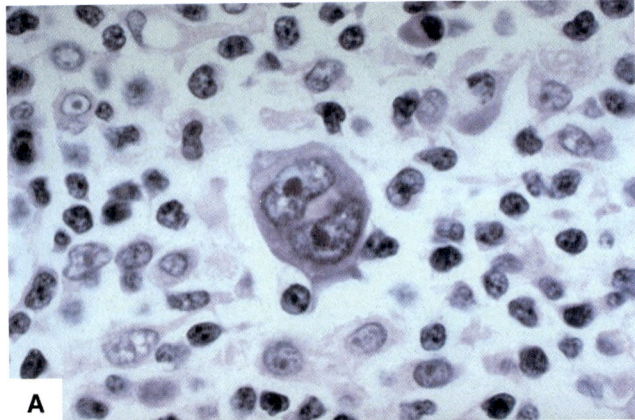

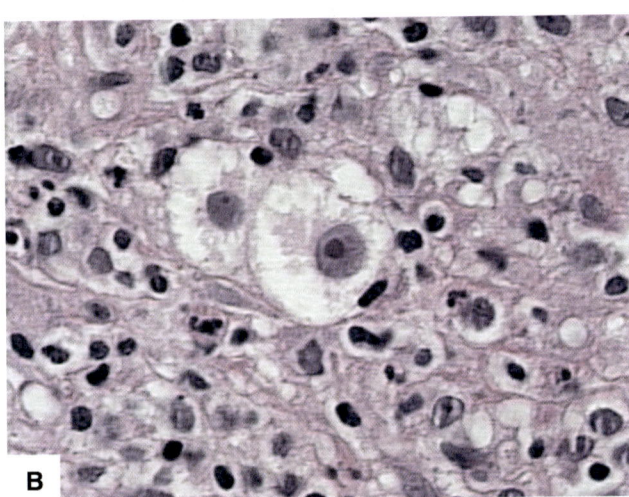

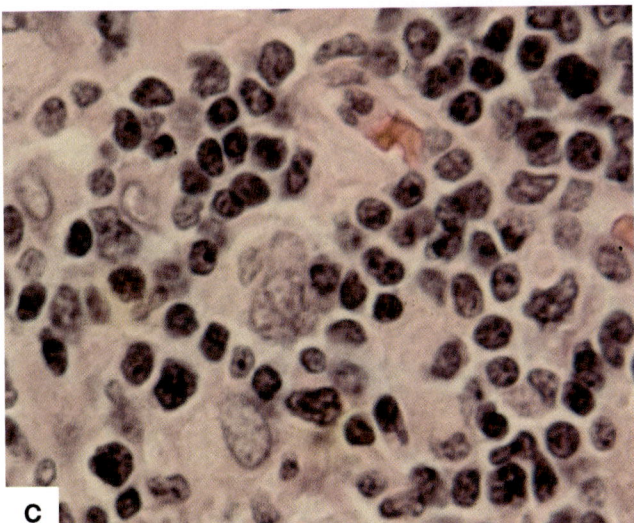

Figura 25.17 Linfoma de Hodgkin. Células de Reed-Sternberg. **A.** Padrão clássico. **B.** Forma lacunar. **C.** Forma linfocítica-histiocítica.

Quadro 25.9 Principais diferenças entre linfomas de Hodgkin e não Hodgkin

	Linfoma de Hodgkin	Linfomas não Hodgkin
Progressão da doença	Início mais frequente em linfonodos cervicais, progredindo por contiguidade	A progressão da doença não se faz necessariamente por contiguidade, podendo ocorrer acometimento sistêmico já ao diagnóstico, inclusive com leucemização
Localização do tumor primário	Quase sempre em linfonodos; acometimento extranodal significa tumor secundário	Não é infrequente o acometimento primário de órgãos extranodais, o que ocorre em até 30 a 40% dos casos; os sítios extranodais mais frequentes são estômago, anel de Waldeyer e pele
Estádio ao diagnóstico	Mais frequentemente I e II	Depende do tipo histológico: nos linfomas indolentes e altamente agressivos, frequentemente no estádio IV; nos agressivos, estádios I, II ou III
Distribuição etária	A partir de 10 anos, com pico aos 30 anos; a partir daí, decresce. Há segundo pico menor por volta da 7ª década. O subtipo predominância linfocitária nodular tem pico ao redor de 30 a 40 anos.	Distribuem-se por todas as faixas etárias, segundo o tipo histológico: linfomas indolentes acometem faixa etária mais avançada; os altamente agressivos atingem mais crianças e adultos jovens; os agressivos podem ocorrer em crianças e jovens, mas predominam em adultos mais idosos
Comprometimento do mediastino	Relativamente frequente, principalmente na forma esclerose nodular	Raro, presente consistentemente nos tipos que se originam no timo: linfoma linfoblástico T/leucemia linfoide aguda T e linfoma de grandes células B primário do mediastino

25

Linfoma de Hodgkin corresponde a um terço dos linfomas. No Brasil, a doença inicia-se desde antes de 10 anos de idade, com pico em torno de 30 a 40 anos (em países em desenvolvimento, o LH é muito frequente em crianças, especialmente abaixo de 10 anos). O LH clássico, particularmente o tipo celularidade mista, apresenta um segundo pico menor, por volta da sétima década de vida. A ocorrência mais frequente de LH em crianças com menos de 10 anos é característica de países em desenvolvimento. Como a disseminação da neoplasia se faz por contiguidade, é comum o comprometimento de cadeias vizinhas, como linfonodos cervicais, supraclaviculares e mediastinais. O vírus Epstein-Barr (EBV) é frequentemente associado ao LH (Figura 25.18), especialmente em crianças e em indivíduos imunossuprimidos, como os infectados pelo HIV. A incorporação do genoma do EBV às células RS ocorre precocemente, no momento da transformação neoplásica da célula.

Classificação histológica

A classificação da OMS do LH está resumida no Quadro 25.10. Linfoma de Hodgkin divide-se em dois grupos: (1) LH clássico; (2) LH com predominância linfocitária nodular (PLN). O LH clássico inclui as formas: (a) esclerose nodular (EN); (b) celularidade mista (CM); (c) depleção linfocitária (DL); (d) LH rico em linfócitos. No LH clássico, a célula RS apresenta características morfológicas e, sobretudo, imunofenotípicas diferentes das do tipo predominância linfocitária nodular. No LH clássico, as células são CD45−, CD20− e CD30/CD15+ (Figura 25.19). O LH PLN é doença indolente, com células RS do tipo PL que, imunofenoti-

picamente, expressam marcadores de células B (CD20 e CD79a) e o antígeno leucocitário comum (CD45), diferentemente do tipo clássico. O fator de transcrição Pax-5, expresso no núcleo de células linfoides B precocemente, é positivo em ambas as formas de LH, atestando a origem da neoplasia em linfócitos B. As principais características histológicas, fenotípicas e clínicas de LH são vistas nos Quadros 25.11 e 25.12, respectivamente.

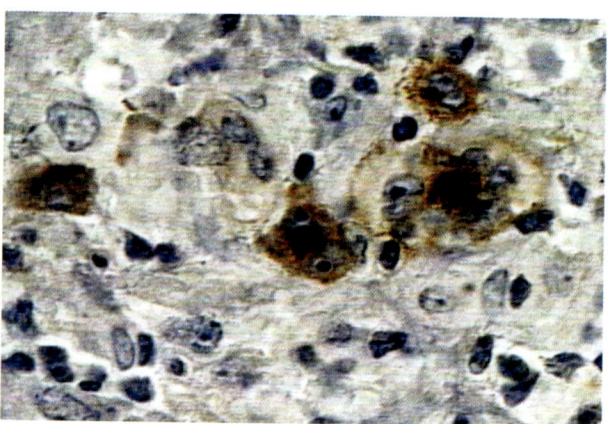

Figura 25.19 Células de Reed-Sternberg. CD30+ em padrão de membrana com reforço na região do complexo de Golgi.

Quadro 25.10 Classificação do linfoma de Hodgkin segundo a OMS (2001)

Linfoma de Hodgkin, predominância linfocitária nodular
Linfoma de Hodgkin clássico
Linfoma de Hodgkin, esclerose nodular
Linfoma de Hodgkin, celularidade mista
Linfoma de Hodgkin, depleção linfocítica
Linfoma de Hodgkin, rico em linfócitos

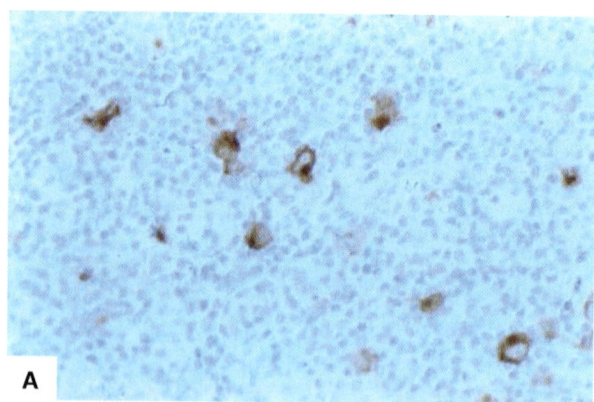

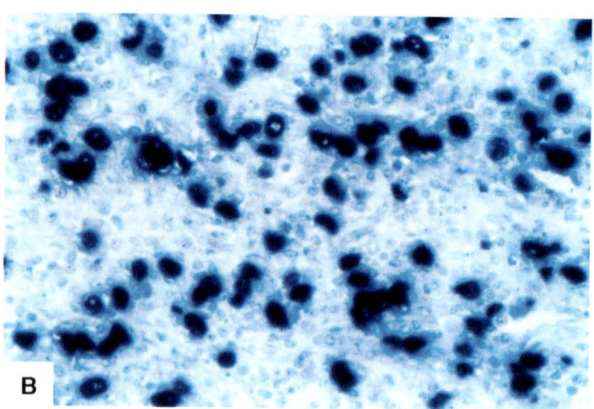

Figura 25.18 Linfoma de Hodgkin. **A.** Expressão imuno-histoquímica da proteína latente de membrana 1 (LMP-1) do vírus Epstein-Barr (EBV) em células de Hodgkin e de Reed-Sternberg. **B.** Numerosas células neoplásicas positivas para mRNA do EVB por hibridação *in situ*.

Quadro 25.11 Aspectos morfológicos e imunofenotípicos das formas PLN e clássicas (RL, EN, CM e DL) do linfoma de Hodgkin (LH)

	LH PL nodular (PLN)	LH clássico
Padrão de crescimento	Nodular	Difuso ou nodular
Células tumorais	*Popcorn* ou L&H	Célula RS
Substrato do microambiente tumoral	Linfócitos, histiócitos	Linfócitos, histiócitos, eosinófilos, plasmócitos
Fibrose	Rara	Comum
Imunofenótipo	CD20+ CD45+ Pax5+ fraco	CD15+ CD30+ Pax5+ fraco
	CD15− CD30−	CD20−/+ CD45−
Associação com EBV	Ausente	Presente em certa porcentagem de casos

PL: predominância linfocitária; RL: rico em linfócitos; EN: esclerose nodular; CM: celularidade mista; DL: depleção linfocitária; L&H: linfocítica-histiocítica; RS: Reed-Sternberg; EBV: vírus Epstein-Barr.

Quadro 25.12 Aspectos clínicos principais do linfoma de Hodgkin (LH) nas formas de predominância linfocítica nodular e clássica

	LH PL nodular	LH clássico
Distribuição etária e por sexo	Pico ao redor de 30 a 40 anos; predomínio em homens	Pico ao redor de 30 anos, com pico menor por volta da 7ª década; discreto predomínio em homens
Local comprometido	Principalmente linfonodos cervicais; ausente no mediastino	Linfonodos cervicais, mediastino, abdome e baço
Estádio ao diagnóstico	Geralmente estádio I	Estádios variados, dependendo do tempo de doença; mais frequente nos estádios I e II
Sintomas B (febre, sudorese, emagrecimento de pelo menos 10% do peso nos últimos 6 meses)	< 20%	> 40%

Aspectos morfológicos

Uma das primeiras manifestações da doença é aumento de um único grupo de linfonodos, geralmente na região cervical (Figura 25.20). Os linfonodos apresentam superfície de corte homogênea e consistência macia, tornando-se firmes com o aumento da fibrose. Em muitos casos, os linfonodos tornam-se aderentes e, às vezes, sofrem necrose (Figura 25.21). Em jovens, é frequente o comprometimento do mediastino, geralmente no tipo esclerose nodular (Figura 25.22).

LH com predominância linfocitária nodular. Mais frequente em homens, pode surgir em qualquer idade, com pico na quarta década. Há intensa proliferação de linfócitos pequenos com distribuição vagamente nodular, em meio aos quais se encontram células linfocítico-histiocíticas (L&H) ou células do tipo predominância linfocitária (PL). Estas, ao contrário da célula RS, expressam CD20 e CD45, mas são negativas para CD15 e CD30. Os pequenos linfócitos agregados em torno das células L&H têm imunofenótipo T; os demais linfócitos pequenos apresentam imunofenótipo B. Este tipo de linfoma não se associa ao EBV e não compromete o mediastino.

LH clássico. Pode apresentar-se nos seguintes tipos:

Esclerose nodular. É o tipo mais comum, mais frequente em adultos jovens e, no Brasil, também em crianças. A principal característica histológica é a proliferação de faixas de tecido fibroso colagênico delimitando nódulos celulares irregulares (Figura 25.23), formados por linfócitos, eosinófilos, plasmócitos e células RS, principalmente a variante lacunar. A lesão é subdividida em dois tipos: tipo 1, pobre em células neoplásicas, com predomínio de linfócitos; tipo 2, no qual mais de 50% do nódulo são constituídos por células neoplásicas.

Celularidade mista. É o segundo tipo mais comum e caracteriza-se por aspecto celular heterogêneo, com numerosos eosinófilos, plasmócitos, neutrófilos e macrófagos, menor número de linfócitos e grande quantidade de células RS. Pode ou não apresentar fibrose intersticial difusa, irregular, mas sem formar faixas. Este é o tipo que mais se associa ao EBV.

Depleção linfocítica. É a forma menos comum e a de pior prognóstico. Ocorre principalmente em indivíduos idosos e pacientes imunossuprimidos, sendo frequente o comprometimento inicial em linfonodos abdominais; com isso, o diagnóstico é mais tardio e a medula óssea encontra-se infiltrada em frequência muito maior do que nos outros tipos. A lesão caracteriza-se por proliferação de padrão reticular, com grande número de células RS pleomórficas e depleção linfocitária, ou por padrão de fibrose difusa, com grande número de células pleomórficas, poucos linfócitos e fibrose difusa irregular.

Rico em linfócitos. É pouco frequente. Histologicamente, apresenta proliferação nodular ou difusa de linfócitos B pequenos em meio aos quais encontram-se células RS clássicas, mas não as células L&H do LH PLN.

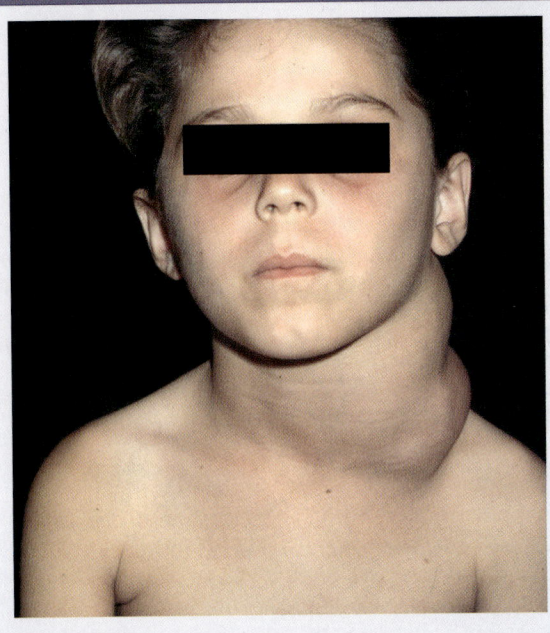

Figura 25.20 Linfoma de Hodgkin. Linfonodomegalia cervical.

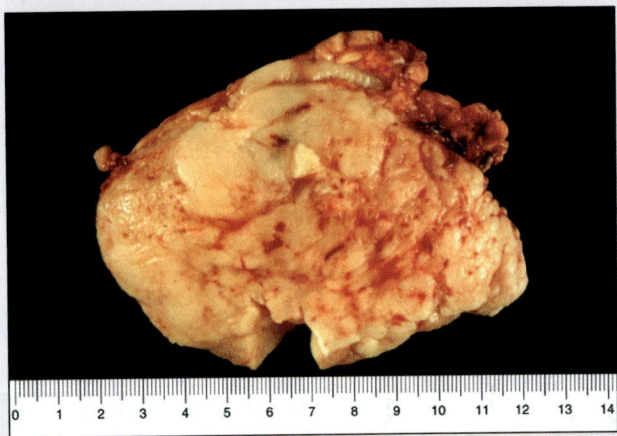

Figura 25.21 Linfoma de Hodgkin. Linfonodos coalescentes e com áreas de necrose.

(continua)

25

Aspectos morfológicos (*continuação*)

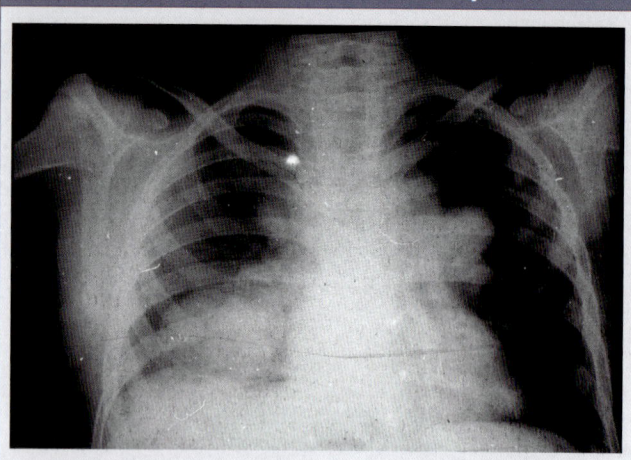

Figura 25.22 Linfoma de Hodgkin. Radiografia do tórax mostrando alargamento do mediastino por massa linfonodal.

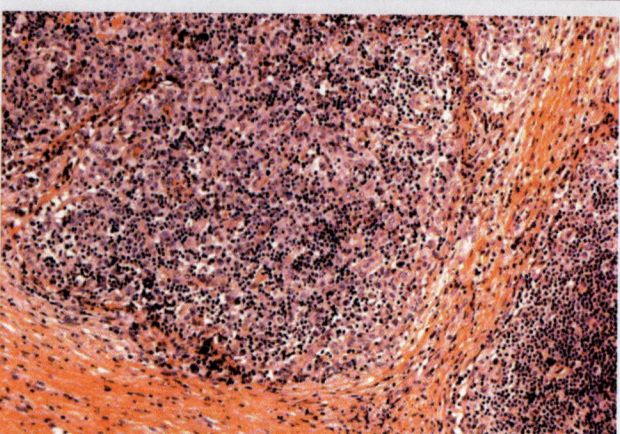

Figura 25.23 Linfoma de Hodgkin, esclerose nodular. Bandas espessas de colágeno separando os nódulos tumorais.

▪ Linfomas não Hodgkin

Linfomas não Hodgkin (LNH) são neoplasias muito importantes: (1) são prevalentes na população; (2) alguns são muito agressivos; (3) incluem lesões que se iniciam como tumores (linfomas) ou que são detectadas pelo encontro de células malignas circulantes (leucemias linfoides). A histogênese de ambas as lesões é semelhante, porém as apresentações clínicas diferem. Uma neoplasia linfoide que se inicia como tumor (linfoma), pode, no decorrer da doença, leucemizar-se. Para que isso ocorra, a medula óssea e/ou o baço devem estar infiltrados pela neoplasia, uma vez que estes órgãos não têm vasos linfáticos, e as células linfoides neoplásicas aí localizadas ganham diretamente o sangue circulante, em quantidade detectável no hemograma rotineiro. A classificação da OMS dos LNHs está indicada no Quadro 25.13.

Quadro 25.13   Classificação de linfomas não Hodgkin (adaptado da OMS, 2017)

Neoplasias de células B

Célula B precursora

Leucemia/linfoma linfoblástico de células B

Célula B madura

Leucemia linfocítica crônica/linfoma linfocítico

Leucemia pró-linfocítica B

Linfoma B da zona marginal esplênica (LZME)

Tricoleucemia

Linfoma/leucemia esplênico de células B, inclassificável

Linfoma linfoplasmocítico/Macroglobulinemia de Waldenström

Linfoma de células do manto

Linfoma folicular

Linfoma folicular pediátrico (LF-P)

Linfoma folicular intestinal primário (duodenal)

Linfoma folicular cutâneo primário

Linfoma da zona marginal extranodal do tecido linfoide associado a mucosa (linfoma MALT)

Linfoma da zona marginal nodal (LZMN)

Linfoma difuso de grandes células B, SOE

Linfoma de grandes células B rico em células T e histiócitos (LGCB-RTH)

Linfoma difuso de grandes células B do SNC (LDGCB-SNC)

Linfoma difuso de grandes células B da pele, tipo da perna ou *leg-type* (LDGCB-perna)

Linfoma difuso de grandes células B EBV-positivo (LDGCB-EBV+)

Linfoma de grandes células B mediastinal (tímico) primário

Linfoma difuso de grandes células B associado a inflamação crônica (LDGCB-IC)

Linfoma de grandes células B intravascular

Granulomatose linfomatoide (GL)

Linfoma de grandes células B ALK+

Linfoma plasmoblástico

Linfoma primário de efusões

Linfoma de Burkitt

Plasmocitoma solitário do osso

Plasmocitoma extraósseo

Mieloma múltiplo

Doenças da cadeia pesada (DCP)

Doença da cadeia pesada alfa

(*continua*)

25

Quadro 25.13 Classificação de linfomas não Hodgkin (adaptado da OMS, 2017) (*continuação*)

Doença da cadeia pesada gama	*Linfoproliferações clonais "precursoras":*
Doença da cadeia pesada mu	Linfocitose monoclonal B
	Gamopatia monoclonal de significado indeterminado (IgM, IgG,
Linfoma B inclassificável (LBI)	ou IgA)
LBI, sem outra especificação	Neoplasia folicular *in situ*
LBI, *double* ou *triple hit* (*C-MYC + BCL-2* e/ou *BCL-6*)	Neoplasia *in situ* de células do manto
Linfoma de células B inclassificável, com características intermediárias entre LDGCB e linfoma de Hodgkin (LBI-LDGCB/LH)	
Neoplasias de células T	
Célula T/NK precursora	Linfoma de células T periféricas, sem outras especificações
Leucemia/linfoma linfoblástico de células T	Linfoma/leucemia de células T do adulto (HTLV-1)
Célula T madura e célula natural killer *(NK)*	Linfoma de grandes células anaplásicas, ALK+
Leucemia pró-linfocítica T	Linfoma de grandes células anaplásicas, ALK–
Leucemia de grande célula T granular	*Linfoproliferações T CD30+ da pele:*
Leucemia agressiva de célula NK	Linfoma cutâneo de grandes células anaplásicas T CD30+
Linfoma de célula T/NK extranodal, tipo nasal	Papulose linfomatoide
Linfoma sistêmico de células T EBV+ da infância	Linfoma de células T subcutâneo paniculite-símile
Linfoma *hydroa vacciniforme*-símile	Linfoma de células T gamadelta primário da pele
Micose fungoide	Linfoma de células T enteropático
Síndrome de Sézary	Linfoma T intestinal epiteliotrópico monomórfico
Linfoma T angioimunoblástico	Linfoma hepatoesplênico de células T

SOE: sem outra especificação.

Aspectos morfológicos

A maioria dos LNHs manifesta-se, inicialmente, com aumento volumétrico indolor de um ou mais linfonodos, originando linfonodomegalias volumosas, isoladas ou disseminadas, superficiais ou profundas. Quando as cadeias superficiais (a cervical é a mais atingida) são comprometidas, a doença é descoberta em fase relativamente inicial; os linfonodos estão bem separados e têm consistência elástica. Mais tarde, os linfonodos fundem-se entre si e aderem aos tecidos vizinhos, formando massas volumosas (10 a 12 cm de diâmetro), de consistência elástica e que, ao corte, mostram tecido branco-acinzentado, homogêneo, com aspecto de "carne de peixe". Os aspectos microscópicos variam de acordo com o tipo histológico e estão descritos a propósito de cada linfoma.

Aspectos clínicos

Os LNHs apresentam características clínicas e biológicas que dependem do seu subtipo histológico. Segundo a evolução, os LNHs são agrupados em três categorias: indolentes, agressivos e muito agressivos.

Linfomas indolentes

Em geral, comprometem indivíduos idosos, sendo raros em jovens e praticamente inexistentes em crianças. A evolução clínica é arrastada, mas pode haver uma fase rápida que corresponde à progressão para linfoma de grandes células agressivo. Como regra, linfomas indolentes encontram-se disseminados ao diagnóstico, geralmente com comprometimento da medula óssea; por vezes, estão leucemizados. Como têm baixa taxa de proliferação celular, não mostram boa resposta terapêutica. Pode-se ter conduta expectante, dependendo da idade do paciente e da quantidade de massa tumoral; a curva de sobrevida não apresenta um platô de estabilização de óbitos. A doença progride lentamente, com óbito ao fim de muitos anos, apesar do tratamento. Exceção é o linfoma de células do manto, que tem comportamento ora indolente, ora agressivo.

São exemplos deste grupo: linfoma linfocítico/leucemia linfocítica crônica; linfoma folicular; linfoma esplênico; linfoma MALT. Morfologicamente, as células neoplásicas têm aspecto de linfócitos maduros e poucas mitoses.

Linfomas agressivos

São mais frequentes em adultos, mas podem surgir em qualquer idade, têm curso agressivo e necessitam de tratamento, pois podem levar ao óbito em pouco tempo; tais linfomas respondem a quimioterapia agressiva. Comprometimento da medula óssea ou leucemização ao diagnóstico não são comuns. A curva de sobrevida após tratamento apresenta platô de cura em 60 a 80% dos pacientes; transplante de medula óssea e tratamento com anticorpos humanizados são opções terapêuticas. Como a maioria desses linfomas corresponde ao linfoma difuso de grandes células B, a introdução do anticorpo anti-CD20, junto com a quimioterapia convencional, aumentou consideravelmente a sobrevida dos pacientes.

25

São exemplos deste grupo: linfoma difuso de grandes células B e a maioria dos linfomas de células T periféricas. Morfologicamente, as células neoplásicas são volumosas, com tamanho semelhante ao de blastos ativados dos centros germinativos; o número de mitoses é alto.

Linfomas altamente agressivos

Comprometem principalmente crianças e têm curso clínico altamente agressivo e rápido, podendo, sem tratamento, levar à morte em poucas semanas ou meses. A medula óssea está frequentemente comprometida ao diagnóstico, com leucemização. Há comprometimento do sistema nervoso central, devendo ser feita terapêutica profilática. Tais linfomas respondem à terapêutica altamente agressiva e têm curva de sobrevida com platô por volta de 50 a 60% de pacientes curados; transplante de medula óssea é opção terapêutica.

São exemplos deste grupo: leucemia/linfoma linfoblástico B ou T e linfoma de Burkitt. Morfologicamente, as células neoplásicas têm tamanho intermediário em relação aos dois grupos anteriores (células médias), e o número de mitoses é excepcionalmente alto.

▶ Linfomas não Hodgkin de células B

Linfomas de células B representam 85 a 90% dos LNHs. Podem ter apresentação predominantemente leucêmica, predominantemente nodal ou predominantemente extranodal, divisão indicada no Quadro 25.14. A seguir, estão resumidos os aspectos clínicos, histológicos e genéticos e a correlação com a célula normal correspondente dos principais linfomas de células B. Aqueles com apresentação leucêmica serão descritos adiante, na seção sobre medula óssea. As neoplasias de plasmócitos (mieloma/plasmocitoma) serão estudadas no tópico sobre doenças imunoproliferativas e também no Capítulo 27, uma vez que se apresentam frequentemente como tumores ósseos.

Quadro 25.14 Linfomas de células B e sua apresentação clínica

Linfomas B predominantemente leucêmicos

Linfoma/leucemia linfoblástica B

Leucemia linfocítica crônica

Leucemia pró-linfocítica B

Tricoleucemia

Linfomas B predominantemente nodais

Linfoma linfoplasmocítico

Linfoma da zona marginal nodal

Linfoma de células do manto

Linfoma folicular sistêmico

Linfoma difuso de grandes células B

Linfomas B predominantemente extranodais

Linfoma de células da zona marginal esplênica

Linfoma da zona marginal de mucosas (MALT)

Linfoma de Burkitt

Neoplasia de plasmócitos: mieloma/plasmocitoma

Linfomas de células B precursoras

Leucemia/linfoma linfoblástico B (leucemia linfoblástica aguda)

Linfoma linfoblástico B (LLb-B), morfologicamente indistinguível da leucemia linfoide aguda B (LLA-B), é neoplasia linfoide caracterizada pela proliferação de células blásticas imaturas, precursoras de linfócitos B. Para fins práticos, essas entidades diferem entre si segundo o número de blastos na medula óssea. Os casos com mais de 25% de blastos são considerados LLA-B; quando o comprometimento medular por blastos é menor que 25% e há envolvimento tecidual, são considerados LLb-B. A forma leucêmica (LLA-B) constitui 80 a 85% das leucemias linfoides agudas, sendo as demais da linhagem T; 75% dos casos ocorrem em crianças com até 6 anos de idade. LLb-B representa 10% dos linfomas linfoblásticos, sendo os 90% restantes representados por LLb-T. A OMS reconhece ainda um subgrupo de neoplasias de células B precursoras associadas a alterações genômicas recorrentes. Esse grupo de linfomas (LLb-B/LLA-B) tem algumas características clínicas e prognósticas particulares, como descrito a seguir.

Aspectos clínicos

- Corresponde a 80 a 85% das leucemias linfoides agudas (o restante é de imunofenótipo T)
- Representa 10% dos linfomas linfoblásticos (o restante é de imunofenótipo T)
- É muito agressivo, mas responde bem a quimioterapia, tendo em geral bom prognóstico em crianças; o prognóstico é menos favorável em adultos
- Fatores relacionados a prognóstico adverso: idade avançada, grande número de linfoblastos no sangue periférico, infiltração do sistema nervoso central ao diagnóstico, resposta lenta à terapêutica de indução, translocação BCR-ABL e hipodiploidia; hiperdiploidia associa-se a melhor prognóstico.

Aspectos morfológicos

- Proliferação de linfoblastos, que são células pouco maiores do que os pequenos linfócitos, com nucléolos pequenos e cromatina delicada; figuras de mitose são muito frequentes (Figura 25.24).

Imunofenótipo

- Marcadores positivos: TdT, CD19, CD10, CD79a, Pax5, HLA-DR
- Marcadores eventualmente positivos: CD20, CD22 e CD45 (LCA), CD34
- Marcadores negativos: Ig de superfície.

Aspectos genéticos e moleculares

- Alterações citogenéticas definidoras de grupos prognósticos: menos favorável nos casos com hipodiploidia e t(9;22); mais favorável nos casos com hiperdiploidia e t(12;21).

Célula normal correspondente

- Célula B precursora da medula óssea.

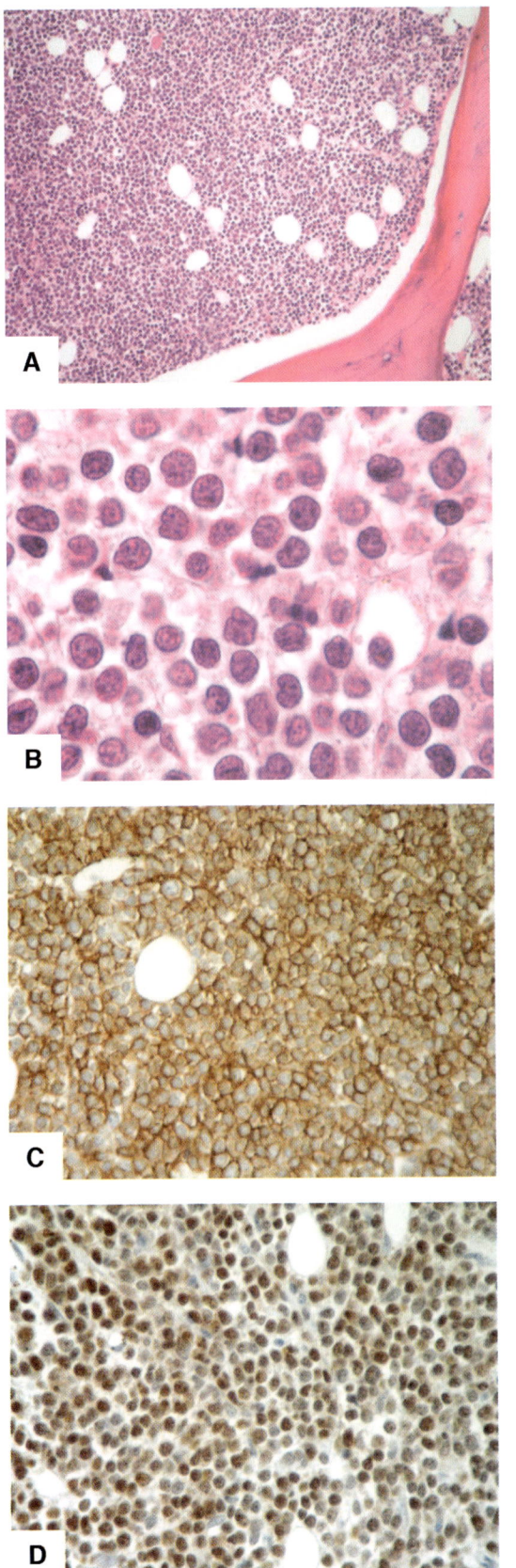

Figura 25.24 Neoplasia de células B precursoras: leucemia foblástica aguda/linfoma linfoblástico. **A.** Infiltração maciça da medula óssea pelas células neoplásicas. **B.** Detalhe das células neoplásicas, que têm citoplasma escasso. **C.** CD20+ na membrana citoplasmática. **D.** Expressão nuclear de TdT (desoxinucleotidil transferase terminal).

Linfomas de células B maduras

Leucemia linfocítica crônica B/linfoma linfocítico de linfócitos pequenos

Leucemia linfocítica crônica (LLC) é neoplasia de células linfoides B maduras, pequenas, com comprometimento primário quase sempre da medula óssea e do sangue periférico. É a leucemia mais comum no Brasil e mais frequente em idosos, com idade média de 65 anos. A maioria dos pacientes é assintomática; quando presentes, as manifestações clínicas incluem anemia hemolítica autoimune, linfonodomegalia, hepatomegalia e esplenomegalia. Quando o paciente apresenta apenas tumor sólido (linfoma), menos de 5.000 linfócitos/µL no sangue periférico e não tem citopenia, trata-se de linfoma linfocítico. Transformação para linfoma de alto grau (principalmente linfoma difuso de grandes células B) ocorre em 5% dos casos (síndrome de Richter). Alguns elementos relacionam-se com pior prognóstico, como estádios clínicos mais avançados pelos sistemas de Rai e Binet, indicando maior massa tumoral, e alterações moleculares representados por deleção de 17q ou ausência de hipermutação no gene da cadeia pesada de imunoglobulinas (IgV_H).

Aspectos clínicos

- A forma de apresentação mais comum é a leucêmica
- É a leucemia mais comum em adultos, geralmente em idosos do sexo masculino
- A maioria dos pacientes apresenta comprometimento do sangue periférico e da medula óssea no início, com ou sem linfonodomegalia ou hepatoesplenomegalia.

Aspectos morfológicos

- Nos linfonodos, há substituição do tecido normal por proliferação de pequenos linfócitos semelhantes aos linfócitos normais (Figura 25.25); há ainda número variado de células linfoides maiores, com núcleos evidentes, dispostas frequentemente em "pseudofolículos" ou "centros de proliferação"

25

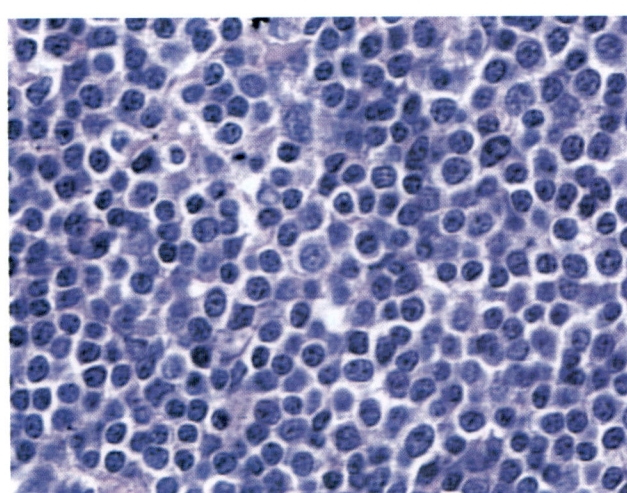

Figura 25.25 Linfoma linfocítico/leucemia linfoide crônica. Proliferação monótona de pequenos linfócitos maduros, com esparsos paraimunoblastos.

- Na medula óssea, o comprometimento pode ser nodular ou difuso (o padrão difuso associa-se a pior prognóstico).

Imunofenótipo

- As células neoplásicas apresentam imunofenótipo de linfócitos B (CD19/CD20/CD79a/Pax5 positivos) e expressam CD23 e um marcador de células T (CD5); CD20 pode ser fracamente positivo
- Marcadores negativos: ciclina D1, CD10, anexina A1
- IgS é sempre exclusivamente kappa ou lambda, o que demonstra clonalidade.

Aspectos genéticos e moleculares

- Rearranjo clonal de genes de imunoglobulinas
- Metade dos casos tem anormalidades genéticas, como trissomia do 12 ou translocação t(14;19) envolvendo o oncogene *BCL*-3, no cromossomo 19; deleção de 11q ou de 17q.

Célula normal correspondente

- Linfócito B periférico, circulante, CD5+.

Linfoma linfoplasmocítico. Macroglobulinemia de Waldenström

Linfoma linfoplasmocítico (LLp) é neoplasia de linfócitos B maduros com diferenciação plasmocitária, de adultos idosos, que quase sempre compromete a medula óssea e, menos frequentemente, o baço e os linfonodos. Em geral, associa-se à paraproteína IgM (macroglobulinemia de Waldenström), com manifestações de hiperviscosidade sanguínea em 30% dos casos e crioglobulinemia em 20% dos pacientes. A produção de cadeias leves e pesadas de imunoglobulinas é equilibrada, ao contrário do que ocorre no mieloma múltiplo; por isso, complicações relacionadas com a deposição de cadeia leve (amiloidose) são infrequentes no LLp.

Aspectos clínicos

- É raro e mais comum em idosos, com comprometimento da medula óssea, de linfonodos e do baço
- Muitos pacientes apresentam uma paraproteína sérica monoclonal do tipo IgM (geralmente associada a macroglobulinemia de Waldenström)
- Evolução lenta e incurável com os tratamentos atuais.

Aspectos morfológicos

- Mistura de linfócitos pequenos, linfócitos plasmocitoides e plasmócitos (Figura 25.26). Às vezes, há inclusões intranucleares ou citoplasmáticas de imunoglobulinas (corpúsculos de Dutcher e Russel, respectivamente).

Imunofenótipo

- Marcadores positivos: CD20, CD79a, Pax5, CD19, CD22 e IgM citoplasmática em padrão monoclonal
- Marcadores negativos: CD5, CD10, CD23, ciclina D1, IgD e anexina A1.

Aspectos genéticos e moleculares

- Rearranjo clonal de genes de imunoglobulinas
- Mutação pontual no gene *MYD88* (L265P); em 90 a 95% dos casos, o gene codifica uma proteína de sinalização de proliferação celular.

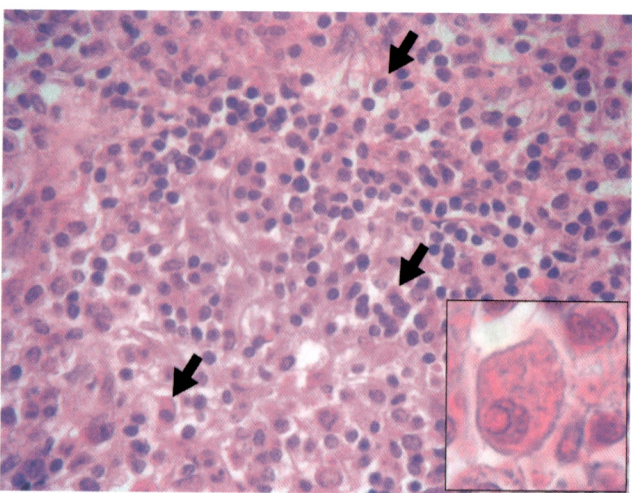

Figura 25.26 Linfoma linfoplasmocítico. Algumas células mostram diferenciação plasmocitária de permeio com células linfoides pequenas (*setas*). No detalhe, corpúsculo de Dutcher, que corresponde ao acúmulo de imunoglobulina no citoplasma, com invaginação para o núcleo, formando um diminuto "cisto" nuclear.

Célula normal correspondente

- Célula linfoide B terminal, em diferenciação para plasmócitos produtores de IgM.

Linfoma da zona marginal esplênica

Trata-se de neoplasia indolente e primária do baço que, ao diagnóstico, compromete frequentemente linfonodos do hilo esplênico e medula óssea; leucemização é muito comum. A neoplasia é formada por pequenos linfócitos semelhantes aos do linfoma MALT, mas com comportamento clínico diverso deste, pois compromete a medula óssea em quase 100% dos casos.

Aspectos clínicos

- Raro, corresponde a 1 a 2% dos LNHs
- Acomete adultos idosos de ambos os sexos
- Compromete medula óssea, sangue e linfonodos abdominais
- Em alguns casos, há boa recuperação após esplenectomia.

Aspectos morfológicos

- Substitui as zonas do manto e marginal por células neoplásicas envolvendo restos de centros germinativos (Figura 25.27)
- Formado por células pleomórficas (linfócitos pequenos no manto e maiores na zona marginal)
- Geralmente não compromete a polpa vermelha
- Quando atingidos, os linfonodos apresentam padrão nodular ou da zona marginal, com centro formado por CG reativos
- Frequentemente acomete o fígado
- Compromete a medula óssea com padrão nodular intertrabecular, sendo característico o padrão intrassinusoidal
- O sangue periférico e a medula óssea mostram células linfoides com citoplasma médio (aspecto monocitoide) e/ou células linfoides com prolongamentos citoplasmáticos (linfócitos vilosos).

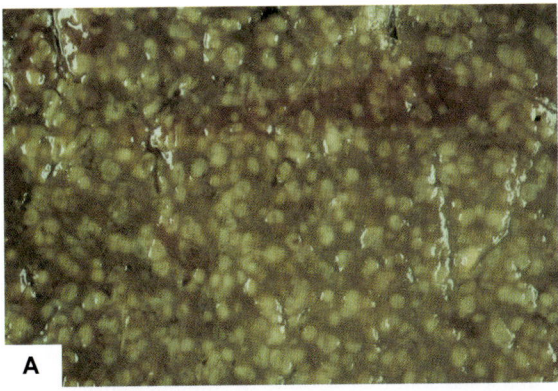

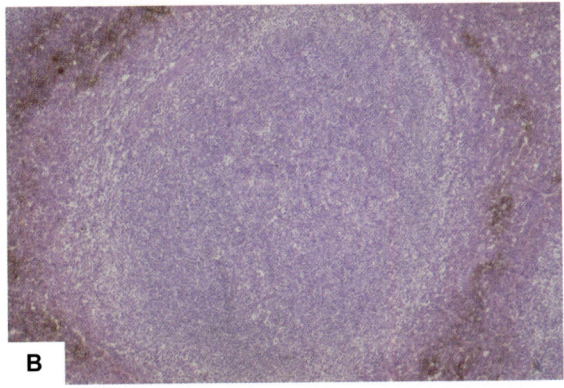

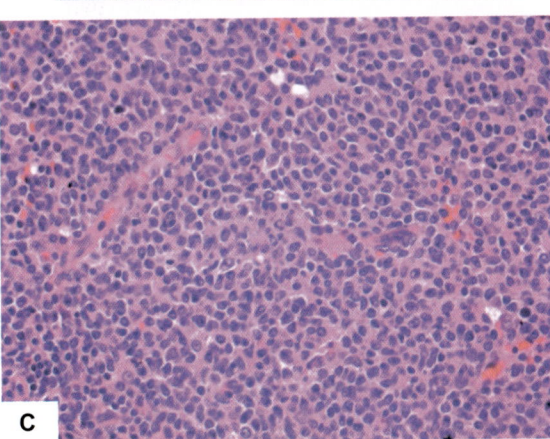

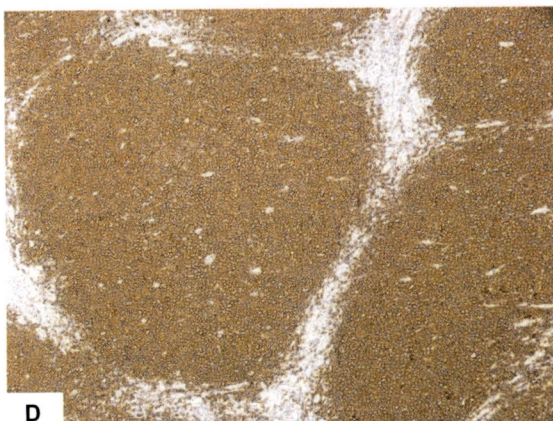

Figura 25.27 Linfoma da zona marginal esplênica. **A.** Nódulos múltiplos no parênquima (polpa branca). **B.** Nódulos de células linfoides pequenas ocupando e alargando a polpa branca. **C.** Detalhe das células, que são predominantemente pequenas células linfoides. **D.** As células são CD20+ (pan-B).

Imunofenótipo

- Marcadores positivos: CD19, CD20, CD79a, Pax5; sIg+, geralmente IgM e frequentemente IgD
- Marcadores negativos: CD5, CD10, BCL-6 e ciclina D1.

Aspectos genéticos e moleculares

- Rearranjo clonal de genes de imunoglobulinas
- Deleção de 7q31 (40% dos casos).

Célula normal correspondente

- Parte de células linfoides B *naive* e parte de células linfoides B de memória da zona marginal esplênica.

Tricoleucemia

Tricoleucemia (*hairy cell leukemia*) é neoplasia de células B maduras que predomina em homens, em média com 50 anos. Os pacientes apresentam citopenias (especialmente monocitopenia), esplenomegalia e, às vezes, disfunção imunitária. A doença acomete principalmente a medula óssea e o baço; leucemização é a regra. Imunomarcação de anexina A1 é importante no diagnóstico diferencial, já que este marcador não está presente em outros linfomas B. A tricoleucemia responde bem à quimioterapia. Pouco se conhece sobre aspectos genéticos e anormalidades moleculares específicas.

Aspectos clínicos

- Acomete adultos (idade média de 50 anos) e é mais frequente em homens
- Esplenomegalia e pancitopenia.

Aspectos morfológicos

- Pequenas células linfoides com núcleo oval, cromatina delicada, citoplasma abundante; citologicamente, veem-se prolongamentos citoplasmáticos (linfócitos "cabeludos"); fosfatase ácida resistente ao tartarato (TRAP+)
- Compromete a medula óssea, com infiltração intersticial e aumento da trama reticulínica e da polpa vermelha do baço (Figura 25.28)
- Envolvimento de linfonodos é raro.

Imunofenótipo

- Marcadores positivos: CD19, CD20, CD22, CD79a, Pax5, CD11c, CD103, DBA44 e anexina A1; geralmente a ciclina D1 é fracamente positiva em parte das células neoplásicas
- Marcadores negativos: CD5, CD10, CD23.

Célula normal correspondente

- Subpopulação de célula linfoide B de memória pós-centro germinativo.

Linfoma de células da zona marginal extranodal (tipo MALT)

Linfoma do tipo MALT (tecido linfoide associado a mucosas) corresponde a 8% dos linfomas de células B e a 50% dos linfomas primários do estômago. Trata-se de doença de idosos, com idade média de 60 anos, pouco mais comum em mulheres; quase sempre, associa-se a infecções ou reação autoimune.

25

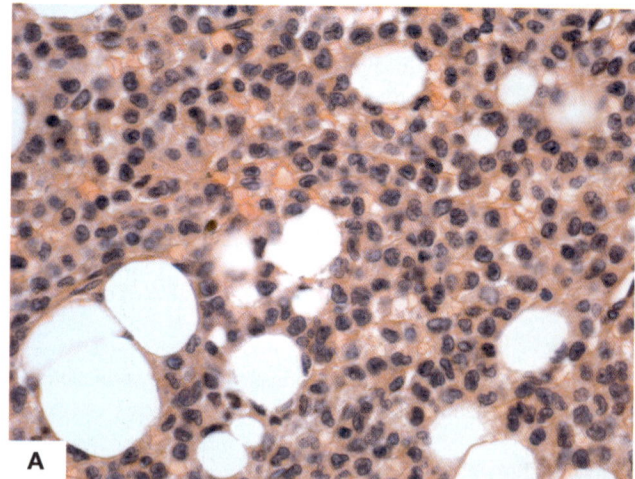

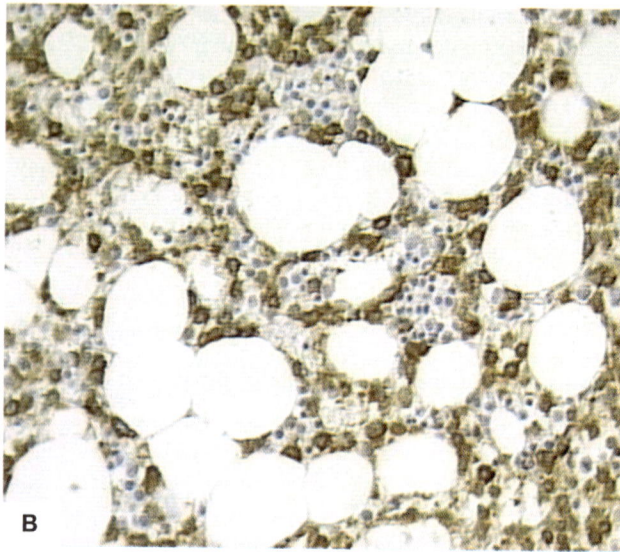

Figura 25.28 Tricoleucemia. **A.** Infiltração da medula óssea por células linfoides pequenas, alongadas ou reniformes. **B.** Positividade das células neoplásicas para o marcador DBA44.

Em 90% dos casos de linfoma gástrico MALT, existe associação com infecção por *Helicobacter pylori*. Síndrome de Sjögren e tireoidite de Hashimoto, doenças autoimunes, precedem o linfoma do tipo MALT em glândulas salivares e tireoide, respectivamente. No linfoma MALT, encontram-se três translocações comuns, cuja prevalência varia conforme o órgão atingido. No estômago e no pulmão, a translocação mais frequente é a t(11;18); em linfomas MALT de órbita e glândula salivar, a t(14;18) é mais comum; na tireoide, predomina a t(3;14). A translocação t(1;14) é a menos comum e envolve hiperexpressão de *BCL-10*. Em todas essas translocações, há ativação anormal do fator nuclear kappa B (NFκB).

Aspectos clínicos

- Mais frequente no estômago, pode surgir também no intestino, na órbita, na parótida, nos pulmões e na tireoide
- Associado a agentes infecciosos, como *H. pylori* no estômago
- Relacionado com doenças autoimunes (tireoidite de Hashimoto, síndrome de Sjögren)
- Geralmente localizado
- Pode ser curado com tratamento apropriado.

Aspectos morfológicos

- Proliferação de células da zona marginal, semelhantes a linfócitos pequenos, centrócitos ou células monocitoides; pode haver diferenciação para plasmócitos
- Folículos remanescentes reativos ao redor dos quais a neoplasia cresce
- Colonização folicular: infiltração de folículos pelas células neoplásicas
- Lesão linfoepitelial: agressão ao epitélio pelas células neoplásicas, formando pequenos ninhos epiteliais (Figura 25.29)
- Pode haver transformação para linfoma de alto grau, quando a lesão adquire o aspecto de linfoma difuso de grandes células.

Imunofenótipo

- Marcadores positivos: CD20, CD79a, Pax5 e IgM
- Marcadores eventualmente positivos: CD43, CD11c, IgA, IgG e BCL-10
- Marcadores negativos: CD5, CD23, CD10, DBA44, anexina A1 e ciclina D1.

Aspectos genéticos e moleculares

- Trissomia do cromossomo 3 (60% dos casos) e t(11;18) (25 a 50% dos casos), resultando no gene de fusão *API-MALT1*.

Célula normal correspondente

- Célula linfoide B de memória da zona marginal.

Linfoma folicular sistêmico

Linfoma folicular sistêmico, mais prevalente em torno de 60 anos de idade, é o segundo LNH mais comum no Brasil, após o linfoma difuso de grandes células B. Ao diagnóstico, a apresentação mais comum é aumento de linfonodos periféricos e centrais (abdominais e torácicos), podendo associar-se a esplenomegalia; em até 70% dos casos, a medula óssea está infiltrada (o padrão de infiltração é tipicamente paratrabecular), e o estádio é avançado (III ou IV de Ann Arbor). Apesar de a doença

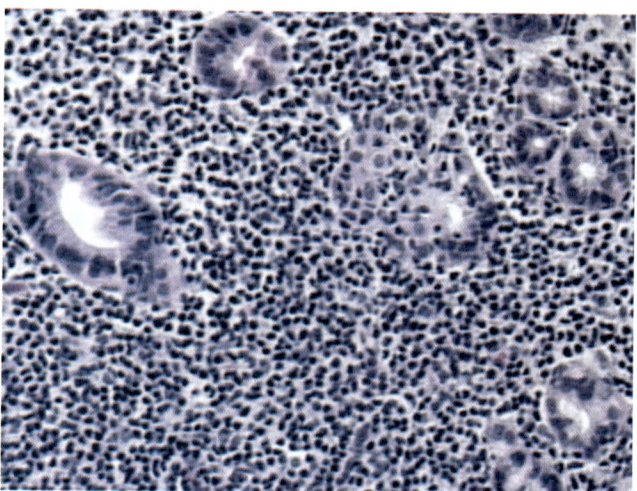

Figura 25.29 Linfoma da zona marginal extranodal no estômago (linfoma tipo MALT). Notar lesão linfoepitelial (infiltração e destruição de glândulas pelas células linfoides neoplásicas).

estar disseminada ao diagnóstico, a maioria dos pacientes não apresenta outras queixas além de linfonodomegalia. O linfoma associa-se a redução de apoptose em células do centro germinativo por causa da translocação t(14;18), que resulta em hiper-rexpressão da proteína BCL-2 (antiapoptótica).

Aspectos clínicos

- É um dos LNHs mais comuns (20 a 30% dos casos)
- Homens e mulheres adultos são igualmente acometidos
- Existem formas especiais de linfoma folicular que não têm todas as características aqui descritas (ver adiante).

Evolução clínica

- Lenta, geralmente incurável
- Cerca de 25 a 50% dos casos evoluem para linfoma difuso de grandes células B.

Aspectos morfológicos

- Arranjo nodular (Figura 25.30)
- Pode haver áreas difusas
- Composição mista de centroblastos e centrócitos, o que permite subclassificá-lo em três graus com possível valor prognóstico: grau I = 0 a 5 centroblastos por campo de grande aumento; grau II = 6 a 15 centroblastos por campo de grande aumento; grau III = mais de 15 centroblastos por campo de grande aumento.

Imunofenótipo

- Marcadores positivos: CD19, CD20, CD22, CD79a, Pax5, CD10, BCL-6 e IgM
- Marcadores negativos: CD11c, ciclina D1, CD5 e CD43
- Oncoproteína BCL-2 no centro folicular, achado importante no diagnóstico diferencial com hiperplasia folicular.

Aspectos genéticos e moleculares

- t(14;18) em 85 a 90% dos casos.

Célula normal correspondente

- Células linfoides B do centro germinativo.

Outros linfomas foliculares (formas especiais, menos frequentes)

- Linfoma folicular primário da pele: incomum, geralmente não expressa BCL-2 nem possui a translocação t(14;18); grau histológico I, II ou III; doença localizada na pele, geralmente no tronco superior, cabeça e pescoço; pode haver recidivas locais, mas em geral sem disseminação
- Linfoma folicular primário do duodeno: também incomum, expressa BCL-2 e tem a translocação t(14;18); grau histológico I ou II; geralmente compromete o duodeno, formando lesão única, vista à endoscopia. Raramente, causa sintomas e não se dissemina ou progride para linfoma agressivo
- Linfoma folicular da infância: muito raro, em geral não expressa BCL-2 nem possui a translocação t(14;18); geralmente grau histológico III; em geral, é extranodal (testículo, trato gastrointestinal etc.); não costuma disseminar ou progredir para linfoma agressivo.

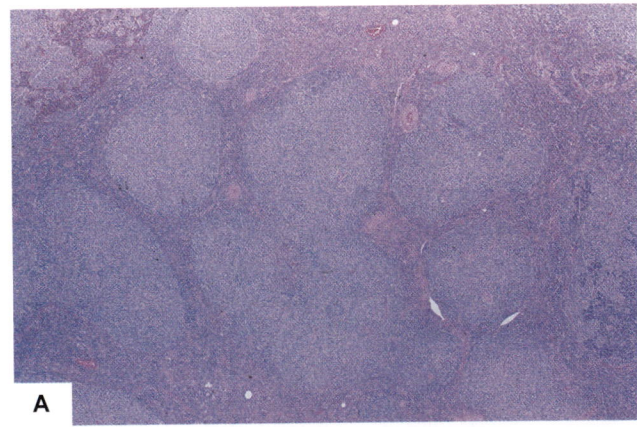

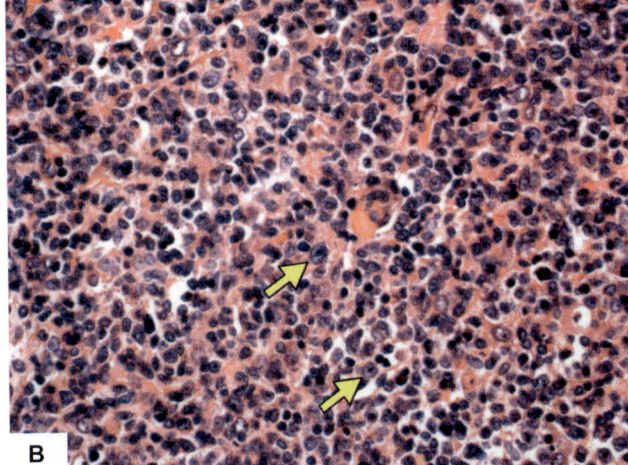

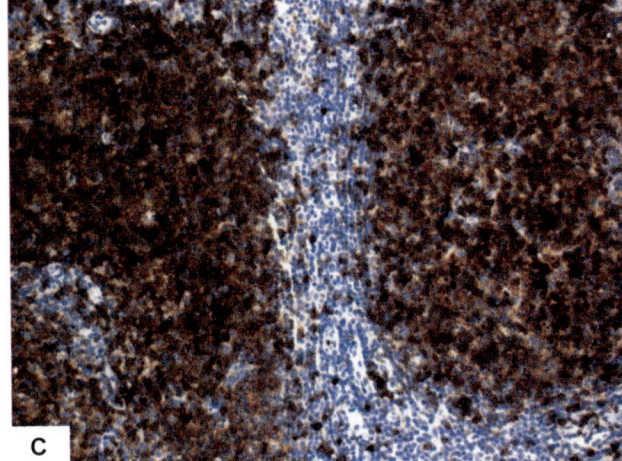

Figura 25.30 Linfoma folicular. **A.** A neoplasia apresenta arquitetura nodular. **B.** Predomínio de células linfoides pequenas, com núcleos irregulares (centrócitos), de permeio às quais há células grandes (centroblastos, *setas*). **C.** As células expressam CD10.

Linfoma de células do manto

Linfoma de células do manto corresponde a cerca de 5% dos LNHs, incide preferencialmente em torno de 60 anos e predomina em homens. Ao diagnóstico, a maioria dos pacientes tem comprometimento de linfonodos, intestino e baço; a medula óssea está afetada em até 70% dos casos, e o estadiamento Ann

Arbor é III ou IV. O tumor tem morfologia de linfoma de baixo grau (em geral é constituído por células pequenas e homogêneas) ou de células médias, com mitoses frequentes (variante blastoide); o comportamento clínico pode ser indolente ou agressivo.

Aspectos clínicos

- 5% dos LNHs no Ocidente
- Ocorre em adultos e é mais frequente em homens
- Compromete linfonodos, baço, anel de Waldeyer, medula óssea e trato digestivo (polipose linfomatosa)
- Relativamente agressivo e incurável com os tratamentos atuais.

Aspectos morfológicos

- Pode ser difuso ou nodular, formado por células pequenas, em geral semelhantes a centrócitos (forma clássica) ou por células médias (forma blastoide).

Imunofenótipo

- Marcadores positivos: CD19, CD20, CD79a, Pax5, IgM, CD43, CD5 e ciclina D1 (BCL-1 ou PRAD1 – Figura 25.31)
- Marcadores negativos: CD10 e CD11c.

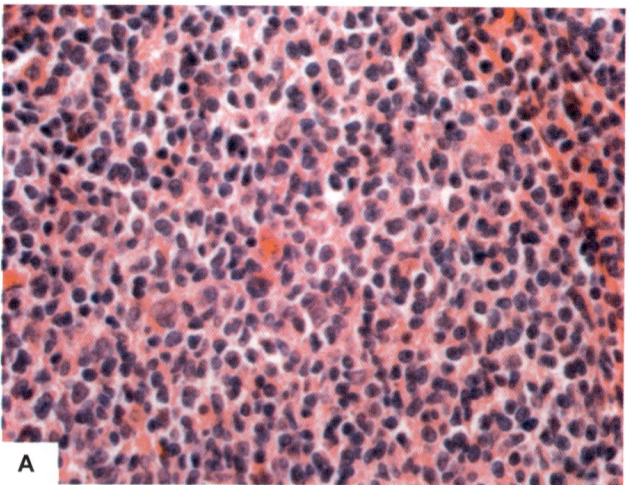

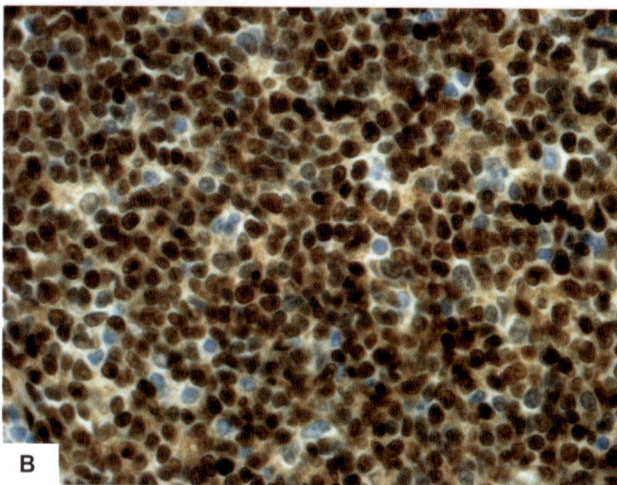

Figura 25.31 Linfoma de células do manto. **A.** Proliferação difusa de células linfoides pequenas ou médias, com contorno nuclear irregular. **B.** Positividade nuclear para ciclina D1 (BCL-1).

Aspectos genéticos e moleculares

- Rearranjo clonal de genes de imunoglobulinas
- t(11;14) – translocação do gene da ciclina D1 (*PRAD 1*), envolvida no controle do ciclo celular.

Célula normal correspondente

- Células B CD5+ virgens, na maioria dos casos.

Linfoma difuso de grandes células B

Linfoma difuso de grandes células B (LDGCB) é o linfoma mais comum, representando 30 a 40% dos LNHs. A neoplasia tem enorme variação morfológica, imunofenotípica e, sobretudo, prognóstica. Clinicamente, a lesão apresenta-se como massa localizada, nodal ou extranodal, de crescimento rápido, com ampla distribuição anatômica e etária. Com base no perfil genético, a neoplasia é subclassificada em dois subtipos: (1) semelhante às células B do centro germinativo (CG), com melhor prognóstico; (2) semelhante às células B ativadas (pós-centro germinativo, PCG), com prognóstico mais reservado. Além desses dois subtipos, a OMS (2017) incluiu subgrupos ou possibilidades classificatórias de novas entidades, em geral com relevância clínica, que são:

- LDGCB sem outra especificação, classificado segundo sua morfologia (centroblástico, imunoblástico, de grandes células anaplásicas) e assinatura molecular ou imunofenotípica (tipos centro germinativo [CG] e pós-centro germinativo [PCG])
- LDGCB classificado de acordo com o local anatômico (primário do mediastino, intravascular, primário do sistema nervoso central, primário da pele, tipo perna)
- LDGCB com características morfológicas, fenotípicas e genotípicas peculiares (linfoma de células B rico em linfócitos T/histiócitos; linfoma plasmoblástico, LGCB ALK+; LGCB CD5+)
- LDGCB associado ao vírus do herpes (EBV, vírus do sarcoma de Kaposi ou herpesvírus humano tipo 8 [KSV/HHV8])
- Linfoma B de alto grau: infrequente, tem características morfológicas e moleculares intermediárias entre LDGCB e linfoma de Burkitt; nesses casos, é importante a pesquisa de translocações nos genes *C-MYC*, *BCL-2* e *BCL-6*, para a definição da entidade; linfomas com translocação dupla ou tripla têm prognóstico desfavorável
- Linfoma B com aspectos intermediários entre LDGCB e linfoma de Hodgkin clássico: infrequente, incide geralmente em jovens masculinos, tem localização preferencial no mediastino e mostra prognóstico desfavorável. LDGCB e linfoma de Hodgkin clássico mostram aspectos morfológicos e imunofenotípicos ambíguos.

Aspectos clínicos

- Idade média: sexta década
- Corresponde a 30 a 40% dos LNHs em adultos e é mais prevalente em países em desenvolvimento
- 40% são extranodais
- Curso clínico agressivo, com diferentes grupos de prognóstico, dependendo da subclassificação imunomorfológica, molecular e clínico-laboratorial (Quadro 25.5).

Aspectos morfológicos

- Proliferação de grandes células blásticas (três a quatro vezes o tamanho de um linfócito maduro), com cromatina frouxa, nucléolos evidentes e citoplasma basofílico (Figura 25.32)
- As células são semelhantes a centroblastos e imunoblastos.

25

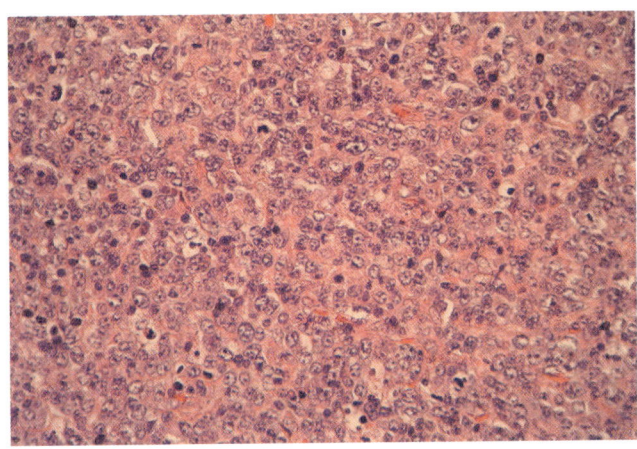

Figura 25.32 Linfoma difuso de grandes células B. Células volumosas, com núcleos não clivados e vários nucléolos próximos da membrana nuclear.

Imunofenótipo

- Marcadores positivos: CD19, CD20, CD22, CD79a, Pax5 e Ig de superfície
- Marcadores eventualmente positivos: MUM1, CD10, CD5, CD138, BCL-2, BCL-6, CD30 (infrequente) e ALK (raro)
- Marcadores negativos: ciclina D1 e Ig de citoplasma.

Aspectos genéticos e moleculares

- Rearranjo clonal de genes de cadeias leve e pesada de imunoglobulinas
- Rearranjo de *BCL-2*, t(14;18), em 15 a 20% dos casos
- Translocações ou mutações em *BCL-6*, em 40 a 50% dos casos
- Translocação de *MYC* em 5% dos casos, geralmente t(8;22)
- Translocações simultâneas de *MYC* com *BCL-2* e/ou *BCL-6* ocorrem em 2 a 3% dos casos (linfoma B de alto grau com translocação dupla ou tripla)
- Anormalidades citogenéticas complexas
- Segundo o perfil genético, existem subtipos de linfomas de células semelhantes a células B do centro germinativo ou células B ativadas pós-centro germinativo.

Célula normal correspondente

- Células centrofoliculares
- Células B ativadas pós-centro germinativo.

Linfoma de Burkitt

Linfoma de Burkitt (LB), neoplasia de linfócitos B maduros do centro germinativo, é mais frequente em crianças e adultos jovens. Há três formas: (1) endêmica, comum na África equatorial, onde foi descrito em 1958 por Dennis Burkitt, com comprometimento predominante da mandíbula. A relação com EBV é de 100%; (2) esporádica, que no Brasil é mais comum no trato gastrointestinal, com expressão de EBV em até 70% dos casos; nos países industrializados, EBV está presente em 20 a 30% dos casos; (3) associada a imunodeficiência, sobretudo pelo HIV, na qual a relação com EBV é virtualmente 100%. Em qualquer forma, o índice de proliferação celular é 100%, sendo notável a ausência de expressão da proteína BCL-2. Além disso, em todos os casos as alterações genéticas e moleculares envolvem o oncogene *MYC* e os genes *IgH*, *IgK* e *IgL*, resultando nas translocações t(8;14), t(2;8) e t(8;22).

Aspectos clínicos

- O LB ocorre de forma endêmica na África equatorial ou de forma esporádica nas demais regiões. Há também uma terceira forma associada a imunodeficiência, especialmente na AIDS
- É mais comum em crianças e adolescentes
- É duas a três vezes mais frequente em homens
- Na forma endêmica, prefere a mandíbula (Figura 25.33)
- Na forma esporádica, é mais comum no trato gastrointestinal, principalmente na região da válvula ileocecal
- Embora muito agressivo, responde bem à quimioterapia.

Aspectos morfológicos

- Proliferação de células linfoides de tamanho médio, monomórficas, com citoplasma basofílico contendo microvacúolos, núcleos redondos e pequenos nucléolos
- Alto índice mitótico e numerosos macrófagos com corpos tingíveis (aspecto em "céu estrelado" – Figura 25.34).

Imunofenótipo

- Marcadores positivos: antígenos B (CD19, CD20, CD22, CD79a e Pax5), CD10 e BCL-6
- Marcadores negativos: CD5, CD23 e BCL-2
- Marcador de proliferação celular (Ki-67) próximo a 100% das células.

Aspectos genéticos e moleculares

- t(8;14): translocação de *MYC* (cromossomo 8) mais frequentemente para a região da cadeia pesada de imunoglobulinas no cromossomo 14 (ver Figura 10.25); o gene *MYC* pode translocar-se também para a região de cadeias leves kappa – t(2;8) – ou lambda – t(8;22)
- Genoma do EBV em praticamente todos os casos endêmicos e associados a imunodeficiência e em 20 a 30% dos casos esporádicos (países industrializados) ou em até 70% dos casos esporádicos no Brasil.

Célula normal correspondente

- Provável célula B blástica do centro germinativo.

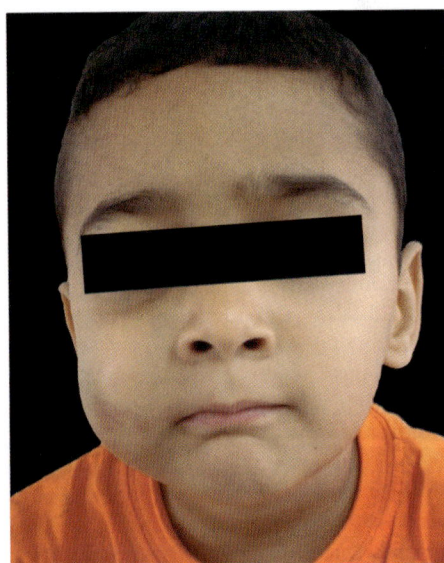

Figura 25.33 Linfoma de Burkitt na mandíbula.

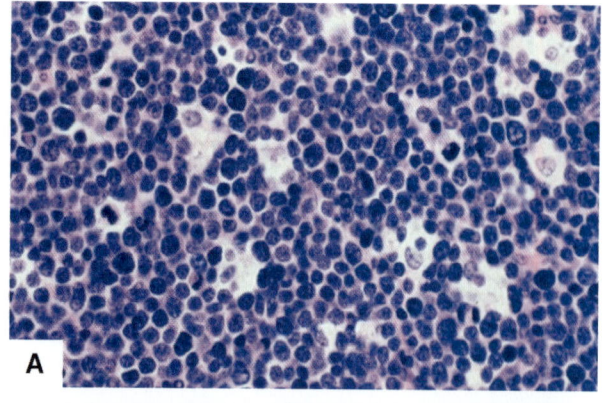

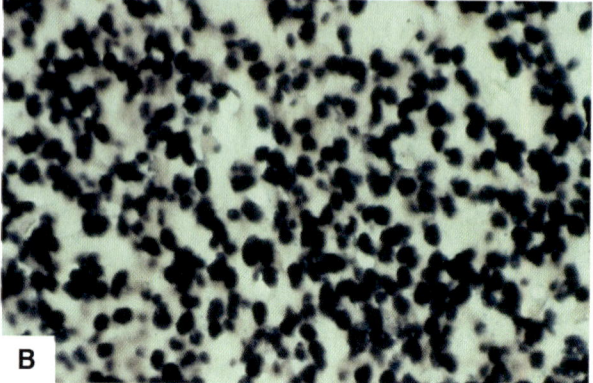

Figura 25.34 Linfoma de Burkitt. **A.** Aspecto monomórfico das células neoplásicas, entre as quais existem macrófagos fagocitando restos celulares (aspecto em "céu estrelado"). **B.** Hibridização *in situ* para o vírus de Epstein-Barr (EBV) fortemente positiva no núcleo das células neoplásicas.

▶ Linfomas não Hodgkin de linfócitos T e células NK

Linfomas originados de linfócitos T são menos comuns do que os de células B. Sua frequência varia de acordo com a região geográfica; no Japão, representam 40% dos LNHs. As diferenças na incidência refletem em geral a alta prevalência da infecção pelo vírus HTLV-1 em diferentes países. LNHs de células T/NK têm aspectos anatomopatológicos e história natural diversos daqueles de LNHs de células B. Praticamente todos os LNH-T/NK são agressivos e têm quadro clínico inicial quase sempre mais grave do que o de linfomas B. Tais linfomas podem ser predominantemente leucêmicos, nodais ou extranodais, divisão resumida no Quadro 25.15.

Os LNHs de células T apresentam um ou mais marcadores da ontogênese de linfócitos T (CD2, CD3, CD4/CD8, CD5 e CD7) e originam-se geralmente de linfócitos T auxiliares (CD4+); mais raramente, de células T citotóxicas (CD8+); células NK também podem originar linfomas. Como parte do fenótipo citotóxico, pode-se encontrar expressão de grânulos citoplasmáticos TIA-1, granzima B e perforina. LNHs-T podem apresentar expressão aberrante do fenótipo T, o que auxilia no diagnóstico diferencial com proliferações T reacionais. Entre as expressões aberrantes, destacam-se a deleção de um ou mais marcadores T e a coexpressão ou ausência de CD4/CD8. A identificação de células NK é feita pelo CD56 e por grânulos citotóxicos.

Quadro 25.15 Linfomas de células T e NK e sua apresentação clínica

Linfomas T predominantemente leucêmicos
Leucemia pró-linfocítica T
Leucemia linfocítica T de grandes células granulares
Leucemia de células NK
Leucemia/linfoma de células T do adulto (ATL)
Linfomas T predominantemente nodais
Linfoma T angioimunoblástico
Linfoma T periférico, sem outra especificação
Linfoma de grandes células anaplásicas CD30+ (ALK+ ou ALK–)
Linfomas T predominantemente extranodais
Micose fungoide/síndrome de Sézary
Linfoma cutâneo primário CD30+
Linfoma T/NK extranodal, tipo nasal
Linfoma T enteropático
Linfoma T intestinal epiteliotrópico monomórfico
Linfoma T hepatoesplênico

A seguir, serão discutidos de forma resumida os aspectos histológicos, clínicos, biológicos, genéticos e a correlação com a célula linfoide normal correspondente dos principais LNH T/NK.

Linfomas de células T precursoras

Linfoma/leucemia linfoblástica de células T

Aqui valem as mesmas considerações já mencionadas na LLA-B e no LLb-B. Nos linfomas de células T precursoras, a forma leucêmica é rara, enquanto a forma linfomatosa, muito mais comum, corresponde a 90% de todos os linfomas linfoblásticos. Comprometimento do mediastino é muito frequente. Diferentemente da LLA-B, a LLA-T tem prognóstico menos favorável em crianças. A neoplasia é rara em idosos, nos quais alterações citogenéticas associadas a prognóstico desfavorável são menos frequentes.

Aspectos clínicos

- Corresponde a 40% dos linfomas em crianças
- Representa 10 a 15% das leucemias linfoides agudas (o restante é de imunofenótipo B)
- Responde por 85 a 90% dos casos de linfomas linfoblásticos (o restante é de imunofenótipo B)
- Preferência por adolescentes e jovens, predominando no sexo masculino
- Frequentemente forma massa mediastinal
- Quando não tratado, evolui para LLA
- Com frequência, compromete o SNC
- Muito agressivo; prognóstico menos favorável do que a contrapartida B, com maior taxa de falha de indução, recaída precoce no SNC e recorrência.

Aspectos morfológicos

- As células têm tamanho médio (duas vezes o de um linfócito maduro), possuem cromatina frouxa, núcleos irregulares e nucléolos pequenos, são semelhantes a linfoblastos e apresentam crescimento difuso.

Imunofenótipo

- Marcadores mais frequentemente positivos: CD3c, CD7 e TdT
- Outros marcadores positivos: CD1a, CD2, CD4, CD5, CD8 e CD10.

Aspectos genéticos e moleculares

- TCR *(T cell receptor)* reorganizado.

Célula normal correspondente

- Linfócito T precursor (protimócito e timócito).

Linfomas de células T maduras

Linfomas cutâneos de células T. Micose fungoide. Síndrome de Sézary

Linfomas cutâneos de células T são provavelmente os linfomas T mais frequentes no Brasil. Entre estes, estão a micose fungoide, a síndrome de Sézary, os processos linfoproliferativos cutâneos primários CD30+ e o linfoma T paniculítico.

Micose fungoide, que é o tipo mais comum, é precedida comumente de lesões cutâneas inespecíficas, sobretudo eritema, em geral na parte superior do tórax. Tais lesões podem evoluir, anos depois, para placas, tumores e acentuada eritrodermia (síndrome de Sézary) ou progredir para sítios extracutâneos, principalmente linfonodos e medula óssea. A célula neoplásica é um linfócito T CD4+.

Aspectos clínicos

- É o linfoma cutâneo mais comum
- Ocorre em adultos
- Lesões cutâneas em placas e eritrodermia (Figura 25.35)
- Comprometimento tardio de linfonodos e sangue periférico

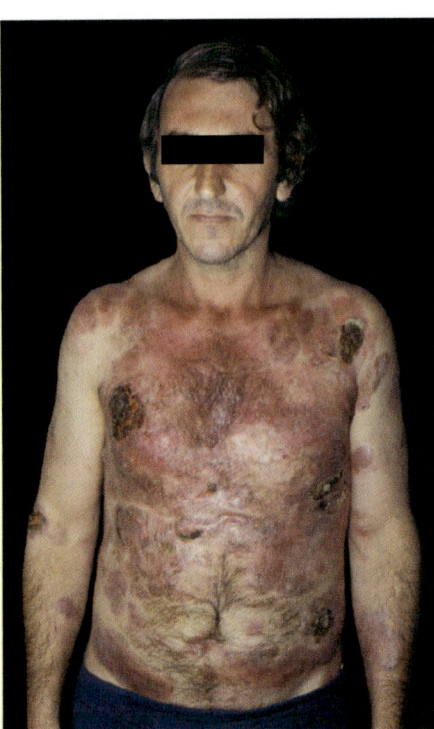

Figura 25.35 Micose fungoide. Extenso comprometimento cutâneo.

- Em 35% dos casos, transforma-se em linfoma agressivo, com óbito em boa parte dos casos transformados
- Pacientes com síndrome de Sézary têm prognóstico menos favorável
- Nos raros casos com fenótipo CD8+, o prognóstico é ruim
- Os processos linfoproliferativos cutâneos primários CD30+ e o linfoma T subcutâneo/paniculítico são entidades distintas, com prognóstico favorável
- O linfoma cutâneo primário Tγδ é raro e tem evolução muito agressiva.

Aspectos morfológicos

- Infiltrado na derme superior com exocitose (epidermotropismo) de linfócitos cerebriformes, que formam microabscessos intradérmicos de Pautrier (Figura 25.36)
- Linfonodomegalia regional, geralmente reativa, denominada linfadenopatia dermatopática; na fase tardia, células neoplásicas podem infiltrar linfonodos a partir da zona paracortical.

Imunofenótipo

- Marcadores positivos: CD3, CD4 e CD5
- Marcadores negativos: geralmente CD8; frequentemente, há deleção de marcadores pan T (CD7 e/ou CD2).

Célula normal correspondente

- Linfócito T epidermotrópico CD4+.

Linfoma de células T/NK extranodal tipo nasal

O linfoma extranodal NK/T tipo nasal surge preferencialmente na cavidade nasal e no palato. O linfoma é mais prevalente na Ásia. No México, na América Central e na América do Sul, é mais comum em populações indígenas. No Brasil, é relativamente raro. A célula neoplásica é linfócito T/NK ou, raramente, linfócito T CD8+. O tumor associa-se sempre ao EBV.

Aspectos clínicos

- Anteriormente conhecido como granuloma letal da linha média ou linfoma angiocêntrico
- Raro na Europa e nos EUA, é mais comum na Ásia e na América Latina
- Acomete adultos, sobretudo homens
- Lesões ulceradas, necróticas e destrutivas no nariz e no palato (Figura 25.37 A); pode comprometer a pele

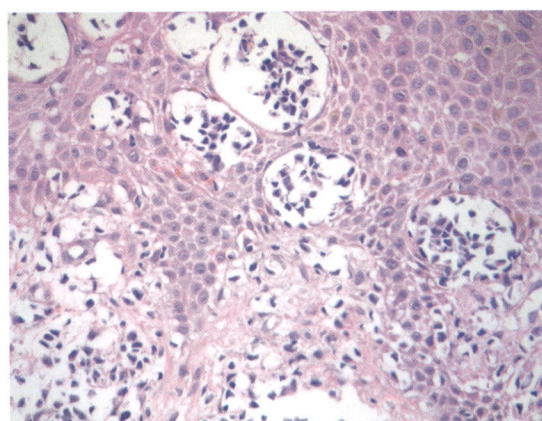

Figura 25.36 Micose fungoide. Infiltrado linfocitário de células T com epidermotropismo, formando microabscessos de Pautrier.

25

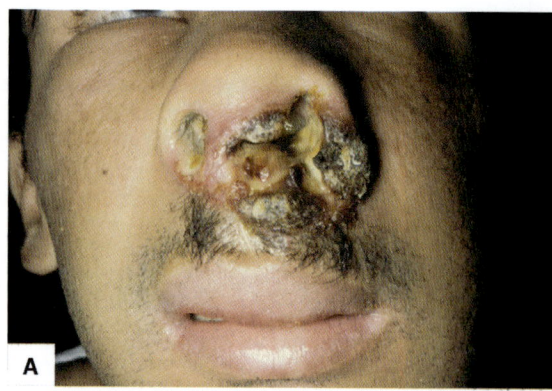

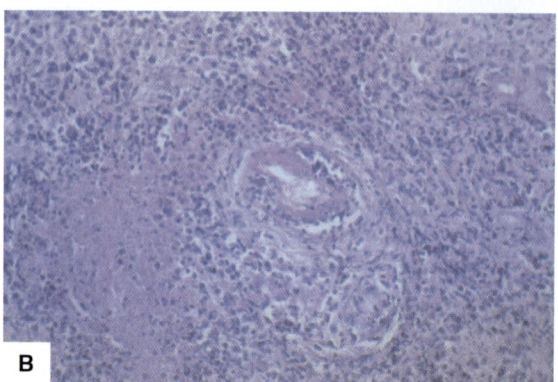

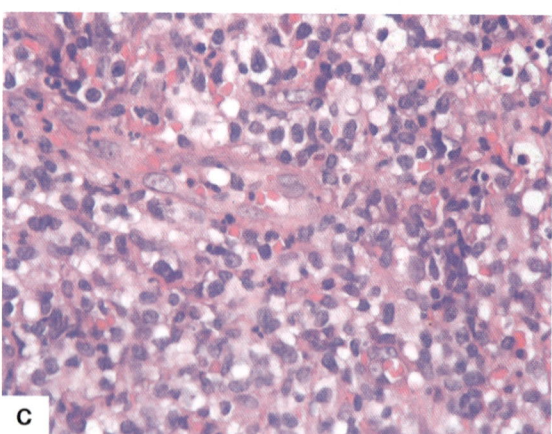

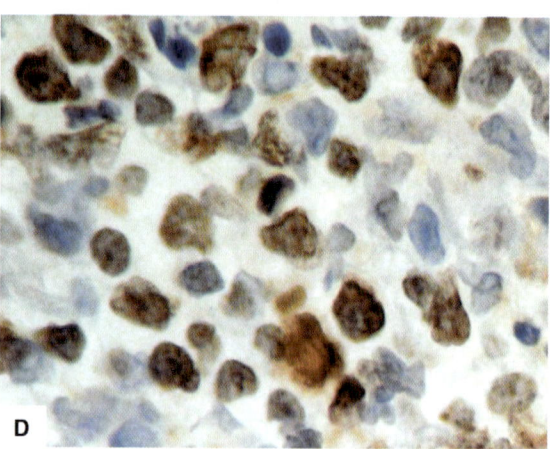

Figura 25.37 Linfoma T/NK nasal. **A.** Extensa destruição do septo nasal. **B.** Áreas de necrose e angiotropismo. **C.** Células neoplásicas pleomórficas. **D.** Positividade nuclear para EBV nas células neoplásicas por hibridação *in situ*.

- Muito agressivo, pode às vezes responder à radioterapia; sobrevida de 5 anos é inferior a 20%
- Associa-se ao vírus Epstein-Barr em 100% dos casos.

Aspectos morfológicos

- Trata-se de lesão necrótica, ulcerada, com infiltrado linfocitário pleomórfico, angiocêntrico e angioinvasivo (Figura 25.37 B e C), associado a células inflamatórias reativas (plasmócitos, neutrófilos, eosinófilos e histiócitos).

Imunofenótipo

- Marcadores positivos: CD2, CD3c, CD45RO, CD56, TIA1, perfurina e granzima B
- Marcador eventualmente positivo: CD8
- Marcadores negativos: CD4 e CD7.

Alterações genéticas e moleculares

- Ausência de rearranjo de TCR (*T cell receptor*)
- EBV integrado ao genoma da célula neoplásica (Figura 25.37 D).

Célula normal correspondente

- Células T/NK.

Linfoma/leucemia de células T de adultos

Neoplasia associada à infecção pelo vírus linfotrópico humano de linfócito T (HTLV-1), tem longo período de latência; a lesão ocorre em 5% dos indivíduos infectados. Raro no Brasil, é mais comum em alguns locais, como Salvador – BA, onde manifestação cutânea não é incomum. O quadro clínico é variado. Há formas cutâneas e leucêmicas crônicas, com evolução arrastada, e formas linfomatosas, sistêmicas, que evoluem com hipercalcemia e são muito agressivas.

Aspectos clínicos

- Neoplasia relacionada com o HTLV-1 (100%), vírus com longo tempo de incubação
- Mais comum no Japão e Caribe
- Ocorrência esporádica no Brasil (região de Salvador, BA)
- Muito mais frequente em adultos
- Formas clínicas: aguda, crônica, indolente e linfomatosa (agressiva).

Aspectos morfológicos

- O quadro morfológico é muito variável
- A forma cutânea pode simular outros linfomas T cutâneos, como micose fungoide, sendo necessária a pesquisa de HTLV-1 para o diagnóstico diferencial
- Nos linfonodos: mistura de linfócitos atípicos, pleomórficos, pequenos e grandes; algumas células são semelhantes à célula RS. No sangue e no mielograma, há células com núcleo hiperlobado (células em flor).

Imunofenótipo

- Marcadores positivos: CD2, CD3c, CD45RO, CD5, CD4 (a maioria), CD25 e FOX-P3
- Marcadores negativos: CD7 e CD8.

- Rearranjo de TCR (*T cell receptor*)
- Genoma do HTLV-1 integrado às células neoplásicas.

Célula normal correspondente
- Células T CD4+ reguladoras.

Linfoma de grandes células anaplásicas CD30+ sistêmico (ALK+ ou ALK−)

Linfoma de grandes células anaplásicas sistêmico (CD30+) origina-se de células T que: (a) em geral não expressam CD3 e CD8; (b) são positivas para CD4, CD5, CD45 (metade dos casos), CD43, TIA-1, granzima B e perfurina; (c) expressam CD30 tanto na membrana como na região paranuclear do aparelho de Golgi. Segundo a OMS, há dois tipos: (1) ALK+, que corresponde a 50% dos casos e possui a t(2;5) ou variante, tem melhor prognóstico (sobrevida de 5 anos em 70 a 80% dos casos) e acomete faixa etária mais baixa; (2) ALK−, com prognóstico pior (sobrevida de 5 anos em 50% dos casos), acomete faixa etária mais alta. A expressão de ALK deve-se principalmente à t(2;5), que permite a justaposição do gene *ALK* (*anaplastic lymphoma kinase*) no cromossomo 2 ao cromossomo 5, próximo ao gene *NPM* (nucleofosmina), resultando em proteína de fusão, quimérica, a proteína ALK. Esta é a translocação mais frequente (mais de 80% dos casos), podendo também ocorrer a t(1;2), t(2;17), entre outras. Uma forma cutânea primária desse linfoma é entidade à parte: não expressa ALK e tem prognóstico muito favorável.

Aspectos clínicos

- 5% dos LNHs no Ocidente
- A incidência é maior nas duas primeiras décadas de vida (ALK+)
- Apresenta-se como entidades distintas, mantendo em comum a morfologia e a expressão de CD30: linfoma cutâneo primário (ALK−), linfoma sistêmico ALK+ e linfoma sistêmico ALK−.

Aspectos morfológicos
- Proliferação de grandes células pleomórficas, em arranjo sincicial, infiltrando-se inicialmente nos seios linfonodais e, a seguir, comprometendo difusamente o linfonodo (Figura 25.38 A).

Imunofenótipo

- Marcadores positivos: CD30, CD4, CD5, CD7, CD43, EMA, TIA1, perfurina e granzima B
- Marcadores ocasionalmente positivos: CD45 e CD3
- Expressão da proteína quimérica ALK em 50% dos casos, associada à t(2;5) ou variante, com melhor prognóstico (Figura 25.38 B)
- Marcadores negativos: linfoides B, EBV e CD15.

Aspectos genéticos e moleculares

- t(2;5) ou variante em 50% dos casos das formas sistêmicas; ausente nos casos primários da pele
- Outras translocações envolvendo o cromossomo 2 são menos frequentes.

Célula normal correspondente

- Células T CD4+ efetoras/de memória.

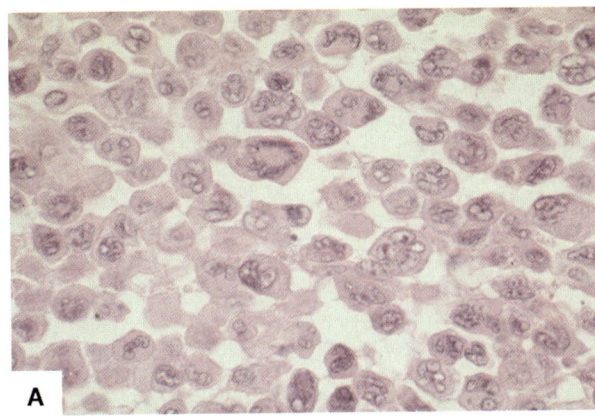
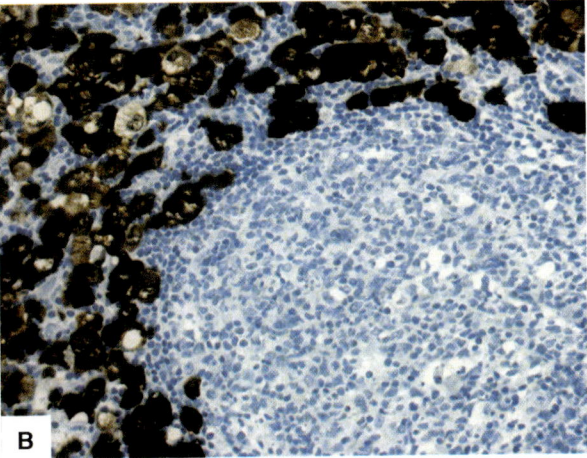

Figura 25.38 Linfoma de grandes células anaplásicas. **A.** Células pleomórficas em arranjo sincicial. **B.** Células ALK+ em torno de folículo linfoide.

Linfoma T angioimunoblástico

Linfoma T angioimunoblástico é um dos linfomas nodais de células T mais comuns. Antigamente conhecido como *linfadenopatia angioimunoblástica com disproteinemia*, foi considerado lesão pré-neoplásica até 1994, quando foi classificado como neoplasia desde o início, com clonalidade estabelecida; mais tarde, foi reconhecido pela OMS como linfoma. Trata-se de doença de adultos com idade média de 60 anos. Muito agressivo, o linfoma dá sintomas constitucionais e tem prognóstico desfavorável. Mesmo com a utilização de modernos esquemas quimioterápicos, a sobrevida média é de menos de 2 anos.

Aspectos clínicos

- 1,2% dos LNHs no Ocidente e 15% dos linfomas de células T maduras
- Linfonodomegalia generalizada, hepatoesplenomegalia e erupção cutânea
- Hipergamaglobulinemia policlonal e anemia hemolítica autoimune.

Aspectos morfológicos

- Alteração difusa da arquitetura nodal, com proliferação em agregados ou difusa de imunoblastos T, em meio a rica trama vascular
- Plasmócitos e eosinófilos em número variável.

25

Imunofenótipo

- Linfócitos T CD4+, CD10+, BCL-6+ e PD1+
- Malha de células reticulares dendríticas difusamente pro-liferada e fragmentada, identificada pelos marcadores CD21, CD23 e/ou CD35 (Figura 25.39).

Aspectos genéticos e moleculares

- Rearranjo no gene *TCR* (*T cell receptor*)
- Genoma do EBV em linfócitos B reativos
- Trissomia dos cromossomos 3, 5 e X
- Cariótipo complexo, que pode se associar a pior prognóstico.

Célula normal correspondente

- Células T CD4+ do centro germinativo.

Linfoma de células T periféricas, sem outra especificação (SOE)

Trata-se de linfoma T dos mais frequentes, possivelmente pela inclusão de casos que não podem ser categorizados em outros subtipos descritos anteriormente. Ademais, estão in-cluídos no grupo linfomas antes reconhecidos como entidades próprias em outras classificações, como o linfoma da zona T, linfoma de Lennert e linfomas pleomórficos de grandes e pequenas células (presentes na classificação de Kiel). Casos correspondentes a essas antigas denominações são hoje co-locados na categoria "linfomas T periféricos, SOE" por pouca clareza sobre a natureza do processo, escassa informação clí-nica, baixa prevalência e desconhecimento de alterações mo-leculares e citogenéticas específicas. Em síntese, nesse grupo estão reunidos linfomas nodais com aspectos morfológicos, clínicos, fenotípicos e moleculares heterogêneos que não po-dem ser incluídos em nenhuma outra categoria de linfomas de células T.

Aspectos clínicos

- Acomete geralmente idosos
- Linfadenopatia generalizada
- Sintomas B
- Agressivo, com sobrevida de 25% em 5 anos.

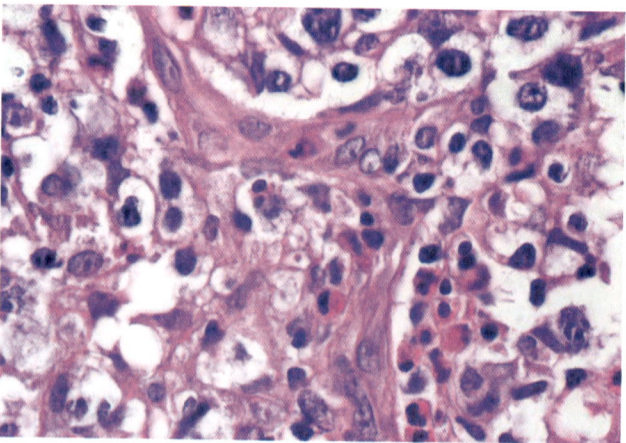

Figura 25.39 Linfoma T angioimunoblástico. Proliferação de imu-noblastos em meio a alguns eosinófilos e trama vascular.

Aspectos morfológicos

- Geralmente nodal, às vezes com comprometimento extranodal
- Padrão de comprometimento frequentemente paracortical (zona T)
- Grande pleomorfismo celular
- Células semelhantes às de Reed-Sternberg podem estar presentes
- Proliferação vascular
- Número variável de células reativas.

Aspectos fenotípicos

- Imunofenótipo de células T maduras, às vezes aberrante (deleção de um ou mais marcadores pan-T)
- Pode expressar CD30 de forma heterogênea e sem os de-mais achados de linfoma de grandes células anaplásicas CD30+; por definição, deve ser ALK–.

Aspectos moleculares e genéticos

- Ausência de genoma do HTLV-1
- Rearranjo clonal do receptor de células T (TCR)
- Anormalidades moleculares não recorrentes
- Perfil genético diferente daquele das demais entidades.

Célula normal correspondente

- Células T CD4+ efetoras/de memória.

Outros linfomas de células T e de células NK são muito raros no Brasil. Recomenda-se consulta à publicação da OMS sobre classificação das neoplasias hematológicas (2017), que traz in-formações adicionais sobre o assunto.

Linfomas extranodais

Os linfomas extranodais, que se originam fora de linfonodos ou de outros órgãos linfoides, correspondem a 30 a 40% dos LNHs. Alguns, como o linfoma de Burkitt, linfoma de células da zona marginal, vários linfomas T e linfomas de indivíduos com imunodeficiência, têm apresentação preferencialmente extra-nodal. O sítio extranodal mais comum é o trato gastrointestinal, seguido de pele, órbita, pulmão, tireoide e glândulas salivares.

Alguns critérios devem ser atendidos para que um LNH seja aceito como extranodal. Em primeiro lugar, são considerados LNH extranodal apenas aqueles nos estádios clínicos restritos a IE e IIE. Linfomas nos estádios III e IV não devem ser considera-dos extranodais, porque o comprometimento extranodal pode ser manifestação de linfoma originalmente nodal, com extensão para outras áreas. Envolvimento extranodal de doença recidiva-da tampouco pode ser considerado LNH extranodal.

Diversos LNHs extranodais apresentam características clíni-cas, morfológicas e fisiopatológicas comuns, como são os linfo-mas que se originam no tecido linfoide presente em mucosas (MALT). Esse tecido linfoide pode ser primário ou adquirido secundariamente após estímulos inflamatórios ou imunitá-rios. Por apresentarem aspectos clínicos e patológicos comuns, os LNHs originados nesse tecido são chamados, em conjunto, de linfomas MALT. Desses, o mais comum é o linfoma gástrico primário tipo MALT (ver Capítulo 22), que se origina em lin-fócitos B da zona marginal do folículo. Uma das característi-cas histológicas mais importantes é a tendência de as células neoplásicas agredirem o epitélio glandular, formando a lesão linfoepitelial (ver Figura 25.29). No início, a neoplasia causa ex-pansão da zona marginal e tem crescimento indolente.

25

Outro linfoma extranodal com comprometimento do trato gastrointestinal é o linfoma de Burkitt. No Brasil, este é um dos linfomas mais frequentes em crianças e compromete quase sempre a região da válvula ileocecal.

Alguns LNHs de células T ocorrem preferencialmente em sítios extranodais. O linfoma cutâneo primário mais comum é a micose fungoide. Menos frequente é o LNH de grandes células anaplásicas T com comprometimento primário cutâneo. O LNH extranodal de células T/NK tipo nasal afeta primariamente a mucosa do nariz, o septo nasal e o palato.

O Quadro 25.16 relaciona os linfomas gastrointestinais e cutâneos e suas prevalências.

Quadro 25.16 Linfomas extranodais

Linfomas gastrointestinais	Localização
Linfomas de células B	
Linfoma difuso de grandes células B	40% dos linfomas gástricos; pode ocorrer primariamente em qualquer órgão; na pele, há a entidade agressiva *leg type*
Linfoma da zona marginal extranodal (MALT)	40% dos linfomas gástricos; os demais sítios são menos frequentes: pulmão, glândulas salivares, lacrimais e tireoide
Linfoma folicular gastrointestinal primário	Mais frequente no duodeno
Linfoma de células do manto (polipose linfomatosa)	Mais comum no cólon e no reto
Linfoma de Burkitt	Mais frequente na válvula ileocecal
Linfomas de células T	
Linfoma T enteropático	O mais frequente deste grupo no intestino
Linfoma T/NK extranodal	Septo nasal e palato; mais raramente, pele
Linfoma de grandes células anaplásicas CD30+ cutâneo primário	Pele
Linfoma Tγδ	Pele, intestino

Linfomas cutâneos	Porcentagem
Linfomas de células T/NK	*77*
Micose fungoide/síndrome de Sézary	52
Linfoproliferação T CD30+	18
Outros: T subcutâneo paniculítico; Tγδ, T/NK	7
Linfomas de células B	*23*
Linfoma folicular cutâneo primário	11
Linfoma da zona marginal cutânea	7
Linfoma de grandes células B	3
Linfoma de grandes células B, outros	2

Lesões "precursoras" de linfomas

Um importante conceito introduzido na nomenclatura de neoplasias linfoides da OMS em 2017 foi a de lesões "precursoras" de linfomas. Esta denominação é pouco precisa, pois não se tem certeza se tais lesões evoluem para um linfoma clinicamente detectável. Os estudos disponíveis mostram que a frequência dessa evolução é baixa. Diferentemente de neoplasias sólidas, nas quais se pode muitas vezes detectar uma lesão *in situ* que tem maior risco de evoluir para neoplasia invasora, a natureza "circulante" das neoplasias hematológicas não permite que essa analogia seja feita. Porém, estudos refinados com técnicas moleculares mostram que alterações clonais, características de neoplasias, são encontradas em indivíduos sem quadro clínico de linfoma ou de leucemia linfoide. Tal situação ilustra bem o princípio da oncogênese, processo complexo que se desenvolve em múltiplas etapas, na qual apenas um fator é insuficiente para levar ao câncer. A seguir, serão descritas algumas dessas entidades.

Linfocitose monoclonal B. Caracteriza-se por pequeno número de linfócitos B clonais no sangue periférico (menos de 5.000 células/μL), geralmente com fenótipo de leucemia linfoide crônica (CD20+/ CD5+/ CD23+) e alterações moleculares clonais. O quadro aparece em até 12% dos indivíduos acima de 40 anos e cresce com a idade; a taxa de evolução para leucemia linfoide crônica clínica é de 1 a 2% ao ano.

Neoplasia folicular *in situ*. Definida como colonização de centros germinativos por células positivas para *BCL-2* à imuno-histoquímica e com a translocação t(14;18). Os folículos colonizados são vistos em parte do linfonodo, ao lado de outros folículos com aspecto normal em indivíduos sem indícios clínicos de linfoma. Este quadro pode corresponder ao do encontro de células circulantes com a translocação de *BCL-2* descrita em indivíduos sem sinais de linfoma. A lesão é vista em 2% de linfonodos reativos colhidos ao acaso em estudo desenhado para esse fim, com aumento da frequência em indivíduos mais idosos. Os casos diagnosticados por acaso, ao se analisar linfonodo reativo em outros locais, têm baixo risco de evolução para linfoma folicular (≤ 5%). A prevalência na população é pouco conhecida, já que nem sempre o patologista avalia a expressão de *BCL-2* em linfonodos com aspecto reativo visto em preparações de rotina (H&E).

Neoplasia *in situ* de células do manto. Consiste no encontro de células linfoides positivas para ciclina D1 e com rearranjo desse gene na zona do manto de um linfonodo reativo em indivíduos sem sinais clínicos de linfoma. Quando vista em linfonodo reativo, a evolução para linfoma de células do manto parece ser muito baixa. Ainda não há dados conclusivos sobre sua frequência na população, já que não é sempre que o patologista estuda a expressão de ciclina D1 em linfonodos com padrão reativo.

Gamopatia monoclonal de significado indeterminado (IgM, IgG ou IgA). Será descrita adiante, juntamente com outros processos imunoproliferativos.

Medula óssea. Sangue

As doenças da medula óssea (MO), muito variadas, têm enorme importância por sua prevalência e potencial gravidade. Em hematologia e hematopatologia, os diagnósticos são feitos com base em manifestações clínicas e em achados de exames laboratoriais, que incluem hemograma, marcadores inflamatórios, elementos bioquímicos, avaliação morfológica, imunofenotipagem e análise molecular. Nas doenças da MO, o diagnóstico leva em conta as alterações na própria medula e no sangue periférico (SP). Em geral, as doenças da MO têm reflexos no SP e, muitas vezes, podem ser suspeitadas com um simples hemograma. Em muitos casos, porém, a propedêutica inclui exames morfológicos da MO e por outras técnicas de análise. Parênquima medular pode ser obtido por punção do esterno ou da crista ilíaca pela técnica de aspiração conhecida como *mielograma*. O estudo anatomopatológico de biópsias da MO é um campo de importância crescente.

Biópsia da MO (BMO) é indicada em diversas situações e obtida da crista ilíaca. O procedimento é simples, quase não tem riscos, pode ser doloroso e exige treinamento especializado do profissional que a realiza; sedação é necessária em pacientes mais sensíveis ou ansiosos. BMO é indicada em diversas situações, como mostrado no Quadro 25.17. Sempre que possível, a BMO deve ser avaliada em conjunto com o sangue periférico, mielograma e *imprint*. No fim do capítulo, há um Apêndice com informações úteis sobre aspectos técnicos do diagnóstico em hematopatologia.

Aspectos da normalidade

Na vida extrauterina, a hematopoese é restrita à MO. Os ossos são formados pelas zonas cortical (osso compacto) e medular (osso trabecular). A medular tem espaços preenchidos por células hematopoéticas (medula vermelha) e estroma vasculoadiposo (medula amarela). A celularidade da MO varia de acordo com a idade e é calculada pela relação entre medula vermelha e estroma. Em neonatos, a MO é formada quase totalmente por tecido hematopoético e está presente em virtualmente todos os ossos. À medida que a idade avança, há preenchimento progressivo da medula por tecido gorduroso, de modo centrípeto, sendo que em adultos jovens a hematopoese fica confinada às vértebras, ossos chatos (crânio, costelas, clavícula, esterno, ilíacos) e terço proximal do fêmur e do úmero. A celularidade da MO decresce com a idade. A redução ocorre não só por diminuição do tecido hematopoético, como também por perda óssea, que acarreta sua substituição por estroma adiposo. Indivíduos com intensa osteoporose podem ter quantidade de tecido hematopoético tão escassa quanto 20% dos espaços intertrabeculares.

A MO é a sede da hematopoese (do grego: *haima*, sangue; *poiein*, fazer), um processo contínuo e regulado de produção do sangue que envolve renovação, proliferação, diferenciação e maturação celular. A célula-tronco multipotente, que dá origem a todas as células da medula vermelha, tem sua gênese nos hemangioblastos embrionários, os quais diferenciam-se também em células vasculares. Na hematopoese, há um braço linfoide, que origina linfócitos B, linfócitos T e células NK, e um braço mieloide, que gera mastócitos, monócitos, neutrófilos, eosinófilos, eritrócitos e plaquetas, conforme mostrado na Figura 25.1.

A avaliação da MO em preparações histológicas inicia-se com a análise da celularidade e sua distribuição quanto às séries que a compõem (eritroide, granulocítica, linfoplasmacítica e megacariocítica). A celularidade global é inversamente proporcional à idade do indivíduo. Em adultos, predomina o componente granulocítico (65 a 70% das células), seguido por elementos eritroides (25 a 30% das células) e linfoides e plasmocitários (7 a 10% das células). Em crianças e idosos, ainda que haja predomínio granulocítico, a quantidade de elementos eritroides é superior à observada em adultos (Figura 25.40). A relação entre elementos granulocíticos e eritroides é de cerca de 3:1.

A análise da MO baseia-se na identificação das séries hematopoéticas e suas relações entre si e com o estroma medular. Diferentemente de outros locais, atipias na MO vão além das características da unidade celular, passando pela identificação da localização dos grupos celulares, seus estágios maturativos e seus aspectos quantitativos. As localizações dos diferentes grupos celulares na MO recebem o nome de nichos, sendo tal organização resultado de mecanismos topobiológicos, destacando a importância do microambiente da MO. As diferentes séries medulares interagem entre si e com os elementos estromais por meio de mediadores inflamatórios e outras moléculas sinalizadoras que garantem a distribuição e a maturação das diferentes células em

Quadro 25.17 Indicações de biópsia de medula óssea

Investigação de:

Anemia ou outras citopenias não explicáveis por métodos rotineiros

Aumento numérico de células sanguíneas (citoses) não explicáveis pelos métodos rotineiros

Envolvimento da medula óssea por tumores não hematológicos

Lesões radiológicas focais inexplicadas

Linfonodomegalia abdominal, de difícil acesso à biópsia

Esplenomegalia inexplicável

Doenças de depósito

Avaliação de:

Depósito de ferro

Infecções (mielocultura)

Possíveis doenças hematológicas em doadores de medula óssea

Diagnóstico, estadiamento e acompanhamento de neoplasias hematológicas (linfomas, neoplasias mieloproliferativas crônicas, mielodisplasias)

Sempre que a punção medular é indicada, mas o exame citológico resultar em material inadequado (punção seca)

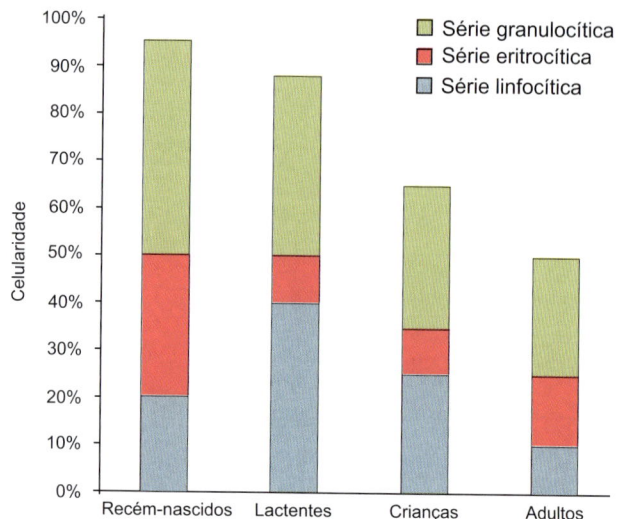

Figura 25.40 Variação da celularidade da medula óssea em diferentes faixas etárias. As séries hemopoéticas também variam entre si.

um processo harmonioso. Participam do microambiente: adipócitos, células endoteliais, prolongamentos neurais, osteoblastos, osteoclastos, macrófagos e células mesenquimais imaturas.

Eritropoese. As células que originam hemácias são os eritroblastos. Há pelo menos cinco estágios de diferenciação entre eritroblasto e hemácia. Eritroblastos são divididos em pró-eritroblasto, eritroblasto basófilo, eritroblasto policromático precoce e eritroblasto policromático tardio. Em células eritroides imaturas, o núcleo é maior e o citoplasma, mais basófilo, sinal de elevada síntese proteica (hemoglobina e proteínas necessárias à divisão celular). À medida que maturam, as células eritroides perdem a capacidade de síntese proteica e de divisão celular, passando para a fase de aquisição de ferro (grupo heme). Os núcleos reduzem de volume, e o citoplasma adquire coloração acidófila, até que o núcleo seja eliminado, restando apenas o citoplasma com hemoglobina (restos de ácidos nucleicos podem permanecer em hemácias jovens, constituindo os reticulócitos). A partir daí, os eritrócitos deixam a MO e ganham o SP. Em poucos dias, os reticulócitos perdem o conteúdo de ácidos nucleicos e assumem o aspecto de eritrócitos, que têm vida média de 120 dias, após os quais são removidos da circulação pelo sistema fagocitário mononuclear. Por isso mesmo, certo número de reticulócitos no SP é esperado: redução do número deles em paciente com anemia indica que há distúrbio na produção medular de hemácias; grande aumento de reticulócitos indica consumo periférico exagerado (perda sanguínea ou destruição aumentada de hemácias).

A eritropoese está resumida na Figura 25.41 A. Os eritroblastos são reconhecidos em cortes histológicas como agregados de células próximas aos sinusoides (nicho perivascular), aderidos uns aos outros, em vários estágios de maturação; têm núcleos arredondados e cromatina condensada homogeneamente (Figura 25.41 B), que os distinguem de linfócitos, que têm cromatina grumosa. Em preparados fixados em formalina 10%, há retração do citoplasma que forma halo perinuclear que auxilia na identificação dessas células.

Granulocitopoese. A granulocitopoese está ilustrada na Figura 25.42. Granulócitos e monócitos têm uma célula precursora comum, o mieloblasto, que é bastante similar ao eritroblasto, tem tamanho equivalente, mas sua forma é mais irregular. O citoplasma é menos basofílico do que o dos eritroblastos e não tem grânulos, exceto em situações patológicas. A célula seguinte na maturação é o pró-mielócito, que possui núcleo ligeiramente indentado, nucléolos e grânulos citoplasmáticos, é maior do que os mieloblastos e mede 20 a 25 μm; o citoplasma é pouco basofílico; a diferenciação entre os pró-mielócitos que irão originar cada uma das três células granulocíticas (neutrófilo, eosinófilo ou basófilo) não é possível. O próximo estágio de maturação é o de mielócito, que é menor do que seu precursor; o núcleo apresenta certo adensamento cromatínico e não tem nucléolo. O citoplasma perde a basofilia e surgem grânulos, sendo possível a distinção entre neutrófilos, eosinófilos e basófilos. Pró-mielócitos e mielócitos podem ser reconhecidos por sua granulação citoplasmática. Mielócitos diferenciam-se em metamielócitos, que possuem núcleo em forma de U. Metamielócitos não são mais capazes de se dividir, diferentemente de mieloblastos, pró-mielócitos e mielócitos. A maturação dos metamielócitos resulta em bastões e estes, finalmente, em granulócito polimorfonuclear, podendo ser neutrófilo, eosinófilo ou basófilo. Em cortes histológicos, a granulocitopoese progride a partir do nicho peritrabecular. Quando se formam, os metamielócitos alinham-se ao longo dos sinusoides até a disposição de polimorfonucleares na região adjacente aos sinusoides.

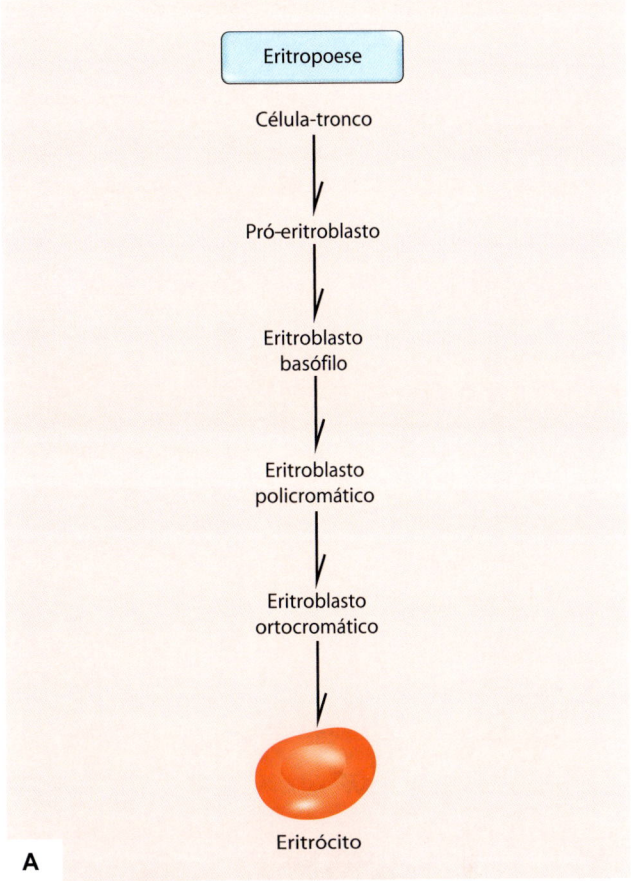

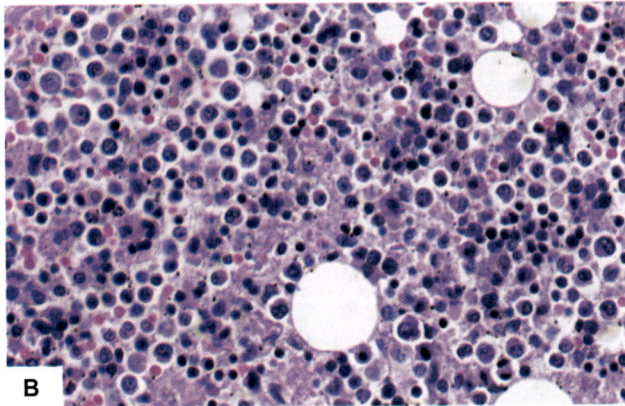

Figura 25.41 A. Representação esquemática da eritropoese. **B.** Ninhos de eritroblastos na medula óssea.

Monocitopoese. A primeira célula da linhagem monocítica reconhecível após o estágio granulocítico-monocítico é o monoblasto, que é maior do que o mieloblasto e possui citoplasma abundante, irregularmente basofílico, e núcleo arredondado ou lobulado. Os monoblastos são capazes de se dividir e maturar, dando origem aos pró-monócitos, células parecidas com os pró-mielócitos, que têm núcleo lobulado. O monoblasto dá origem ao monócito, que rapidamente migra para o SP. Ao deixarem os vasos, os monócitos transformam-se em macrófagos, tanto na MO como nos demais tecidos. Tais células, nos diferentes tecidos, compõe o denominado *sistema fagocítico mononuclear*, incluindo células de Kuppfer (fígado), micróglia (sistema nervoso central),

25

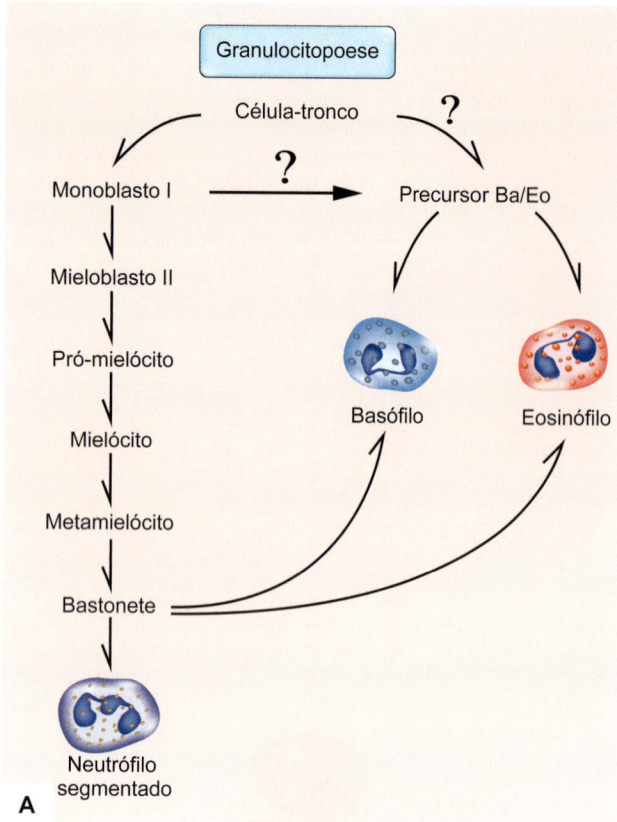

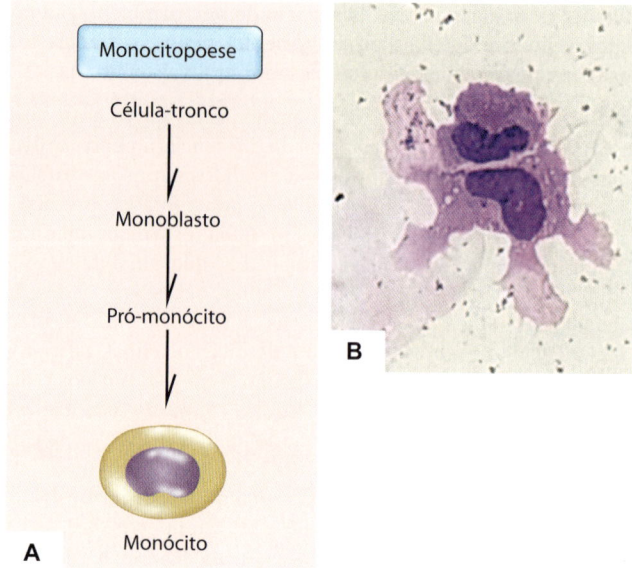

Figura 25.43 A. Representação esquemática da monocitopoese. **B.** Aspecto citológico de monócitos corados com Giemsa.

rísticas tintoriais do citoplasma, há três tipos de MGC. Os MGC tipo I possuem citoplasma intensamente basofílico, relação N/C muito elevada e quase todos são 4N. À medida que maturam, a relação N/C e a basofilia citoplasmática diminuem e aparecem grânulos azurófilos. Os MGC tipo III têm citoplasma pouco basofílico e muitos grânulos, concentrados na região perinuclear, enquanto os MGC tipo II possuem aspecto intermediário. MGC podem conter outras células da MO em seu citoplasma. Este fenômeno, conhecido como *emperipolese* ou pseudofagocitose, difere da fagocitose porque as células penetram no citoplasma por fendas na membrana citoplasmática e não ficam dentro de fagossomos; disso resulta que as células "englobadas" têm sua morfologia preservada. MGC são células isoladas e raramente se agregam em mais de três elementos, exceto em condições patológicas, como em neoplasias mieloproliferativas.

Em cortes histológicos, os MGC ficam distantes das trabéculas ósseas, geralmente no nicho perissinusoidal (Figura 25.44). Esta localização guarda relação com a maneira como as plaquetas são liberadas: os MGC projetam seu citoplasma entre as células endoteliais e liberam as plaquetas diretamente na luz sinusoidal. Este processo forma MGC senescentes, nos quais o núcleo está desprovido de citoplasma. Eventualmente, tais núcleos penetram na circulação, sendo vistos em outros órgãos, especialmente nos pulmões.

Outras células. *Mastócitos* derivam da célula-tronco mieloide e possuem núcleo único central e arredondado e citoplasma rico em grânulos. Em cortes histológicos corados pelo azul de toluidina ou Giemsa, os grânulos coram-se metacromaticamente em vermelho. Mastócitos são distribuídos irregularmente e encontrados próximos de agregados linfoides.

Linfócitos B e *T* originam-se de um percursor comum, que é dificilmente observado em preparações cito-histológicas. Linfócito é uma célula pequena e tem citoplasma escasso e núcleo arredondado com cromatina densa. Linfócitos são pouco numerosos ao nascimento, mas seu número cresce muito durante os dois primeiros anos de vida, chegando a 30 a 50% das células nucleadas da MO. A partir daí, seu número decresce e não chega a 10% em adultos. Linfócitos estão geralmente isolados no interstício mieloide, mas algumas vezes formam agregados

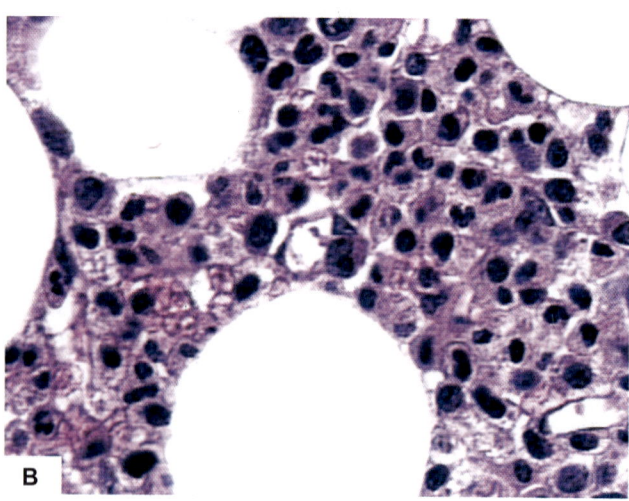

Figura 25.42 A. Representação esquemática da granulocitopoese. **B.** Células granulocíticas em diferentes estágios de maturação. Notar a variabilidade nos contornos nucleares e na quantidade de citoplasma.

células de Langerhans na pele, células dendríticas em linfonodos e osteoclastos nos ossos. Macrófagos são células grandes, com baixa relação núcleo/citoplasma e citoplasma volumoso, francamente basofílico, que, na MO, pode ou não conter partículas fagocitadas, especialmente hemossiderina. A monocitopoese pode ser vista na Figura 25.43.

Megacariocitopoese. Plaquetopoese. Trombocitopoese. Megacariócitos (MGC) são a primeira célula reconhecida na origem de plaquetas. É uma célula muito grande (30 a 150 μm) e altamente heterogênea quanto à ploidia de DNA (desde 4N até 32N). Com base na relação núcleo/citoplasma (N/C) e nas caracte-

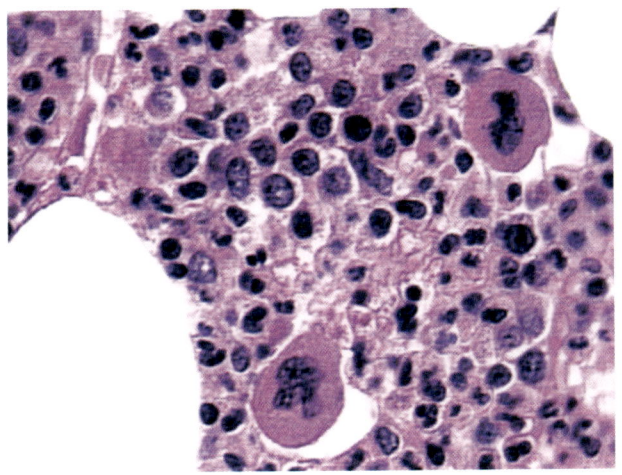

Figura 25.44 Megacariócitos na medula óssea.

nodulares (Figura 25.45). Plasmócitos correspondem a menos de 1% das células nucleadas da MO. Sua morfologia é característica por núcleo excêntrico, cromatina grumosa e citoplasma abundante basofílico. *Plasmócitos* ficam dispersos no interstício e, em cortes histológicos, são característicos por sua forma de ovo cozido cortado longitudinalmente.

A topografia das linhagens celulares da MO pode ser assim resumida: (1) precursores de granulócitos ficam em áreas paratrabeculares; (2) precursores de eritrócitos localizam-se nos espaços intertrabeculares, próximo aos nichos vasculares; (3) megacariócitos são vistos nas áreas intertrabeculares, perivasculares e sinusoidais, quase sempre como células isoladas.

Ao se analisar uma BMO, é sempre importante lembrar que esses padrões são valiosos na interpretação do caso, pois distribuição anormal desses elementos pode ajudar na caracterização de algumas doenças. Na mielodisplasia e em neoplasias mieloproliferativas, por exemplo, pode haver inversão da localização da população celular, como ninhos de precursores imaturos de granulócitos longe das regiões paratrabeculares, grandes agrupamentos irregulares de megacariócitos etc. Linfócitos paratrabeculares sugerem comprometimento medular por linfoma. Nódulos linfoides reativos são vistos em pequeno número e, em geral, são centrais e têm contornos nítidos.

Na avaliação de MO por patologistas, colorações histoquímicas são feitas com o intuito de aprimorar a avaliação. As mais usadas são: (a) impregnação pela prata para fibras reticulínicas, que permite a análise da rede de sustentação da MO, sobretudo as fibras colágenas tipo III, graduada quantitativamente e qualitativamente em escala de 0 a 3; (b) reação de Perls ou Azul da Prússia, que permite a pesquisa de grânulos de hemossiderina, graduada qualitativamente e quantitativamente em uma escala que varia de grau 1 a 6; (c) coloração de Giemsa, utilizada para visualização mais detalhada da cromatina e da coloração citoplasmática; na série granulocítica, essa coloração ressalta os grânulos citoplasmáticos, facilitando identificar se há retardo maturativo.

Medula óssea em infecções e estados reacionais

Estados infecciosos levam a reação imediata da MO. O tipo de resposta depende do agente infeccioso, do tempo de evolução e do estado imunitário do hospedeiro. No diagnóstico de infecções, o hemograma é elemento valioso. Em adultos, infecção bacteriana leva a aumento de neutrófilos e bastões no SP e, eventualmente, de outras células imaturas da linhagem granulocítica, reação essa conhecida como *desvio à esquerda*. Infecções virais, ao contrário, causam linfocitose, sem grande aumento do número global de leucócitos no SP. Tais alterações no SP, especialmente aquelas associadas a infecções bacterianas, refletem o contexto da MO. Morfologicamente, nessas situações a medula óssea é hipercelular e mostra aumento numérico principalmente da série granulocítica, com elementos em diferentes fases de maturação. Este quadro é denominado *hiperplasia mieloide* ou *mielopatia reacional*, em geral transitório e inespecífico. Agentes infecciosos são raramente encontrados na MO.

Na *leishmaniose visceral* (calazar), o parasito é frequentemente encontrado em aspirados de MO. Histologicamente, podem ser vistos desde mielopatia reacional, com eosinófilos e plasmócitos, até granulomas, geralmente compactos e sem necrose. Achado importante é aumento difuso de macrófagos com citoplasma carregado de trofozoítos, o que representa o achado mais comum e decisivo para o diagnóstico. O protozoário é pequeno, tem forma ovoide e contém cinetoplasto, organela relacionada com o aporte energético do microrganismo. A identificação do cinetoplasto em aumento de 1.000 ×, sob imersão, no microscópico de luz (Figura 25.46) ajuda no diagnóstico diferencial com outros microrganismos, como o *Histoplasma capsulatum*. A diferenciação pode ser feita também por reações histoquímicas, como Grocott-Gomori, à base de prata, e PAS com diástase, que coram os fungos e são negativos para *Leishmania* sp.

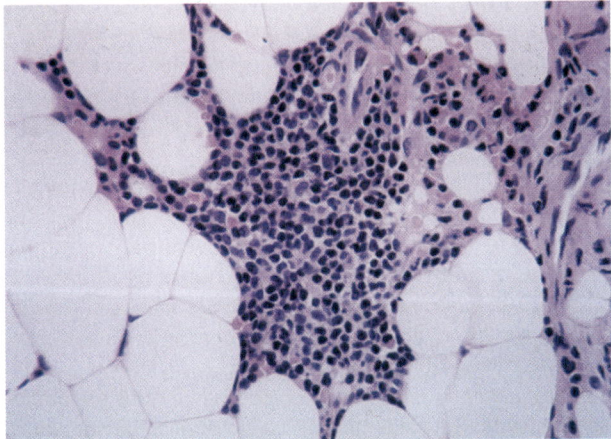

Figura 25.45 Agregado linfoide na medula óssea.

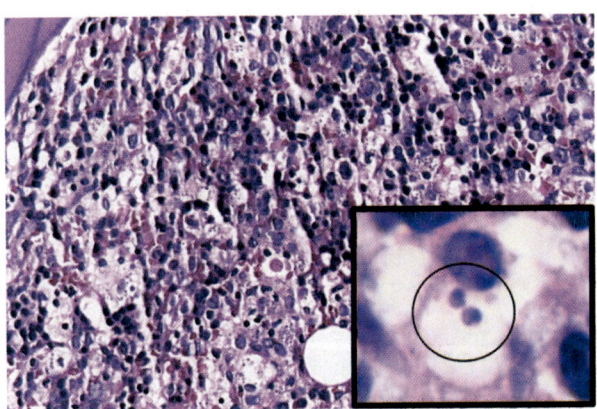

Figura 25.46 Medula óssea reativa, hipercelular, com numerosos macrófagos fagocitando trofozoítos de *Leishmania* sp. No detalhe, veem-se o cinetoplasto e o formato excêntrico do parasito.

Algumas parasitoses aumentam o número de eosinófilos na MO. Biópsia de MO é indicada em casos de eosinofilia de causa obscura. Eosinofilia persistente de causa obscura pode fazer parte da *síndrome hipereosinofílica*, que inclui desde processos infecciosos e parasitários até neoplasias, como leucemias mieloides e linfomas (particularmente linfoma de Hodgkin e linfomas T periféricos). Granulação de eosinófilos pode ser tóxica para diversos órgãos, como o coração.

Granulomas (Figura 25.47) são frequentes na MO e podem ser causadas por diferentes agentes, como: infecções (40%), neoplasias (20%), reação a medicamentos (10%), doenças autoimunes (10%) e outras (10%), como sarcoidose, reação a corpo estranho ou mastocitose. Em 10% dos casos, não se encontra a causa dos granulomas. Granulomas tornaram-se mais frequentes com a AIDS.

Em indivíduos infectados pelo *HIV* (Figura 25.48), a MO mostra estado reacional, infecções oportunistas, infiltração neoplásica (p. ex., linfomas), mielopatia pelo próprio vírus, alterações estromais (degeneração mucinosa da gordura) e efeitos de medicamentos anti-retrovirais. As citopenias podem ser explicadas por: (a) destruição celular periférica, com estímulo secundário à MO; (b) fenômeno autoimune mediado por imunocomplexos; (c) reação a medicamentos; (d) estímulo do sistema macrofágico por infecções virais concomitantes; (e) dano ao estroma da MO; (f) ação direta do HIV em células-tronco. A MO é hipercelular e mostra atipias celulares exuberantes; os principais achados são: (a) aumento da relação G/E, por neutrofilia, como acontece em outros quadros de mielopatia reacional; (b) os megacariócitos, aumentados em número, são ectópicos e apresentam pleomorfismo intenso; (c) diseritropoese é constante; (d) não há aumento de células blásticas nem alterações mielodisplásicas (ver adiante); (e) achado quase constante é aumento de plasmócitos e agregados linfoides; (f) a trama reticular é discretamente aumentada, mas fibrose intensa é rara.

Praticamente todas as infecções oportunistas que comprometem os pacientes com AIDS podem ser vistas na MO. No Brasil, infecções por microbactérias adquirem importância particular. O encontro de macrófagos xantomizados na MO impõe investigar etiológica infecciosa, sendo necessárias colorações para pesquisa de fungos e, principalmente, de bacilos álcool-acidorresistentes (BAAR). Infecções fúngicas, especialmente criptococose e histoplasmose, podem ser encontradas. Curiosamente, apesar da alta prevalência da paracoccidioidomicose no Brasil, infecção medular pelo *P. braziliensis* não é mais prevalente do que em indivíduos jovens sem AIDS.

▶ Doenças da eritropoese

Doenças da eritropoese são representadas por diminuição (anemia) ou aumento (policitemia) de hemácias, que são condições clínicas muito prevalentes e encontradas em todas as especialidades médicas. Alguns valores são fornecidos pelo hemograma: (a) a concentração de hemoglobina varia entre 14 e 16 g/dL em homens e 12 a 14 g/dL em mulheres; (b) eritrócitos, hemácias ou glóbulos vermelhos (GV) apresentam valores normais de aproximadamente 4.000.000/μL para mulheres e 4.500.000/μL para homens; (c) hematócrito é a expressão da relação GV/plasma, sendo expresso em valores percentuais. O valor normal é de 45% em homens e 40% em mulheres. Com esses elementos, é possível calcular o volume de cada hemácia, chamado de volume corpuscular médio (VCM). O VCM é dado pela razão entre o hematócrito × 10 pelo número de hemácias; em adultos, valores normais variam de 80 a 100 fL.

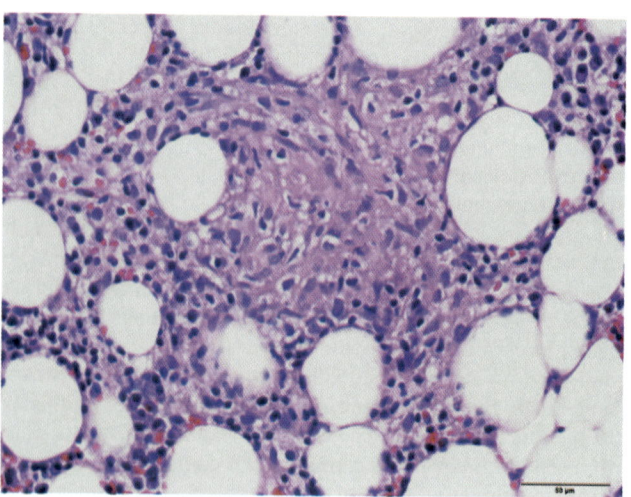

Figura 25.47 Granuloma na medula óssea.

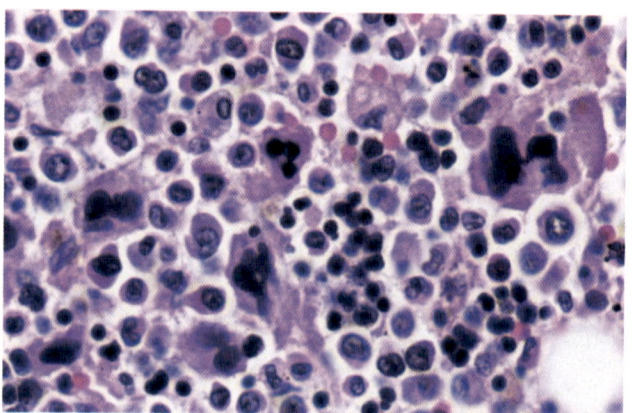

Figura 25.48 Medula óssea de paciente infectado pelo HIV. Hipercelularidade global, com retardo maturativo da série granulocítica e dispoese da série megacariocítica.

Anemias

Anemia é a diminuição da taxa de hemoglobina em níveis inferiores a 14 g/dL em homens adultos, 12 g/dL em mulheres adultas e 11 g/dL em gestantes e crianças de 6 meses a 6 anos de idade; tal quadro associa-se a redução da massa eritrocitária e resulta em prejuízo no transporte de oxigênio.

A hemoglobina é uma proteína tetramérica constituída por duas cadeias alfa de 143 aminoácidos cada e duas cadeias beta de 146 aminoácidos cada. A síntese das cadeias alfa é codificada por dois genes, enquanto as cadeias beta são codificadas por um único gene. Cada cadeia contém um invólucro de protoporfirina III, uma proteína pigmentada contendo ferro; é nesse sítio que ocorre a ligação com o O_2. A protoporfirina é sintetizada por uma via de múltiplos passos, multienzimática, nos eritroblastos nucleados da medula óssea.

Anemia é uma manifestação clínica com muitas possibilidades etiológicas. Os principais sinais e sintomas de anemia são palidez cutâneo-mucosa, dispneia, cansaço, astenia, tontura, cefaleia, taquicardia e descompensação de doenças cardíacas.

Classificação

As anemias podem ser classificadas segundo os aspectos citomorfológicos dos eritrócitos e a sua etiopatogênese. De acordo com suas causas e patogênese, as anemias podem resultar de: (a) perda aguda de sangue (p. ex., traumatismos); (b) perda crônica de sangue (p. ex., neoplasias colorretais, doenças gástricas, neoplasias do trato urogenital etc.); (c) distúrbios na síntese de eritrócitos (p. ex., anemia megaloblástica, anemias por distúrbios nutricionais, anemia por doença crônica e doenças da MO); (d) destruição patológica de hemácias (anemias hemolíticas, como doença falciforme, esferocitose hereditária, deficiência de glicose-6-fosfato desidrogenase, talassemias e doenças associadas ao fator Rh).

A classificação das anemias quanto aos aspectos citomorfológicos dos eritrócitos leva em conta o volume e a forma das hemácias. De acordo com o volume dos eritrócitos, refletido pelo valor do VCM, as anemias podem ser microcíticas, macrocíticas ou normocíticas.

Anemias microcíticas. São aquelas em que o VCM está diminuído, abaixo de 80 fL. Várias são as suas causas: deficiência de ferro, aumento da retenção de ferro pelo sistema fagocitário, defeito na síntese das cadeias da hemoglobina (p. ex., talassemias) ou anormalidade na síntese de protoporfirina.

A *anemia microcítica por deficiência de ferro* (ou *ferropriva*) é a mais prevalente. Em geral, resulta de carência alimentar por motivos socioeconômicos, mas pode dever-se também a redução nos níveis de ferro associada a perdas crônicas de sangue, como em hemorragias crônicas no trato gastrointestinal (sobretudo por neoplasias), leiomiomas uterinos e ciclos menstruais abundantes. Homens adultos ou mulheres após a menopausa com anemia microcítica, sem outra causa aparente, devem ser investigados extensamente para exclusão de neoplasias do trato digestivo ou urogenital. Causas menos frequentes são defeitos na absorção intestinal de ferro por ressecção cirúrgica do duodeno e jejuno proximal e/ou deposição crônica de ferro nos tecidos por captação por macrófagos em doenças inflamatórias crônicas com aumento da destruição de hemácias.

Deficiência de ferro e anemia ferropriva representam o distúrbio nutricional mais comum no mundo todo. Suas causas incluem carência alimentar, defeitos na absorção intestinal (doença celíaca, pós-operatório de gastrectomias etc.), aumento das necessidades (gestação, crianças em fase de crescimento), verminoses e perda crônica de sangue. Pacientes com ferrodeficiência apresentam perversão do apetite, unhas quebradiças, alopecia e glossite atrófica. A avaliação laboratorial inclui hemograma e dosagens séricas de ferritina e transferrina.

Variações nesses parâmetros podem ser compreendidos a partir dos mecanismos fisiológicos de regulação do ferro no organismo. O ferro contido nos alimentos é absorvido pelo epitélio duodenal. As formas hemínicas do metal presentes em carnes têm vantagem na absorção via transportador específico. No citoplasma das células intestinais, o ferro liga-se à ferritina. Por meio da ferroportina, deixa a e ganha a circulação, onde se liga à transferrina plasmática. A regulação da ferroportina é feita pela hepcina, proteína sintetizada no fígado. Quando o *pool* de ferro nos enterócitos atinge certo valor, o fígado libera hepcidina, que bloqueia a ferroportina (ver Figura 7.7). Nos estados de ferrodeficiência, a hepcidina diminui, o transportador ferroportina torna-se ativo, aumenta a ligação de ferro à transferrina e reduz-se o ferro ligado à ferritina.

A avaliação desse processo depende de investigação laboratorial. Biópsia de MO é reservada aos casos tratados mas sem melhora da anemia ou aos pacientes com outras possibilidades diagnósticas. A avaliação da MO pela coloração de Perls (Azul da Prússia) é o padrão-ouro no diagnóstico de ferrodeficiência (Figura 25.49); hemossiderina no citoplasma de macrófagos medulares vista na coloração azul confirma depósitos de ferro e praticamente afasta deficiência de ferro; ausência de hemossiderina nessa coloração favorece deficiência do metal.

Talassemias são doenças genéticas caracterizadas por síntese anormal da hemoglobina. A gravidade da doença varia conforme o defeito genético. Talassemia alfa com defeito nos quatro alelos é incompatível com a vida; anormalidades em três ou dois alelos têm efeitos intermediários; defeito em um alelo caracteriza o estado de portador. Talassemia beta, mais frequente no Ocidente, tem duas formas: a talassemia homozigótica (*major*) é grave, enquanto a talassemia heterozigótica (*minor*) leva a anemia geralmente discreta e crônica. Anormalidades na molécula de hemoglobina reduzem a sua capacidade de transportar O_2 e favorecem a destruição das hemácias pelo sistema fagocitário mononuclear.

Anemias microcíticas podem resultar também de defeito na síntese de protoporfirina, com acúmulo de ferro. Deposição deste forma sideroblastos, daí o nome *anemia sideroblástica*. Há formas hereditárias e adquiridas.

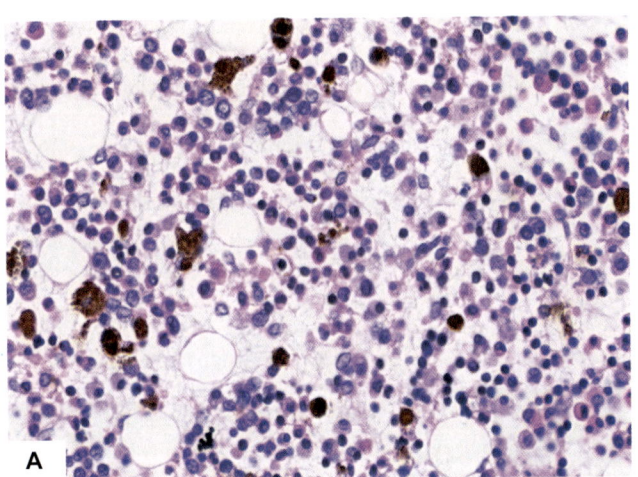

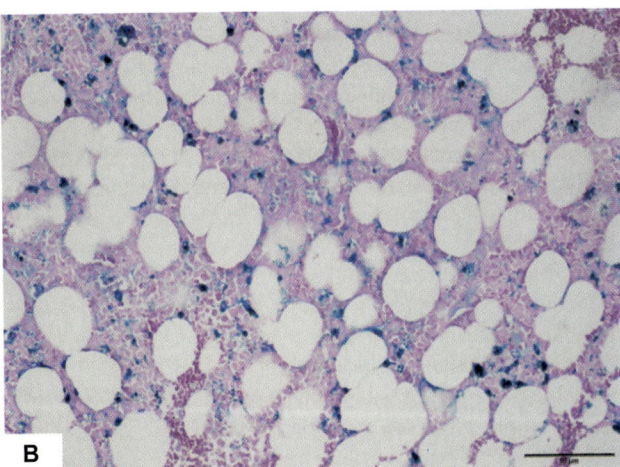

Figura 25.49 Depósitos de hemossiderina. **A.** Na coloração de HE, os depósitos são irregulares e têm coloração castanho-escura. **B.** Na reação de Perls (azul da Prússia), os depósitos são de cor azul.

Anemias macrocíticas. Menos comuns do que as microcíticas, são anemias em que as hemácias são maiores do que o usual, ou seja, com VCM > 98 fL. Na maioria dos casos, correspondem à anemia megaloblástica por deficiência de vitamina B_{12}, ou cobalamina (anemia perniciosa). Outras causas de anemia macrocítica são perda aguda de grandes quantidades de sangue e doença hepática crônica.

A palavra *megaloblástica* refere-se à alteração em que os precursores da série eritroblástica são anormalmente volumosos. Defeito na síntese de DNA por carência de nutrientes interfere na diferenciação dos precursores de células sanguíneas, deixando-as com núcleos grandes, similares aos de células blásticas. Na realidade, são desvios da maturação normal eritroide que resultam em núcleos assincrônicos em relação ao citoplasma.

Anemia megaloblástica associa-se a deficiência de vitamina B_{12} e/ou de folatos, já que o metabolismo de ambas as moléculas é integrado. A vitamina B_{12} é obtida por meio da alimentação, especificamente pela ingestão de carnes (ver Capítulo 13). Vitamina B_{12} é necessária também na conversão do ácido metilmalônico, importante na fisiologia do sistema nervoso. Para ser absorvida no intestino, a vitamina B_{12} precisa ligar-se ao fator intrínseco (FI) secretado pelas células parietais do estômago. O complexo vitamina B_{12}-FI é absorvido no íleo e transportado pela proteína carreadora transcobalamina II para o fígado.

Deficiência de vitamina B_{12} ocorre em: (1) vegetarianos estritos, que evitam qualquer tipo de carne, ovos ou alimentos lácteos; (2) deficiência de FI, por: (a) gastrite atrófica por agressão autoimune às células parietais da mucosa gástrica (ver Capítulo 22); esta é a causa mais importante de anemia megaloblástica; (b) ressecção cirúrgica do corpo gástrico; (3) doenças do íleo (doença de Crohn, infecções bacterianas ou parasitárias); (4) uso abusivo de ácido aminossalicílico.

Deficiência de folatos também causa anemia megaloblástica, embora sem falta concomitante de vitamina B_{12} não tenha grande repercussão clínica. Deficiência de folatos é usualmente dietética. Como o ácido fólico não é estocado no organismo, sua disponibilidade depende de ingestão alimentar e de absorção intestinal. O ácido fólico é encontrado em carnes e vegetais, mas é totalmente degradado pelo cozimento prolongado dos alimentos. Distúrbios na absorção de folatos associam-se a doença intestinal crônica e grave. Na gravidez, é necessária maior ingestão de folatos, sendo as gestantes mais vulneráveis a esse tipo de anemia. Alguns medicamentos, como anticonvulsivantes e metotrexato (utilizado no tratamento do câncer e doenças autoimunes), dificultam a absorção de folatos.

A ativação de folato e a conversão de cobalamina em metilcobalamina dependem da enzima metionina sintetase, que converte homocisteína em metionina. Na carência de cabalamina e/ou folato, o processo fica bloqueado, resultando em menos folato ativado, menos metionina disponível e acúmulo de homocisteína. A consequência é prejuízo na síntese de DNA, que causa alterações morfológicas descritas adiante. A dosagem sérica de homocisteína é útil na avaliação diagnóstica. Deficiência de vitamina B_{12} causa também manifestações neurológicas por transtorno na conversão do ácido metilmalônico em succinil-COA. Acúmulo de ácido metilmalônico (que pode ser dosado no soro) no SNC é responsável pela sintomatologia neurológica, o que ajuda no diagnóstico etiológico da anemia.

Morfologicamente, *anemia megaloblástica* caracteriza-se por eritroblastos e precursores de granulócitos mais volumosos e imaturos que formam agregados na medula óssea (Figura 25.50). As células têm núcleos grandes, de onde a denominação "megaloblástica". Há assincronismo entre o núcleo, cuja síntese de DNA está bloqueada, e o citoplasma, que mantém a tradução. O núcleo é grande e basofílico, enquanto o citoplasma é escasso e eosinofílico. Os granulócitos imaturos e intermediários são chamados metamielócitos gigantes. Não se pode falar em retardo de maturação na série eritroide pois megaloblastos não são elemento normal na sequência de diferenciação celular. Como não existe em condições fisiológicas, o megaloblasto representa bloqueio maturativo e proliferação desviada na eritropoese normal. No sangue periférico, há macroovalócitos e neutrófilos hipersegmentados (mais de cinco lobulações nucleares).

Biópsia de MO não é necessariamente indicada como exame inicial para avaliação desse tipo de anemia. No entanto, anemias megalobásticas podem, já na apresentação clínica inicial, mostrar alterações graves identificadas ao hemograma, como pancitopenia. Em deficiências alimentares multicarenciais, a MO revela alterações tanto megaloblásticas quanto de deficiência de ferro.

Anemias normocíticas. Correspondem às anemias em que os GV conservam o VCM normal, entre 80 e 98 fL. A maioria delas é representada pela chamada *anemia de doença crônica*, que surge em infecções variadas, doenças autoimunes e vários tipos de câncer; nela, não falta nenhum elemento para a síntese da hemoglobina, mas ocorre inibição da eritropese por citocinas inflamatórias (IL-1, IL-6 e TNF), razão pela qual é conhecida também como *anemia de doenças inflamatórias*. Anemia normocícitica surge também em pacientes com aplasia da medula óssea (ver adiante), hipotireoidismo, colagenoses, neoplasias (hematológicas ou não), rejeição crônica a transplante de órgãos e insuficiência renal crônica (deficiência de eritropoetina).

Anemia em doenças crônicas tem patogênese variada segundo a etiologia. Um dos mecanismos envolve ativação de linfócitos T e monócitos por agentes infecciosos, células neoplásicas ou distúrbio imunitário, os quais induzem a síntese de citocinas. No fígado, IL-6 estimula a síntese de hepcidina, que inibe a absorção

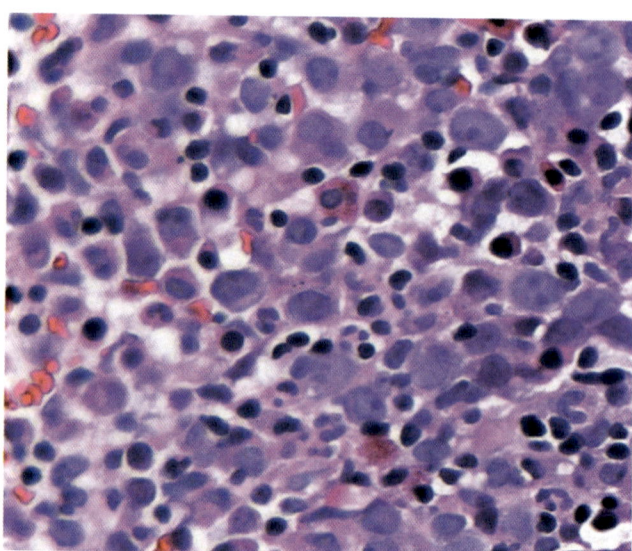

Figura 25.50 Anemia megaloblástica. Megaloblastos na medula óssea.

intestinal de ferro, reduz a passagem de ferro para o sangue e diminui a mobilização do metal dos depósitos em macrófagos. IFN-γ e TNF induzem captação de ferro por macrófagos estimulados e inibem a exportação do mesmo pela ferroportina, resultando em acúmulo de ferro em macrófagos e sua redução no plasma. IL-10 estimula o acúmulo de ferro em macrófagos e hepatócitos, aumentando a produção do receptor de transferrina, que estimula a captação do ferro ligado à transferrina.

Macrófagos ativados fagocitam e degradam hemácias senis para reciclagem de ferro, processo estimulado por TNF, que causa danos na membrana de hemácias e favorece sua fagocitose por macrófagos. IL-1, IL-6, IL-10 e TNF aumentam a síntese de ferritina, o que estimula a retenção de ferro por macrófagos. Tudo isso contribui para reduzir a disponibilidade de ferro circulante, comprometendo a eritropoese. Além disso, tais citocinas inibem a síntese de eritropoetina nos rins, a proliferação e a diferenciação do progenitor eritroide.

Anemias hemolíticas

Anemias hemolíticas, congênitas ou adquiridas, surgem quando diminui o tempo de vida dos eritrócitos (abaixo de 120 dias). Além de anemia, os pacientes apresentam icterícia e esplenomegalia. Exames laboratoriais mostram aumento de bilirrubina indireta, desidrogenase lática e reticulócitos.

Anemias hemolíticas congênitas resultam de: (1) anormalidades na membrana celular; neste grupo estão a esferocitose (a mais importante), a eliptocitose e a estomatocitose; (2) alterações em enzimas citoplasmáticas, como deficiência da glicose-6-fosfato desidrogenase (G6PD); (3) defeito na formação da hemoglobina, cujo exemplo mais importante é a anemia falciforme.

A *anemia falciforme* é a hemoglobinopatia hereditária mais comum no Brasil. O defeito molecular consiste na mudança de um único nucleotídeo no gene, que resulta na substituição de valina por ácido glutâmico na cadeia polipeptídica. Tal mudança altera a estrutura da hemoglobina e modifica a forma das hemácias (forma de foice), que são retiradas da circulação muito rapidamente (vida média 5 a 58 dias). Quando os dois alelos do gene estão alterados, a anemia é grave, enquanto em heterozigotos a anemia é discreta, com crises mais esparsas de hemólise (falcização). Indivíduos heterozigotos têm aproximadamente metade de sua hemoglobina normal e a outra metade defeituosa. Pacientes homozigotos têm quadro grave, com anemia crônica intensa e necessidade de transfusões. Como a adesividade das hemácias fica também aumentada, microtrombos são relativamente frequentes. Em consequência, surgem crises de dor intensa, acidentes vasculares cerebrais, necrose asséptica da cabeça do fêmur, úlceras cutâneas, necrose de papilas renais, priapismo e autoesplenectomia. Em casos graves, obstrução da circulação pulmonar leva a *cor pulmonale* e a síndrome torácica aguda.

Anemias hemolíticas adquiridas (AHA) são causadas por reações autoimunes, infecções, agentes químicos ou físicos, vasculites e síndrome hemoglobinúria paroxística noturna; em muitas ocasiões, no entanto, sua causa é desconhecida. Algumas infecções causam AHA diretamente, como a malária (ver Capítulo 34). Hemólise ocorre também por alterações no fluxo sanguíneo com destruição mecânica de hemácias, como ocorre em próteses valvares cardíacas. Anemia microangiopática surge quando há obstrução parcial de pequenos vasos, como acontece em vasculites e síndromes trombóticas, sobretudo na coagulação intravascular disseminada e na púrpura trombocitopênica idiopática (ver também Capítulos 16 e 17).

Na anemia hemolítica autoimune ocorre ligação de autoanticorpos às hemácias, sendo o teste direto antiglobulina humana positivo (teste de Coombs direto positivo). Essa anemia pode ser isolada ou preceder ou acompanhar uma doença imunitária (p. ex., lúpus eritematoso sistêmico) e algumas doenças linfoproliferativas (p. ex., leucemia linfoide crônica).

Policitemias

Policitemia é definida como elevação do hematócrito acima de 55%, aumento da taxa de hemoglobina acima de 18 g/L ou número de hemácias superior a 6.000.000/μL. Tais índices são estabelecidos pelas repercussões fisiopatológicas, pois acima deles há aumento da viscosidade sanguínea e surgem alterações hemodinâmicas. Nessas condições, o transporte de O_2 fica prejudicado pela redução do débito cardíaco. As manifestações clínicas são inespecíficas e incluem cefaleia, vertigem, desmaios, distúrbios visuais e rubor da pele (aspecto pletórico). Policitemias podem ser relativas, por diminuição do volume plasmático, ou absolutas, por aumento da massa de hemácias.

Policitemias relativas são causadas por desidratação, queimaduras, uso abusivo e prolongado de diuréticos, vômitos incoercíveis ou traumatismos extensos. Em todos esses casos, há perda de fluidos e hemoconcentração; a eliminação da causa resulta em normalização do hematócrito.

Policitemias absolutas, primárias ou secundárias, resultam de distúrbios na produção de GV pela MO. A *policitemia vera* (primária), neoplásica (ver adiante), é causada por defeito em célula-tronco. No caso, a MO continua produzindo GV a despeito dos níveis normais de eritropoetina e dos controles fisiológicos. Nas policitemias secundárias, a MO é normal, mas existe aumento dos níveis de eritropoetina, que ocorre nos estados de hipóxia tecidual, como em cardiopatias congênitas cianosantes, insuficiência cardíaca grave, insuficiência respiratória crônica, níveis excessivos de monóxido de carbono (fumantes e trabalhadores em garagens) ou habitantes em altas altitudes. Este último aspecto tem sido muito utilizado por atletas que tentam melhorar seu desempenho treinando em regiões localizadas a 2.000 a 3.000 m acima do nível do mar. Excesso de eritropoetina pode ocorrer ainda por produção inapropriada e não fisiológica, como em cistos renais ou tumores malignos renais ou hepáticos.

▶ Doenças da granulocitopoese

Alterações da granulocitopoese, em particular de neutrófilos, são frequentes e geralmente associam-se a resposta inflamatória a infecções ou outros estímulos. Tais doenças são de fácil diagnóstico, mas a pesquisa de sua etiologia pode ser complexa, demorada e onerosa. Alterações de monócitos, eosinófilos e basófilos são menos comuns.

Alterações quantitativas e qualitativas de neutrófilos. Neutrófilos são células envolvidas na resposta inflamatória imediata. A interação entre produção na MO e liberação de neutrófilos no SP compõe uma intrincada série de estímulos por várias citocinas. A maturação na MO leva 8 a 10 dias; na circulação, têm vida média 8 a 10 horas. O número de neutrófilos no SP varia de acordo com o grupo étnico; o número total varia entre 1.500 e 6.500/μL. Aumento do número é conhecido como neutrofilia, enquanto sua diminuição constitui a neutropenia.

Neutrofilia é definida como aumento global e persistente do número de neutrófilos; para fins práticos, quando estão acima de

25

7.300/μL. Neutrofilia pode refletir aumento na produção medular ou aumento relativo comparado a outras células. Trata-se de resposta a estímulos variados à MO, como infecções ou processos inflamatórios, ou de fenômeno transitório, como reação ao estresse ou a medicamentos. Neutrofilia pode ser vista ainda como síndrome paraneoplásica em tumores sólidos, por produção exagerada do fator estimulante de neutrófilos. Em neoplasias malignas, necrose tumoral também pode provocar neutrofilia. Infecções são a causa mais comum de aumento de neutrófilos no SP, o que é desencadeado pela liberação de mediadores inflamatórios, incluindo IL-2, TNF, produtos do complemento, IFN-γ e outros; endotoxinas também estimulam a produção de neutrófilos. Quando o estímulo é intenso e persistente, têm-se o chamado *desvio à esquerda*, situação em que não há tempo de maturação completa dos neutrófilos na MO e suas formas mais jovens, como bastões e metamielócitos, são liberados na circulação. Uso de alguns medicamentos (p. ex., esteroides), estresse, exercícios, convulsões, intoxicação por metais pesados, ovulação, eclâmpsia, hipo/hipertermia e exposição ao monóxido de carbono são outras causas dessa reação inespecífica.

Neutropenia caracteriza-se por diminuição de neutrófilos circulantes, sendo grave quando atinge 500 células/μL, podendo causar infecções e morte. As principais causas de neutropenia estão listadas no Quadro 25.18. Como as causas são múltiplas, o mecanismo patogenético varia de caso a caso.

Alterações estruturais e funcionais de neutrófilos causam falência na função dessas células. Os principais distúrbios e sua etiologia estão listados no Quadro 25.19. Embora tais afecções sejam incomuns, sua ocorrência resulta em doença grave e incompatível com a vida, por infecções recorrentes. Algumas, contudo, são transitórias e, eliminada sua causa, há retorno à normalidade.

Alterações quantitativas de monócitos. Monócitos são células ontogeneticamente muito próximas de neutrófilos; ambos derivam do mesmo precursor e sua maturação depende da influência de citocinas. Monócitos são menos numerosos do que neutrófilos no SP e dão origem a macrófagos (histiócitos), células muito importantes na resposta imunitária, pois são capazes de secretar citocinas, fagocitar, remover detritos celulares e apresentar antígenos para os linfócitos.

Quadro 25.18 Causas de neutropenia

Medicamentos

Analgésicos, antipsicóticos, anticonvulsivantes, antibióticos, cardiotônicos, sulfa, agentes quimioterápicos

Doenças autoimunes

Lúpus eritematoso sistêmico, artrite reumatoide, tireoidite, púrpura trombocitopênica idiopática

Neoplasias

Timoma, linfomas, síndromes mielodisplásicas

Infecções

Vírus, bactérias, protozoários, septicemia

Neutropenia autoimune

Agranulocitose

Outras

Metais pesados, álcool, hipotireoidismo, esplenomegalia, radioterapia

Quadro 25.19 Principais alterações estruturais e funcionais de neutrófilos

Alteração	Etiopatogênese
Defeito de adesão leucocitária	Deficiência de CD18
Doença granulomatosa congênita	Disfunção da NADPH-oxidase
Deficiência de mieloperoxidase	Produção insuficiente de mieloperoxidase
Síndrome de Chediak-Higashi	Formação defeituosa dos grânulos e lisossomos
Síndrome da hipergamaglobulinemia E	Disfunção de células T
Hipersegmentação neutrofílica	Deficiência de vitamina B_{12}/folato, síndrome mielodisplásica, quimioterapia
Inclusões basofílicas	Estresse e infecções

Monocitopenia (diminuição do número global de monócitos no SP) é vista em casos de falência da MO e, em geral, ocorre simultaneamente com neutropenia. Monocitose é reação inespecífica a várias agressões; as principais estão listadas no Quadro 25.20.

Alterações de eosinófilos. Eosinófilos possuem receptores para IgE, liberam o conteúdo dos seus grânulos em reações alérgicas ou infecciosas e respondem a diversos estímulos, específicos ou comuns aos demais granulócitos. Eosinófilos atuam sobretudo em infecções por helmintos, reações de hipersensibilidade e danos teciduais. Seu aumento numérico no SP é conhecido como *eosinofilia*, definido como mais de 700 eosinófilos/μL. As principais causas de eosinofilia estão listadas no Quadro 25.21. Embora existam eosinofilias primárias (idiopáticas), na maioria das vezes identifica-se um agente causal. A *síndrome hipereosinofílica idiopática* é definida por eosinofilia persistente por mais de 6 meses e sem causa definida. Os pacientes desenvolvem alterações cardíacas, com miosite e fibrose, que podem ser causa de morte. Outras manifestações incluem fasciite e pneumonite eosinofílicas. *Eosinopenias* são geralmente transitórias e aparecem em estados de estresse agudo, por destruição periférica de eosinófilos.

Quadro 25.20 Causas de monocitose

Infecções bacterianas crônicas

Tuberculose, sífilis, endocardite

Outras infecções

Malária, tripanossomíase, ricketsioses, mononucleose infecciosa

Doenças autoimunes

Lúpus eritematoso sistêmico, artrite reumatoide

Neoplasias

Leucemias agudas e crônicas, linfomas, mieloma múltiplo, carcinoma mamário

Miscelânea

Sarcoidose, doença inflamatória intestinal

25

Quadro 25.21 Causas de eosinofilia

Síndrome hipereosinofílica idiopática

Doenças parasitárias

Triquinose, ascaridíase, esquistossomose, filariose, ancilostomose, síndrome de Loeffler

Doenças autoimunes

Poliarterite nodosa, artrite reumatoide

Neoplasias

Leucemias, linfomas, carcinomas mucinosos

Miscelânea

Sarcoidose, hepatite crônica, pênfigo, doença inflamatória intestinal

Alterações de basófilos. Basófilos são células similares aos eosinófilos, mas encontrados apenas em pequeno número no SP. Nos estados de hipersensibilidade, existe uma intrincada relação entre eosinófilos, basófilos e monócitos. Basofilia, definida como mais de 150 basófilos/µL, é vista nas mesmas situações de eosinofilia.

▶ Distúrbios da coagulação sanguínea

A fluidez do sangue e a sua permanência no interior dos vasos e do coração hemostasia) são essenciais à vida. Hemostasia depende da integridade do sistema vascular, de componentes teciduais, da função plaquetária e da ação de proteínas do sistema de coagulação sanguínea. Vários são os testes laboratoriais capazes de avaliar o sistema de coagulação sanguínea. Como discutido no Capítulo 9, deficiência nesse sistema leva a hemorragias, enquanto coagulação excessiva favorece trombose; ambos os processos são prevalentes, potencialmente graves e muito importantes na prática médica.

Doenças hemorrágicas

Sangramentos ocorrem por alterações nos vasos sanguíneos, nas plaquetas ou no sistema da coagulação sanguínea.

Alterações em vasos sanguíneos

Hemorragia por dano vascular ocorre por: (a) agressão mecânica (traumatismo com ruptura do vaso); (b) defeitos na formação do vaso; (c) fragilidade vascular causada por lesões variadas, como inflamações (vasculites). Dependendo da sua magnitude, sangramento pode ser fatal. Suas manifestações clínicas resultam do acúmulo de sangue nos tecidos e dependem da intensidade e da duração do sangramento. Este pode manifestar-se por lesões puntiformes (petéquias), manchas maiores (sufusões hemorrágicas), coleções de líquido que se organizam (hematomas) ou sangramentos cavitários, como hemoperitôneo ou hemartrose. Hemorragias na pele e no subcutâneo são conhecidas como *púrpura*.

A *púrpura de Henoch-Schönlein* é doença autoimune mais comum em crianças e adultos jovens. A doença é geralmente precedida por infecções por estreptococos ou uso de medicamentos, mais comumente penicilina. Histologicamente, trata-se de vasculite que acomete pele, mucosas e serosas. As lesões são geralmente simétricas, palpáveis e ocorrem nas extremidades distais. Complicações importantes são sangramento digestivo e lesão glomerular (ver Capítulo 17).

Infecções também causam púrpuras. Dois mecanismos atuam na gênese de lesões hemorrágicas por microrganismos: microtrombose capilar e dano endotelial direto. O exemplo clássico de sangramento por infecção é o aneurisma micótico, que ocorre sobretudo na endocardite infecciosa.

Deficiência de vitamina C (escorbuto, ver Capítulo 13) é causa frequente de pequenas hemorragias, que resultam de defeito vascular secundário à síntese anômala de colágeno por carência da vitamina; com isso, a parede vascular torna-se frágil e rompe-se com facilidade. Outra condição com defeito na estrutura microvascular é a *telangiectasia hemorrágica hereditária*, doença de herança autossômica dominante em que os pequenos vasos são frágeis e têm defeitos na sua capacidade contrátil, sendo muito sensíveis a pequenos traumatismos.

Outras condições resultam em fragilidade vascular, como uso prolongado de corticoesteroides, paraproteinemias, amiloidose e crioglobulinemia. Em indivíduos idosos, é comum a púrpura senil, por atrofia cutânea e transformação do colágeno por causa do envelhecimento.

Alterações de plaquetas

Alterações plaquetárias, numéricas ou funcionais, são a causa mais importante de sangramento, uma vez que são elas essenciais na formação do coágulo (ver Capítulo 9). As plaquetas são elementos de 2 a 3 µm de diâmetro, anucleados e com mitocôndrias e grânulos no citoplasma. Em condições normais, o SP possui 150.000 a 400.000 plaquetas/µL. Com vida média no SP de 7 a 10 dias, sua função primordial é a hemostasia primária, ou seja, a formação de um tampão plaquetário que se forma imediatamente após dano vascular. O fenômeno inicia-se pela adesão de células sanguíneas à parede do vaso, que envolve receptores específicos e uma proteína plasmática, o fator von Willebrand. Uma vez aderida, inicia-se a agregação plaquetária, que se completa com a formação de uma massa de células suficiente para estancar o sangramento. Formado o tampão plaquetário, ocorre liberação do conteúdo de seus grânulos citoplasmáticos. Tudo isso é seguido de vasoconstrição e ativação da coagulação sanguínea, que completam o processo de hemostasia (ver Figura 9.11). Na coagulação do sangue, ocorrem polimerização do fibrinogênio e formação de uma malha de fibrina, no meio da qual se encontram hemácias, leucócitos e plaquetas (coágulo). *Alterações numéricas* de plaquetas podem ser trombocitopenia (diminuição do número) ou trombocitose (aumento do número).

Trombocitopenia. Pode resultar de: (1) distúrbio na produção de plaquetas, por falência ou infiltração neoplásica da MO; (2) aumento da destruição periférica, que ocorre na púrpura trombocitopênica autoimune ou é secundária a medicamentos, hipertireoidismo, coagulação intravascular disseminada ou destruição mecânica por próteses vasculares. Quando o número de plaquetas é menor do que 10.000/µL, a trombocitopenia é grave e representa risco de morte.

A **púrpura trombocitopênica imunitária (PTI)** é a forma mais comum de trombocitopenia, na qual se formam autoanticorpos antiplaquetas. Usualmente, trata-se de diagnóstico de exclusão e exige diversos testes diagnósticos no sentido de se afastarem outras causas de plaquetopenia. Clinicamente, existe diminuição acentuada do número de plaquetas e hemorragias que variam desde discretas, como metrorragia, petéquias e púrpuras, a graves, como sangramento no sistema nervoso central, trato gas-

25

trointestinal e sistema urogenital. Outras púrpuras associadas a anticorpos ocorrem em algumas afecções autoimunes, como no lúpus eritematoso sistêmico ou na doença de Graves. Certos medicamentos (procainamida, sulfas, hidralazina ou penicilina) podem causar destruição plaquetária mediada por mecanismos imunitários. Infecções podem causar respostas imunes cruzadas com antígenos plaquetários e resultar em trombocitopenia, sendo a mais importante aquela relacionada à infecção pelo HIV. Em geral, a MO mostra-se hipercelular para a idade, com tendência à inversão da relação entre as séries granulocítica e eritroide, podendo ou não haver linfocitose intersticial. A série megacariocítica é a mais afetada e exibe hipercelularidade, variação da lobulação (polimorfismo) e ectopia das células.

A **púrpura trombocitopênica trombótica (PTT)**, além de plaquetopenia, acompanha-se de anemia hemolítica microangiopática, disfunção renal, manifestações neurológicas e febre. A doença resulta da deficiência de ADAMTS13, uma metaloprotease que cliva o fator de von Willebrand (FVW). Sem degradação, o FVW forma multímeros que induzem agregação plaquetária e formação de microtrombos na microcirculação. Deficiência de ADAMTS13 pode ser hereditária ou adquirida. A primeira resulta de mutação no gene. Na forma adquirida, mais frequente, surgem autoanticorpos contra a enzima. O tratamento consiste em plasmaférese, que remove autoanticorpos e repõe a ADAMTS13 normal.

Na **coagulação intravascular disseminada (CID)** (ver Capítulo 9), também se formam microtrombos em múltiplos órgãos, resultando em plaquetopenia (coagulopatia de consumo). Redução de plaquetas pode dever-se também a destruição mecânica causada por próteses valvares ou vasculares. CID é encontrada sobretudo em estados de choque, especialmente séptico; um dos exemplos clássicos dessa condição é a meningococcemia. Em infecções, toxinas liberadas por agentes infecciosos causam dano tecidual e lesão endotelial, com ativação inflamatória e da coagulação sanguínea. O processo leva a danos vasculares inflamatórios, com hemorragias e trombos de fibrina, compondo a CID, que se manifesta com sangramentos em vários locais.

Trombocitose. Aumento do número de plaquetas, muito menos frequente do que a redução delas, resulta de doenças da MO, sobretudo neoplasias mieloproliferativas, descritas adiante. Eventualmente, pode haver trombocitose transitória e autolimitada, considerada reacional.

Alterações na função plaquetária são menos comuns do que as quantitativas. Podem ser causadas por defeitos de adesão (doença de von Willebrand e doença de Bernard-Soulier), de agregação (trombastenia de Glanzmann) ou de secreção granular. A doença de von Willebrand é a mais comum e importante das alterações qualitativas de plaquetas. Existem numerosas formas da doença, que resultam de redução do fator von Willebrand ou de sua menor atividade. Na hemofilia, as plaquetas são normais, mas o fator VIII está reduzido em quantidade ou função. Existe grande variedade de deficiências absolutas ou parciais desse fator.

Alterações da função plaquetária podem ser secundárias também a outras condições, como uso de medicamentos e uremia. O ácido acetilsalicílico (AAS) acetila a ciclo-oxigenase plaquetária, diminuindo sua agregação, propriedade essa utilizada na prevenção trombos, como na aterosclerose coronariana. A alteração induzida pelo AAS é permanente e só deixa de existir quando há hemocaterese completa das plaquetas. Esse fato é importante sobretudo no planejamento de intervenções cirúrgicas em indivíduos em uso crônico de AAS. Efeito similar é induzido por outros anti-inflamatórios não esteroides.

Alterações no sistema de coagulação sanguínea

O terceiro mecanismo fisiológico de hemostasia é o sistema proteico de coagulação sanguínea, que resulta na formação de um coágulo insolúvel a partir da interação de proteínas plasmáticas e componentes sanguíneos. A coagulação sanguínea foi descrita no Capítulo 9 e está resumida nas Figuras 9.12 e 9.13. Alterações no sistema de coagulação podem ser hereditárias (hemofilia A, doença de von Willebrand, defeitos na síntese dos fatores envolvidos na cascata de coagulação) ou adquiridas (doenças hepáticas, deficiência de vitamina K, CID, amiloidose e iatrogênica, como na circulação extracorpórea).

Trombose e estados de hipercoagulabilidade

Embora a maioria das alterações da coagulação resulte em sangramento, em algumas situações pode haver hipercoagulabilidade. Nesta, formam-se trombos e êmbolos em diferentes locais, com consequências variadas e, às vezes, letais. Hipercoagulabilidade sanguínea pode ser congênita ou adquirida.

Hipercoagulabilidade por defeitos gênicos e suas repercussões são de conhecimento relativamente recente. O mais importante é uma mutação na molécula do fator V da coagulação (conhecido como fator V de Leiden), pois quando mutado esse fator torna-se resistente à inativação pela proteína C; indivíduos com essa mutação (presente em cerca de 4% dos brasileiros) têm risco elevado de trombose. Outro defeito é a deficiência qualitativa ou quantitativa da antitrombina III, condição na qual os pacientes apresentam elevada frequência de trombose venosa nos membros inferiores e embolia pulmonar. Outras anormalidades são deficiência de proteína S, formação anormal de fibrinogênio ou alterações metabólicas, como homocistinúria.

Trombocitose adquirida é encontrada em várias condições, sendo as mais comuns e importantes: (1) uso de fármacos, como contraceptivos orais; (2) gravidez, que se associa a maior risco de trombos; (3) neoplasias malignas (ver Síndromes paraneoplásicas, Capítulo 10). Pacientes cancerosos apresentam com certa frequência manifestações trombóticas muitas vezes sob a forma da síndrome de Trousseau (tromboflebite migratória).

▶ Falência da medula óssea

A síndrome de falência da MO inclui uma variedade de doenças que têm em comum citopenias e suas manifestações clínicas. O que une esse grupo de doenças é um defeito na célula primordial (célula-tronco) hematopoética, muitas vezes clonal. As principais entidades são anemia aplásica, hemoglobinúria paroxística noturna, aplasia eritroide pura, agranulocitoses e trombocitopenia amegacariocítica. Alguns autores incluem no grupo a síndrome mielodisplásica, que será abordada junto com as neoplasias mieloides. Inclui-se ainda a mielofibrose secundária à infiltração por neoplasias não hematopoéticas, isto é, mielopatia infiltrativa ou metástases na MO, que em geral correspondem a carcinomas avançados, cujas células malignas na MO modificam seu microambiente e induzem fibrose medular intensa.

Anemia aplásica

Falência global da medula óssea é conhecida como anemia aplásica (AA), definida como pancitopenia no SP associada a hipocelularidade na MO. As manifestações clínicas dependem da intensidade do comprometimento medular; em geral, trata-se de quadros graves de pancitopenia, às vezes fatais. Anemia aplásica grave é definida quando estão presentes duas das seguintes condições: (1) neutropenia abaixo de 500/μL; (2) índice de reticulócitos menor que 1%; (3) plaquetopenia inferior a 20.000/μL. Na maioria das vezes, a AA tem causa conhecida, como visto no Quadro 25.22. Na MO, o quadro é de grande predomínio do interstício gorduroso sobre o tecido hematopoético, que se encontra em pequena quantidade (Figura 25.51) e com poucas células normais; megacariócitos estão ausentes, podendo haver pequenas ilhas de eritroblastos e granulócitos esparsos.

A *anemia de Fanconi*, uma forma especial de AA, é doença hereditária cuja anormalidade são defeitos no reparo do DNA. As alterações genômicas, que envolvem diversos genes, causam aplasia medular, malformações variadas e maior predisposição a neoplasias hematológicas e sólidas.

Hemoglobinúria paroxística noturna

Hemoglobinúria paroxística noturna (HPN) é doença clonal rara que se caracteriza pela associação de anemia hemolítica, falência da MO e trombose. Graças aos avanços na caracterização molecular e biológica da doença, hoje o diagnóstico e o tratamento são mais eficazes. Por tratar-se de doença clonal adquirida de células primordiais da MO, o transtorno pode expressar-se em hemácias, leucócitos e plaquetas. O defeito

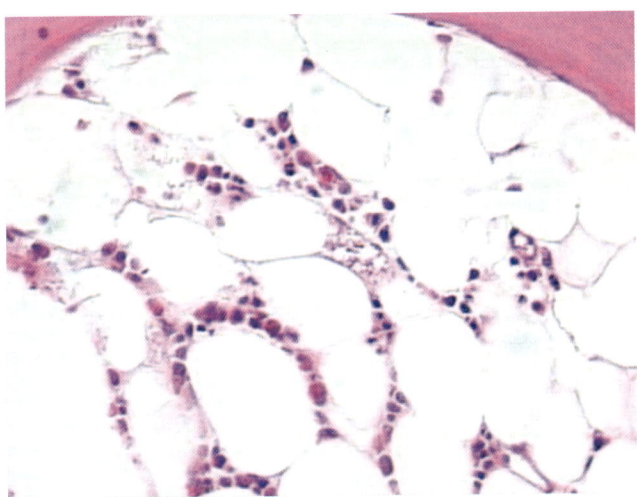

Figura 25.51 Aplasia da medula óssea: substituição total do tecido hematopoético por tecido adiposo.

Quadro 25.22 Condições clínicas associadas à anemia aplásica

Agentes infecciosos

Hepatites, infecção pelo vírus Epstein-Barr, tuberculose

Doenças imunitárias

Fasciite eosinofílica, reação do enxerto *versus* hospedeiro

Doenças genéticas

Anemia de Fanconi

Exposição exógena

Radiação, quimioterapia, fármacos, agentes químicos, agrotóxicos

reside na estrutura do glicosilfosfatidilinositol (GPI), molécula que faz a ancoragem de proteínas na membrana citoplasmática. Recentemente, foi identificada uma proteína defeituosa codificada pelo gene *PIG-A*, no cromossomo 22, que pode ter papel na patogênese da doença. Na HPN, as células-tronco e toda a sua progênie mostram redução ou ausência de proteínas ancoradas pelo GPI, sendo que duas dessas proteínas, CD55 e CD59, são reguladoras do complemento. Tal defeito predispõe a hemólise intra e extravascular mediada pelo complemento. As manifestações clínicas resultam de hemólise intravascular.

A despeito do nome HPN, hemoglobinúria é encontrada em apenas 20% dos casos, sendo as manifestações associadas a citopenias a apresentação mais comum. A celularidade global da MO é normal ou aumentada, com hiperplasia eritoblástica; mais de 60% dos granulócitos são GPI-deficientes. Além de reticulocitose, há aumento (2 a 10 vezes) de desidrogenase lática.

O diagnóstico pode ser feito por citometria de fluxo no sangue periférico, com anticorpos monoclonais anti-CD55 e anti-CD59. Baixos níveis de CD55 e CD59 em pelo menos duas linhagens é sugestivo da doença. Como geralmente são pacientes politransfundidos, as alterações em hemácias são menos valorizadas no diagnóstico.

O único tratamento curativo é transplante de medula óssea (TMO). O eculizumab, anticorpo monoclonal que bloqueia a ativação terminal do complemento, pode controlar a evolução da doença por reduzir a hemólise e o risco de trombose. Entretanto, o medicamento é muito caro, não elimina o clone celular anormal (não cura a doença) e deve ser usado por toda a vida, sendo reservado para pacientes muito sintomáticos, com grande porcentagem de células HPN e que não sejam candidatos a TMO.

Aplasia eritroide pura

Aplasia eritroide pura (AEP) é doença rara caracterizada por anemia, reticulocitopenia e ausência de eritroblastos na MO. As manifestações clínicas associam-se a anemia grave, como astenia, fadiga e sinais de sobrecarga cardíaca. A doença afeta adultos idosos, embora seja muito semelhante à síndrome de Diamond-Blackfan (aplasia eritroide congênita). A doença é geralmente idiopática, mas o quadro pode ser precedido por infecções, toxicidade a medicamentos ou transtornos imunitários. A infecção mais correlacionada com a AEP é a causada pelo parvovírus B19.

Agranulocitoses

Agranulocitoses adquiridas manifestam-se por ausência de precursores granulocíticos na MO ou parada de maturação na fase blástica, resultando em neutropenia acentuada. Em geral, os pacientes são assintomáticos, sendo a afecção detectada durante hemograma de rotina ou em pesquisa de febre de etiologia obscura. Nos casos sintomáticos, a doença associa-se a infecções, geralmente orofaríngea, urinária ou pulmonar. A causa mais comum de agranulocitose são substâncias tóxicas para a MO. A agressão pode ser imunitária, como no uso de anti-inflamatórios não esteroides ou medicamentos antitireoidianos, ou por ação tóxica direta, como no tratamento com fenotiazina.

Trombocitopenia amegacariocítica

Trata-se de síndrome muito rara caracterizada por diminuição do número de plaquetas circulantes, ausência de megacariócitos na MO e hemorragias. A maioria dos casos ocorre em

25

mulheres entre 50 e 60 anos de idade, sem associação com defeito genético. A etiologia é desconhecida, embora existam casos associados a medicamentos ou anticorpos ou que surgem após infecções. Amegacariocitose congênita é doença de herança autossômica recessiva que inclui deformidades esqueléticas e malformações cardiopulmonares.

▪ Neoplasias

As neoplasias primárias da MO, que frequentemente têm caráter leucêmico, são classificadas com base em características clínicas e biológicas, o que orienta o seu diagnóstico e tratamento. Tais neoplasias são representadas por leucemias, neoplasias mieloproliferativas, doenças linfoproliferativas, síndrome mielodisplásica e outras entidades menos prevalentes. Nesse grupo de doenças, as leucemias são os exemplos mais importantes.

Leucemias (do grego *leukos*: branco) são neoplasias malignas do sistema hematopoético caracterizadas por proliferação clonal de célula-tronco cujas células-filhas substituem progressivamente a medula óssea normal e são liberadas em grande número no sangue periférico. A transformação neoplásica, clonal, resulta de alterações genômicas em uma célula-tronco; os defeitos moleculares mais comuns são expressão de oncogenes e/ou perda da função de genes supressores de tumor. A transformação leucêmica pode ocorrer em precursor pluripotente ou em precursores mieloides ou linfoides.

Em todas as leucemias, a MO encontra-se comprometida. Células neoplásicas podem estar presentes ou não no SP; em geral, são encontradas em número variável e podem substituir quase totalmente as células normais presentes na circulação. O número de leucócitos circulantes pode estar normal, diminuído ou aumentado. O diagnóstico de leucemia é feito usualmente por meio de mielograma associado à citometria de fluxo, para caracterização da linhagem comprometida e do estágio de diferenciação das células. Grande número de marcadores caracteriza a linhagem celular neoplásica, tanto na citometria de fluxo quanto no quadro histológico (Quadro 25.23).

Quadro 25.23 Principais marcadores em hematopatologia

Marcador	Expressão predominante	Neoplasia correspondente
CD1a	Timócitos; células de Langerhans	Linfoma linfoblástico T; histiocitose de células de Langerhans
CD2	Linfócitos T	Linfomas T
CD3	Linfócitos T	Linfomas T
CD4	Linfócitos T auxiliares	Linfomas T
CD5	Linfócitos T e alguns linfomas B	Linfomas T, leucemia linfoide crônica B, linfoma de células do manto (B)
CD7	Linfócitos T	Linfomas T
CD8	Linfócitos T citotóxicos/supressores	Linfomas T (os CD4+ são mais frequentes que os CD8+)
CD10	Células do centro germinativo	Linfomas de células precursoras e linfomas dos centros germinativos
CD15	Granulócitos	Linfoma de Hodgkin (célula RS) e LMA
CD19	Linfócitos B	Linfomas B
CD20	Linfócitos B	Linfomas B
CD21	Células dendríticas foliculares	Tumor de células dendríticas
CD23	Subpopulações B e T, células dendríticas	Leucemia linfoide crônica; tumor de células dendríticas
CD30	Células linfoides ativadas	Linfoma de Hodgkin, linfoma de grandes células anaplásicas T/*null*, alguns outros linfomas B e T
CD34	Célula-tronco	Leucemias mieloides, linfomas linfoblásticos
CD43	Linfócitos T	Linfomas T, neoplasias mieloides, alguns linfomas B
CD45	Células hematolinfoides	Linfomas B e T, neoplasias mieloides
CD45RO	Linfócitos T, células mieloides	Linfomas T
CD56	Células NK	Linfomas NK
CD57	Células NK	Linfomas NK
CD61/glicoproteína IIIa	Megacariócitos	Leucemia megacarioblástica
CD68; CD163	Macrófagos	Histiocitoses
CD71	Série eritroide	Precursores eritroides em processos reativos e neoplásicos
CD79a	Linfócitos B, plasmócitos	Linfomas B, plasmocitomas

(*continua*)

25

Quadro 25.23 Principais marcadores em hematopatologia (*continuação*)

CD123	Células dendríticas plasmocitoides	Neoplasia de células dendríticas plasmocitoides blásticas
CD138	Plasmócitos	Neoplasias de plasmócitos, alguns linfomas B
CD207/langerina	Células de Langerhans (apresentadoras de antígeno)	Histiocitose de células de Langerhans
CD235a/glicoforina A	Eritroblastos	Eritroleucemia
CD246/ALK	Proteína de fusão envolvendo o loco 2p23	Linfoma de grandes células anaplásicas, ALK+
DBA44	Subpopulações de células B	Tricoleucemia
Grânulos citotóxicos*	Linfócitos T citotóxicos e células NK	Linfomas T/NK
TdT	Células linfoides precursoras	Linfomas e leucemias linfoblásticas (células precursoras)
PAX-5	Fator de transcrição de linfócito B	Linfomas B, linfoma de Hodgkin
MUM1	Fator de transcrição de linfócito B terminal	Neoplasias de plasmócitos, alguns linfomas B agressivos (tidos como originados em células B ativadas ou pós-centros germinativos)
Mieloperoxidase	Células da linhagem granulocítica	Leucemias mieloides
Ciclina D1 (BCL-1)	Marcador de ciclo celular	Linfoma de células do manto
BCL-2	Proteína antiapoptótica	Útil para diferenciar linfoma folicular de hiperplasia linfoide folicular; marcador tido como de mau prognóstico em alguns tipos de linfomas agressivos
BCL-6	Células do centro germinativo	Linfomas do centro germinativo
MYC	Vários tipos celulares em todos os tecidos; expresso em blastos precoces de centros germinativos	Linfoma de Burkitt; parte de linfomas B de alto grau
Marcador para o vírus Epstein-Barr (proteína LMP1)	Células infectadas pelo EBV	Cerca de 30 a 50% dos linfomas de Hodgkin clássicos; alguns linfomas B
Marcador para o herpes-vírus tipo 8 (LANA1)	Células infectadas pelo HHV8	Linfomas B primários das cavidades serosas (podem coexpressar EBV)
Pesquisa do genoma do EBV por hibridação *in situ*	Células infectadas pelo EBV	Cerca de 30 a 50% dos linfomas de Hodgkin clássicos; linfomas associados a imunossupressão, linfoma T/NK tipo nasal, alguns linfomas B específicos em pacientes imunocompetentes

Tdt: desoxinucleotidil transferase terminal; célula RS: célula de Reed-Sternberg; LMA: leucemia mieloide aguda. *Grânulos citotóxicos: TIA1, granzina B, perfurina.

As leucemias são classificadas de duas maneiras: (1) quanto à linhagem celular de origem, há dois grandes grupos: leucemias mieloides e leucemias linfoides. *Leucemias mieloides* são aquelas que têm origem em células progenitoras com comprometimento da linhagem mieloide, ou seja, células que dão origem a granulócitos, eritrócitos ou plaquetas. *Leucemias linfoides* originam-se em células progenitoras da linhagem linfoide; (2) quanto ao perfil de infiltração da MO, à evolução da doença e à presença e ao número de blastos, as leucemias podem ser agudas ou crônicas.

Leucemias agudas caracterizam-se pela substituição da MO por células imaturas, conhecidas como blastos (estes devem exceder 20% das células nucleadas na MO, no caso de leucemias mieloides agudas), com alta taxa de proliferação celular e bloqueio da maturação celular. Com isso, as linhagens celulares normais são substituídas progressivamente por células imaturas, o que se reflete em quadros clínicos graves e rapidamente progressivos de anemia, neutropenia e plaquetopenia. Em geral, os pacientes manifestam a tríade de sangramentos espontâneos, astenia e infecções por falência da hematopoese normal.

Leucemias crônicas caracterizam-se por alta taxa de replicação, mas com manutenção da maturação celular. São proliferações de elementos intermediários no processo de maturação da MO, ou seja, que já estavam praticamente maduros. Trata-se de quadro de evolução lenta, insidiosa e progressiva.

▶ Neoplasias mieloproliferativas

Neoplasias mieloproliferativas podem ser agudas (descritas adiante) ou crônicas. Neoplasias mieloproliferativas crônicas (NMP) constituem um grupo de doenças que têm em comum: (1) proliferação clonal de células hemopoéticas totipotentes; (2) proliferação de células hemopoéticas, com pouco ou nenhum componente displásico à morfologia, exceto na série megacariocítica; (3) hemopoese eficaz, pelo menos nas fases iniciais da doença (diferentemente da síndrome mielodisplásica e da leucemia mieloide aguda); (4) mielofibrose em alguma fase da evolução do processo, a qual pode levar ao esgotamento da hemopoese e à morte do paciente por insuficiência medular

25

ou por crise blástica, ou seja, transformação em leucemia aguda (quando a quantidade de blastos, geralmente inferior a 10% na fase crônica, ultrapassa 20%); (5) aspectos clínicos comuns, com uma fase inicial que pode passar despercebida por muito tempo e ser diagnosticada em hemogramas de rotina, seguida por uma fase clínica, com sinais e sintomas variados, com aumento de uma ou mais das séries hemopoéticas no SP e esplenomegalia acentuada. Essa fase dura anos, dependendo do tipo de NMP, e pode evoluir para uma fase acelerada, seguida de uma crise de agudização (crise blástica) e, finalmente, para fibrose medular.

Com base nos componentes hematopoéticos que proliferam, as NMPs são divididas em: (1) leucemia mieloide crônica (LMC); (2) policitemia vera (PV); (3) trombocitemia idiopática ou essencial (TE); (4) mielofibrose primária (MFP). O diagnóstico dessas entidades depende da somatória de elementos clínicos, laboratoriais, histopatológicos e moleculares, ou seja, é essencial a interação da equipe de Hematologia com a de Patologia. A classificação das NMPs está resumida no Quadro 25.24.

Com melhor conhecimento das suas bases moleculares, as NMPs são alvo de grandes avanços diagnósticos e terapêuticos. A patogênese das NMPs envolve defeitos em enzimas com atividade tirosino-cinase, que se tornam constitutivamente ativadas e induzem proliferação celular descontrolada. Medicamentos inibidores dessas enzimas vêm sendo utilizados com sucesso no tratamento de NMPs. Com base no perfil dessas moléculas, as NMPs são divididas em:

- Neoplasias positivas para o cromossomo Philadelphia (leucemia mieloide crônica, LMC Ph+). O defeito genômico consiste na translocação recíproca que envolve os braços longos dos cromossomos 9 e 22 (ver Figura 10.26); a translocação pode ser detectada por citogenética, hibridação *in situ* fluorescente (FISH) ou PCR (ver Capítulo 2). Com tal modificação, o gene *BCR* (22q11) fica justaposto ao gene *ABL* (9q34) e codifica a proteína quimérica BCR-ABL (p210). Além de imprescindível para o diagnóstico, a quantificação do produto dessa translocação por RT-PCR é útil no acompanhamento da resposta terapêutica. Hiperrexpressão (constitutiva) da proteína de fusão BCR-ABL estimula a atividade tirosino-cinase, que é responsável por proliferação celular descontrolada, redução da apoptose e alterações nos mecanismos de adesão celular. Existem medicamentos capazes de inibir a cinase ativada por essa proteína anômala, daí a importância de se detectar, ao diagnóstico, a presença ou não da translocação. O medicamento (imatinibe) atua no controle da doença, mas não é curativo

- Neoplasias negativas para o cromossomo Philadelphia correspondem a todas as demais NMPs (NMP Ph), nas quais também existem anormalidades genômicas, sobretudo mutação pontual no gene *JAK2*, que também se associam a ativação de cinases em tirosina e a proliferação celular aumentada. Mutação em *JAK2* é vista em mais de 90% dos casos de PV e em 50 a 60% dos pacientes com TE ou MFP. Outras mutações ocorrem nos genes *MPL* (*myeloproliferative leukemia*), que codifica o receptor de trombopoetina, e *CALR* (calreticulina). Ativação do receptor de trombopoetina associa-se a proliferação de megacariócitos; mutação no gene torna constitutiva a ação do receptor, favorecendo a proliferação celular descontrolada

Quadro 25.24 Classificação das neoplasias mieloproliferativas e síndromes mielodisplásicas, segundo a OMS (2017)

Neoplasias mieloproliferativas

Leucemia mieloide crônica BCR-ABL positivo

Leucemia neutrofílica crônica (LNC)

Policitemia vera (PV)

Mielofibrose primária (MFP)

Trombocitemia essencial (TE)

Leucemia eosinofílica crônica, sem outras especificações (LEC, SOE*)

Neoplasia mieloproliferativa não classificável (NMI)

Mastocitose

Mastocitose cutânea

Mastocitose sistêmica

Sarcoma de mastócitos (SM)

Neoplasias mieloproliferativas/mielodisplásicas

Leucemia mielomonocítica crônica

Leucemia mieloide crônica atípica, BCR-ABL negativo

Leucemia mielomonocítica juvenil

Neoplasia mieloproliferativa/mielodisplásica com sideroblastos em anel e trombocitose

Neoplasia mieloproliferativa/mielodisplásica, não classificável

Síndromes mielodisplásicas (SMD)

SMD com displasia de linhagem única

SMD com sideroblastos em anel

SMD com displasia multilinhagem

SMD com excesso de blastos

 SMD com excesso de blastos e predomínio eritroide

 SMD com excesso de blastos e fibrose

SMD associada à del(5q) isolada

SMD não classificável (SMD-I)

SMD da infância (SMD-P)

 Citopenia refratária da infância

Leucemias mieloides agudas

Leucemias mieloides agudas com anomalias citogenéticas recorrentes, como leucemia promielocítica aguda com t(15;17)(q22;q12)

Leucemia mieloide aguda com alterações relacionadas à mielodisplasia

Neoplasias mieloides associadas a tratamento

Leucemia mieloide aguda, SOE

 Leucemia mieloide aguda com mínima diferenciação

 Leucemia mieloide aguda sem diferenciação

 Leucemia mieloide aguda com diferenciação

 Leucemia mielomonocítica aguda q

 Leucemia monoblástica e monocítica aguda

 Leucemia eritroide aguda (eritroleucemia)

 Leucemia megacarioblástica aguda

 Leucemia basofílica aguda

 Mielofibrose e pan-mielose agudas

Sarcoma mieloide

Neoplasia de célula dendrítica plasmocitoide blástica (NCDPB)

Leucemia aguda de linhagem ambígua

SOE: sem outra especificação.

25

O efeito da mutação no gene *CALR* é menos conhecido; estudos em animais de laboratório mostram que mutação no gene ativa STAT5 e induz proliferação celular independente de citocinas. As mutações no *CALR* são mutuamente excludentes com as de *JAK2* e *MPL*. Em estudo brasileiro, mutação no gene *CALR* foi encontrada em 40% dos casos de TE e em 30% dos pacientes com MFP. Mutações no gene *MPL* são menos frequentes e variam com as populações estudadas, ao redor de 3% dos casos de TE e 1% daqueles de MFP.

A incidência global de NMPs é de 6 a 10 casos/100.000 habitantes/ano. Na LMC, a incidência é de 1 a 2 casos/100.000 habitantes/ano, a da PV é de 0,7 a 2,6 casos/100.000 habitantes/ano, a da TE é de 0,6 a 2,5 habitantes/ano e a da MFP de 0,5 a 1,5 caso/100.000 habitantes/ano. As demais formas, também listadas no Quadro 25.24, são raras.

Leucemia mieloide crônica

Leucemia mieloide crônica (LMC) Ph+ corresponde de 15 a 20% das leucemias. A mediana de idade ao diagnóstico é de 55 a 60 anos, com menos de 10% dos casos em pessoas abaixo de 20 anos. A doença caracteriza-se por leucocitose com desvio à esquerda, histórico de infecções recentes, anemia e esplenomegalia. A patogênese envolve a translocação responsável por gerar o cromossomo Philadelphia (Ph) responsável por codificar a proteína BCR-ABL. A doença evolui em três fases: crônica, acelerada e aguda.

Na *fase crônica*, o paciente é geralmente assintomático (leucocitose e esplenomegalia são encontradas em consultas de rotina). O hemograma mostra leucocitose com desvio à esquerda e poucos mieloblastos. Nessa fase não há anemia, e o número de plaquetas pode estar normal ou aumentado. Na MO ocorre proliferação clonal maciça de células granulocíticas (Figura 25.52), mantendo estas a capacidade de diferenciação, o que explica o hemograma com desvio à esquerda. A celularidade da MO é muito alta, sem espaço para o estroma vasculoadiposo. Os espaços intertrabeculares têm marcada expansão do nicho peritrabecular, sendo vistas várias camadas de células imaturas envolvendo células granulocíticas maduras no centro, próximo aos vasos.

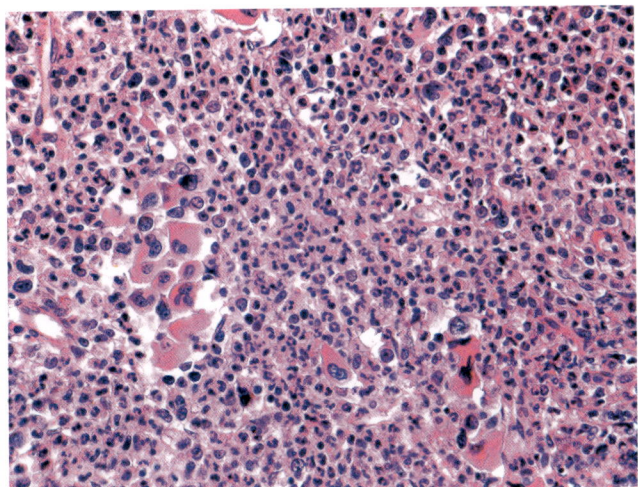

Figura 25.52 Leucemia mieloide crônica. Numerosos granulócitos maduros e megacariócitos atípicos na medula óssea.

Há, ainda, aumento de megacariócitos com dispoese (formas anãs ou micromegacariócitos) e da trama reticulínica (colágeno tipo III), às vezes com deposição também de colágeno tipo IV.

Em geral após 2 a 4 anos, o clone leucêmico perde a capacidade de diferenciação, a doença passa a ser de difícil controle (*fase acelerada*) e progride para leucemia aguda (crise blástica). Morfologicamente, a distinção entre fase crônica e fase acelerada nem sempre é clara. As células granulocíticas imaturas em proliferação expandem as camadas do nicho peritrabecular, que passam a ocupar o espaço central que seria dos elementos maduros.

Na fase acelerada, o paciente apresenta quadro clínico instável, com piora no hemograma ou aumento da esplenomegalia. A fase acelerada é diagnosticada quando ocorre um dos seguintes eventos: (1) aumento persistente da leucocitose ou da esplenomegalia, apesar do tratamento; (2) plaquetose persistente, acima de 1 milhão/mm^3, apesar do tratamento; (3) plaquetopenia persistente, abaixo de 100.000/mm^3, não relacionada com o tratamento; (4) anormalidades citogenéticas adicionais; (5) 20% ou mais de basófilos no SP; (6) 10 a 19% de blastos no SP ou na MO.

A *fase aguda* ou *crise blástica* caracteriza-se pelo surgimento de 20% ou mais de blastos no SP ou na MO ou quando aparece sarcoma mieloide (ver adiante). Em 70% dos casos, a transformação é para leucemia mieloide aguda; crise blástica na linhagem linfoide ocorre em 25 a 30% dos pacientes.

A evolução da doença é marcada por aumento da esplenomegalia. Na LMC, o baço aumenta muito de volume e pode pesar até 2.000g. Histologicamente, o órgão mostra hematopoese extramedular, já que a MO está em falência.

Policitemia vera

Policitemia vera (PV) caracteriza-se por aumento dos elementos eritrocitários na MO e de hemácias no SP, podendo acompanhar-se de elevação discreta ou moderada de componentes das séries granulocítica e megacariocítica. A proliferação é clonal; quando presentes, células mieloides e linfoides podem originar-se do mesmo clone celular. Os níveis de eritropoetina estão aumentados na policitemia secundária e reduzidos ou normais na PV. Causas secundárias de policitemia (p. ex., doença pulmonar obstrutiva crônica) devem ser descartadas no momento do diagnóstico.

A PV é mais prevalente em indivíduos na sexta ou sétima década de vida, com predomínio discreto em homens. A doença é quatro vezes maior em certas populações judias oriundas do Leste Europeu, enquanto é rara no Japão.

O quadro clínico varia de acordo com o estádio da doença. Na fase inicial, caracterizada por proliferação de eritrócitos, o grande número de hemácias circulantes traduz-se por congestão, levando a *fácies pletórica* e a distúrbios circulatórios, incluindo trombos, infartos e hemorragias. Superada essa fase, advém a fase estável, quando o número de hemácias pode se reduzir ou até se normalizar. Por fim, surge a fase de esgotamento, quando aparecem esplenomegalia e sinais de insuficiência medular (anemia) decorrente de mielofibrose. Esplenomegalia está presente em 30% dos casos ao diagnóstico, podendo ter impacto desfavorável no prognóstico. Alguns pacientes desenvolvem crise blástica, mas muito menos frequentemente do que na LMC (5% na PV). Em metade dos casos, a crise blástica é precedida por fase de mielodisplasia e, portanto, o surgimento de atipias ou displasias no mielograma durante o seguimento dos pacientes deve ser

25

motivo de preocupação. Enquanto na LMC a sobrevida média é de 5 a 7 anos, na PV é de 10 anos ou mais.

Os achados na MO são: hipercelularidade à custa das três séries hemopoéticas, com predomínio da eritroide e da megacariocítica (Figura 25.53). A série eritroide mostra maturação preservada, mas com expansão de ilhas de células vermelhas. Os megacariócitos estão aumentados em número, encontram-se agrupados e alguns são muito volumosos e têm núcleos hiperlobados. A trama reticulínica é normal ou discretamente aumentada, diferenciando-se da fase celular da mielofibrose primária.

Trombocitemia essencial

Na trombocitemia essencial (TE), a linhagem mais afetada é a megacariocítica; número de plaquetas no SP acima de 1.000.000/μL não é infrequente. Trata-se de doença que afeta indivíduos a partir da sexta década de vida e que tem evolução prolongada, com sobrevida média de 10 anos ou mais. Seu diagnóstico é difícil, porque várias outras doenças podem cursar com elevação acentuada de plaquetas. Por isso mesmo, o diagnóstico de TE depende em parte da exclusão de outras causas de trombocitemia. Muitos pacientes relatam tratamento prévio com substâncias mielotóxicas.

A doença manifesta-se por hemorragias ou tromboembolia, às vezes fatais, alternados com períodos de acalmia. Em menos de 5% dos casos, a doença evolui para crise blástica (leucemia aguda mielomonocítica ou megacariocítica é a mais frequente). Ao diagnóstico, esplenomegalia, discreta ou moderada, está presente em 5 a 20% dos pacientes, podendo ter impacto desfavorável no prognóstico.

No sangue periférico, as plaquetas variam de forma e tamanho, podendo apresentar formas gigantes ou bizarras; podem ser encontrados também megacariócitos ou seus fragmentos. A leucocitose é discreta (10.000 a 14.000/μL), raramente atingindo 40.000/μL. Ao contrário da LMC, não há basofilia. O número de hemácias pode ser normal ao diagnóstico, podendo evoluir com anemia.

A MO é normocelular ou mostra discreta hipercelularidade global, especificamente da série megacariocítica; esta mostra células normais ou aumentadas de volume e com núcleos hiperlobados (Figura 25.54), além de microformas, ectopia e ten-

dência a agrupamento. A trama reticulínica é normal ou pouco aumentada. Detecção do gene de fusão *BCR/ABL* exclui o diagnóstico de TE. Em 50 a 60% dos casos, há mutação em *JAK2*.

Mielofibrose primária

Mielofibrose primária (MFP) consiste em proliferação clonal de células totipotentes caracterizada por aumento de todas as séries numa primeira fase (fase prefibrótica), seguida por mielofibrose e falência medular. A doença, que evolui com hepatesplenomegalia acentuada e hemopoese extramedular, é mais comum aos 60 anos ou mais, tem evolução crônica e evolui para crise blástica em 5 a 20% dos casos.

As manifestações clínicas iniciais resultam de insuficiência medular, por causa da fibrose: fraqueza e palidez (anemia), infecções (neutropenia), hemorragias (plaquetopenia) ou tromboembolia (plaquetose). Hepatoesplenomegalia, característica da doença, resulta de intensa hemopoese extramedular. No SP, encontram-se leucoeritroblastose e hemácias descritas como "em lágrimas" (dacriócitos). Pode haver leucopenia ou leucocitose, esta quase sempre em torno de 12.000 a 20.000/μL.

A morfologia da MO varia conforme a fase da doença. Na *fase pré-fibrótica*, a MO exibe hipercelularidade intensa das três séries e frequentes nódulos linfoides reativos. As séries granulocítica e eritrocítica apresentam maturação preservada; a megacariocítica é hipercelular e mostra agrupamentos de células displásicas, ectópicas e com núcleos hipercromáticos. Os seios venosos estão dilatados por retração, pela fibrose, do estroma adjacente. A trama reticulínica é muito espessa desde o início, podendo haver também extensas áreas de fibrose colágena (Figura 25.55). Na *fase avançada*, encontra-se mielofibrose difusa com acentuada deposição de colágeno; são vistos ainda megacariócitos atípicos, descritos como "em fita".

Na fase pré-fibrótica, é difícil a distinção com outras NMPs, infiltração por doenças linfoproliferativas, mielodisplasia ou quadros reacionais. Na fase avançada, um dos principais diagnósticos diferenciais são neoplasias metastáticas, sobretudo de carcinomas, pela fibrose que induzem. A trama reticulínica é bastante aumentada mesmo nos estágios iniciais da doença. Os megacarióticos são pleomórficos, têm cromatina hipercorada, são agrupados e ficam sequestrados em faixas de reticulina ou em delgadas camadas de colágeno.

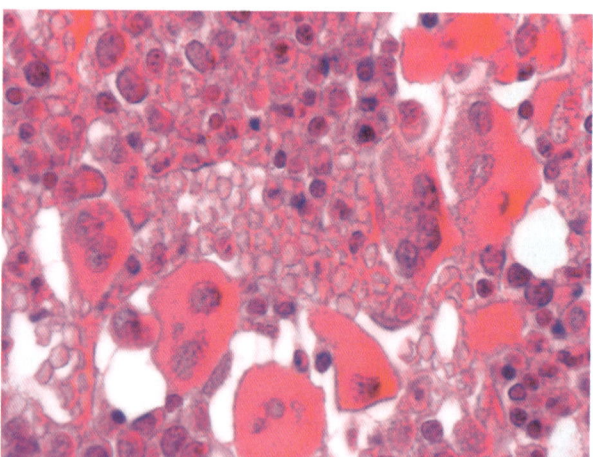

Figura 25.53 Policitemia vera. A medula óssea é hipercelular, principalmente por aumento de eritroblastos e megacariócitos polimórficos e volumosos.

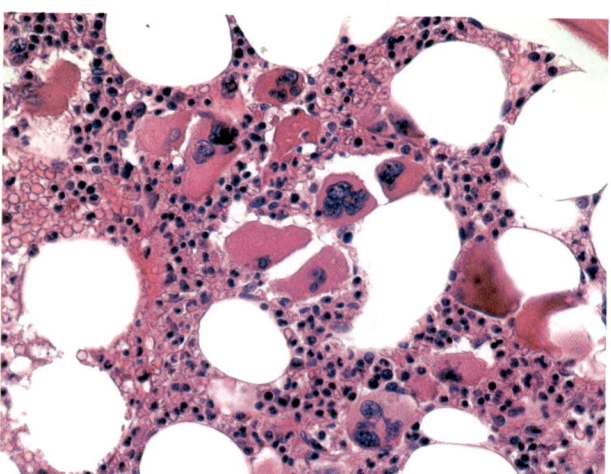

Figura 25.54 Trombocitemia essencial (idiopática).

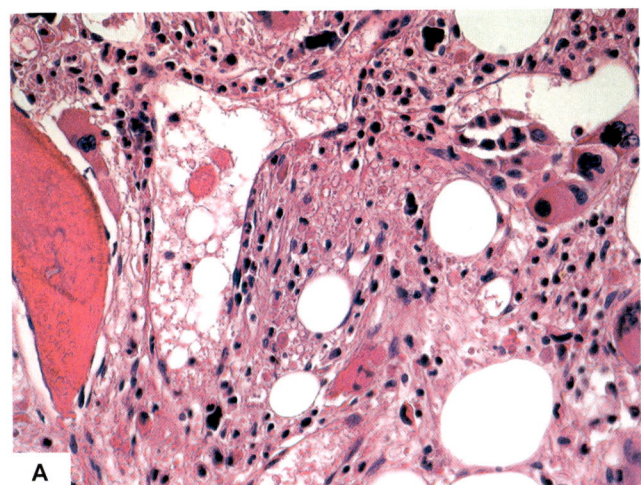

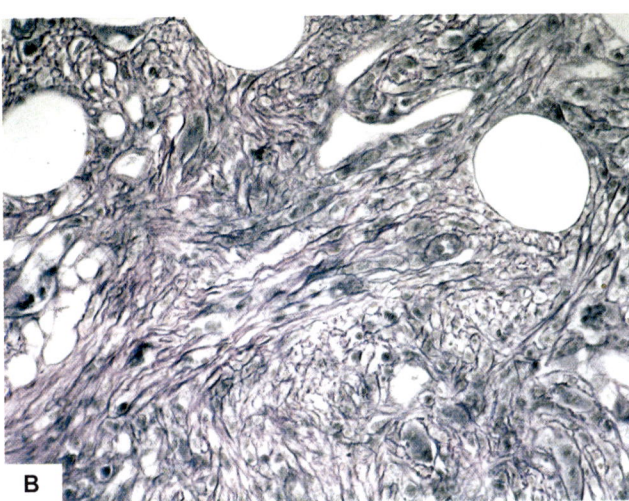

Figura 25.55 Mielofibrose primária. **A.** Fibrose da medula óssea, com proliferação de megacariócitos atípicos e dilatação sinusoidal. **B.** Aumento acentuado da trama reticulínica.

Na MFP, o cromossomo Philadelfia deve ser ausente; em 50 a 60% dos casos, existe a mutação JAK2. No Quadro 25.25 estão resumidos os critérios diagnósticos de neoplasias mieloproliferativas.

Doenças com características mieloproliferativas e mielodisplásicas

Trata-se de grupo infrequente de neoplasias hematológicas que incluem leucemia mielomonocítica crônica, leucemia mieloide crônica atípica *BCR-ABL* negativa, leucemia mielomonocítica juvenil, neoplasia mieloproliferativa/mielodisplásica com sideroblastos em anel e trombocitose e neoplasia mieloproliferativa/mielodisplásica não classificável. Tais doenças apresentam características intermediárias entre neoplasias mieloproliferativas e afecções mielodisplásicas: pode haver esplenomegalia (como nas neoplasias mieloproliferativas) ou displasias nos elementos hemopoéticos (como na síndrome mielodisplásica). A hemopoese pode ser eficaz (como nas neoplasias mieloproliferativas) ou ineficaz (como na síndrome mielodisplásica). A leucemia mielomonocítica crônica (LMMC) é a entidade mais importante do grupo.

Quadro 25.25 Critérios diagnósticos de neoplasias mieloproliferativas

Policitemia vera

Critérios maiores

1. Hemoglobina > 16,5 g/dL (em homens) e > 16,0 g/dL (em mulheres); ou hematócrito > 49% (em homens) e > 48% (em mulheres); ou massa eritroide aumentada (25% acima do valor predito normal)

2. Mutação em *JAK-2V617F* ou *JAK2, éxon 12*

3. Biópsia de MO com hipercelularidade das três linhagens (panmielose) e hiperplasia eritroide, granulocítica e megacariocítica, incluindo dispoese da última série, com células em diferentes tamanhos (volumosos, polilobados, agrupados)

Critério menor

1. Baixos níveis séricos de eritropoetina

Para o diagnóstico, os três critérios maiores devem ser preenchidos ou os dois primeiros critérios maiores somados ao critério menor

Mielofibrose primária, fase fibrótica

Critérios maiores

1. Proliferação megacariocítica atípica associada a fibrose reticulínica ou colágena (graus 2 ou 3, respectivamente)

2. Sem critérios para outras NM, SMD e BCR-ABL negativo

3. Mutação em *JAK2* ou *CALR* ou *MPL*; ou presença de outro marcador clonal; ou ausência de mielofibrose reativa

Critérios menores

1. Leucoeritroblastose

2. Aumento de desidrogenase lática sérica

3. Anemia não atribuída a comorbidades

4. Esplenomegalia palpável

5. Leucocitose (>11 x 10⁹/L)

Para o diagnóstico, são necessários os três critérios maiores somados a pelo menos um critério menor, cuja positividade foi confirmada em duas avaliações consecutivas

Trombocitemia essencial

Critérios maiores

1. Número de plaquetas persistentemente > 450.000/μL

2. Medula óssea com hipercelularidade global, principalmente dos elementos megacariocíticos, contemplando formas volumosas, hiperlobadas e agrupadas, sem alterações das séries eritrocítica e granulocítica

3. Sem critérios da OMS para outras NMP, SMD (BCR-ABL negativo)

4. Mutação em *JAK2* ou *CALR* ou *MPL*

Critérios menores

1. Presença de um marcador clonal

2. Ausência de evidências de causas de trombocitemia reativa

Para o diagnóstico, os critérios maiores devem ser todos preenchidos, ou deve-se ter os três primeiros critérios maiores adicionado a um critério menor

25

A LMMC, rara, é definida por monocitose absoluta no SP (> 1.000/μL) e aumento do número de granulócitos, com ou sem disgranulopoese. Os monócitos devem corresponder a pelo menos 10% dos leucócitos, o número de blastos deve ser menor que 20% e deve haver displasia em pelo menos uma linhagem celular. A doença pode evoluir com citopenias ou leucocitose. Outras características são: (1) Ph deve ser negativo, critério de exclusão de LMC em casos morfologicamente similares; (2) na LMC falta a monocitose característica da LMMC; (3) a esplenomegalia na LMMC é menos pronunciada do que a da LMC. LMMC e LMC podem evoluir para leucemia aguda; LMMC frequentemente progride para leucemia mielomonocítica aguda.

Síndrome mielodisplásica

Síndrome mielodisplásica (SMD) representa um grupo heterogêneo de doenças originadas de proliferação clonal da célula primordial hemopoética. Sua principal característica é a hemopoese ineficaz e displásica, que resulta em citopenia(s) periférica(s) com MO geralmente hipercelular (hipocelularidade medular é vista em 10 a 15% dos casos). Displasia em uma ou mais linhagens mieloides, principal característica morfológica da SMD, pode ou não se acompanhar de aumento de blastos mieloides no SP e/ou na MO; blastos na MO estão abaixo de 20% das células, pois acima desse percentual configura-se leucemia mieloide aguda.

A morbidade e a mortalidade na síndrome relacionam-se com as citopenias periféricas, a hemopoese ineficaz e a evolução para leucemia aguda. SMD pode surgir como doença primária (de novo) ou ser secundária a tratamento quimioterápico ou radioterápico de outras neoplasias. Em 30% dos pacientes, a SMD evolui para leucemia aguda, geralmente entre 6 meses e 2 anos nos subtipos de alto risco. A maioria dos pacientes com SMD falece em consequência de complicações decorrentes de citopenias, como infecções (neutropenia), hemorragias (plaquetopenia) ou anemia.

SMD é a doença hematológica mais diagnosticada em pessoas acima de 70 anos. Em crianças e jovens, a doença é rara e constitui entidade distinta (síndrome mielodisplásica infantil). Nos EUA, a doença afeta três ou quatro pessoas a cada 100.000 indivíduos/ano. Na América do Sul, a mediana de idade é de 69 anos, sendo 64 anos para chilenos, 68 anos para brasileiros e 69 anos para argentinos. Faixa etária discretamente inferior é encontrada no Japão (60 anos), Coreia do Sul (57 anos), China (50 anos) e Turquia (44 anos). Exposição a benzeno, tabagismo, manipulação de agrotóxicos, histórico familiar de neoplasias hematopoéticas e antecedente pessoal de quimioterapia e/ou radioterapia são fatores de risco clássicos para SMD. Porém, a doença pode surgir sem nenhuma dessas exposições.

A SMD foi reconhecida inicialmente como entidade clínica em um grande grupo de pacientes com anemia refratária (AR) ao tratamento (em oposição às anemias por carência alimentar, que respondem à reposição dos elementos faltantes). Pacientes com AR necessitam de reposição de hemocomponentes (concentrado de hemácias e plaquetas) como nos indivíduos com anemia aplásica (AA). Diferentemente desta, porém, na AR a medula óssea é normo ou hipercelular.

A etiopatogênese da SMD primária é desconhecida. Na SMD secundaria, estudos sugerem que resulte de exposições cumulativas a substâncias tóxicas ambientais, em indivíduos geneticamente predispostos. No passo seguinte, ocorreria inibição da apoptose, associação de fatores imunitários e imunossupressão. Persistindo a agressão imunitária, haveria aumento na produção de citocinas pró-apoptóticas, que, associadas a fatores

do estroma e do endotélio medular, poderiam ser a causa da hemopoese ineficaz e da falência medular.

Acredita-se que fatores inerentes à senescência hemopoética associada à idade sejam o elemento iniciador da doença, o que leva à expansão de um clone geneticamente instável. Alterações moleculares subsequentes representariam fatores adicionais que confeririam vantagem seletiva de proliferação celular. Nas últimas décadas, tem ficado mais evidente que indivíduos submetidos a radio- ou quimioterapia ou expostos por longo tempo a fatores ambientais (radiação, benzeno) têm maior risco de leucemia aguda e SMD. Quando há história de exposição prévia a agentes tóxicos, a SMD é secundária (tSMD). Além do contato com agentes tóxicos, a tSMD difere da primária porque atinge qualquer faixa etária, apresenta quase invariavelmente alterações citogenéticas e cursa com medula óssea mais frequentemente hipocelular e fibrótica. O aspecto morfológico das séries hemopoéticas isoladamente é indistinguível da SMD primária. O Quadro 25.26 resume as principais diferenças entre SMD primária e secundária.

A sintomatologia da SMD depende da linhagem hemopoética acometida, sendo mais frequentes sinais e sintomas secundários à anemia. Em alguns casos, o diagnóstico de insuficiência medular é feito por hemograma rotineiro, no qual se constata uma ou mais citopenias. Nesses casos, o curso clínico é crônico, e o quadro hematológico corresponde ao de anemia refratária. Nesta, o número de blastos na MO é inferior a 5%; além disso, os blastos estão ausentes no sangue periférico ou, se presentes, não excedem 1% dos elementos nucleados. Em outro grupo de anemia refratária, o mielograma revela grande número de sideroblastos em anel (pelo menos 15% dos eritroblastos, o que constitui a *anemia refratária com sideroblastos em anel* – ARSA). Os sideroblastos em anel são vistos como eritroblastos contendo depósitos granulares perinucleares de ferro formando um colar (reação de Perls – Figura 25.56). Tal achado deve-se ao fato de o ferro ficar dentro de mitocôndrias, em vez de estar dissolvido no citosol. A ARSA pode apresentar displasia apenas na série eritroblástica ou também nas séries granulocítica e megacariocítica. A sobrevida de 5 anos difere nos dois casos: em 70% quando a displasia ocorre somente na série eritroide e em 20% dos pacientes quando esta encontra-se presente também nas demais séries. Quando o número de blastos na MO é de 5 a 19% e no SP inferior a 5%, o quadro é chamado de *anemia refratária com excesso de blastos* (AREB). Fígado e baço não são acometidos na SMD.

Na AR e ARSA, a evolução é de alguns anos, enquanto na AREB é de poucos meses, já que esta tem maior risco de transformação leucêmica. A leucemia aguda que surge na SMD é mais frequentemente mieloide, mas pode ser linfoide ou mista. Este fato reafirma o defeito molecular em células hemopoéticas totipotentes. A classificação das SMDs está resumida no Quadro 25.27.

Quadro 25.26 Características diferenciais da síndrome mielodisplásica (SMD) primária e secundária

	SMD primária	SMD secundária
Idade média	Mais avançada	Mais jovem
Evolução clínica	Em geral, menos agressiva, dependendo do subtipo	Mais agressiva
Alterações citogenéticas	40 a 60% dos pacientes; mais comumente isoladas	Mais de 80% dos casos; em geral complexas

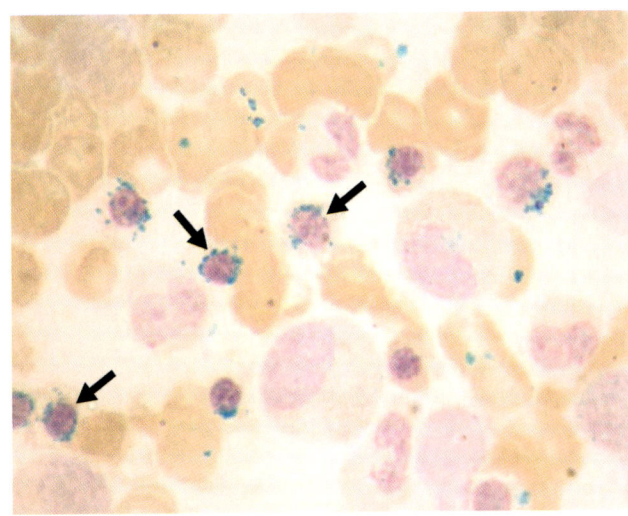

Figura 25.56 Anemia refratária com sideroblastos em anel. Mielograma com sideroblastos em anel (grânulos de hemossiderina em torno do núcleo).

Quadro 25.27 Classificação da síndrome mielodisplásica (OMS, 2017)

Entidade	Características
SMD com displasia de linhagem única	Menos de 5% de blastos na MO, menos de 1% de blastos no SP, sem bastonetes de Auer, displasia em linhagem única
SMD com sideroblastos em anel	Menos de 5% de blastos na MO, menos de 1% de blastos no SP, sem bastonetes de Auer, displasia em uma a três linhagens, com mais de 15% de sideroblastos em anel
SMD com displasia multilinhagem	Menos de 5% de blastos na MO, menos de 1% de blastos no SP, sem bastonetes de Auer, displasia em duas ou três linhagens
SMD com excesso de blastos	*Tipo 1* – MO com 5 a 9% de blastos ou SP com 2 a 4% de blastos, ou MO com menos de 10% de blastos e SP com menos de 5% de blastos, sem bastonetes de Auer *Tipo 2* – MO com 10 a 19% de blastos ou SP com 5 a 19% de blastos, sem bastonetes de Auer, ou MO e SP com menos de 20% de blastos
SMD com del (5q) isolada	Menos de 5% de blastos na MO, menos de 1% no SP, sem bastonetes de Auer, displasia em duas ou três linhagens, sendo obrigatória a deleção que dá nome à entidade, podendo ser isolada ou associada a outro evento molecular, desde que não seja a deleção do cromossomo 7
SMD inclassificável	Varia desde menos de 1% de blastos até displasia em linhagem única com pancitopenia, ou somente alterações citogenéticas

Além desses, há outros dois grupos: SMD hipoplásica (SMD-h) e SMD com fibrose (SMD-f). A SMD-h representa 10% dos casos e refere-se à SMD associada a hipocelularidade global para a idade. Um dos principais diagnósticos diferenciais da SMD-h é a anemia aplásica, que tem abordagem clínica distinta. Na diferenciação delas, a biópsia é valiosa, pois na SMD-h há alterações displásicas e atipias megacariocíticas. O cariótipo pode, em alguns casos, fazer distinção entre essas duas entidades.

O subtipo pediátrico de SMD ganhou destaque na classificação da OMS de 2017. Esta variante é rara (5% dos casos) e predomina em jovens. Em geral, os pacientes têm menos de 14 anos e manifestam a doença após tratamento com substâncias citotóxicas, doenças herdadas da medula óssea ou anemia aplásica. Investigação de predisposição genética é importante para discernir entre SMD infantil e SMD germinativa (ver adiante). A SMD infantil raramente exibe sideroblastos em anel ou deleção 5q, encontrados em pacientes adultos. Em crianças, a alteração cromossômica mais encontrada é perda do cromossomo 7; em muitos casos, anemia é a manifestação principal. Formas hipocelulares são mais frequentes na infância. Para fins diagnósticos, a SMD pediátrica mostra 2 a 19% de blastos no SP ou 5 a 19% de blastos na medula óssea, o mesmo padrão diagnóstico em adultos. Crianças com menos de 5% de blastos na MO e menos de 2% de blastos no SP preenchem critérios para uma categoria distinta: *citopenia refratária da infância* (CRI), que constitui 50% dos casos de SMD pediátrica; morfologicamente, há displasia em pelo menos 10% das células em mais de uma linhagem. Muitas condições não neoplásicas simulam tal quadro morfológico na MO: infecções, deficiências vitamínicas, doenças autoimunes, doenças reumatológicas e condições de insuficiência medular herdadas, como anemia de Fanconi e síndrome de Shwachman-Diamond.

Em crianças, SMD e LMA são incluídas entre as neoplasias mieloides com predisposição genética. SMD/LMA germinativa representa entidades herdadas associadas a certas mutações. São sinônimos: neoplasias mieloides familiais e leucemias agudas/síndrome mielodisplásicas familiais. Cerca de 4 a 10% das crianças com SMD/LMA exibem mutações germinativas em genes associados a maior suscetibilidade a câncer. Em geral, trata-se de genes envolvidos em proliferação celular ou reparo do DNA, como os genes *GATA2*, *CEBPA*, *RUNX1*, *BRCA1*, *MSH6*, *DDX41*, *SAMD9* e *SAMD9L*.

Além de história clínica, exame físico e hemograma, o diagnóstico de SMD inclui o estudo da MO (citologia, citoquímica e histologia). Em esfregaços citológicos, encontram-se blastos e displasia nas três séries: (1) na eritroblástica, há *diseritropoese* (sideroblastos em anel, multinucleação de células, fragmentação nuclear de vários tamanhos, irregularidades nos contornos nucleares e alterações na coloração citoplasmática, hemoglobinização anômala); (2) na granulocítica *(disgranulopoese)*, podem-se encontrar redução ou ausência de grânulos (hipo ou agranulação), persistência de basofilia nas células maduras, hipossegmentação nuclear (anomalia semelhante à de Pelger-Huët, também denominada pseudo-Pelger-Huët) ou hipersegmentação nuclear; (3) *dismegacariopoese* consiste em micromegacariócitos, megacariócitos grandes mononucleados ou megacariócitos com múltiplos pequenos núcleos separados, além de grânulos grosseiros e anormais. A citoquímica (reação de Perls) é feita para detectar depósitos de ferro (sideroblastos em anel).

A biópsia de MO ajuda nos seguintes aspectos do diagnóstico desse grupo de doenças (Figuras 25.57 e 25.58): (1) avaliação da celularidade, que geralmente se encontra normal ou aumentada; (2) avaliação de anomalias topográficas dos

25

elementos hemopoéticos, como megacariócitos atípicos, com tendência a agrupamentos, ectopia das células e microformas (Figura 25.57). Os precursores da série granulocítica também podem ser ectópicos, com grupos desses elementos distantes de seu nicho habitual, que é a trabécula óssea. Tais elementos são conhecidos como precursores de localização atípica (*ALIP, abnormal localization of immature precursors*); (3) nos casos de MO hipocelular, megacariócitos atípicos agrupados são forte indício de SMD hipocelular; (4) identifica causas se-cundárias de displasias, como mielopatias reacionais (p. ex., infecção por HIV) e infiltração por neoplasias, em particular linfomas; (5) em SMDs, existe adensamento de fibras reticu-línicas, enquanto em inflamações a trama é normal ou pouco aumentada; (6) a imuno-histoquímica pode ressaltar agrupa-mentos e ectopia de megacariócitos atípicos ou agrupamentos de precursores mieloides em localização atípica; pode haver também aumento de precursores CD34+, o que é menos co-mum em processos reativos.

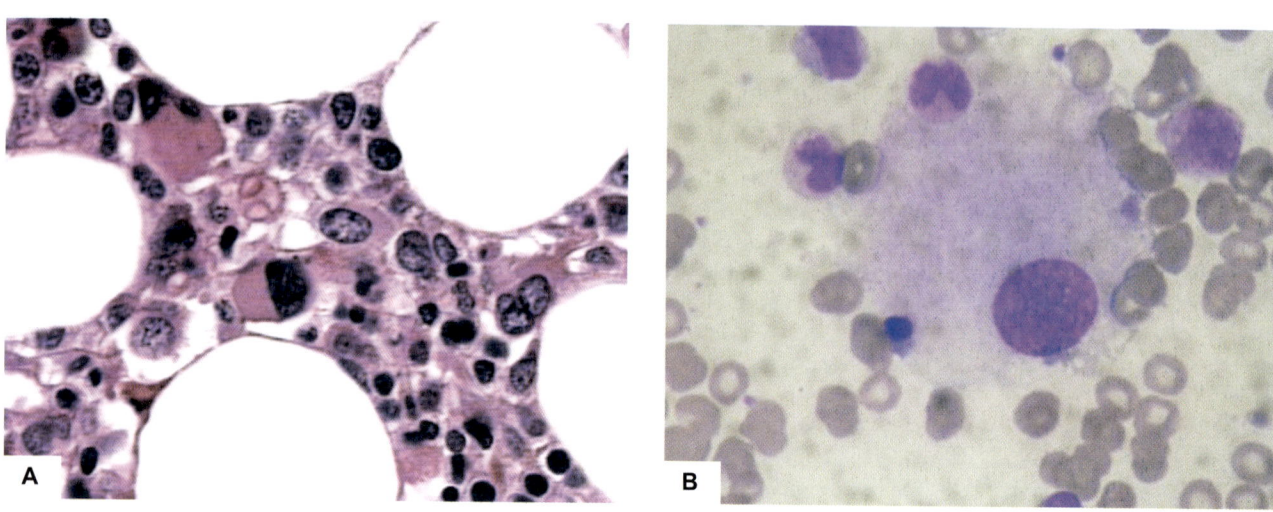

Figura 25.57 Síndrome mielodisplásica – síndrome da deleção do 5q. **A.** Micromegacariócitos em biópsia de medula óssea. **B.** Um micro-megacariócito mononucleado observado ao exame citológico.

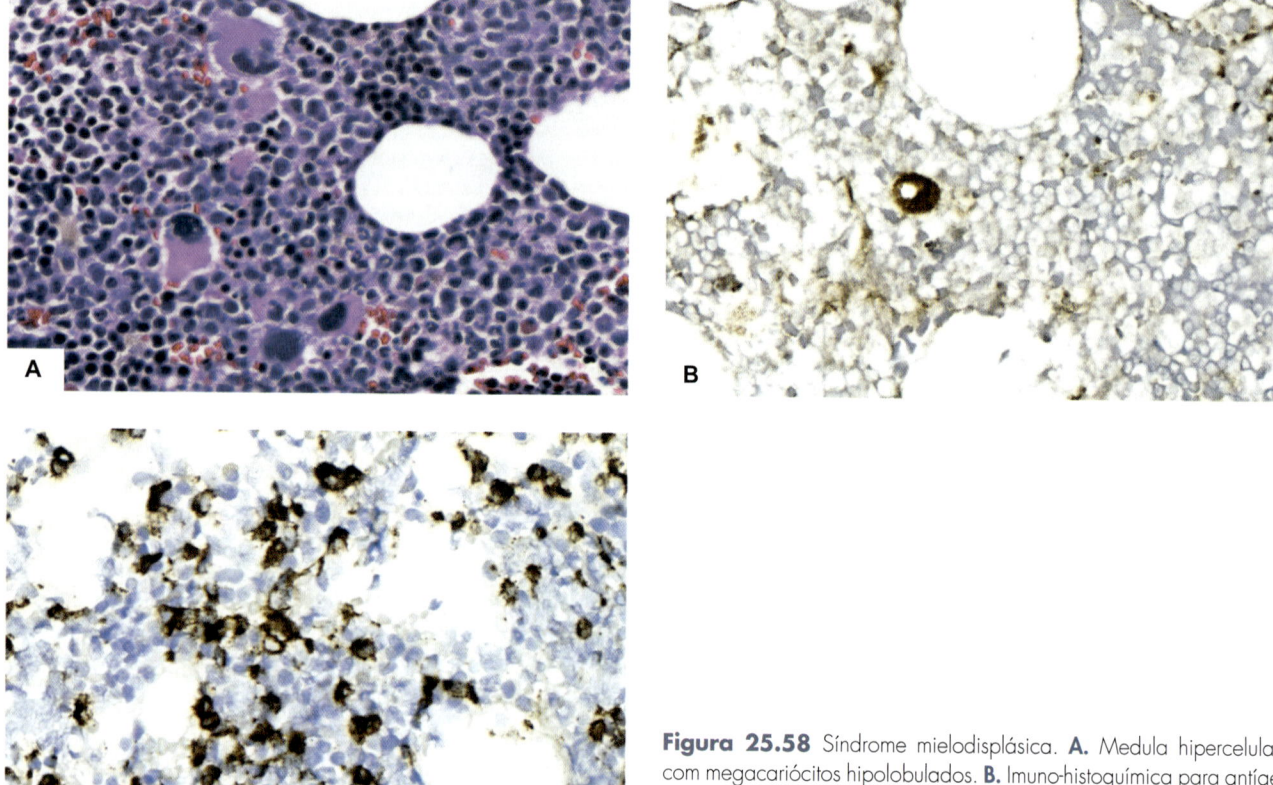

Figura 25.58 Síndrome mielodisplásica. **A.** Medula hipercelular, com megacariócitos hipolobulados. **B.** Imuno-histoquímica para antíge-no associado ao fator VIII ressalta um micromegacariócito. **C.** Reação para CD34 mostra vários precursores imaturos positivos.

25

A citogenética é ferramenta importante no diagnóstico e na avaliação do prognóstico da SMD; em 50% dos casos, existem anormalidades citogenéticas que compõem, junto com a porcentagem de blastos na MO e o grau de citopenias, um índice de prognóstico, com riscos de evolução desfavorável que variam de muito baixo a muito alto. As anomalias citogenéticas associadas a risco muito baixo ou baixo são: (a) cariótipo normal, del5q, del20q isolada e ao diagnóstico inicial, del11q, perda do cromossomo y (-Y); (b) anomalias com risco intermediário são trissomias dos cromossomos 8 e 19; (c) anomalias com risco alto ou muito alto são: del17p, monossomia do cromossomo 7, del7q, cariótipo complexo (com três anomalias ou mais) e mais de duas monossomias.

Deleção de parte do braço longo do cromossomo 5 corresponde a quadro clinicopatológico distinto, conhecido como *síndrome do 5q- (ou del5q)*: predomina em mulheres, em idade avançada, com anemia refratária e VCM elevado, número de plaquetas normal ou elevado, megacariócitos mono ou binucleados (Figura 25.57), curso clínico benigno e baixo risco de evolução para leucemia aguda. Deleção em 17p associa-se a SMD ou a LMA com pseudo-Pelger-Huët, mutação no gene *TP53* e evolução desfavorável, aparecendo com frequência em tSMD. Cariótipos complexos (três ou mais anormalidades) incluem alterações nos cromossomos 5 e/ou 7 e associam-se a mau prognóstico e a rápida transformação para leucemia aguda. Alterações em 20q geralmente estão presentes em casos com maior displasia eritroblástica e megacariocítica; anormalidades no cromossomo 3 associam-se a displasia megacariocítica. Alterações no gene *TET2* associam-se a hipermetilação do DNA, que pode responder a agentes hipometilantes (azacitidina e decitabina).

Para o diagnóstico de SMD sem alterações citogenéticas, é imprescindível a análise de dados clínicos, morfológicos e laboratoriais em conjunto, permitindo afastar doenças que também evoluem com displasia hematopoética, como anemias carenciais, infecções, insuficiências hepática, renal e tireoidiana e outras neoplasias.

A porcentagem de blastos é o fator prognóstico isolado mais importante na SMD. O risco de evoluir para leucemia aguda é de menos de 10% na síndrome do 5q-, AR e ARSA e mais de 30% na AREB. O prognóstico geral de mortalidade nos subtipos de SMD também é significativamente pior na AREB do que na AR e ARSA. Na citopenia refratária com displasia multilinear, o prognóstico é variável e relaciona-se com o grau de citopenia e displasia. Idade mais avançada e SMD secundária constituem fatores de pior prognóstico.

O tratamento visa o controle das complicações: infecções, anemia e hemorragia. Atualmente, a única possibilidade de cura da SMD é o TMO alogênico. A faixa etária na qual a doença ocorre, geralmente mais avançada, aumenta a mortalidade com esse procedimento. A quimioterapia é indicada quando ocorre transformação leucêmica e em pacientes com estado clínico preservado para suportá-la. Nesses casos, a resposta à quimioterapia tende a ser pior do que em indivíduos cuja leucemia aguda não tenha sido precedida por SMD. Agentes hipometilantes podem ser usados em pacientes com risco intermediário a alto e naqueles com transformação leucêmica que não tenham condições clínicas de suportar a quimioterapia convencional.

Leucemias mieloides agudas

Leucemias mieloides agudas (LMA) correspondem a um grupo heterogêneo de neoplasias hemopoéticas que se originam de células totipotentes, com diferenciação diferente da linfoide. A subclassificação baseia-se na diferenciação em linhagens mieloide, monocitária, eritroblástica ou megacariocítica (Quadro 25.24). LMA ocorre sobretudo em adultos, nos quais representa 80% das leucemias agudas.

A exemplo das leucemias linfoides agudas, as LMAs têm em comum início clínico abrupto e evolução rápida para óbito caso não haja tratamento. Os sinais e sintomas resultam de insuficiência medular por substituição dos elementos hemopoéticos normais por blastos neoplásicos: anemia, infecções pela granulocitopenia e hemorragias pela plaquetopenia. Em 25% dos casos, as LMAs são secundárias, precedidas por SMD ou por neoplasias mieloproliferativas, em particular leucemia mieloide crônica (LMC). A porcentagem limite de blastos entre SMD ou NMPC e LMA é de 20%, ou seja, ao exame citológico mais de 20% de todas as células nucleadas da medula óssea devem ser blastos mieloides para que se defina uma LMA. Há casos em que o diagnóstico original é de LMA, porém o estudo das outras linhagens hemopoéticas revela associação com aspectos displásicos. Esse tipo de associação é conhecido como *LMA com displasia multilinhagem*. Tal associação parece reduzir a chance de remissão completa.

Sem tratamento (quimioterapia ou transplante de MO), a evolução natural da LMA é óbito em poucos meses. A morte ocorre por infiltração de múltiplos órgãos por blastos, hemorragias ou infecção generalizada. Durante a quimioterapia, ocorre uma fase de aplasia medular, e o paciente pode ter complicações hemorrágicas ou infecciosas e falecer. A grande maioria dos casos necropsiados de indivíduos em tratamento para LMA mostra infecções graves, principalmente fúngicas, muitas vezes não diagnosticadas em vida. O agente mais envolvido é o *Aspergillus sp*, em geral comprometendo os pulmões.

No início, os blastos leucêmicos infiltram a MO, onde substituem os elementos hemopoéticos normais e o tecido adiposo (Figura 25.59). Hemopoese pode ser vista em sedes anômalas, como na medula de ossos longos (p. ex., fêmur e tíbia). Esses ossos mostram medula avermelhada, em vez de amarelada. Mais tarde, a infiltração de blastos leucêmicos ocorre em quase todos os órgãos, podendo formar nódulos. Baço e fígado estão aumentados de volume por infiltração difusa. Esplenomegalia na LMA é menos pronunciada do que a da LMC. Pele e linfonodos também podem estar infiltrados. Na casuística dos autores em 68 casos de LMA, foram encontrados 16 com linfonodomegalia ao diagnóstico.

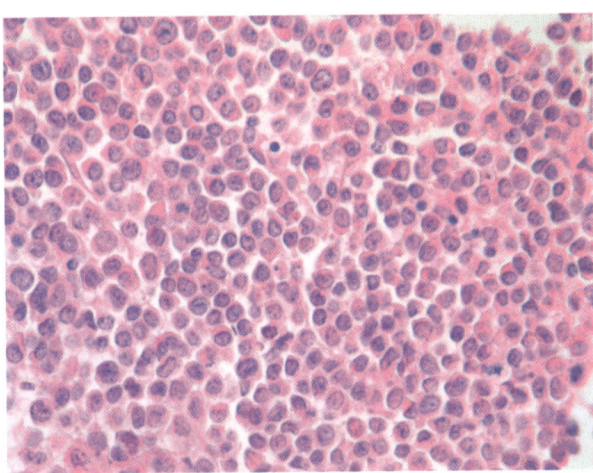

Figura 25.59 Leucemia mieloide aguda. Medula totalmente infiltrada por células imaturas, com núcleos ovalados ou reniformes e citoplasma evidente e eosinofílico.

25

Em alguns pacientes, encontra-se tumor formado por blastos mieloides simulando neoplasia sólida, denominado *sarcoma granulocítico*, *sarcoma mieloide* ou *cloroma* (coloração esverdeada que o tumor adquire ao ser cortado, por causa da reação das enzimas dos grânulos mieloides com o ar). Sarcoma granulocítico pode surgir em qualquer órgão, como ossos, linfonodos ou tecidos moles, durante ou após tratamento ou precedendo a LMA.

O diagnóstico de LMA inclui história de anemia, hemorragias ou infecção de surgimento rápido. No hemograma, são vistos anemia e blastos leucêmicos, geralmente acompanhados de neutropenia e plaquetopenia.

A classificação do tipo de LMA é feita pelo exame citológico da MO (mielograma ou *imprint* de biópsia medular), em esfregaços de material medular secos ao ar e corados com corantes hematológicos (Leishmann, May-Grünwald-Giemsa). É necessária também análise em citômetro de fluxo para melhor classificar as células imaturas (p. ex., diferenciar mieloblastos de monoblastos) ou detectar marcadores aberrantes ou que possam fornecer indicadores prognósticos.

O esforço para classificar as leucemias agudas precisamente não tem interesse apenas acadêmico. Desde muito tempo é bem conhecida a diferença de comportamento entre leucemias agudas mieloides e linfoides. LLA envolvem mais frequentemente o sistema nervoso central, devendo ser feita quimioterapia profilática de infiltração leucêmica no SNC. Em crianças, as LLAs mais comuns têm prognóstico melhor do que as LMAs. Além disso, há diferentes esquemas terapêuticos para LMA e LLA. Nas LMAs, algumas particularidades merecem destaque:

- Distúrbios hemorrágicos são mais comuns na leucemia promielocítica, necessitando-se de profilaxia adicional. Esta é a única LMA com tratamento diferenciado, feito com um agente de diferenciação celular (ácido transretinoico: ATRA) associado a um quimioterápico, podendo ser curada sem TMO. A leucemia promielocítica associa-se à translocação t(15;17) (q24;q21), que justapõe os genes *PML* e *RARA*, o que torna as células mais sensíveis ao ATRA
- Na LMA monoblástica ou monocítica aguda, são frequentes infiltração gengival ("hiperplasia gengival"), infiltração cutânea ou do sistema nervoso central, distúrbios hemorrágicos e fibrinólise
- A LMA megacarioblástica aguda evolui mais comumente com fibrose medular e fase aleucêmica (ou oligoleucêmica), necessitando de estudo histológico da medula óssea para o diagnóstico; parece que esta tem pior prognóstico do que as demais LMAs.

Alterações citogenéticas ocorrem em 70 a 80% das LMAs. Sua detecção contribui para melhor compreensão da gênese dessas neoplasias e pode servir como marcador diagnóstico; ao lado disso, a comparação de alterações citogenéticas antes e depois do tratamento é útil na avaliação da eficácia da terapêutica e na detecção de doença residual mínima. Tais alterações podem indicar prognóstico melhor (p. ex., translocação dos cromossomos 15 e 17, translocação dos cromossomos 8 e 21, inversão ou deleção do cromossomo 16), intermediário (citogenética normal, translocação 9;11) ou pior (múltiplas aberrações cromossômicas, translocação 6;9).

Além de alterações citogenéticas, nas LMAs ocorrem também mutações específicas, que incluem anormalidades nos genes da cinase em tirosina 3 (*FLT3*), nucleosfosmina (*NPM1*) e *CEBPA*, *KIT, MLL, WT1, N-RAS* e *K-RAS*. Tais mutações podem ocorrer em pacientes com cariótipo normal, o que modifica o prognóstico. Apesar dos conhecimentos e avanços acumulados nas últimas décadas, no presente espera-se que cerca de 65 a 75% das leucemias agudas de adultos entrem em remissão após tratamento (quimioterapia intensiva sozinha ou seguida de transplante de medula óssea). Desses, cerca de 40% continuarão em remissão prolongada após 3 anos de seguimento, o que vale dizer que, ainda hoje, a probabilidade de cura de leucemia aguda em adultos é de apenas 25 a 30%.

▶ Doenças linfoproliferativas

Neoplasias linfoproliferativas que se originam em linfonodos ou em sítios extranodais são chamadas *linfomas*; quando comprometem predominantemente a MO e o sangue periférico, são designadas *leucemias*. Apesar de possível comprometimento da MO, linfomas são tratados à parte e foram discutidos entre as neoplasias dos linfonodos. As neoplasias linfoides da MO são divididas em leucemia linfoide aguda, doenças linfoproliferativas crônicas e doenças imunoproliferativas (discrasias plasmocitárias).

Leucemia linfoblástica aguda

Este grupo de neoplasias é morfológica e imunofenotipicamente indistinguível dos linfomas linfoblásticos estudados anteriormente. Lesões formadoras de tumores (linfomas linfoblásticos) e com baixa porcentagem de células no SP (< 25%) foram descritos anteriormente. Aqui, serão consideradas as formas leucêmicas da neoplasia.

Leucemia linfoblástica aguda (LLA) origina-se de células progenitoras linfoides, com acúmulo de linfoblastos leucêmicos em múltiplos órgãos, sobretudo na medula óssea. Com isso, há substituição das células normais por linfoblastos, o que resulta em falência medular que se manifesta com infecções, febre, anemia e sangramento.

Em crianças, cerca de 80% das leucemias agudas são linfoides e 20%, mieloides; em adultos, ocorre o inverso. Mais comum no sexo masculino, LLA é a neoplasia mais comum em crianças, com pico em torno de 5 anos de idade.

As células linfoides imaturas na MO são pequenas ou médias e têm núcleo com cromatina condensada, nucléolos indistintos e carioteca regular; o citoplasma é escasso, claro, por vezes com vacuolizações. Em células maiores, os núcleos são mais atípicos e mostram nucléolos evidentes. No SP, encontram-se anemia, plaquetopenia e leucocitose pelos mesmos elementos imaturos descritos na MO.

O imunofenótipo da LLA pode ser B ou T, sendo a sua frequência aproximada de 85 a 90% e 10 a 15%, respectivamente. As neoplasias de células linfoides precursoras T apresentam-se preferencialmente como massa mediastinal (linfoma linfoblástico T), com prognóstico distinto e reservado.

LLA é um grupo complexo de doenças neoplásicas. A OMS classifica as LLAs com base, sobretudo, nos estágios de maturação, no imunofenótipo B ou T e em alterações citogenéticas. Tais diferenças têm valor prognóstico, principalmente pela possibilidade de prever possível recidiva da doença após quimioterapia, ao lado de critérios consagrados como idade (desfavorável se > 10 anos) e número de leucócitos no SP (desfavorável se ≥ 50.000/μL). Esta classificação é vista no Quadro 25.28.

25

Quadro 25.28 Classificação das leucemias linfoides agudas (OMS, 2017)

Leucemia linfoblástica aguda/linfoma linfoblástica de célula B, sem outras especificações (SOE)

Leucemia linfoblástica aguda/linfoma linfoblástica de célula B, com alterações genéticas recorrentes

Leucemia linfoblástica aguda/linfoma linfoblástica de célula T

Leucemia/linfoma linfoblástica-NK

Quanto ao imunofenótipo e ao estágio de maturação, as LLAs são divididas em:

- LLA-B: expressa marcadores de células B (CD19, CD79a), CD10 e TdT; pode ter estágio de diferenciação precoce (LLA-B de precursor precoce ou LLA-pró-B), intermediária (LLA-B comum) e madura (LLA-pré-B, com expressão citoplasmática da cadeia *mu*) (Figura 25.24)
- LLA-T: expressa marcadores de células T (CD2, CD3, CD7), CD10 e TdT; pode ter estágio de diferenciação precoce (LLA-T de precursor precoce, com expressão de CD7, CD3 citoplasmático e um ou mais marcadores mieloides) ou tardio (LLA-T com expressão de CD3, CD2, CD5, CD7 e frequentemente coexpressão de CD4 e CD8)
- LLA-NK: rara e de difícil definição imunofenotípica; expressa marcadores T (CD2, CD7 e, algumas vezes, CD3) associados a CD56.

Em termos moleculares, são comuns cariótipos muito alterados. As anormalidades mais encontradas são:

- LLA-B com a translocação t(9;22) – *BCR-ABL* (o mesmo da LMC-Ph+): ocorre em 2 a 4% dos casos infantis e em 25% dos casos em adultos; o prognóstico é desfavorável
- LLA-B com translocação t(v;11q23.3) – rearranjo de *KMT2A*: é a alteração mais frequente em crianças com menos de 1 ano de idade; o prognóstico é desfavorável
- LLA-B com a translocação t(12;21) – *ETV6-RUNX1*: ocorre em 25% em crianças, decrescendo com a idade; o prognóstico é muito favorável (cura em > 90% dos casos)
- LLA-B com hiperdiploidia: 25% dos casos em crianças e 7 ou 8% em adultos; o prognóstico é muito favorável (> 90% de cura)
- LLA-T: cariótipo anômalo em 50 a 70% dos casos; alterações envolvendo o gene *TLX1* (7% em crianças e 30% em adultos); alterações no gene *TLX3* (20% em crianças e 10 a 15% em adultos); alterações no gene *TAL1* (20 a 30% dos casos); del9p (> 30% dos casos).

Doenças linfoproliferativas crônicas

Doenças linfoproliferativas crônicas constituem um grupo heterogêneo de afecções caracterizadas por proliferação clonal de células com certo grau de maturação, baixo índice de proliferação e sobrevida média prolongada. Trata-se de grupo extenso de doenças que varia desde alguns dos mais conhecidos processos linfoproliferativos, como a leucemia linfocítica crônica (LLC), até outros mais raros (linfoproliferações T/NK – Quadro 25.29).

Leucemia linfocítica crônica (LLC)

Caracteriza-se por proliferação e acúmulo no SP de linfócitos B maduros, porém funcionalmente imaturos; tais células não são defensivas e, mesmo com linfocitose, os pacientes têm várias

Quadro 25.29 Doenças linfoproliferativas e imunoproliferativas crônicas

Doenças linfoproliferativas B

Leucemia linfoide crônica (linfoma linfocítico)

Leucemia pró-linfocítica B

Tricoleucemia (clássica e variante)

Linfoma da zona marginal esplênica

Doenças linfoproliferativas T/NK

Leucemia pró-linfocítica T

Leucemia de linfócitos grandes T granulares

Doenças linfoproliferativas crônicas de células NK

Leucemia NK agressiva

Leucemia/linfoma de células T do adulto (HTLV-1+)

Micose fungoide/síndrome de Sézary

Doenças imunoproliferativas de linfócitos B

Mieloma múltiplo

Variantes: plasmocitoma ósseo solitário, plasmocitoma extramedular, mieloma não secretor

Macroglobulinemia de Waldenström

Doença da cadeia pesada

Gamopatia monoclonal de significado indeterminado

Leucemia plasmocítica

infecções. LLC é doença linfoproliferativa crônica de adultos. Em geral, a doença surge após 50 anos de idade, sobretudo em homens, e tem curso indolente, ao longo de vários anos.

O diagnóstico baseia-se fundamentalmente em achados do SP. Os critérios diagnósticos são linfocitose ≥ 5.000/µL, células linfoides com imunofenótipo B (CD20+ ou fraco, expressão de CD19, CD79a e Pax5), com restrição da cadeia leve kappa ou lambda, expressão de CD5 e CD23, e imunoglobulina de superfície (IgS) fraca. A LLC tem origem na MO ou, mais raramente, em linfonodos (linfoma linfocítico), com expansão gradual para os demais órgãos hematopoéticos. Quando há comprometimento predominante de linfonodos e/ou baço com menos de 5.000 linfócitos/µL, fala-se em *linfoma linfocítico* (*linfoma de pequenos linfócitos*, 10 a 20% dos casos). O comprometimento da MO pode ter padrão nodular, com melhor prognóstico, ou difuso (Figura 25.60).

A morfologia dos linfócitos neoplásicos no SP e na MO é a mesma. São células linfoides uniformes e pequenas, cujos núcleos são arredondados, sem irregularidades na carioteca, às vezes com aspecto de "bola de capotão"; o citoplasma é escasso. Na MO, a celularidade é alta e claramente com predomínio de linfócitos sobre as demais séries.

Não existem alterações moleculares específicas. Anormalidades cromossômicas, que ocorrem em cerca de metade dos pacientes, incluem del(13)(q12-14), trissomia do 12, del(6)(q21), del(11)(q22-23) e del(17)(p13), podendo ter valor prognóstico. Em cerca de 5% dos casos, há progressão (transformação) para linfoma difuso de grandes células B, condição denominada síndrome de Richter; mais raramente pode ocorrer transformação para leucemia prolinfocítica ou linfoma de Hodgkin.

Leucemia pró-linfocítica B (LPL-B). Clinicamente, manifesta-se com esplenomegalia, leucocitose > 100.000/µL e ausência de linfonodomegalia; anemia e trombocitopenia ocorrem em 50%

25

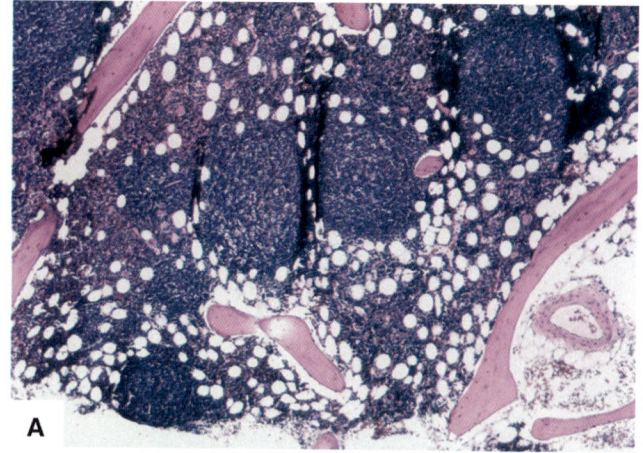

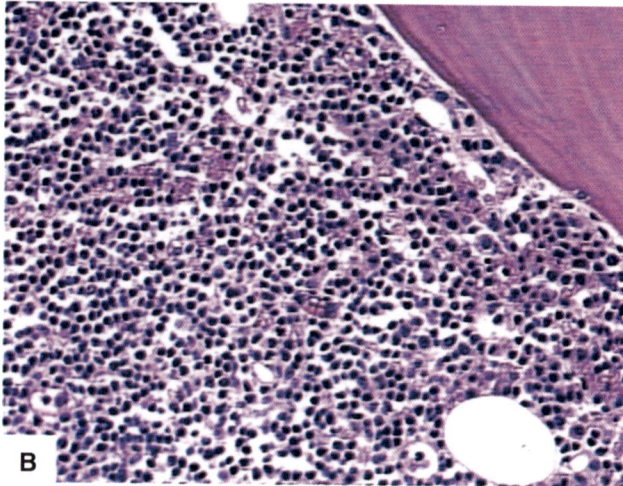

Figura 25.60 Leucemia linfoide crônica. **A.** Infiltração focal (padrão nodular). **B.** Infiltração difusa (padrão difuso).

dos casos. O diagnóstico diferencial com LLC é feito pelo exame citológico (predomínio de pró-linfócitos) e pela clínica (a LPL-B tem curso mais agressivo). As células da LPL-B são mais imaturas do que as da LLC e apresentam imunofenótipo diferente: CD5 é quase sempre negativo, e imunoglobina de superfície é positiva.

Tricoleucemia (leucemia de células pilosas).
Doença infrequente, resulta da proliferação clonal de linfócitos B pós-centro germinativo. Baço e MO são os órgãos mais atingidos. Mais comum em homens (5:1), corresponde a 2% de todas as doenças linfoproliferativas crônicas. A idade média é de 50 anos. O quadro clínico é dominado por pancitopenia e esplenomegalia, sendo rara linfonodomegalia. Por causa da fibrose medular precoce, o diagnóstico por aspirado medular é difícil (aspirado seco), sendo necessária biópsia de MO, que mostra infiltração linfoide intersticial em meio a abundante trama reticulínica. As células são bastante características: núcleos irregulares e de pequeno tamanho, citoplasma amplo e artefatos de retração, ligando as bordas celulares aos núcleos. O imunofenótipo é B, positivo para CD19, CD20, CD79a, Pax-5, CD11c, CDw76/DBA44 (Figura 25.28), CD103 e imunoglobulina de superfície; CD5 é negativo. Marcadores como anexina e TRAP auxiliam no diagnóstico, juntamente com o CDw76/DBA44. Não há anormalidades moleculares específicas.

Leucemia pró-linfocítica T (LPL-T).
É a forma mais comum de leucemia de linfócitos T maduros, apesar de ser muito mais rara do que a de linfócitos B maduros; difere desta também por ter evolução muito mais agressiva. Os principais sinais clínicos são esplenomegalia, hepatomegalia, linfonodomegalia e derrames serosos; leucocitose > 100.000/µL é comum. Em 70% dos pacientes, o imunofenótipo é CD4+ e CD8−. Em 20% dos casos, há coexpressão de CD4 e CD8.

Leucemia/linfoma de células T do adulto (ATLL).
No Brasil, é esporádica e tem incidência diversa em diferentes regiões do país, sendo mais comum na região Nordeste. Trata-se de neoplasia que se origina de linfócitos T infectados pelo vírus linfotrópico para células T humanas 1 (HTLV-1). A doença apresenta-se sob as formas de linfoma ou de leucemia. Na maioria dos casos, a evolução é aguda, embora haja casos com evolução crônica e indolente. Recentemente, foi incluída na doença a forma tumoral primária da pele. Em 75% dos pacientes, a MO está infiltrada, com padrão intersticial ou difuso. As células neoplásicas são pleomórficas, têm volume médio ou grande e apresentam cromatina densa ou núcleo vesiculoso e nucléolo evidente. As células têm imunofenótipo de células T auxiliares maduras, expressam CD2, CD3, CD4, CD25 e Fox-P3 e são negativas para CD7 e CD8. Clinicamente, encontram-se linfonodomegalia, hepatoesplenomegalia, infiltração cutânea e hipercalcemia.

Leucemia de linfócitos grandes granulares e leucemia de células NK.
Raras, acometem indivíduos sobretudo em torno de 60 anos de idade e predominam em homens. Apresentam, respectivamente, imunofenótipo de célula T supressora (CD2, CD3 e CD8) ou de célula NK (CD56 e CD57). O quadro clínico inclui infecções bacterianas recorrentes por causa da granulocitopenia. Pode haver esplenomegalia moderada e, raramente, linfonodomegalia. Trata-se de doença agressiva, e os pacientes morrem em consequência da granulocitopenia.

Doenças imunoproliferativas de linfócitos B (discrasias plasmocitárias)

Constituem um grupo de doenças que se caracterizam pela proliferação clonal de células que produzem imunoglobulinas monoclonais. No grupo, são incluídas doenças seguramente neoplásicas, como o mieloma múltiplo e a macroglobulinemia de Waldenström/linfoma linfoplasmacítico, e outras sem confirmação da natureza neoplásica, como a gamopatia monoclonal de significado indeterminado.

Mieloma múltiplo.
Trata-se de proliferação neoplásica clonal de plasmócitos associada à síntese de imunoglobulina monoclonal completa ou incompleta; em 1% dos casos, não se identifica secreção de imunoglobulina. A doença acomete sobretudo idosos, sendo rara em jovens. Mieloma (ou plasmocitoma) múltiplo é doença que acomete diversos órgãos, daí a sua denominação.

O quadro clínico é representado por: hipercalcemia (acima de 11 mg/dL ou 1 mg/dL acima do normal), insuficiência renal (creatina sérica acima de 2 mg/dL), anemia (hemoglobina inferior a 10 g/dL ou 2 g/dL abaixo do valor normal) e lesão óssea (uma ou mais lesões ósseas líticas vistas em exames de imagem, Figura 25.61 A). Tais manifestações compõem um algoritmo mnemônico clássico: CRAB – **c**álcio (hipercalcemia), **r**im (insuficiência renal), **a**nemia e "**b**one" (lesões ósseas), quadro esse que resulta da expansão clonal de plasmócitos neoplásicos. Infiltração medular pela neoplasia aumenta a síntese de IL-6 e bloqueia o parênquima hematopoético, o que leva a anemia. Depósitos renais de cadeias leves de imunoglobulinas (proteína de Bence Jones, ver Capítulo 17) secretadas por plasmócitos neoplásicos resulta em insuficiência renal; esta, entre outros efeitos, reduz a síntese de eritropoetina e também contribui para anemia. IL-6 promove ainda desbalanço na atividade de

25

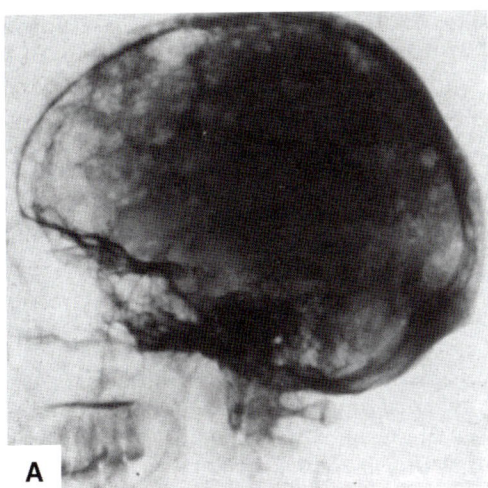

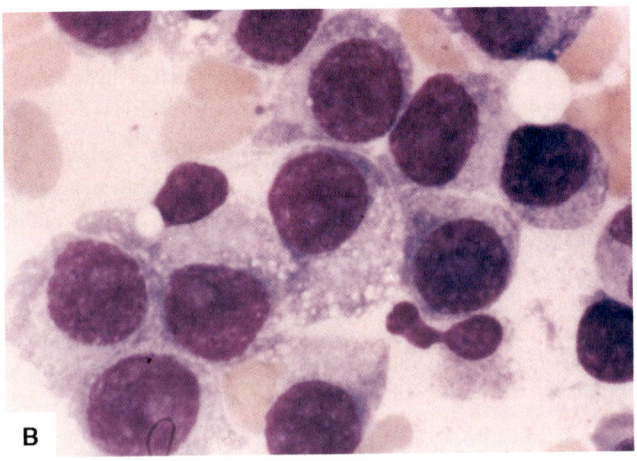

Figura 25.61 Mieloma múltiplo. **A.** Lesões osteolíticas no crânio. **B.** Aspecto citológico, mostrando diversos plasmócitos neoplásicos.

osteoblastos e osteoclastos, o que causa lise óssea e elevação nos níveis séricos de cálcio. A doença evolui de forma cíclica, com momentos de atividade e de remissão. A principais repercussões da neoplasia são: (1) danos diretos nos rins e nos ossos, anemia e hiperviscosidade sanguínea; (2) imunossupressão e maior suscetibilidade a infecções; (3) amiloidose em vários órgãos; (4) desnutrição, emagrecimento e desbalanço hidroeletrolítico. A doença é grave e, muitas vezes, fatal.

A MO é hipercelular, com grande aumento da série plasmocítica (a população plasmocitária medular normal não ultrapassa 1% da celularidade global). Os plasmócitos neoplásicos (Figura 25.61 B) variam em tamanho, têm núcleos não excêntricos, tendem a formar agrupamentos e exibem nucléolos evidentes. Pela grande produção de imunoglobulinas, as células apresentam inclusões nucleares (corpúsculos de Dutcher) e citoplasmáticas (corpúsculos de Russell). Quando existem muitos corpúsculos de Russell, constitui a célula de Mott, muito característica da doença. Podem ser vistos ainda hiperplasia eritroide pela anemia, eosinofilia eventual, *rouleaux* de hemácias (por aumento de proteínas citoplasmáticas kappa ou lambda) e deposição de paraproteína e de substância amiloide, esta vista na coloração de vermelho Congo. *Rouleaux* de hemácias (ver Capítulo 9) ocorre também quando há aumento da hemossedimentação (infecções, doenças inflamatórias e do tecido conjuntivo, diabetes, cânceres e macroglobulinemia de Waldenström).

Os plasmócitos expressam CD138, mostram restrição da cadeia leve de imunoglobulina e sintetizam sobretudo IgG;

IgA e IgM são menos produzidas. Quando o mieloma secreta IgM, o diagnóstico diferencial com linfoma linfoplasmocítico/macroglobulinemia de Waldenström é desafiador. Os plasmócitos neoplásicos em geral não expressam marcadores de células B (CD19, CD20 e Pax-5 são negativos).

Embora o diagnóstico de mieloma múltiplo envolva vários elementos clínicos e laboratoriais, a avaliação morfológica e imunofenotípica é essencial para a definição da doença. Para o diagnóstico são necessários: (1) na MO, deve haver pelo menos 10% de plasmócitos clonais, ou seja, positivos para apenas uma cadeia leve de imunoglobulina, kappa ou lambda; (2) um ou mais dos seguintes achados: (a) evento definidor de mieloma múltiplo, como os incluídos na sigla CRAB; (b) uma ou mais lesões ósseas líticas; (c) infiltração em agregados da MO pela neoplasia em carga tumoral superior a 60%; (d) razão entre as cadeias leves livres superior a 100. Amiloidose, hiperviscosidade sanguínea e infecções repetidas não configuram eventos definidores da neoplasia.

Em alguns pacientes, a doença á mais arrastada, tem de 10 a 60% de plasmócitos clonais na MO e mostra IgM (mais frequente) aumentada no soro ou na urina, mas sem outros achados definidores de mieloma múltiplo. Tais casos são chamados *mieloma indolente*.

Em certos casos, a neoplasia forma massas tumorais isoladas, mais comuns em ossos mas às vezes em tecidos moles ou outros órgãos; tais casos são denominados *plasmocitoma solitário*. Nesses pacientes, é necessária correlação clinicolaboratorial para estadiar a doença e afastar mieloma múltiplo associado a tumores de plasmócitos. Em 50 a 70% dos casos, plasmocitoma solitário evolui para mieloma múltiplo após tempo variado (até 15 anos). A morfologia e o imunofenótipo das células são semelhantes aos do mieloma múltiplo.

Macroglobulinemia de Waldenström.
Trata-se de doença acompanhada de hipergamaglobulinemia, hemorragias, hepatesplenomegalia, linfonodomegalia e proliferação de linfócitos na MO; há ainda secreção de imunoglobulina IgM (proteína M) responsável por hiperviscosidade sanguínea, hemorragias e crioglobulinemia. Os linfócitos são pequenos ou mostram diferenciação linfoplasmocítica ou plasmocitária. As células contêm inclusões nucleares de imunoglobulinas, PAS positivas, conhecidas como corpúsculos de Dutcher (Figura 25.26). O diagnóstico envolve o encontro de populações monofenotípicas linfoide B e plasmocitária na MO.

Doença da cadeia pesada.
É neoplasia linfoplasmocítica rara em que há síntese clonal de cadeia pesada de imunoglobulinas. A mais importante é a doença da cadeia pesada alfa, que se manifesta em jovens. Também conhecida como *linfoma do Mediterrâneo* ou *doença imunoproliferativa do intestino delgado* (DIPID), caracteriza-se por intensa infiltração de células com diferenciação linfoplasmocítica na mucosa intestinal (ver Figura 22.67) e extensão para linfonodos mesentéricos. Tais células são semelhantes às células da zona marginal do tecido linfoide associado a mucosas e corresponde a linfoma do tipo MALT do intestino delgado. A lesão pode progredir para linfoma agressivo, de alto grau histológico. A doença parece ter relação com infecções intestinais.

Gamopatia monoclonal de significado indeterminado.
A doença caracteriza-se por: (1) hipergamaglobulinemia sérica monoclonal < 30 g/L (sobretudo IgG); (2) fenótipo anômalo de plasmócitos (CD56+); (3) rearranjo clonal em genes de imunoglobulinas; (4) plasmocitose medular inferior a 10%; (5) ausência de linfoproliferação ou de neoplasia de plasmócitos (ausência de amiloidose, anemia, manifestações constitucionais, hiperviscosidade

25

sanguínea, linfonodomegalia, hepatoesplenomegalia). Em 3 ou 4% das pessoas normais acima de 50 anos, pode-se encontrar hipergamaglobulinemia monoclonal; a prevalência aumenta com a idade, atingindo 10% após 80 anos. A taxa de progressão de gamopatia monoclonal IgG para neoplasia de plasmócitos e da gamopatia IgM para linfoma linfoplasmocítico é de 1 a 1,5% ao ano. Como o surgimento de mieloma ou de linfoma linfoplasmocítico é mais comum nesses indivíduos quando sistematicamente seguidos por longos períodos, admite-se que a gamopatia represente o estágio inicial de uma dessas neoplasias ou se trate de lesão pré-neoplásica. A progressão é mais frequente em pacientes com nível de paraproteína sérica superior a 10 g/dL. A MO mostra hipercelularidade global, plasmocitose de até 10% e atipias citológicas. Tais plasmócitos podem não apresentar restrição de cadeias leves de imunoglobulina, havendo apenas predomínio de uma delas.

Leucemia plasmocítica. Complicação rara (menos de 1%) da fase terminal de mieloma múltiplo, caracteriza-se por número crescente de plasmócitos no sangue periférico, acima de 20%. Em raros casos, não é possível se comprovar mieloma preexistente. O quadro é grave, com substituição da MO por plasmócitos, hepatoesplenomegalia, anemia e hemorragias; quase sempre, a sobrevida é inferior a 6 meses.

Infiltrações celulares na medula óssea

A MO pode ser infiltrada por diversas células em processos reacionais ou por neoplasias de outros sítios. A infiltração pode ser focal ou maciça, a ponto de comprometer a MO e levar à falência da hematopoese normal. As infiltrações podem ser linfocitárias, histiocitárias ou metastáticas.

Infiltrações linfocitárias

A porcentagem de linfócitos normais na MO varia conforme a idade do indivíduo. Em recém-nascidos, corresponde a metade das células hematopoéticas; em pré-escolares, cai para 20%. Após essa fase, os linfócitos passam a ser esparsos. Em idosos, há aumento relativo do tecido linfoide. Mais de 20% das MO retiradas ao acaso em necrópsias mostram agregados linfocitários. Alguns autores dividem esse achado em hiperplasia linfoide, quando os agregados são pequenos (< 0,6 mm) ou pouco frequentes (quatro ou menos por campo de pequeno aumento) e em folículos linfoides (Figura 25.45). Infiltração linfocitária da MO associa-se a doenças autoimunes, infecções recentes ou imunodeficiência.

O grande problema quando se encontram nódulos linfoides na MO é a sua diferenciação com infiltração por doenças linfoproliferativas, distinção essa particularmente importante em duas situações: (a) pacientes com linfomas, pois é importante saber se o processo é reacional ou neoplásico. A distribuição aleatória (em vez de agregados peritrabeculares), constituição polimórfica com mistura de células (sem monomorfismo celular) e centros germinativos falam a favor de agregado linfoide reacional; (b) achado fortuito de agregados linfoides em indivíduos sem doenças linfoproliferativas. Embora não se possa dar importância demasiada para esse achado, alguns estudos mostram que mais de 30% desses casos evoluem para doença linfoproliferativa.

A MO é afetada comumente em linfomas nodais e extranodais; pacientes com linfomas são submetidos obrigatoriamente a biópsia da crista ilíaca para estadiamento. Linfoma na MO indica estádio IV. A prevalência de infiltração da MO em *linfomas não Hodgkin* varia em diferentes séries e depende do tipo de linfoma. Em linfomas indolentes (baixo grau histológico), a prevalência é de 50 a 60%; em linfomas de alto grau histológico, a taxa cai para 15%. Infiltração da MO por linfoma difuso de grandes células B pode ser concordante (padrão celular agressivo, similar ao das massas periféricas) ou discordante (linfoma de pequenas células e de baixo grau histológico). Linfomas de células T envolvem a MO mais frequentemente (75% dos casos), sobretudo na forma de leucemia/linfoma de células T de adultos. Infiltração da MO por *linfoma de Hodgkin* ao diagnóstico é incomum; a frequência é maior no tipo depleção linfocitária e muito baixa no tipo predominância linfocitária nodular. No linfoma de Hodgkin, as células neoplásicas nem sempre são do tipo Reed-Sternberg, sendo a imuno-histoquímica muito útil, em particular pela marcação de CD30.

Infiltração linfomatosa na MO pode ter diferentes padrões: intersticial, nodular, paratrabecular e difuso; combinação desses padrões é comum e independe do tipo de linfoma. É interessante lembrar que, para haver células neoplásicas circulantes, deve existir infiltração da MO e/ou do baço. Em certos casos de envolvimento do SP por linfoma, é difícil diferenciar linfoma leucemizado de leucemia com massas tumorais.

Infiltrações de células histiocitárias

Um dos assuntos mais complexos em Hematopatologia são doenças histiocitárias (Quadro 25.30). Melhor entendimento desses processos deve-se ao desenvolvimento de marcadores celulares, que têm evoluído progressivamente. Os histiócitos podem ser divididos em dois grupos: (a) células apresentadoras de antígenos, que incluem células de Langerhans, células reticulares interdigitantes e células reticulares dendríticas; (b) células processadoras de antígenos, que incluem macrófagos residentes (alveolares, células de Kupffer e micróglia) e macrófagos do baço.

As histiocitoses podem ser assim agrupadas:

- Grupo L – grupo Langerhans, que inclui a doença de Erdheim-Chester, a histiocitose indeterminada e a histiocitose de células de Langerhans
- Grupo C – histiocitoses cutâneas e mucocutâneas, que englobam o xantogranuloma familial, os xantogranulomas não familiais e as histiocitoses não Langerhans cutâneas com componente sistêmico

Quadro 25.30 Principais histiocitoses na medula óssea

Proliferações histiocitárias reacionais
Histiocitoses reacionais inespecíficas
Granulomatoses
Doenças de depósito
Síndromes hemofagocíticas
Doenças histiocíticas proliferativas clonais
Leucemia monocítica aguda
Leucemia mielomonocítica crônica
Histiocitose maligna
Histiocitose de células de Langerhans

- Grupo M – histiocitose maligna, representada por sarcoma histiocítico *de novo*, sarcoma secundário a quimioterapia por outras neoplasias ou concomitante com outras neoplasias hematológicas
- Grupo R – histiocitoses não Langerhans não cutânea e doença de Rosai-Dorfman, incluindo a doença associada à IgG4
- Grupo H – linfo-histiocitoses hemofagocíticas e síndrome de ativação macrofágica, primárias e secundárias.

Histiocitoses reacionais são quadros transitórios, autolimitados, secundários a infecção ou aumento da renovação celular. Granulomas são outro exemplo de infiltração histiocitária. As doenças de depósito e as síndromes hemofagocíticas foram tratadas com as doenças de linfonodos e doenças específicas. As leucemias de monócitos foram discutidas a propósito das neoplasias mieloides.

Histiocitose de células de Langerhans. Trata-se de afecção caracterizada por proliferação clonal de histiócitos, com duas formas: (1) *granuloma eosinófilo*, geralmente localizado, que acomete múltiplos sítios da MO. Quando se manifesta pela tríade de lesões ósseas no crânio, exoftalmia e diabetes insípido, constitui a *doença de Hand-Schüller-Christian*; (2) *doença de Letterer-Siwe*, mais comum em crianças e que representa a forma disseminada da doença, com envolvimento do fígado, baço e linfonodos, além de erupção cutânea; o envolvimento ósseo é multifocal. Nessas duas doenças, encontram-se células de Langerhans em meio a linfócitos, plasmócitos e, principalmente, eosinófilos. As células de Langerhans expressam CD1a, CD207/langerina e proteína S-100 (ver Figura 32.17), são volumosas e têm núcleo ovalado, cromatina clara e uma dobradura característica no meio do núcleo, que dá o aspecto em "grão de café". Células gigantes multinucleadas podem estar presentes. O granuloma eosinófilo representa provavelmente a lesão precoce dentro do grupo, de modo semelhante ao que ocorre na gamopatia de significado incerto e o mieloma múltiplo.

Histiocitose maligna. Também conhecida como sarcoma histiocítico, afecção rara que aparece em todas as idades, é neoplasia maligna sistêmica de histiócitos que afeta simultaneamente todos os órgãos do sistema fagocítico mononuclear. Os pacientes apresentam febre, hepatoesplenomegalia e linfonodomegalia generalizada. Lesões cutâneas são comuns, formando às vezes tumores ulcerados que atingem até o subcutâneo. A MO é infiltrada difusamente por histiócitos neoplásicos, com morfologia de células malignas. São células grandes (> 50 μm³), com elevada relação núcleo/citoplasma, núcleo irregular, nucléolo evidente e material fagocitado no citoplasma. Para seu diagnóstico, é necessário excluir outras neoplasias, como linfomas agressivos (p. ex., linfoma de grandes células anaplásicas CD30+), leucemia mieloide aguda e neoplasias pouco diferenciadas. A imuno-histoquímica é positiva para CD163 (mais específico), CD68 e lisozima e, em alguns casos, também para CD4, CD14, CD11c e CD45.

Neoplasias metastáticas

Metástases na MO são frequentes. Em alguns cânceres, como neuroblastoma, tumor neuroectodérmico primitivo (PNET), rabdomiossarcoma e meduloblastoma, a biópsia da MO é parte do estadiamento. Envolvimento medular varia de acordo com a neoplasia, mas em geral 10% dos cânceres comprometem a MO, sobretudo as neoplasias de mama e próstata (Figura 25.62). Além destes, são comuns metástases de carcinomas neuroendócrinos, sarcoma de Ewing e neuroblastoma.

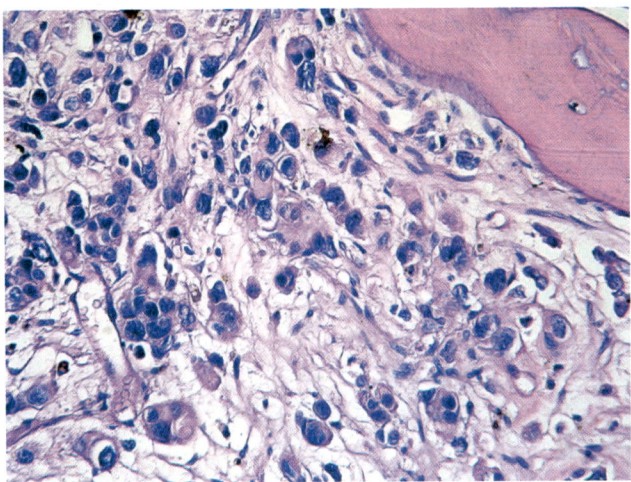

Figura 25.62 Metástase de adenocarcinoma na medula óssea.

A infiltração da MO por metástases pode ser focal ou difusa. Em carcinomas, o microambiente tumoral fica modificado por reação desmoplásica e fibrose (mielofibrose secundária ou mielopatia infiltrativa), lesões que levam a pancitopenia. Métodos sensíveis de detecção de micrometástases ganham maior importância quando parte do planejamento terapêutico inclui o transplante autólogo de MO. Importante é que, em tumores mesenquimais ou de células imaturas (PNET/sarcoma de Ewing, rabdomiossarcoma, meduloblastoma, neuroblastoma), fibrose é menos intensa, sendo necessária a pesquisa de células neoplásicas com marcadores imuno-histoquímicos. Isto é necessário porque as células desses tumores derivam de precursores muito primitivos, similares aos precursores hematopoéticos, o que pode levar a diagnósticos errôneos somente pela morfologia convencional.

Transplante de medula óssea

Transplante de medula óssea (TMO) constitui um dos grandes avanços da Medicina no século 20. Sua técnica se popularizou e, hoje, mais de 10.000 transplantes são feitos anualmente em todo o mundo. No Brasil, muitos são os centros que o realizam. Nos últimos anos, ampliaram-se as indicações de TMO, que hoje são muito numerosas, conforme mostrado no Quadro 25.31. Ao mesmo tempo, existe hoje melhor controle dos efeitos adversos. De qualquer modo, trata-se, ainda, de procedimento com altas morbidade e mortalidade, mas que permite a cura de doenças antes sem nenhuma possibilidade terapêutica efetiva.

O TMO pode ser autólogo ou alogênico. *TMO autólogo* é indicado quando não há comprometimento da MO pela doença de base, como no carcinoma da mama e em linfomas resistentes ao tratamento usual. Nesses casos, a MO é do próprio receptor e é enriquecida com células-tronco e estocada para manuseio futuro. Outro procedimento é a coleta e cultura de células-tronco CD34+ do SP. O *TMO alogênico*, utilizado em doenças primárias da MO, é aquele em que a medula óssea é obtida de doadores HLA-compatíveis. Melhores resultados são obtidos quanto mais idênticos geneticamente forem o doador e o receptor. TMO entre gêmeos univitelinos tem poucas complicações.

Transplante de medula óssea é uma transfusão de células nucleadas da MO semelhante à uma transfusão de SP. A técnica usual é a injeção intravenosa de MO total, embora remoção de células não desejadas ou enriquecimento com células-tronco sejam

25

Quadro 25.31 Principais indicações de transplante de medula óssea

Enxertos alogênicos

Anemia aplásica

Leucemias

LLA, LMA, LMC, síndrome mielodisplásica

Outras neoplasias linfo-hematopoéticas

Linfoma de Hodgkin, linfomas não Hodgkin, LLC, mieloma múltiplo, histiocitose maligna, hemoglobinúria paroxística noturna

Doenças congênitas

Imunodeficiências, doenças metabólicas, hemoglobinopatias, talassemias, anemia de Fanconi

Enxertos autólogos

Doenças linfoproliferativas

Linfoma de Hodgkin, linfomas não Hodgkin

Leucemias

LLA, LMA

Tumores sólidos

Carcinoma da mama, carcinoma do ovário, neuroblastoma, tumores de células germinativas do testículo, outras neoplasias

usualmente utilizados. O ideal a ser buscado é que as células-tronco sejam transfectadas com DNA do receptor, tornando-se verdadeiramente autólogos todos os TMOs. Esse transplante dirigido por manipulação genética já é possível experimentalmente em alguns ensaios clínicos.

A técnica do TMO é a mais simples de todos os transplantes. Cerca de 1.000 mL de MO é aspirada da crista ilíaca de hospedeiro geneticamente compatível, anticoagulado e filtrado para retirada de pequenos fragmentos ósseos. Células indesejadas para o transplante, como linfócitos T do doador, podem ser excluídas. A MO obtida é injetada intravenosamente no receptor do enxerto, que é tratado previamente com quimio e/ou radioterapia. As células da MO do doador procuram a MO do receptor, ancoram-se no interstício e começam a produzir nova MO. A nova MO deve *"pegar"* em cerca de 20 a 30 dias, já tendo reflexos no SP. Eritroblastos e mieloblastos aparecem antes de megacariócitos. Este período, incluindo a semana pré-transplante, é crítico para o paciente, pois nele há completa imunossupressão.

As complicações do TMO são geralmente muito graves. As mais frequentes são falha de "pega" do enxerto, rejeição, reação do enxerto *versus* hospedeiro (ver Capítulo 11), infecções oportunistas e recidiva da doença primária.

Baço

O baço, o maior órgão linfoide do corpo humano, atua na resposta imunitária, é órgão linfo-hematopoético, remove da circulação células sanguíneas senescentes ou anormais e funciona como reservatório de sangue. O órgão localiza-se no hipocôndrio esquerdo, entre o estômago e o diafragma; pesa 150 a 250 g e mede

cerca de 10 × 6 cm, mas, como tem enorme capacidade de reação, pode chegar a mais de 1 kg sob diferentes estímulos e condições. Na velhice, há redução acentuada do seu volume, podendo pesar menos de 50 g. O órgão é envolvido por fina cápsula de tecido conjuntivo denso recoberta pelo peritônio visceral. O baço é irrigado pela artéria esplênica (ramo do tronco celíaco), que, no hilo, divide-se em vários ramos (quatro a seis). A drenagem venosa é feita pela veia esplênica, que desemboca na veia porta.

Macroscopicamente, o órgão tem superfície opaca e cinzenta. O parênquima é predominantemente vinhoso (*polpa vermelha*) e fica entremeado por pequenos pontos esbranquiçados com até 2 mm de diâmetro (*polpa branca*). Como é friável, seu manuseio deve ser cuidadoso, pois ruptura ocorre facilmente por manobras bruscas.

Histologicamente, encontram-se quatro compartimentos: árvore vascular, polpa vermelha, polpa branca e zona perifolicular. A *árvore vascular* ramifica-se no hilo e forma um complexo arterioveno-linfático envolto por fibras colágenas. Quando as ramificações arteriais adquirem o tipo arteriolar, passam a ser envolvidas por tecido linfoide. Quando as arteríolas se ramificam em capilares, surgem os *capilares em bainha* (*sheathed*) ou *elipsoides*. O revestimento endotelial dos capilares sofre interrupção abrupta, onde se forma uma grande concentração de macrófagos entre as células que compõem a bainha. O sangue passa por essas bainhas, que têm papel de filtro, e atinge a árvore sinusoidal. A rede sinusoidal forma seios venosos que desembocam em veias que correm junto com as artérias. Pequenos vasos linfáticos acompanham as arteríolas e penetram nos agregados de linfócitos T da polpa branca.

A *polpa vermelha* constitui três quartos do volume do órgão e é formada por capilares, rede sinusoidal e trama de fibras reticulares. Os sinusoides são revestidos por células endoteliais que expressam moléculas encontradas nas células que revestem o endotélio venular da zona T dos linfonodos. A função da polpa vermelha é fundamentalmente de filtro e hemocaterese. Os capilares não possuem a bainha celular; somente pequenos agregados celulares de linfócitos B e T e macrófagos podem ser vistos além dos sinusoides e capilares.

A *polpa branca* é formada por tecido linfoide com células B e T. Os linfócitos T agregam-se em torno da árvore arterial. Quando cortados transversalmente, os agregados têm uma arteríola excêntrica chamado *agregado linfoide periarteriolar*. Em algumas áreas, os agregados distanciam-se da artéria e formam folículos linfoides compostos principalmente por células B. Sob estimulação imunitária, formam-se centros germinativos semelhantes aos de linfonodos. Os folículos secundários são compostos por centros germinativos circundados pela *zona do manto* e por linfócitos que formam uma área mais clara, a zona marginal, externa ao manto. A *zona marginal* é assim denominada por ficar entre os agregados de linfócitos da polpa branca e a porção não linfoide da polpa vermelha; nesta, encontram-se linfócitos B de memória pós-foliculares. A zona marginal é encontrada também em linfonodos mesentéricos. Os linfócitos B são de tamanho pequeno ou médio e têm núcleos redondos ou ligeiramente indentados e escasso citoplasma pálido.

A *área perifolicular* encontra-se entre a polpa branca e a vermelha e é formada por capilares, capilares elipsoides, leucócitos e hemácias; a densidade de fibras reticulares é menor do que na polpa vermelha; corresponde a 10% do baço e sua função associa-se à passagem mais lenta do sangue, permitindo a filtragem.

Diferentemente de outros órgãos, abordagem propedêutica do baço por biópsia é pouco comum pelo risco de ruptura e hemorragia.

Esplenose. Esplenose corresponde a autotransplante do parênquima esplênico principalmente na cavidade peritoneal, pélvica, ou torácica que ocorre após ruptura do baço. Parece que a condição resulta da semeadura de fragmentos esplênicos em superfícies serosas no momento de ruptura traumática ou iatrogênica do baço. Em geral, esplenose é assintomática.

Baço acessório. Fusão esplenogonadal. *Baços acessórios*, solitários ou múltiplos, são congênitos. Quase sempre, são achados de cirurgias ou necrópsias (20 a 40% das autópsias). Localizam-se no hilo esplênico, no ligamento gastroesplênico ou na cauda do pâncreas.

A *fusão esplenogonadal*, também congênita, resulta da fusão do baço com uma gônada durante o desenvolvimento embrionário. A lesão é mais frequente em homens e envolve sobretudo o testículo esquerdo (ver Figura 19.20). Há duas formas: (1) fusão contínua, quando existe um cordão fibroso entre as duas estruturas; (2) fusão descontínua, quando não há ligação anatômica entre as estruturas. Cerca de 30% dos casos associam-se a outras anomalias congênitas. A maioria dos pacientes é assintomática, mas pode causar tumorações dolorosas escrotais e inguinais.

Cistos. Cistos esplênicos, raros, podem ser parasitários ou não parasitários. Cistos não parasitários podem ser verdadeiros (com revestimento epitelial) ou falsos (sem revestimento epitelial); pseudocistos correspondem a 75% dos cistos não parasitários.

Os *cistos parasitários*, raros, são causados por larvas do *Echinococcus granulosus* (hidatidose ou cisto hidático). Após ingestão de ovos do parasito, as larvas penetram na mucosa intestinal e migram para o fígado ou outros órgãos. Poucos dias depois, forma-se cisto cheio de líquido, em torno do qual há resposta inflamatória com mononucleares e eosinófilos. O paciente pode apresentar massa no hipocôndrio esquerdo, referir dor e dispepsia ou ter constipação por compressão do cólon.

Cistos verdadeiros, encontrados principalmente em crianças, adolescentes e adultos jovens, têm revestimento de células epiteliais ou mesoteliais. Quando sintomáticos, manifestam-se com desconforto abdominal, pois geralmente são volumosos. *Cistos falsos*, mais frequentes, não têm revestimento epitelial, e sua parede é fibrosa e tem calcificações. Parece que resultam da organização de hematomas, pequenos infartos ou necrose associados a traumatismos.

Ruptura. O baço é especialmente vulnerável a lesões traumáticas, pela sua localização e fragilidade. Ruptura esplênica é complicação temida em traumatismos abdominais. O exame cuidadoso da área de ruptura, mesmo que traumática, é muito importante para se excluir doença que facilita o rompimento do órgão. Doenças infecciosas têm maior risco de ruptura espontânea do que neoplasias, especialmente a mononucleose infecciosa aguda e a malária.

Infarto. Infartos esplênicos são comuns e secundários a embolia de trombos cardíacos ou vegetações na endocardite infecciosa; ocorrem também por oclusão arteriolar, especialmente em crises de falcização em pacientes com anemia falciforme, nos quais as lesões são múltiplas e podem resultar em autoesplenectomia. Grandes esplenomegalias, geralmente acima de 1.000 g, podem sofrer infarto por isquemia relativa. Outras condições são doenças hematológicas malignas (linfomas e neoplasias mieloproliferativas), estados de hipercoagulabilidade, doenças autoimunes e traumatismos. Infartos esplênicos são geralmente brancos. Macroscopicamente, têm formato cônico, triangular, com a base voltada para a cápsula. A região infartada

é bem delimitada, amarelada e friável, podendo haver halo hiperêmico-hemorrágico, dando aspecto geográfico à lesão. Com o tempo, a área infartada se organiza e sofre fibrose.

Hiperesplenismo. Hipoesplenismo

A filtração do sangue é a mais importante função do órgão. Cerca de 1% das hemácias é destruída diariamente no baço, que é muito eficiente em retirar da circulação leucócitos e eritrócitos lesados ou com defeitos. Como órgão imunitário, o baço só perde em importância para os linfonodos. O grande número de células apresentadoras de antígenos permite contato e estímulo efetivo de linfócitos. A hematopoese esplênica normalmente cessa após o nascimento, mas em casos de anemia grave, mielofibrose e outras situações em que a produção medular fica comprometida, o baço pode reativar essa função. O baço é também bom reservatório de sangue, especialmente de plaquetas. Em condições normais, apenas 40 a 50 mL de sangue são estocados no baço, mas em esplenomegalias esse volume aumenta muito. Em certas condições, o baço pode ser um importante sequestrador celular, levando a leucopenia e anemia.

Quando a função do baço está aumentada, fala-se em *hiperesplenismo*, que se caracteriza pela tríade esplenomegalia, citopenias e reversão da citopenia após esplenectomia. Citopenia significa diminuição de células sanguíneas, isoladamente ou em conjunto, resultando em anemia, leucopenia e/ou plaquetopenia. Hiperesplenismo primário não tem causa conhecida, embora pareça resultar de sequestro celular e aumento da função macrofágica. Hiperesplenismo secundário surge em várias doenças (ver adiante, Esplenomegalia).

Hipoesplenismo é pouco usual e geralmente secundário à retirada cirúrgica do baço; outras causas são infartos esplênicos maciços por trombose (anemia falciforme) ou aterosclerose; raramente, deve-se à agenesia do órgão. O principal sinal de hipoesplenismo são hemácias velhas na circulação com os corpos de Howell-Jolly, que são inclusões citoplasmáticas por danos à membrana citoplasmática. Esses eritrócitos são normalmente retirados da circulação pelo sistema macrofágico do baço, função essa que fica comprometida no hipoesplenismo. Outro sinal é a maior suscetibilidade a infecções, especialmente pelo *Streptococcus pneumoniae*. Com a retirada do baço, outros órgãos do sistema fagocítico mononuclear, como fígado e medula óssea, assumem gradualmente essa função.

Esplenomegalia

Esplenomegalia, importante sinal clínico, geralmente é secundária a hipertensão portal ou a doença sistêmica. As principais causas de esplenomegalia estão listadas no Quadro 25.32.

Esplenomegalias reacionais e infecciosas

Estado reacional agudo do baço é encontrado em todas as bacteriemias, quando o órgão fica aumentado de volume, poucas vezes acima de 350 g. A consistência é amolecida, e o parênquima encontra-se difluente. Histologicamente, o achado principal é congestão da polpa vermelha, podendo haver hiperplasia folicular, acúmulo de plasmócitos na zona marginal e aumento de macrófagos. Entre as esplenomegalias reacionais, destaca-se a da *mononucleose infecciosa*. Infecção aguda pelo vírus Epstein-Barr leva a esplenomegalia acentuada, com baço acima de 500 g, sobretudo por aumento de linfócitos B infectados na polpa vermelha. Na citomegalovirose, também há grande esplenomegalia.

25

Quadro 25.32   Causas de esplenomegalia

Doenças hematológicas

Leucemias agudas, leucemias crônicas, doenças mieloproliferativas crônicas, linfomas, mieloma múltiplo

Doenças congestivas

Obstrução da veia esplênica, trombose da veia porta, hipertensão portal (sobretudo por esquistossomose e cirrose hepática), hemocromatose, insuficiência cardíaca congestiva

Doenças infecciosas

Bacterianas: tuberculose, septicemia, brucelose, endocardite bacteriana

Virais: mononucleose infecciosa, citomegalovirose, hepatites

Protozoários: malária, leishmaniose visceral

Micóticas: coccidioidomicose, paracoccidioidomicose, histoplasmose

Parasitárias: hidatidose

Hiperplasias funcionais

Anemia hemolítica, esferocitose, anemia falciforme, hemoglobinopatias, anemia megaloblástica, púrpura trombocitopênica idiopática

Doenças do sistema fagocitário mononuclear

Doenças de depósito, histiocitoses, sarcoidose, amiloidose

Doenças imunitárias

Lúpus eritematoso sistêmico, artrite reumatoide (síndrome de Felty)

Cistos e tumores esplênicos

Cistos verdadeiros (cistos parasitários e congênitos)

Pseudocistos (pós-infarto, pós-traumático)

Tumores vasculares (hemangioma, linfangioma, angioma de células litorais, hemangiossarcoma)

Hamartoma

Abscessos esplênicos são infrequentes e, em geral, ocorrem em septicemias por estafilococos, estreptococos ou salmonelas. Anemia falciforme, traumatismos abdominais e endocardite bacteriana também associam-se a abscesso esplênico. *Infecções granulomatosas* frequentemente comprometem o baço e causam esplenomegalia acentuada; no Brasil, merecem destaque a tuberculose miliar e a paracoccidioidomicose na sua forma juvenil.

Esplenomegalia congestiva

Esplenomegalia congestiva, a causa mais comum de aumento do baço, associa-se a aumento crônico da pressão no sistema portal (ver Capítulo 23). Causas extra-hepáticas incluem trombose das veias esplênica, hepática ou porta. No Brasil, as causas principais de esplenomegalia congestiva são cirroses, insuficiência cardíaca congestiva e fibrose hepática da esquistossomose mansoni. Insuficiência cardíaca congestiva aumenta a pressão no território cava-hepático; o baço torna-se pouco aumentado de tamanho, é bastante firme e histologicamente apresenta alargamento da polpa vermelha. A esquistossomose leva a grandes esplenomegalias, podendo o baço atingir mais de 1.000 g. Assim como nas cirroses, a congestão da polpa vermelha acompanha-se de esclerose, recebendo o nome de *baço*

esclerocongestivo. A polpa vermelha fica expandida, os sinusoides estão abertos e formam-se áreas de estreitamento por fibrose. Surgem ainda múltiplos focos de hemorragia, especialmente na região perifolicular; a organização da hemorragia forma nódulos sideróticos conhecidos como *corpos de Gandi-Gamna.*

Esplenomegalia por doenças de acúmulo

Doenças de acúmulo resultam de defeitos enzimáticos variados. O principal grupo são as esfingolipidoses, nas quais acumulam-se lipídeos em células do sistema fagocítico mononuclear e no sistema nervoso central. Acúmulo de macrófagos contendo lipídeos no citoplasma ocorre em linfonodos, fígado, baço e medula óssea, o que provoca aumento dos órgãos afetados e falência da medula óssea. Os aspectos clínicos e os defeitos funcionais de cada uma das esfingolipidoses estão descritos nos capítulos correspondentes. No baço, as duas principais são as doenças de Gaucher e de Niemann-Pick, nas quais se acumulam, respectivamente, glicocerebrosídeos e esfingomielina. Na doença de Gaucher, o quadro morfológico caracteriza-se por acúmulo acentuado de histiócitos com citoplasma amplo, aspecto estriado (comparado a papel amassado) e finamente vacuolado. Tais histiócitos, conhecidos como células de Gaucher, permeiam a polpa vermelha do baço e os demais órgãos linfo-hematopoéticos. Na doença de Niemann-Pick, os histiócitos contendo restos de membranas celulares têm aspecto mais vacuolado, como macrófagos espumosos.

Outros defeitos enzimáticos podem ter comprometimento esplênico, como nas gangliosidoses (doença de Tay-Sachs) e mucopolissacaridoses (síndrome de Hunter ou de Huller). Em todos esses casos, os histiócitos apresentam-se finamente vacuolados, não sendo possível o diagnóstico do tipo de doença sem correlação clinicolaboratorial. Outras afecções metabólicas com depósito no sistema fagocítico mononuclear incluem doença de Fabry, doença de Wollman, doença de von Gierke, síndrome familial de Hermansky-Pudlak e doença de Tangier.

Esplenomegalia em doenças hematológicas não neoplásicas

Esplenomegalia é encontrada em algumas doenças de eritrócitos. *Esferocitose hereditária* é doença de herança autossômica dominante cujas hemácias têm defeito na espectrina, uma proteína de superfície; o defeito faz com que a célula perca a capacidade de se adaptar e de ser flexível à passagem pelos sinusoides, o que causa sequestro e destruição de eritrócitos defeituosos, anemia e esplenomegalia. O baço mostra intensa congestão dos cordões vasculares, mas os sinusoides estão depletados de hemácias. Crianças com *anemia falciforme* frequentemente apresentam esplenomegalia, que em geral evolui para autoesplenectomia por causa de infartos múltiplos e repetidos provocados por trombos. Quando o baço tem boa preservação histológica, é possível observar-se a forma de foice das hemácias, característica da doença.

Púrpura trombocitopênica imunitária

Púrpura trombocitopênica imunitária caracteriza-se por destruição de plaquetas circulantes por terem autoanticorpos na superfície. A doença causa esplenomegalia moderada, geralmente abaixo de 1.000 g. Histologicamente, há aumento de todos os compartimentos do órgão e focos de hematopoese extramedular. Às vezes, surge plasmocitose tão acentuada a ponto de simular envolvimento esplênico por neoplasia plasmocitária, que não é encontrada se o paciente é tratado previamente com corticoides.

25

Neoplasias benignas

Neoplasias primárias benignas são raras. A mais frequente é o *hemangioma*, que surge em indivíduos jovens e assintomáticos; poucas vezes, o tumor é volumoso e causa hiperesplenismo.

Peliose consiste em proliferação vascular difusa. Pode associar-se a esplenomegalia em adultos, mas geralmente é assintomática. Com frequência, coexiste com peliose hepática. A lesão está ligada ao uso de esteroides anabolizantes, tuberculose, câncer ou anemia aplásica. Macroscopicamente, encontram-se espaços vasculares dilatados, o que é confirmado ao exame histológico.

Linfangioma, que pode ser múltiplo, é mais comum em crianças. A lesão é revestida por endotélio achatado que expressa marcadores endoteliais.

Angioma de células litorais é neoplasia rara que se origina em células que revestem os sinusoides da polpa vermelha. Pode surgir em qualquer idade, varia amplamente de tamanho e frequentemente é múltiplo. Macroscopicamente, trata-se de cisto complexo, de aspecto espongiforme. Ao microscópio, as células endoteliais são proeminentes, possuem nucléolo pequeno, não têm atipias evidentes e mostram baixo índice mitótico. Projeções papilares para a luz dos vasos são comuns. As células expressam marcadores de endotélio e de macrófagos, o que sugere diferenciação celular dupla.

Hamartoma esplênico é tumor raro formado por elementos da polpa vermelha e poucas trabéculas fibrosas, podendo conter focos de hematopoese extramedular, macrófagos xantomizados e plasmócitos. Trata-se de lesão bem delimitada, nodular, não encapsulada e que comprime o parênquima adjacente. Microscopicamente, a lesão reproduz a estrutura do baço, exceto pela ausência da polpa branca. O diagnóstico diferencial é com hemangiomas.

Neoplasias malignas

Neoplasias malignas primárias do baço são linfomas e raros tumores vasculares; entre estes, sobretudo o angiossarcoma (incluindo angiossarcoma de células litorais) e o sarcoma de Kaposi.

Qualquer linfoma não Hodgkin pode infiltrar o baço, mantendo o mesmo padrão celular de lesões nodais. Na grande maioria dos casos, esplenomegalia por neoplasia linfoide é sinal de doença disseminada. Algumas neoplasias acometem o baço e se estendem à medula óssea, sangue periférico e fígado, mas não envolvem linfonodos, como a tricoleucemia. Poucos desses casos necessitam esplenectomia, já que dados clínicos, exames de imagem, informações do sangue periférico e estudo da medula óssea são suficientes para classificar a neoplasia e/ou definir o tratamento. Cerca de 2% de todos os linfomas são primários do baço. Dois deles merecem destaque e estão descritos adiante.

O **linfoma B da zona marginal esplênica**, raro (menos de 2% das neoplasias linfoides), origina-se de células da zona marginal e é constituído por pequenos linfócitos que circundam e substituem os centros germinativos. A lesão, que afeta adultos de ambos os sexos (mediana de idade: 65 anos), tem curso clínico indolente e compromete linfonodos do hilo esplênico e medula óssea. Manifesta-se com esplenomegalia, linfocitose e citopenia, podendo associar-se a fenômenos autoimunes. Macroscopicamente, o baço mostra superfície de corte com incontáveis pequenos nódulos similares a de outros linfomas de baixo grau de malignidade (Figura 25.27). Histologicamente, a lesão é formada por pequenos linfócitos que substituem os centros germinativos e distorcem a zona do manto, além de outros

linfócitos pequenos e intermediários na zona mais periférica, que exibem citoplasma amplo e eventual diferenciação plasmocitária. Pode haver comprometimento da polpa vermelha. As células neoplásicas são positivas para CD20, CD79a, BCL 2, IgM e IgD (ocasional) e negativas para CD5, CD10, BCL 6, CD23 e ciclina D1. Menos frequentemente, o linfoma difuso de grandes células B e o linfoma difuso de pequenas células B da polpa vermelha esplênica são primários no baço.

O **linfoma de células T hepatoesplênico** é neoplasia extranodal e sistêmica originada de linfócitos T citotóxicos que expressam receptores Tγδ. Trata-se de neoplasia rara (menos de 1% dos linfomas não Hodgkin) que acomete jovens, sobretudo em homens. Um quinto dos casos surge no contexto de terapia imunossupressora após transplante de órgãos sólidos. Os pacientes apresentam comprometimento esplênico, hepático e da medula óssea, sem linfonodomegalia. Macroscopicamente, o baço está muito aumentado, tem cor vermelho-arroxeada e pesa geralmente mais de 1.000 g; o envolvimento tem padrão difuso. Histologicamente, a infiltração neoplásica é caracteristicamente sinusoidal (polpa vermelha) e pode haver eritrofagocitose. Envolvimento sinusoidal semelhante é visto no fígado. As células neoplásicas são positivas para CD3 e geralmente para CD56 e Tγδ; CD4 e CD8 em geral são negativos.

Neoplasias secundárias

O baço é envolvido secundariamente por neoplasias linfo-hematopoéticas, mas só raramente por tumores sólidos de outros órgãos. As neoplasias mieloproliferativas merecem destaque, pois podem causar grande esplenomegalia; na mielofibrose, não são infrequentes baços com mais de 2.000 g e múltiplas áreas de infarto. Nesses casos, há intensa hematopoese extramedular, com alargamento da polpa vermelha e praticamente ausência da polpa branca. Na *leucemia mieloide crônica*, o baço é muito aumentado de volume, podendo alcançar a fossa ilíaca. *Leucemias mieloides agudas* quase invariavelmente comprometem a polpa vermelha, sendo responsáveis por esplenomegalia discreta ou moderada. Neoplasias de células linfoides precursoras (LLA/linfoma linfoblástico) comprometem o baço e são responsáveis por aumentos modestos do volume esplênico.

Linfoma de Hodgkin envolve o baço em um terço dos casos. O envolvimento pode ser em pequenos nódulos (Figura 25.63), ou, o que é mais frequente, em nódulos maiores, solitários ou múltiplos.

25

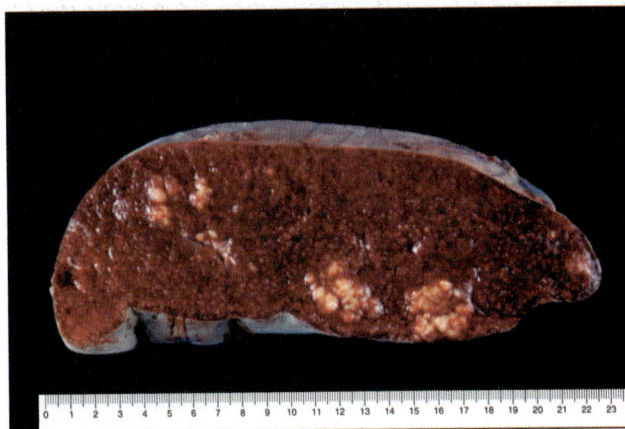

Figura 25.63 Linfoma de Hodgkin. Nódulos irregulares no parênquima esplênico.

Todos os *linfomas não Hodgkin* podem acometer o baço, sendo a avaliação do envolvimento esplênico importante no estadiamento dessas neoplasias. Leucemia linfoide crônica B/linfoma linfocítico, leucemia prolinfocítica B e linfomas T periféricos podem infiltrar tanto a polpa branca quanto a vermelha. Quando infiltra o baço, o linfoma difuso de grandes células B forma nódulos macroscópicos, solitários ou múltiplos.

Timo

O timo é órgão bilobado, irregularmente piramidal, localizado no mediastino anterior, acima do coração. A origem embrionária da porção epitelial é a terceira e quarta pregas faríngeas. Nesse arcabouço epitelial, alojam-se os precursores de linfócitos T, originados na medula óssea; no timo, tais linfócitos completam sua maturação e diferenciação. O tamanho do órgão varia de acordo com a idade: ao nascimento, pesa cerca de 25 g; continua a crescer até a puberdade (cerca de 45 g) e regride na vida adulta.

Histologicamente, o timo é envolvido por cápsula fibrosa que envia septos para o interior, formando pseudolóbulos (um a três). Existe uma área *cortical*, periférica, densamente povoada por pequenos linfócitos, e uma área *medular*, mais rarefeita, onde são encontrados acúmulos epiteliais (corpúsculos de Hassall). A porção subcapsular é constituída por pequenos linfócitos denominados *pró-timócitos*. Estes têm como marcador a desoxinucleotidil transferase terminal (TdT), estando ausente o receptor de células T (TCR, *T-cell receptor*). A maturação ocorre em direção à cortical, onde os *timócitos* exibem marcadores de linfócitos T (CD1, CD2, CD3, CD5, CD7 e coexpressão de CD4 e CD8). Os timócitos medulares são pouco maiores do que os corticais e apresentam fenótipo maduro, separados em subpopulações CD4 ou CD8 positivas. Além de células linfoides T, que predominam, há também alguns linfócitos B, macrófagos, células reticulares e células de Langerhans. As *células epiteliais* produzem fatores estimulantes que se relacionam com a sinalização para maturação dos timócitos e, possivelmente, também de linfócitos T periféricos.

O timo sofre *involução fisiológica* após a puberdade e até a senilidade. Todos os componentes ficam reduzidos de volume, aumentando a quantidade de tecido adiposo. Estresse por qualquer causa, como infecções, pode levar a involução tímica, por meio da produção de hormônios esteroides e aumento de apoptose na cortical. Outros fatores relacionados à involução tímica são hormônios (ACTH, estrógenos, testosterona), agentes químicos, imunossupressão e desnutrição.

Displasia tímica caracteriza-se por ausência de timócitos, poucos corpúsculos de Hassal e células epiteliais. *Anormalidades do desenvolvimento* tímico associam-se a deficiências imunitárias e a doenças hematológicas, como imunodeficiência combinada grave, síndrome de DiGeorge, síndrome de Nezelof, síndrome de Wiskott-Aldrich, disgenesia reticular, hipogamaglobulinemia do tipo suíço e ataxia-telangiectasia.

Cistos

Cistos tímicos, lesões raras que aparecem sobretudo entre 20 e 50 anos, são geralmente assintomáticos e podem sofrer aumento rápido de volume quando há infecção secundária. Os cistos originam-se de restos embrionários e localizam-se no mediastino ou na região cervical. Macroscopicamente, variam de um a vários centímetros e podem ser uni ou multiloculados; sua parede é revestida por epitélio colunar ou estratificado. Ressecção cirúrgica é curativa, exceto nos casos de aderências a estruturas adjacentes, quando podem ocorrer recidivas.

Hiperplasia tímica

Alguns pacientes apresentam timo aumentado para a idade, mas com aspectos histológicos preservados, constituindo a *hiperplasia tímica*. A forma primária ocorre principalmente em crianças; hiperplasia secundária, conhecida também como hiperplasia-resposta (rebote), aparece após quimioterapia ou radioterapia para tratamento de linfomas do mediastino. A hiperplasia tímica mais importante é a que se associa à miastenia *gravis* (dois terços dos casos).

▶ Neoplasias

As neoplasias do timo estão entre as menos frequentes em humanos (menos de 1% de todos os tumores). Timomas são mais frequentes em adultos, seguidos de linfomas mediastinais (alguns destes originam-se em linfonodos mediastinais e não no timo). Em crianças, timomas são raros, o que leva os linfomas não Hodgkin a serem as neoplasias mais frequentes do órgão nessa idade.

Timoma. Carcinoma tímico

Timoma, que é neoplasia do componente epitelial do timo, ocorre preferencialmente em adultos, com idade mediana de 50 anos. As manifestações clínicas relacionam-se com compressão do mediastino e compreendem dor, síndrome da veia cava superior, insuficiência respiratória e taquicardia secundária a implantes pericárdicos. Sinais sistêmicos incluem perda de peso e febre. Mais importante, porém, é o fato de os timomas estarem associados com grande número de doenças autoimunes, que podem se manifestar após a retirada do tumor. Em 35% dos casos, timoma associa-se a miastenia *gravis*. Outras manifestações autoimunes incluem anemias, síndrome de Good, dermatopolimiosite, hepatite autoimune, síndrome de Sjögren, alopecia *areata*, doença mista do tecido conjuntivo, doença de Addison, síndrome de Cushing e doença de Graves.

Macroscopicamente, o tumor mede 2 a 20 cm de diâmetro e é revestido por cápsula fibrosa. Quando há invasão da cápsula, os timomas podem ser minimamente ou francamente invasivos. Invasão mínima caracteriza-se por extensão da neoplasia à gordura mediastinal só vista ao exame microscópico. Invasão franca manifesta-se por extensão do tumor às estruturas ou órgãos adjacentes. Timomas podem apresentar-se também como implantes na superfície pleural ou pericárdica, que tendem a ser múltiplos.

Várias classificações de timomas foram propostas. A OMS classifica os timomas em tipos A, AB e B e carcinomas tímicos, propondo que cada tipo deve representar uma entidade própria, mais do que um espectro histológico. Os timomas A, AB e B têm como característica a estrutura arquitetural que lembra o timo normal. Estes tumores não são encontrados em outros órgãos, embora possam se originar em timos ectópicos. Os carcinomas tímicos têm aspectos morfológicos semelhantes aos de carcinomas de diversos outros órgãos.

Quando há predominância de linfócitos, o diagnóstico de timoma pode ser difícil, sendo necessária imuno-histoquímica para marcadores epiteliais. O diagnóstico diferencial com outras neoplasias também é difícil, como linfoma linfoblástico, linfoma de grandes células B, neoplasias de células germinativas e carcinomas neuroendócrinos. Também nesses casos, a imuno-histoquímica costuma ser decisiva (Figura 25.64). Quando as atipias são evidentes, fala-se em *carcinoma tímico*, que tem quadro histológico variável: epidermoide (mais frequente), basaloide, mucossecretor, mucoepidermoide, papilífero, sarcomatoide, linfoepitelial ou indiferenciado.

Como nos demais tumores malignos, o estadiamento do timoma tem valor prognóstico e deve ser feito em conjunto com achados clínicos e cirúrgicos, conforme a seguir:

- **Estádio I:** tumor bem delimitado, sem infiltração capsular mesmo ao microscópio
- **Estádio II:** (a) infiltração microscópica da cápsula; (b) infiltração macro ou microscópica da gordura adjacente, pleura ou pericárdio
- **Estádio III:** infiltração de estruturas adjacentes por contiguidade (grandes vasos, pulmão)
- **Estádio IV:** (a) disseminação pleural ou pericárdica; (b) metástases por via linfática ou sanguínea.

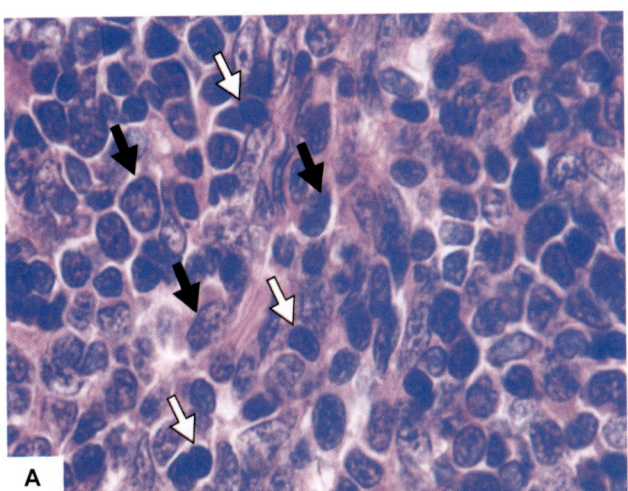

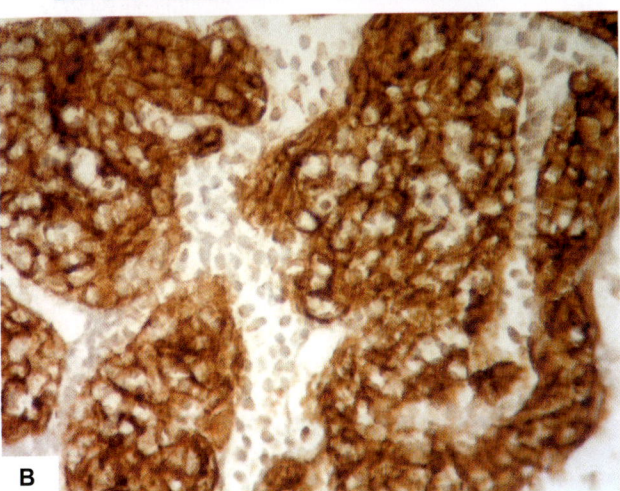

Figura 25.64 Timoma. **A.** Linfócitos (*setas brancas*) muitas vezes semelhantes às células neoplásicas (*setas pretas*). Estas são maiores e irregulares. **B.** Imuno-histoquímica positiva para panceratina.

Linfomas não Hodgkin

O mediastino pode ser acometido por todas as neoplasias linfoides descritas anteriormente. Na região do timo, duas delas são mais importantes: linfoma linfoblástico de células T e linfoma difuso esclerosante de células B.

O *linfoma linfoblástico de células T* acomete sobretudo adolescentes (pico aos 16 anos) ou adultos (segundo pico aos 40 anos). Nesse linfoma, tumor mediastinal está presente em 40 a 75% dos casos. Pode haver quadro leucêmico, indistinguível de leucemia linfoide aguda de células T. Este linfoma pode ser confundido histologicamente com timoma, principalmente o do tipo linfocitário (predomínio de linfócitos reacionais). A imunofenotipagem ajuda na distinção.

O *linfoma de grandes células B* é entidade distinta dos linfomas correspondentes primários dos linfonodos. Acomete principalmente mulheres jovens (idade média de 37 anos, contra 54 anos nos linfomas difusos de grandes células B nodais). Os sinais e sintomas resultam de compressão de estruturas adjacentes, podendo a primeira queixa ser tosse ou sinais de compressão da veia cava superior. O tumor tende a expandir-se para estruturas adjacentes (pleura, pericárdio, pulmão). Ao diagnóstico, a medula óssea está acometida em 2% dos casos, em contraste com os correspondentes nodais (17%). Histologicamente, as células podem corresponder a centroblastos ou assumir aspecto de células claras, com citoplasma amplo e vazio. Pode haver fibrose. O diagnóstico diferencial inclui carcinoma tímico, neoplasias de células germinativas e linfoma de Hodgkin, tipo esclerose nodular.

Linfoma de Hodgkin

Comprometimento mediastinal por linfoma de Hodgkin é frequente (60% dos casos); na experiência dos autores, massa mediastinal volumosa está presente em 20% dos pacientes. Linfoma de Hodgkin acomete indivíduos jovens e na maioria dos casos é do tipo esclerose nodular. Comprometimento exclusivo do mediastino é menos frequente (3% dos casos de linfoma de Hodgkin).

Apêndice

25

Aspectos técnicos de diagnóstico em patologia hematológica

Como em toda especialidade médica, a Hematologia pressupõe que o paciente tenha sido submetido a cuidadosa anamnese, exame físico e, pelo menos, hemograma completo. Esta abordagem conduz ao diagnóstico sindrômico, que permite avançar na propedêutica. Em muitos casos, é necessário o *estudo morfológico* dos órgãos hematopoéticos, principalmente da medula óssea e de linfonodos. O estudo morfológico pode ser feito por exames citológicos ou biópsia. A amostra citológica tem a vantagem de poder ser obtida em qualquer consultório médico (por punção por agulha fina ou grossa) e ser rapidamente corada e analisada ao microscópio. Além disso, detalhes finos de grânulos ou vacúolos citoplasmáticos e da distribuição da cromatina e nucléolos são mais bem visualizados com esse procedimento. A biópsia permite, além de razoável detalhe citológico, avaliação arquitetural do tecido, de necrose e de fibrose, que podem impedir a obtenção de material para estudo citológico. Essas duas abordagens não são mutuamente excludentes, fazendo-se frequentemente na prática diária a combinação de ambas para a conclusão diagnóstica. Não são raros os casos em que a punção aspirativa por agulha fina de um linfonodo funciona como triagem para posteriormente se ter a amostragem histológica do órgão. Em linfonodos, sempre que possível, a histologia é preferível para o diagnóstico, uma vez que as atipias em doenças linfoproliferativas precisam ser avaliadas quanto ao tipo celular e quanto à arquitetura/disposição das células no órgão.

Biópsia linfonodal é indicada sempre que o linfonodo aumentar de volume progressivamente ou não regredir após algumas semanas de linfonodomegalia. Em inflamações agudas, os linfonodos são macios e elásticos, dolorosos e sensíveis à manipulação e revestidos por pele com sinais inflamatórios. Na fase de resolução, eles tornam-se mais firmes e elásticos, são móveis e indolores e perdem a sensibilidade à manipulação; ademais, costumam reduzir de tamanho. Neoplasias em linfonodos geralmente evoluem com aumento de consistência à palpação, redução da mobilidade, diminuição ou ausência de dor e sensibilidade à manipulação; em geral, o órgão aumenta de volume. Diagnóstico de neoplasia em linfonodos varia com a idade: em indivíduos abaixo de 30 anos, tal diagnóstico corresponde a menos de 20% dos casos; acima de 50 anos, malignidade sobe para 60% das biópsias. Na região inguinal, linfonodos com até 2 cm não causam maior preocupação, tanto em adultos quanto em crianças, pois em geral representam processo reacional.

Quando o linfonodo afetado está em região de acesso mais difícil, como no mediastino ou no retroperitônio, pode ser utilizada a biópsia por agulha grossa guiada por exame de imagem. Embora o diagnóstico seja possível na maioria dos casos, a amostra pode não ser suficiente para avaliar a arquitetura tumoral, que é importante na classificação de neoplasias. Embora alguns especialistas experientes utilizem a biópsia por agulha para diagnóstico de doenças do baço, este método não é difundido pelo risco de sangramento, uma vez que o órgão é muito friável.

Após corretamente indicada, a retirada de amostras deve ser feita cuidadosamente, evitando-se fragmentação do órgão, pinçamento, esmagamento ou tração exagerada. Em seguida, é imprescindível que o espécime seja colocado em fixador histológico de boa qualidade, geralmente formalina tamponada a 10%, por 15 a 24 horas, e encaminhada imediatamente ao laboratório de Patologia. Tal procedimento permite a adequada avaliação morfológica e o emprego de técnicas complementares. Infelizmente, a desatenção de médicos e auxiliares a esse procedimento não é infrequente e leva a dificuldade ou mesmo a erros diagnósticos.

Uma vez analisados morfologicamente, os processos proliferativos podem levar a dúvidas diagnósticas: trata-se de processo reativo (hiperplásico) ou neoplásico? Se neoplásico, qual a neoplasia? Existem mais de 50 tipos de neoplasias hematológicas, o que dificulta o diagnóstico somente com as técnicas histológicas convencionais. Nesses casos, estão disponíveis técnicas complementares, de forma hierarquizada, como descrito a seguir.

Estudo citoquímico.

Baseia-se na reação de certas substâncias com enzimas existentes nas células. Em geral, utilizam-se esfregaços citológicos secos ao ar, sobre os quais são aplicados reagentes que resultam em cores diferentes para os grânulos. O principal exemplo é o mielograma, que consiste em esfregaço preparado a partir de punção esternal com coleta de MO. No Brasil, os mielogramas são avaliados principalmente por hematologistas e, em menor frequência, por patologistas. Alguns exemplos: (a) reação para cloroacetatoesterase é positiva em células das séries granulocítica e monocítica; (b) a reação com o Sudan negro ou para a mieloperoxidase revela grânulos citoplasmáticos de elementos mieloides; (c) a reação para a esterase inespecífica é positiva no citoplasma de células da série monocítica. O exame citológico pode ser feito em poucas horas e é muito útil na classificação de parte das leucemias agudas. O material acumulado na seringa após realização dos esfregaços do mielograma pode ser fixado em formalina tamponada a 10% e submetido a inclusão em bloco, formando o que se reconhece como *coágulo de MO*. As vantagens deste são a possibilidade de avaliação imunofenotípica e molecular em material não submetido a descalcificação. A desvantagem é que a noção arquitetural/topobiológica da MO é perdida, já que não se tem amostra de osso.

Imunocitoquímica. Imuno-histoquímica.

Esta técnica permite avaliar marcadores de cada linhagem celular, ou mesmo para diferentes estágios de diferenciação de uma mesma linhagem hematopoética. Tal método baseia-se na reação antígeno-anticorpo, sendo o resultado da reação avaliado visualmente. A técnica pode ser aplicada em esfregaços citológicos ou em cortes histológicos de tecidos fixados em formalina e incluídos em parafina. Quando se usam substâncias fluorescentes, a reação é visualizada em microscópio de fluorescência, podendo ser usadas substâncias fluorescentes de várias cores para diferentes anticorpos. Na rotina do patologista, é muito utilizada a técnica imuno-histoquímica (ver Capítulo 2), por meio da marcação de anticorpo com enzimas que reagem com corantes não fluorescentes e que podem ser visualizados ao microscópio de luz. Este procedimento permite avaliar não só a linhagem celular como também os detalhes morfológicos e arquiteturais de distribuição desses marcadores. Uma relação simplificada de marcadores utilizados na rotina diagnóstica de Hematopatologia é mostrada no Quadro 25.23.

Citometria de fluxo.

É utilizada sobretudo na classificação de neoplasias hematológicas. O método utiliza células em suspensão, obtidas por punção aspirativa, as quais são marcadas com anticorpos conjugados com substâncias fluorescentes e avaliadas por um sistema de *laser* que transmite as informações a um computador, o qual processa os dados. Mais de um marcador pode ser avaliado pelo método, já que o sistema é capaz de integrar as informações de uma única célula marcada por anticorpos conjugados com substâncias fluorescentes de cores diferentes. O método é muito rápido, reprodutível e elimina boa parte da subjetividade dos métodos anteriores. Porém, os detalhes arquiteturais são perdidos e há necessidade de pessoal experiente e equipamentos de alto custo, não disponíveis na grande maioria dos laboratórios. Por ser muito sensível, o método permite também a pesquisa de doença residual mínima, desde que a neoplasia tenha marcadores diferentes dos elementos normais do sangue e tecidos hemopoéticos (p. ex., coexpressão de CD19 e CD5 na leucemia linfoide crônica B).

Hibridação molecular. Hibridação *in situ*.

A técnica baseia-se na detecção de sequências de DNA ou de RNA por sondas complementares a esses segmentos. As sondas podem ser marcadas com substância fluorescente (hibridação *in situ* fluorescente, ou FISH) ou cromogênica (CISH). Como a imunocitoquímica, esta técnica pode ser aplicada em esfregaços citológicos ou em cortes histológicos de tecidos fixados em formalina e incluídos em

25

parafina. O método é muito útil na avaliação de alterações numéricas de cromossomos e genes e de translocações. Com ele, pode-se detectar, por exemplo, translocações em *BCL-2*, *MYC* e *ALK* em cortes histológicos de linfomas. Hibridação *in situ* permite ainda identificar vírus em linfomas, como o EBV em linfoma de Hodgkin clássico, linfoma de Burkitt e linfoma T/NK nasal.

Técnicas moleculares em suspensão de células. A reação em cadeia da polimerase (PCR) e suas variantes (RT-PCR, com transcrição reversa, para detecção de RNA, e PCR em tempo real, quantitativa) têm sido imprescindíveis na caracterização molecular de muitas neoplasias, para diagnóstico, determinação do prognóstico, definição de tratamento e estudo de doença residual mínima. Trata-se de método altamente sensível que representa o padrão-ouro em certas situações. A pesquisa de mutação em *JAK2* em neoplasias mieloproliferativas crônicas negativas para o cromossomo Philadelphia pode ser feita por PCR; sua quantificação pode ser utilizada no acompanhamento da resposta terapêutica. Além da pesquisa de mutações pontuais, tais técnicas podem ser utilizadas ainda na definição de subgrupos de uma mesma neoplasia com perfil gênico heterogêneo, com implicações prognósticas e terapêuticas, como é o caso da subclassificação de linfomas difusos de grandes células B, SOE, em subtipos moleculares de centro germinativo e pós-centro germinativo. Sequenciamento de nova geração (*next generation sequencing*, NGS) é muito utilizado em oncologia personalizada para detectar alterações genéticas e epigenéticas e determinar o perfil genético de neoplasias; a vantagem do método consiste na rapidez, sensibilidade e possibilidade de detecção de várias alterações genéticas simultaneamente em amostras clínicas (metodologia de alto rendimento). O advento deste método associado ao desenvolvimento de alvos terapêuticos moleculares cada vez mais específicos permitem maior sobrevida aos pacientes, como ocorreu com a leucemia mieloide crônica Ph+. Testes moleculares são utilizados no diagnóstico e no acompanhamento pós-tratamento, para avaliação de doença residual mínima.

Para outras informações sobre métodos de análise em Patologia, ver Capítulo 2.

■ Leitura complementar

Arber DA, Orazi A, Hasserjian R, et al. The 2016 revision to the World Health Organization classification of myeloid neoplasms and acute leukemia. Blood. 2016;127(20):2391-405.

Asano S. Granulomatous lymphadenitis. J Clin Exp Hematopathol. 2012;51(1):1-16.

Assis-Mendonça GR, Crepaldi AH, Delamain MT, et al. Characteristics of follicular and mantle cell lymphoma in Brazil: prognostic impact of clinical parameters and treatment conditions in two hospitals. Hematol, Transfus Cell Ther. 2018;40(4):343-53.

Belli CB, Pinheiro RF, Bestach Y, et al. Myelodysplastic syndromes in South America: a multinational study of 1080 patients. Am J Hematol. 2015;90(10):851-8.

Barbin FF, Oliveira CC. Gelatinous transformation of bone marrow. Autopsy Case Rep. 2017;7(2):5-8.

Baumann I, Führer M, Behrendt S, et al. Morphological differentiation of severe aplastic anaemia from hypocellular refractory cytopenia of childhood: reproducibility of histopathological diagnostic criteria. Histopathology. 2012;61:10-7.

Campos AHJFM, Moreira A, Ribeiro KB, et al. Frequency of EBV associated classical Hodgkin lymphoma decreases over a 54-year period in a Brazilian population. Sci Rep. 2018;8(1):1849.

Cantadori LO, Gaiolla RD, Niero-Melo L, et al. Bone marrow aspirate clot: a useful technique in diagnosis and follow-up of hematological disorders. Case Rep Hematol. 2019;10:7590948.

Cha CH, Park CJ, Chi HS, et al. CD34 and p53 Immunohistochemical stains differentiate hypocellular myelodysplastic syndrome (hMDS) from aplastic anemia and a CD34 immunohistochemical stain provides useful survival information for hMDS. Ann Lab Med. 2014;34:426-32.

Cines DB, Cuker A, Semple JW. Pathogenesis of immune thrombocytopenia. Presse Med. 2014;43:e49-e59.

Daga G, Mittal V, Singh RJ, et al. Epithelial cyst of the spleen. J Indian Ass Pediat Surg. 2011;16(1):18-20.

Dalia S, Shao H, Sagatys E, et al. Dendritic cell and histiocytic neoplasms: biology, diagnosis, and treatment. Cancer Control. 2014;21(4):290-300.

Elenitoba-Johnson KSJ, Lim MS. New insights into lymphoma pathogenesis. Annu Rev Pathol Mech Dis. 2018;13:193-217.

Emile JF, Abla O, Fraitag S, et al. Revised classification of histiocytoses and neoplasms of the macrophage-dendritic cell lineages. Blood. 2016;127(22):2672-81.

Federico M, Bellei M, Marcheselli L, et al. Follicular lymphoma international prognostic index 2: a new prognostic index for follicular lymphoma developed by the international follicular lymphoma prognostic factor project. J Clin Oncol. 2009;27:4555-62.

Flores-Figueroa E, Gratzinger D. Beyond the niche: myelodysplastic syndrome topobiology in the laboratory and in the clinic. Int J Mol Sci. 2016;17:553-25.

Ganapathi KA, Pittaluga S, Odejide OO, et al. Early lymphoid lesions: conceptual, diagnostic and clinical challenges. Haematologica. 2014;99:1421-32.

Gege F, Gale RP, Cui W, et al. A systematic classification of megakaryocytic dysplasia and its impact on prognosis for patients with myelodysplastic syndromes. Exp Hematol Oncol. 2016;5:12.

Ghirardelli ML, Jemos V, Gobbi PG. Diagnostic approach to lymph node enlargement. Haematologica. 1999;84:242-7.

Good DJ, Gascoyne RD. Atypical lymphoid hyperplasia mimicking lymphoma. Hematol Oncol Clin N Am. 2009;23:729-45.

Gross TG, Termuhlen AM. Pediatric non-Hodgkin lymphoma. Current Hematologic Malignancy Reports. 2008;3:167-73.

Grotto HZW. Interpretação clínica do hemograma. São Paulo: Atheneu; 2009.

Grotto HZW. Metabolismo do ferro: uma revisão sobre os principais mecanismos em sua homeostase. Rev Bras Hematol Hemoter. 2008;30(5):390-7.

Gualco G, Klumb CE, Barber, GN, et al. Pediatric lymphomas in Brazil. Clinics. 2010;65(12):1267-78.

Hasenclever D, Diehl V, Armitage JO, et al. A prognostic score for advanced Hodgkin's disease. International Prognostic Factors Project on Advanced Hodgkin's Disease. N Engl J Med. 1998;339:1506-14.

Iannitto E, Tripodo C. How I diagnose and treat splenic lymphomas. Blood. 2011;117(9):2585-95.

Ingle SB, Hingle CR, Patrike S. Epithelial cysts of the spleen: A minireview. World J Gastroenterol. 2014;20(38):13899-903.

Lorand-Metze I, Pinheiro MP, Ribeiro E, et al. Factors influencing survival in myelodysplastic syndromes in a Brazilian population: comparison of FAB and WHO classifications. Leuk Res. 2004;28:587-94.

Medeiros LJ, Spagnolo DV. Lymphoma 2020: morphology, markers, molecules, WHO knows what next? Pathology. 2020; 52(1):1-5.

Mills SE. Histology for pathologists. 5th ed. Philadelphia: Wolters Kluwer Health/Lippincott Williams & Wilkins; 2019.

25

Montalban-Bravo G, Garcia-Manero G. Myelodysplastic syndromes: 2018 update on diagnosis, risk-stratification and management. Am J Hematol. 2018;93:129-47.

Moreira AH. Detecção de vírus oncogênicos (EBV, HHV8 e SV40) em linfomas humanos e correlação com dados clinicopatológicos [tese]. São Paulo: Fundação Antonio Prudente; 2012.

Nugent D, Mcmillan R, Nichol JL, et al. Pathogenesis of chronic immune thrombocytopenia: increased platelet destruction and/or decreased platelet production. Br J Haematol. 2009;146(6):585-96.

Ok CY, Li L, Young KH. EBV-driven B-cell lymphoproliferative disorders: from biology, classification and differential diagnosis to clinical management. Exp Molec Med. 2015;47:e132.

Oliveira CC, De Faveri J, Domingues MAC. Teratoma com carcinoma embrionário concomitante a sarcoma histiocítico na medula óssea. Int Arch Med. 2017;10(169). doi: 10.3823/2439.

Oliveira CC, Maciel-Guerra H, Kucko L, et al. Double-hit lymphomas: clinical, morphological, immunohistochemical and cytogenetic study in a series of Brazilian patients with high-grade non-Hodgkin lymphoma. Diagn Pathol, 2017;12(1):3.

Oliveira CC, Niéro-Melo L, Domingues MAC. Xanthomatous macrophages in bone marrow biopsies: systemic manifestation of mycobacterioses. Ann Hematol. 2017;96(7):1237-8.

Oliveira CC, Paschoalini RB, Domingues MAC. Fas-ligand and caspase-3 positivity in three cases of histiocytic sarcoma: a different etiopathogenic pathway? Autops Case Rep. 2018; 8(1):e2018001.

Oliveira CC, Rocha JTQ, Silva GF, et al. Would you think of histiocyticsarcoma in this fine-needle aspiration? Ann Hematol. 2018;97(11):2257-9.

Paes RP, Vassallo J, Alves AC, et al. Classificação da Organização Mundial de Saúde para as neoplasias dos tecidos hematopoético e linfoide: proposta de padronização terminológica em língua portuguesa do grupo de Hematopatologia da Sociedade Brasileira de Patologia. J Bras Patol. 2002;38:237-9.

Rasheed K, Zargar SA, Telwani AA. Hydatid cyst of spleen: a diagnostic challenge. North American Journal of Medical Sciences. 2013;5(1):10-20.

Richard D, Fremont MD, Todd WR. Splenosis. A review. South Med J. 2007;100(6):589-93.

Rocha JTQ, Niero-Melo L, Oliveira CC. Paracoccidioidomycosis diagnosed in bone marrow biopsy: indicative of fungemia and unfavorable prognosis. Int J Infect Dis. 2018;74:29-30.

Rosenberg TL; Nolder AR. Pediatric cervical lymphadenopathy. Otolaryngol Clin N Am. 2014;47:721-31.

Ruppert AS, Dixon JG, Salles G, et al. International prognostic indices in diffuse large B-cell lymphoma: a comparison of IPI, R-IPI, and NCCN-IPI. Blood. 2020;135:2041-8.

Silva SR, Oliveira DE. HIV, EBV and KSHV: viral cooperation in the pathogenesis of human malignancies. Cancer Letters. 2011;305:175-85.

Smock KJ, Perkins SL. Thrombocytopenia: an update. Int J Lab Hem. 2014;36:269-78.

Sukswai N, Lyapichev K, Khoury JD, et al. Diffuse large B-cell variants: an update. Pathology. 2020;52(1):53-67.

Swerdlow SH, Campo E, Pileri SA, et al. The 2016 revision of the World Health Organization classification of lymphoid neoplasms. Blood. 2016;127(20):2375-90.

Tregnago AC, Morbeck DL, D'Almeida Costa, F et al. Inflammatory pseudotumor-like follicular dendritic cell tumor: an underdiagnosed neoplasia. Appl Cancer Res. 2017;37:45.

Valent P, Akin C, Metcalfe DD. Mastocytosis: 2016 updated WHO classification and novel emerging treatment concepts. Blood. 2017;129(11):1420-7.

Vassallo J, Paes RP, Soares FA, et al. Histological classification of 1025 cases of Hodgkin`s lymphoma from the state of São Paulo, Brazil. São Paulo Med J. 2005;123:134-6.

Wang HW, Bakakrishna JP, Pittaluga S, et al. Diagnosis of Hodgkin lymphoma in the modern era. Br J Haematol. 2019;184:45-59.

Wei Y, Hou M. T cells in the pathogenesis of immune thrombocytopenia. Sem Hematol. 2016;53(1):S13-S15.

Weiss G, Goodnough LT. Anemia of chronic disease. N Eng J Med. 2005;352:1011-23.

Weiss L, O'Malley D. Benign lymphadenopathies. Mod Pathol. 2013;26:S88-S96.

Zerbini MCN, Soares FA, Morais JC, et al. Classificação dos tumores hematopoéticos e linfoides de acordo com a OMS: padronização da nomenclatura em língua portuguesa, 4ª ed. J Brasil Patol Med Lab. 2011;47(6):643-8.

25

Capítulo 26

Sistema Nervoso

José Eymard Homem Pittella, Sérgio Rosemberg, Myriam Dumas Hahn, Luciano Neder, Felipe Andreiuolo, Lea Tenenholz Grinberg, Roberta Diehl Rodriguez, Nathalie Henriques Silva Canedo

■ Encéfalo. Medula espinhal

▶ Lesões básicas de neurônios e células gliais

A compreensão das doenças do sistema nervoso central (SNC) depende do conhecimento, entre outros, da estrutura e das funções de suas células: neurônios, astrócitos, oligoden-drócitos, epêndima e micróglia (Quadro 26.1). Quase todas as afecções do sistema nervoso (SN) podem provocar atrofia, degeneração, necrose, apoptose, hipertrofia ou proliferação de suas células. Em muitos casos, tais alterações são inespecíficas; em outros, as lesões são peculiares. Para melhor conhecimento das doenças do SN, é necessário primeiro conhecer as lesões básicas antes da descrição de cada processo patológico.

Quadro 26.1 Principais funções de células gliais radiais, neurônios, astrócitos, oligodendrócitos, epêndima e micróglia no sistema nervoso em desenvolvimento e maduro

Células gliais radiais
São as principais células progenitoras neuroepiteliais do SNC. Originam neurônios e células gliais (astrócitos, oligodendrócitos) diretamente, ou indiretamente, por meio de células progenitoras intermediárias

Neurônios
Recebem, processam, armazenam, integram, conduzem e transmitem informações

Astrócitos
Interagem com os neurônios durante o seu desenvolvimento, participando na orientação do crescimento axonal; sintetizam e armazenam glicogênio; promovem interação metabólica com neurônios por meio de prolongamentos que se estendem aos capilares (pés vasculares) e neurônios; captam glutamato, K+ e amônia, com efeito neuroprotetor; atuam na formação, estabilização, isolamento e eliminação de sinapses; modulam a atividade microglial e de células imunocompetentes, por meio de citocinas; participam em processos reparativos do SNC; regulam o transporte de água na barreira hematoencefálica por meio da aquaporina-4, uma proteína transportadora de água presente na membrana celular; formam barreira entre o tecido nervoso e a pia-máter (glia limitante externa) e, juntamente com o epêndima, barreira entre o encéfalo e o liquor (glia limitante interna)

Oligodendrócitos
Originados de células progenitoras de oligodendrócitos ao longo da vida, são responsáveis por mielinogênese e manutenção da estabilidade da bainha de mielina no SNC, além de promoverem interação morfofuncional com axônios

Epêndima e epitélio do plexo coroide
Forma barreira entre o encéfalo e o liquor (epêndima) e secreta o liquor (plexo coroide), esta mediada sobretudo pela proteína transportadora de água 1 (aquaporina-1) na membrana apical do epitélio do plexo coroide

Micróglia
Derivada de progenitores hematopoéticos, penetra no SN no início do seu desenvolvimento; remove neurônios apoptóticos durante o desenvolvimento do SNC e em regiões de neurogênese do cérebro adulto; atua na eliminação de sinapses; como macrófago residente no SNC, prolifera e se torna ativada em várias lesões do tecido nervoso; expressa antígenos de superfície (MHC II), funciona como célula apresentadora de antígenos e produz citocinas

Alterações neuronais

Lesões do corpo celular. Neurônios reagem a agressões com alterações mínimas ou graves, agudas ou crônicas, específicas ou inespecíficas. *Cromatólise* (Figura 26.1), que consiste em dispersão dos corpúsculos de Nissl e sua dissolução em torno do núcleo, é reação precoce e reversível frente a várias situações; corresponde a desarranjo e fragmentação do retículo endoplasmático granular, que fica representado por polirribossomos livres. Cromatólise ocorre sobretudo em neurônios motores após interrupção de axônios (axotomia) em nervos periféricos. *Tumefação celular* resulta de modificações na permeabilidade da membrana citoplasmática. O neurônio fica abaulado e sofre redução da basofilia do citoplasma, como ocorre em certas doenças neurodegenerativas. Quando avançada, a tumefação adquire aspecto vacuolar e estende-se ao neurópilo, como em doenças por príons; nesses casos, fala-se em *degeneração espongiforme*. *Atrofia neuronal simples* (Figura 26.2) acontece em doenças crônicas, no envelhecimento e na atrofia transináptica; surgem retração do corpo neuronal, basofilia citoplasmática e hipercromasia nuclear. Acúmulo de lipofuscina constitui a *atrofia pigmentar*. Na isquemia, além de retração do corpo celular coexistem hipereosinofilia citoplasmática e retração do núcleo, o qual adquire forma triangular, seguido de cariopicnose ou cariólise (alteração celular hipóxico-isquêmica ou *neurônio "vermelho"* – Figura 26.3).

Doenças genéticas com deficiência de enzimas lisossômicas resultam em acúmulo do substrato no citoplasma de neurônios, tornando-o abaulado e espumoso, com o núcleo deslocado para a periferia, como ocorre em neurolipidoses (ver Figura 26.30), mucopolissacaridoses e lipofuscinoses. Depósito basófilo de polímeros de polissacarídeos é o *corpo de Lafora* (ver Figura 26.36), encontrado na doença de Lafora.

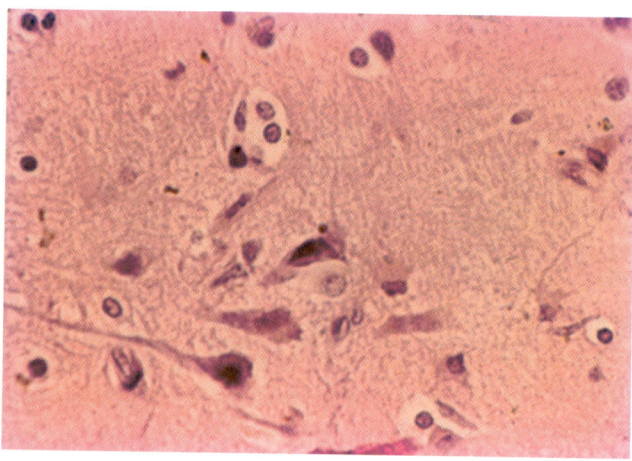

Figura 26.2 Atrofia neuronal simples. Neurônios retraídos e hipercorados. Comparar com a Figura 26.1 A.

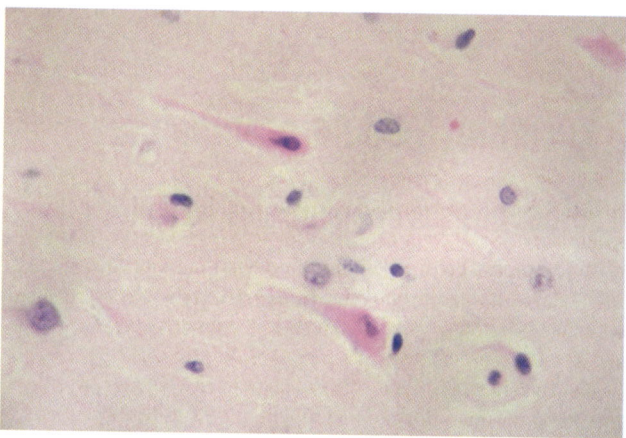

Figura 26.3 Neurônios isquêmicos ou "vermelhos". Comparar com a Figura 26.1 A.

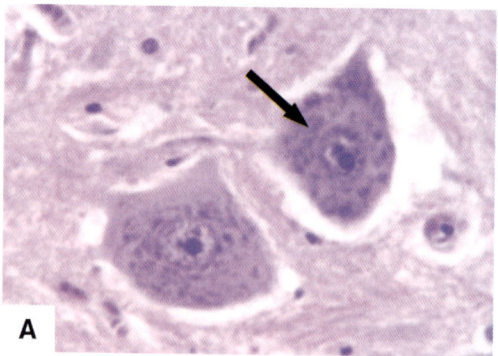

A

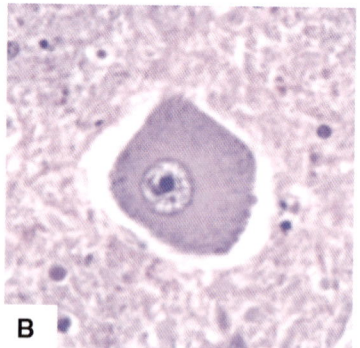

B

Figura 26.1 Cromatólise. **A.** Dois neurônios normais, com destaque para os corpúsculos de Nissl (*seta*). **B.** Neurônio com cromatólise, notando-se a dissolução desses corpúsculos.

Em doenças neurodegenerativas, surgem inclusões proteicas intracitoplasmáticas neuronais. Na doença de Alzheimer, em idosos mentalmente sadios e em várias outras enfermidades, encontram-se novelos de neurofibrilas em torno dos núcleos ou ocupando todo o pericário (*emaranhados neurofibrilares de Alzheimer*, ver Figura 26.83 B), por acúmulo da proteína *tau* hiperfosforilada; neurônios do setor CA1 do hipocampo e do subículo podem conter no citoplasma vacúolos com grânulos centrais basófilos ou argirófilos (*degeneração granulovacuolar*), provavelmente por degradação parcial de proteínas do citoesqueleto nos lisossomos, além de estruturas em bastão ou ovoides, eosinofílicas, nos prolongamentos neuronais, imunorreativas para actina e proteínas que se ligam à actina, denominadas *corpos de Hirano*. Na doença de Pick, podem aparecer no citoplasma inclusões imunorreativas para a proteína *tau*, conhecidas como *corpos de Pick* (ver Figura 26.86 B). Na doença de Parkinson, na demência por corpos de Lewy e em algumas outras doenças neurodegenerativas, os neurônios mostram corpúsculos imunorreativos para α-sinucleína, formando o *corpo de Lewy* (ver Figura 26.84 C a F).

Corpúsculos de inclusão nucleares ou *citoplasmáticos* aparecem em doenças virais, como na encefalite herpética, na panencefalite esclerosante subaguda e na encefalite pelo citomegalovírus. Na raiva, o corpúsculo de inclusão citoplasmático (*corpúsculo de Negri*, ver Figura 26.68 A) é patognomônico da doença.

26

Lesões de dendritos. Redução da ramificação dendrítica é encontrada no envelhecimento, na doença de Alzheimer e após axotomia. Alterações no padrão da ramificação dendrítica e na forma e no número de espinhos são vistas em algumas doenças associadas a retardamento mental (p. ex., síndrome de Down) e na epilepsia do lobo temporal.

Lesões de axônios. Em nervos, secção do axônio causa degeneração e fragmentação do segmento distal e desintegração da bainha de mielina, formando blocos ovoides de axônios envolvidos por mielina, constituindo a *degeneração walleriana*. Lesão axonal aguda é frequente em traumatismos cranioencefálicos; pode haver ruptura imediata do axônio (*axotomia primária*) ou algumas horas depois do traumatismo (*axotomia secundária*), causada por interrupção do fluxo axonal, seguida de tumefação e fragmentação do segmento axonal afetado (ver Figura 26.60 B). Em doenças neurodegenerativas da infância (p. ex., distrofia neuroaxonal infantil e neurodegeneração associada à pantotenatocinase) os axônios apresentam dilatações fusiformes semelhantes a um "torpedo" ou dilatações esféricas (ver Figura 26.37).

Alterações de células gliais

Astrócitos. *Tumefação de astrócitos*, por acúmulo de sódio e água, ocorre em isquemia, algumas intoxicações e traumatismos cranioencefálicos, sendo uma das alterações mais importantes no edema cerebral citotóxico. Tumefação astrocitária depende em parte do aumento da expressão da aquaporina-4, presente em grande quantidade nos pés vasculares e envolvida na regulação do transporte de água através da barreira hematoencefálica. Na doença de Wilson, no *shunt* portossistêmico, na encefalopatia hepática e em distúrbios genéticos do ciclo da ureia surgem os *astrócitos de Alzheimer do tipo II*, caracterizados por núcleos volumosos, nucleoplasma claro, opticamente vazio, cromatina junto à membrana nuclear e nucléolos evidentes. As células de Alzheimer tipo II representam uma reação astrocitária em situações de hiperamoniemia. Diferentemente dos astrócitos normais, essas células não expressam GFAP (*glial fibrillary acidic protein*). Os astrócitos contêm a enzima glutamina sintetase, responsável pela transformação do glutamato (aminoácido excitatório) em glutamina a partir da amônia. Astrócitos atuam na proteção dos neurônios frente aos aminoácidos excitatórios e contra os efeitos tóxicos da concentração elevada de amônia. A tumefação astrocitária parece depender do efeito osmótico da glutamina, após o seu acúmulo nos astrócitos, associado ao aumento da expressão de aquaporina-4. Além disso, a glutamina é transportada para a matriz mitocondrial dos astrócitos, onde é metabolizada pela glutaminase, originando glutamato e amônia. Esta última produz disfunção mitocondrial, estresse oxidativo e aumento da permeabilidade mitocondrial, contribuindo para a tumefação astrocitária. Na encefalite herpética são vistas inclusões intranucleares em astrócitos (ver Figura 26.70 B). Na leucoencefalopatia multifocal progressiva, infecção causada pelo vírus JC, os astrócitos têm núcleos grandes, pleomórficos, hipercromáticos e bizarros (ver Figura 26.72 C).

Em torno de infartos, abscessos e tumores, em doenças desmielinizantes e após destruição neuronal, ocorre *gliose* ou *astrocitose fibrilar* reacional, em que os astrócitos mostram aumento do corpo celular, o núcleo torna-se irregular e excêntrico e o citoplasma é abundante, homogêneo e eosinófilo, com prolongamentos grosseiros, denominados de astrócitos *gemistocíticos* (Figura 26.4). As *fibras de Rosenthal*, que aparecem em áreas de gliose antiga e no astrocitoma pilocítico, são estruturas ovaladas ou alongadas, às vezes em forma de cenoura, intensamente eosinófilas, constituídas de GFAP, ubiquitina e αβ-cristalina (ver Figura 26.103 C).

Os *corpos amiláceos*, arredondados, laminados, hialinos, basófilos e PAS-positivos, constituídos principalmente por poliglicosanos, são encontrados em prolongamentos de astrócitos, sobretudo nas regiões subpiais, perivasculares e subependimárias, além de áreas de gliose relacionadas com perda neuronal seletiva. Seu número aumenta com o envelhecimento.

Oligodendrócitos. Lesões primárias na bainha de mielina ocorrem no grupo de *doenças desmielinizantes*. Nas áreas de destruição da bainha de mielina, há redução do número de oligodendrócitos, picnose e cariorrexe nas células remanescentes. A mielina torna-se tumefeita, vacuoliza-se, fragmenta-se e é fagocitada por macrófagos. Embora normalmente não haja reposição de oligodendrócitos, desmielinização pode se seguir de *remielinização* feita por novos oligodendrócitos originados a partir da proliferação, migração e diferenciação de células progenitoras. Na leucoencefalopatia multifocal progressiva, formam-se inclusões virais nos núcleos (ver Figura 26.72 B). Em certas doenças neurodegenerativas, aparecem inclusões intracitoplasmáticas nos oligodendrócitos imunorreativas para a proteína *tau* (p. ex., doença com grãos argirófilos e degeneração corticobasal) e α-sinucleína (atrofia de múltiplos sistemas).

Epêndima. Lesões crônicas com descontinuidade do epitélio ependimário associam-se a proliferação focal de astrócitos subependimários e deposição de fibras gliais que formam pequenas granulações diminutas na superfície ventricular, chamadas *nódulos gliais subventriculares* ou *granulações subependimárias*. Na infecção pelo citomegalovírus, encontram-se inclusões virais nas células ependimárias.

Micróglia. Em várias lesões, a micróglia responde com proliferação, expressão de moléculas de adesão e MHC I e II (atua como célula apresentadora de antígeno), síntese de citocinas e mudança na morfologia, caracterizando a *micróglia ativada*, encontrada em: (1) proliferação e atividade fagocitária, em que

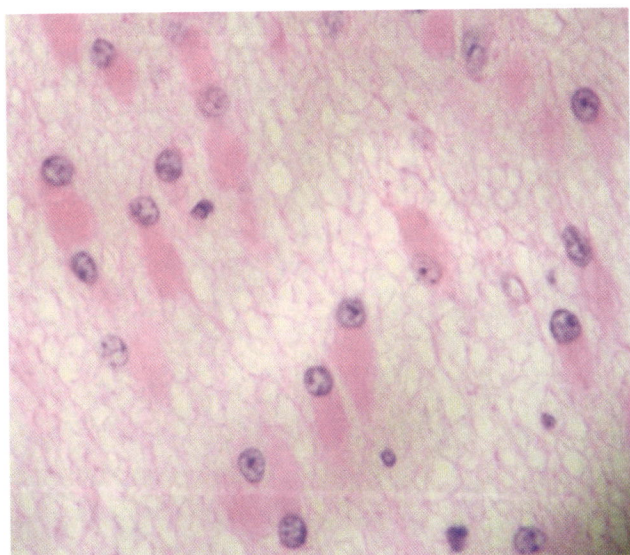

Figura 26.4 Astrocitose fibrilar ou gliose. Astrócitos volumosos, com citoplasma amplo e acidófilo e núcleo excêntrico, conhecidos como astrócitos gemistocíticos.

essas células e monócitos vindos do sangue tornam-se globosos e carregados de restos celulares e lipídeos (*macrófagos espumosos* ou *células granulogordurosas* (Figura 26.5), presentes em grande número em infartos cerebrais e doenças desmielinizantes (esclerose múltipla); (2) proliferação difusa ou nodular ao redor de neurônios lesados, formando *nódulos microgliais* (Figura 26.6) e figuras de *neuroniofagia* (ver Figura 26.66), em encefalites virais e em torno de neurônios isquêmicos; (3) transformação em células alongadas ou em bastão (*células em bastão*), em inflamações crônicas, como na neurossífilis; (4) transformação em células gigantes multinucleadas, como na encefalite pelo HIV (ver Figura 33.20) e na leucodistrofia de células globoides, uma doença lisossômica (ver Figura 26.31 A).

► Hipertensão intracraniana

O compartimento intracraniano é preenchido por encéfalo (cerca de 1.400 mL), sangue (100 a 150 mL) e liquor (100 a 200 mL). Após a ossificação das suturas cranianas, a caixa craniana torna-se

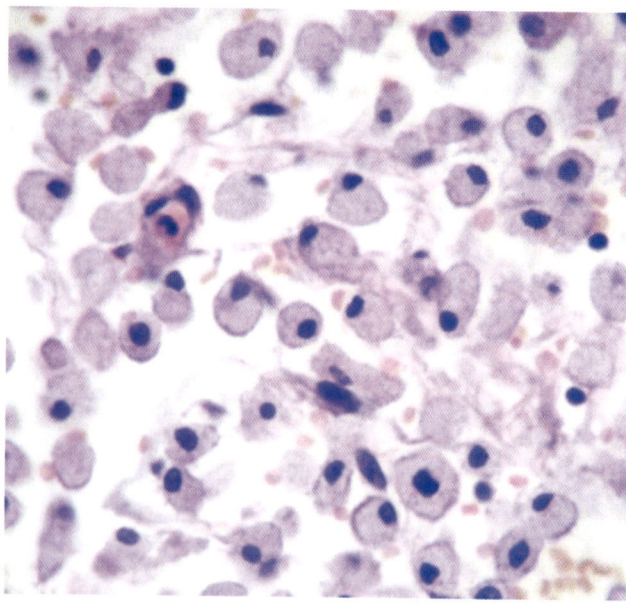

Figura 26.5 Macrófagos espumosos ou células granulogordurosas em infarto cerebral.

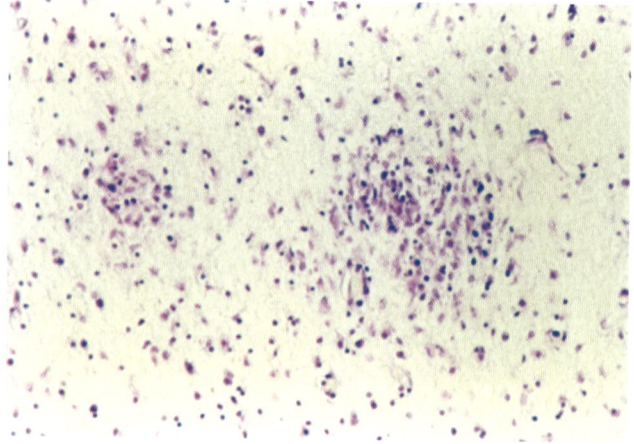

Figura 26.6 Nódulos microgliais na encefalite chagásica.

rígida e inelástica. Aumento da pressão no interior do crânio surge quando há *lesão expansiva* ou *que resulta em efeito de massa*, que aumenta o volume encefálico ou de outros compartimentos intracranianos (p. ex., extradural, subdural, ventricular) de forma rápida ou progressiva, como acontece em neoplasias primárias e metastáticas, abscessos, lesões infecciosas pseudotumorais, hemorragias, hidrocefalia e edema cerebral.

Havendo lesão expansiva intracraniana, o encéfalo adapta-se mediante redução primeiramente do espaço liquórico intraventricular e subaracnóideo e, posteriormente, do compartimento intravascular (especialmente venoso). Tais modificações, denominadas *compensação espacial*, podem impedir ou minimizar os efeitos do aumento da pressão intracraniana durante algum tempo. Com o aumento do volume da lesão expansiva e por estar o encéfalo contido dentro de uma cavidade rígida, este mecanismo compensatório torna-se ineficaz; quando a pressão no compartimento liquórico ultrapassa 15 mmHg, instala-se a *hipertensão intracraniana (HIC)*. A seguir, serão descritos o edema cerebral e as alterações morfológicas do encéfalo na síndrome de hipertensão intracraniana.

Edema cerebral

Edema cerebral é o acúmulo de líquido intra e/ou extracelular no tecido nervoso, localizado ou difuso, resultando em aumento do volume encefálico. Edema cerebral resulta de: (a) aumento da permeabilidade vascular (lesão da barreira hematoencefálica – BHE); (b) isquemia cerebral; (c) aumento da pressão intraventricular; (d) diminuição da osmolaridade do plasma.

A BHE reside no endotélio capilar cerebral, o qual difere dos demais endotélios por apresentar: (a) junções íntimas (*tight junctions*) interendoteliais com diversas proteínas (ocludina, claudina, JAM, *zonula occludens* – ZO-1, ZO-2, ZO-3); (b) poucas cavéolas ou vesículas de micropinocitose no citoplasma, cujo principal componente é a caveolina-1; (c) ausência de poros ou fenestrações. O pequeno número de microvesículas pinocitóticas em condições normais sugere pouco transporte transendotelial. Em torno de capilares, existem membrana basal, pericitos e expansão dos prolongamentos dos astrócitos (*pés vasculares*, Figura 26.7 A). Os prolongamentos astrocitários contêm grande quantidade de aquaporina-4, envolvida no transporte de água através da BHE (Figura 26.7 B). Edema cerebral pode ser celular (citotóxico), vasogênico, intersticial e hiposmótico. Edema celular pode ser seguido de edema vasogênico.

- **Edema celular ou citotóxico.** Resulta, sobretudo, de isquemia; outras causas são *shunt* portossistêmico, encefalopatia hepática e distúrbios no ciclo da ureia. Com redução de O_2, há diminuição de ATP, acúmulo intracelular de Na^+, aumento da osmolaridade e da entrada de água na célula, especialmente em astrócitos, facilitada pela aquaporina-4. Edema celular é reversível. O termo citotóxico não é apropriado, pois sugere mecanismo tóxico, encontrado apenas em algumas intoxicações

- **Edema vasogênico.** É o mais comum e associa-se a hemorragia, infarto, abscesso, neoplasias intracranianas, traumatismos cranioencefálicos, crises convulsivas, encefalopatia hipertensiva, radiação e intoxicação por chumbo. O edema resulta de agressão à BHE, caracterizada por incremento da pinocitose no endotélio, por aumento de caveolina-1, degradação de proteínas das junções íntimas e da mem-

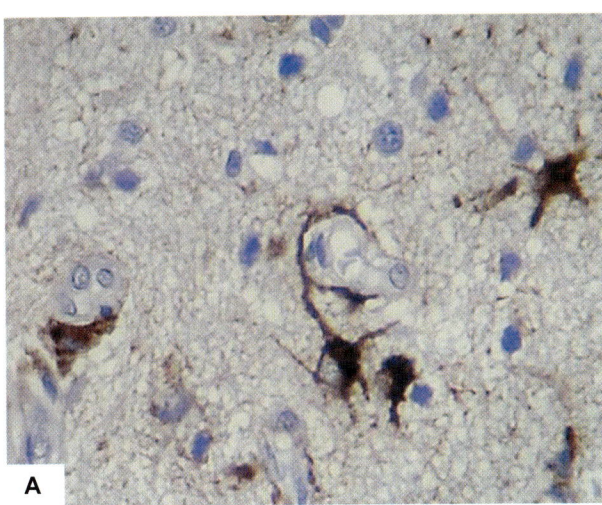
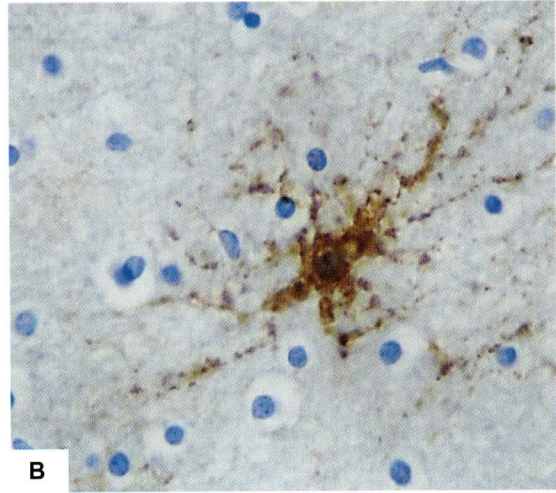

Figura 26.7 A. Astrócito com prolongamento terminando em capilar cerebral (pé vascular), no centro da figura. Imuno-histoquímica para GFAP. **B.** Prolongamentos astrocitários mostrando expressão de aquaporina-4. Imuno-histoquímica para aquaporina-4.

brana basal por metaloproteinases e retração endotelial; tudo isso leva a aumento da permeabilidade capilar e passagem de líquido plasmático para o interstício. Quando há aumento da pressão hidrostática (p. ex., encefalopatia hipertensiva), esta é a causa primária. O acúmulo de líquido é maior na substância branca, porque nela o espaço extracelular é mais frouxo, mais aberto e menos resistente. Ao microscópio de luz, observam-se expansão do espaço extracelular, dissociação das fibras nervosas, tumefação e vacuolização da mielina e diminuição da afinidade por corantes. Quando o edema é prolongado, há também astrocitose fibrilar, fragmentação e perda da mielina

- **Edema intersticial.** Ocorre na hidrocefalia obstrutiva, por aumento da pressão intraventricular, forçando o liquor a passar através do epêndima para a substância branca periventricular

- **Edema hiposmótico.** Deve-se à diminuição da osmolaridade plasmática por infusão intravenosa de grande quantidade de solução salina ou glicosada, secreção aumentada de hormônio antidiurético ou depleção aguda de sódio, resultando em hiponatremia (< 120 mmol/L) e passagem de água para o espaço extracelular e para os astrócitos.

Em alguns casos, o edema tem mais de um mecanismo, como em meningites, em que atuam componente celular, vasogênico e intersticial, ou em traumatismos cranioencefálicos, quando coexistem edema celular e vasogênico. Experimentalmente e em algumas doenças (neoplasias malignas, como glioblastoma e carcinoma metastático), o edema associa-se a aumento da aquaporina-4 nos astrócitos neoplásicos (glioblastoma) e não neoplásicos em torno da lesão (carcinoma metastático). A Figura 26.8 resume os fatores envolvidos no edema cerebral e suas consequências mais importantes.

O cérebro fica aumentado de volume e de peso e mostra giros achatados, sulcos apagados, redução do espaço subaracnóideo e dura-máter tensa. A superfície de corte é úmida e brilhante, com expansão e diminuição da consistência da substância branca. Por causa da tumefação do tecido nervoso, há redução das cavidades ventriculares (Figura 26.9).

Edema cerebral tem grande importância clínica, por sua frequência e gravidade, esta constatada por aumento substancial na mortalidade quando associado a infarto cerebral, hemorragia intracerebral, traumatismo cranioencefálico e encefalopatia hepática.

Consequências da hipertensão intracraniana

Aumento da pressão intracraniana (PIC) resulta em: (1) distorção e deslocamento de partes do encéfalo, constituindo as *hérnias cerebrais*; (2) redução da pressão de perfusão cerebral (PPC), que ocorre quando se ultrapassam os mecanismos adaptativos, uma vez que a PPC é a diferença entre a pressão arterial sistólica média e a PIC. As hérnias estão descritas a seguir; as alterações na PPC serão comentadas no tópico *Isquemia cerebral global*.

Hérnia cerebral

Hérnia cerebral é o deslocamento de partes do encéfalo de um compartimento de maior para outro de menor pressão. As hérnias mais importantes são: (a) *giro do cíngulo*; (b) *giro para-hipocampal* (*úncus*); (c) *tonsilas cerebelares*. Essas são as *hérnias internas*; *hérnia externa* é o deslocamento de partes do encéfalo para fora do crânio através de orifício de craniotomia.

Hérnia do giro do cíngulo. Consiste no deslocamento do giro do cíngulo para o lado oposto, por baixo da borda livre da foice do cérebro, quando há lesão expansiva em um hemisfério cerebral; estruturas da linha média, como o III ventrículo, septo pelúcido, artérias pericalosas, tálamo e hipotálamo podem também ser desviados para o lado oposto (Figura 26.10). Tal hérnia é bem tolerada clinicamente; em alguns casos, pode comprimir as artérias pericalosas e causar infarto no córtex frontoparietal adjacente.

Hérnia do giro para-hipocampal. Esta hérnia, que surge sobretudo quando há lesões expansivas no lobo temporal, caracteriza-se pela passagem do úncus (porção anteromedial do giro para-hipocampal) ou todo o giro para-hipocampal para o compartimento infratentorial através do espaço entre a borda da incisura do tentório e o pedúnculo cerebral. Além de necrose hemorrágica no giro para-hipocampal, podem ocorrer alterações em encéfalo, nervos cranianos e artérias cerebrais.

26

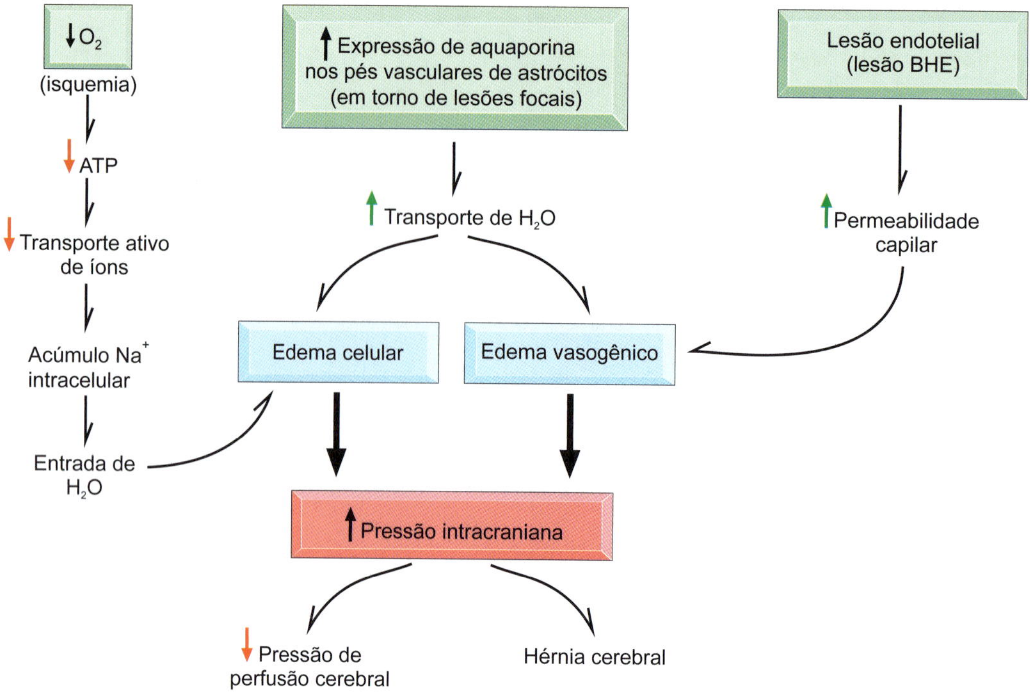

```
    ↓O₂                    ↑ Expressão de aquaporina              Lesão endotelial
  (isquemia)             nos pés vasculares de astrócitos          (lesão BHE)
                             (em torno de lesões focais)

    ↓ ATP

                              ↑ Transporte de H₂O               ↑ Permeabilidade
  ↓ Transporte ativo                                                 capilar
     de íons

   Acúmulo Na⁺           Edema celular      Edema vasogênico
   intracelular

    Entrada de
       H₂O
                                    ↑ Pressão intracraniana


                          ↓ Pressão de                Hérnia cerebral
                          perfusão cerebral
```

Figura 26.8 Principais mecanismos de formação do edema cerebral vasogênico e celular e suas consequências. BHE: barreira hemato-encefálica.

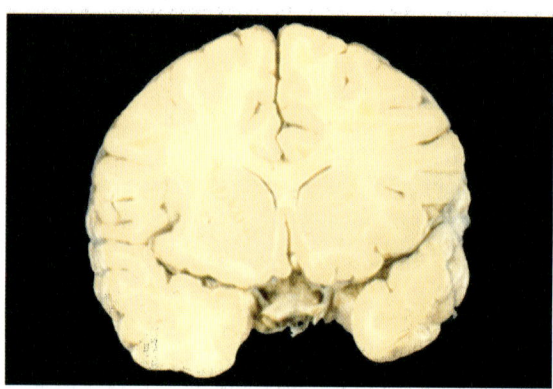

Figura 26.9 Edema cerebral. Achatamento dos giros e colabamento ventricular.

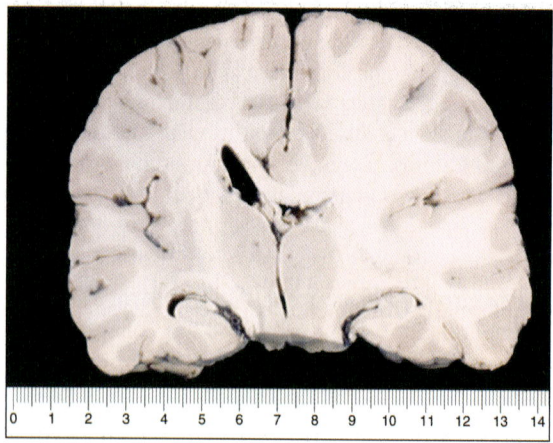

Figura 26.10 Hérnia do giro do cíngulo e desvio das estruturas da linha média.

O segmento inicial do *nervo oculomotor*, que pode sofrer hemorragia, é empurrado e comprimido contra a borda livre do tentório e a artéria cerebral posterior (Figura 26.11 A), causando midríase e perda do reflexo ao estímulo da luz no olho afetado, devido ao efeito simpático, sem oposição das fibras parassimpáticas, que ficam comprimidas por localizarem-se na periferia do nervo. A compressão das fibras motoras do nervo oculomotor resulta em ptose palpebral e oftalmoplegia.

O *mesencéfalo*, comprimido pelo giro herniado, sofre distorção e achatamento, resultando em baixa do nível de consciência (por compressão da formação reticular mesencefálica). A compressão do pedúnculo cerebral homolateral causa hemiparesia contralateral, às vezes com rigidez extensora. O pedúnculo cerebral contralateral é comprimido contra a borda livre e cortante da incisura do tentório, que deixa marca na parte dorsal do pedúnculo, formando o *entalhe de Kernohan* (Figura 26.11 B), acompanhado de necrose e/ou hemorragia. Com isso, há hemiparesia ou hemiplegia espástica do mesmo lado da lesão, constituindo sinal de falsa localização. Compressão do mesencéfalo colaba o aqueduto cerebral, causando bloqueio liquórico e piora da hipertensão intracraniana. O aumento da pressão supratentorial causa deslizamento do tronco encefálico em sentido caudal, limitado pelo forame magno. O deslocamento caudal do tronco encefálico, a distorção do mesencéfalo e a pouca mobilidade da artéria basilar provocam estiramento e ruptura dos ramos perfurantes longos que se originam em ângulo reto da artéria basilar e irrigam o mesencéfalo e a ponte; em consequência, pode causar hemorragias e/ou lesões isquêmicas, coma e distúrbios cardiorrespiratórios por acometimento da formação reticular, levando à morte. Na região mediana ou paramediana do tegmento do mesencéfalo ou da parte superior da ponte, surgem as hemorragias de Duret (Figura 26.11 B). Como o giro para-hipocampal se insinua abaixo da tenda do cerebelo e o tronco

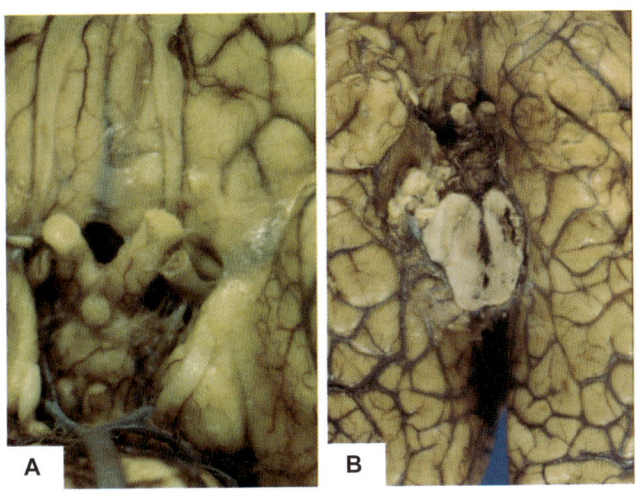

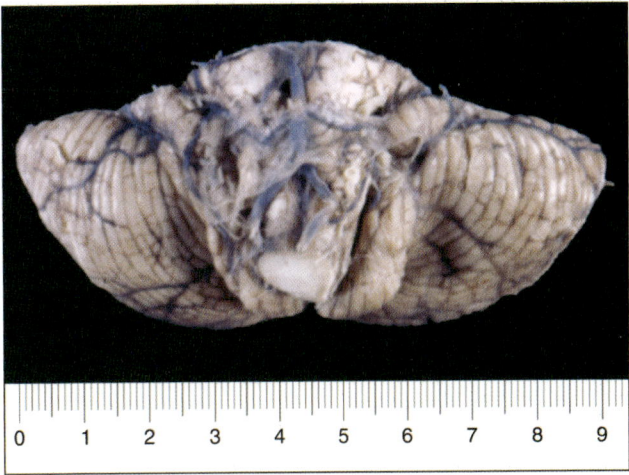

Figura 26.11 A. Hérnia do úncus esquerdo. Compressão do nervo oculomotor homolateral. **B.** Hérnia do giro para-hipocampal direito, com compressão e deformação do mesencéfalo e do aqueduto cerebral, hemorragia na porção mediana do tegmento mesencefálico (hemorragia de Duret) e entalhe de Kernohan no pedúnculo cerebral contralateral à herniação.

Figura 26.13 Hérnia das tonsilas cerebelares vista pela face ventral da ponte e do bulbo.

encefálico desliza caudalmente, a artéria cerebral posterior fica comprimida entre o giro para-hipocampal e a borda livre da tenda do cerebelo, levando a isquemia. Em geral, são atingidos os ramos calcarinos, causando necrose hemorrágica na face medial do lobo occipital, sobretudo do córtex calcarino e de parte das radiações ópticas (infarto calcarino, Figura 26.12). Clinicamente, aparece hemianopsia homônima contralateral.

Hérnia das tonsilas cerebelares. Ocorre principalmente quando há lesões expansivas na fossa posterior. Há deslizamento do bulbo e das porções paramedianas da face inferior do cerebelo através do forame magno (Figura 26.13). Com isso, há compressão e achatamento do bulbo contra a borda anterior do forame magno e formação de um sulco de compressão nas tonsilas cerebelares no local de impacto delas contra a borda posterior do forame magno. Por compressão dos vasos, a porção herniada

sofre necrose isquêmica e hemorrágica. Compressão e distorção do bulbo causam perturbações respiratórias que podem levar a parada respiratória por compressão dos centros respiratórios, resultando em óbito.

Aspectos clínicos

A condição causadora de hipertensão intracraniana (HIC) pode resultar em sinais focais e gerais; sinais e sintomas gerais podem surgir antes ou depois dos sinais focais. Algumas vezes, HIC é a única manifestação clínica de alguma lesão ou doença (p. ex., hidrocefalia congênita por estenose do aqueduto cerebral, cisticercose intraventricular, tumores intraventriculares). As manifestações principais de HIC são cefaleia, vômitos e papiledema. *Cefaleia*, mais intensa ao despertar, é causada por estiramento da dura-máter e das grandes artérias intracranianas. *Vômito* resulta de compressão do assoalho do IV ventrículo, onde se localiza o centro do vômito. *Papiledema* (tumefação da papila do nervo óptico identificada ao exame de fundo de olho) é provocado por acúmulo de axoplasma na papila, por bloqueio do fluxo axonal por compressão do nervo óptico pelo aumento da pressão no espaço subaracnóideo, que se estende em torno do nervo em seu trajeto intra e extracraniano. Se o papiledema persiste por longo tempo, pode haver diminuição da acuidade visual por atrofia das fibras do nervo óptico.

Outras manifestações clínicas e lesões sistêmicas são: hipertensão arterial secundária a aumento da atividade simpática, hemorragia subendocárdica e necrose miocárdica focal de origem isquêmica, distúrbios no ritmo respiratório (por comprometimento do tronco encefálico), edema pulmonar neurogênico (ver Capítulo 14) e lesões agudas na mucosa gastroduodenal (ver Capítulo 22).

Hidrocefalia

Hidrocefalia consiste em aumento do volume e da pressão do liquor. Na *hidrocefalia interna*, o liquor acumula-se no sistema ventricular, enquanto na *hidrocefalia externa* o liquor fica retido no espaço subaracnóideo (pouco frequente). A hidrocefalia é

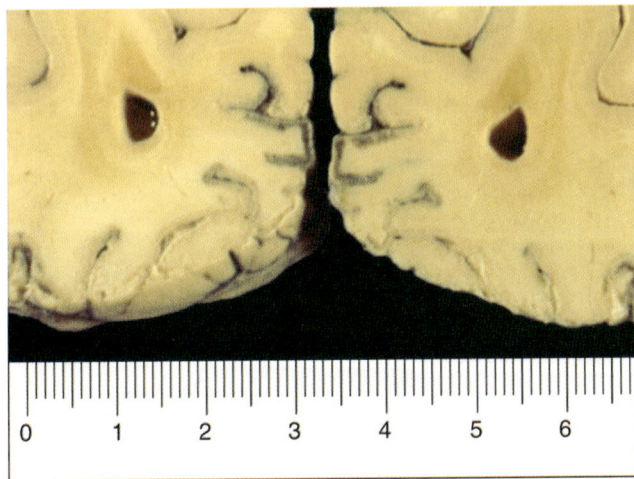

Figura 26.12 Infarto em organização na região medial e basal dos lobos occipitais.

26

comunicante quando não há bloqueio da circulação do liquor, como na redução da absorção do liquor pelas vilosidades aracnóideas; é *obstrutiva ou não comunicante* quando existe bloqueio no acesso do liquor ao espaço subaracnóideo por obstrução do III ventrículo, do aqueduto cerebral, do IV ventrículo ou das aberturas laterais e mediana do IV ventrículo. Pode haver ainda hidrocefalia de pressão normal, embora haja breves períodos de aumento da pressão ventricular.

As causas mais frequentes de hidrocefalia obstrutiva são tumores, cisticercos intraventriculares, malformações (hidrocefalia congênita, ver Figura 26.22) e hemorragia ventricular. A causa mais comum de hidrocefalia comunicante é fibrose da leptomeninge (pós-meningite ou pós-hemorragia subaracnóidea); raramente, deve-se a aumento da secreção liquórica por papiloma do plexo coroide. Hidrocefalia *ex vacuo* significa dilatação ventricular e alargamento do espaço subaracnóideo secundários a atrofia cerebral de qualquer natureza.

■ Anomalias congênitas

Além de responsáveis por alta mortalidade, malformações do SNC são a causa mais frequente de encefalopatia crônica na infância. Tais lesões podem ser causadas por anomalias cromossômicas (p. ex., trissomia dos cromossomos 13, 18, 21), fatores ambientais (álcool, deficiência de ácido fólico, irradiação, infecções virais) ou anormalidades genéticas. O desenvolvimento embrionário do SNC ocorre em três etapas. As malformações refletem a etapa na qual incidiriam os eventos perturbadores da morfogênese, como resumido no Quadro 26.2.

Distúrbios da neurulação (estados disráficos)

Na segunda semana de gestação, o mesoderma induz o ectoderma a formar a *placa neural*. Na terceira semana, forma-se a *goteira neural* e, no 21º dia, esta se fecha, surgindo o *tubo neural* (*neurulação*). Alterações nessa fase comprometem o fechamento do tubo neural e resultam em estados disráficos, que compreendem desde espinha bífida oculta até craniorraquisquise total. Deficiência de ácido fólico na gravidez aumenta a frequência de defeitos de fechamento do tubo neural; suplementação vitamínica para as gestantes reduz o risco dessas malformações.

Craniorraquisquise total, anencefalia e mielosquise. São incompatíveis com a vida e resultam, respectivamente, da ausência total de neurulação e do não fechamento anterior e posterior do tubo neural. Na *anencefalia*, há ausência da maior parte das estruturas encefálicas e dos ossos do crânio, que permanece aberto e desprovido de pele na parte superior (Figura 26.14). Na base do crânio, existe massa irregular de tecido nervoso residual e vasos sanguíneos. Os olhos são afastados e protrusos, e as órbitas prolongam-se diretamente com a base do crânio (aspecto de sapo).

Meningoencefalocele. É a herniação do tecido encefálico e das meninges através de aberturas dos ossos do crânio, por distúrbios no fechamento anterior do tubo neural. Em 75% dos casos, são occipitais (Figura 26.15); em 50% dos pacientes, coexiste hidrocefalia. Na síndrome de Meckel-Gruber, há encefalocele occipital associada a microcefalia, arrinencefalia, rins policísticos, polidactilia e fenda palatina.

Quadro 26.2 Períodos morfogenéticos críticos e respectivas malformações

Período	Idade gestacional	Malformação
Neurulação primária	3 a 4 semanas	Craniorraquisquise total Anencefalia Mielosquise Encefalocele Meningomielocele Malformação de Arnold-Chiari
Neurulação secundária	4 a 7 semanas	Mielocistocele Diastematomielia Meningocele Lipomeningocele Medula fixa *Sinus* pilonidal
Segmentação do tubo neural	5 a 6 semanas	Holoprosencefalia
Formação das comissuras	9 a 14 semanas	Agenesia do corpo caloso Anomalias do septo pelúcido
Proliferação	2 a 4 meses	Microcefalia vera Megalencefalia Agenesia e hipoplasia do cerebelo Síndrome de Dandy-Walker
Migração	3 a 5 meses	Lisencefalia Paquigiria Heterotopia Polimicrogiria
Proliferação, migração e diferenciação neuronais		Hemimegalencefalia e displasia cortical focal

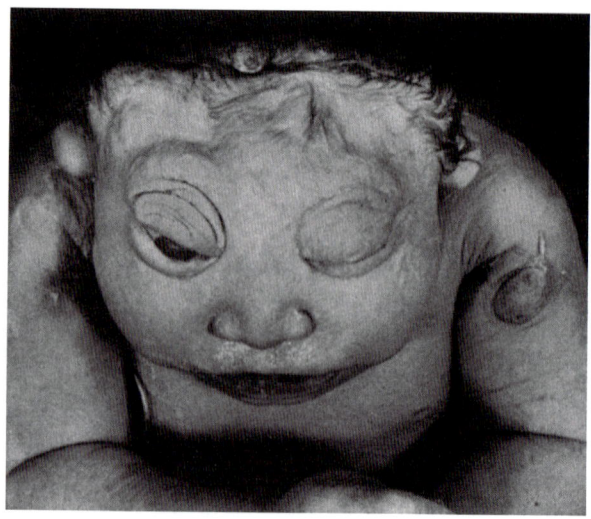

Figura 26.14 Anencefalia.

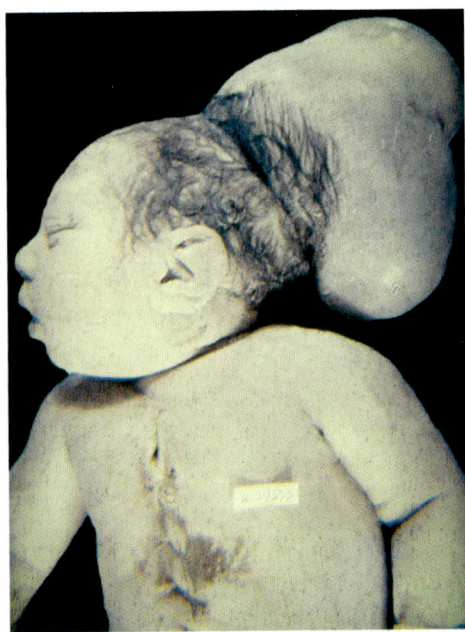

Figura 26.15 Meningoencefalocele occipital volumosa.

cerebrais fundidos em esfera única, com apenas uma cavidade central. Em geral esporádica, há casos associados a outras anormalidades cromossômicas, incluindo a trissomia do cromossomo 13 (*síndrome de Patau*).

Na holoprosencefalia alobar (Figura 26.16 A), não há fissura inter-hemisférica, o cérebro é diminuto, com ventrículo único (holosfera), os giros são rudimentares, os bulbos, tratos e tubérculos olfatórios estão ausentes (arrinencefalia) e a porção dorsal do cérebro tem forma de ferradura, em cujas bordas há fina membrana que corresponde ao teto da cavidade prosencefálica. Não há corpo caloso nem septo pelúcido. Na forma semilobar, há formação parcial da fissura inter-hemisférica, sobretudo entre os lobos parietais e occipitais. As estruturas olfatórias são geralmente ausentes. Na forma lobar, menos grave, a separação dos hemisférios cerebrais é quase completa, havendo fusão sobretudo no lobo frontal (giros orbitais e sobre o corpo caloso). Em geral, a holoprosencefalia associa-se a defeitos faciais variados. O caso extremo é a ciclopia (Figura 26.16 B), em que há fusão das órbitas e olho único, ou dois globos oculares fundidos parcialmente ou muito próximos, sobre os quais se projeta uma pequena protuberância nasal (probóscide). Hipotelorismo (redução da distância entre as duas órbitas) e cavidade nasal única constituem a *cebocefalia*. Hipotelorismo e fendas labiopalatais estão comumente presentes em numerosos casos.

Meningomielocele. É a herniação por defeito no fechamento da porção posterior do tubo neural. Em 80% dos casos, ocorre na região lombar. Em 90% das meningomieloceles lombares e em 60% das localizadas em outras áreas, há hidrocefalia, fazendo parte da *malformação de Arnold-Chiari*; esta se caracteriza por deslocamento caudal do bulbo e da parte inferior do cerebelo, que se projetam no canal vertebral. Os primeiros segmentos de medula cervical também se acham rebaixados, de modo que as raízes nervosas correspondentes apresentam trajeto oblíquo para cima. A herniação apenas das meninges constitui a *meningocele*.

Espinha bífida oculta. Trata-se de anormalidade da porção caudal do tubo neural que leva a anomalias do cone medular, do *filum* terminal e dos segmentos medulares baixos. A porção caudal da medula é bífida e os segmentos são separados por um esporão ósseo ou cartilaginoso ou o cone medular e o *filum* terminal são fixados por fibrose na base do canal vertebral. Não há fechamento dos arcos vertebrais. A pele da região sacrococcígea apresenta diversas alterações: tufos pilosos, nevos, angiomas ou fístulas de fundo cego ou não. A lesão pode ser assintomática ou se associar a déficit motor ou sensitivo dos membros inferiores e a bexiga neurogênica.

Distúrbios na segmentação do tubo neural e na formação de comissuras

O tubo neural sofre segmentação e forma dilatações vesiculares que originam o prosencéfalo (que origina o telencéfalo e o diencéfalo), o mesencéfalo e o rombencéfalo (ponte, bulbo e cerebelo). Anormalidades nessa fase originam *holoprosencefalia* e diversas anomalias faciais. Após a formação das vesículas telencefálicas, surgem as comissuras, grupos de fibras que conectam áreas correspondentes dos hemisférios cerebrais. Distúrbios nessa fase originam a *agenesia do corpo caloso* e as *anomalias do septo pelúcido*.

Holoprosencefalia. Decorre da falta de segmentação longitudinal da vesícula prosencefálica, resultando em hemisférios

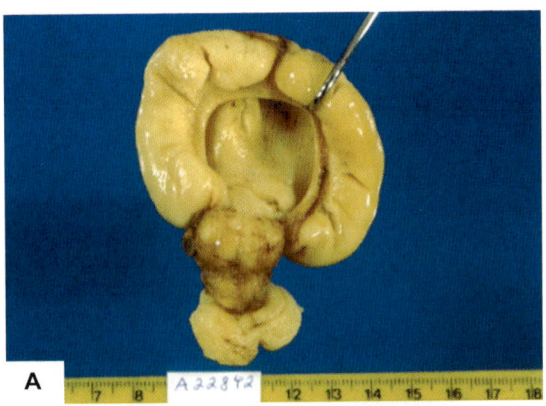

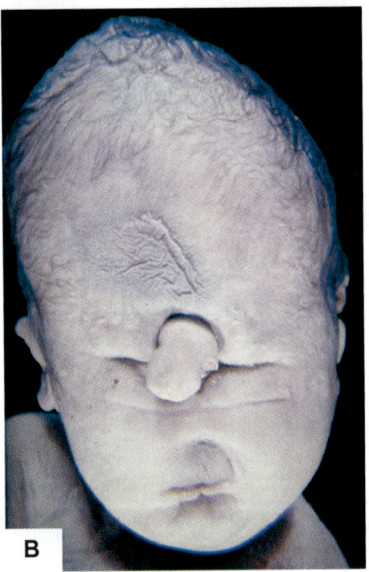

Figura 26.16 A. Holoprosencefalia alobar (vista posterior). Notar cavidade ventricular única. **B.** Ciclopia. Observar proximidade das órbitas, ausência do nariz e probóscide acima dos olhos.

26

Agenesia do corpo caloso. Pode ser isolada ou acompanhar-se de outras malformações. Existem casos familiais, como na síndrome de Aicardi, de herança dominante ligada ao cromossomo X e caracterizada por agenesia do corpo caloso, retardamento mental, contraturas musculares de curta duração (espasmos infantis) e anomalias oculares. Agenesia do corpo caloso pode ser total ou parcial (Figura 26.17); neste, a porção ausente em geral é a posterior. Os ventrículos são virados para cima e para fora, em aspecto comparado ao de asas de morcego. O defeito pode se acompanhar de lipoma e, raramente, de meningioma. As malformações associadas mais comuns são as da síndrome de Dandy-Walker (ver adiante), defeitos migratórios (ver adiante) e holoprosencefalia. Quando isolada, a agenesia do corpo caloso pode não ter expressão clínica, sendo achado de necrópsia.

Anomalias do septo pelúcido. *Cavo do septo pelúcido* (cavidade triangular ou trapezoide no septo pelúcido) e *cavo de Verga* (abertura posterior do septo) são frequentes, mas quase sempre sem expressão clínica. Na *displasia septo-óptica* (*síndrome de De Morsier*, ver Capítulo 29), tais defeitos se acompanham de agenesia do septo pelúcido, hipoplasia óptica e hipopituitarismo.

Distúrbios da proliferação, migração e diferenciação neuronais

No SN, as células progenitoras dividem-se próximo da luz ventricular e originam neuroblastos que migram em direção à placa cortical. O pico de migração ocorre entre o terceiro e o quarto meses de vida intrauterina, após o que fica terminado no cérebro, continuando no cerebelo até por volta de 10 a 11 meses de vida pós-natal. Distúrbios na proliferação neuronal causam microcefalia e a maioria dos casos de megalencefalia, enquanto distúrbios migratórios são responsáveis por lisencefalia, paquigiria, certas polimicrogirias, heterotopia e alguns tipos de megalencefalia. Distúrbios da proliferação, migração e diferenciação neuronais resultam em hemimegalencefalia e displasia cortical focal. Tais anormalidades constituem as *malformações do desenvolvimento cortical*.

Microcefalia vera. Corresponde a cérebros pequenos, pesando em adultos menos de 900 g, sem destruição ou malformação. A lesão pode associar-se a alterações cromossômicas (p. ex., trissomia do 18 e do 21, e deleções), infecção pelo vírus da rubéola, radiações ionizantes ou hiperfenilalaninemia materna. Macroscopicamente,

os giros têm padrão simplificado. Histologicamente, as alterações são discretas e inespecíficas, como redução da espessura cortical. Clinicamente, há retardo mental.

Megalencefalia. Cérebros muito grandes e pesados (acima de 1.800 g) resultam de variações constitucionais sem significado patológico ou fazem parte de síndromes, como a neurofibromatose tipo 1, síndrome do X frágil, gigantismo cerebral (síndrome de Sottos) e acondroplasia, mas sem alterações evidentes na arquitetura encefálica. Na síndrome do nevo sebáceo linear, na síndrome de CLOVES ou na hipomelanose de Ito, megalencefalia associa-se a alterações displásicas do tipo polimicrogírico. O defeito está na via PI3K-AKT da proliferação celular.

Na *hemimegalencefalia,* apenas um hemisfério se acha hipertrófico. Microscopicamente, as alterações são idênticas às da esclerose tuberosa e da displasia cortical focal tipo II (ver adiante), o que sugere associação com mutações em genes que codificam proteínas da via mTOR. Clinicamente, na hemimegalencefalia há retardo mental em graus variáveis e epilepsia geralmente refratária ao tratamento.

Lisencefalia. Consiste na ausência de giros (agiria), resultando em superfície cerebral lisa (Figura 26.18). Às vezes, a anomalia é menos extensa, e os giros podem estar presentes e largos (paquigiria). Existem dois tipos:

- Lisencefalia tipo I ou clássica. A lisencefalia é anomalia isolada. Sua extensão varia, reconhecendo-se gradientes com comprometimento mais anterior ou posterior (gradiente a > p ou p > a, respectivamente). Histologicamente, o córtex é espesso (10 a 20 mm), e os neurônios estão dispostos em quatro camadas: (1) molecular ou marginal; (2) camada de células piramidais desorganizadas, correspondentes ao córtex verdadeiro; (3) camada variável de células esparsas; (4) camada profunda de neurônios pequenos e médios que se estende até a metade da espessura do manto cerebral. Existe também a *heterotopia subcortical em "banda" (HSB)*, na qual uma faixa de substância cinzenta se interpõe entre o córtex e a substância branca. Dois genes são responsáveis pelas lisencefalias tipo I e HSB: *LIS1 (PAFAH1B1)* e *DCX (XLIS)*; o gene *TUBA1A* encontra-se alterado na lisencefalia associada a hipoplasia cerebelar e agenesia do corpo caloso.

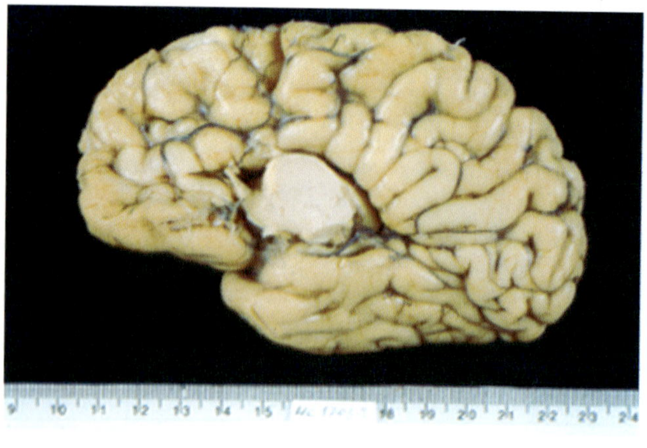

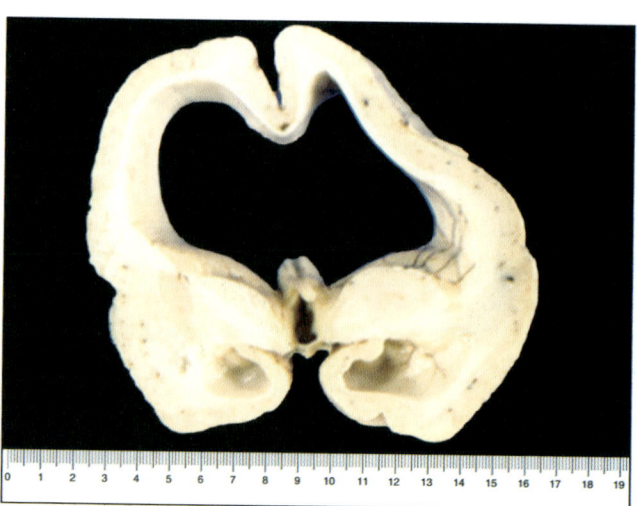

Figura 26.17 Agenesia do corpo caloso, vista pela face medial do hemisfério cerebral direito.

Figura 26.18 Lisencefalia. Ausência de giros e sulcos e dilatação ventricular.

Tais genes codificam proteínas implicadas na formação e manutenção de microtúbulos (tubulinopatias). Outras entidades associadas são: (a) *lisencefalia ligada ao cromossomo X com genitália ambígua*, que ocorre no sexo masculino, com microcefalia, crescimento ponderal insuficiente e diarreia por mutações no gene *ARX*; (b) *síndrome de Baraiter-Winter*, por ganho de função nos genes *ACTB* e *ACTG1*, caracterizada por malformações faciais (hipertelorismo, nariz largo, ptose palpebral, coloboma da íris e surdez); (c) *microlisencefalia*, por mutações no gene *NDE1*, em que há microcefalia extrema afetando também a ponte e o cerebelo, com agenesia do corpo caloso.

- Lisencefalia tipo II ou *cobblestone*. O córtex cerebral é menos espesso do que no tipo I e a superfície é irregular, dando aspecto semelhante ao de pedras de pavimentação de ruas medievais (*cobblestone*). Por defeito migratório, há acúmulo de neurônios na leptomeninge (heterotopia glioneuronal leptomeníngea). O córtex é desorganizado, ficando os neurônios divididos em blocos por septos fibrovasculares. Há ainda desmielinização da substância branca, dilatação ventricular e hipoplasia do tronco encefálico e do cerebelo. O defeito deve-se à deficiência na O-glicosilação da alfa-distroglicano, causada por mutações em vários genes (*FCMD, POMT1, POMT2, POMGNT1, FKTN, FKRP, LARGE*). Três fenótipos estão associados: *distrofia muscular congênita de Fukuyama*, *doença músculo-óculo-cerebral* e *síndrome de Walker-Warburg*. Tais doenças caracterizam-se por associações variadas de alterações neurológicas (epilepsia, retardo mental, microcefalia), musculares e oculares.

Heterotopias. Podem ser: heterotopia subcortical em banda (ver lisencefalia tipo I), heterotopia glioneuronal leptomeníngea e heterotopia nodular periventricular, esta a mais frequente e, muitas vezes, geneticamente determinada. Mutações em diferentes genes resultam em diversas síndromes associadas à heterotopia nodular periventricular. Os genes mais mutados são o *ARFGEF2* e o *FLNA*, em forma isolada ou transmitidos por herança autossômica dominante ou recessiva ou ligada ao cromossomo X. Tais genes codificam proteínas estabilizadoras do citoesqueleto da glia radial ao longo da qual ocorre a migração neuronal. Heterotopia glio-neuronal leptomeníngea pode associar-se a síndromes malformativas adquiridas, como transtornos do espectro alcoólico fetal (Ver Intoxicações, adiante) ou à síndrome de Möebius.

Polimicrogiria. Consiste em giros pequenos que dão à superfície cerebral aspecto finamente convoluto. Pode ser uni ou bilateral, simétrica ou assimétrica; o córtex em torno do sulco lateral é o mais comprometido. Histologicamente, o córtex tem quatro camadas (Figura 26.19): camada molecular, camada neuronal densa, camada acelular constituída por fibras mielínicas e camada profunda. O defeito parece dever-se a transtorno pós-migratório, muitas vezes secundário a lesão hipóxico-isquêmica e/ou infecciosa, sobretudo por citomegalovírus. Córtex micropoligírico é encontrado frequentemente nas bordas de cavidades porencefálicas, em especial em *esquizencefalias*, que são fendas que cortam o hemisfério cerebral e ligam o espaço subaracnóideo ao ventricular. Córtex micropoligírico é encontrado em algumas doenças genéticas, o que demonstra a diversidade da sua etiologia. As repercussões clínicas (microcefalia, retardo mental, epilepsia) dependem da extensão do processo e de eventuais malformações associadas.

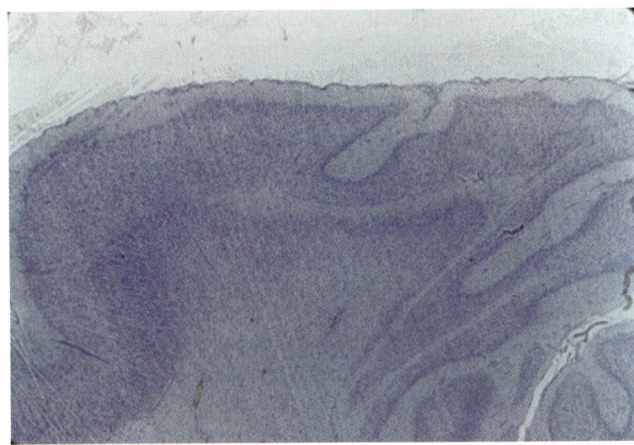

Figura 26.19 Polimicrogiria. Córtex em quatro camadas (nos dois terços à direita da figura). Notar a transição com o córtex normal à esquerda.

Displasia cortical focal (DCF). Limitada a um ou mais giros ou a parte de um ou mais lobos cerebrais, engloba anomalias na estrutura laminar do córtex, associadas a alterações citopatológicas por erros na diferenciação e maturação neuronais. Trata-se de uma das causas mais frequentes de epilepsia crônica refratária ao tratamento clínico. Graças à popularização da cirurgia da epilepsia, a entidade tem sido cada vez mais reconhecida e diagnosticada. Muitos casos são identificados por ressonância magnética. A classificação da Liga Internacional de Epilepsia (ILAE), de 2011, compreende: (1) grupo I, em que ocorrem apenas anomalias isoladas da laminação cortical que compromete a laminação radial (grupo Ia), tangencial (grupo Ib) ou radial e tangencial (grupo Ic). Muitas vezes, essas anomalias são de reconhecimento difícil, havendo muita discordância entre observadores; (2) grupo II, antes designada *displasia focal tipo Taylor*. Além das alterações arquiteturais da laminação cortical, caracteriza-se por neurônios dismórficos, geralmente grandes (meganeurônios), com modificações na forma, na polaridade e no citoesqueleto, às vezes binucleados. Pode-se encontrar ou não "células em balão" ou "balonizadas", que são grandes, com abundante citoplasma eosinofílico e núcleo excêntrico (Figura 26.20). Segundo a ausência ou a presença de células em

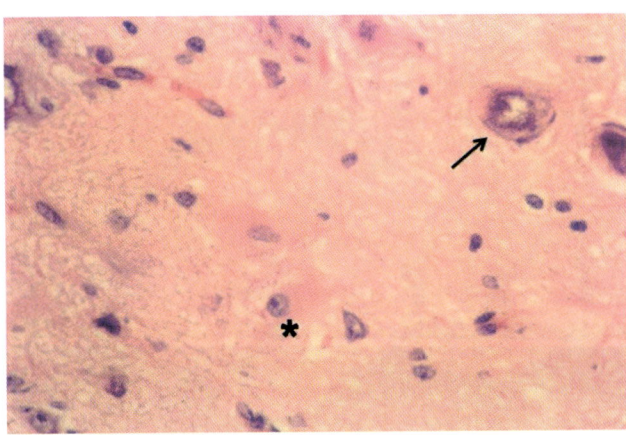

Figura 26.20 Displasia cortical focal tipo IIb. Neurônios dismórficos (*seta*) e células balonizadas (*asterisco*).

26

balão, o grupo II é subdividido em IIa e IIb, respectivamente; (3) grupo III, em que as anomalias da laminação associam-se a outras alterações estruturais, como esclerose hipocampal (IIIa), tumores gliais ou glioneuronais (IIIb), malformações vasculares (IIIc), quaisquer outras anomalias adquiridas precocemente em vida, como traumatismo, isquemia e encefalite (IIId) ou lesões suspeitas clínica ou radiologicamente não disponíveis para avaliação microscópica (III SOE, sem outras especificações).

Anomalias cerebelares

Aplasia do verme ou dos hemisférios pode ser isolada ou associar-se à *síndrome de Dandy-Walker* (Figura 26.21), que se caracteriza por agenesia do verme, dilatação cística do IV ventrículo e alargamento da fossa posterior com deslocamento para cima dos seios venosos laterais, da tórcula (confluência dos seios reto, sagital superior e transverso) e da tenda do cerebelo. Em 80% dos casos há hidrocefalia; em 75%, associa-se a agenesia do corpo caloso, estenose do aqueduto cerebral ou lisencefalia. *Aplasia* ou *hipoplasia* de um ou ambos os hemisférios cerebelares são raras, podendo ser isoladas ou associadas a outras malformações. *Heterotopia cerebelar* é frequente e assintomática, representando achado de necrópsia em 50% de fetos e recém-nascidos. Localiza-se na substância branca cerebelar e caracteriza-se por ninhos ou aglomerados maiores de neurônios maduros ou nódulos constituídos por arranjo anárquico das três camadas corticais. Como raramente é encontrada em adultos, a lesão parece involuir.

Hidrocefalia congênita

Hidrocefalia congênita resulta de causas diversas, especialmente *estenose do aqueduto cerebral*, com vários padrões: estenose, atresia, gliose, oclusão por septo membranáceo glial ou malformação vascular. Hidrocefalia congênita é frequente também nas síndromes de Arnold-Chiari e de Dandy-Walker; ocorre ainda na síndrome de Bickers-Adams, rara, de herança ligada ao cromossomo X.

As consequências da hidrocefalia variam conforme a idade em que ocorre. Quando surge antes da ossificação das suturas cranianas, há afastamento dos ossos, aumento dos diâmetros do crânio (*macrocrania*, Figura 26.22 A), fronte ampla e protrusa, olhos pouco salientes e face pequena em relação ao crânio. Em recém-nascidos e lactentes, a dilatação ventricular e o aumento volumétrico do encéfalo são proporcionalmente maiores do que na hidrocefalia que aparece mais tarde, após a ossificação das suturas. A dilatação ventricular começa nos ventrículos laterais, atingindo sucessivamente o III ventrículo e, em menor grau, o IV ventrículo (Figura 26.22 B). Nos casos mais graves, os ventrículos laterais e o III ventrículo fundem-se, formando cavidade única.

Siringomielia

Consiste em cavidade tubular distinta do canal central da medula espinhal, que cresce progressivamente e se estende a vários segmentos, preferencialmente cervicotorácicos. A cavidade ocupa o centro da medula e atinge a linha mediana na altura do cruzamento das vias da sensibilidade termoálgica. Pode estender-se também às colunas anteriores e posteriores e comprimir os funículos laterais e posteriores, causando distúrbios motores e dissociação da sensibilidade (déficit da sensibilidade térmica e dolorosa e preservação da sensibilidade tátil). A cavidade fica limitada por camada de glia fibrilar contendo pequenos vasos com parede hialina. Mais raramente, a anormalidade se forma na parte inferior do tronco encefálico (*siringobulbia*).

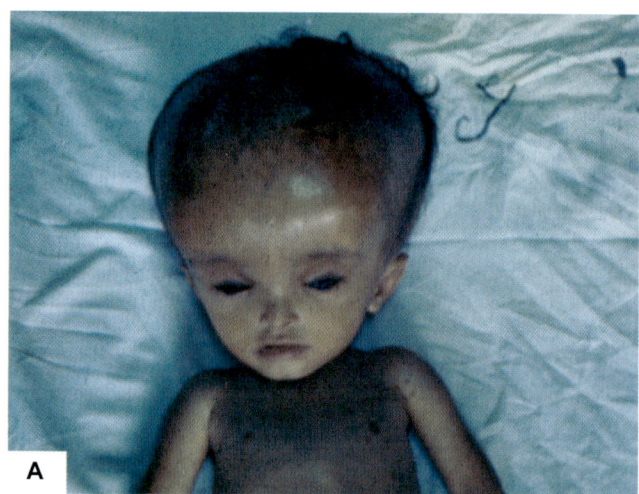

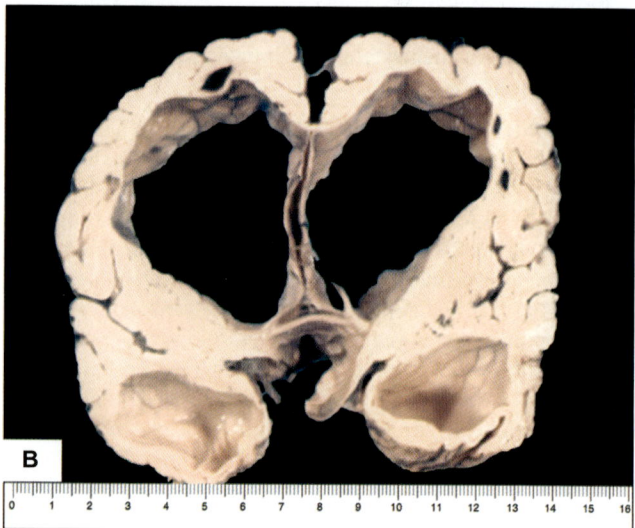

Figura 26.22 Hidrocefalia congênita **A.** Macrocrania. **B.** Hidrocefalia interna. Dilatação acentuada dos ventrículos laterais.

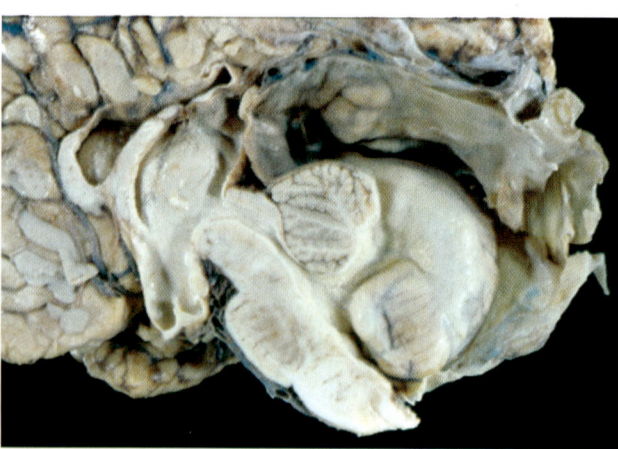

Figura 26.21 Síndrome de Dandy-Walker. Agenesia do verme cerebelar inferior e cavidade cística posterior.

26

A etiopatogênese é multifatorial, estando envolvidos fatores: (1) congênitos: fusão inadequada das placas alares e basais durante a morfogênese da medula espinhal e do bulbo; (2) adquiridos: formação de pequenas fendas no tecido nervoso próximo à linha média, por estiramento produzido por movimentos constantes de flexão e torção da cabeça e do pescoço. Com o passar do tempo, haveria aumento progressivo das cavidades formadas e compressão do tecido nervoso, iniciando-se as manifestações clínicas por volta da segunda e terceira décadas.

Doença de Sturge-Weber (angiomatose encefalotrigeminal)

Trata-se de síndrome neurocutânea na qual se associam: (1) *nevo vascular na face*, extenso, plano (*mancha em vinho do Porto*), no território dos ramos sensitivos do trigêmeo; (2) *malformação venosa na leptomeninge*, acompanhada de atrofia cortical e microcalcificações difusas no córtex cerebral. Os pacientes exibem hemiparesia, hemiplegia, epilepsia e retardamento mental, que se iniciam nos primeiros anos de vida.

■ Doenças do período perinatal

Nos períodos pré e perinatal, alterações circulatórias reduzem a perfusão sanguínea e causam hipóxia cerebral, constituindo os *distúrbios hipóxico-isquêmico*, que são o principal grupo de doenças no período perinatal. Em recém-nascidos, hipóxia e/ou isquemia causam crises convulsivas, hipotonia ou hipertonia; mais tarde, resultam em paralisia cerebral (ataxia, espasticidade, coreoatetose), crises convulsivas persistentes e retardamento mental ou psicomotor. Alguns fatores tornam o cérebro mais vulnerável a hipóxia/isquemia no período perinatal, como o fato de a perfusão sanguínea cerebral ser proporcionalmente maior do que no adulto e a sua autorregulação ser mais limitada. Distúrbios circulatórios podem ocorrer em qualquer fase da gestação e no período perinatal. As principais causas e fatores de risco estão listados no Quadro 26.3.

As alterações cerebrais dependem de: (1) fluxo sanguíneo cerebral; (2) vulnerabilidade seletiva dos neurônios (dependente, entre outros elementos, da maturação neuronal), influenciando o tipo de dano celular (necrose isquêmica ou apoptose) e a distribuição das lesões nas estruturas corticais e subcorticais; (3) natureza (p. ex., isquemia global ou regional), duração e época de aparecimento da agressão hipóxico-isquêmica, resultando em maior ou menor intensidade das lesões e podendo interferir no desenvolvimento cerebral (crescimento dendrítico e axonal, sinaptogênese, mielinogênese, gliogênese). As lesões cerebrais hipóxico-isquêmicas e a época de seu aparecimento estão listados no Quadro 26.4. Coexistência de mais de uma lesão é frequente.

Porencefalia

Porencefalia consiste em cavidades amplas resultantes de agressões hipóxico-isquêmicas que ocorrem durante a gestação. Devido à necrose cerebral e à reabsorção do tecido lesado, forma-se uma cavidade, ou poro, cujas extensão e profundidade dependem da área afetada, podendo haver comunicação entre a cavidade ventricular e o espaço subaracnóideo. Porencefalia é em geral bilateral e simétrica, afetando o território de irrigação das artérias cerebrais médias (Figura 26.23). Nas bordas dos poros, o córtex é em geral do tipo polimicrogírico em quatro camadas, o que sugere ser essa malformação cortical decorrente de distúrbio circulatório. A lesão manifesta-se por retardamento mental, cegueira, crises convulsivas e tetraplegia.

Quadro 26.3 Causas e fatores de risco pré e perinatais para distúrbios circulatórios cerebrais

Maternos
Diabetes
Hipertensão arterial
Anemia
Eclâmpsia
Cardiopatas
Hemorragia uterina
Tabagismo
Fetais
Prematuridade
Infecções
Síndrome da transfusão feto-fetal ou feto-materna
Obstétricos
Vícios de apresentação
Modelagem excessiva da cabeça
Placenta prévia
Descolamento prematuro da placenta
Circular do cordão
Prolapso do cordão
Neonatais
Doença respiratória
Cardiopatas congênitas
Crises de apneia/parada cardíaca
Crises convulsivas
Anemia

Quadro 26.4 Alterações cerebrais hipóxico-isquêmicas e época de seu aparecimento

Alterações cerebrais	Época de aparecimento
Porencefalia, hidranencefalia, polimicrogiria	20 a 28 semanas
Encefalomalácia multicística, ulegiria	Pré-natal tardia, perinatal
Leucomalácia periventricular, *status marmoratus*, necrose ponto-subicular, leucoencefalopatia telencefálica perinatal	Perinatal

26

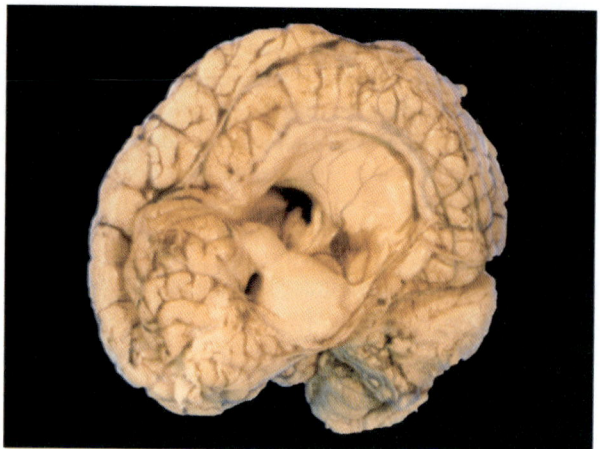

Figura 26.23 Porencefalia no território de irrigação da artéria cerebral média, com ampla comunicação entre a superfície cerebral e as cavidades ventriculares.

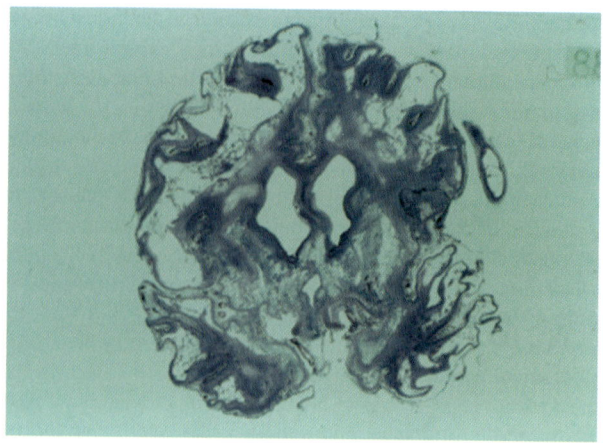

Figura 26.24 Encefalomalácia multicística. Substituição do encéfalo por várias cavidades císticas.

Hidranencefalia

Quando isquemia e/ou hipóxia são mais extensas, provocando necrose quase total dos hemisférios cerebrais, estes podem reduzir-se a um saco cístico cheio de líquido e cuja parede membranosa é formada apenas pela pia-aracnoide e uma fina película glial; as porções posteroinferiores dos hemisférios podem ficar preservadas. Comprometimento dos núcleos da base, do tálamo e do hipotálamo é variável. Tronco encefálico e cerebelo permanecem intactos. Hidranencefalia pode complicar-se com hidrocefalia. Em alguns casos intermediários entre porencefalia e hidranencefalia, porções do córtex junto à fissura inter-hemisférica permanecem intactas, dando ao cérebro aspecto em cesta (*basket brain*). Infecções congênitas, como toxoplasmose e citomegalovirose, podem causar hidranencefalia. Estudos experimentais e casos clínicos com correlação clinicopatológica situam a porencefalia e a hidranencefalia como consequentes a agressões hipóxico-isquêmicas que ocorrem entre a 20ª e a 28ª semanas de gestação. A hidranencefalia raramente permite sobrevida superior a poucas semanas.

Encefalomalácia multicística (encefalopatia multicística)

Lesões hipóxico-isquêmicas tardias que comprometem a substância branca dos hemisférios cerebrais podem levar a *encefalomalácia multicística*, que se caracteriza por cavidades císticas de tamanhos diversos na substância branca dos hemisférios cerebrais (Figura 26.24) e limitadas por septos gliovasculares. O córtex suprajacente pode ser ulegírico (ver a seguir). Os hemisférios podem estar comprometidos em sua totalidade ou pode haver preservação das áreas irrigadas pela artéria cerebral posterior. Tronco encefálico e cerebelo são poupados.

Ulegiria

Lesões hipóxico-isquêmicas que ocorrem tardiamente na gestação, no período perinatal ou no pós-natal precoce lesam essencialmente o córtex cerebral e são responsáveis pela *ulegiria* (*giro cicatricial*). Os giros comprometidos são atróficos; como as cúpulas são mais preservadas do que as paredes laterais e as

bases dos giros, surge aspecto de cogumelo (Figura 26.25). Microscopicamente, encontram-se necrose neuronal nas camadas médio-corticais, gliose intensa, macrófagos espumosos e, eventualmente, cavitações. O córtex ulegírico pode corresponder ao território de irrigação de um ou mais vasos ou situar-se nas áreas fronteiriças entre os territórios de irrigação das grandes artérias.

Status marmoratus dos núcleos da base

Quase sempre restrita a recém-nascidos a termo, a lesão atinge primordialmente os núcleos da base, em particular os putâmens e, mais raramente, os tálamos. Histologicamente, há perda neuronal focal, podendo haver mineralização dos neurônios remanescentes e gliose reativa. Como o processo ocorre durante a mielinização ativa das estruturas envolvidas, há mielinização patológica em torno inclusive de fibras gliais, o que dá o aspecto marmóreo visto macroscopicamente. Em 60% dos casos, associa-se a ulegiria. A manifestação clínica mais importante é atetose dupla (forma distônica da paralisia cerebral).

Leucomalácia periventricular

Na maioria dos casos, ocorre em prematuros e corresponde a infartos em territórios limítrofes de irrigação arterial cerebral profunda. As lesões são focais, geralmente bilaterais e simé-

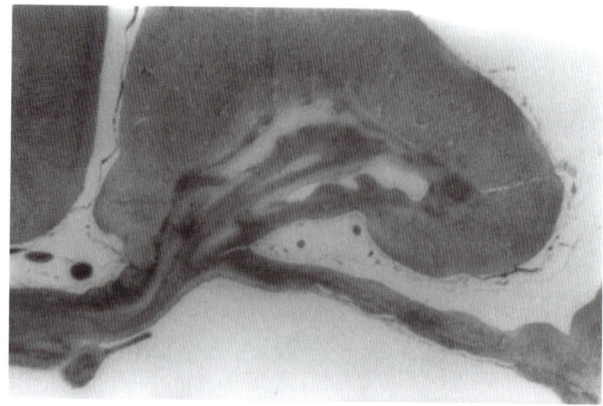

Figura 26.25 Ulegiria. Notar que a cúpula do giro é mais preservada do que a base.

tricas, e localizam-se nas vizinhanças dos ventrículos laterais, sobretudo nos ângulos dorsolaterais. Histologicamente, há necrose de coagulação e, eventualmente, cavitação (Figura 26.26). Mais tarde, a lesão cicatriza-se, permanecendo área de gliose ou cavitação cística junto ao ângulo do ventrículo.

Leucoencefalopatia telencefálica perinatal

Trata-se de necrose isquêmica seletiva de células gliais na substância branca cerebral, difusamente, seguida de gliose, mais acentuada na região periventricular, podendo atingir ainda a substância branca cerebelar. A lesão é encontrada em prematuros e em crianças a termo e associa-se a outras lesões cerebrais hipóxico-isquêmicas perinatais. Os casos mais graves, com deficiência e retardo na mielinização, resultam em atraso no desenvolvimento psicomotor.

Necrose ponto-subicular

Associa-se a outras alterações hipóxico-isquêmicas, como leucoencefalopatia telencefálica perinatal, leucomalácia periventricular ou hemorragia subependimária. A lesão compromete seletivamente a base da ponte (núcleos pontinos) e o subículo. Os neurônios afetados mostram apoptose. Nos casos de morte tardia, podem-se observar atrofia da base da ponte e do subículo, perda neuronal e gliose reativa.

Hemorragia subependimária e intraventricular

Trata-se das lesões hipóxico-isquêmicas mais comuns no cérebro imaturo. Quase 50% das crianças nascidas com peso igual ou inferior a 1.500 g apresentam tal lesão. Muitos fatores contribuem para essas hemorragias, em particular: (1) a rica trama capilar existente nessa zona, entre a 13ª e a 35ª semanas de gestação, devido à intensa atividade celular proliferativa; (2) o fato de a parede desses vasos ser muito fina e frágil; (3) a própria zona subventricular ser formada por tecido frouxo e delicado, não oferecendo resistência à parede vascular; (4) o trajeto da veia cerebral interna que, em prematuros, forma ângulo agudo em relação à veia cerebral magna e aumenta a vulnerabilidade das veias a distúrbios hemodinâmicos.

Na maioria dos casos, a hemorragia ocorre na região subventricular, na camada de células germinativas (matriz germinativa), na altura da cabeça do núcleo caudado e do tálamo (Figura 26.27). Frequentemente, a hemorragia subependimária rompe-se nos ventrículos, dilatando-os, e às vezes estende-se à substância branca adjacente. Lesões residuais são observadas em crianças que sobrevivem por algum tempo e caracterizam-se por pequenos cistos subependimários contendo macrófagos com hemossiderina.

A maioria dos prematuros com hemorragia subependimária apresenta asfixia neonatal por causa da doença das membranas hialinas (ver Capítulo 14). Hipercapnia, acidose metabólica, hipóxia, ventilação mecânica e hipotensão arterial devem ter papel na gênese das lesões. Quando pequena, a hemorragia subependimária é assintomática. Quando maciça e com ruptura ventricular (com ou sem extensão intracerebral), leva a colapso circulatório e hipertensão intracraniana súbita. Nesses casos, as crianças que sobrevivem apresentam, frequentemente, paralisia cerebral e retardamento mental e psicomotor.

Kernicterus

Kernicterus (*icterícia nuclear*; do alemão *Kern*: núcleo) é o dano cerebral provocado por aumento de bilirrubina não conjugada no sangue. A causa mais comum é hemólise excessiva por incompatibilidade Rh ou ABO, como ocorre na eritroblastose fetal, situação em que o excesso de bilirrubina não consegue ser conjugado no fígado. Outras causas são deficiência da glicose-6-fosfato desidrogenase, que leva a anemia hemolítica grave, e deficiência congênita da enzima UDP-glicuronil-transferase, como ocorre na síndrome de Crigler-Najjar. Lesão cerebral acontece em recém-nascidos, prematuros e/ou com acidose e hipoxemia, quando os níveis plasmáticos de bilirrubina não conjugada excedem a 30 mg/dL, permitindo que atravesse a barreira hematoencefálica ainda não completamente desenvolvida ou lesada por agressão hipóxico-isquêmica.

Morfologicamente, encontra-se coloração amarelo-ovo sobretudo no globo pálido, núcleo subtalâmico, hipocampo, núcleos dos nervos cranianos, oliva bulbar e núcleo denteado (Figura 26.28). Histologicamente, nos casos agudos as lesões são pouco evidentes, podendo-se observar, ocasionalmente, neurônios picnóticos e cromatólise. Em lesões subagudas ou crônicas, há perda neuronal nos núcleos afetados e gliose reativa.

Clinicamente, os pacientes apresentam síndrome extrapiramidal de atetose dupla, surdez e paralisia da elevação do olhar (sinal de Parinaud).

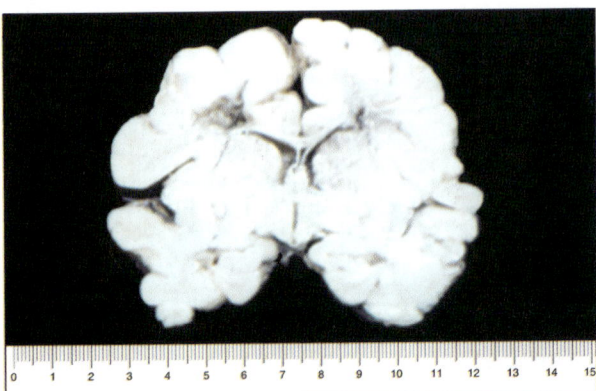

Figura 26.26 Leucomalácia periventricular. Necrose e cavitação da substância branca, próximas ao ângulo dorsolateral dos ventrículos laterais, bilateralmente.

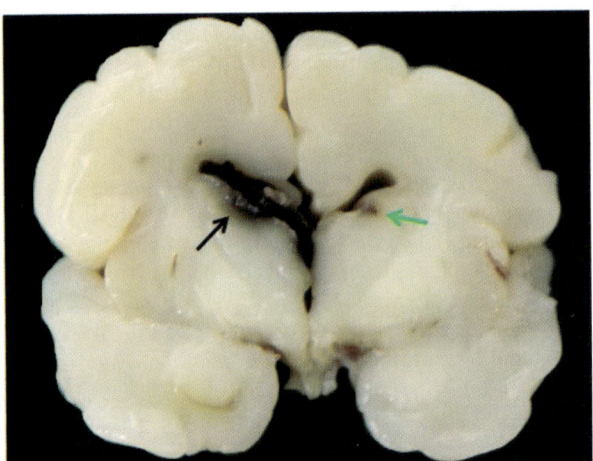

Figura 26.27 Hemorragia subependimária recente na cabeça do núcleo caudado esquerdo (*seta preta*), complicada por hemorragia intraventricular. À direita, lesão escavada pardacenta na cabeça do núcleo caudado direito, indicando hemorragia antiga (*seta verde*). Cérebro imaturo, com poucos giros.

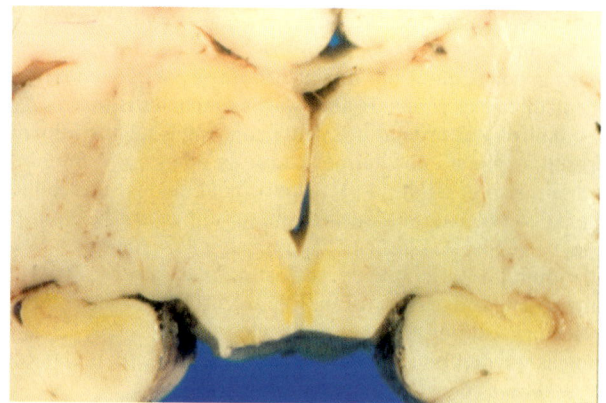

Figura 26.28 *Kernicterus*. Notar coloração amarelada no tálamo e no hipocampo, bilateralmente.

▶ Doenças lisossômicas

Doenças raras, as lisossomopatias resultam de deficiência congênita de uma enzima lisossômica (proteases, glicosidases, lipases, fosfolipases, nucleases, fosfatases e sulfatases). Sem uma enzima, ocorre acúmulo da substância não degradada no interior das células. Tal anormalidade é responsável por alterações graves nas células, provocando até sua morte. No SNC, os neurônios são os principais alvos de lesão. Se o substrato é o glicogênio, os tecidos afetados são aqueles nos quais esta substância é mais abundante (musculatura esquelética e fígado); se o substrato é um esfingolipídeo, as alterações predominam no SNC; se se trata de glicosaminoglicanos, os tecidos esqueléticos, vasos e certas vísceras são os mais atingidos. Os quadros clínicos das lisossomopatias variam, portanto, segundo os sistemas e os órgãos mais comprometidos.

A grande maioria das doenças lisossômicas tem herança autossômica recessiva, sendo a doença de Hunter e a de Fabry ligadas ao cromossomo X. Como o acúmulo é progressivo, as doenças são sempre evolutivas, podendo iniciar-se em várias épocas da vida, até mesmo na idade adulta. Tal variabilidade no início e na velocidade de progressão da doença depende dos diferentes valores da atividade enzimática residual: quanto maior for esta, mais tardio é o início da doença e mais protraído o seu curso clínico. A grande maioria das lisossomopatias evolui inexoravelmente para a morte. Transplante de células tronco hematopoéticas antes de 2 anos de vida e terapia de reposição enzimática têm melhorado o prognóstico de algumas doenças lisossômicas. As doenças de maior interesse neuropatológico são esfingolipidoses, mucopolissacaridoses e lipofuscinoses.

Esfingolipidoses

As principais esfingolipidoses de interesse médico estão listadas no Quadro 26.5.

Quadro 26.5 Esfingolipidoses

Doença	Gene	Localização cromossômica	Enzima deficiente
Gangliosidoses GM₁	GM1	3p21-2pter	β-galactosidase
Forma infantil precoce			
Forma infantil tardia			
Forma do adulto			
Gangliosidoses GM₂			
Doença de Tay-Sachs	HEXA	15q23-24	Hexosaminidase A
Doença de Sandhoff	HEXB	5q13	Hexosaminidase B
Variante AB	GM2A	5q32-33	Ativador do GM₂
Esfingomielinoses			
Doença de Niemann-Pick tipo A	Gene da esfingomielinase	11p15.1-p15.4	Esfingomielinase
Doença de Niemann-Pick tipo B	Gene da esfingomielinase	11p15.1-p15.4	Esfingomielinase
Doença de Niemann-Pick tipo C	NPC1	18q11-q12	Deficiência do transporte do colesterol
	NPC2	14	
Glicocerebrosidose			
Doença de Gaucher tipos I, II, III	Gene da β-glicosidase ácida	1q21	Glicocerebrosidase (β-glicosidase ácida)
Galactocerebrosidose			
Doença de Krabbe	Gene da galactosilceramidase	14q21-31	Galactocerebrosidase (galactosilceramidase)
Sulfatidose			
Leucodistrofia metacromática	ASA	22q13.31	Arilsulfatase A
Leucodistrofia metacromática-símile		10q21	Deficiência da proteína ativadora do sulfatídeo (SAP-B)
Deficiência múltipla de sulfatases			
Doença de Austin	SUMF-1	3p26.2	Arilsulfatase A, B, C

Gangliosidoses GM₁

Há três formas: infantil (tipo 1), infantil tardia (tipo 2) e do adulto (tipo 3), sendo a primeira a mais frequente. Na forma infantil, comprometimento neurológico progressivo é observado logo nas primeiras semanas de vida, havendo ainda alterações somáticas semelhantes às encontradas em mucopolissacaridoses, como hepatoesplenomegalia acentuada e deformidades esqueléticas. Nas formas tardias, as alterações neurológicas são mais lentas, com distonia e espasticidade, sem alterações somáticas. O quadro neuropatológico é idêntico ao das gangliosidoses GM₂.

Gangliosidoses GM₂ (doenças de Tay-Sachs e de Sandhoff)

Fenotipicamente, são quase idênticas, variando apenas as enzimas deficientes. A doença de Tay-Sachs ocorre quase exclusivamente em judeus asquenazes (provenientes da Europa central), enquanto a doença de Sandhoff não tem predominância étnica.

As gangliosidoses GM₂ iniciam-se entre 3 e 10 meses de vida e caracterizam-se por regressão psicomotora e motora progressivas, crises convulsivas, amaurose e morte geralmente no quarto ano de vida. De grande valor diagnóstico são a mancha branca perifoveolar (conhecida como mancha vermelho-cereja) encontrada ao exame do fundo de olho e a megalencefalia nas fases finais da doença. Na doença de Sandhoff, pode haver visceromegalias.

Macroscopicamente, em geral há megalencefalia acentuada. Histologicamente, o quadro caracteriza-se por balonização neuronal: a célula fica intumescida, o citoplasma é abundante, globoso e granular, e o núcleo torna-se excêntrico, empurrado contra a membrana citoplasmática (Figura 26.29 A). Ao microscópio eletrônico, os depósitos de gangliosídeos formam estruturas limitadas por membrana, com lamelas paralelas ou concêntricas, denominadas corpúsculos membranocitoplasmáticos (CMC, Figura 26.29 B). Estes podem estar presentes também em células mesenquimais, fora do SNC, como fibroblastos ou células endoteliais. Biópsias de pele ou conjuntiva podem demonstrar os CMC, muito úteis no diagnóstico.

Esfingomielinoses (doença de Niemann-Pick)

Nas formas A e B, há déficit de esfingomielinase por mutações em um gene localizado no cromossomo 11p15.1-p15.4 e, na C, existe defeito no transporte intracelular de colesterol. Os genes responsáveis pelo tipo C são o *NPC1*, localizado no cromossomo 18q11-q12 (90% dos casos), e o *NPC2*, localizado no cromossomo 14.

Doença de Niemann-Pick tipo A. Constitui a forma clássica infantil. Representa 75% dos casos de doença, 40% deles em judeus asquenazes. Clinicamente, os pacientes apresentam icterícia precoce, hepatoesplenomegalia, decadência psicomotora progressiva a partir de 3 a 8 meses de vida e óbito no terceiro ano. Em 50% dos casos, há mancha vermelho-cereja.

Doença de Niemann-Pick tipo B. É forma visceral pura; o acúmulo ocorre no fígado e no baço.

Doença de Niemann-Pick tipo C. Na maioria dos casos, inicia-se precocemente, com atraso progressivo no desenvolvimento psicomotor e sinais cerebelares e extrapiramidais que surgem ao fim da primeira década. Sinal neurológico evocador consiste

em paralisia dos movimentos verticais do olhar. O acúmulo neuronal é similar ao do tipo A. O encontro de histiócitos azuis-marinhos na medula óssea é característico.

Macroscopicamente, o encéfalo é normal; histologicamente, as alterações são semelhantes às das gangliosidoses GM₂. Além de neurônios baloniformes (Figura 26.30), são vistos macrófagos

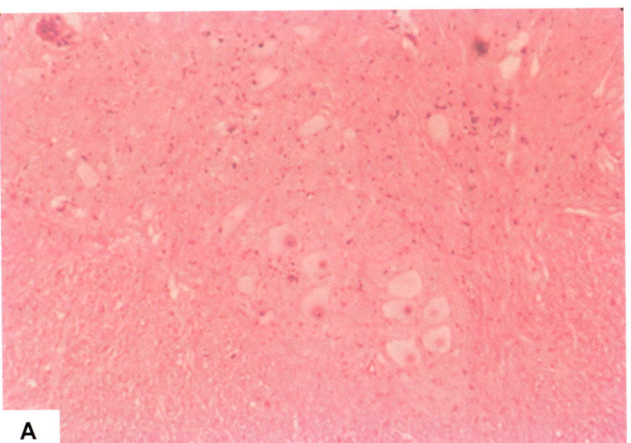

A

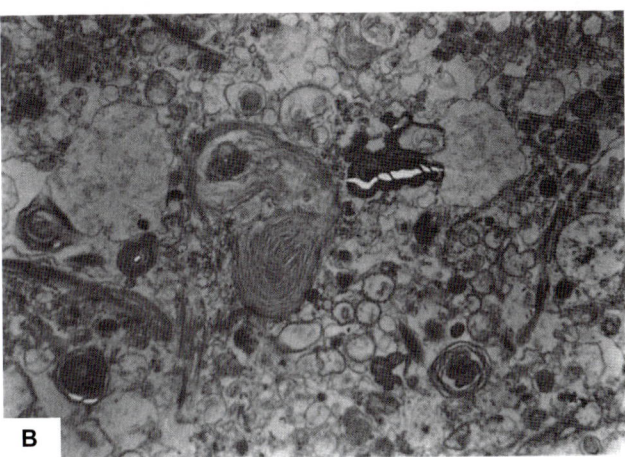

B

Figura 26.29 Doença de Tay-Sachs. **A.** Grupo de neurônios balonizados nos núcleos da ponte. **B.** Corpúsculos membranocitoplasmáticos em neurônios do córtex cerebral.

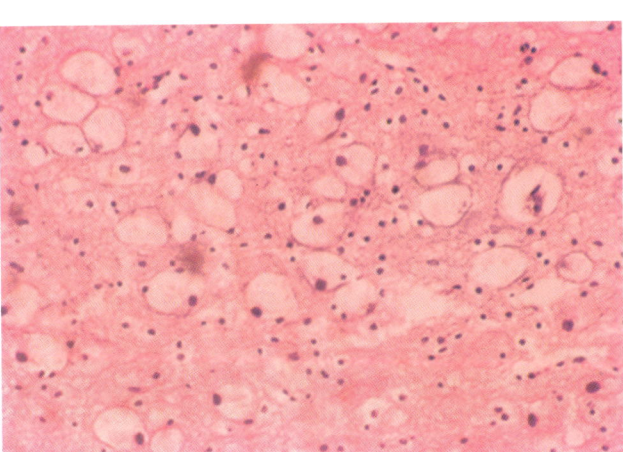

Figura 26.30 Doença de Niemann-Pick. Neurônios espumosos, distendidos por lipídeos.

26

espumosos no globo pálido, na substância negra e no núcleo denteado. Ultraestruturalmente, os depósitos citoplasmáticos são semelhantes aos CMC das gangliosidoses, porém as lamelas são mais frouxas. O acúmulo de esfingomielina e outros lipídeos é encontrado em todo o sistema fagocitário mononuclear; as células assumem o aspecto de células espumosas e podem ser vistas na medula óssea, no fígado, baço, pulmões, linfonodos, suprarrenais e timo (ver Capítulo 25).

Glicocerebrosidose (doença de Gaucher)

A doença de Gaucher tipo I é a forma visceral pura, mais comum em judeus asquenazes, com idade de apresentação e quadro clínico variáveis, sem comprometimento do SNC. O tipo II é a forma neuropática infantil, que se inicia por volta de 3 meses de vida e leva a deterioração psicomotora progressiva ou morte no segundo ou terceiro ano de vida. Visceromegalia (sobretudo esplenomegalia) é sinal clínico importante. O tipo III, que afeta crianças e jovens, além de comprometimento visceral exibe deterioração psicomotora. Em todas as formas, há mutações no gene da glicocerebrosidase, localizado no cromossomo 1q21.

O acúmulo de glicocerebrosídeos nos neurônios é muito discreto e predomina nas porções caudais do tronco encefálico e nos neurônios motores da medula espinhal. Pequenos acúmulos de células de Gaucher (ver Capítulo 25) são encontrados nos espaços de Virchow-Robin da substância branca subcortical do cérebro e do cerebelo. Pode haver ainda perda neuronal e gliose, mais intensas no córtex cerebral e cerebelar, onde as células de Purkinje podem ser afetadas. Fora do SNC, células de Gaucher são encontradas em grande número em baço, fígado, linfonodos e medula óssea.

Galactocerebrosidose (doença de Krabbe, leucodistrofia de células globoides)

Doença limitada ao SN, pertence ao grupo das leucodistrofias (ver adiante); deve-se à deficiência de galactosilceramidase por mutações no gene que codifica a enzima, localizado no cromossomo 14q21-31. As manifestações clínicas iniciam-se por volta do terceiro mês de vida, levando, como as demais doenças do grupo de início precoce, a deterioração psicomotora progressiva e óbito em torno do segundo ano de vida. Opistótono, surtos febris, abolição dos reflexos profundos e palidez da papila óptica auxiliam no diagnóstico clínico. Hiperproteinorraquia e diminuição da velocidade de condução nervosa são também elementos diagnósticos valiosos, assim como os aspectos neurorradiológicos, sobretudo à ressonância magnética, que mostra desmielinização do centro branco medular dos hemisférios cerebrais.

Macroscopicamente, encontra-se desmielinização maciça da substância branca nos hemisférios cerebrais (preservando as fibras em U), na cápsula interna e nos tratos do tronco encefálico. O córtex cerebral é preservado. O cérebro é pequeno e tem baixo peso. *Células globoides* (Figura 26.31 A) são patognomônicas: macrófagos multinucleados com acúmulo de galactocerebrosídeo que podem medir até 50 μm de diâmetro, isolados ou agrupados, geralmente perivasculares. A desmielinização deve-se à destruição dos oligodendrócitos pela psicosina (galactosilesfingosina), um metabólito tóxico do galactocerebrosídeo também degradado pela enzima galactocerebrosidase. Ultraestruturalmente, formam-se inclusões anormais nas células globoides, em macrófagos do endoneuro e nas células de Schwann. Tais inclusões, constituídas de galactocerebrosídeo (aspecto cristaliforme dos perfis dos túbulos é característico), são elemento diagnóstico valioso em biópsias de nervo periférico (Figura 26.31 B).

Sulfatidose (leucodistrofia metacromática)

Na grande maioria dos casos, deve-se à deficiência da enzima arilsulfatase A, resultante de mutações no gene *ASA*, localizado no cromossomo 22q13.31. Há formas infantis precoces, infantis tardias, juvenis e do adulto. Clinicamente, a doença caracteriza-se por demência e involução motora progressivas. Diante de quadro sugestivo, o encontro de hiperproteinorraquia, diminuição da velocidade da condução nervosa periférica e alteração da substância branca ao exame neurorradiológico são elementos diagnósticos valiosos.

Macroscopicamente, há comprometimento maciço da substância branca dos hemisférios cerebrais e cerebelares, que se mostra acinzentada e endurecida. Microscopicamente, nota-se desmielinização maciça e simétrica, com preservação das fibras em U (Figura 26.32 A). Há ausência quase completa de oligodendrócitos. Grumos eosinófilos livres ou no interior de macrófagos são encontrados difusamente na substância branca; esse material é PAS-positivo e, em cortes de congelação, adquire coloração castanho-dourada quando corado por cresil-violeta ou por azul de toluidina. Material metacromático semelhante está

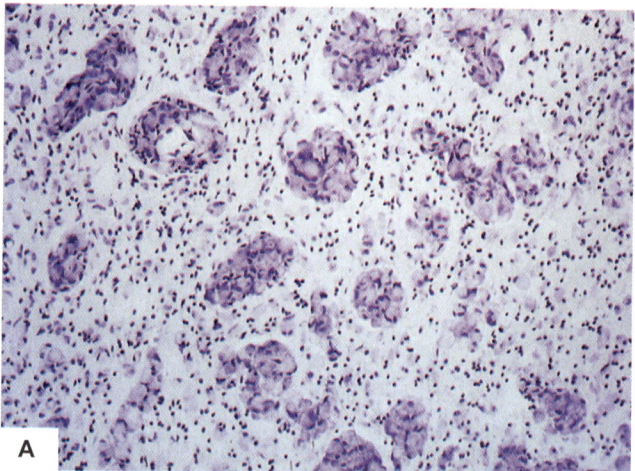

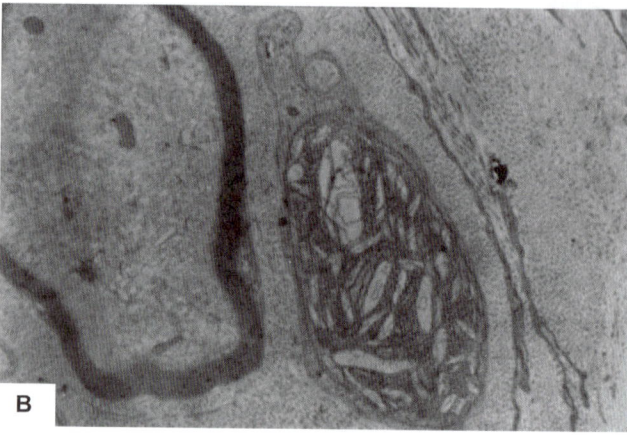

Figura 26.31 Doença de Krabbe. **A.** Células globoides multinucleadas na substância branca cerebral. Coloração pelo método de Nissl. **B.** Biópsia de nervo periférico mostrando inclusões cristaliformes características.

presente em macrófagos e células de Schwann dos nervos periféricos. Ultraestruturalmente, observam-se inclusões nos macrófagos do SNC ou no SN periférico e nas células de Schwann, algumas formando figuras mielínicas, outras configurando lamelas radiadas em matriz granular (*tuffstone*, Figura 26.32 B).

Mucopolissacaridoses

As doenças deste grupo estão listadas no Quadro 26.6. As formas IS, IV e VI não têm envolvimento do sistema nervoso. Nas demais, estão associados graus mais ou menos pronunciados de dismorfias somáticas (*gargoilismo*) e de comprometimento intelectual. Baixa estatura, cifoscoliose, hepatoesplenomegalia,

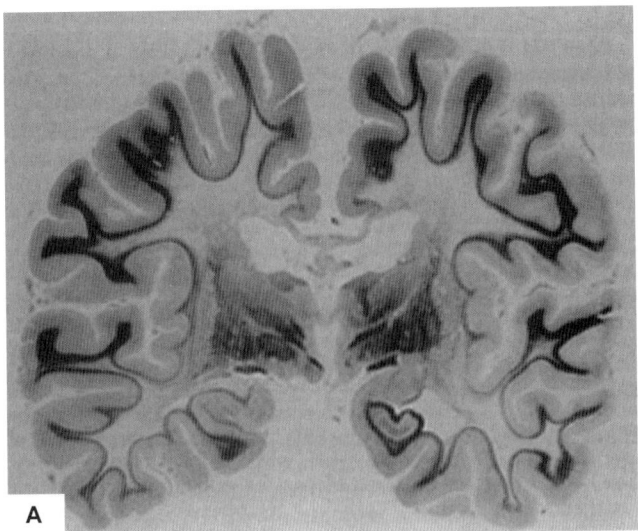

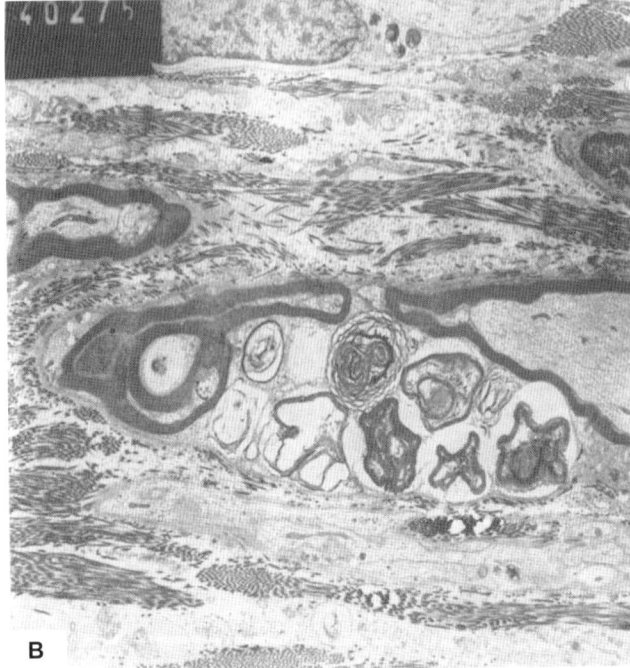

Figura 26.32 Leucodistrofia metacromática. **A.** Desmielinização simétrica e difusa da substância branca dos hemisférios cerebrais. Preservação das fibras em U (subcorticais). Coloração para mielina. **B.** Nervo periférico mostrando figuras mielínicas e lamelas radiadas (*tuffstone*) no citoplasma da célula de Schwann.

rigidez articular, opacidade corneana e surdez são os sinais mais encontrados. Na maioria das doenças, os pacientes atingem a adolescência ou a idade adulta; o óbito ocorre por distúrbios cardiovasculares.

Macroscopicamente, pode haver espessamento meníngeo, sobretudo na base encefálica, que é responsável por hidrocefalia em alguns pacientes, sobretudo nas formas IH e II. Microscopicamente, há balonização neuronal por depósito intralisossômico de glicosaminoglicanos. Na substância branca cerebral, há alargamento acentuado dos espaços perivasculares que, em certos casos, pode ser visto a olho nu. Ultraestruturalmente, as inclusões neuronais são do tipo CMC, idênticas às das gangliosidoses. Corpúsculos com perfis lamelares retilíneos, paralelos (*corpos zebrados*), também podem estar presentes. Depósitos extraneuronais podem ser observados em fibroblastos, células endoteliais, glândulas da pele e células de Schwann e formam grandes vacúolos claros, praticamente vazios, limitados por membrana única, que tendem a preencher todo o citoplasma (Figura 26.33). O achado desses vacúolos em biópsias de pele ou conjuntiva é de grande valor no diagnóstico genérico desse grupo de doenças.

Lipofuscinoses ceroides neuronais

Representam um grupo de doenças lisossômicas hereditárias de herança autossômica recessiva que têm em comum acúmulo intraneuronal de lipofuscina ceroide. O defeito enzimático é desconhecido em algumas formas. Mais de uma dezena de genes com aproximadamente 400 mutações foram identificados. O quadro clínico varia conforme o tipo, havendo formas congênitas, infantis, infantis tardias, juvenis e do adulto (doença de Kufs), que estão listadas no Quadro 26.7.

Clinicamente, ocorrem deterioração psicomotora progressiva, perda da visão e crises convulsivas com componente mioclônico. Na ausência de marcadores biológicos, o diagnóstico é inteiramente clínico, auxiliado pelos achados ultraestruturais em linfócitos ou em biópsias de conjuntiva ou pele.

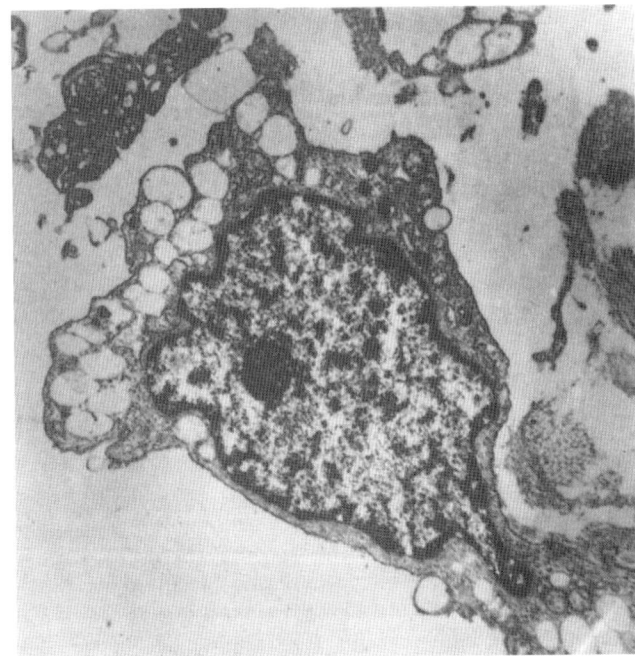

Figura 26.33 Doença de Hurler (MPS 1H). Fibroblasto da conjuntiva ocular com vacúolos claros no citoplasma.

26

Quadro 26.6 Mucopolissacaridoses (MPS)

Tipo	Epônimo	Herança	Alteração somática	Opacificação da córnea	Deficiência mental	Glicosamino-glicano afetado	Localização cromossômica	Enzima deficiente
MPS IH	Doença de Hurler	AR	+++	++	+++	Dermatano-sulfato	4p16.3	α-L-iduronidase
						Heparano-sulfato		
MPS IS	Doença de Scheie	AR	+	+++	−	Dermatano-sulfato	4p16.3	α-L-iduronidase
						Heparano-sulfato		
MPS II	Doença de Hunter (forma grave)	LX	+++	−	++	Dermatano-sulfato	Xq28	Iduronato-sulfatase
						Heparano-sulfato		
	Doença de Hunter (forma discreta)	LX	++	−	−	Dermatano-sulfato	Xq28	Iduronato-sulfatase
						Heparano-sulfato		
MPS III	Doença de Sanfilippo	AR	+	+	+++	Heparano-sulfato		
	(Forma A)						17q25.3	Heparano-N-sulfatase
	(Forma B)						17q21	α-N-acetilglicosaminidase
	(Forma C)						Região do centrômero do cromossomo 8	Acetil-CoA-α-glicosaminide Acetiltransferase
	(Forma D)						12q14	N-acetilglicosamina-6-sulfatase
MPS IV	Doença de Morquio	AR	+++	++	−	Queratano-sulfato		
	(Forma A)						16q24.3	Galactose-6-sulfatase
	(Forma B)						3p21.33	β-galactosidase
MPS VI	Doença de Maroteaux-Lamy	AR	+++	++	−	Dermatano-sulfato	5q13-14	Arilsulfatase B
MPS VII	Doença de Sly	AR	++	++	++	Dermatano-sulfato	17q21.11	β-glicuronidase
						Heparano-sulfato		
						Condroitina-sulfato		

AR: autossômica recessiva; LX: ligada ao cromossomo X; +: discreto; ++: moderado; +++: intenso; −: ausente.

Morfologicamente, encontram-se acúmulo de lipopigmento autofluorescente e PAS-positivo em neurônios, macrófagos e células de outros tecidos. O aspecto ultraestrutural é o mesmo em todos os órgãos, variando conforme a forma clínica (Quadro 26.7): depósitos osmiófilos granulares, corpos curvilíneos (Figura 26.34), corpos com formato de impressão digital e complexos retilíneos. Há ainda atrofia cerebral, mais intensa nos casos infantis. Conforme o tempo de sobrevida, há perda neuronal difusa e aparecimento de macrófagos e astrócitos reacionais.

▶ Doenças peroxissomiais

Trata-se de doenças em que há alterações em peroxissomos, organelas citoplasmáticas contendo enzimas associadas a: (a) biossíntese de plasmalógenos (componentes da membrana celular, particularmente importantes na formação e na estabilidade da mielina), colesterol e ácidos biliares; (b) catabolismo, por meio de suas enzimas oxidativas e catalase, de H_2O_2, ácidos graxos de cadeia muito longa, ácido pipecólico e ácido fitânico.

Quadro 26.7 Lipofuscinoses ceroides neuronais

Doença	Epônimo	Gene	Localização cromossômica	Enzimas e proteínas deficientes	Aspectos ultraestruturais
LCN1 Forma infantil	Doença de Haltia-Santavuori-Hagberg	PPT1	1p34.2	Palmitoil-tioesterase 1	GROD
LCN2 Forma infantil tardia	Doença de Jansky-Bielschowsky	TPP1	11p15.4	Triptil-peptidase 1	CC
LCN3 Forma juvenil	Doença de Spielmeyer-Vogt; doença de Batten	CLN3	16p11.2	Batenina	FP
LCN4A Forma do adulto	Doença de Kufs	CLN6	15q23	?	Heterogêneo/FP
LCN4B Forma do adulto		DNAJC5	20q13.33	Cysteine-string protein-alpha agindo na vesícula sináptica	Heterogêneo/FP
LCN5 Forma infantil tardia/ variante juvenil	Variante finlandesa	CLN5	13q22	Proteína lisossômica solúvel	FP/CC
LCN6 Forma infantil tardia/ forma do adulto	Doença de Lake-Cavanagh	CLN6	15q21-23	Proteína transmembranosa politópica (pCLN6)	FP/CR
LCN7 Forma infantil tardia	Variante turca	MFSD8	4q28.1 a 28.2	Proteína de membrana lisossômica	FP/CR
LCN8 Forma infantil tardia/ variante nórdica		CLN8	8p23.3	Proteína transmembranosa do retículo endoplasmático granuloso	CC (subunidade c-ATPase mitocondrial)
LCN9 Forma juvenil		CLN9	?	?	CC/CR/FP
LCN10 Forma neonatal		CTSD	11p15.5	Proteína catepsina D	GROD
LCN11 Forma do adulto		GRN	17q21.31	Precursora da granulina	CC/CR/FP
LCN12 Forma do adulto		ATP'13A2	1p36.13		CC/CR/FP
LCN13 Forma do adulto		CTSF	11q13.2		CC/CR/FP
LCN14 Forma infantil		KCTD7	7q11.21	Proteína de canal de potássio	GRODs e CR

LCN: lipofuscinose ceroide neuronal; GROD: depósito osmiófilo granuloso; CC: corpo curvilíneo; FP: corpo com formato de impressão digital; CR: corpo retilíneo.

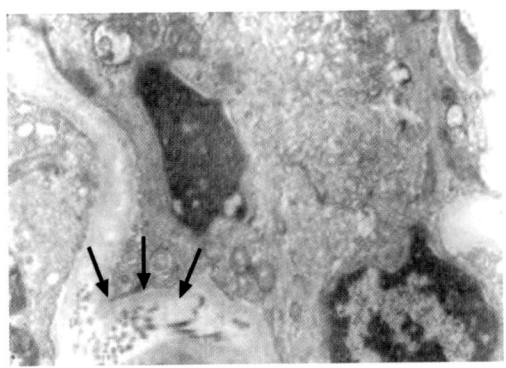

Figura 26.34 Lipofuscinose ceroide neuronal, forma infantil tardia (LCN2). Corpos curvilíneos em peritico (*setas*).

As anormalidades pertencem a dois grupos: (1) ausência ou redução acentuada de peroxissomos por distúrbio na síntese de proteínas da membrana peroxissomial ou no mecanismo de inserção de proteínas da matriz, levando a perda parcial das enzimas neles localizadas; (2) deficiência de uma única enzima peroxissomial, sendo normais a estrutura e o número dessas organelas. O acúmulo de ácidos graxos de cadeia muito longa e de ácido fitânico permite que essas substâncias sejam incorporadas às membranas celulares, inclusive à bainha de mielina, resultando em desequilíbrio no microambiente dessas membranas, desmielinização e morte celular.

Todas as peroxissomopatias são hereditárias, com transmissão autossômica recessiva ou ligada ao cromossomo X. Diversos genes, denominados *PEX*, localizados em diferentes cromossomos, estão envolvidos na biossíntese dos peroxissomos.

As proteínas por eles codificadas são conhecidas como *peroxinas*; alterações nelas resultam em defeito na formação de peroxissomos (proteínas da membrana ou da matriz) ou em enzimas peroxissômicas individuais. Há escassa correlação entre os distúrbios genéticos e as doenças resultantes, porque alterações no mesmo gene resultam em diferentes fenótipos ou modificações em diferentes genes produzem o mesmo fenótipo.

No sistema nervoso, tais doenças caracterizam-se por anormalidades na diferenciação ou na migração neuronal, distúrbios na formação ou na manutenção da substância branca e degeneração neuronal pós-natal. Clinicamente, compreendem vários fenótipos, sendo a maioria de expressão neonatal ou infantil precoce. As principais manifestações são retardo psicomotor grave, fraqueza, hipotonia, traços dismórficos, crises convulsivas, retinopatia, glaucoma ou catarata, déficit auditivo, hepatomegalia e condrodistrofia punctata. Aqui, será descrita somente a mais importante delas, a adrenoleucodistrofia ligada ao cromossomo X.

Adrenoleucodistrofia ligada ao cromossomo X

Resulta da deficiência de uma única proteína peroxissomial. O gene da adrenoleucodistrofia (*ABCD1*) localiza-se no cromossomo Xq28 e codifica a proteína da membrana do peroxissomo (ALDP), com função transportadora ligada ao ATP. A doença apresenta-se de duas formas: *cerebral clássica infantil* e *adrenomieloneuropatia* (de aparecimento mais tardio), podendo ambas estar presentes em uma mesma família. A forma cerebral infantil, mais frequente, inicia-se de 5 a 10 anos de idade, com amaurose e/ou surdez, ataxia, distúrbios do comportamento, deterioração mental e morte em 3 a 5 anos.

Morfologicamente, encontram-se desmielinização maciça do centro branco medular dos hemisférios cerebrais, mais intensa nas regiões posteriores (Figura 26.35 A), macrófagos espumosos, gliose e infiltrado linfocitário perivascular. Há ainda hipotrofia das suprarrenais (com hipocorticalismo, ver Capítulo 29) e balonização das células da camada reticular. Ultraestruturalmente, nestas células, em macrófagos cerebrais e em células de Leydig e de Schwann, observam-se perfis trilamelares que podem ser retilíneos (Figura 26.35 B) ou moderadamente curvos, os quais correspondem à deposição de ésteres de ácidos graxos de cadeia muito longa.

▶ Doenças mitocondriais

Compreendem um grupo heterogêneo de entidades cuja expressão clínica pode estar limitada à musculatura esquelética (*miopatias mitocondriais*, ver Capítulo 28), à musculatura esquelética e a outros sistemas, em particular o nervoso (*encefalomiopatias mitocondriais*), ou quase exclusivamente ao sistema nervoso (*encefalopatias mitocondriais*), podendo haver formas de transição. No Quadro 26.8 estão listadas as principais entidades.

Como os processos metabólicos mitocondriais são bastante complexos, uma vez que suas proteínas são codificadas por dois genomas (DNA nuclear e DNA mitocondrial), os mecanismos responsáveis por sua disfunção são variados. Algumas doenças relacionam-se com defeitos no DNA nuclear, envolvendo principalmente distúrbios no transporte ou na utilização do substrato, transtornos em enzimas do ciclo de Krebs, defeitos do acoplamento fosforilação/oxidação e deficiência de enzimas da cadeia respiratória. Outras resultam de defeitos no DNA mitocondrial, representados por deleções ou mutações pontuais de genes que codificam proteínas da cadeia respiratória. A transmissão pode ser autossômica recessiva ou dominante ou ligada ao cromossomo X (as que envolvem o DNA nuclear), ou transmitida por herança materna (as que envolvem o DNA mitocondrial), de modo não mendeliano, a ambos os sexos (todas as mitocôndrias provêm do óvulo).

Nas encefalomiopatias e encefalopatias mitocondriais, as lesões cerebrais caracterizam-se por espongiose, com ou sem necrose neuronal, perda de oligodendrócitos, astrocitose reacional e dilatação capilar.

Clinicamente, o acometimento do SNC nessas doenças caracteriza-se por crises convulsivas, demência e sinais neurológicos focais.

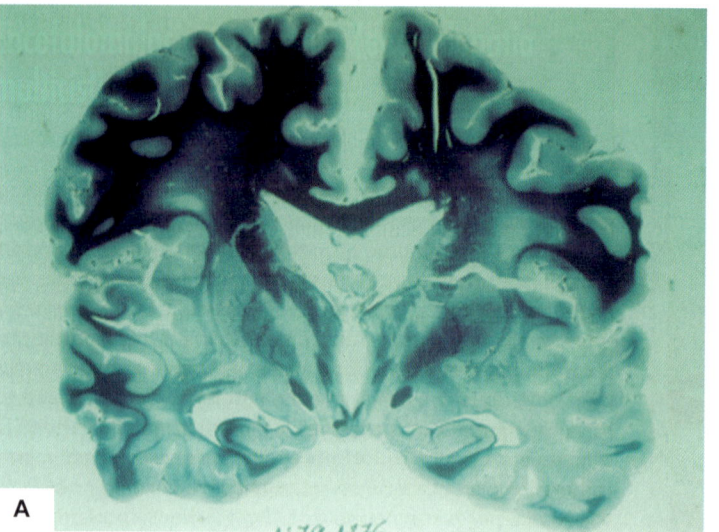
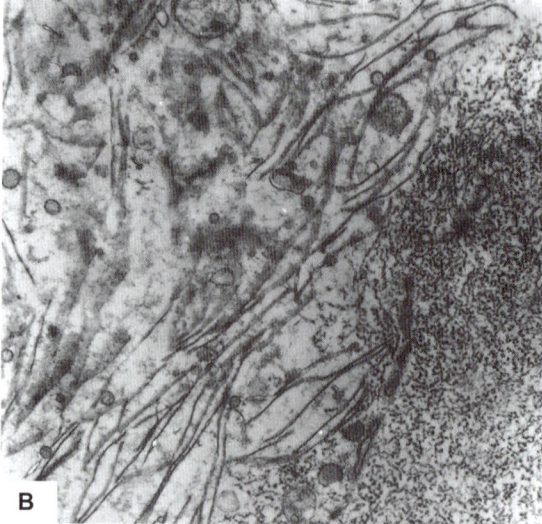

Figura 26.35 Adrenoleucodistrofia ligada ao cromossomo X. **A.** Desmielinização predominante na substância branca dos lobos temporais (coloração para mielina). **B.** Inclusões retilíneas típicas no citoplasma de macrófago cerebral.

26

Quadro 26.8 Principais doenças mitocondriais que afetam o SN e sua relação com defeitos no DNA nuclear e mitocondrial

Doenças mitocondriais	Defeitos no DNA nuclear	Defeitos no DNA mitocondrial	Herança
Síndrome de Pearson		Complexos 1, 3, 4	Materna
Doença de Alpers-Huttenlocher	POLG1		AR
Doença de Leigh	SURF1		AR
Doença de Leigh de herança materna (MILS)		ATPase6	Materna
Síndrome de Kearns-Sayre		Complexos 1, 3, 4	Esporádica
Epilepsia mioclônica com fibras vermelhas "rasgadas"		8344 tRNA	Materna
Miopatia mitocondrial, encefalopatia, acidose lática e episódios "stroke-like" (MELAS)		3243 tRNA	Materna
Encefalopatia mitocondrial neurogastrointestinal (MNGIE)	ECGF1		AR
Neuropatia óptica hereditária de Leber (LHON)		Subunidade 4 complexo 1	Materna
Síndrome de neuropatia, ataxia e retinose pigmentar		8993 tRNA	Materna
Oftalmoplegias externas progressivas	Várias mutações	Várias mutações	AD, AR e materna

AR: autossômica recessiva; AD: autossômica dominante.

▶ Leucodistrofias

As leucodistrofias compreendem um grupo heterogêneo de doenças que têm em comum alteração geneticamente determinada na mielina do SNC, cuja formação defeituosa acarreta atraso de maturação (hipomielinização) ou impossibilidade de manutenção (desmielinização), resultando em sua desintegração mais ou menos precoce. As principais leucodistrofias estão listadas no Quadro 26.9. Algumas têm base metabólica bem conhecida, como a *doença de Krabbe* e a *leucodistrofia metacromática*, que são exemplos de lisossomopatias, e a *adrenoleucodistrofia*, um tipo de peroxissomopatia. Outras, como a leucoencefalopatia megalencefálica com cistos subcorticais (*doença de Van der Knaap*) e a *doença da substância branca evanescente*, são de reconhecimento clínico recente, graças ao emprego rotineiro da ressonância magnética. Os poucos exames anatomopatológicos realizados mostram destruição inespecífica

Quadro 26.9 Leucodistrofias

Doença	Gene	Localização cromossômica	Herança
Adrenoleucodistrofia	ALD/ABCD1	Xq28	LX
Alexander	GFAP	17q21	Esporádico
Canavan	ASPA	17p13-pter	AR
Krabbe	GAL C	14q21-31	AR
Leucodistrofia metacromática	ASA	22q13.31	AR
	PSAP	10q22.1	
Pelizaeus-Merzbacher	PLP1	Xq22.2	LX
Leucodistrofia autossômica dominante de início em adultos	?	5q31	AD
Leucoencefalopatia megalencefálica com cistos subcorticais (van der Knaap)	MLC1	22-pter	AR
Doença da substância branca evanescente (*vanishing white matter disease*)	EIF2B1 a EIF2B5	12q24.3, 14q24, 1p34.1, 2p23.3, 3q27	AR
Hipomielinização com atrofia dos núcleos da base e do cerebelo (H-ABC)	TUBB4A	19.6	AD
Leucoencefalopatia com comprometimento do tronco encefálico e da medula espinhal e lactato aumentado na substância branca (LBSL)	DARS2	1	AR
Xantomatose cerebrotendínea	CYP27A1	22q33-pter	AR
Leucoencefalopatia cavitante progressiva	NDUFS1	2q33-q34	AR

LX: ligada ao cromossomo X; AD: autossômica dominante; AR: autossômica recessiva.

e maciça da substância branca, que nas áreas mais preservadas apresenta aspecto esponjoso e número aumentado de oligodendrócitos com aspecto vacuolizado.

A *doença de Pelizaeus-Merzbacher*, associada a defeito no gene da proteína proteolipídeo da mielina (gene *PLP1*, situado no cromossomo Xq22.2), inicia-se nos primeiros meses de vida e tem progressão lenta ou rápida, sendo caracterizada por hipomielinização difusa da substância branca do SNC.

A *doença de Alexander* ou *leucodistrofia com fibras de Rosenthal* deve-se a mutação no gene *GFAP*, localizado no cromossomo 17q21. Trata-se de encefalopatia precoce, rapidamente progressiva, que cursa com megalencefalia. O aspecto histológico

26

é bastante característico, com numerosas fibras de Rosenthal de permeio com substância branca desmielinizada, particularmente junto aos vasos e na região subpial.

A *doença de Canavan*, cujo quadro clínico é bem semelhante ao da doença de Alexander, inclusive com megalencefalia, deve-se à deficiência da enzima aspartoacilase (gene *ASPA*, localizado no cromossomo 17p13-pter), que leva a aumento do ácido N-acetil-aspártico, detectado *in vivo* na urina e por meio de espectroscopia por ressonância magnética. Histologicamente, além de desmielinização há espongiose na substância branca cerebral e cerebelar e astrócitos de Alzheimer tipo II.

Doença de Lafora

Trata-se de doença transmitida por herança autossômica recessiva associada a mutações no gene *EPM2A*, localizado no cromossomo 6q24 (60% dos casos), ou no gene *EPM2B*, localizado no cromossomo 6p22.3 (25% dos casos), que codificam, respectivamente, as proteínas laforina e malina, cuja perda de função causa distúrbio no metabolismo do glicogênio. Clinicamente, a doença manifesta-se como epilepsia mioclônica progressiva, que em geral se inicia entre 10 e 16 anos de idade. Crises convulsivas mioclônicas e decadência intelectual com evolução inexorável em 6 a 8 anos compreendem a história natural da doença.

Corpos de inclusão no citoplasma de neurônios (*corpos de Lafora*, Figura 26.36), especialmente em córtex cerebral, globo pálido, substância negra e cerebelo, são patognomônicos. As inclusões (1 a 30 μm) são homogêneas ou concêntricas e têm centro basófilo denso e halo claro na periferia. Fora do SN, os corpos de Lafora podem ser encontrados em fígado, músculos esqueléticos e glândulas sudoríparas. Biópsia de pele para pesquisa dessas inclusões em glândulas sudoríparas é o método de escolha para diagnóstico.

Distrofia neuroaxonal infantil

Também chamada doença de Seitelberger, é transmitida por herança autossômica recessiva cujas bases bioquímicas permanecem desconhecidas. Clinicamente, manifesta-se por deterioração psicomotora global, acompanhada de hipotonia, sinais piramidais e movimentos oculares anormais, que se iniciam no final do primeiro ano ou no decorrer do segundo ano de vida. A evolução é progressiva, e o óbito se dá no terceiro ou quarto ano de vida.

Dois achados morfológicos permitem o diagnóstico: (1) dilatações axonais (esferoides) disseminadas em quase todo o encéfalo, predominando no córtex cerebral, núcleos da base, tálamo e núcleos do teto do tronco encefálico; (2) mineralização dos núcleos da base, particularmente do globo pálido. Os esferoides são constituídos por agregados tubulomembranosos, às vezes misturados a organelas citoplasmáticas, degeneradas ou não, como mitocôndrias, corpos densos, retículo endoplasmático liso e granular (Figura 26.37). Esferoides estão presentes também em nervos periféricos, sobretudo nos terminais sensitivos, podendo ser visualizados em biópsias de pele ou conjuntiva. Este é o procedimento diagnóstico da doença, que não tem marcadores laboratoriais.

Neurodegeneração associada a pantotenatocinase

Trata-se de doença degenerativa do SNC causada por mutação no gene *PANK2*, localizado no cromossomo 20p12.3-p12, que codifica a proteína pantotenatocinase. A afecção faz parte de um grupo de doenças que têm em comum o acúmulo cerebral de ferro, conhecido pela sigla NBIA (*neurodegeneration with brain iron accumulation*), do qual fazem parte a distrofia neuroaxonal infantil, a neuroferritinopatia e a aceruloplasminemia. Como na distrofia neuroaxonal infantil, a patogênese da dilatação axonal é desconhecida. Parece que o acúmulo de ferro, que favorece a formação de radicais livres (ver Capítulo 3), seja o responsável pelo dano tecidual. Com início a partir de 2 anos de idade e até a adolescência, a doença manifesta-se por distonia progressiva, decadência intelectual, retinose pigmentar e evolução lenta por mais de 10 anos.

Macroscopicamente, o globo pálido e a zona reticular da substância negra apresentam-se acastanhados. Histologicamente, o quadro é semelhante ao da distrofia neuroaxonal infantil, sendo caracterizado por esferoides e por depósitos minerais que se coram para ferro. O padrão de mineralização confere aspecto praticamente patognomônico à ressonância magnética.

Doença de Wilson

Doença de herança autossômica recessiva, deve-se a mutações no gene *ATP7B*, no cromossomo 13q14.3-q21.1, que codifica a proteína ATPase7B, a qual transporta metais através

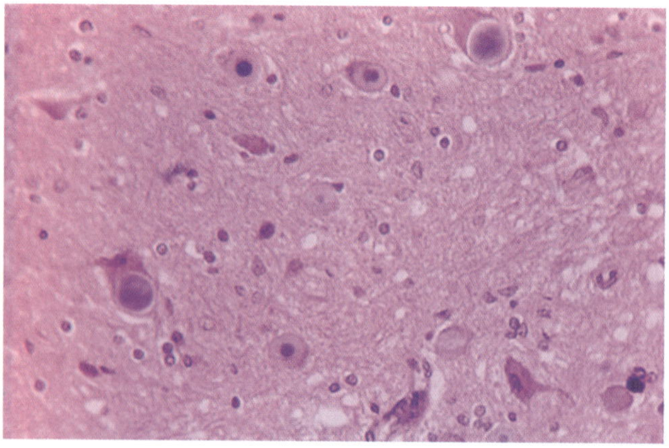

Figura 26.36 Doença de Lafora. Corpos de Lafora em neurônios talâmicos.

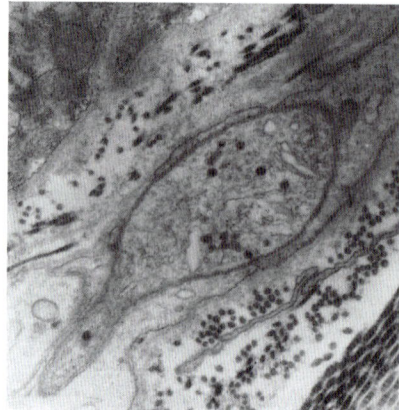

Figura 24.37 Distrofia neuroaxonal infantil. Dilatação axonal (esferoide) à microscopia eletrônica, em biópsia de conjuntiva ocular.

de membranas celulares; nos hepatócitos, transfere cobre à ceruloplasmina. Quando há excesso de cobre nos hepatócitos, a proteína promove sua excreção na bile. Em consequência do defeito, surge acúmulo de cobre nos tecidos, em particular no fígado, no encéfalo e na córnea (ver Capítulo 23).

Macroscopicamente, os putâmens podem estar contraídos ou gelatinosos, às vezes necróticos, com cavitações às vezes amplas (Figura 26.38). Histologicamente, encontram-se desde perda neuronal até necrose tecidual, com cavidades contendo restos celulares, vasos e macrófagos com hemossiderina. O neurópilo restante mostra-se esponjoso. Quase sempre são vistos astrócitos de Alzheimer tipo II e, menos frequentemente, células de Opalski (redondas, núcleos picnóticos periféricos e citoplasma abundante, granuloso, eosinófilo). Pode haver ainda perda neuronal cortical e gliose reativa.

Quando a doença inicia-se antes do sétimo ano de vida, há apenas comprometimento visceral e insuficiência hepática progressiva. Em crianças maiores ou adolescentes, a doença manifesta-se com insuficiência hepática subaguda ou aguda, o que, na ausência de história familial, torna o diagnóstico difícil. Quando o início é tardio, predominam as manifestações neurológicas, com o quadro clássico de síndrome extrapiramidal progressiva (rigidez, tremor, distonia) e de demência progressiva. O anel corneano de Kayser-Fleischer está sempre presente e é patognomônico (ver Figura 31.17).

▶ Aminoacidopatias

Resultam de erros inatos do metabolismo de aminoácidos (p. ex., fenilcetonúria, hiperglicinemia, doença do "xarope de bordo", homocistinúria, distúrbios do ciclo da ureia), quase todas de transmissão autossômica recessiva, raramente ligadas ao cromossomo X. A grande maioria é de expressão neonatal precoce, traduzindo-se por associações variáveis de sinais e sintomas, sobretudo vômito, impossibilidade de alimentação, irritabilidade, perda de peso, crises convulsivas, movimentos involutivos anormais, distúrbios respiratórios, acidose metabólica, letargia e coma. Diante de contexto pouco específico e afastadas causas mais frequentes como meningites, hemorragias, distúrbios hipóxico-isquêmicos ou malformações cerebrais, deve-se suspeitar dessas doenças sobretudo se há história anterior semelhante em familiar próximo ou consanguinidade dos pais, situações em que exames metabólicos gerais (glicemia, gasometria, ionograma, amoniemia e pesquisa do ácido cetônico)

ou específicos (dosagens enzimáticas no sangue, na urina ou no tecido) devem ser realizados. Tais doenças têm grande interesse clínico, pois seu diagnóstico precoce, em certas entidades, permite tratamento que previne danos cerebrais irreparáveis.

O interesse neuropatológico desse grupo de doenças é menor, uma vez que em nenhuma delas se encontram alterações específicas que permitam o diagnóstico morfológico. Os achados resumem-se a alterações limitadas à substância branca, a qual se encontra pálida, hipomielinizada, às vezes esponjosa, com ou sem gliose reativa. Nos distúrbios das enzimas do ciclo da ureia, que causam hiperamoniemia, são vistos astrócitos de Alzheimer tipo II.

A patogênese das lesões do SNC é multifatorial. Alguns aminoácidos atuam como neurotransmissores ou são precursores de neurotransmissores, podendo o acúmulo ou a deficiência de outros interferir na função mitocondrial ou produzir anormalidades no metabolismo de lipídeos e proteínas (inclusive na bainha de mielina), enquanto a não transformação da amônia em ureia resulta em neurotoxicidade.

▪ Doenças circulatórias

As doenças circulatórias do SNC, a despeito da política mais efetiva de prevenção, diagnóstico e tratamento precoce, permanecem como uma das principais causas de morbidade e mortalidade nos países desenvolvidos. De acordo com a Organização Mundial da Saúde (OMS), em 2016 a doença isquêmica do coração e o *acidente vascular cerebral* (AVC) foram as duas principais causas isoladas de morte no mundo todo, totalizando cerca de 15 milhões de óbitos. No Brasil, segundo o Ministério da Saúde, o AVC é a causa mais frequente de óbito na população adulta, correspondendo a 10% do total. Nos Estados Unidos, em 2016 o AVC foi o responsável por cerca de um em cada 19 óbitos. AVC é o termo clínico para *doença cerebrovascular*, que por sua vez inclui qualquer anormalidade encefálica causada por isquemia ou hemorragia.

Os principais *fatores de risco* para doença cerebrovascular são hipertensão arterial, tabagismo, diabetes melito, hiperlipidemia, dieta inadequada, obesidade, sedentarismo, uso excessivo de álcool e estresse. Muitos desses fatores estão interligados, o que significa, por exemplo, que uma pessoa obesa possivelmente tenha também elevação da pressão arterial, diabetes e aumento de colesterol. Ou, então, que o usuário de álcool seja também fumante e não tenha dieta adequada. O consumo de álcool em pequenas quantidades pode reduzir a possibilidade de AVC. No entanto, naqueles que bebem em demasia o risco de AVC aumenta em 2,5 vezes. Hipertensão arterial sistêmica é o principal fator de risco de doença circulatória no SNC, isquêmica ou hemorrágica, aumentando o risco em quatro a cinco vezes. Diabetes melito e hiperlipidemia, dois distúrbios metabólicos prevalentes, são também importantes fatores de risco. Outras condições de risco incluem fibrilação atrial ou doenças que podem originar êmbolos, como infarto do miocárdio, valvopatias, insuficiência cardíaca congestiva e aterosclerose da artéria carótida.

Fatores genéticos podem atuar na gênese de lesões isquêmicas ou hemorrágicas, como alterações em genes que codificam proteínas responsáveis por hemostasia e regulação vascular. Em jovens, doenças vasculares podem resultar de defeitos genéticos, como lesão isquêmica induzida por autoanticorpos antifosfolipídeos. Além desses, o risco de doença vascular aumenta com o avançar da idade. Para uma criança antes de 15 anos, o risco é de 1 em 100.000 pessoas; de 35 a 44 anos, é de 1 em 5.000; de 55 a 64 anos, de 1 em 300; de 75 a 85 anos, de 1 em 50; acima de

26

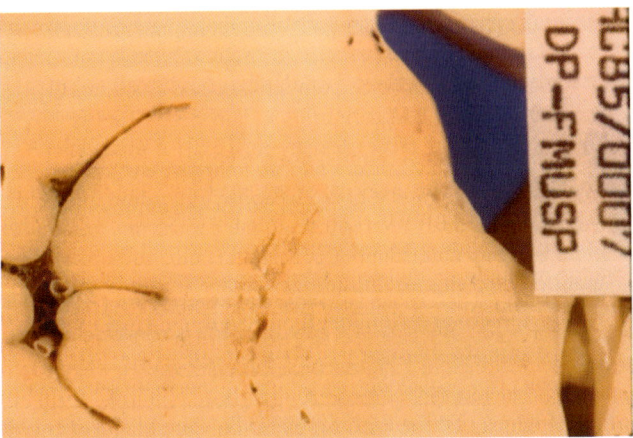

Figura 26.38 Doença de Wilson. Necrose no putâmen.

85 anos, de 1 em 33 pessoas. Mulheres são mais acometidas do que homens. Cor da pele e condição econômica têm forte impacto na incidência de doença cerebrovascular. Em geral, doença cerebrovascular compromete menor número de pessoas brancas do que não brancas. Países ocidentais e Japão, com maior número de pessoas idosas, têm maior incidência de doenças cerebrovasculares do que países em desenvolvimento. É comum, ainda, a recorrência de AVC, observada em 20% dos pacientes, o que contribui para aumentar ainda mais a morbidade pelo efeito cumulativo das lesões. O uso de imagens, como a tomografia computadorizada e a ressonância magnética, muito tem aprimorado o diagnóstico das doenças cerebrovasculares.

O metabolismo do SNC é quase totalmente aeróbico, o que exige aporte de sangue adequado, constante e bem oxigenado. Embora represente apenas 2% do peso corporal, o SNC requer 20% do débito cardíaco e consome, em um adulto em repouso, 15% do O_2 circulante. O fluxo sanguíneo cerebral (FSC) é desproporcionalmente alto em relação ao de outros órgãos. O FSC depende da atividade metabólica cerebral e da oferta de O_2 e glicose. No tecido nervoso normal, o FSC e a taxa metabólica de O_2 e glicose estão interligados e atuam em sincronia, aumentando ou reduzindo simultaneamente, como fenômeno de *autorregulação*.

Em condições normais, o FSC permanece constante em torno de 50 mL/100 g de tecido/min. Tal valor representa a média entre o fluxo da substância cinzenta, acima de 80 mL/100 g de tecido/min, e o da substância branca, que varia de 20 a 25 mL/100 g de tecido/min. Tal diferença deve-se ao fato de a densidade capilar e a atividade metabólica serem maiores na substância cinzenta.

A autorregulação da circulação cerebral mantém o FSC constante, independentemente de variações na pressão arterial sistêmica. A autorregulação se faz em uma faixa de variação da pressão arterial sistêmica média de 50 a 150 mmHg em indivíduos normotensos. Abaixo e acima desses valores, o FSC varia de acordo com a pressão arterial sistêmica. Em humanos, é muito difícil determinar o limite superior, pelo risco de ruptura vascular ou de hemorragia por aumento excessivo da perfusão. Para a maioria das pessoas, o limite superior parece estar em torno de 160 mmHg. Os limites inferior e superior mostram-se elevados em cerca de 30 mmHg em indivíduos com hipertensão arterial, com a finalidade de diminuir os danos vasculares frente aos índices pressóricos elevados. Por isso, em um paciente hipertenso crônico a redução da tensão arterial aos níveis de normalidade pode determinar lesões focais ou difusas secundárias a hipoperfusão do tecido nervoso, podendo essa redução ser suficientemente grave para provocar infarto cerebral, especialmente nas zonas limítrofes de irrigação das artérias cerebrais. Cerca de um terço dos pacientes hipertensos crônicos assintomáticos exibe lesões focais de hipoperfusão. A autorregulação da circulação cerebral é feita principalmente pela reatividade à pressão arterial e ao dióxido de carbono (CO_2), além de substâncias vasoativas como óxido nítrico, tromboxano A_2 ou endotelina-1 produzidas pelo endotélio vascular.

Alterações circulatórias no SNC podem resultar em *isquemia* ou *hemorragia*, podendo coexistir mais de um mecanismo no mesmo paciente. Clinicamente, tais doenças caracterizam-se por aparecimento súbito de sinais e sintomas neurológicos de comprometimento da função cerebral, focal ou global, com duração superior a 24 horas ou com óbito, sem outra causa aparente além da origem vascular. Isquemia cerebral responde por cerca de dois terços das alterações circulatórias. As principais causas de distúrbios circulatórios, resumidas na Figura 26.39, estão descritas a seguir.

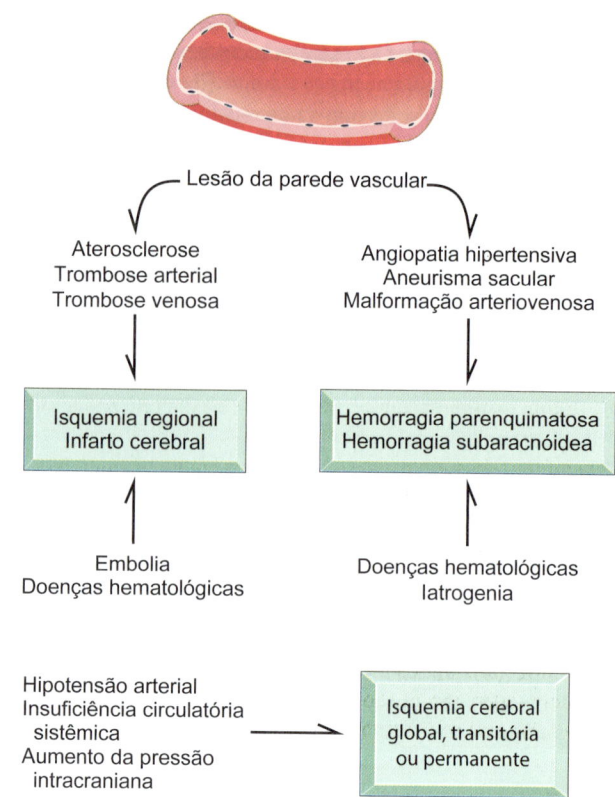

Figura 26.39 Principais causas de isquemia regional e global e de hemorragia no SNC.

- **Lesão da parede vascular**, arterial ou venosa, causa *isquemia* ou *hemorragia*. *Isquemia* é a redução do FSC causada por transtorno circulatório, sistêmico ou local. Redução do FSC em determinado território pode resultar em: (a) infarto cerebral ou isquemia regional; (b) ataque isquêmico transitório, quando há redução do FSC e posterior restauração do FSC; (c) infarto lacunar. Na maioria dos casos, a lesão é provocada por aterosclerose (ver Capítulo 16) e trombose; menos frequentemente, a causa é arterite, infecciosa ou não. Outras doenças vasculares (p. ex., displasia fibromuscular) também podem causar trombose. *Hemorragia*, que pode ser *intracerebral* ou *subaracnóidea*, resulta de ruptura da parede vascular, encontrada na *hipertensão arterial*, em *malformações vasculares*, no *aneurisma sacular* e, menos comumente, na *angiopatia amiloide cerebral*

- **Embolia.** Êmbolos, que podem causar *infarto cerebral* ou *isquemia regional*, originam-se quase sempre de trombos: (a) em artérias cerebrais, muitas vezes associados a aterosclerose; (b) cardíacos, especialmente quando há fibrilação atrial ou infarto do miocárdio. Ateromas ulcerados podem gerar ateroêmbolos. Embolia pode ter também origem neoplásica, gordurosa ou gasosa

- **Hipotensão arterial, insuficiência circulatória sistêmica, aumento da pressão intracraniana.** Resultam em *isquemia cerebral global*, transitória ou permanente, quando há redução transitória e generalizada ou interrupção completa do FSC. Tal acontece por parada cardíaca ou hipotensão arterial grave, por infarto do miocárdio (*encefalopatia* *hipóxico-isquêmica* ou *encefalopatia da parada cardíaca*), arritmias cardíacas ou aumento da pressão intracraniana; quando esta excede os valores da pressão arterial sistólica, há redução ou bloqueio da perfusão cerebral (*encéfalo não perfundido*; ver adiante, Isquemia cerebral global)

- **Doenças hematológicas.** Algumas podem causar: (a) *isquemia*, como afecções com aumento da viscosidade sanguínea (p. ex., anemia falciforme) ou que levam a hipercoagulabilidade sanguínea; (b) *hemorragia*, por alterações nos fatores da coagulação ou em leucemias agudas
- **Iatrogenia.** Certos medicamentos podem provocar *isquemia*, como contraceptivos orais e reposição hormonal pós-menopausa, ou *hemorragia*, como substâncias anticoagulantes ou trombolíticas, que causam *hemorragia intracerebral* ou *subaracnóidea*
- **Drogas ilícitas,** como cocaína, heroína e simpaticomiméticos (p. ex., anfetamina), podem causar *hemorragia intracerebral* ou *subaracnóidea*.

▶ Doença cerebrovascular

Doenças degenerativas, inflamatórias (infecciosas e não infecciosas) ou malformativas podem acometer artérias intracranianas e parenquimatosas cerebrais, resultando em lesões cerebrais isquêmicas e hemorrágicas.

Aterosclerose cerebral

É a doença vascular mais frequente do SNC e uma das principais causas de infarto cerebral. Os fatores de risco para aterosclerose são hipertensão arterial, diabetes melito, hiperlipidemia e tabagismo (ver Capítulo 16). Indivíduos com hiperlipidemia e hipertensão arterial apresentem maior grau de aterosclerose nos ramos intra e extracranianos; naqueles com hiperlipidemia isolada, as lesões afetam mais os vasos extracranianos, enquanto naqueles com aumento somente do nível tensional as lesões ficam restritas aos ramos intracranianos e intracerebrais, que parecem ser mais vulneráveis ao estresse hemodinâmico. Em indivíduos de cor branca, as lesões tendem a ser mais graves nos vasos extracranianos, enquanto em africanos (negros), hispânicos e asiáticos os vasos intracranianos são os mais afetados.

No SNC, a aterosclerose acomete sobretudo as artérias carótidas internas e os vasos do polígono de Willis, em especial as artérias basilar, cerebral média, cerebral posterior e vertebrais (Figura 26.40). A artéria carótida comum e o segmento cervical da carótida interna, especialmente na região do seio carotídeo, nos locais de curvatura ou onde o vaso está anatomicamente fixo, também podem estar comprometidos. A aterosclerose acomete também artérias menores (200 a 900 μm de diâmetro), nas quais formam-se ateromas na junção entre elas, em ramificações das artérias principais ou no segmento proximal das artérias penetrantes, como as artérias lentículo-estriadas.

Placas ateromatosas nas artérias cerebrais são encontradas em muitos indivíduos adultos e na maioria dos idosos, acometendo cerca de 60% das pessoas acima de 60 anos no Brasil e de 85% nos EUA; a frequência e a gravidade da doença aumentam com a idade. Na maioria dos casos, a obstrução da luz apenas pelo ateroma é discreta, não causa transtorno significativo do

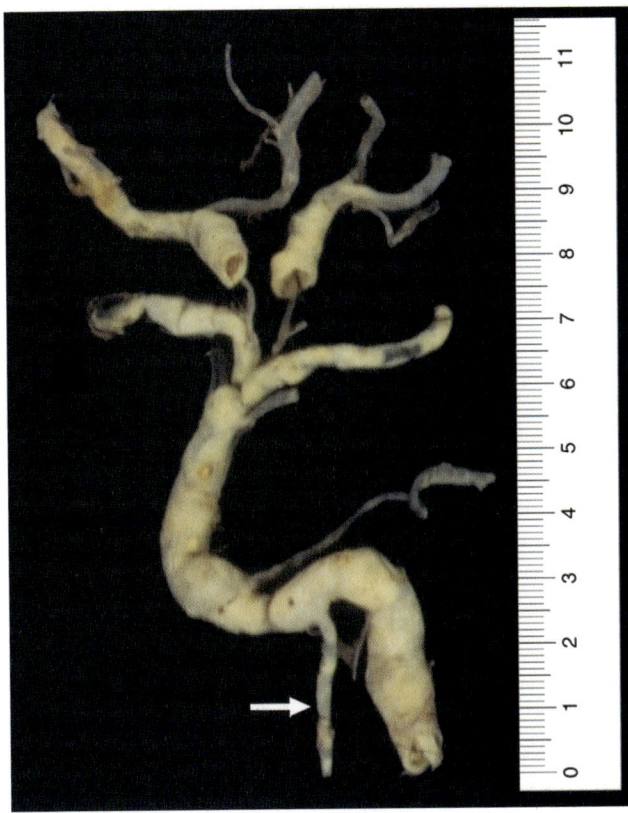

Figura 26.40 Aterosclerose dos grandes vasos do polígono de Willis. Dilatação fusiforme das artérias basilar e vertebral esquerda. A artéria vertebral direita é hipoplásica (*seta*).

FSC e nem resulta em alterações clínicas. Somente quando a obstrução é acentuada ou total é que surgem redução expressiva do FSC e infarto cerebral. As lesões morfológicas da aterosclerose estão descritas no Capítulo 16. Os mecanismos pelos quais a aterosclerose provoca infarto cerebral são: (a) crescimento progressivo do ateroma; (b) trombose, que pode ocluir a luz no momento de sua formação ou algumas horas depois; (c) hemorragia no interior da placa; (d) embolia, a partir da fragmentação de trombo ou de pequenos fragmentos da própria placa (ateroembolia). Quando a obstrução atinge 50 a 75% da luz vascular, surge diminuição clinicamente significativa do FSC. Além desses componentes locais, fatores sistêmicos, como arritmias cardíacas, infarto do miocárdio etc., por reduzirem o FSC, somam-se à lesão ateromatosa e agravam o distúrbio circulatório, provocando lesão isquêmica transitória ou permanente. A Figura 26.41 resume os mecanismos de formação do infarto cerebral na aterosclerose.

Outra consequência da aterosclerose é o *ataque isquêmico transitório* (ver adiante), causado por êmbolos originados em placas ateromatosas nas artérias carótidas e no sistema vertebrobasilar (*embolia artéria-artéria*) ou em trombos cardíacos. Tal quadro pode ocorrer também por redução do fluxo sanguíneo por hipotensão arterial em uma região de artéria cerebral estenosada ou durante arritmia cardíaca acompanhada de hipotensão arterial e queda do FSC. *Dolicoectasia*, lesão relativamente comum no segmento supraclinoide da artéria carótida interna ou na artéria basilar, caracteriza-se por vaso alongado, largo e tortuoso (Figura 26.40).

26

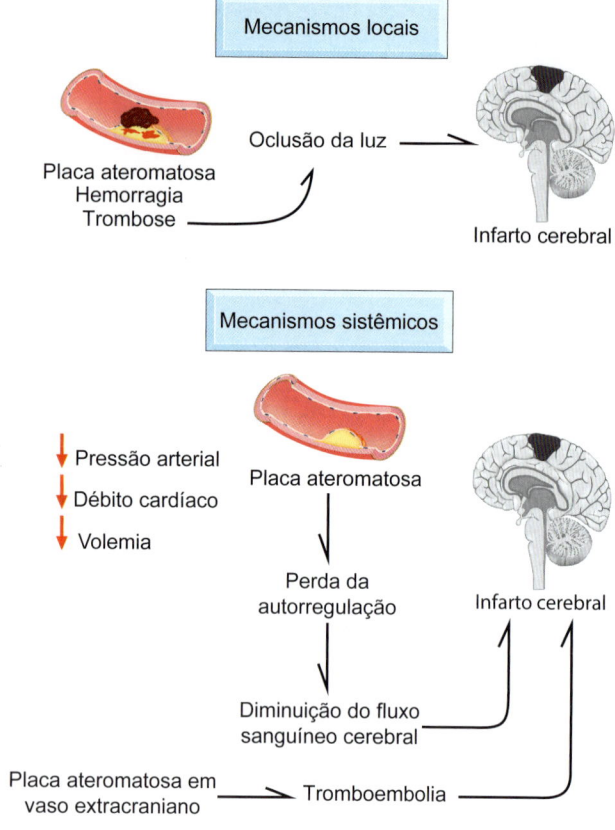

Figura 26.41 Mecanismos de formação do infarto cerebral na aterosclerose.

Microangiopatia hipertensiva

No SNC, hipertensão arterial sistêmica (HAS) eleva os limites da curva de autorregulação do FSC, agrava a aterosclerose e, por aumento persistente da pressão arterial, causa lesão em artérias de pequeno calibre que se originam de ramos das artérias cerebrais anterior, média e posterior no espaço subaracnóideo. Tais artérias penetram no córtex cerebral e na substância branca subcortical ou nas regiões profundas do parênquima cerebral, como núcleos da base, tálamo e substância branca; ramificações curtas a partir da artéria basilar suprem a maior parte da ponte e do mesencéfalo. Lesões nessas artérias na HAS são denominadas *microangiopatia hipertensiva* e, junto com a angiopatia amiloide cerebral e CADASIL (ver adiante), caracterizam a *doença de pequenos vasos* ou *microangiopatia*, que pode resultar em: (1) *infarto lacunar*; (2) *demência vascular subcortical isquêmica* causada por infartos lacunares múltiplos e/ou por alterações difusas da substância branca (ver Demência vascular); (3) *hemorragia cerebral parenquimatosa*.

As artérias lentículo-estriadas e lentículo-ópticas, que se originam em ângulo reto da artéria cerebral média, são os vasos perfurantes profundos mais comprometidos na HAS. Tal fato se deve à transição brusca de uma artéria de calibre relativamente grande (artéria cerebral média) para uma de pequeno calibre (artéria lentículo-estriada), que fica submetida a uma pressão de grande intensidade, sem o amortecimento que a transição com um vaso de calibre intermediário propiciaria, atenuando os efeitos da hipertensão arterial.

As alterações neurológicas na HAS dependem da velocidade com que se instalam a hipertensão e as lesões da parede vascular. *Encefalopatia hipertensiva aguda*, que resulta de aumento rápido e grave da pressão arterial, caracteriza-se por hipertensão intracraniana, com cefaleia, diminuição do nível de consciência, náuseas, vômitos e sinais focais, podendo resultar em hemorragia cerebral parenquimatosa. Aumento da pressão arterial pode alterar a barreira hematoencefálica e causar edema vasogênico. Se não há correção rápida do pico hipertensivo, ocorrem saída de proteínas plasmáticas, deposição de fibrina na parede dos vasos de pequeno calibre e lesão de células da camada muscular. Outro efeito é vasoconstrição arteriolar em resposta ao aumento da pressão arterial, capaz de causar isquemia e edema citotóxico.

Aspectos morfológicos

As lesões de pequenos vasos na HAS são segmentares, comprometem de forma irregular a parede do vaso, atingem principalmente artérias de 40 a 300 µm de diâmetro e podem ser: arteriolosclerose, lipo-hialinose/necrose fibrinoide, microateromas e microaneurisma de Charcot-Bouchard. Na *arteriolosclerose*, a parede do vaso mostra espessamento hialino de arteríolas (40 a 150 µm) e redução da luz. Embora possa ser consequência do envelhecimento, arteriolosclerose é mais comum e mais grave em pacientes com hipertensão arterial ou diabetes melito. Arteriolosclerose tende a associar-se com maior frequência à demência vascular subcortical isquêmica (ver Demência vascular). *Lipo-hialinose* inicia-se com a deposição de proteínas plasmáticas e fibrina na parede vascular. Esse material, associado a restos de células da camada muscular, causa espessamento da parede vascular, homogêneo, amorfo e eosinófilo. Em casos graves, surge necrose fibrinoide (Figura 26.42 A). Com a evolução da lesão, o material fibrinoide é substituído por colágeno, e a parede arterial torna-se mais espessada, homogênea e eosinofílica, caracterizando a hialinose. Além do espessamento hialino, pode haver hiperplasia fibromuscular da íntima, graus variados de redução da luz do vaso, proliferação e hiperplasia concêntrica de células musculares com aspecto de "casca de cebola". *Microateromas* são lesões semelhantes a ateromas em artérias de grande ou médio calibre. O *microaneurisma de Charcot-Bouchard*, mais comum com o avançar da idade, consiste em destruição da limitante elástica interna e da camada média de pequenas artérias e dilatação sacular da luz, muitas vezes com trombo (Figura 26.42 B). Sua identificação em cortes histológicos é difícil, vendo-se muitas vezes apenas alterações degenerativas da parede vascular e aumento do espaço perivascular, com ou sem macrófagos com hemossiderina. Essa dificuldade é, possivelmente, a explicação pelo questionamento de sua relação com a hipertensão arterial e de seu papel na patogênese da hemorragia cerebral hipertensiva. Para muitos estudiosos, a não visualização do aneurisma poderia ser secundária à sua destruição após o sangramento.

Em consequência dessas lesões, pode haver: (1) estreitamento da luz do vaso, com isquemia; (2) perda da vasomotricidade, que também contribui para lesões isquêmicas; (3) enfraquecimento da parede vascular e sua ruptura, o que provoca hemorragia.

(continua)

26

Aspectos morfológicos (*continuação*)

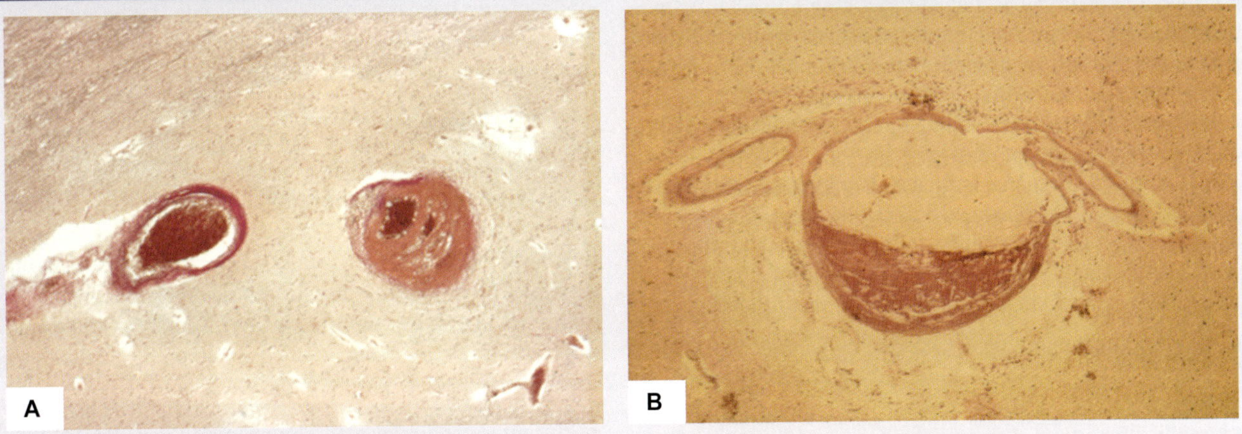

Figura 26.42 Hipertensão arterial. **A.** Lipo-hialinose com redução da luz de pequena artéria cerebral. Comparar com a artéria normal à esquerda. **B.** Microaneurisma de Charcot-Bouchard, parcialmente preenchido por trombo.

A encefalopatia hipertensiva aguda é a causa mais frequente da *síndrome de leucoencefalopatia posterior reversível*, presente em 60% dos casos e que, além dos sinais e sintomas descritos, acompanha-se de diminuição da acuidade e/ou perda do campo visual. Os exames de imagens revelam edema extenso na substância branca da região posterior dos lobos occipitais. Em geral, o prognóstico é bom, sendo reversíveis as alterações clínicas e de imagens quando o comprometimento é discreto. Em alguns casos, pode ficar sequela neurológica, como epilepsia. Em necrópsias, encontram-se necrose fibrinoide, trombos de fibrina e microinfartos.

Angiopatia amiloide cerebral

Angiopatia amiloide cerebral (AAC) caracteriza-se pela deposição extracelular da substância amiloide em pequenas artérias e, ocasionalmente, em veias. AAC engloba um grupo heterogêneo de doenças hereditárias e uma forma esporádica, esta última a mais comum, sem relação com a amiloidose sistêmica ou localizada. Dos mais de 20 tipos de substância amiloide, sete estão relacionados com a forma hereditária da AAC. Na AAC esporádica, rara antes de 60 anos, a proteína amiloide é composta de β-amiloide (Aβ), produto da clivagem da proteína precursora do β-amiloide (ver Capítulo 6).

Na maioria dos pacientes, a doença evolui sem sinais clínicos e sem exames laboratoriais capazes de a diagnosticarem. A manifestação clássica da AAC é *hemorragia lobar*, principalmente nos lobos frontal ou frontoparietal, em pessoas acima de 60 anos e sem hipertensão arterial. O diagnóstico é suspeitado quando não existem causas que justifiquem hemorragia lobar, como uso de trombolíticos, doenças hematológicas/coagulopatias, malformação vascular e traumatismo craniano. A AAC pode manifestar-se ainda com sintomas neurológicos focais transitórios ou demência, relacionados com microinfartos e micro-hemorragias. Técnicas específicas de ressonância magnética detectam micro-hemorragia nas áreas com maior depósito de material amiloide. O diagnóstico definitivo, no entanto, só é possível pelo exame anatomopatológico. Evolução rapidamente progressiva de disfunção cognitiva com crise convulsiva, sinais neurológicos focais e alterações nos exames de imagem (p. ex., micro-hemorragia cortical e subcortical e edema na substância branca) constituem uma forma incomum de AAC associada a um tipo de angiite granulomatosa (angiite relacionada com Aβ, ver adiante).

Arteríolas e artérias de pequeno e médio calibre mostram parede espessada, com áreas de substituição das camadas média e adventícia por material amorfo, eosinofílico, positivo nas colorações por vermelho Congo e PAS, birrefringente à luz polarizada e fluorescente por tioflavina S ou T. Deposição de Aβ é identificada também por imuno-histoquímica. As alterações são mais comuns nos vasos da leptomeninge ou nas camadas superficiais do córtex cerebral.

Arteriopatia cerebral autossômica dominante com infartos subcorticais e leucoencefalopatia (CADASIL). Arteriopatia cerebral autossômica recessiva com infartos subcorticais e leucoencefalopatia (CARASIL, síndrome de Maeda)

CADASIL e CARASIL formam um grupo de afecções que acometem adultos, afetam a substância branca e são conhecidas também como leucoencefalopatia do adulto; a maioria delas, geneticamente determinada, manifesta-se com sinais e sintomas diversos e associados a envolvimento sistêmico, o que torna o diagnóstico um desafio. Outras raras doenças hereditárias de pequenos vasos incluem: leucodistrofia cerebral com vasculopatia da retina e doenças relacionadas com distúrbios do colágeno tipo IV.

CADASIL (*cerebral autossomal dominant arteriopathy with subcortical infarcts and leucoencephalopathy*) é doença vascular cerebral não associada a aterosclerose ou amiloidose, rara, com herança autossômica dominante e causada por mutação no gene *NOTCH3*; este localiza-se no cromossomo 19p13, e seu produto atua na angiogênese. Em adultos, o gene *NOTCH3* expressa-se apenas nas células musculares lisas da parede vascular. A afecção

26

compromete os vasos perfurantes de pequeno calibre e as artérias de médio calibre da substância branca e da leptomeninge. Os vasos da pele, de nervos periféricos e de músculos esqueléticos também podem ser afetados. Os vasos mostram espessamento concêntrico acentuado, fibroso e hialino das camadas média e adventícia, além de degeneração das células musculares e acúmulo de grânulos basofílicos, PAS-positivos, na camada média. À microscopia eletrônica, identifica-se material granuloso osmiofílico, achado patognomônico, além de destruição da camada muscular. O espessamento da parede causa estreitamento da luz, redução do FSC e isquemia focal na substância branca, onde os vasos são mais afetados. Nos núcleos da base e na ponte, pode haver infarto lacunar. Clinicamente, a doença manifesta-se geralmente de 40 a 50 anos de idade. Os principais sinais e sintomas são enxaqueca, com aura suficientemente grave a ponto de provocar hemiparesia, ataques isquêmicos recorrentes, manifestações psiquiátricas e déficit cognitivo. Múltiplos infartos levam a diminuição da cognição, seguida de déficit de memória e, com a evolução, demência subcortical, encontrada em 80% dos pacientes acima de 65 anos.

A *síndrome de Maeda* ou *CARASIL* (*cerebral autossomal recessive arteriopathy with subcortical infarcts and leucoencephalopathy*) é doença rara de herança autossômica recessiva, resultante de mutação no gene *HTRA1*, que acomete pessoas entre 20 e 45 anos, levando ao óbito em cerca de 7 a 8 anos. Além de infartos lacunares na substância branca, nos núcleos da base e na ponte, encontram-se alterações ósseas como hérnia de disco, cifose, ossificação de ligamentos espinhais e outras deformidades no esqueleto. Como na CADASIL, os vasos perfurantes de pequeno calibre da substância branca e núcleos da base são os mais lesados. As lesões consistem em espessamento fibroso acentuado da íntima, fragmentação da lâmina elástica interna, degeneração da camada média e redução de espessura da adventícia.

Vasculites. Arterites

As doenças vasculares inflamatórias representam um grupo de afecções heterogêneas de difícil diagnóstico por causa da variabilidade de lesões e de manifestações clínicas. Vasculites podem ser infecciosas ou não infecciosas (ver Capítulo 16). A classificação das vasculites não infecciosas tem sido controversa por muitos anos. Uma classificação de consenso internacional foi proposta em 2012, que incorporou os avanços no conhecimento da sua patogênese. Nomes e definições foram revistos e outras categorias de vasculites foram incluídas. No SN, vasos de grande calibre (arterite de Takayasu, arterite de células gigantes), de médio calibre (doença de Kawasaki, poliarterite nodosa) e de pequeno calibre podem ser afetados. As vasculites de vasos de pequeno calibre associam-se a ANCA (anticorpo citoplasmático antineutrófilo) e a deposição de imunocomplexos. Vasculites associadas a ANCA incluem a poliangiite microscópica, a poliangiite com granulomas e a poliangiite eosinofílica com granulomas (síndrome de Churg-Strauss). Algumas vasculites podem acometer vasos de qualquer tipo e calibre, como artérias, veias e capilares (doença de Behçet e síndrome de Cogan). As lesões podem ser isoladas, isto é, comprometer apenas os vasos cerebrais e cranianos, como a angiite primária do SNC e a angiite relacionada com Aβ, ou associar-se a afecção sistêmica, como poliarterite nodosa,

lúpus eritematoso sistêmico, poliangiite com granulomas, poliangiite eosinofílica com granulomas, síndrome de Sjögren, síndrome de Behçet e artrite reumatoide; podem ainda estar relacionadas com neoplasia maligna ou ser secundárias ao uso de drogas ilícitas.

Arterites não infecciosas

Arterite de células gigantes. Também conhecida como *arterite temporal*, compromete preferencialmente as artérias extracranianas, como artéria temporal superficial, artéria oftálmica, artéria ciliar posterior e artéria central da retina; menos comumente, afeta a artéria carótida interna. As lesões consistem em infiltrado inflamatório mononuclear na média e células gigantes multinucleadas próximas de áreas com fragmentação da lâmina elástica. A ausência de células gigantes multinucleadas não exclui o diagnóstico dessa arterite. Lesões antigas podem apresentar apenas fibrose intimal e da média e interrupção da lâmina elástica interna.

A doença é de natureza autoimune, com reação contra fibras elásticas da lâmina elástica interna, deposição de imunocomplexos, ativação de monócitos/macrófagos, necrose de células musculares e reação inflamatória. Mais comum em idosos, sobretudo entre 75 a 85 anos, a doença manifesta-se por cefaleia, claudicação da mandíbula, da língua ou da deglutição e sensibilidade na região da artéria temporal ou diminuição da sua pulsação. Cegueira abrupta ocorre por lesão da artéria oftálmica ou de seus ramos. Quando há comprometimento de artérias intracranianas, ocorrem cefaleia, vertigem, tontura, distúrbios visuais, ataque isquêmico transitório e alterações na ressonância magnética no trajeto da artéria basilar e/ou vertebral, com lesões isquêmicas na região infratentorial. Biópsia da artéria temporal com pelo menos 3 a 5 cm de extensão é o método de escolha para o diagnóstico; por seu caráter segmentar, a lesão pode não ser vista em biópsia.

Doença de Takayasu. Rara, é mais comum em indivíduos entre 15 e 45 anos, do sexo feminino e de origem japonesa. O arco aórtico, o tronco braquiocefálico e a aorta descendente são as principais sedes, podendo haver comprometimento também das artérias carótida comum esquerda e subclávia esquerda. De patogênese incerta, as lesões consistem em infiltrado inflamatório de mononucleares na camada média, destruição da lâmina elástica interna e células gigantes, em resposta a lesão de fibras elásticas. Espessamento fibroso de todas as camadas causa perda de complacência e desaparecimento da pulsação na artéria carótida e do pulso em ambos os braços. Com o tempo, as artérias tornam-se rígidas e com luz reduzida, favorecendo a formação de trombos e êmbolos, com infarto cerebral. As principais manifestações são distúrbios visuais e síncope.

Angiite primária do SNC. Rara e de etiologia desconhecida, acomete sobretudo homens entre 30 e 50 anos e atinge artérias e veias de médio e pequeno calibres da leptomeninge e do córtex cerebral. Encontram-se infiltrado de linfócitos e plasmócitos e células gigantes multinucleadas de forma segmentar na parede do vaso, com ou sem granulomas, sobretudo na íntima e na média. Às vezes, há somente necrose fibrinoide ou infiltrado linfocitário, dificultando mais ainda o diagnóstico. Biópsia do lobo temporal não dominante, incluindo leptomeninge e córtex cerebral, tem sido recomendada, devendo ser amostrado número suficiente desses vasos; biópsia negativa não exclui a doença. Clinicamente, a doença manifesta-se por cefaleia de início subagudo e evolução crônica, com períodos de melhora e recrudescimento, confusão mental e perda de memória. A maioria das manifestações deve-se a episódios de ataque isquêmico transitório, presentes em 30% dos pacientes. A doença tem prognóstico ruim, com evolução fatal em pouco tempo, embora possa ter resolução espontânea.

Angiite relacionada com β-amiloide. Mais comum em idosos (60 a 70 anos), trata-se de angiite com granulomas que afeta vasos de tamanho e distribuição semelhantes aos da angiite primária do SNC, tendo sido classificada como uma variante dessa afecção. A doença foi descrita em pacientes com AAC esporádica que desenvolveram angiite necrosante, com acúmulo de Aβ na parede vascular, reação inflamatória granulomatosa e macrófagos com material amiloide no citoplasma. Os pacientes evoluem de forma diferente da angiite primária do SNC e da AAC associada à doença de Alzheimer, usualmente com piora rápida do quadro cognitivo e resposta parcial ao tratamento com anti-inflamatórios.

Vasculites não infecciosas como manifestação de doença sistêmica. Envolvimento do SNC no *lúpus eritematoso sistêmico* (LES) ocorre em 50 a 75% dos pacientes, mesmo naqueles sem sintomas neurológicos. Clinicamente, as manifestações podem ser focais ou difusas, como crise convulsiva, hemiparesia secundária a isquemia, neuropatias, ou transtornos psiquiátricos, como psicose ou depressão. As lesões têm padrões variados, sendo mais comuns infartos cerebrais múltiplos por obstrução arterial de pequenos vasos por necrose fibrinoide, infiltrado inflamatório e espessamento fibroso da parede. Pode haver também tromboembolia secundária a endocardite trombótica não infecciosa. A patogênese da vasculopatia no LES permanece desconhecida, podendo haver participação de anticorpos antifosfolipídeos e anticardiolipina.

A *poliarterite nodosa* é arterite necrosante que acomete de forma segmentar todas as camadas de artérias de médio e pequeno calibre, com espessamento da parede. Lesões em vários estágios são uma característica da doença, que compromete simultaneamente vários órgãos, como rins, coração e trato gastrointestinal. Músculos esqueléticos são afetados em 40 a 80% dos casos, enquanto nervos periféricos o são em 50 a 75%. O comprometimento do SNC, que varia de 4 a 50% dos pacientes, ocorre nos estágios terminais, sendo infarto cerebral a segunda causa de óbito na doença. Crises convulsivas, ataque isquêmico transitório e sinais neurológicos focais são as manifestações usuais do acometimento do SNC. Nos nervos periféricos, as lesões vasculares resultam em mononeuropatia múltipla e polineuropatia simétrica.

A *doença de Kawasaki* é afecção inflamatória aguda sistêmica febril, pouco frequente, de etiologia desconhecida, que acomete principalmente crianças. Manifesta-se por febre, linfadenopatia não supurativa, edema e eritema de mãos e pés, *rash* cutâneo e envolvimento cardíaco. A doença, que pode afetar artérias cerebrais, compromete vasos de grande, médio e pequeno calibres, com padrão de arterite necrosante.

A rara *poliangiite com granulomas*, associada a anticorpo citoplasmático (ANCA), caracteriza-se por vasculite necrosante sistêmica que envolve artérias, arteríolas, capilares e vênulas, especialmente das vias aéreas, podendo comprometer nervos periféricos, cranianos e espinhais. Lesão de vasos cerebrais ocorre nas fases avançadas, podendo causar infarto e hemorragia intracerebral ou subaracnóidea, por causa da vasculite ne-

crosante ou da extensão da lesão que acomete a cavidade nasal, a órbita ou o canal auditivo.

A *poliangiite com granulomas eosinofílicos (síndrome de Churg-Strauss)*, também mediada por ANCA, em dois terços dos casos evolui com neuropatia periférica. Clinicamente, encontram-se asma, eosinofilia acentuada, sinusite e lesão vascular pulmonar. As artérias de pequeno e médio calibre e, por vezes, capilares e vênulas, mostram vasculite necrosante, com grande quantidade de eosinófilos e granulomas. O envolvimento do SNC ocorre na fase tardia, com isquemia ou hemorragia e lesão isquêmica do nervo óptico.

A *síndrome de Behçet*, rara, multisistêmica, caracteriza-se por úlceras orais e genitais e lesão cutânea e ocular, em especial uveíte. A doença consiste em inflamação de vênulas com linfócitos, macrófagos e neutrófilos, podendo ser destrutiva. O SNC acha-se comprometido em 30 a 40% dos casos. Encefalite é a síndrome clínica mais frequente, seguida de meningoencefalite e neuropatia. Cefaleia, sinais piramidais e cerebelares e disartria são os achados clínicos mais comuns.

Arterites infecciosas

Os vasos cerebrais podem ser acometidos em infecções sistêmicas ou por contiguidade em infecções de seios nasais, faringe, face e ouvido. Na fase aguda, a inflamação lesa o endotélio e favorece a formação de trombos; na fase crônica, ocorrem proliferação da íntima e obstrução progressiva da luz. Vários agentes comprometem os vasos cerebrais, como bactérias, espiroquetas e fungos; entre os fungos, *Aspergillus fumigatus*, *Candida albicans* e *Mucor* são os mais comuns, especialmente em indivíduos imunossuprimidos. Na leptomeningite tuberculosa, muitas vezes ocorrem vasculite e infartos cerebrais. Na embolia séptica, principalmente na endocardite infecciosa, os vasos cerebrais podem ser lesados por microrganismos, principalmente a artéria cerebral média, resultando em *aneurismas infecciosos ou micóticos*; estes podem romper o vaso e causar hemorragia parenquimatosa ou subaracnóidea, além de provocar abscesso cerebral e leptomeningite.

Aneurisma sacular

Mais frequente em mulheres (3:2), aneurisma sacular é o aneurisma cerebral mais comum e a principal causa de hemorragia subaracnóidea espontânea (não traumática). Nos EUA, 80 a 90% dos casos de hemorragia subaracnóidea não traumática devem-se a ruptura de aneurisma sacular; em 5% dos pacientes, o sangramento resulta de malformação arteriovenosa ou neoplasia.

A incidência da lesão varia de 1 a 6%, conforme o estudo tenha sido feito em material de necrópsia ou em estudos de imagens; nestes, a incidência é de 6%. Óbito por ruptura de aneurisma sacular representa 16 a 24% de todas as mortes por doença cerebrovascular. Em 60% dos casos, o aneurisma torna-se sintomático entre 40 e 60 anos de idade, com pico entre 55 e 60 anos. Antes de 20 anos, a frequência é menor que 5%; em crianças, é raro.

Embora sua patogênese não esteja completamente esclarecida, algumas doenças de natureza genética associam-se a risco aumentado de aneurisma, particularmente telangectasia hereditária hemorrágica ou síndrome de Rendu-Osler-Weber e doenças do tecido conjuntivo (pseudoxantoma elástico, síndrome de Marfan e síndrome de Ehlers-Danlos). Nesses casos, a

26

prevalência em parentes de primeiro grau é quatro vezes maior do que na população em geral, os aneurismas são geralmente múltiplos e a ruptura ocorre mesmo em lesões pequenas.

O aneurisma localiza-se sobretudo junto à bifurcação de vasos, onde a parede é mais fina e são comuns fendas ou interrupções na camada muscular e na lâmina elástica interna. Admite-se que o aneurisma resulte de enfraquecimento da parede vascular relacionado com alterações ou estresse hemodinâmico. Tudo indica que interrupções na camada muscular em bifurcações e modificações no fluxo laminar, em local onde a parede é mais fina, podem, ao longo dos anos, favorecer o aneurisma. Tal mecanismo explicaria a raridade de aneurismas em crianças e a sua ruptura em adultos. Na *malformação*

arteriovenosa (MAV), em que há aumento do FSC regional, encontra-se aneurisma em 9% dos casos, preferencialmente no trajeto da artéria relacionada com a MAV. Perda da força de tensão da parede arterial pode ajudar na formação de aneurisma sacular, como ocorre em doenças do tecido conjuntivo, nas quais o aneurisma tende a ocorrer em indivíduos mais jovens. Na displasia fibromuscular e na síndrome de moyamoya, em que existem modificações na estrutura da parede do vaso e alteração no fluxo laminar, também pode se formar aneurisma sacular.

Outros fatores que aumentam o risco de aneurisma sacular são hipertensão arterial, tabagismo, uso de contraceptivos hormonais, alcoolismo e adenoma da hipófise.

Aspectos morfológicos

O aneurisma localiza-se no polígono de Willis, na bifurcação ou junção dos vasos (Figura 26.43 A), preferencialmente na região anterior do polígono (80 a 95% dos casos), na porção terminal da carótida interna (40%), na junção da cerebral anterior com a comunicante anterior (30%) e em correspondência com a primeira ou segunda ramificação da cerebral média (20%). Em homens, a artéria cerebral anterior é o sítio mais comum. Em 5 a 10% dos casos, o aneurisma situa-se no sistema vertebrobasilar ou na artéria cerebral posterior, o que é mais frequente em crianças (40 a 45%). Aneurismas múltiplos associam-se em geral a doenças do tecido conjuntivo ou a displasia fibromuscular. Os aneurismas são saculares, esferoidais, medem em geral 1 a 25 mm de diâmetro, sendo menores quando examinados à necrópsia do que nos exames de imagem. O aneurisma aumenta de tamanho com a idade, sendo iminente sua ruptura quando alcança 10 mm. Quando maior que 25 mm, constitui o raro aneurisma gigante (Figura 26.43 B), que é mais comum em crianças (30 a 40% dos casos). Aneurisma gigante provoca compressão cerebral, simulando tumor intracraniano e, menos frequentemente, rompe-se e causa hemorragia subaracnóidea. A parede do aneurisma é delgada, flácida e formada apenas pela íntima e pela adventícia, com proliferação celular subintimal. A lâmina elástica interna é reduzida ou ausente, e a camada média termina na junção do colo aneurismático com o vaso que origina o aneurisma. A parede do aneurisma pode apresentar fibrose, calcificação ou ateromas.

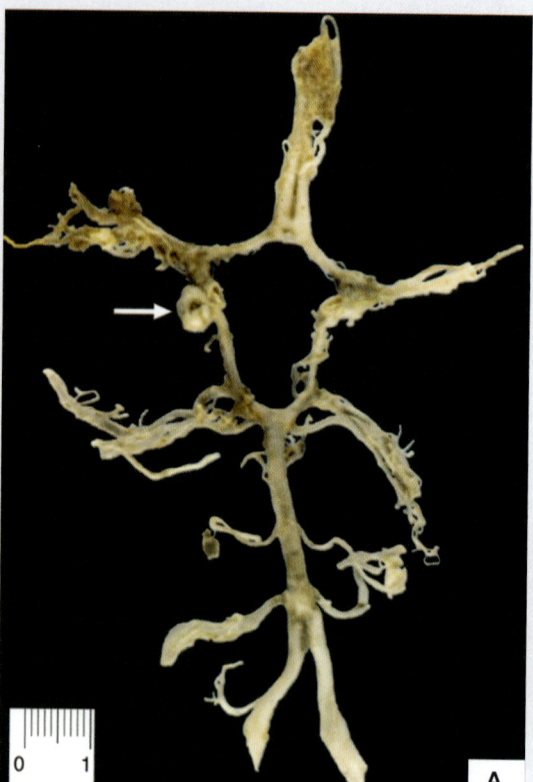
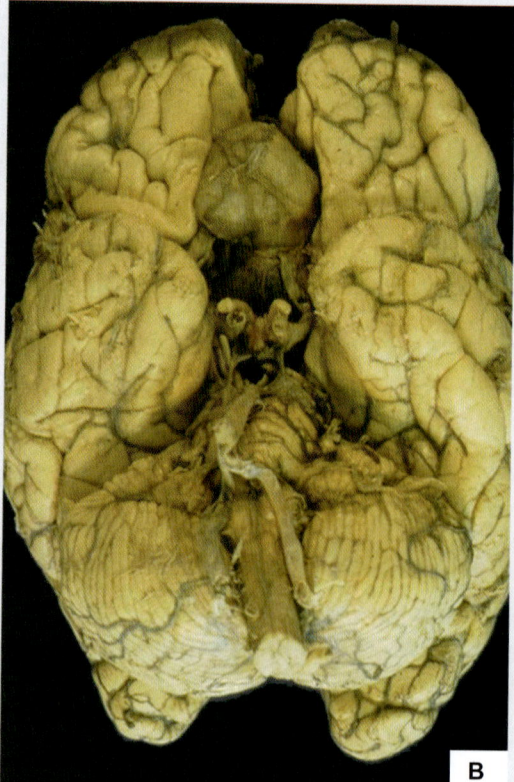

Figura 26.43 A. Aneurisma sacular da junção das artérias carótida interna e comunicante posterior (*seta*). **B.** Aneurisma sacular gigante na artéria comunicante anterior.

26

A maioria dos aneurismas saculares é assintomática até a ruptura, que resulta em *hemorragia subaracnóidea*. Menos frequentemente, a ruptura resulta em hemorragia intracerebral, nos casos em que o colo do aneurisma situa-se próximo do tecido nervoso, como nos aneurismas das ramificações da artéria cerebral média ou na comunicante anterior. A probabilidade de ruptura relaciona-se com a lei de Laplace, que estabelece: quanto maior o raio do vaso, maior a tensão na parede para resistir a uma dada pressão interna de fluido. O índice de ruptura, portanto, varia diretamente com o diâmetro do aneurisma: em aneurisma com 5 mm, o risco de ruptura é de 2%, enquanto aneurisma com 6 a 10 mm tem risco de 40%. Ocasionalmente, pode haver compressão do aneurisma sobre estruturas adjacentes, simulando lesão tumoral, como o aneurisma da artéria comunicante posterior que comprime o III nervo craniano ipsilateral. Hipertensão arterial e crises hipertensivas provocadas por cocaína e outros estimulantes, relações sexuais e exercício físico vigoroso favorecem ruptura do aneurisma.

Hemorragia subaracnóidea manifesta-se por cefaleia intensa, vômitos, náuseas, diminuição do nível de consciência e sinais de irritação meníngea, por causa do aumento súbito da pressão intracraniana e da irritação das raízes nervosas pelo sangue. Em cerca de 50% dos pacientes, a ruptura do aneurisma pode ser precedida, em 1 a 3 semanas, por sintomas discretos relacionados com pequeno sangramento (*sangramento sentinela*) ou o efeito local do aumento do aneurisma, como cefaleia, paralisia de nervo craniano ou déficit visual. Cerca de um terço dos pacientes com hemorragia subaracnoide falece dentro de 72 horas após o sangramento, enquanto 50 a 60% morrem nos três primeiros meses depois da ruptura; a maioria dos sobreviventes fica com algum déficit neurológico. Ruptura do aneurisma pode acompanhar-se ainda de: (1) *nova ruptura*, em 50% dos pacientes não tratados cirurgicamente; (2) *infarto cerebral*, em 75% dos pacientes necropsiados após hemorragia subaracnóidea fatal, secundário a vasoespasmo arterial que surge 4 a 9 dias após a ruptura; (3) *hidrocefalia obstrutiva*, precoce, pelo sangue que impede a reabsorção do liquor pelas granulações aracnóideas, ou tardia, por bloqueio do espaço subaracnóideo por fibrose da pia-aracnoide (ver Hemorragia subaracnóidea).

Malformações vasculares

O SNC é sede importante de malformações vasculares, isoladas ou como componentes de síndromes, que podem causar hemorragia ou ser assintomáticas. Em geral, representam defeitos congênitos por distúrbios no mesoderma durante a embriogênese. As malformações podem ser: (1) malformação arteriovenosa; (2) hemangioma cavernoso; (3) angioma venoso; (4) telangiectasia capilar. A identificação dessas malformações vasculares faz-se a partir do calibre e do arranjo do vaso envolvido, da relação desse componente vascular com o tecido nervoso e da presença ou não de *shunt* arteriovenoso. Tais malformações comprometem o parênquima nervoso ou o espaço subaracnóideo, exceto a *telangiectasia capilar*, encontrada somente no tecido nervoso.

Malformação arteriovenosa

Malformação arteriovenosa (MAV), que incide em 1,2 por 100.000 pessoas, resulta de ausência de formação de capilares entre artérias e veias durante a embriogênese. A lesão é cons-

tituída por enovelados de artérias, veias e vasos malformados, sem os componentes estruturais de artérias e veias normais. A MAV é a alteração com maior risco de sangramento e, por isso, a de maior importância clínica e cirúrgica. Algumas vezes, a MAV faz parte da síndrome de Rendu-Osler-Weber (telangiectasia hemorrágica hereditária) ou da síndrome de Wyburn-Masson (angiomatose mesencéfalo-oculofacial). Hemorragias subaracnóidea e intracerebral são as principais complicações em cerca de 50% dos casos, com pico de incidência entre 20 e 40 anos de idade. Puberdade e gravidez podem contribuir para o sangramento. Déficit neurológico focal, cefaleia e crises convulsivas estão presentes em muitos pacientes, principalmente quando a lesão acomete o lobo temporal. O risco de déficit neurológico permanente é de 30 a 50% dos casos.

Aspectos morfológicos

A MAV pode comprometer grande parte de um lobo ou de um hemisfério. Na maioria dos casos, a lesão é supratentorial, localiza-se no território da artéria cerebral média e envolve a superfície dos hemisférios cerebrais, estendendo-se através da leptomeninge, do córtex cerebral e de parte da substância branca. Os lobos parietal, frontal e temporal são os mais atingidos. A doença pode comprometer também os núcleos da base e o tálamo. Por sangramentos prévios, a leptomeninge fica espessada e acastanhada. A lesão é formada por emaranhados de artérias de pequeno calibre dilatadas e veias também dilatadas, pela pressão a que estão submetidas devido ao *shunt*. A parede venosa é espessa por proliferação de fibroblastos e deposição de colágeno. Dilatação aneurismática é comum. O tecido nervoso, geralmente atrófico, pode exibir hemorragia recente e antiga, gliose e maior número de oligodendrócitos, devido ao colapso da substância branca pela perda da bainha de mielina. Lesões volumosas podem levar a isquemia crônica do tecido cerebral adjacente por meio do fenômeno de "roubo", isto é, grande aumento do FSC enquanto a pressão de perfusão cerebral é reduzida. Em crianças, o "roubo" de sangue causado pelo *shunt* arteriovenoso pode dilatar a veia cerebral magna ("aneurisma" da veia de Galeno), resultando em hidrocefalia por obstrução do aqueduto cerebral.

Hemangioma cavernoso

Também chamado de *cavernoma*, trata-se de lesão única ou múltipla, circunscrita, vermelho-escura, esponjosa, em geral com menos de 2 cm, na leptomeninge ou no parênquima cerebral. Sua prevalência varia de 0,1 a 0,5% da população, sendo mais comum entre 10 e 40 anos de idade. A lesão pode ser esporádica ou geneticamente determinada, transmitida por herança autossômica dominante, com penetrância incompleta; nos casos de origem genética, lesões múltiplas são comuns. Histologicamente, a lesão é formada por vasos justapostos de calibre variável, com paredes finas ou espessadas e fibrosadas, às vezes com trombos e calcificação. Na periferia da lesão, observam-se macrófagos com hemossiderina e gliose. A lesão manifesta-se por cefaleia, crise convulsiva, sinais focais ou hemorragia subaracnóidea ou intracerebral, quase sempre sem risco de morte, por sua pequena dimensão. Aproximadamente 25% dos pacientes são assintomáticos.

26

Angioma venoso

É a malformação vascular mais comum, mas quase sempre é achado de necrópsia. A lesão é formada por pequeno aglomerado de veias delicadas, dilatadas e separadas por tecido nervoso normal. Encontra-se uma ou mais veias maiores, para as quais confluem vasos menores, configurando, nos exames de imagem, o aspecto de *cabeça de medusa*. O sangue é drenado por uma grande veia central, para a leptomeninge, se perifericamente, ou para a veia cerebral magna, se profundamente. O angioma venoso é quase sempre assintomático. Sinais e sintomas são raros, como cefaleia e crise convulsiva, secundários a hemorragia.

Telangiectasia capilar

Consiste em aglomerado de capilares dilatados separados por tecido nervoso normal, com poucos milímetros de diâmetro, identificada macroscopicamente como pequenas áreas avermelhadas. Lesão comum e quase sempre assintomática, localiza-se habitualmente na base da ponte, na maioria das vezes sendo achado de necrópsia.

Displasia fibromuscular

Trata-se de doença idiopática que compromete a rede arterial cervicocefálica, em especial a porção cervical da artéria carótida interna, onde é a segunda causa de obstrução arterial. Bilateral em 60 a 80% dos casos, a lesão caracteriza-se por estreitamento segmentar por fibrose intimal e desorganização da média por deposição de colágeno, alternando com segmentos dilatados, onde a parede é fina; com frequência, associa-se a aneurismas cerebrais. Os sintomas são discretos, como cefaleia e distúrbios auditivos. Ataque isquêmico transitório ou infarto podem ocorrer, possivelmente por tromboembolia a partir dos vasos afetados.

Síndrome de moyamoya

Inicialmente descrita no Japão, pode acometer outros grupos étnicos. A afecção incide entre a primeira e a quarta décadas de vida e pode associar-se a doenças hereditárias, como neurofibromatose tipo 1, esclerose tuberosa, síndrome de Marfan, síndrome de Alpert, anemia falciforme e anemia de Fanconi. Caracteriza-se por estenose bilateral da porção distal da artéria carótida interna e porções proximais das artérias cerebral média e anterior, associadas a numerosos ramos colaterais da porção posterior do polígono de Willis, com paredes finas e dilatadas. Microscopicamente, há espessamento da íntima, duplicação da lâmina elástica interna e hipotrofia da média; pode haver trombose, recanalização da luz e dilatação aneurismática.

▶ Isquemia

Isquemia consiste na incapacidade, temporária ou permanente, de o FSC manter as funções cerebrais normais, podendo resultar em lesão irreversível (necrose) do tecido nervoso. O grau e a extensão da necrose variam segundo vários fatores: intensidade, duração e rapidez da redução do FSC, circulação colateral e idade do paciente. Isquemia pode ser: (a) regional, resultando em infarto cerebral; (b) global, que pode ser transitória, causando *encefalopatia hipóxico-isquêmica*, ou permanente, provocando *encéfalo não perfundido*.

Infarto cerebral

Infarto cerebral é a necrose isquêmica de uma área do tecido nervoso por redução acentuada ou interrupção do FSC em determinado território vascular. Infarto cerebral pode ser causado por: (1) trombose arterial; (2) embolia; (3) outras causas, como trombose venosa, hipotensão arterial durante arritmias cardíacas, vasoespasmo após hemorragia subaracnóidea e aumento da viscosidade sanguínea. Causas menos frequentes são arterites infecciosa e não infecciosa. Em alguns casos, a causa não é conhecida.

Trombose arterial ocorre, sobretudo, na aterosclerose e, menos comumente, em arterites infecciosas (p. ex., tuberculose) e não infecciosas, drepanocitose, policitemia vera e púrpura trombocitopênica trombótica. A localização, a extensão e a gravidade da lesão dependem do número e do calibre do vaso atingido e do desenvolvimento de circulação colateral, que depende da velocidade de instalação da obstrução.

Trombose venosa ou dos seios venosos da dura-máter pode ser: (a) primária e asséptica (flebotrombose); ocorre em estados de caquexia, desidratação, insuficiência cardíaca, pósoperatório, gravidez, puerpério, uso de anticoncepcionais e procedimentos neurocirúrgicos; (b) secundária, séptica (tromboflebite), menos frequente; é complicação de infecções purulentas de estruturas adjacentes, como seios paranasais, ouvido e pele da face ou do couro cabeludo, que alcançam o seio sagital superior por meio das veias que atravessam o crânio, ou de infecção intracraniana, como leptomeningite. Trombose compromete mais o seio sagital superior e pode estender-se às veias tributárias.

Embolia é causa frequente de isquemia cerebral. Junto com trombose arterial, tromboembolia representa a principal causa de infarto cerebral. Embolia de origem aterosclerótica resulta de fragmentação de trombo mural em ateromas ou de placas ulceradas (ateroembolia). Embolia de origem cardíaca tende a ser múltipla e associada a fibrilação atrial, infarto do miocárdio, cardiopatia chagásica, endocardite infecciosa, endocardite trombótica não infecciosa, prótese valvar, cardiomiopatias, hipocinesia difusa ventricular e prolapso da valva mitral. Muitas vezes, não se identifica o êmbolo, por ser pequeno ou por ter sofrido lise. Embolia pode ser ainda *gordurosa*, *gasosa* ou *neoplásica*. Êmbolos gordurosos originam-se de fraturas de ossos longos, queimaduras, pancreatite ou traumatismo do tecido subcutâneo na descompressão súbita. Embolia gasosa é encontrada em acidentes de mergulhadores ou em cirurgias de coração aberto, por introduzir ar nas câmaras cardíacas. Embolia gordurosa causa hemorragia petequial difusa na substância branca (Figura 26.44), também encontrada na malária cerebral, infecção por riquétsia, leucoencefalite hemorrágica aguda, iatrogenia e discrasias sanguíneas. Na endocardite infecciosa, o infarto resulta de *êmbolo séptico*, sobretudo na artéria cerebral média, sendo o infarto múltiplo em 20% dos casos. Êmbolo bacteriano pode também causar infecção na parede vascular (aneurisma micótico), que pode se romper e causar hemorragia cerebral.

Infarto pode ser: (a) branco ou anêmico; (b) vermelho ou hemorrágico. A relação entre os aspectos macroscópicos e as causas de infartos cerebrais está mostrada na Figura 26.45. Infarto branco é causado sobretudo por obstrução arterial (trombose,

26

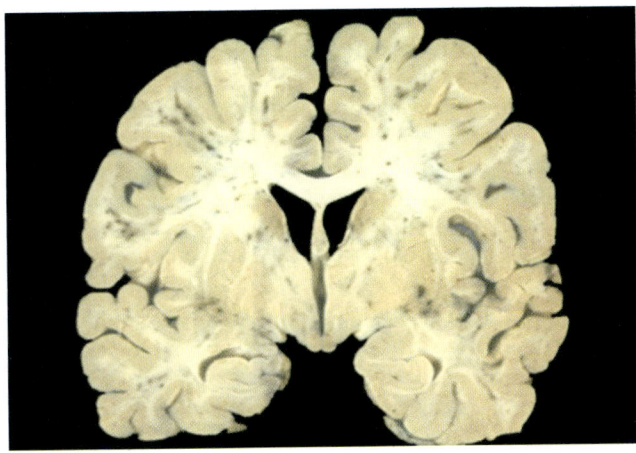

Figura 26.44 Embolia gordurosa. Hemorragias petequiais disseminadas na substância branca cerebral.

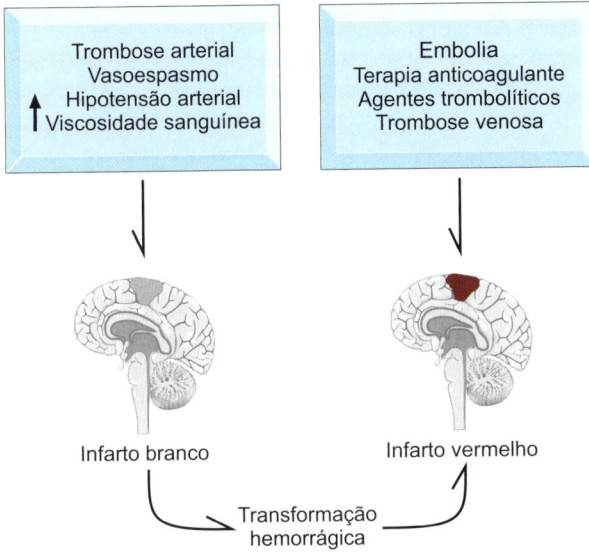

Figura 26.45 Relação dos aspectos macroscópicos com as causas de infartos cerebrais.

espasmo, hipotensão arterial), enquanto infarto vermelho resulta de embolia e trombose venosa. Quando um infarto branco sofre reperfusão, natural ou por medicamentos trombolíticos, a área infartada passa a receber sangue e transforma-se em infarto vermelho. Cerca de 70% dos infartos por embolia tornam-se hemorrágicos. Cerca de 1% dos pacientes tratados com anticoagulantes e 0,3 a 0,8% daqueles em uso de trombolíticos apresentam hemorragia cerebral durante o tratamento, com piora do quadro clínico. Infarto pode ser *recente*, até a primeira semana, em *fase de organização*, entre a segunda e a quinta semanas, e *antigo* ou *cicatrizado*, após esse período.

Trombose venosa causa infarto hemorrágico que se estende à substância branca, não mostra relação com um território arterial, tem maior grau de edema perilesional e guarda relação topográfica com a veia acometida. Na ausência de ruptura de aneurisma sacular, hemorragia subaracnóidea, principalmente na convexidade dos hemisférios, é sugestiva de trombose venosa.

Aspectos morfológicos

Infarto branco recente (Figura 26.46) mostra alterações macroscópicas depois de 12 horas de sobrevida. No início, aparecem tumefação da área atingida, achatamento dos giros, borramento do limite entre as substâncias cinzenta e branca e diminuição da consistência, vindo daí o termo encefalomalácia. Em torno do infarto, existe edema, que pode ter efeito de massa e causar colabamento ventricular e hérnias cerebrais. O tecido necrosado perde a textura lisa, adquire aspecto granuloso e mostra-se progressivamente mais amolecido. Na *fase de organização*, a lesão apresenta limites mais precisos, o aspecto granuloso se acentua e o tecido torna-se friável, iniciando-se a desintegração e a cavitação da região infartada. A cavitação inicia-se na terceira semana e completa-se em alguns meses, caracterizando o *infarto antigo* (Figura 26.47). A cavidade tem contornos irregulares, fica preenchida por trabéculas delicadas e contém líquido límpido, incolor ou amarelado. Em infartos antigos e volumosos, há atrofia do lobo cerebral afetado e dilatação do ventrículo lateral correspondente (hidrocefalia ex-vácuo). No início, o *infarto hemorrágico* tem a mesma evolução, diferindo do infarto branco no estágio inicial por petéquias na substância cinzenta ou por áreas hemorrágicas (Figura 26.48). Na fase de cicatrização, a cavidade tem parede ferruginosa, pela hemossiderina. Na embolia séptica, a área de infarto (Figura 26.49) pode transformar-se em abscesso. Tomografia computadorizada e ressonância magnética demonstram bem as alterações macroscópicas dos infartos em suas diferentes fases evolutivas.

Microscopicamente, identificam-se lesões 4 a 12 horas após bloqueio da circulação. No início, aparecem *neurônios isquêmicos* ou *"vermelhos"* (Figura 26.3). No córtex e na substância branca, observam-se capilares com células endoteliais tumefeitas. Em seguida, surgem edema do neurópilo, tumefação axonal e perda da afinidade tintorial da mielina. Nas 24 a 36 horas iniciais, ocorre infiltração de neutrófilos e macrófagos; estes têm citoplasma espumoso (*células granulogordurosas* – Figura 26.5) e são responsáveis pela fagocitose do tecido destruído. Proliferação capilar e gliose (Figura 26.4) surgem na periferia do infarto a partir dos primeiros dias. Restos de pia-máter, vasos sanguíneos preexistentes e neoformados e fibras gliais formam as trabéculas delicadas vistas macroscopicamente na cavidade.

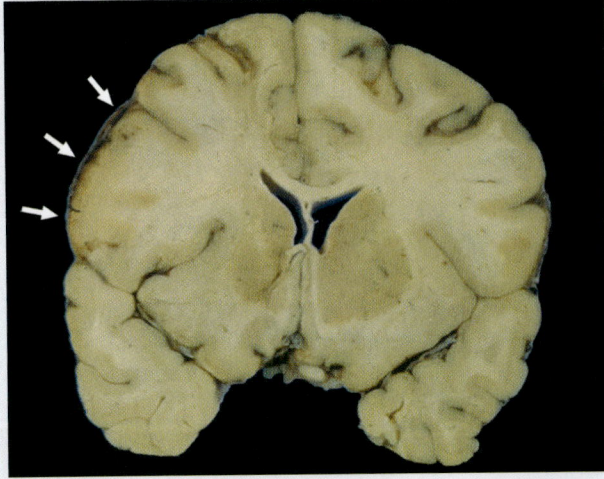

Figura 26.46 Infarto recente no lobo frontal esquerdo (*setas*). Notar apagamento do limite entre as substâncias branca e cinzenta.

(*continua*)

26

Aspectos morfológicos (*continuação*)

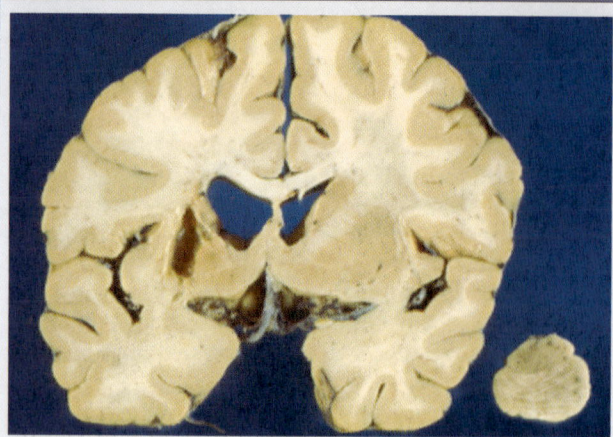

Figura 26.47 Infarto antigo do núcleo caudado, da cápsula interna e do putâmen. Observar atrofia na base da ponte, do mesmo lado do infarto, devido a degeneração do trato corticoespinhal.

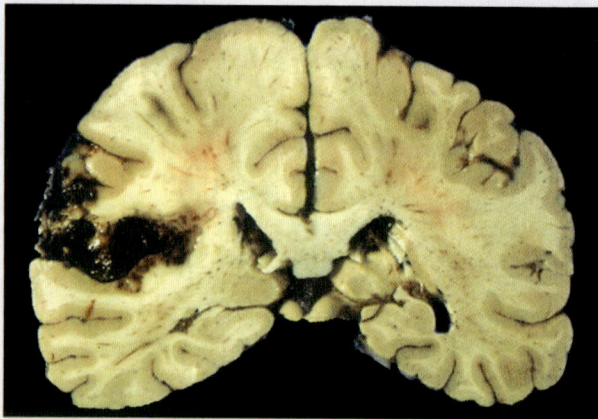

Figura 26.48 Infarto hemorrágico recente no lobo parietal esquerdo.

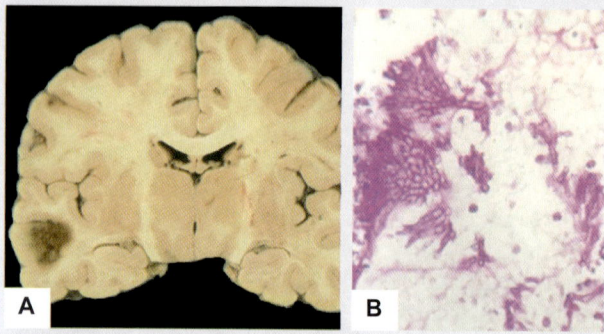

Figura 26.49 Paciente com lúpus eritematoso sistêmico e endocardite infecciosa. **A.** Corte frontal dos hemisférios cerebrais. Infarto embólico, com transformação hemorrágica, no lobo temporal esquerdo, em zona limítrofe de irrigação entre a artéria cerebral média e posterior, por *Aspergillus*. **B.** *Aspergillus* com hifas finas, longas, septadas e dicotomizadas, positivas por PAS. Micélios arranjados em paralelo, a partir de um ponto central.

Zona de penumbra refere-se a uma zona de hipoperfusão que circunda a área isquêmica central, caracterizada por redução do fluxo sanguíneo e aumento da extração de O_2, mas mantendo a viabilidade do tecido nervoso. Os neurônios conservam o potencial de repouso da membrana citoplasmática, mas perdem a capacidade de gerar potencial de ação, permanecendo viáveis por até 48 horas após a isquemia. As células da área central são irreversivelmente lesadas, enquanto na área de penumbra os neurônios podem ser preservados por meio de medidas terapêuticas. Reperfusão natural e restauração da respiração aeróbica são os mecanismos mais importantes para proteger o dano tecidual. Diversas substâncias neuroprotetoras têm sido utilizadas para evitar a morte neuronal por excitotoxicidade, estresse oxidativo e apoptose, reduzindo o volume do infarto e aumentando o FSC regional.

As manifestações clínicas de infarto cerebral dependem da extensão e da função do território atingido. A área mais afetada é de irrigação da *artéria cerebral média*, que compreende a maior parte do hemisfério cerebral (parte lateral da superfície orbital do lobo frontal, toda a convexidade do hemisfério cerebral, giros temporais superior e médio, ínsula e a maior parte do corpo estriado e da cápsula interna); a região parassagital é irrigada pela artéria cerebral anterior, e o polo occipital, pela artéria cerebral posterior. Se a obstrução ocorre no segmento proximal da artéria cerebral média, a necrose compromete quase todo esse território. Na maioria dos casos, porém, somente parte dessa região é comprometida. Oclusão da porção intracraniana da *artéria carótida interna* causa necrose de todo o território das artérias cerebrais anterior e média. Infarto no território da *artéria cerebral anterior* é pouco frequente. No território das *artérias vertebrais e basilar*, os locais mais atingidos são cerebelo, ponte e lobo occipital. *Infarto* da *medula espinhal* é raro, em virtude da ampla circulação colateral das artérias espinhais, que se originam das artérias vertebrais, intercostais e lombares.

Infarto lacunar

Infarto lacunar resulta da oclusão de pequenas artérias perfurantes, é lesão relativamente comum e associa-se particularmente à hipertensão arterial. A lesão caracteriza-se por cavidade de 0,5 a 15 mm de diâmetro nos núcleos da base (Figura 26.50), no tálamo, na substância branca subcortical e na ponte. Resulta geralmente de oclusão de pequenas artérias por lipo-hialinose dos ramos perfurantes da artéria cerebral média (artérias lentículo-estriadas) e da basilar (artérias pontinas perfurantes), em indivíduos com hipertensão arterial de longa evolução, diabetes ou dislipidemia. A lesão pode ser causada também por embolia a partir de aterosclerose da artéria carótida interna ou do arco aórtico, cardioembolia e embolia artéria-artéria. A lesão pode ser causada ainda por hemorragia, infecção ou neoplasia, sendo mais adequado o termo *lacuna* para descrever tais lesões. Infarto lacunar pode ser subdividido em: tipo I, infarto lacunar; tipo II, hemorragia lacunar; tipo III, espaço perivascular dilatado. Pequenas cavidades perivasculares são comuns nos núcleos da base e na substância branca profunda em pessoas idosas e, quando numerosas, são denominadas *estado lacunar* e *estado crivoso*, respectivamente. Infarto lacunar pode manifestar-se por sinais e sintomas motores ou sensitivos, puros ou mistos, hemiparesia atáxica, síndrome da mão desastrada-disartria, hemibalismo e hemicoreia. Lacunas são frequentes em necrópsias e em exames de imagem de indivíduos assintomáticos.

26

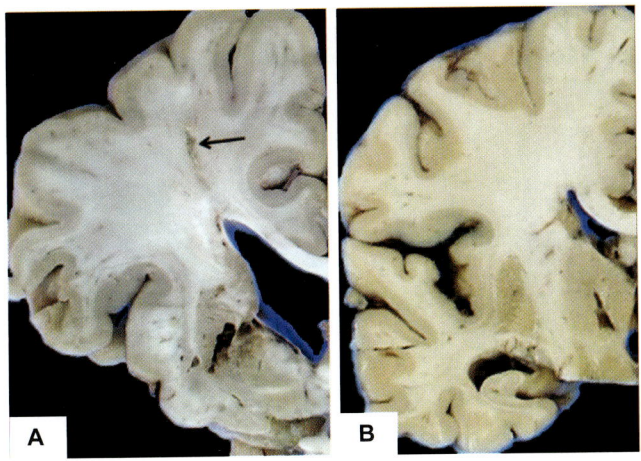

Figura 26.50 Infartos lacunares no putâmen e na substância branca cerebral (*seta*) em (**A**) e no tálamo em (**B**).

Ataque isquêmico transitório

Também chamado *acidente vascular cerebral isquêmico transitório*, o ataque isquêmico transitório (AIT) é a manifestação menos grave de redução do FSC. A definição de AIT tem se modificado nos últimos anos, graças à introdução da ressonância magnética por difusão, método altamente sensível e específico na detecção e localização de lesão isquêmica. Tal recurso de imagem identifica edema celular (citotóxico) muito precocemente. Além disso, o uso combinado do exame por difusão associado à ressonância magnética por perfusão aumenta a sensibilidade do método, identificando lesão isquêmica em cerca de metade dos pacientes com suspeita de AIT.

No passado, o AIT era definido pelo aparecimento súbito de déficits neurológicos focais, reversíveis, a maioria com duração de 2 a 15 minutos, não ultrapassando 24 horas. Em 2002, foi proposta nova definição, na qual o AIT foi caracterizado por breve episódio de disfunção neurológica causada por isquemia focal cerebral ou da retina, com sintomas quase sempre com menos de 1 hora de duração, sem evidência de infarto agudo (avaliada por neuroimagem). Em 2009, foi proposta nova definição do AIT, que excluiu o critério temporal (duração dos sintomas), pois 33% dos pacientes com sintomas com duração menor que 1 hora mostram infarto à ressonância magnética por difusão. Pela definição revisada de 2009, o AIT caracteriza-se por *episódio transitório de disfunção neurológica causada por isquemia focal cerebral, da medula espinhal ou da retina, sem evidência de infarto agudo (na neuroimagem)*. Estima-se que 27% dos pacientes com suspeita clínica de AIT apresentam lesão isquêmica na ressonância magnética por difusão. Na maioria dos casos, o AIT deve-se a êmbolos diminutos originados no coração ou em placas ateromatosas nas artérias carótidas ou no sistema vertebrobasilar. Transtornos hemodinâmicos sistêmicos, como diminuição do FSC por hipotensão arterial secundária a arritmias cardíacas, especialmente em regiões com ateromas, ou aumento da viscosidade sanguínea, também podem causar AIT. O risco de infarto cerebral nos primeiros 7 e 90 dias após episódio de AIT, diagnosticado conforme os critérios da definição revisada de 2009, é de apenas 0,4 e 1%, comparado com o risco de 7,1

e 7,7% nos pacientes com suspeita de AIT com lesão isquêmica à ressonância magnética por difusão. Tais pacientes devem ser tratados com antiagregadores plaquetários, anti-hipertensivos, anticoagulantes nos casos de fibrilação atrial ou endarterectomia da carótida para prevenir outros episódios de AIT e/ou infarto cerebral.

Isquemia cerebral global

Isquemia cerebral global pode ser transitória ou permanente, dependendo do restabelecimento ou não do FSC. *Isquemia cerebral global transitória* ocorre quando há redução generalizada do FSC abaixo dos níveis da autorregulação vascular encefálica, ou quando há interrupção completa, porém transitória, do FSC, como na insuficiência circulatória sistêmica. Nesses casos, surge dano difuso em todo o encéfalo, conhecido como *encefalopatia hipóxica-isquêmica* (EHI) ou *encefalopatia da parada cardíaca*.

A principal causa da EHI é hipotensão arterial grave, sobretudo por parada cardíaca em que as medidas de reanimação não são adequadas ou em infartos do miocárdio extensos. A EHI pode ser causada ainda por distúrbio no ritmo cardíaco, valvopatias (p. ex., prolapso da valva mitral ou estenose aórtica), tamponamento cardíaco, vasoplegia periférica, traumatismo craniano fechado (a pressão intracraniana eleva-se de forma súbita e intensa, reduzindo a pressão de perfusão cerebral) ou hemorragia subaracnóidea maciça com vasoespasmo.

A morfologia e a distribuição das lesões variam bastante e dependem de vários fatores: duração e intensidade da isquemia; tempo de sobrevida; idade; temperatura corporal; estado da parede vascular, inclusive as variações anatômicas; estado nutricional; reperfusão, quando há isquemia incompleta; hipercapnia; uso de medicamentos e fatores que fazem com que certos locais sejam mais vulneráveis a hipóxia-isquemia, caracterizando o que se chama *vulnerabilidade seletiva*. Os principais mecanismos responsáveis pela isquemia cerebral global, transitória ou permanente, estão representados na Figura 26.51.

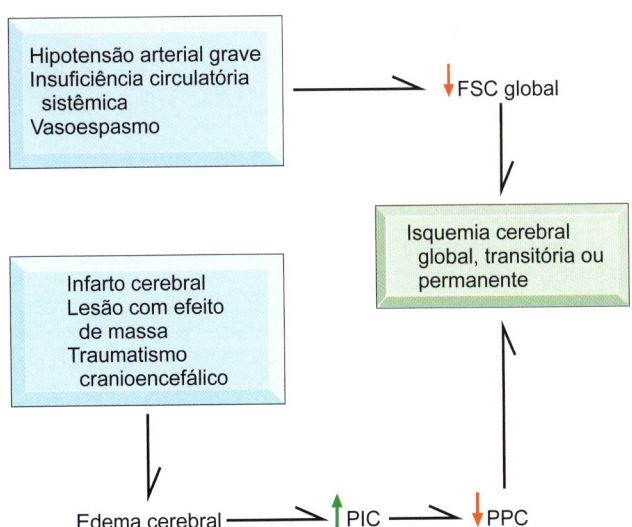

Figura 26.51 Principais mecanismos da isquemia cerebral global, transitória ou permanente. FSC: Fluxo sanguíneo cerebral; PIC: pressão intracraniana; PPC: pressão de perfusão cerebral.

Aspectos morfológicos

As lesões compreendem *necrose neuronal seletiva* (Figura 26.52 A e B), quando somente os neurônios são lesados, e *necrose tecidual*, quando também as células gliais e os vasos são afetados. Os neurônios das camadas III, V e VI do córtex cerebral são as células mais vulneráveis, havendo entre eles diferenças em uma mesma área; no cerebelo, as células de Purkinje são mais sensíveis do que os neurônios da camada granulosa. Os neurônios adquirem aspecto de *neurônios vermelhos* (Figura 26.3). Na substância cinzenta, nos casos de isquemia global transitória com rápida recuperação do FSC, as zonas limítrofes de irrigação entre os territórios vasculares arteriais, em especial entre as artérias cerebrais anterior, média e posterior, são as primeiramente lesadas. O hipocampo, notadamente o setor CA1 ou de Sommer, o cerebelo, o núcleo caudado e o putâmen são os locais mais vulneráveis à hipóxia/isquemia, seguidos de globo pálido, tálamo, substância branca hemisférica, tronco encefálico e medula espinhal. Na fase de cicatrização e em lesões extensas, necrose neuronal seletiva é vista macroscopicamente no hipocampo e no cerebelo, onde surge atrofia do córtex, que fica mais branco (por perda de neurônios) e mais consistente (por gliose). Necrose neuronal seletiva ocorre sobretudo após crises convulsivas repetidas e prolongadas, hipoglicemia e isquemia regional ou global transitórias. Depois de algumas semanas, são vistas áreas lineares ou irregulares de destruição do córtex cerebral (*necrose laminar* ou *pseudolaminar*, Figura 26.52 C), acompanhadas de redução da espessura cortical.

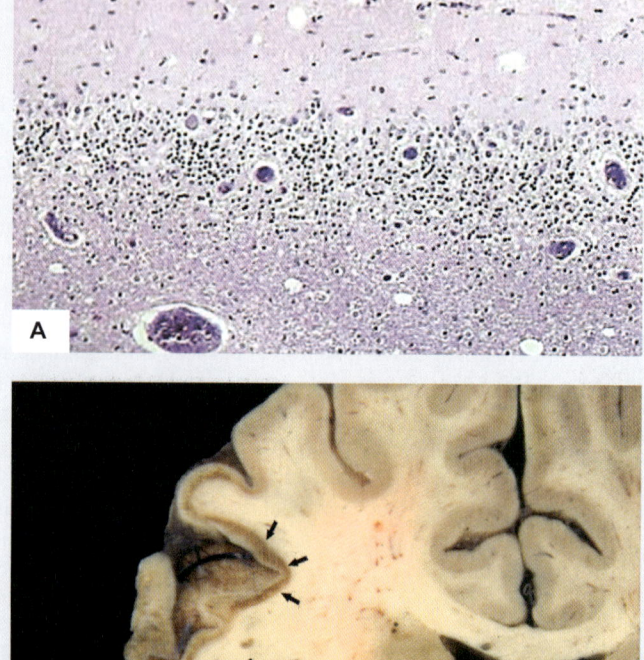

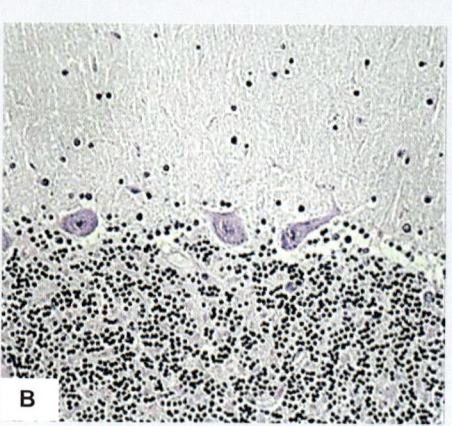

Figura 26.52 A. Necrose neuronal seletiva intensa antiga no córtex cerebelar. Atrofia da camada molecular e granular e perda das células de Purkinje. Comparar com o córtex cerebelar normal em **B. C.** Necrose laminar no córtex frontal e insular, no território da artéria cerebral média. Notar adelgaçamento e coloração acastanhada do córtex afetado (*setas*). Comparar com o córtex normal acima e à direita.

26

As repercussões clínicas da EHI dependem da gravidade da isquemia e dos fatores mencionados, variando desde estado confusional transitório pós-isquemia, com recuperação completa, passando por síndromes amnésticas e déficit motor, até coma ou estado vegetativo (nestes dois últimos quando há comprometimento difuso das funções corticais).

Isquemia cerebral global permanente leva ao quadro de *encéfalo não perfundido.* Não reperfusão do encéfalo é a forma mais grave de isquemia global, na qual o fluxo sanguíneo não é restaurado, correspondendo ao quadro clínico de *morte encefálica,* que marca o fim de uma vida útil para o indivíduo, já que a circulação e a função cerebrais não mais serão restabelecidas. Para que haja perfusão do parênquima cerebral, é preciso que a pressão arterial sistólica esteja sempre acima da pressão intracraniana (PIC), para vencer a resistência cerebrovascular.

A pressão de perfusão cerebral (PPC) resulta da diferença entre a pressão arterial média e a PIC. Quando a PPC cai abaixo de 45 mmHg, a perfusão cerebral cessa de forma permanente se o fluxo não é restaurado de imediato. Não perfusão pode resultar de aumento da PIC por edema cerebral, lesão com efeito de massa ou traumatismo cranioencefálico ou de diminuição da pressão arterial, como na hipotensão aguda por arritmia cardíaca ou durante anestesia. Nesses casos, a manutenção da função respiratória por ventilação mecânica permite que o sistema cardiovascular e a circulação extracraniana permaneçam normais, mas no SNC e na hipófise não há aporte sanguíneo por causa do aumento da resistência cerebrovascular pelo edema cerebral difuso, tumefação endotelial e/ou compressão capilar, causando isquemia e autólise do encéfalo. Esse processo precede em várias horas ou dias o óbito e acentua a autólise do tecido nervoso, resultando em encéfalo amolecido, acinzentado, que não se fixa com o formol e não se cora bem com os corantes histológicos usuais, além da ausência de reação tecidual, como macrófagos e alterações vasculares, por causa da falta de perfusão. Clinicamente, há perda completa das funções cerebrais, com abolição dos reflexos do tronco encefálico; por dano no centro cardiorrespiratório, surge instabilidade ou parada cardíaca.

► Hemorragia intracraniana e intrarraquidiana

Hemorragia intracraniana é classificada de acordo com a etiologia e com a sede. Conforme o local do sangramento e a sua etiologia, a sintomatologia, a evolução clínica e o tratamento são diferentes. De acordo com a causa, a hemorragia pode ser traumática e não traumática ("espontânea"). Hemorragia espontânea pode ser subaracnóidea ou parenquimatosa.

A sede da hemorragia guarda relação com a causa. Os locais podem ser (Figura 26.53): (1) *extradural* ou *epidural*, entre os ossos cranianos e a face externa da dura-máter; (2) *subdural*, entre a face interna da dura-máter e a face externa da aracnoide; (3) *subaracnóidea*, no espaço subaracnóideo; (4) *parenquimatosa* ou *intracerebral*, na intimidade do tecido nervoso encefálico; (5) *subependimária*, na matriz germinativa subependimária de feto prematuro; (6) *intraventricular*, nos ventrículos cerebrais; (7) *intramedular*, na intimidade da medula espinhal.

Hemorragias extradural e subdural são quase sempre traumáticas e serão estudadas no tópico Traumatismos cranioencefálicos. A hemorragia subependimária, por anóxia intrauterina, foi descrita no tópico Doenças do período perinatal. Hemorragia intraventricular é quase sempre secundária a hemorragia parenquimatosa ou ao rompimento de malformação arteriovenosa. As causas de hemorragia parenquimatosa e subaracnóidea serão descritas a seguir. O Quadro 26.10 mostra a relação das sedes com as causas de hemorragia intracraniana.

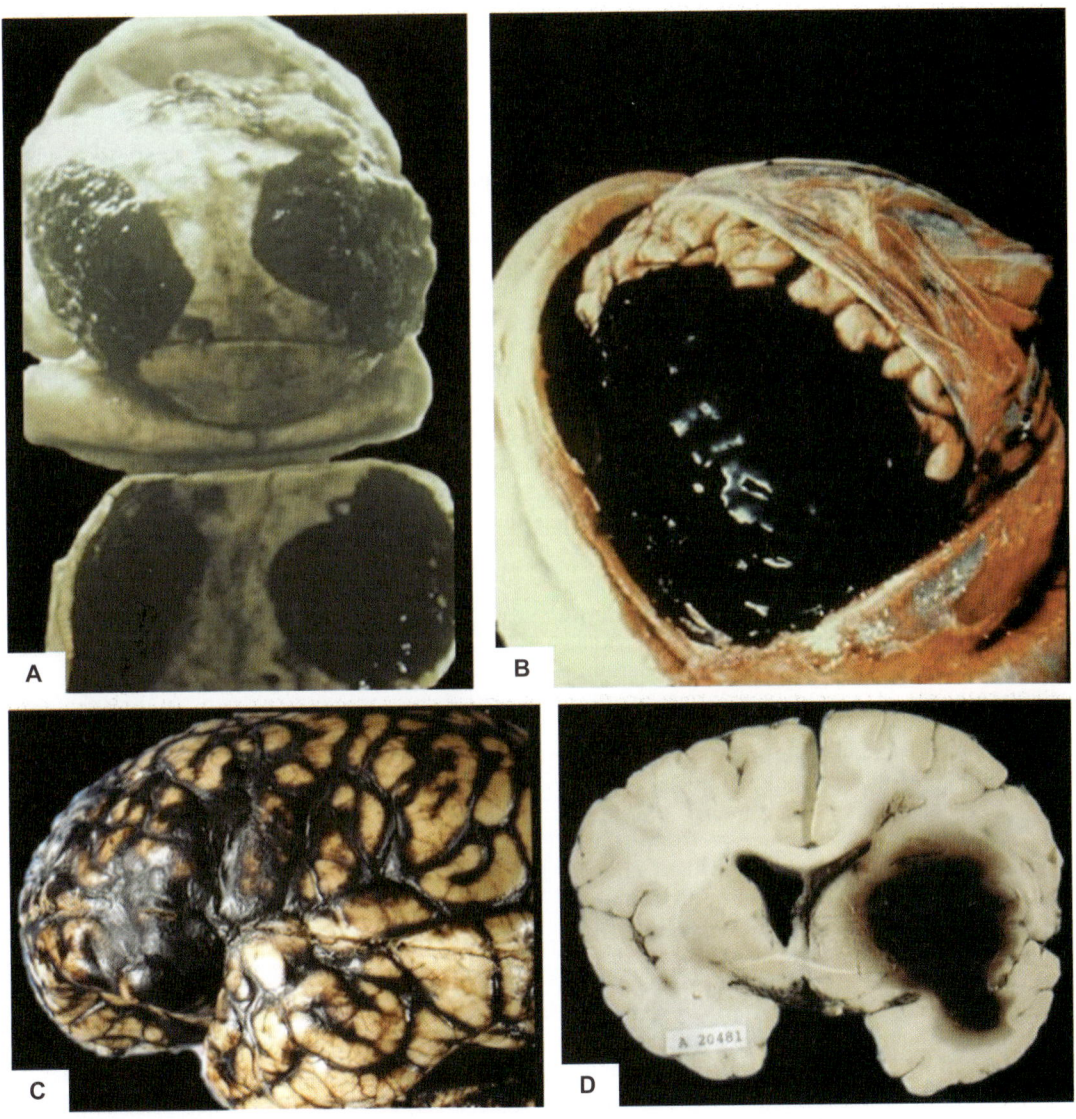

Figura 26.53 A. Hematoma extradural. Hemorragia em forma de placa sobre a superfície externa da dura-máter, bilateralmente. Embaixo, observar a marca do coágulo na face interna do crânio. **B.** Hematoma subdural. Hemorragia sobre a convexidade do hemisfério cerebral esquerdo. A dura-máter foi rebatida para a direita. **C.** Hemorragia subaracnóidea. Hemorragia difusa na leptomeninge (espaço subaracnóideo) da face lateral do hemisfério cerebral esquerdo. **D.** Hematoma cerebral. Hemorragia nos núcleos da base à direita, estendendo-se ao lobo temporal. (Figuras A e B reproduzidas com permissão de Pittella & Gusmão, 1995.)

26

Quadro 26.10 Sedes e causas de hemorragia intracraniana

Sede	Causa
Região extradural	Traumatismo cranioencefálico
Espaço subdural	
Espaço subaracnóideo	Aneurisma sacular
	Malformação arteriovenosa
	Doenças hematológicas
	Iatrogenia
	Intoxicação exógena
Parênquima cerebral	Hipertensão arterial
	Angiopatia amiloide cerebral
	Neoplasia primária e metastática
	Malformação arteriovenosa
	Doenças hematológicas
	Iatrogenia
	Intoxicação exógena
Tronco encefálico	Hipertensão arterial
Cerebelo	Hipertensão arterial

Quadro 26.11 Sedes e causas de hemorragia intracerebral

Hemorragia	Sede	Causa
Supratentorial	Lobar	Hipertensão arterial, malformação arteriovenosa, doenças hematológicas, angiopatia amiloide cerebral, neoplasias primárias e metastáticas, intoxicação exógena, iatrogenia
	Profunda/núcleos da base ou do tálamo	Hipertensão arterial
Infratentorial	Tronco encefálico	Hipertensão arterial
	Cerebelo	Hipertensão arterial

Hemorragia intracerebral ou parenquimatosa

Hemorragia intracerebral não traumática pode ocorrer em qualquer região dos hemisférios cerebrais ou cerebelares e no tronco encefálico. Suas causas são: (1) hipertensão arterial (50% dos casos); (2) doenças hematológicas, como leucemias, anemia aplásica e distúrbios da coagulação sanguínea, especialmente plaquetopenia; (3) malformação arteriovenosa e hemangioma cavernoso; (4) angiopatia amiloide cerebral; (5) neoplasias primárias ou metastáticas, como glioblastoma e metástases de câncer broncopulmonar, melanoma e coriocarcinoma; (6) aneurisma infeccioso ou micótico; (7) iatrogenia, como na terapia anticoagulante; (8) intoxicação exógena, especialmente em usuários de cocaína, heroína e simpaticomiméticos, como anfetaminas; (9) hipertensão intracraniana acompanhada de hérnia temporal transtentorial e deslocamento caudal do tronco encefálico, resultando em hemorragia no mesencéfalo e na ponte. O aneurisma sacular, principal causa de hemorragia subaracnóidea, pode, eventualmente, sangrar também na intimidade do parênquima cerebral.

Hemorragia intracerebral pode ser *supratentorial* ou *infratentorial*. A hemorragia supratentorial é dividida em *lobar* e *profunda*, esta quando nos núcleos da base e no tálamo, estendendo-se com frequência para a luz dos ventrículos. Hemorragia cerebelar é quase sempre hemisférica; hemorragia no tronco encefálico compromete principalmente a ponte e o mesencéfalo. Hipertensão arterial é a causa mais comum de hemorragia profunda, enquanto a hemorragia lobar, além da hipertensão arterial, é causada por malformação arteriovenosa, angiopatia amiloide cerebral e doenças hematológicas. Em neoplasias, a hemorragia ocorre na intimidade do tumor, às vezes atingindo grande volume. Quando a hemorragia é diminuta e múltipla, constitui a *púrpura cerebral*. Hemorragia intracerebral pode ser maciça e volumosa; quando maior do que 3 cm de diâmetro, é designada de *hematoma*. As principais causas e os locais mais afetados estão relacionados no Quadro 26.11.

Morfologicamente, a hemorragia tem limites precisos e fica circundada por edema e células neuronais e gliais com lesões isquêmicas. Após 48 horas, surgem neutrófilos, e a lesão sofre as modificações e a evolução comuns a todas as hemorragias. Macrófagos fagocitam as hemácias e os restos do tecido nervoso lacerado pelo sangramento. Com o tempo, a hemorragia transforma-se em cavidade de contorno regular contendo líquido acastanhado. Posteriormente, a cavidade reduz de tamanho e torna-se preenchida por líquido límpido ou amarelado; a parede ferruginosa é formada por gliose e macrófagos contendo hemossiderina.

As manifestações clínicas, a evolução e o prognóstico dependem do local, da extensão e do volume do sangramento. Hemorragia maciça pode levar rapidamente à morte pelo efeito de massa (lesão expansiva), agravado por edema perilesional, que resulta em hipertensão intracraniana, hérnias e compressão mesencefálica. As principais manifestações são cefaleia, crise convulsiva, alterações visuais e sinais focais. Diminuição do nível de consciência ou coma são frequentes, possivelmente por deslocamento lateral e distorção de estruturas profundas do cérebro.

Hemorragia cerebral hipertensiva

Causada por hipertensão arterial, hemorragia cerebral hipertensiva é a causa mais comum de morte entre as doenças vasculares cerebrais e, ao lado do infarto cerebral, é a mais incapacitante. A lesão acomete mais homens e pessoas de cor negra, sendo mais comum entre 50 e 70 anos de idade.

Aspectos morfológicos

A lesão apresenta-se em geral como hemorragia volumosa (hematoma), em 80% dos casos nos hemisférios cerebrais, preferencialmente na parte lateral do putâmen e no tálamo (60%) e na substância branca de um dos lobos cerebrais (20%) (Figuras 26.53 D e 26.54). Por sua grande extensão, a lesão atinge também a cápsula interna, podendo romper a parede ventricular ou o córtex cerebral, resultando, respectivamente, em hemorragia

(continua)

intraventricular (75% dos casos fatais) e hemorragia subaracnóidea. Sedes menos frequentes são os hemisférios cerebelares (13%) e a ponte (7%), onde é comum ruptura para o IV ventrículo. A área hemorrágica tende para a forma esférica e, pelo aumento do volume cerebral pelo sangramento e edema perilesional, causa distorção ventricular, desvio de estruturas da linha média e hérnias cerebrais.

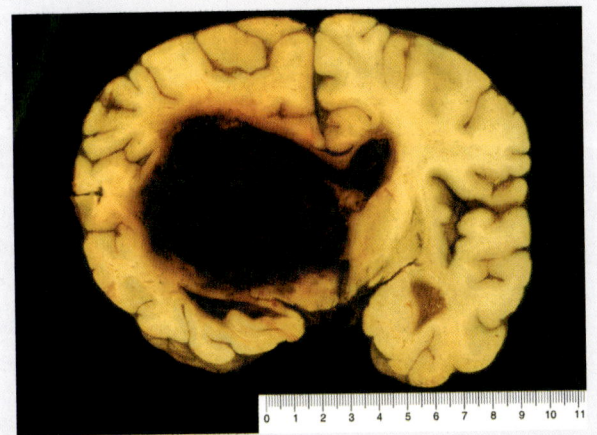

Figura 26.54 Hipertensão arterial. Hematoma dos núcleos da base com ruptura intraventricular.

Hemorragia parenquimatosa hipertensiva é quase sempre rapidamente fatal; sobrevida ocorre quando o sangramento é pequeno e na parte lateral do putâmen. Hemorragia na porção medial dos núcleos da base tem pior prognóstico, por causa da proximidade com a luz ventricular. Em geral, não há sinais prodrômicos, estando o paciente bem até o momento do início da hemorragia, que ocorre, sobretudo, durante atividade física ou tensão emocional. Nos *hematomas dos núcleos da base*, o paciente entra em coma rapidamente, com sinais de localização, evoluindo para o óbito em poucas horas ou dias.

A gravidade do quadro deve-se ao fato de o hematoma formar massa que ocupa espaço no interior do crânio, causando hipertensão intracraniana e hérnias cerebrais que resultam em compressão do tronco encefálico, síndrome de descerebração (rigidez de descerebração), coma e morte. Além disso, o hematoma funciona como massa em expansão que pode: (1) comprimir ou destruir a cápsula interna, com interrupção das vias motora (trato corticoespinhal) e sensitiva e as fibras talamo-corticais, levando a hemiplegia e hemianestesia contralaterais, respectivamente; (2) romper a parede ventricular e inundar os ventrículos de sangue, levando ao óbito. *Hemorragias pontinas* têm mortalidade elevada, evoluindo para coma profundo em poucos minutos, com paralisia completa dos quatro membros, rigidez de descerebração e pupilas mióticas. *Hemorragias cerebelares* associam-se à hérnia das tonsilas cerebelares, que é acompanhada de vômitos, cefaleia occipital e vertigem, podendo obstruir a circulação liquórica e causar hidrocefalia aguda.

A *patogênese* dessa hemorragia relaciona-se com: (1) microangiopatia hipertensiva, particularmente lipo-hialinose, necrose fibrinoide e microaneurisma de Charcot-Bouchard. Tais lesões destroem os componentes da parede arterial responsáveis pela vasomotricidade, tornando os vasos suscetíveis a dila-

tação brusca da luz e, em consequência, ruptura, especialmente quando há aumento súbito da pressão arterial; (2) crises hipertensivas, de início súbito e mantidas por certo tempo, como ocorre em esforço físico, emoções etc. Alguns estudiosos colocam em dúvida a participação dos microaneurismas de Charcot-Bouchard na gênese da hemorragia hipertensiva.

Hemorragia subaracnóidea

Hemorragia subaracnóidea primária não traumática representa 5 a 10% das doenças circulatórias cerebrais, sendo a ruptura de *aneurisma sacular* sua principal causa (80%), seguida de *malformação arteriovenosa* (5 a 10%). A lesão pode dever-se também a extravasamento de sangue a partir de hemorragia parenquimatosa ou ser secundária a doenças hematológicas, iatrogenia (uso de trombolíticos) e intoxicação exógena (usuários de drogas). Além de repercussões cardiovasculares, a cocaína pode causar hemorragia parenquimatosa e subaracnóidea ou infarto cerebral. Com o aprimoramento das técnicas de neuroimagem, o reconhecimento da etiologia tem sido possível em grande número de casos. Em 10 a 15% dos pacientes, não se identifica a causa da hemorragia subaracnóidea. Nos casos de sangramento subaracnóideo perimesencefálico, que apresentam boa evolução clínica, usualmente não se identifica aneurisma sacular; os pacientes em geral são homens jovens.

O sangramento no espaço subaracnóideo difunde-se pela circulação liquórica ao longo do espaço subaracnóideo cerebral e medular, acumulando-se em maior quantidade nas cisternas e nos sulcos (Figuras 26.53 C e 26.55). Se o paciente sobrevive, o sangue é absorvido, e macrófagos migram para a leptomeninge, fagocitam e digerem as hemácias e acumulam hemossiderina. Ao mesmo tempo, ocorre fibrose da pia-aracnoide. Após algumas semanas, a lesão é reconhecida por espessamento fibroso e cor ferruginosa da leptomeninge.

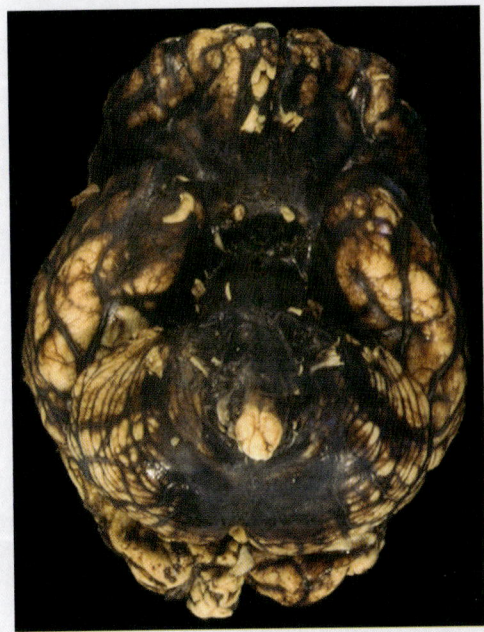

Figura 26.55 Hemorragia subaracnóidea na base do encéfalo, por ruptura de aneurisma sacular.

26

As complicações da hemorragia subaracnóidea são: (1) *vasoespasmo*, a mais importante, devido a sua alta morbidade e mortalidade. Vasoespasmo causa isquemia e infarto cerebral, que são as principais causas de morte (30% dos casos) e morbidade por hemorragia subaracnóidea. Em casos de hemorragia maciça, o vasoespamo agrava a isquemia global devida a diminuição do FSC pelo aumento da pressão intracraniana. Vasoespasmo é diagnosticado por arteriografia e é visto a partir do quarto dia de sangramento, com pico no sétimo dia. O volume de sangue na cisterna basal e nos sulcos, 3 dias após o início do sangramento, indica o risco de complicações isquêmicas. Clinicamente, os pacientes apresentam sinais focais, que podem persistir como sequela em cerca de 30% dos casos; (2) *hipertensão intracraniana* é causada por redução da reabsorção do liquor pelas granulações aracnóideas, pelo próprio sangramento no espaço subaracnóideo e/ou intraventricular ou por edema cerebral. Dilatação ventricular ocorre por sangramento intraventricular ou, mais tardiamente (hidrocefalia comunicante), por fibrose da leptomeninge.

A patogênese do vasoespasmo não é clara. Parece que substâncias vasoconstritoras do sangue extravasado (p. ex., oxi-hemoglobina, tromboxano A_2, catecolaminas ou serotonina) podem atuar nas células musculares lisas da camada média arterial, causando o vasoespasmo. É possível, ainda, a participação de proteínas da matriz extracelular (tenascina C e osteopontina) e de mecanismos imunitários ou inflamatórios. Tratamento com bloqueadores de cálcio, hemodiluição e antifibrinolíticos intratecais são empregados para minimizar os efeitos do vasoespasmo e da isquemia cerebral.

▪ Traumatismos

▶ Traumatismos cranioencefálicos

Nos países desenvolvidos, traumatismos em geral são a principal causa de morte em indivíduos abaixo de 45 anos. Um terço dos óbitos por traumatismo resulta de traumatismos cranioencefálicos (TCE). Uma série de 798 pacientes com TCE fatal, provenientes do Instituto de Ciências Neurológicas de Glasgow (Reino Unido) e necropsiados no período de 1968 a 1990, mostrou que as principais causas foram representadas por acidentes de trânsito (51% dos casos), quedas (36%), agressões (5%) e outras causas (7,2%). Tais números, porém, variam com a idade. Em crianças, acidentes de trânsito e quedas representam cerca de 90% das causas de TCE; em adultos jovens, cerca de dois terços são devidos a acidentes de trânsito; em idosos, as quedas são responsáveis por cerca de dois terços dos TCE. Em adultos jovens, os acidentes de trânsito constituem a terceira principal causa de morte no mundo todo. Cerca de metade de todos os óbitos por acidente de trânsito deve-se a TCE. No Brasil, de acordo com o Ministério da Saúde, em 2019 foram registradas 31.307 mortes em acidentes de trânsito. Em uma grande série de pacientes vítimas de diversos tipos de traumatismos, TCEs representaram cerca de um terço de todos os casos e quase dois terços de todos os óbitos, indicando maior mortalidade dos pacientes com TCE em relação àqueles sem TCE. Das pessoas que sobrevivem, 3% permanecem em estado vegetativo e 16% ficam gravemente incapacitados. Além disso, TCEs são fator de risco para epilepsia, acidente vascular cerebral e doenças neurodegenerativas. Por tudo isso, os TCEs têm grande interesse médico e social. TCEs causam lesões intracranianas primárias e secundárias.

As *lesões primárias* são fratura do crânio, laceração cerebral, hematomas extra e subdural, contusão cerebral e lesão axonal difusa. Tais lesões, que resultam da ação imediata do traumatismo e do tipo de agente traumatizante, são produzidas no momento do traumatismo, podendo agravar-se com o tempo. Por isso mesmo, as manifestações clínicas podem ser imediatas ou tardias. A progressão e/ou o agravamento da lesão primária dependem de eventos desencadeados pelo traumatismo, como despolarização neuronal e liberação de neurotransmissores excitatórios (p. ex., glutamato), abertura de receptores N-metil-D-aspartato (NMDA) associados a canais iônicos, entrada de cálcio na célula, geração de radicais livres e início do processo inflamatório, o que leva a necrose e apoptose tardias.

As *lesões secundárias* surgem horas ou dias após o traumatismo e devem-se a edema cerebral, hipertensão intracraniana e distúrbios circulatórios e/ou respiratórios (por disfunção dos centros vasomotores e respiratórios), hipotensão arterial, vasoespasmo em artérias cerebrais ou alteração de órgãos torácicos (p. ex., traumatismo torácico, pneumonia), infecção intracraniana (meningite e abscesso cerebral) e fraturas múltiplas (embolia gordurosa). A alteração secundária mais frequente é *encefalopatia hipóxico-isquêmica*, encontrada em 85% das vítimas fatais de TCE (ver Isquemia cerebral global).

O mecanismo mais importante de lesões primárias são forças que atuam no momento do traumatismo, de curta ou longa duração, que podem ser dos tipos: (1) *impulso*, no qual a cabeça é movimentada rapidamente sem impacto direto no crânio, ou quando a movimentação rápida e intensa da cabeça cessa sem haver impacto do crânio contra qualquer obstáculo. Tal acontece quando há um soco na face produzindo movimentação brusca e intensa da cabeça; (2) *impacto*, o mais frequente, no qual um objeto atinge a cabeça em posição fixa ou livre para se mover, ou quando há desaceleração súbita da cabeça de encontro a uma superfície rígida (p. ex., em quedas e acidentes de trânsito).

Impacto produz lesão cranioencefálica por meio de: (a) *contato* e/ou (b) *aceleração/desaceleração* (*inércia*). Em acidentes de trânsito, as forças inerciais são responsáveis pelas lesões cerebrais mais comuns e graves, enquanto golpes violentos na cabeça ou projétil de arma de fogo resultam em lesões produzidas por mecanismo de contato. Lesões por contato resultam em fratura do crânio, laceração cerebral, hematoma extradural, contusão cerebral e ondas de choque que se propagam para locais distantes do ponto de atuação do agente traumatizante. A movimentação livre da cabeça, de acordo com a trajetória que faz em relação à coluna cervical, pode ser *translação*, *rotação* e *angular*, esta última podendo ser *sagital* ou *lateral*. A movimentação livre da cabeça por aceleração/desaceleração gera forças inerciais que resultam em lesão vascular (hematoma subdural) e do tecido nervoso (lesão axonal traumática). O denominador comum de atuação do mecanismo de contato ou inercial é o aparecimento de *deformação* tecidual, que, por mecanismo de *compressão*, *estiramento* e *secção*, uma vez ultrapassada a capacidade de tolerância dos tecidos (viscoelasticidade), causa *lesão* craniana, vascular e/ou encefálica. A Figura 26.56 resume os mecanismos mais importantes que atuam nos TCEs; o Quadro 26.12 mostra os tipos mais importantes de lesão cranioencefálica traumática e seus mecanismos de formação.

Fratura do crânio

Resulta da ação de agente traumatizante que atua por meio de forte impacto, como golpes violentos na cabeça, quedas, acidentes de trânsito e projétil de arma de fogo. Segundo as propriedades mecânicas do crânio (diferentes em bebês, crianças e adultos), o local do impacto (maior ou menor espessura dos ossos), o tamanho da área atingida, a força e a direção do impacto

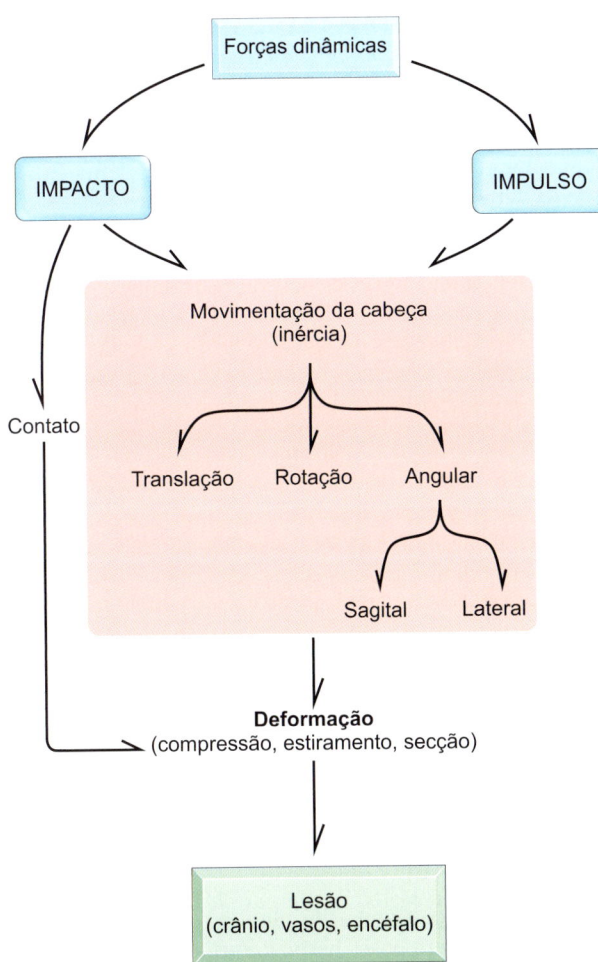

Figura 26.56 Biomecânica do traumatismo cranioencefálico.

Quadro 26.12 Lesões cranioencefálicas traumáticas e mecanismos de formação

Tipo de lesão	Mecanismo de formação
Fratura do crânio	Contato
Laceração cerebral	Contato
Hematoma extradural	Contato
Contusão cerebral	Contato
Hematoma subdural	Aceleração/desaceleração
Lesão axonal difusa	Aceleração/desaceleração
Síndrome da criança espancada	Aceleração/desaceleração e contato

e o tipo de agente traumatizante, podem ocorrer vários tipos de fraturas: *linear*, quando há impacto contra uma superfície plana; *deprimida*, no caso de impacto contra objetos pequenos e irregulares, produzindo indentação de fragmentos da tábua interna do crânio; *penetrante* ou *aberta*, causada por objetos pontiagudos ou projétil de arma de fogo, resultando também em laceração da dura-máter e do tecido nervoso. Fraturas da base do crânio são produzidas por impactos violentos e, quando atingem o rochedo ou a fossa anterior do crânio, podem causar fístula liquórica (otorreia, rinorreia), lesão de nervos cranianos (nervos facial,

vestibulococlear e olfatório) e entrada de ar e de bactérias no interior do crânio. Podem ocorrer ainda *fraturas de contragolpe*, ou seja, localizadas a distância do local atingido e sem representar extensão de uma fratura originada no sítio de impacto.

Laceração cerebral

Também denominada *lesão cerebral aberta*, é causada por agente traumatizante que, por impacto direto, perfura os ossos do crânio, a dura-máter e a pia-aracnoide e causa ruptura do tecido nervoso, podendo haver ou não perda de massa encefálica para o exterior. As causas habituais são golpes violentos na cabeça e projétil de arma de fogo. Nas últimas décadas, tem havido aumento preocupante do número de vítimas por projétil de arma de fogo nos grandes centros urbanos de muitos países, atingindo especialmente adolescentes e jovens, em virtude da disputa pelo tráfico de drogas e da crescente violência urbana.

A lesão por projétil de arma de fogo pode ser por afundamento, penetrante ou perfurante. Na *lesão por afundamento*, o projétil não penetra na cavidade craniana, mas causa fratura com afundamento e contusão cerebral subjacente. Na *lesão penetrante*, o projétil penetra na cavidade craniana, mas não a ultrapassa. Em casos de projétil de baixa velocidade, após chocar-se com a tábua interna do crânio do lado oposto ao do orifício de entrada, o projétil pode ricochetear, produzindo um segundo trajeto no encéfalo. Na *lesão perfurante*, o projétil atravessa a cavidade craniana, com um orifício de entrada e outro de saída. Fraturas lineares múltiplas radiadas a partir dos orifícios de entrada ou de saída e contusões nos lobos frontal e temporal por projétil de alta velocidade são frequentes. Exames do crânio antes da necrópsia e do encéfalo isolado fixado em formol por meio de tomografia computadorizada e ressonância magnética, inclusive com reconstrução tridimensional das imagens obtidas por tomografia computadorizada, vêm sendo utilizados com frequência cada vez maior em patologia forense com a finalidade de reconstituir lesões associadas a morte e/ou lesão cranioencefálica. Tais exames fornecem informações valiosas, como distinção entre os orifícios de entrada e saída, trajeto do projétil, alterações morfológicas cerebrais secundárias (p. ex., hemorragia, edema e cavitação temporária; ver adiante), localização de corpos estranhos intracranianos (estilhaços ósseos e do projétil), cicatrização pós-traumática e avaliação do tratamento instituído.

26

Aspectos morfológicos (*continuação*)

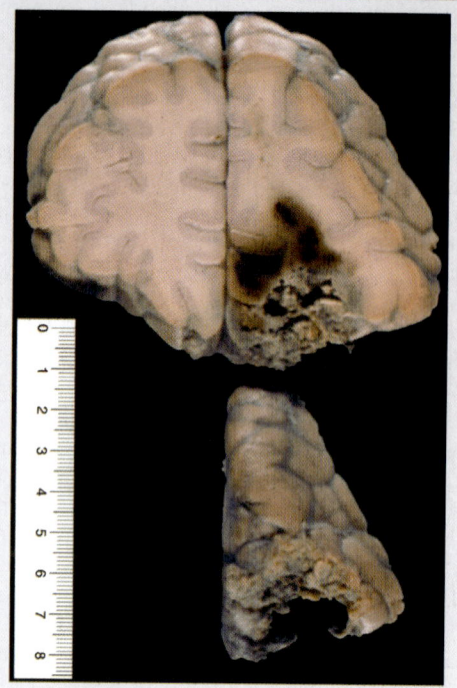

Figura 26.57 Laceração cerebral recente, no polo frontal e na região orbitofrontal, à esquerda, provocada por acidente de trânsito.

Lesões por projéteis de arma de fogo têm mortalidade elevada. A direção e a extensão do trajeto do projétil são os fatores determinantes da maior ou menor gravidade. Em uma série de vítimas de armas de fogo não militares, 100% dos pacientes com lesão cerebral profunda comprometendo os dois hemisférios ou as cavidades ventriculares faleceram; a taxa de mortalidade foi de 78% naqueles com lesão multilobar, 58% nos pacientes com hematoma intracerebral ou subdural e 14% naqueles com lesão unilobar. Em vítimas de armas de fogo militares, as lesões cerebrais são mais graves, sendo mais comuns lesões que atingem os dois hemisférios e hematomas intracranianos. Complicações infecciosas precoces ocorrem em 11% dos casos, representadas por leptomeningite purulenta (78%), abscesso cerebral (19%) e, menos frequentemente, ventriculite purulenta e empiema subdural. Complicações tardias, como epilepsia pós-traumática, podem surgir em consequência de aderências entre as meninges e o cérebro.

TCEs penetrantes por objetos pontiagudos são menos comuns. Vários tipos de objetos podem perfurar o crânio durante acidentes e agressões. O déficit resultante de TCE por objetos pontiagudos é focal e depende da área do encéfalo lesada. Alteração de consciência ocorre somente nos casos de lesões centroencefálicas ou secundárias a hipertensão intracraniana.

Hematoma extradural

Hematoma extradural, caracterizado por sangue coagulado entre a dura-máter e os ossos do crânio, surge especialmente após quedas e acidentes de trânsito, sendo encontrado em 8 a 15% das vítimas fatais de traumatismos de causas diversas. A lesão resulta também de impacto sobre a cabeça, mas menos intenso do que o produzido na laceração cerebral. Em 95% dos casos, associa-se a fraturas do crânio; na infância, o hematoma pode formar-se sem que haja fratura, o que é atribuído à maior elasticidade do crânio de crianças. Hematoma extradural ocorre predominantemente em adultos jovens do sexo masculino. É menos comum em crianças e idosos, em virtude da maior aderência da dura-máter à tábua interna nessas faixas etárias.

A sede habitual é a região temporoparietal, onde a parte escamosa do osso temporal é mais delgada e há contato íntimo da artéria e veia meníngeas médias com a tábua interna óssea, além de menor aderência entre a dura-máter e a tábua interna (Figura 26.53 A). Ruptura da artéria meníngea média é responsável por metade dos casos, enquanto rompimento da veia meníngea média responde por quase um terço.

Como não existe espaço livre na região extradural, o hematoma só aumenta de volume à medida que ocorre descolamento gradual da dura-máter em relação ao crânio. O aumento progressivo do hematoma explica o período assintomático ou intervalo lúcido, datando de horas a 2 dias, que precede o aparecimento da sintomatologia clínica; esta resulta de compressão pelo hematoma, de hipertensão intracraniana, de hérnia para-hipocampal e da compressão do mesencéfalo. Nos pacientes com hematoma e lesão axonal difusa, não há o intervalo lúcido, havendo perda imediata da consciência. Hematomas extradurais pequenos podem ser assintomáticos e aumentar de tamanho até 10 a 14 dias após o início do traumatismo; a partir daí, a maioria dos hematomas pequenos diminui progressivamente, sendo absorvidos 4 a 6 semanas após a agressão inicial.

Contusão cerebral

Contusão cerebral é conhecida também como *lesão cerebral fechada*, pois, embora possa haver fratura óssea, as meninges permanecem íntegras e não há ruptura do tecido nervoso; não existe, portanto, perda tecidual. A lesão é muito frequente em vítimas fatais de quedas e agressões (85 a 95% dos casos); nos acidentes de trânsito, ocorre em 55% dos pacientes. A lesão depende de impacto sobre a cabeça provocada principalmente por aceleração/desaceleração de alta intensidade e curta duração, o que explica a menor frequência em acidentes de trânsito, cujo mecanismo é a aceleração/desaceleração de maior duração, comparada a curta duração em uma queda. O mecanismo de contusão cerebral envolve impacto da superfície interna do crânio contra a superfície cerebral. As lesões são mais frequentes e mais graves nos pacientes com fratura (70% dos casos) do que naqueles sem fratura craniana.

Segundo o modo e o local do impacto, há vários tipos de contusões. *Contusão por fratura* é aquela relacionada com o osso fraturado. *Contusão por golpe* relaciona-se com o local do impacto na ausência de fratura. *Contusão por contragolpe* ocorre em áreas distantes do local do impacto. *Contusão por hérnia* ocorre nos casos de hipertensão intracraniana quando o giro para-hipocampal projeta-se contra a margem livre da incisura do tentório (ver início deste capítulo). A contusão mais comum se dá quando há impacto com a cabeça em movimento, pois a aceleração do crânio é interrompida abruptamente, mas o encéfalo continua em movimento por causa de sua maior inércia (possui maior massa) em relação ao crânio. Como resultado do movimento diferencial entre o crânio e o encéfalo, ocorre maior atrito quando o deslizamento do encéfalo é retardado, especialmente na parte anterior da base do crânio, onde a superfície cerebral colide com relevos e saliências ósseas, como o teto da órbita e a crista esfenoidal. Assim se explica a sede habitual das contusões na região orbitofrontal, nos polos temporais e nas bordas do sulco lateral.

No início, a contusão caracteriza-se por focos de hemorragia perivasculares múltiplos na cúpula dos giros e no espaço subaracnóideo (Figura 26.58 A). O tecido nervoso de permeio e em torno à hemorragia sofre necrose isquêmica. Nos casos mais graves, os focos hemorrágicos confluem e podem estender-se para a substância branca, simulando hemorragia cerebral. Na periferia da lesão, pode haver edema. Com o tempo, há infiltração da área necrótico-hemorrágica por neutrófilos, micróglia, macrófagos e linfócitos, resultando em cicatriz cuneiforme, rasa ou profunda, de cor ferruginosa ou acastanhada (por deposição de hemossiderina), com parede constituída de astrocitose fibrilar (Figura 26.58 B). A substância branca adjacente mostra rarefação e astrocitose fibrilar.

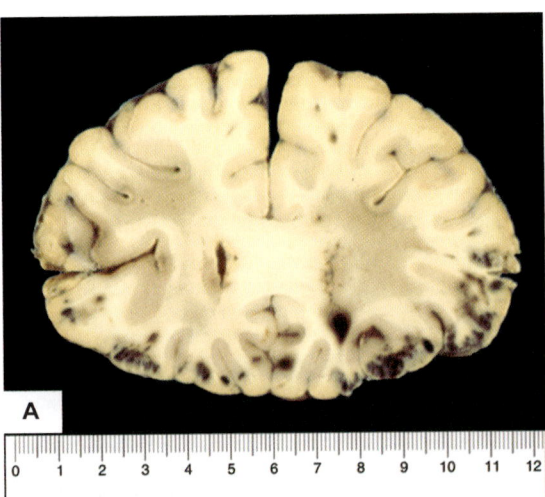

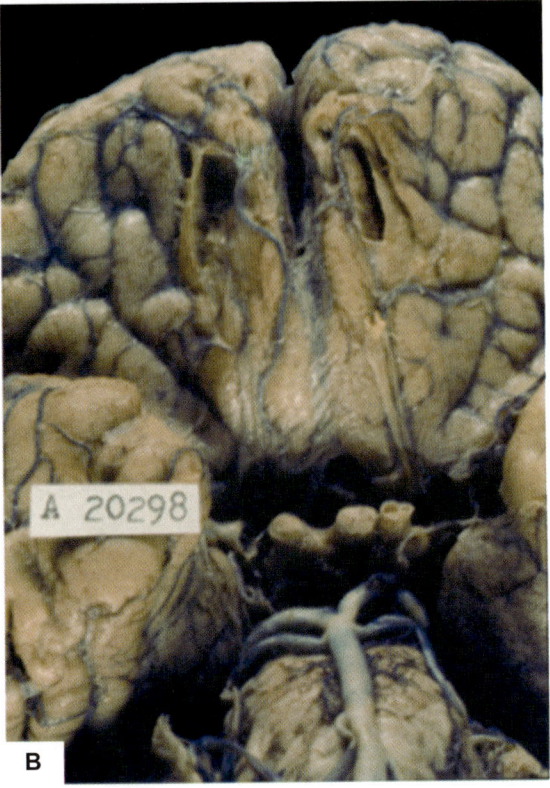

Figura 26.58 A. Contusão cerebral recente, na região orbitofrontal, bilateralmente. **B.** Contusão cerebral antiga, na região orbitofrontal medial, bilateralmente.

Por ser lesão focal e superficial que atinge áreas não vitais do encéfalo, na contusão cerebral o estado de consciência pode manter-se inalterado e a evolução clínica ser favorável, desde que não haja complicações (p. ex., encefalopatia hipóxico-isquêmica) ou associação com outras lesões cerebrais traumáticas. Quando os pacientes não apresentam intervalo lúcido, em geral as contusões são mais graves. Quando acompanhada de edema cerebral intenso, a contusão cerebral resulta em hipertensão intracraniana e deterioração do quadro clínico, 24 a 72 horas após o traumatismo. Contusões antigas são encontradas em 2,5% das necrópsias de hospital geral e em 5% das necropsias médico-legais, confirmando o princípio de que contusões cerebrais são lesões geralmente compatíveis com evolução clínica satisfatória.

Hematoma subdural

Hematoma subdural, agudo ou crônico, consiste em coleção de sangue entre a dura-máter e a aracnoide. Hematoma subdural agudo é encontrado em 10 a 30% de TCEs graves. As principais causas são quedas, agressões e acidentes de trânsito; as duas primeiras são responsáveis por 70% dos casos, enquanto acidentes de trânsito contribuem com outros 25%. Outra causa importante é agressão física a bebês, frequentemente associada a fratura do crânio e hemorragias retinianas (ver adiante). No hematoma subdural crônico, em que a sintomatologia aparece semanas ou meses após o evento, o traumatismo inicial pode ser banal, especialmente em idosos.

A biomecânica do hematoma subdural relaciona-se com a aceleração de alta intensidade e de curta duração. Por essa razão, o hematoma subdural é mais frequente em indivíduos que sofreram queda ou foram agredidos, pois nesses traumatismos ocorre aceleração ou desaceleração de grande intensidade e curta duração. Hematoma subdural resulta de movimentação da cabeça durante o traumatismo, especialmente em direção sagital, e do consequente movimento diferencial entre o crânio e o encéfalo, já comentado. Como a dura-máter encontra-se aderida ao crânio e a pia-aracnoide ao encéfalo, há deslizamento da aracnoide em relação à dura-máter e estiramento e ruptura das veias-ponte (veias cerebrais superiores que cruzam o espaço subdural e drenam para o seio sagital superior), formando-se o hematoma subdural. Outro fator é o envelhecimento, seja por esclerose da parede das veias-ponte, que altera suas propriedades mecânicas, seja por atrofia cerebral, que alarga o espaço subdural, favorecendo o estiramento dessas veias e tornando-as mais suscetíveis a ruptura.

A sede preferencial é a convexidade dos hemisférios cerebrais. Como o espaço subdural é expansível, permite grande acúmulo de sangue em pouco tempo, que cobre quase todo o hemisfério cerebral. Em consequência, há compressão cerebral, desvio das estruturas da linha média, hipertensão intracraniana e hérnias. *Hematoma subdural agudo* é formado apenas por sangue coagulado; em geral, surge nos primeiros minutos ou nas primeiras horas após o traumatismo (ver Figura 26.53 B). *Hematoma subdural crônico* consiste em líquido turvo escuro e sangue fresco, que surge lentamente dias ou semanas após o traumatismo (Figura 26.59). A coleção hemorrágica é envolvida por cápsula fibrovascular que aumenta de espessura com o tempo. A cápsula do hematoma origina-se da dura-máter e contém capilares com luz dilatada, junções interendoteliais amplas e membrana basal fina ou ausente. Parece que o hematoma aumenta de volume progressivamente a partir de hemorragias espontâneas que se originam dos vasos neoformados da cápsula.

26

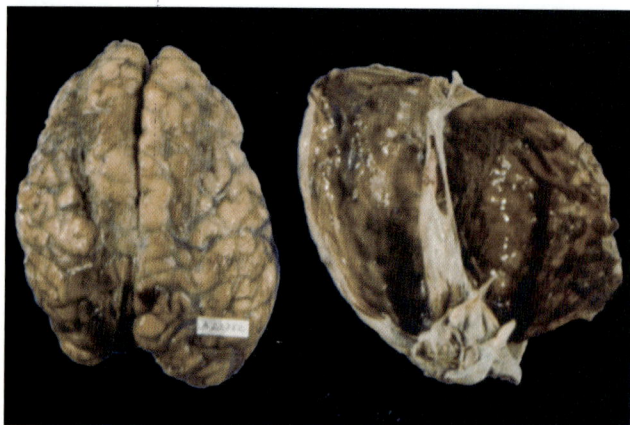

Figura 26.59 Hematoma subdural crônico, bilateralmente. À direita, hematoma aderido à dura-máter. À esquerda, compressão e achatamento dos hemisférios cerebrais.

O hematoma subdural agudo tem morbidade e mortalidade elevadas, pois geralmente se associa a outras lesões cerebrais traumáticas. Nesses casos, não há o intervalo assintomático após o traumatismo. Nos pacientes com hematoma subdural agudo associado a lesão axonal difusa, há perda imediata da consciência, que persiste até o óbito. Manifestações clínicas tardias no hematoma subdural crônico são explicadas pelo crescimento progressivo do hematoma a partir de hemorragias originadas de vasos neoformados da cápsula fibrovascular. Quando coexistem hematoma subdural agudo, contusão cerebral e hematoma na substância branca em correspondência com a área contusa, a lesão é denominada *explosão lobar*, mais comum nos lobos frontais e temporais.

Lesão axonal difusa

Lesão axonal difusa (LAD) é causada diretamente por traumatismo por aceleração e desaceleração da cabeça, sendo a forma mais grave de lesão axonal traumática. LAD é encontrada em 80% dos indivíduos que falecem por acidente de trânsito, sendo a principal responsável pela morbidade e mortalidade em TCE não acompanhado de lesão expansiva. Representa, ainda, o substrato anatômico da perda de consciência que se instala na grande maioria dos pacientes no momento do traumatismo e do estado vegetativo que pode se seguir, além da incapacidade permanente após TCE. LAD pode ser encontrada também após quedas de grande altura e da própria altura, em danos provocados pela prática de alguns esportes e em agressões.

Aspectos morfológicos

As alterações são *lesão difusa de axônios* e *lesão focal do corpo caloso e do tronco encefálico*. A lesão axonal é encontrada na substância branca dos hemisférios cerebrais e cerebelares e do tronco encefálico, predominantemente nas estruturas centromediais do encéfalo (substância branca cerebral parassagital, corpo caloso, fórnix, cápsula interna, pedúnculo cerebelar superior e grandes tratos do tronco encefálico), em geral em um dos lados da linha média ou com distribuição assimétrica. A lesão focal do corpo caloso é constituída por pequenos focos de hemorragia, quase sempre na sua face inferior e em um dos lados da linha média (Figura 26.60 A). No tronco encefálico, a hemorragia situa-se na região dorsolateral do mesencéfalo e da ponte rostral; quando bilateral, em geral uma das lesões é maior do que a outra. Microscopicamente, a LAD caracteriza-se por tumefação de axônios ou por fragmentação axonal, com dilatações nas porções terminais dos axônios rompidos (*bulbos axonais*), e por diminutos fragmentos axonais de forma esferoidal (*esferoides*). A lesão axonal pode ser vista por coloração com hematoxilina-eosina, por impregnação pela prata ou pela imuno-histoquímica com anticorpos antiproteína precursora de β-amiloide (considerada o padrão-ouro para o diagnóstico neuropatológico de lesão axonal), antiproteínas de neurofilamentos e outras proteínas transportadas pelo axônio (Figura 26.60 B). Anticorpo antiproteína precursora de β-amiloide permite detectar lesão axonal a partir de 35 minutos após o TCE. Nos casos mais graves, podem ser encontradas hemorragia focal na substância branca cerebral parassagital (contusões por "deslizamento"), lesão vascular difusa (focos diminutos de hemorragia em diversas regiões encefálicas) e cavo em forma de fenda do septo pelúcido. Nos pacientes mais gravemente afetados, que sobrevivem meses ou anos, são observadas degeneração walleriana nos grandes tratos ascendentes e descendentes, atrofia do corpo caloso e da substância branca cerebral e dilatação ventricular.

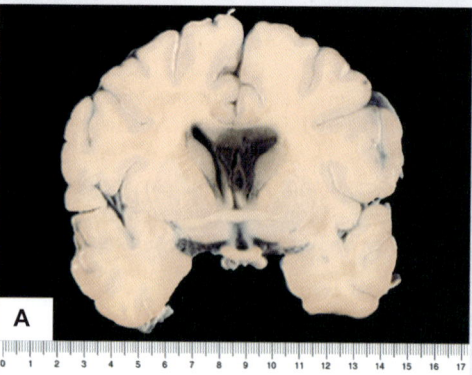
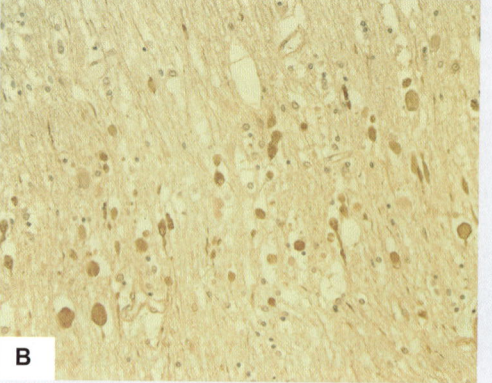

Figura 26.60 Lesão axonal difusa. **A.** Hemorragia focal no corpo caloso, em posição paramediana, em uma das colunas do fórnix e intraventricular. **B.** Tumefação e fragmentação axonais (esferoides). Imuno-histoquímica para neurofilamento.

26

Experimentalmente, na lesão inicial pode haver estiramento e ruptura axonal (*axotomia primária*), evento raro, causado por fragmentação de microtúbulos que resulta em torção e desalinhamento dessas organelas em vários segmentos do axônio, desalinhamento e ondulação axonal e, finalmente, ruptura. Na maioria dos casos, ocorre interrupção do fluxo axonal cerca de 60 minutos após o traumatismo inicial, o qual leva ao acúmulo de organelas e de axoplasma, seguida de tumefação e lobulação do segmento afetado, com formação de varicosidades ao longo do segmento afetado e, finalmente, após 6 a 12 horas, fragmentação do axônio (*axotomia secundária*). O segmento proximal do axônio continua a se expandir, atingindo o máximo em 24 a 72 horas, enquanto o segmento distal sofre degeneração. A lesão atinge mais os axônios não mielinizados e os mielinizados ao nível do nodo de Ranvier e região paranodal. Axônios contendo varicosidades nem sempre sofrem ruptura e com o passar do tempo, quando há sobrevida, nota-se redução do diâmetro da tumefação, sugerindo recuperação parcial do transporte axonal.

A LAD depende de forças inerciais no momento do traumatismo, ou seja, de aceleração ou desaceleração rotacionais bruscas da cabeça, particularmente na direção lateral, provocando lesão estrutural de axônios e pequenos vasos sanguíneos (por estiramento e/ou torção). Com níveis equivalentes de aceleração angular, o encéfalo é mais vulnerável quando se desloca lateralmente. As estruturas inter-hemisféricas e a porção rostral do tronco encefálico atuam como pontos de fixação para os hemisférios cerebrais quando há deslocamento do encéfalo no interior do crânio. Devido à conformação do encéfalo, deslocamentos complementares e independentes dos hemisférios cerebrais ocorrem durante rotação da cabeça, originando maior estresse especialmente nas áreas menos móveis (estruturas inter-hemisféricas e porção rostral do tronco encefálico), explicando-se a elevada frequência de lesões nesses locais.

No momento do traumatismo, o estiramento e a torção do axolema no nodo de Ranvier resultam em deformação mecânica da membrana celular e formação de poros (mecanoporação), impedindo o axônio de manter os gradientes iônicos intra e extracelulares. O aumento da permeabilidade do axolema leva ao influxo de Ca^{++} intracelular. Outra possibilidade é que a deformação mecânica do axolema ativa canais de Na^+, seguida de despolarização e abertura de canais de Ca^{++}. O aumento do cálcio intracelular ativa a calpaína (protease dependente de cálcio) que degrada a espectrina, uma proteína do citoesqueleto subaxolemal. A ativação de outras proteases dependentes de cálcio leva a dissolução de microtúbulos e perda dos braços laterais dos neurofilamentos, resultando em compactação dessas organelas e interrupção do fluxo axonal. O aumento do Ca^{++} produz ainda abertura dos poros de permeabilidade da membrana mitocondrial, influxo de água, tumefação mitocondrial, estresse oxidativo e falência energética, impossibilitando a manutenção do gradiente iônico dependente de ATP através do axolema. A lesão mitocondrial também libera fatores pró-apoptóticos nos axônios lesados (ver Capítulo 5).

A LAD é graduada em três níveis: *grau 1*, representada apenas por bulbos axonais e esferoides; *grau 2*, além da lesão axonal, ocorre hemorragia no corpo caloso; *grau 3*, além das duas primeiras, há hemorragia na região dorsolateral da porção rostral do tronco encefálico. Há estreita correlação entre a graduação da LAD, a sobrevida e o estado de consciência à admissão hospitalar, avaliado pela escala de coma de Glasgow, com escores de 3 (coma) a 15 (vigília). Os pacientes com LAD de graus II e III têm sobrevida menor e apresentam alteração grave, imediata e persistente da consciência em frequência muito maior do que aqueles com LAD grau I.

A LAD é o substrato anatômico da chamada *concussão cerebral*, definida como perda imediata e reversível da consciência consequente a um traumatismo, com amnésia do momento do acidente, alterações comportamentais e déficit cognitivo, usualmente também reversíveis em algumas semanas, mas que podem persistir em alguns indivíduos.

Síndrome da criança espancada

Também chamada síndrome do bebê sacudido (*shaken baby syndrome*), é a causa mais comum de morte ou sequela neurológica resultante de abuso de bebês e, às vezes, de crianças mais velhas, usualmente pelos pais, padrastos ou babás. As principais lesões são hipertensão intracraniana secundária a edema cerebral (82% dos casos), encefalopatia hipóxico-isquêmica (77%), hemorragia subdural aguda (72%), hemorragias retinianas e lesão axonal identificada pela imuno-histoquímica para proteína precursora de β-amiloide no nervo óptico distal, associadas nos casos mais graves a descolamento da retina (71%) e fratura do crânio (36%).

O traumatismo facilitado pelo relativo grande tamanho e peso do encéfalo e a relativa fraqueza da musculatura do pescoço, causa movimentos de vaivém da cabeça, gerando forças rotacionais, oscilatórias e de torção da junção craniocervical, do compartimento intracraniano e dos olhos. O estiramento da junção craniocervical durante movimentos de hiperextensão/hiperflexão da coluna cervical, que pode levar a hemorragia epidural na medula espinhal cervical, causa apneia ou outros distúrbios respiratórios que as crianças apresentam, observados em 75% dos casos. Em consequência da apneia, surgem encefalopatia hipóxico-isquêmica, edema cerebral, hipertensão intracraniana e coma. Hemorragia subdural e hemorragias retinianas resultam da atuação de forças inerciais no momento do traumatismo, provocando movimento diferencial, respectivamente: (1) entre crânio e encéfalo, com ruptura de veias-ponte; (2) na interface do corpo vítreo com a retina, com ruptura de vasos retinianos. Os sintomas mais comuns são sonolência, irritabilidade, crises convulsivas, midríase, falta de apetite, vômitos, dificuldade respiratória e coma. As sequelas mais frequentes são paralisia cerebral, retardo mental, cegueira e crises convulsivas.

Sequelas neurológicas em sobreviventes de TCE

A frequência com que sobreviventes de TCE permanecem moderada ou gravemente incapacitados ou permanecem em estado vegetativo e o profundo impacto familiar e social que essas condições têm justificam que se conheçam as principais alterações neuropatológicas.

Pacientes *moderadamente incapacitados* apresentam hematoma intracraniano tratado cirurgicamente em 75% dos casos e LAD em 30%, quase sempre grau I. Nos pacientes *gravemente incapacitados*, são vistos fratura do crânio, hematoma intracraniano tratado cirurgicamente e contusão cerebral; LAD graus II e III está presente em 50% dos pacientes. Lesões mais graves são encontradas em pacientes em *estado vegetativo*, nos quais as funções corticais estão abolidas, havendo preservação das funções mediadas pelo tronco encefálico. As alterações mais frequentes são LAD graus II e III e perda neuronal no tálamo e no hipocampo. A presença constante de lesão grave e difusa na substância branca cerebral, dos núcleos talâmicos e do hipocampo sugere que a base anatômica do estado vegetativo está

26

na lesão axonal difusa da substância branca cerebral e na perda neuronal no tálamo e no hipocampo, que reduzem as conexões talamocorticais e cerebrais aferentes e eferentes, mesmo na presença de neocórtex cerebral morfologicamente preservado.

▶ Traumatismos raquimedulares

Podem ser isolados ou estar associados a TCE. As causas mais frequentes são: (1) acidentes de trânsito (50% dos casos); (2) alguns tipos de atividade esportiva (14 a 20%), como mergulho em água rasa, esqui, equitação, futebol americano, esportes aéreos e ginástica; (3) agressões, especialmente por projétil de arma de fogo; (4) quedas em acidentes de trabalho e em atividades domésticas (em idosos, com osteoporose atuando como fator de risco). Lesão da medula espinhal ocorre em 15 a 20% das fraturas da coluna vertebral; cerca de 60% das lesões medulares acometem os segmentos cervicais, seguido pela junção toracolombar. Homens adultos são os mais afetados.

Como os do cérebro, os traumatismos raquimedulares são *fechados* ou *abertos*. Os *fechados*, sem lesão da dura-máter, são mais frequentes em acidentes de trânsito, esportes e quedas. A biomecânica do traumatismo raquimedular fechado depende do mecanismo de impacto, compressão e esmagamento parcial ou completo da medula espinhal por deslocamento das vértebras de tipo flexão-extensão, torção no eixo axial e inclinação lateral e por fragmentos ósseos (eventualmente por discos intervertebrais rotos previamente íntegros ou herniados) em consequência de fraturas na coluna cervical ou toracolombar. As fraturas mais encontradas são: (a) por explosão, na qual sobrecarga axial produz fratura dos corpos vertebrais e os fragmentos ósseos são desviados para o canal vertebral (exemplo típico dessa fratura é a queda de altura na posição vertical); (b) fratura por compressão-flexão; (c) fratura por compressão-extensão; (d) fratura por tração com deslocamento anterior (flexão) ou posterior (extensão). As *lesões abertas* são causadas por objetos penetrantes que causam laceração e compressão da medula espinhal. O mecanismo depende do próprio agente traumático, de fragmentos de estruturas adjacentes rotas e, no caso de projétil de arma de fogo, também da formação de ondas de choque.

As consequências da contusão medular dependem do local e da extensão da lesão. A síndrome clínica imediata é de secção medular completa ou incompleta, caracterizada, respectivamente, por déficit motor e sensitivo total ou parcial. Lesões nos segmentos cervicais causam tetraplegia flácida, enquanto nos segmentos torácicos ou mais baixos determinam paraplegia flácida. A recuperação funcional depende da quantidade de tecido medular preservado, mas, mesmo nos casos mais graves de secção medular clinicamente completa, cerca de 20% dos pacientes apresentam alguma melhora espontânea no primeiro ano após o traumatismo, indicando o potencial de plasticidade das fibras nervosas subpiais preservadas. Secção medular incompleta pode resultar em várias síndromes neurológicas, segundo o segmento medular atingido e a extensão da lesão em direção transversal (centromedular, hemissecção medular, medular anterior). Após cicatrização, surgem atrofia das raízes anteriores e dos feixes musculares correspondentes. Os pacientes que desenvolvem siringomielia pós-traumática podem apresentar deterioração neurológica 5 a 15 anos após o traumatismo raquimedular, caracterizada por perda motora e sensitiva, dor, espasticidade e parestesia.

■ Infecções

O encéfalo e a medula espinhal são bem protegidos contra agentes infecciosos por meio de várias estruturas anatômicas, como os ossos do crânio e da coluna vertebral, as meninges e a barreira hematoencefálica. Entretanto, quando essas barreiras são ultrapassadas, os meios de defesa no SNC têm baixa eficácia para controlar a progressão de um processo infeccioso. Nesse contexto, infecções do SNC representam no mundo todo importante causa de morbidade e mortalidade. Há variação geográfica na incidência de algumas infecções relacionada com o agente transmissor (mosquitos dos gêneros *Culex* e *Aedes* em arboviroses em regiões tropicais e subtropicais, podendo produzir surtos epidêmicos), uso de vacinas, imunodeficiência (associada a infecções oportunistas por vírus, fungos e protozoários), infecções em gestantes e transmissão congênita (vírus e protozoários), falta de saneamento básico e higiene precária (neurocisticercose).

Doenças infecciosas no SN têm repercussões variadas, segundo: (1) local de infecção (p. ex., região epidural, dura-máter, espaço subdural, leptomeninge, encéfalo, medula espinhal); (2) tipo de agente agressor (bactérias, riquétsias, vírus, fungos, protozoários e helmintos); (3) capacidade do agente agressor de produzir lesão (patogenicidade); (4) estratégias do agente agressor para se multiplicar, se disseminar e manter a infecção; (5) resposta imunitária. Exames sorológicos e do liquor identificam agentes etiológicos específicos. Exames de neuroimagem ajudam no diagnóstico diferencial e detectam complicações como hidrocefalia, hemorragia e infarto isquêmico.

Os microrganismos podem chegar ao tecido nervoso por: (1) implantação direta, como em fraturas do crânio e neurocirurgias; (2) via sanguínea; (3) extensão de infecções vizinhas (p. ex., seios paranasais); (4) via axonal (certas viroses). Para os aspectos gerais das lesões por vírus, bactérias e outros agentes biológicos e para os aspectos gerais da inflamação, ver Capítulos 3 e 4.

▶ Infecções bacterianas

Meningites

Meningite ou *leptomeningite* refere-se à inflamação da leptomeninge (inflamação da dura-máter – paquimeningite – é pouco frequente). Meningites bacterianas podem ser agudas ou crônicas

---

26

Aspectos morfológicos

A principal lesão traumática fechada da medula espinhal é a *contusão*, que se caracteriza por focos múltiplos de hemorragia principalmente na porção central da medula espinhal, em especial a substância cinzenta, por ser esta menos consistente e mais vascularizada, podendo estender-se em direção rostrocaudal, além de hemorragias epidural e subaracnóidea. Com o tempo, surgem necrose isquêmica, edema, liquefação e absorção do tecido necrótico por neutrófilos, macrófagos e micróglia, seguida de gliose. Lesão de axônios é seguida de fragmentação axonal distal e da bainha de mielina (degeneração walleriana) nos grandes tratos ascendentes e descendentes, resultando em atrofia medular. Mesmo nos casos com necrose quase completa da medula espinhal, é comum haver preservação relativa das fibras nervosas subpiais. Nos casos mais graves, pode formar-se uma cavidade de evolução progressiva, constituindo a *siringomielia pós-traumática*, usualmente na medula cervical e torácica. Com o uso crescente da ressonância magnética, a frequência do diagnóstico de siringomielia pós-traumática tem aumentado (4,5% dos pacientes tetraplégicos e paraplégicos). Cicatrização em lesões abertas acompanha-se de fibrose extensa e aderência entre a pia-aracnoide e a dura-máter.

e, conforme o exsudato, purulentas ou granulomatosas, havendo usualmente relação entre a evolução clínica da inflamação e o tipo de exsudato: as agudas são purulentas, e as crônicas, granulomatosas. As meningites agudas são causadas por bactérias e, as crônicas, pelo bacilo da tuberculose e pelo *Treponema pallidum*, agente causal da sífilis.

Meningites purulentas

A etiologia varia de acordo com a faixa etária. No período neonatal, as bactérias mais frequentes são estreptococos do grupo B (60% dos casos) e *Escherichia coli* (30%). Em crianças, especialmente entre 2 e 6 anos, e em jovens, *Haemophilus influenzae* tipos b e não b e *Neisseria meningitidis* (meningococo) são os responsáveis pela maioria dos casos. Em adultos, *Streptococcus pneumoniae* (pneumococo) e, menos comumente, *Neisseria meningitidis*, são as principais causas. *Listeria monocytogenes* pode causar meningite em recém-nascidos e idosos. Infecção neonatal associa-se a baixo peso e imaturidade do sistema imunitário em recém-nascidos, sendo adquirida no momento do parto por contaminação do líquido amniótico pela microbiota urogenital após ruptura da bolsa ou através de portadores sãos durante a permanência de recém-nascidos em hospital. Idosos, indivíduos debilitados ou imunossuprimidos, esplenectomizados ou portadores de fístula dural pós-traumática têm maior risco de infecção por pneumococo. Meningites purulentas são esporádicas, exceto a causada pelo meningococo, que pode causar surtos e epidemias. Moradias superlotadas e falta de higiene facilitam a disseminação da infecção e a ocorrência de epidemias. A introdução de vacinas reduziu a frequência de infecções por agentes contendo os sorotipos cobertos por elas.

Na maioria dos casos, a bactéria atinge o sistema nervoso pela corrente sanguínea, a partir de infecção nas vias aéreas superiores ou pneumonia. Menos frequentemente, as meninges podem ser infectadas por: (1) flebite retrógrada secundária a otite média ou a mastoidite purulenta; (2) extensão de osteomielite secundária a sinusite paranasal (etmoidite), a otite média (petrosite) e a mastoidite; (3) implantação direta de bactérias através de fraturas na base do crânio; (4) complicações iatrogênicas, como neurocirurgia (bactérias Gram-negativas e *Staphylococcus aureus* são os principais agentes), punção lombar ou ventricular e implante de válvula para tratamento de hidrocefalia (o agente é em geral o *Staphylococcus epidermidis*); (5) complicações de malformações (p. ex., meningomielocele). Em infecções neonatais, a via de entrada é oral, a partir de líquido amniótico contaminado, durante parto vaginal, ou por contato com a mãe ou funcionários do hospital.

Streptococcus pneumoniae e *Neisseria meningitidis* são encontrados comumente na mucosa nasofaríngea em crianças e adultos assintomáticas (portadores sãos). Eventualmente, essas bactérias aderem ao epitélio das vias respiratórias superiores, invadem a corrente sanguínea, atravessam a barreira hematoencefálica e atingem a leptomeninge. Em bactérias Gram-negativas, exotoxinas e lipopolissacarídeo (LPS, constituinte da parede bacteriana) lesam a barreira hematoencefálica e induzem a síntese de citocinas pró-inflamatórias em células endoteliais e macrófagos (TNF, IFN-γ, IL-1A, IL-8 e IL-12), permitindo a passagem de bactérias (pelas vias transcelular e paracelular), neutrófilos e plasma. *Streptococcus pneumoniae* e outras bactérias Gram-positivas que expressam ácido lipoteicóico e

dipeptídeo muramil ativam células endoteliais e gliais na barreira hematoencefálica para liberar IL-1A, TNF e óxido nítrico. O *Streptococcus pneumoniae* atravessa a barreira hematoencefálica pelas vias transcelular e paracelular. Na via transcelular, o patógeno interage com a fosforilcolina da parede celular e o receptor do fator ativador de plaqueta. Além disso, a proteína C da superfície do pneumococo se liga ao receptor de laminina e ao receptor Ig polimérico do endotélio vascular cerebral. Posteriormente, o patógeno transmigra através da célula endotelial para a superfície basolateral, sem evidência de ruptura das junções íntimas. A via paracelular envolve a penetração da bactéria entre as células endoteliais, com ou sem ruptura de junções íntimas.

A *Neisseria meningitidis* tem a capacidade de formar microcolônias na superfície apical de células endoteliais. A interação do patógeno com os microvasos é mediada por *pili* tipo IV da bactéria e dois receptores nas células endoteliais (CD147 e adrenoreceptor-β2). CD147 facilita a adesão do meningococo ao endotélio, enquanto o adrenoreceptor-β2 facilita a sinalização celular, resultando em deslocamento de proteínas das junções íntimas e *adherens*, tais como caderina, catenina-p120 e claudinas. O espaço intercelular endotelial torna-se frouxo, abrindo-se a rota paracelular.

No espaço subaracnóideo, a bactéria encontra pouca resistência do sistema de defesa, em virtude dos baixos níveis de complemento e de imunoglobulinas no liquor. De outro lado, a circulação liquórica facilita a disseminação da infecção no espaço subaracnóideo intracraniano e intrarraquidiano.

Aspectos morfológicos

Nas primeiras 48 horas, as alterações macro e microscópicas são pouco evidentes, notando-se hiperemia, marginação leucocitária, discreta infiltração perivascular de neutrófilos e numerosas bactérias livres. Nos dias seguintes, o espaço subaracnóideo fica distendido por exsudato de aspecto opalescente ou cremoso, branco-amarelado, às vezes esverdeado ou acinzentado, ou com sufusões hemorrágicas. O exsudato pode ser serofibrinoso, gelatinoso ou purulento (Figura 26.61 A) e acumula-se ao longo dos vasos meníngeos e dos sulcos cerebrais, de preferência na convexidade (p. ex., na meningite pneumocócica), na base cerebral (meningite por *H. influenzae*) ou na cisterna magna e estendendo-se para a leptomeninge da medula espinhal.

Microscopicamente, neutrófilos e fibrina ocupam o espaço subaracnóideo (Figura 26.61 B), os espaços perivasculares e o plexo coroide. A coloração por Gram revela bactérias livres ou no interior de neutrófilos e macrófagos. Quando há demora no início do tratamento ou quando o microrganismo é resistente aos medicamentos, pode haver cronificação; os neutrófilos e a fibrina são parcialmente substituídos por mononucleares e por proliferação fibrovascular e fibrose. Quando não há complicações, o parênquima cerebral é macroscopicamente normal, embora apoptose de neurônios seja frequente no hipocampo. Perda de sinapses nas camadas corticais I e II ocorre na meningite pneumocócica, por causa da neurotoxina pneumolisina. Tal efeito tóxico é mediado pela liberação de glutamato após ligação da pneumolisina a astrócitos, promovendo influxo de cálcio nessas células e liberação de glutamato.

(continua)

26

Aspectos morfológicos (continuação)

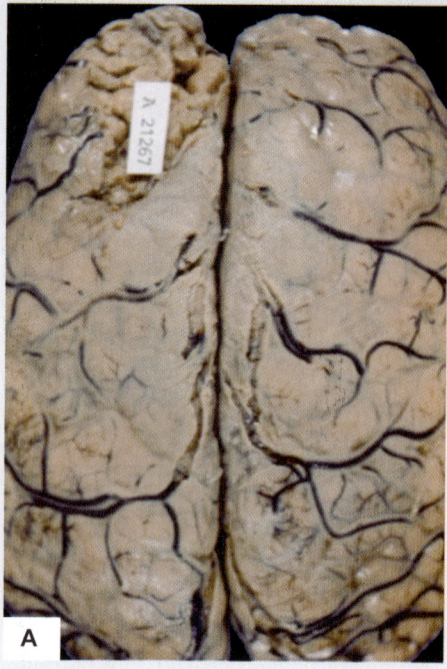

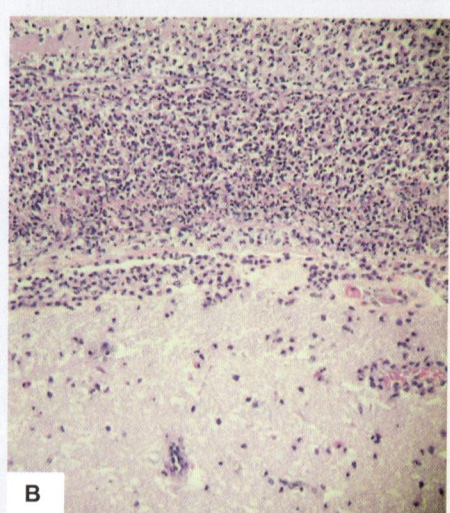

Figura 26.61 Leptomeningite purulenta. **A.** Congestão da pia-aracnoide e exsudato purulento que recobre a convexidade cerebral, impedindo a visualização dos giros. **B.** Exsudato purulento no espaço subaracnóideo. Córtex cerebral na parte inferior da figura.

Se não tratada, a leptomeningite purulenta pode ser fatal, especialmente em recém-nascidos, idosos ou pessoas debilitadas. Em pacientes tratados precocemente com antibióticos, pode haver cura sem sequelas. Em certos casos, sobretudo em infecções neonatais ou causadas por pneumococo ou menos comumente, por meningococo, surgem complicações com alta taxa de mortalidade e morbidade: (1) propagação da infecção ao parênquima cerebral, causando *meningoencefalite purulenta*; (2) extensão da infecção às artérias e veias leptomeníngeas, produzindo *arterites* ou *flebites purulentas, trombose* e *pequenos infartos cerebrais*; (3) disseminação da infecção às cavidades ventriculares (*ventriculite purulenta*), as quais podem

ficar distendidas por material purulento se houver bloqueio na circulação liquórica (*hidropiocéfalo*). A parede ventricular fica recoberta por pus, sendo comuns destruição do epêndima e comprometimento do tecido nervoso subependimário; (4) *fibrose da leptomeninge*, nos casos crônicos. A fibrose pode ocluir as cisternas basais, causando bloqueio da circulação liquórica e *hidrocefalia obstrutiva*, ou comprimir nervos cranianos e raízes espinhais, provocando disfunção desses nervos; (5) *efusão subdural* (*higroma subdural*), uma coleção de líquido claro ou parcialmente hemorrágico sob a dura-máter, originado provavelmente por ruptura da aracnoide.

O quadro clínico inclui sinais e sintomas de infecção aguda associados a comprometimento neurológico, como febre, prostração, cefaleia, sinais de irritação de raízes nervosas ou meningismo (rigidez de nuca e sinais de Kernig e Brudzinski), fotofobia, vômitos e diminuição do nível de consciência, até formas septicêmicas fulminantes com hemocultura positiva, hemorragias petequiais cutâneas, poucos sinais meníngeos, necrose hemorrágica maciça das suprarrenais, coagulação intravascular disseminada e colapso circulatório, compondo a *síndrome de Waterhouse-Friderichsen* (necrose hemorrágica das suprarrenais; ver Capítulo 29). Déficits neurológicos focais, crises convulsivas e paralisia de nervos cranianos indicam complicações da leptomeningite purulenta. O exame do liquor confirma o diagnóstico de meningite purulenta, encontrando-se líquido turvo ou purulento, com pressão aumentada, geralmente com milhares de neutrófilos por µL, níveis de proteínas aumentados e de glicose reduzidos e bactérias identificadas no esfregaço corado por Gram, em cultura ou por PCR.

As complicações da doença são: (a) comprometimento de nervos cranianos com surdez sensorioneural, paralisia facial, diplopia e estrabismo; (b) espasticidade e hemiparesia; (c) distúrbios cognitivos; (d) crises convulsivas recorrentes; (e) hipertensão intracraniana (pela hidrocefalia). Atrofia da substância cinzenta cerebral com distribuição temporal mesial/límbica, envolvendo o hipocampo, tálamo e giro do cíngulo, identificada por ressonância magnética em sobreviventes de leptomeningite purulenta, é responsável por déficits cognitivos e neuropsicológicos frequentes de longo prazo.

Abscesso epidural (extradural). Empiema subdural

Trata-se de coleção purulenta na região epidural craniana ou no espaço epidural raquidiano, causada usualmente por *Staphylococcus aureus* e, menos frequentemente, *Streptococcus* spp., bacilos Gram-negativos do trato intestinal, bacterioides e outros anaeróbios. *Abscesso epidural craniano* é raro e resulta de otite média, infecção do seio frontal e da mastoide ou complicação de fratura do crânio ou neurocirurgia. A falta de espaço livre na região epidural craniana dificulta a expansão do abscesso, o que explica seu pequeno volume e a forma achatada da lesão. As manifestações clínicas têm início insidioso e caracterizam-se por febre, cefaleia, vômitos, confusão mental, agitação, crises convulsivas e hemiparesia, por causa do quadro infeccioso, da hipertensão intracraniana e da compressão cerebral. A lesão é facilmente identificada por ressonância magnética (RM) ou tomografia computadorizada (TC).

O *abscesso epidural raquidiano* é mais frequente do que o craniano e geralmente secundário a osteomielite da coluna vertebral toracolombar, empiema pleural, abscesso retrofaríngeo e sub-diafragmático, abscesso perirrenal, traumatismo raquidiano, analgesia epidural, injeção paraespinhal de esteroides, cirurgia da coluna e disseminação hematogênica secundária a infecção associada com cateter venoso central ou com cateter do trato urinário. Os fatores de risco mais comuns são uso abusivo de drogas intravenosas, diabetes melito e imunossupressão. Em 30 a 40% dos casos, não se evidencia foco primário. A exis-tência de um espaço anatômico epidural raquidiano facilita a expansão da coleção purulenta, que tende a envolver vários segmentos espinhais. Os pacientes apresentam febre, dor ra-dicular, parestesias, fraqueza muscular, perda sensorial, dis-função esfincteriana e paralisia, por compressão medular ou das raízes espinhais. As manifestações clínicas podem ser agu-das (emergência neurocirúrgica) ou lentas, evoluindo durante semanas ou meses. Exames por RM ou TC identificam a lesão. O diagnóstico precoce é o principal fator prognóstico para evo-lução favorável.

Infecções purulentas que atingem o espaço subdural (*em-piema subdural*, Figura 26.62) são geralmente secundárias a sinusites, otites médias, petrosite ou mastoidite, por extensão direta ou por via venosa, ou resultam de neurocirurgias ou fra-turas cranianas associadas a abscessos epidurais. Em crianças de baixa idade, ocorrem geralmente como complicações de lep-tomeningite purulenta ou de disrafismo espinhal. A etiologia do empiema subdural é similar à do abscesso cerebral (ver adian-te). Cerca de 95% dos casos localizam-se no crânio, usualmente unilateralmente, e os restantes, no canal vertebral. Como o es-paço subdural é expansível, a coleção purulenta espalha-se por grande extensão do espaço subdural craniano, mas a aracnoide impede que a infecção atinja o espaço subaracnóideo.

Ao microscópio, observa-se exsudato purulento envolvido por tecido de granulação. A propagação da infecção às veias que cruzam o espaço subdural resulta em trombose venosa e infarto cerebral. Nos casos de infecção crônica, formam-se aderências entre a dura-máter e a leptomeninge e entre esta

e a superfície cerebral. A sintomatologia do empiema subdu-ral craniano inclui febre, cefaleia, vômitos, confusão mental ou coma, crises convulsivas, hemiparesia ou hemiplegia e disfasia, associados geralmente a história recente de infecção (p. ex., otite), neurocirurgia ou traumatismo cranioencefálico. O empiema subdural raquidiano manifesta-se com febre, dor nas costas, meningismo, paraparesia ou paraplegia, déficit sensorial e incontinência urinária. Exames de neuroimagem mostram coleção líquida circundada por borda realçada pelo contraste, que corresponde a tecido de granulação. O diagnós-tico e a drenagem cirúrgica precoces, associados a antibiotico-terapia, podem levar à cura.

Abscesso cerebral

Abscessos cerebrais são a segunda infecção purulenta mais frequente no SNC, após as meningites bacterianas; em indiví-duos imunocompetentes, é a infecção que mais provoca lesão expansiva com hipertensão intracraniana. As bactérias mais envolvidas são estreptococos anaeróbicos, *Staphylococcus aureus*, bacterioides, *Actinomyces israelii*, bacilos Gram-ne-gativos e *Nocardia asteroides*; infecções causadas por duas ou mais bactérias são frequentes. A prevalência de abscessos cerebrais é alta em indivíduos imunossuprimidos, geralmente causados por *Nocardia* spp. e bacilos Gram-negativos. As vias de entrada no SNC são: (1) sanguínea, a partir de endocardite infecciosa, bronquiectasia e abscessos pulmonares. Cardiopa-tias congênitas cianogênicas, com desvio do sangue das câ-meras cardíacas direitas para a esquerda e perda da filtração pulmonar de bactérias e êmbolos sépticos microscópicos são condições predisponentes em crianças; (2) extensão direta ou através de vasos sanguíneos, a partir de infecções adjacentes (sinusite, otite média, mastoidite, petrosite, abscessos dentá-rios e leptomeningite); (3) implantação direta em traumatis-mos cranianos abertos ou em neurocirurgias. Em cerca de 20 a 30% dos casos, não se identifica a sede da infecção primária (*abscesso cerebral criptogênico*).

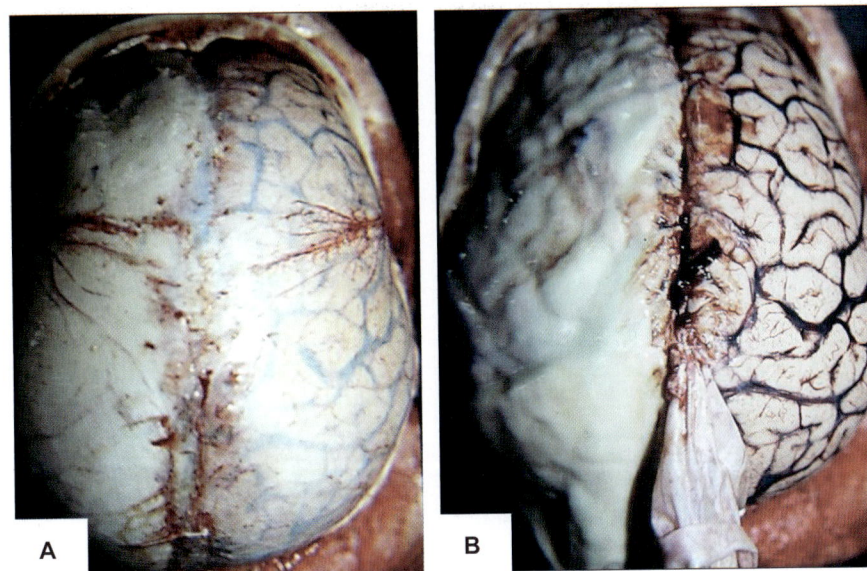

Figura 26.62 Empiema subdural. **A.** Dura-máter translúcida à direita e opaca à esquerda. **B.** Coleção purulenta no espaço subdural intracraniano à esquerda. A dura-máter está rebatida para baixo. Notar achatamento dos giros no hemisfério cerebral direito, indicando edema cerebral.

Aspectos morfológicos

Abscessos de origem hematogênica são geralmente múltiplos e localizam-se principalmente no território da artéria cerebral média, quase sempre na substância branca subcortical, de preferência no hemisfério esquerdo. Os causados por propagação direta têm relação com o foco de origem (p. ex., lobo temporal ou cerebelo para os secundários a otites médias e mastoidites; lobo frontal para os que se seguem a sinusite frontal e etmoidal e abscesso dentário). O abscesso cerebral evolui em três fases: (1) inicial, que dura poucos dias, caracteriza-se por área irregular de necrose hemorrágica associada a edema do tecido nervoso adjacente (cerebrite); (2) recente, com 1 a 2 semanas, evidenciando-se necrose purulenta, envolvida por tecido nervoso edemaciado contendo tecido de granulação; (3) antiga (Figura 26.63), com mais de 2 semanas, na qual o pus fica envolvido por cápsula fibrosa; em torno do abscesso, há gliose pouco desenvolvida e edema na substância branca. Nas semanas e meses seguintes, o abscesso aumenta progressivamente de volume, e a cápsula se torna mais espessa.

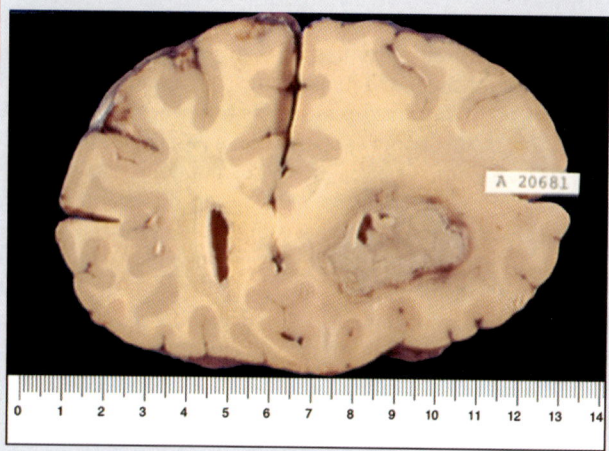

Figura 26.63 Abscesso cerebral antigo no lobo frontal direito.

Abscessos cerebrais manifestam-se com febre (menos de 50% dos casos), sinais de hipertensão intracraniana, crises convulsivas e déficits focais (p. ex., hemiparesia) de aparecimento progressivo, explicados por efeito de massa e ação destrutiva sobre o tecido nervoso resultantes da coleção purulenta e do edema cerebral associado. Exames de neuroimagem revelam lesão expansiva envolvida por borda com realce anelar pelo contraste e edema vasogênico. Os avanços de neuroimagem, neurocirurgia e antibioticoterapia aprimoraram o diagnóstico e o tratamento do abscesso cerebral, possibilitando melhor prognóstico, embora a mortalidade e a morbidade permaneçam elevadas.

Neurotuberculose e micobacterioses atípicas

No SNC, a tuberculose apresenta-se de três formas: (a) *leptomeningite tuberculosa*; (b) *tuberculoma*; (c) comprometimento da medula espinhal secundário à tuberculose de corpos vertebrais (*mal de Pott*; ver Capítulo 27). Para a infecção oportunista causada pelo *Mycobacterium avium-intracellulare* em pacientes com AIDS, ver Capítulo 33.

Leptomeningite tuberculosa

É a forma mais comum de neurotuberculose e representa uma das complicações mais graves da tuberculose primária. Nos países em desenvolvimento com alta prevalência de tuberculose, a leptomeningite tuberculosa atinge de preferência crianças. Quando há reativação da infecção tuberculosa em pacientes com AIDS, até 18% desenvolvem infecção do SNC. Invariavelmente fatal até poucos anos, a leptomeningite tuberculosa pode ser hoje dominada, se for diagnosticada em tempo hábil e tratada de modo adequado, embora muitas vezes deixe sequelas neurológicas graves.

O bacilo de Koch chega à leptomeninge pela via sanguínea, aderindo e atravessando o endotélio capilar. Outra possibilidade é o mecanismo tipo "cavalo de Troia", por atravessar a barreira hematoencefálica no interior de macrófagos e neutrófilos. Após ter acesso ao sistema nervoso, a imunidade inata local limitada permite a sobrevida e a replicação do bacilo, levando ao desenvolvimento de lesões tuberculosas silenciosas. Para alguns estudiosos, a leptomeningite tuberculosa resulta de foco antigo ("foco de Rich"), localizado na leptomeninge, na região subpial ou subependimária do encéfalo ou mesmo no plexo coroide, disseminando-se pelo liquor para a leptomeninge. Em muitos casos, coexiste disseminação miliar em outros órgãos. Admite-se que a bacteriemia presente na tuberculose miliar disseminada aumenta a probabilidade de formação de um foco na leptomeninge ou na região subpial que origina a leptomeningite tuberculosa.

Micróglia e, em escala menor, astrócitos, são as principais células infectadas pelo bacilo de Koch. O bacilo é reconhecido pela micróglia e por receptores do tipo *toll* (*toll-like receptors* – TLRs). A internalização do bacilo de Koch pela micróglia depende de CD14 e TLRs 2, 4 e 9. A ativação da micróglia resulta na produção de citocinas e quimiocinas pró-inflamatórias (TNF, IFN-γ, IL-6, IL-1β, CCL2, CCL5 e CXCL10). DAMPs (*damage-associated molecular patterns*) e PAMPs (*pathogen-associated molecular patterns*) liberados, respectivamente, por células de defesa lesadas e pelos próprios microrganismos também ativam a resposta imunitária.

Aspectos morfológicos

A inflamação é mais intensa na base do encéfalo (Figura 26.64 A). O exsudato é denso, tem aspecto gelatinoso, brancacento ou branco-acinzentado e envolve e adere ao polígono de Willis, às raízes de nervos cranianos e às cisternas basais, o que resulta em arterites e infartos cerebrais, compressão e paralisia de nervos cranianos e hidrocefalia por obstrução das aberturas laterais e mediana do IV ventrículo. Granulomas isolados ou confluentes são encontradas na leptomeninge e na superfície cerebral, especialmente nas regiões orbitofrontal posterior e mediobasal temporal e nas bordas do sulco lateral. Muitas vezes, o processo inflamatório estende-se à leptomeninge da medula espinhal, resultando em comprometimento medular e das raízes espinhais. Microscopicamente, encontram-se infiltrado de mononucleares e, nos casos típicos, granulomas epitelioides com necrose caseosa; em indivíduos imunossuprimidos, falta a reação granulomatosa, havendo apenas focos de necrose, infiltrado de mono e polimorfonucleares, fibrina e numerosos bacilos. As lesões comprometem a leptomeninge e os vasos sanguíneos e estendem-se ao tecido nervoso, caracterizando uma meningo-encefalite (Figura 26.64 B e C). Com frequência, há necrose da parede vascular com trombose (Figura 26.64 D); esta, associada a arterite, fibrose intimal e vasoespasmo, reduz a luz das artérias de pequeno calibre, especialmente das artérias lenticulo-estriadas, o que causa infartos nos núcleos da base em 50% dos casos.

(continua)

Aspectos morfológicos (*continuação*)

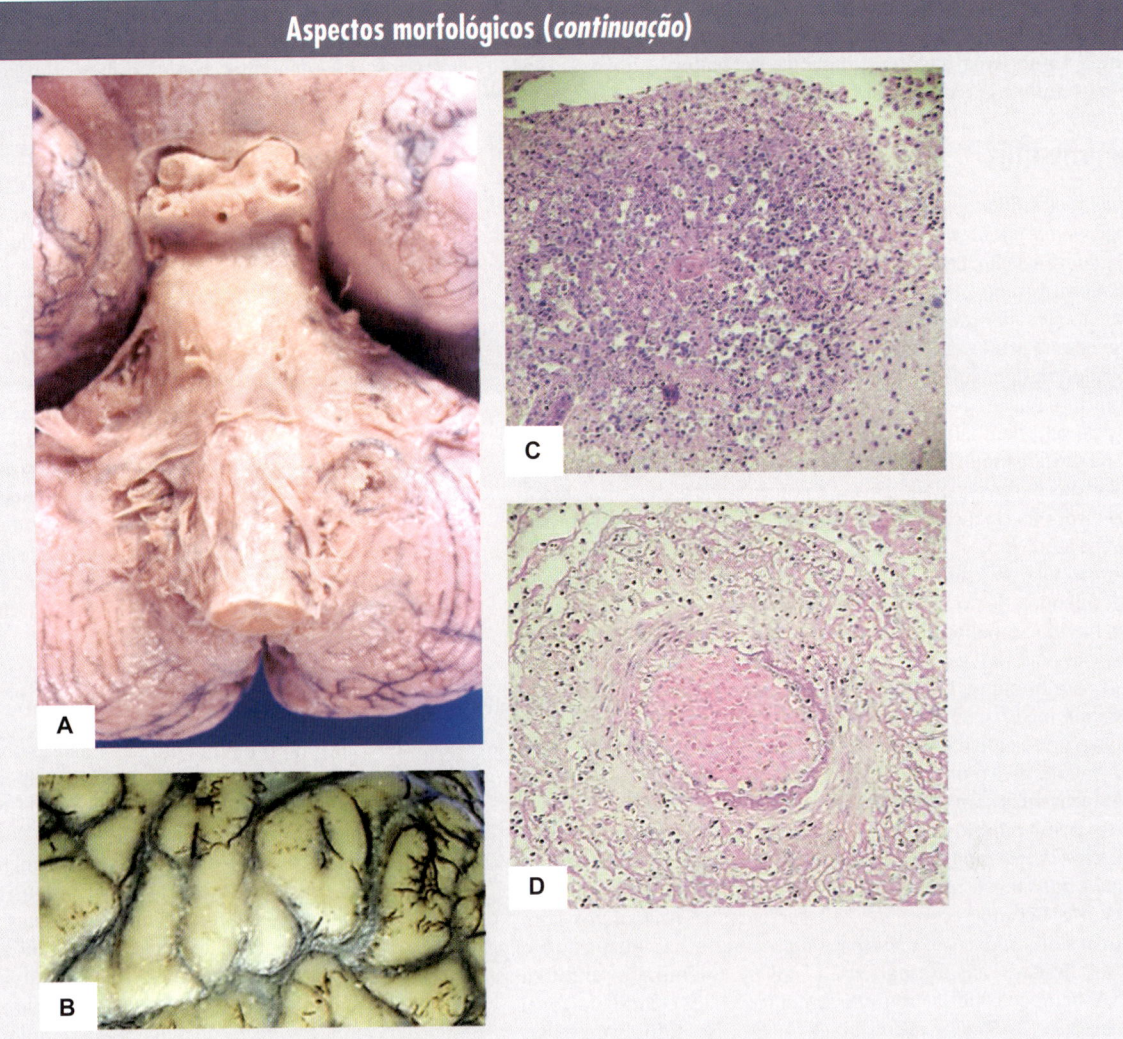

Figura 26.64 A. Leptomeningite tuberculosa. Exsudato fibrinoso denso na base do encéfalo. **B** e **C.** Meningoencefalite. Numerosas granulações na superfície cerebral (**B**), que correspondem em (**C**) a focos circunscritos de necrose, faltando a reação granulomatosa nesse paciente com imunodeficiência. **D.** Necrose e exsudação de fibrina em torno de pequena artéria com necrose fibrinoide segmentar da parede e trombose oclusiva recente.

As consequências devem-se ao bloqueio do liquor nas cisternas basais (hidrocefalia e hipertensão intracraniana), ao comprometimento de nervos cranianos e à destruição do tecido nervoso pela meningoencefalite e infartos cerebrais. Além das manifestações de hipertensão intracraniana e do comprometimento de nervos cranianos, há cefaleia, rigidez de nuca, paralisia de nervos cranianos, diminuição do nível de consciência, crises convulsivas e hemiparesia. O comprometimento medular e das raízes espinhais produz fraqueza muscular, dor, parestesia nos membros inferiores e distúrbios esfincterianos. Tomografia computadorizada e ressonância magnética identificam o denso exsudato basal realçado pelo contraste, a hidrocefalia e os infartos cerebrais. O exame do liquor mostra aumento de células mononucleadas (no início pode haver predomínio de polimorfonucleares), além de aumento de proteínas e redução da glicose. O bacilo pode ser identificado no liquor por PCR. Mesmo após o tratamento apropriado, é comum o aparecimento de déficit cognitivo associado a redução da substância cinzenta na parte lateral do lobo temporal, pré-cúneo (parte superior, posterior e medial do lobo parietal), núcleos da base e tálamo,

explicados pela meningoencefalite e por infartos nos núcleos da base e no tálamo. Para as alterações neuroendócrinas associadas à leptomeningite tuberculosa, ver Capítulo 29.

Tuberculoma

A confluência de vários tubérculos pode formar um nódulo maior, chamado *tuberculoma*, que coexiste com leptomeningite ou é manifestação de tuberculose isolada no SNC. A lesão prefere os hemisférios cerebelares, o lóbulo paracentral e a ponte. Além de sinais focais, tuberculoma pode manifestar-se como lesão que ocupa espaço e causa hipertensão intracraniana, confundindo-se, clinicamente, com tumores intracranianos.

Macroscopicamente, a lesão apresenta-se como nódulo branco-amarelado que pode atingir grande dimensão (3 a 4 cm), único ou múltiplo, esferoidal, firme e com centro caseificado e zona periférica de contorno liso ou multinodular. Microscopicamente, vê-se extensa área de necrose caseosa envolvida por inflamação granulomatosa circundada por anel fibroso que aparece como área anelar periférica realçada por contraste na neuroimagem. Lesões antigas podem calcificar-se. Em pacientes

26

imunossuprimidos (p. ex., com AIDS), o tuberculoma pode ter aspecto diferente, com área central de necrose coliquativa contendo numerosos bacilos, envolvida por cápsula fibrosa, mas sem granulomas (*abscesso tuberculoso*).

Neurossífilis

Lesões sifilíticas no SNC resultam da chegada do espiroqueta *Treponema pallidum* à leptomeninge no período secundário ou de generalização, cerca de 4 a 8 semanas após a infecção primária. Comprometimento meníngeo caracteriza-se por linfócitos e plasmócitos ao redor de vasos e no liquor (meningite sifilítica). O *Treponema* pode ser demonstrado no liquor por PCR. Os pacientes podem ser assintomáticos ou exibir cefaleia, confusão mental, vômitos e paralisia de nervos cranianos. A inflamação pode involuir espontaneamente ou com tratamento.

Na grande maioria dos casos, é no período terciário que surgem as formas nervosas mais graves. A neurossífilis é, pois, manifestação tardia da doença não tratada, razão pela qual surge sobretudo em adultos. Com a possibilidade de controle e tratamento da doença pela penicilina, a neurossífilis tornou-se rara a partir da segunda metade do século 20. No entanto, com o advento da AIDS tem havido aumento do número de casos de infecção associada à infecção pelo HIV, especialmente no grupo de homens que fazem sexo com homens. Tais indivíduos têm risco aumentado de neurossífilis, início mais precoce e progressão mais rápida e atípica da doença no SNC, usualmente sob a forma de meningite aguda e envolvimento neuro-oftalmológico, incluindo formas assintomáticas de neurossífilis com transtorno neurocognitivo.

As principais formas anatomoclínicas de neurossífilis são: *neurossífilis meningovascular, neurossífilis parética ou paralisia geral do insano* e *tabe dorsal*, que podem coexistir no mesmo paciente. Estudo recente de 149 pacientes HIV-negativos com neurossífilis mostrou a seguinte distribuição das formas anátomo-clínicas: assintomáticos (16,8%), meningite sifilítica (15,4%), neurossífilis meningovascular (24,2%), paralisia geral do insano (38,9%) e tabe dorsal (4,0%). Na sífilis congênita, essas mesmas formas anatomoclínicas, particularmente a meningovascular e a paralisia geral do insano, podem surgir na primeira ou na segunda décadas da vida, em aproximadamente um terço dos casos.

Neurossífilis meningovascular

Consiste em inflamação da leptomeninge e de artérias, usualmente 5 a 12 anos após a infecção primária. Na forma discreta, os pacientes são assintomáticos, e as lesões podem involuir. Na forma sintomática, a inflamação meníngea causa cefaleia. Lesão da via óptica resulta em ausência do reflexo pupilar, enquanto é conservada a acomodação, constituindo o sinal de Argyll-Robertson. Hemiparesia, distúrbios da linguagem e crises convulsivas surgem por lesões vasculares e gomas no parênquima. Fibrose da leptomeninge basal pode causar paralisia de nervos cranianos e bloqueio da circulação liquórica, com hidrocefalia.

Microscopicamente, encontra-se de leptomeningite crônica com infiltrado inflamatório perivascular de linfócitos e plasmócitos e fibrose. As artérias de grande, médio e pequeno calibres, especialmente as artérias cerebral média e basilar, apresentam endarterite obliterante, com fibrose intimal e redução da luz, resultando em infartos. Pode haver extensão do infiltrado inflamatório para alguns nervos cranianos (oculomotor, vestibulococlear e óptico). Raramente, há necrose gomosa nas meninges que se estende ao parênquima encefálico ou à medula espinhal adjacente, com granulomas epitelioides e células gigantes multinucleadas. A pesquisa de espiroquetas é quase sempre negativa.

Neurossífilis parética

Trata-se de encefalite crônica difusa com comprometimento cortical e atrofia cerebral, associada ou não a lesões da forma meningovascular, geralmente 15 a 20 anos após a infecção primária. Destruição neuronal é a causa principal da atrofia cerebral, sendo também responsável pelo estado demencial progressivo, alterações psiquiátricas, crises convulsivas e perda do controle motor. No passado, essa forma de neurossífilis foi uma das causas de demência mais frequentes na prática médica. Nos pacientes diagnosticados após o ressurgimento da neurossífilis, além do quadro psiquiátrico, tem-se observado que a demência pode ser rapidamente progressiva ou ter evolução lenta. Exames de neuroimagem mostram atrofia cerebral predominantemente frontotemporal, podendo, entretanto, ser normal.

A leptomeninge é espessa e opaca. Os giros são retraídos, sobretudo nos lobos frontais. Os ventrículos são dilatados, e a parede ventricular, finamente granulosa pela proliferação da glia subependimária. Há infiltrado linfoplasmocitário perivascular, perda neuronal difusa e atrofia dos remanescentes; coexiste astrocitose fibrilar e proliferação microglial com aparecimento de "células em bastão". Espiroquetas podem ser demonstrados por técnicas de impregnação pela prata.

Tabe dorsal

Refere-se ao comprometimento das raízes e dos funículos posteriores (dorsais) da medula espinhal (tabe: devastação, escavação). A lesão aparece cerca de 20 a 25 anos após a infecção primária. Admite-se que a degeneração das raízes posteriores resulta de inflamação e perda neuronal dos gânglios espinhais. A sintomatologia resulta da interrupção da via sensitiva ascendente, que leva, inicialmente, a dor lancinante e parestesia nos membros inferiores, seguida de perda da sensibilidade dolorosa, vibratória e postural, ataxia estática e dinâmica (marcha atáxica), ausência de reflexos tendíneos, hipotonia muscular, sintomas oculares e atrofia do nervo óptico. Perda de sensibilidade dolorosa resulta em lesões cutâneas e de articulações provocadas por traumatismos.

As lesões, que são mais graves na medula lombossacra, consistem em perda axonal e da bainha de mielina das raízes posteriores e degeneração walleriana dos funículos posteriores da medula espinhal (Figura 26.65), que se tornam atróficos. Coexiste discreto infiltrado linfoplasmocitário na leptomeninge e nos gânglios espinhais associado a perda neuronal e proliferação das células satélites. Nervos sensitivos cranianos podem também ser afetados. Espiroquetas são raros no liquor, mas podem ser vistos no tecido nervoso medular.

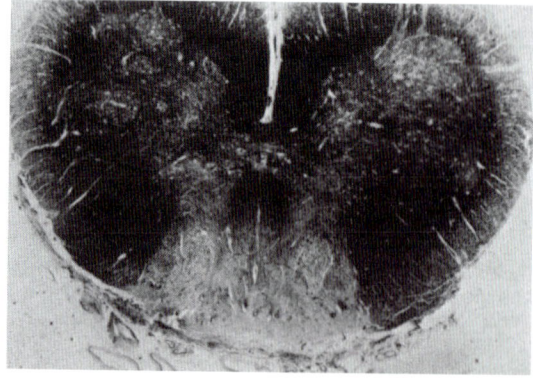

Figura 26.65 Neurossífilis. Tabe dorsal. Medula lombar. Desmielinização dos funículos posteriores (método de Weigert para mielina).

▶ Infecções por riquétsias

Lesões por riquétsias no SNC são raras, sendo encontradas no *tifo exantemático*, na *febre maculosa do Brasil*, na *febre exantemática das Montanhas Rochosas* e na *doença de tsutsugamushi*. As lesões são semelhantes em todas essas riquetsioses, porém mais graves na primeira. As riquétsias, identificadas pela coloração pelo Gram (cocos e bacilos Gram-negativos) e imunofluorescência, localizam-se no endotélio de capilares, arteríolas e vênulas, causando intumescimento e proliferação endoteliais e, às vezes, necrose da parede vascular e trombose. As lesões preferem a substância cinzenta cerebral e consistem em focos inflamatórios perivasculares de células mononucleadas e nódulos microgliais (*nódulos tifosos*), constituídos por linfócitos e macrófagos/micróglia. Clinicamente, há febre, cefaleia, crises convulsivas e confusão mental.

▶ Infecções por vírus

Infecções virais do SNC, esporádicas, endêmicas ou epidêmicas, são classificadas conforme o curso da doença, a região anatômica comprometida, a distribuição geográfica, a epidemiologia e a etiologia. Quando esporádicas, como a encefalite pelo *Herpes simplex*, são infrequentes em indivíduos imunocompetentes, podendo acometer o tecido nervoso isoladamente ou fazer parte de infecção sistêmica. Infecções endêmicas são causadas principalmente por enterovírus e arbovírus, especialmente em regiões tropicais e subtropicais, podendo provocar surtos epidêmicos. Em indivíduos imunossuprimidos, viroses são causa importante de infecção oportunista no SNC (ver Capítulo 33). O hospedeiro adquire o vírus por inalação, ingestão ou inoculação. Na gestação, o vírus pode atingir o feto através da placenta. As principais vias de penetração do vírus no SNC são a sanguínea e a neural (via fluxo axonal).

Embora a maioria das infecções virais compartilhem aspectos neuropatológicos comuns, há alterações morfológicas que muitas vezes permitem ao patologista sugerir ou mesmo indicar etiologia viral específica. Exames de neuroimagem são indispensáveis na investigação da causa de encefalite viral, em razão de alguns padrões de imagem característicos serem observados em encefalites causadas por agentes específicos. O exame laboratorial mais importante é a análise do liquor, para excluir outras causas de meningite e encefalite. A identificação de DNA viral, antígenos virais e partículas virais pode ser feita por PCR, imuno-histoquímica e microscopia eletrônica, respectivamente. A infecção pode ser fatal ou seguida de recuperação parcial ou completa. O diagnóstico e o tratamento antiviral precoces têm melhorado o prognóstico em algumas infecções virais agudas.

A infecção pode acometer isoladamente a leptomeninge (*meningite* ou *leptomeningite*), o encéfalo e a leptomeninge (*meningoencefalite*) ou encéfalo, a medula espinhal e a leptomeninge (*meningoencefalomielite*). Algumas infecções atingem exclusivamente a substância cinzenta encefálica e medular (*polioencefalite* e *poliomielite*), enquanto outras acometem exclusivamente a substância branca (*leucoencefalite*) e algumas afetam as substâncias cinzenta e branca encefálica e medular (*panencefalite* e *pan-mielite*). Existem ainda vírus que atingem preferencialmente algumas regiões do SNC, como o vírus *Herpes simplex* tipo 1 (sistema límbico), o vírus da poliomielite e o HTLV-1 (medula espinhal).

As lesões iniciam-se com necrose neuronal e migração de neutrófilos e, mais tarde, de micróglia e macrófagos, com neuroniofagia (Figura 26.66) e nódulos microgliais, que indicam os locais de destruição neuronal e reação inflamatória predominantemente linfocitária perivascular. Necrose, deposição de imunocomplexos e liberação de citocinas estimulam o afluxo leucocitário. Na maioria das encefalomielites, proliferação astrocitária representa resposta reparadora à destruição tecidual. Astrócitos e oligodendrócitos também são sede de replicação viral, podendo mostrar modificações morfológicas peculiares. Corpúsculos de inclusão são comuns em neurônios e células gliais. Quase sempre, são intranucleares, eosinófilos, grandes, arredondados ou ovalados e envolvidos por halo claro, rechaçando o nucléolo e a cromatina para a periferia nuclear; são vistos em infecções por vírus *Herpes simplex*, citomegalovírus e da panencefalite esclerosante subaguda. Na leucoencefalopatia multifocal progressiva, existem inclusões intranucleares específicas de papovavírus em oligodendrócitos. Inclusões citoplasmáticas neuronais características são os *corpúsculos de Negri*, específicos da raiva. Imuno-histoquímica, hibridação *in situ* e microscopia eletrônica identificam com segurança os diversos tipos de vírus no interior das inclusões.

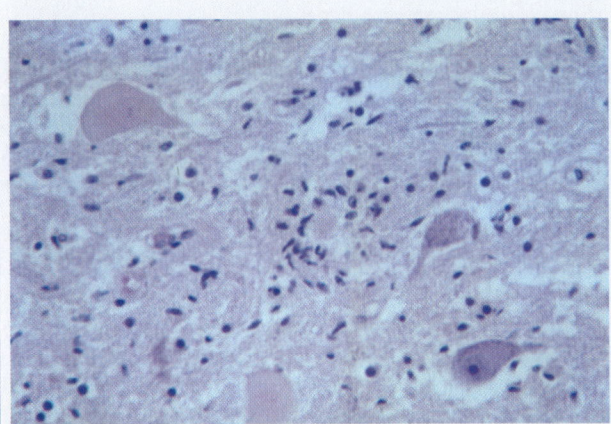

Figura 26.66 Encefalomielite viral. No centro da figura, notar resto de neurônio envolvido por micróglia/macrófagos (neuroniofagia).

Dependendo da patogênese, da evolução clínica e das manifestações que provocam, as infecções virais do SNC podem assumir os seguintes tipos: (1) *infecção aguda*, na qual o processo segue etapas definidas, com padrões determinados e duração de dias a poucas semanas. O período de incubação varia de dias a algumas semanas. O vírus replica na célula infectada, culminando na morte desta. Se a infecção resulta em doença, esta termina com recuperação, com ou sem sequelas, ou com óbito (p. ex., poliomielite, encefalite herpética, encefalite rábica, citomegalovírus, arboviroses); (2) *infecção latente*, em que o vírus permanece sequestrado no SNC em forma quiescente (vírus *Herpes simplex* e vírus varicela-zóster, em neurônios do gânglio trigeminal ou de outros gânglios sensitivos e gânglios espinhais), mas pode reiniciar a replicação e causar infecção, se ou quando surge algum fator reativador de infecção; (3) *infecção crônica*, com longo período de incubação, seguido de doença clinicamente progressiva, culminando em óbito, após alguns meses ou anos (p. ex., panencefalite esclerosante subaguda,

26

leucoencefalopatia multifocal progressiva, encefalite e leucoencefalopatia pelo HIV, mielopatia associada ao HTLV-1). As principais infecções virais do SN estão descritas a seguir.

Meningite asséptica

Trata-se de condição aguda, benigna, acompanhada de febre e sintomas e sinais de meningismo e, no liquor, aumento do número de neutrófilos nas fases iniciais e de linfócitos durante a progressão da doença, níveis de proteínas normal ou moderadamente elevados e glicose normal, mas sem evidência de agente infeccioso ao exame de rotina. Os enterovírus não pólio, especialmente echovírus, coxsackievírus e enterovírus 71, constituem mais de 80% das causas da doença, embora outros vírus (p. ex., vírus da caxumba, vírus varicela-zóster e HIV), raramente bactérias, fungos, riquétsias e parasitos, além de agentes não infecciosos (p. ex., alguns medicamentos), injeções intratecais e anestesia espinhal também possam ser responsáveis pelo quadro. A etiologia viral pode ser demonstrada por PCR. Um tipo particular é a meningite recorrente de Mollaret, causada pelo herpesvírus tipo 2 e, ocasionalmente, pelo herpesvírus tipo 1. Os poucos casos necropsiados mostram discreta infiltrado de linfócitos na leptomeninge e nos espaços perivasculares do córtex cerebral.

Poliomielite anterior aguda

Poliomielite é causada pelo vírus da pólio, um enterovírus. A introdução de vacinas reduziu drasticamente a incidência da doença em muitos países e, a partir de 1988, a implementação do programa de erradicação global do vírus, patrocinado pela OMS, atingiu esse objetivo nos países desenvolvidos e na quase totalidade dos países em desenvolvimento. Todavia, a poliomielite ainda ocorre em alguns poucos países da Ásia, tendo sido registrados 199 casos no período de agosto de 2019 a agosto de 2020 pelo vírus da pólio (49 no Afeganistão e 150 no Paquistão), além de mais de 500 casos causados por vacinação com o vírus da pólio (a maioria em países africanos). A ocorrência de casos em populações vacinadas se deve ao fato de o vírus vivo atenuado da vacina poder sofrer mutação durante a replicação no intestino humano. Ocasionalmente, outros tipos de enterovírus não pólio, particularmente enterovírus 71, coxsackievírus e echovírus, além de arbovírus, também podem causar poliomielite e polioencefalite.

O vírus da pólio e outros enterovírus penetram no organismo pelas vias oral ou respiratória. Após causar infecção intestinal subclínica ou discreta, o vírus se replica no tecido linfoide da mucosa intestinal ou epitélio escamoso da tonsila palatina, seguindo-se viremia e, em 1 a 2% dos infectados, infecção do SNC. O vírus da pólio penetra no SNC por meio do endotélio microvascular da barreira hematoencefálica ou via junção neuromuscular dos músculos inervados pelos neurônios motores da medula espinhal, por meio do fluxo axonal retrógrado.

A infecção compromete a medula espinhal, particularmente as colunas anteriores das intumescências cervical e lombar, geralmente de forma irregular e assimétrica (Figura 26.67). Os neurônios motores degeneram e morrem; em torno deles, chegam neutrófilos e macrófagos, formando figuras de neuroniofagia. Encontram-se ainda nódulos microgliais, células granulogordurosas e manguitos linfocitários perivasculares. Não se identificam inclusões virais. As lesões podem estender-se às colunas laterais e posteriores ou localizar-se em neurônios motores do tronco encefálico e do giro pré-central, além da formação reticular e dos núcleos cerebelares. Antígenos e RNA virais

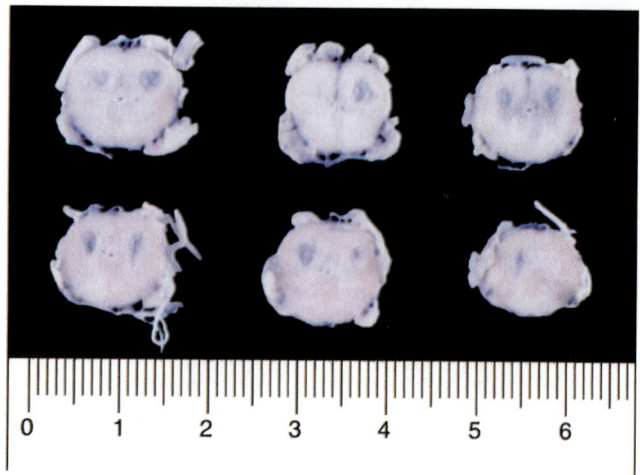

Figura 26.67 Poliomielite anterior aguda. Colunas anteriores da medula espinhal exibindo congestão intensa e hemorragia, de distribuição irregular, uni e bilateralmente.

podem ser detectados por imuno-histoquímica e hibridação *in situ*, respectivamente. Nos pacientes que morrem muitos meses ou anos após o episódio agudo, são observadas lesões cicatriciais, como perda neuronal e gliose das colunas anteriores e atrofia das raízes anteriores.

A infecção do SNC manifesta-se com febre, cefaleia, vômitos, rigidez de nuca, dor muscular e distúrbios sensitivos, precedendo ou acompanhando *paralisia flácida* de início abrupto por comprometimento dos neurônios motores da medula espinhal. Na maioria dos casos, a paralisia atinge os membros inferiores, assimetricamente, ou estes e outros grupos musculares. Pode haver óbito por aspiração pulmonar e obstrução das vias aéreas, causada por envolvimento do bulbo e paralisia dos músculos respiratórios. Alguns dias ou poucas semanas depois, a paralisia regride em parte, limitando-se a alguns grupos musculares. Finalmente, *os músculos atingidos permanentemente pela desnervação entram em atrofia*, enquanto pela ação dos antagonistas e pelas modificações da postura e da marcha instituem-se *deformações*, tanto mais graves quanto menor é a idade do paciente e quanto mais extensas as atrofias musculares (p. ex., escoliose, encurtamento de um membro).

Encefalite rábica (raiva, hidrofobia)

A doença é transmitida por mordida de animal contaminado, sendo cães os responsáveis principais. Em países desenvolvidos, onde a vacinação erradicou a doença em animais domésticos, animais selvagens, sobretudo morcegos, são responsáveis pela transmissão da doença. Segundo a OMS, em 2017 houve aproximadamente 59.000 mortes por raiva humana, 95% delas em países da Ásia e África (35.172 pessoas anualmente na Ásia, com 59,9% dos casos ocorrendo na Índia, e 21.476 anualmente na África, especialmente em áreas rurais e em crianças). Na América Latina, houve redução drástica da raiva nos últimos anos, exceto no Haiti, onde se estima ocorrência anual de mais de uma centena de casos. No Brasil, no período de 2010 a 2018, foram registrados 36 casos de raiva humana.

A partir do local de inoculação, o vírus penetra na junção neuromuscular do músculo local por meio de receptores nicotínicos e moléculas de adesão de célula neural; em seguida, sofre endocitose no terminal axonal e atinge o SNC através do nervo periférico correspondente, via fluxo axonal retrógrado. No SNC, o vírus replica-se e dissemina-se a partir da medula espinhal e do tronco encefálico, para o cérebro e o cerebelo, por via transneuronal, entre neurônios conectados sinapticamente. A partir do SNC e dos gânglios espinhais, por via axonal anterógrada, o vírus dissemina-se para outros órgãos, como glândulas salivares, coração, vasos sanguíneos e trato gastrointestinal.

As lesões são agudas e discretas, constituídas por infiltrado inflamatório mononuclear perivascular e nódulos microgliais. O estudo histopatológico de cães naturalmente infectados com o vírus tem contribuído para melhor compreensão da distribuição das lesões no SNC. Na forma furiosa canina, o infiltrado inflamatório é discreto no encéfalo e na medula espinhal, enquanto antígenos virais são demonstrados em ambas as regiões, em maior quantidade na medula espinhal e diminuindo em direção rostral. Na forma paralítica canina, o infiltrado inflamatório é mais intenso no tronco encefálico, e os antígenos virais têm distribuição semelhante à da forma furiosa, embora em menor quantidade. Citocinas pró-inflamatórias (TNF, IFN-γ e IL-1β) são identificadas apenas na forma paralítica. O achado morfológico mais característico são os corpúsculos de Negri, patognomônicos da doença; são inclusões citoplasmáticas, eosinófilas, arredondadas ou ovoides. São encontrados sobretudo nas células de Purkinje do cerebelo (Figura 26.68 A) e em neurônios piramidais do hipocampo, regiões pouco afetadas pela inflamação. Tais corpúsculos são colônias de partículas virais demonstráveis por imuno-histoquímica (Figura 26.68 B) e microscopia eletrônica.

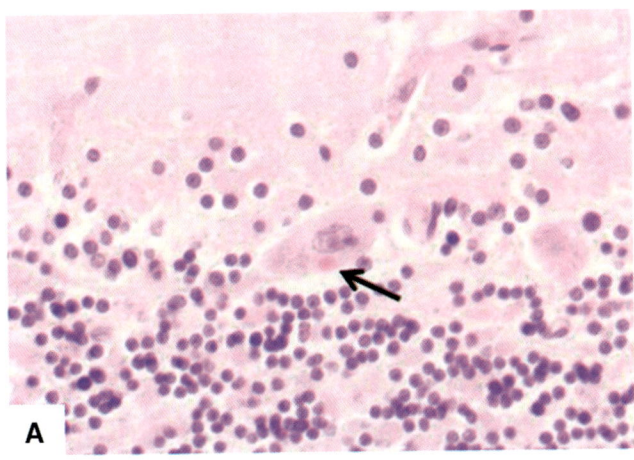

A

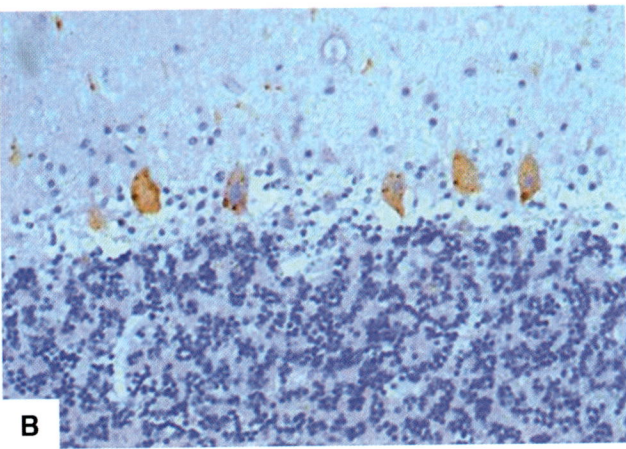

B

Figura 26.68 Encefalite rábica. Célula de Purkinje do cerebelo contendo corpúsculo de Negri. **A.** Coloração pela hematoxilina e eosina (*seta*). **B.** Imuno-histoquímica. (Cortesia da Profª Maria Irma Seixas Duarte, São Paulo-SP.)

Não são bem conhecidos os mecanismos de lesão neuronal na doença. A preservação de neurônios parece necessária para a disseminação do vírus, além de possibilitar a evasão do sistema imunitário. O vírus é capaz de evitar a apoptose neuronal e induzir autofagia incompleta pelos lisossomos, preservando o metabolismo celular necessário para a sua própria replicação. Além disso, o vírus consegue evitar ser reconhecido pelo sistema imunitário no local da mordida e mantém estável a barreira hematoencefálica, impedindo o afluxo de anticorpos neutralizantes. Perda neuronal e inflamação são discretos e insuficientes para explicar o quadro de alterações comportamentais e motoras, o que parece envolver disfunção neuronal, principalmente no sistema límbico, no tronco encefálico e na medula espinhal.

A doença inicia-se após período de incubação de 30 a 90 dias, mas que pode se estender até 1 ano. Esse longo tempo pode ser explicado pela baixa carga viral inoculada e pela replicação lenta do vírus no músculo. Depois de período prodrômico de febre, cefaleia, mal-estar e parestesia no local da ferida, surgem manifestações de comprometimento do SNC que permitem classificar a raiva em: (1) *raiva encefalítica* ou *furiosa*, a mais comum, caracterizada por ansiedade, agitação, distúrbios de comportamento, delírio, agressividade (*raiva*) e repulsão pela água (*hidrofobia*) e pelo ar (*aerofobia*), explicadas pela contratura da musculatura da faringe, do diafragma e da musculatura acessória da respiração, estimulada pelo envolvimento das vias ópticas e suas conexões com os núcleos dos nervos cranianos do bulbo; (2) *raiva paralítica* ou *muda*, na qual há paralisia flácida ascendente dos membros, que pode envolver os músculos respiratórios, perda sensitiva e incontinência, com preservação relativa da consciência. A doença é quase invariavelmente fatal, e a sobrevida após o início dos sintomas é curta, com média de 5 dias para os pacientes com a forma furiosa e de 11 dias para aqueles com a forma paralítica. Parece que inflamação mais intensa no tronco encefálico possa alterar o fluxo axonal e impedir a propagação do vírus para o cérebro, resultando em maior sobrevida nos pacientes com a forma paralítica. No final da doença, há diminuição do nível de consciência e coma. Nos pacientes submetidos a tratamento intensivo, a sobrevida pode estender-se a 1 mês ou mais. São registrados pelo menos 18 casos de sobrevida após encefalite rábica. Além do tratamento suportivo, a maioria recebeu vacina e, alguns poucos, gamaglobulina e antivirais logo após o início das manifestações clínicas; sequelas neurológicas são comuns, embora haja casos com recuperação completa.

Meningoencefalomielite por arbovírus

Os arbovírus (***ar**thropode-**bo**rn virus*) são transmitidos por artrópodes (mosquitos, em geral do gênero *Culex* e *Aedes* e, menos frequentemente, carrapatos) e responsáveis por encefalites agudas endêmicas e epidêmicas que ocorrem sobretudo em áreas rurais das regiões tropicais e subtropicais do planeta, inclusive no Brasil. A encefalite recebe o nome de acordo com a região em que foi descrita pela primeira vez: encefalite japonesa, do Nilo ocidental, de St. Louis, equina oriental e ocidental (costas leste e oeste dos EUA), equina venezuelana etc. A encefalite japonesa é a encefalite endêmica mais comum, atingindo anualmente cerca de 68.000 indivíduos no subcontinente indiano e em países do Sudeste da Ásia. Na América Latina os tipos mais importantes são as encefalites equinas oriental e venezuelana e de St. Louis. Pássaros e mamíferos pequenos funcionam como hospedeiros naturais da doença. O vírus penetra no SNC pela via sanguínea ou olfatória.

26

Nessas infecções, os achados neuropatológicos são semelhantes e caracterizam-se por panencefalite e pan-mielite, variando a intensidade e a extensão das lesões no SNC. As lesões predominam nos núcleos da base, no tálamo e no tronco encefálico. Na encefalite japonesa e na encefalite do Nilo ocidental, há comprometimento também do córtex cerebral, do cerebelo e da medula espinhal. Além de neuroniofagia, encontram-se nódulos microgliais e infiltrado linfocitário perivascular. Pode haver necrose da parede vascular, trombose e focos de hemorragia. Não são encontradas inclusões virais. O vírus pode ser identificado por microscopia eletrônica, imunofluorescência, imuno-histoquímica e hibridação *in situ*.

Os pacientes apresentam quadros clínicos tipo encefalítico, caracterizados por febre, cefaleia, rigidez da nuca, crises convulsivas, paralisia de nervos cranianos, paralisia espástica ou flácida, confusão mental e coma, com alto índice de mortalidade na encefalite equina oriental (50 a 75%) e na encefalite japonesa (30%). Nas demais arboviroses, a mortalidade é baixa. Nos sobreviventes, déficits neurológicos significativos são comuns, (p. ex., 20 a 30% na encefalite japonesa).

Infecção congênita do SNC pelo vírus Zika

Outros arbovírus, como o vírus da dengue, o vírus Zika (ambos da mesma família do vírus da febre amarela), o vírus Chikungunya, o vírus Mayaro e o vírus Oropouche podem raramente causar infecção no SN. O vírus Zika, isolado em 1947 de um macaco rhesus na floresta Zika em Uganda, é transmitido pelo mosquito *Aedes aegypti*. Em 2015, uma epidemia causada pelo vírus Zika se espalhou pela América Latina e região do Caribe, com um pico no ano seguinte e declinando em 2017 e 2018. Segundo a OMS, em 2018, 31.587 casos suspeitos ou prováveis foram relatados no continente americano, dos quais 3.473 (11%) foram confirmados laboratorialmente. Até julho de 2019, 87 países na América, África, Sudeste Asiático e região Ocidental do Pacífico apresentavam evidência de transmissão autóctone do vírus Zika pelo mosquito, embora os dados epidemiológicos dessas três últimas regiões sejam mais limitados.

Os pacientes afetados usualmente apresentam quadro infeccioso febril agudo acompanhado de erupção cutânea, conjuntivite, dor muscular e nas articulações, mal estar ou dor de cabeça, com duração de 2 a 7 dias. A maioria das pessoas infectadas não apresenta sintomas. Infecção do SNC pode ocorrer em adultos e crianças, manifestando-se como síndrome de Guillain-Barré, neuropatia e mielite. O vírus Zika pode também ser transmitido da mãe para o feto durante a gestação, resultando em aborto, natimortos e prematuridade, além de microcefalia e malformações congênitas que caracterizam a síndrome congênita pelo vírus Zika. Estima-se que 5 a 15% dos bebês de mães infectadas com o vírus Zika durante a gravidez apresentam complicações do SNC associadas ao vírus, havendo evidência de que infecção materna no início da gestação aumenta o risco de infecção no SN. Outros modos de transmissão do vírus Zika são contato sexual, transfusão de sangue e transplante de órgãos.

No início de 2016, foi relatado o primeiro caso autopsiado de microcefalia associada ao vírus Zika. Esse caso foi seguido de outros relatos mostrando lesões similares. Dados da OMS de 2017 indicam terem sido diagnosticados mais de 2.500 casos de microcefalia e/ou malformações do SNC sugestivos de infecção congênita pelo vírus Zika ou potencialmente associados com infecção pelo vírus Zika, dos quais mais de 2.300 no Brasil.

Aspectos morfológicos

Estudo neuropatológico de 10 casos, incluindo natimortos e recém-nascidos, evidenciou três padrões de lesões destrutivas: calcificação, hipoplasia e distúrbios da migração celular. No primeiro (cinco casos), o cérebro mostrou superfície cortical sem giros e ventriculomegalia acentuada causada por lesão do mesencéfalo e estenose/distorção do aqueduto cerebral, associada ou não a calcificações (Figura 26.69). No segundo (quatro casos), havia microcefalia e ventriculomegalia ex-vácuo. O terceiro (um caso) evidenciou cérebro bem formado com calcificação focal discreta. Nos dois primeiros padrões, quase sempre observaram-se agenesia ou hipoplasia do corpo caloso, heterotopia glioneuronal leptomeníngea, polimicrogiria, hipoplasia cerebelar, displasia cortical cerebelar, macro e microcalcificações (córtex cerebral, junção córtex-substância branca, núcleos da base, tálamo e tronco encefálico), desorganização e redução da celularidade da matriz germinativa, atrofia do trato corticoespinhal e perda de neurônios motores da medula espinhal, resultando em acinesia intrauterina, artrogripose a atrofia muscular neurogênica. Discreto a moderado infiltrado inflamatório mononuclear foi encontrado na leptomeninge e na região perivascular, com linfócitos T CD8+, macrófagos e hiperplasia microglial, além de gliose. Nos dois primeiros padrões, a infecção pelo vírus Zika ocorreu no primeiro trimestre ou no início do segundo trimestre da gestação, enquanto no terceiro a infecção ocorreu no terceiro trimestre, confirmando que a infecção materna no início da gravidez aumenta não apenas o risco de infecção do SN, como também a gravidade das lesões cerebrais.

O vírus foi demonstrado na leptomeninge, na matriz germinativa e no neurópilo por RT-PCR, hibridação *in situ*, imuno-histoquímica, imunofluorescência ou microscopia eletrônica. Nos bebês com microcefalia que sobrevivem semanas ou meses, houve redução da carga viral, sugerindo que as alterações neuropatológicas são de natureza sequelar e não decorrem de infecção viral persistente no SN.

Admite-se que o vírus Zika atinge o SNC pelo sangue e atravessa a barreira hematoencefálica. Estudos *in vivo* em camundongos e macacos e *in vitro* indicam que células-tronco neurais, neurônios imaturos e maduros são infectados pelo vírus, resultando em apoptose e inibição da proliferação celular na matriz germinativa, da migração de neurônios imaturos para formar a placa cortical e do crescimento de neuritos em neurônios maduros. Ativação de receptores TLR-3 parece contribuir para as lesões no SNC, resultando em apoptose e redução da neurogênese.

Ao nascimento, muitas crianças com microcefalia não apresentam sintomas; depois, desenvolvem hipertonia e irritabilidade, seguidas de retardo do desenvolvimento neuropsicomotor, sintomas extrapiramidais, crises convulsivas, dificuldade para alimentar, perda da audição e problemas visuais. Em alguns casos, o desenvolvimento é normal.

(continua)

Aspectos morfológicos (*continuação*)

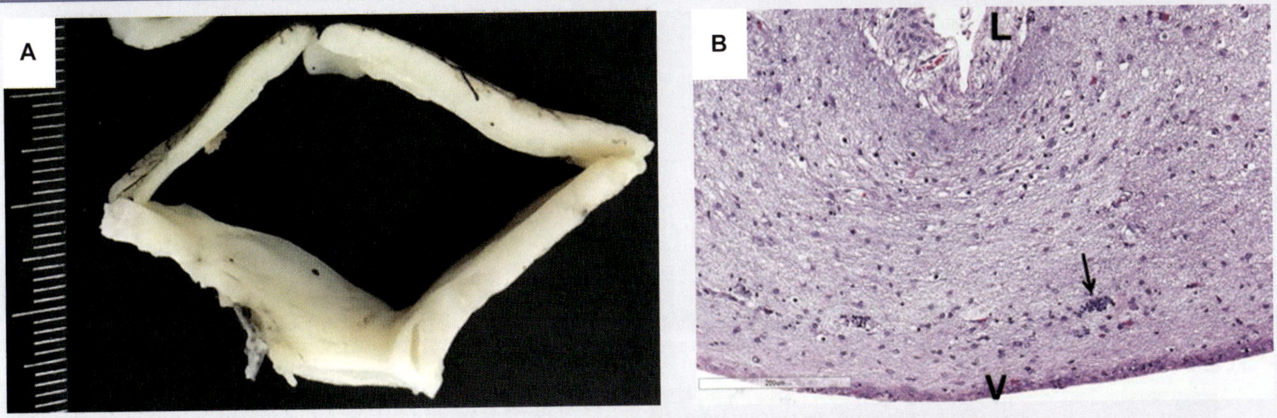

Figura 26.69 Infecção congênita do SNC pelo vírus Zika. **A.** Atrofia cerebral acentuada com superfície cortical desprovida de giros e ventriculomegalia intensa. **B.** Corte histológico de um dos hemisférios cerebrais mostrando atrofia cerebral intensa. O tecido nervoso é constituído em sua quase totalidade por astrócitos reacionais, notando-se microcalcificações (*seta*). L: Leptomeninge; V: Superfície ventricular. (Cortesia da Profª Leila Chimelli, Rio de Janeiro-RJ.)

Encefalite pelo vírus *Herpes simplex*

Infecção pelo vírus *Herpes simplex* (VHS), mais comum em crianças e adultos, é a causa mais frequente de *encefalite aguda necrosante*, a qual é a forma mais comum de encefalite viral esporádica. O vírus existe em duas formas: VHS-1, causador do herpes labial e responsável pela grande maioria dos casos de encefalite necrosante; VHS-2, encontrado em lesões genitais e perianais, agente causal de meningite asséptica e da grande maioria das infecções neonatais adquiridas quase sempre durante parto vaginal, restritas ao encéfalo ou à pele, aos olhos e à mucosa oral, ou disseminadas, atingindo o encéfalo e outros órgãos. Raras vezes o VHS-2 e, mais raramente ainda, o VHS-1 podem causar mielite necrosante. Casos raros de encefalite crônica granulomatosa pelo VHS são também descritos.

Após infecção primária na mucosa oral, geralmente assintomática, adquirida na infância e adolescência, e por meio de fluxo axonal retrógado, o vírus VHS-1 atinge o gânglio sensitivo correspondente (gânglio trigeminal), causando infecção latente; outra via de entrada é através do epitélio olfatório. Reativação da infecção acompanha-se de replicação viral e, por fluxo axonal anterógrado, ocorre infecção recorrente do epitélio escamoso labial. O vírus alcança o encéfalo através de: (1) fibras dos nervos e tratos olfatórios, após infecção nasofaríngea primária ou secundária à reativação do vírus no bulbo olfatório, onde pode ficar em estado latente; (2) fibras de projeção do gânglio trigeminal ao tronco encefálico ou fibras sensitivas da raiz oftálmica do nervo trigêmeo que inervam a dura-máter das fossas cranianas anterior e média, após reativação do vírus no gânglio trigeminal. Outra possibilidade é infecção latente em certas regiões do encéfalo (p. ex., lobo temporal, bulbo ou ponte) seguida de reativação e infecção aguda. O vírus se dissemina de um neurônio infectado para outros neurônios por transporte sináptico, sendo liberado na fenda sináptica e, a seguir, internalizado.

Após infecção genital inicial, o VHS-2 é transportado por fluxo axonal retrógrado aos gânglios espinhais sacrais, onde produz infecção latente, podendo reativar-se a partir daí e causar infecção genital recorrente e, raramente, mielite.

Aspectos morfológicos

A encefalite herpética exibe distribuição topográfica característica. Há edema e necrose hemorrágica difusa e assimétrica nos hemisférios cerebrais, afetando a porção anterior, medial e inferior dos lobos temporais, ínsula, giro do cíngulo e córtex orbitofrontal posterior (Figura 26.70 A). Nas fases iniciais, pode haver somente amolecimento e descoloração do córtex cerebral da região inferomedial do lobo temporal. O quadro microscópico é de encefalite com necrose cortical afetando neurônios, células gliais e endotélio, acompanhada de focos de hemorragia e infiltração de células granulogordurosas, além de infiltrado inflamatório mono e polimorfonuclear, difuso e perivascular. Na maioria dos casos, são encontradas inclusões nucleares eosinófilas grandes, envolvidas por halo claro, em geral em neurônios, astrócitos e oligodendrócitos na periferia das áreas de necrose (Figura 26.70 B). A imuno-histoquímica demonstra antígenos virais intracelulares (Figura 26.70 C), especialmente nas primeiras 2 semanas da doença. A identificação do DNA do VHS-1 pode ser feita por hibridação *in situ* ou PCR. Nos pacientes que sobrevivem, as regiões afetadas mostram atrofia e cavitação corticais de cor acastanhada pela deposição de hemossiderina, além de gliose difusa.

A encefalite neonatal difere da encefalite de adultos por lesões necróticas disseminadas no encéfalo, em virtude da via de entrada do vírus (hematogênica). O vírus VHS-2 pode ser demonstrado por imuno-histoquímica e hibridação *in situ*.

(*continua*)

Aspectos morfológicos (continuação)

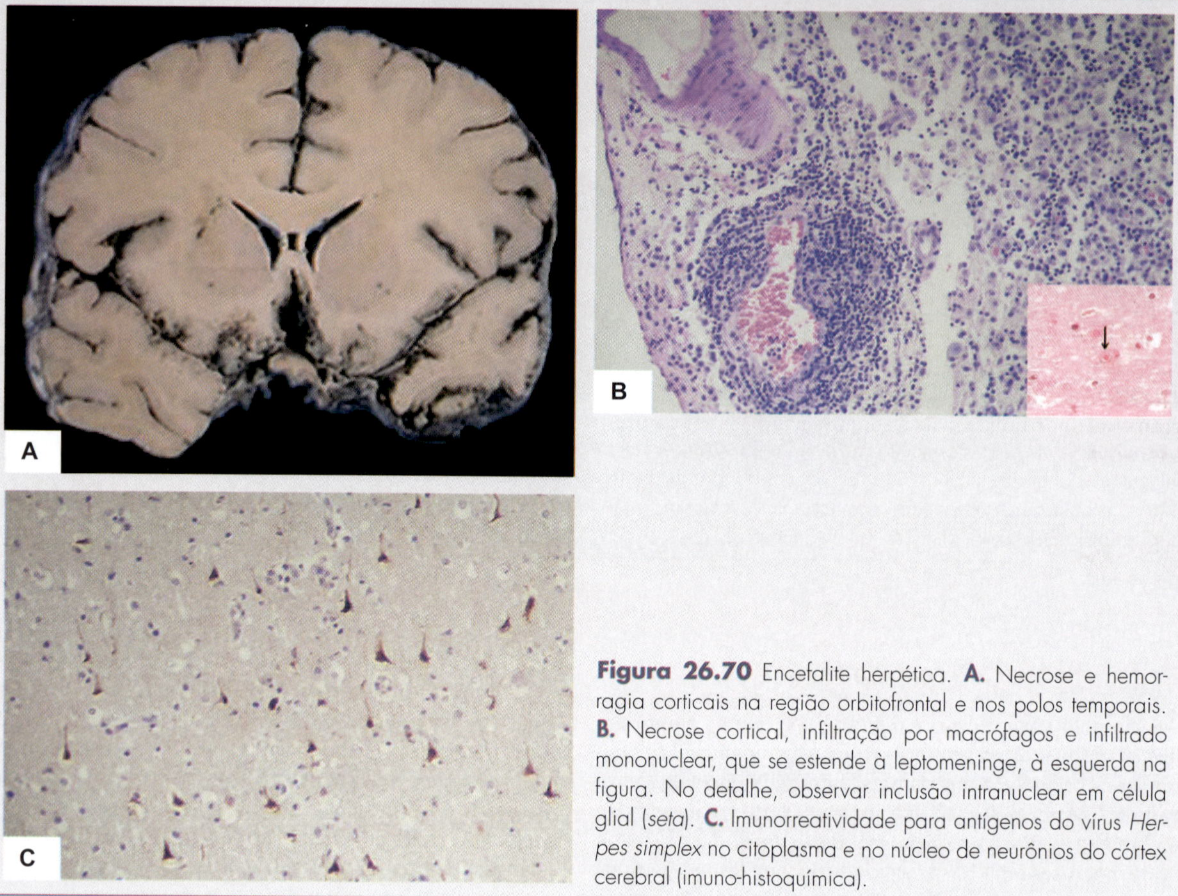

Figura 26.70 Encefalite herpética. **A.** Necrose e hemorragia corticais na região orbitofrontal e nos polos temporais. **B.** Necrose cortical, infiltração por macrófagos e infiltrado mononuclear, que se estende à leptomeninge, à esquerda na figura. No detalhe, observar inclusão intranuclear em célula glial (seta). **C.** Imunorreatividade para antígenos do vírus *Herpes simplex* no citoplasma e no núcleo de neurônios do córtex cerebral (imuno-histoquímica).

Encefalite aguda necrosante é encontrada em todas as faixas etárias e manifesta-se com quadro febril agudo, cefaleia e estado confusional. O nível de consciência deteriora-se rapidamente. São comuns hemiparesia, crises convulsivas, disfasia e distúrbios de comportamento. À medida que os dias passam, o efeito de massa pelas lesões necrótico-hemorrágicas e pelo edema resultam em aumento volumétrico das regiões acometidas e alterações de neuroimagem. A mortalidade nos pacientes não tratados é de 70% dos casos; tratamento com aciclovir reduziu a mortalidade para 20 a 25%. Nos pacientes tratados que sobrevivem, 40 a 55% se recuperam sem sequelas ou com sequelas mínimas, enquanto os restantes permanecem com déficit de memória, distúrbios de comportamento, disfasia e crises convulsivas.

Encefalite herpética neonatal manifesta-se com amamentação deficiente, crises convulsivas e letargia, progredindo para coma. O tratamento com aciclovir diminuiu a mortalidade e melhorou a evolução clínica nos sobreviventes.

Encefalite pelo vírus varicela-zóster

A infecção primária manifesta-se como erupção cutânea disseminada, caracterizada por pápulas e vesículas, em geral sem comprometimento do SNC. Após a infecção primária, o vírus penetra nas terminações nervosas cutâneas e, por fluxo axonal retrógrado, chega aos gânglios espinhais e cranianos, onde causa infecção latente. Reativação da infecção do vírus em adultos, principalmente em idosos, ou em adultos jovens muitas vezes imunodeprimidos, causa erupção cutânea vesicular acompanhada de dor intensa, com distribuição correspondente ao dermátomo de

uma das divisões do nervo trigêmeo ou do gânglio espinhal dorsal acometido (para as lesões cutâneas, ver Capítulo 32).

O vírus atinge o SNC pela via axonal. O comprometimento do SNC pelo vírus pode ocorrer: (1) durante infecção primária da pele (varicela), manifestando-se como cerebelite aguda, encefalite aguda e síndrome de Reye (encefalopatia aguda com edema cerebral e esteatose hepática microvesicular); (2) síndrome da varicela congênita, adquirida de varicela materna durante as primeiras 20 semanas de gestação, caracterizada por hipoplasia de membros, lesões cicatriciais cutâneas, microftalmia, coriorretinite, catarata e microcefalia; (3) infecção neonatal com envolvimento mucocutâneo e visceral disseminados; (4) após reativação da doença (herpes-zóster).

Reativação do vírus varicela-zóster é comum na AIDS (ver Capítulo 33) e em outros estados de imunodeficiência, causando: (1) lesões multifocais na substância branca cerebral, necrosantes ou semelhantes às lesões desmielinizantes da esclerose múltipla, por infecção de oligodendrócitos; (2) ventriculite; (3) neurite óptica necrosante; (4) encefalite necrosante ou não necrosante limitada ao tronco encefálico; (5) mielorradiculite necrosante; (6) vasculopatia e vasculite intracraniana granulomatosa e necrosante associada a infartos hemorrágicos e ataques isquêmicos transitórios. O vírus pode ser identificado por imuno-histoquímica ou hibridação *in situ*. As manifestações clínicas dependem da localização e do padrão das alterações neuropatológicas: diminuição do nível de consciência, crises convulsivas, diminuição da acuidade visual, paralisia de nervos cranianos, paraparesia espástica associada ou não a perda sensorial, distúrbios esfincterianos e acidente vascular cerebral.

26

Encefalite pelo citomegalovírus

O citomegalovírus (CMV), largamente disseminado na espécie humana, atinge o SNC por meio de monócitos circulantes infectados e pode infectar o endotélio microvascular, neurônios, astrócitos, pericitos, micróglia e células tronco-neurais. O CMV acomete principalmente fetos e recém-nascidos, sendo a causa mais comum de infecção congênita na espécie humana. O risco de transmissão do vírus para o feto de mães com infecção aguda é de cerca de 50%. Somente 10 a 15% dos fetos infectados apresentam sinais e sintomas da doença ao nascimento, enquanto 40 a 90% dos que apresentam sintomas clínicos permanecem com sequelas neurológicas. Lesões no sistema nervoso fetal ocorrem quando a infecção acontece no primeiro trimestre de gestação. Em adultos imunossuprimidos, pode haver reativação de infecção latente ou infecção primária pelo CMV, constituindo a infecção viral oportunista mais frequente na AIDS (ver Capítulo 33), podendo afetar também indivíduos transplantados.

Aspectos morfológicos

Em fetos e recém-nascidos, o CMV causa meningoencefalite necrosante difusa, mais intensa nas regiões periventriculares e nos bulbos olfatórios, com infiltrado inflamatório de linfócitos e macrófagos e nódulos microgliais. As células infectadas (astrócitos, neurônios, epêndima ou endotélio) apresentam núcleo e citoplasma aumentados de volume. As inclusões intranucleares são grandes, redondas ou ovaladas, homogêneas, basófilas ou eosinófilas, e ficam separadas da membrana nuclear por halo claro (aspecto em "olho de coruja", ver Figura 21.25). O vírus pode ser identificado por imuno-histoquímica ou hibridação *in situ*. Em consequência das lesões periventriculares, há destruição da matriz germinativa subependimária, distúrbios da migração neuronal e perda tecidual, resultando em microcefalia, polimicrogiria, porencefalia, calcificações periventriculares e ventriculomegalia (Figura 26.71). Infecção de estruturas do ouvido interno (cóclea e sistema vestibular) é comum, e a intensidade da infecção correlaciona-se com a das lesões do SNC.

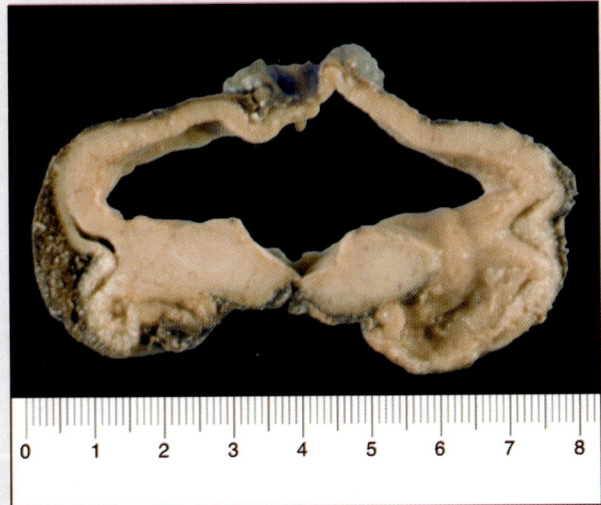

Figura 26.71 Encefalite pelo citomegalovírus. Infecção congênita. Atrofia cerebral, dilatação ventricular acentuada e calcificações periventriculares e na parede ventricular, estas últimas mais evidentes à direita.

Infecção congênita pelo CMV pode causar doença disseminada, geralmente fatal, ou limitada, permitindo sobrevida. As sequelas são graves, como microcefalia, retardamento mental, calcificações intracranianas, crises convulsivas, espasticidade, paralisia cerebral, perda da visão e surdez sensório-neural. Cerca de 7 a 20% dos bebês assintomáticos ao nascimento apresentam posteriormente sequelas permanentes, particularmente surdez sensório-neural; infecção congênita pelo CMV é a principal causa de surdez sensório-neural congênita não hereditária.

Encefalite pelo vírus da rubéola

A infecção congênita pelo vírus da rubéola, que compromete o SNC, o coração, os olhos e o órgão de Corti, entre outros, ocorre nos 4 primeiros meses de vida intrauterina, sendo adquirida de gestantes com infecção sintomática ou, menos frequentemente, subclínica. Os defeitos congênitos causados constituem a *síndrome da rubéola congênita*, que se caracteriza por déficit de crescimento intrauterino e pós-natal, cardiopatia congênita, catarata, retinopatia pigmentar, microftalmia, glaucoma, surdez sensório-neural, microcefalia e retardo mental. Perda de audição é a mais comum e, muitas vezes, a única manifestação de infecção congênita pelo vírus da rubéola, especialmente após o quarto mês de gestação. De acordo com a OMS, casos de rubéola e da síndrome da rubéola congênita são relatados principalmente em países da África, sudeste asiático e Pacífico ocidental, onde a cobertura vacinal é mais baixa. Segundo o Ministério da Saúde do Brasil, desde 2010 não há registro da síndrome da rubéola congênita no país.

A ação teratogênica do vírus parece relacionada com destruição celular e interrupção da mitose em células endoteliais e da matriz germinativa. No SNC, as lesões consistem em microcefalia, hidrocefalia ex-vácuo, focos de necrose e cavitação na substância branca cerebral e nos núcleos da base e calcificação da parede vascular. Por causa da microcefalia, as crianças apresentam retardo mental. Surdez deve-se a lesões no órgão de Corti e em outros componentes do ouvido interno. Raramente, a infecção resulta em *panencefalite progressiva*, que se manifesta 8 a 20 anos depois de infecção congênita ou, em alguns casos, após infecção primária na infância, possivelmente de origem autoimune. Há atrofia cerebelar, cerebral e da substância branca cerebral, dilatação ventricular, perda neuronal difusa, nódulos microgliais, infiltrado linfocitário perivascular, gliose e mineralização da parede vascular. Os pacientes exibem demência progressiva, crises convulsivas, espasticidade, ataxia e distúrbios do movimento, seguidos de decerebração e morte.

Panencefalite esclerosante subaguda

Trata-se de rara infecção crônica do SNC causada pelo vírus do sarampo, aparentemente reativado muitos anos ou décadas após episódio agudo da virose. A doença é mais encontrada em países em desenvolvimento, especialmente na África e Ásia, onde a vacinação contra o vírus é deficiente e há predomínio da população abaixo de 20 anos. Panencefalite esclerosante ocorre em indivíduos de 1 a 35 anos de idade, preferencialmente em crianças do sexo masculino em torno de 10 anos. A maioria dos pacientes foi acometida por sarampo, geralmente nos 2 primeiros anos de vida. O intervalo médio entre o aparecimento do sarampo e o desenvolvimento da panencefalite é de 7 a 10 anos, variando entre 1 mês e 27 anos.

A infecção do SNC associa-se a mutação simples ou múltipla de alguns genes virais, principalmente o gene da proteína da matriz (M), que tem papel na formação de novas partículas virais.

26

A mutação é seguida de expansão clonal do vírus mutante no SNC. Com a perda de função da proteína M, não há brotamento do vírus para fora da célula infectada; assim, não ocorre infecção de outras células. O vírus mutante replica-se com fusão de células, o que possibilita sua disseminação no tecido nervoso e evasão do sistema imunitário. Esse processo parece depender particularmente da proteína viral F localizada em estruturas semelhantes a espinhas nos dendritos, a qual se liga ao receptor neurocinina-1 (receptor para o neurotransmissor substância P), sugerindo que a proteína F atua como mediadora da fusão do vírus ao nível das sinapses, permitindo a sua disseminação transneuronal.

O quadro macroscópico varia desde encéfalo normal na fase inicial até atrofia cerebral com dilatação ventricular nos estágios avançados. Microscopicamente, encontram-se panencefalite crônica difusa comprometendo córtex cerebral, núcleos da base, tálamo e tronco encefálico, com perda neuronal, proliferação microglial difusa e nodular, infiltrado linfocitário perivascular, gliose e corpúsculos de inclusão intranucleares eosinófilos envolvidos por halo claro em neurônios, astrócitos, oligodendrócitos e células endoteliais. O vírus pode ser detectado por imuno-histoquímica, microscopia eletrônica e PCR. Na substância branca, coexistem perda das fibras mielínicas e proliferação astrocitária. Nos casos de sobrevida longa, podem ser observados emaranhados neurofibrilares no córtex cerebral e no hipocampo.

A doença tem início insidioso, conduzindo a comportamento bizarro, declínio cognitivo e manifestações demenciais progressivas, mioclonia, ataxia, espasticidade, coreoatetose, distonia, crises convulsivas, estupor e coma, culminando em quadro terminal tipo estado vegetativo. O curso clínico é progressivo, com óbito na maioria dos casos em 1 a 3 anos, podendo existir casos com evolução rápida, em poucos meses, ou de curso prolongado, de vários anos. Exames de eletroencefalografia e de neuroimagem contribuem para o diagnóstico da doença.

Em crianças e adultos imunossuprimidos, usualmente com leucemia ou linfoma, o vírus do sarampo é responsável pela *encefalite de corpúsculo de inclusão do sarampo*, que surge várias semanas ou meses após exposição primária ao vírus. O modo de replicação e disseminação do vírus no SNC é semelhante ao da panencefalite esclerosante subaguda. O quadro neuropatológico é de panencefalite com necrose focal, escasso infiltrado inflamatório, reação microglial e astrocitária e numerosos corpúsculos de inclusão intranucleares e intracitoplasmáticos eosinófilos em neurônios e células gliais. A imuno-histoquímica identifica antígenos virais, e a microscopia eletrônica revela nucleocapsídeos de paramixovírus. A doença manifesta-se com confusão mental, letargia, crises convulsivas, disfasia e fraqueza muscular, evoluindo para coma e morte em alguns dias ou semanas. Os poucos pacientes que sobrevivem permanecem com sequelas neurológicas graves, embora haja relatos de raros casos de melhora clínica com tratamento antiviral.

Leucoencefalopatia multifocal progressiva

A leucoencefalopatia multifocal progressiva (LMP) é causada pelo vírus John Cunningham (vírus JC) – nome e iniciais do paciente em que o vírus foi identificado pela primeira vez. Outras formas raras de infecção pelo vírus JC são encefalopatia, neuroniopatia de células granulares e meningite. Rara em indivíduos imunocompetentes, sua incidência aumentou consideravelmente com a epidemia de AIDS, pois trata-se de infecção oportunista e, portanto, quase restrita a indivíduos imunossuprimidos (ver Capítulo 33). Mais recentemente, tem sido descrita após tratamento de doenças autoimunes e de algumas neoplasias com anticorpos monoclonais imunomoduladores, como esclerose múltipla e doença de Crohn (natalizumab), linfoma não Hodgkin de células B, leucemia linfocítica crônica e artrite reumatoide (rituximab) e psoríase (efalizumab), além de outros anticorpos monoclonais imunomoduladores (alemtuzumab, infliximab, ofatumumab, obinutuzumab e brentuximab vedotin).

O vírus é largamente disseminado na espécie humana. Após a infecção inicial, o vírus JC se transforma numa forma neurotrópica por meio de rearranjo genético nos linfócitos B, que permite que o vírus se ligue à proteína ligante NF-IX compartilhada por células gliais e linfócitos B. Esta proteína, altamente expressa em células infectadas pelo vírus, pertence a uma família de proteínas que atuam como fatores de transcrição, modulando a expressão de genes e replicação do vírus. O receptor de serotonina 5-HT2AR também se relaciona com a infecção de linfócitos B, células gliais e neurônios pelo vírus JC.

A infecção do SNC inicia-se com a reativação de infecção latente no cérebro ou por disseminação sanguínea do vírus a partir de infecção latente de linfócitos B nas tonsilas palatinas, medula óssea, baço, linfonodos e rins. No SNC, o vírus JC infecta oligodendrócitos causa em morte celular e desmielinização; em menor grau, astrócitos são também infectados, mas como são células não permissivas, não há replicação viral, ocorrendo somente disfunção e alterações morfológicas. A mutação do gene VP1 do vírus JC, que codifica uma proteína do capsídeo viral, resulta em desvio do tropismo do vírus de células gliais para os neurônios da camada granular do cerebelo.

Aspectos morfológicos

Macroscopicamente, encontram-se pequenos e múltiplos focos bilaterais e assimétricos de descoloração ou aspecto granuloso na substância branca, às vezes confluentes, próximos ao limite cortical, podendo resultar em amplas áreas retraídas de necrose, com pequenas cavitações (Figura 26.72 A), facilmente visualizadas na neuroimagem, sem efeito de massa e sem realce pelo contraste. A sede habitual são hemisférios cerebrais e, menos comumente, tronco encefálico e cerebelo. Microscopicamente, há desmielinização com preservação axonal relativa, células granulogordurosas, infiltrado mononuclear perivascular escasso ou ausente e astrocitose reacional. Os oligodendrócitos das bordas das lesões mostram núcleos aumentados duas a três vezes o seu diâmetro, com cromatina substituída por inclusões mal definidas, densas, homogêneas, vítreas, anfófilas (Figura 26.72 B). Os astrócitos apresentam citoplasma amplo, eosinófilo e grandes núcleos hipercromáticos e pleomórficos, bizarros (Figura 26.72 C). Microscopia eletrônica, imuno-histoquímica, hibridação *in situ* e PCR detectam, respectivamente, partículas, antígenos e ácidos nucleicos virais. Admite-se que a desmielinização possa se estender focalmente ao longo das fibras nervosas, seguidas de expansão e fusão das áreas desmielinizadas, formando lesões maiores. Em pacientes com AIDS submetidos a terapia antirretroviral combinada, indivíduos imunossuprimidos por quimioterapia e pacientes com esclerose múltipla tratada com natalizumab, há comprometimento seletivo de neurônios piramidais corticais cerebrais e neurônios da camada granular do cerebelo associada a atrofia cerebelar (encefalopatia e neuroniopatia de células granulares do cerebelo pelo vírus JC). Microscopicamente, os neurônios piramidais têm núcleos aumentados e cromatina mais clara; há ainda perda de neurônios na camada granular do cerebelo e inclusões intranucleares em neurônios granulares remanescentes.

(continua)

Aspectos morfológicos (*continuação*)

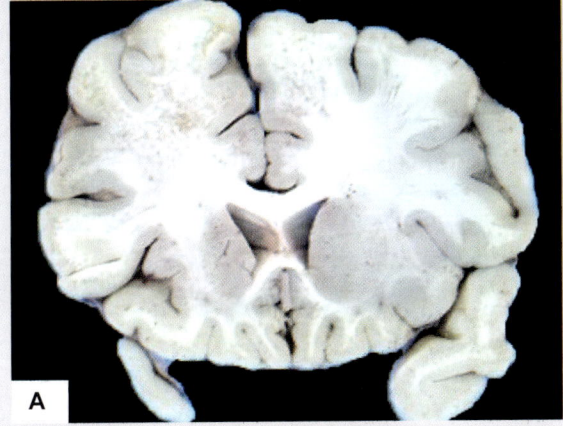

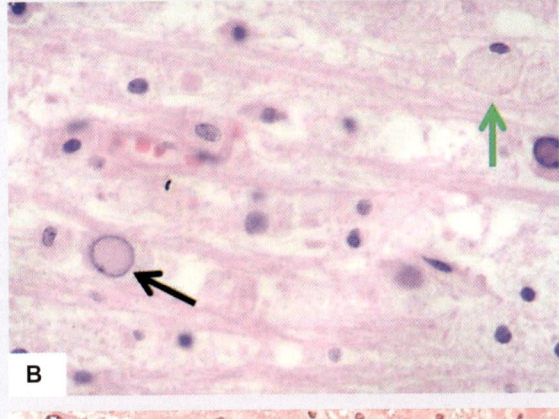

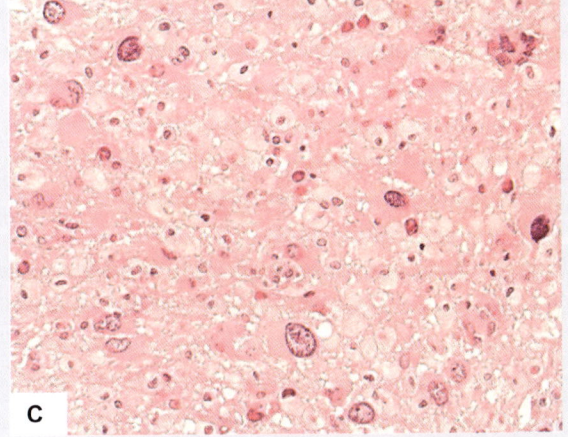

Figura 26.72 Leucoencefalopatia multifocal progressiva. **A.** A substância branca dos lobos frontais, particularmente à esquerda, mostra aspecto granular e é salpicada de focos acinzentados. **B.** Inclusão intranuclear em oligodendrócito (*seta preta*). Observar macrófago (*seta verde*). **C.** Astrócitos bizarros, com pleomorfismo e hipercromasia nucleares.

Clinicamente, a doença é progressiva e manifesta-se com demência, fraqueza muscular, distúrbio da marcha, disartria, diminuição da visão, declínio cognitivo e afasia, com óbito em geral em 4 a 6 meses. Tratamento antirretroviral nos pacientes com AIDS, reversão da imunossupressão e presença de linfócitos T citotóxicos para o vírus JC têm resultado em remissão

da doença e aumento da sobrevida. Quando há lesão de células granulares do cerebelo, surgem ataxia e disartria. A associação de LMP com neoplasias do SNC (linfomas e gliomas) tem sido relatada, assim como a existência de sequências de DNA e proteínas virais em várias neoplasias do SNC (meduloblastoma e tumores gliais) em indivíduos imunocompetentes, sugerindo que o vírus JC pode ter papel nas etapas iniciais desses tumores. O efeito oncogênico do vírus JC deve-se à ação do antígeno T, que inativa as proteínas p53 e RB e estabiliza a β-catenina, esta indutora de proliferação celular.

Mielopatia associada ao HTLV-1/paraparesia espástica tropical

O retrovírus HTLV-1 (*human T-cell lymphotropic virus*), agente etiológico da leucemia/linfoma de células T do adulto (ATL), é também responsável por lesões cutâneas (dermatite infecciosa associada ao HTLV-1), oculares, pulmonares e na medula espinhal. O vírus é endêmico no Japão, Caribe, África central, Oriente Médio e América Central e do Sul. No Brasil, a infecção é mais prevalente no Maranhão, Bahia, Pará e Pernambuco. Em adultos, a infecção resulta de transfusão de sangue, uso de agulhas compartilhadas ou relações sexuais; em crianças e adolescentes, o vírus é transmitido quase sempre pela amamentação.

O vírus infecta linfócitos (sobretudo LT CD4+), monócitos e fibroblastos. No citoplasma, o RNA viral transcreve-se em DNA, que se integra ao DNA celular provírus. O genoma proviral codifica proteínas estruturais do vírus e proteínas reguladoras, como a Tax-1, importante na patogênese das lesões. Outra proteína viral relevante é a HTLV-1 bZIP *factor* (HBZ), que se localiza no núcleo de células ATL e no citoplasma de linfócitos T CD4+ de pacientes com mielopatia associada ao HTLV-1, de papel ainda desconhecido nas lesões. As proteínas Tax-1 e HBZ não são vistas em uma mesma célula, indicando a existência de mecanismos de desacoplamento da expressão delas.

A principal repercussão neurológica da infecção pelo HTLV-1 é a *mielopatia associada ao HTLV-1/paraparesia espástica tropical (MAH/PET)*, que ocorre em até 4% das pessoas infectadas pelo vírus. A doença é mais frequente em mulheres e em adultos. O período de incubação varia de 1 a 25 anos. Fatores genéticos têm papel no aparecimento da doença. No Japão, os indivíduos com os haplótipos HLA-A*02 e HLA-Cw*08 têm menor carga proviral e menor risco de desenvolver MAH/PET, enquanto os haplótipos HLA-DRB1*0101 (HLA da classe II) e HLA-B*5401 associam-se ao maior risco da doença. No Brasil, no Estado da Bahia parece haver aglutinação familiar de MAH/PET.

No sistema nervoso, a infecção se faz pela chegada de linfócitos T CD4+ infectados. Com isso, são produzidas quimiocinas e várias citocinas, como IL-1β, IL-2, IL-6, IL-25, IFN-γ e TNF. Citocinas, quimiocinas e a proteína Tax-1 atraem leucócitos e aumentam a expressão de moléculas de adesão ao endotélio, aumentando a migração de linfócitos T CD4+ infectados e de linfócitos T CD8+ ativados. Na medula espinhal, as lesões resultam de linfócitos T CD4+ infectados e com expressão de Tax-1, acompanhada da liberação de IFN-γ e TNF e da migração de linfócitos T CD8+ ativados, que são os responsáveis pela destruição de linfócitos T CD4+ infectados e com expressão da Tax-1. Tal quadro inflamatório resulta em apoptose de oligodendrócitos, desmielinização e lesão axonal.

Como em outras infecções, o balanceamento da resposta imunitária é importante no surgimento e na evolução das lesões. Linfócitos T reguladores (Treg) assumem papel relevante, havendo correlação positiva entre o número de Treg e a carga

26

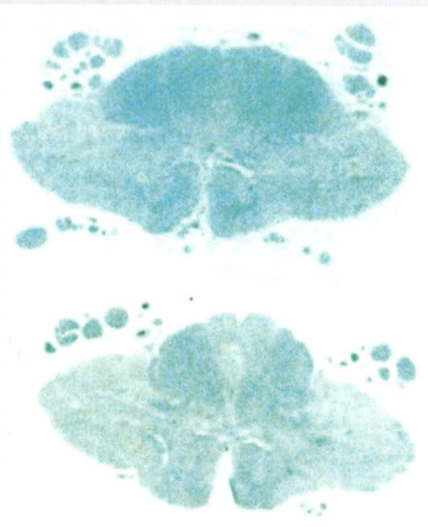

proviral e negativa entre o número de Treg circulantes e a atividade de LT citotóxicos. Ou seja, os linfócitos Treg reduziriam a atividade dos LT citotóxicos, aumentando a carga proviral e o risco de desenvolver MAH/PET.

Pacientes com MAH/PET apresentam resposta imunitária exacerbada quando comparados com indivíduos infectados pelo vírus mas assintomáticos. Eles têm maior carga proviral nas células mononucleadas do sangue periférico e maior produção de citocinas e quimiocinas. No entanto, muitos portadores do vírus sem sintomatologia neurológica podem ter carga proviral elevada, ativação de linfócitos T CD4+ e CD8+ e altos níveis de IFN-γ e TNF, como acontece nos pacientes com MAH/PET, sugerindo que eles sejam as pessoas em risco de desenvolver a mielopatia.

Aspectos morfológicos

As lesões são bilaterais, simétricas e mais intensas na medula torácica inferior; nos casos de longa duração, há atrofia da medula espinhal, com redução do diâmetro anteroposterior, especialmente nos segmentos torácicos inferiores, identificada também por neuroimagem. Os achados microscópicos são desmielinização e perda de axônios nos funículos laterais, particularmente nos tratos piramidais, funículos anteriores e, menos intensamente, na parte medial dos funículos posteriores (Figura 26.73); associam-se infiltrado linfocitário perivascular (T CD4+ e T CD8+), migração de macrófagos e gliose. Com o tempo, há predomínio de linfócitos T CD8+, responsáveis pela destruição dos linfócitos CD4+ infectados. Em casos de longa evolução, há espessamento e hialinização da parede de pequenos vasos e redução do infiltrado inflamatório. Os neurônios ficam em geral preservados. A leptomeninge mostra intensa fibrose e infiltrado mononuclear perivascular. O diagnóstico pode ser confirmado pela detecção do DNA proviral ou do RNA da proteína Tax viral por PCR ou hibridação *in situ* em linfócitos T CD4+ perivasculares.

Figura 26.73 MAH/PET. Medula espinhal torácica mostrando redução do diâmetro anteroposterior, perda da mielina e atrofia dos funículos laterais e, em menor grau, dos funículos anteriores e da parte medial dos funículos posteriores, particularmente dos segmentos inferiores (parte inferior da figura). Coloração para mielina.

Em geral, a doença tem evolução lenta e progressiva. As manifestações principais são paraparesia espástica progressiva, fraqueza e parestesia nos membros inferiores, distúrbios esfincterianos, impotência, dor lombar baixa com irradiação para as pernas e perda da sensibilidade vibratória nos pés. Há relatos ocasionais de polimiosite e de envolvimento inflamatório e desmielinização no encéfalo e em nervos periféricos. Em 1990, a OMS definiu como critério diagnóstico da MAH/PDT a presença de paraparesia espástica lentamente progressiva, causada por mielopatia simétrica envolvendo predominantemente os tratos piramidais, associada a anticorpos anti-HTLV-1 no soro e/ou no liquor. Em 2006, foram propostos novos critérios, e os níveis de acerto diagnóstico foram considerados como definido, provável ou possível, conforme mostrado no Quadro 26.13.

Infecção pelo SARS-CoV-2

O sistema nervoso também é afetado na COVID-19, cuja infecção se manifesta com alterações neurológicas e psiquiátricas. Estudo retrospectivo de 214 pacientes com COVID-19 mostrou que 36% apresentavam manifestações neurológicas: tontura, dor de cabeça, náusea, vômito, confusão mental e perda de olfato e paladar, estes dois mais específicos da doença. Pacientes com a forma discreta da infecção podem apresentar fadiga, dificuldade de concentração, perda de memória e comprometimento de habilidades visuespaciais. Não se sabe ainda se tais anormalidades são reversíveis ou permanentes.

Quadro 26.13 Critérios diagnósticos da mielopatia associada ao HTLV-1/paraparesia espástica tropical (MAH/PET)*

Definido

Paraparesia espástica progressiva, com deficiência no andar em grau suficiente para ser percebida pelo paciente. Alterações sensoriais ausentes ou discretas. Distúrbios esfincterianos podem ou não estar presentes

Anticorpos anti-HTLV-1 no soro e no liquor, com confirmação por *western blot*, e/ou detecção do DNA proviral por PCR no soro e/ou no liquor

Exclusão de outras doenças que se assemelhem à MAH/PET

Provável

Apresentação monossintomática: espasticidade ou hiper-reflexia nos membros inferiores ou sinal de Babinski isolado, com ou sem discretos sinais ou sintomas sensoriais, ou bexiga neurogênica (confirmada por estudos neurodinâmicos)

Anticorpos anti-HTLV-1 no soro e/ou no liquor, com confirmação por *western blot*, e/ou detecção do DNA proviral por PCR no soro e/ou no liquor

Exclusão de outras doenças que se assemelhem à MAH/PET

Possível

Apresentação clínica completa ou incompleta

Anticorpos anti-HTLV-1 no soro e/ou no liquor, com confirmação por *western blot*, e/ou detecção do DNA proviral por PCR no soro e/ou no liquor

Não exclusão de outras doenças que se assemelhem à MAH/PET

*Extraído de Castro-Costa et al., 2006.

26

Em casos graves, pode haver redução do nível de consciência e coma. O envolvimento do SNC parece indicar prognóstico ruim e risco de morte.

O vírus penetra no SNC por meio de: (1) epitélio olfatório (nervo olfatório) e terminações nervosas dos nervos facial, glossofaríngeo e vago; (2) corrente sanguínea, com infecção do endotélio de capilares cerebrais e lesão da barreira hematoencefálica (BHE); (3) células do sistema imunitário infectadas que atravessam a BHE.

Em estudo neuropatológico de 81 pacientes, encontraram-se encefalopatia hipóxico-isquêmica, microtrombos, infartos isquêmico e hemorrágico e focos diminutos de hemorragia cerebral. Não está claro ainda se as alterações clínico-patológicas devem-se a efeito direto do vírus (lesões isquêmicas e hemorrágicas por lesão endotelial) ou a fatores indiretos, como hipercoagulabilidade sanguínea e coagulação intravascular disseminada, insuficiência respiratória e citocinas pró-inflamatórias (IL-12, TNF, IL-6, IL-15, IL-1β). Encefalopatia necrosante aguda, encefalite, encefalomielite disseminada aguda e mielite necrosante aguda são também relatadas em pacientes isolados. Em poucos casos, o RNA viral é demonstrado no SNC por RT-PCR.

Infecção pelo HIV

Ver Capítulo 33.

▶ Infecções por fungos

Infecções fúngicas no SNC podem acometer indivíduos imunocompetentes ou imunossuprimidos. Nas últimas décadas, a incidência delas tem aumentado por causa do número maior de indivíduos debilitados e imunossuprimidos, sobretudo pela expansão da AIDS e pela ampla utilização de terapia imunossupressora em transplantes de órgãos e de medula óssea, corticoterapia para tratamento de doenças autoimunes, diabetes, alcoolismo, uso de drogas injetáveis e desnutrição. Na maioria dos casos, o envolvimento do SNC é secundário à disseminação sanguínea a partir de um foco pulmonar ou no trato digestivo e, ocasionalmente, de lesões cutâneas, próteses de valvas cardíacas, cateter intravenoso ou das vias urinárias ou procedimentos neurocirúrgicos. Em alguns casos, não se consegue identificar o foco primário.

A morfologia e o tamanho do fungo determinam o padrão de lesão no SNC. Fungos com esporos pequenos, como *Blastomyces*, *Coccidioides*, *Paracoccidioides*, *Histoplasma*, *Cryptococcus* e *Candida*, atingem capilares, produzindo leptomeningite. Pseudo-hifas de tamanho intermediário, como as de *Candida*, ocluem pequenos vasos, resultando em focos de necrose isquêmica que se transformam em abscessos ou granulomas. Hifas de grandes dimensões, como as de *Arpegillus*, *Cephalosporium*, *Cladosporium* e *Zygomyces* obstruem artérias de calibres médio e grande, originando grandes infartos, seguidos de abscessos e, por vezes, lesões crônicas granulomatosas. Dependendo do tipo de fungo e do estado imunitário do hospedeiro, podem ser encontrados vários padrões de lesões: abscesso, inflamação granulomatosa às vezes com lesão pseudotumoral, vasculite com necrose isquêmica e reação inflamatória escassa ou ausente, esta última em pacientes gravemente imunossuprimidos. Os fungos são facilmente identificados pelas técnicas de PAS e Grocott ou GMS (Grocott-Gomori *Methenamine Silver*), além de imuno-histoquímica e PCR.

Aspergilose

A maioria dos casos é causada pelo *Aspergillus fumigatus*, enquanto o *Aspergillus flavus* e o *Aspergillus nidularis* são os principais responsáveis, respectivamente, por infecções a partir dos seios paranasais e por inflamação granulomatosa. O fungo infecta geralmente indivíduos debilitados, especialmente em uso de corticoides, imunossupressores e antibióticos de largo espectro, além de pacientes com diabetes, AIDS, submetidos a cirurgia cardíaca ou neurocirurgia e usuários de drogas. Aspergilose é a infecção mais comum em indivíduos transplantados, principalmente de medula óssea. O SNC é acometido a partir de disseminação sanguínea de foco pulmonar ou no trato digestivo, ou de extensão local a partir dos seios paranasais ou órbita.

Aspectos morfológicos

O *Aspergillus* tem hifas com septos dispostos a intervalos regulares, com 4 a 12 μm de diâmetro, ramificadas em ângulo agudo unidirecional (ver Figura 14.30). O fungo é angiotrópico, invade a parede vascular e, pela produção de elastase, destrói a limitante elástica interna, causando aneurisma e trombose, principalmente no território das artérias cerebrais anterior e média, com necrose hemorrágica de poucos milímetros a alguns centímetros (*aspergilose cerebrovascular*). No início, há necrose isquêmica, hemorragia e exsudato de neutrófilos. Mais tarde, a lesão evolui para cerebrite e formação de abscesso. Lesões necrótico-hemorrágicas múltiplas e abscessos formam-se nos casos de disseminação sanguínea. Outras vezes, surge inflamação granulomatosa fibrosante com células epitelioides e gigantes, formando lesão expansiva nos lobos frontal e temporal (*aspergiloma*), mais evidente após extensão direta dos seios paranasais. Por propagação a partir dos seios paranasais, é comum haver invasão da órbita, base do crânio, fossas anterior, média e posterior do crânio e região parasselar (*aspergilose rinocerebral*). Em indivíduos imunossuprimidos, pode faltar a reação inflamatória, encontrando-se as hifas de permeio a extensa necrose. Os achados de neuroimagem são variados, refletindo a diversidade das lesões neuropatológicas, com ou sem realce pelo contraste.

As manifestações clínicas resultam da destruição do tecido nervoso e do efeito de massa produzidos pelas áreas necrótico-hemorrágicas, levando a manifestações focais (hemiparesia, convulsões e reflexo plantar extensor) e hipertensão intracraniana.

Mucormicose (zigomicose)

A mucormicose é causada por fungos da família *Mucoraceae*, constituída de vários gêneros. A maioria dos casos se deve ao gênero *Rhizopus* (*R. arrhizus*, *R. oryzae*), seguido pelos gêneros *Mucor* e *Absidia*. Pacientes diabéticos, sobretudo com cetoacidose grave, são os mais suscetíveis a essa infecção, geralmente a partir de um foco na pele da face, mucosa nasal ou seios paranasais. Em outros indivíduos, o acometimento do SNC surge da disseminação sanguínea de um foco primário pulmonar ou no trato digestivo, em geral associado a imunossupressores (leucemia e transplantes de órgãos e de medula óssea), corticoterapia e drogas intravenosas; mucormicose cerebral isolada é mais comum em usuários de drogas intravenosas.

Aspectos morfológicos

O fungo apresenta-se como hifas não septadas, espessas, ramificadas em ângulo reto, com 6 a 20 μm de diâmetro. Na forma localizada, encontrada em diabéticos, o envolvimento do SNC ocorre, usualmente, por extensão de lesões cutâneo-mucosas faciais, com invasão da órbita e das fossas anterior e média do crânio, comprometendo artérias e veias locais e, posteriormente, a região orbitofrontal medial (*forma rinocerebral*). Os fungos são angiotrópicos, produzem elastase e invadem a parede da artéria carótida interna, o seio cavernoso e os vasos da leptomeninge e do tecido nervoso, causando trombose, obstrução vascular e necrose hemorrágica. Nas formas de disseminação hematogênica, são atingidas estruturas subcorticais profundas. Nas margens da lesão, encontra-se infiltrado inflamatório neutrofílico e, às vezes, células gigantes multinucleadas.

Clinicamente, a doença tem evolução rápida, com óbito em poucos dias. Surgem cefaleia, rigidez de nuca, convulsões, afasia, hemiplegia, confusão mental e coma, secundários à infiltração meníngea e à necrose pelas lesões vasculares. Na forma rinocerebral, são observados ainda edema facial, dor periorbital, edema palpebral e da córnea, secreção nasal sanguinolenta, proptose e oftalmoplegia unilateral. As lesões são identificadas por neuroimagem, com realce pelo contraste nos seios paranasais e órbitas comprometidos, enquanto apenas leve realce é observado nas lesões cerebrais.

Candidíase

O SNC é acometido frequentemente por *Candida* como infecção oportunista em centros de tratamento intensivo por disseminação hematogênica a partir da cavidade oral, esôfago, vagina, pele e pulmões. Condições predisponentes incluem antibioticoterapia, tratamento com corticoides, quimioterapia, cateterismo prolongado, leucemia, linfoma, neutropenia, diabetes, uso de drogas intravenosas, AIDS e prematuridade. O fungo penetra no endotélio da barreira hematoencefálica por meio da produção de proteases e peptídeos líticos, como a candidalisina.

Os fungos do gênero *Candida* formam pseudo-hifas não septadas (cadeias de células individuais alongadas justapostas) associadas a esporos arredondados ou ovalados medindo 2 a 3 μm de diâmetro (ver Figura 14.31). Quase sempre, as lesões no SNC são esparsas ou difusas, na junção das substâncias cinzenta e branca, em geral no território das artérias cerebrais anterior e média e nos núcleos da base. No início, encontram-se somente focos microscópicos de necrose hemorrágica e trombose de pequenos vasos; com o tempo, formam-se microabscessos ou abscessos maiores e, ocasionalmente, microgranulomas com ou sem necrose central. Os fungos infiltram a parede vascular e se estendem ao tecido nervoso adjacente, sendo facilmente identificados pelas técnicas de PAS e Grocott.

Na maioria dos casos, pelo aspecto diminuto e pela distribuição esparsa das lesões, os pacientes não apresentam manifestações clínicas. Quando presentes, resultam do envolvimento da leptomeninge (sinais meníngeos pouco pronunciados) e, raramente, do parênquima cerebral nos casos de abscessos maiores (sinais neurológicos focais, crises convulsivas e hipertensão intracraniana). Microabscessos e abscessos maiores são visualizados na neuroimagem como lesões com realce puntiforme ou anelar pelo contraste, respectivamente, enquanto micro-hemorragias são identificadas em sequências especiais de ressonância magnética.

Criptococose

Criptococose é micose profunda sistêmica causada sobretudo pelo *Cryptococcus neoformans*, com distribuição geográfica global, e *Cryptococcus gattii*, restrito a algumas regiões. Os fungos são arredondados, medem 5 a 20 μm de diâmetro, são envolvidos por cápsula espessa de 3 a 5 μm de diâmetro e se multiplicam por brotamento simples. A cápsula é rica em polissacarídeos, que facilita sua identificação morfológica e contribui para sua virulência, por inibir a apresentação de antígenos, fagocitose, migração de leucócitos e produção de anticorpos. A resposta imunitária se faz por ativação de linfócitos T CD4+ e síntese de IFN-γ e TNF. Aumento na incidência de neurocriptococose em imunossuprimidos (na AIDS é inclusive a micose oportunista mais comum, ocorrendo em 5 a 16% dos casos) indica ser a micose uma infecção geralmente oportunista, que acomete indivíduos debilitados, com linfoma, leucemia, em uso de corticoides, transplantados e pacientes com AIDS. Os indivíduos imunossuprimidos são quase sempre infectados pelo *C. neoformans*, enquanto nos imunocompetentes a doença é em geral causada pelo *C. gattii*, embora relatos recentes indiquem que os afetados pelo *C. gattii* frequentemente possuem alguma condição subjacente que poderia estar potencialmente associada a imunossupressão.

O SNC é acometido por disseminação hematogênica a partir de foco pulmonar, o qual pode não ter manifestações clínicas ou involuir antes do aparecimento do quadro neurológico. Estudo recente sugere que o *Cryptococcus* atravessa o endotélio de vênulas no interior de monócitos e, em menor grau, em neutrófilos (mecanismo de "cavalo de Troia"), que, por meio de receptores, aderem ao endotélio e, por diapedese, o atravessam, atingindo o espaço perivascular. Células endoteliais ativadas por IFN-γ e TNF aumentam o influxo de monócitos, neutrófilos e linfócitos T. Criptococos podem ser liberados dos monócitos aderidos ao endotélio por exocitose não lítica, atravessando livremente o endotélio. No espaço perivascular, os leucócitos liberam os fungos por exocitose não lítica ou por lise do fagócito. Livres no espaço perivascular, os criptococos: (1) penetram na glia limitante adjacente e atingem o parênquima cerebral; (2) atravessam o espaço subpial e a pia-máter, atingindo o espaço subaracnóideo; surge assim infecção no parênquima e na leptomeninge.

Aspectos morfológicos

A criptococose pode envolver a leptomeninge e o tecido nervoso. *Leptomeningite criptocócica*, que é a forma mais comum e compromete a convexidade e a base encefálicas, caracteriza-se por espessamento opalescente ou gelatinoso da pia-aracnoide, que mostra superfície externa escorregadia (Figura 26.74 A). Há ainda alargamento da base dos sulcos, conferindo-lhes o aspecto em "cálice invertido". Em alguns pacientes, surge *meningoencefalite pseudocística disseminada* (ver Figura 33.12), na qual pseudocistos gelatinosos perivasculares, lembrando "bolhas de sabão", formados a partir da extensão da infecção da leptomeninge para os espaços perivasculares, são vistos no córtex cerebral, nos núcleos da base, no tálamo e no tronco encefálico, usualmente bilateral e simetricamente. A parede da lesão é constituída por tecido nervoso distendido, em geral em torno de um vaso, sem reação inflamatória e/ou glial. Nesses casos, mais comuns em imunossuprimidos, a reação inflamatória é ausente ou mínima.

(continua)

26

Aspectos morfológicos (*continuação*)

Numerosos fungos são encontrados no interior de macrófagos e células gigantes ou livres na leptomeninge ou nos pseudocistos (Figura 26.74 B; ver também Figura 33.12). A cápsula do fungo é a responsável pelo aspecto gelatinoso e escorregadio visto macroscopicamente. Em indivíduos imunocompetentes, são encontradas: (1) *leptomeningite criptocócica* subaguda ou crônica fibrosante, com infiltrado inflamatório de linfócitos, plasmócitos e células gigantes multinucleadas; (2) *encefalite ou mielite granulomatosa criptocócica*, formada por lesões sólidas e firmes, ou necrosantes, únicas ou múltiplas, com inflamação granulomatosa e necrose central; quando confluentes, os granulomas formam lesão pseudotumoral (*criptococoma*).

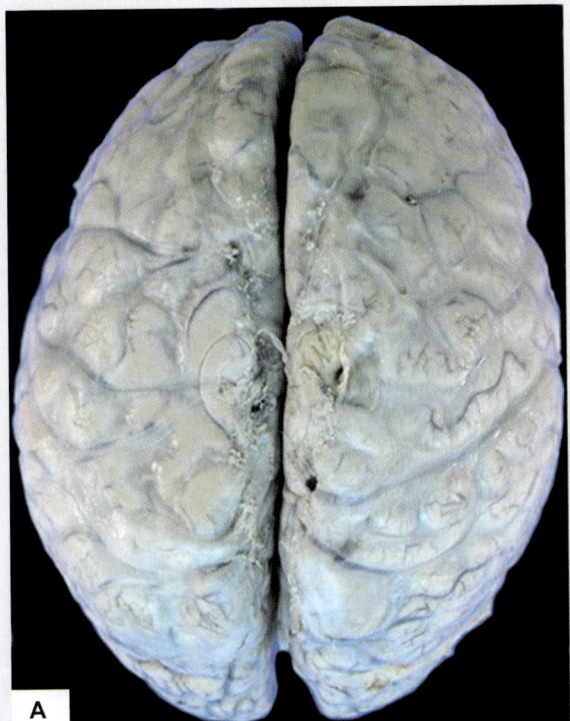

A

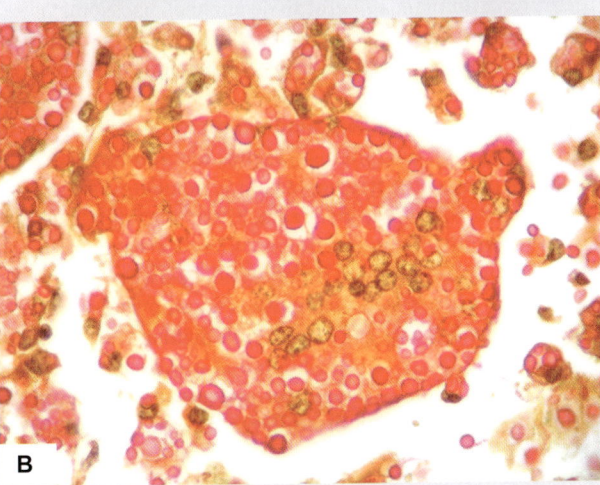

B

Figura 26.74 Lepromeningite criptocócica. **A.** Leptomeninge com aspecto opalescente. **B.** Célula gigante multinucleada contendo numerosos fungos. Coloração pelo método do mucicarmim.

Na leptomeningite e na meningoencefalite pseudocística disseminada, a evolução é subaguda ou crônica, com períodos de remissão e exacerbação. Cefaleia, meningismo, irritabilidade, letargia, crises convulsivas, transtorno cognitivo discreto e hipertensão intracraniana, sem hidrocefalia, são frequentes e devem-se à grande quantidade de fungos nas vilosidades aracnóideas, que resultam em obstrução intermitente da circulação liquórica. Pode haver hidrocefalia por obstrução da circulação do liquor na base encefálica por fibrose e, eventualmente, paralisia de nervos cranianos. Nos pacientes com criptococoma, surgem sinais neurológicos focais e de hipertensão intracraniana. Na leptomeningite criptocócica pode haver realce pelo contraste na neuroimagem; ausência de realce é mais comum em imunossuprimidos. Na meningoencefalite disseminada, os pseudocistos aparecem como lesões que não se realçam pelo contraste, enquanto os criptococomas são identificados como lesões que se realçam pelo contraste, com padrão nodular, sólido, ou anelar, no qual a área central de necrose não se realça pelo contraste.

Paracoccidioidomicose

Ver Capítulo 34.

Outras micoses

Outras infecções fúngicas menos comuns são a coccidioidomicose (leptomeningite crônica granulomatosa na base do encéfalo, abscesso cerebral e paravertebral), histoplasmose (leptomeningite crônica na base encefálica podendo estender-se aos vasos perfurantes, resultando em trombose e infartos nos núcleos da base e granulomas microscópicos ou confluentes), feoifomicose (fungos dermatiáceos pigmentados com melanina, causando abscesso ou leptomeningite), blastomicose norte americana (leptomeningite purulenta, abscesso e lesão pseudotumoral granulomatosa necrosante), allescheriose (lesões necrótico-hemorrágicas que evoluem para abscesso, fusariose (leptomeningite, abscesso cerebral e lesões necrótico-hemorrágicas) e esporotricose (leptomeningite crônica, abscessos e lesões granulomatosas pseudotumorais).

▶ Infecções por protozoários

Amebíase

No SNC, a amebíase causada por amebas de vida livre provoca: (1) infecção fulminante, rapidamente progressiva (*meningoencefalite amebiana primária*), causada pela *Naegleria fowleri*; (2) doença crônica, lentamente progressiva (*encefalite amebiana granulomatosa*), provocada por várias espécies de *Acanthamoeba* e pela *Balamuthia mandrillaris*, ambas oportunistas. Embora rara, infecção no SNC, na pele, nos pulmões e nos olhos por amebas têm aumentado nas últimas décadas. Em 2001, foi descrito o primeiro e único caso humano de encefalite necrosante e hemorrágica focal em indivíduo imunocompetente, causada pela *Sappinia pedata*, uma ameba binucleada. A lesão foi ressecada cirurgicamente, e o paciente teve evolução favorável. No raro abscesso amebiano cerebral causado pela *Entamoeba histolytica*, os trofozoítos atingem o SNC pela via sanguínea, a partir de lesão intestinal, hepática ou pulmonar.

A *meningoencefalite amebiana primária* é causada pela *Naegleria fowleri* e ocorre em indivíduos imunocompetentes, sobretudo em crianças e adultos jovens, que adquirem a infecção em piscinas, represas e lagoas de água morna, especialmente nos meses quentes. Foram registrados mais de 300 casos em várias partes do mundo, inclusive no Brasil. Alguns casos foram relatados após exposição recreativa ou higiene pessoal com água de torneira não tratada ou não tratada adequadamente. As amebas aderem e penetram no neuroepitélio olfatório da mucosa nasal e, através de filamentos dos nervos olfatórios, ultrapassam a lâmina crivosa do etmoide e atingem os bulbos olfatórios e a região frontobasal do encéfalo. Invasão tecidual é facilitada por uma proteína na superfície da ameba que se liga à fibronectina, permitindo o acesso do parasito à matriz extracelular. O período de incubação varia de 2 a 15 dias.

Em modelos experimentais, os trofozoítos atingem o encéfalo cerca de 72 horas após inoculação intranasal. O número de parasitos aumenta nas 24 horas seguintes, quando se inicia reação mediada pela micróglia, com liberação de IL-1β, IL-6 e TNF. Produtos de ativação do complemento exercem efeito quimiotático sobre neutrófilos, cuja ativação por TNF aumenta seu poder amebicida. A capacidade invasiva e histolítica dos parasitos depende de enzimas (fosfolipases, cisteína proteases, elastase), fatores hemolíticos e proteínas capazes de formar poros na membrana celular das células-alvo, denominadas *naegleriaporos*. Tais proteínas ficam contidas em grânulos junto com outras proteínas com ação enzimática proteolítica e lipolítica. Liberação dessas substâncias após contato com as células do hospedeiro facilita a invasão do tecido nervoso. Outro mecanismo de lesão são as estruturas denominadas "taças de alimentação", na superfície da ameba, capazes de ingerir partes de células hospedeiras. A rápida destruição das células responsáveis pela resposta imunitária pelos naegleriaporos pode explicar a ineficácia do sistema de defesa em impedir a invasão tecidual. Grande número de trofozoítos estimula o afluxo de células inflamatórias, contribuindo para aumentar o dano tecidual por meio da liberação de moléculas de O_2 reativas, óxido nítrico e enzimas proteolíticas.

Os trofozoítos possuem também mecanismos de escape da resposta imunitária. Diversas cinases de proteínas na superfície de amebas inibem a lise mediada pelo complemento, possivelmente por meio de vesiculação e remoção do complexo lítico C5b-C9 da membrana celular do parasito.

Na meningoencefalite amebiana primária, macroscopicamente encontram-se congestão e edema cerebrais intensos, leptomeninge opaca ou purulenta na base encefálica, necrose e hemorragia, principalmente nos bulbos e tratos olfatórios, córtex orbitofrontal, polos frontais e córtex temporal adjacente aos sulcos laterais. Há infiltrado inflamatório de neutrófilos e mononucleares na leptomeninge e nos espaços perivasculares corticais, além de áreas necrótico-hemorrágicas permeadas por trofozoítos, que são encontrados também nos espaços perivasculares, sem reação inflamatória. Os trofozoítos medem 10 a 20 μm e possuem um único núcleo central contendo cromatina finamente granular e nucléolo denso e esférico; em cortes histológicos, a cromatina aparece como halo claro envolvendo nucléolo central. Os cistos amebianos medem 8 a 15 μm, mas não são encontrados nas lesões do SNC.

Os pacientes apresentam quadro clínico agudo meningítico, crises convulsivas e sinais neurológicos focais, com evolução para coma, quase sempre fatal, dentro de 7 a 10 dias. O diagnóstico diferencial deve ser feito com meningoencefalite bacteriana purulenta aguda. O exame do liquor mostra pleocitose com numerosos polimorfonucleares e hemácias, além de níveis aumentados de proteínas e baixos ou normais de glicose; trofozoítos móveis podem ser observados no exame a fresco. Esfregaços do liquor corados por Giemsa ou Wright e cultura de suspensão do liquor em meios apropriados permitem a identificação das amebas. Outros meios diagnósticos (liquor e biópsia cerebral) incluem imunofluorescência indireta, imuno-histoquímica, microscopia eletrônica e PCR.

Encefalite amebiana granulomatosa é causada por várias espécies do gênero *Acanthamoeba* e pela *Balamuthia mandrillaris*, que são patógenos oportunistas também encontrados amplamente no solo e na água, capazes de causar doença subaguda ou crônica em pacientes imunossuprimidos (p. ex., após transplantes de órgãos ou na AIDS) ou em indivíduos cronicamente debilitados e, por vezes, em pessoas imunocompetentes. A *Acanthamoeba* infecta primariamente pacientes imunossuprimidos, enquanto a *Balamuthia mandrillaris*, além de pacientes imunossuprimidos, ocorre também em pessoas imunocompetentes.

Mais de 200 casos de encefalite amebiana granulomatosa causada pela *B. mandrillaris* foram registrados na literatura, a grande maioria procedente da América do Norte e do Sul, em todas as idades. A porta de entrada usual da *B. mandrillaris* é a mucosa nasal previamente inflamada ou lesões cutâneas, de onde atingem o SNC pela via hematogênica. Além do SNC, pele, pulmões, fígado, rins e pâncreas podem ser acometidos. O período de incubação varia de semanas a meses. O modo pelo qual os trofozoítos atravessam a barreira hematoencefálica depende de moléculas do parasito, como proteína ligante da manose e serinoproteases, a primeira promovendo adesão entre a ameba e a célula endotelial e, a segunda, produzindo degradação das proteínas associadas às junções íntimas Z0-1 e ocludina.

A patogênese das lesões provocadas pela *Acanthamoeba* e pela *Balamuthia* no SNC parece similar à da *Naegleria*, tendo sido demonstradas estruturas semelhantes a "taças de alimentação" na superfície da ameba, capazes de ingerir partes da célula, além da produção de serino e cisteinoproteases, metaloproteases, peptidases, hidroxilases e fosfolipases que degradam a matriz extracelular e causam necrose parenquimatosa e vascular. Imunoglobulinas e componentes do complemento promovem o reconhecimento de amebas por neutrófilos, macrófagos e linfócitos. A via alternativa do complemento e a formação de anticorpos estimulam a liberação de enzimas lisossômicas e de espécies reativas de O_2, resultando em destruição dos parasitos. A formação de granulomas sugere a participação da resposta imunitária celular.

Na encefalite amebiana granulomatosa, o quadro é de meningoencefalite granulomatosa e purulenta multifocal, com edema, necrose e hemorragia, mais nos hemisférios cerebrais, muitas vezes com efeito de massa. Histologicamente, encontram-se infiltrado de mono e polimorfonucleares e macrófagos espumosos nas meninges e no encéfalo, vasculite com necrose fibrinoide e trombose, manguito inflamatório perivascular e células gigantes com esboço granulomatoso. Em pacientes imunossuprimidos, a reação inflamatória é escassa. Trofozoítos e cistos amebianos podem ser encontrados na parede ou em torno de vasos, ou em áreas livres de reação inflamatória. Os trofozoítos podem ser diferenciados de macrófagos pelo seu nucléolo central volumoso e pela sua localização na parede ou em torno de vasos. Os trofozoítos e cistos da *Acanthamoeba* medem, respectivamente, 15 a 45 μm e 15 a 20 μm, enquanto os trofozoítos e cistos da *Balamuthia* medem, respectivamente, 12 a 60 μm e 6 a 30 μm. O achado de formas bi ou trinucleadas e de múltiplos nucléolos sugere *Balamuthia mandrillaris*. Imunofluorescência indireta, imuno-histoquímica, microscopia eletrônica e PCR podem ser utilizadas para caracterizar as espécies de amebas em amostras de tecido ou a partir de cultura.

A doença tem curso insidioso, de várias semanas a meses, sendo as manifestações clínicas caracterizadas por sinais e sintomas de irritação meníngea, distúrbios do comportamento, crises convulsivas, sinais neurológicos focais, confusão mental, sonolência e hipertensão intracraniana, evoluindo para o óbito.

Malária. Toxoplasmose. Doença de Chagas

Ver Capítulo 34.

▶ Infecções por helmintos

Neurocisticercose

A neurocisticercose (NC), causada por larvas encistadas (cisticercos) da *Taenia solium* no SNC, resulta da ingestão de alimentos ou água contaminados por ovos eliminados pelo verme adulto. Neurocisticercose é a neuroparasitose humana mais frequente e mais amplamente disseminada, endêmica na maioria dos países em desenvolvimento, principalmente na América Latina (exceto Argentina, Chile e Uruguai), África subsaariana, Índia e sudeste asiático, muito associada à falta de saneamento básico, higiene precária e criação doméstica de porcos. Ao lado disso, a doença é frequente também em algumas comunidades de imigrantes em países desenvolvidos (p. ex., no sudoeste dos EUA). Há registro de 40 pacientes coinfectados pelo HIV e NC sem diferenças entre HIV-positivos e HIV-negativos quanto à apresentação clínico-radiológica e resposta ao tratamento.

Os ovos desenvolvem-se em embriões que penetram na circulação sanguínea através do intestino delgado e depositam-se em SNC, músculos esqueléticos, tecido subcutâneo, miocárdio e globo ocular. Dois a 3 meses depois, os embriões transformam-se em cisticercos. O *Cysticercus cellulosae* permanece viável no SNC por meses ou anos.

A NC parenquimatosa associa-se a respostas Th1 e Th2; cisticercos viáveis induzem resposta Th2 e citocinas IL-4, IL-5, IL-10 e IL-13. Reação inflamatória ao cisticerco viável é geralmente discreta ou ausente. Somente após a morte do parasito é que ocorre exposição maciça de antígenos e estímulo à resposta Th1, com produção de citocinas pró-inflamatórias (IFN-γ, TNF, IL-2, IL-6, IL-12, IL-17, IL-18 e IL-23), o que resulta em reação inflamatória e aparecimento ou agravamento dos sintomas. Com o tempo, a resposta Th1 é seguida por reativação da resposta Th2, com proliferação de linfócitos B, síntese de imunoglobulinas e produção de citocinas anti-inflamatórias (IL-4, IL-5, IL-10, IL-13 e TGF-β), resultando em fibrose na lesão. Assim, a resposta Th1 tem papel dominante na NC sintomática, enquanto a resposta Th2 predomina na NC assintomática. Evasão do sistema imunitário pelo parasito decorre de: (1) isolamento dos antígenos glicoproteicos mais importantes no interior da vesícula; (2) bloqueio ou inibição do sistema complemento pelas moléculas teniatastina ou paramiosina; (3) degradação de imunoglobulinas do hospedeiro por atividade da cisteína proteinase; (4) inibição de quimiotaxia e agregação de neutrófilos; (5) efeito imunossupressor mediado pela prostaglandina E_2 (PGE_2); (6) alteração na síntese de citocinas pró-inflamatórias e anti-inflamatórias, modulando a resposta Th1 e Th2.

Aspectos morfológicos

O *C. cellulosae* apresenta-se como vesícula com 5 a 15 mm, de parede fina e translúcida, contendo um escólex invaginado (*estágio vesicular*, Figura 26.75 A e B). Em 10% dos casos, trata-se do *Cysticercus racemosus* (do latim *racemus*: cacho de uvas), que é maior (4 a 12 cm), não tem escólex e aparece como vesículas múltiplas de tamanhos diversos, como cachos de uvas (Figura 26.75 C). A parede da vesícula tem três camadas: (1) cuticular eosinófila, externa, lisa

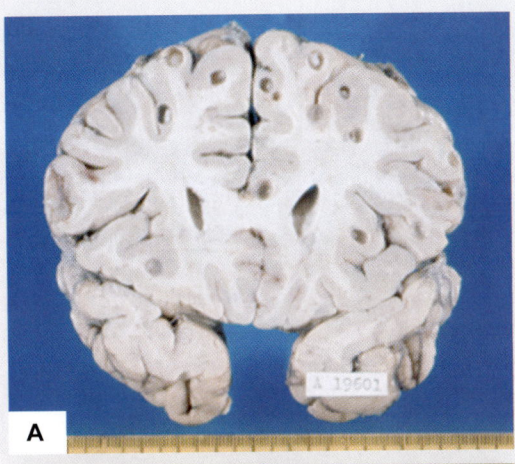

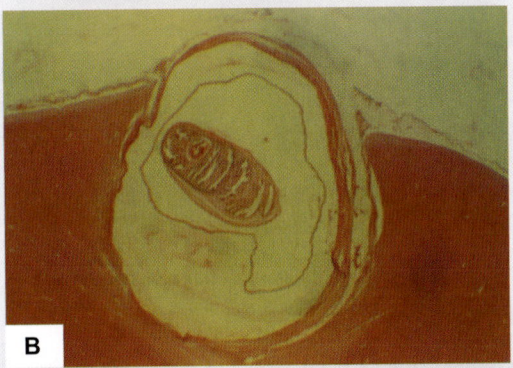

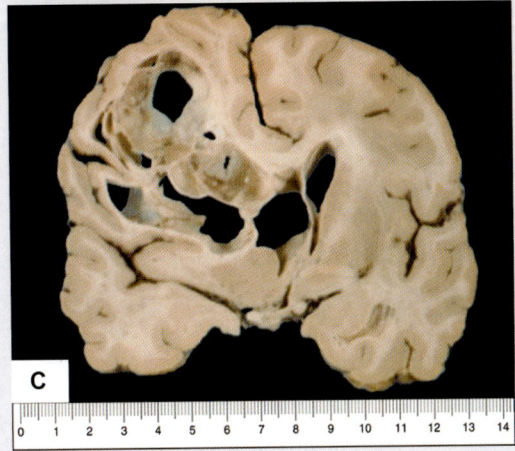

Figura 26.75 Neurocisticercose. Estágio vesicular. **A.** Múltiplos cisticercos viáveis contendo o escólex, no córtex cerebral. **B.** Cisticerco viável no córtex cerebral, com o escólex no centro do cisto. Ausência de reação inflamatória em torno do parasito. **C.** Forma racemosa. Agrupamento de vesículas múltiplas de tamanhos diversos, desprovidas de escólex.

(continua)

26

Aspectos morfológicos (continuação)

(*C. cellulosase*) ou com pequenas protrusões (*C. racemosus*); (2) celular, intermediária, com aspecto epitelioide estratificado; (3) reticular, interna e espessa, contendo fibrilas frouxas, canalículos excretórios e corpúsculos calcários pequenos. Quando o cisticerco morre, há redução do volume da vesícula e do escólex, que ainda podem ser reconhecidos como estrutura eosinófila (*estágio necrótico*). Em torno da vesícula e da larva necróticas, há edema e infiltrado de eosinófilos, células mononucleares e células gigantes. Externamente, existe fibrose em toda a lesão, transformando-a em nódulo fibroso que se calcifica em 58 a 65% dos casos (*estágio de nódulo fibrocalcificado*), envolvido por gliose. Em torno das vesículas, há tumefação axonal indicando transtorno no fluxo axonal, provavelmente pelo efeito de massa da vesícula e por reação inflamatória.

Os cisticercos situam-se em qualquer parte do encéfalo e das meninges. Em 70% dos casos, o *C. cellulosae* é encontrado no espaço subaracnóideo da face superolateral dos hemisférios cerebrais; em 15% dos pacientes, é visto nos ventrículos, sobretudo no IV ventrículo. Cisticercos intrarraquidianos são incomuns. O *C. racemosus* situa-se em geral em cisternas basais, ventrículos (principalmente os laterais) e sulco lateral. O número de cisticercos varia amplamente, desde único (20 a 50% dos casos) até dezenas. Nas cisternas basais, a reação inflamatória e fibrosante induzida pelo *C. racemosus* resulta em espessamento da leptomeninge e pode obstruir as aberturas laterais e mediana do IV ventrículo (causa hidrocefalia) e comprimir nervos cranianos. A inflamação pode estender-se à parede de artérias e obstruí-las (por inflamação, fibrose intimal, trombose e vasoespasmo), resultando em infarto cerebral. Exames de neuroimagem identificam cisticercos viáveis, que não se realçam pelo contraste, cisticercos necróticos, com realce anelar pelo contraste e edema perilesional e nódulos calcificados na fase de cicatrização, além de hidrocefalia, leptomeningite, lesões arteriais e infartos.

A NC apresenta-se nas seguintes formas clínicas.

NC assintomática. Os cisticercos são encontrados sobretudo no espaço subaracnóideo da convexidade cerebral e, menos comumente, no córtex cerebral, isoladamente ou em pequeno número. Em estudos de necrópsias, esta é a forma mais comum de NC (55% dos casos). Em séries clínicas, 25% dos pacientes são assintomáticos. Essa diferença se explica pela seleção dos pacientes nas duas séries: a de necrópsias reflete a baixa frequência de NC sintomática em pacientes provenientes de hospital geral; a outra revela a elevada frequência de NC sintomática em pacientes provenientes de clínicas neurológicas e neurocirúrgicas.

NC sintomática. As manifestações clínicas dependem do tipo de cisticerco, de cistos viáveis ou necróticos/fibrocalcificados, da localização e do número de cistos, da diversidade genética do parasito, do sexo do hospedeiro e do grau de reatividade imunitária. As consequências dependem da combinação desses elementos, que resultam em inflamação, compressão e obstrução. Compressão deve-se ao efeito de massa produzido por um cisticerco volumoso ou por grande número de cisticercos pequenos. Obstrução resulta de bloqueio da circulação liquórica por cisticercos nos ventrículos ou no espaço subaracnóideo; mais frequentemente, a obstrução deve-se à formação de granulações subependimárias, nos casos de NC ventricular, e por leptomeningite cisticercótica. As formas de apresentação clínica estão descritas adiante.

Crises convulsivas. Aparecem em 50 a 70% dos pacientes, sendo convulsões a única manifestação em 18 a 36% dos casos. A NC é a principal causa de crises convulsivas em adultos (30% dos casos) de áreas onde a parasitose é endêmica. O principal achado é um cisticerco solitário ou pequeno número de cisticercos no córtex cerebral. As crises convulsivas iniciam-se geralmente após o início da degeneração do cisticerco, havendo correlação entre a crise convulsiva focal e a localização do cisticerco no córtex cerebral contralateral correspondente ao sintoma clínico. Em pacientes sem tratamento, quando se forma o nódulo fibrocalcificado pode haver redução da frequência e da intensidade ou desaparecimento das crises convulsivas. Crises convulsivas podem surgir em pacientes com NC calcificada, associadas em 50% deles a edema em torno do nódulo calcificado. Admite-se que nesses casos haveria reação inflamatória contra restos do parasita presentes na matriz calcificada. Foi relatada associação entre NC calcificada, crises convulsivas recorrentes e esclerose hipocampal, que é a principal lesão na epilepsia do lobo temporal, podendo ser coincidência ou causalmente relacionada. Nesses casos, o cisticerco pode estar no hipocampo lesado ou distante da esclerose hipocampal, mais frequentemente no hemisfério cerebral sede da lesão hipocampal.

Hipertensão intracraniana. Manifesta-se em 25% dos casos de NC sintomática. É causada pelo *C. cellulosae* (raramente pelo *C. racemosus*), geralmente único, nos ventrículos, principalmente no IV ventrículo. Pode haver bloqueio intermitente do liquor, por movimentação da vesícula no IV ventrículo por movimentação brusca da cabeça (síndrome de Bruns), ou obstrução progressiva, por morte da larva e aderência à parede ventricular próximo dos orifícios de drenagem do liquor e/ou com formação de granulações subependimárias. Morte súbita por hidrocefalia aguda pode ocorrer em alguns pacientes por bloqueio do aqueduto cerebral ou do IV ventrículo por larvas viáveis ou em necrose. Hipertensão intracraniana pode resultar também de leptomeningite cisticercótica na base do encéfalo, que obstrui as aberturas laterais e mediana do IV ventrículo e causa hidrocefalia. Raramente, crises convulsivas e hipertensão intracraniana são causadas por encefalite cisticercótica, quando existem centenas de cistos necróticos envolvidos por edema e infiltrado inflamatório. Necrose dos cisticercos parece resultar da resposta imunitária do hospedeiro. Acometimento predominante em mulheres jovens sugere fatores hormonais na modulação da resposta imunitária.

Sinais neurológicos focais. São menos comuns (1,5 a 5,4% dos casos de NC) e causados por: (1) grandes cistos intrarraquidianos ou que comprimem o tronco encefálico, com sinais piramidais, déficit sensitivo, disfunção do tronco encefálico, dor radicular, para ou quadriparesia; (2) compressão de nervos cranianos pela leptomeningite, resultando em distúrbios visuais e outros déficits; (3) lesões arteriais associadas a cisticercos adjacentes ou à leptomeningite cisticercótica, que causam infartos ou hemorragia subaracnóidea. Os pacientes apresentam hemiparesia, hemiplegia ou ataque isquêmico transitório.

Déficit cognitivo e alterações psiquiátricas. Déficit cognitivo é mais frequente do que se supunha, possivelmente porque o baixo desempenho cognitivo pode ser erroneamente atribuído ao baixo nível educacional dos pacientes. O déficit varia de desempenho inferior em testes neuropsicológicos (25 a 45% dos pacientes) a demência (12,5%). Não há correlação entre o grau de comprometimento cognitivo e o número ou a localização de cistos no encéfalo. O déficit cognitivo é menor em pacientes com cistos fibrocalcificados, sugerindo que o transtorno cognitivo possa resultar de mecanismo imuno-inflamatório e ser potencialmente reversível. Depressão é a manifestação psiquiátrica mais comum em pacientes com NC (36 a 85% dos casos). A prevalência de depressão em pacientes com NC calcificada e epilepsia é mais frequente do que em pacientes com epilepsia causada por outras lesões cerebrais.

Equinococose (hidatidose)

Muito rara no Brasil (exceto em áreas rurais no sul do Rio Grande do Sul), é causada pelo desenvolvimento, no fígado e, menos comumente, no pulmão ou outros órgãos, da larva (cisto hidátido) de *Echinococcus granulosus* e *Echinococcus multilocularis*, este último restrito aos países do Hemisfério Norte.

Bovinos, ovinos, caprinos, suínos e equinos são os hospedeiros intermediários. Acidentalmente, o homem pode se tornar o hospedeiro intermediário após ingestão de ovos em alimentos contaminados com fezes de cães (o hospedeiro definitivo). Cerca de 1 a 2% dos casos de hidatidose apresentam envolvimento do SNC, a maioria em crianças e adolescentes. Na infecção do SNC pelo *E. granulosus*, pode haver ou não envolvimento de outros órgãos, enquanto no *E. multilocularis* o acometimento do SNC associa-se a hidatidose hepática. Na equinococose policística, causada principalmente pelo *Echinococcus vogeli* e, em poucos casos, pelo *Echinococcus oligarthrus*, encontrada na região amazônica e na América Central, não há relato de acometimento do SNC.

O cisto hidátido induz resposta imunitária Th1 e Th2. Macrófagos ativados e citocinas associadas à resposta Th1 podem lesar cistos íntegros. Em infecções pelo *E. granulosus*, citocinas Th1 associam-se a imunidade protetora, enquanto citocinas Th2 são responsáveis pela manutenção de cistos íntegros e suscetibilidade à doença. Assim como o cisticerco, o equinococo tem mecanismos de evasão da resposta imunitária: (1) o ectocisto atua como barreira mecânica, inativa o complemento, inibe a resposta imunitária inata e a produção de óxido nítrico por macrófagos ativados por IFN-γ; (2) modulação da resposta Th1 e Th2, por alteração na produção de citocinas pró e anti-inflamatórias; (3) o antígeno B inibe a quimiotaxia e a ativação de neutrófilos, interfere com a maturação de células dendríticas e induz a síntese de citocinas Th-2.

A sede preferencial do *E. granulosus* são os hemisférios cerebrais. Nos corpos vertebrais, sobretudo na região torácica e no espaço extradural, a lesão pode comprimir a medula espinhal. Os cistos aumentam de volume lentamente; quando diagnosticados, medem de 4 a 13 cm de diâmetro e são geralmente solitários e uniloculares, têm parede lisa e semitransparente e ficam preenchidos por líquido límpido; há também diminutos cistos secundários contendo depósito finamente granular de escólex ("areia hidática"). A parede do cisto contém duas camadas: (1) externa ou ectocisto: cuticular ou quitinosa, estratificada, acelular, PAS positiva; (2) interna ou endocisto: germinal, delgada, revestida por células sinciciais achatadas, que origina cistos secundários com escólices. O líquido do cisto contém mistura de moléculas do parasito e do hospedeiro com propriedades imunogênicas, entre as quais, o antígeno B e o antígeno 5. Cistos íntegros podem persistir por décadas, não causam reação ou esta é escassa, sendo facilmente separados do cérebro. Quando ocorre degeneração do parasito, há reação do tipo corpo estranho associada a neutrófilos e eosinófilos, envolvida por fibrose. Durante a cirurgia, pode haver ruptura do cisto no espaço subaracnóideo e disseminação do parasito. As espécies de *Echinococcus* podem ser identificadas por PCR e sequenciamento do DNA mitocondrial. Por suas grandes dimensões, os cistos simulam tumor cerebral, provocando sinais focais e hipertensão intracraniana.

Esquistossomose

Ver Capítulo 34.

■ Doenças desmielinizantes

Este grupo de doenças caracteriza-se por alterações primárias: (1) na bainha de mielina normalmente formada; (2) em oligodendrócitos, que são responsáveis pela síntese e manutenção da mielina no SNC. Embora preservados no início, com o progredir do processo os axônios degeneram em algumas doenças, com perda axonal e redução do calibre dos remanescentes. Síntese deficiente ou defeituosa de mielina ou impossibilidade de sua manutenção ocorrem em leucodistrofias, a maioria com base genética (ver Leucodistrofias). Outras doenças em que há desmielinização primária são infecções virais (leucoencefalite multifocal progressiva), doenças nutricionais (ver próximo tópico), doenças metabólicas sistêmicas (mielinólise pontina central, ver adiante) e intoxicações (doença de Marchiafava-Bignami, ver adiante). Neste tópico, serão descritas apenas as doenças desmielinizantes autoimunes do SNC (Quadro 26.14).

Esclerose múltipla

Esclerose múltipla (EM) é a doença desmielinizante mais frequente e mais importante, afetando 2,5 milhões de pessoas mundialmente. Indivíduos jovens, com 20 a 40 anos de idade, são os mais acometidos. Início da doença na infância ou após 50 anos é raro. Mulheres são acometidas mais do que homens (2:1). A EM é mais comum nos EUA, Canadá, países da Europa, Austrália e Nova Zelândia e menos frequente na Ásia, África e em parte da América Latina (exceto na África do Sul, México, Cuba, Peru, Argentina, Uruguai, Chile e regiões Sul e Sudeste do Brasil, onde sua prevalência se aproxima daquela de países europeus).

A EM é doença autoimune mediada por linfócitos T CD4+ contra antígenos da mielina (proteína básica da mielina, proteína proteolipídeo, glicoproteína da mielina do oligodendrócito). A reação autoimune parece ser modulada por fatores genéticos e infecções virais adquiridas na infância (p. ex., vírus Epstein-Barr). A EM em um parente de primeiro grau aumenta o risco de desenvolver a doença em 10 a 20 vezes, enquanto a taxa de concordância da doença em gêmeos homozigotos é de 25 a 30%, contra 2 a 5% em gêmeos dizigóticos. Entre os genes associados à EM, estão os ligados ao complexo principal de histocompatibilidade (MHC); associam-se a risco aumentado os alelos HLA-DR2+, HLA-DQ6, DQA 0102, DQB1 0602, HLA-DRB1,

Quadro 26.14 Doenças desmielinizantes autoimunes

Esclerose múltipla e suas variantes (doença de Marburg e esclerose concêntrica de Baló)

Doenças do espectro da neuromielite óptica

Encefalomielite disseminada aguda

Leucoencefalite hemorrágica aguda

26

DR15, DRB1*1501 e DRB1*1503, enquanto os alelos HLA-C554, HLA-DQA1*01:01 e HLA-DRB1*11 têm efeito protetor. Risco maior para a EM associa-se também a polimorfismos em genes reguladores da resposta imunitária inata e adaptativa, como o receptor alfa da IL-2, o receptor da IL-7 e o receptor 1A do TNF (TNFRSF1A). Contudo, não se sabe como esses genes atuam na regulação da resposta imunitária e como interagem com fatores ambientais para causar a doença. Exposição à luz solar (radiação ultravioleta B) é um dos fatores ambientais pelo fato de ser esta a responsável pela síntese de vitamina D na pele. Menor síntese de vitamina D resulta em maior risco de EM. Vitamina D parece interagir com o alelo HLA-DRB1*1501, influenciando sua expressão. Relação entre o alelo HLA-DRB1*1501, vitamina D e exposição à luz solar pode ser um dos fatores que ajudam a explicar a distribuição geográfica da EM. Outros fatores associados a risco aumentado para EM são tabagismo, obesidade na infância e microbiota intestinal, esta última possivelmente por alterações na produção de citocinas pró-inflamatórias por linfócitos Th17. Polimorfismos de nucleotídeo único (SNP) têm sido correlacionados com a evolução clínica da doença e o padrão de lesões neuropatológicas (proporção de lesões ativas, inativas, remielinização, lesão da substância cinzenta cortical e aumento da expressão do gene *FAS* em oligodendrócitos e linfócitos T perilesionais).

A resposta imunitária na EM é do tipo Th1/Th17, com participação de linfócitos T CD4+, CD8+, macrófagos e micróglia ativados, células dendríticas, astrócitos, moléculas MHC II, ligante do Fas, perfurina e citocinas (IL-17, IL-21, IL-22, IL-26, TNF, IFN-γ). Linfócitos T ativados chegam ao SNC e aderem ao endotélio por meio de α4-integrinas (LFA-1, VLA-4) e seus receptores (ICAM-1, VCAM-1), além de selectinas e seus ligantes. A migração através da barreira hematoencefálica é facilitada pela liberação de metaloproteinases, como MMP-2 e MMP-9, que clivam um receptor transmembranoso que ligam os pés vasculares dos astrócitos à membrana basal. Linfócitos T CD4+ ativados são reativados após interação de seus receptores com antígeno(s) da mielina apresentado(s) por moléculas MHC II. Linfócitos T CD8+, macrófagos e micróglia são as células efetoras da resposta imunitária do tipo Th1 e estão presentes nas lesões iniciais da doença. Não se sabe, contudo, se a perda da mielina e de oligodendrócitos resulta de lesão por metaloproteases, citocinas, moléculas de O_2 reativas e óxido nítrico, ou se depende da agressão contra antígenos da mielina ou de oligodendrócitos.

Há evidências de que a resposta imunitária humoral também atua nas lesões. Proliferação clonal de linfócitos B resulta na síntese de anticorpos, principalmente IgG, contra componentes da mielina e de frações do complemento. Diferentes frações de IgG, denominadas bandas oligoclonais, são identificadas no liquor de pacientes com EM. Entretanto, do mesmo modo que na imunidade celular, não se sabe se a destruição da mielina mediada por anticorpos e complemento é fenômeno primário ou secundário, ou seja, se é mediada por anticorpos contra determinantes antigênicos da mielina previamente íntegra ou se mediada por anticorpos contra a mielina já lesada, a qual expõe determinantes antigênicos.

Lesões semelhantes às da EM podem ser produzidas em modelos experimentais mediante imunização com mielina ou componentes da mielina ou por meio de transferência de linfócitos T sensibilizados (ver Capítulo 11). O mecanismo de destruição da mielina nesses modelos envolve resposta imunitária do tipo Th1/Th17, com participação de linfócitos T CD4+ e CD8+ e de macrófagos ativados, além da imunidade humoral, com envolvimento de anticorpos antimielina que ativam o complemento e promovem fagocitose via opsonização.

Aspectos morfológicos

Precedendo a desmielinização, há quebra da barreira hematoencefálica, infiltração por linfócitos e macrófagos e ativação da micróglia. A desmielinização inicia-se com tumefação, vacuolização, fragmentação e separação da mielina do axônio, grande afluxo de micróglia e macrófagos e apoptose de oligodendrócitos. A lesão básica é a *placa de desmielinização*, quase sempre múltipla, de poucos milímetros a vários centímetros, rósea ou cinza, arredondada ou irregular, lobulada, de limites nítidos, levemente escavada e mais firme do que a substância branca adjacente, daí o termo esclerose. A placa localiza-se sobretudo perto dos ventrículos, em geral próximo ao ângulo superolateral dos ventrículos laterais (Figura 26.76 A), e na região subpial. O nervo e o quiasma ópticos, os núcleos da base, o tálamo, o tronco encefálico e a medula espinhal são também frequentemente atingidos. Raramente, as placas podem medir vários centímetros e exercer efeito de massa (*forma pseudotumoral*), podendo simular neoplasias e infecções. As placas de desmielinização são identificadas com precisão por ressonância magnética, que é um dos critérios diagnósticos da EM.

Microscopicamente, a placa varia conforme a atividade da doença e se há ou não remielinização. A placa não contém mielina ou a contém em pequena quantidade, quando há remielinização (Figura 26.76 B). Em *placas ativas*, encontram-se células granulogordurosas, infiltrado linfocitário perivascular e apoptose e redução do número de oligodendrócitos. A maioria dos axônios mantém preservada, embora haja alteração no fluxo axonal (tumefação axonal focal e acúmulo da proteína precursora do peptídeo β-amiloide). Em *placas inativas*, encontram-se infiltrado inflamatório escasso, gliose, perda axonal (60 a 80%), redução do calibre de axônios e desaparecimento de oligodendrócitos. Perda axonal ocorre também em áreas distantes da placa, refletindo a degeneração walleriana. Uma mesma placa crônica pode mostrar processo inativo e ativo, com gliose central e células granulogordurosas na periferia. Em até 40% das placas inativas, encontram-se áreas de remielinização por proliferação de oligodendrócitos originados de células precursoras. As fibras remielinizadas têm nódulos de Ranvier mais curtos e mielina mais fina e, como se coram menos pelos corantes de mielina, as áreas remielinizadas são denominadas "sombra de placa". Desmielinização na substância cinzenta cortical é geralmente subpial; a leptomeninge adjacente mostra infiltrado linfocitário. Nos pacientes com sobrevida longa, há atrofia da substância branca cerebral, corpo caloso, tronco encefálico, medula espinhal e nervo e quiasma ópticos. Perda de 20 a 30% dos neurônios e redução da densidade sináptica, não relacionadas com a desmielinização, são observadas na substância cinzenta cortical e subcortical, resultando em atrofia da substância cinzenta.

(continua)

Aspectos morfológicos (*continuação*)

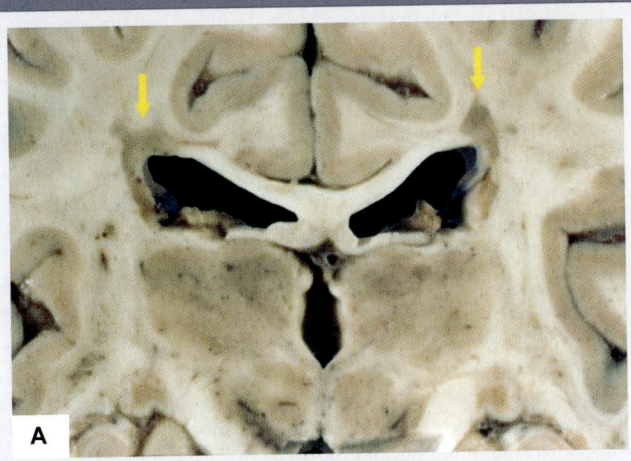
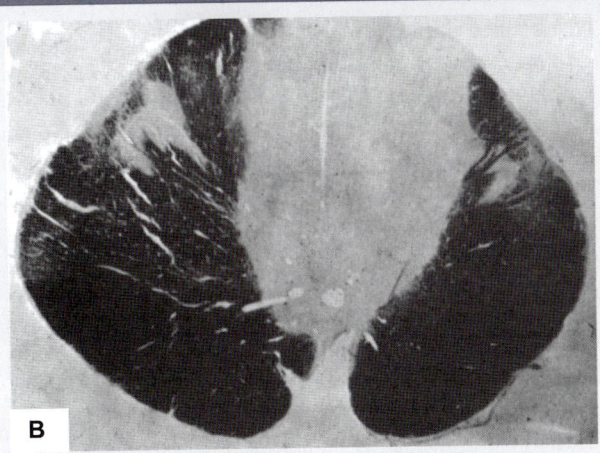

Figura 26.76 Esclerose múltipla. **A.** Placas acinzentadas, periventriculares, no ângulo superolateral dos ventrículos laterais (*setas*). **B.** Medula cervical. Áreas de desmielinização (método de Spielmeyer para mielina).

A perda da função de fibras nervosas resulta de: (a) bloqueio da condução saltatória no axônio desmielinizado; (b) capacidade limitada dos oligodendrócitos remanescentes e/ou neoformados de regenerar a mielina; (c) diminuição do número de axônios durante a progressão da doença (são necessárias perdas superiores a 30% para haver comprometimento funcional). Após desmielinização, há redistribuição e inserção de novos canais de Na^+ ao longo do axônio desmielinizado, podendo restabelecer temporariamente a condução do impulso nervoso. Aumento do consumo de O_2 pela ATPase Na^+/K^+-dependente, responsável pela remoção do Na^+ intracelular, acompanha-se de aumento do número de mitocôndrias. No entanto, a inflamação adjacente aos axônios desmielinizados altera mitocôndrias e reduz a atividade da cadeia respiratória, resultando em disfunção mitocondrial e diminuição na produção de ATP, o que agrava o quadro.

O curso da doença varia bastante. Há quatro formas: (1) remitente-recorrente (EM-RR), a mais comum (85% dos casos), caracterizada por surtos (episódios agudos), seguidos de recuperação completa ou quase completa, espontaneamente ou após o tratamento; (2) primariamente progressiva (EM-PP), com evolução gradualmente progressiva, sem períodos de recuperação e sem a ocorrência de surtos; (3) primariamente progressiva, com surto (EM-PP com surto), mais agressiva, com surtos sobrepostos na doença de evolução progressiva desde o início; (4) secundariamente progressiva (EM-SP), com progressão contínua de déficits, com ou sem surtos sobrepostos. A forma EM-SP é evolução natural da forma EM-RR em 50% dos casos após 10 anos do diagnóstico. As formas EM-PP e EM-PP com surto correspondem a 10 a 15% dos casos.

Como as placas podem ocorrer em qualquer parte do SNC, as manifestações clínicas variam bastante. As principais manifestações são perda parcial da visão (por comprometimento do nervo óptico), ataxia (lesão do cerebelo), diplopia, disartria e disfagia (por envolvimento do tronco encefálico e interrupção das fibras do fascículo longitudinal medial), fraqueza muscular e parestesias dos membros, espasticidade, impotência e distúrbios esfincterianos (por comprometimento da medula espinhal). Distúrbio cognitivo surge em 40% dos casos por desmielinização da substância cinzenta cortical.

Doenças do espectro da neuromielite óptica

Neuromielite óptica (doença de Devic) é doença autoimune associada a resposta Th17, produção de IL-17, IL-21 e IL-23 e diferenciação de linfócitos B CD19, CD27 e CD38 que produzem autoanticorpos da classe IgG anti-aquaporina-4 (AQP4), afetando primariamente os astrócitos (astrocitopatia). Não se sabe como os autoanticorpos atravessam a barreira hematoencefálica; uma possível via de entrada são capilares fenestrados da área postrema do IV ventrículo, onde inexiste a barreira. A doença compromete no início os nervos ópticos e a medula espinhal, em geral afetando primeiro os nervos ópticos e, dentro de semanas a meses, a medula espinhal. Pode haver áreas de desmielinização em outras partes do encéfalo, particularmente no corpo caloso, na região periventricular, no hipotálamo e no tronco encefálico.

Os autoanticorpos IgG anti-AQP4 são identificados na membrana dos pés vasculares dos astrócitos, onde a AQP4 se localiza e regula o transporte de água através da barreira hematoencefálica. Parece que a ligação AQP4 ao autoanticorpo reduz a expressão de AQP4, causa internalização e degradação dela, abre as junções íntimas das células endoteliais e leva a tumefação dos pés vasculares, caracterizando quebra da barreira hematoencefálica. Ativação do complemento e citocinas originadas de astrócitos induzem afluxo de neutrófilos, eosinófilos, linfócitos T e células NK, provocando efeito citopático (ADCC, ver Capítulo 11), com necrose de astrócitos e oligodendrócitos, desmielinização e lesão axonal. Há fibrose hialina da parede de pequenos vasos, deposição perivascular de IgG e de C9neo (fração de complemento ativado). A imuno-histoquímica demonstra perda de AQP4 nas áreas desmielinizadas. Com o tempo, os nervos ópticos e a medula espinhal sofrem atrofia.

Em 2015, um consenso internacional revisou os critérios diagnósticos clínicos, radiológicos e laboratoriais das *doenças do espectro da neuromielite óptica*, termo criado em 2007 que incluiu a neuromielite óptica junto com outros casos atípicos da doença, associados ou não com autoanticorpos IgG anti-AQP4. Aproximadamente 20% dos casos de neuromielite óptica negativos para autoanticorpos IgG anti-AQP4 são positivos para autoanticorpos anti-glicoproteína da mielina do oligodendrócito, sugerindo que a doença autoimune nesses casos afeta primariamente a mielina e não os astrócitos.

26

Apesar de acometer todas as faixas etárias e ambos os sexos, a neuromielite óptica incide mais em mulheres (9:1), de 35 a 45 anos de idade. Os pacientes apresentam perda da visão e sintomas e sinais de mielite transversa aguda, comprometendo mais de três segmentos da medula espinhal, com paraplegia, perda de sensibilidade e distúrbios esfincterianos. A doença cursa com períodos de exacerbação seguidos de remissão em geral incompleta dentro de 1 a 3 anos após o início dos sintomas. Comparados aos pacientes positivos para IgG anti-AQP4, os positivos para autoanticorpos anti-glicoproteína da mielina de oligodendrócitos são mais do sexo masculino e apresentam um único episódio clínico ou número menor de episódios, além de melhor recuperação funcional.

Encefalomielite disseminada aguda

Mais comum em crianças e adolescentes, é doença inflamatória desmielinizante aguda, monofásica, que surge poucos dias a 2 a 4 semanas após infecção viral (cachumba, sarampo, rubéola, varicela, gripe, herpervírus, enterovírus, vírus Epstein-Barr e vírus da dengue), infecções bacterianas (*Mycoplasma pneumoniae*) ou, raramente, depois de vacinação; as vacinas modernas reduziram o risco de desenvolver a doença. A desmielinização resulta de agressão autoimunitária transitória contra a mielina (p. ex., glicoproteína da mielina de oligodendrócitos) ou outros antígenos, por mimetismo molecular ou ativação inespecífica de linfócitos T. Fagocitose da mielina é mediada por anticorpo e complemento; há ainda efeito citopático de anticorpo mediado por células (ADCC, ver Capítulo 11).

As lesões surgem em todo o SNC e caracterizam-se por focos diminutos de desmielinização, acinzentados, perivasculares e disseminados nas substâncias branca e cinzenta. Em certos casos, o encéfalo pode não ter alterações. Ao microscópio, os focos são bem nítidos e formam como um anel ao redor de vênulas. Tal foco de desmielinização distingue a encefalomielite perivenosa de encefalites virais, em que também se forma manguito ao redor de pequenos vasos, mas falta a desmielinização. Há exsudação de linfócitos e macrófagos; estes fagocitam a mielina e formam células granulogordurosas. Há preservação relativa dos axônios. O córtex cerebral mostra ativação microglial multifocal.

A doença manifesta-se agudamente com febre, cefaleia, vômitos, déficit motor, ataxia, paralisia de nervos cranianos, alterações visuais, crises convulsivas e diminuição do nível de consciência, progredindo para coma nos casos mais graves. Parece que a ativação microglial multifocal no córtex cerebral possa responder pela diminuição do nível de consciência. A doença é usualmente monofásica, mas pode haver casos com episódios de acutização, impondo-se o diagnóstico diferencial com a esclerose múltipla. Na maioria dos casos, a recuperação é completa. Cerca de 30 a 40% dos pacientes ficam com sequelas neurológicas permanentes, incluindo déficit cognitivo e distúrbio comportamental (20 a 35% dos casos). A taxa de mortalidade é de 5% durante a fase aguda.

A rara *leucoencefalite hemorrágica aguda*, uma variante da encefalomielite disseminada aguda, tem evolução fulminante e lesões hemorrágicas múltiplas.

▪ Doenças nutricionais

Distúrbios nutricionais diversos associam-se a lesões do tecido nervoso e a manifestações neurológicas variadas. Em adultos, desnutrição grave tem pouco ou nenhum efeito sobre o peso do cérebro. Estudos de neuroimagem em pacientes com anorexia nervosa, especialmente em adolescentes, mostram redução variável do volume total da substância cinzenta cortical e subcortical e da substância branca, além de dilatação ventricular, que se normalizam após o tratamento, indicando que tais alterações não se associam a dano estrutural permanente. O mesmo não acontece com o cérebro fetal e nos primeiros anos de vida, se ocorre desnutrição materna durante a gestação ou infantil precoce. O cérebro em desenvolvimento, em razão da neurogênese, gliogênese, migração celular, sinaptogênese e mielinogênese, é altamente dependente de nutrientes e, com oferta insuficiente, pode sofrer transtorno do desenvolvimento.

Bebês com desnutrição após o nascimento têm encéfalo com peso menor do que o de indivíduos normais. Crianças com *kwashiorkor* (ver Capítulo 13) com idade entre 6 e 37 meses mostram alargamento dos sulcos cerebrais e dos ventrículos, que se normalizam em 3 meses após o início da correção do déficit nutricional. Crianças e adultos com desnutrição precoce na vida intrauterina, pós-natal e infantil apresentam comprometimento do desempenho motor, sensorial e intelectual que afetam o raciocínio, a organização do conhecimento, a memória e a percepção, além de distúrbios comportamentais e psiquiátricos. Quanto maior a duração do déficit nutricional, mais nova a criança e mais baixo o estado de saúde e o grau de escolaridade da mãe, mais adversos são os efeitos da desnutrição sobre o SN. Não se sabe até que ponto o déficit nutricional é responsável por tais achados, pois o ambiente de apoio emocional, afeto e socialização que envolve essas crianças costuma ser igualmente deficiente, pobre e desfavorável, certamente influenciando o menor aprendizado e o desempenho das pessoas.

Um dos estudos mais completos sobre as consequências desastrosas da desnutrição pré-natal, especialmente no primeiro trimestre de gestação, sobre o desenvolvimento cerebral e o envelhecimento, é o do banco de dados dos holandeses concebidos durante o inverno de 1944-1945, no final da Segunda Guerra Mundial, quando a parte ocidental da Holanda sofreu grave crise de escassez alimentar. Na vida adulta (idade média de 68 anos), comparados com os que não haviam sofrido a escassez alimentar, os indivíduos do sexo masculino (mas não as mulheres) concebidos no período de escassez alimentar apresentaram redução do volume cerebral total, envelhecimento cerebral mais precoce e deterioração mais rápida da cognição. Uma possível explicação para a diferença observada entre homens e mulheres é que as mulheres que foram concebidas durante a escassez alimentar tiveram mortalidade elevada mais precoce na vida adulta (por volta de 63 anos), aumentando seletivamente o número de mulheres mais saudáveis na amostra.

Em muitas doenças nutricionais, embora existam manifestações às vezes graves do SN, não se encontram alterações morfológicas ou estas são discretas e inespecíficas. Em outras, ocorrem lesões mais graves e mais características, como nas condições em que há carência das vitaminas do grupo B, por causa de o SN depender de carboidratos para o seu metabolismo. Além de serem encontradas em indivíduos com desnutrição geral, algumas deficiências de vitaminas ocorrem em situações particulares, como deficiência de tiamina em alcoólatras crônicos e deficiência de vitamina B_{12} em pacientes com gastrite autoimune.

Encefalopatia de Wernicke

Encefalopatia de Wernicke (EW), causada por deficiência de tiamina (vitamina B_1), aparece na grande maioria dos casos em alcoólatras crônicos. Deficiência de tiamina é encontrada em até 80% dos alcoolistas, enquanto EW está presente em 35% dos alcoólatras crônicos. No alcoolismo crônico, a deficiência pode surgir em consequência de dieta inadequada, redução do transporte de tiamina pela mucosa duodenal, diminuição da capacidade hepática de armazenamento, redução no transporte ativo de tiamina pela barreira hematoencefálica e menor conversão de tiamina para o composto ativo pirofosfato de tiamina. Além disso, o metabolismo do álcool aumenta a demanda de tiamina.

Outras causas de EW são desnutrição por doenças e cirurgias gástricas, nutrição parenteral prolongada sem suplementação vitamínica, hemodiálise, hiperêmese gravídica, processos drásticos para emagrecimento (dietas para passar fome, cirurgia bariátrica para tratamento de obesidade mórbida) etc. Fatores genéticos, como diminuição da afinidade da enzima transcetolase pela tiamina, colocam o indivíduo em risco de desenvolver a doença. Por causa das múltiplas e frequentes condições de risco, não é surpresa a elevada prevalência de EW em pacientes internados em um hospital geral. Em uma série de necrópsias de pacientes de vários hospitais gerais, a incidência de EW foi de 1,75 a 2,2% (EUA), 0,8% (Noruega), 2,8% (Austrália) e 2,5% (Belo Horizonte, Brasil). Na última série, a incidência foi de 4,0% quando considerados somente indivíduos acima de 20 anos de idade.

A pirofosfato de tiamina é coenzima da piruvato desidrogenase e da α-cetoglutarato desidrogenase, enzimas-chave no metabolismo da glicose no ciclo de Krebs, e da transcetolase, enzima do ciclo das pentoses. Deficiência de tiamina causa ativação da piruvato desidrogenase cinase 1, a qual inativa a piruvato desidrogenase por fosforilação, resultando em redução na utilização da glicose e na síntese de ATP.

Em modelos experimentais, o evento inicial é quebra da barreira hematoencefálica por distúrbio no transporte ativo de íons. Há tumefação de astrócitos em razão da acidose lática causada pelo aumento da produção de lactato pela glicólise (o astrócito é a principal célula produtora de lactato). Necrose neuronal seletiva em algumas estruturas subcorticais na EW parece dever-se a acidose lática e a redução de proteínas transportadoras de glutamato GLT-1 e GLAST, localizadas predominantemente em astrócitos, que são as células responsáveis pela remoção do glutamato, resultando em aumento da concentração do glutamato extracelular e necrose neuronal por mecanismo excitotóxico. Inibição do transporte de glutamato pode ser causada também por radicais livres gerados no estresse oxidativo e acidose lática. A síntese de óxido nítrico por células endoteliais também atua; o óxido nítrico reage com o radical superóxido e forma peroxinitrito, que é neurotóxico. Apoptose de neurônios ocorre por aumento na expressão dos genes *c-FOS, C-JUN, FOS-B* e *NGFI-A* por despolarização prolongada.

Aspectos morfológicos (*continuação*)

crônica, que surge insidiosamente após episódios repetidos de deficiência menos intensa de tiamina, as lesões são circunscritas, afetando em 40% dos casos apenas os corpos mamilares. Estes, na maioria dos casos, exibem redução volumétrica, cor acastanhada e textura esponjosa na superfície de corte, permitindo o diagnóstico macroscópico da EW (Figura 26.77; ver também Figura 29.3). Ao microscópio, encontram-se espongiose, redução das fibras mielínicas, reação macrofágica, astrocitose fibrilar e deposição de hemossiderina. Perda neuronal do núcleo mamilar medial é discreta.

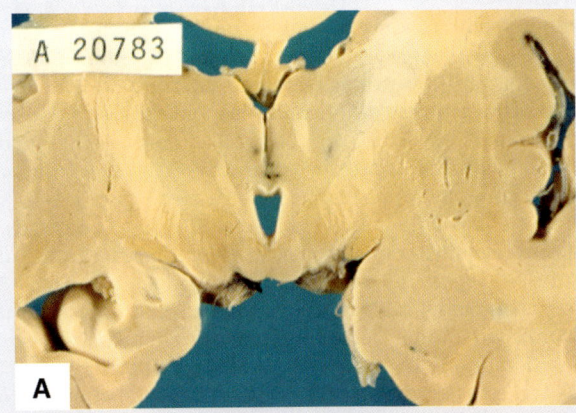

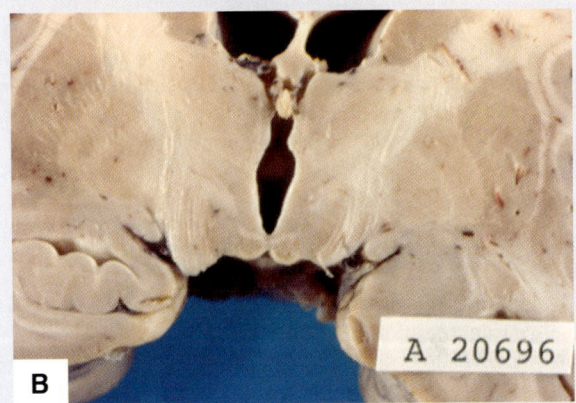

Figura 26.77 Encefalopatia de Wernicke (EW). **A.** Corpos mamilares de aspecto normal. **B.** EW crônica, com a característica atrofia bilateral e cor acastanhada dos corpos mamilares (ver também Figura 29.3).

Aspectos morfológicos

A EW compromete seletivamente as áreas cerebrais com conteúdo e *turnover* elevados de tiamina. Na *EW aguda*, que surge após deficiência grave e mais rápida de tiamina, são afetados os corpos mamilares e as estruturas em torno do III ventrículo, aqueduto cerebral e assoalho do IV ventrículo, onde podem ser evidenciadas petéquias. Microscopicamente, são vistas espongiose, hemorragia perivascular, tumefação das células endoteliais, proliferação capilar e reação macrofágica e astrocitária. Necrose neuronal seletiva, sem espongiose nem proliferação capilar, é observada na maioria dos casos nos núcleos dorsomedial, dorsolateral, anterior e pulvinar medial do tálamo e núcleo olivar inferior. Na *EW*

(*continua*)

Pacientes em dieta sem tiamina apresentam manifestações clínicas da EW após 2 a 3 semanas de restrição alimentar. Caso a carência ocorra rapidamente, aparece confusão mental que evolui para coma caso não seja tratada. As alterações mentais são causadas principalmente por envolvimento do tálamo e dos corpos mamilares. Oftalmoplegia e nistagmo provocados pelo acometimento do tegmento pontino e dos núcleos dos nervos oculomotor e abducente, e ataxia, por envolvimento dos núcleos vestibulares e verme cerebelar, ocorrem em menos de um terço dos pacientes. Quando a carência surge insidiosamente ou em episódios subclínicos, como é o caso na maioria dos alcoólatras com EW, há efeito cumulativo dos déficits subclínicos repetidos, produzindo a lesão anatômica permanente.

26

Clinicamente, a principal manifestação dos casos crônicos de EW é a *psicose de Korsakoff*, encontrada em aproximadamente 80% dos pacientes e caracterizada por confabulação e amnésia anterógrada e retrógrada seletiva, com preservação relativa das demais funções cognitivas. A amnésia parece depender de lesões neuronais nos núcleos dorsomedial e anterior do tálamo e nos corpos mamilares, essas duas últimas estruturas sendo conectadas pelo trato mamilotalâmico, enquanto a confabulação parece depender de lesão talâmica e disfunção do córtex pré-frontal medial, o qual é conectado ao tálamo pela radiação talâmica anterior.

Pelagra

Causada por carência de niacina (ácido nicotínico) e/ou de triptofano (precursor da niacina), a pelagra acomete principalmente populações mais pobres de áreas rurais de países em desenvolvimento, alcoólatras crônicos, pacientes tratados com isoniazida (tuberculostático que interfere na conversão de triptofano em niacina) e condições que reduzem a absorção intestinal de niacina (p. ex., diarreia crônica, ressecção do intestino delgado) e triptofano (doença de Hartnup). A doença caracteriza-se por *dermatite fotossensível* (ver Figura 13.4 e Capítulo 32), diarreia e outras manifestações gastrointestinais e distúrbios mentais, como insônia, apatia, depressão, ansiedade e confusão mental, que culminam, em geral, em demência. As alterações mentais são explicadas por redução na síntese de serotonina por diminuição da conversão de triptofano em serotonina. Comprometimento da medula espinhal (ataxia e paresia espástica) e de nervos periféricos (parestesia) é comum. Muitos pacientes apresentam apenas transtornos mentais. As lesões morfológicas no SNC são restritas aos neurônios, que mostram cromatólise (Figura 26.1) nas células de Betz e em outros grandes neurônios do córtex cerebral, nos núcleos pontinos e de alguns nervos cranianos, nas colunas anteriores e posteriores e nas colunas de Clarke da medula espinhal.

Degeneração combinada subaguda da medula espinhal

Trata-se de mielopatia subaguda ou crônica causada por deficiência de vitamina B_{12}, podendo haver também acometimento do encéfalo e dos nervos periféricos. A principal causa é a anemia perniciosa (anemia megaloblástica), que resulta da falta do fator intrínseco produzido pelas células parietais gástricas, necessário para a absorção intestinal da vitamina B_{12} (ver Capítulos 22 e 25). Outras causas incluem síndrome de má absorção, doença de Crohn, síndrome de alça cega, gastrectomia, cirurgia bariátrica, ressecção do íleo terminal e hábitos vegetarianos estritos (a vitamina só existe em produtos animais).

A carência da vitamina reduz a atividade das enzimas metionina sintetase e metil-malonil CoA mutase, o que resulta em: (1) diminuição na síntese de metionina a partir da homocisteína e redução na síntese de colina e fosfolipídeos contendo colina (a metionina é necessária para a síntese de colina); (2) síntese de ácidos graxos anormais que são incorporados à bainha de mielina, favorecendo sua degradação; (3) diminuição na metilação da proteína básica da mielina (PBM), que também depende da metionina, o que reduz a estabilidade da PBM e contribui para a degradação desta. Outro mecanismo é modulação da vitamina sobre a expressão de genes associados a alguns fatores de crescimento e de citocinas, resultando em efeito mielinotrófico (*EGF, IL-6* e *p75NTR*) e mielinolítico (*NFκB, NGF, sCD40:sCD40L* e *TNF*). Na deficiência de vitamina B_{12}, haveria aumento de fatores mielinolíticos e diminuição de fatores mielinotróficos.

Aspectos morfológicos

Encontram-se tumefação e vacuolização da bainha de mielina, desmielinização e degeneração axonal secundária, associados a macrófagos espumosos. As lesões iniciam-se nos funículos posteriores dos segmentos cervicais inferiores e torácicos superiores e progridem para cima ou para baixo. Mais tarde, os funículos laterais são acometidos. Às vezes, há acometimento dos funículos anteriores. O comprometimento dos funículos posteriores e laterais da medula espinhal e a evolução clínica relativamente rápida da doença justificam a denominação *degeneração combinada subaguda da medula espinhal*. Pode haver focos múltiplos perivasculares de desmielinização da substância branca cerebral e dos nervos ópticos, bem como polineuropatia periférica.

Durante semanas ou meses, os pacientes queixam-se de entorpecimento e formigamento (parestesias) nas pernas e marcha atáxica por perda da sensibilidade vibratória e postural; mais tarde, surgem fraqueza muscular, espasticidade, abolição dos reflexos e resposta plantar extensora, terminando com paraparesia ou paraplegia e anestesia completa. Perda da sensibilidade e ataxia devem-se ao comprometimento dos funículos posteriores, enquanto paraparesia e paraplegia decorrem do comprometimento do trato corticoespinhal nos funículos laterais. Parestesias são explicadas pela polineuropatia. Alterações psiquiátricas variadas, culminando em demência, são também comuns. Em alguns pacientes, os quadros neurológico e neuropsiquiátrico não se acompanham de anemia ou de outras anormalidades hematológicas.

Deficiência de ácido fólico

É causada por desnutrição, alcoolismo crônico, síndrome de má absorção, uso de alguns fármacos antagonistas do folato (p. ex., fenitoína, fenobarbital, primidona, pirimetamina, metotrexato e zidovudina) e erros inatos do metabolismo do folato. Deficiência de folato traz consequências similares às da carência de vitamina B_{12}, como anemia megaloblástica, degeneração combinada subaguda da medula espinhal, neuropatia periférica e leucoencefalopatia com focos de desmielinização perivascular. Além disso, como o folato é essencial na síntese e na metilação do DNA durante a embriogênese e o período pós-natal inicial, deficiência da vitamina durante a gravidez ou uso de anticonvulsivantes pela gestante (fármacos antagonistas do folato) resultam em aumento da frequência de malformações, como defeitos de fechamento do tubo neural.

■ Intoxicações

Encefalopatias causadas por agentes tóxicos no SNC são um problema crescente por causa de: (a) uso disseminado de produtos químicos industriais; (b) custo e dificuldades no escoamento dos seus resíduos; (c) desenvolvimento contínuo de novos compostos químicos; (d) uso crescente de drogas para fins recreativos e terapêuticos; (e) eventualmente, operações militares ou ataques terroristas. Em países onde a poluição ambiental e a exposição ocupacional são mal controladas, os efeitos neurotóxicos são ainda mais graves.

Os agentes tóxicos penetram no organismo por ingestão, inalação, absorção através da pele ou injeção intravenosa ou

26

intramuscular. Podem ser naturais ou sintéticos, em particular drogas, e se apresentar como gases (p. ex., monóxido de carbono), metais (mercúrio), líquidos (etanol), solventes e sólidos. A toxicidade deve-se primariamente a reação com macromoléculas celulares ou a alterações críticas no microambiente celular, resultando em alterações funcionais, lesão estrutural e dano genético. As manifestações são inespecíficas e podem aparecer imediata ou tardiamente; a dose ou o tempo de exposição são cruciais para algumas substâncias tornarem-se neurotóxicas.

▶ Alterações neuropatológicas gerais e repercussões funcionais em neurotoxicologia

Independentemente do agente tóxico, o achado macroscópico mais marcante em encefalopatias tóxicas agudas é edema cerebral (ver Hipertensão Intracraniana). Em casos muito graves, pode ocorrer hérnia transtentorial e das tonsilas cerebelares. Necrose neuronal seletiva ou necrose do tecido nervoso, focal ou difusa, ocorre na maioria das intoxicações. Desmielinização com preservação axonal ocorre na encefalopatia dos cheiradores de cola. Gliose surge sobretudo ao redor de vasos. Degeneração axonal é mais comum em neuropatias periféricas induzidas por agentes tóxicos. Para outras informações sobre substâncias tóxicas, ver Capítulo 3. Em 2013, foi recomendado um protocolo para amostragem e processamento de encéfalo, medula espinhal, nervos e globo ocular para o estudo neuropatológico das intoxicações (ver referência no final do capítulo).

Uma forma de classificar os grupos de agentes tóxicos leva em conta a região ou a estrutura do SNC afetada e os sintomas que produzem. Embora muitos produtos tóxicos causem lesões em mais de um local ou estrutura, os sintomas são em geral comuns a vários agentes.

Necrose bilateral dos núcleos da base ocorre em intoxicações por monóxido de carbono, cianetos, metanol, heroína e outras causas de hipóxia cerebral global.

Degeneração e atrofia cerebelar associam-se ao uso de lítio, medicamentos antiepilépticos (fenitoína), metotrexato e citosina arabinosídeo.

Degeneração distal de axônios centrais e/ou periféricos longos contendo acúmulos de neurofilamentos pode ser causada por acrilamida, dissulfureto de carbono, cisplatina, clioquinol, solventes a base de hexacarbono (n-hexano e metil-n-butil cetona), organofosforados, tálio, vincristina, síndrome do óleo tóxico (uma intoxicação que afetou mais de 20.000 pessoas na Espanha em 1981) e neurolatirismo (envolve apenas os tratos corticoespinhais).

Leucoencefalopatia multifocal necrosante associa-se a anfotericina B, BCNU (carmurtina), cisplatina, citosina arabinosídeo, metotrexato e irradiação. Alterações na substância branca por intoxicação por monóxido de carbono ou cianeto ou por envenenamento por metanol podem ser confundidas com leucoencefalopatia multifocal necrosante, mas geralmente são menos circunscritas e tendem a não conter tumefação axonal e nem calcificar. Intoxicação por arsênico cursa com *leucoencefalopatia hemorrágica*. Edema intramielínico pode ser causado por hexaclorofeno, 5-fluorouracila, lítio, agentes alquilantes e tolueno. A barreira hematoencefálica é lesada pelo ácido domoico.

Alterações vasculares cerebrais (vasculite, lesões isquêmicas ou hemorrágicas) ocorrem em usuários de "drogas recreativas" (especialmente cocaína, heroína e anfetaminas), metotrexato, L-asparaginase e na síndrome do óleo tóxico.

Distúrbios do desenvolvimento podem associar-se ao uso de fenitoína, tolueno, cocaína e anfetaminas. Interferência na proliferação, no desenvolvimento e na maturação de astrócitos associa-se a organofosforados, nicotina, óxido nitroso, cocaína e tolueno. Exposição de crianças no início da vida a chumbo, bifenilos policlorados e metilmercúrio pode levar a retardo mental.

Parkinsonismo é uma das principais manifestações na intoxicação por manganês (a substância negra é preservada, mas há gliose e perda de neurônios no globo pálido, núcleo subtalâmico, núcleo caudado e putâmen) e por MPTP (1-metil-4-fenil-1,2,3,6-tetraidropiridina, neurotóxico utilizado em estudos experimentais da doença de Parkinson). A anfetamina, o inseticida rotenona e os herbicidas paraquat e manebe podem associar-se a parkinsonismo.

Demência ocorre na intoxicação por alumínio e chumbo (em trabalhadores expostos de forma crônica), manganês e tricloroetileno.

Polineuropatia (PN) alcoólica caracteriza-se por degeneração subaguda ou crônica e perda de axônios mielinizados e não mielinizados. PN induzida por medicação, sobretudo amiodarona e cloroquina, causa desmielinização e inclusões lamelares ou pseudomielínicas no citoplasma das células, inclusive musculares. PN após quimioterapia também pode ocorrer sobretudo por compostos de platina, alcaloides de vinca e talidomida. Suspensão ou diminuição da dose costuma impedir a progressão da PN, com exceção da causada por compostos de platina. Chumbo, arsênico, mercúrio, tálio, muitos derivados do petróleo, pesticidas/herbicidas e plásticos (acrilamida, organofosforados, tricloroetileno, tetracloroetano) também podem induzir PN.

Para muitos desses agentes, as lesões morfológicas ainda não são descritas. O n-hexano, a metil-n-butilcetona e a acrilamida produzem lesões ultraestruturais características, sobretudo aumento de neurofilamentos em axônios.

Serão descritas adiante apenas algumas intoxicações, porque são importantes na prática médica (intoxicação alcoólica, cocaína) ou porque são exemplos de processos patológicos gerais (intoxicação por monóxido de carbono e ácido cianídrico como exemplos de lesões anóxicas do SNC).

Monóxido de carbono

O monóxido de carbono é produzido pela combustão incompleta de substâncias que contêm carbono; exposição acidental ou suicida ocorre em situações como exaustão de automóveis, fogões ou aquecedores mal ventilados e fumaça de incêndio e de cigarro. Os efeitos tóxicos resultam da redução da capacidade de o sangue transportar O_2, por causa da forte ligação entre o monóxido de carbono e a hemoglobina. Além disso, o monóxido de carbono se liga à citocromo oxidase, inibindo a respiração aeróbica. Diminuição da oferta de O_2 representa uma das causas mais comuns de encefalopatia tóxica.

Nas *formas hiperagudas* e *agudas*, o cérebro e demais órgãos apresentam-se róseo-avermelhados por congestão e presença de carboxi-hemoglobina. O cérebro mostra edema e, na substância branca, no corpo caloso, nos núcleos da base, no espaço subaracnóideo e nas serosas, encontram-se hemorragias petequiais. Este quadro é idêntico ao da asfixia aguda (p. ex., enforcamento) ou de morte por parada respiratória ou durante anestesia.

26

Nas *formas protraídas*, em que a intoxicação é mais lenta e a morte ocorre 48 horas ou mais após, ou nas *formas crônicas*, o quadro anatômico é característico. Lesão peculiar é necrose da porção anteromedial do globo pálido, bilateral, simétrica ou assimétrica (Figura 26.78). Áreas de necrose ocorrem também em corpo estriado, tálamo, núcleo subtalâmico, substância negra, córtex cerebral e cerebelar, onde se formam fendas ou cavitações contendo material granular. A parede vascular torna-se homogênea e basófila, simulando calcificação. Outros achados são desmielinização, necrose, macrófagos espumosos, astrocitose fibrilar e cavitações na substância branca, constituindo a *leucoencefalopatia pós-hipóxia tardia*. No córtex, pode haver necrose neuronal laminar e atrofia granular e gliose. O córtex hipocampal e as zonas limítrofes dos territórios arteriais são frequentemente acometidos, por causa da afinidade do monóxido de carbono pelo ferro (daí a maior vulnerabilidade do globo pálido, onde existem concentrações elevadas desse metal) e da isquemia cerebral global transitória que se estabelece após episódio de hipotensão arterial por lesão cardíaca.

Na *intoxicação aguda*, os pacientes apresentam cefaleia, náuseas, vômitos e confusão mental, seguindo-se coma e morte. Nas formas *prolongadas*, há atetose, movimentos coreiformes, hemiplegia, distúrbios da visão e déficit cognitivo; a síndrome clássica é de parkinsonismo, que permanece mesmo após melhora clínica geral.

Ácido cianídrico (cianetos)

A intoxicação pode ser intencional ou acidental, por ingestão ou por inalação de fumaça de incêndio. O ácido cianídrico impede a utilização de O_2 pelos neurônios por bloquear a enzima mitocondrial citocromo-oxidase. A sobrevida é muito curta. Surgem edema, hiperemia e petéquias no tecido nervoso e no espaço subaracnóideo. Nos pacientes que sobrevivem, há necrose laminar do córtex cerebral, da substância branca e dos núcleos da base, e perda das células de Purkinje. Em alguns casos, há amolecimento hemorrágico bilateral do globo pálido. Para haver necrose, é necessária a coexistência de hipotensão arterial por lesão cardíaca, resultando em isquemia cerebral global transitória. As manifestações são cefaleia, confusão mental e convulsões, seguidos de coma, insuficiência respiratória, parada cardíaca e morte.

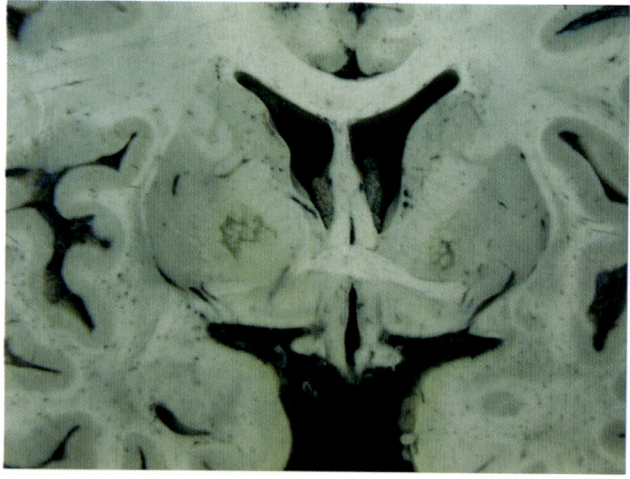

Figura 26.78 Intoxicação crônica por monóxido de carbono. Necrose antiga bilateral do globo pálido.

Chumbo

A intoxicação (*saturnismo*) é causada por inalação ou ingestão de substância contendo esse metal pesado (presente em tintas, baterias, soldas, gasolina aditivada, contaminação de sistemas de abastecimento público de água etc.). Atualmente, é encontrada predominantemente em crianças pequenas que mastigam brinquedos revestidos com tinta contendo chumbo. Além do sistema nervoso, há lesões na medula óssea (anemia, ver Capítulo 25), rins, intestinos e músculos.

Na intoxicação por chumbo inorgânico, há alteração na barreira hematoencefálica, permitindo a entrada do metal no SNC. O chumbo modula a proteína cinase C dependente de Ca^{++} no endotélio e atua como substituto do Ca^{++}, atravessando a barreira hematoencefálica. No SNC o metal interage com o receptor N-metil-D-aspartato (NMDA), impedindo a ação do neurotransmissor glutamato no hipocampo, necessário para o aprendizado e a memória. O chumbo reduz a expressão de subunidades do receptor NMDA, bloqueando a entrada de Ca^{++} em neurônios e inibindo processos celulares dependentes desse íon. Na intoxicação por chumbo orgânico (chumbo tetraetila), parece haver lesão neuronal primária, de origem multifatorial: fluxo anormal de ânions, dissipação de ATP, despolarização e afluxo letal de Ca^{++}, captação ou liberação anormal de neurotransmissores.

Na *encefalopatia plúmbica aguda* (por *chumbo inorgânico*), o cérebro apresenta edema, hiperemia, petéquias na substância branca cerebral e cerebelar e, às vezes, hérnias. Em pequenos vasos, há dilatação, tumefação endotelial e, ocasionalmente, necrose e trombose; notam-se, ainda, exsudato proteináceo no espaço perivascular que se estende ao tecido nervoso, glóbulos PAS-positivos no exsudato e nos astrócitos, microespongiose e gliose. O quadro clínico, particularmente em crianças, resulta de edema cerebral e aumento da pressão intracraniana: cefaleia, papiledema, ataxia, irritabilidade, convulsões e coma.

No *saturnismo crônico* (por *chumbo inorgânico*), em crianças surgem déficit cognitivo e alterações comportamentais que persistem na vida adulta, associados a atrofia cerebral identificada por neuroimagem. Adultos apresentam neuropatia periférica por perda de grandes fibras mielínicas, provavelmente por lesão primária da barreira hematoneural.

São poucos os casos humanos de *intoxicação por chumbo orgânico* com estudo neuropatológico. Há atrofia cortical cerebral e atrofia do verme cerebelar e porção adjacente dos hemisférios cerebelares, com perda de células de Purkinje e da camada granular, e proliferação da glia de Bergmann (gliose). Clinicamente, surgem crises convulsivas, fraqueza muscular e diminuição da acuidade visual.

Mercúrio

Compostos de mercúrio, orgânicos ou inorgânicos, são muito numerosos, pois são encontrados em várias atividades ocupacionais humanas (ver Capítulo 3); grande número deles é tóxico, por inalação ou por via oral, e causa lesões semelhantes. O mercúrio pode alterar processos neurobiológicos, causando efeito neurotóxico por inibição da captação de glutamato, hiperativação do receptor NMDA, aumento de Ca^{++} intracelular, desagregação de proteínas do citoesqueleto e estresse oxidativo. Pode haver ainda ligação do metal a grupos sulfidrila de várias proteínas, modificando sua estrutura espacial e inativando sua função.

Intoxicação aguda ou crônica por *mercúrio orgânico*, causada por ingestão de alimentos contaminados (p. ex., peixes e mariscos), produz lesões no SNC e em outros órgãos (rins,

26

estômago, anexos cutâneos etc.). Nos *casos agudos,* encontram-se hiperemia e petéquias, às vezes como púrpura cerebral. A lesão consiste em necrose de neurônios do córtex cerebral, especialmente no giro calcarino, e degeneração das células da camada granular do córtex cerebelar, com preservação ou perda discreta das células de Purkinje. Nos *casos crônicos,* há perda neuronal e atrofia do córtex calcarino e cerebelar e do giro pré-central. Na intoxicação por *mercúrio inorgânico,* há depósitos de grânulos de mercúrio no núcleo olivar inferior, núcleo denteado e plexo coroide.

Na intoxicação por *mercúrio orgânico,* há parestesia, ataxia, distúrbio da fala, diminuição do campo visual, cegueira cortical, quadriparesia e retardamento mental, este em crianças expostas na vida intrauterina. Intoxicação por *mercúrio inorgânico* manifesta-se por alterações comportamentais e distúrbios do movimento. Há neurastenia, estado depressivo, demência e o característico tremor mercúrico.

Arsênio

Além de suicídio, crime ou ingestão acidental, a intoxicação ocorre pelo uso de inseticidas, por inalação de poeiras industriais ou por meio da contaminação de sistemas de abastecimento público de água. O arsênio inalado ou ingerido provoca sobretudo neuropatia periférica, enquanto a introdução parenteral é responsável por comprometimento cerebral. O quadro clínico varia conforme a intoxicação, por arsênio inorgânico ou orgânico, aguda ou crônica.

Na *intoxicação aguda por arsênio inorgânico,* ocorrem distúrbios gastrointestinais e choque. Neuropatia periférica distal, predominantemente sensitiva, afeta as fibras mielínicas de grande calibre e ocorre em pacientes que sobrevivem e naqueles com *intoxicação crônica. Exposição crônica por arsênio inorgânico* em crianças e adolescentes resulta em déficit cognitivo relacionado à memória e aprendizado. Em modelos experimentais de intoxicação crônica por arsênio inorgânico, há redução dos transportadores de glicose nos neurônios do hipocampo, sugerindo que o déficit cognitivo possa ser mediado por alteração no transporte de glicose no SNC.

Na *intoxicação aguda por arsênio orgânico,* aparecem hipertensão intracraniana aguda com cefaleia, vômitos, confusão mental ou coma. As lesões cerebrais consistem em edema e hemorragias pequenas, confluentes no corpo caloso, cápsula interna, mesencéfalo, ponte e cerebelo (*encefalopatia hemorrágica microvascular*), além de necrose fibrinoide e trombose de pequenos vasos. *Intoxicação crônica por arsênio orgânico* manifesta-se com perturbações intestinais, alterações cutâneas e das unhas e neuropatia periférica caracterizada por dor, parestesia e déficit predominantemente sensitivo.

Metanol (álcool metílico)

Intoxicação por metanol, que causa lesões oculares e cerebrais, resulta de sua ingestão como substituto do etanol ou de bebidas alcoólicas contaminadas com essa substância. Mais tóxico do que o etanol, o metanol é oxidado lentamente no organismo e origina catabólitos mais tóxicos. No metabolismo do metanol pela álcool desidrogenase, forma-se formaldeído, o qual, pela formaldeído desidrogenase, origina ácido fórmico, este inibidor da citocromo C oxidase, bloqueando a respiração celular e contribuindo para a acidose metabólica característica dessa intoxicação.

A morte por intoxicação com metanol ocorre durante a embriaguez ou após período de excitação intensa. Grandes quantidades da substância matam em poucas horas. Doses menores permitem intervalos de horas ou dias para que apareçam os sintomas de intoxicação, que se manifesta com cefaleia, midríase, colapso circulatório e respiratório. As lesões oculares são edema da papila óptica e degeneração das células ganglionares da retina, com atrofia do nervo óptico. No cérebro, as lesões agudas consistem em edema, congestão e hemorragias petequiais. Segue-se necrose do putâmen e, menos comumente, do globo pálido, da substância branca e de outras regiões cerebrais; a do putâmen, bilateral e simétrica, pode ser hemorrágica desde o início ou sofrer transformação hemorrágica dias depois da intoxicação. Nos pacientes que sobrevivem ao episódio agudo, há perda das células ganglionares da retina e cavitação do putâmen. Em consequência, os pacientes apresentam cegueira e parkinsonismo.

Etanol (álcool etílico)

Dependendo da dose e do tempo de exposição, o etanol tem muitos efeitos diretos sobre o sistema nervoso. Além disso, potencializa algumas infecções do SNC, aumenta o risco de acidentes de trânsito e quedas e, consequentemente, para o aparecimento de lesões cranioencefálicas traumáticas e contribui para o surgimento de acidentes vasculares cerebrais, especialmente hemorrágicos.

Intoxicação alcoólica aguda

Os efeitos da ingestão aguda de etanol podem ser ou não reversíveis e dependem da concentração no sangue, a qual reflete os níveis no SNC. De acordo com o Centro de Informações sobre Saúde e Álcool, na concentração sanguínea de 0,1 a 0,5 g/L, o etanol produz comportamento incoerente ao executar tarefas, diminuição da capacidade de discernimento, perda da inibição social e sensação de euforia, relaxamento e prazer; na concentração de 0,6 a 0,9 g/L, causa diminuição da atenção e da vigilância, reflexos mais lentos, dificuldade de coordenação e redução da força muscular e da capacidade de tomar decisões racionais ou de discernimento; na concentração de 1,0 a 1,5 g/L, os reflexos ficam lentos, surgem desequilíbrio e fala arrastada; na concentração de 1,6 a 2,9 g/L, há transtornos graves dos sentidos, consciência reduzida aos estímulos externos, incoordenação motora grave, e tendência a cambalear e a cair; na concentração de 3,0 a 3,9 g/L, há perda da consciência e o indivíduo pode entrar em estado de sedação; na concentração de 4,0 g/L ou mais, é letal por parada respiratória.

Não se conhecem totalmente os mecanismos da intoxicação aguda. Admite-se que altere a membrana de neurônios, modificando a posição de moléculas que atuam no transporte iônico e abrindo os canais de cloro associados a receptores para o ácido gama-aminobutírico (GABA), neurotransmissor com ação inibidora. Por isso mesmo, o etanol potencializa a ação de barbitúricos, pois esse medicamento atua igualmente em receptores para o GABA. Há ainda ativação de neurônios dopaminérgicos da área tegmentar ventral no mesencéfalo, relacionada ao sistema de recompensa do cérebro. O etanol tem efeito inibitório nos receptores NMDA, reduzindo sua ativação pelo glutamato. Morfologicamente, o cérebro é normal ou mostra apenas edema cerebral. Em casos fatais, além do edema cerebral, pode haver hemorragia cerebral e necrose neuronal seletiva no córtex cerebral, tálamo e cerebelo. Não se sabe se a necrose neuronal é causada por lesão hipóxico-isquêmica ou se é secundária a efeito neurotóxico do etanol.

26

Intoxicação alcoólica crônica (Transtornos do uso do álcool)

O sistema nervoso pode ser afetado diretamente pelo efeito tóxico do etanol e de seus metabólitos (p. ex., acetaldeído) ou, indiretamente, pela atuação de outros fatores (p. ex., deficiências nutricionais). Ademais, o uso simultâneo de drogas ilícitas pode dificultar a avaliação da etiologia do dano cerebral. Tanto o sistema nervoso maduro (do adulto) como o sistema nervoso em desenvolvimento, sobretudo na vida fetal, são afetados diretamente pelo efeito tóxico do etanol. As principais lesões estão descritas a seguir. A encefalopatia de Wernicke foi descrita entre as doenças nutricionais.

Atrofia cerebral. Em alcoólatras crônicos, encontra-se redução de 10% no peso e no volume cerebrais, podendo ser maior em alcoólatras com encefalopatia de Wernicke ou hepatopatias (15%), o que indica que o etanol pode causar atrofia cerebral e que esta é maior quando há também déficits nutricionais. Estudos de neuroimagem possibilitam avaliar melhor a atrofia cerebral, identificar o envolvimento seletivo de algumas regiões cerebrais e distinguir a neurotoxicidade do etanol do déficit nutricional (p. ex., encefalopatia de Wernicke) e os distúrbios metabólicos (p. ex., mielinólise pontina central). Atrofia cerebral é a alteração mais encontrada por tomografia computadorizada e ressonância magnética em alcoólatras crônicos (65% dos casos). Atrofia caracteriza-se por diminuição da substância branca, redução da substância cinzenta cortical e subcortical, especialmente do córtex pré-frontal, dilatação ventricular, aumento do espaço subaracnóideo e atrofia do cerebelo. Atrofia hipocampal é maior em mulheres possivelmente por que elas possuem níveis mais baixos de enzimas metabolizadoras de etanol. A atrofia cerebral parece parcialmente reversível. Após abstinência prolongada (1 mês a mais de 2 anos), há tendência a normalização parcial das alterações vistas na neuroimagem.

Ao microscópio, observa-se redução de espinhas e prolongamentos dendríticos dos neurônios piramidais do córtex frontal superior e motor, redução na expressão de proteínas α e β-tubulinas de microtúbulos de neurônios no córtex pré-frontal e diminuição de células-tronco e progenitoras e de neurônios imaturos do hipocampo. Estudos experimentais de alcoolismo e em alcoólatras crônicos mostram, em astrócitos, alterações em proteínas das junções comunicantes, transportadores do glutamato e enzimas relacionadas ao glutamato e metabolismo do GABA. Além disso, são identificadas alterações na expressão de proteínas da mielina e fatores de transcrição de oligodendrócitos, importantes na manutenção e plasticidade da mielina. Tais alterações neuronais e gliais podem explicar os déficits cognitivos relacionados com aprendizado, memória e funções executivas encontrados em 50 a 70% dos alcoólatras crônicos sóbrios.

Transtornos do espectro alcoólico fetal (TEAF). Refere-se a um grupo de lesões que resultam de exposição fetal ao álcool causadoras de anormalidades no desenvolvimento fetal. Os transtornos incluem síndrome alcoólica fetal (SAF), SAF parcial, transtorno do neurodesenvolvimento relacionado ao uso de álcool e defeitos congênitos relacionados ao álcool. Ao lado da síndrome de Down, a SAF é uma das causas principais de retardamento mental, ocupando o primeiro lugar nos EUA.

As características da SAF são: (a) crescimento corporal deficiente a partir da vida fetal, resultando em baixa estatura; (b) anormalidades faciais, inclusive fenda palpebral pequena, prega no epicanto, lábio superior fino e mandíbula pequena; (c) anomalias cardíacas, principalmente comunicação interatrial; (d) anomalias discretas em articulações; (e) microcefalia e retardamento mental. A síndrome completa, que representa o grau extremo do espectro de lesões pré-natais, ocorre em aproximadamente 6% dos filhos de alcoólatras que consomem grande quantidade de etanol ao longo da gestação. Alterações neurológicas sutis, mas incapacitantes, na ausência de anomalias físicas, representam o outro extremo do TEAF, podendo ser causadas por doses menores de etanol.

Os achados morfológicos principais do TEAF são microcefalia, disgenesia cerebelar, heterotopia neuroglial leptomeníngea, distúrbios da migração celular, agenesia ou hipoplasia do corpo caloso e outras malformações. Admite-se que nos primeiros meses de gestação tais alterações resultem do efeito direto do etanol e/ou de seus metabólitos na proliferação de células progenitoras neurais e na migração celular; no terceiro trimestre de gravidez, o etanol produz apoptose neuronal e oligodendroglial, reduz o número de células progenitoras de oligodendrócitos e interfere na sinaptogênese e no desenvolvimento do cerebelo.

Atrofia cerebelar. É encontrada em 35% dos alcoólatras com encefalopatia de Wernicke e atinge particularmente a porção anterossuperior do verme cerebelar (Figura 26.79). Microscopicamente, há perda das células de Purkinje, atrofia da camada molecular, proliferação da glia de Bergmann e rarefação da camada granular. Tais lesões são responsáveis por ataxia de marcha e incoordenação das pernas que muitos alcoólatras apresentam. Sua patogênese não é clara, mas a associação de atrofia cerebelar com doença carencial (encefalopatia de Wernicke), o fato de a maioria dos pacientes exibir sinais de desnutrição e a melhora das manifestações cerebelares pela administração de tiamina sugerem que essa condição se deve principalmente à deficiência dessa vitamina.

Doença de Marchiafava-Bignami. É rara e encontrada quase somente em alcoólatras do sexo masculino, caracterizada por necrose, seguida de cavitação, ou desmielinização, com preservação axonal relativa, da porção anterior e central do corpo caloso. Pode haver também desmielinização da comissura anterior, do quiasma óptico, de áreas circunscritas, simétricas,

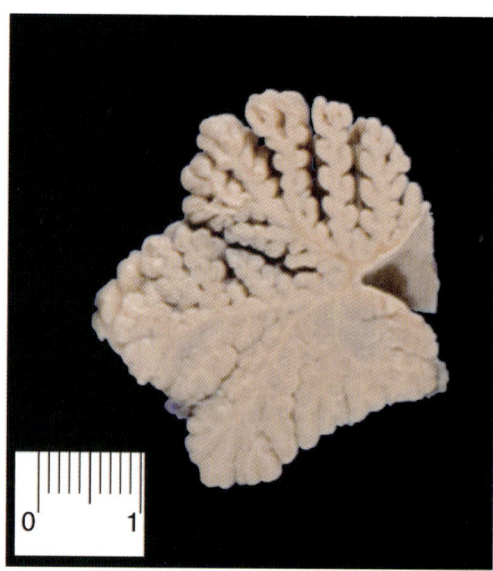

Figura 26.79 Alcoolismo crônico. Atrofia da porção anterossuperior do verme cerebelar.

do centro semioval e do pedúnculo cerebelar médio. Em muitos pacientes, vê-se *esclerose cortical laminar*, caracterizada por perda neuronal e gliose na camada III do córtex frontal e temporal. Para alguns, a lesão cortical deve-se à destruição de fibras nervosas do corpo caloso. A doença tem evolução aguda, com crises convulsivas e alteração da consciência que evoluem para coma, ou crônica, com demência progressiva, espasticidade, disartria, mutismo e incapacidade de deambular. Ação tóxica do etanol e déficit nutricional parecem ser importantes na gênese das lesões.

Síndrome de desmielinização osmótica (mielinólise pontina central).

Caracteriza-se por desmielinização da porção central da base da ponte (Figura 26.80) e, em 10% dos casos, de outras partes do encéfalo. Há, também, infiltração de macrófagos, redução de oligodendrócitos, preservação neuronal e axonal relativa e astrocitose fibrilar. As lesões menores são habitualmente assintomáticas, enquanto as maiores apresentam manifestações clínicas como tetraparesia, mutismo, disfagia e deterioração da consciência. Os achados clínicos são explicados pelo envolvimento dos tratos corticoespinhal, corticopontino

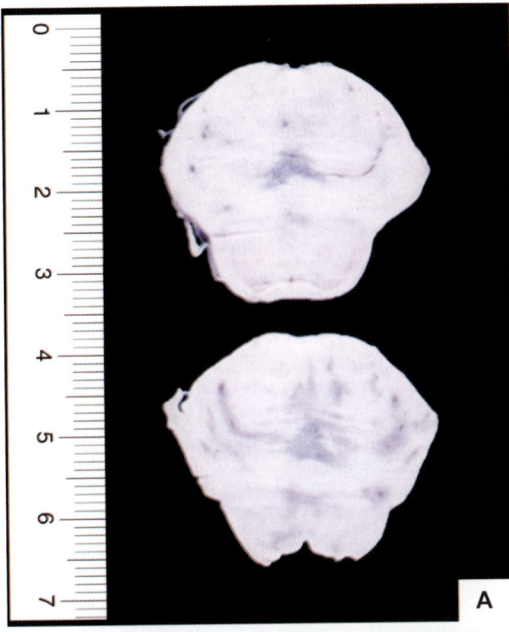

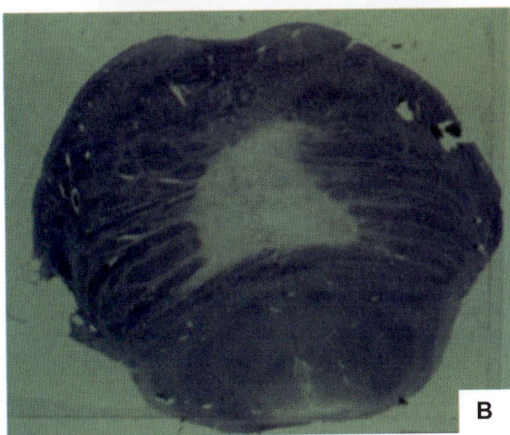

Figura 26.80 Mielinólise pontina central. **A.** Aspecto macroscópico de lesão focal na parte central da base da ponte. **B.** Aspecto da mesma lesão na coloração para mielina.

e corticobulbar, além do acometimento do tegmento da ponte. A maioria dos pacientes é alcoólatra, mas a lesão pode associar-se a várias outras condições (p. ex., queimaduras graves, desnutrição, pós-transplante hepático ortotópico, distúrbios hidroeletrolíticos graves). A desmielinização tem origem metabólica e resulta de: (a) administração parenteral rápida de sódio em pacientes com hiponatremia; (b) aumento rápido e acentuado da osmolaridade do plasma (p. ex., por hipernatremia e hiperglicemia).

Neuropatia periférica.

Frequente em alcoólatras, é progressiva, simétrica e predominantemente distal, afetando fibras sensitivas, motoras e autonômicas. Trata-se de neuropatia axonal que afeta seletivamente as fibras mielínicas de grande calibre. Os pacientes queixam-se de cansaço fácil durante a marcha, a musculatura torna-se dolorosa e surgem parestesias, perda de reflexos e diminuição da sensibilidade tátil e vibratória. Sua associação com a encefalopatia de Wernicke sugere que deficiência nutricional (tiamina e outras vitaminas do complexo B) possa contribuir para a neuropatia periférica.

Cocaína. Anfetaminas. Heroína

Os efeitos da *cocaína* no SNC resultam de injeção intravenosa ou intramuscular ou do ato de fumar ou cheirar a droga. Cocaína reduz a captação de noradrenalina e adrenalina pelas terminações nervosas pré-sinápticas, o que leva a ativação periférica do sistema adrenérgico pós-sináptico, resultando em taquicardia, arritmia cardíaca, vasoconstrição e hipertensão arterial. Os usuários têm risco de doenças cerebrovasculares, em geral por êmbolos provenientes do coração (arritmias cardíacas, infarto do miocárdio, endocardite infecciosa) e vasoespasmo, aterosclerose, dissecção arterial e vasculite de artérias cerebrais. Em necrópsias, observam-se infartos, hemorragias cerebral e subaracnóidea e atrofia cerebral.

Exposição à cocaína durante a gravidez causa lesões cerebrais fetais, já que vasoconstrição pode ocorrer tanto na mãe como na placenta e no feto. As lesões incluem hemorragias intraventriculares e intraparenquimatosas, infartos em territórios de irrigação de grandes vasos (em geral, da artéria cerebral média) e leucomalácia periventricular. Porencefalia, compatível com evento circulatório precoce na gestação, também pode ser observada. O efeito teratogênico mais comum é retardo do crescimento cerebral, com microcefalia. As crianças acometidas exibem déficit cognitivo persistente.

Lesões cerebrovasculares isquêmicas e hemorrágicas (mais frequentes) são também observadas em usuários de *anfetaminas* (droga simpaticomimética), associadas a hipertensão arterial, arterite necrosante, vasoespasmo e aterosclerose.

Em usuários de *heroína* por via venosa, encontram-se infarto cerebral nos territórios arteriais de transição, necrose laminar cortical e bilateral do globo pálido, resultantes provavelmente de vasculite e redução da perfusão sanguínea cerebral regional e global. Leucoencefalopatia tóxica ocorre por inalação da fumaça após aquecimento da heroína em cima de papel alumínio (conhecida como *chasing the dragon* – perseguindo o dragão –, em referência ao hábito do usuário de seguir com um tubo o trajeto flutuante da fumaça para fazer a inalação). A entidade, com quadro neuropatológico característico (*leucoencefalopatia espongiforme*), de gravidade variada, apresenta lesão oligodendroglial, desmielinização, degeneração axonal, vacuolização e necrose da substância branca, focal ou difusa, bilateral e simétrica, e atrofia do corpo caloso. Necrose focal dos núcleos da

26

base, tálamo e cerebelo é também relatada. Nos casos discretos, há déficit de atenção, confusão mental e ataxia. Nos moderados, existe comprometimento do sistema piramidal e extrapiramidal associado a confusão mental e delírio. Transtorno motor generalizado, abulia, redução intensa do nível de consciência e morte ocorrem em casos graves.

■ Demências e distúrbios do movimento

Demência é definida como déficits cognitivos múltiplos persistentes e progressivos comprometendo um ou mais dos seguintes domínios: memória, linguagem, capacidade visuoespacial ou comportamento, de gravidade suficiente para interferir com a autonomia nas atividades sociais e ocupacionais. Demência difere de retardo do desenvolvimento cerebral pelo fato de nela o indivíduo ter experimentado previamente pleno desenvolvimento da sua capacidade cognitiva, o que não acontece no retardo do desenvolvimento cerebral. Quando o déficit cognitivo é discreto, afetando usualmente a memória ou outros domínios cognitivos, mas sem interferir com as atividades ocupacionais e sociais, a condição é denominada transtorno cognitivo leve. Cerca de 12 a 15% dos indivíduos com transtorno cognitivo leve progridem para demência em cada ano.

A prevalência de demências aumenta particularmente a partir de 65 a 75 anos, com taxas variando de 5% aos 65 anos, 10% de 70 a 74 anos, 18,7% de 75 a 84 anos e 32 a 47,2% na população com 85 anos ou mais. Estudos epidemiológicos sugerem que a prevalência de demência aos 65 anos é maior na América Latina, provavelmente por causa de fatores de risco cerebrovasculares e baixa escolaridade.

São muitas as causas de demência em idosos (Quadro 26.15), mas as três principais são: doença de Alzheimer, demência por corpos de Lewy e demência vascular. Apesar de a doença de Alzheimer responder por cerca de 70% das demências em caucasianos de países desenvolvidos, na população brasileira a prevalência de demência vascular é quase tão alta quanto a da doença de Alzheimer, provavelmente por causa de fatores de risco cardiovasculares mal controlados na nossa população. Demência de etiologia mista é frequente, especialmente doença de Alzheimer associada a demência com corpos de Lewy ou com demência vascular.

Distúrbios do movimento (hiper ou hipocinéticos – Quadro 26.16) são causados por doenças neurológicas que afetam a velocidade, a qualidade e a facilidade dos movimentos. Na população de 65 anos, a prevalência de distúrbios do movimento é 3%. *Doenças do movimento hipercinéticas* manifestam-se por excesso de movimento ou aumento de movimentos involuntários, como tremor, distonia, mioclonias, coreia, ataxia e espasmo. Tais movimentos podem ser ritmados, como no tremor, ou irregulares, como os tiques ou coreias. O *tremor essencial* é o mais comum e transmitido por herança autossômica dominante. A *síndrome de Tourette*, que se associa a transtorno obsessivo-compulsivo em adultos, caracteriza-se por tiques e distúrbios de comportamento. Trata-se de doença genética com alta penetrância; estima-se que 1% dos meninos seja acometido. As coreias, caracterizadas por movimentos involuntários bruscos, rápidos, não rítmicos e que afetam principalmente o rosto e os membros, podem ser familiais ou esporádicas. A coreia familial mais comum é a doença de Huntington. Outras formas de coreia incluem a coreoacantocitose e a coreia de Sydenham (associada à doença reumática).

Quadro 26.15 Principais causas de demência em adultos e idosos

Doenças neurodegenerativas

Doença de Alzheimer

Demência com corpos de Lewy

Degeneração lobar frontotemporal

TDP-43patia do idoso de predomínio límbico

Encefalopatia traumática crônica

Doença de Huntington

Doenças cerebrovasculares (demência vascular, distúrbio cognitivo vascular)

Demência por múltiplos infartos

Demência vascular de pequenos vasos (infartos lacunares, angiopatia hipertensiva, demência vascular subcortical, angiopatia amiloide cerebral familial, CADASIL)

Infarto em área estratégica

Demência vascular por hipoperfusão cerebral

Demência vascular por hemorragia cerebral

Demência mista

Associação entre duas ou mais causas de demência (p. ex., doença de Alzheimer e demência vascular)

Doenças por príons

Infecções

AIDS

Leucoencefalopatia multifocal progressiva

Outras encefalites virais

Neurossífilis

Doenças desmielinizantes

Esclerose múltipla

Intoxicações

Alcoolismo

Alumínio (demência da diálise)

Doenças nutricionais

Deficiência de vitamina B_{12}

Deficiência de ácido fólico

Pelagra

Traumatismo cranioencefálico

Lesão cerebral focal ou difusa

Neoplasias do sistema nervoso

Nas *doenças do movimento hipocinéticas*, há diminuição de movimentos, como bradicinesia e apraxia. A manifestação mais comum é *parkinsonismo*, síndrome caracterizada por quatro sinais: tremor de repouso, bradicinesia, rigidez e instabilidade postural. A doença com corpos de Lewy é a causa mais comum de parkinsonismo, embora hoje sejam conhecidas inúmeras doenças com essa manifestação, incluindo várias taupatias (ver adiante).

26

Quadro 26.16   Doenças que cursam com distúrbios do movimento

Distúrbios hipercinéticos

Coreia de Sydenham

Coreoacantocitose

Doença de Huntington

Síndrome de Tourette

Tremor essencial

Distúrbios hipocinéticos

Ataxia espinocerebelar (tipos 2 e 3)

Atrofia de múltiplos sistemas

Degeneração corticobasal

Degeneração lobar frontotemporal com parkinsonismo ligada ao cromossomo 17

Doença de Parkinson

Paralisia supranuclear progressiva

Demências e distúrbios do movimento são definições clínicas e causadas, em sua maioria, por doenças neurodegenerativas, seguidas por alterações cerebrovasculares. Em razão de as doenças neurodegenerativas e cerebrovasculares terem longa fase assintomática e se expressarem com uma combinação de manifestações cognitivas e motoras, a classificação neuropatológica atual combina a assinatura molecular (qual proteína anormal se acumula) com a distribuição anatômica, em vez de critérios apenas clínicos. A doença de Parkinson, por exemplo, tradicionalmente considerada um distúrbio do movimento, manifesta-se também com distúrbios neuropsiquiátricos e demência em parte dos pacientes, razão pela qual é denominada de *doença por corpos de Lewy* e faz parte das *sinucleinopatias*. Por outro lado, várias entidades, antes consideradas distintas, são agora agrupadas como espectro da mesma doença. A degeneração corticobasal e a paralisia supranuclear progressiva, ambas com acúmulo da proteína *tau*, podem manifestar-se com distúrbio do movimento, com demência ou ambos.

Todas as doenças neurodegenerativas possuem quatro características em comum: (1) perda seletiva e progressiva de neurônios e sinapses; (2) acúmulo de proteínas com conformações anormais, identificadas por imuno-histoquímica, como o peptídeo β-amiloide e a proteína *tau* na doença de Alzheimer e a α-sinucleína na doença de Parkinson; (3) vulnerabilidade seletiva, ou seja, apenas algumas classes de neurônios e células gliais são suscetíveis à doença; (4) progressão estereotipada, o que significa que cada uma das doenças se inicia em uma região do cérebro e depois se espalha sistematicamente por redes neurais.

Os diagnósticos clínico e neurorradiológico das doenças neurodegenerativas nunca são de certeza, mas apenas prováveis; o diagnóstico definitivo só pode ser feito por meio de necrópsia. Muitos estudos têm procurado identificar biomarcadores dessas doenças no sangue e no liquor, ou seja, elementos capazes de identificar a assinatura molecular da doença *in vivo*.

Cerca de 95% das doenças neurodegenerativas são esporádicas. Nem todas as formas genéticas têm penetrância completa, o que significa que alguns indivíduos com alguma mutação nunca manifestaram a doença.

Doença de Alzheimer

A doença de Alzheimer (DA) é a causa mais comum de demência em idosos, constituindo um dos maiores problemas médicos e sociais na atualidade, já que é altamente incapacitante, evolui por longo tempo e não há tratamento para curar ou reduzir a velocidade de sua progressão. A idade média de início das manifestações clínicas é em torno de 75 anos. Em 4% dos pacientes, a doença tem início precoce, antes de 65 anos; nesses casos, a doença tende a progredir de forma mais grave e a manifestar-se de forma anormal, na qual distúrbios de linguagem e visuoespaciais são mais evidentes do que transtornos de memória. A DA predomina em mulheres (60%) com idade mais avançada e tem distribuição universal.

Patogênese

Estudos moleculares indicam que a DA se associa a componentes moleculares e ao estilo de vida. Estudos atuais apontam que até um terço dos casos poderiam ser evitados mediante controle de fatores de risco cardiovasculares, nutricionais e socioeconômicos. Cerca de 2% dos casos ocorrem por mutação nos seguintes genes: (a) proteína precursora do amiloide (cromossomo 21); (b) presenilina-1 (cromossomo 14), o tipo familial mais comum; (c) presenilina-2 (cromossomo 1), o tipo familial mais raro. Como o gene da proteína precursora do amiloide localiza-se no cromossomo 21, indivíduos com síndrome de Down, por trissomia do cromossomo 21, têm alta frequência de alterações neuropatológicas similares às da DA a partir de 40 anos. Nos casos de início tardio, esporádico, estima-se que alterações poligênicas envolvendo o metabolismo de β-amiloide e colesterol, sistema imunitário, sinapses e processamento de componentes da membrana celular confiram risco de desenvolvimento da doença. Três proteínas estão mais envolvidas no aparecimento da DA.

- Peptídeo β-amiloide (βA). Sua formação resulta da clivagem de uma proteína transmembranosa, a *proteína precursora do amiloide (APP)*, conforme ilustrado na Figura 26.81. A clivagem sequencial da APP pela β-secretase seguida pela γ-secretase gera um fragmento de 40 ou de 42 aminoácidos (βA-40 ou βA-42), que se agrega e forma os depósitos amiloides. As pré-senilinas 1 e 2 (PS1 e PS2), identificadas em famílias com DA de início precoce, são componentes da γ-secretase. O βA-42 é mais hidrofóbico e tem maior importância patogenética porque forma depósitos fibrilares insolúveis de amiloide resistentes à degradação enzimática, produz ativação microglial e pode resultar em dano neuronal por mecanismo excitotóxico. Por sua associação a casos de transmissão hereditária da doença, durante décadas o acúmulo da proteína amiloide foi considerado o componente patogenético principal da DA. Entretanto, falhas em estudos clínicos com medicamentos moduladores da cascata amiloide e falta de associação entre depósitos de placas amiloides com morte neuronal e distúrbios clínicos tornam essa hipótese menos provável

- Proteína *tau*. O principal componente dos emaranhados neurofibrilares e dos fios do neurópilo (ver adiante) é a proteína *tau* (envolvida na estabilidade de microtúbulos) na forma hiperfosforilada. Hiperfosforilação da proteína *tau* ocorre nos aminoácidos serina e treonina, e depende da ativação de cinases (p. ex., glicogênio sintase cinase-3-β (GSK3-β). Fosforilação da proteína parece

26

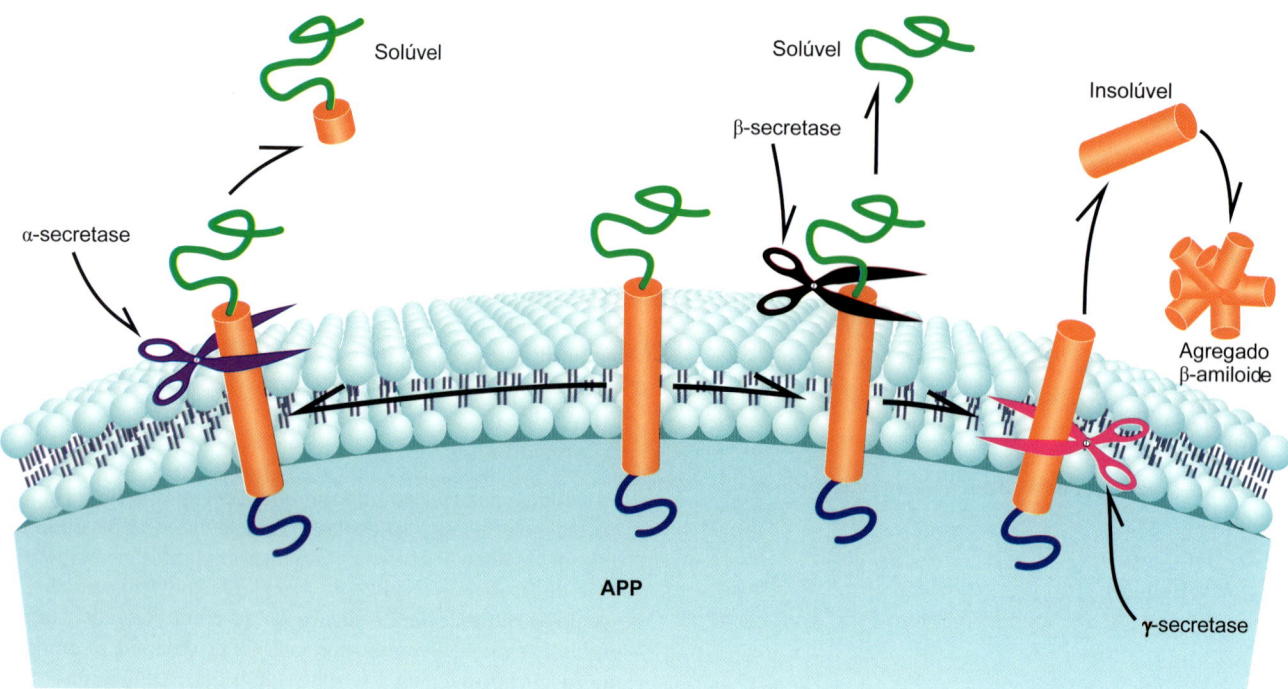

Figura 26.81 Processamento da proteína precursora do amiloide (APP) e seu papel na doença de Alzheimer. O β-amiloide origina-se da APP, proteína transmembranosa que sofre clivagem por três enzimas (α, β e γ-secretases). A α-secretase corta a APP logo acima da membrana citoplasmática, gerando um fragmento solúvel (não se agrega para formar β-amiloide). A β-secretase cliva a APP um pouco acima da membrana citoplasmática, produzindo um fragmento também solúvel; com isso, permanecem uma porção extracitoplasmática, a região intramembranosa e a parte intracitoplasmática da molécula. O sítio de clivagem da γ-secretase é a região intramembranosa da APP. Se a γ-secretase atua após a ação da β-secretase, forma-se um fragmento de 40 ou de 42 aminoácidos (βA-40 ou βA-42), o qual se agrega e forma os depósitos de β-amiloide.

diminuir sua afinidade para se ligar aos microtúbulos e alterar a sua conformação espacial, resultando em agregação molecular e formação de filamentos helicoidais pareados anormais. A desestabilização de microtúbulos e a formação de filamentos anormais resultariam em alteração nas funções celulares deles dependentes, como transporte intracelular anterógrado e retrógrado. Outras alterações pós-translacionais na proteína tau, como acetilação na posição 274, também estão implicadas na sua toxicidade. Tais modificações moleculares resultam em lesão neuronal progressivamente irreversível. A formação de emaranhados neurofibrilares é precedida pelo acúmulo, no pericárdio, da proteína *tau* hiperfosforilada em forma não fibrilar (*pré-emaranhado*), não detectada por impregnação pela prata, mas identificada por imuno-histoquímica. Depósitos de βA parecem contribuir para a hiperfosforilação da proteína *tau* e para a formação dos emaranhados neurofibrilares

- A Apolipoproteína E (ε2, ε3 e ε4) possui três alelos, conforme os aminoácidos nas posições 112 e 158 da proteína. O alelo Apoε4 aumenta o risco de DA de 4 a 16 vezes e reduz a idade do seu aparecimento. Este alelo associa-se à deposição de β-amiloide e, provavelmente, também da proteína tau. Os mecanismos envolvidos não são conhecidos. Contudo, a presença do alelo Apoε4 não é necessária nem suficiente para o desenvolvimento da doença. O perfil da apolipoproteína E é o principal marcador de risco de desenvolver DA.

Aspectos morfológicos

Macroscopicamente, há redução do peso do encéfalo (15 a 35%) e atrofia cortical difusa, bilateral e simétrica, predominando na parte medial do lobo temporal e nas áreas de associação dos lobos frontal e parietal, com estreitamento dos giros e alargamento dos sulcos (Figura 26.82 A). A formação hipocampal (hipocampo, subículo e córtex entorrinal) reduz-se em 60% nos pacientes em estágios avançados da doença (Figura 26.82 B), havendo correlação entre o grau de atrofia e o estadiamento neuropatológico, a duração da doença e a disfunção cognitiva. Há ainda redução da substância branca cerebral e dilatação dos ventrículos laterais e do III ventrículo. Pode haver preservação relativa do córtex motor e sensorial primário e dos lobos occipitais.

As alterações microscópicas são reunidas em três grupos: (1) número de neurônios; (2) ramificação dendrítica e número de sinapses; (3) acúmulo de proteínas anormais. *Perda de neurônios* neocorticais ocorre nos lobos frontal e temporal (a perda no sulco temporal superior correlaciona-se com a duração da doença e a gravidade da disfunção cognitiva), na amígdala (70% em algumas regiões), no hipocampo (11 a 28%) e no subículo (40 a 50%). Perda neuronal no núcleo basal de Meynert reduz a síntese de acetilcolina, contribuindo para a disfunção cognitiva. Perda neuronal no *locus ceruleus* e núcleo perifornical do hipotálamo de até 80% afeta a produção de noradrenalina e orexina, respectivamente, gerando alterações no ciclo do sono, no humor e no nível de atenção. *Redução da ramificação dendrítica, de terminais présinápticos, do número de sinapses e da imunorreatividade para*

(continua)

26

Aspectos morfológicos (*continuação*)

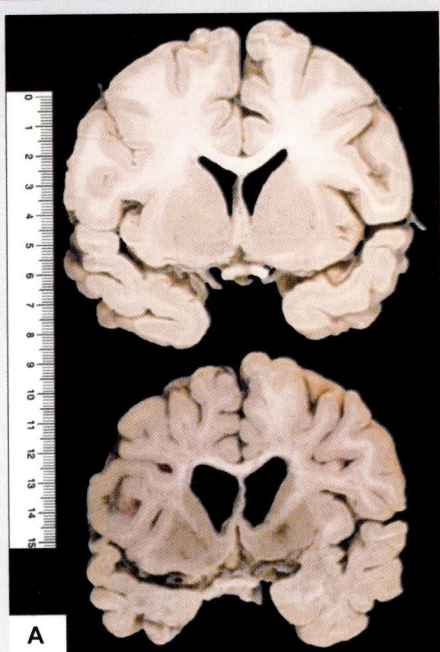

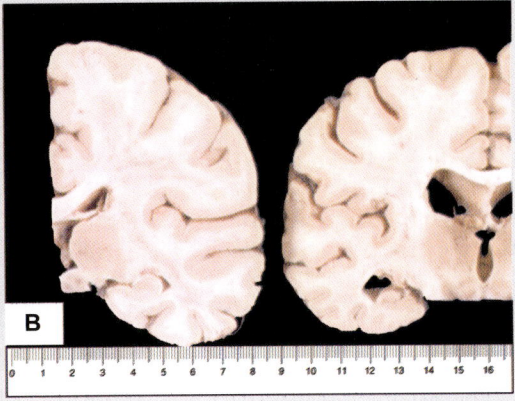

Figura 26.82 Doença de Alzheimer. **A.** Atrofia difusa dos giros e da substância branca e dilatação ventricular. Comparar com o cérebro normal (*parte superior da figura*). **B.** Atrofia do hipocampo. Comparar com o cérebro normal (*à direita na figura*).

sinaptofisina, glicoproteína associada à vesícula sináptica, correlaciona-se com perda sináptica e disfunção cognitiva. A perda sináptica resulta em desconexão dos circuitos neuronais relacionados com a cognição, mesmo sem perda neuronal.

Acúmulo de *proteínas anormais* forma as placas amiloides e os emaranhados neurofibrilares. As *placas amiloides*, difusas e neuríticas, são depósitos arredondados extracelulares, vistos facilmente pela impregnação pela prata, coloração para amiloide ou imuno-histoquímica para o peptídeo β-amiloide (Figura 26.83 A). As placas neuríticas aparecem como aglomerado de material argirófilo, em parte granular, tendo no centro material compacto hialino, intensamente argirófilo, que se cora para amiloide e fica circundado por halo claro. As placas neuríticas são formadas por β-amiloide, de permeio a neuritos (terminais de axônios e dendritos) distendidos e filamentos helicoidais constituídos pela proteína *tau* hiperfosforilada. As *placas difusas* são constituídas predominantemente por β-amiloide.

Os *emaranhados neurofibrilares* são mais bem evidenciados por impregnação pela prata e imuno-histoquímica para a proteína *tau* hiperfosforilada (Figura 26.83 B), embora possam ser vistos em colorações de rotina como estruturas basófilas. Aparecem como espessamentos ou tortuosidades de neurofibrilas do pericário que deslocam o núcleo. Com o progredir da lesão, quase todo o citoplasma e o núcleo ficam comprimidos, e a alteração toma a forma de emaranhados, novelos, cesta trançada ou chama de vela. Ao microscópio eletrônico, os emaranhados neurofibrilares consistem em feixes densos de filamentos longos de 20 nm de diâmetro, dispostos em forma helicoidal e aos pares. Os emaranhados neurofibrilares são vistos primeiro nos núcleos do tronco encefálico, prosencéfalo basal, hipotálamo (*locus ceruleus*, núcleo dorsal da rafe, núcleos colinérgicos basais, área hipotalâmica lateral) e depois em estruturas límbicas mediais e basais do lobo temporal, áreas de associação do lobo temporal e, em menor número, nas demais áreas de associação, havendo preservação relativa do córtex motor e sensorial. No córtex cerebral, o acúmulo de proteína *tau* hiperfosforilada no neurópilo forma fibrilas distorcidas, de trajeto irregular, localizadas predominantemente nos dendritos, denominadas de *fios do neurópilo*.

A *angiopatia amiloide cerebral* (Figura 26.83 A), sempre presente na doença, é mais intensa no córtex occipital.

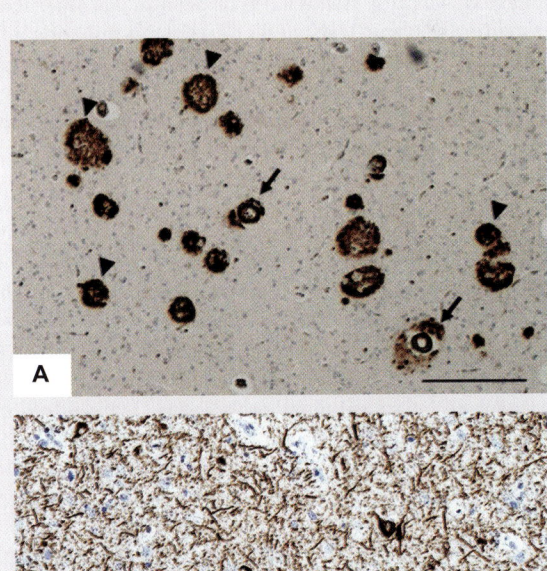

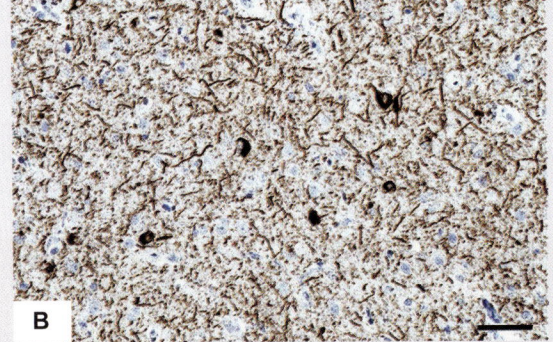

Figura 26.83 Doença de Alzheimer. **A.** Córtex temporal imunocorado para β-amiloide. As setas indicam depósitos amiloides em vasos (angiopatia amiloide cerebral). As cabeças de seta indicam placas amiloides. Barra: 100 µm. **B.** Córtex temporal imunocorado para proteína *tau* hiperfosforilada. Emaranhados neurofibrilares e numerosos fios do neurópilo. Barra: 50 µm.

26

Critérios neuropatológicos para o diagnóstico. Estadiamento neuropatológico

Baseiam-se na intensidade e no padrão de distribuição dos emaranhados neurofibrilares e das placas amiloides detectados pela imuno-histoquímica, que é bem sensível e tem maior reprodutibilidade do que as técnicas tradicionais de impregnação pela prata. A classificação da DA (proposta em 2012 pelo Instituto Nacional de Saúde Norte Americano e pela *Alzheimer Association* em 2012) utiliza um esquema (ABC) baseado na combinação de três sistemas e estadiamento distintos (Quadros 26.17 e 26.18). O *score A* (0 a 3) corresponde às fases de progressão anatômica de placas amiloides propostos por Thal e colaboradores em 2002. Os depósitos são vistos primeiro no neocórtex de associação e depois se espalham por estruturas límbicas, diencéfalo, corpo estriado, tronco encefálico e cerebelo. O *score B* baseia-se no estádio de Braak e Braak para emaranhados neurofibrilares proposto em 1991. Esse esquema é dividido em seis estágios, nos quais os dois primeiros correspondem a emaranhados neurofibrilares e fios do neurópilo preferencialmente no córtex transentorrinal e entorrinal; nos dois intermediários, há envolvimento do hipocampo, subículo, núcleo basal de Meynert e amígdala e comprometimento inicial de áreas neocorticais de associação; nos dois estágios finais, são afetadas áreas neocorticais de associação, com preservação relativa do neocórtex motor e sensorial primário. Em geral, há correspondência entre o estadiamento proposto, o grau de atrofia das estruturas do lobo temporal medial (medidos por técnicas de neuroimagem) e a progressão clínica da doença. O acometimento de estruturas subcorticais só foi descrito no final dos anos 2000 e incluído no estádio de Braak em 2012, como estágios A a C. O *score C* relaciona-se com a quantidade de placas neuríticas no neocórtex de associação (classificação de 1991 do *Consortium to Establish a Registry for Alzheimer's Disease* – CERAD).

Aspectos clínicos

Em geral, a DA inicia-se com síndrome demencial caracterizada por transtornos de memória, atenção, julgamento, linguagem, tomada de decisões e desorientação temporoespacial. Em alguns casos, aparecem movimentos repetitivos desprovidos de sentido e sinais focais como apraxia, agnosia e afasia. A evolução da doença é invariavelmente progressiva, ocorrendo óbito em 5 a 20 anos, associado a broncopneumonia (46 a 57%), doenças cardiovasculares (16%) e embolia pulmonar (14 a 17%). Na fase final da doença, os pacientes apresentam incontinência

Quadro 26.17 Escore ABC do National Institute on Aging e Alzheimer's Association para o diagnóstico neuropatológico da DA, 2012

A	Fase de Thal de β-amiloide	B	Estágio de ENF de Braak	C	Escore de placas neuríticas do CERAD
0	0	0	Nenhum	0	Nenhuma
1	1 ou 2	1	I ou II	1	Esparsas
2	3	2	III ou IV	2	Moderadas
3	4 ou 5	3	V ou VI	3	Frequentes

ENF: emaranhados neurofibrilares.

Quadro 26.18 Escore ABC do National Institute on Aging e Alzheimer's Association para o estadiamento neuropatológico da doença de Alzheimer (DA), 2012

Alteração neuropatológica da DA		B (Emaranhados neurofibrilares)		
A (β-amiloide)	C (placa neurítica)	0 ou 1	2	3
0	0	Não	Não	Não
1	0 ou 1	Baixo	Baixo	Baixo
	2 ou 3	Baixo	Intermediário	Intermediário
2	Qualquer escore	Baixo	Intermediário	Intermediário
3	0 ou 1	Baixo	Intermediário	Intermediário
	2 ou 3	Baixo	Intermediário	Alto

Faz-se a combinação dos escores de A, B e C de alterações neuropatológicas da doença de Alzheimer com escore "não", "baixo", "intermediário" ou "alto", considerando-se que os escores "intermediário" e "alto" sejam suficientes para explicar a demência.

urinária e fecal, hipofagia e mutismo. Contudo, sintomas associados a depósitos iniciais de proteína *tau* hiperfosforilada no tronco encefálico e em núcleos subcorticais, que causam distúrbios do sono e de humor, como depressão, começam anos antes do início dos sintomas de perda de memória e talvez possam ser explicados por essas alterações. Em casos de início precoce atípicos, as manifestações iniciais incluem distúrbios visuoespaciais, de linguagem e de comportamento.

Demência vascular

Além de isquemia e hemorragias, doenças cerebrovasculares podem causar também demência, denominada *demência vascular* ou *transtorno cognitivo vascular*; esta última denominação é mais adequada, pois engloba pacientes que apresentam desde transtorno cognitivo discreto até demência plenamente estabelecida. Por causa do padrão heterogêneo das lesões cerebrovasculares (infarto, hemorragia etc.), que variam quanto à topografia, número e extensão, e da patogênese multifatorial (aterosclerose, tromboembolia e outros), é difícil estabelecer um limiar a partir do qual as lesões cerebrovasculares causam demência. A coexistência frequente de lesões cerebrovasculares em pacientes com DA e, eventualmente, com outras doenças neurodegenerativas causadoras de demência, também dificulta avaliar a contribuição de cada lesão na gênese da demência. Em países desenvolvidos, demência vascular constitui a terceira causa de demência em idosos, com frequência estimada em 10 a 25% dos casos. No Brasil, essa prevalência chega a quase 40%, constituindo a segunda maior causa de demência em idosos. Embora não haja critérios padronizados para o diagnóstico de demência mista (demência vascular associada a doença de Alzheimer), admite-se que a maioria dos casos de demência vascular seja do tipo misto, especialmente em indivíduos acima de 80 anos.

Os fatores de risco mais importantes para demência vascular são hipertensão arterial, fibrilação atrial, idade avançada (75 a 90% dos indivíduos acima de 90 anos têm algum grau de doença cerebrovascular), sexo masculino, certos grupos (p. ex., negros e orientais), cardiopatia isquêmica, diabetes, tabagismo, hiperlipidemia, baixo nível educacional, falta de atividade física e história pregressa de acidente vascular cerebral. Um terço dos pacientes com 65 anos ou mais que sobrevivem a acidente vascular cerebral desenvolve demência dentro de 3 meses após o ataque isquêmico ou hemorrágico.

Aspectos morfológicos

Conforme o calibre do vaso, o tipo de lesão, o território de perfusão e o aspecto morfológico da lesão cerebral, a demência vascular é agrupada em seis subtipos: (1) grandes infartos solitários ou múltiplos; (2) múltiplos infartos lacunares no putâmen, núcleo caudado, tálamo ou substância branca; (3) demência vascular subcortical isquêmica; (4) pequeno infarto solitário em área estratégica, como as regiões anterior e paramediana do tálamo, região frontobasal do cérebro, giro angular do lobo parietal dominante, hipocampo (bilateralmente) e substância branca subcortical frontal; (5) infartos em territórios de transição arterial, necrose laminar cortical, atrofia cortical granular e encefalopatia hipóxico-isquêmica; (6) hemorragia cerebral. Há ainda a demência mista, por associação de demência vascular a doença neurodegenerativa. Infartos lacunares associados a angiopatia hipertensiva, demência vascular subcortical isquêmica, angiopatia amiloide cerebral familial e CADASIL constituem a demência vascular de pequenos vasos e representam o tipo mais comum de demência vascular pura.

Demência vascular subcortical isquêmica (no passado chamada doença de Binswanger), associada a hipertensão arterial e diabetes, caracteriza-se por infartos múltiplos na substância branca cerebral, núcleos da base, tálamo e ponte, estado crivoso da substância branca e dilatação dos ventrículos laterais. Microscopicamente, encontram-se fibro-hialinose e arterioloesclerose de pequenas artérias e arteríolas na substância branca, micro-hemorragias antigas, redução de oligodendrócitos, rarefação de fibras mielínicas, desmielinização, perda axonal, gliose, espaços perivasculares dilatados, associados ou não a deposição de hemossiderina e reação microglial; tais lesões correspondem, à ressonância magnética, a áreas de hiperintensidade.

Infartos em territórios de transição arterial, necrose laminar cortical e atrofia cortical granular (depressões e granulações no córtex cerebral) associam-se a hipoperfusão cerebral global e encefalopatia hipóxico-isquêmica.

Clinicamente, a demência vascular é do tipo frontal ou subcortical, diferentemente da apresentação cortical da DA. Deterioração das funções executivas e da atenção e mudanças da personalidade, com preservação relativa da memória, são as manifestações predominantes. Em geral, os aspectos clínicos surgem ou se agravam progressivamente após um ou mais episódios de acidente vascular cerebral. Em casos de predominância de alterações microvasculares em áreas estratégicas para a memória, as alterações clínicas são semelhantes ao quadro amnésico associado à doença de Alzheimer.

Outras doenças neurodegenerativas (Sinucleinopatias, taupatias, TDP-43patias e proteinopatias com expansão poliglutamínica)

Além da doença de Alzheimer, diversas outras doenças neurodegenerativas causam demência (Quadro 26.15) e distúrbios do movimento (Quadro 26.16).

▶ Sinucleinopatias

Caracterizam-se por depósitos da proteína α-sinucleína em forma de inclusões no corpo e processos neuronais e em oligodendrócitos. A proteína, assim chamada por ter sido identificada em terminais sinápticos e no envoltório nuclear, está envolvida na homeostase de vesículas sinápticas; seu gene localiza-se no cromossomo 4. As sinucleinopatias mais importantes são a doença com corpos de Lewy e a atrofia de múltiplos sistemas.

Doença com corpos de Lewy

Trata-se de doença com acúmulo progressivo de corpos de Lewy e neuritos de Lewy que se inicia no tronco cerebral e nos bulbos olfatórios e progride para áreas límbicas e neocorticais. A doença manifesta-se clinicamente como demência com corpos de Lewy ou doença de Parkinson, que são variações de uma mesma entidade.

Demência com corpos de Lewy (DCL)

Acomete idosos, mais comumente homens, sendo a segunda causa mais frequente de demência em idosos nos países desenvolvidos. A maioria dos casos é esporádica, mas há casos familiais. Os pacientes apresentam demência flutuante, alucinações visuais e parkinsonismo em 90% dos casos, embora em geral sejam menos intensos do que na doença de Parkinson. Distúrbios de comportamento que ocorrem durante o sono REM (caracterizado por movimento rápido dos olhos, é a fase do sono em que ocorrem os sonhos mais vívidos) são fortemente indicativos de DCL, décadas antes do aparecimento dos sintomas motores. Cerca de 80% dos pacientes apresentam placas amiloides, 60% exibem emaranhados neurofibrilares e 30% preenchem critérios neuropatológicos para a doença de Alzheimer. Por isso, um dos maiores problemas diagnósticos é estabelecer se a demência é causada pelos DCLs ou se pelas alterações da doença de Alzheimer nos casos de sobreposição. A hipótese mais aceita é que a demência por corpos de Lewy causa o déficit cognitivo.

Doença de Parkinson

A doença de Parkinson (DP) compromete cerca de 3% das pessoas acima de 65 anos, sendo os homens mais acometidos. Brancos são mais afetados do que negros. Pessoas com familiares acometidos têm frequência de DP duas a três vezes maior, embora se admita que fatores ambientais, como exposição a pesticidas, sejam mais importantes do que fatores genéticos. Cerca de 10% dos casos são genéticos, com herança autossômica dominante ou recessiva, tendo sido identificadas pelo menos 12 mutações em diferentes genes. A DP manifesta-se por sinais e sintomas motores (parkinsonismo) e não motores (depressão, transtornos do sono, demência e distúrbios gastrointestinais). Os sintomas motores são extrapiramidais, como bradicinesia, rigidez, tremor durante o repouso, postura encurvada e marcha com passos progressivamente encurtados e acelerados, acompanhados de face inexpressiva característica. A idade de manifestação dos sintomas motores tem pico entre 55 e 65 anos; casos familiais manifestam-se antes. Manifestações não motoras podem aparecer até 15 anos antes dos sintomas motores; porém, como não são específicas, não se pode fazer o diagnóstico de DP sem a presença dos sinais motores.

26

Aspectos morfológicos

A doença com corpos de Lewy envolve os sistemas dopaminérgico, noradrenérgico, serotoninérgico e colinérgico. O quadro neuropatológico é similar na DCL e na DP. A lesão macroscópica característica é despigmentação da zona compacta da substância negra e do *locus ceruleus* (Figura 26.84 A e B). Microscopicamente, observam-se perda neuronal regional, corpos de Lewy (CL) e neuritos de Lewy, formados principalmente pela proteína α-sinucleína. Os CLs podem ser: (a) tipo clássico – inclusões proteicas intracitoplasmáticas em neurônios, arredondadas, envolvidas por halo claro, mais comuns no tronco encefálico (Figura 26.84 E e F); (b) tipo difuso, menos evidente, de contorno mal definido, sem halo, no córtex cerebral (Figura 26.84 C e D). Os CLs podem ser visualizados por hematoxilina e eosina, mas são mais bem identificados

à imuno-histoquímica para α-sinucleína. Nos hemisférios cerebrais, os CLs localizam-se geralmente nas camadas corticais profundas (V e VI), na amígdala e nos setores CA2 e CA3 do hipocampo.

A doença de Parkinson se inicia no núcleo dorsal motor do vago (colinérgico), ascende para o *locus ceruleus* (noradrenérgico) e, posteriormente, para a substância negra (dopaminérgica) e o núcleo dorsal da rafe (serotoninérgico), conforme mostra a Figura 26.84 G. As manifestações motoras iniciam-se quando grande parte dos neurônios da substância negra é afetada. Com a progressão da doença, o córtex cerebral é atingido e muitos pacientes apresentam demência. Não se sabe por que indivíduos que manifestam a doença como demência com corpos de Lewy tem menos sintomas motores iniciais.

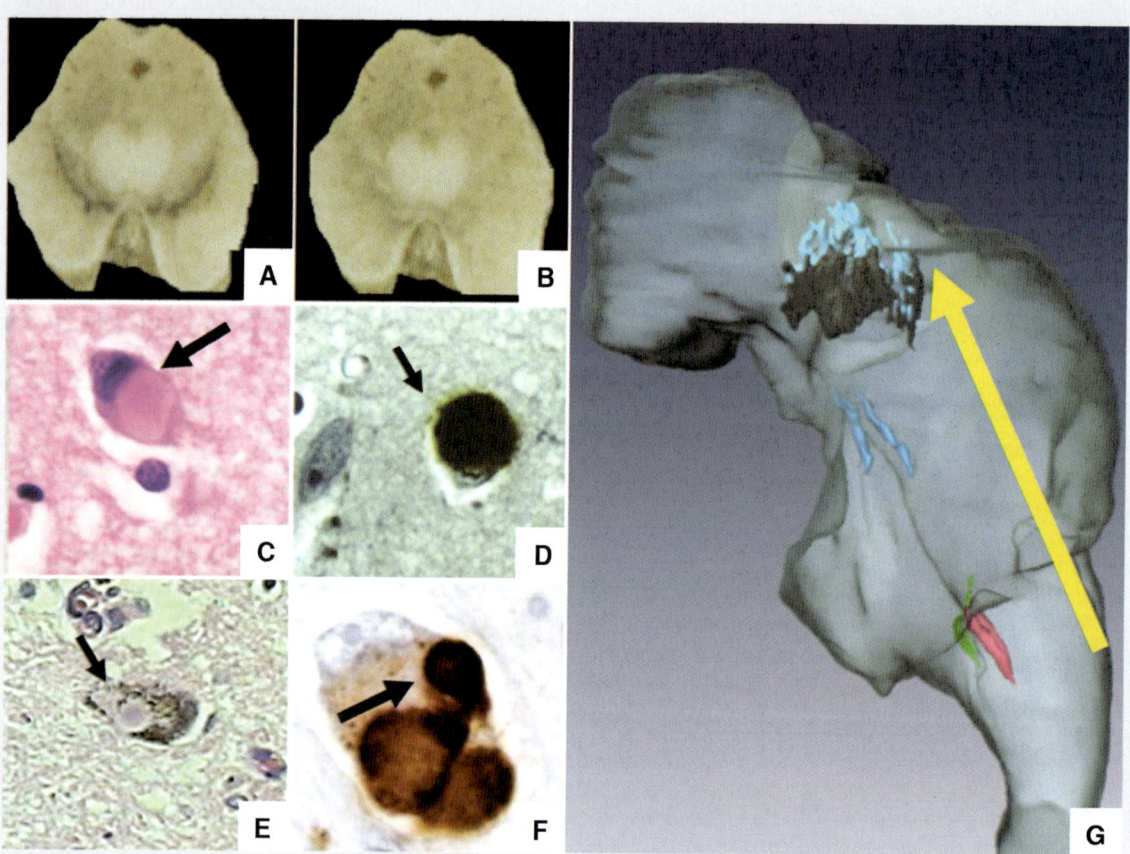

Figura 26.84 Aspectos neuropatológicos de sinucleidopatias. **A.** Mesencéfalo com substância negra sem alterações. **B.** Doença de Parkinson. Mesencéfalo com substância negra despigmentada. **C** e **D.** Corpos de Lewy difusos, encontrados no córtex cerebral. **E** e **F.** Corpos de Lewy clássicos, encontrados no tronco encefálico. **C** e **E.** Coloração por HE. **D** e **F.** Imuno-histoquímica para α-sinucleína. **G.** Esquema indicando a progressão ascendente da doença de Parkinson. No tronco encefálico (visto pela face lateral), as primeiras alterações são visualizadas no núcleo dorsal motor do vago (*vermelho*), localizado no bulbo. Daí, as lesões atingem o *locus ceruleus* (*azul*) e a substância negra (*preto*).

O diagnóstico neuropatológico da DCL baseia-se em protocolo para amostragem de áreas cerebrais que incluem estruturas do tronco encefálico (núcleos do IX e X nervos cranianos, *locus ceruleus*, substância negra), bulbo olfatório, núcleo basal de Meynert, amígdala, córtex para-hipocampal, parte anterior do giro do cíngulo e giros frontal médio e temporal médio e lóbulo parietal superior. No estadiamento proposto por McKeith e colaboradores em 2017, avalia-se semiquantitativamente os CLs e,

conforme a sua distribuição, a doença é classificada em predominante na amígdala, no tronco encefálico, límbica ou neocortical difusa. Os casos com distribuição límbica e neocortical difusa dos CLs têm alta probabilidade de diagnóstico de DCL, especialmente se a presença simultânea de emaranhados neurofibrilares for mais restrita, avaliada pelo estadiamento de Braak de 2012 para a doença de Alzheimer (até estágio IV de Braak para CLs distribuídos difusamente no neocórtex cerebral e até estágio II de Braak para CLs de distribuição límbica). Na demência por corpos de Lewy, CLs no neocórtex cerebral são o substrato neuropatológico para o declínio cognitivo, na ausência de outras alterações. Os pacientes com doença de Parkinson com demência nas fases avançadas da doença exibem cerca de 10 vezes mais corpos de Lewy no córtex cerebral e nas áreas límbicas do que pacientes sem demência, sugerindo que o corpo de inclusão representa também o substrato da demência na doença. Corpos de Lewy são encontrados ainda no bulbo olfatório e no sistema nervoso autônomo do trato digestivo e cardíaco e em glândulas salivares, sugerindo que a doença por corpos de Lewy possa ter origem periférica.

Atrofia de múltiplos sistemas

Trata-se de doença neurodegenerativa esporádica e idiopática, com início na idade adulta. Estima-se que para cada 50 casos de doença de Parkinson haja um de atrofia de múltiplos sistemas (AMS). Homens são mais acometidos, e a idade de início das manifestações é cerca de 50 anos. Clinicamente, há falhas em quatro domínios: autonômico com disfunção urinária, parkinsonismo, ataxia cerebelar e disfunção corticobasal. Lesões na substância negra e no corpo estriado são responsáveis por parkinsonismo. Perda de neurônios nos núcleos pontinos causa atrofia das fibras pontocerebelares e do pedúnculo cerebelar médio, seguida de perda das células de Purkinje do cerebelo, resultando em ataxia. Perda de neurônios da coluna intermediolateral da medula espinhal explica a disfunção autonômica.

A AMS é uma sinucleinopatia caracterizada por inclusões citoplasmáticas em oligodendrócitos, positivas para α-sinucleína, também conhecidas como corpúsculos de Papp-Lantos. Há também perda neuronal, desmielinização, gliose e ativação microglial nas áreas afetadas, principalmente substância negra, putâmen, *locus ceruleus*, núcleo olivar inferior, núcleos pontinos e colunas intermediolaterais da medula espinhal cervical.

Degenerações lobares frontotemporais

As degenerações lobares frontotemporais (DLFT) são um grupo de entidades neuropatológicas que se manifestam por transtornos comportamentais (demência frontotemporal variante comportamental), da linguagem (afasia primária progressiva, variedades não fluente ou semântica) ou combinação de distúrbios cognitivos e parkinsonismo (síndrome corticobasal e paralisia supranuclear progressiva). Alguns pacientes apresentam também doença do neurônio motor/esclerose lateral amiotrófica. As DLFTs são a segunda causa de demência em indivíduos abaixo de 65 anos de idade, com prevalência de 3,6/100.000 pessoas entre 50 e 59 anos de idade, de 9,4/100.000 entre 60 e 69 anos e de 3,8/100.000 entre 70 e 79 anos. Cerca de 25% dos casos são hereditários. A denominação *degeneração lobar frontotemporal* surgiu nos anos 1980 para caracterizar achados microscópicos de vacuolização, perda neuronal e astrocitose fibrilar predominantemente nos lobos frontais e temporais (Figura 26.85). Como várias outras entidades neurodegenerativas também causam tais alterações, as DLFTs são hoje classificadas por seus aspectos anatômicos e moleculares, só detectáveis por imuno-histoquímica (Quadro 26.19), assim como qualquer outra doença neurodegenerativa.

As DLFTs caracterizam-se por depósitos anormais de: (1) proteína TDP-43, que corresponde à maioria dos casos; (2) proteína tau hiperfosforilada; (3) proteína FUS (*fused in sarcoma*), em 5% dos casos. Nem todas as taupatias e TDP-43 proteinopatias são DLFTs, mas somente aquelas com alterações características de DLFT.

Quadro 26.19 Classificação das degenerações lobares frontotemporais (DLFT)

Tipo de inclusão	Doença
Tau positivas (taupatias)	
Predominância de isoformas *tau* 3R	Doença de Pick Formas genéticas por mutação no gene *MAPT*
Predominância de isoformas *tau* 4R	Degeneração corticobasal Paralisia supranuclear progressiva Doença com grãos argirófilos Formas genéticas por mutação no gene *MAPT*
Isoformas *tau* 3R e 4R	Doença de Alzheimer Encefalopatia traumática crônica Formas genéticas por mutação no gene *MAPT*
TDP-43 positivas (TDP-43patias)	Tipo A Tipo B Tipo C Tipo D
FUS positivas (FUSpatias)	Doença com inclusões basófilas Demência com inclusão de filamento intermediário neuronal DLFT ubiquitina positiva atípica
UPSpatias (*ubiquitin proteasome system*) (negativas para TDP-43 e FUS)	Alguns casos associam-se a mutações no gene *CHMP2B*

MAPT: gene *MAPT* (*microtubule-associated protein tau*), que codifica a proteína *tau*; FUS: proteína *fused in sarcoma*; CHMP2B: gene 2B da proteína de carga do corpo multivesicular.

▶ Taupatias

A proteína *tau* é responsável pela estabilidade de microtúbulos. O cérebro humano produz seis isoformas da proteína, que se originam por processamento alternativo do mRNA transcrito do gene *MAPT*, no cromossomo 17. Três isoformas têm três regiões de repetição (3R) na porção C-terminal da proteína e três isoformas têm quatro repetições (4R). Os domínios de ligação aos microtúbulos se fazem na porção C-terminal; assim, as três isoformas 3R possuem três domínios de ligação e as outras três 4R, quatro domínios. No cérebro humano normal, são encontradas quantidades similares das isoformas 3R e 4R. Existem mais de 20 taupatias, algumas mantendo o equilíbrio entre as isoformas 3R e 4R e outras com predomínio de uma ou de outra isoforma. Hiperfosforilação da proteína tau é característica comum de todas as taupatias. A grande maioria delas é esporádica, mas existem mais de 15 formas hereditárias causadas por mutações em diversos locos do gene *MAPT*. Apesar da importância da proteína tau nas doenças neurodegenerativas, ainda falta muito a ser esclarecido. As principais taupatias estão descritas a seguir.

26

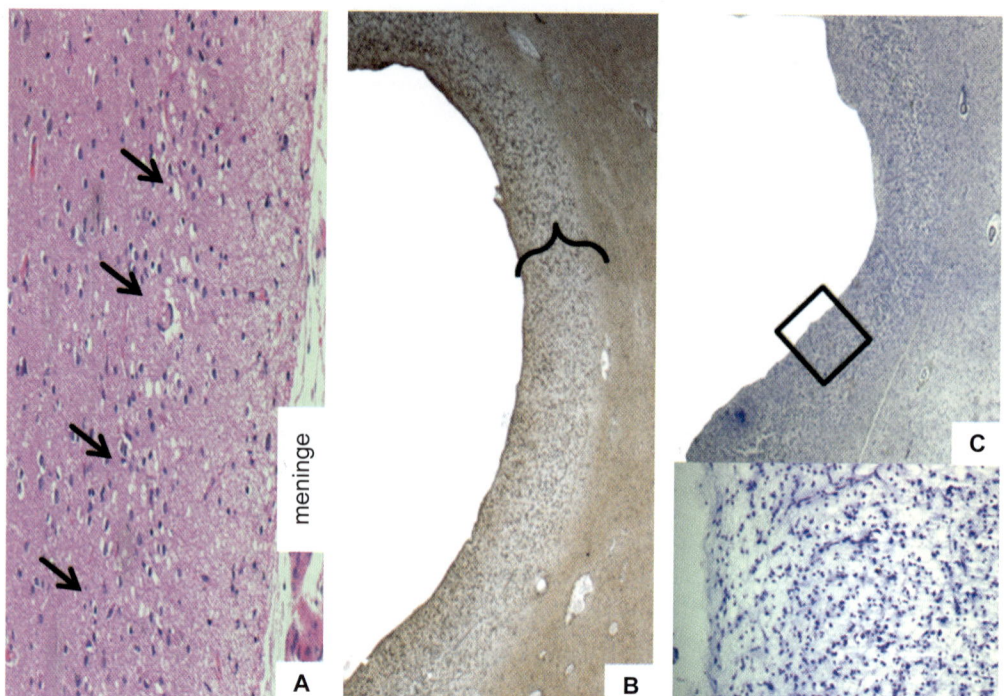

Figura 26.85 Achados comuns das degenerações lobares frontotemporais. **A.** Vacuolização cortical superficial (*setas*). Coloração por HE. **B.** Gliose cortical. Grande quantidade de astrócitos fibrilares reativos (pontos marrons) no córtex cerebral. Imuno-histoquímica para GFAP. **C.** Perda neuronal no córtex frontal. Coloração de Nissl. No detalhe, ampliação da área enquadrada, mostrando a perda da estratificação cortical e a grande quantidade de células gliais.

Taupatias esporádicas com predominância de inclusões de *tau* 3R

Doença de Pick. Descrita inicialmente em 1892, a expressão doença de Pick passou a ser usada mais tarde para descrever todos os casos de demência com atrofia frontotemporal (Figura 26.86 A), perda neuronal e gliose. A partir dos anos 1980, com melhor entendimento das DLFTs, o termo restringiu-se a uma subcategoria de taupatia, que se caracteriza por inclusões citoplasmáticas, arredondadas, nas camadas corticais superficiais, os corpúsculos de Pick (Figura 26.86 B). A doença de Pick é rara, manifesta-se após 60 anos e tem evolução longa, de até 20 anos, porque áreas cerebrais responsáveis por funções vitais são resistentes às lesões.

Taupatias esporádicas com predominância de inclusões de *tau* 4R

Doença com grãos argirófilos. A doença com grãos argirófilos (DGA) foi descrita nos anos 1980 por Braak & Braak, em casos de demência discreta, de apresentação tardia, associada ou não à doença de Alzheimer. Por sua associação com demência discreta de progressão muito lenta, admite-se que a doença seja relativamente benigna. Cerca de 50% da população acima de 80 anos apresenta DGA.

Alterações macroscópicas são imperceptíveis. Microscopicamente, aparecem grãos argirófilos, em formato de vibrião, em neuritos ou formando inclusões em oligodendrócitos, e pré-emaranhados neurofibrilares (Figura 26.86 C e D). Tais alterações, vistas sobretudo no córtex entorrinal, no setor CA1 do hipocampo e na amígdala, são detectadas por imuno-histoquímica para proteína *tau*; podem ser reconhecidas também por impregnação pela prata, principalmente pela técnica de Gallyas.

Não há nenhum achado clínico que permita diagnosticar a DGA em vida. Estudos retrospectivos indicam que a DGA causa demência discreta, não progressiva e poucos transtornos comportamentais. Possivelmente, vários pacientes com diagnóstico de doença de Alzheimer são na verdade portadores de DGA. A DGA pode associar-se a qualquer doença neurodegenerativa.

Paralisia supranuclear progressiva. Paralisia supranuclear progressiva (PSP), um tipo de DLFT, é doença neurodegenerativa caracterizada por inclusões proteicas tau-positivas predominantemente 4R, com prevalência de 1 a 3/100.000 pessoas. A idade média de apresentação é de 65 a 69 anos; 60% dos pacientes são homens. A duração média da doença é de 5 anos. A PSP é esporádica, mas polimorfismos no gene da proteína *tau* – haplótipos H1 (A0, A1, A2) e H2 (A3 e A4) – associam-se à doença. A maioria dos casos associa-se ao haplótipo H1 e ao genótipo H1/H1. O quadro clínico, que pode se sobrepor ao da doença de Parkinson, caracteriza-se por rigidez sem tremor, distúrbios nos movimentos oculares com perda da visão vertical, paralisia pseudobulbar e distonia axial em extensão, manifestações essas que podem surgir apenas tardiamente. Em alguns casos, existe demência frontotemporal. Hiperinsônia (média de 4 horas de sono diários) é característica da doença.

Morfologicamente, pode não haver alterações macroscópicas ou apenas atrofia cerebral discreta. Atrofia ou alteração na coloração do núcleo subtalâmico e da substância negra e atrofia intensa do teto mesencefálico e do núcleo denteado do

26

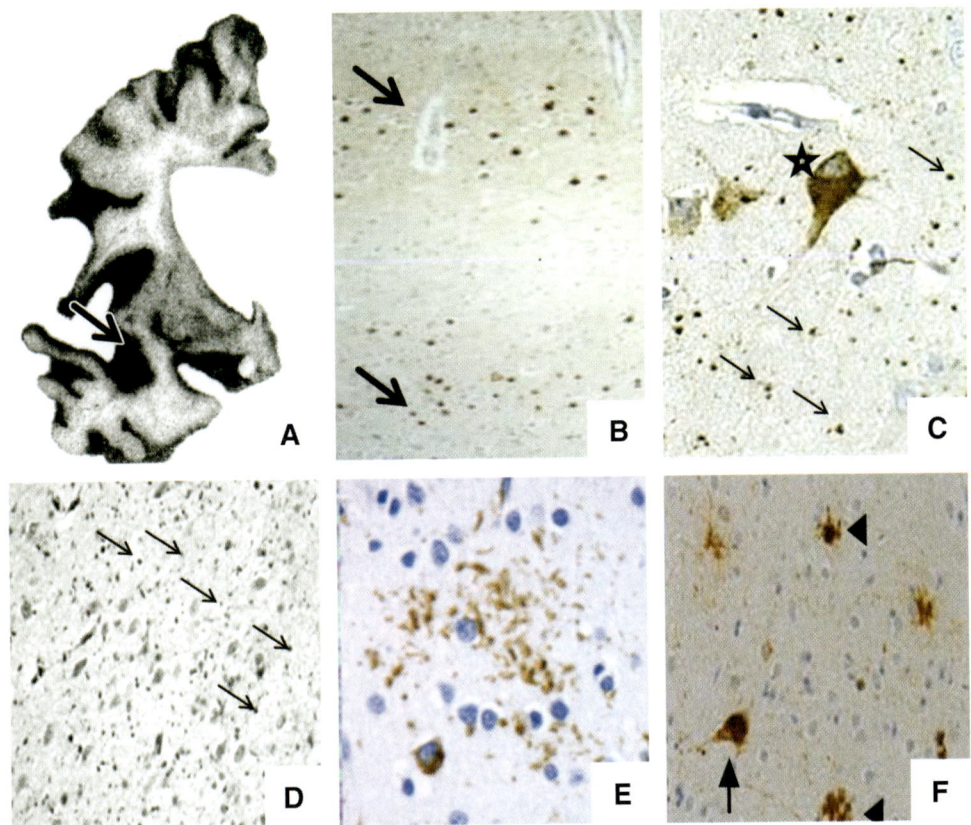

Figura 26.86 Aspectos neuropatológicos de taupatias. **A.** Doença de Pick. No corte coronal de um dos hemisférios cerebrais, na altura dos núcleos da base, o córtex frontotemporal apresenta atrofia intensa (*seta*). **B.** Doença de Pick. Distribuição laminar dos corpúsculos de Pick (*setas*). Imuno-histoquímica para proteína *tau*. **C.** Doença com grãos argirófilos. As setas indicam os grãos, e a estrela mostra neurônio com pré-emaranhado neurofibrilar. Imuno-histoquímica para proteína *tau*. **D.** Doença com grãos argirófilos. Grãos corados pela técnica de Gallyas (*setas*). **E.** Degeneração corticobasal. Placa astrocitária. Imuno-histoquímica para proteína *tau*. **F.** Paralisia supranuclear progressiva. As pontas de seta indicam astrócitos espiculados e a seta mostra emaranhados neurofibrilares. Imuno-histoquímica para proteína *tau*.

cerebelo são comuns. Microscopicamente, além das alterações histopatológicas comuns às DLFTs são encontrados emaranhados neurofibrilares globosos (Figura 26.86 F) identificados por impregnação pela prata ou imuno-histoquímica para a proteína *tau*. Há também fios do neurópilo, "astrócitos em tufo" (aglomerados de fibras de diâmetros diferentes com centro mais denso) e astrócitos espiculados (Figura 26.86 F). As áreas mais afetadas são os núcleos da base (corpo estriado, globo pálido, núcleo basal de Meynert, núcleo subtalâmico), tronco encefálico (colículos, núcleo rubro, tegmento mesencefálico, ponte) e núcleo denteado do cerebelo.

Degeneração corticobasal. Também um tipo de DLFT, a degeneração corticobasal (DCB) é doença neurodegenerativa caracterizada por inclusões proteicas *tau*-positivas, predominantemente 4R, cuja incidência parece ser inferior a 1/100.000 casos por ano. A idade média de apresentação é 63 anos. A duração média da doença é de 8 anos. No passado, a DCB era considerada uma síndrome assimétrica com apraxia e rigidez. Atualmente, conhecem-se casos com apresentação cortical focal ou DLFT. Em alguns pacientes, há sinais extrapiramidais ou de disfunção dos lobos frontais. A ressonância magnética mostra atrofia assimétrica do lóbulo parietal superior, que pode se estender para as regiões frontais.

Morfologicamente, há atrofia cortical assimétrica, especialmente nas regiões pré e pós-central e despigmentação da substância negra. Em casos com demência ou afasia progressiva, a atrofia envolve os lobos frontais e temporais. Microscopicamente, encontram-se neurônios balonizados, acromáticos, imunorreativos para proteína de neurofilamentos fosforilados e proteína αβ-cristalina, contendo inclusões granulovacuolares, nas camadas III, V e VI do neocórtex. Placas astrocitárias são comuns e formadas por prolongamentos gliais em arranjo concêntrico (Figura 26.86 E); assemelham-se às placas neuríticas da doença de Alzheimer, embora desprovidas de β-amiloide, sendo achado importante para se diferenciar a DCB de outras taupatias. Identificam-se ainda inclusões *tau*-positivas em prolongamentos neuronais e corpúsculos em vibrião nos oligodendrócitos. As áreas mais atingidas são córtex cingulado anterior, amígdala, córtex insular e claustro.

Taupatias esporádicas com predominância de inclusões de *tau* 3R e 4R

A doença de Alzheimer é a entidade mais frequente deste grupo, contendo emaranhados neurofibrilares com *tau* 3R e 4R. Mais recentemente, a encefalopatia traumática crônica foi reconhecida como parte do grupo.

26

Encefalopatia traumática crônica (ETC) associa-se a traumatismos cerebrais repetitivos, muito comuns em certos esportes, como futebol americano, rúgbi e algumas artes marciais. As manifestações surgem anos ou décadas após o último traumatismo. A doença foi descrita inicialmente em lutadores de boxe com o nome de *demência do pugilista*. Em 2003, foram publicados os primeiros casos associados à prática de futebol americano, seguidos por casos relacionados com outros esportes, como rúgbi, futebol e hóquei no gelo. É possível que militares com atuação em campo (veteranos de guerra expostos a artefatos explosivos) também tenham risco maior de ETC. Há poucos estudos sobre a prevalência de ETC na população não exposta a esportes de colisão; embora poucos, esses estudos indicam que, sem traumatismo, a chance de ETC praticamente inexiste. Em 2016, foi proposto o primeiro consenso para definir os critérios neuropatológicos para o seu diagnóstico.

Macroscopicamente, pode não haver alterações macroscópicas ou apenas atrofia cerebral discreta. Microscopicamente, observam-se depósitos de proteína *tau* inicialmente em áreas neocorticais, mais evidentes na base dos giros (fundo dos sulcos, Figura 26.87). A lesão patognomônica da doença é depósito de proteína tau hiperfosforilada em neurônios circundando vasos sanguíneos, caracterizando uma taupatia. Outras lesões comuns, embora insuficientes para o diagnóstico, são depósitos de proteína tau fosforilada em células da glia e emaranhados neurofibrilares.

O quadro clínico varia com a idade e a gravidade da exposição a traumatismo repetitivo. Jogadores profissionais de futebol americano tendem a apresentar manifestações na quarta e quinta décadas de vida. Os sintomas caracterizam-se por distúrbios psiquiátricos e comportamentais graves como ansiedade, distúrbios do sono, agressividade e depressão, seguidos de perda de memória. Muitos casos terminam em suicídio. Em pacientes mais idosos e com menor exposição, são observados menos sintomas psiquiátricos e mais sintomas amnésticos, como na doença de Alzheimer.

▶ TDP-43patias

Trata-se de grupo heterogêneo de doenças que têm em comum a presença de inclusões nucleares ou citoplasmáticas de TDP-43 (Quadro 26.19). A TDP-43 é uma ribonucleoproteína rica em glicogênio, codificada pelo gene *TARDBP*, situado no cromossomo 1. A proteína liga-se ao DNA e ao RNA e tem múltiplas funções na repressão transcricional, processamento prémRNA e regulação da transcrição gênica.

DLFT por proteína TDP-43

A maioria dos casos é esporádica, mas existem formas familiais de herança autossômica dominante por mutações em genes nos cromossomos 9 e 17. Excesso de expansão da héxade GGGGCC em uma região não codificadora do gene *C9ORF72*, no cromossomo 9, é a causa mais comum de casos esporádicos e familiais de DLFT e esclerose lateral amiotrófica, isoladamente ou em associação (ver adiante); mutações no gene da progranulina vêm em seguida. Além de depósitos de TDP-43, também são encontradas inclusões TDP-43 negativas, mas positivas para a proteína p62 (uma proteína de proteassomos) e peptídeos derivados dessa repetição. Clinicamente, além das características clássicas de DLFT, muitos pacientes apresentam quadro de doença do neurônio motor/esclerose lateral amiotrófica e perda de memória.

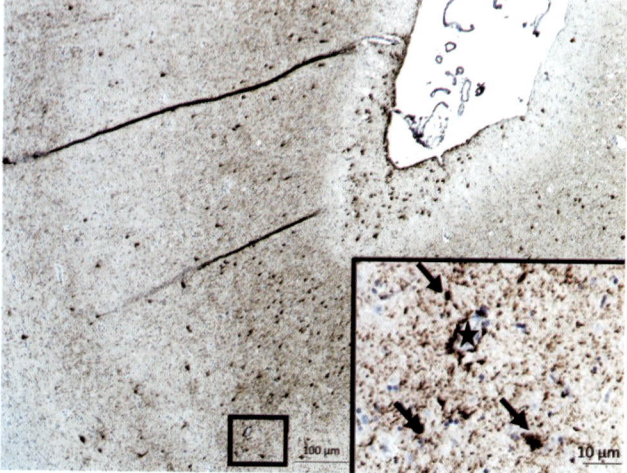

Figura 26.87 Encefalopatia traumática crônica. As lesões são mais intensas no fundo do sulco cortical. O diagnóstico neuropatológico de ETC baseia-se no achado de neurônios com inclusões de proteína *tau* hiperfosforilada (*setas*) ao redor de vasos (*estrela*). Imuno-histoquímica para proteína tau.

Aspectos morfológicos

Há atrofia cortical, predominantemente nas regiões frontais e temporoparietais anteriores (Figura 26.88 A) e dilatação ventricular (Figura 26.88 B). Em alguns casos, existem despigmentação da substância negra e atrofia da porção anterior da medula espinhal. Há casos com perda neuronal cortical cerebral mais evidente, desaparecimento de neurônios da substância negra e acometimento dos núcleos da base. A imuno-histoquímica revela inclusões TDP-43 positivas, citoplasmáticas ou nucleares, nos neurônios granulares do giro denteado do hipocampo e nas camadas corticais superiores (Figura 26.88 C a F). Inclusões em prolongamentos neuronais são encontradas no neocórtex. Há quatro tipos morfológicos da doença. No tipo A, as inclusões corticais são sólidas e predominam nas camadas corticais superiores. No Tipo B, as inclusões neuronais são granulares e se encontram em todas as camadas; este é o tipo que se associa à doença do neurônio motor/esclerose lateral amiotrófica. Pode haver perda de neurônios motores da medula espinhal e do tronco encefálico, como na doença do neurônio motor. No tipo C, inclusões neuronais são encontradas apenas no corpo estriado ventral. Em outras áreas acometidas, encontram-se somente neuritos distróficos longos com depósitos de TDP-43. O tipo C é esporádico em 100% dos casos e se associa clinicamente a afasia progressiva primaria, variante semântica. O tipo D é causado por mutação no gene *VCP*, localizado no cromossomo 9.

(continua)

Aspectos morfológicos (*continuação*)

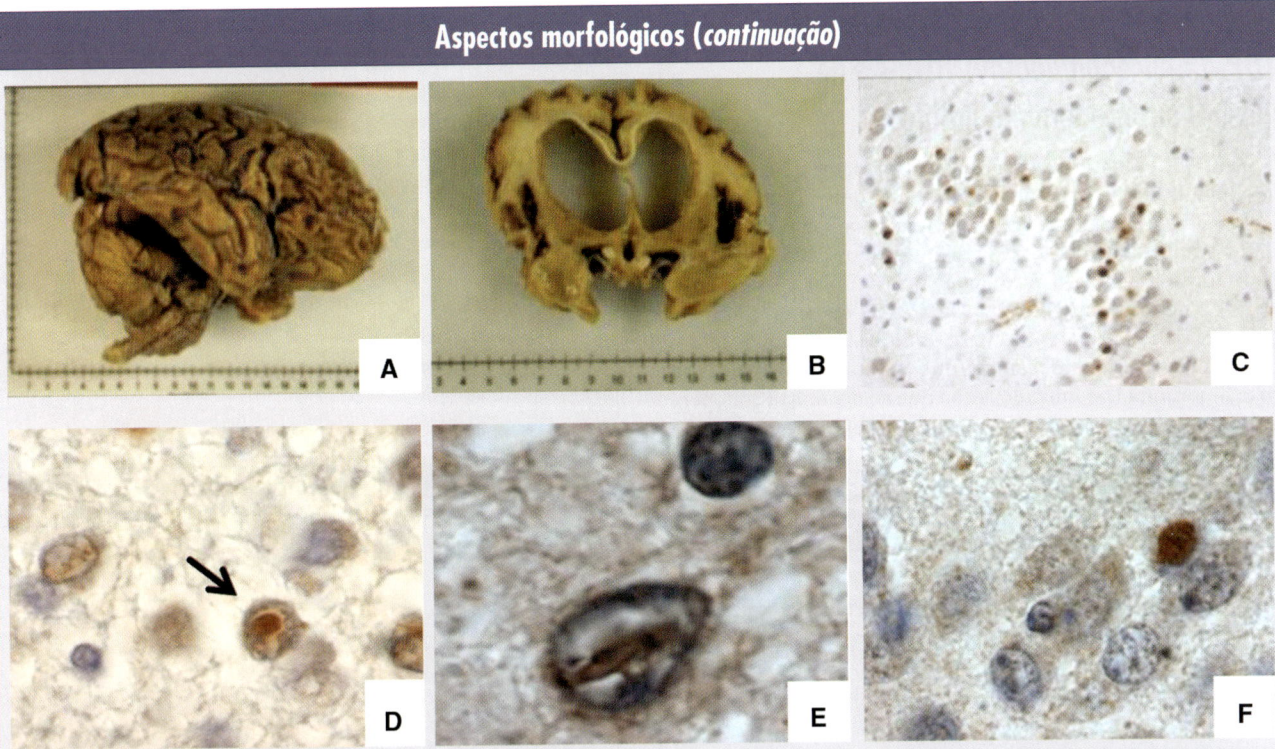

Figura 26.88 Aspectos neuropatológicos de TPD-43patias. **A** e **B.** Caso pertencente ao *pedigree* HDDD1, um dos tipos de degeneração lobar frontotemporal, com inclusões TDP-43 positivas e mutação no gene da progranulina. **A.** Atrofia do lobo frontal e na parte anterior dos lobos temporal e parietal. **B.** Ao corte coronal, atrofia cortical e dilatação dos ventrículos laterais. **C** a **F.** Inclusões TDP-43 positivas, identificadas por imuno-histoquímica, no giro denteado do hipocampo (**C**), citoplasmática (*seta*) (**D**) e nucleares (**E** e **F**).

Esclerose lateral amiotrófica

Também conhecida como doença do neurônio motor, a esclerose lateral amiotrófica (ELA) é distúrbio neurodegenerativo progressivo caracterizado por degeneração de neurônios do córtex motor, do tronco encefálico e da medula espinhal. A prevalência é de 4 a 6/100.000 pessoas. A incidência é relativamente homogênea, com exceção de algumas áreas de risco, como a Ilha de Guam (Oceano Pacífico, restrita ao grupo étnico Chamorro), a península Kii (Japão) e partes de Papua-Nova Guiné. A doença pode ter caráter familial (5 a 10% dos casos, a maioria com herança autossômica dominante) ou ser esporádica. Mais de 20 genes são responsáveis pelos casos familiais, dos quais os mais importantes são *C9orf72* (40% dos casos), *SOD1* (20%), *FUS* (1 a 5%) e *TARDBP* (1 a 5%). A doença manifesta-se nas sexta e sétima décadas; a apresentação em homens e em casos familiais tende a ser mais precoce. O sexo masculino é mais acometido. Embora não se saiba o defeito nos casos esporádicos, parece envolver as proteínas TDP-43 e FUS e ação excitotóxica do glutamato. A esclerose lateral amiotrófica e a degeneração lobar frontotemporal TDP-43 são hoje consideradas como parte de um espectro comum em razão de similaridades genéticas, clínicas e neuropatológicas. O gene *C9orf72* é também o responsável pela maioria dos casos familiais de DLFT-43/ELA.

Aspectos morfológicos

A perda neuronal é seletiva e restrita aos neurônios motores inferiores e superiores, como neurônios motores das colunas anteriores da medula espinhal e núcleos motores do tronco encefálico (com exceção dos núcleos oculomotor, abducente e troclear) e degeneração das grandes células piramidais de Betz no giro pré-central. Degeneração e perda de fibras nervosas mielinizadas do trato corticoespinhal com macrófagos espumosos é marcador da doença. Encontram-se ainda: (a) inclusão em forma de "meadas" (skein inclusion), ubiquitina e TDP-43 positivas, no citoplasma e nos axônios dos neurônios distróficos; (b) corpúsculos de Bunina, que são pequenas inclusões eosinofílicas no pericário de neurônios.

Clinicamente, há paralisia espástica e atrofia dos músculos esqueléticos. A paralisia espástica deve-se a lesão do neurônio motor superior (células de Betz). A atrofia muscular ou amiotrofia resulta de desnervação muscular, por degeneração do neurônio motor inferior. O óbito ocorre por falência respiratória. O quadro clínico é variado, e alguns pacientes apresentam também degeneração lobar frontotemporal e demência.

26

LATE (*limbic-predominant age-related TDP-43 encephalopathy*). TDP-43 de idosos com predomínio límbico

Esta TDP-43patia foi associada inicialmente às DLFTs, mas, atualmente, é ligada ao envelhecimento, quando predominam inclusões em áreas límbicas, reconhecidas como as mais comuns e nomeadas LATE; 25% dos indivíduos com 85 anos ou mais apresentam LATE. As manifestações clínicas assemelham-se às da doença de Alzheimer. Qualquer depósito anormal de proteína TDP-43 aumenta o risco de perda neuronal intensa nos setores CA1 do hipocampo (que resulta em atrofia e esclerose hipocampal) e subículo, lesão que se manifesta com perda acentuada de memória.

Aspectos morfológicos

Como as lesões iniciais ocorrem na amígdala e no hipocampo, incluindo o giro denteado, macroscopicamente pode haver atrofia hipocampal discreta; mais tarde, há esclerose hipocampal, usualmente unilateral. Microscopicamente, são visualizadas inclusões proteicas de proteína TDP-43 no citoplasma de neurônios e nos prolongamentos neuronais. Em casos avançados, são encontradas inclusões no córtex temporal e frontal. Quando as lesões estão no neocórtex, é importante o diagnóstico diferencial com DLFT por proteína TDP-43, principalmente do tipo A.

Distúrbios por repetição trinucleotídea poliglutamínica

São doenças causadas por expansão de unidades de três nucleotídeos nas proteínas afetadas. Apesar de haver manifestações em todo o organismo, o SNC é particularmente sensível. Na maioria das doenças que causam neurodegeneração, a unidade CAG é a que sofre expansão. Característica marcante é a "antecipação", que significa que a cada geração a idade de aparecimento das manifestações clínicas é mais precoce. A patogênese não é conhecida, e a herança genética é variada. Algumas são doenças autossômicas recessivas, outras dominantes ou ainda ligadas ao cromossomo X. Outra característica comum é a agregação de proteínas contendo expansão de poliglutaminas. As formas mais importantes são doença de Huntington, ataxias espinocerebelares e ataxia de Friedreich.

Doença de Huntington

A doença de Huntington (DH) é afecção neurodegenerativa de herança autossômica dominante causada por mutação no gene *IT15* (cromossomo 4), que codifica a proteína huntingtina. O defeito consiste na repetição anormal da tríade CAG, que normalmente varia de 9 a 36 cópias, enquanto na DH a sequência de repetições é expandida e varia de 36 a 86, resultando no acúmulo de poliglutamina na molécula de huntingtina e agregação desta em forma de diminutas inclusões nucleares em neurônios. A huntingtina tem função de transporte, transcrição e neurogênese. A doença manifesta-se na quarta década de vida; quanto mais repetições na proteína, mais cedo a doença se manifesta. No entanto, pelo número de repetições não é possível prever a idade de manifestação ou o quadro clínico.

Aspectos morfológicos

Encontram-se atrofia intensa do encéfalo, principalmente do neoestriado (putâmen e núcleo caudado), seguido de globo pálido, diencéfalo, tronco encefálico e cerebelo (Figura 26.89). O córtex cerebral também se atrofia, especialmente nas regiões frontais e parietais. Microscopicamente, há perda neuronal e gliose. Os neurônios mais afetados são os de transmissão, gabaérgicos e encefalina-positivos, que se projetam principalmente para o globo pálido lateral. No córtex cerebral, observam-se perda neuronal e gliose nas camadas III e IV das regiões frontais e parietais. A imuno-histoquímica é positiva para huntingtina e ubiquitina nas inclusões nucleares neuronais.

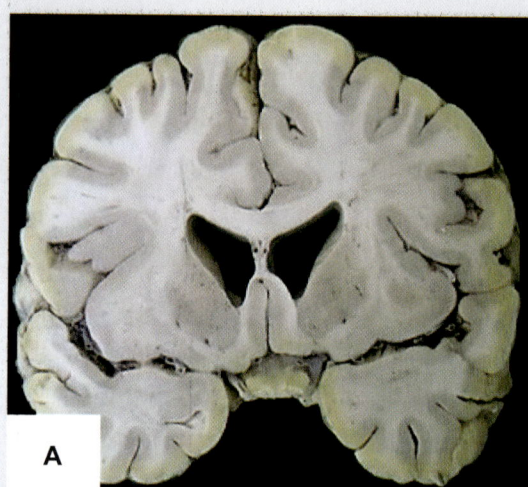

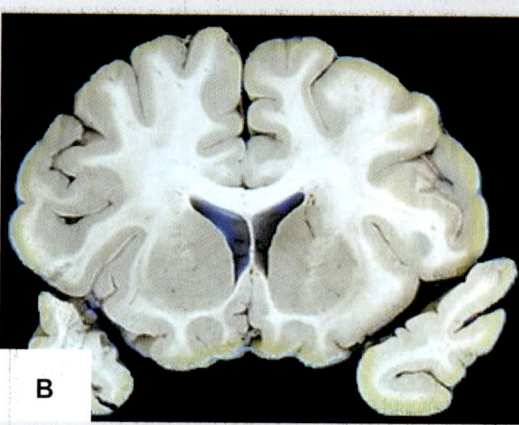

Figura 26.89 A. Doença de Huntington. A cabeça do núcleo caudado está retificada em relação ao ventrículo lateral, indicando atrofia. Em consequência, há dilatação ventricular. **B.** Controle. Notar que a cabeça do núcleo caudado é convexa em relação ao ventrículo lateral.

Clinicamente, os pacientes apresentam movimentos involuntários dos membros, da cabeça e do tronco (coreia), rigidez muscular e alterações psíquicas que evoluem para quadro demencial. Como em todas as doenças deste tópico, não há correlação entre o diagnóstico clínico e o neuropatológico na DH. Há casos bem caracterizados clinicamente cujo diagnóstico anatomopatológico foi discordante e vice-versa.

26

Ataxias cerebelares autossômicas dominantes

As ataxias espinocerebelares (AEC) são um grupo heterogêneo de doenças de transmissão autossômica dominante. Das 37 mutações identificadas, as AEC 1, 2, 3 (doença de Machado-Joseph), 6, 7, 12 e 17 ocorrem com expansão CAG e a AEC 8, com expansão CTG, em suas respectivas proteínas, principalmente o grupo das ataxinas. As demais AEC são causadas por mutações em outros genes, ou têm origem não identificada. A prevalência de AEC é de cerca de 0,9 a 3/100.000 europeus. As AEC 1, 2, 3 e 6 são as mais comuns. Em todas, há atrofia cortical cerebelar. Diversos núcleos do tronco encefálico também sofrem perda neuronal variável. Atrofia olivopontocerebelar é comum em várias formas da doença. Outras áreas afetadas são os tratos corticoespinhal e espinocerebelar, núcleos da base e neurônios motores da medula espinhal. Ataxia ou incoordenação motora é sempre sinal importante; outras alterações clínicas (oftalmoplegia, sinais piramidais, parkinsonismo, demência e cegueira) podem estar presentes, dependendo dos núcleos afetados.

Ataxia de Friedreich

É a ataxia familial mais frequente (prevalência de 1,7 a 4,7/100.000 pessoas) e a mais bem caracterizada. Tem herança autossômica recessiva e associa-se, em quase todos os casos, a expansão intrônica GAA no gene da frataxina (proteína mitocondrial da cadeia respiratória), localizado no cromossomo 9q. A doença manifesta-se por ataxia da marcha e membros, disartria, arreflexia de membros inferiores, malformações do esqueleto e cardiomiopatia.

A medula espinhal e as raízes posteriores sofrem atrofia, e os nervos sensitivos são gravemente afetados. Perda de axônios mielinizados de grande calibre e das grandes células ganglionares dos gânglios espinhais e degeneração dos funículos posteriores explicam a perda da sensibilidade profunda e dos reflexos tendíneos, os dois aspectos clínicos mais importantes da doença. Há, ainda, perda neuronal nos núcleos dorsais (colunas de Clarke). Coexistem degeneração dos tratos espinocerebelares e piramidais, atrofia do nervo óptico, redução de células de Purkinje, perda neuronal do núcleo denteado do cerebelo e degeneração dos pedúnculos cerebelares superiores.

Outras doenças associadas a distúrbios do movimento

Ataxia-telangiectasia

Também denominada *doença de Louis-Bar*, é a causa mais comum de ataxia progressiva em crianças de baixa idade. É doença hereditária com herança autossômica recessiva, causada por mutação no gene *ATM* (ataxia-telangiectasia), localizado no cromossomo 11q. A proteína codificada pelo gene, uma fosfatidilinositol 3-cinase, atua no reparo do DNA. Na doença, as células apresentam quebras no DNA induzidas, por exemplo, por raios X, e continuam a replicar o DNA lesado sem haver reparo ou apoptose da célula afetada. A doença associa-se a telangiectasias na pele e na conjuntiva ocular, imunodeficiência e incidência aumentada de câncer, principalmente no sistema hematopoético. Histologicamente, a maioria dos tecidos mostra células com núcleos grandes, irregulares e bizarros. No sistema nervoso, são encontradas principalmente no endotélio e nos gânglios da raiz dorsal, além da hipófise. O córtex cerebelar mostra extensa perda de células de Purkinje e de células da camada granular. As células de Purkinje sobreviventes apresentam corpos de inclusão eosinofílicos citoplasmáticos.

Atrofia muscular espinhal

É doença hereditária, geralmente de transmissão autossômica recessiva, havendo casos de herança autossômica dominante ou ligada ao cromossomo X. Há diversos tipos de atrofia muscular espinhal, classificados conforme a época de aparecimento das manifestações (infantil, juvenil, adulto), o padrão de distribuição dos músculos afetados (proximal, distal, complexo), a progressão clínica (aguda ou rapidamente progressiva, crônica ou lentamente progressiva) e o padrão de transmissão. A forma mais comum é a transmitida por herança autossômica recessiva, ligada à deleção de uma das duas cópias do gene *SMN* (*survival motor neuron*), localizado no cromossomo 5q13, com início infantil precoce e envolvimento da musculatura proximal. Na *forma infantil precoce* (*tipo 1, doença de Werdnig-Hoffmann*), são lesadas as colunas anteriores da medula e os núcleos do VII e XII nervos cranianos. Há perda neuronal maciça nesses núcleos, com degeneração de outros neurônios, neuroniofagia e gliose. Perda neuronal nas colunas anteriores da medula espinhal causa atrofia das raízes anteriores e dos músculos esqueléticos (ver Capítulo 28). Clinicamente, a doença acomete lactentes e caracteriza-se por hipotonia neonatal (*floppy baby*) e fraqueza muscular rapidamente progressiva, afetando inclusive o diafragma. A morte sobrevém em 4 a 6 semanas, por insuficiência respiratória. Nas *formas infantis tardias* (*tipos 2 e 3*, esta última como *forma juvenil*, ou *doença de Kugelberg-Welander*), a evolução é mais arrastada, podendo haver sobrevida até o final da adolescência.

Neuroacantocitose

É doença degenerativa de transmissão geralmente autossômica recessiva que se manifesta por volta da quarta década de vida. Clinicamente, há coreia, alterações neuropsiquiátricas (incluem automutilação) e acantocitose, caracterizada por hemácias malformadas contendo espículas. A doença é causada por mutação no gene *VPS13A*, que resulta na falta de produção da proteína coreína. No cérebro, encontram-se atrofia do núcleo caudado e do putâmen e dilatação dos ventrículos laterais, com perda neuronal e gliose nas áreas afetadas.

Coreia de Sydenham

É forma adquirida de coreia que se segue a infecção estreptocócica, geralmente associada à doença reumática. Os achados neuropatológicos são escassos e não estão bem definidos.

▶ Encefalopatias espongiformes transmissíveis

Encefalopatias espongiformes transmissíveis (EET) são doenças do SNC de natureza infecciosa que acometem seres humanos e animais domésticos ou silvestres, cuja causa é uma proteína mutante denominada *príon*. As EETs humanas são o

26

kuru, a *doença de Creutzfeldt-Jakob* com suas diversas formas, a *doença de Gerstmann-Sträussler-Scheinker* e a *insônia fatal familiar e esporádica* (Quadro 26.20). Em animais, são conhecidos *scrapie em ovinos e caprinos, encefalopatia transmissível da marta, encefalopatia espongiforme bovina* (*doença da vaca louca*) e *felina* (gato doméstico, puma, chita, tigre), *doença crônica consumptiva de mulas, cervos* e outras *espécies de ruminantes em cativeiro*. Em 2018, uma nova doença por príons foi identificada em camelos na Argélia.

Etiopatogênese

Dados clínicos e experimentais indicam que príons são os responsáveis pelas EETs esporádicas, familiais e transmissíveis. O termo *príon* vem de *pr* (proteína*)* e *íon* (*infection*). Trata-se de uma proteína presente na superfície externa da membrana celular de diferentes células, particularmente neurônios e células gliais, de função ainda desconhecida, codificada pelo gene *PRNP*, localizado no braço curto do cromossomo 20. Em todas as EETs, há substituição da proteína normal (PrP^c) por uma isoforma anormal, PrP^{res} (de resistente a protease) ou PrP^{Sc} (de *scrapie*), a qual adquire conformação espacial peculiar e torna-se resistente a proteases. O modo pelo qual a PrP^c se transforma em PrP^{Sc} não é bem conhecido, havendo numerosas hipóteses, uma das quais propõe que ambas as formas coabitam, uma podendo induzir a conversão conformacional da outra de modo progressivo, atuando como verdadeiros elementos genéticos, apesar de não possuírem ácidos nucleicos.

A neurodegeneração nas EETs ocorre em várias etapas. Inicialmente, ocorre ligação da PrP^{Sc} à PrP^c na membrana celular de neurônios. Estudos *in vitro* mostram que essa ligação em si ou a subsequente transformação de PrP^c em PrP^{Sc} resultaria em ativação dos receptores de glutamato NMDA e AMPA, influxo de cálcio, ativação de cinases de proteínas ativadas por mitógenos p38 e 2/3 (p 38 MAPK e MK 2/3), colapso do citoesqueleto das espinhas dendríticas, retração das espinhas e redução da transmissão sináptica. A disfunção sináptica precoce seria seguida de acúmulo secundário de PrP^{Sc} nos lisossomos, causando morte celular. Disfunção neuronal, vacuolização do neurópilo, perda de sinapses e morte celular ocorrem em uma sequência que se correlaciona com o acúmulo da PrP^{Sc}.

Doença de Creutzfeldt-Jakob

A doença de Creutzfeldt-Jakob (DCJ) é a mais comum das afecções associadas a príons na espécie humana. Ocorre em indivíduos de 50 a 70 anos e é quase sempre fatal em menos de 2 anos. A incidência é estimada em 1:1.000.000 habitantes/ano. Em 85 a 90% dos casos, ocorre como forma *esporádica* (*DCJs*). Em 10 a 15% dos casos, é *familiar* (*DCJf*), de herança autossômica dominante, por mutações no gene *PRNP*, cuja maioria ocorre no códon 200 (haplótipo E200K-129M). Mutação no códon 183 (T183A-129M) foi encontrada em uma família brasileira. Há casos *iatrogênicos* (*DCJi*), tendo sido comprovadas transmissões por eletrodos de EEG, durante neurocirurgia, transplante de córnea e dura-máter e por inoculação de hormônio do crescimento. A *variante da doença de Creutzfeldt-Jakob* (*DCJv*) descrita em 1996 é adquirida por ingestão de carne bovina proveniente de animais com encefalopatia espongiforme bovina. Atualmente, 232 casos de DCJv foram diagnosticados no mundo: 178 no Reino Unido e 54 em outros países: EUA (4), Canadá (2), outros países europeus (45), Arábia Saudita (1), Japão (1) e Taiwan (1).

Nas formas *esporádicas*, o início se dá por volta de 50 a 60 anos. A evolução, rapidamente progressiva em 1 ou 2 anos, caracteriza-se por demência, mioclonias e sinais extrapiramidais e cerebelares. Não há achados laboratoriais que possibilitem o diagnóstico com certeza, porém o EEG mostra atividade periódica característica. No liquor, pode-se detectar a proteína 14-3-3. A ressonância magnética revela modificação de sinal na sequência em difusão, nos núcleos da base, bastante sugestiva da doença. Mesmo nas formas esporádicas, existe variação clínica e neuropatológica, dependendo de polimorfismos no códon 129 do gene *PRNP*, que codifica metionina (M) ou valina (V). Indivíduos homozigotos para metionina (MM) são mais suscetíveis à doença e representam 70% dos casos. Outros genótipos no códon 129 podem influir na duração da doença e na sua variabilidade neuropatológica. O genótipo M/V (8% dos casos) é responsável pela forma atáxica e pela formação de placas tipo kuru. A idade de início da *variante da doença de Creutzfeldt-Jakob* é mais precoce, e a maioria dos casos se inicia entre 15 e 30 anos (média: 27 anos). Manifestações psiquiátricas e sinais sensoriais são muito evidentes. A duração média da doença é de 14 meses. Todos os pacientes com a doença até agora identificados são homozigotos para metionina (M/M) no códon 129 do gene *PRNP*.

Quadro 26.20 Doenças produzidas por príons na espécie humana

Doença	Modo de ocorrência
Kuru*	Endêmica no passado na população Fore da Papua-Nova Guiné (infecção) Atualmente, a doença está extinta pelo fim do canibalismo ritual na tribo Fore, tendo o último caso sido descrito em 2009
Creutzfeldt-Jakob	Esporádica Familial Iatrogênica (infecção) Nova variante (infecção)
Gerstmann-Sträussler-Scheinker	Familial, de herança autossômica dominante, rara
Insônia fatal	Familial, de herança autossômica dominante, rara Esporádica

*Kuru significa tremor na língua *fore*.

Aspectos morfológicos

Macroscopicamente, encontra-se atrofia cerebral discreta. As lesões microscópicas localizam-se na substância cinzenta cortical, em estruturas subcorticais e na medula espinhal. Consistem em perda neuronal difusa, astrocitose e alteração vacuolar ou espongiforme do neurópilo (espongiose), caracterizada por vacúolos pequenos e confluentes, em aspecto areolar (Figura 26.90). À microscopia eletrônica, os vacúolos localizam-se nos prolongamentos axonais e dendríticos, com desaparecimento das organelas. Em 8% dos casos, pode haver, especialmente no córtex cerebelar, placas amiloides semelhantes às descritas no kuru e na doença de Gerstmann-Sträussler-Scheinker (Figura 26.91). Na forma DCJv, encontram-se, no córtex cerebral e cerebelar, placas de PrP circundadas por halo de espongiose (placas floridas). Imuno-histoquímica é necessária para o diagnóstico.

(continua)

Aspectos morfológicos (*continuação*)

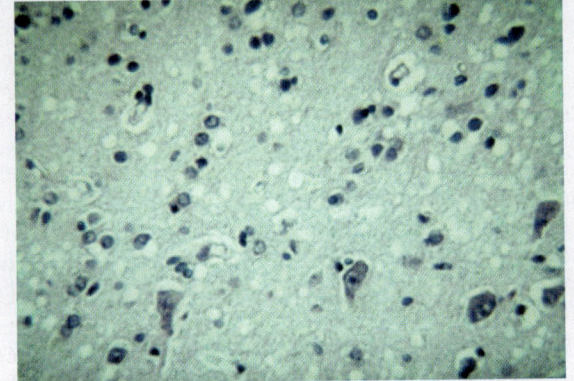

Figura 26.90 Doença de Creutzfeldt-Jakob. Espongiose intensa do córtex cerebral.

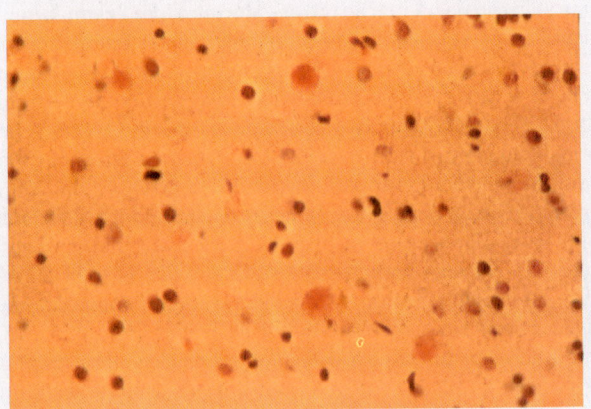

Figura 26.91 Doença de Gerstmann-Sträussler-Scheinker. Notar deposição de material acidófilo, de forma arredondada, na camada molecular do cerebelo (placas tipo kuru).

■ Nervos periféricos

Neuropatias periféricas, embora possam constituir doenças isoladas, mais comumente são manifestações de doenças sistêmicas. Comprometimento de nervos pode ocorrer em forma de polineuropatia, mononeuropatia ou mononeuropatia múltipla, simétrica (proximal ou distal) ou assimétrica. Há neuropatias motoras, sensitivas, autonômicas ou mistas, que podem comprometer as fibras mielínicas ou amielínicas (Quadro 26.21). Nem sempre a análise morfológica estabelece a etiologia de uma neuropatia, pois além de os nervos possuírem espectro limitado de alterações morfológicas, nem todos são passíveis de serem retirados para biópsia. Dados clínicos, familiares, eletrofisiológicos e laboratoriais são mandatórios para a análise conjunta das alterações e um diagnóstico mais acurado da natureza da neuropatia.

As indicações de biópsia de nervo diminuíram nos últimos anos, em grande parte pelo emprego de: (1) testes moleculares para as neuropatias periféricas genéticas; (2) biópsia de pele para o diagnóstico de neuropatias de fibras finas, embora raramente elucide a etiologia da neuropatia; (3) biópsia de glândulas salivares menores para o diagnóstico de amiloidose

(Quadro 26.22). Como mais de 60 genes estão envolvidos em neuropatias genéticas, a análise das lesões de nervos em biópsias pode direcionar a busca por mutações em genes específicos.

Métodos de estudo dos nervos

O nervo mais biopsiado é o ramo distal do nervo sural, que é obtido por meio de incisão longitudinal entre o tendão de Aquiles e o maléolo externo. Quando há indicação de biópsia de nervo e músculo, aconselha-se biopsiar o nervo fibular superficial, pela possibilidade de se retirar também o músculo curto fibular lateral subjacente. Em casos de neuropatia restrita aos membros superiores, um ramo superficial do nervo radial (no antebraço) ou o ramo dorsal sensitivo do nervo ulnar (no dorso da mão) podem ser biopsiados, o último principalmente na hanseníase. A biópsia, que é feita sob anestesia local, pode ser parcial,

Quadro 26.21 Causas de neuropatia de acordo com a apresentação clínica predominante

Neuropatias	Condição clínica
Neuropatias predominantemente motoras	
Neuropatias inflamatórias autoimunes	Síndrome de Guillain-Barré (SGB) aguda SGB subaguda SGB crônica (progressiva ou recorrente)
Porfiria aguda intermitente	
Neuropatia por chumbo	Frequentemente com início nos membros superiores
Neuropatia diabética	Plexopatia lombossacral Neuropatia proximal dos membros superiores (amiotrofia diabética)
Neuropatias sensitivo-motoras hereditárias	Doença de Charcot-Marie-Tooth (I, II, III)
Neuropatias predominantemente sensitivas	
Perda sensitiva global	Neuropatia sensitiva carcinomatosa Neuropatia sensitiva diabética A maioria das neuropatias metabólicas, endócrinas e tóxicas Neuropatia pelo HIV Neuropatias hereditárias Neuropatia por hanseníase Neuropatia por amiloidose Doença de Fabry Neuropatia dolorosa
Formas atáxicas	Neuropatia sensitiva idiopática Ganglionopatias Neuropatia associada à síndrome de Sjögren Neuropatia por cisplatina
Disfunção predominantemente autonômica	Neuropatia diabética Neuropatia por amiloidose Pandisautonomia Disautonomia hereditária (Doença de Tangier) Neuropatia alcoólica (rara)

Quadro 26.22 Condições em que a biópsia de nervo pode ser indicada

Neuropatias com alterações patológicas específicas

Estroma anormal/aspectos histológicos diagnósticos no estroma

Vasculite (sistêmica ou localizada no nervo)

Sarcoidose

Amiloidose adquirida ou familial

Infiltração neoplásica (principalmente linfomas)

Doença de Fabry

Hanseníase

Axônios anormais

Neuropatia de axônios gigantes

Doença dos corpos poliglicosanos do adulto

Bainha de mielina ou células de Schwann anormais

Neuropatia hereditária da paralisia por pressão

Neuropatia anti-MAG-IgM monoclonal

Neuropatia por drogas/medicamentos (amiodarona)

Doenças de acúmulo

Leucodistrofia de células globoides

Doença de Niemann-Pick

Leucodistrofia metacromática

Doença de Farber

Neuropatia mitocondrial (fibras musculares *ragged-red*)

Neuropatias com alterações inespecíficas compatíveis com o diagnóstico clínico

Doença e Charcot-Marie-Tooth tipos 1 e 3 (formação de bulbos de cebola)

Doença de Charcot-Marie-Tooth tipo 4B

Algumas formas de doença de Charcot-Marie-Tooth ligadas ao cromossomo X

Neuropatia desmielinizante inflamatória crônica

retirando-se apenas um ou dois fascículos (biópsia fascicular), ou total, com secção completa segmentar do nervo. Quando há suspeita de vasculite, a biópsia deve ser total, porque as lesões são habitualmente epineurais. O espécime deve ter pelo menos 1,5 a 3 cm de comprimento para fornecer amostra suficiente para todas as técnicas histológicas.

Em necrópsias, sempre que houver história de doença neurológica devem ser amostrados, além do SNC, segmentos do sistema nervoso periférico, alguns dos quais sem incisões adicionais, como raízes nervosas espinhais, cauda equina, gânglios espinhais e porções do plexo braquial e lombar. O nervo sural pode ser obtido com dissecção extra.

O nervo pode ser fixado totalmente em glutaraldeído ou parte em formol e parte em glutaraldeído, devendo ser sempre processado para inclusão em parafina e em resina. Inclusão em parafina é importante para estudo das alterações intersticiais (vasculite, inflamação, amiloidose), podendo o diagnóstico ser feito com esse método. As colorações usuais são hematoxilina e eosina, tricromo de Gomori para avaliação do tecido fibroso endoneural

(cujo aumento reflete perda axonal), vermelho Congo para material amiloide e os métodos de Wade, Faraco ou Ziehl-Neelsen para bacilos álcool-acidorresistentes, pela alta prevalência de neuropatia na hanseníase. A análise das fibras nervosas em cortes de parafina é pouco informativa, justificando-se a obtenção de cortes semifinos de 0,5 a 1 μm de espessura, corados por azul de toluidina, na amostra incluída em resina. A inclusão em resina permite ainda cortes ultrafinos para análise ao microscópio eletrônico, indicada em casos atípicos de polineuropatia inflamatória crônica desmielinizante, em gamopatias monoclonais e em doenças de depósito, além de possibilitar análise de fibras amielínicas. Imunomicroscopia eletrônica é útil em gamopatias monoclonais. Amostra congelada possibilita a identificação, por imunofluorescência, de depósitos de imunoglobulinas no endoneuro ou em fibras mielínicas. Em neuropatias imunomediadas, os tratamentos são bastante eficientes conforme os mecanismos de lesão do nervo, razão pela qual biópsia de nervo tem grande valor em muitas condições clínicas.

A biópsia de pele tornou-se ferramenta amplamente utilizada para investigar neuropatias periféricas de fibras finas. Quantificação da inervação intraepidérmica, por exemplo, pode ser útil na correlação clínico-patológica de dor em queimação nos dedos dos pés. Valores normais para diferentes áreas do corpo já foram estabelecidos. Para o diagnóstico de neuropatias periféricas, a biópsia é realizada na perna (10 cm acima do maléolo lateral) e na coxa (20 cm abaixo da crista ilíaca), a fim de saber se a neuropatia depende da extensão do axônio (p. ex., proximal, distal). Com a imuno-histoquímica, diferentes populações de fibras nervosas podem ser investigadas. Quantificação de nervos pilomotores e sudomotores dá informações sobre o envolvimento do sistema nervoso autônomo em neuropatias periféricas. A possibilidade de avaliar fibras mielínicas e mecanorreceptores, particularmente na pele glabra, ampliou a aplicação da biópsia de pele para investigação de lesões da mielina. A possibilidade de analisar nodos de Ranvier em fibras nervosas dérmicas permite o diagnóstico de nodo-paranodopatias. Imunomarcação de células inflamatórias pode ajudar no diagnóstico de neuropatia por vasculite. Por ser minimamente invasiva, a biópsia de pele permite também a investigação em períodos de tempo próximos, de forma que a regeneração do nervo na pele pode ser acompanhada. Em amostras fixadas em glutaraldeíco, nervos dérmicos podem também ser analisados em cortes semi e ultrafinos.

Houve grande progresso na análise de casos suspeitos de amiloidose por biópsia de gordura abdominal ou de glândulas salivares menores, sendo esta última a preferencialmente utilizada atualmente, pois é de fácil obtenção, tem risco reduzido de sequelas e apresenta excelente eficácia diagnóstica. Para esses casos, é indicada a fixação em formol e inclusão em parafina, seguidos de coloração com vermelho Congo e visualização sob luz polarizada.

Lesões elementares dos nervos

Comprometimento axonal primário (neuropatia axonal)

Degeneração walleriana é a degeneração axonal e mielínica que ocorre distalmente à interrupção do axônio, em geral mecânica (secção, compressão) ou isquêmica. A lesão leva à proliferação das células de Schwann dentro de um tubo delimitado pela membrana basal remanescente, formando as bandas de Büngner. A regeneração axonal por brotamento dos prolongamentos nervosos proximais seccionados começa quase imediatamente dentro das bandas de Büngner, constituindo os fascículos de regeneração. *Axonopatia distal* é bem mais frequente e resulta possivelmente de anomalias metabólicas no corpo do neurônio, de natureza tóxica, que altera o transporte axonal e repercute nas regiões mais distais dos axônios mais longos e de maior calibre. *Atrofia axonal* é em geral secundária a diminuição na síntese de neurofilamentos. *Tumefação axonal* por acúmulo de neurofilamentos ou de outras organelas, secundária a anomalias de todo ou de parte do transporte axonal lento, caracteriza as neuropatias de axônios gigantes, hereditárias ou tóxicas.

Ganglionopatias ou *neuroniopatias* caracterizam-se por degeneração sincrônica do pericário e de seus prolongamentos, impedindo qualquer regeneração. Devem-se usualmente a distúrbios genéticos, metabólicos, agentes tóxicos e anticorpos circulantes. Os neurônios sensitivos são mais afetados por agentes tóxicos do que os motores, talvez por falta de barreira vascular nos gânglios da raiz dorsal.

O aspecto morfológico das neuropatias axonais varia segundo o caráter agudo ou crônico e o nível do segmento do nervo biopsiado, proximal ou distal. Na *fase aguda*, observa-se degeneração mielinoaxonal em forma de ovoides (fragmentos axonais envolvidos por mielina) e fagocitose de fragmentos degenerados por células de Schwann e macrófagos. Os brotamentos axonais são vistos em forma de agrupamentos de pequenas fibras próximas entre si, constituindo fascículos de regeneração. Na *fase crônica*, há rarefação das fibras nervosas (Figura 26.92), aumento do colágeno e hipercelularidade endoneural, por proliferação de células de Schwann.

Desmielinização segmentar primária

Comprometimento primário da bainha de mielina ou da célula de Schwann causa desmielinização segmentar com preservação relativa dos axônios (Figura 26.93). O processo afeta irregularmente os segmentos entre os nodos de Ranvier (internodos), sendo o seu início geralmente paranodal (junto ao nodo de Ranvier). A mielina degenerada é fagocitada por células de Schwann e macrófagos. As fibras podem ser remielinizadas pelas células de Schwann preexistentes ou por células de Schwann neoformadas quando a desmielinização é mais extensa. O aspecto de uma fibra remielinizada consiste em internodos mais curtos e com bainha de mielina mais fina do que os preservados. Episódios repetidos de desmielinização e remielinização levam à proliferação concêntrica de células de Schwann ao redor do axônio e à formação de "bulbos de cebola" (Figura 26.94), constituindo a *neuropatia hipertrófica*. Quando muito intensa, leva a espessamento do nervo, que se torna visível sob a pele.

Outras lesões mielínicas incluem compactação incompleta das lamelas mielínicas mais externas, mais bem vista ao microscópio eletrônico e em geral relacionada com mutações de certas proteínas da mielina, como a proteína P zero e em neuropatias associadas a gamopatias monoclonais, geralmente do tipo IgM com atividade anti-MAG (*myelin-associated glycoprotein*) ou antiglicolipídica. Hipomielinização e hipermielinização (neuropatia tomacular) associam-se a neuropatias genéticas (ver adiante).

Lesões axonais e desmielinizantes

Neuropatia puramente axonal ou desmielinizante é rara; atrofia axonal, por exemplo, acompanha-se muitas vezes de desmielinização segmentar secundária. Lesões desmielinizantes proximais graves podem traduzir-se na biópsia de nervo distal por degeneração axonal aguda, o que pode ser explicado pelas trocas metabólicas entre as células de Schwann e o axônio. Portanto, exceto em lesões intersticiais específicas, como na hanseníase, na amiloidose e em vasculites (descritas adiante), que secundariamente também lesam o axônio ou a mielina, o aspecto morfológico de uma neuropatia é monótono, mostrando neuropatia axonal, desmielinizante ou mista, em atividade ou crônica, de intensidade discreta, moderada ou acentuada.

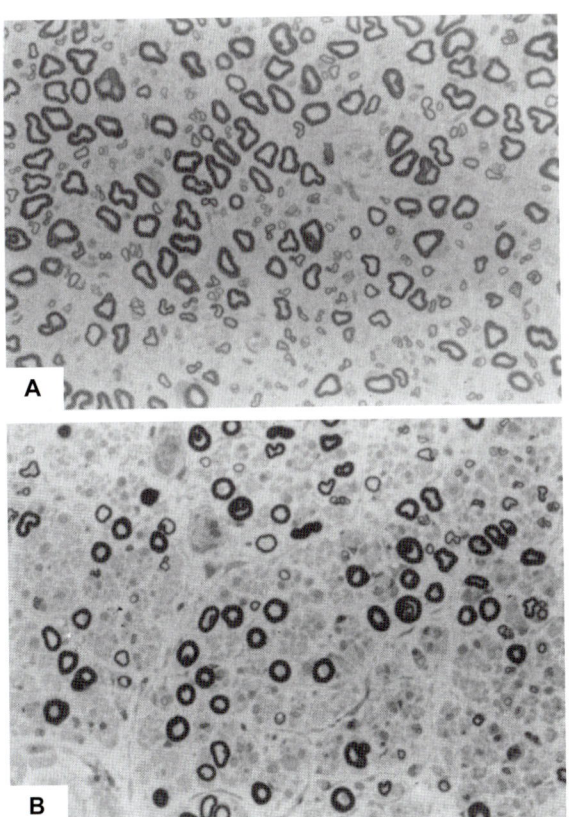

Figura 26.92 A. Corte semifino de nervo com número normal de fibras mielínicas de grande e pequeno calibres. **B.** Nervo com redução do número de fibras mielínicas.

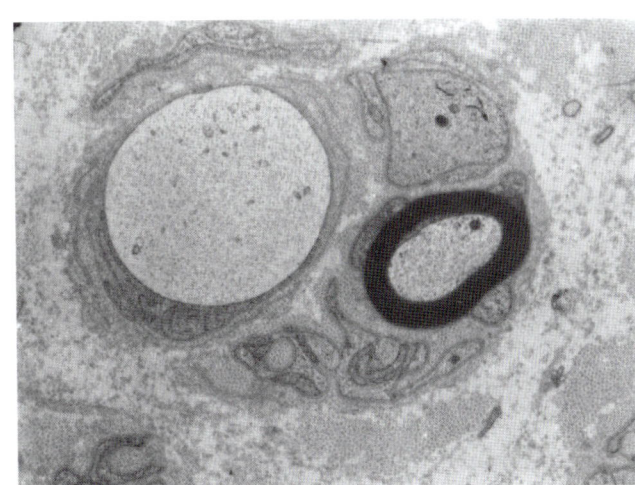

Figura 26.93 Corte ultrafino de axônio de grande calibre desmielinizado ao lado de fibra mielínica de pequeno calibre.

26

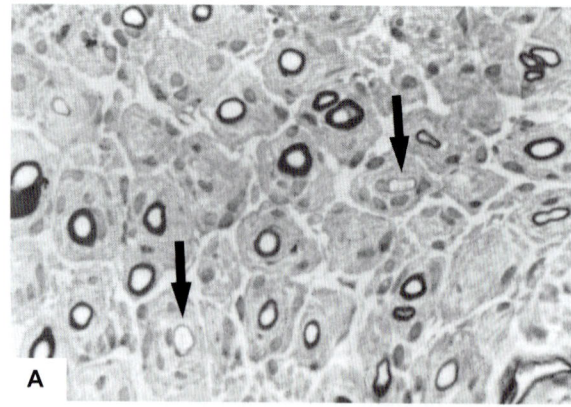

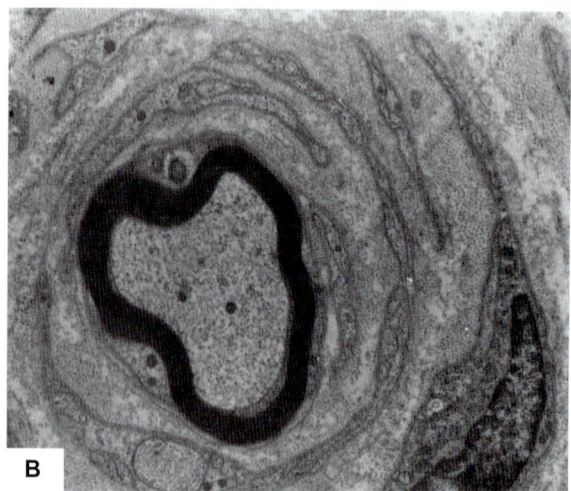

Figura 26.94 A. Corte semifino de nervo com várias fibras mielínicas envoltas por camadas concêntricas de células de Schwann, constituindo os "bulbos de cebola". Algumas fibras têm bainha de mielina muito fina para o calibre axonal, indicando remielinização (*setas*). **B.** Microscopia eletrônica de transmissão de nervo mostrando proliferação concêntrica de prolongamentos da célula de Schwann, constituindo um "bulbo de cebola".

▶ Principais doenças dos nervos periféricos

De acordo com o compartimento primariamente acometido, as neuropatias podem ser: (1) *intersticiais*, quando o processo afeta o tecido de sustentação (conjuntivo) e vasos do endoneuro, perineuro e epineuro, lesando secundariamente as fibras nervosas; (2) *parenquimatosas*, quando as lesões atingem o corpo neuronal, os axônios e suas terminações, as células de Schwann e a bainha de mielina. As alterações intersticiais em geral permitem diagnóstico mais específico, enquanto as parenquimatosas são usualmente inespecíficas, portanto comuns a uma série de neuropatias, mas fornecem informação que ajuda na interpretação de sintomas, déficits neurológicos e resultados de exames laboratoriais e eletrofisiológicos.

Neuropatias intersticiais

Vasculites

Causas frequentes de neuropatias intersticiais, acometem sobretudo vasos do epineuro e levam a degeneração axonal e rarefação de fibras por causa de hipoperfusão. A forma clínica mais frequente é mononeuropatia múltipla, embora polineuropatia também possa ocorrer. Dois grupos de vasculites podem ser detectados em nervos: (1) artérias de médio calibre; (2) microvasculites. As primeiras incluem: (a) *poliarterite nodosa*, com necrose fibrinoide e infiltrado inflamatório pan-arterial polimorfo (Figura 26.95); (b) *síndrome de Churg-Strauss*, que surge em indivíduos asmáticos; as lesões são semelhantes às da poliarterite nodosa, mas com muitos eosinófilos e, ocasionalmente, granulomas; (c) vasculites associadas a *síndrome hipereosinofílica*, *artrite reumatoide*, *lúpus eritematoso sistêmico*, *síndrome de Sjögren*, *poliangiite com granulomas*, *granulomatose linfomatoide* e *infecção pelo HIV* (ver Capítulo 16).

Microvasculites correspondem a angiites por hipersensibilidade, porque surgem após exposições antigênicas variadas, como medicamentos, agentes infecciosos ou antígenos de células neoplásicas; são encontradas também na crioglobulinemia mista essencial, em colagenoses e em outras doenças sistêmicas. Destacam-se dois tipos: (a) vasculite leucocitoclásica, que se associa a necrose da parede e infiltrado rico em neutrófilos; (b) microvasculite linfocitária, com infiltração de células mononucleadas, sem necrose.

Hanseníase

É causa frequente de neuropatia na Ásia, África e América do Sul, podendo causar deficiências físicas e deformidades. A pele e os nervos são frequentemente acometidos, embora haja casos de envolvimento exclusivamente neural. O *Mycobacterium leprae* é a única bactéria que invade nervos. A evolução e as formas clínicas da doença são determinados pelo grau de resposta imunitária. A *forma virchowiana* associa-se a baixo grau de resposta imunitária e disseminação hematogênica dos microrganismos, levando a polineuropatia simétrica com perda sensitiva, inicialmente para temperatura e dor. Na *forma tuberculoide*, a resposta imunitária é mais vigorosa e limita a proliferação e a disseminação dos bacilos. Como a fibrose do nervo é uma das principais características da hanseníase, foi investigada a participação de metaloproteases (MMP) e demonstrada a capacidade do *M. leprae* de induzir, *in vitro*, mRNA e síntese de MMP9 e MMP2 em células de Schwann. Além disso, o *M. leprae* induz transdiferenciação de células de Schwann em miofibroblastos, o que pode explica a intensa deposição de colágeno nos nervos afetados. Expressão excessiva da quimiocina fibrogênica CCL2 foi detectada em nervos, podendo também contribuir para a fibrose.

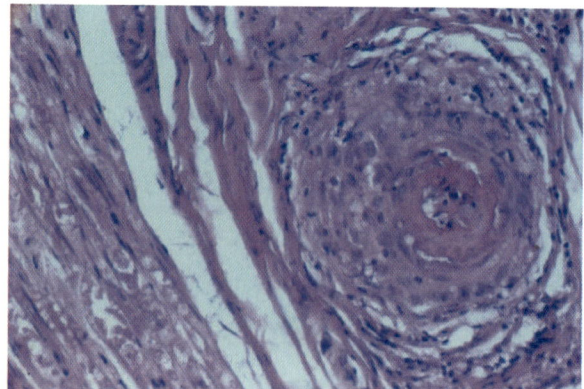

Figura 26.95 Poliarterite nodosa. Espessamento da parede vascular, redução da luz, infiltrado inflamatório e necrose fibrinoide de artéria de médio calibre. Notar segmento do nervo à esquerda.

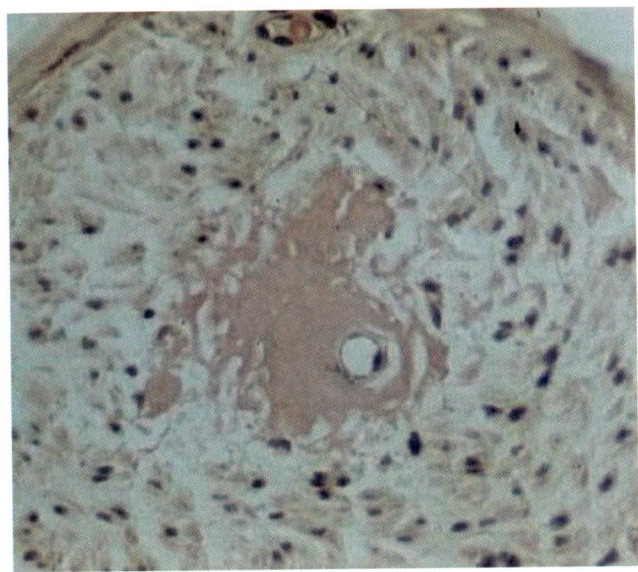

Figura 26.96 Amiloidose. Depósito amorfo de amiloide no endoneuro e na parede vascular. Coloração pelo vermelho Congo.

A biópsia de nervo, comumente dos nervos sural, radial superficial ou ramo dorsal do ulnar, é um meio importante de se diagnosticar a hanseníase nas formas neurais puras, quando as lesões cutâneas não estão claramente definidas, e para se avaliar a efetividade do tratamento, já que há casos de regressão da lesão cutânea com persistência das manifestações neurais, inclusive com bacilos viáveis no nervo. Uma forma de manifestação tardia da hanseníase ocorre mesmo após o tratamento e evolui com vasculite linfocítica associada a infiltrado difuso no endoneuro, com dano axonal por vezes extenso. Para as manifestações clínicas da doença, ver Capítulo 32.

Outras neuropatias inflamatórias

Associam-se a infecções por vírus herpes-zóster, mononucleose infecciosa, doença de Lyme, leptospirose, doença de Chagas, infecção pelo HTLV-1 e neuropatia associada à infecção pelo HIV (ver Capítulo 33) (algumas dessas doenças associam-se a vasculites provocadas por mecanismos imunitários). Na sarcoidose, envolvimento de nervos periféricos é raro, podendo causar mono ou polineuropatia simétrica, a primeira envolvendo frequentemente o VII nervo craniano. Há degeneração axonal e desmielinização segmentar associadas a granulomas não caseosos no endoneuro e no epineuro.

Amiloidose

Várias formas da doença *(amiloidose hereditária, amiloidose associada a discrasias de células B ou amiloidose sistêmica)* podem complicar-se com neuropatia. Trata-se de polineuropatia sensitivo-motora e disautonômica, com déficit termoálgico predominante. Há depósitos amorfos de material amiloide no endoneuro e na parede vascular (Figura 26.96) e perda axonal sobretudo de fibras amielínicas e mielínicas de pequeno calibre. A *polineuropatia amiloidótica familial* (PAF) mais frequente é a forma portuguesa (*tipo I* ou *doença de Andrade*), de herança autossômica dominante, que compromete famílias da região da cidade do Porto. A maioria dos pacientes exibe mutações no gene da transtiretina (TTR), localizado em 18q11.2-q12.1. Em

várias síndromes hereditárias e nas formas associadas ao mieloma múltiplo e à macroglobulinemia de Waldenström, nas quais a neuropatia é um aspecto importante, há depósitos amiloides correspondentes a cadeias leves de imunoglobulinas nos nervos.

Neuropatia diabética

Clinicamente muito variada, é a mais frequente das neuropatias metabólicas, mas sem aspectos morfológicos característicos. As manifestações clínicas resultam sobretudo de alterações metabólicas e funcionais dos nervos e consistem em polineuropatia simétrica, predominantemente sensitiva e autonômica, ou como neuropatia focal e/ou multifocal. As últimas incluem lesão de nervos cranianos, principalmente o III e o VII pares. A biópsia revela comprometimento axonal, com desmielinização, remielinização e poucas alterações em bulbos de cebola. Hialinose vascular por duplicação da membrana basal é frequente, mas inespecífica. O papel da microangiopatia na gênese das lesões neurais é possível, mas não exclusivo, razão pela qual esta neuropatia está incluída entre as neuropatias axonais (ver adiante).

Neuropatias axonais

A maioria das neuropatias tóxicas, metabólicas e degenerativas e as alterações neurais distalmente às lesões das neuropatias intersticiais são do tipo axonal. Em consequência, o encontro de neuropatia axonal pouco contribui para o esclarecimento da etiologia da neuropatia. No entanto, a seletividade da fibra nervosa afetada pode orientar a caracterização de algumas neuropatias.

Neuropatias que afetam seletivamente fibras mielínicas de grande calibre

Pertencem a este grupo: (1) neuropatias metabólicas carenciais (inclusive a do alcoolismo), uma das polineuropatias simétricas do diabetes e a polineuropatia da insuficiência renal (as duas últimas, em geral, com desmielinização segmentar associada); (2) neuropatias paraneoplásicas axonais: polineuropatia sensitivo-motora do tipo Wiburn-Masson e neuropatia sensitiva do tipo Denny-Brown; (3) a maioria das polineuropatias tóxicas, pelo uso de medicamentos como vincristina, cisplatina, furanos, metronidazol, isoniazida, dissulfiram, almitrina e piridoxina, por metais pesados, como arsênio, chumbo, tálio e alquilmercúrio, ou por organofosforados (p. ex., triortocresil fosfato); (4) síndromes hipereosinofílicas, associadas ou não a vasculite; (5) certas neuropatias hereditárias: a forma neuronal da doença de Charcot-Marie-Tooth (neuropatia sensitivo-motora hereditária tipo II), neuropatias da doença de Friedreich e da abetalipoproteinemia, neuropatia associada a porfirias e certas neuropatias sensitivas idiopáticas.

Neuropatias com comprometimento preferencial de fibras mielínicas de pequeno calibre e fibras amielínicas

Caracterizam-se por distúrbios sensitivos termoálgicos e vegetativos, podendo levar a mutilações das extremidades. Destacam-se as doenças de Tangier e de Fabry, que ao microscópio eletrônico mostram inclusões características endoteliais, perineurais ou schwannianas.

Neuropatias axonais difusas sem comprometimento seletivo de um tipo de fibra

São frequentes e representam em geral a evolução de uma neuropatia cuja seletividade do comprometimento axonal não é mais detectável.

Neuropatias de axônios gigantes

Ocorrem na neuropatia familial de axônios gigantes da infância ou, mais frequentemente, após inalação de vapores de solventes industriais ou domésticos (n-hexano, metil-butilcetona, hexanodiona), em indivíduos que cheiram cola e na intoxicação por acrilamida.

Neuropatias desmielinizantes

Podem ser hereditárias ou adquiridas. Entre as neuropatias desmielinizantes hereditárias, existem as leucodistrofias, as neuropatias hipertróficas familiais e as neuropatias tomaculares familiais. As *neuropatias das leucodistrofias* associam-se à leucodistrofia metacromática, à doença de Krabbe e à adrenoleucodistrofia; outras afecções cursam com desmielinização e inclusões schwannianas características ao microscópio eletrônico.

Nas *neuropatias hipertróficas familiais*, há intensa proliferação schwanniana em "bulbos de cebola". Há mutações em genes envolvidos na formação e manutenção da mielina, especialmente da PMP22 (*peripheral myelin protein-22*), uma proteína de membrana expressa no sistema nervoso periférico. Correspondem à neuropatia sensitivo-motora hereditária do tipo I (*doença de Charcot-Marie-Tooth* na forma hipertrófica) e à do tipo III (*doença de Déjérine-Sottas*). A primeira é afecção frequente, habitualmente de herança autossômica dominante, que afeta adolescentes e adultos jovens. Os sintomas iniciais são fraqueza muscular distal, atrofia da panturrilha ou alterações ortopédicas secundárias, como pé cavo. A doença é geneticamente heterogênea, tendo sido identificados subgrupos geneticamente distintos, designados como tipos IA, IB e IC, sendo o mais comum o tipo IA, devido à duplicação segmentar na região

17p11.2-p12. Há também pacientes com mutações no gene que codifica a proteína conexina-32, localizado no cromossomo Xq13-22. O tipo III é raro, tem transmissão autossômica dominante ou recessiva e afeta crianças. A doença é lentamente progressiva e manifesta-se com retardo na aquisição das habilidades motoras. Os músculos dos membros e do tronco são afetados, e os nervos periféricos mostram-se espessados. Os reflexos tendíneos profundos estão reduzidos ou ausentes, e a velocidade de condução nervosa, diminuída.

As *neuropatias tomaculares familiais* caracterizam-se por espessamentos focais da mielina (*tomacula* significa salsicha), identificados ao exame de cortes longitudinais do nervo. Algum grau de degeneração axonal pode associar-se a desmielinização segmentar e a raros bulbos de cebola. Clinicamente, trata-se de neuropatias tronculares compressivas recidivantes familiais (neuropatias por suscetibilidade a pressão).

A *neuropatia hipomielinizante congênita* consiste em polineuropatia difusa simétrica de início ao nascimento ou que se manifesta precocemente na infância; caracteriza-se por ausência quase completa de mielina e axônios normais.

Entre as *neuropatias desmielinizantes adquiridas*, as mais importantes são as inflamatórias e as disglobulinêmicas, podendo ainda resultar do uso de medicamentos (amiodarona e cloroquina). As inflamatórias são mediadas por mecanismos imunitários, sendo representadas pela síndrome de Guillain-Barré (forma aguda), e a polirradiculoneuropatia desmielinizante inflamatória crônica.

A *síndrome de Guillain-Barré (SGB)* manifesta-se por fraqueza muscular ascendente progressiva, que se inicia geralmente nos membros inferiores e pode causar paralisia respiratória; pode haver também distúrbios sensitivos (p. ex., perda da sensação dolorosa). Cerca de dois terços dos pacientes referem infecção por microrganismos diversos (citomegalovírus, *Campylobacter jejuni*, vírus Epstein-Barr, vírus Zika e *Mycoplasma pneumoniae*) nas 2 ou 3 semanas precedentes. A SGB pode associar-se ainda à infecção pelo HIV, geralmente em casos assintomáticos ou no momento da soroconversão, ou ainda a certos eventos, como vacinações, cirurgias, gravidez, imunossupressão e neoplasias. Biópsias de nervo são raramente necessárias para o diagnóstico, a não ser nas formas atípicas ou de evolução prolongada.

Morfologicamente, encontra-se infiltrado predominantemente de linfócitos T e macrófagos, mais evidente nas lesões recentes, ao redor de pequenas veias endoneurais das raízes e dos gânglios espinhais. Também se encontram edema endoneural e desmielinização discreta a intensa. A desmielinização resulta da ação de macrófagos que penetram na membrana basal das células de Schwann e se inserem entre as lamelas de mielina, que é fagocitada e digerida.

Apesar das evidências de que a atividade macrofágica é imunomediada, os mecanismos que levam os macrófagos a atravessarem a membrana basal da célula de Schwann não são conhecidos. Existe uma forma axonal da doença, com pouca ou nenhuma desmielinização, geralmente com prognóstico ruim. Pequeno número de pacientes com SGB sofre recidivas em intervalos de meses a anos após a manifestação inicial. Biópsias de nervo mostram aspectos semelhantes àqueles da doença aguda, além de remielinização.

A *polirradiculoneuropatia desmielinizante inflamatória crônica* também é imunomediada, mas doença antecedente é documentada somente em pequeno número de pacientes. Biópsias de nervo nem sempre mostram linfócitos; quando presentes, são escassos. Episódios repetidos de desmielinização e remielinização refletem na formação de "bulbos de cebola". Macrófagos invadindo a mielina têm sido observados, além de degeneração axonal e redução das fibras mielínicas e amielínicas.

As *neuropatias disglobulinêmicas* associam-se a discrasias plasmocitárias, benignas ou malignas, e formam um grupo heterogêneo de doenças, entre elas a *paraproteinemias monoclonais benignas*, a síndrome POEMS (*polyneuropathy, organomegaly, endocrinopathy, monoclonal protein with lambda light chain, skin changes*) e as *paraproteínas monoclonais malignas*, destacando-se a macroglobulinemia de Waldenström e a *crioglobulinemia essencial* ou *secundária*. As paraproteinemias monoclonais benignas, em geral associadas a paraproteínas IgM, são causa importante de polineuropatia de início tardio. Desenvolve-se uma neuropatia sensitivo-motora distal crônica, com tremor e ataxia. Há perda de fibras mielínicas, desmielinização e remielinização com alterações hipertróficas no nervo, que mostra imunomarcação da bainha de mielina com anticorpo anti-IgM e alargamento anormal das lamelas de mielina. Em cerca de metade dos casos, há reatividade de IgM contra a glicoproteína associada à mielina, conhecida como atividade anti-MAG. Polineuropatia desmielinizante ocorre, ocasionalmente, em pacientes com gamopatia monoclonal benigna por IgG e IgA.

■ Neoplasias

As neoplasias do SNC podem ser primárias ou secundárias (metastáticas). As neoplasias primárias podem ser *intraparenquimatosas* (*intra-axiais*), quando originadas no parênquima cerebral ou cerebelar, no tronco encefálico e na medula espinhal, ou *extraparenquimatosas* (*extra-axiais*), quando surgem nas meninges ou nos tecidos adjacentes. As neoplasias metastáticas têm sido cada vez mais frequentes por causa da maior sobrevida dos pacientes com cânceres submetidos a tratamentos cada vez mais eficazes. Neste capítulo, serão abordadas as neoplasias mais frequentes e de maior importância clínica. Daqui em diante e exceto quando não especificado em contrário, as *neoplasias primárias do SNC* serão referidas apenas como *neoplasias do SNC*.

Aspectos epidemiológicos

Embora pouco frequentes, os tumores do SNC têm alta morbidade e são responsáveis por mortalidade considerável por neoplasias. Podem ocorrer em qualquer local do SNC e em todas as faixas etárias, inclusive em crianças, adolescentes e adultos jovens (< 40 anos). No Brasil, segundo o Instituto Nacional do Câncer (INCA), excetuando-se o câncer de pele não melanoma, estimou-se que em 2020 haja 5.870 e 5.220 casos novos de neoplasias do SNC em homens e mulheres, respectivamente, representando 2,6% das neoplasias em homens e 2,3% em mulheres, e a 10ª neoplasia mais frequente nos dois sexos. Apesar de pouco frequentes, tumores do SN são agressivos: causaram 4,2% dos óbitos por câncer em 2017. A grande maioria das neoplasias do SNC ocorre em adultos, e sua incidência aumenta progressivamente após 45 a 50 anos, até atingir o pico na sétima década de vida.

Cerca de 6 a 10% das neoplasias do SNC incidem em crianças, nas quais causam elevada morbiletalidade, não raro produzindo sequelas definitivas após o tratamento. De acordo com relatório de 2017 do INCA, as neoplasias do SNC são as mais frequentes entre os tumores sólidos na população pediátrica. Quando consideradas as neoplasias hematopoéticas, os tumores do SNC são precedidos apenas pelas leucemias (33% das neoplasias), correspondendo ao segundo câncer mais frequente nesse grupo etário (20% das neoplasias), com taxa de incidência anual

de dois casos por 100.000 indivíduos e com pico de incidência entre 1 e 4 anos.

Em geral, o sexo masculino é o mais afetado em quase todos os tipos de tumores do SNC, com exceção de meningiomas, schwannomas intracranianos e linfomas tipo MALT na dura-máter.

O Quadro 26.23 relaciona os tumores intracranianos mais frequentes do SNC, com base no registro dos tumores primários intracranianos realizados pela Central de Registro de Tumores Cerebrais dos Estados Unidos (*Central Brain Tumor Registry of the United States* – CBTRUS), no período de 2012 a 2016. Segundo o CBTRUS, meningiomas (37,6% dos casos), tumores da hipófise (16,8%) e glioblastomas (14,6%) são as neoplasias intracranianas mais frequentes. O Quadro 26.24 mostra a frequência de gliomas – tumores de origem astrocitária (astrocitomas), oligodendroglial (oligodendrogliomas) e ependimária (ependimomas) – de acordo com o tipo histológico. Os astrocitomas são os mais comuns, sendo o glioblastoma (GBM) o mais prevalente entre os gliomas (57%).

Quadro 26.23 Distribuição da frequência dos principais tumores primários intracranianos, independentemente do grau de malignidade*

Tipo de tumor	Percentual (%)
Meningioma	37,6
Tumores da hipófise	16,8
Glioblastoma	14,6
Outros	10,9
Schwannoma	8,6
Astrocitoma	5,1
Linfomas**	1,9
Tumores ependimários	1,7
Oligodendroglioma	1,3
Tumores embrionários	0,9
Oligoastrocitoma	0,5

*Central Brain Tumor Registry of the United States (2012-2016).
**Inclui linfomas primários e associados a deficiências imunitárias.

Quadro 26.24 Distribuição da frequência de gliomas de acordo com o tipo histológico*

Tipo histológico	Percentual (%)
Glioblastoma	57,3
Glioma maligno, não especificado	7,5
Astrocitoma difuso	7,3
Astrocitoma anaplásico	6,8
Tumores ependimários	6,7
Oligodendroglioma	5,3
Astrocitoma pilocítico	5,0
Outros gliomas	2,2
Oligoastrocitoma	2,0

*Central Brain Tumor Registry of the United States (2012-2016).

26

A grande maioria dos tumores do SNC (94%) localiza-se na caixa craniana. Em adultos, 70% dos tumores intracranianos situam-se acima da tenda do cerebelo (*supratentoriais*), enquanto em crianças 70% estão abaixo da tenda do cerebelo (*infratentoriais*), na fossa posterior do crânio. Os *tumores intrarraquidianos* representam 6,1% dos tumores do SNC e podem ser *extramedulares* (extradurais ou intradurais) ou, mais comumente, *intramedulares*. A maioria dos tumores intradurais é constituída por meningiomas e schwannomas, enquanto os intramedulares são constituídos por gliomas, sobretudo os com diferenciação ependimária (Quadro 26.25). As neoplasias podem situar-se também no trajeto de nervos, como os schwannomas.

A frequência dos tumores primários e metastáticos do SNC varia segundo a faixa etária e está mostrada no Quadro 26.26. Em contraste com pacientes mais idosos, as taxas de sobrevida global de indivíduos mais jovens com neoplasias do SNC vêm melhorando nos últimos anos. Em pacientes mais idosos, os tumores permanecem pouco responsivos às terapias vigentes e são frequentemente letais. O glioblastoma (GBM), por exemplo, é a neoplasia primária maligna mais frequente do cérebro em adultos (48% dos casos), sobretudo em idosos, sendo também um dos tumores mais letais em humanos, com sobrevida média de 12 a 15 meses.

Quadro 26.25 Distribuição da frequência dos principais tumores intrarraquidianos primários em crianças e adolescentes e em adultos*

Tipo de tumor	Porcentual (%)	
	Crianças e adolescentes	Adultos
Meningioma	15,7	8,8
Schwannoma	17,8	29,5
Tumores ependimários	20,6	17,6
Astrocitoma pilocítico	11,5	1,6
Outros astrocitomas/glioblastoma	8,2	2,1
Outros tumores neuroepiteliais	16,8	2,2

*Central Brain Tumor Registry of the United States (2012-2016).

Quadro 26.26 Distribuição da frequência dos tumores primários e metastáticos do SNC conforme a faixa etária

Faixa etária (anos)	Tipo de tumor
0 a 20	Astrocitoma pilocítico; glioma difuso da linha média; meduloblastoma; ependimoma; papiloma do plexo coroide; craniofaringioma; tumores neuronais e neuronais/gliais mistos; germinoma; teratoma
21 a 45	Astrocitoma difuso e anaplásico; oligodendroglioma; meningioma; schwannoma; hemangioblastoma capilar; ependimoma mixopapilar
> 45	Astrocitoma anaplásico; glioblastoma; metástases; meningioma; schwannoma; oligodendroglioma; linfomas

Histogênese e fatores de risco

As neoplasias primárias do SNC podem se originar de células-tronco ou de células progenitoras quiescentes, oriundas do neuroepitélio primitivo (neuroectoderma), do mesênquima primitivo das meninges (mesoderma e crista neural), da bainha dos nervos cranianos e periféricos (células de Schwann, células do perineuro), de melanócitos (crista neural), do epitélio germinativo (células germinativas), do mesênquima primitivo ou da desdiferenciação de células adultas residentes ou circulantes no SNC, como as neoplasias do tecido hematopoético e linfocitárias.

A grande maioria das neoplasias primárias ocorre esporadicamente, enquanto pequena fração associa-se a síndromes hereditárias (ver final do capítulo). Para certas neoplasias, existem fatores, como associação entre exposição a radiação ionizante e alguns tumores, como gliomas difusos, meningiomas, tumores da bainha do nervo (neurofibromas, schwannomas, perineuriomas) e sarcomas meníngeos. Em pacientes imunossuprimidos, é clássica a associação entre infecção pelo vírus Epstein-Barr e linfomas do SNC.

Graus de malignidade

As neoplasias do SN são classificadas como: (1) *circunscritas, benignas* ou de *baixo potencial proliferativo* (grau 1), com possibilidade de cura após ressecção cirúrgica completa; (2) *difusas* ou *malignas* (baixo grau – grau 2; alto grau – graus 3 ou 4). Contudo, o conceito de benignidade em neoplasias do SNC é bastante relativo, já que tumores histologicamente benignos podem ter alta morbiletalidade, podendo até mesmo causar a morte do paciente. Os fatores para tal fato devem-se, em parte, às propriedades anatômicas e funcionais do SNC, que: (a) tem núcleos, grupos de neurônios e prolongamentos (tratos e feixes) dispostos de forma precisa e altamente organizados, cujo comprometimento pode causar transtornos graves; (b) além de estar dividido em compartimentos delimitados por dobras da dura-máter (foice cerebral e tenda do cerebelo), situa-se no interior de um rígido estojo ósseo após a ossificação das suturas cranianas, que ocorre em torno da puberdade; (c) tem dupla circulação arterial (carotídea e vértebro-basilar), mas a comunicação entre elas é pouco eficiente no suprimento sanguíneo cerebral; (d) possui baixa resistência a hipóxia e isquemia; (e) é formado por células muito vulneráveis a danos, já que os neurônios dependem das células da glia e da preservação das conexões sinápticas; (f) mostra limitada capacidade de regeneração axonal; (g) é muito vulnerável a excitotoxicidade (p. ex., pelo glutamato), que leva a lesão celular. Por outro lado, muitas neoplasias infiltram difusamente o tecido nervoso sob a forma de células isoladas ou de pequenos agrupamentos celulares, o que dificulta a remoção cirúrgica e possibilita sua disseminação pelo SNC ao longo de vasos, tratos e feixes ou pela circulação liquórica.

Outra particularidade importante é a *malignidade biológica*. De um lado, a localização da neoplasia determina a viabilidade ou não de ressecção cirúrgica completa; o astrocitoma pilocítico (grau 1) no tronco encefálico, por exemplo, é histologicamente de baixo potencial proliferativo, mas frequentemente fatal pela sua localização. De outro, uma neoplasia de grau 1 (p. ex., meningioma grau 1) pode ser agressiva localmente e infiltrar osso, couro cabeludo, órbita, seio cavernoso e tecidos moles, o que dificulta a cura por ressecção cirúrgica e pode ter alta morbidade.

Por tudo isso, o acometimento de estruturas vitais (p. ex., tronco encefálico), dificuldades de remoção cirúrgica completa da lesão, efeito de massa do tumor e/ou comprometimento da circulação sanguínea e/ou liquórica podem ocasionar aumento da pressão intracraniana e herniações, capazes de levar o paciente à morte.

Por sua localização, patogênese e biologia tumoral, as neoplasias do SNC apresentam algumas peculiaridades: (1) não se reconhecem lesões pré-neoplásicas ou no estágio de neoplasias *in situ*; (2) raramente produzem metástases fora do SNC; (3) são complexas, têm ampla variedade de aspectos histológicos e moleculares; (4) os aspectos morfológicos podem ser superponíveis, contribuindo para dificultar o reconhecimento e o diagnóstico preciso; (5) certos tumores apresentam dois ou mais tipos celulares (p. ex., gangliogliomas); (6) alguns tumores difusos de baixo grau de malignidade têm progressão inexorável para grau maior de malignidade (p. ex., astrocitomas difusos e oligodendrogliomas); (7) em alguns casos, os aspectos histológicos não refletem o comportamento biológico (p. ex., gliomas da linha média com aspectos histológicos de tumor de baixo grau podem comportar-se como neoplasia maligna grau 4, caso tenham a mutação H3K27M); (8) neoplasias em crianças não podem ser consideradas uma versão infantil dos tumores de adultos, pois as suas patogênese e alterações moleculares são distintas.

Em síntese, devido ao seu inerente potencial de malignidade, talvez o mais correto seja considerar todas as neoplasias do SNC como de *baixo grau* e de *alto grau* de malignidade.

Manifestações clínicas

Dependem de vários fatores, podendo ocasionar:

■ *Déficits neurológicos focais*: paralisia de nervos cranianos, déficits motores e sensitivos, ataxia cerebelar, alterações pupilares. Os déficits resultam da localização da neoplasia e do acometimento de estruturas de conexão (tratos, feixes, fascículos e raízes nervosas), dos núcleos de nervos cranianos e do córtex sensitivo-motor. Acometimento do nervo óptico e/ou das vias ópticas pode levar a perda de visão. Lesão intra-orbitária pode causar proptose ocular. Perda auditiva sensorial, *tinitus* e, mais raramente, vertigem são observados em tumores do VIII nervo (nervo vestíbulo-coclear)
■ *Sinais não localizatórios*: *macrocefalia* (em crianças pequenas, antes da fusão das suturas dos ossos do crânio); *alterações neuroendócrinas* (disfunção hipotálamo-hipofisária); *cefaleia, náuseas e vômitos*, principalmente quando matinais, em decorrência de hipertensão intracraniana pelo efeito de massa ou de obstrução liquórica
■ *Crises convulsivas inéditas*, principalmente em adultos, por acometimento do córtex cerebral e/ou do hipocampo.

Todavia, alguns pacientes, principalmente adultos, podem ser assintomáticos ou oligossintomáticos quando a lesão se situa em áreas silenciosas. Outras vezes, os pacientes apresentam sintomatologia inespecífica, como confusão mental, desorientação, alterações comportamentais (lobo frontal) e/ou declínio de funções cognitivas (como incapacidade de realizar cálculos e dificuldades de compreensão).

A velocidade de crescimento e de progressão tumoral e a presença de edema peritumoral e/ou disseminação liquórica são fatores que podem interferir na sintomatologia clínica. Algumas neoplasias podem sofrer hemorragia, sobretudo shwannomas, ependimomas, oligodendrogliomas, glioblastomas (em particular GBMs epitelioides) e neoplasias do plexo coroide.

Diagnóstico

O diagnóstico das neoplasias do SNC baseia-se em quatro pilares: (a) manifestações clínicas; (b) achados de neuroimagem; (c) análise histopatológica; (d) avaliação molecular. Em síntese,

o diagnóstico requer correlação de aspectos morfológicos e moleculares com dados clínicos e de neuroimagem, que permitem definir a localização precisa da lesão, fundamental para o planejamento de biópsias estereotáxicas e dos procedimentos neurocirúrgicos, além de indicar sua relação com as demais estruturas do SNC e os aspectos funcionais e metabólicos (ver adiante).

A ressonância magnética (RM), pela identificação precisa de detalhes anatômicos do SN, pelas características do tumor nos seus diferentes planos (coronal, axial e sagital), antes e após injeção de contraste, e pelas relações entre o tumor e o tecido nervoso adjacente, tornou-se meio auxiliar indispensável para a análise histológica de neoplasias do SN. *Senso latu*, na prática da neuropatologia cirúrgica os exames de neuroimagem permitem identificar os aspectos "*macroscópicos*" e várias características do tumor.

Os exames de neuroimagem possibilitam: (1) conhecer as dimensões e o volume da neoplasia (com maior precisão nos tumores extra-axiais e nos gliomas grau 1); (2) avaliar o padrão de crescimento (*circunscrito* ou *infiltrante*); (3) estimar a sua vascularização, como a abertura da barreira hematoencefálica pela captação de contraste e análise de perfusão, além da presença e magnitude do edema peritumoral (sequências FLAIR e ponderada em T2), como mostrado na Figura 26.97. Por análise *in vivo* de metabólitos do tecido tumoral por espectroscopia por RM, é possível inferir o grau de: (a) celularidade tumoral (*turnover* de membrana celular – concentração de colina; (b) destruição axonal e neuronal (redução da concentração de N-acetil-aspartato, NAA); (c) hipóxia tecidual e necrose pelo teor de lactato e lipídeos (Figura 26.97). As alterações metabólicas mais comuns em neoplasias cerebrais malignas são elevação das concentrações de colina, lactato e lipídeos, além de decréscimo de NAA e de creatina (marcador de consumo energético). Em geral, a concentração de colina e as relações colina:NAA e colina:creatina são maiores nos gliomas de alto grau quando comparadas aos gliomas de baixo grau.

Classificação

A classificação dos tumores do SNC da Organização Mundial da Saúde (OMS), cuja última versão, datada de 2016, é utilizada universalmente e será aqui seguida. Tal classificação reflete uma mudança de paradigma. Historicamente, as classificações de neoplasias do SNC baseavam-se no *paradigma morfológico*, isto é, em certos padrões arquiteturais e nas semelhanças microscópicas entre as células neoplásicas e as suas supostas contrapartes "normais" no tecido nervoso, refletindo a sua provável histogênese. De forma simplista, os astrocitomas foram assim denominados, por exemplo, por sua semelhança morfológica com astrócitos; os ependimomas, devido à semelhança com células ependimárias e assim por diante. O paradigma morfológico baseava-se nos aspectos arquiteturais histológicos observados à microscopia de luz, nos aspectos ultraestruturais e, nas últimas 3 décadas, na expressão de proteínas associadas a determinadas linhagens celulares por meio da imuno-histoquímica.

Na classificação atual, deu-se primazia aos *parâmetros moleculares* em detrimento aos aspectos unicamente morfológicos, isto é, ela baseia-se no paradigma molecular, que enfatiza a preponderância das alterações moleculares, genéticas e epigenéticas. Assim, neoplasias com aspecto histopatológico similar podem corresponder a entidades distintas e com prognósticos muito diferentes. *Astrocitomas difusos com mutações no IDH-1*, por exemplo, apresentam implicações prognósticas e terapêuticas distintas de *astrocitomas difusos com IDH-1 tipo selvagem*

26

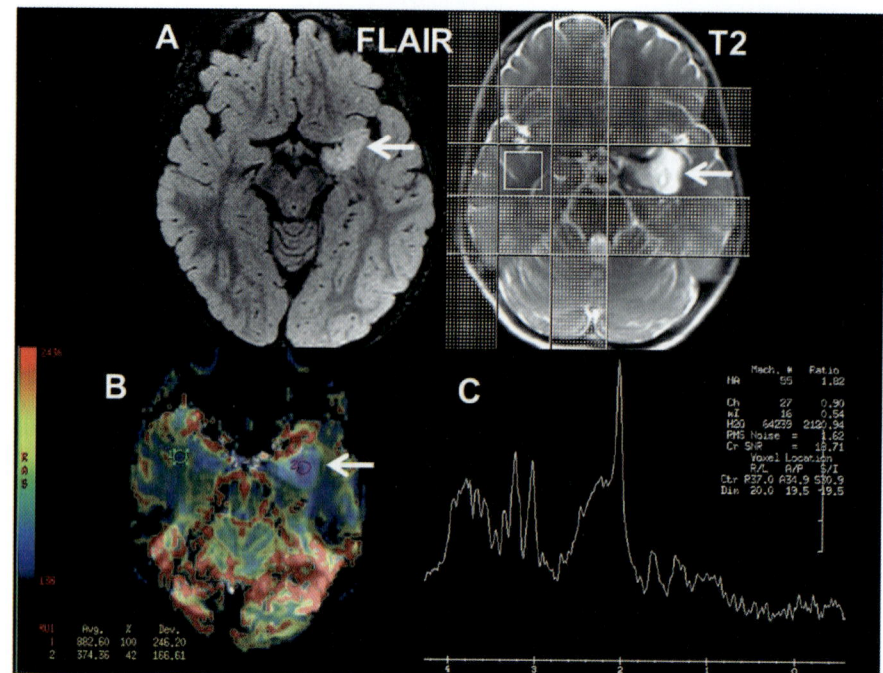

Figura 26.97 A. Corte axial de lesão na região temporal mesial esquerda (*setas*) com hipersinal sinal em FLAIR e T2. **B.** Estudo de perfusão cerebral evidencia ausência de aumento da perfusão da lesão (*seta*). **C.** Espectroscopia mostra discreta queda da relação N-acetil-aspartato:creatina, pequeno aumento da relação colina:creatina e aumento significativo do pico de mioinositol em comparação ao tecido cerebral homólogo contralateral, denotando, respectivamente, despopulação/disfunção neuronal, aumento do *turnover* de membranas celulares e aumento da população astrocitária. (Cortesia do Dr. Antônio Carlos M. Maia Jr., São Paulo-SP.)

ou não mutado, embora sejam, na maioria dos casos, histologicamente indistinguíveis entre si. Exceção a essa regra são astrocitomas difusos ricos em astrócitos gemistocíticos (> 20%), ou astrocitomas gemistocíticos, que, em praticamente todos os casos, exibem *IDH* mutado. *Gliomas difusos da linha média com a mutação H3K27M* são neoplasias de alto grau de malignidade (grau 4) independentemente dos aspectos histológicos.

De todo modo, o *grau de malignidade histológico* ainda é útil, sendo avaliado por meio de um sistema que reflete o grau de diferenciação da neoplasia e a sua evolução: (a) *grau 1* para os tumores "circunscritos", com baixo potencial proliferativo e passíveis de cura por ressecção completa; (b) *graus 2, 3 e 4* para os tumores "difusos" ou infiltrativos, de baixo grau de malignidade (grau 2) e de alto grau de malignidade (graus 3 e 4).

▶ Neoplasias astrocitárias difusas e oligodendrogliais

Compreendem os gliomas difusos, com diferenciação para as linhagens astrocitária e oligodendroglial. Tais lesões representam mais de 80% dos tumores malignos do SNC e aproximadamente 25% de todas as neoplasias primárias do SNC (CBTRUS, 2019). Entre os gliomas, as neoplasias com diferenciação astrocitária, incluindo o glioblastoma (astrocitoma grau 4), representam a grande maioria (76,4%) e, dependendo do subtipo de astrocitoma, apresentam eventos moleculares distintos relacionados com a gliomagênese (Figura 26.98) As neoplasias com diferenciação oligodendroglial são menos frequentes e representam 5,3% dos gliomas. Os astrocitomas podem ser divididos em dois grupos: (a) *circunscritos*, com baixo potencial proliferativo, representados pelo astrocitoma pilocítico e pelo

astrocitoma subependimário de células gigantes (grau 1); juntamente com o xantoastrocitoma pleomórfico, serão discutidos mais adiante; (b) *difusos* ou infiltrativos, com três graus de malignidade (graus 2, 3 e 4).

A maioria dos *gliomas difusos com diferenciação astrocitária* (doravante denominados *astrocitomas*) e *oligodendroglial* é supratentorial. Em 60% desses tumores, a lesão encontra-se nos lobos frontal, temporal, parietal ou occipital. Os tumores astrocitários difusos e oligodendrogliais estão listados no Quadro 26.27.

Astrocitoma difuso, grau 2

Por sua localização e por seu aspecto infiltrativo e "difuso", os *astrocitomas difusos* raramente são passíveis de ressecção cirúrgica radical (remoção macroscópica > 90% do tumor), indicando que, sem tratamento pós-cirúrgico complementar (terapia adjuvante com radioterapia, quimioterapia e/ou terapia-alvo), a neoplasia frequentemente recidiva e apresenta curso progressivo e fatal em tempo variado, mais curto nos tumores grau 4.

Quadro 26.27 Tumores astrocitários difusos e oligodendrogliais

Astrocitoma difuso – grau 2

Astrocitoma anaplásico – grau 3

Glioblastoma – grau 4

Oligodendroglioma – grau 2

Oligodendroglioma anaplásico – grau 3

Oligoastrocitoma – graus 2 e 3

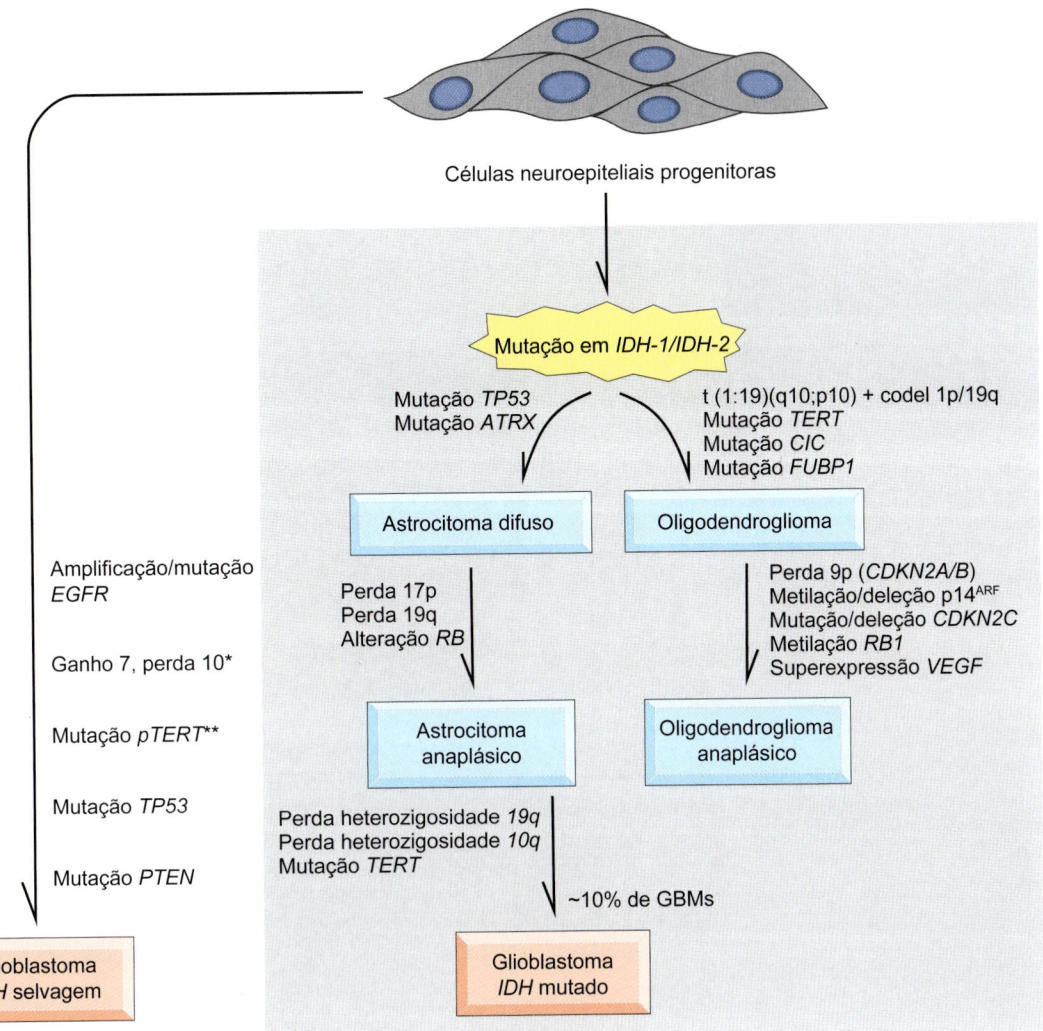

Figura 26.98 Principais alterações moleculares na gênese e na progressão de gliomas difusos para maior grau de malignidade em adultos. (*) Cromossomo inteiro; (**) Região promotora de *TERT*.

Os critérios histopatológicos para graduação de malignidade nos astrocitomas difusos (graus 2, 3 ou 4) baseiam-se na avaliação de *atipias* citológicas (hipercromasia e variação da forma e do tamanho dos núcleos), *anaplasia* (perda da diferenciação celular), *mitoses*, *proliferação microvascular* (vasos anômalos revestidos por pelo menos duas camadas de endotélio tumefeito ou cuboide, às vezes com aspecto glomeruloide) e/ou focos de *necrose*. Embora não seja considerado no sistema de graduação da OMS, o índice de proliferação celular (IPC) avaliado pela imuno-histoquímica para o Ki-67 (IPC-Ki-67) apresenta maior acurácia quanto à atividade proliferativa e tem importância diagnóstica e prognóstica, havendo correlação inversa entre o IPC-Ki-67 e a sobrevida.

O astrocitoma difuso grau 2, mais comum entre 25 e 45 anos, tem baixo grau de malignidade e infiltra difusamente as estruturas cerebrais. A neoplasia acomete sobretudo os hemisférios cerebrais, especialmente os lobos temporais; menos comumente, origina-se no cerebelo e na medula espinhal. O tumor pode iniciar-se com extenso envolvimento do SNC, afetando três ou mais lobos cerebrais e/ou ambos os hemisférios cerebrais, núcleos da base e tálamo, além de disseminação para as estruturas infratentoriais (tronco encefálico, cerebelo e medula espinhal). Histologicamente, é constituído predominantemente por astrócitos fibrilares e, menos comumente, por astrócitos gemistocíticos. Em crianças, tumores com histologia de astrocitoma difuso no tronco encefálico ou no tálamo apresentam usualmente mutações na histona H3, sendo classificados como glioma difuso da linha média com a mutação H3K27M (ver adiante).

Nos *hemisférios cerebrais*, o tumor pode causar crise convulsiva focal, déficit motor ou sensitivo, transtornos psiquiátricos e hipertensão intracraniana. Sinais e sintomas iniciam-se em geral insidiosamente e progridem lentamente, por meses ou anos. Metade dos pacientes sobrevive pelo menos 5 anos. Contudo, se o astrocitoma difuso dos hemisférios cerebrais de adultos apresenta aspecto molecular de glioblastoma (ganhos em 7p e perdas no cromossomo 10), a sobrevida é menor. Com o tempo, há tendência à progressão para formas mais malignas (astrocitoma anaplásico e glioblastoma).

Na tomografia computadorizada (TC), a neoplasia aparece como lesão mal definida, homogênea e de baixa densidade, sem captação de contraste. Na ressonância magnética (RM), é vista também como lesão mal delimitada, hipointensa em T1 e hiperintensa e mais bem delimitada em T2 e FLAIR, sem captação de contraste, pela manutenção da barreira hematoencefálica nos capilares tumorais (Figura 26.99 A).

26

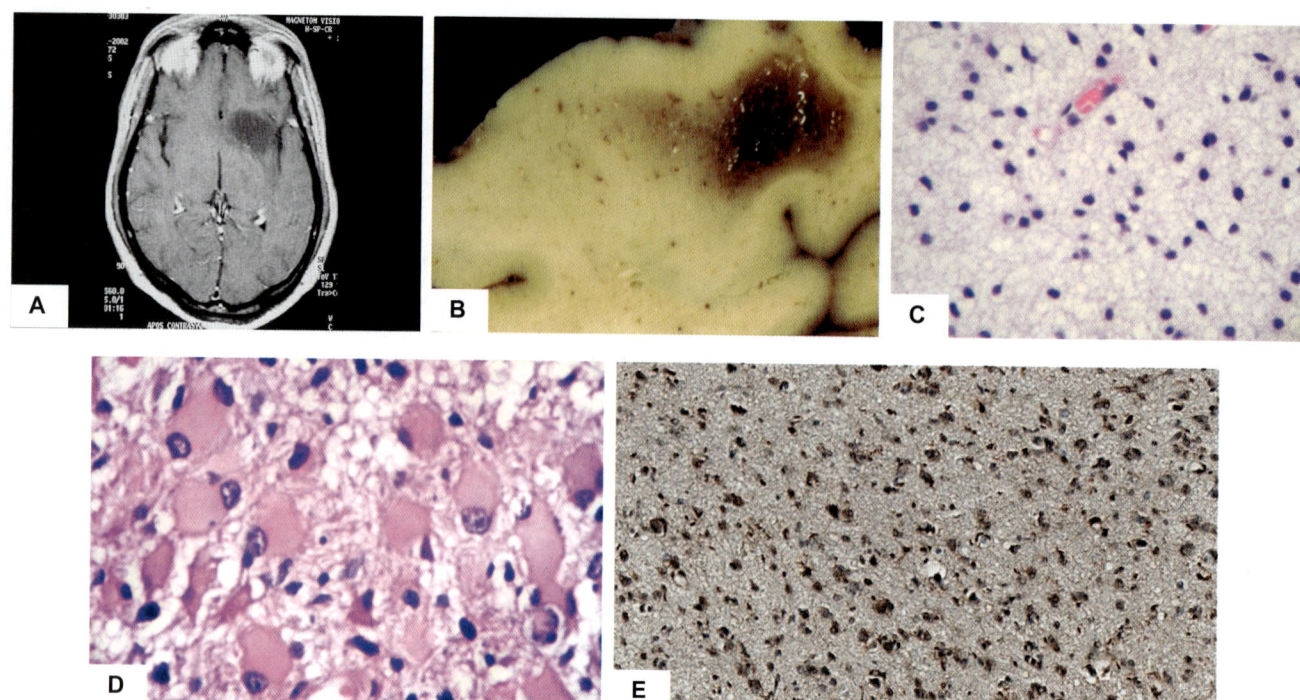

Figura 26.99 Astrocitoma difuso. **A.** Ressonância magnética de corte axial de tumor no lobo frontal esquerdo, na sequência ponderada em T1 pós-contraste. A lesão é hipointensa, mal delimitada, não se realça pelo contraste e não apresenta efeito de massa significativo. **B.** Tumor envolvendo córtex e substância branca cerebral. Notar crescimento infiltrativo, limites imprecisos e cistos gelatinosos. **C.** Proliferação de astrócitos estrelados e sem atipias significativas, em meio a matriz fibrilar eosinófila. Notar capilar revestido por camada simples de endotélio plano. **D.** Astrocitoma gemistocítico. Proliferação de astrócitos volumosos, com citoplasma eosinófilo e homogêneo e núcleo excêntrico, em meio a matriz fibrilar grosseira. **E.** Mutação de IDH-1 (mutação R132H) demonstrada por imuno-histoquímica.

Aspectos morfológicos

Nos *hemisférios cerebrais*, o astrocitoma difuso apresenta limites imprecisos e crescimento infiltrativo. O tumor é brancacento, compacto, firme e homogêneo, confundindo-se com a substância branca cerebral, apesar de mais consistente; pode também conter cistos com material seroso ou gelatinoso (Figura 26.99 B). Histologicamente, é constituído por astrócitos estrelados, bem diferenciados, positivos para proteína ácida fibrilar glial (GFAP) e com grande quantidade de fibras gliais, o que lhe dá consistência firme (Figura 26.99 C). A densidade celular é moderada ou baixa, e os núcleos mostram atipias discretas. Mitoses são raras ou inexistem, e o índice de proliferação celular é menor que 4%. Pode haver astrócitos com aspecto "pilocítico-símile" e gemistocítico. Microcistos podem confluir e formar cistos macroscópicos. Pelo crescimento infiltrativo, o tumor dissemina-se pelos espaços perivasculares e ao longo dos tratos de fibras nervosas.

No *astrocitoma gemistocítico*, a lesão contém pelo menos 20% de astrócitos gemistocíticos neoplásicos, que são células grandes, globosas ou piriformes, com núcleos hipercromáticos e excêntricos, citoplasma amplo, eosinófilo, hialino e homogêneo, de onde partem prolongamentos celulares escassos e grosseiros (Figura 26.99 D); GFAP é positiva no citoplasma e nos prolongamentos celulares. Coexistem astrócitos fibrilares.

Aspectos moleculares

A grande maioria dos astrocitomas difusos apresenta mutações nos genes *IDH-1* ou *IDH-2* (*IDH-mutantes*). Os casos sem mutação *(IDH tipo selvagem)* são raros e considerados dentro do espectro dos *glioblastomas moleculares* (ver adiante). Astrocitomas com mutação no *IDH* correspondem a 70 a 80% dos astrocitomas difusos, sendo a mutação R132H no *IDH-1* (detectada por imuno-histoquímica) a mais frequente (Figura 26.99 E). Tais tumores associam-se geralmente à perda da expressão de ATRX e a mutações no gene *TP53*. Mutações em *IDH-1/2* e *TP53* são eventos precoces na gliomagênese de astrocitomas de adultos (Figura 26.98). Pacientes com mutações em *IDH-1* ou *IDH-2* têm melhor prognóstico. Há associação entre deleção em homozigose de CDKN2A/B e prognóstico desfavorável em astrocitomas difusos com *IDH* mutado. Para mais detalhes sobre os aspectos moleculares, ver final do capítulo.

Astrocitoma anaplásico, grau 3

Trata-se de astrocitoma difuso que contém áreas de anaplasia, podendo originar-se de astrocitoma grau 2 ou, raramente, como lesão maligna desde o início (*de novo*). Mais frequente em adultos (30 a 50 anos), um terço dos pacientes sobrevive 5 anos. Os achados de neuroimagem são semelhantes aos do astrocitoma difuso, mas podem mostrar captação focal de contraste e maior efeito de massa pelo tumor e/ou pelo edema peritumoral.

Aspectos morfológicos

Macroscopicamente, o astrocitoma anaplásico pode assemelhar-se ao astrocitoma difuso ou ser mais bem delimitado. O tumor e o edema peritumoral podem causar desvio das estruturas da linha média (Figura 26.100 A). A lesão, brancacenta ou cinza-escura e granulosa, é mais celular, tem mais atipias nucleares e mostra maior atividade mitótica do que o astrocitoma grau 2 (Figura 26.100 B e C); possui ainda células pleomórficas, uni e multinucleadas. O IPC-Ki-67 fica entre 5 e 10%. A expressão de GFAP é menos regular do que nos astrocitomas grau II.

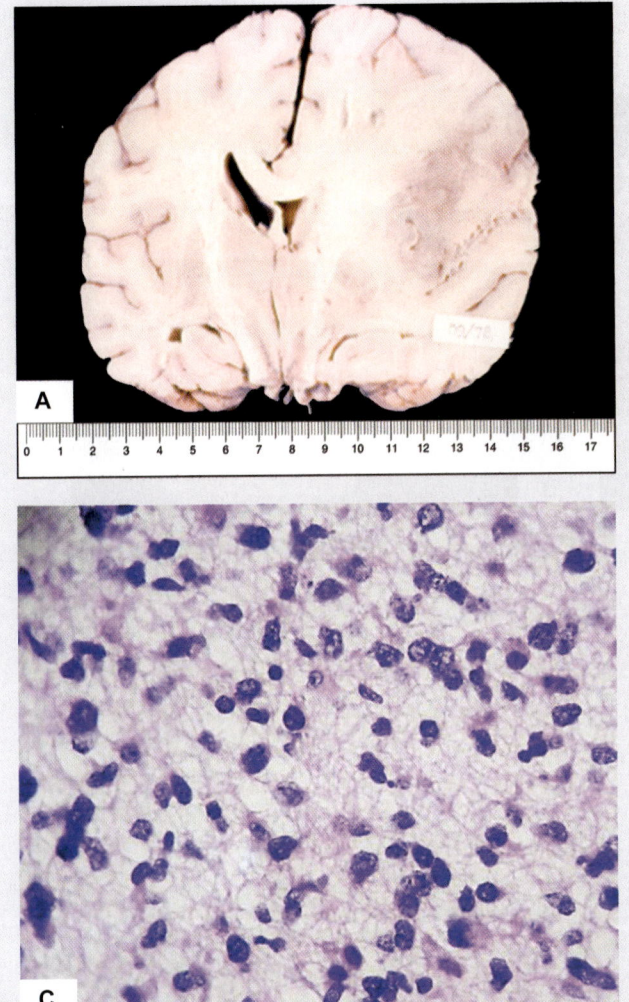

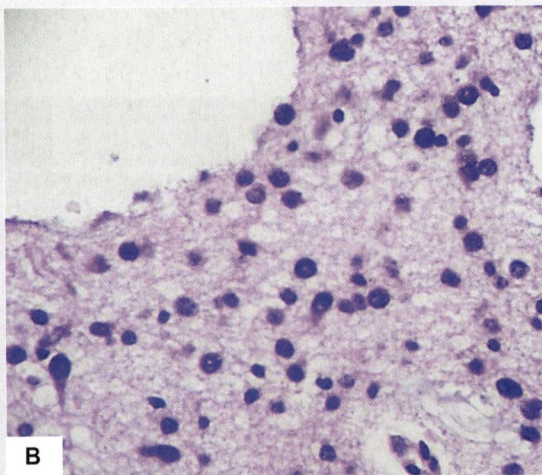

Figura 26.100 Astrocitoma anaplásico **A.** Tumor no hemisfério cerebral direito. Notar crescimento infiltrativo difuso da lesão, limites imprecisos, cistos diminutos e desvio das estruturas da linha média (efeito de massa). **B.** Astrocitoma difuso grau 2. Baixa densidade celular e sem atipias significativas. Cistos microscópicos. **C.** Astrocitoma anaplásico grau 3. Maior celularidade e pleomorfismo nuclear.

Glioblastoma/Astrocitoma, grau 4

Glioblastoma (GBM), invariavelmente fatal (é uma das neoplasias mais letais na espécie humana), é o tumor primário maligno mais frequente do SNC e o glioma mais comum (57% dos gliomas). Embora possa surgir em crianças e adultos jovens, GBMs incidem mais em indivíduos mais idosos (> 55 anos), com pico entre 75 a 84 anos (mediana de 64 anos). O tumor é mais comum em homens (3:2) e em caucasianos. A grande maioria dos GBMs é esporádica. Pequena percentagem de tumores associa-se a síndromes genéticas, como as síndromes de Turcot (ver final do Capítulo), de Li-Fraumeni (*TP53*) e de Ollier/Maffuci (*PTHR1*), e a neurofibromatose tipo 1 (*NF1*).

Os GBMs podem originar-se da progressão de astrocitoma de menor grau de malignidade (*glioblastomas secundários*) ou, mais frequentemente (90% dos casos), originar-se *de novo*, sem neoplasia pregressa e com curto tempo de manifestação clínica (*glioblastomas primários*). Os glioblastomas secundários associam-se a mutações em *IDH*, *TP53* e *ATRX*, apresentam crescimento mais lento, têm maior sobrevida e acometem indivíduos mais jovens (mediana de 48 anos), enquanto os GBMs primários são mais agressivos, afetam indivíduos mais idosos e associam-se a mutações na região promotora de *TERT* (telomerase) e no *PTEN* e a amplificação do *EGFR*, com ganhos em 7p e perdas no cromossomo 10.

O glioblastoma é geralmente supratentorial e acomete mais a substância branca dos hemisférios cerebrais, com tendência a invasão rápida de estruturas vizinhas. Os lobos temporais são a sede mais frequente (31% dos casos), seguidos dos lobos parietal, frontal e occipital, embora acometimento de mais de um lobo não seja incomum. No lobo frontal, glioblastomas secundários são mais frequentes. Outras sedes são as regiões anterior e posterior do corpo caloso, núcleos da base, tálamo e tronco encefálico, as duas últimas especialmente em crianças. Na medula espinhal e no cerebelo, o tumor é raro.

26

As manifestações clínicas dependem da localização do tumor e do tempo de evolução; nos GBMs primários, surgem pouco tempo antes do diagnóstico, em geral 3 a 6 meses. Déficits neurológicos focais (hemiparesia, afasia, paralisia de nervos cranianos) e sinais e sintomas de hipertensão intracraniana são comuns (cefaleia, náuseas e vômitos). Crises convulsivas inéditas ocorrem em metade dos casos. Distúrbios cognitivos e alterações comportamentais também são observados. As manifestações clínicas dos GBMs secundários são mais prolongadas,

com aceleração e/ou mudança dos sinais e sintomas nas últimas semanas ou meses.

Nos estudos de neuroimagem, a neoplasia aparece como lesão irregular com efeito de massa, contendo zona periférica em forma de anel que capta intensamente o contraste, envolvendo área central de necrose não captante de contraste e hipointensa à ressonância magnética (Figura 26.101 A). A captação de contraste pelo tumor reflete a proliferação microvascular e a perda da integridade da barreira hematoencefálica nos vasos neoformados.

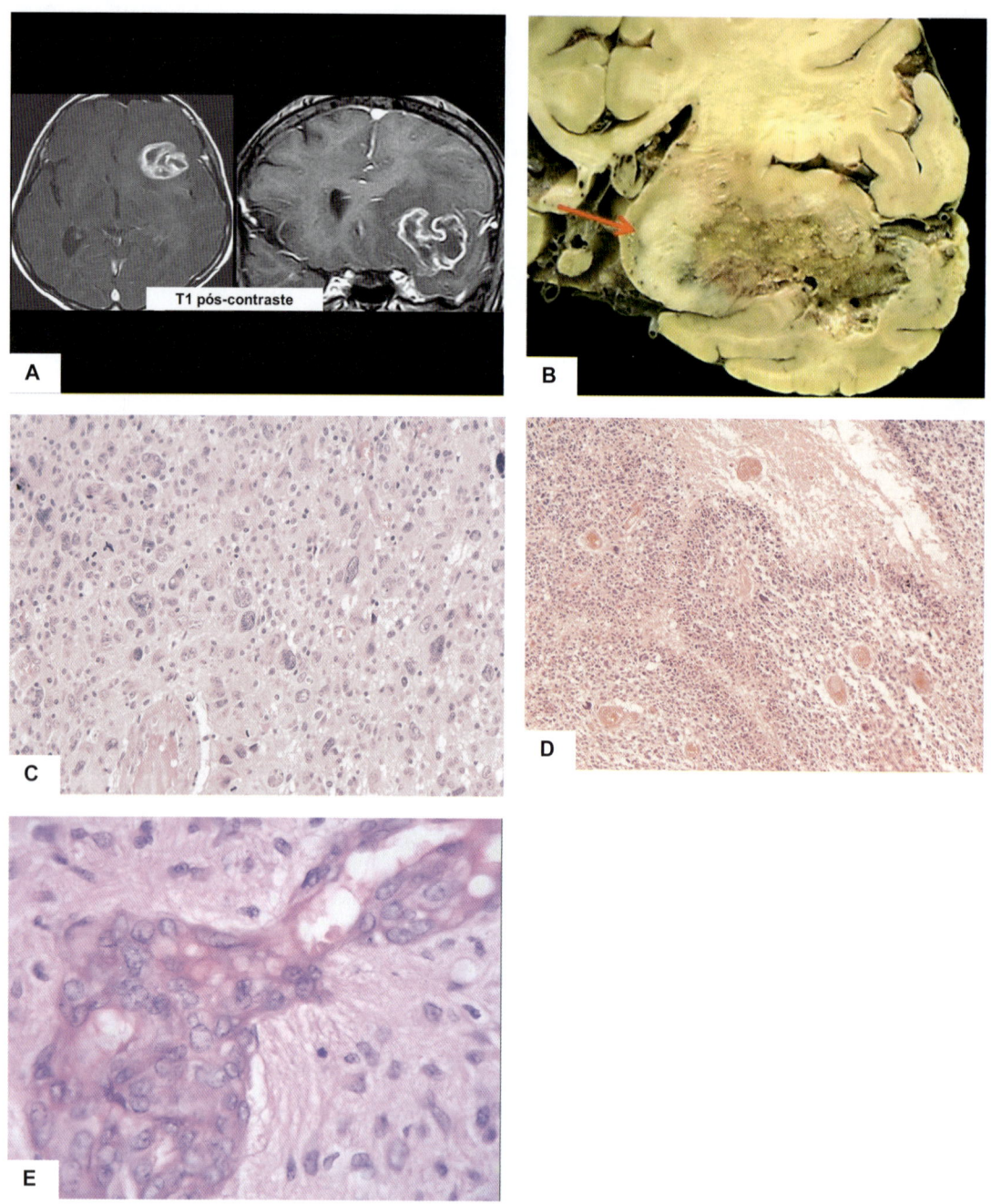

Figura 26.101 Glioblastoma. **A.** Ressonância magnética de corte axial (à esquerda) e coronal (à direita) na sequência em T1 pós-contraste de tumor localizado no lobo frontal esquerdo. Massa irregular contendo zona periférica em forma de anel que capta intensamente o contraste, envolvendo área central de necrose, não captante de contraste. Há área hipointensa ao redor da neoplasia, que corresponde a edema. Observar o efeito de massa, com compressão do ventrículo lateral e desvio das estruturas da linha média para o lado oposto. **B.** Lesão branco-acinzentada (*seta*) no lobo temporal; área amarelada e escavada de necrose. **C.** Hipercelularidade, pleomorfismo nuclear e células gigantes uni e multinucleadas. **D.** Necrose em pseudopaliçada. **E.** Proliferação microvascular.

Aspectos morfológicos

O glioblastoma surge geralmente na substância branca profunda, pode comprometer mais de um lobo e causa quase sempre assimetria dos hemisférios, alargamento dos giros, distorção do sistema ventricular e desvio das estruturas da linha média. A lesão é friável, sem brilho, granulosa, acinzentada ou róseo-acinzentada, com extensa área amarelada de necrose, misturada ou não com hemorragia (Figura 26.101 B). Nos hemisférios cerebrais, o tumor invade o corpo caloso e pode se estender ao hemisfério oposto, o que confere ao conjunto, em corte frontal, imagem semelhante à de uma borboleta. Edema cerebral é precoce e mais intenso no hemisfério ocupado pelo tumor.

O aspecto histológico característico são hipercelularidade e grande variabilidade celular, pela proliferação de células pequenas, pouco diferenciadas, arredondadas, com citoplasma escasso, ao lado de células fusiformes com prolongamentos celulares e fibras gliais ou, ainda, células polimórficas e atípicas. Não são raras células multinucleadas (26.101 C). As mitoses, típicas e atípicas, são frequentes; o índice de proliferação celular é alto, de 15 a 20%. São características da neoplasia a variabilidade do quadro histológico e áreas de necrose em faixa irregular ou serpiginosas, circundadas por células tumorais dispostas em pseudopaliçadas (Figura 26.101 D). A expressão de GFAP é variável e negativa nas células pouco diferenciadas. A vascularização é abundante e formada por capilares e vasos pequenos revestidos por uma ou mais camadas de endotélio hipertrófico ou cuboide, às vezes com aspecto glomeruloide (Figura 26.101 E). Trombose em pequenos vasos é comum e responsável por necrose. Células neoplásicas na região subpial, subependimária e ao redor de vasos são frequentes, formando estruturas secundárias (de Scherer).

Alguns GBMs contêm células semelhantes às de oligodendrogliomas. Neoplasias com morfologia ambígua eram denominadas de *glioblastoma com componente oligodendroglial*, expressão hoje em desuso após testes moleculares. Gliomas de alto grau com morfologia ambígua e *IDH tipo selvagem* são classificados como GBM de pequenas células ou como oligodendrogliomas anaplásicos sem codeleção de 1p/19q, mas com mutações de *CIC* e *FBP1* (ver adiante).

Quadro 26.28 Glioblastomas segundo o *status* de *IDH-1* e *IDH-2*

	Glioblastomas com mutação em *IDH-1/2* (GBMs secundários)	Glioblastomas tipo *IDH* selvagem (GBMs primários)
Proporção	~ 10%	~ 90%
Idade média (mediana)	~ 44 anos (48 anos)	~ 62 anos (64 anos)
Localização	Lobo frontal, preferencialmente	Supratentorial
Necrose	Restrita	Extensa
ATRX	Mutado, com perda de expressão em 71%	Expressão preservada
Mutações no *TP53*	81% (75 a 90%)	27%
Hipermetilação de ilhas CpG	Sim	Não
Citogenética	-19q	Ganhos em 7p/perda do cromossomo 10
Amplificação do *EGFR*	Excepcional	35%
Mutações no *PTEN*	Excepcional	24%
Mutações na *pTERT*	26%	72%
Sobrevida (média)*	27 a 31 meses	11 a 15 meses

*Com tratamento adjuvante (radioterapia e quimioterapia) pós-cirurgia ablativa.
Fonte: Louis et al., 2016.

Aspectos moleculares

Histologicamente, os GBMs primários e secundários são indistinguíveis, porém as alterações genético-moleculares e os achados clínicos são distintos (Quadro 26.28, Figura 26.98). Enquanto nos GBMs primários amplificação do *EGFR* e mutação no *PTEN* são mais frequentes, nos GBMs secundários mutações nos genes *IDH-1* ou *IDH-2* e *TP53* são mais comuns. Perda de um alelo no cromossomo 10 (perda de heterozigose, LOH 10q) é vista em frequência similar nos dois subtipos. De forma resumida, são descritas as seguintes mutações ou alterações gênicas:

- Alterações em receptores transmembranosos com atividade cinase em tirosina (RTKs, ver Figura 5.5), que ocorrem em 90% dos GBMs. Tais alterações podem resultar na ativação de: (a) EGF, levando a proliferação celular persistente por ativação anômala de receptores do EGF, por amplificação do receptor (*EGFR*, em 40% de GBMs primários) e/ou por mutação no *EGFR* que leva a síntese de proteína truncada (EGFRvIII), que fica ativada constitutivamente em 20 a 50% de GBMs primários; (b) via da fosfatidilinositol-3-OH cinase (*PI3K/PTEN/AKT/mTOR*)

- Alterações na p53 (*TP53/MDM2/p14ARF*), presentes em 90% dos glioblastomas
- Alterações na via pRB (*RB1/CDKN2A/CDK4*), encontradas em 80% dos GBMs. Metilação na região promotora do *RB1*, com perda de sua expressão, é vista em 43% dos GBMs secundários e em até 15% dos GBMs primários
- Mutações na região promotora de *TERT* (*pTERT*), observadas em 80% dos GBMs. Mutações no *pTERT* têm correlação inversa com mutações no *TP53*. São frequentes em GBMs primários e em oligodendrogliomas, mas raras em GBMs secundários
- Mutações em *IDH-1 e IDH-2*. São eventos precoces na gliomagênese e presentes em > 70% dos astrocitomas difusos e anaplásicos, oligodendrogliomas, oligoastrocitomas e em praticamente todos os GBMs secundários
- Mutações em genes relacionados com a remodelagem da cromatina (*ATRX, H3F3A, HIST1H3B/C*). Mutações em *ATRX*, com perda de função, são comuns em glioblastomas secundários (60 a 70%) e menos frequentes em glioblastomas pediátricos (30%), resultando na perda da expressão de ATRX, que pode ser demonstrada por imuno-histoquímica. Mutações em genes das histonas H3.3 (*H3F3A*) e H3.1 (*HIST1H3B* ou *HIST1H3C*) substituem a lisina por metionina no resíduo 27 da histona H3 e levam a perda de regulação da expressão gênica (tumores no tálamo, tronco encefálico e medula espinhal) e no resíduo 34 (tumores hemisféricos) e constituem a assinatura molecular de gliomas de alto grau em crianças

26

■ Alterações epigenéticas em oncogenes e genes supressores de tumores que modulam a expressão de genes relacionados com a diferenciação celular, senescência, estabilidade genômica e invasão. São exemplos: metilação na região promotora do *MGMT*, trimetilação no gene da histona H3.3 (*H3K27me3*) e mutações em genes associados a desacetilases de histonas (*HDAC2* e *HDAC9*), desmetilases de histonas (*KDMD4, KDM5A/B/C e KDM6A/B*) e metiltransferase de histonas (*KMT2B, KMT2C e KMT2D*).

Em geral, mutações somáticas nos genes *IDH1* ou *IDH2* conferem melhor prognóstico em pacientes com gliomas difusos. Como a existência de gliomas mistos (*oligoastrocitomas*) tem sido questionada, tais tumores são classificados hoje como: (a) *astrocitomas*, quando há hiperexpressão de p53 e perda de expressão de ATRX, avaliadas por imuno-histoquímica; (b) *oligodendrogliomas*, nos casos de manutenção da expressão de ATRX, ausência de mutações no *TP53* com expressão normal de p53 e codeleção 1p/19q.

Com sequenciamento de nova geração em larga escala (ver Capítulos 2) e de acordo com o perfil de expressão gênica e vias de sinalização envolvidos, os GBMs são classificados em quatro subgrupos, com implicações prognósticas e terapêuticas: *proneural, neural, mesenquimal* e *clássico*. Os GBMs do subtipo proneural têm maior sobrevida e melhor prognóstico do que os demais; os GBMs do subtipo neural apresentam hiperexpressão de marcadores neurais, sem alterações genéticas específicas; os GBMs com perfil de expressão mesenquimal são os mais agressivos e refratários ao tratamento; os GBMs do subgrupo clássico apresentam melhor resposta terapêutica.

Mais recentemente, foi proposta a expressão *glioblastomas moleculares* para designar astrocitomas difusos de menor grau histológico (graus 2 ou 3) que apresentam mutação na *pTERT*, ganhos no cromossomo 7 e perda do cromossomo 10, os quais são considerados glioblastomas em estágio inicial e assim tratados.

Embora menos frequentes, GBMs com mutações em *IDH* ou *GBMs secundários* acometem indivíduos mais jovens e apresentam prognóstico melhor em comparação aos GBMs com IDH tipo selvagem ou *GBMs primários*. Metilação na região promotora do gene *MGMT* (O-6-metilguanina-DNA metiltransferase) é fator preditivo para melhor resposta a agentes alquilantes e fator prognóstico de melhor sobrevida (ganho médio de 3 meses). Mais de 90% dos GBMs com sobrevida maior que 5 anos (7% dos glioblastomas) apresentam perda de expressão da MGMT. Diferentemente de mutações no *IDH*, que são estáveis durante a evolução da neoplasia, inclusive nas recorrências tumorais, metilação de *pMGMT* pode se alterar durante a progressão da neoplasia.

Subtipos ou variantes de GBMs

O *gliossarcoma*, neoplasia com componente sarcomatoso, representa 1,8% dos glioblastomas e localiza-se geralmente nos lobos frontal, temporal ou parietal. O tumor é acinzentado e tem consistência firme, com áreas de necrose. Microscopicamente, observam-se áreas de glioblastoma GFAP-positivas, permeadas por células mesenquimais fusiformes malignas, GFAP-negativas, às vezes com arranjo estoriforme e que exibem rica trama de fibras reticulares. Metaplasia escamosa ou glandular (adenoide) e matriz óssea e cartilaginosa podem ser encontradas (são raras em GBMs convencionais). Não há diferença na sobrevida dos pacientes em relação ao GMB convencional.

O *glioblastoma de células pequenas* é um subtipo de GBM primário com predominância de células pequenas, arredondadas e monomórficas, com núcleos hipercromáticos e alta atividade proliferativa. Trata-se de tumor altamente agressivo, com extensa infiltração do córtex cerebral. O tumor tem perdas no cromossomo 10 e amplificação do *EGFR*, o que facilita sua distinção de oligodendrogliomas, com os quais podem ser confundidos.

O *glioblastoma de células gigantes* é um subtipo de GBM primário com predomínio de células gigantes multinucleadas, por vezes bizarras, com citoplasma amplo e eosinófilo, separadas por trama de fibras reticulares. O tumor é mais bem delimitado do que os glioblastomas convencionais, localiza-se na região subcortical dos lobos temporal e parietal e é mais comum em adultos. A neoplasia tem superfície de corte homogênea e granular e contém cistos e áreas de necrose. O tumor apresenta alta frequência de mutações no *TP53* e na expressão de AURKB. O prognóstico é menos sombrio do que nos GBMs em geral.

No *glioblastoma epitelioide*, há predomínio de células epitelioides, volumosas, com núcleos excêntricos e sem coesão celular, com escasso neurópilo entre elas. Trata-se de tumor agressivo, com tendência a sangramento espontâneo e disseminação no SNC. O tumor origina-se principalmente no cérebro e no diencéfalo de crianças e adultos jovens. Com prognóstico muito reservado (sobrevida média de 6,3 meses e de 5,6 meses em adultos e crianças, respectivamente), os GBMs epitelioides apresentam a mutação *BRAF*[V600E] em até 50% dos casos e são refratários ao tratamento disponível.

O *glioblastoma/astrocitoma de células granulares* é constituído por células com citoplasma amplo, claro e granular, com atipias discretas e que lembram macrófagos. Os tumores expressam GFAP de forma variável, às vezes ausente. Trata-se de neoplasia agressiva, mesmo quando os aspectos morfológicos são similares aos observados nos gliomas grau 2 e 3, com sobrevida de 11 e 9 meses, nos de graus 2 e 3, respectivamente.

O *glioblastoma com células lipidizadas* ou *glioblastoma lipidizado* é constituído por células com citoplasma vacuolizado, às vezes pleomórficas. Quando nas regiões subcorticais e em pacientes jovens, deve ser diferenciado do xantoastrocitoma pleomórfico.

O *glioblastoma com componente neuronal primitivo* apresenta nódulos bem delimitados e com diferenciação neuronal primitiva, ou seja, células neuroepiteliais pouco diferenciadas, com alta relação núcleo-citoplasmática, numerosas mitoses e cariorrexe. O componente neuronal primitivo expressa marcadores neuronais, como sinaptofisina e amplificação de *MYC* e *NMYC*, com perda da expressão de GFAP. Rosetas neuroblásticas de Homer Wright (ver adiante, Meduloblastoma) podem ser encontradas. O índice de proliferação celular é elevado. Este subtipo apresenta a mutação R132H no *IDH-1* em até 20% dos casos. Esta variante sofre disseminação liquórica em 30 a 40% dos casos; o tratamento deve ser mais agressivo, com complementação com radioterapia de todo o SNC.

Tratamento e prognóstico

O tratamento padrão para os GBMs inclui ressecção cirúrgica do tumor seguida de radioterapia e quimioterapia com agentes alquilantes. Tratamento com agentes anti-angiogênicos (bevacizumab, anticorpo anti-VEGF circulante) e cediranib (inibidor de cinases em tirosina de VEGFR) têm sido utilizados com boa resposta na sintomatologia e na redução do edema tumoral, mas sem aumento de sobrevida. Eventos adversos, como disfunção do ventrículo esquerdo, fadiga (45%), cefaleia (37%), hipertensão arterial (30%), tromboembolia (12,5%), sangramento e hemorragias intracranianas (< 3%) são as complicações mais comuns. Novas modalidades de tratamento, como imunoterapia e terapia de campo elétrico alternado (TTF, *tumor treating fields*), que visa reduzir a divisão celular e induzir a morte celular, são novas modalidades promissoras de tratamento de GBMs, porém com alto custo e eficácia ainda não comprovada.

Apesar dos avanços, os GBMs continuam sendo neoplasias invariavelmente fatais. A sobrevida média é de 16 meses (13 a 18 meses); apenas 7% dos pacientes sobrevivem 5 anos. Dos pacientes com maior sobrevida, a grande maioria apresenta *IDH* mutado. Pacientes com mutação em *IDH-1* ou *IDH-2* têm sobrevida média de 27 a 31 meses, enquanto naqueles com *IDH-1/IDH-2* tipo selvagem a sobrevida média é de 11 a 15 meses. O prognóstico é ainda pior em: (a) pacientes idosos; (b) *MGMT* não metilado, isto é, com preservação da função da metiltransferase; (c) submetidos a pequenas ressecções ou a apenas biópsias; (d) GBMs com extensa necrose tumoral. O valor prognóstico do componente oligodendroglial nos GBMs ainda é incerto, com resultados contraditórios.

Após tratamento, a maioria dos pacientes apresenta recidiva, pouco responsiva às terapias vigentes. Não raramente, a neoplasia dissemina-se pelo espaço subaracnóideo e ventrículos cerebrais. Metástases ocorrem no próprio SNC, por via liquórica.

Fatores associados a maior sobrevida em GBMs são: (1) idade abaixo de 50 anos; (2) ressecção macroscópica completa da lesão; (3) mutação em *IDH-1* ou *IDH-2* (GBMs secundários); (4) metilação na região promotora do gene *MGMT*.

Oligodendroglioma, grau 2

Trata-se de tumor de baixo grau de malignidade, de crescimento lento, mais frequente entre 35 e 45 anos de idade e pouco comum na infância e na adolescência. A neoplasia tem crescimento lento e evolução longa, muitas vezes apenas com manifestações focais (p. ex., epilepsia), mas pode haver hemorragia maciça, capaz de levar ao óbito. Quase dois terços dos pacientes sobrevivem mais de 5 anos.

Aspectos morfológicos

As sedes mais comuns são o córtex e a substância branca subcortical dos lobos frontal, temporal e parietal. O tumor é sólido, alarga o giro afetado e apaga o limite córtex-substância branca. A superfície de corte é granular ou homogênea, brancacenta ou róseo-acinzentada, pouco consistente, às vezes com cistos e, com frequência, áreas de calcificação, que são sinal valioso no diagnóstico por imagens. Não são raras grandes hemorragias no tumor, capazes de levar ao óbito.

As células tumorais lembram oligodendrócitos, com o aspecto clássico de "ovo frito", citoplasma vacuolizado e núcleo central arredondado e hipercromático (Figura 26.102 A). O índice de proliferação celular é menor que 5%. As células infiltram-se na região subpial e nos espaços perineuronais e perivasculares (satelitose perineuronal e perivascular). É característica da neoplasia a riqueza em capilares arqueados e com ramificação em "tela de galinheiro", podendo envolver ilhotas de células tumorais (Figura 26.102 B). Microcalcificações no neurópilo e calcificação na parede de vasos sanguíneos são frequentes.

(*continua*)

Aspectos morfológicos (*continuação*)

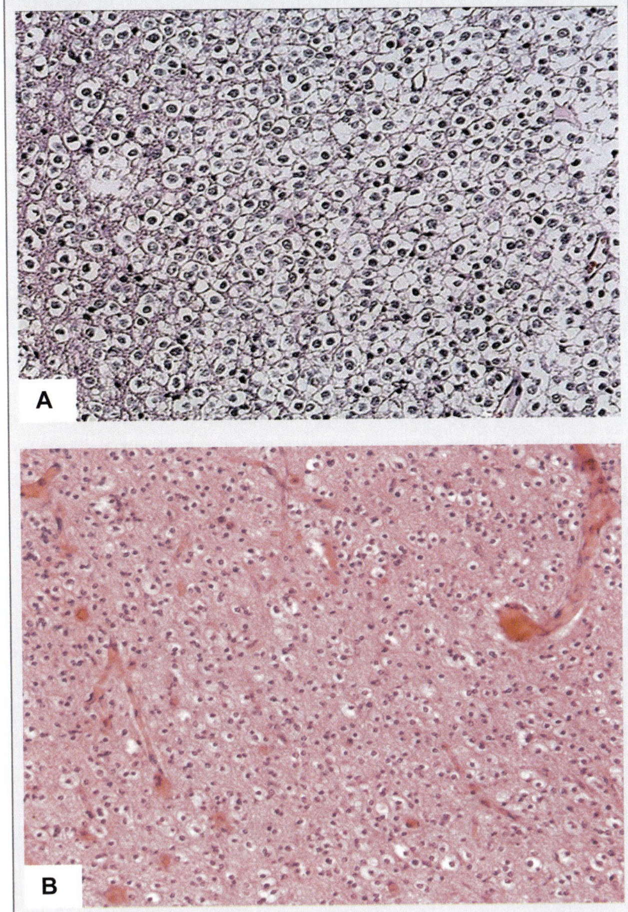

Figura 26.102 Oligodendroglioma. **A.** Células com núcleo arredondado e citoplasma claro. **B.** Capilares arqueados e ramificados.

Oligodendroglioma anaplásico, grau 3

É o oligodendroglioma com alta densidade celular, atipias nucleares, figuras de mitoses, proliferação microvascular e/ou necrose. Captação de contraste radiográfico é encontrada geralmente quando há proliferação microvascular.

Alterações moleculares

As alterações genéticas mais características em oligodendrogliomas são perdas isoladas ou combinadas nos cromossomos 1p e 19q, em mais de 80% dos casos (Figura 26.98). A maioria das perdas combinadas em 1p e em 19q parece associar-se à translocação balanceada entre os cromossomos t(1;19) (q10;p10), com perda do cromossomo derivativo. Deleções em 1p/19q são mais frequentes em tumores nos lobos frontal, parietal e occipital. É importante pesquisar tais deleções por FISH/CISH ou PCR, pois oligodendrogliomas com perda em 1p ou perda combinada em 1p/19q respondem melhor à quimioterapia com agentes alquilantes, (esquema PCV, procarbazina, lomustina e vincristina) e com temozolamida e têm maior sobrevida (10 anos em algumas séries).

Perdas combinadas de 1p/19q associam-se sempre a mutações em *IDH-1* ou *IDH-2* (R172K). Deleção 1p/19q sem mutação

26

em *IDH1/2*, confirmada por sequenciamento, pode resultar de deleções incompletas ou parciais de 1p ou 19q, encontradas em alguns astrocitomas anaplásicos e glioblastomas com *IDH* selvagem, que são muito agressivos. Oligodendrogliomas com mutação no *IDH* e del(1p/19q) apresentam caracteristicamente ausência de mutações no *ATRX* (preservação da expressão de ATRX, evidenciada por imuno-histoquímica) e na *pTERT*.

Mutações no gene *TP53,* mutuamente excludentes com a deleção 1p/19q, são encontradas em 10 a 15% de oligodendrogliomas e em até 20% de oligodendrogliomas anaplásicos. Pacientes com retenção de 1p e mutações no gene *TP53* mostram baixa resposta ao tratamento e recorrências em curto tempo. Oligodendrogliomas anaplásicos com deleção ou metilação de *CDKN2A/B* (proteína p16) também apresentam baixa resposta à quimioterapia e prognóstico reservado.

Os raros oligodendrogliomas em crianças, que habitualmente não apresentam del(1p/19q) e mutações no *IDH*, constituem um dilema diagnóstico e são diagnósticos de exclusão. Mais recentemente, duplicações de porções de *FGFR1* ou rearranjos de *MYB/MYBL1* foram descritas em até 50% de oligodendrogliomas pediátricos.

Com base nesse conjunto de alterações moleculares, definem-se três grupos moleculares de gliomas difusos: (1) gliomas com IDH mutado associado a del(1p/19q) e mutação ativacional na região promotora de *TERT* (oligodendrogliomas); (2) gliomas com IDH mutado associado a mutação no *TP53* e no *ATRX* (astrocitomas graus 2, 3 e 4, glioblastomas secundários): (3) gliomas com IDH tipo selvagem associado a mutação na TERT (raros astrocitomas grau 2/3 e glioblastomas primários).

Oligoastrocitoma, grau 2, e oligoastrocitoma anaplásico, grau 3

Trata-se de gliomas com diversidade bifenotípica e aspectos morfológicos mistos, incluindo componentes de oligodendrogliomas e de astrocitomas. Como estudos recentes questionam a existência desses tumores e a classificação atual da OMS desencoraja tal diagnóstico, as denominações oligoastrocitoma grau 2 e oligoastrocitoma anaplásico grau 3 só devem ser usadas para indicar neoplasias com aspectos morfológicos inequívocos de diferenciação tanto oligodendroglial como astrocitária e nas quais os testes moleculares não são conclusivos ou não foram realizados. Com grande variabilidade interobservador, os oligoastrocitomas eram classificados como grau 2 ou 3, seguindo os critérios análogos aos de astrocitomas difusos (hipercelularidade, atipias nucleares e mitoses).

▶ Tumores astrocitários circunscritos, grau 1

Neste grupo estão incluídos tumores bem delimitados, de baixo potencial proliferativo ou de baixo grau de malignidade, com crescimento lento e expansivo, ou seja, circunscritos, e que acometem preferencialmente crianças e adolescentes (Quadro 26.29).

Quadro 26.29 Tumores astrocitários circunscritos

Astrocitoma pilocítico – grau 1

Astrocitoma pilomixoide – grau indefinido

Astrocitoma subependimário de células gigantes – grau 1

Xantoastrocitoma pleomórfico – graus 2 e 3

Astrocitoma pilocítico, grau 1

Trata-se de neoplasia de baixo potencial proliferativo, com crescimento lento e expansivo e que acomete preferencialmente crianças e adolescentes, correspondendo a 15% das neoplasias até 20 anos e ao glioma mais frequente em crianças (18%). O tumor localiza-se principalmente no cerebelo, na região do quiasma óptico-hipotálamo, no tálamo e nos nervos ópticos; sedes menos comuns são hemisférios cerebrais, tronco encefálico e medula espinhal. Envolvimento das vias ópticas ocorre na neurofibromatose tipo 1.

No quiasma e nos nervos ópticos, o tumor causa perda da acuidade visual, papiledema, atrofia do nervo, exoftalmia unilateral e perturbação dos movimentos oculares. Na região quiasmática e pelo acometimento frequente do hipotálamo, provoca sinais e sintomas de disfunção neuroendócrina. Os tumores da região hipotalâmica causam diabetes insípido, puberdade precoce, obesidade, hipogonadismo, bulimia, emaciação, sinais e sintomas de hipertensão intracraniana e alterações visuais (ver Capítulo 29). No cerebelo, a neoplasia leva a ataxia e compressão do IV ventrículo, do tronco encefálico (hipertensão intracraniana, nistagmo e estrabismo) e das raízes cervicais (rigidez da nuca).

Aspectos morfológicos

Nas vias ópticas, o tumor pode comprometer a porção intra-orbitária do nervo óptico ou a região quiasmática. Os tumores intraorbitários causam aumento volumétrico fusiforme ou nodular do nervo atingido e infiltram-se na bainha perineural. Os astrocitomas da região quiasmática tendem a envolver partes adjacentes dos nervos e tratos ópticos, região hipotalâmica e, em alguns casos, a porção intraorbitária do nervo óptico. Na região hipotalâmica, origina-se na parede ou no assoalho do III ventrículo e apresenta-se como massa suprasselar que comprime o III ventrículo, desloca e infiltra-se no quiasma e nos nervos ópticos (Figura 26.103 A). O tumor tem limites em parte bem definidos, em parte imprecisos, e possui áreas compactas, mais esbranquiçadas, ao lado de áreas mais frouxas, gelatinosas e acinzentadas; cistos podem ser encontrados. No cerebelo, o astrocitoma situa-se nos hemisférios ou, menos comumente, no verme, podendo ser cístico ou sólido, comprimindo o IV ventrículo. Os tumores císticos são mais frequentes, constituídos por grande cisto solitário preenchido por líquido seroso e contendo nódulo tumoral parietal geralmente pequeno. Microscopicamente, no padrão mais comum, as células são bipolares e têm núcleos alongados, cromatina delicada e citoplasma eosinofílico, disposto em ambos os "polos" das células. A neoplasia possui áreas compactas entremeadas por áreas frouxas, menos celulares, onde podem ser vistos microcistos. Em outro padrão e mais frequente no cerebelo e no tronco encefálico, as células são arredondadas e têm aspecto oligodendroglial-símile, entremeadas por microcistos (Figura 26.103 B). Fibras de Rosenthal (Figura 26.103 C), que são alongadas, amorfas e eosinofílicas, intracitoplasmáticas, compostas por α-B-cristalina e corpos granulares eosinofílicos (agregados ensinofílicos intracitoplasmáticos, com aspecto granular, PAS-positivos e imunorreativos para α1-antitripsina e α-1-quimotripsina), são característicos, mas não exclusivos de astrocitomas pilocíticos.

(*continua*)

26

Aspectos morfológicos (*continuação*)

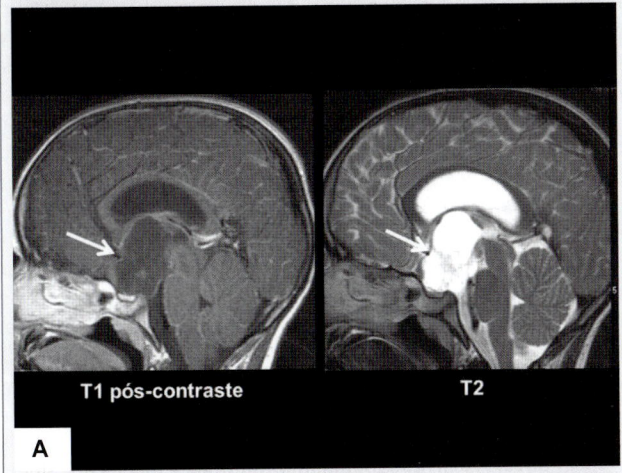

T1 pós-contraste

T2

A

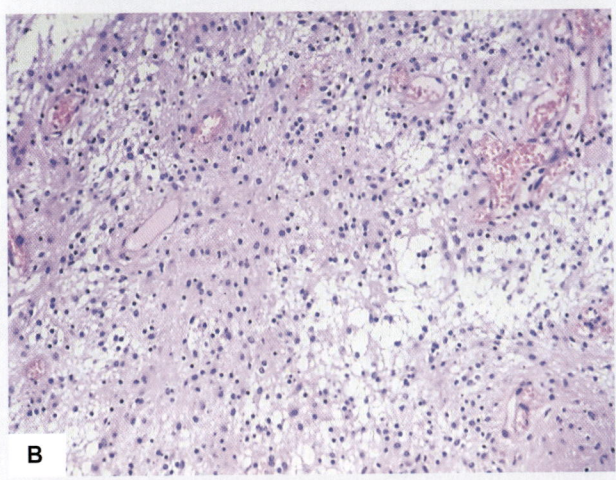

B

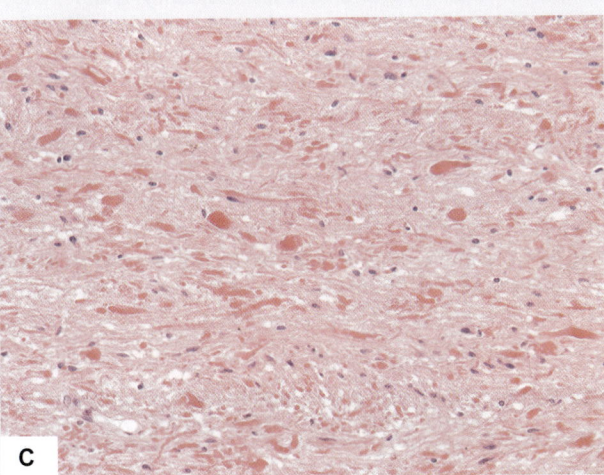

C

Figura 26.103 Astrocitoma pilocítico. **A.** Tumor da região do quiasma óptico-hipotalâmica. Ressonância magnética em corte sagital mostrando lesão hipointensa em T1, sem realce pelo contraste, e hiperintensa em T2 (*setas*). Há compressão do III ventrículo e dilatação dos ventrículos laterais acima do tumor. **B.** Áreas compactas e frouxas, microcísticas. Muitas células são arredondadas e têm aspecto oligodendroglial-símile. **C.** Área compacta, fibrilar, com numerosas fibras de Rosenthal (estruturas eosinófilas e alargadas).

O tumor cresce lentamente e de modo expansivo e infiltrativo, sem recorrência ou progressão, mesmo quando ressecado parcialmente. Não é incomum extensão da neoplasia para o espaço subaracnóideo. A sobrevida é excelente, sobretudo para os tumores ressecados completamente, como os astrocitomas cerebelares, com sobrevida de 5 anos em 95% dos casos. Transformação anaplásica (astrocitoma pilocítico com anaplasia) é rara, em geral após radioterapia ou quando o tumor se associa à neurofibromatose tipo 1.

Alterações moleculares

A alteração comum é ativação da via MAPK, que resulta, na maioria dos casos, de duplicação em tandem de 2 Mb da região cromossômica localizada em 7q34, formando um gene de fusão que envolve partes do *BRAF* e do *KIAA1549*. Com a fusão, a porção N-terminal de *KIAA1549* substitui a porção regulatória N-terminal do *BRAF*, resultando em ativação constitucional e descontrolada de MAPK. A fusão *KIAA1549-BRAF* é encontrada em 90% dos astrocitomas pilocíticos cerebelares e, menos comumente, em tumores supratentoriais. Ativação de MAPK pode dar-se ainda por: (a) mutações no *NF1*; (b) mutação pontual no *BRAF* (V600E); (c) mutações pontuais e fusão do *FGFR1* com o *TACC1*; (d) ativação de genes de receptores com atividade cinase da família do *NTRK*; (e) fusão do *RAF1* com o *SRGAP3*. Alterações no *FGFR1* são mais encontradas em tumores da linha média, enquanto a mutação V600E no *BRAF* e as fusões nos genes de *NTRK* são mais comuns nos tumores supratentoriais. Astrocitomas pilocíticos não têm mutações no *IDH*.

Astrocitoma pilomixoide é variante do astrocitoma pilocítico, já que ambos apresentam alterações moleculares semelhantes. Adicionalmente, certos astrocitomas pilomixoides recidivados podem apresentar aspectos morfológicos de astrocitomas pilocíticos e vice-versa. A sede mais frequente é a região hipotalâmico-quiasmática de crianças. Os astrocitomas pilomixoides caracterizam-se por arranjo angiocêntrico de células bipolares monomórficas em meio a abundante matriz mixoide em que não se encontram corpos granulares e/ou fibras de Rosenthal. O comportamento mais agressivo pode resultar da sua localização hipotalâmica-quiasmática, o que impossibilita ressecção cirúrgica completa da lesão.

Astrocitoma subependimário de células gigantes, grau 1

Trata-se de astrocitoma de baixo potencial proliferativo associado à esclerose tuberosa, encontrado em 6 a 14% dos pacientes com essa doença (ver final do capítulo). O tumor é mais frequente nas duas primeiras décadas de vida, e a maioria dos pacientes apresenta a forma frustra da doença, ou seja, sem história familial e sinais da tríade clínica: retardamento mental, convulsões e angiofibromas na face. O tumor origina-se no assoalho dos ventrículos laterais e forma massa que obstrui o forame interventricular e causa hidrocefalia. Devido à constante expressão de TTF1 pelas células tumorais, tem sido postulado que a neoplasia se origine de células da eminência ganglionar medial, que também expressam esse fator de transcrição. A neoplasia é bem delimitada, acinzentada e mole, podendo conter cistos e calcificação. As células são grandes, globoides ou irregulares, com prolongamentos ricos em fibras gliais. O citoplasma é amplo, acidófilo, homogêneo e hialino. O núcleo é excêntrico, grande e vesiculoso, com nucléolo único, lembrando neurônios. As células são imunorreativas para proteínas gliais e neuronais. Agravamento de crises convulsivas e

26

sinais e sintomas de hipertensão intracraniana são as manifestações usuais. O tumor apresenta crescimento lento e não recidiva quando ressecado completamente.

▶ Outros gliomas

Astrocitoma difuso na infância

Gliomas na infância constituem um grupo à parte. Astrocitomas difusos na infância não podem ser vistos como gliomas de adultos, pois são neoplasias molecularmente distintas. Astrocitomas difusos de alto grau em crianças não são precedidos por gliomas de menor grau de malignidade, além de apresentarem menor desregulação de *MGMT*, *IDH1/2*, *EGFR* e *PTEN*; ao mesmo tempo, sofrem maior ativação da via PI3K/AKT e RAS/RAF. O prognóstico dos gliomas difusos de alto grau na infância é, em geral, reservado; apenas 10 a 30% sobrevivem mais de 2 anos. Entretanto, em crianças com até 1 ano de idade foi identificado um subgrupo de gliomas de alto grau de localização hemisférica com perfil de metilação de DNA característico e frequentes fusões envolvendo um dos genes (*ALK*, *NTRK*, *ROS1* ou *MET*), com melhor prognóstico. Parte dos gliomas de alto grau em crianças ocorre por deficiência hereditária bialélica de um dos genes de reparo do DNA (ver adiante, Síndromes de tumores hereditários).

Os gliomas pediátricos fora do tronco encefálico (pNBS, *pediatric non-brainstem*) podem apresentar mutações pontuais em BRAF^V600E, que são encontradas em até 20% dos pNBSs de alto grau. No entanto, BRAF^V600E pode ser vista também em gliomas de baixo grau: em até 20% dos astrocitomas fibrilares de adultos, 50% dos gangliogliomas, 60 a 75% dos xantoastrocitomas pleomórficos e em cerca de 5% dos astrocitomas pilocíticos. Os gliomas pediátricos da linha média (tronco encefálico, tálamo e medula espinhal) com mutação em *H3F3A* ou *HIST1H3B/C* serão descritos a seguir.

Glioma difuso da linha média com mutação H3 K27M, grau 4

Trata-se de glioma de alto grau de malignidade com diferenciação predominantemente astrocitária e mutações em heterozigose em *H3F3A* ou *HIST1H3B/HIST1H3C*, que resultam na substituição de lisina por metionina no resíduo 27. Tais tumores acometem principalmente a linha média (tronco encefálico, tálamo e medula espinhal) de crianças, mas podem surgir também em adultos. A alteração na histona H3.3 (codificada por *H3F3A*) é três vezes mais prevalente do que a mutação na histona H3.1

(codificada por *HIST1H3B* ou *HIST1H3C*). Tais mutações são mais frequentes em tumores da ponte (80%), medula espinhal (60%) e tálamo (50%). Recentemente, tais mutações foram descritas também em alguns gliomas supratentoriais fora da linha média e em ependimomas, ou seja, elas não são exclusivas de tumores da linha média e com diferenciação astrocitária.

As manifestações clínicas nos tumores do tronco encefálico devem-se ao envolvimento das vias sensitivas e motoras e dos núcleos de nervos cranianos, podendo causar ataxia, distúrbios dos movimentos oculares e de acomodação visual (III, IV e VI nervos cranianos), alterações na inervação sensitivo-motora da face, língua, orelha média e faringe (V, VII e IX nervos), anestesia e paralisia de músculos da faringe e laringe que se manifestam por disfagia, disfonia e rouquidão (X nervo), além de tetraparesia. Na medula espinhal, o tumor causa dor, alterações motoras e, menos comumente, distúrbios sensitivos e disfunções dos esfíncteres vesical e anal. O prognóstico é sombrio, com sobrevida de 2 anos em menos de 10% dos pacientes.

Gliomas talâmicos bilaterais constituem entidade especial, que deve ser distinguida dos gliomas difusos da linha média com mutação em histonas. Tais tumores acometem principalmente crianças, têm prognóstico igualmente sombrio e apresentam frequentes mutações no gene *EGFR* (inserções no éxon 20).

Xantoastrocitoma pleomórfico, graus 2 e 3

Tumor pouco frequente e originário de astrócitos subpiais, afeta principalmente crianças, adolescentes e adultos jovens e localiza-se no lobo temporal. A lesão é geralmente cística e contém nódulo mural. Microscopicamente, as células são grandes e têm citoplasma amplo e acidófilo, podendo conter lipídeos, e núcleos excêntricos, ao lado de células alongadas dispostas em fascículos e envoltas por fibras reticulares. Há pleomorfismo celular, hipercromasia nuclear e multinucleação, porém com poucas mitoses nos tumores grau 2. Glóbulos eosinófilos hialinos e focos de infiltração linfocitária perivascular são comuns. O acúmulo de lipídeos no citoplasma e o aspecto pleomórfico da lesão dão a designação xantoastrocitoma pleomórfico. Crises convulsivas e hipertensão intracraniana são as manifestações mais encontradas. O tumor tem baixa malignidade (grau 2), com sobrevida de 10 anos em mais de dois terços dos pacientes. Alguns casos mostram índice mitótico alto (> cinco mitoses por 10 campos) e podem ter áreas de necrose, constituindo o xantoastrocitoma pleomórfico anaplásico (grau 3). Recorrência e progressão para maior anaplasia e quadro de astrocitoma anaplásico ou glioblastoma é pouco comum. A mutação *BRAF*^V600E é frequente.

Aspectos morfológicos

No tronco encefálico, o glioma difuso da linha média com mutação H3 K27M é mais comum na ponte, com aumento volumétrico difuso, visualizado por neuroimagem (Figura 26.104 A). A superfície ventral da ponte fica deformada por nódulos esbranquiçados, grosseiros e simétricos, poupando o sulco da artéria basilar, que se torna mais evidente. A ponte, o mesencéfalo, o bulbo e os pedúnculos cerebelares médios aparecem infiltrados pela neoplasia, que não tem limites nítidos. O IV ventrículo é obliterado por infiltração e expansão tumoral do seu assoalho (Figura 26.104 B). Na medula espinhal, o tumor causa expansão fusiforme, geralmente nos segmentos cervical e

torácico. Microscopicamente, as células podem ser monomórficas e pequenas ou grandes e pleomórficas. Pode haver figuras de mitose, áreas de necrose e proliferação microvascular. Células semelhantes a oligodendrócitos podem ser vistas. Em 10% dos casos, não há mitoses e o pleomorfismo celular é mínimo, isto é, a lesão assemelha-se a gliomas difusos grau 2 (Figura 26.104 C). Independentemente do quadro histológico, a mutação H3K27M, detectada por imuno-histoquímica (Figura 26.104 D), caracteriza a neoplasia como de alto grau de malignidade (grau 4). Mutações no *TP53* são encontradas em 50% dos tumores; perda da expressão de ATRX é menos comum (10 a 15%).

(continua)

Aspectos morfológicos (continuação)

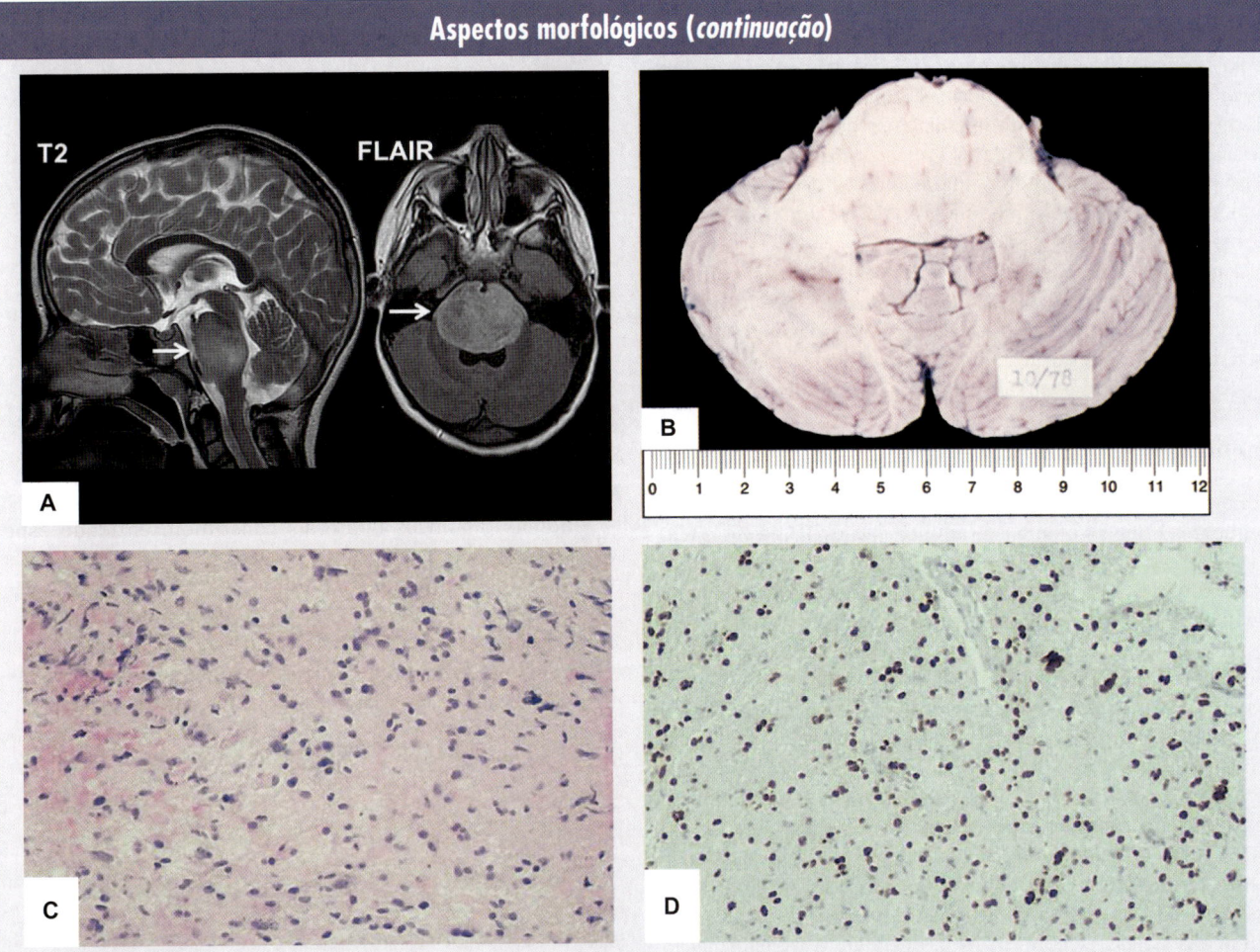

Figura 26.104 Glioma difuso da linha média com mutação H3K27M. **A.** Ressonância magnética em corte sagital na sequência ponderada em T2 e axial em FLAIR mostrando aumento volumétrico da ponte (*setas*) por lesão com hiperintensidade discreta a moderada, heterogênea, na sequência T2 e hiperintensidade heterogênea em FLAIR. Notar nesta última, a compressão do IV ventrículo e o sulco formado pela artéria basilar. **B.** Expansão volumétrica simétrica da ponte, apagamento das estruturas pontinas e compressão do IV ventrículo. **C.** Aspecto histológico de glioma grau 2. **D.** A mutação H3K27M, evidenciada por imuno-histoquímica, caracteriza neoplasia grau 4.

▶ Tumores ependimários

As neoplasias ependimárias, pouco frequentes, representam 1,7% das neoplasias do SNC e 6,7% dos gliomas (CBTRUS, 2019). Os ependimomas são subdivididos de acordo com a localização (supra e infratentoriais), a faixa etária (pediátrica e de adultos), o subtipo histopatológico (clássico, papilífero, células claras, subependimoma, mixopapilar) e o grau de malignidade (graus 1, 2 e 3). Segundo a OMS, são reconhecidos os tipos histomoleculares indicados no Quadro 26.30.

Subependimoma, grau 1

O subependimoma é tumor de baixo potencial proliferativo, que surge em qualquer idade e em qualquer local do SNC. Em adultos, o tumor localiza-se preferencialmente no assoalho do IV ventrículo e nos ventrículos laterais. No IV ventrículo, pode

Quadro 26.30 Neoplasias ependimárias

Subependimoma – grau 1
Supratentorial
Infratentorial
Medular
Ependimoma mixopapilar – grau 2
Ependimoma clássico – grau 2
Supratentorial
Infratentorial
Medular
Ependimoma com fusão de C11orf95-RELA – graus 2 e 3
Ependimoma anaplásico – grau 3

26

ser único ou múltiplo, com poucos milímetros até 1 a 2 cm (Figura 26.105). O tumor tem consistência firme, superfície externa brancacenta e limites nítidos. É constituído por ninhos de células ependimárias uniformes separados por matriz de fibras gliais, podendo conter microcistos, rosetas ependimárias e pseudorrosetas perivasculares (ver adiante). Os tumores da fossa posterior e da medula espinhal apresentam alterações no número de cópias do cromossomo 6q, não encontradas em tumores supratentoriais.

A neoplasia cresce lentamente e de forma expansiva, muitas vezes sem causar sintomas. As manifestações resultam de bloqueio do liquor, hipertensão intracraniana e/ou compressão de estruturas adjacentes. O tratamento consiste em remoção cirúrgica. O prognóstico é bom, sobretudo nos tumores intracranianos.

Ependimoma mixopapilar, grau 2

Ependimoma mixopapilar é a neoplasia intramedular mais frequente. É mais comum em adultos jovens (20 a 34 anos) do sexo masculino (2:1). A neoplasia, que tem baixo potencial proliferativo e bom prognóstico, origina-se sobretudo no cone medular, no *filum terminale* ou na cauda equina. O tumor tem crescimento lento e pode atingir grande volume. As manifestações clínicas podem ser insidiosas (dor lombar baixa, distúrbios do controle esfincteriano vesical e anal, anestesia perianal) ou abruptas (dor intensa na região lombossacral, de forma ascendente, podendo resultar em rigidez da nuca), quando ocorre hemorragia subaracnóidea a partir do tumor. Nos exames de neuroimagem, a lesão é bem circunscrita e capta contraste.

O tumor é sólido, lobulado e acinzentado. Microscopicamente, é constituído por papilas com eixo de tecido conjuntivo vascularizado, revestido por células ependimárias cúbicas ou cilíndricas baixas (Figura 26.106), em meio a transformação mixoide. As células podem também formar agrupamentos sólidos, mas sem atipias ou mitoses atípicas. Poliploidia e ganhos cromossômicos são característicos.

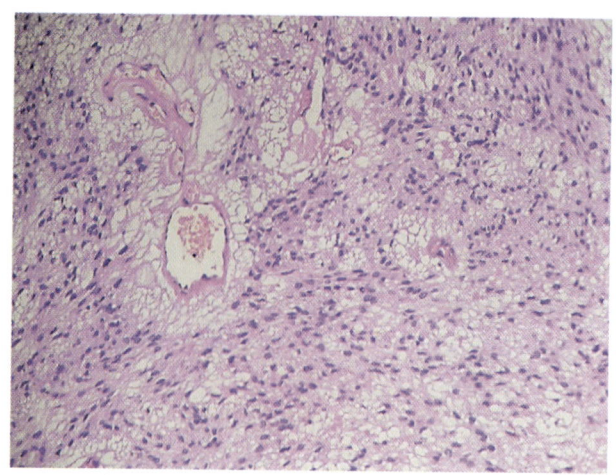

Figura 26.106 Ependimoma mixopapilar. Papilas seccionadas transversalmente com eixo fibrovascular mixoide revestido pelas células tumorais.

Ressecção cirúrgica é o tratamento padrão. O prognóstico é excelente, com sobrevida de 5 anos em 98% dos pacientes, mesmo após ressecções parciais. Recorrências tardias e metástases ocorrem após ressecções incompletas, sobretudo em crianças, o que justifica a graduação de baixa malignidade.

Ependimoma, grau 2

Os ependimomas grau 2 (clássicos) são incomuns e podem surgir em qualquer idade, embora sejam mais frequentes em crianças (30% das neoplasias do SNC em crianças abaixo de 3 anos e o terceiro tumor mais comum nessa faixa etária, após astrocitoma pilocítico e meduloblastoma). Na fossa posterior, ocorre sobretudo em crianças. A maioria dos casos origina-se nos ventrículos ou no canal ependimário, mas podem surgir nos hemisférios cerebrais.

Apesar do crescimento circunscrito e do aspecto histológico similar, os ependimomas constituem um grupo de tumores muito heterogêneos, cujas patogênese e características clínicas, genéticas e moleculares são muito distintas, variando segundo a localização e a faixa etária.

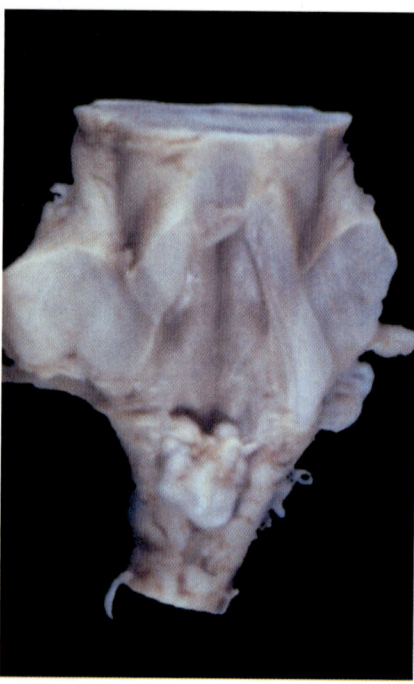

Figura 26.105 Subependimoma do IV ventrículo.

Aspectos morfológicos

O ependimoma clássico é tumor sólido, firme, homogêneo, acinzentado, de aspecto granuloso e limites nítidos. Nos ventrículos, tende a ocupá-los totalmente. No IV ventrículo (Figura 26.107 A), pode penetrar nas aberturas laterais e projetar-se no espaço subaracnóideo. O tumor pode conter cistos e focos de calcificação. Histologicamente, o ependimoma é formado por células cilíndricas ou ovaladas, justapostas e uniformes que se arranjam em rosetas ependimárias ou, mais frequentemente, em pseudorrosetas perivasculares (Figura 26.107 B). Nas rosetas ependimárias, as células dispõem-se em arranjo radial, com cavidade ou lúmen central. Nas pseudorrosetas, as células colocam-se radialmente ao redor de vasos sanguíneos.

Existem variantes histopatológicas, menos comuns. Nos ventrículos, o *ependimoma papilar* pode simular papiloma do plexo coroide.

(*continua*)

Aspectos morfológicos (*continuação*)

As células arranjam-se em papilas separadas por estroma glial. Células com citoplasma claro e halo perinuclear caracterizam o *ependimoma de células claras*. No *ependimoma tanicítico*, mais comum na medula espinhal, a densidade celular é baixa, rosetas e pseudorrosetas são raras ou ausentes e as células arranjam-se em fascículos, têm longos e delicados prolongamentos celulares e são GFAP positivas.

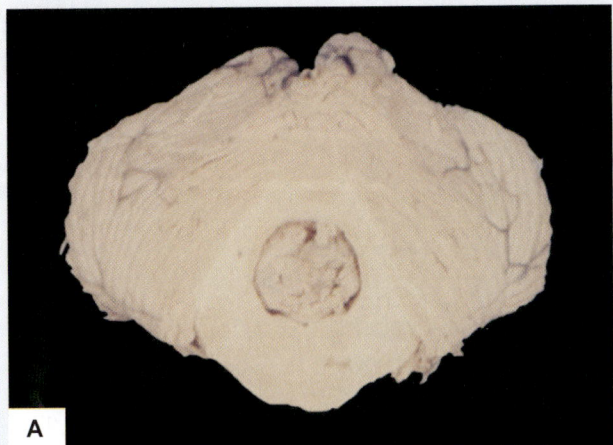

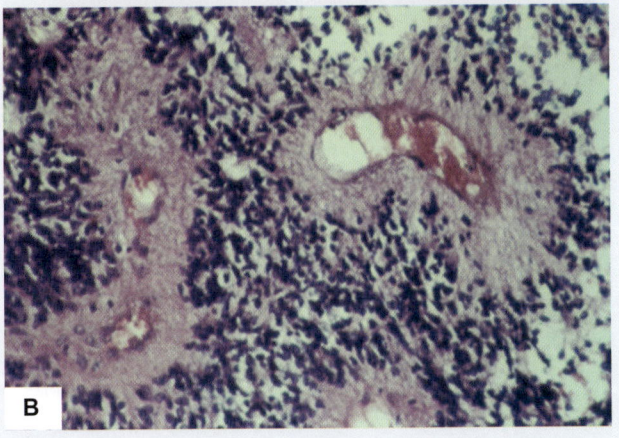

Figura 26.107 Ependimoma **A.** Tumor que oclui o IV ventrículo. **B.** As células tumorais arranjam-se de modo característico em torno de vasos (pseudorrosetas perivasculares).

No IV ventrículo, o tumor pode preencher a cavidade ventricular e causar hipertensão intracraniana. No III ventrículo, além de hidrocefalia e hipertensão intracraniana, usualmente provoca distúrbios endócrinos por compressão do hipotálamo ou por dilatação do III ventrículo. Na medula espinhal, causa distúrbios motores ou sensitivos e é mais frequente em adultos.

Subgrupos moleculares de ependimomas

Os ependimomas (EPN) intracranianos (graus 2 ou 3) são divididos em quatro subtipos moleculares: (1) *supratentoriais*: (a) ependimomas com fusão de *C11orf95-RELA* (b) ependimomas YAP1, de melhor prognóstico; (2) *infratentoriais* ou da *fossa posterior*: (a) ependimomas tipo A, mais agressivos e de pior prognóstico; (b) ependimomas tipo B, com características clínicas, radiológicas e moleculares particulares (ver adiante). Número considerável de ependimomas supratentoriais em crianças (25%) não se encaixa em nenhum dos subgrupos moleculares.

Raramente, ependimomas supratentoriais podem exibir fusão entre os genes *YAP1* e *MAMLD1* ou, excepcionalmente, entre *YAP1* e *FAM118B*, que correspondem a 4 a 10% dos ependimomas supratentoriais de crianças. Localizam-se nos ventrículos ou na região periventricular de crianças abaixo de 3 anos e são mais frequentes no sexo feminino; raramente, acometem adultos. Ependimomas com fusão *YAP1* foram descritos recentemente, a grande maioria com evolução favorável. Os ependimomas supratentoriais com fusão de *C11orf95-RELA* serão discutidos adiante.

Ependimomas da fossa posterior foram reclassificados de acordo com o perfil molecular nos subtipos A e B. Os *ependimomas da fossa posterior do subtipo A* (EPN-FPA) são mais frequentes em crianças do sexo masculino e na primeira infância (mediana de 2,5 anos). Localizam-se sobretudo no IV ventrículo, com tendência à lateralização, sendo raros em adultos. Ganhos em 1q são encontrados mais em EPN-FPA, que, em geral, são mais agressivos. Hipermetilação de ilhas CpG, isto é, *fenótipo metilador de ilhas CpG* (CIMP), que silencia genes regulatórios (p. ex., o *complexo repressivo 2 de polycomb PRC2* em células-tronco embrionárias), parece ser o motivo de pior prognóstico em pacientes com EPN-FPA. Por apresentar atividade metiltransferase de histonas, PRC2 causa trimetilação da histona H3 no resíduo lisina 27 (H3K27me3), que é marcador de silenciamento transcricional. Hipermetilação de ilhas CpG em genes silenciados induz expressão de genes associados a multiplicação ou diferenciação celulares. Neste contexto, *PRC2* comporta-se como gene supressor de tumor.

Ependimomas da fossa posterior subtipo B (EPN-FPB) exibem marcada instabilidade genômica, aberrações cromossômicas e comportamento menos agressivo. Tais tumores acometem geralmente crianças a partir da terceira infância, adolescentes e adultos e são geralmente intraventriculares, na linha média.

Os EPN-FPA são geralmente do tipo anaplásico (grau 3), enquanto os EPN-FPB são representados por tumores grau 2 positivos para H3K27me3 à imuno-histoquímica; por isso mesmo, a sobrevida em tumores EPN-FPA (tipo A) é menor do que em EPN-FPB (tipo B).

Recentemente, foram detectadas amplificações no gene *NMYC* em ependimomas de localização medular, caracterizando um subgrupo com comportamento agressivo.

Tratamento e prognóstico

O tratamento de ependimomas é prioritariamente cirúrgico; para tumores agressivos ou removidos incompletamente, radioterapia e quimioterapia adjuvantes são utilizadas. Cerca de dois terços dos pacientes sobrevivem 5 anos. Em geral, o prognóstico é melhor em adultos, nos quais predominam tumores medulares, de melhor prognóstico, exceto quando têm amplificação de *NMYC*. Em crianças, a evolução é ruim, com sobrevida global de 39 a 73% e sobrevida livre de doença de 65% após 5 anos.

A distinção histopatológica entre ependimomas grau 2 e grau 3 é muito controversa. Atipias celulares, alta relação núcleo-citoplasmática e focos de necrose, desde que sem mitoses, não são critérios de ependimoma anaplásico (grau 3). Atividade mitótica elevada e/ou alta proliferação celular (IPC-Ki-67 > 5 a 15%) e células tumorais pouco diferenciadas associa-se a menor sobrevida e são critérios mais robustos para tumor grau 3.

26

A baixa reprodutibilidade dos critérios histopatológicos e a enorme heterogeneidade entre diferentes áreas dentro de um mesmo tumor refletem a grande variabilidade quanto ao grau de malignidade entre as diferentes casuísticas. Muitos estudos não conseguiram mostrar diferenças no prognóstico de ependimomas grau 2 e ependimomas anaplásicos (grau 3). Fatores consistentemente associados a melhor prognóstico são: (1) ressecção cirúrgica completa, localização (medular > supratentorial > fossa posterior) e idade (adultos); (2) tumores em crianças pequenas e ressecção parcial do tumor relacionam-se com pior prognóstico; (3) ependimomas da fossa posterior tipo A são os mais agressivos; (4) ganho do braço longo do cromossomo 1 (1q+) associa-se a ependimoma da fossa posterior mais agressivo.

Ependimoma com fusão de *C11orf95-RELA*, graus 2 e 3

Entre os ependimomas supratentoriais, há um subtipo descrito recentemente, o ependimoma com fusão do gene *C11orf95*, de função desconhecida, com o proto-oncogene *RELA* (*v-rel avian reticuloendotheliosis viral oncogene homolog*), que representa 70% dos ependimomas supratentoriais em crianças e 20% dos ependimomas supratentoriais em adultos. A fusão entre os genes *C11orf95* e *RELA* ativa a via NFκB, a qual regula diversos processos, como morte celular, inflamação e resposta imunitária. Ativação do NFκB leva a acúmulo nuclear de p65, evidenciada por imuno-histoquímica. Em muitos casos, a fusão *C11orf95* e *RELA* acompanha-se de rearranjos cromossômicos envolvendo os locos 11q12.1-11q13.3.

Histologicamente, muitos ependimomas supratentoriais com fusão de *C11orf95-RELA* apresentam aspectos de ependimoma de células claras, com abundantes capilares ramificados, embora ependimoma clássico seja também observado. Imunomarcação de p65 é o método de escolha para o diagnóstico desse subtipo de ependimoma. Deleção em homozigose de *CDKN2A/B* associa-se a prognóstico ruim.

Ependimoma anaplásico, grau 3

Trata-se de tumor maligno responsável por grande parte dos ependimomas intracranianos. A lesão surge principalmente nos hemisférios cerebrais e na fossa posterior. Microscopicamente, a neoplasia é hipercelular, tem alta atividade mitótica e apresenta atipias nucleares, proliferação microvascular e focos de necrose. Embora os critérios para determinação do grau histopatológico e a sua relevância para o prognóstico sejam ainda controversos, o principal achado histopatológico para o diagnóstico de ependimoma anaplásico é atividade mitótica elevada (> 5 a 10 mitoses por 10 campos), associada a proliferação microvascular e, em alguns casos, a necrose e pseudopaliçadas de células neoplásicas.

▶ Tumores do plexo coroide

Papiloma do plexo coroide, grau 1

É tumor de baixo potencial proliferativo, pouco comum, mais frequente no sexo masculino. Cerca de 50% ocorrem antes de 10 anos de idade, sendo responsáveis por 2 a 4% dos tumores intracranianos nessa faixa etária. A sede preferencial é o IV ventrículo (50% dos casos), especialmente em adultos, seguido pelos ventrículos laterais, onde crianças são mais afetadas; ocasionalmente, surge no III ventrículo. Metade das crianças com tumores do plexo coroide tem sequências de DNA do vírus SV40, achado esse observado somente em indivíduos que haviam sido vacinados contra poliomielite e cuja vacina estava contaminada pelo vírus SV40, indicando que o microambiente intratumoral favorece a replicação viral. Não há relação causal entre infecção pelo SV40 e neoplasia. O tumor cresce lentamente, o que permite bons resultados cirúrgicos. No IV ventrículo, pode causar bloqueio liquórico, hidrocefalia e hipertensão intracraniana.

Aspectos morfológicos

O tumor, que ocupa e expande o ventrículo (Figura 26.108 A), apresenta consistência firme e superfície papilífera, em couve-flor, às vezes com calcificação. Os limites da neoplasia são em geral nítidos, com bom plano de clivagem, exceto na base. Ocasionalmente, pode haver infiltração do tecido nervoso. A lesão pode projetar-se através das aberturas laterais do IV ventrículo. O tumor é formado por papilas ramificadas, com eixo fibrovascular revestido por epitélio cúbico ou colunar, sem atipias e com baixo índice mitótico (Figura 26.108 B). Imunomarcação para citoceratinas, lâmina basal e fibras colágenas nas papilas o distinguem do ependimoma papilar. Podem ser encontradas células oncocíticas e haver diferenciação glial em células alongadas (GFAP-positivas).

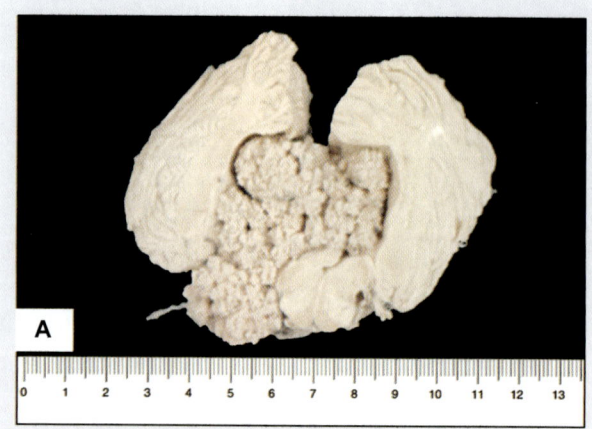

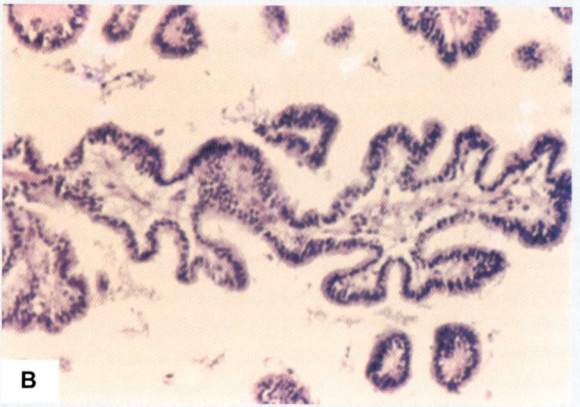

Figura 26.108 Papiloma do plexo coroide. **A.** Tumor do IV ventrículo, que se projeta através de uma de suas aberturas. **B.** Eixo fibro-vascular ramificado revestido por camada única de células epiteliais cúbicas.

Papiloma atípico do plexo coroide, grau 2. Carcinoma do plexo coroide, grau 3

O *papiloma atípico do plexo coroide*, tumor intermediário entre o papiloma e o carcinoma do plexo coroide, caracteriza-se por duas ou mais mitoses por 10 campos de grande aumento, além de atipias celulares, hipercelularidade, padrão cribriforme ou sólido e aumento do índice de proliferação celular. O *carcinoma do plexo coroide* é raro tumor maligno que surge mais nos ventrículos laterais e nos primeiros anos de vida. Em adultos, o diagnóstico só pode ser feito após exclusão de adenocarcinoma metastático. O tumor pode conservar o aspecto papilífero, porém é mais friável e infiltra-se difusamente no tecido nervoso. A lesão é formada por túbulos e papilas revestidas por epitélio com atipias, além de áreas sólidas e focos de necrose. Mitoses são numerosas (> 5 mitoses por 10 campos). Disseminação para o espaço subaracnóideo é frequente.

▶ Outros tumores neuroepiteliais

Astroblastoma acomete mais os hemisférios cerebrais de adultos jovens e adolescentes. O comportamento biológico é variável, por isso a graduação da neoplasia ainda não é recomendada pela OMS. Microscopicamente, o tumor caracteriza-se por pseudorrosetas perivasculares com prolongamentos GFAP-positivos, porém mais espessos e menores do que os do ependimoma, por vezes com aspecto pseudopapilar. A maior parte dos astroblastomas mostra alterações do gene *MN1*, mais frequentemente fusão entre *MN1* e *BEND2*. O *glioma cordoide do III ventrículo* é tumor não invasivo, grau 2, que se origina no III ventrículo de adultos. A neoplasia é constituída por cordões e agrupamentos de células justapostas e com citoplasma eosinófilo, GFAP-positivas, dispostas em meio a matriz mucinosa similar à encontrada no cordoma. As células são positivas para TTF1. A mutação D463H no domínio cinase do *PRKCA*, que resulta em ganho de função e ativação anômala de ERK, é marcador molecular do tumor. O *glioma angiocêntrico* (grau 1) acomete crianças e adultos jovens e localiza-se no córtex dos lobos frontal, parietal e temporal. Histologicamente, as células são fusiformes e localizam-se na região subpial ou em torno de vasos, lembrando pseudorrosetas perivasculares.

Tumores neuronais e neuronais-gliais mistos

São neoplasias pouco frequentes, mais comuns em crianças e adultos jovens e que, em geral, têm prognóstico favorável, embora existam formas anaplásicas. Tais tumores apresentam, em comum, grau variável de diferenciação neuronal e, menos consistentemente, diferenciação glial. As características neuronais podem variar desde células pequenas com citoplasma escasso, que lembram neuroblastos (denominados neurócitos), até células ganglionares bem diferenciadas, com núcleos grandes e vesiculosos, nucléolos centrais e citoplasma com substância de Nissl. Diferenciação neuronal pode ser evidente à microscopia de luz ou à imuno-histoquímica com marcadores neuronais, como MAP2, sinaptofisina, neurofilamento, cromogranina-A e/ou antígeno nuclear neuronal (NeuN), com positividade variável. Mutações no *BRAF* ocorrem em número variado de casos.

O conhecimento e a classificação desses tumores são importantes para se evitar radioterapia ou quimioterapia desnecessária nas formas histologicamente benignas e nas de baixo grau de malignidade. As neoplasias neuronais e glioneuronais mais frequentes e de maior importância estão relacionadas no Quadro 26.31.

Quadro 26.31 Tumores neuronais e neuronais-gliais mistos

Tumor neuroepitelial disembrioplásico
Ganglioglioma/gangliocitoma
Astrocitoma/ganglioglioma infantil desmoplásico
Gangliocitoma displásico do cerebelo
Neurocitoma
Liponeurocitoma
Tumor glioneuronal papilar
Tumor glioneuronal formador de rosetas
Paraganglioma

Tumor neuroepitelial disembrioplásico, grau 1

Abreviadamente DNT ou DNET (*dysembryoplastic neuroepithelial tumor*), é neoplasia glioneuronal de baixo potencial proliferativo, geralmente supratentorial (lobo temporal), predominantemente cortical e multinodular (Figura 26.109 A e B). Acomete mais crianças e adultos jovens com longa história de crises convulsivas parciais complexas intratáveis clinicamente, mas com boa resposta cirúrgica. A maioria dos DNETs localiza-se no lobo temporal ou frontal, podendo ocorrer também no núcleo caudado e no cerebelo, além de haver lesões multifocais na região do III ventrículo e na ponte. Parece que o tumor se origina no período embrionário, ocupando uma zona limítrofe entre lesão malformativa e neoplasia. DNETs com mutações no *FGFR1* ou no *BRAF*, com recidivas e, mais raramente, com disseminação, são mais sugestivos de natureza neoplásica.

Macroscopicamente, o córtex mostra-se expandido, podendo a substância branca subcortical estar envolvida, principalmente quando a lesão é temporal (Figura 26.109 C). Histologicamente, o tumor é multinodular, com o característico *elemento glioneuronal específico*, formado por colunas orientadas perpendicularmente à superfície cortical, constituídas por feixes de axônios revestidos por pequenas células que lembram oligodendrócitos, circundando cistos com matriz mucinosa basófila, onde se veem neurônios flutuantes (Figura 26.109 D). A atividade mitótica é baixa ou inaparente. Displasia cortical pode ou não ser vista no córtex adjacente, caracterizando as formas complexa ou simples, respectivamente.

Em 30% dos casos, os DNETs apresentam a mutação V600E do *BRAF*; em 80% dos casos, há alterações no gene *FGFR1* (variações de cópia única, fusões e duplicações nos domínios cinase em tirosina). Nos tumores de adultos, existem ganhos nos cromossomos 5 e 7 em até um terço dos casos. Mutações em *IDH-1/2* e *TP53* e codeleção 1p/19q não são encontradas em DNETs, o que é útil no diagnóstico diferencial em alguns casos.

Os seguintes achados sugerem DNET, em vez de gliomas de baixo grau, sobretudo oligodendrogliomas: (1) história de convulsões parciais, com ou sem generalização, que se iniciam antes de 20 anos; (2) ausência de déficits neurológicos progressivos; (3) lesão supratentorial cortical, mais bem demonstrada à ressonância magnética (Figura 26.109 A e B); (4) ausência de efeito de massa na tomografia computadorizada e na ressonância magnética, exceto se relacionada a cisto; (5) ausência de edema peritumoral.

26

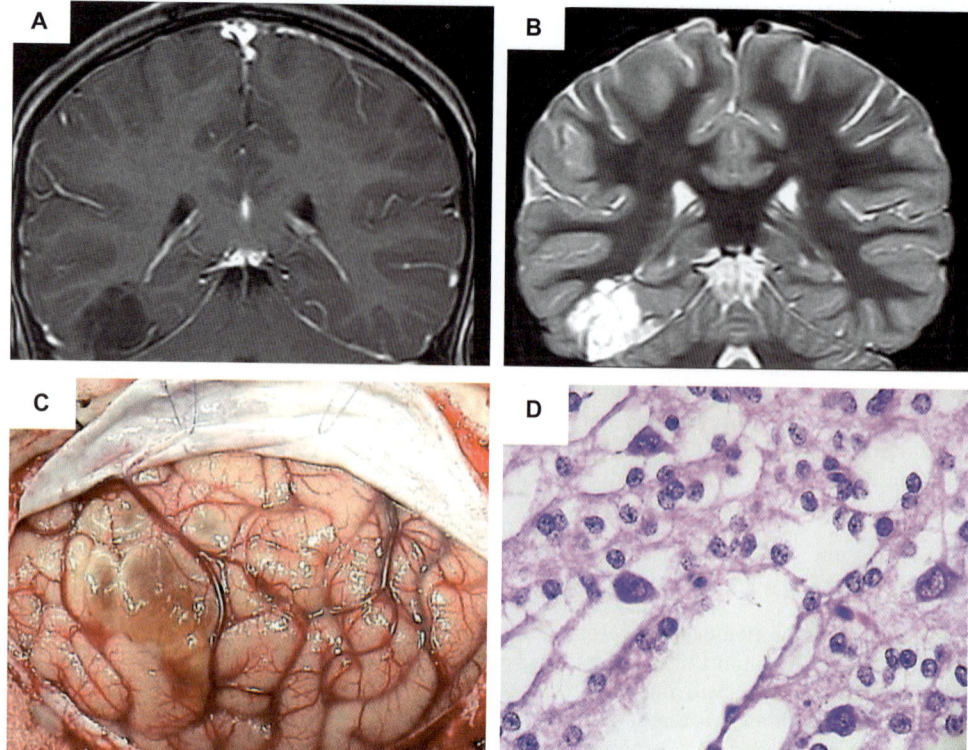

Figura 26.109 Tumor neuroepitelial disembrioplásico do lobo temporal visualizado na ressonância magnética em corte coronal na sequência ponderada em T1 pós-contraste (**A**) e em T2 (**B**). A lesão é bem delimitada, hipointensa em T1 e hiperintensa e multinodular em T2, não se realça pelo contraste, não apresenta edema peritumoral e nem efeito de massa. **C.** Aspecto macroscópico da superfície externa do cérebro durante a cirurgia, mostrando expansão do córtex cerebral por lesão gelatinosa multinodular. **D.** Elemento glioneuronal específico constituído por axônios permeados por células oligodendrogliais-símile e neurônios que parecem flutuar em meio a matriz frouxa, microcística.

Acompanhamento dos pacientes por longo tempo não mostrou evidências clínicas ou radiológicas de recorrências após remoção cirúrgica. Nos casos com neoplasia residual após cirurgia, não há benefícios com a radioterapia. O reconhecimento dessa entidade pode evitar tratamento agressivo.

Ganglioglioma, grau 1. Gangliocitoma, grau 1

O ganglioglioma é tumor de baixo potencial proliferativo formado por células ganglionares displásicas em meio a células gliais neoplásicas. Trata-se do tumor glioneuronal mais comum no SNC. Quando constituído exclusivamente por células ganglionares, é chamado de gangliocitoma, que também tem baixo potencial proliferativo. Os gangliocitomas são mais raros (até 3% dos tumores com epilepsia) e acometem mais crianças.

Gangliogliomas ocorrem em todas as idades, com predileção para crianças e adultos jovens. Ocorrem em qualquer local do SNC, mas a maioria é supratentorial, envolve os lobos temporais (> 70%) e associa-se a crises convulsivas. Aos exames de imagem, o tumor é circunscrito, cortical/subcortical e, frequentemente, possui componente cístico. Nas imagens de RM ponderadas em T2 e FLAIR, apresentam hipersinal, denotando maior conteúdo de água. A neoplasia pode ter calcificação e, em geral, impregna-se com contraste. Ao contrário de gliomas difusos de alto grau, a impregnação não se associa a edema peritumoral. A mutação BRAF^{V660E} está presente em até 60% dos casos. O ganglioglioma tem evolução benigna e excelente prognóstico após remoção completa. Sobrevida livre de doença ocorreu em 97% de 184 casos no período de 7,5 anos.

Aspectos morfológicos

Macroscopicamente, o *ganglioglioma* é circunscrito, sólido ou cístico, com nódulo mural. Microscopicamente, a neoplasia tem componentes neuronal ou ganglionar e glial, que pode se assemelhar a astrocitomas pilocítico (Figura 26.110), difuso ou oligodendroglial, sendo variável a proporção de cada componente. O componente neuronal é representado por grupos irregulares de células grandes, multipolares, às vezes binucleadas e frequentemente displásicas, que podem ser evidenciadas com colorações especiais (método de Nissl) ou pela imuno-histoquímica para marcadores neuronais. Linfócitos perivasculares e intraparenquimatosos são comuns, assim como rica vascularização, que pode causar hemorragia intratumoral. Mitoses são raras, e o índice de proliferação celular varia de 1,1 a 2,7%. Outros achados incluem corpos hialinos ou granulares eosinofílicos e, mais raramente, fibras de Rosenthal no componente glial da neoplasia. Em geral, o tumor pode apresentar rede de fibras reticulares, além de rarefação da substância cinzenta. Pode haver focos de necrose; sem mitoses, este achado não tem significado prognóstico.

Macroscopicamente, o *gangliocitoma* é inaparente ou pouco evidente. Microscopicamente, a neoplasia é constituída por grupos irregulares de neurônios multipolares volumosos e justapostos, com baixa atividade proliferativa, podendo haver neurônios displásicos. Diferentemente das displasias corticais, nos gangliocitomas os agrupamentos neuronais são menores e focais, com neurônios justapostos.

(continua)

Aspectos morfológicos (*continuação*)

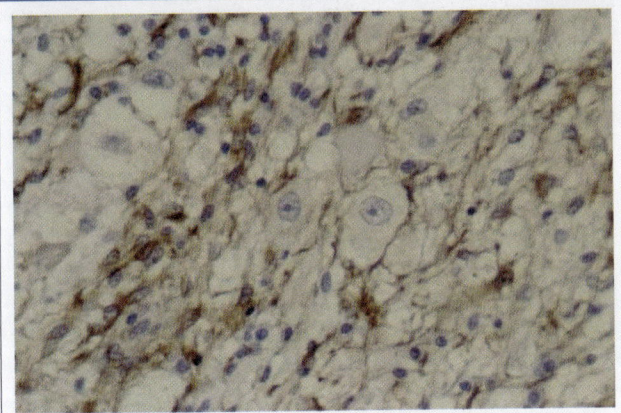

Figura 26.110 Ganglioglioma. Mistura de neurônios maduros e astrócitos, além de linfócitos. Imuno-histoquímica para GFAP, que cora astrócitos, enquanto neurônios e linfócitos são GFAP-negativos.

Ganglioglioma anaplásico, grau 3

Nos raros casos com transformação anaplásica (ganglioglioma anaplásico), pode haver maior taxa de recorrência e comportamento agressivo, porém a correlação de anaplasia histológica com evolução clínica é, em geral, inconsistente. Os aspectos macroscópicos são semelhantes aos do ganglioglioma de baixo grau. Microscopicamente, no componente glial observam-se hipercelularidade, pleomorfismo celular acentuado, elevado índice de proliferação celular (> 10%) e, ocasionalmente, necrose.

Gangliocitoma displásico do cerebelo, grau 1

Denominado doença de Lhermitte-Duclos, é tumor de baixo potencial proliferativo, raro, caracterizado por expansão macroscopicamente visível das folhas cerebelares, geralmente em um hemisfério. O centro das folhas contém células ganglionares bizarras, lembrando células de Purkinje, e alguns neurônios granulares pequenos, enquanto a superfície é recoberta por feixes aberrantes de fibras nervosas mielínicas. A lesão é também considerada um hamartoma, já que não cresce e nem se dissemina como neoplasia. Adultos jovens são os mais atingidos. Cerca de 40% dos casos associam-se à síndrome de Cowden (ver final do capítulo). Clinicamente, aparecem manifestações de hipertensão intracraniana e síndrome cerebelar progressiva.

Ganglioglioma infantil desmoplásico, grau 1. Astrocitoma infantil desmoplásico, grau 1

O *ganglioglioma infantil desmoplásico* é tumor glioneuronal misto de baixo potencial proliferativo, raro, formado por células neuroepiteliais indiferenciadas, neurônios maduros e astrócitos. Quando falta o componente neuronal, o tumor é designado *astrocitoma infantil desmoplásico*. A faixa etária varia de 1 a 24 meses, embora haja relatos de casos de 5 a 17 anos. Os tumores são supratentoriais e envolvem em geral mais de um lobo, pre-ferencialmente os lobos frontal e parietal, seguidos pelo lobo temporal.

Os tumores são geralmente volumosos, medem até 13 cm e têm uma porção sólida e cistos uni e multiloculares situados profundamente, com líquido claro ou xantocrômico. A porção superficial sólida é extracerebral, firme, borrachosa, cinza ou brancacenta, envolve a leptomeninge e o córtex cerebral e fica aderida à dura-máter. Microscopicamente, predomina o componente astrocitário, além de neurônios, em meio a abundante estroma desmoplásico rico em fibras reticulares e agregados de células pouco diferenciadas. A porção leptomeníngea do tumor consiste em astrócitos alongados, dispostos em fascículos, simulando tumor mesenquimal. O componente neuronal é formado por pequenas células poligonais e células ganglionares típicas e atípicas. Os componentes astrocitário e neuronal são identificados por imuno-histoquímica. O índice de proliferação celular é geralmente baixo. Os pacientes apresentam sinais e sintomas de hipertensão intracraniana, macrocrania, convulsões e déficit neurológico focal. Após ressecção cirúrgica completa, o prognóstico é bom, com raros casos de comportamento mais agressivo, recidivas e progressão tumoral.

Neurocitoma central, grau 2. Neurocitoma extraventricular, grau 2

Compreendem tumores constituídos por células neoplásicas arredondadas, de aspecto monomórfico e com imunofenótipo neuronal e baixa atividade proliferativa. Pouco frequente e mais comum em adultos jovens, o *neurocitoma central* é neoplasia de baixo grau de malignidade que se origina geralmente no III ventrículo ou nos ventrículos laterais. Parece que o tumor se origina de neurônios granulares no septo pelúcido ou de restos da matriz germinativa subependimária nos ventrículos laterais.

A maioria dos pacientes apresenta sinais de hipertensão intracraniana por crescimento da neoplasia e por hidrocefalia. Quando tais tumores se originam fora dos ventrículos, fala-se em *neurocitoma extraventricular*, também de grau 2. À ressonância magnética, o tumor apresenta-se como lesão solitária, circunscrita, às vezes cística, contendo nódulo mural. Células ganglionares são encontradas em mais da metade dos tumores extraventriculares, justificando o termo *gangliogluioneurocitoma*. Recorrência é baixa quando nenhum aspecto atípico está presente. Necrose, proliferação microvascular, atividade mitótica elevada (> 3 por 10 campos) ou ressecção subtotal associam-se a maior recorrência.

Macroscopicamente, o neurocitoma é sólido, macio e acinzentado. Histologicamente, é formado por neurócitos com cromatina fina e nucléolos ocasionais, dispostos em fundo semelhante ao neurópilo que, às vezes, apresenta calcificações. Algumas células têm halo perinuclear, semelhante ao do oligodendroglioma. Imuno-histoquímica positiva para sinaptofisina confirma a natureza neuronal da neoplasia. O *neurocitoma central atípico* apresenta grande celularidade, proliferação microvascular, atividade mitótica, infiltração do tecido nervoso adjacente e tendência a recidiva.

Liponeurocitoma cerebelar, grau 2

Neoplasia rara que ocorre somente no cerebelo de adultos (idade média de 50 anos), caracteriza-se por aglomerados de células contendo lipídeos que lembram adipócitos em fundo formado por células neoplásicas pequenas com aspecto de neurócitos, as quais expressam marcadores neuronais, como sinaptofisina e MAP-2. A atividade mitótica é baixa ou ausente e o índice de proliferação celular é baixo (1 a 3%). Expressão focal de GFAP nas células tumorais (diferenciação astrocitária) é vista na maioria dos casos. Apesar do prognóstico favorável, há recorrência em mais de 60% dos casos após 1 a 12 anos da ressecção cirúrgica, sendo considerado tumor de baixo grau de malignidade. Não há aspectos histológicos para se identificarem os casos com maior risco de recorrência.

Tumor glioneuronal papilar, grau 1. Tumor glioneuronal formador de rosetas, grau 1

O raro *tumor glioneuronal papilar* origina-se predominantemente na substância branca profunda e na região periventricular dos hemisférios cerebrais de adultos, podendo ser sólido ou cístico. Microscopicamente, o tumor forma papilas ou pseudopapilas com dois tipos de células em torno do eixo fibrovascular. Na camada interna, as células são cuboides, com citoplasma eosinofílico e núcleos redondos; na camada externa, as células são maiores, claras, com aparência neurocítica ou gangliotide. A imuno-histoquímica mostra marcação para GFAP na camada interna e, na externa, para sinaptofisina ou NeuN. Tanto as células gliais como as neuronais não apresentam atipias, e mitoses são ausentes ou raras. O índice de proliferação celular é baixo (1 a 2%). A apresentação clínica inclui crises convulsivas, cefaleia e manifestações neurológicas focais, segundo a localização do tumor. O prognóstico é favorável.

O *tumor glioneuronal formador de rosetas* é raro e tem baixo potencial proliferativo; na grande maioria dos casos, localiza-se na fossa posterior ou no IV ventrículo. O tumor é mais comum em crianças e adultos jovens, que apresentam cefaleia e ataxia; pode haver hidrocefalia por obstrução liquórica. Microscopicamente, o tumor é bifásico, com os componentes gliais e neuróticos claramente definidos espacialmente. O componente neurocítico é representado por células claras pequenas, dispostas em rosetas ou pseudorrosetas. O componente glial é formado por células fibrilares que lembram astrocitoma pilocítico, inclusive com células de padrão semelhante ao de oligodendroglioma, microcistos, fibras de Rosenthal e corpos granulares eosinofílicos. Mitoses são raras, variando o índice de proliferação celular de 1 a 3%.

Paraganglioma, grau 1

Tumor neuroendócrino raro, ocorre geralmente em adultos e origina-se no *filum terminale* ou junto a uma raiz da cauda equina. Macroscopicamente, o tumor é intradural, extramedular, encapsulado, nodular, róseo-acinzentado, muitas vezes com hemorragia. Microscopicamente, é constituído por células pequenas, arredondadas ou poligonais, com citoplasma eosinófilo granuloso e núcleos arredondados ou ovalados, em geral sem atipias e com poucas mitoses (células principais). As células arranjam-se em ninhos ou lóbulos circundados por células satélites alongadas ou estreladas, isoladas (células sustentaculares), separados por estroma vascularizado. A imuno-histoquímica mostra que as células principais são positivas para sinaptofisina e cromogranina A, enquanto as células sustentaculares são positivas para proteína S-100. Pode haver diferenciação

neuronal focal. Os pacientes apresentam dor na região lombar inferior, dor radicular e, menos comumente, déficit motor e/ou sensitivo nos membros inferiores e distúrbios esfincterianos. Após ressecção, recorrência é rara.

▶ Tumores da região da pineal

A pineal é sede rara de tumores (0,2% dos tumores do SNC). Tais lesões compreendem neoplasias formadas por: (1) células maduras (pineócitos) ou seus precursores, denominadas, respectivamente, *pineocitoma, tumor do parênquima da pineal de diferenciação intermediária* e *pineoblastoma*; (2) células germinativas (*germinomas* e *teratomas*); (3) *gliomas*. De histogênese ainda não estabelecida é o *tumor papilar da região da pineal*, originado possivelmente de células ependimárias especializadas do órgão subcomissural. Os pineocitomas, os tumores do parênquima da pineal de diferenciação intermediária e os pineoblastomas constituem 11 a 30% dos tumores da pineal, menos frequentes do que os tumores de células germinativas (ver adiante).

O *pineocitoma*, que é a forma mais diferenciada (grau 1) dos tumores da pineal, incide em todas as idades e em ambos os sexos. O tumor é circunscrito, sólido, arredondado ou lobulado e cresce de forma expansiva. É mole, róseo-acinzentado, tem superfície de corte granulosa e pode conter cistos ou calcificação. Como se localiza logo acima da lâmina quadrigêmea e do recesso posterior do III ventrículo, tende a projetar-se na luz deste, causando hidrocefalia e compressão do mesencéfalo. O tumor é constituído por células pequenas, redondas ou facetadas, com citoplasma eosinófilo, frequentemente orientado em certa direção (polar), e núcleos arredondados contendo pequenos nucléolos, em geral sem atipias ou mitoses. As células formam lóbulos limitados por traves delgadas, fibrovasculares. Achado característico são as rosetas pineocitomatosas (Figura 26.111), formadas por área central de material fibrilar e eosinófilo. Alguns pineocitomas apresentam diferenciação neuronal ou para fotorreceptor. As manifestações clínicas são sinais de hipertensão intracraniana, síndrome de Parinaud (ver Tumores de células germinativas), sinais cerebelares e distúrbios endócrinos. O pineocitoma tem boa sobrevida após cirurgia.

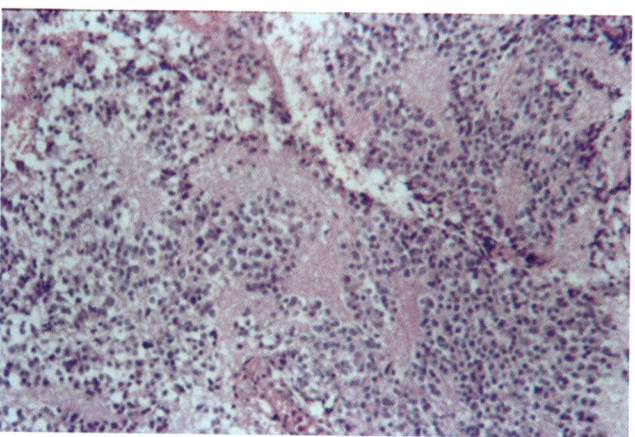

Figura 26.111 Pineocitoma. Notar rosetas pineocitomatosas características do tumor.

O *tumor do parênquima da pineal de diferenciação intermediária* é constituído por células pouco atípicas, com baixo ou moderado índice mitótico, que ficam envolvidas por matriz fibrilar, sem formar rosetas, em arranjo difuso ou lobular. O tumor é de grau 2 ou 3, refletindo seu comportamento intermediário entre o pineocitoma e o pineoblastoma.

O *pineoblastoma*, que surge sobretudo em crianças, é a forma indiferenciada, de alto grau de malignidade (grau 4), dos tumores da pineal. Macroscopicamente, o tumor forma grandes massas moles, friáveis e com áreas de necrose, mal delimitadas e infiltrantes no tecido nervoso adjacente e na leptomeninge, onde se dissemina pelo espaço subaracnóideo. O tumor tem alta densidade celular e suas células, pequenas, com citoplasma escasso e núcleos arredondados ou ovalados, hipercromáticos, distribuem-se difusamente, separadas por delicado estroma vascular. Tais características, inclusive a formação de rosetas neuroblásticas, tornam o tumor semelhante ao meduloblastoma (ver adiante). Pode haver, também, formação de rosetas de Flexner-Wintersteiner, indicando diferenciação retinoblástica. No contexto da diferenciação retinoblástica no pineoblastoma e pelo fato de em espécies inferiores a pineal ser um órgão fotorreceptor, deve-se mencionar a associação rara de pineoblastoma com retinoblastoma bilateral, conhecida como *retinoblastoma trilateral*, que ocorre em crianças com mutação germinativa no gene *RB* (ver Capítulo 10). O pineoblastoma dissemina-se pelo liquor e permite sobrevida curta, em geral de 24 a 30 meses.

O raro *tumor papilar da região da pineal*, mais comum em adolescentes e adultos, é formado por células com aspecto epitelial sincicial em arranjo papilar e pseudopapilar centrado por vasos e áreas densamente celulares que expressam ceratinas. Aspectos histopatológicos adicionais são alta celularidade, atipias nucleares, atividade mitótica elevada, padrão arquitetural sólido e necrose. O tumor é classificado como grau 2 ou 3 e tem comportamento variado.

▶ Tumores embrionários

Esta categoria compreende neoplasias formadas por células neuroepiteliais primitivas originadas de células-tronco neurais ou progenitoras que mostram alterações genético-moleculares particulares. Trata-se das neoplasias mais comuns do SNC entre 0 a 4 anos (13,1%) e a quinta mais frequente até a adolescência (0 a 19 anos).

Os tumores embrionários podem ser indiferenciados ou mostrar diferenciação para neurônios, astrócitos, oligodendrócitos, células epêndimárias ou células que não fazem parte do tecido nervoso, como melanócitos e células de músculo esquelético, cartilagem e osso. Ao migrarem através da cabeça e do pescoço do embrião, células da crista neural originam gânglios sensitivos, células de Schwann, leptomeninge, melanoblastos e mesênquima, além de músculos e cartilagem dos arcos branquiais, o que pode explicar a origem de tais tumores. Neoplasias embrionárias ocorrem predominantemente em crianças, manifestam-se em geral com sinais e sintomas de hipertensão intracraniana, têm características morfológicas até certo ponto semelhantes e mostram alto grau de malignidade (grau 4), disseminando-se pelo liquor e, ocasionalmente, por metástases fora do SNC. A sobrevida varia de acordo com o tipo histológico e o perfil molecular. Meduloblastomas e tumores rabdoides teratoides atípicos (ATRTs, *atypical teratoid rhabdoid tumors*) têm sobrevida de 20 anos em 66 e 27% dos casos, respectivamente (CBTRUS, 2019).

Meduloblastoma, grau 4

Trata-se de neoplasia de alto grau de malignidade que tem crescimento rápido, origina-se na fossa posterior e propaga-se precocemente para outros segmentos do encéfalo e da medula espinhal. Meduloblastoma é o tumor maligno mais frequente do SNC na infância, representando 16 a 20% dos tumores intracranianos abaixo de 20 anos e o segundo em frequência nessa faixa etária, superado apenas pelo astrocitoma pilocítico. Acomete preferencialmente o sexo masculino (4:3) e crianças (mais de 50% na primeira década, especialmente entre 5 e 8 anos), seguidas por adolescentes e adultos jovens (15 a 35 anos); raramente, é congênito. A localização na linha mediana do cerebelo é a habitual em crianças (75%); em adultos, é mais comum em um hemisfério cerebelar.

Há quatro subtipos histológicos de meduloblastomas (MBs): (1) MB *clássico*, mais frequente, inclui tumores formados por células indiferenciadas, com pleomorfismo discreto a moderado e aspecto histológico variável; (2) MB *desmoplásico/nodular*, que exibe abundante rede de fibras reticulares nas áreas mais celulares, circundando áreas circulares menos celulares desprovidas de fibras reticulares e formadas por células com grau variável de diferenciação neuronal. O tumor é circunscrito e situa-se em geral na superfície dorsal de um dos hemisférios ou no verme cerebelar de adultos jovens, adolescentes e crianças; (3) MB *com extensa nodularidade*, raro, que exibe expansão predominantemente das áreas nodulares desprovidas de fibras reticulares, formadas por células com diferenciação neurocítica em meio a matriz semelhante a neurópilo. É mais comum em crianças abaixo de 2 anos; (4) MB *de grandes células/anaplásico*, pouco frequente e constituído predominantemente por células pleomórficas com índices mitótico e apoptótico elevados. As células, às vezes anaplásicas, são grandes e não coesas; têm núcleos volumosos e arredondados e nucléolos evidentes. Os aspectos morfológicos dos subtipos de grandes células e anaplásico são superponíveis e frequentemente confundidos entre si, sendo, portanto, geralmente agrupados dentro do mesmo subgrupo morfológico.

Alterações genético-moleculares identificam quatro subgrupos de meduloblastoma, que são mais fidedignos para a avaliação prognóstica e o planejamento terapêutico (Quadro 26.32): ativação da via de sinalização *Sonic Hedgehog* (SHH), ativação da via de sinalização WNT (*Wingless*), subgrupo 3 e subgrupo 4. O *meduloblastoma com ativação da via de sinalização SHH* parece originar-se de células precursoras no lábio rômbico superior e inferior do rombencéfalo (camada granular externa) que migram e se diferenciam em células da camada granular do cerebelo ou em neurônios granulares da cóclea, respectivamente. Os MBs desmoplásico/nodular e com extensa nodularidade mostram ativação da via SHH. O *meduloblastoma com ativação da via de sinalização WNT* parece originar-se de células precursoras situadas no lábio rômbico inferior que formam o tronco encefálico dorsal, as quais migram e se diferenciam para formar os núcleos pontinos. A histogênese dos subgrupos 3 e 4 permanece desconhecida.

26

Quadro 26.32   Alterações moleculares e suas implicações clínico-patológicas nos tumores neuroepiteliais mais prevalentes*

Diagnóstico histológico	Alteração molecular	Aspectos clínico-patológicos
Glioma difuso de baixo e alto graus	Mutação em *IDH-1/IDH-2*	Maior sobrevida
Glioma difuso de baixo grau com diferenciação astrocitária	Ausência de mutações em *IDH-1/IDH-2* TP53 mutado	Menor sobrevida, ou "GBM molecular"
Oligodendroglioma	Deleção 1p/19q	Melhor resposta a QT e RxT Maior sobrevida
Glioma difuso (especialmente com *IDH-1mut* ou *IDH-2mut*)	Perda de função de *ATRX*	Maior sobrevida
Glioblastoma	Metilação de *pMGMT*	Melhor resposta a QT e a RdT Maior sobrevida
Glioblastoma	Hipermetilação de ilhas CpG (G-CIMP)	Maior sobrevida
Glioblastoma	Amplificação de *EGFR*	Menor sobrevida Mais comum em GBMs de pequenas células
Glioblastoma com componente neuronal primitivo	Amplificação de *MYC-NMYC*	Maior tendência a disseminação no neuroeixo
Glioblastoma epitelioide	Mutação *BRAF*[V600E]	Maior agressividade
Oligodendroglioma e glioma com *IDH* tipo selvagem (*IDH*[selv])	Metilação de *pTERT*	Menor sobrevida no glioma *IDH*[selv]
Glioma de baixo grau, principalmente em crianças	Mutação ou fusão de *BRAF*	Aumento de sobrevida
Meduloblastoma	Subgrupo *WNT*	Melhor prognóstico e maior sobrevida
Meduloblastoma	Subgrupo *SHH* com *TP53*[mut]	Tumor mais agressivo Menor sobrevida
Meduloblastoma	Subgrupo 3 (subgrupo C)	Maior risco de metástases Subtipo de pior prognóstico
Meduloblastoma de grandes células ou anaplásico		Tumor mais agressivo Prognóstico incerto, exceto no subgrupo 3

*Baseado em Quinn et al., 2019. QT: quimioterapia; RxT: radioterapia.

26

Aspectos morfológicos

O meduloblastoma é geralmente bem delimitado, mole, róseo-acinzentado e finamente granuloso. Quando na linha mediana (Figura 26.112 A), preenche precocemente o IV ventrículo. Nos hemisférios cerebelares, em adultos, é mais circunscrito e tem consistência firme. Eventualmente, pode apresentar crescimento infiltrativo na superfície do cerebelo, em placa ou difusamente. Microscopicamente, na sua forma clássica o tumor é hipercelular e suas células são pequenas, com citoplasma escasso e núcleos hipercromáticos e arredondados, ovalados ou angulosos. Figuras de mitoses são frequentes, e o índice de proliferação celular é alto (acima de 20%). As células agrupam-se sem ordem definida, mas, nos tumores mais diferenciados (40% dos casos), formam pequenas *rosetas neuroblásticas de Homer-Wright* (Figura 26.112 B). Pode haver áreas de diferenciação neuronal, mais bem evidenciada pela imuno-histoquímica. O estroma é escasso. Os vasos sanguíneos são delicados e de pequeno calibre. Necrose é incomum, mas apoptose é frequente. Raramente, pode haver diferenciação focal para músculo estriado esquelético (*meduloblastoma com diferenciação miogênica*) ou melanocítica (*meduloblastoma com diferenciação melanocítica*).

(continua)

Aspectos morfológicos (*continuação*)

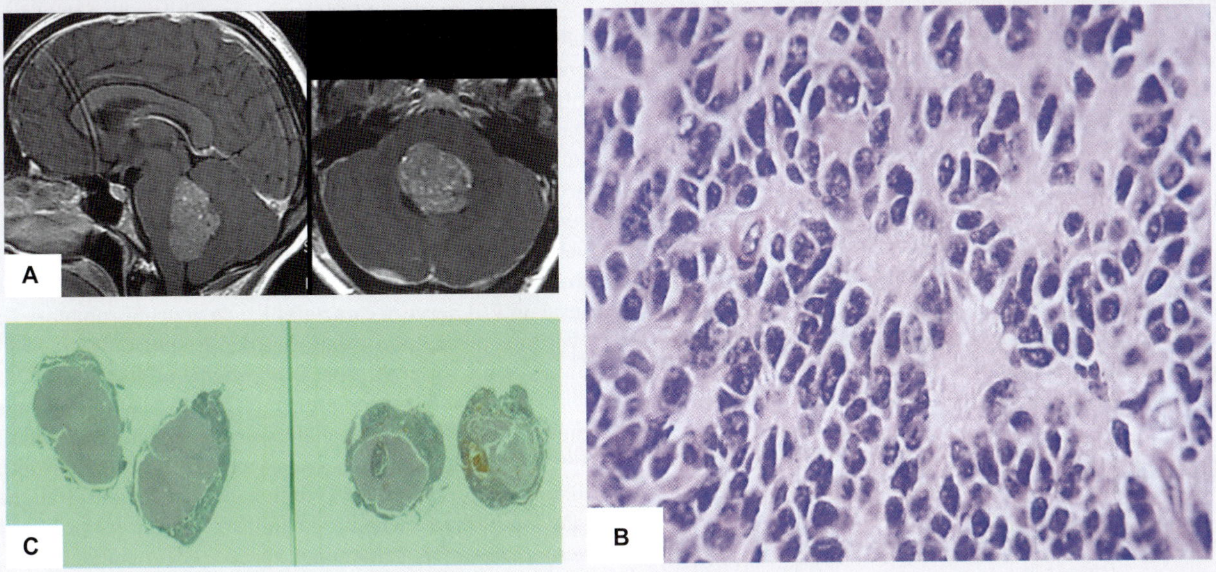

Figura 26.112 Meduloblastoma. **A.** Ressonância magnética em corte sagital à esquerda e axial à direita na sequência ponderada em T1 pós-contraste, mostrando lesão expansiva cerebelar, com realce heterogêneo pelo contraste, a qual invade e oclui o IV ventrículo e comprime a ponte. **B.** Hipercelularidade, células pequenas com núcleos hipercromáticos e rosetas neuroblásticas. **C.** Disseminação metastática em torno da medula espinhal; há também infiltração intramedular focal.

O meduloblastoma tem alta malignidade, só superada pelos glioblastomas e ATRTs. Por invadir o IV ventrículo, causa bloqueio liquórico precocemente. Por isso e pela própria lesão, causa hipertensão intracraniana, além de síndrome cerebelar (p. ex., ataxia). Metástases pela via liquórica são comuns, sendo encontradas em um terço dos pacientes ao diagnóstico e em 50% daqueles necropsiados, podendo assumir dois aspectos macroscópicos: (1) espessamento esbranquiçado difuso da leptomeninge na base do cérebro, na superfície inferior dos hemisférios cerebelares e em torno da medula espinhal (Figura 26.112 C); (2) nódulos na leptomeninge, nos hemisférios cerebrais, na medula espinhal e na cauda equina. Metástases fora do SNC são encontradas em 15% dos casos, sendo ossos, linfonodos, peritônio, fígado e pulmões os órgãos mais afetados.

O prognóstico relaciona-se sobretudo com o subgrupo molecular. Pacientes com ativação da via de sinalização WNT mostram, em geral, bom prognóstico, bem como aqueles do subgrupo SHH sem mutações no *TP53*.

Apesar do alto grau de malignidade, nas últimas décadas, houve aumento na sobrevida, mas permanecem sequelas pela rádio e quimioterapia (distúrbios endócrinos, déficit cognitivo, perda auditiva e mutismo cerebelar caracterizado por incapacidade de articular palavras em pacientes com consciência preservada, além de neoplasias secundárias à radioterapia). Cerca de um terço dos pacientes não sobrevive à doença. Ressecção incompleta do tumor, metástases ao diagnóstico, variante anaplásica/de grandes células, amplificação de *CMYC* ou *NMYC*, subgrupo molecular 3 e mutações no *TP53*, particularmente em tumores com ativação da via SHH, são marcadores de pior prognóstico.

Tumor rabdoide/teratoide atípico (ATRT), grau 4

Trata-se de tumor embrionário raro, agressivo, de alto grau de malignidade, associado em quase 100% dos casos a mutação do gene *SMARCB1*, localizado no cromossomo 22q11, que resulta na perda de expressão da proteína INI1. Polimorfismo celular é característico do tumor, que mostra frequentemente células rabdoides ao lado de células neuroepiteliais indiferenciadas, mesenquimais e epiteliais. ATRTs são mais comuns antes de 4 anos de idade e localizam-se nas regiões supra e infratentoriais.

O tumor é bem delimitado, mole, róseo-acinzentado, com áreas necróticas e hemorrágicas. As células rabdoides têm limites nítidos, amplo citoplasma eosinófilo, núcleo excêntrico e nucléolo evidente. Mitoses são numerosas. Há também número variável de células neuroepiteliais indiferenciadas e, às vezes, células mesenquimais fusiformes e epiteliais. A imuno-histoquímica facilita a identificação das células, além de mostrar perda de imunomarcação de INI1 no núcleo de células neoplásicas, preservada em células normais.

Recidiva local após cirurgia e disseminação pelo liquor são frequentes. Um terço dos pacientes com ATRTs tem mutação no *SMARCB1* nas células germinativas, razão pela qual estudo genético é importante nos pacientes com tais tumores.

Tumor embrionário com rosetas em multicamadas e alteração em C19MC

Tumor raro e de comportamento agressivo, na maioria dos casos apresenta amplificação e, em alguns, fusões na região 19q13.42, que inclui o *cluster* C19MC de microRNAs. O tumor origina-se quase sempre até 4 anos de idade e, em 70% dos casos, é supratentorial. O prognóstico é muito sombrio, e a sobrevida é de 12 meses.

O tumor tem aspecto histológico variável e três padrões, isolados ou combinados: (1) *tumor embrionário com neurópilo abundante e rosetas verdadeiras*, bifásico, alternando áreas fibrilares ricas em neurópilo, podendo conter neurócitos e células ganglionares, com áreas densamente celulares compostas por células pequenas formando número variável de rosetas em

26

múltiplas camadas celulares; (2) *ependimoblastoma*, com áreas hipercelulares e rosetas em multicamadas, porém sem áreas de neurópilo; (3) *meduloepitelioma*, com arranjo das células tumorais em estruturas epitelioides, tubulares e pseudo-papilares. O índice mitótico é elevado. Pela imuno-histoquímica, a marcação com anti-LIN28A, embora inespecífica, é muito sensível no diagnóstico desses tumores.

Outros tumores embrionários do sistema nervoso central

No SNC, neuroblastoma e ganglioneuroblastoma são raros. Histologicamente, são constituídos por células pouco diferenciadas e por células com diferenciação focal neuroblástica e neuronal (respectivamente, neuroblastoma e ganglioneuroblastoma). Grande número desses tumores mostra rearranjos no gene *FOXR2*.

▶ Tumores dos nervos cranianos e paraespinhais

São tumores derivados e constituídos de alguns dos elementos envoltórios dos nervos cranianos, raízes espinhais e nervos periféricos, como célula de Schwann, célula perineural e fibroblasto.

Schwannoma (neurinoma), grau 1

Trata-se de tumor originado de células de Schwann, benigno, geralmente solitário, que se localiza nas raízes dos nervos cranianos e raquidianos, menos frequentemente em nervos periféricos. *Schwannoma das raízes de nervos cranianos*, mais frequente em adultos e em mulheres, representa 8% dos tumores intracranianos. A raiz vestibular do VIII nervo craniano é a mais acometida (80 a 90% dos schwannomas), formando o típico *tumor do ângulo pontocerebelar*. Embora se originem na raiz vestibular do nervo vestíbulo-coclear (VIII nervo), são erroneamente denominados de shwannomas do acústico. Quando bilateral no VIII nervo, é característico da neurofibromatose tipo 2 (ver final do capítulo). Mais raramente, afeta o nervo trigêmeo e outros nervos cranianos. O *schwannoma das raízes dos nervos raquidianos*, geralmente solitário, representa 18% dos tumores intrarraquidianos e afeta preferencialmente adultos do sexo masculino. As raízes mais acometidas são as posteriores, distalmente à pia-máter. O tumor localiza-se sobretudo na região lombossacra e na cauda equina. O *schwannoma de nervos periféricos* é menos frequente, aparece em qualquer idade, predomina no sexo feminino e localiza-se de preferência em grandes troncos nervosos (em especial nos membros) e nos nervos cutâneos e autonômicos da cabeça e do pescoço.

Aspectos morfológicos

O schwannoma é encapsulado, bem delimitado, esférico ou ovoide e mede de milímetros a vários centímetros; tem consistência macia e cor esbranquiçada e pode conter cistos, áreas amareladas e focos de hemorragia. No VIII nervo craniano, o tumor cresce precocemente para dentro do meato acústico interno e provoca dilatação deste; a partir daí, estende-se para a cisterna do ângulo pontocerebelar; quando atinge grande volume (Figura 26.113 A e B) comprime o tronco encefálico e o cerebelo, com distorção do IV ventrículo, suboclusão deste e hipertensão intracraniana, associada a manifestações cerebelares e piramidais. Há dois padrões histológicos. O *tipo A de Antoni* ou *fasciculado* é formado por células alongadas, dispostas em feixes que se entrelaçam em várias direções ou formam espirais. Os núcleos são centrais e alongados e formam paliçadas separadas por material fibrilar, constituindo os corpos de Verocay (Figura 26.113 C). O material fibrilar é formado por fibrilas finas que correspondem à membrana basal que envolve a célula de Schwann. No padrão *tipo B de Antoni* ou *reticular*, as células possuem núcleo arredondado e arranjam-se frouxamente, delimitando pequenos vacúolos ou microcistos. O tumor é bem vascularizado e contém vasos dilatados. São comuns transformação fibrinoide e hialinose da parede vascular, trombose e hemorragias recente e antiga, necrose e acúmulo de macrófagos xantomizados. As variantes são: (a) *celular*, com elevada densidade celular, baixo índice mitótico e constituído quase totalmente por padrão Antoni A; (b) *plexiforme*, com arquitetura multifascicular ou multinodular; (c) *melanótico*, contendo melanossomos e pigmento melânico.

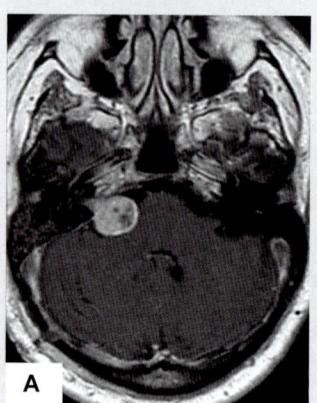 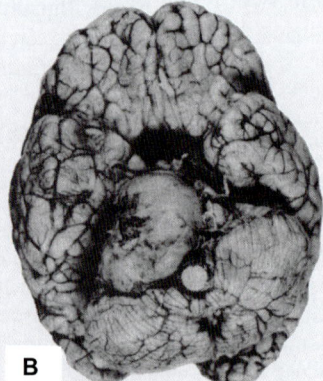 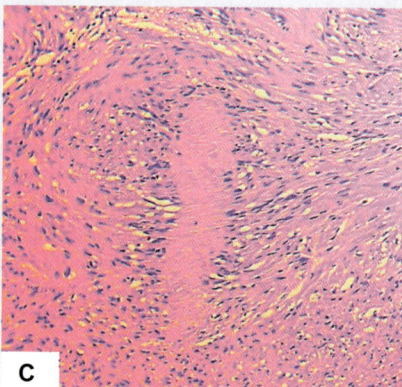

Figura 26.113 Schwannoma do VIII nervo craniano direito. **A.** Ressonância magnética de corte axial em T1 pós-contraste, mostrando lesão encapsulada, bem delimitada, com realce heterogêneo pelo contraste, comprimindo a ponte e deformando o IV ventrículo. **B.** Tumor nodular no ângulo ponto-cerebelar direito de grandes dimensões, comprimindo as estruturas adjacentes. **C.** Células alongadas separadas por matriz fibrilar com arranjo em paliçada, formando corpos de Verocay.

Clinicamente, o *schwannoma do VIII nervo craniano* manifesta-se por diminuição da audição, zumbido, vertigem, ataxia, perda do reflexo corneano, espasmos ou discreta paresia da face e cefaleia, os quais refletem comprometimento do VIII nervo, do cerebelo, da raiz sensitiva do trigêmeo, do nervo facial e compressão do IV ventrículo (hidrocefalia e hipertensão intracraniana). Os *schwannomas das raízes dos nervos raquidianos* pequenos são assintomáticos; os maiores produzem parestesia e dor. Sintomas motores ocorrem quando há compressão da medula espinhal ou de raízes anteriores. O *schwannoma de nervos periféricos* manifesta-se por dor constante, que pode se irradiar ao longo do nervo.

Neurofibroma, grau 1

É o tumor mais frequente do sistema nervoso periférico. Incide em qualquer idade e geralmente é solitário; quando múltiplo, é característico da neurofibromatose tipo 1 (ver adiante). Localiza-se em nervos cutâneos, nervos profundos, nervos autonômicos viscerais e raízes espinhais. Pode ser nodular ou multinodular (plexiforme), este comprometendo múltiplos fascículos nervosos. O neurofibroma é tumor de baixo potencial proliferativo, mas, ao contrário do schwannoma, é infiltrativo e mal delimitado em relação ao nervo em que se desenvolve. Dois a 5% das formas plexiformes, especialmente na neurofibromatose tipo 1, sofrem transformação maligna.

Aspectos morfológicos

O neurofibroma forma nódulos fusiformes pouco delimitados e dificilmente separáveis dos nervos. As lesões são moles ou gelatinosas, ao contrário do schwannoma, que é mais firme. A superfície de corte é branca e tem estrutura fascicular, com limites imprecisos. O tumor é constituído por células bipolares sem atipias, com prolongamentos e núcleo recurvado, rico em cromatina. As células dispõem-se em feixes, em meio a fibras colágenas paralelas (Figura 26.114), ou na periferia de fibras nervosas do nervo. No neurofibroma plexiforme, é típica a separação de fascículos de fibras nervosas pelas células neoplásicas imersas em matriz extracelular rica em glicosaminoglicanos (matriz mucinosa). A neoplasia é constituída por células de Schwann, fibroblastos e pericitos.

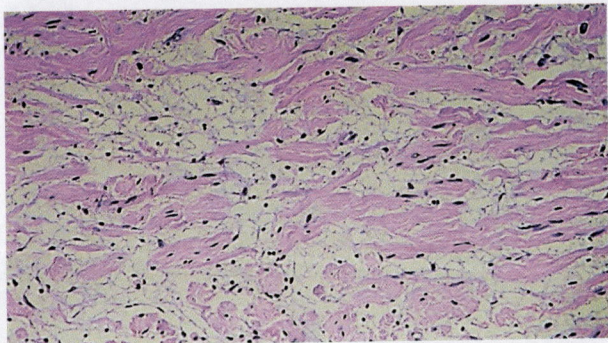

Figura 26.114 Neurofibroma. Proliferação de células alongadas e com prolongamentos, dispostas em pequenos feixes de aspecto neuroide em meio a matriz frouxa.

Perineurioma, graus 1, 2, 3

Raro e formado por células perineurais, localiza-se na intimidade de nervos (perineurioma intraneural) ou em tecidos moles (perineurioma de tecidos moles). O *perineurioma intraneural*, grau 1, causa expansão segmentar do nervo. Microscopicamente, caracteriza-se por células alongadas arranjadas concentricamente em torno de fibras nervosas. O *perineurioma de tecidos moles* é formado por células alongadas contendo prolongamentos citoplasmáticos dispostos em lamelas em meio a matriz de fibras colágenas; arranjo vorticilar ou estoriforme é comum. Mitoses são raras no perineurioma intraneural e em número variável no de tecidos moles; no entanto, são ausentes na maioria dos casos. O tumor é classificado como grau 1, ou, na presença de densidade celular elevada, atipias e mitoses frequentes, como grau 2; necrose eleva a graduação para grau 3. Imunomarcação para antígeno de membrana epitelial (EMA), colágeno IV e laminina é observada na maioria dos casos.

Tumor maligno da bainha de nervos periféricos, grau 3

Raro e mais comum em adultos, é o equivalente maligno de neurofibroma e, excepcionalmente, schwannoma e outros tumores do sistema nervoso periférico (p. ex., ganglioneuroblastoma/ganglioneuroma). Metade dos tumores é esporádica; os restantes aparecem na neurofibromatose tipo 1, por transformação maligna de neurofibromas, em geral plexiforme. Microscopicamente, encontram-se células fusiformes com arranjos reminiscentes de fibrossarcoma, além de padrão mixoide.

Com base em densidade celular, atipias, índice mitótico e necrose, o tumor é classificado em: (a) grau 2. O tumor caracteriza-se por grande densidade celular em comparação com o neurofibroma, aumento do tamanho do núcleo e hipercromasia nuclear; (b) grau 3, que tem índice mitótico elevado (mais de quatro mitoses); (c) grau 4, quando, além dos elementos presentes no grau III, encontra-se necrose. Em 10 a 20% dos casos, observa-se diferenciação divergente (epitelioide, glandular e mesenquimal para músculo estriado, cartilagem e osso). Os casos com diferenciação para rabdomiossarcoma são conhecidos como *tumor de Tritão maligno* (Tritão, deus marinho da mitologia grega, representado com cabeça e tronco humanos e cauda de peixe) e, como os demais tumores com diferenciação divergente, são mais comuns na neurofibromatose tipo 1. Na maioria dos casos, são identificadas células imunorreativas para a proteína S-100. Os pacientes queixam-se de dor, tumoração e sintomas relacionados com o nervo comprometido. A lesão apresenta recidivas e tem curta sobrevida.

▶ Tumores das meninges

Os tumores mais frequentes das meninges, que se originam de células aracnoidais (meningoteliais) da aracnoide e das vilosidades aracnóideas e/ou de suas células precursoras, são denominados *meningiomas*. Tumores não meningoteliais ou mesenquimais, benignos e malignos, lesões melanocíticas primárias benignas e malignas e tumores vasculares, cuja origem ainda é discutida (*hemangioblastoma*), são raros.

Existe relação causal entre irradiação e meningioma. Os pacientes expostos a radiação prévia são mais jovens do que aqueles com meningiomas espontâneos e, histologicamente, apresentam maior incidência de meningiomas atípicos. A maior frequência de meningiomas no sexo feminino, o início e a rápida acentuação

26

dos sintomas com a progressão da gravidez em pacientes com o tumor e a sua regressão no puerpério, bem como a associação entre meningioma e carcinoma da mama, sugerem que hormônios sexuais femininos desempenhem papel no seu crescimento. Receptores para progesterona (RP) e para andrógenos e diversos fatores de crescimento são encontrados em meningiomas, mas a base molecular de sua expressão não está esclarecida; há menor expressão de RP em meningiomas graus 2 e 3. Expressão do receptor 2 da somatostatina por imuno-histoquímica é vista nesses tumores, o que ajuda na confirmação diagnóstica.

Meningioma, graus 1, 2 e 3

Meningioma é o tumor primário mais frequente do SNC (37%), representando, segundo o CBTRUS, 53% das neoplasias não malignas. Mulheres são mais acometidas do que homens (2 a 4:1), particularmente nos tumores intrarraquidianos (10:1). Meningiomas são mais frequentes em adultos, mas podem aparecer na infância e na adolescência. Em idosos, em geral são achado de necrópsia. Meningiomas múltiplos são esporádicos (10% dos casos) ou fazem parte da neurofibromatose tipo 2. A grande maioria dos meningiomas tem comportamento benigno (grau 1); há também tumores mais agressivos, de baixo grau de malignidade (grau 2) ou malignos (grau 3).

Em 50% dos casos, os meningiomas situam-se ao lado do seio sagital superior (parassagital). Os demais originam-se no sulco lateral, nas eminências parietais, na base do crânio (sulco olfatório, crista do esfenoide, tubérculo da sela, diafragma selar e região parasselar), na fossa posterior (tenda do cerebelo, ângulo pontocerebelar, osso petroso, seio sigmoide ou forame magno), nos ventrículos (existem células aracnoidais na tela coroide ou no estroma do plexo coroide) e na cavidade orbitária. No canal vertebral, predominam na região torácica.

Por seu crescimento lento, os meningiomas apresentam manifestações clínicas de início e progressão insidiosos, que aparecem em geral mais de 2 anos antes do diagnóstico. Os sinais e sintomas, além daqueles de hipertensão intracraniana, dependem da sede do tumor: convulsões focais, déficit motor ou sensitivo (meningiomas da convexidade cerebral), exoftalmia unilateral (penetração do tumor na órbita), paralisia do nervo oculomotor, cegueira unilateral, anosmia, distúrbios psíquicos, crises convulsivas psicomotoras (meningiomas da crista esfenoidal), hemianopsia bitemporal, diabetes insípido, hipogonadismo (meningiomas do tubérculo da sela e região parasselar), anosmia homo ou bilateral, cegueira homo ou bilateral e transtornos mentais (meningiomas do sulco olfatório).

26

Aspectos morfológicos

Os meningiomas formam nódulos encapsulados, firmes, de tamanho variado (em média têm o volume de um ovo de galinha), com superfície externa lisa ou nodular, aderidos à face interna da dura-máter (Figura 26.115 A). O tumor desloca e deforma o encéfalo ou a medula, sem aderências. *O meningioma em placa* cresce em superfície, ultrapassa a dura-máter e alcança os ossos do crânio, causando hiperostose; ultrapassado o crânio, pode haver infiltração de tecidos moles. O tumor é branco-acinzentado, firme, com estrutura espiralada; às vezes, é homogêneo e mole. Calcificação é frequente. Certos meningiomas são bem vascularizados e avermelhados. Existem vários subtipos histológicos, descritos adiante.

(continua)

Aspectos morfológicos (*continuação*)

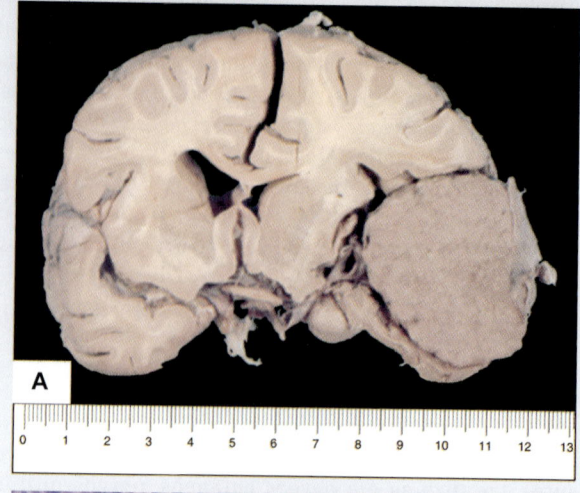

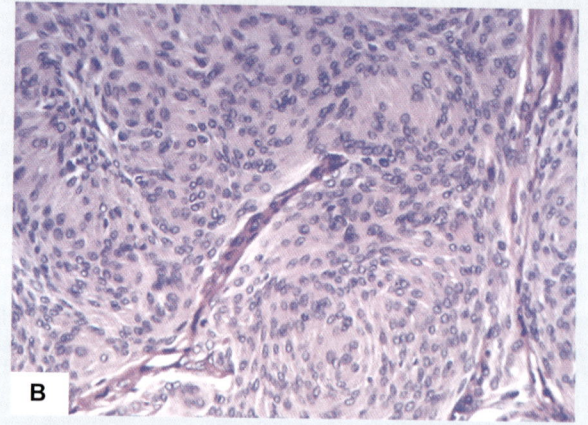

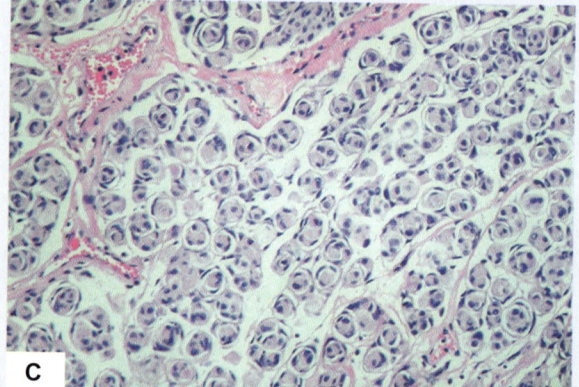

Figura 26.115 A. Meningioma do sulco lateral esquerdo. **B.** Meningioma meningotelial. Massas de células com limites celulares mal definidos. **C.** Meningioma transicional. Disposição espiralada ou em vorticilos das células neoplásicas.

Meningiomas "benignos" ou de baixo potencial proliferativo (grau 1). *O meningioma meningotelial* (Figura 26.115 B) é constituído por massas de células com limites celulares pouco definidos (aspecto sincicial). As células são grandes, poliédricas, de limites imprecisos, citoplasma homogêneo ou finamente granular, núcleo grande, arredondado ou ovalado, com cromatina agregada à membrana nuclear. Pode haver invaginações citoplasmáticas (pseudoinclusões nucleares).

(continua)

Aspectos morfológicos (*continuação*)

As células arranjam-se em lóbulos separados por estroma fibroso. O *meningioma fibroso* é formado por células fusiformes, dispostas em feixes paralelos ou entrelaçados, podendo haver arranjo estoriforme. Fibras colágenas e reticulares são abundantes. Formações vorticilares e psamomas (lâminas concêntricas de sais de cálcio) são pouco comuns. O *meningioma transicional* (*misto*) caracteriza-se pela disposição espiralada ou em vorticilos das células tumorais, lembrando cebola (Figura 26.115 C). Cada vorticilo fica centrado por uma célula neoplásica, um vaso sanguíneo ou depósito de cálcio. Psamomas são frequentes e visíveis à radiografia.

Outros meningiomas grau 1 compreendem seis variantes. Nos *meningiomas psamomatosos*, quase sempre no canal vertebral, há numerosos psamomas. O *meningioma angiomatoso* é formado por grande quantidade de capilares sanguíneos. Tipos raros são: *meningioma microcístico*, no qual as células tumorais delimitam fendas, lacunas ou espaços claros; *meningioma secretor*, com inclusões citoplasmáticas, hialinas, acidófilas e PAS-positivas em células meningoteliais; *meningioma rico em linfócitos e plasmócitos*, em que áreas do tumor de aspecto meningotelial, fibroso ou transicional são permeadas por numerosos linfócitos e plasmócitos; *meningioma metaplásico* (aspecto xantomatoso, mixoide, lipomatoso, ósseo, cartilaginoso etc.). Marcadores de células epiteliais (EMA) e mesenquimais (vimentina) são frequentes. Mitoses em meningiomas grau 1 são raras ou ausentes, e o índice de proliferação celular é < 4%. Invasão do tecido nervoso é critério para neoplasia grau 2 (ver adiante).

Meningiomas de baixo grau de malignidade (grau 2). O *meningioma atípico* (5 a 7% dos meningiomas) mostra características de malignidade. Quatro ou mais mitoses por 10 campos e/ou invasão do parênquima cerebral ou três dos seguintes aspectos (alta celularidade, células pequenas com aumento da relação núcleo/citoplasmática, nucléolos conspícuos, arranjo arquitetural difuso e/ou necrose) classificam o tumor como meningioma atípico. O índice de proliferação celular é, em média, 7,2%. O tumor recidiva em até 50% dos pacientes. O *meningioma de células claras* é formado por bainhas e agrupamentos de células com citoplasma claro, rico em glicogênio. Tumores intracranianos são mais agressivos do que intrarraquidianos. O *meningioma cordoide* é constituído por trabéculas e cordões de células com citoplasma eosinófilo ou vacuolado em meio a matriz mucinosa que lembram cordoma. Pode haver infiltração linfoplasmocitária no estroma.

Meningiomas malignos (grau 3). *Meningioma anaplásico* (1,7 a 2,8% dos meningiomas) é tumor com mais indicadores de malignidade histológica do que o meningioma atípico, quais sejam, 20 ou mais mitoses por 10 campos e aspectos cito e histológicos semelhantes aos de sarcomas, carcinomas ou melanomas. O índice de proliferação celular é, em média, 15%. A grande maioria dos pacientes sobrevive menos de 2 anos. Raro, o *meningioma papilar* é agressivo, em 75% dos casos invade o cérebro ou estruturas adjacentes, recidiva em 55% e dá metástases em 43%. Histologicamente, tem estrutura papilar ou pseudopapilar. Também raro, o *meningioma rabdoide* consiste em bainhas de células com citoplasma amplo, homogêneo, eosinófilo, com inclusões espiraladas, núcleos excêntricos e nucléolos evidentes.

Aspectos moleculares

A alteração genética mais comum envolve o gene supressor de tumor *NF2*, no cromossomo 22q, que é evento precoce na tumorigênese. Perda de heterozigose no loco 22q12.2 (gene *NF2*) é encontrada na maioria dos meningiomas associados à neurofibromatose tipo 2 e em 60 a 70% dos meningiomas esporádicos, particularmente nas variantes fibroblástica e transicional, mais comuns na convexidade craniana. Mutações no *NF2* raramente ocorrem em meningiomas microcísticos e secretores, mais frequentes na base do crânio. A maioria das mutações ocorre em forma de inserções, deleções ou mutações *nonsense*, que resultam na formação da proteína merlina truncada e provavelmente não funcionante. Perda de heterozigose em 22q aumenta conforme o grau de malignidade, ocorrendo em 50% de meningiomas grau 1 e em 75 e 85% de meningiomas graus 2 e 3, respectivamente. Deleção de 1p é a segunda anormalidade cromossômica associada a meningiomas de alto grau. Outras anormalidades cromossômicas são perdas alélicas em 6q, 9q, 14q, 17p e 18q. Ganhos cromossômicos são encontrados em meningiomas de alto grau, sendo 20q, 12q, 15q, 1q, 9q e 17q as regiões mais acometidas.

Perda funcional por hipermetilação do promotor do gene do inibidor tecidual de metaloproteinase 3 (*TIMP3*), também localizado em 22q12, associa-se à progressão de meningiomas, sendo mais frequente em meningiomas grau 3 (*anaplásicos*). Outros genes supressores de tumor envolvidos em meningiomas incluem o *DAL-1*, *BAM22*, *MN1* e *LARGE*. Foram também descritas perdas e ganhos nos cromossomos 9, 10, 14 e 18, além de amplificação no cromossomo 17 em meningiomas atípicos (grau 2) e anaplásicos (grau 3). Mutações na região promotora de *TERT* e redução na expressão do gene *TSCL1* foram descritas em meningiomas de maior grau de malignidade e estão relacionadas, respectivamente, com escape da senescência e aumento da proliferação celular.

Tratamento. Prognóstico

O tratamento de escolha é cirúrgico, que visa a remoção completa da lesão e da área de implantação dural e óssea. Os meningiomas grau 1 têm bom prognóstico, embora recorrências tumorais ocorram em 7 a 25% dos casos, mesmo quando completamente ressecados. Os meningiomas grau 2 recorrem em 29 a 52% dos casos, enquanto nos meningiomas anaplásicos (grau 3) recorrências surgem em 50 a 94% dos tumores. Os meningiomas anaplásicos são frequentemente fatais, com sobrevida que varia de 2 a 5 anos. Os principais fatores prognósticos são grau histológico e extensão da ressecção cirúrgica, que depende de vários fatores, como sede e extensão da invasão de estruturas adjacentes.

Tumor fibroso solitário, graus 1, 2 e 3

Tumor fibroso solitário (TFS) é raro (< 1% dos tumores do SNC) e situa-se no espectro de neoplasias fibroblásticas que, com frequência, exibem rica trama vascular. Os TFSs acometem mais a dura-máter da convexidade cerebral de indivíduos da quarta à sexta décadas de vida, mas podem acometer a dura-máter da base do crânio e da foice cerebral ou ser parassagitais. Inversão genômica no loco 12q13, que é a alteração molecular mais típica de TFS (detectada por FISH ou imuno-histoquímica para STAT6, com imuno-expressão nuclear), causa fusão dos genes *NAB2* e *STAT6*.

Os TFSs apresentam dois padrões morfológicos. O padrão de tumor fibroso solitário é constituído por células com núcleos ovoides a fusocelulares, em blocos sólidos ou na forma de feixes curtos, alternando áreas com celularidade variável e exibindo bandas ou cordões de colágeno hialino e espesso. O padrão hemangiopericítico é representado por blocos de células com

26

núcleos arredondados a ovalados, com pouco estroma e rica trama de reticulina envolvendo as células tumorais. Vasos delicados e angulados são vistos em ambos os padrões.

Os TFSs são graduados em três graus de malignidade (graus 1, 2 e 3). Neoplasias hipocelulares e ricas em matriz de colágeno (padrão de tumor fibroso solitário), com baixa atividade mitótica, caracterizam TFS grau 1. Hipercelularidade e necrose associada a aumento da atividade mitótica são indicativas de comportamento mais agressivo da neoplasia. TFSs hipercelulares e com padrão hemangiopericítico são classificadas em graus 2 ou 3, sendo > 5 mitoses por 10 campos o parâmetro recomendado para se caracterizar o grau 3.

O tratamento de TFSs hipocelulares e colagenizados (grau 1) é ressecção cirúrgica completa. Os TFSs de grau 2 ou 3 são candidatos à radioterapia complementar após cirurgia, já que frequentemente recorrem mesmo após remoção macroscópica total da neoplasia (> 75% em 10 anos).

▶ Tumores mesenquimais

São raros e originam-se de componentes mesenquimais das meninges (p. ex., fibroblastos, vasos sanguíneos). Podem ser benignos ou malignos, não raro após exposição prévia a radioterapia terapêutica para tratamento de outra neoplasia na região.

Lesões melanocíticas primárias

Raras e constituídas por melanócitos presentes na leptomeninge, podem infiltrar-se na leptomeninge e nos espaços perivasculares, preservando o tecido nervoso (*melanocitose*), ou formar tumores meníngeos, intracranianos e intrarraquidianos benignos (*melanocitoma*) ou malignos (*melanoma*). A melanocitose pode associar-se a nevos melanocíticos congênitos extensos da pele (*melanose neurocutânea*); acomete crianças e, com frequência, forma melanomas no SNC. O melanocitoma tem boa evolução clínica. Microscopicamente, as células são fusiformes, por vezes epitelioides, e contêm pigmento melânico; não há atipias, e mitoses são raras. No melanoma, encontram-se pigmento melânico, atipias nucleares, mitoses frequentes, áreas de necrose e invasão do tecido nervoso; recidiva é a regra. Quando acompanhada de disseminação celular na leptomeninge, a lesão é chamada *melanomatose meníngea*. Como nos demais tumores melanocíticos, os primários do SNC mostram imunorreatividade para HMB-45, Melan-A, proteína S-100 e vimentina.

Hemangioblastoma, grau 1

De baixo potencial proliferativo e pouco frequente, é mais comum no sexo masculino, sendo encontrado em todas as idades, sobretudo em adultos; a sede principal é o cerebelo. O tumor, que produz eritopoetina, pode ser solitário e esporádico ou fazer parte da *síndrome de von Hippel-Lindau* (25% dos casos). Nos casos com policitemia (10%), o número de hemácias volta ao normal após exérese do tumor. Além de policitemia, as manifestações clínicas são semelhantes às de outros tumores cerebelares (hipertensão intracraniana, ataxia, nistagmo e rigidez da nuca). Em tumores familiais, encontra-se inativação bialélica do gene *VHL*. O prognóstico é bom, sobretudo em lesões isoladas e acessíveis a ressecção cirúrgica. Em pacientes com tumores múltiplos e/ou em locais críticos (p. ex., forame magno, com compressão medular), a morbidade é maior.

Aspectos morfológicos

O hemangioblastoma forma nódulo único, delimitado, com 1 a 4 cm, vinhoso, sólido ou cístico; este é o mais comum e situa-se no cerebelo (Figura 26.116 A). O cisto é solitário, com nódulo vermelho-escuro na parede e contém líquido xantocrômico ou hemorrágico, pois tanto a forma sólida como a cística costumam sangrar. A neoplasia é constituída por células endoteliais e estromais, mas somente as últimas são neoplásicas. Histologicamente, encontram-se capilares sanguíneos e alguns seios vasculares revestidos por endotélio plano, em meio a rica rede de fibras reticulares. Entre os espaços vasculares, há células volumosas, poliédricas, com núcleos discretamente pleomórficos e hipercromáticos; o citoplasma contém lipídeos e adquirem aspecto xantomatoso (Figura 26.116 B). Tais células, de histogênese incerta, denominadas *células do estroma*, conferem cor amarelada a áreas do tumor.

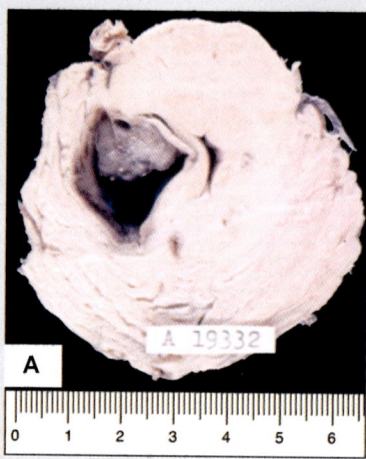

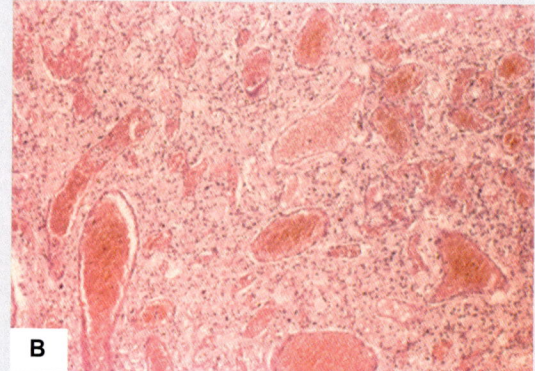

Figura 26.116 Hemangioblastoma do cerebelo. **A.** Tumor cístico com nódulo parietal, comprimindo o IV ventrículo. **B.** Capilares sanguíneos dilatados e células de aspecto xantomatoso entre os vasos.

▶ Linfomas e tumores do sistema hematopoético

Linfomas e tumores histiocitários nodais podem afetar secundariamente o SNC, sendo o linfoma difuso de grandes células B o mais frequente. Linfomas primários do SNC (LPs-SNC) restringem-se ao linfoma difuso de grandes células B, um tipo raro de linfoma extranodal que afeta o SNC e/ou o globo ocular de indivíduos imunocompetentes. O tumor acomete mais indivíduos entre a quinta e a sétima décadas de vida e do sexo masculino (3:2).

Os demais linfomas, como linfoma difuso de grandes células B associado ao vírus Epstein-Barr em pacientes com deficiências imunitárias, linfoma MALT (envolvendo a dura-máter), linfoma de grandes células B intravascular, linfomas de células T, linfoma de grandes células anaplásicas e linfoma de Hodgkin não são considerados linfomas primários do SNC. Neste capítulo, serão considerados apenas os linfomas primários do SNC e os linfomas associados a deficiências imunitárias. Para os tumores histiocitários, ver Capítulos 27 e 29.

Linfomas primários do SNC

São tumores pouco frequentes (2% dos tumores do SNC e 4 a 6% dos linfomas extranodais). A localização preferencial são os hemisférios cerebrais; menos frequentemente, o cerebelo e a medula espinhal. Embora não se conheçam fatores predisponentes, idade (> 65 anos) e neoplasia hematopoética prévia associam-se a LPs-SNC. Tratamento com metotrexato associado ou não a radioterapia tem sido preconizado. Em pacientes idosos com metilação da região promotora do *MGMT*, tratamento com temozolamida tem sido uma opção (ver adiante, Biologia molecular dos tumores do SNC). O prognóstico dos LPs-SNC é pior do que o do linfoma difuso de células B periférico. Nos pacientes com linfomas primários no SNC, a sobrevida média é de 1 ano.

Linfomas associados a deficiências imunitárias

Linfomas do SNC ocorrem em pessoas com deficiências imunitárias: (1) *congênitas*, como: (a) ataxia-telangiectasia (ver outras doenças que causam distúrbios do movimento); (b) síndrome de Wiskott-Aldrich, doença recessiva ligada ao X, caracterizada por eczema cutâneo, trombocitopenia e imunodeficiência; (2) *adquiridas*, como na AIDS (3 a 12% dos casos, ver Capítulo 33) e em pessoas em tratamento imunossupressor (p. ex., transplantes de órgãos).

Tais tumores acometem mais adultos jovens e crianças, nestas sobretudo as que têm deficiências imunitárias congênitas. O sexo masculino é mais comprometido (10:1). As sedes são as mesmas dos linfomas primários do SNC. Linfomas associados a deficiências imunitárias congênitas e adquiridas relacionam-se com o vírus Epstein-Barr, sendo a quase totalidade linfomas difusos de grandes células B. Com a terapia antirretroviral combinada, a incidência de linfomas associados à AIDS tem diminuído, embora haja casos em pacientes com baixa aderência à terapia antirretroviral ou que desconheciam estar infectados.

Aspectos morfológicos

O tumor, solitário ou múltiplo, localiza-se geralmente nos núcleos da base e na substância branca periventricular. Em certos casos, é bem delimitado; em outros, não há limite preciso, podendo o cérebro ter aspecto normal. Tumores associados a imunodeficiências contêm áreas centrais de necrose e hemorragia. Histologicamente, o linfoma é formado por grandes células com citoplasma basófilo e grandes núcleos com cromatina frouxa e nucléolos evidentes. As células infiltram-se no tecido nervoso como manguitos perivasculares

(continua)

Aspectos morfológicos (*continuação*)

(infiltração angiocêntrica, Figura 26.117). Em quase todos os pacientes imunossuprimidos, o vírus Epstein-Barr é encontrado nas células neoplásicas; em imunocompetentes, o vírus é visto em até 20% dos casos. A administração de corticoides antes da biópsia resulta em apoptose das células linfomatosas e infiltração de macrófagos em curto tempo, podendo dificultar o diagnóstico histopatológico. Alguns casos apresentam-se como lesões difusas, configurando a *linfomatose cerebral*.

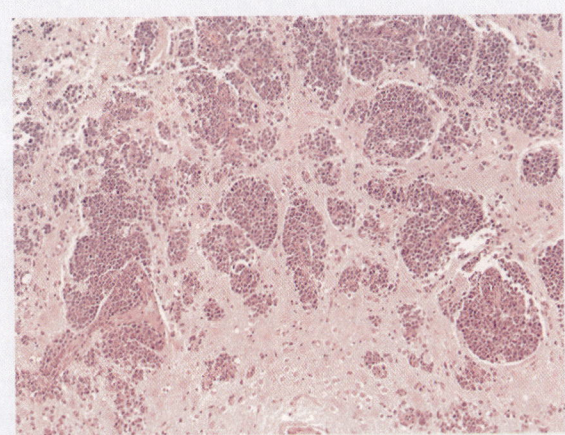

Figura 26.117 Linfoma difuso de grandes células. Notar a infiltração perivascular (infiltração angiocêntrica).

Linfomas do SNC manifestam-se por sinais e sintomas de hipertensão intracraniana de evolução rápida, disfunção motora, crises convulsivas, comprometimento de nervos cranianos e, mais raramente, demência. Com rádio e quimioterapia, a sobrevida mediana é de 3 a 4 anos, menor em pacientes com AIDS. Infecções oportunistas ou extensão para a leptomeninge ou para a parede ventricular associam-se a pior prognóstico.

▶ Tumores de células germinativas

São tumores que se originam de células germinativas primordiais pluripotentes ou de linhagens delas derivadas (saco vitelino, trofoblasto, ectoderma, endoderma, mesoderma), representando cada tumor um estágio diferente do desenvolvimento embrionário. Quando os precursores são indiferenciados e assemelham-se a células germinativas primitivas, são conhecidos como seminomas (testículo), disgerminomas (ovário) e germinomas (SNC).

Os tumores de células germinativas representam 1,8 a 3% dos tumores intracranianos abaixo de 20 anos, sendo representados por germinoma, teratoma (maduro, imaturo e com transformação maligna), tumor do saco vitelino, carcinoma embrionário, coriocarcinoma e tumores mistos de células germinativas. O mais comum é o germinoma (40 a 65%), seguido por tumores mistos (30%), teratoma (20%), tumor do saco vitelino, carcinoma embrionário e coriocarcinoma (menos de 10%).

Germinoma

O germinoma constitui 50% dos tumores da pineal, que é a sua sede principal. Menos comumente, origina-se na região hipotalâmica, núcleos da base ou tálamo. A maioria dos pacientes

26

tem 10 a 20 anos. O tumor manifesta-se precocemente, por estar próximo do aqueduto cerebral e do III ventrículo e por comprimir o mesencéfalo, o quiasma óptico ou o hipotálamo. Além de hipertensão intracraniana, por bloqueio do aqueduto cerebral ou do III ventrículo, surgem perturbações endócrino-oculares (síndrome de Parinaud, alterações visuais, diabetes insípido, hipogonadismo). A síndrome de Parinaud, quase patognomônica de tumores da região pineal e que resulta da compressão ou invasão dos colículos superiores, manifesta-se por perda da capacidade de acompanhar com os olhos um objeto que se move em direção vertical. Outra manifestação é ptose palpebral acompanhada de perda do reflexo pupilar à luz, mantendo-se preservadas a convergência e a acomodação (*pupila de Argyll-Robertson*). Para os distúrbios endócrinos, ver Capítulo 29.

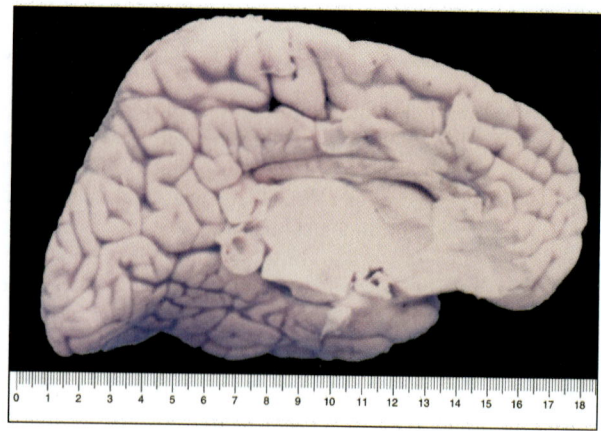

Figura 26.118 Corte sagital de teratoma da pineal. Observar a presença de cistos.

Aspectos morfológicos

Em tumores pequenos, a lesão é circunscrita e tem superfície de corte macia, granular e acinzentada. Quando maior, tem limites imprecisos e crescimento infiltrativo e invade o III ventrículo, o aqueduto e a região tectal. Na região suprasselar, faz saliência no assoalho do III ventrículo e comprime o quiasma óptico e a haste hipofisária. Ao microscópio, a neoplasia tem estrutura lobular ou alveolar, com septos fibrovasculares contendo linfócitos. As células são volumosas, redondas ou poliédricas, de limites precisos, com citoplasma claro ou acidófilo, núcleo grande, arredondado e vesiculoso e nucléolo evidente. Mitoses são frequentes. Nos septos fibrosos, encontram-se linfócitos T. Às vezes, formam-se granulomas com células gigantes, células epitelioides, linfócitos e plasmócitos. Alguns germinomas apresentam diferenciação epitelial, inclusive imunomarcação focal para ceratina. As células exibem imunomarcação na membrana celular e citoplasmática para PLAP (*placental-like alkaline phosphatase*) e nuclear para OCT4. Células com aspecto de sinciciotrofoblasto caracteriza tumores propensos a recidiva (*germinomas com células gigantes sinciciotrofoblásticas*), positivas para gonadotrofina coriônica humana e hormônio lactogênio placentário humano.

Os germinomas puros, quando circunscritos, têm bom prognóstico e são sensíveis à radioterapia, com sobrevida de 10 anos em 80 a 90% dos pacientes. Tumores com células sinciciotrofoblásticas têm sobrevida um pouco menor. Os germinomas podem dar metástases pelo liquor, invadir ossos e tecidos moles (p. ex., a partir de implantes na leptomeninge da região lombar) e, raramente, disseminar-se para pulmões e ossos.

Teratoma

Entre os tumores germinativos, teratomas ocupam o terceiro lugar em frequência, após o germinoma e os tumores mistos. Sua sede principal é a pineal (Figura 26.118), seguida pela região suprasselar e a fossa posterior. Teratoma é mais comum no sexo masculino e nas duas primeiras décadas de vida. Eventualmente, é encontrado no período neonatal, constituindo a maioria dos tumores intracranianos em crianças abaixo de 6 meses. O comportamento tem relação com o grau de diferenciação (imaturo e maduro), transformação maligna e áreas contendo outros tumores de células germinativas. As formas maduras têm bom prognóstico. Os imaturos evoluem com recidivas, disseminação pelo liquor e metástases extracranianas.

Carcinoma embrionário. Tumor do saco vitelino. Coriocarcinoma

São tumores malignos muito raros, que acometem mais crianças e adolescentes do sexo masculino e se originam principalmente na pineal. Para o quadro microscópico, ver Capítulos 18 e 19.

Tumores mistos de células germinativas

Tumores de células germinativas, particularmente o germinoma, podem conter áreas dos demais tumores. O comportamento de tumores mistos depende, sobretudo, de componentes mais agressivos (p. ex., carcinoma embrionário, tumor tipo seio endodérmico, coriocarcinoma, teratoma imaturo).

▶ Tumores da região selar

Craniofaringioma

Craniofaringioma (1% dos tumores do SNC) é neoplasia de baixo potencial proliferativo (grau 1) e relacionado com a hipófise e sua haste, sendo reconhecidos dois tipos: adamantinomatoso e papilar. O adamantinomatoso origina-se mais na infância e adolescência (9% dos tumores intracranianos abaixo de 15 anos), enquanto o papilar ocorre quase sempre em adultos (40 a 55 anos).

O craniofaringioma adamantinomatoso representa 80% dos craniofaringiomas e, quase sempre, é cístico. O tumor recidiva em 10 a 20% dos casos, especialmente em lesões grandes. O craniofaringioma papilar é sólido (50% dos casos), bem delimitado e invade com frequência o III ventrículo; tem boa evolução pós-operatória e recidiva em menos de 10% dos casos.

Aspectos morfológicos

O craniofaringioma é bem circunscrito, mede 1 a 12 cm e tem superfície lisa ou lobulada, cística e/ou sólida. A forma cística é a mais comum. O tumor é uni ou multilocular e contém líquido espesso, oleoso, acastanhado, rico em cristais de colesterol; há também focos de calcificação ou de ossificação, úteis no diagnóstico

(*continua*)

26

Aspectos morfológicos (continuação)

radiográfico. Há duas variedades: *supra* e *intrasselar*; na maioria dos casos, a lesão é suprasselar (ver Figura 29.5), com extensão intrasselar. O tumor localiza-se abaixo do cérebro, acima da hipófise, atrás do quiasma óptico e circundado pelo polígono de Willis. A lesão cresce e projeta-se contra o assoalho do III ventrículo, que pode ficar ocluído; anteriormente, projeta-se para a região da cisterna optoquiasmática e comprime as vias ópticas e os vasos do polígono de Willis. Inferiormente, pode penetrar na sela túrcica e comprimir a hipófise.

Microscopicamente, o *craniofaringioma adamantinomatoso* é formado por células colunares periféricas envolvendo células estreladas conectadas frouxamente (Figura 26.119 A) ou por células escamosas com ceratinização nodular. O material córneo sofre calcificação (Figura 26.119 B), às vezes com ossificação e reação gigantocelular. Cistos revestidos por células colunares ou epitélio escamoso são comuns. Em contato com o tecido nervoso, o tumor causa gliose reacional, com grande quantidade de fibras de Rosenthal, o que torna difícil a sua enucleação. Células tumorais podem transpor a cápsula e proliferar na zona de gliose. Na maioria dos casos, há mutação no gene da β-catenina (*CTNNB1*). O *cracniofaringioma papilar* é formado exclusivamente por papilas ou pseudopapilas recobertas por epitélio estratificado escamoso, sem ceratinização ou calcificação. Frequentemente, o tumor tem a mutação V600E de *BRAF*.

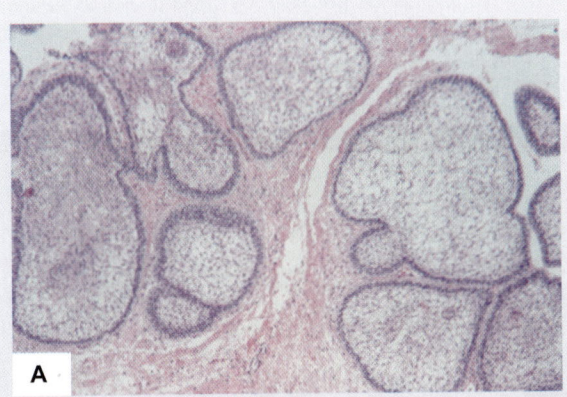

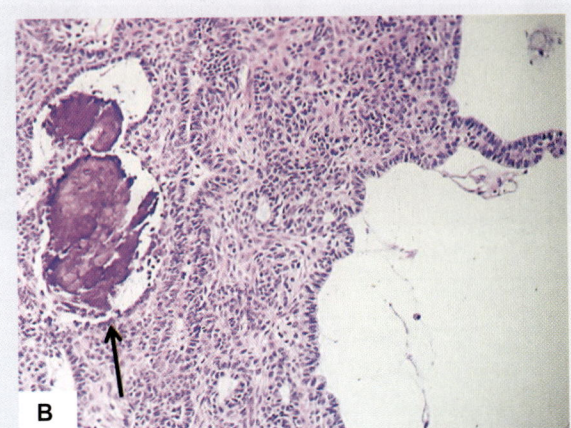

Figura 26.119 Craniofaringioma, tipo adamantinomatoso. **A.** Lóbulos celulares delimitados perifericamente por células colunares envolvendo células estreladas anastomosadas frouxamente entre si. **B.** Cistos revestidos por células colunares e massas de células escamosas envolvendo focos de calcificação (*seta*).

O craniofaringioma tem crescimento lento, mas pode causar sinais e sintomas neurológicos e endócrinos precocemente. Casos com ressecção cirúrgica difícil devido à localização e/ou ao crescimento infiltrativo são frequentes e têm evolução desfavorável, necessitando cirurgias múltiplas. O tumor compromete as vias ópticas, causando hemianopsia bitemporal ou amaurose completa. Caso acometa o hipotálamo, podem surgir diabetes insípido, hiperfagia, adiposidade e outras síndromes endócrinas. Quando se projeta no III ventrículo, ocorre hipertensão intracraniana. Pelo crescimento intrasselar, a compressão da hipófise leva a hipopituitarismo.

Parece que a lesão origina-se de restos epiteliais do canal craniofaríngeo (bolsa de Rathke) que permanecem aderentes à haste hipofisária. Admite-se que restos epiteliais derivados de primórdios de dentes originem o tipo adamantinomatoso, enquanto o tipo papilar resulta de metaplasia escamosa do cisto da bolsa de Rathke (ver Capítulo 29).

Outros tumores raros da região selar são *tumor de células granulares*, *pituicitoma* e *oncocitoma de células fusiformes*. Todos têm baixo potencial proliferativo (grau 1), ocorrem em adultos, não secretam hormônios e caracterizam-se por imunomarcação nuclear difusa para TTF-1. Este fator de transcrição nuclear associa-se ao desenvolvimento dos pulmões e da tireoide e à indução do infundíbulo e do lobo posterior da hipófise durante a vida embrionária; como é encontrado em pituícitos normais da neuro-hipófise, pode explicar a histogênese comum para tais tumores.

Cistos

Cistos não são neoplasias, mas são aqui descritos porque, embora sejam histologicamente benignos e tenham crescimento lento e expansivo, podem se comportar como lesões que exercem efeito de massa e devem ser considerados no diagnóstico diferencial de neoplasias do SNC. Tais lesões podem originar-se de ninhos ectópicos de ectoderma ou de endoderma incluídos no SNC na época de fechamento do tubo neural ou de componentes maduros do SNC (pineal e aracnoide). Quando removidos completamente, não recidivam.

Cisto epidermoide

Acometem preferencialmente adultos. As sedes preferenciais são ângulo pontocerebelar, região parasselar e díploe dos ossos frontal e parietal. A maioria das lesões situa-se na leptomeninge, enquanto na região parasselar desenvolvem-se no tecido nervoso. O cisto epidermoide tem superfície lisa ou nodular e fica envolvido por cápsula fina, perolácea e calcificada. O conteúdo é mole, esbranquiçado, oleoso e rico em colesterol. A parede é formada por tecido fibroso e revestida por epitélio escamoso ceratinizado com camada granular. Às vezes, o conteúdo do cisto atinge o espaço subaracnóideo e causa leptomeningite granulomatosa do tipo corpo estranho.

Cisto dermoide

Predomina no sexo masculino e abaixo de 20 anos de idade. A sede habitual é na linha mediana da fossa posterior, aderido ou não à dura-máter, ou no IV ventrículo, podendo se localizar também na fontanela. No canal vertebral, a sede mais comum é a região lombossacra, podendo ser intra ou extramedular. A lesão contém massa untuosa amarelada (secreção de glândulas sebáceas e epitélio descamado) misturada com cabelos. A parede,

26

fibrosa, é revestida por epitélio escamoso, podendo conter folículos pilosos e glândulas sebáceas. Ruptura do cisto resulta em leptomeningite granulomatosa do tipo corpo estranho.

Cisto coloide do III ventrículo

Situado quase sempre no III ventrículo e mais comum em adultos, aloja-se na parte anterior do ventrículo, próximo aos forames interventriculares (Figura 26.120). O cisto contém material gelatinoso ou hialino denso. A parede é formada por cápsula fibrosa revestida por epitélio simples, às vezes ciliado e com células caliciformes, lembrando epitélio respiratório. Quando obstrui o forame interventricular, causa hipertensão intracraniana intermitente, por sua mobilidade, ou aguda, resultando em morte súbita. Lesões maiores podem causar bloqueio liquórico permanente.

Cisto neuroentérico (enterógeno, endodérmico)

Muito raro, acomete crianças, adolescentes e adultos jovens, podendo associar-se ou não a malformações cutâneas, vertebrais e viscerais. A sede habitual é intrarraquidiana. O cisto é revestido por epitélio simples ou pseudoestratificado cúbico ou colunar com células caliciformes, ciliado ou não, predominantemente do tipo epitélio intestinal; menos comumente, contém epitélio do tipo respiratório, associado ou não ao do tipo intestinal.

Cisto da pineal

Achado comum em necrópsias de adultos, o cisto da pineal tem parede delimitada por densa rede de fibras gliais, fibras de Rosenthal, astrócitos reativos e, às vezes, hemossiderina. Em geral é pequeno e não causa manifestações clínicas; quando maior (raro), causa sintomas semelhantes aos dos tumores da pineal.

Cisto aracnoidal

Relativamente frequente e quase sempre assintomático, é constituído por parede fibrosa delicada revestida por células aracnoidais; o conteúdo é aquoso e incolor. Em 50% dos casos, localiza-se no espaço subaracnóideo do sulco lateral.

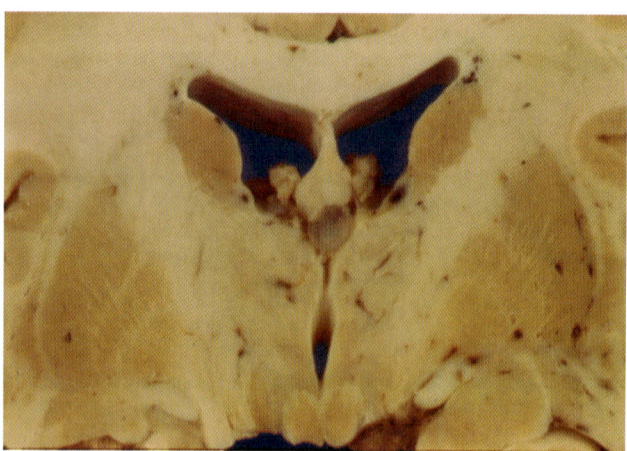

Figura 26.120 Cisto coloide do III ventrículo. Lesão assintomática pelo pequeno volume, sem oclusão do forame interventricular.

▶ Neoplasias metastáticas

O SNC é sede frequente de metástases por via sanguínea, sendo causa importante de morbidade e mortalidade em pacientes com câncer. Em adultos, metástases constituem 14 a 22% dos tumores intracranianos. Em necrópsias, metástases intracranianas são encontradas em 24% dos pacientes com câncer. Nas últimas décadas, com a maior sobrevida dos pacientes com diversos tipos de câncer, tem aumentado a incidência de metástases cerebrais. O carcinoma broncopulmonar é a origem principal dessas metástases (35 a 64%), seguido pelo carcinoma mamário (14 a 18%), melanomas cutâneos (10%) e carcinomas do rim e do cólon (5 a 10%). Metástases de carcinoma da próstata são mais frequentes no cerebelo. Metástases no SNC de tumores primários de sede desconhecida constituem 11% dos casos.

Aspectos morfológicos

Metástases apresentam-se como nódulos únicos ou múltiplos, de tamanhos variados e bem delimitados (Figura 26.121). Aos cortes, têm cor róseo-acinzentada ou branco-acinzentada, superfície granular e consistência mole; áreas de necrose, hemorragia e transformação cística são frequentes. No coriocarcinoma, no melanoma, no carcinoma broncopulmonar e no carcinoma renal, hemorragia é acentuada, às vezes não se encontrando a massa tumoral, mas apenas agrupamentos de células malignas no interior do coágulo. O tecido nervoso adjacente à metástase exibe edema, astrocitose fibrilar e proliferação microvascular.

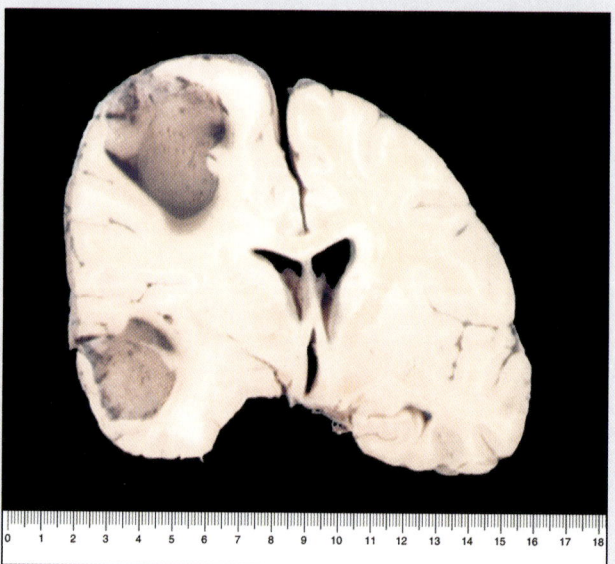

Figura 26.121 Metástases cerebrais.

A sede principal de metástases são os hemisférios cerebrais (80% dos casos), mais nos lobos frontal e parietal. As metástases localizam-se sobretudo na transição das artérias cerebrais anterior, média e posterior, refletindo a distribuição arterial dos êmbolos neoplásicos. O cerebelo é atingido em 10 a 15% dos casos, sendo as metástases cerebelares os principais tumores da fossa

(continua)

Aspectos morfológicos (continuação)

posterior em adultos. Raramente, metástases podem ser encontradas na intimidade de tumores primários do SN, como meningiomas e astrocitomas. As meninges podem ter metástases, sob quatro aspectos: (1) massas ou placas epidurais intracranianas e no canal vertebral (mais comum), em geral a partir de tumores da mama, da próstata, do pulmão e de linfomas; (2) massas subdurais intracranianas, às vezes após invasão da dura-máter por metástases nos ossos cranianos; (3) infiltração da dura-máter por metástases de carcinomas e linfomas, produzindo sufusão hemorrágica ou hematoma subdural; (4) infiltração difusa da leptomeninge e do espaço subaracnóideo, na maioria dos casos por câncer broncopulmonar ou da mama, constituindo a *carcinomatose leptomeníngea*. Nesses casos, há invasão dos espaços perivasculares do tecido nervoso, das raízes dos nervos espinhais e cranianos e das camadas superficiais do córtex cerebral.

Manifestações clínicas de metástases intracranianas são muitas e variadas (crises convulsivas, demência, déficit motor e sensitivo, sinais e sintomas de hipertensão intracraniana) e resultam da destruição do tecido nervoso e do efeito de massa produzido pela metástase e pelo edema peritumoral. Em 15% dos pacientes, os sintomas neurológicos precedem as manifestações do tumor primitivo, especialmente no carcinoma broncopulmonar. Na carcinomatose leptomeníngea, as manifestações mais comuns são confusão mental, cefaleia e sintomas de comprometimento de nervos cranianos. Metástases intrarraquidianas causam manifestações por compressão da medula e de raízes espinhais por massas epidurais, pela extensão intrarraquidiana de lesões ósseas e de tecidos moles paravertebrais e pelo colapso de vértebras. As principais manifestações são dor nas costas ou na região lombar, paraparesia ou paraplegia, distúrbios esfincterianos e, menos comumente, síndrome de secção completa da medula espinhal. A sobrevida dos pacientes com metástases cerebrais múltiplas é, em geral, de 3 a 6 meses.

O perfil genético de metástases pode ser distinto daquele do tumor primário, principalmente no câncer da mama. É muito provável que a caracterização molecular das metástases deve ser incluída nos protocolos de tratamento de pacientes com metástases cerebrais, que em geral são pouco responsivas às terapias-padrão.

Biologia molecular dos tumores do sistema nervoso

O câncer resulta de alterações genéticas e epigenéticas em células suscetíveis (ver Capítulo 10). As neoplasias neuroepiteliais, que constituem o principal grupo de neoplasias primárias do SN, exibem ganhos e/ou perdas de regiões cromossômicas, mutações, amplificações e superexpressão de genes, muitos deles genes-chave envolvidos na proliferação, na migração e/ou na imortalização celular. Ao analisar as alterações moleculares de tumores primários do SN, é preciso ter em mente que: (1) a transformação neoplásica das células neuroepiteliais é um processo em diversas etapas, com aquisição sequencial de alterações genéticas e epigenéticas; (2) as neoplasias neuroepiteliais primárias são heterogêneas e com marcada instabilidade ge-

nômica; (3) assim como ocorre com os marcadores imuno-histoquímicos, inexistem marcadores ou alterações moleculares patognomônicas de determinada neoplasia; (4) não há alterações genéticas em todos os casos; (5) alterações genético-moleculares em tumores do SN devem ser interpretadas sempre no contexto clínico-morfológico.

As principais alterações moleculares e as implicações clínico-patológicas dos tumores neuroepiteliais estão listadas no Quadro 26.32 e serão comentadas adiante. A seguir, far-se-á descrição sucinta dos principais genes alterados em gliomas. Para conceitos e outras informações sobre alterações genéticas, ver Capítulo 12.

IDH-1 e IDH-2

A família das isocitrato-desidrogenases (IDH) possui três isoformas no citoplasma e em peroxissomos (IDH-1) ou em mitocôndrias (IDH-2 e IDH-3), as quais estão envolvidas em vários processos celulares. As isoformas, codificadas por *IDH-1* e *IDH-2*, são similares e formam homodímeros que catalisam a descarboxilação do isocitrato a alfa-cetoglutarato (alfaCG), convertendo NADP+ em NADPH; este participa na redução da glutationa e de tioredoxinas e na ativação da catalase, protegendo o DNA do estresse oxidativo causado por espécies reativas de oxigênio.

Mutações em *IDH-1* ou *IDH-2* são mutuamente excludentes e ocorrem precocemente na gliomagênese, antecedendo mutações em *TP53* e *ATRX* em astrocitomas difusos ou a co-del(1p/19q) e as mutações de *CIC* e *FBP1* em oligodendrogliomas. Tais mutações ocorrem em *hot spots* (locais preferenciais) que codificam os sítios catalíticos das enzimas (substituição de histidina por arginina no códon 132 do *IDH-1* ou no códon 172 do *IDH-2*) e são do tipo *missense*, com ganho de função neomórfica, no qual o produto gênico alterado age de forma antagônica ao alelo selvagem, e produção exponencial do oncometabólito D-2-hidroxiglutarato (D-2HG). A mutação R132H, encontrada em 90% dos casos com mutações no *IDH-1*, pode ser detectada por imuno-histoquímica. A mutação R172H no *IDH-2* é mais comum em oligodendrogliomas. As demais mutações em *IDH-1* e *IDH-2*, que são detectadas por sequenciamento ou PCR, estão resumidas no Quadro 26.33.

Quadro 26.33 Mutações nos genes *IDH-1* e *IDH-2*

IDH-1	Códon 132
Normal	CGT
Mutação R132H*	CAT
Mutação R132C	CTT
Mutação R132L	AGT
Mutação R132G	GGT
IDH-2	**Códon 172**
Normal	AGG
Mutação R172K*	AAG
Mutação R172M	ATG
Mutação R172G	GGG

*Mais prevalentes.

26

De forma simplista, postula-se que o D-2HG neoformado iniba competitivamente as enzimas associadas à síntese de alfaCG e a consequente produção de NADPH⁺; diminuição deste resulta em alterações em metabolismo, regulação epigenética, reações de oxirredução e reparo do DNA, contribuindo para a carcinogênese, maior suscetibilidade a espécies reativas de oxigênio e aumento na sensibilidade celular ao quimioterápico etoposídeo utilizado no tratamento de gliomas de alto grau, como o GBM. Adicionalmente, o acúmulo de D-2HG causa alterações epigenéticas, como bloqueio da desmetilação de histonas, interferindo na expressão de genes associados à diferenciação celular. Mutações em *IDH-1/IDH-2* são encontradas em 70 a 80% dos gliomas difusos graus 2 e 3 de adultos (astrocitomas e oligodendrogliomas) e em glioblastomas secundários.

MGMT

O gene *MGMT* localiza-se em 10q26 e sua expressão resulta em proteína de reparo homônima, metil guanina metil transferase, responsável pela remoção de um radical metil da guanina, impedindo o pareamento anormal da guanina e, assim, inibindo a replicação de um DNA mutado. O mecanismo de ação da temozolamida (TMZ), que é um agente alquilante habitualmente utilizado no tratamento de gliomas de alto grau, dá-se pela produção de ligações cruzadas com quebras na fita do DNA, após metilação em resíduos guanina. Após hidrólise, a TMZ forma íons metildiazônio, responsáveis pela metilação de guaninas em múltiplos sítios no DNA. Assim, ao se remover os radicais metil da posição O_6 da guanina, são produzidas quebras na cadeia do DNA, causando apoptose.

Como a MGMT remove os radicais alquilados, a enzima ativa é fator de menor eficácia terapêutica dos agentes alquilantes. Metilação de ilhas CpG da região promotora do *MGMT* (*pMGMT*) leva ao silenciamento do gene e a menor expressão da enzima e reparo ineficiente do DNA alquilado e, assim, melhor eficácia terapêutica com agentes alquilantes.

A avaliação do *status* de metilação da *pMGMT* faz-se por PCR específica para metilação e/ou por pirossequenciamento. É proposta a seguinte classificação: *pMGMT* não metilado (< 10% de ilhas CpG metiladas), *pMGMT* com baixa metilação (10 a 20% das ilhas metiladas) e *pMGMT* metilado (> 20% de metilação). *pMGMT*, mesmo com baixa metilação, é benéfica para os pacientes e associa-se a maior tempo livre de progressão da neoplasia e maior sobrevida.

ATRX

O *ATRX* (gene da síndrome do retardo mental/alfa talassemia ligada ao X) localiza-se em Xq21.1 e sua expressão resulta em proteína homônima que pertence à família SWI/SNF de ATPases remodeladoras da cromatina. Mutações no *ATRX* causam alterações no padrão de metilação da heterocromatina e desestabilização dos telômeros, o que facilita o desenvolvimento do fenômeno conhecimento como *alongamento alternativo de telômeros* (ALT), que é uma das formas de imortalização celular. Mutações no *ATRX* associam-se a quebras no DNA e silenciamento de genes distais ao ponto de quebra, causando reparo do DNA por recombinação homóloga e ALT, juntamente com a participação de DAXX (proteína associada ao domínio de morte celular).

Mutações no *ATRX* com perda de função (forma truncada da proteína, com pouca ou nenhuma expressão à imuno-histo-

química) são encontradas em astrocitomas difusos grau 2 (45 a 67%) e anaplásicos grau 3 (57 a 73%), em até um terço de glioblastomas pediátricos e em 33 a 57% de GBMs secundários. Mutações no ATRX com perda de expressão proteica à imuno-histoquímica associa-se a mutações em *TP53* e *IDH-1/IDH-2* em astrocitomas difusos de adultos. A expressão de ATRX pode ser irregular e distinta em diferentes partes do tumor, podendo alterar-se na evolução da lesão ou quando há recorrência tumoral.

Mutações no *ATRX* são raras em oligodendrogliomas e mutuamente excludentes com a codel(1p/19q) e com mutações na *pTERT*. Preservação da expressão de ATRX associada à codel(1p19q) e a mutação em *IDH-1/IDH-2* é usada para caracterizar neoplasias oligodendrogliais, embora alguns oligodendrogliomas expressem ATRX de forma irregular pela imuno-histoquímica (10% dos oligodendrogliomas anaplásicos não expressam ATRX).

Em resumo, embora não estejam presentes em todos os casos, mutações no *ATRX* (com perda de imunoexpressão) associadas a 1p/19q intactos são características de gliomas difusos de adultos com diferenciação astrocitária (graus 2 a 4) e a melhor prognóstico.

Em crianças, mutações em *H3F3A*, *ATRX* e *DAXX* são encontradas em até 20% dos gliomas na ponte e 48% de gliomas de alto grau fora do tronco encefálico de crianças maiores que 11 anos. Mutações recorrentes no *H3F3A*, que codifica a histona H3.3, é vista em um terço dos casos, principalmente em gliomas de alto grau de crianças e adolescentes. Mutações no *H3F3A* resultam na substituição de dois aminoácidos na porção terminal da cauda da histona (K27M, G34R/G34V), a qual está envolvida na regulação de modificações pós-traducionais. Mutações em *ATRX* e *DAXX* são detectadas em todos os casos com a mutação G34R ou G34V no *H3F3A*. Mutações no *TP53* são detectadas na grande maioria dos casos com mutações em *H3F3A* e/ou do *ATRX*.

pTERT (região promotora do gene da transcritase reversa da telomerase)

Mutações *pTERT* resultam em aumento da expressão do gene (seis vezes maior) e são mutuamente excludentes com mutações no *ATRX*. O gene *TERT* catalisa a adição de nucleotídeos na sequência TTAGGG de telômeros, prevenindo o seu encurtamento. Mutações em *TERT* são encontradas em gliomas difusos com *IDH* mutado e que apresentam a codel (1p/19q), isto é, em neoplasias oligodendrogliais com expressão de ATRX. Em gliomas difusos com *IDH* mutado e sem codel (1p/19q), isto é, em astrocitomas difusos (graus 2, 3 e glioblastomas secundários), observa-se o oposto: mutações no *ATRX* com perda de expressão e ausência de mutações *pTERT*. Em glioblastomas primários (*IDH* tipo selvagem e sem codel(1p/19q), encontram-se mutações *pTERT* e preservação da expressão de ATRX.

Síndromes de tumores hereditários

A maioria das neoplasias do SNC é esporádica, embora exista uma variedade de síndromes hereditárias associadas a aumento na incidência desses tumores. Em três síndromes, o acometimento do SN é o principal evento: neurofibromatoses tipos 1 e 2, síndrome de von Hippel-Lindau e esclerose tuberosa. Para os principais achados das demais síndromes, ver Quadro 26.34.

Quadro 26.34 Características genéticas, clínicas e anatomopatológicas das síndromes hereditárias associadas a tumores do SNC (exceto neurofibromatoses, síndrome de von Hippel-Lindau e esclerose tuberosa, que estão descritas no texto)

Síndrome/ incidência	Herança	Gene e cromossomo	Mecanismo	Lesões no SNC	Lesões na pele	Outras lesões
Cowden 1:250.000	AD	PTEN 10q23	Mutação germinativa, c/ perda do controle da via PI3K/AKT e proliferação celular desordenada	Gangliocitoma cerebelar Megalencefalia Heterotopia neuronal	Triquilemomas múltiplos na face Fibromas na mucosa oral	Pólipos hamartomatosos do cólon Neoplasias da tireoide Carcinoma da mama e do endométrio
Gorlin (carcinoma basocelular nevoide) 1:57.000	AD	PTCH 9q22-3	Via de sinalização hedgehog/ patched	Meduloblastoma (nodular/ desmoplásico) Calcificação da foice cerebral	Carcinomas basocelulares múltiplos	Cistos da mandíbula Anomalias da sela túrcica e ósseas
Li-Fraumeni > 500 casos	AD	TP53 17p13	Mutação germinativa, com perda do controle do ciclo celular, reparo de DNA e indução de apoptose	Astrocitoma, tumores do plexo coroide	Não associadas	Carcinoma da mama Sarcomas de tecidos moles e osteossarcomas Carcinoma adrenocortical Leucemia
Predisposição a tumores rabdoides	Esporádica	INI1 22q11.2	Mutação germinativa (1/3) Remodelação da cromatina, com perda do controle de genes que regulam a proliferação celular	Tumor rabdoide/ teratoide atípico	Não associadas	Tumores rabdoides malignos do rim
Turcot tipo I* (câncer colorretal hereditário não polipótico) > 150 casos	AD	MLH1, 3p21.3 MSH2, 2p16 MSH6, 2p16 PMS2, 7p22	Mutação germinativa em um dos genes de reparo do DNA	Astrocitoma e glioblastoma (indivíduos < 20 anos)	Manchas "café com leite"	Adenomas do cólon (< 100) Pólipos grandes (> 3 cm) Carcinoma colorretal em jovens (56%) Sem história familial de polipose
Turcot tipo II (polipose adenomatosa familial) Poucos casos	AD	APC 5q21-q22	Mutação germinativa do APC. Alterações na proteína APC (degradação da β-catenina e migração, adesão e divisão celulares)	Meduloblastoma (> 10 anos) Glioblastoma (< 30 anos)	Cisto epidermoide	Adenomas do cólon e reto (> 100) Carcinoma colorretal (21%) História familial de polipose

*Também conhecida como Síndrome de Lynch ou síndrome de deficiência constitucional da reparação de erros de emparelhamento (CMMRD, *Constitutional Mismatch Repair Deficiency*), envolvendo mutações em um dos genes *MLH1, PMS2, MSH2, MSH6*.

26

Neurofibromatoses

As neurofibromatoses (NF) compreendem um grupo de distúrbios neurocutâneos caracterizados por hiperplasias, hipoplasias, hamartomas e neoplasias benignas ou malignas originadas do neuroectoderma e do mesoderma. As NFs transmitem-se por herança autossômica dominante e afetam ambos os sexos e todas as etnias. Em 50% dos casos, não há história familial de NF, sendo a doença causada por mutações novas. As lesões resultam de mutações em genes supressores de tumor, que resultam em risco 10 vezes maior de neoplasias malignas. As NFs são divididas em duas formas: neurofibromatose tipo 1, a mais frequente (NF1, doença de von Recklinghausen ou "forma periférica", 1:3.000), e neurofibromatose tipo 2, menos comum (NF2, "forma central", 1:25.000 a 1:40.000). As principais características clínicas, genéticas e anatomopatológicas das NF1 e NF2 estão resumidas no Quadro 26.35.

Neurofibromatose tipo 1 (NF1). A doença caracteriza-se por dois ou mais dos seguintes sinais: (1) seis ou mais manchas "café com leite" (Figura 26.122 A) maiores do que 5 mm de diâmetro na idade pré-puberal e maiores do que 15 mm em indivíduos pós-puberais; (2) dois ou mais neurofibromas (Figura 26.122 B) de qualquer tipo ou um neurofibroma plexiforme; (3) sardas axilares ou inguinais; (4) glioma (astrocitoma pilocítico) do nervo óptico; (5) lesões ósseas, como displasia da asa esfenoidal e adelgaçamento da cortical de ossos longos, com ou sem pseudoartrose; (6) um parente de primeiro grau (pais, irmãos ou filhos) com NF1.

O gene *NF1* localiza-se no cromossomo 17q11.2 e codifica diferentes transcritos por processamento alternativo. O produto do gene *NF1* é a *neurofibromina*, proteína citoplasmática que pertence à família de proteínas ativadoras do GTP (proteínas RAS, ver Figura 5.5 e Capítulo 10). A neurofibromina parece reprimir a divisão celular, estando expressa em todos os tecidos, em níveis maiores no SNC, no SNP e na suprarrenal. Diversas mutações são descritas no *NF1*, entre as quais deleções total ou parciais, grandes e pequenas inserções, mutações *nonsense* e *missense*, além de rearranjos cromossômicos. Todas essas mutações favorecem proliferação celular descontrolada.

Na NF1, destacam-se neurofibromas plexiformes em grandes troncos nervosos, neurofibromas dérmicos e neurofibromas em vísceras (neurofibromatose visceral). Ao contrário dos neurofibromas comuns, os plexiformes exibem risco maior (10%) de sofrer transformação maligna (tumor maligno da bainha de nervo

Quadro 26.35 Características clínicas, genéticas e anatomopatológicas da neurofibromatose tipos 1 (NF1) e 2 (NF2)

Características	NF1	NF2
Incidência	1:3.000	1:40.000
Prevalência	60/100.000	0,01/100.000
Transmissão	Autossômica dominante	Autossômica dominante
Casos esporádicos	50%	50%
Cromossomo envolvido	17q11.2	22q12.2
Proteína codificada (classe funcional)	Neurofibromina (proteína RAS)	Merlina (associada ao citoesqueleto)
Mecanismos de inativação	Mutações com síntese de proteína truncada ou ausente	Mutações em células germinativas ou somáticas
Manchas cutâneas pigmentadas do tipo "café com leite"	Frequentes	Raras
Hamartomas pigmentados na íris (nódulos de Lisch)	Muito comuns	NA
Neurofibromas cutâneos	Comuns	Raros
Schwannomas cutâneos	NA	70%
Schwannomas do VIII nervo	NA	Maioria dos casos
Catarata	NA	60 a 80%
Astrocitomas*	Associados	NA
Meningiomas	Raros	Frequentes
Meningoangiomatose	NA	Ocasional
Ependimomas intramedulares	NA	Frequentes
Hamartomas gliais	Ocasionais	Frequentes
Calcificações intracerebrais	NA	Frequentes
Déficit intelectual	Associado	NA
Epilepsia	Associada	NA
Malformações esqueléticas	Frequentes	NA
Displasia fibromuscular	Associada	NA
Sarcomas	Associados	NA
Tumores neuroendócrinos	Associados	NA
Neoplasias hematopoéticas	Associadas	NA
Neuropatias	NA	Associadas

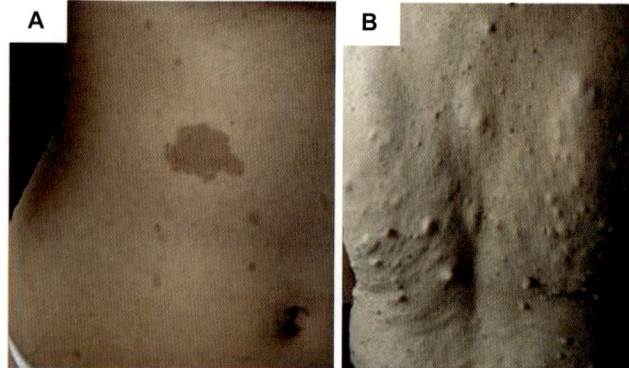

Figura 26.122 Neurofibromatose do tipo 1. **A.** Manchas café com leite. **B.** Neurofibromas cutâneos. (Cortesia do Prof. Luiz Oswaldo Carneiro Rodrigues, Belo Horizonte-MG.)

*Principalmente astrocitoma pilocítico do nervo óptico; NA: não associado.

periférico), que ocorre em idade mais precoce na NF1. A neurofibromatose visceral compromete sobretudo o trato gastrointestinal superior (esôfago, estômago e duodeno), em forma de múltiplos neurofibromas localizados ou plexiformes, podendo ainda acometer gânglios nervosos (ganglioneuromatose). A maioria dos gliomas é constituída pelo astrocitoma pilocítico do nervo óptico, sendo característica a apresentação bilateral desses tumores. Astrocitoma difuso e glioblastoma podem associar-se à NF1, porém são raros. As manifestações da NF1 no SNC incluem ainda macrocefalia, epilepsia, hidrocefalia por estenose do aqueduto cerebral e neuropatias.

Deformidades ósseas na coluna vertebral podem causar escoliose; comprometimento de ossos longos pode resultar em baixa estatura. Na artéria renal, displasia fibromuscular pode obstruir o fluxo sanguíneo e causar hipertensão renovascular. Maior incidência de aneurismas também é descrita na NF1. Pacientes com NF1 exibem risco maior de desenvolver tumores endócrinos, como feocromocitoma e tumores carcinoides de localização não usual (no duodeno, em vez do apêndice, onde são mais comuns). Leucemia mieloide crônica na infância, rabdomiossarcoma e xantogranulomas cutâneos são outras doenças associadas.

Neurofibromatose tipo 2 (NF2). Também de transmissão autossômica dominante, a NF2 caracteriza-se por lesões neoplásicas e displásicas em células de Schwann (schwannomas e schwannoses), células meningoteliais (meningiomas e meningoangiomatoses), células gliais (astrocitomas e ependimomas intramedulares e hamartomas gliais), além de opacificação do cristalino e calcificações cerebrais. Schwannomas vestibulares bilaterais são diagnósticos da doença. O gene *NF2* localiza-se no cromossomo 22q12.2 e codifica a proteína merlina, que conecta a membrana citoplasmática com a actina do citoesqueleto. São conhecidas diversas mutações germinativas ou somáticas no gene, sustentando a hipótese de o *NF2* ser gene supressor de tumor. Em contraste com as mutações somáticas, que podem ocorrer em quase toda a extensão do gene, as mutações germinativas ocorrem, preferencialmente, nos éxons 1 a 8, particularmente no éxon 2.

Os critérios diagnósticos da NF2 incluem: (1) schwannomas bilaterais no VIII nervo craniano; ou (2) um parente de primeiro grau com NF2 e, também, schwannoma vestibular unilateral, ou dois dos seguintes sinais: meningioma, schwannoma, glioma, opacidade subcapsular do cristalino posterior ou calcificação cerebral; ou (3) dois dos seguintes sinais: schwannoma vestibular unilateral, meningiomas múltiplos, schwannoma, glioma, neurofibroma, opacidade subcapsular do cristalino posterior ou calcificação cerebral.

Schwannomatose é afecção rara em que o indivíduo desenvolve múltiplos schwannomas espinhais, cranianos e cutâneos, porém sem apresentar schwannomas vestibulares ou outras manifestações da NF2. Os schwannomas tendem a localizar-se em um lado (dimídio) do corpo ou membro e são geralmente dolorosos. A doença é causada também por anormalidades no gene *NF2*, em geral de forma esporádica ou, mais raramente, familiar, com herança autossômica dominante.

Síndrome de von Hippel-Lindau

Doença hereditária de transmissão autossômica dominante, a síndrome de von Hippel-Lindau caracteriza-se por hemangioblastoma no SNC (Figura 26.116) e na retina, carcinoma renal de células claras, feocromocitoma, cistos pancreáticos e renais e tumores no ouvido interno. A síndrome resulta de mutação germinativa no gene supressor de tumor *VHL*, localizado no cromossomo 3p25-26. A proteína VHL participa na regulação da angiogênese e no ciclo celular.

Esclerose tuberosa

Esclerose tuberosa engloba um conjunto de lesões representadas por hamartomas e neoplasias benignas que afetam o SNC e vários outros tecidos. No SNC, as manifestações principais incluem hamartomas corticais também chamados túberes, hamartomas glioneuronais subcorticais, nódulos subependimários geralmente próximos ao forame interventricular e astrocitoma de células gigantes subependimário. Entre as manifestações não neurais estão: (1) lesões cutâneas, como angiofibromas da face, *peau chagrin* (hamartomas fibrosos) e fibromas subungueais; (2) tumores viscerais (rabdomiomas cardíacos, pólipos intestinais, linfangioleiomiomatose pulmonar e angiomiolipomas renais).

O túber aparece como área de alargamento dos giros, que se tornam distorcidos, duros, com aspecto de tuberosidades (Figura 26.123). Aos cortes, além da palidez há apagamento do limite entre as substâncias cinzenta e branca. Histologicamente, o túber é formado por células volumosas, às vezes multinucleadas, semelhantes a astrócitos bizarros, ricamente fibrilares. Imuno-histoquímica e microscopia eletrônica mostram que tais células se originam possivelmente de diferenciação anômala, exibindo natureza astrocitária e neuronal. Essas mesmas células são encontradas nos nódulos subependimários.

A doença resulta de mutações germinativas nos genes *TSC1* e *TSC2*. Em 50% dos pacientes, trata-se de doença hereditária transmitida por herança autossômica dominante, com alta penetrância e grande variabilidade fenotípica. Nos restantes, o defeito gênico resulta de mutações novas. O gene *TSC1* localiza-se no cromossomo 9q34 e codifica a proteína citoplasmática *hamartina*, de função ainda desconhecida. Mutações no gene ocorrem em 13% dos casos, resultando em proteína truncada. O gene *TSC2*, que parece atuar como supressor de tumor, localiza-se no cromossomo 16p13.3 e codifica a proteína *tuberina*, cuja expressão sobrepõe-se à expressão da hamartina; parece que as duas proteínas interagem entre si.

Deficiência constitucional de reparo dos erros do pareamento do DNA (CMMRD)

A cMMRD (*constitutional mismatch repair deficiency*), associada à síndrome de Lynch, é uma condição rara caracterizada por elevada incidência de neoplasias malignas (tumores

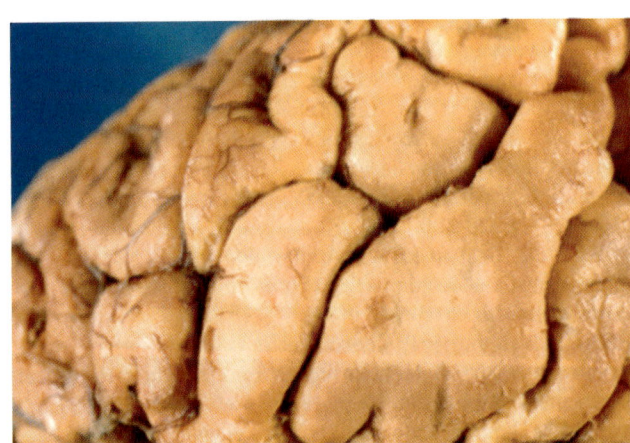

Figura 26.123 Esclerose tuberosa. Aspecto macroscópico do túber na superfície cerebral.

26

cerebrais em 40 a 50%, carcinomas colorretais em 30 a 40% e neoplasias hematolinfoides em 15 a 30% dos pacientes), associadas a malformações cerebrais (hamartomas, angiomas cavernosos, agenesia do corpo caloso) e lesões cutâneas (manchas "café com leite", lesões hipopigmentadas, nevos congênitos). Os tumores cerebrais mais frequentes são glioblastomas, muitos com componente de células gigantes. O prognóstico é sombrio, com tumores cerebrais e neoplasias hematolinfoides em geral diagnosticados na primeira década de vida e carcinomas colorretais na segunda ou terceira década.

A doença deve-se a mutação germinativa bialélica de um dos quatro genes de reparo de erros de pareamento do DNA (*MLH1*, *MSH2*, *MSH6* e *PMS2*, ver Capítulo 10) resultando em mutações frequentes e instabilidade de microssatélites (mutações em múltiplos genes caracterizam o fenótipo mutador).

Autores e seus tópicos

José Eymard Homem Pittella. Reações e lesões básicas dos neurônios e células gliais, Alterações morfológicas do encéfalo na síndrome de hipertensão intracraniana, Traumatismos cranioencefálicos, Infecções, Doenças desmielinizantes primárias, Doenças nutricionais, Intoxicações.

Sergio Rosemberg. Anomalias congênitas, Patologia perinatal, Doenças lisossômicas, Doenças peroxissomiais, Doenças mitocondriais, Leucodistrofias, Doença de Lafora, Distrofia neuroaxonal infantil, Neurodegeneração associada à pantotenatocinase, Doença de Wilson, Aminoacidopatias, Doenças neurodegenerativas da infância, Encefalopatias espongiformes transmissíveis.

Myriam Dumas Hahn. Doenças circulatórias.

Lea Tenenholz Grinberg, Roberta Diehl Rodriguez. Demências e distúrbios do movimento.

Luciano Neder, Felipe Andreiuolo, José Eymard Homem Pittella. Neoplasias. Biologia molecular dos tumores do SNC, Síndromes de tumores hereditários.

Nathalie Henriques Silva Canedo. Nervos periféricos.

▪ Leitura complementar

Al-Sarraj S, Troakes C, Hanley B, et al. Invited Review: The spectrum of neuropathology in COVID-19. Neuropathol Appl Neurobiol. 2021;47:3-16.

Alambyan V, Pace J, Miller B, et al. The emerging role of inhaled heroin in the opioid epidemic: a review. JAMA Neurol. 2018;1;75(11):1423-34.

Allen NJ, Lyons DA. Glia as architects of central nervous system formation and function. Science. 2018;362(6411):181-5.

Bachi K, Mani V, Jeyachandran D, et al. Vascular disease in cocaine addiction. Atherosclerosis. 2017;262:154-62.

Baiardi S, Rossi M, Capellari S, et al. Recent advances in the histo-molecular pathology of human prion disease. Brain Pathol. 2019;29(2):278-300.

Barletta EA, Gaspar RHML, Araújo JFM, et al. Nonsaccular aneurysms: a wide comparison between the four main types. Surg Neurol Int. 2019;11:10-30.

Benjamin EJ, Muntner P, Alonso A, et al. Heart disease and stroke statistics-2019 update: a report from the American Heart Association. Circulation. 2019;139:e56-e529.

Blümcke I, Thom M, Aronica E, et al. The clinicopathologic spectrum of focal cortical dysplasias: a consensus classification proposed by an ad hoc Task force of the ILAE Diagnostic Methods Commission. Epilepsia. 2011;52:158-74.

Bodro M, Compta Y, Sánchez-Valle R. Presentations and mechanisms of CNS disorders related to COVID-19. Neurol Neuroimmunol Neuroinflamm. 2020;8:e923.

Bolon B, Garman RH, Pardo ID, et al. Recommended practices for sampling and processing the nervous system (brain, spinal cord, nerve, and eye) during nonclinical general toxicity studies. Toxicol Pathol. 2013;41(7):1028-48.

Cancer Genome Atlas Research Network, Brat DJ, Verhaak RG, et al. Comprehensive, integrative genomic analysis of diffuse lower-grade gliomas. N Engl J Med. 2015;372(26):2481-98.

Caplan LR. Lacunar infarction and small vessel disease: pathology and pathophysiology. Journal of Stroke. 2015;17(1):2-6.

Castel D, Philippe C, Calmon R, et al. Histone H3F3A and HIST1H3B K27M mutations define two subgroups of diffuse intrinsic pontine gliomas with different prognosis and phenotypes. Acta Neuropathol. 2015;130(6):815-27.

Charidimou A, Boulouis G, Gurol ME, et al. Emerging concepts in sporadic cerebral amyloid angiopathy. Brain. 2017;140 (7):1829-50.

Chimelli L, et al. The spectrum of neuropathological changes associated with congenital Zika virus infection. Acta Neuropathol. 2017;133(6):983-99.

Chukwueke UN, Brastianos PK. Precision medical approaches to the diagnoses and management of brain metastases. Curr Treat Options Oncol. 2019;20(6):49.

Danve A, Grafe M, Deodhar A. Amyloid beta-related angiitis. A case report and comprehensive review of literature of 94 cases. Semin Arthritis Rheum. 2014;44(1):86-92.

Davis AG, Rohlwink UK, Proust A, et al. The pathogenesis of tuberculous meningitis. J Leukoc Biol. 2019;105(2):267-80.

De La Monte SM, Kril JJ. Human alcohol-related neuropathology. Acta Neuropathol. 2014;127(1):71-90.

Easton JD, Saver JL, Albers GW, et al. Definition and evaluation of transient ischemic attack: a scientific statement for healthcare professionals from the American Heart Association/American Stroke Association Stroke Council; Council on Cardiovascular Surgery and Anesthesia; Council on Cardiovascular Radiology and Intervention; Council on Cardiovascular Nursing; and the Interdisciplinary Council on Peripheral Vascular Disease. Stroke. 2009;40:2276-93.

Ellison D, Love S, Chimelli L, et al. Neuropathology. A reference text of CNS pathology. 3rd ed. Edinburgh: Elsevier/Mosby; 2013.

Fischer M, Schmutzhard E. Posterior reversible encephalopathy syndrome. J Neurol. 2017;264(8):1608-16.

Franke K, Van Den Bergh B, De Rooij SR, et al. Effects of prenatal stress on structural brain development and aging in humans. bioRxiv. Preprint first posted online 2017 Jun 12.

Fuzii HT, Dias GAS, Barros RJS, et al. Immunopathogenesis of HTLV-1-associated myelopathy/tropical spastic paraparesis (HAM/TSP). Life Sciences. 2014;104:9-14.

Giannini C, Dogan A, Salomão DR. CNS lymphoma: a practical diagnostic approach. J Neuropathol Exp Neurol. 2014;73:478-94.

Gonzales I, Rivera JT, Garcia HH, cysticercosis working group in Peru. Pathogenesis of Taenia solium taeniasis and cysticercosis. Parasite Immunol. 2016;38(3):136-46.

Jennette JC. Overview of the 2012 Revised International Chapel Hill Consensus Conference Nomenclature of Vasculitides. Clin Exp Nephrol. 2013;17(5):603-6.

Kalaria RJ. Neuropathological diagnosis of vascular cognitive impairment and vascular dementia with implications for Alzheimer's disease. Acta Neuropathol. 2016;131:659-85.

Karsy M, Huang T, Kleinman G, et al. Molecular, histopatholo- gical, and genomic variants of glioblastoma. Front Biosci. 2014;19:1065-87.

Kaufman-Francis K, Djordjevic JT, Juillard PG, et al. The early innate immune response to, and phagocyte-dependent entry of, Cryptococcus neoformans map to the perivascular space of cortical post-capillary venules in neurocryptococcosis. Am J Pathol. 2018;188(7):1653-65.

Le NTT, Wu B, Harris DH, Prion neurotoxicity. Brain Pathol. 2019;29(2):263-77.

Leal LF, Evangelista AF, De Paula FE, et al. Reproducibility of the NanoString 22-gene molecular subgroup assay for improved prognostic prediction of medulloblastoma. Neuropathology. 2018;38(5):475-83.

Louis DN, Ohgaki H, Wiestler OD, et al. World Health Organi- zation Histological Classification of Tumours of the Central Nervous System. Lyon: International Agency for Research on Cancer; 2016.

Louis DN, Perry A, Reifenberger G, et al. The 2016 World Health Organization Classification of Tumors of the Central Nervous System: a summary. Acta Neuropathol. 2016;131:803-20.

Love S, Perry A, Ironside J, et al., editors. Greenfield's neuropa- thology. 9th. ed. London: CRC Press; 2015.

McKee AC, Cairns NJ, Dickso, DW et al. The first NINDS/NIBIB consensus meeting to define neuropathological criteria for the diagnosis of chronic traumatic encephalopathy. Acta Neu- ropathol. 2016;131:75-86.

McKeith IG, Boeve BF, Dickson DW, et al. Diagnosis and manage- ment of dementia with Lewy bodies. Fourth consensus report of the DLB Consortium. Neurology. 2017;89(1):88-100.

Monti S, Bond M, Felicetti M, et al. One year in review 2019: vas- culitis. Clin Exp Rheumatol. 2019;37(Suppl.117):S3-S19.

Montine TJ, Phelps CH, Beach TG, et al. National Institute on Aging-Alzheimer's Association guidelines for the neuropatho- logic assessment of Alzheimer's disease: a practical approach. Acta Neuropathol. 2012;123:1-11.

Nelson PT, Dickson DW, Trojanowski JQ, et al. Limbic-predomi- nant age-related TDP-43 encephalopathy (LATE): consensus working group report. Brain. 2019;142(6):1503-27.

Ostrom QT, Cioffi G, Gittleman H, et al. CBTRUS statistical re- port: primary brain and other central nervous system tumors diagnosed in the United States in 2012-2016. Neuro Oncol. 2019;21(Supp 5):v1-v100.

Pagès M, Pajtler KW, Puget S, et al. Diagnostics of pediatric su- pratentorial RELA ependymomas: integration of information from histopathology, genetics, DNA methylation and imaging. Brain Pathol. 2019;29(3):325-35.

Pan American Health Organization/World Health Organization. Epidemiological update: neurological syndrome, congenital anomalies and Zika virus infection. Washington, D.C.: PAHO/ WHO; 2016.

Pittella JEH. Pathology of CNS parasitic infections. In: Garcia HH, Tanowitz HB, DelBrutto OH, editors. Handbook of clinical neu- rology. Amsterdam: Elsevier; 2013. v. 114. p. 65-88.

Price RS, Kastner SE. Hypertension and hypertensive encepha- lopathy. In: Aminoff MJ, Boller F, Swaab DF, editors. Handbook of Clinical Neurology. Amsterdam: Elsevier; 2014. v. 119: Neu- rologic aspects of systemic disease part I. p. 161-8.

Radke J, Koch A, Pritsch F, et al. Predictive MGMT status in a homogeneous cohort of IDH wildtype glioblastoma patients. Acta Neuropathol Commun. 2019;7:89.

Rosemberg S. Neuropediatria. 2nd ed. São Paulo: Sarvier; 2010.

Sacco RL, Kasner SE, Broderick JP, et al. American Heart Asso- ciation Stroke Council, Council on Cardiovascular Surgery and Anesthesia Council on Cardiovascular Radiology and Inter- vention, Council on Cardiovascular and Stroke Nursing, Coun- cil on Epidemiology and Prevention, Council on Peripheral Vascular Disease, Council on Nutrition, Physical Activity and Metabolism. An updated definition of stroke for the 21st cen- tury: a statement for healthcare professionals from the Ame- rican Heart Association/American Stroke Association. Stroke. 2013;44:2064-89.

Singh G, Sander JW. Neurocysticercosis as a probable risk fac- tor for hippocampal sclerosis. Arq Neuropsiquiatr. 2018;76 (11):783-90.

Stadelmann C, Timmler S, Barrantes-Freer A, et al. Myelin in the central nervous system: structure, function, and pathology. Physiol Rev. 2018;99(3):1381-431.

Stokum JA, Gerzanich V, Simard JM. Molecular pathophysiology of cerebral edema. J Cereb Blood Flow Metab. 2016;36(3):513-38.

Suemoto CK, Ferretti-Rebustini RE, Rodriguez RD, et al. Neuro- pathological diagnoses and clinical correlates in older adults in Brazil: a cross-sectional study. PLoS Med. 2017;14(3):e1002267.

Thal DR, Rüb U, Orantes M, et al. Phases of Aβ-deposition in the human brain and its relevance for the development of AD. Neurology. 2002;58:1791-800.

Vallat J-M, Weis J, editors. Peripheral nerve disorders: patho- logy and genetics. Oxford: Wiley Blackwell/International So- ciety of Neuropathology; 2014.

Weber MT, Arena JD, Xiao R, et al. Clarity reveals a more protrac- ted temporal course of axon swelling and disconnection than previously described following traumatic brain injury. Brain Pathol. 2019;29(3):437-50.

World Health Organization (WHO). The top 10 causes of death. [2018 May 24] Available from: <https://www.who.int/news- -room/fact-sheets/detail/the-top-10-causes-of-death>.

Wu Y, Zhong L, Geng J. Neuromyelitis optica spectrum disorder: pathogenesis, treatment, and experimental models. Mult Scler Relat Disord. 2019;27:412-8.

Yaffe K. Modifiable risk factors and prevention of dementia: what is the latest evidence? JAMA Intern Med. 2018;178(2):281-2.

Zéphir H. Progress in understanding the pathophysiology of multiple sclerosis. Rev Neurol (Paris). 2018;174(6):358-63.

26

Capítulo 27

Sistema Osteoarticular

Gil Patrus Pena, José de Souza Andrade-Filho

Ossos

As doenças osteoarticulares são muito numerosas e diversas quanto a natureza, etiologia e repercussões. As anomalias da forma dos ossos ou do esqueleto, em geral de causa genética, relacionam-se com processo de modelação óssea ou com a diferenciação tecidual e são denominadas genericamente disostoses e osteocondrodisplasias. Quando as alterações ósseas estão associadas a distúrbios metabólicos sistêmicos, fala-se em osteodistrofias. Distúrbios circulatórios originam infarto ósseo e osteonecrose. Inflamações ósseas (osteomielites) são geralmente de causa infecciosa. Traumatismos nos ossos causam com frequência fraturas, que são lesões muito comuns na prática médica. Fraturas patológicas são as que ocorrem no tecido ósseo debilitado por outras doenças e surgem após traumatismos mínimos ou inaparentes. Os diferentes tipos celulares que formam o tecido ósseo podem originar neoplasias diversas, benignas ou malignas. Os ossos são também sede frequente de metástases de cânceres tanto epiteliais (carcinomas) como mesenquimais (sarcomas). Outras alterações produzem massas ou sinais radiológicos que podem confundir-se com neoplasias, constituindo um grupo de lesões pseudoneoplásicas.

Todas essas afecções colocam a patologia do sistema osteoarticular em próxima interação com outras especialidades médicas, incluindo ortopedia, imagenologia, genética médica, endocrinologia, reumatologia e oncologia. A integração de conhecimento de diferentes especialidades – abordagem multidisciplinar – é essencial em muitos casos para definir o diagnóstico e a conduta adequada. De maneira semelhante, os temas tratados neste capítulo relacionam-se tanto a assuntos abordados na parte geral deste livro, como inflamações, bases genéticas das doenças, doenças nutricionais, distúrbios da proliferação e diferenciação celulares, como a temas da patologia sistêmica, dado que a manutenção da estrutura osteoarticular saudável depende particularmente do bom funcionamento, entre outras, das funções absortivas intestinais e do adequado funcionamento do rim e das glândulas endócrinas na homeostase do cálcio. A fim de estimular a integração desses conhecimentos, em algumas doenças introduziram-se vinhetas de casos clínicos, de maneira a exercitar o raciocínio clinicopatológico e estimular o leitor a montar, para outras doenças, a sua própria vinheta, integrando os achados clínicos, a patogênese, as alterações morfológicas e a evolução das doenças. Antes, porém, de abordar cada grupo de doenças, serão comentados brevemente alguns aspectos da normalidade.

Estrutura e função

Originado do mesênquima embrionário, o sistema esquelético tem como funções locomoção, suporte, postura e proteção dos tecidos moles e órgãos. O esqueleto humano é formado por 206 ossos e por articulações. Anatomicamente, o esqueleto é dividido em: (a) axial, que inclui o crânio, a coluna vertebral, as costelas e o esterno, além do osso hioide; (b) apendicular ou periférico, que compreende os membros superiores e inferiores e a pelve. O esqueleto acral é constituído pelos ossos das mãos e dos pés. Os ossos são estruturas a um mesmo tempo duras e resistentes a tensão. Conforme o tamanho e a forma, os ossos são classificados em chatos ou tubulares, os últimos podendo ser longos ou curtos. Nos ossos longos, existem três regiões: epífise, metáfise e diáfase. As epífises correspondem à região entre a cartilagem articular e a placa de crescimento. A metáfise situa-se entre a placa de crescimento e a porção do osso onde o diâmetro diminui de forma mais evidente. A diáfase é o segmento tubular, de diâmetro mais constante, situado entre as duas metáfises (Figura 27.1).

Com várias células e matriz óssea que o fazem altamente resistente, o *tecido ósseo* forma os ossos e os complexos osteocondrais; é também armazenador de íons cálcio, fosfato e outros. O tecido ósseo apresenta-se sob dois tipos macroscópicos: (a) tecido ósseo compacto, na região periférica dos ossos, a cortical; (b) tecido esponjoso ou trabecular, com rede de trabéculas e espaços intercomunicantes, de localização central, na cavidade medular, abrigando a medula óssea (Figura 27.1). As superfícies ósseas interna e externa são revestidas, respectivamente, pelo endósteo e

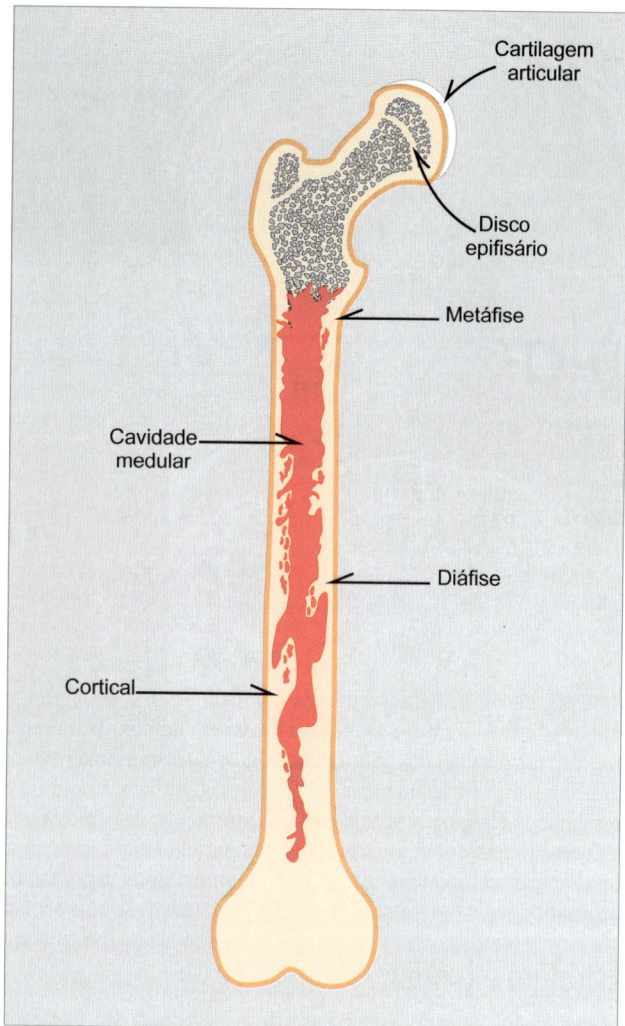

Figura 27.1 Representação esquemática de um osso longo e sua estrutura.

Labels in Figura 27.1: Cartilagem articular; Disco epifisário; Metáfise; Cavidade medular; Diáfise; Cortical.

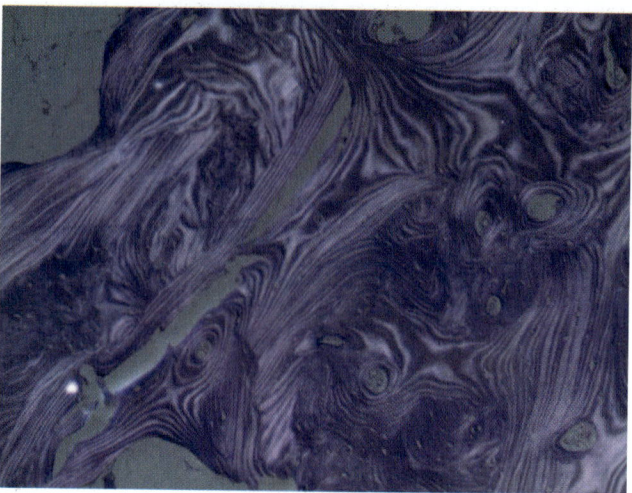

Figura 27.2 Fotomicrografia de tecido ósseo lamelar sob luz polarizada. Linhas paralelas ou concêntricas de colágeno, refletindo a deposição ordenada da matriz.

O tecido ósseo tem dois componentes: células e matriz (orgânica e inorgânica). As *células osteoprogenitoras* são capazes de se diferenciar em células que originam tecidos ósseo, cartilaginoso, fibroso e tipos intermediários osteocondroide, fibrocondroide e osteofibrocondroide. Os *osteoblastos* sintetizam elementos da matriz óssea e possuem alto teor de fosfatase alcalina; arranjam-se em fileiras na periferia da superfície óssea e, quando aprisionados em lacunas na matriz mineralizada, tornam-se *osteócitos*, que possuem canalículos de comunicação com as células adjacentes e a superfície óssea, para transporte de nutrientes e metabólitos. Os osteócitos atuam na formação, na mineralização e na manutenção da matriz. *Osteoclastos* são células gigantes multinucleadas que medem 20 a 100 μm e possuem 2 a 100 núcleos; formam-se pela fusão sincicial de monócitos circulantes especializados (sistema fagocitário mononuclear). Encontrados nas lacunas de Howship, são ricos em fosfatase alcalina e colagenases e participam da remodelação óssea e da homeostase do cálcio.

A parte orgânica da matriz óssea é constituída predominantemente por fibras colágenas tipo I e, em menor quantidade, tipo V, por substância fundamental amorfa, por outras proteínas como proteoglicanos, fosfoproteínas, proteína morfogenética do osso, sialoproteína, proteolipídeo ósseo, osteonectina e osteocalcina, além de enzimas e outros metabólitos necessários ao metabolismo do tecido ósseo. A parte inorgânica contém íons fosfato e cálcio e, em menor quantidade, bicarbonato, magnésio, potássio, sódio e citrato. O cálcio e o fósforo são encontrados em forma de cristais de hidroxiapatita $[Ca_{10}(PO_4)_6(OH)_2]$, que formam pequenas agulhas ou placas alinhadas paralelamente ao longo das fibras colágenas. Tais complexos estão envoltos em substância fundamental amorfa, íons e água, que facilitam as trocas entre os seus elementos. A dureza e a resistência do tecido ósseo resultam desse arranjo peculiar de hidroxiapatita e colágeno. São encontradas também pequenas quantidades de fluoreto, que contribui para o endurecimento dos ossos e dentes.

A osteogênese a partir de células osteoprogenitoras realiza-se por dois processos: (1) *ossificação endocondral*, por meio da formação de um modelo produzido por condrócitos, que originam matriz cartilaginosa calcificada, a qual é remodelada em osso (p. ex., ossos longos); (2) *ossificação intramembranosa*, com formação de tecido ósseo a partir de uma membrana conjuntiva

periósteo. Este constitui membrana de grande importância para a integridade dos ossos e apresenta região periférica de tecido fibroso denso e, internamente, o câmbio, que é vascularizado e contém fibroblastos e osteoblastos com função de nutrição e síntese óssea. Em muitos processos patológicos em que há enfraquecimento ou perda do osso cortical, o periósteo responde com neoformação óssea subperióstea (reação periosteal).

Microscopicamente, existem tipos diferentes de tecido ósseo, mais bem identificados sob luz polarizada. O tecido ósseo *primário*, imaturo, fibroso ou trançado, tem fibras colágenas com disposição irregular, não organizada. Embora contenha maior quantidade de minerais, estes são depositados desorganizadamente em relação às fibras colágenas; é encontrado em locais de crescimento ósseo rápido: em fetos, calo ósseo, osteomielites, tumores ósseos e doença de Paget óssea. O tecido ósseo *secundário*, maduro, haversiano ou lamelar, mostra disposição das fibras colágenas em lamelas paralelas ou concêntricas em torno dos canais de Havers, formando osso compacto ou esponjoso (Figura 27.2). *Osteoide* caracteriza-se por matriz não mineralizada com fibras colágenas tipo I, especializadas, formada por osteoblastos; tem aspecto amorfo e é eosinofílico, sendo encontrado no calo ósseo até a quarta semana e nos tumores formadores de tecido ósseo.

fibrosa, sem modelo cartilaginoso prévio (ossos da calota craniana). O tecido ósseo tem também capacidade de crescimento e de remodelação por meio de reabsorção e neoformação, processos mais evidentes e intensos durante o crescimento. Ao longo deste, ocorrem modificações na estrutura anatômica do osso, fortalecendo regiões mais requisitadas (que suportam maiores tensões e estão sujeitas a sobrecarga de peso) e que requerem maior resistência. Esse processo atinge o auge entre 20 e 30 anos, quando se estabelece equilíbrio entre as taxas de reabsorção e neoformação, observando-se, a partir daí, predomínio progressivo da reabsorção óssea. A remodelação óssea pode ser evidenciada morfologicamente pela presença de linhas cementantes, que são contornos basófilos que demarcam áreas onde se completou a reabsorção óssea e a partir das quais a neoformação óssea começou. Por meio da sua remodelação, o tecido ósseo participa da homeostase do cálcio e do fosfato, juntamente com os rins e os intestinos.

Os mecanismos moleculares envolvidos na remodelação óssea têm controles locais e sistêmicos, os primeiros relacionados com a remodelação óssea associados a substituição da matriz antiga, reparação de microfraturas ou adaptação óssea a cargas mecânicas. Os osteócitos, providos de prolongamentos dendríticos ocupando os canalículos ósseos, são as células centrais no processo de regulação. Microdanos na estrutura óssea induzem a liberação de mediadores locais pelos osteócitos. A partir de alterações na carga da matriz ou microlesões teciduais, os osteócitos liberam RANKL (*Receptor activator of nuclear factor kappa-B ligand*), que se liga a receptores RANK na superfície dos osteoclastos, iniciando a reabsorção óssea. Em determinado momento, a reabsorção se interrompe e a matriz óssea remanescente prepara-se para receber aposição de uma nova matriz. A linha de cemento surge nessa posição e possibilita a aderência dos osteoblastos que sintetizarão a nova matriz colágena, participando também no processo de mineralização. A regulação da atividade dos osteoblastos está relacionada à via da sinalização WNT dependente de β-catenina. Na ausência do WNT, a β-catenina citoplasmática é degradada e a expressão gênica é inibida. Quando o WNT se liga a um complexo receptor da membrana celular, a degradação da β-catenina é inibida; translocada ao núcleo, a β-catenina ativa a transcrição de genes-alvos, o que promove a proliferação e a diferenciação de osteoblastos (Figura 27.3).

Ao lado desses mecanismos, há também moléculas inibidoras. A osteoprotegerina liga-se ao RANKL, impedindo a sua ligação ao RANK. A osteoprotegerina é secretada por osteoblastos e osteócitos e inibe a reabsorção óssea por osteoclastos. A esclerostina (codificada pelo gene *SOST*), secretada por osteócitos, regula negativamente a ação do WNT. Durante a remodelação óssea ou quando os ossos são submetidos a sobrecarga mecânica, a expressão de esclerostina por osteócitos diminui, permitindo a neoformação óssea por osteoblastos. Na fase final do processo, os osteócitos encarcerados em meio à matriz reexpressam esses inibidores, cessando a formação óssea.

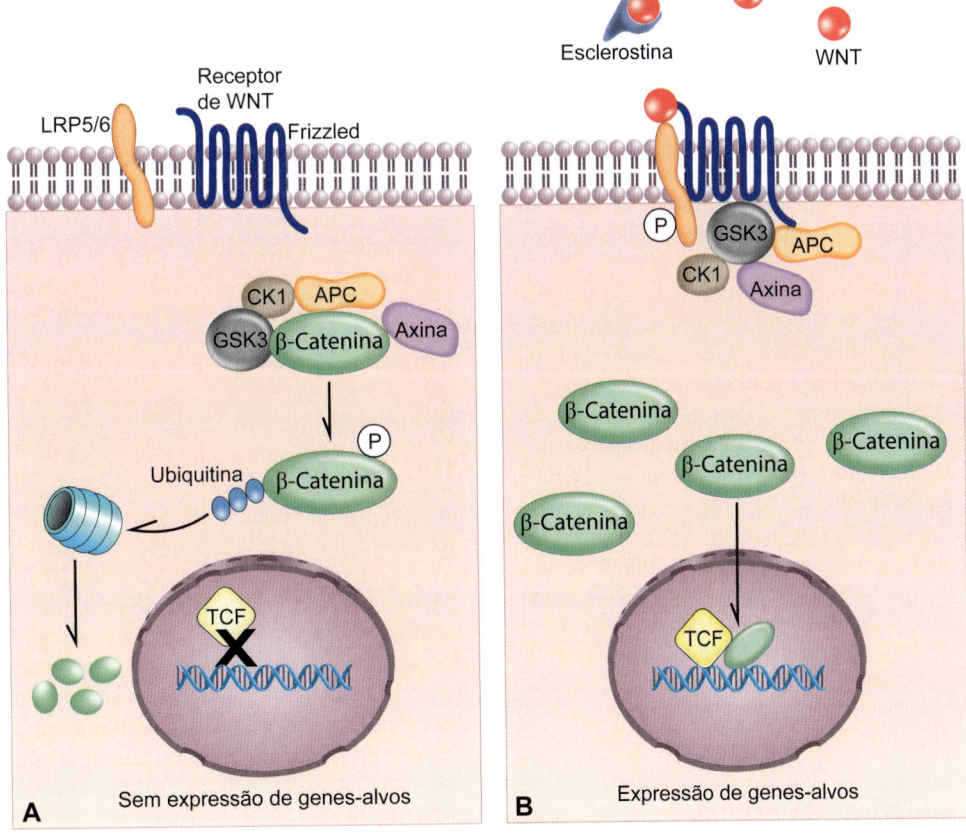

Figura 27.3 Via de sinalização WNT. **A.** Na ausência de WNT, o complexo multiproteico (CK1, APC, Axina e GSK3) está ativo e marca a β-catenina citoplasmática para degradação em proteassomos. Sem a β-catenina, não há transcrição de genes-alvos cujos produtos inibem a proliferação e a diferenciação de osteoblastos. **B.** Ligação do WNT ao receptor celular gera sinais que impedem a degradação da β-catenina. Livre no citoplasma, a β-catenina dirige-se ao núcleo da célula, onde se liga ao fator de transcrição TCF e ativa genes de proliferação e diferenciação celular. A esclerostina inibe o WNT.

Apesar da sua rigidez, o tecido ósseo é metabolicamente muito ativo e participa da regulação sistêmica dos níveis de cálcio e fosfato no organismo. Doenças ósseas podem, não raramente, ter repercussões sistêmicas, bem como doenças sistêmicas afetam a mineralização óssea. A remodelação óssea sujeita-se ainda a um controle sistêmico, endócrino, cujo hormônio-chave é o paratormônio (PTH). A ação catabólica do PTH faz-se principalmente sobre osteoblastos e osteócitos, mediante aumento da produção de RANKL, como acontece no hiperparatireoidismo. RANKL liga-se aos receptores RANK na superfície de osteoclastos e células precursoras; com isso, ocorrem ativação osteoclástica e reabsorção óssea, liberando cálcio do tecido ósseo e elevando a calcemia. O PTH possui também efeito anabólico quando administrado em doses baixas e intermitentes, o que aumenta a remodelação óssea mas com efeito líquido positivo sobre a massa óssea. Esse efeito pode dever-se a inibição na síntese de SOST/esclerostina por osteócitos, o que propicia o acesso do WNT aos receptores de osteoblastos e inibe a degradação da β-catenina citoplasmática, que atua no núcleo como coativador transcricional de diversos genes, induzindo a neoformação óssea (Figura 27.3).

O *tecido cartilaginoso* é avascular e sem nervos e tem como principal propriedade a produção de uma matriz em estado de gel, sólida, com elasticidade e condições de deslizamento e suporte; participa ainda na formação e no crescimento de ossos longos. Existem três tipos: (a) *cartilagem hialina*, a mais comum, branco-azulada, translúcida, constituída por colágeno tipo II e encontrada no nariz, na traqueia, nos brônquios, nas costelas e na epífise de ossos longos, onde, por meio do disco epifisário, é responsável pelo crescimento em comprimento desses ossos; (b) *cartilagem elástica*, amarelada, tem grande quantidade de fibras elásticas e está presente no pavilhão auricular, no conduto auditivo externo, na epiglote e na laringe; (c) *cartilagem fibrosa* ou *fibrocartilagem*, formada predominantemente por fibras colágenas tipo I dispostas em feixes paralelos ao eixo das forças de tração, encontrada nos discos intervertebrais e nos pontos de inserção óssea de tendões, ligamentos, meniscos e sínfise pubiana.

O tecido cartilaginoso é formado por matriz abundante composta por substância fundamental amorfa com quantidade variada de colágeno tipos I e II, fibras elásticas, proteoglicanos (condroitina-sulfato 4 e 6, ceratossulfato) ligados a ácido hialurônico, condronectina e água de solvatação. Nela existem duas células capazes de divisão: *condroblasto*, derivado de uma célula mesenquimal primitiva, que, após uma ou duas divisões e completamente circundado por matriz, origina o *condrócito*. Este fica situado em lacunas e é responsável pela manutenção da integridade da matriz cartilaginosa; é elíptico ou arredondado e forma agregados de duas a oito células. O pericôndrio é constituído por uma camada de tecido fibroso denso com colágeno tipo I, vasos sanguíneos e linfáticos e reveste todas as cartilagens, exceto a articular. Sua função é nutrir e oxigenar a cartilagem; suas células fusiformes diferenciam-se em condroblastos.

▶ Alterações genéticas do esqueleto

Alterações congênitas e genéticas do esqueleto formam um grupo numeroso de doenças com manifestações variadas. Embora raras como doenças individuais, em conjunto podem acometer número significativo de indivíduos, com morbidade e mortalidade consideráveis. As manifestações clínicas são heterogêneas e incluem baixa estatura, malformações e deformidades. A gravidade varia entre os indivíduos, desde distúrbios menores e limitados, até morte intrauterina ou no período neonatal; nos que sobrevivem, podem surgir complicações secundárias à deformidade esquelética e alterações em outros órgãos e sistemas.

Disostoses representam malformações em ossos individuais ou em combinação, resultantes de defeito intrínseco em uma etapa no desenvolvimento do sistema osteoarticular. A formação óssea inicia-se com o aparecimento de células diferenciadas a partir de células embrionárias, fenômeno que sofre influência de diversos fatores. Por meio de receptores, proteínas e outras moléculas atuam como sinalizadoras e geram sinais sobre a posição da célula no tecido. Fatores sinalizadores regulam a proliferação, migração, apoptose, diferenciação e função de cada tipo celular. A maioria dos sinalizadores é expressa apenas durante período limitado da embriogênese. As disostoses resultam de defeitos transitórios nos processos de sinalização e padronização do esqueleto durante a organogênese. Uma vez que a expressão gênica ocorre apenas transitoriamente, uma malformação corresponde ao estágio do desenvolvimento em que defeito molecular ocorre. Clinicamente, as alterações são variadas e podem ser assimétricas; nanismo não é uma manifestação usual.

Nas disostoses, que resultam de falta ou excesso de formação dos modelos membranoso e cartilaginoso, a constituição histológica dos tecidos ósseo e cartilaginoso não fica alterada. Em consequência, surgem anomalias anatômicas, isoladas ou de vários ossos, mas sem alterações histológicas. Tais defeitos traduzem-se por posição anômala, fusão ou falta de soldadura de uma ou mais peças ósseas, acompanhadas, muitas vezes, de alterações nos tecidos moles adjacentes; podem resultar, por exemplo, na falta de um dedo (*adactilia*) ou em dedo extranumerário (*polidactilia*). *Sindactilia* é a fusão de dedos das mãos ou dos pés; *clinodactilia* é o desvio lateral do dedo. Ausência de um membro constitui a *amelia*. Quando há falha no desenvolvimento dos ossos longos de um membro, com a presença de mão, pé ou dedos, fala-se em *focomelia*; nesses casos, mãos ou dedos implantam-se diretamente no ombro ou no braço. Em conjunto, tais alterações formam síndromes, às vezes designadas pelo nome do autor que primeiro as descreveu.

Osteocondrodisplasias consistem em alterações no desenvolvimento e no crescimento do tecido ósseo e/ou cartilaginoso, com organização anormal dos tecidos por defeitos em genes expressos no período pré-natal e que continuam a se expressar após o nascimento. Tais anormalidades nos tecidos ósseo e cartilaginoso são encontradas em todos os sítios em que o gene mutado é expresso. As alterações são predominantemente simétricas; nanismo é comum. A expressão genética pode estar restrita ou variar quantitativamente, o que resulta em formas desproporcionais de baixa estatura (espinhais, rizomélicas, mesomélicas, acromélicas). Muitas displasias são causadas por defeitos moleculares que resultam em transtornos na proliferação e diferenciação celulares que continuam a se manifestar no período pós-natal, ocasionando alterações no crescimento e no desenvolvimento esqueléticos. Algumas ocorrem por erros em genes envolvidos no processo de sinalização; outras estão relacionadas com mutações em genes que regulam a função ou a estrutura celulares. Erros podem associar-se a funções celulares específicas (como a produção ou degradação da matriz, como em genes que codificam o colágeno). Diferentes mecanismos intracelulares de transporte, síntese e degradação de moléculas podem estar relacionados com algumas displasias.

27

Deformações são anormalidades secundárias que surgem no esqueleto, podendo ocorrer não apenas durante a embriogênese como também ao longo da vida.

Diferentes classificações são usadas para organizar as numerosas entidades. Os critérios adotados para a distinção e a classificação das doenças do esqueleto eram fundamentalmente clínicos (padrão de crescimento, idade no início do retardo do crescimento, presença e natureza de alterações nas proporções do corpo) e associados a achados radiográficos. A partir do entendimento da patogênese de muitas dessas lesões, com a elucidação das alterações genéticas e dos fenômenos moleculares envolvidos, tais afecções foram mais bem caracterizadas, possibilitando que as entidades nosológicas pudessem ser catalogadas. A classificação mais recente (9ª Edição do *Nosology and Classification of Genetic Skeletal Disorders*, 2015) lista 436 entidades, em 42 grupos. O agrupamento das entidades leva em conta não apenas os componentes moleculares, mas também aspectos do fenótipo e achados radiológicos. Entre os grupos e as entidades descritas, há condições mais comuns, recorrentes, e mutações "privadas", descritas em famílias ou indivíduos isolados.

Ainda que avanços notáveis em testes genéticos tenham ocorrido com a possibilidade de sequenciar todo o genoma, o geneticista ainda enfrenta dificuldade para decidir se uma mutação identificada em um gene particular pode explicar as alterações fenotípicas, clínicas e radiológicas em determinado paciente. Hoje, com a possibilidade de diagnóstico genético pré-natal, o papel de alterações moleculares sobre o fenótipo do indivíduo após o nascimento é questão de difícil resposta. As alterações genéticas humanas (do esqueleto e de outros sistemas) estão catalogadas em um banco de dados denominado MIM (*Mendelian Inheritance in Man*), em que os genes envolvidos e os fenótipos recebem uma numeração. Uma versão *online* do banco de dados (OMIM) está disponível no *site www.omim. org*, onde o leitor poderá encontrar mais informações e outras referências sobre os genes envolvidos e as suas repercussões.

A discussão de todas as entidades descritas ultrapassa os objetivos deste capítulo. Apenas alguns grupos são descritos, com comentários breves sobre as suas principais entidades.

▶ Síndromes craniossinostóticas

Neste grupo, encontram-se alterações relacionadas com defeitos de sinalização, como a *síndrome de Apert* (MIM n. 101200, que consiste em alteração congênita caracterizada primariamente por craniossinostose, hipoplasia da face média e sindactilia das mãos e dos pés, com tendência a fusão das estruturas ósseas) e a *síndrome de Crouzon* (MIM n. 123500, doença de herança autossômica dominante em que há craniossinostose e alterações secundárias dos ossos e da estrutura facial). Aspectos comuns incluem hipertelorismo, exoftalmia, estrabismo externo, nariz em bico de papagaio, lábio superior curto, maxila hipoplásica e prognatismo mandibular relativo (Figura 27.4). Tais síndromes relacionam-se com mutações no gene do receptor do fator de crescimento 2 de fibroblastos (MIM n. 176943), que é essencial na sinalização da proliferação, migração e diferenciação celulares, fundamentais em determinada etapa do desenvolvimento do tecido ósseo.

Condrodisplasias associadas ao FGFR3

A *acondroplasia* (MIM n. 100800) manifesta-se por nanismo, em razão de alterações na cartilagem de crescimento; é a forma mais frequente de nanismo com membros curtos (rizomélicos – afetando a região proximal dos membros), com incidência de 1:26.000 nascimentos. Embora hereditária, em 80% dos casos pais normais podem gerar acondroplásicos por mutação nova; estes casos associam-se à idade paterna (pais com mais de 40 anos). Nos casos de transmissão hereditária, a acondroplasia tem herança autossômica dominante e é causada por mutação no gene que codifica o receptor do fator de crescimento 3 de fibroblastos (FGFR-3) (MIM n. 134934).

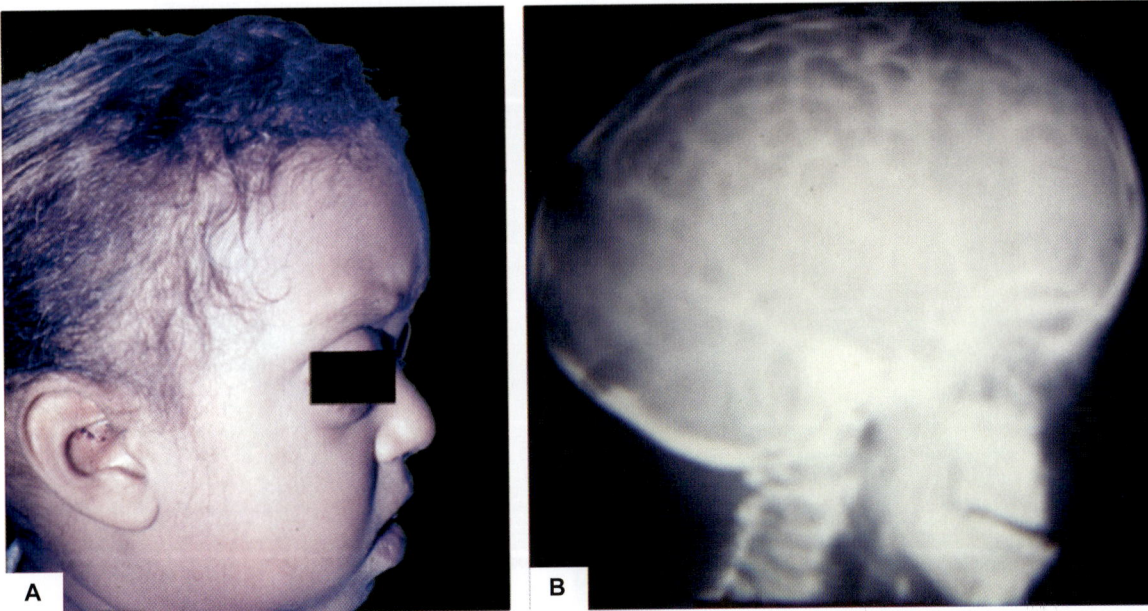

27

Figura 27.4 Síndrome de Crouzon. **A.** Aspecto clínico: deformidade craniana e exoftalmia. **B.** Aspecto radiográfico: aumento desproporcional do crânio, com áreas de rarefação óssea, por compressão dos giros cerebrais (aspecto de "tacho de cobre batido"). Há ainda hipoplasia da maxila e prognatismo relativo.

A lesão consiste no adelgaçamento das placas de crescimento dos ossos de desenvolvimento endocondral por retardo na maturação dos condrócitos. Permanece normal, porém, o crescimento aposicional a partir do pericôndrio. A matriz cartilaginosa pode também apresentar aspecto fibrilar e degeneração mucoide, sendo a zona que une a metáfise à epífise invadida por faixas fibrosas provenientes do periósteo. Tais alterações explicam a redução do crescimento longitudinal dos ossos longos, a espessura excessiva das diáfises e a distorção das extremidades por crescimento aposicional exagerado a partir do pericôndrio nas metáfises, caracterizando os anões acondroplásicos. Os ossos longos adquirem aspecto característico, "de cogumelo" ou de "trombeta".

O distúrbio é mais acentuado nos ossos com maior taxa de crescimento, como úmero, fêmur distal e tíbia proximal. A coluna vertebral cresce de modo desproporcional em relação aos membros, que são curtos; o crescimento vertebral é irregular, às vezes com vértebras cuneiformes e outras deslocadas para trás. Em consequência, ocorrem lordose lombar exagerada, cifose dorsal e, às vezes, gibosidade e pressão sobre a medula e as raízes espinhais.

Na acondroplasia, os principais centros de ossificação da base do crânio, que normalmente se ossificam na idade adulta, ossificam-se na criança ou *in utero*, resultando em crânio relativamente aumentado e base craniana pequena, o que obriga o encéfalo a crescer para a frente e para cima, provocando abaulamento da porção anterior da cabeça e formação de bossas frontais. Forma-se também nariz em sela. O forame magno pode estar reduzido e causar hidrocefalia. Prognatismo resulta do crescimento aparentemente normal da mandíbula. Tais alterações craniofaciais são constantes, a ponto de produzir fisionomias semelhantes, mesmo entre indivíduos sem relação de parentesco. As mãos são curtas, quadradas, com os dedos do mesmo tamanho. O crescimento exagerado dos metacarpianos em relação às falanges induz desvio do primeiro dedo e do indicador na direção do rádio, e do anular e do quinto dedo na da ulna, caracterizando a *mão em tridente*. A massa muscular parece ser muito vigorosa, porque os ossos longos são curtos. As funções intelectivas, endócrinas e sexuais são normais.

Além de nanismo acondroplásico, o grupo de displasias da cartilagem de crescimento por mutações no gene *FGFR*-3 inclui: (a) nanismo tanatofórico (MIM n. 187600 e 187601) (Figura 27.5), incompatível com a vida, devido à associação de platispondilia e hipoplasia do tórax, levando à morte por insuficiência respiratória nas primeiras horas de vida; (b) hipocondroplasia (MIM n. 146000).

Osteogênese imperfeita

Caso clínico: Paciente do sexo feminino, de 15 anos, notou perda de audição. A tomografia de crânio revelou desenvolvimento alterado do ouvido médio, com ossificação deficiente. A paciente apresentava ainda escleras de coloração cinza-azulada. Os dentes tinham coloração castanho-amarelada. Na história pregressa, informa que aos 11 anos teve fratura do fêmur, após queda, e aos 13, fratura do úmero, secundária a exercício extenuante. As fraturas foram tratadas e curaram-se rapidamente, com boa formação de calos e sem deformidades.

A osteogênese imperfeita, rara, inclui um grupo de defeitos gênicos que têm em comum anormalidades na síntese do colágeno tipo I que resultam em alterações sobretudo no esqueleto, mas também em articulações, ligamentos, pele, dentes, olhos e ouvidos. Cada variante da doença corresponde a uma mutação no gene, que leva a redução na síntese do colágeno, formação de moléculas anormais e instáveis ou síntese de moléculas que não formam hélices. Segundo a anormalidade biossintética, são identificados quatro subgrupos. O tipo II (MIM n. 166210), qua-

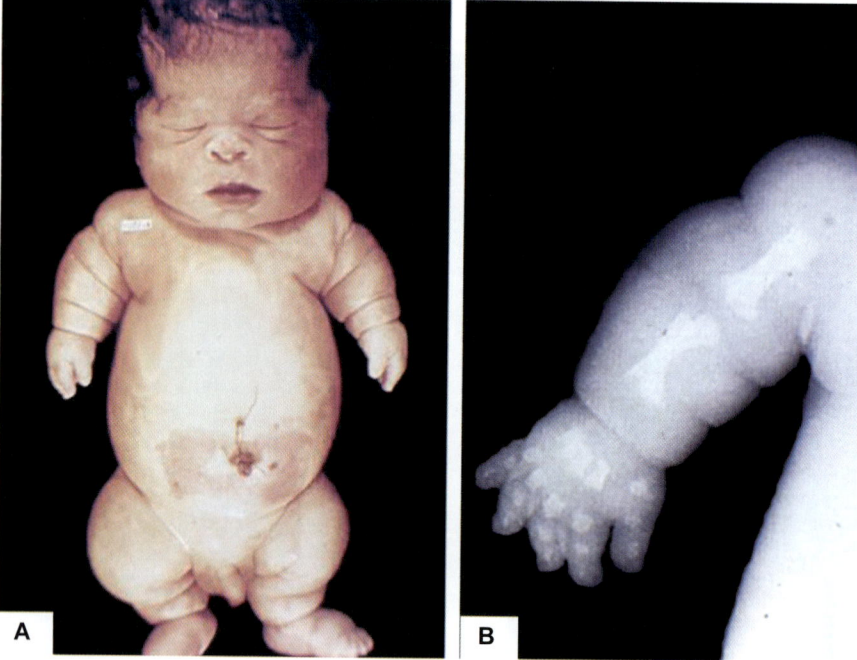

Figura 27.5 Nanismo tanatofórico. Feto natimorto. **A.** Os braços e as pernas são desproporcionalmente curtos e a cabeça é grande, com ponte nasal achatada. O tórax é pequeno, e o abdome, proeminente. **B.** Aspecto radiográfico: os ossos longos de braços e pernas são curtos, relativamente largos, com expansão na região das metáfises.

se sempre fatal no período perinatal, caracteriza-se por fraturas *in utero* ou logo após o nascimento. Outras variantes, apesar de predisposição a fraturas, são compatíveis com sobrevida longa: tipo I (MIM n. 166200), tipo III (MIM n. 259420) e tipo IV (MIM n. 166220). Os genes envolvidos são o *COL1A1* (MIM n. 120150) e o *COL1A2* (MIM n. 120160), relacionados com a codificação das cadeias alfa-1 e alfa-2 do colágeno tipo I.

As alterações morfológicas incluem adelgaçamento da cortical óssea, alargamento dos canais de Havers, rarefação das trabéculas e canal central amplo, configurando osteopenia. Os ossos são frágeis, quebradiços e, portanto, facilmente fraturáveis (daí, também, as denominações "doença dos ossos quebradiços" ou "doença da fragilidade óssea"). No entanto, nos locais de fratura podem surgir calos hiperostóticos exuberantes, com possibilidade de confusão, ao estudo radiográfico e à biópsia, com osteossarcoma. Periósteo, ligamentos e tendões estão, quase sempre, adelgaçados, permitindo hipermobilidade das articulações. As escleróticas frequentemente são azuladas (escleróticas azuis), devido a sua fina transparência e consequente visibilidade do plexo vascular da coroide subjacente. Podem ocorrer, ainda, anormalidades dentárias e hipoacusia por alterações ósseas nos ouvidos médio e interno.

Comentários sobre o caso clínico: A paciente tem osteogênese imperfeita, mais provavelmente do tipo I. As manifestações dentárias podem estar presentes em algumas famílias; o grupo com dentes opalescentes (dentinogênese imperfeita) é designado tipo IA; no tipo IB, alterações dentárias estão ausentes. Os tipos III e IV são mais graves do que o tipo I, e a coloração azulada da esclera, presente ao nascimento e na infância, tende a diminuir de intensidade com o tempo, tornando-se menos azuladas ou até normais em torno da puberdade.

Osteopetroses e doenças relacionadas

Trata-se de displasias ósseas caracterizadas pela falta de reabsorção da cartilagem calcificada e do tecido ósseo primário, resultando em hiperprodução de osso cortical e obliteração total do canal medular. Não há, tampouco, remodelação segundo as linhas de estresse. A doença apresenta-se sob algumas formas.

A *forma autossômica* recessiva (MIM n. 259700; osteopetrose infantil maligna) manifesta-se *in utero* ou na primeira infância por grande densidade óssea e obliteração progressiva da cavidade medular. A doença associa-se a mutação no gene *TCIRG1* (MIM n. 604592), responsável pela codificação de uma proteína associada à bomba de próton vacuolar. Envolvidos na reabsorção óssea, os osteoclastos degradam os componentes orgânicos e inorgânicos do osso; tal degradação depende da acidificação da lacuna de reabsorção, possível graças à ativação de uma anidrase carbônica e dessa bomba de prótons tipo vacuolar. Os osteoclastos estão normais em número. Estudos ultraestruturais mostram borda estriada malformada ou ausente, indicando atividade osteoclástica deficiente, o que prejudica a reabsorção óssea e resulta em aumento pronunciado do tecido ósseo calcificado, que ocupa os espaços medulares disponíveis e compromete a mielopoese. Ocorrem hepatoesplenomegalia com mielopoese extramedular, anemia mieloftísica, plaquetopenia e hemorragias. Atividade osteoclástica deficiente resulta, também, em estreitamento dos forames dos nervos cranianos, com atrofia do nervo óptico, cegueira, surdez e paralisia facial. Apesar da densidade óssea aumentada, há maior tendência a fraturas, pois a estrutura óssea é anormal. Podem ocorrer também hipocalcemia por distúrbio na homeostase mineral e hiperparatireoidismo secundário. Em modelos animais, transplante de medula óssea foi curativo, havendo relatos de cura também em humanos.

Outra forma da doença, também de herança autossômica recessiva, chamada *pobre em osteoclastos* (MIM n. 259710), tem evolução benigna, semelhante às formas autossômicas dominantes (ver adiante). A doença associa-se a mutação no gene *TNFSF1* (MIM n. 602642), cuja função parece estar relacionada com ativação e diferenciação de osteoclastos.

Algumas formas da doença têm herança autossômica dominante e são, muitas vezes, diagnosticadas em adultos quando radiografados por outras razões. Na *osteopetrose autossômica dominante tipo I* (MIM n. 607634), há osteosclerose generalizada, mais pronunciada na calota craniana. O gene envolvido é o *LRP5* (MIM n. 603506), que codifica uma proteína relacionada com um receptor de lipoproteína de baixa densidade, presente na superfície de osteoblastos. Este receptor está envolvido com a transdução do sinal de WNT; a forma mutante da proteína estaria constitutivamente ativada, estabilizando a β-catenina (Figura 27.3). O *tipo II* (MIM n. 166600; *doença marmórea*) caracteriza-se por esclerose envolvendo predominantemente a coluna, a pele e a base do crânio; fragilidade óssea e abscessos dentários são as complicações mais importantes. O gene envolvido é o *CLCN7* (MIM n. 602727), que codifica uma proteína associada a canal de cloreto, presente em osteoclastos e importante na acidificação de lisossomos. A evolução é relativamente benigna, e as alterações hematológicas não são graves. Entretanto, fraturas patológicas são frequentes.

Picnodisostose

A picnodisostose (MIM n. 265800) caracteriza-se por aumento da densidade óssea, podendo ser confundida com a osteopetrose. Há deformidade do crânio, que apresenta suturas alargadas e associadas a retificação do ângulo da mandíbula, anomalias na dentição, hipoplasia das falanges distais de mãos e pés, podendo ocorrer ainda cifoescoliose e lordose lombares exageradas. A esclera pode ser azulada. O estudo radiográfico mostra esclerose óssea difusa. Até 30% dos casos estão associados a consanguinidade dos pais, sugerindo herança autossômica recessiva. A lesão associa-se a mutação no gene da catepsina K (*CTSK*, MIM n. 601605), protease envolvida na função de osteoclastos.

Outras displasias

No grupo de displasias relacionadas com alterações da sulfatação, está o *nanismo diastrófico* (MIM n. 222600), que se associa a mutação no gene *SLC26A2* (MIM n. 606718), que codifica uma proteína carreadora de sulfato. A doença manifesta-se por alterações em cartilagens, escoliose acentuada, luxações e deformidade da orelha ("em couve-flor").

O grupo de displasias metafisárias inclui a *hipoplasia condropilosa* (cabelo e cartilagem) (MIM n. 250250), caracterizada por membros inferiores curvos, mãos e pés curtos e cabelos finos, ralos e sem pigmentação. A cartilagem apresenta focos de degeneração e pequenos cistos. A doença, que se associa à síndrome de má absorção intestinal, deve-se a mutação no gene *RMRP* (MIM n. 157660), que não é traduzido em proteína e codifica a porção RNA de uma ribonuclease mitocondrial. A doença de Jansen (MIM n. 156400) é atribuída a mutações no gene *PTHR* (MIM n. 168468), que codifica o receptor do paratormônio (PTH).

O grupo da *condrodisplasia ponteada* é heterogêneo dos pontos de vista clínico e genético. A doença caracteriza-se por focos puntiformes de calcificação nas epífises de ossos longos

27

e curtos e da coluna vertebral, conferindo aspecto radiográfico característico. A forma mais bem caracterizada, conhecida como síndrome de Conradi-Hunermann, de herança dominante ligada ao X (MIM n. 302960), associa-se a mutação no gene da proteína ligadora do emopamil (MIM n. 300205). Há nanismo, membros curtos e encurvados e luxação da pelve. Catarata é frequente. São descritas uma possível forma de herança autossômica dominante (MIM n. 118651) e uma forma de herança recessiva ligada ao X (MIM n. 302950). Além disso, a condrodisplasia ponteada pode ser causada por deficiência materna de vitamina K ou por efeito teratogênico da varfarina.

A *displasia epifisária múltipla* e *pseudo-acondroplasia* formam grupo com alterações genéticas heterogêneas, incluindo a doença de Fairbank (MIM n. 132400) e a doença de Ribbing (MIM n. 226900), que se caracteriza por articulações proeminentes, dolorosas e com restrição da mobilidade, além de osteoartrose precoce. Há achatamento das vértebras torácicas, frequentemente com cifose acentuada e dor. O quadro resulta de mutações em pelo menos cinco genes: *COMP* (MIM n. 600310), que codifica a proteína oligomérica da matriz cartilaginosa; *COL9A1* (MIM n. 120210), que codifica a cadeia alfa-1 do colágeno tipo IX; *COL9A2* (MIM n. 120260), que codifica a cadeia alfa-2 do colágeno tipo IX; *COL9A3* (MIM n. 120270), que codifica a cadeia alfa-3 do colágeno tipo IX; *MATN3* (MIM n. 602109), que codifica o domínio do fator de von Willebrand da matrilina 3.

Um grupo de doenças raras, associadas a alterações esclerosantes de ossos, resulta de transtornos de modelagem na metáfise e na diáfise de ossos longos; a cortical torna-se irregularmente larga, por aposição excessiva de periósteo ou endósteo. Na *displasia diafisária progressiva* (doença de Engelmann e Camurati; MIM n. 131300), há deposição excessiva de osso endosteal. A doença é grave devido ao acometimento simultâneo de vários músculos estriados, que sofrem atrofia. A *paquidermoperiostose* (osteoartropatia hipertrófica, autossômica dominante, MIM n. 167100) caracteriza-se por aposição excessiva de osso periosteal, e espessamento da epiderme (paquidermia). A lesão provoca deformidades grosseiras, mas é compatível com vida longa. A *osteoectasia com hiperfosfatasia* (MIM n. 239000) é muito grave e geralmente não permite atingir a vida adulta. Caracteriza-se por alteração na modelação diafisária, com alargamento da cavidade medular de ossos longos, deposição anormal de osso perióstico e macrocrânio, além de hiperfosfatasia. Dada a semelhança radiográfica com a doença de Paget, é denominada também doença de Paget juvenil. As alterações resultam de deficiência de osteoprotegerina, um fator inibidor da formação de osteoclastos, causada por mutação no gene *TNFRSF11B* (*tumor necrosis factor receptor superfamily, member 11b*, MIM n. 602643).

27

▶ Alterações relacionadas com o desenvolvimento desordenado de componentes do esqueleto

Proliferação excessiva de tecido fibroso, cartilaginoso ou ósseo dá lugar a lesões hamartomatosas. Em geral, formam-se tumores múltiplos de caráter hereditário que interferem no crescimento e na modelação do esqueleto. Algumas vezes, a lesão é do tipo solitário ou monostótico. As principais formas estão descritas adiante.

Exostoses hereditárias múltiplas (osteocondromatose, exostose osteocartilaginosa múltipla)

As exostoses hereditárias múltiplas (EHM) caracterizam-se por exostoses osteocartilaginosas múltiplas nas metáfises de ossos longos, provocando deformidades e nanismo. Dois tipos principais, a EHM-1 (MIM n. 133700) e a EHM-2 (MIM n.133701), relacionam-se com mutações nos genes *EXT-1 e EXT-2*, cujas proteínas formam um complexo hétero-oligomérico que catalisa a polimerização de heparan-sulfato e é um fator essencial na regulação da diferenciação, ossificação e apoptose de condrócitos. Os quadros macro e microscópico das exostoses são idênticos aos do osteocondroma solitário (ver adiante).

Encondromatose (doença de Ollier) e encondromatose com hemangiomas múltiplos (doença de Maffucci)

A encondromatose apresenta-se como encondromas múltiplos que comprometem sobretudo ossos curtos das mãos e dos membros inferiores, causando deformidades (Figura 27.6). A doença associa-se a mutações germinativas nos genes da isocitrato desidrogenase 1 e 2 (*IDH-1, IDH-2*). Nenhuma das duas condições parece ser determinada por herança genética de padrão mendeliano, embora ocorrência familial seja descrita. Admite-se a possibilidade de herança dominante, com baixa penetrância. Transformação maligna para condrossarcoma ocorre em 5 a 10% dos casos. Quando se associam hemangiomas múltiplos, a condição é conhecida como *doença de Maffucci*. Em alguns pacientes, são descritos tumores dos cordões sexuais do ovário e puberdade precoce. Os achados morfológicos de encondromas são semelhantes aos do encondroma solitário (ver adiante).

Displasia fibrosa, forma poliostótica (McCune-Albright)

A forma poliostótica da displasia fibrosa (MIM n. 174800) resulta de mutações somáticas no gene *GNAS-1* ocorridas no período pós-zigótico, em fase precoce do desenvolvimento;

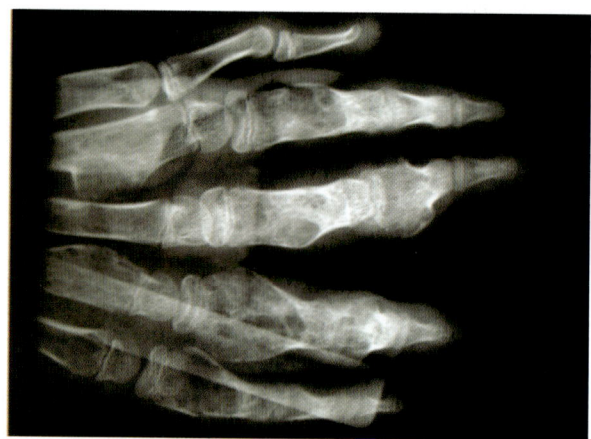

Figura 27.6 Encondromas múltiplos. Lesões osteolíticas insuflantes, em falanges proximais e médias.

o resultado é um mosaico, com populações monoclonais de células afetadas em vários tecidos. Acredita-se que mutações ativadoras no gene *GNAS-1* não mosaico seriam incompatíveis com a vida do embrião. Além de displasia óssea envolvendo múltiplos ossos, há pigmentação cutânea "café-com-leite" e puberdade precoce. Os achados morfológicos da displasia fibrosa serão discutidos adiante, em conjunto com as neoplasias.

▶ Doenças de armazenamento lisossômico com envolvimento esquelético (Grupo disostose multiplex)

Neste grupo estão as mucopolissacaridoses (MPS), em que as alterações esqueléticas prevalecem nas cartilagens, devido à sua riqueza em glicosaminoglicanos. A lesão básica consiste em aumento volumétrico e vacuolização dos condrócitos por acúmulo de glicosaminoglicanos. O crescimento ósseo é prejudicado, resultando em nanismo. Em alguns casos, após destruição celular, formam-se verdadeiros lagos ou cistos mucoides na cartilagem de crescimento. A matriz óssea não é alterada, e a quantidade de glicosaminoglicanos presentes nas células ósseas é normal.

Na MPS I (*síndrome de Hurler*), ocorrem deformidades ósseas, como gibosidade da coluna torácica, vértebras cuneiformes, hipoplasia das falanges distais, fechamento prematuro das suturas cranianas e limitação dos movimentos articulares. Na *síndrome de Morquio* (MPS IV), a linha de calcificação provisória é irregular e distorcida, formando focos de degeneração na matriz condroide. As vértebras são planas e responsáveis por nanismo (às vezes, a estatura do paciente não ultrapassa 70 cm). Há cifose dorsal, lordose lombar exagerada e cabeça fundida ao tórax. A expressão facial é característica: boca grande, dentes malformados, maxilar proeminente e nariz curto. Na *síndrome de Maroteaux-Lamy* (MPS VI), há lesões sobretudo nas extremidades de ossos longos (fêmur e úmero), cujas metáfises são irregulares, e as epífises, deformadas. Fragmentação da cabeça femoral é frequente. Há também redução da altura das vértebras e hipoplasia de outros ossos.

▶ Doenças genéticas associadas a mineralização anormal

Defeitos genéticos associados a vias metabólicas diversas interferem com a calcificação óssea, produzindo raquitismo ou osteomalácia.

Raquitismo dependente de vitamina D

Doenças genéticas associadas a transtornos na síntese ou na ação da vitamina D causam raquitismo. O raquitismo dependente de vitamina D tipo 1A (VDDR1A, MIM n. 264700), de herança autossômica recessiva, associa-se a mutação do gene *CYP27B1* (MIM n. 609506), que codifica a enzima 1-alfa-hidroxilase da 25-hidroxivitamina D_3, necessária para a síntese endógena da forma ativa da vitamina D. Clinicamente, as manifestações surgem na infância, com incapacidade para andar, deformidades ósseas e convulsões. Há ainda hipocalcemia, baixos níveis de 1,25 diidroxi-vitamina D_3 e níveis normais de 25-hidroxivitamina D_3. O tratamento requer altas doses de vitamina D_2 e reposição de vitamina D_3.

O raquitismo dependente de vitamina D tipo 2A (VDDR2A; MIM n. 277440) é causado pela falta de resposta do órgão-alvo à ação da vitamina D ativa, em razão de mutação no gene que codifica o receptor da vitamina D (VDR; MIM n. 601769). Clinicamente, encontram-se raquitismo e níveis séricos de vitamina D normais ou aumentados. Muitos pacientes apresentam alopecia e alterações na mineralização óssea.

Osteomalácia hipofosfatêmica

As doenças deste grupo são as causas mais comuns de raquitismo em países desenvolvidos. A anormalidade consiste em redução da reabsorção tubular de fósforo pelos rins. As manifestações clínicas aparecem geralmente no segundo ano de vida, com retardo do crescimento e arqueamento das pernas. O quadro radiológico mostra as alterações esqueléticas típicas de raquitismo. Histologicamente, há grande aumento na quantidade de matriz osteoide.

Diferentes genes e formas de herança podem estar envolvidos. Uma forma, de herança autossômica dominante, penetrância incompleta e idade de manifestação variável, relaciona-se com mutação no gene *FGF23* (MIM n. 605380), que codifica um dos membros da família de fatores de crescimento fibroblástico.

Uma forma dominante ligada ao X (MIM n. 307800) associa-se a mutação no gene da endopeptidase reguladora do fosfato (PHEX; MIM n. 300550). A enzima ativa ou degrada alguns peptídeos. A patogênese envolve aumento da excreção renal de fosfato, embora não tenha sido identificada uma alteração renal intrínseca. Em modelos animais, transplante renal não evita a manifestação da doença, sugerindo que o seu desenvolvimento se associa a algum fator humoral, resultando em bloqueio ou falha na expressão de alguma função essencial em diferentes células.

Hipofosfatasias

Deficiência da enzima fosfatase alcalina provoca raquitismo grave denominado hipofosfatasia. Em condoblastos e osteoblastos, a fosfatase alcalina (uma pirofosfatase) degrada o pirofosfato. Este mantém a solubilidade do cálcio nos tecidos e, quando não degradado localmente, impede a fixação do cálcio à matriz óssea. As formas clínicas de hipofosfatasia são classificadas de acordo com a idade de manifestação: perinatal/infantil (MIM n. 241500), juvenil (MIM n. 241510) e do adulto (MIM n. 146300).

Síndrome de Marfan

A síndrome de Marfan (MIM n, 154700) é doença hereditária, com transmissão autossômica dominante, que afeta o tecido conjuntivo e provoca manifestações clínicas muito variáveis, envolvendo particularmente o sistema esquelético, os olhos, o coração e os vasos sanguíneos (ver também Capítulos 15 e 16). As manifestações esqueléticas resultam em pacientes altos, com ossos anormalmente longos e aumento mais pronunciado no comprimento do segmento inferior do corpo. As extremidades são longas e delgadas, principalmente os dedos, sendo comparados a pernas de aranha (aracnodactilia). A coluna vertebral pode ser afetada, surgindo cifose, escoliose e deslocamento de vértebras. Deformidades nas costelas eventualmente provocam ora peito escavado, ora "peito de pombo". Tendões, ligamentos e cápsulas articulares são frouxos, permitindo hiperextensibilidade das articulações. As manifestações devem-se a mutação no gene da fibrilina 1 (*FBN1*; MIM n. 134797). A fibrilina é um dos principais constituintes das microfibrilas extracelulares, com ampla distribuição nos tecidos conjuntivos de todo o corpo (ver Capítulo 6).

27

Doença de Gaucher

Por deficiência de glicocerebrosidase, ocorre acúmulo de glicocerebrosídeos em muitas células no organismo, principalmente naquelas do sistema fagocitário mononuclear, constituindo as células de Gaucher (Figura 27.7 A e B). Estas ocupam os espaços medulares dos ossos e causam transtornos na remodelagem, hipoplasia medular, osteólise, infartos, predisposição a fraturas e infecções (osteomielite e artrite). Ausência de remodelagem no fêmur distal e na tíbia proximal é a anormalidade mais comum, caracterizando-se pela falta de funilização óssea ("formato de frasco de Erlenmeyer"; Figura 27.7 C). Células Gaucher-símiles são encontradas na leucemia mieloide e, raramente, no mieloma múltiplo.

▶ Malformações secundárias (deformidades)

Substâncias tóxicas ou agentes infecciosos a que o embrião fica exposto em determinada fase do desenvolvimento podem resultar em malformações secundárias por interferência na formação tecidual. Em geral, a atuação desses fatores é também limitada no tempo, de maneira análoga ao que ocorre quando há alterações em genes envolvidos nos processos de sinalização. Neste grupo de anormalidades, a embriopatia relacionada com exposição intrauterina à talidomida, que resulta em diferentes formas de amelia, é o exemplo mais notório.

Deformação pós-natal do tecido ósseo pode relacionar-se também com neuropatias, traumatismos e infecções. Exemplos são as deformações produzidas pela poliomielite, a sindactilia cicatricial (queimaduras) e a destruição de corpos vertebrais em processos tumorais ou infecciosos (tuberculose, mal de Pott).

▶ Doenças ósseas metabólicas

A eficácia do esqueleto em proporcionar sustentação adequada depende da massa óssea (quantidade) e do seu estado de mineralização (qualidade). O tecido ósseo é um compósito,

ou seja, é formado por componentes distintos: matriz colágena e mineral hidroxiapatita. A propriedade de resistência à tração, torção ou cisalhamento é garantida pela matriz colágena. A porção mineral propicia a resistência à compressão. Uma analogia pode ser obtida com o concreto armado. As barras de ferro proporcionam algum grau de elasticidade e previnem a ruptura da estrutura quando submetida a tensão ou torção. O cimento confere dureza, proporcionando resistência à compressão.

A quantidade de tecido ósseo depende de formação e reabsorção durante a remodelação óssea. A mineralização e o ritmo de remodelação são influenciados por inúmeros fatores sistêmicos. Osteopatia metabólica consiste em *distúrbio generalizado do esqueleto por transtornos metabólicos, independentemente da causa*. Osteoporose e osteomalácia são duas das principais osteopatias metabólicas. A *osteoporose* não é propriamente uma doença, mas o resultado comum de muitas afecções que provocam redução da massa óssea, com diminuição da resistência óssea e propensão a fraturas. Na analogia com o concreto armado, seria o caso de um viaduto sustentado sobre vigas finas e espaçadas, insuficientes em número e/ou espessura para o peso da estrutura, embora constituídas por cimento e ferragem. Trata-se, portanto, de distúrbio quantitativo, pois o osso remanescente é bem mineralizado. A *osteomalácia*, ao contrário, é caracterizada por mineralização deficiente da matriz óssea, faltando-lhe, portanto, a quantidade adequada de "cimento" para proporcionar a dureza necessária. *Osteopenia* refere-se, genericamente, à redução de massa óssea, de modo que um paciente com quadro radiológico de osteopenia pode ter osteoporose, osteomalácia ou outra doença óssea. No contexto da densitometria óssea, entretanto, osteopenia refere-se a pequena redução da massa óssea calcificada, sem atingir o nível de osteoporose (ver adiante).

A avaliação morfológica de uma osteopatia metabólica pode ser feita em material de biópsia (Figura 27.8 A), como da crista ilíaca. Entretanto, como são muito importantes a quantidade e a qualidade do componente mineral na distinção das principais doenças, a biópsia não pode sofrer descalcificação ácida convencional e inclusão em parafina. A obtenção de cortes histológicos em tecidos não descalcificados requer técnica especial, com inclusão em metacrilato e microtomia com navalha especial. Esta

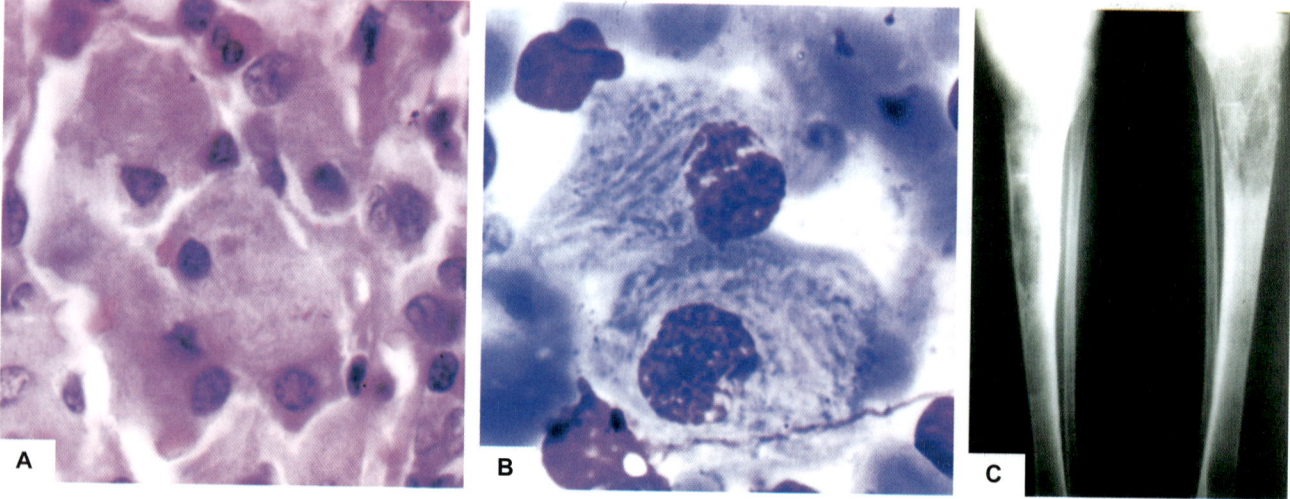

Figura 27.7 Doença de Gaucher. **A.** Células de Gaucher, em corte histológico. **B.** Células de Gaucher vistas em mielograma corado pelo Giemsa. O aspecto ranhurado do citoplasma é comparado ao de "papel amassado". **C.** Radiografia mostrando deformação da tíbia, com alargamento proximal.

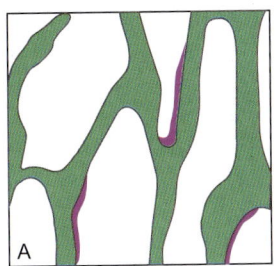 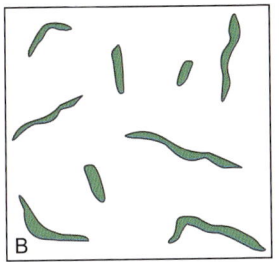 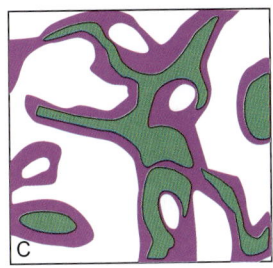

Figura 27.8 Alterações quantitativas e qualitativas do osso. A matriz mineralizada é ilustrada na cor verde e a matriz osteoide, na cor lilás. **A.** Tecido ósseo normal, com trabéculas de espessura usual; faixas estreitas periféricas de matriz osteoide, ainda não mineralizada. **B.** Osteoporose. As trabéculas são finas e sem conexões entre si, resultando em ampliação do espaço medular. Não há atividade osteoblástica evidente. **C.** Osteomalácia. Trabéculas largas com proeminente matriz osteoide não mineralizada.

técnica, como rotina, é inacessível à grande maioria dos laboratórios. O osso assim preparado pode ser submetido a análise histomorfométrica, que tem como objetivo avaliar a remodelação e a mineralização em termos de volume, superfície e número de células. Nesse procedimento, são empregados princípios de estereologia para se construir uma imagem tridimensional (segundo o mineralogista francês Delesse [1883], se forem feitas medidas em cortes muito finos, a proporção das áreas é igual à proporção dos volumes). Nos laboratórios em que a inclusão em resina não é disponível, a técnica de Tripp-MacKay, que consiste na incubação do tecido ósseo em nitrato de prata, com posterior descalcificação e processamento de rotina, permite a distinção entre a matriz osteoide não calcificada e a matriz calcificada subjacente, que se impregna pela prata. Para avaliar a dinâmina da ossificação, em alguns estudos o paciente recebe tetraciclina, que é incorporada pela matriz óssea em formação. A captação de tetraciclina pela matriz recém-formada, avaliada sob luz ultravioleta (microscópio de fluorescência), permite avaliar a velocidade e a extensão da formação óssea.

Osteoporose

Caso clínico: Paciente do sexo feminino, 73 anos de idade, procurou Unidade de Pronto Atendimento com dor no punho direito, depois de escorregar e cair em casa. Relata que, instintivamente, tentou evitar a queda com a mão direita estendida, tendo ouvido um estalo acompanhado de dor imediata. A radiografia mostrou fratura rádio distal. Relatou ainda menopausa aos 49 anos. Pesa 50 kg e mede 1,65 m. Realizou densitometria óssea, que evidenciou escore T de –2,7 para densidade óssea na coluna lombar e de –2,6 no quadril.

Osteoporose consiste em redução quantitativa da massa óssea, sem alteração histológica qualitativa da matriz. As trabéculas ósseas ficam mais delgadas, isoladas, perdendo a conexão umas com as outras. Os espaços intertrabeculares ficam alargados, com redução da densidade óssea. Os ossos ficam mais frágeis e vulneráveis a fraturas. Uma definição de osteoporose associa alto risco de fraturas a diminuição da densidade de massa óssea e alterações na microarquitetura histológica. A densidade óssea é em geral avaliada por densitometria óssea. O resultado da medida obtido para um determinado paciente é comparado com valores esperados para a média de densidade mineral óssea de adultos jovens saudáveis, do mesmo sexo e cor da pele. Valor de escore T abaixo de –2,5 desvios-padrão da média esperada é considerado como osteoporose. Osteoporose ocorre tanto em homens como

em mulheres. Em mulheres, o processo de perda da massa óssea acelera-se no período após a menopausa. Em homens, a perda óssea é observada em idade mais avançada, em torno de 10 anos a mais do que na população feminina. As fraturas associadas à osteoporose são chamadas de fraturas de baixo impacto, como as associadas a queda da própria altura, que em indivíduos com massa óssea preservada seriam insuficientes para provocar a fratura. *Osteopenia* é definida como diminuição da densidade óssea na faixa de –1 a –2,5 desvios-padrão.

Clinicamente, a osteoporose é classificada em *primária*, em que a perda óssea é a doença básica, e *secundária*, quando a perda óssea é atribuída a várias condições clínicas, uso de medicamentos e outros (Quadro 27.1).

Quadro 27.1   Classificação da osteoporose

Primária	
De involução	Pós-menopáusica
	Senil
Idiopática	Juvenil
	De adultos jovens
Secundária	
Endócrina	Acromegalia, hipercorticismo da suprarrenal, hiperparatireoidismo, hipogonadismo, diabetes, gestação e lactação, hiper e hipotireoidismo
Nutricional	Anorexia, desnutrição proteica, má absorção intestinal, escorbuto, anemias crônicas
Medicamentosa	Anticonvulsivantes, heparina, lítio, quimioterapia e corticosteroides
Neoplasias	Mieloma múltiplo, leucemia monocítica, mastocitose sistêmica, macroglobulinemia, carcinomatose
Hepatopatias	Colangite biliar primária, hepatopatia alcoólica, hemocromatose
Distúrbios hereditários	Osteogênese imperfeita, síndrome de Menkes, homocistinúria (relacionada com a deficiência de piridoxina), hipofosfatasia
Outras	Artrite reumatoide, pneumopatia crônica, pós-gastrectomia, imponderabilidade prolongada no espaço

27

Osteoporose primária, ou de involução, como a associada à menopausa e à senilidade, é a forma mais comum de osteopatia no idoso. No Brasil, segundo um estudo populacional (BRAZOS – *Brazilian Osteoporosis Study*, 2015), fratura por baixo impacto, na população acima de 40 anos, foi referida por 15,1% das mulheres e 12,8% dos homens. Os principais locais de fratura foram antebraço distal (fratura de Colles, 30%), fêmur (12%), úmero (8%), costelas (6%) e vértebra (4%). Com a tendência de envelhecimento da população, osteoporose representa um problema de importância crescente, com alto custo para o sistema de saúde e elevada morbi-mortalidade associada a fraturas em indivíduos idosos. Fraturas no quadril acarretam risco aumentado de morte, pior qualidade de vida e maior dependência de idosos para as atividades cotidianas. Fraturas na coluna, também associadas a risco aumentado de morte, indicam risco de novas fraturas e podem resultar em deformidades, como cifose, com dor crônica e perda de autoestima.

Fatores de risco para osteoporose incluem baixo peso corporal, baixo percentual de gordura corporal e baixo índice de massa corporal. Vida sedentária, tabagismo e ingestão de álcool também se correlacionam com perda óssea. Fatores genéticos também contribuem, tendo interesse várias vias de sinalização celular que atuam na regulação da massa óssea. Levantamento de peso é estímulo anabólico seguro, com conhecido efeito sobre a formação e a mineralização ósseas.

Embora todo o esqueleto esteja com remodelação alterada, as regiões de maior teor de osso trabecular são as mais suscetíveis à lesão. Às vezes, a manifestação inicial é dor aguda no dorso devida a fratura por compressão de uma vértebra torácica ou lombar, em muitos casos precipitada por atividades rotineiras. Com o tempo, os corpos vertebrais colapsados levam a cifose progressiva e a diminuição da estatura. O exame radiográfico mostra rarefação da matriz óssea calcificada, porém sua caracterização radiográfica correta depende de perda de cerca de 30 a 50% da massa óssea.

Osteoporose secundária refere-se à perda óssea associada a vários distúrbios e/ou condições clínicas. Entretanto, muitas dessas afecções comportam-se apenas como fatores que agravam a perda óssea natural da osteoporose de involução. Tratamento com glicocorticoides é causa frequente de osteoporose, uma vez que esses hormônios reduzem a massa óssea por aumentarem a reabsorção e reduzirem a formação óssea.

Patogênese

A alteração básica na doença consiste em descompasso na remodelação óssea, com aumento da reabsorção em relação à formação óssea. Reabsorção óssea acima de neoformação resulta gradativamente em deterioração estrutural e aumento da fragilidade óssea. Na doença, há perda óssea progressiva, diminuição do número e da largura das trabéculas e aumento da porosidade cortical.

Atividade física, movimentação, idade, alimentação e fatores hormonais influenciam diretamente a síntese e a reabsorção ósseas. Movimentos ósseos estimulam a atividade de osteoblastos. Assim, redução da atividade física que acompanha a idade ou que ocorre em outras situações contribui para a perda óssea. No climatério, há redução dos níveis de estrógenos. Nesta condição, a remodelação óssea é acelerada, e a taxa de reabsorção óssea supera à de formação. Parece que baixa de estrógenos aumenta a síntese de citocinas, as quais aumentam a disponibilidade de RANKL, ativam osteoclastos e reduzem os níveis de osteoprotegerina, favorecendo a formação e a ativação de osteoclastos.

Na osteoporose senil, ou inativa, há diminuição da osteoblastogênese. Além da imobilidade, o processo pode ser atribuído também ao próprio envelhecimento celular secundário ao acúmulo de radicais livres de O_2, o que altera as vias de sinalização celular ou leva a morte celular. Em modelos experimentais, estresse oxidativo associado à idade antagoniza a sinalização do WNT por desviar a ação da β-catenina, que reduz o número de osteoblastos e a formação óssea. Fatores hormonais sistêmicos, como diminuição do hormônio de crescimento e aumento do paratormônio, também contribuem para a diminuição da formação óssea em idosos.

Admite-se que os osteoblastos são induzidos a elaborar matriz por estímulos elétricos resultantes do exercício muscular. Experimentalmente, perda óssea em membros imobilizados é prevenida pela aplicação de forças elétricas, o que indica que alterações na piezoeletricidade podem ter valor terapêutico. A manutenção da densidade óssea depende da carga mecânica exercida sobre o esqueleto. Nos astronautas em viagens espaciais, há perda óssea evidente. Obesos, ao contrário, parecem menos propensos a osteoporose. Falta de exercício físico é fator de risco importante de osteoporose em homens e mulheres.

Aspectos morfológicos

Biópsia óssea e análise morfométrica não são realizadas de rotina na avaliação de osteoporose. Em amostras de tecido ósseo obtidas em cirurgias para correção de uma fratura, ou por outras razões, o patologista pode encontrar as alterações histológicas de osteoporose, com osso esponjoso apresentando trabéculas finas, espaçadas e desconectadas (Figura 27.8 B). Na cortical, há aumento da porosidade e dilatação dos canais de Havers. Os sinais de redução da massa óssea são mais marcantes nos corpos vertebrais, no colo do fêmur, nos metacarpos, no rádio distal, na tíbia e no úmero proximais e na pelve. Nas vértebras, que dependem do osso trabecular para sua integridade estrutural, a rarefação das trabéculas resulta em aumento da porosidade e perfurações na estrutura esponjosa, explicando as frequentes fraturas e o colapso de corpos vertebrais (fraturas por compressão e esmagamento). O enfraquecimento do osso subcondral e a expansão do disco intervertebral podem tornar o corpo vertebral bicôncavo, configurando a "vértebra em bacalhau".

Dependendo da atividade de remodelação, a osteoporose pode ser ativa, quando há evidências de absorção e produção óssea aumentadas (alta remodelação), ou inativa, com formação óssea reduzida e baixa atividade osteoclástica, predominando a atividade reabsortiva contínua (baixa remodelação). Estudos histomorfométricos usando os parâmetros dinâmicos (com marcação prévia com tetraciclina) permitem diferenciar as duas formas. Alta remodelação caracteriza-se por aumento da superfície e da quantidade de osteoide, aumento da superfície osteoblástica e da fração de superfície marcada pela tetraciclina (Figura 27.9). Simultaneamente, há maior número de osteoclastos, com maior superfície de absorção, e fibrose peritrabecular. Baixa remodelação mostra redução de osteoide e das superfícies osteoblásticas, redução na formação e mineralizacao ósseas e, na avaliação dinâmica, redução na marcação com tetraciclina.

(continua)

Aspectos morfológicos (*continuação*)

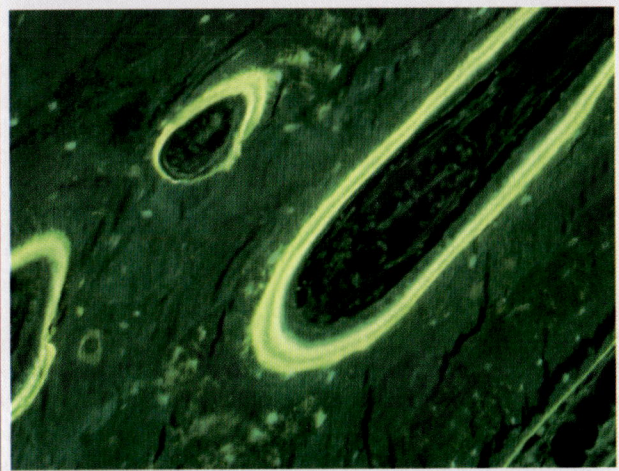

Figura 27.9 Tecido ósseo cortical não descalcificado, para ilustrar a alta taxa de remodelação óssea, com a marcação pela tetraciclina (*linhas fluorescentes*). (Cortesia Dra. Carolina Aguiar Moreira, Curitiba-PR.)

Comentários sobre o caso clínico: A paciente teve a fratura do rádio distal (fratura de Colles) ao sofrer queda da própria altura, provavelmente em razão de osteoporose (diminuição da densidade óssea com escore T abaixo de −2,5). Entre os fatores de risco para osteoporose, estão a menopausa sem terapia de reposição hormonal e o baixo índice de massa corporal. A abordagem clínica deve avaliar a densidade óssea por densitometria e pesquisar outros fatores de risco, como uso de medicamentos (glicocorticoides e outros) e tabagismo. A conduta está relacionada à prevenção de quedas e à diminuição do risco de fraturas, podendo envolver tratamentos farmacológicos (suplementação de cálcio, vitamina D, bifosfonatos, uso de estrógenos ou modificadores seletivos de receptores de estrógenos) e exercício físico com suporte de peso.

Osteoporose circunscrita. As lesões restringem-se a uma parte do osso ou a um segmento do esqueleto. Condição muito frequente, tem como exemplo clássico a osteoporose por desuso em ossos imobilizados; na falta de movimentos, há reabsorção acelerada sem produção óssea compensadora. A lesão ocorre após imobilização por fraturas e paralisias, principalmente as devidas a doenças do neurônio motor inferior (paraplegia, quadriplegia etc.). A osteólise resultante provoca hipercalcemia e hipercalciúria, às vezes em níveis ameaçadores para o paciente imobilizado. Cessada a imobilização e com o retorno dos movimentos, há reativação de osteoblastos e involução da osteopenia.

Atrofia

Atrofia é a perda de massa óssea por mecanismos diversos daqueles que se supõe atuarem na osteoporose. Todavia, nem sempre há limites nítidos entre os dois processos. Atrofia por compressão, por redução do suprimento sanguíneo ou por outros mecanismos ocorre em inúmeras condições: (a) nas costelas, nas vértebras ou no esterno em casos de aneurisma da

aorta; (b) por distúrbios circulatórios, como em trombose e embolia; (c) por desossificação (perda da matriz orgânica), verificada na doença de Paget e no hiperparatireoidismo; (d) por deficiência de mineralização, encontrada na hipovitaminose D e nas nefropatias crônicas; (e) atrofia aguda pós-traumática (osteoporose pós-traumática), que ocorre após traumatismos, às vezes mínimos (em alguns casos, uma simples punção), após inflamações osteoperiósteas ou osteoarticulares ou como resultado de lesões vasculares. A patogênese é obscura.

Alterações da mineralização

Em crianças, mineralização deficiente da cartilagem de crescimento e da matriz óssea provoca *raquitismo*. Em adultos, quando não estão mais presentes as cartilagens de crescimento, a condição é chamada de *osteomalácia* (ver também Capítulo 13). Em ambas, a patogênese é a mesma. As principais causas de raquitismo e osteomalácia são: (1) carência de vitamina D; (2) deficiência de cálcio. As alterações da mineralização óssea de causa genética foram abordadas anteriormente.

Deficiência de vitamina D diminui a absorção intestinal de cálcio e causa hipocalcemia, que estimula a secreção de PTH pelas paratireoides, mantendo-se a calcemia normal. Elevação de PTH provoca aumento da reabsorção de cálcio do esqueleto, resultando em queda da fixação do cálcio à matriz óssea, o que leva a raquitismo ou osteomalácia.

Além de deficiência dietética, hipovitaminose D pode ser provocada por: (a) redução na síntese de seus precursores por exposição insuficiente à luz solar; (b) diminuição ou falta de absorção de calciferol em doenças intestinais, hepáticas e pancreáticas; (c) diminuição na síntese de vitamina D_3 por hepatócitos, como na cirrose; (d) doenças genéticas com defeitos em genes que codificam enzimas necessárias à síntese de vitamina D endógena ou receptores celulares de vitamina D (ver anteriormente, Raquitismo dependente de vitamina D).

Deficiência de cálcio deve-se a: (a) hipovitaminose D; (b) deficiência de cálcio na dieta; (c) absorção reduzida de cálcio em doenças intestinais com diarreia e má absorção (p. ex., doença celíaca); (d) eliminação excessiva de cálcio pela mama e pela placenta em consequência de lactações e gestações sucessivas; (e) utilização do cálcio como base fixa; (f) excreção renal excessiva (hipercalciúria). Independentemente da causa, a alteração óssea básica consiste na ausência de mineralização adequada dos ossos, resultando em excesso de matriz não calcificada e em feixes osteoides anormalmente largos e extensos.

Raquitismo

A lesão inicial consiste na falta quase completa de calcificação da substância intercelular do disco epifisário. Como consequência, os condrócitos não degeneram e não morrem, e a cartilagem não é invadida de maneira adequada por fibroblastos e capilares (como ocorre normalmente na ossificação endocondral). O resultado é que a zona de crescimento continua a se desenvolver e o disco epifisário torna-se mais espesso. Os prolongamentos cartilaginosos que penetram na diáfise são volumosos, tornando a junção osteocondral irregular, denteada e desorganizada. Em torno dos prolongamentos cartilaginosos, proliferam osteoblastos, que elaboram osteoide. Como este não se calcifica, a zona metafisária fica constituída quase somente por tecido osteoide e cartilagem; permanece mole, sujeito a compressões, deformações, curvaturas e fraturas, provocadas às vezes apenas pelo peso do corpo. Tais ações mecânicas desorganizam

27

ainda mais a zona epifisária e favorecem o aparecimento de hemorragias e fibrose. Ao mesmo tempo, proliferam osteoblastos no periósteo, responsáveis pela produção de tecido osteoide na região subperióstea, em correspondência com as metáfises.

O aspecto macroscópico e os quadros clínico e radiográfico resultam dessas alterações, de modo especial a deficiência de mineralização. As epífises ficam bastante alargadas, os ossos longos são deformados e, na junção osteocondral de cada costela, forma-se um nódulo pela proliferação de osteoide por osteoblastos do periósteo. O conjunto desses nódulos forma o *rosário raquítico*.

Clinicamente, as crianças com raquitismo são apáticas e irritadiças. Recém-nascidos e lactentes ficam deitados a maior parte do tempo, o que resulta em maior pressão sobre a cabeça e o tórax. O crânio torna-se achatado pela pressão sobre os occipitais, e as bossas frontais são projetadas para a frente, formando-se a chamada "cabeça quadrada". A caixa torácica também fica projetada para a frente (peito de pombo); a pelve pode ficar deformada. Em crianças que já começaram a andar, as zonas de maior pressão são diferentes. Além dessas deformações, somam-se outras: arqueamento dos membros inferiores e, às vezes, também dos superiores; deformidades da coluna vertebral, especialmente acentuação da lordose lombar.

Radiograficamente, as lesões são mais evidentes nos ossos de crescimento mais rápido, sobretudo nas extremidades dos ossos longos, como próximo da articulação dos punhos e joelhos e nas junções osteocondrais. A irregularidade na zona metafisária é comparada aos pelos eriçados de um pincel. A extremidade óssea em forma de taça resulta provavelmente de efeito mecânico sobre o osteoide. A cortical é mal definida, e áreas de menor densidade podem aparecer na região medular.

Osteomalácia

Osteomalácia resulta de hipovitaminose D no adulto, ou seja, de deficiência da vitamina que ocorre após a ossificação dos centros epifisários. A lesão consiste em falta de deposição de cálcio e fósforo no tecido osteoide que se forma em substituição à destruição normal do tecido ósseo (Figura 27.8 C). Com isso, surgem quantidade excessiva de matriz não mineralizada, fibrose medular e raros osteoclastos. Em consequência, o esqueleto aparece transparente nas radiografias; os ossos são maleáveis e deformam-se. Em geral, existem hipocalcemia, hipocalciúria, hipofosfatemia e níveis baixos de 1,25(OH)$_2$-vit. D.

Lesões ósseas em outras hipo e hipervitaminoses

Na hipovitaminose A, a maturação dos condroblastos é anormal, ficando alterada a calcificação da matriz. A hipervitaminose A crônica provoca hiperostose cortical. A hipovitaminose C causa escorbuto, hoje raro. As lesões ósseas são observadas na metáfise dos ossos em crescimento. Há alteração na proliferação de condrócitos e de osteoblastos, impedindo a síntese de matriz orgânica. O crescimento do disco epifisário é lento, e a falta de suporte para as trabéculas subjacentes torna o disco e a diáfise facilmente fraturáveis. Outra alteração resulta de hemorragias no periósteo e na metáfise dos ossos dos membros inferiores em consequência de fragilidade vascular. Os hematomas assim formados parecem ser responsáveis pela ossificação intramembranosa na superfície externa da cortical, evidente à radiografia como uma camada óssea compacta envolvendo a diáfise.

Alterações ósseas de causa endócrina

Hiperparatireoidismo

Hiperparatireoidismo é causa frequente de alterações no esqueleto por causa do excesso de paratormônio (PTH). *Hiperparatireoidismo primário* é causado por neoplasias (80 a 85% adenomas, mais raramente carcinoma) ou hiperplasia primária (10%) das paratireoides. *Hiperparatireoidismo secundário* resulta de hiperplasia das paratireoides em consequência de qualquer condição provocadora de hipocalcemia prolongada, sobretudo insuficiência renal crônica, que resulta em retenção de fosfatos e eliminação de cálcio. Hipocalcemia por doença renal deve-se ainda a baixa conversão renal da 25-(OH)D$_3$ em 1,25-(OH)D$_3$ (forma ativa da vitamina D). Em geral, comprometimento do esqueleto aparece cerca de 2 anos após o início de insuficiência renal e é quase sempre proporcional à intensidade e duração desta. Sobretudo em crianças, aparecem deformidades osteoarticulares (joelho ou coxa valga), dores ósseas e diminuição do tamanho do esqueleto (nanismo renal). Excesso de cálcio sérico por mobilização dos depósitos ósseos facilita calcificações metastáticas e calculose renal. Nos rins, o íon cálcio inibe a reabsorção de fosfatos, com consequentes fosfatúria e hipofosfatemia. Em certos casos de hiperparatireoidismo secundário, a estimulação prolongada das glândulas resulta em adenoma ou hiperplasia difusa (hiperfunção autônoma), o que constitui o *hiperparatireoidismo terciário* (ver Capítulo 29).

Osteodistrofia renal faz parte de uma condição mais ampla conhecida como *distúrbio mineral e ósseo da doença renal crônica*. Osteodistrofia renal refere-se à alteração morfológica de ossos quantificável pela histomorfometria, representando uma das medidas do envolvimento esquelético por alteração sistêmica. Distúrbio mineral e ósseo em doenças renais crônicas envolve, além de alterações na remodelação, na mineralização e no volume ósseos, anormalidades no metabolismo de cálcio, fósforo, PTH e vitamina D e calcificações patológicas em tecidos moles ou vasos.

Aspectos morfológicos

O quadro anatômico de hiperparatireoidismo é semelhante em todas as suas formas e, pelos vários efeitos do PTH e do seu equilíbrio com a calcitonina, é polimorfo. Como o PTH estimula a atividade celular, as lesões (absorção de tecido ósseo e sua substituição por tecido fibroso e por matriz óssea não calcificada) não são uniformes e dependem do número de fibroblastos (fibro-osteoblastos) do endósteo e do periósteo capazes de responder ao PTH e do modo como eles reagem ao estímulo. Assim, formam-se: (1) áreas onde predomina a simples absorção, condicionando osteoporose (osteoporose paratireóidea), fragilidade óssea e fraturas; (2) outras em que prevalece a substituição fibrosa (distrofia fibrosa) ou a produção de matriz, tornando o osso mole e deformável; (3) áreas de hiperplasia de osteoclastos, cuja proliferação às vezes continua após absorvido, nessa região, todo o osso. Tais lesões favorecem microfraturas e hemorragias. Em consequência, há migração de macrófagos e neoformação de vasos e de tecido conjuntivo, o que, em conjunto, forma massas tumoriformes ou "tumores castanhos", devido à coloração parda consequente ao conteúdo de hemossiderina derivada de hemorragias. Essas tumorações regridem após remoção

(continua)

Aspectos morfológicos (*continuação*)

da paratireoide com adenoma ou hiperplasia; (4) nas áreas de absorção ou de neoformação celular e em correspondência com microfraturas, coexistem aumento da vascularização, hematomas intraósseos e, após sua absorção, cistos residuais.

Em resumo, os quadros macroscópico e radiográfico mostram: (1) áreas ou focos múltiplos de reabsorção subperióstica da cortical óssea, que adelgaçam a diáfise e aparecem como imagens lacunares; (2) zonas de osteoporose e fraturas; (3) osteomalácia e distrofia fibrosa, com deformidades ósseas (encurvamentos, colapso das vértebras etc.); (4) hematomas intraósseos e cistos residuais, que aparecem em radiografias como áreas de lise bem definidas; (5) tumores castanhos (osteoclásticos), que destroem a cortical óssea e, na radiografia, podem simular neoplasia maligna (Figura 27.10).

As alterações mais precoces são vistas habitualmente na cortical dos alvéolos dentários (reabsorção da lâmina dura), nas extremidades das clavículas, nas mãos e na sínfise pubiana. O diagnóstico por biópsia pode ser difícil em virtude da natureza focal e variada das lesões. O "tumor castanho" confunde-se com o tumor de células gigantes dos ossos (ver adiante), porém, no primeiro, os osteoclastos tendem a se agrupar nos focos de hemorragia, e o estroma é fibroso. Além disso, nos casos típicos tende a localizar-se na diáfise, enquanto o tumor de células gigantes é da epífise.

A biópsia óssea associada a histomorfometria representa o padrão-ouro no diagnóstico e na classificação da osteodistrofia renal. A avaliação deve quantificar a remodelação óssea (*turnover*), a mineralização e o volume. Entretanto, dada a disponibilidade clínica restrita do procedimento, a avaliação do *status* ósseo tem sido conduzida com medidas não invasivas de densidade óssea e avaliações bioquímicas seriadas de PTH.

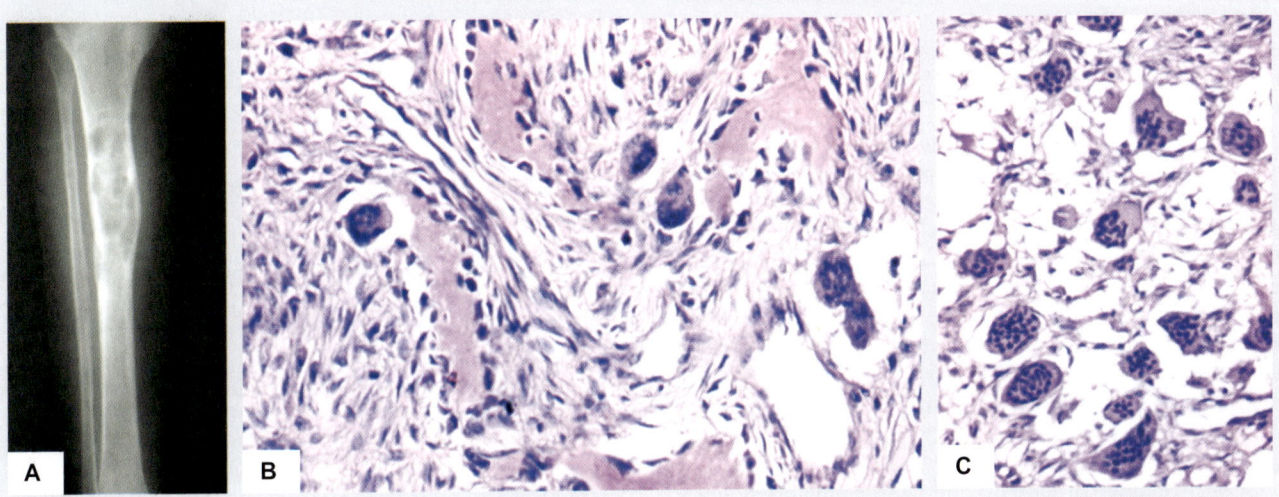

Figura 27.10 Hiperparatireoidismo. **A.** Radiografia da tíbia com lesão lítica de aspecto multiloculado e osteoporose. **B.** Aspecto histológico mostrando fibrose e áreas de reabsorção óssea, com atividade osteoclástica. **C.** Acúmulo de células gigantes osteoclásticas junto a canais vasculares.

Outras endocrinopatias

No *hiperpituitarismo*, excesso de hormônio do crescimento (GH) causa gigantismo em crianças e acromegalia em adultos. No *gigantismo*, excesso do GH estimula a proliferação de condrócitos na cartilagem de conjugação, havendo retardo da ossificação e alongamento dos ossos. Na *acromegalia*, como o excesso do GH ocorre depois da ossificação da placa epifisária, o osso cresce a partir de depósitos cartilaginosos remanescentes e do periósteo. Por isso, os ossos tornam-se proporcionalmente mais largos, sobretudo em determinados segmentos. A característica principal é o crescimento hipertrófico nas extremidades (mãos em enxada, em raquete ou esborrachadas). Outras modificações são alongamento anteroposterior do crânio, hipertrofia da mandíbula e exagero das apófises mastoides e da protuberância occipital (ver Figura 29.24). O tórax é achatado transversalmente, e o esterno é espesso e saliente; as vértebras são aumentadas de volume, e os ossos ilíacos, espessos.

Deficiência de GH no *hipopituitarismo*, isolada ou associada à carência de outros hormônios, em crianças leva ao nanismo hipofisário. Há retardamento na ossificação e persistência das cartilagens de conjugação, de modo que o crescimento ósseo é defeituoso, com trabéculas e cortical ósseas delgadas e de baixa densidade radiográfica.

Lesões ósseas no *hipertireoidismo* são pouco comuns, mas podem ocorrer em forma de desmineralização e osteoporose em indivíduos idosos. No hipertireoidismo de jovens em crescimento, a ação dos hormônios tireoidianos sobre os condrócitos epifisários pode provocar aumento da estatura. No *hipotireoidismo*, as alterações ósseas são variadas. No cretinismo, é evidente o retardo do crescimento, produzindo-se, em certos casos, nanismo tireoidiano. Retardo na ossificação de cartilagens epifisárias é quase constante. A ossificação perióstica não se altera, e por isso é normal o crescimento transversal dos ossos longos.

▶ Alterações da circulação

Osteonecrose

Osteonecrose significa morte do tecido ósseo e da medula óssea, sem relação com doença infecciosa. Na lesão, os osteócitos desaparecem, e as lacunas ficam vazias e aumentadas

27

de volume. A gordura medular necrótica sofre saponificação e calcificação distrófica, o que é responsável pelo aumento da densidade radiográfica. Na periferia da necrose surge fibrose, podendo o processo sofrer transformação cística.

Osteonecrose é causada por: (a) traumatismos, incluindo fraturas, deslocamentos e cirurgias; (b) tromboêmbolos, como em cardiopatias e aterosclerose; (c) doenças sistêmicas, como artrite reumatoide, lúpus eritematoso, policitemia, anemia falciforme, doença de Gaucher e histiocitose de células de Langerhans; (d) corticoterapia; (e) pancreatite e alcoolismo; (f) autoenxertos e aloenxertos (receptores de transplante renal); (g) radiações ionizantes. Em certo número de casos, a osteonecrose é idiopática. *Osteonecrose disbárica* é um efeito tardio da doença de descompressão; cerca de 20% mergulhadores profissionais que trabalham em grandes profundidades e em trabalhadores submetidos a ambientes de alta pressão podem apresentar infartos ósseos.

Um grupo de doenças clínicas heterogêneas que afetam as epífises e as apófises de crianças e adolescentes recebe denominações epônicas, conforme o local acometido.

A *doença de Legg-Calvé-Perthes*, definida como necrose avascular idiopática da cabeça femoral, tem como lesão básica infarto ósseo subcondral. A doença inicia-se em geral entre 2 e 12 anos de idade (idade média, 7 anos) e é mais frequente no sexo masculino (4:1). A etiologia é desconhecida, mas admite-se que a necrose resulte de isquemia da epífise por alteração nas artérias retinaculares. Após o infarto, cessa temporariamente o processo de osteogênese, porém a cartilagem articular, nutrida pelo líquido sinovial, mantém-se bem constituída. Em seguida, ocorre revascularização da epífise, com formação de tecido de granulação, fibrose e, finalmente, reossificação. Entretanto, na forma completa da doença, posteriormente ocorre fratura subcondral, com quadros clínico e radiográfico típicos, que requerem 2 a 4 anos ou mais para cura completa. Como sequela, surge deformidade da cabeça femoral e, às vezes, do colo do fêmur (osteoartrose secundária).

A necrose do osso navicular do tarso denomina-se *doença de Köhler*; a da cabeça do metatarso, *doença de Freiberg*; a do osso semilunar, *doença de Kienboeck*; a da tuberosidade tibial, *doença de Osgood-Schlatter*.

Osteocondrite dissecante refere-se a pequena área de infarto subcondral na epífise de ossos longos. Não se trata de processo inflamatório e, por isso, o termo não é o mais apropriado. A cartilagem que cobre a área de infarto cai no espaço articular, originando um corpo livre na cavidade. Na maioria dos casos, afeta a região do joelho, em especial o côndilo medial do fêmur. A doença é mais comum em adolescentes e adultos jovens do sexo masculino.

O quadro histológico nas diferentes formas de osteonecrose depende do estágio evolutivo. Com a morte dos osteócitos, as trabéculas ósseas desvitalizadas mostram lacunas vazias. A necrose também afeta a medula óssea, com lise tecidual. À medida que a lesão progride e dependendo do restabelecimento do fluxo sanguíneo, surgem processos reparativos, com áreas de neoformação óssea e fibrose da medula (Figura 27.11). A cartilagem articular, que é avascular e nutrida pelo líquido sinovial, é mais resistente a isquemia; como é destituída de pericôndrio, entretanto, ao sofrer dano, tem limitada capacidade regenerativa.

Alterações ósseas em hemopatias

O tecido ósseo e o hematopoético, embora distintos em estrutura e função, são anatomicamente interdependentes. Uma osteopatia pode interferir na hematopoese, assim como uma hemopatia pode afetar o osso, particularmente em doenças sistêmicas.

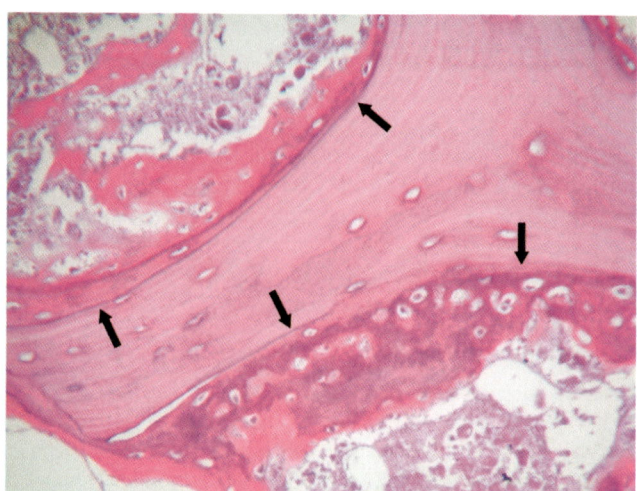

Figura 27.11 Osteonecrose. Trabécula óssea desvitalizada, com lacunas vazias, sobre a qual novo tecido ósseo é sintetizado (*setas*), por aposição. No espaço intertrabecular, há material necrótico, amorfo.

Anemias hemolíticas

Alterações ósseas ocorrem em qualquer tipo de anemia hemolítica, porém são mais evidentes em hemoglobinopatias, sobretudo na talassemia e na anemia falciforme (drepanocitose). Na *talassemia*, em crianças e pré-púberes as lesões ósseas, embora sistematizadas, são mais características no crânio e nos ossos da mão. No crânio, a hiperplasia medular provoca erosão da tábua externa e grande alargamento da díploe. As trabéculas reconstruídas verticalmente dão imagem radiográfica característica, em "raios de sol". Os ossos curtos das mãos são insuflados, com cortical fina, levemente trabeculados e poróticos. Tais alterações esqueléticas resultam de remodelação óssea, como reação à expansão da medula.

Na *drepanocitose*, são frequentes alterações ósseas resultantes de hiperplasia medular, de trombos de hemácias falciformes e de infecções secundárias. Hiperplasia da medula óssea provoca alargamento da cavidade medular, adelgaçamento da cortical e reabsorção das trabéculas, conferindo ao osso radiotransparência homogênea, com aspecto de "osso lavado". No crânio, há também esboço de reação espiculada em "raios de sol". As obstruções vasculares causam infartos múltiplos, às vezes extensos, acompanhados de calcificação medular. Osteomielites crônicas multifocais são frequentes, por infecções secundárias, geralmente por salmonelas.

Hemofilia

As duas principais alterações são artropatia e pseudotumor hemofílico. *Artropatia hemofílica* é secundária a hemorragias múltiplas na cavidade articular, resultantes de traumatismos mínimos. Hemorragias sucessivas induzem hiperplasia da membrana sinovial, reação inflamatória asséptica e deposição de hemossiderina. Em fase mais tardia, há fragmentação e erosão da cartilagem e invasão desta pela membrana sinovial hipertrófica. Formam-se cistos no osso subcondral, e o processo adquire características de osteoartrose secundária. Finalmente, surgem subluxações, contratura muscular, rigidez e retração da cápsula articular.

Pseudotumor hemofílico, mais comum no ilíaco, no fêmur e na tíbia, resulta de hematomas intraósseos e subperiósticos. Destruição da cortical, infiltração de tecidos moles e reações periósticas dão imagens radiográficas indistinguíveis de tumores malignos. O quadro histológico é de hematoma organizado, com proliferação fibroblástica, reação macrofágica e hemossiderina abundante.

Leucemias

Em leucemias, são frequentes alargamento da cavidade medular e destruição da cortical, tanto em formas agudas de crianças como em crônicas de adultos. Em crianças, as lesões podem simular osteomielite e, como tal, são às vezes tratadas. Infiltração de células leucêmicas na metáfise em crescimento pode bloquear a osteogênese; na diáfise, provoca pequenas e múltiplas lesões líticas irregulares, como "roído de traça"; no periósteo, induz a formação de finas camadas ósseas apostas à cortical.

Doença de Paget óssea

Caso clínico: Homem de 72 anos de idade relata dor no quadril e na coxa esquerda, há pelo menos 3 anos. Ao exame físico, foi constatada redução da mobilidade da articulação coxo-femoral, bilateralmente. Não foram observados edema, calor local ou outros sinais inflamatórios. Radiografias mostraram osso ilíaco esclerótico, com cortical espessada, e redução do espaço articular no acetábulo. Exames de laboratório demonstraram fosfatase alcalina de 256 U/L (normal até 129 U/L), cálcio de 9,5 mg/dL e fósforo de 3,5 mg/dL. Testes de função hepática não apresentaram alterações. Na biópsia óssea obtida do ilíaco, foi observada perda da trabeculação óssea usual, com áreas alargadas de matriz mostrando linhas cementantes evidentes, com aspecto em mosaico, além de aumento do número de osteoblastos e osteoclastos.

Doença de Paget óssea é enfermidade crônica caracterizada por reabsorção óssea seguida de remodelação excessiva e desordenada. Nela, o osso destruído é substituído por osteoide, o que leva a aumento de volume e a deformidades ósseas; há, pois, osteólise e osteoesclerose simultâneas. A doença manifesta-se após 40 anos de idade e é mais comum em homens. Doença de Paget é incomum no Brasil, porém frequente na população branca da Europa, EUA, Canadá, Austrália e Nova Zelândia; é rara ou inexistente nas populações nativas da Ásia, África e América do Sul. A distribuição geográfica sugere base genética de suscetibilidade à doença, com possível origem no noroeste da Europa e sua distribuição a outros continentes, por meio dos fluxos migratórios.

A doença de Paget apresenta-se de duas formas: (a) localizada ou monostótica, que atinge um só osso ou parte dele e ocorre preferencialmente na tíbia, em vértebras ou na mandíbula; (b) generalizada ou poliostótica, que compromete vários ossos, como sacro, ilíaco, crânio, vértebras, tíbia, fêmur e escápula.

A etiologia é desconhecida. Foram propostas várias hipóteses, como distúrbios na biossíntese do colágeno, transtornos vasculares e até neoplasia. Em diferentes estudos, foram demonstradas inclusões virais em osteoclastos. Estudos imuno-histoquímicos subsequentes revelaram antígenos paramixovirais idênticos aos do sarampo e do vírus sincicial respiratório nos núcleos e no citoplasma de osteoclastos. Hibridação *in situ* também demonstrou sequências do vírus do sarampo em osteoclastos. Tais fatos levaram a se considerar a doença de Paget como uma infecção por vírus da família paramixovírus, semelhante a certas doenças por vírus lentos, como a panencefalite subaguda esclerosante. Dados experimentais indicam que a exposição de precursores de osteoclastos a agentes virais aumenta a sua atividade, mas permanecem conflitantes as evidências definitivas de etiologia infecciosa para a doença em humanos.

Nos últimos anos, tanto a incidência como a gravidade da doença de Paget têm diminuído, indicando que mudanças em fatores ambientais, incluindo melhoria na alimentação, menor exposição a agentes infecciosos e vida mais sedentária, reduzindo a carga e a exigência mecânica sobre o esqueleto, interferem na predisposição à doença.

A patogênese da doença de Paget parece estar relacionada primariamente com aumento da atividade de osteoclastos e seus precursores. Formas hereditárias da doença são descritas, mas são bem mais raras e associam-se a genes que regulam a função dos osteoclastos. História familial é positiva em pelo menos 15% dos pacientes com a doença de Paget clássica.

A doença tem evolução geralmente lenta e benigna. As manifestações incluem dor consequente a fraturas, lombalgia, sintomas resultantes de compressão de nervos que passam por forames ósseos, compressão medular, paraplegia e osteoartrose secundária. Na forma poliostótica, podem surgir distúrbios hemodinâmicos em virtude de hipervascularização óssea, com aumento da temperatura local, eritema e, às vezes, insuficiência cardíaca de alto débito. Perda auditiva relaciona-se com comprometimento do osso temporal. A complicação mais temida é a transformação sarcomatosa (1 a 5% dos casos). O sarcoma pagético pode ter aspecto de osteossarcoma, fibrossarcoma, sarcoma indiferenciado ou condrossarcoma, de comportamento mais agressivo do que o habitual. Transformação sarcomatosa ocorre mais frequentemente em fêmur, pelve, úmero, tíbia e maxila.

Aspectos morfológicos

O quadro radiográfico mostra áreas de osteólise, às vezes isolada (osteoporose circunscrita). No crânio, áreas alternadas de osteólise e de esclerose podem configurar a imagem em "flocos de algodão"; nas vértebras, a esclerose marginal produz a "imagem em moldura"; comprometimento dos ossos faciais, grosseiramente espessados, configura o quadro de leontíase óssea; são comuns deformidades dos ossos longos com encurvamentos do fêmur e da tíbia ("tíbia em sabre"). Aumento do diâmetro do crânio impõe aos pacientes a necessidade de adquirir chapéus ou capacetes maiores.

As lesões são divididas em três fases: (1) de reabsorção, osteolítica ou "quente"; (2) mista, osteolítica-osteoblástica; (3) osteoesclerótica, inativa ou "fria". Inicialmente, há proliferação conjuntivo-vascular substituindo a medular normal. Em seguida, surge aumento do número de osteoclastos no tecido ósseo, resultando em grandes áreas de reabsorção. Os osteoclastos são polimorfos, às vezes muito volumosos, e podem conter número excessivo de núcleos, dezenas ou até 100 por célula. Há também atividade osteoblástica e neoformação de osso não lamelar. Episódios repetidos de remoção e de formação resultam em numerosos e pequenos fragmentos ósseos entremeados por linhas de cimento evidentes, configurando o *aspecto de mosaico* característico da doença (Figura 27.12). Com a evolução, o excesso de produção óssea torna o osso mais denso e mais compacto, estruturalmente anormal. É também mais intensa a atividade osteolítica dos osteócitos (osteólise osteocítica). Em consequência dessas modificações, os ossos, apesar de espessados, são moles, leves e porosos como "pão seco" ou "pedra-pomes", podendo ser cortados facilmente com uma faca e, em contato com a água, deixam-na passar como peneira.

(continua)

27

Aspectos morfológicos (*continuação*)

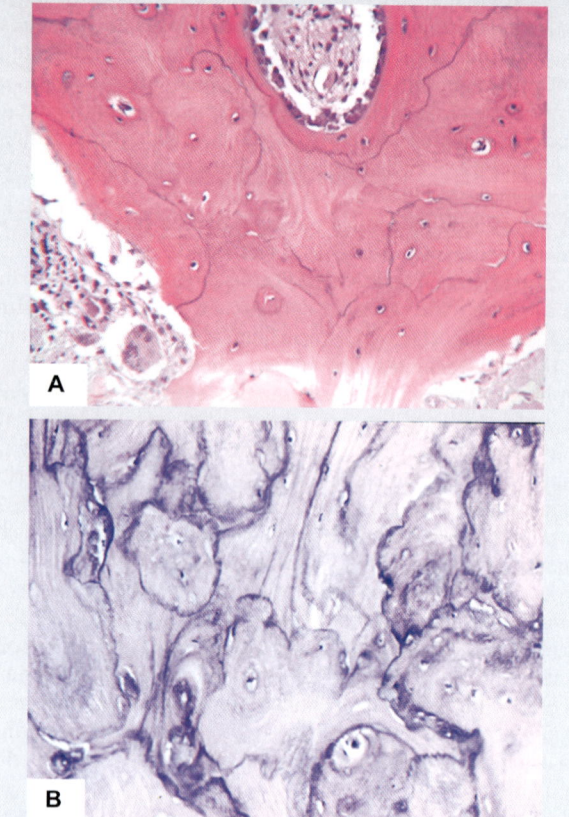

Figura 27.12 Doença de Paget. **A.** Trabécula óssea espessada, com atividade osteoblástica na face superior e lacuna de reabsorção por osteoclastos na face inferior. **B.** Aspecto em mosaico característico, produzido pelas linhas cementantes proeminentes.

A doença é assintomática em muitos pacientes, sendo descoberta por acaso por radiografia ou alta taxa sérica de fosfatase alcalina, resultante da grande atividade osteoblástica, principalmente na forma poliostótica. Há também elevação de osteocalcina e da excreção urinária de hidroxiprolina por causa da desintegração do colágeno. Os níveis de fósforo e de cálcio são normais, embora possa ocorrer hipercalcemia na fase de maior osteólise. Apesar do uso de medicamentos para inibir a atividade osteoclástica (calcitonina, bifosfonatos e mitramicina), a doença ainda é incurável.

Comentários sobre o caso clínico: O paciente tem achados radiográficos e patológicos típicos de doença de Paget óssea. A elevação da fosfatase alcalina (excluída a possibilidade de doença hepática) e a biópsia óssea indicam atividade metabólica óssea aumentada. A terapia com bifosfonatos (com possível superioridade dos aminobifosfonatos) está indicada em casos com dor atribuída à doença de Paget, associada a aumento da atividade metabólica, podendo beneficiar o paciente.

Osteoartropatia hipertrófica

A osteoartropatia hipertrófica faz parte de uma síndrome caracterizada por: (1) espessamento cutâneo (paquidermia, *cutis verticis girata*); (2) hiperostose perióstica, principalmente na diáfise de ossos longos, metacarpos, metatarsos e falanges; (3) sinovite dolorosa nas articulações adjacentes; (4) baqueteamento digital.

A síndrome, que se apresenta nas formas primária e secundária, pode ser completa ou manifestar-se apenas por hiperostose. A primária é genética, progressiva e irreversível (paquidermoperiostose). A secundária segue-se a pneumopatias (carcinoma pulmonar, mesotelioma, metástases pulmonares, bronquiectasia, esquistossomose etc.) e hepatopatias crônicas; a lesão regride após o tratamento da doença originária.

A patogênese é desconhecida, porém parecem atuar alterações circulatórias locais. Admite-se que hipoxemia promove aumento do fluxo sanguíneo e desvios arteriovenosos, o que estimula a proliferação conjuntiva no periósteo e na membrana sinovial.

Os ossos comprometidos apresentam aposição de osso novo de origem perióstica sobre a cortical. A sinovite é inespecífica, com discreto infiltrado de mononucleares. O baqueteamento (dedos em baqueta de tambor) resulta de proliferação fibrovascular e de edema; as unhas podem deformar-se, tomando o aspecto de "vidro de relógio".

▶ Osteomielites

Caso clínico: Mãe traz o filho de 7 anos ao consultório com queixa de dor na região do joelho direito e febre baixa há 2 dias. Não havia história de traumatismo. A criança é incapaz de apoiar o peso sobre a perna afetada e apresenta restrição acentuada na movimentação. O número global de leucócitos foi de 9.500/μL. A taxa de sedimentação de hemácias (60 mm/h) e a proteína C reativa estavam aumentadas. A radiografia foi descrita como normal. A ressonância magnética demonstrou sinais de edema e inflamação da medula óssea. A hemocultura apresentou crescimento de *Staphylococcus aureus* sensível à meticilina.

Osteomielite é inflamação que acomete a medula óssea e o tecido ósseo esponjoso e compacto, podendo ou não se estender aos tecidos vizinhos. Na grande maioria dos casos, osteomielite resulta de infecção por bactérias piogênicas (osteomielite purulenta); outras formas são tuberculose, sífilis e osteomielite por fungos. As manifestações clínicas são muito variadas. Adultos com infecção hematogênica podem ter sinais e sintomas vagos, como dor e febre baixa, às vezes durante meses. Crianças podem apresentar irritabilidade, febre e sintomas locais de infecção.

Osteomielite purulenta aguda

É mais comum em crianças e adolescentes (5 a 15 anos) e acomete qualquer parte do esqueleto, preferindo ossos longos, como tíbia, fêmur, úmero e rádio, sobretudo a extremidade superior da tíbia e a inferior do fêmur.

Etiopatogênese

Os agentes mais comuns são estafilococos coagulase-positivos e, em menor frequência, estreptococos, pneumococos, *Escherichia coli*, gonococo, pseudômonas, klebsiela, salmonela (esta como complicação de febre tifoide e associada frequentemente a hemoglobinopatias, particularmente drepanocitose). Com a imunização da população, infecções pelo *Haemophyllus influenza* tornaram-se menos comuns. Em países desenvolvidos, boa parte dos casos é atribuída a *Kingela kingae*, um cocobacilo oral Gram-negativo da microbiota oral, difícil de ser cultivado em meios de cultura de rotina, estimando-se que possa ser a causa da maioria dos casos com culturas negativas. O microrganismo é identificado principalmente por meio de testes moleculares. Infecções por *K. kingae* tendem a ser mais brandas, com menor comprometimento sistêmico e com alterações laboratoriais mais discretas. No Brasil, ainda não há estudos sobre a participação desse microrganismo em infecções osteoarticulares. *Actinomicose* caracteriza-se por supuração, extensa osteólise e fístulas. As sedes preferenciais são vértebras, maxilares (penetração do agente através de dentes cariados), esterno, costelas e ossos da bacia. A *nocardiose* causa o *pé de Madura* e caracteriza-se por osteólise principalmente dos ossos do tarso.

Os microrganismos alcançam o osso: (1) pela corrente sanguínea; (2) por contiguidade de foco infeccioso; (3) por via direta, em traumatismos, fraturas expostas, feridas penetrantes e cirurgias. A via sanguínea, a mais frequente, pode resultar de foco ativo, como furúnculo, abscesso renal, endocardite bacteriana, ou de foco inativo (p. ex., salmonelas que colonizam a vesícula biliar). Bacteriemia pode advir também de fontes triviais, como lesões mínimas de mucosas ou da pele, mastigação vigorosa e, segundo alguns, até da escovação de dentes. Contudo, muitas vezes o foco primário não é descoberto. Quando associada a bacteriemia, o processo inicia-se na medula (mielite) e, em seguida, atinge o osso através de seus canais (osteomielite).

Aspectos morfológicos

A inflamação, com infiltrado de neutrófilos, começa geralmente na região metafisária, talvez por ser a área mais vascularizada e porque os vasos são tortuosos e angulosos, resultando em estase. As bactérias penetram primeiro na parede vascular (vasculite), podendo formar-se trombos nos vasos intraósseos e, às vezes, até na artéria nutridora. Tais alterações levam a necrose e destruição do osso esponjoso e cortical (Figura 27.13). Se não tratada adequadamente, a inflamação purulenta metafisária propaga-se para o canal medular diafisário, aí permanecendo sob pressão durante certo tempo. Em seguida, destrói o endósteo e, através dos canais de Havers e de Volkmann, atinge a cortical externa, aflorando sob o periósteo. O periósteo se desloca e o pus se acumula entre este e a cortical, formando um abscesso subperióstico. Simultaneamente, ocorre neoformação óssea reacional (periostite ossificante). A partir do abscesso subperióstico, o pus pode propagar-se por toda a extensão da cortical óssea e causar necrose por compressão e trombose. Outra possibilidade é perfuração do periósteo e disseminação do pus para os tecidos moles, podendo formar fístulas que se abrem na pele (fístulas osteocutâneas). Outra via de disseminação, principalmente em crianças, é em direção à cartilagem epifisária. Esta é, em geral, resistente à infecção, porém em casos mais graves é invadida e o processo atinge a articulação, surgindo artrite supurativa e extensa destruição articular e anquilose. Destruição da cartilagem de crescimento provoca encurtamento do membro.

(continua)

Aspectos morfológicos (*continuação*)

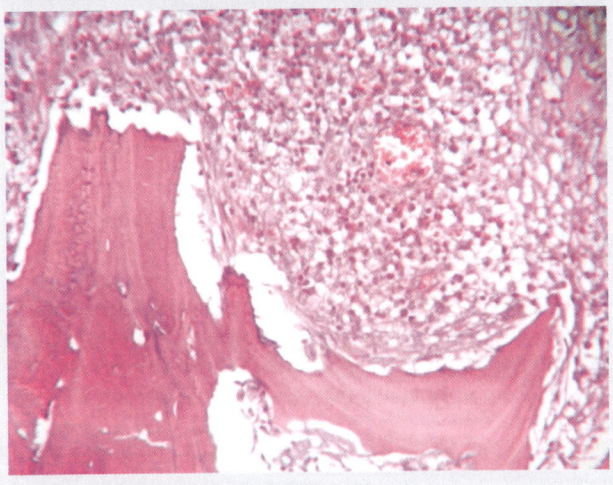

Figura 27.13 Osteomielite. Trabéculas ósseas necróticas e exsudato purulento.

A evolução de osteomielite aguda depende principalmente das alterações vasculares. Pode ocorrer desde necrose de pequenas trabéculas e segmentos ósseos até destruição completa da cortical. A porção necrótica separa-se do osso vivo por ação de osteoclastos, constituindo um *sequestro ósseo*. Este pode ser reabsorvido, eliminado através de fístulas ou envolvido por osso novo (invólucro), constituindo o sequestro encarcerado. A permanência do sequestro dificulta sobremaneira a cura, pois abriga microrganismos nos canalículos e cavidades remanescentes, os quais ficam a salvo dos antibióticos.

Essa é a forma clássica e mais grave de osteomielite não tratada. Muitas vezes, a doença é mais branda desde o início, com lesões circunscritas, sem necrose. Mesmo casos mais graves podem ser curados sem sequelas se forem tratados adequadamente. Entretanto, restituição da integridade óssea é excepcional. Muitos casos evoluem para a forma crônica. Nesta, o quadro histopatológico depende da fase do processo. Em geral, apresenta supuração com infiltrado de neutrófilos, às vezes com predomínio de plasmócitos ou de macrófagos espumosos (osteomielite de células plasmáticas e xantogranulomatosa), osteonecrose e alterações reparativas com fibrose e neoformação óssea.

Apesar da antibioticoterapia, em certo número de casos podem surgir complicações, que incluem deformações ósseas, fístulas osteocutâneas, transformação carcinomatosa do epitélio que reveste as fístulas (carcinoma de células escamosas), fraturas patológicas, artrite e, eventualmente, anquilose, septicemia, sobretudo em lactentes, abscessos metastáticos e amiloidose secundária.

Comentários sobre o caso clínico: A febre e a recusa do paciente em apoiar o peso podem ser interpretadas como quadro de infecção osteoarticular do membro inferior. A maioria das infecções bacterianas osteoarticulares afeta as articulações maiores, que suportam mais peso, ou os ossos longos dos membros inferiores. Febre, contudo, pode estar ausente em até 40% dos casos. O estudo radiográfico é essencial para o diagnóstico. Embora a radiografia possa estar normal no início da doença, é importante para excluir outras alterações, como fratura ou neoplasia. A cintilografia e a ressonância magnética são métodos de imagem mais sensíveis.

27

A hemocultura é positiva em 60% dos casos. Nos casos em que é negativa, a biópsia, com cultura da amostra, é às vezes necessária. A investigação deve incluir ainda a pesquisa da velocidade de hemossedimentação e da proteína C reativa, que, embora pouco específicas, são importantes para avaliar a atividade inflamatória. O tratamento consiste na administração de antibióticos, conforme o resultado da cultura ou o perfil epidemiológico.

Tipos especiais da osteomielite

Osteomielite purulenta crônica é uma forma de osteomielite que evolui por meses ou anos, acompanha-se de destruição e reconstituição contínua do tecido ósseo e sofre deformidade progressiva. Há fibrose medular mais acentuada e hiperostose. Podem surgir fístulas e abscessos, indicando agudização do processo.

Abscesso de Brodie é uma forma evolutiva abortada de osteomielite aguda provocada por microrganismos de baixa virulência e restrita a pequena área da medular. O abscesso expande-se lentamente e é envolvido por cápsula fibrosa e hiperostose periférica, impedindo a drenagem do pus. Radiograficamente, é lesão lítica circunscrita, às vezes com esclerose periférica, impondo diagnóstico diferencial com outras lesões benignas e malignas (cisto simples, osteoma osteoide, tumor de células gigantes, condroblastoma e sarcoma de Ewing).

Osteomielite esclerosante de Garré resulta de osteomielite de baixa gravidade e longa duração, caracterizada por intensa reação osteogênica subperióstica e na cavidade medular, com imagem radiográfica de grande densidade. A lesão é frequente na mandíbula. O quadro histológico pode ser de difícil interpretação, sendo representado por densa formação óssea e escasso infiltrado inflamatório.

Hiperostose cortical infantil (doença de Caffey) é uma periostite da mandíbula e de ossos longos, dolorosa, transitória e de regressão espontânea que acomete crianças nos 3 primeiros meses de vida. A etiologia é desconhecida. Admite-se resultar de infecção intrauterina, possivelmente viral.

Osteomielite vertebral (também denominada osteomielite espinhal, espondilodiscite, discite séptica ou infecção do espaço discal) pode ser aguda, subaguda ou crônica. É mais frequente em indivíduos idosos, muitas vezes com outras enfermidades, como diabetes, doença coronariana, distúrbios da imunidade, câncer ou insuficiência renal dialítica. A via de infecção mais comum é a sanguínea e, em muitos casos, um foco primário de infecção é detectado em outro órgão. A hemocultura pode ser positiva; quando negativa, podem ser indicadas biópsia e cultura da amostra.

Tuberculose

A tuberculose ainda é relativamente comum no Brasil, estando novamente em ascensão em várias partes do mundo. A doença ocorre em qualquer idade, com maior frequência em crianças e adultos jovens. O *Mycobacterium tuberculosis* atinge os ossos quase sempre pela via sanguínea, a partir de foco pulmonar; mais raramente, pela via linfática a partir da tuberculose de linfonodos mediastinais ou do retroperitônio.

A infecção óssea pelo bacilo de Koch provoca necrose caseosa e reação granulomatosa. O processo inicia-se na medular óssea, surgindo necrose de trabéculas, que são em parte absorvidas, em parte misturadas à caseose, formando a "areia óssea". Da medular, o processo propaga-se para cortical, periósteo e tecidos moles. Propagação da lesão óssea para a cápsula articular, ou vice-versa, é mais comum em ossos longos, sendo muitas vezes difícil precisar se a doença teve início no osso ou na articulação. Na maioria das vezes, acomete dois ossos adjacentes e uma articulação, manifestando-se clinicamente como artrite. Diferentemente da osteomielite piogênica, a tuberculose óssea tende a ter evolução crônica, insidiosa, de caráter destrutivo e de difícil controle. As sedes principais são corpos vertebrais, extremidade proximal do fêmur, proximal da tíbia e, raramente, pequenos ossos das mãos e qualquer outro osso.

Tuberculose da coluna vertebral. A tuberculose da coluna vertebral (mal de Pott) é a forma mais comum e mais importante de tuberculose óssea, por causa das graves consequências (compressão medular, deformidades da coluna, paraplegia) que provoca. Em geral, compromete vértebras torácicas ou lombares. A lesão necrótico-granulomatosa inicia-se com destruição da esponjosa dos corpos vertebrais seguida de cifose angular (giba). O processo estende-se ao espaço epidural, formando, às vezes, um anel em torno da medula espinhal. Ocorre compressão das veias da leptomeninge ao redor da medula, provocando congestão, edema e degeneração da mielina. Quando a compressão atinge a artéria radicular, pode ocorrer paraplegia aguda; esta pode resultar também de colapso súbito do corpo vertebral com angulação e achatamento do canal raquidiano. O material caseoso escapa eventualmente para os tecidos moles, formando abscessos frios (sinais de inflamação aguda escassos ou inexistentes) paravertebrais ou no psoas (simulando apendicite). Mesmo depois da cura da lesão, podem permanecer como sequelas definitivas cifose, cifoescoliose e paraplegia. Como outras osteomielites, a tuberculose pode envolver articulações (tuberculose osteoarticular, discutida adiante), bursas, membranas sinoviais e tendões.

Sífilis

A incidência da sífilis tem aumentado nos últimos anos, mas a infecção óssea é pouco comum. Causada pelo *Treponema pallidum*, a sífilis compromete o esqueleto nas formas congênita e adquirida. Na *sífilis congênita*, os espiroquetas atravessam a placenta e contaminam o feto, especialmente após o terceiro ou quarto mês de gestação. Por via sanguínea, atingem os ossos e provocam lesões principalmente no periósteo e na metáfise de ossos longos, em especial nos membros inferiores. As lesões iniciais são de três tipos: metafisite, osteoperiostite e osteomielite diafisária.

A metafisite tende a ser bilateral e simétrica. A presença maciça de espiroquetas e a reação inflamatória bloqueiam a diferenciação celular de osteoblastos e osteoclastos. Com isso, a cartilagem calcificada não é normalmente absorvida, resultando em alargamento da cartilagem de crescimento e penetração desta na metáfise, configurando projeções em forma de "língua". A radiografia mostra uma linha transversal densa (zona de calcificação) e densidade diminuída na área metafisária subjacente. Tais alterações predispõem a fraturas e deslocamento epifisário (luxação), com impotência funcional do membro (pseudoparalisia de Parrot). A osteoperiostite ocorre mais na diáfise e também é bilateral e simétrica. Encontram-se infiltrado linfoplasmocitário, fibrose e estímulo à neoformação óssea reacional de origem perióstica, resultando em espessamento cortical. A osteomielite diafisária é a mais rara das lesões e caracteriza-se por focos inflamatórios na diáfise, ora difusos, ora circunscritos.

As lesões da sífilis congênita precoce, independentemente do tratamento, tendem a desaparecer no primeiro ou segundo ano de vida. No entanto, muitos anos depois podem surgir manifestações tardias, em geral lesões gomosas no crânio, no nariz e na metáfise de ossos longos, e a "tíbia em sabre", que consiste em encurvamento e hiperostose anterior e alargamento e achatamento das corticais laterais.

A *sífilis adquirida* nos ossos é mais comum na fase tardia (terciária) da doença. Caracteriza-se por lesões gomosas e por arteriolite dos vasos periósticos, sobretudo nos ossos chatos do crânio e nos ossos longos dos membros inferiores. As gomas podem ser superficiais ou profundas, às vezes com grande perda de substância, principalmente nos ossos do crânio e da face. Mais raramente, há produção excessiva de osso endo e periosteal, com espessamento cortical e estreitamento do canal medular.

Outras inflamações

Micoses ósseas são incomuns, mas muito importantes, em virtude do diagnóstico diferencial com outras osteopatias e das mutilações que podem provocar. A *paracoccidioidomicose* pode apresentar-se em forma *localizada*, solitária, com reação granulomatosa e supurativa, simulando osteomielite bacteriana, ou *disseminada*, atingindo qualquer osso, porém de preferência ossos da cintura escapular. A localização metafisária em crianças em crescimento pode simular lesão maligna. A *esporotricose*, rara no esqueleto, prefere ossos tubulares e causa osteoperiostite e osteomielite.

Hanseníase é causa comum de lesões ósseas e, com maior frequência, articulares, tanto na forma virchowiana como na tuberculoide. Na virchowiana, as lesões ósseas são complexas, consistindo em osteomielite, periostite, alterações vasculares, ulcerações cutâneas e comprometimento de nervos. Na tuberculoide, as lesões resultam sobretudo de neurite, com hipotrofia óssea, principalmente nas extremidades. Pode haver lesões mutilantes nas extremidades, com osteólise distal, osteoartrite metatarsofalangiana, geodos e lesões difusas e irregulares.

Na **brucelose** pode haver osteomielite devido à disseminação sanguínea das brucelas. O processo é granulomatoso, causando lesões discretas, porém às vezes necrosantes e destrutivas. As sedes preferenciais são vértebras torácicas e lombares, podendo confundir-se com o mal de Pott. Na fase tardia da **bouba**, ocorrem lesões ósseas, inclusive periostite.

A **sarcoidose** pode acometer os ossos, preferencialmente os de mãos e pés, formando lesões osteolíticas, sobretudo nas falanges. O quadro radiológico pode ser confundido com o do hiperparatireoidismo.

Uma síndrome clínica incomum, denominada de **osteomielite crônica recorrente multifocal**, caracteriza-se por múltiplas lesões ósseas, em geral na coluna vertebral, que surgem e se resolvem espontaneamente, ao longo de anos. As manifestações clínicas são mal-estar e dor. Os estudos de imagem mostram alterações líticas e escleróticas em graus variáveis nos ósseos acometidos. Encontra-se inflamação com infiltrado de linfócitos e plasmócitos, semelhante ao observado na osteomielite crônica bacteriana, mas não há comprovação de etiologia infecciosa (as culturas são em geral negativas). A etiologia não é conhecida, tendo sido sugerido agente de baixa virulência e difícil cultivo, como Mycoplasma. A possibilidade de etiologia autoimune é também considerada, principalmente pela associação com outras doenças sistêmicas. A síndrome SAPHO (sinovite, acne, pustulose, hiperostose e osteíte) representa uma constelação de sinais e sintomas que combina manifestações osteoarticulares e dermatológicas.

Fraturas

Fratura, a lesão óssea mais comum, é definida como *solução de continuidade do tecido ósseo provocada por traumatismo ou lesão óssea preexistente*. As fraturas traumáticas, muito mais comuns, especialmente em crianças e jovens, ocorrem quando atuam forças de maior intensidade e em sentido contrário ao das forças fisiológicas do osso. Fraturas patológicas ou espontâneas são as que ocorrem após traumatismo mínimo, ou mesmo na ausência de traumatismo, quando a resistência e a elasticidade ósseas estão diminuídas por lesão prévia. As causas de fratura patológica são numerosas, destacando-se doenças congênitas (osteogênese imperfeita, osteopetrose, displasia fibrosa etc.), hipovitaminoses (escorbuto, raquitismo e osteomalácia), inflamações (osteomielite, tuberculose), endocrinopatias (hiperparatireoidismo, síndrome de Cushing), osteoporose circunscrita ou generalizada, tumores ósseos primários e secundários, cistos e doença de Paget.

As fraturas são classificadas como: (a) completa, quando há separação dos dois segmentos ósseos; (b) incompleta, se os dois segmentos permanecerem próximos, sem deslocamentos; (c) cominutiva, quando o osso é estilhaçado e fragmentos ou esquírolas se interpõem entre os dois cotos; (d) exposta ou aberta, quando a fratura comunica-se com o exterior; (e) simples ou fechada, se fica protegida por tegumento íntegro; (f) em haste ou galho verde é a fratura incompleta com flexão parcial do osso e com formação de duas fissuras, como as hastes da letra T.

Existe, ainda, a fratura de estresse, por esforço ou fadiga. Trata-se de lesão que ocorre quando o osso é submetido a esforço ou tensão repetidos, resultando em uma fissura ou fratura incompleta. Um dos exemplos mais frequentes é visto nos metatarsianos, principalmente no segundo, de recrutas militares que são submetidos a longas marchas. A lesão pode ser encontrada, também, na fíbula distal de corredores e no terço proximal da fíbula de saltadores e bailarinos. Muitas vezes, o sinal radiográfico só é visto após algumas semanas, quando ocorre ossificação do calo ósseo. Nessa fase, o processo pode simular neoplasia óssea.

Cura de fraturas

A cura de fraturas constitui um dos processos reparativos mais notáveis do organismo, resultando em reconstituição do tecido ósseo muito próxima do original. A consolidação depende de muitos fatores, como causa e tipo da fratura, interposição de tecidos moles entre os segmentos do osso fraturado, infecção, condições gerais do organismo, idade e tratamento realizado.

Tomando-se como modelo uma fratura fechada, sem deslocamentos ósseos, encontram-se no foco de fratura os seguintes achados: alteração de tecidos moles, hemorragia, solução parcial ou total de continuidade do osso e deslocamento das extremidades do osso fraturado (diástase). O processo de cura é mais rápido e eficaz em uma fratura fechada e incompleta, e mais lento e difícil em fraturas cominutivas e/ou expostas.

Alterações nos tecidos moles têm importância considerável no reparo de fraturas. Em fraturas, os tecidos moles são contundidos ou dilacerados em parte pelo agente traumatizante, em parte pelas irregularidades do osso fraturado. As alterações são agravadas por movimentos inadequados (tentativas de redução da fratura, esforços da marcha) ou provocados pela ação dos músculos antagônicos (rotação e flexão). As consequências mais comuns são lesões vasculonervosas responsáveis por hemorragias, alterações tróficas e necrose. Hemorragia e coágulo entre os dois cotos da fratura são constantes e essenciais para reparação da fratura. O coágulo contém fibrina, que contribui para imobilizar os dois cotos ósseos e constitui o modelo que guia a formação de tecido conjuntivo no calo provisório. Hematomas ou coágulos volumosos, no entanto, dificultam a formação do calo ou o tornam defeituoso, com produção excessiva de osso.

Deslocamento das extremidades ósseas favorece a interposição de tecidos entre os dois cotos e, desse modo, pode impedir a sua união ou a formação de um calo adequado. Importantes são as lesões dos músculos no foco de fratura (lacerações, rupturas, necrose). Como o tecido muscular não se regenera, a reparação das lesões musculares ocorre por cicatrização, com retração (contratura de Volkmann).

O processo de reparação de fraturas está descrito detalhadamente no Capítulo 8 (ver Figura 8.12). A reparação de fraturas se faz pela formação do calo, mediante um dos processos de ossificação conhecidos. Uma fase inicial inflamatória envolve a reabsorção do coágulo e a formação de tecido de granulação. A liberação de proteínas morfogenéticas do osso induz a diferenciação de células mesenquimais em células osteoblásticas e condroblásticas. Forma-se então o calo de fratura, constituído por tecidos fibroso, cartilaginoso e ósseo. Em seguida, ocorre mineralização, e o calo pode ser visto à radiografia simples. Quando o calo é predominantemente fibroso, pode haver retardo na união óssea ou não união. A fase final do processo de cura é a remodelação óssea, que reconstitui gradualmente a forma óssea, com restabelecimento completo da continuidade da cortical óssea e a cavidade medular.

Pseudoartrose

Pseudoartrose é a formação de uma pseudocavidade articular entre os dois cotos de um osso fraturado, quando não ocorre união entre eles ou quando a união se faz por tecido não ósseo. Fala-se em pseudoartrose verdadeira quando, no tecido interposto entre as extremidades ósseas, persiste uma fenda (às vezes como esboço de cápsula articular). Quando o tecido interposto é fibroso, fala-se em *sindesmose*; quando é cartilaginoso, diz-se *sincondrose*. *Neoartrose* é a escavação primária no calo fibroso de uma cavidade pseudoarticular, revestida por cartilagem, que se interpõe entre os cotos ósseos separados.

Pseudoartrose é complicação grave de fraturas; suas causas mais comuns são: (1) fraturas cominutivas, acarretando extensa solução de continuidade entre os cotos ósseos (pseudoartrose por perda de substância óssea); (2) fraturas com interposição de tecidos moles (particularmente de músculo) entre os dois cotos (pseudoartrose por interposição); (3) redução defeituosa da fratura, sem coaptação de suas margens; (4) distúrbios locais da circulação, que não garantem a vitalidade perfeita do tecido e a formação normal do calo (p. ex., em fraturas subcapitais do fêmur, por lesões do ligamento redondo); (5) infecções, como as que acompanham as fraturas expostas; (6) mobilidade excessiva dos cotos da fratura; (7) diminuição da capacidade regenerativa do tecido ósseo, como ocorre na idade avançada, em fraturas patológicas etc.; (8) por fim, em certos casos a pseudoartrose se estabelece sem motivo aparente, mesmo quando a coaptação dos cotos é perfeita e não há interposição de tecidos nem perda de substância.

■ Neoplasias

Tumores ósseos indolentes são relativamente comuns e em geral assintomáticos, podendo passar despercebidos até serem detectados em estudos de imagem por outras razões. Em outro extremo, as neoplasias agressivas, representadas por sarcomas originados nas diferentes células do tecido ósseo, são pouco comuns, mas têm enorme significado clínico, por envolver sobretudo grupo etário mais jovem e associar-se a grande complexidade na condução diagnóstica e terapêutica. As manifestações clínicas dos tumores ósseos incluem dor, crescimento tumoral e fratura patológica.

Sarcomas ósseos correspondem a 0,2% de todos os tumores malignos e a cerca de 10% dos sarcomas em geral. A taxa de incidência mundial estimada situa-se torno de um caso por 100.000 habitantes. Dados dos registros brasileiros de câncer, nos quais os tumores ósseos representam 0,5% de todas as neoplasias, estimam incidência maior, de até 2:100.000. Os sarcomas ósseos têm distribuição etária característica. O pico de incidência do osteossarcoma e do sarcoma de Ewing/PNET, por exemplo, é a segunda década de vida. O condrossarcoma é mais frequente a partir da terceira ou quarta década (Figura 27.14). As neoplasias tendem a ocorrer em sítios preferenciais, tanto em relação ao osso acometido, como a região do osso no caso de ossos longos (Figura 27.15).

Os estudos de imagem são componente essencial no diagnóstico, possibilitando avaliar a localização, o tamanho, as margens, o tipo de matriz e a reação periosteal. Quanto à localização, parâmetros importantes são o osso acometido, a região do osso (epífise, metáfise, diáfise), a posição cortical ou medular, periférica ou central. O tamanho do tumor fornece pistas sobre a sua agressividade, sendo os tumores maiores os potencialmente mais agressivos. As margens da lesão podem ser nítidas, com esclerose do tecido ósseo adjacente, em tumores que crescem mais lentamente; em tumores agressivos, há destruição do tecido ósseo, com margens irregulares. Quanto ao tipo de matriz, a maioria dos tumores é radiolucente, refletindo menor mineralização do que o tecido ósseo adjacente; há também tumores escleróticos, mais densamente calcificados. Calcificações pontuais ou arciformes sugerem tumores com matriz cartilaginosa. O padrão de reação periosteal é importante na avaliação da agressividade da neoplasia. Crescendo lentamente, o tumor permite que o periósteo produza uma espessa camada de tecido ósseo. Reação radiada do periósteo, com raios perpendiculares à superfície óssea, é sinal de malignidade. O *triângulo de Codman* resulta da elevação do periósteo pelo crescimento de tumor subjacente. Na medida em que cresce, o tumor pode romper a cortical e atingir os tecidos moles adjacentes.

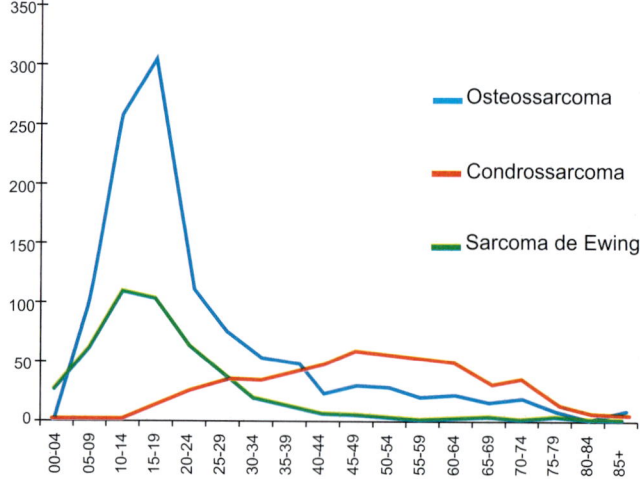

Figura 27.14 Distribuição etária de osteossarcoma, condrossarcoma e sarcoma de Ewing, de acordo com o número absoluto de casos (dados dos Registros de Câncer de Base Populacional, considerando 1,196 casos de osteossarcoma, 541 condrossarcomas e 492 sarcomas de Ewing; Brasil, 2005-2017, Fonte: INCA-MS).

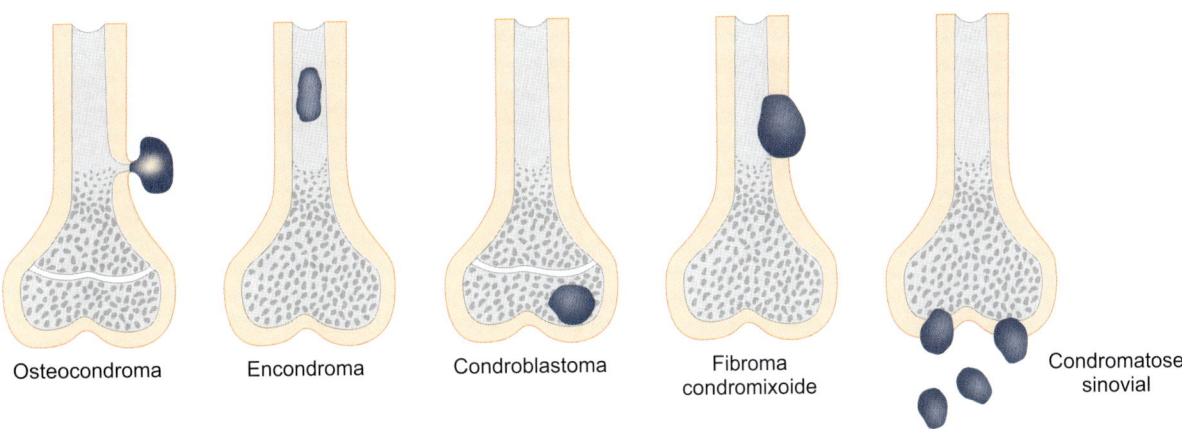

Osteocondroma   Encondroma   Condroblastoma   Fibroma condromixoide   Condromatose sinovial

Figura 27.15 Diagrama de tumores cartilaginosos, conforme a sede preferencial de acometimento. Os tumores podem ocupar o canal medular (encondroma), a superfície óssea (osteocondroma) ou a cavidade articular (condromatose sinovial). Alguns tumores são caracteristicamente epifisários (condroblastoma) e outros, como o fibroma condromixoide, são metafisários. O osteocondroma e o condroblastoma originam-se caracteristicamente no esqueleto em crescimento (notar a placa de crescimento).

Os tumores ósseos são classificados em relação ao tipo celular, à matriz produzida e ao comportamento biológico. Sobre este último, a tendência é definir comportamentos intermediários entre os polos benigno e maligno. No Quadro 27.2, está indicada a classificação da OMS dos tumores ósseos.

- **Tumores benignos.** São aqueles com baixo potencial de recorrência local. Nos casos de recorrência, ocorre de maneira não agressiva, podendo ser tratada por excisão local ou curetagem
- **Tumores localmente agressivos.** São aqueles com potencial de recorrência local, com maior destruição tecidual, impondo ressecção mais ampla, com margem de tecido livre em torno do tumor. Pode ser necessário tratamento adjuvante para o controle local da doença. Contudo, nestes tumores não se esperam metástases
- **Tumores que raramente dão metástases.** Além de localmente agressivos, estes tumores possuem potencial metastático em alguns casos. Apesar da disseminação metastática, em geral nos pulmões, a doença pode ser tratada com a excisão da metástase
- **Tumores malignos.** São os sarcomas ósseos propriamente ditos, que se caracterizam por crescimento local destrutivo e risco elevado de recorrência e metástases. Conforme a agressividade, as lesões malignas são graduadas (graus I, II e III). Os tumores grau III, os mais agressivos, incluem o sarcoma de Ewing, o condrossarcoma mesenquimal e o osteossarcoma convencional.

Ao avaliar uma neoplasia óssea, em geral por meio de uma biópsia, o patologista procura definir e classificar o tumor e fornecer as bases para a conduta médica. Além da amostra propriamente dita, o patologista precisa ter acesso a informações clínicas (idade, sexo, localização, tipo de lesão, duração dos sintomas, história de traumatismo) e aos exames de imagem. Estudos adicionais, como imuno-histoquímica e citogenética, podem ser necessários. Nos casos mais complexos, é sempre desejável a discussão do caso com o ortopedista oncológico, o radiologista, o oncologista clínico e o radioterapeuta, quando podem ser abordados aspectos variados como representatividade da biópsia, interpretação dos achados de imagem e planejamento da conduta.

▶ Tumores cartilaginosos

Os tumores cartilaginosos são os que se originam ou diferenciam-se em condrócitos e produzem matriz de aspecto condroide. O comportamento biológico varia desde benigno até maligno, incluindo tumores localmente agressivos. Nos tumores de malignidade intermediária, a classificação depende da correlação com os achados clínicos e radiográficos. Alguns tumores cartilaginosos podem ser múltiplos, associando-se a síndromes hereditárias.

Osteocondroma

Osteocondroma é tumor cartilaginoso benigno, com crescimento exofítico e formado por capa de cartilagem madura, assentada sobre tecido ósseo trabecular que se projeta a partir do tecido ósseo subjacente. O tumor é uma das neoplasias ósseas mais comuns, representando cerca de um terço dos tumores ósseos benignos e 10% das neoplasias ósseas ressecadas cirurgicamente. A incidência real é ainda maior, já que tumores assintomáticos passam desapercebidos e muitos casos detectados radiograficamente não são submetidos a cirurgia. Em 15% dos casos, as lesões são múltiplas.

Não há predileção por sexo; em uma série da Mayo Clinic (EUA), 62% dos pacientes eram mulheres. A maioria dos casos ocorre nas duas primeiras décadas de vida (50% dos pacientes têm entre 10 e 20 anos). O crescimento da lesão reflete o crescimento do esqueleto, tornando-se quiescente quando se fecham as placas de crescimento.

O osteocondroma surge em ossos com ossificação endocondral. As sedes mais comuns são a extremidade distal do fêmur, a proximal do úmero e a proximal da tíbia. São incomuns nos ossos curtos da mão e do pé, onde as exostoses osteocartilaginosas são em geral atribuídas a processos de natureza reativa. A lesão pode originar-se também nos ossos pélvicos e na coluna.

O aspecto radiográfico é de crescimento ósseo exofítico, formado em continuidade com a cortical óssea subjacente. A lesão pode ser séssil, com base larga, ou pediculada; o crescimento se faz caracteristicamente em direção oposta ao da articulação mais próxima (Figura 27.16 A). A capa cartilaginosa apresenta matriz radiograficamente homogênea. Capa cartilaginosa espessa (> 1,5 cm, em adultos) ou com calcificações irregulares na matriz sugere malignização. A ressonância magnética é particularmente útil na avaliação da cartilagem.

27

Quadro 27.2 Classificação dos tumores ósseos (segundo a OMS, 2020)

Benignos	Malignidade intermediária (agressivos localmente)	Malignos
Tumores condrogênicos		
Exostose subungueal Proliferação osteocondromatosa parosteal bizarra Condroma periosteal Encondroma Osteocondroma Condroblastoma, SOE Fibroma condromixoide Osteocondromixoma	Condromatose, SOE Tumor cartilaginoso atípico	Condrossarcoma grau 1 Condrossarcoma grau 2 Condrossarcoma grau 3 Condrossarcoma periosteal Condrossarcoma de células claras Condrossarcoma mesenquimal Condrossarcoma desdiferenciado
Tumores osteogênicos		
Osteoma Osteoma osteoide	Osteoblastoma	Osteossarcoma central de baixo grau Osteossarcoma, SOE* Osteossarcoma convencional Osteossarcoma telangiectático Osteossarcoma de células pequenas Osteossarcoma parosteal Osteossarcoma periosteal Osteossarcoma de superfície de alto grau Osteossarcoma secundário
Tumores fibrogênicos		
	Fibroma desmoplásico	Fibrossarcoma
Tumores vasculares		
Hemangioma, SOE	Hemangioma epitelioide	Hemangioendotelioma epitelioide, SOE Angiossarcoma
Tumores ricos em células gigantes osteoclásticas		
Cisto ósseo aneurismático Fibroma não ossificante	Tumor de células gigantes do osso, SOE	Tumor de células gigantes do osso, maligno
Tumores da notocorda		
Tumor da notocorda benigno		Cordoma, SOE Cordoma condroide Cordoma pouco diferenciado Cordoma desdiferenciado
Outros tumores mesenquimais do tecido ósseo		
Hamartoma condromesenquimal da parede torácica Cisto ósseo simples Displasia fibrosa Displasia osteofibrosa Lipoma Hibernoma	Adamantinoma, osteofibrodisplasia-símile Mesenquimoma	Adamantinoma de ossos longos Adamantinoma desdiferenciado Leiomiossarcoma, SOE Sarcoma pleomórfico, indiferenciado
Sarcomas indiferenciados de células pequenas redondas		
		Sarcoma de Ewing Sarcoma de células redondas, com fusões EWSR1 não ETS Sarcoma com rearranjo *CIC* Sarcoma com alteração genética BCOR

*Sem outra especificação.

27

Os osteocondromas associam-se a inativação dos genes *EXT1* ou *EXT2*, que codificam a exostosina 1 e exostosina 2, envolvidas na síntese do sulfato de heparano. Este é modulador-chave da ossificação endocondral, fornecendo sinais para a polarização celular. Sem atividade de sulfato de heparano, as células perdem a orientação e passam a crescer de forma desordenada, recrutando também condrócitos com expressão preservada dos genes *EXT1* e *EXT2*. Nas formas hereditárias, em que os tumores são geralmente múltiplos, o paciente tem mutação germinativa em um alelo, surgindo a lesão quando ocorre inativação do outro alelo. Nas formas esporádicas, duas mutações somáticas são necessárias para a inativação de ambos os alelos.

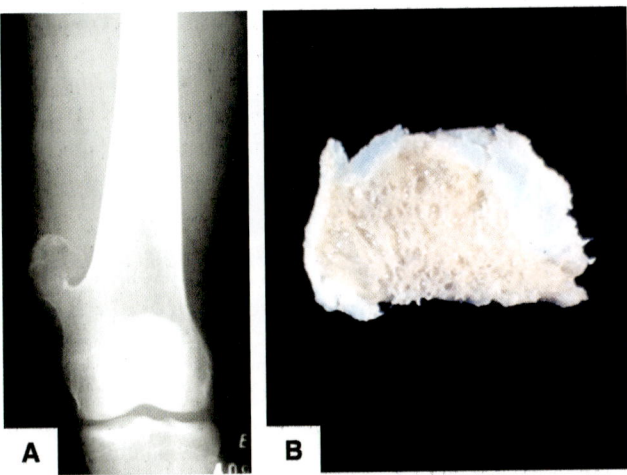

Figura 27.16 Osteocondroma. **A.** Aspecto radiográfico de lesão metafisária, pediculada, de crescimento exofítico, orientado para a região diafisária do osso. **B.** Peça cirúrgica mostrando crescimento ósseo de aspecto esponjoso, recoberto por capa de cartilagem.

Aspectos morfológicos

O aspecto macroscópico reflete a imagem radiográfica, que se apresenta como lesão séssil ou pediculada, com base formada por tecido ósseo e recoberta por cartilagem (Figuras 27.16 e 27.17). O plano de corte deve ser perpendicular ao plano da cartilagem, de modo que a sua real espessura possa ser avaliada. A cartilagem usualmente tem espessura de 2 a 3 mm, podendo atingir 10 mm ou mais em adolescentes, que têm crescimento ósseo ativo. Nas lesões com condrossarcoma secundário, a espessura varia em torno de 2 cm. O osso subjacente mostra aspecto trabeculado, com medula ora adiposa, ora vermelha.

Microscopicamente, observa-se capa de cartilagem madura, recoberta superficialmente por faixa fibrosa, que corresponde ao periósteo levantado pela neoplasia. Na base, observa-se transição com o tecido ósseo, que imita a placa de crescimento, com matriz cartilaginosa em processo de ossificação endocondral. Os condrócitos têm aspecto benigno, com algumas células binucleadas eventualmente presentes nos tumores de pacientes em fase de crescimento. Traumatismo ou fratura podem produzir alterações reparativas secundárias.

A lesão tem baixo potencial de transformação maligna, e o caso pode ser conduzido de forma expectante, sendo a cirurgia indicada nos casos de crescimento não esperado, aspecto radiográfico de malignidade ou aparecimento de dor ou limitação de movimentos. A excisão completa é em geral curativa. Recorrência é rara, podendo refletir excisão incompleta ou condrossarcoma não detectado inicialmente. Em 1% dos casos, o osteocondroma pode originar sarcomas secundários, sobretudo condrossarcoma. Nas formas múltiplas, a ocorrência de condrossarcoma é maior (cerca de 5%).

Condromas

Condromas são neoplasias benignas formadas por condrócitos e matriz cartilaginosa hialina. Quando ocupam a área central ou medular do osso, denominam-se *encondromas*. O *condroma periosteal*, mais raro, localiza-se na região do periósteo. Em ossos finos ou chatos, com medular estreita, nem sempre é possível definir a origem, se medular ou subperiosteal. Encondromas múltiplos (encondromatose ou doença de Ollier – Figura 27.6) correspondem a displasia óssea associada a distúrbio na calcificação endocondral. Cerca de 40% das lesões ocorrem em ossos curtos da mão. Em ossos longos, ocorrem na metásfise e, com menor frequência, na diáfise, sendo mais comuns no úmero proximal, no fêmur distal e proximal e na tíbia proximal. São raros em ossos chatos (pelve, esterno, costelas).

A maioria desses tumores é assintomática. Encondromas constituem cerca de 15% dos tumores benignos e cerca de 5% de todos os tumores ósseos ressecados. Ocorrem em ampla distribuição etária, de 10 a 60 anos. Condromas de ossos longos e

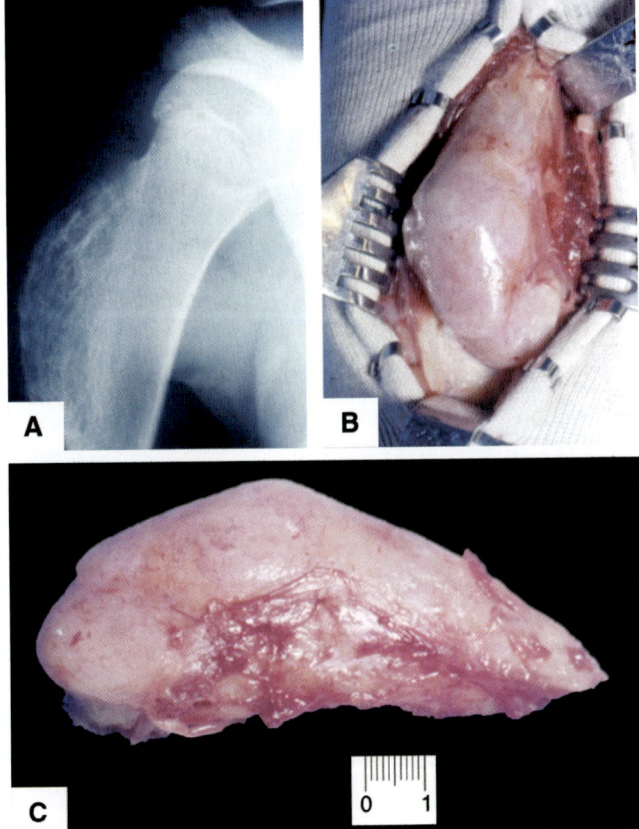

Figura 27.17 Osteocondroma séssil. **A.** Aspecto radiográfico de lesão metafisária no úmero, de base larga, com crescimento exofítico. **B.** Aspecto da lesão durante a cirurgia. **C.** Peça cirúrgica.

27

chatos são em geral assintomáticos; os de ossos curtos da mão e do pé podem ser percebidos como crescimento local e apresentar dor, em consequência de fratura patológica. Lesão radiograficamente típica de encondroma, em osso longo, em geral não é submetida a biópsia.

Radiograficamente, os encondromas apresentam-se como áreas bem delimitadas, radiolucentes ou associadas a calcificações discretas ou difusas. A mineralização tende a ser uniforme, assumindo aspecto em pipoca, arcos ou anéis; distribuição irregular das áreas calcificadas é sinal de malignidade. Em ossos longos, a localização é central e a cortical mantém-se íntegra, embora por vezes recortada na sua parte interna pelo próprio crescimento da neoplasia (Figura 27.15). A tomografia computadorizada (TC) é mais sensível para detectar mineralização. À ressonância magnética (RM), a lesão é hipointensa (escura) em T1 e hiperintensa (brilhante) em T2. TC e RM podem ser úteis na definição das margens e da presença ou não de destruição cortical. À cintilografia óssea, as lesões são captantes e aparecem como focos "quentes". Nos ossos curtos das mãos e dos pés, pode haver afinamento da cortical óssea, o que não deve ser interpretado como sinal de malignidade; condrossarcoma é muito raro nessas localizações.

Mutações somáticas nos genes *IDH-1* ou *IDH-2* são encontradas em 50% dos condromas centrais e periosteais e em aproximadamente 80% dos tumores nas síndromes de Maffucci e de Ollier. Mutações no *IDH-1* são as mais frequentes; a mais comum é a c.394C>T, responsável pela substituição R132C (de arginina para cisteína na posição 132); existem também a c.395G>A, que leva à substituição R132H (de arginina para histidina). Com a mutação, a enzima perde a capacidade de converter o isocitrato em cetoglutarato e concorre para o acúmulo de D-2-hidroxiglutarato, um metabólito que parece associar-se à tumorigênese. A mutação afeta apenas parte da população neoplásica, resultando em padrão de mosaico. A mesma mutação é encontrada em gliomas e em hemangiomas fusocelulares em pacientes com a síndrome de Maffucci. Mutações em *IDH1/IDH2* parecem ocorrer apenas em encondromas centrais, condromas periosteais e condrossarcoma, não ocorrendo em outros tumores ósseos.

Os encondromas de ossos longos e planos podem ser achados incidentais e não necessitar de tratamento. Como não há comprometimento cortical, não se espera fratura patológica. Em ossos curtos, pode haver fratura, e o tratamento pode ser necessário. O tratamento consiste em curetagem completa da lesão e enxerto ósseo. Recorrência não é esperada; quando acontece, trata-se de neoplasia com maior celularidade e atipias, às vezes com sinais de malignidade. Na encondromatose, as lesões podem ser deformantes e debilitantes, necessitando de tratamento mais agressivo, como amputação de um dedo ou de um membro. Em geral, as características histológicas são semelhantes às dos tumores únicos, embora possa haver maior celularidade.

Condroblastoma

Condroblastoma, pouco frequente (1-2% dos tumores ósseos) e com discreta predileção pelo sexo masculino, é tumor benigno constituído por condroblastos e matriz condroide. A maioria dos casos aparece entre 10 e 25 anos de idade. Dor é a principal manifestação; crescimento local e alterações articulares, com limitação de movimentos, também podem ocorrer.

O condroblastoma localiza-se na epífise (Figura 27.15). A tíbia proximal e o fêmur proximal são sedes frequentes, podendo ocorrer também na patela; 50% dos casos originam-se na região do joelho. O tumor acomete ainda apófises ósseas, grande trocânter no fêmur proximal e grande tuberosidade do úmero proximal.

Radiograficamente, é característico o envolvimento epifisário, ora restrito à epífise, ora atravessando a placa epifisária e alcançando a metáfise. A lesão apresenta-se como defeito localizado, ovalado ou arredondado, às vezes com margem esclerótica. Alguns casos podem revelar mineralização da matriz. Extensão à cortical é frequente. À ressonância magnética, edema adjacente não deve ser interpretado como permeação de tecidos vizinhos. A lesão pode associar-se a cisto ósseo aneurismático.

Mutações no gene *H3F3B*, presentes em mais de 90% dos condroblastomas, resultam na síntese de uma proteína aberrante (K36M) que inibe duas metiltransferases (MMSET e SETD2), o que leva a expressão alterada de vários genes envolvidos na formação e na progressão tumoral. Em casos com dificuldade na interpretação morfológica, a pesquisa de mutações por PCR ou imuno-histoquímica com o anticorpo H3F3-K36M (proteína mutada) auxilia no diagnóstico.

Aspectos morfológicos

Encondromas são tumores pequenos; lesão volumosa deve ser cuidadosamente amostrada e estudada, em busca de sinais de malignidade. O quadro histológico varia conforme a sede. Em ossos longos, a lesão é constituída por matriz cartilaginosa hialiana, sólida, permeada por condrócitos em geral esparsos, em lacunas da matriz. Os núcleos são pequenos e monomórficos; binucleação é rara. A cartilagem tende a formar lóbulos, com áreas periféricas de ossificação, correspondendo, à radiografia, a áreas de mineralização em arcos ou anéis. Não há permeação do tecido ósseo vizinho, e trabéculas preexistentes não são vistas em meio ao tumor.

Em ossos pequenos, de mãos e pés, as lesões são mais celulares, os condrócitos podem mostrar atipias (células com núcleos aumentados e binucleadas) e a matriz pode ter aspecto mixoide. Refletindo o crescimento expansivo, não há permeação da medular. No condrossarcoma, muito raro nesses ossos, as alterações radiográficas são de malignidade evidente (tumor com aspecto histológico de malignidade não tem quadro radiológico de lesão benigna).

Aspectos morfológicos

O tumor é formado por condroblastos, arredondados ou poligonais, com citoplasma levemente basofílico e núcleos redondos ou ovais, com fendas longitudinais. Os condroblastos arranjam-se em folhetos, de permeio com células gigantes multinucleadas do tipo osteoclasto, associados a matriz condroide. Em torno das células individuais, forma-se rede de calcificação que assume aspecto em tela de galinheiro. Atipias nucleares e atividade mitótica podem sugerir, equivocadamente, sarcoma. As características clínicas, a localização e o quadro radiográfico auxiliam na correta interpretação do caso. Em um terço dos casos, são encontradas alterações de cisto ósseo aneurismático secundário.

Em 80 a 90% dos casos, a neoplasia é tratada com sucesso por curetagem, com ou sem enxerto ósseo. Em um estudo, a taxa de recorrência foi de 14%; recorrência é mais frequente em ossos chatos e do crânio, provavelmente pela dificuldade de ressecção

27

completa. Recorrência, que pode surgir em tecidos moles vizinhos, é passível de ressecção local. Há casos com implantes pulmonares que crescem de modo não agressivo, à semelhança do que ocorre no tumor de células gigantes (ver adiante).

Exostose subungueal

Exostose subungueal, mais comum nas segunda e terceira décadas de vida, é proliferação osteocartilaginosa benigna da falange distal, também conhecida como exostose de Dupuytren, estando incluída como neoplasia na classificação da OMS. Dois terços dos casos ocorrem no grande artelho, aparecendo com menor frequência em outros dedos do pé e da mão. Clinicamente, o paciente refere dor associada a crescimento de nódulo duro que se projeta na margem livre da unha, que pode estar elevada e quebradiça. O quadro clínico pode confundir-se com alterações dermatológicas (verruga, granuloma piogênico, tumor glômico, melanoma subungueal osteogênico). Frequentemente, associa-se a traumatismo. A radiografia mostra crescimento ósseo exofítico na extremidade da falange, sem continuidade com a cortical do osso subjacente. Macroscopicamente, a lesão consiste em capa cartilaginosa apoiada sobre pedículo ósseo. Apesar da arquitetura semelhante à do osteocondroma, o aspecto histológico é distinto, identificando-se proliferação fusocelular que permeia os componentes cartilaginoso e ósseo da lesão. Tal quadro guarda semelhança com calo de fratura, havendo maturação gradual entre as áreas fusocelulares, a cartilagem e as trabéculas ósseas.

A lesão apresenta a translocação recorrente t(X;6)(q24-q26;q15-21), indicando tratar-se de processo neoplásico. Essas regiões abrigam os genes do colágeno *COL12A1* e *COL4A5*, localizados respetivamente em 6q13-14 e Xq22. Outro gene próximo à região do ponto de quebra Xq22, o gene do *IRS4* (*insulin receptor substrate 4*) fica mais expresso (o papel dessas alterações não é conhecido).

O tratamento consiste na excisão cirúrgica, que é curativa. Recorrência ocorre em cerca de 11% dos casos.

Proliferação osteocondromatosa parosteal bizarra (lesão de Nora)

Consiste em proliferação osteocondromatosa que compromete a superfície óssea, sobretudo em ossos curtos proximais das mãos e dos pés, podendo ocorrer também em ossos longos. A lesão, que hoje está incluída como neoplasia benigna na classificação da OMS, ocorre em ampla faixa etária, sem predileção por sexo. Os pacientes referem tumefação local, em geral sem dor. Radiograficamente, observa-se massa mineralizada heterotópica, junto à superfície óssea, com margens definidas em relação aos tecidos moles e sem continuidade com a cortical ou a medular óssea subjacente. Macroscopicamente, a lesão caracteriza-se por massa cartilaginosa lobulada, assentada sobre tecido ósseo. Ao microscópio, encontram-se cartilagem, osso e células fusiformes, em geral com disposição desorganizada. A cartilagem é hipercelular, com condrócitos "bizarros", isto é, grandes e atípicos. As áreas de ossificação são bastante irregulares, e a matriz óssea é azulada nos cortes em hematoxilina e eosina. Estudos citogenéticos mostram a translocação t(1;17)(q32-42;q21-23) em muitos casos. Em outros pacientes, a alteração citogenética consiste em inversão paracêntrica no cromossomo 7. As implicações dessas translocações na patogênese da neoplasia ainda não estão claras.

Fibroma condromixoide

Fibroma condromixoide é neoplasia benigna constituída por matriz fibrosa, mixoide ou condroide e células fusiformes, estreladas ou com aspecto de condrócitos. O tumor é raro (1 a 2% dos tumores cartilaginosos benignos) e mais comum na segunda ou terceira década de vida. A manifestação usual é dor, que pode durar anos. A localização típica é a metáfise de ossos longos (Figura 27.15), sobretudo a região proximal da tíbia; ossos curtos do pé podem ser acometidos.

Radiograficamente, observa-se área expansiva de radiolucência, com margens demarcadas e mineralização em geral ausente. O tumor pode ter aspecto ovalado, arredondado ou lobulado. O crescimento pode resultar em afinamento e desaparecimento da cortical, mas a lesão é sempre bem marginada e puramente lítica. Pode haver fratura patológica.

Na lesão, há rearranjos gênicos complexos e heterogêneos nas regiões 6p23-25, 6q12-15 e 6q23-27 do cromossomo 6. Por sequenciamento completo do genoma, foi identificada fusão do gene *GRM1* (que codifica o receptor de glutamato) com diferentes regiões promotoras e genes parceiros, resultando em hiperexpressão desses receptores nas células neoplásicas.

> ### Aspectos morfológicos
>
> Em geral, o tumor é pequeno (< 5 cm). Os fragmentos de curetagem são firmes, fibrosos, translúcidos, brancacentos ou branco-acinzentados; se removido intacto, o tumor tem margens expansivas e bem delimitadas. Histologicamente, a lesão tem componentes fibroso, mixoide e condroide. Matriz cartilaginosa hialina é vista em 20% dos casos. A lesão forma lóbulos de matriz condroide, com células fusiformes ou multipolares, com maior densidade na periferia dos lóbulos. De permeio com os lóbulos, há faixas celulares densas, com células ovaladas e algumas células gigantes do tipo osteoclasto. Células que simulam condroblastos podem ser observadas. Quando presente, calcificação é grosseira, diferente da calcificação em tela de galinheiro do condroblastoma. Atipias nucleares do tipo degenerativo (cariomegalia e hipercromasia nuclear, atribuídas a fenômenos degenerativos celulares) podem ser encontradas e não devem sugerir diagnóstico de condrossarcoma, reforçando-se sempre a necessidade de correlação radiográfica para a correta interpretação.

Sempre que possível, o tratamento é ressecção em bloco. Curetagem é também boa alternativa, associada a enxerto ósseo. Dada a capacidade de as células implantarem-se nos tecidos moles, o procedimento deve ser feito com cuidado maior, fazendo-se proteção dos tecidos adjacentes durante o ato operatório e trocando-se o material cirúrgico utilizado na remoção, por outro, para a finalização da cirurgia. O prognóstico é bom, com recorrência em 15 a 25% dos pacientes tratados com curetagem.

Osteocondromixoma

Trata-se de tumor raro, encontrado em indivíduos com o complexo de Carney, síndrome familial constituída por lentigos múltiplos e tumores em vários órgãos. São descritos casos em ossos da face e na tíbia. A lesão aparece ao nascimento ou

27

nos primeiros anos. Histologicamente, o tumor é formado por células bipolares ou poligonais, entremeadas por substância fundamental amorfa. Áreas com formação de trabéculas ósseas jovens estão presentes.

Condrossarcoma

Condrossarcoma é neoplasia maligna produtora de matriz cartilaginosa, com amplo espectro de diferenciação (graus I a III) e comportamento agressivo localmente ou francamente maligno. O tumor pode ser primário, se não se associa a lesão precursora, ou secundário, quando se origina de encondroma ou osteocondroma. Condrossarcoma desdiferenciado é sarcoma altamente maligno, indiferenciado ou com diferenciação divergente (osteossarcoma, fibrossarcoma), que se origina de condrossarcoma bem diferenciado. Condrossarcoma central é o que ocorre na medular do osso; condrossarcoma periférico pode ser primário, denominado condrossarcoma parosteal, ou secundário, quando se origina na cartilagem de osteocondroma.

Os condrossarcomas correspondem a aproximadamente 20% dos tumores ósseos malignos. Cerca de 75% são primários, estando os restantes relacionados com tumores benignos preexistentes, como osteocondromas e encondromas, solitários ou múltiplos. O condrossarcoma desdiferenciado corresponde a 10% dos condrossarcomas.

Não há predileção por sexo. A maioria dos pacientes tem entre 40 e 65 anos. A neoplasia é incomum antes de 20 anos e rara antes de 10 anos; nessas faixas etárias, é fundamental o diagnóstico diferencial com osteossarcoma condroblástico. O condrossarcoma secundário tende a ocorrer em pacientes mais jovens do que aqueles com a forma primária.

As manifestações principais são dor e tumoração local; fratura patológica pode ser o sinal inicial. O condrossarcoma secundário caracteriza-se por lesão de crescimento lento ou estável por anos ou décadas, que passa a manifestar dor e aumento rápido de tamanho. O condrossarcoma primário de baixo grau pode ter manifestações de longa duração. Alguns pacientes evoluem com recorrências, possivelmente por tratamentos inadequados, culminando com tumores localmente inoperáveis e/ou metástases a distância.

Condrossarcoma acomete tanto o esqueleto apendicular como os ossos do tronco. Mais de dois terços dos casos originam-se na região da pelve e da cintura escapular, além das extremidades proximais do fêmur e do úmero. O tumor é raro nos ossos curtos das mãos e dos pés. A lesão surge nas regiões centrais do osso, mais frequentemente na diáfise e metáfise. Em 75% dos tumores, há calcificação da matriz; a tomografia computadorizada é mais sensível na detecção de calcificação do que a radiografia convencional. As margens são, em geral, pouco definidas, com alterações na cortical óssea, incluindo erosão endosteal e franca destruição. Com a expansão do osso pela neoplasia, a cortical tende a adelgaçar-se, podendo, contudo, apresentar-se espessada. Usualmente, não há reação periosteal. Invasão de tecidos moles é importante sinal de malignidade. A tomografia computadorizada e a ressonância magnética são mais precisas na delineação da massa tumoral e mostram mais bem a sua extensão.

Mutações em *IDH-1* e *IDH-2* são encontradas em condrossarcomas primários e secundários. Nos tumores secundários originados em osteocondromas, não há inativação do *EXT-1* ou *EXT-2*, sugerindo que esses genes não são importantes na origem do condrossarcoma e que as alterações genéticas ou epigenéticas envolvidas na malignização de osteocondromas ocorrem na subpopulação celular com a forma selvagem do gene. À citogenética, os condrossarcomas são muito heterogêneos, com diferentes rearranjos cromossômicos. Perda do gene supressor de tumor *CDKN2A* (p16) associa-se a progressão do condrossarcoma. A progressão de um tumor de baixo grau para alto grau também pode associar-se a mutação no gene *TP53*.

O grau histológico é importante fator prognóstico. As neoplasias cartilaginosas de baixo grau são denominadas tumor cartilaginoso atípico (em lesões do esqueleto apendicular) e condrossarcoma grau I (em tumores do esqueleto axial, incluindo pelve, escápula e base do crânio). Recorrência pode associar-se a menor diferenciação e a aumento no grau histológico. Os tumores grau II e III têm pior prognóstico. O tratamento é ressecção em bloco, com sobrevida de 5 anos em 53% dos pacientes. Radioterapia é empregada para controle local, sendo particularmente efetiva a irradiação com partículas de prótons.

Aspectos morfológicos

O condrossarcoma é formado por lóbulos de tecido cartilaginoso, com matriz esbranquiçada, às vezes mixoide e de aspecto gelatinoso, ou liquefeita. As lesões são em geral grandes, com diâmetro médio de 10 cm (Figura 27.18).

Histologicamente, o tumor é graduado em graus I, II e III. O condrossarcoma grau I é bem diferenciado, com arranjo lobulado mais evidente, baixa celularidade e atipias discretas (núcleos discretamente aumentados, hipercromasia nuclear e binucleação). A distinção com encondroma, em bases apenas histológicas, é difícil.

O tumor cartilaginoso atípico é semelhante histologicamente ao condrossarcoma grau I, com diferença no comportamento segundo a localização (esqueleto apendicular para o tumor cartilaginoso atípico e esqueleto axial para o condrossarcoma grau 1). Nos encondromas de ossos curtos das mãos e dos pés, as atipias celulares podem estar presentes e a definição de malignidade, rara nesta sede, apoia-se no quadro radiográfico agressivo. Também

em encondromas múltiplos, as atipias podem ser evidentes, e a caracterização de tumor cartilaginoso atípico/condrossarcoma secundário grau I depende de infiltração, ao microscópio e/ou no estudo radiográfico. Quando a lesão é menos diferenciada, perde o padrão lobular e torna-se difusa e aumentam a celularidade e as atipias nucleares. No tumor grau II, a celularidade é maior, com áreas formando folhetos celulares e menor quantidade de matriz. O padrão lobular e a ossificação do tipo endocondral podem estar ainda presentes. No condrossarcoma grau III, há aumento acentuado da celularidade, atipias e mitoses; as células assumem aspecto fusiforme e proliferam em folhetos, em meio a matriz mixoide, sendo pouco evidentes a lobulação e a diferenciação condroide.

O condrossarcoma secundário periférico origina-se de osteocondroma e caracteriza-se por espessamento da capa cartilaginosa da lesão, usando-se os mesmos critérios histológicos na caracterização de malignidade e na graduação da lesão.

(continua)

27

Aspectos morfológicos (*continuação*)

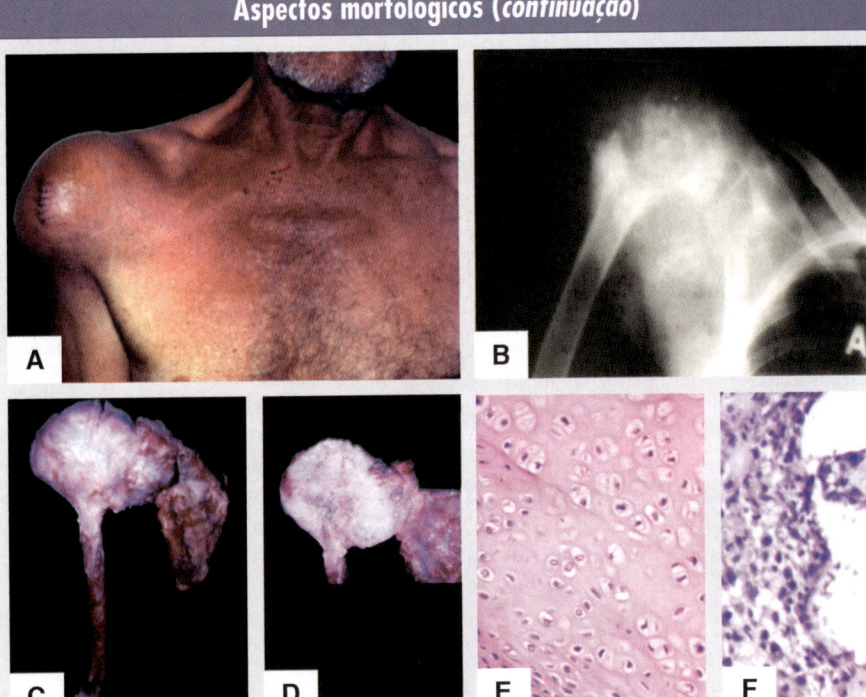

Figura 27.18 Condrossarcoma. **A.** Paciente com deformação e aumento de volume da articulação do ombro. **B.** Aspecto radiográfico: áreas líticas e focos de calcificação na extremidade proximal do úmero, com destruição da cortical e invasão de tecidos moles. **C** e **D.** Aspectos da peça cirúrgica, que mostra crescimento tumoral na extremidade proximal do úmero, comprometendo a escápula. A lesão é brancacenta e brilhante, com aspecto lobulado. **E.** Aspecto histológico: proliferação de condrócitos com produção de matriz hialina. **F.** Áreas de maior celularidade, com pleomorfismo nuclear mais evidente.

Condrossarcoma desdiferenciado

Condrossarcoma desdiferenciado é sarcoma de alto grau, não cartilaginoso, associado a tumor produtor de cartilagem, geralmente de baixo grau; em geral, os dois componentes formam blocos distintos. Estudos genéticos mostram semelhanças genômicas entre as neoplasias, incluindo mutações em *IDH-1* e *IDH-2* em 50% dos casos, indicando que o sarcoma de alto grau progrediu a partir do tumor cartilaginoso, com a aquisição de novas alterações genômicas. Sarcoma não cartilaginoso de alto grau, que surge como recorrência de tumor cartilaginoso de baixo grau, também caracteriza condrossarcoma desdiferenciado. O prognóstico é ruim.

Condrossarcoma periosteal

Condrossarcoma periosteal, que acomete preferencialmente adultos, caracteriza-se por crescer na superfície externa da cortical de ossos longos, geralmente metafisária, sendo a distal do fêmur a mais frequente. Clinicamente, manifesta-se por dor e/ou aumento de volume local. À radiografia, trata-se de lesão radiotransparente justaposta à cortical externa, geralmente com mais de 6 cm e margens indefinidas, pequenos focos de calcificação nodular e graus variados de erosão da cortical. Histologicamente, a lesão tem padrão semelhante ao do condrossarcoma clássico, com invasão de tecidos moles por nódulos tumorais. O tratamento é cirúrgico, com ressecção completa da lesão.

Condrossarcoma mesenquimal

Condrossarcoma mesenquimal é neoplasia altamente maligna, primária do osso ou de tecidos moles, mais frequente em indivíduos jovens. Histologicamente, o tumor apresenta áreas de cartilagem hialina bem diferenciada e outras com células pequenas, redondas e indiferenciadas. À imuno-histoquímica, a neoplasia é positiva para SOX-9 e negativa para FLI-1, marcadores úteis na diferenciação com o sarcoma de Ewing; expressão de CD99 é vista nessas duas entidades. Foi demonstrada fusão entre os genes *HEY-1* (codifica proteína nuclear repressora da transcrição) e *NCOA2* (proteína com função de receptor nuclear de hormônios), ambos localizados em regiões próximas do braço longo do cromossomo 8.

Condrossarcoma de células claras

Trata-se de tumor maligno de baixo grau, com células de citoplasma claro e vazio que formam folhetos misturados com ilhas de matriz cartilaginosa hialina. O tumor é mais frequente nas extremidades de ossos longos. Ressecção em bloco, com margens livres, é geralmente curativa. Ressecção incompleta resulta em recidiva. Metástases, às vezes décadas depois, ocorrem mais frequentemente nos pulmões.

Condrossarcoma mixoide

O tumor acomete tecidos moles e não se relaciona com condrossarcoma ósseo. Trata-se de tumor com diferenciação incerta; a denominação condrossarcoma parece inapropriada.

27

► Tumores osteogênicos

Osteoma

Osteoma é tumor benigno formado por matriz óssea compacta, em geral na superfície óssea; quando na cavidade medular, constitui a *enostose*. Osteomas em vários ossos compõem *a síndrome de Gardner*, que se associa também a pólipos intestinais e fibromatose. Em geral, os osteomas não causam manifestações clínicas; quando na parede dos seios paranasais, podem provocar obstrução. Radiograficamente, a lesão é ossificada, radiodensa e bem delimitada. Histologicamente, caracteriza-se por matriz óssea lamelar compacta, abundante, com pouco tecido medular (Figura 27.19). A evolução é benigna.

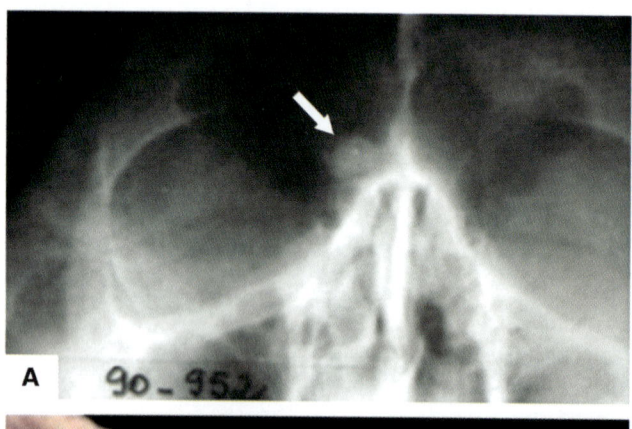

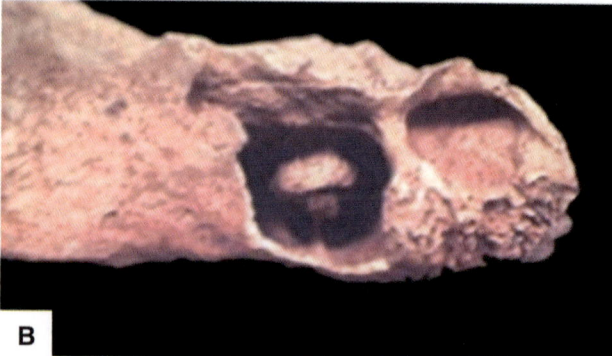

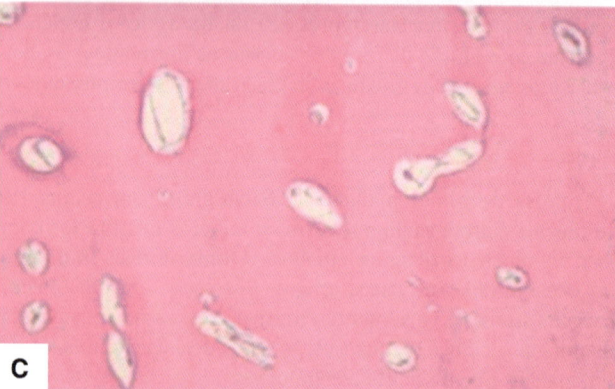

Figura 27.19 Osteoma. **A.** Radiografia mostra aumento da densidade óssea no interior do seio frontal (*seta*). **B.** Aspecto macroscópico: seio frontal contendo lesão nodular (cortesia da Dra. Sheila Ferraz, Rio de Janeiro-RJ). **C.** Histologicamente, a lesão é semelhante a osso normal lamelar compacto.

Osteoma osteoide

Caso clínico: Paciente de 18 anos de idade, sexo masculino, relata dor na perna, próximo ao joelho, que piora à noite. Nas últimas semanas, foi acordado pela dor várias vezes. A dor desaparece rapidamente com o uso de aspirina. A radiografia mostrou espessamento e esclerose cortical na tíbia proximal, envolvendo pequena área radiolúcida, descrita como *nidus*. A ressonância magnética evidenciou edema acentuado nos tecidos moles adjacentes. Submetido à cirurgia, o ortopedista conseguiu identificar, em meio ao tecido ósseo esclerótico, área avermelhada de osso esponjoso, do tamanho de uma ervilha. Os fragmentos obtidos foram enviados ao laboratório de Anatomia Patológica. A amostra consistia de fragmentos ósseos corticais, esbranquiçados e pétreos. O exame cuidadoso dos fragmentos possibilitou identificar pequena lesão esférica granular, pardo-avermelhada, que corresponde ao *nidus*. Ao microscópio, o *nidus* era formado por trama de trabéculas constituídas por matriz osteoide, recobertas por osteoblastos, em meio a estroma fibroso. A lesão era bem delimitada. Acompanhavam fragmentos de tecido ósseo denso e esclerosado.

Osteoma osteoide é tumor ósseo benigno, pequeno, de crescimento limitado e que se manifesta com dor. O tumor é mais comum no sexo masculino (3:1), surge preferencialmente em jovens, tem pico na segunda década e mostra ampla distribuição no esqueleto, sendo mais frequente em ossos longos. Metade dos casos ocorre no fêmur e na tíbia; em 20% dos casos, na porção proximal do fêmur. Dor, que pode ser referida para uma articulação mais próxima, simulando artrite, é a manifestação clínica mais importante e caracteristicamente é aliviada por anti-inflamatórios não esteroides. Lesões na coluna vertebral causam dor que pode simular prolapso discal e compressão de nervo.

Radiograficamente, o nidus apresenta-se como área pequena, relativamente radiolucente, circundada por zona de esclerose. Um pequeno halo pode delimitar o nidus do osso esclerótico adjacente (Figura 27.20 A e B). Às vezes, a esclerose óssea dificulta a identificação e a localização precisa do nidus. Cintilografia óssea e tomografia computadorizada são úteis, principalmente em lesões da coluna vertebral.

Aspectos morfológicos

O estudo macroscópico deve ser cuidadoso, buscando-se identificar o nidus, que, exposto, destaca-se do osso esclerótico adjacente como pequena massa esférica, em geral com até 1 cm, vermelha ou amarronzada, contrastando com o osso esbranquiçado adjacente (Figura 27.20 C). Alguns autores definem limites arbitrários para o tamanho do osteoma osteoide, fixando dimensão de até 1,5 ou 2 cm; lesão maior é considerada osteoblastoma. Histologicamente, o tumor caracteriza-se pelo *nidus*, que é bem delimitado e consiste em rede de matriz osteoide e trabéculas ósseas com mineralização variável (Figura 27.20 D). O tecido entre as trabéculas é fibroso e bem vascularizado, com células gigantes multinucleadas do tipo osteoclasto. Os osteoblastos que circundam as trabéculas ósseas são bem diferenciados. A lesão

(continua)

Aspectos morfológicos (*continuação*)

pode ter área que lembra osteossarcoma, mas o tamanho e a disposição geral da lesão indicam a sua natureza benigna. Frequentemente, existe esclerose óssea no tecido que circunda o nidus.

A neoplasia tem evolução benigna e recorrência é rara. Técnicas menos invasivas de tratamento têm sido desenvolvidas, incluindo excisão com broca dirigida por tomografia, ablação percutânea com radiofrequência, fotocoagulação com *laser* e crioablação. Tais terapias afetam a disponibilidade de amostra para avaliação patológica, ficando o diagnóstico apenas em bases clínicas e imagenológicas.

São descritas alterações moleculares, como fusões do gene *FOS* (mais comum, no cromossomo 14) ou do *FOSB* (rara, no cromossomo 19). Rearranjo gênico associado ao *FOS* pode ser detectado por FISH e associa-se a hiperexpressão de FOS à imuno-histoquímica. A mesma alteração molecular é encontrada no osteoblastoma, indicando representarem a mesma neoplasia, mas com diferentes formas de apresentação clínica e radiológica.

Comentários sobre o caso clínico: Os quadros clínico e radiográfico são o padrão clássico do osteoma osteoide. O alívio imediato da dor após uso de salicilatos está presente em mais de 75% dos casos e é uma pista diagnóstica importante. Após a cirurgia, o paciente relatou alívio dramático da dor, informando que dormiu a primeira noite com sono confortável nas últimas semanas. Nem sempre é possível a identificação do nidus pelo ortopedista, durante a cirurgia, ou pelo patologista, no exame laboratorial. Mesmo nesses casos, há alívio dos sintomas em até 75% dos pacientes.

Osteoblastoma

Osteoblastoma é neoplasia benigna formadora de osso, constituída por trabéculas ósseas associadas a osteoblastos. A literatura sobre o osteoblastoma é confusa, dada a semelhança com o osteoma osteoide e com o osteossarcoma. Segundo a OMS, tamanho acima de 2 cm distingue o osteoblastoma do osteoma osteoide.

A lesão corresponde a 1% dos tumores ósseos, é mais comum em homens (70% dos casos) e entre 15 e 35 anos. O tumor é mais frequente na coluna vertebral e no sacro, que correspondem a 40% dos casos. É característico o acometimento dos componentes posteriores, às vezes associado a comprometimento do corpo vertebral. Osteoblastoma confinado apenas ao corpo vertebral é raro. O tumor ocorre também em ossos longos, na pelve, no crânio e em ossos curtos. Na mandíbula, a distinção com cementoblastoma é, às vezes, arbitrária.

Dor é a principal queixa. As manifestações clínicas podem estar presentes por meses ou anos antes do diagnóstico. Complicações relacionadas com o tumor na coluna vertebral incluem escoliose e compressão de raízes nervosas. Raramente, há associação com manifestações sistêmicas, incluindo febre, anorexia e perda de peso.

Os achados radiográficos não são específicos, e o diagnóstico nem sempre é suspeitado a partir de exames de imagem. O tumor, que pode ser cortical ou medular, apresenta-se como alteração geralmente lítica, bem delimitada. Alguns casos podem ter margens imprecisas e focos de mineralização. Alterações previamente descritas no cromossomo 22 não foram observadas em estudos posteriores. O osteoblastoma compartilha com o osteoma osteoide rearranjos gênicos associados ao gene *FOS* (ou menos comumente ao *FOSB*). A alteração molecular relacionada com o *FOS* pode ser detectada por imuno-histoquímica ou FISH.

Aspectos morfológicos

A amostra recebida pelo patologista, geralmente produto de curetagem, é constituída por fragmentos hemorrágicos, avermelhados, dada a rica trama vascular, e com espículas duras que correspondem a trabéculas ósseas. Em geral, o osteoblastoma não se associa a esclerose óssea adjacente, mas faixa de esclerose reativa, ora mais fina, ora evidente, pode estar presente.

Histologicamente, a neoplasia caracteriza-se por trabéculas ósseas anastomosadas que formam trama complexa, entremeada por matriz conjuntiva ricamente vascularizada. As trabéculas são

(continua)

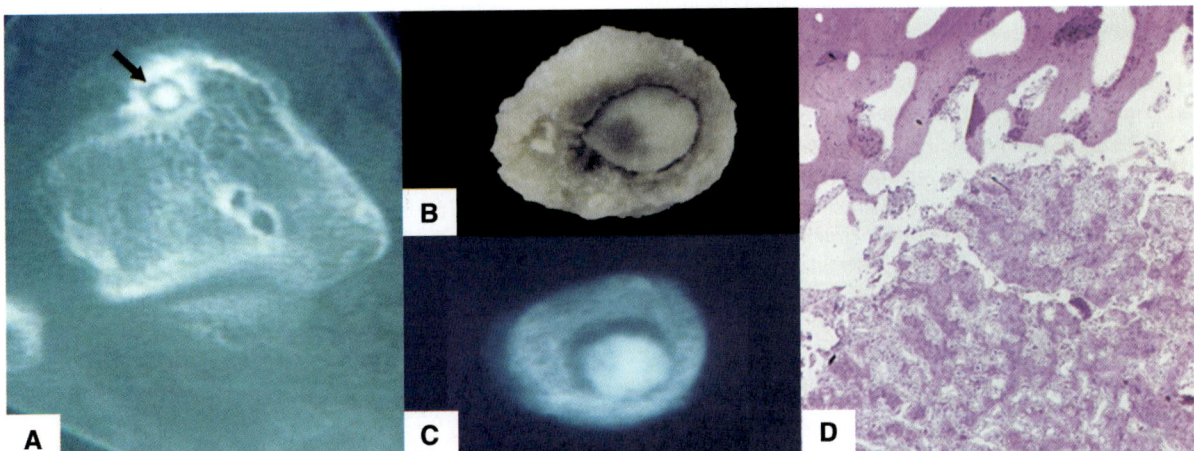

Figura 27.20 Osteoma osteoide. **A.** Aspecto radiográfico mostrando lesão oval no tálus (*seta*). **B.** Aspecto macroscópico da peça cirúrgica de ressecção. **C.** Radiografia da peça cirúrgica evidenciando lesão com nidus central denso. (Cortesia do Prof. Antonio César Mezêncio Silveira, Belo Horizonte-MG.) **D.** Aspecto histológico do nidus (*parte inferior da figura*), com trabéculas de osso "basofílico", imaturo, além de capilares sanguíneos; na parte superior, notam-se trabéculas escleróticas que envolvem o nidus.

Aspectos morfológicos (*continuação*)

recobertas por osteoblastos, às vezes com padrão epitelioide, em camada única. Os osteoblastos podem ter núcleos densos ou vesiculosos, com nucléolos evidentes. Alguns casos podem apresentar campos microscópicos com aspecto indistinguível de osteossarcoma, o que cria dificuldade no diagnóstico diferencial, particularmente em amostras pequenas. No osteoblastoma, contudo, não há permeação do tecido ósseo adjacente, a matriz conjuntiva é mais frouxa e os osteoblastos não formam várias camadas sobre as trabéculas ósseas.

A descrição das variantes osteoblastoma agressivo e osteoblastoma maligno, embora controversas, ilustra que a distinção segura com osteossarcoma é difícil em alguns casos. A dificuldade diagnóstica pode se apresentar de diferentes maneiras: (1) osteossarcoma de baixo grau que pode ser confundido histologicamente com osteoblastoma; (2) osteoblastoma com atipias mais intensas pode ser confundido com osteossarcoma; (3) forma localmente agressiva de osteoblastoma, mais propensa a recorrência; (4) eventual transformação maligna de um osteoblastoma. Osteoblastoma pode associar-se a cisto ósseo aneurismático secundário.

A imuno-histoquímica para investigação do *FOS* pode ser útil no diagnóstico diferencial com neoplasias ósseas malignas. Em 183 amostras de osteossarcoma, incluindo casos com aspecto osteoblástico, apenas uma teve expressão do *FOS* com padrão comparável ao do osteoblastoma.

O osteoblastoma é tratado usualmente com curetagem associada a enxerto ósseo, este quando indicado. Lesões maiores podem exigir excisão do segmento ósseo envolvido. A evolução é benigna, e recorrência não é usual.

Osteossarcoma convencional

Caso clínico: Paciente do sexo masculino, 16 anos de idade, procurou assistência médica em razão de dor na porção inferior da coxa, junto ao joelho, havia cerca de 30 dias, inicialmente intermitente e depois contínua. Inicialmente, relacionou a dor a contusão durante jogo de futebol na escola. Ao exame, notou-se "inchaço" doloroso na porção distal do fêmur. A radiografia mostrou, na metáfise distal do fêmur, radiolucência de bordas mal definidas, com focos radiodensos de permeio. Havia destruição da cortical, levantamento do periósteo e massa em parte mineralizada em tecidos moles adjacentes. Biópsia da lesão foi obtida por trefina e encaminhada ao laboratório. Após fixação e descalcificação, os cortes histológicos mostraram neoplasia formada por células estromais atípicas, associadas a formação de matriz osteoide, estabelecendo-se o diagnóstico de osteossarcoma convencional. Estudos adicionais de imagem (tomografia e ressonância magnética) foram realizados, de modo a verificar com mais segurança a extensão da lesão. Radiografia do tórax não evidenciou metástase. O paciente iniciou quimioterapia neoadjuvante (tratamento quimioterápico anterior à cirurgia), com duração prevista de 9 semanas. Após esse período, novos estudos de imagem foram realizados e programada a cirurgia. Com redução da lesão, o paciente foi submetido a cirurgia com preservação do membro, sendo ressecados o fêmur distal, o platô tibial e os tecidos moles adjacentes, com reconstrução por prótese da articulação do joelho. A peça encaminhada ao laboratório de Patologia foi avaliada pelo patologista, que verificou necrose tumoral em mais de 90% do tumor, indicando boa resposta à quimioterapia pré-operatória.

Osteossarcoma é neoplasia maligna em que as células produzem matriz osteoide identificada ao exame histológico de rotina, mesmo que em quantidade mínima. Dependendo da matriz predominante, é denominado osteossarcoma condroblástico, fibroblástico ou osteoblástico; todos são semelhantes dos pontos de vista clinicoepidemiológico, radiográfico, terapêutico e prognóstico. Algumas formas de osteossarcoma são suficientemente distintas para justificar a existência de variantes ou subtipos, como osteossarcoma parosteal, telangiectásico ou central de baixo grau. Osteossarcoma primário é o que surge em osso previamente normal, enquanto o secundário é o que aparece em osso alterado por diferentes lesões, incluindo doença de Paget óssea e radioterapia.

O osteossarcoma convencional é o sarcoma mais comum do esqueleto, correspondendo a 20% dos tumores ósseos; o tumor é altamente maligno. Não há predileção por sexo. A faixa etária mais comum é de 10 a 20 anos. Em idade mais avançada, a partir de 60 anos, o tumor associa-se a lesões ósseas preexistentes (osteossarcoma secundário). O osteossarcoma primário surge em qualquer osso, sendo os ossos longos os mais acometidos. As sedes mais comuns são a região distal do fêmur e a proximal da tíbia e o úmero proximal, ou seja, regiões com placas de crescimento mais ativas. Localização diafisária ocorre em 10% dos casos. O osteossarcoma é muito raro em ossos curtos das mãos e dos pés. Em indivíduos acima de 60 anos, a neoplasia é menos frequente no esqueleto apendicular, sendo o maior número de casos no esqueleto axial e na pelve.

Dor e crescimento tumoral são as principais manifestações; limitação de movimentos e fraturas patológicas podem ocorrer. Algumas vezes, lesões relacionadas com atividades esportivas é que dão o sinal de alarme para a neoplasia. Pode haver aumento de fosfatase alcalina sérica, refletindo a atividade osteoblástica.

Dependendo da ossificação e da mineralização da neoplasia, o quadro radiográfico varia desde lesões líticas, radiolúcidas, até escleróticas, mineralizadas (Figura 27.21). Ocasionalmente, a lesão fica restrita à medular e mostra limite indistinto. O tumor é geralmente volumoso, com envolvimento e destruição da cortical óssea e extensão aos tecidos moles. Camadas de tecido ósseo não neoplásico formam-se sob o periósteo levantado pela neoplasia, produzindo o *triângulo de Codman*. Não obstante em certos casos o aspecto radiográfico indicar o diagnóstico de osteossarcoma, a comprovação histológica é necessária para início do tratamento. A radiografia de rotina é suficiente para a identificação e a caracterização da neoplasia; tomografia computadorizada e ressonância magnética são usados para avaliação da extensão da lesão e para o planejamento cirúrgico, com vistas a ressecção segmentar e conservação do membro. Na ressonância magnética, a medular normal tem alto sinal em T1 e baixo sinal em T2; já o tumor tem baixo sinal em T1 e alto sinal em T2 (Figura 27.22). A tomografia computadorizada e a ressonância magnética são muito úteis no estudo de tumores do esqueleto axial.

O osteossarcoma associa-se a síndromes hereditárias. Na síndrome de Li-Fraumeni, há inativação do gene *TP53*. Na síndrome de Rothmund-Thompson, a anormalidade está no gene *RECQL4* (*ATP-dependent DNA helicase Q4*). O gene do retinoblastoma *RB1* é um dos mais comumente inativados no osteossarcoma; pacientes com defeito no gene têm alto risco de desenvolver osteossarcoma.

Osteossarcomas apresentam elevada instabilidade cromossômica e rearranjos complexos, com cariótipos aneuploides e múltiplas aberrações numéricas e estruturais. No osteossarcoma, ocorrem alterações moleculares que explicam a complexidade

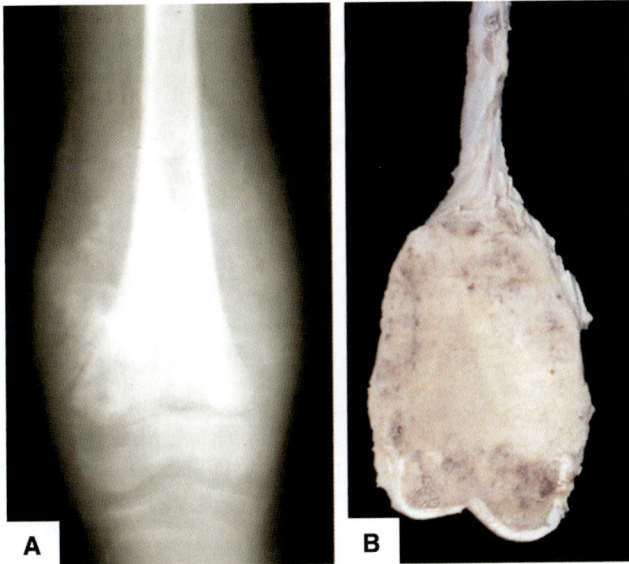

Figura 27.21 Osteossarcoma central. **A.** Radiografia frontal do fêmur. Lesão tumoral radiodensa no terço distal, com invasão de tecidos moles. **B.** Aspecto macroscópico do tumor, mostrando crescimento neoplásico na metáfise, com infiltração da cortical.

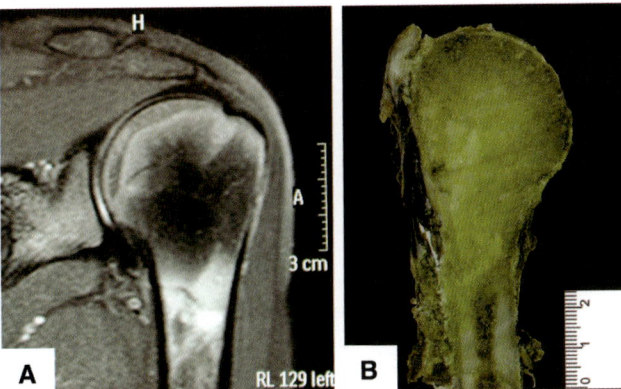

Figura 27.22 Osteossarcoma. **A.** Ressonância nuclear magnética em T1 de osteossarcoma do úmero proximal, mostrando áreas de hipossinal (escuras), enquanto a medular óssea apresenta hipersinal (aspecto brilhante). **B.** Aspecto macroscópico da peça cirúrgica correspondente.

genômica. No fenômeno denominado *cromotripsis*, um cromossomo (ou regiões de braços de um ou mais cromossomos) fragmenta-se em diferentes segmentos que se unem aleatoriamente, em junção não homóloga de suas extremidades, resultando em um cromossomo com mutações em vários genes de uma região relativamente restrita do genoma. *Cataegis* consiste em hipermutações em agregados, em regiões restritas do genoma.

Nas células tumorais, muitas regiões do genoma sofrem amplificações e aumento no número de cópias, enquanto em outras há perdas ou deleções. As vias de sinalização de VEGF (*vascular endothelial growth factor*), de mTOR (*mammalian target of rapamycin*) e da família WNT (*wingless-type MMTV integration site*) são amplificadas, enquanto nas vias envolvendo moléculas de adesão e de sinalização Hedgehog ocorrem deleções.

Parece haver grande diversidade intra e intertumoral nas alterações genômicas, resultando em populações de células

neoplásicas com disfunção em genes supressores (*RB, TP53*), alterações em fatores de transcrição, capacidade de proliferação, inibição de apoptose e crescimento independente de ancoragem (resistência à anoiquia, uma forma de morte celular induzida quando as células perdem o contato com a matriz ou com outras células, ver Capítulo 5).

Aspectos morfológicos

O aspecto macroscópico é variável e reflete a composição da matriz, ora mais, ora menos mineralizada; diferenciação condroide é mais ou menos extensa. O tumor é geralmente metafisário e intramedular. A lesão pode ser pétrea, mineralizada, ou firme, acinzentada. Áreas esbranquiçadas e brilhantes, mais ou menos mixoides, correspondem a matriz cartilaginosa. Áreas necróticas ou hemorrágicas são comuns. O crescimento tumoral produz levantamento do periósteo e envolvimento de tecidos moles. O levantamento do periósteo pela neoplasia, com neoformação óssea de aspecto reativo, produz a imagem do triângulo de Codman (Figura 27.23).

Histologicamente, a lesão é infiltrativa, destrói e permeia as trabéculas ósseas vizinhas. As células são epitelioides, fusiformes ou globosas, pleomórficas e com núcleos grandes e atípicos. Diferenciação osteogênica, representada por matriz osteoide produzida pelas células neoplásicas, é essencial para o diagnóstico. Osteoide corresponde a matriz de tonalidade variável, mais eosinofílica se não mineralizada, mais azulada ou roxa, quando mineralizada. O osteoide dispõe-se em cordões delicados, formando trama entrelaçada, com aspecto rendilhado, em faixas mais largas e grosseiras ou em folhetos resultantes de trabéculas coalescidas. Dependendo do padrão predominante, o osteossarcoma é classificado em fibroblástico, osteoblástico ou condroblástico (Figura 27.24).

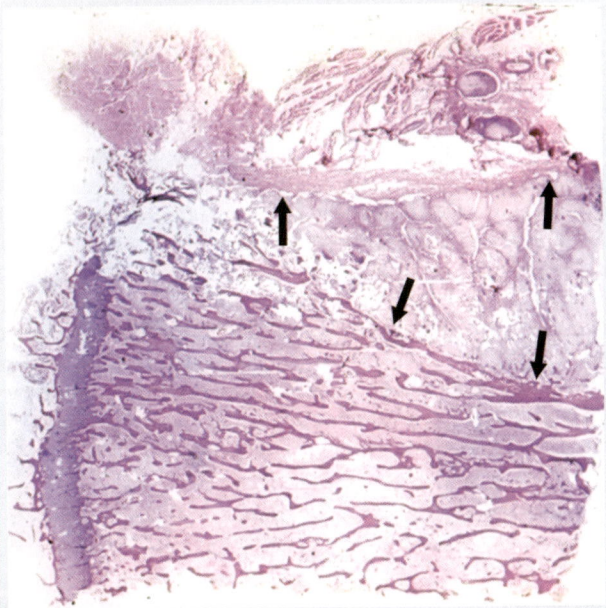

Figura 27.23 Triângulo de Codman (macrofotografia da lâmina). A neoplasia destrói a cortical óssea e levanta o periósteo (*setas*), produzindo imagem triangular.

(continua)

27

Aspectos morfológicos (*continuação*)

No subtipo fibroblástico, as células são fusiformes e podem ser menos atípicas, estando associadas a maior quantidade de matriz colágena. No subtipo osteoblástico, a matriz óssea é o principal componente da neoplasia, tanto sob a forma de trabéculas ósseas como formando osso compacto. Quando possui abundante matriz óssea compacta, a neoplasia é do tipo esclerosante. No subtipo condroblástico, há cartilagem ou matriz condroide, com condrócitos atípicos, além de áreas com diferenciação osteogênica. Em um contexto clínico e radiológico apropriado, biópsia contendo cartilagem maligna de alto grau deve ser considerada como altamente suspeita de osteossarcoma condroblástico. Outros padrões incluem a forma rica em células gigantes do tipo osteoclástico, o tipo osteoblastoma-símile e o condroblastoma-símile.

Um aspecto fundamental na avaliação histológica de peças cirúrgicas de osteossarcomas é a estimativa da resposta tumoral ao tratamento neoadjuvante (quimioterapia pré-operatória). Boa resposta à quimioterapia, definida como extensão de neoplasia não viável maior que 90%, constitui um importante fator prognóstico, associado a maior taxa de sobrevida global e de sobrevida livre de doença.

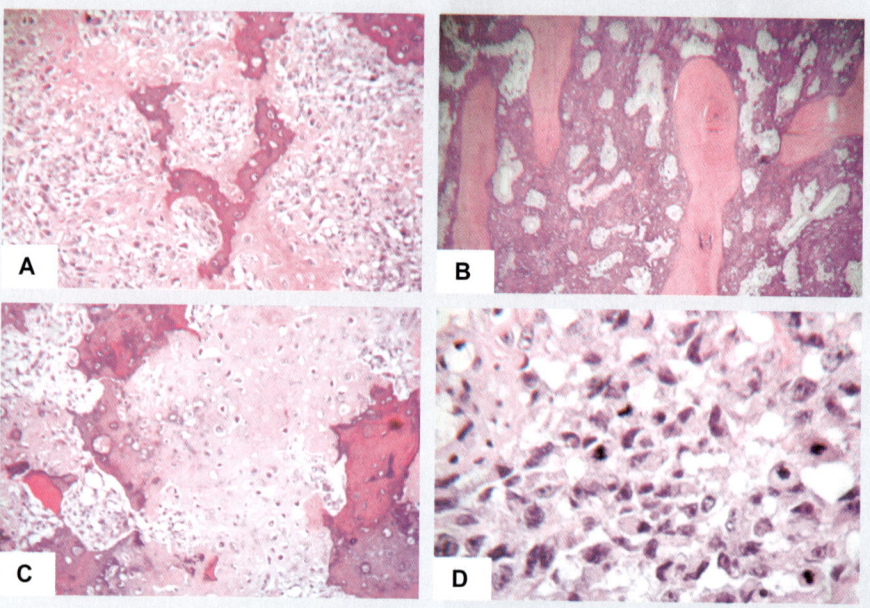

Figura 27.24 Aspectos histológicos de osteossarcoma. **A.** Osteossarcoma convencional, com proliferação atípica de células osteoblásticas, formando matriz osteoide parcialmente mineralizada. **B.** Osteossarcoma extensamente mineralizado (esclerótico), ilustrando aspecto permeativo da lesão, que ocupa os espaços intertrabeculares, ainda delimitados por trabéculas ósseas não neoplásicas. **C.** Osteossarcoma com áreas de diferenciação cartilaginosa (condroblástico). **D.** Aspectos nucleares característicos de malignidade, com pleomorfismo, hipercromasia e figuras de mitose.

A evolução do osteossarcoma caracteriza-se por crescimento local agressivo e metástases pela via sanguínea, principalmente nos pulmões. O tratamento consiste em quimioterapia neoadjuvante, seguida de cirurgia, buscando-se, sempre que possível, a ressecção segmentar do osso acometido e a preservação do membro, com emprego de próteses. A combinação de tratamento quimioterápico e cirúrgico resulta em sobrevida de 5 anos em até 80% dos pacientes. Localização distal no membro, taxa de resposta à quimioterapia acima de 90% e ressecção completa com margens livres são fatores prognósticos favoráveis.

Comentário sobre o caso clínico: Até os anos 1990, a maioria dos osteossarcomas era tratada com amputação do membro afetado. Antes do desenvolvimento de regimes efetivos de quimioterapia multimodal, o prognóstico era péssimo, com metástases pulmonares em 80 a 90% dos casos, mesmo após amputação. Além da possibilidade de cirurgia com salvamento do membro, a quimioterapia neoadjuvante, quando se atinge resposta de pelo menos 90% de necrose tumoral, associa-se a taxa de sobrevida de cerca de 90%. Em contraste, se a necrose tumoral é menor que 90%, a taxa de sobrevida é de apenas 14%. Após a cirurgia, o tratamento continua com quimioterapia adjuvante, podendo o esquema de medicamentos ser alterado ou mantido, conforme a quantidade de necrose tumoral. Metástase pulmonar localizada pode ser ressecada cirurgicamente.

Osteossarcoma telangiectásico

Osteossarcoma telangiectásico é um subtipo raro (3 a 4% dos osteossarcomas). Radiograficamente, a lesão é totalmente lítica, sem qualquer traço de esclerose. Macroscopicamente, o tumor é difusamente hemorrágico (Figura 27.25). Ao microscópio, encontram-se septos que delimitam espaços ocupados por sangue, lembrando cisto ósseo aneurismático, embora as células que ocupam os septos mostrem atipias evidentes. Em raros casos, as células malignas misturam-se ao material hemorrágico, sem formar arranjo característico. A produção de osteoide é mínima; ocasionalmente, este nem é visto. Células gigantes benignas podem levar a diagnóstico equivocado de tumor de células gigantes. O prognóstico é semelhante ao do osteossarcoma convencional. Dada a sua apresentação radiográfica e histológica peculiar, o osteossarcoma telangiectásico é frequentemente subdiagnosticado, o que pode levar a atraso no tratamento.

Osteossarcoma de células pequenas

Osteossarcoma de células pequenas é também variante incomum do osteossarcoma (3 a 4% dos osteossarcomas). Sua importância está no diagnóstico diferencial com sarcoma de Ewing e linfoma. A presença de matriz osteoide caracteriza o osteossarcoma, embora no sarcoma de Ewing material semelhante a fibrina possa ser confundido com osteoide. Ambos os tumores podem expressar CD99. Imuno-histoquímica para FLI-1, positiva no sarcoma de Ewing e negativa no osteossarcoma, ajuda na distinção.

Osteossarcoma de superfície de alto grau

Em 1% dos pacientes, osteossarcoma de alto grau pode surgir na superfície óssea, sendo necessária sua distinção com o osteossarcoma parosteal e o osteossarcoma periosteal. As manifestações clínicas, os dados epidemiológicos e as sedes preferenciais são semelhantes às do osteossarcoma convencional. O tumor manifesta-se por crescimento local e dor. Radiograficamente, vê-se massa heterogênea, com áreas mineralizadas e não mineralizadas, com crescimento superficial no osso e em tecidos moles. Macroscopicamente, encontra-se tumor na superfície óssea, com envolvimento predominante fora do osso. Pode haver erosão cortical e envolvimento medular focal, microscópico. Áreas extensas de envolvimento medular afastam o diagnóstico de osteossarcoma de superfície de alto grau. Histologicamente, o quadro é semelhante ao do osteossarcoma convencional, com áreas osteoblásticas, condroblásticas ou fibroblásticas em maior ou menor proporção. O prognóstico é semelhante ao do osteossarcoma convencional.

Osteossarcoma central de baixo grau

Trata-se de neoplasia de baixo grau de malignidade que se origina na medular do osso, constituindo 1% dos osteossarcomas. A maioria ocorre em ossos longos ou da pelve, sendo o fêmur distal e a tíbia proximal as localizações mais comuns. A radiografia mostra lesão expansiva medular, metadiafisária, com margens pouco definidas e destruição cortical em mais da metade dos casos. Muitas lesões, contudo, têm margens bem definidas, sugerindo lesão benigna. Histologicamente, a neoplasia é formada por células fusiformes, com poucas atipias e baixa atividade mitótica. Em alguns casos, as trabéculas ósseas neoplásicas assumem aspecto que lembra displasia fibrosa. Achado importante é o crescimento permeativo, infiltrando a medula óssea adiposa ou trabéculas ósseas preexistentes. À imuno-histoquímica, há expressão de MDM2 e CDK4, marcação útil no diagnóstico diferencial com lesões fibro-ósseas benignas; amplificação dos genes correspondentes pode ser demonstrada por FISH, mais sensível e mais específica. O prognóstico é excelente, com raros casos de metástases. Pode haver desdiferenciação, com transformação em sarcoma de alto grau.

Osteossarcoma parosteal

O osteossarcoma parosteal (ou justacortical) é neoplasia óssea de baixo grau que se origina na superfície óssea. Por seu comportamento indolente, de baixo grau, é importante que essa entidade seja separada de outros osteossarcomas que se originam na superfície óssea. O tumor ocorre em faixa etária mais alta que o osteossarcoma convencional, com predomínio entre 20 e 40 anos. A lesão é mais frequente em ossos longos; 65% dos casos na série da Mayo Clinic localiza-se na região posterior distal do fêmur.

A manifestação principal é crescimento local. Pode ocorrer dor, compressão de estruturas adjacentes e limitação de movimentos. O paciente pode referir história prévia de cirurgia, com excisão de tumor que foi considerado, dos pontos de vista radiográfico e histológico, osteocondroma de aspecto pouco usual.

À radiografia, a neoplasia tende a ser densamente mineralizada e fica aderida à superfície cortical por base larga (Figura 27.26 A e B). Não há, entretanto, continuidade do osso cortical e medular com a base da lesão, como acontece no osteocondroma. Com o seu crescimento, a lesão tende a circunscrever o perímetro ósseo. Em alguns casos, a neoplasia pode transpor a cortical e alcançar a medular óssea superficialmente. A tomografia computadorizada possibilita caracterizar melhor esses achados. A ressonância magnética, por ressaltar o edema de tecidos moles e não demonstrar tão bem a matriz mineralizada, às vezes cria a impressão de lesão mais agressiva, originada em tecidos moles.

Macroscopicamente, o osteossarcoma parosteal forma massa lobulada, dura, ossificada e aderida à superfície do osso (Figura 27.26 C). A porção mais externa pode mostrar aspecto cartilaginoso. Áreas fibrosas podem estar presentes, enquanto áreas carnosas e amolecidas podem indicar desdiferenciação.

Ao microscópio, encontram-se trabéculas ósseas maduras entremeadas por estroma fibroso com fibroblastos com atipias discretas e mitoses esparsas, entremeadas com matriz colágena (Figura 27.26 D). Na região periférica, há maior celularidade e trabéculas ósseas mais imaturas. Em cerca de 50% dos casos, encontra-se componente cartilaginoso, em geral mais periférico. Áreas de desdiferenciação correspondem a maior atipia.

Cromossomos supranumerários em anel são característicos do tumor, frequentemente como a única alteração citogenética. Como no osteossarcoma central de baixo grau, há amplificação dos genes *MDM2* e *CDK4*; os produtos desses genes podem ser vistos à imuno-histoquímica.

O tratamento é cirúrgico, com ressecção ampla da lesão, incluindo margens livres. O prognóstico é bom, com sobrevida de 5 anos em mais de 90% dos casos. Nos casos de ressecção incompleta, pode haver recorrência, às vezes com progressão para sarcoma de alto grau.

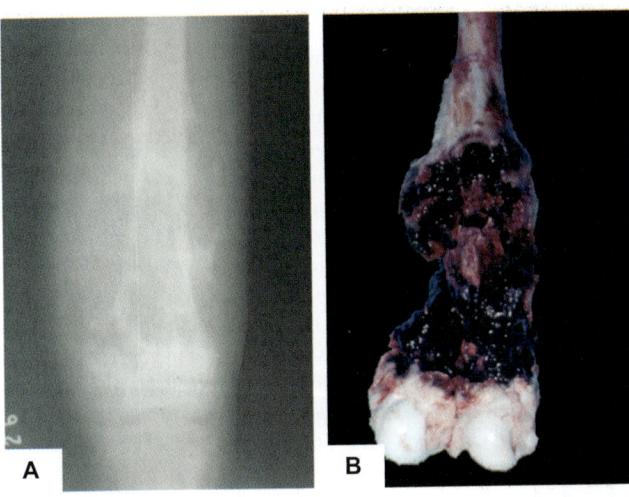

Figura 27.25 Osteossarcoma telangiectásico. **A.** Aspecto radiográfico: lesão osteolítica e destrutiva na região distal do fêmur. **B.** Peça cirúrgica mostrando lesão cavitada e hemorrágica.

27

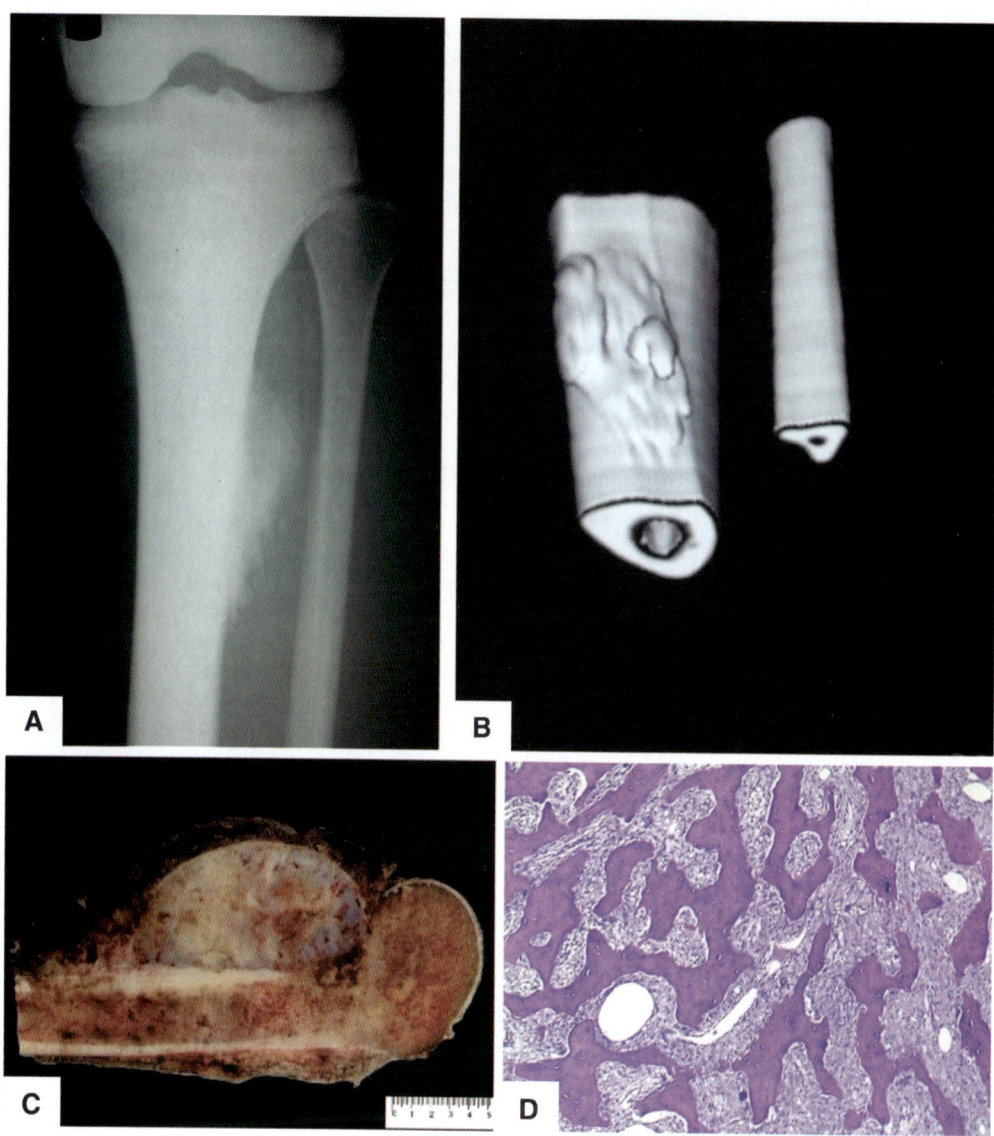

Figura 27.26 Osteossarcoma parosteal. **A.** Aspecto radiológico com lesão mineralizada, radiodensa. **B.** Reconstrução 3D por tomografia computadorizada, mostrando lesão de base assentada sobre a superfície óssea. **C.** Aspecto macroscópico. (Cortesia do Dr. Vitor Piana de Andrade, São Paulo-SP.) **D.** Aspecto histológico. Trabéculas ósseas maduras com matriz fibrosa de permeio e células de padrão fibroblástico.

Osteossarcoma periosteal

O tumor surge na superfície óssea, podendo originar-se do periósteo ou da superfície cortical externa do osso. Raro (1,5 a 2% dos osteossarcomas), caracteriza-se por localização diafisária ou metadiafisária, com crescimento séssil de massa em geral radiolúcida, com base larga, associada a espessamento e erosão externa da cortical. As sedes mais comuns são o fêmur e a tíbia (80% dos casos). Macroscopicamente, apresenta-se como tumoração cartilaginosa sobre a superfície óssea, podendo envolver toda a circunferência óssea. Ao microscópio, vê-se cartilagem atípica, entremeada com matriz osteoide. O tratamento é cirúrgico. Quimioterapia não aumenta a sobrevida.

▶ Tumores fibrogênicos

Os tumores fibrogênicos representam um grupo de tumores ósseos raros.

Fibroma desmoplásico (tumor desmoide do osso) é muito raro. Trata-se de neoplasia localmente agressiva, com frequentes recidivas após tratamento por curetagem. O tumor surge em adolescentes e adultos jovens, acometendo ossos longos, pelve e mandíbula. As manifestações mais comuns são dor e crescimento local; fraturas patológicas podem ocorrer. Radiograficamente, o tumor tem crescimento puramente lítico; ora é pouco delimitado, ora tem margens definidas. Com o crescimento da lesão, podem permanecer trabéculas intactas envolvidas pela proliferação celular, resultando no aspecto trabeculado visto em exames de imagem. Em alguns casos, há destruição da cortical e extensão aos tecidos moles. Histologicamente, o tumor lembra as fibromatoses (tumores desmoides) de tecidos moles, sendo lesão hipocelular, em arranjos fasciculados e matriz colágena envolvendo estruturas preexistentes. As células são fusiformes e têm núcleos alongados e finos, sem atipias. Em contraste com as fibromatoses, não há mutação no gene da β-catenina.

Fibrossarcoma primário do osso é raro (4% dos tumores ósseos malignos na série da Mayo Clinic) e formado por células fusiformes arranjadas em fascículos compactos, com aspecto de espinha de arenque (*herringbone pattern*). A diferenciação celular presumida é fibroblástica, devendo ser afastados, pela imuno-histoquímica, leiomiossarcoma (expressa desmina e actina de músculo liso) e sarcoma sinovial (marcadores de diferenciação epitelial – ceratinas, EMA). Não há formação de osteoide nem pleomorfismo celular; se este está presente, a neoplasia é classificada como sarcoma pleomórfico indiferenciado. O diagnóstico, portanto, é de exclusão. As localizações preferenciais são o fêmur e a tíbia. Fibrossarcoma ocorre tanto em indivíduos jovens, como o osteossarcoma, como em outras faixas etárias, até idosos. Radiograficamente, a lesão é puramente lítica, destrói o osso e mostra sinais de malignidade. Histologicamente, o tumor é formado por células fusiformes, em arranjo compacto e fascicular. Lesões bem diferenciadas são menos celulares e mostram atividade mitótica baixa; em outro extremo, as lesões menos diferenciadas são mais celulares e possuem maior atividade mitótica e áreas de necrose mais frequente. O tratamento é cirúrgico. Quimioterapia tem eficácia duvidosa, até pela própria raridade da neoplasia. O prognóstico é semelhante ao do osteossarcoma convencional.

Tumores fibro-histiocíticos

Algumas neoplasias ósseas são designadas como fibro-histiocíticas, dada a presença de população de células fusiformes em arranjo estoriforme, associadas a número variável de células com características histiocitárias, incluindo células gigantes e células xantomatosas. Neste grupo, incluem-se apenas lesões benignas fibro-histiocíticas. O antigamente chamado histiocitoma fibroso maligno é hoje designado sarcoma indiferenciado pleomórfico de alto grau.

Fibroma não ossificante e histiocitoma fibroso benigno

As lesões denominadas defeito fibroso cortical, fibroma não ossificante, defeito fibroso metafisário e histiocitoma fibroso benigno apresentam aspecto histológico semelhante, com apresentações clinicorradiológicas distintas. A denominação *defeito fibroso cortical* corresponde a lesão restrita à cortical. Fibroma não ossificante ou defeito fibroso metafisário são empregados para tumores maiores que se estendem à cavidade medular. O histiocitoma fibroso benigno envolve regiões não metafisárias de ossos longos e a pelve.

O fibroma não ossificante/defeito fibroso metafisário e o histiocitoma fibroso benigno distinguem-se pela sua natureza, reativa ou neoplásica. Apesar de alterações cromossômicas clonais em alguns casos, fibroma não ossificante é considerado lesão reativa, pseudoneoplásica, em razão de suas características clínicas e patológicas e, principalmente, tendência de regressão espontânea. O histiocitoma fibroso benigno é neoplasia benigna, embora seja histologicamente semelhante ou indistinguível do fibroma não ossificante. Segundo a OMS, as duas entidades são descritas conjuntamente, apesar das diferenças nos quadros clínico e radiográfico.

A incidência do fibroma não ossificante não é conhecida, já que as lesões são assintomáticas e resolvem-se espontaneamente. O tumor surge em indivíduos com esqueleto imaturo, com pico de incidência na segunda década. Inquéritos radiográficos detectam a lesão em 30 a 40% das crianças. Lesões maiores podem produzir dor e causar fratura patológica. O histiocitoma fibroso benigno, bem mais raro, é mais frequente em indivíduos com esqueleto maduro, após 20 anos de idade.

A grande maioria dos fibromas não ossificantes ocorre na metáfise de ossos longos, mais comumente no fêmur distal e na tíbia proximal. Nos ossos longos, o histiocitoma fibroso benigno distingue-se do fibroma não ossificante por ocorrer fora da metáfise; surge também em ossos da pelve, especialmente o ilíaco.

O fibroma não ossificante apresenta quadro radiográfico característico e diagnóstico. Em ossos longos, a lesão localiza-se na metáfise, é excêntrica e faz discreto abaulamento e afinamento da cortical óssea (Figura 27.27 A). O defeito lítico estende-se desde a linha epifisária e cresce em direção à região central do osso. Os limites internos da lesão são bem delimitados por faixa de esclerose. O crescimento insuflativo confere aspecto multilocular, com protuberâncias da lesão sobre a margem interna da cavidade. O principal diagnóstico diferencial radiológico é com fibroma condromixoide. O histiocitoma fibroso benigno também apresenta-se como lesão lítica bem delimitada, frequentemente com margens escleróticas, o que pode ser mais bem apreciado na tomografia computadorizada; quando na extremidade de osso longo, pode ser indistinguível do tumor de células gigantes.

Aspectos morfológicos

Histologicamente, o histiocitoma fibroso benigno e o fibroma não ossificante são semelhantes, sendo formados por células fusiformes, alongadas, largas, com núcleos ovais e cromatina regular. O arranjo celular é vagamente estoriforme, mais compacto no histiocitoma fibroso e mais frouxo no fibroma não ossificante. Células histiocitárias são constantes, havendo acúmulos de células xantomizadas, contendo material lipídico, responsável pela coloração amarelada à macroscopia (Figura 27.27 B). Há ainda depósitos de hemossiderina. Células gigantes multinucleadas são também vistas, dispersas ou em agregados; quando numerosas, o aspecto histológico lembra o tumor de células gigantes.

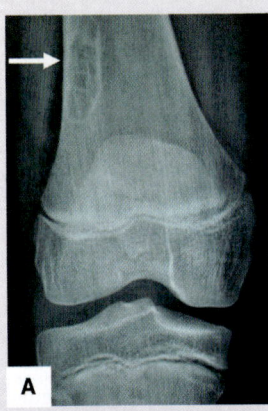

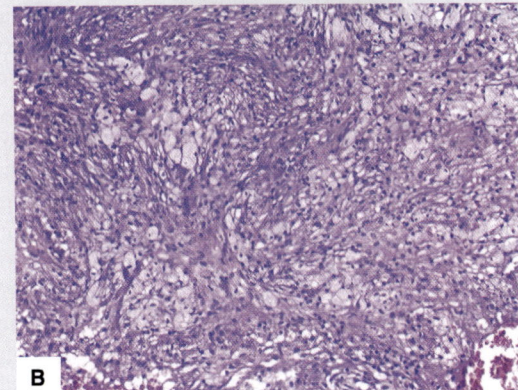

Figura 27.27 Fibroma não ossificante. **A.** Aspecto radiográfico com área lítica bem delimitada de localização cortical na metáfise ("defeito fibroso cortical") (*seta*). **B.** Aspecto histológico, mostrando células alongadas e agregados de histiócitos. Este aspecto histológico é visto também no histiocitoma fibroso benigno.

27

Sarcoma de Ewing

Sarcoma de Ewing é neoplasia maligna constituída por células pequenas e redondas, com diferenciação neuroectodérmica. O sarcoma de Ewing e o tumor neuroectodérmico primitivo periférico (PNET) compartilham semelhanças histológicas, imuno-histoquímicas, citogenéticas e moleculares, representando estágios de diferenciação diferentes de uma mesma entidade. Sarcoma de Ewing localiza-se sobretudo no esqueleto apendicular, em particular em ossos longos (fêmur, tíbia e úmero). As metáfises são mais envolvidas, mas muitos casos ocorrem na diáfise, em número maior do que em outros sarcomas ósseos. A neoplasia ocorre ainda em pelve, costelas, sacro, ossos do pé, escápula e coluna vertebral. Quando surge na parede torácica, fala-se em tumor de Askin.

Dor é a manifestação inicial, tornando-se intensa com o tempo; crescimento tumoral local aparece mais tarde. Fratura patológica ocorre em alguns casos, mas não é comum. Alguns pacientes apresentam febre, anemia e aumento da hemossedimentação, levando à suspeita clínica de doença óssea inflamatória (osteomielite).

Radiograficamente, a lesão é extensa, envolve a medular óssea, causa destruição lítica e tem limites imprecisos, dando a imagem de "roído de traça". Quando invade a cortical e eleva o periósteo, formam-se novas camadas de osso reativo, produzindo o aspecto radiológico de "casca de cebola". Em casos típicos, a caracterização radiológica da neoplasia pode ser feita com certa segurança, mas o diagnóstico diferencial radiográfico com outras condições como metástases, linfomas e osteomielite pode às vezes ser difícil. Há associação frequente com massa em tecidos moles. A ressonância magnética é útil na demonstração da extensão da lesão dentro e fora do osso.

O encontro de alterações citogenéticas no sarcoma de Ewing contribuiu para a definição da neoplasia e a caracterização de sua identidade com o PNET. Em 85 a 95% dos casos, o tumor apresenta a translocação t(11:22)(q24:q12), que resulta no gene de fusão *EWSR1-FLI1*. Cerca de 5 a 10% dos casos têm a translocação t(21:22)(q22:q12), que leva à fusão *EWSR1-ERG*. Outros casos apresentam translocações envolvendo o gene *EWSR1* ou o gene *FUS*, que codificam proteína com sequência de aminoácidos semelhante. Tais alterações genômicas levaram à descrição de algumas variantes morfológicas do sarcoma de Ewing: adamantinoma-símile, tipo esclerosante e de células fusiformes. Um grupo de sarcomas de células redondas apresenta outras alterações moleculares. Com o conhecimento atual, não está definido se tais lesões representam sarcoma de Ewing ou entidades distintas, sendo descritas como sarcomas Ewing-símile. Outras neoplasias não relacionadas, clínica e morfologicamente distintas, também apresentam fusões cromossômicas associadas ao gene *EWSR1*, como tumor desmoplásico de pequenas células, condrossarcoma mixoide, sarcoma de células claras, lipossarcoma mixoide e fibrossarcoma epitelioide esclerosante.

O avanço das técnicas moleculares e sua aplicação tem alargado o espectro de alterações genéticas relacionados aos tumores de pequenas células, Ewing-símiles, sem translocações ou fusões envolvendo o gene *EWSR1*. Há tumores com rearranjos gênicos associadas ao *CIC* (supressor transcricional de capicua) e *BCOR* (co-repressor de BCL-6).

Aspectos morfológicos

Macroscopicamente, o sarcoma de Ewing apresenta-se como áreas acinzentadas ou esbranquiçadas, úmidas, brilhantes, às vezes translúcidas. A consistência é gelatinosa, quase fluida. O aspecto lembra pus, sendo importante que seja submetido a estudo anatomopatológico, pois essa aparência enganosa pode motivar que toda a amostra seja encaminhada para estudo microbiológico. Encontra-se ainda destruição do osso acometido, frequentemente mais extensa do que indica a avaliação radiológica, com permeação da medular e destruição cortical, às vezes com envolvimento também de tecidos moles.

O quadro histológico é de neoplasia maligna de células pequenas redondas. O citoplasma é escasso e os núcleos são redondos, com cromatina fina. O estroma é pouco evidente, com faixas de fibrose isolando grandes compartimentos ocupados pelas células neoplásicas (Figura 27.28 A). Positividade ao PAS no citoplasma é achado útil na distinção com outros tumores de células redondas, como neuroblastoma, linfomas ou leucemias. A imuno-histoquímica é valiosa, mediante a marcação de CD99, FLI-1 e ERG (Figura 27.28 B). A lesão pode ser confundida com linfoma linfoblástico, também positivo para CD99 e FLI-1.

Ausência de matriz osteoide distingue o sarcoma de Ewing de osteossarcoma de pequenas células. É necessário cuidado na caracterização segura dessa matriz, já que depósitos de material fibrinoide em torno das células do sarcoma de Ewing podem mimetizar matriz osteoide. Diferenciação neuroectodérmica, com formação de pseudorrosetas, com grupos de células arranjadas em torno de uma área central acelular, é encontrada no tumor neuroectodérmico primitivo (PNET).

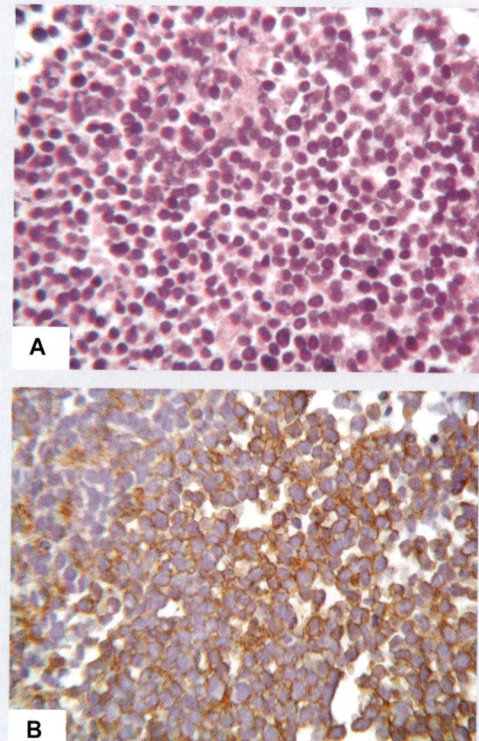

Figura 27.28 Sarcoma de Ewing. **A.** Proliferação de células pequenas, com citoplasma escasso ("neoplasia de células pequenas azuis"). **B.** Imunomarcação de CD99, com padrão de membrana.

Após o diagnóstico por biópsia, o paciente é usualmente tratado com quimioterapia neoadjuvante e ressecção segmentar, buscando-se margens livres. Tal abordagem melhorou drasticamente o prognóstico, alcançando índices de cura em 60 a 70% dos casos. Entretanto, o prognóstico é pior em pacientes com recorrência ou doença metastática, com taxas de sobrevida em torno de 30%, apesar de esquemas terapêuticos agressivos. O tipo de fusão gênica na neoplasia não tem significado prognóstico.

▶ Neoplasias hematopoéticas

Ossos são sede frequente de neoplasias hematológicas. Como órgão ou compartimento do sistema hemolinfopoético, a medula óssea abriga a medula hematopoética, onde são formadas as células sanguíneas. Não é raro que linfomas ou outras neoplasias hematológicas sistêmicas envolvam a medular óssea. A avaliação desta por meio de mielograma ou biópsia (obtida principalmente na crista ilíaca) é empregada de rotina no estadiamento de linfomas (ver Capítulo 25). Dada a possibilidade de diagnóstico dessas neoplasias em aspirados da medula óssea avaliados por hematologistas, com auxílio da citometria de fluxo, nem sempre são necessárias biópsia e avaliação por patologistas.

Neoplasias de plasmócitos (plasmocitoma e mieloma múltiplo)

Tanto o plasmocitoma ósseo solitário como o mieloma múltiplo são neoplasias de plasmócitos monoclonais. O mieloma múltiplo é doença sistêmica, com origem na medula óssea, em geral acometendo múltiplos sítios do esqueleto. A neoplasia, que é formada por plasmócitos com graus variáveis de diferenciação, associa-se a outras alterações, como hipercalcemia, anemia e dano renal relacionado com nefrocalcinose ou proteinúria. O plasmocitoma solitário é unicêntrico e caracterizado por destruição óssea localizada e sem manifestações sistêmicas.

O *mieloma múltiplo* é a neoplasia óssea primária mais frequente. Quase sempre, a lesão é precedida por uma fase assintomática, pré-neoplásica, denominada *gamopatia monoclonal de significado indeterminado*, do tipo não IgM (80% dos casos) ou do tipo cadeia leve de imunoglobulina (20% dos casos). Nos dois casos, a taxa de progressão para mieloma é da ordem de 0,5 a 1% ao ano. Gamopatia monoclonal de significado indeterminado do tipo IgM geralmente progride para a macroglobulinemia de Waldenström, sendo raro o mieloma do tipo IgM.

Mieloma múltiplo latente corresponde a um estágio intermediário, com maior risco de progressão para mieloma, da ordem de 10% em 5 anos. No mieloma latente, não são detectados sinais laboratoriais de dano nos rins, nos ossos ou na hematopoese. Pacientes nessa fase devem ser acompanhados (espera vigilante) sem tratamento antineoplásico, já que nem todos evoluem para mieloma múltiplo.

O plasmocitoma solitário ósseo ou extraósseo requer a demonstração histológica de lesão com proliferação clonal de plasmócitos em apenas um sítio. No rastreamento radiológico de todo o esqueleto, não se identificam lesões adicionais. Em alguns casos, o envolvimento medular é mínimo, com plasmócitos monoclonais correspondendo a menos de 10% da população celular da medula. No plasmocitoma solitário ósseo ou extraósseo sem evidência de envolvimento medular por plasmócitos monoclonais, a progressão para mieloma é de 10% em 3 anos. Quando há envolvimento medular com menos de 10% de plasmócitos clonais, o risco de progressão para mieloma é de 60% para o plasmocitoma ósseo e de 20% para o plasmocitoma

extraósseo. O encontro de mais de 10% de plasmócitos monoclonais na medula óssea associado a plasmocitoma solitário define o diagnóstico de mieloma múltiplo.

Para a caracterização diagnóstica de mieloma múltiplo, além da demonstração da proliferação de plasmócitos monoclonais na medula, com estimativa de seu número e proporção em relação aos outros elementos medulares; para o diagnóstico de plasmocitoma, são necessários outros achados laboratoriais e estudos de imagem com alterações na hematopoese, na função renal e no metabolismo ósseo. Radiograficamente, encontram-se lesões ósseas do tipo mapa geográfico, geralmente insuflantes, podendo haver também osteopenia generalizada por infiltração medular (mielomatose; Figura 27.29 A). Na proposição mais recente sobre os critérios diagnósticos de mieloma, foram incluídos marcadores de malignidade e parâmetros que indicam propensão ao desenvolvimento de alterações nos órgãos-alvo e que justificam a instituição de terapia, antes mesmo que essas alterações possam ser detectadas (Quadro 27.3).

Quadro 27.3 Critérios diagnósticos do International Myeloma Working Group (2014) para a classificação das gamopatias monoclonais e doenças relacionadas de plasmócitos*

Gamopatia monoclonal tipo não IgM, de significado indeterminado

Proteína monoclonal sérica (tipo não IgM) < 30 g/L

Plasmócitos clonais na medula óssea < 10%

Ausência de evidência laboratorial de dano a órgão-alvo (hipercalcemia, insuficiência renal, anemia e lesões ósseas) ou amiloidose relacionada com discrasia de plasmócitos

Plasmocitoma solitário

Lesão óssea comprovada por biópsia, com demonstração de população clonal de plasmócitos

Medula óssea normal sem evidência de plasmócitos monoclonais

Rastreamento radiológico normal do esqueleto, com ressonância magnética ou tomografia computadorizada da pelve e da coluna (com exceção da lesão primária solitária)

Ausência de evidência laboratorial de dano a órgão-alvo (hipercalcemia, insuficiência renal, anemia e lesões ósseas) atribuível a doença de plasmócitos

Plasmocitoma solitário com envolvimento medular mínimo

Lesão óssea comprovada por biópsia, com demonstração de população clonal de plasmócitos

Plasmócitos clonais na medula óssea < 10%

Rastreamento radiológico normal do esqueleto, com ressonância magnética ou tomografia computadorizada da pelve e da coluna (com exceção da lesão primária solitária)

Ausência de evidência laboratorial de dano a órgão-alvo (hipercalcemia, insuficiência renal, anemia e lesões ósseas) atribuível a doença de plasmócitos

Mieloma múltiplo

Plasmócitos clonais na medula óssea ≥ 10% ou plasmocitoma ósseo ou extramedular comprovado por biópsia em um ou mais dos eventos definidores de mieloma

(continua)

27

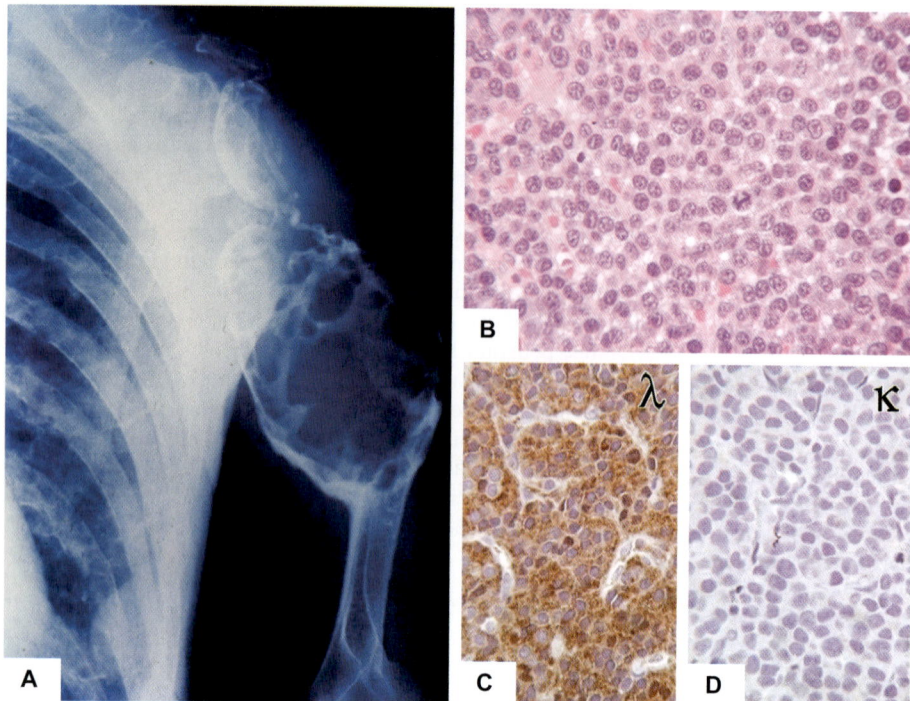

Figura 27.29 Mieloma múltiplo. **A.** Aspecto radiográfico de doença avançada, com inúmeras lesões volumosas, osteolíticas. (Cortesia do Dr. Willon Garcia Carvalho, Belo Horizonte-MG.) **B.** Aspecto histológico, mostrando proliferação monótona de células com núcleos arredondados e excêntricos. **C** e **D.** A restrição de cadeia leve pode ser pesquisada como evidência de monoclonalidade: no caso, a população celular expressa difusamente apenas cadeia leve lambda (**C**), não se demonstrando expressão da cadeia leve kappa (**D**).

Quadro 27.3 Critérios diagnósticos do International Myeloma Working Group (2014) para a classificação das gamopatias monoclonais e doenças relacionadas de plasmócitos* (*continuação*)

Eventos definidores de mieloma:

Evidência de dano a órgão-alvo que pode ser atribuído a alteração proliferativa de plasmócitos

Hipercalcemia

Insuficiência renal (aumento da creatinina sérica ou diminuição no *clearance* de creatinina)

Anemia

Lesões ósseas (uma ou mais lesões osteolíticas em radiografias, tomografia computadorizada ou PET-TC)

Presença de um ou mais dos seguintes marcadores de malignidade

Porcentagem de plasmócitos monoclonais na medula óssea ≥ 60%

Razão entre cadeias leves livres no soro (tipo de cadeia leve produzida pela proliferação) sobre o outro tipo de cadeia leve kappa/lambda ou lambda/kappa ≥ 100

Mais de uma lesão focal em estudos de ressonância magnética (tamanho de pelo menos 5 mm)

Mieloma múltiplo latente

Necessários dois critérios:

Proteína sérica monoclonal (IgG ou IgA) ≥ 30 g/L ou proteína monoclonal urinária[3] 500 mg por 24 h e/ou plasmócitos clonais na medula óssea: 10 a 60%

Ausência de eventos definidores de mieloma ou amiloidose

*De acordo com Rajkumar et al., 2014.

Mieloma múltiplo surge sobretudo em pessoas idosas, com idade média de 60 anos, podendo ocorrer também na meia-idade e em adultos jovens. As manifestações clínicas resultam de lesões ósseas (dor local, compressão medular das raízes espinhais, paraplegia etc.). Somam-se osteoporose, por diminuição ou perda de formação óssea, e anemia resultante da substituição da medula por tecido neoplásico. Fragilidade óssea é responsável por fraturas patológicas e, às vezes, por hipercalcemia e hipercalciúria, com nefrocalcinose e calcificações metastáticas. Imunossupressão e alterações de proteínas séricas, em especial de gamaglobulinas (5 mg% ou mais) anômalas produzidas pelas células tumorais, são responsáveis pela maior tendência a infecções recorrentes e pela elevação da hemossedimentação. A eliminação da proteína de Bence-Jones pelos rins (ver Capítulo 17), embora não específica de mieloma, ocorre com certa frequência quando as lesões destrutivas são extensas. Em 6 a 10% dos casos, deposita-se amiloide no esqueleto e em outros órgãos.

Outras doenças associadas a proliferação monoclonal de plasmócitos são a síndrome POEMS (Polineuropatia, Organomegalia, Endocrinopatia, Gamopatia monoclonal e Lesões Cutâneas – *Skin changes*) e a amiloidose sistêmica AL.

Aspectos morfológicos

As lesões ósseas são semelhantes no mieloma múltiplo e no plasmocitoma solitário. Quando bem diferenciados, os plasmócitos são facilmente reconhecidos por seu formato ovalado, núcleos excêntricos, cromatina condensada perifericamente, nucléolo pouco evidente e citoplasma basofílico, com área mais clara perinuclear, que corresponde ao complexo de Golgi (Figura 27.29 B). Alguns casos podem apresentar pseudoinclusões intranucleares (corpúsculos de Dutcher), que se formam principalmente nas células neoplásicas e muito raramente em plasmócitos reativos. Outras formas de

(*continua*)

27

Aspectos morfológicos (*continuação*)

inclusão são os corpúsculos de Russell (corpúsculos citoplasmáticos grandes e esféricos, eosinofílicos e hialinos) e as células de Mott, com múltiplos glóbulos hialinos citoplasmáticos, obscurecendo o núcleo. Em casos raros, cristais semelhantes a bastonetes de Auer podem acumular-se no citoplasma de plasmócitos e histiócitos, produzindo o quadro de histiocitose associada a cristais, com células Gaucher-símiles, semelhantes às da leucemia mieloide e da doença de Gaucher. Os marcadores imuno-histoquímicos mais usados são CD138 e CD38. A pesquisa por imuno-histoquímica de cadeias leves kappa e lambda é utilizada como evidência da natureza clonal da proliferação (Figura 27.29 C e D). Os plasmócitos neoplásicos podem apresentar também expressão anômala de certos marcadores, como CD56, ciclina D1 e c-Kit (CD117), ausentes em plasmócitos não neoplásicos. O diagnóstico diferencial é feito com condições inflamatórias (osteomielites) com infiltrado rico em plasmócitos (policlonais) e com linfomas, que podem apresentar diferenciação plasmocitária. Deve-se estar atento ainda à possibilidade de expressão de CD138 em tumores epiteliais. A interpretação da imuno-histoquímica deve sempre levar em conta o contexto clínico-patológico.

Na síndrome POEMS, ao contrário das lesões líticas do plasmocitoma ósseo solitário e do mieloma, as lesões são escleróticas e os plasmócitos monoclonais ocupam faixas estreitas da medular remanescente, frequentemente com artefatos de compressão por dificuldade técnica em se obter a biópsia em osso esclerosado. Na síndrome POEMS, a cadeia leve expressa pelos plasmócitos é quase sempre a lambda.

Mieloma múltiplo é tratado com quimioterapia sistêmica. Em certos casos, faz-se transplante autólogo de medula óssea. Os pacientes podem ser estratificados com relação ao risco de evolução agressiva. Pacientes com deleção 17p ou com as translocações t(14;16) e t(14;20) têm alto risco, enquanto os com a translocação t(4;14) são de risco intermediário, podendo receber terapia inicial mais agressiva do que pacientes de baixo risco. Os pacientes de alto risco apresentam prognóstico desfavorável, com sobrevida em 5 anos de em torno de 30%; pacientes de baixo risco apresentam sobrevida em torno de 80%.

Linfoma ósseo

Linfoma ósseo primário é neoplasia maligna de células linfoides que acomete ossos mas sem envolvimento de linfonodos ou de outro sítio extranodal. O tipo histológico mais comum é o linfoma difuso de grandes células B, que tem expressão imuno-histoquímica de CD20 e PAX-5. Mais raramente, aparecem outros tipos de linfoma B e o linfoma anaplásico de grandes células T. O diagnóstico diferencial com outras neoplasias de células redondas, como carcinoma indiferenciado de pequenas células metastático e sarcoma de Ewing é importante, lembrando-se que CD99 e FLI-1, marcadores do sarcoma de Ewing, também marcam o linfoma linfoblástico.

Linfoma de Hodgkin primário de ossos, muito raro, acomete o esqueleto axial e tem lesões usualmente múltiplas. Como nos linfonodos, o diagnóstico é feito pela identificação das células de Hodgkin e de Reed-Sternberg, que, na maioria dos casos, expressam CD30 e CD15.

▶ Tumores ricos em células gigantes do tipo osteoclasto

Várias neoplasias e lesões reativas dos ossos apresentam população mais ou menos numerosa de células gigantes multinucleadas. A denominação *tumor de células gigantes* refere-se a uma entidade clinicopatológica bem definida, com população neoplásica formada por células mononucleadas associadas a células gigantes do tipo osteoclasto. Várias condições patológicas, também com grande número de células gigantes, apresentam amplo espectro de comportamentos biológicos, podendo confundir-se entre si e com o tumor de células gigantes. Entre essas, citam-se o granuloma reparativo de células gigantes, gnáticos e extragnáticos, a chamada variante sólida do cisto ósseo aneurismático e o tumor marron do hiperparatireoidismo.

Tumor de células gigantes do osso

Trata-se de neoplasia óssea primária localmente agressiva, com aspecto histológico benigno e casos raros de metástases pulmonares. O tumor é constituído por células mononucleadas e células gigantes do tipo osteoclasto. Existe uma forma histologicamente maligna do tumor, que pode estar presente já ao diagnóstico inicial (malignidade primária) ou suceder tratamento cirúrgico e/ou radioterápico (malignidade secundária).

O tumor de células gigantes representa cerca de 5% dos tumores primários do osso. Quase sempre, o tumor surge em indivíduos com o esqueleto maduro, em mais de 85% dos casos em indivíduos acima de 20 anos e com predomínio discreto no sexo feminino. A forma maligna corresponde a menos de 1% dos casos, sendo mais comum a malignidade secundária. Dor e crescimento tumoral são as principais manifestações clínicas, podendo ocorrer também limitação de movimentos articulares e fraturas patológicas.

A sede mais comum é a epífise de ossos longos, metade dos casos na região do joelho, sendo o fêmur distal o sítio mais comum; são atingidos também a extremidade distal do rádio e o sacro; na coluna vertebral, o tumor acomete quase sempre o corpo vertebral, enquanto outras lesões ricas em células gigantes afetam preferencialmente os elementos posteriores.

A apresentação radiográfica típica é lesão expansiva radiolúcida, assimétrica, na extremidade distal de um osso longo, envolvendo a epífise e estendendo-se usualmente à cartilagem articular, em indivíduo com placas epifisárias já fechadas. Se a lesão se estende aos tecidos moles, pode ser circundada por halo esclerótico. Em geral, não há evidência de matriz calcificada nem reação periosteal. À ressonância magnética, observa-se sinal de baixa a intermediária intensidade em T1 e de intermediária a alta em T2.

As alterações cromossômicas mais comuns são associações teloméricas (associações que envolvem as regiões terminais dos cromossomos, conhecidas como telômeros) clonais e não clonais. Numerosas outras alterações cromossômicas estruturais ou numéricas são descritas, mas modificações citogenéticas recorrentes são incomuns. A mutação H3.3A no gene *H3F3A* é praticamente constante (96% dos casos) e característica da lesão. A mutação promove metilação na histona H3 e altera a expressão do gene.

27

Aspectos morfológicos

Macroscopicamente, o tumor de células gigantes é friável, mole, vermelho-amarronzado, às vezes com áreas brancacentas e fibrosas, como resultado de fratura ou tratamento prévio. Áreas hemorrágicas, císticas e de necrose podem estar presentes, simulando cisto ósseo aneurismático. A lesão cresce de forma expansiva, destruindo a cortical e erodindo a placa óssea sob a cartilagem articular, permanecendo, contudo, contida pelo periósteo e delimitada por camada fina de osso reativo.

Histologicamente, o tumor caracteriza-se por grande número de células gigantes do tipo osteoclasto, que podem conter mais de 50 núcleos. No entanto, os elementos neoplásicos são mononucleados e representam células mesenquimais primitivas que expressam RANKL (*Receptor activator of nuclear factor kappa-B ligand*). Macrófagos e células gigantes do tipo osteoclasto são elementos reativos e expressam RANK, molécula de superfície dessas células que se liga ao RANKL. Na presença do fator estimulador de colônia de macrófagos, as células mononucleadas estimulam a formação de osteoclastos, por mecanismo dependente de RANKL. Os macrófagos mostram núcleos com o mesmo aspecto das células multinucleadas. As células neoplásicas confundem-se com esses macrófagos, sendo ovais ou alongadas, com várias mitoses típicas (Figura 27.30). Áreas com maior quantidade de matriz fibrosa, hemorragia recente, deposição de hemossiderina e macrófagos espumosos podem estar presentes. Em alguns casos, observam-se pequenos focos de matriz osteoide reativa. Quando o tumor estende-se aos tecidos moles ou em metástases pulmonares, forma-se uma faixa periférica com trabéculas ósseas mais ou menos maduras. Não há como predizer o comportamento do tumor somente a partir das suas características histológicas. Êmbolos neoplásicos em vasos, isoladamente, não têm significado prognóstico.

Mutação no gene *H3F3A* resulta na expressão imuno-histoquímica da proteína H3.3 G34W, o que auxilia no diagnóstico. O tratamento com denosumabe, um anticorpo monoclonal contra o RANKL, resulta em virtual desaparecimento das células gigantes do tumor. Tumor tratado mostra extensa ossificação da matriz e abriga ainda a população de células mononucleadas neoplásicas que expressam a proteína H3.3 G34W. Por isso, considera-se que as células neoplásicas sejam da linhagem osteoblástica, mas, pela produção de RANKL, o fenótipo osteogênico (formador de osso) não prevalece.

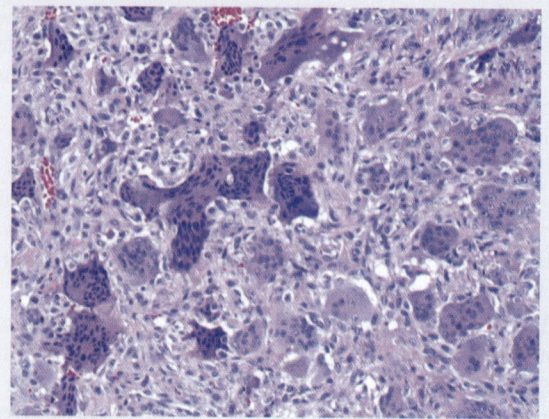

Figura 27.30 Tumor de células gigantes. Aspecto histológico mostrando várias células gigantes multinucleadas, com numerosos núcleos, associadas a células mononucleadas, que constituem o componente neoplásico.

O tratamento é primariamente cirúrgico. Radioterapia é usada de maneira complementar quando a remoção cirúrgica extensa tem alta morbidade. Inibição da formação de osteoclastos por meio de inibidores de RANKL (denosumab) é benéfico em lesões inacessíveis ao tratamento cirúrgico ou em tumores com recidivas múltiplas. A avaliação histológica de tumor tratado pode não demonstrar mais os elementos multinucleados e os macrófagos mononucleados.

O tumor de células gigantes pode apresentar-se com características radiológicas e histológicas de malignidade, seja na apresentação inicial (malignidade primária), seja em recorrências (malignidade secundária). Malignidade secundária pode surgir décadas após o tumor inicial. Nesses casos, as características histológicas são as encontradas em sarcomas, com células atípicas e várias mitoses, típicas e atípicas. O prognóstico é ruim, similar ao de outros sarcomas de alto grau, parecendo ser pior nos casos de malignidade secundária.

▶ Tumores da notocorda

Tumor benigno de células da notocorda

Trata-se de lesão assintomática diagnosticada como achado incidental em exames de imagem ou em necrópsias. Para alguns, é considerado remanescente embrionário da notocorda, justificando a nomenclatura de *resto gigante da notocorda* ou *hamartoma da notocorda*. Há, porém, relatos de aparecimento e crescimento da lesão após o nascimento. A localização é restrita ao esqueleto axial, na base do crânio, na coluna e no sacro. Quando no clivo, em posição intradural, recebe a denominação *ecchordosis physaliphora spheno-occiptallis*. A lesão é localizada e pequena (menor que 5 mm), podendo em poucos casos atingir 1 ou 2 cm. Histologicamente, notam-se células de citoplasma vacuolizado e claro, com núcleos deslocados perifericamente ou mais centrais. Células menos vacuoladas apresentam citoplasma eosinofílico. Não há atipias nem mitoses. O crescimento é circunscrito, bem delimitado. À imuno-histoquímica, há expressão de marcadores epiteliais (ceratinas, EMA), como no cordoma. O comportamento é benigno. Alguns admitem que a lesão possa originar cordoma (ver adiante).

Cordoma

Cordoma é neoplasia maligna com origem ou diferenciação em células da notocorda. O tumor é raro (7% dos tumores ósseos malignos), mais frequente em homens (65% dos casos) e menos comum na população afrodescendente. A lesão aparece em indivíduos adultos ou idosos, sendo incomum antes de 30 anos. O tumor localiza-se sempre ao longo da linha média, acometendo desde a base do crânio, na região do clivo, até o sacro (45% dos casos no sacro e 38% na região esfeno-occipital).

O cordoma da base do crânio tende a manifestar-se em pacientes mais jovens. Dor é sintoma quase sempre presente nas lesões sacrais, usualmente referida à extremidade da coluna. O crescimento tumoral ocorre na maioria dos casos anteriormente ao sacro, podendo resultar em compressão de raízes nervosas, do reto e de outras vísceras. Na base do crânio, o cordoma causa manifestações relacionadas com compressão de nervos cranianos, mais comumente o nervo óptico. Disfunção hipofisária pode ocorrer por ocupação da sela túrcica e destruição da hipófise. Obstrução de vias respiratórias resulta da extensão inferior da neoplasia.

Os estudos genéticos revelam cariótipos diploides ou hipodiploides, com perdas cromossômicas principalmente no cromossomo 1. Não foram descritas fusões gênicas e não há mutação em *IDH-1* ou *IDH-2*. Cerca de 25% dos cordomas esporádicos apresentam aumento no número de cópias do *TBXT* (*T-box transcription factor T*, que codifica a proteína braquiúria), que pode ser vista como um único sinal extra na FISH. Em casos familiais de cordoma, ocorre a duplicação germinativa do TBXT, indicando que a alteração genética tem importância no desenvolvimento da neoplasia.

Radiograficamente, encontram-se, nas lesões sacrais, massas com envolvimento ósseo e de tecidos moles. Nem sempre é possível identificar a lesão em radiografias simples; tomografia computadorizada e ressonância magnética são métodos mais sensíveis. Na base do crânio, as radiografias de rotina detectam destruição óssea esfeno-occipital envolvendo o clivo ou a sela túrcica. A ressonância magnética é o exame de escolha para diagnosticar a lesão.

Aspectos morfológicos

O cordoma apresenta-se como massa lobulada, semitransparente, gelatinosa, mixoide, com crescimento em geral expansivo e que comprime e desloca estruturas adjacentes. As lesões recorrentes podem ter aspecto multinodular.

Histologicamente, o tumor apresenta células com citoplasma claro, com vacúolos de diferentes tamanhos, ora vacúolo único com aspecto em anel de sinete, ora múltiplos resultando em citoplasma de aspecto bolhoso. Células grandes, com citoplasma volumoso e multivacuolado, são denominadas células fisalíferas. Na maioria dos casos, as atipias são discretas ou moderadas, e a atividade mitótica é pouco evidente. É importante a distinção com carcinoma metastático, principalmente o carcinoma renal de células claras. Cordomas e carcinomas expressam marcadores de diferenciação epitelial, como ceratinas e EMA. A braquiúria é marcador imuno-histoquímico útil nessa distinção, pois é expressa no núcleo de células do cordoma e negativa em carcinomas.

Uma variante morfológica é o *cordoma condroide*, mais frequente na base do crânio, em que há matriz mais abundante, de aspecto condroide, impondo diagnóstico diferencial com condrossarcoma. No cordoma, as células neoplásicas formam quase sempre pequenos folhetos celulares, enquanto o condrossarcoma caracteriza-se por células isoladas dispersas em meio à matriz. A imuno-histoquímica é útil na distinção, pois em cordomas há expressão de marcadores de diferenciação epitelial (ceratinas e EMA). O *cordoma desdiferenciado* representa neoplasia bifásica, com áreas sarcomatosas de alto grau e áreas com componente de cordoma usual.

A evolução do tumor caracteriza-se por recorrências locais, frequentemente múltiplas, às vezes levando ao óbito por extensão local. Metástases, que são raras em alguns estudos mas que chegam a 40% dos casos em outros, ocorrem na pele, em outros ossos e nos pulmões.

▶ Tumores vasculares

Os tumores vasculares são lesões cujas células têm diferenciação endotelial e formam estruturas vasculares. Como em outros tecidos, tumores vasculares em ossos variam desde lesões benignas, assintomáticas, até neoplasias francamente malignas, passando por tumores localmente agressivos e de malignidade intermediária.

Hemangioma

Hemangioma é tumor benigno formado por vasos sanguíneos capilares ou de maior calibre. Hemangiomas são comuns (até 10% da população), mas em geral são assintomáticos; hemangioma sintomático é raro (menos de 1% dos tumores ósseos), sobretudo entre 40 e 60 anos, com discreto predomínio em mulheres. As sedes principais são corpos vertebrais da coluna torácica e lombar, ossos do crânio e da face e ossos longos. A lesão é benigna; recorrência é rara.

Radiograficamente, nos corpos vertebrais o tumor aparece como trabéculas verticais de esclerose entremeadas por áreas de osteopenia, comparado a veludo cotelê (*corduroy pattern*). À tomografia computadorizada, veem-se pontos de esclerose em meio a área lítica (aspecto em tecido de bolinhas; *polka-dot pattern*). Poucos casos são radiograficamente atípicos ou sintomáticos, manifestando-se com dor, compressão medular e alterações neurológicas.

Microscopicamente, o hemangioma é formado por vasos sanguíneos capilares ou cavernosos (Figura 27.31) revestidos por células endoteliais sem atipias ou mitoses. Trabéculas ósseas permeiam os vasos, mas a lesão é bem delimitada em relação à cortical e à medular óssea adjacentes. As lesões podem ser múltiplas (angiomatose).

Hemangioma epitelioide

Hemangioma epitelioide é lesão incomum e localmente agressiva; surge mais em adultos, sobretudo em ossos longos, ossos do pé, ossos chatos, vértebras e ossos da mão. A manifestação principal é dor local. Radiograficamente, caracteriza-se por processo expansivo, lítico, às vezes com erosão cortical e extensão aos tecidos moles. Um terço dos casos mostra rearranjos gênicos no *FOS* e no *FOSB*.

O tumor tem comportamento localmente agressivo, com recorrência em 10% dos pacientes e raros casos com extensão aos linfonodos regionais. O tratamento é curetagem ou excisão em bloco.

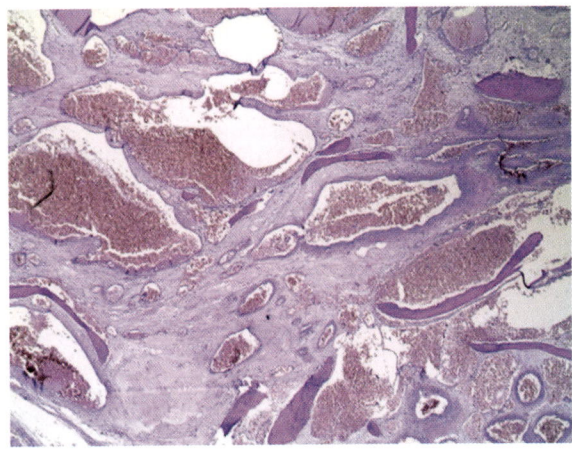

Figura 27.31 Hemangioma cavernoso do osso. Estruturas vasculares calibrosas com parede irregularmente espessada e trabéculas ósseas de permeio.

Aspectos morfológicos

O hemangioma epitelioide é avermelhado, macio, bem delimitado, expansivo, com erosão cortical e extensão aos tecidos moles. A maioria das lesões mede até 7 cm. Histologicamente, caracteriza-se por proliferação celular de padrão lobular, envolvendo trabéculas ósseas preexistentes. As áreas centrais são mais sólidas e formadas por estruturas vasculares mais compactas, com lúmen estreito, revestidas por células endoteliais epitelioides, que ressaltam na superfície interna. Nas áreas mais periféricas, os vasos são mais bem formados e mostram luz mais ampla, com endotélio pavimentoso. Áreas mais sólidas, sem diferenciação vascular evidente, podem predominar em alguns casos, às vezes com células mais alongadas em arranjo fasciculado. As células epitelioides mostram citoplasma amplo, eosinofílico, às vezes com lúmens intracitoplasmáticos, que podem conter hemácias. Os núcleos são redondos ou ovais, frequentemente clivados, ou mesmo hiperlobulados. O estroma é frouxo e caracteristicamente contém células inflamatórias, com frequentes eosinófilos, linfócitos e plasmócitos. Se o componente inflamatório é mais intenso, a neoplasia pode confundir-se com osteomielite. À imuno-histoquímica, há expressão de marcadores endoteliais, como CD31, CD34, ERG e FLI-1. A imuno-histoquímica para FOSB é positiva em cerca da metade dos casos. É necessário cuidado com a possível marcação imuno-histoquímica de ceratinas, que pode dirigir o diagnóstico para neoplasias epiteliais.

Hemangioendotelioma epitelioide

O hemangioendotelioma epitelioide, raro, é tumor de grau de malignidade baixo ou intermediário, formado por células epitelioides entremeadas por matriz abundante, hialina ou mixo-hialina. A neoplasia origina-se em ossos, em tecidos moles ou em órgãos (fígado, pulmões). A lesão óssea pode ser isolada ou compor doença multicêntrica. Lesões multicêntricas têm o mesmo perfil genético, indicando tratar-se de metástases e não de tumores primários múltiplos. Metade dos casos ocorre em ossos longos, seguindo-se pelve, costelas e coluna.

O tumor ósseo pode ser assintomático ou associar-se a dor ou crescimento local. À radiografia, a lesão é expansiva, lítica e pode erodir a cortical óssea e estender-se aos tecidos moles.

O hemangioendotelioma epitelioide de ossos, tecidos moles e viscerais contém a translocação t(1;3) (p36.3;q23-25), que resulta no gene de fusão WWTR1–CAMTA1. A imuno-histoquímico para o produto do CAMTA1 é útil no diagnóstico.

Aspectos morfológicos

Macroscopicamente, a lesão apresenta aspecto sólido, brancacento ou acastanhado por causa de matriz abundante. Ao microscópio, as células neoplásicas são epitelioides, poligonais ou alongadas, com citoplasma amplo, eosinofílico e característicos lúmens intracitoplasmáticos, às vezes com hemácias. As células neoplásicas formam folhetos permeados por abundante matriz, hialina ou mixo-hialiana. O aspecto pode lembrar carcinoma, cordoma, tumores mioepiteliais ou condroides. Foi proposta a estratificação do risco de comportamento agressivo em dois grupos, de baixo e alto grau, com base no tamanho do tumor e na atividade mitótica. Tumores maiores que 3 cm e com mais de três mitoses por 50 campos apresentam pior prognóstico.

A evolução clínica é variável. A maioria dos casos tem evolução indolente e progressiva. O tratamento é ressecção cirúrgica ampla. A taxa de mortalidade é de até 20%, relacionada com disseminação e metástases. Lesões maiores e com alta atividade mitótica têm mortalidade de 40% em 5 anos.

Angiossarcoma

Angiossarcoma primário do osso, raro (menos de 1% dos tumores ósses) e mais frequente após 30 anos, é neoplasia maligna de alto grau, em que as células neoplásicas apresentam diferenciação endotelial.

Radiograficamente, a lesão é única ou múltipla, expansiva, lítica, bem ou mal delimitada, frequentemente com destruição cortical e extensão aos tecidos moles. Quando múltiplo, o tumor tende a concentrar-se em uma mesma região do esqueleto.

Mutações em dois genes associados a diferenciação vascular são encontradas em cerca de 40% dos casos. Em 10 de 39 tumores, foram encontradas mutações no gene *PTPRB* (*protein tyrosine phosphatase, receptor type, B*), que codifica uma fosfatase endotelial que inibe a atividade cinase em tirosina do fator de crescimento do endotélio vascular. Alterações no gene *PLCG1* (*phospholipase C, gamma 1*) são encontradas em poucos casos. Esta mutação ativa a fosfolipase C, que catalisa a formação de inositol 1,4,5-trifosfato e diacilglicerol a partir do fosfatidilinositol 4,5-bifosfato. Esta reação usa cálcio como cofator e tem papel na transdução de sinais mediada por receptores celulares com atividade cinase em tirosina (ver RTK, Capítulo 5). Tais dados abrem a possibilidade do emprego terapêutico de inibidores da angiogênese no tratamento da neoplasia.

Aspectos morfológicos

O tumor é hemorrágico, avermelhado e amolecido, com erosão cortical e invasão de tecidos moles. Microscopicamente, as células são epitelioides e formam arranjos sólidos, infiltrativos, com canais vasculares em número variável. O citoplasma é eosinofílico e pode ter vacúolos ou lúmen intracitoplasmático. Os núcleos são grandes, mostram atipias e têm nucléolos pequenos ou macronucléolo. Há figuras de mitoses, às vezes atípicas. Na maioria dos casos, o estroma é frouxo ou ausente. Há ainda infiltrado de neutrófilos e eosinófilos.

A imuno-histoquímica com marcadores endoteliais é importante. O CD31 é mais sensível que o CD34 e o antígeno associado ao fator von Willebrand. Outros marcadores são FLI-1 e ERG. Um terço dos casos expressa D2-40 (podoplanina), marcador de endotélio linfático. Boa parte dos casos pode expressar marcadores epiteliais, como ceratinas e EMA, o que, em conjunto com o aspecto epitelioide das células neoplásicas e o envolvimento ósseo multifocal, pode levar ao diagnóstico equivocado de carcinoma metastático.

Angiossarcoma é neoplasia agressiva e fulminante. A letalidade no primeiro ano aproxima-se de 50%. Macronucléolo e atividade mitótica maior que três por dez campos indicam evolução mais agressiva.

Hemangioendotelioma pseudomiogênico

Trata-se de neoplasia rara descrita anteriormente como hemangioendotelioma sarcoma epitelioide-símile. A lesão surge em tecidos moles e, poucas vezes, em ossos. O tumor é formado por células epitelioides, alongadas e largas, com núcleos atípicos e citoplasma amplo, eosinofílico e brilhante; metade dos casos tem infiltrado de neutrófilos. À imuno-histoquímica, há marcação difusa para ceratinas e marcadores vasculares, como FLI-1 e ERG (CD31 é menos sensível, sendo expresso em 50% dos casos). A evolução é indolente, com recorrências locais e locorregionais e, raramente, metástases. A neoplasia associa-se à fusão gênica *SERPINE1-FOSB*, com marcação imuno-histoquímica de FOSB. Esta é também encontrada em 50% dos hemangiomas epitelioides.

► Tumores ósseos epiteliais, musculares e lipomatosos

Adamantinoma

Adamantinoma de ossos longos é neoplasia peculiar que se origina no tecido ósseo e forma grupos celulares com diferenciação epitelial. A origem dessas células é desconhecida, embora possam derivar de implantes traumáticos, já que os tumores ocorrem em ossos próximos à superfície cutânea. Outra possibilidade são remanescentes epiteliais intraósseos congênitos.

A lesão é rara (0,5% dos tumores ósseos malignos) e surge em ampla faixa de idade (3 e 86 anos), a maioria entre 20 e 35 anos. A neoplasia evolui lentamente e manifesta-se com dor e crescimento local, às vezes por anos antes do diagnóstico. A localização clássica é a tíbia (90% dos casos).

Radiograficamente, a lesão situa-se na cortical óssea e é lítica, expansiva e lobulada. Em geral, o defeito lítico estende-se longitudinalmente, podendo penetrar na medular, no periósteo ou nos tecidos moles.

Alterações citogenéticas incluem cópias extras dos cromossomos 7, 8, 12, 19 e 21 (cópias extras dos cromossomos 7, 8, 12 e 21 são encontradas também na displasia osteofibrosa). A análise entre displasia osteofibrosa e adamantinoma mostra a complexidade de alterações citogenéticas maiores no último, sendo sugerida a possibilidade de representarem diferentes fases evolutivas de um mesmo processo de transformação neoplásica.

Aspectos morfológicos

O tumor é bem delimitado, tem contorno lobulado e consistência fibrosa e pode conter cistos. Microscopicamente, há dois componentes: epitelial e fibro-ósseo. O epitelial tem padrões basaloide, tubular, de células fusiformes e de células escamosas. Quando predominam células fusiformes, a lesão lembra fibrossarcoma. Na região central, predomina o componente epitelial. O componente fibro-ósseo é formado por células fibroblásticas fusiformes, entremeadas por matriz colágena e trabéculas ósseas recobertas por osteoblastos. No padrão histológico de displasia osteofibrosa-símile, predomina o componente fibro-ósseo, sendo os focos epiteliais pouco evidentes, às vezes detectados somente à imuno-histoquímica; os marcadores principais são ceratinas com padrão de epitélio do tipo basal (ceratinas 5, 14 e 19), além de EMA, vimentina, p63 e podoplanina (D2-40).

O tratamento é ressecção local. Recorrência ocorre em até 90% dos casos com ressecção cirúrgica marginal. Metástases ocorrem em 12 a 29% dos casos, mais em linfonodos regionais e pulmões. Em geral, neoplasia recorrente tem componente epitelial mais evidente do que a lesão primária.

Leiomiossarcoma

Leiomiossarcoma primário em ossos é muito raro, devendo excluírem-se metástases originadas do útero, intestinos e tecidos moles. Os achados histológicos são os mesmos desses tumores em outras sedes, sendo representados por proliferação de células alongadas, com núcleos de extremidades rombas, "em charuto". À imuno-histoquímica, são expressos os marcadores de diferenciação muscular (desmina, actina, h-caldesmon).

Tumores lipomatosos

Lipoma ósseo é muito raro. Dor e crescimento local são os sintomas principais. A sede mais frequente é o calcâneo, seguida do fêmur. Radiograficamente, o tumor é bem delimitado e tem margem esclerótica. À tomografia computadorizada e à ressonância magnética, a densidade e a intensidade do sinal são semelhantes às do tecido adiposo. Pode haver liponecrose, transformação cística e calcificação. Histologicamente, caracteriza-se por tecido adiposo maduro. Lipossarcoma ósseo primário é raríssimo.

► Tumores de natureza indefinida

Cisto ósseo aneurismático

Cisto ósseo aneurismático é lesão expansiva formada por cavidades císticas ocupadas por sangue. Segundo a OMS, a lesão é neoplasia benigna, sobretudo pela existência de alterações citogenéticas clonais; entretanto, tem atributos de lesão não neoplásica, incluindo relatos anedóticos de regressão após ressecção incompleta, ocorrência após fratura e semelhança com outros processos reativos, como granuloma de células gigantes e ossificação heterotópica. Alteração patológica semelhante, o chamado cisto ósseo aneurismático secundário, surge em outras neoplasias ósseas, principalmente fibroma condromixoide e condroblastoma.

A lesão acomete sobretudo jovens (80% dos casos nas duas primeiras décadas), sem predileção por sexo. Na série de casos da Mayo Clinic, representa 3% das lesões ósseas. O cisto forma-se em praticamente qualquer osso. Em ossos longos, localiza-se principalmente nas metáfises, sobretudo no fêmur distal e na tíbia proximal; outra sede é a coluna vertebral, preferencialmente na região posterior. As manifestações clínicas mais comuns são dor e tumoração local, que podem relacionar-se com fratura. Na coluna vertebral, pode haver compressão de raízes nervosas.

Radiograficamente, a lesão é lítica, expansiva e multiloculada, com margens bem delimitadas. À ressonância magnética, notam-se septos que delimitam cavidades ocupadas por fluido, com níveis líquido-líquido por diferenças na densidade do conteúdo dos cistos e da sedimentação das hemácias.

A demonstração de alterações citogenéticas clonais no cisto ósseo aneurismático contribuiu para a caracterização da doença como neoplásica. A translocação mais comum é a t(16;17)(q22;p13), que leva a fusão do gene da caderina 11 (*CDH11*) com o da peptidase 6 ubiquitina-específica (*USP6*). O gene *USP6* pode fundir-se também com outros genes (*TRAP50, ZNF9, OMD* e *COL1A1*). Tais alterações citogenéticas não são encontradas em cistos ósseos aneurismáticos secundários. A fusão gênica ativa o gene *USP6*; expressão aumentada de USP6 interfere na maturação osteoblástica, por inibição da proteína morfogenética do osso (BMP4) e estimulação da gremlina-1. A USP6 também ativa o fator nuclear kappa-B e a secreção de MMP-9,

27

favorecendo inflamação, neovascularização, osteólise e degradação da matriz, que resultam no aspecto de "tecido de granulação" da lesão e na formação de cistos. Translocações do gene *USP6* com outros genes existem também na fasciíte nodular, uma "neoplasia" autolimitada de tecidos moles.

Aspectos morfológicos

Macroscopicamente, a lesão é bem delimitada e expansiva, com espaços delimitados por septos e ocupados por sangue; pode haver áreas sólidas. A lesão é usualmente tratada por curetagem e recebida pelo patologista como fragmentos irregulares e avermelhados. Os espaços císticos colabam, e o volume de material recebido é discrepante com o tamanho da lesão nas radiografias.

Na avaliação histológica, o aspecto é de lesão com espaços cavernosos ocupados por sangue, cuja parede não tem características de vasos; a parede é fibrosa e não possui revestimento endotelial. Nos septos, encontram-se faixas de ossificação, células gigantes multinucleadas e células fusiformes que lembram fibroblastos. Não há atipias nucleares, mas mitoses estão presentes. Em alguns casos, existem áreas mais sólidas, podendo compor a quase totalidade da lesão. Nesses locais, são vistas células fusiformes, capilares neoformados, células gigantes e trabéculas ósseas com atividade osteoblástica. A variante sólida do cisto ósseo aneurismático caracteriza-se por componente sólido, sem áreas císticas ou septos.

A lesão pode confundir-se com o osteossarcoma telangiectásico; neste, atipias celulares são evidentes. A distinção com o tumor de células gigantes é facilitada pela correlação clínica e radiológica, já que são entidades que ocorrem em faixas etárias e localizações distintas. Em biópsias pequenas, a pesquisa molecular de rearranjo gênico no *USP6* pode ser útil na dúvida diagnóstica entre cisto ósseo aneurismático e osteossarcoma telangiectásico, duas neoplasias com cursos clínicos opostos e condutas terapêuticas bem diferentes.

O cisto ósseo aneurismático é lesão benigna, com recorrência ocasional após curetagem. Há relatos de regressão após ressecção incompleta.

Lesão de células gigantes de pequenos ossos

Trata-se de lesão rara, formada por tecido fibroso com hemorragia e hemossiderina, rica em células gigantes e que se origina em ossos pequenos das mãos e dos pés. Segundo a OMS, está listada entre os tumores ricos em células gigantes do tipo osteoclástico, mas sem código de neoplasia. Para muitos, a lesão corresponde a cisto ósseo aneurismático sólido, enquanto outros a consideram granuloma reparativo de células gigantes extragnático. Recentemente, foram descritos rearranjos gênicos envolvendo o gene *USP6*, indicando provável relação com o cisto ósseo aneurismático. Tais anormalidades não são detectadas no granuloma reparativo de células gigantes gnático, no tumor marrom do hiperparatireoidismo ou no tumor de células gigantes do osso.

Cisto ósseo simples

Cisto ósseo simples consiste em lesão cística intramedular, sem revestimento epitelial, com parede fibrosa e conteúdo líquido seroso ou serossanguinolento. A lesão é mais comum em jovens (80% dos casos até 20 anos), com predomínio em homens (3:1). O cisto pode causar dor local, mas em geral é diagnosticado após fratura patológica ou incidentalmente em estudos de imagem por outras razões. As sedes mais comuns são a região proximal do úmero, do fêmur e da tíbia. A formação da lesão é atribuída a alguma alteração no crescimento ósseo na região da linha epifisária.

Radiograficamente, a lesão caracteriza-se por área de radiolucência na medular óssea, contígua à linha de crescimento. Com o desenvolvimento do esqueleto, a epífise afasta-se do cisto. Quando justaposto à placa epifisária, o cisto é considerado ativo; quando já separado por tecido ósseo esponjoso, é inativo ou latente. A cortical, embora às vezes adelgaçada, não é rompida pela lesão, a menos que ocorra fratura.

Macroscopicamente, encontra-se cavidade em geral única, com superfície interna recoberta por tecido macio, carnoso e de espessura variável, com cristas internas e áreas deprimidas. Às vezes, as cristas formam septos completos ou incompletos, criando cavidades múltiplas. A superposição de fratura patológica modifica o aspecto da lesão.

Ao microscópio, na parede cística e nos septos encontram-se tecido fibroso, células gigantes multinucleadas, macrófagos e hemossiderina. Se ocorre fratura, há também proliferação fibroblástica e calo. O exsudato fibrinoso pode mineralizar-se e dar aspecto semelhante ao cemento visto em tumores odontogênicos.

A lesão é benigna. Por muito tempo, o tratamento consistiu exclusivamente em curetagem e enxerto ósseo. Bons resultados foram obtidos também apenas com injeção intralesional de corticoide. Mais recentemente, foi sugerido que a simples perfuração da lesão em múltiplos pontos pode ser terapêutica. Descompressão contínua pela introdução de um parafuso canulado constitui outra possibilidade de tratamento.

Displasia fibrosa

Displasia fibrosa, monostótica ou poliostótica, é lesão fibro-óssea. Segundo a OMS, trata-se de neoplasia benigna. A lesão ocorre em crianças e adultos, sem predileção por sexo ou cor da pele. A forma monostótica é seis vezes mais comum do que a poliostótica. Nesta, os ossos acometidos podem estar restritos a uma extremidade ou a uma lateralidade ou ter distribuição difusa. A forma monostótica pode ser assintomática e manifestar-se apenas na idade adulta. Dor e fratura patológica são as apresentações mais comuns. As principais sedes são ossos craniofaciais e fêmur. Quando associada a alterações endócrinas e alterações da pigmentação cutânea, fala-se na *síndrome de McCune-Albright*. A síndrome de Mazabraud consiste na associação de mixomas intramusculares e displasia fibrosa.

As alterações radiográficas caracterizam-se por matriz com aspecto em vidro moído, de contorno geográfico e aspecto não agressivo (Figura 27.32). Podem ocorrer alterações secundárias, como cistos, fraturas e deformidades. A deformidade em cajado de pastor, no fêmur proximal, é altamente característica de displasia fibrosa. Exceto quando há fratura, não há reação periosteal ou extensão aos tecidos moles.

A lesão, monostótica ou poliostótica, é causada por mutações somáticas nos códons 201 e 227 do gene *GNAS*, que resultam em formas ativadas da proteína G-alfa. A detecção dessas mutações por PCR é altamente específica de displasia fibrosa, embora baixo número de células com a mutação resulte às vezes em baixa sensibilidade da técnica. Quando se considera o diagnóstico diferencial com o osteossarcoma de baixo grau, a ausência de amplificação dos genes *CDK4* e *MDM2* pode contribuir para afastar este tumor.

27

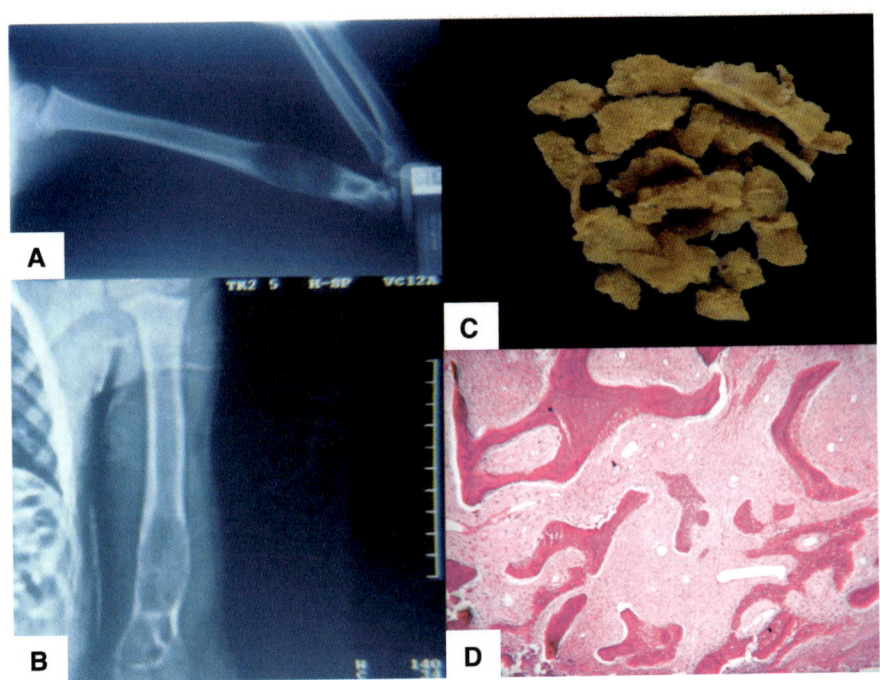

Figura 27.32 Displasia fibrosa. **A.** Radiografia mostra extensa lesão osteolítica, insuflada, no terço inferior do úmero. **B.** Tomografia computadorizada da lesão. **C.** Aspecto macroscópico de fragmentos de curetagem. **D.** Aspecto histológico: trabéculas ósseas de forma e tamanho variados, em estroma fibroso.

Aspectos morfológicos

As lesões caracterizam-se por áreas em geral bem delimitadas, constituídas por tecido fibroso denso, com partículas ósseas diminutas, dando aspecto finamente arenoso. Raramente, há ossificação a ponto de requerer descalcificação da amostra. Focos de matriz cartilaginosa podem ser observados. A lesão é recebida geralmente em fragmentos obtidos por curetagem (Figura 27.32 C).

Microscopicamente, há componentes fibroso e ósseo, em proporções variáveis. O tecido fibroso contém matriz colágena e células com aspecto fibroblástico e núcleos alongados, sem pleomorfismo ou atipias. Raramente, pode haver matriz cartilaginosa ou mixoide. O componente ósseo é constituído por trabéculas irregulares, com aspecto em geral imaturo, originando-se diretamente da matriz fibrosa, sem orla de osteoblastos. As trabéculas são estreitas, curvilíneas, comparadas à letra "C" ou a caracteres chineses, distribuídas desordenadamente (Figura 27.32 D). Em algumas lesões, há partículas ósseas mais puntiformes, que, calcificadas, lembram psamomas. Em alguns casos, podem ser encontrados osso trabecular maduro e osteoblastos alongados assentados sobre matriz óssea.

O tratamento é conservador e orientado para correção de deformações em ossos craniofaciais ou ossos longos. Em geral, as lesões param de crescer a partir da puberdade.

Displasia osteofibrosa

Displasia osteofibrosa, também conhecida como fibroma ossificante, é rara e tende a acometer osso cortical, principalmente a tíbia e, às vezes, a fíbula. A doença manifesta-se nas duas primeiras décadas de vida. Ao exame radiográfico, caracteriza-se por áreas radiolucentes envolvendo a cortical anterior da tíbia, com faixas de esclerose. Há semelhanças com o adamantinoma quanto à sede e à apresentação radiográfica.

Histologicamente, notam-se trabéculas ósseas imaturas circundadas por osteoblastos imersas em matriz mixoide ou fibrosa contendo células semelhantes a fibroblastos. O encontro de elementos epiteliais ou marcação expressiva de ceratinas leva ao diagnóstico de adamantinoma com padrão displasia osteofibrosa-símile. Há também semelhanças com a displasia fibrosa, que se localiza predominantemente na medular e tem mutações no gene *GNAS*, ausentes na displasia osteofibrosa. Estudos citogenéticos mostram trissomia nos cromossomos 7, 8 e 12, como no adamantinoma. A lesão tem evolução favorável, com estabilização do crescimento e regressão a partir da puberdade, podendo persistir alguma deformidade e arqueamento da tíbia.

Histiocitose de células de Langerhans

Histiocitose de células de Langerhans consiste em proliferação clonal e provavelmente neoplásica de células de Langerhans. No passado, a entidade era denominada a partir das formas de sua apresentação clínica: (a) histiocitose X ou granuloma eosinófilo, na forma solitária; (b) doença de Hand-Schüller-Christian, quando há envolvimento multifocal; (c) doença de Letterer-Siwe, forma disseminada e rapidamente fatal (ver também Capítulo 25). A OMS reconhece uma forma monostótica e uma forma poliostótica. As formas mais graves e disseminadas ocorrem em crianças pequenas, enquanto as formas mais localizadas ou multifocais, em crianças maiores e adultos.

A localização mais comum é nos ossos do crânio, com preferência para o calvário; ocorre também no fêmur, na pelve e na mandíbula; no entanto, qualquer osso pode ser acometido. Em adultos, as costelas são um dos sítios mais comuns. A doença monostótica é três a quatro vezes mais comum do que a poliostótica.

As manifestações clínicas relacionam-se com a localização da lesão, que provoca dor e crescimento local. O envolvimento na base do crânio pode resultar em diabetes insípido e exoftalmia. Lesões na mandíbula podem levar a perda dentária. Na coluna vertebral, pode haver compressão de raízes nervosas,

27

após fratura e colapso. As manifestações clínicas podem ficar limitadas ao comprometimento do esqueleto, embora outros órgãos e sistemas também possam ser afetados.

Nos estudos de imagem, as lesões são líticas e bem delimitadas, podendo ser únicas ou múltiplas. Caracteristicamente, há envolvimento desigual das tábuas ósseas interna e externa do crânio, criando o aspecto de "buraco dentro de buraco". Colapso vertebral resulta no aspecto de "vértebra plana", altamente sugestivo da doença. Destruição óssea em torno de raízes dentárias cria o aspecto de "dentes flutuantes".

Cerca de 50% dos casos têm a mutação *BRAF V600E*, que tende a ocorrer em pacientes mais jovens, mas não se associa à localização ou à disseminação da doença. Vários casos sem essa mutação mostram mutações no gene *MAP2K1*. Casos isolados com mutações em outros genes (p. ex., *ARAF, ERBB3* e *MAPK*) são também relatados. Mutações ativadoras nos genes *ARAF, BRAF* e *MAP2K1*, que codificam enzimas-chaves na via de sinalização do *ERK* (ver Figura 5.5), abrem possibilidades terapêuticas direcionadas à inibição dessa via.

Aspectos morfológicos

A lesão é macia, acinzentada ou rósea. Histologicamente, o diagnóstico é feito pelo encontro de células de Langerhans, que são globosas, com tamanho intermediário, citoplasma amplo, eosinofílico ou claro e limites indistintos. Os núcleos são vesiculosos, ovais, frequentemente indentados, com contornos irregulares e fendas longitudinais. As células de Langerhans dispõem-se em agregados frouxos, sem configurar folhetos difusos. Outras células inflamatórias estão presentes e podem predominar. Caracteristicamente, há numerosos eosinófilos e algumas células gigantes multinucleadas, além de linfócitos e plasmócitos. A identificação da proteína S-100, de CD1a (Figura 27.33) e da langerina (CD207) caracteriza as células de Langerhans. A microscopia eletrônica mostra inclusões citoplasmáticas patognomônicas, com aspecto em raquete de tênis, denominadas grânulos de Birbeck.

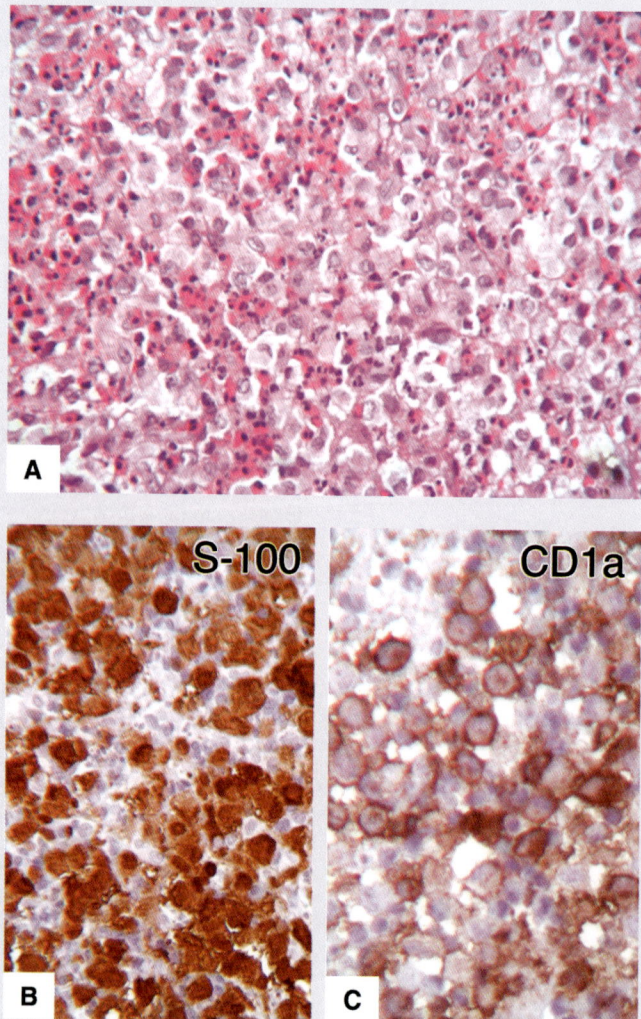

Figura 27.33 Histiocitose de células de Langerhans. **A.** Aspecto histológico mostrando numerosas células com núcleos vesiculosos, chanfrados ou com fendas, entremeadas por numerosos eosinófilos. **B.** Imunomarcação da proteína S-100 é achado característico da lesão, mas não patognomônico. **C.** Expressão de CD1a, que ajuda a definir o diagnóstico.

Paciente com histiocitose de células de Langerhans deve ser investigado para avaliar envolvimento multifocal. Aqueles com lesão única ou em poucos sítios têm bom prognóstico, com regressão das lesões após radioterapia local ou mesmo sem qualquer tratamento. Os casos com envolvimento disseminado, sistêmico, geralmente crianças abaixo de 2 anos de idade (doença de Letterer-Siwe), têm letalidade alta.

Doença de Rosai-Dorfman

Trata-se de doença caracterizada pela proliferação de histiócitos volumosos que expressam a proteína S-100 e apresentam emperipolese (leucócitos, sobretudo linfócitos e plasmócitos, internalizados por macrófagos). O comprometimento ósseo é raro. A doença manifesta-se usualmente como linfadenopatia maciça (linfadenopatia maciça com histiocitose sinusal) e afeta pessoas jovens ou adultas, com idade média de 27 anos. As lesões ocorrem em diferentes locais do esqueleto, incluindo tíbia, fêmur, clavícula, crânio, maxila, calcâneo, falange, metacarpo e sacro. À radiografia, as lesões são bem definidas, líticas, às vezes com margens escleróticas. No tecido ósseo, a emperipolese é menos evidente do que em linfonodos. A doença pode evoluir com novas lesões ósseas ou extraósseas, mas o prognóstico é bom. Curetagem das lesões ósseas dá bons resultados.

Doença de Erdheim-Chester

Caracteriza-se pela proliferação de histiócitos não Langerhans, com tendência a envolver tecido ósseo, tecidos moles, vísceras e sistema nervoso central. Os histiócitos apresentam citoplasma amplo, xantomatoso e espumoso, com algumas células gigantes multinucleadas do tipo Touton. À imuno-histoquímica, os marcadores histiocitários (CD68, CD163) são positivos; a expressão de S-100 é fraca ou ausente, sendo negativos os marcadores de células de Langerhans (CD1a, langerina). Comprometimento simétrico do esqueleto é característico. Nos estudos de imagem, há envolvimento bilateral dos ossos longos dos membros inferiores, com áreas de esclerose medular na diáfise e metáfise, poupando epífises. Em geral, as repercussões clínicas e o prognóstico relacionam-se com o envolvimento visceral e do sistema nervoso central.

Como são encontradas mutações clonais recorrentes na doença, trata-se de neoplasia. Mais de 50% dos pacientes albergam a mutação *BRAF V600E*, a mesma encontrada na histiocitose de células de Langerhans. Outras mutações envolvem os genes *PIK3CA* (10,9%) e *NRAS* (3,7%).

Hamartoma condromesenquimal

Lesão benigna rara, muitas vezes congênita ou em lactentes, acomete o gradil costal (hamartoma da parede torácica) e forma massa com áreas cartilaginosas, cistos hemorrágicos e proliferação de células fusiformes. A lesão pode aparecer também na cavidade nasal, na coluna vertebral e no esterno.

Sarcoma pleomórfico indiferenciado de alto grau (histiocitoma fibroso maligno)

O sarcoma pleomórfico indiferenciado de alto grau é neoplasia altamente maligna, diagnosticada após a exclusão de outras entidades com evidência de algum tipo de diferenciação. Muitos osteossarcomas e condrossarcomas desdiferenciados podem ter áreas extensas que correspondem ao aspecto histológico de sarcoma indiferenciado; o encontro de áreas, mesmo diminutas, com diferenciação osteoide ou condroide, porém, exclui o diagnóstico de tumor indiferenciado. Portanto, trata-se de um diagnóstico de exclusão. Por tudo isso, a amostra para estudo histológico deve ser extensa, de modo a assegurar-se o diagnóstico preciso. A neoplasia é rara (menos de 2% dos tumores ósseos malignos). As sedes mais frequentes são ossos longos da perna, sobretudo na região do joelho; outras localizações são úmero e ossos da pelve. As manifestações clínicas incluem dor e crescimento local; alguns casos sofrem fratura patológica. O tumor ocorre sobretudo em adultos (10 a 15% dos casos são diagnosticados até 20 anos).

Cerca de 25 a 30% dos casos representam neoplasias secundárias, que se originam após infarto ósseo, radioterapia, doença de Paget ou próteses. Há casos associados a estenose medular diafisária, uma displasia óssea rara, hereditária, caracterizada por infartos ósseos, anormalidades no crescimento cortical e fraturas patológicas.

O tumor é formado por células com citoplasma amplo, microvacuolado e núcleos indentados, lembrando células histiocitárias, e células fusiformes, em arranjo estoriforme, com aspecto fibroblástico. Apesar do aspecto histológico, não há evidência de diferenciação histiocitária. A imuno-histoquímica é necessária para excluir outras neoplasias pouco diferenciadas, incluindo leiomiossarcoma, carcinoma sarcomatoide metastático ou melanoma. A expressão focal de actina de músculo liso é descrita, podendo indicar diferenciação miofibroblástica. Marcação focal para ceratinas, às vezes presente, cria dificuldade no diagnóstico diferencial com carcinoma sarcomatoide metastático.

O cariótipo do tumor é complexo, não se identificando alterações estruturais ou mutações potencialmente úteis no diagnóstico. Foi descrita perda de heterozigosidade na região 9p21-22, tanto em tumores hereditários associados a estenose medular diafisária como em casos esporádicos.

▶ Metástases

Metástases ósseas são lesões frequentes. Qualquer tumor pode alcançar os ossos, mas não com a mesma frequência. De modo especial, dão metástases nos ossos os adenocarcinomas de próstata (Figura 27.34), mama (Figura 27.35), rins, estômago, cólon, pâncreas, tireoide e pulmões. Em geral, as metástases são múltiplas (ver Figura 10.21 B), com certa preferência para ossos do crânio, vértebras e costelas. Por contiguidade, os ossos são invadidos por tumores malignos dos tecidos moles adjacentes (p. ex., os maxilares são infiltrados por carcinomas da gengiva, da bochecha etc.).

Apesar da destruição óssea provocada pelas metástases, os níveis séricos de Ca++ tendem a manter-se normais. Surge hipercalcemia, às vezes elevada, quando ocorre desmineralização rápida, como em metástases na coluna vertebral e naquelas do câncer broncopulmonar. Nesses casos, podem formar-se também calcificações metastáticas. O nível sérico de fosfatos tende a permanecer normal, mas eleva-se quando aparece lesão renal, com retenção desses íons. A fosfatase alcalina eleva-se, podendo atingir altos níveis.

O quadro radiográfico de metástases ósseas por carcinomas varia bastante; às vezes, é impossível distingui-las de lesões primitivas de mieloma ou, em certos casos, de osteossarcoma. A grande maioria das metástases causa lesões líticas. Os tumores de próstata, bexiga e mama, no entanto, podem induzir osteoesclerose. Radioisótopos de vida curta têm sido empregados para detectar metástases ocultas. É sobretudo nas lesões metastáticas que a imuno-histoquímica mostra seu valor não só no diagnóstico como também na identificação do sítio primário de uma neoplasia.

27

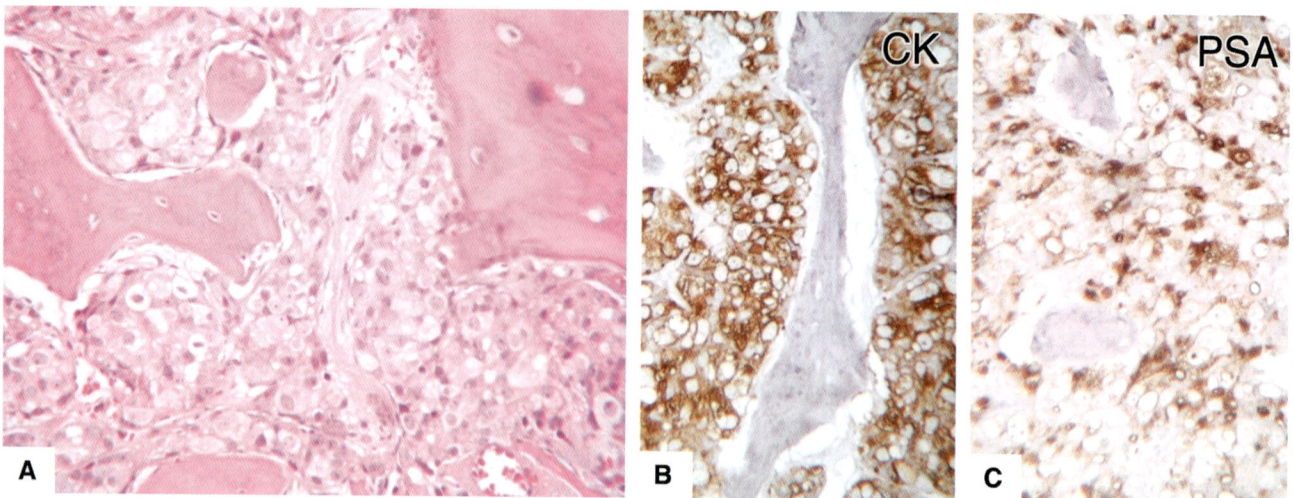

Figura 27.34 Adenocarcinoma de próstata metastático em osso. **A.** Infiltração dos espaços intertrabeculares por células globosas, atípicas. **B.** À imuno-histoquímica, a lesão expressa as ceratinas AE1/AE3, confirmando a natureza epitelial. **C.** Positividade para o PSA (antígeno específico da próstata), indicando origem prostática.

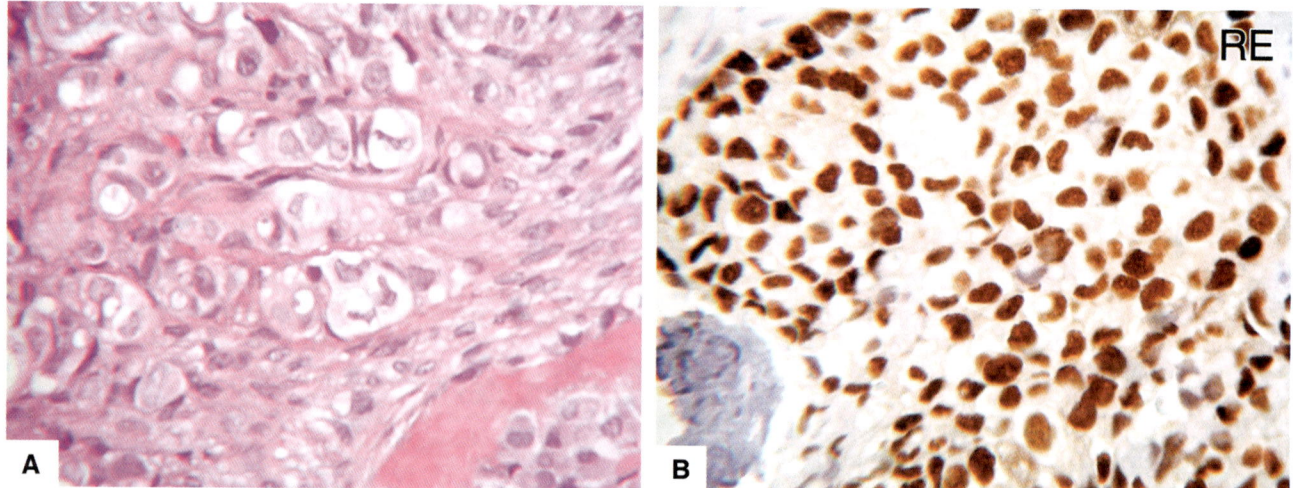

Figura 27.35 Carcinoma mamário metastático em osso. **A.** Infiltração do tecido ósseo por células epiteliais atípicas. **B.** Como nas neoplasias primárias da mama, também as metástases podem expressar o receptor de estrógeno (marcação nuclear).

Ossificação heterotópica (miosite ossificante)

Trata-se de condição pseudoneoplásica em que há formação de osso em tecidos moles, junto ou distante da cortical, especialmente na musculatura esquelética da coxa e dos braços. O termo miosite é enganoso, uma vez que nem sempre há envolvimento muscular, nem se trata de processo inflamatório. A denominação *ossificação heterotópica* é mais apropriada. Cerca de 60% dos casos ocorrem após traumatismo local. No início, há dor e aumento de volume, associados a limitação de movimentos da articulação adjacente. A afecção ocorre preferencialmente em homens, sendo encontrada frequentemente em atletas. Radiograficamente, nas primeiras semanas após o início da dor a massa palpável pode não ter expressão radiológica ao exame convencional, sendo a tomografia computadorizada o método de imagem mais sensível na detecção da mineralização. Somente após 5 a 6 semanas é encontrada massa circundada por anel de osso compacto. Após alguns meses, a lesão atinge a mineralização completa, com formação de osso irregular, porém trabecular. Nos casos após traumatismos, a configuração da lesão é, em sua grande maioria, alongada e, nas não traumáticas, oval ou arredondada.

Ossificação heterotópica pode associar-se a alterações genéticas. A fibrodisplasia ossificante progressiva caracteriza-se por ossificação de tendões, ligamentos, fáscias e tecido muscular. A forma hereditária é transmitida por herança autossômica dominante; na maioria dos casos, entretanto, a doença é esporádica e surge por mutação nova. A alteração inicia-se na primeira década de vida, com aparecimento de nódulos múltiplos e dolorosos, que se tornam duros com o passar do tempo. Muitas lesões sofrem ossificação, resultando em pontes ósseas unindo partes do esqueleto e levando a imobilização progressiva e anquiloses extra-articulares.

Aspectos morfológicos

Nas fases iniciais, encontra-se proliferação vascular e de células mesenquimais com diferenciação fibroblástica, as quais mostram figuras de mitose e núcleos grandes, às vezes pleomórficos. Encontram-se também células gigantes multinucleadas, hemorragia e áreas de aspecto mixoide e transformação cística, podendo ser vistas células musculares remanescentes. À medida que a lesão progride, encontra-se formação de osteoide ou trabéculas de osso imaturo circundadas por osteoblastos ativos A formação de osso é maior na periferia da lesão, onde ocorre a maturação óssea. A zona intermediária constitui-se de osso imaturo e lamelar mais organizado, circundado por osteoblastos ativos e entremeados por tecido conjuntivo frouxo. Na zona central, há matriz óssea imatura, com focos de cartilagem e ossificação endocondral. Este aspecto de maturação periférica na lesão é o que faz o diagnóstico diferencial com osteossarcoma de tecidos moles. Neste, a zona periférica é menos madura e mais ativa.

▶ Diagnóstico anatomopatológico de doenças ósseas

Os aspectos anatomopatológicos têm papel importante no diagnóstico de lesões ósseas, sobretudo de tumores. Como em outras doenças, a conduta adequada depende do diagnóstico preciso, que se baseia, entre outros, em biópsia e estudo histológico. Ao lado disso, o patologista avalia também a terapêutica antineoplásica, quantificando, na peça cirúrgica, o remanescente viável da neoplasia após os ciclos de quimioterapia pré-operatória (neoadjuvante).

Em metástases ósseas, a biópsia é frequentemente necessária para confirmação diagnóstica e para exclusão de outras lesões, como fraturas relacionadas com osteoporose, osteomielite e mieloma. A definição do tipo histológico da neoplasia e a investigação do sítio primário podem ser feitas por estudo histológico e imuno-histoquímico.

A avaliação morfológica e morfométrica em osteopatias generalizadas de causas metabólicas tem papel menos relevante, já que parâmetros clínicos e laboratoriais permitem o diagnóstico preciso na maioria dos casos. Para tais diagnósticos são usadas técnicas mais especializadas e não disponíveis nos laboratórios de rotina, as quais necessitam de cortes de tecido ósseo não descalcificado, o que possibilita que a dinâmica da mineralização óssea possa ser avaliada.

No diagnóstico diferencial de osteomielites, o estudo histológico é muitas vezes necessário para afastar uma condição neoplásica (p. ex., sarcoma de Ewing). Por vezes, é possível demonstrar um agente infeccioso, como fungos, para estabelecer o diagnóstico etiológico. Nos tecidos em torno de próteses, a avaliação histológica é frequentemente necessária para se avaliar a existência de processo inflamatório de natureza infecciosa.

Para o patologista, é indispensável reunir o maior número possível de informações clínicas, de imagens (radiografias, tomografia, ressonância magnética etc.) e histológicas. São relevantes a idade do paciente, o sexo, a sintomatologia, se a lesão é única ou múltipla, se mono ou poliostótica, o osso acometido, ou seja, a localização anatômica precisa (osso longo, curto ou chato; região cortical, medular ou periosteal; se na diáfise, na metáfise ou na epífise). As características radiográficas da lesão são também imprescindíveis: se é lítica (destrutiva, radiolúcida) ou proliferativa (esclerótica, radiodensa), o aspecto das bordas da lesão, a presença de calcificação e os tipos de reação periosteal. O acometimento de tecidos moles, associação com traumatismos, fratura patológica e radioterapia ou quimioterapia prévias são também dados importantes na história do paciente. O material recebido pelo patologista, seja proveniente de biópsia por agulha, incisional ou excisional, curetagem, ressecção em bloco ou amputação, deve ser adequadamente fixado – em geral, em solução de formol a 10%, tamponado – e, quase sempre, descalcificado. No estudo de doenças metabólicas, pode ser necessária a análise de amostras não descalcificadas, avaliadas após inclusão em resinas plásticas e cortadas em micrótomos apropriados.

Articulações. Bursas. Membranas sinoviais. Tendões

Articulações de diferentes tipos unem as peças do esqueleto, proporcionando rigidez ou mobilidade de graus variáveis. Anomalias articulares em geral se relacionam com frouxidão e instabilidade articular, enquanto malformações articulares podem causar uniões rígidas entre as peças ósseas. Alterações circulatórias incluem hemorragias intra-articulares (hemartro). As inflamações articulares denominam-se artrites, podendo ser infecciosas, autoimunes, degenerativas ou idiopáticas. Alterações metabólicas originam depósitos intra ou periarticulares, como na gota. Processos degenerativos e de desgaste articular resultam em osteoartrose. As articulações podem ainda ser sede de neoplasias, benignas ou malignas. Em alguns desses processos, em que pese a designação inflamatória (tenossinovite nodular, sinovite vilonodular pigmentada), a natureza neoplásica dessas condições vem sendo reconhecida.

Estrutura e função

As articulações são regiões de união entre dois ou mais ossos que formam estruturas distintas, classificadas como sinartroses e diartroses. *Sinartroses*, que são articulações rígidas e com movimentos limitados, subdividem-se em: (a) *sindesmoses*, constituídas de tecido conjuntivo fibroso denso, com escassa movimentação (suturas cranianas); (b) *sincondroses*, formadas de peças de cartilagem hialina com áreas de calcificação, sem membrana sinovial ou cavidade articular (articulação do esterno com as costelas); (c) *sinostoses*, resultantes da ossificação de sincondroses (ossos chatos do crânio no adulto); (d) *sínfise*, formada por duas faces cartilaginosas unidas por tecido conjuntivo fibroso denso (ossos pubianos). O disco intervertebral tem duas placas de cartilagem e tecido fibroso denso envolvendo um espaço central, o núcleo pulposo, que contém material gelatinoso rico em ácido hialurônico. Sua função é amortecedora, aumentando a elasticidade da coluna. *Diartroses* são articulações dotadas de grande mobilidade, geralmente entre dois ossos longos (joelho, cotovelo etc.). São constituídas por cavidade articular delimitada por cápsula com camada externa de tecido conjuntivo denso contínua com o periósteo, que liga as extremidades ósseas; apresentam ainda espessamentos que originam os ligamentos e envolvem tendões que se inserem

27

nas proximidades. A camada interna ou membrana sinovial é pregueada e reveste toda a cavidade, exceto a cartilagem das superfícies articulares.

A *membrana sinovial* é constituída por tecido fibroadiposo frouxo e vascularizado revestido por células ora pavimentosas, ora cuboides, sem estruturas juncionais, que se localizam entre as fibras colágenas e formam às vezes vilosidades com capilares sanguíneos. Sacos pediculados denominados *bursas* são encontrados a partir das pregas internas da membrana sinovial (Figura 27.36). À microscopia eletrônica, são identificados três tipos celulares na membrana sinovial: (a) célula A ou M, semelhante a macrófago, que possui enzimas lisossômicas e apresenta intensa atividade fagocítica; (b) célula B ou F (sinoviócito), que se assemelha a fibroblasto, tem retículo endoplasmático granuloso abundante, secreta colágeno e proteoglicanos e apresenta alta atividade da enzima desidrogenase uridil difosfatase; à imuno-histoquímica, é positiva para vimentina e molécula de adesão vascular (VCAM-1), sendo marcada ainda pelo anticorpo monoclonal Mab 67; (c) um tipo celular intermediário, a célula C.

A superfície articular das diartroses é revestida em parte por cartilagem hialina avascular e sem pericôndrio, medindo até 0,6 mm de espessura. A cartilagem é adaptada para suportar e absorver grandes choques e tensões e mostra condrócitos em disposição zonal organizada em uma matriz composta de 70 a 85% de seu peso em água, responsável pela elasticidade do tecido cartilaginoso. Preenchendo a cavidade articular há líquido sinovial claro, incolor e viscoso, formado de transudato e ácido hialurônico, o qual promove lubrificação e facilita o deslizamento das superfícies articulares.

Os *tendões* são formados por fibras colágenas do tipo I, organizadas paralelamente em feixes compactos envoltos por bainha de tecido conjuntivo.

As doenças articulares são muito frequentes e constituem uma das principais causas de incapacidade física, temporária ou permanente. O número de doenças englobadas pelo termo reumatismo é muito grande, sendo difícil a sua sistematização. A *American Rheumatism Association* reconhece mais de 100 entidades responsáveis por dor articular ou muscular, cujo diagnóstico preciso é, muitas vezes, difícil. A maioria dessas doenças pertence a um dos seguintes grandes grupos: (1) doenças provocadas por microrganismos (tuberculose, sífilis etc.); (2) doenças cuja etiologia está ligada provavelmente à atuação de componentes imunitários (doença reumática, artrite reumatoide); (3) doenças degenerativas (osteoartroses); (4) afecções traumáticas; (5) doenças metabólicas (gota, ocronose etc.).

Anomalias congênitas

Muitas foram referidas no capítulo sobre osteopatias, pois as anomalias epifisárias acompanham-se de lesões articulares, resultando em deformidades em valgo ou varo, com alterações da marcha, subluxações e luxações. Em alguns casos, quando são atingidos também os tecidos de contenção articular (cápsula, tendões, fáscias e ligamentos), as deformidades são mais grosseiras e se acompanham de subluxações. Às vezes, atingem várias articulações simultaneamente, como na *síndrome de Larsen*, na qual ocorrem luxação nos cotovelos, joelhos e tornozelos, pé torto e deformações em equinovaro. As anomalias articulares incluem: (a) agenesia, por falta de formação do esboço articular, o que leva a fusão das duas peças ósseas; (b) rigidez articular congênita, devido ao desenvolvimento incompleto da articulação; (c) rigidez generalizada é vista em uma rara condição denominada *artrogripose múltipla*; (d) displasias articulares congênitas; (e) doenças por anormalidades cromossômicas podem associar-se a instabilidade e luxação articulares.

Alterações da circulação e do conteúdo articulares

As mais importantes são hemartro (hemartrose) e hidrartro (hidrartrose). *Hemartro* é a coleção de sangue na cavidade articular. Pode ser espontâneo (leucemias, hemofilia), inflamatório (certas artrites) ou traumático, que é o mais comum. O sangue coletado coagula em parte, e o coágulo, não sendo absorvido, sofre organização a partir de reação inflamatório-proliferativa da cápsula articular. Com isso, formam-se aderências entre as duas faces da articulação, que podem resultar em disfunção ou anquilose. *Hidrartro* é a coleção de líquido seroso na cavidade articular, cuja causa mais comum é traumatismo. Se o líquido é rico em fibrina, esta pode provocar as mesmas reações do derrame sanguíneo.

Uma condição que se caracteriza por derrame seroso periódico é a *hidrartrose intermitente* (artrose periódica). É mais comum no joelho e, raramente, bilateral. A etiologia é desconhecida. Em geral, ocorre após a puberdade. O líquido, que se coleciona em 12 a 24 horas e é absorvido em 2 a 4 dias, tem a viscosidade do líquido sinovial normal e número variável de neutrófilos. É afecção benigna, porém de longa duração.

Afecções degenerativas

Doença articular degenerativa (osteoartrose)

Osteoartrose é uma das doenças mais antigas e mais comuns no mundo todo (as alterações que a caracterizam foram encontradas em esqueletos de animais pré-históricos). Trata-se de processo primariamente degenerativo (erosão progresssiva da cartilagem articular) e não inflamatório (este é discreto e se-

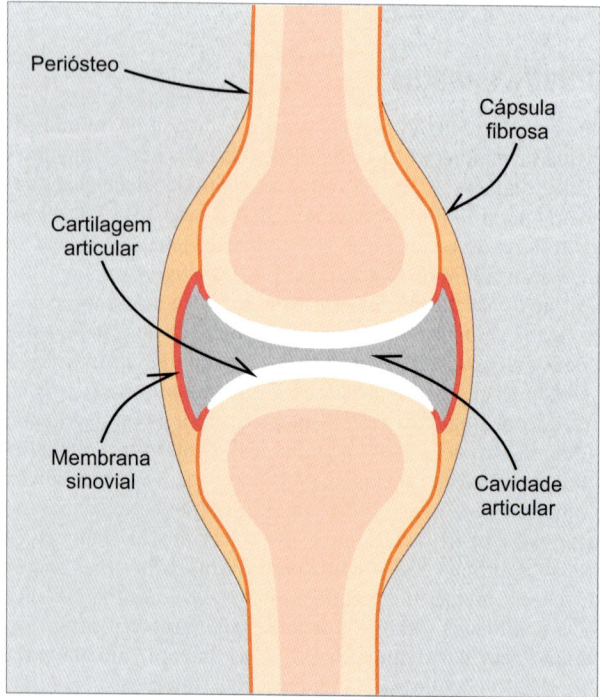

Figura 27.36 Representação esquemática de uma diartrose.

Periósteo

Cápsula fibrosa

Cartilagem articular

Membrana sinovial

Cavidade articular

cundário); portanto, a denominação mais apropriada para essa condição é *artrose* ou *osteoartrose*. O termo osteoartrite, embora usado por muitos, é menos indicado.

A doença consiste em processo degenerativo crônico das articulações móveis, sobretudo do quadril, do joelho e das vértebras (sustentam mais peso), que se caracteriza por degeneração progressiva e perda da cartilagem articular, coexistindo esclerose óssea subcondral e proeminências ósseas nas bordas articulares (osteófitos).

Osteoartrose pode ser primária ou secundária. A primária, de causa desconhecida, tem como base fenômenos degenerativos que se iniciam já na segunda ou terceira década de vida e progridem com o avançar da idade, atingindo 80 a 85% da população com mais de 70 anos. A secundária pode surgir em qualquer idade e em qualquer articulação já alterada por outras doenças ou por anomalias congênitas. As lesões degenerativas são as mesmas. Na prática, nem sempre é possível separar a artrose primária da secundária.

Patogênese. Como em tantas outras doenças, na gênese da osteoartrose atuam fatores genéticos e ambientais. Entre os fatores ambientais, destaca-se o papel do estresse biomecânico nas articulações. Quanto a estes, devem ser consideradas a intensidade e a duração da pressão sobre a cartilagem e a resistência da cartilagem e da lâmina óssea subcondral. A pressão suportada pela cartilagem depende da intensidade da força e da área sobre a qual ela atua. Assim, são considerados fatores capazes de provocar artrose, ou pelo menos como fatores coadjuvantes: (a) aumento do peso corporal; (b) uso excessivo de determinada articulação (do joelho em jogadores de futebol; do tornozelo e metatarsofalangianas em bailarinos); (c) doenças congênitas ou adquiridas, como malformações e desvios do joelho em valgo ou varo; (d) redução da resistência da cartilagem e do osso subcondral, que ocorre em artropatias que alteram a nutrição e a vitalidade da articulação, como na gota, na ocronose, na artrite reumatoide, na artrite séptica etc.

Embora de etiologia desconhecida, são propostos alguns mecanismos para explicar a menor resistência da cartilagem articular e do osso subcondral. Um deles atribui a redução da resistência à despolimerização das proteínas contidas nos complexos proteico-monossacarídeos, que são fragmentadas em moléculas menores e causam aumento da pressão oncótica e do teor de hidratação da matriz, com perda progressiva de elasticidade da cartilagem. A aceleração desse processo "fisiológico" em indivíduos geneticamente suscetíveis explicaria a artrose precoce. Em pessoas acima de 50 anos, quase sempre há certo grau de degeneração articular, muitas vezes sem expressão clínica e radiológica (artrose fisiológica ou "senilidade articular").

Outro mecanismo seria o espessamento do osso subcondral. A maior espessura da lâmina óssea subcondral, presente em artroses idiopáticas, dificultaria sua deformação normal pela força de pressão. A cartilagem ficaria como que esmagada entre a força de pressão e a lâmina óssea espessada, resultando em alterações degenerativas da matriz cartilaginosa.

A patogênese da osteoartrose pode ser analisada também à luz das chamadas teorias biomecânica e bioquímica, que incluem algo já comentado anteriormente. A primeira propõe que a sobrecarga articular excessiva provoca disfunção dos condrócitos, gerando desequilíbrio entre mobilização e síntese da matriz. Algumas áreas da cartilagem sofreriam "amolecimento" pela perda de glicosaminoglicanos, dissociando o colágeno da matriz (fibrilação) e propiciando a formação de fissuras. Os condrócitos lesados liberariam colagenases e outras proteases, contribuindo para a degradação da matriz. Frente a essas agressões são liberadas citocinas por macrófagos, as quais estimulam a liberação de enzimas líticas por condrócitos e sinoviócitos, inibem a síntese de glicosaminoglicanos e promovem inflamação. A teoria bioquímica propõe que o envelhecimento ou as forças de pressão anormais provocariam, inicialmente, uma reação dos sinoviócitos, com liberação de mediadores químicos, como citocinas, especialmente IL-1 e TNF, e proteases, levando a distúrbios metabólicos na cartilagem às alterações descritas anteriormente.

Aspectos morfológicos

Funcionalmente, nas superfícies cartilaginosas formam-se duas zonas distintas: de apoio e de não apoio. A primeira, mais extensa, constitui a área que entra em contato com a superfície oposta, portanto a zona que recebe e absorve pressões. A segunda, menor, não recebe pressão. Por isso, as lesões são distintas nas duas. Na zona de apoio, as lesões são mais graves e consistem em degeneração e erosão da cartilagem e em destruição e neoformação ósseas reacionais na superfície articular. As alterações da cartilagem incluem: (a) diminuição da população de condrócitos; (b) focos de amolecimento condromucoide; (c) metacromasia da matriz; (d) fibrilação e fragmentação da cartilagem, com formação de fendas que se aprofundam até o osso subcondral; (e) neoformação óssea nas margens da articulação, resultando em crescimentos exofíticos (osteófitos). Estes podem fraturar-se e formar corpos livres articulares. O osso subcondral exposto pela perda cartilaginosa torna-se espessado e densamente ossificado, semelhante ao marfim (eburnização; Figura 27.37). Podem formar-se também cistos subcondrais, ora resultantes do acúmulo de líquido sinovial penetrado através de fendas da cartilagem, ora por absorção e organização de hematomas resultantes de microfraturas.

Na zona de não apoio, não há traumatismos na cartilagem, faltando por isso as alterações descritas anteriormente. Todavia, há vasos neoformados que invadem a cartilagem dessa zona e estimulam o seu crescimento e a ossificação endocondral, criando excrescências osteocartilaginosas na margem articular (osteófitos). As alterações da membrana sinovial são secundárias e discretas. Em casos avançados, pode surgir sinovite vilosa hipertrófica.

A artrose da coluna vertebral (espondiloartrose) apresenta algumas peculiaridades. Nas articulações entre os corpos vertebrais, predominam as lesões na zona de não apoio. O processo degenerativo inicia-se por perda de elasticidade e resistência do núcleo pulposo à compressão exercida pelos corpos vertebrais. O núcleo é deslocado lateralmente, e o disco se achata, sobrando nos lados como uma pequena bola de ar que se esvazia parcialmente e perde a tensão. O deslocamento do disco se acompanha de descolamento do periósteo, com o qual se continua. Este se ossifica, e o osso neoformado preenche o espaço entre o disco e o corpo vertebral. Formam-se, assim, duas projeções ósseas – *osteófitos* – para cada disco: uma na parte inferior da vértebra acima e outra na parte superior da vértebra abaixo. A configuração radiográfica é característica e denominada popularmente "bico de papagaio" (Figura 27.38). A artrose da coluna vertebral com formação de osteófitos é muito frequente, especialmente nas porções cervical e lombar; o sintoma principal é dor por compressão.

Os nódulos de Heberden são osteófitos múltiplos, geralmente indolores, nas articulações interfalangianas distais, acompanhados de flexão e desvio lateral das falanges. São muito mais comuns em mulheres e muitas vezes têm caráter familiar. Nódulos semelhantes na articulação interfalangiana proximal são chamados nódulos de Bouchard.

(continua)

27

Aspectos morfológicos (*continuação*)

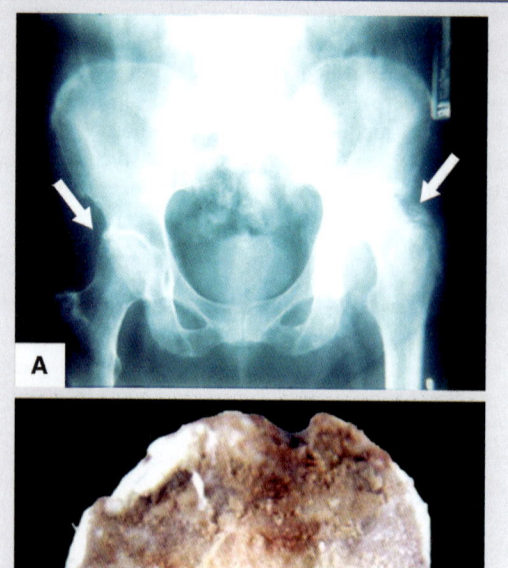

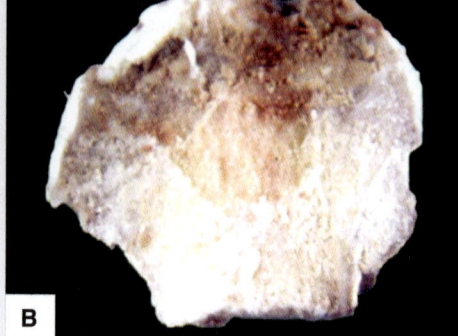

Figura 27.37 Osteoartrose. **A.** Radiografia do quadril mostra destruição parcial e total das cabeças femorais e diminuição dos espaços articulares (*setas*). **B.** Peça cirúrgica da cabeça do fêmur com áreas de erosão e adelgaçamento da cartilagem articular.

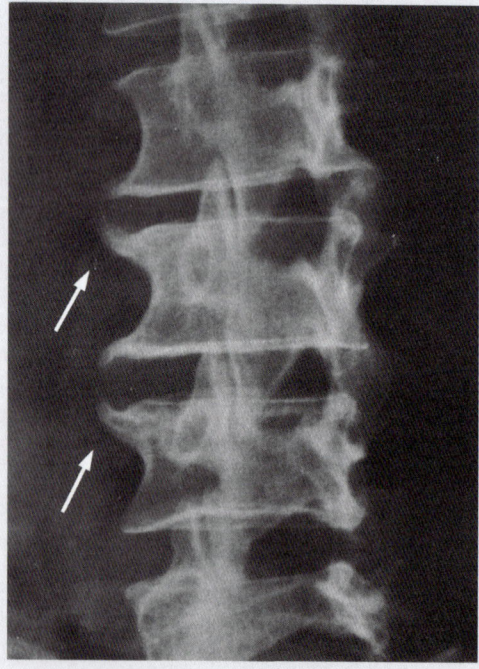

Figura 27.38 Espondiloartrose. Radiografia da coluna lombar mostrando projeções ósseas (osteófitos) nos discos intervertebrais, configurando "bicos de papagaio" (*setas*). (Cortesia do Prof. Antonio César Mezêncio Silveira, Belo Horizonte-MG.)

Aspectos clínicos. Osteoartrose pode ser assintomática ou manifestar-se com dor e restrição de movimentos na articulação, particularmente nos quadris, nos joelhos e no dorso. A dor é explicada, em parte, pelo esforço muscular para manter a estabilidade da articulação e, em parte, pela compressão dos tecidos moles por osteófitos marginais. Em geral, não há eritema, calor local ou hipersensibilidade, embora possa haver tumefação e crepitação em caso de derrame. Não há medidas preventivas para se bloquear a progressão da osteoartrose nem tratamento específico; podem ser indicadas fisioterapia, redução ponderal e artroplastia.

Condromalácia da patela

Trata-se de amolecimento pós-traumático da cartilagem de articulação patelar, cujas lesões, com o tempo, tornam-se indistinguíveis daquelas da osteoartrose.

Artropatia neuropática

Artropatia neuropática (articulação de Charcot) é artropatia crônica degenerativa, progressiva, secundária a doenças neurológicas. Originalmente descrita por Charcot em 1868, foi atribuída, principalmente, à tabe dorsal (sífilis) ou siringomielia, mas atualmente sabe-se estar associada também a espinha bífida, infiltração amiloide no mieloma múltiplo, diabetes melito e alcoolismo crônico. O quadro anatômico assemelha-se ao de outras artroses. Nos casos avançados, há erosão da cartilagem articular, corpos livres intra-articulares, osteófitos marginais exuberantes e calcificações ou ossificações periarticulares. Podem surgir ainda luxações e fraturas do osso subcondral. A exuberância dessas alterações parece resultar de hipermotilidade articular (por perda da noção de intensidade dos movimentos) e traumatismos contínuos. A membrana sinovial pode apresentar discreta inflamação crônica, fibrose e inclusão de fragmentos de cartilagem e de osso metaplásico.

As articulações mais comprometidas são as do joelho na tabe dorsal, do ombro e cotovelo na siringomielia, do quadril na espinha bífida e do tornozelo e tarso no diabetes. Clinicamente, há aumento de volume articular por derrame seroso e hipermotilidade, com dor relativamente discreta em relação à intensidade da destruição.

Outras doenças degenerativas

São também afecções degenerativas: (a) artropatia por amiloide. Na amiloidose sistêmica há, eventualmente, depósito de substância amiloide em muitas articulações; depósitos maciços podem ocorrer após longos períodos de hemodiálise; (b) artropatia associada a ocronose, devido aos depósitos intra-articulares de ácido homogentísico polimerizado, sobretudo na coluna vertebral; (c) artropatia associada a hemocromatose; (d) artropatia hemofílica (ver alterações ósseas nas hemopatias); (e) artropatia associada a anemia falciforme, por trombose de pequenos vasos articulares e por alterações na cartilagem resultantes de necrose avascular do osso subcondral; (f) artropatia associada a diálise, que ocorre em cerca de um terço dos pacientes em diálise renal, aparentemente mais comum naqueles submetidos a diálise peritoneal do que a hemodiálise.

► Inflamações

Artrite purulenta

Artrite purulenta é a inflamação articular causada por microrganismos piogênicos. Estes atingem a articulação pelas vias: (1) sanguínea, por bacteriemia a partir de foco a distância;

(2) linfática; (3) por propagação de osteomielite; (4) por inoculação direta do exterior, através de traumatismos perfurantes ou de procedimentos terapêuticos.

Os microrganismos mais frequentes em adultos são: gonococo, estafilococo áureo, pneumococo e outros; em crianças: estafilococo áureo, estreptococo beta-hemolítico, *E. coli*, salmonelas, pseudômonas, pneumococo e hemófilo. Artrite purulenta ocorre em qualquer idade, porém é mais frequente em crianças. Em geral é monoarticular, mas, em indivíduos debilitados e com resistência diminuída, pode ser poliarticular. As sedes mais comuns são as articulações coxofemoral e do joelho; outras são as articulações do ombro, cotovelo, tornozelo e punho.

Aspectos morfológicos

Após fase de hiperemia da cápsula, há aumento do líquido articular e da população celular, com predomínio de neutrófilos, até se tornar nitidamente purulento (empiema articular ou piartro). As enzimas lisossômicas liberadas pelos leucócitos provocam destruição da cartilagem articular, que é responsável pelas graves sequelas. No entanto, pode haver cura com restituição da integridade anatômica e funcional da articulação. Na fase tardia, as vilosidades da membrana sinovial podem crescer e tornar-se claviformes (sinovite vilosa), simulando, às vezes, lipomas arborescentes. Em infecções por microrganismos de baixa virulência, a artrite infecciosa pode ter evolução lenta, sem exsudato purulento; raramente, a artrite é "seca", tornando difícil o diagnóstico diferencial com artrite reumatoide e tuberculose.

As manifestações clínicas são as de uma infecção por microrganismos piogênicos. Localmente há eritema, tumefação, hipersensibilidade e dor. As manifestações sistêmicas incluem febre, astenia e prostração. Diagnóstico imediato e antibioticoterapia são fundamentais para preservar a função articular.

A frequência de *artrite gonocócica*, antigamente muito comum em homens, diminuiu bastante. Atualmente, predomina em mulheres. Em geral, aparece poucos dias após o início da blenorragia e tende a ser poliarticular; é comum a associação com tenossinovite. Se não tratada, leva frequentemente a anquilose.

Na *doença de Lyme*, provocada pela *Borrelia burgdorferi* (transmitida pela picada de várias espécies de carrapatos), além do acometimento da pele e de outros órgãos, há comprometimento de articulações. Ocorre caracteristicamente uma poliartrite migratória, cujas lesões são semelhantes às da artrite reumatoide.

Artrite por fungos resulta em geral de osteomielite micótica que, por destruição da cápsula ou do osso subcondral, alcança os tecidos articulares. A reação é supurativa e/ou granulomatosa (ver Osteomielite por fungos).

Artrite tuberculosa

A tuberculose é ainda uma das afecções articulares mais importantes e graves, pois tende a destruir a cartilagem articular, levando a deformidades e incapacidade funcional. Como a tuberculose óssea, a articular também é mais comum nas três primeiras décadas de vida. As sedes principais são as articulações coxofemoral, do joelho, dos ombros e intervertebrais.

Na maioria dos casos, forma-se uma *sinovite difusa* com granulomas, necrose caseosa e úlceras (forma osteoartrítica, resultante em geral da propagação de tuberculose óssea). Característica marcante é o *pannus*, que corresponde a tecido de granulação formado a partir dos tecidos profundos e constituído por neoformação conjuntivovascular exuberante, em geral nas duas faces da articulação. O *pannus* é o principal responsável por fixação das duas peças ósseas, o que leva a anquilose. A gravidade da mutilação e da deformidade articular depende da profundidade e da extensão da necrose caseosa. Outra forma de tuberculose articular é a *exsudativa*, com derrame seroso ou serofibrinoso e lesões discretas. Os granulomas são escassos ou inexistentes, a caseificação pode faltar e não há destruição da superfície articular. A cura pode ser completa. Às vezes, exsudato fibrinoso livre na cavidade sofre calcificação, formando os corpos oriziformes (semelhantes a grãos de arroz) ou corpos livres articulares.

Artrite sifilítica

Sífilis articular, incomum, pode ocorrer nas formas congênita ou adquirida. Na congênita, acompanhando a metafisite e a periostite, a cápsula articular mostra inflamação com infiltrado linfoplasmocitário, proliferação fibroblástica e, às vezes, pequenas áreas de necrose. A forma congênita tardia apresenta um tipo peculiar de artrite denominada *juntas de Clutton*. Trata-se de sinovite dos joelhos, simétrica, com hidrartrose crônica ou recidivante, benigna, mas resistente ao tratamento. Na sífilis adquirida, eventualmente ocorrem sinovite aguda e, nas fases tardias, lesões gomosas. Como sequela não específica da tabe dorsal, pode surgir a *junta de Charcot* (ver artropatias degenerativas).

Artrite traumática

Incluem-se nesta condição várias lesões de articulações, bolsas e tendões frequentes em desportistas ou em profissionais cuja função exija esforço excessivo de determinadas articulações. Não é uma expressão muito correta, pois muitas vezes o quadro não é inflamatório. Nos casos mais simples, há apenas dilaceração de fibras de tendões ou ligamentos, coexistindo edema, dor e redução da função. Em outros mais graves, ocorre ruptura completa dos ligamentos, com hemorragia e instabilidade articular que, se não tratada, pode tornar-se permanente. As articulações mais atingidas são as do tornozelo e do joelho. Traumatismos repetidos podem causar lesões mais graves e permanentes, semelhantes às da osteoartrose, como as encontradas nas mãos e nos punhos de lutadores de boxe e na primeira metatarsofalangiana de dançarinos de balé.

Como cotovelo de jogador de tênis (cotovelo do tenista, epicondilite) é indicada uma entidade vista não só em tenistas mas também em profissionais obrigados a fazer extensão ou pronaçãosupinação forçadas e repetidas do punho. A afecção caracteriza-se por dor no epicôndilo, que se irradia para o antebraço e o dorso da mão. Histologicamente, existem edema e tecido de granulação no tecido conjuntivo subtendinoso da região (epicondilite).

Sinovite aguda traumática ocorre após traumatismo direto ou movimento forçado ou impróprio. A lesão é mais comum no joelho, cotovelo, ombro e tornozelo, manifestando-se com tumefação e dor. Dependendo da intensidade do traumatismo, podem ocorrer hemartro e ruptura de ligamentos, da cápsula ou da cartilagem articular.

Artrite periprotética

A substituição cirúrgica total ou parcial de articulações é cada vez mais frequente. Próteses são empregadas para correção de fraturas, em cirurgias oncológicas e em doenças articulares crônicas. Falência de próteses pode dever-se a diversos mecanismos, incluindo desgaste da prótese, má adaptação, infecção sobreposta e alterações inflamatórias. Nesses casos, a revisão cirúrgica é necessária com avaliação anatomopatológica dos tecidos articulares, buscando-se identificar as alterações ocorridas e, sobretudo, avaliar a existência de infecção.

27

Aspectos morfológicos

Macroscopicamente, as membranas articulares e a pseudocápsula em torno da prótese mostram depósitos do cemento ortopédico e partículas de polietileno. A coloração é pardacenta ou amarelada, podendo ser escura ou enegrecida quando há detritos metálicos.

Microscopicamente, há inflamação e reação a corpo estranho, com macrófagos e células gigantes multinucleadas, que podem conter partículas da prótese, cujo aspecto varia conforme a composição do material. O cemento empregado na cirurgia é composto de partículas de polimetilmetacrilato, que se dissolve durante o processamento, resultando em vacúolos claros, com fina particulação que corresponde ao bário usado no material para conferir opacidade radiográfica. Detritos de polietileno são refringentes e mais bem observados sob a luz polarizada. Fragmentos metálicos são partículas opacas, pretas, geralmente diminutas a ponto de não originar reação gigantocelular; não é raro que se associem a processo inflamatório crônico, com infiltrado de linfócitos e plasmócitos. Detritos cerâmicos (alumina, zircônio) podem confundir-se com os agentes de contraste do cemento, mas geralmente são partículas maiores.

A avaliação de infecção periprotética é essencial na condução do caso. A contribuição do patologista é muitas vezes decisiva, já que os microrganismos podem não crescer em cultura. Infiltrado de neutrófilos com mais de duas células por campo de grande aumento, em pelo menos cinco campos, indica processo infeccioso. A membrana sinovial não infectada tem apenas raros neutrófilos, relacionados com áreas hemorrágicas ou a fragmentação do tecido medular hematopoético. Alguns espécimes podem ter avaliação histológica dificultada pela presença apenas de exsudato fibrinoso, sem representação dos tecidos periarticulares ou por artefatos que prejudicam a identificação precisa das células do infiltrado. Os metais presentes na prótese podem originar reação inflamatória crônica com infiltrado de linfócitos em torno de vasos, fibrose e deposição de fibrina.

Distúrbio osteomuscular relacionado com o trabalho (DORT)

Os distúrbios osteomusculares relacionados ao trabalho são condições prevalentes, ocorrendo em taxas tão altas quanto 100% da população trabalhadora em determinadas atividades, afetando principalmente o pescoço, as costas, os joelhos e os membros superiores. Fatores de risco estão relacionados com postura, duração do trabalho, movimentos e esforços repetitivos, experiência profissional, idade, sexo e condições estressantes de trabalho. Neste grupo de alterações, estão as *lesões por esforços repetitivos* (LER), que incluem alterações específicas, como a síndrome do túnel do carpo, do túnel cubital, e do canal de Guyon, epicondilite lateral e tendinite do punho ou da mão. O diagnóstico baseia-se principalmente na história clínica, relacionando os sintomas com as atividades laborais. O exame físico e estudos de imagem nem sempre mostram alterações. LER é mais frequente em mulheres jovens (70% dos casos), tem origem multifatorial e associa-se a atividades ocupacionais, domésticas, esportivas e, segundo alguns, a estresse psicossocial e fatores individuais, nas quais movimentos como flexão, extensão, pronação e supinação, adução e abdução do punho, manobras de apreensão com a palma da mão, encurvamento do polegar, movimentos de rotação do ombro com o braço elevado e posturas não fisiológicas têm papel preponderante. LER tem sido fonte de controvérsias e intensos debates nas últimas décadas, dada a sua elevada prevalência e por suas implicações sociais, econômicas, trabalhistas e psicológicas.

Tenossinovite

Tenossinovite é a inflamação da fáscia fibrosa que envolve os tendões e, na maioria das vezes, resulta de traumatismo direto ou de excesso de pressão sobre os tendões. Com menor frequência, resulta de infecções bacterianas e outras condições, como gota e artrite reumatoide. As articulações mais atingidas são a do punho e a do tornozelo.

Tenossinovite estenosante

Trata-se de inflamação peculiar da bainha fibrosa dos tendões, particularmente no local de passagem destes em estruturas vizinhas com forma de roldana ou de anel (p. ex., na proeminência estiloide do rádio e na superfície flexora da cabeça do metacarpo e do metatarso). Os mais atingidos são os tendões flexores e extensores dos dedos. A lesão caracteriza-se por proliferação de tecido conjuntivo que envolve os tendões, que ficam comprimidos e espessados na região a montante. Com os movimentos, a sensação é de que o tendão agarra na constrição ("dedo em gatilho", "polegar agarrado"). A tenossinovite estenosante do estiloide radial é conhecida como *doença de De Quervain*; é encontrada sobretudo em mulheres que realizam tarefas manuais com o polegar, acompanhadas por movimento da mão em direção radial.

Síndrome do túnel do carpo

Consiste em compressão e degeneração do nervo mediano em correspondência ao túnel do carpo, por tenossinovite do flexor do punho. A lesão é causada por traumatismo, artrite reumatoide, depósitos amiloides ou tumores. As manifestações incluem dor nos três primeiros dedos, perda da sensibilidade, fraqueza na abdução e oposição do polegar e hipotrofia da musculatura da eminência tenar.

Bursite

Bursite é a inflamação das bolsas sinoviais. A lesão ocorre em áreas de maior atrito, e a inflamação, em geral asséptica, resulta de traumatismos. Bursite traumática pode ser provocada por um único traumatismo, como no cotovelo, mas ocorre com maior frequência por traumatismos menores e repetidos ("joelho da arrumadeira"). As sedes mais comuns são a subdeltoidiana, a do olécrano e a subpatelar. A bolsa aumenta de volume, havendo espessamento da parede, exsudação de fibrina e formação de tecido de granulação. Nas lesões mais antigas, pode ocorrer calcificação. Mais rara é a bursite purulenta provocada por microrganismos piogênicos, oriundos de infecções adjacentes ou de focos a distância.

Artrite reumatoide

Artrite reumatoide (AR) é doença inflamatória crônica, de natureza autoimunitária, sistêmica, que afeta primariamente a membrana sinovial. Com a progressão das lesões, surgem diversas repercussões, sobretudo deformidades nas articulações,

27

mas também lesões no coração, em vasos sanguíneos, pulmões e pele. No início, as lesões mais importantes ocorrem na sinóvia, que mostra infiltrado inflamatório de linfócitos e plasmócitos, associado a hiperplasia dos elementos celulares e exsudato fibrinoso. Mais tarde, surgem outras alterações. As lesões da cartilagem articular são secundárias e resultam da extensão do processo inflamatório ou reparativo (*pannus*) da sinóvia para a superfície óssea articular, com condrólise e desnudamento cartilaginoso.

Clinicamente, a doença apresenta-se como artrite crônica, simétrica, com tendência a envolver as pequenas articulações, sobretudo das mãos e dos pés, embora possa comprometer qualquer articulação. O paciente refere rigidez matinal das articulações que persiste por pelo menos uma hora. Há edema das articulações interfalangianas, metacarpofalangianas, do punho, cotovelo, joelho, calcanhar e metarsofalangianas. Envolvimento bilateral, simultâneo e simétrico, principalmente das pequenas articulações, é achado clássico da doença. Característico também são os desvios radial do polegar e ulnar dos demais dedos. O resultado são graves e permanentes deformidades articulares, com grande prejuízo funcional. Radiograficamente, encontram-se osteopenia e erosões articulares. A ultrassonografia das articulações é empregada para avaliar as alterações inflamatórias sinoviais. Exames laboratoriais mostram fator reumatoide e anticorpos séricos antiproteína citrulinada em cerca de 80% dos pacientes, anemia discreta e hemossedimentação aumentada. Como em outras doenças autoimunes, a AR é mais comum em mulheres.

Aspectos morfológicos

As lesões são encontradas sobretudo nas pequenas articulações das mãos e dos pés e, em seguida, em punhos, tornozelos, joelhos e cotovelos (poliartrite). No início, encontram-se sinovite difusa com edema e tumefação, intenso infiltrado de linfócitos, plasmócitos e macrófagos. Às vezes, os linfócitos B organizam-se em folículos linfoides contendo centros germinativos. Os sinoviócitos proliferam, e a membrana sinovial adquire aspecto viloso, com projeções para a cavidade articular. Ocorre ainda derrame articular do tipo exsudato. Surgem também áreas de destruição da membrana sinovial e depósitos de fibrina. Há destruição da cartilagem por ação de fibroblastos sinoviais e enzimas presentes no exsudato, formando-se erosões e posterior reabsorção do tecido ósseo, por ação dos osteoclastos. Com a progressão da sinovite, os tecidos moles periarticulares ficam comprometidos, com aparecimento de rubor e tumefação local. Tais alterações dão aspecto fusiforme característico aos dedos.

Na fase avançada, crônica, predominam as alterações proliferativas, havendo formação de tecido de granulação e de estruturas vilosas, com tendência a ocupar toda a superfície articular. É o chamado *pannus* ("manto"). Nos recessos, que correspondem aos fundos de saco formados pela inserção da cápsula articular com a epífise, onde a membrana sinovial é mais desenvolvida, a proliferação é mais intensa e a erosão óssea é mais precoce. Na fase cicatricial, o *pannus* invade a cartilagem articular e provoca mais erosões e fragmentação desta. A organização do *pannus* cria pontes fibrosas intra-articulares e restringe os movimentos (anquilose fibrosa). Podem surgir pontes ósseas que unem firmemente as peças comprometidas (anquilose óssea). Nessa fase, a AR é altamente deformante; os dedos adquirem formas bizarras, "em periscópio", "pescoço de cisne", "martelo" etc., em consequência de rigidez articular, subluxações e anquilose.

Bolsas, bainhas tendinosas e ligamentos também são afetados com certa frequência. Inflamação de tendões e ligamentos pode provocar aderência deles aos tecidos vizinhos, às vezes com compressão de nervos (síndrome do túnel do carpo). Na fossa poplítea, pode ocorrer herniação da membrana sinovial, originando o *cisto de Baker*.

Nódulos subcutâneos ocorrem em 20% dos pacientes soropositivos. Localizam-se sobretudo em regiões expostas a traumatismos, especialmente na superfície dorsal do antebraço, abaixo do cotovelo. Os nódulos atingem vários centímetros de diâmetro e são em geral livres e móveis no subcutâneo. Microscopicamente, os nódulos apresentam necrose fibrinoide central envolvida por células epitelioides em paliçada e, mais externamente, por tecido de granulação. A zona de necrose contém restos de tecido conjuntivo, grande quantidade de IgG, fator reumatoide e complemento (Figura 27.39). Alguns nódulos desaparecem poucos dias ou semanas após formados; outros permanecem indefinidamente.

Outras lesões extra-articulares são: (a) vasculite, com deposição de imunocomplexos. Vasculite reumatoide é manifestação importante da doença e responsável por isquemia nas polpas digitais, nos músculos, nos nervos e no coração, às vezes com características de arterite necrosante de médios e grandes vasos; (b) lesões cardíacas; (c) lesões pulmonares focais ou difusas, com possível evolução para fibrose e associação com pneumoconiose (pneumoconiose reumatoide ou síndrome de Caplan); (d) lesões oculares, como ceratoconjuntivite, uveíte e esclerite; (e) na síndrome de Sjögren, além de xeroftalmia e xerostomia, pode haver doença reumatoide; (f) a associação de AR com esplenomegalia e leucopenia é conhecida como síndrome de Felty.

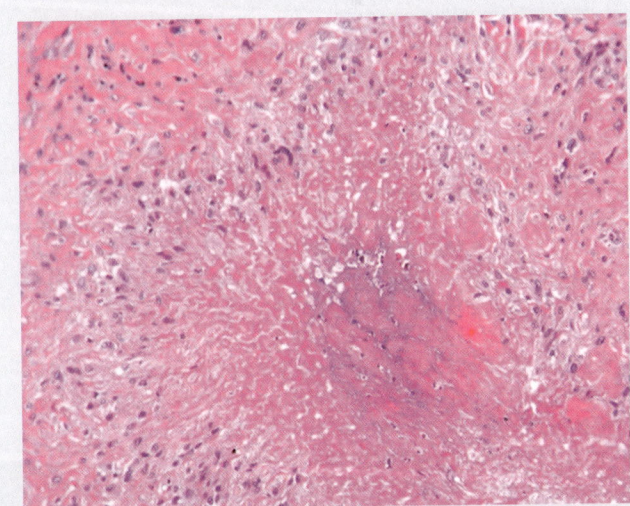

Figura 27.39 Nódulo reumatoide: área central com modificações em fibras colágenas (necrose fibrinoide), envolvida por macrófagos epitelioides em paliçada.

27

Patogênese

Fatores tanto genéticos como ambientais estão envolvidos na origem, no desenvolvimento e na evolução das lesões. A inflamação é mediada por autoanticorpos e citocinas liberadas por linfócitos T. Embora não se saiba qual(is) antígeno(s) inicia(am) o processo, linfócitos T CD4+ liberam IFN-γ, IL-17, IL-1 e TNF, os quais induzem resposta inflamatória e destruição progressiva da membrana sinovial e da cartilagem. Ao lado disso, linfócitos B no foco inflamatório diferenciam-se em plasmócitos, que produzem autoanticorpos. Peptídeos citrulinados, nos quais a arginina é convertida em citrulina após a tradução do peptídeo, são os principais imunógenos. A citrulinização ocorre em várias proteínas (enolase, fibrinogênio, colágeno, fibronectina, ceratina e vimentina) e é favorecida por infecções (p. ex., periodontite) e fumaça do cigarro. Esta modificação molecular pode formar novos epítopos responsáveis pela resposta imunitária anormal.

Autoanticorpos e resposta celular por linfócitos T desencadeiam e mantêm o processo inflamatório. No início, a sinovite envolve a migração de leucócitos e edema. Na fase crônica, além do infiltrado inflamatório, há destruição tecidual, angiogênese, fibrose e deformidades nas articulações. Nas articulações afetadas, linfócitos B e T formam folículos linfoides, liberam citocinas e produzem autoanticorpos, os quais induzem e mantêm a inflamação. A AR é considerada doença inflamatória com resposta Th1. Também muito estudados são os linfócitos Th17, que liberam, entre outras citocinas, TNF. Citocinas produzidas por macrófagos e células apresentadoras de antígenos (CAA) presentes na sinovite induzem a diferenciação de linfócitos Th17 e inibem a diferenciação de linfócitos T reguladores (Treg), criando um ambiente pró-inflamatório. Medicamentos como a ciclosporina, que depletam indiscriminadamente não só linfócitos T efetores como também reguladores (Treg), não produzem efeitos terapêuticos na AR. Bloqueio terapêutico de TNF tem bom efeito na doença. TNF tem papel importante nas lesões, pois ativa leucócitos, inibe Treg, induz expressão de moléculas de adesão no endotélio e ativa osteoclastos, promovendo a reabsorção de cartilagem e de osso. TNF também atua sinergicamente com a IL-17A na ativação de fibroblastos e condrócitos. Medicamentos que bloqueiam IL-1, apesar da ação anti-inflamatória em outras doenças, têm efeito limitado na AR. Células apresentadoras de antígenos (CAA) têm também papel destacado na resposta imunitária. Para estimular a resposta imunitária, além da ligação de linfócitos T com as CAAs, é necessária coestimulação pela interação entre CD28 (LT) e CD80/86 (CAA). O uso terapêutico de abatacept (proteína de fusão CTLA4 e Fc de IgG1) inibe a coestimulação de linfócitos T.

Nas lesões, os linfócitos B encontram-se em três compartimentos: (1) agregados linfoides sem centros germinativos; (2) folículos linfoides com centros germinativos; (3) infiltrado difuso e desorganizado. As citocinas BLyS (B lymphocyte stimulator) e APRIL (proliferation-inducing ligand) modulam a resposta de linfócitos B. Níveis elevados de APRIL são encontrados nos casos com formação de folículos linfoides e centros germinativos. Bloqueio da ligação dessa citocina com o seu receptor TACI (transmembrane activator and CAML interactor) destrói os folículos linfoides e inibe a produção de IFN-γ e imunoglobulinas. O papel de linfócitos B (CD20+) na doença é reforçado pelo efeito terapêutico do rituximab (anticorpo monoclonal dirigido à proteína de superfície CD20 em linfócitos B).

Além das células inflamatórias e do sistema imunitário, células sinoviais têm papel ativo na manutenção da inflamação e nas lesões da sinóvia, da cartilagem e do osso. Ativação de fibroblastos resulta da ação de várias moléculas, como produtos de degradação da matriz extracelular, citocinas e estimulação de TLR (toll like receptors). Fibroblastos ativados liberam mediadores inflamatórios, enzimas hidrolíticas e catepsina; metaloproteases liberadas digerem a matriz extracelular e destroem cartilagem e osso. Ao lado disso e sob ação do TGF-β liberado por macrófagos, fibroblastos proliferam e produzem fibras colágenas, o que agrava as lesões e contribui para as deformidades articulares. De outro lado, o fator de crescimento derivado de plaquetas (PDGF) estimula a angiogênese e favorece a hiperplasia sinovial. Regeneração da cartilagem, no entanto, encontra-se comprometida pela perda de condrócitos, que sofrem apoptose. Destruição óssea resulta sobretudo da ativação de osteoclastos por RANKL liberado por linfócitos T.

Fatores genéticos são mais evidentes na AR positiva para anticorpos antipeptídeo citrulinado (AAPC). Além disso, pacientes com AAPC têm evolução menos favorável. A suscetibilidade genética relaciona-se com certos alelos do MHC, particularmente o HLA DRB1. Esta molécula possui uma sequência comum de aminoácidos (glutamina-lisina-arginina-alanina-alanina) em uma região polimórfica da cadeia beta (epítopos compartilhados). Há também associação da AR com outros genes: (1) PTPN22, cujo produto inibe linfócitos T; (2) genes envolvidos na regulação da resposta imunitária, incluindo a via do NFκB, conforme indicado no Quadro 27.4. A interação complexa de tantos produtos é que confere maior risco da doença.

Quadro 27.4 Genes associados à artrite reumatoide e seu possível papel patogenético

PTPN22 (Protein Tyrosine Phosphatase, Non-receptor type 22 lymphoid)
Regulador do sistema imunitário que atua na regulação da sinalização do receptor da linfócitos T, promovendo a desfosforilação de produtos na via metabólica subjacente ao receptor de células T. O gene alterado, que codifica o PTPN22 ArgTrp620: (a) promove a expansão de células T autoimunes; (b) altera a população de linfócitos B, favorecendo a produção de autoanticorpos; (c) reduz a produção de IFN tipo I por células mieloides

STAT4 (Signal Transducer and Activator of Transcription)
Fator de transcrição para produção de IFN-γ e diferenciação de linfócitos T em linfócitos Th1, em resposta à IL-12. Também implicado na diferenciação de linfócitos Th17, linhagem de linfócitos T com papel importante em inflamações crônicas

AFF3 (AF4/FMR2 family, member 3)
Fator de transcrição nuclear com provável função no desenvolvimento linfoide. Associação não demonstrada em um estudo* em pacientes negativos para autoanticorpo citrulinado

CD28
Molécula coestimuladora da ativação de linfócitos T. Responsável por um segundo sinal ativador de linfócitos T, inespecífico, que se soma ao produzido pela ligação entre o receptor de linfócitos T e o antígeno, no contexto do MHC, apresentado pela célula apresentadora de antígeno. Associação não demonstrada em um estudo* em pacientes negativos para autoanticorpo citrulinado

CD40
Molécula coestimuladora de linfócitos B, possibilita a interação entre linfócitos B e T e favorece a produção de autoanticorpos

*Viate S et al., 2012.

Fatores ambientais postulados são tabagismo, irritação brônquica, agressão a mucosas e inflamações. A AR relaciona-se com doença periodontal, infecção urinária e microbiota intestinal. O envolvimento de vírus (EBV, CMV) e bactérias (*E. coli*, *Proteus*) é considerado há muito tempo. Tais condições parecem favorecer a formação de peptídeos citrulinados, os quais podem comportar-se como autoantígenos. Contra os autoantígenos, formam-se autoanticorpos. Autoanticorpos dirigidos à porção Fc de IgG (sobretudo IgM) constituem o *fator reumatoide*, que é encontrado no soro em até 80% dos pacientes com AR, embora não sejam exclusivos desta. O fator reumatoide forma imunocomplexos que podem contribuir para as lesões.

Em resumo, a resposta imunitária anormal que surge na doença promove reação inflamatória persistente nas articulações que resulta em destruição dos seus componentes e estimula a formação de tecido conjuntivo, provocando defeitos permanentes e, algumas vezes, anquilose. Os principais eventos patogenéticos na AR estão indicados na Figura 27.40.

Artrite reumatoide juvenil

Também conhecida como doença de Still, a AR juvenil manifesta-se antes de 16 anos de idade, tem melhor prognóstico que a AR do adulto e difere desta em vários aspectos. Na AR juvenil, são mais comuns manifestações sistêmicas como febre, linfonodomegalia, erupções cutâneas, pleurite, pericardite, iridociclite, uveíte e hepatoesplenomegalia. As grandes articulações são mais comprometidas, como as do joelho, tornozelo e cotovelo. FR é menos detectado. Parece haver fator hereditário, dada a ocorrência da doença em irmãos e, sobretudo, em gêmeos monozigóticos. As alterações morfológicas são idênticas às da AR do adulto.

Artrite reumática

Faz parte da doença reumática, estudada no Capítulo 15. Trata-se de poliartrite transitória, muitas vezes de caráter migratório, com duração de dias ou semanas. As grandes articulações são as mais atingidas (joelho, tornozelo, punho, cotovelo e quadril) e, com menor frequência, as pequenas articulações das mãos.

A sintomatologia é de inflamação aguda (dor, calor, tumefação e limitação de movimentos). Histologicamente, existem inflamação inespecífica, focos de transformação fibrinoide e, às vezes, esboço de nódulos de Aschoff. Não há formação de *pannus*, e a cura se faz praticamente sem sequelas.

Os nódulos reumáticos subcutâneos localizam-se sobre a superfície de proeminências ósseas, como a do olécrano ou próximo das articulações do cotovelo, punho, dedos, tornozelo e joelho. Em geral, são pequenos (menos de 2 cm), firmes, móveis, únicos ou múltiplos, com tendência a disposição simétrica; raramente, duram mais de 1 mês. Histologicamente, são semelhantes ao nódulo reumatoide.

Espondiloartropatias soronegativas

Muitas artropatias antes consideradas variantes da artrite reumatoide foram agrupadas como espondiloartropatias soronegativas, que diferem da AR em vários aspectos. Os pacientes com essas artrites são, quase sempre, negativos para o fator reumatoide (FR) e 90% ou mais possuem antígenos HLA-B27. Há, com frequência, comprometimento da coluna vertebral e maior incidência no sexo masculino. Este grupo inclui artrite associada a psoríase, síndrome de Reiter, artrites enteropáticas, doença de Still, síndrome de Behçet e espondilite anquilosante.

Artrite psoriásica

A associação de artrite sem fator reumatoide com psoríase ocorre em cerca de 5% dos pacientes com psoríase. A artrite psoriásica pode ser mono ou poliarticular, com predileção para as articulações interfalangianas dos pés e das mãos. Em certos casos, são afetadas simultaneamente as grandes articulações. Pode haver, também, sacroileíte, com tendência a calcificação e ossificação metaplásica, análoga à espondilite anquilosante (ver adiante). Histologicamente, as alterações são idênticas às da AR, porém com maior tendência a fibrose, anquilose e deformidades articulares. Na fase avançada, ocorre osteólise das extremidades livres das falanges. Na maioria dos casos, as manifestações cutâneas precedem as articulares.

Síndrome de Reiter

Caracteriza-se pela tríade de artrite, conjuntivite e uretrite não gonocócica. Outros componentes têm sido apontados, como ceratodermia palmoplantar, ulcerações na cavidade oral e distúrbios cardiovasculares. A artrite é poliarticular e assimétrica, acometendo principalmente os membros inferiores. A inflamação tem padrão agudo fibrinopurulento, e em geral evolui para cura sem sequelas. Algumas vezes, as alterações histológicas são semelhantes às da AR. Pode ocorrer também espondilite semelhante à da psoríase. A síndrome desenvolve-se em 2 a 4 semanas após infecção por shigela, salmonela, yersínia, campilobacter e clamídia, cujos antígenos são demonstrados em leucócitos e macrófagos no líquido sinovial. Cerca de 90% dos pacientes são HLA-B27-positivos, porém o FR e anticorpos antinucleares são negativos.

Artrite enteropática

Trata-se de artrite associada a doenças intestinais, como infecções por yersínia, colite ulcerativa, doença de Crohn e doença de Whipple. Surge sinovite inespecífica, em geral monoarticular e nas grandes articulações (joelho, tornozelo), que tende a evoluir sem sequelas. Entretanto, em certos casos pode ocorrer espondilite anquilosante. Na doença de Whipple, a artrite é transitória e migratória, evoluindo geralmente sem lesões residuais. Os bacilos, abundantes na mucosa intestinal, não são encontrados na membrana sinovial.

Síndrome de Behçet

Esta síndrome, que inclui ulcerações cutâneas, oculares e de outras mucosas, envolve grandes e pequenas articulações em 90% dos pacientes. As alterações morfológicas observadas são semelhantes às da AR, porém menos intensas.

Espondilite anquilosante

Muito mais frequente em homens (9:1), trata-se de doença inflamatória crônica e progressiva que afeta principalmente as articulações sacroilíacas e costovertebrais, a apófise posterior das vértebras e os tecidos moles adjacentes. Em 35% dos casos, são atingidas também articulações periféricas, como quadril, ombro, joelho, metacarpo e metatarsofalangianas. As lesões das articulações periféricas são semelhantes às da AR, havendo infiltrado linfoplasmocitário, sinovite vilosa, derrame articular, formação de *pannus* com destruição da cartilagem articular, esclerose óssea justarticular e anquilose. Nas articulações da coluna vertebral,

27

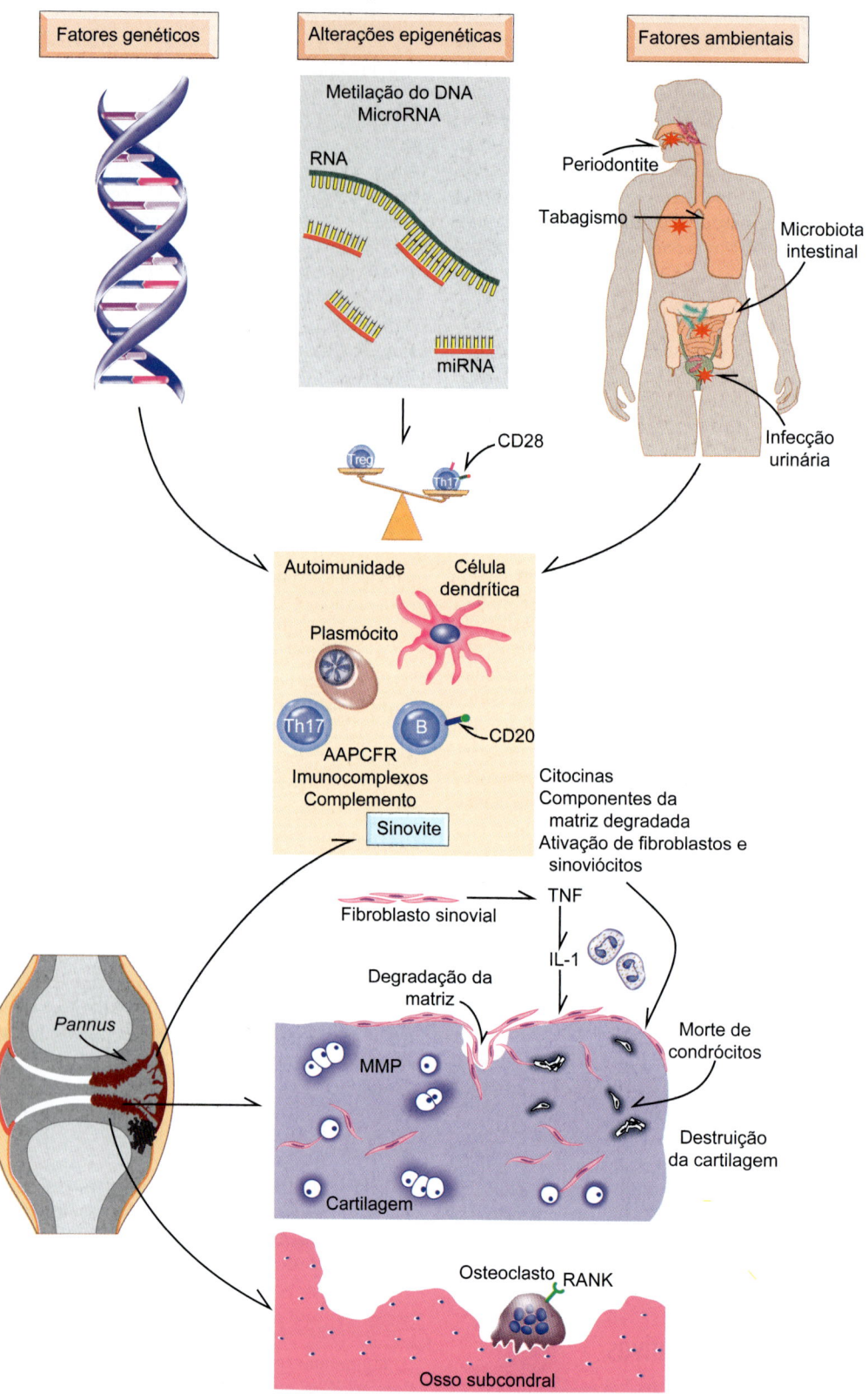

Figura 27.40 Patogênese da artrite reumatoide. Fatores genéticos (genes associados a maior suscetibilidade à doença), alterações epigenéticas (metilação do DNA e microRNAs) e fatores ambientais (inflamações, tabagismo) contribuem para alterações na regulação da resposta imunitária, favorecendo a autoimunidade. O processo envolve sobretudo a produção de anticorpos antiproteínas citrulinadas (AAPC). Autoanticorpos geram o fator reumatoide (FR). As alterações iniciais ocorrem na sinóvia, com inflamação crônica (sinovite) e produção de citocinas (TNF e TGF-β), que contribuem para a manutenção da inflamação. Ativados por citocinas, fibroblastos sinoviais são ativos no processo: invadem a superfície cartilaginosa e destroem a cartilagem por meio de metaloproteases, o que leva à morte de condrócitos e à produção de fibras colágenas (fibrose). A destruição do tecido ósseo subcondral é estimulada por RANKL de linfócitos T, que se liga ao RANK de osteoclastos e os ativa, favorecendo a reabsorção óssea.

há inflamação focal do tecido conjuntivo pré-vertebral, fibrose, destruição das bordas dos corpos vertebrais e ossificação metaplásica e endocondral dos discos, evoluindo para anquilose. Calcificação e ossificação metaplásica dos ligamentos paravertebrais formam pontes ósseas (sindesmófitos). O quadro final é de uma coluna rígida com fusão dos corpos vertebrais e ossificação dos ligamentos, dando a imagem radiológica característica de *coluna em bambu*. Em pequena porcentagem de casos, há lesões em outros locais, como coração e vasos sanguíneos.

A etiologia é desconhecida. A doença, que difere da AR em vários aspectos, inicia-se na segunda e terceira décadas (15 a 30 anos). O fator reumatoide é negativo. Em 90 a 95% dos pacientes, associa-se ao haplótipo HLA-B27. Há também alta prevalência desse marcador em parentes próximos, que podem ou não apresentar espondilite sintomática. Cerca de 50% dos casos com espondilite anquilosante e doença inflamatória intestinal são HLA-B27-positivos.

Artrite em outras doenças

No *lúpus eritematoso sistêmico*, ocorrem manifestações articulares em 90% dos casos, sobretudo poliartralgia simétrica, embora com poucos sinais inflamatórios ao exame clínico. A membrana sinovial pode apresentar depósito fibrinoide e, às vezes, corpos hematoxilinófilos entre os sinoviócitos. Em geral, o infiltrado inflamatório na sinovite lúpica é discreto. Ocasionalmente, as lesões são mais graves e indistinguíveis daquelas da AR.

Manifestações de artrite podem surgir também na *polimiosite* e na *esclerose sistêmica*. Nesta, a rigidez das articulações é causada pelo acometimento cutâneo; em alguns casos, porém, há sinovite, derrame articular e, mais tardiamente, fibrose da membrana sinovial e dos tecidos periarticulares.

Pode haver artrite na *hepatite pelo vírus B* na vigência de altos títulos do antígeno HBs e de redução dos níveis séricos de C_4. Outras viroses que eventualmente apresentam manifestações articulares são *influenza*, *caxumba* e *rubéola*.

Na *sarcoidose* podem ocorrer artrite, periartrite e artralgia, principalmente na articulação do joelho, às vezes simetricamente. Na fase aguda, com duração de semanas a meses, há sinovite inespecífica e derrame. Na fase crônica, formam-se os granulomas peculiares da doença. Raramente, evolui para osteoartrose secundária.

Numerosos *fármacos* podem desencadear reações articulares (artrites por medicamentos). São exemplos as reações que simulam AR provocadas por hidralazina e as reações lupoides pela administração prolongada de anticonvulsivantes, como a procainamida. Inflamações articulares surgem, eventualmente, após administração de penicilina, arsênio, sulfas e soroterapia.

Artropatias metabólicas

Gota

Gota é a síndrome constituída por hiperuricemia, crises recorrentes de artrite aguda provocada pela cristalização de ácido úrico em forma de uratos nas articulações e artrite crônica caracterizada por massas de uratos nas articulações e nos tecidos periarticulares. Gota pode ser primária ou secundária. Na primária, que representa a grande maioria dos casos (90%), o defeito metabólico responsável pela hiperuricemia é desconhecido. A gota secundária associa-se a uma doença conhecida, genética ou não, que resulta em hiperuricemia (Figura 27.41).

A gota primária está associada a vários distúrbios metabólicos: (1) produção excessiva de ácido úrico. Neste caso, a excreção do ácido úrico é normal na maioria dos pacientes, mas em alguns pode estar diminuída; (2) excreção diminuída de ácido úrico. Em ambos os casos, há hiperuricemia. Na maioria das vezes, o distúrbio metabólico responsável pelo excesso de formação ou redução de excreção do ácido úrico não é conhecido. Parece que fatores genéticos, alcoolismo, obesidade e fármacos uricosúricos são capazes de provocar hiperuricemia em indivíduos predispostos. Em poucos casos, a gota primária resulta de: (a) deficiência ou ausência de hipoxantina-guanina-fosforribosiltransferase (HGPRT), que caracteriza a *síndrome de Lesch-Nyhan*; (b) aumento da atividade da fosforribosilpirofosfatase (PRPP). Essas duas enzimas estão relacionadas com o metabolismo das purinas, das quais se origina o ácido úrico; (c) deficiência de glicose-6-fosfatase.

A gota secundária, causada pela produção excessiva de ácido úrico, surge em doenças com destruição exacerbada de células e maior renovação de ácidos nucleicos (anemias hemolíticas, leucemias, linfomas, mieloma múltiplo), com consequente aumento da transformação de purinas em ácido úrico. Gota secundária pode ocorrer também na insuficiência renal crônica, que se acompanha de acidose nos túbulos renais e diminuição da excreção de ácido úrico.

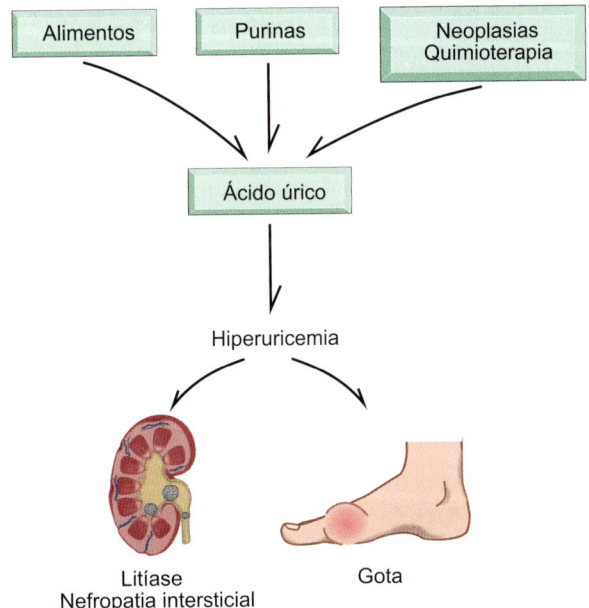

Figura 27.41 Fatores envolvidos no aparecimento de hiperuricemia e repercussões desta no organismo.

A crise aguda é desencadeada pela formação de cristais de urato monossódico, porém há dúvidas quanto ao mecanismo de precipitação dos mesmos. Fagocitose dos cristais de urato por neutrófilos e macrófagos é fator importante na patogênese das lesões. Por mecanismos desconhecidos, cristais em macrófagos estimulam a liberação de citocinas (p. ex., IL-1 e IL-18) e quimiocinas, que atraem neutrófilos. Estes liberam outros produtos, inclusive enzimas lisossômicas. Em neutrófilos, os cristais perfuram os fagolisossomos e causam sua ruptura, com liberação de enzimas no interstício. Além disso, há liberação de radicais livres e ativação de colagenases oriundas de sinoviócitos e condrócitos. O efeito terapêutico da colchicina na crise aguda reside na sua capacidade de estabilizar microtúbulos, inibir a fagocitose de cristais e diminuir a produção de fatores quimiotáticos.

Aspectos morfológicos

Artrite gotosa aguda caracteriza-se por sinovite aguda com exsudato rico em neutrófilos e macrófagos, associada a microcristais de uratos na membrana e no líquido sinovial. As articulações mais comprometidas são a metatarsofalangiana do primeiro pododátilo (90% dos casos), dorso do pé, tornozelo, calcanhar, joelho e punho.

Na *artrite gotosa crônica*, há deposição progressiva de uratos, após crises recorrentes de artrite aguda, em cartilagens articulares, tecidos justarticulares, bolsas e rins, constituindo o chamado tofo gotoso ("pedra porosa"). Característica da doença, esta lesão é formada por massas de urato circundadas por intensa reação inflamatória, rica em linfócitos, macrófagos, fibroblastos e numerosas células gigantes multinucleadas. Disposição periférica em paliçada pode, às vezes, ocorrer (Figura 27.42). Macroscopicamente, as lesões aparecem como nódulos leitosos, moles, como "pasta de giz". Os tofos são mais frequentes nos tecidos justarticulares, sobretudo na primeira articulação metatarsofalangiana, nas articulações interfalangianas, cotovelos, bolsas patelares e cartilagens auriculares. Cristais aciculares (em forma de agulhas) podem ser vistos com luz polarizada ou por impregnação pela prata (método de De Galantha). Em lesões mais extensas, há destruição da cartilagem articular e do osso subcondral, com formação de massas tofáceas intraósseas, podendo culminar em anquilose fibrosa ou óssea.

Os rins são acometidos na grande maioria dos pacientes com gota. Podem ocorrer: (a) nefropatia úrica aguda, com deposição de cristais intratubulares, resultando em doença renal obstrutiva (ver Capítulo 17); (b) nefrolitíase e nefropatia úrica crônica, com formação de microtofos e depósitos de uratos no interstício.

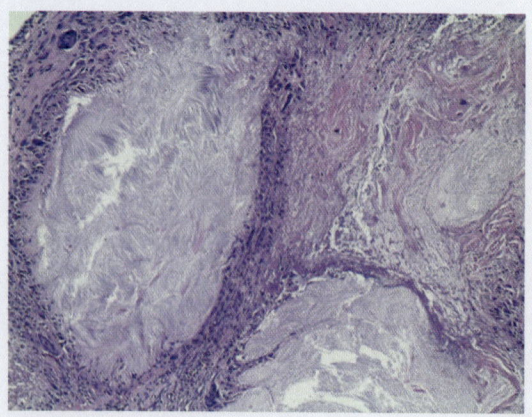

Figura 27.42 Tofo gotoso. Depósitos de material amorfo e fibrilar, com reação histiocitária, algumas células gigantes e fibrose.

Aspectos clínicos. A gota tem nítida tendência familial; em mais de 95% dos casos, a doença ocorre no sexo masculino e a partir da terceira década. O nível sérico de ácido úrico acha-se acima de 7 mg/dL, embora muitas pessoas tenham hiperuricemia sem desenvolver artrite gotosa. Artrite aguda caracteriza-se por dor lancinante, geralmente em uma articulação do pé, sobretudo na do grande artelho (50% dos casos), a qual se mostra tumefeita, hiperêmica e dolorosa (podagra). A crise em geral começa à noite e é desencadeada por consumo abusivo de bebidas alcoólicas, excesso de alimentação ou traumatismo. Após alguns dias ou semanas, há regressão da crise, seguindo-se uma fase assintomática que pode durar meses ou anos.

Artrite crônica pode surgir em pacientes não tratados: é a fase incapacitante, pontilhada de múltiplas recidivas do processo agudo e com tendência a comprometer várias articulações. Os tofos gotosos se formam em cartilagens, membranas sinoviais e tecidos moles justarticulares, prejudicando a movimentação. Nessa fase, há sinais de disfunção renal em até 90% dos pacientes; nos casos avançados, pode surgir insuficiência renal.

O tratamento visa reduzir a hiperuricemia e as crises agudas, promover a dissolução dos depósitos tofáceos e anular a acidez urinária para prevenir nefrolitíase.

Artropatia por pirofosfato (pseudogota)

Trata-se de doença articular provocada pela deposição de cristais de di-hidratopirofosfato de cálcio em cartilagem articular, membrana sinovial, fibrocartilagem de meniscos e discos intervertebrais. A doença pode ser hereditária, idiopática ou secundária (hiperparatireoidismo, hemocromatose, hipotireoidismo, ocronose). A lesão ocorre em pessoas com mais de 50 anos e, devido ao aumento da população idosa, tem sido observada com maior frequência. O quadro clínico é semelhante ao da gota, manifestando-se como artrite aguda, com duração de 1 ou 2 dias a 4 semanas, sobretudo nos joelhos. Em certos pacientes, a sintomatologia e a evolução são semelhantes às da AR e da osteoartrose. Morfologicamente, os depósitos de pirofosfato aparecem como massas calcáreas, esbranquiçadas, coexistindo sinovite e hidrartro. O quadro radiográfico é bastante característico, revelando densidades lineares paralelas à superfície articular. O diagnóstico de artropatia por pirofosfato deve ser considerado em todos os casos de artrite aguda em grande articulação de paciente idoso cuja uricemia seja normal.

Artropatia por apatita

Resulta da presença de cristais de hidroxiapatita em leucócitos mononucleares e na membrana sinovial de pacientes com sintomatologia de artrite aguda. A articulação mais acometida é a do joelho, e a crise pode durar vários dias. Os cristais aciculares são identificados no sedimento do derrame articular.

Ocronose (alcaptonúria)

Ocronose consiste na deposição, em vários tecidos, de pigmento negro ou preto-azulado de ácido homogentísico. A doença resulta de deficiência congênita da enzima ácido homogentísico 1,2-desoxigenase, que bloqueia a transformação de fenilalanina em tirosina, ao nível do ácido homogentísico. Este acumula-se no organismo e liga-se ao colágeno de tecidos conjuntivos, tendões e cartilagens. Apesar de presente desde o nascimento (alcaptonúria), as alterações degenerativas desenvolvem-se lentamente, manifestando-se após a quarta década de vida. A principal consequência é a deposição do pigmento ocronótico nas cartilagens articulares, levando a artrose às vezes incapacitante.

As lesões principais ocorrem na coluna vertebral, com pigmentação e calcificação do disco intervertebral, do anel fibroso e do núcleo pulposo.

Lesões degenerativas do disco intervertebral e hérnia de disco

Processos degenerativos que se instalam paulatinamente no disco intervertebral são silenciosos e com escassa reparação. Com o envelhecimento, há perda de água e de glicosaminoglicanos do núcleo pulposo, com redução da pressão nuclear e da elasticidade. O anel fibrocartilaginoso também perde água, tornando-se fibrilado e fissurado, com acúmulo de condrócitos e neovascularização em suas bordas, prejudicando sua fixação ao corpo vertebral. Tais alterações levam ao enfraquecimento do anel e a escape (herniação) do núcleo pulposo e das fibras anulares degeneradas através de pontos mais comprometidos. Na região lombar, o adelgaçamento é mais acentuado na região posterior, e a herniação ocorre geralmente à direita ou à esquerda da linha média. Esforços excessivos favorecem a herniação, porém, na maioria das vezes, traumatismo é apenas um mecanismo adicional, desencadeante. Ao herniar, o núcleo pulposo comprime e desloca raízes espinhais, causando dor proporcional ao grau de compressão. Dependendo da gravidade do quadro, pode ser necessária intervenção cirúrgica. Hérnia discal pode ocorrer em qualquer disco, porém é mais comum em L-4, L-5 e S-1. Outro local de protrusão do disco é a placa terminal das vértebras, com penetração do disco na medular do corpo vertebral, formando massa globosa. É o chamado *nódulo de Schmorl*, que pode ser confundido, radiograficamente, com neoplasia metastática.

▶ Tumores e neoplasias benignas

São raros, sendo relatados: angioma (especialmente em adolescentes e adultos jovens, de preferência na membrana sinovial do joelho), fibroma e lipoma. Lipoma pode surgir como tumor pediculado no joelho ou em bainhas de tendões. Lipoma arborescente é uma hiperplasia vilosa da gordura sinovial; não se trata de neoplasia, e provavelmente resulta de inflamação. Além desses, existe o tumor de células gigantes tenossinovial (também conhecido como sinovite vilonodular).

Tumor de células gigantes tenossinovial

Esta lesão era anteriormente descrita como *tenossinovite nodular* ou *tumor de células gigantes da bainha do tendão*. O termo sinovite implica doença inflamatória, mas as lesões são de natureza neoplásica. O tumor pode ser localizado ou difuso. A forma difusa era conhecida como sinovite vilonodular pigmentada. A interpretação sobre a gênese inflamatória dessas lesões era favorecida por frequente história de traumatismo prévio, lesões resultantes de injeção experimental de sangue intra-articular e alterações análogas em hemofílicos com hemartro. A natureza neoplásica é reconhecida em razão de formação de tumores, recidiva ocasional após exérese da lesão e, sobretudo, proliferação celular monoclonal associada a certas anomalias cromossômicas. Translocações envolvendo o cromossomo 1 resultam em fusão do gene *CSF1* (fator estimulador de colônias 1), com o gene *COL6A3*, no cromossomo 2. Como resultado, encontram-se altos níveis de CSF1 nas células neoplásicas, que atraem grande número macrófagos reativos. As células neoplásicas propriamente ditas são minoritárias em meio à população de células do tumor, explicando a dificuldade em demonstrar a clonalidade da proliferação.

Tumor de células gigantes tenossinovial localizado

A lesão é mais comum em adultos jovens e acomete igualmente ambos os sexos. O tumor surge predominantemente na mão, em 85% dos casos envolvendo os quirodáctilos. Outras articulações podem ser envolvidas, como punho, calcanhar, pé, joelho e, muito raramente, cotovelo e quadril. A lesão pode ser intra ou extra-articular. As manifestações principais são dor e limitação de movimentos.

A lesão é bem delimitada e situa-se na membrana sinovial, em bolsas ou tendões. O tumor, de tamanho variado e castanho-amarelado, é circunscrito, séssil ou pediculado e nodular. A neoformação é constituída por estroma conjuntivo envolto por células sinoviais, células gigantes multinucleadas e histiócitos às vezes xantomizados, contendo cristais de colesterol e hemossiderina. O estroma mostra graus variáveis de hialinização. Mitoses são frequentes.

A forma localizada da neoplasia é considerada benigna, com recorrência local em até um terço dos casos. Em geral, as recorrências não são destrutivas, podendo ser controladas por re-excisão cirúrgica.

Tumor de células gigantes tenossinovial difuso

A lesão afeta mais comumente pacientes mais jovens do que os acometidos na forma localizada, na maioria dos casos antes de 40 anos. O joelho (75%) é a localização mais comum nos casos intra-articulares. Outras articulações podem ser afetadas, como quadril, tornozelo, cotovelo e ombro. Envolvimento extra-articular ocorre sobretudo no joelho, na coxa e no pé. Quase sempre, o envolvimento extra-articular ocorre nos tecidos moles periarticulares.

As manifestações clínicas são dor, calor local, edema e limitação de movimentos. Pode haver hemartro. Nos estudos de imagem, as lesões mostram bordas mal definidas.

Morfologicamente, os tumores são grandes (maiores que 5 cm), firmes ou esponjosos e têm aspecto acastanhado e viloso, de onde a denominação sinovite vilonodular (Figura 27.43). As células neoplásicas são mononucleadas e ovoides, com citoplasma róseo-claro e núcleos pequenos, cromatina delicada e frequentes fendas longitudinais. Acompanham células histiocitárias maiores e várias células gigantes multinucleadas, com citoplasma amplo contendo hemossiderina. O estroma é pouco desenvolvido, podendo haver fibrose e hialinização. Mitoses são em geral detectadas; atividade mitótica acima de cinco mitoses por 10 campos de grande aumento não é incomum.

A forma difusa é localmente agressiva, tem recorrências múltiplas e causa prejuízo da função articular. Dada a sua agressividade local mas não metastatizante, o tratamento é excisão completa, com margem ampla. Em poucos casos, a neoplasia pode ter áreas fracamente sarcomatosas, indicando comportamento agressivo e risco de metástases pulmonares.

Condromatose e osteocondromatose sinovial

Trata-se de neoplasia benigna caracterizada por nódulos cartilaginosos na membrana sinovial e, mais raramente, em bolsas, bainhas tendinosas e cápsula articular (Figura 27.15). A lesão compõe-se de dois elementos: espessamento fibroso da membrana sinovial e número variado (dezenas a centenas) de pequenas

27

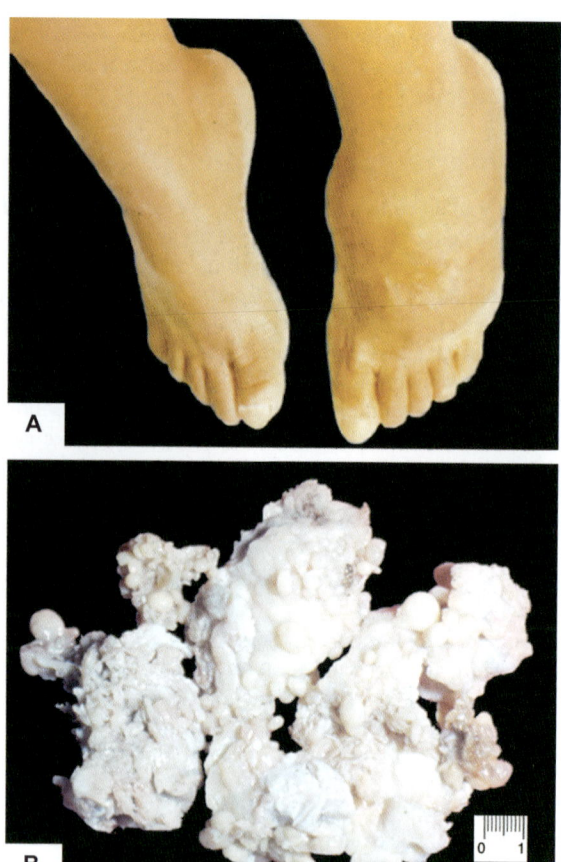

Figura 27.43 Tumor de células gigantes tenossinovial, forma difusa ("sinovite vilonodular"). **A.** Deformação e aumento volumétrico da região do tarso e metatarso. **B.** Peça cirúrgica mostrando membrana sinovial difusamente espessada, com aspecto nodular e viloso.

massas cartilaginosas nodulares, achatadas ou facetadas, cujas células exibem atipias e binucleação, sem implicar malignidade. Muitos desses nódulos se destacam e flutuam na cavidade articular, constituindo *corpos livres*. Quando sofrem ossificação, fala-se em *osteocondromatose sinovial*. A lesão é mais comum no sexo masculino, entre 20 e 30 anos, e prefere o joelho e a pelve, mas pode acometer outras articulações. A doença pode ser assintomática; quando sintomática, manifesta-se por dor, rigidez e bloqueio articular e derrame serossanguinolento. Em condrossarcomas originados de condromatose sinovial, encontram-se fusões gênicas envolvendo *FN1/ACVR2A*. Por meio de FISH, foi observado rearranjo gênico envolvendo os genes *FN1* e/ou *ACVR2A*, tanto em lesões benignas como malignas. A condromatose/osteocondromatose sinovial é histologicamente semelhante à metaplasia condrossinovial.

Cisto sinovial

O *cisto sinovial* (*ganglion*) é pequena lesão cística, em geral com 1 a 2 cm, localizada mais na face dorsal do punho e às vezes nos dedos da mão, no dorso do pé e próximo ao tornozelo. Trata-se de nódulo bem circunscrito, algo elástico, com tendência a esconder-se e a reaparecer conforme os movimentos de flexão e de extensão da articulação. O cisto pode ser uni ou multilocular e contém líquido mucinoso. A parede é formada por tecido conjuntivo fibroso sem revestimento interno. A patogênese

é discutida. Admite-se que derive de degeneração mucoide e amolecimento cístico do tecido conjuntivo da cápsula articular ou da bainha de tendões. Outras hipóteses são herniação da membrana sinovial e degeneração pós-traumática do tecido conjuntivo. Os sintomas são desconforto e, às vezes, dor e limitação de movimentos. A lesão pode curar-se espontaneamente, por punções repetidas ou mediante remoção cirúrgica.

Cisto de Baker

Refere-se a qualquer estrutura cística formada por herniação da membrana sinovial através da cápsula articular ou da bolsa. A localização mais comum é a projeção posterior da membrana sinovial no espaço poplíteo. Ocorre em qualquer idade e, em muitos casos, há doença articular predisponente (artrite reumatoide, osteoartrose). O cisto apresenta parede conjuntiva, revestimento sinovial e conteúdo semelhante a líquido sinovial (Figura 27.44). As células podem proliferar e formar vilosidades; eventualmente, surge metaplasia cartilaginosa.

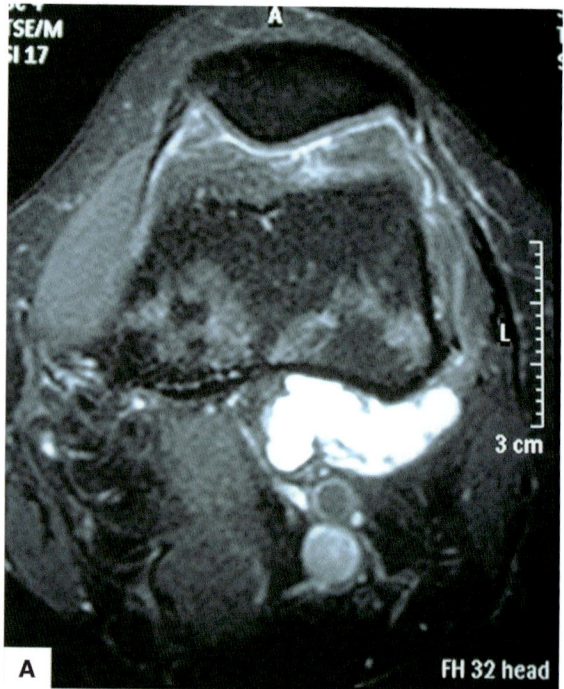

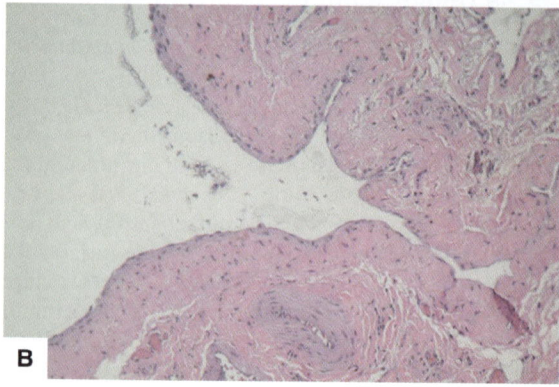

Figura 27.44 Cisto de Baker. **A.** Ressonância magnética mostra lesão hiperintensa na região posterior do joelho, compatível com conteúdo líquido. **B.** Aspecto histológico. Lesão com parede fibrosa e revestimento semelhante ao da sinóvia.

27

► Neoplasias malignas

Sinoviossarcoma

Trata-se de tumor mesenquimal com graus variáveis de diferenciação epitelial associado à translocação t(X:18)(p11;q11), que pode ser detectada por FISH ou RT-PCR e resulta no gene de fusão *SS18-SSX*. A lesão manifesta-se em qualquer idade e não tem predileção por sexo, mas ocorre predominantemente em adolescentes e adultos jovens, entre 15 e 30 anos. Apesar da denominação, não tem relação histogenética com a sinóvia, embora ocorra frequentemente em tecidos moles periarticulares, bainhas tendinosas, bolsas, septos intermusculares, fáscias e ligamentos próximos das grandes articulações, de modo especial nos membros inferiores. Sedes incomuns incluem retroperitônio e mediastino. O tumor pode originar-se também em vísceras (rim, pulmão e tireoide).

Aspectos morfológicos

Macroscopicamente, a lesão mede 3 a 10 cm, mas pode haver lesões pequenas (1 cm), sobretudo nas mãos ou nos pés. A coloração e a consistência são variáveis, dependendo da quantidade de matriz, alteração mixoide ou calcificação.

Microscopicamente, é tumor bifásico, formado pela mistura de: (a) células mesenquimais, fusiformes, do tipo conjuntivo; (b) células prismáticas ou cuboides, que simulam epitélio. Quando predominam as primeiras, o tumor assemelha-se a fibrossarcoma, pois as células fusiformes se dispõem em feixes muito celulares, com mitoses frequentes. O colágeno intercelular é escasso ou pode faltar. Nas áreas mesenquimais, há espaços vasculares em fenda, com aspecto hemangiopericítico. O componente epitelial é ora mais, ora menos desenvolvido, com espaços delimitados por células cuboidais ou prismáticas. Algumas vezes, a diferenciação epitelial é evidente, com grupos de células com citoplasma mais amplo de aspecto epitelioide (Figura 27.45). A forma monofásica é representada apenas pelo componente mesenquimal, que ainda assim expressa marcadores de diferenciação epitelial. Algumas lesões têm matriz colágena mais abundante e focos de calcificação. Existe ainda uma forma pouco diferenciada, que mostra atipias mais evidentes, mitoses mais frequentes e áreas de necrose. A imuno-histoquímica contribui para a caracterização da diferenciação epitelial, pela marcação de ceratinas e EMA, sendo o último marcador o mais sensível. A expressão de TLE1 é relatada em até 80% dos casos, mas esse marcador também pode aparecer em outros tumores que fazem diagnóstico diferencial com o sinoviossarcoma (tumor maligno da bainha do nervo periférico e tumor fibroso solitário). Sinoviossarcoma é quase sempre negativo para CD34, ao contrário do tumor fibroso solitário.

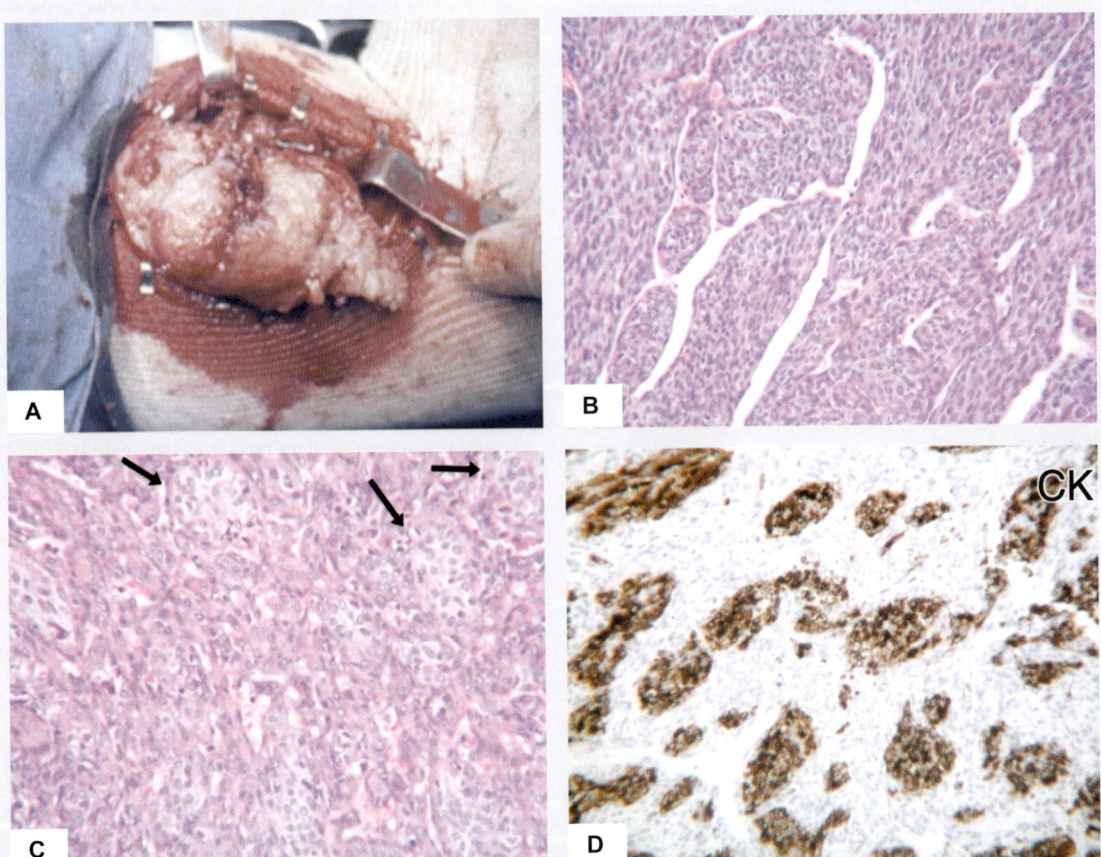

Figura 27.45 Sinoviossarcoma. **A.** Macroscopia do tumor no campo cirúrgico. **B.** Lesão neoplásica hipercelular formada por células uniformes, alongadas, em meio a vasos sanguíneos alongados e ramificados, configurando aspecto "hemangiopericitoma"-símile. **C.** Algumas áreas mostram padrão bifásico, com grupos celulares poligonais, em arranjos epiteliais (*setas*). **D.** A expressão de ceratinas é mais intensa nas áreas com diferenciação epitelial.

27

O tumor é maligno, mas sua evolução é variável. Alguns têm crescimento relativamente lento; outros apresentam curso fulminante. Metástases ocorrem, sobretudo, em pulmões e ossos.

Diagnóstico anatomopatológico de doenças e lesões articulares

A biópsia sinovial contribui bastante na avaliação de inflamações sinoviais. Antes da biópsia, porém, o exame citológico do líquido sinovial deve ser sempre realizado. O estudo histológico permite o diagnóstico preciso em muitas situações, como inflamações (tuberculose, doença de Whipple, gota ou pseudogota), amiloidose, neoplasias primárias ou metastáticas e tumor de células gigantes tenosinovial. Denso infiltrado neutrofílico ocorre principalmente na artrite infecciosa, mas também na doença de Behçet. Na artrite reumatoide, os achados histológicos são em geral inespecíficos, embora folículos linfoides e hiperplasia de sinoviócitos sejam sugestivos dessa doença. Em alguns casos, nas lesões sinoviais é possível encontrar nódulo reumatoide.

▪ Leitura complementar

Alvares PA, Mimica MJ. Osteoarticular infections in pediatrics. J Pediatr (Rio J). 2020;96 Suppl 1:58-64.

Amary MF, Bacsi K, Maggiani F, et al. IDH1 and IDH2 mutations are frequent events in central chondrosarcoma and central and periosteal chondromas but not in other mesenchymal tumours. J Pathol. 2011;224(3):334-43.

Arnold JC, Bradley JS. Osteoarticular infections in children. Infect Dis Clin North Am. 2015;29(3):557-74.

Babayev R, Nickolas TL. Can one evaluate bone disease in ckd without a biopsy? Curr Opin Nephrol Hypertens. 2014;23(4):431-7.

Baccaro LF, Conde DM, Costa-Paiva L, et al. The epidemiology and management of postmenopausal osteoporosis: a viewpoint from Brazil. Clin Interv Aging. 2015;10:583-91.

Bartok B, Firestein GS. Fibroblast-like synoviocytes: key effector cells in rheumatoid arthritis. Immunol Rev. 2010;233(1):233-55.

Baumhoer D, Amary F, Flanagan AM. An update of molecular pathology of bone tumors. Lessons learned from investigating samples by next generation sequencing. Genes Chromosomes Cancer. 2019;58(2):88-99.

Black DM, Rosen CJ. Postmenopausal osteoporosis. N Engl J Med. 2016;374 (3):254-62.

Block GA, Bone HG, Fang L, Lee E, Padhi D. A single-dose study of denosumab in patients with various degrees of renal impairment. J Bone Miner Res. 2012;27(7):1471-9.

Bonafe L, Cormier-Daire V, Hall C, et al. Nosology and classification of genetic skeletal disorders: 2015 revision. Am J Med Genet A. 2015;167(12):2869-92.

Damato S, Alorjani M, Bonar F, et al. IDH1 mutations are not found in cartilaginous tumours other than central and periosteal chondrosarcomas and enchondromas. Histopathology. 2012;60(2):363-5.

Dartnell J, Ramachandran M, Katchburian M. Haematogenous acute and subacute paediatric osteomyelitis: a systematic review of the literature. J Bone Joint Surg Br. 2012;94(5):584-95.

Dujardin F, Binh MB, Bouvier C, et al. MDM2 and CDK4 immunohistochemistry is a valuable tool in the differential diagnosis of low-grade osteosarcomas and other primary fibro-osseous lesions of the bone. Mod Pathol. 2011;24(5):624-37.

Feng Xu, McDonald JM. Disorders of bone remodeling. Annu Rev Pathol. 2011;6:121-45.

Fletcher CDM, Brigde JA, Hogendoorn PDW, Mertens F (eds.). World Health Organization Classification of Tumors. Pathology and Genetics of Tumors of Soft Tissue and Bone. Lyon: IARC Press; 2013.

Folpe AL, Goldblum JR, Rubin BP, et al. Morphologic and immunophenotypic diversity in Ewing family tumors: a study of 66 genetically confirmed cases. Am J Surg Pathol. 2005;29(8):1025-33.

Hadjidakis DJ, Androulakis II. Bone remodeling. Ann N Y Acad Sci. 2006;1092(1):385-96.

Hameed M. Clinical applications of molecular markers in bone tumors. Adv Anat Pathol. 2015;22(6):337-44.

Hart JL, Edgar MA, Gardner JM. Vascular tumors of bone. Semin Diagn Pathol. 2014;31:30-8.

Hoch B, Montag A. Reactive bone lesions mimicking neoplasms. Semin Diagn Pathol. 2011;28(1):102-12.

Horvai AE, Boyce BF. Metabolic bone diseases. Semin Diagn Pathol. 2011;28(1):13-25.

Howell DS. Pathogenesis of osteoarthritis. Am J Med. 1986; 80:24.

Kansara M, Teng MW, Smyth MJ, et al. Translational biology of osteosarcoma. Nat Rev Cancer. 2014;14(11):722-35, 2014.

Kenkre JS, Bassett JHD. The bone remodelling cycle. Ann Clin Biochem. 2018;55(3):308-27.

Ketteler M, et al. Executive summary of the 2017 KDIGO Chronic Kidney Disease-Mineral and Bone Disorder (CKD-MBD) Guideline Update: what's changed and why it matters. Kidney International. 2017;92(1):26-36.

Kilpatrick SE, Reith JD, Rubin B. Ewing sarcoma and the history of similar and possibly related small round cell tumors: from whence have we come and where are we going? Adv Anat Pathol. 2018;25(5):314-26.

Kulak CAM, Dempster DW. Bone histomorphometry: a concise review for endocrinologists and clinicians. Arq Bras Endocrinol Metabol. 2010;54(2):87-98.

Lane NE. Epidemiology, etiology, and diagnosis of osteoporosis. Am J Obstet Gynecol. 2006;194(2):S3-S11.

McInnes IB, Schett G. The pathogenesis of rheumatoid arthritis. N Engl J Med. 2011;365(23):2205-19.

Oberklaid F, Danks DM, Jensen F, et al. Achondroplasia and hypochondroplasia. Comments on frequency, mutation rate, and radiological features in skull and spine. J Med Genet. 1979;16(2):140-6.

Orosz Z, Athanasou NA. giant cell-containing tumors of bone. Surg Pathol Clin. 2017;10(3):553-73.

Qasem SA, Deyoung BR. Cartilage-forming tumors. Semin Diagn Pathol. 2014;31(1):10-20.

Rajkumar SV, Dimopoulos MA, Palumbo A, et al. International Myeloma Working Group updated criteria for the diagnosis of multiple myeloma. Lancet Oncol. 2014;15(12):e538-48.

Ralston SH. Paget's disease of bone. N Engl J Med. 2013;368 (7):644-50.

Rosenberg AE. Bone sarcoma pathology: diagnostic approach for optimal therapy. Am Soc Clin Oncol Educ Book. 2017;37:794-8.

Schaefer I-M, Hornick JL. Diagnostic immunohistochemistry for soft tissue and bone tumors: an update. Adv Anat Pathol. 2018;25(6):400-12.

Silva BC, Costa AG, Cusano NE, Kousteni S, Bilezikian JP. Catabolic and anabolic actions of parathyroid hormone on the skeleton. J Endocrinol Invest. 2011;34(10):801-10.

Skubitz KM. Giant cell tumor of bone: current treatment options. Curr Treat Options Oncol. 2014;15(3):507-18.

Spranger JW, Brill PW, Poznanski A. Bone dysplasias. An atlas of genetic disorders of skeletal development. 2nd ed. Oxford: Oxford University; 2002.

Stanford SM, Bottini N. PTPN22: the archetypal non-HLA autoimmunity gene. Nat Rev Rheumatol. 2014;10(10):602-11.

Unni KK, Inwards CY, Brigde JA, et al. Tumors of the bones and joints. AFIP Atlas of Tumor Pathology, Series 4. Washington: American Registry of Pathology; 2005.

Unni KK, Inwards CY. Dahlin's bone tumors. General aspects and data on 10165 cases. 6th ed. Philadelphia: Lippincott-Raven Publishers; 2010.

Valenzuela EN, Pietschmann P. Epidemiology and pathology of Paget's disease of bone – a review. Wien Med Wochenschr. 2017;167(1-2):2-8.

Van Dijk FS, Sillence DO. Osteogenesis imperfecta: clinical diagnosis, nomenclature and severity assessment. Am J Med Genet A. 2014;64(6):1470-81.

Viatte S, Plant D, Bowes J, et al. Genetic markers of rheumatoid arthritis susceptibility in anticitrullinated peptide antibody negative patients. Ann Rheum Dis. 2012;71(12):1984-90.

Vigorita VJ. Orthopaedic pathology. 2nd ed. Philadelphia: Lippincott Williams & Wilkins; 2008.

Whelan JS, Jinks RC, McTiernan A, et al. Survival from high-grade localised extremity osteosarcoma: combined results and prognostic factors from three European Osteosarcoma Intergroup randomised controlled trials. Ann Oncol. 2012;23(6):1607-16.

Zhang Y, Rosenberg AE. Bone-forming tumors. Surg Pathol Clin. 2017;10(3):513-35.

27

Capítulo 28

Músculos Esqueléticos

Juliana Gurgel Giannetti, Luiz Fernando Bleggi Torres, Lucia de Noronha

Desenvolvimento do tecido muscular

O conhecimento das etapas do desenvolvimento dos músculos esqueléticos é muito útil para melhor compreensão da etiopatogênese e da fisiopatologia de inúmeros distúrbios neuromusculares. Com base em modelos animais, pode-se dividir a formação dos músculos esqueléticos em três etapas: (a) somitogênese e comprometimento com a linhagem mioblástica no período embrionário; (b) migração e diferenciação no período fetal; (c) morfogênese, que ocorre no período pós-natal (Figura 28.1).

Durante o período embrionário, o mesoderma primitivo sofre segmentação no sentido craniocaudal e dá origem aos somitos (*somitogênese*). Estudos em codornas e galinhas com marcadores nucleolares mostram que todos os músculos esqueléticos derivam de somitos, cujas células assumem linhagem mioblástica, fenômeno conhecido como *comprometimento do mesoderma primitivo com a linhagem mioblástica.* O processo de maturação muscular é controlado por miogenina e produtos de diversos genes, como o *MyoD*.

Depois de intensa fase de proliferação, os mioblastos embrionários (primários) fundem-se para formar o miotúbulo primário, o qual já contém miofibrilas com sarcômeros primordiais organizados em bandas A e I, além de linhas Z; cada *miotúbulo primário* é envolto mais tarde por uma lâmina basal. Depois de um curto período, os mioblastos fetais (secundários) dispõem-se linearmente abaixo da lâmina basal, ao longo do miotúbulo primário, proliferam e fundem-se para formar o miotúbulo secundário. Os miotúbulos secundários separam-se dos primários e originam uma estrutura em forma de roseta em corte transversal, com um miotúbulo primário no centro e inúmeros miotúbulos secundários na periferia. Esta fase da miogênese é chamada *fusão mioblástica e proliferação de miotúbulos* ou *fase de migração e diferenciação*. Na etapa seguinte, todos os miotúbulos secundários adquirem lâmina basal própria e assumem o mesmo tamanho dos primários.

Após a fase hiperplásica que ocorre na vida pré-natal, no período pós-natal tem-se o predomínio da fase hipertrófica, isto é, de *crescimento e maturação*, apesar de novas fibras poderem se formar após o nascimento. Durante essa fase, aumentam o número de núcleos, o tamanho das fibras e o comprimento das miofibrilas. A maturação das fibras consiste em organização do rudimentar aparelho contrátil, com aparecimento dos sarcômeros e do sistema de transporte tubular transversal de cálcio. Nessa fase, ocorre também organização da inervação muscular, pelo surgimento de fusos e junções neuromusculares. Ao final da maturação, as fibras musculares podem ser classificadas em quatro categorias: 1, 2A, 2B e 2C, cada qual com propriedades contráteis e inervação próprias.

O tecido muscular esquelético maduro apresenta características estruturais similares em várias espécies. As fibras agrupam-se em músculos envoltos por uma camada de tecido conjuntivo denso, o *epimísio*, do qual partem septos, o *perimísio*, que separam os grupos de fascículos (Figura 28.2). As fibras musculares são poligonais, possuem citoplasma amplo e núcleos periféricos. Existem ainda células satélites, ou mioblastos em repouso, de localização subsarcolemal e importantes na regeneração muscular. Fibras individuais ficam separadas pelo *endomísio* e possuem grande número de miofibrilas, que representam 85 a 90% de seu volume. Cada miofibrila é composta pelo arranjo sequencial de sarcômeros, que correspondem à unidade contrátil resultante da organização de filamentos proteicos grossos (15 a 18 nm) de miosina e finos (6 a 7 nm), nos quais predomina a actina. A linha Z, que delimita os sarcômeros, tem estrutura complexa e controvertida, sendo composta por diversas proteínas, inclusive desmina e α-actina. O espaço intermiofibrilar é ocupado por retículo endoplasmático, sistema tubular transversal, mitocôndrias e glicogênio (Figura 28.3).

A vascularização muscular é abundante e formada por muitas artérias e arteríolas colaterais; por isso mesmo, infartos musculares são raros. A inervação das fibras musculares extrafusais deriva de nervos espinhais que penetram no músculo pelo hilo neurovascular e, após divisões sucessivas, atingem a porção média do músculo (ponto motor). Nesse local, subdividem-se em axônios pré-terminais mielinizados, cada qual inervando uma única fibra muscular. A migração e o contato final

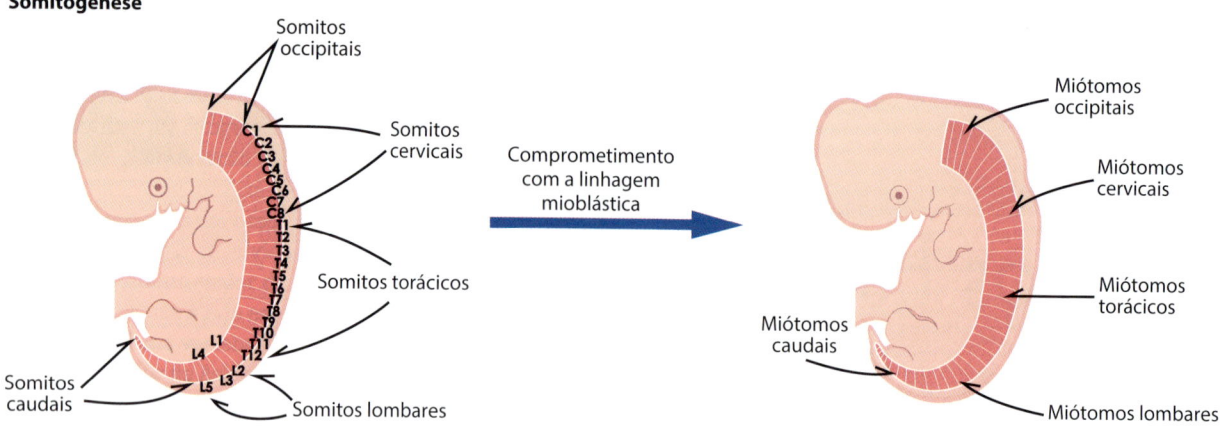

1ª Etapa: Embriônica

Somitogênese

Somitos occipitais

Somitos cervicais

Comprometimento com a linhagem mioblástica

Somitos torácicos

Somitos caudais

Somitos lombares

Miótomos occipitais

Miótomos cervicais

Miótomos torácicos

Miótomos caudais

Miótomos lombares

2ª Etapa: Fetal

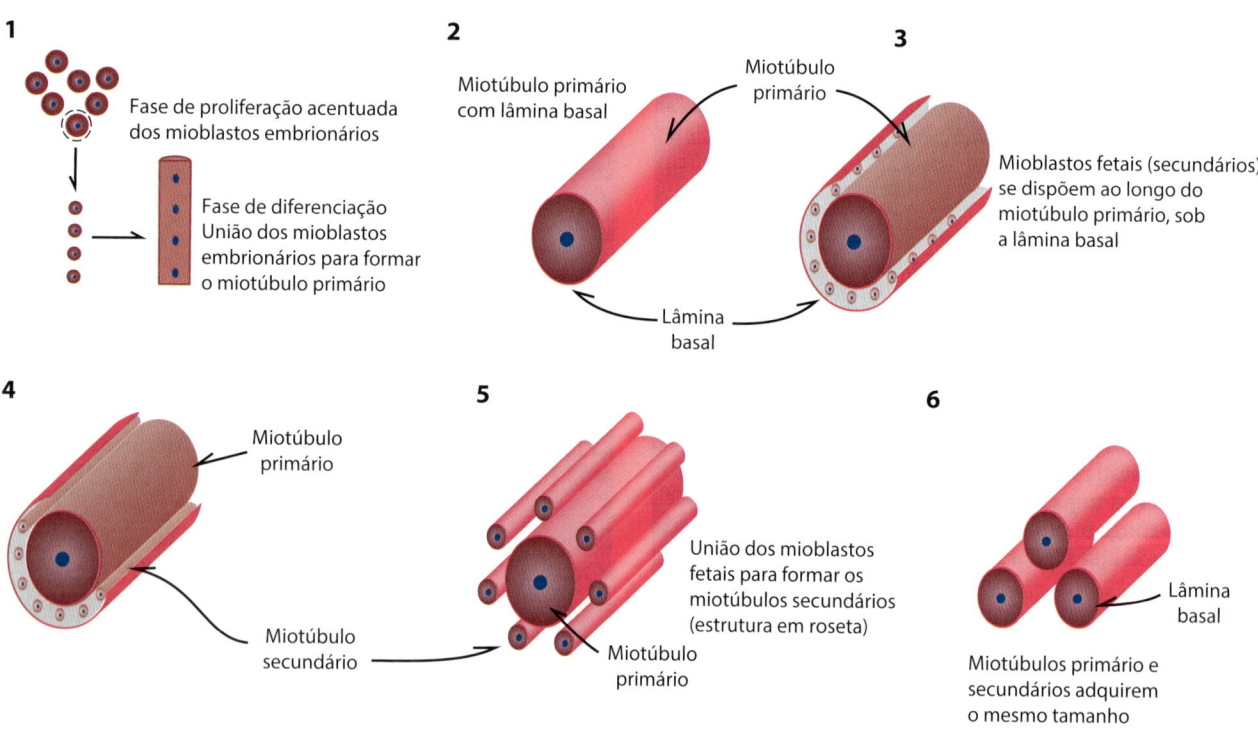

1

Fase de proliferação acentuada dos mioblastos embrionários

Fase de diferenciação União dos mioblastos embrionários para formar o miotúbulo primário

2

Miotúbulo primário com lâmina basal

Miotúbulo primário

Lâmina basal

3

Mioblastos fetais (secundários) se dispõem ao longo do miotúbulo primário, sob a lâmina basal

4

Miotúbulo primário

Miotúbulo secundário

5

União dos mioblastos fetais para formar os miotúbulos secundários (estrutura em roseta)

Miotúbulo primário

6

Lâmina basal

Miotúbulos primário e secundários adquirem o mesmo tamanho

28

3ª Etapa: Pós-natal

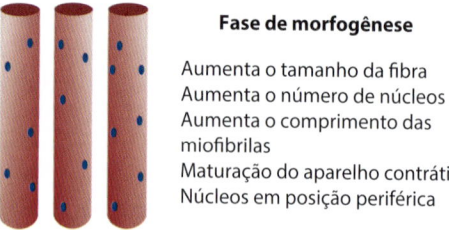

Fase de morfogênese

Aumenta o tamanho da fibra
Aumenta o número de núcleos
Aumenta o comprimento das miofibrilas
Maturação do aparelho contrátil
Núcleos em posição periférica

Figura 28.1 Etapas da embriogênese muscular.

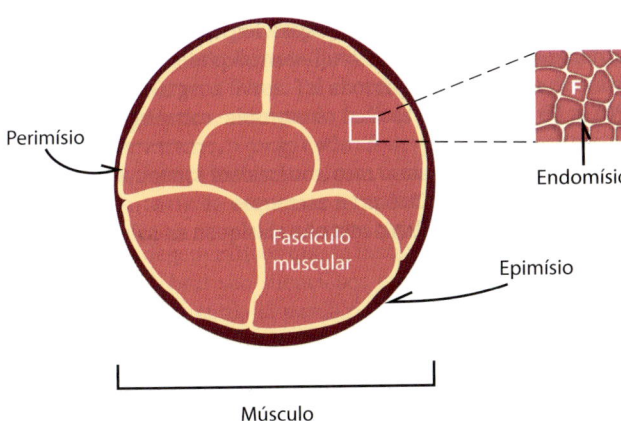

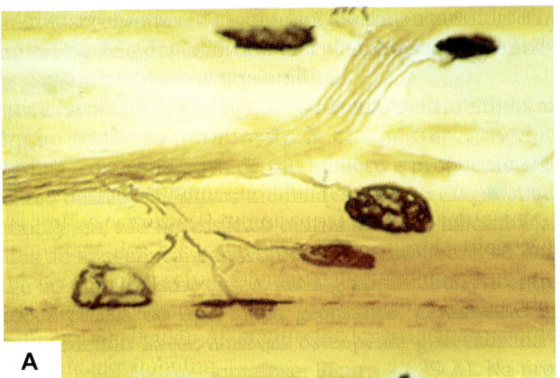

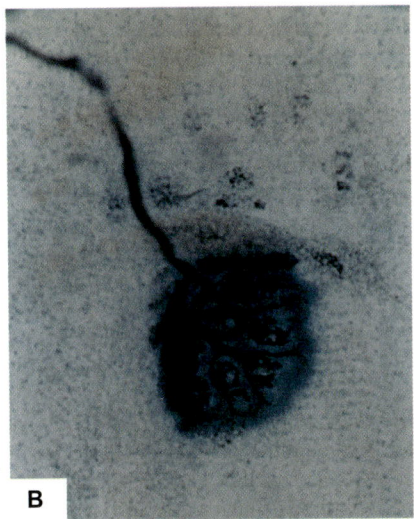

Figura 28.2 Esquema da constituição dos músculos esqueléticos. Fibras individuais (F) estão dispostas lado a lado e ficam separadas por escassa quantidade de tecido conjuntivo endomisial. Pequenos grupos de fibras formam os fascículos, que são envolvidos pelo perimísio. O agrupamento desse conjunto de fascículos compõe o músculo, que fica envolvido pelo epimísio. No espaço endomisial e perimisial, encontram-se vasos sanguíneos e nervos.

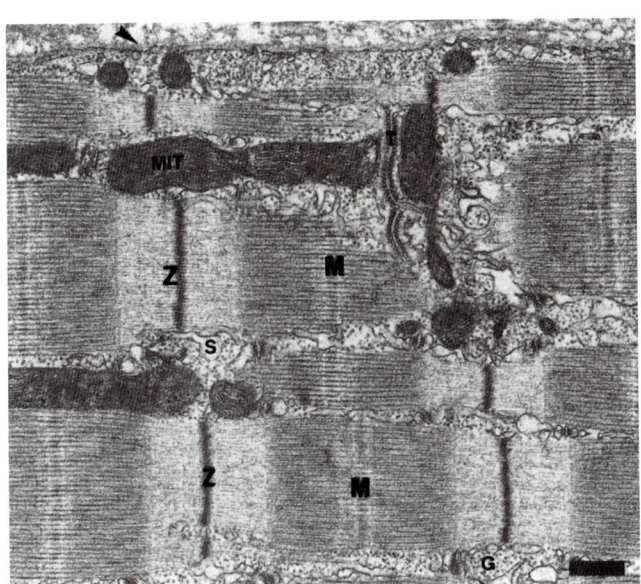

Figura 28.3 Fotomicrografia eletrônica de fibra muscular mostrando membrana basal e sarcoplasmática (ponta de seta), miofibrilas individuais formadas pela sucessão de sarcômeros delimitados pelas linhas Z, bandas claras e escuras, com linha M central. Entre as miofibrilas, existem mitocôndrias (MIT), túbulos T (T), retículo sarcoplasmático (S) e glicogênio (G). Barra: 1 μm.

Figura 28.4 Tecido muscular congelado em nitrogênio líquido e corado para acetilcolinesterase. **A.** O nervo intramuscular penetra no hilo vasculonervoso e divide-se em axônios pré-terminais, cada qual em contato com uma única placa motora. **B.** Detalhe da placa motora com diversos axônios terminais em íntimo contato com células musculares, ricas em núcleos subsarcolemais.

são controlados por moléculas de adesão neurocelular (NCAM, *neural cell adhesion molecule*) e ácido polissiálico. O axônio pré-terminal perde sua bainha de mielina na altura da placa terminal, onde se forma a sinapse neuromuscular. Estudos à microscopia eletrônica e por histoquímica para acetilcolinesterase muito contribuíram para a compreensão da placa terminal e de seus mecanismos de transmissão nervosa (Figura 28.4). A manutenção do tônus muscular é feita por estruturas especializadas denominadas *fusos neuromusculares*, que são formados por fibras musculares intrafusais circundadas por camada de tecido conjuntivo denso (Figura 28.5).

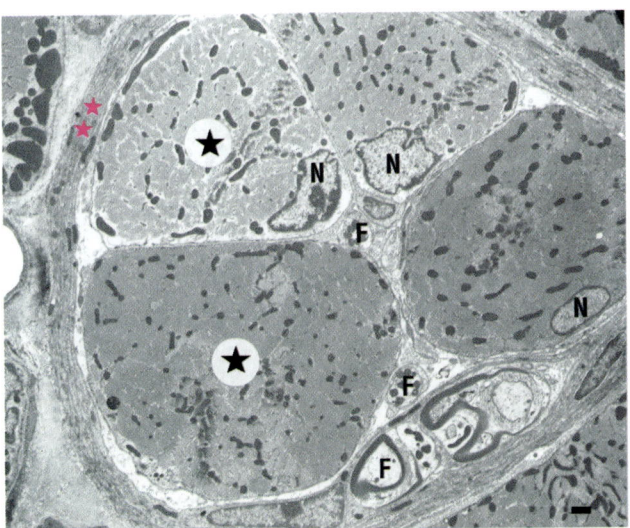

Figura 28.5 Fotomicrografia eletrônica de fuso neuromuscular mostrando fibras intrafusais (*) com núcleos (N) periféricos, circundados por camada de fibras colágenas (**). Existem ainda vários filetes nervosos (F). Barra: 1 μm.

28

A contração muscular voluntária resulta da transmissão do potencial de ação axonal para a membrana citoplasmática ao nível da sinapse neuromuscular. Com isso, há liberação de acetilcolina, que induz a abertura de canais iônicos, despolarização da membrana sarcoplasmática e afluxo de íons cálcio; estes, através do retículo endoplasmático, estimulam o encurtamento do sarcômero por meio do deslizamento dos filamentos grossos e finos. No relaxamento muscular, o cálcio é removido por bombas ATP-dependentes, modificando o arranjo proteico dos filamentos finos e inativando os sítios de ligação da actina (Figura 28.6).

De acordo com suas propriedades funcionais, as fibras musculares são classificadas como: (a) fibras de contração lenta, dependentes do metabolismo oxidativo mitocondrial (tipo 1); (b) fibras de contração rápida, sensíveis à fadiga e dependentes de metabolismo glicolítico (tipo 2A); (c) fibras de contração rápida resistentes à fadiga, nas quais há equilíbrio entre as atividades oxidativa e glicolítica (2B). As fibras 2C, presentes durante o desenvolvimento embrionário, tendem a desaparecer na vida pós-natal, sendo reencontradas somente em estados patológicos. A proporção entre cada subtipo de fibras varia conforme a idade do indivíduo; fibras 2C, por exemplo, predominam em neonatos e diminuem em número com o amadurecimento progressivo do tecido muscular pós-natal. Alterações musculares decorrentes do envelhecimento determinam atrofia de fibras individuais e anormalidades mitocondriais. Os diferentes tipos funcionais e histoquímicos de fibras estão distribuídos em proporções similares nos músculos do organismo, havendo, porém, maior número de fibras lentas nos músculos vermelhos ou posturais, como na panturrilha, e de fibras rápidas nos músculos brancos, responsáveis por movimentos finos e delicados, como os das mãos e dos pés.

O advento de técnicas histoquímicas enzimáticas para estudo do tecido muscular representou avanço importante e possibilitou a caracterização morfológica dos tipos de fibras musculares em humanos, as quais têm distribuição aleatória e obedecem a um padrão em mosaico. Os tipos de fibra são determinados pelo padrão elétrico do neurônio que os inerva. A *unidade motora* corresponde ao neurônio motor, seus prolongamentos axonais (que formam os nervos periféricos) e as fibras musculares por ele inervadas (Figura 28.7). Este conceito eletrofisiológico fica evidente em situações de perda de glicogênio em fibras após estimulação repetitiva do neurônio ou de mudança das características histoquímicas da fibra muscular devido a modificações no padrão da inervação (Figuras 28.8 e 28.9).

Diagnóstico de doenças musculares. Biópsia muscular

Como nas demais enfermidades, o diagnóstico de doenças musculares envolve dados clínicos e exames complementares (exames de imagem, eletromiografia, alterações moleculares e biópsia muscular).

Os sinais e os sintomas mais característicos de cada grupo de doenças resultam da interação entre o eventual defeito gênico, a produção anormal de proteínas e a disfunção ou morte celular. Os alvos potenciais de lesão nos músculos esqueléticos são as próprias fibras musculares, os vasos sanguíneos e as junções neuromusculares.

Desde a década de 1950 e até há aproximadamente 10 anos, a biópsia muscular foi o padrão-ouro no diagnóstico de doenças neuromusculares. Atualmente e em razão de várias outras abordagens diagnósticas, a biópsia muscular vem sendo utilizada com menor frequência, como na avaliação de certas doenças (p. ex., imunitárias) ou quando os estudos moleculares não são esclarecedores.

Com o advento da biologia e da genética moleculares, houve profundas mudanças na compreensão e na abordagem das

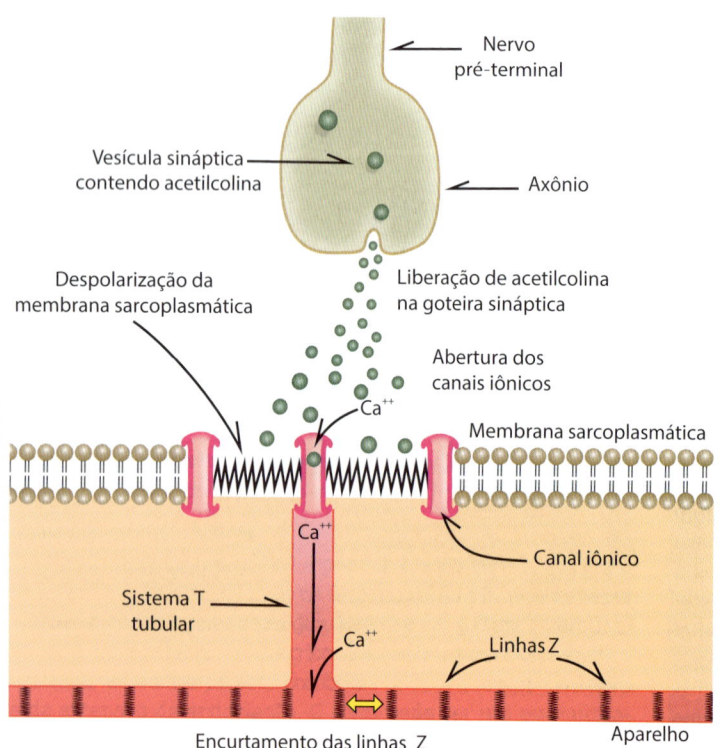

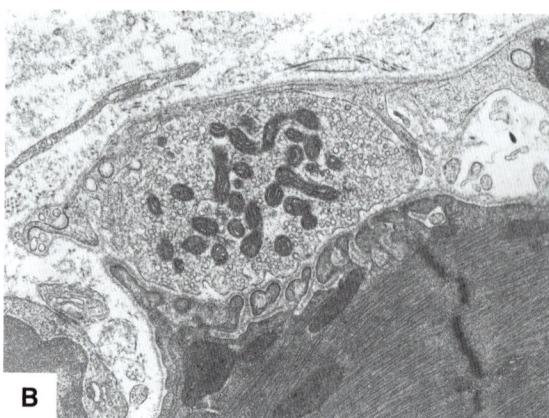

Figura 28.6 A. Esquema das etapas da contração muscular. **B.** Fotomicrografia eletrônica mostrando a junção neuromuscular com axônio terminal rico em mitocôndrias e vesículas sinápticas. Notar o acentuado pregueamento da goteira sináptica, onde os canais iônicos estão localizados. Com a liberação de acetilcolina, esses canais se abrem, e o influxo de cálcio ativa a contração muscular.

Labels in Figura 28.6 A:
- Nervo pré-terminal
- Vesícula sináptica contendo acetilcolina
- Axônio
- Despolarização da membrana sarcoplasmática
- Liberação de acetilcolina na goteira sináptica
- Abertura dos canais iônicos
- Ca⁺⁺
- Membrana sarcoplasmática
- Canal iônico
- Sistema T tubular
- Ca⁺⁺
- Linhas Z
- Encurtamento das linhas Z e contração muscular
- Aparelho contrátil

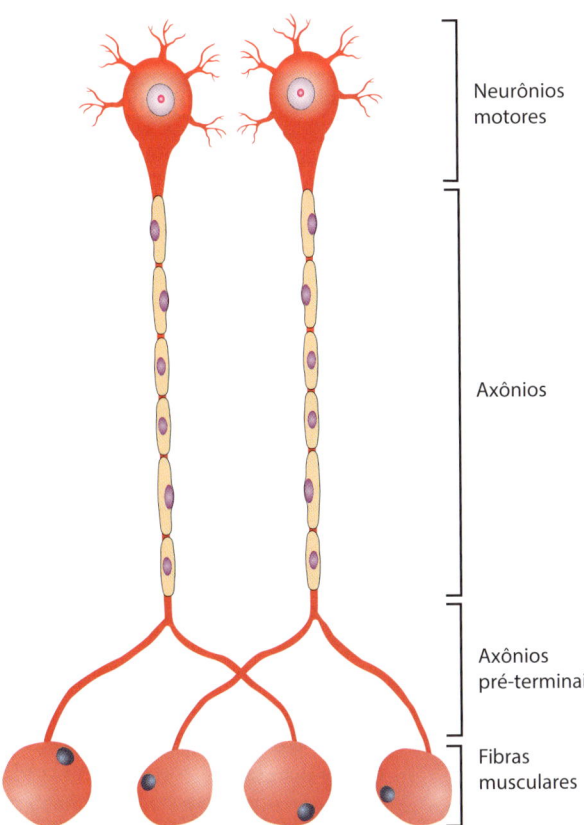

Figura 28.7 Esquema da unidade motora funcional muscular, formada pelo neurônio e seus axônios, que inervam fibras musculares específicas.

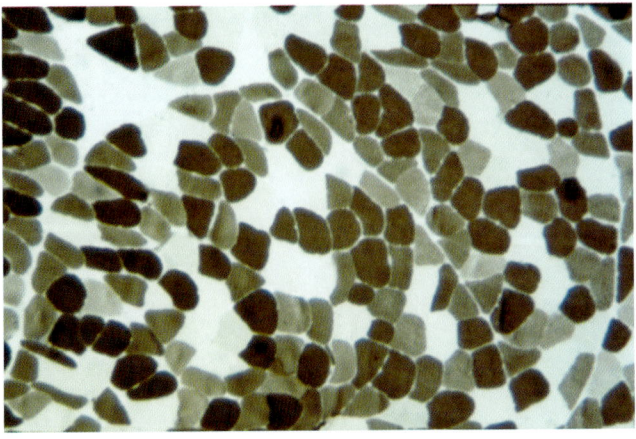

Figura 28.8 Músculo sóleo de camundongo congelado em nitrogênio líquido e corado para miosina ATPase, pH = 4,6. As fibras musculares são classificadas em tipo 1, 2A e 2B, conforme o padrão de reação às enzimas, que traduzem o tipo de inervação muscular de cada fibra. A distribuição normal dos tipos de fibras é aleatória, compondo um padrão conhecido como "tabuleiro de xadrez".

doenças neuromusculares. Com a introdução do sequenciamento de nova geração (ver Capítulo 2), em que diferentes genes são sequenciados simultaneamente, e do estudo de exoma completo, no qual as regiões codificadoras (éxons) de todos os genes do genoma são sequenciados, o diagnóstico das doenças musculares sofreu grande progresso. Os dados trazidos pela abordagem molecular são depois analisados por ferramentas

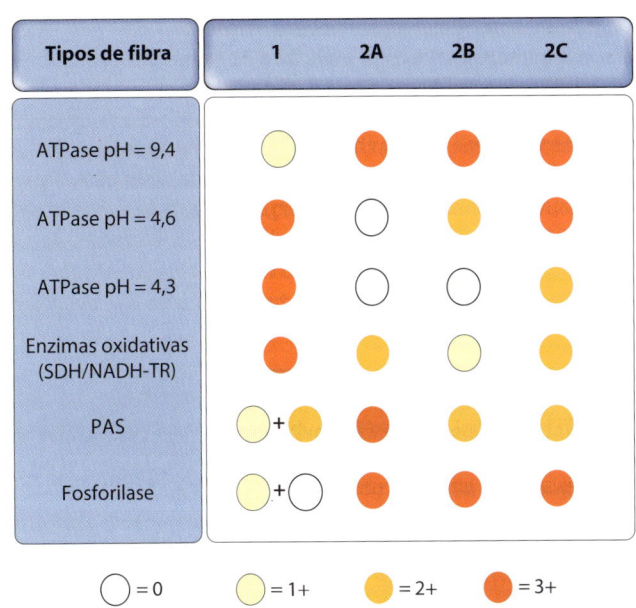

Figura 28.9 Representação esquemática dos subtipos de fibras musculares segundo seu padrão à histoquímica. PAS: ácido periódico de Schiff; SDH: succinodesidrogenase; NADH-TR: nicotinamida adenina dinucleotídeo tetrazólio redutase. (Adaptada de Dubowitz, 1985.)

de bioinformática, que fornecem informações valiosas, inclusive a identificação de variantes genômicas potencialmente associadas ao aparecimento de uma doença neuromuscular.

Outros testes moleculares são mais específicos e dirigidos, como o *multiplex ligation probe aplication* (MLPA) para estudos de deleções nos genes *SMN1* (atrofia muscular espinhal) e da distrofina (distrofia muscular de Duchenne) e estudos sobre expansão de trinucleotídeos (distrofia miotônica). Em algumas doenças neuromusculares, diante de suspeita clínica o teste genético direcionado pode ser uma das primeiras ferramentas diagnósticas. Quando se suspeita de doenças musculares causadas por diferentes genes, testes genéticos ampliados (painéis para miopatias ou exoma) podem ser necessários. De outro lado, em algumas situações exames de imagem muscular, eletromiografia e biópsia muscular são necessários para confirmar os diagnósticos moleculares ou para direcionar a análise genética.

Além dos avanços das técnicas moleculares, os estudos de imagem muscular ganharam grande importância por serem menos invasivos e poderem ser repetidos ao longo da evolução de algumas doenças para fins de prognóstico ou de acompanhamento de novos tratamentos. Outra utilidade dos exames de imagem é localizar o músculo ideal a ser biopsiado. Entre os exames de imagem, estão ultrassonografia (US), tomografia computadoriza (TC) e ressonância magnética (RM). Cada método tem suas vantagens, mas a RM de músculos é considerada o padrão-ouro para avaliar o tecido muscular. Ressonância magnética pode ser feita a partir da aquisição de imagem de todo o corpo ou de segmentos específicos, especialmente nos membros inferiores. De acordo com os grupos musculares mais acometidos e outros mais preservados, pode-se definir um padrão mais específico de acometimento muscular e inferir qual o defeito genético mais provável em algumas formas de miopatias primárias. Em miopatias secundárias, especialmente inflamatórias, exames de imagem muscular também têm papel importante no acompanhamento da melhora do edema muscular durante o tratamento.

28

O papel da eletroneuromiografia tornou-se menos relevante, especialmente no diagnóstico de doenças musculares de origem genética, que são diagnosticadas sobretudo por outros testes. Ao lado disso, em lactentes e crianças jovens existe dificuldade operacional pela pouca colaboração durante o exame. Hoje, eletromiografia é mais empregada no diagnóstico de doenças neuromusculares em que, clinicamente, não é possível certificar-se qual a topografia da doença neuromuscular, como ocorre na diferenciação de miopatias distais de neuropatias periféricas ou de miopatias com fraqueza proximal da forma pseudomiopática de atrofia muscular espinhal tipo 3 (pseudomiopática). Eletromiografia é relevante ainda no diagnóstico de miopatias adquiridas ou para identificar o músculo mais adequado para realizar a biópsia muscular.

Quando a biópsia muscular está indicada, devem-se tomar alguns cuidados antes de realizar o procedimento, durante o mesmo e posteriormente quando o material chega ao laboratório, onde é congelado, processado e analisado. A anamnese (história da moléstia atual e familial) cuidadosa e as manifestações clínicas detalhadas do paciente são o passo inicial, seguido da análise de exames bioquímicos, como dosagem de enzimas musculares (creatinoquinase, transaminases, aldolase), testes eletromiográficos e exames de imagem muscular. A seleção do grupo muscular a ser biopsiado é muito importante para se evitarem músculos afetados por doença avançada, nos quais existe grande infiltração gordurosa que dificulta a conclusão diagnóstica. Em geral, quando a distribuição da fraqueza muscular é proximal, seleciona-se o deltoide ou o quadríceps; quando os sintomas são distais, prefere-se o gastrocnêmio ou o músculo selecionado pelo exame de imagem muscular. Sempre que possível, devem-se evitar músculos nos quais foram realizados estudos eletromiográficos recentes com a introdução de agulhas, pois estas causam necrose e reação inflamatória, que podem dificultar a interpretação do quadro morfológico. Diferentes técnicas de coleta são descritas, inclusive amostragem a céu aberto ou por agulhas; a escolha depende da experiência de cada serviço.

Uma vez retirado, o fragmento de tecido muscular deve ser congelado em nitrogênio líquido, devendo-se reservar parte de material para outras abordagens, como avaliação bioquímica da cadeia respiratória mitocondrial, análise de RNA e DNA e estudo por microscopia eletrônica. O material obtido deve ser processado em laboratório especializado, onde são feitas colorações histológicas, histoquímico-enzimáticas e imuno-histoquímicas. Em geral, são realizadas as seguintes colorações histológicas e reações histoquímicas: hematoxilina-eosina (H&E), tricrômio de Gomori modificado (GO), ácido periódico de Schiff (PAS), *Oil Red O* (ORO), *reduced nicotinamide adenine dinucleotide dehydrogenase-tetrazolium reductase* (NADH-TR), desidrogenase succínica (SDH), citocromo c oxidase (COX) e adenosina trifosfatase (ATPase) pré-incubada em pH: 9,4, 4,6 e 4,3. O estudo imuno-histoquímico é direcionado para a análise da expressão de proteínas musculares e de células inflamatórias. Tais estudos são analisados por microscopia de luz ou de fluorescência (Quadro 28.1). A análise por microscopia eletrônica é restrita a casos específicos (Figura 28.10).

Lesões básicas do tecido muscular

Por causa do seu caráter sincicial e da grande quantidade de filamentos contráteis, o tecido muscular esquelético tem algumas particularidades morfológicas. Como a fibra muscular normal tem comprimento muitas vezes maior do que o seu diâmetro, a maioria das lesões musculares é segmentar e afeta somente uma parte da fibra, enquanto outras regiões permanecem normais.

Quadro 28.1 Principais colorações histológicas e histoquímicas e suas aplicações em doenças musculares

Colorações histológicas e histoquímicas	Principais aplicações
Hematoxilina e eosina	Visão geral da estrutura muscular: tamanho e forma das fibras musculares, posição do núcleo, nervos e vasos sanguíneos, inflamação, fibrose e infiltração gordurosa
Tricrômio de Gomori modificado	Proliferação mitocondrial (fibra vermelho rasgada) Corpos nemalínicos Membrana de vacúolos marginados Obs.: fibras mais escuras são do tipo I
Oil red O (ORO)	Lipídeos intracelulares (pontos vermelhos) Lipídeos no tecido adiposo coram-se em vermelho
Sudan black	Mesmos achados do ORO, mas com marcação negra
Ácido periódico de Schiff (PAS)	Diferencia as fibras tipo I (mais claras) e II (mais escuras) Fibras com excesso de glicogênio ficam fortemente coradas
NADH	Distribuição do tipo de fibras, alterações mitocondrial e miofibrilar (p. ex., *core*, *minicores*)
Desidrogenase succínica (SDH)	Distribuição do tipo de fibras, alteração mitocondrial (*dark blue fibers*; as fibras ficam escuras quando há proliferação mitocondrial) e miofibrilar (p. ex., *core*, *minicores*)
Citocromo c oxidase (COX)	Distribuição do tipo de fibras; fibras com proliferação mitocondrial geralmente não se coram por esta reação
COMBO SDH/COX	Fibras com proliferação mitocondrial aparecem azuis (*dark blue*), pois são COX negativas
Adenosina trifosfatase (ATPase)	Distribuição do tipo de fibras e seus subtipos: pH alcalino (9,4): as fibras tipo 1 são claras e as fibras tipo 2, escuras pH ácido (4,3): as fibras tipo 1 são escuras e as fibras tipo 2A e tipo 2B, claras pH ácido (4,6): as fibras tipo 1 são escuras e as fibras tipo 2A, claras; as fibras 2B têm coloração intermediária
Fosfatase alcalina	Marca os vasos e mostra forte marcação em algumas miopatias inflamatórias
Fosfatase ácida	Forte marcação em doenças lisossômicas e miopatias vacuolares (p. ex., doença de Pompe ou glicogenose tipo II)
Miofosforilase	Ausente na doença de McArdle (glicogenose tipo V)
Fosfofrutoquinase	Ausente na doença de Tauri (glicogenose tipo VII)

28

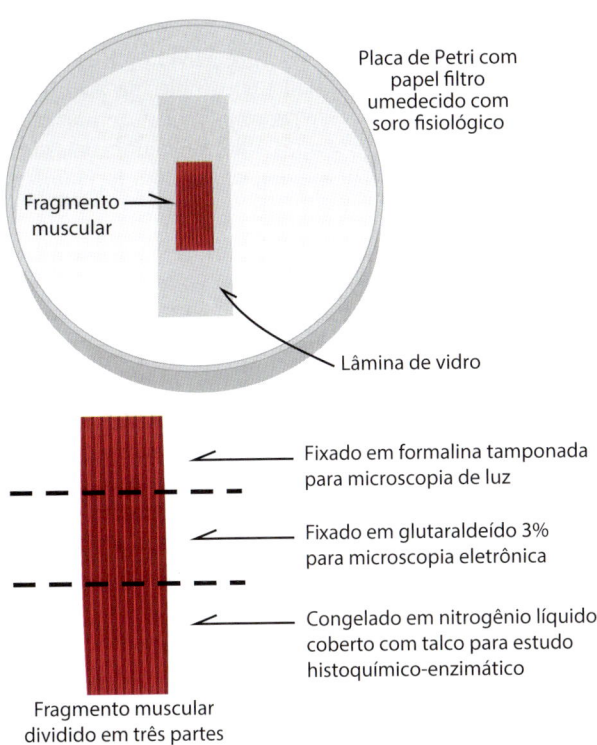

Placa de Petri com papel filtro umedecido com soro fisiológico

Fragmento muscular

Lâmina de vidro

Fixado em formalina tamponada para microscopia de luz

Fixado em glutaraldeído 3% para microscopia eletrônica

Congelado em nitrogênio líquido coberto com talco para estudo histoquímico-enzimático

Fragmento muscular dividido em três partes

Figura 28.10 Esquema do manuseio adequado do tecido muscular obtido por biópsia.

Esse e outros elementos são essenciais para o diagnóstico de miopatias, que é alcançado pela interpretação correta das diversas lesões morfológicas. As alterações mais importantes do tecido muscular estão descritas a seguir.

Alterações no tamanho e na forma das fibras. As fibras musculares são poligonais e têm diâmetro máximo na altura do ventre muscular; na inserção e na origem, assumem aspecto arredondado e menor. O tamanho das fibras aumenta com o crescimento corporal e com a maior atividade física que acompanha a maturidade psicomotora do indivíduo. Em adultos, as fibras tipo 2 são em geral maiores do que as tipo 1 em homens, enquanto as tipo 1 são maiores do que as tipo 2 em mulheres. Tais diferenças resultam provavelmente de efeitos anabólicos dos hormônios sexuais masculinos ou da maior atividade física desempenhada pelos homens. O diâmetro das fibras musculares também pode ser aumentado por exercício prolongado e ocorre sobretudo nas fibras tipo 2. Esta propriedade da fibra muscular de aumentar seu volume quando submetida a atividade repetitiva é denominada *hipertrofia*. O quadro oposto, a *hipotrofia*, ocorre quando há desuso, inatividade muscular ou interrupção da inervação muscular (desnervação), com consequente redução patológica das dimensões da fibra. Além dessas alterações, em algumas doenças neuromusculares pode haver grande hipertrofia compensatória que atinge o limite funcional máximo da fibra; quando isso acontece, a fibra divide-se no sentido longitudinal em duas ou mais fibras com diâmetros menores, as quais ficam envoltas pela mesma membrana basal (*splitting*) (Figura 28.11).

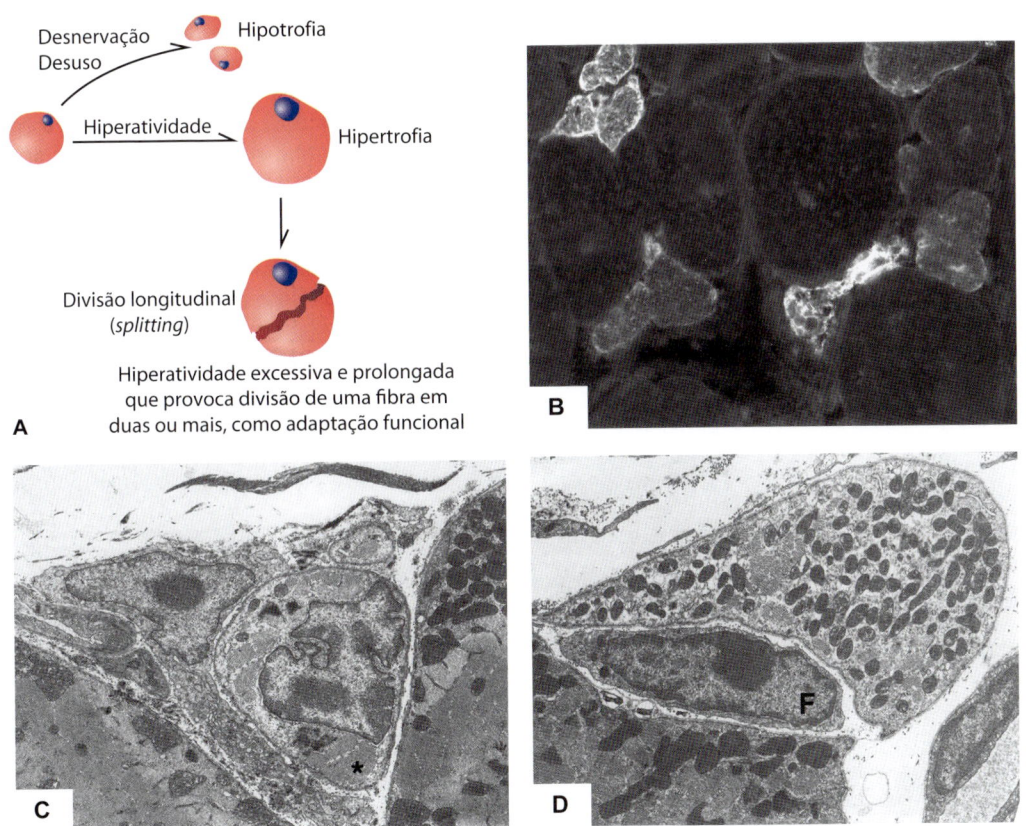

Desnervação Desuso

Hipotrofia

Hiperatividade

Hipertrofia

Divisão longitudinal (*splitting*)

Hiperatividade excessiva e prolongada que provoca divisão de uma fibra em duas ou mais, como adaptação funcional

A

B

C

D

F

Figura 28.11 A. Esquemas sobre as alterações patológicas de tamanho e forma das fibras musculares. **B.** Várias fibras atróficas, com aumento na expressão de moléculas de adesão neurocelular (NCAM), na tentativa de aumentar a sinalização para eventual possibilidade de reinervação **C.** Fotomicrografia eletrônica mostra fibras musculares atróficas (*), com diâmetro muito menor do que o das fibras preservadas. **D.** Fotomicrografia eletrônica de fibra em divisão longitudinal (*splitting*), com núcleo de fibroblasto (F) interposto na área longitudinal, confirmada pela presença de membrana basal única contatando ambos os segmentos da fibra muscular.

28

Alterações no tamanho e na forma das fibras musculares representam elemento muito valioso na interpretação de biópsias musculares. Em doenças primárias, conhecidas como *distrofias*, observa-se grande variação no diâmetro e na forma das células; ao lado de fibras hipertróficas, que atingem duas a três vezes o normal para a idade do paciente, existem fibras diminutas, arredondadas, equivalentes a 10 a 20% do diâmetro normal. Em doenças neurogênicas, ocorre sobretudo hipotrofia individual ou em grupos de fibras musculares. Em miopatias inflamatórias, como a dermatopolimiosite, a distribuição das fibras hipotróficas é perifascicular, representando alterações isquêmicas por provável vasculopatia associada.

O estudo do diâmetro das fibras musculares é feito de maneira mais eficaz por meio de técnicas morfométricas que utilizam dispositivos de análise de imagem acoplados ao microscópio de luz, os quais possibilitam a medição do menor diâmetro da fibra muscular. Tais dados facilitam a elaboração de histogramas, demonstrando a variabilidade de diâmetros que auxiliam na caracterização de diversas lesões neuromusculares (Figura 28.12).

Modificações na distribuição dos tipos de fibras.
São encontradas geralmente após treinamento físico prolongado. Atletas especializados em corridas curtas têm predomínio de fibras de contração rápida (tipo 2), enquanto nos fundistas prevalecem as fibras de contração lenta (tipo 1). A análise da distribuição em mosaico das fibras musculares também é importante para o diagnóstico de miopatias e de doenças neurogênicas. A distribuição normal de fibras dos tipos 1, 2A e 2B varia conforme o grupo muscular, porém cada subgrupo representa aproximadamente um terço do total das fibras em cada músculo. Denomina-se *predominância de um subgrupo de fibras* quando este representa mais de 55% do total das fibras. Predominância de fibras do tipo 1 associa-se geralmente a distrofias musculares, enquanto fibras do tipo 2 prevalecem em doenças do neurônio motor. Define-se *deficiência de um subgrupo* quando este representa menos de 10% do total, podendo ser encontrado em distrofias das cinturas (tipo 1) ou na distrofia do tipo Duchenne (tipo 2A). Deficiência de fibras 2B é achado inespecífico em diversas doenças neuromusculares. Grupos de várias fibras tipos 1 ou 2 representam alteração na inervação normal com provável reinervação colateral, sendo frequentes em doenças neurogênicas de evolução prolongada, como a forma discreta de atrofia muscular espinhal.

Necrose.
Resulta de agressão aguda intrínseca (defeito na membrana citoplasmática) ou extrínseca (traumatismos, toxinas, isquemia) que causa lesão irreversível no segmento muscular atingido. Ao microscópio, a área afetada perde seu aspecto habitual e transforma-se em massa finamente granular, flocular ou hialina, contendo fragmentos de miofibrilas. Há ainda perda das estriações transversais, picnose nuclear e resposta inflamatória, com liberação de várias substâncias e afluxo de leucócitos (Figura 28.13). A patogênese da necrose muscular é variada. Além dos mecanismos gerais discutidos no Capítulo 5, a lesão pode ser causada por defeito na membrana sarcoplasmática que permite maior afluxo de íons cálcio e consequente degeneração de miofibrilas e demais organelas, formando massas hialinas retracionais. Em algumas situações, defeitos na membrana não são detectáveis, e o processo degenerativo pode iniciar-se por alteração nas linhas Z (Figuras 28.14 e 28.15).

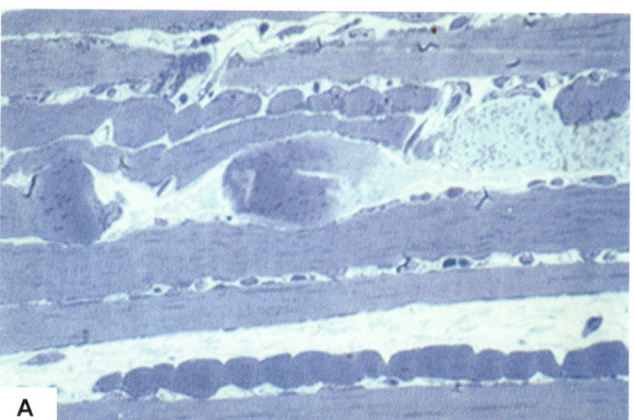

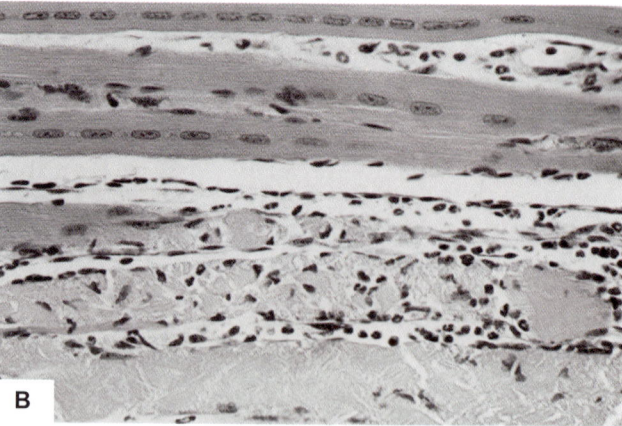

Figura 28.12 Histograma de distribuição de fibras do músculo gastrocnêmio de criança com distrofia muscular progressiva (fibras de indivíduo-controle estão representadas em barras azuis). No paciente, há grande variação no tamanho das fibras; estas são ora pequenas (hipotróficas ou resultantes de divisão longitudinal), ora hipertróficas, com mais de 120 μm de diâmetro. A grande variabilidade de diâmetros reforça o diagnóstico de doença miopática primária do tipo distrofia muscular.

Figura 28.13 A. Corte semifino longitudinal de fibra muscular em necrose corado pelo azul de toluidina, mostrando perda das estriações transversais, picnose nuclear, edema, floculação do citoplasma e massas retracionais. **B.** Corte de tecido muscular incluído em parafina mostrando fibra longitudinal necrótica, com fragmentação do sarcoplasma e grande afluxo neutrofílico. As fibras adjacentes apresentam acentuada centralização nuclear.

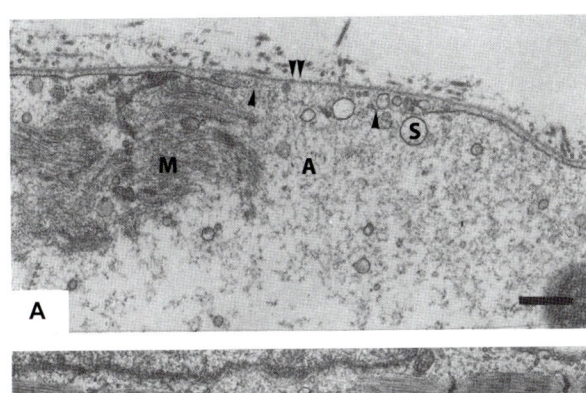

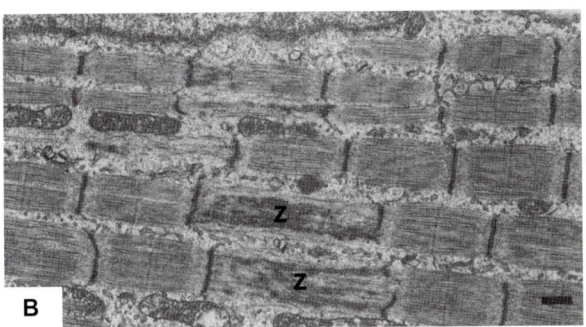

Figura 28.14 Fotomicrografia eletrônica de fibra muscular esquelética em necrose. **A.** Ruptura da membrana citoplasmática (pontas de setas), desorganização da estrutura interna, fragmentação de miofibrilas (M) e dilatação do retículo sarcoplasmático (S). Apesar de a fibra estar necrótica, a membrana basal permanece intacta (seta dupla), sendo indispensável para guiar a regeneração muscular. **B.** Desestruturação da linha Z. Barra: 1 μm.

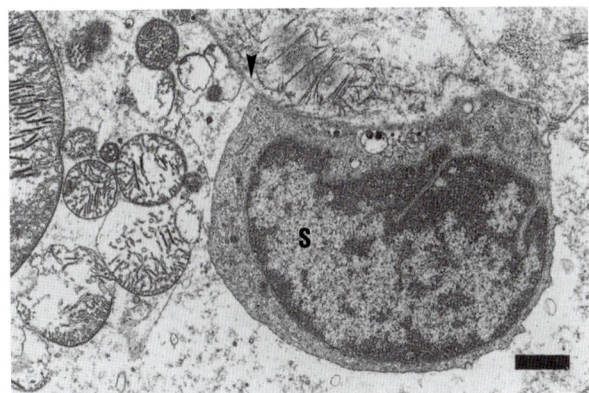

Figura 28.15 Fotomicrografia eletrônica de fibra muscular necrótica mostrando mitocôndrias anormais e tumefeitas, com cristas fragmentadas e floculação das fibrilas sarcoplasmáticas. Apesar da necrose, a membrana basal permanece intacta (ponta de seta); as células satélites (S) − mioblastos em repouso − também persistem íntegras. Barra: 1 μm.

Regeneração. Após destruição muscular, é possível algum grau de regeneração graças à preservação da membrana basal e das células satélites, em geral mais resistentes ao agente agressor. A integridade desses dois elementos é indispensável para a regeneração adequada, havendo anormalidades quando as células satélites são lesadas por toxinas ou radiações ou quando os componentes da membrana basal, inclusive laminina e distrofina, apresentam alterações. Independentemente da causa da necrose, a regeneração muscular segue o mesmo padrão. Inicialmente, os restos celulares são removidos por macrófagos, seguindo-se proliferação de células satélites, com formação e subsequente fusão de mioblastos, até a reconstituição do segmento afetado. As fibras em regeneração são menores e possuem citoplasma basófilo devido à grande quantidade de RNA. Os núcleos são centrais, vesiculosos, às vezes com nucléolos. Quando a regeneração é eficaz, há recuperação funcional da atividade muscular (Figura 28.16).

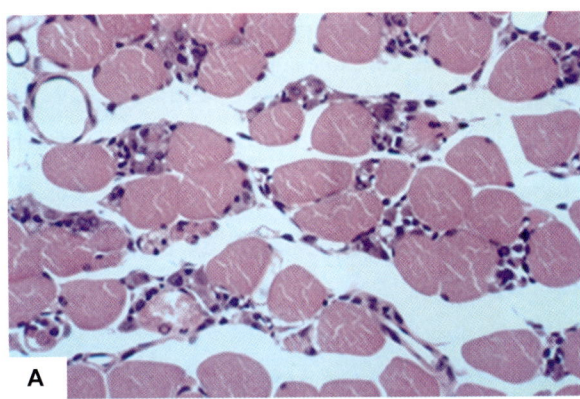

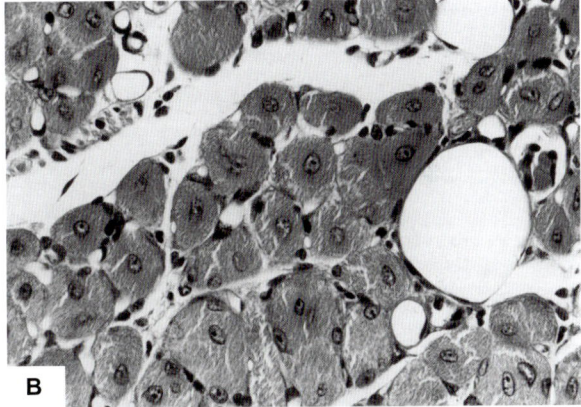

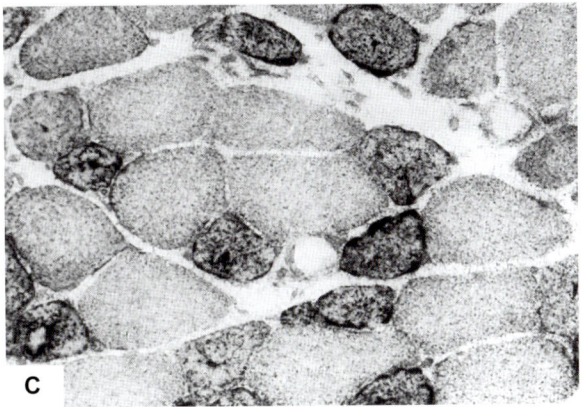

Figura 28.16 A. Fibras musculares em regeneração, após necrose causada por toxina exógena. As fibras menores do que as normais residuais têm forma arredondada e citoplasma azulado devido a estímulo para a síntese de RNA para reparação celular. **B.** Fibras em regeneração com acentuada internalização nuclear; os núcleos são vesiculosos e os nucléolos, evidentes. **C.** Fibras regenerativas com aumento da enzima oxidativa SDH (histoquímica de tecido muscular congelado em nitrogênio líquido).

28

Alterações intersticiais. A resposta do organismo à necrose e às degenerações inclui, entre outros, afluxo de células inflamatórias, mono e polimorfonucleares. Quando a regeneração celular é deficiente, ocorre substituição do tecido muscular por tecidos conjuntivo e adiposo, constituindo a *infiltração fibroadiposa*.

Alterações citoarquiteturais. São representadas por modificações no aparelho miofibrilar (miopatia *central core*, miopatia nemalínica), em organelas (p. ex., mitocôndrias, glicogenoses) e nos núcleos das fibras musculares (miopatia centronuclear/miotubular). O conhecimento dessas alterações é importante, pois, às vezes, definem entidades clínicas com sintomatologia e evolução características. Muitas delas são evidenciáveis ao microscópio de luz, enquanto outras são vistas somente ao microscópio eletrônico (Figuras 28.17 e 28.18).

Situação	Posição dos núcleos	Corte Transversal	Longitudinal
Normal	Periféricos		
Regeneração	Centrais e vesiculosos		
Distrofia miotônica	Centrais em fileira		
Desnervação	Picnóticos e aglomerados (sacos nucleares)		

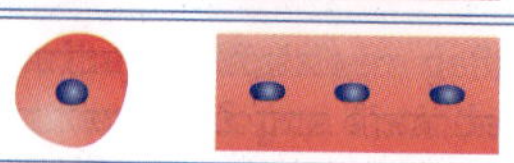

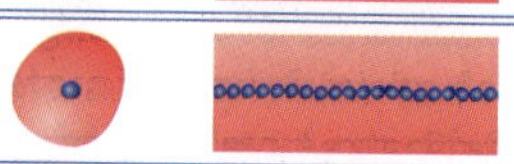

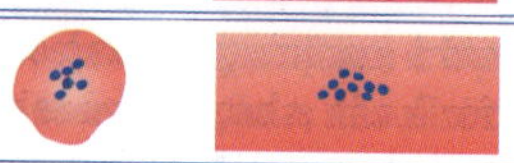

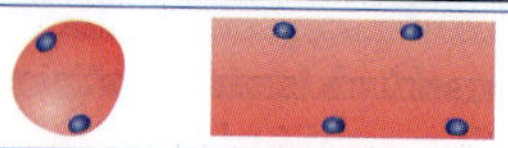

Figura 28.17 Esquema sobre as alterações nucleares básicas nas doenças neuromusculares.

Tipo/doença	Fibra afetada	Descrição	Representação esquemática
Eixo central (*central core*)/ *central core disease*	+ tipo 1	Falha grande no citoplasma devida à ausência de atividade mitocondrial, oxidativa e glicolítica	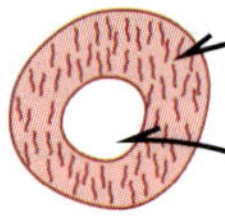 Aspecto miofibrilar e oxidativo preservado / Falha central
Minieixo (*minicore*)/ *minicore disease*	+ tipos 1 e 2	Falhas pequenas e múltiplas, circunscritas, da atividade oxidativa e desorganização miofibrilar	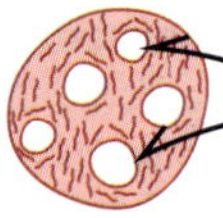 Falhas irregulares e menores
Fibras em alvo/ desnervação e neuropatias	+ tipo 1	Apresentam três zonas, sendo a central sem atividade oxidativa, a intermediária com grande atividade e a periférica normal	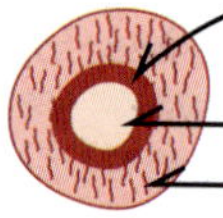 Zona intermediária fortemente positiva / Zona central pálida / Zona periférica normal
Fibras em saca-bocado/ miopatias	+ tipo 1	Focos irregulares de interrupção do padrão miofibrilar	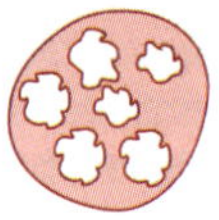 Falhas enzimáticas irregulares tipo saca-bocado
Fibras anulares/ distrofia e desnervação	tipos 1 e 2	Alteração na orientação do aparelho miofibrilar externo	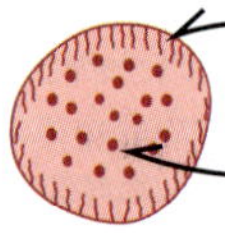 Miofibrilas periféricas transversais / Miofibrilas centrais longitudinais
Fibras turbilhonadas/ distrofias	tipos 1 e 2	Aspecto hiliano e turbilhonado	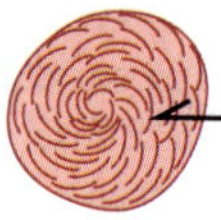 Miofibrilas em arranjo turbilhonado
Corpos nemalínicos/ miopatia nemalínica	tipos 1 e 2	Anormalidade da linha Z com fragmentação e formação de corpúsculos eletrodensos	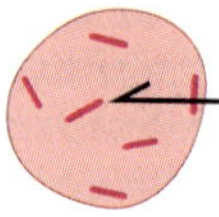 Acúmulo de corpúsculos alongados eletrodensos e vermelhos ao tricrômico de Gomori

Figura 28.18 Esquema das principais alterações citoarquitetúrais nas doenças neuromusculares.

Distúrbios do desenvolvimento muscular

A maioria dos distúrbios do desenvolvimento muscular ocorre durante as primeiras etapas desse processo (Figura 28.1). Todas as doenças que afetam o mesoderma na fase embrionária são responsáveis por parada de maturação e diferenciação na fase fetal. Anormalidades do desenvolvimento muscular são divididas em dois grupos, descritos a seguir.

Doenças musculares relacionadas com anormalidades ósseas incluem: (a) aplasia ou hipoplasia de músculos esqueléticos dos membros inferiores em indivíduos com agenesia lombossacral; (b) amelia e focomelia, representadas por agenesia dos ossos dos membros inferiores e superiores e, consequentemente, dos músculos esqueléticos; (c) deformidade de Sprengel, que consiste em agenesia ou hipoplasia da escápula e, consecutivamente, hipoplasia ou fraqueza da musculatura esquelética dos ombros e aplasia dos músculos trapézio e romboide; (d) torcicolo congênito, no qual há encurtamento congênito do músculo esternocleidomastóideo e anormalidades na clavícula; (e) pé torto congênito, a mais frequente de todas as anormalidades ósseas e musculares; (f) síndrome de Poland, na qual se encontram agenesia das costelas e ausência dos músculos peitorais.

Ausência congênita isolada de músculos esqueléticos associa-se a anormalidades de órgãos internos: (a) síndrome *prunne-belly*, caracterizada por ausência congênita dos músculos retos abdominais e alterações renais graves, como hidronefrose; (b) amioplasia do diafragma, resultando em hipoplasia pulmonar; (c) ptose congênita por ausência ou hipoplasia do músculo elevador da pálpebra. Algumas dessas anormalidades são muito graves (p. ex., as amelias) e associam-se a inúmeros defeitos de órgãos internos, muitas vezes incompatíveis com a vida.

As teorias postuladas para a gênese desses defeitos são: (1) alterações precoces no suprimento sanguíneo na vida embrionária, com parada do desenvolvimento da região do mesoderma primitivo correspondente; (2) ausência de células progenitoras nos somitos; (3) alteração em genes reguladores.

■ Doenças neuromusculares

As doenças neuromusculares incluem afecções que acometem a unidade neuromuscular, que é formada por neurônio motor inferior (no corno anterior da medula), nervos periféricos, junção mioneural e músculo. Tais doenças, portanto, pertencem a quatro categorias: (1) doenças neurogênicas; (2) doenças de nervos periféricos; (3) doenças da junção neuromuscular; (4) doenças musculares (miopatias). Tais doenças podem ter origem genética ou serem adquiridas (Figura 28.19).

A maioria das doenças neuromusculares é causada por anormalidades genômicas, defeitos metabólicos, distúrbios imunitários, toxinas e alterações endócrinas, que podem acometer diferentes componentes da unidade motora: o músculo, a junção neuromuscular ou o neurônio motor inferior e os nervos periféricos. Anormalidades na estrutura ou no funcionamento desses componentes podem ocorrer em diversas situações e por diferentes causas. No Quadro 28.2 estão relacionadas as principais categorias de doenças neuromusculares, as quais estão descritas a seguir.

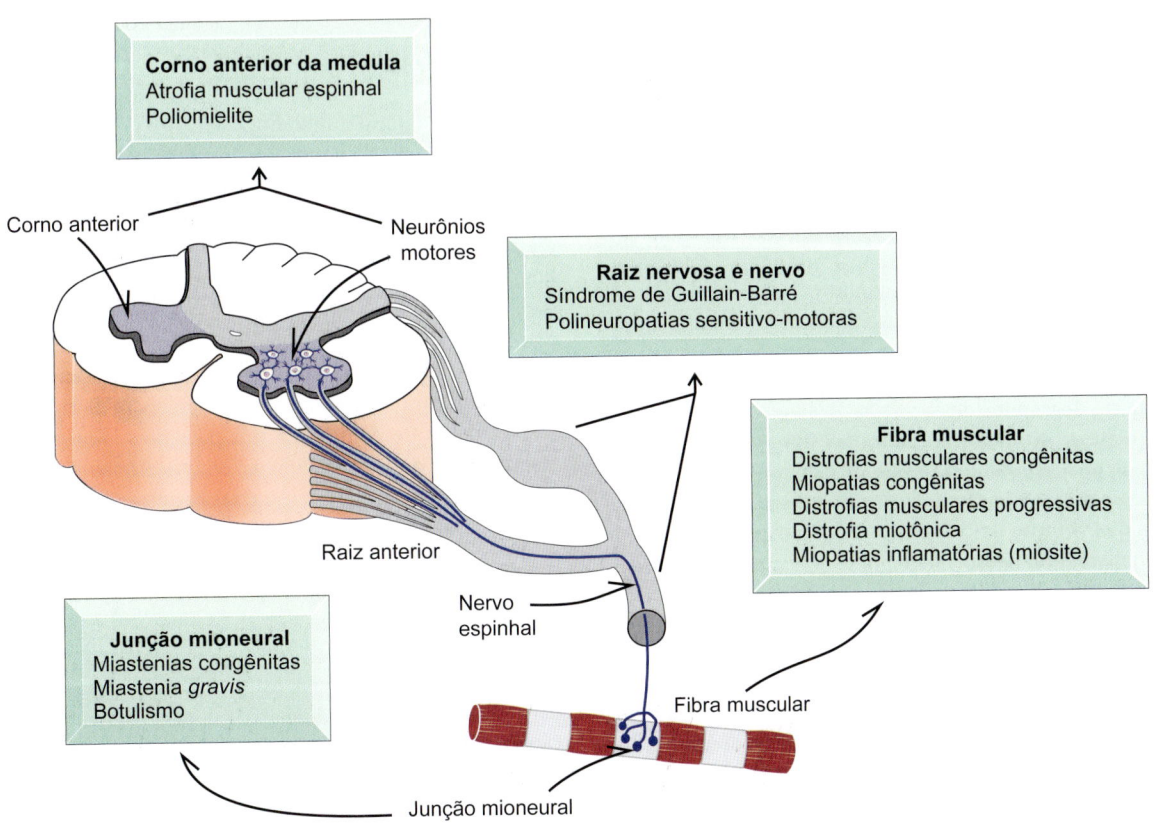

Corno anterior da medula
Atrofia muscular espinhal
Poliomielite

Corno anterior

Neurônios motores

Raiz nervosa e nervo
Síndrome de Guillain-Barré
Polineuropatias sensitivo-motoras

Raiz anterior

Fibra muscular
Distrofias musculares congênitas
Miopatias congênitas
Distrofias musculares progressivas
Distrofia miotônica
Miopatias inflamatórias (miosite)

Nervo espinhal

Junção mioneural
Miastenias congênitas
Miastenia *gravis*
Botulismo

Fibra muscular

Junção mioneural

Figura 28.19 Representação esquemática da unidade motora e sua relação com os principais grupos de doenças neuromusculares.

28

Quadro 28.2   Doenças neuromusculares

Doenças neurogênicas

Doenças de nervos periféricos

Doenças da junção neuromuscular

Doenças dos músculos

  Miopatias primárias (ver Quadro 28.5)

  Distrofias musculares

    Distrofias musculares congênitas

    Distrofinopatias

    Distrofia miotônica

    Distrofia facioescapuloumeral

  Miopatias metabólicas

    Glicogenoses

    Miopatias mitocondriais

    Defeitos no metabolismo de lipídeos

  Miopatias secundárias

    Imunitárias

    Inflamatórias

    Tóxicas

    Endócrinas

  Outras doenças musculares

    Canalopatias

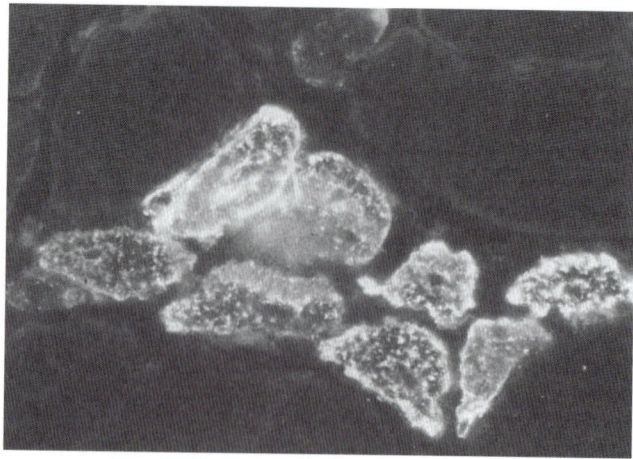

Figura 28.20 Corte em criostato de músculo de membro posterior de camundongo submetido à secção do nervo ciático tratado por imunofluorescência para NCAM (molécula de adesão neurocelular). As fibras hipotróficas, pequenas e anguladas, apresentam forte positividade citoplasmática e sobretudo na membrana, sugerindo participação ativa dessa molécula como sinalizadora de reinervação colateral.

Doenças neurogênicas

Este grupo de afecções é constituído por entidades classificadas de acordo com a distribuição da fraqueza muscular, progressão da doença, fatores etiológicos e aspectos genéticos. Seu substrato morfológico caracteriza-se por interrupção da inervação motora (desnervação) e tentativa de reinervação colateral, cujas manifestações incluem fraqueza muscular progressiva, geralmente distal, diminuição da massa muscular e sinais de interrupção da inervação motora do neurônio inferior (fasciculações) ou superior (espasticidade e hiper-reflexia). As causas de destruição do corpo dos neurônios motores do córtex cerebral, do tronco encefálico ou da medula espinhal são em grande parte desconhecidos.

Nas doenças do neurônio motor, as fibras musculares sofrem hipotrofia neurogênica e redução volumétrica, adquirem contorno angulado e formam agrupamentos nucleares. Inicialmente, a distribuição das fibras lesadas é aleatória; mais tarde, surge hipotrofia em pequenos e grandes grupos. Em preparações histoquímicas, observam-se fibras tipos 1 e 2 hipotrofiadas fortemente positivas para NADH-TR (nicotinamida adenina dinucleotídeo tetrazólio redutase). Durante a evolução, pode haver reinervação colateral formando grupos de fibras com um mesmo subtipo histoquímico. Em animais de laboratório, as fibras desnervadas voltam a expressar NCAM (*neural cell adhesion molecule*), a qual pode funcionar como sinalizadora para a reinervação colateral efetiva (Figura 28.20).

Fatores genéticos, lesão excitotóxica pelo glutamato, deficiência de fatores neurotróficos e autoanticorpos contra canais de cálcio contribuem para o desenvolvimento desse grupo de doenças. Cerca de 5 a 10% dos casos são de herança autossômica dominante. Nos casos familiais, as manifestações clínicas aparecem até 10 anos antes do que nas formas esporádicas da doença. Nas formas familiais, em até 25% dos casos existem mutações em 21q, loco do gene *SOD1* (Cu/Zn SOD), cujos produtos participam na remoção de radicais livres de O_2. As principais doenças desse grupo estão descritas a seguir.

Esclerose lateral amiotrófica

Esclerose lateral amiotrófica (ELA) é doença caracterizada por degeneração de neurônios motores do córtex cerebral associada a lesão de neurônios motores do corno anterior da medula. ELA é a forma mais comum de doença do neurônio motor e é responsável por cerca de 60% desse grupo de doenças. A doença pode ser familial (10% dos casos, com herança autossômica dominante) ou esporádica. O início das manifestações é ao redor de 50 anos de idade, havendo fraqueza progressiva dos membros e da musculatura bulbar, seguida de fraqueza da musculatura torácica e do diafragma, que leva a problemas respiratórios. Cerca de 50% dos pacientes falecem em 3 anos após o início do quadro, e 90%, em até 5 anos. Em estudos de necrópsias, encontra-se atrofia das raízes anteriores da medula espinhal por perda neuronal. Nos músculos, há atrofia de fibras tipos 1 e 2, que formam grupos de fibras anguladas. Outras alterações, inclusive fibras em alvo, hipertrofia e reinervação colateral, também podem ser vistas.

A doença tem progressão lenta e insidiosa e pode afetar grupos musculares proximais. Na fase tardia, surge incapacidade física geral. As formas clínicas da doença conhecidas como esclerose lateral amiotrófica, atrofia muscular progressiva e paralisia bulbar são artificiais e expressam o núcleo motor afetado predominantemente, sendo comum que um mesmo paciente apresente quadro clínico superponível a várias delas no decorrer do processo.

28

Atrofia muscular espinhal

A forma mais conhecida e mais importante desse grupo de doenças é a *atrofia muscular espinhal 5q (AME)*, que é doença neurogênica de origem genética e a segunda doença neuromuscular mais comum na infância.

Na AME 5q, o defeito genômico consiste em deleções e/ou mutações no gene *SMN1* (*sobrevida do neurônio motor 1*), que levam à deficiência da proteína SMN (sobrevida do neurônio motor). A proteína tem expressão difusa em todas as células do organismo e está envolvida no metabolismo de RNAm, na metilação de arginina em algumas proteínas e no transporte axonal de RNAs em neurônios motores. A proteína SMN tem papel importante no metabolismo e no tráfego axonal de RNAm nos neurônios motores do corno anterior da medula, o que justifica a vulnerabilidade dessas células a defeitos nessa molécula. Deficiência de SMN leva a degeneração do neurônio motor inferior e dos núcleos motores de nervos cranianos, resultando em fraqueza muscular proximal, hipotonia, arreflexia, fasciculações e polimioclonia. A doença tem herança autossômica recessiva, com incidência de 1:10.000 nascidos vivos. Segundo a idade de início das manifestações e a capacidade motora máxima adquirida, a doença é classificada em diferentes formas clínicas (Quadro 28.3).

Aspecto particular dessa forma de AME é seu mecanismo patogenético. A região 5q tem uma duplicação invertida em que genes teloméricos são funcionais e os centroméricos, não funcionais. O gene *SMN2* (centromérico) é muito semelhante ao *SMN1* (telomérico), diferindo dele pela troca de nucleotídeo na região de *splicing* alternativo que resulta na exclusão do éxon 7. O RNAm transcrito não é funcionante e codifica apenas 10% da proteína SMN completa. O gene *SMN2* é marcador de gravidade da AME 5q; quanto maior o número de cópias do gene, menos grave é o quadro clínico da doença (Quadro 28.3).

A AME 5q é a primeira doença neuromuscular para qual foram desenvolvidos medicamentos modificadores da sua história natural. Hoje, estão disponíveis três medicamentos: nusinsersena (oligonucleotídeo antisense), zolgesma (terapia gênica com vetor viral contendo a sequência correta do gene *SMN1*) e risdiplam (pequena molécula). Nusinersena e risdiplam atuam no *SMN2* e possibilitam a inclusão do éxon 7 no RNAm, restaurando a tradução de uma proteína funcional. Zolgesma é uma terapia gênica de substituição em que se utiliza um vetor viral (AAV9r) contendo a informação genética necessária para transdução do gene *SMN1* no núcleo celular dos neurônios motores da medula, também permitindo a codificação de uma proteína SMN funcional. Em todos os estudos clínicos, o fator mais importante para melhor resposta terapêutica é iniciar o tratamento o mais precocemente possível. Em alguns países, a triagem neonatal para AME foi incluída no teste do pezinho, pois possibilita o tratamento em bebês pré-sintomáticos, trazendo a possibilidade de desenvolvimento motor muito próximo do normal ou mesmo normal. O diagnóstico de AME 5q é feito por teste genético a partir da suspeita clínica, não sendo mais necessária eletroneuromiografia ou biópsia muscular.

Outras formas de AME são pouco comuns e podem ser transmitidas por herança autossômica recessiva, autossômica dominante ou recessiva ligada ao X.

Nas diversas formas de AME, o quadro morfológico é de atrofia muscular neurogênica, em que se encontram agrupamentos de fibras tipo-específicas predominando nas formas de evolução lenta e benigna, pois há reinervação colateral efetiva (Figura 28.21).

Síndrome de *stiff man*

Trata-se de doença rara caracterizada por rigidez progressiva e desconforto axial que evolui com comprometimento da musculatura das cinturas escapular e pélvica; deformidades espinhais resultam em dificuldade de deambulação. A eletromiografia mostra atividade motora contínua. Os pacientes apresentam muitas vezes autoanticorpos antidescarboxilase do ácido glutâmico (GAD) no soro e no liquor. A doença parece resultar de inibição de neurônios GABAérgicos.

■ Doenças de nervos periféricos

São doenças que resultam de lesão em axônios ou na mielina, o que leva a fraqueza muscular distal e simétrica, além de distúrbios sensitivos. Tais doenças constituem grupo heterogêneo de entidades resultantes de: (a) afecções de origem genética, como as polineuropatias sensitivo-motoras (doença de

Quadro 28.3 Classificação da atrofia muscular espinhal (AME) segundo a idade de início, o marco de desenvolvimento, a evolução e o número de cópias do gene *SMN2*

Tipo de AME	Início	Marco do desenvolvimento atingido	Evolução/história natural	Número de cópias do gene *SMN2*
1A (ou 0)	Pré-natal	Nenhum	Morte em semanas, contraturas e cardiopatia	1
1B	< 3 meses	Controle cefálico precário ou ausente	Problemas respiratórios e alimentares, com declínio linear. Óbito no 2º ou 3º ano de vida	2
1C	> 3 meses	Controle cefálico	Problemas respiratórios e alimentação com *plateau* nos primeiros 2 anos	3
2	> 6 meses	Sentar sem apoio	Escoliose. Sobrevida até adolescência ou vida adulta	3
3A	Entre 18 e 36 meses	Caminhar sem auxílio	Perda precoce da deambulação. Sobrevida normal	3
3B	> 3 anos	Caminhar sem auxílio	Perda tardia da deambulação. Sobrevida normal	3 a 4
4	2ª ou 3ª década	Caminhar sem auxílio	Preservação da deambulação até fases tardias da vida. Sobrevida normal	4 a 5

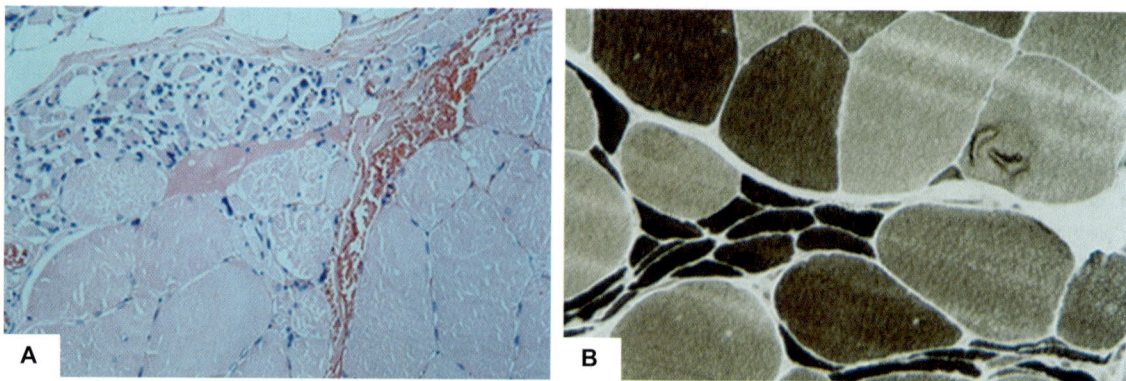

Figura 28.21 Atrofia muscular espinhal. Corte histológico de músculo congelado. **A.** Inúmeras fibras hipotróficas com núcleos picnóticos, por vezes aglomerados. A distribuição das fibras hipotróficas e desnervadas é aleatória, afetando ora fascículos, ora fibras individuais. **B.** Miosina ATPase pH = 9,4, mostrando perda do padrão normal em mosaico ou "tabuleiro em Xadrez", que foi substituído por agrupamento de fibras tipo-específicas próprias do processo de reinervação colateral encontradas em doenças com desnervação crônica.

Charcot Marie Tooth); (b) afecções sistêmicas, como diabetes melito, hanseníase, uremia, amiloidose, alcoolismo, neoplasias, toxinas e medicamentos.

A biópsia muscular mostra alterações secundárias às neuropatias, caracterizada por hipotrofia de fibras de todos os tipos (1, 2A e 2B), com pouca hipertrofia compensatória; além disso, surgem pequenos grupos de fibras com sinais de reinervação colateral. Para mais detalhes sobre as neuropatias, ver Capítulo 26.

▪ Doenças da junção neuromuscular

A junção neuromuscular e suas organelas podem ser sede de diversas afecções neuromusculares (Figura 28.22) destacando-se as descritas a seguir.

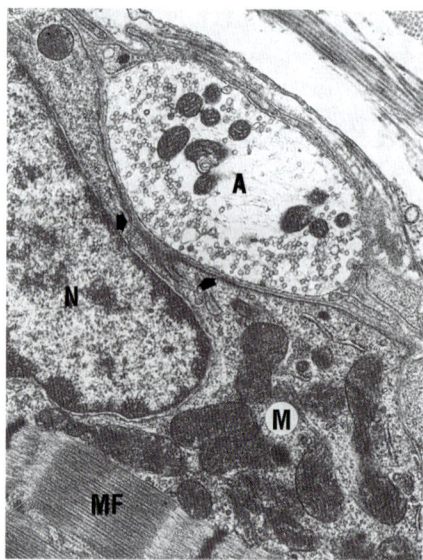

Figura 28.22 Doença da junção neuromuscular. Fotomicrografia eletrônica de músculo mostrando simplificação e hipotrofia das pregas pós-sinápticas (*setas*) e simplificação excessiva do aparelho subneural. O axônio terminal (A) está preservado e possui muitas mitocôndrias e vesículas sinápticas. Na célula muscular, há grande concentração de mitocôndrias (M). Núcleo (N) e miofibrilas (MF) estão preservados (36.000 ×).

Miastenia *gravis*

Trata-se de distúrbio autoimune adquirido caracterizado por transtorno na transmissão neuromuscular associado a anticorpos circulantes antirreceptores pós-sinápticos de acetilcolina, o que resulta em deficiência desta na placa terminal motora (defeito pós-sináptico).

A doença acomete predominantemente mulheres, com idade entre 20 e 30 anos. Nos EUA, a prevalência de miastenia *gravis* é de 1:25.000 indivíduos. Cerca de 85% dos pacientes apresentam fraqueza e fadiga musculares generalizadas dos músculos esqueléticos e 15% mostram alterações nas musculaturas extraocular e palpebral. Há períodos de remissão e de exacerbação espontâneas. Cerca de 10% dos pacientes têm, concomitantemente, timoma.

A biópsia muscular raramente é realizada, pois na grande maioria dos casos o quadro clínico e as provas terapêuticas estabelecem o diagnóstico. Histologicamente, encontram-se hipotrofia das fibras tipo 2 e focos ocasionais de infiltrado linfocitário, além de alterações no padrão da junção neuromuscular à microscopia eletrônica, como simplificação das pregas pós-sinápticas e redução do número de receptores de acetilcolina na membrana sarcoplasmática.

Síndrome miastênica de Lambert-Eaton

Doença de natureza autoimune, deve-se a autoanticorpos que causam anormalidades nos canais de cálcio sensíveis a voltagem nas terminações nervosas motoras (defeito pré-sináptico). À microscopia eletrônica, encontram-se hipotrofia e degeneração nas pregas do terminal pré-sináptico. A doença pode apresentar-se também como manifestação paraneoplásica, associada principalmente ao carcinoma pulmonar de pequenas células. As manifestações clínicas incluem fraqueza e fadiga musculares que afetam principalmente os músculos dos membros, além de diminuição de reflexos tendinosos. Muitos pacientes apresentam disfunção autonômica, como secura na boca, constipação intestinal, impotência, sudorese reduzida, hipotensão arterial ortostática e reflexos pupilares alterados.

Neuromiotonia adquirida

Também conhecida como síndrome de Isaac, a neuromiotonia adquirida caracteriza-se por rigidez muscular, cãibras, fraqueza e movimentos musculares ondulantes. Em alguns pacientes, o quadro surge como manifestação paraneoplásica. A doença associa-se a atividade muscular contínua e involuntária. A eletromiografia é característica e revela descargas espontâneas de potenciais da unidade motora (PUM), descritas como descargas mioquímicas ou neuromiotônicas generalizadas. Os pacientes apresentam hipertrofia das panturrilhas, aumento da sudorese e transtornos psicológicos. O diagnóstico é feito por eletromiografia, que sugere redução de canais de potássio que controlam a excitabilidade dos nervos periféricos. A melhora com imunossupressores sugere etiologia autoimune.

Miastenias congênitas

Miastenias congênitas são um grupo de doenças em franca expansão, especialmente a partir do uso de técnicas de biologia molecular capazes de identificar defeitos genômicos. Existem mais de 30 doenças distintas, que são subdivididas de acordo com a expressão e a localização do produto gênico alterado na fenda sináptica: pré-sináptica, sináptica ou pós-sináptica.

Os pacientes apresentam hipotonia e fraqueza muscular em diferentes grupos musculares, como musculaturas bulbar, cervical e de membros, associadas a ptose palpebral e oftalmoparesia. A evolução é variável, havendo casos muito graves, com apneia e risco de morte, e outros mais benignos. O diagnóstico dessas doenças é muito importante, pois algumas formas respondem ao uso de fenoterol ou salbutamol oral. Resposta à piridostigmina é variável em diferentes formas da doença, podendo haver pacientes que pioram com a medicação e outros que melhoram (Quadro 28.4). Por causa do número crescente de genes envolvidos neste grupo de doenças, o diagnóstico é confirmado por teste molecular utilizando-se painéis de genes ou exoma (sequenciamento de nova geração).

Quadro 28.4 Principais características clínicas das miastenias congênitas

Gene envolvido	Subtipo de síndrome miastênica	Manifestações clínicas	Resposta a inibidores de AChE	Resposta positiva a outros medicamentos
CHAT	Síndrome miastênica com apneia episódica	Hipotonia e falência respiratória ao nascimento. Apneia episódica. Melhora com a idade	Melhora	
Genes associados a subunidades do receptor de acetilcolina (AChR) CHRNE CHRNA1 CHRNB1 CHRND	Deficiência do receptor de acetilcolina (AChR)	Início precoce. Quadro clínico discreto a grave. Ptose e oftalmoparesia, sintomas bulbares, fraqueza em membros	Melhora	
	Síndrome miastênica congênita associada a canal lento*	Fraqueza cervical acentuada, fraqueza em punhos, e extensores dos dedos. Início na infância e adulto. Quadro clínico discreto a grave. Insuficiência ventilatória progressiva	Geralmente piora	Quinidina e fluoxetina
	Síndrome miastênica congênita associada a canal rápido*	Quadro clínico discreto a grave	Melhora	
COLQ	Deficiência de acetilcolinesterase na placa	Geralmente grave. Em alguns casos, a apresentação pode ser tardia e mais discreta. Oftalmoparesia. Fraqueza muscular grave, comprometimento da musculatura axial. Resposta pupilar lenta à luz	Piora ou ausência de resposta	Efedrina, albuterol
DOK7	Associada à miastenia em cintura de membros	Padrão de fraqueza proximal em cinturas, marcha miopática, ptose sem oftalmoparesia	Piora ou ausência de resposta	Efedrina, albuterol

(continua)

28

Quadro 28.4   Principais características clínicas das miastenias congênitas (*continuação*)

Gene envolvido	Subtipo de síndrome miastênica	Manifestações clínicas	Resposta a inibidores de AChE	Resposta positiva a outros medicamentos
RAPSN	Deficiência de RAPSN na placa	Rapsyn de início precoce: Hipotonia e insuficiência respiratória ao nascimento Apneia episódica Artrogripose múltipla Quadro clínico varia de discreto a moderado Rapsyn de início tardio: Fraqueza em membros na adolescência ou na vida adulta	Melhora	
GFPT1	Miastenia associada a fraqueza em membros	Fraqueza em cinturas dos membros, predominantemente proximal, sem ptose ou oftalmoparesia, associada às vezes a agregados tubulares na biópsia muscular	Melhora	

*O receptor de acetilcolina tem subunidades chamadas canais lentos e canais rápidos.

Quando realizada, a biópsia muscular revela poucas anormalidades: variação no calibre de fibras, grupos de fibras atróficas dos tipos 1 e 2 e predomínio de fibras tipo 1; em algumas formas de miastenia congênita, pode-se haver agregados tubulares.

■ Doenças dos músculos

Miopatias podem ser primárias (genéticas) ou secundárias (adquiridas).

▶ Miopatias primárias

A maioria das *doenças musculares primárias* ou *miopatias primárias* é causada por defeitos genéticos. Na era pré-molecular, tais doenças eram classificadas principalmente por suas características clínicas, eletrofisiológicas e histopatológicas. Atualmente, com os métodos diagnósticos existentes, foi possível melhor entendimento da patogênese dessas doenças e, consequentemente, melhor caracterização delas. A classificação das doenças musculares primárias sofreu várias modificações na última década, sendo elas hoje classificadas com base principalmente no defeito molecular. As proteínas envolvidas nas principais miopatias primárias estão indicadas na Figura 28.23. As miopatias primárias (de origem genética) são agrupadas conforme mostrado no Quadro 28.5.

Miopatias congênitas

Miopatias congênitas são definidas como afecções musculares com início precoce na infância e curso estável ou lentamente progressivo. Os achados histopatológicos revelam alterações na citoarquitetura das fibras musculares (sarcômeros, bandas Z, núcleos, diâmetro e proporção de tipo de fibras). Na maioria dos casos, trata-se de doenças genéticas com transmissão autossômica recessiva, embora possa haver outras formas de herança, como herança autossômica dominante e ligada ao X (Quadro 28.6). Há grande variabilidade de fenótipos clínicos, sendo reconhecidas formas de início neonatal, na infância e na vida adulta, com gravidade e progressão diversas.

Quadro 28.5   Miopatias primárias ou de origem genética

Miopatias congênitas

Distrofias musculares congênitas

Distrofias musculares progressivas

  Distrofinopatias

  Distrofias musculares cintura-membros

  Distrofia miotônica

  Distrofia facioescapuloumeral

Miopatias metabólicas

  Miopatias com acúmulo de glicogênio (glicogenoses)

  Miopatias mitocondriais

  Miopatias com acúmulo de lipídeos

Outras miopatias primárias

  Canalopatias

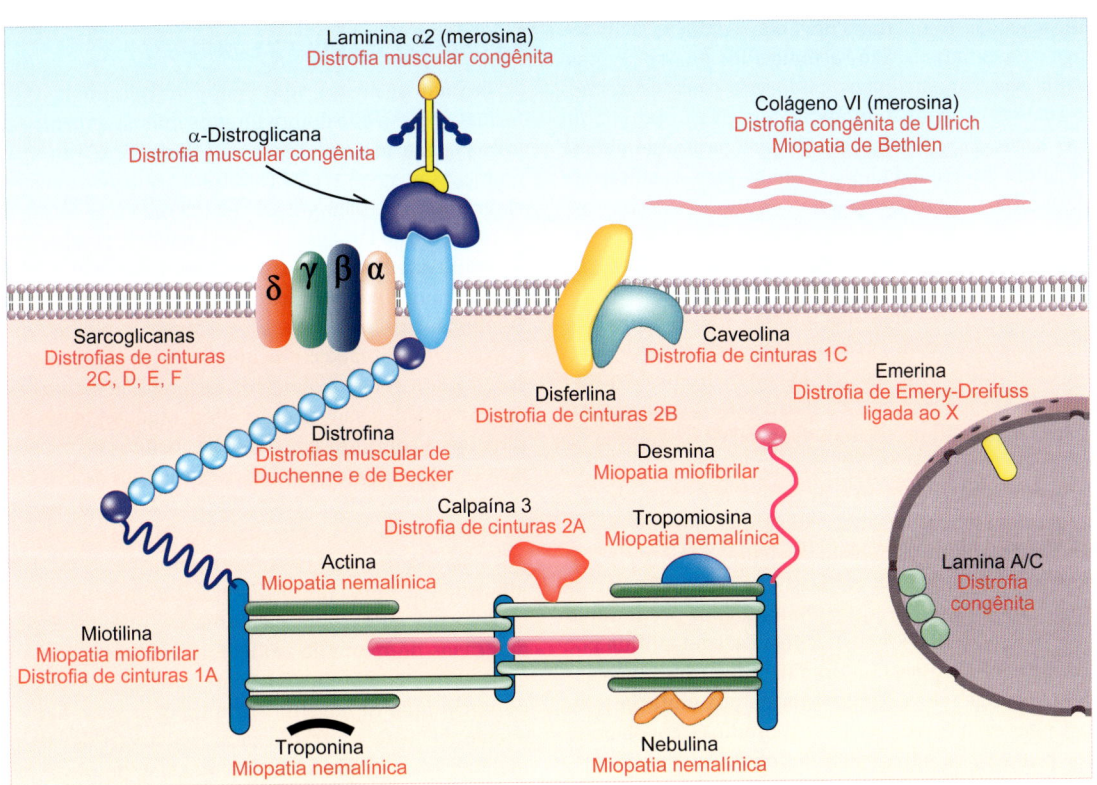

Figura 28.23 Representação esquemática das proteínas associadas a doenças musculares primárias.

Quadro 28.6 Miopatias congênitas*

Denominação	Tipo de herança	Gene envolvido
Miopatia nemalínica com corpos nemalínicos	AD** ou AR**	ACTA1
	AR	NEB
	AD ou AR	TPM3
	AD	TPM2
	AR	TNNT1
	AD	CFL2
	AD	KTBTD13
	AR	KLHL40
Miopatias congênitas com cores		
Miopatia *central core*	AD ou AR	RYR1
Miopatia *multiminicore*	AR	SEPN1
Miopatia congênita com miocardiopatia fatal	AR	TTN
		SCAD
		SECISBP2
Miopatias com núcleos centrais		
Miopatia miotubular	Ligada ao X	MTM1
Miopatia centronuclear	AD	DNM2
	AR	BIN1
	AR	RYR1
	AD	TTN
Miopatia com cardiopatia fatal	AR	TTN/SPEG
Miopatia com desproporção congênita de fibras	AD	ACTA1
	AR	SEPN1
	AD	TPM3
		CDTF2
Miopatia congênita com envolvimento distal, artrogripose distal ou ambos	AR	NEB
	AD	TPM2
	AD	MYH3
	AD	MYH8
	AD	TNNI2
	AD	TNNT3

*Modificado de Mallebrera, Sewry and Muntoni, 2008; **AD: autossômica dominante; AR: autossômica recessiva.

28

A classificação das miopatias congênitas envolve achados histopatológicos e genéticos. São reconhecidos quatro grupos: miopatias com corpos nemalínicos, miopatias com cores, miopatias com núcleos centrais e miopatia com desproporção do tipo de fibras. Em cada grupo, há considerável heterogeneidade genética, podendo anormalidades em um só gene resultar em achados histopatológicos diferentes.

Miopatia com corpos nemalínicos

Miopatia nemalínica é uma das formas mais frequentes de miopatia congênita, com incidência de aproximadamente 1:50.000. Clinicamente, os pacientes apresentam fraqueza muscular com predomínio na musculatura axial, facial e proximal nos membros, face alongada, palato ogival e voz anasalada; na adolescência, é comum o surgimento de escoliose progressiva. Com base na idade de início e na gravidade das manifestações clínicas, há cinco formas: neonatal grave, intermediária, típica, juvenil e do adulto. A biópsia muscular mostra *corpos nemalínicos*, que são estruturas violáceas na coloração tricrômio de Gomori modificado, frequentemente com predomínio de fibras tipo 1 (Figura 28.24 A e B). A doença, transmitida por herança autossômica recessiva ou dominante, apresenta grande heterogeneidade genética, sendo causada por mutações em pelo menos 13 genes; há ainda formas esporádicas, envolvendo sobretudo os genes da nebulina (50% dos casos) ou da actina 1.

Miopatias com cores

Este grupo de miopatias caracteriza-se por achado peculiar representado por áreas de desorganização na arquitetura de miofibrilas e ausência de mitocôndrias no centro das fibras musculares, que por isso recebe o nome de *central core*. Os *cores* são facilmente vistos nas reações oxidativas (NADH, SDH, COX) e frequentemente associam-se a predomínio de fibras tipo 1, variação no calibre das fibras e internalização nuclear (Figura 28.24 C e D).

O quadro clínico varia segundo a gravidade das lesões e o início das manifestações clínicas. As principais formas são: (1) precoce, em geral com herança recessiva, caracterizada por hipotonia e fraqueza muscular de início pré-natal ou neonatal, associada a movimentação fetal diminuída, insuficiência ventilatória após o nascimento, sucção débil e atraso no desenvolvimento motor. Pode haver ainda alterações esqueléticas, como luxação congênita de quadril, deformidades dos pés e artrogripose; (2) tardio, geralmente com herança dominante, é menos grave e caracteriza-se por fraqueza muscular discreta, predominantemente proximal em membros; na face, há dificuldade para cerrar os olhos.

A maioria dos casos de miopatia com cores associa-se a mutações no gene que codifica o receptor de rianodina (*RYR1*). Mutações nesse gene são responsáveis também por hipertermia maligna, razão pela qual pacientes com esta miopatia têm maior risco de hipertermia.

Minicores ou multiminicores são pequenas e múltiplas áreas de desorganização de miofibrilas e ausência de mitocôndrias, muitas vezes associadas a internalização nuclear. Este achado configura o padrão histopatológoico de *miopatia multiminicore*, que se associa geralmente a mutações no gene *SEPN1*, que se manifesta como miopatia congênita com fraqueza de predomínio axial, acompanhada de escoliose, rigidez da coluna e insuficiência respiratória. Mutações no gene *TTN* (titina) podem expressar esse padrão histológico, porém os pacientes apresentam miopatia e miocardiopatia.

Miopatias com núcleos centrais

Incluem-se neste grupo a miopatia miotubular ligada ao X e as formas recessivas e dominantes de miopatias centro-nucleares. A forma ligada ao X (miopatia miotubular ligada ao X), causada por mutações no gene *MTM1* (miotubularina), é a mais bem definida clinicamente. Atualmente, é considerada uma forma distinta tanto em seu aspecto clínico como genético, recebendo o nome de *miopatia miotubular ligada ao X*. As manifestações iniciam-se na vida intrauterina, com polidrâmnio e pouca movimentação fetal. Os afetados, do sexo masculino, apresentam hipotonia e fraqueza muscular acentuadas, dificuldade de deglutição e insuficiência respiratória. A face é alongada e hipomímica, com boca de carpa. Outros achados são macrossomia, oftalmoplegia, deformidades torácicas e contratura de quadril e joelhos. Histologicamente, veem-se fibras atróficas ou hipotróficas com núcleo central, semelhantes a miotúbulos fetais. Em torno dos núcleos, há aumento da atividade de enzimas oxidativas (NADH e SDH) e ausência de atividade na reação ATPase. Em alguns casos, há predomínio de hipotrofia de fibras tipo 1 (Figura 28.24 E e F).

A forma autossômica dominante, que corresponde a 50% dos casos de miopatia centronuclear, associa-se a defeitos no gene *DNM2* (dinamina 2). Clinicamente, são descritas formas de início infantil, juvenil e adulto, com gravidade variável. Os pacientes mostram fraqueza muscular na face e proximal nos membros, associada a oftalmoplegia e/ou ptose palpebral. Na maioria dos casos, a evolução é lentamente progressiva ou o quadro se torna estável. As formas esporádicas têm início mais precoce e manifestações clínicas mais graves. Histologicamente, há três achados: centralização e internalização nuclear acentuadas, radiação sarcoplamática a partir do núcleo central e predomínio e hipotrofia de fibras tipo 1; em pacientes mais jovens, esta tríade histológica pode ser incompleta.

A forma autossômica recessiva associa-se a mutações no gene *BIN1*. Clinicamente, as manifestações são intermediárias entre a forma grave ligada ao X e a forma autossômica dominante.

Miopatias com desproporção congênita de fibras

Trata-se de doenças cujos pacientes apresentam hipotonia e fraqueza musculares acometendo a musculatura de tronco e membros associadas a retrações fibrotendíneas de início precoce. Fraqueza facial e ptose palpebral também são frequentes. Alterações esqueléticas incluem cifoescoliose, pés cavos ou planos e palato ogival. Deficiência mental é rara.

As enzimas musculares são normais ou mostram aumento discreto ou moderado. A biópsia muscular apresenta atrofia e predomínio de fibras tipo 1, respeitando: (a) diferença de 15% ou mais no calibre de fibras tipo 1 comparado ao calibre de fibras tipo 2; (b) mais de 80% de fibras tipo 1 (Figura 28.24 G e H).

A doença é transmitida por herança autossômica recessiva ou dominante. São conhecidas mutações em diversos genes: *ACTA1*, *SEPN1*, *TPM3* e *CDTF2*.

Distrofias musculares

Distrofias musculares constituem um grande grupo de doenças hereditárias que levam a comprometimento muscular progressivo. O diagnóstico baseia-se sobretudo em testes genéticos; biópsia muscular é útil para avaliar a expressão de proteínas musculares relacionadas com as diferentes formas da doença. As manifestações clínicas podem aparecer logo após o nascimento (formas congênitas) ou anos depois.

28

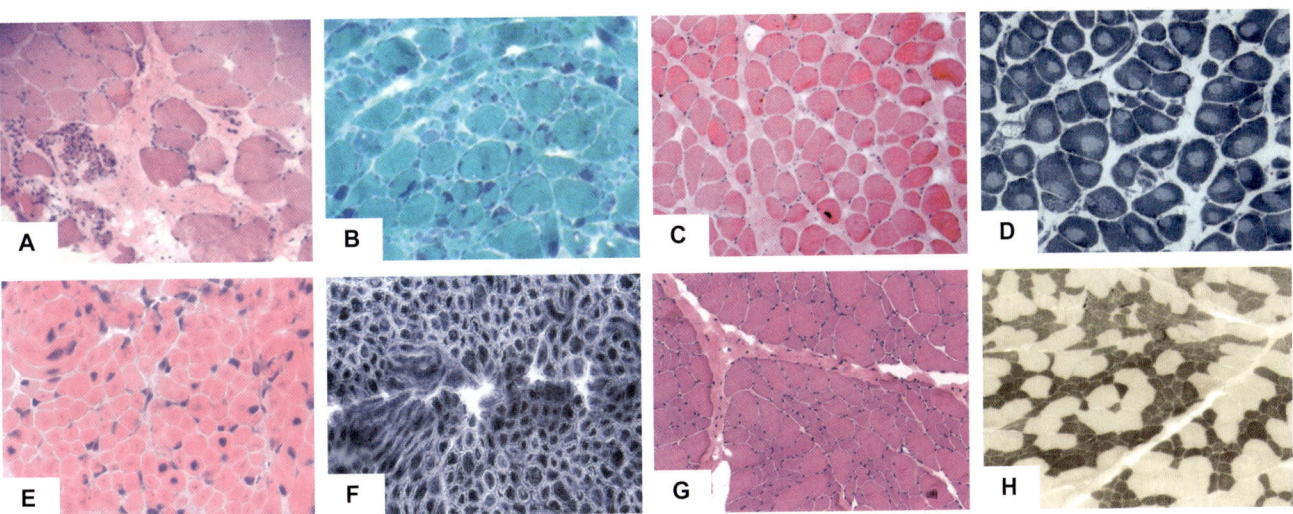

Figura 28.24 Grupos de miopatias congênitas de acordo com os achados histopatológicos. (1) *Miopatias com corpos nemalínicos*. Na coloração de hematoxilina e eosina (HE), nota-se variação no calibre das fibras (**A**); na reação de tricômico de Gomori modificado, identificam-se estruturas violáceas agrupadas na região subsarcolemal (**B**). (2) *Miopatias com cores*. Em HE, observa-se variação no calibre das fibras (**C**); na reação NADH, identifica-se falha de marcação central, em alvo (cores) (**D**). (3) *Miopatias com núcleos centrais. Miopatia miotubular*. Em HE, veem-se fibras com núcleo central arredondado, com aspecto de miotúbulo (**E**); na reação NADH, nota-se maior reatividade na região central das fibras, onde estão os núcleos (**F**). (4) *Miopatia com desproporção congênita de fibras*. Em HE, encontra-se variação do calibre das fibras (**G**); na reação miosina ATPase pH = 4,3, observam-se fibras tipo 1 hipotróficas (**H**).

Em todas as distrofias musculares, o quadro histopatológico é representado por perda de miofibrilas, necrose, fagocitose, variação no calibre de fibras e figuras de regeneração; em fase mais avançada, o tecido muscular é substituído por fibrose e tecido adiposo (Figura 28.25). O diagnóstico de distrofia muscular é confirmado por imuno-histoquímica ou por técnicas de biologia molecular. Hoje, estão disponíveis comercialmente anticorpos dirigidos a distrofina (três domínios: região carboxi-terminal, *rod domain* e região amino-terminal), sarcoglicanas (alfa, beta, gama e delta), merosina, caveolina, disferlina, calpaína e α-distroglicana. Proteínas do complexo distrofina-glicoproteínas devem ser analisadas cuidadosamente, pois deficiência primária de distrofina pode levar a deficiência secundária em reações para sarcoglicanas e distroglicana. Na deficiência primária de uma sarcoglicana, as demais proteínas do grupo também ficam alteradas. Na deficiência de caveolina e calpaína, pode haver alteração na reatividade da disferlina.

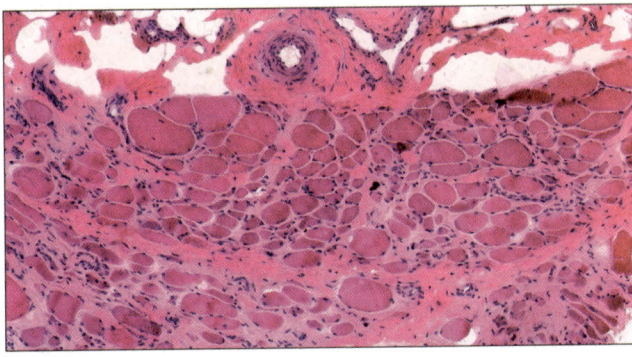

Figura 28.25 Distrofia muscular de Duchenne. Corte histológico corado pela hematoxilina e eosina mostra variação no calibre das fibras, fibras musculares necróticas, aumento do tecido conjuntivo endomisial e infiltração gordurosa.

Distrofias musculares congênitas

Distrofias musculares congênitas (DMC) são uma categoria de doenças primárias que pertencem a cinco grupos, de acordo com elementos clínicos, patológicos e genéticos: (1) causadas por mutações em genes que codificam proteínas da lâmina basal ou da matrix extracelular (genes de colágeno 6, merosina, integrina α7 e integrina α9); (2) associadas a defeitos na glicosilação da proteína α-distroglicana (distroglicanopatias: Fukuyama, *muscle eye-brain* e Walker Warburg); (3) por defeitos em proteínas do envelope nuclear: lamina e nesperina; (4) relacionadas com a proteína SEPN1, com ação desconhecida no retículo endoplasmático; (5) por anormalidades mitocondriais.

Na DMC por deficiência de merosina (por mutações no gene, mapeado em 6q22-23), os pacientes apresentam fraqueza e hipotonia musculares nos primeiros meses de vida, contraturas articulares e face alongada. A capacidade motora máxima desses pacientes é sentar sem apoio. Elemento característico é alteração difusa da substância branca cerebral à ressonância magnética, achado este que não tem correlação com o exame neurológico (não há sinais de liberação piramidal). A biópsia muscular mostra padrão distrófico, às vezes com inflamação acentuada. À imuno-histoquímica, há pouca ou nenhuma marcação de merosina.

A *DMC com deficiência de colágeno 6* é a forma mais frequente desse grupo de doenças. Os pacientes apresentam fraqueza e hipotonia musculares precoces, contraturas em articulações proximais, hiperestensibilidade distal e insuficiência respiratória precoce; outros achados são cicatrizes hipertróficas e hiperceratose folicular, especialmente nos braços. A biópsia muscular mostra padrão distrófico. A imuno-histoquímica para colágeno é variável: deficiência em alguns casos e sutil em outros. O diagnóstico é confirmado por estudo genético.

Distroglicanopatias são um grupo de DMCs associadas a hipoglicosilação da α-distroglicana. Tais DMCs têm em comum comprometimento muscular, ocular e do sistema nervoso central.

28

São conhecidos três fenótipos clínicos: (1) Walker-Warburg (lisencefalia tipo 2, hidrocefalia, distrofia muscular e alterações oculares graves: microftalmia, catarata); (2) Fukuyama, que corresponde a fenótipo mais discreto, que inclui paquigiria, polimicrogiria, distrofia muscular e miopia sem alterações oculares estruturais; (3) *muscle eye brain*, forma com gravidade intermediária entre os dois fenótipos anteriores. Este grupo de DMC é causado por mutações em pelo menos 15 genes. Testes moleculares são necessários para confirmar o diagnóstico. Biópsia muscular revela padrão distrófico e expressão ausente ou diminuída de α-distroglicana.

Distrofinopatias

Distrofinopatias correspondem aos fenótipos clínicos causados por mutações no gene da distrofina. São eles: distrofia muscular de Duchenne, distrofia muscular de Becker, miocardiopatia isolada e manifestações discretas em mulheres com tal defeito genético.

Distrofina é uma proteína da superfície interna do sarcolema que faz a ligação do citoesqueleto com a matriz extracelular; com isso, tem função importante na manutenção da arquitetura e da estabilidade das células musculares e no equilíbrio do processo de contração. Defeitos na distrofina resultam em distúrbios na integridade e no funcionamento dos músculos e em degeneração progressiva das fibras musculares. Na distrofia muscular de Duchenne, há deleção do gene ou mutações pontuais que alteram a transcrição gênica e resultam na falta de expressão da proteína no tecido muscular. Na distrofia de Becker, as mutações levam a proteínas anômalas, mas ainda com alguma função.

Distrofia muscular de Duchenne. É a forma mais comum de doença muscular na infância, com incidência de 1 em cada 5.000 nascidos do sexo masculino. Clinicamente a distrofia muscular de Duchenne (DMD) pode ser dividida em cinco estágios clínicos: (1) pré-sintomático, na idade de 0 a 2 anos, quando os sinais da doença geralmente não estão presentes, embora já existam aumento de creatinocinase sérica; em alguns pacientes, pode haver atraso na aquisição da marcha e da fala; (2) deambulador precoce, entre 3 e 6 anos, quando os pacientes apresentam quedas frequentes, dificuldade para levantar do chão (sinal de Gowers), correr e subir escadas, podendo encontrar-se pseudo-hipertrofia das panturrilhas; (3) deambulador tardio, de 7 a 10-11 anos, fase em que há piora da fraqueza nos membros inferiores, com maior dificuldade para deambular, subir escadas e levantar do chão, culminando com perda da deambulação e início do uso da cadeira de rodas; (4) não deambulador precoce, geralmente de 11 a 16 anos, caracterizado por incapacidade de marcha, mas com preservação da função dos membros superiores e postura de tronco, geralmente associadas a declínio da função ventilatória; (5) não deambulador tardio, marcado pela piora progressiva e global da fraqueza muscular, levando à incapacidade de realizar as atividades da vida diária, contraturas articulares, cifoescoliose e insuficiência cardíaca. Um terço dos pacientes com DMD tem deficiência intelectual e pode apresentar distúrbios comportamentais, como transtorno do espectro autista (TEA) e transtorno de déficit de atenção e hiperatividade (TDAH). Essas manifestações ocorrem por comprometimento da isoforma da distrofina que se expressa no sistema nervoso central.

Além do quadro clínico, o diagnóstico depende de testes moleculares. O teste genético *multiplex ligation probe aplication* (MLPA) identifica deleções, presentes em 65% dos casos; quando não se encontra deleção gênica, o sequenciamento de todo o gene da distrofina detecta mutações pontuais ou micro-

deleções/microduplicações. No passado, biópsia muscular com estudo imuno-histoquímico com anticorpos anti-distrofina era o método diagnóstico mais utilizado. Quando realizado, este exame deve utilizar três anticorpos contra três domínios da distrofina (N-terminal, C-terminal e *rod domain*). Hoje, o estudo morfológico é restrito aos casos em que o teste genético é inconclusivo. A biópsia mostra padrão distrófico e ausência de marcação para distrofina (Figuras 28.25 e 28.26); na distrofia muscular de Becker, a deficiência é parcial.

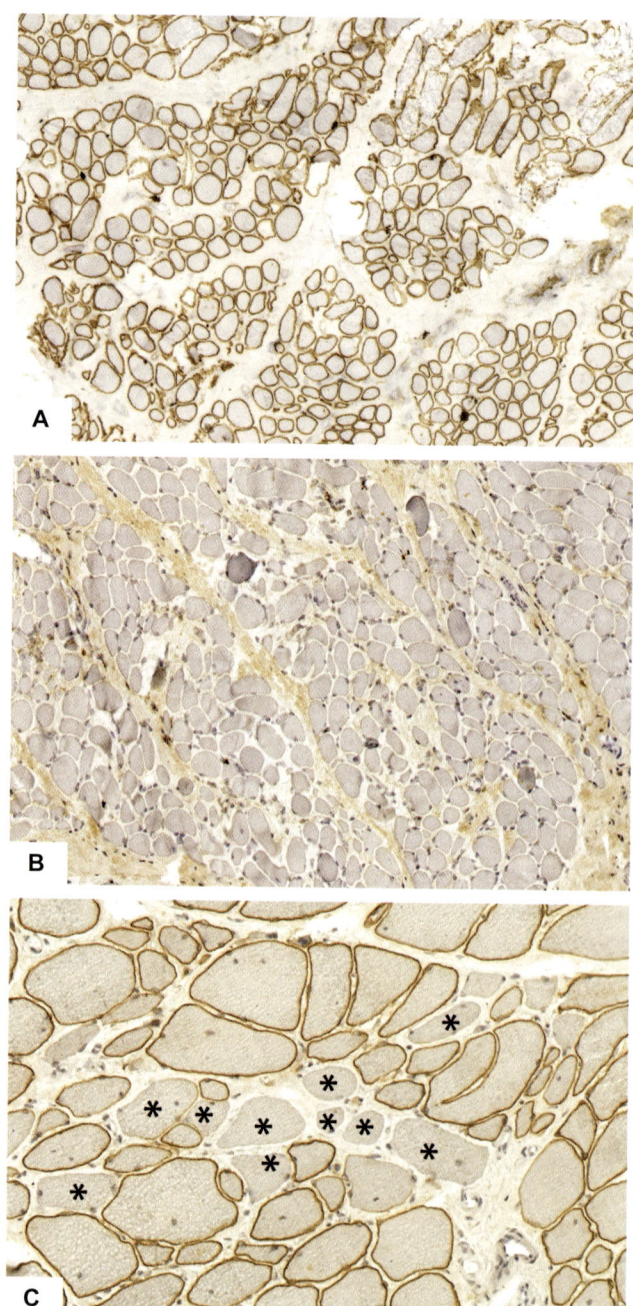

Figura 28.26 Distrofia muscular de Duchenne. Imuno-histoquímica com anticorpo anti-distrofina (DYS1). **A.** Marcação em músculo controle (distrofina marcada em todo o contorno celular). **B.** Marcação negativa em paciente com distrofia muscular de Duchenne. **C.** Padrão de mosaico em músculo de mulher com a doença. Algumas fibras são negativas (*) e outras positivas para distrofina.

Distrofias musculares cintura-membros. As distrofias musculares tipo cintura-membros correspondem a um grupo de doenças acompanhadas de fraqueza muscular predominantemente proximal nas cinturas pélvica e escapular, sem envolvimento da musculatura da face. As formas com herança autossômica dominante são chamadas *distrofia muscular de cinturas tipo 1*, seguida de uma letra que corresponde ao gene mutado. As formas recessivas recebem o nome de *distrofia muscular de cinturas tipo 2*, seguida também de uma letra que corresponde ao gene mutado. São conhecidas oito formas dominantes e 23 formas recessivas.

Distrofia miotônica. As distrofias miotônicas são a forma de distrofia muscular mais frequente em adultos. *Miotonia* caracteriza-se por contrações musculares prolongadas acompanhadas de rigidez muscular. A primeira forma da doença, que se manifesta em adultos jovens com fraqueza muscular associada a fenômenos miotônicos, foi descrita por Steinert em 1909. Em 1991, foi identificado o defeito genético, que consiste na expansão de trinucleotídeos (CTG) no gene da distrofia mitotônica – proteína cinase (DMPK). Essa é a *distrofia miotônica tipo I* (DM1) ou doença de Steinert, que cursa com fraqueza muscular distal e miotonia associadas a: (a) manifestações multisistêmicas, como disfunção cognitiva, hipersonolência, arritmias cardíacas, insuficiência gonadal, hipotireoidismo e hiperlipidemia: (b) disfunções gastrointestinais (disfagia, constipação intestinal, pseudo-obstrução intestinal e refluxo gastroesofágico); (c) alterações hepáticas (aumento de enzimas hepáticas, baixos níveis de albumina); (d) anormalidades oculares (catarata de início precoce, alterações retinianas e ptose palpebral). O início e a gravidade do quadro clínico são variáveis e dependem do grau de expansão de trinucleotídeos: quanto maior a expansão de CTG, mais grave é o fenótipo. Na forma congênita, muito grave, as manifestações clínicas estão presentes ao nascimento e se expressam por fraqueza muscular acentuada, insuficiência ventilatória e dificuldade de deglutição.

A *distrofia miotônica tipo 2* (DM2), descrita em 1998, é causada por expansão de CTG no íntron 1 do gene *CNBP/ZNF9*. A fraqueza muscular é predominantemente proximal em membros, os fenômenos miotônicos são menos frequentes e as manifestações sistêmicas também são menos evidentes. O início dos sintomas é mais tardio do que na DM1.

O padrão histológico nas duas formas da doença consiste em alteração no calibre de fibras musculares, encontrando-se fibras tipo 1 atróficas, fibras tipo 2 hipertróficas e múltiplos núcleos internos.

Tanto a DM1 quanto a DM2 são doenças com herança autossômica dominante. O diagnóstico é confirmado por testes moleculares que identificam as expansões de nucleotídeos.

Distrofia muscular facioescapuloumeral. A distrofia muscular fascioescapuloumeral (DFEU) é a terceira forma de distrofia muscular mais frequente (as distrofinopatias são a primeira e a distrofia miotônica, a segunda). DFEU acomete 1 em cada 15.000 a 20.000 indivíduos e transmite-se por herança autossômica dominante.

Na doença, algumas manifestações clínicas são marcantes, como fraqueza da musculatura facial, escapular e da cintura escapular. Na face, há comprometimento predominante do músculo orbicular *oculis* (dificuldade para fechar os olhos) e *oris* (dificuldade para fazer bico e assoviar), sem envolvimento da musculatura extraocular. Na maioria dos pacientes, os primeiros sinais de fraqueza ocorrem na face, seguidos de fraqueza para elevar os braços por volta da segunda década de vida. O

quadro é progressivo e evolui com fraqueza dos membros inferiores e dificuldade de marcha, geralmente com assimetrias musculares. Manifestações extramusculares incluem alterações retinianas (telangiectasias capilares, podendo haver formas graves com síndrome de Coat), surdez neurossensorial e arritmias cardíacas.

As enzimas musculares geralmente estão dentro dos valores normais; a eletroneuromiografia revela padrão miopático. O diagnóstico baseia-se em achados clínicos e deve ser confirmado por testes moleculares. Na DFEU tipo 1, há alteração no número de repetições do gene *D4Z4*, na região subtelomérica do cromossomo 4q; em indivíduos normais, esse número varia de 11 a 100, enquanto em pacientes com DFEU é de 1 a 10. Na DFEU tipo 2, há mutações no gene *SMCHD1*, no cromossomo 18.

Hoje, raramente se faz biópsia muscular quando se suspeita de DFEU, diferentemente do que se fazia no passado, quando esse exame era rotineiro. Os achados histológicos são inespecíficos e caracterizam-se por aumento na variabilidade do calibre das fibras musculares, encontrando-se grupos de fibras atróficas, núcleos internos e predomínio de fibras tipo 2. Há ainda infiltrado inflamatório de mononucleares e alterações na citoarquitetura das fibras musculares, especialmente sob as formas *moth-eaten* (saca-bocados) *e whorled fibers* (fibras em espiral).

Miopatias metabólicas

Miopatias metabólicas incluem três grupos de afecções: miopatias com acúmulo de glicogênio (glicogenoses), miopatias mitocondriais e miopatias com acúmulo de lipídeos.

Glicogenoses

Glicogenoses são doenças associadas a defeitos no metabolismo do glicogênio que resultam em acúmulo deste em diversas células e disfunção dos órgãos afetados. De acordo com o defeito enzimático, que geralmente é órgão-específico, as manifestações são principalmente hepáticas (glicogenoses tipos I, IIIb, IV, VI, IX), miopáticas (glicogenoses V e VII) ou mistas (glicogenoses II e IIIa).

Glicogenose tipo V (doença de McArdle ou deficiência de miofosforilase) e glicogenose tipo VII (doença de Tauri). Nestas duas doenças, as manifestações são muito semelhantes e ficam restritas à musculatura esquelética. Os pacientes queixam-se de câimbras e fadiga muscular desencadeadas por esforço físico. Os exames laboratoriais mostram aumento de creatinofosfocinase, sinais de rabdomiólise após atividade física (especialmente exercícios isométricos) e mioglobinúria. Na doença de Tauri, anemia hemolítica é frequente.

Na *doença de McArdle* (deficiência de miofosforilase), a biópsia muscular mostra vacúolos subsarcolemais PAS-positivos contendo glicogênio (Figura 28.27). Excesso de glicogênio na coloração PAS pode não ser muito intenso, sendo mais bem observado na periferia das fibras musculares. A confirmação do diagnóstico é feita pela ausência de miofosforilase. Na *doença de Tauri* (deficiência de fosfofrutoquinase), a biópsia muscular não revela anormalidades à microscopia de luz; o acúmulo de glicogênio só pode ser visto à microscopia eletrônica.

Glicogenoses com manifestações mistas. Doença de Pompe ou glicogenose tipo II, a principal representante deste grupo, resulta de deficiência da enzima lisossômica maltase ácida. Há duas formas da doença; (a) infantil, muito grave, que se carac-

28

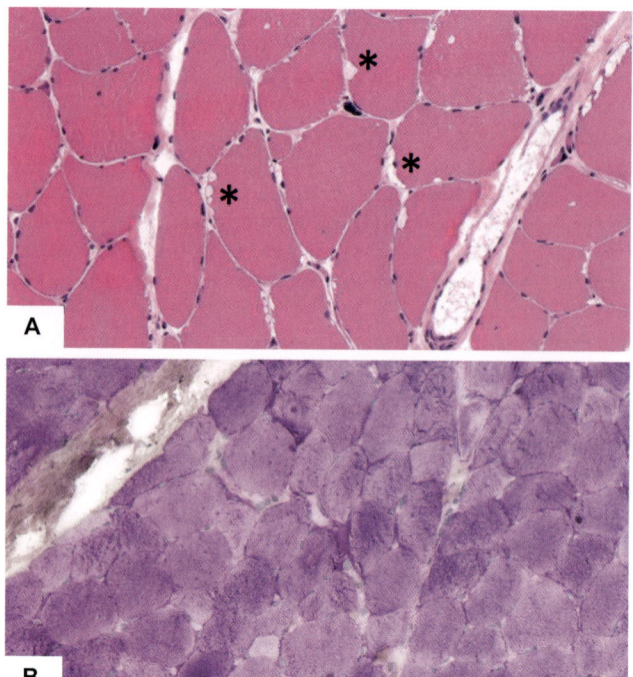

Figura 28.27 Glicogenose tipo V (doença de Mac Ardle). **A.** Corte histológico corado pela hematoxilina e eosina mostra vacúolos subsarcolomais (*) em várias fibras musculares. **B.** Vacúolos repletos de glicogênio (PAS).

teriza por hipotonia acentuada, miopatia, miocardiopatia hipertrófica, insuficiência respiratória e óbito frequentemente no primeiro ano de vida; (b) juvenil, na qual prevalece o comprometimento da musculatura esquelética, com fraqueza muscular progressiva, mas sem alterações cardíacas.

A biópsia muscular revela miopatia vacuolar com acúmulo de glicogênio, com forte reação de fosfatase ácida. O diagnóstico é feito por dosagem enzimática em leucócitos ou por teste genético. A terapia de reposição enzimática encontra-se disponível e mostra melhora em alguns pacientes com a forma infantil.

Miopatias mitocondriais

As mitocôndrias, que possuem seu próprio DNA, são responsáveis pela produção de energia a partir da fosforilação oxidativa. As doenças mitocondriais manifestam-se por defeitos no funcionamento da cadeia respiratória por mutações ou deleções no DNA mitocondrial ou no DNA nuclear. Tais doenças, portanto, podem ter diferentes padrões de herança: materna, autossômica recessiva ou dominante. Doenças mitocondriais afetem pelo menos 1 em cada 5.000 indivíduos, com elevada morbidade e curso progressivo.

O fato de as mitocôndrias estarem presentes em todas células faz com que essas doenças tenham caráter multisistêmico. Clinicamente, deve-se suspeitar de doença mitocondrial quando há comprometimento de vários órgãos e curso progressivo. Na fase inicial, pode haver acometimento de um órgão isolado, porém durante a evolução nota-se envolvimento progressivo de outros órgãos. Por tudo isso, o quadro clínico das miopatias mitocondriais é muito variado. Comprometimento muscular caracteriza-se por hipotonia e fraqueza progressivas, intolerância a exercício físico, mialgia, mioglobinúria e atrofia muscular.

Segundo o conjunto de sinais e sintomas, são conhecidas diferentes entidades clínicas, descritas adiante. O conhecimento delas é essencial para se suspeitar de uma doença mitocondrial.

A *epilepsia mioclônica com fibras vermelho-rasgadas/esfarrapadas (MERRF)* caracteriza-se por epilepsia mioclônica progressiva, ataxia cerebelar, demência, miopatia e neuropatia periférica associada a retinite pigmentar.

Na *encefalomiopatia com acidose lática e episódios semelhantes a acidente vascular cerebral (MELAS)*, existem episódios agudos e recorrentes de déficits neurológicos focais, potencialmente reversíveis, que se assemelham a acidentes vasculares cerebrais; as lesões são mais frequentes na região parieto-occiptal (ver Capítulo 26). Outras manifestações incluem crises epilépticas, demência, retardo do crescimento, vômitos e cefaleia recorrente.

A *síndrome de Kearns-Sayre* manifesta-se como oftalmoplegia progressiva com início antes de 20 anos de idade associada a retinopatia pigmentar, defeito na condução cardíaca associado a ataxia cerebelar e miopatia.

A *oftalmoplegia externa progressiva (PEO)* caracteriza-se por comprometimento progressivo da musculatura ocular extrínseca, associada ou não a miopatia proximal.

O marcador histológico das doenças mitocondriais na biópsia muscular são fibras vermelho rasgadas (FVR) (Figura 28.28), que, em reações oxidativas (SDH e NADH), mostram maior reatividade; fibras com proliferação mitocondrial são negativas na reação COX. Para facilitar essa análise, desenvolveu-se a técnica SDH/COX, em que duas reações são feitas na mesma lâmina, revelando as fibras SDH-positivas e COX-negativas (Figura 28.29). À microscopia eletrônica, as mitocôndrias apresentam alterações na forma e no tamanho, anormalidades no padrão das cristas e inclusões paracristalinas.

Ausência de FVRs, no entanto, não exclui o diagnóstico de doença mitocondrial. Neste caso, o diagnóstico deve ser confirmado por estudos bioquímicos da cadeia respiratória e avaliação molecular. Esta deve incluir análise dos DNAs mitocondrial e nuclear e é guiada por manifestações clínicas, avaliação histopatológica e estudo bioquímico da cadeia respiratória. Exames moleculares ampliados, como painéis para doenças mitocondriais ou análise do exoma, são as ferramentas mais efetivas, especialmente a última, que em um mesmo exame permite o estudo de genes dos DNAs nuclear e mitocondrial.

Do ponto de vista genético, as doenças mitocondriais são divididas em dois grupos: doenças associadas a defeitos do DNA mitocondrial e doenças com defeitos no DNA nuclear.

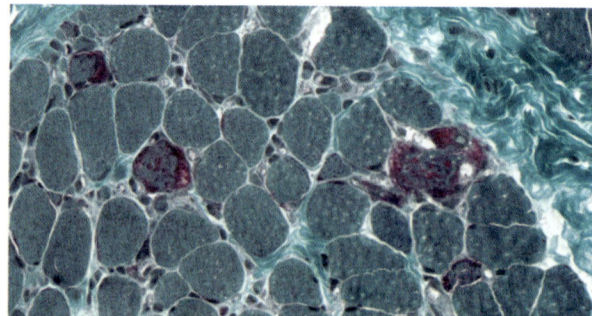

Figura 28.28 Miopatia mitocondrial. Corte histológico mostrando fibras com proliferação de mitocôndrias evidenciados pela cor avermelhada (fibras vermelho rasgadas – *red ragged fibers*) na coloração pelo tricrômico de Gomori modificado.

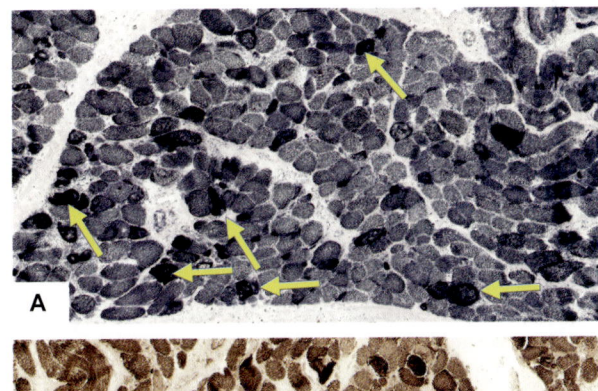
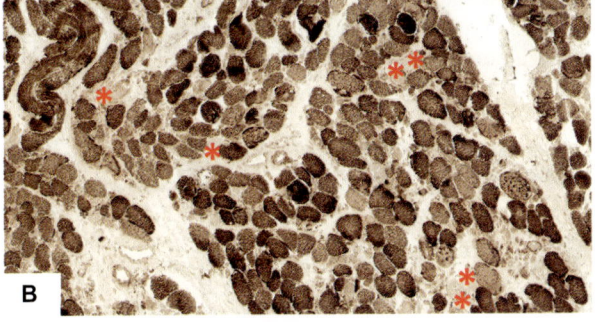
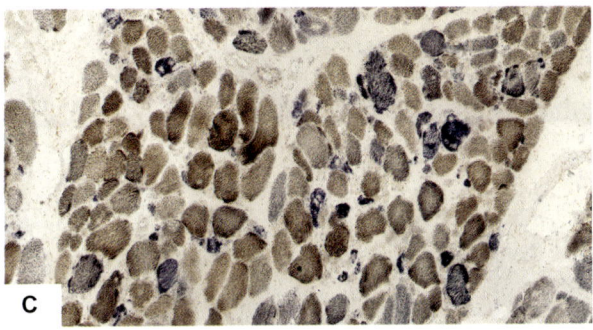

Figura 28.29 Miopatia mitocondrial. **A.** Reação SDH com fibras fortemente coradas em azul (*blue fibers – setas*). **B.** Reação COX mostra fibras COX negativas (*). **C.** Reação combo SDH/COX, em que as fibras COX negativas ficam fortemente coradas em azul (*blue fibers*).

As *doenças associadas a mutações no DNA mitocondrial* têm herança materna, pois as mitocôndrias são transmitidas apenas pelo óvulo, de forma que uma mãe com mutação no DNA mitocondrial passa o defeito para todos os filhos, mas somente as filhas o transmitem para as gerações seguintes. Não existe correlação precisa entre uma mutação e o fenótipo clínico. Mutações no gene tRNA da leucina no DNA mitocondrial, por exemplo, associam-se geralmente ao fenótipo MELAS (ver anteriormente), embora possam relacionar-se também com outras entidades. De outro lado, mutações em genes diferentes do DNA mitocondrial podem causar uma mesma síndrome clínica.

Doenças mitocondriais associadas a defeitos no DNA nuclear têm padrão de herança autossômica dominante ou recessiva. O DNA nuclear codifica a maioria das proteínas da cadeia respiratória e outras proteínas (cerca de 60) envolvidas na manutenção e no funcionamento da cadeia respiratória. Aproximadamente 20% das doenças da cadeia respiratória na infância associa-se a defeitos do DNA mitocondrial, enquanto 80% relaciona-se com mutações no DNA nuclear. Em adultos, mutações no DNA mitocondrial respondem por 50% dos casos.

Defeitos no metabolismo de lipídeos

A oxidação de ácidos graxos, importante na produção de energia no organismo, é feita nas mitocôndrias, sobretudo durante o jejum e exercícios físicos prolongados. Oxidação de lipídeos forma corpos cetônicos, que são utilizados como fonte de energia no cérebro e em outros órgãos. Defeitos genômicos que interferem na oxidação mitocondrial de ácidos graxos são responsáveis por um grupo de doenças que afetam principalmente fígado, músculos esqueléticos e coração.

Este grupo de doenças manifesta-se na infância com quadro de coma associado a hipoglicemia hipocetótica induzido por jejum prolongado ou outros fatores desencadeantes, como infecções. Os pacientes podem evoluir também com comprometimento muscular, com fraqueza muscular progressiva, rabdomiólise aguda ou miocardiopatia aguda ou crônica. Seu diagnóstico baseia-se na dosagem de carnitina no sangue e em músculos e na avaliação plasmática do perfil de acilcarnitinas. A confirmação diagnóstica é feita por testes moleculares ou dosagem das enzimas envolvidas, geralmente em fibroblastos. A biópsia muscular mostra alterações mitocondriais e vacúolos contendo lipídeos, estes mais evidentes nas fibras tipo 1 (Figura 28.30).

Tais doenças são agrupadas segundo a anormalidade a metabólica. Os defeitos ocorrem em: (a) ciclo da carnitina; (b) β-oxidação de ácidos graxos; (c) transporte de elétrons; (d) cetogênese; os dois últimos grupos são raros.

Defeitos no ciclo da carnitina. Manifestam-se sob quatro formas, três delas com manifestações musculares.

- Defeito no transportador de carnitina. Caracteriza-se por deficiência no transporte de carnitina na membrana citoplasmática de músculos e rins. Os níveis plasmáticos e musculares de carnitina são muito baixos e, consequentemente, há comprometimento na oxidação de ácidos graxos. As principais manifestações são miocardiopatia hipertrófica e fraqueza muscular progressiva. O tratamento é feito com reposição de carnitina por via oral. A biópsia muscular revela vacúolos contendo lipídeos, mais evidentes nas fibras tipo 1
- Deficiência de carnitina-palmitoliltransferase 1 (CPT1), em que esta isoenzima, que se expressa somente no fígado e nos

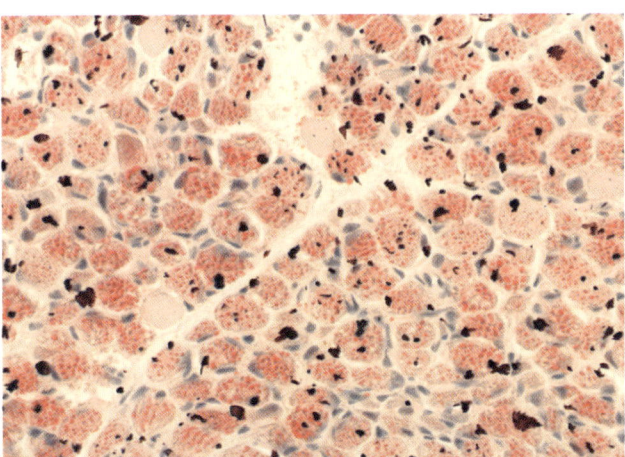

Figura 28.30 Miopatia por acúmulo de lipídeos na deficiência de carnitina. Todas as fibras, sobretudo as do tipo 1, mostram numerosos grânulos lipídicos vermelhos no citoplasma.

28

rins, é deficiente. O quadro clínico consiste em episódios recorrentes de coma associado à hipoglicemia hipocetótica. Os níveis plasmáticos de carnitina encontram-se aumentados

- Deficiência de carnitina/acilcarnitina translocase, cujas manifestações se iniciam precocemente e se caracterizam por coma, hipoglicemia hipocetótica, arritmias cardíacas e fraqueza muscular
- Deficiência de carnitina palmitoiltransferase 2 (CPT2), com duas formas: (a) início no período neonatal, muito grave, que se manifesta com coma, miocardiopatia e fraqueza muscular; (b) início na vida adulta e caracterizada por episódios de rabdomiólise desencadeada por exercícios, jejum ou frio.

Defeitos na β-oxidação mitocondrial. Neste grupo destacam-se os tipos a seguir.

- Deficiência da 3-hidroxi-acil-CoA de cadeia muito longa (LCHAD), cujo quadro clínico varia de episódios recorrentes de coma associado a hipoglicemia hipocetótica, semelhante à forma discreta de *medium chain acyl-CoA desidrogenase* (MCAD), a quadros graves com comprometimento cardíaco e de músculos esqueléticos. A biópsia muscular revela acúmulos lipídicos, áreas de necrose e regeneração muscular e alteração mitocondrial
- Deficiência de acetil-CoA desidrogenase de cadeia longa, que se apresenta com quadro de comprometimento isolado da musculatura esquelética ou associado a miocardiopatia hipertrófica. A biópsia muscular exibe achados semelhantes aos observados na LCHAD.

Canalopatias musculares

Trata-se de doenças musculares resultantes de mutações em genes que codificam proteínas que formam canais iônicos, especialmente os localizados no sarcolema, com destaque em miotonias congênitas e paralisias periódicas. O diagnóstico dessas doenças depende de testes moleculares, embora a eletroneuromiografia possa mostrar achados de descargas miotônicas sugestivas delas. A biópsia muscular pode revelar miopatia vacuolar em pacientes com paralisias periódicas.

Miotonias congênitas

Associadas a defeitos no canal de cloro. Englobam as miotonias de Thomsen e de Becker, que se caracterizam por fenômenos miotônicos que levam a rigidez muscular. Fenômenos miotônicos melhoram com movimentos repetidos no grupo muscular acometido. Tais alterações podem ocorrer em qualquer grupo muscular e geralmente resultam em hipertrofia muscular, que é achado caraterístico dessas condições. A *forma de Thomsen*, mais discreta, tem início mais tardio e geralmente associa-se a herança autossômica dominante, podendo dever-se a mutação *de novo* em heterozigose. A *forma de Becker*, de herança autossômica recessiva, tem início mais precoce e manifestações mais intensas. As duas doenças são causadas por mutações no gene do canal de cloro (*CLCN1*).

Associadas a defeitos no canal de sódio. São descritas duas formas: miotomia flutuante e miotomia permanente, que se associam a mutações no gene *SCN4A*. Na *forma flutuante*, ou benigna, a miotonia surge uma hora após esforço físico e dura aproximadamente 1 a 2 horas. Na *forma permanente*, vários grupos musculares são acometidos; o paciente pode tornar-se imóvel e morrer por acometimento da musculatura respiratória. A miotomia melhora com a administração de potássio.

Paramiotonia congênita. Também causada por mutações no gene *SCN4A*, a doença cursa com miotonia paradoxal, ou seja, o fenômeno miotônico piora com a movimentação repetitiva do grupo muscular afetado; piora da miotomia é também comum com o frio. Em alguns pacientes, pode haver a associação de miotomia com episódios de paralisia muscular periódica.

Paralisia periódica normocalêmica, hipocalêmia ou hipercalêmica. Trata-se de doenças musculares que cursam com episódios intermitentes de fraqueza muscular localizada ou generalizada associada a variações nos níveis séricos de potássio (normocalêmica, hipocalêmica ou hipercalêmica) durante os episódios de paralisia. Paralisias periódicas hipocalêmicas podem ser causadas por mutações nos genes *SCN4A* e *CACNA1S* (canal de cálcio).

▶ Miopatias secundárias

Miopatias secundárias (adquiridas) podem resultar de agressões imunitárias, infecciosas, tóxicas ou metabólicas. As formas mais importantes estão descritas adiante.

Miopatias inflamatórias

Polimiosite

Polimiosite é miopatia idiopática de natureza autoimunitária caracterizada por inflamação não supurativa na musculatura esquelética. *Dermatomiosite* é doença em que existem manifestações tanto cutâneas como musculares. Polimiosite e dermatomiosite, no entanto, são doenças distintas, cujos mecanismos patogenéticos são diferentes (ver Capítulo 32). Polimiosite inicia-se geralmente após infecção viral das vias respiratórias superiores e do trato gastrointestinal ou associa-se a: (a) doenças imunitárias, como lúpus eritematoso sistêmico, artrite reumatoide e doença reumática; (b) neoplasias malignas de pulmão, mama, cólon ou linfonodos (manifestação paraneoplásica). A doença manifesta-se depois de 18 anos; porém, ocorre com maior frequência entre 5 e 15 ou entre 45 e 65 anos de idade. A doença acomete duas vezes mais mulheres do que homens, com prevalência de cinco acometidos em cada 10.000 pessoas.

O quadro clínico caracteriza-se por fraqueza muscular proximal e simétrica envolvendo as cinturas pélvica e escapular, a musculatura da região anterior do pescoço e os músculos flexores do tronco. O início é insidioso, e o paciente queixa-se de dificuldade para subir e descer escadas, levantar-se quando em posição supina ou sentada (levantar miopático) e dificuldade de elevar as mãos acima da cabeça. Pode haver disfagia por envolvimento da musculatura estriada da faringe e do esôfago superior, predispondo a pneumonia por aspiração.

Exames laboratoriais mostram elevação da velocidade de hemossedimentação e do nível sérico de creatinocinase, esta última por causa de áreas extensas de necrose muscular suficientes inclusive para causar mioglobinúria. As alterações eletromiográficas são patognomônicas e representadas pela combinação de potenciais de fibrilação espontâneos com potenciais polifásicos de curta duração. A biópsia muscular (Figuras 28.31) evidencia grande número de fibras em necrose, com fragmentação citoplasmática ou aspecto vítreo. A regeneração

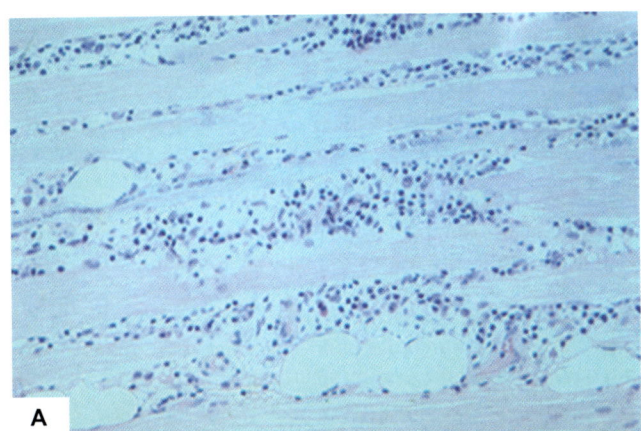

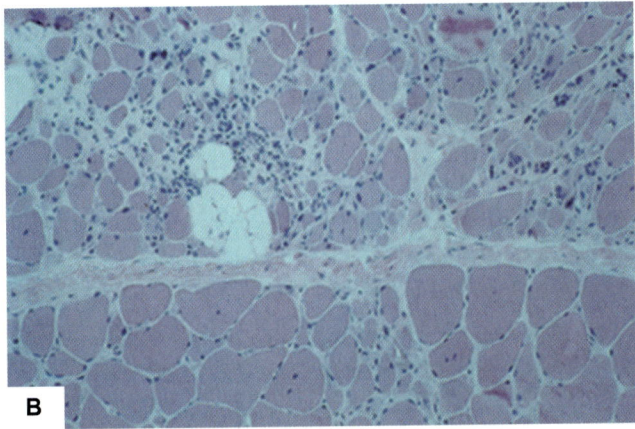

Figura 28.31 Miopatia inflamatória. **A.** Corte histológico de músculo de paciente com miopatia inflamatória mostrando linfócitos e monócitos divulsionando as fibras musculares. **B.** Fibras em fagocitose por macrófagos, além de variação moderada do seu diâmetro. Intenso infiltrado mononuclear.

muscular é evidente, surgindo fibras com aspecto basofílico e núcleos vesiculosos. Observam-se, ainda, focos de infiltrado linfocitário perivascular e intersticial, com plasmócitos ocasionais. Em contraste com as distrofias, hipertrofia de fibras musculares é rara. Todavia, frequentemente nota-se hipotrofia de fibras com distribuição perifascicular.

Em pacientes com polimiosite infantil ou associada a doenças imunitárias, a imunofluorescência mostra imunoglobulinas e complemento nas fibras musculares e nos vasos sanguíneos. Linfócitos de pacientes com polimiosite parecem sensibilizados a antígenos musculares e mostram toxicidade *in vitro* a fibras musculares humanas. Tais observações sugerem possível mecanismo de hipersensibilidade capaz de agredir fibras musculares e expor antígenos a linfócitos sensibilizados, os quais induzem destruição celular e maior liberação antigênica. Em casos associados a neoplasias, pode ocorrer produção, pelo tumor, de moléculas capazes de reação cruzada com antígenos dos músculos, sensibilizando linfócitos, os quais passariam a agredir as fibras musculares.

Miosite por corpos de inclusão

Miopatia por corpos de inclusão, que é a doença muscular inflamatória mais frequente em indivíduos acima de 50 anos, não deve ser confundida com a forma hereditária, não inflamatória, da miopatia por corpos de inclusão. De etiologia desconhecida,

a miosite por corpos de inclusão associa-se a antígenos MHC classe I (HLA DR3, DR52) e é mediada por linfócitos T citotóxicos (CD8+), sendo que estas alterações podem ser primárias (autoimunes) ou secundárias (decorrentes das infecções prévias por vírus, doenças metabólicas ou degenerativas); a última hipótese é a mais provável.

A microscopia de luz revela vacuolização marginal (Figura 28.32 A) e infiltrado inflamatório linfocitário T CD8+ endomisial. As inclusões são eosinofílicas e próximas aos vacúolos; depósitos de amiloide podem ser vistos à coloração pelo vermelho Congo. A microscopia eletrônica revela inclusões citoplasmáticas e nucleares filamentosas, além de depósitos de pontos amorfos nos lisossomos e no citoplasma (Figura 28.32 B).

Miopatias infecciosas

Miosites virais agudas podem ocorrer em pacientes com ou sem evidência sorológica de infecção viral recente. Os vírus que mais causam miosite são *influenza* A e B e Coxsackie, além de *parainfluenza*, adenovírus, *Herpes simplex* e vírus ECHO. Atualmente, a incidência de miosite infecciosa por HIV e HTLV-1 tem aumentado. Quando intensas, tais miosites cursam com rabdomiólise, embora sejam geralmente discretas.

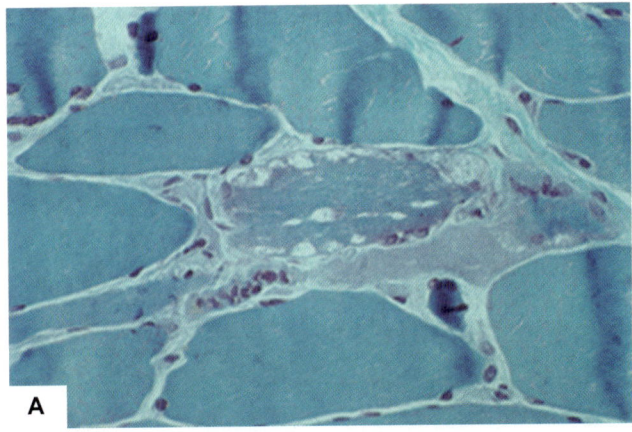

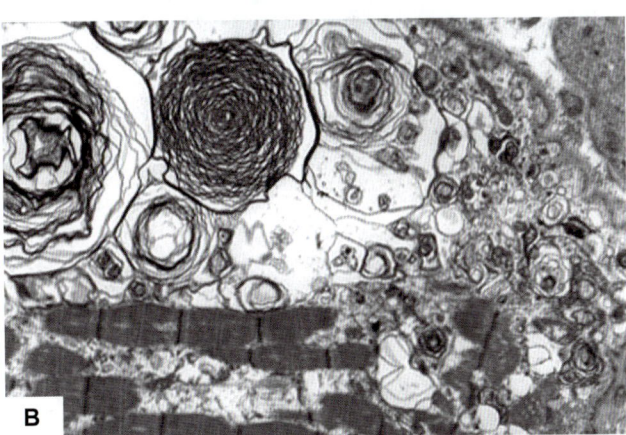

Figura 28.32 Miosite por corpos de inclusão. **A.** Fibras musculares com grande quantidade de vacúolos citoplasmáticos de aspecto irregular, contendo restos celulares e material fragmentado (*rimmed vacuoles*). Há ainda variação no diâmetro das células e raras fibras com internalização nuclear. **B.** Microscopia eletrônica mostrando material lamelar e elétron-denso que preenche os vacúolos detectados à microscopia de luz.

28

Os músculos esqueléticos são resistentes a infecções bacterianas; mesmo nos casos graves de bacteriemia, septicemia ou abscessos musculares, miosites são incomuns. Entretanto, houve aumento de miosites bacterianas nas últimas décadas devido ao grande número de pacientes imunocomprometidos. A miosite clostridial é a mais conhecida, embora outras bactérias tenham ocasionalmente sido descritas.

Infecções fúngicas musculares são pouco comuns, embora tenham aumentado nas últimas décadas, à semelhança das bacterianas, por causa do maior número de indivíduos imunossuprimidos. Esporotricose, histoplasmose, mucormicose, candidíase e criptococose são algumas infecções fúngicas que podem causar miosite.

As infecções musculares por protozoários cestódeos e nematódeos não são raras no Brasil e em outros países da América do Sul e devem-se ao tropismo que alguns desses parasitos têm pelos músculos. Os protozoários que mais causam miosite são intracelulares, e os exemplos principais são *Toxoplasma gondii*, *Trypanosoma cruzi* e *Plasmodium falciparum*. Os cestoides causadores de lesão muscular mais importantes são *Cysticercus cellulosae* e *Echinococcus granulosus*.

Miopatias tóxicas iatrogênicas

São inúmeras as substâncias miotóxicas (Quadro 28.7). Em geral, o quadro é de miosite necrosante, miopatia vacuolar, atrofia de fibras tipo 2 (particularmente em corticoterapia), ou defeitos mitocondriais resultantes do acúmulo de substâncias de uso prolongado; reações de idiossincrasia também já foram descritas.

O uso de estatinas associa-se a alterações musculares que vão desde aumento isolado de creatinofosfocinase até miopatia com fraqueza muscular expressiva. Neste caso, o tratamento com essa substância deve ser suspenso.

Quadro 28.7 Principais agentes químicos causadores de miopatias e seus efeitos

Agentes	Lesões	Mecanismo patogenético
Álcool	Aguda – necrose	Desconhecido
	Crônica – atrofia	Síntese proteica reduzida
Amiodarona	Alteração vacuolar e/ou necrose	Inibição lisossomal
Anfotericina B	Alteração vacuolar	Perda de potássio sistêmico, com alteração do seu balanço nas células musculares
Cocaína	Alteração vacuolar	Vasoconstrição
Corticosteroides	Atrofia de fibras tipo 2	Inibição do mRNA, com alteração na glicogenólise
Ciclosporina	Atrofia	Desconhecido
Heroína	Necrose	Isquemia
Venenos de cobra	Necrose	Ativação de lipases, induzindo rabdomiólise
Vitamina E	Necrose	Desconhecido

Miopatias endócrinas

Este grupo inclui as doenças musculares causadas por alterações hormonais, como hiper ou hipotireoidismo, excesso ou deficiência de glicocorticoides, excesso de hormônio do crescimento, alterações na secreção de insulina e hipo ou hiperparatireoidismo. A maioria dos pacientes apresenta fraqueza muscular proximal e perda progressiva da massa muscular, além de discretas alterações miopáticas ao exame histológico. Em muitos casos, a fraqueza é desproporcional à perda de massa muscular e às alterações miopáticas, que são inespecíficas, sugerindo que as miopatias endócrinas são relacionadas mais com danos funcionais do que estruturais.

Muitos hormônios participam na manutenção da *performance* normal do músculo, atuando, portanto, em moléculas miotróficas, isto é, em fatores neuronais e miogênicos mantenedores da função neuromuscular normal. A perda de massa muscular e a fraqueza progressiva que ocorrem com o avançar da idade e as alterações hormonais próprias desse período parecem ser bons exemplos do que ocorre com as endocrinopatias e os fatores miotróficos.

Neoplasias musculares

As neoplasias mesenquimais primárias de músculos esqueléticos são raras, destacando-se as entidades descritas a seguir.

Rabdomioma. Trata-se de neoplasia benigna que pode ser cardíaca ou extracardíaca. A forma extracardíaca pode ser subdividida nos tipos fetal e adulto, dependendo do grau de diferenciação celular. As lesões localizam-se na região da cabeça e pescoço e no trato urogenital.

O *tipo adulto* predomina na região cefálica, em indivíduos com idade média de 60 anos, e é mais comum em homens. As manifestações são obstrutivas. O tumor é circunscrito, lobulado ou nodular, sendo formado por células musculares volumosas, com limites nítidos e citoplasma vacuolado, granular ou eosinofílico; os núcleos são centrais ou periféricos, uniformes, sem mitoses; não há necrose. À imuno-histoquímica, as células são positivas para actina músculo-específica, desmina e mioglobina. Excisão completa da lesão é o tratamento recomendado, com bom prognóstico.

O *tipo fetal* é mais raro e acomete preferencialmente a região cefálica, principalmente a área pós-auricular, ou mucosas. A idade média de acometimento é de quatro anos, com predomínio em meninos. A lesão é acastanhada e úmida, sendo constituída por células fusiformes primitivas esboçando miotúbulos fetais, imersas em matriz mixoide. Células maiores, que lembram rabdomioblastos, são também encontradas. Não há atipias nucleares, mitoses ou necrose. O diagnóstico nem sempre é fácil, pois a lesão pode simular rabdomiossarcoma embrionário bem diferenciado. O padrão imuno-histoquímico é similar ao do tipo adulto. Vários casos deste tumor têm sido relatados em pacientes com a síndrome do carcinoma basocelular nevoide, na qual existe mutação no gene supressor de tumor *PTCH*.

Rabdomiossarcoma embrionário. É o câncer de crianças mais frequente em tecidos moles, acometendo sobretudo a cabeça e o pescoço (47%) e o sistema genitourinário (28%). As lesões têm crescimento rápido, tendência a recidiva precoce e metástases pela via sanguínea. O tumor mede em geral 4 a 10 cm de diâmetro e forma massa polipoide, elástica, com áreas císticas e de hemorragia. Microscopicamente, encontram-se áreas densamente celulares intercaladas com regiões frouxas e mixoides (Figuras 28.33). As células neoplásicas são pequenas, redondas e indiferenciadas, por vezes detectando-se rabdomioblastos com citoplasma eosinofílico abundante. Estriações transversais são raras, e o diagnóstico diferencial inclui outras neoplasias de pequenas células na infância, como sarcoma de Ewing, neuroblastoma, linfomas e tumor neuroectodérmico primitivo (PNET) periférico. Existem três subtipos do tumor, que conferem padrão variado à lesão. No subtipo *fusiforme* (Figura 28.34), as células são alongadas, dispostas em feixes ou novelos, com mínima diferenciação muscular e raros rabdomioblastos. O diagnóstico diferencial com lesões miofibroblásticas ou musculares lisas é difícil, e o estudo imuno-histoquímico é indispensável para a confirmação diagnóstica. No subtipo *botrioide*, as células dispõem-se em faixas justaepiteliais com uma camada de transição ou câmbio, compondo inúmeros nódulos polipoides com estroma mixoide. O subtipo *anaplásico* é rico em células grandes, com núcleos hipercromáticos e mitoses atípicas.

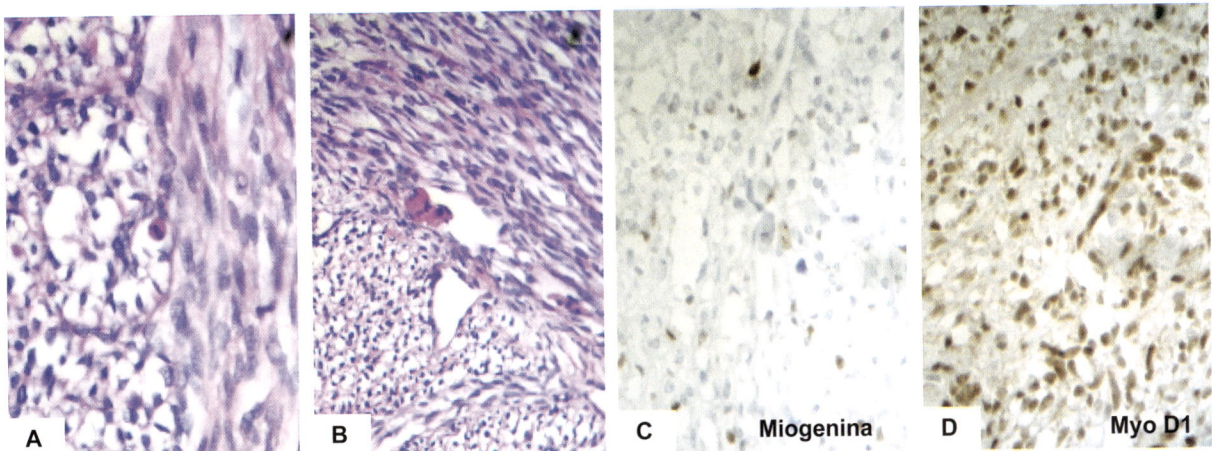

Figura 28.33 Rabdomiossarcoma. Neoplasia constituída por células pequenas e alongadas, pouco diferenciadas, contendo núcleos irregulares e citoplasma mal definido, por vezes eosinofílico (**A** e **B**). Imuno-histoquímica mostra forte positividade nuclear para marcadores da linhagem muscular (**C**: miogenina; **D**: Myo D1).

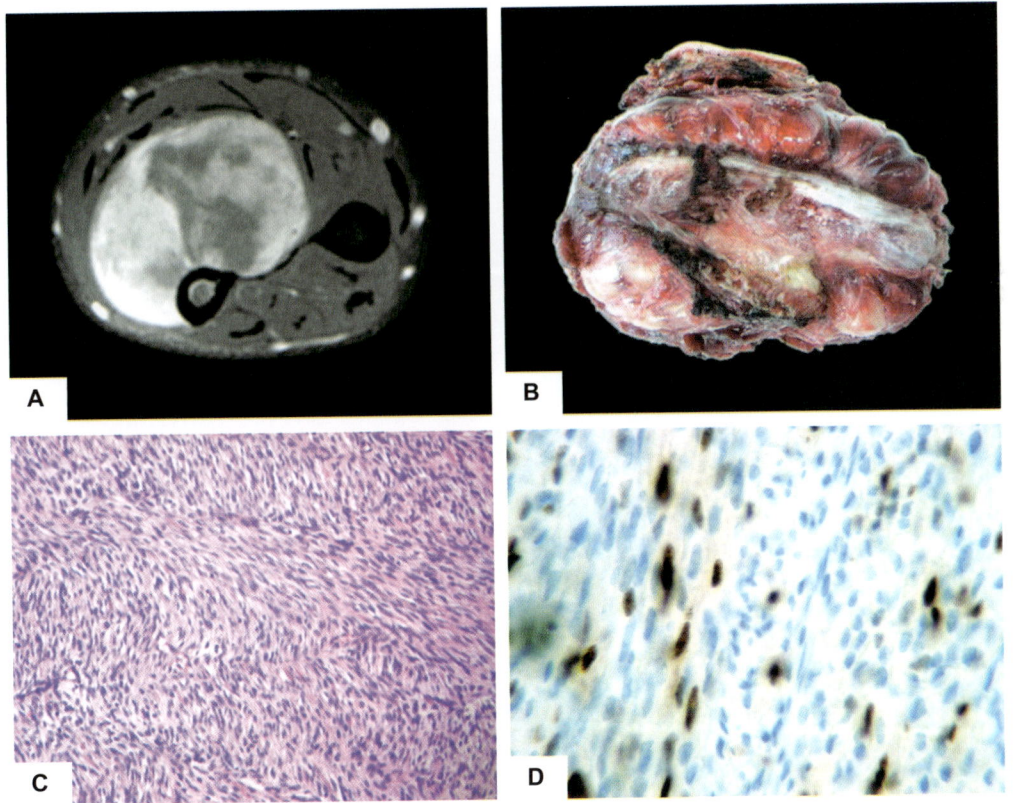

Figura 28.34 Rabdomiossarcoma embrionário, variante fusiforme. **A.** Ressonância magnética de antebraço após contraste mostrando massa ovalada, bem definida, heterogênea, em íntimo contato com a ulna. **B.** Massa de aspecto lobulado e bem delimitada. **C.** Neoplasia fusocelular. **D.** Imuno-histoquímica para miogenina (padrão nuclear), confirmando o diagnóstico de rabdomiossarcoma.

28

A imuno-histoquímica é muito importante no diagnóstico desses tumores. Positividade para vimentina é detectada nas células primitivas enquanto células positivas para actina, desmina, mioglobina, miosina e creatinocinase M correspondem a rabdomioblastos em desenvolvimento. Anticorpos contra MyoD1 e miogenina são altamente específicos e sensíveis para rabdomiossarcomas, sendo considerados o padrão-ouro para o diagnóstico. Além desses marcadores, podem-se detectar titina, distrofina e receptores de acetilcolina. A microscopia eletrônica evidencia miofilamentos de actina e miosina e linhas Z.

Avaliação molecular mostra perda alélica na região 11p15 e alterações cromossômicas complexas, inclusive cópias extras dos cromossomos 2, 8 e 13 e rearranjos em 1p11-q11 e 12q13. Os fatores prognósticos incluem estágio da doença, classificação histológica e local de origem. Pacientes jovens têm melhor prognóstico, assim como localização orbital e paratesticular. Avaliação da ploidia tumoral mostra que rabdomiossarcomas embrionários hiperdiploides têm melhor prognóstico.

Rabdomiossarcoma alveolar. É formado por ninhos celulares com grande número de células isoladas e multinucleadas, separadas por septos fibrovasculares e intercalados com focos de padrão sólido. O tumor manifesta-se em todas as idades, predominando em adolescentes e adultos jovens, sem predileção por crianças, sendo as extremidades a sede mais frequente (40%). A lesão tem crescimento rápido. Quando paranasal, evolui com proptose e déficit neurológico. São reconhecidos três subtipos histológicos: típico, sólido e misto (embrionário/alveolar). O padrão imuno-histoquímico é similar ao do rabdomiossarcoma embrionário. A avaliação citogenética mostra translocações específicas, como t(2;13) e t(1/13). O rabdomiossarcoma alveolar é mais agressivo do que o embrionário. Tumores com proteínas de fusão tipo PAX7/FKHR têm melhor prognóstico do que os que expressam PAX3/FKHR.

Rabdomiossarcoma pleomórfico. Trata-se de sarcoma de alto grau de malignidade que acomete preferencialmente os membros inferiores de adultos, ao redor da sexta década. É tumor raro e constituído por células poligonais, atípicas, redondas ou alongadas, com diferenciação muscular e sem componente embrionário ou alveolar detectável. Não foram encontradas alterações citogenéticas específicas nesse tipo de lesão.

■ Leitura complementar

Canon SC. Channelopathies of skeletal muscle excitability. Compr Physiol. 2015;5(2):761-90.

Davis RL, Laing C, Sue CM. Mitochondrial diseases. Handb Clin Neurol. 2018;147:125-41.

Darras BT, et al. Neuromuscular disorders of infancy, childhood and adolescence. 2nd ed. Amsterdam: Elsevier; 2015.

Dawna A, et al. Pediatric neuropathology: a text-atlas. Springer; 2007.

Dubowitz V, Sewry CA. Muscle biopsy. A practical approach. 3rd ed. Philadelphia: Elsevier; 2007.

Fletcher CDM, et al. WHO Classification of tumours of soft tissue and bone. IARC; 2013.

Karpati G. Structural and molecular basis of skeletal muscle diseases. Basel, International Society of Neuropathology; 2002.

Love S. Neuropathology – a guide for practising pathologists – Current topics in pathology. Springer; 2012.

Love S et al. Greenfield's neuropathology. 9th ed. CRC Press; 2015.

Mercuri E, et al. Diagnosis and management of spinal muscular atrophy. Part 1: recommendations for diagnosis, rehabilitation, orthopedic and nutrition care. Neuromuscul Disord. 2018;28(2):103-15.

Prufer APQC, et el. Brazilian consensus on duchenne muscular dystrophy. Part 1: diagnosis, steroid therapy and perspectives. Arq Neuropsiquitr. 2017;75(8):104-13.

Prufer APQC, et el. Brazilian consensus on Duchenne Muscular Dystrophy. Part 2: rehabilitation and systemic care. Arq Neuropsiquitr, 2018;76(7):481-9.

Schorlin DC, Kirchner J, Bönnemann CG. Congenital muscular dystrophy and myopathies. An overview and update. Neuropediatrics. 2017;48(4):247-61.

Watjes M, Fischer D. Neuromuscular imaging. Springer; 2013.

Websites:

http://neuromuscular.wustl.edu
http://www.dmd.nl
http://www.muscular-dystrophy.org
http://www.cnmd.ac.uk

Capítulo 29

Sistema Endócrino

Hipotálamo

Francine Hehn de Oliveira, Ligia Maria Barbosa Coutinho, Miriam da Costa Oliveira, Arlete Hilbig, José Eymard Homem Pittella

O hipotálamo é o conjunto de formações situadas anterior e inferiormente ao tálamo que formam o assoalho e a parte lateral do III ventrículo (Figura 29.1). São elas: corpos mamilares, túber cinério, infundíbulo e núcleos acima e adjacentes ao quiasma óptico e lateralmente à parede do III ventrículo. O hipotálamo é constituído por substância cinzenta e feixes de fibras nervosas mielinizadas e não mielinizadas. A substância cinzenta contém grupos de células que formam núcleos divididos em três regiões: (1) hipotálamo anterior, contendo os núcleos pré-óptico, supraquiasmático, supraóptico, hipotalâmico anterior, paraventricular e subventricular; (2) hipotálamo tuberal, com os núcleos dorsomedial, ventromedial, arqueado e lateral; (3) hipotálamo posterior, onde existem os núcleos mamilares, posterior e tuberomamilar. Os núcleos supraóptico e paraventricular produzem vasopressina (hormônio antidiurético) e oxitocina, que são armazenadas e transportadas em vesículas de neurossecreção através de seus axônios (trato hipotalâmico-hipofisário) para a neuro-hipófise; o núcleo paraventricular produz ainda somatostatina e hormônios liberadores da tireotrofina (TRH) e do ACTH; o núcleo pré-óptico medial sintetiza o hormônio liberador de gonadotrofinas; o núcleo hipotalâmico anterior controla a termorregulação; o núcleo supraquiasmático é o principal regulador dos ritmos circadianos; o núcleo hipotalâmico lateral é sensível aos níveis de glicose no sangue, regulando a fome e a sede; o núcleo ventromedial atua na regulação da saciedade e, juntamente com o núcleo dorsomedial, atua nas reações de agressão e medo e na sensação de recompensa; o núcleo dorsomedial participa da regulação da sede; o núcleo arqueado produz o hormônio liberador do hormônio do crescimento e a dopamina, que inibe a secreção de prolactina pela adeno-hipófise; os núcleos mamilares, por meio de suas

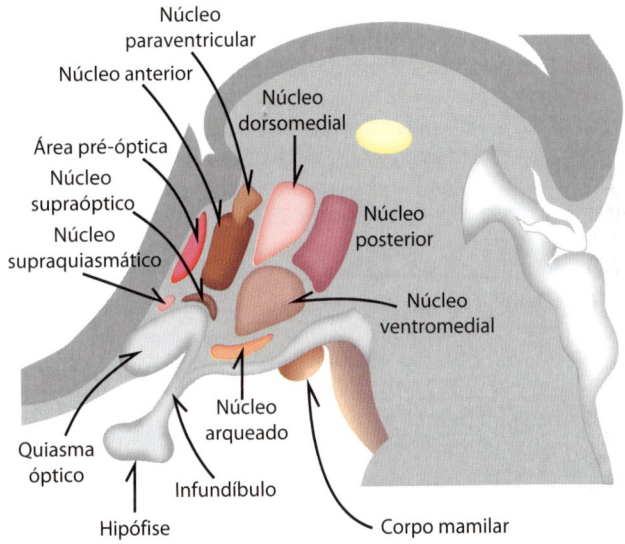

Figura 29.1 Representação esquemática da superfície ventricular do hipotálamo, mostrando a posição dos principais núcleos.

conexões com a amígdala, o hipocampo e o núcleo anterior do tálamo, participam no controle da memória e da emoção; o núcleo posterior regula o sistema nervoso autônomo simpático e atua na termorregulação; o núcleo tuberomamilar histaminérgico, que se conecta amplamente com quase todas as regiões do córtex cerebral, regula o estado de sono e alerta, além de participar do controle do apetite, do aprendizado e da memória. Os hormônios liberadores e inibidores da adeno-hipófise são transportados em axônios não mielinizados e liberados no sistema porta-hipofisário situado ao longo da haste hipofisária e que termina em capilares da adeno-hipófise.

Além da associação com a hipófise, o hipotálamo tem importante papel no complexo circuito neuro-hormonal que interage com outras porções do encéfalo, como sistema límbico, tálamo, tronco encefálico, medula espinhal e córtex cerebral. O hipotálamo tem amplo espectro funcional, inclusive ações autonômicas e relacionadas com o comportamento sexual, as emoções, o aprendizado e a memória por possuir conexões aferentes e eferentes que o interligam com todo o sistema nervoso central, inclusive com a glândula pineal, desempenhando papel importante na regulação do ritmo circadiano.

Anomalias congênitas

Anomalias congênitas do hipotálamo associam-se a malformações encefálicas. Na *anencefalia*, coexistem agenesia do hipotálamo e da neuro-hipófise, resultando em falta do controle neuro-humoral da adeno-hipófise, que está hipoplásica ou ausente em metade dos casos; a cortical da suprarrenal encontra-se hipoplásica ou ausente, enquanto a tireoide e as gônadas são geralmente normais, indicando que a falta do hipotálamo não prejudica a formação e a diferenciação da maioria das células secretoras de hormônios da adeno-hipófise. Na *displasia septo-óptica* (*síndrome de De Morsier*), associada a mutações no gene *HESX1*, existem hipoplasia dos nervos ópticos, displasia dos núcleos hipotalâmicos, hipoplasia da neuro-hipófise, agenesia do septo pelúcido, hipoplasia do corpo caloso e distúrbios da migração neuronal. Clinicamente, há alterações visuais, puberdade precoce e hipopituitarismo. Na *síndrome de Kallmann*, doença de herança autossômica recessiva, autossômica dominante, com penetrância incompleta ou ligada ao cromossomo X, envolvendo mutações em pelo menos 15 genes, há agenesia uni ou bilateral, parcial ou total, dos bulbos e tratos olfatórios e ausência dos neurônios produtores do hormônio liberador de gonadotrofina (GnRH). Falha no desenvolvimento olfatório interfere com a migração dos neurônios produtores do GnRH, desde o placódio olfatório até o hipotálamo. Os pacientes apresentam anosmia/hiposmia e hipogonadismo.

O *hamartoblastoma hipotalâmico* associa-se à síndrome de Pallister-Hall, rara doença genética complexa e letal envolvendo o gene *GL13*, situado no cromossomo 7p13. A doença caracteriza-se por agenesia hipofisária (com hipopituitarismo e nanismo), deformidade facial, polidactilia, atresia anorretal e anomalias cardíacas, renais, genitais e pulmonares. A lesão possui neurônios mais imaturos e mais numerosos do que o hipotálamo, sem atipia ou atividade mitótica. Em geral, a doença tem herança autossômica dominante, mas pode ser esporádica. Os pacientes apresentam crises convulsivas acompanhadas de riso imotivado (crises gelásticas) e hipopituitarismo.

O *hamartoma neuronal hipotalâmico* é raro, séssil ou pediculado, e localiza-se próximo ao túber cinéreo, corpos mamilares ou fossa interpeduncular. A lesão forma nódulo com 0,5 a 1,5 cm de diâmetro (Figura 29.2), constituído por agregados de neurônios maduros, fibras mielínicas e células gliais. A imuno-histoquímica mostra diversos hormônios liberadores hipotalâmicos. A lesão causa puberdade precoce (75% dos casos), aumento exagerado da estatura e do peso, distúrbios visuais, crises convulsivas, retardo mental, ataxia e transtornos comportamentais. Para explicar a puberdade precoce, há dois mecanismos: (1) compressão do hipotálamo, com perda da inibição pré-puberal normal da produção dos hormônios gonadotróficos pela adeno-hipófise; (2) em alguns casos, o hamartoma produz GnRH.

Traumatismos cranioencefálicos

Por sua localização, o hipotálamo é relativamente protegido de traumatismos. Mesmo assim, traumatismos cranioencefálicos lesam o hipotálamo anterior em até 40% dos casos, causando

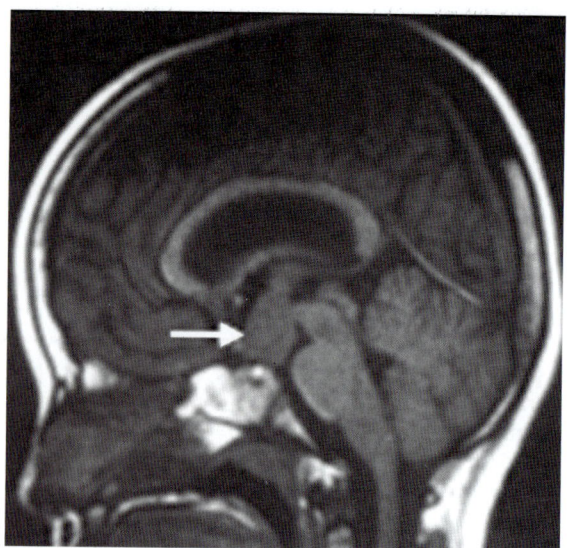

Figura 29.2 Hamartoma neuronal hipotalâmico evidenciado por ressonância magnética em corte sagital (*seta*).

hemorragia e necrose isquêmica do núcleo supraóptico e da substância cinzenta periventricular; hemorragia e infartos extensos são também relatados. Em consequência, surgem diabetes insípido transitório ou permanente (este último indica lesão hipotalâmica), e deficiência de um ou mais hormônios da hipófise anterior. Alterações nos campos visuais têm importância, pois dano à região do quiasma óptico pode associar-se a lesões no núcleo supraóptico. Pode haver lesão do núcleo tuberomamilar histaminérgico, com papel na promoção e na manutenção da vigília, o que poderia explicar o estado de sonolência pós-traumática. Atrofia dos corpos mamilares é observada na encefalopatia traumática crônica (ver Capítulo 26).

Em traumatismos, lesão hipotalâmica resulta de movimento de aceleração/desaceleração do encéfalo com estiramento e laceração do núcleo supraóptico e do quiasma óptico. Estiramento e secção da haste hipofisária, em nível mais alto ou mais baixo, resultam, respectivamente, em laceração das artérias hipofisárias superiores ou de seus ramos que irrigam o hipotálamo inferior e laceração das veias portais longas que fazem parte do sistema porta-hipofisário. As consequências são infarto da região hipotalâmica inferior (causando diabetes insípido nos indivíduos que sobrevivem), infarto da adeno-hipófise (levando ao hipopituitarismo) e atrofia da neuro-hipófise. Infartos múltiplos parecem ser causados por espasmos dos vasos locais ou da carótida interna, em seu trajeto intracraniano.

Alterações hipotalâmicas na hipofisectomia. Secção da haste hipofisária. Necrose hipofisária pós-parto

Alterações do hipotálamo na *hipofisectomia* e na *secção da haste hipofisária* resultam, sobretudo, da interrupção das fibras nervosas que se dirigem dos núcleos hipotalâmicos para a neuro-hipófise e para os vasos do sistema porta-hipofisário; com isso, ocorre atrofia retrógrada dos neurônios dos núcleos supraóptico e paraventricular. Duas semanas após a interrupção, já se veem lesões degenerativas graves de neurônios, que levam a perda neuronal.

29

Vários anos após *necrose hipofisária pós-parto* (ver adiante), surgem alterações dos núcleos supraóptico, paraventricular e subventricular. Os núcleos supraóptico e paraventricular sofrem perda neuronal proporcional ao grau de destruição da neuro-hipófise; os neurônios do núcleo subventricular sofrem hipertrofia provavelmente pela perda do *feedback* inibitório de esteroides ovarianos (após a menopausa, esses neurônios também se hipertrofiam).

Doenças vasculares e circulatórias

Aneurismas do polígono de Willis com extensão suprasselar podem comprimir a parede do III ventrículo e causar necrose isquêmica hipotalâmica. Em 90% dos casos de hemorragia subaracnóidea por ruptura desses aneurismas, surgem lesões isquêmicas no hipotálamo, por espasmo arterial mediado por disfunção autonômica originada no próprio hipotálamo.

Doenças inflamatórias

Qualquer infecção do SNC pode comprometer o hipotálamo. Na *neurotuberculose*, a arterite que acompanha a inflamação da pia-aracnoide pode causar necrose isquêmica. Encontram-se ainda necrose, granulomas e, às vezes, pequenos tuberculomas, que podem se calcificar. Em alguns casos, surgem várias síndromes: diabetes insípido, obesidade, puberdade precoce, síndrome de Fröhlich e deficiência de gonadotrofina e do hormônio somatotrófico. Na *doença de Whipple* (ver Capítulo 22), pode haver envolvimento hipotalâmico resultando em hipersonia, hiperfagia e alterações endócrinas. Em 50% dos casos de *neurossarcoidose*, a inflamação estende-se à leptomeninge da base encefálica, assoalho do III ventrículo, nervo e quiasma ópticos, infundíbulo, haste e lobo posterior da hipófise, que, muitas vezes, é destruído. Disso resultam hipofunção da adeno-hipófise (p. ex., hipogonadismo), diabetes insípido, exagero do apetite, sonolência, hipotermia e hiperprolactinemia (por compressão da haste hipofisária).

Doenças nutricionais

A mais importante é a *encefalopatia de Wernicke* (EW), por deficiência de tiamina. Em 75% dos casos de EW, encontram-se atrofia e coloração acastanhada dos corpos mamilares, muito características da fase crônica da doença (Figura 29.3; ver também Figura 26.77). Na fase aguda, existem petéquias em torno do III ventrículo, do aqueduto cerebral e do assoalho do IV ventrículo.

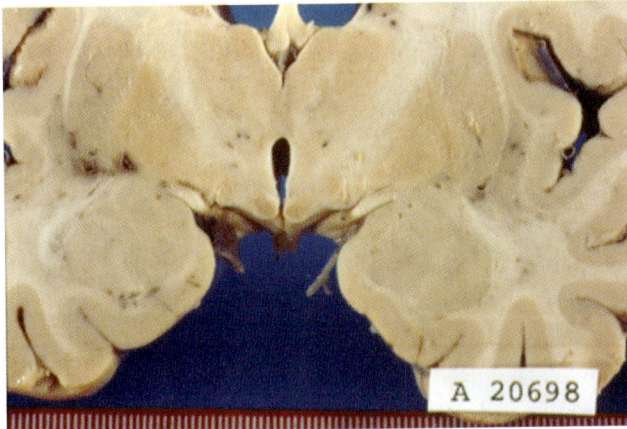

A 20698

Figura 29.3 Encefalopatia de Wernicke crônica. Atrofia e coloração acastanhada dos corpos mamilares.

Doenças degenerativas

Na *doença de Alzheimer*, placas senis e emaranhados neurofibrilares são frequentes no hipotálamo (deposição de β-amiloide nessa estrutura e demais componentes do diencéfalo caracteriza a fase de Thal 3 – ver Capítulo 26). As estruturas mais envolvidas são os corpos mamilares e os núcleos tuberal, posterior e supraquiasmático. Na *doença de Parkinson*, podem ser encontrados corpúsculos de Lewy e perda neuronal nos núcleos hipotalâmicos, mais intensa nos núcleos tuberomamilar, lateral e posterior em quase todos os casos, os quais podem estar relacionados com distúrbio do sono e alterações autonômicas envolvendo o controle da temperatura corporal. Perda neuronal no núcleo supraóptico pode estar relacionada com distúrbio no controle circadiano da excreção renal de água e da pressão arterial.

Neoplasias

Ao lado da encefalopatia de Wernicke, as neoplasias constituem a doença hipotalâmica mais frequente e grave. Além disso, o hipotálamo pode sofrer compressão direta ou indireta por tumores de estruturas vizinhas.

O *glioma* mais comum é o *astrocitoma pilocítico* (Figura 29.4), que acomete também o quiasma e os nervos e tratos ópticos de crianças e adolescentes. O tumor causa diabetes insípido, síndrome de Fröhlich, obesidade, caquexia, hipotermia e distúrbios da visão. Hiperfagia, obesidade, hipotermia, inversão do padrão vigília-sono e transtornos comportamentais aparecem no astrocitoma limitado a alguns núcleos hipotalâmicos. *Astrocitomas difusos* dos núcleos da base ou do tálamo podem comprometer o hipotálamo. *Teratoma* e *germinoma suprasselares* são encontrados em crianças e adolescentes, especialmente no sexo masculino; o quadro clínico consiste em diabetes insípido, insuficiência da adeno-hipófise (p. ex., hipogonadismo), obesidade, sonolência e transtornos psíquicos. Na *histiocitose de células de Langerhans*, que afeta mais crianças e adolescentes, há envolvimento do SNC em 25% dos pacientes. O hipotálamo, o infundíbulo, a haste hipofisária e a neuro-hipófise são quase sempre acometidos, com lesões infiltrativas que expandem as estruturas atingidas. Microscopicamente, encontram-se histiócitos de Langerhans contendo núcleos ovoides ou reniformes com pregas ou dobras, macrófagos espumosos, células de Touton, linfócitos, plasmócitos e eosinófilos. Os histiócitos de Langerhans são imunorreativos para proteína S-100, vimentina, HLA-DR e CD1a (ver Figura 27.33). Os pacientes apresentam diabetes insípido (25% dos casos), obesidade, hipogonadismo, retardo de crescimento e manifestações neurológicas. Diabetes insípido é causado por acometimento do hipotálamo ou da hipófise ou por compressão ou extensão de lesões ósseas adjacentes à haste hipofisária e à neuro-hipófise.

Neoplasias raras são lipomas, cisto epidermoide e cisto dermoide; linfomas primários da região tuberal, a maioria linfomas difusos de grandes células B, podem estender-se à haste hipofisária e à neuro-hipófise, causando diabetes insípido, hipogonadismo, hipopituitarismo, obesidade, sonolência e transtornos psíquicos.

Metástases no hipotálamo são raras, em geral originadas de carcinomas broncopulmonar e da mama; além do hipotálamo, podem acometer a haste hipofisária, a neuro-hipófise e a adeno-hipófise. Em leucemias, encontram-se infiltrados leucêmicos e trombose de pequenos vasos dos núcleos hipotalâmicos e do lobo posterior da hipófise. Clinicamente, surgem obesidade e diabetes insípido.

29

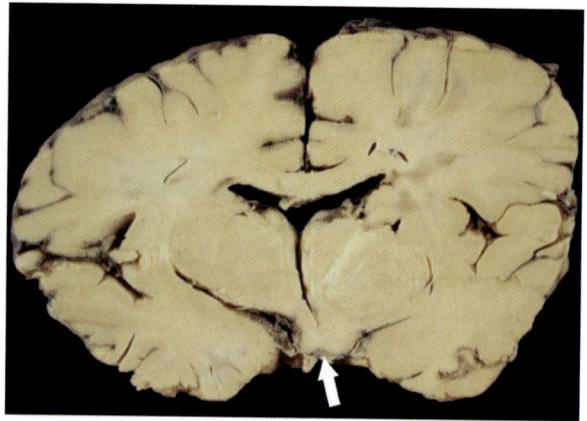

Figura 29.4 Astrocitoma pilocítico da região hipotalâmica (*seta*).

O hipotálamo pode também ser comprimido ou invadido por neoplasias de estruturas adjacentes, como *craniofaringioma* (Figura 29.5). Tumores volumosos podem destruir a haste hipofisária e causar atrofia da adeno-hipófise. Aparecem distúrbios visuais, disfunção hipotalâmica (síndrome de Fröhlich), hipopituitarismo, diabetes insípido, obesidade, sonolência e, raramente, puberdade precoce. Os *meningiomas* que crescem próximo à sela túrcica comprimem o hipotálamo, a haste hipofisária e a hipófise. Em geral, precedendo os sintomas endócrinos surge hemianopsia bitemporal. Pode haver também hiperprolactinemia por compressão da haste hipofisária, suprimindo a inibição hipotalâmica da secreção de prolactina pela adeno-hipófise. Quando comprimem o hipotálamo, *ependimomas* do III ventrículo provocam diabetes insípido, obesidade e hipogonadismo. *Adenomas da hipófise* volumosos rompem o diafragma da sela e comprimem o hipotálamo, fazendo saliência no III ventrículo. Aparecem sonolência, exagero do apetite, anorexia, hipotermia e, menos frequentemente, diabetes insípido e hidrocefalia interna. O *cordoma* do *clivus* pode ocasionalmente crescer no sentido anterossuperior, destruir a sela túrcica e comprimir o hipotálamo e a hipófise. Amenorreia, perda da libido e impotência são encontradas frequentemente.

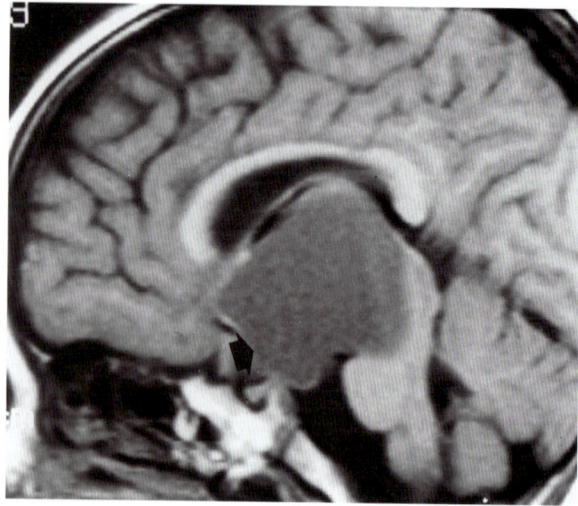

Figura 29.5 Ressonância magnética em corte sagital mostrando craniofaringioma volumoso (*seta*) que ocupa a região hipotalâmica e o III ventrículo. (Cortesia do Dr. Mário Coutinho, Porto Alegre-RS.)

Lesões expansivas adjacentes também causam alterações hipotalâmicas. *Hérnia do giro para-hipocampal* pode causar deslocamento caudal e dorsal do hipotálamo, especialmente dos corpos mamilares, resultando em infarto focal dos corpos mamilares e da adeno-hipófise. Na *hidrocefalia interna* grave e de longa duração, a extremidade anterior do III ventrículo dilata-se e seu assoalho adelgaça-se, resultando em compressão hipotalâmica e disfunções frequentes, como infantilismo, obesidade, diabetes insípido, puberdade precoce e hipogonadismo.

Consequências das lesões hipotalâmicas

As lesões hipotalâmicas causam diferentes síndromes clínicas associadas a: (a) lesões das estruturas hipotalâmicas (Quadro 29.1); (b) disfunções hipofisárias; (c) comprometimento de estruturas nervosas adjacentes. As síndromes clínicas dos dois primeiros grupos ocorrem por hiperfunção ou hipofunção dos núcleos hipotalâmicos (Quadro 29.2).

Síndrome de hiperfunção

Puberdade precoce central. Caracteriza-se por início do desenvolvimento de caracteres sexuais secundários antes de 8 anos em meninas e antes de 9 anos em meninos, associado a um perfil hormonal pós-puberal, com aumento dos níveis séricos de gonadotrofinas e esteroides sexuais. Puberdade precoce dependente de gonadotrofina ou central (PPC) é causada por ma-

Quadro 29.1 Funções autonômicas e modulatórias do comportamento emocional dos núcleos hipotalâmicos e consequências de sua lesão

	Função	Localização	Disfunção
Comer	Fome	Núcleo lateral	Lesão do hipotálamo lateral: inanição e caquexia
	Saciedade	Núcleo ventromedial	Lesão do núcleo ventromedial: hiperfagia e obesidade
Beber	Sede	Núcleos lateral e dorsomedial	Sede após lesão dos núcleos supraóptico e paraventricular, mais por perda de líquidos pela urina
Temperatura	Conservação/ perda de calor	Núcleos anterior e posterior	Distúrbio na termorregulação
Emoções	Raiva	Núcleos ventromedial e dorsomedial	Estimulação forte produz raiva
	Passividade	Núcleos ventromedial e dorsolateral	Estimulação fraca produz passividade

Adaptado de Horvath, Scheithauer, Kovacs & Lloyd, 2002.

Quadro 29.2   Alterações funcionais do hipotálamo

Hiperfunção

Puberdade precoce central

Hipofunção

Nanismo hipotalâmico

Síndrome diencefálica

Obesidade

Hipogonadismo hipogonadotrófico

Amenorreia

Diabetes insípido

Hipopituitarismo

Outras alterações funcionais

Alterações do apetite e da sede

Distúrbios da termorregulação

Modificações no padrão da vigília e do sono

Distúrbios do comportamento

Síndrome amnésica

turação precoce do eixo hipotálamo-hipofisário-gonadal. Nela ocorrem desenvolvimento das mamas e aparecimento dos pelos pubianos em meninas e aumento de testículos e pênis e aparecimento dos pelos pubianos em meninos. PPC pode ser idiopática ou neurogênica, esta podendo estar associada a hamartoma neuronal hipotalâmico, tumores de células germinativas, gliomas, hidrocefalia, neurotuberculose, sequela de traumatismos cranioencefálicos e radiação do sistema nervoso central.

Secreção inapropriada de hormônio antidiurético (HAD) ou vasopressina. Embora não seja causada por lesão hipotalâmica, secreção aumentada de HAD pode resultar de: (1) secreção ectópica de HAD, em geral por neoplasias, como carcinoma broncopulmonar de pequenas células e tumores hematopoéticos (manifestação paraneoplásica); (2) alterações na secreção e/ou no metabolismo do HAD, como ocorre em doenças do SNC, em distúrbios endócrinos e em algumas outras condições, como tumores intracranianos, traumatismos cranioencefálicos, meningites, encefalites, acidente vascular cerebral, hipopituitarismo, insuficiência suprarrenal, ICC, cirrose e tuberculose pulmonar; (3) medicamentos, como clorpropamida, carbamazepina, fenotiazina e barbitúricos, que têm ação central ou que potenciam a ação do hormônio no rim. Os exames laboratoriais mostram hiponatremia, osmolaridade plasmática baixa, osmolaridade urinária elevada e perda urinária de sódio.

Síndrome de hipofunção

Nanismo hipotalâmico. Deficiência de hormônio do crescimento (GH) pode dever-se a lesões hipotalâmicas, tumores (craniofaringiomas e teratomas) e histiocitose de células de Langerhans.

Síndrome diencefálica. Constitui síndrome de emaciação em bebês caracterizada por perda de peso acentuada (apesar do crescimento linear normal), anormalidades oftalmológicas (p. ex., atrofia óptica tardia) e sinais de disfunção hipotalâmica, que incluem euforia, hipercinesia, hipertensão arterial e hipoglicemia. A síndrome é causada sobretudo por astrocitoma pilocítico do hipotálamo anterossuperior, craniofaringioma e tumor de células germinativas; embora a perda de peso seja rápida e a emaciação, grave, o apetite é preservado.

Obesidade. As principais regiões envolvidas na regulação do metabolismo energético são os núcleos arqueado, ventromedial e paraventricular e a área hipotalâmica lateral. Obesidade hipotalâmica caracteriza-se por rápido ganho de peso com obesidade grave causada por hiperfagia (às vezes ausente), redução da taxa metabólica basal e redução da atividade física. Quando existe hipogonadismo, fala-se em *síndrome de Fröhlich*. Se há também retinose pigmentar, retardo mental, poli ou sindactilia, constitui a *síndrome de Laurence-Moon-Bardet-Biedl*, de herança autossômica recessiva; neste caso, não se encontram lesões morfológicas na hipófise, no hipotálamo ou em outras partes do cérebro. Erroneamente, muitas crianças, particularmente do sexo masculino, com obesidade, retardo da puberdade e sem outras disfunções hipotalâmico-hipofisárias, são consideradas portadoras da síndrome de Fröhlich; nesses casos, não existem lesões anatômicas no hipotálamo; trata-se, possivelmente, de distúrbios funcionais temporários.

As causas de obesidade por disfunção hipotalâmica são: (1) neoplasias, sobretudo craniofaringioma, além de adenomas hipofisários, gliomas, cisto epidermoide, hamartomas, meningioma e leucemias; (2) inflamações do hipotálamo, como sarcoidose, tuberculose e encefalite viral; (3) traumatismos cranioencefálicos.

Hipogonadismo hipogonadotrófico. Ocorre por diminuição da secreção de GnRH ou por secreção não pulsátil desse hormônio, por destruição das áreas de síntese e/ou de modulação do GnRH, em geral por tumores, como astrocitoma pilocítico, craniofaringioma, teratoma e meningioma; menos comumente, por traumatismo cranioencefálico, sarcoidose e histiocitose de células de Langerhans. Em crianças, baixa de GnRH impede ou retarda a puberdade; em adultos, causa atrofia de gônadas. Deficiência isolada de GnRH caracteriza um dos principais tipos de *hipogonadismo hipogonadotrófico congênito*, associado em cerca de 60% dos casos à *síndrome de Kallmann* (hipogonadismo hipogonadotrófico com anosmia/hiposmia). Nos restantes, a causa é desconhecida, embora tenham sido descritas mutações em genes que codificam o GnRH ou que regulam sua secreção ou ação.

Amenorreia. Amenorreia hipotalâmica funcional deve-se à deficiência na secreção pulsátil de GnRH não associada a lesões anatômicas do eixo hipotálamo-hipófise-ovário-endométrio, estando relacionada com estresse psicológico, perda de peso ou atividade física excessiva. Fatores moduladores da secreção do hormônio, como neuropeptídeos, neurotransmissores e neuroesteroides, também estão envolvidos no quadro.

Diabetes insípido. O controle do equilíbrio hídrico depende, entre outros, do funcionamento dos osmorreceptores hipotalâmicos, da capacidade do hipotálamo de produzir HAD, da integridade funcional e estrutural da haste hipofisária e da neurohipófise, de receptores renais para o HAD e de resposta normal à sede. Diabetes insípido (DI) manifesta-se por poliúria e polidipsia, pois o rim torna-se incapaz de reter água e concentrar a urina, que é abundante, atingindo mais de 3 L em 24 horas, clara e de baixa densidade. A polidipsia tenta compensar a perda de água; não havendo ingestão adequada desta, instala-se rapidamente desidratação.

Diabetes insípido resulta de: (1) produção insuficiente de hormônio antidiurético (*DI central* ou *neurogênico*); (2) incapacidade do epitélio dos túbulos coletores renais de responder ao hormônio

29

(*DI nefrogênico*), ambos podendo ser primários ou secundários a diversas causas (Quadro 29.3). As principais causas de *DI central secundário* são traumatismo neurocirúrgico, traumatismo cranioencefálico, neoplasias, metástases hipofisárias, histiocitose de células de Langerhans, sarcoidose, tuberculose e toxoplasmose. *DI central primário* é menos frequente e associa-se a: (a) mutações no gene *AVP*, localizado no cromossomo 20p13, que codifica o HAD e seu transportador (carreador) neurofisina II, de herança autossômica dominante (mais comum) ou recessiva, resultando no acúmulo da proteína mutada e em degeneração neuronal nos núcleos supraóptico e paraventricular; (b) *síndrome de Wolfram*, doença de herança autossômica recessiva caracterizada por DI central, diabetes melito, atrofia óptica e surdez, associada a mutações no gene *WFS1*, localizado no cromossomo 4p16.1, que codifica a wolframina, uma endoglicosidase do retículo endoplasmático; (c) mutações em genes que codificam fatores de transcrição hipotalâmico-hipofisários, associadas a hipopituitarismo e malformações cerebrais.

Devido à variedade de causas de DI, o prognóstico varia consideravelmente. Diabetes insípido pode ser transitório ou permanente, dependendo do nível da lesão e do grau de destruição tecidual. Lesões do infundíbulo e da eminência mediana, por exemplo, resultam em DI permanente, enquanto lesões baixas na haste hipofisária e na neuro-hipófise produzem DI transitório. Este é explicado pela preservação de axônios do núcleo supraóptico que se destinam à eminência mediana ou pela regeneração axonal que ocorre após lesão da haste.

Hipopituitarismo. Resulta de lesão primária da hipófise ou de doenças do hipotálamo com perda dos hormônios hipotalâmicos liberadores de hormônios hipofisários. As duas condições podem coexistir, uma vez que tumores hipofisários podem se estender ao hipotálamo e neoplasias hipotalâmicas podem comprimir a hipófise. A coexistência de diabetes insípido indica, em geral, origem hipotalâmica.

Outras alterações funcionais

Alterações do apetite e da sede. *Anorexia nervosa* (ver também Capítulo 13) consiste na perda de apetite por transtorno psíquico semelhante ao que provoca amenorreia e polidipsia psicogênicas; nesses pacientes, há disfunção do eixo hipotálamo-hipófise. *Adipsia*, que significa ausência de sensação de sede, é consequência rara de lesão hipotalâmica, como complicação de cirurgia, hemorragia subaracnóidea ou tumor hipotalâmico.

Distúrbios da termorregulação. *Hipotermia* aparece em muitas lesões do hipotálamo, como tumores (p. ex., astrocitoma pilocítico, adenomas da hipófise), encefalopatia de Wernicke, sarcoidose e hemorragia subaracnóidea. *Hipertermia* também tem muitas causas: tumores, encefalites e traumatismos (inclusive cirúrgicos). Em outras lesões, perde-se o controle da temperatura, como em malformações congênitas envolvendo o hipotálamo ou suas conexões.

Modificações no padrão de vigília e sono. *Sonolência* é o distúrbio mais comum, especialmente em tumores como craniofaringioma, adenomas da hipófise e teratomas de volume considerável que, além do hipotálamo, comprimem a formação reticular do tálamo. Sonolência pode surgir também após traumatismos cranioencefálicos, possivelmente por lesão do núcleo tuberomamilar.

Distúrbios do comportamento. Síndrome amnésica. Transtornos do comportamento aparecem na raiva (hidrofobia) e em tumores. Déficit de memória surge na encefalopatia de Wernicke ou em tumores do III ventrículo, como craniofaringioma. Alterações de funções cognitivas, como atenção, memória, aprendizado e comportamento, associadas a modificações no padrão vigília-sono e no controle da temperatura, aparecem por lesão hipotalâmica na região supraquiasmática como sequela de cirurgia de craniofaringioma suprasselar. Tais alterações parecem dever-se a disfunção no controle de ritmos biológicos pelo núcleo supraquiasmático; a organização circadiana desses ritmos parece ser necessária para a função cognitiva normal.

Distúrbios neurológicos por comprometimento de estruturas adjacentes ao hipotálamo. Lesões expansivas da parte inferior do hipotálamo podem comprimir o quiasma óptico, os nervos oculomotor e abducente e a haste hipofisária, causando hemianopsia homônima bitemporal, papiledema, atrofia do nervo óptico, reações pupilares anormais, paralisia de músculos extraoculares e disfunções endócrinas. Lesões que se expandem lateralmente comprimem os tratos ópticos e levam à hemianopsia homônima bitemporal. Quando a lesão se estende lateral e superiormente, há compressão da cápsula interna, com aparecimento de sinais piramidais contralateralmente à lesão, como espasticidade, hiperreflexia e reflexos anormais. Em lesões hipotalâmicas posteriores, com expansão na cisterna interpeduncular, pode haver compressão dos tratos cerebelares, com incoordenação de movimentos e ataxia.

Quadro 29.3 Tipos e causas de diabetes insípido (DI)

DI central ou neurogênico	
Primário	**Secundário**
Doença hereditária autossômica dominante (mais comum) ou recessiva causada por mutações no gene *AVP*, que codifica o HAD	Traumatismo neurocirúrgico, traumatismo cranioencefálico
	Neoplasias primárias ou metastáticas da região hipotalâmica/hipofisária
Doença hereditária autossômica recessiva causada por mutações no gene *WFS1* (síndrome de Wolfram), que codifica a wolframina, uma endoglicosidase do retículo endoplasmático	Doenças sistêmicas (sarcoidose, histiocitose de células de Langerhans)
	Infecções (tuberculose, toxoplasmose)
Mutações em genes que codificam fatores de transcrição hipotalâmico-hipofisários	

DI nefrogênico	
Primário	**Secundário**
Doença hereditária ligada ao cromossomo X por mutações no gene *AVPR2*, que codifica o receptor V2 do HAD	Doenças renais agudas e crônicas
	Distúrbios hidroeletrolíticos ($\uparrow Ca^{++}$ e $\downarrow K^{+}$)
Doença hereditária autossômica dominante ou recessiva causada por mutações no gene *AQP2*, que codifica a aquaporina-2 (canal de água sensível à ação do HAD sobre o receptor V2)	Medicamentos

HAD: hormônio antidiurético (vasopressina). Adaptado de Bichet, 2012; Leroy C et al., 2013; Kortenoeven & Fenton, 2014.

29

Hipófise

Francine Hehn de Oliveira, Ligia Maria Barbosa Coutinho, Miriam da Costa Oliveira, Arlete Hilbig, José Eymard Homem Pittella

A hipófise é constituída por dois tecidos de diferentes origens embrionárias. As partes distal (lobo anterior), intermediária e tuberal constituem a *adeno-hipófise*, que compreende cerca de 80% da glândula; o infundíbulo, a haste hipofisária e o lobo posterior constituem a sua parte neural, a *neuro-hipófise*.

A hipófise anterior forma-se a partir da bolsa de Rathke, que se origina de invaginação do ectoderma da boca primitiva. Durante seu desenvolvimento, a hipófise anterior perde a ligação com a faringe, migra através do tecido que mais tarde forma o osso esfenoide e alcança a sela túrcica. Em muitos indivíduos, parênquima hipofisário pode ser encontrado no corpo do osso esfenoide ou na mucosa faríngea (*hipófise faríngea*). A neuro-hipófise origina-se de uma extensão caudal do diencéfalo.

As células secretoras de hormônios da adeno-hipófise originam-se de células-tronco da bolsa de Rathke, que originam as diversas células secretoras. Células produtoras do hormônio adrenocorticotrófico (ACTH) aparecem entre a quinta e a oitava semanas de vida embrionária; as secretoras do hormônio de crescimento (GH) são identificadas na oitava semana; as produtoras dos demais hormônios – hormônio foliculoestimulante (FSH), hormônio luteinizante (LH), hormônio tireotrófico (TSH) e prolactina (PRL) – são vistas a partir da 12ª semana. Células mamossomatotróficas produzem GH e PRL.

Pela localização na sela túrcica do osso esfenoide na base do crânio, a hipófise possui relações anatômicas com hipotálamo, vias ópticas, seio cavernoso, artéria carótida interna e nervos cranianos (III, IV e VI). A dura-máter reveste a sela túrcica e forma o diafragma selar, em cuja parte central há uma pequena abertura por onde passa a haste hipofisária, que conecta funcionalmente o hipotálamo com a hipófise. A hipófise pesa cerca de 600 mg e mede 13 × 10 × 6 mm. Histologicamente, a *adeno-hipófise* é formada por ninhos e colunas de células envolvidas por lâmina basal, fibras reticulares e rica rede de capilares. A síntese e a secreção dos hormônios hipofisários são reguladas por hormônios hipotalâmicos estimuladores e inibidores (Figura 29.6 e Quadro 29.4).

As células produtoras do GH representam 40 a 50% das células e localizam-se predominantemente nas porções laterais; as produtoras de PRL perfazem 10 a 30% das células e localizam-se também nas porções laterais; as que produzem ACTH correspondem a 10 a 20% das células e situam-se na porção central; as células produtoras de LH e FSH constituem 10% das células e distribuem-se por toda a adeno-hipófise; as células que sintetizam TSH constituem 5% e dispõem-se sobretudo na borda anteromedial da glândula.

A *neuro-hipófise* é constituída por axônios dos neurônios dos núcleos supraóptico e paraventricular, que formam a parte principal do trato hipotalâmico-hipofisário. Função e disfunção de cada um desses hormônios estão resumidas no Quadro 29.5.

O diagnóstico de doenças hipofisárias requer correlação de dados clínicos, hormonais e de neuroimagem com a análise morfológica. Estudos de neuroimagem incluem tomografia computadorizada (TC) e ressonância magnética (RM) do encéfalo. O estudo morfológico baseia-se em cortes histológicos corados por colorações de rotina (hematoxilina-eosina e PAS) e para fibras reticulares.

Quadro 29.4 Hormônios hipotalâmicos que regulam a hipófise anterior

Hormônio	Ação
CRH	Estimula secreção de ACTH
GnRH	Estimula secreção de LH/FSH
GHRH	Estimula secreção de GH
TRH	Estimula secreção de TSH
SRIF	Inibe secreção de GH
VIP, galanina, TRH e estrógeno	Estimulam secreção de PRL
Dopamina	Inibe secreção de PRL

ACTH: hormônio adrenocorticotrófico; CRH: hormônio liberador da corticotrofina; FSH: hormônio foliculoestimulante; GH: hormônio do crescimento; GHRH: hormônio liberador do hormônio do crescimento; GnRH: hormônio liberador de gonadotrofinas; LH: hormônio luteinizante; PRL: prolactina; SRIF: somatostatina; TSH: tireotrofina; TRH: hormônio liberador da tireotrofina; VIP: polipeptídeo intestinal vasoativo.

Deve-se fazer imuno-histoquímica para: (a) hormônios hipofisários em adenomas da hipófise; (b) fatores de transcrição (TPIT, PIT1, SF1, GATA-2), responsáveis pela diferenciação dos tipos celulares e regulação da produção hormonal e necessários na classificação dos adenomas hipofisários (OMS, 2017); (c) ceratinas 7 e 8 (utilizando-se o anticorpo CAM 5.2), encontradas em forma de corpos ou inclusões intracitoplasmáticas em adenomas secretores de GH, PRL e GH e ACTH; (d) receptor-alfa de estrógeno, identificado em alguns adenomas. No diagnóstico de neoplasias, raramente é necessário estudo à microscopia eletrônica, que contribui para definir a diferenciação celular e a correlação estrutura-função. O índice proliferativo de adenomas invasivos tem valor prognóstico e pode ser avaliado por imuno-histoquímica com Ki-67. Expressão de genes associados a neoplasias pode ser avaliada por imuno-histoquímica (p. ex., gene *TP53*). Técnicas de biologia molecular (PCR, sequenciamento) podem identificar mutações gênicas. Hibridação *in situ* permite o estudo do mRNA de cada hormônio, especialmente nos adenomas tratados clinicamente ou para avaliar a produção de dois hormônios por uma mesma célula.

Anomalias congênitas

Agenesia ou *hipoplasia da adeno-hipófise* pode ser isolada ou associada a anencefalia, holoprosencefalia, hidranencefalia, agenesia ou distopia do lobo posterior ou displasia da sela túrcica. Em anencéfalos em que a adeno-hipófise não é vista macroscopicamente, o exame microscópico mostra estruturas do lobo anterior em posição mais cefálica, com células cromófobas, acidófilas e poucas basófilas; a microscopia eletrônica identifica células tireo, somato, gonado e lactotróficas, com redução do número de células e dos grânulos de secreção das somatotróficas, concordando com o crescimento uterino retardado e o menor peso e a baixa estatura dos anencefálicos. Na anencefalia, agenesia da neuro-hipófise é constante.

Na *distopia do lobo posterior*, este localiza-se no túber cinéreo, sobre o diafragma da sela túrcica ou entre ambos. Na agenesia hipofisária, pode existir parênquima da hipófise posterior, indicando que esta desenvolve-se independentemente da hipófise anterior. Em geral, distopia não é acompanhada de distúrbios endócrinos.

29

Quadro 29.5 Função dos hormônios da hipófise e quadros de insuficiência e hiperfunção hipofisária

Hormônio	Função	Deficiência	Hipersecreção
ACTH	Estimula o córtex da suprarrenal a produzir glicocorticoides	Hipoadrenocorticismo	Hiperadrenocorticismo (doença de Cushing)
MSH	Estimula a melanogênese		Hiperpigmentação cutânea
GH	Promove o balanço positivo de nitrogênio nos tecidos ósseo e muscular e nos órgãos viscerais, levando a aumento volumétrico e ponderal dessas estruturas; causa resistência à ação da insulina e hiperglicemia; aumenta a lipólise	Nanismo	Gigantismo; acromegalia
PRL	Inicia e mantém a lactação	Falha na lactação no período pós-parto	Amenorreia; galactorreia
TSH	Estimula a tireoide a produzir os hormônios tireoidianos T3 e T4, com aumento do peso da glândula e diminuição do coloide	Hipotireoidismo	Hipertireoidismo
FSH	Estimula a espermatogênese por meio da produção pelas células de Sertoli de substâncias essenciais à mesma; estimula as células da granulosa a produzir estrógenos	Hipogonadismo	
LH	Estimula a produção de testosterona pelas células de Leydig; induz ruptura de folículos na ovulação e luteinização do corpo lúteo	Hipogonadismo	
HAD	Regula a osmolaridade e o volume plasmáticos	Diabetes insípido	
Oxitocina	Estimula a contração uterina durante o parto e a contração das células mioepiteliais dos ductos mamários com ejeção do leite	Falta de contratilidade uterina e diminuição da lactação	

MSH: hormônio estimulante do melanócito; HAD: hormônio antidiurético. As demais siglas estão indicadas no rodapé do Quadro 29.4

Sela túrcica displásica consiste em depressão superficial contendo adeno-hipófise hipoplásica, com ou sem distopia do lobo posterior. Em alguns casos, coexiste hipopituitarismo. Redução volumétrica da sela túrcica impede o desenvolvimento da circulação e o crescimento da adeno-hipófise durante a gestação, representando fator predisponente da *necrose pós-parto* (ver adiante).

Hipófise faríngea consiste em remanescente da adeno-hipófise na mucosa da nasofaringe que reveste o esfenoide. Por ser muito pequena (0,2 × 0,6 mm), é difícil sua identificação macroscópica, mas pode ser vista microscopicamente quando procurada. Com o tempo, a hipófise faríngea pode sofrer metaplasia epidermoide; raramente, pode originar adenoma.

Cisto da bolsa de Rathke origina-se de restos da bolsa de Rathke e apresenta-se como fenda ou vesículas contendo coloide entre os lobos anterior e posterior, revestidas por epitélio simples, cuboide ou colunar, ou pseudoestratificado ciliado com células caliciformes, às vezes com metaplasia escamosa. Tais cistos são achados comuns de necrópsia (20 a 50% das hipófises examinadas) e assintomáticos. Raramente, o cisto atinge 1,0 cm de diâmetro ou mais e faz saliência abaixo do quiasma óptico, produzindo cefaleia, distúrbios visuais, hipopituitarismo e hiper-

prolactinemia. *Cistos aracnoidais intrasselares* são raros, medem 3 a 10 mm e contêm líquido incolor. Metade dos pacientes é assintomática. *Ninhos de epitélio escamoso*, provavelmente metaplásicos, são vistos na parte inferior da haste hipofisária em até 25% das hipófises de adultos. *Ninhos de glândulas salivares* podem ser encontrados na hipófise, refletindo a origem comum a partir do estomodeu.

Síndrome da sela vazia

Sela vazia caracteriza-se por penetração da aracnoide no interior da sela túrcica. Com isso, a pressão no espaço subaracnóideo é transmitida para o interior da sela e comprime a hipófise, dando aspecto aparentemente vazio à sela (Figuras 29.7 e 29.8). Nesse processo, atuam dois fatores: tipo de diafragma selar e aumento da pressão do liquor. O diafragma selar (entrada da haste hipofisária) pode estar normal, maior que 5 mm ou ausente. Mais de 50% de necrópsias de adultos mostram orifício diafragmático maior que 5 mm. Aumento da pressão pulsátil do líquor ocorre, entre outros fatores, por elevação da pressão arterial; hipertensão intracraniana não é causa da lesão.

29

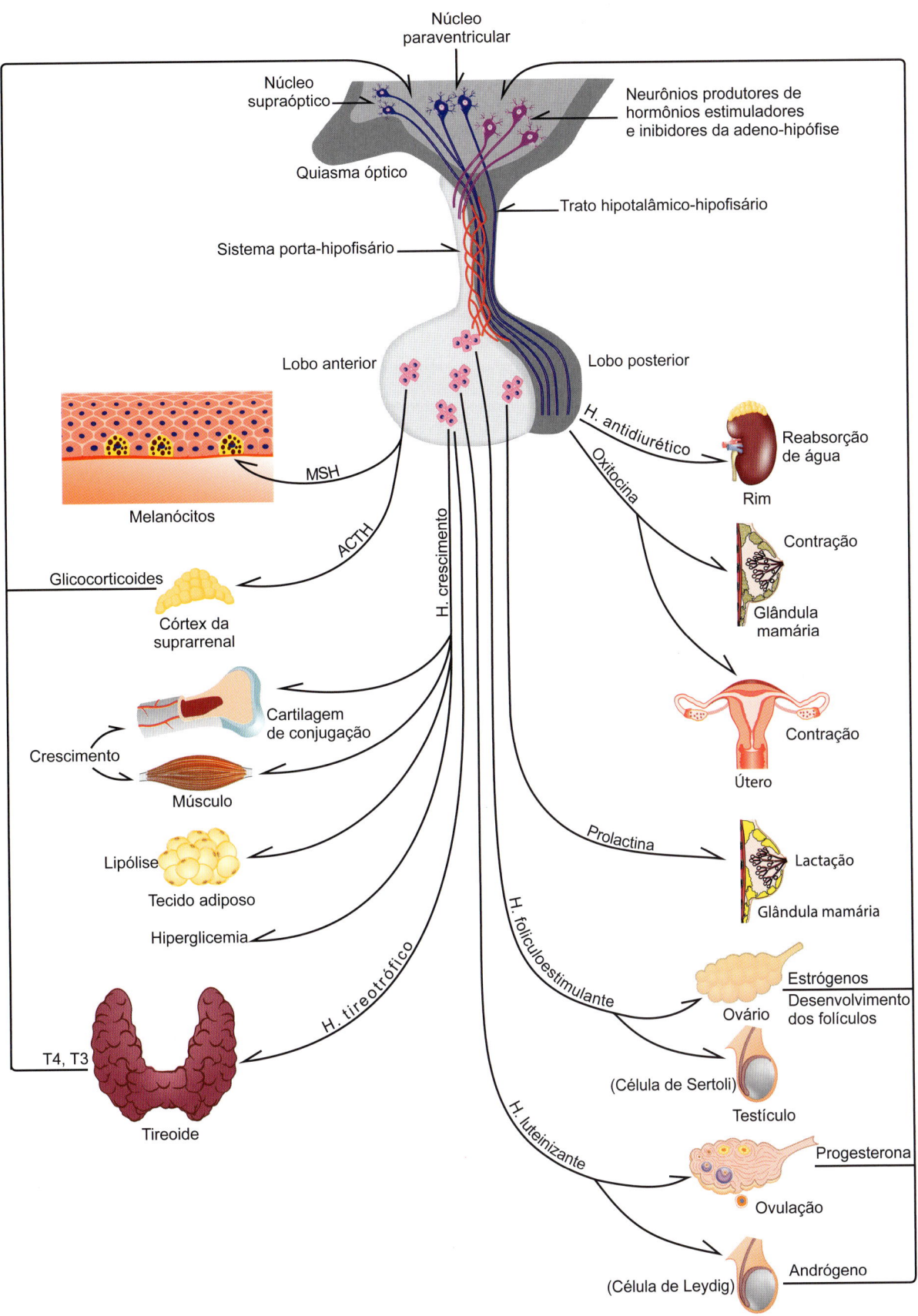

Figura 29.6 Representação esquemática da relação do hipotálamo com a adeno-hipófise e a neuro-hipófise por meio do sistema porta-hipofisário, do trato hipotalâmico-hipofisário e dos hormônios produzidos pela hipófise e sua ação nos órgãos-alvo, com seus respectivos hormônios (glândulas endócrinas), além da regulação da secreção hormonal por *feedback*.

29

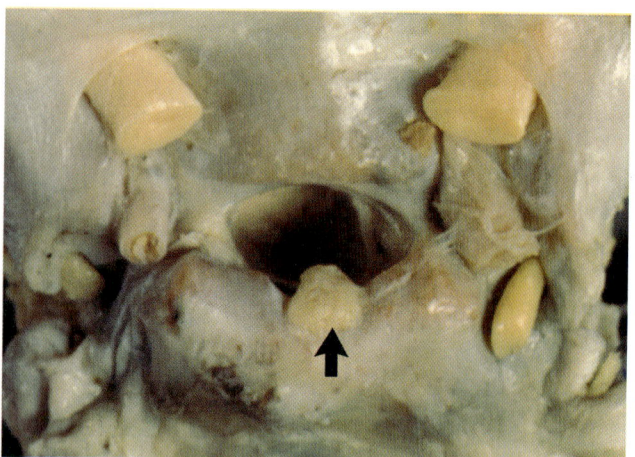

Figura 29.7 Síndrome da sela vazia. Dilatação e aspecto aparentemente vazio da sela túrcica. A seta aponta a haste hipofisária.

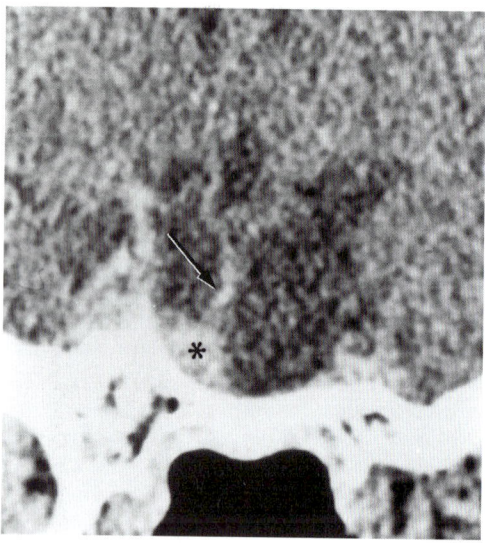

Figura 29.8 Síndrome da sela vazia. Tomografia computadorizada da sela túrcica. A hipófise encontra-se achatada contra o assoalho da sela (*asterisco*). A seta mostra a haste hipofisária. (Cortesia do Dr. Sérgio Raupp, Porto Alegre-RS.)

A sela vazia pode ser primária (5% das necrópsias de adultos) ou secundária. A sela vazia primária é mais encontrada em mulheres adultas, obesas e multíparas e, menos comumente, com hipertensão arterial. Na maioria dos casos, a função hipofisária é normal, mas pode haver hipopituitarismo (30% dos casos). A forma secundária deve-se à redução volumétrica da hipófise por irradiação de tumores da região selar, pós-operatório de tumores da hipófise, fibrose após necrose hipofisária pós-parto ou involução de tumores que sofreram infarto hemorrágico.

Necrose

Necrose focal ocorre em diabetes melito, septicemia, leptomeningites, hipertensão intracraniana, arterite temporal, trombose do seio cavernoso, traumatismo cranioencefálico, choque hipovolêmico e em pacientes mantidos em respirador. A lesão é causada por compressão das artérias na haste hipofisária (na hipertensão intracraniana), por lesão da parede arterial

(diabetes melito, arterite temporal) ou por trombose de veias portais ou dos sinusoides do lobo anterior. Por ser pouco extensa, necrose focal não produz sintomas; insuficiência hipofisária só acontece com perda de mais de 90% das células.

Necrose hipofisária pós-parto representa infarto maciço da adeno-hipófise, cuja patogênese envolve: (1) diminuição súbita da pressão de perfusão por hipotensão arterial sistêmica; (2) maior suscetibilidade da adeno-hipófise a isquemia durante a gravidez, devido ao seu aumento (20 a 100%) por hiperplasia das células secretoras de prolactina, o que exige maior aporte sanguíneo. Sela túrcica pequena contribui para necrose. Na coagulação intravascular disseminada, microtrombos em vasos portais e sinusoides do lobo anterior também favorecem necrose. Com a ampliação da assistência pré-natal e a melhoria no atendimento obstétrico, necrose hipofisária pós-parto é hoje pouco frequente.

Apoplexia

Apoplexia é o infarto hemorrágico maciço que ocorre em 15% dos adenomas hipofisários, especialmente em tumores volumosos (Figura 29.9). As manifestações mais comuns são cefaleia súbita, perda de consciência e da visão, distúrbios da termorregulação, confusão mental, edema palpebral, oftalmoplegia e sinais de meningismo, mimetizando hemorragia subaracnóidea por ruptura de aneurisma do polígono de Willis. Em quase 50% dos casos, não há manifestações clínicas da hemorragia. Raramente, apoplexia hipofisária é a primeira manifestação de adenoma assintomático.

Traumatismos cranioencefálicos. Traumatismos neurocirúrgicos

Traumatismos na hipófise causam hemorragia no lobo posterior e necrose no lobo anterior. A haste pode ser comprimida por hemorragia subaracnóidea ou edema, ou pode ser lesada por tração, estiramento ou compressão contra a incisura do diafragma. Fratura na base do crânio, com secção da haste, causa necrose maciça do lobo anterior, pan-hipopituitarismo e diabetes insípido. Apesar de poucos estudos, hipopituitarismo pode ser causado por traumatismo em alguns esportes, como boxe, artes marciais e futebol americano. Deficiência de GH é a mais relatada em atletas. Hipopituitarismo pode ocorrer precocemente, pode melhorar com o passar do tempo, ou novas

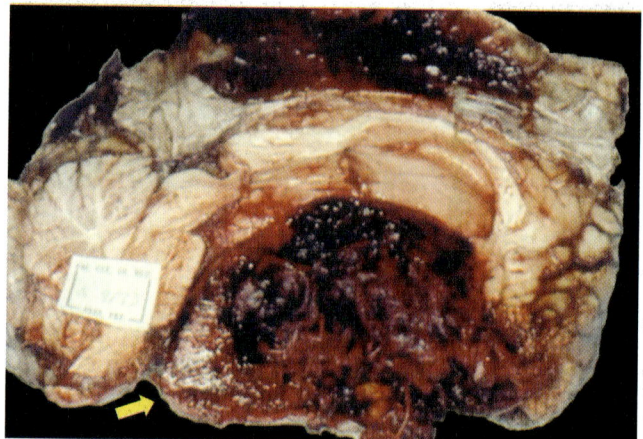

Figura 29.9 Infarto hemorrágico maciço de adenoma hipofisário em corte sagital do encéfalo. A seta mostra a porção posterior da neoplasia, onde resta parte do tumor.

deficiências hormonais podem surgir durante o seguimento dos pacientes. Ressecção cirúrgica transesfenoidal de adenomas hipofisários resulta em diabetes insípido (20% dos casos) ou hipopituitarismo (20%). Hipopituitarismo pode ocorrer também após cirurgias intracranianas para lesões fora da sela túrcica, por traumatismo direto ou hipoperfusão da hipófise. Hipofunção pós-cirúrgica manifesta-se muitas vezes quando o paciente já tinha previamente algum grau de hipopituitarismo.

Inflamações

Hipofisites podem ser primárias ou secundárias. *Hipofisites secundárias* podem ser causadas por bactérias (hipofisite purulenta), fungos (p. ex., *Aspergillus* e *Mucor*) ou vírus (na AIDS). Cisticercose intrasselar, rara, causa manifestações visuais e endócrinas. Hipofisite secundária pode associar-se também a craniofaringioma, cisto da bolsa de Rathke, histiocitose de células de Langerhans e não Langerhans e sarcoidose.

Hipofisites primárias são doenças autoimunes e acometem sobretudo mulheres, em geral no último trimestre da gravidez, no puerpério e no primeiro ano pós-parto; hipofisites autoimunes podem acometer também mulheres não grávidas e homens. Em 25 a 30% dos casos, a inflamação associa-se a outras doenças autoimunes, principalmente da tireoide. A hipófise torna-se aumentada e branco-amarelada, tem consistência firme e se adere a estruturas adjacentes (Figura 29.10). Microscopicamente, há três tipos. Na *linfocítica*, a mais frequente, há infiltrado predominantemente de linfócitos T CD3+, além de linfócitos B, linfócitos T CD4+ e T CD8+, às vezes com folículos linfoides e centros germinativos. Na *granulomatosa*, encontram-se granulomas com células gigantes multinucleadas, células epitelioides, linfócitos e plasmócitos, sem necrose caseosa (Figura 29.11), lembrando sarcoidose, que entra no diagnóstico diferencial. Na *xantomatosa*, predominam macrófagos espumosos. Os tipos granulomatoso e xantomatoso são mais comuns em adolescentes e adultos jovens e associam-se, às vezes, à ruptura de cisto da bolsa de Rathke. Por causa da lesão expansiva e da destruição de células secretoras, os pacientes apresentam aumento da sela túrcica, cefaleia, distúrbios visuais,

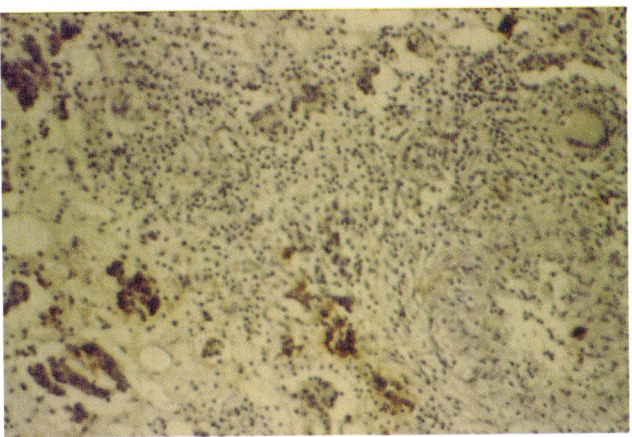

Figura 29.11 Hipofisite granulomatosa de células gigantes. Granuloma com células mononucleadas e célula gigante multinucleada. Notar ainda agrupamentos de células epiteliais secretoras de ACTH (imuno-histoquímica), na parte inferior da imagem.

hiperprolactinemia, hipopituitarismo e diabetes insípido, podendo simular clínica e radiograficamente adenoma hipofisário.

Outras hipofisites são: (1) associada à IgG$_4$, que apresenta níveis elevados de IgG$_4$ no plasma e infiltrado inflamatório de plasmócitos IgG$_{4+}$ e se associa a outras inflamações (pancreatite, colangite esclerosante) ou a lesões em outras estruturas (fibrose retroperitonial, pseudotumor da órbita, paquimeningite hipertrófica; ver Capítulo 11); (2) relacionada com o uso de anticorpos monoclonais imunomoduladores antiantígeno 4 de linfócitos T citotóxicos, como o ipilimumab, usado no tratamento de melanoma e de outros cânceres. Hipofisite ocorre em 4 a 9% dos pacientes tratados com ipilimumab; deficiência de ACTH é a consequência mais comum.

Hiperplasia da adeno-hipófise

Hiperplasia fisiológica ocorre na gravidez, por aumento do número de células produtoras de prolactina, e na adolescência; raramente, causa manifestações clínicas, como distúrbios visuais pela compressão do quiasma óptico. Hiperplasia patológica, primária ou secundária, é alteração incomum e de diagnóstico difícil em biópsias, pois pode ser interpretada como adenoma. *Hiperplasia primária*, rara, pode ser difusa ou nodular. Na hiperplasia difusa, há proliferação das células e alargamento da rede de fibras reticulares em toda a glândula; na hiperplasia nodular, a proliferação é multifocal e forma ninhos e cordões celulares espessos. Hiperplasia primária pode causar síndrome de Cushing por aumento da produção de ACTH.

Hiperplasia secundária é causada por: (1) hamartomas hipotalâmicos e neoplasias neuroendócrinas e produtoras de hormônios liberadores hipotalâmicos (secreção ectópica); (2) compressão da haste hipofisária por lesões que bloqueiam a inibição dopaminérgica da produção de prolactina, levando a hiperplasia das células secretoras de prolactina e hiperprolactinemia; (3) insuficiência do órgão-alvo, com supressão do mecanismo de *feedback*, como no hipotireoidismo primário e, raramente, no hipogonadismo primário (p. ex., síndrome de Klinefelter) e na doença de Addison. Nesses casos, surge hiperplasia das células correspondentes ao órgão-alvo insuficiente.

A distinção entre hiperplasia e adenoma nem sempre é fácil. Na hiperplasia, o padrão alveolar mantém-se preservado, embora alargado; em adenomas, há perda do padrão alveolar, por fragmentação e rarefação das fibras reticulares; além disso,

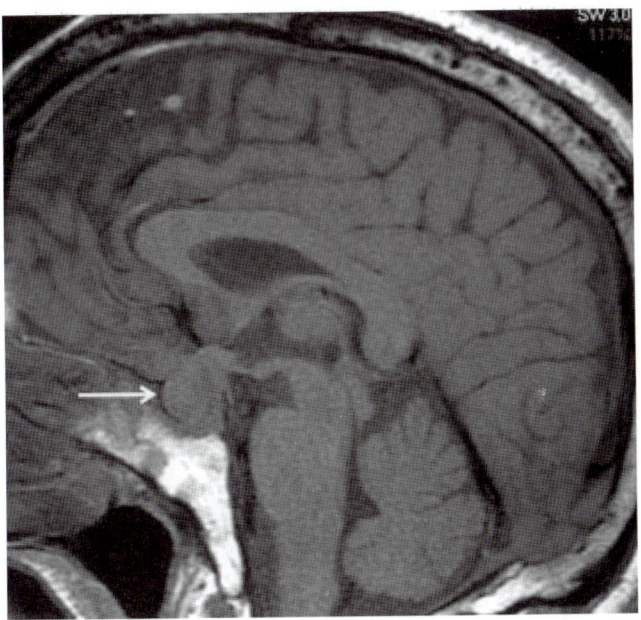

Figura 29.10 Hipofisite linfocítica. Ressonância magnética em corte sagital, sem contraste, mostrando lesão intra e suprasselar (*seta*).

29

o parênquima hipofisário normal fica comprimido pela neoplasia. A imuno-histoquímica detecta vários hormônios produzidos pelas diferentes células na hiperplasia (proliferação policlonal), enquanto no adenoma (proliferação monoclonal) a produção hormonal se limita em geral a um único hormônio.

■ Neoplasias

A adeno-hipófise é sede de neoplasias benignas (adenomas) e, raramente, malignas. Adenomas podem ser funcionantes e não funcionantes. Em 2017, o *International Pituitary Pathology Club* (Clube Internacional de Patologia da Hipófise), em analogia com o comportamento biológico de outros tumores neuroendócrinos, caracterizados por evolução imprevisível, variando desde tumores de crescimento lento, cirurgicamente curáveis, a tumores invasivos e clinicamente agressivos, propôs a denominação *tumores neuroendócrinos* para os adenomas da adeno-hipófise, resumida na abreviatura TNEHip. A neuro-hipófise é sede rara de outros tumores (ver Capítulo 26, tumores da região selar).

▶ Adenomas

Adenomas hipofisários são frequentes e representam 15% das neoplasias intracranianas. Em estudos de necrópsias, são encontrados em até 30% dos adultos (usualmente microadenomas), quase a metade constituída por prolactinomas, poucas vezes com importância clínica. A maioria dos adenomas da hipófise manifesta-se da terceira à sexta décadas de vida, sendo mais comuns em mulheres jovens. Em sua maioria, trata-se de tumores esporádicos, embora possam fazer parte da *neoplasia endócrina múltipla tipo I* (ver adiante).

Os adenomas da hipófise são classificados segundo diferentes critérios: (1) funcional (secretores e não secretores); (2) anatômico ou radiográfico, com base em invasão e volume da lesão: (a) microadenomas, quando menores de 10 mm (Figura 29.12); (b) macroadenomas, com maior diâmetro igual ou superior a 10 mm (Figuras 29.13, 29.14 e 29.15); (3) patológico, com base nos aspectos histológicos e imuno-histoquímicos.

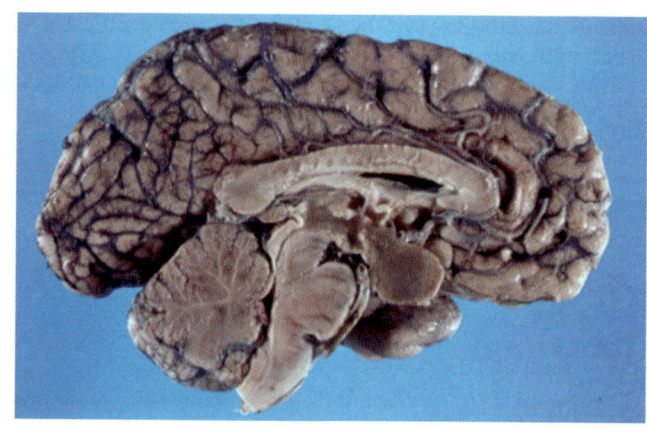

Figura 29.13 Macroadenoma hipofisário em corte sagital do encéfalo, ocupando a região intrasselar.

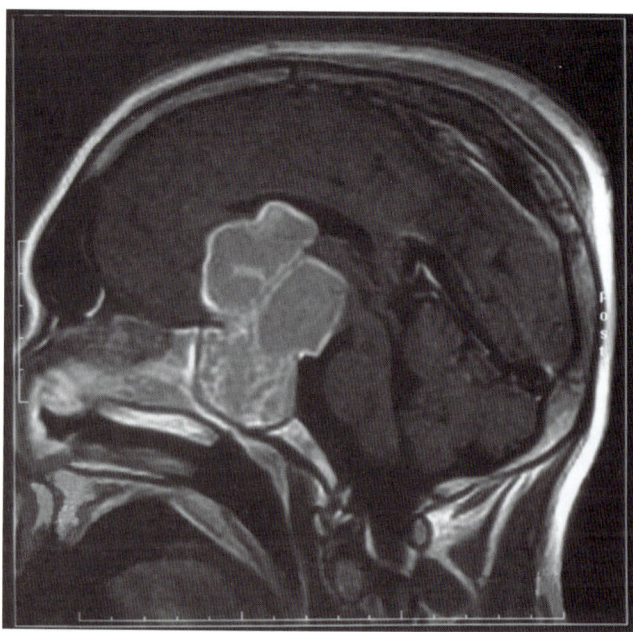

Figura 29.14 Ressonância magnética do crânio mostrando macroadenoma da hipófise, bilobulado, ocupando as regiões intra e suprasselar.

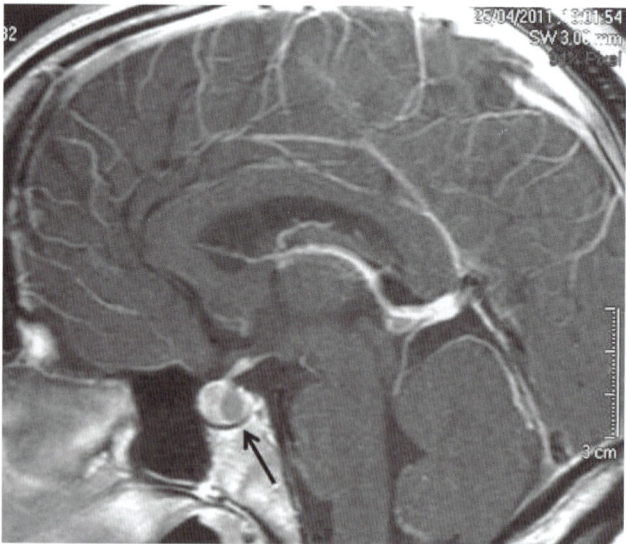

Figura 29.12 Ressonância magnética do encéfalo, em corte sagital, após injeção de contraste, mostrando microadenoma da hipófise (*seta*). A lesão capta menos contraste do que o restante da glândula.

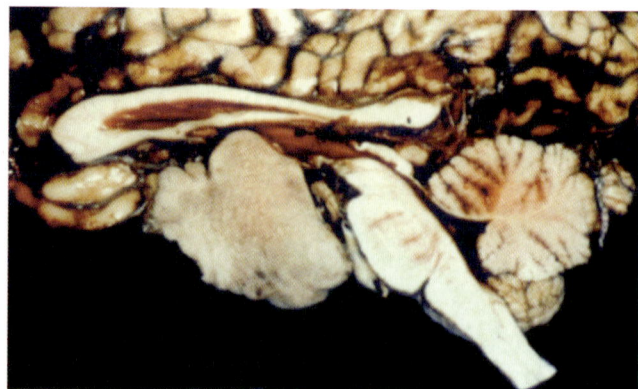

Figura 29.15 Corte sagital do encéfalo mostrando macroadenoma da hipófise que ocupa toda a região infra e suprasselar e desloca o III ventrículo para trás e para cima.

29

Clinicamente, os tumores secretores manifestam-se com elevação de hormônios hipofisários ou de hormônios secretados pelos órgãos-alvo. Macroadenomas podem ter efeito de massa e comprimir e, algumas vezes, invadir a hipófise e estruturas adjacentes (ver adiante, *adenomas invasivos*), o que leva a sinais e sintomas locais, como alterações visuais (por compressão do quiasma óptico) e aumento da pressão intracraniana, com cefaleia, náuseas e vômitos. Tumor que comprime o parênquima não neoplásico causa hipopituitarismo.

Histologicamente, adenomas hipofisários são constituídos por células uniformes, arredondadas, ovaladas ou poligonais, com citoplasma acidófilo, basófilo ou cromófobo e núcleos arredondados, sem atipias, contendo cromatina finamente granular e pequenos nucléolos (Figura 29.16). As células dispõem-se difusamente em torno de capilares ou formam bainhas separadas por septos fibrovasculares (Figura 29.17), às vezes lembrando formações papilíferas. Pleomorfismo e hipercromasia nucleares e figuras de mitose nem sempre indicam comportamento agressivo. A coloração para fibras reticulares mostra perda do padrão normal da adeno-hipófise, por fragmentação e rarefação das mesmas (Figura 29.18).

Adenomas da hipófise originam-se de um processo complexo para o qual contribuem componentes genômicos e fatores endócrinos. As anormalidades genômicas mais frequentes em adenomas esporádicos são mutações nos genes *GNAS* (especialmente em adenomas de células somatotróficas), *AIP* e *GPR101-X-LAG* (associados também a adenomas de células somatotróficas) e *USP8* (em adenomas de células corticotróficas). Mutações germinativas em adenomas hipofisários são incomuns e ocorrem em síndromes genéticas, como neoplasia endócrina múltipla I e neurofibromatose tipo 1.

Mutações no gene *GNAS*, que codifica a proteína estimuladora da ligação do nucleotídeo guanina (ver Figura 5.5) são vistas em 40% dos adenomas secretores de GH. Expressão dos oncogenes *GSP*, *CREB1*, *CCND1* e *PTTG1* (*pituitary tumor transforming gene*), cujos produtos parecem iniciar a formação de adenomas ou potencializar a ação de outros oncogenes, são identificadas em grande número de tumores. O gene *CCND1* codifica a ciclina D1, reguladora do ciclo celular (ver Capítulo 8). A tendência invasora de alguns adenomas e a origem do raro carcinoma hipofisário parecem ter também base genômica. Amplificação dos oncogenes *H-RAS* e *MYC* e mutações nos genes supressores de tumor *TP53*, *MEN1* e *RB* são relatadas em tumores invasivos e, no caso do *RB*, também em carcinomas hipofisários.

Adenomas hipofisários são de vários tipos, conforme o padrão de secreção hormonal e o perfil dos fatores de transcrição (Quadro 29.6). Análise multigenômica (incluindo mutações somáticas, alterações cromossômicas, miRNAoma, metiloma e transcritoma) tem possibilitado sua classificação molecular, evidenciando novos subtipos não previamente caracterizados, com potencial para aplicação clínica.

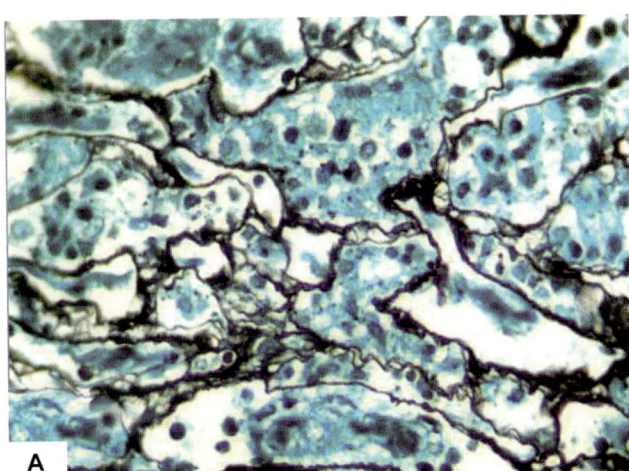

A

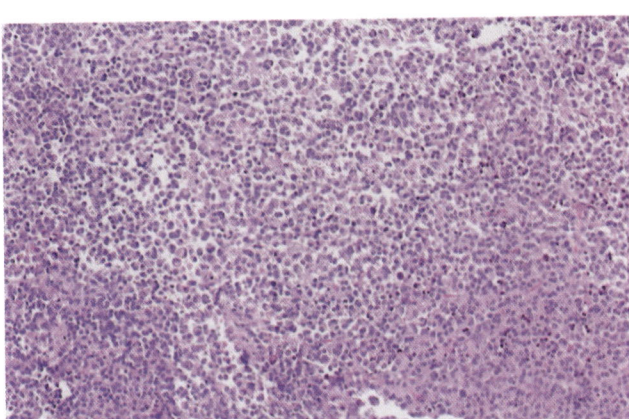

Figura 29.16 Adenoma hipofisário. Células de citoplasma eosinófilo e núcleos arredondados, sem atipias, distribuídas difusamente.

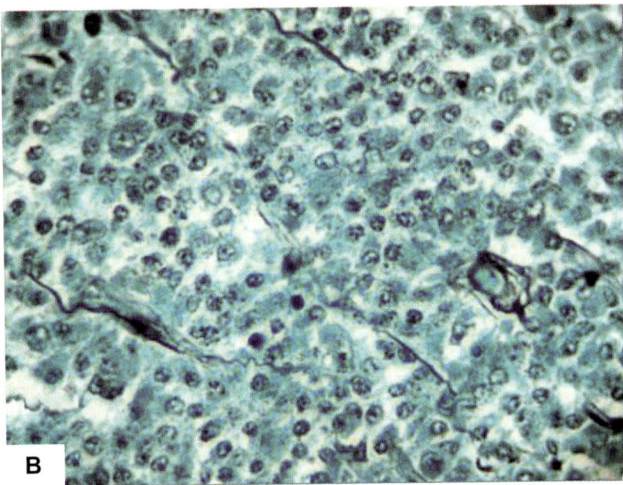

B

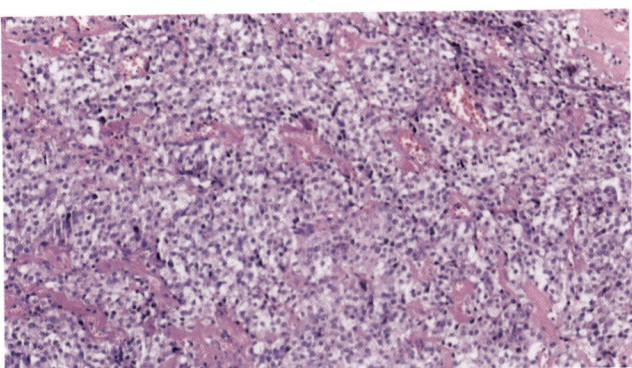

Figura 29.17 Adenoma hipofisário. Células de citoplasma claro e núcleos arredondados, sem atipias, formando bainhas separadas por delicados septos fibrovasculares.

Figura 29.18 A. Hipófise normal. **B.** Adenoma hipofisário. Coloração para fibras reticulares.

29

Quadro 29.6 Adenomas da hipófise (TNEHip) classificados conforme o padrão de secreção hormonal e o perfil de fatores de transcrição à imuno-histoquímica

Tipo de adenoma	Marcadores imuno-histoquímicos
TNEHip PIT1 (GH/PRL/TSH)	
Tumores somatotróficos	
Adenoma somatotrófico	PIT1, GH, CAM 5.2
Adenoma somatomamotrófico	PIT1, receptor-alfa de estrógeno, GH > PRL
Adenoma somatotrófico lactotrófico misto	PIT1, receptor-alfa de estrógeno, GH, PRL
Adenoma pluri-hormonal secretor de GH	PIT1, receptor-alfa de estrógeno, GATA-2, GH > PRL
Tumores lactotróficos	
Adenoma lactotrófico	PIT1, receptor-alfa de estrógeno, PRL
Adenoma acidófilo de células tronco	PIT1, receptor-alfa de estrógeno, PRL > GH, CAM 5.2
Tumor tireotrófico (adenoma tireotrófico)	PIT1, GATA-2, TSH
Tumor da linhagem PIT1 pouco diferenciado*	PIT1, receptor-alfa de estrógeno, CAM 5.2**
TNEHip TPIT	
Adenoma corticotrófico	TPIT, ACTH, CAM 5.2
TNEHip SF1	
Adenoma gonadotrófico	SF1, GATA-2, receptor-alfa de estrógeno, FSH,** LH,** CAM 5.2**
TNEHip negativo para hormônios e fatores de transcrição	
Adenoma de células "nulas"	Negativo para todos os hormônios e fatores de transcrição, CAM 5.2**
TNEHip pluri-hormonal polimorfo	Combinação não usual de hormônios e fatores de transcrição

TNEHip: tumor neuroendócrino da hipófise; *anteriormente conhecido como adenoma hipofisário silencioso subtipo 3; **pode ser negativo. Adaptado de Asa & Mete, 2018.

29 Adenoma lactotrófico (prolactinoma)

Prolactinoma, mais comum em mulheres (2 a 4:1) e na quinta e sexta décadas, é o adenoma hipofisário mais frequente (20 a 27%) e, em conjunto com os da linhagem GH e TSH (PIT1 positivos), correspondem a 50% dos adenomas hipofisários. Prolactinomas são positivos à imuno-histoquímica para PIT1, receptor-alfa de estrógeno e prolactina; podem ser densamente (dg) ou esparsamente granulados (eg). Nos raros *prolactinomas dg*, as células são alongadas ou ovaladas e contêm grânulos eosinofílicos difusos no citoplasma positivos para PRL (Figura 29.19).

Prolactinomas eg, os mais frequentes, são constituídos por células cromófobas, com estroma fibrovascular irregular; são comuns hemorragia, microcalcificações (15 a 20% dos casos) e deposição de amiloide (6%). Os grânulos de PRL aparecem ao redor do núcleo. À microscopia eletrônica, as células apresentam retículo endoplasmático rugoso abundante, complexo de Golgi bem desenvolvido e grânulos de secreção esféricos (Figura 29.20).

Os prolactinomas são uma das causas principais de hiperprolactinemia, que resulta na síndrome de amenorreia-galactorreia ou em infertilidade em mulheres na idade reprodutiva. Aumento de PRL inibe a síntese hipotalâmica do hormônio liberador de gonadotrofinas; com isso, diminui a síntese, pela adeno-hipófise, dos hormônios gonadotróficos (FSH e LH), o que resulta em ciclos anovulatórios, oligo ou amenorreia e infertilidade. Em homens, redução de FSH e LH causa diminuição da testosterona, com oligo ou azoospermia, perda da libido e impotência.

Hiperprolactinemia pode ser provocada também por perda da inibição hipotalâmica por desconexão hipotalâmico-hipofisária. Assim, a PRL sérica pode estar elevada mesmo quando o tumor não secreta PRL. Nesses casos os níveis séricos de PRL não são superiores a 100 ng/mL, enquanto níveis acima de 150 a 200 ng/mL são muito sugestivos de prolactinoma.

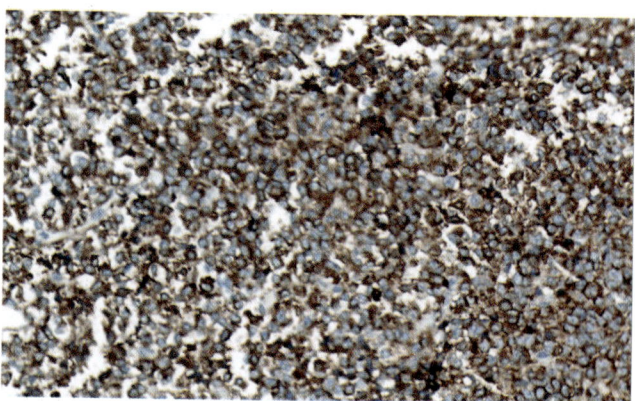

Figura 29.19 Adenoma secretor de prolactina. Imuno-histoquímica.

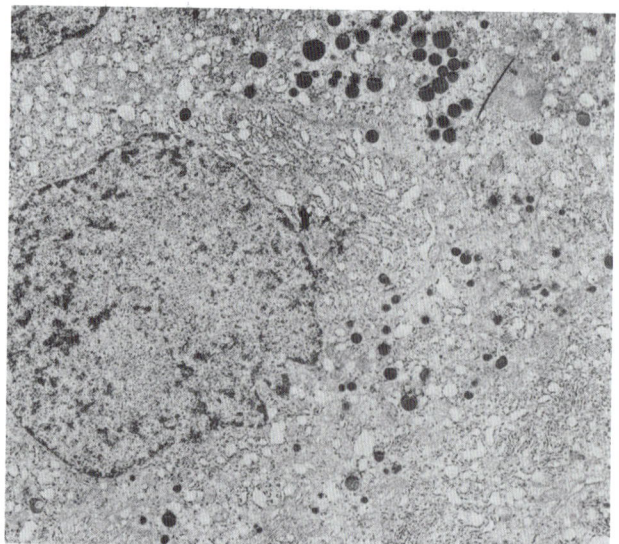

Figura 29.20 Microscopia eletrônica de adenoma secretor de prolactina mostrando grânulos de secreção. Retículo endoplasmático rugoso e Golgi bem desenvolvidos.

Adenoma somatotrófico

Adenoma somatotrófico produtor apenas GH é imunorreativo para PIT1 e corresponde a 13% dos adenomas hipofisários, com idade média dos pacientes de 40 anos. Hipersecreção de GH causa *gigantismo* antes da idade adulta e *acromegalia* após.

Morfologicamente, pode ser densamente granulado (dg), acidófilo, mais comum, ou esparsamente granulado (eg), cromófobo. As células dos *adenomas dg* são monomórficas e apresentam pouco pleomorfismo nuclear, ausência de mitoses e grânulos de secreção de GH em todo o citoplasma, semelhantes às células acidófilas normais (Figura 29.21), com imunorreatividade perinuclear para ceratinas. As células dos *adenomas eg* mostram inclusões conspícuas (corpos fibrosos) imunorreativas para ceratina e têm grande variabilidade na forma nuclear, que às vezes são multinucleadas, gigantes ou bizarras. Polimorfismo nuclear indica maior atividade secretora do que sinal de malignidade.

Adenoma corticotrófico

Adenoma corticotrófico, imunorreativo para TPIT, corresponde a 17% dos adenomas hipofisários e predomina em mulheres, com idade média de 30 anos. Como em geral se trata de microadenoma, muitas vezes só é identificado ao exame microscópico. Em 10 a 25% dos casos, a lesão cresce até causar alterações radiográficas na sela túrcica. O tumor tem padrão basófilo monomórfico, cujas células são PAS-positivas e têm forma alongada, com cromatina frouxa e nucléolo evidente. À microscopia eletrônica, o citoplasma pode ser densamente ou esparsamente granulado, este último menos comum; a imuno-histoquímica mostra reatividade difusa para CAM 5.2. Além de ACTH, o adenoma corticotrófico produz peptídeos derivados do precursor pró-opiomelanocortina (POMC), como β-LPH e β-endorfina. As células produtoras de ACTH na porção não neoplásica da hipófise apresentam a *degeneração hialina de Crooke*, que se caracteriza por material hialino perinuclear formado por acúmulo de filamentos de ceratina e vacúolos no citoplasma.

Produção excessiva de ACTH resulta na doença de Cushing ou na síndrome de Nelson, esta caracterizada por melanose (por aumento da secreção do ACTH-MSH) e expansão de adenoma corticotrófico secundária à remoção cirúrgica das suprarrenais como tratamento para doença de Cushing.

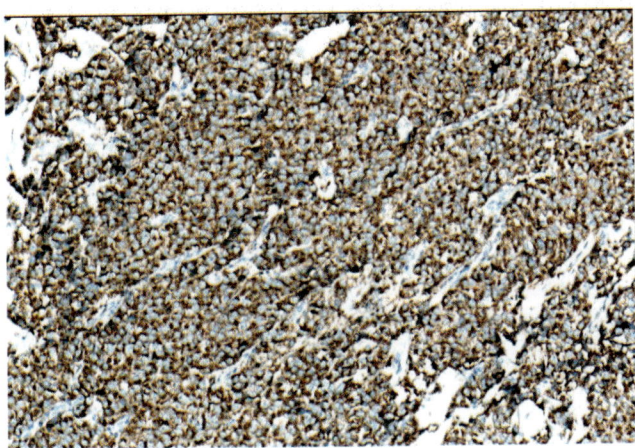

Figura 29.21 Adenoma secretor de GH. Imuno-histoquímica.

Adenoma tireotrófico

Adenomas produtores de TSH são raros (1 a 2% dos adenomas), mostram imunorreatividade para PIT1 e GATA-2 e aparecem em duas situações: (1) secundariamente a hipotireoidismo primário, o que leva a hiperplasia e, depois, a adenoma hipofisário; (2) adenoma *de novo*, que resulta em hipertireoidismo. Em alguns casos, hipersecreção de TSH pode não levar a hipertireoidismo, possivelmente porque a neoplasia produz uma forma inativa de TSH. As células tumorais são monomórficas e densamente agrupadas e possuem citoplasma cromófobo ou basófilo contendo grânulos imunorreativos para TSH.

Adenoma gonadotrófico

Adenoma produtor de gonadotrofinas é imunorreativo para SF1, GATA-2 e receptor-alfa de estrógeno, e representa 36% dos adenomas hipofisários. Clinicamente, a maioria não resulta em manifestações de hipersecreção hormonal, provavelmente por ausência ou baixa expressão de gonadotrofinas. O tumor é constituído por bainhas, ninhos, pseudopapilas e pseudorrosetas perivasculares de células cromófobas ou basófilas e com grânulos citoplasmáticos corados para FSH e LH. Imunorreatividade para CAM 5.2 é frequente.

Adenoma somatomamotrófico. Tumor somatotrófico lactotrófico misto. Adenoma acidófilo de células-tronco

Os três tipos produzem GH e PRL, a associação hormonal mais comum. Os pacientes apresentam acromegalia ou gigantismo e hiperprolactinemia. Na maioria dos tumores, há dois tipos celulares misturados, cromófobo e acidófilo, com positividade para PIT1, receptor-alfa de estrógeno, GH e PRL (*tumor somatotrófico lactotrófico misto*). Em outros, uma mesma célula produz os dois hormônios, constituindo os *adenomas somatomamotróficos*, igualmente imunorreativos para PIT1 e receptor-alfa de estrógeno, nos quais a produção de GH é maior do que a de PRL. Clinicamente, os pacientes apresentam acromegalia ou gigantismo e hiperprolactinemia, geralmente discreta. O *adenoma acidófilo de células-tronco*, positivo para PIT1, receptor-alfa de estrógeno e CAM 5.2, infrequente e mais invasivo, é formado por células com diferenciação simultânea para células produtoras de PRL e GH; em geral, a produção de PRL é maior do que a de GH. Clinicamente, manifestações de hiperprolactinemia são frequentes; acromegalia é incomum.

Adenoma pruri-hormonal

Adenomas produtores de mais de dois hormônios são raros e positivos para PIT1, receptor-alfa de estrógeno e GATA-2. A maioria produz GH e, em menor grau, PRL e TSH, constituindo o adenoma pluri-hormonal secretor de GH associado com acromegalia. Secreção múltipla deve-se a: (1) adenomas constituídos por célula capaz de produzir vários hormônios; (2) adenomas mistos, formados por duas ou mais células distintas. O adenoma da linhagem PIT1 pouco diferenciado pluri-hormonal, imunorreativo para GH, PRL e TSH, era previamente denominado de adenoma silencioso subtipo 3. Há ainda raros casos de adenoma pluri-hormonal com combinação não usual de hormônios e fatores de transcrição, denominados adenoma pluri-hormonal polimorfo.

29

Adenoma silencioso

Adenoma silencioso é o tumor no qual se detecta imuno-histoquimicamente a produção hormonal, mas sem evidência clínica ou laboratorial de hipersecreção endócrina. Tais tumores correspondem a 30 a 40% dos adenomas ressecados cirurgicamente, a maioria representada por adenomas gonadotróficos.

Adenoma de células "nulas". Oncocitoma

Mesmo com o emprego da imuno-histoquímica, algumas neoplasias são formadas por células sem produto hormonal identificado morfologicamente; ceratina pode estar presente, sendo detectada pelo anticorpo CAM 5.2. Tais tumores são chamados *adenomas de células "nulas"*. A demonstração imuno-histoquímica de fatores de transcrição dos hormônios hipofisários (TPIT, PIT1, SF1, GATA-2) nesses tumores, porém, exclui o diagnóstico de tumor de células "nulas", o que explica a redução de 11% para menos de 1% na prevalência de tumores classificados como de células "nulas". *Oncocitoma* é tumor constituído por células grandes contendo grânulos acidófilos no citoplasma que correspondem a mitocôndrias. O tumor também não secreta hormônio e, clinicamente, manifesta-se com sinais e sintomas de compressão de estruturas adjacentes.

Adenoma invasivo

Cerca de um terço dos adenomas hipofisários são invasivos, tendo, alguns, comportamento agressivo. Adenomas invasivos infiltram a hipófise e estruturas adjacentes, têm crescimento rápido, grande volume e tendência a recorrer e são refratários aos tratamentos convencionais, incluindo radioterapia. O crescimento em direção às estruturas adjacentes, identificada pela neurorradiologia ou pelo neurocirurgião durante o ato operatório, pode ocorrer nas várias direções (superior, inferior ou lateral – Figura 29.22); crescimento superior é considerado extensão e não invasão. Como ocorre em outros tumores de glândulas endócrinas, não se pode prever o comportamento da neoplasia apenas pelo quadro histológico, ou seja, se o tumor vai invadir, recorrer ou dar metástases. Contudo, recomenda-se ao patologista avaliar e relatar o índice mitótico e o de proliferação celular pelo Ki-67, pois, quando elevados, ambos são preditivos de comportamento clínico mais agressivo, além de infiltração de tecidos moles e osso, quando disponíveis para avaliação.

▶ Carcinoma

Carcinoma da hipófise é muito raro, constituindo < 1% dos tumores da glândula. Histologicamente, é muito difícil distinguir adenoma de carcinoma hipofisário, e nem é possível prever o comportamento de adenomas. Adenomas, adenomas invasivos e carcinomas hipofisários apresentam índice médio de proliferação celular de 1, 4,5 e 12%, respectivamente, embora haja sobreposição desses valores (Figura 29.23). Imunorreatividade para p53 não é vista em adenomas, mas é encontrada em 15% dos adenomas invasivos e em quase 100% dos carcinomas hipofisários; raros carcinomas são p53 negativos. Cerca de 75% dos carcinomas produz hormônios com repercussão clínica, em geral ACTH ou PRL. Metástases de carcinomas hipofisários podem ser liquóricas, para medula espinhal e encéfalo, ou sanguíneas, para linfonodos, ossos, pulmões e fígado.

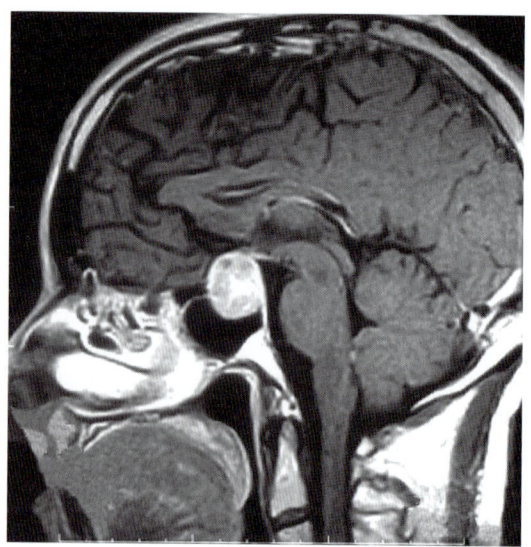

Figura 29.22 Ressonância magnética do crânio (corte sagital) evidenciando adenoma hipofisário invasivo que se infiltra no seio esfenoidal.

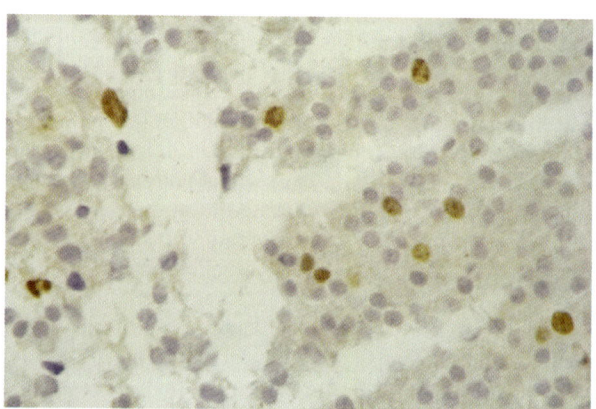

Figura 29.23 Adenoma secretor de ACTH com alto índice proliferativo, que sofreu recidiva precoce. Os núcleos corados em marrom são positivos para MIB-1 (Ki-67). Imuno-histoquímica.

▶ Metástases

Metástases na hipófise não são raras (prevalência de 3 a 5%). Carcinomas da mama e broncopulmonar são os tumores que mais dão metástases na hipófise. As metástases ocorrem em geral na hipófise posterior, por seu maior aporte sanguíneo. Manifestações clínicas ocorrem em cerca de 7% dos casos e caracterizam-se por diabetes insípido e, menos comumente, distúrbios visuais, oftalmoplegia, ptose e dor retro-orbitária; raramente, há hipofunção da adeno-hipófise.

▶ Consequências das lesões hipofisárias

Hipopituitarismo

Insuficiência hipofisária pode ser seletiva ou total. Destruição de mais de 90% da adeno-hipófise parece necessária para haver sua insuficiência. As principais síndromes clínicas estão descritas a seguir.

Síndrome de Sheehan. É o hipopituitarismo secundário à necrose hipofisária pós-parto, cujo primeiro sinal é a interrupção da lactação, seguida de amenorreia e outras manifestações de insuficiência pluri-hormonal. Perda da função hipofisária pode demorar vários anos para se manifestar, pela persistência de células remanescentes aprisionadas pela fibrose cicatricial, que só desaparecem gradualmente. Hipotireoidismo manifesta-se por pele seca, queda de pelos, face mixedematosa, sonolência, intolerância ao frio, voz rouquenha e hipotensão arterial.

Síndrome de Simmonds. Também conhecida como *caquexia de Simmonds*, resulta de pan-hipopituitarismo por qualquer causa, incluindo necrose pós-parto. Surge em ambos os sexos e em qualquer idade, mas é mais comum em mulheres na idade fértil. Clinicamente, manifesta-se com sinais e sintomas de insuficiência tireoidiana, adrenal e gonadal.

Nanismo hipofisário. Manifesta-se quando a deficiência de GH ocorre na infância. Quando a insuficiência é global, o nanismo é acompanhado de sinais de hipofunção de todas as glândulas endócrinas. As causas mais comuns são craniofaringioma e lesões do hipotálamo. As proporções segmentares do corpo são harmônicas, e o desenvolvimento intelectual é normal.

Hipogonadismo hipogonadotrófico. Trata-se de hipogonadismo seletivo por queda na secreção de FSH e LH. O quadro caracteriza-se por desenvolvimento deficiente da genitália e dos caracteres sexuais secundários (voz aguda, sistema piloso pouco desenvolvido etc.), com medidas eunucoides. Em certos casos, há deficiência apenas de LH, que se manifesta por características eunucoides, hipogonadismo e ausência ou escassez de células de Leydig, mas com espermatogênese (eunucoidismo fértil).

Hipotireoidismo hipofisário. Hipotireoidismo de causa hipofisária deve-se à insuficiência de TRH ou de TSH.

Hipopituitarismo congênito. Caracteriza-se por deficiência isolada (p. ex., GH) ou combinada de hormônios, causada usualmente por mutações em genes codificadores de fatores de transcrição que atuam durante o desenvolvimento da hipófise (*HESX1, LHX3, LHX4, SOX2, SOX3, OTX2, GLI2, PROP1, POU1F1*).

Hiperpituitarismo

Gigantismo. Acromegalia. Excesso de GH produzido por adenoma secretor causa crescimento exagerado do esqueleto, de vísceras e de tecidos moles. Quando ocorre antes do fechamento das cartilagens de conjugação, tem-se o *gigantismo*; após a puberdade, leva à *acromegalia*.

No gigantismo (ver Capítulo 27), os ossos alongam-se e são espessos, pela proliferação de condrócitos da cartilagem de conjugação, do pericôndrio e do periósteo. O crescimento do esqueleto é harmônico e acompanha-se de aumento do volume e do peso das vísceras. A estatura fica acima de 2,10 m, chegando, em alguns casos, a 2,70 m.

Na acromegalia, o crescimento ósseo (ver Capítulo 27) faz-se a partir de restos de cartilagem da placa epifisária, das cartilagens articulares e do periósteo; são essas porções acrais do esqueleto as que mais se desenvolvem na doença. O paciente apresenta características faciais grosseiras, com protrusão da mandíbula, lábios grossos, macroglossia, nariz largo, frontal saliente (Figura 29.24), pés e mãos grandes; há, também, visceromegalia. A acromegalia inicia-se insidiosamente, de preferência entre a terceira e a quarta décadas de vida, atingindo igualmente os dois sexos e acompanhando-se de comorbidades cardíacas, respiratórias, osteoarticulares e do metabolismo glicídico.

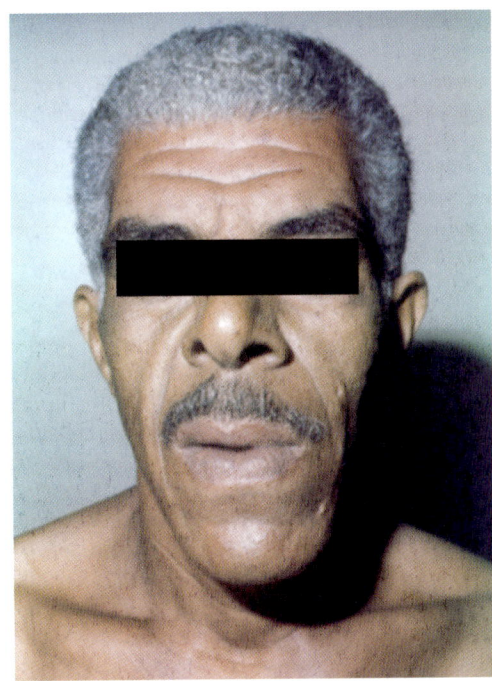

Figura 29.24 Fácies acromegálica.

Doença de Cushing. Trata-se de doença hipofisária, quase sempre adenoma secretor, acompanhada de produção aumentada de ACTH, hiperplasia e hiperfunção da cortical da suprarrenal e aumento de corticoides circulantes. A maioria dos casos de síndrome de Cushing, no entanto, é causada pela administração prolongada de corticoides para o tratamento de numerosas doenças inflamatórias e autoimunes (*síndrome de Cushing iatrogênica*). Além do adenoma hipofisário secretor de ACTH (doença de Cushing), outras causas de síndrome de Cushing são tumores da cortical da suprarrenal e produção ectópica de ACTH por tumores extra-hipofisários (síndrome paraneoplásica), principalmente carcinoma broncopulmonar de pequenas células, timoma e carcinoma medular da tireoide. Pacientes com síndrome de Cushing apresentam obesidade toracoabdominal, diabetes melito, osteoporose, hipertensão arterial, hirsutismo, amenorreia, acne, cálculos renais, fraqueza e labilidade emocional.

Síndrome da galactorreia-amenorreia. Resulta de hiperprolactinemia causada sobretudo por prolactinoma. Outras causas incluem muitos medicamentos (sobretudo neurolépticos). Hiperprolactinemia em homens pode causar hipogonadismo com impotência, perda da libido, oligospermia e infertilidade.

Hipertireoidismo. Muito raramente, hipertireoidismo pode ser causado por adenoma secretor de TSH.

29

Tireoide

Carlos Alberto Basilio-de-Oliveira,
Rodrigo Panno Basilio-de-Oliveira

A tireoide é a mais volumosa glândula endócrina. Ímpar e simétrica, situa-se na linha média do pescoço e é facilmente acessível à palpação, sobretudo quando existem hiperplasia ou nódulos.

A função da glândula é sintetizar os hormônios tiroxina (T_4) e tri-iodotironina (T_3), ambos essenciais na homeostase e envolvidos em numerosos processos metabólicos, como crescimento e maturação de tecidos, respiração celular e consumo de energia. T_3 e T_4 são moléculas ricas no aminoácido tirosina; a esses peptídeos ligam-se moléculas de iodo: três na de T_3 e quatro na de T_4. Cerca de 80% da quantidade de T_3 circulante resulta da degradação periférica de T_4 nos tecidos. Grande número de células no organismo possui receptores para T_3 e T_4.

A regulação da síntese de T_3 e T_4 envolve dois mecanismos. Em um, atua o sistema de retroalimentação, por meio do TSH (hormônio estimulante da tireoide, tireotrofina), secretado pela adeno-hipófise (Figura 29.6). O TSH estimula a síntese de hormônios tireoidianos e promove hipertrofia e hiperplasia da tireoide. O hormônio de liberação da tireotrofina (TRH), hipotalâmico, regula a síntese e a liberação do TSH; o T_3 e o T_4 circulantes antagonizam a ação do TSH. Esse controle da secreção de TSH é feito por retroalimentação negativa pelos hormônios da tireoide, sendo o limiar para a inibição ajustado pelo TRH (Figura 29.25). O segundo mecanismo envolve autorregulação da glândula e depende da reserva de iodo orgânico na própria tireoide. O processo depende da concentração da reserva de iodo orgânico, da atividade de transporte de iodo e da sensibilidade da glândula ao TSH. À medida que a quantidade intracelular de iodo aumenta, a célula folicular torna-se menos sensível ao estímulo da tireotrofina. Esta autorregulação serve como primeira linha de ajuste contra flutuações no suprimento de iodo.

A secreção dos hormônios tireoidianos depende do iodo circulante, que é captado no polo basal dos tireócitos. O iodo penetra nas células junto com o sódio por meio de um simportador sódio-iodo (transporte ativo), dirige-se ao polo apical do tireócito e atravessa a membrana celular em direção à luz do folículo, por meio da ação de outro transportador, a *pendrina*. Na luz folicular, o iodo é incorporado à tireoglobulina presente no coloide secretado pelos tireócitos. A incorporação de iodeto é feita por tireoperoxidase (TPO), alvo de anticorpos ATPO, e oxidase tireóidea (THOX). Gotículas de coloide fazem percurso inverso: são internalizadas nas células e caminham para o polo basal, onde sofrem ação enzimática que resulta na liberação dos hormônios tireoidianos nos capilares; apenas pequena fração da tireoglobulina é liberada no sangue. Uma vez na corrente sanguínea, os hormônios são ligados a proteínas de transporte (TBG, *thyroxine-binding globulin*); 0,02% de T_4 circula na forma livre.

Na tireoide, o TSH: (a) estimula a proliferação de tireócitos; (b) ativa a biossíntese de hormônios tireoidianos; (c) favorece a liberação destes. Nas células foliculares, o TSH liga-se a um receptor de membrana (TSHR) associado a uma proteína G. Anticorpo contra esse receptor ativa a secreção da tireoide, como acontece na doença de Basedow-Graves (ver adiante). A função da tireoide pode ser modulada ainda por neurotransmissores (adrenalina, VIP), fatores de crescimento (TGF, insulina) e citocinas.

Carência ou ingestão excessiva de iodo causa múltiplas tireopatias, sobretudo o bócio, ainda frequente em pessoas que vivem em áreas com carência de iodo na alimentação. Ao contrário, populações que ingerem quantidade maior de iodo desenvolvem nódulos na tireoide de modo mais frequente.

A síntese de calcitonina, feita pelas células C, está ligada ao metabolismo ósseo, ao paratormônio e à homeostasia do cálcio. Níveis séricos elevados de calcitonina constituem-se em pontual marcador diagnóstico e prognóstico no carcinoma medular da tireoide (ver adiante).

Diagnóstico das doenças tireoidianas

O diagnóstico das doenças da tireoide baseia-se em avaliação clínica e exames complementares. A semiologia inclui história clínica e exame físico, com inspeção, palpação e ausculta. Os exames complementares envolvem dosagens bioquímicas e hormonais, estudos por imagens e avaliação morfológica, cito e histopatológica. A imagenologia privilegia a ultrassonografia e a cintilografia. Iodo radioativo é útil não só no diagnóstico como também no tratamento de lesões tireoidianas, pelo fato de o radioisótopo ser captado pelas células neoplásicas, sobretudo em metástases pulmonares ou no esqueleto, principalmente no carcinoma folicular. Exame da região cervical com tomografia computadorizada, ressonância magnética e, especialmente, ultrassonografia trouxe grande poder propedêutico e enorme contribuição médico-cirúrgica.

O uso de pequenas quantidades de material radioativo para procedimentos diagnósticos ou terapêuticos teve a sua origem na avaliação do funcionamento da glândula tireoide. Os estudos clássicos de Saul Hertz levaram ao primeiro uso de [131]iodo para tratamento de doenças da tireoide em 1941. Hoje, a cintilografia de tireoide com [123]iodo, [131]iodo ou com ^{99m}Tc-pertecnetato é empregada no diagnóstico diferencial de hipertireoidismo, ou seja, distinguir a doença de Graves de casos de bócio nodular tóxico ou de tireoidite subaguda, em que a glândula não está produzindo excesso de hormônio e sim liberando hormônio produzido previamente. Outro uso da cintilografia na tireoide é avaliação funcional de nódulos tireoidianos, em especial nos quadros de hipertireoidismo, em que se faz a avaliação de função autônoma do nódulo tireoidiano. Devido à emissão de radiação particulada (partícula beta) o [131]iodo é útil no tratamento de hipertireoidismo, sendo empregado em pacientes sem remissão da doença

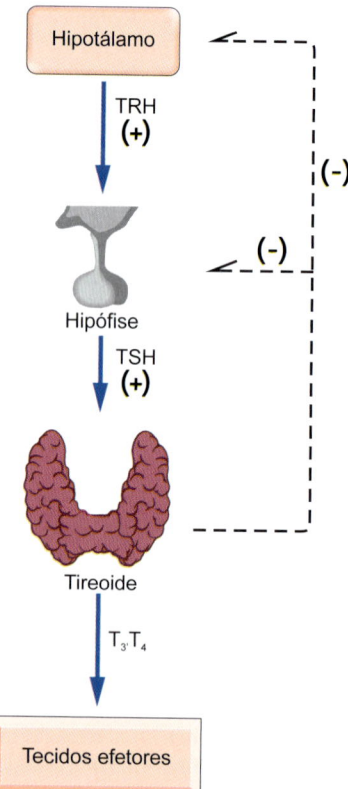

Figura 29.25 Mecanismo de retroalimentação na síntese dos hormônios tireoidianos.

após manejo medicamentoso. [131]Iodo é muito indicado no acompanhamento e no tratamento do câncer da tireoide, para ablação de remanescentes tireoidianos da cirurgia, adjuvância à cirurgia (eliminando eventuais células tumorais remanescentes) ou como tratamento de metástases distantes.

Nódulos tireoidianos sólidos, císticos ou mistos acompanham quase todas as doenças da tireoide. Orientada pela ultrassonografia, que permite a identificação de lesões muito pequenas (ordem de milímetros), a punção de nódulos tireoidianos é hoje procedimento menos arriscado e com grande sensibilidade. O estudo do parênquima não tumoral tornou-se mais acurado graças à capacidade da ultrassonografia de alta resolução de reconhecer lesões pequenas, de visualizar calcificações e de detectar modificações na ecogenicidade. Esse desempenho ficou ainda melhor com a introdução do Doppler-tríplex, que identifica a vascularização da glândula, principalmente a rede vascular dos nódulos.

A dosagem de hormônios (T_4 total, T_4 livre, T_3 e TSH) e a pesquisa de anticorpos contra antígenos da tireoide (antitireoglobulina, antimicrossomal e antitireoperoxidase) ou dirigidos ao receptor do TSH (anti-TSH) fornecem informações valiosas. Anticorpos anti-TSHR influenciam a função e o crescimento glandulares e têm papel importante na patogênese de doenças autoimunes. Tais anticorpos atuam como estimuladores ou como bloqueadores da síntese dos hormônios da tireoide, levando a hipertireoidismo ou a hipotireoidismo. Em pacientes com hipertireoidismo, tais anticorpos indicam doença de Basedow-Graves ativa. Quando dosada após tireoidectomia total, tireoglobulina presta-se ao acompanhamento de carcinomas bem diferenciados, sendo o elemento de maior sensibilidade na detecção de recidivas tumorais e metástases.

Exames morfológicos ocupam lugar de destaque nas tireoidopatias. Além do exame citopatológico, em amostras colhidas por punção com agulha fina, que permite o diagnóstico de muitas lesões, amostras teciduais são analisadas pelas técnicas convencionais de histopatologia, complementadas por imuno-histoquímica, microscopia eletrônica e biologia molecular. Outro recurso é o exame peroperatório (corte por congelação), indicado sobretudo nos casos de resultado citopatológico de lesão de padrão folicular ou de outras neoplasias mais agressivas e na definição diagnóstica que orienta a conduta cirúrgica.

Anomalias congênitas

Agenesia e hipoplasia acentuada da tireoide levam a cretinismo. Persistência do ducto tireoglosso resulta em cistos ou ectopia da glândula, que pode ser encontrada em base da língua, laringe, traqueia, pericárdio, hilo hepático, canal inguinal, vagina ou escroto. Tireoide retroesternal mergulhante situa-se no mediastino anterior.

Obliteração do canal tireoglosso forma *cisto tireoglosso*, que se situa na linha média do pescoço, é encontrado em qualquer altura no trajeto de migração da tireoide e contém material mucinoso. Quando alto no pescoço, o cisto é revestido por epitélio estratificado pavimentoso; nos cistos da região inferior, o revestimento é por epitélio folicular tireoidiano, abaixo do qual há infiltrado linfocitário. Às vezes, o cisto forma fístula com o exterior. Na região lateral do pescoço, forma-se *cisto branquial*, que possui infiltrado linfoide na parede e abundante conteúdo líquido, leitoso e espesso. Exame citológico do conteúdo por punção aspirativa com agulha fina distingue esses dois cistos. Paratireoide e parênquima tímico intratireoidianos podem explicar o aparecimento, na vida adulta, de neoplasias da paratireoide, geralmente adenomas, e de timoma intratireoidiano. Existe ainda o *cisto do corpo último branquial*, revestido por epitélio respiratório mucinoso; as células são negativas para tireoglobulina e positivas para antígeno carcinoembrionico.

Hipertireoidismo

Hipertireoidismo ou tireotoxicose é a síndrome clínica resultante do excesso de T_3, T_4 ou ambas. Embora hipertireoidismo e tireotoxicose sejam usados correntemente como sinônimos, a rigor *tireotoxicose* corresponde às manifestações clínicas associadas ao aumento dos hormônios tireoidianos circulantes; na maioria dos casos, tireotoxicose resulta de hiperatividade da tireoide, ou seja, de hipertireoidismo. Ocasionalmente, porém, tireotoxicose é causada pela administração excessiva de hormônios tireoidianos ou produção dos mesmos por parênquima tireoidiano ectópico. De maneira mais apropriada, portanto, *hipertireoidismo* define hiperfunção da tireoide, enquanto *tireotoxicose* refere-se a sinais e sintomas resultantes da elevação de hormônios tireoidianos circulantes. Alguns pacientes apresentam tireotoxicose sem hipertireoidismo, como acontece com o uso de hormônios tireóideos exógenos; em outros, como nas doenças de Graves e de Plummer, ocorre hipertireoidismo com tireotoxicose. As principais causas de hipertireoidismo estão listadas no Quadro 29.7.

Quadro 29.7 Principais causas de hipertireoidismo

Dependente de produção aumentada de hormônios tireoidianos (captação de iodo elevada – hipertireoidismo)

Estimulação anormal da tireoide por TSH

Doença de Basedow-Graves, tireoidite de Hashimoto

Estimulação anormal da tireoide por gonadotrofina coriônica (hCG)

Mola hidatiforme, coriocarcinoma

Produção excessiva de TSH

Tumor hipofisário produtor de TSH, resistência hipofisária a T_3 e T_4

Produção autônoma excessiva de T_3 e T_4 (independente de TSH): doença nodular tóxica, adenoma tóxico (doença de Plummer), carcinoma folicular, efeito Jod-Basedow

Independente de produção aumentada de hormônios tireoidianos (captação de iodo baixa ou normal)

Liberação aumentada de T_3 e T_4

Tireoidite subaguda granulomatosa

Tireoidite subaguda linfocítica

Tireoidite pós-parto

Fonte extratireoidiana de T_3 e T_4

Tireotoxicose factícia

Produção ectópica de T_3 e T_4: teratoma ovariano, metástase funcionante de carcinoma folicular

Condições ginecológicas

Tireotoxicose gestacional transitória

Hipertireoidismo familiar

Outras causas

Hipertireoidismo neonatal

29

Hipertireoidismo é mais frequente em mulheres, em geral adultas jovens. Sua causa principal é a doença de Basedow-Graves (ver adiante). Outras causas incluem bócio multinodular tóxico, bócio uninodular tóxico (doença de Plummer), certas tireoidites e outras condições raras. Manifestações clínicas de tireotoxicose podem surgir em pacientes em tratamento com hormônios tireoidianos ou com bócio tóxico que recebem iodo ou contraste radiográfico, o que constitui o fenômeno de Jod-Basedow.

O diagnóstico de hipertireoidismo é confirmado quando existe elevação de T_4 livre e supressão de TSH. A captação de iodo radioativo mostra o grau de funcionamento da glândula, uma vez que avalia a quantidade de iodo que a tireoide capta. Em indivíduos normais, a taxa é de 5 a 25% após 24 horas de administração oral de iodo. Pacientes com hipertireoidismo apresentam níveis mais elevados, pois a glândula hiperfuncionante capta mais iodo. O teste é também útil para distinguir pacientes com tireotoxicose, mas sem hipertireoidismo, uma vez que apresentam hipocaptação (< 5%), como ocorre em algumas tireoidites e em pacientes com síntese extra-tireoidea de hormônios, como ocorre em teratomas ovarianos – *struma ovarii* – e neoplasia trofoblástica; células trofoblásticas produzem gonadotrofina coriônica humana (hCG), cuja subunidade alfa é idêntica à do TSH.

A hCG possui atividade TSH-símile: 1,0 UI de hCG equivale a 0,27 µUI de TSH. Em altas concentrações, hCG pode induzir tireotoxicose, o que ocorre transitoriamente em cerca de 2 a 3% das gestações; tal quadro ocorre da 8ª a 14ª semana, período de pico de hCG (níveis entre 75.000 e 100.000 U/L). Metade das pacientes tem manifestações de hipertireoidismo, embora sem oftalmopatia, mixedema pré-tibial ou anticorpos antitireoidianos. O quadro é autolimitado e desaparece quando os níveis de hCG caem. Na mola hidatiforme (ver Capítulo 21), as células trofoblásticas produzem grande quantidade de hCG, capaz de causar hipertireoidismo. A retirada cirúrgica da lesão trofoblástica leva ao desaparecimento dos sintomas. Pacientes com coriocarcinoma raramente apresentam tal quadro clínico.

Qualquer que seja a sua causa, hipertireoidismo acompanha-se de alterações funcionais em vários setores do organismo, ligadas em sua maior parte ao estado hipermetabólico gerado pelo excesso de hormônios tireóideos (Quadro 29.8).

No *sistema circulatório*, hipertireoidismo causa taquicardia, aumento da contratilidade das miocélulas, dilatação de arteríolas miocárdicas, maior fluxo coronariano, arritmias cardíacas e aumento do volume sistólico, do débito cardíaco, do trabalho miocárdico e do consumo de oxigênio. As lesões morfológicas são muito discretas: depleção glicogênica, esteatose e necrose focal de miocélulas, discreto infiltrado linfocitário e eosinofílico, áreas de fibrose intrafascicular, discreta hipertrofia de células musculares e pequena dilatação dos ventrículos. Há ainda dilatação de arteríolas cutâneas, aumento da circulação sanguínea na pele e redução da resistência periférica (*shunt* arteriovenular funcional).

A *pele* tem textura firme, é estirada e sem pregas, às vezes eritematosa, quente e úmida, pelo aumento do fluxo sanguíneo; às vezes, aparecem telangiectasias capilares. É comum a perda de cabelos e pelos, pelas modificações na síntese proteica nos folículos pilosos. Pode aparecer ainda hiperpigmentação difusa ou focal ou, menos comumente, vitiligo. Em 5% dos casos, encontram-se edema pré-tibial por acúmulo, na derme profunda, de substância mucoide basófila, edema e infiltrado perivascular de linfócitos, macrófagos e mastócitos; as fibras colágenas tornam-se tumefeitas e basófilas. Raramente, o edema pré-tibial associa-se à acropatia tireoidiana causada por edema de tecidos moles e neoformação óssea periosteal nas falanges dos dedos das mãos e dos pés.

Quadro 29.8 Principais sinais e sintomas de hipertireoidismo

Gerais: emagrecimento com hiperexia, fadiga, astenia, hipertermia, intolerância ao calor

Oftalmopatia: exoftalmia, movimentos oculares lentos

Cutâneos e anexiais: pele quente, úmida, eritema palmar, dermatografismo, prurido, urticária, cabelo quebradiço e úmido, alopecia discreta, unhas quebradiças, onicólise (unhas de Plummer)

Cardiovasculares: taquicardia, palpitação, insuficiência cardíaca congestiva, hipertensão arterial divergente, precipitação de angina do peito, arritmias atriais (fibrilação atrial, *flutter*, extrassístoles atriais). Hipercinesia cardíaca (sopro holossistólico na borda external esquerda), B1 hipofonética, quarta bulha acessória

Respiratórios: taquidispneia, dispneia

Gastrointestinais e hepáticos: aumento do número de evacuações, elevação de enzimas hepáticas

Neurológicos: insônia, irritabilidade, agitação psicomotora, taquilalia, diminuição da capacidade de concentração, tremor fino de extremidades, clônus, hiper-reflexia (principalmente do tendão de Aquiles), quadriparesia flácida arrefléxica

Musculares: fraqueza muscular proximal, paralisia periódica hipocalêmica

Esqueléticos: redução da massa óssea: osteopenia e osteoporose

Hematopoéticos: leucopenia discreta, linfocitose relativa, anemia normocítica

Metabólicos: diminuição de colesterol, colesterol LDL e triglicerídeos

Ginecológicos: oligomenorreia, amenorreia, anovulação (infertilidade, aumento na síntese hepática da proteína carreadora de hormônios sexuais)

Exoftalmia é frequente no hipertireoidismo. O quadro caracteriza-se por protrusão dos globos oculares, fendas palpebrais amplas e falta de cobertura da esclerótica pela pálpebra superior. Os movimentos oculares são mais lentos, e o olhar parece fixo e brilhante (Figura 29.26). Em pacientes com a doença de Basedow-Graves, 40% apresentam oftalmopatia. Fatores de risco são sexo masculino, tabagismo, idade avançada e tratamento com iodo. Cerca de 1 a 2% dos pacientes com oftalmopatia são eutireoidianos, embora apresentem marcadores de autoimunidade. Cerca de 10% dos pacientes que não têm oftalmopatia a desenvolvem durante tratamento com medicamentos antitireoidianos.

Na fase inicial da oftalmopatia, as lesões dos tecidos orbitários consistem em edema mucoide por aumento de glicosaminoglicanos. Com isso, os tecidos fibroso e adiposo orbitários e a musculatura extrínseca do globo ocular aumentam de volume (ver Figura 31.31). Mais tarde, surgem infiltrado de mononucleares, neoformação fibroblástica e hipertrofia dos músculos extraoculares. A longo prazo e por causa da fibrose e contratura da musculatura, surgem dificuldade e limitação dos movimentos oculares. A oftalmopatia parece ter base imunoinflamatória: (a) infiltrado inflamatório mononuclear nos tecidos extraoculares com grande número de linfócitos T CD4+ e T CD8+;

29

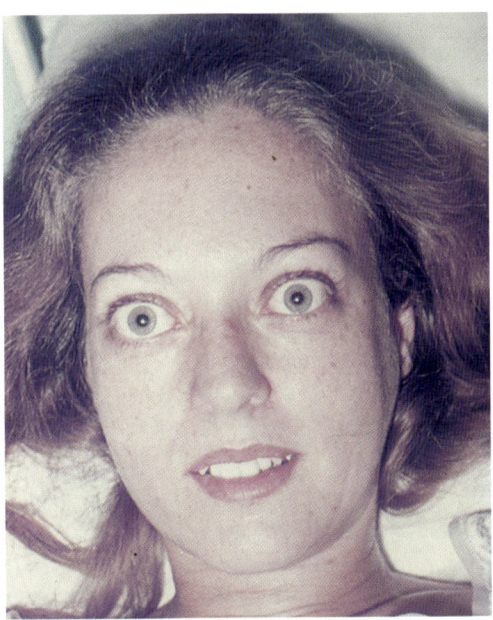

Figura 29.26 Hipertireoidismo. Doença de Graves. Paciente com exoftalmia acentuada, queda do cabelo e bócio discreto.

(b) autoanticorpo circulante contra antígeno solúvel da musculatura ocular que possivelmente forma reação cruzada com a fração microssomal do epitélio folicular da tireoide; (c) o aparecimento da oftalmopatia é virtualmente limitado à doença de Basedow-Graves, que tem base autoimune. Em resumo, na oftalmopatia há alterações da imunidade celular e humoral contra antígenos comuns de células foliculares, fibroblastos retro-orbitários e células musculares extraoculares que levam à produção de substância mucinosa, retenção de líquidos e infiltrado inflamatório. Há forte correlação entre oftalmopatia e presença de TRAb (*TSH receptor antibody*).

No *trato gastrointestinal*, a alteração mais importante é hipermotilidade, com aumento da velocidade de esvaziamento gástrico e do trânsito intestinal. No fígado, são comuns depleção de glicogênio nos hepatócitos e esteatose moderada. Podem aparecer ainda pequenos focos de necrose hepatocitária, infiltrado inflamatório mononuclear e discreta fibrose portal. Na tireotoxicose grave, ocorre necrose hepatocitária extensa.

Encefalopatia tireotóxica inclui alterações no SNC, com delírio, convulsões, torpor e coma.

Ainda não há consenso sobre o tratamento do hipertireoidismo. Em princípio, o tratamento visa reverter o quadro tóxico, que, uma vez controlado por substâncias antitireoidianas, pode ter tratamento cirúrgico. Nos EUA, ao contrário do Brasil, iodo radioativo é o tratamento de escolha para a maioria dos adultos com hipertireoidismo. Com ou sem tratamento com iodo radioativo (^{131}I), hipertireoidismo não aumenta o risco de morte por câncer.

Hipotireoidismo

Hipotireoidismo é a entidade clínica caracterizada por deficiência de hormônios da tireoide ou, muito raramente, por incapacidade dos tecidos periféricos de responder aos estímulos hormonais. Como T_4 e T_3 estão envolvidos na proliferação e na diferenciação celulares, mediante controle da produção de energia e da interação com o hormônio do crescimento,

sua falta repercute em todos os tecidos, órgãos e sistemas. Em adultos, hipotireoidismo está presente em 2% das mulheres e em 0,2% dos homens; em idosos, sua prevalência sobe para 6%. Hipotireoidismo subclínico, que atinge 5% das mulheres adultas, caracteriza-se por TSH elevado e níveis normais de T_4 livre; sua prevalência também aumenta com a idade. Como a carência de hormônios tireoidianos afeta todo o organismo, as manifestações clínicas de hipotireoidismo são sistêmicas (Quadro 29.9).

Hipotireoidismo pode ser primário (doenças da tireoide) ou secundário (doenças da hipófise ou do hipotálamo). Segundo a época de manifestação, pode ser congênito ou adquirido. Hipotireoidismo primário é o mais frequente (95% dos casos) e tem inúmeras causas, sobretudo tireoidite de Hashimoto (ver adiante). As causas de hipotireoidismo estão listadas no Quadro 29.10.

A falta de hormônios tireoidianos causa lesões morfológicas diversas: (1) nos tecidos conjuntivos, onde a síntese de glicosaminoglicanos é regulada pelo TSH (aumentado no hipotireoidismo), cuja síntese depende da atividade tireoidiana; (2) no sistema esquelético, cujos crescimento e remodelagem dependem da síntese de matriz óssea e da interação dos hormônios da tireoide com o hormônio do crescimento e os hormônios sexuais, bem como de suas ações sobre a cartilagem epifisária, núcleos de ossificação etc.; (3) no sistema nervoso, porque o crescimento e a diferenciação de neurônios e a mielinização dependem, também, de hormônios da tireoide. As manifestações mais exuberantes desses transtornos são mixedema, cretinismo, retardamento mental e desarmonia no crescimento esquelético.

Mixedema, ou edema mucoide, consiste no acúmulo, na derme e nos demais tecidos conjuntivos, de glicosaminoglicanos hidrofílicos, especialmente ácido hialurônico. Com isso, as fibras e os feixes colágenos ficam afastados uns dos outros e, muitas

Quadro 29.9 Principais sinais e sintomas de hipotireoidismo

Gerais: intolerância ao frio, hipotermia, astenia, edema duro, retenção hídrica, ganho de peso, fácies mixedematosa

Cutâneos e anexiais: pele seca, áspera, amarelada, fria; queda de cabelo; unhas frágeis e quebradiças; diminuição da transpiração

Cardiovasculares: hipertensão arterial convergente, insuficiência cardíaca congestiva, braquicardia, derrame pericárdico, congestão e edema pulmonares, dispneia

Gastrointestinais: constipação, diminuição do peristaltismo intestinal, redução do apetite

Neurológicos: depressão, fadiga, letargia, dificuldade de concentração, lentificação do raciocínio, problemas de memória, demência, hiporreflexia (lentificação do reflexo do tendão de Aquiles)

Musculares: fraqueza muscular, parestesia, artralgia

Hematopoéticos: anemia macrocítica

Metabólicos/endócrinos: hipertrigliceridemia, hipercolesterolemia, hiponatremia, bócio, galactorreia, baixa estatura em crianças

Ginecológicos: distúrbios menstruais, anovulação, infertilidade

29

Quadro 29.10 Principais causas de hipotireoidismo

Hipotireoidismo primário

Tireoidite de Hashimoto

Tireoidites subagudas (granulomatosa e linfocítica)

Tireoidite pós-parto

Doenças infiltrativas (sarcoidose, amiloidose, hemocromatose)

Deficiência de iodo

Hipotireoidismo congênito (agenesia da tireoide, deficiência na síntese hormonal, atireose, ectopia da glândula)

Disfunção tireoidiana (radioterapia ou iodoterapia com iodo radioativo)

Retirada cirúrgica da tireoide (tireoidectomia total)

Medicamentos (substâncias antitireoideas, amiodarona, lítio)

Hipotireoidismo secundário (hipotalâmico ou hipofisário)

Neoplasias da hipófise

Déficit hipofisário (cirurgia, radioterapia)

Doenças infiltrativas (sarcoidose, amiloidose, hemocromatose)

Doenças vasculares (síndrome de Sheehan, apoplexia hipofisária)

Infecções (tuberculose, sífilis, toxoplasmose e, principalmente, AIDS)

Neoplasias hipotalâmicas

Déficit hipotalâmico (cirurgia, radioterapia)

Traumatismo cranioencefálico

Resistência aos hormônios tireóideos (refratariedade de tecidos e órgãos à ação da tiroxina)

vezes, intumescidos e fragmentados. Os anexos cutâneos tornam-se hipotróficos. Com frequência, o mixedema é acompanhado de derrames em cavidades serosas. A pele mostra-se espessada (pseudoedematosa), seca, pálida, fria, especialmente na face, no pescoço, na região supraclavicular, no dorso das mãos e nos pés. Mixedema da língua e das pregas vocais provoca seu aumento volumétrico; a língua pode fazer protrusão na boca e a voz enrouquece. O mixedema compromete em especial o coração, intestinos, músculos esqueléticos, vias respiratórias superiores e nervos periféricos.

Alterações na ossificação, especialmente a encondral, levam ao nanismo tireóideo (ver Capítulo 27) e à disgenesia epifisária, em que os centros epifisários se mostram fragmentados. Tais alterações no esqueleto surgem quando o hipotireoidismo já existe no período pré-natal ou antes da puberdade. Por esse motivo, acompanha-se de hipodesenvolvimento sexual.

Lesões do *sistema nervoso* no cretinismo (ver adiante) variam segundo a época de manifestação do hipotireoidismo. Quando ocorre na fase de organogênese, surgem alterações graves no encéfalo, especialmente em neurônios das áreas sensorimotoras e das vias de condução, como surdo-mudez, retardamento mental e lesões neuromusculares variadas (retardo do crescimento, baixa estatura). Se a carência é tardia, as lesões são menos graves. Tratamento precoce, após o nascimento, pode permitir o desenvolvimento adequado das funções corticais. Nesse sentido, a triagem neonatal de hipotireoidismo congênito tem enorme importância, pois faz o diagnóstico precoce

do distúrbio e orienta o tratamento da deficiência hormonal, reduzindo suas sequelas.

No hipotireoidismo alteram-se, também, todas as demais atividades que dependem dos hormônios da tireoide, sobretudo as *funções metabólicas* (redução do metabolismo basal e da temperatura etc.), cardiovasculares (bradicardia), gastrointestinais (retardamento do trânsito e constipação intestinal) etc.

Hipotireoidismo congênito. Hipotireoidismo congênito resulta da deficiência de hormônios tireoidianos antes do nascimento ou desde o início da vida, o que provoca comprometimento grave do desenvolvimento físico-mental (cretinismo). Cretinismo pode ser endêmico ou esporádico.

Cretinismo endêmico é a forma mais comum de cretinismo congênito e a manifestação mais grave da deficiência de iodo. Esta entidade acomete 1 a 5% das crianças de áreas endêmicas de hipotireoidismo que nascem de mães com hipotireoidismo e manifesta-se de duas formas, com tipos intermediários ou mistos. O *cretinismo nervoso* inclui os casos com deficiência mental grave, surdo-mudez, alterações neuromusculares (paresias ou paralisias do tipo piramidal, principalmente dos membros inferiores, hipo ou hipertonia, espasticidade, ataxia etc.), sem outros sinais de insuficiência tireoidiana; coexiste, em geral, bócio atóxico. Essa forma resulta de carência de iodo materno durante os três primeiros meses de gestação, quando a tireoide fetal ainda não se desenvolveu. No *cretinismo mixedematoso*, o déficit mental é menor, mas o hipotireoidismo é grave, e o desenvolvimento ósseo, deficiente (nanismo, disgenesia epifisária); ocorrem ainda hipodesenvolvimento sexual e mixedema. A tireoide é hipoplásica ou atrófica (a atrofia resulta de insuficiência hipofisária ou de exaustão da glândula), e o T_4 é baixo, com TSH elevado.

Cretinismo esporádico é menos comum e aparece em qualquer população. Na maioria dos casos, resulta de defeitos congênitos, como desenvolvimento incompleto (disgenesia), agenesia, hipoplasia ou ectopia da tireoide, encontrando-se esta na base da língua, na altura do osso hioide ou abaixo deste. Nesses casos, embora exista parênquima tireoidiano, este é funcionalmente insuficiente.

Em casos raros, hipotireoidismo congênito é causado por defeitos em genes cujos produtos regulam a síntese hormonal, apesar de a glândula ter se desenvolvido. Os defeitos conhecidos são: (1) incapacidade da tireoide de concentrar iodeto. O mesmo defeito existe nas glândulas salivares e na mucosa gástrica; (2) incapacidade de oxidação do iodeto. Quando coexiste surdez, fala-se em *doença de Pendred*; (3) bloqueio da conjugação de tirosinas para a síntese de T_3 e T_4; (4) incapacidade do organismo de desalogenar as iodotirosinas; (5) defeito na síntese de tireoglobulina; (6) síntese de iodoproteínas anormais ou conjugação anormal de iodotirosinas. Outras causas raras são ingestão de substâncias bocigênicas pela mãe (tiouracila, tiocinatos, fenilbutazona, ácido paraminobenzoico etc.) e destruição da tireoide do feto por ^{131}I ingerido pela mãe entre o terceiro e o quinto meses de gestação.

Hipotireoidismo adquirido. Hipotireoidismo adquirido pode ser primário ou secundário, conforme a causa esteja na tireoide, na hipófise ou no hipotálamo; algumas vezes, a causa não é conhecida. Hipotireoidismo primário é mais comum em mulheres, na proporção de 4:1, e manifesta-se geralmente entre 30 e 40 anos. Sua causa principal é a tireoidite de Hashimoto. Sua intensidade varia desde casos oligossintomáticos e de diagnóstico difícil, que apresentam sintomas incaracterísticos como fadiga, fraqueza, nervosismo, pele seca, intolerância ao frio, constipação intestinal e perturbações intestinais, até formas exuberantes, acompanhadas de distúrbios psíquicos, caquexia, mixedema, anemia, fenômenos tromboembólicos e insuficiência cardíaca. No hipotireoidismo primário, há redução de T_3, T_4 e da captação de ^{131}I, com aumento do TSH. No hipotireoidismo secundário (hipoptuitarismo, lesão hipotalâmica), a taxa de TSH e de TRH encontra-se reduzida.

Nódulo tireoidiano

Nódulo na tireoide é condição frequente na prática médica: 4% da população geral e aproximadamente 50% dos habitantes de áreas em que há carência de iodo na dieta possuem nódulos tireoidianos evidenciados clinicamente, ou seja, nódulos visíveis, palpáveis ou sintomáticos. Com meios propedêuticos mais sensíveis, o número de nódulos assintomáticos é ainda maior. Por ultrassonografia, consegue-se detectar nódulo em cerca de 30% dos indivíduos sem qualquer sinal de doença da tireoide. Em estudo morfológico de tireoides removidas em necrópsias, encontraram-se nódulos em 32% na população com cerca de 40 anos de idade, cifra que sobe para 37% quando se refere apenas a mulheres e atinge 40% dos indivíduos acima de 75 anos de idade. Em pacientes com AIDS, a frequência de nódulos chega a 80% em indivíduos com 25 a 35 anos de idade, incluindo-se nódulos coloides e adenomatosos pequenos, às vezes com cerca de 1 cm de diâmetro, frequentemente subcapsulares, portanto clinicamente palpáveis. Até 40 anos de idade, nódulos tireoidianos são duas vezes mais comuns em pessoas com imunodeficiência. Nódulos malignos (geralmente microcarcinomas papilíferos) são também mais frequentes em indivíduos com imunossupressão. Nódulos na tireoide podem corresponder a cistos, bócios, tireoidites, adenomas ou neoplasias malignas, isto é, qualquer lesão tireoidiana pode apresentar-se como nódulo.

Nódulos benignos na tireoide, os mais frequentes, podem ser sólidos ou císticos. Muitas vezes, nódulos tireoidanos passam por uma sequência que caminha no sentido de nódulo coloide, cisto coloide, cisto hemático e cisto seroso. Tais lesões correspondem, em geral, a achados incidentais de nódulos únicos encontrados ao exame clínico em adultos, geralmente mulheres. À palpação, é fácil perceber-se nódulo com 1 a 2 cm de diâmetro, de consistência amolecida e limites definidos. Por serem geralmente superficiais e estarem na região anterior, é fácil sua detecção ao exame físico. Nesses casos, a punção aspirativa com agulha fina tem grande confiabilidade diagnóstica. Um terço dos nódulos, porém, não são palpáveis, por estarem na região posterior ou serem intraglandulares. O tratamento de nódulo na tireoide é cirúrgico; iodo radiativo pode ser utilizado em nódulos hiperfuncionantes. Outra possibilidade é a injeção percutânea de etanol em cistos benignos, sob orientação por ultrassom com Doppler colorido.

Nódulo coloide é constituído por folículos distendidos, com diâmetros variáveis, repletos de substância amorfa e eosinófila, revestidos por células foliculares cúbicas ou achatadas, com núcleos redondos, cromatina uniforme e citoplasma escasso. Quando há proliferação de células foliculares, a lesão mostra áreas sólidas. Na evolução, pode ocorrer transformação cística e surgir focos de hemorragia e macrófagos em fagocitose de hemossiderina, lesão denominada *cisto coloide*.

Quando desaparecem as estruturas foliculares por vascularização insuficiente e a substância coloide mistura-se a hemácias e a hemossiderina, forma-se o *cisto hemático*, cuja parede é constituída por tecido fibroso com coágulos sanguíneos e macrófagos fagocitando pigmento férrico. Com o tempo, reduz-se a quantidade de sangue e a cavidade passa a conter líquido límpido e acelular, amarelo-citrino, constituindo o *cisto seroso*, formado por parede fibrosa, sem revestimento epitelial.

Cisto de paratireoide intratireoidiana contém líquido claro, límpido e rico em paratormônio, apesar da ausência de hiperparatireoidismo (o PTH fica contido no cisto de parede fibrosa e não ganha a circulação); em adenomas da paratireoide, com ou sem transformação cística, o PTH atinge a circulação e causa sintomatologia de hiperparatireoidismo (ver adiante).

Muitas vezes, durante procedimentos variados (tomografia da coluna cervical, ultrassonografia de carótidas etc.), são encontrados incidentalmente nódulos na tireoide, em geral com até 1 cm de diâmetro. *Incidentaloma* é o termo aplicado a qualquer nódulo da tireoide (com 1 cm ou menos de diâmetro) descoberto incidentalmente. Por causa da baixa incidência de malignidade nessas lesões, os clínicos resistem em indicar punção com agulha fina nesses nódulos, em particular quando são encontrados em glândula multinodular em pacientes sem outras indicações. Investigação é obrigatória quando existem condições de risco, que levantam suspeitas de malignidade: homens, idade inferior a 20 anos ou superior a 70 anos, história de radiação no pescoço, história familiar de doença da tireoide, em especial carcinoma papilífero ou medular, ou antecedentes de síndrome de neoplasia endócrina múltipla do tipo 2, crescimento rápido de massa cervical, rouquidão, disfonia ou disfagia persistentes, consistência endurecida do nódulo, linfonodomegalia cervical e/ou nódulo em crescimento, geralmente fixo aos tecidos adjacentes.

▶ Bócio

Bócio significa, em sentido amplo, aumento volumétrico da tireoide. Em sentido estrito, corresponde a aumento da glândula por hiperplasia do parênquima. Os bócios podem ser classificados de várias maneiras: (1) quanto à distribuição no parênquima, podem ser difusos ou nodulares, e estes em uni ou multinodulares; (2) de acordo com a produção de hormônios tireoidianos, podem ser hiperfuncionantes (tóxicos) ou não hiperfuncionantes (atóxicos); (3) segundo a prevalência na população, podem ser endêmicos ou esporádicos. Fala-se bócio quando, em exames de imagem, o volume da tireoide é superior a 16 cm³ em adolescentes, 18 cm³ em mulheres e 20 cm³ em homens, correspondendo ao volume dos dois lobos e, eventualmente, do istmo.

Bócio endêmico é aquele que acomete mais de 10% da população de determinada região geográfica. Em áreas fortemente endêmicas, a doença aparece precocemente e atinge o pico na puberdade; nessas regiões, também é elevado (5 a 10% da população) o índice de cretinismo endêmico. As regiões endêmicas correspondem, de preferência, a locais montanhosos, notadamente junto aos Alpes, Pireneus, Andes, Himalaia e Montanhas Rochosas, em que o solo e a água são pobres em iodo, resultando em ingestão insuficiente. A doença pode ser encontrada também em baixas altitudes (Finlândia, certas áreas costeiras da Grécia, Japão, Países Baixos etc.). Quando a carência de iodo é corrigida pela administração de sal iodado ou em regiões em que sua ingestão é adequada, a frequência de bócio é muito baixa. A profilaxia de bócio no Brasil é feita pela suplementação dietética de iodo no sal de cozinha, o que beneficia populações interioranas. Apesar disso, deficiência do micronutriente ainda existe nas regiões Centro-Oeste (principalmente Goiás e Mato Grosso do Sul), oeste da Bahia, nordeste de Minas Gerais e interior do Maranhão e Tocantins.

29

Carência de iodo pode ocorrer em outras condições, em especial quando a função da tireoide é mais solicitada, como puberdade, gestação ou situações de estresse. Substâncias da categoria de tiouracila impedem a síntese dos hormônios tireoidianos, possivelmente por bloqueio das enzimas envolvidas. Algumas dessas substâncias são contidas em nabo, couve-flor, repolho, semente de nabiça etc. Quando em excesso na dieta, alógenos (fluoretos, cloretos) são capazes de deslocar o iodo. Ingestão exagerada de cálcio tem ação bocigênica comprovada experimentalmente, mas de mecanismo obscuro. Em certos casos, bócio relaciona-se com defeitos hereditários na síntese e/ou no transporte de hormônios tireoidianos, conforme comentado a propósito de hipotireoidismo.

Bócio esporádico aparece em qualquer região do globo e é causado por inúmeros agentes que interferem na síntese hormonal, inclusive fatores ambientais, imunitários e genéticos. A tireoide pode também ter crescimento anormal em consequência de estimulação por fatores de crescimento, imunoglobulinas, prostaglandinas, hormônio do crescimento, gonadotrofinas coriônicas e IL-1.

Os bócios mais frequentes são o difuso tóxico (bócio hiperplásico difuso) e o nodular atóxico (não hiperplásico nodular),

este também denominado bócio coloide ou bócio multinodular. Bócio coloide pode crescer por trás do esterno, tornando-se *mergulhante*, ou ter localização mediastinal, denominado *bócio intratorácico*, sem conexão com a tireoide.

Bócio difuso tóxico. Hiperplasia difusa da tireoide. Doença de Graves

Também conhecida como hiperplasia difusa ou bócio difuso tóxico, a doença de Graves é enfermidade autoimune causada pela formação de autoanticorpos antirreceptor de TSH. Nos EUA, sua prevalência é de 0,02 a 1% da população. Não se conhecem as causas da produção desses autoanticorpos. Ao se ligarem ao receptor do TSH, tais autoanticorpos ativam a adenilato ciclase, que induz a síntese dos hormônios tireoidianos. Anticorpos dirigidos ao TSHR também estimulam a proliferação do epitélio folicular. Autoimunidade parece atuar também na gênese da exoftalmia que surge na doença; reação cruzada desse anticorpo com antígenos dos tecidos periorbitários resulta em infiltração de linfócitos, edema, acúmulo de glicosaminoglicanos e aumento de adipócitos na região periorbitária. Na doença, a tireoide é hiperfuncionante.

Aspectos morfológicos

A tireoide encontra-se difusamente aumentada de volume, pesa entre 50 e 80 g, tem consistência firme e é bem vascularizada (Figura 29.27). O tecido conjuntivo periglandular mostra edema pelo acúmulo de mucopolissacarídeos ácidos; infiltração mucinosa da cápsula e do tecido fibrogorduroso adjacente, que sofre colagenização, forma aderências entre a glândula e os tecidos vizinhos. Na superfície de corte, a glândula tem aspecto carnoso, vasos congestos e cor castanho-avermelhada. Em jovens, são evidentes vesículas coloides distendidas; em lesões antigas, a superfície de corte é densa, compacta e castanho-amarelada. Nódulos irregulares, brancacentos e milimétricos correspondem a folículos linfoides.

Microscopicamente, o achado dominante é hiperplasia do epitélio folicular, que passa a ser cilíndrico, alto, e forma papilas que se projetam na luz dos folículos (Figura 29.28). O diâmetro dos folículos varia bastante, e a quantidade do coloide se reduz com a duração e a gravidade da doença, tornando-se escasso. O coloide mostra vacuolização periférica, sinal de reabsorção acelerada. O estroma é bem desenvolvido e ricamente vascularizado e contém infiltrado linfocitário abundante que forma folículos linfoides em todo o parênquima. Tal hiperplasia linfoide faz parte de um quadro hiperplásico sistêmico do tecido linfoide, com ênfase especial no timo, linfonodos e baço.

O tratamento medicamentoso do hipertireoidismo causa modificações no quadro morfológico. O tratamento inclui a administração de: (a) iodetos, que inibem a liberação dos hormônios tireoidianos;

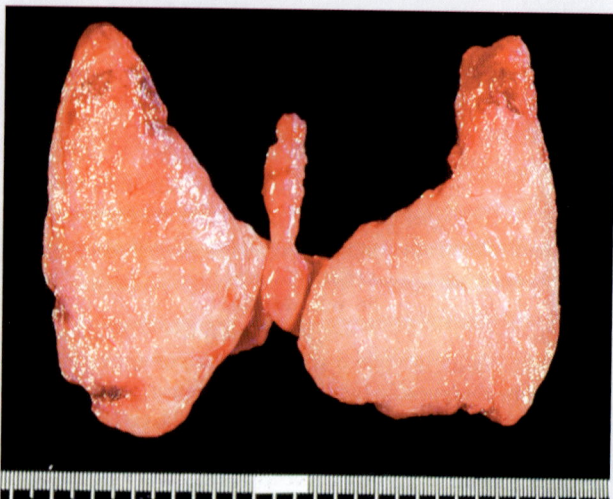

Figura 29.27 Bócio difuso tóxico (hiperplasia difusa da tireoide; doença de Graves). Tireoide difusamente aumentada, homogênea e com aspecto carnoso.

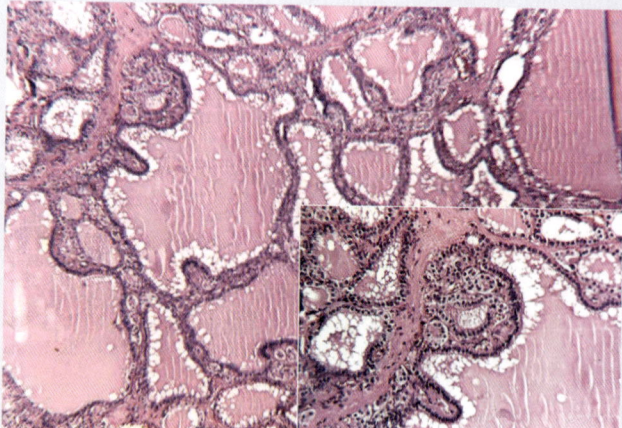

Figura 29.28 Bócio difuso tóxico (hiperplasia difusa da tireoide, doença de Graves). Folículos hiperplásicos de contornos pregueados contendo coloide eosinofílico. Notar vacuolização periférica do coloide, sobretudo no detalhe.

(continua)

Aspectos morfológicos (*continuação*)

(b) tionamidas, que bloqueiam a síntese desses hormônios; (c) beta-bloqueadores. O efeito mais importante do iodo no tratamento é inibir a liberação do hormônio tireoidiano, especialmente quando a glândula está hiperfuncionante. Apesar da redução na liberação de hormônios, a síntese hormonal continua acelerada, pelo fenômeno de escape do bloqueio da organificação, o que resulta em retenção de hormônios na glândula. Quando o iodeto é retirado, a tireotoxicose torna-se mais grave por causa da liberação rápida dos hormônios armazenados. Portanto, os iodetos não devem ser usados isoladamente e sim antecedidos por uma tionamida para bloquear a síntese hormonal. Nos pacientes em tratamento com iodo, a glândula é menos friável e o edema subcapsular, menos acentuado. Nesses casos, ao microscópio encontra-se material coloide, homogêneo e de cor uniforme ocupando quase todo o folículo, com redução das vesículas periféricas e diminuição da atividade proliferativa do epitélio. Com esse tratamento, a maioria dos pacientes apresenta melhora clínica temporária, com queda dos hormônios tireoidianos circulantes.

Substâncias antitireoidianas do grupo das *tionamidas* (p. ex., propiltiouracil e metimazol) inibem a oxidação inicial do iodeto por bloqueio da peroxidase, impedindo a organificação e a incorporação de iodo nas moléculas de mono e di-iodotirosinas (MIT e DIT), assim como o acoplamento de MIT e DIT para formar tiroxina e tri-iodotironina (T_4 e T_3). Propiltiouracil em altas doses (> 600 mg/dia) inibe a conversão de T_4 em T_3 na periferia, com ação farmacológica mais ampla do que o metimazol. Além de inibirem a síntese

de hormônios tireoidianos, esses fármacos diminuem os níveis de imunoglobulinas estimuladoras da tireoide, reduzindo a síntese de anticorpos (ação imunossupressora) e a infiltração linfoide na tireoide. Em pacientes tratados com propiltiouracil, a tireoide é bem vascularizada, o que explica hemorragias frequentes. Microscopicamente, encontra-se acentuada hiperplasia glandular, redução do diâmetro dos ácinos e diminuição gradual do coloide, que às vezes desaparece por queda na produção e intensa proliferação de células foliculares, que ocupam quase todo o folículo. Em certas áreas, os folículos são distendidos, o revestimento epitelial é mais baixo e existe maior quantidade de coloide. Na prática clínica, nos casos mais graves é comum a associação de tionamida com iodo. Nesses casos, encontram-se modificações produzidas por ambos os fármacos.

Os *betabloqueadores* (p. ex., propranolol) inibem os receptores adrenérgicos e bloqueiam a ação de catecolaminas, impedindo-as de potencializar os efeitos dos hormônios tireoidianos; atuam também sobre o metabolismo periférico da tiroxina por inibirem a transformação de T_4 em T_3. O propranolol reduz em 13% os níveis de T_3, ficando a biodisponibilidade da tiroxina também reduzida. Nos pacientes tratados que sofrem regressão dos sintomas em menos de 15 dias, encontra-se edema intersticial na tireoide. Nos casos de tratamento acima de 30 dias, surgem proliferação conjuntiva no parênquima, edema e hiperemia que alargam o interstício; há ainda extensas áreas de degeneração e necrose de folículos tireoidianos, com colapso da trama reticulínica.

Bócio nodular atóxico. Bócio difuso atóxico

Quando a tireoide fica submetida por longo tempo a baixa disponibilidade de iodo e passa a sintetizar hormônios em quantidade inferior às exigências do organismo, entra em funcionamento um importante mecanismo adaptativo. Como os níveis de TSH aumentam (por causa da redução dos hormônios tireoidianos circulantes), as células foliculares respondem com hiperplasia, na tentativa de fornecer ao organismo a quantidade necessária de hormônios. Persistindo a carência de iodo, com o tempo as células foliculares deixam de responder ao TSH e não mais sintetizam T_3 e T_4, mas continuam a produzir tireoglobulina, que se acumula nos folículos e causa dilatação destes. Com isso, a glândula torna-se total ou parcialmente hipofuncionante e aumenta de volume (bócio).

Aspectos morfológicos

Bócio por carência de iodo desenvolve-se em três etapas. A primeira é a de *hiperplasia difusa*, quando a tireoide aumenta uniformemente de volume e fica mais vascularizada, tentando captar maior quantidade de iodo; o epitélio folicular torna-se alto e os folículos são numerosos, mas em geral pequenos, com coloide escasso e pouco acidófilo. Em geral, essa alteração coincide com a puberdade, quando, de modo quase explosivo, o organismo necessita de maior quantidade de hormônios tireoidianos (bócio juvenil, encontrado habitualmente em adolescentes do sexo feminino).

No segundo estágio, há *acúmulo de coloide nos folículos*, que se distendem e aumentam de volume, às vezes atingindo grandes dimensões. O epitélio folicular diminui de altura, torna-se cúbico e, depois, achata-se. O coloide é abundante, eosinófilo, denso, vítreo e, com frequência, com fendas. Em conjunto, a glândula apresenta escassos sinais de atividade, limitada a pequenas áreas em que ainda persiste a hiperplasia. A maioria dos folículos distendidos não capta iodo radioativo e não sintetiza hormônios. Macroscopicamente, a tireoide fica aumentada uniformemente de volume,

com superfície seca pela diminuição da vascularização, brilhante e translúcida pela abundância de coloide espesso. Nessa fase (bócio coloide), não se formam nódulos.

Se a deficiência de iodo persiste, na terceira fase surgem *nódulos* (Figura 29.29), que são formados por folículos hiperdistendidos (Figura 29.30), desprovidos de função, podendo cada folículo alcançar alguns milímetros ou quase 1 cm. Os nódulos podem ter vários centímetros de diâmetro e são alternados com partes de parênquima menos involuídas, áreas microfoliculares ou com discreta hiperplasia. Por distensão dos folículos, os vasos ficam comprimidos e causam infarto ou hemorragia, onde podem se formar pseudocistos, fibrose, depósitos de hemossiderina e calcificação. A tireoide torna-se bastante aumentada de volume e peso, podendo atingir 2.000 g ou mais, embora habitualmente fique entre 200 e 600 g. A glândula torna-se dura, fica assimétrica e mostra superfície bocelada. Aos cortes, evidenciam-se zonas translúcidas ou compactas, ao lado de cistos de conteúdo coloide ou sanguíneo, envolvidos por traves fibrosas e focos de calcificação ou de ossificação.

(continua)

29

Aspectos morfológicos (*continuação*)

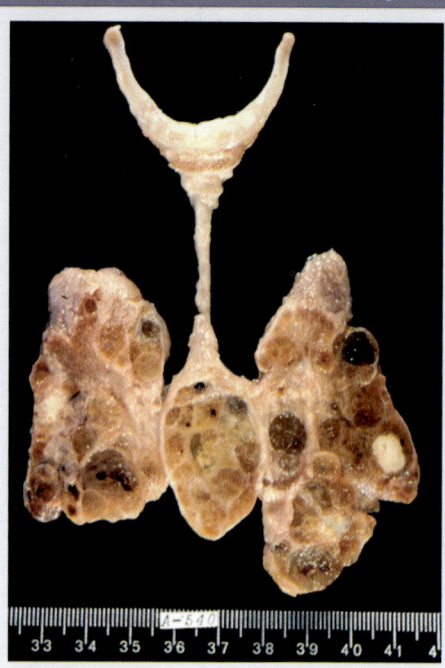

Figura 29.29 Bócio nodular atóxico (hiperplasia nodular não funcionante da tireoide), representado por vários nódulos não encapsulados, mas delimitados por tecido conjuntivo. Existem ainda áreas de hemorragia e pequenos cistos coloides.

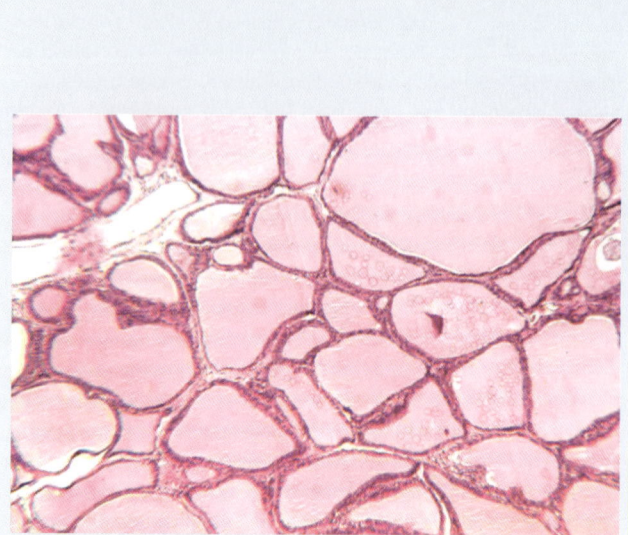

Figura 29.30 Bócio nodular atóxico (hiperplasia nodular não funcionante da tireoide). Folículos de vários tamanhos, alguns volumosos, revestidos por epitélio cúbico ou achatado; coloide eosinofílico, homogêneo sem vacuolização marginal.

Clinicamente, bócio atóxico manifesta-se por aumento lento da tireoide, que pode atingir grande volume (Figura 29.31), deforma-se e pode crescer para o tórax (bócio mergulhante) e comprimir as vias respiratórias superiores. A função tireoidiana mantém-se suficiente por certo tempo, às vezes longo, para suprir as exigências do organismo; mais tarde, aparece hipotireoidismo. Raramente, surge hipertireoidismo discreto, contínuo ou temporário. Um tipo raro é o *bócio disormonogenético*, por defeito em genes envolvidos na síntese de hormônios tireoidianos. Clinicamente, os pacientes apresentam hipotireoidismo congênito ou adquirido.

Inflamações

Tireoidites podem ser agudas, subagudas ou crônicas; podem ter origem infecciosa, autoimune ou etiologia incerta (Quadro 29.11). Tireoidites infecciosas são pouco frequentes; o alto teor de iodo concentrado na glândula deve contribuir para reduzir o risco de infecções na glândula.

Tireoidite aguda

Tireoidite aguda, mais frequente em mulheres com 20 a 40 anos, é causada por bactérias piogênicas. Os microrganismos chegam à glândula pelas vias sanguínea ou linfática ou como complicação de infecção vizinha. Os agentes causais são, principalmente, *Staphylococcus aureus* e *Streptococcus pyogenes*. Em pacientes com AIDS, sobretudo naqueles com endocardite infecciosa, são comuns tireoidite aguda com microabscessos.

Clinicamente, os pacientes apresentam febre (que pode atingir 40°C), calafrios, mal-estar, astenia e taquicardia. Dor intensa obriga o paciente a permanecer com a cabeça em flexão, pois qualquer movimento a agrava. Há também disfagia e odinofagia. A tireoide aumenta de volume e apresenta rubor e

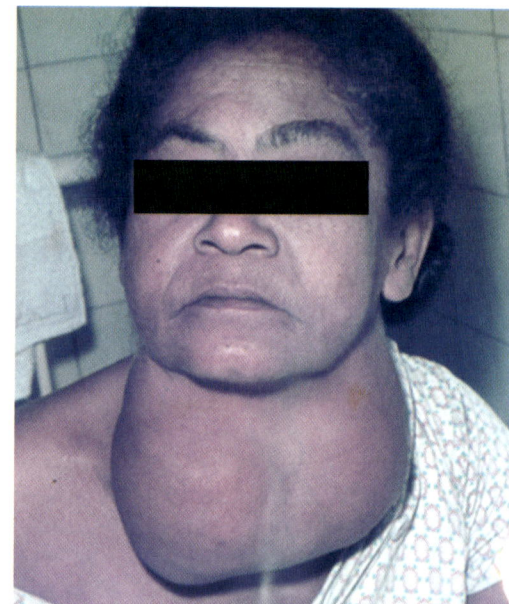

Figura 29.31 Bócio nodular atóxico (hiperplasia nodular não funcionante da tireoide). Volumosa massa na região anterior do pescoço.

calor local. Os linfonodos cervicais estão aumentados. A função tireoidiana permanece normal, embora possa haver aumento transitório de T_3 e T_4 em razão da grande quantidade de parênquima tireoidiano destruído pela infecção. A captação do ^{131}I é normal, aparecendo na cintigrafia áreas com baixa captação que correspondem às regiões mais afetadas pela doença.

Quadro 29.11 Classificação de tireoidites

Aguda

Supurativa

Não supurativa

Subaguda

Granulomatosa subaguda (de De Quervain, viral de células gigantes)

Linfocítica subaguda

Pós-parto (autoimune)

Crônica

Inespecífica

Específicas (tuberculose, sífilis, fúngicas e outras)

Autoimune

Tireoidite de Hashimoto com bócio

Variante hipercelular (clássica)

Variante fibrosa (com alta taxa de anticorpos circulantes)

Tireoidite de Hashimoto sem bócio

Com atrofia discreta

Com atrofia acentuada

Tireoidite de Riedel

Outras

Tireoidite de palpação, tireoidite granulomatosa multifocal

Tireoidite por radiação

Tireoidite medicamentosa

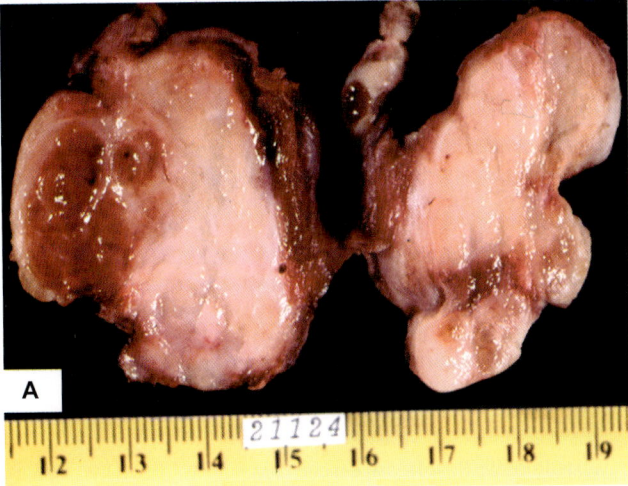

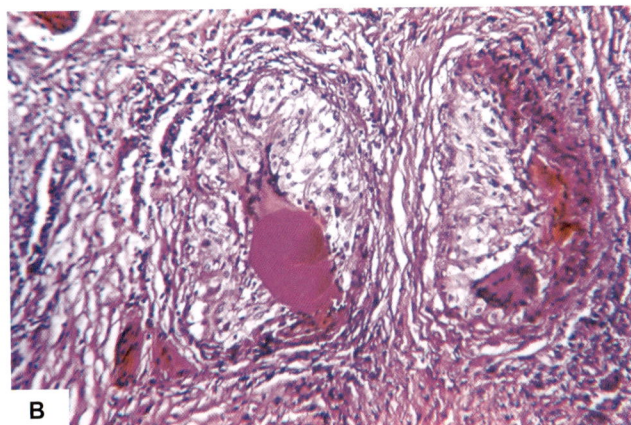

Figura 29.32 Tireoidite granulomatosa subaguda (tireoidite de De Quervain). **A.** Substituição do parênquima por tecido fibroso, simulando nódulo. Aderência da tireoide aos músculos adjacentes. **B.** Granuloma constituído por células gigantes do tipo corpo estranho em torno da substância coloide. Infiltrado linfocitário no interstício.

Macroscopicamente, a tireoide apresenta-se tumefeita, irregular e amolecida. Ao microscópio, encontra-se acentuado infiltrado de neutrófilos, podendo formar abscessos. Com a cura, as áreas atingidas mostram proliferação fibroblástica e tornam-se hialinizadas. A glândula reduz-se de tamanho, adquire consistência firme e fica aderida às estruturas vizinhas.

Tireoidites subagudas

Tireoidite de De Quervain, mais comum em mulheres jovens, é inflamação causada provavelmente por vírus ou surge após infecção viral, sobretudo das vias respiratórias. Os vírus mais implicados são adenovírus, vírus da caxumba, Coxsackie e influenza. Antígenos virais estimulam linfócitos T citotóxicos que lesam as células foliculares.

A inflamação atinge toda a glândula, só um lobo ou parte dele. O parênquima torna-se endurecido e simula nódulo isolado à palpação. Com frequência, formam-se aderências com estruturas adjacentes (Figura 29.32 A). A superfície de corte mostra-se brancacenta e firme, por proliferação fibrosa. Microscopicamente, no início encontra-se infiltrado de polimorfonucleares que envolve os folículos e lesa o epitélio. Com a ruptura dos folículos, o coloide é liberado e desencadeia reação inflamatória com macrófagos, plasmócitos e células gigantes que fagocitam o coloide (Figura 29.32 B). Mais tarde, surgem infiltração de linfócitos e fibrose. Em uma mesma glândula, podem ser encontrados vários estádios.

O início é agudo ou insidioso; ocasionalmente, é assintomático. Manifestações locais incluem aumento de volume da tireoide e dor intensa na região cervical, que se irradia para o ângulo da mandíbula e a região auricular e se exacerba com movimentação da cabeça, deglutição ou tosse. São comuns dor faríngea e odinofagia. Manifestações sistêmicas são febre, às vezes elevada, mal-estar, cansaço e mialgias. Em metade dos casos, surgem sinais de hipertireoidismo (nervosismo, insônia, sudorese, palpitações, tremores). Em geral, há recuperação funcional, mas em 25% dos pacientes aparece hipotireoidismo (sonolência, instabilidade emocional e intolerância ao frio).

Tireoidite linfocítica subaguda, mais frequente em crianças e adolescentes, assemelha-se clinicamente à tireoidite de Hashimoto (ver adiante). Tireoidite linfocítica em geral sofre resolução espontânea (tireoidite silenciosa) e tem aspecto histopatológico semelhante ao da tireoidite de Hashimoto, porém quadro clínico de hipertireoidismo, que habitualmente desaparece espontaneamente após alguns meses. **Tireoidite pós-parto** caracteriza-se por quadro clínico transitório associado a infiltrado linfocítico na glândula. A tireoidite linfocítica subaguda e a tireoidite pós-parto têm caráter autoimune (há autoanticorpos anti-tireoide), com discreto aumento da glândula, captação ao iodo radioativo (^{131}I) diminuída e TRAb antirreceptor de TSH ausente.

29

Tireoidites crônicas

Tireoidites crônicas podem ser específicas ou inespecíficas. As inespecíficas são formas evolutivas de tireoidites agudas, supurativas ou não, que evoluem com maior ou menor grau de fibrose, infiltrado inflamatório linfoplasmocitário e atrofia parenquimatosa. Inflamação crônica específica ocorre na *tuberculose* (forma miliar), na *sarcoidose*, na *sífilis* e em algumas *micoses*. Na AIDS, a tireoide pode ter inflamação causada por diversos microrganismos oportunistas, especialmente bacilo de Koch, além de tireoidite granulomatosa de histiócitos claros (tireoidite do HIV/AIDS) em pacientes com AIDS ou em indivíduos infectados pelo HIV (ver Capítulo 33). A tireoide é a única glândula endócrina com lesão morfológica característica associada ao HIV.

Tireoidite de Hashimoto

Tireoidite de Hashimoto é a causa mais comum de hipotireoidismo primário em regiões em que os níveis de iodo na dieta são adequados. A doença é mais comum em mulheres (10:1), entre 45 e 65 anos. Clinicamente, manifesta-se por falência gradual da função glandular por destruição autoimunitária do parênquima, acompanhada de infiltrado linfocitário e hipotrofia dos folículos. A evolução natural é perda progressiva da função tireoidiana, embora possa haver inicialmente hipertireoidismo transitório. Outras doenças autoimunes (p. ex., lúpus eritematoso) são mais comuns nesses pacientes do que na população em geral.

A doença resulta de resposta autoimunitária humoral e celular. Não se sabe o que desencadeia tal resposta, sendo importantes fatores tanto ambientais como genéticos. Em muitos casos, há concordância da doença em gêmeos, além de associação com HLA-DR8 e HLA-BW35. Como em outras doenças autoimunes, parece que a autoimunidade se inicia por defeitos em linfócitos T reguladores (Treg) ou pelo aparecimento de linfócitos T auxiliares (CD4+) associados a antígenos tireoidianos. Há ainda associação com polimorfismos no gene *CTLA-4*, cujo produto bloqueia a resposta imunitária celular (ver Capítulo 11). Função inadequada de linfócitos T reguladores permite o surgimento de linfócitos T citotóxicos contra células foliculares, além de estimular a síntese de anticorpos antitireoide. Na doença, formam-se ainda anticorpos antitireoglobulina, antiperoxidase tireoidiana, antitransportador de iodetos e antirreceptor de TSH. Anticorpos antirreceptor de TSH (TSHR) bloqueiam a ação do TSH no parênquima, resultando em hipotireoidismo (na doença de Basedow-Graves, ao contrário, o anticorpo antirreceptor de TSH comporta-se como agonista, o que resulta em hiperfunção da glândula). Anticorpos antitransportadores de iodeto impedem a progressão do iodo para o interior do folículo, também contribuindo para síntese deficiente de hormônios.

As anormalidades imunitárias descritas resultam, pois, em agressão e destruição de folículos pelos seguintes mecanismos: (a) linfócitos T CD4+ liberam citocinas (IFN-γ) que estimulam macrófagos a agredir células foliculares; (b) linfócitos T CD8+ (citotóxicos) lesam diretamente células foliculares; (c) anticorpos anti-células tireoidianas promovem agressão por meio de citotoxicidade celular dependente de anticorpos (ADCC), envolvendo células NK. O hipotireoidismo que acompanha a doença deve-se, portanto, a destruição progressiva do parênquima e a anticorpos anti-TSHR.

Tireoidite de Hashimoto é doença prevalente na população. Alguns grupos de pessoas têm incidência especialmente elevada, como pacientes com neoplasia endócrina múltipla tipo I (70%), síndrome de POEMS (50%), doença de Addison (20%) e doença de Alzheimer familial (20%). A doença associa-se também a outras enfermidades endócrinas (diabetes melito, hipogonadismo, hipoparatireoidismo e anemia perniciosa, fazendo parte da *síndrome de falência pluriglandular*) e a doenças de outros órgãos, muitas delas de natureza autoimune: artrite reumatoide, lúpus eritematoso, fibromialgia e síndrome de Sjögren. Encontram-se, ainda, casos associados a vitiligo, alopecia e urticária.

29

Aspectos morfológicos

Macroscopicamente, a tireoide encontra-se simetricamente aumentada de volume, tem aspecto lobulado e consistência firme-elástica e pode estar aderida às estruturas vizinhas. Ao corte, encontram-se lóbulos e coloração variada: áreas brancacentas, amareladas e avermelhadas (Figura 29.33). Microscopicamente, o aspecto dominante é o extenso e intenso infiltrado linfoide que forma nódulos ou folículos com centros germinativos exuberantes (Figura 29.34). As células foliculares sofrem modificações e algumas tornam-se volumosas, com citoplasma acidófilo ou granular e núcleos redondos e pleomórficos – são as *células de Askanazy* ou *células de Hürthle*; estas revestem folículos pequenos ou formam aglomerados. Às vezes, há também áreas de metaplasia escamosa. Coexiste grau variado de fibrose (variante hipercelular). Pode haver aumento volumétrico da glândula por intensa proliferação de feixes fibrosos hialinizados, infiltrado linfoide e aglomerados de células oxifílicas, o que caracteriza a variante fibrosa da tireoidite de Hashimoto, que tem quadro clínico de bócio nodular, ao lado de elevadas taxas de anticorpos circulantes. Na fase avançada, a tireoide apresenta hipotrofia acentuada (chega a pesar cerca de 5 g ou menos), ficando constituída por raros folículos, tecido fibroso e infiltrado de mononucleares.

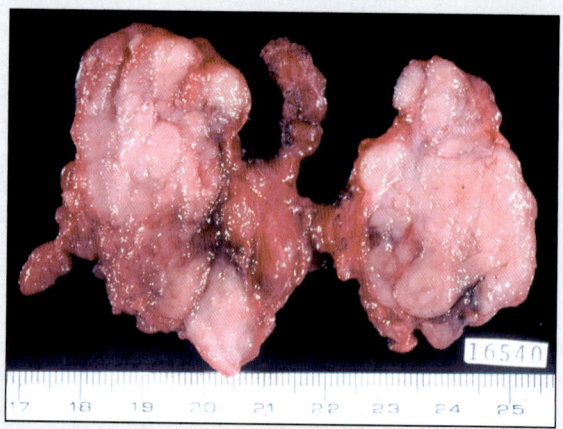

Figura 29.33 Tireoidite de Hashimoto. Superfície de corte da tireoide mostrando aspecto lobulado e tonalidade brancacenta. A lesão tem distribuição difusa na glândula, comprometendo inclusive o lobo piramidal.

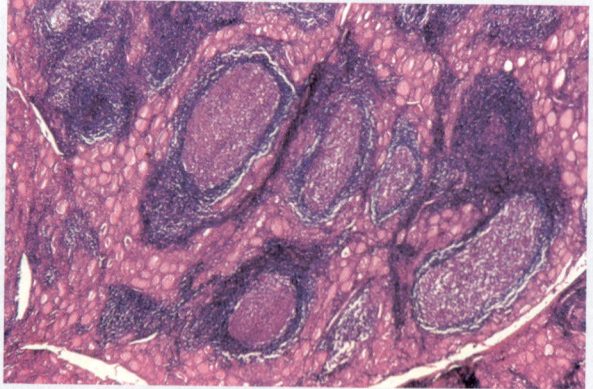

Figura 29.34 Tireoidite de Hashimoto. Intenso infiltrado linfocitário e folículos linfoides com centros germinativos bem desenvolvidos. Hipotrofia dos folículos tireóideos e proliferação fibrosa.

Clinicamente, a doença manifesta-se por aumento de volume da tireoide, que apresenta consistência firme, superfície geralmente lobulada e menor mobilidade. Às vezes, são palpados nódulos. Ocasionalmente, os pacientes queixam-se de "sensação de bolo na garganta", disfagia ou sufocação. No início, a função tireoidiana pode permanecer normal, mas em geral surge hipotireoidismo progressivo. Em alguns pacientes, ocorre hipertireoidismo transitório por destruição dos folículos e liberação de grande quantidade de hormônios na circulação. Por causa da intensidade e da persistência do infiltrado linfoide durante a longa evolução da doença, os pacientes têm risco aumentado de desenvolver linfoma.

Tireoidite de Riedel

Inflamação que faz parte da à *doença associada IgG4* (ver Capítulo 11), tireoidite de Riedel é rara e mais comum em mulheres. Como a inflamação é localizada, o comprometimento da glândula é assimétrico. As regiões atingidas adquirem consistência muito firme, às vezes pétrea. A cápsula torna-se espessada e adere fortemente às estruturas adjacentes, dificultando intervenções cirúrgicas. A superfície de corte é homogênea, consistente e de coloração branco-acinzentada. Microscopicamente, encontra-se infiltrado de linfócitos, plasmócitos (produtores de IgG4), monócitos, neutrófilos e eosinófilos, mas sem granulomas ou folículos linfoides. O parênquima fica substituído por tecido fibroso. A reação fibrosante vista nesta tireoidite ocorre também em outros locais, como regiões retroperitoneal, mediastinal e retro-orbitária, vesícula biliar, vias biliares e parótida.

Clinicamente, a substituição do parênquima tireoidiano por tecido fibroso causa pequeno aumento da glândula, que se torna firme, mas não dolorosa. Fixação glandular às estruturas vizinhas pode simular neoplasia. O diagnóstico diferencial inclui tireoidite linfocítica crônica, tumor fibroso solitário, carcinoma anaplásico da tireoide, variante paucicelular e linfomas. Por compressão do esôfago ou da traqueia, podem surgir disfagia ou dispneia.

Outras tireoidites

Tireoidite traumática (de palpação) resulta de ação física sobre a glândula, principalmente quando é feita forte pressão em repetidas palpações da região cervical anterior. Ao microscópio, encontram-se infiltrado de mononucleares e células gigantes; quando há ruptura de folículos, com saída do material coloide, formam-se granulomas do tipo corpo estranho.

Tireoidite por radiação ocorre após irradiação interna com iodo ^{131}I ou externa da região cervical. Tardiamente, pode surgir hipotireoidismo, que se relaciona com a dose do radioisótopo. As células foliculares mostram acentuadas modificações nucleares, cujos núcleos adquirem formas e tamanhos variáveis; ocorrem ainda infiltração linfocítica, fibrose difusa, espessamento intimal de arteríolas e hialinização da parede vascular.

Tireoidite medicamentosa é causada sobretudo pelo lítio e pela amiodarona. O lítio, prescrito no tratamento e na profilaxia de transtorno bipolar, além de agente de segunda linha no tratamento da doença de Basedow-Graves, pode associar-se a bócio e hipotireoidismo. Amiodarona, substância usada no tratamento de arritmias cardíacas refratárias, tem similaridade molecular com T_3 e T_4, em especial no anel di-iodofenil interno, o provável domínio de ligação de T_3 ao seu receptor. Ingestão de um comprimido de 200 mg do fármaco contendo 74,4 mg de iodo resulta na exposição a 7,4 mg de iodo livre, cerca de 50 vezes a necessidade diária normal de 150 µg, representando grande sobrecarga de iodo para o organismo, o que explica alterações da função da glândula vistas em quase todos os pacientes em uso de amiodarona. Nas primeiras duas semanas de tratamento, a sobrecarga de iodo inibe a síntese dos hormônios tireoidianos. Após cerca de 3 meses, TSH retorna aos valores normais, T_4 permanece elevada, T_3 continua na faixa normal-baixa e T_3 reversa mantém-se elevada. Amiodarona e seus metabólitos também podem ter efeito citotóxico sobre a glândula, com ruptura folicular, apoptose, necrose e infiltração linfocitária. Amiodarona pode provocar ainda tireotoxicose (principalmente em regiões com baixo o consumo de iodo) ou hipotireoidismo (22% em regiões com suficiência a 6% em locais com deficiência de iodo).

■ Neoplasias

Neoplasias da tireoide, benignas e malignas, têm grande interesse prático pelos problemas de diagnóstico diferencial que apresentam, em especial com afecções capazes de influir na forma, no tamanho e na função da tireoide (tireoidites, bócios). Durante certo tempo, tais doenças podem ter quadro clínico semelhante, só diferente pelos aspectos morfológicos. Alguns elementos sugerem natureza neoplásica de uma lesão tireoidiana: (1) nódulo solitário; (2) nódulo em indivíduo jovem; (3) sexo masculino. Irradiação na região cervical aumenta o risco de a lesão ser maligna.

Neoplasias benignas na tireoide são prevalentes na população. Neoplasias malignas incluem um vasto espectro fenotípico, podendo ser bem diferenciadas (folicular ou papilífera), pouco diferenciadas ou indiferenciadas/anaplásicas. Quanto à evolução, são tumores de baixa, média ou alta malignidade. A maioria dos cânceres da tireoide é de baixa malignidade, sendo capazes de captar iodo radioativo e de sofrer influência hormonal: correspondem aos carcinomas folicular e papilar. Tumores indiferenciados ou anaplásicos encontram-se no extremo oposto, constituindo os de alta malignidade: não captam iodo e tampouco respondem a qualquer estímulo hormonal. Entre esses dois extremos, estão carcinomas pouco diferenciados. O carcinoma medular, de origem neuroendócrina e às vezes associado a síndromes endócrinas complexas, completa o espectro de cânceres tireoidianos.

▶ Adenomas

Mais comuns em mulheres (6 a 10:1), a maioria dos adenomas manifesta-se entre 20 e 60 anos, com pico entre a terceira e a quinta décadas de vida. O diagnóstico clínico diferencial com outros nódulos tireoidianos, inclusive com carcinoma, não é fácil e, com frequência, impossível. Quase sempre, o exame histopatológico é que define o diagnóstico. Em quase todos os casos, os tumores formam folículos, daí a designação *adenoma folicular*. Os principais achados morfológicos que ajudam na distinção com bócio nodular são: nódulo geralmente solitário, cápsula evidente, uniformidade de folículos nos nódulos (diferente do parênquima não tumoral) e compressão da glândula adjacente falam a favor de adenoma.

29

Aspectos morfológicos

Macroscopicamente, adenoma apresenta-se como nódulo solitário, firme, elástico e encapsulado (Figura 29.35 A e B), mais ou menos translúcido conforme o conteúdo de coloide, em geral com até 7 cm de diâmetro. Em certos casos, existem focos de hemorragia, fibrose ou calcificação, às vezes formando pseudocistos. Microscopicamente, as células formam folículos contendo coloide (Figura 29.35 C). Na periferia da lesão, os folículos são escassos, menores e com menos coloide, podendo aparecer agrupamentos ou nódulos compactos de células sem espaços glandulares e sem sinais de secreção. As células tumorais têm aspectos variados: cúbicas, poliédricas baixas ou altas, pouco ou muito oxifílicas, com núcleos hipercromáticos. O estroma é formado por tecido conjuntivo mucoide, gelatinoso ou hialino. Em torno das áreas hemorrágicas, são encontrados macrófagos com citoplasma xantomizado. O elemento mais importante para diferenciar adenoma de carcinoma folicular é ausência de invasão da cápsula ou de vasos. Há vários subtipos de adenomas da tireoide.

A variante *microfolicular* é formada pela proliferação de folículos pequenos, que são revestidos por células pequenas, com núcleos redondos e escassa produção de coloide. O *adenoma trabecular* (embrionário) é formado por células cuboides, dispostas em trabéculas, traves ou cordões separados por sinusoides e tecido conjuntivo.

Adenoma de células de Hürthle (adenoma oncocítico ou oxifílico) apresenta-se como nódulo compacto, elástico e pardo-amarelado.

As células de Hürthle são volumosas e têm citoplasma volumoso, acidófilo e granular, núcleo vesicular, às vezes hipercromático; dispõem-se em trabéculas, folículos abortivos, alvéolos ou pseudopapilas. Oncócitos isolados ou em pequeno número podem ser vistos em outros subtipos de adenoma.

O *adenoma atípico* (2 a 5% dos adenomas da tireoide) tem estrutura microscópica ricamente celular, mas não invade. As células são alongadas ou fusiformes e formam feixes separados por tecido conjuntivo; raramente, há folículos rudimentares. Às vezes, as células são claras, semelhantes às da paratireoide.

O *adenoma tóxico* (adenoma funcionante), tem função autônoma, sintetiza hormônios e causa hipertireoidismo; este é mais insidioso e menos exuberante do que na doença de Graves.

São descritos, ainda, adenomas: (a) de células claras; (b) de células fusiformes (que pode simular tumor neuroendócrino); (c) de células em anel de sinete; (d) mucinoso; (e) *de células C* (células parafoliculares).

O *adenoma folicular com hiperplasia pseudopapilar*, encapsulado e parcialmente cístico, deve ser distinguido do carcinoma papilífero intracístico; este possui eixo conjuntivo revestido por epitélio com núcleos de cromatina despolida, o que caracteriza papila verdadeira.

Duas outras neoplasias foram acrescidas recentemente na classificação da OMS: tumor trabecular hialinizante e neoplasia folicular não invasiva da tireoide com padrão papilífero, descritos adiante.

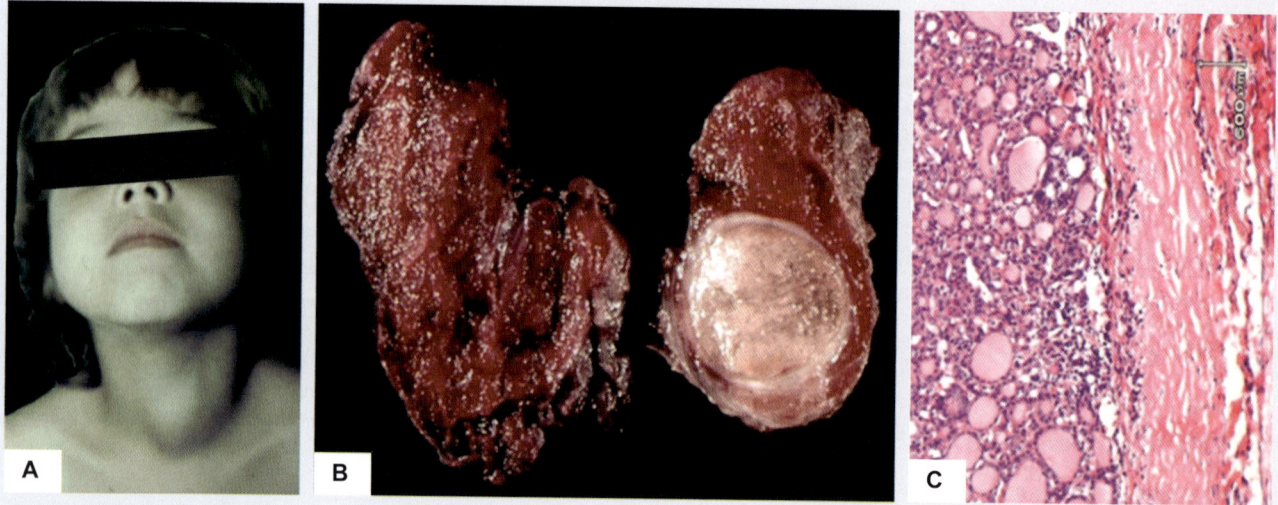

Figura 29.35 Adenoma da tireoide. **A.** Aspecto clínico. **B.** Nódulo único, compacto e encapsulado. **C.** Neoplasia formada por folículos pequenos, alguns com coloide evidente, envolvida por cápsula de tecido conjuntivo (*à direita*).

29

Tumor trabecular hialinizante

Neoplasia pouco comum, predomina em mulheres (6:1) com até 30 anos de idade. A lesão é única, sólida, bem circunscrita, encapsulada e mede cerca de 2 cm. Aos cortes, mostra superfície homogênea, levemente lobulada, amarelada e com estrias esbranquiçadas. A neoplasia apresenta arquitetura trabecular e componente hialino extracelular (colágeno perivascular) e intracelular (acúmulo de filamentos intermediários). As células têm núcleo redondo, ovoide ou alongado, às vezes com fendas, pseudo-inclusão e vacúolos perinucleares. O citoplasma é acidófilo, anfófilo ou claro. À imuno-histoquímica, as células, que são argirófilas, são negativas para calcitonina e positivas para tireoglobulina, TTF-1, pancitoceratinas, CK7, enolase específica de neurônio, cromogranina A e neurotensina.

Neoplasia folicular não invasiva da tireoide com padrão papilífero

Neoplasia folicular não invasiva da tireoide com padrão papilífero (NIFTP) é tumor com baixo potencial de malignidade anteriormente denominado *variante folicular encapsulada não invasiva do carcinoma papilífero da tireoide*. Desde muito tempo, sabe-se que carcinomas papilíferos da tireoide (CPT) têm núcleos suficientemente típicos para estabelecer esse diagnóstico, mesmo sem a arquitetura papilar; tais tumores eram chamados *variante folicular do CPT*. Mais tarde, reconheceram-se três formas da variante folicular de CPT: (a) forma infiltrativa, com comportamento semelhante ao do CPT clássico; (b) forma encapsulada, com bom prognóstico; (c) forma multinodular (difusa), com comportamento muito mais agressivo do que os dois anteriores.

Tal realidade trouxe dificuldade na interpretação de exames citopatológicos, pois os citopatologistas diagnosticam os NIFTP como categoria V (ou até VI) de Bethesda e, com isso, os pacientes são tratados como carcinoma papilífero clássico (tireoidectomia total e, às vezes, linfadenectomia). NIFTP não é neoplasia benigna, mas sim um tumor de malignidade muito baixa, que pode ser tratado com lobectomia.

O diagnóstico de NIFTP baseia-se no encontro de: (1) cápsula (grossa, fina ou parcial) ou boa delimitação do parênquima adjacente); (2) crescimento folicular (arquitetura microfolicular, normofolicular ou macrofolicular, com abundante coloide), padrão papilar em menos de 1% da lesão, sem psamomas e menos de 30% de crescimento sólido (trabecular); (3) núcleos com padrão de carcinoma papilífero; (4) ausência de necrose ou invasão (vascular ou capsular); (5) menos três mitoses por 10 campos de grande aumento.

▶ Carcinomas

Carcinoma da tireoide é a neoplasia maligna endócrina mais comum. No Brasil, o número de casos novos estimados para cada ano no triênio 2020-2022 é de 1.830 em homens e de 11.950 em mulheres, sendo o quinto tumor maligno mais comum no sexo feminino. Tais valores correspondem a um risco estimado de 1,72 casos novos a cada 100 mil homens e 11,5 a cada 100 mil mulheres. Em 2017, ocorreram no Brasil 279 óbitos por câncer de tireoide em homens e 526 em mulheres. Nos EUA, o câncer da tireoide incide em 25 a 37/1.000.000 de habitantes/ano; constitui 1,2% de todas as lesões malignas, embora represente apenas 0,4% das mortes por câncer. Câncer tireoidiano é uma das neoplasias que menos levam os pacientes ao óbito: somente 6 em 1 milhão de pessoas morrem em decorrência da neoplasia. Ao lado disso, poucos nódulos da tireoide clinicamente palpáveis, da ordem de 1 a 2/1.000, são cânceres.

Dados de serviços cirúrgicos, ao contrário, apontam incidência muito mais alta de câncer em tireoides com nódulos, com grandes oscilações, alcançando até 30%, o que reflete seleção de casos. No mundo todo, existe aumento na incidência do carcinoma da tireoide. No Brasil e em outros países, por outro lado, a mortalidade por câncer tireoidiano vem caindo. O acesso à ultrassonografia e à punção aspirativa com agulha fina para estudo citopatológico seguramente tem contribuído para diagnóstico mais precoce e, consequentemente, melhor prognóstico.

Etiopatogênese

O principal fator é *irradiação de estruturas da cabeça ou do pescoço*, como ocorreu no passado, especialmente na infância, para tratamento de hiperplasia ou tumoração de amígdalas e adenoides, de hipertrofia tímica e de afecções cutâneas como acne. Cerca de 80% das crianças que receberam radiação terapêutica desenvolveram câncer da tireoide décadas depois, especialmente carcinoma papilar. Outra evidência está na frequência muito mais elevada desses tumores em pessoas expostas a acidentes nucleares, como aconteceu em Chernobyl, em 1986.

Excesso de TSH como indutor de tumores da tireoide parece dever-se a estimulação prolongada da atividade mitogênica das células foliculares. Quando em baixas doses, radiações ionizantes causam disfunção glandular, elevando a taxa de TSH no soro. Níveis altos de TSH associados a alterações celulares promovidas por ação radioativa aumentam a incidência de neoplasias da tireoide.

Estudos de biologia molecular mostram alterações em oncogenes, genes supressores de tumor, genes de apoptose, de telomerase e de reparo do DNA. Os oncogenes mais envolvidos na tumorigênese da tireoide são *RAS, RET, BRAF* e *PAX8-PPAR-γ*. Mutações em *RET/PTC, RAS* ou *BRAF* são encontradas em dois terços dos carcinomas papilares. A mutação mais frequente no carcinoma papilífero ocorre no gene *BRAF*, que codifica proteínas da família das RAF, cuja ativação é induzida pela proteína RAS. Mutação em *BRAF* ocorre em carcinomas papilíferos e em alguns carcinomas anaplásicos derivados provavelmente de tumores papilares. A mutação consiste em transversão de timina em adenina na posição 799 (T799A) do gene, causando substituição do aminoácido valina por glutamato na posição 600 da proteína BRAF (V600E), a qual ativa constitutivamente a BRAF cinase. Uma vez ativada, a proteína RAF fosforila e ativa MEK que, por sua vez, ativa ERK e os efetores subsequentes da cascata da MAPK (ver Figura 5.5). A proteína BRAF é a mais ativa entre as proteínas RAF e a que mais fosforila MEK quando ativada pela proteína RAS.

Mutação em *BRAF* associa-se a subtipos mais agressivos de carcinomas papilíferos, como a variante de células altas e ocorre de modo mutuamente excludente em relação às demais mutações prevalentes no carcinoma papilífero, como mutações nos genes *RAS* e *RET*, cujos produtos atuam na mesma via da MAPK. Neoplasias da tireoide resultantes de exposição à radiação ionizante têm predomínio da forma *RET/PTC3*, enquanto os tumores esporádicos apresentam, principalmente, rearranjos da forma *RET/PTC1*. Rearranjo *RET/PTC* é evento provavelmente precoce em células papilíferas, porque também aparece em áreas perineoplásicas. Muitos carcinomas papilíferos ocultos (microcarcinomas) apresentam imunorreatividade para RET ou mRNA de RET/PTC. Existe correlação entre o tipo de rearranjo ocorrido no gene *RET* (do gene que se funde ao *RET*) e o desenvolvimento mais precoce e com maior agressividade do tumor (*RET/PTC3*) ou menor agressividade e crescimento mais lento (*RET/PTC1*).

Ao contrário do que ocorre no carcinoma papilífero, a etiopatogênese do carcinoma folicular não é tão clara. O impacto de rearranjos gênicos no carcinoma folicular é menos evidente do que o rearranjo *RET/PTC* e as mutações em *BRAF* e *RAS*. Rearranjo

29

descrito com papel no carcinoma folicular é a translocação que envolve *PAX-S*, que codifica fator de transcrição tireoidiano, e o PPAR-γ, um receptor nuclear. A translocação *PAX8-PPAR-*γ é vista em 33 e 56% dos casos, respectivamente, típicos e mais agressivos de carcinoma folicular, podendo ser encontrada também em adenomas foliculares. Assim, esse rearranjo não serve como marcador de malignidade e nem pode ser considerado no diagnóstico diferencial entre adenoma e carcinoma folicular.

Entre os genes supressores de tumor, alterações no gene *TP53* aparecem em tumores menos diferenciados e mais agressivos. Anormalidades em genes supressores de tumor são mais comuns no carcinoma folicular do que no papilífero; este apresenta menos instabilidade genômica – menos perda de heterozigosidase –, mostrando que é mais estável geneticamente e, portanto, com menor chance de prosseguir na cadeia de eventos que tornam a neoplasia mais agressiva e menos diferenciada.

A quantificação de tireoglobulina por imunoensaio ou a expressão do seu gene por RT-PCR em tireócitos circulantes é o método de escolha para identificação precoce de recidivas e/ou metástases em carcinoma diferenciado após tratamento cirúrgico.

No carcinoma medular, ocorrem mutações no oncogene *RET*. Na forma esporádica do tumor, a mutação é detectada nas células malignas em 25 a 70% dos casos, a maioria no códon 918. Nas formas hereditárias (neoplasias endócrinas múltiplas [NEM], ver adiante), as mutações estão presentes em todas as células do paciente. Na forma familial do carcinoma medular, podem estar afetados os códons 609, 611, 618, 620, 634, 768 e 804 do gene *RET*; quando o tumor está associado a outras neoplasias endócrinas, as mutações acometem os códons 609, 611, 618, 620, 634 (NEM 2) e 918 (NEM 3).

Como existe estreita correlação entre os achados microscópicos e o prognóstico do tumor, torna-se essencial a caracterização dos tipos histológicos, conforme a classificação indicada no Quadro 29.12. Carcinomas originados de células foliculares são agrupados em: (a) carcinomas bem diferenciados (papilares e foliculares), com melhor prognóstico; (b) carcinoma pouco diferenciado, de comportamento intermediário; (c) carcinoma indiferenciado, de pior prognóstico.

Carcinoma papilífero

Carcinoma papilífero é a neoplasia maligna mais comum da tireoide (80% dos carcinomas da glândula); entre os cânceres da tireoide relacionados com radiação, representa 90% dos casos. Em poucas áreas geográficas com acentuada prevalência de bócios, todavia, carcinomas foliculares e anaplásicos são os mais prevalentes. Com a introdução da profilaxia de bócios, principalmente na Europa, por meio da aplicação de sal iodado, os carcinomas folicular e anaplásico tenderam a diminuir, enquanto o papilífero passou a predominar. Nos últimos 30 anos, a incidência do tumor quase triplicou. O tumor manifesta-se em qualquer idade, com predominância entre a terceira e a quarta décadas, quando é três vezes mais frequente em mulheres do que em homens. Em crianças, não há preferência por sexo.

29

Quadro 29.12 Classificação dos tumores da tireoide, segundo a OMS (modificada)

Tumores derivados de células foliculares ou de outras origens

Adenoma folicular (convencional e suas variantes)

Tumor trabecular hialinizante

Neoplasia folicular não invasiva da tireoide com padrão papilífero (NIFTP)

Carcinoma folicular
Minimamente invasivo
Francamente invasivo

Carcinoma de células de Hürthle (carcinoma oncocítico)

Carcinoma papilífero (convencional e suas variantes)

Carcinoma pouco diferenciado (inclusive o carcinoma insular)

Carcinoma anaplásico (indiferenciado)

Carcinoma de células escamosas

Carcinoma mucoepidermoide

Carcinoma mucoepidermoide esclerosante com eosinofilia

Carcinoma mucinoso

Tumores originados de células C

Adenoma de células C

Carcinoma medular

Tumores com diferenciação de células C e foliculares

Tumor de colisão: carcinoma medular e folicular ou papilífero

Carcinoma parafolicular-folicular misto (carcinoma tipo intermediário)

Tumores com diferenciação tímica ou do arco branquial

Timoma ectópico

Tumor epitelial fusocelular com diferenciação tímica-símile (SETTLE)

Carcinoma com elemento tímico-símile (CASTLE) ou carcinoma tímico intratireoidiano

Tumores de células linfoides

Linfoma não Hodgkin

Mieloma

Tumores de paratireoide intratireoidiana

Adenoma de paratireoide

Carcinoma de paratireoide

Tumores mesenquimais e outros tipos raros

Tumores mesenquimais benignos e malignos: tumor fibroso solitário, tumores de músculo liso, tumores da bainha de nervo periférico, paraganglioma, teratoma, angiossarcoma, sarcoma de Kaposi

Outras lesões

Doença de Rosai-Dorfman

Histiocitose de células de Langerhans

Tumores metastáticos

Aspectos morfológicos

Carcinoma papilífero pode ser oculto ou clínico. *Carcinoma oculto* é o que mede até 1 cm na maior dimensão (Figura 29.36). Pode ser único ou múltiplo, com ou sem cápsula; muitas vezes, é encontrado por acaso em tireoides removidas cirurgicamente por outras doenças ou à necrópsia. Macroscopicamente, o tumor aparece como lesão brancacenta, compacta, às vezes com aspecto estrelado e de limites imprecisos. Histologicamente, pode ser papilífero ou folicular. A variante folicular é mais rara e mostra comportamento biológico mais agressivo, capaz de originar metástases distantes, como no esqueleto, sobretudo em costelas e no crânio.

O *carcinoma clínico* apresenta-se como: (1) lesão encapsulada (neoplasia de baixo grau de malignidade); (2) forma invasiva, situada em um lobo; (3) forma difusa, que se estende habitualmente aos dois lobos e ao istmo, em geral com metástases linfonodais, bilateralmente (Figura 29.37). A lesão tem tamanho e forma variados, aspecto fosco, coloração acinzentada ou brancacenta, às vezes com hemorragia ou necrose. O tumor pode ser sólido ou cístico.

Tanto no carcinoma oculto como no clínico, a lesão é formada por papilas formadas por eixo conjuntivo revestidas por camada única de células cúbicas, em paliçada; as papilas projetam-se em espaços císticos (Figura 29.38). O diagnóstico de carcinoma papilífero baseia-se apenas nas características nucleares. Os núcleos são redondos, em geral maiores do que os das células foliculares, tendo cromatina dispersa em grãos finos, levando ao aspecto de vidro moído; apresentam-se vazios ou claros, ao lado de fendas ou ranhuras e pseudoinclusões intranucleares. Mitoses são raras. Achado frequente e importante são corpos psamomatosos, que são basófilos, não refringentes e medem entre 5 e 100 μm de diâmetro. É frequente o achado de psamomas em metástases linfonodais.

O carcinoma papilífero apresenta diversas variantes: (a) folicular; (b) células altas; (c) células colunares; (d) esclerosante difusa; (e) células claras; (f) células oncocíticas; (g) macrofolicular; (h) encapsulada. As quatro primeiras, sobretudo pelo comportamento mais infiltrativo e maior potencial de disseminação, passaram a ter terapêutica mais agressiva. O carcinoma papilífero com estroma exuberante, fasciite-nodular símile, mostra intensa reação estromal que pode quase apagar o componente epitelial. Há, ainda, a variante Warthin-símile, devido ao rico infiltrado linfoide no estroma das papilas e ao revestimento tipo oncocítico, semelhante ao tumor de Warthin de glândulas salivares. A variante folicular do carcinoma papilífero tem maior risco de disseminação vascular.

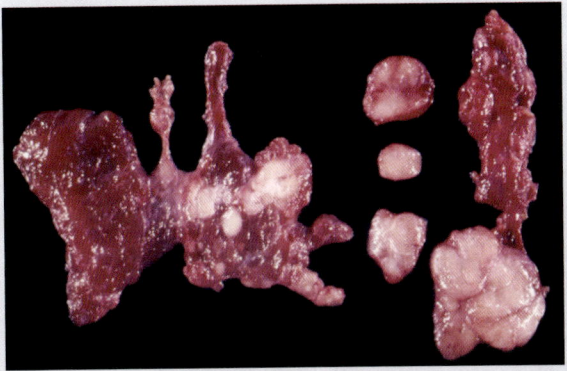

Figura 29.37 Carcinoma papilífero. A lesão tem caráter multicêntrico e apresenta metástases em linfonodos cervicais.

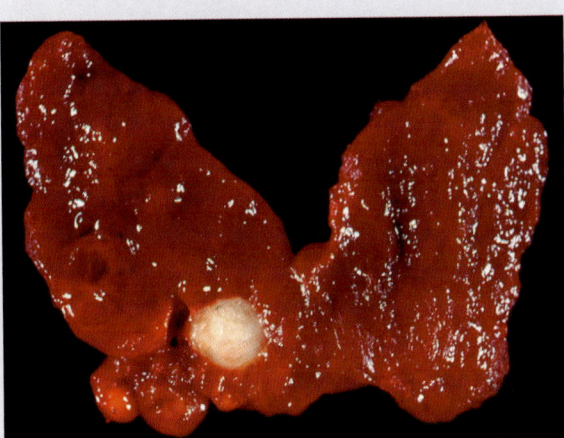

Figura 29.36 Carcinoma papilífero oculto, não esclerosante, intraparenquimatoso.

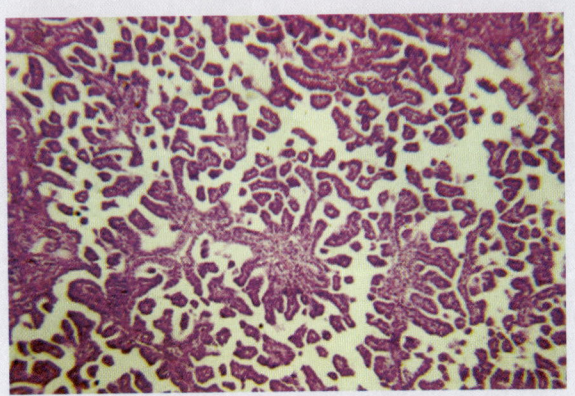

Figura 29.38 Carcinoma papilífero. A lesão é formada por papilas típicas, constituídas por eixo conjuntivovascular e revestidas por células cilíndricas.

Na maioria dos pacientes, o carcinoma papilífero é tumor indolente, com prognóstico muito bom. Invasão de vasos linfáticos é a regra, daí o caráter "multifocal" das lesões, às vezes seguida de metástases em linfonodos cervicais, fenômeno que não modifica o prognóstico. Às vezes, metástases linfonodais são o primeiro sinal de um carcinoma papilar oculto. Metástases em linfonodos cervicais podem manifestar-se vários anos após tratamento cirúrgico da lesão primitiva. Metástases viscerais, por via sanguínea, são infrequentes.

Em muitos casos, o único achado clínico é um nódulo, em geral circunscrito. Outras manifestações resultam de pressão do tumor sobre estruturas adjacentes (disfagia, tosse, rouquidão e dor). Em geral, o carcinoma papilífero tem evolução lenta e prognóstico favorável; este piora com a idade do paciente e com a extensão local da neoplasia.

Carcinoma folicular

Carcinoma folicular, que representa 5 a 10% dos cânceres da tireoide e manifesta-se geralmente após 40 anos de idade, predomina em mulheres (3 a 4:1). O tumor apresenta-se sob duas formas: (1) nodular, circunscrita e menos maligna; (2) difusa ou invasiva, que leva a aumento volumétrico irregular da tireoide.

Aspectos morfológicos

Macroscopicamente, a forma nodular é semelhante ao adenoma (nódulo bem delimitado e encapsulado). A forma invasiva tem limites indistintos, sem cápsula; infiltra-se no parênquima e atinge os tecidos vizinhos, os feixes musculares adjacentes e, em estádios avançados, também estruturas extraglandulares, como a traqueia (Figura 29.39).

Microscopicamente, a lesão é constituída por folículos e quantidade variável de coloide. Em alguns casos, os folículos são bem diferenciados e lembram os da glândula normal ou, mais raramente, os do bócio tóxico. As células apresentam pleomorfismo discreto e raras mitoses. O núcleo tem cromatina em grumos grosseiros, especialmente próximo da membrana nuclear. Raramente, as células tornam-se oxifílicas, ou claras, vacuoladas, podendo formar trabéculas e poucos folículos, pequenos e rudimentares. O estroma é delicado e pouco desenvolvido. A vascularização, principalmente de sinusoides, é abundante. A diferença entre carcinoma e adenoma foliculares é invasão capsular e/ou dos vasos sanguíneos no carcinoma. Invasão vascular pode ser mínima ou maciça, esta de prognóstico mais reservado, pelo maior potencial de disseminação (Figura 29.40).

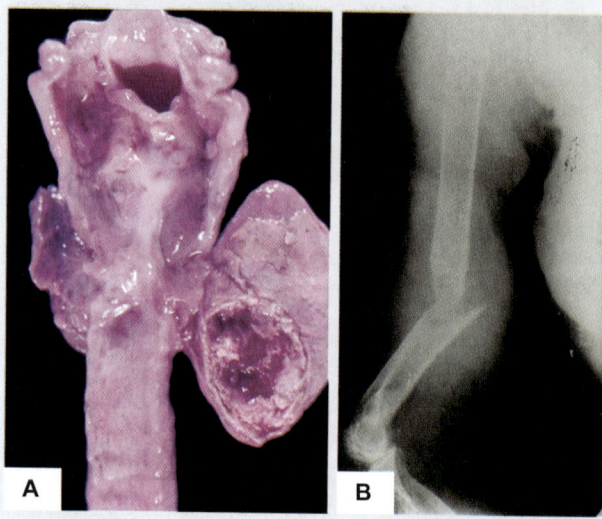

Figura 29.39 Carcinoma folicular. **A.** Lesão invasiva com áreas de necrose e hemorragia que ocupa quase todo o lobo. **B.** Metástases no úmero direito, com fratura patológica.

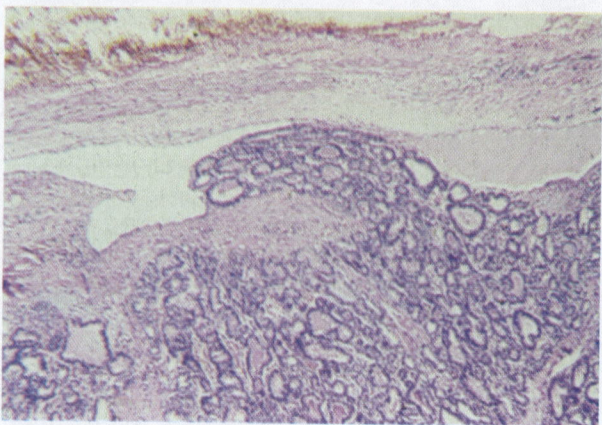

Figura 29.40 Carcinoma folicular. Neoplasia de padrão microfolicular, com invasão vascular.

Metástases em linfonodos regionais são menos comuns do que no carcinoma papilífero, enquanto as sanguíneas são mais frequentes; ossos e pulmões são as sedes preferenciais. Metástases em linfonodos podem aparecer em qualquer idade, mas as viscerais e as ósseas desenvolvem-se, em geral, em pacientes com mais de 40 anos. A evolução das metástases é lenta, havendo casos com sobrevida de mais de 15 anos. Existem também carcinomas foliculares ocultos, que obedecem à mesma definição de carcinomas papilíferos ocultos, porém com comportamento mais agressivo. Carcinoma folicular oculto pode ser diagnosticado por suas metástases a distância, por via sanguínea, mais frequentes no esqueleto (costela, coluna vertebral e calota craniana). Tratamento quimioterápico e aplicação de iodo radioativo têm bons resultados.

O prognóstico do carcinoma folicular é melhor na forma nodular, quando o único sinal histológico de malignidade é a invasão focal, microscópica, da cápsula ou de vasos sanguíneos; a taxa de sobrevida de 10 anos é praticamente igual à de tumores sem essa invasão, sendo a cura alcançada em 90% dos casos. Na forma difusa, sobrevida média de 10 anos ocorre em apenas 30 a 40% dos casos.

Carcinoma de células de Hürthle

Trata-se de tumor com crescimento rápido, grande potencial de invasão vascular e ampla disseminação sanguínea, levando a frequentes metástases pulmonares e pleurais, além de comprometimento de linfonodos regionais e de infiltração de músculos próximos da região tireoidiana. Macroscopicamente, o tumor tem as mesmas características do carcinoma folicular, podendo ter ou não cápsula. Microscopicamente, as células são volumosas e têm citoplasma amplo, acidófilo e granular, com núcleos atípicos. Os carcinomas de células de Hürthle são subclassificados em mínima ou extensamente invasivos, de acordo com a extensão da invasão capsular e/ou vascular. Os carcinomas minimamente invasivos são tumores encapsulados com focos microscópicos de invasão capsular ou com até três focos de invasão vascular, enquanto os extensamente invasivos apresentam quatro focos ou mais de invasão vascular, invasão macroscópica da cápsula tumoral ou invasão extratireoidiana.

Carcinoma pouco diferenciado

Carcinoma pouco diferenciado é mais comum em mulheres (2:1), geralmente após 55 anos de idade. O tumor é volumoso, sólido, cinza-esbranquiçado, com frequentes áreas de necrose. Microscopicamente, existem três tipos: trabecular, insular (ilhotas de microfolículos com pouco coloide) e sólido (Figura 29.41). O índice mitótico é elevado. Devido ao padrão insular, o tumor distingue-se do carcinoma medular pela positividade para tireoglobulina e negatividade para calcitonina e outros marcadores neuroendócrinos.

Carcinoma indiferenciado (anaplásico)

Carcinoma anaplásico é a neoplasia mais agressiva da tireoide e também a menos comum (menos de 5% dos cânceres da glândula). A neoplasia predomina após 60 anos de idade, com discreta preferência no sexo feminino.

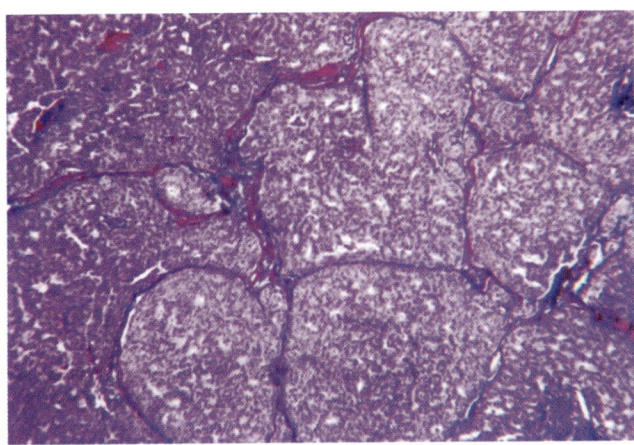

Figura 29.41 Carcinoma pouco diferenciado (carcinoma insular). Ilhotas de células neoplásicas bem definidas, constituídas por microfolículos com coloide escasso.

Aspectos morfológicos

O carcinoma anaplásico raramente forma nódulos delimitados; em geral, é evidente a invasão do parênquima tireoidiano adjacente, do qual se distingue pelo aspecto compacto. Com certa frequência, na época do diagnóstico o tumor já invadiu o lobo oposto de onde se originou e, às vezes, também as estruturas vizinhas (tecidos moles, traqueia, esôfago).

Microscopicamente, existem dois ou três tipos histológicos (Figura 29.42): (1) células pequenas, redondas, com volume e morfologia uniformes, mitoses numerosas, formando massas compactas. Há casos em que o caráter epitelial das células é pouco nítido, sendo confundíveis com linfomas. Várias neoplasias de células pequenas são linfomas quando analisadas por técnicas de biologia molecular; (2) células muito pleomórficas, às vezes gigantescas, multinucleadas, com numerosas mitoses atípicas; (3) células fusiformes, com frequência associadas às pleomórficas. Em poucas áreas, podem-se encontrar estruturas foliculares e papilares sugestivas de que o carcinoma indiferenciado se originou de tumores diferenciados, como acontece também com os carcinomas pouco diferenciados.

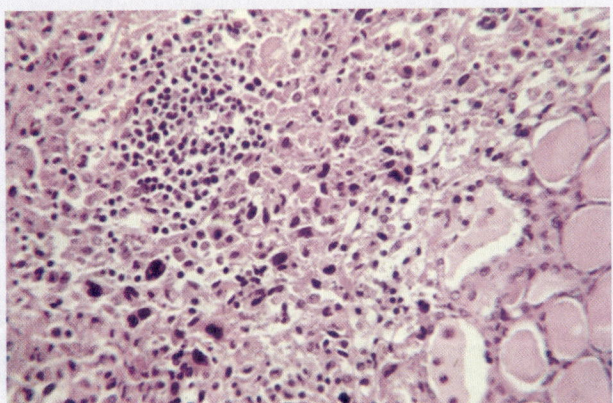

Figura 29.42 Neoplasia indiferenciada, constituída por células de tamanhos variados, desde muito pequenas até volumosas e com núcleos bizarros (carcinoma anaplásico ou indiferenciado).

Carcinoma anaplásico não depende de TSH, não capta iodo radioativo e geralmente é negativo para tireoglobulina. A neoplasia tem evolução rápida, crescimento invasivo para a tireoide e estruturas vizinhas e capacidade de metastatizar pelas vias linfática e sanguínea. O prognóstico é sombrio. Para o carcinoma de pequenas células, sobrevida de 5 anos ocorre em apenas 20 a 25% dos casos. No carcinoma de células gigantes (e/ou fusiformes), a sobrevida média é muito baixa: o óbito ocorre, em geral, poucos meses, no máximo 1 ano após o diagnóstico, mais frequentemente por invasão local do que pelas metástases.

Carcinoma medular

Carcinoma medular origina-se das células C (ou parafoliculares), produtoras de calcitonina, fazendo parte, portanto, dos tumores neuroendócrinos. Na maioria dos casos, o tumor é esporádico. Em 10% dos pacientes, é familial e transmitido por herança autossômica dominante; muitas vezes, associa-se a feocromocitoma ou a hiperplasia ou adenoma das paratireoides, ou a feocromocitoma e neuromas múltiplos de mucosas, constituindo, respectivamente, a neoplasia endócrina múltipla (NEM, ver adiante) tipos 2 e 3. A forma esporádica é geralmente unilateral, enquanto a familial é frequentemente bilateral e multicêntrica, muitas vezes acompanhada de hiperplasia nodular de células C, a qual precede o aparecimento do câncer. O carcinoma medular representa 5 a 10% das neoplasias da tireoide. É pouco mais frequente em mulheres (1,5:1) e mais comum na quinta e sexta décadas de vida; a forma familial afeta indivíduos mais jovens.

O carcinoma medular é de malignidade intermediária. Em geral, evolui de modo lento e permite sobrevida longa; em alguns casos, porém, esta é de meses. As neoplasias com células fusiformes e aquelas com muitas mitoses e áreas de necrose têm alta malignidade, sendo denominadas variante anaplásica; as de células poliédricas, com calcificação e amiloide, têm prognóstico mais favorável. As metástases ocorrem nos linfonodos cervicais; em 50% dos pacientes, quando a neoplasia é diagnosticada já existem metástases. Outras vezes, surgem algum tempo depois: 1 ou 2 anos após a primeira cirurgia. Metástases pela via sanguínea são mais tardias e menos frequentes e ocorrem em pulmões, fígado e ossos.

O carcinoma medular provoca aumento volumétrico da tireoide. O tumor secreta calcitonina e, às vezes, outras substâncias, como prostaglandinas, ACTH, VIP e serotonina, responsáveis por alterações clínicas, como diarreia (em cerca de 30% dos pacientes, induzida por calcitonina e/ou prostaglandinas), síndrome de Cushing (ocasionalmente, pela presença de ACTH) e síndrome carcinoide (pouco frequente, associada à serotonina). A dosagem de calcitonina é importante no diagnóstico da neoplasia, para orientação quanto à existência de metástases e, principalmente, na avaliação do risco em familiares.

Tumores mistos

Tumores mistos da tireoide incluem neoplasias com dois padrões morfológicos distintos, que podem ser do tipo tumor de colisão ou tumor misto. *Tumor de colisão* consiste em carcinoma medular associado a carcinoma folicular ou carcinoma medular e carcinoma papilífero. Tais tumores formam massa única com acentuado potencial de metástases. Os dois componentes podem estar interligados, contíguos ou mesmo separados, constituindo dois carcinomas distintos, presentes na mesma glândula. O *tumor misto* é formado por mistura de célu-

Aspectos morfológicos

O carcinoma medular forma massa única, firme, branco-acinzentada, às vezes acastanhada, de poucos milímetros a vários centímetros. A lesão é circunscrita, mas não encapsulada; em metade dos casos, contém áreas de calcificação e, ocasionalmente, zonas hemorrágicas ou de fibrose, estas sem a cicatrização central típica dos demais carcinomas da tireoide. Na maioria dos casos, o tumor é solitário e ocupa um lobo; quando familiar, desde o início pode ser múltiplo e comprometer ambos os lobos. Existe também o carcinoma medular oculto (microcarcinoma medular), capaz de dar metástases linfonodais.

Microscopicamente, o tumor é constituído por células esferoidais ou poliédricas, menos comumente fusiformes, com citoplasma relativamente escasso, acidófilo e granular. Os núcleos são pequenos, redondos, hipercromáticos e uniformes. Poucas células são binucleadas. Mitoses são raras. As células formam massas, ilhotas, lâminas ou trabéculas circundadas irregularmente por estroma fibroso denso, às vezes hialino, contendo com frequência corpos calcários (podem simular corpos psamomatosos) e, de modo bem característico, massas de substância amiloide, granular ou homogênea (Figura 29.43). O material amiloide é encontrado também no interior das células tumorais, no interstício entre estas e ao redor de vasos. Em certas áreas, as células tumorais formam arranjos que simulam folículos tireoidianos. Parece que a substância amiloide contém calcitonina em forma de pró-hormônio. A identificação

de células C é feita por vários achados: (a) falsa metacromasia e argirofilia de intensidade variável; (b) grânulos de secreção de densidade eletrônica diversa; (c) imuno-histoquímica positiva para calcitonina, antígeno carcinoembrionário, somatostatina, ACTH, 5-HT, sinaptofisina e cromogranina.

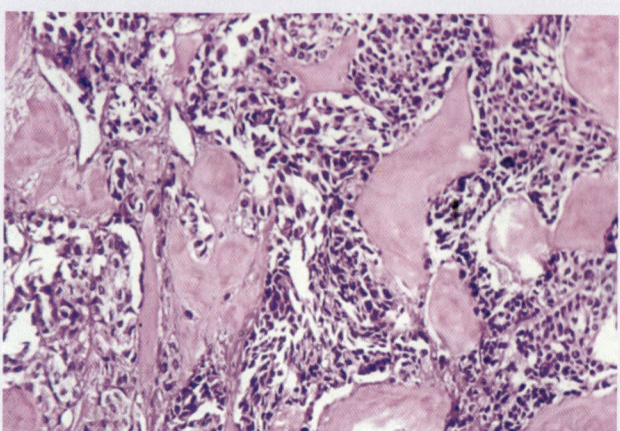

Figura 29.43 Carcinoma medular. Grupos de células de tamanhos variados, redondas, poliédricas ou fusiformes, com núcleos hipercromáticos e citoplasma eosinófilo, entremeadas por substância amiloide.

las tanto foliculares como parafoliculares, que são identificadas pela produção de tireoglobulina, de calcitonina ou de outro tipo de hormônio (p. ex., somatostatina, neurotensina); menos frequentemente, ambos os produtos hormonais podem ser produzidos pela mesma célula.

Outros carcinomas

Um grupo pouco frequente de neoplasias da tireoide tem aspecto escamoso ou produz mucina, ou ambos. Tais casos constituem os carcinomas de células escamosas, mucinoso e mucoepidermoide. O primeiro deve ser distinguido de metástases de cânceres da laringe, faringe, esôfago e pulmão. O carcinoma mucoepidermoide apresenta áreas sólidas de proliferação escamosa ou escamoide, que se relacionam com células epiteliais produtoras de mucina. O tumor em geral não mostra imunorreatividade para tireoglobulina. Existe ainda o carcinoma mucoepidermoide esclerosante com eosinofilia, rico em eosinófilos e associado frequentemente à tireoidite de Hashimoto. A neoplasia mais rara deste grupo é o carcinoma mucinoso, que histologicamente é idêntico ao carcinoma coloide de outros locais, exceto pelo fato de a tireoglobulina ser em geral positiva.

▶ Tumores com diferenciação tímica ou do arco branquial

Trata-se de tumores raros que incluem timoma ectópico, SETTLE e CASTLE, que se originam de tecido tímico sequestrado ou de restos vestigiais de arcos branquiais intratireoidianos.

Timoma ectópico é histologicamente idêntico ao timoma mediastinal e acomete preferencialmente mulheres. O tumor é geralmente solitário e encapsulado e constituído por células fusiformes de permeio a numerosos linfócitos ou por mistura de células epiteliais poligonais com citoplasma claro. As lesões encapsuladas mostram excelente prognóstico. O diagnóstico diferencial deve ser feito com os carcinomas anaplásicos ou linfomas. Positividade para ceratinas indica carcinoma.

O *tumor epitelial fusocelular com diferenciação tímica-símile* (SETTLE) consiste em tumor mais comum em crianças e adultos jovens, com discreto predomínio no sexo masculino (4:3). A lesão é geralmente pequena (média de 3 cm), circunscrita ou infiltrativa, com esclerose. A neoplasia é altamente celular e tem padrão bifásico, com células epitelioides e fusiformes: as primeiras formam cordões, túbulos ou papilas revestidas por epitélio do tipo respiratório ou mucinoso; as células fusiformes possuem núcleos ovalados ou fusiformes e cromatina delicada e citoplasma eosinofílico, bem definido, formando feixes ou fascículos. O prognóstico é imprevisível, porém lesões circunscritas mostram bom comportamento. A lesão pode ter curso indolente, embora possam ocorrer metástases pulmonares. Tais lesões merecem ser diferenciadas do carcinoma anaplásico sarcomatoide, de prognóstico pior. As células tumorais mostram imunorreatividade para ceratinas, o que confirma a origem epitelial da lesão. A vimentina negativa afasta possível condição de caráter sarcomatoide.

O *carcinoma com elemento tímico-símile* (CASTLE), neoplasia maligna rara, acomete faixa etária mais elevada do que a do timoma (50 anos de idade). Macroscopicamente, o tumor forma massa infiltrativa, firme, lobulada e de tonalidade cinza-esbranquiçada

29

que invade os tecidos extratireoidianos. Ao microscópio, encontram-se lóbulos ou cordões de células tumorais delimitados por traves fibrosas. As células são grandes e poligonais, têm limites imprecisos, núcleos vesiculares e nucléolos evidentes, enquanto o citoplasma é abundante e mostra bordas indistintas. Os grupos celulares e as traves conjuntivas apresentam-se permeados por linfócitos e plasmócitos. As células tumorais poligonais são positivas para ceratinas, CD5, CD117 (c-Kit), PAX8, p63 e p53 e negativas para tireoglobulina, calcitonina, cromogranina A e sinaptofisina, sendo EBV negativo. O principal diagnóstico diferencial é com carcinoma anaplásico. Metástases e recorrências locais são frequentes.

► Linfomas

Além do envolvimento por linfomas disseminados, a tireoide pode ser sede de linfomas primários, que correspondem a cerca de 3% das neoplasias malignas da glândula. Mais comuns em mulheres entre 60 e 70 anos, são quase sempre linfomas difusos de grandes células B não clivadas, de alto grau de malignidade. A glândula fica infiltrada difusamente pelas células neoplásicas, deixando de permeio apenas alguns folículos tireoidianos residuais.

Estudos recentes mostram expressiva frequência de linfomas MALT (tecido linfoide associado a mucosas), linfomas de células B e linfomas da zona marginal extranodal associados a doenças autoimunes da tireoide, sobretudo tireoidite de Hashimoto. Tais linfomas têm comportamento menos agressivo e apresentam lesão linfoepitelial. Essas neoplasias não raramente apresentam transformação para linfoma de alto grau, que pode ocorrer inclusive focalmente, sendo representado por agrupamentos de centroblastos ou imunoblastos.

► Tumores da paratireoide intratireoidiana

Pela proximidade das paratireoides e a possibilidade de haver paratireoide intratireoidiana, não é surpresa a ocorrência de tumores da paratireoide dentro da tireoide. São relatados adenomas, hiperplasias e carcinomas de paratireoide intratireoidiana. Alguns achados sugerem origem na paratireoide: (a) mistura de células claras, oxifílicas e basófilas; (b) células claras com membrana citoplasmática bem definida; (c) vascularização bem desenvolvida e delicada; (d) células com núcleos em paliçada ao longo de traves conjuntivovasculares; (e) raras mitoses. O diagnóstico pode ser confirmado pelo encontro de paratormônio à imuno-histoquímica.

► Outros tumores e lesões

Hemangiomas, lipomas, teratomas e sarcomas podem originar-se na tireoide. Outras lesões são tumor fibroso solitário (marcação imuno-histoquímica para CD34), angiossarcoma (imunorreatividade para o fator VIII e CD31), paraganglioma (positividade para proteína S-100 nas células sustentaculares, em arranjo organoide), doença de Rosai e Dorfman (emperipolese e histiócitos que expressam fortemente a proteína S-100) e histiocitose de células de Langerhans (grânulos de Birbeck à microscopia eletrônica e expressão de CD1a). No período pré-HAART da AIDS (ver Capítulo 33), sarcoma de Kaposi (SK) era encontrado na tireoide em 2% das necrópsias de pacientes com a síndrome que tinham doença disseminada cutâneo-visceral.

► Metástases

Em necrópsias, em cerca de 9% dos pacientes que falecem por câncer disseminado existem metástases na tireoide, embora muitas vezes sem comprometer a função glandular ou levar a manifestações clínicas. Metástases na tireoide de carcinoma de células claras do rim, que se apresenta como massa volumosa, pode ser o primeiro sinal clínico desse tumor, como também pode manifestar-se vários anos depois de nefrectomia total. Na fase clínica de disseminação sanguínea de melanomas, quase sempre existe comprometimento da tireoide, que pode ser infiltrada também por linfomas e leucemias.

Comprometimento tireoidiano por outros cânceres ocorre por: (1) invasão direta por tumores da região cervical; (2) metástases por via sanguínea; (3) disseminação linfática. Tumores da faringe, da laringe e do esôfago são os que mais invadem a tireoide. Em cerca de 25% de outros carcinomas da cabeça e pescoço, há acometimento secundário da tireoide.

Aplicações citopatológicas

No mundo todo, a punção aspirativa com agulha fina (PAAF) vem sendo utilizada amplamente na propedêutica de lesões tireoidianas. Com amostras adequadamente obtidas e examinadas por profissionais experientes, a PAAF é capaz de diagnosticar grande número de lesões da tireoide, antes da cirurgia, o que traz evidentes benefícios; hoje, o número de cirurgias para a retirada de nódulos na tireoide caiu substancialmente. No entanto, é importante lembrar que, como outros exames complementares, a PAAF é um recurso diagnóstico auxiliar que deve ser considerado no contexto clínico do paciente e em conjunto com os resultados de outros exames laboratoriais. Ao lado disso, é imprescindível que todo caso seja avaliado juntamente com informações clínicas completas, de modo a tornar o exame mais eficaz (informação de punção prévia na tireoide, por exemplo, possibilita a interpretação correta de certos achados e evita supervalorização de algumas alterações celulares).

A fim de uniformizar os resultados de exames citopatológicos em geral, para tornar a nomenclatura comum em diferentes países e para permitir a comparação de dados obtidos em regiões geográficas distintas, o *National Cancer Institute* dos EUA (NIH) estabeleceu, em conferência multidisciplinar, regras gerais para emissão de resultados de exames citopatológicos, com o objetivo de traduzir, de modo sucinto, claro e objetivo a impressão diagnóstica do citopatologista. A classificação proposta, conhecida como *Sistema Bethesda* (2009), recomenda o emprego de termos ou categorias diagnósticas para lesões de diferentes órgãos ou estruturas. Para as lesões da tireoide, tal recomendação está resumida no Quadro 29.13.

Quadro 29.13 Sistema Bethesda para laudos citopatológicos da tireoide

Categoria diagnóstica	Significado
I	Amostra não diagnóstica ou insatisfatória
II	Padrão benigno
III	Lesão folicular de significado incerto ou atipia de significado indeterminado
IV	Hiperplasia folicular ou suspeito para neoplasia folicular
V	Suspeito para malignidade
VI	Maligno (carcinoma, linfoma e outros)

Algumas recomendações e condutas podem ser feitas a partir do diagnóstico citopatológico. Quando o resultado do exame citopatológico é suspeito para malignidade (categoria V) ou maligno (categoria VI), a cirurgia está indicada. Se o resultado mostra lesão folicular ou atipia de significado indeterminado (categoria III), recomenda-se repetir a PAAF após 3 a 6 meses. Se esse resultado persiste, a cirurgia passa a ser indicada em pacientes com alta suspeita clínica ou ultrassonográfica de malignidade em nódulo > 2 cm; pacientes com nódulo < 2 cm e baixa suspeita clínica e ultrassonográfica para câncer devem ser acompanhados. No caso de amostra inadequada para avaliação citopatológica (categoria I), recomenda-se repetir a PAAF em intervalo de 3 a 6 meses, guiada por ultrassom. Se o resultado persiste, a cirurgia está indicada em pacientes com alta suspeita clínica ou ultrassonográfica de malignidade ou com nódulo > 2 cm.

Imuno-histoquímica e neoplasias tireoidianas

Assim como em neoplasias de outros órgãos, também nos tumores da tireoide a imuno-histoquímica tem papel importante no diagnóstico e no prognóstico. Os principais marcadores são tireoglobulina, fator de transcrição da tireoide (TTF-1) e calcitonina (células neuroendócrinas). Outra importante contribuição é no diagnóstico diferencial entre tumores da tireoide e neoplasias da paratireoide, por meio da detecção de paratormônio. No entanto, até o momento não existe marcador imuno-histoquímico capaz de diferenciar adenoma de carcinoma folicular; o critério decisivo nesse diagnóstico continua sendo a invasão da cápsula e/ou de vasos sanguíneos.

Para definir a linhagem de célula folicular, a tireoglobulina é o marcador mais específico, a qual mostra marcação citoplasmática, de forma bem evidente nas neoplasias diferenciadas e focal e fraca em algumas variantes. O *thyroid transcriptor factor 1* (TTF1) é fator de transcrição nuclear que identifica as células foliculares, porém não de forma específica, pois é positivo também em neoplasias pulmonares. Sua pesquisa é indicada sobretudo para identificar a linhagem tireoidiana de tumores que perdem a expressão de tireoglobulina. *Thyroid transcriptor factor 2* (TTF2) e o *paired box gene 8* (PAX8) são usados com menos frequência e, ao lado de panceratina (AE1/AE2), ceratina 7 (CK7), CAM e vimentina, contribuem na composição de painéis imuno-histoquímicos.

As formas clássicas e bem diferenciadas de carcinomas papilífero e folicular não apresentam dificuldades diagnósticas, não havendo indicação para avaliação imuno-histoquímica.

No carcinoma pouco diferenciado, a imuno-histoquímica está indicada para estabelecer a linhagem folicular da neoplasia. As células apresentam expressão citoplasmática focal e fraca para tireoglobulina e positividade difusa nuclear para TTF1, TTF2 e PAX8. As ceratinas CK7, CAM 5.2 e panceratina costumam ser difusamente expressas. No carcinoma pouco diferenciado, o índice de proliferação celular avaliado pela expressão de Ki-67 é um pouco mais alto do que nas formas bem diferenciadas, com positividade que varia entre 10 e 30% das células neoplásicas.

No carcinoma anaplásico, a imuno-histoquímica pode confirmar a linhagem epitelial da neoplasia, principalmente na variante de células fusiformes. Na maioria dos casos, a tireoglobulina tem marcação fraca e focal. Em alguns casos, TTF1 e TTF2 apresentam marcação fraca e focal. Entre os marcadores de diferenciação tireoidiana, PAX8 está presente em cerca de 75% dos casos. Positividade para ceratinas CK7, CAM 5.2 e panceratina é geralmente fraca e focal, sendo encontrada em 45 a 90% dos casos. O índice de proliferação celular pode chegar a mais de 50% das células neoplásicas.

Suprarrenais

■ Cortical

Maria Cláudia Nogueira Zerbini

As suprarrenais (ou adrenais) são glândulas pares constituídas por duas partes (cortical e medular), situadas sobre o polo superior dos rins. Sua forma é piramidal à direita e alongada e em crescente à esquerda. As glândulas recebem sangue pelas artérias frênica inferior, aorta e artéria renal; a drenagem é feita pela veia adrenal, que à esquerda é mais longa e drena para a veia renal e à direita é mais curta e drena na veia cava inferior. As suprarrenais são duas glândulas endócrinas em uma, ficando a medular completamente envolvida pela cortical.

A *cortical* é dividida em três zonas: (1) zona glomerulosa (ZG), subcapsular, produtora de mineralocorticoides (aldosterona); (2) zona fasciculada (ZF), em posição intermediária, produtora de glicocorticoides (cortisol); (3) zona reticular (ZR), que ocupa posição perimedular, produtora de esteroides sexuais (estrógenos e andrógenos) (Figura 29.44). Esses hormônios modulam o balanço de água e eletrólitos (mineralocorticoides), o metabolismo proteico, lipídico e de hidratos de carbono (cortisol) e as características sexuais secundárias (esteroides sexuais), além de participarem nos estados de estresse e em reações imunitárias. A *medular* é constituída por células cromafins, derivadas do sistema nervoso autônomo simpático paravertebral, que secretam catecolaminas, principalmente adrenalina, com importante papel na reposta adaptativa rápida ao estresse e a modificações do meio ambiente.

Em *recém-nascidos*, as suprarrenais pesam 2 a 4 g cada e são constituídas pela cortical fetal (80% da espessura do córtex) e pelo córtex definitivo ou adulto, na região subcapsular (Figura 29.45). Funcionalmente, as células do córtex adulto produzem principalmente cortisol, importante na maturação de vários sistemas enzimáticos essenciais para o desenvolvimento de pul-

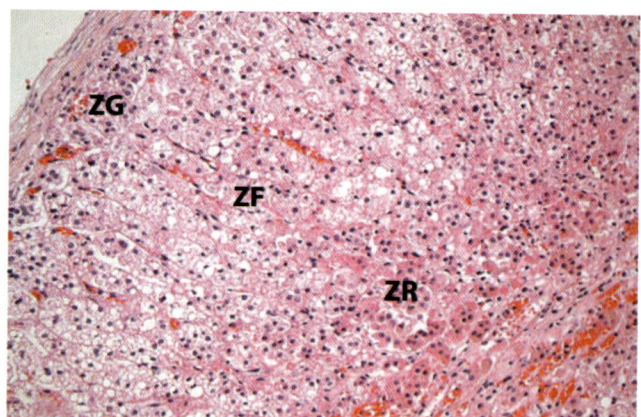

Figura 29.44 Cortical da suprarrenal: zona glomerulosa (ZG), subcapsular, delgada, com células pequenas, núcleos hipercromáticos, em arranjo alveolar; zona fasciculada (ZF), mais espessa, constituída por colunas de células com citoplasma amplo, em geral vacuolizado, rico em lipídeos; zona reticular (ZR), mais interna, formada por células com citoplasma compacto e acidófilo, as quais podem conter pigmento de lipofuscina, granuloso e acidófilo, no citoplasma.

mões, cérebro, retina, pâncreas, trato gastrointestinal e depósito de glicogênio no fígado, além de favorecer a síntese de adrenalina pelas células cromafins da medular. O principal corticosteroide produzido pelo córtex fetal é o sulfato de-hidroepiandrosterona (DHEA), que é metabolizado no fígado fetal até 16 hidroxi-DHAS, que a seguir é metabolizado na placenta e dá origem a estrona, estradiol e estriol, este o principal estrógeno da mãe durante a gestação. Tudo isso reforça a importância do conjunto feto-placenta-mãe. Logo após o nascimento e nas primeiras semanas de vida, o córtex fetal sofre acentuada regressão (caracterizada por picnose nuclear, necrose de coagulação e calcificação distrófica), responsável pela intensa redução do peso das glândulas (5 g em conjunto a 2 semanas de vida); em paralelo, o córtex adulto se desenvolve, diferenciando-se nas três zonas.

Em *adultos*, o peso médio de cada glândula é de 4 g em peças cirúrgicas e 6 g em amostras de necrópsia, o que reflete a hipertrofia/hiperplasia induzida pelo hormônio adrenocorticotrófico (ACTH) associado ao estresse da doença terminal. Entre 16 e 70 anos de idade, o peso das glândulas é 0,17 a 0,22 g/kg de peso corporal. A análise do peso tem importância na interpretação de hiperplasias, hipoplasias, hipotrofias e estresse crônico.

Para melhor compreensão das doenças da cortical da suprarrenal e das alterações hormonais delas decorrentes, é necessário o conhecimento da esteroidogênese adrenal, a partir do colesterol, conforme ilustra a Figura 29.46.

Agenesia. Hipoplasia

Agenesia das suprarrenais (em monstros complexos, acárdicos, acéfalos etc.) não está comprovada com segurança. Parece tratar-se de hipoplasia acentuada, em que a identificação de parênquima glandular é difícil, mesmo após cortes seriados de estruturas na posição topográfica da glândula. Hipoplasia acentuada é vista especialmente em malformações encefálicas graves e em geral incompatíveis com a vida; de modo especial, na anencefalia e em algumas formas de hidrocefalia congênita as suprarrenais são minúsculas (0,3 a 1,2 g, peso das duas). Hipoplasia isolada das suprarrenais (peso de ambas inferior a 2 g) é rara. Em alguns casos, a hipófise é normal, mas as suprarrenais não respondem ao ACTH, provavelmente por mutações no gene que codifica o receptor de ACTH.

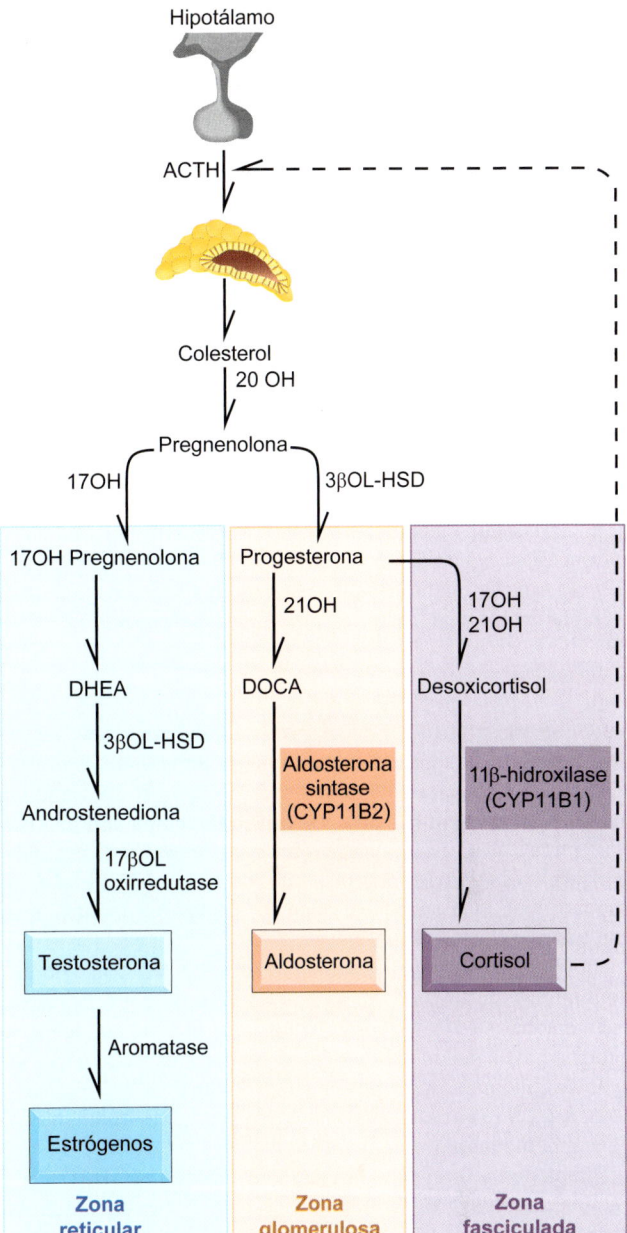

Figura 29.46 Esteroidogênese adrenal. Biossíntese dos mineralo-corticoides, glicocorticoides e esteroides sexuais, com suas respectivas enzimas. A linha tracejada indica inibição. 17OH: 17-hidroxilase; DHEA: de-hidroepiandrosterona; 20OH: 20-hidroxilase (colesterol desmolase); 21OH: 21-hidroxilase; 11OH: 11-hidroxilase; DOCA: desoxicorticosterona; 3βOL-HSD: 3βOL hidroxiesteroide desidrogenase. Destacam-se as enzimas CYP11B1, responsável pela fase final da síntese de cortisol, e CYP11B2, que atua na etapa final da síntese de aldosterona. A expressão dessas enzimas detectada por imuno-histoquímica identifica as células secretoras de cada um desses hormônios.

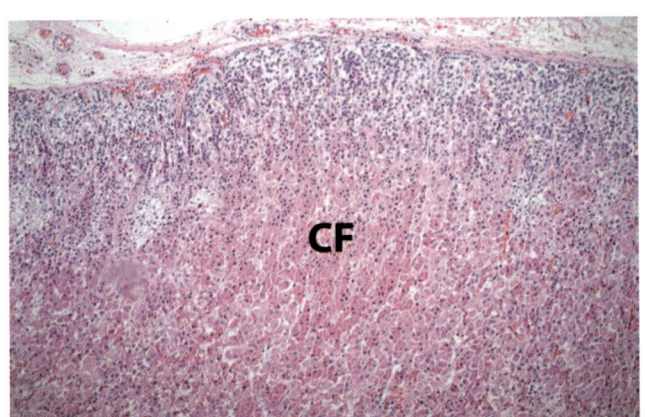

Figura 29.45 Cortical da suprarrenal fetal. O córtex definitivo adulto é constituído por delgada camada de células pequenas, e é visto sob a cápsula da glândula. Abaixo do córtex, existe zona fetal espessa, formada por células poliédricas com citoplasma acidófilo abundante (CF).

Na hipoplasia, a cortical é muito reduzida e formada por células do tipo fetal ou por estas e por células do tipo adulto. Nos indivíduos que sobrevivem, há hiperpigmentação cutânea associada à hiperprodução de ACTH ou de hormônio semelhante ao MSH (hormônio estimulante de melanócitos). Na *hipoplasia citomegálica*, a cortical das duas glândulas, cujo peso em conjunto não alcança 1 g, é formada por células volumosas, com citoplas-

29

ma compacto e acidófilo, semelhantes às grandes células da zona fetal. As hipoplasias isolada e citomegálica têm base genética, com herança autossômica recessiva ou ligada ao cromossomo X.

Hipoplasia primária da suprarrenal é distúrbio ligado ao cromossomo X, por mutação no gene *DAX-1*, que codifica um receptor nuclear no desenvolvimento do córtex adrenal, tendo até o momento sido identificadas pelo menos outras três formas de hipoplasia adrenal congênita. Na doença, existe comprometimento do eixo hipotálamo-hipófise-adrenal, com deficiência dos três esteroides adrenais e de gonadotrofinas, justificando raros casos de hipogonadismo hipogonadotrófico em jovens do sexo masculino.

Ectopia

Resquícios de parênquima adrenal podem ser encontrados em qualquer local da cavidade peritoneal, desde o diafragma até a região pélvica. Nódulos ectópicos medem 1 a 7 mm e são representados apenas por parênquima cortical, exceto no peritronco celíaco, onde parênquima medular também está presente. Tais nódulos raramente são sede de neoplasias funcionantes, mas podem sofrer hiperplasia; quando a suprarrenal tópica é hipofuncionante, a glândula ectópica pode manter níveis hormonais normais.

Hipotrofia

Hipotrofia da cortical da suprarrenal ocorre em: (a) senilidade, quando as suprarrenais diminuem de volume e peso, e a cortical se adelgaça e contém menos lipídeos, conservando a arquitetura normal; (b) tumores funcionantes da suprarrenal que secretam grande quantidade de corticosteroides; suprimida pelo excesso de cortisol, a hipófise deixa de estimular as suprarrenais, que se hipotrofiam; (c) lesões ou doenças que causam pan-hipopituitarismo.

Depleção lipídica da cortical aparece nos estados de choque de qualquer natureza e em grande número de doenças crônicas caquetizantes (infecciosas, neoplásicas etc.) ou em doenças agudas graves (estados toxi-infecciosos etc.), especialmente se acompanhadas de desidratação (gastroenterite, vômito persistente etc.). Nesses casos, especialmente nos agudos, podem surgir também microfocos de necrose.

Hipotrofia iatrogênica ou esteroide é a que ocorre em pacientes tratados durante longo tempo com corticosteroides. As suprarrenais tornam-se pequenas, achatadas e retraídas, com superfície rugosa. Microscopicamente, há hipotrofia intensa das três camadas corticais, especialmente da glomerular e da reticular; a fasciculada contém poucos lipídeos. Após interrupção do tratamento com corticosteroides, quando a taxa plasmática do cortisol cai, a produção de ACTH é liberada, o que estimula a síntese e a liberação de cortisol pela cortical da suprarrenal, normalizando-se, assim, lentamente, a função da glândula. É por essa razão que se deve diminuir gradativa e cuidadosamente a dose de corticosteroides empregados terapeuticamente, para permitir a recuperação morfofuncional das suprarrenais e evitar sua insuficiência. Às vezes, falha a recuperação do mecanismo regulador hipotálamo-hipófise-suprarrenal; nesses casos, a suprarrenal torna-se insuficiente, podendo ocorrer colapso circulatório, hipoglicemia e morte.

Necrose

Focos de necrose na cortical, minúsculos ou extensos, são encontrados em muitas circunstâncias: em infecções virais e bacterianas (associadas ou não a hemorragia), coagulação in-

travascular disseminada, gestação, púrpura trombocitopênica trombótica, traumatismos, afecções encefálicas e exposição a carcinógenos químicos (dimetilbenzantraceno) e inseticidas. Hiperestimulação contínua da cortical pode causar necrose; em ratos, após administração prolongada de corticotrofina ocorre necrose da cortical. Em geral, necrose associa-se a hemorragias.

Amiloidose

Raramente, as suprarrenais são atingidas na amiloidose secundária (ver Capítulo 6), que pode ser causa da doença de Addison. Os depósitos de amiloide no interstício provocam hipotrofia e, finalmente, destruição do parênquima; a glândula, no entanto, aumenta de volume. O amiloide depositado é geralmente do tipo AA e se forma em inflamações crônicas, como tuberculose e artrite reumatoide.

Calcificação

Calcificação é encontrada na doença de Wolman, afecção de herança autossômica recessiva que se caracteriza por depósitos de ésteres do colesterol e triglicerídeos em macrófagos do baço, linfonodos, medula óssea, fígado e lâmina própria do intestino, por causa de deficiência da lipase ácida lisossômica. As suprarrenais são quase sempre repletas de lipídeos, volumosas e calcificadas (Figura 29.47). Diarreia e hepatosplenomegalia associadas a calcificações das suprarrenais levam à suspeita da doença, que deve ser confirmada por biópsia hepática.

Cistos

Cistos nas suprarrenais, raros, surgem em qualquer idade, porém predominam na quinta e sexta décadas de vida, são geralmente unilaterais e predominam em mulheres. Cerca de 35% são achados incidentais em exame de imagem. As lesões podem ser: pseudocistos, cistos endoteliais, cistos epiteliais e cistos parasitários. Ocasionalmente, os cistos associam-se a neoplasias malignas, mimetizando lesões benignas, sendo, portanto,

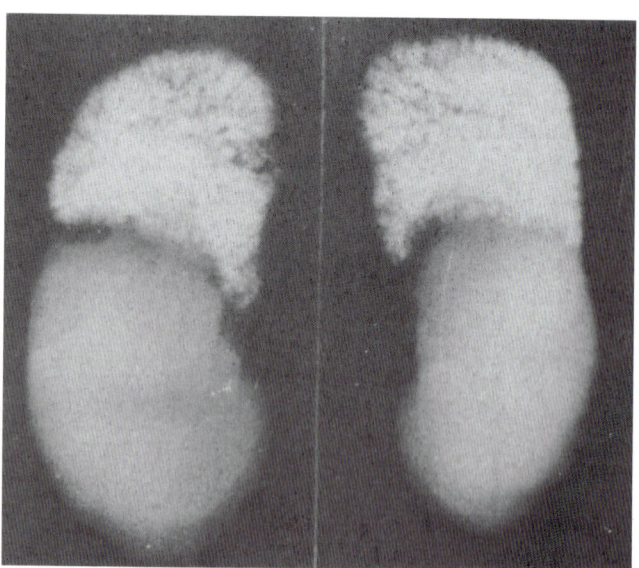

Figura 29.47 Calcificação das suprarrenais na doença de Wolman. Radiografia da peça anatômica. (Cortesia do Prof. Eduardo A. Bambirra, Belo Horizonte-MG.)

essencial correlação com dados clínicos, radiológicos e, durante cirurgias, com as características macroscópicas.

- Pseudocistos (40%). São cavidades desprovidas de revestimento epitelial, geralmente com conteúdo hemorrágico. Em 60% dos casos, a parede fibrosa sofre calcificação, com padrão curvilíneo e periférico, sugerindo tratar-se de lesão benigna (Figura 29.48)
- Endoteliais (45%). Podem ser linfangio ou angiomatosos, sendo os primeiros mais comuns, com positividade para D2-40 à imuno-histoquímica (Figura 29.49)
- Epiteliais (10%), raros em humanos, são mais encontrados em outros animais. (Figura 29.50)
- Parasitários (5%), causados principalmente por equinococos; pode tratar-se de cisto isolado na suprarrenal ou, mais frequentemente, de doença generalizada.

Suprarrenais no estresse

Nos estados de estresse há, inicialmente, intensa depleção lipídica das células claras da zona fasciculada, que se transformam em compactas. A depleção não é uniforme, faltando em certas áreas ou estendendo-se até a glomerulosa, cuja estrutura é mantida. Algumas vezes, ilhotas de células claras são circundadas por compactas, ou vice-versa. Essa adaptação corresponde às primeiras 8 a 24 horas de estresse. Se o indivíduo falece, as suprarrenais têm tamanho próximo do normal e peso diminuído, havendo predomínio de células compactas, marginadas por sinusoides alargados e repletos de hemácias; se sobrevive e se o estresse persiste por duas ou três semanas, há reposição de lipídeos, seguida de hiperplasia difusa ou nodular compensatória até que uma segunda depleção lipídica ocorra no período de exaustão. Nessa fase, as glândulas apresentam necrose focal, congestão e hemorragia. Depleção e reposição de lipídeos associados a hiperplasia dão à glândula aspectos macro e microscópico variegados, muito semelhantes ao das fases iniciais do estresse, diferindo pelo aumento de peso e pela diminuição dos espaços sinusoidais. Tais alterações podem ser resumidas da seguinte forma: a LDL adrenal suprime a enzima HMGCoA redutase (com diminuição na síntese de colesterol, mas com aumento dos depósitos de ésteres de colesterol,

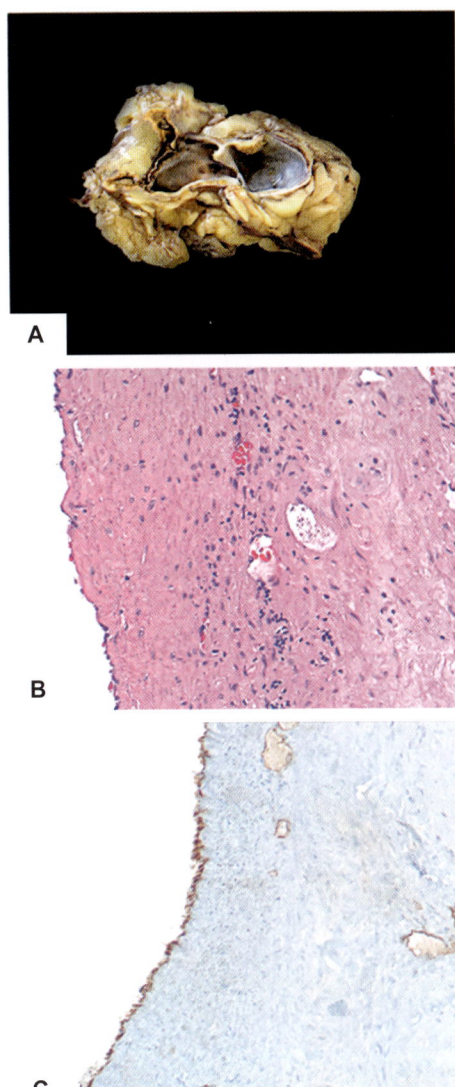

Figura 29.49 Linfangioma adrenal. **A.** Lesão cística multiloculada. **B.** Revestimento da parede interna do cisto por uma camada de células endoteliais, que aparece também em cistos menores na parede fibrosa. **C.** Imuno-histoquímica com anticorpo D2-40. (Cortesia do Dr. Mario Luiz Marques-Piubelli, São Paulo-SP.)

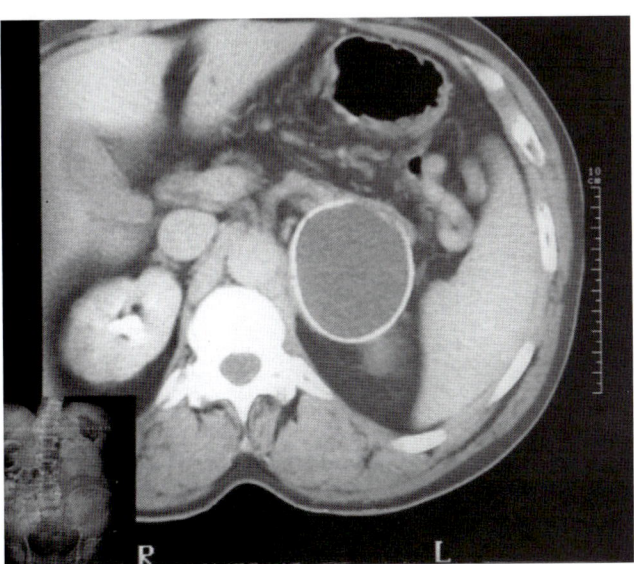

Figura 29.48 Cisto da suprarrenal com calcificação em toda a circunferência.

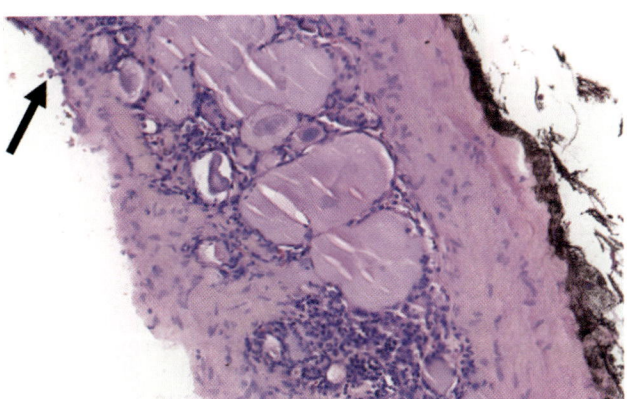

Figura 29.50 Cisto epitelial da suprarrenal (*seta*), contendo na parede parênquima tireoidiano ectópico. (Cortesia da Dra. Eloiza Wilma Poma Gonzales, São Paulo-SP.)

29

tudo controlado pelo ACTH) e as enzimas colesterol-esterase e colesterol-sintase. Portanto, pode haver quadros anatômicos superponíveis, embora estejam em estados funcionais diferentes. Tais achados têm grande importância em correlações anatomoclínicas. Em outros animais, há estudos que mostram hipertrofia da medular junto com hiperplasia da cortical.

Mielolipoma

É lesão benigna pseudoneoplásica caracterizada pela formação de tecidos hematopoético e adiposo metaplásicos em resposta a necrose, infecção ou estresse. A lesão é em geral solitária, mede de milímetros a 2 cm, tem consistência sólida e apresenta proporção variada de componentes hematopoético e adiposo. Se ocorre hemorragia, o volume da glândula aumenta, levando a manifestações clínicas (Figura 29.51).

Nódulos corticais

São frequentes na população, sendo algumas vezes difícil ou impossível distinguir nódulo hiperplásico de nódulo adenomatoso. Por meio de análise morfológica e funcional cuidadosa, os nódulos podem ser funcionantes ou não funcionantes. *Nódulos não funcionantes* são geralmente microscópicos ou têm diâmetro máximo de 2 a 3 mm; situam-se na cortical, em geral na região subcapsular. São constituídos exclusivamente por células da cortical, com predominância de células claras da fasciculada. Quase sempre múltiplos e geralmente bilaterais, seu achado à necrópsia é relativamente comum. Sua incidência varia em diversas estatísticas, dependendo do tamanho do nódulo, do fato de ter sido examinada toda a suprarrenal ou parte dela e da idade do paciente. Tais nódulos não se relacionam com hipercorticalismo e nem provocam aumento volumétrico apreciável da glândula. Embora indicados como hiperplásicos, é duvidoso se representam hiperplasia verdadeira e se têm atividade secretora.

Tais nódulos são capazes de produzir esteroides e de responder ao ACTH *in vitro*, mas não exercem função secretora expressiva e não respondem ao ACTH *in vivo*. É provável que apenas armazenem colesterol em suas células claras e que não se acompanhem de hiperfunção. A frequência desses nódulos aumenta com a idade, particularmente em indivíduos com hipertensão arterial e outras doenças cardiovasculares. Parece seguro que tais nódulos se associam ao envelhecimento; mais precisamente, seriam consequência de alterações na irrigação da suprarrenal, provocadas por lesões de suas artérias, com

isquemia e atrofia; não se sabe, porém, se representam hiperplasia compensadora. Com o aprimoramento do diagnóstico por imagem, é muito importante que o clínico tenha conhecimento desses nódulos e explore alternativas clinicolaboratoriais antes de indicar procedimentos cirúrgicos desnecessários.

▶ Hipercorticalismo

Diversas doenças causam hiperfunção da cortical da suprarrenal, resultando em diferentes síndromes, segundo o(s) hormônio(s) produzido(s) em excesso. Em cada uma, predominam os efeitos de um grupo de hormônios, embora possam coexistir distúrbios causados por anormalidades em mais de um grupo hormonal (síndromes mistas).

Síndrome de Cushing

Síndrome de Cushing é a condição clínica associada ao aumento de glicocorticoides circulantes. A síndrome manifesta-se por: (1) obesidade de distribuição peculiar, predominando na face (face em lua cheia), no pescoço e no tronco, poupando os membros; (2) estrias purpúricas ou violáceas na pele do abdome (simulando estrias gravídicas), esquimoses e acne; (3) hirsutismo, hipogonadismo e distúrbios sexuais (amenorreia em mulheres, impotência em homens); (4) osteoporose generalizada, com fraturas patológicas; (5) hipertensão arterial em 85% dos casos; (6) fraqueza e atrofia musculares; (7) redução de tolerância à glicose, com tendência a diabetes; (8) transtornos emocionais variados, inclusive quadros psicóticos (Quadro 29.14). A síndrome surge em duas condições: (1) administração exógena de glicocorticoides (iatrogênica), responsável pela maioria dos casos; (2) aumento na síntese de glicocorticoides pelas suprarrenais. Neste grupo, há duas possibilidades: (a) síndrome ACTH-dependente, quando há aumento de ACTH circulante. Quando esse aumento deve-se a doença hipofisária, fala-se em doença de Cushing, que é mais comum em mulheres na terceira e quarta décadas de vida; (b) síndrome ACTH-independente, por síntese aumentada de glicocorticoides por lesões das suprarrenais (Quadro 29.15).

Quadro 29.14 Características clínicas da síndrome de Cushing

Obesidade/ganho de peso	95%
Pletora facial	90%
Face em "lua cheia"	90%
Redução da libido	90%
Pele fina	85%
Irregularidades menstruais	80%
Redução do crescimento em crianças	75%
Hipertensão arterial	75%
Hirsutismo	75%
Depressão/labilidade emocional	70%
Manchas arroxeadas na pele	65%
Intolerância à glicose	60%
Fraqueza	60%
Osteopenia e fraturas	50%
Nefrolitíase	50%

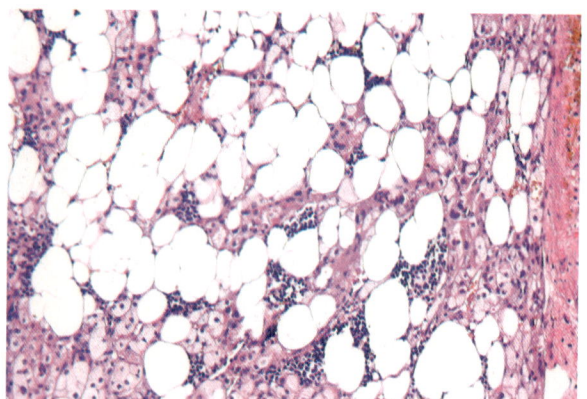

Figura 29.51 Mielolipoma adrenal. A lesão apresenta proporção variada de componentes hematopoético e adiposo.

Quadro 29.15 Causas de síndrome de Cushing

Causas	Frequência relativa	Proporção feminino: masculino
ACTH dependente		
Adenoma da hipófise	80%	3.5:1
Produção ectópica de ACTH	20%	1:1
ACTH independente		
Neoplasias		
Adenoma adrenocortical	10%	4:1
Carcinoma adrenocortical	5%	1:1
Não neoplásicas		
Hiperplasia adrenocortical macronodular primária	< 2%	1:1
Doença adrenocortical nodular pigmentada primária	< 2%	1:1

Na síndrome *ACTH-dependente*, o aumento de ACTH resulta de: (a) secreção hipofisária aumentada por adenoma ou microadenoma secretor (80% dos casos de doença de Cushing); (b) secreção ectópica de ACTH por neoplasias de órgãos não endócrinos, sobretudo carcinoma de pequenas células do pulmão (manifestação paraneoplásica, ver Capítulo 10), respondem por 20% dos casos. Com elevação de ACTH, surge hiperplasia bilateral e difusa das suprarrenais, em geral não volumosa. Histologicamente, encontra-se aumento da zona reticular, cujas células compactas e mais volumosas do que as normais (Figura 29.52) insinuam-se na zona fascicular. Nessa forma da síndrome, a síntese de cortisol é suprimida pela administração de dexametasona.

Nos pacientes com hipercortisolismo *ACTH-independente*, há elevação dos níveis séricos ou urinários de cortisol por síntese aumentada de glicocorticoides por lesão primária das suprarrenais. Como se trata de lesão autônoma das adrenais, a secreção de corticoides não é suprimida por dexametasona. Nas fases iniciais da doença, pode haver perda do ritmo normal de liberação de cortisol. Neste grupo, hiperplasia das suprarrenais é responsável por 85% dos casos (ver adiante), enquanto neoplasias (adenomas e adenocarcinomas) das adrenais respondem pelos restantes (Quadro 29.15).

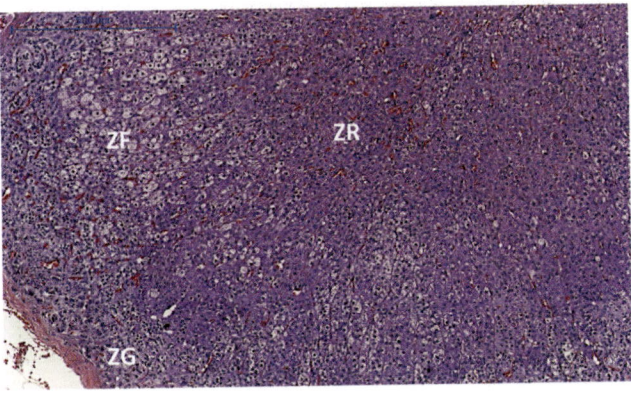

Figura 29.52 Doença de Cushing. As células compactas eosinofílicas da zona reticular (ZR) emitem projeções para o interior da zona fasciculada (ZF); ZG: zona glomerulosa.

► Neoplasias

Neoplasias adrenocorticais primárias (NAP), que se originam de células epiteliais da cortical e são representadas por adenomas e adenocarcinomas, podem ser funcionantes ou não funcionantes. Dependendo do hormônio produzido, surgem quadros clínicos diversos: hipercortisolismo (síndrome de Cushing*)*, hiperaldosteronismo (síndrome de Conn), virilização, feminilização ou síndromes mistas.

NAPs são raras, embora sua incidência seja surpreendentemente alta na região Sudeste do Brasil, onde se estima ser 10 a 15 vezes maior do que a incidência mundial. Uma mutação germinativa que resulta na substituição de arginina por histidina na posição 337 (Arg337His) no domínio de tetramerização da proteína p53 é encontrada em 75% de crianças e em 15% de adultos com tais neoplasias no Brasil. Tal mutação é herdada e aparentemente aumenta a predisposição desses tumores na infância, embora não seja determinante do comportamento da lesão. NAPs têm distribuição etária bimodal, com o primeiro pico antes de 5 anos e o segundo entre a quarta e a quinta décadas.

Adenoma

Adenomas, geralmente únicos, formam nódulos esféricos e bem circunscritos, às vezes encapsulados, que comprimem a cortical (Figura 29.53 A). A lesão tem peso e tamanho variados; na maioria dos casos, o diâmetro varia de 2 a 4 cm. Microscopicamente, o tumor é constituído em sua maior parte por células claras, vacuolizadas, com atipias nucleares discretas, sem necrose e mitoses (Figura 29.53 B). Adenomas funcionantes acompanham-se de hipotrofia da cortical restante da mesma glândula e da suprarrenal contralateral, por causa da supressão da liberação de ACTH por hipersecreção autônoma de cortisol. Em adenomas não funcionantes, os níveis de cortisol são normais, e a cortical adjacente não apresenta atrofia. Variantes de adenomas são *adenoma negro* (rico em lipofuscina) (Figura 29.54) e *oncocitoma* (Figura 29.55 A), tumores em geral não funcionantes, de cor acastanhada. O oncocitoma é formado por células grandes, com citoplasma eosinofílico, pleomorfismo nuclear variável e nucléolos evidentes (Figura 29.55 B); tais células contêm grande quantidade de mitocôndrias.

Adenocarcinoma

Adenocarcinomas são incomuns e podem surgir em qualquer idade, desde a infância até a velhice. O tumor tem forma arredondada e mede 7 a 20 cm (Figura 29.56 A); algumas vezes, segue o trajeto da veia cava ou envolve o rim. Microscopicamente, o quadro é variado. Em alguns pacientes, o tumor é bem diferenciado e semelhante ao adenoma; em outros, a lesão é anaplásica e suas células mostram pleomorfismo acentuado, núcleos bizarros e mitoses atípicas (Figura 29.56 B). Variantes raras são oncocítica, mixoide e sarcomatoide.

Segundo a extensão do tumor, o adenocarcinoma é classificado em quatro estádios. No estádio I, a neoplasia mede até 5 cm, enquanto no II tem mais de 5 cm. Em ambos, linfonodos, estruturas adjacentes e órgãos a distância estão livres de metástases. Nos estádios III e IV, a neoplasia pode ter qualquer tamanho. No III, há invasão de linfonodos ou de estruturas adjacentes ou invasão da veia renal ou da veia cava inferior, mas sem metástases distantes; quando estas estão presentes, trata-se do estádio IV. Metástases são mais frequentes nos linfonodos regionais,

29

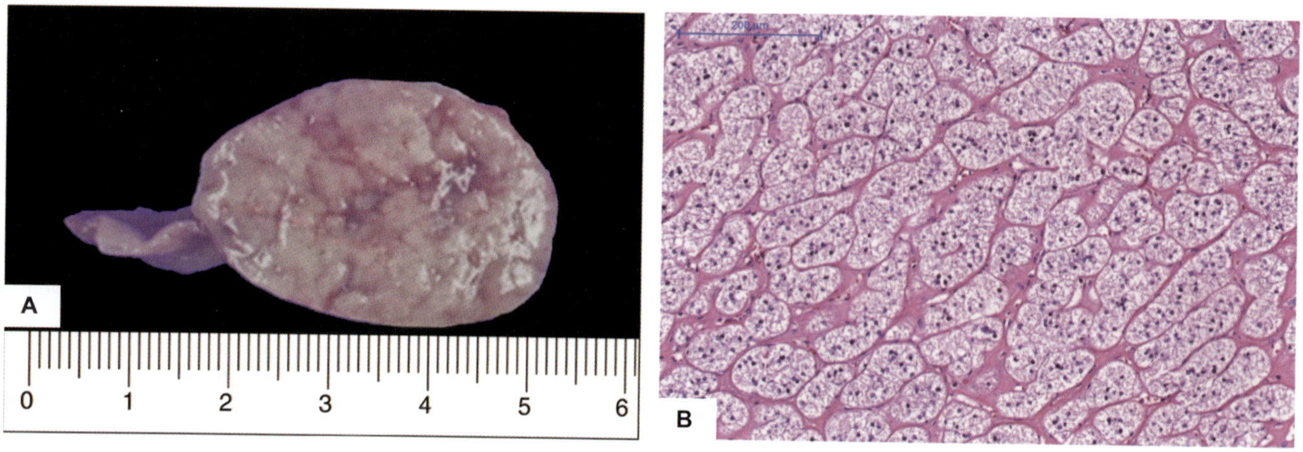

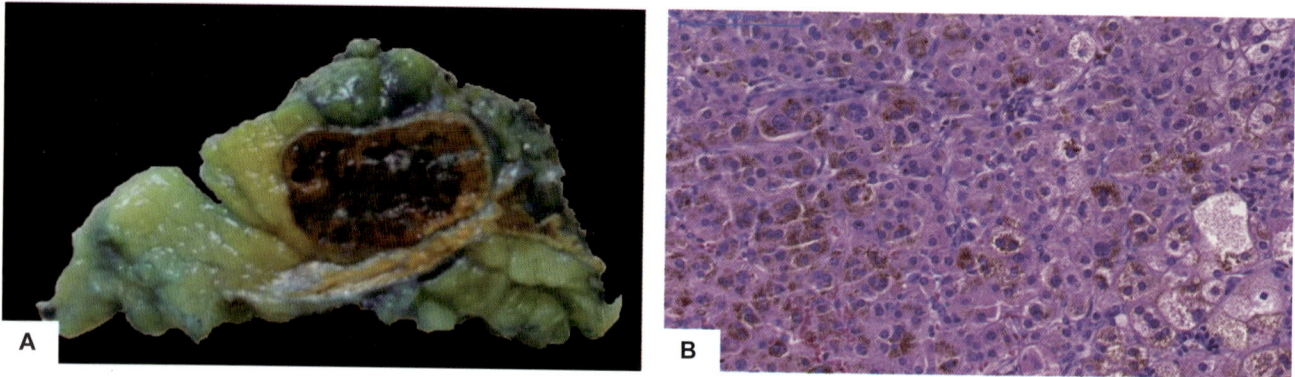

Figura 29.53 Adenoma da cortical da suprarrenal. **A.** Nódulo bem delimitado. **B.** Adenoma secretor de cortisol constituído por células de citoplasma claro, vacuolizado, sem atipias, dispostas em ninhos e cordões.

Figura 29.54 Adenoma negro. **A.** Nódulo circunscrito, castanho-enegrecido, com fina rima periférica amarelada. Em torno, observa-se glândula adrenal remanescente em meio a tecido adiposo. **B.** Lesão constituída por células em sua maioria eosinofílicas, com grande quantidade de pigmento de lipofuscina no citoplasma, conferindo a coloração escura à macroscopia.

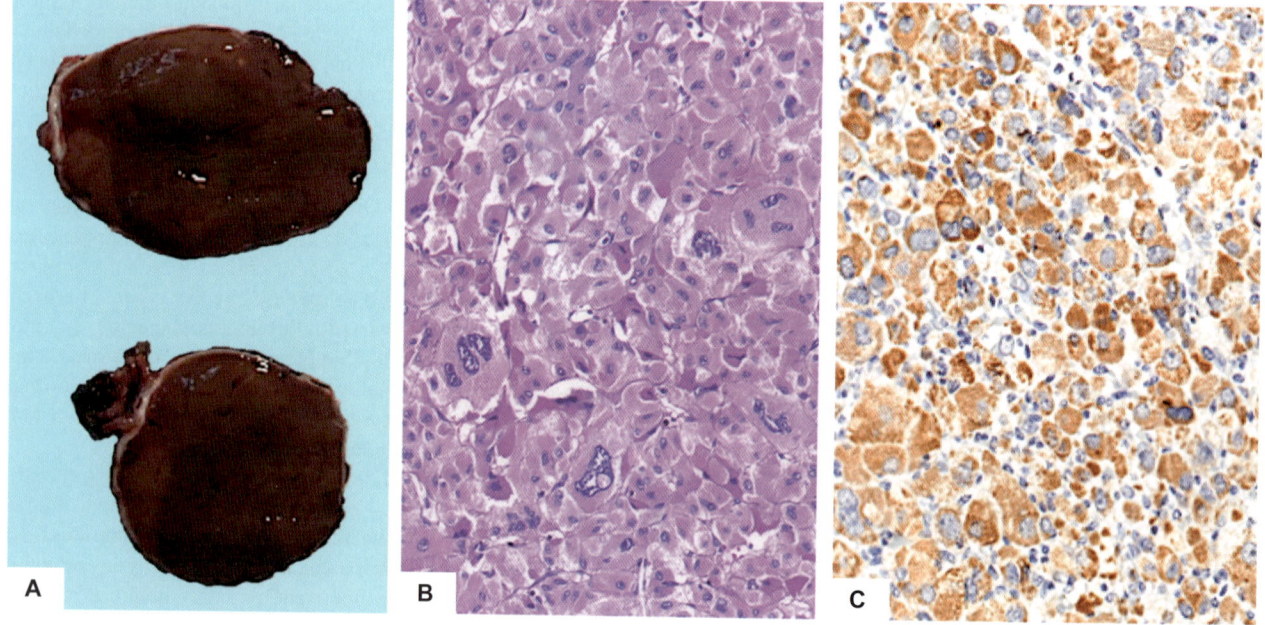

Figura 29.55 Oncocitoma. **A.** Lesão bem delimitada e acastanhada, diferente da cor amarelo-ouro do adenoma usual rico em lipídeos.
B. Lesão constituída por células poliédricas eosinofílicas com citoplasma amplo e núcleos grandes, alguns bizarros, com nucléolos evidentes.
C. Imunomarcação com anticorpo anti-mitocôndria (imuno-histoquímica).

29

no fígado e nos pulmões. A sobrevida dos pacientes com carcinoma adrenocortical vem melhorando progressivamente, embora menos da metade dos pacientes sobreviva 5 anos. As duas alterações genômicas mais comuns nos carcinomas adrenocorticais são superexpressão de *IGF2* e ativação constitutiva da via Wnt-β-catenina. Mutações somáticas no gene *TP53* são encontradas em 20 a 30% dos carcinomas adrenocorticais em adultos e, assim como mutações no gene *CTNNB1* (β-catenina), associam-se a doença mais agressiva.

A distinção entre lesões benignas e malignas nem sempre é fácil. Em adultos, o *escore de Weiss*, que avalia nove parâmetros, vem sendo aplicado com bons resultados. Os parâmetros são: (1) alto grau nuclear – graus 3 ou 4 segundo os critérios de Fuhrman para os carcinomas de células renais; (2) índice mitótico > 5/50 campos de grande aumento; (3) mitoses atípicas; (4) menos de 25% de células claras; (5) arquitetura difusa em mais de um terço do tumor; (6) necrose confluente; (7) invasão de estruturas venosas; (8) invasão de estruturas sinusoidais; (9) invasão capsular (Figura 29.57) (Quadro 29.16). Escore ≥ 3 indica carcinoma, enquanto o escore < 3 classifica a lesão como adenoma. Mesmo com boa reprodutibilidade, sensibilidade e especificidade, esse procedimento não define todos os casos, havendo tumores limítrofes em que a pesquisa de marcadores moleculares se torna necessária. Atividade proliferativa, medida pelo número de mitoses (baixo ou alto grau) e/ou pela expressão nuclear do antígeno Ki-67 (< 10%, 10 a 19% e > 20%), é importante no diagnóstico de carcinomas. Na variante oncocítica, o escore para o diagnóstico de lesões benignas (maioria) e malignas (raras), exclui algumas variantes do escore de Weiss clássico, sendo designado de escore de Lin-Weiss-Bisceglia (Quadro 29.17).

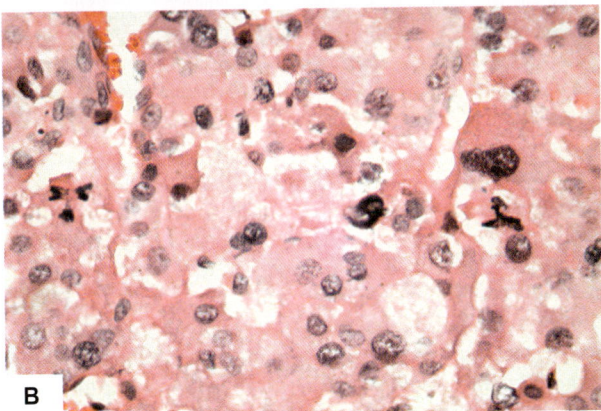

Figura 29.56 Adenocarcinoma da cortical da suprarrenal. **A.** Aspecto macroscópico. **B.** Células multinucleadas e atipias variadas.

Quadro 29.16 Critérios para o diagnóstico diferencial entre neoplasias benignas e malignas da cortical da suprarrenal, em crianças e adultos

Adultos – escore de Weiss (1984, 1989)	Crianças – escore de Wienicke
Grau nuclear 3 ou 4 (Fuhrman)	Peso do tumor > 400 g
Mitoses > 5/50 CGA	Tamanho do tumor > 10,5 cm
Mitoses atípicas	Extensão em tecidos moles periadrenais e/ou órgãos adjacentes
Células claras < 25% do tumor	Invasão da veia cava
Arquitetura difusa > 1/3 do tumor	Invasão venosa
Necrose	Invasão capsular
Invasão venosa	Necrose tumoral ausente
Invasão sinusoidal	> 15 mitoses por 20 campos de grande aumento
Invasão da cápsula	Figuras de mitoses atípicas
Escore < 3 adenoma Escore ≥ 3 carcinoma Carcinomas Mitoses < 20/50 CGA – baixo grau Mitoses ≥ 20/50 CGA – alto grau	Escore ≤ 2 sugere comportamento benigno Escore = 3: indeterminado Escore ≥ 4 sugere comportamento agressivo

CGA: campo de grande aumento.

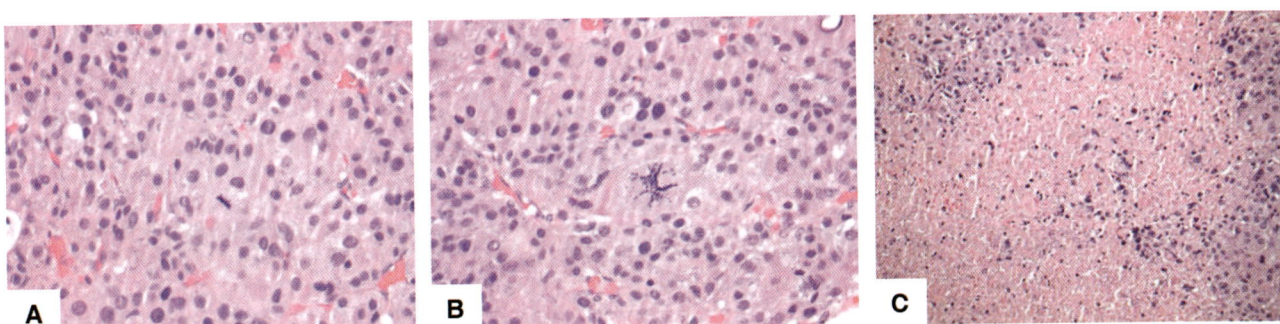

Figura 29.57 Achados histológicos que favorecem comportamento maligno em neoplasias adrenocorticais em adultos. **A.** Atividade mitótica > 5/50 campos de grande aumento. **B.** Mitoses atípicas. **C.** Necrose confluente.

29

Quadro 29.17 Critérios para o diagnóstico diferencial entre neoplasias oncocíticas benignas e malignas da cortical da suprarrenal, em crianças e adultos

Escore de Bisceglia (2004)
Critérios maiores
1. Mitoses > 5/5 CGA
2. Mitoses atípicas
3. Invasão venosa
Critérios menores
1. Tamanho > 10 cm e/ou > 200 g
2. Necrose
3. Invasão capsular
4. Invasão sinusoidal
Presença de qualquer critério maior: maligno (carcinoma)
Presença de qualquer critério menor: *borderline*
Ausência de todos os critérios: benigno (oncocitoma)

Em crianças, o diagnóstico diferencial entre adenoma e carcinoma é mais difícil, não havendo nenhum recurso histológico que permita distinção de forma segura, exceto quando existem metástases. Os principais indicadores de comportamento são: (1) peso do tumor acima de 400 g; (2) tamanho > 10,5 cm; (3) extensão periadrenal e para órgãos adjacentes; (4) invasão da veia cava; (5) invasão venosa; (6) invasão capsular; (7) necrose; (8) mais de 15 mitoses por 20 campos de grande aumento; (9) mitoses atípicas. Quando até dois desses elementos estão presentes, sugere-se benignidade; três significam diagnóstico indeterminado; quatro ou mais sugerem malignidade (Quadro 29.16).

► Hiperplasias

Hiperplasia primária das suprarrenais são outra causa importante de síndrome de Cushing. Há três formas de hiperplasia primária: (a) hiperplasia adrenocortical macronodular primária (nódulos maiores que 1 cm); (b) doença adrenocortical micronodular primária (nódulos microscópicos ou até com 1 cm), nas suas variantes pigmentada (DAMPP) e não pigmentada (DAMPNP). Estas duas hiperplasias resultam em excesso de cortisol e, portanto, em síndrome de Cushing; (c) hiperplasia congênita, responsável pela síndrome adrenogenital (ver adiante).

Hiperplasia adrenocortical macronodular primária

Esporádica ou familial, envolve as duas glândulas. A forma esporádica é mais comum. Na familial, a doença tem herança autossômica dominante. As suprarrenais são volumosas (60 a 200 g em conjunto) e possuem grande número de nódulos de tamanhos variados, desde microscópicos até 5 cm, os quais deformam e desorganizam a estrutura da glândula (Figura 29.58 A). Os nódulos não têm cápsula e são constituídos por células claras e compactas; atipias celulares são mínimas e mitoses, muito raras. Entre os nódulos, o parênquima não é atrófico, havendo equilíbrio entre células claras e compactas (Figura 29.58 B). A doença tem discreto predomínio em homens e manifesta-se na quinta ou sexta década de vida. Apesar do grande tamanho das glândulas, a maioria dos pacientes mostra secreção de cortisol pouco aumentada, sendo a lesão nesses casos diagnosticada como *incidentaloma* adrenal bilateral; menos de 2% dos pacientes têm quadro clínico de síndrome de Cushing.

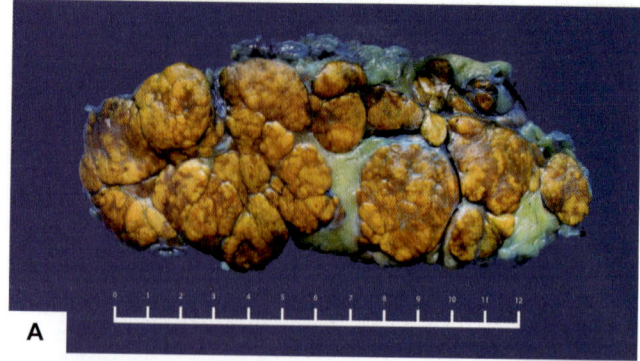

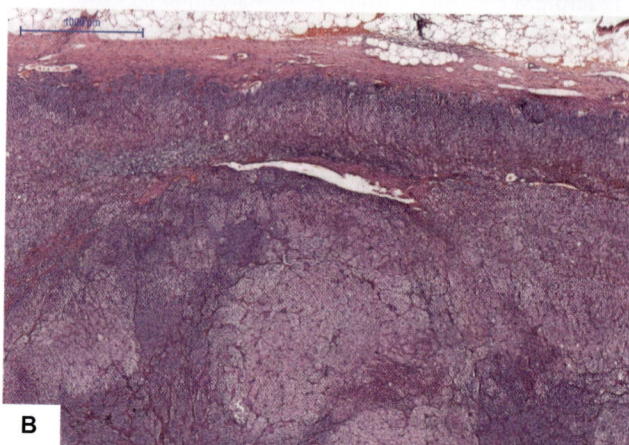

Figura 29.58 Hiperplasia adrenocortical macronodular primária. **A.** Nódulos de tamanhos variáveis que distorcem o contorno da glândula. **B.** Nódulos sem cápsula e constituídos por população mista de células claras e compactas. Atipias celulares são mínimas e mitoses, muito raras. Entre os nódulos, o parênquima remanescente não é atrófico.

A patogênese desta forma de hiperplasia envolve: (a) hiperexpressão de receptores de ACTH nas células adrenocorticais, como o receptor de melanocortina-2; (b) expressão de receptores hormonais aberrantes; (c) secreção anômala de ACTH pelas próprias células corticais, que resulta em estímulo autócrino e parácrino nas células corticais (Figura 29.59). Mutações germinativas e somáticas combinadas no gene *ARMC5 (armadillo repeat containing-5)*, localizado em 16p11.2, foram encontradas em famílias com a doença familial e em metade dos pacientes com doença aparentemente esporádica. Embora as funções do gene ainda sejam desconhecidas, parece comportar-se como gene supressor de tumor, cujo produto parece induzir apoptose, inibir a proliferação celular e estimular a esteroidogênese. Como se trata de gene supressor de tumor, para o aparecimento da lesão deve acontecer mutação inativadora ou deleção gênica nos dois alelos; perda de heterozigozidade é encontrada em diferentes nódulos de um mesmo paciente.

Doença adrenocortial micronodular primária

Pode ser pigmentada e escassamente/não pigmentada; ambas são mais comuns em mulheres, jovens e apresentam quadro mais florido de síndrome de Cushing do que a hiperplasia macronodular. O reconhecimento da variante pigmentada é importante, pois em 60% dos casos associa-se à síndrome de Carney, sendo recomendada pesquisa de mixoma cardíaco por ecocardiografia. O complexo de Carney compreende

29

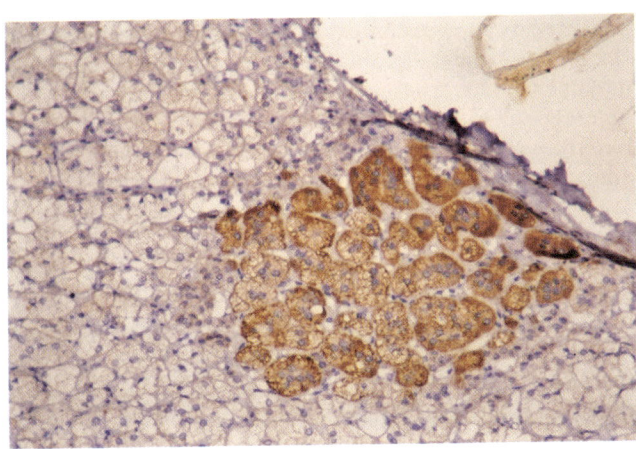

Figura 29.59 Hiperplasia adrenocortical macronodular primária, com agrupamento de células produtoras de ACTH (imuno-histoquímica). (Cortesia da Dra. Maria Adelaide Pereira, São Paulo-SP.)

várias anormalidades: (a) lesões mixomatosas no coração, na pele e na mama; (b) manchas mucocutâneas pigmentadas e lentiginosas e nevos azuis; (c) lesões genitais, como tumor de células de Sertoli calcificante de células grandes e de células de Leydig e restos embrionários adrenocorticais no testículo; (d) tumores hipofisários produtores do hormônio de crescimento.

Macroscopicamente, as suprarrenais são discretamente aumentadas e pesam, em conjunto, 4 a 17 g. Aos cortes, encontram-se numerosos pequenos nódulos amarelados ou castanho-enegrecidos, com diâmetro entre 0,1 e 0,3 mm (Figura 29.60 A). Histologicamente, os nódulos localizam-se na zona reticular e na junção córtico-medular, com predomínio de células compactas sobre células claras, algumas com pigmento de lipofuscina (Figura 29.60 B).

Hiperaldosteronismo

Hiperaldosteronismo, primário ou secundário, consiste no quadro de secreção aumentada de aldosterona, de forma prolongada, com sinais e sintomas clínicos correspondentes (Figura 29.61). Hiperaldosteronismo primário refere-se à produção autônoma aumentada de aldosterona pelas suprarrenais, com inibição da síntese de renina; a renina plasmática, portanto, é baixa. Hiperaldosteronismo secundário resulta de ativação do sistema renina-angiotensina, sobretudo quando há redução no fluxo sanguíneo renal, como acontece em edemas generalizados (ver Capítulo 9); nesses casos, a renina plasmática encontra-se elevada. Hiperaldosteronismo secundário é muito mais frequente do que o primário.

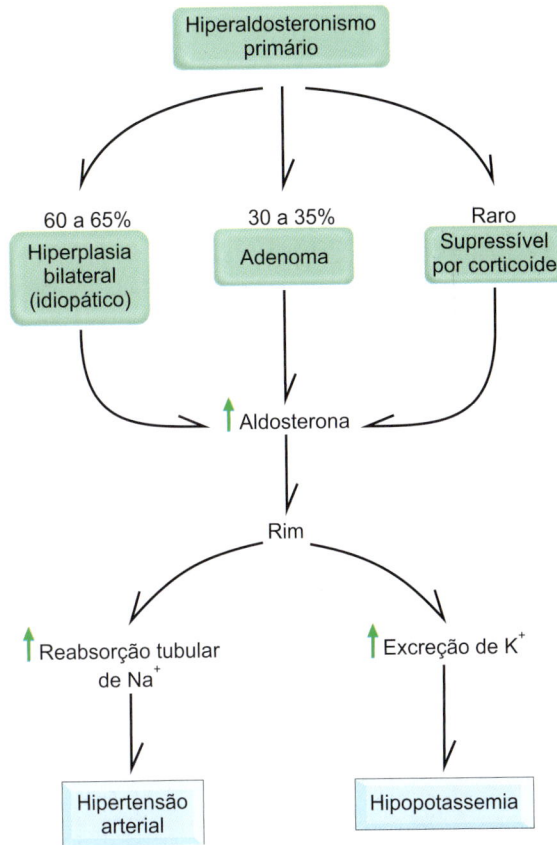

Figura 29.61 Causas e consequências de hiperaldosteronismo primário.

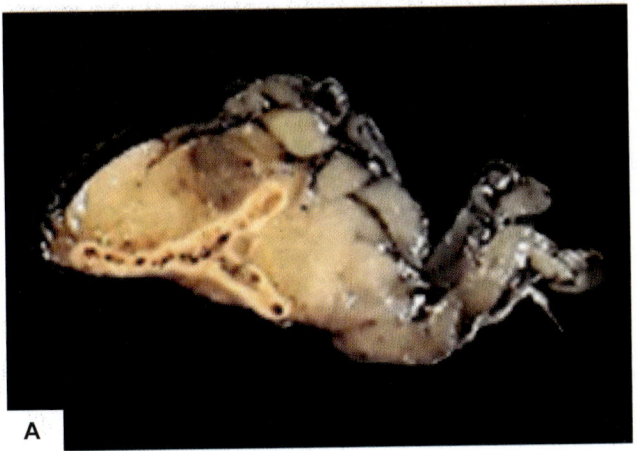

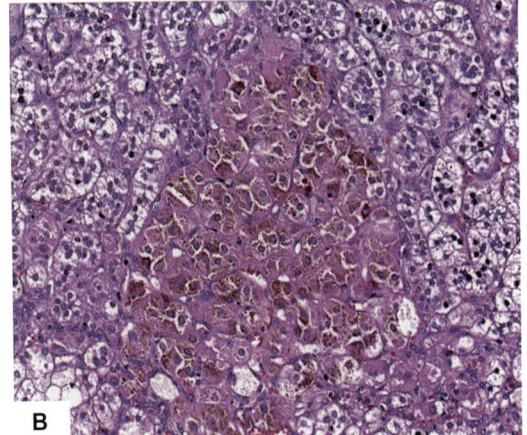

Figura 29.60 Doença adrenocortical micronodular primária. **A.** Numerosos pequenos nódulos amarelados ou castanho-enegrecidos, com 0,1 a 0,3 mm. **B.** Os nódulos localizam-se na zona reticular e na junção córtico-medular, com predomínio de células com citoplasma compacto sobre as células claras, algumas com pigmento acastanhado no citoplasma (lipofuscina).

Hiperaldosteronismo secundário

Além de síndrome nefrótica, insuficiência cardíaca, cirrose, desidratação e hipertensão arterial, aldosteronismo secundário ocorre na rara síndrome de Barter, que se manifesta em crianças e raramente em adultos. O quadro caracteriza-se por hiperplasia do aparelho justaglomerular (ver Figura 17.12), com aumento da secreção de renina e angiotensina. Com isso, há estimulação das suprarrenais, que aumentam a secreção de aldosterona. Em consequência, surge alcalose hipocalêmica, sem hipertensão arterial, sugerindo menor resposta vascular a essas substâncias pressóricas. Ao que se admite, há um distúrbio na reabsorção tubular renal de cloro e sódio e, secundariamente, de potássio. Em consequência da hipovolemia, há aumento de renina, angiotensina e aldosterona, acentuando mais ainda a perda de potássio. Simultaneamente, ocorre aumento na síntese de prostaglandina E_2 pelos rins, a qual também estimula a secreção de renina. Ausência de hipertensão arterial resulta da ação de prostaglandinas ou, talvez, do sistema calicreína-cinina sobre as arteríolas sistêmicas, reduzindo sua sensibilidade à angiotensina II. As suprarrenais apresentam espessamento da cortical e volume aumentado, podendo adquirir arranjo nodular.

Hiperaldosteronismo primário (síndrome de Conn)

Aldosteronismo primário, que se manifesta por hipertensão arterial, ocorre em um grupo de doenças em que a produção de aldosterona é elevada para o *status* de sódio sérico e autônoma em relação ao sistema renina-angiotensina. Desde a última década, o emprego frequente da relação aldosterona/atividade plasmática de renina (ARR) no rastreamento de pacientes com hipertensão arterial sistêmica muito contribuiu para melhor entendimento do hiperaldosteroniosmo primário. Antes considerado causa rara e relativamente incomum de hipertensão arterial, hiperaldosteronismo primário é hoje um dos responsáveis principais por hipertensão arterial secundária, com prevalência estimada em 5 a 13% dos adultos hipertensos.

As causas de hiperaldosteronismo primário são hiperplasia adrenal bilateral (60% dos casos) e adenomas produtores de aldosterona (30% dos pacientes). Em comparação com hiperplasia, adenomas são pouco mais frequentes em mulheres, acometem indivíduos mais jovens (quarta década) e manifestam-se com níveis mais elevados de pressão arterial e maior prevalência de hipocalemia. Causas menos frequentes incluem hiperplasia adrenal unilateral, carcinomas produtores de aldosterona (muito raros) e formas familiares de hiperaldosteronismo. Estudos recentes mostram que a frequência de hiperplasia unilateral pode ser maior do que a anteriormente relatada, atingindo até 15% dos casos.

Adenomas secretores de aldosterona são pequenos (< 2 cm) e bem delimitados (possuem cápsula incompleta) e têm coloração amarelo-ouro (Figura 29.62 A). A composição celular é variada, podendo haver predominância de células pequenas e compactas (semelhantes às da zona glomerulosa) ou de células claras com citoplasma volumoso (semelhantes às da zona fasciculada), ou combinação dos dois tipos. As células dispõem-se em ninhos, alvéolos ou trabéculas. Na cortical adjacente ao adenoma, encontra-se muitas vezes hiperplasia da zona glomerulosa (hiperplasia paradoxal) (Figura 29.62 B). Achado característico em adenomas são glóbulos eosinofílicos, citoplasmáticos, denominados corpos de espironolactona, em pacientes que recebem esse medicamento para tratamento de hipertensão arterial (Figura 29.62 C).

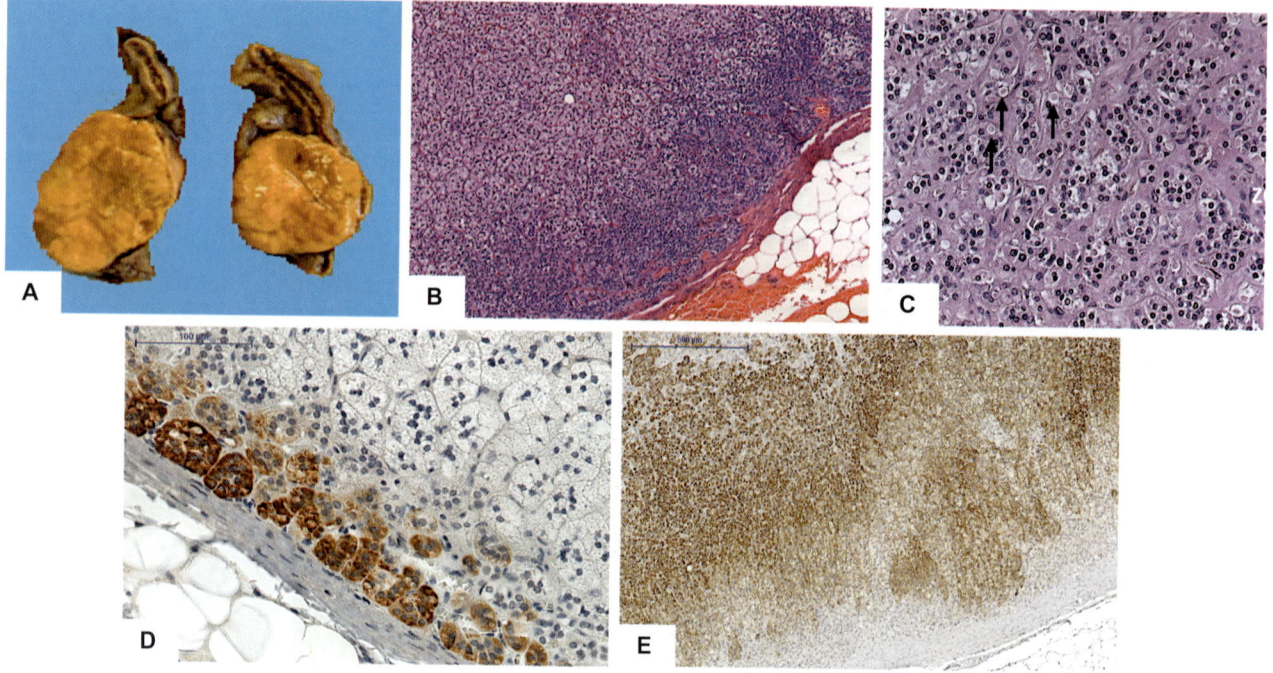

Figura 29.62 Adenoma secretor de aldosterona (aldosteronoma). **A.** Tumor bem delimitado, menor que 2 cm e com coloração amarelo-ouro. **B.** Hiperplasia da zona glomerulosa, que se continua no córtex adjacente. **C.** Neoplasia formada por ninhos de células corticais, muitas das quais contêm corpúsculos eosinofílicos no citoplasma (corpos de espironolactona, *setas*). **D.** Expressão da enzima CYP11B2 (aldosterona sintase). **E.** Expressão da enzima CYP11B1 (11-β-hidroxilase), que catalisa a transformação de 11-desoxicortisol em cortisol, só expressa na zona fasciculada (imuno-histoquímica).

O desenvolvimento de anticorpos específicos para as enzimas CYP11B2 (aldosterona sintase) e CYP11B1 (11 β-hidroxilase) trouxe importante contribuição na análise morfofuncional de lesões da cortical da suprarrenal (Figura 29.62 D e E). A maioria das enzimas envolvidas na biossíntese de aldosterona são expressas na zona fasciculada, mas a enzima terminal, CYP11B2, só se expressa na zona glomerulosa, enquanto a CYP11B1, que catalisa a transformação de 11-deoxicortisol em cortisol, só existe na zona fasciculada.

Na hiperplasia adrenocortical unilateral (e em casos de hiperplasia adrenocortical bilateral inadvertidamente operados), a glândula apresenta graus variados de espessamento da cortical, com ou sem nódulos. Ao microscópio, a zona fasciculada mostra hiperplasia difusa ou nodular, às custas de nódulos pouco delimitados constituídos por células claras, compactas ou combinação dos dois tipos, que distorcem o parênquima adjacente. A zona glomerulosa apresenta-se hiperplásica, como acontece em adenomas.

Muito se tem avançado na propedêutica e na conduta com os pacientes com hiperaldosteronismo. O diagnóstico correto (que orienta o tratamento mais adequado) envolve exames de imagem (particularmente tomografia computadorizada), cateterismo das veias da suprarrenal (para avaliar se existe diferença na secreção de ambas as glândulas que justifique a retirada cirúrgica da suprarrenal hipersecretante) e estudo morfológico das lesões. A detecção imuno-histoquímica da enzima CYP11B2 marca as células produtoras de aldosterona e muito ajuda no diagnóstico preciso da lesão.

Síndrome adrenogenital

Corresponde ao quadro associado à produção excessiva de andrógenos pelas suprarrenais, sendo hiperplasia congênita da cortical, adenoma e adenocarcinoma suas causas principais. Hiperplasia congênita da cortical é a causa mais frequente da síndrome, que se manifesta na infância, embora possa tornar-se evidente somente na idade adulta. Hiperplasia congênita afeta igualmente os dois sexos e é transmitida por herança autossômica recessiva. Adenomas e carcinomas adrenocorticais são causas raras de síndromes virilizantes não associadas à síndrome de Cushing em adultos, mas são neoplasias importantes na infância.

Hiperplasia congênita

Em condições normais, as lipoproteínas circulantes, ricas em colesterol, ligam-se a receptores na membrana citoplasmática e penetram nas células corticais por endocitose regulada pelo ACTH. No citoplasma, são esterificadas em ácidos graxos e utilizadas na esteroidogênese. Em uma primeira fase, os ésteres são hidrolisados a colesterol livre no citosol e na membrana interna das mitocôndrias, fenômeno também coordenado pelo ACTH. Colesterol e diversas enzimas da família de oxidases P450, sob estímulo do ACTH e do sistema renina-angiotensina, iniciam a esteroidogênese. Quando existem defeitos em genes que codificam as enzimas envolvidas no processo, há redução na produção de cortisol, aumento compensatório de ACTH, hiperplasia difusa da cortical das suprarrenais e incremento na biossíntese de alguns esteroides, principalmente andrógenos. Hiperplasia congênita das suprarrenais, transmitida por herança autossômica recessiva, é entidade pouco frequente. Com base nas enzimas deficientes (ver Figura 29.46), as formas mais conhecidas são:

- *Deficiência de 20-hidroxilase (colesterol-desmolase)*. A falta da enzima impede a formação de todos os esteroides adrenais e gonadais. A anomalia foi descrita por Prader, que observou glândulas muito aumentadas de volume e carregadas de colesterol, constituindo a hiperplasia lipoide. Crianças com cariótipo 46XY e deficiência dessa enzima apresentam genitália externa feminina e ductos genitais masculinos, constituindo uma forma de pseudo-hermafroditismo masculino. A ambiguidade no sexo genético masculino sugere concomitância com deficiência testicular. Pacientes do sexo feminino apresentam desenvolvimento genital normal. Os pacientes têm 17KS e 17OH urinários baixos e não respondem a estímulo pelo ACTH. A sobrevivência curta dessas crianças não permitiu estudos bioquímicos mais detalhados. O tratamento consiste em reposição de glicocorticoides, mineralocorticoides e, se a sobrevida o permitir, estrógenos e progestágenos. O diagnóstico diferencial deve ser feito com hipoplasia adrenal congênita

- *Deficiência de 3β-hidroxiesteroide desidrogenase*. Caracteriza-se por deficiência de cortisol, aldosterona e esteroides sexuais, levando a pseudo-hermafroditismo masculino ou feminino, além de perda salina, que põe em risco a vida dos pacientes. No sexo feminino, a lesão leva a discreta hipertrofia do clitóris e, no masculino, simula o feminino virilizado, fenômenos atribuíveis à hipersecreção de andrógenos adrenais fracos, como a de-hidroepiandrosterona (DHEA), que é incapaz de induzir o desenvolvimento completo da genitália masculina. A relação entre 17OH pregnenolona/cortisol basal e após estímulo é discriminadora dos portadores

- *Deficiência de 17β-hidroxilase*. Caracteriza-se por taxas plasmáticas baixas de glicocorticoides e de esteroides sexuais e níveis aumentados de ACTH, corticosterona e desoxicorticosterona (DOCA). Pacientes geneticamente masculinos apresentam genitália externa ambígua, enquanto no sexo feminino a genitália externa é normal, ocorrendo hipogonadismo por ocasião da puberdade. Aumento de DOCA leva a retenção de sódio, perda de potássio, alcalose hipocalêmica, hipertensão arterial e redução da atividade de renina plasmática e de aldosterona

- *Deficiência de 21-hidroxilase*. É a forma mais comum, correspondendo a 90 a 95% das hiperplasias adrenais congênitas. O quadro caracteriza-se por síntese diminuída de cortisol e de aldosterona e aumento dos níveis de DHEA e de 17β-hidroxiprogesterona, com consequente aumento de 17KS e pregnanotriol urinários. Nas formas graves, existe virilização precoce, levando os fetos do sexo feminino à masculinização da genitália externa; há fusão parcial das dobras labioescrotais e hipertrofia acentuada do clitóris (Figura 29.63). Em 30% dos casos, existe acentuado bloqueio mineralocorticoide, com perda de sódio, desidratação grave, hipotensão arterial e hiper-reninemia. No sexo masculino, além dos mesmos defeitos metabólicos, acrescenta-se macrogenitossomia. Este achado nem sempre é valorizado pelos pais, passando, às vezes, despercebido até ao próprio médico, sendo talvez um dos motivos para explicar a baixa incidência da doença, pois ausência de ambiguidade genital dificulta o diagnóstico. O exame físico mostra discrepância entre o tamanho e a consistência testiculares e o desenvolvimento das características sexuais secundárias (pênis e pelos pubianos)

- *Deficiência de 11β-hidroxilase*. Existe diminuição na síntese de cortisol e de aldosterona, redução na atividade da renina plasmática e aumento de 11-desoxicortisol, DOCA e ACTH. Assim se explicam hiperplasia das suprarrenais, virilismo e hipertensão arterial.

29

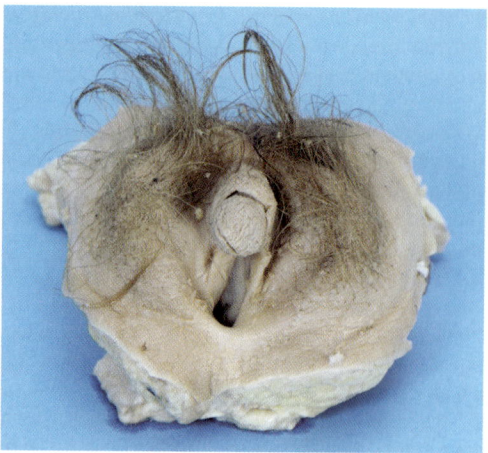

Figura 29.63 Hiperplasia congênita da suprarrenal. Hipertrofia do clitóris.

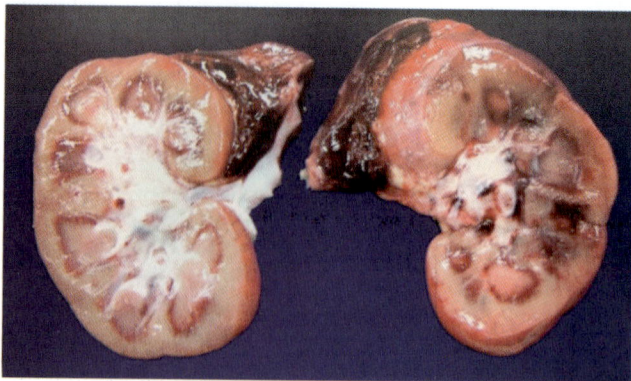

Figura 29.64 Síndrome de Waterhouse-Friderichsen. Necrose hemorrágica maciça das suprarrenais. (Cortesia da Dra. Cristiane Rubia Ferreira e Dr. Aloisio Souza Felipe da Silva, São Paulo-SP.)

Quando há defeitos na síntese de seus hormônios, as suprarrenais tornam-se aumentadas de volume e peso, oscilando entre 40 e 50 g cada glândula; a cor é amarelada e a superfície externa, cerebriforme. Ao microscópio, a estratificação celular é normal qualquer que seja a enzima deficiente, havendo nítido predomínio de células compactas sobre as claras, que são ocasionais. Em crianças, o citoplasma não apresenta pigmentação, ao passo que em adultos é pigmentado e fucsinófilo. Infiltrado linfocitário está frequentemente presente. A camada glomerulosa é espessa e, às vezes, apresenta gigantócitos. A forma lipoide é exceção, pois as células são repletas de colesterol, com aspecto claro, de permeio com células compactas.

► Hipocorticalismo

Insuficiência da cortical da suprarrenal (hipocorticalismo) pode ser aguda ou crônica. Uma e outra podem ser primárias (doenças da própria suprarrenal) ou secundárias (resultantes de insuficiência do eixo hipotalâmico-hipofisário e consequente redução de ACTH). Na forma secundária, incluem-se: (a) hipotrofia iatrogênica da suprarrenal pelo uso prolongado de corticosteroides e, portanto, decorrente da supressão de ACTH: (b) hipotrofia secundária a hipofunção hipofisária (tumores, síndrome de Sheehan etc.), em que coexiste acometimento de outras glândulas endócrinas.

Insuficiência aguda

Insuficiência suprarrenal aguda ocorre após retirada cirúrgica das suprarrenais, no curso de doenças toxi-infecciosas agudas ou durante terapia com corticosteroides: indivíduos submetidos a tratamento prolongado com corticoides, quando estes são retirados abruptamente, podem ser vítimas de crises agudas de hipocorticalismo, às vezes fatais. Insuficiência cortical aguda pode aparecer em pacientes com hipocorticalismo crônico, quando surge algum fator que cause estresse ou aumento súbito da demanda de esteroides suprarrenais.

A causa mais comum de hipocorticalismo agudo é necrose/hemorragia maciça das suprarrenais, como ocorre na *síndrome de Waterhouse-Friderichsen* (Figura 29.64), associada classicamente a meningococcemia, mas que pode ser causada também por outras infecções, como *Pseudomonas, Staphylococus aureus*

e *Haemophilus influenza*. Os mecanismos envolvidos incluem coagulação intravascular disseminada resultante da infecção ou de agressão endotelial de pequenos vasos por produtos bacterianos ou inflamatórios (ver Inflamação sistêmica, Capítulo 4). O quadro clínico instala-se subitamente, com febre seguida de hemorragias petequiais difusas (estado purpúrico), queda da pressão arterial, colapso circulatório e cianose intensa; a evolução é rápida, levando à morte em horas ou em poucos dias.

Em recém-nascidos, hipocorticalismo agudo pode ser causado por hemorragia da suprarrenal por tocotraumatismo, anóxia, asfixia e outras agressões perinatais, além de hiperplasia congênita das glândulas com bloqueio da síntese de cortisol. Em adultos, hemorragia adrenal deve-se sobretudo a tratamento com anticoagulantes, traumatismos e neoplasias. Nesses casos, surgem dor abdominal repentina, hipoglicemia e colapso circulatório; faltam, porém, a síndrome purpúrica e a cianose características da síndrome de Waterhouse-Friderichsen. Na insuficiência aguda da cortical, o paciente entra em choque, com hipovolemia, hipotensão arterial, taquicardia, náuseas, vômitos, desidratação, fraqueza extrema, hipoglicemia, palidez ou cianose e, por vezes, dor abdominal.

Insuficiência crônica

Hipocorticalismo crônico pode ser primário (lesões destrutivas da cortical da suprarrenal) ou secundário a lesões da região hipotalâmico-hipofisária ou da hipófise (parte do quadro de hipopituitarismo). No hipocorticalismo primário, as suprarrenais não respondem mais à estimulação pelo ACTH, e a injeção desse hormônio não provoca aumento da taxa de cortisol no sangue, representando este teste prova segura do diagnóstico dessa condição. Doença de Addison é o exemplo típico de hipocorticalismo primário.

Doença de Addison

Doença de Addison, rara, é a forma clássica de insuficiência suprarrenal crônica. A doença, que afeta igualmente homens e mulheres, predomina entre 30 e 55 anos de idade, sendo pouco frequente antes de 15 anos e em pessoas idosas.

A doença tem início insidioso e evolução lenta; manifesta-se com astenia, perda de peso, hipoglicemia, hipotensão arterial postural, distúrbios gastrointestinais, alterações mentais, queda de pelos axilares e pubianos, fadiga e hiperpigmentação progressiva da pele e de mucosas. O último sinal constitui, por vezes, um dos aspectos mais característicos da doença, podendo ser precoce e antecipar-se aos demais sinais. Os níveis plasmáticos e urinários de cortisol, aldosterona e andrógenos são baixos; encontram-se ainda ACTH elevado, hiponatremia, hipoglicemia, hipersensibilidade à insulina, anemia e incapacidade de eliminar a sobrecarga de água. A relação Na+/K+ (cerca de 30/L) cai para próximo de 20/L, cifra considerada índice de gravidade da doença.

Doença de Addison é causada por todas as condições que levam a destruição lenta das suprarrenais, qualquer que seja a sua natureza. Para que a doença se manifeste, é necessária destruição de mais de 90% do parênquima glandular. Em adultos, grande número de doenças pode lesar a cortical da suprarrenal, embora 90% dos casos estejam associados a quatro entidades: adrenalite autoimune, tuberculose, infecções fúngicas (p. ex., paracoccidiodomicose) e AIDS. Metástases nas suprarrenais, embora possam destruir boa parte do parênquima, raramente levam a hipocorticalismo, pois os pacientes falecem antes pela neoplasia. No passado, a tuberculose foi a causa mais comum de hipocorticalismo. No Brasil, a paracoccidioidomicose (ver Capítulo 34) é causa importante. Causas raras são amiloidose, adrenoleucodistrofia (ver Capítulo 26) e histoplasmose. Hoje, a causa mais comum da doença de Addison é atrofia autoimune da cortical.

Adrenalite autoimune, conhecida também como atrofia citotóxica ou primária, manifesta-se em qualquer idade, com frequência igual em ambos os sexos. Todavia, incide de preferência na segunda década de vida; em homens, é excepcional após 30 anos. Tudo indica tratar-se de reação autoimunitária, semelhante àquela responsável pela tireoidite de Hashimoto. Em dois terços dos casos, encontram-se anticorpos circulantes antissuprarrenais bem antes do aparecimento dos sintomas. Em pacientes com a doença, autoanticorpos contra componentes de outros órgãos (tireoide, paratireoide, células parietais da mucosa gástrica etc.) são detectados mais comumente do que na população geral; também é mais frequente a associação com outras doenças autoimunes. Associação de hipotrofia suprarrenal autoimune com tireoidite de Hashimoto constitui a *síndrome de Schmidt*.

As glândulas diminuem de volume (1 a 3 g, peso total), a ponto de tornar sua identificação difícil. A cortical fica reduzida a alguns grupos de células, raramente da zona fasciculada, que possuem citoplasma compacto, acidófilo, com poucos lipídeos e núcleo grande, hipercromático, de forma irregular, às vezes contendo inclusões oxifílicas. Há fibrose por colapso da cortical e da cápsula. Habitualmente, encontra-se infiltrado linfoplasmocitário focal ou difuso (Figura 29.65), ora discreto, ora abundante, às vezes formando folículos linfoides com centro germinativo. Esporadicamente, são vistos pequenos nódulos celulares na cortical, interpretados como expressão de hiperplasia compensadora. A medular mantém-se preservada; em certos casos, contudo, mostra hipotrofia ou desaparece.

▶ Metástases

Metástases nas suprarrenais são mais frequentes do que neoplasias primárias, podendo ocorrer tanto na cortical como na medular. Qualquer neoplasia maligna pode dar metástases nas suprarrenais, sendo o câncer broncopulmonar a principal origem. Seguem-se câncer da mama, melanomas cutâneo e do globo ocular, carcinomas gástrico e da tireoide. As metástases formam massas bilaterais, com diâmetro médio de 2,5 cm, inicialmente na medular. Raramente, as metástases causam insuficiência suprarrenal, pois

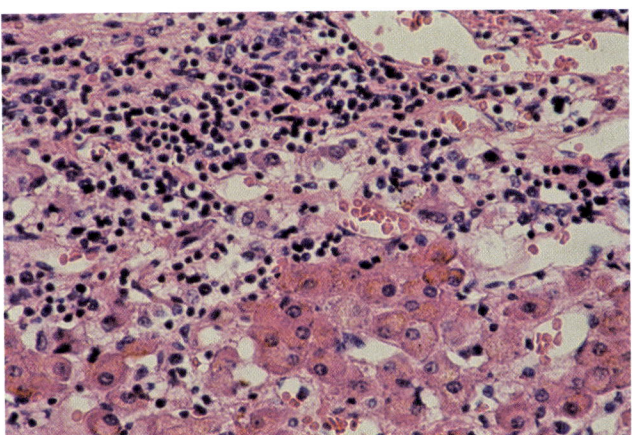

Figura 29.65 Hipotrofia autoimune da suprarrenal. Agrupamento de células compactas em meio a infiltrado linfocitário.

o tumor primário leva o paciente à morte antes que isso aconteça. Nos casos em que a lesão primária não é identificada, o tumor adrenal, particularmente se unilateral, pode ser confundido com lesão primária maligna não funcionante, e o paciente ser submetido a adrenalectomia.

■ Medular

Francine Hehn de Oliveira,
José Eymard Homem Pittella

A medular da suprarrenal não é essencial para a vida, nem se conhecem síndromes clínicas causadas por sua insuficiência. Aliás, os limites da real importância funcional da medular são de determinação difícil, porque, embora ela sintetize e libere a quase totalidade da adrenalina do organismo, a produção e a liberação da noradrenalina ocorrem nas terminações sinápticas pós-ganglionares adrenérgicas e apenas em quantidade muito menor na medular da suprarrenal. Após suprarrenalectomia bilateral, a excreção urinária de adrenalina cai rapidamente, enquanto é pouco modificada a de noradrenalina e de seus metabólitos. Perda da medular das duas glândulas tem pouco efeito sobre o funcionamento do sistema nervoso autônomo simpático.

Inflamações

Na *doença de Addison*, causada por hipotrofia autoimune ou inflamações que destroem toda a glândula, o quadro clínico deve-se quase exclusivamente à insuficiência da cortical, exceto hiperpigmentação cutânea, pela maior produção de melanina. Como adrenalina e melanina derivam da di-hidroxifenilalanina (DOPA), é possível que o excesso de pigmento se deva à parte da DOPA não utilizada na síntese da adrenalina; além disso, há hiperestimulação de melanócitos por aumento da secreção de ACTH-MSH. Na *doença de Chagas* crônica, é constante inflamação da veia central da suprarrenal e, muitas vezes, também da medular. Ninhos de amastigotas na parede da veia central são encontrados em até 45% dos chagásicos crônicos. Não se conhecem as repercussões dessas alterações. No *diabetes melito tipo I*, a medular da suprarrenal apresenta infiltrado linfocitário e fibrose em 20 e 50% dos casos, respectivamente.

29

Hiperplasia

Hiperplasia da medular da suprarrenal, nodular ou difusa, é rara e pode ser: (a) esporádica; (b) parte da neoplasia endócrina múltipla II (ver adiante) e, menos frequentemente, da neurofibromatose tipo 1; (c) associada a mutação no gene *SDHB* (subunidade B da succinato desidrogenase). A primeira é usualmente unilateral, enquanto as duas últimas são bilaterais. O diagnóstico baseia-se nos seguintes critérios: (1) hipertensão arterial acompanhada de palpitações, cefaleia e sudorese; (2) elevação dos níveis plasmáticos e/ou aumento da excreção urinária de catecolaminas; (3) expansão difusa da medular em toda a extensão da suprarrenal, com ou sem nódulos, medindo menos do que 1 cm de diâmetro; (4) aumento da relação medular/cortical, considerando-se sugestivo de hiperplasia quando a espessura da medular é superior a um terço da espessura da suprarrenal, na ausência de atrofia da cortical. Na atual classificação de tumores endócrinos da OMS (2017), hiperplasia da medular da suprarrenal passou a ser considerada como feocromocitoma.

▶ Neoplasias

Neoplasias são as lesões mais importantes da medular da suprarrenal, algumas produtoras de catecolaminas e responsáveis por manifestações clínicas. Tais tumores originam-se de células precursoras que migram da crista neural e se dirigem ao sistema nervoso simpático e à medular da suprarrenal, reproduzindo: (1) neurônios, seus precursores e células de Schwann; (2) feocromócitos. Pertencem à primeira categoria o *neuroblastoma*, o *ganglioneuroblastoma* e o *ganglioneuroma*, que formam tumores: (a) imaturos, constituídos quase exclusivamente de neuroblastos; (b) maduros, formados por neurônios bem diferenciados envolvidos por rico estroma de células de Schwann; (c) intermediários, com proporção variável dos dois componentes. A Classificação Internacional de Patologia do Neuroblastoma considera o grau de diferenciação neuronal e a presença e o grau de desenvolvimento do estroma formado pelas células de Schwann (Quadro 29.18). O feocromocitoma é neoplasia histologicamente indistinguível de tumores originados de células cromafins do sistema nervoso autônomo situadas fora da medular da suprarrenal, denominados paragangliomas.

Quadro 29.18 Classificação dos tumores neuroblásticos e neuronais da medular da suprarrenal e do sistema nervoso simpático, segundo o Comitê Internacional de Patologia do Neuroblastoma (1999, 2003)

Tipo	Subtipo
Neuroblastoma	Indiferenciado
	Pouco diferenciado
	Em diferenciação
Ganglioneuroblastoma	Intermisto
	Nodular clássico
	Nodular variante
Ganglioneuroma	Em maturação
	Maduro

Neuroblastoma

O neuroblastoma é uma das neoplasias malignas mais frequentes na infância. Em 80% dos casos, aparece antes de 4 anos de idade; pode ser congênito, mas é raro em adultos. A medular da suprarrenal é a sua sede habitual (40% dos casos); o tumor pode surgir também em outros locais em que existam gânglios do sistema nervoso autônomo, como região retroperitoneal (25% dos casos) e mediastino posterior (15% dos casos). Neuroblastoma pode associar-se a outras doenças derivadas de distúrbios de células da crista neural, como doença de Hirschsprung, neurofibromatose tipo 1 e síndrome de hipoventilação central congênita. Às vezes, os tumores congênitos acompanham-se de malformações congênitas. Casos familiais são raros (1% dos casos); mutações nos genes *ALK* e *PHOX2B* foram identificadas no neuroblastoma familial, enquanto variações no cromossomo 6p22 associam-se a tumores esporádicos.

Aspectos morfológicos

O neuroblastoma é geralmente unilateral. O tumor varia de nódulos pequenos (quando congênito) a massas enormes, pesando vários quilos e ocupando grande parte da cavidade abdominal. A lesão é quase sempre bocelada ou lobulada, mole, aparentemente encapsulada (Figura 29.66). O parênquima tem aspecto de "carne de peixe" e contém áreas hemorrágicas e/ou de necrose, cistos pós-hemorrágicos e focos de calcificação. Ricamente celular, o tumor é formado por células pequenas, do tamanho de linfócitos, com limites celulares indistintos, citoplasma escasso e pouco corado e núcleo hipercromático esferoidal, ovoide ou de contorno anguloso (neuroblastos), contendo nucléolo pouco evidente. Raramente, as células são gigantes e pleomórficas, às vezes fusiformes. O número de mitoses é variável. As células formam lóbulos, ninhos e bainhas separados por delicado estroma fibrovascular com ou sem escassa diferenciação schwanniana. O neuroblastoma tem vários subtipos.

O *subtipo indiferenciado* é constituído somente por neuroblastos; seu diagnóstico deve ser confirmado por imuno-histoquímica, utilizando-se marcadores neuronais como sinaptofisina, cromogranina, CD56 e o fator de transcrição PHOX2B. O *subtipo pouco diferenciado* contém quase exclusivamente neuroblastos e 5% ou menos das células mostram diferenciação neuronal incipiente, identificando-se neurópilo, que corresponde a axônios não mielinizados e é reconhecido como matriz fibrilar delicada e eosinófila. Em 30% dos casos, os neuroblastos dispõem-se em "rosetas", que são pequenos grupos de células dispostas como pétalas de flor ao redor de uma zona central de neurópilo (Figura 29.67). Diferenciação neuronal incipiente é indicada por células com núcleo maior e vesicular, nucléolo volumoso, aumento da relação núcleo/citoplasma e citoplasma eosinófilo ou anfófilo. O *subtipo em diferenciação* caracteriza-se por mais de 5% das células com diferenciação neuronal incipiente, de permeio ao neurópilo. Este e as células com diferenciação neuronal incipiente devem ocupar menos de 50% do tumor para distingui-lo do ganglioneuroblastoma intermisto, no qual esses elementos representam mais de 50% (ver adiante). A ultraestrutura das células indiferenciadas é simples, enquanto a das mais diferenciadas, que tendem para a morfologia de neurônio, é mais complexa. O número de organelas aumenta e aparecem filamentos intermediários, microtúbulos, vesículas sinápticas granulares (contendo, provavelmente, catecolaminas), prolongamentos

(continua)

Aspectos morfológicos (*continuação*)

citoplasmáticos e sinapses, além de células de Schwann. Imunorreatividade para enolase específica de neurônio, proteínas de neurofilamentos, sinaptofisina e cromogranína A é identificada nas células neoplásicas, nos dois últimos casos geralmente apenas nas áreas mais diferenciadas. Em cultura, as células do neuroblastoma são capazes de sintetizar DOPA e dopamina e de inativar a última, formando ácido homovanílico. Há aumento da excreção urinária de catecolaminas e de produtos de degradação de adrenalina e noradrenalina.

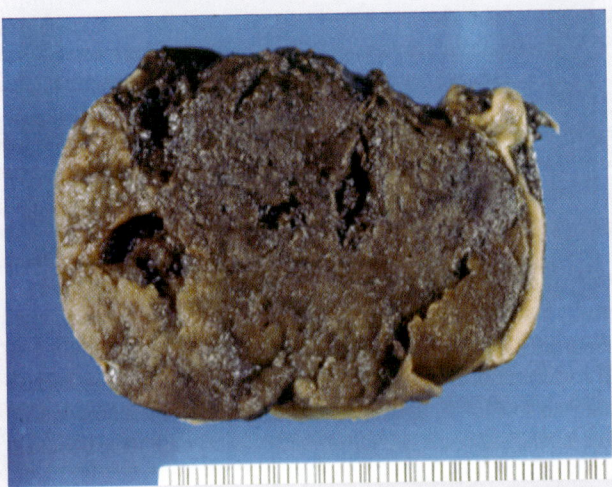

Figura 29.66 Neuroblastoma da suprarrenal, com hemorragia extensa. Notar suprarrenal residual, à direita.

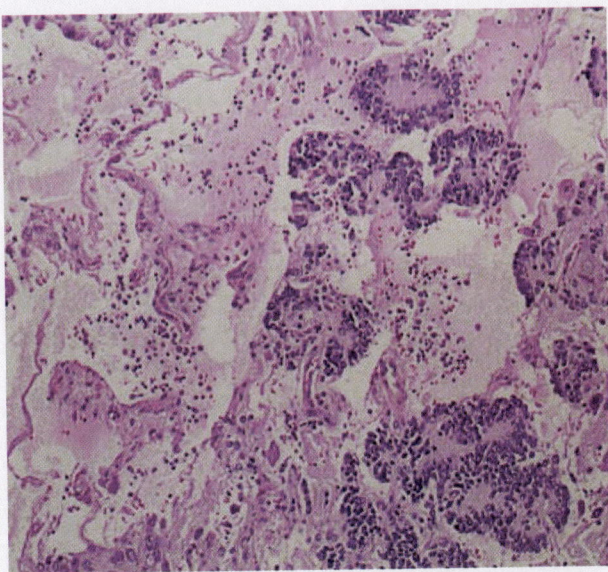

Figura 29.67 Neuroblastoma da suprarrenal, pouco diferenciado. Rosetas neuroblásticas, à direita. (Cortesia do Dr. Diego Agra de Souza, São Luís-MA.)

A Classificação Internacional de Patologia do Neuroblastoma propôs, em 1999, um sistema de avaliação prognóstica que leva em conta a idade do paciente, o grau de diferenciação celular, a presença de estroma schwanniano e o índice mitose/cariorrexe,

que indica a relação entre a proliferação e a morte por apoptose das células neoplásicas. Há dois grupos prognósticos: *grupo de histologia favorável* e *grupo de histologia desfavorável*.

Grupo de histologia favorável

1) Idade < 1,5 ano: neuroblastoma do subtipo pouco diferenciado, com baixo índice mitose/cariorrexe (< 2% ou < 100/5.000 células) ou intermediário (2 a 4% ou 100 a 200/5.000 células)
2) Idade entre 1,5 e 5 anos: neuroblastoma do subtipo em diferenciação com baixo índice mitose/cariorrexe
3) Ganglioneuroblastoma intermisto, em geral em crianças de mais idade
4) Ganglioneuroma em maturação e maduro, em geral em crianças de mais idade.

Grupo de histologia desvaforável

1) Qualquer idade: neuroblastoma do subtipo indiferenciado
2) Idade entre 1,5 e 5 anos: neuroblastoma do subtipo pouco diferenciado
3) Qualquer idade: neuroblastoma com alto índice mitose/cariorrexe (> 4% ou > 200/5.000 células)
4) Idade entre 1,5 e 5 anos: neuroblastoma com índice mitose/cariorrexe intermediário
5) Idade > 5 anos: neuroblastoma de qualquer subtipo
6) Ganglioneuroblastoma nodular.

Evolução

Ao diagnóstico, 50% dos pacientes apresentam doença localizada. O tumor desloca e comprime os órgãos vizinhos, os quais pode invadir (p. ex., pâncreas, rins, veias renal e cava inferior). Metástases são comuns (65 a 75% dos casos), sobretudo em linfonodos regionais, ossos (longos e do crânio) e fígado. Metástases em ossos longos podem ter distribuição simétrica e simular sarcoma de Ewing; nos ossos do crânio, formam massas extra e subdurais, causando hipertensão intracraniana e proptose.

O neuroblastoma possui duas características importantes: (1) diferenciação (maturação) espontânea ou induzida por tratamento; (2) é o tumor maligno humano com maior índice de regressão espontânea. Como o encontro de neuroblastoma microscópico ou com poucos milímetros de diâmetro (interpretado como neuroblastoma *in situ*) é relativamente frequente em crianças com até 3 meses de vida (0,4 a 2,5% dessa população), enquanto é raríssimo acima dessa idade, acredita-se que a diferença se explique por regressão espontânea da maioria desses tumores *in situ*. Para alguns, no entanto, a presença constante de ninhos de células imaturas em fetos e ocasional em recém-nascidos representa apenas remanescentes da glândula fetal, e que somente nódulos neuroblásticos maiores do que 2 mm podem ser considerados neuroblastomas latentes.

Estadiamento

Em 2009, um Comitê Internacional de Especialistas elaborou um novo sistema de estadiamento pré-tratamento, com base em critérios clínicos e fatores de risco definidos por imagem (tomografia computadorizada e/ou ressonância magnética), denominado *Sistema de Estadiamento Internacional para o Grupo de Risco de Neuroblastoma*. Nesse sistema, o diagnóstico de neuroblastoma e a avaliação do envolvimento da medula óssea são feitos por biópsia ou punção aspirativa, com análise imuno-histoquímica. Os estádios do tumor estão indicados a seguir.

29

Estádio

L1. Tumor localizado, sem envolvimento de vasos, plexos nervosos e órgãos vitais e confinado a um compartimento corporal (p. ex., região cervical, tórax, abdome, pelve).

L2. Tumor locorregional, com um ou mais fatores de risco definidos por imagem (p. ex., invade vasos ou órgãos ou invade dois compartimentos corporais adjacentes).

M. Doença com metástases a distância, excetuando os casos classificados no estádio MS. Metástases em linfonodos regionais não constituem metástases distantes (p. ex., tumor abdominal superior com linfonodomegalia mediastinal inferior ou tumor pélvico com linfonodomegalia inguinal).

MS. Doença metastática em crianças abaixo de 18 meses de idade, com metástases limitadas à pele, fígado e/ou medula óssea. O envolvimento da medula óssea deve ser mínimo, ou seja, menos de 10% das células identificadas como malignas na biópsia ou no aspirado de medula óssea. Envolvimento mais extenso da medula óssea deve ser considerado estádio M.

Prognóstico. Aspectos clínicos

O prognóstico do neuroblastoma depende de idade, sede, estadiamento clínico, aspectos histopatológicos e alterações genéticas. Tumores abdominais (inclusive os da medular da suprarrenal) têm sobrevida menor do que os torácicos. Tumores com cariótipo próximo a diploide, amplificação do oncogene *N-MYC*, ganho de partes do cromossomo 17q e deleção dos cromossomos 1p e 11q são mais agressivos e têm sobrevida mais curta. Tumores com amplificação do *N-MYC* não mostram diferenciação de neuroblastos, sendo neuroblastomas dos subtipos indiferenciado ou pouco diferenciado; além disso, esses tumores têm alto índice mitose/cariorrexe, razão do seu comportamento clínico agressivo. Nucléolos grandes em pelo menos 10% dos neuroblastos, sinal de amplificação do *N-MYC* e que existe somente no subtipo pouco diferenciado, indicam pior prognóstico em tumores do grupo histologia favorável. Tumores próximos a triploide e com expressão do receptor com atividade cinase em tirosina para o fator de crescimento neural (TRK-A) têm comportamento favorável e maior sobrevida.

Com o novo sistema de estadiamento proposto em 2009 e a avaliação de variáveis clínicas, histopatológicas e genético-moleculares, um Comitê Internacional de Especialistas propôs, também em 2009, um novo sistema de classificação do grupo de risco do neuroblastoma, com base em sete variáveis, resultando em quatro grupos de risco quanto à sobrevida livre de eventos relacionados com o tumor nos primeiros 5 anos após o diagnóstico (Quadro 29.19). Os grupos de risco muito baixo, baixo, intermediário e alto referem-se, respectivamente, à sobrevida de 5 anos em > 85%, > 75% e ≤ 85%, ≥ 50% e ≤ 75% e < 50% dos pacientes.

O quadro clínico é variável. Pacientes com doença localizada podem ser assintomáticos ou exibir massa ou distensão abdominal e dor. Pode haver ainda febre, dores articulares, irritabilidade, hepatomegalia (às vezes por metástases) e linfonodomegalia. A pressão arterial é quase sempre normal, não obstante aumento da noradrenalina circulante. Pouca ou nenhuma relação existe entre atividade secretora da neoplasia e diarreia crônica e enrubescimento cutâneo. Considera-se que tais manifestações dependem de substâncias ativas (serotonina, histamina, cininas, peptídeo intestinal vasoativo ou outras) liberadas, direta ou indiretamente, pelas células tumorais. Para explicar a falta de relação entre níveis sanguíneos elevados de noradrenalina e pressão arterial, admite-se que a DOPA produzida pelo tumor tenha ação anti-hipertensiva.

Ganglioneuroblastoma

Pouco frequente e mais comum abaixo de 6 anos de idade, o ganglioneuroblastoma é constituído por neuroblastos em diferentes estágios de diferenciação permeados por estroma de células de Schwann abrangendo mais de 50% da área tumoral. Na maioria dos casos, a lesão é retroperitoneal ou reside no mediastino; poucas vezes, origina-se na medular da suprarrenal.

Aspectos morfológicos

O *subtipo intermisto* pode ter o mesmo aspecto macroscópico do neuroblastoma ou do ganglioneuroma (ver adiante). Microscopicamente, o tumor é constituído por ninhos de neuroblastos em vários estágios de diferenciação, geralmente células com diferenciação neuronal incipiente e neurônios em maturação separados por neurópilo, de permeio a estroma de células de Schwann em mais de 50% da área tumoral (Figura 29.68). O *subtipo nodular clássico* apresenta-se como nódulo neuroblástico mole, geralmente hemorrágico (componente estroma schwanniano escasso) em meio a tecido castanho-amarelado, que corresponde a ganglioneuroblastoma intermisto ou ganglioneuroma em diferenciação ou maduro (componente estroma schwanniano rico/dominante). O *subtipo nodular variante* é formado por: (1) múltiplos nódulos neuroblásticos macroscópicos bem delimitados, separados por componente ganglioneuromatoso (estroma schwanniano rico/dominante) macroscopicamente visível; (2) um ou mais nódulos neuroblásticos macroscópicos com componente ganglioneuromatoso apenas na borda do nódulo neuroblástico solitário ou no tecido internodular, visto somente ao microscópio; (3) tumor primário com aspecto de ganglioneuroblastoma intermisto ou ganglioneuroma bem diferenciado ou maduro, enquanto a lesão metastática tem padrão de neuroblastoma.

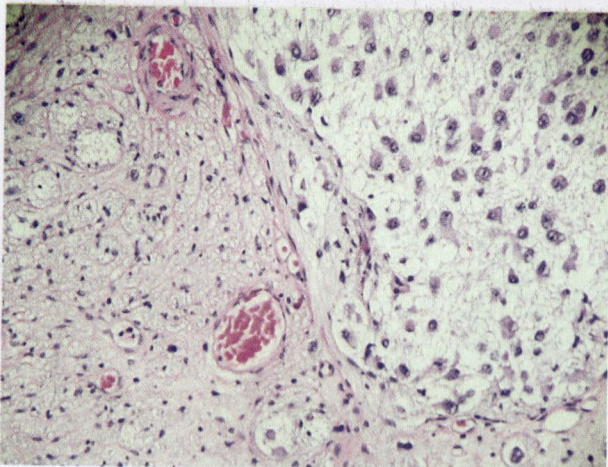

Figura 29.68 Ganglioneuroblastoma, subtipo intermisto. Neuroblastos com diferenciação neuronal incipiente. Neurônios em maturação separados por neurópilo na parte direita na figura e estroma de células de Schwann na parte esquerda e inferior na figura.

Quadro 29.19 Sistema de classificação pré-tratamento do consenso internacional do grupo de risco do neuroblastoma*

Estágio do grupo de risco	Idade (em meses)	Histologia do tumor	Diferenciação do tumor	Amplificação do gene MYC	Aberração de 11q	Ploidia do DNA	Grupo de risco pré-tratamento
L1/L2		GN em maturação, GNB intermisto					Muito baixo
L1		Qualquer tipo, exceto GN em maturação, GNB intermisto		Não			Muito baixo
MS	< 18			Não	Não		Muito baixo
L2	< 18	Qualquer tipo, exceto GN em maturação, GNB intermisto		Não	Não		Baixo
L2	≥ 18	GNB nodular, NB	Em diferenciação	Não	Não		Baixo
M	< 18			Não		Hiperdiploide	Baixo
L2	< 18	Qualquer tipo, exceto GN em maturação, GNB intermisto		Não	Sim		Intermediário
L2	≥ 18	GNB nodular, NB	Em diferenciação	Não	Sim		Intermediário
L2	≥ 18	GNB nodular, NB	Pouco diferenciado, indiferenciado	Não			Intermediário
M	< 18			Não		Diploide	Intermediário
L1		Qualquer tipo, exceto GN em maturação, GNB intermisto		Sim			Alto
L2				Sim			Alto
M	< 18			Sim			Alto
M	≥ 18						Alto
MS	< 18			Não	Sim		Alto
MS	< 18			Sim			Alto

Cohn et al., 2009; Zage et al., 2012. GN: ganglioneuroma; GNB: ganglioneuroblastoma; NB: neuroblastoma. Os espaços em branco nas colunas referem-se a qualquer variável (idade, histologia ou diferenciação do tumor, ploidia do DNA) ou presença ou ausência da variável em questão (amplificação do gene MYC, aberração de 11q).

Como no neuroblastoma, o ganglioneuroblastoma nodular, com componente neuroblástico mais agressivo, tem pior prognóstico do que o ganglioneuroblastoma intermisto. Na revisão da Classificação Internacional da Patologia do Neuroblastoma publicada em 2003, foram incluídos os subtipos ganglioneuroblastoma nodular de prognósticos favorável e desfavorável, cujos critérios são os mesmos para a definição dos grupos de histologia favorável e desfavorável do neuroblastoma: idade do paciente, grau de diferenciação celular e índice mitose/cariorrexe.

Ganglioneuroblastoma com nódulos de histologia favorável

Idade < 1,5 ano: nódulo neuroblástico formado por subtipo pouco diferenciado ou em diferenciação e com baixo índice mitose/cariorrexe (< 2% ou < 100/5.000 células) ou intermediário (2 a 4% ou 100 a 200/5.000 células)

Idade entre 1,5 e 5 anos: nódulo neuroblástico formado por subtipo em diferenciação com baixo índice mitose/cariorrexe.

Ganglioneuroblastoma com nódulos de histologia desfavorável

Idade < 1,5 ano: nódulo neuroblástico indiferenciado; alto índice mitose/cariorrexe (> 4% ou > 200/5.000 células)

Idade entre 1,5 e 5 anos: nódulo neuroblástico indiferenciado ou pouco diferenciado; alto índice mitose/cariorrexe (> 4% ou > 200/5.000 células) ou intermediário (2 a 4% ou 100 a 200/5.000 células)

Idade > 5 anos: qualquer nódulo neuroblástico diagnosticado acima dessa faixa etária.

Após avaliação histológica do nódulo, o ganglioneuroblastoma é classificado como *subtipo favorável*, no caso de tumores contendo nódulos solitários ou múltiplos de histologia favorável, ou *subtipo desfavorável*, quando a lesão contém nódulo solitário de histologia desfavorável ou múltiplos nódulos com pelo menos um de histologia desfavorável.

Pode haver maturação de ganglioneuroblastoma para ganglioneuroma. A sintomatologia clínica do ganglioneuroblastoma assemelha-se à do neuroblastoma.

29

Ganglioneuroma

Ganglioneuroma é ainda mais raro do que o ganglioneuroblastoma. Benigno, tem em geral crescimento lento e assintomático. Manifesta-se principalmente em crianças, mas aparece também em jovens e adultos. Quase 30% dos ganglioneuromas originam-se na medular da suprarrenal; outras sedes são mediastino posterior e região retroperitoneal.

Como os demais tumores derivados de células da crista neural (ver adiante, Sistema neuroendócrino) e, portanto, também como os dois anteriores, o ganglioneuroma raramente causa manifestações clínicas, especialmente diarreia crônica (causada pela secreção do peptídeo intestinal vasoativo), hipopotassemia, hipertensão arterial, enrubescimento cutâneo e anormalidades no metabolismo de catecolaminas (aumento da secreção urinária de ácido vanilmandélico e noradrenalina).

casos, associa-se a mutações germinativas em pelo menos 19 genes, dos quais os mais comuns são aqueles relacionadas com subunidades da enzima mitocondrial succinato desidrogenase (SDHA, SDHB, SDHC, SDHD, SDHAF2), que participa do ciclo de Krebs e da fosforilação oxidativa; outros genes envolvidos são *VHL* (von Hippel-Lindau), *RET* (neoplasia endócrina múltipla tipo 2) e *NF-1* (neurofibromatose tipo1), além de raramente os genes *EPAS1, TMEM127, MAX, KIF1Bb, FH, MDH2, MEN1, EGLN2* e *EGLN1*.

Nos casos com mutações germinativas, com transmissão de herança autossômica dominante, crianças e adultos jovens são mais afetados, os tumores são comumente bilaterais, e as lesões podem situar-se fora da suprarrenal; em geral, fazem parte de uma síndrome de tumores hereditários, sobretudo *neoplasia endócrina múltipla 2* e *3, doença de von Hippel-Lindau* e *neurofibromatose tipo 1* (*doença de von Recklinghausen*). Mutações somáticas envolvendo os genes *NF1, BRAF* e *H-RAS* são encontradas em 20 a 30% dos tumores esporádicos.

Aspectos morfológicos

Ao contrário de ganglioneuromas de outras sedes, o da suprarrenal é em geral pequeno. O tumor é globoso e encapsulado e tem consistência firme, macia ou gelatinosa, superfície de corte branco-acinzentada ou castanho-amarelada e aspecto fasciculado, com áreas de calcificação. Histologicamente, o *subtipo em maturação* é formado predominantemente por estroma schwanniano permeado por neurônios maduros envolvidos por células satélites e neuroblastos isolados com maturação neuronal incipiente e/ou neurônios em maturação. O estroma schwanniano é formado por fascículos de fibras nervosas amielínicas e poucas mielínicas orientados em várias direções, circundadas por células de Schwann, fibroblastos, fibras reticulares e células perineurais. O *subtipo maduro* é constituído por estroma schwanniano e neurônios maduros distribuídos isoladamente ou que formam pequenos agrupamentos (Figura 29.69).

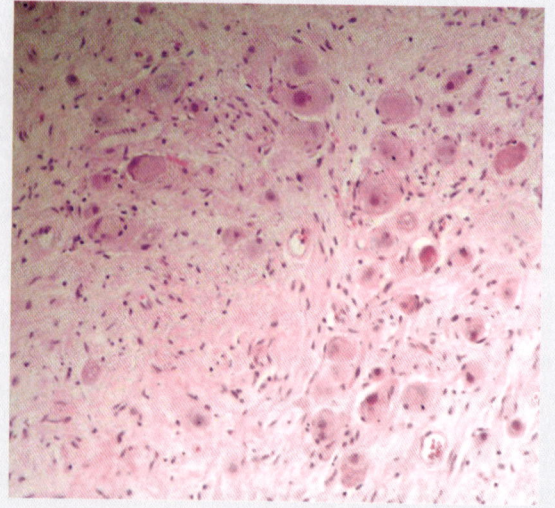

Figura 29.69 Ganglioneuroma maduro. Agrupamentos de neurônios maduros de permeio a estroma rico em células de Schwann.

Feocromocitoma

Neoplasia rara e formada por feocromócitos, o feocromocitoma manifesta-se em crianças e adultos de ambos os sexos, especialmente na quarta e quinta décadas de vida. Em 35 a 40% dos

Aspectos morfológicos

O feocromocitoma é encapsulado e geralmente mede 3 a 5 cm de diâmetro, embora possa haver lesões volumosas, pesando 3 a 4 kg. Nos tumores menores, a suprarrenal é vista como delgada faixa comprimida pela neoplasia (Figura 29.70). A superfície de corte tem cor cinza-escura ou castanho-amarelada e contém áreas de necrose e hemorragia ou císticas preenchidas por líquido acastanhado ou coágulos sanguíneos. Após exposição da superfície de corte ao ar, à luz ou a solução fixadora com sais de dicromato, o tumor adquire coloração marrom-escura (daí advindo a denominação feocromocitoma: tumor de cor escura), caracterizando a reação cromafim.

O tumor é formado por células em arranjo alveolar, cordões sólidos, trabéculas ou estruturas pseudopapilares, separados por capilares (Figura 29.71 A). As células são grandes, poliédricas ou esferoidais, às vezes fusiformes, com granulações finas basófilas ou anfófilas no citoplasma, que dão a reação cromafim. Glóbulos hialinos eosinófilos e PAS-positivos intracitoplasmáticos são também encontrados. Os núcleos são arredondados ou ovalados, com cromatina delicada ou grosseira e nucléolo evidente. Pleomorfismo e hipercromasia nucleares podem ser vistos em algumas células. Figuras de mitose são ocasionais. A ultraestrutura dos feocromócitos neoplásicos é semelhante à dos da medular da suprarrenal normal. As células são positivas para cromogranina A (Figura 29.71 B), enolase específica de neurônio, proteínas do neurofilamento, sinaptofisina e proteína S-100, esta restrita às células sustentaculares na periferia dos agrupamentos de feocromócitos neoplásicos. A lesão constituída por feocromocitoma associado a focos de neuroblastoma, ganglioneuroblastoma, ganglioneuroma ou tumor da bainha do nervo periférico, rara, é designada feocromocitoma composto.

Na classificação da OMS (2017) de tumores do sistema endócrino, o conceito de feocromocitoma benigno e maligno foi substituído pelo fato de todo feocromocitoma ter potencial de disseminação metastática, observada em 10 a 15% dos casos. O risco de originar metástases é variado, dependendo da presença de algumas características, como: tumor maior do que 5 cm ou com nodulação grosseira, focos de necrose, invasão vascular, da cápsula da suprarrenal e do tecido adiposo periadrenal, padrão de crescimento em grandes ninhos confluentes, alta celularidade, índice mitótico elevado (> 3 mitoses por 10 campos de grande aumento), índice de proliferação celular

(continua)

Aspectos morfológicos (*continuação*)

avaliado pelo Ki-67 maior do que 3%, número reduzido de células sustentaculares e ausência de glóbulos hialinos eosinófilos intracitoplasmáticos. Contudo, é difícil predizer o comportamento clínico de casos individuais, pela ausência de um sistema de estratificação de risco que seja aprovado para uso universal. Metástases ocorrem em linfonodos retroperitoneais e mediastinais, fígado, pulmões e ossos.

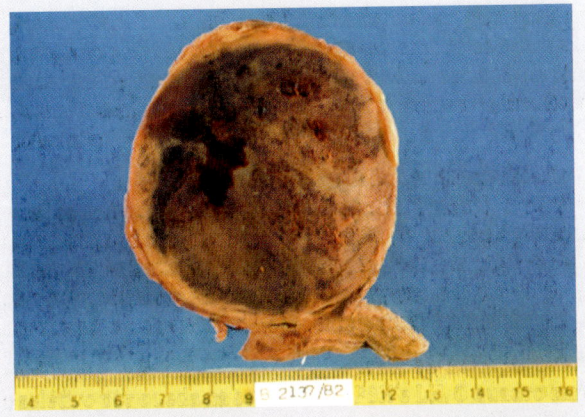

Figura 29.70 Feocromocitoma da medular da suprarrenal, a qual aparece como um apêndice do tumor, embaixo na figura.

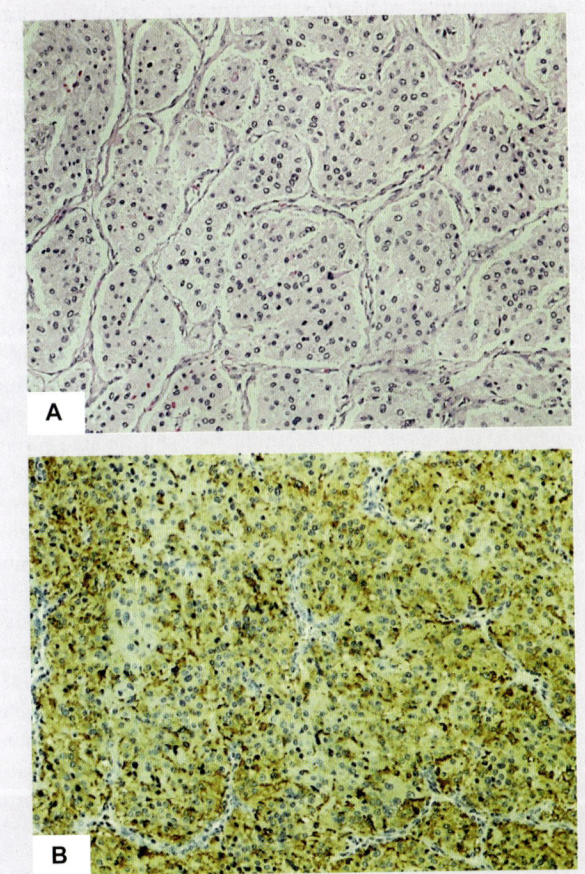

Figura 29.71 Feocromocitoma. **A.** Arranjo alveolar das células neoplásicas em meio a delicado estroma fibrovascular. **B.** As células neoplásicas são positivas para cromogranina (imuno-histoquímica).

Feocromocitoma sintetiza noradrenalina e adrenalina, responsáveis pela sintomatologia principal: hipertensão arterial, paroxística em mais de 50% dos pacientes e persistente nos restantes, embora represente menos de 1% das causas de hipertensão arterial. O diagnóstico do tumor é feito por dosagem de catecolaminas e metabólitos, encontrando-se excreção urinária aumentada de adrenalina, noradrenalina, metanefrina e ácido vanilmandélico. Nos poucos casos em que a pressão arterial é normal, além da elevação da taxa de adrenalina e noradrenalina há aumento de DOPA e de dopamina, as duas últimas com possível ação anti-hipertensiva. Tumores clinicamente silenciosos, não secretores e geralmente pequenos, representam 15% dos feocromocitomas.

Outras manifestações clínicas são cefaleia, náuseas, vômitos, sudorese, palidez ou enrubescimento, palpitações, anorexia, perda de peso, transtornos psíquicos, elevação do metabolismo basal, hiperglicemia, glicosúria, poliúria, polidipsia, hipotensão postural, dispneia, dor torácica ou abdominal e constipação intestinal. Em alguns casos, surge *miocardiopatia* semelhante à causada experimentalmente pela administração de catecolaminas.

Paratireoides

Aloísio Felipe-Silva, Leandro Aurélio Liporoni Martins

Cerca de 90 a 95% dos indivíduos possuem quatro paratireoides, duas inferiores e duas superiores, que derivam, respectivamente, da terceira e da quarta bolsas branquiais. Cada glândula pesa 30 a 40 mg, tem forma ovalada e mede 4 a 6 mm de comprimento e, em média, 3 mm de largura e 1,5 mm de espessura. As paratireoides superiores localizam-se quase sempre 1 cm acima da intersecção do nervo laríngeo recorrente com a artéria tireoidiana inferior, que corresponde ao terço médio/superior da borda posterolateral da tireoide. Por terem trajetória de migração embrionária mais longa, as glândulas inferiores têm localização variável, em posição inferior, posterior ou lateral ao polo inferior da tireoide.

Alterações no número ou na posição das paratireoides têm importância clínica e cirúrgica. Enquanto as superiores podem estar na cápsula ou no parênquima da tireoide (Figura 29.72) e mais raramente nos espaços retrofaríngeo e retroesofágico, as inferiores podem ser encontradas no timo inferior e no mediastino anterior e posterior, em geral simetricamente. Paratireoides supranumerárias são encontradas em 2 a 6,5% da população, geralmente na região do timo ou no nervo vago.

As paratireoides são formadas por células principais e oxifílicas. As *células principais*, mais numerosas, produzem paratormônio (PTH) e têm núcleos arredondados e centrais e citoplasma anfofílico a levemente eosinofílico, vacuolizado, pela presença de glicogênio e lipídeos; formam pequenos folículos ou cistos, especialmente após a puberdade. As células principais podem ser identificadas por imuno-histoquímica com anticorpos anti-PTH ou com marcadores de secreção neuroendócrina, como cromogranina A e sinaptofisina. As *células oxifílicas* (oncocíticas), maiores do que as células principais e vistas isoladamente ou em pequenos grupos, apresentam citoplasma eosinofílico, granular e rico em mitocôndrias. Essas células começam a ser detectadas na puberdade e aumentam em número com a idade. Células oxifílicas transicionais são uma variante com tamanho menor e características intermediárias entre as principais e as oxifílicas.

29

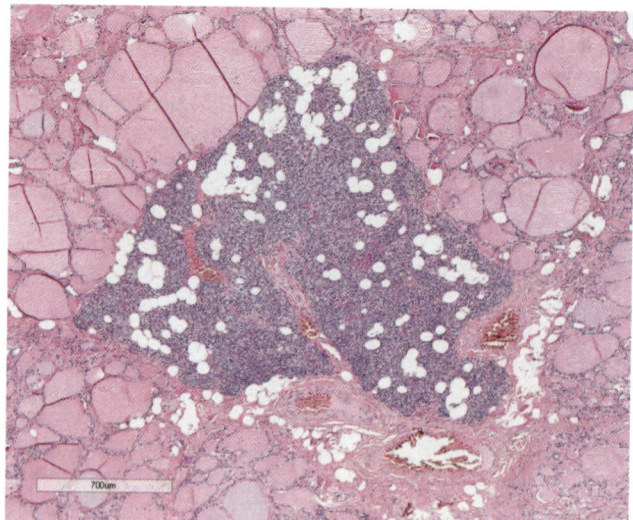

Figura 29.72 Paratireoide intratireoidiana.

Na infância, o interstício da glândula é escasso. Com a idade, aumenta progressivamente a quantidade de tecido adiposo, que atinge 30% entre a terceira e a quinta décadas de vida (podendo chegar a 50% em alguns casos). Ausência de tecido adiposo indica glândula ativa, hiperfuncionante, com predomínio de um dos tipos celulares.

A síntese e a secreção de PTH são estimuladas pela redução dos níveis séricos de cálcio livre (Ca^{++}). O PTH eleva os níveis séricos de Ca^{++} por ativação renal da vitamina D e por aumentar a: (a) absorção renal de cálcio; (b); absorção gastrointestinal de vitamina D; (c) excreção renal de fosfatos; (d) atividade de osteoclastos nos ossos. Com a redução do cálcio sérico, ocorre mobilização de cálcio ósseo. Elevação de cálcio sérico atua em retroalimentação negativa, inibindo a secreção de PTH.

Hipercalcemia

Elevação anormal dos níveis séricos de cálcio (hipercalcemia) manifesta-se clinicamente de várias formas, principalmente com alterações neurológicas (letargia, confusão, coma), gastrointestinais (constipação, anorexia, náuseas e vômitos), cardíacas (arritmias) e renais (insuficiência renal). Embora hipercalcemia seja uma importante manifestação de níveis elevados de PTH (hiperparatireoidismo), a principal causa de hipercalcemia sintomática são neoplasias malignas que cursam com aumento de reabsorção óssea, por dois mecanismos: (1) metástases osteolíticas; (2) manifestação paraneoplásica por secreção, pelas células tumorais, de proteína relacionada ao PTH (PTHrP). A PTHrP tem estrutura e ação semelhantes às do PTH, embora seja imunologicamente diferente, o que permite sua dosagem laboratorial; ela promove reabsorção óssea por inibir a secreção de osteoprotegerina e por aumentar a expressão do fator de diferenciação osteoclástica RANKL por osteoblastos, o que induz diferenciação e ativação de osteoclastos. As principais neoplasias malignas que se acompanham de hipercalcemia são cânceres de pulmão, mama, cabeça e pescoço, rim e mieloma múltiplo.

Hiperparatireoidismo

Hiperparatireoidismo, que pode ser primário, secundário ou terciário, caracteriza-se por aumento do nível sérico de PTH, que resulta em ruptura da homeostase PTH-cálcio sérico.

Hiperparatireoidismo primário

Cerca de 30% dos casos de hiperparatireoidismo são do tipo primário, em que os níveis de cálcio sérico estão elevados por hiperprodução autônoma de PTH, por adenoma ou hiperplasia das paratireoides. Pelo menos duas vezes mais comum em mulheres, sua incidência aumenta com a idade, particularmente após a menopausa. Aparentemente, estrógenos têm ação antagônica à do PTH no tecido ósseo; com isso, após a menopausa o hiperparatireoidismo torna-se mais evidente. Hiperparatireoidismo primário pode ser sintomático ou assintomático.

Na forma sintomática, os pacientes apresentam manifestações relacionadas com a ação direta do PTH ou com hipercalcemia, como: (1) dores ósseas relacionadas a fraturas e osteoporose; (2) cálculos renais (nefrolitíase) e nefrocalcinose, que podem levar a insuficiência renal, poliúria e polidipsia; (3) distúrbios gastrointestinais, como náuseas, vômitos, constipação, úlcera péptica, pancreatite e cálculos biliares; (4) alterações neuro-musculares, como depressão, fraqueza, letargia, cefaleia e convulsões; (5) arritmias e calcificações cardíacas.

Como dosagens laboratoriais de cálcio são feitas com frequência na prática médica, as formas sintomáticas de hiperparatireoidismo são menos comuns; muitos casos são detectados precocemente, na forma de hiperparatireoidismo assintomático ou oculto. A causa mais comum de hipercalcemia assintomática é hiperparatireoidismo primário. Portanto, na investigação de pacientes com hipercalcemia, níveis elevados de PTH indicam provável hiperparatireoidismo primário, enquanto valores normais ou diminuídos indicam outras doenças sistêmicas, como neoplasias (manifestação paraneoplásica) ou sarcoidose. Outros achados laboratoriais incluem hipofosfatemia, hipercalciúria, hiperfosfatúria, hipercloremia, aumento de fosfatase alcalina no sangue (por lesões ósseas), elevação de 1,25-di-hidroxivitamina D e excreção urinária aumentada de hidroxiprolina e de cAMP.

Hiperprodução autônoma de PTH no hiperparatireoidismo primário é causada por lesões nas paratireoides, geralmente adenoma (80 a 95%), hiperplasia primária (5 a 15%) e, raramente, carcinomas (1 a 2%).

Hiperparatireoidismo primário familial. A maioria dos casos de hiperparatireoidismo primário é esporádica e resulta de adenoma de paratireoide. Cerca de 5 a 10% dos casos são hereditários, isolados ou associados a outras anormalidades genéticas. Hiperparatireoidismo primário familial faz parte de um conjunto de doenças clínica e geneticamente distintas, como a neoplasia endócrina múltipla tipos 1, 2 e 4 (NEM1, NEM2 e NEM4), hipercalcemia hipocalciúrica benigna familial, hiperparatireoidismo neonatal grave, síndrome hiperparatireoidismo-tumor da mandíbula e hiperparatireoidismo primário familial isolado. As mutações identificadas nessas doenças, que são transmitidas por herança mendeliana, tendem a ser encontradas também nos casos esporádicos de hiperparatireoidismo primário. A forma mais comum de hiperparatireoidismo hereditário associa-se à NEM1, que tem herança autossômica dominante, acomete pacientes mais jovens e resulta de inativação do gene supressor de tumor *MEN*. Cerca de 20 a 30% dos casos esporádicos apresentam mutações inativadoras em ambos os alelos do gene.

Hiperparatireoidismo secundário

Hiperparatireoidismo secundário, que ocorre em todas as idades, é a forma mais comum de hiperparatireoidismo. Nessa condição, existe hiperplasia das paratireoides secundária a vários estímulos que levam à hipersecreção de PTH. Tais estímulos têm como denominador comum hipocalcemia, cuja causa mais frequente é insuficiência renal crônica. Outras causas são raquitismo e osteomalácia (por deficiência de vitamina D), desnutrição (por baixa ingestão de cálcio), síndrome de má absorção, neoplasias produtoras de calcitonina e pseudo-hipoparatireoidismo, este por defeitos no receptor de PTH.

Hipocalcemia na insuficiência renal crônica tem várias causas, entre elas menor excreção renal de fosfatos, com consequente hiperfosfatemia, o que leva a queda na concentração de Ca^{++} sérico. Perda de parênquima renal também reduz a disponibilidade da enzima α-1-hidroxilase, responsável pela conversão de vitamina D em sua forma ativa (1,25-di-hidroxicalciferol), o que leva a deficiência relativa de vitamina D, que resulta em menor absorção intestinal de cálcio e contribui para a hiperplasia e a hipersecreção das paratireoides. No hiperparatireodismo secundário, a hiperplasia das paratireoides é em princípio reversível, uma vez cessada a causa da hipocalcemia; no hiperparatireoidismo primário, o crescimento das glândulas é autônomo.

Clinicamente, predominam as manifestações da doença renal (insuficiência renal crônica), além de alterações ósseas (osteodistrofia renal), menos acentuadas do que no hiperparatireoidismo primário. Calcificação metastática pode ocorrer em vísceras, articulações e vasos, com isquemia e necrose em músculos, pele e subcutâneo (calcifilaxia).

Hiperparatireoidismo terciário

Em alguns casos de hiperparatireoidismo secundário, a hiperatividade reativa das paratireoides pode se tornar autônoma, levando ao hiperparatireoidismo terciário. Tal quadro surge com alguma frequência após transplante renal (mas geralmente regride espontaneamente depois de algum tempo) e em indivíduos submetidos a diálise por período prolongado. As paratireoides tendem a ser maiores, mais nodulares e mais oncocíticas do que no hiperparatireoidismo secundário, portanto com características intermediárias entre hiperplasia e adenoma (hiperplasia adenomatosa). O diagnóstico dessa condição depende da associação de achados clínicos, bioquímicos e anatomopatológicos.

▶ Adenoma

Adenoma da paratireoide, quase sempre lesão única, é neoplasia benigna mais prevalente em mulheres (3:1) adultas, sendo incomum em crianças. Em 10% dos casos, tem sede ectópica, especialmente no mediastino, no espaço retroesofágico e na intimidade da tireoide ou em paratireoide supranumerária (pericárdio, nervo vago, mandíbula). Adenomas apresentam cor acastanhada ou avermelhada, consistência macia, superfície lisa e homogênea e cápsula fina. A forma é arredondada, ovalada, reniforme, achatada, às vezes bi ou multilobulada. Em geral, o peso varia de 1 a 5 g. Adenoma pequeno é difícil de ser identificado durante cirurgia, especialmente quando em sede ectópica. Algumas vezes, o tumor é diagnosticado somente à microscopia (microadenomas). Lesões maiores podem apresentar hemorragia antiga, fibrose, cistos e calcificação. O tecido glandular adjacente e as demais glândulas são normais ou hipotróficos (Figura 29.73), ao contrário do que ocorre em hiperplasias.

Na maioria dos casos, predominam as células principais, que são maiores do que as correspondentes na paratireoide adjacente normal. As células neoplásicas dispõem-se em

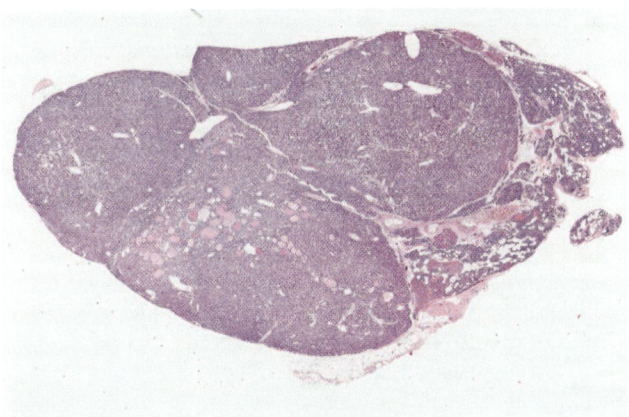

Figura 29.73 Adenoma, com cápsula fina e rima de parênquima paratireoidiano hipotrófico na periferia.

arranjos variados (sólidos, nodulares, foliculares, trabeculares ou papilares), muitas vezes entremeadas com ninhos de células oxifílicas contendo material semelhante a coloide. Em 3 a 7% dos adenomas, a lesão é formada inteiramente por células oxifílicas (adenoma oncocítico), funcionante ou não. Existe certo pleomorfismo celular, com núcleos hipercromáticos e bizarros (atipia endócrina), mas sem mitoses. Entre os folículos, encontra-se substância amiloide, vista também em hiperplasia nodular e paratireoide normal. Em adenomas, o tecido adiposo é escasso.

Adenoma atípico não mostra critérios definitivos de malignidade, mas tem algumas características encontradas em carcinomas, como amplas bandas de fibrose, cápsula espessa separando ninhos de células neoplásicas, áreas de necrose e mitoses. O tumor pode infiltrar os tecidos vizinhos e, por isso, é considerado de potencial maligno incerto. Entretanto, a maioria dos pacientes evolui muito bem, bastando acompanhamento clínico e laboratorial. São comuns mutações germinativas no gene supressor de tumor *CDC73* (*HRPT2*), que codifica a parafibromina; tal achado sugere que o tumor seja uma variante da síndrome hiperparatireoidismo-tumor da mandíbula.

Hiperplasia primária

Hiperplasia de células principais

Todas as quatro glândulas estão aumentadas, porém, em mais da metade dos pacientes o peso total do conjunto fica abaixo de 1 g. No padrão pseudoadenomatoso, existe assimetria (hiperplasia assimétrica), com preservação de uma ou duas glândulas (geralmente as inferiores). Em alguns casos, apenas uma das glândulas está aumentada e é nodular, tornando difícil o diagnóstico diferencial com adenoma. Eventualmente, a alteração macroscópica é mínima, sendo a hiperplasia identificada somente à microscopia. À medida que aumentam de tamanho, as glândulas tornam-se irregulares, moles, amarelo-acastanhadas ou avermelhadas, às vezes com pequenos cistos ou certa nodularidade. Microscopicamente, encontram-se hiperplasia de células principais, caracterizada por aumento na proporção de células parenquimatosas em relação ao tecido adiposo estromal e redução da gordura intracelular, o que ajuda a diferenciar hiperplasia de paratireoide normal. O padrão arquitetural pode ser nodular ou difuso (Figura 29.74). O primeiro é mais comum e prevalece em idosos. Formam-se nódulos de

29

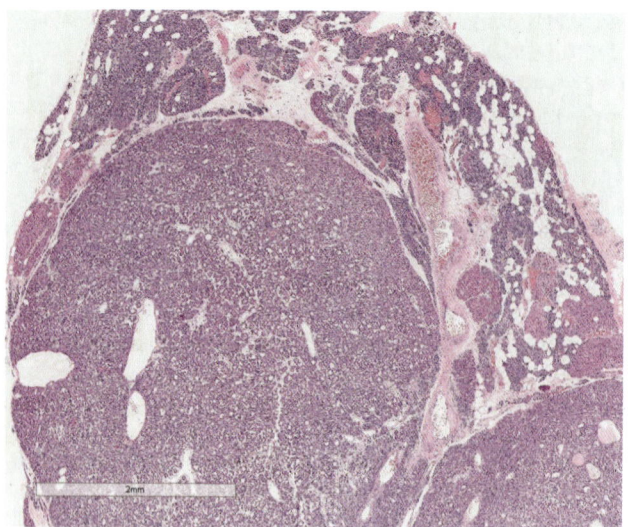

Figura 29.74 Hiperplasia de paratireoide (padrão difuso e nodular de células principais e células claras).

tamanho variado, constituídos predominantemente por células em arranjos trabecular, folicular, sólido ou misto. Mitoses são raras. Na hiperplasia nodular, geralmente não há hipotrofia do tecido glandular vizinho nem das outras glândulas, o que ajuda no difícil diagnóstico diferencial com adenomas. O padrão difuso, que predomina em jovens, é menos frequente.

Hiperplasia de células claras

Trata-se de padrão raro de hiperplasia primária, que não tem caráter familial nem se associa a neoplasias endócrinas múltiplas. A lesão manifesta-se geralmente em adultos, com incidência semelhante em homens e mulheres. As glândulas estão intensa e assimetricamente aumentadas, sendo as superiores geralmente maiores do que as inferiores. As glândulas tornam-se irregulares e formam prolongamentos no tecido adiposo cervical. As células crescem geralmente em padrão difuso e apresentam núcleos excêntricos, às vezes múltiplos, e citoplasma opticamente claro, vacuolizado.

Hiperplasia secundária

Hiperplasia secundária é o substrato morfo-funcional de hiperparatireoidismo secundário. O peso e o tamanho das glândulas variam com o estágio da doença. No início, as glândulas aumentam uniformemente e têm cor amarelo-acastanhada. Com o tempo, o tamanho varia, inclusive com assimetria; o peso do total pode alcançar 6 g. Microscopicamente, encontram-se hiperplasia difusa das células principais e redução do tecido adiposo estromal. O padrão de crescimento é variável, porém tende a ser mais nodular nas fases mais avançadas. Células claras, oxifílicas e transicionais também podem ser encontradas.

▶ Carcinoma

Carcinomas da paratireoide são neoplasias malignas raras e responsáveis por 1 a 2% dos casos de hiperparatireoidismo primário. A distribuição entre os sexos é semelhante, e o tumor pode surgir em qualquer idade (média de 45 anos) e em qualquer topografia em que o parênquima paratireoidiano é

encontrado. Comparados aos adenomas, carcinomas tendem a apresentar hiperparatireoidismo mais grave, níveis séricos de cálcio e PTH mais elevados e massa palpável em até 75% dos casos. A etiologia é incerta, porém alguns casos associam-se a predisposição hereditária (particularmente a síndrome hiperparatireoidismo-tumor da mandíbula), a hiperplasia secundária da paratireoide e a irradiação na região cervical. Recorrência local e metástases, particularmente em linfonodos e pulmões, ocorrem em cerca de um terço dos pacientes.

Embora os carcinomas possam ser macroscopicamente indistinguíveis de adenomas, em geral tendem a ser lesões maiores (em média 3 cm), firmes e aderidos a estruturas vizinhas (tireoide, vasos, tecidos moles, esôfago). O diagnóstico definitivo baseia-se em invasão local, invasão vascular e metástases. A lesão é constituída por células bem diferenciadas, semelhantes às da paratireoide normal, porém com núcleos menores e mais uniformes, dispostas em trabéculas mais volumosas do que as de adenomas, em meio a bandas fibrosas espessas. Nucléolos aumentados, figuras de mitose e focos de necrose podem estar presentes. A imuno-histoquímica ajuda no diagnóstico diferencial de neoplasias da paratireoide: carcinomas tendem a ser positivos para galectina-3 e negativos para citoceratina 14 e parafibromina.

Hipoparatireoidismo

Hipoparatireoidismo, que pode ser adquirido ou congênito e se caracteriza por hipocalcemia e hiperfosfatemia muitas vezes prolongadas ou permanentes, é a diminuição ou ausência de produção de PTH causada por doenças das paratireoides. As causas mais comuns de hipoparatireoidismo adquirido são remoção cirúrgica incidental das paratireoides durante tireoidectomia total ou dissecções radicais no pescoço para tratamento de neoplasias ou do próprio hiperparatireoidismo; o quadro pode resultar também de complicação de radioterapia na região cervical. Hipoparatireoidismo pós-cirúrgico pode ser transitório (relacionado a fenômenos vasculares ou inflamatórios nas paratireoides ou nos tecidos adjacentes) ou definitivo (em 1 a 4% das tireoidectomias). Outras causas de hipoparatireoidismo são raras e incluem lesões congênitas, genéticas e inflamatórias.

No hipoparatireoidismo congênito, as paratireoides são hipoplásicas ou ausentes e podem associar-se a malformações cardíacas e tímicas relacionadas com defeitos no desenvolvimento da terceira e quarta bolsas branquiais (síndrome de DiGeorge).

Dependendo do grau e da duração do distúrbio, surgem várias manifestações, sendo a tetania (irritabilidade neuromuscular) a mais característica. Tetania franca resulta em dormências, parestesias e convulsões, enquanto tetania latente pode ser reconhecida ao exame físico pelos sinais de Chvostek e de Trousseau. Podem ocorrer ainda manifestações mentais (confusão, irritabilidade, ansiedade, depressão, psicose), neurológicas (calcificações em núcleos da base, parkinsonismo), oculares (catarata, calcificação do cristalino), distúrbios na condução cardíaca e defeitos na dentição.

A síndrome poliglandular autoimune é doença genética de herança autossômica recessiva em que duas ou mais glândulas endócrinas tornam-se insuficientes por lesão autoimune. O tipo I acompanha-se mais de hipoparatireoidismo, que geralmente evolui com candidíase mucocutânea na infância e insuficiência suprarrenal na adolescência. O tipo II é menos associado ao hipoparatireoidismo, manifesta-se mais em adultos e apresenta anticorpos circulantes anti-paratireoide.

Mais raramente, pode haver destruição das paratireoides por sobrecarga de cobre (doença de Wilson) ou ferro, infiltração tumoral ou doenças granulomatosas (sarcoidose, tuberculose).

Pseudo-hipoparatireoidismo caracteriza-se por resistência dos órgãos-alvo ao PTH, por defeito genético, hereditário, no receptor do hormônio ou em moléculas da cascata de sinalização intracelular. Os níveis de PTH são normais ou elevados.

Pâncreas endócrino

Aloísio Felipe-Silva, Milena Gurgel Teles Bezerra

O pâncreas endócrino é constituído por agregados de células do sistema neuroendócrino presentes sobretudo nas ilhotas de Langerhans e, em menor número, difusamente na porção exócrina do órgão. Existe cerca de um milhão de ilhotas, cada uma medindo entre 50 μm e 250 μm, que pesam, em conjunto, cerca de 1,5 g e representam 1 a 2% do volume do órgão. As propriedades imuno-histoquímicas, as características ultraestruturais e os tipos de hormônios permitem identificar quatro tipos celulares nas ilhotas. As células beta (β), alfa (α), delta (δ) e PP (células γ ou F) representam, respectivamente, 70%, 20%, 5 a 10% e 2% da população insular. Identificam-se ainda células raras, como células épsilon (ε), células D1 e células enterocromafin (EC).

As células beta (β) sintetizam insulina, peptídeo C e amilina. As células alfa (α) produzem glucagon, que induz hiperglicemia por estímulo à glicogenólise hepática. As células delta (δ), encontradas nas ilhotas e em outros locais do trato digestivo, secretam somatostatina, que inibe a secreção de insulina e de glucagon. As células PP produzem o peptídeo pancreático, hormônio que estimula as secreções digestivas e inibe a motilidade intestinal.

As células épsilon (ε) produzem grelina ("hormônio da fome"), peptídeo que estimula o apetite em resposta ao jejum e que é produzido também por células epiteliais gástricas. As células D1 produzem o peptídeo vasoativo intestinal (VIP), que induz glicogenólise e hiperglicemia, além de promover a secreção de fluidos gastrointestinais e causar diarreia secretora. As células enterocromafin sintetizam serotonina, hormônio associado à síndrome carcinoide.

As principais doenças do pâncreas endócrino resultam de insuficiência (diabetes melito) ou de hiperfunção, geralmente por neoplasias.

▶ Diabetes melito

Diabetes melito (DM) engloba um grupo heterogêneo de afecções que têm em comum a *hiperglicemia*, que resulta de defeitos na secreção ou na ação da insulina. Em 2019, a *International Diabetes Federation* estimou em 463 milhões o número de adultos entre 20 e 79 anos com diabetes em todo o mundo, valor equivalente a 9,3% da população mundial nessa faixa etária. Para 2045, prevê-se um incremento de 51% no número de pessoas acometidas, que deverá atingir a impressionante cifra de 700 milhões. De acordo com a mesma fonte, 230 milhões de indivíduos, em sua maioria pessoas de média ou baixa renda, não têm conhecimento desse diagnóstico. No Brasil, o número de diabéticos é da ordem de 16 milhões, registrando-se, nos últimos anos, aumento expressivo da prevalência da afecção, inclusive em jovens. Entre os fatores responsáveis por esse aumento, destacam-se alimentação inadequada (rica em alimentos calóricos e processados) e estilo de vida mais sedentário, que geralmente se associa à obesidade, fato que deu origem ao termo *diabesidade*.

De acordo com a *American Diabetes Association*, o diagnóstico de DM baseia-se nos seguintes critérios:

- Valor aleatório de glicemia igual ou superior a 200 mg/dL, associado a sinais e sintomas inequívocos de hiperglicemia (perda de peso, poliúria, polidipsia)
- Glicemia de jejum igual ou superior a 126 mg/dL*
- Glicemia superior a 200 mg/dL 2 horas após a administração, por via oral, de solução padrão de carboidrato (75 g de glicose anidra, equivalente a 82,5 g de dextrosol)*
- Nível sérico de glico-hemoglobina (HbA$_{1c}$) igual ou superior a 6,5%.*

*Caso algum desses exames esteja alterado, deve ser confirmado em um segundo teste.

Para os pacientes com glicemia de jejum entre 100 mg/dL e 125 mg/dL e glicemia pós-prandial de 140 mg/dL a 199 mg/dL, criaram-se as expressões *glicemia de jejum alterada* e *tolerância à glicose diminuída*, respectivamente. Ambas as condições são referidas como *pré-diabetes* ou *risco aumentado para desenvolvimento de diabetes*, expressão que passou a englobar também os casos com níveis de HbA$_{1c}$ de 5,7 a 6,4%. Além da maior propensão para se tornarem diabéticos com o tempo, os pré-diabéticos são mais sujeitos a complicações cardiovasculares, para o que contribui a coexistência de outros fatores de risco, como hipertensão arterial, hipertrigliceridemia e baixos níveis séricos de colesterol HDL.

Classificação

A grande maioria dos casos de DM é representada pelo DM tipo 1 (DM 1; 5 a 10% dos casos) e pelo DM tipo 2 (DM 2, cerca de 90%). DM 1 é doença autoimune caracterizada por deficiência absoluta de insulina por destruição das células β das ilhotas pancreáticas; é subtipo mais comum abaixo de 20 anos e tem pico de incidência entre 5 e 7 anos e na puberdade. DM 2 resulta da combinação de resistência periférica à insulina com resposta secretória inadequada das células β; representa 90% dos casos de DM e incide, sobretudo, em pessoas com sobrepeso. Embora o DM 2 tenha sido referido no passado como *DM do adulto*, sua prevalência em crianças e adolescentes tem aumentado de forma alarmante nos últimos anos. As complicações tardias da doença, que afetam sobretudo rins, olhos, nervos, coração e vasos sanguíneos, aparecem tanto no DM 1 como no DM 2.

Além de DM 1 e DM 2, há outras formas menos prevalentes da doença. O Quadro 29.20 reúne e ilustra a heterogeneidade etiológica do DM.

Aspectos fisiológicos

A homeostase da glicose é regulada por três processos inter-relacionados: (a) liberação de glicose pelo fígado; (b) captação da glicose e sua utilização pelas células, particularmente nos músculos estriados; (c) ação da insulina e dos hormônios contrarreguladores, entre os quais se destaca o glucagon. Em jejum, baixos níveis de insulina e níveis elevados de glucagon favorecem a gliconeogênese hepática e a glicogenólise, para prevenir hipoglicemia. Após as refeições, ocorre o inverso, ou seja, aumento da insulinemia e diminuição dos níveis de glucagon, que estimulam a captação de glicose e a sua utilização pelas células, além da restauração dos estoques de glicogênio.

29

Quadro 29.20 Classificação do diabetes melito (DM)

DM tipo 1

Autoimune, idiopático

DM tipo 2

Diabetes gestacional

Outros tipos:

Formas monogênicas de DM

Defeitos genéticos da função da célula β: diabetes juvenil de início tardio (MODY 1-6), diabetes neonatal, diabetes por mutações no DNA mitocondrial, defeitos na conversão da pró-insulina, mutações no gene da insulina

Defeitos genéticos na ação da insulina: resistência à insulina tipo A, síndrome de Donohue (leprechaunismo), síndrome de Rabson-Mendenhall, diabetes lipoatrófico

Afecções do pâncreas exócrino

Pancreatite crônica, pancreatectomia, traumatismo, neoplasias, fibrose cística, hemocromatose ("diabetes pigmentado")

Endocrinopatias

Acromegalia, síndrome de Cushing, hipertireoidismo, feocromocitoma, glucagonoma, somatostatinoma

Infecções

Citomegalovírus, vírus coxsackie B, rubéola congênita

Formas incomuns de DM mediadas por fatores imunitários

Síndrome do homem rígido (*stiff-man syndrome*), anticorpos antirreceptor da insulina

DM induzido por medicamentos ou agentes químicos

Pentamidina, glicocorticoides, interferon-α, inibidores de proteases, agonistas β-adrenérgicos, diuréticos tiazídicos, ácido nicotínico, diazóxido, difenil-hidantoína, toxinas (aloxana)

Outras síndromes genéticas associadas ao DM

Síndrome de Down, síndrome de Klinefelter, síndrome de Turner, síndrome de Wolfram, síndrome de Prader-Willi, ataxia de Friedreich, síndrome de Laurence-Moon-Biedl, coreia de Huntington, distrofia miotônica

Após estímulos fisiológicos, as células β das ilhotas pancreáticas secretam não apenas a insulina como também o peptídeo C, em quantidades equimolares. A dosagem do peptídeo C sérico é mais vantajosa porque não se altera na presença de anticorpos anti-insulina, de modo a refletir, melhor do que a própria insulina, a atividade secretora das células β. Os níveis séricos do peptídeo C encontram-se diminuídos no DM tipo 1 e elevados quando há resistência à insulina acompanhada de hiperinsulinemia.

A insulina é o mais potente dos hormônios anabolizantes, pois: (a) promove a captação e a utilização de glicose pelas células, em especial nos tecidos musculares estriados (esquelético e cardíaco) e nos adipócitos, com geração de energia; (b) induz a síntese proteica e o armazenamento de lipídeos neutros. Adicionalmente, a insulina é mitogênica e desempenha importante papel na proliferação celular, por estimular a síntese de DNA, a multiplicação e a diferenciação das células. Na musculatura estriada, a glicose é armazenada como glicogênio ou oxidada para

gerar ATP; no tecido adiposo, aumenta a lipogênese e reduz a lipólise, enquanto no fígado ocorrem inibição da gliconeogênese e aumento da lipogênese e da síntese de glicogênio. A captação de glicose em algumas células, especialmente no tecido nervoso, independe da ação da insulina.

A ação da insulina inicia-se pela ligação ao seu receptor na membrana citoplasmática, que é constituída por duas unidades alfa e duas unidades beta. Após ligação com o agonista, ocorre autofosforilação da subunidade beta (intracelular) do receptor, que se torna capaz de fosforilar outras proteínas citosólicas, particularmente o IRS (substrato do receptor da insulina, com quatro tipos) e a CBL (proteína que atua no transporte de GLUT4 para a membrana). IRS fosforilado ativa outras proteínas, em particular a PI3K, cinase que fosforila, na membrana citoplasmática, o fosfatidilinositol bifosfato (PIP_2) em fosfatidilinositol trifosfato (PIP_3). PIP_3 fosforila a AKT (também conhecida como proteína cinase B – PKB) e a proteína cinase C (PKC). AKT e PKC: (1) promovem a translocação da proteína transportadora de glicose 4 (GLUT4) do citosol para a membrana citoplasmática; GLUT4 possibilita a entrada de glicose nas células (ver Figura 13.8); (2) induzem a síntese de glicogênio, de lipídeos e de proteínas nas células; (3) ativam a via MAPK, que estimula a expressão de genes de proliferação celular.

Além de insulina e glucagon, outros hormônios, como incretinas GIP1 (*glucose-dependent insulinotropic polypeptide*) e GLP-1 (*glucagon-like peptide*-1), secretados respectivamente por células K (intestino proximal) e células L (intestino distal), atuam na regulação da glicemia. Incretinas são peptídeos intestinais secretados após a ingestão de nutrientes que, juntamente com a hiperglicemia, estimulam a secreção de insulina. Juntos, são responsáveis por resposta secretora de insulina três vezes maior por administração de glicose oral do que por dose equivalente de glicose por via intravenosa, conhecido com *efeito incretina*. No DM tipo 2, o efeito incretina está diminuído ou ausente.

O GLP-1 resulta da clivagem do pró-glucagon nas células L do epitélio intestinal, sobretudo na porção distal do íleo e do cólon. Este hormônio estimula a secreção de insulina dependente de glicemia, a expressão do gene da proinsulina e a proliferação de células β, além de inibir a secreção de glucagon pelas células α do pâncreas, a apoptose das células β e o esvaziamento gástrico.

Patogênese

Diabetes melito tipo 1

Diabetes melito tipo 1 (DM 1) é doença poligênica com mais de 50 genes envolvidos. Em mais de 95% dos casos, trata-se de doença autoimune, fruto da interação entre suscetibilidade genética e fatores ambientais. DM 1 resulta da destruição de ilhotas pancreáticas por células do sistema imunitário que reagem contra antígenos endógenos de células β. Ao diagnóstico, a maioria dos pacientes possui anticorpos circulantes contra: (a) insulina; (b) descarboxilase do ácido glutâmico; (c) tirosina fosfatase; (d) agente transportador de zinco T8 (codificado pelo gene *SLC 30A8*). Os níveis desses anticorpos decrescem ao longo do tempo. De outro lado, em quase todos os pacientes tratados com insulina encontram-se níveis baixos de anticorpos anti-insulina. Em 10% dos casos, coexistem outras afecções autoimunes, como tireoidite de Hashimoto, doença de Graves, miastenia *gravis*, doença de Addison e anemia perniciosa. Em menos de 5% dos pacientes, em geral de ascendência asiática ou africana, não há nenhum indício de autoimunidade contra as células β ou outra explicação para a insulinopenia e a cetoacidose (DM tipo 1 *idiopático* ou DM tipo 1B).

Existem evidências suficientes para se afirmar a participação de *fatores genéticos* no aparecimento do DM 1, embora os mecanismos sejam em parte desconhecidos. Entre os marcadores moleculares de suscetibilidade relacionados com a doença, o HLA, localizado no cromossomo 6p21, é o mais conhecido e importante. Cerca de 90 a 95% dos pacientes caucasianos têm os haplótipos HLA-DR3 ou HLA-DR4, fato observado em apenas 40% dos não diabéticos. No entanto, apenas 5% das pessoas com haplótipos de risco desenvolvem a doença. Suscetibilidade ao DM tipo 1 associa-se também a polimorfismos no próprio gene da insulina e, assim como ocorre em outras doenças autoimunes, a polimorfismos em genes que codificam produtos que inibem a resposta imunitária celular (gene *PTPN22,* que codifica uma tirosino fosfatase linfócito específica, *CTLA-4* [que codifica o antígeno 4 de linfócitos T citotóxicos] e IL-2RA, que codifica o receptor alfa de IL-2).

Entre os *fatores ambientais,* citam-se a introdução precoce de proteína do leite de vaca ou de glúten, composição da microbiota intestinal e exposição a vírus (Cocksakie B). Os mecanismos pelos quais as infecções por vírus destroem células β são:

- Produção, pelos vírus, de proteínas que mimetizam antígenos das células β, com reação cruzada e agressão às células do hospedeiro
- Infecção viral precoce, seguida de reinfecção por vírus relacionado que, compartilhando com o primeiro certos epítopos, desencadeariam resposta imunitária contra as células das ilhotas infectadas, configurando uma espécie de *déjà vu* viral e explicando o período de latência entre a infecção inicial e o desenvolvimento de DM 1
- Lesão de ilhotas, seguida de inflamação e liberação de antígenos sequestrados de células β e ativação de células T autorreativas.

Embora as manifestações clínicas do DM 1 surjam frequentemente de forma abrupta, o processo autoimune inicia-se muitos anos antes, com queda progressiva das reservas de insulina. A Associação Americana de Diabetes, a Fundação de Pesquisa do Diabetes Juvenil e a Sociedade Americana de Endocrinologia classificam o DM 1 em três estágios: estágio 1 ou pré-sintomático, em que se encontram auto-anticorpos e glicemia normal; estágio 2, com autoanticorpos e disglicemia; estágio 3 ou DM 1 sintomático, quando existem autoanticorpos e glicemia em níveis compatíveis com DM.

Em 25 a 30% dos pacientes com DM tipo 1, cetoacidose é a manifestação inicial. Hiperglicemia e cetoacidose ocorrem depois que mais de 90% das células β são destruídas.

Diabetes melito tipo 2

Diabetes melito tipo 2 (DM 2), que é o protótipo de afecção de patogênese complexa e multifatorial, resulta da interação entre fatores ambientais e comportamentais, como hábitos alimentares, sedentarismo, obesidade, ciclo sono-vigília, componentes metabólicos (microbioma, ambiente intra-útero), aspectos demográficos (idade) e fatores genéticos. Várias evidências indicam nítida influência genética: (a) prevalências diferentes entre etnias: afro-americanos e hispano-americanos têm duas a seis vezes mais risco de DM tipo 2 do que americanos caucasianos. Em indígenas Pima no Arizona (EUA), a prevalência de DM tipo 2 chega a mais de 90%; (b) grande concordância entre gêmeos monozigóticos (próximo de 90%); (c) pessoas com história familiar de DM 2 têm risco 5 a 10 vezes maior de desenvolver diabetes do que pessoas da mesma idade e IMC; (d) mais de 100 locos de suscetibilidade já foram identificados por GWAS (*Genome Wide Association Studies*), sendo o risco relacionado com *polimorfismos em genes* associados sobretudo à função de células β, à secreção de insulina, à distribuição de gordura corporal e ao IMC.

Os defeitos metabólicos que caracterizam o DM 2 são: (1) *resistência à insulina,* acompanhada de hiperplasia compensadora das células β, hiperinsulinemia de jejum e aumento exagerado dos níveis circulantes do hormônio em resposta à administração de glicose; (2) *disfunção de células β,* que ocorre em fase bem mais precoce do que se supunha, a ponto de ser documentada mesmo em pré-diabéticos.

Há evidências clínicas e experimentais de que hiperinsulinemia persistente, por si só, favorece a resistência à insulina, na medida em que promove redução na afinidade do receptor do hormônio, diminui o número de receptores expostos na superfície das células-alvo e reduz a efetividade do receptor na transmissão de sinais estimuladores. Por isso mesmo, a relação entre resistência à insulina e hiperinsulinemia deve ser entendida como uma via de mão dupla, visto que as duas variáveis se influenciam mutuamente, como em um círculo vicioso.

Resistência à insulina. Resistência à insulina é fenômeno complexo associado a anormalidades em várias etapas na via de sua ação. Os fatores envolvidos são:

- No fígado, há aumento da liberação hepática de glicose por falha na inibição da gliconeogênese. Após o jejum noturno, o fígado produz cerca de 2 mg/kg/min de glicose. No DM 2, esta taxa basal é aumentada, com média de ± 2,5 mg/kg/min, grande responsável pelo aumento da glicemia de jejum. Essa superprodução hepática de glicose ocorre apesar do aumento de duas a três vezes nos níveis de insulina de jejum, o que indica intensa resistência à ação da insulina no fígado
- Nos tecidos periféricos, ocorre defeito na translocação GLUT4 para a membrana celular. A translocação depende da ação de IRS, que por sua vez depende do padrão de fosforilação de PKC. Excesso de ácidos graxos livres nas células, por maior aporte de alimentos, por aumento na síntese intracelular ou por redução na β-oxidação mitocondrial, altera o padrão de fosforilação de PKC, que deixa de ocorrer no aminoácido tirosina e passa a ser em serina/treonina. Com isso, o IRS deixa de cumprir suas ações, inclusive a de promover a translocação de GLUT4 para a membrana citoplasmática (ver Figura 13.9). Exercício físico diminui a resistência à insulina provavelmente por aumentar a disponibilidade do GLUT4 na membrana das células musculares esqueléticas. Existe correlação inversa entre a concentração plasmática de ácidos graxos livres em jejum e a sensibilidade à insulina. Perda de peso e exercício físico contribuem para reduzir a resistência à insulina
- Em células alfa, ocorre aumento da produção de glucagon. Pacientes com DM 2 produzem mais glucagon, o que leva a pior controle glicêmico. Normalmente, as células alfa são bloqueadas por insulina e outros hormônios. Em pacientes com DM 2, as células alfa tornam-se resistentes à insulina, e continuam a secretar glucagon mesmo com glicemias mais altas
- Nos rins, acontece aumento da absorção renal de glicose. Os rins desempenham papel importante na regulação da homeostase da glicose por meio da utilização de glicose, gliconeogênese e reabsorção de glicose por meio de co-

29

transportadores de glicose/Na⁺ (SGLTs) e transportadores de glicose. O limiar renal para excreção de glicose está aumentado no DM 2, possivelmente por maior expressão de SGLTs. Acredita-se que o aumento resultante na reabsorção renal de glicose contribua para a manutenção da hiperglicemia em pacientes com DM 2. Este é um dos princípios do tratamento do DM 2 com inibidores seletivos do SGLT2, que aumentam a glicosúria. Adicionalmente, no DM 2 ocorre maior liberação de glicose no fígado e rins como resultado de gliconeogênese aumentada. O aumento relativo na gliconeogênese renal é substancialmente maior do que na gliconeogênese hepática (cerca de 10 vezes). Finalmente, a glicogenólise renal é mínima em indivíduos saudáveis, mas pode ter um papel expressivo no aumento da liberação renal de glicose em pacientes com DM 2, devido ao acúmulo de glicogênio nos rins de diabéticos

- No tecido adiposo, ocorrem aumento da lipólise e diminuição dos níveis de adiponectina, que é adipocina anti-hiperglicêmica que melhora a sensibilidade à insulina por potencializar a atividade da enzima AMPK (*AMP-activated protein kinase*). No DM 2, há ainda secreção de citocinas pró-inflamatórias pelo tecido adiposo visceral, órgão autócrino-parácrino-endócrino funcional de alta complexidade, capaz de secretar mais de uma centena de peptídeos bioativos em resposta a alterações do estado metabólico. Ácidos graxos livres em excesso ligam-se a receptores intracelulares e ativam inflamassomos, o que aumenta a liberação de citocinas pró-inflamatórias (p. ex., IL-6, IL-1β), que também induzem resistência à insulina por inibirem a transdução da sinalização intracelular ativada pela insulina. Obesidade, sobretudo do tipo central ou visceral (aumento da gordura mesentérica e do omento), associa-se a maior disponibilidade de ácidos graxos livres e favorece o estado pró-inflamatório, que é importante fator de resistência à insulina. A medida da circunferência abdominal está diretamente relacionada com o risco de desenvolvimento de DM tipo 2. Valores acima de 80 e 94 cm, respectivamente em mulheres e homens, são considerados de risco; acima de 88 e 102 cm, respectivamente, são considerados de muito alto risco.

Alguns dos mecanismos patogenéticos mencionados têm implicações terapêuticas, como indicado a seguir.

- Metformina, agente antidiabético oral largamente utilizado no tratamento de DM 2, atua reduzindo a resistência à ação da insulina em diversos tecidos; sua ação ocorre primariamente no fígado, por diminuir a gliconeogênese hepática por ativação da AMPK
- Tiazolidinedionas, como a pioglitazona, antidiabético oral usado isoladamente ou associados à metformina, ligam-se ao receptor nuclear (fator de transcrição) PPAR-γ (*peroxisome proliferator-activated receptor gamma*) e, por interferir na expressão de vários genes, regulam a liberação, por adipócitos, de adiponectina e resistina. Sob efeito de tiazolidinedionas, ficam estimulada a secreção de adiponectina, sensibilizando os tecidos periféricos (especialmente músculo esquelético e tecido adiposo) aos efeitos da insulina, e inibida a secreção de resistina, com diminuição da resistência ao hormônio
- Medicamentos que melhoram o *efeito incretina* têm se mostrado muito úteis em pessoas com DM 2. Existem dois tipos de fármacos: (1) análogos de GLP-1, substâncias de administração subcutânea resistentes à inativação pela

enzima dipeptidil-peptidase-4 (DPP-4). Tais medicamentos comportam-se como agonistas do receptor de insulina, aumentam a secreção de insulina de maneira dependente de glicose, reduzem a secreção de glucagon, incrementam a saciedade e retardam o esvaziamento gástrico. Como atuam na secreção de insulina dependente de glicose, seu efeito hipoglicemiante ocorre principalmente no período pós-prandial. Um exemplo é a exenatida, substância sintética análoga da exendina-4, composto natural encontrado na glândula salivar do lagarto venenoso *Heloderma suspectum* (monstro-de-gila) e cerca de 50% semelhante ao GLP-1 humano, porém com ação mais prolongada. Entre os incretinomiméticos, inclui-se a liraglutida de uso semanal, que, assim como a exenatida, promove significativa perda ponderal. Em diabéticos com eventos cardiovasculares prévios, os análogos de GLP-1 associam-se à redução de novos episódios dessas complicações; (2) que atuam na via das incretinas, como os inibidores da DPP-4, entre os quais se incluem a vildagliptina e a sitagliptina, que aumentam os níveis do hormônio por inibirem a enzima responsável por sua inativação

- Glifozinas (glicosúricos) ganharam importância nos últimos anos. Tais medicamentos inibem o transporte de glicose nos túbulos renais proximais via bloqueio do transportador de glicose SGLT2, promovendo glicosúria. O uso de dapaglifozina e canaglifozina associa-se a redução de níveis glicêmicos, discreta perda de peso e proteção secundária a eventos cardiovasculares.

Disfunção de células β. Disfunção de células β que acompanha o DM 2 é atribuída ao esgotamento de sua capacidade adaptativa e à sua virtual exaustão, por permanecerem secretando insulina excessiva e prolongadamente a fim de manter os níveis glicêmicos dentro da normalidade. No entanto, como nem todas as pessoas obesas com resistência à insulina desenvolvem DM, acredita-se haver predisposição genética à disfunção de células β. Uma característica marcante do DM 2 de longa duração consiste na substituição de grande parte das ilhotas pancreáticas por um tipo de substância amiloide conhecido como *amilina*, um polipeptídeo armazenado e secretado em conjunto com a insulina em resposta aos mesmos estímulos fisiológicos.

A amilina contribui para a manutenção dos níveis de glicemia por inibir a secreção de insulina, controlar os níveis pós-prandiais de glucagon, regular a adiposidade e a saciedade e promover retardo do esvaziamento gástrico. Amilina é um peptídeo altamente amiloidogênico que forma oligômeros intracelulares e estruturas amiloides tóxicas e associadas a apoptose de células β. Tanto a amilina como o peptídeo β-amiloide (que se precipita no tecido nervoso na doença de Alzheimer) ligam-se aos mesmos receptores e são degradados pela mesma protease. Além disso, a amilina associa-se a danos na barreira hematoencefálica, havendo interação e co-depósito com o peptídeo β-amiloide e possivelmente com a proteína *tau* em pacientes com a doença de Alzheimer, o que contribui para a demência associada ao diabetes. Tanto o DM 2 quanto a doença de Alzheimer fazem parte de doenças por dobramento anormal de proteínas. Como a amilina é tóxica para as células das ilhotas, seu uso clínico é inviável; seu análogo sintético, a pramlintida, porém, é utilizada por via subcutânea antes das refeições para reduzir a glicemia pós-prandial no tratamento do DM.

Um outro elemento na disfunção de secreção de insulina caracteriza-se por redução do efeito das incretinas por diminuição

29

da secreção de GLP-1, mas não de GIP1. Este é um fenômeno com implicações terapêuticas, uma vez que a infusão de GLP-1 promove, nos pacientes com DM 2, aumento da secreção de insulina dependente da alimentação e redução dos níveis glicêmicos.

Cerca de 15 a 20% dos pacientes supostamente com DM 2 apresentam uma forma peculiar de DM autoimune de evolução arrastada, referida na literatura de língua inglesa como LADA (*latent autoimmune diabetes of adulthood*). São acometidos adultos entre 35 e 60 anos que, em geral, não requerem insulina ao diagnóstico (podem ficar de 6 meses a 2 anos sem insulina), pois apresentam redução mais lenta da capacidade secretora de insulina por células β. A distinção entre LADA e DM 2 baseia-se na detecção, nos pacientes com LADA, de anticorpos circulantes contra antígenos de células β, como a tirosina-fosfatase e a descarboxilase do ácido glutâmico e níveis sanguíneos mais baixos do peptídeo C. Em geral, tais pacientes têm IMC mais baixo do que os indivíduos com DM 2 e mais alto do que os indivíduos com DM 1.

Formas monogênicas de diabetes melito

Formas monogênicas de DM são raras e distintas do DM 1 e do DM 2. Nessa forma de DM, a hiperglicemia resulta de defeitos em apenas um gene, envolvido na função de células β ou na ação da insulina. Defeitos genéticos na função das células β caracterizam-se por: (a) hiperglicemia precoce, antes de 25 anos e, eventualmente, no período neonatal; (b) herança autossômica dominante, com alta penetrância; (c) ausência de autoanticorpos anticélulas beta; (d) na maioria dos pacientes, ao diagnóstico não há necessidade de administrar insulina.

As manifestações clínicas variam desde hiperglicemia discreta e persistente até DM com necessidade de uso de insulina. O tipo mais frequente é o MODY (*maturity-onset diabetes of the young*), antigamente conhecido como *diabetes da maturidade de início em jovens* e atualmente chamado de *diabetes familial*. As formas mais comuns são o MODY-GCK (MODY 2), que se caracteriza por hiperglicemia de jejum discreta, persistente e não progressiva desde o nascimento. Os pacientes mantêm glicemia de jejum entre 110 e 140 mg/dL ao longo da vida e não apresentam complicações crônicas do diabetes. O diagnóstico molecular por teste genético é importante pois não há indicação de tratamento farmacológico. O segundo tipo mais comum resulta de mutação no fator nuclear de transcrição HNF-1α, cujos pacientes apresentam grande sensibilidade a baixas doses de sulfoniureias e apresentam bom controle glicêmico com doses de 15 mg de gliclazida e podem ter boa resposta a sulfas por mais de 10 anos; ao longo do tempo, podem necessitar insulina.

Defeitos genéticos associados à ação da insulina resultam de mutações em genes que codificam o receptor do hormônio ou cujos produtos alteram a ligação do hormônio ao receptor ou à atividade tirosina cinase do receptor. Nesses casos, surge grave resistência à insulina (resistência à insulina tipo A), acompanhada de hiperinsulinemia e DM. Associam-se comumente acantose nigricante e, em mulheres, ovários policísticos e hiperandrogenia. Entre os defeitos genéticos na ação da insulina, incluem-se ainda: (a) síndrome de Rabson-Mendenhall, que se acompanha de retardamento mental, fácies senil, dentição prematura, aumento da genitália externa e hiperplasia da glândula pineal; (b) síndrome de Donohue (*leprechaunism*), caracterizada, entre outros atributos, por *fácies de duende*; (c) diabetes lipoatrófico, em que existe associação de resistência à insulina, DM, hipertrigliceridemia, acantose nigricante e esteatose hepática.

Diabetes melito gestacional

Diabetes melito gestacional consiste em diminuição da tolerância aos carboidratos acompanhada de hiperglicemia, com início ou diagnóstico durante a gestação, atribuída a elevação dos níveis de hormônios contrarreguladores da insulina, ao estresse fisiológico da gravidez e a fatores genéticos ou ambientais. O principal hormônio associado à resistência à insulina na gravidez é o hormônio lactogênico placentário, embora outros, como cortisol, estrógeno, progesterona e prolactina, também participem do distúrbio metabólico. DM gestacional ocorre em 1 a 35% das gestações. Fatores predisponentes incluem obesidade, história familial de DM, síndrome de ovários policísticos, ganho de peso excessivo durante a gravidez, complicações obstétricas prévias, idade superior a 25 anos, baixa estatura e tabagismo. Se não tratado, o DM gestacional associa-se a risco aumentado de ruptura prematura de membranas, parto pré-termo, pré-eclâmpsia e complicações fetais (macrossomia, malformações, doença das membranas hialinas, icterícia, hipocalcemia, hipoglicemia e policitemia).

Hoje, recomenda-se rastreamento universal de DM gestacional, independentemente de fatores de risco. Toda mulher deve ter um teste para rastreio de diabetes em sua primeira consulta pré-natal. Valores entre 92 e 126 mg/dL são indicativos de DM gestacional, enquanto níveis acima de 126 mg/dL, confirmados em segundo teste, configuram diabetes prévio à gestação. Valores até 92 mg/dL são normais, sendo novo teste indicado entre 24 e 28 semanas de gravidez; neste, é indicado o teste de tolerância oral à glicose. A Federação Brasileira de Ginecologia e Obstetrícia e a Sociedade Brasileira de Diabetes recomendam o teste de tolerância oral à glicose (TTOG) com 75 g de glicose, com medida de glicemias em jejum, 60 e 120 minutos após a ingestão de glicose. Os valores de normalidade na gestação são: 92, 180 e 153 mg/dL nos tempos 0, 60 e 120 minutos, respectivamente. Apenas um valor alterado confere o diagnóstico de diabetes gestacional. Todas as mulheres com DM gestacional devem ser submetidas a novo TTOG entre 4 a 6 semanas após o parto, para avaliar a persistência ou não de DM.

O DM gestacional é um fator de risco para o desenvolvimento de DM 2. O risco aumenta se os níveis glicêmicos e a necessidade de insulina forem mais elevados no DM gestacional.

Patogênese das complicações do diabetes melito

Diabetes melito de longa duração associa-se a complicações relacionadas com lesões macrovasculares (artérias de médio e grande calibres) e microvasculares (disfunção capilar, especialmente em rins, retina e nervos). A patogênese das lesões é complexa e relacionada com resistência à insulina e obesidade visceral, sobretudo quanto à aterosclerose acelerada. Muitas evidências apontam hiperglicemia persistente como mediador-chave da doença microvascular, a ponto de justificar, em diabéticos, a meta terapêutica de manutenção dos níveis sanguíneos de HbA_{1c} abaixo do valor crítico de 7%.

Expostas à hiperglicemia, a maioria das células são capazes de manter constante a concentração de glicose no seu interior por reduzirem o transporte de glicose através da membrana citoplasmática. Endotélio de capilares retinianos, células do mesângio glomerular, neurônios e células de Schwann dos nervos, contudo, não fazem esse mecanismo de forma tão eficiente. Os efeitos danosos da hiperglicemia afetam diferentes vias metabólicas e culminam em lesões de vasos sanguíneos, especialmente capilares. A relação entre hiperglicemia e disfunção microvascular é

29

bidirecional e constitui um ciclo vicioso, o que afeta a maioria dos órgãos e pode explicar algumas comorbidades, como depressão e comprometimento cognitivo. Os principais mecanismos que levam ao dano microvascular estão descritos adiante.

- Aumento da atividade da via dos polióis é especialmente importante nas células que não necessitam de insulina para o transporte de glicose. Excesso de glicose intracelular é convertido em sorbitol e posteriormente em frutose, reação catalisada pela enzima aldose redutase, com consumo de NADPH; este é também necessário na reação de glutationa redutase na regeneração da glutationa, um importante mecanismo antioxidante celular. Portanto, o consumo do NADPH na via dos polióis torna a célula mais suscetível ao acúmulo de espécies reativas de O_2 e a dano celular por estresse oxidativo

- Hiperglicemia favorece a formação de produtos finais de glicosilação avançada (AGE), por meio de reação não enzimática de derivados da glicose (p. ex., glioxal) com grupos amino de proteínas. Os AGEs formam-se sobretudo na matriz extracelular e em proteínas plasmáticas. Na matriz extracelular, surgem ligações cruzadas entre os polímeros locais, como colágeno e laminina, promovendo diminuição da elasticidade arterial, menor adesão de células endoteliais, espessamento da membrana basal de capilares e acúmulo de proteínas e colesterol LDL na parede vascular. Os danos celulares dependem da ligação de AGEs aos seus receptores (RAGE) em macrófagos, linfócitos T, endotélio, músculo liso e células mesangiais. Com a sinalização AGE-RAGE, ocorrem liberação de citocinas pró-inflamatórias e fatores de crescimento, aumento da atividade pró-coagulante, geração de espécies reativas de oxigênio, aumento da permeabilidade vascular, maior produção de matriz extracelular e proliferação de músculo liso

- Altas concentrações de glicose citoplasmática podem estimular a síntese de diacilglicerol (DAG) por meio de intermediários da cadeia glicolítica e ativar a proteína cinase C (PKC). Ativação de PKC intracelular por íons cálcio e DAG é uma via de transdução de sinais importante em várias vias metabólicas nas células. Em consequência, há aumento de TGF-β, PAI-1, VEGF e citocinas pró-inflamatórias e redução da expressão da sintase de NO endotelial, com diminuição de óxido nítrico e aumento dos níveis de endotelina-1. Este conjunto de mediadores aumenta a deposição de matriz extracelular, reduzindo a oxigenação tecidual

- Aumento da atividade da via metabólica de hexosaminas, com geração de uridina difosfato-N-acetilglicosamina e alteração na expressão de mediadores, como TGF-β e PAI-1, com papel pró-fibrogênico, resultando na deposição de matriz extracelular

- Aumento na expressão de RAGE e de ligantes endógenos (calgranulina S100A8, calgranulina S100A12 e HMGB1), que, mesmo em baixas concentrações, o ativam.

Uma teoria unificadora, que busca integrar esses vários mecanismos, procura explicar as lesões por meio da superprodução de espécies reativas de oxigênio, que lesam o DNA e ativam a enzima poli (ADP-ribose) polimerase (PARP). PARP compõe um dos sistemas de reparo do DNA danificado e inibe a atividade da enzima glicolítica GAPDH (gliceraldeído 3-fosfato desidrogenase). Inibição de GAPDH aumenta os níveis de produtos intermediários que ativam as vias de sinalização relacionadas com as complicações vasculares do DM. Em resumo, o risco de complicações vasculares no DM associa-se diretamente ao estresse oxidativo, aos produtos de glicosilação não enzimática

de proteínas (AGE) e a inflamação crônica (Figura 29.75). O controle precoce e rigoroso da hiperglicemia reduz tal risco no longo prazo e embasa o conceito de *memória metabólica*.

Enquanto o dano microvascular relaciona-se sobretudo à hiperglicemia, as lesões macrovasculares associam-se a mais resistência à insulina e, em última análise, ao aumento da oxidação de ácidos graxos livres no endotélio das artérias de médio e grande calibre. Em consequência, a principal marca de doença macrovascular no diabetes é a aterosclerose acelerada envolvendo a aorta e artérias de médio calibre. Aterosclerose acelerada é detectada mais precocemente e de forma mais grave em diabéticos, mas é indistinguível do ponto de vista morfológico da aterosclerose em não diabéticos.

Fisiopatologia. Aspectos clínicos

No *DM 1*, embora a destruição de células β ocorra gradualmente, a transição entre tolerância diminuída à glicose e doença clinicamente manifestada pode ser abrupta, muitas vezes desencadeada por infecções. Na ausência de insulina, inicia-se intenso *estado catabólico*, para o qual contribuem hormônios contrarreguladores, como glucagon, cortisol, catecolaminas e hormônio de crescimento. Quando isso acontece, diminui acentuadamente a entrada de glicose nos músculos e no tecido adiposo, ao mesmo tempo em que se reduzem o armazenamento e as reservas de glicogênio hepático e muscular (por aumento da glicogenólise). Quando a concentração de glicose excede o limiar de reabsorção renal, a hiperglicemia acompanha-se de *glicosúria*, *diurese osmótica* e *poliúria*, com perda de água e eletrólitos. A depleção de água intracelular e a hiperosmolaridade pelos altos níveis de glicose sanguínea estimulam os osmorreceptores dos centros cerebrais da sede, levando a *polidipsia*. Por seu efeito sobre o cristalino, a hiperosmolaridade provoca borramento visual, reversível com a correção da hiperglicemia. O estado catabólico promove balanço energético negativo e, apesar do aumento do apetite (polifagia), há perda muscular e diminuição do peso corporal.

Em um terço dos pacientes, *cetoacidose* é a manifestação inicial de DM 1. Cetoacidose pode resultar também de deficiência relativa de insulina, como em eventos geradores de estresse e de sobrecarga de insulina (infecções, traumatismos, infarto do miocárdio, cirurgias ou mesmo adesão insuficiente ao tratamento). Falta de insulina e aumento de hormônios contrarreguladores levam a drástica redução na utilização periférica de glicose e aumento na gliconeogênese, o que agrava a hiperglicemia, podendo atingir 500 a 700 mg/dL. Com hiperglicemia acentuada, ocorrem diurese osmótica e desidratação. Ativação da lipase lipoproteica promove quebra das reservas adiposas e aumento dos níveis de ácidos graxos livres circulantes que, no fígado, são esterificados em acil-coenzima A. Em mitocôndrias, a oxidação da acil-coenzima A forma corpos cetônicos (ácido acetoacético e ácido β-hidroxibutírico) em ritmo que excede a capacidade dos tecidos de utilizá-los como fonte de energia; com isso, surgem cetonemia e cetonúria. Como a desidratação dificulta a excreção urinária de corpos cetônicos (insuficiência pré-renal), ocorrem acidose metabólica e aumento de *anion gap* (acima de 12 mEq). A liberação de aminoácidos cetogênicos pelo aumento do catabolismo proteico agrava o distúrbio metabólico. Acidose metabólica pode acentuar-se pela má perfusão tecidual por falência circulatória. A frequência respiratória aumenta, as incursões respiratórias tornam-se mais profundas (respiração de Kussmaul) e o hálito adquire o odor característico de acetona; com a progressão do quadro, surgem torpor e, depois, coma.

29

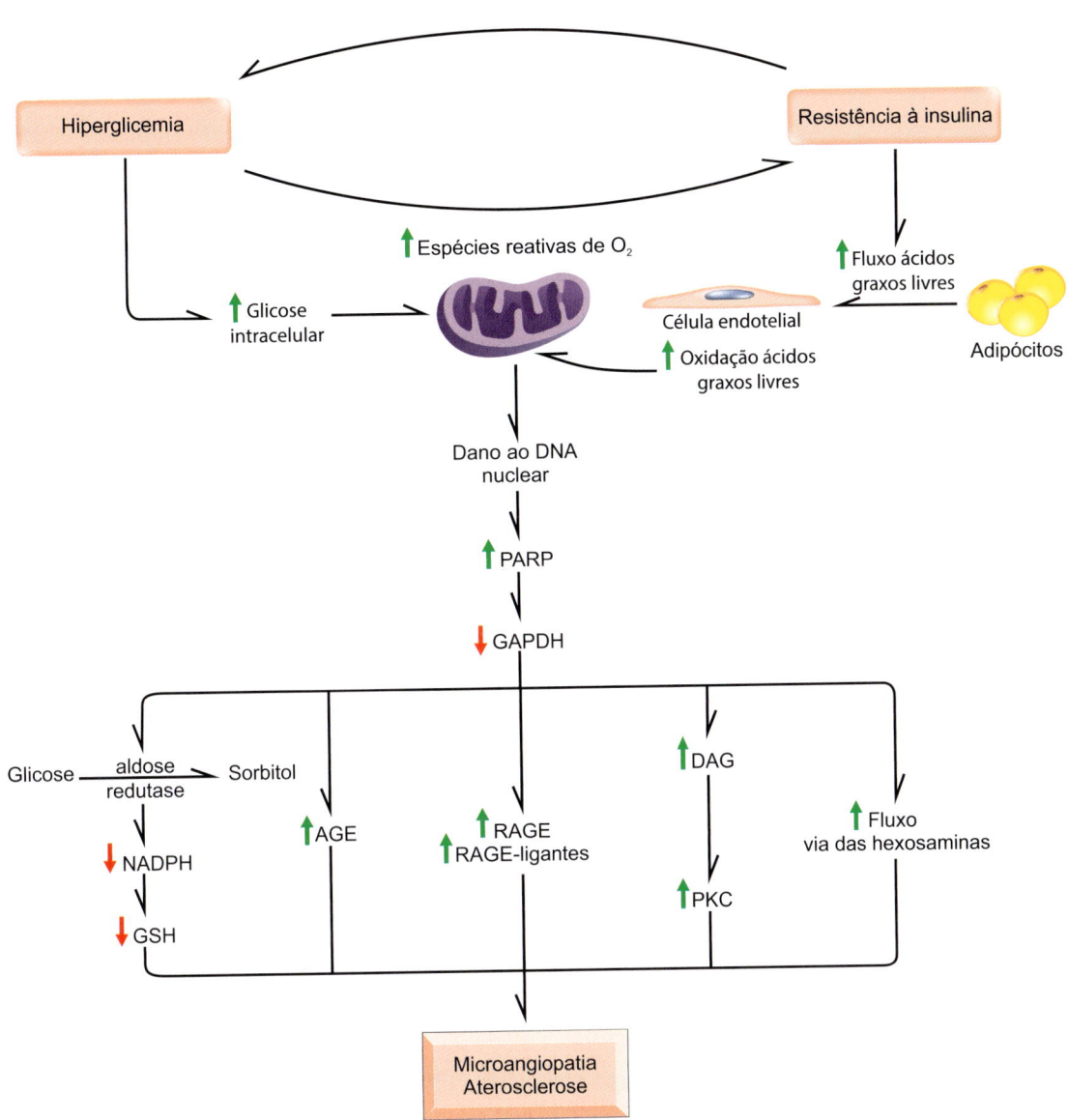

Figura 29.75 Esquema, com base na teoria unificadora, da patogênese do dano vascular (microangiopatia/aterosclerose) no diabetes melito a partir da hiperglicemia e do aumento do fluxo de ácidos graxos livres de adipócios para o endotélio arterial. PARP: poli (ADP-ribose) polimerase; GAPDH: gliceraldeído 3-fosfato desidrogenase; NADPH: nicotinamida adenina dinucleotídeo fosfato (forma reduzida); GSH: glutationa reduzida; AGE: produto final de glicosilação avançada; RAGE: receptor para AGE; DAG: diacilglicerol; PKC: proteína cinase C.

Em pacientes com *DM 2*, o diagnóstico da doença é feito com frequência por dosagem de rotina da glicemia em pessoas assintomáticas; em mulheres, a doença pode ser suspeitada por candidíase vaginal repetida. Muitas vezes, coexistem obesidade central, hipertrigliceridemia, baixos níveis séricos de colesterol HDL, hipertensão arterial e doença gordurosa do fígado, sob as formas de esteatose hepática ou de esteato-hepatite; esta, em 10 a 20% dos casos, evolui para cirrose. Cetoacidose é incomum; contudo, quando há descompensação do quadro, pode surgir coma hiperosmolar não cetótico, por desidratação grave causada por diurese osmótica. Particularmente suscetíveis são pacientes idosos desassistidos, com sequela de acidente vascular cerebral e/ou com infecções não diagnosticadas em tempo hábil. A ausência de manifestações clínicas relacionadas com cetoacidose (náuseas, vômitos, respiração de Kussmaul) contribui para retardar a procura médica até que ocorra queda do estado de consciência.

Complicações

Tanto no DM 1 quanto no DM 2, as complicações tardias são mais devastadoras do que as agudas e surgem, em geral, 15 a 20 anos após o aparecimento de hiperglicemia. As principais repercussões devem-se à aceleração da aterosclerose (com todas as suas consequências) e à microangiopatia (nefropatia, neuropatia e retinopatia). Nos pacientes com DM 2, tais complicações já podem estar presentes no momento do diagnóstico.

Eventos cardiovasculares (infarto do miocárdio, acidente vascular cerebral, gangrena de membros inferiores e doença vascular renal) são muito mais comuns em diabéticos do que em não diabéticos e são a principal causa de óbito nesses pacientes. Em diabéticos, infarto agudo do miocárdio pode ocorrer sem dor precordial, sobretudo em idosos. Doença coronariana em mulheres no período reprodutivo é mais frequente

29

do que em não diabéticas, já que o DM anula, pelo menos em parte, o efeito protetor de estrógenos.

Nefropatia (glomerulopatia) manifesta-se inicialmente por albuminúria discreta; valores acima de 30 mg de albumina por g de creatinina indicam lesão glomerular, desde que não existam insuficiência cardíaca, infecção urinária ou doença febril aguda. Sem tratamento adequado, 80% dos pacientes com DM 1 e 20 a 40% dos com DM 2 desenvolvem albuminúria moderada ou grave e insuficiência renal progressiva. Nos diabéticos, a proteinúria não se reduz com a queda do *clearance* de creatinina. Em alguns pacientes, coexiste hipoaldosteronismo hiporreninêmico com hiperpotassemia, que pode ser agravada por inibidores da enzima conversora da angiotensina, antagonistas do receptor da angiotensina II e/ou diuréticos poupadores de potássio.

Neuropatia, que acomete 80% dos diabéticos com mais de 15 anos de doença, manifesta-se por polineuropatia simétrica distal sensitivo-motora dos membros inferiores, com predomínio de distúrbio da sensibilidade (*padrão em meia*); com o tempo, as extremidades superiores também são acometidas (*padrão em luva*). A neuropatia autonômica, muito comum, caracteriza-se por hipotensão arterial ortostática, gastroparesia, diarreia noturna intercalada com constipação, disfunção erétil e esvaziamento incompleto da bexiga, predispondo infecção urinária. Alguns pacientes apresentam mononeuropatia, que muitas vezes se manifesta abruptamente por pé caído, punho caído ou oftalmoplegia (paralisia do nervo oculomotor e, mais raramente, do nervo abducente); em alguns outros, surge *mononeuropatia multíplex*, com acometimento assimétrico de diferentes nervos. Parece que a mononeuropatia resulta de isquemia do nervo. Mononeuropatia tem melhor prognóstico do que a polineuropatia simétrica distal; esta é lentamente progressiva e favorece a formação de úlceras cutâneas crônicas, de difícil cicatrização.

Infecções, sobretudo cutâneas (inclusive fasciite necrosante), pneumonias, pielonefrite e tuberculose, são mais comuns em pacientes com diabetes. Em diabéticos malcontrolados, uma infecção aparentemente banal de um artelho pode deflagrar complicações potencialmente capazes de levá-los ao óbito ou à amputação do membro atingido. Maior suscetibilidade a infecções deve-se a diminuição na função de neutrófilos (interferência na quimiotaxia, aderência ao endotélio, fagocitose e atividade microbicida) e a menor produção de citocinas por macrófagos. Algumas infecções ocorrem principalmente em diabéticos, com destaque para:

- Otite externa invasiva ("maligna"), potencialmente letal e causada sobretudo por *Pseudomonas aeruginosa*, pode extender-se a estruturas intracranianas
- Pielonefrite enfisematosa, provocada por *Escherichia coli* e caracterizada por gás nos rins
- Papilite necrosante, complicação de pielonefrite aguda, em que há necrose isquêmica de pirâmides renais (papilas), podendo causar insuficiência renal aguda
- Colecistite enfisematosa, necrosante, que favorece perfuração da vesícula
- Mucormicose ou zigomicose, infecção necrosante oportunista causada por fungos dos gêneros *Rhizopus*, *Mucor*, *Absidia* e *Cunninghamella*; a forma rinocerebral é muito grave e tem como fator de risco cetoacidose (a menor ligação do ferro à transferrina por diminuição do pH reduz o poder microbicida dos líquidos corporais).

Aspectos morfológicos

No **pâncreas**, as lesões são vistas sobretudo no DM 1 e incluem: diminuição do número e/ou do tamanho das ilhotas (às vezes transformadas em estruturas alongadas, de difícil identificação), desgranulação de células β (observada à microscopia eletrônica), vacuolização de células β por acúmulo de glicogênio e infiltrado inflamatório (*insulite*), sobretudo de linfócitos T CD8+. Em recém-nascidos não diabéticos de mães diabéticas, encontra-se aumento do número e do tamanho das ilhotas. No DM 2, há discreta diminuição no número de células nas ilhotas; no espaço entre as células e a membrana basal dos capilares, há deposição de substância amiloide (Figura 29.76). Em fase avançada, as ilhotas transformam-se em massas hialinas paucicelulares. Em indivíduos idosos não diabéticos, podem ser encontradas lesões semelhantes, embora menos intensas.

Aterosclerose acelerada na aorta e em grandes artérias é mais intensa e surge em idade mais precoce do que em não diabéticos. Os aspectos morfológicos das lesões são idênticos aos da aterosclerose das demais sedes.

A **nefropatia** diabética manifesta-se sob três formas: (1) acometimento glomerular; (2) lesões vasculares; (3) pielonefrite. As lesões glomerulares são representadas por espessamento difuso da membrana basal (Figura 29.77), esclerose mesangial e glomerulosclerose nodular. Espessamento da membrana basal glomerular, a lesão mais precoce, é visto por microscopia eletrônica mesmo na ausência de disfunção renal. Esclerose mesangial difusa sempre coexiste com espessamento da membrana basal glomerular e caracteriza-se por aumento da matriz mesangial. Embora não específica de DM, associa-se à síndrome nefrótica. Glomerulosclerose nodular (lesão de Kimmelstiel-Wilson) aparece como nódulos de material hialino, PAS-positivo, na periferia dos glomérulos, às vezes com aprisionamento de células mesangiais. Esta lesão, vista em 15 a 30% dos pacientes com DM de longa duração, é virtualmente patognomônica da doença (Figura 29.78). Lesões glomerulares avançadas comprimem e obliteram os glomérulos, com atrofia tubular e fibrose intersticial. Macroscopicamente, os rins estão reduzidos de volume e mostram granulações na superfície (nefrosclerose).

O **acometimento vascular** renal é representado por aterosclerose e arteriolosclerose, que têm os mesmos aspectos dessas lesões em outros órgãos. Aspecto característico da arteriolosclerose renal no DM é o acometimento da arteríola eferente, raramente encontrada em não diabéticos ou na hipertensão arterial (Figura 29.79).

Pielonefrite, aguda ou crônica, é mais comum e mais grave em diabéticos. Complicação característica é a necrose de papilas renais (papilite necrosante). Em pacientes falecidos por cetoacidose diabética, encontra-se vacuolização volumosa e clara, por acúmulo de glicogênio, no epitélio dos túbulos proximais. O citoplasma vacuolizado faz protrusão no interior dos túbulos, que podem ser ocluídos.

Apesar de evidências epidemiológicas associarem DM a insuficiência cardíaca, a existência de uma **miocardiopatia diabética** é questionada, pois na doença coexistem outras condições (hipertensão

(continua)

Aspectos morfológicos (*continuação*)

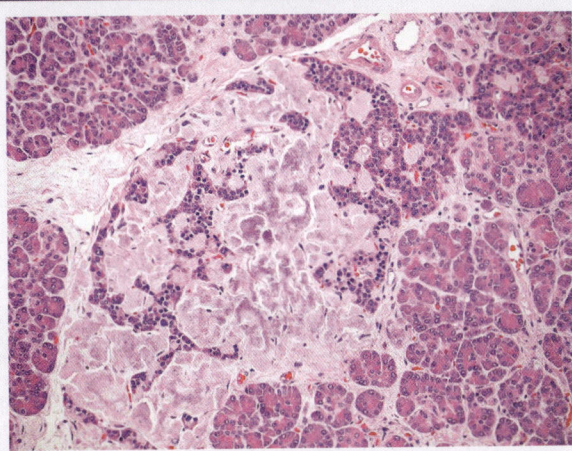

Figura 29.76 Depósito de substância amiloide em ilhota pancreática de paciente diabético falecido por complicações da doença. (Cortesia do Dr. Fernando Peixoto Ferraz de Campos, São Paulo-SP.)

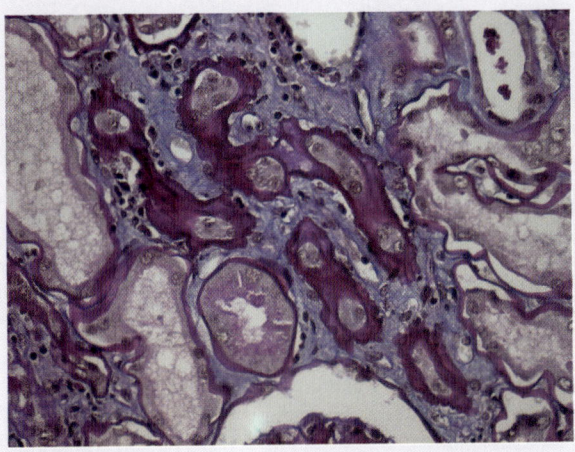

Figura 29.77 Hipotrofia de túbulos renais e espessamento da membrana basal tubular (PAS).

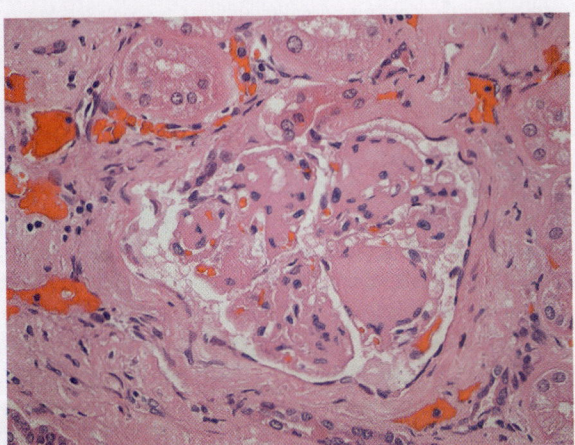

Figura 29.78 Glomerulosclerose nodular (lesão de Kimmelstiel-Wilson): nódulos hialinos na periferia de glomérulos.

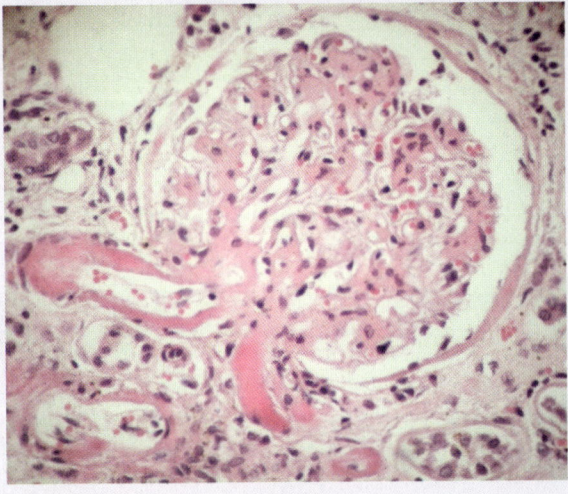

Figura 29.79 Hialinose das arteríolas aferente e eferente (arteriolosclerose hialina) na glomerulopatia diabética.

arterial, disfunção microvascular e neuropatia autonômica) que contribuem para disfunção cardíaca. Mesmo com essa ressalva, parece que no DM alguns fatores contribuem para agravar a insuficiência cardíaca. Fatores sistêmicos (resistência à insulina, estresse oxidativo, inflamação e disfunção autonômica) ou locais (tumefação endotelial, espessamento da membrana basal de capilares, redução da luz capilar, desarranjo de miofibrilas, fragmentação de mitocôndrias, acúmulo de lipídeos, apoptose de cardiomiócitos e fibrose intersticial), presentes em diabéticos, podem contribuir para reduzir a complacência miocárdica e para agravar as funções sistólica e diastólica.

Nos **olhos**, DM associa-se a retinopatia (importante causa de cegueira), catarata e glaucoma. As lesões da retinopatia desenvolvem-se em duas fases: pré-proliferativa e proliferativa. Na fase *pré-proliferativa*, encontram-se: (a) espessamento da membrana basal de capilares; (b) redução no número de pericitos, com perda da capacidade de autorregulação dos capilares; (c) microaneurismas, por proliferação do endotélio capilar e enfraquecimento vascular pela perda de pericitos; (d) hemorragias superficiais (em chama de vela) ou profundas (puntiformes ou discoides); (e) microtromboses; (f) veias em rosário; (g) edema retiniano e exsudatos duros, por defeitos na barreira hematorretiniana; (h) edema macular, importante causa de perda visual, particularmente no DM 2; (i) manchas algodonosas (infarto na camada de fibras nervosas da retina); (j) anormalidade microvascular intrarretiniana (IRMA): proliferação endotelial e formação de novos vasos ou remodelamento de vasos preexistentes (angiogênese intrarretiniana).

Na fase *proliferativa* da retinopatia, existe neovascularização na superfície da retina ou do disco óptico. Os vasos neoformados associam-se, inicialmente, a discreta proliferação de tecido fibroglial, que se acentua com o passar do tempo. Em estágios avançados, pode haver involução de tais vasos, ficando densa rede de tecido fibroso aderido à retina e à hialoide posterior.

Neovascularização consiste em vasos neoformados que rompem a membrana limitante interna da retina. Se não há descolamento do vítreo e a hialoide encontra-se intacta, a membrana neovascular estende-se entre a membrana limitante interna e a hialoide posterior, que funciona como andaime que orienta o crescimento dos vasos sanguíneos. Quando há descolamento posterior do vítreo

29

(*continua*)

Aspectos morfológicos (*continuação*)

(separação da membrana limitante interna da retina), pode haver hemorragia vítrea maciça por tração dos vasos neoformados, com rompimento da membrana neovascular. A neoformação fibroglial pré-retiniana e a organização das hemorragias tracionam a retina e podem separá-la do epitélio pigmentado (descolamento tracional da retina) ou levar a sua ruptura (descolamento regmatogênico da retina). A Figura 29.80 mostra alguns achados da retinopatia diabética na fase proliferativa.

Na retina, a neovascularização pode formar uma membrana neovascular na superfície da íris, cuja contração leva a aderências entre a íris e a rede trabecular, favorecendo glaucoma de ângulo fechado – *glaucoma neovascular*. Essa complicação não é comum, mas o risco aumenta após a extração de catarata, quando o crescimento de neovasos progride rapidamente, interferindo no ângulo da íris e dificultando a drenagem do humor aquoso. Neovasos na íris sangram com facilidade, causando hemorragia na câmara anterior (*hifema*).

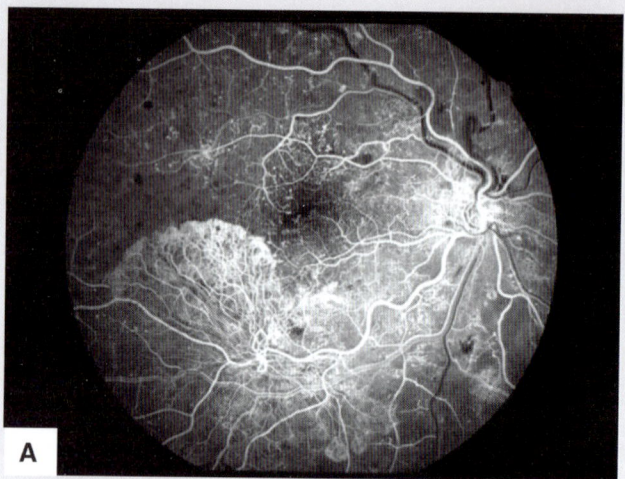
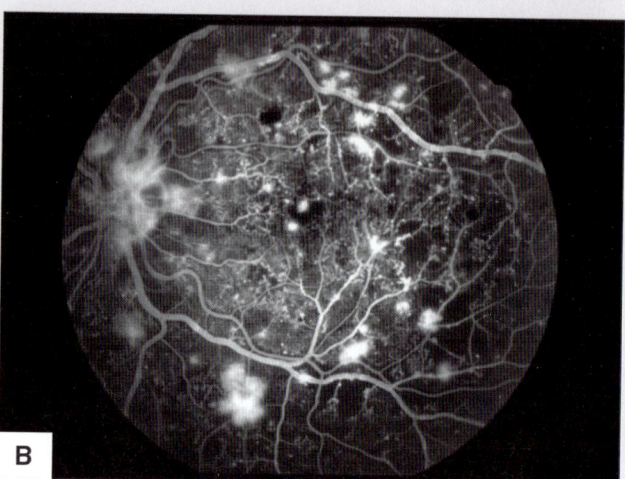

Figura 29.80 Retinopatia diabética proliferativa (angiofluoresceinografia). Paciente de 22 anos com DM tipo 1 há 15 anos. **A.** Olho direito: extensa membrana neovascular na área macular. **B.** Olho esquerdo: dilatação difusa da rede capilar, com formação de inúmeros microaneurismas; veias em rosário; extravasamento de contraste a partir de vasos neoformados. (Cortesia da Profª Dorothy Dantés dos Reis e do Dr. João Neves de Medeiros, Belo Horizonte-MG.)

Sistema neuroendócrino

Alfredo José Afonso Barbosa

O sistema neuroendócrino, ou APUD (*Amine Precursor Uptake and Decarboxilation*), é formado por células endócrinas esparsas presentes em diversos órgãos, as quais sintetizam aminas e peptídeos que atuam por mecanismos endócrino e parácrino. Com o isolamento dos primeiros hormônios gastrointestinais e a produção de anticorpos contra eles, iniciou-se uma etapa febril de utilização e aperfeiçoamento dos métodos para identificar os diferentes peptídeos e conhecer as células que os produzem. Este foi um passo importante, pois permitiu o desenvolvimento e a aplicação da imuno-histoquímica e do radioimunoensaio, ambos muito sensíveis para detectar os produtos dessas células. Utilizando-se a imunofluorescência, a gastrina foi o primeiro hormônio gastrointestinal identificado em células endócrinas da mucosa do trato digestivo. Células neuroendócrinas encontram-se espalhadas em diversos órgãos, sobretudo na mucosa gastrointestinal, mas também na medular da suprarrenal, na tireoide, na hipófise, no corpo carotídeo e na árvore respiratória. Muitos dos peptídeos e aminas secretados pelas células neuroendócrinas podem ser encontrados também no sistema nervoso central e periférico.

As células neuroendócrinas gastrointestinais podem ser *abertas* ou *fechadas*, dependendo de manterem contato com a luz glandular (abertas) ou não (fechadas) (Figura 29.81 A). Tais células podem ser identificadas por meio de colorações baseadas na capacidade que elas têm de reduzirem sais de prata (Figura 29.81 B), seja diretamente (células argentafins), seja com a ajuda de um agente redutor externo (células argirófilas). A prata ionizada torna-se reduzida a prata metálica, precipita-se no citoplasma e torna-se fortemente contrastada. As células podem ser identificadas também por: (a) imuno-histoquímica; (b) marcadores existentes na maioria das células neuroendócrinas, seja em grânulos de secreção (cromogranina), seja disseminado no citosol (enolase específica de neurônio). Tanto os produtos que secretam quanto as substâncias marcadoras costumam estar presentes também nos tumores derivados dessas células. À microscopia eletrônica, o achado mais marcante são vesículas de secreção contendo material elétron-denso, com dimensão e forma variáveis (grânulos de secreção – Figura 29.82).

As funções do sistema neuroendócrino são: (1) hormonal, como as células secretoras de insulina, gastrina, colecistocinina e secretina, cujos produtos atuam a distância; (2) parácrina, como substância P e somatostatina, que são liberadas diretamente na ou próximo da célula efetora. Muitos desses peptídeos estão presentes em terminações nervosas, são liberados e atuam como neurotransmissores ou neuromoduladores, com vida média muito curta.

Os peptídeos sintetizados são constituídos por fragmentos derivados de uma molécula precursora comum, o que origina grupos de peptídeos de uma mesma família; produtos de

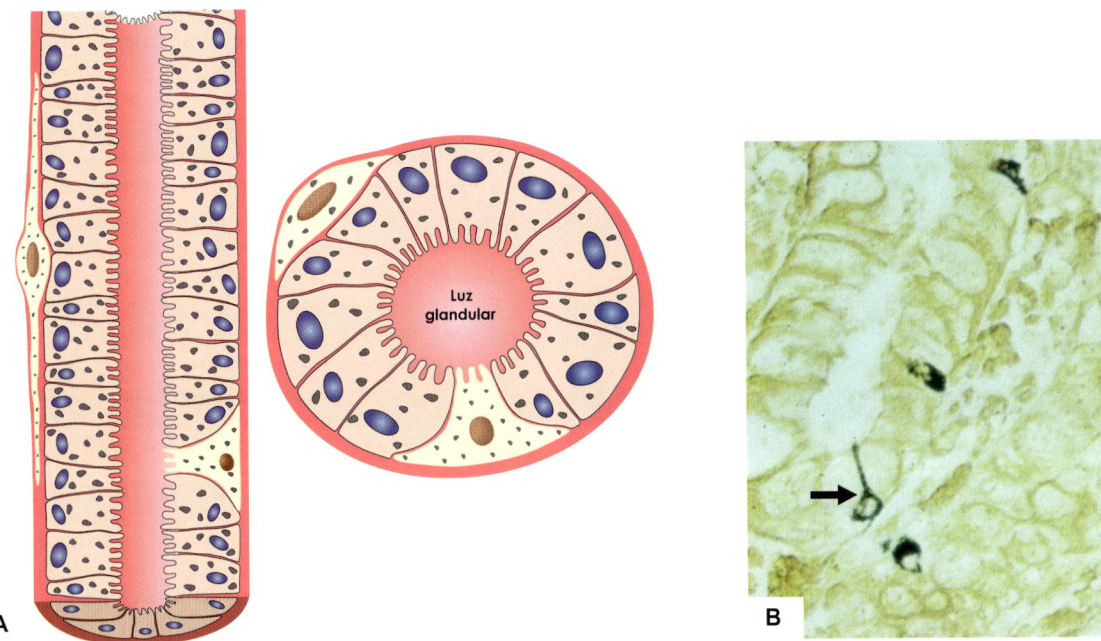

Figura 29.81 A. Esquema de mucosa intestinal cortada longitudinal e transversalmente, mostrando células APUD fechadas (sem contato com a luz glandular) e abertas (em contato com a luz da glândula). **B.** Células APUD do duodeno coradas pela prata, uma delas em contato com a luz glandular (*seta*).

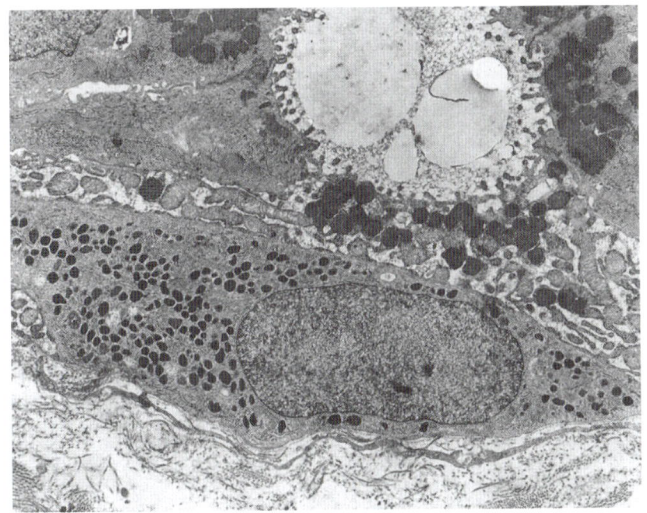

Figura 29.82 Glândula intestinal (sua luz é a região clara na porção superior da figura) com uma célula APUD na base do epitélio, sem contato com a luz (célula fechada). A célula APUD possui núcleo volumoso e citoplasma com numerosas vesículas, a maioria com grânulos elétron-densos de secreção, de forma e tamanho variados. Na parte inferior da figura, veem-se fibras de tecido conjuntivo da lâmina própria.

uma família podem conservar o componente ativo da molécula precursora ou somente suas características antigênicas. Esse fato tem interesse prático, pois, por imuno-histoquímica e radioimunoensaio, detecta-se o fragmento imunogênico, que pode não ser funcionante nem responder pelas manifestações clínicas eventualmente presentes. Neste tópico, serão discutidas as lesões mais relevantes das células do sistema APUD: hiperplasias e neoplasias.

▶ Hiperplasia

As hiperplasias de células neuroendócrinas mais conhecidas são: (1) hiperplasia de células C da tireoide, que produzem calcitonina; pode ser primária, ligada a fatores genéticos (ver adiante, Neoplasias endócrinas múltiplas), ou secundária; (2) nesidioblastose, em que existe proliferação difusa de células neuroendócrinas nas ilhotas pancreáticas, as quais produzem hormônios com repercussão clínica. Hipoglicemia é a manifestação mais comum e pode explicar certos casos de morte súbita em recém-nascidos. Em fetos ou recém-nascidos, no entanto, hiperplasia de células de ilhotas pancreáticas é frequente e considerada fisiológica; (3) hiperplasia de células G na mucosa gástrica, produtoras de gastrina. Na gastrite atrófica do corpo, ocorrem atrofia das glândulas oxínticas e desaparecimento das células principais e parietais, resultando em acloridria. Redução de HCl estimula a síntese de gastrina, o que resulta em hiperplasia de células G. Células ECLs (*enterochromaffin-like*) produzem histamina, que também estimula a secreção ácida no estômago. Como a gastrina estimula as células ECL em gastrites atróficas, hipergastrinemia leva a hiperplasia de células ECL, que pode ser difusa, linear, micronodular e adenomatoide (Figura 29.83). Em pacientes com hipergastrinemia crônica (p. ex., anemia perniciosa), as células ECL hiperplásicas podem alcançar a lâmina própria e formar nódulos (hiperplasia nodular). Hiperplasia neuroendócrina associada a gastrite atrófica do corpo é a origem mais comum de carcinoide gástrico.

▶ Neoplasias

As neoplasias de células neuroendócrinas, chamadas genericamente tumores neuroendócrinos (TNE), são as lesões mais importantes desse grupo de células. Os TNEs são formados por células uniformes e com aspecto histológico de benignidade,

29

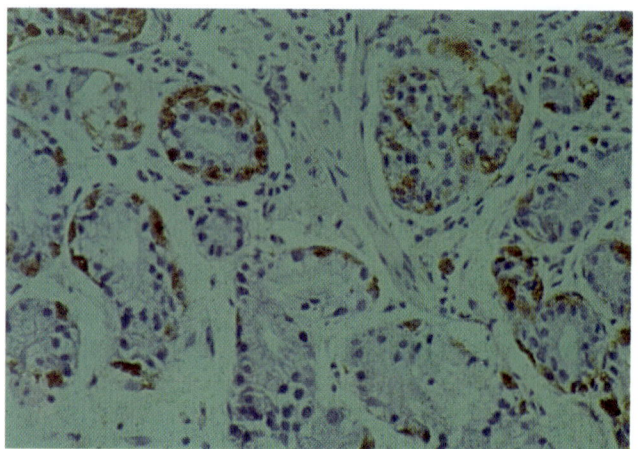

Figura 29.83 Mucosa gástrica do corpo (oxíntica) de paciente com gastrite crônica autoimune (anemia perniciosa), com hipotrofia acentuada das glândulas fúndicas e hiperplasia difusa das células APUD.

(Figura 29.84), embora muitos deles tenham evolução incerta. Além disso, tais tumores são responsáveis por hipersecreção de substâncias produzidas pelas células normais das quais se originam. TNEs são capazes de produzir qualquer peptídeo ou amina desse sistema, ativo ou inativo. A característica citoquímica mais útil na identificação de um TNE é a sua capacidade de reduzir sais de prata, direta ou indiretamente, embora haja exceções. Os TNE podem ser identificados também por imuno-histoquímica, pela detecção do produto específico que secretam (por ex., gastrina, insulina) ou por marcadores genéricos dos componentes do sistema neuroendócrino (p. ex., enolase específica de neurônio, sinaptofisina, cromogramina).

O peptídeo secretado por determinado TNE pode ser detectado no sangue ou no tecido neoplásico e quantificado por radioimunoensaio e outros métodos laboratoriais. Em tecidos, pode ser demonstrado por imuno-histoquímica. Um TNE pode secretar um, dois ou mais peptídeos, que podem ser inativos, ou seja, clinicamente silenciosos; quando existe atividade biológica identificável, apenas um dos peptídeos costuma ser o responsável pelas manifestações clínicas. Além disso, o tumor

pode sintetizar mais de um peptídeo de uma mesma família. A corticolipotrofina, por exemplo, pode estar presente no tumor ou no sangue circulante juntamente com outros hormônios de cadeia menor que fazem parte dessa molécula, como ACTH, endorfinas e encefalinas.

Ao longo do tempo, os TNEs foram designados por diferentes denominações, sendo o termo genérico *carcinoide* usado até hoje. Outra denominação é *APUDoma*. A Organização Mundial de Saúde (OMS) classifica os TNEs com base no grau de diferenciação das células e na sua atividade proliferativa. O índice de proliferação celular pode ser obtido pela contagem do número de mitoses e, sobretudo, pela marcação imuno-histoquímica com o anticorpo Ki-67; marcação em mais de 20% das células neoplásicas por campo de grande aumento indica tumor com comportamento agressivo (carcinoma neuroendócrino).

Tumores neuroendócrinos do trato digestivo

O trato digestivo é a sede principal de TNEs (70% dos casos, sobretudo no intestino delgado – Quadro 29.21). Além do padrão histológico e do índice de proliferação celular, as dimensões do tumor e a sua localização têm importância prognóstica. Muitas características dos TNEs do trato digestivo correlacionam-se com as divisões embrionárias, quais sejam: intestino anterior (*foregut*), intestino médio (*midgut*) e intestino posterior (*hindgut*).

Os TNEs da região anterior (esôfago, estômago e duodeno), principalmente os do estômago, os mais frequentes, são geralmente pequenos. A maioria tem evolução indolente, a sobrevida após cirurgia é longa e raramente surgem metástases. Em 90 a 100% dos casos, os tumores são positivos para cromogranina e enolase específica de neurônio, além de fortemente argirófilos (corados pela técnica de Grimelius), embora raramente argentafins (técnica de Fontana-Masson). No estômago, os TNEs são formados sobretudo por células ECLs e associam-se à gastrite atrófica do corpo, geralmente autoimune (ver Capítulo 22).

Os TNEs do estômago são de três tipos: (a) tipo I, relacionado com gastrite atrófica do corpo, com ou sem anemia perniciosa; é o mais comum, tem crescimento indolente e raramente dá metástases; (b) tipo II, associado à síndrome de Zollinger-Ellison; também mostra crescimento lento, mas pode dar metástases; (c) tipo III, representado por TNE esporádico, tem crescimento mais agressivo e dá metástases frequentemente (20 a 50% dos casos).

Quadro 29.21 Distribuição de tumores neuroendócrinos (carcinoides) no trato digestivo*

Sede do tumor	Número de casos	Percentual
Intestino delgado	2.199	35,92
Apêndice cecal	1.570	25,65
Reto	1.042	17,02
Cólon	728	11,89
Estômago	265	4,33
Duodeno	169	2,76
Pâncreas	46	0,75
Esôfago	3	0,05
Outras sedes	100	1,63
Total	*6.122*	*100*

*Segundo Modlin e Sandor, 1997.

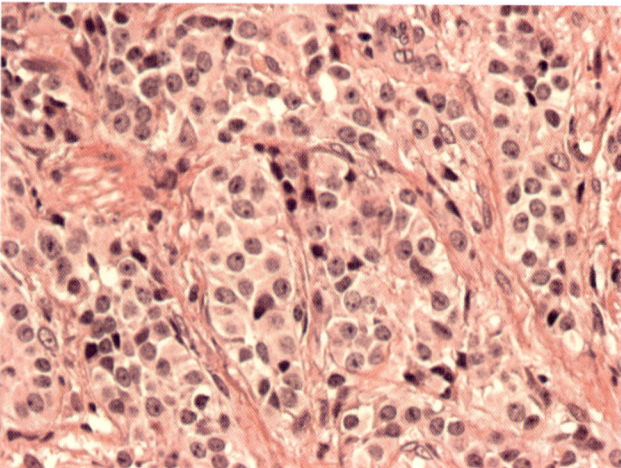

Figura 29.84 Carcinoide do intestino delgado, com padrão clássico. As células são uniformes, têm núcleos arredondados e regulares e formam ninhos envolvidos por septos de tecido conjuntivo.

29

Os TNEs da região média (jejuno e íleo), os mais frequentes no trato gastrointestinal, comportam-se de forma mais agressiva e podem ser múltiplos. Originam-se em geral de células enterocromafins (células ECs), produtoras de serotonina, e podem ser diagnosticados por colorações pela prata e pela imuno-histoquímica (NSE e cromogranina). Ao diagnóstico, geralmente são maiores do que aqueles do estômago (> 2 cm), infiltram a camada muscular e dão metástases. Por esse motivo, são os que mais apresentam *síndrome carcinoide* (sudorese, rubor cutâneo, broncoespasmo, cólica abdominal, diarreia e fibrose em valvas cardíacas), que depende de grande quantidade de serotonina na circulação sanguínea. Normalmente, a serotonina produzida no trato digestivo é metabolizada no fígado. A síndrome carcinoide é mais frequente quando o tumor é volumoso ou, principalmente, quando existem metástases hepáticas, pois a serotonina é liberada pelas células metastáticas diretamente na circulação sanguínea, sem ser modificada nos hepatócitos.

Os TNEs da porção posterior originam-se sobretudo no restossigmoide e geralmente são descobertos de forma acidental. São tumores benignos ou malignos, mas com evolução indolente; metástases são raras. Tumores no cólon proximal são maiores, apresentam crescimento agressivo e dão metástases. TNEs do cólon e do reto apresentam quadro microscópico pouco característico, dificultando o diagnóstico histológico (raramente são argentafins e 20 a 30% não apresentam propriedades argirofílicas). Em muitos deles, marcadores imuno-histoquímicos, como NSE e cromogranina, podem ser negativos.

Tumores neuroendócrinos do pâncreas

Os TNEs do pâncreas, que se originam de células APUD presentes nas ilhotas de Langerhans ou nos ductos pancreáticos, são pouco comuns; sua importância resulta das síndromes que provocam. Tais tumores, únicos ou múltiplos, surgem geralmente em adultos e podem secretar: (a) apenas um produto (p. ex., insulina, gastrina), associado a síndrome simples; (b) mais de um hormônio não produzido no pâncreas; nesses casos, são frequentemente múltiplos e malignos. A classificação mais útil é a que associa dados clínicos, produto hormonal secretado e perfil imuno-histoquímico das células. Em alguns tumores, a classificação é difícil porque: (1) a lesão é formada por mais de um tipo celular; (2) as células não são classificáveis morfologicamente, inclusive pela microscopia eletrônica. Nesses casos, o tumor recebe o nome do hormônio ou peptídeo secretado.

Tumores com atividade endócrina têm algumas características: (1) a maioria comporta-se como tumores benignos e, em geral, são solitários e pequenos (1 a 3 cm); (2) localizam-se sobretudo no corpo ou na cauda do pâncreas; (3) nem sempre possuem cápsula; às vezes, os limites são imprecisos; (4) a lesão é homogênea ou finamente lobulada, firme e vermelho-acinzentada.

Os critérios morfológicos ligados a comportamento agressivo são tamanho (> 2 cm), invasão hemolinfática e alta proliferação celular (número de mitoses, marcação por Ki-67). Não há diferença prognóstica entre tumores funcionantes e não funcionantes. Metástases ocorrem em linfonodos peripancreáticos e no fígado. Os principais tumores estão descritos adiante.

Insulinoma. É o tumor funcionante mais frequente do pâncreas. A lesão manifesta-se em adultos e incide igualmente em ambos os sexos. Em 80% dos casos, o tumor é benigno e solitário, enquanto em 10 a 15% dos pacientes é múltiplo ou coexiste com outras neoplasias endócrinas (ver adiante, Neoplasias endócrinas múltiplas). Em 5 a 10% dos casos, a neoplasia é maligna.

Tumores solitários são geralmente pequenos (< 2 cm) e encapsulados. Microscopicamente, as células formam ilhotas gigantes e sólidas, raramente sob a forma de ductos ou ácinos. Como regra, a imuno-histoquímica mostra insulina nas células neoplásicas. À microscopia eletrônica, a maioria dos casos apresenta grânulos de secreção no citoplasma.

Insulinoma manifesta-se por crises de hipoglicemia (glicemia < 50 mg/dL), no início esporádicas, às vezes graves e geralmente em períodos de jejum; muitos pacientes, no entanto, são assintomáticos. As manifestações clínicas principais referem-se quase sempre ao sistema nervoso central. Por causa da hipoglicemia, surgem alterações do comportamento e da personalidade e distúrbios motores e da consciência. Como tal quadro pode simular inúmeras síndromes nervosas e/ou psíquicas, o diagnóstico não é fácil. Hipoglicemia crônica leva a modificações progressivas da personalidade, perda da memória, psicoses e deterioração mental. O achado laboratorial mais importante é hipoglicemia de jejum, associada a níveis sanguíneos normais ou elevados de insulina. Em 80% dos casos, há síntese aumentada de insulina; em 20% dos casos, a hipoglicemia é discreta. A remoção do tumor normaliza a glicemia.

Glucagonoma. É neoplasia rara, geralmente maligna, solitária ou associada a outros tumores endócrinos. O tumor é mais frequente em mulheres, próximo da menopausa. Microscopicamente, as células contêm grânulos de secreção atípicos, e a imuno-histoquímica geralmente é positiva para glucagon em poucas células. A síndrome glucagonoma consiste em lesões cutâneas, especialmente nas pernas, no períneo e na região inguinal (eritema cutâneo migratório necrosante e dermatite esfoliativa). Podem surgir também estomatite, glossite, anemia normocítica, hemossedimentação elevada, intolerância à glicose (30%) ou diabetes (60%), hipoaminoacidemia e hiperglucagonemia.

Gastrinoma. Gastrinoma é quase sempre solitário e, em 80 a 85% dos casos, localiza-se no pâncreas; nos restantes, situa-se no duodeno, no estômago ou, raramente, em outras localizações; o tumor, portanto, pode surgir em locais em que as células G não são normalmente encontradas, como o pâncreas. Quando extrapancreático, surge a dúvida se a lesão é metástase de tumor primário não identificado. Em 60% dos casos, o gastrinoma é maligno, metade destes com metástases, sobretudo em linfonodos e no fígado, descobertas durante a cirurgia para remoção do tumor. O diagnóstico de gastrinoma é difícil pela variabilidade dos achados histológicos, sendo necessária a demonstração imuno-histoquímica de gastrina nas células neoplásicas. Quando o paciente tem hipergastrinemia, o diagnóstico é mais fácil, embora em 10% dos pacientes com hipergastrinemia trata-se de hiperplasia de células G na mucosa antral e ou duodenal. Quando multicêntrico e principalmente no duodeno, o gastrinoma associa-se em geral a outros tumores endócrinos (25% dos casos), sobretudo à neoplasia endócrina múltipla tipo 1 (ver adiante, NEM 1).

O gastrinoma associa-se com frequência à síndrome de Zollinger-Ellison (ver Capítulo 22), que se caracteriza por secreção aumentada de gastrina, hipercloridria e úlcera péptica. Os pacientes apresentam diarreia (50% dos casos), que pode ser a manifestação inicial (30%) ou isolada (5%), às vezes intensa, por causa de hipersecreção gástrica. Úlcera péptica, que muitas vezes é múltipla, surge não só no duodeno e no estômago (sedes habituais) como também no esôfago e no jejuno proximal. Resistência ao tratamento e recidivas das úlceras são comuns.

29

Outros TNEs do pâncreas. São: (a) *somatostinoma* (Figura 29.85), que se origina de células D; estas existem também ao longo da mucosa gastrointestinal, sobretudo no duodeno e jejuno, onde a neoplasia pode surgir. Somatostinoma causa síndrome caracterizada por hipocloridria, esteatorreia, teste de tolerância à glicose de tipo diabético e colecistopatia; (b) *Vipoma* (secretor de VIP, *peptídeo intestinal vasoativo*), que pode ser funcionante ou clinicamente silencioso. Eventualmente, VIP é detectado por imuno-histoquímica nas células tumorais. Quando funcionante, é responsável por diarreia aquosa (síndrome WDHA – *water-diarrhoea-hypokalemia-achlorhydria*), associada à secreção de VIP. A síndrome WDHA pode surgir também no câncer broncopulmonar, no feocromocitoma e no ganglioneuroblastoma. Vipoma pode secretar ainda outros produtos, como gastrina e peptídeo pancreático (vipoma misto), com frequência apresenta comportamento maligno e em alguns casos associa-se à síndrome de Verner-Morrison, que faz parte da síndrome de neoplasia endócrina múltipla tipo 1 (ver adiante); (c) tumores argentafins originados de células ECs, produtoras de serotonina, raros no pâncreas; tais tumores originam-se principalmente no intestino delgado, onde existe grande número de células ECs.

Neoplasias endócrinas múltiplas

A coexistência de tumores simultâneos em diferentes glândulas endócrinas de um mesmo indivíduo foi primeiramente descrita por Erdheim (1903) em um paciente com acromegalia, adenoma hipofisário e aumento das paratireoides. Em 1954, Verner descreveu tumores múltiplos na hipófise anterior, na paratireoide e nas ilhotas pancreáticas em membros de duas gerações de uma mesma família; propôs que a associação tinha origem genética e que deveria ser chamada *adenomatose endócrina múltipla*. Em 1961, Sipple relatou outra associação diferente de tumores endócrinos: carcinoma medular da tireoide (CMT), feocromocitoma (FCC) e aumento nodular da paratireoide. Em revisão da literatura, observou aumento na frequência de câncer da tireoide em pacientes com FCC. Mais tarde, reconheceu-se que as duas diferentes associações de tumores endócrinos constituíam entidades geneticamente distintas. A primeira foi chamada de neoplasia endócrina múltipla tipo 1 (NEM 1), e a outra, constituída por CMT, FCC e doença da paratireoide, de neoplasia endócrina múltipla tipo 2 (NEM 2). Na sequência, a NEM 2 foi separada em NEM 2A e NEM 2B; em ambas, existe CMT. Hoje, a NEM 2B é classificada como NEM 3. A forma isolada de carcinoma medular da tireoide familiar (CMTF) ocorre em geral em idade mais jovem (35 anos) do que na variante não familiar (45 anos). O gene envolvido em todas as formas de CMT é o *RET*, localizado em 10q11.2. Recentemente, reconheceu-se a NEM 4, também hereditária e com sinais e sintomas semelhantes àqueles dos pacientes com NEM 1, mas com mutação no gene *CDKN1B*.

Quando existem manifestações clínicas, o diagnóstico de neoplasia endócrina múltipla é mais fácil. Entretanto, tendo origem genética e herança autossômica dominante com expressividade variável, membros de uma mesma família podem apresentar doença clinicamente diferente uns de outros. Como a maioria das células endócrinas na NEM pertence ao sistema APUD, com frequência surgem, mesmo nos pacientes sem doença clínica, anormalidades hormonais ou metabólicas detectadas em exames especializados. A importância principal de se identificar algum desequilíbrio hormonal consiste na possibilidade de diagnóstico precoce nos indivíduos afetados mas ainda clinicamente normais, tanto de neoplasia endócrina como de lesões hiperplásicas potencialmente neoplásicas.

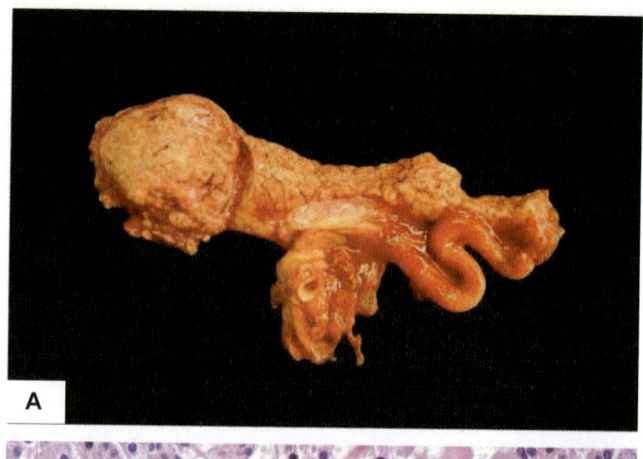

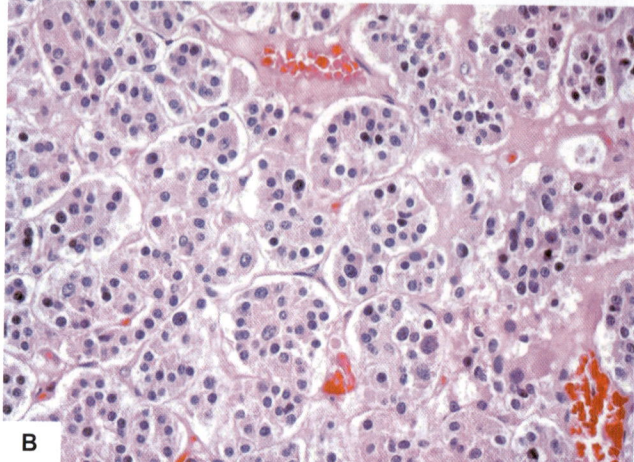

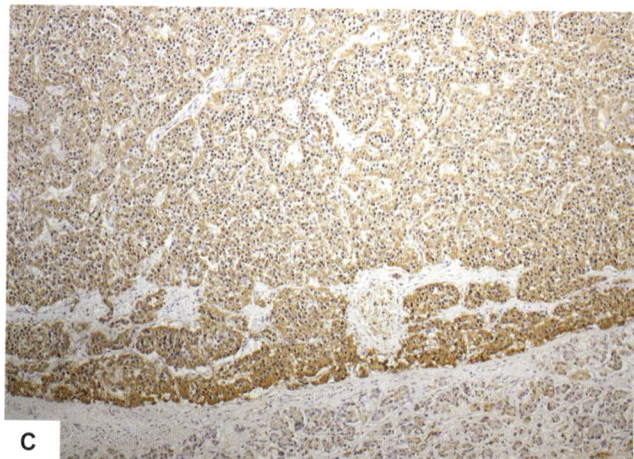

Figura 29.85 Somatostinoma pancreático. **A.** Lesão nodular na cauda do órgão. **B.** Aspecto histológico, mostrando ninhos de células com núcleos arredondados. **C.** Marcação imuno-histoquímica para somatostatina difusamente nas células neoplásicas (as células dos ácinos pancreáticos normais são negativas – parte de baixo da figura). (Cortesia da Dra. Cristiane Rúbia Ferreira, São Paulo-SP.)

Neoplasia endócrina múltipla 1 (NEM 1). NEM 1 caracteriza-se por hiperplasia ou neoplasia de paratireoides, ilhotas pancreáticas e adeno-hipófise, podendo faltar um dos componentes. Lesão de *paratireoides* com hiperparatireoidismo, sobretudo hiperplasia de células principais, é o elemento mais comum. Hiperparatireoidismo, que também pode ser esporádico (ver anteriormente), manifesta-se sobretudo por hipercalcemia, urolitíase e lesões ósseas (ver Capítulo 27). Na NEM 1, a lesão nas paratireoides é difusa, com mais recidivas pós-cirúrgicas do que na forma esporádica da doença. As manifestações clínicas aparecem mais precocemente na síndrome (41 anos) do que na forma esporádica (55 anos). NEM 1 é causada por mutações no gene *MEN1*, que codifica a proteína menin.

Nas *ilhotas pancreáticas*, as lesões são hiperplasia (às vezes semelhante à nesidioblastose) ou neoplasia (adenoma ou adenocarcinoma). Neoplasias de ilhotas pancreáticas, que são o achado mais importante na NEM 1, são constituídas por um ou mais de um tipo de célula. Tais tumores secretam gastrina, insulina, VIP e glucagon e podem, portanto, originar quadros clínicos muito diversos, sendo mais frequentes hipercloridria e úlceras gastroduodenais (gastrina), hipoglicemia (insulina), diarreia aquosa, hipocalcemia e acloridria (VIP), diabetes melito e lesões cutâneas (glucagon).

Adenoma da hipófise, presente em 65% dos casos necropsiados, tem crescimento lento e geralmente é do tipo não funcionante, o que explica por que apenas menos de 30% dos pacientes com NEM 1 apresentam sinais ou sintomas de lesão hipofisária. Tumores não funcionantes dão manifestações clínicas por crescimento local, como sinais de hipopituitarismo e defeitos no campo visual. Tumores funcionantes causam sintomatologia por secreção de hormônio de crescimento (acromegalia), ACTH (síndrome de Cushing) ou prolactina (galactorreia e amenorreia).

Além de lesões em paratireoides, ilhotas pancreáticas e hipófise, na NEM 1 podem ocorrer ainda: (a) hiperplasia difusa ou adenoma solitário ou adenomas múltiplos na cortical da suprarrenal (30 a 40% dos casos necropsiados). Raramente, tais lesões causam manifestações clínicas, como hiperaldosteronismo; (b) tumores carcinoides, principalmente no trato digestivo e na árvore respiratória, capazes de produzir uma variedade de hormônios próprios do sistema APUD.

Neoplasia endócrina múltipla 2 (NEM 2). Os pacientes têm hiperplasia (e, menos frequentemente, adenoma) de paratireoides, carcinoma medular da tireoide (CMT) e feocromocitoma (FCC). Lesão nas paratireoides pode levar a hiperparatireoidismo, embora este possa ser também secundário à hipocalcemia causada por CMT. Além de tumores múltiplos nas glândulas afetadas, na NEM 2: (a) o carcinoma medular da tireoide e a hiperplasia de células C que o precede ou a ele se associa geralmente são bilaterais e multifocais; (b) o feocromocitoma é bilateral; (c) a lesão nas paratireoides envolve mais de uma glândula. NEM 2 resulta de mutações no gene *RET*.

Como as células C da tireoide produzem calcitonina, os níveis plasmáticos desse peptídeo são elevados. Outros apudomas também podem produzir calcitonina, que pode ter ainda origem ectópica (p. ex., carcinoma da mama); hipercalcitoninemia ou grande elevação após estímulo com cálcio e pentagastrina são utilizados no diagnóstico da doença principal (CMT) e de predisposição (hiperplasia de células C) em indivíduos de uma mesma família. Outros peptídeos da família APUD também podem ser sintetizados por CMT, como somatostatina e ACTH, este responsável por síndrome de Cushing. De acordo com a diferenciação celular no CMT, vários hormônios podem ser produzidos.

Neoplasia endócrina múltipla 3 (NEM 3). Pacientes com NEM 3, associada a mutação pontual no gene *RET*, raramente têm lesão nas paratireoides e muitas vezes apresentam alterações físicas caracterizadas por ganglioneuromas nas mucosas oral e gastrointestinal e características marfanoides, como lábios proeminentes e alongados, articulações flácidas, escoliose e deformidades na parede torácica anterior. Ganglioneuromas, geralmente pequenos e múltiplos, formam nódulos branco-amarelados, mais frequentes na cavidade oral e na mucosa gastrointestinal. Ocorrem ainda espessamento e irregularidades de feixes nervosos nos plexos intramurais, que às vezes é o achado anatomopatológico predominante da lesão nervosa. Em poucos casos, a NEM 3 aparece como doença esporádica.

Feocromocitoma ou hiperplasia bilateral da medular da suprarrenal é o segundo componente importante no diagnóstico de NEM 2 ou NEM 3; ambas lesões podem estar presentes no mesmo paciente, embora apenas 50% daqueles com NEM 2 tenham FCC clinicamente detectável. Tumores menores que 2 cm raramente provocam sintomatologia e geralmente não são diagnosticados. Em familiares de pacientes com NEM 2 ou NEM 3, hiperplasia de células C da tireoide é frequente. Tanto a hiperplasia de células C quanto o CMT são multifocais, admitindo-se que a primeira seja precursora do segundo.

Neoplasia endócrina múltipla tipo 4 (NEM 4). Também hereditária, manifesta-se com sinais e sintomas semelhantes àqueles da NEM 1. Sua característica principal é hiperparatireoidismo associado a tumores da hipófise, de glândulas endócrinas, dos rins e do sistema reprodutor. O defeito genômico ocorre no gene *CDKN1B*, mapeado em 12.p13. Pesquisa de mutações nesse gene é importante nos casos de hiperparatireoidismo familial (NEM 1, NEM 2 e NEM 4 manifestam-se com hiperparatireoidismo).

■ Leitura complementar

▶ Hipotálamo

Bichet DG. Genetics and diagnosis of central diabetes insipidus. Ann Endocrinol (Paris). 2012;73:117-27.

Horvath E, Scheithauer BW, Kovacs K, et al. Hypothalamus and pituitary. In: Graham DI, Lantos PL, (eds.). Greenfield's neuropathology. 7th ed. v. I. London: Arnold; 2002.

Kortenoeven ML, Fenton RA. Renal aquaporins and water balance disorders. Biochim Byophys Acta. 2014;1840:1533-49.

Leroy C, Karrouz W, Douillard C, et al. Diabetes insipidus. Ann Endocrinol (Paris). 2013;74:496-507.

▶ Hipófise

Asa SL. Practical pituitary pathology. What does the pathologist need to know? Arch Pathol Lab Med. 2008;132:1231-40.

Barbosa-Coutinho LM, Antunes ACM, Azambuja NA, et al. Adenomas da hipófise: estudo imuno-histoquímico de 167 casos. Arq Neuro-Psiquiatr. 1989;47:308-12.

Cohen LE. Genetic disorders of the pituitary. Curr Opin Endocrinol Diabetes Obes. 2012;19:33-9.

Dubourg J, Messerer M. Sports-related chronic repetitive head trauma as a cause of pituitary dysfunction. Neurosurg Focus. 2011;31:E2.

Ellison D, Love S, Chimelli L, et al. Neuropathology. A reference text of CNS pathology. 3rd ed. Edinburgh: Elsevier/Mosby; 2013.

Ezzat S, Asa SL, Couldweel WT, et al. The prevalence of pituitary adenomas: a systematic review. Acta Neurochir (Wien), 2004;146:831-9.

Guitelman M, Garcia Basavilbaso N, Vitale M, et al. Primary empty sella (PES): a review of 175 cases. Pituitary. 2013;16:270-4.

29

Horvath E, Scheithauer BW, Kovacs K, et al. Hypothalamus and pituitary. In: Graham DI, Lantos PL (eds.). Greenfield's Neuropathology. 7th ed. v. I. London: Arnold; 2002.

Kleinschmidt-Demasters BK, Lopes BS. Update on hypophysitis and TTF-1 expressing sellar region masses. Brain Pathol. 2013;23:495-514.

Kleinschmidt-Demasters BK. Pituitary gland. In: Rosai J (ed.). Rosai and Ackerman's surgical pathology. 10th ed. v. 2. Edinburgh: Mosby Elsevier; 2011.

Lloyd RV, Osamura RY, Klöppel G (eds.). WHO classification of tumours of endocrine organs. World Health Organization Classification of Tumours. 4th. ed. Lyon: IARC; 2017.

Lopes MBS. The 2017 World Health Organization classification of tumors of the pituitary gland: a summary. Acta Neuropathol. 2017;134(4):521-35.

Nosé V, Ezzat S, Horvath E, et al. Protocol for the examination of specimens from patients with primary pituitary tumors. Arch Pathol Lab Med. 2011;135:640-6.

Scheithauer BW. The pituitary and sellar region. In: Mills SE, Carter D, Greenson JK, Reuter VE, Stoler MH (eds.). Sternberg's diagnostic surgical pathology. 5th ed. v. 1. Philadelphia: Wolters Kluwer/Lippincott Williams & Wilkins; 2010.

Turcu AF, Erickson BJ, Lin E, et al. Pituitary stalk lesions: The Mayo Clinic experience. J Clin Endocrinol Metab. 2013;98:1812-8.

▶ Tireoide

Asa S. Survival guide to endocrine pathology. Korea: Innovative Science Press; 2020.

Basilio de Oliveira CA. Carcinomas ocultos da tireoide: estudo anatomopatológico [tese]. Rio de Janeiro: Faculdade de Medicina, Universidade Federal do Rio de Janeiro; 1984.

Basilio de Oliveira CA. Contribuição ao estudo anatomopatológico da tireoide, em necropsias, na Síndrome da Imunodeficiência Adquirida (AIDS) [tese]. Rio de Janeiro: Escola de Medicina e Cirurgia. Universidade Federal do Estado do Rio de Janeiro (UNIRIO); 1994.

Basilio de Oliveira CA. Da variante esclerosante difusa do carcinoma papílífero da tireoide [tese]. Rio de Janeiro: Escola de Medicina e Cirurgia. Universidade Federal do Estado do Rio de Janeiro (UNIRIO); 1990.

Basilio de Oliveira CA. Infections and neoplastic disorders of the thyroid in aids patients: an autopsy study. Braz J Infect Dis. 2000;4(2):67-75.

Basilio de Oliveira CA. Tireoide e desnutrição proteico calórica. Contribuição à patologia experimental e à humana [tese]. Rio de Janeiro: Universidade Federal Fluminense (UFF); 1988.

Billis A, Vassalo J. Patologia diagnóstica de tumores. Campinas; 2010.

Brasilino de Carvalho M. Tratado de tireoide e paratireoides. 2.ed. Rio de Janeiro: Editora Rubio; 2018.

Cibas ES, Ali SZ. The Bethesda system for reporting thyroid cytopathology. Thyroid. 2009;19:59-65.

Camessele-Teijeiro JM, Eloy C, Sobrinho-Simões M. Tumors of the thyroid gland. Diagnosis and WHO classification. Springer International Publishing; 2018.

DeGroot LJ. Radiation-associated thyroid carcinoma. Grune & Stratton, New York, São Francisco, London; 1977.

Khan A. Surgical pathology of endocrine and neuroendocrine tumors. Humana Press; 2009.

Lloyd RV, Osamura RY, Klöppel G, et al. WHO Classification of tumors of endocrine organs. International Agency for Research on Cancer. 4th ed. Lyon: WHO; 2017.

Medeiros-Neto G. Moléstias hereditárias do sistema tireoideo. São Paulo: Roca; 1996.

Nikiforov Y, Seethela RR, Tallini G, et al. Nomenclature revision for encapsulated follicular variant of papillary thyroid carcinoma. A paradigma shift to reduce overtreatment of indolent tumors. JAMA Oncol. 2016;2(8)1023-9.

Nikiforov Y, Biddinger P, Thompson L. Diagnostic pathology and molecular genetics of the thyroid. 3rd ed. Wolters Kluwer/Lippincott Williams e Wilkins; 2020.

Nosé V. Endocrine diagnostic pathology. 2nd ed. Elsevier; 2018.

Radis. Edição n. 210, março, 2020. Estimativa/2020. Incidência de Câncer no Brasil. Ministério da Saúde. Instituto Nacional de Câncer José Alencar Gomes da Silva. Rio de Janeiro: INCA; 2019. Available from: <https://www.inca.gov.br/estimativa>.

Ross DS, Burch HB, Cooper DS, et al. 2016 American Thyroid Association Guidelines for Diagnosis and Management of Hyperthyroidism and Other Causes of Thyrotoxicosis. Thyroid. 2016;26(10):1343-421 (published correction appears in Thyroid. 2017;27(11):1462).

Saad MJA, Rubens Maciel MB, Mendonça BB. Endocrinologia. Princípios e prática. 2.ed. Rio de Janeiro: Atheneu; 2017.

Santana NO. Perfil clínico e molecular dos carcinomas de células de Hürthle da tireoide [tese]. São Paulo: Faculade de Medicina da Universidade de São Paulo; 2019.

Scott B, Sylvia A. Biopsy interpretation of the thyroid. Wolters Kluwer/Lippincott Williams & Wilkins; 2010.

Vidal APA. Análise Imuno-Histoquímica da Atividade da Via da Adenosina-Monofosfato-Cinase (AMPK) nos carcinomas bem diferenciados de linhagem folicular da tireoide. Estudo comparativo entre o tecido neoplásico e o não-neoplásico [tese]. Rio de Janeiro: Faculdade de Medicina, Universidade Federal do Rio de Janeiro; 2013.

Yong GCH. Thyroid fine needle aspiration. Cambridge University Press; 2013.

▶ Cortical da suprarrenal

Alencar GA, Lerario AM, Nishi MY, et al. ARMC5. Mutations are a frequent cause of primary macronodular adrenal hyperplasia. J Clin Endocrinol Metab. 2014;99(8):E1501-9.

Bornstein SR. Predisposing factors for adrenal insufficiency. N Engl J Med. 2009;360:2328-39.

Erickson LA, Lloyd RV, Hartman R, et al. Cystic adrenal neoplasms. Cancer. 2004;101:1537-44.

Erickson LA. Challenges in surgical pathology of adrenocortical tumorurs. Histopathology. 2018;72:82-96.

Fernandes VS, Bisi H, Longatto-Filho A, et al. Incidence of adrenalitis on necropsy material. Rev Hosp Clin Med São Paulo. 1991;46:219-22.

Foster DG. Adrenal cysts. Review of the literature and report of a case. Arch Surg. 1996;92:131-43.

Giocco F, Seccia TM, Gomez-Sanchez EP, et al. Adrenal histopathology in primary aldosteronism: is it time for a change? Histopathology. 2015;66(4):724-30.

Lack EE. Tumors of the adrenal glands and extra-addrenal paraganglia. AFIP Atlas of Tumor Pathology – Series 4. Washington, DC: Armed Forces Insttute of Pathology; 2007.

Lau SK, Weiss LM. The Weiss system for evaluating adrenocortical neoplasms: 25 years later. Hum Pathol. 2009;40:757-68.

Lan AK. Update on adrenal tumors in 2017 Worls Health Oganization (WHO) of endocrine tumours. Endocrine Pathology. 2017;28(3):213-27.

Li H, Hes O, McLennan T, et al. Immunohistochemical distinction of metastases of renal cell carcinoma to the adrenal from primary adrenal nodules, including oncocytic tumor. Virchows Arch. 2015;466:581-8.

Lotfi CFP, Kremer JL, Passaia BS, Cavalcante IP. The human adrenal cortex: growth control and disorders. Clinics (Sao Paulo). 2018;73(Suppl 1):e473s.

McNicol AM. Diagnostic and molecular aspects of adrenal cortical tumors. Semin Diagn Pathol. 2013;30:197-206.

Newell-Price J, Bertagna X, Grossman AB, et al. Cushing's syndrome. Lancet. 2006;367:1605-17.

Papotti M, Duregon E, Volante M, et al. Pathology of the adrenal cortex: a repappraisal of the past 25 years focusing on adrenal cortical tumors. Endocr Pathol. 2014;25:35-48.

Pereira MAA, Araujo RS, Bisi H. Síndrome de Cushing associada a hiperplasia macronodular das adrenais: apresentação de um caso e revisão da literatura. Arq Bras Endocr Metabol. 2001;45:619-27.

Sredni ST, Alves VAF, Latorre MR, et al. Adrenocortical tumors in children and adults: a study of pathological and proliferation features. Pathology. 2003;35:130-5.

Travis WD, Tsokos M, Doppman JL, et al. Primary pigmented nodular adrenocortical disease. A light and electron microscopic study of eight cases. Am J Surg Pathol. 1989;13:921-30.

Ulrich-Lai YM, Figueiredo HF, Ostrander MM, et al.Chronic stress induces adrenal hyperplasia and hypertrophy in a subregion-specific manner. Am J Physopl Endocrionol Metab. 2006;291:E965-73.

Weiss LM. Comparative histologic study of 43 metastasizing and nonmetastasizing adrenocortical tumor. Am J Surg Pathol. 1994;8:163-9.

Weiss LM, Medeiros LJ, Vickery Jr AL. Pathologic features of prognostic significance in adrenocortical carcinoma. Am J Surg Pathol. 1989;13:202-6.

Wieneke JA, Thompson LDR, Heffess CS. Adrenocortical neoplasms in the pediatric population. A clinicopathologic and Immunophenotipic analysis of 83 patients. Am J Surg Pathol. 2003;27(7):867-81.

Williams TA, Gomez-Sanchez CE, Rainey WE, et al. international histopathology consensus for unilateral primary aldosteronism. J Clin Endocrinol Metab. 2021;106:42-54.

▶ Medular da suprarrenal

Aygun N. Biological and genetic features of neuroblastoma and their clinical importance. Curr Pediatr Rev. 2018;14(2):73-90.

Cohn SL, Pearson AD, London WB, et al. The International Neuroblastoma Risk Group (INRG) Classification System: An INRG task force report. J Clin Oncol. 2009;27:289-97.

Falhammar H, Stenman A, Calissendorff J, et al. Presentation, treatment, histology, and outcomes in adrenal medullary hyperplasia compared with pheochromocytoma. J Endocr Soc. 2019;3(8):1518-30.

Kloeppel G, Lloyd R, Osamura R, et al. (eds.). Pathology and genetics of endocrine organs. 4th ed. Lyon: IARC Press; 2017, p. 179-95.

Monclair T, Brodeur GM, Pearson ADJ, et al. The International Neuroblastoma Risk Group (INRG) Staging System: An INRG Task Force Report. J Clin Oncol. 2009;27:298-303.

Swift CC, Eklund MJ, Kraveka JM, et al. Updates in diagnosis, management, and treatment of neuroblastoma. Radiographics. 2018;38(2):566-80.

Tsubota S, Kadomatsu K. Origin and initiation mechanisms of neuroblastoma. Cell Tissue Res. 2018;372(2):211-21.

Turchini J, Cheung VKY, Tischler AS, et al. Pathology and genetics of phaeochromocytoma and paraganglioma. Histopathology. 2018;72(1):97-105.

Zage PE, Louis CU, Cohn SL. New aspects of neuroblastoma treatment: ASPHO 2011 symposium review. Pediatr Blood Cancer. 2012;58:1099-105.

▶ Paratireoides

Lloyd RV, Osamura RY, Klöppel G, et al. WHO classification of tumours: pathology and genetics of tumours of endocrine organs[M]. 4th ed. Lyon: IARC Press; 2017. p. 145-59.

Bondeson L, Grimekiu L, DeLellis RA, et al. Parathyroid carcinoma. In: DeLellis RA, Lloyd RV, Heitz PU, Eng C. WHO Classification of Tumours of Endocrine Organs. Lyon: International Agency of Research in Cancer; 2004. v. 8. p. 124-7.

Carlson D. Parathyroid pathology: hyperparathyroidism and parathyroid tumors. Arch Pathol Lab Med. 2010;134(11):1639-44.

DeLellis RA. Tumors of the parathyroid gland. In: Rosai J, Sobin LH (eds.). Atlas of Tumor Pathology, third series, fascicle 6. Washington: Armed Forces Institute of Pathology; 1993. 102p.

Gilla J, Lim G, Cheung VKY, et al. Parafibromin-deficient (HPT-JT Type, CDC73 mutated) parathyroid tumors demonstrate distinctive morphologic features[J]. Am J Surg Pathol. 2019;43:35-46.

Grimelius L, DeLellis RA, Bondeson L, et al. Parathyroid adenoma. In: DeLellis RA, Lloyd RV, Heitz PU, Eng C. WHO Classification of Tumours of endocrine organs. Lyon: International Agency of Research in Cancer; 2004. v. 8, p. 128-32.

Kumari N, Chaudhary N, Pradhan R, et al. Role of histological criteria and immunohistochemical markers in predicting risk of malignancy in parathyroid neoplasms[J]. Endocr Pathol. 2016;27(2):87-96.

Lloyd RV, Douglas BR, Young Jr WF. Endocrine diseases. In: King DW editor. Atlas of nontumor pathology, first series, fascicle 1. Washington: Armed Forces Institute of Pathology; 2002. Parathyroid gland, p. 45-90.

Marx SJ. Hyperparathyroid and hypoparathyroid disorders. N Engl J Med. 2000;343(25):1863-75.

Michels TC, Kelly KM. Parathyroid disorders. Am Fam Physician. 2013;15(4):249-57.

▶ Pâncreas endócrino

American Diabetes Association. Diagnosis and classification of diabetes mellitus. Diabetes Care. 2020;43(Suppl. 1):S14-S31.

Brownlee M. Banting lecture 2004. The pathobiology of diabetic complications. A unifying mechanism. Diabetes. 2005;54:1615-25.

Coppieters K, Boettler T, von Herrath M. Virus infections in type 1 diabetes. Cold Spring Harb Perspect Med. 2012;2(1):a007682.

Corkey BE. Banting Lecture 2011. Hyperinsulinemia: Cause or consequence? Diabetes. 2012;61:4-13.

Costes S, Langen R, Gurlo T, et al. β-cell failure in type 2 diabetes: A case of asking too much or too few? Diabetes, 2013;62: 327-35.

Defronzo RA. Banting Lecture 2008. From the triumvirate to the ominous octet: a new paradigm for the treatment of type 2 diabetes mellitus. Diabetes. 2009;58:773-95.

Gale EAM. Latent autoimmune diabetes in adults: a guide for the perplexed. (Editorial). Diabetologia. 2005;48:2195-9.

29

Giacco F, Brownlee M. Oxidative stress and diabetic complications. Circ Res. 2010;107:1058-70.

Halban PA, Polonsky KS, Bowden DW, et al. β-cell failure in type 2 diabetes: postulated mechanisms and prospects for prevention and treatment. Diabetes Care. 2014;37:1751-8.

International Diabetes Federation. IDF Diabetes Atlas. 9th ed. Brussels, Belgium: International Diabetes Federation; 2019. Available from: <http://www.idf.org/diabetesatlas>.

Knowles TPJ, Vendruscolo M, Dobson CM. The amyloid state and its association with protein misfolding diseases. Nature Rev Mol Cell Biol. 2014;15:384-96.

Lim GE, Brubaker PL. Glucagon-like peptide 1 secretion by the L-cell. The view from within. Diabetes. 2006;55(Suppl 2):S70-S77.

Marwick TH, Ritchie R, Shaw JE, Kaye D. Implications of underlying mechanisms for the recognition and management of diabetic cardiomyopathy. J Am Coll Cardiol. 2018;71(3)339-51.

Mayer-Davis EJ, Kahkoska AR, Jefferies C. ISPAD Clinical Practice Consensus Guidelines 2018: Definition, epidemiology, and classification of diabetes in children and adolescents. Pediatric Diabetes. 2018;19(Suppl 27):7-19.

Nauck MA, Meier JJ. Incretin hormones: their role in health and disease. Diabetes, Obesity and Metabolism. 2018;20(Suppl 1):5-21.

Raimundo AF, Ferreira S, Martins IC, et al. Islet amyloid polypeptide: a partner in crime with Aβ in the pathology of Alzheimer's Disease. Frontiers in Molecular Neuroscience. 2020;13:35.

Shanik MH, Xu Y, Skrha J, et al. Insulin resistance and hyperinsulinemia. Is hyperinsulinemia the cart or the horse? Diabetes Care. 2008;31(Suppl 2):S262-S268.

Stehouwer CD. Microvascular dysfunction and hyperglycemia: a vicious cycle with widespread consequences. Diabetes. 2018.67(9):1729-41.

Testa R, Bonfigli AR, Prattichizzo F, et al. The "metabolic memory" theory and the early treatment of hyperglycemia in prevention of diabetic complications. Nutrients. 2017;9(5):437.

Westermark P, Andersson A, Westermark GT. Islet amyloid polypeptide, islet amyloid, and diabetes mellitus. Physiol Rev. 2011;91:795-826.

Wierup N, Sundler F, Heller RS. The islet ghrelin cell. J Mol Endocrinol. 2014;52:R35-R49.

Xia Q, Lu S, Ostrovsky J, et al. PARP-1 inhibition rescues short lifespan in hyperglycemic C. elegans and improves GLP-1 secretion in human cells. Aging and Disease. 2018;9(1):17.

Yao D, Brownlee M. Hyperglicemia-induced reactive oxygen species increase expression of the receptor for advanced glycation end products (RAGE) and RAGE ligands. Diabetes. 2010;59:249-55.

Zhou C, Yool AJ, Nolan J, et al. Armanni-Ebstein lesions: A need for clarification. J Forensic Sci. 2013;58:S94-S98.

▶ Tumores neuroendócrinos

Alrezk R, Hannah-Shmouni F, Stratakis CA. MEN4 and CDKN1B mutations: the latest of the MEN syndromes. Endocr Relat Cancer. 2017;24(10):T195-T208.

Anblauf A, Perren A, Meyer CL, et al. Precursor lesions in patients with multiple endocrine neoplasia type-1-associated duodenal gastrinomas. Gastroenterology. 2005;128:1187-98.

Barbosa AJA. Neuroendocrine tumors of the stomach: gastric apudomas. In: Mózsik G, Karádi O (eds.). Gastric Cancer. IntechOpen, 2017.

Camacho CP, Hoff AO, Lindsay SC, et al. Early diagnosis of multiple endocrine neoplasia type 2B: a challenge for physicians. Arq Bras Endocrinol Metabol. 2008;52:1393-8.

Khatami F, Tavangar SM. Multiple endocrine neoplasia syndromes from genetic and epigenetic perspectives. Biomarker Insights. 2018;13:1-9.

Frederiksen A, Rossing M, Hermann P, et al. Clinical features of multiple endocrine neoplasia type 4. Novel pathogenic variant and review of published cases. J Clin Endocrinol Metab. 2019;104:3637-46.

Lee HE, Mounajjed T, Erickson LA, et al. Sporadic gastric well-differentiated neuroendocrine tumors have a higher Ki-67 proliferative index. Endocr Pathol. 2016;27(3):259-67.

Lourenço Jr DM, Toledo RA, Mackwiak II, et al. Multiple endocrine neoplasia type 1 in Brazil: MEN 1 founding mutation, clinical features, and bone mineral density profile. Eur J Endocrinol. 2008;59:259-74.

Miller HC, Drymousis P, Flora R, et al. Role of Ki-67 proliferation index in the assessment of patients with neuroendocrine neoplasia regarding the stage of disease. World J Surg. 2014;38(6):1353-61.

Pearse AGE. Cytochemistry and ultrastructure of polypeptide hormone-producing cells of apud Series and embryologic, physiologic and pathologic implications of concept. J Histochem Cytochem. 1969;17(5):303-7.

Capítulo 30

Patologia Otorrinolaringológica

Albina Altemani, Eliane Maria Ingrid Amstalden

Ouvido

Anatomicamente, o ouvido é dividido em externo, médio e interno. O *ouvido externo* é constituído pelo pavilhão auricular, pelo conduto auditivo externo e pela membrana timpânica. A cartilagem do pavilhão auricular é do tipo elástico, e a pele que o recobre contém todos os apêndices: pelos e glândulas sebáceas, sudoríparas écrinas e algumas apócrinas do tipo ceruminoso. O conduto auditivo externo é subdividido em duas porções: terço externo cartilaginoso e dois terços internos ósseos. Ambos são revestidos por pele contendo pelos e glândulas sebáceas e ceruminosas, anexos estes mais numerosos no terço externo do conduto. A membrana timpânica, que separa o ouvido externo do médio, é estrutura delgada e fibrosa, revestida na face externa por epitélio escamoso semelhante ao da porção óssea do conduto auditivo e, na face interna (voltada para o ouvido médio), por epitélio cúbico simples.

O *ouvido médio* ou *cavidade timpânica* comunica-se anteriormente com a nasofaringe pela tuba auditiva e posteriormente com a cavidade mastóidea e sua rede de espaços pneumáticos intercomunicantes. Na parede medial, existem as janelas oval e redonda, que são duas regiões sem osso revestidas apenas por membrana conjuntivoepitelial. As vibrações mecânicas geradas na membrana timpânica são transportadas até o ouvido interno pelos três ossículos articulados: martelo, bigorna e estribo. O cabo do martelo insere-se na membrana timpânica; o estribo, na janela oval; a bigorna fica entre os dois. Os espaços pneumáticos da cavidade mastóidea e parte do ouvido médio são revestidos por epitélio simples cúbico ou achatado. A tuba auditiva e a porção anterior da cavidade do ouvido médio são revestidas por epitélio colunar pseudoestratificado ciliado, semelhante ao da rinofaringe. No epitélio de revestimento, principalmente nas áreas com o tipo pseudoestratificado ciliado, podem ser encontradas células mucosas. A lâmina própria é delgada e aderida ao periósteo e normalmente não contém glândulas, as quais podem formar-se por estímulo inflamatório. Em contraste, a porção cartilaginosa da tuba auditiva é

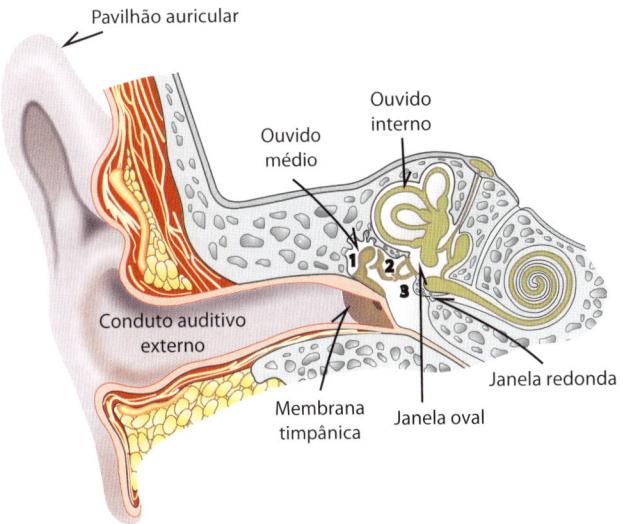

Figura 30.1 Estrutura dos ouvidos interno, médio e externo. 1, martelo; 2, bigorna; 3, estribo.

rica em glândulas seromucosas. As estruturas e o revestimento epitelial dos ouvidos externo e médio estão esquematizados na Figura 30.1 e no Quadro 30.1.

O *ouvido interno* localiza-se no interior do rochedo temporal. Sua porção externa é formada por esqueleto ósseo ebúrneo e denominada labirinto ósseo, o qual contém o labirinto membranoso. O labirinto ósseo divide-se em dois segmentos: (a) anterior, constituído pela cóclea, com função auditiva; (b) posterior, formado pelo aparelho vestibular, que possui os canais semicirculares, responsáveis pelo equilíbrio corporal. Entre estes dois segmentos há uma pequena cavidade denominada vestíbulo, cuja face externa corresponde às janelas oval e redonda da caixa timpânica. O labirinto é inervado pelo VIII nervo craniano (nervo auditivo), que se divide em dois ramos: (a) vestibular, que se destina ao vestíbulo membranoso e aos ductos semicirculares; (b) coclear, dirigido ao ducto coclear.

Quadro 30.1 Revestimento epitelial dos ouvidos externo e médio

	Estrutura	Revestimento epitelial
Ouvido externo	Pavilhão auricular	Pele com todos seus anexos
	Conduto auditivo externo	Pele com pelos e glândulas sebáceas e ceruminosas
	Membrana timpânica	Face externa – epitélio escamoso
		Face interna – epitélio cúbico
Ouvido médio	Porção anterior adjacente à tuba auditiva	Epitélio pseudoestratificado ciliado com algumas células mucosas
	Restante do ouvido médio	Epitélio simples cúbico ou achatado
	Janelas oval e redonda	Membrana conjuntivoepitelial

▶ Inflamações

Otite externa difusa

Otite externa é a inflamação aguda da pele que recobre o conduto auditivo externo. Na sua etiopatogênese, são importantes fatores predisponentes locais, como traumatismo por manipulação do conduto, umidade e calor, tanto que essa inflamação é mais frequente em nadadores, no verão, nos países tropicais e nas otorreias crônicas. O agente etiológico mais isolado é *Pseudomonas aeruginosa*. A pele do conduto apresenta hiperemia e edema de intensidade variável e, nos casos mais graves, pode estar recoberta por exsudato purulento. Quando as glândulas ceruminosas são afetadas pela inflamação, ocorre diminuição na produção do cerume, predispondo a novas infecções.

Condrodermatite nodular da hélice

Mais comum em homens adultos e idosos, consiste em lesão nodular dolorosa, localizada geralmente na porção superior da hélice. A etiopatogênese é desconhecida, porém é provável que combinação de ação solar e pequenos traumatismos associados a lesão vascular desempenhem papel importante. Na porção central do nódulo, a epiderme é ulcerada, e o epitélio adjacente apresenta hiperplasia, hiper e paraceratose. Na base da úlcera, encontram-se tecido de granulação e infiltrado de mono e polimorfonucleares, que se estendem até o pericôndrio e a cartilagem auricular. O tratamento é cirúrgico.

Otite média aguda purulenta

Otite média purulenta, a mais frequente de todas as otites, acomete principalmente crianças. As bactérias mais encontradas são *Streptococcus pneumoniae* e *Haemophilus influenzae*. Na maioria das vezes, a infecção bacteriana do ouvido médio é precedida de infecções virais das vias respiratórias, as quais alteram a função da tuba auditiva. Disfunção tubária diminui a drenagem de secreções do ouvido médio e aumenta a pressão negativa na cavidade timpânica, predispondo a aspiração de secreções nasofaríngeas contaminadas responsáveis pela infecção bacteriana. Morfologicamente, a mucosa do ouvido médio apresenta hiperemia, edema, hemorragia e infiltrado de neutrófilos. Em pouco tempo, forma-se exsudato purulento que preenche a cavidade timpânica e as células da mastoide. Algumas vezes, a inflamação causa necrose da mucosa. Clinicamente, manifesta-se tipicamente por otalgia. Em alguns casos, a membrana timpânica se rompe espontaneamente devido à necrose e permite a saída de secreção purulenta no canal auditivo. Outras complicações mais graves são necrose dos ossículos, granuloma de colesterol, meningite, tromboflebite cerebral, osteomielite do osso temporal, labirintite e mastoidite aguda. Esta deve ser diferenciada de inflamação da mucosa mastóidea, que é comum no curso de otite média aguda. Na mastoidite aguda verdadeira, ocorrem osteíte e destruição das trabéculas ósseas das células aéreas da mastoide, com formação de empiema. A destruição óssea é seguida de absorção por osteoclastos e, quase simultaneamente, de neoformação óssea reparativa. Com antibioticoterapia apropriada e imediata, atualmente as complicações da otite média aguda purulenta são pouco comuns.

Otite média aguda necrosante

Constitui uma forma mais grave de otite média aguda bacteriana, na qual ocorre necrose extensa do ouvido médio, deixando sequelas. A inflamação atinge mais comumente crianças pequenas com doenças infecciosas (p. ex., sarampo, escarlatina) que provocam queda do estado geral. O agente etiológico mais encontrado é o estreptococo β-hemolítico.

Labirintite

Trata-se de complicação de otite média aguda ou crônica e pode ser serosa ou purulenta. A primeira é causada por toxinas que atravessam a membrana da janela redonda; na segunda, há disseminação da infecção bacteriana para os espaços labirínticos, causando inflamação aguda purulenta que pode evoluir para fibrose e neoformação óssea no local afetado.

Otite média serosa/secretora

Otite média serosa é inflamação frequente caracterizada por acúmulo de líquido seroso ou mucoso no ouvido médio, com membrana timpânica íntegra; sobretudo a do tipo mucoso, essa inflamação é uma das causas mais comum de hipoacusia em crianças. A etiopatogênese é controversa, e acredita-se que o fator desencadeante seja obstrução ou disfunção da tuba auditiva, que provoca pressão negativa no ouvido médio. Várias condições favorecem obstrução ou disfunção da tuba auditiva: resfriados, adenoides hipertrofiadas, fenda palatina, tumores da nasofaringe, alergia, processos inflamatórios agudos e crônicos da mucosa sinonasal e sequela de otite média aguda purulenta.

No início, ocorrem hiperemia da mucosa e exsudação serosa; quando a hipoventilação persiste por período prolongado, o epitélio do ouvido médio torna-se progressivamente rico em células caliciformes produtoras de muco. Nesse estágio, o líquido que preenche a cavidade timpânica é denso e viscoso, como cola; a mucosa do ouvido médio apresenta edema e discreto infiltrado inflamatório. Morfologicamente, trata-se de otite média sem perfuração da membrana timpânica. Na fase crônica, o epitélio simples ou ciliado transforma-se em epitélio secretor com células caliciformes, e na lâmina própria surgem glândulas mucosas. Clinicamente, a otite média secretora geralmente é indolor, mas causa hipoacusia. As principais sequelas são modificações na membrana do tímpano (timpanosclerose e bolsas de retração), colesteatoma e predisposição a surtos recorrentes de otite média purulenta.

Otite média crônica não colesteatomatosa

Otite média crônica não colesteatomatosa pode ser simples ou supurada. A *otite média crônica simples* caracteriza-se por crises intermitentes de supuração não fétida (geralmente mucosa ou mucopurulenta), com tendência a cura espontânea. A inflamação surge em consequência de perfuração do tímpano, geralmente na porção central, por otite média aguda necrosante, quando a mucosa do ouvido médio torna-se exposta a agressões do meio exterior, perde seus mecanismos de defesa e fica predisposta a infecções repetidas. A inflamação é restrita à mucosa do ouvido médio, que se apresenta infiltrada por linfócitos, plasmócitos e neutrófilos; proliferação glândular metaplásica na mucosa inflamada é relativamente frequente. Com o tempo, surge fibrose progressiva, que pode comprometer a motilidade da cadeia ossicular. Clinicamente, manifesta-se por otorreia não fétida intermitente e, eventualmente, perda auditiva discreta e do tipo condutivo.

Na *otite média crônica supurada*, há comprometimento das estruturas ósseas e formação eventual de sequestros. Otorreia através do tímpano perfurado é constante e, na maioria das vezes, fétida. *Pseudomonas*, colibacilos e *Staphylococcus aureus* são as bactérias mais encontradas. Morfologicamente, tanto a mucosa quanto o tecido ósseo do ouvido médio apresentam alterações. A mucosa tem espessura variada, sofre ulcerações e fica revestida por epitélio colunar ciliado com hiperplasia de células mucosas. A lâmina própria torna-se fibrótica e espessada, contendo infiltrado linfoplasmocitário; muitas vezes, formam-se massas polipoides de tecido de granulação que podem exteriorizar-se através da membrana timpânica perfurada (pólipo aural) (Figura 30.2). Além disso, surgem glândulas tubulares na mucosa. As lesões ósseas também são acentuadas pela alternância de reabsorção e deposição, modificando a estrutura interna do osso mastóideo; a cadeia ossicular apresenta grau variado de destruição. Clinicamente, a perfuração timpânica tem tamanho e localização variados, a otorreia é fétida e contínua e a perda de audição depende do grau de comprometimento da cadeia ossicular.

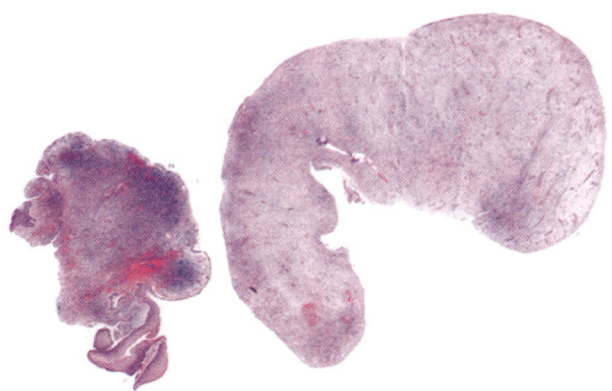

Figura 30.2 Otite média crônica. Massa polipoide de tecido de granulação no ouvido médio que se exteriorizou através da membrana timpânica perfurada (pólipo aural).

Colesteatoma

Também conhecido como otite média colesteatomatosa, consiste em cisto não neoplásico revestido por epitélio escamoso que descama e tem crescimento ativo no interior do ouvido médio. Colesteatoma pode ser congênito ou adquirido. O congênito é raro e resulta de anomalia do desenvolvimento por persistência de brotos de tecido epitelial no osso temporal. A membrana do tímpano permanece íntegra. Histologicamente, a lesão assemelha-se a um cisto epidermoide. O colesteatoma adquirido é comum e resulta de complicação de otite média crônica. Na maioria dos casos, localiza-se na porção posterossuperior do ouvido médio, mas pode preencher quase toda a sua cavidade e estender-se à mastoide (Figura 30.3 A).

A patogênese do colesteatoma é controversa, sendo propostos vários mecanismos para explicar a presença de epitélio escamoso ceratinizante no ouvido médio: (a) metaplasia do epitélio do ouvido médio resultante de inflamação crônica (atualmente esta hipótese é considerada improvável); (b) migração do epitélio escamoso da membrana timpânica para o ouvido médio através de perfuração crônica; (c) invaginação de parte da membrana timpânica para o interior da cavidade do ouvido médio, formando uma bolsa de retração revestida pelo epitélio escamoso da face externa da membrana do tímpano. Nas duas últimas hipóteses, é proposto que a otite média crônica, além de levar à perfuração da membrana timpânica ou à formação de bolsa de retração, também alteraria os mecanismos de controle da proliferação do epitélio escamoso. Alteração nesses mecanismos afetaria o processo normal de migração epitelial de certas regiões da face externa da membrana timpânica, que tem por finalidade evitar o acúmulo de ceratina. Consequentemente, haveria entrada aberrante de epitélio com grande capacidade de proliferação no ouvido médio.

Histologicamente, o colesteatoma é lesão cística revestida por epitélio escamoso ceratinizado, cuja cavidade fica preenchida por escamas córneas (Figura 30.3 B). No estroma fibroso, encontram-se infiltrado de mononucleares e, não raro, cristais de colesterol provenientes de hemorragias prévias associados a reação granulomatosa do tipo corpo estranho (granuloma de colesterol).

O colesteatoma surge em qualquer idade, porém é mais comum na terceira e quarta décadas de vida. Os sintomas são semelhantes aos da otite média crônica supurada, com otorreia espessa e fétida, associada a deficiência auditiva causada por destruição dos ossículos. Na mastoide, o colesteatoma destrói progressivamente as suas estruturas. As principais complicações são labirintite, fístula labiríntica, paralisia do nervo facial, petrosite e meningite.

Pólipo aural e *granuloma de colesterol* são secundários a otite média crônica, colesteatomatosa ou não. O pólipo aural é uma massa polipoide de tecido de granulação cronicamente inflamado.

Otosclerose

Otosclerose caracteriza-se por deposição óssea anômala e focal no ouvido médio, de causa desconhecida. A lesão é mais comum em mulheres caucasianas, geralmente entre 20 e 40 anos de idade. Em 90% dos casos, causa hipoacusia bilateral, simétrica e frequentemente progressiva, embora com evolução irregular. Em metade dos casos, a lesão tem caráter

30

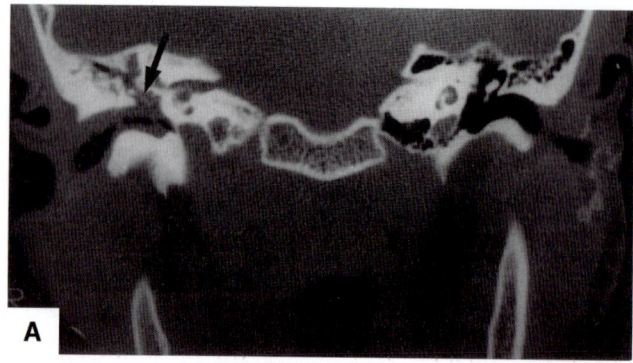

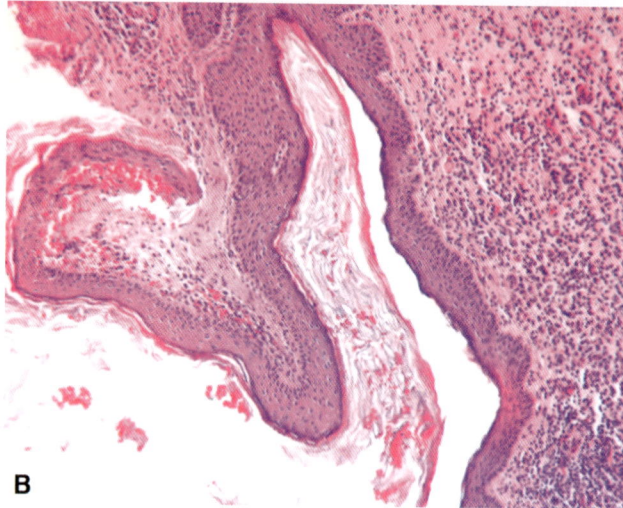

Figura 30.3 Otite média crônica colesteatomatosa. **A.** Tomografia computadorizada: cavidade timpânica normal à direita (*cor preta*), com ossículos conservados no centro (*cor branca*). À esquerda, a cavidade timpânica está preenchida pelo colesteatoma (*seta*) e não se notam os ossículos. **B.** Colesteatoma. Cisto revestido por epitélio escamoso ceratinizado.

familial, com transmissão por herança autossômica dominante e penetrância variável.

A otosclerose inicia-se em geral na porção anterior da janela oval (cápsula óssea labiríntica) e progride para a base do estribo, que se insere nesta janela, fixando-o. Consequentemente, a motilidade desse ossículo fica prejudicada, causando hipoacusia condutiva. A lesão pode propagar-se também para o ouvido interno (cóclea e vestíbulo), determinando hipoacusia mista. Às vezes, a deposição óssea ocorre apenas no ouvido interno, sendo denominada *otosclerose coclear*. Focos otoscleróticos podem ser encontrados também próximo à janela redonda ou em torno dos canais semicirculares.

Histologicamente, a otosclerose é formada pela combinação de reabsorção (fase osteoesponjosa) e produção óssea (fase osteoesclerótica). Admite-se que, inicialmente, haja reabsorção óssea, por meio de osteoclastos. A trama óssea diminui de espessura e os espaços medulares, que contêm vasos sanguíneos abundantes e tecido conjuntivo, tornam-se largos e conferem aspecto esponjoso ao osso (fase osteoesponjosa). Seguem-se produção óssea e aposição de tecido osteoide nas paredes dos espaços medulares, que se estreitam e formam osso compacto com estrutura lamelar (fase osteoesclerótica). Muitas vezes, as duas fases podem ser en-

contradas em uma mesma lesão. A otosclerose evolui durante anos sem provocar manifestações clínicas, as quais aparecem quando há fixação da base do estribo à janela oval.

▶ Neoplasias benignas e de comportamento indeterminado

Osteoma

Osteoma origina-se predominantemente no conduto auditivo externo e apresenta-se como massa óssea pediculada. Histologicamente, é constituído por tecido ósseo lamelar maduro com espaços medulares. Clinicamente, causa manifestações associadas a obstrução do conduto externo. *Exostoses ósseas* assemelham-se a osteomas, porém frequentemente são bilaterais, simétricas e situadas mais profundamente no conduto auditivo externo; as lesões são sésseis e distintas dos osteomas pela ausência de espaços medulares. As exostoses são mais comuns em indivíduos que nadam em águas frias. Provavelmente, a baixa temperatura da água estimula a neoformação óssea no conduto auditivo.

Paraganglioma do ouvido médio

Paragnliomas da cabeça e pescoço originam-se em paragânglios do sistema parassimpático e podem se localizar em: corpo carotídeo, tronco vagal, ouvido médio e laringe. Paragangliomas são tumores de potencial biológico indeterminado, já que podem ter comportamento agressivo e dar metástases. Aproximadamente 40% dos paragangliomas da cabeça e do pescoço são hereditários, e a maioria associa-se a mutações germinativas em genes da enzima succinato desidrogenase (SDH), que é um complexo composto pelas proteínas SDHA, SDHB, SDHC e SDHD, além do fator SDHAF2. Paragangliomas hereditários, por perda ou inativação do alelo selvagem do gene em células germinativas, são transmitidos por herança autossômica dominante; em muitos casos, o tumor associa-se a outras neoplasias endócrinas (adenoma hipofisário) e/ou não endócrinas (tumor do estroma gastrointestinal, carcinoma de células renais).

Paraganglioma do ouvido médio representa 30% dos paragangliomas da cabeça e do pescoço, um terço deles de caráter hereditário. Em 85% dos casos, o tumor origina-se nos paragânglios da adventícia da veia jugular; em 12%, no ramo timpânico do nervo glossofaríngeo; em 3%, no ramo auricular do nervo vago. A lesão acomete sobretudo mulheres entre a quinta e a sétima décadas e pode ser bilateral e concomitante com paragangliomas de outros locais, principalmente do corpo carotídeo.

Macroscopicamente, o tumor apresenta-se como massa polipoide avermelhada no ouvido médio e/ou no conduto auditivo externo. Histologicamente, caracteriza-se por ninhos de células epitelioides e com núcleos uniformes (Figura 30.4 A), denominadas *células principais*; os ninhos celulares ficam delimitados por finas fibras reticulares e por células de Schwann modificadas, chamadas *células sustentaculares*. O estroma entre os ninhos é ricamente vascularizado. As células principais são neuroendócrinas e contêm grânulos de neurossecreção, detectáveis por imuno-histoquímica para enolase específica de neurônio (NSE), sinaptofisina e cromogranina, enquanto as células sustentaculares são positivas para proteína S-100 (Figura 30.4 B e C). Imuno-histoquímica para SDHB pode ser usada para triar paragangliomas com deficiência de SDH

30

causada por mutação em qualquer dos genes dessa família. Todas as mutações na SDH, independentemente do gene alterado, apresentam perda de expressão de SDHB nas células tumorais, pois o complexo SDH necessita de todos os componentes. Entretanto, embora a perda de expressão imuno-histoquímica de SDHB tenha alta correlação com mutações nos diversos genes da família SDH, recomenda-se que estas sejam confirmadas por exames moleculares. Clinicamente, o tumor causa otalgia, paralisia do nervo facial, hemorragia e surdez do tipo condutivo. Trata-se de neoplasia localmente agressiva que recidiva em 30 a 50% dos pacientes e tem mortalidade de 15%; o óbito deve-se a invasão da cavidade craniana. Metástases são raras.

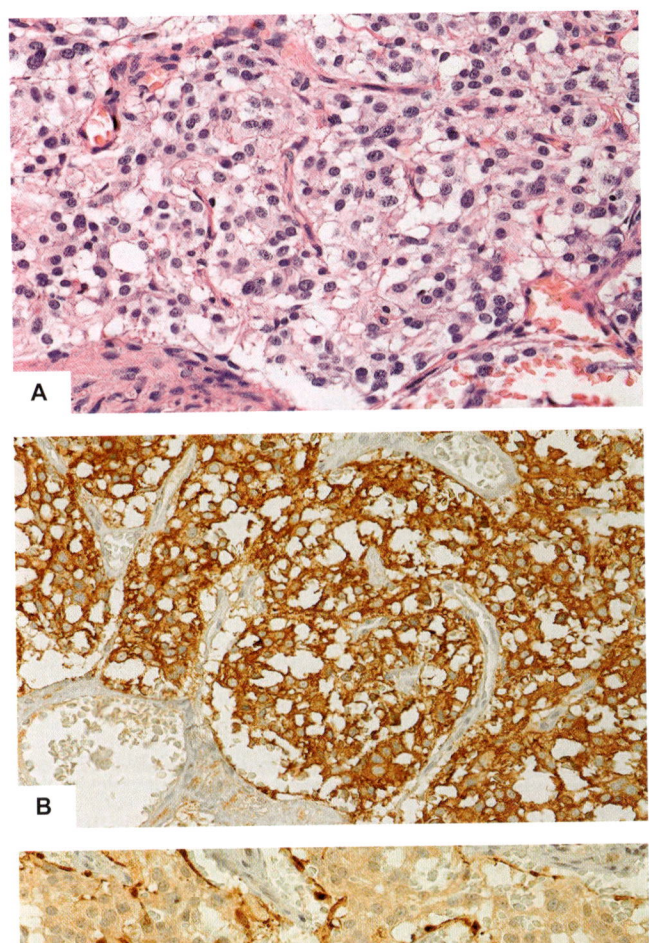

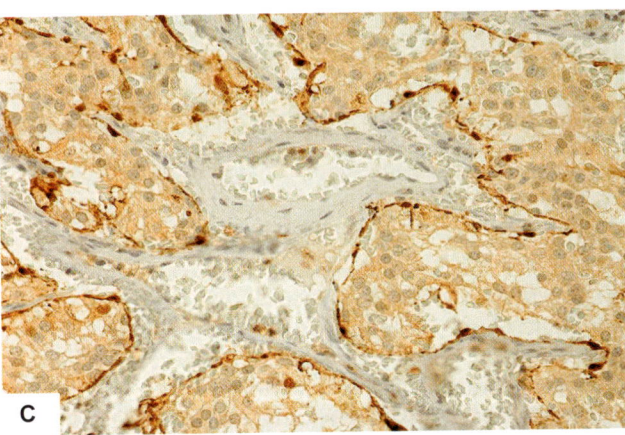

Figura 30.4 A. Paraganglioma do ouvido médio. Células neoplásicas com núcleos uniformes dispostas em ninhos. **B.** Células neoplásicas positivas para sinaptofisina. **C.** Células sustentaculares localizadas na periferia dos ninhos neoplásicos são positivas para proteína S100.

▶ Neoplasias malignas

As neoplasias malignas mais comuns do ouvido são o *carcinoma basocelular* e o *carcinoma de células escamosas (epidermoide)*. Ambos se originam mais frequentemente no pavilhão auricular, seguido do conduto auditivo externo; o carcinoma basocelular predomina no primeiro, e o epidermoide, no segundo. No ouvido médio, o carcinoma epidermoide embora muito raro, também é a neoplasia mais comum. Exposição crônica ao sol é fator predisponente de carcinomas do pavilhão auricular, mas não para aqueles do conduto auditivo externo. No ouvido médio, otite média crônica parece associar-se ao carcinoma de células escamosas.

Macro e microscopicamente, os carcinomas basocelular e epidermoide são semelhantes aos de outras regiões (Figura 30.5), com a particularidade de que o carcinoma epidermoide pode apresentar arranjo pseudoglandular. Clinicamente, ambas as neoplasias acometem pessoas após a sexta década de vida, predominando o carcinoma do pavilhão em homens e o do conduto auditivo externo em mulheres. Em geral, o carcinoma do pavilhão auricular tem melhor prognóstico, em parte pelo diagnóstico mais precoce. No conduto auditivo externo, as duas neoplasias apresentam comportamento mais agressivo do que na pele. O carcinoma basocelular tem tendência a invasão extensa do conduto, com comprometimento do ouvido médio e do mastoide. No carcinoma epidermoide, sobrevida de 5 anos ocorre em 25% dos pacientes. O óbito deve-se a invasão de estruturas da região, sobretudo da cavidade craniana.

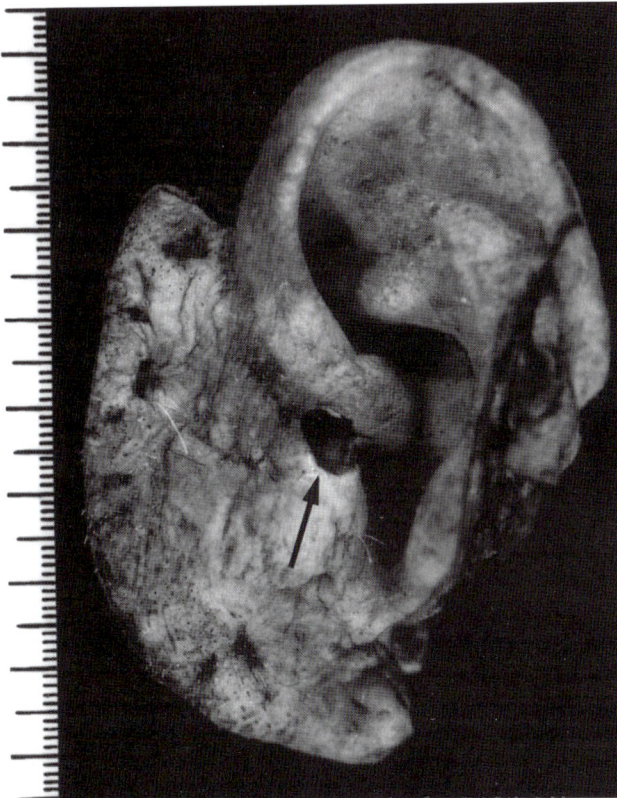

Figura 30.5 Carcinoma basocelular do pavilhão auricular. Lesão ulcerada na região do trago (*seta*). Peça cirúrgica de ressecção do tumor.

30

Nariz, seios paranasais e nasofaringe

Nariz, seios paranasais e nasofaringe são estruturas intimamente interligadas que formam uma unidade funcional. A *cavidade nasal* é dividida, pelo septo nasal, em direita e esquerda. A região anterior de cada cavidade é constituída pelo vestíbulo nasal, e a posterior comunica-se com a nasofaringe através das coanas. No teto da cavidade nasal, encontra-se a placa cribriforme do osso etmoide; na parede lateral, há três projeções ósseas horizontais denominadas cornetos superior, médio e inferior. O vestíbulo nasal é revestido por pele, enquanto a porção superior da cavidade é recoberta pela mucosa olfatória, na qual existem células receptoras especializadas que se comunicam com o sistema nervoso central através de fibras não mielinizadas que atravessam a placa cribriforme. O restante da cavidade nasal é revestido por epitélio colunar ciliado. Na submucosa, encontram-se glândulas seromucosas (glândulas do tipo salivares menores) e o tecido erétil, constituído por vasos de paredes espessas. Os *seios paranasais* são divertículos da cavidade nasal que se estendem para o interior dos ossos vizinhos (maxilar, frontal, etmoidal e esfenoidal). A mucosa que os reveste é semelhante à da cavidade nasal, porém mais delgada e com menos glândulas seromucosas. A *nasofaringe* comunica-se anteriormente com a cavidade nasal através das coanas e tem como limite inferior um plano que passa pela borda livre do palato mole; logo abaixo desse plano, inicia-se a orofaringe. A porção superior da parede posterior da nasofaringe está estreitamente relacionada com a base do crânio. Nas paredes laterais, abrem-se as tubas faringotimpânicas. A nasofaringe é revestida por epitélio colunar ciliado na sua porção superior, e o restante (60%) é revestido por epitélio escamoso; contudo, essa disposição não é constante e qualquer região pode conter qualquer tipo de epitélio. A submucosa possui glândulas salivares menores e tecido linfoide exuberante.

▶ Inflamações

A cavidade nasal e os seios paranasais comunicam-se entre si, de modo que inflamação de um local facilmente se estende para o outro. As principais inflamações dessas estruturas estão descritas a seguir.

Rinite aguda

Componente constante do resfriado comum, rinite aguda é inflamação viral muito frequente, sendo os adenovírus, rinovírus e ecovírus os principais agentes etiológicos. Morfologicamente, a lesão caracteriza-se por inflamação aguda com edema da mucosa, hipersecreção das glândulas seromucosas e descamação do epitélio respiratório. Clinicamente, manifesta-se por abundante secreção seromucosa ou mucosa, hiperemia e obstrução nasais. Em geral, a inflamação cura-se espontaneamente em curto prazo; todavia, pode ocorrer infecção bacteriana secundária, o que transforma a secreção em mucopurulenta e agrava o processo inflamatório.

Sinusite aguda

Sinusite é quase sempre secundária a rinite aguda, pois esta obstrui o óstio de drenagem do seio paranasal por edema da mucosa, o que favorece a proliferação bacteriana na secreção retida. As bactérias mais isoladas são *Streptococcus pneumoniae*, *Haemophilus influenzae*, *Staphylococcus aureus* e *Moraxella catarrhalis*. Quando a obstrução da drenagem é completa, há acúmulo de secreção purulenta (empiema). Sinusite aguda pode também ser secundária à propagação de infecção periapical para o seio maxilar.

Rinite atópica (alérgica)

Rinite atópica faz parte de uma síndrome hereditária que inclui rinite, asma e eczema atópico. A rinite é desencadeada por alérgenos extrínsecos (pólen, poeiras, pelos etc.), os quais iniciam uma reação de hipersensibilidade tipo I mediada por IgE semelhante à encontrada na asma. A mucosa mostra edema e infiltrado inflamatório rico em eosinófilos; mais tarde, surgem espessamento da membrana basal subepitelial e hiperplasia das células caliciformes no epitélio respiratório. Clinicamente, manifesta-se por obstrução nasal e rinorreia serosa abundante.

Rinite crônica

Rinite crônica, hipertrófica ou atrófica, é mais comum em mulheres, inicia-se geralmente na puberdade e predomina na população de baixa condição socioeconômica. *Rinite crônica hipertrófica* resulta de crises repetidas de rinite aguda alérgica ou infecciosa ou está relacionada com sinusite crônica, desvio intenso do septo nasal ou hipertrofia das adenoides. Morfologicamente, encontra-se inflamação crônica associada a hiperplasia de células caliciformes e de glândulas seromucosas, o que provoca espessamento da mucosa e obstrução nasal. O osso do corneto nasal pode apresentar neoformação óssea. *Rinite crônica atrófica* (ozena) pode ser causada por infecção bacteriana crônica, deficiências nutricionais (vitamina A, ferro), irradiação, hipoestrogenismo e doença autoimune. A lesão caracteriza-se por hipotrofia da mucosa e da submucosa nasais, crostas, anosmia e odor fétido pela infecção bacteriana secundária. Na mucosa, há substituição do epitélio respiratório por epitélio cúbico ou colunar, com frequente metaplasia escamosa, inflamação crônica e hipotrofia das glândulas seromucosas, que desaparecem gradualmente. A porção óssea dos cornetos também sofre hipotrofia.

Sinusite crônica

Sinusite crônica é inflamação da mucosa sinusal que dura mais de 3 meses. Em geral, associa-se a obstrução do óstio de drenagem sinusal por fatores mecânicos (polipose, desvio do septo nasal, hipertrofia de adenoides, tumor) ou por edema da mucosa causado por infecção das vias respiratórias superiores, alergia ou natação. A menor drenagem de secreções sinusais altera as características físico-químicas do muco, propiciando dano ciliar, inflamação crônica e proliferação bacteriana. Os agentes mais comuns são *S. pneumoniae* e *S. aureus*; nas sinusites de origem dentária, microrganismos anaeróbios estão frequentemente envolvidos. Morfologicamente, a mucosa sinusal apresenta infiltrado inflamatório de mononucleares, com ou sem eosinófilos, fibrose da lâmina própria e hiperplasia glandular.

As sinusites, agudas ou crônicas, podem resultar em complicações às vezes graves. A mais importante é a propagação do processo inflamatório para os ossos da região (osteomielite), para a órbita e para a cavidade craniana, podendo causar tromboflebite do seio cavernoso, meningite e abscesso cerebral.

Pólipo inflamatório

Consiste em proliferação polipoide, não neoplásica, do epitélio e do estroma da mucosa sinonasal, associada a inflamações, alergia, fibrose cística ou intolerância ao ácido acetilsalicílico. Os pólipos, mais comuns em adultos (em crianças associam-se muitas vezes à fibrose cística), únicos ou múltiplos, localizam-se em geral na parede lateral do nariz e/ou nos seios paranasais (pólipos coanais). Entre os últimos, o mais comum é o pólipo antrocoanal, que se origina no seio maxilar e estende-se à cavidade nasal ou à nasofaringe por meio de longo pedículo (Figura 30.6). Os pólipos inflamatórios caracterizam-se por edema intenso da lâmina própria e estroma abundante, frouxo e mixomatoso. De permeio, encontram-se linfócitos, plasmócitos, neutrófilos, eosinófilos e algumas glândulas mucosas (Figura 30.7). Os pólipos são revestidos por epitélio respiratório com focos de metaplasia escamosa e espessamento da membrana basal subepitelial. As manifestações clínicas incluem obstrução nasal, rinorreia e cefaleia.

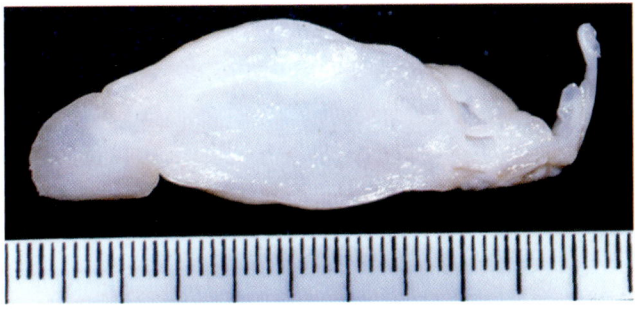

Figura 30.6 Aspecto macroscópico de pólipo inflamatório nasal.

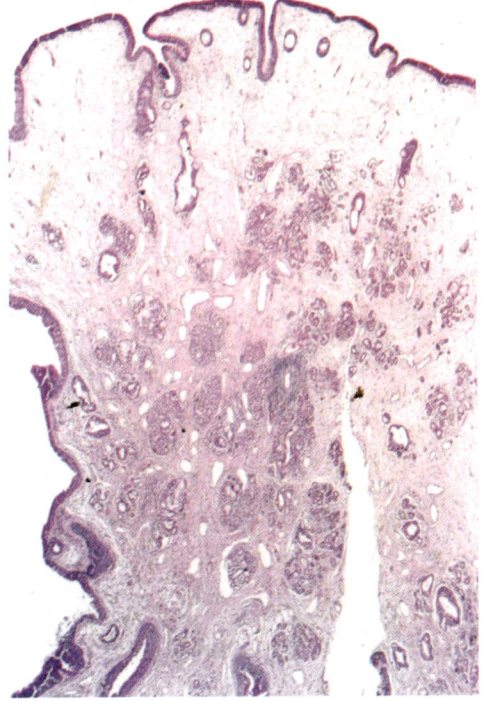

Figura 30.7 Pólipo inflamatório. O estroma é abundante e frouxo devido ao intenso edema da lâmina própria.

Outras inflamações

Na *hanseníase virchowiana*, a mucosa nasal encontra-se frequentemente comprometida, sendo rinite, não raro, a primeira manifestação da doença. O exsudato inflamatório (Figura 30.8), que constitui a descarga nasal, é rico em bacilos, de modo que o diagnóstico da doença pode ser feito pelo exame bacterioscópico do chamado muco nasal. No nariz, os locais mais afetados são o corneto inferior e a porção anterior do septo nasal. Morfologicamente, encontram-se úlceras e nódulos granulomatosos (lepromas) na mucosa nasal, além de eventual perfuração do septo. A resolução do processo causa atrofia e cicatrizes na mucosa. A doença evolui lentamente e com surtos de remissão espontânea.

Na *sífilis*, o nariz é comumente atingido na forma congênita e pode ser afetado em qualquer estágio da doença adquirida. Cancro primário nasal é raro e causado em geral por inoculação digitoungueal. No período secundário, as lesões nasais são semelhantes às de outras mucosas; no terciário, podem ocorrer massas gomosas, pericondrite, necrose da cartilagem e rinite atrófica. As lesões sifilíticas do período tardio têm caráter destrutivo, causam perfuração do septo nasal e provocam deformidades variadas, sendo característico o achatamento da base do nariz, resultando no chamado nariz em sela.

O *rinoscleroma* é doença inflamatória crônica causada pela *Klebsiella rhinoscleromatis* (bacilo Gram-negativo encapsulado) que se inicia no nariz e pode estender-se ao trato respiratório, até os brônquios. A lesão ocorre em qualquer idade, porém é mais frequente na terceira década. Trata-se de doença cosmopolita, mas no Brasil é esporádica. A mucosa apresenta grandes massas nodulares constituídas por numerosos macrófagos com citoplasma claro e volumoso (células de Mikulicz) de permeio com intenso infiltrado linfoplasmocitário. Os bacilos podem ser encontrados no citoplasma das células de Mikulicz por técnicas especiais (imuno-histoquímica, PAS, coloração de Warthin-Starry). Clinicamente, a doença manifesta-se por rinite mucopurulenta. Como as lesões inflamatórias tendem a evoluir para fibrose, formam nódulos esclerosos, de onde deriva o nome da doença.

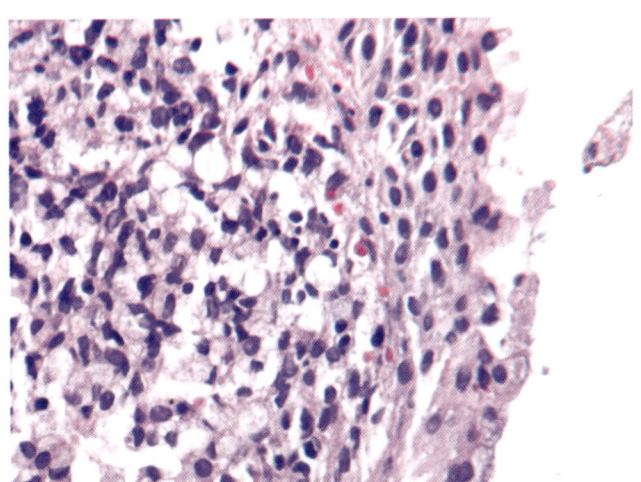

Figura 30.8 Hanseníase virchowiana. Mucosa nasal com acentuado infiltrado inflamatório rico em células espumosas (células de Virchow).

30

Mucormicose e *aspergilose* são as infecções micóticas mais comuns da mucosa sinonasal. A *mucormicose* ocorre em geral em indivíduos com diabetes melito descompensado, principalmente quando associado a cetoacidose, e em pacientes imunocomprometidos, como aqueles com neoplasia maligna hematológica ou após transplante de medula óssea. A infecção estende-se rapidamente à órbita e ao cérebro e geralmente é fulminante. Os fungos invadem os vasos e causam trombose e infartos extensos. A *aspergilose* sinonasal apresenta-se nas formas: (a) não invasiva, que ocorre como bolas de fungos no antro maxilar (micetoma) em pessoas imunocompetentes; (b) invasiva, que pode ser aguda e fulminante ou crônica e indolente. A forma invasiva aguda acomete indivíduos imunossuprimidos, enquanto a crônica, indolente, afeta imunocompetentes. Esta última é subdividida em crônica invasiva (invasão da mucosa sinonasal por numerosas hifas fúngicas associada a inflamação mista aguda e crônica) e crônica granulomatosa, menos frequente.

Sinusite fúngica alérgica caracteriza-se por coleção densa de muco e restos celulares na cavidade sinusal devido a resposta alérgica crônica desencadeada por colonização fúngica, mas sem invasão dos tecidos. O papel do fungo na etiologia da sinusite é ainda especulativo. Existe a hipótese de os fungos serem apenas agentes incidentais no processo, visto que são ubiquitários no ambiente. A inflamação ocorre em indivíduos imunocompetentes e acredita-se ser uma reação imunitária a antígenos de fungos que se desenvolve por múltiplas vias, incluindo hipersensibilidade dos tipos I e III. A inflamação caracteriza-se por muco alérgico, o qual contém numerosos eosinófilos, cristais de Charcot-Leyden e hifas de fungos, geralmente da família dos dermatiáceos pigmentados.

A *rinosporidiose* é causada pelo fungo *Rhinosporidium seeberi*, cujo modo de transmissão ainda é desconhecido. Os esporos do fungo são envolvidos por uma cápsula, o esporângio, que, ao se romper, libera os esporos na cavidade nasal e na lâmina própria da mucosa. Na mucosa nasal, forma pólipo inflamatório no septo ou nos cornetos. Microscopicamente, encontram-se esporângios, que têm parede espessa, medem 50 a 350 μm e contêm numerosos esporos (Figura 30.9). Associam-se infiltrado de mononucleares, focos de supuração e reação granulomatosa do tipo corpo estranho. O pólipo pode causar obstrução nasal, e seu tratamento é cirúrgico.

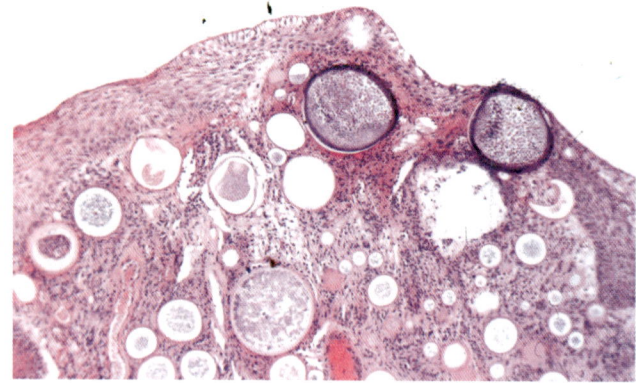

Figura 30.9 Rinosporidiose. Os esporângios apresentam parede espessa e contêm numerosos esporos.

Mucocele dos seios paranasais

Mucocele é lesão cística não neoplásica secundária a obstrução do óstio de drenagem sinusal por processo inflamatório ou alérgico e, mais raramente, por traumatismo ou neoplasia. A secreção acumulada geralmente é estéril; quando ocorre infecção secundária, forma-se piocele (acúmulo de exsudato purulento). Os seios frontal e etmoidal anterior são os mais acometidos (90% dos casos), podendo ocorrer erosão óssea, com extensão da lesão para a cavidade craniana ou tecidos subcutâneos.

Poliangiite com granulomas

Anteriormente chamada granulomatose de Wegener, é doença pouco comum que se caracteriza por vasculite, inflamação granulomatosa necrosante e destrutiva dos tratos respiratórios superior e inferior e glomerulonefrite focal ou difusa, podendo afetar também outros órgãos. Além da doença sistêmica, há uma forma localizada, que tem poucas manifestações extrapulmonares ou fica restrita ao trato respiratório superior, a mucosas e à pele. No trato respiratório superior, os locais mais acometidos são cavidade nasal, seios maxilar, etmoidal e frontal, nasofaringe, laringe, cavidade oral e ouvido.

Embora não se conheça um fator etiológico, parece tratar-se de doença com participação imunitária, já que responde bem ao tratamento com ciclofosfamida, e a maioria dos pacientes tem títulos altos de anticorpos anticitoplasma de neutrófilos (ANCA). A reatividade citoplasmática (C-ANCA) é mais frequente e específica do que a perinuclear (P-ANCA), sendo a detecção de ANCA dirigido contra a proteinase 3 (ANCA-PR3) ainda mais específica; PR3 existe nos grânulos azurófilos de neutrófilos e lisossômicos de monócitos.

Macroscopicamente, encontram-se ulcerações e destruição tecidual na região sinonasal e, nos casos avançados, perfuração do septo nasal. Microscopicamente, são vistos vasculite, necrose em mapa geográfico circundada por macrófagos em paliçada, reação granulomatosa com granulomas frouxos e ulceração do epitélio. A vasculite é do tipo necrosante, compromete arteríolas, pequenas artérias e veias e pode ser encontrada em vários estágios, de aguda a cicatrizada. Clinicamente, as manifestações no complexo sinonasal são muito frequentes (90% dos pacientes) e incluem rinorreia intensa e purulenta, sinusite, epistaxe e destruição do septo e da cartilagem nasais, produzindo deformidades.

▶ Neoplasias benignas

Papiloma sinonasal

Trata-se de neoplasia benigna originada na mucosa do trato sinonasal que, histologicamente, se apresenta de três tipos: papiloma fungiforme (evertido), papiloma invertido e papiloma oncocítico. Algumas lesões apresentam padrão misto exofítico/invertido ou oncocítico/invertido; nesses casos, devem ser classificadas como papiloma invertido. O papiloma oncocítico é o mais raro (3%); os outros dois têm frequência semelhante. Embora considerados uma única entidade, existem diferenças não só histológicas como clínicas, conforme resumido no Quadro 30.2. O vírus do papiloma humano (HPV) é implicado na etiologia do papiloma sinonasal dos tipos evertido e invertido. O papiloma evertido localiza-se no septo nasal, onde forma lesão exofítica verrucosa.

Quadro 30.2 Características clínicas e histológicas do papiloma sinonasal

Tipo de papiloma	Etiologia viral	Localização no nariz	Recidiva	Associação com carcinoma escamoso
Evertido, fungiforme	HPV 6/11	Septo	22 a 42%	Não
Invertido	HPV 6/11 16/18	Parede lateral	0 a 13%	Sim
Oncocítico	–	Parede lateral	36%	Sim

Histologicamente, o papiloma evertido (fungiforme) tem crescimento papilífero, sendo as hastes revestidas por epitélio escamoso não ceratinizado e/ou do tipo transicional. Os papilomas invertidos e oncocíticos originam-se na parede lateral do nariz e nos seios paranasais. No invertido, o epitélio escamoso não ceratinizado e/ou do tipo transicional prolifera e invagina para o interior do estroma, formando grandes ninhos de contornos arredondados (Figura 30.10 A). O papiloma invertido pode apresentar displasia epitelial; a frequência de detecção do HPV aumenta com o grau de displasia. No papiloma oncocítico, as hastes papilíferas são revestidas por células com citoplasma eosinofílico e granuloso (Figura 30.10 B). Células colunares ciliadas e secretoras de muco podem ser encontradas nos três tipos de papiloma.

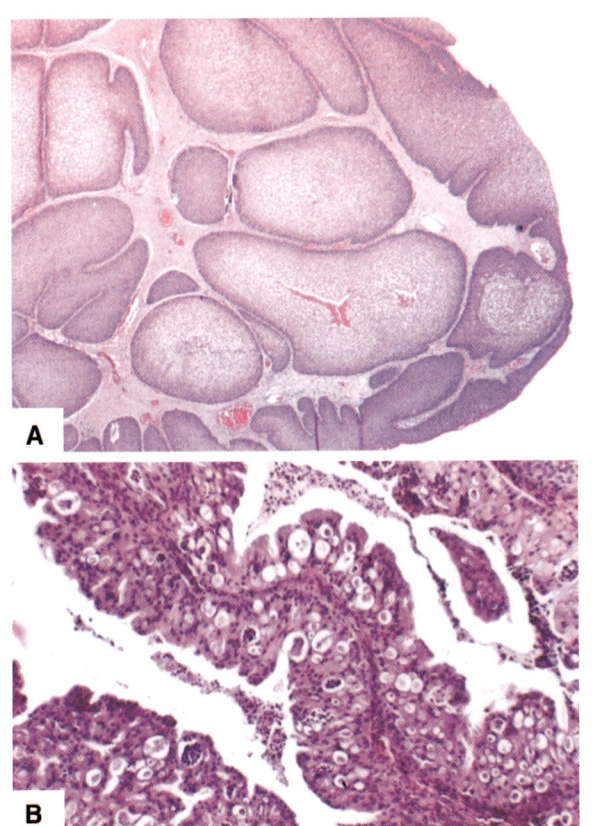

Figura 30.10 Papiloma sinonasal. **A.** Papiloma invertido, caracterizado por invaginação do epitélio escamoso proliferado, formando grandes ninhos de contornos arredondados na lâmina própria da mucosa. **B.** Papiloma oncocítico contendo hastes papilíferas revestidas por epitélio colunar.

O papiloma sinonasal forma lesão expansiva e causa epistaxe e obstrução nasal. Recidiva é frequente, sobretudo no papiloma fungiforme, sendo devida, na maioria dos casos, a remoção cirúrgica incompleta da lesão. Os papilomas invertidos e oncocítico podem apresentar invasão local às vezes extensa, com propagação para outras estruturas além do nariz e dos seios paranasais. Em 6 a 24% dos casos, ambos estão associados a carcinoma sinonasal, principalmente do tipo escamoso. O carcinoma pode fazer parte do papiloma ou aparecer após remoção cirúrgica deste.

Angiofibroma nasofaríngeo

O angiofibroma nasofaríngeo é neoplasia benigna relativamente rara que surge quase exclusivamente em adolescentes masculinos. Em geral localizada na parede lateral da nasofaringe, a lesão é circunscrita, não encapsulada e tem aspecto fibroso. Histologicamente, o tumor é composto por estroma fibroso rico em fibras colágenas, em meio a espaços vasculares irregulares revestidos por única camada de células endoteliais (Figura 30.11). As manifestações clínicas são obstrução nasal e epistaxe. A lesão pode crescer em todas as direções, inclusive para a cavidade craniana, causando hipotrofia e compressão das estruturas vizinhas. O tratamento é ressecção cirúrgica; embolização seletiva das artérias que a nutrem facilita a ressecção por diminuir o sangramento intraoperatório.

Hemangioma capilar

Hemangioma capilar da cavidade nasal origina-se predominantemente no septo e acomete qualquer idade. Às vezes, associa-se a traumatismo ou gravidez. Microscopicamente, os capilares dispõem-se em arranjo lobular e são revestidos por células endoteliais por vezes proeminentes e com figuras de mitose. A manifestação mais frequente é epistaxe.

Osteoma

Em ordem decrescente de frequência, o osteoma acomete os seios frontal, etmoidal, maxilar e esfenoidal. A maioria das lesões é constituída por osso lamelar denso permeado por pequena quantidade de tecido fibroso.

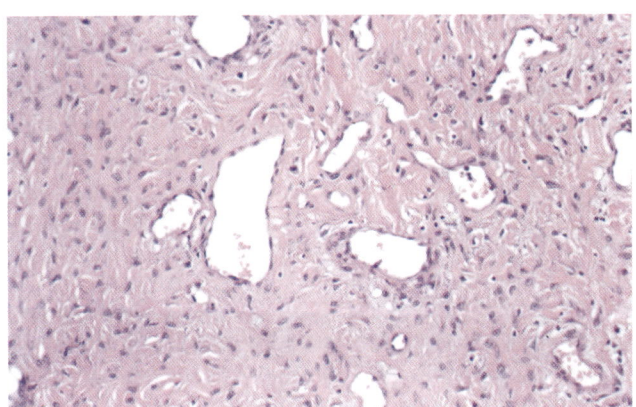

Figura 30.11 Angiofibroma nasofaríngeo. Estroma fibroso de permeio a espaços vasculares irregulares.

▶ Neoplasias malignas

Carcinoma de células escamosas

O carcinoma de células escamosas do nariz e dos seios paranasais é a neoplasia maligna mais frequente dessa região, embora corresponda a apenas 3% dos tumores malignos da cabeça e do pescoço. A lesão manifesta-se principalmente nas sexta e sétima décadas de vida e predomina em homens. O tumor origina-se preferencialmente no seio maxilar e, em ordem decrescente, na cavidade nasal e nos seios etmoidal, esfenoidal e frontal. Fatores implicados são fumo, sinusite crônica com metaplasia escamosa e exposição ao níquel, crômio, álcool isopropílico e rádio. HPV de alto risco é detectado em 40% dos carcinomas epidermoides não ceratinizantes. O carcinoma escamoso sinonasal é histologicamente semelhante ao de outras localizações e é classificado em ceratinizante (mais frequente) ou não ceratinizante (carcinoma de células transicionais). A sintomatologia é muito semelhante à da sinusite crônica, o que provavelmente retarda o diagnóstico; por causarem obstrução, rinorreia e epistaxe, os carcinomas nasais em geral são detectados mais precocemente.

Carcinoma nasofaríngeo

Constitui a neoplasia mais frequente da nasofaringe, podendo ser dos tipos: (a) carcinoma de células escamosas ceratinizante; (b) carcinoma não ceratinizante, que pode ser diferenciado ou indiferenciado (linfoepitelioma); (c) carcinoma escamoso basaloide. O carcinoma não ceratinizante indiferenciado é o mais frequente. Na maioria das vezes, a lesão origina-se na parede lateral da nasofaringe, na fossa de Rosenmüller. Fatores genéticos e ambientais e, sobretudo, infecção pelo vírus Epstein-Barr (EBV) estão provavelmente envolvidos na gênese do carcinoma nasofaríngeo não ceratinizante. Os dados a favor dessa hipótese são: (1) a neoplasia é mais comum em certas áreas geográficas, como China e Sudeste Asiático, onde a infecção viral é também prevalente, e sua prevalência permanece elevada, porém em níveis mais baixos, em indivíduos que emigram para outros países, mostrando o fator racial; (2) os locos de histocompatibilidade HLA-A2 e HLA-BW46 são os prováveis marcadores de suscetibilidade genética, sendo sua frequência significativamente mais alta entre os chineses de Cingapura; (3) DNA do EBV é encontrado nas células neoplásicas do carcinoma não ceratinizante e sobretudo no indiferenciado, assim como títulos elevados de anticorpos séricos IgG e IgA antiproteínas do capsídeo viral são habitualmente detectados nos pacientes com o tumor. Proteínas do EBV são também demonstradas em células anormais da mucosa nasofaríngea com displasia ou carcinoma *in situ*.

Macroscopicamente, nem sempre o tumor é visível, necessitando biópsias às cegas. Microscopicamente, os tipos ceratinizante e não ceratinizante assemelham-se ao carcinoma de células escamosas de outras localizações. O carcinoma não ceratinizante indiferenciado caracteriza-se por proliferação de células epiteliais uniformes, com núcleos vesiculosos, nucléolo evidente e citoplasma de limites imprecisos, conferindo aspecto sincicial ao aglomerado celular. No estroma, há infiltrado inflamatório intenso, rico em linfócitos (daí a origem do nome linfoepitelioma) (Figura 30.12).

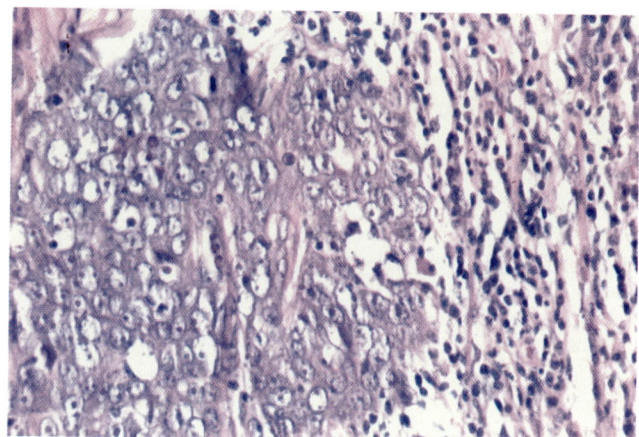

Figura 30.12 Carcinoma nasofaríngeo (linfoepitelioma). As células neoplásicas formam aglomerado sincicial, com núcleos vesiculosos e nucléolos evidentes. Comparar com as células inflamatórias à direita, que são menores e mais hipercromáticas.

O carcinoma nasofaríngeo é mais comum no sexo masculino, e os tipos escamoso ceratinizante e não ceratinizante acometem mais indivíduos adultos. O tipo indiferenciado tem distribuição bimodal, com um pico entre 15 e 25 anos e outro entre 60 e 69 anos de idade. As manifestações clínicas resultam de obstrução do ouvido médio ou de invasão local, sendo também comum apresentação como metástases em linfonodos cervicais (neste caso, o tumor primário é oculto). O carcinoma nasofaríngeo é tratado apenas com radioterapia, e a resposta varia com o tipo histológico: o carcinoma ceratinizante é o menos radiossensível e tem prognóstico pior; o indiferenciado é o mais radiossensível, com sobrevida de 5 anos em cerca de 60% dos casos nos estágios mais precoces; o carcinoma não ceratinizante diferenciado tem radiossensibilidade variável e sobrevida intermediária entre os outros dois tipos.

Adenocarcinoma sinonasal

Adenocarcinoma sinonasal não é frequente e pode ser dos tipos intestinal ou não intestinal, este subdividido em adenocarcinoma de alto e baixo grau. O adenocarcinoma do tipo intestinal tem forte associação com exposição a poeira fina de madeiras duras e imita o carcinoma colônico, tanto no padrão morfológico como imuno-histoquímico (positivo para CK 20 e CDX-2). O tumor é formado por glândulas e papilas revestidas por epitélio colunar pseudoestratificado, com núcleo alongado e hipercromático, podendo conter células caliciformes, de Paneth e endócrinas. Os adenocarcinomas não intestinais não têm fator etiológico conhecido. Independentemente do tipo histológico, quando pouco diferenciadas (alto grau) essas neoplasias são agressivas, enquanto as bem diferenciadas apresentam curso indolente.

Neuroblastoma olfatório (estesioneuroblastoma)

Trata-se de neoplasia maligna pouco frequente originária do neuroepitélio olfatório localizado na porção superior da cavidade nasal. O tumor surge em larga faixa de idade, com picos nas segunda e sexta décadas. A lesão caracteriza-se por

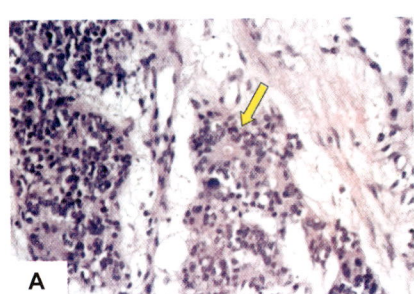
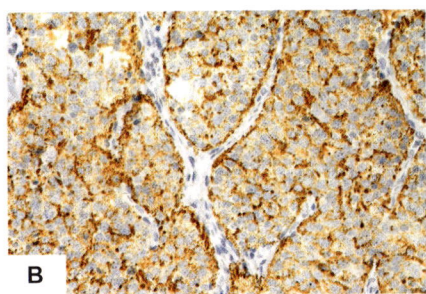
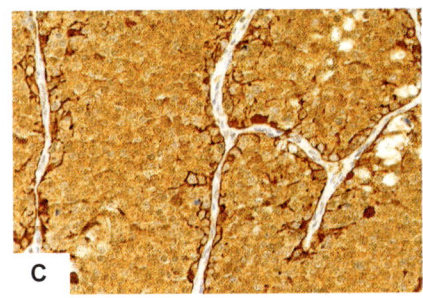

Figura 30.13 Neuroblastoma olfatório. **A.** As células neoplásicas são pequenas e formam roseta do tipo Flexner com luz central (*seta*). O centro de alguns agrupamentos neoplásicos contém numerosas fibrilas (*à esquerda*). **B.** As células neoplásicas são positivas para cromogranina. **C.** As células de Schwann que circundam a periferia dos ninhos neoplásicos são positivas para proteína S100.

proliferação de células pequenas, com núcleos redondos e citoplasma escasso, dispostas em ninhos circunscritos e separados por estroma bem vascularizado. São características do tumor: (1) fibrilas formadas pelos processos das células neuronais (Figura 30.13 A); (2) rosetas e pseudorrosetas celulares semelhantes às do neuroblastoma (ver Capítulo 29) e meduloblastoma (ver Capítulo 26); (3) células ganglionares, muito raras. Quando esses elementos estão ausentes, são necessários imuno-histoquímica e estudo ultraestrutural para diferenciar o neuroblastoma olfatório de outras neoplasias indiferenciadas de pequenas células. O neuroblastoma olfatório é positivo para enolase específica de neurônio, cromogranina, sinaptofisina e proteína S-100 (Figura 30.13 B e C). Esta é positiva nas células de Schwann que circundam a periferia dos ninhos neoplásicos e nos processos dendríticos. À microscopia eletrônica, encontram-se grânulos de neurossecreção e processos celulares contendo neurofilamentos e/ou neurotúbulos. As manifestações clínicas relacionam-se com a massa nasal e o comprometimento de outras estruturas, como seios paranasais, nasofaringe e órbita. Metástases ocorrem em 20% dos casos e dirigem-se a linfonodos e pulmões.

Linfoma nasal T/NK

O linfoma nasal T/NK (NK: células *natural killer*) é conhecido sob várias denominações: lesão imunoproliferativa angiocêntrica (graus 2 e 3), reticulose polimórfica, granuloma letal da linha média, reticulose maligna da linha média e linfoma angiocêntrico. A lesão é mais frequente em certas regiões da América Latina e Ásia do que nos EUA e na Europa. O linfoma T/NK é altamente associado ao vírus Epstein-Barr (EBV); por hibridação *in situ*, sequências do EBV (RNA EBR1) são identificadas na maioria das células linfoides atípicas em praticamente todos os casos. Morfologicamente, a lesão caracteriza-se por infiltrado polimórfico angiocêntrico ou angioinvasivo contendo linfócitos de aspecto normal, macrófagos, plasmócitos e número variável de células linfoides atípicas na parede de vasos (Figura 30.14). Pelo comprometimento vascular, as lesões acompanham-se de extensa necrose na superfície, sendo necessárias biópsias profundas para o diagnóstico. As células neoplásicas são positivas para CD3, marcadores citotóxicos (granzima B e perfurina TIA1) e, frequentemente, para CD56. O prognóstico tem relação com elementos clinicopatológicos, estádio do tumor e quantidade de DNA/EBV no plasma.

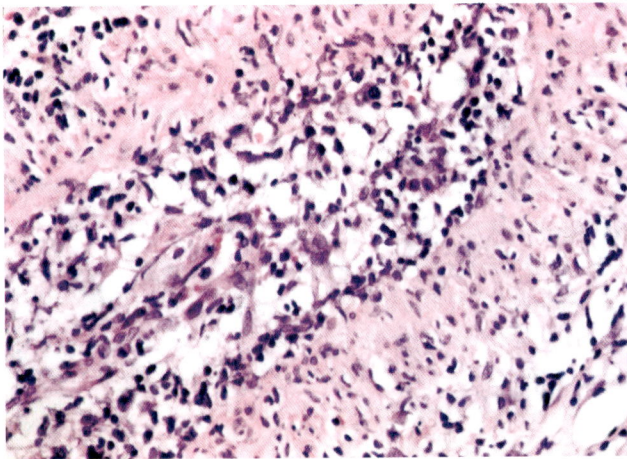

Figura 30.14 Linfoma nasal T/NK. Células linfoides atípicas e com citoplasma claro infiltram-se na parede de artéria, na mucosa nasal.

Laringe e hipofaringe

A *laringe* é um órgão tubular complexo dividido em regiões com origem embriológica diferente que possui sistemas linfáticos independentes, revestimento epitelial heterogêneo e várias cartilagens (Figura 30.15). As três regiões da laringe são supraglote, glote e infraglote. Os limites, os componentes e o epitélio de revestimento dessas regiões estão descritos no Quadro 30.3. A região supraglótica deriva dos terceiro e quarto arcos branquiais, possui rico sistema linfático e, devido à sua proximidade com a cavidade oral e a orofaringe, fica exposta aos carcinógenos ingeridos. As regiões glótica e infraglótica estão relacionadas mais com os pulmões e entram em contato direto com carcinógenos inalados. O sistema linfático da região glótica é escasso. As cartilagens da laringe são epiglote, aritenoide, tireoide e cricoide, todas do tipo hialino, exceto a epiglote, que é elástica. A *hipofaringe* relaciona-se intimamente com a laringe, de modo que carcinomas da região hipofaríngea necessitam de laringectomia total. O limite superior da hipofaringe é delimitado por um plano que passa pelo osso hioide e o inferior, pela borda inferior da cartilagem cricoide. As três regiões da hipofaringe são seio piriforme, parede faríngea posterior e área pós-cricóidea. O seio piriforme, que é a sede principal das

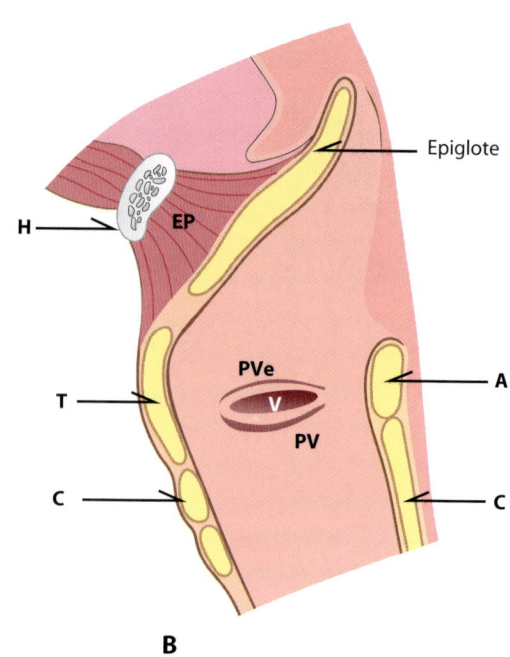

Figura 30.15 Anatomia da laringe. **A.** Corte frontal. SG: supraglote; G: glote; IG: infraglote; Pve: prega vestibular; PV: prega vocal; CA: comissura anterior; CP: comissura posterior; T: cartilagem tireoide; A: cartilagem aritenoide; C: cartilagem cricoide. **B.** Corte sagital. V: ventrículo; EP: espaço pré-epiglótico; H: osso hioide. T, A, C, Pve e PV: mesma denominação da figura **A**.

Quadro 30.3   Aspectos da anatomia da laringe

	Limites	Constituintes	Epitélio de revestimento
Supraglote	Superior – Topo da epiglote	Epiglote	Escamoso*
		Pregas ariepiglóticas	Respiratório ciliado
	Inferior – Ventrículos	Pregas vestibulares	Respiratório ciliado
		Ventrículos	
Glote	Superior – Ventrículos	Pregas vocais	Escamoso
	Inferior – Borda inferior da prega vocal	Comissuras anterior e posterior	
Infraglote	Superior – Borda inferior da prega vocal		Respiratório ciliado
	Inferior – 1ª cartilagem traqueal		

*A superfície lingual da epiglote é revestida por epitélio escamoso e a laríngea, por epitélio respiratório; a transição desses epitélios pode ser abrupta ou gradual.

doenças dessa região, tem forma de uma pirâmide invertida de três faces, sendo a base voltada para a orofaringe; os limites são: medial, a prega ariepiglótica; lateral, a parede faríngea; e superior, a prega faringoepiglótica. O epitélio de revestimento é do tipo escamoso não ceratinizado.

Laringite viral aguda

Laringite viral aguda acomete todas as faixas etárias, sobretudo adultos, e associa-se frequentemente a infecções virais das vias respiratórias superiores. Uma forma particular é a *laringite estridulosa* ou *subglótica (crupe viral)*, que acomete crianças e é causada sobretudo pelo vírus parainfluenza do tipo I. Nesta, a laringe apresenta hiperemia, edema e infiltração por neutrófilos, predominantemente na região infraglótica, resultando em estreitamento da luz. Clinicamente, a criança apresenta dispneia, tosse rouca (tosse de cachorro) e, dependendo da intensidade da obstrução, podem surgir cianose, depressão respiratória e morte.

Epiglotite aguda

Epiglotite é causada sobretudo pelo *Haemophilus influenzae* tipo B e, mais raramente, por estreptococos β-hemolíticos e pneumococos. A doença ocorre predominantemente em crianças, e seu início é súbito e rapidamente progressivo, com óbito em 15% dos casos por obstrução das vias respiratórias. A epiglote apresenta hiperemia e edema; histologicamente, encontra-se intenso infiltrado inflamatório de polimorfonucleares que se estende aos tecidos moles adjacentes.

30

Tuberculose

Tuberculose da laringe é sempre secundária à tuberculose pulmonar, geralmente na sua forma ativa e avançada. Os bacilos alcançam a mucosa laríngea através de escarro infectado e, mais raramente, pela via sanguínea. Os locais mais acometidos são a região das aritenoides, o espaço interaritenóideo, as pregas vocais e as pregas ariepiglóticas. Em geral, a lesão é ulcerada, apresenta bordas elevadas e contém pequenos tubérculos na periferia; menos frequentemente, adquire as formas tumoral ou polipoide. Histologicamente, encontram-se granulomas com ou sem necrose caseosa.

Outras inflamações

Laringites crônicas inespecíficas são causadas principalmente pelo fumo e pelo uso abusivo da voz, mas podem resultar também de irritação crônica por álcool e refluxo gastroesofágico ou ser secundárias a infecções repetidas das vias respiratórias superiores, como sinusites, amigdalites, faringites e laringites. A mucosa apresenta edema e hiperemia. Histologicamente, encontra-se infiltrado linfoplasmocitário associado a hiperplasia epitelial.

Úlceras de contato e *granuloma pós-intubação* quase sempre são secundários a traumatismos, uso abusivo da voz (grito, limpeza da garganta, tosse persistente) ou intubação traqueal; em menor número de casos, associam-se a refluxo gastroesofágico. O local mais acometido é a comissura posterior, na área do processo vocal da cartilagem aritenoide, pois nessa região a mucosa é mais delgada. Granuloma de intubação é frequentemente bilateral. Histologicamente, o aspecto é de tecido de granulação, que pode formar uma pequena massa exofítica na laringe (granuloma). O epitélio de revestimento sobre a lesão apresenta-se ulcerado ou hiperplásico.

Paracoccidioidomicose

Ver Capítulo 34.

Leishmaniose

Ver Capítulo 34.

Pólipos e cistos

Pólipo e *nódulo da prega vocal* são alterações reacionais ao uso abusivo da voz que se formam no espaço de Reinke da prega vocal (o espaço de Reinke é um espaço potencial delimitado superiormente pelo epitélio escamoso que reveste a prega e inferiormente pelo tecido elástico do ligamento vocal). Fumo, poluentes atmosféricos, doenças nasais e inflamações laríngeas provavelmente agravam ou contribuem para a formação do pólipo/nódulo. Macroscopicamente, trata-se de lesão séssil ou pediculada, de poucos milímetros até alguns centímetros e tem consistência e coloração variadas (de macia a firme, de branca a vermelha). Histologicamente, a lesão caracteriza-se por alterações do tecido conjuntivo e dos vasos, o que lhes dá aspectos variados: (1) pólipo com estroma edematoso (tipo mixoide, Figura 30.16); (2) rico em fibrina (tipo hialino); (3) com dilatação vascular acentuada associada a exsudação de fibrina e proliferação de pequenos vasos (tipo vascular); (4) fibroso (tipo fibroso); (5) misto (mistura de mais de um aspecto).

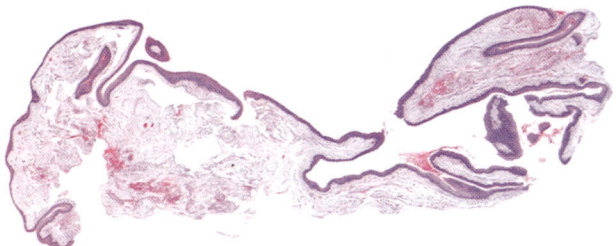

Figura 30.16 Pólipo da prega vocal do tipo mixoide. Notar estroma edemaciado.

A hipótese que considera o pólipo/nódulo resultado de agressão vascular por traumatismo relaciona os diferentes aspectos morfológicos com a intensidade da agressão: discreta causaria edema; mais intensa aumentaria a permeabilidade vascular com depósito de fibrina e neovascularização; a persistência do traumatismo permitiria a evolução progressiva da lesão até fibrose. O epitélio que reveste o pólipo/nódulo pode ser ceratinizado, hiperplásico, hipotrófico ou displásico. Embora histologicamente haja um espectro contínuo entre pólipos e nódulos da prega vocal (é difícil distingui-los), clinicamente existem diferenças. Os pólipos acometem mais homens, são unilaterais e ocorrem preferencialmente nos dois terços anteriores da prega vocal. Já os nódulos predominam em mulheres, são bilaterais e aparecem na junção dos terços anterior e médio da prega. Em ambos, a manifestação clínica mais comum é disfonia.

Cistos da laringe podem ser saculares ou ductais. Os *cistos ductais* originam-se por obstrução dos ductos das glândulas seromucosas devido a inflamação ou fibrose; são pequenos e formam-se na epiglote, nas pregas ariepiglóticas e, mais raramente, nas pregas vocais (Figura 30.17). Os *cistos saculares* resultam de obstrução congênita ou adquirida do orifício sacular, causando acúmulo de muco no interior do sáculo. Esta estrutura, que dá origem tanto a cistos saculares como à laringocele, é um apêndice do ventrículo localizado entre as pregas vestibulares e vocais. Na *laringocele*, o sáculo é dilatado por ar, já que

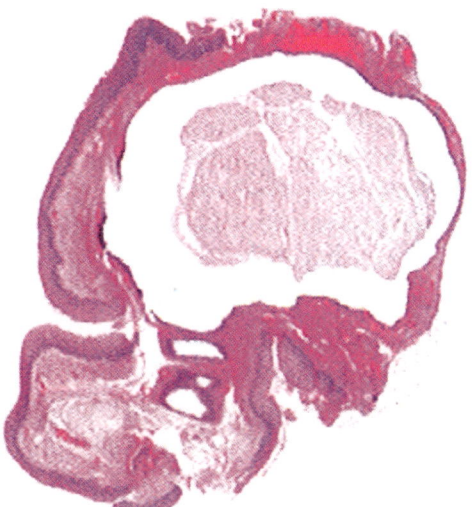

Figura 30.17 Cisto ductal na prega vocal.

30

não há obstrução do orifício que o comunica com o ventrículo. A dilatação pode estender-se para fora da laringe, através da membrana tíreo-hióidea (forma externa), ou fazer saliência na luz do órgão (forma interna), causando obstrução respiratória. A laringocele pode ser congênita ou adquirida, neste caso relacionada com a profissão (músicos, sopradores de vidro etc.) ou, mais raramente, associada a carcinoma dos ventrículos. Histologicamente, o cisto sacular e a laringocele são revestidos por epitélio respiratório.

Ceratose, displasia e carcinoma *in situ*

A classificação e a nomenclatura dessas lesões seguem os mesmos critérios adotados na cavidade oral e em outras mucosas. Ceratose designa lesões recobertas por ceratina, podendo o epitélio ser normal, hipotrófico, hiperplásico ou displásico. As hiperplasias epiteliais sem atipias (reacionais) devem ser separadas das displasias e do carcinoma *in situ*, que são lesões pré-cancerosas. Clinicamente, tanto as alterações hiperplásicas como as displásicas podem ser planas, verrucosas ou papilíferas, de coloração branca (leucoplásicas) ou avermelhada (eritroplásicas); embora possam surgir em qualquer região da laringe, predominam nas pregas vocais. Em todas elas, a manifestação mais frequente é rouquidão, e o principal fator etiológico é o fumo, havendo relação direta com a intensidade e a duração do hábito; se o vício é abandonado, em geral as alterações regridem após certo tempo. O risco de a lesão evoluir para carcinoma invasor relaciona-se com o grau da displasia (8 a 29% na laringe), porém o intervalo de tempo para ocorrer invasão pode ser longo. Displasia acentuada/carcinoma *in situ* não é pré-requisito para o desenvolvimento do carcinoma invasor, já que este pode originar-se em epitélio não displásico.

Papilomas. Papilomatose laríngea

Papilomas da laringe são causados pelo vírus do papiloma humano (HPV). A *papilomatose juvenil* caracteriza-se por lesões múltiplas que recidivam por longo tempo. A lesão surge na infância e acomete igualmente ambos os sexos. O HPV, principalmente tipos 6 e 11, é o principal agente etiológico da papilomatose laríngea. Mães com condilomatose anogenital podem transmitir o vírus ao filho durante o parto. O *papiloma de adultos* aparece após a segunda década de vida, predomina em homens, é em geral único e tende a recorrer menos; o HPV é transmitido possivelmente por contato sexual.

Morfologicamente, os papilomas são lesões exofíticas, papilíferas e friáveis, geralmente múltiplas, que acometem a prega vocal e, a partir dela, podem espalhar-se para qualquer local da laringe. Histologicamente, são formados por papilas revestidas por epitélio espesso, com pouca ou nenhuma ceratinização. Nas camadas epiteliais superficiais, podem ser encontradas células com atipias coilocitóticas semelhantes às do condiloma genital (Figura 30.18). As lesões exofíticas do papiloma podem causar distúrbios na fonação ou obstruir as vias respiratórias, principalmente em crianças. Raramente, a papilomatose laríngea transforma-se em carcinoma de células escamosas; na maioria desses casos, a transformação maligna associa-se à radioterapia para controle das recidivas da papilomatose.

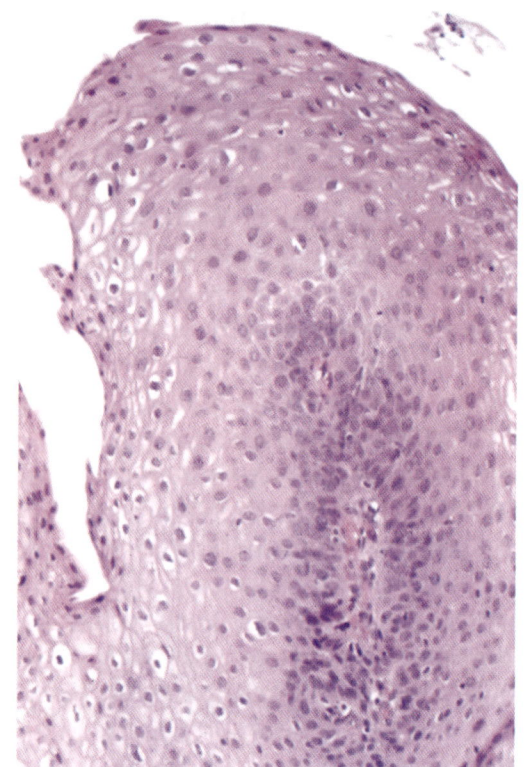

Figura 30.18 Papiloma escamoso (papilomatose laríngea juvenil). Vacuolização do citoplasma das células superficiais (coilocitose, efeito citopático do HPV).

Carcinoma de células escamosas

Carcinoma de células escamosas é a neoplasia mais frequente da laringe (95% dos casos), acomete preferencialmente homens e surge na grande maioria das vezes nas quinta e sexta décadas de vida. Sua sede guarda relação com o comportamento clínico do tumor, que é classificado segundo a região acometida como glótico, supraglótico, infraglótico e transglótico (glótico mais supraglótico); a maioria dos carcinomas origina-se na região glótica.

O principal fator etiológico é o fumo, havendo relação direta entre a intensidade e a duração do hábito e a frequência da lesão; indivíduos que fumam mais de 40 cigarros por dia têm risco cinco a seis vezes maior do que não fumantes. O álcool também aumenta o risco de câncer da laringe, principalmente o da região supraglótica. Exposição ocupacional a asbesto, níquel e madeira, déficits nutricionais e irradiação prévia do pescoço também são considerados fatores de risco. O HPV pode também estar relacionado com o carcinoma da laringe; HPV dos tipos 16 e 18 são encontrados em cerca de 5% desses tumores.

Macroscopicamente, a neoplasia apresenta-se nas formas vegetante, ulcerada ou infiltrativa, às vezes combinadas (Figura 30.19). As lesões mais precoces são vistas sobretudo na prega vocal e apresentam-se como espessamento mucoso irregular (Figura 30.20). Histologicamente, o carcinoma de células escamosas da laringe é semelhante ao de outras regiões, podendo apresentar-se com diferentes graus de diferenciação. Quando compromete apenas a lâmina própria, é considerado microinvasor ou superficialmente invasor.

30

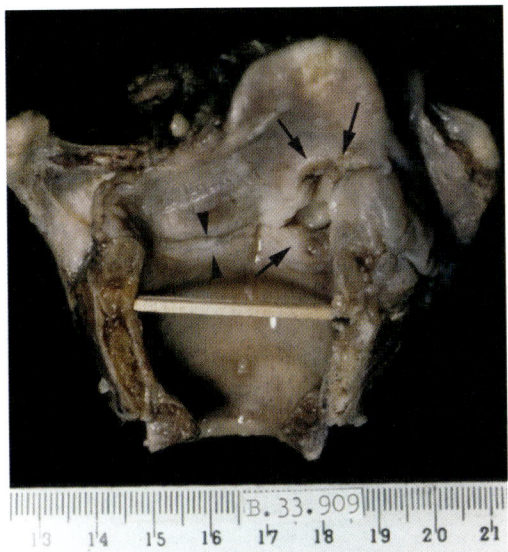

Figura 30.19 Carcinoma escamoso da laringe. Lesão úlcero-infiltrativa comprometendo as regiões supraglótica e glótica, à direita (*a lesão está entre setas*). As pregas vestibular e vocal, à esquerda, têm aparência normal (*cabeças de seta*).

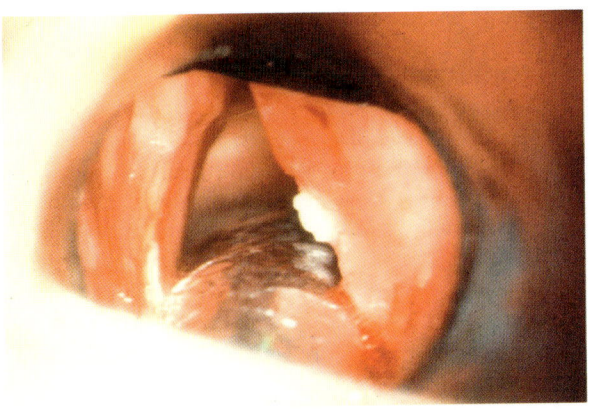

Figura 30.20 Carcinoma escamoso da prega vocal, visto por laringoscopia. Lesão brancacenta no terço posterior da prega vocal (*à direita*).

A sintomatologia clínica tem relação com o local de origem da neoplasia. Carcinomas da região glótica são geralmente diagnosticados mais precocemente por alterarem a voz (rouquidão); os supraglóticos e infraglóticos tendem a dar sintomas mais tardiamente e, como regra geral, são descobertos em fase mais avançada. Além disso, por causa do padrão distinto de irrigação linfática de cada região, o prognóstico do tumor depende também da sede da lesão. Como a região glótica possui poucos vasos linfáticos, o carcinoma glótico tem baixa incidência de metástases (menos de 10%); já nos tumores da região supraglótica, por causa da riqueza de vasos linfáticos, metástases podem ser encontradas mesmo nos estágios mais precoces da doença. O óbito por carcinoma da laringe resulta de extensão local do tumor para estruturas vitais, infecção pulmonar e debilitação geral do organismo. Os aspectos clínicos do carcinoma laríngeo, subdividido conforme a região acometida, estão esquematizados no Quadro 30.4.

Quadro 30.4   Carcinoma da laringe

Sede	Frequência	Manifestações clínicas	Comportamento biológico
Glótico	60 a 75%	Rouquidão	Baixa frequência de metástases
Supraglótico	25 a 40%	Disfonia, disfagia, rouquidão	Metástases frequentes; raramente invade glote e cartilagens laríngeas
Infraglótico	< 5%	Dispneia, disfonia	Metástases frequentes; invade estruturas extralaríngeas
Transglótico	< 5%	Disfonia, disfagia	A mais alta frequência de metástases; invade estruturas extralaríngeas

O *carcinoma escamoso do seio piriforme* também é neoplasia prevalente e associada a fumo e álcool; por ser uma área "silenciosa", na maioria das vezes o carcinoma dessa região é diagnosticado tardiamente. Além disso, dada a abundância de linfáticos no seio piriforme, semelhante à da região supraglótica, metástases linfáticas são precoces.

Cavidade oral e orofaringe

A *cavidade oral* é dividida em sete regiões: lábios, dois terços anteriores da língua (língua oral), assoalho da boca (área em forma de U circundada pela gengiva inferior e a língua oral), mucosa bucal (que reveste as bochechas e os lábios), gengiva, trígono retromolar (triângulo atrás do terceiro molar, que cobre o ramo ascendente da mandíbula) e palato duro. A *orofaringe* estende-se a partir de um plano que passa pelo palato duro superiormente até outro que passa pelo osso hioide inferiormente. Fazem parte da orofaringe as seguintes estruturas: palato mole, úvula, pilar tonsilar anterior, tonsilas palatinas, pilar tonsilar posterior, base da língua, prega glossoepiglótica, valécula, prega faringoepiglótica e paredes da orofaringe. O epitélio que reveste a cavidade oral e a orofaringe é do tipo escamoso; a lâmina própria da mucosa contém glândulas salivares menores, mucosas e serosas.

▶ Inflamações

Inflamações na cavidade oral e na orofaringe podem ser causadas por agentes infecciosos, químicos e físicos, ou estar associadas a distúrbios imunitários. Serão aqui comentadas apenas as inflamações mais frequentes que se apresentam isoladamente nesses locais, visto que nessas regiões também ocorrem lesões associadas a doenças sistêmicas, como escarlatina, sarampo, eritema multiforme etc.

30

Inflamações da cavidade oral

Herpes simplex

Na maioria das lesões orais, a *estomatite herpética* é causada pelo *Herpes simplex* tipo 1 (HSV-1) e, menos frequentemente, pelo *Herpes simplex* tipo 2 (HSV-2); este tem predileção pela mucosa genital, sendo a lesão oral geralmente secundária a contato orogenital. Como a exposição ao vírus HSV-1 inicia-se na infância, a maioria da população adulta (cerca de 90%) possui anticorpos anti-HSV. A infecção primária pode manifestar-se como gengivoestomatite, enquanto a secundária (recorrente) é geralmente restrita ao lábio e à pele adjacente (herpes labial). A inoculação do HSV se dá por contato físico com pessoa infectada portadora de lesões herpéticas ou que possui o vírus nas suas secreções (2 a 10% dos adultos liberam periodicamente HSV na saliva). Na infecção primária, a maioria dos indivíduos tem doença subclínica, enquanto uma pequena porcentagem desenvolve gengivoestomatite.

Após resolução da lesão oral, o vírus migra até o gânglio do nervo trigêmeo, onde permanece latente. Nesse estado, o genoma viral permanece nos neurônios, porém sua expressão é limitada e nenhum vírus infectante é produzido. Reativação do vírus se dá por exposição ao sol, frio, resfriado, estresse, traumatismo ou imunossupressão. Através do nervo trigêmeo, o vírus alcança novamente o epitélio oral, onde se replica e causa a infecção recorrente (secundária). Até 40% da população soropositiva podem desenvolver lesão secundária. A patogênese da infecção herpética está esquematizada na Figura 30.21.

A lesão característica consiste em vesículas preenchidas por líquido claro e seroso (Figura 30.22) que, quando se rompem, formam ulcerações rasas. Microscopicamente, as vesículas são intraepiteliais e contêm exsudato inflamatório; algumas células epiteliais que as delimitam são multinucleadas ou mostram

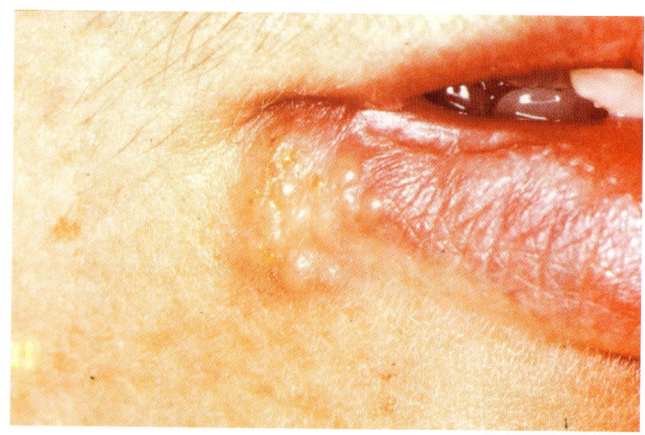

Figura 30.22 Herpes labial. Vesículas com conteúdo claro próximas da comissura labial.

inclusões virais eosinofílicas intranucleares. Clinicamente, a gengivoestomatite primária ocorre geralmente em crianças, tem manifestações sistêmicas como febre, cefaleia e linfadenopatia cervical e as vesículas são encontradas em qualquer local da mucosa oral. Nas lesões recorrentes, as vesículas são menores, duram menos tempo e, além do lábio, podem acometer a gengiva e o palato duro. A frequência de recorrência tende a diminuir com a idade.

Herpes-zóster

A infecção primária pelo *Herpesvirus varicelae* (vírus V-Z) em indivíduos soronegativos causa a varicela, enquanto a doença secundária ou reativação do vírus V-Z latente é responsável pelo herpes-zóster. Neste, a mucosa oral é afetada quando há acometimento de ramos do trigêmeo. Histologicamente, a lesão do herpes-zóster é semelhante à do HSV.

Infecções bacterianas

Em geral, infecções bacterianas provocam lesões ulceradas. Na *sífilis*, lesões orais podem formar-se nos três períodos: (1) no local de inoculação, como úlcera endurecida; (2) no período secundário, como úlceras recobertas por exsudato mucoide; (3) no terciário, como lesões gomosas na língua e no palato. Na *tuberculose*, o acometimento da cavidade oral é incomum e secundário à inoculação de bacilos contidos no escarro infectado, principalmente na língua e no palato, causando inflamação granulomatosa. Na *noma* (estomatite gangrenosa ou *cancrum oris*), ocorrem lesões destrutivas e necrosantes dos tecidos orofaciais por infecção por bactérias anaeróbias (bacilo fusiforme e espirilo de Vincent), geralmente associada a outros microrganismos. O processo afeta principalmente crianças desnutridas ou debilitadas por doenças consuntivas. A *estomatite de Vincent* (angina de Vincent) é semelhante à noma, visto que a necrose tecidual é causada pelos mesmos agentes que atuam nos indivíduos com redução da defesa imunitária; todavia, seu curso é mais limitado e benigno.

Afta

Depois das úlceras reacionais traumáticas, aftas são as lesões ulcerativas mais frequente na cavidade oral (a incidência varia de 20 a 60% da população). Aftas apresentam-se como

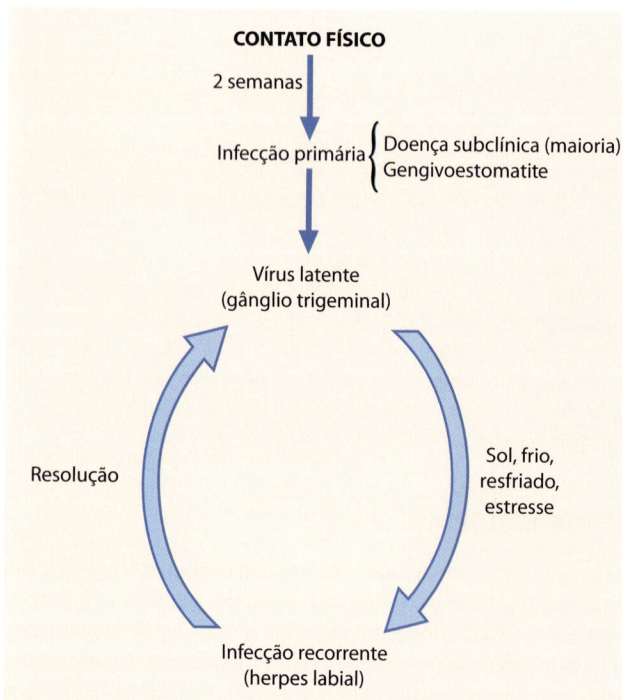

CONTATO FÍSICO

2 semanas

Infecção primária { Doença subclínica (maioria) / Gengivoestomatite

Vírus latente (gânglio trigeminal)

Resolução

Sol, frio, resfriado, estresse

Infecção recorrente (herpes labial)

Figura 30.21 Patogênese da estomatite herpética.

ulcerações rasas, únicas ou múltiplas, recorrentes, que afetam principalmente lábios, língua, bochechas, assoalho da boca e palato mole; são mais comuns na gengiva e no palato duro, no que diferem da infecção pelo *Herpes simplex* recorrente.

A etiopatogênese da úlcera aftosa é desconhecida, porém vários fatores têm sido apontados: alterações da resposta imunitária tanto humoral como celular, hipersensibilidade a antígenos bacterianos, deficiências de vitamina B_{12}, ácido fólico e ferro, modificação hormonal e estresse. Imunodeficiências, inclusive a relacionada com o vírus da imunodeficiência humana (HIV), doença celíaca, colite ulcerativa e doença de Behçet, estão entre as doenças e síndromes mais associadas a úlceras aftosas orais.

As úlceras são rasas, recobertas por exsudato amarelado e circundadas por halo eritematoso. Microscopicamente, o infiltrado inflamatório em torno da úlcera é, no início, predominantemente mononuclear; mais tarde, devido a infecção bacteriana secundária, torna-se rico em neutrófilos. O número e o tamanho das úlceras são muito variáveis. As lesões são dolorosas e geralmente se curam em 1 semana.

Língua geográfica

Também conhecida como glossite migratória, língua geográfica é inflamação de causa desconhecida que compromete principalmente o dorso da língua de indivíduos adultos. A lesão caracteriza-se por áreas avermelhadas, irregulares e descamadas, com bordas elevadas e esbranquiçadas, que dão à língua aspecto de mapa geográfico. As lesões curam-se espontaneamente, porém se estendem às regiões adjacentes. Microscopicamente, o centro da lesão mostra perda da camada de ceratina e intenso infiltrado de neutrófilos no epitélio. A borda, elevada, apresenta acantose e hiperceratose e, na lâmina própria, há discreto infiltrado linfoplasmocitário e de neutrófilos. A doença é benigna e geralmente assintomática.

Candidíase oral

Candidíase oral é causada principalmente pela *Candida albicans*, um habitante normal da cavidade oral. A infecção surge quando atuam fatores predisponentes locais ou sistêmicos, como imaturidade imunitária da infância, distúrbios endócrinos (diabetes, gravidez), xerostomia, antibioticoterapia prolongada, imunossupressão (AIDS), neoplasias malignas avançadas etc. As lesões são superficiais e constituídas por pseudomembranas esbranquiçadas facilmente destacáveis sobre mucosa eritematosa e por vezes ulcerada. Os fungos são numerosos e encontrados de permeio com o exsudato inflamatório nas pseudomembranas. Na candidíase hiperplásica crônica, caracterizada por hiperplasia epitelial com orto/paraceratose, as hifas podem ser escassas.

Inflamações da orofaringe

Faringites e *tonsilites agudas* podem ser causadas por vírus ou bactérias. Faringites e tonsilites virais, muito comuns em crianças, são geralmente concomitantes ou sucedem à rinite aguda do resfriado comum, sendo os adenovírus, rinovírus e ecovírus os principais agentes etiológicos. Infecção bacteriana pode ser primária ou complicação de doença viral. Os agentes mais frequentes são estreptococos β-hemolíticos, *H. influenzae* e *S. aureus*. Clinicamente, as tonsilas e a faringe apresentam hiperemia, edema e, especialmente nas infecções

bacterianas, exsudato purulento que recobre a mucosa ou sai das aberturas das criptas tonsilares (tonsilite folicular). Quando causadas por estreptococos β-hemolíticos, faringites ou tonsilites podem associar-se a doença reumática ou glomerulonefrite aguda. Outras complicações de faringites ou tonsilites são abscessos peri e retrotonsilares. Infecções agudas recorrentes podem provocar aumento de volume persistente das tonsilas, indistinguível histologicamente de hipertrofia idiopática das tonsilas.

Paracoccidioidomicose

Ver Capítulo 34.

Lesões melanocíticas

Mácula melanótica oral é a expressão usada para designar uma lesão pigmentada focal, sobretudo nos lábios e na gengiva. A lesão acompanha a síndrome de Peutz-Jeghers ou a doença de Addison, surge após doenças inflamatórias ou é idiopática. Histologicamente, existe hiperpigmentação da camada basal do epitélio. *Nevos melanocíticos* podem originar-se nos lábios e, raramente, na cavidade oral. *Melanoma* é raro na cavidade oral, sendo o palato e a gengiva os locais mais acometidos.

Alterações reacionais

Fibroma traumático ou *fibroma de irritação*, constituído por tecido fibroso hiperplásico em resposta a irritação ou traumatismo crônico por dente ou prótese dentária, apresenta-se como nódulo séssil ou pediculado. Os principais sítios são a mucosa bucal, o lábio e a língua. Lesões gengivais também são comuns, mas na gengiva o principal fator desencadeante é infecção crônica, em vez de traumatismos. Microscopicamente, a lesão caracteriza-se por proliferação de tecido fibroso com quantidade variável de células inflamatórias (Figura 30.23).

Epúlide fissurado é uma hiperplasia fibrosa induzida por dentadura (epúlide significa "massa na gengiva"). A lesão forma-se no sulco labial ou bucal em correspondência com a periferia de dentadura. Irritação crônica provocada por prótese mal adaptada causa proliferação fibrosa exuberante, disposta de modo paralelo à borda da dentadura.

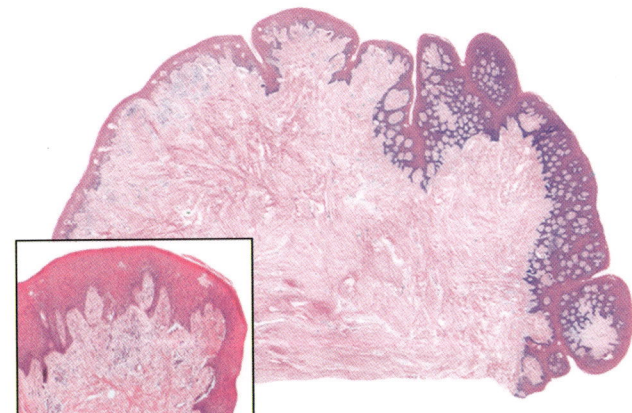

Figura 30.23 Fibroma traumático. Proliferação de tecido fibroso rico em fibras colágenas espessas (à esquerda, detalhe da lesão em maior aumento).

30

Hiperplasia papilar do palato caracteriza-se por projeções papilíferas na mucosa palatina associadas ao uso prolongado de dentaduras móveis e mal adaptadas. As papilas são constituídas por eixo de tecido fibroso vascularizado, com inflamação crônica, e revestidas por epitélio hiperplásico, às vezes com aspecto pseudoepiteliomatoso. Hiperplasia papilar não é lesão pré-neoplásica e pode, raramente, aparecer em outras regiões da cavidade oral e não estar associada ao uso de dentadura.

Granuloma piogênico (hemangioma capilar), constituído por massa de tecido de granulação que se forma em resposta a irritações de pequena intensidade, sobretudo na gengiva, pode ser encontrado também em áreas sujeitas a traumatismos, como língua, lábio e mucosa oral. A lesão apresenta-se como nódulo avermelhado, geralmente ulcerado e que sangra com facilidade (Figura 30.24); é mais frequente em mulheres e, na gestação, é chamado de *tumor gravídico*.

Granuloma de células gigantes periférico, que se apresenta como massa séssil e avermelhada, é formado por tecido de granulação hiperplásico, rico em células gigantes multinucleadas. A lesão origina-se no ligamento periodôntico em resposta a agressão prévia, como extração dentária ou inflamação crônica. Embora predomine em mulheres abaixo de 30 anos, pode ser encontrada em qualquer idade. *Fibroma periférico ossificante* e *cementificante* também representa hiperplasia inflamatória originada no ligamento periodôntico, em que as células mesenquimais se modificam em fibroblastos, cementoblastos ou osteoblastos. A lesão origina-se principalmente em pessoas com higiene oral precária.

Cistos

Mucocele é o termo que indica lesão cística associada ao ducto excretor de uma glândula salivar menor. Dos pontos de vista microscópico e de patogênese, a mucocele é classificada em dois tipos: (1) mucocele de extravasamento. Parece que traumatismo mecânico causa ruptura do ducto excretor salivar e extravasamento de muco, o qual desencadeia reação inflamatória no estroma adjacente. Histologicamente, não existe um cisto verdadeiro, com revestimento epitelial, mas apenas uma coleção de muco circundada por tecido de granulação reacional (Figura 30.25). Trata-se de lesão frequente que aparece em qualquer idade, mas predomina em jovens e afeta principalmente o lábio inferior. Quando superficial, o pseudo-

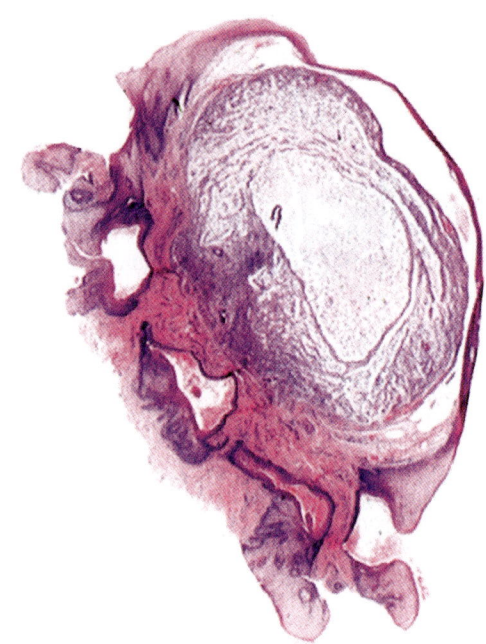

Figura 30.25 Mucocele de extravasamento. Na lâmina própria labial, existe área cística sem revestimento epitelial.

cisto pode simular lesão vesicobolhosa; (2) mucocele de retenção. Trata-se de cisto formado por bloqueio da drenagem do ducto excretor salivar, o qual se dilata progressivamente. O cisto é preenchido por muco e revestido por epitélio pseudoestratificado, cilíndrico, cúbico ou achatado. A mucocele de retenção acomete indivíduos preferencialmente acima de 50 anos e localiza-se no palato, na bochecha, no assoalho da boca e, raramente, no lábio.

Rânula consiste em mucocele localizada no assoalho da boca, que pode ser tanto de extravasamento como de retenção. Rânula associa-se a ductos excretores das glândulas salivares sublinguais e, menos frequentemente, da glândula submandibular. Os fatores etiológicos mais importantes são traumatismos e obstrução do ducto salivar por cálculo.

Eritroplasia, leucoplasia, displasia e carcinoma *in situ*

Leucoplasia é a denominação genérica para indicar uma placa brancacenta em mucosas que não é removida por fricção nem pode ser atribuída a uma doença conhecida (p. ex., líquen plano, candidíase etc.). Trata-se de termo clínico, não devendo ser usado como diagnóstico anatomopatológico. Leucoplasia pode apresentar-se de diversos modos: homogênea, nodular, verrucosa ou erosiva. Histologicamente, 90% das lesões mostram epitélio espesso (acantótico) recoberto por ceratina, porém com arquitetura conservada e sem atipias celulares. Em poucos casos, a leucoplasia associa-se a displasia epitelial, carcinoma *in situ* ou carcinoma invasor. Nesses casos, a placa leucoplásica tem aspecto verrucoso e localiza-se no assoalho da boca ou na porção ventral da língua, que são os locais mais comuns do carcinoma da cavidade oral.

Leucoplasia pilosa é um tipo particular de lesão brancacenta e ceratótica que se forma sobretudo na margem lateral da língua de indivíduos infectados pelo HIV e, mais raramente, em pessoas com outro tipo de imunossupressão ou até imunocompetentes.

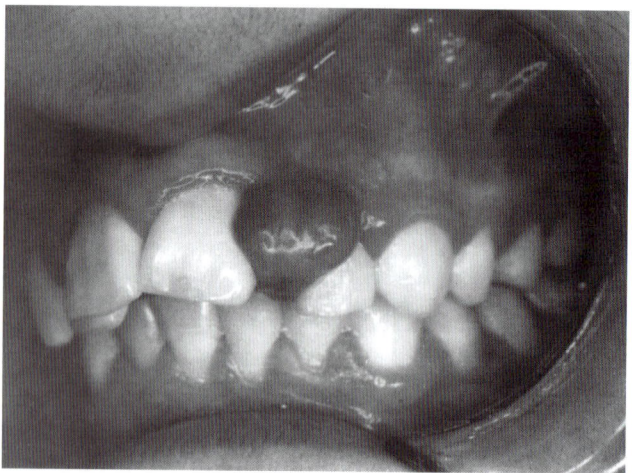

Figura 30.24 Granuloma piogênico. Massa vermelho-escura na gengiva.

Acredita-se que a leucoplasia pilosa seja uma proliferação epitelial induzida pelo vírus Epstein-Barr (EBV) em área de traumatismo crônico, geralmente associada a superinfecção com *Candida* sp. Microscopicamente, a lesão caracteriza-se por intensa paraceratose, acantose e células epiteliais superficiais com balonização do citoplasma, inclusões virais nucleares basofílicas e deslocamento da cromatina para a periferia. Leucoplasia pilosa não é lesão pré-neoplásica, mas seu reconhecimento é importante, pois há grande probabilidade de o indivíduo estar infectado por HIV, podendo progredir para a síndrome de imunodeficiência adquirida (AIDS); a AIDS manifesta-se dentro de 1 a 2 anos após o diagnóstico da lesão leucoplásica.

Eritroplasia refere-se a uma lesão avermelhada de mucosa que sangra facilmente após traumatismos, pois o epitélio é geralmente delgado. Ao contrário da leucoplasia, o exame microscópico mostra displasia acentuada/carcinoma *in situ* (40% dos casos) ou carcinoma invasor (50%). Lesões de aspecto misto, com áreas leucoplásicas e eritroplásicas, denominadas eritroleucoplasias, associam-se mais à displasia epitelial e ao carcinoma do que a leucoplasia pura.

Displasias e *carcinoma in situ* têm as mesmas características morfológicas e propriedades evolutivas dessas lesões em outras mucosas. Na maioria das vezes, displasia de baixo grau representa alteração reacional reversível. Displasia acentuada/carcinoma *in situ* com certa frequência evolui para carcinoma invasor; no entanto, carcinoma oral pode surgir sem displasia prévia.

Papiloma escamoso

Papiloma escamoso é a neoplasia benigna mais frequente da cavidade oral; pode surgir em qualquer local, porém é mais comum nos palatos duro e mole, na úvula, na língua, na gengiva e nos lábios. A maioria dos papilomas orais está associada ao HPV, principalmente tipos 6 e 11, embora nem todos os papilomas tenham etiologia viral; alguns tumores evoluem a partir de hiperplasia reacional não relacionada com o HPV. Na maioria dos casos, trata-se de lesão única, com aspecto verrucoso e papilífero, com menos de 1 cm. Microscopicamente, o papiloma oral é semelhante ao de outros locais, sendo caracterizado por proliferação de epitélio escamoso que forma projeções papilíferas associadas a hiperparaceratose variável; as células superficiais podem apresentar coilocitose (Figura 30.26). Lesões com aspecto de verruga vulgar ou de condiloma acuminado também aparecem na cavidade oral, associam-se ao HPV e provavelmente representam variações morfológicas do papiloma escamoso.

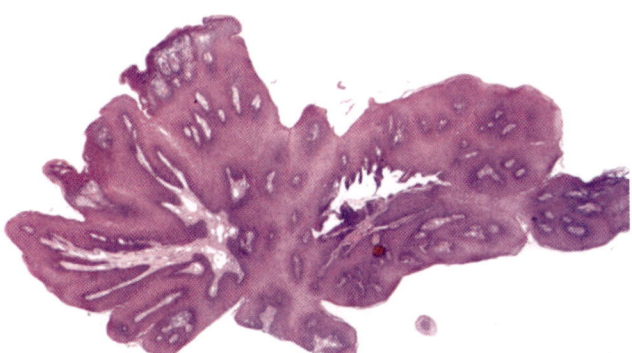

Figura 30.26 Papiloma escamoso do palato. As hastes papilíferas são revestidas por epitélio escamoso.

Tumor de células granulares

Trata-se de tumor benigno que se apresenta de duas formas, provavelmente de histogênese diferente mas com semelhanças histológicas. A lesão conhecida apenas como *tumor de células granulares* surge na pele e em mucosas, geralmente em indivíduos adultos, sendo que na cavidade oral afeta predominantemente a língua. Estudos ultraestruturais e imuno-histoquímicos corroboram a origem neural da neoplasia, nas células de Schwann. A outra forma é o *tumor de células granulares congênito da gengiva* (epúlide congênito), que se origina exclusivamente na gengiva de recém-nascidos. A lesão não tem origem neural e provavelmente deriva de células mesenquimais primitivas originadas da crista neural. Histologicamente, ambos são constituídos pela proliferação de células poligonais com citoplasma eosinófilo e granular (daí a denominação células granulares). Na forma adquirida, o tumor associa-se a intensa hiperplasia pseudoepiteliomatosa do epitélio, que pode ser confundida clínica e histologicamente com carcinoma.

Carcinoma de células escamosas da cavidade oral

O carcinoma de células escamosas, que é a neoplasia mais frequente na cavidade oral (90% dos casos), acomete predominantemente homens, a partir da quinta década de vida. As sedes mais afetadas são lábio, língua/assoalho da boca, palato, gengiva, área retromolar e região jugal. O principal agente oncogênico do carcinoma do lábio é exposição prolongada ao sol, seguida do hábito de fumar cachimbo ou charuto. Para os tumores das demais regiões da cavidade oral, o fumo e o uso excessivo de álcool são os agentes etiológicos mais importantes. Em fumantes, o risco de desenvolver carcinoma escamoso aumenta com a duração e a intensidade do hábito (risco duas a três vezes maior em fumantes inveterados do que em não fumantes) e diminui após cessar o hábito. Uso abusivo de álcool aumenta em duas a seis vezes o risco de carcinoma oral. Aparentemente, o álcool atua sinergicamente com o fumo, visto que indivíduos fumantes e alcoólatras têm risco 15 vezes maior de desenvolver câncer oral, quando comparados com pessoas que não bebem nem fumam. Além de irritar a mucosa, acredita-se que o álcool atue como solvente para os carcinógenos, principalmente para os contidos no fumo. O hábito de mascar fumo também se relaciona com maior incidência de carcinoma da mucosa bucal e da gengiva. Na Índia e em alguns países asiáticos, onde a prática de mascar fumo combinado com outros ingredientes é frequente, a incidência de carcinoma oral é muito alta, pois essas misturas são mais carcinogênicas do que o fumo isoladamente. Higiene oral precária e irritação crônica provocada por dentaduras mal adaptadas, dentes ou outras causas não são considerados iniciadores do carcinoma oral, mas provavelmente aceleram o processo, caso ele exista.

Mutações no gene *TP53* são encontradas no carcinoma oral e em lesões pré-neoplásicas. Tais mutações podem ser induzidas por produtos do fumo e têm papel na fase inicial da carcinogênese, favorecendo a proliferação celular descontrolada.

Macroscopicamente, na fase inicial o carcinoma oral tem aspecto de eritroplasia ou de eritroleucoplasia e, mais raramente, de leucoplasia. Mais tarde, com o crescimento da massa neoplásica, as lesões passam a ter forma exofítica ou de úlcera

30

com bordas elevadas, ou adquirem padrão predominantemente infiltrativo (Figuras 30.27 e 30.28). Histologicamente, as neoplasias do lábio tendem a ser bem diferenciadas, e as restantes, moderadamente diferenciadas. Recomenda-se que o grau histológico de malignidade seja avaliado na interface tumor/hospedeiro, que é a área geralmente menos diferenciada da neoplasia. As principais características dos carcinomas escamosos mais comuns da cavidade oral estão resumidas no Quadro 30.5.

O prognóstico e a sobrevida do carcinoma da cavidade oral dependem sobretudo da existência de metástases e do número de linfonodos regionais acometidos. Em muitos casos, o óbito deve-se a doença regional não controlada, frequentemente associada a recorrência local do tumor primário. Na ausência de metástases, 75% dos pacientes têm sobrevida de pelo menos 5 anos, porcentagem que cai para 13% quando há metástases em três ou mais linfonodos. Se a metástase invade a cápsula do linfonodo e se infiltra nos tecidos adjacentes, o prognóstico piora ainda mais.

As principais variantes histológicas do carcinoma escamoso com comportamento biológico distinto são carcinoma verrucoso, carcinoma fusocelular e carcinoma escamoso-basaloide. As principais características desses carcinomas estão indicadas no Quadro 30.6.

Carcinoma de células escamosas da orofaringe

Carcinoma de células escamosas da orofaringe associa-se ou não ao HPV; os dois grupos de tumores apresentam características epidemiológicas, patogenéticas e clínicas distintas. O *carcinoma HPV positivo* surge mais frequentemente em homens brancos, entre 50 e 56 anos de idade, e localiza-se predominantemente na base da língua e nas tonsilas palatinas. HPV tipo 16 é o principal agente causal. Histologicamente, o tumor é geralmente não ceratinizante e origina-se no epitélio reticulado das criptas tonsilares (Figura 30.29 A e B). O HPV pode ser detectado por métodos moleculares (hibridação *in situ* e PCR);

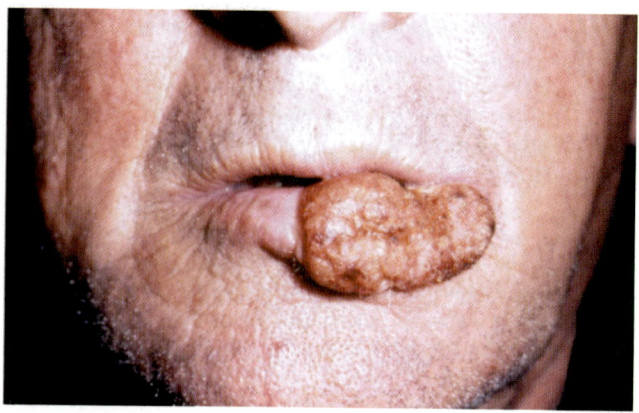

Figura 30.27 Carcinoma de células escamosas. Massa exofítica no lábio inferior.

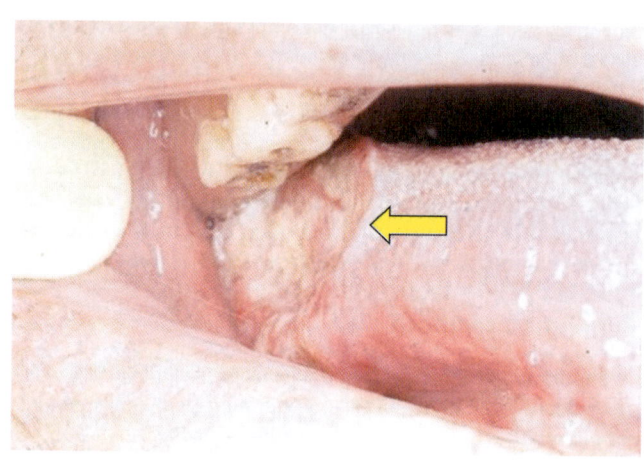

Figura 30.28 Carcinoma de células escamosas. Úlcera de borda elevada, na face lateral da língua (*seta*).

Quadro 30.5 Características principais dos carcinomas escamosos mais comuns da cavidade oral

	Locais mais acometidos	Invasão de outras estruturas	Comportamento e prognóstico
Lábio	Lábio inferior	Pele, mucosa bucal e mandíbula	Neoplasia de melhor prognóstico Pior prognóstico: tumor no lábio inferior ou comissura, > 2 cm e pouco diferenciado
Língua	Borda lateral, face ventral	Assoalho da boca, gengiva, mandíbula, base da língua	Maior tendência a metástases Pior prognóstico: tumor na base da língua
Assoalho da boca	Porção anterior	Língua, gengiva, pilar tonsilar anterior, mandíbula	Invasão frequente de estruturas adjacentes

Quadro 30.6 Variantes histológicas do carcinoma escamoso oral

	Local	Aspectos morfológicos	Prognóstico
Carcinoma verrucoso	Mucosa jugal, gengiva, língua, palato e pilar tonsilar	Bem diferenciado, com maturação ordenada e sem atipias celulares Crescimento compressivo	Localmente invasivo, porém não dá metástases
Carcinoma escamoso-basaloide	Base da língua, tonsilas	Lóbulos e ninhos de células basaloides, com focos de diferenciação escamosa abrupta	Agressivo, alta mortalidade
Carcinoma fusocelular	Língua, gengiva e lábio	Bifásico: (a) epidermoide *in situ* ou invasor, (b) componente sarcomatoide	Prognóstico melhor nas lesões polipoides e pouco infiltrativas

expressão imuno-histoquímica da proteína p16 em mais de 75% das células neoplásicas é marcador confiável da presença do vírus (Figura 30.29 C). Integração do vírus ao genoma da célula hospedeira é muito frequente em HPV de alto risco. Com a integração, a porção E2 do genoma viral fica alterada, permitindo a superexpressão dos genes *E6* e *E7* e a imortalização da célula infectada. A proteína E6 inibe e degrada a proteína p53, reduzindo a apoptose, enquanto a E7 inativa a proteína do retinoblastoma (pRB) (ver Figura 18.30). Tais alterações levam a proliferação celular descontrolada. *Carcinoma HPV-negativo* associa-se ao fumo e álcool e ocorre geralmente em indivíduos mais idosos. Histologicamente, a neoplasia é carcinoma escamoso ceratinizante semelhante aos de outras regiões da cabeça e do pescoço; em contraste com tumores relacionados com o HPV, são negativos para p16.

Em geral e por razões desconhecidas, carcinomas associados ao HPV mostram sobrevida maior e controle local da doença. Parece que ausência de mutação no gene *TP53* permite resposta ao tratamento radioterápico, por manter a via apoptótica. Alternativamente, também tem sido especulado que, diferentemente do álcool e do fumo, no carcinoma relacionado com o HPV faltaria a cancerização de campo, que é fator limitante de boa resposta à terapia.

Tumores de glândulas salivares menores

A neoplasia benigna mais comum das glândulas salivares menores é o adenoma pleomórfico; entre as neoplasias malignas, as mais importantes são carcinoma adenoide cístico, carcinoma mucoepidermoide e adenocarcinoma polimórfico (ver adiante, Neoplasias malignas de glândulas salivares). O palato é o local mais acometido por essas neoplasias, seguido do lábio superior e da mucosa bucal (75% das neoplasias das glândulas salivares menores ocorrem nessas regiões).

▪ Tumores odontogênicos

Neste capítulo, serão discutidas apenas as principais neoplasias e lesões pseudotumorais do complexo odontogênico e do esqueleto maxilofacial. Para melhor compreensão das lesões odontogênicas, inicialmente é interessante lembrar alguns aspectos da embriogênese dentária, conforme mostrado na Figura 30.30.

Os tumores odontogênicos, que se originam do epitélio e/ou do mesênquima odontogênico, são pouco comuns, perfazendo 0,003% das biópsias em geral e, segundo a OMS (2017), representam menos de 1% de todos os tumores orais. A classificação desses tumores está indicada no Quadro 30.7.

► Tumores benignos do epitélio odontogênico

Ameloblastoma

Ameloblastoma é o segundo tumor odontogênico mais prevalente, atrás do odontoma. O tumor pode ser subdividido em: (a) intraósseo convencional, sólido e multicístico; (b) unicístico; (c) extraósseo/periférico.

Ameloblastoma intraósseo convencional é o mais prevalente e representa 75 a 85% dos ameloblastomas. É mais comum entre a terceira e a sétima décadas de vida e raro abaixo de 20 anos.

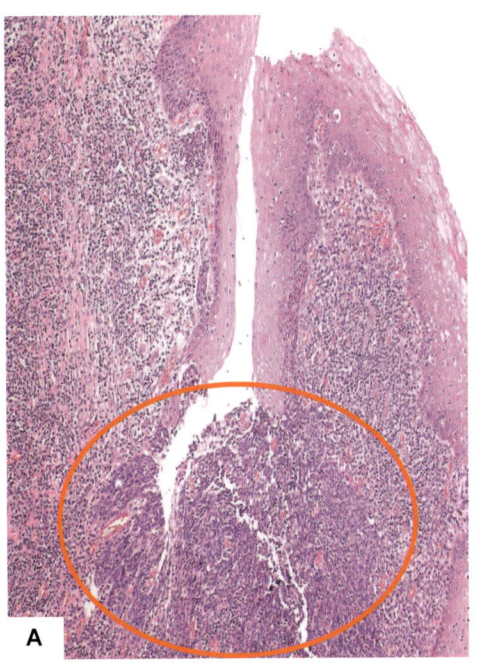

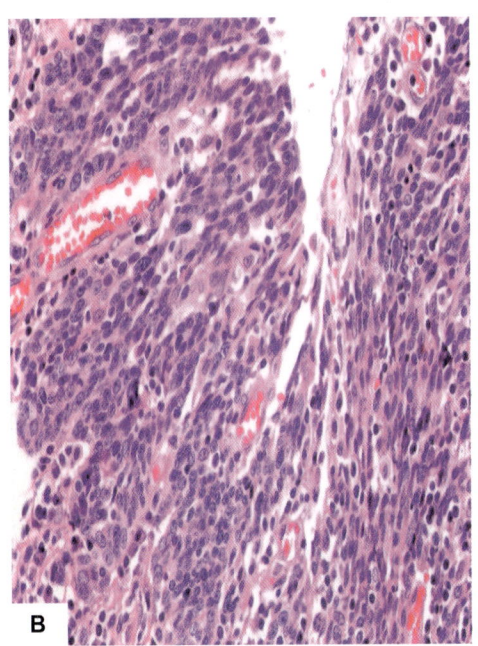

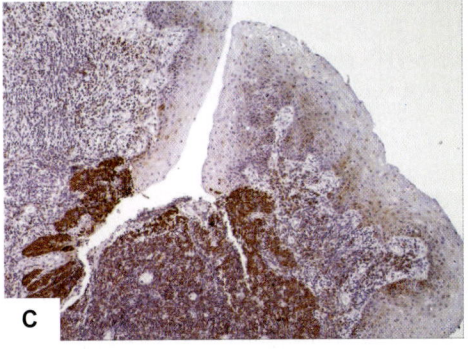

Figura 30.29 A. Carcinoma de células escamosas não ceratinizante associado ao HPV, originado no epitélio da cripta tonsilar (região delimitada pelo círculo). **B.** As células neoplásicas apresentam núcleo hipercromático e citoplasma escasso, sem ceratinização. **C.** As células neoplásicas são fortemente positivas para a proteína p16.

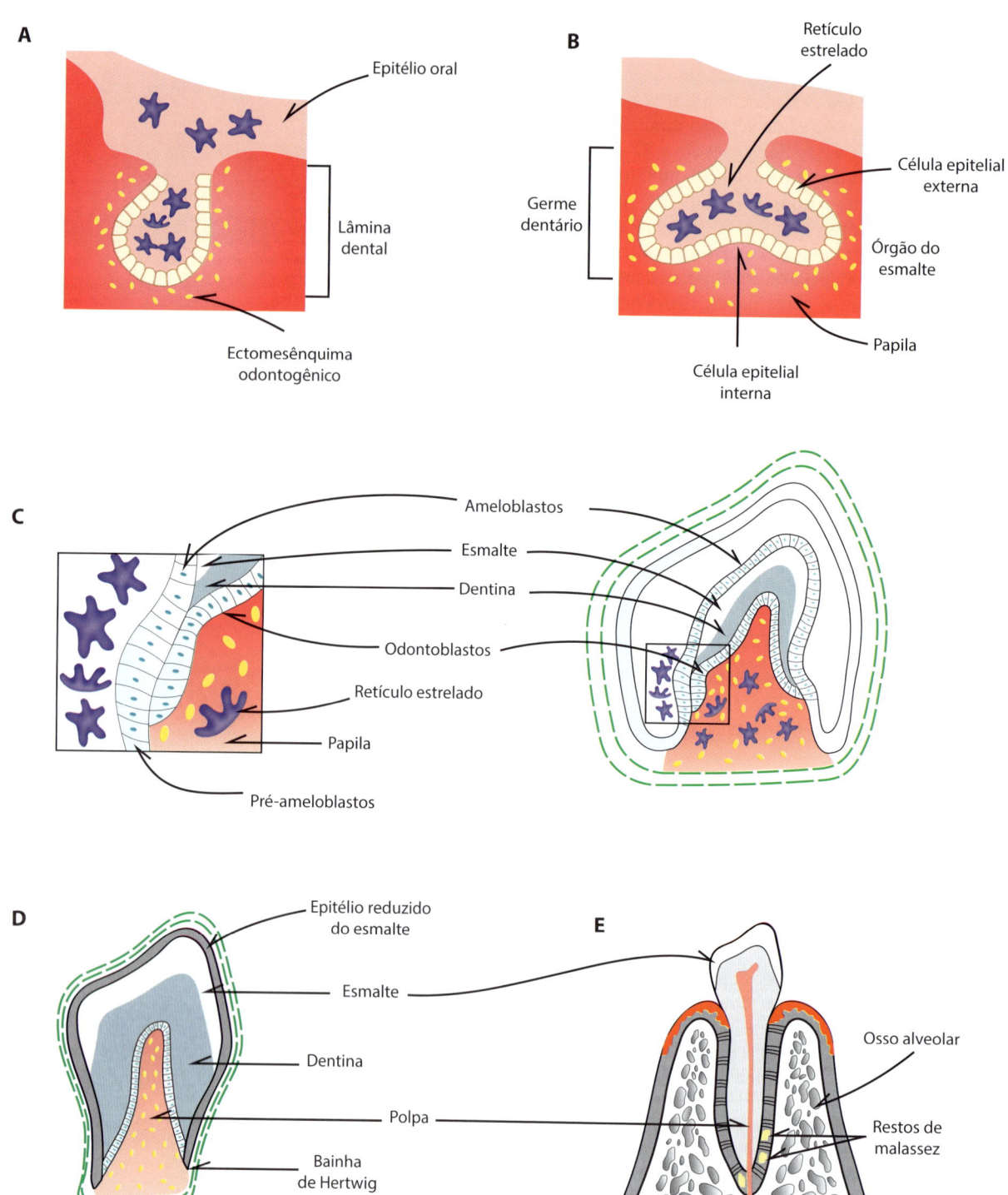

Figura 30.30 Esquema da embriogênese dentária.

A sede preferencial é a mandíbula (80 a 85%), especialmente na região posterior. A radiografia mostra lesão radiolucente, multilocular, com padrão clássico de "bolhas de sabão" (Figura 30.31 A). Expansão óssea cortical (bucal e lingual) é frequente, bem como pode haver deslocamento de dentes e/ou reabsorção de raízes dentárias. O tumor origina-se na lâmina dental e caracteriza-se por ilhotas ou cordões de epitélio odontogênico, semelhante ao epitélio do órgão do esmalte, imersos em estroma fibroso (Figura 30.32 A). As células da periferia lembram ameloblastos e pré-ameloblastos, são colunares, ficam dispostas em paliçada e têm núcleos orientados para o centro do folículo (polaridade reversa) (Figura 30.32 B). As células centrais são frouxas e apresentam prolongamentos citoplasmáticos que lembram o retículo estrelado. É nessa área central que ocorrem as principais modificações responsáveis pelos vários subtipos histológicos do tumor: (a) folicular, padrão mais comum, em que o epitélio forma massas ou ilhotas sólidas (Figuras 30.32 A e B); (b) plexiforme, cujo epitélio se apresenta como rede ou cordões; (c) acantomatoso, em que as células adquirem aspecto escamoso (Figura 30.32 C); (d) de células granulares, no qual o citoplasma é amplo, granular e acidófilo (Figura 30.32 D); (e) de células basais, padrão menos comum, composto por ninhos uniformes de células escuras basaloides que se assemelham ao carcinoma basocelular da pele; (f) desmoplásico, no qual o estroma que envolve o epitélio odontogênico é densamente colagenizado. As lesões volumosas geralmente apresentam mais de um subtipo histológico. Os diferentes padrões histológicos não têm influência no comportamento biológico.

Quadro 30.7 Classificação dos tumores odontogênicos, segundo a OMS (2017), com modificações

I. Tumores benignos do epitélio odontogênico

Ameloblastoma

Ameloblastoma convencional intraósseo sólido/multicístico

Ameloblastoma unicístico

Ameloblastoma extraósseo/periférico

Ameloblastoma metastatizante

Tumor odontogênico escamoso

Tumor odontogênico epitelial calcificante

Tumor odontogênico adenomatoide

II. Tumores benignos mistos do epitélio e do mesênquima odontogênico

Fibroma ameloblástico

Tumor odontogênico primordial

Odontoma

Odontoma tipo composto

Odontoma tipo complexo

Tumor dentinogênico de células "sombra"

III. Tumores benignos do mesênquima odontogênico

Fibroma odontogênico

Mixoma/mixofibroma odontogênico

Cementoblastoma

Fibroma cemento-ossificante

IV. Tumores malignos do epitélio e/ou do mesênquima odontogênico

Carcinomas odontogênicos

Carcinoma ameloblástico

Carcinoma intraósseo primário

Carcinoma odontogênico esclerosante

Carcinoma odontogênico de células claras

Carcinoma odontogênico de células "sombra"

Carcinossarcoma odontogênico

Sarcomas odontogênicos

O *ameloblastoma unicístico* representa 13 a 21% dos ameloblastomas e afeta mais indivíduos na segunda década da vida; tem discreta predileção para o sexo masculino e a grande maioria dos casos surge na região posterior da mandíbula. Radiograficamente, a lesão é radiolucente, extensa, bem definida, unilocular (Figura 30.31 B) e pode associar-se à coroa de um dente não erupcionado, em geral o terceiro molar. Histologicamente, o tumor apresenta três padrões: (a) *luminal*: cisto com parede fibrosa revestida por epitélio ameloblástico; (b) *intraluminal/plexiforme*, em que o epitélio ameloblástico é mais volumoso e forma projeções nodulares na cavidade, tendo geralmente padrão plexiforme; (c) *mural*, em que a cavidade é revestida por epitélio ameloblástico, e a parede apresenta ilhas de epitélio ameloblástico, de padrão folicular ou plexiforme (Figura 30.32 E). Recomenda-se o exame de cortes em vários níveis da lesão para se excluir invasão mural no ameloblastoma convencional.

O *ameloblastoma periférico* ou *extraósseo* é incomum (1 a 4% dos ameloblastomas) e, provavelmente, origina-se de restos da lâmina dental da mucosa oral ou do epitélio basal da mucosa superficial. Os achados morfológicos são semelhantes aos do ameloblastoma intraósseo. Em mais de 90% dos ameloblastomas, há mutações em genes da via de sinalização MAPK, sendo a *BRAF*V600E a mais comum.

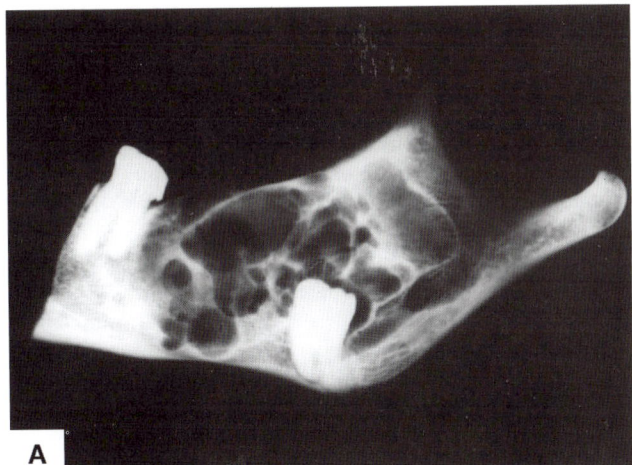

A

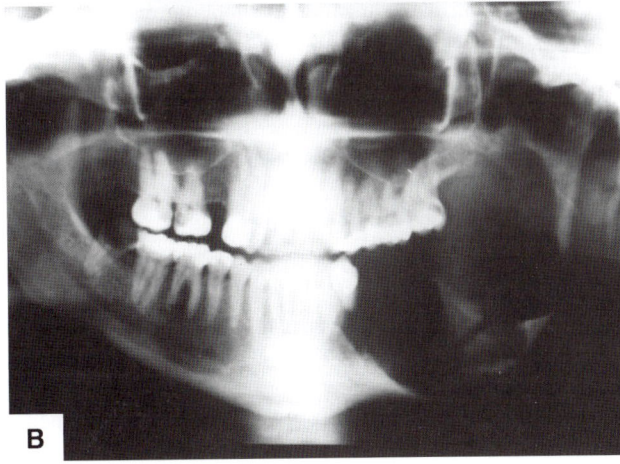

B

Figura 30.31 Ameloblastoma. **A.** Radiografia de peça cirúrgica. Lesão multilocular, com aspecto clássico em "bolhas de sabão". **B.** Radiografia panorâmica. Lesão lítica unilocular extensa.

30

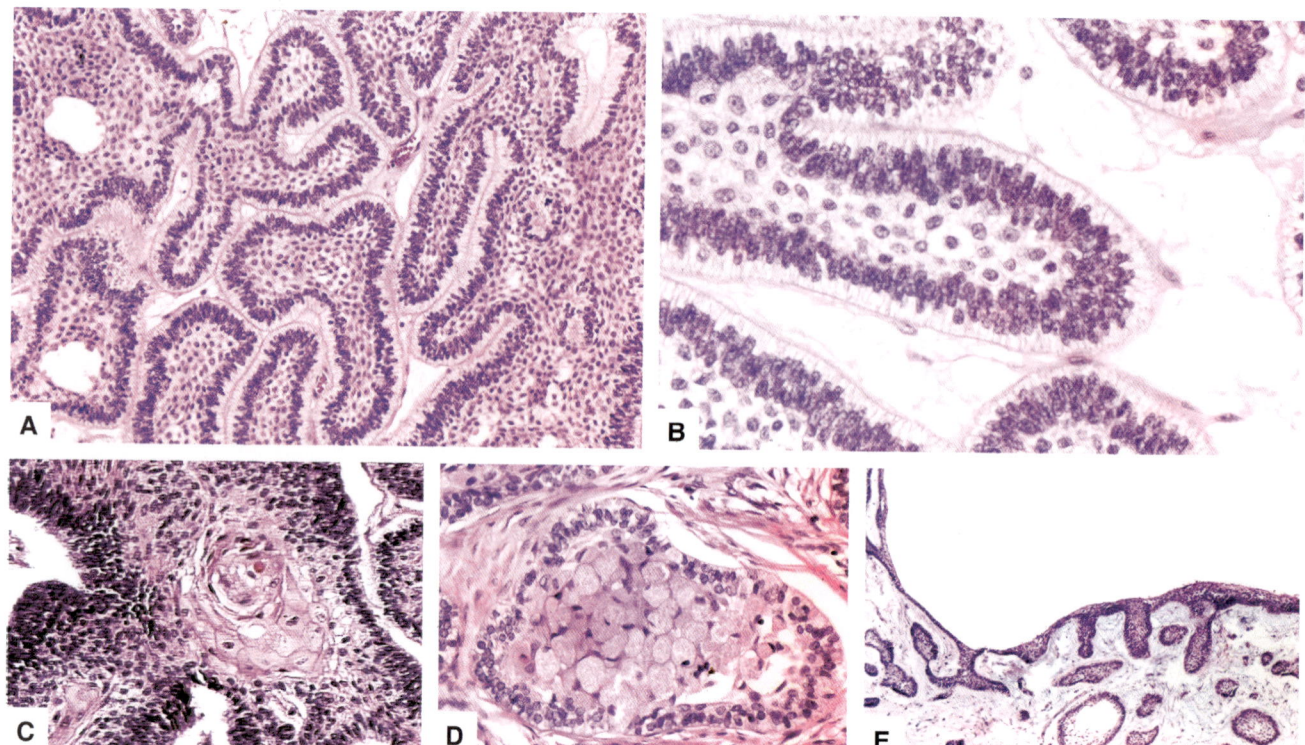

Figura 30.32 Ameloblastoma. **A.** Ilhotas e cordões anastomosados de células epiteliais em arranjo frouxo no centro e colunar na periferia. **B.** Vacuolização citoplasmática das células periféricas (polaridade reversa). **C.** Metaplasia escamosa central. **D.** Células com citoplasma amplo, granular e acidófilo. **E.** Tipo unicístico mural, exibe revestimento e ilhotas de epitélio ameloblástico na parede.

O ameloblastoma convencional tem capacidade de invasão e destruição locais. O tratamento é excisão cirúrgica com margens amplas. Mais de 50% dos casos pode recorrer nos primeiros 5 anos; em cirurgias conservadoras, há recorrência em 60 a 80% dos casos. Terapia com inibidores de BRAF é opção complementar em casos mais agressivos e/ou de ameloblastoma recorrente. Na variante unicística, que pode ser tratada por enucleação, o prognóstico é melhor quando comparado ao ameloblastoma convencional multicístico. O ameloblastoma periférico tem comportamento mais favorável do que o intraósseo, com boa resposta ao tratamento por remoção cirúrgica e cura na maioria dos casos.

Ameloblastoma metastatizante é o tumor que origina metástases, em geral em pulmões ou linfonodos, e apresenta, tanto na lesão primária como nas metástases, aspectos de ameloblastoma típico. Quando há atipias, o tumor é denominado *carcinoma ameloblástico*. Sobrevida de 5 anos ocorre em 70% dos pacientes, mas depende do local da metástase e do acesso para sua remoção. Terapêutica adjuvante como quimio e radioterapia não é indicada, pelo baixo resultado.

Tumor odontogênico escamoso

Raro, origina-se de restos da lâmina dental ou de restos epiteliais de Malassez. O tumor aparece em larga faixa etária (média de 38 anos), não tem predileção por sexo e pode surgir tanto na mandíbula como na maxila. A lesão é comumente assintomática, e os achados radiográficos são inespecíficos. Em geral, aparece como área radiolucente bem definida que se estende da porção lateral de uma ou mais raízes de um dente; o tumor parece originar-se no ligamento periodôntico, justaposto à superfície lateral da raiz dentária. Histologicamente, a lesão é formada por blocos e cordões de epitélio escamoso, bem diferenciado e sem atipias. As células são às vezes compactadas e arranjadas em distribuição que lembra um "quebra-cabeça", em meio a estroma fibroso (Figura 30.33). Pode haver ceratinização, vacuolização citoplasmática com formação de microcistos, estruturas globulares eosinofílicas que não se coram para substância amiloide e corpos laminados calcificados. O tumor lembra carcinoma escamoso, mas faltam no tumor odontogênico as atipias comuns deste último, além de o carcinoma escamoso originar-se no epitélio da mucosa oral e só infiltrar o osso secundariamente. O tratamento varia de curetagem até excisão conservadora e em bloco com extração dentária. O prognóstico é bom; recorrência é rara.

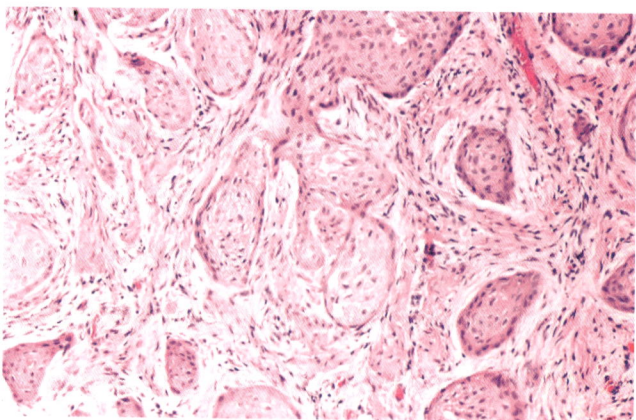

Figura 30.33 Tumor odontogênico escamoso. Ilhotas de epitélio escamoso em estroma fibroso.

30

Tumor odontogênico epitelial calcificante

Também conhecido como tumor de Pindborg, é raro (menos de 1% dos tumores odontogênicos) e se origina provavelmente no estrato intermediário do órgão do esmalte. Não tem predileção por sexo, e a idade de acometimento é entre a terceira e a quinta décadas. A maioria dos casos ocorre na mandíbula, na região molar ou pré-molar. Radiograficamente, observa-se imagem radiolucente, uni ou multiloculada, com margens em "saca-bocados", contendo estruturas calcificadas de tamanho e densidade variadas. Em geral, associa-se a dente impactado (Figura 30.34 A).

Histologicamente, o tumor tem padrão variado, que vai desde ninhos, cordões ou trabéculas até grupos de células epiteliais poliédricas (Figura 30.34 B) com citoplasma amplo e acidófilo, limites nítidos e pontes intercelulares. Os núcleos exibem pleomorfismo e hipercromasia, e os nucléolos são evidentes. Alguns tumores mostram glicogênio intracitoplasmático, resultando em células claras, focais (Figura 30.34 B, detalhe) ou difusa (variante de células claras). O tumor contém material amorfo e acidófilo do tipo amiloide (Figura 30.34 B e C), produto de degeneração da lâmina basal, além de material semelhante a dentina ou cemento, produzido pelas células tumorais. Tais depósitos sofrem calcificações concêntricas em forma de anéis (anéis de Liesegang), aspecto característico do tumor (Figura 30.34 B). O tratamento e o prognóstico são os mesmos do ameloblastoma. O índice de recorrência é baixo.

Tumor odontogênico adenomatoide

Representa menos de 5% dos tumores odontogênicos e parece originar-se do órgão do esmalte e de remanescentes da lâmina dental. Mais comum na segunda década de vida, o tumor localiza-se na porção anterior (duas vezes mais na maxila do que na mandíbula) e tem predileção pelo sexo feminino (2:1). Trata-se de neoplasia geralmente pequena e assintomática. À radiografia, a lesão é radiolucente, envolve a coroa do dente incluso, estende-se ao ápice da raiz (o que ajuda a diferenciá-la de cisto dentígero) e com frequência contém calcificações finas.

Histologicamente, a lesão é delimitada por cápsula fibrosa com proliferação central de epitélio em estroma fibroso escasso. O epitélio tem arranjo trabecular, tubuloductal ou cribriforme, podendo apresentar estruturas "rosetoides" formadas por células cuboides ou colunares do tipo pré-ameloblastos, com tendência a polarização dos núcleos oposta à luz (Figura 30.35). As células produzem material eosinofílico fibrilar com propriedade tintorial da substância amiloide. Também podem estar presentes poucas e pequenas áreas de calcificação distrófica em forma de esférulas, as quais representam possivelmente esmalte abortivo, dentinoide ou cemento. O tumor é benigno e seu tratamento consiste em enucleação.

▶ Tumores mistos benignos do epitélio e do mesênquima odontogênicos

Tumores odontogênicos mistos correspondem a um grupo de lesões híbridas de espectro amplo, que abrange desde anomalias do desenvolvimento até neoplasias verdadeiras, algumas de natureza ainda incerta. As lesões são formadas tanto por epitélio como por mesênquima odontogênico, em proporções e grau de maturação variados. Os principais tipos estão descritos a seguir.

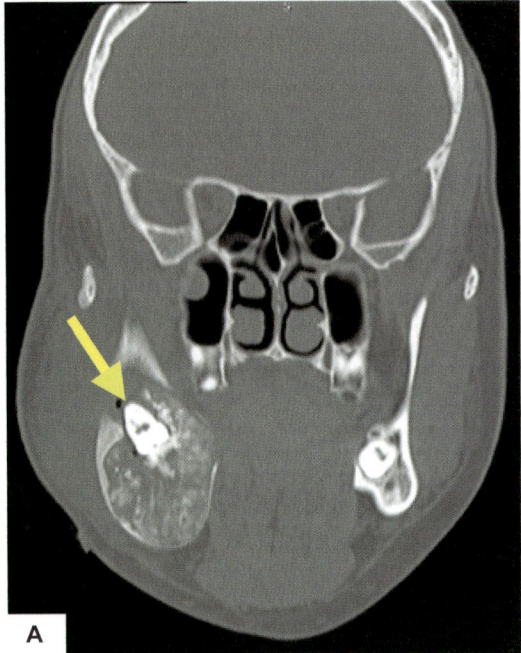

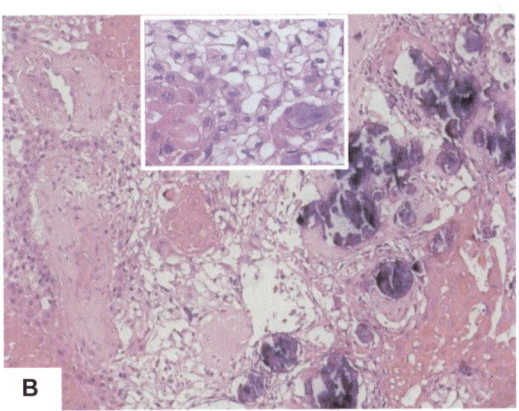

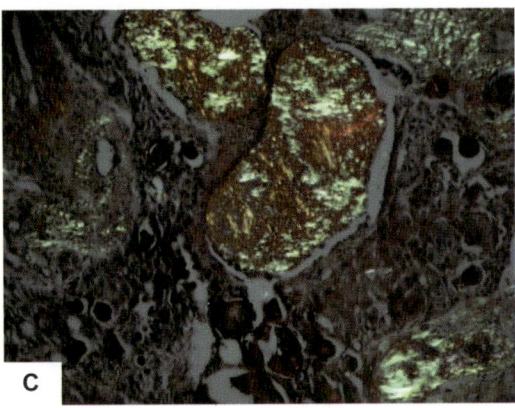

Figura 30.34 Tumor odontogênico epitelial calcificante. **A.** Tomografia computadorizada coronal. Massa uniloculada, bem delimitada com calcificações amorfas, associada a dente impactado (*seta branca*), na região posterior da mandíbula à direita. **B.** Neoplasia composta por células epiteliais poliédricas com certo pleomorfismo nuclear, citoplasma amplo e acidófilo, por vezes de aspecto claro, devido à riqueza em glicogênio (*detalhe*). Calcificações concêntricas múltiplas (anéis de Liesegang) e depósitos de substância amiloide amorfa, intercelular e perivascular. **C.** Substância amiloide exibindo birrefringência verde esmeralda, sob luz polarizada (vermelho Congo).

30

Figura 30.35 Tumor odontogênico adenomatoide. Estruturas epiteliais em arranjo ductal e glandular revestidas por células cuboides e colunares.

Fibroma ameloblástico

Considerado tumor misto verdadeiro, é formado por tecidos epitelial e mesenquimal odontogênico, ambos neoplásicos. A lesão corresponde a 1,5 a 6,5% dos tumores odontogênicos, é mais frequente em jovens (média de 15 anos), tem discreta preferência em homens e, em 70% dos casos, acomete a região posterior da mandíbula. A lesão é radiolucente, uni ou multilocular, com margens bem definidas, discretamente escleróticas e frequentemente associada a dente retido (Figura 30.36 A). O componente mesenquimal é constituído por células volumosas, com prolongamentos citoplasmáticos estrelados, semelhante ao da papila dentária primitiva, em meio a matriz frouxa e mixoide. De permeio, encontra-se epitélio odontogênico em cordões ou pequenos agrupamentos sólidos, com uma ou duas camadas de células colunares ou cuboides (Figura 30.36 B). O componente epitelial pode ter padrão semelhante ao estágio folicular do órgão do esmalte.

Lesões pequenas e assintomáticas, especialmente em crianças, podem ser removidas de forma conservadora. Em lesões recidivantes, recomenda-se excisão cirúrgica ampla; tumores extensos e destrutivos devem ser tratados radicalmente. Trans-

formação sarcomatosa é rara; entretanto, cerca de 35 a 50% dos casos de fibrossarcoma ameloblástico representam recorrência de tumor diagnosticado previamente como fibroma ameloblástico (ver adiante, fibrossarcoma ameloblástico).

Fibro-odontoma ameloblástico

Trata-se de lesão rara que apresenta, simultaneamente, aspectos de fibroma ameloblástico e tecido dentário diferenciado como esmalte e dentina. Segundo a classificação da OMS (2017) de tumores odontogênicos, a lesão não é entidade separada, mas representa apenas o estágio inicial de odontoma, já que odontoma em desenvolvimento pode apresentar aspectos superponíveis aos de fibro-odontoma ameloblástico. Na opinião de outros estudiosos, o tumor pode ter crescimento progressivo e causar deformidades e destruição ósseas, sendo considerado neoplasia verdadeira. Distinguir odontoma em desenvolvimento de fibro-odontoma ameloblástico é difícil apenas em base histopatológica; portanto, sugere-se mantê-lo como entidade clínico-patológica distinta.

O tumor, que surge geralmente em crianças e tem discreta predileção pelo sexo masculino, manifesta-se por falha ou retardo na erupção de um ou mais dentes. A lesão origina-se tanto na maxila como na mandíbula. A radiografia revela lesão radiolúcida, uni ou multilocular, com quantidade variável de material calcificado no interior. Os limites são bem definidos, e comumente observa-se envolvimento de dente(s) retido(s) nas margens. Microscopicamente, encontra-se tecido ameloblástico de padrão plexiforme e folicular contendo retículo estrelado. O estroma é frouxo e mixoide, semelhante ao da papila dentária, com áreas hialinizadas lembrando cemento, focos de calcificação e estruturas rudimentares, parecidas com germes dentários contendo esmalte e dentina (pequenos odontomas) (Figura 30.37).

O tratamento consiste em curetagem ou cirurgia conservadora. O prognóstico é bom. Recorrência é da ordem de 7%. Metástases não foram descritas, e transformação maligna para fibrossarcoma ameloblástico é muito rara.

Odontoma

Odontoma é o tumor odontogênico mais comum, sendo considerado mais uma anomalia do desenvolvimento ou hamartoma do que, propriamente, uma neoplasia. A lesão aparece em geral na primeira ou segunda décadas da vida e não tem pre-

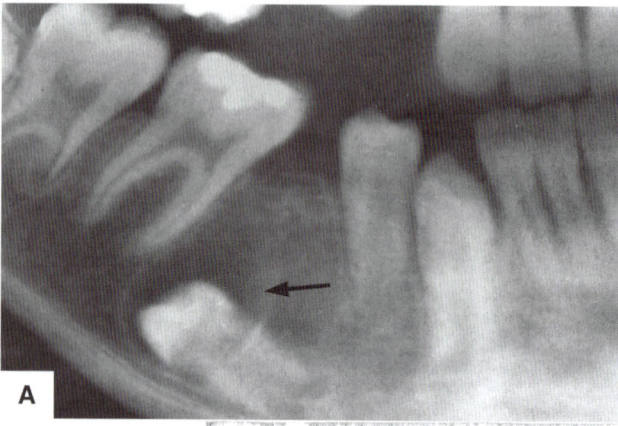

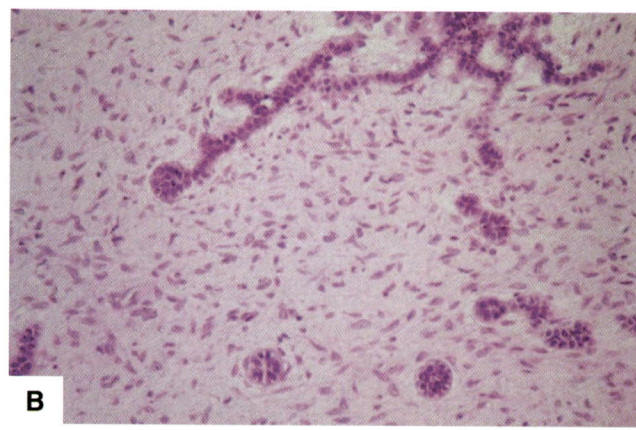

Figura 30.36 Fibroma ameloblástico. **A.** Radiografia. Lesão lítica com bordas discretamente escleróticas. Dente pré-molar inferior retido na profundidade (*seta*). **B.** Aspecto histológico, mostrando cordões anastomosados de epitélio odontogênico em estroma mixoide.

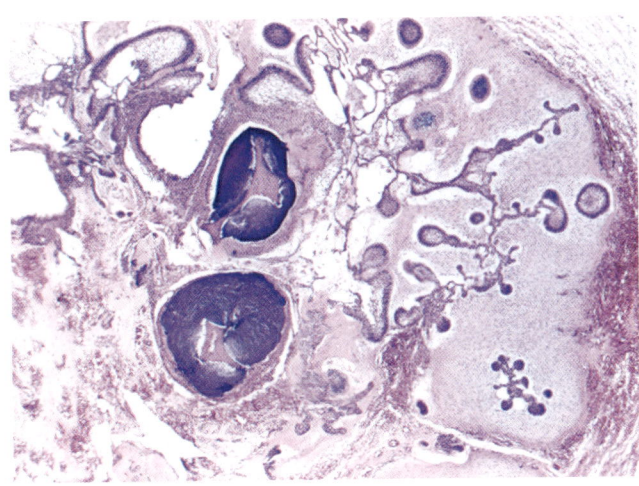

Figura 30.37 Fibro-odontoma ameloblástico. Tecido ameloblástico abundante, folicular e plexiforme, em mesênquima celular contendo estruturas rudimentares (diminutos odontomas).

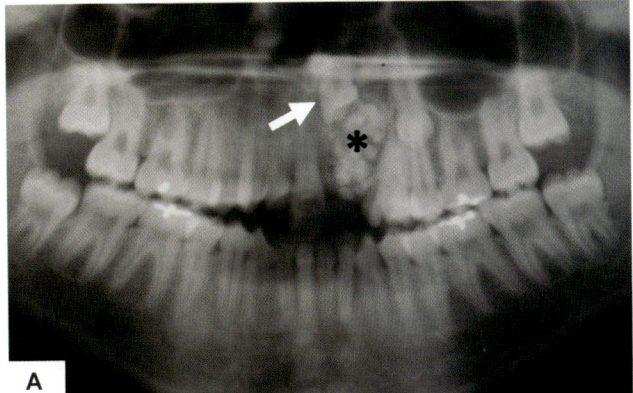

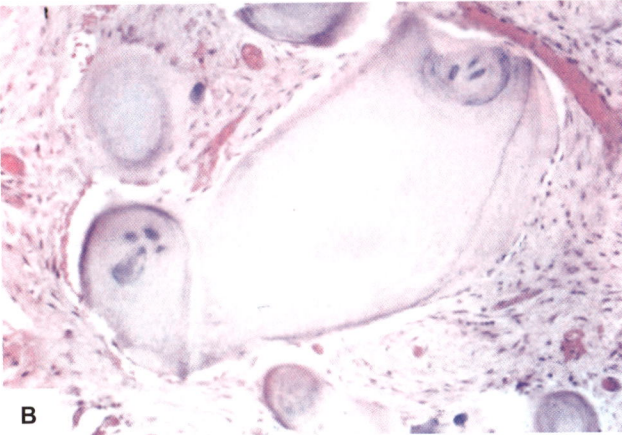

Figura 30.38 Odontoma composto. **A.** Radiografia panorâmica. Lesão radiodensa na região anterior da maxila à esquerda. Conglomerado de elementos odontogênicos calcificados discerníveis (*asterisco*) e presença do dente 21 incluso (*seta*). (Cortesia do Prof. Dr. Rubens Teixeira, Campinas-SP.) **B.** Aspecto histológico. Pequenas estruturas mineralizadas em forma de dente.

ferência quanto ao sexo. Muitas vezes assintomático, o tumor é descoberto durante exames radiográficos de rotina. Em alguns pacientes, atinge grandes dimensões e causa deformidade óssea. O tumor é formado por esmalte, dentina e quantidade variável de polpa dentária e cemento. Dependendo da organização desses componentes, o odontoma pode ser dividido em: (1) odontoma composto; (2) odontoma complexo.

O *odontoma composto* localiza-se, preferencialmente, na maxila anterior e apresenta-se, à radiografia, na forma de lesões formadas por pequenas estruturas semelhantes a dentes (Figura 30.38 A), que são constituídas, histologicamente, por pequenas estruturas formadas por tecido mineralizado ordenado lembrando pequeno dente. A capa de esmalte pode desaparecer com o processo de descalcificação, mas a polpa e as porções da coroa e da raiz são preservadas (Figura 30.38 B).

O *odontoma complexo* é mais comum na mandíbula, na região do terceiro molar. O aspecto radiográfico é de massa calcificada (Figura 30.39 A). Ao microscópio, os componentes dentários, formados sobretudo por dentina madura e pequenas áreas contendo matriz de esmalte, dispõem-se de maneira desordenada (Figura 30.39 B). Encontram-se ainda fendas deixadas pela remoção do esmalte durante a descalcificação. Raramente, odontoma associa-se a ameloblastoma. Odontomas múltiplos e síndrome de Gardner têm componente genético. Independentemente do tipo de odontoma, o tratamento é excisão local simples, sendo o prognóstico muito bom.

▶ Tumores benignos do mesênquima odontogênico

Trata-se de tumores constituídos pelo ectomesênquima odontogênico, cujo epitélio pode fazer parte da lesão, mas não parece ter papel ativo. Os tumores mais importantes deste grupo estão descritos a seguir.

Mixoma odontogênico

Terceiro tumor odontogênico em frequência, parece originar-se do ectomesênquima odontogênico da papila dentária. O tumor é mais comum entre a segunda e a quarta décadas da vida e tem discreta predileção por mulheres. Dois terços dos tumores localizam-se na mandíbula e um terço, na maxila. Lesões volumosas causam dor e assimetria na região afetada. A radiografia mostra lesão radiolucente, uni ou multilocular, algumas vezes apresentando imagem em "teia de aranha". Macroscopicamente, o tumor é gelatinoso ou firme e pode conter pequenos cistos (Figura 30.40 A). Ao microscópio, a lesão é formada por fibroblastos ramificados imersos em abundante estroma conjuntivo frouxo e mixoide, rico em glicosaminoglicanos ácidos (Figura 30.40 B). O mixoma não é encapsulado e recidiva em certos casos, porém não origina metástases. O tratamento de lesões pequenas é curetagem, mas em lesões grandes é necessária excisão completa. Recidiva ocorre em até 25% dos casos. O prognóstico é bom.

Cementoblastoma (cementoma)

Cementoblastoma ou cementoma, tumor benigno do mesênquima odontogênico, representa menos de 1% dos tumores odontogênicos. A lesão surge preferencialmente em jovens e, em 80% dos casos, na mandíbula. Pela expansão tumoral, pode provocar dor e deformidade ósseas. Os achados radiográficos

30

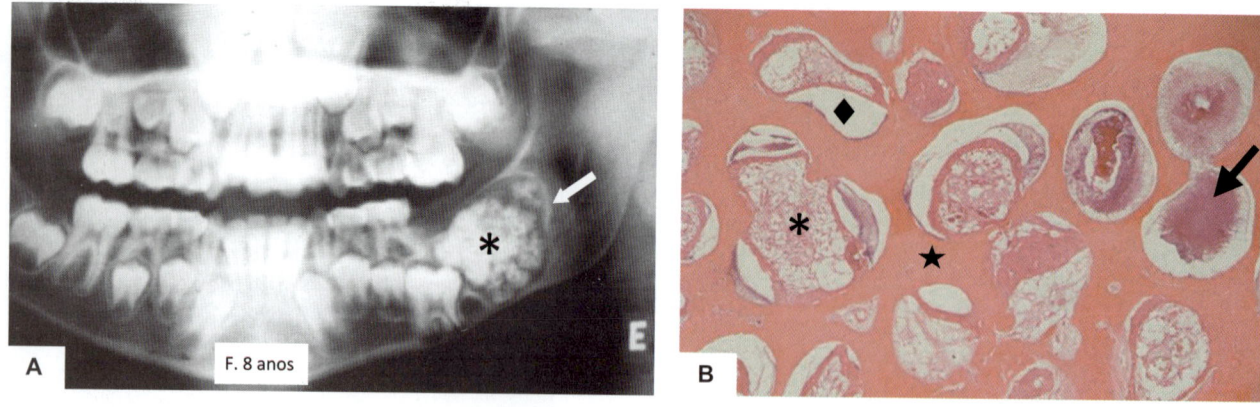

Figura 30.39 Odontoma complexo. **A.** Radiografia panorâmica. Lesão na região posterior da mandíbula à esquerda. Massa radiodensa formada por calcificações amorfas confluentes (*asterisco*) e fino halo esclerótico perilesional (*seta branca*). (Cortesia do Prof. Dr. Rubens Teixeira, Campinas-SP.) **B.** Aspecto histológico. Massa de dentina madura tubular (*estrela*) entremeada por múltiplas pequenas áreas compostas por matriz do esmalte (*seta*), algumas contendo o retículo estrelado preservado (*asterisco*). Fendas deixadas pela remoção parcial do esmalte durante a descalcificação (*losango*).

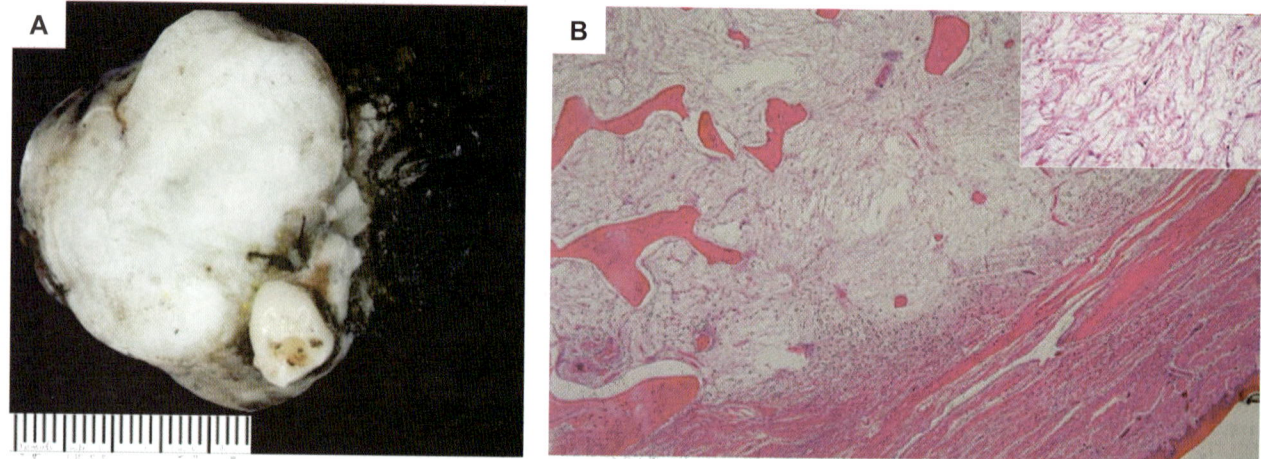

Figura 30.40 Mixoma odontogênico. **A.** Tumor comprometendo maxila e palato duro, brancacento, lobulado, firme-elástico e com microcistos esparsos de aspecto gelatinoso. **B.** Tumor bem delimitado, não encapsulado, composto por tecido frouxo de padrão mixoide. A lesão preenche os espaços medulares entre as traves ósseas e se estende aos tecidos moles adjacentes. Detalhe: fibroblastos alongados e ramificados ou "estrelares" e delicadas fibrilas colágenas.

são característicos e consistem em massa densa calcificada, relacionada intimamente com a raiz dentária, com zona marginal radiolúcida, situada geralmente na região do primeiro molar inferior. Histologicamente, encontram-se massas espessas trabeculadas e mineralizadas, contendo lacunas e linhas basófilicas de reversão. De permeio, observa-se tecido vascularizado com numerosos cementoblastos. Exceto pela fusão à raiz do dente, o aspecto microscópico simula osteoblastoma. O tratamento consiste em extração cirúrgica do dente afetado com a massa calcificada. O prognóstico é bom, mas recorrências têm sido descritas.

Tumores malignos do epitélio e/ou do mesênquima odontogênicos

Este grupo de tumores malignos inclui neoplasias de origem epitelial (carcinomas odontogênicos), mesenquimal (sarcomas odontogênicos) e mista (carcinossarcoma odontogênico) (Quadro 30.7). Pela sua raridade, tais lesões não serão descritas neste capítulo.

Cistos odontogênicos

Os cistos odontogênicos podem ser de desenvolvimento ou inflamatórios. O Quadro 30.8 mostra a classificação desses cistos, segundo a OMS (2017) e Neville et al. (2016), com modificações. O ceratocisto odontogênico e o cisto odontogênico calcificante, antes classificados como tumores odontogênicos benignos, segundo a OMS são hoje considerados cistos de desenvolvimento. Na maioria dos casos, os cistos de desenvolvimento originam-se do epitélio odontogênico, que deriva do germe dentário, do folículo pericoronário, de remanescentes de Malassez ou da lâmina dentária. O diagnóstico de cisto odontogênico depende de achados morfológicos, dados clínicos e elementos radiográficos.

30

Quadro 30.8 Classificação dos cistos odontogênicos*

Cistos odontogênicos de desenvolvimento

Cisto dentígero

Cisto de erupção

Ceratocisto odontogênico

Cisto odontogênico ortoceratinizado

Cisto periodontal lateral e cisto odontogênico botrioide

Cisto odontogênico calcificante

Cisto odontogênico glandular

Cisto gengival alveolar (recém-nascido)

Cisto gengival do adulto

Cistos odontogênicos de natureza inflamatória

Cisto periapical (radicular)

Cisto residual periapical (radicular)

Cisto inflamatório colateral (paradental/bifurcação bucal)

*Segundo a OMS (2017) e Neville et al. (2016), com modificações.

Cistos odontogênicos de desenvolvimento

Cisto dentígero

Também denominado cisto folicular, é o cisto de desenvolvimento mais frequente (20% dos cistos odontogênicos). A lesão forma-se por provável acúmulo de fluido entre o epitélio do órgão reduzido do esmalte de um folículo dentário e a coroa de um dente incluso, sobretudo o terceiro molar e o canino. A lesão acomete, preferencialmente, pessoas entre a terceira e a quarta décadas de vida, sendo mais comum em indivíduos caucasianos e com discreta predileção para o sexo masculino (3:2). O cisto pode ser assintomático ou manifestar-se por ausência de um dente permanente. Os achados radiográficos mostram radiolucência cística e unilocular envolvendo a coroa de um dente que não sofreu erupção (Figura 30.41 A). Outras vezes, associa-se a odontoma complexo ou a dente supranumerário. O cisto dentígero pode provocar assimetria por expansão óssea, deslocamento ou reabsorção de dentes.

Os achados histológicos são indistintos daqueles dos demais cistos odontogênicos e consistem em parede cística revestida por epitélio estratificado escamoso plano, não ceratinizado, de espessura variada (Figura 30.41 B), podendo haver focos de metaplasia de células mucosas (Figura 30.41 C) e, mais raramente, de células ciliadas. A cápsula é formada por tecido conjuntivo frouxo, podendo sofrer inflamação secundária, com ou sem cristais de colesterol; o revestimento epitelial pode ser hiperplásico. O tratamento consiste em enucleação completa com remoção do dente envolvido. Marsupialização prévia está indicada em lesões maiores, para reduzir seu volume; este procedimento diminui o defeito ósseo, permitindo cirurgia definitiva menos extensa. Raramente, cisto dentígero associa-se a ameloblastoma. Transformação maligna é pouco comum.

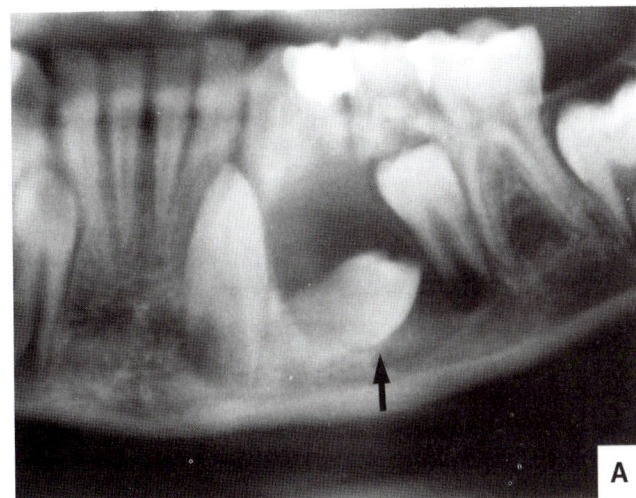

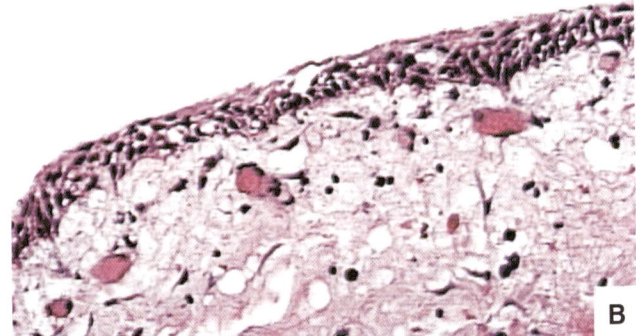

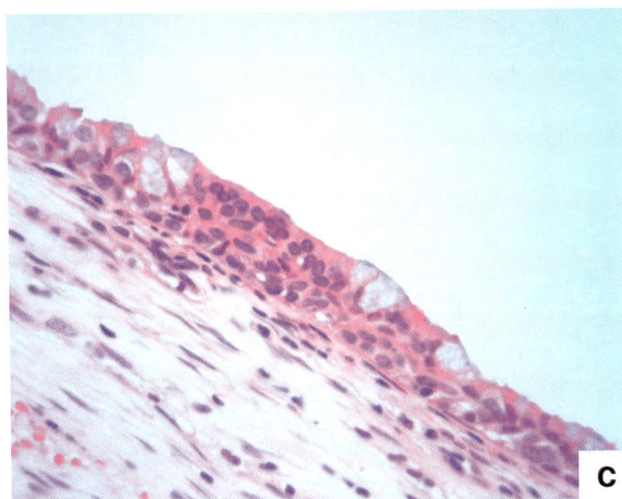

Figura 30.41 Cisto dentígero. **A.** Radiografia: Lesão radiolúcida envolvendo a coroa do primeiro pré-molar E, com o dente incluso (*seta*). **B.** Parede cística revestida por epitélio estratificado escamoso plano, não ceratinizado. **C.** Células mucosas no epitélio de revestimento do cisto.

Cisto de erupção

O cisto de erupção, também denominado hematoma de erupção, é o análogo, em tecidos moles, do cisto dentígero. A lesão resulta da separação do folículo dentário da coroa de um dente decíduo em erupção, formando uma bolsa entre os tecidos moles e o osso alveolar acima. Em geral, manifesta-se antes de 10

30

anos de idade. Clinicamente, apresenta-se como lesão nodular arroxeada por hemorragia (Figura 30.42). Histologicamente, a parede é revestida por epitélio estratificado pavimentoso não ceratinizado. O tratamento consiste em excisão simples para possibilitar a erupção do dente, uma vez que isso não ocorreu espontaneamente.

Ceratocisto odontogênico

Por seus aspectos histológicos e seu comportamento, o ceratocisto odontogênico é uma forma distinta de cisto de desenvolvimento que parece se originar de remanescentes da lâmina dentária. O cisto é encontrado em qualquer idade, principalmente na segunda e terceira décadas; outro pico ocorre entre 50 e 70 anos. Lesões grandes podem causar dor, edema e drenagem de material pastoso. Em geral, manifesta-se como lesão única, e a imagem mostra lesão radiolucente, uni ou multiloculada, preferencialmente nas regiões posteriores da mandíbula e da maxila. Ao microscópio, o cisto é revestido por epitélio estratificado pavimentoso paraceratinizado, com superfície ondulada e espessura uniforme, contendo seis a oito camadas de células, além de camada basal com núcleos hipercromáticos e polarizados (Figura 30.43). Interface plana entre o epitélio e a cápsula é achado frequente e importante no diagnóstico. Em 5% dos casos, a lesão associa-se à síndrome do carcinoma basocelular

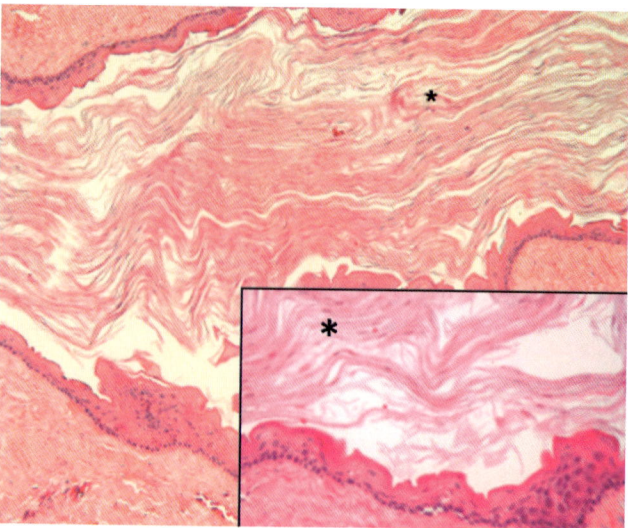

Figura 30.43 Ceratocisto odontogênico. Parede cística revestida por epitélio estratificado pavimentoso com superfície ondulada e material córneo contendo núcleos (paraceratótico*).

nevoide (síndrome de Gorlin). Nesta, as lesões císticas são geralmente múltiplas (Figura 30.44 A) e tendem a ocorrer em pacientes mais jovens. Histologicamente, os cistos são revestidos por epitélio escamoso paraceratótico e ondulado, semelhante ao ceratocisto não sindrômico; pequenos cistos satélites e ilhas sólidas de epitélio escamoso intramurais podem ser encontrados (Figura 30.44 B). Não há diferença quanto ao comportamento entre ceratocisto odontogênico esporádico e sindrômico. O tratamento dessas lesões é o mesmo e consiste em curetagem ampla ou ressecção cirúrgica com remoção total do epitélio; recidiva ocorre em até 30% dos casos. Apesar do alto índice de recorrência e do crescimento destrutivo local, o prognóstico é bom e a transformação carcinomatosa, muito rara.

Ceratocisto odontogênico ortoceratinizado

Antes considerada variante ortoceratinizada do ceratocisto odontogênico, hoje é consenso que se trata de entidade clínico-patológica distinta, que representa 7 a 17% dos cistos ceratinizantes dos ossos gnáticos e 1% dos cistos odontogênicos. Mais comum na região posterior da mandíbula, a lesão surge sobretudo nas terceira e quarta décadas, com certa predileção para o sexo masculino. Os exames de imagem mostram lesão unilocular, radioluscente e bem demarcada; em metade dos casos, associa-se a dente incluso. Microscopicamente, o cisto é revestido por epitélio escamoso com cinco a oito camadas de células; a camada granulosa e o estrato córneo são exuberantes e formam projeções de lâminas de ceratina na luz da lesão (Figura 30.45). O tratamento consiste em enucleação, e o prognóstico é bom.

Cisto periodontal lateral. Cisto odontogênico botrioide

Trata-se de cisto odontogênico de desenvolvimento raro (< 1%) que se apresenta à radiografia como lesão uni ou policística. Macroscopicamente, a lesão policística lembra "cacho de uva" e é chamada *cisto odontogênico botrioide*. A lesão, que em geral

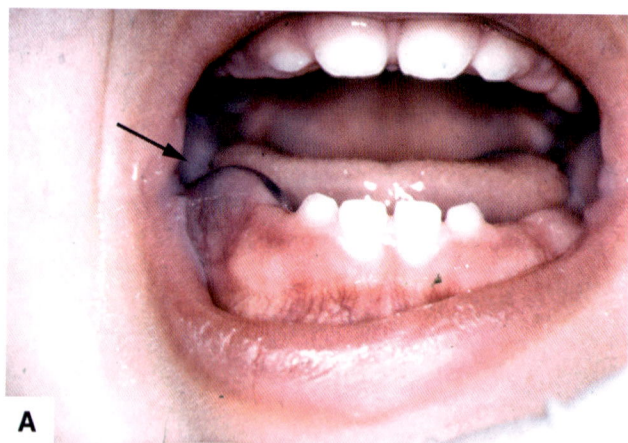

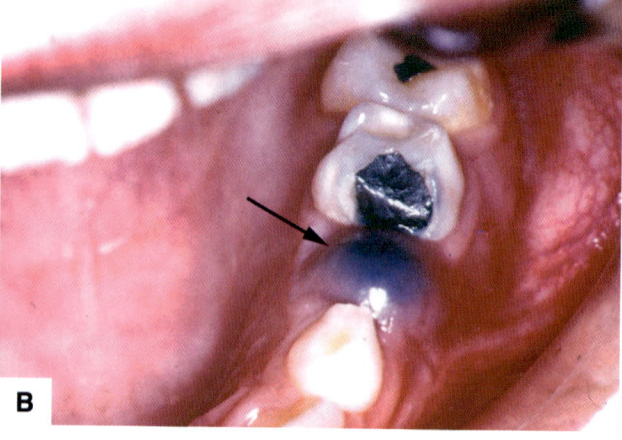

Figura 30.42 Cisto de erupção. **A.** Região do primeiro molar inferior D (*seta*). **B.** Região do primeiro pré-molar superior D (*seta*). Neste, devido à coleção de sangue, a lesão é denominada "hematoma de erupção". (Cortesia da Dra. Ana Amstalden Franco, Campinas-SP.)

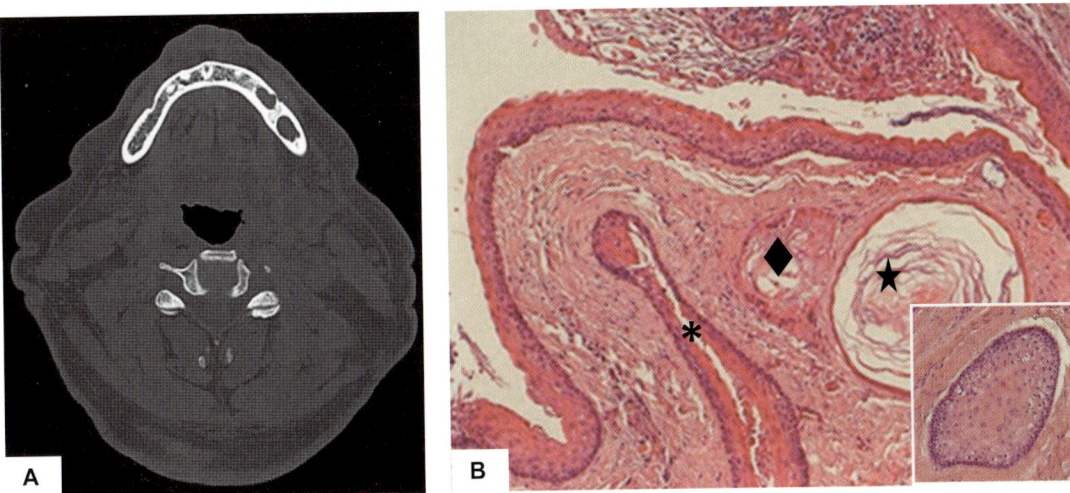

Figura 30.44 Ceratocisto odontogênico associado à síndrome do carcinoma basocelular nevoide. **A.** Tomografia computadorizada axial. Janela óssea: duas lesões líticas ovais, bem delimitadas, no corpo da mandíbula à esquerda. **B.** Aspecto histológico. Cisto maior revestido por epitélio escamoso pseudoestratificado paraceratótico com superfície ondulada. Cistos satélites menores intramurais (*asterisco*), um deles contendo lamelas córneas (*estrela*) com reação gigantocelular do tipo corpo-estranho focal (*losango*; ilhota sólida de epitélio escamoso – *detalhe*).

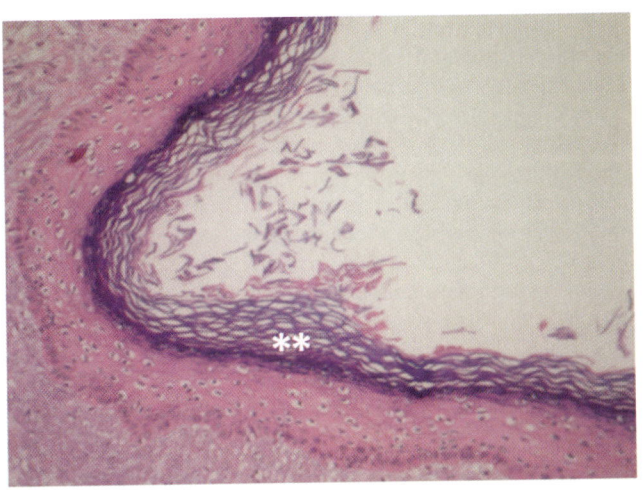

Figura 30.45 Ceratocisto odontogênico ortoceratinizado. As células escamosas do epitélio de superfície do cisto contêm grânulos basófilos de cerato-hialina (ortoceratótico**).

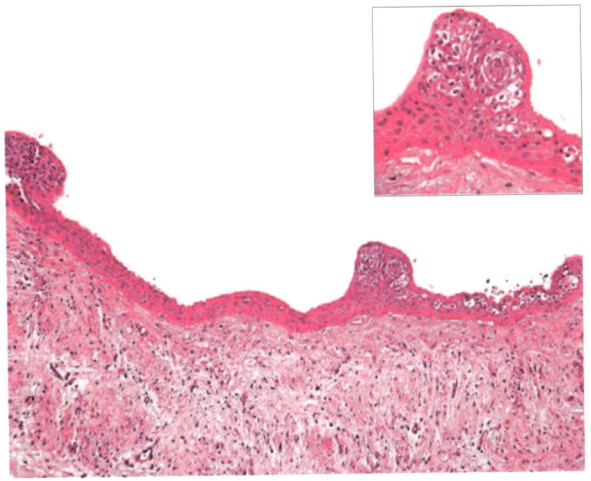

Figura 30.46 Cisto periodontal lateral. Cavidade cística revestida por epitélio escamoso com áreas de espessamento nodular e arranjo celular em redemoinhos (*detalhe*). Notar células claras, ricas em glicogênio.

é assintomática e detectada em exames radiográficos por outra causa, surge mais comumente entre a quinta e a sétima décadas da vida e na região dos dentes premolar, canino e incisivo lateral, na mandíbula ou na maxila. Microscopicamente, encontra-se cavidade revestida por uma ou mais camadas de epitélio escamoso cuboidal ou plano, com áreas de espessamento nodular contendo células cuboidais em "redemoinhos", além de focos de células claras, ricas em glicogênio (Figura 30.46). O tratamento é enucleação; recorrência é rara.

Cisto odontogênico calcificante

Também chamado cisto de Gorlin, cisto odontogênico calcificante com células "sombra" e tumor odontogênico cístico calcificante, trata-se de cisto de desenvolvimento que se origina na lâmina dental. Pouco comum (menos de 1% dos cistos odontogê-

nicos), a lesão pode associar-se a outros tumores odontogênicos, sobretudo odontoma, e é mais frequente nas segunda e terceira décadas da vida. Na forma central ou intraóssea, surge sobretudo na região dos dentes caninos ou incisivos, na maxila ou na mandíbula. Radiograficamente, o cisto é unilocular, radiolucente e bem delimitado e pode apresentar calcificação. Muitas vezes, associa-se a dente retido, geralmente canino (Figura 30.47). A parede cística é revestida por epitélio odontogênico com camada basal formada por células cuboides ou colunares semelhantes a ameloblastos; as camadas superiores mostram-se frouxamente conectadas e lembram o retículo estrelado. Há, ainda, número variável de células "sombra", isoladas ou agrupadas, formando massas acidófilas com calcificação frequente (Figura 30.48). A natureza da célula "sombra" é controversa: alguns acreditam que represente necrose de coagulação; para outros, trata-se de uma forma aberrante de ceratinização do epitélio odontogênico. O tratamento é excisão simples; o prognóstico é bom.

30

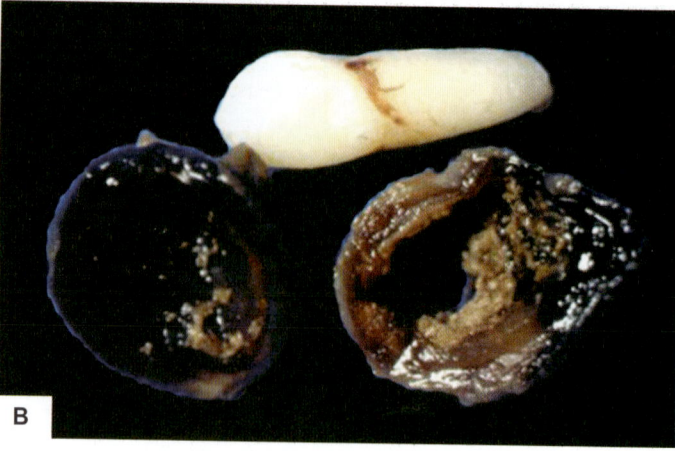

Figura 30.47 Cisto odontogênico calcificante. **A.** Radiografia panorâmica. Lesão lítica bem delimitada (*seta preta*), com dente canino superior retido (*seta branca*). **B.** Peça cirúrgica correspondente.

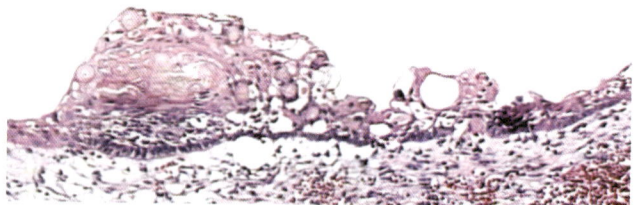

Figura 30.48 Cisto odontogênico calcificante. Epitélio de revestimento de padrão ameloblástico, com aglomerados de células acidófilas, sem núcleo, ou células "sombra".

Cistos odontogênicos inflamatórios

Cistos radiculares e cisto colateral inflamatório

Trata-se de categoria distinta de cistos odontogênicos de origem inflamatória, que representam 55% dos cistos odonto-gênicos. O principal é o *cisto radicular periapical*, que resulta de necrose pulpar secundária a traumatismo ou cárie. *Cisto radicular periapical residual* resulta de curetagem incompleta de cisto radicular, após extração do dente envolvido. *Cisto colateral paradentário inflamatório* (*cisto de bifurcação bucal mandibular* ou *cisto juvenil paradental*), raro, corresponde a menos de 5% dos cistos odontogênicos e associa-se a inflamação na junção epitelial, na porção esmalte/cemento, de um dente semi-incluso. O quadro histológico é o mesmo em todos os cistos inflamatórios e consiste em parede cística revestida por epitélio escamoso plano, muitas vezes hiperplásico, com intenso infiltrado de mononucleares. Corpos hialinos de Rushton e cristais de colesterol podem ser encontrados (Figura 30.49). O tratamento consiste em curetagem ou enucleação da lesão; o prognóstico é bom.

▶ Tumores e cistos ósseos maxilofaciais

Segundo a OMS, os tumores e cistos ósseos são classificados como mostrado no Quadro 30.9.

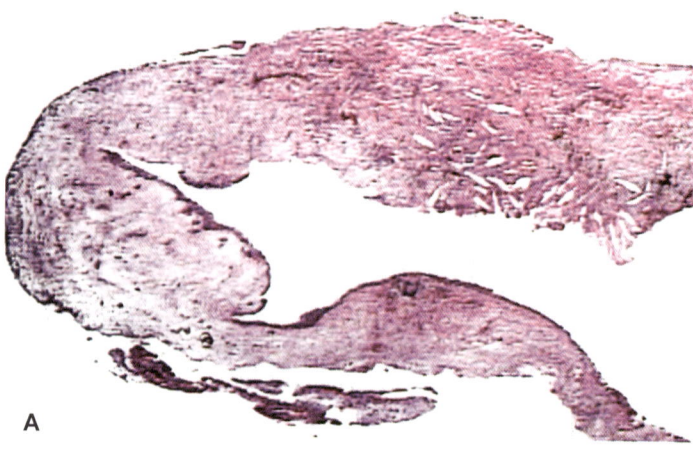

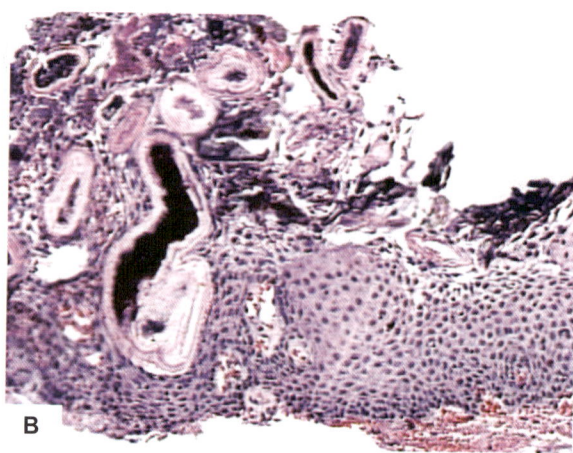

Figura 30.49 Cisto radicular. **A.** Parede cística fibrosa revestida por epitélio estratificado pavimentoso. Áreas hemorrágicas com fendas de colesterol. **B.** Corpos hialinos calcificados no epitélio (corpos de Rushton).

Quadro 30.9 Classificação dos tumores e cistos ósseos maxilofaciais, segundo a OMS (2017), com modificações

I. Tumores benignos e malignos formadores de osso

Osteoma

Osteoma osteoide

Osteoblastoma

Osteossarcoma

  Osteossarcoma central de baixo grau

  Osteossarcoma condroblástico

  Osteossarcoma paraosteal

  Osteossarcoma periosteal

II. Tumores benignos e malignos formadores de cartilagem

Osteocondroma

Condroma

Condroblastoma

Fibroma condromixoide

Condrossarcoma

  Condrossarcoma grau 1

  Condrossarcoma grau 2/3

  Condrossarcoma mesenquimatoso

III. Lesões fibro-ósseas

Fibroma ossificante

Displasia fibrosa

Displasia cemento-óssea

Cementoma familial gigantiforme

IV. Lesões de células gigantes e cistos ósseos

Granuloma central de células gigantes

Granuloma periférico de células gigantes

Querubismo

Cisto ósseo aneurismático

Cisto ósseo simples

V. Tumores hematolinfoides

Plasmocitoma solitário ósseo

VI. Outros tumores

Tumor melanocítico neuroectodérmico da infância

▶ **Tumores benignos e malignos formadores de osso**

Osteoblastoma

Cerca de 10% dos osteoblastomas originam-se em ossos maxilofaciais. Trata-se de lesão benigna que se manifesta sobretudo na segunda e terceira décadas da vida. A radiografia mostra lesão expansiva, com 2 a 4 cm, oval ou arredondada, circunscrita e mista: radiolucente e radiopaca em proporções variadas (Figura 30.50 A). O osteoblastoma clássico caracteriza-se por proliferação de traves ósseas irregulares e osteoide envoltos por camada de osteoblastos e poucos osteoclastos (Figura 30.50 B). Mitoses são raras.

O estroma é formado por tecido conjuntivo e vasos delgados e dilatados, com certa congestão e ocasionais focos de hemorragia. *Osteoblastoma agressivo* tem comportamento agressivo e recidivas; é maior do que 4 cm, mostra-se bem delimitado e pode apresentar fibrose e esclerose óssea marginal. Microscopicamente, a lesão é formada por proliferação sólida de osteoblastos epitelioides com nucléolos evidentes (Figura 30.51), com maior índice mitótico e produção entrelaçada de matriz osteoide. O diagnóstico diferencial de osteoblastoma agressivo com osteossarcoma pode ser difícil; ausência de atipias nucleares, de crescimento infiltrativo e de figuras de mitose atípicas favorece o primeiro.

Osteossarcoma

Nos ossos gnáticos, osteossarcoma é pouco comum (6% dos osteossarcomas). Na mandíbula, o tumor surge em geral uma ou duas décadas acima da daqueles de ossos longos. Os exames de imagem mostram tumor com graus variados de radiolucência e mineralização, crescimento infiltrativo e destrutivo, com permeação cortical e reação periosteal de padrão agressivo. Macros-

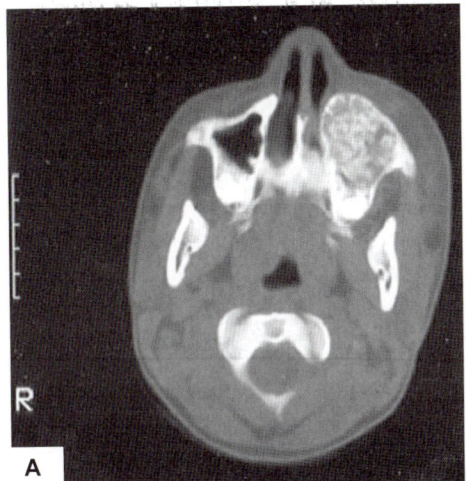

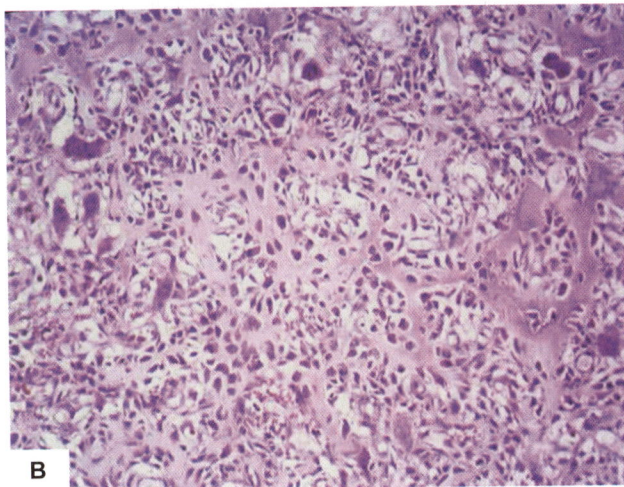

Figura 30.50 Osteoblastoma. **A.** Tomografia computadorizada axial. Massa bem delimitada com calcificações globulares e fina borda esclerótica, ocupando o seio maxilar esquerdo. **B.** Aspecto histológico. Proliferação de traves ósseas jovens e irregulares, compostas por matriz osteoide, parcialmente mineralizadas e envoltas por rima proeminente de osteoblastos e esparsos osteoclastos. O estroma é formado por tecido conjuntivo vascularizado.

30

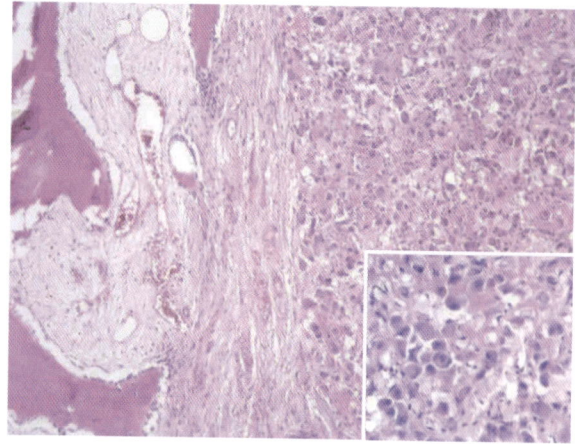

Figura 30.51 Osteoblastoma agressivo. Proliferação celular sólida, bem delimitada por fibrose e esclerose óssea marginal, formada por osteoblastos epitelioides com nucléolos evidentes e discreta produção entrelaçada de matriz osteoide (*detalhe*).

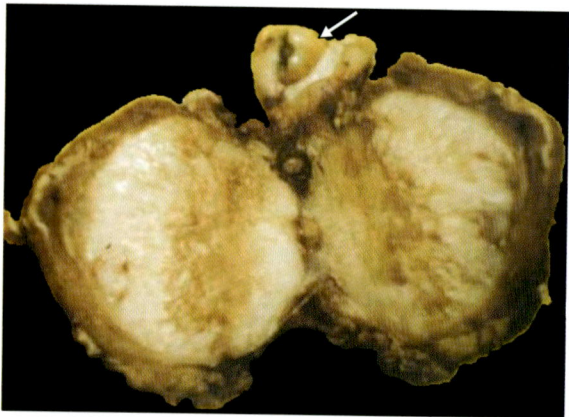

Figura 30.52 Osteossarcoma. Tumor volumoso, centrado na mandíbula, com destruição óssea e franca invasão de tecidos moles adjacentes. Dente molar residual (*seta*). (Cortesia do Dr. Eduardo Santini Araujo, Buenos Aires, Argentina – *in memorian*.)

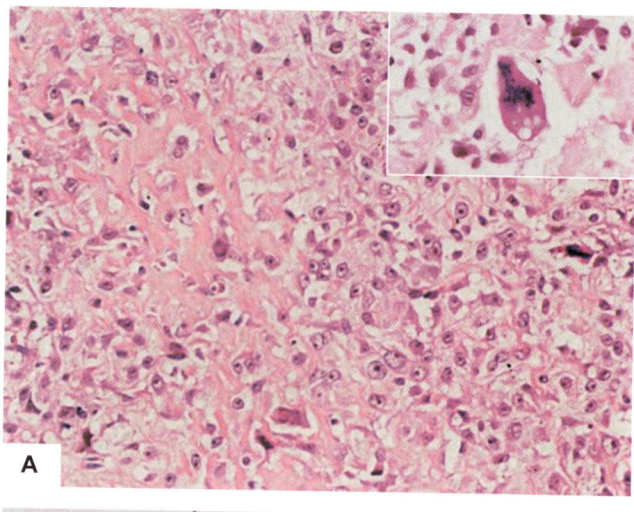

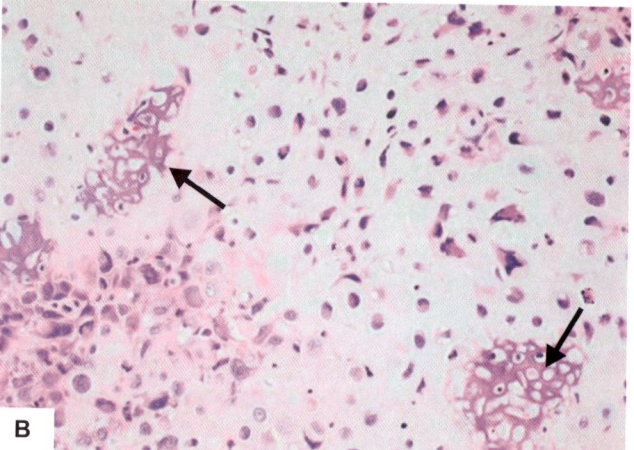

Figura 30.53 Osteossarcoma. **A.** Neoplasia maligna de osteoblastos com produção entrelaçada de matriz osteoide. Mitose atípica (*detalhe*). **B.** Variante condroblástica. Proliferação combinada de cartilagem maligna e matriz osteoide (*setas*).

▶ Tumores benignos e malignos formadores de cartilagem

Condroblastoma

Corresponde a menos de 1% dos tumores ósseos e surge em jovens e com esqueleto imaturo. O tumor prefere as epífises dos ossos longos, sendo muito raro em ossos maxilofaciais (menos de 100 casos descritos); nestes, origina-se na base do crânio e na fossa temporal, particularmente ao redor da articulação tempo-mandibular. Os exames de imagem mostram lesão osteolítica, bem delimitada, com fina esclerose marginal e calcificações irregulares. Extensão para tecidos moles pode ocorrer, especialmente em ossos delgados (Figura 30.54 A). Histologicamente, há proliferação celular em arranjo sólido, composta por condroblastos poligonais com bordas citoplasmáticas nítidas e fendas longitudinais nucleares, com graus variados de diferenciação cartilaginosa e calcificação da matriz, caracterizada por depósito linear entre as células condroblásticas (padrão de "tela de galinheiro") (Figura 30.54 B). Células gigantes do tipo osteoclasto são frequentes. Alguns casos podem associar-se a

copicamente, a lesão tem tamanho variado e adere, envolve e destrói o osso (Figura 30.52). Ao corte, são vistas áreas endurecidas de calcificação e ossificação, além de necrose. O tumor apresenta vários padrões histológicos; para o diagnóstico, é essencial o encontro de tecido ósseo ou matriz osteoide formados pelas células malignas (Figura 30.53 A). As células produzem ainda tecidos cartilaginoso e fibroso. Dependendo da quantidade de osteoide, cartilagem ou colágeno, o osteossarcoma convencional é subclassificado em osteoblástico, condroblástico e fibroblástico (a variante condroblástica é a mais comum em ossos gnáticos) (Figura 30.53 B). O osteossarcoma central de baixo grau pode ser confundido com lesões benignas fibro-ósseas, como displasia fibrosa e fibroma ossificante; imunomarcação de MDM2 e CDK4 favorece o diagnóstico de osteossarcoma. O tratamento do osteossarcoma convencional é ressecção ampla, que permite sobrevida de 10 anos em até 80% dos casos. Rádio e/ou quimioterapia complementares são controversas, mas podem ser usadas em casos de difícil remoção, margens comprometidas e tumores recorrentes. Metástases (6 a 21% dos casos) são menos frequentes do que em osteossarcomas de ossos longos. O osteossarcoma de baixo grau pode ser curado com ressecção completa.

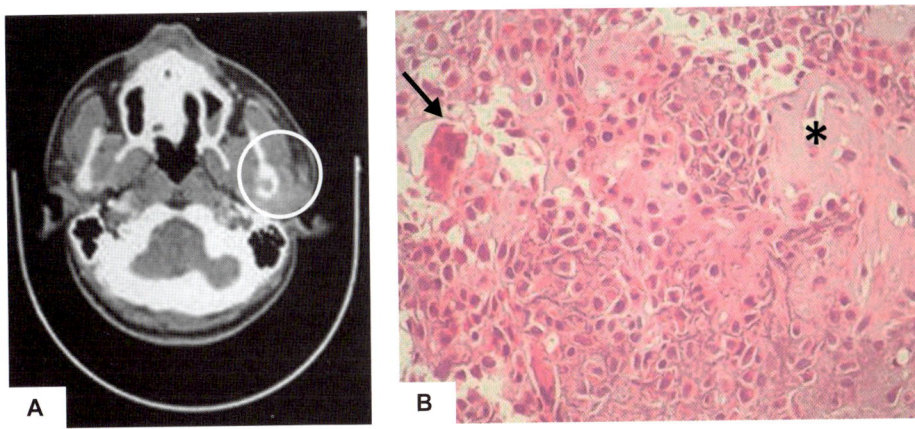

Figura 30.54 Condroblastoma. **A.** Tomografia computadorizada com contraste (axial). Lesão osteolítica no côndilo esquerdo da mandíbula e extensão para tecidos moles da região parotídea (*círculo*). **B.** Aspecto histológico. Proliferação densa de condroblastos, em arranjo sólido, com área de diferenciação condroide (*asterisco*) e ocasionais células gigantes do tipo osteoclasto (*seta*). Observar áreas de calcificação delicada envolvendo célula por célula, aspecto clássico conhecido como "tela de galinheiro".

cisto ósseo aneurismático. O tratamento consiste em curetagem e enxerto; recidiva ocorre em 10 a 50% dos casos. Metástases pulmonares são raras; contudo, parece que correspondem a possíveis implantes pulmonares benignos.

Fibroma condromixoide

Trata-se de tumor cartilaginoso benigno e raro (2 a 5% dos tumores de ossos maxilofaciais) que surge preferencialmente na mandíbula (75% dos casos) e nas segunda e terceira décadas da vida. Radiograficamente, vê-se lesão circunscrita, medindo 1 a 6,5 cm (média de 3,3 cm), radiolúcida e com margens escleróticas ou em escalope (Figura 30.55 A); em 10% dos casos, há calcificações. Destruição cortical é comum, mas o periósteo mantém-se intacto. A ressonância magnética mostra acentuado hipersinal em T2, pelo componente mixoide da matriz. Ao microscópio, a lesão é formada por pseudolóbulos com zona central frouxa, hipocelular e abundante matriz condromixoide e zona periférica hipercelular; ambas contêm células fusiformes e bipolares ou "estreladas" com prolongamentos citoplasmáticos acidófilos,

mais evidentes no centro dos pseudolóbulos. Na periferia, somam-se células arredondadas mais parecidas com condroblastos, além de frequentes células do tipo osteoclasto (Figura 30.55 B). Cartilagem hialina exuberante e focos grosseiros de calcificação podem ser detectados. Células com núcleos maiores, hipercromáticos e bizarros podem ser vistas, sem caracterizar malignidade. O tratamento de lesões pequenas é curetagem; nas maiores, recomenda-se ressecção. Recorrência ocorre em 10% dos casos.

Condrossarcoma convencional

Condrossarcoma é neoplasia maligna produtora de matriz cartilaginosa, mais frequente em homens adultos; em ossos maxilofaciais, é raro (3 a 4%). A maxila e o septo nasal são os locais mais afetados (Figura 30.56 A). Os exames de imagens mostram lesão mal definida e radiolucente, podendo ter focos radiopacos de calcificação, além de exibir radiolucência multiloculada e simular tumor benigno ou ter infiltração da cortical óssea e reação periosteal simulando osteossarcoma. Histologicamente, o tumor é classificado em: grau 1, bem diferenciado;

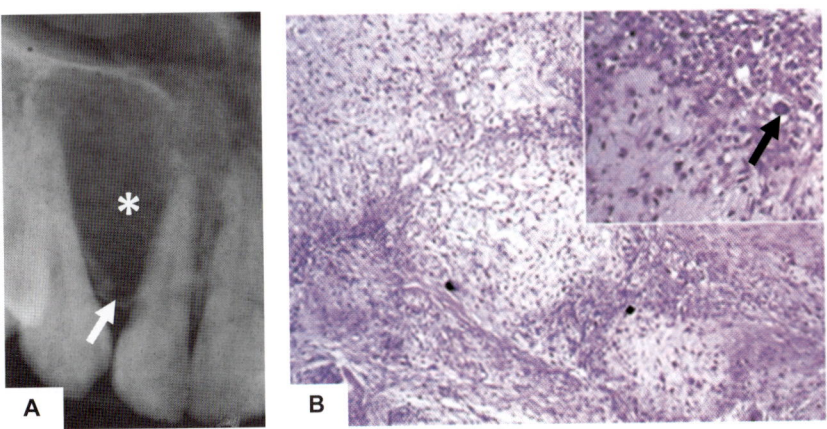

30

Figura 30.55 Fibroma condromixoide. **A.** Radiografia periapical. Lesão radiolúcida entre as raízes dos dentes 12 e 13 (*asterisco*), de contornos bem definidos, medindo cerca de 2 cm, com delgada esclerose marginal (*seta*). **B.** Aspecto histológico. Proliferação pseudolobulada contendo, nas áreas centrais, células estreladas e fusiformes em estroma mixoide. No detalhe, a periferia apresenta maior densidade celular e é composta por células mais arredondadas, que lembram condroblastos, e células gigantes multinucleadas do tipo osteoclasto (*seta*).

grau 2, moderadamente diferenciado; grau 3, pouco diferenciado. Os tumores bem diferenciados reproduzem cartilagem hialina e podem trazer dificuldade no diagnóstico diferencial com encondroma; o caráter permeativo assegura o diagnóstico de malignidade (Figura 30.56 B). Com a progressão do grau histológico, os núcleos mostram-se atípicos, com cromatina frouxa, e os nucléolos tornam-se evidentes. Há ainda maior celularidade e diminuição do citoplasma, com aumento da relação núcleo/citoplasmática (Figura 30.56 C). Estroma mixoide e mitoses associam-se a maior grau histológico. A progressão histológica tem correspondência com aumento do número de mitoses e pleomorfismo celular, além do caráter infiltrativo. O prognóstico depende do grau histológico e da ressecção completa. Condrossarcomas não respondem à quimioterapia.

Condrossarcoma mesenquimatoso

É subtipo raro de condrossarcoma (1 a 9%). Contudo, nos ossos gnáticos, corresponde a uma das variantes mais frequentes deste tumor (22 a 27% dos casos). Afeta jovens e é mais comum na segunda e terceira décadas de vida. A radiografia mostra lesão radiolucente, mal definida e com focos de calcificação. (Figura 30.57 A). Microscopicamente, o tumor é bifásico e formado por grupos de células mesenquimais imaturas, pequenas, redondas e basofílicas, que se interpõem com áreas cartilaginosas bem a moderadamente diferenciadas (Figura 30.57 B). O componente imaturo mostra proliferação vascular semelhante à do hemangiopericitoma. A imuno-histoquímica é positiva para SOX-9 (Figura 30.57 B, detalhe), especialmente nas áreas imaturas, e para proteína S-100, nas áreas condroides. O tratamento é excisão cirúrgica. Rádio e quimioterapia adjuvantes têm sido empregadas. Recorrência e metástases (sobretudo pulmonares) são comuns e, muitas vezes, aparecem após longo período. Sobrevida de 5 anos ocorre em 60% dos casos.

▶ Lesões fibro-ósseas

Lesões fibro-ósseas caracterizam-se por substituição de osso normal por tecido fibroso contendo um novo produto mineralizado. Tais lesões podem ter natureza hamartomatosa ou de desenvolvimento, reacional, displásica ou neoplásica.

Displasia fibrosa

Na maioria das vezes, a displasia fibrosa limita-se a um único osso (forma monostótica); mais raramente, compromete vários ossos (forma poliostótica) ou encontra-se associada à síndrome de McCune-Albright (ver também Capítulo 27). Os ossos

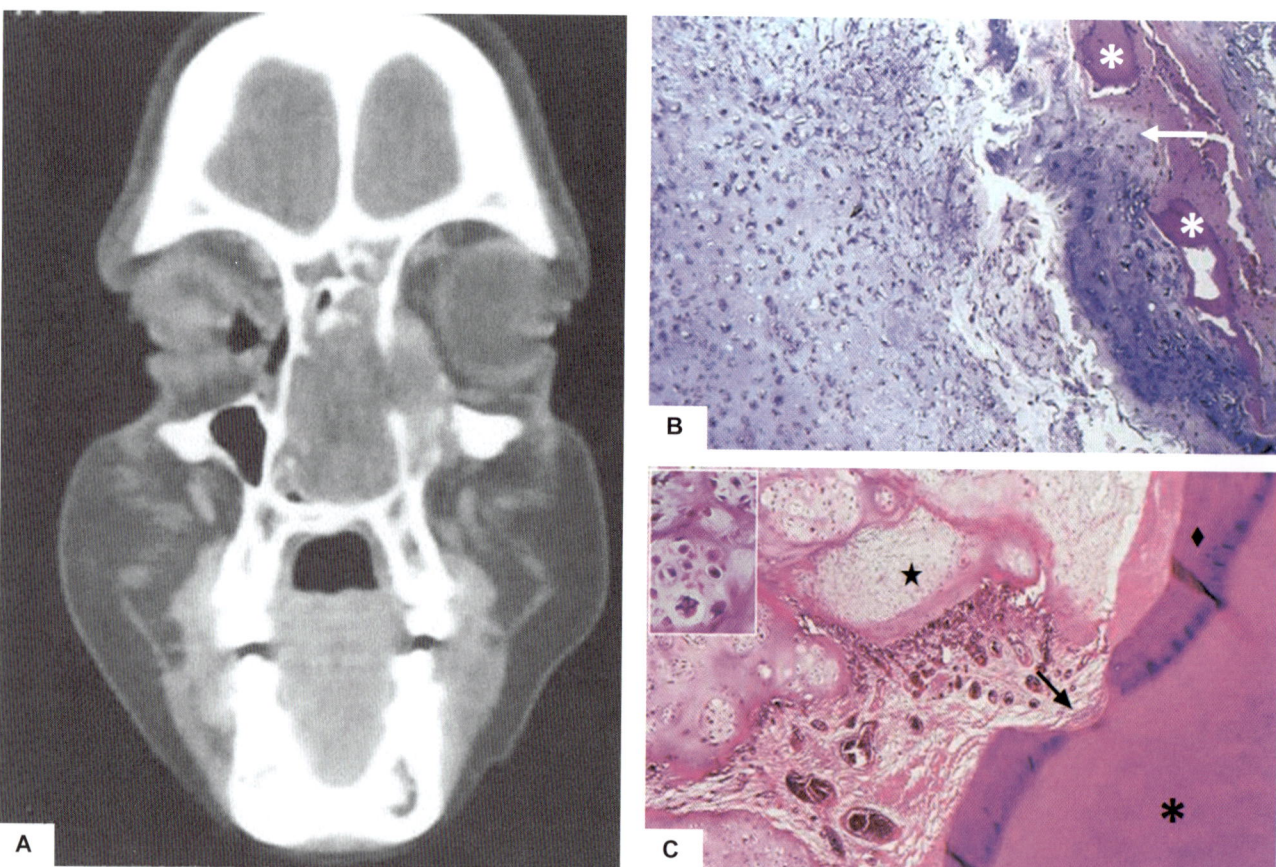

Figura 30.56 Condrossarcoma. **A.** Tomografia computadorizada coronal. Massa nasal com destruição do septo e da parede lateral esquerda e invasão de tecidos moles da órbita adjacente. **B.** Condrossarcoma bem diferenciado (grau 1). Neoplasia de condrócitos exibindo atipias nucleares discretas e caráter infiltrativo (*seta*). Notar traves ósseas maduras pré-existentes, parcialmente destruídas (*asterisco*). **C.** Condrossarcoma moderadamente diferenciado (grau 2). Moderada densidade e pleomorfismo celulares, com mitose atípica (*detalhe*). A neoplasia apresenta áreas de padrão mixoide (*estrela*) e caráter francamente infiltrativo, justapondo-se à estrutura dentária à direita (notar o esmalte de revestimento [*losango*] com cárie incipiente [*seta*] e dentina subjacente [*asterisco*]).

30

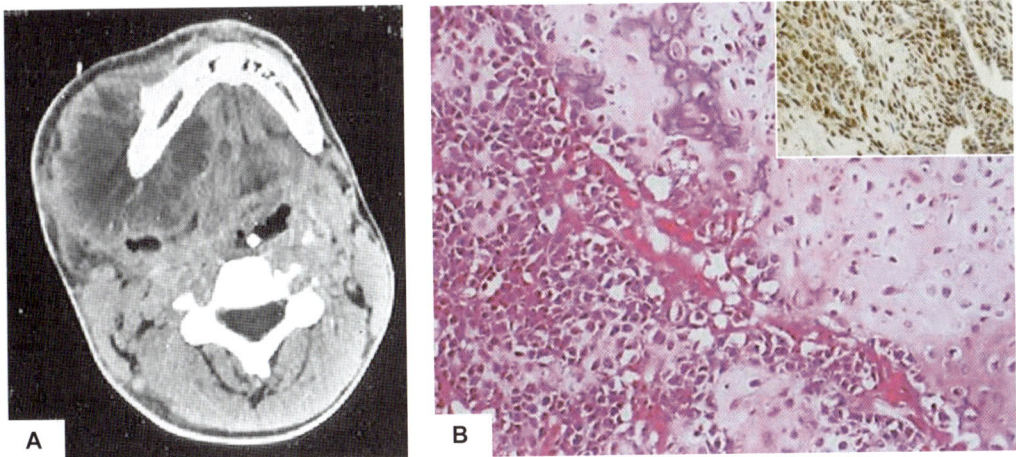

Figura 30.57 Condrossarcoma mesenquimatoso. **A.** Tomografia computadorizada axial da mandíbula, janela tecidos moles. Lesão volumosa, com epicentro na mandíbula à direita, invadindo tecidos moles, espaço mastigatório e para-faríngeo. **B.** Aspecto histológico. Neoplasia bifásica composta por tecido cartilaginoso bem a moderadamente diferenciado, permeado por células indiferenciadas pequenas, redondas e azuis, associada a proeminente vascularização capilar, com feições semelhantes ao hemangipericitoma. No detalhe, imuno-histoquímica (SOX-9). Expressão nuclear intensa no componente imaturo (imunofenótipo de células condroprogenitoras).

craniofaciais, principalmente os maxilares, são comumente afetados. A doença manifesta-se sobretudo na primeira e segunda décadas. Aumento de volume na área afetada é a manifestação mais comum; às vezes, surge dor. O achado de imagem mais característico é o aspecto radiopaco em "vidro fosco"; as margens da lesão são pouco definidas, o que dificulta a determinação dos seus limites (Figura 30.58 A). À macroscopia, o osso comprometido mostra tecido compacto branco acizentado, de consistência firme e textura arenosa aos cortes (Figura 30.58 B). Microscopicamente, encontram-se trabéculas de osso imaturo em arranjo curvilíneo, lembrando letras do alfabeto chinês, em meio a estroma fibroso vascularizado, ora frouxo, ora colagenizado, com densidade celular variada de células fusiformes. Pode haver maturação de tecido ósseo, vista por lamelação das traves observada sobretudo em lesões antigas (Figura 30.58 C). Como o tecido ósseo é metaplásico, não se vê orla de osteoblastos envolvendo as trabéculas. Em lesões antigas, porém, pode haver traves com osso lamelado envolvidas por osteoblastos. Como são difusas, é difícil remover completamente as lesões. Cerca de 20 a 50% dos pacientes apresentam recidiva pós-cirúrgica. Irradiação é contraindicada devido ao risco de transformação sarcomatosa.

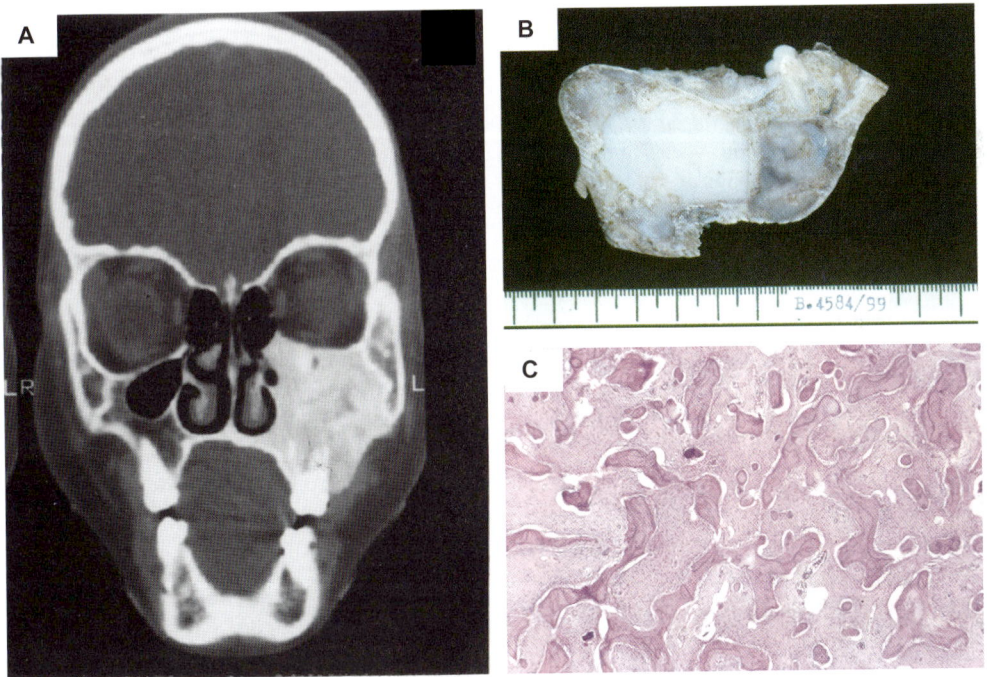

Figura 30.58 Displasia fibrosa. **A.** Tomografia computadorizada com imagem em "vidro fosco" ocupando o maxilar esquerdo. **B.** Lesão branco-acinzentada extensa na medular da mandíbula, de limites irregulares, com alargamento e deformidade óssea. **C.** Trabéculas ósseas curvilíneas sem osteoblastos em meio a estroma fibroso vascularizado.

30

Displasia cemento-óssea

Trata-se de lesão fibro-óssea de origem indeterminada, com três subtipos: periapical, focal e florida. Com o tempo, as lesões tendem a sofrer maturação. Lesões recentes são radiolucentes e consistem em proliferação de tecido fibroso vascularizado, com densidade celular variada e escassa formação de osteoide. Em lesões antigas, há deposição de osso e material semelhante a cemento, podendo formar massa mineralizada. Na forma florida da doença, ocorre infecção secundária por exposição do material calcificado na cavidade oral, o que resulta em osteomielite. O diagnóstico diferencial entre displasia cemento-óssea e fibroma cemento-ossificante muitas vezes é difícil. Na displasia, não há separação entre a lesão e o tecido ósseo envolvente; além disso, as lesões são geralmente menores, e o produto de sua remoção por curetagem consiste em pequenos fragmentos. A localização periapical também favorece o diagnóstico de displasia cemento-óssea. No fibroma cemento-ossificante, há tendência a separação entre a lesão e o osso, a localização é distinta, as lesões são mais extensas e sua remoção resulta em material abundante e único. A displasia cemento-óssea tem bom prognóstico e não requer tratamento.

Fibroma ossificante

Lesão bem delimitada e ocasionalmente encapsulada, é formada por tecido fibroso com quantidade variada de calcificação, lembrando osso (fibroma ossificante), cemento (fibroma cementificante) ou ambos (fibroma cemento-ossificante). Tais denominações são usadas por alguns, embora a comprovação osteogênica da origem dessas lesões favoreça tratar-se de variações do fibroma ossificante. A lesão ocorre sobretudo em mulheres (5:1), entre a terceira e a quarta décadas, sendo a região pré-molar da mandíbula a mais atingida.

Lesões volumosas podem resultar em assimetria facial, dor e parestesia. A imagem radiográfica é de lesão bem definida, unilocular, radiolucente, embora contenha calcificações. As bordas podem mostrar esclerose por proliferação óssea reacional. Histologicamente, a lesão é bem delimitada por cápsula fibrosa (Figura 30.59 A) e apresenta material calcificado em forma de trabéculas de osteoide, misturadas com material basófilo, lembrando cemento (Figura 30.59 B). Algumas vezes, pode conter esférulas cementoides com rima eosinofílica periférica (Figura 30.59 C). O estroma mostra proliferação fibroblástica com densidade celular e colagenização variáveis, que vai desde uma lesão pouco celular e estroma fibrosante (Figura 30.59 A) ou lesão com estroma fibroso moderadamente celular (Figura 30.59 B) até lesão fusocelular frouxa sobre estroma mixoide (Figura 30.59 C). O tratamento consiste em enucleação, facilitada pela boa delimitação do tumor; lesões volumosas e com grande destruição óssea necessitam ressecção cirúrgica. O prognóstico é bom, praticamente sem recorrências.

▶ Lesões com células gigantes e cistos ósseos

Granuloma central de células gigantes

A lesão corresponde a 10% dos tumores benignos de ossos gnáticos, surge em qualquer idade, sobretudo abaixo de 20 anos, é mais comum no sexo feminino (3:1) e localiza-se preferencialmente na porção anterior da mandíbula. A lesão

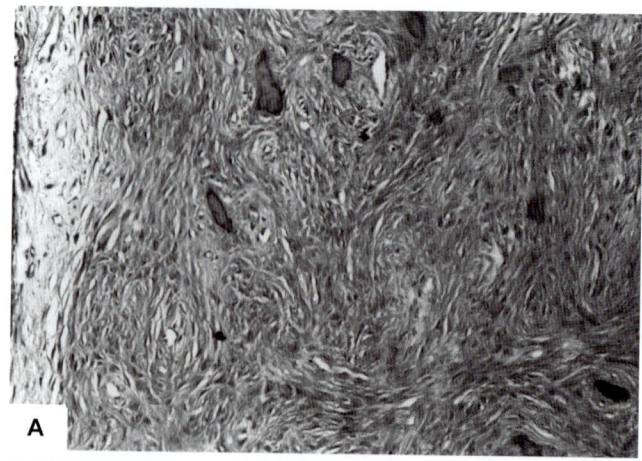

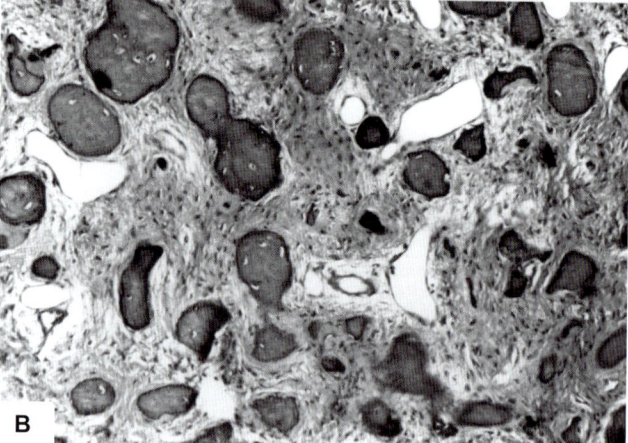

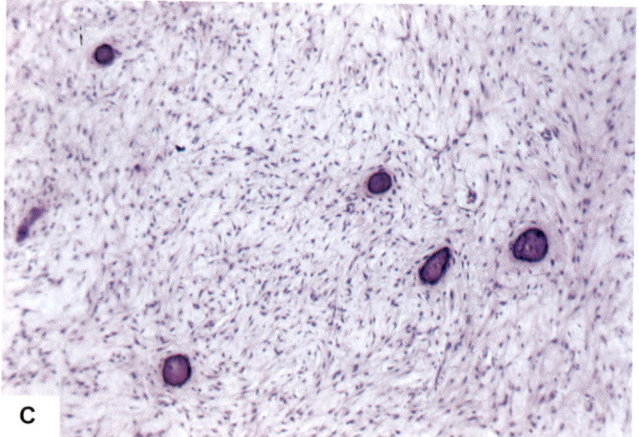

Figura 30.59 Fibroma ossificante. **A.** Lesão bem delimitada por cápsula fibrosa. Predomínio de estroma fibroso e esparsas traves ósseas. **B.** Trabéculas ósseas lembrando cemento sobre estroma fibroso moderadamente celular. **C.** Lesão fusocelular frouxa, contendo esférulas basófilas do tipo cemento, com bordas eosinofílicas periféricas.

pode ser: (1) não agressiva, na qual os sintomas são praticamente ausentes, o crescimento é lento e não há destruição óssea ou dentária (Figura 30.60 A). Microscopicamente, observa-se estroma fusocelular fibroblástico, com densidade variável, envolvendo agrupamentos de células do tipo osteoclasto (Figura 30.60 B), algumas contendo hemácias e hemossiderina. As células gigantes são menores e contêm menos núcleos quando comparadas às do tumor gigantocelular. Em 75% dos casos, encontra-se osteoide ou tecido ósseo reacional; (2) agressiva (30% dos casos), que se caracteriza por dor associada a crescimento rápido da lesão, com ruptura da cortical, invasão de tecidos moles e reabsorção de raízes dentárias (Figura 30.61 A), além de recorrência. Os achados radiográficos consistem em lesão uni ou multiloculada e radiolucente, com aspecto em "bolhas de sabão", semelhante ao ameloblastoma. As células gigantes são mais numerosas e têm distribuição difusa sobre estroma mais densamente celular e vascularizado; figuras de mitose são mais numerosas (Figura 30.61 B). O tratamento é curetagem; cirurgia radical está indicada em lesões agressivas. O prognóstico costuma ser bom, e metástases não ocorrem.

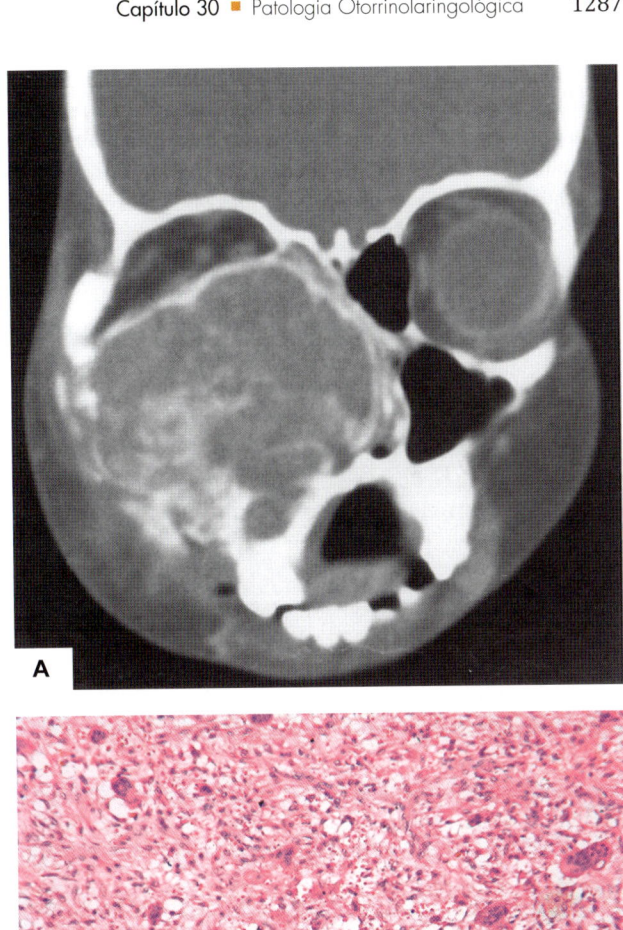

A

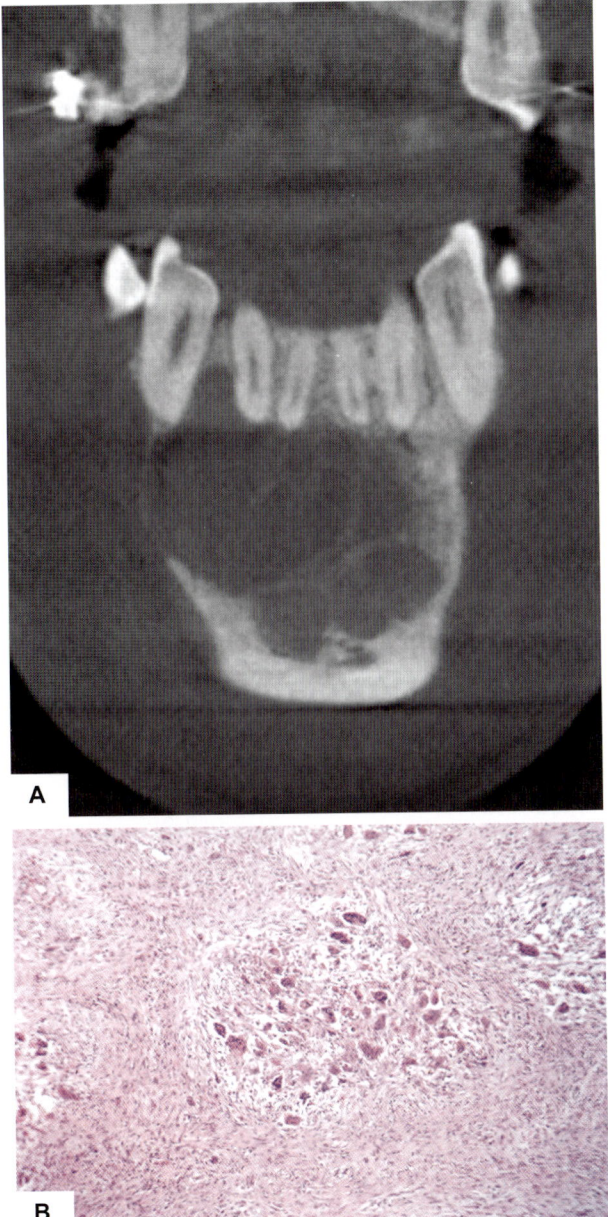

A

B

Figura 30.60 Granuloma central de células gigantes. **A.** Tomografia computadorizada coronal. Lesão radiolúcida multiloculada, na porção anterior da mandíbula, com bordas nítidas e aspecto em "bolhas de sabão", sem alterações dentárias. **B.** Aspecto histológico, mostrando feixes de células fusiformes e agregados de células gigantes centrais.

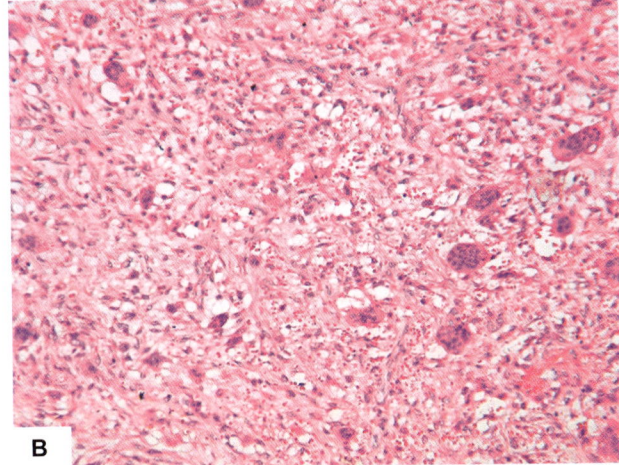

B

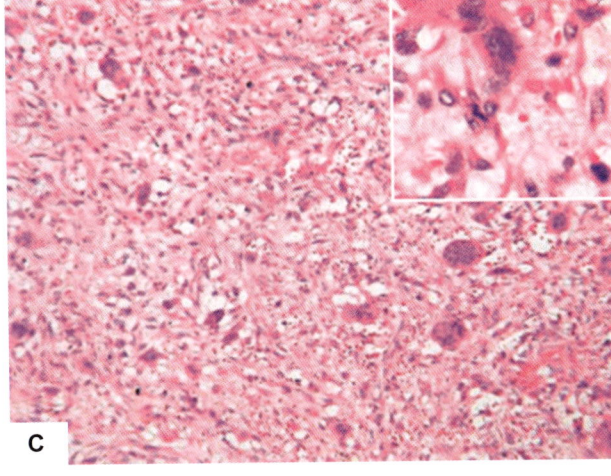

C

Figura 30.61 Granuloma central de células gigantes (variante agressiva). **A.** Lesão lítica volumosa na maxila direita com destruição óssea cortical (porção lateral) e de estruturas dentárias, além de compressão nasal e orbitária. **B** e **C.** Aspecto histológico, mostrando distribuição difusa das células gigantes sobre estroma mais densamente celular e vascularizado, além de aumento do índice mitótico (*detalhe*).

30

Querubismo

Querubismo é condição rara caracterizada por comprometimento bilateral e simétrico dos ossos da maxila e da mandíbula que causa alargamento da face e resulta em aparência semelhante a face de anjo (querubim). A doença pode ser esporádica ou transmitida por herança autossômica dominante. A maioria dos casos associa-se a mutação no gene *SH3BP2*, no cromossomo 4p16, o que resulta em osteoclastos hiperativos e lise óssea. As primeiras manifestações surgem na primeira infância, com dor discreta e expansão bilateral da porção posterior da mandíbula. Nos casos graves, pode haver envolvimento extenso dos maxilares até o assoalho da órbita. Deslocamento de dentes e falha de erupção são comuns. O exame radiográfico mostra lesões expansivas, radiolucentes e multiloculadas, na mandíbula, bilateralmente, podendo envolver outros ossos da face (Figura 30.62 A e B). O quadro microscópico caracteriza-se por proliferação de tecido conjuntivo frouxo, vascularizado, contendo células gigantes multinucleadas, que formam agregados focais e não costumam ser volumosas, como no tumor gigantocelular. Extravasamento de hemácias é comum e, às vezes, encontra-se material hialino na parede de pequenos vasos (Figura 30.62 C). Lesões antigas são mais fibrosas, apresentam proliferação óssea regenerativa e possuem poucas células gigantes. O diagnóstico de querubismo depende de achados anatomopatológicos, quadro clínico e exames de imagem.

O diagnóstico diferencial se faz com lesões com células gigantes, como lesão central de células gigantes e tumor marrom do hiperparatireoidismo. O prognóstico é imprevisível: alguns casos sofrem involução e remissão espontânea após a puberdade, enquanto em outros a doença permanece na vida adulta. Em alguns pacientes, pode ser necessária cirurgia para reparo estético. Radioterapia está contraindicada pelo risco de sarcoma.

Cisto ósseo aneurismático

Lesão pouco comum em ossos gnáticos (incidência anual de 0,15/milhão de pessoas), surge sobretudo na mandíbula e nas primeira e segunda décadas. A partogênese é incerta, podendo resultar de alteração vascular em lesão preexistente ou surgir *de novo* (primário). A radiografia mostra lesão radiolucente, uni ou multiloculada, com adelgaçamento cortical (Figura 30.63 A). Tomografia computadorizada ou ressonância magnética mostram nível líquido-líquido, achado característico mas não específico dessa lesão. Ao microscópio, notam-se espaços císticos preenchidos por sangue e separados por traves fibrosas vascularizadas, às vezes com osteoide reacional. Tal matriz pode ter tonalidade basofílica, o assim denominado "osso azul". São comuns células do tipo osteoclasto esparsas e margeando os espaços císticos (Figura 30.63 B e C). Uma variante da lesão é mais densamente celular e contém espaços císticos mínimos. Quando o cisto associa-se a outras lesões ósseas, é denominado cisto ósseo aneurismático secundário; as associações mais comuns nos ossos gnáticos incluem osteoblastoma, displasia fibrosa e fibroma ossificante. O tratamento é curetagem. O prognóstico é bom, podendo haver recorrência.

Cisto ósseo simples

Cisto ósseo simples é mais comum na diáfise de ossos longos (úmero e fêmur), podendo ser encontrado também em ossos gnáticos. A lesão, que parece ser causada processo traumático-hemorrágico, surge nas primeira e segunda décadas, tem predileção pelo sexo masculino (2:1) e, em ossos gnáticos, origina-se sobretudo na mandíbula. A radiografia mostra lesão lítica de contornos definidos, com 1 a 10 cm de diâmetro e sem reabsorção ou deslocamento de dentes (Figura 30.64 A). Quando volumoso, o defeito lítico faz projeções digitiformes entre as raízes dentárias. Em geral, não há reação óssea, mas atrofia da cortical pode estar presente. Histologicamente, a parede é revestida por fina membrana de tecido fibroso vascularizado, com células gigantes ocasionais. Não há revestimento epitelial ou endotelial. Podem ser vistas ainda massas basófilas fibrilares murais de padrão cementóide (Figura 30.64 B); o tecido ósseo adjacente mostra remodelação óssea. O tratamento é curetagem; o prognóstico é excelente.

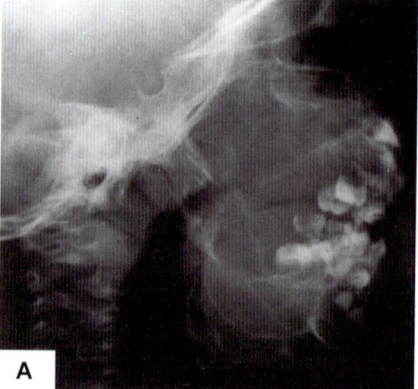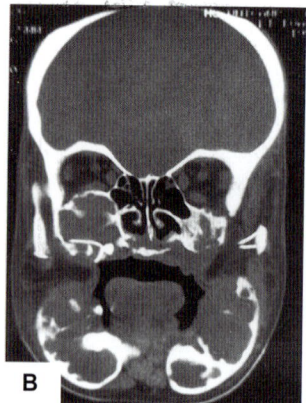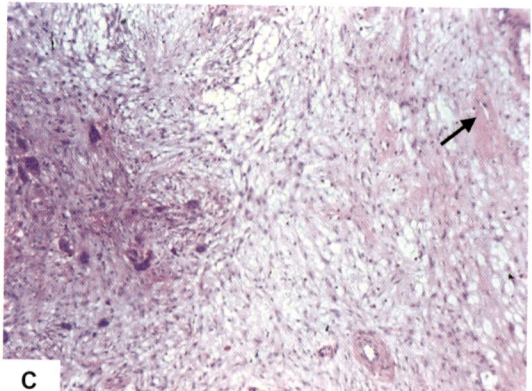

Figura 30.62 Querubismo. **A.** Radiografia. **B.** Tomografia computadorizada coronal. Lesão radiolúcida expansiva e multilocular extensa envolvendo todos os quadrantes. Deslocamento acentuado dos dentes. **C.** Agregados focais de células gigantes multinucleadas, sobre estroma fibroconjuntivo frouxo, vascularizado e depósito de material hialino na parede de pequenos vasos (*seta*).

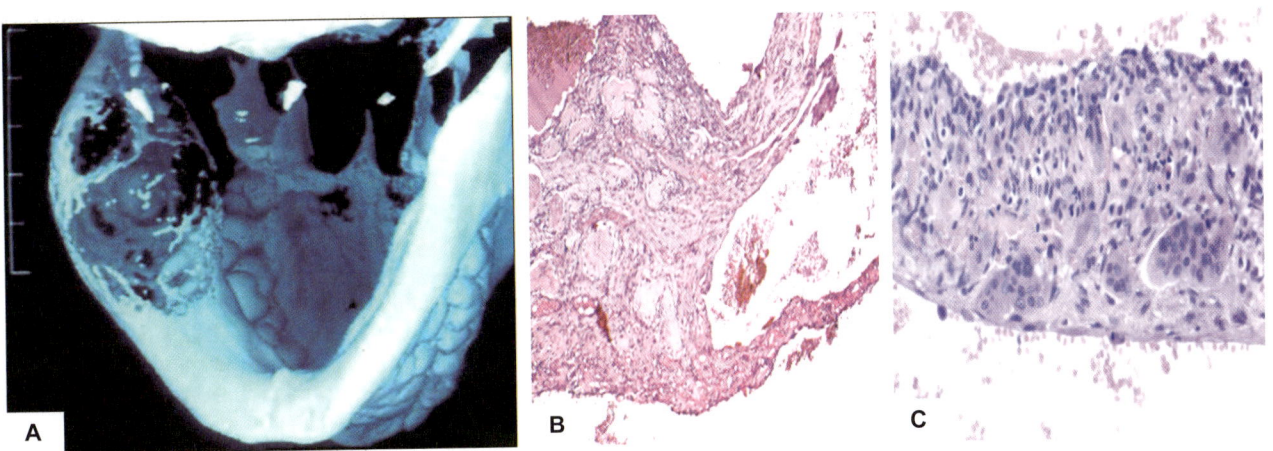

Figura 30.63 Cisto ósseo aneurismático. **A.** Tomografia computadorizada 3D. Lesão cística multiloculada, com expansão óssea no ramo ascendente da mandíbula à esquerda. **B.** Aspecto histológico. Traves conjuntivas, vascularizadas, com osteoide. Notar espaços císticos contendo sangue. **C.** Detalhe da parede cística, que contém células gigantes.

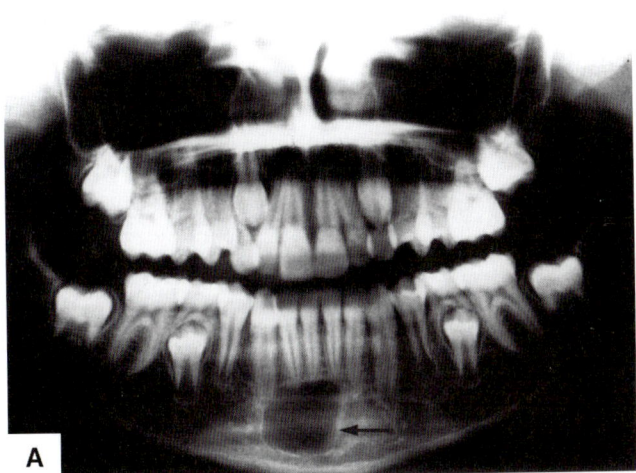

▶ Outros tumores de ossos gnáticos

Tumor neuroectodérmico melanocítico da infância

Trata-se de lesão rara originada de células da crista neural que surge no primeiro ano de vida. Mais de 90% dos casos ocorre na região crânio-facial, em geral na maxila. O tumor cresce rapidamente, com tendência a destruição óssea e deslocamento de dentes em desenvolvimento. Pode haver intensa reação osteogênica, simulando, radiograficamente, osteossarcoma. Muitas vezes, o tumor secreta hormônios do tipo noradrenalina que, metabolizados para ácido vanilmandélico, são excretados na urina. Morfologicamente, há duas populações celulares: (a) células pequenas, redondas e com núcleo hipercromático; (b) células maiores, epitelioides, com núcleos vesiculosos e citoplasma amplo, contendo pigmento melânico (Figura 30.65), que se dispõem em ninhos ou em arranjo tubuloalveolar em meio a estroma com colágeno denso. Apesar do crescimento rápido e destrutivo, o tumor tem comportamento benigno. Remoção cirúrgica é o melhor tratamento.

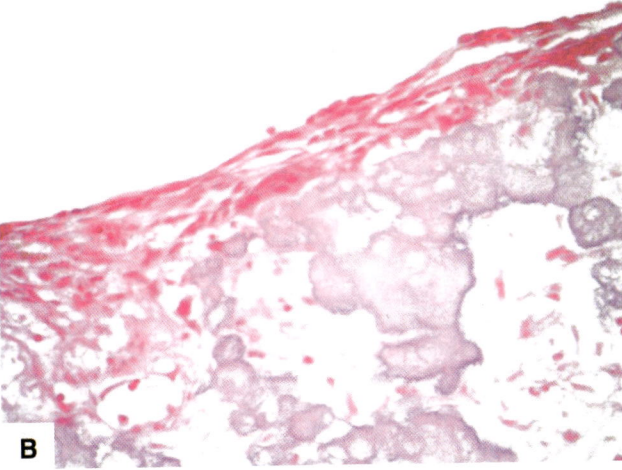

Figura 30.64 Cisto ósseo simples. **A.** Radiografia panorâmica. Lesão lítica bem delimitada com halo discretamente esclerótico na região anterior da mandíbula (*seta*). **B.** Aspecto histológico. Parede cística revestida por tecido conjuntivo vascularizado, com células fusiformes do tipo fibroblastos e ocasionais células gigantes multinucleadas. Notar áreas de espessamento mural, compostas por massas basófilas de aspecto cementoide.

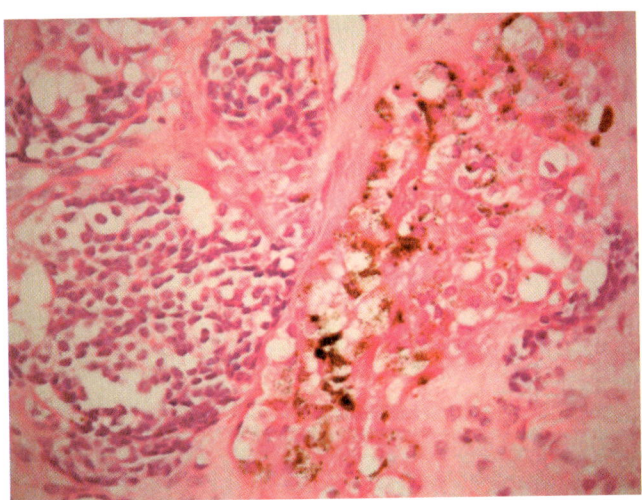

Figura 30.65 Tumor neuroectodérmico melanótico da infância. Agrupamentos de células pequenas e escuras, justapostos a células poligonais, maiores, com pigmento melânico intracitoplasmático.

Glândulas salivares

As glândulas salivares são constituídas por três pares de glândulas maiores (parótida, submandibular e sublingual) e numerosas glândulas menores localizadas na submucosa da cavidade oral, da faringe e das vias respiratórias superiores. A saliva produzida atua na preparação do alimento para a digestão, no controle da microbiota da boca e no umedecimento das mucosas do trato aerodigestivo superior. As glândulas salivares são formadas por unidades secretoras e um sistema ductal que, além de levar a secreção para a cavidade oral, controla a concentração de água e eletrólitos na saliva. A unidade secretora é constituída pelos ácinos, que são de três tipos: seroso (secreta amilase), mucoso (secreta sialomucina) e misto, que contém células mucosas e serosas.

A glândula parótida é constituída por unidades secretoras serosas e por poucas mucosas. As glândulas submandibular e sublingual são mistas, com predomínio das unidades serosas na primeira e mucosas na segunda. O sistema ductal é complexo e formado por ductos secretores (intralobulares) e excretores (interlobulares). Os ductos secretores são o intercalado, que fica em contato direto com o ácino, e o estriado, ambos com atividade metabólica considerável. As células epiteliais que revestem os ductos são subdivididas em luminais, basais e de reserva e encontram-se esquematizadas na Figura 30.66. As células luminais formam a camada mais interna da luz ductal, e sua morfologia varia conforme o segmento: cúbicas no ducto intercalado, oncocíticas com indentações basais (estrias) no ducto estriado e colunares, caliciformes e escamosas nos ductos excretores e principal. As células mioepiteliais situam-se entre as células epiteliais e a membrana basal das seguintes estruturas: ácino, ducto intercalado e porção inicial do ducto estriado; são achatadas e contêm miofilamentos no citoplasma que permitem sua contração, ajudando no fluxo da saliva, por aumentarem a pressão na unidade excretora. Outra função da célula mioepitelial é contribuir na síntese de membrana basal. Nas glândulas salivares maiores, existe ainda tecido linfoide, que faz parte do sistema imunitário e pode originar neoplasias e outras doenças. O tecido linfoide pode ser difuso (células linfoides isoladas no tecido conjuntivo) ou formar folículos linfoides, presentes na superfície da parótida, mas ausentes nas demais glândulas salivares.

▶ Sialadenites agudas

Mais frequentes na parótida e na glândula submandibular, sialadenites agudas podem ser causadas por vírus ou bactérias. A *caxumba* é a infecção viral mais comum das glândulas salivares; outros vírus causadores de sialadenites são vírus Epstein-Barr, citomegalovírus, ecovírus, vírus Coxsackie A, parainfluenza tipo C e vírus da coriomeningite linfocitária. Entre as bactérias, *Staphylococcus aureus* é a mais frequente, sendo as demais *Haemophilus influenzae*, *Streptococcus pyogenes* e *Escherichiacoli*. As bactérias alcançam a glândula através do ducto excretor; a principal condição predisponente é redução do fluxo salivar por desidratação, medicamentos, radioterapia, síndrome de Sjögren etc. Outras causas são: higiene oral inadequada, estomatites, traumatismo e estase da saliva por obstrução calculosa dos ductos. Morfologicamente, nas sialadenites virais encontra-se infiltrado inflamatório predominantemente de linfócitos e plasmócitos, enquanto nas bacterianas a inflamação inicia-se nos ductos, e o exsudato é rico em neutrófilos; nestas, pode haver destruição do parênquima e formação de abscessos.

▶ Sialadenites crônicas

Sialadenites crônicas podem ser granulomatosas ou não. Sialadenite granulomatosa é encontrada na tuberculose, doença da arranhadura do gato, sarcoidose e actinomicose, podendo aparecer como lesão isolada ou como parte de doença sistêmica. Sialadenite crônica bacteriana não granulomatosa é a mais frequente e em dois terços dos casos associa-se a cálculos, constituindo as sialadenites crônicas obstrutivas. Mais raramente, a obstrução de ductos é causada por traumatismo, compressão por cisto ou neoplasia e estenose ductal. Histologicamente, encontram-se graus variados de inflamação crônica no parênquima, fibrose intersticial e perda de ácinos. Nos ductos, além de cálculos, pode haver metaplasia do epitélio dos tipos mucoso, oncocítico e/ou escamoso.

Sialometaplasia necrosante

Trata-se de resposta inflamatória a necrose da glândula salivar que, em 75% dos casos, ocorre no palato. A hipótese mais aceita para a lesão do palato é a de infarto na glândula salivar menor por comprometimento do fluxo sanguíneo local que, na maioria dos casos, é idiopática. Nas demais glândulas salivares menores e nas maiores, a lesão associa-se a radioterapia, procedimentos cirúrgicos e traumatismos. Morfologicamente, caracteriza-se por necrose de coagulação de lóbulos glandulares, metaplasia escamosa de ácinos e ductos residuais, reação inflamatória com infiltrado de mono e polimorfonucleares e hiperplasia pseudoepiteliomatosa da mucosa do palato. Clinicamente, a lesão pode simular neoplasia maligna, apresentando-se como úlcera profunda, crateriforme, geralmente unilateral no palato, que se desenvolve rapidamente e evolui para cura espontânea de forma lenta.

Sialolitíase

Sialolitíase consiste em cálculos no sistema ductal das glândulas salivares. Os cálculos são formados pela mineralização de restos celulares, colônias bacterianas, rolhas de muco ou corpos estranhos que se acumulam na luz dos ductos e formam o núcleo central das concreções. Cálculos são mais comuns na

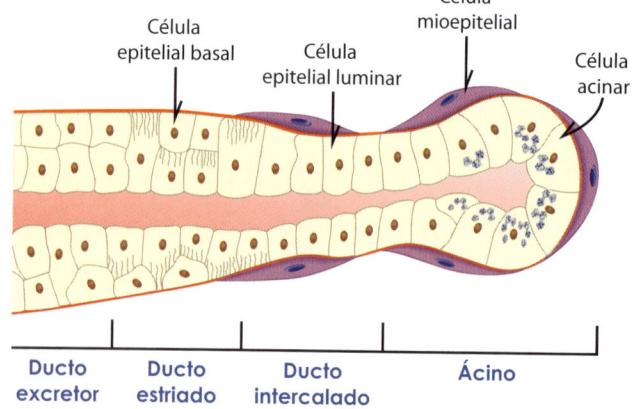

Célula epitelial basal
Célula epitelial luminar
Célula mioepitelial
Célula acinar

Ducto excretor | Ducto estriado | Ducto intercalado | Ácino

Figura 30.66 Sistema ductal das glândulas salivares.

glândula submandibular (90%), provavelmente devido ao trajeto mais longo e tortuoso do seu ducto e à viscosidade da sua saliva. Sialolitíase pode ser encontrada em qualquer idade, mas predomina em adultos do sexo masculino. A intensidade das manifestações clínicas depende do grau de obstrução do ducto pelo cálculo e da quantidade de saliva retida.

Síndrome de Sjögren. Sialadenite linfoepitelial

Síndrome de Sjögren é entidade autoimune sistêmica, crônica e progressiva, caracterizada por secura na boca (xerostomia) e nos olhos (ceratoconjuntivite seca), devidas a proliferação linfoide que destrói ácinos das glândulas salivares e lacrimais. Na forma primária, há comprometimento apenas das glândulas exócrinas, enquanto na secundária, que é mais frequente, a xerostomia e a ceratoconjuntivite seca associam-se a uma outra doença de natureza imunitária, sobretudo artrite reumatoide.

Na síndrome, a proliferação linfoide nas glândulas salivares é denominada *sialadenite linfoepitelial* e conhecida pela sigla LESA na literatura inglesa. Esta forma de sialadenite ocorre também em indivíduos sem a síndrome de Sjögren; nesses casos, a inflamação associa-se a outras doenças do tecido conjuntivo (particularmente artrite reumatoide) ou desenvolve-se como lesão isolada na glândula salivar, sem qualquer outra doença concomitante.

A etiologia e a patogênese dessas entidades não são completamente conhecidas. A infiltração linfocítica de glândulas salivares, relacionada ou não com a síndrome de Sjögren, resulta de anormalidade imunitária, cuja causa permanece indefinida. A síndrome de Sjögren associa-se a vários autoanticorpos e a alguns antígenos de histocompatibilidade; anti-SS-A (Ro) e anti-SS-B (La) são os mais prevalentes e estão presentes em 90% dos casos. Além desses, também estão aumentados anticorpos antinucleares (ANA) e fator reumatoide (RF). O antígeno de histocompatibilidade HLA-DR4 é mais prevalente na forma secundária, enquanto HLA-B8 e HLA-DR3 são mais encontrados na forma primária.

Macroscopicamente, a glândula salivar apresenta-se aumentada de tamanho difusamente ou contém nódulos esbranquiçados. Microscopicamente, a sialadenite linfoepitelial caracteriza-se por infiltrado linfoide circundando e infiltrando-se nos ductos salivares, que apresentam proliferação e desorganização das células epiteliais (lesão linfoepitelial, Figura 30.67). Outros achados são hiperplasia linfoide folicular e quantidade variável de plasmócitos nas regiões interfoliculares. O processo é difuso ou multifocal na glândula salivar. A arquitetura lobular permanece conservada, porém há progressiva atrofia acinar. Além de comprometimento das glândulas salivares maiores (geralmente a parótida), há também inflamação de glândulas salivares menores. Sialadenite linfocítica focal de glândulas labiais é achado que, junto com dados clínicos e laboratoriais, apoia o diagnóstico de síndrome de Sjögren. Biópsia de lábio é usada no diagnóstico da síndrome de Sjögren, que se caracteriza por um ou mais foco linfoide/4mm² localizados em regiões periductal ou perivascular; cada foco linfoide corresponde a um agregado composto por no mínimo 50 linfócitos.

Cerca de 25 a 80% das glândulas salivares com sialadenite linfoepitelial apresentam evidência morfológica ou imunofenotípica de linfoma tipo MALT de baixo grau. Os linfócitos que circundam e se infiltram nas lesões linfoepiteliais são do tipo monocitoide ou células B da zona marginal, os quais, por apresentarem citoplasma claro e mais amplo do que os linfócitos maduros, formam "halos" largos em torno dessas ilhotas epiteliais.

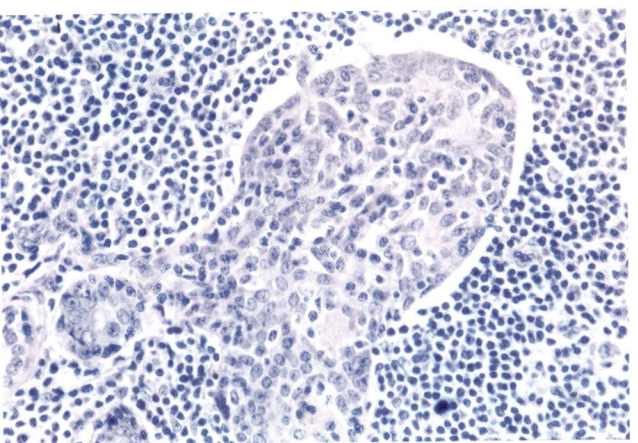

Figura 30.67 Síndrome de Sjögren. Lesão linfoepitelial. Linfócitos circundam e infiltram-se no ducto salivar, que apresenta proliferação e desorganização das células epiteliais.

Tais halos podem estender-se, dando a aparência de lençóis que se conectam entre as lesões linfoepiteliais (Figura 30.68). Linfoma MALT de glândula salivar expressa imunoglobulina de superfície monotípica nos linfócitos e células B monocitoides; na maioria dos casos, os plasmócitos são monoclonais.

Aumento de volume da glândula salivar na síndrome de Sjögren pode simular neoplasia. A maioria dos pacientes é de mulheres nas quinta e sexta décadas. O linfoma MALT da glândula salivar é indolente e pode permanecer assintomático por longo período. Entretanto, há risco de disseminação extrassalivar (20 a 40% dos casos) e transformação para linfoma de alto grau.

Doença da glândula salivar associada ao HIV

Em indivíduos infectados pelo HIV, podem se formar cistos na glândula parótida que, algumas vezes, são o primeiro sinal de infecção pelo vírus. Tal alteração ocorre sobretudo em pessoas HIV-positivas usuárias de drogas intravenosas. Em geral, os cistos acompanham-se de linfonodomegalia cervical e não raramente acometem as duas parótidas. Microscopicamente, encontra-se hiperplasia folicular florida do tecido linfoide da glândula semelhante à encontrada em linfonodos de indivíduos

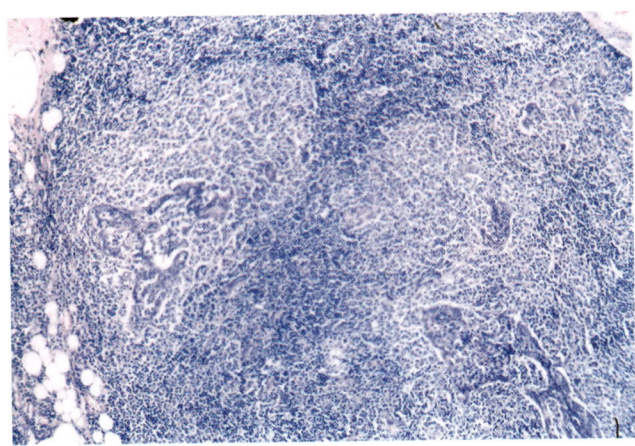

Figura 30.68 Linfoma MALT da glândula salivar. Células B monocitoides e da zona marginal formam halos largos e confluentes em torno de ilhotas epiteliais.

30

infectados pelo HIV com linfadenopatia generalizada persistente. Os ductos salivares dilatados formam cistos revestidos por epitélio escamoso ou cúbico e são encontrados na intimidade da hiperplasia linfoide, a qual contém ainda ilhotas epimioepiteliais parecidas com as da síndrome de Sjögren. O tratamento só é feito por motivos cosméticos.

▪ Neoplasias

As glândulas salivares maiores e menores são sede de grande variedade de neoplasias, que têm aspecto peculiar mas mantêm certa semelhança morfológica com as estruturas epiteliais acinares e ductais do órgão (Quadro 30.10). Neoplasias das glândulas salivares representam cerca de 2 a 6,5% de todos os tumores da cabeça e do pescoço; a maioria é benigna, sendo o adenoma pleomórfico e o tumor de Warthin as lesões mais comuns. As neoplasias malignas são mais raras, correspondendo a 0,5% dos cânceres em geral e a 5% daqueles que acometem a cabeça e o pescoço. A incidência de neoplasia maligna varia conforme a glândula salivar: na parótida, 15 a 30% dos tumores são malignos; na glândula submandibular, 40%; na sublingual, 70 a 90%; nas glândulas salivares menores, cerca de 50%. Em algumas glândulas menores, como as linguais e as retromolares, 100% dos tumores são malignos. O carcinoma mucoepidermoide e o carcinoma adenoide cístico são as neoplasias malignas mais prevalentes e surgem tanto em glândulas salivares maiores como menores. No entanto, existem carcinomas salivares que acometem quase exclusivamente glândulas salivares menores, como o adenocarcinoma polimórfico.

▶ Neoplasias benignas

Adenoma pleomórfico

Adenoma pleomórfico é tumor benigno de origem epitelial formado pela proliferação de células ductais, mioepiteliais modificadas e estroma mixocondroide, em quantidades variáveis, o que confere aspecto histológico heterogêneo (pleomórfico) à lesão. Trata-se da neoplasia mais comum das glândulas salivares, representando 45 a 75% de todos os tumores desses órgãos. Adenoma pleomórfico é comum na parótida e relativamente raro em glândulas salivares menores. Em 70% dos casos,

o tumor exibe alterações cariotípicas representadas por: (1) rearranjos envolvendo 8q12 (25 a 30% dos casos), relacionados com o gene *PLAG1*; (2) rearranjos em 12q13-15 (10 a 15% dos casos), englobando alterações no gene *HMGA2*; (3) alterações clonais esporádicas não envolvendo 8q12 ou 12q13-15 (23% dos casos).

Macroscopicamente, o tumor apresenta-se como nódulo único, encapsulado ou não, bem delimitado, podendo apresentar áreas císticas, mixoides ou translúcidas (Figura 30.69). Na parótida, o tumor surge preferencialmente no lobo superficial. Muitas vezes, existem expansões da lesão para fora da cápsula, formando minúsculos nódulos nos tecidos adjacentes. Microscopicamente, o aspecto é pleomórfico, contendo uma mistura dos três componentes: epitelial ductal, mioepitelial e estroma, o qual pode ser mixoide, mixocondroide ou condroide; todos esses três componentes devem estar presentes para se fazer o diagnóstico de adenoma pleomórfico. As células epiteliais e mioepiteliais apresentam vários padrões de crescimento e formam ductos, pequenos ninhos celulares, cordões anastomosados e

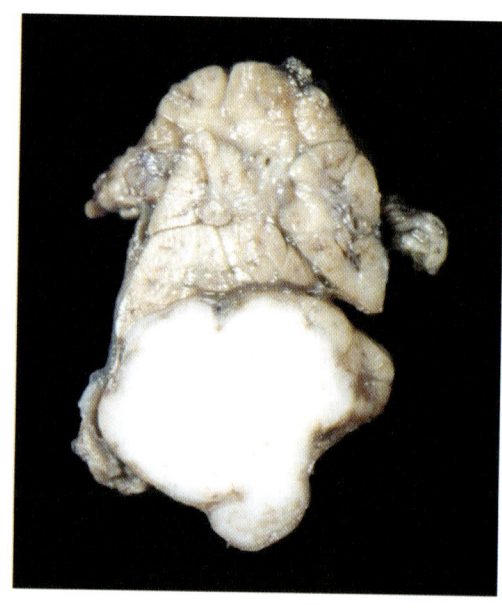

Figura 30.69 Adenoma pleomórfico da parótida. Nódulo único, brancacento e delimitado por fina cápsula.

Quadro 30.10 Classificação das neoplasias das glândulas salivares, segundo sua semelhança morfológica com as estruturas epiteliais do órgão*

Estruturas epiteliais da glândula salivar	Neoplasias benignas	Neoplasias malignas
Ácino		Carcinoma de células acinares
Ducto intercalado	Adenoma pleomórfico	Carcinoma adenoide cístico
Células epiteliais	Adenoma de células basais	Carcinoma epitelial-mioepitelial
Células mioepiteliais	Mioepitelioma	Adenocarcinoma polimórfico
Ducto estriado	Tumor de Warthin	
Célula epitelial do tipo oncocítico	Oncocitoma	
Ducto excretor		Carcinoma mucoepidermoide
Células epiteliais colunares, escamosas e caliciformes		

*Não inclui todas as neoplasias das glândulas salivares.

30

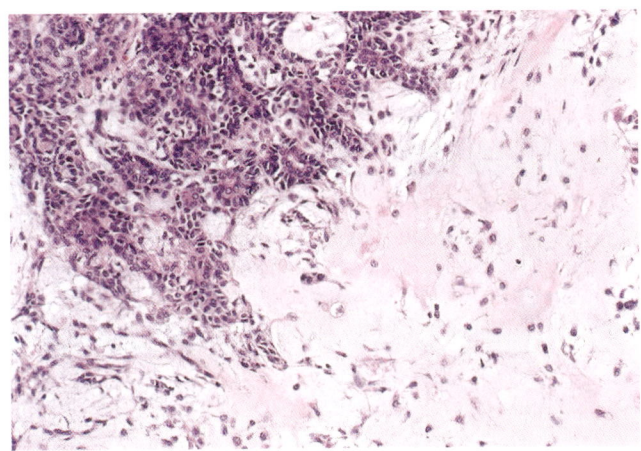

Figura 30.70 Adenoma pleomórfico. Túbulos revestidos por células epiteliais (internas) e mioepiteliais (mais externas). À direita, estroma condroide abundante.

áreas sólidas. As estruturas ductais representam ductos intercalados com luz revestida por única camada de células epiteliais e recoberta externamente por células mioepiteliais modificadas. Os componentes mixoide e condroide são sintetizados pelas células mioepiteliais (Figura 30.70). Mitoses, atipias nucleares e necrose não são comuns.

O adenoma pleomórfico manifesta-se em larga faixa etária, porém é mais frequente entre a terceira e a sexta décadas. Clinicamente, apresenta-se como massa que cresce lentamente por vários anos. Ressecção cirúrgica incompleta, por causa dos minúsculos nódulos existentes fora do tumor, é responsável pela alta frequência de recidiva, que aparece como nódulos múltiplos, em contraste com o tumor primário, que é único. Transformação maligna ocorre em 2 a 13% dos casos, em forma de carcinoma. Nesses casos, a neoplasia é denominada *carcinoma em adenoma pleomórfico*, sendo necessários achados histológicos do adenoma pleomórfico residual para se fazer tal diagnóstico. O risco de transformação maligna aumenta com o tempo de evolução do adenoma pleomórfico, sendo maior após 15 anos de doença.

Quando o componente maligno está confinado dentro da cápsula do adenoma (carcinoma intracapsular) ou invade minimamente além da cápsula do adenoma (até 4 a 6 mm), o prognóstico é bom e semelhante ao do adenoma pleomórfico. No carcinoma francamente invasor (> 6 mm além da cápsula do adenoma), o prognóstico é ruim e relaciona-se com o tipo/grau histológico do carcinoma (alto e baixo grau). Os carcinomas em adenomas pleomórficos mais frequentes são adenocarcinomas, carcinomas do ducto salivar e carcinomas indiferenciados.

Tumor de Warthin

Trata-se de neoplasia benigna que se origina quase exclusivamente na parótida, correspondendo a 12% das neoplasias benignas dessa glândula e a 5% de todos os tumores das glândulas salivares. O tumor pode ser multifocal, bilateral (5 a 14% dos casos) ou originar-se em linfonodos periparotídeos (8% dos casos), a partir de restos de glândula salivar incluídos em seu interior. Neste caso, deve-se ter o cuidado de não interpretá-lo como metástase de cistadenocarcinoma.

Há várias teorias patogenéticas, porém a mais aceita é a de que a neoplasia se desenvolve a partir de ductos salivares heterotópicos

no interior do tecido linfoide intra ou periparotídeo. Como a parótida é a única glândula salivar que contém tecido linfoide em forma de pequenos linfonodos intraglandulares ou como agrupamentos não organizados de células linfoides, essa hipótese fica reforçada. Quanto à etiologia, há dados mostrando relação do tumor com tabagismo, sendo o risco de desenvolver a neoplasia oito vezes maior em fumantes.

Macroscopicamente, o tumor de Warthin é encapsulado, tem coloração pardo-amarelada e contém múltiplos cistos preenchidos por líquido claro, mucoide ou marrom e, às vezes, por substância pastosa de aspecto caseoso. Histologicamente, a neoplasia contém dois elementos: células linfoides e cistos revestidos por epitélio (Figura 30.71). O epitélio forma projeções papilíferas e é constituído por duas camadas de células, sendo as internas (em contato com a luz do cisto) colunares, com núcleos alongados e em paliçada, e as externas (células basais), cúbicas e com núcleos arredondados. As células epiteliais possuem citoplasma eosinófilo e granuloso devido à grande quantidade de mitocôndrias (oncócitos). Células caliciformes ou escamosas e glândulas sebáceas também podem ser encontradas no epitélio. O componente linfoide é constituído por linfócitos B e T, que formam centros germinativos evidentes.

O tumor de Warthin é mais comum no sexo masculino e entre a quinta e a sétima décadas de vida. A manifestação mais frequente é massa não dolorosa na região parotídea. Transformação maligna é rara e pode se dar como carcinoma ou linfoma não Hodgkin.

► Neoplasias malignas
Carcinoma mucoepidermoide

Carcinoma mucoepidermoide é neoplasia epitelial maligna constituída por proporções variadas de células mucosas, escamosas e intermediárias. A maioria origina-se na parótida (45%), sendo o tumor maligno mais comum das glândulas salivares (30% das neoplasias malignas). De acordo com os achados cito e histopatológicos, o tumor é subdividido em baixo, intermediário e alto graus de malignidade, os quais têm correlação com dados clínicos, prognóstico e tratamento. Exposição prévia a radiação ionizante aumenta o risco de desenvolver neoplasia maligna nas glândulas salivares, particularmente o carcinoma mucoepidermoide.

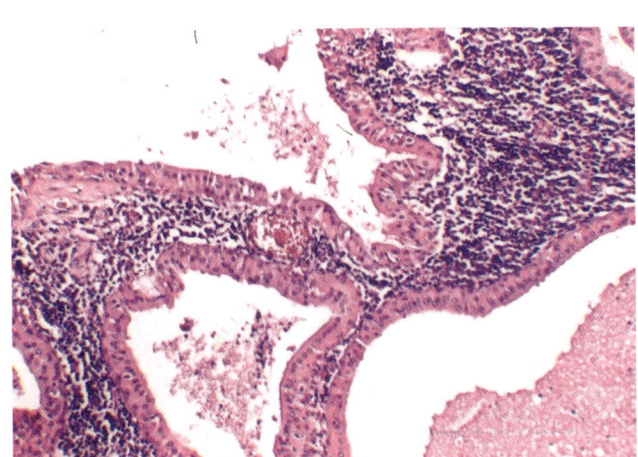

Figura 30.71 Tumor de Warthin. Cistos revestidos por epitélio colunar e estroma rico em linfócitos.

30

O aspecto macroscópico do tumor guarda relação com o grau de malignidade. Nas neoplasias de baixo grau, a lesão contém espaços císticos preenchidos por material mucoso, enquanto nas de alto grau predominam áreas sólidas infiltrativas, às vezes associadas a necrose ou hemorragia. Microscopicamente, em todos os graus encontram-se células mucosas, epidermoides e intermediárias. Estas apresentam citoplasma arredondado e menor do que o das epidermoides.

Há vários sistemas para se graduar o carcinoma mucoepidermoide, sendo que a maioria utiliza critérios histológicos. Destes, os mais importantes são proporção de áreas císticas, composição celular, número de mitoses, anaplasia, necrose e invasão neural. A neoplasia de baixo grau caracteriza-se por cistos geralmente grandes, revestidos por uma mistura de células mucosas, intermediárias e epidermoides, com predomínio das mucosas. Pleomorfismo celular, mitoses e necrose estão ausentes (Figura 30.72 A). Na neoplasia de grau intermediário, também há cistos, mas em geral menores e menos numerosos do que na neoplasia de baixo grau. As células epidermoides e intermediárias são mais numerosas e formam lesão mais celular e com mais áreas sólidas. Pleomorfismo celular e mitoses são mais evidentes. O tumor de alto grau mostra proliferação celular predominantemente sólida e atipias acentuadas que podem simular carcinoma de células escamosas (epidermoide), pois as células mucosas são escassas e difíceis de serem identificadas, necessitando de colorações histoquímicas para muco (Figura 30.72 B). A atividade mitótica é elevada e podem ser encontradas necrose, hemorragia e invasão neural.

O carcinoma mucoepidermoide manifesta-se preferencialmente entre a terceira e a sexta décadas de vida, mas pode ser encontrado em crianças. As neoplasias de graus baixo e intermediário crescem lentamente, enquanto as de alto grau evoluem de modo rápido. O prognóstico correlaciona-se com o grau histológico e o estadiamento da doença. O carcinoma mucoepidermoide de baixo grau raramente dá metástases, sendo a média de recorrência de 10%, e a sobrevida de 5 anos, de 90%. Já as neoplasias de alto grau frequentemente recidivam e dão metástases regionais e a distância, para pulmões, esqueleto e cérebro; a média de sobrevida de 5 anos cai para cerca de 40%. O tumor de grau intermediário tem comportamento biológico mais próximo do de baixo grau. Exceção deve ser feita aos tumores que surgem na glândula submandibular, que têm comportamento mais agressivo do que na parótida, independentemente do grau histológico.

O tumor pode apresentar a translocação t(11;19)(q12;p13), detectada por RT-PCR ou FISH, a qual resulta no gene de fusão *MECT1-MAML2*, presente em mais da metade dos carcinomas mucoepidermoides. Tal translocação é específica deste tumor e foi originalmente considerada marcadora de bom prognóstico; porém, estudos mais recentes não confirmam tal associação.

Carcinoma adenoide cístico

Trata-se de neoplasia maligna constituída por células epiteliais e mioepiteliais, com predominância das últimas, as quais têm aspecto histológico basaloide, semelhante ao das células do carcinoma basocelular da pele. Invasão de nervos periféricos e evolução clínica lenta são características do tumor. O carcinoma adenoide cístico representa 12% das neoplasias malignas das glândulas salivares; 55% dos casos originam-se nas glândulas parótida e submandibular; entre as glândulas salivares menores, as mais acometidas são as do palato. A translocação t(6;9) (q22-23;p23-24), que resulta no gene de fusão *MYB-NFIB*, é encontrada em cerca de um terço desses carcinomas.

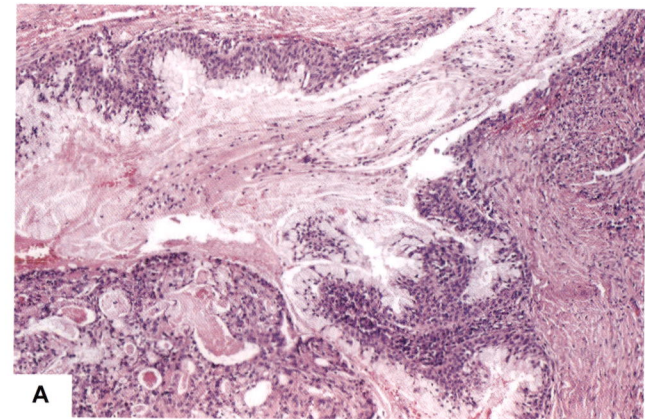

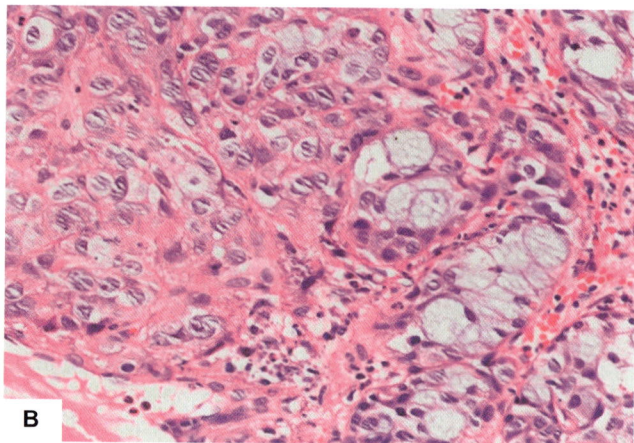

Figura 30.72 A. Carcinoma mucoepidermoide de baixo grau. Área cística com grande número de células mucosas. **B.** Carcinoma mucoepidermóide de alto grau. As células escamosas (à esquerda) apresentam acentuado pleomorfismo nuclear.

Macroscopicamente, o tumor é sólido, brancacento, não encapsulado e infiltra-se no parênquima adjacente. Microscopicamente, as células apresentam-se sob três padrões: cribriforme, tubular e sólido. No cribriforme, o mais comum, as células mioepiteliais formam agrupamentos sólidos contendo espaços pseudocísticos, o que lhes confere o aspecto de "queijo suíço"; os espaços pseudocísticos são porções do estroma circundadas pelas células neoplásicas (Figura 30.73 A). No arranjo tubular, a dupla população celular epitelial e mioepitelial é mais evidente; as primeiras têm citoplasma eosinófilo e revestem luzes pequenas, enquanto as mioepiteliais são mais externas e possuem citoplasma claro e núcleos angulosos. No arranjo sólido, as células mioepiteliais basaloides formam agrupamentos de vários tamanhos e formatos, com pouca tendência a formar espaços císticos ou túbulos (Figura 30.73 B). Em um mesmo tumor, geralmente encontram-se os três tipos de arranjo.

O carcinoma adenoide cístico surge igualmente em homens e mulheres e predomina nas quinta e sexta décadas de vida. A neoplasia cresce lentamente, e as metástases ocorrem tardiamente, sendo aquelas por via sanguínea (sobretudo nos pulmões) mais frequentes do que as regionais em linfonodos. Fatores relacionados com pior prognóstico são: ressecção incompleta do tumor na primeira cirurgia, doença recidivante e metástases a distância. Embora haja controvérsias, a maioria dos estudiosos concorda que o padrão sólido se relaciona com pior prognóstico. Os tumores contendo 30% ou mais de padrão sólido são considerados de alto grau.

30

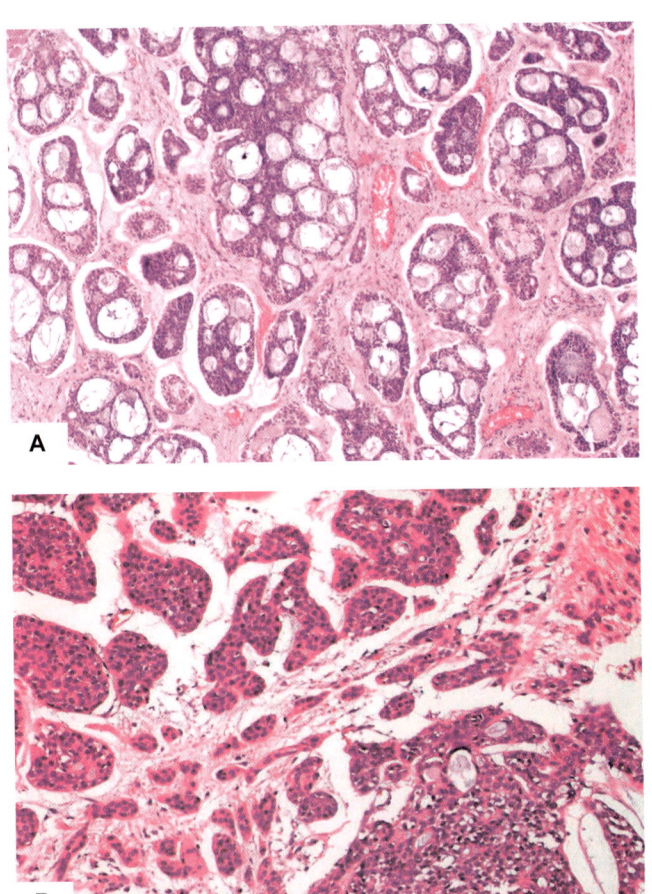

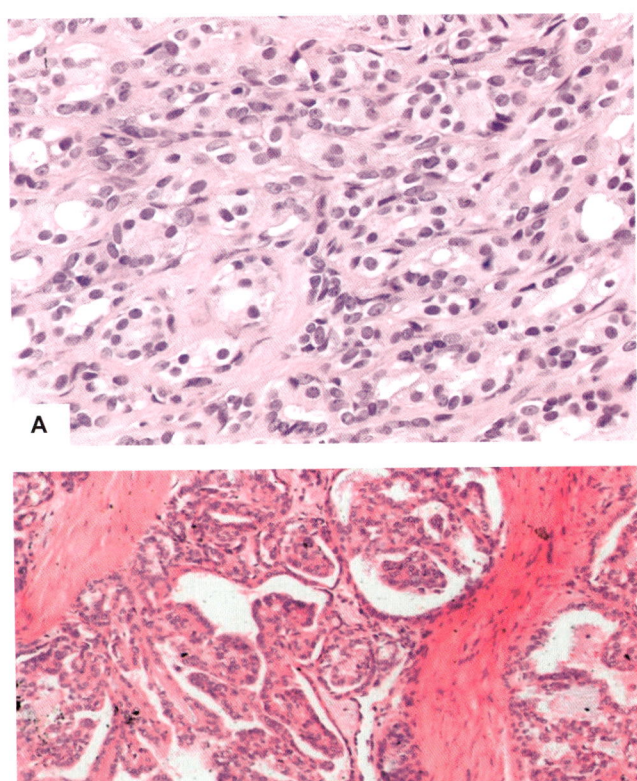

Figura 30.73 Carcinoma adenoide cístico. **A.** As células neoplásicas formam agrupamentos com espaços pseudocísticos em seu interior (arranjo cribriforme). **B.** Carcinoma adenoide cístico com padrão sólido de crescimento; as células neoplásicas apresentam pouca tendência a estruturar espaços císticos ou túbulos.

Figura 30.74 Adenocarcinoma polimórfico de baixo grau. **A.** As células neoplásicas apresentam núcleo uniforme, com cromatina clara e fina. **B.** A variante cribriforme apresenta crescimento com aparência papilar ou glomerulonefroide.

Adenocarcinoma polimórfico

Também conhecido como carcinoma de ducto terminal, origina-se quase exclusivamente em glândulas salivares menores, sobretudo no palato. Na maioria dos casos, é neoplasia de baixo grau de malignidade. A variante cribriforme (adenocarcinoma cribriforme) acomete principalmente a base da língua e frequentemente apresenta metástases linfonodais. O tumor, mais comum em mulheres entre 50 e 80 anos de idade, não é raro, correspondendo a 8% das neoplasias das glândulas salivares menores e a 19% quando se consideram apenas as neoplasias malignas. Macroscopicamente, o tumor apresenta-se como lesão circunscrita, porém não encapsulada, que raramente ulcera a mucosa. Microscopicamente, a lesão caracteriza-se por padrão arquitetural variado (polimórfico), com áreas sólidas, tubulares, cribriformes, trabeculares, císticas e papilíferas. Os núcleos são uniformes, sendo a cromatina fina, clara e homogênea; mitoses são raras (Figura 30.74 A). A variante cribriforme apresenta núcleo semelhante ao do carcinoma papilar da tireoide; o padrão de crescimento tende a ter aparência papilar ou glomerulonefroide (Figura 30.74 B). A neoplasia tem crescimento infiltrativo, sendo frequente invasão de nervos adjacentes. O crescimento tumoral é lento, e o prognóstico após remoção cirúrgica completa é bom, porém recidivas aparecem em 25% dos casos, às vezes muitos anos após o tratamento inicial. Metástases em linfonodos ocorrem em 10% dos pacientes, mas metástases a distância e morte atribuída ao tumor são raras. A variante cribriforme apresenta frequentemente translocações envolvendo a família de genes *PRKD*, enquanto o adenocarcinoma polimórfico clássico mostra mais comumente mutações pontuais no *PRKD1*.

Adenocarcinoma de células acinares

Adenocarcinoma de células acinares é neoplasia de baixo grau de malignidade que dá metástases em pequeno número de casos. Em diferentes estudos, sua frequência varia de 0 a 20% entre as neoplasias das glândulas salivares. Histologicamente, o tumor é constituído por células semelhantes às de ácinos serosos misturadas a células vacuoladas ou claras, células do tipo epitelial de ductos intercalados e células sem características particulares.

■ Leitura complementar

Auclair PL, Goode RK, Ellis GL. Mucoepidermoid carcinoma of intraoral salivary glands. Evaluation and application of grading criteria in 143 cases. Cancer. 1992;69:2021-30.

Barnes L, Johnson JL. Pathology and clinical considerations in the evaluation of major head and neck specimens. Pathol Annual. 1986;part 1:173-94.

30

Carbone A, Gloghini A, Ferlito A. Pathological features of lymphoid proliferations of the salivary glands: lymphoepithelial sialadenitis versus low-grade B cell lymphoma of the MALT type. Ann Otol Rhinol Laryngol. 2000;109:1170-5.

Cawson RA, Langdon JD, Eveson JW. Surgical Pathology of the mouth and jaws. Glasgow, Wright; 1996.

Czerniak B. Dorfman & Czerniak`s Bone tumors. Philadelphia: St. Louis-Missouri/Elsevier by Sauders; 2016.

Ellis GL, Auclair PL. Tumors of the salivary glands. Washington: Armed Forces Institute of Pathology; 1996.

El-Naggar AK, Chan JKC, Grandis JR, et al. WHO classification of head and neck tumors. 4th ed. IARC; 2017.

Eveson JW. Granulomatous disorders of the oral mucosa. Semin Diag Pathol. 1996;13:118-27.

Finkelstein MW, Hellstein JW, Lake KS, et al. Keratocystic odontogenic tumor: a retrospective analysis of genetic, immunohistochemical and therapeutic features. Proposal of a multicenter clinical survey tool. Oral Surg Oral Med Oral Pathol Oral Radiol. 2013;116:75-83.

Gnepp DR. Diagnostic surgical pathology of the head and neck. 2nd ed. Philadelphia: Elsevier; 2009.

Goode RK, Auclair PL, Ellis GL. Mucoepidermoid carcinoma of the major salivary glands: clinical and histopathologic analysis of 234 cases with evaluation of grading criteria. Cancer. 1998;82:1217-24.

Hall G. Fibro-osseous lesions of the head and neck. Diagn Histopathol. 2012;18:149-58.

Jaffe ES, Chan JKC, Su IJ, et al. Report of the workshop on nasal and related extranodal angiocentric T/natural killer cell lymphomas. Definitions, differential diagnosis, and epidemiology. Am J Surg Pathol. 1996;20:103-11.

Johnson NR, Gannon OM, Savage NW, et al. Frequency of odontogenic cysts and tumors: a systematic review. J Investig Clin Dent. 2014;5:9-14.

Kaye FJ, Ivey AM, Drane WE, et al. Clinical and radiographic response with combined BRAF-targeted therapy in stage 4 ameloblastoma. J Natl Cancer Inst. 2015;107:378.

Michaels L. Benign mucosal tumors of the nose and paranasal sinuses. Semin Diag Pathol. 1996;13:113-7.

Michaels L. Ear, Nose and throat histopathology. Springer-Verlag (Berlin). 1987.

Neville BW, et al. Odontogenic cysts and tumors. In: Oral and maxillofacial pathology. 3rd ed. St Louis, Saunders: Elsevier; 2009. p. 678-740.

Neville BW, Damm DD, Allen CM, et al. Bone pathology and odontogenic cysts and tumors. In: Oral and maxillofacial pathology. 4th ed. St Louis, Saunders: Elsevier; 2016. p. 572-689.

Pai SI, Westra WH. Molecular pathology of head and neck cancer: implications for diagnosis, prognosis, and treatment. Annual Review of Pathology. 2009;4:49-70.

Philipsen HP, Reichart PA, Slootweg PJ, et al. Neoplasmas and tumour-like lesions arising from the odontogenic apparatus and maxillofacial skeleton. In: Barnes L, Everson JW, Reichart P, et al. WHO histological classification of odontogenic tumours. World Health Organization classification of tumors: pathology and genetics of head and neck tumors. Lyon: IARC Press; 2005. p. 285-327.

Pilch BZ. Head and neck surgical pathology. Philadelphia: Lippincott Williams & Wilkins; 2001.

Reichenberger EJ, Levine MA, Olsen BR, et al. The role of SH3BP2 in the pathophysiology of cherubism. Orphanet J Rare Dis. 2012;7(Suppl 1):s5.

Remacle M, Degols JC, Delos M. Part I: basics of voice assessment. Exsudative lesions of Reinke's space. An anatomopathological correlation. Acta Oto-Laryngologica Belg. 1996;50:253-64.

Rosai J. Ackerman's surgical pathology. 9th ed. Philadelphia: Elsevier; 2004.

Saade RE, Bell D, Garcia J, et al. Role of CRTC1/MAML2 translocation in the prognosis and clinical outcomes of mucoepidermoid carcinoma. JAMA Otolaryngol Head Neck Surg. 2016;142:234-40.

Seethala RR, Griffith CC. Molecular pathology: predictive, prognostic, and diagnostic markers in salivary gland tumors. Surg Pathol Clin. 2016;9:339-52.

Snow AN, Laudadio J. Human papillomavirus detection in head and neck squamous cell carcinomas. Adv Anat Pathol. 2010;17:394-403.

Seifert G. Aetiological and histological classification of sialadenitis. Pathologica. 1997;89:7-17.

Seifert G. Current topics in pathology. Oral Pathology. Berlin: Springer-Verlag; 1996.

Shanmugaratnam K. Histological typing of tumours of the upper respiratory tract and ear. 2nd ed. Berlin, Springer-Verlag: World Health Organization; 1991.

Sternberg SS. Diagnostic surgical pathology. 4th ed. Philadelphia: Elsevier; 2006.

Tekkesin MS, Pehlivan S, Olgac V, et al. Clinical and histopathological investigation of odontomas: review of the literature and presentation of 160 cases. J Oral Maxillofac Surg. 2012;70:1358-61.

Wenig BM. Squamous cell carcinoma of the upper aerodigestive tract: precursors and problematic variants. Mod Pathol. 2002;15:229-54.

Wenig BM. Atlas of head and neck pathology. 2nd ed. Philadelphia: Elsevier; 2008.

Wenig BM, Childers ELB, Richardson MS, et al. Non-neoplastic diseases of the head and neck. Atlas of Nontumor Pathology. AFIP, ARP Press; 2017.

Capítulo 31

Olho, Pálpebra e Órbita

Moisés Salgado Pedrosa, Daniel Vitor de Vasconcelos Santos

Este capítulo tem a finalidade de descrever as entidades mais encontradas na patologia oftálmica. A preocupação central é oferecer uma abordagem ampla e adequada para estudantes e médicos generalistas. Informações mais detalhadas sobre muitas das lesões e doenças oftalmológicas de interesse de especialistas deverão ser buscadas em textos especializados. Segundo esse princípio, serão fornecidas informações para se conseguir um posicionamento teórico e uma orientação prática geral frente às principais afecções dos olhos e de seus anexos. Para facilitar a compreensão de seus principais processos patológicos, nas Figuras 31.1 e 31.2 estão esquematizados os aspectos anatômicos relevantes do olho e da pálpebra.

■ Pálpebras

A maioria das doenças que acometem as pálpebras origina-se na pele e estão descritas no Capítulo 32. Embora as afecções cutâneas palpebrais não apresentem peculiaridades, algumas entidades dermatológicas são mais frequentes nas pálpebras, como carcinoma basocelular, nevos, hemangiomas, neurofibromas, ceratose actínica, carcinoma de glândulas sebáceas, verruga vulgar, xantelasma, xantogranuloma juvenil, molusco contagioso, ceratoacantoma, tricoepitelioma e siringoma. Além disso, várias dermatopatias generalizadas com frequência envolvem as pálpebras, entre elas penfigoide bolhoso, penfigoide cicatricial, síndrome de Stevens-Johnson, xeroderma pigmentoso, rosácea e distúrbios metabólicos (lipoproteinose, calcinose, amiloidose, xantomas etc.). Neste capítulo, serão feitas considerações apenas sobre as entidades que apresentam características peculiares quando se manifestam nas pálpebras.

Anomalias do desenvolvimento

Cisto dermoide

O cisto dermoide, que acomete mais a pálpebra superior e, ocasionalmente, os tecidos orbitários, apresenta-se como massa que faz protrusão intraorbitária e quase sempre está aderida mais profundamente aos tecidos orbitários e ao periósteo dos ossos da órbita. Embora seu crescimento costume ser lento, quando se rompe pode desencadear inflamação granulomatosa e crescer rapidamente, simulando neoplasia maligna. Microscopicamente, a lesão é revestida por epitélio estratificado escamoso ceratinizado, contendo anexos pilossebáceos na parede (Figura 31.3).

Nevo

Os nevos, que podem originar-se tanto na superfície conjuntival quanto na superfície cutânea das pálpebras, são congênitos, mas muitas vezes não são percebidos até que tenham seu crescimento e pigmentação exacerbados na adolescência ou mais tardiamente. Em geral, aparecem na margem palpebral livre. Podem ser dos tipos juncional, intradérmico e composto. Como em outras localizações, nevo palpebral raramente sofre transformação para melanoma, especialmente em adultos.

Hemangioma

Os hemangiomas são, em geral, pequenas lesões confinadas às pálpebras, mas podem crescer e estender-se profundamente aos tecidos orbitários. Microscopicamente, são similares aos hemangiomas da pele em geral (ver Capítulo 32). De especial interesse é o *nevus flammeus* (hemangioma plano ou *mancha em vinho do porto*), que pode associar-se a malformações de outros sistemas, como ocorre na síndrome de Sturge-Weber. Esta facomatose caracteriza-se por hemangiomas cutâneos na face e no couro cabeludo, além de hemangiomas no cérebro e nas meninges (levando a epilepsia e retardamento mental), no trato uveal (coroide), na conjuntiva e na episclera, todos ipsolaterais; nesses casos, os pacientes podem desenvolver glaucoma associado a aumento da pressão venosa episcleral.

Neurofibroma

Neurofibromas, que apresentam crescimento acelerado na adolescência, podem aparecer como lesões palpebrais isoladas ou como parte da neurofibromatose (doença de von

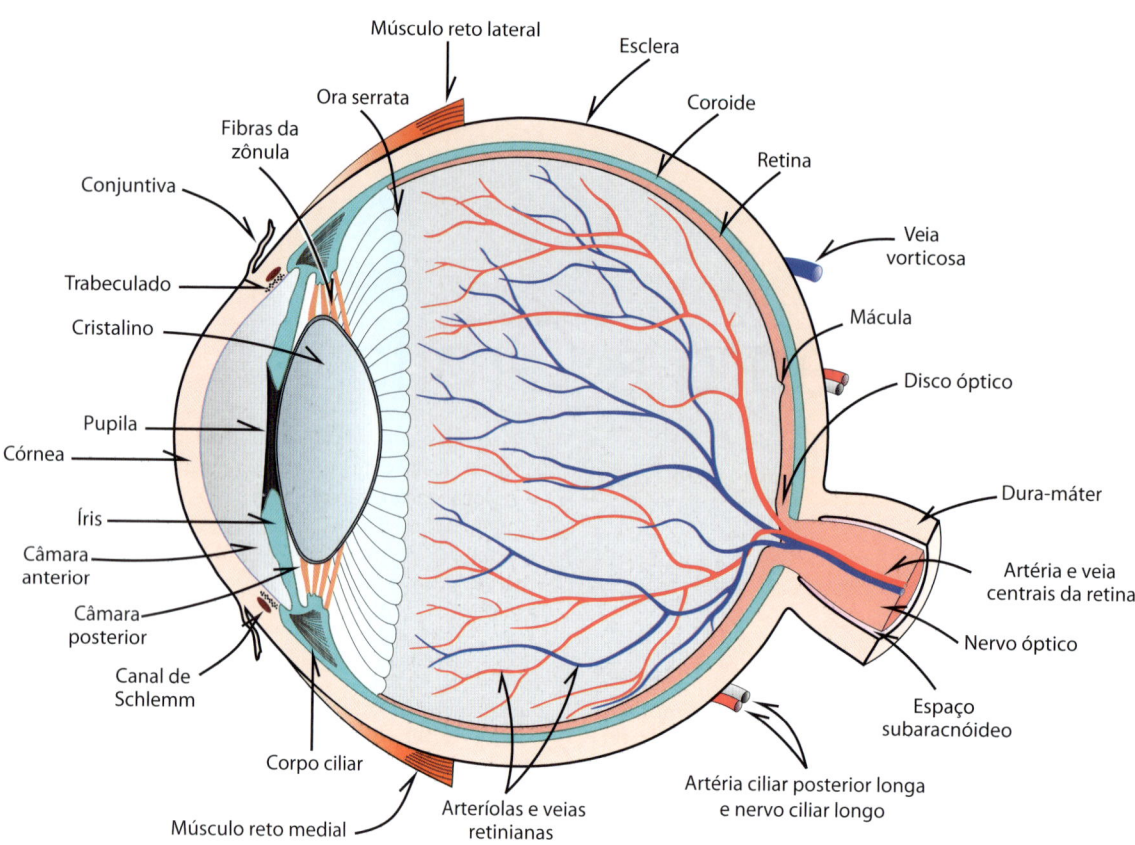

Figura 31.1 Representação esquemática dos principais elementos anatômicos do olho.

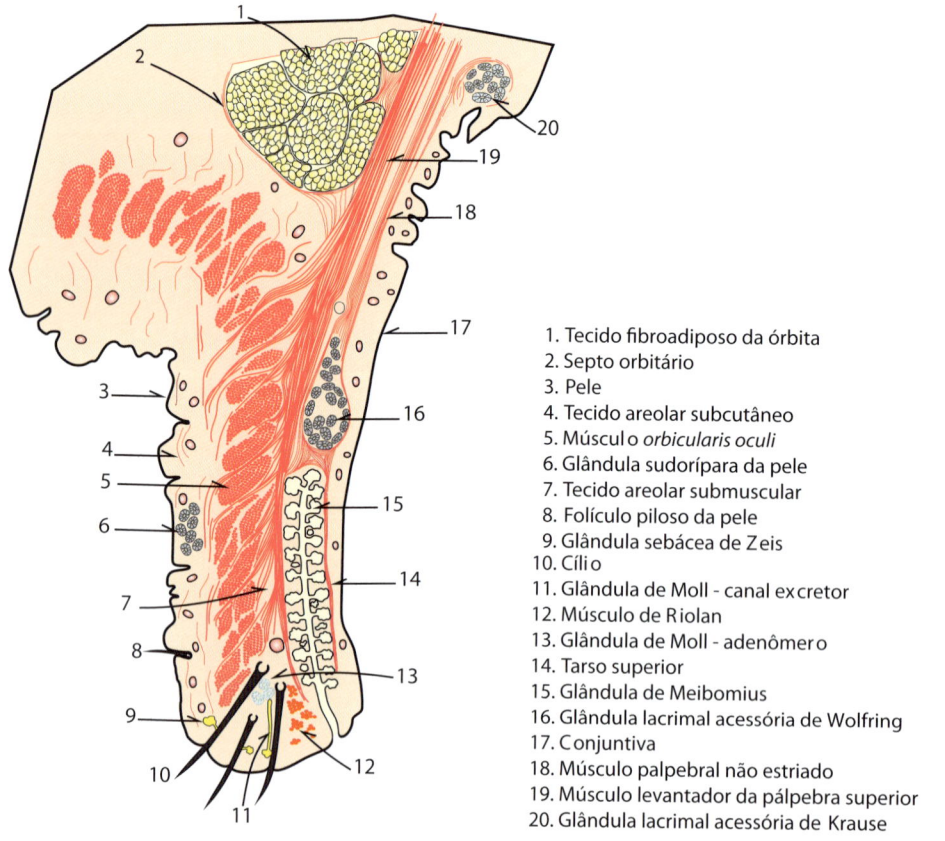

1. Tecido fibroadiposo da órbita
2. Septo orbitário
3. Pele
4. Tecido areolar subcutâneo
5. Músculo *orbicularis oculi*
6. Glândula sudorípara da pele
7. Tecido areolar submuscular
8. Folículo piloso da pele
9. Glândula sebácea de Zeis
10. Cílio
11. Glândula de Moll - canal excretor
12. Músculo de Riolan
13. Glândula de Moll - adenômero
14. Tarso superior
15. Glândula de Meibomius
16. Glândula lacrimal acessória de Wolfring
17. Conjuntiva
18. Músculo palpebral não estriado
19. Músculo levantador da pálpebra superior
20. Glândula lacrimal acessória de Krause

Figura 31.2 Representação esquemática dos principais constituintes da pálpebra.

31

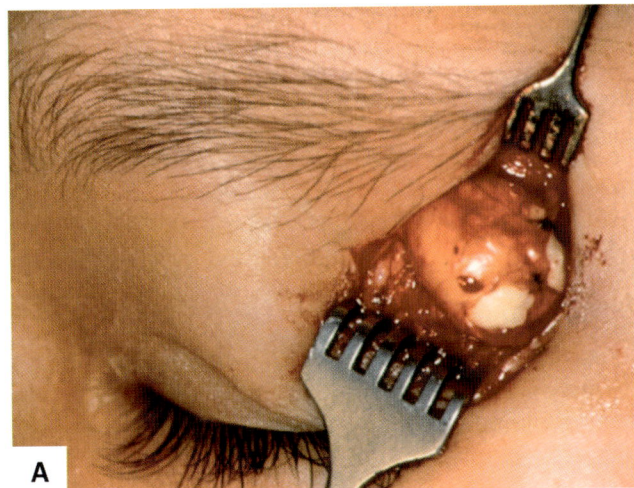

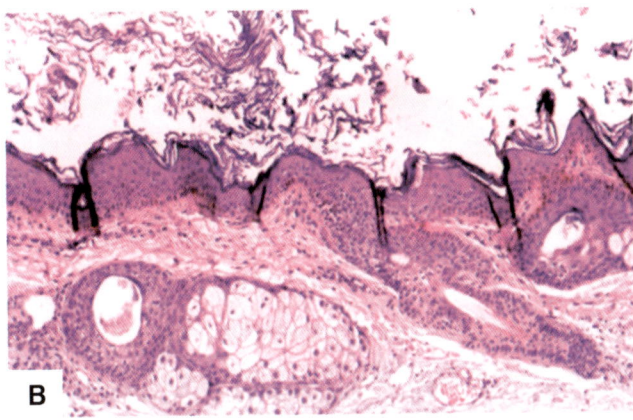

Figura 31.3 A. Cisto dermoide na pálpebra superior. **B.** Cisto revestido por epitélio escamoso ceratinizado contendo anexos pilossebáceos.

Recklinghausen). Na neurofibromatose, as lesões são geralmente numerosas e plexiformes (em contas de rosário), podendo adquirir grandes dimensões e aspecto pendular, causando deformidades na face (elefantíase neuromatosa). Os demais estigmas de neurofibromatose incluem manchas cutâneas café-com-leite e nódulos pigmentados na íris (nódulos de Lisch). Malignização na neurofibromatose é rara e resulta em neurofibrossarcomas. Schwannoma (neurilemoma) também se associa à doença de von Recklinghausen.

Inflamações

Inflamações palpebrais são em geral secundárias a infecções por diversos microrganismos (vírus, bactérias, clamídias, *rickettsias*, fungos, protozoários etc.), agentes irritantes (químicos e físicos), estados de hipersensibilidade e afecções dermatológicas sistêmicas.

Hordéolo externo

Hordéolo externo caracteriza-se por inflamação aguda, supurativa, localizada em estruturas foliculares e glandulares palpebrais (incluindo glândulas sebáceas de Zeis e glândulas apócrinas de Moll). Quando acomete as glândulas de Meibomius, é designado *hordéolo interno*. Os agentes etiológicos usuais são bactérias piogênicas, especialmente estafilococos.

Calázio

Calázio é inflamação crônica granulomatosa, inespecífica, que acomete as glândulas de Meibomius e forma nódulo na pálpebra (Figura 31.4 A). A lesão resulta provavelmente de efeitos combinados de obstrução do fluxo de secreção glandular com infecção da glândula de Meibomius; o resultado é uma reação inflamatória intensa, com macrófagos epitelioides e células gigantes multinucleadas, dispostos frequentemente em torno de gotículas de gordura ou fagocitando-as, formando lipogranulomas (Figura 31.4 B); ocasionalmente, podem ser encontrados corpúsculos de Schaumann. Algumas vezes, é difícil o diagnóstico diferencial com tuberculose, sarcoidose ou reação granulomatosa a corpo estranho ou a cisto dermoide roto. Nesses casos, tem grande valor a presença de gotículas lipídicas no centro da lesão e de permeio à reação inflamatória.

A localização característica do calázio é no tarso, onde se localizam as glândulas de Meibomius. Quando a lesão não responde ao tratamento e naquelas recidivantes, associadas a blefaroconjuntivite crônica, sobretudo em pacientes idosos, é importante que se afaste a possibilidade de carcinoma de glândulas sebáceas. Algumas vezes, o calázio aparece como complicação de afecções que acometem a borda palpebral livre. Calázio pode romper-se na superfície conjuntival, o que forma um granuloma piogênico com lipofagocitose, entidade frequentemente confundida, na clínica, com neoplasia conjuntival.

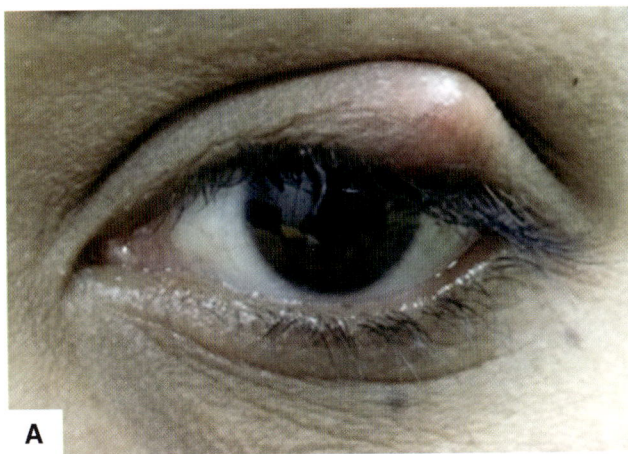

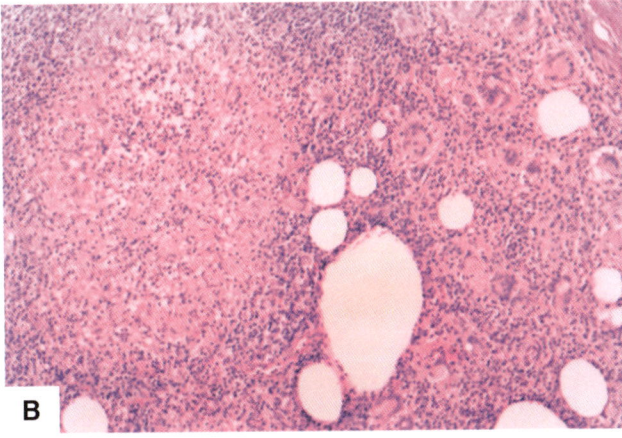

Figura 31.4 Calázio. **A.** Nódulo eritematoso comprometendo o segmento tarsal da pálpebra superior. **B.** Aspecto microscópico, mostrando tecido de granulação associado a inflamação lipogranulomatosa.

31

Lesões por alterações do metabolismo

Xantelasma manifesta-se como placas amareladas, salientes, na pele das pálpebras e da região periocular (ver Figura 13.12 B); a lesão ocorre sobretudo em mulheres e pode causar incômodo estético. Em certos casos, as placas associam-se a distúrbios no metabolismo lipoproteico. A maioria dos pacientes está na quinta ou sexta década de vida, mas indivíduos com hipercolesterolemia familial podem apresentar a lesão mais precocemente. Microscopicamente, o xantelasma corresponde a agrupamentos de macrófagos carregados de lipídeos, com citoplasma vacuolado e dispostos logo abaixo da epiderme.

Amiloidose localizada pode acometer as pálpebras e a conjuntiva, apresentando-se como tumefação de longa evolução, assintomática e em geral não associada à amiloidose sistêmica (ver Capítulo 5).

A *lipoproteinose mucocutânea*, também conhecida como doença de Urbach-Wiethe, é entidade de herança autossômica recessiva que se caracteriza pela deposição de lipoproteínas na pele e em mucosas. Apesar de jovens, os pacientes apresentam aparência de indivíduos idosos. Nas pálpebras, aparecem nódulos peroláceos entre os cílios, pela deposição de lipoproteínas; estas se coram fortemente com o PAS e distribuem-se primariamente ao redor de vasos sanguíneos da derme.

Cistos

Cistos da pele palpebral são relativamente comuns, representando mais de um terço de todas as lesões palpebrais removidas cirurgicamente. Os mais comuns são *cistos epidérmicos*, cujo quadro morfológico está descrito no Capítulo 32.

Também conhecido como *cisto ductal de glândulas sudoríparas* (hidrocistoma), o *cisto da glândula de Moll* apresenta-se como vesículas superficiais, de parede fina e transparente, contendo líquido cristalino, localizado na borda palpebral livre. Microscopicamente, o cisto é revestido por epitélio cúbico ou prismático simples.

▶ Neoplasias

Neoplasias benignas

As neoplasias cutâneas palpebrais são similares às da pele de outras regiões, inclusive lesões originadas na epiderme (papiloma escamoso, ceratose seborreica, ceratose folicular invertida, ceratose actínica etc.), anexos cutâneos (siringoma, tricoepitelioma, pilomatricoma etc.) e derme (hemangioma, neurofibroma etc.). Os aspectos histopatológicos dessas lesões estão descritos no Capítulo 32.

Carcinoma basocelular

O carcinoma basocelular, que é a neoplasia maligna mais frequente das pálpebras, acomete principalmente a pálpebra inferior e o canto medial. A lesão corresponde a 90% dos tumores malignos epiteliais das pálpebras, estando relacionada com exposição prolongada a radiação solar. O tumor pode ser removido cirurgicamente sem deixar sequela, como também pode invadir os tecidos orbitários profundos, seios da face, cavidade nasal e, raramente, estruturas intraoculares. Na maioria das vezes, a neoplasia surge do revestimento cutâneo palpebral. O quadro morfológico está descrito no Capítulo 32.

Carcinoma de células escamosas

O carcinoma de células escamosas é raro nas pálpebras e representa menos de 5% dos seus tumores epiteliais. A lesão é mais comum na pálpebra superior e no canto lateral, tendo as mesmas características dos carcinomas de células escamosas da pele de outras sedes. O tumor pode surgir também em indivíduos jovens com xeroderma pigmentoso e naqueles submetidos a radioterapia.

Melanoma

Melanoma palpebral é raro. O tumor pode surgir como tal, a partir de nevo preexistente ou de melanose primária adquirida (entidade descrita adiante, no item Conjuntiva). Seus aspectos clínicos, histopatológicos e prognósticos assemelham-se aos dos demais melanomas cutâneos (ver Capítulo 32). O melanoma tende a disseminar-se precocemente pelas vias linfática e sanguínea.

Carcinoma de glândulas sebáceas

Carcinoma de glândulas sebáceas origina-se de glândulas de Meibomius (glândulas tarsais), de glândulas de Zeis e de glândulas sebáceas da pele. A lesão corresponde a 1 a 3% de todos os tumores malignos das pálpebras, predominando no sexo feminino, após a sexta década.

O carcinoma de glândulas sebáceas tem diagnóstico clínico difícil, sendo com frequência confundido com blefaroconjuntivite crônica, calázio ou carcinoma basocelular. A neoplasia apresenta-se como nódulo pouco doloroso na placa tarsal, podendo simular calázio, o qual, após curetado, nem sempre é submetido a exame histopatológico. Com frequência, há perda de cílios (madarose) no local da lesão.

Microscopicamente, há substituição dos lóbulos sebáceos por células muito atípicas, com graus variados de vacuolização lipídica. Tumores com crescimento rápido apresentam extensas áreas de necrose e não raramente têm aspecto de *comedocarcinoma*. Em tumores pouco diferenciados, que podem ser confundidos com carcinoma basocelular, é importante o emprego de colorações especiais para detecção de lipídeos. Migração da neoplasia pelo ducto sebáceo pode disseminar células para a epiderme e para o epitélio conjuntival (invasão pagetoide), produzindo quadro histológico semelhante ao do melanoma amelanótico e sinais clínicos de blefaroconjuntivite crônica (Figura 31.5). O tumor pode também invadir estruturas vizinhas e, em até 25% dos casos, dar metástases em linfonodos regionais (pré-auriculares e/ou cervicais) e, mais raramente, invadir vasos e dar metástases a distância (pulmões, fígado e cérebro).

■ Olho

■ Conjuntiva

Anomalias congênitas e do desenvolvimento

Tumor dermoide da conjuntiva bulbar manifesta-se como massa de consistência firme, sólida ou cística, elevada e opaca, de localização preferencial no limbo, em posição temporal. Microscopicamente, a lesão é formada por tecido conjuntivo denso, reproduzindo estruturas da pele e de seus anexos, com quantidade variável de tecido adiposo. Quando este predomina, fala-se em dermolipoma. Quando cística, a lesão é chamada *cisto dermoide*. Cisto dermoide pode associar-se à síndrome de Goldenhar, ou displasia oculoauriculovertebral, que se caracteriza por cistos dermoides bilaterais, apêndices cutâneos pré-auriculares e anomalias vertebrais.

Coristoma conjuntival pode ser simples ou complexo. Exemplo do primeiro é o coristoma ósseo, caracterizado por tecido ósseo lamelar em localização epibulbar ou orbitária, habitualmente no quadrante temporal superior. O coristoma complexo contém mais de um tipo de tecido, como adiposo, cartilaginoso, ósseo e glandular (similar à glândula lacrimal).

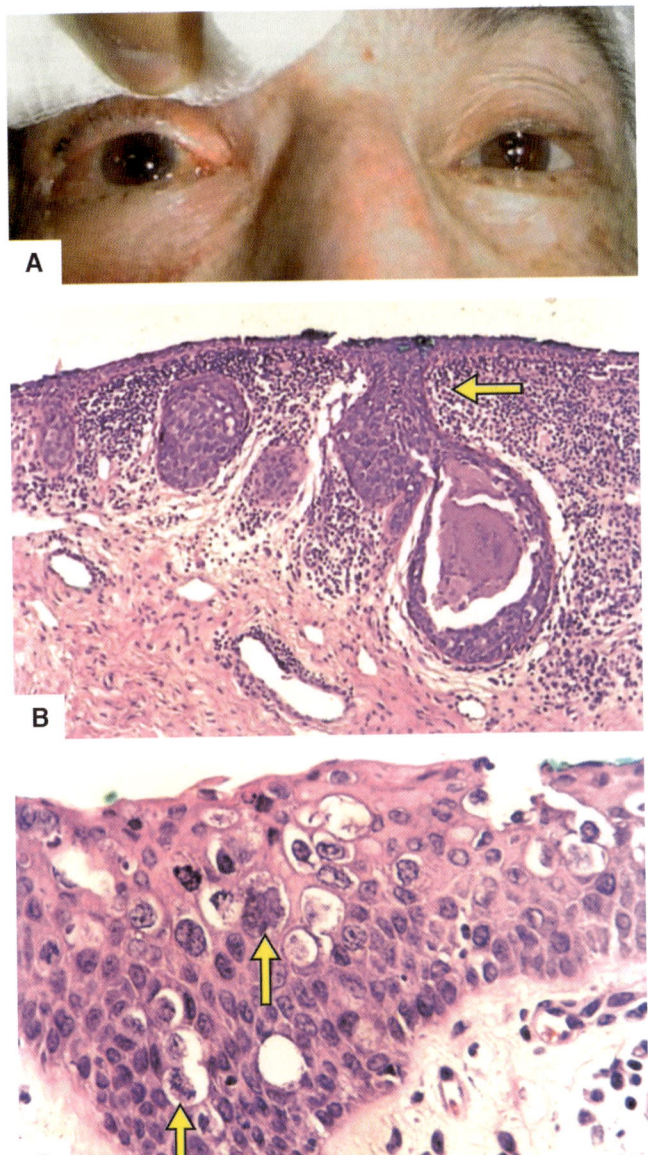

Figura 31.5 Carcinoma de glândulas sebáceas. **A.** Sinais inflamatórios na pálpebra, simulando blefarite crônica. (Cortesia do Dr. Murilo Alves Rodrigues e da Dra. Silvia Andrade Carvalho Rodrigues, Belo Horizonte-MG.) **B.** Carcinoma comprometendo lóbulos glandulares, com disseminação ductal (*seta*) para o epitélio conjuntival. **C.** Disseminação pagetoide, com células glandulares atípicas e vacuoladas (*setas*) no epitélio de superfície.

Nevo

Nevo na conjuntiva bulbar pode aparecer ao nascimento, em crianças, em adolescentes ou em adultos. Em geral, tende a crescer e apresentar hiperpigmentação na puberdade e durante a gravidez. O nevo conjuntival apresenta considerável variação de tamanho, forma, localização e grau de pigmentação (Figura 31.6 A), podendo ser amelanótico em até um terço dos casos. Microscopicamente, em geral a lesão é do tipo juncional ou composto. Com frequência, encontram-se inclusões do epitélio conjuntival, císticas ou sólidas, que algumas vezes podem chegar a dominar o quadro microscópico (Figura 31.6 B). Tais inclusões são sinal de benignidade, uma vez que são raramente encontradas em melanomas. Em crianças, atividade juncional pode ser acentuada e causar confusão diagnóstica com melanoma, tumor raro nessa faixa etária. Pela hiperplasia epitelial, em algumas áreas pode existir padrão que simula carcinoma de células escamosas invasivo e indiferenciado, que, entretanto, também é raro em crianças.

Inflamações

Assim como a córnea, a conjuntiva fica habitualmente exposta a um amplo espectro de estímulos agressores de natureza química, física, infecciosa ou alérgica, que podem desencadear ou agravar processos inflamatórios conjuntivais. Grande parte

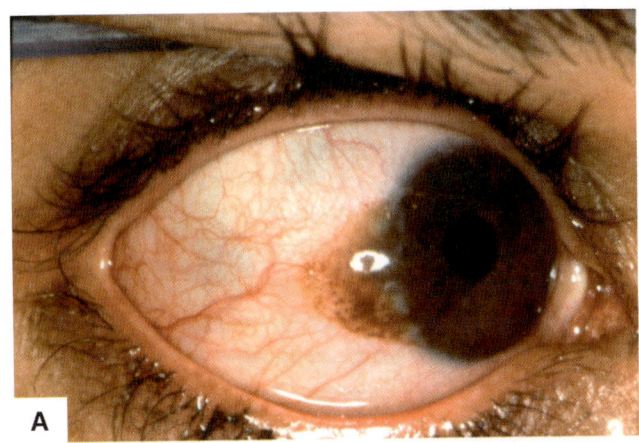

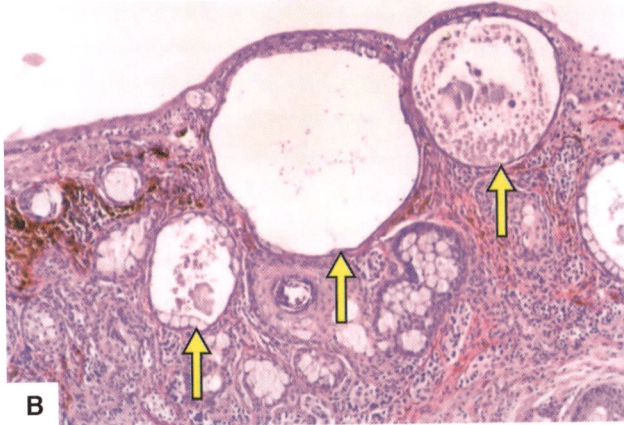

Figura 31.6 Nevo melanocítico conjuntival. **A.** Lesão pigmentada perilímbica. **B.** Nevo melanocítico composto com inclusões epiteliais císticas (*setas*).

31

das inflamações conjuntivais não traz problemas diagnósticos para o clínico, não sendo, portanto, retiradas amostras para estudo histopatológico na maioria dos casos.

Inflamações na conjuntiva com frequência levam à formação de papilas e/ou folículos. Papilas conjuntivais resultam de infiltração perivascular do estroma da conjuntiva palpebral por células inflamatórias e edema. Os tufos vasculares estromais levam a irregularidades no epitélio conjuntival sobrejadjacente. Papilas conjuntivais são alterações inespecíficas, estando associadas a agentes infecciosos (bactérias, clamídia), quadros alérgicos (conjuntivite primaveril) e estímulos mecânicos (lentes de contato). Os folículos conjuntivais correspondem a agregados linfoides subepiteliais que também fazem saliência na superfície da conjuntiva palpebral ou bulbar. Ao contrário de papilas conjuntivais, os folículos são estruturas essencialmente avasculares. Folículos associam-se a infecções por vírus (conjuntivite por adenovírus, molusco contagioso) e clamídia (tracoma) ou a reações alérgicas a medicamentos tópicos. Na sarcoidose, encontram-se granulomas sem necrose na conjuntiva (Figura 31.7).

Diversos agentes podem causar infecção na conjuntiva, incluindo bactérias, fungos, parasitos, vírus ou clamídias. *Conjuntivites virais* são, em geral, bilaterais, podendo apresentar-se de forma assimétrica. Tipicamente, cursam com hiperemia e quemose (edema conjuntival), associadas a reação folicular e secreção mucoide ou mucopurulenta. Histologicamente, encontram-se inflamação não necrosante e edema da conjuntiva, com formação de folículos. Conjuntivites virais podem associar-se ou suceder a infecção de vias respiratórias superiores e, com frequência, levam a linfonodomegalia pré-auricular. Ceratoconjuntivite epidêmica é causada por adenovírus, podendo provocar petéquias conjuntivais e infiltrados sob o epitélio da córnea que, quando na região central, levam a baixa de visão.

Conjuntivites bacterianas, uni ou bilaterais, podem surgir como complicação (infecção secundária) de conjuntivites virais. Associam-se a formação de papilas conjuntivais (e não folículos, como em conjuntivites virais), além de secreção purulenta. Inflamação da conjuntiva pode levar a necrose do epitélio e do estroma. A *conjuntivite gonocócica*, causa importante de oftalmia neonatal, caracteriza-se por quadro hiperagudo com franca secreção purulenta, podendo evoluir para ceratite ulcerativa e perfuração da córnea. *Conjuntivite por clamídia*, que pode ocorrer também no período neonatal, leva classicamente à hiperemia conjuntival discreta e arrastada, com reação folicular. Raspados conjuntivais podem auxiliar no diagnóstico etiológico de conjuntivites. Em infecções por *nematódeos*, surge inflamação conjuntival com aparecimento do fenômeno de Splendore-Hoepli. Tal reação consiste em inflamação granulomatosa rica em eosinófilos envolvendo material eosinofílico que circunda restos necróticos do parasito.

Conjuntivites alérgicas abrangem dois grupos principais. O primeiro, caracterizado por episódio súbito de inflamação da conjuntiva, com quemose exuberante, segue-se a exposição aguda ao alérgeno (hipersensibilidade do tipo I). O segundo grupo caracteriza-se por episódios recorrentes de inflamação crônica da conjuntiva, associada a prurido, secreção mucoide e alterações variáveis nas conjuntivas palpebral e bulbar, junto ao limbo. Neste grupo, destaca-se a *conjuntivite primaveril (vernal)*, que acomete tipicamente crianças e adolescentes, é bilateral e causa hiperemia e edema da conjuntiva, formação de

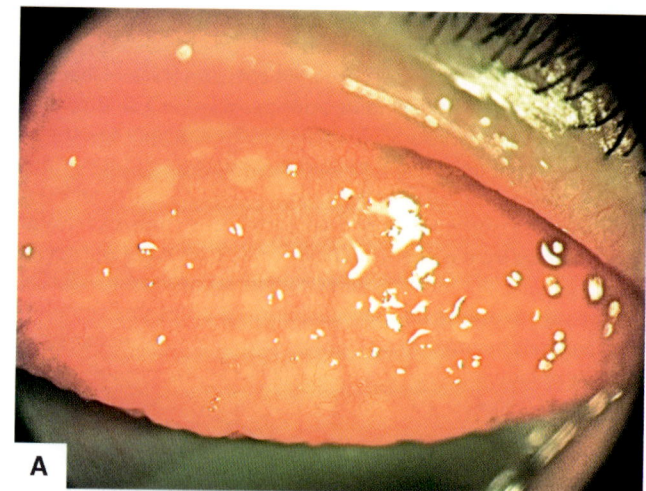

A

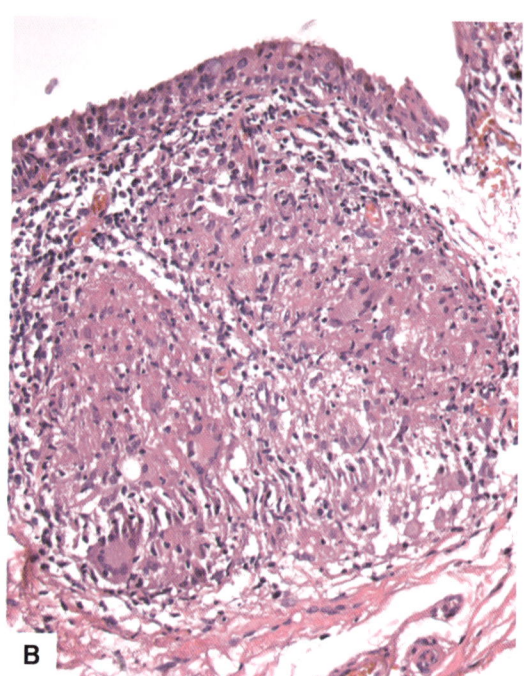

B

Figura 31.7 Sarcoidose na conjuntiva. **A.** Conjuntiva tarsal superior (mediante eversão da pálpebra) mostrando vários nódulos superficiais com aparência de folículos. (Cortesia do Prof. Wesley R. Campos, Belo Horizonte-MG.) **B.** Granulomas sem necrose caseosa, constituídos por acúmulos de macrófagos epitelioides e células gigantes multinucleadas.

papilas na conjuntiva palpebral e exsudato fibrinoleucocitário. Tipicamente, surgem pequenos nódulos confluentes na região do limbo (nódulos de Trantas), que podem ulcerar. Tais lesões correspondem microscopicamente a agregados de eosinófilos. A conjuntivite papilar gigante acomete especialmente usuários de lentes de contato, sendo característica a formação de grandes papilas hipertróficas na conjuntiva palpebral.

Pinguécula

Pinguécula constitui alteração do estroma conjuntival induzida pela exposição à radiação solar ultravioleta. O quadro afeta primariamente a conjuntiva bulbar da região interpalpebral, geralmente medial, e manifesta-se como lesão amarelada e elevada (Figura 31.8 A), sobre a qual o epitélio é espesso ou atrófico. A progressão é lenta. Histologicamente, a lesão caracteriza-se por transformação basofílica e hialinização da lâmina própria, em faixa subepitelial. Calcificação distrófica, infiltrado inflamatório mononuclear e neovascularização também podem ocorrer (Figura 31.8 B). Nos casos em que o epitélio exibe acentuada alteração reacional/displásica, fala-se em ceratose actínica, podendo haver confusão diagnóstica com o carcinoma de células escamosas *in situ*. Entretanto, alterações displásicas no epitélio de revestimento da pinguécula são raras e geralmente não evoluem para carcinoma invasor.

Pterígio

O pterígio assemelha-se à pinguécula em termos de patogênese, localização e aspectos histopatológicos. Entretanto, dela difere por estender-se à córnea (Figura 31.9 A), com repercussões mais acentuadas. Invasão da córnea por tecido fibrovascular entre o epitélio e a camada de Bowman (*pannus*) é uma constante nos casos avançados de pterígio. Microscopicamente, a superfície do pterígio é recoberta por lâmina irregular de epitélio que reveste o estroma conjuntivo com alterações semelhantes às da pinguécula (degeneração basofílica, Figura 31.9 B e C).

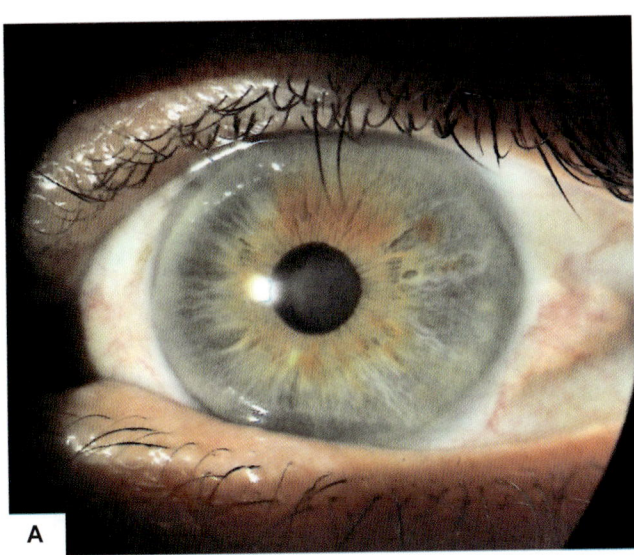

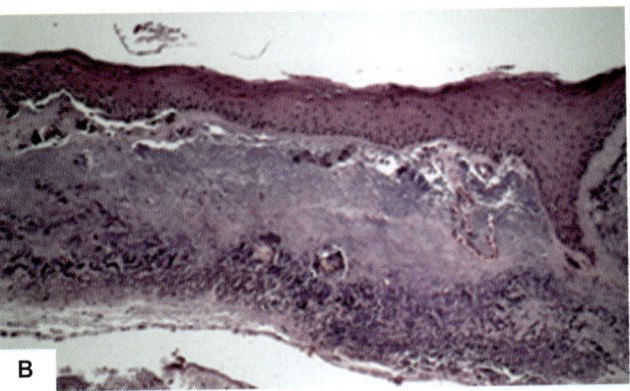

Figura 31.8 Pinguécula. **A.** Aspecto clínico de pinguéculas na conjuntiva bulbar medial e lateral. **B.** Aspecto microscópico. Conjuntiva com intensa transformação basofílica (elastose) e focos de calcificação no cório.

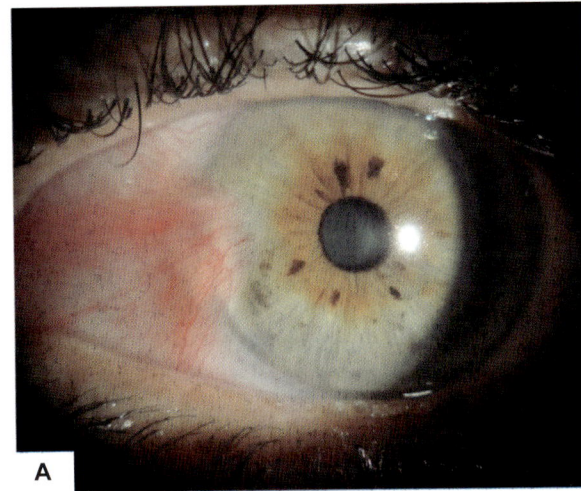

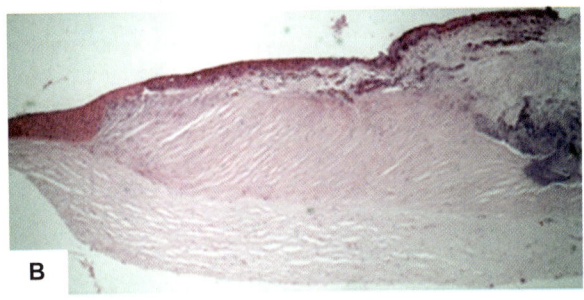

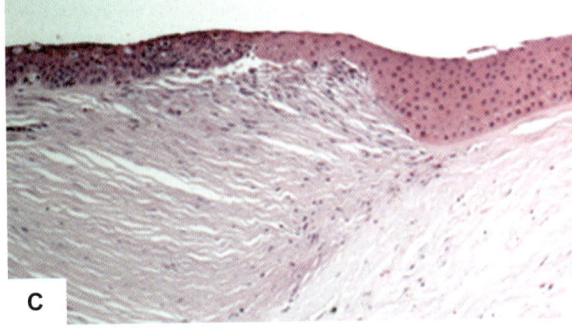

Figura 31.9 Pterígio. **A.** Lesão na conjuntiva bulbar medial, atingindo a periferia da córnea, com formato alado. (Cortesia do Prof. Joel Edmur Boteom, Belo Horizonte-MG.) **B.** Conjuntiva límbica com proliferação fibrovascular e áreas de transformação basofílica (elastose). **C.** Proliferação fibrovascular permeando o estroma corneano.

Cistos

Cisto conjuntival pode aparecer após traumatismos cirúrgicos ou acidentais. Seu conteúdo é mucoso, e o revestimento é feito por epitélio do tipo conjuntival, geralmente contendo células mucíparas.

▶ Neoplasias

Papiloma

Papilomas são neoplasias benignas relativamente frequentes na conjuntiva que se manifestam em qualquer idade, embora sejam mais comuns na infância. Podem ser uni ou bilaterais, únicos ou múltiplos e apresentam elevada tendência a recorrer

31

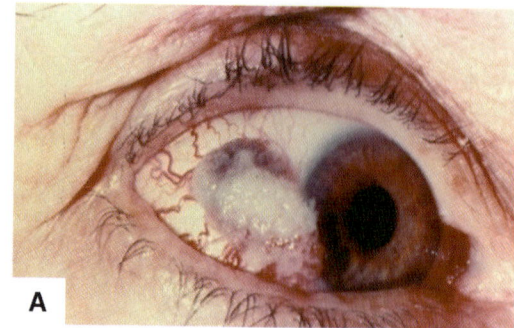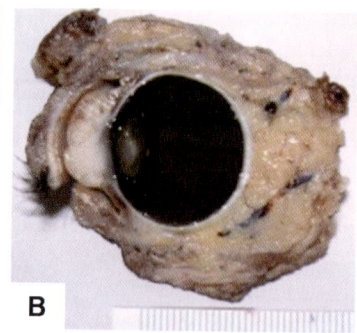

Figura 31.10 Carcinoma de células escamosas da conjuntiva. **A.** Lesão vegetante, esbranquiçada e hipervascularizada na conjuntiva. **B.** Espécime de exenteração, mostrando massa vegetante recobrindo a córnea e fazendo protrusão anterior.

após exérese cirúrgica. Podem ser pediculados ou sésseis, estes em especial na conjuntiva bulbar. Microscopicamente, a lesão caracteriza-se por projeções papilíferas de tecido fibrovascular revestidas por epitélio acantótico, com graus variados de ceratinização e de proliferação de células mucíparas. Atipias nucleares podem estar presentes. Vírus do papiloma humano tipos 6 e 11 são encontrados nas lesões.

Ceratose actínica

Ceratose actínica conjuntival corresponde a lesão displásica ceratótica induzida por radiação ultravioleta. Histologicamente, além de acantose e displasia epitelial, encontra-se degeneração basofílica na lâmina própria da conjuntiva, atestando o caráter actínico da lesão, que pode evoluir para carcinoma de células escamosas *in situ* ou invasor.

Carcinoma de células escamosas

O carcinoma de células escamosas é mais comum em regiões tropicais, estando intimamente associado à exposição à radiação solar. O tumor acomete preferencialmente homens, sendo mais frequente e mais agressivo em indivíduos imunossuprimidos, como os infectados pelo HIV. O aspecto clínico varia desde área de leucoplasia até lesão papilomatosa ou que simula pterígio ou pinguécula (Figura 31.10 A); habitualmente, trata-se de lesão exofítica (Figura 31.10 B). Microscopicamente, o quadro é semelhante ao de carcinoma epidermoide de outras mucosas. O carcinoma de células escamosas pode associar-se ao HPV, principalmente dos tipos 16 e 18. Nas fases iniciais da lesão, consegue-se controle completo pela simples excisão cirúrgica e crioterapia do leito escleral. O carcinoma de células escamosas da conjuntiva raramente dá metástases, salvo em casos avançados e negligenciados, em que pode também haver invasão de outras camadas do olho e da órbita.

Carcinoma mucoepidermoide

Morfologicamente, o carcinoma mucoepidermoide da conjuntiva é análogo ao tumor semelhante das glândulas salivares e das vias lacrimais, nos quais coexistem componentes escamoso, intermediário e glandular. O tumor apresenta grau variável de diferenciação histológica, devendo o patologista estar alerta para o fato de que, quando pouco diferenciado, o carcinoma mucoepidermoide pode ser confundido com carcinoma de células escamosas. Em muitos casos, as células mucíparas só são evidenciadas em colorações histoquímicas para muco e após numerosos

cortes de fragmentos obtidos de diferentes áreas do tumor. O comportamento biológico do carcinoma mucoepidermoide é bem mais agressivo que o do carcinoma de células escamosas; recidivas e metástases regionais ou a distância não são raras.

Melanose primária adquirida (neoplasia intraepitelial melanocítica conjuntival)

Melanose primária adquirida (MAP), ou neoplasia intraepitelial melanocítica conjuntival, é lesão pré-maligna caracterizada por proliferação melanocítica e atipias citoarquiteturais, variando de hiperplasia melanocítica sem atipias até lesões que preenchem os critérios para melanoma *in situ*. A lesão acomete mais comumente indivíduos leucodérmicos entre 15 e 90 anos de idade (média 56 anos), sem predileção por sexo e com evolução insidiosa.

Clinicamente, apresenta-se como área plana ou granular de pigmentação na conjuntiva, geralmente unilateral, mas frequentemente multifocal (Figura 31.11). Na sua evolução, não é incomum flutuação espontânea da pigmentação. As sedes mais frequentes são conjuntiva bulbar, limbo, fórnice e conjuntiva palpebral, não sendo rara extensão para a córnea e a carúncula lacrimal.

Microscopicamente, as lesões variam desde discreto aumento de melanócitos ao longo da camada basal, sem atipias (*MAP sem atipias*), até proliferação de melanócitos atípicos com crescimento pagetoide, ninhos juncionais e envolvimento de quase toda espessura epitelial (*MAP atípica*).

A lesão é a principal condição predisponente ao melanoma da conjuntiva; o risco de evoluir para melanoma associa-se à presença e ao grau de atipia melanocítica. Há vários sistemas de graduação, incluindo a divisão simplificada da OMS entre lesão intraepitelial melanocítica de baixo e alto graus. O tratamento consiste em excisão cirúrgica, com ou sem crioterapia.

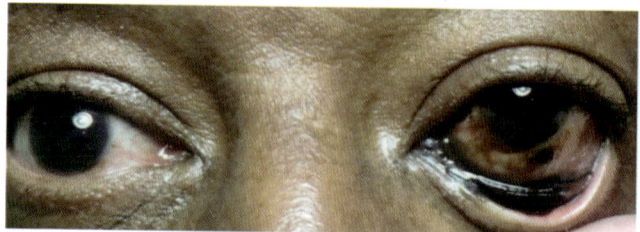

Figura 31.11 Melanose adquirida primária. Lesão pigmentada discretamente elevada e irregular envolvendo conjuntiva bulbar, fórnice, conjuntiva palpebral e carúncula.

31

Melanoma

Além da melanose primária adquirida, que responde por 25 a 75% dos casos de melanoma conjuntival, este pode também originar-se de um nevo preexistente (20 a 30%) ou em áreas de conjuntiva normal (*de novo*), neste caso em 15 a 25% dos casos. Macroscopicamente, o melanoma conjuntival em geral forma massa vegetante, pigmentada, que recobre a córnea. Histologicamente, tem o mesmo quadro de melanomas de outras sedes. Seus aspectos evolutivos são variados: lesões límbicas pequenas quase não dão metástases nem recidivam após excisão cirúrgica, enquanto as mal delimitadas, do fórnix e da carúncula podem apresentar inúmeras recorrências e/ou metástases. O prognóstico relaciona-se, portanto, com a localização da lesão e, em especial, com a sua espessura. A mortalidade aumenta duas vezes em lesões com espessura entre 1 e 4 mm e quatro vezes naquelas com mais de 4 mm de espessura. A disseminação local dos melanomas da conjuntiva dá-se primeiramente por via linfática aos linfonodos regionais; em casos avançados, metástases por via sanguínea atingem pulmões, cérebro, pele, fígado e ossos.

Não raramente, nevos conjuntivais em crianças podem ser confundidos com melanoma, porque, nessa faixa etária, em geral há grande atividade juncional e associação frequente com inflamação. É importante lembrar que melanomas conjuntivais em crianças são muito raros.

Outras neoplasias

Neoplasias linfoides podem manifestar-se na conjuntiva, sendo análogas às que surgem na órbita e nas pálpebras. Tais neoplasias abrangem amplo espectro, desde hiperplasia linfoide reacional até linfomas e infiltrações leucêmicas (ver Capítulo 25). A maioria dessas lesões comporta-se como de baixo grau de malignidade. A imuno-histoquímica tem grande importância no diagnóstico diferencial e na classificação dessas lesões. Linfomas são monoclonais, enquanto hiperplasias são policlonais.

■ Córnea

A partir da maior frequência de transplante corneano, penetrante, lamelar ou endotelial, os conhecimentos sobre a patologia da córnea experimentaram considerável avanço, uma vez que os discos corneanos retirados para transplante passaram a ser objeto comum de estudo anatomopatológico.

Distrofias e degenerações

Distrofias corneanas são afecções de base genética, bilaterais, progressivas, comprometendo, em geral, a região central da córnea e frequentemente não relacionadas com doenças sistêmicas ou de outros locais. Ao contrário, *degenerações corneanas* podem ser unilaterais, não têm predisposição genética e tendem a localizar-se perifericamente no disco corneano; além disso, são secundárias a alterações próprias do envelhecimento, processos inflamatórios ou doenças sistêmicas. Há dezenas de tipos de distrofias e degenerações, que podem acometer qualquer camada da córnea. De acordo com a camada primariamente atingida, as distrofias podem ser: (1) distrofias epiteliais; (2) distrofias da camada de Bowman; (3) distrofias do estroma; (4)

distrofias endoteliais (do complexo Descemet-endotélio). Os exemplos mais examinados pelos patologistas são distrofia de Reis-Bücklers (camada de Bowman), distrofias granular, macular e reticular (estroma) e distrofia de Fuchs (endotélio).

A *distrofia granular*, de herança autossômica dominante, manifesta-se na primeira década de vida, sendo caracterizada por opacificações bem demarcadas (semelhantes a flocos de neve) de permeio a áreas de estroma normal, na porção central da córnea. Histologicamente, há deposição extracelular de proteínas desnaturadas (material hialino) no estroma, em forma de grânulos que se coram em vermelho pelo PAS e pelos tricrômicos de Masson e de Gomori (Figura 31.12).

A *distrofia macular*, de herança autossômica recessiva, caracteriza-se por opacidades corneanas branco-acinzentadas, confluentes e densas. A lesão inicia-se na primeira década de vida e leva a deterioração visual progressiva. Histologicamente, observa-se deposição intracelular e intersticial de glicosaminoglicanos; os depósitos coram-se fortemente pelo azul de alcião em pH = 0,5 ou 1,0.

A *distrofia reticular* (*lattice*) da córnea apresenta-se de duas formas: (a) de herança autossômica dominante; (b) de herança autossômica recessiva. A última é pouco comum no Brasil, mas é menos rara no Japão; leva a cegueira precoce e recidiva com frequência após transplantes. Ambas as variantes se caracterizam pela deposição de material amiloide no estroma corneano.

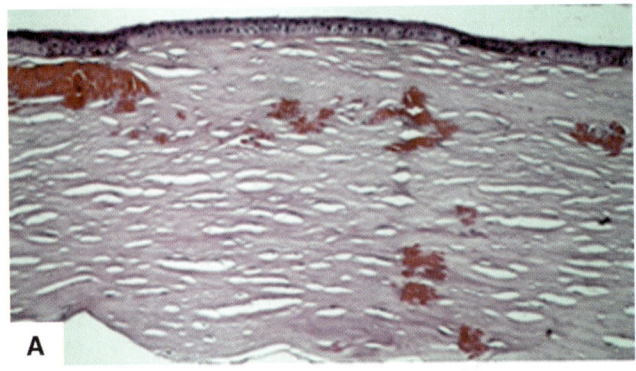

A

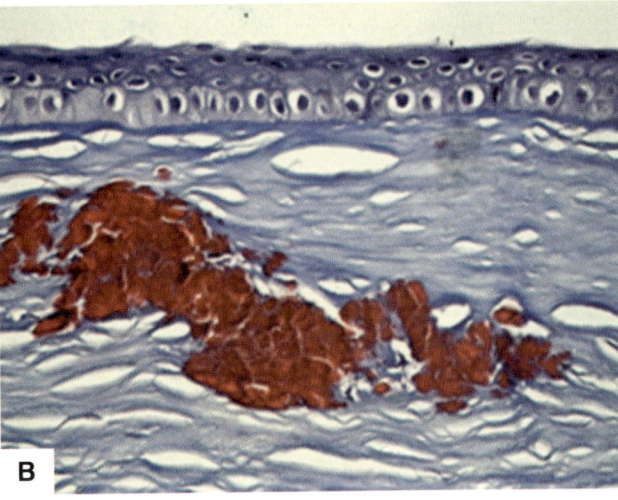

B

Figura 31.12 Distrofia granular. **A.** Depósitos granulares de material eosinofílico hialino no estroma (HE). **B.** Depósitos granulares de material proteico no estroma, corados em vermelho pelo tricrômio de Masson.

Clinicamente, a primeira manifesta-se por linhas refringentes e translúcidas, com aspecto reticular na porção central da córnea. A segunda exibe massas brancacentas e confluentes de amiloide na porção anterior do estroma.

A *distrofia endotelial de Fuchs* (também conhecida como *cornea guttata*) ocorre preferencialmente em mulheres após 50 anos e é bilateral, mas nem sempre simétrica. A lesão caracteriza-se por espessamento uniforme da membrana de Descemet, com formação de numerosas excrescências que se estendem do centro à periferia da córnea (semelhantes às verrugas de Hassall-Henle observadas na periferia da córnea no envelhecimento), além de degeneração e perda progressiva das células endoteliais (Figura 31.13). Na sequência, surgem edema do estroma e do epitélio e bolhas subepiteliais que podem romper-se, levando a dor intensa, eventual fibrose, cicatrização e perda de visão.

Cirurgias intraoculares (especialmente cirurgia de catarata) podem levar à perda de células endoteliais, com consequente edema estromal e epitelial, além da formação de bolhas – ceratopatia bolhosa. Nesses casos, a membrana de Descemet apresenta espessamento irregular. Casos crônicos evoluem para formação de *pannus*, fibrose do estroma e perda de visão.

A *ceratopatia em faixa*, degeneração relativamente frequente, caracteriza-se pela formação de uma faixa de opacificação horizontal na porção anterior da córnea, podendo ser causada pela deposição de cálcio (ceratopatia em faixa calcificada) ou por elastose solar (ceratopatia em faixa actínica). A lesão acomete primariamente a camada de Bowman e a porção anterior do estroma, iniciando-se na periferia da córnea, às 3 e 9 horas. A forma calcificada é geralmente secundária a uveítes crônicas, neoplasias intraoculares necróticas e *phthisis bulbi.* A forma actínica ocorre em pacientes expostos a intensa radiação ultravioleta.

Inflamação, fibrose e neovascularização

Fibrose e neovascularização que levam a opacidade difusa (leucoma) são frequentes em discos corneanos retirados de pacientes submetidos a transplante de córnea. Tal aspecto histopatológico pode corresponder originalmente a cicatrizes traumáticas (acidentais ou cirúrgicas), queimaduras químicas ou sequela de ceratites.

Ceratite pelo vírus herpes simplex, relativamente comum, forma vesículas subepiteliais, irregularidades no epitélio, descontinuidade da camada de Bowman, infiltrado linfoplasmocitário no estroma corneano anterior e profundo e, eventualmente,

fibrose e neovascularização. Além desses achados, pode haver reação granulomatosa na membrana de Descemet, com macrófagos epitelioides e células gigantes multinucleadas; corpúsculos de inclusão viral são raros.

Infecções bacterianas são causa frequente de ceratites ulceradas e purulentas, principalmente em usuários de lentes de contato. Bactérias podem penetrar também após traumatismo ou ruptura de bolhas subepiteliais, em casos de glaucoma descontrolado (ou absoluto) e edema da córnea (distrofia de Fuchs, ceratopatia bolhosa do pseudofácico ou do afácico). Entre as bactérias, destacam-se *Pseudomonas* sp. e *Streptococcus* sp.

Ceratites fúngicas associam-se especialmente a traumatismo com vegetais, uso de corticosteroides tópicos ou imunossupressão, sendo os principais agentes fungos dos gêneros *Fusarium, Aspergillus* e *Candida.* Nesses casos, há necessidade de colorações especiais, pois esses microrganismos não são bem identificados em colorações rotineiras (Figura 31.14).

Ceratite por *Acanthamoeba* sp. (uma ameba de vida livre) vem sendo descrita como complicação relacionada com o uso de lente de contato e após transplante de córnea (Figura 31.15). Outros agentes mais raros de ceratites infecciosas incluem micobactérias atípicas (associadas a cirurgia refrativa) e *Microsporidium,* ambos corados pela técnica de Ziehl-Neelsen.

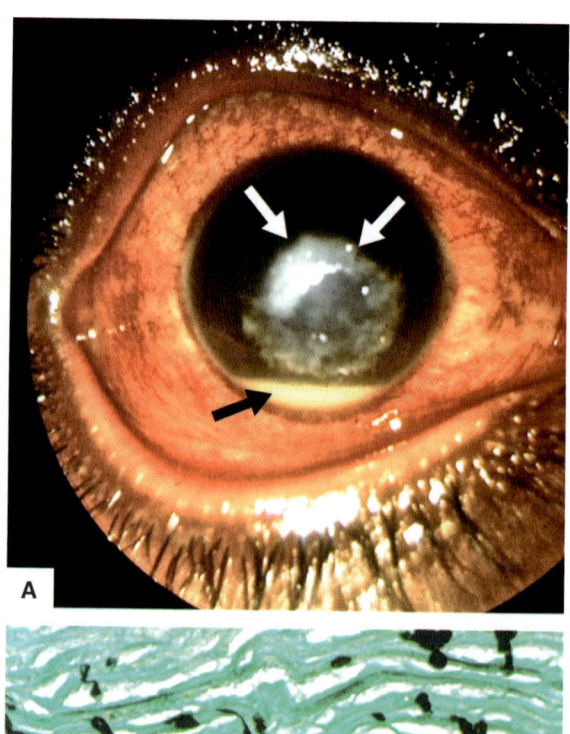

A

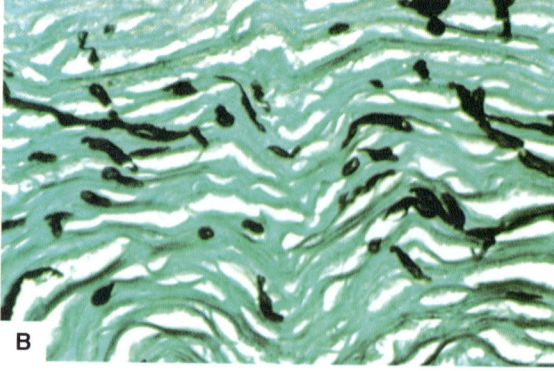

B

Figura 31.14 Ceratite micótica. **A.** Córnea apresentando úlcera branco-acinzentada e opaca (*setas brancas*), além de exsudato purulento na câmara anterior (hipópio, *seta preta*). **B.** Leveduras e pseudo-hifas de *Candida* sp. em meio a lamelas de estroma (coloração de Grocott).

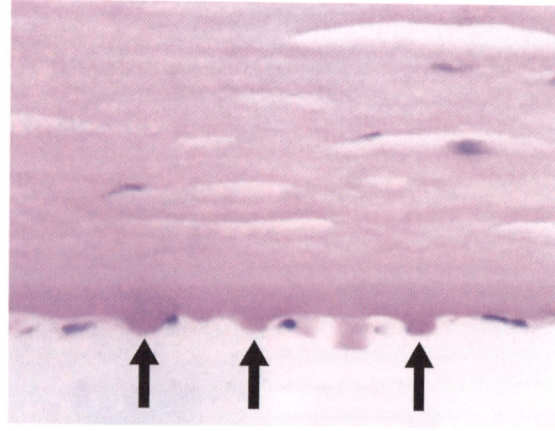

Figura 31.13 Distrofia de Fuchs. Membrana de Descemet com formações verrucosas (*setas*), conferindo aspecto de *córnea guttata*.

31

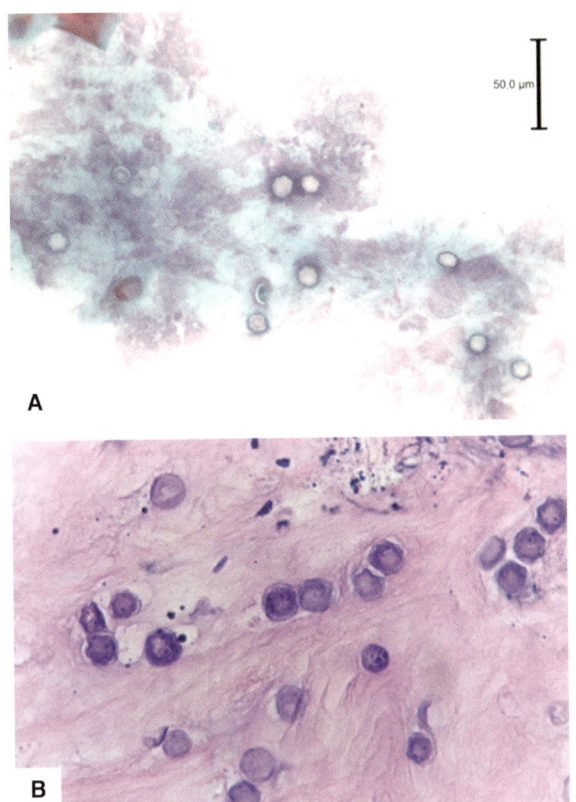

Figura 31.15 Ceratite por *Acanthamoeba* sp. **A.** Exame citológico de raspado de córnea revelando vários cistos do parasito (coloração de Papanicolaou). **B.** Detalhe de corte histológico de disco corneano mostrando cistos do parasito no estroma corneano.

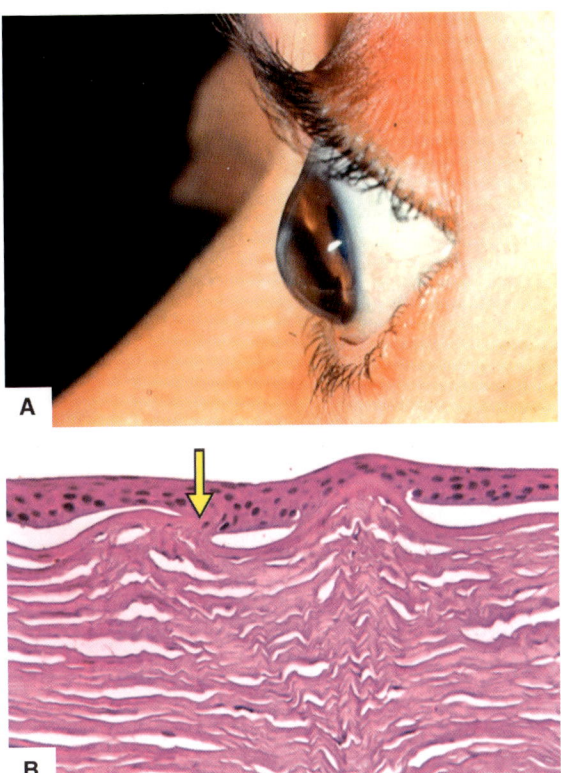

Figura 31.16 Ceratocone. **A.** Ectasia e adelgaçamento da porção central da córnea. **B.** Córnea apresentando fragmentação da camada de Bowman (*seta*) e estroma fibrosado, com lamelas em zigue-zague.

Ceratocone

Ceratocone consiste em ectasia corneana central, bilateral (mas nem sempre simétrica) e, ocasionalmente, com distribuição familial (Figura 31.16 A), cujas manifestações clínicas costumam surgir na adolescência. A evolução tende a ser progressiva, levando a deformidade cônica assimétrica da córnea, distúrbios de refração (astigmatismo irregular) e alterações na transparência (fibrose do estroma) corneano. O defeito pode ser corrigido por transplante de córnea. Ceratocone é mais comum em pacientes com osteogênese imperfeita ou com as síndromes de Down, de Marfan e de Ehlers-Danlos. Histologicamente, há adelgaçamento, fibrose e desorganização do estroma da porção central da córnea, associados a focos de fragmentação e descontinuidade da camada de Bowman (Figura 31.16 B). Em muitos casos, há deposição de ferro no epitélio ao redor da base da deformidade em cone, formando o conhecido anel de Fleischer. Em casos avançados, pode ocorrer ruptura na membrana de Descemet e do endotélio, provocando efusão de humor aquoso no estroma, com piora súbita da visão, quadro conhecido como hidropisia ou ceratocone agudo. Após recuperação espontânea do defeito endotelial, há resolução do edema, mas em geral permanece fibrose do estroma que leva a baixa de visão.

Opacificação de transplante corneano

Opacificação do enxerto pós-transplante de córnea pode resultar de vários fatores, muitas vezes não bem identificados, entre os quais má preservação do disco doador, problemas na técnica cirúrgica, condições precárias da córnea receptora (córneas muito vascularizadas) e, mais raramente, rejeição do enxerto. Nesses casos, surgem degeneração e perda de células endoteliais e subsequentes edema, fibrose e neovascularização do enxerto. Em até 30% dos casos, forma-se membrana fibrosa retrocorneana. Nos casos de rejeição, pode haver infiltrado mononuclear no enxerto, próximo da interface com o leito receptor, caracterizando a chamada *linha de Khodadoust*.

Doenças metabólicas

Alterações metabólicas sistêmicas podem afetar a córnea e provocar lesões que, muitas vezes, auxiliam no diagnóstico clínico da doença principal. Na *doença de Wilson*, formam-se depósitos de cobre de coloração variável (castanho-amarelada e esverdeada) na membrana de Descemet, na periferia da córnea, formando o anel de Kayser-Fleischer (Figura 31.17). Na *cistinose*, observam-se cristais policromáticos de cistina no estroma corneano. Na *ocronose*, ocorre deposição de ácido homogentísico, conferindo coloração acastanhada ao estroma corneano periférico. Na *hipercalcemia* por causas diversas, pode haver depósitos de cálcio na camada de Bowman que formam uma ceratopatia em faixa. Em *hiperlipidemias*, pode haver deposição de colesterol e de fosfolipídeos na camada de Bowman, na membrana de Descemet e no estroma corneano, resultando no aspecto clínico de *arco corneano*, também chamado de *arco senil*. Em *mucopolissacaridoses*, é comum o encontro de depósitos mucoproteicos no estroma corneano e em células endoteliais, além de coleções de macrófagos xantomizados, que podem interromper focalmente a camada de Bowman.

31

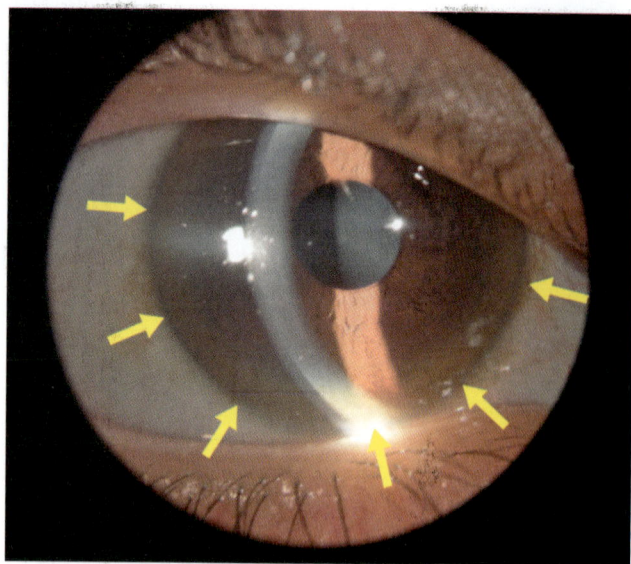

Figura 31.17 Anel de Kaiser-Fleischer na doença de Wilson. Biomicroscopia da córnea, mostrando anel de cor amarelada localizado na periferia da córnea, na altura da membrana de Descemet (*setas*).

Neoplasias

Neoplasias primitivas da córnea são raras. Em geral, resultam da propagação de tumores do limbo ou da conjuntiva bulbar, como carcinoma de células escamosas, nevos e papilomas. Alterações displásicas podem ser ocasionalmente vistas no epitélio corneano, podendo associar-se a atipias coilocitóticas e à infecção por HPV.

▪ Cristalino

O cristalino constitui uma das estruturas do organismo humano com aspectos biológicos dos mais peculiares. Embriologicamente, deriva do ectoderma superficial, a partir do qual uma massa de células modifica-se e torna-se sequestrada precocemente na câmara posterior do olho. Sem estroma conjuntivo e sem vascularização própria, o cristalino depende do humor aquoso circulante para suas oxigenação, nutrição e remoção de catabólitos. Também constitui exemplo único de tecido epitelial cujas células mais velhas não se descamam: simplesmente, ficam comprimidas na porção mais central (núcleo) do cristalino.

Catarata

Opacificação do cristalino, independentemente da causa, recebe o nome de *catarata*. Quando presente ao nascimento, pode associar-se a fatores genéticos (podendo coexistir com outras anomalias viscerais), doenças metabólicas, infecções intrauterinas (rubéola, toxoplasmose, citomegalovirose) ou ser idiopática. Após o nascimento, catarata pode resultar de traumatismo ocular (cirúrgico ou acidental), representar complicação de processos inflamatórios intraoculares (uveítes), doenças sistêmicas (diabetes melito) ou seguir-se ao uso de medicamentos (catarata cortisônica); associa-se também a estados de intoxicação química (intoxicação por compostos que contenham dinitrofenol), exposição a radiação ionizante, descarga elétrica (eletroplessão) ou, simplesmente, fazer parte do envelhecimento (catarata senil).

Microscopicamente e independentemente da causa, as alterações são inespecíficas e, em geral, percebidas por microscopia de luz somente nas fases mais avançadas do processo, quando são nítidas fragmentação e desintegração teciduais.

Na *catarata nuclear* (Figura 31.18 A), com a compactação das fibras centrais ocorrem insolubilização, desidratação e pigmentação de proteínas do núcleo cristaliniano, o que leva inicialmente a miopização (por aumento do índice de refração do cristalino) e, posteriormente, a opacificação progressiva do núcleo e subsequente baixa de visão. Em *cataratas subcapsulares*, surgem alterações no córtex subjacente à cápsula que podem associar-se a alteração/migração do epitélio, inclusive metaplasia fibrosa. Na *catarata cortical*, há fragmentação e liquefação do córtex do cristalino, com precipitação proteica e formação de glóbulos de Morgagni (Figura 31.18 B e C). Em estágios mais avançados, o córtex pode liquefazer-se completamente, restando apenas o núcleo cristaliniano imerso no material liquefeito (*catarata morgagniana*). Proteínas do córtex liquefeito podem atravessar a cápsula e chegar à câmara anterior e ser fagocitadas por macrófagos que se acumulam no trabeculado, bloqueando o fluxo de humor aquoso (*glaucoma facolítico*). Intumescimento e eventual aumento do diâmetro anteroposterior do cristalino podem bloquear a circulação do humor aquoso através da pupila ou levar à anteriorização da íris (fechando o ângulo da câmara anterior) e, com isso, crise aguda de glaucoma (*glaucoma facomórfico*).

Ectopia

Distúrbios no posicionamento do cristalino em geral associam-se a fragilidade e subsequente ruptura das fibras zonulares, o que pode levar a deslocamento parcial do cristalino dentro da câmara posterior do olho (subluxação) ou deslocamento completo (luxação) para a câmara anterior ou para a cavidade vítrea. Tal deslocamento pode ser provocado por traumatismo ocular aberto ou fechado. Ectopia do cristalino pode também ser congênita ou espontânea; neste caso, pode acometer ambos os olhos e em geral associa-se a doenças sistêmicas, como homocistinúria e síndromes de Marfan, de Weil-Marchesani e, mais raramente, de Ehlers-Danlos.

Endoftalmite facoanafilática

Pelo fato de o cristalino ser uma estrutura avascular e estar aparentemente "sequestrado" do restante do organismo na câmara posterior do olho e protegido por membrana basal espessa (cápsula do cristalino), acreditava-se que o sistema imunitário não teria, em condições normais, informações sobre sua constituição antigênica. Assim, o cristalino não seria reconhecido pelo organismo como próprio (*self*). Entretanto, já se demonstrou a expressão de cristalinas (principais antígenos cristalinianos) em vários outros componentes oculares (como a retina) e extraoculares (como o coração). Além disso, anticorpos anticristalinianos podem ser detectados em indivíduos normais, sem qualquer doença ocular. Tais fatos, corroborados também por estudos experimentais de uveíte facoanafilática, sugerem que o que mantém o cristalino livre do ataque do sistema imunitário são mecanismos de imunotolerância, que são suprimidos em casos de ruptura de sua cápsula (traumatismo acidental ou cirúrgico, ruptura espontânea), com liberação de maior quantidade de proteínas do cristalino na câmara anterior do olho e na circulação sistêmica. Instala-se assim a chamada *endoftalmite facoanafilática*, com aparecimento de reação inflamatória granulomatosa intensa, em correspondência com os pontos de ruptura capsular. Essa reação

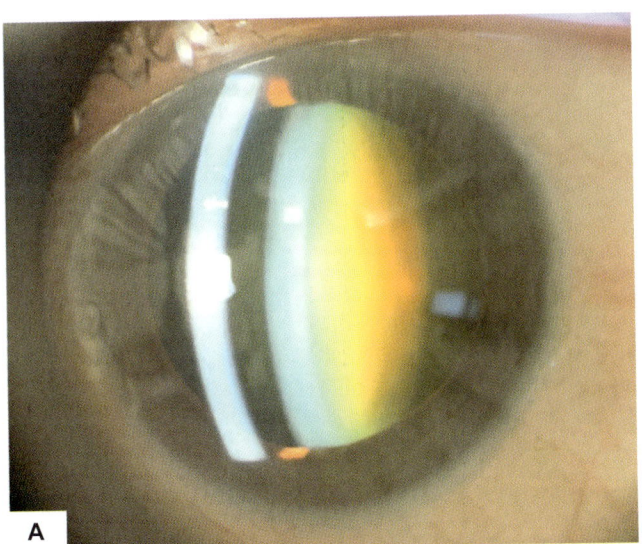

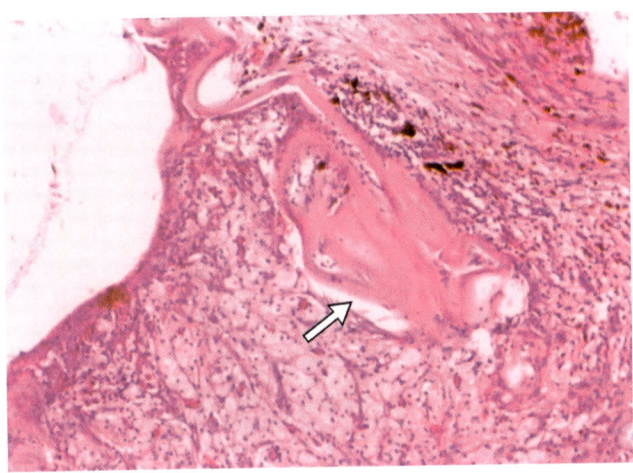

Figura 31.19 Endoftalmite facoanafilática. Reação granulomatosa com macrófagos espumosos permeando cápsula cristaliniana rota (*seta*).

Síndrome de pseudoesfoliação

A síndrome de pseudoesfoliação é doença caracterizada por produção e deposição de material extracelular fibrilar anômalo que se acumula em diversos tecidos oculares e extraoculares. Os depósitos consistem provavelmente de componentes de natureza não colágena da membrana basal e de fibras elásticas oxitalânicas. As principais manifestações oculares da síndrome de pseudoesfoliação incluem deposição de material esbranquiçado na superfície anterior do cristalino e glaucoma, que ocorre em 20 a 60% dos casos. Microscopicamente, observam-se depósitos espiculados, PAS-positivos e perpendiculares em relação à superfície capsular anterior do cristalino, produzindo uma imagem pseudoesfoliativa. Tais depósitos são encontrados também na face posterior da íris, nas fibras zonulares e no epitélio ciliar (Figura 31.20).

■ Úvea

O trato uveal abrange a íris, o corpo ciliar e a coroide, estruturas pigmentadas, ricamente vascularizadas e responsáveis, direta ou indiretamente, pela nutrição da maior parte dos componentes intraoculares. O trato uveal é a sede principal de

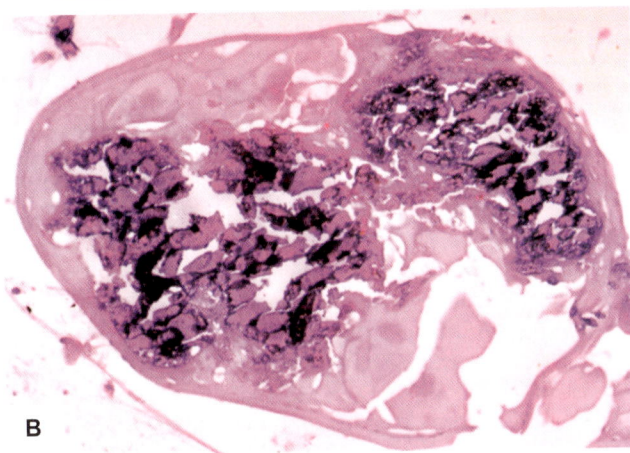

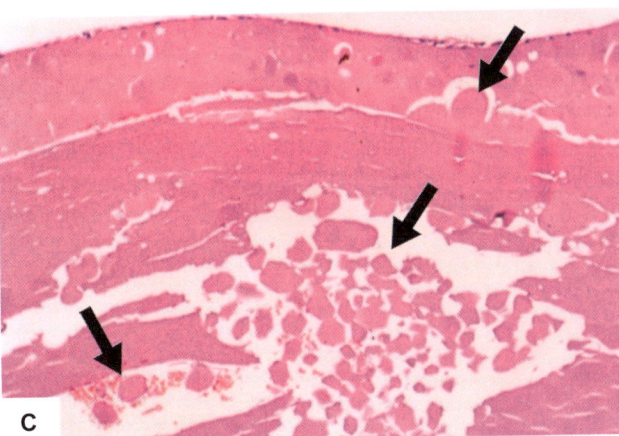

Figura 31.18 Catarata. **A.** Cristalino com esclerose nuclear, de coloração amarelada. **B.** Cristalino com acentuada degeneração cortical/nuclear e calcificação distrófica. **C.** Degeneração cortical com numerosos glóbulos de Morgagni (*setas*).

é formada por zona de polimorfonucleares envolta por halo de macrófagos epitelioides, células gigantes multinucleadas e linfócitos (Figura 31.19). A íris apresenta infiltrado inflamatório e, mais tarde, sinéquias. Na retina, pode haver infiltrado inflamatório perivascular. A endoftalmite facoanafilática pode associar-se também à uveíte (oftalmia) simpática, por ruptura espontânea ou traumática da cápsula do cristalino.

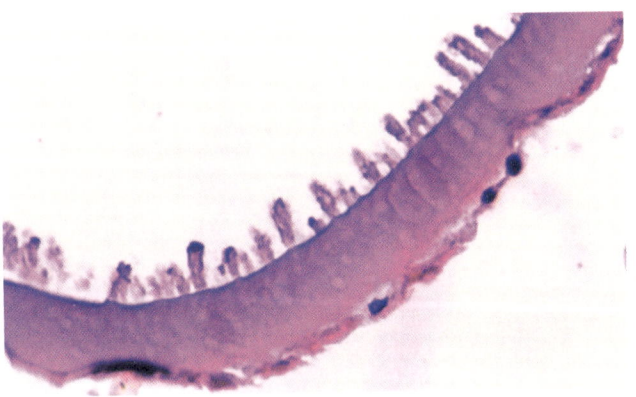

Figura 31.20 Pseudoesfoliação capsular. Material espiculado, perpendicular à cápsula cristaliniana.

31

processos inflamatórios intraoculares (uveítes) e de tumores intraoculares primários (melanoma uveal) e secundários (metástases). Além disso, alterações na íris e no corpo ciliar estão associadas à patogênese de alguns tipos de glaucoma, razão pela qual este é também abordado nesta seção.

Inflamações

O termo uveíte abrange processos inflamatórios que envolvem não só a íris, o corpo ciliar e a coroide, como também algumas estruturas adjacentes, como retina e vítreo. De acordo com a localização primária do foco inflamatório, a uveíte pode ser anterior, intermediária, posterior e panuveíte, ou uveíte difusa (Quadro 31.1).

As uveítes podem também ser subdivididas em infecciosas, não infecciosas e em síndromes mascaradas, que incluem condições não inflamatórias que simulam ou levam secundariamente a inflamação intraocular (Quadro 31.2). Uveítes não infecciosas podem associar-se ou não a doenças inflamatórias sistêmicas. Inflamações da esclera (esclerites) são também estudadas em conjunto com as uveítes pela sua frequente associação com doenças inflamatórias sistêmicas, como artrite reumatoide e vasculites sistêmicas.

De acordo com a natureza do processo inflamatório, as uveítes podem ser granulomatosas (p. ex., síndrome de Vogt-Koyanagi-Harada, oftalmia simpática, sarcoidose e uveítes infecciosas, como toxoplasmose, sífilis, tuberculose, herpes e infecções fúngicas e parasitárias) e não granulomatosas (doença de Behçet, uveíte anterior associada ao HLA-B27 e uveíte relacionada com a artrite idiopática juvenil, entre outras). Causas de uveíte granulomatosa podem provocar também inflamação não granulomatosa, de modo que essa distinção nem sempre é tão precisa.

As uveítes anteriores são, em sua maioria, de causa indeterminada (idiopáticas) e cursam com infiltração de leucócitos primariamente na íris. As células inflamatórias podem alcançar

Quadro 31.1 Classificação anatômica de uveítes, segundo o *International Uveitis Study Group*, 1987 e 2005

Grupo	Localização da inflamação ao exame clínico	Subtipos
Uveíte anterior	Câmara anterior	Irite
		Iridociclite
		Ciclite anterior
Uveíte intermediária	Vítreo	*Pars* planite
		Ciclite posterior
		Hialite
Uveíte posterior	Retina e coroide	Coroidite focal, multifocal ou difusa
		Coriorretinite
		Retinocoroidite
		Retinite
		Neurorretinite
Panuveíte (ou uveíte difusa)	Câmara anterior, vítreo e retina e/ou coroide	Panuveíte

Quadro 31.2 Classificação etiológica de uveítes, segundo o *International Uveitis Study Group*, 2008

Infecciosas

Bacteriana

Viral

Fúngica

Parasitária

Outras

Não infecciosas

Doença sistêmica conhecida

Doença sistêmica desconhecida

Síndrome mascarada

Neoplásica

Não neoplásica

a câmara anterior do olho e a face posterior da córnea e ficar "aderidas" ao endotélio, formando os precipitados ceráticos; quando abundante, o exsudato celular forma depósito laminar na porção inferior da câmara anterior, constituindo o *hipópio*. Entre as uveítes anteriores infecciosas, destaca-se a provocada pelo vírus *Herpes simplex*, que pode ou não se associar a ceratite; com frequência, esta inflamação leva a hipertensão ocular e a atrofia (por necrose isquêmica) do estroma da íris. Entre as uveítes anteriores não infecciosas, destacam-se as associadas ao HLA-B27 e a espondiloartrites, que levam a episódios recorrentes e alternantes de inflamação intraocular intensa, não granulomatosa, frequentemente acompanhada de hipópio.

Em sua maioria, as uveítes intermediárias são também idiopáticas, embora possam associar-se a agentes infecciosos (sífilis, *Toxocara canis*, vírus HTLV e *Borrelia* sp., esta o agente etiológico da doença de Lyme), a doenças desmilienizantes (p. ex., esclerose múltipla) e a sarcoidose. Tais uveítes cursam com inflamação do corpo ciliar que leva a infiltração inflamatória também predominantemente no corpo vítreo, eventualmente formando opacidades mais grosseiras que lembram bolas de neve (*snow balls*) e exsudato inflamatório brancacento cobrindo a região inferior da *pars* plana (*snowbanking*, que caracteriza a *pars* planite). Com frequência, há também edema macular cistoide e perivasculite periférica.

No Brasil, a principal causa de uveíte posterior é a toxoplasmose, que se manifesta como foco de retinocoroidite granulomatosa necrosante, tipicamente adjacente a cicatriz coriorretiniana preexistente (lesão satélite) (Figura 31.21). A retinocoroidite toxoplasmótica pode ocorrer na forma congênita da doença, frequentemente com envolvimento macular bilateral. Na toxoplasmose adquirida, principalmente em indivíduos idosos e em imunossuprimidos, as lesões podem ser mais extensas e numerosas. Outras causas comuns de uveíte posterior são *Treponema pallidum*, vírus da família herpes (*Herpes simplex*, varicela-zóster e citomegalovírus, este último em imunossuprimidos) e *Bartonella* sp. Tais agentes, assim como o *Toxoplasma gondii*, causam inflamação primária da retina, com acometimento variável da coroide. Envolvimento primário da coroide é observado na coroidite multifocal associada ou não à tuberculose, na coroidopatia de Birdshot (ou coroidopatia vitiliginosa) e na coroidite serpiginosa.

31

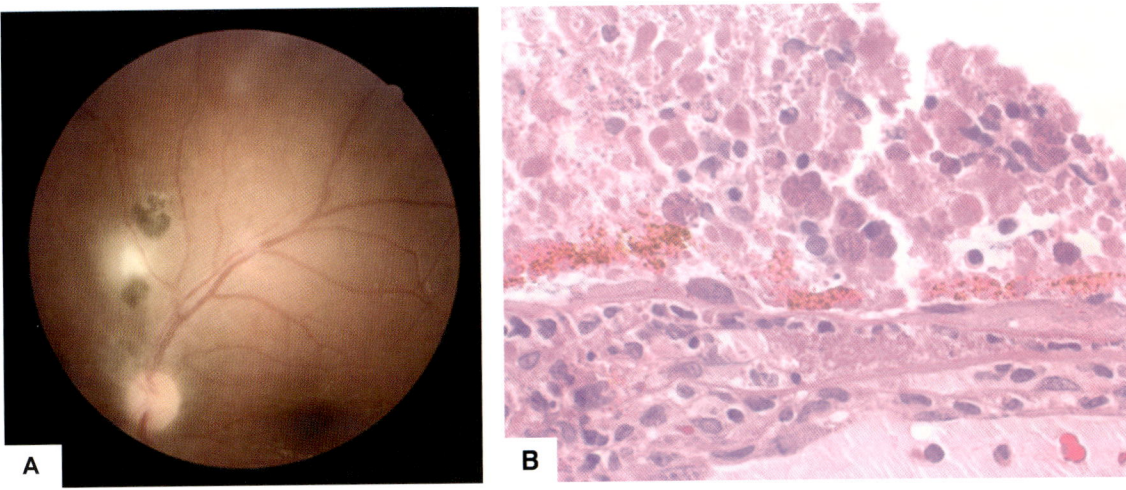

Figura 31.21 Retinocoroidite toxoplasmótica. **A.** Aspecto do fundo de olho, revelando lesão exsudativa brancacenta, adjacente a cicatrizes pigmentadas. **B.** Aspecto microscópico, mostrando necrose da retina (porção superior), associada a numerosos cistos do *Toxoplasma gondii*. Há inflamação também na coroide (porção inferior).

As principais panuveítes são a síndrome de Vogt-Koyanagi-Harada e a oftalmia simpática, que se caracterizam por inflamação granulomatosa difusa e bilateral de todo o trato uveal, associada a reação autoimune contra antígeno de melanócitos. A *oftalmia simpática* associa-se a traumatismo penetrante, cirúrgico ou acidental, que envolve um olho (olho excitante ou simpatizante), a partir do qual se inicia reação inflamatória também no olho contralateral (olho excitado ou simpatizado), em geral nos primeiros meses após o traumatismo, mas que pode ocorrer até décadas depois. Histologicamente, encontra-se denso infiltrado difuso de mononucleares na coroide, com comprometimento frequente do corpo ciliar e da íris. Os macrófagos podem conter pigmento melânico, sendo típico o encontro de granulomas epitelioides entre a membrana de Bruch e o epitélio pigmentado da retina, denominados nódulos de Dalen-Fuchs. Na fase aguda, há também descolamento exsudativo da retina (Figura 31.22). Na fase crônica, ocorrem despigmentação da coroide (por perda de melanócitos, constituindo o chamado *fundo em pôr do sol*) e alterações do epitélio pigmentado da retina, com áreas de atrofia e outras de hiperplasia e metaplasia

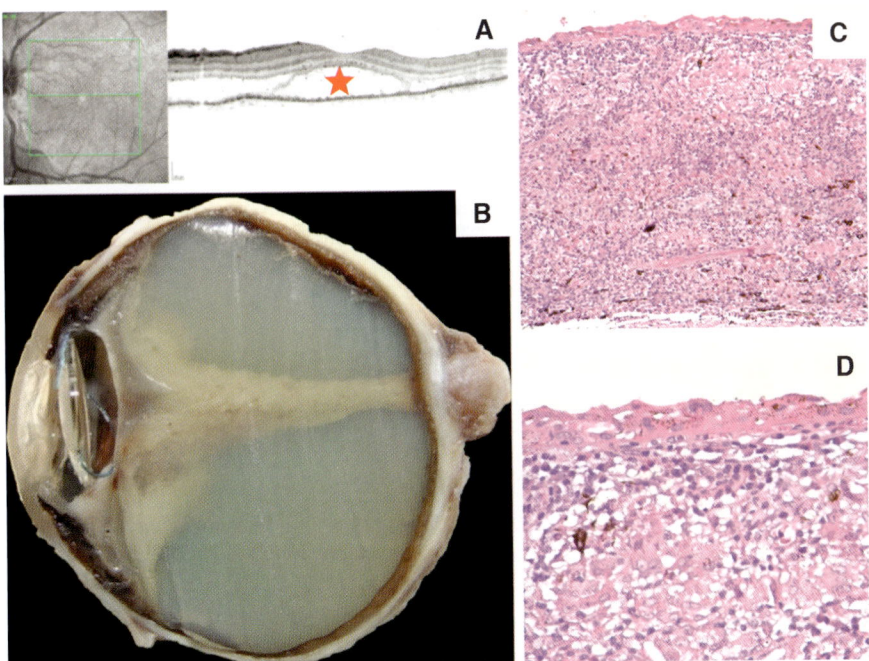

Figura 31.22 Uveíte simpática. **A.** Tomografia de coerência óptica espectral da retina revelando descolamento exsudativo da retina. Nota-se fluido no espaço sub-retiniano (*estrela*). (Cortesia do Centro Brasileiro de Ciências Visuais, Belo Horizonte-MG.) **B.** Macroscopia de olho enucleado. Espessamento uveal difuso, descolamento total da retina em funil fechado, além de lente intraocular (caso associado a cirurgia de catarata). **C.** Aspecto microscópico, em que se observam inflamação granulomatosa difusa e espessamento dla coroide. **D.** Detalhe mostrando infiltração da coroide por linfócitos, plasmócitos e eosinófilos, além de macrófagos epitelioides fagocitando pigmento. Na parte superior da figura, vê-se o epitélio pigmentado da retina.

31

fibrosa, resultando em fibrose sub-retiniana. O quadro histológico da *síndrome de Vogt-Koyanagi-Harada* é idêntico ao da oftalmia simpática, distinguindo-se desta apenas pela ausência de história de traumatismo ocular penetrante e pela maior frequência de sinais de despigmentação sistêmica na fase crônica, como vitiligo e poliose. Outras panuveítes de importância clínica associam-se à doença de Behçet (associada a úlceras orais, vasculite retiniana oclusiva e uveíte anterior com hipópio), sarcoidose, sífilis e tuberculose, estas últimas com largo espectro de apresentação clínica.

Infecções oportunistas também podem causar inflamação intraocular. Tais infecções surgem em indivíduos imunodebilitados, como em casos de imunodepressão medicamentosa (corticoterapia em altas doses, transplante de órgãos, quimioterapia para neoplasias malignas), imunodepressão por infecções virais (viroses sistêmicas), desnutrição grave (caquexia) e envelhecimento. Infecções oportunistas aparecem também em imunodeficiências congênitas ou adquiridas, especialmente na AIDS (ver Capítulo 33). Nesta, são frequentes retinite por citomegalovírus (especialmente em pacientes com número de linfócitos T CD4+ < 100/μL, Figura 31.23), retinites por vírus da família herpes (*Herpes simplex* e varicela-zóster), retinocoroidite por toxoplasma, retinite (ou retinocoroidite) sifilítica, coroidites multifocais infecciosas (criptococose, micobacteriose, pneumocistose) e endoftalmite endógena, especialmente

por fungos. As principais alterações intraoculares associadas à AIDS, no entanto, são representadas pela microangiopatia pelo HIV, com oclusão de pequenos vasos da retina levando a infarto na camada de fibras nervosas (manchas algodonosas, histologicamente representadas pelos chamados corpos citoides) e, mais raramente, a hemorragias retinianas. Tumores intraoculares (linfoma primário vitreorretiniano) e extraoculares (sarcoma de Kaposi, linfomas) também podem raramente surgir em pacientes com AIDS.

As *endoftalmites* caracterizam-se por processo inflamatório intraocular grave, geralmente em resposta à invasão de tecidos ou fluidos intraoculares por bactérias, fungos ou, mais raramente, parasitos e protozoários. Nesses casos, há em geral exsudato purulento na câmara anterior (hipópio) e na cavidade vítrea. Quando o processo se estende à esclera, fala-se em *panoftalmite*. As endoftalmites podem ser *endógenas* (por disseminação sanguínea de agentes de outros sítios, que chegam ao olho geralmente pela coroide) ou *exógenas* (por inoculação intraocular de patógenos, seja por traumatismo penetrante, cirúrgico ou acidental, ou por contiguidade, em consequência de infecções da córnea e/ou da esclera). Histologicamente, encontra-se infiltrado de mono e polimorfonucleares no trato uveal, com necrose dos tecidos intraoculares e exsudato fibrinoleucocitário na câmara anterior e na cavidade vítrea. Em alguns casos, os microrganismos podem ser identificados por colorações especiais. Casos graves sem resposta ao tratamento evoluem para uma fase de organização do exsudato, atrofia e desorganização do bulbo ocular (*phthisis bulbi*).

As uveítes podem deixar largo espectro de sequelas. Uveítes crônicas (como acontece na artrite idiopática juvenil e na sarcoidose) podem levar a cetaropatia em faixa (ver Córnea). Sinéquias anteriores periféricas (entre a íris e a periferia da córnea) podem ocluir parcial ou totalmente o seio camerular, levando a glaucoma secundário (ver Glaucoma). Sinéquias posteriores (entre a íris e o cristalino) causam irregularidade pupilar e, em casos de seclusão da pupila, bloqueio do fluxo do humor aquoso, íris *bombé* e glaucoma secundário, o que pode ocorrer também em casos de membranas fibrosas que ocluem a pupila (membrana pupilar). A inflamação intraocular por si mesma e os corticosteroides utilizados para tratá-la com frequência levam também a catarata. Membranas fibrosas, vascularizadas ou não, podem também conectar os processos ciliares (membranas ciclíticas), tracionando-os e causando redução da produção de humor aquoso e hipotonia ocular. Proliferação fibroglial na cavidade vítrea pode levar a descolamento tracional ou regmatogênico da retina. Quando localizado apenas na superfície da retina (membrana epirretiniana), esse tecido pode distorcer a superfície da mácula e, junto a edema macular cistoide crônico, resultar na formação de buraco de mácula.

Glaucoma

Glaucoma é o estado patológico caracterizado pela perda das camadas de células ganglionares e de fibras nervosas da retina e do nervo óptico que levam à escavação progressiva do disco óptico e alterações do campo visual, associadas, em geral, a elevação da pressão intraocular (em geral em níveis acima de 20 mmHg). Alguns pacientes, no entanto, podem desenvolver alterações clássicas de glaucoma sem aumento da pressão (glaucoma de baixa tensão ou glaucoma de pressão normal).

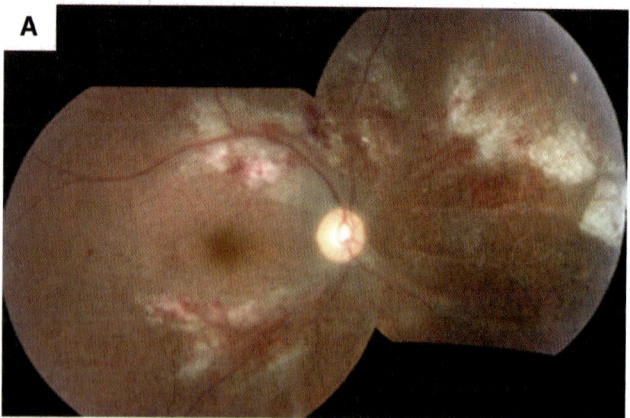

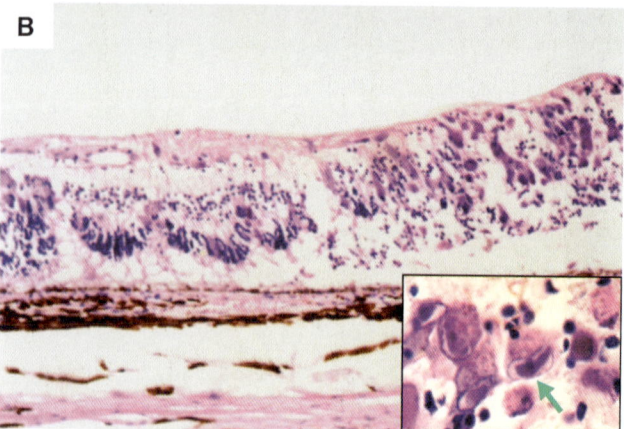

Figura 31.23 Retinite pelo citomegalovírus. **A.** Retinografia da forma hemorrágica/edematosa, mostrando aspecto de "ketchup com mostarda". **B.** Aspecto microscópico, em que se observam necrose da retina e numerosas células com inclusões nucleares típicas de citomegalia (*no detalhe, seta*).

31

Elevação da pressão intraocular no glaucoma associa-se geralmente a distúrbios na drenagem do humor aquoso, que é produzido pelo epitélio não pigmentado dos processos ciliares e secretado na câmara posterior do olho; flui entre o cristalino e a íris e, após atravessar a pupila, atinge o ângulo da câmara anterior (seio camerular). Ali, após permear a malha trabecular (trabeculado), o humor aquoso alcança o canal de Schlemm e deixa o olho via canais coletores e plexos venosos intra e episclerais, localizados ao longo do limbo. Glaucoma pode ser congênito ou adquirido, ambos primário ou secundário.

O *glaucoma congênito primário* associa-se a malformações da malha trabecular e do ângulo da câmara anterior (trabeculodisgenesia) que poupam a córnea e a íris, mas obstruem a drenagem do humor aquoso. A natureza precisa dessas alterações não é bem conhecida, embora, nesses casos, a inserção da íris se dê mais anteriormente, na malha trabecular, e o esporão escleral seja em geral pouco desenvolvido. O glaucoma congênito é detectado geralmente logo após o nascimento ou durante o primeiro ano de vida, sendo bilateral em até 80% dos casos e mais frequente no sexo masculino. Frequentemente, é esporádico, mas em alguns casos é transmitido por herança autossômica recessiva ou ligada ao cromossomo X. Elevação da pressão intraocular causa degeneração da retina e do nervo óptico, degeneração e fibrose corneana e aumento global dos diâmetros oculares devido a maior complacência escleral, produzindo o quadro conhecido como *buftalmia* (do grego: olho de boi).

Glaucoma congênito secundário associa-se a outras malformações do segmento anterior do olho (anomalias de Peters, de Axenfeld, de Rieger e na aniridia), à síndrome de Marfan e à síndrome alcoólica fetal. Infecções congênitas (p. ex., rubéola), facomatoses (neurofibromatose e síndrome de Sturge-Weber) e xantogranuloma juvenil também podem associar-se a glaucoma infantil. Tumores, como retinoblastoma e meduloepitelioma, também se associam a glaucoma infantil secundário (Quadro 31.3).

O glaucoma *adquirido primário* pode ser de ângulo aberto ou fechado. No *glaucoma de ângulo aberto*, o humor aquoso apresenta livre acesso ao seio camerular, estando o processo obstrutivo localizado habitualmente na intimidade da malha trabecular. No *glaucoma de ângulo fechado*, o seio camerular é ocluído pela porção periférica da íris ou por outro tecido, o que impede o acesso do humor aquoso à malha trabecular.

O *glaucoma adquirido primário de ângulo aberto* (glaucoma crônico simples) é o tipo mais frequente de glaucoma e uma das principais causas de cegueira no mundo todo. O quadro surge em geral na quinta ou sexta década de vida e tem evolução insidiosa, com acometimento quase sempre bilateral. Nesses casos, o trabeculado e o canal de Schlemm podem apresentar fibrose e hialinização, o que leva a maior resistência ao fluxo de saída do humor aquoso. O ângulo da câmara anterior, entretanto, permanece aberto.

O *glaucoma adquirido primário de ângulo fechado*, que pode evoluir aguda ou cronicamente e se manifesta após 40 anos de idade, quase sempre é bilateral. Resulta de deslocamento anterior da periferia da íris, que oclui o seio camerular e, portanto, impede o acesso do humor aquoso à malha trabecular. Esse deslocamento da periferia da íris pode dever-se a: (a) bloqueio pupilar; (b) íris em platô.

No bloqueio pupilar, a aposição da face posterior da íris à face anterior do cristalino bloqueia o fluxo de humor aquoso através da pupila, com aumento da pressão na câmara posterior,

Quadro 31.3 Classificação de glaucomas

Glaucoma congênito (infantil)

Primário

Trabeculodisgenesia

Secundário

Associado a malformações do segmento anterior

Anomalias de Peters, Axenfeld e Rieger, aniridia

Síndrome de Marfan, síndrome alcoólica fetal

Infecções congênitas

Facomatoses

Síndrome de Sturge-Weber, neurofibromatose

Xantogranuloma juvenil

Tumores

Retinoblastoma, meduloepitelioma

Cortisônico (pseudocongênito)

Adquirido (do adulto)

Primário

Ângulo aberto

Crônico simples

Ângulo fechado (bloqueio pupilar e/ou íris em platô)

Agudo

Crônico

Secundário

Ângulo aberto

Bloqueio da malha trabecular por células

Leucócitos, hemácias, células tumorais

Bloqueio da malha trabecular por partículas

Pigmentos, material pseudoesfoliativo, outras proteínas

Alteração intrínseca na malha trabecular

Lesão traumática, glaucoma cortisônico

Bloqueio pupilar

Seclusão pupilar (íris *bombé*)

Facotópico, facomórfico

Glaucoma maligno (mal direcionamento do humor aquoso)

Hemorragia maciça, tumores volumosos

Aumento da pressão venosa episcleral

Fístula carotideocavernosa

Lesões expansivas na órbita

Síndrome de Sturge-Weber

Ângulo fechado

Sinéquias anteriores periféricas

Neovascular

Invasão epitelial da câmara anterior

31

em relação à câmara anterior do olho. Em razão desse gradiente de pressão, a periferia da íris projeta-se anteriormente, levando ao fechamento do seio camerular. Isso acontece principalmente em olhos pequenos e hipermétropes, com câmara anterior rasa e cristalino globoso. Na configuração de íris em platô, a porção central da câmara anterior é profunda, mas sua periferia é muito rasa, em virtude da inserção mais anterior da íris e/ou dos processos ciliares. Assim, o seio camerular é fechado pela periferia da íris.

No glaucoma primário de ângulo fechado (associado a bloqueio pupilar ou a íris em platô), o fechamento do seio camerular pode ocasionar elevação súbita da pressão intraocular (crise glaucomatosa de fechamento angular agudo), espontaneamente ou precipitada por agentes midriáticos. Nos casos de evolução crônica, desenvolvem-se extensas aderências da íris ao trabeculado (sinéquias anteriores periféricas) resultantes de crises agudas repetidas, as quais podem levar ao fechamento definitivo do seio camerular. A iridectomia cirúrgica ou iridotomia a *laser* tratam e previnem somente o bloqueio pupilar, mas não o mecanismo de fechamento angular associado a íris em platô.

Glaucoma adquirido secundário é em geral unilateral e associa-se a diversas condições, como inflamações, traumatismos, hemorragias, neoplasias e uso de corticosteroides. Patogeneticamente, os glaucomas secundários podem ser: (1) *glaucoma de ângulo fechado*, por: (a) sinéquias anteriores periféricas (goniossinéquias) associadas a uveíte; (b) glaucoma neovascular, em que a isquemia crônica da retina leva à formação de membrana fibrovascular que cresce e oclui o seio camerular. Nesses casos, essa membrana pode também cobrir a face anterior da íris (*rubeosis iridis*); (c) invasão epitelial da câmara anterior, quando, após traumatismos acidentais ou cirúrgicos, o epitélio escamoso córneo-conjuntival invade e atapeta a câmara anterior (Figura 31.24), fechando seu ângulo; (2) *glaucoma de ângulo aberto*, em que o seio camerular permanece aberto, como acontece quando há obstrução da malha trabecular por células (leucócitos, hemácias, células tumorais), por outras partículas (pigmentos, material pseudoesfoliativo, outras proteínas) ou por alteração intrínseca na malha trabecular (glaucoma traumático e glaucoma cortisônico). Pode haver também bloqueio pupilar, seja por formação de membranas pupilares como resultado da organização de hemorragias e de exsudatos, seja por sinéquia posterior extensa que bloqueia a passagem de humor aquoso pela pupila (seclusão pupilar). Nesses casos, o represamento de humor aquoso na câmara posterior leva a abaulamento da superfície da íris (*íris bombé*). Bloqueio pupilar pode dever-se a deslocamento anterior do cristalino (*glaucoma facotópico*) e a catarata intumescente (*glaucoma facomórfico*).

Massas e hemorragias intraoculares podem também deslocar estruturas da íris anteriormente e bloquear a pupila e o seio camerular. Fato semelhante ocorre no *glaucoma maligno* (síndrome de mal direcionamento do humor aquoso). Este glaucoma, que pode complicar cirurgia de catarata ou, mais comumente, de glaucoma, caracteriza-se por fluxo retrógrado de humor aquoso para a cavidade vítrea, expansão desta e subsequente deslocamento anterior do corpo ciliar e da íris, que culmina em diminuição da profundidade da câmara anterior e em fechamento do seu ângulo. Finalmente, glaucoma por aumento da pressão venosa episcleral pode associar-se a fístulas carotideocavernosas, a compressão por lesões expansivas na órbita ou à síndrome de Sturge-Weber (Quadro 31.3).

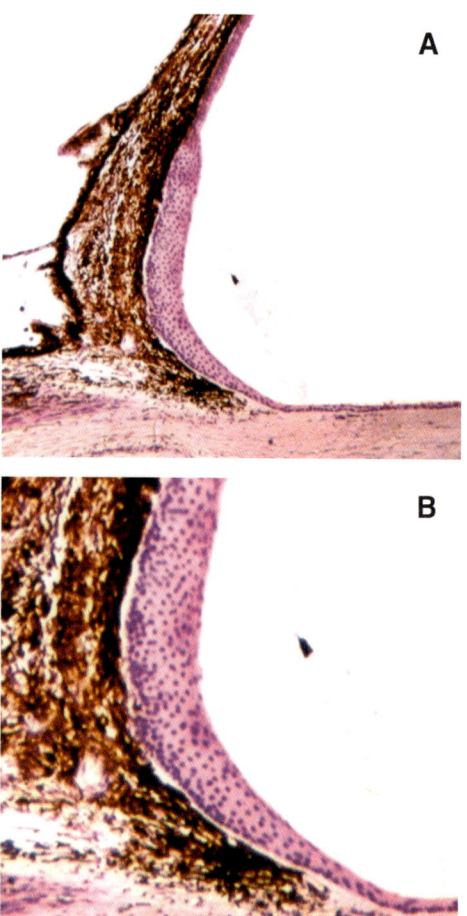

Figura 31.24 Glaucoma secundário. **A.** Epitélio estratificado escamoso cobrindo a face posterior da córnea, o ângulo da câmara anterior e a face anterior da íris. **B.** Detalhe do epitélio escamoso na câmara anterior.

Os efeitos do glaucoma sobre os componentes oculares variam de acordo com o tipo de glaucoma e com a duração e o grau de aumento da pressão intraocular. Em todos os casos, porém, há degeneração e perda de células ganglionares da retina e de seus axônios (que constituem a camada de fibras nervosas da retina e as fibras do nervo óptico), com escavação progressiva do disco óptico (Figura 31.25) e alterações do campo visual. Glaucoma congênito habitualmente cursa com aumento do tamanho do olho (buftalmia), além de edema e fibrose do estroma da córnea. Hipertensão ocular pode levar também a rupturas na membrana de Descemet (linhas de Haab). Em glaucoma agudo, há edema microbolhoso na córnea e isquemia das estruturas do segmento anterior, com necrose da íris (estroma, epitélio pigmentado e esfíncter) e do epitélio subcapsular anterior do cristalino. Após a crise, podem surgir atrofia iriana e opacidades subcapsulares anteriores no cristalino (*glaukomflecken*); a pupila pode ficar irregular, em midríase média, e pouco reativa. Elevação discreta ou moderada da pressão intraocular habitualmente não leva a essas alterações. Casos crônicos e avançados levam a perda progressiva das células endoteliais, culminando em ceratopatia bolhosa (e subsequente fibrose estromal), estafilomas esclerais (afilamento da esclera com exposição da úvea) e atrofia do trato uveal. Em caráter terminal, ocorrem atrofia e, finalmente, desorganização do bulbo ocular (*phthisis bulbi*).

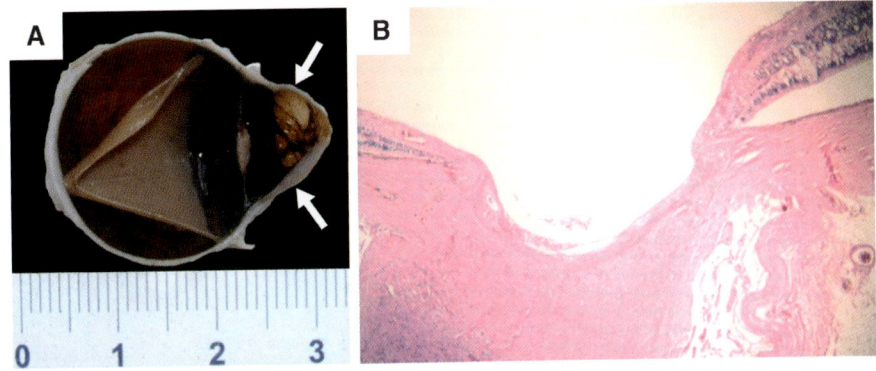

Figura 31.25 Glaucoma crônico. **A.** Buftalmia e estafiloma corneano (*setas*). Descolamento da retina não relacionado com o glaucoma. **B.** Escavação profunda do disco óptico.

■ Retina

As doenças da retina são muito importantes não somente pelo risco de baixa de visão que causam como também por poderem constituir manifestações oculares de diversas afecções sistêmicas.

Anomalias do desenvolvimento

Facomas são malformações hamartomatosas associadas frequentemente a lesões extraoculares e que fazem parte de síndromes clinicopatológicas bem definidas (facomatoses), entre as quais se incluem a doença de Bourneville (esclerose tuberosa), a doença de von Recklinghausen (neurofibromatose), a síndrome de Sturge-Weber (angiomatose encefalotrigeminal), a doença de von Hippel-Lindau (angiolipomatose), a síndrome de Louis-Bar (ataxia-telangiectasia) e a síndrome de Wyburn-Mason.

Na *esclerose tuberosa*, a lesão intraocular mais característica é a formação de placas e nódulos gliais na camada de fibras nervosas da retina e na cabeça do nervo óptico (hamartomas astrocíticos), às vezes simulando retinoblastoma. Neurofibromas, neuromas plexiformes da pálpebra, da órbita e da úvea e gliomas do nervo óptico são as lesões mais encontradas na *neurofibromatose*. Hemangioma da coroide e hemangioblastoma da retina constituem as lesões intraoculares mais usuais na *síndrome de Sturge-Weber*. Glaucoma ipsolateral, também frequente, acompanha tanto a síndrome de Sturge-Weber como a doença de von Recklinghausen.

A *síndrome de von Hippel-Lindau* caracteriza-se por hemangiomas capilares ou hemangioblastomas na retina. Estes manifestam-se como nódulos retinianos constituídos por vasos arteriais e venosos de grande calibre, com parede irregular e trajeto tortuoso, em conjunto com células gliais de citoplasma rico em lipídeos, com aspecto espumoso. Tal malformação leva com frequência a exsudação intra e/ou sub-retiniana, com descolamento seroso da retina e, eventualmente, hemorragia, fibrose e gliose. Em 25% dos casos, há hemangioblastoma cerebelar associado. Na *ataxia-telangiectasia* (síndrome de Louis-Bar), há vasos telangiectásicos na conjuntiva, além de alterações cutâneas e cerebelares. Na *síndrome de Wyburn-Mason*, são comuns fístulas arteriovenosas na retina e no tronco cerebral, associadas a nevos faciais e transtornos mentais. Tais vasos malformados são caracteristicamente muito tortuosos, dilatados e não pulsáteis.

Displasia retiniana é anomalia congênita que pode fazer parte de síndromes relacionadas com algumas trissomias (dos cromossomos 13, 15 ou 21) ou manifestar-se em olho malformado, sem um cortejo de anomalias sistêmicas, representando apenas uma diferenciação anômala do neuroectoderma. A retina displásica é constituída por estruturas tubulares e ductais ramificadas, representadas por elementos abortivos da camada de cones e bastonetes. Às vezes, pode ser confundida, clínica e histologicamente, com retinoblastoma.

Doença de Coats

Na doença de Coats, de etiologia desconhecida, formam-se vasos sanguíneos retinianos anômalos, telangiectásicos e com paredes laminadas, o que facilita o extravasamento de componentes sanguíneos e resulta em descolamento exsudativo da retina. A afecção ocorre sobretudo em crianças do sexo masculino, na primeira década de vida, sendo unilateral em 90% dos casos. Clinicamente, pode ser confundida com retinoblastoma. Os olhos enucleados (geralmente por suspeita de retinoblastoma) apresentam descolamento retiniano por acúmulo de exsudato lipoproteico amarelado e brilhante (Figura 31.26 A). O exsudato inflamatório, que é eosinofílico, PAS-positivo e contém numerosos macrófagos espumosos e cristais de colesterol, concentra-se na retina externa e preenche o espaço sub-retiniano (Figura 31.26 B).

Retinopatia da prematuridade

Retinopatia da prematuridade ocorre caracteristicamente em bebês prematuros e resulta de acentuada e peculiar sensibilidade do endotélio dos vasos sanguíneos ao oxigênio. Embriologicamente, a maior parte da retina periférica de fetos com 6 ou 7 meses de gestação é avascular. Nesse período, se a retina imatura é submetida a altas concentrações de oxigênio (p. ex., nascimento prematuro), ocorrem constrição e obliteração vascular, e a vascularização dessa porção retiniana periférica não se completa; tal alteração ocorre principalmente na retina temporal. Segue-se uma fase de neoformação vascular, cujos vasos neoformados acabam por se proliferar na superfície da retina sob o vítreo, podendo sangrar e levar a gliose e descolamento tracional da retina. Em casos mais graves, com descolamento total da retina e organização vítrea, forma-se massa brancacenta retrocristaliniana (fibroplasia retrolental), o que provoca leucocoria que simula retinoblastoma. Glaucoma secundário e *phthisis bulbi* são complicações terminais.

31

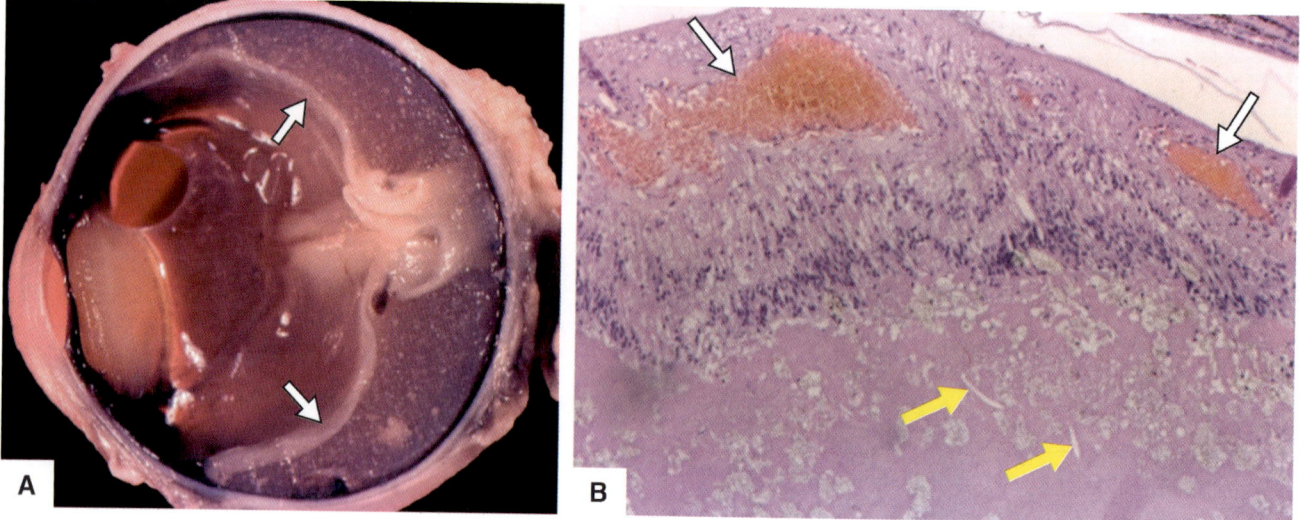

Figura 31.26 Doença de Coats. **A.** Exsudato sub-retiniano volumoso e brilhante, causando descolamento da retina (*setas*). **B.** Retina contendo vasos sanguíneos telangiectásicos (*setas brancas*) e exsudato sub-retiniano eosinofílico rico em macrófagos espumosos e fendas de colesterol (*setas amarelas*).

Retinopatia hipertensiva

Retinopatia hipertensiva é encontrada caracteristicamente em pacientes com hipertensão arterial crônica, sobretudo maligna ou acelerada, eclâmpsia, poliarterite nodosa e lúpus eritematoso sistêmico, em que se encontra redução progressiva da luz de arteríolas secundária a vasoespasmo e/ou a hialinização da parede vascular (arterioloesclerose). Tais alterações modificam o padrão da circulação sanguínea ao exame de fundo de olho, produzindo, inicialmente, constrição arteriolar que pode evoluir para o aspecto de vasos em *fios de cobre* e, nos casos mais avançados de hialinização da parede, de vasos em *fios de prata*.

As arteríolas espessadas podem comprimir as veias nos pontos de cruzamento dos dois vasos (entalhamento arteriovenoso ou cruzamentos arteriovenosos patológicos); são também frequentes áreas de microinfartos, principalmente na camada de fibras nervosas da retina, com formação de corpos citoides (fibras degeneradas), estruturas vistas ao exame fundoscópico como *manchas algodonosas*. Podem surgir ainda hemorragias nas camadas retinianas superficiais, associadas ou não a áreas de edema intersticial, com deposição de exsudatos lipídicos (*exsudatos duros*). Em pacientes com hipertensão arterial grave, particularmente maligna, pode surgir papiledema por aumento da pressão intracraniana.

Retinopatia diabética

O diabetes melito de longa duração constitui uma das causas mais importantes de cegueira no mundo todo. A doença evolui com alterações microvasculares progressivas que levam, depois de tempo variado, a microaneurismas, hemorragia, exsudação, isquemia retiniana e neovascularização (ver Figura 29.80). Outras alterações frequentes em pacientes com diabetes melito são espessamento na membrana basal do epitélio ciliar e vacúolos de glicogênio ao longo do epitélio pigmentado da íris.

Degenerações e distrofias retinianas

A *degeneração macular relacionada com a idade* (DMRI) é uma das principais causas de cegueira em países desenvolvidos. Embora sua etiologia permaneça desconhecida, existe uma multiplicidade de fatores genéticos, ambientais (incluindo fototoxicidade, tabagismo e aspectos nutricionais) e inflamatórios que parecem contribuir para a doença. A DMRI compromete principalmente as estruturas responsáveis pela nutrição dos fotorreceptores, incluindo o epitélio pigmentado da retina (EPR), a membrana de Bruch e a coriocapilar (camada vascular mais interna da coroide).

Na *forma seca da DMRI*, ocorrem inicialmente espessamento e depósitos nodulares na membrana de Bruch, conhecidos como drusas, associados a áreas com atrofia e outras de proliferação do EPR. Quando há também degeneração da retina externa, constitui a atrofia geográfica, que pode levar a significativa baixa de visão. Na *DMRI exsudativa* (*neovascular* ou *úmida*), ocorre também formação de membrana neovascular sub-retiniana (tipo 2) ou sub-EPR (tipo 1), que se insinua a partir da coroide através da membrana de Bruch. Tal membrana neovascular leva a sangramento e exsudação sub e intrarretinianos na região da mácula, também reduzindo sobremaneira a acuidade visual central. Nos estágios mais avançados, há considerável fibrose sub-retiniana e desorganização da retina externa, formando uma *cicatriz disciforme*. Outras doenças degenerativas podem ser causadas por medicamentos (p. ex., maculopatia por cloroquina), neoplasias e distúrbios metabólicos e genéticos.

As *distrofias retinianas* são doenças de base genética, bilaterais, que cursam com progressiva degeneração e atrofia da retina, com subsequente baixa de visão. A mais importante é a *retinose pigmentária* (*retinitis pigmentosa*), que se caracteriza oftalmoscopicamente pela tríade palidez do disco óptico, afilamento vascular e degeneração retiniana com formação de espículas pigmentadas na periferia da retina. A doença surge em geral por distúrbio relacionado com os genes de opsinas (moléculas-chave da cascata de transdução visual), o que leva a degeneração e morte progressiva dos fotorreceptores (principalmente dos bastonetes), com subsequente cegueira noturna e perda progressiva do campo visual, inicialmente periférico (escotoma anular) e mais tarde central.

Lesões traumáticas

Lesões traumáticas dos olhos e seus anexos podem ser cirúrgicas ou acidentais. Os traumatismos oculares acidentais dividem-se em fechados (com integridade da parede ocular) e abertos (com lesão da espessura completa da parede ocular). Estes últimos subdividem-se em traumatismos penetrantes (somente com ferida de entrada), perfurantes (com ferida de entrada e de saída) e rupturas do bulbo ocular (em que a compressão do olho leva a aumento agudo da pressão intraocular, com subsequente ruptura da esclera em áreas de maior fragilidade, mais comumente junto à inserção dos músculos retos).

Além dos danos diretos decorrentes do traumatismo, são frequentes alterações secundárias, como hemorragias intraoculares, uveíte traumática, glaucoma secundário, descolamento de retina, infecções, epitelização da câmara anterior e atrofia com desorganização do conteúdo ocular (*phthisis bulbi*). No exame histopatológico, deve ser sempre feita busca de corpos estranhos de permeio às estruturas oculares (fragmentos de metal, material orgânico, vidro, etc.). Infecção associada a corpos estranhos orgânicos (p. ex., fragmentos de madeira) em geral é grave, podendo levar a perda do olho afetado, principalmente em infecções fúngicas e por microrganismos de maior virulência (bactérias do gênero *Bacillus*). Além dessas, podem ocorrer outras complicações relacionadas com o traumatismo, como oftalmia simpática, endoftalmite facoanafilática, hemorragia intraocular, descolamento de retina, glaucoma secundário e *siderosis bulbi*, esta última quando há retenção de corpo estranho metálico rico em ferro.

Atrofia do bulbo ocular. *Phthisis bulbi*

Atrofia do bulbo ocular e *phthisis bulbi* (olho tísico) representam, respectivamente, estágio avançado e terminal de processos intraoculares degenerativos, inflamatórios, vasculares ou traumáticos. A atrofia decorre de redução na produção de humor aquoso secundária a disfunção (por hipotrofia) dos processos ciliares. Assim, há queda na pressão intraocular e subsequente redução do volume do bulbo ocular, inicialmente com relativa preservação da sua estrutura interna (atrofia do bulbo ocular), mas posteriormente com desorganização e fibrose do conteúdo ocular (*phthisis bulbi*); na fase avançada, pode haver calcificação distrófica ou ossificação (metaplasia óssea do epitélio pigmentado da retina) (Figura 31.27). Algumas vezes, a retina sofre gliose reacional (reação fibroglial), o que pode simular neoplasia intraocular.

■ Neoplasias intraoculares

▶ Neoplasias primárias

As neoplasias intraoculares primárias originam-se de componentes do bulbo ocular; as mais frequentes são *melanoma*, em adultos, e *retinoblastoma*, em crianças.

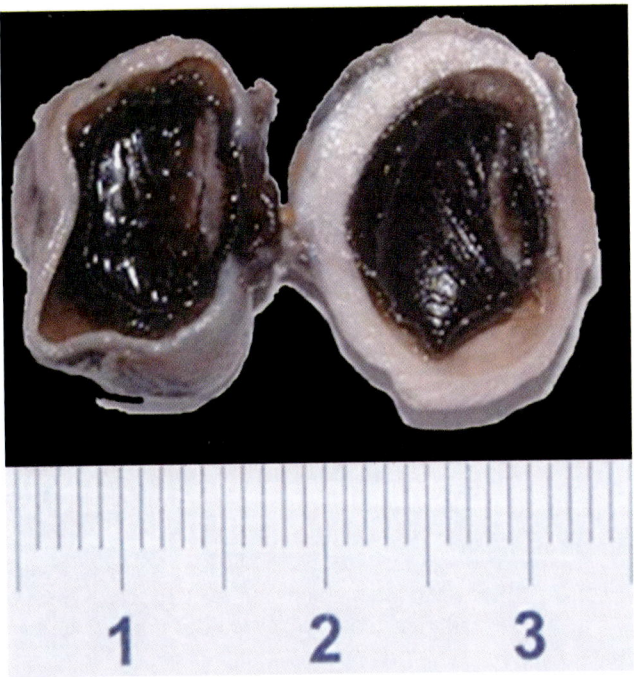

Figura 31.27 *Phthisis bulbi* (olho tísico). Bulbo ocular reduzido de volume, deformado e com esclera espessada. Nota-se desorganização do conteúdo intraocular, com fibrose extensa e focos de calcificação.

Melanocitoma

Melanocitoma (*naevus magnocellular*) constitui um subtipo raro de nevo intensamente pigmentado, derivado de melanócitos da crista neural, classicamente descrito no nervo óptico, porém raramente podem acometer íris, corpo ciliar ou coroide. Melanocitomas ocorrem em ampla faixa etária (média 40 a 45 anos), com pequena predominância em mulheres e, ao contrário de melanomas, são raros em caucasianos. Clinicamente, a lesão costuma ser assintomática (achado incidental em 70% dos casos), podendo cursar com borramento visual, alterações no campo visual e glaucoma secundário, este último especialmente nos casos com descamação de células ou pigmento melânico na câmara anterior, com obstrução da malha trabecular (glaucoma secundário melanocitomalítico).

Melanocitomas do nervo óptico apresentam-se com elevações enegrecidas em correspondência ao disco óptico, podendo apresentar extensão para as fibras neurais da retina, lâmina cribrosa ou mesmo envolvimento retrolaminar do nervo. Melanocitomas uveais formam nódulos cupuliformes localizados ou placas de crescimento difuso. Microscopicamente, tais lesões são constituídas por células poliédricas e globosas intensamente pigmentadas (Figura 31.28 A e B), com núcleos brandos e nucléolos inconspícuos, sem atividade mitótica. Técnicas de despigmentação são geralmente necessárias para permitir melhor visualização de detalhes nucleares (Figura 31.28 C). Melanocitomas podem sofrer necrose espontânea, infiltração de macrófagos e dispersão de pigmento melânico. O diagnóstico diferencial com outras lesões pigmentadas, incluindo nevos, melanoma e tumores do epitélio pigmentar, requer estreita correlação clínica com acompanhamento evolutivo por exames de imagem (biomicroscopia ultrassônica ou tomografia de coerência óptica) e, quando necessário, punção aspirativa por agulha fina ou biópsia.

31

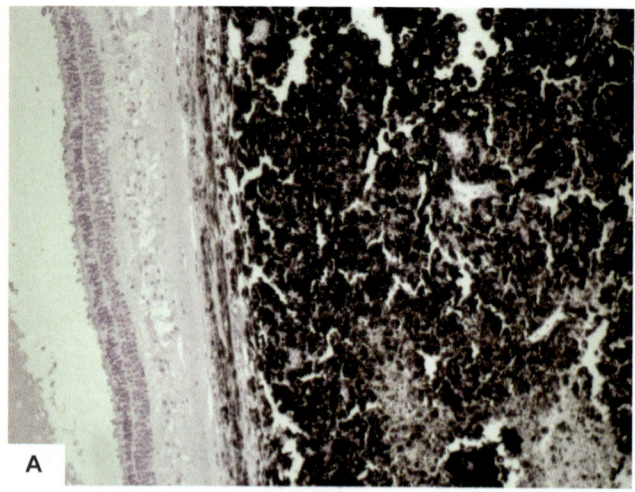

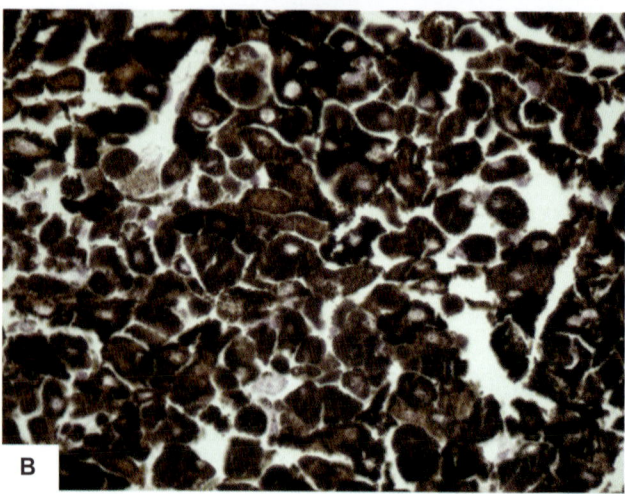

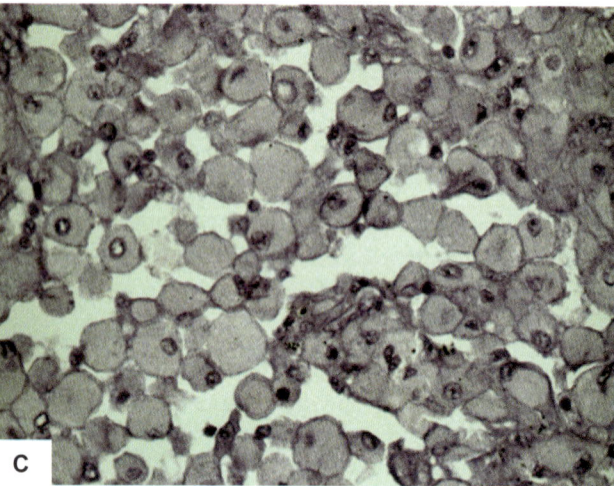

Figura 31.28 Melanocitoma. **A.** Aspecto microscópico mostrando espessamento em placa da coroide por células intensamente pigmentadas. **B.** Detalhe da região de espessamento, onde se veem células névicas globosas e intensamente pigmentadas. **C.** Mesma região de **B**, após técnica de despigmentação melânica. As células são globosas e não mostram atipias evidentes.

O prognóstico é excelente, com raros relatos de transformação maligna (1 a 2%), estes sobretudo quando existem mutações no gene *GNAQ*.

Melanoma

Melanoma uveal constitui a neoplasia maligna intraocular primária mais comum em adultos. O tumor pode originar-se de melanócitos presentes em qualquer porção do trato uveal (coroide = 80% dos casos, corpo ciliar = 12% e íris = 8%). Apesar de serem habitualmente esporádicos, muitos melanomas uveais desenvolvem-se a partir de um nevo preexistente, não sendo raro o encontro concomitante das duas lesões. Estima-se que, anualmente, um em cada 10 a 15 mil nevos da coroide sofra transformação maligna. Essa taxa é bem mais alta em casos de melanose ou melanocitose congênita (ocular ou oculodermal – nevo de Ota): cerca de um em 400 ao longo da vida. Os melanomas uveais são muito mais frequentes em indivíduos caucasianos (8 a 9 vezes mais), com pico de incidência entre a sexta e a sétima décadas de vida. Os principais fatores de risco incluem: indivíduos de pele clara e íris clara (olhos azuis), síndrome do nevo displásico e síndrome de predisposição tumoral BAP1. Ao contrário dos melanomas de pele, o papel da exposição à radiação ultravioleta não é bem definido.

A apresentação clínica do melanoma uveal depende da sua localização. Quando na íris, geralmente é percebido pelo próprio paciente (ou por pessoas de seu contato), como mancha pigmentada. Assim, o diagnóstico costuma ser mais precoce do que o de melanomas do corpo ciliar ou da coroide. Os primeiros levam a sintomas visuais apenas tardiamente, quando já são volumosos. Na coroide, podem manifestar-se antes, particularmente quando acometem o polo posterior e se associam a descolamento exsudativo da retina, com perda do campo visual e baixa de visão. Outras complicações menos comuns que levam a manifestações tardias incluem sangramento na cavidade vítrea, catarata, glaucoma e uveíte, esta principalmente em tumores com necrose extensa. Uma parcela de melanomas uveais é descoberta acidentalmente ao exame anatomopatológico de olhos cegos e dolorosos, enucleados por outras razões (glaucoma absoluto, hemorragia intraocular maciça, endoftalmite). Assim, em olhos sem visão, é fundamental que se investigue a presença de melanoma oculto, antes da cirurgia. Quando esta estiver indicada, prefere-se enucleação à evisceração, pelo fato de a primeira permitir pronta detecção do tumor e completa remoção da lesão.

Melanoma da coroide forma massa discoide, geralmente pigmentada, que cresce entre a esclera e a retina. Quando rompe a membrana de Bruch, o tumor invade o espaço sub-retiniano e adquire forma de cogumelo, levando com frequência a descolamento exsudativo da retina (Figura 31.29 A). Melanomas do corpo ciliar podem ser cupuliformes ou circunferenciais (melanomas em anel).

Microscopicamente, os melanomas uveais podem ser divididos de acordo com a classificação de Callender, que tem significado prognóstico importante. Três tipos celulares são reconhecidos (Figura 31.29 B a D): (a) células fusiformes do tipo A (hoje reconhecidas como prováveis células névicas, distintas do tipo B pela ausência de nucléolos); (b) células fusiformes do tipo B (com nucléolo proeminente); (c) células epitelioides. Quando há combinação de células epitelioides e células fusiformes, fala-se em melanoma misto. A classificação de Callender inclui também: (a) melanoma do tipo fascicular, formado por células fusiformes do tipo B cujos núcleos se organizam perpendicularmente a vaso central (vasocêntrico) ou por outras células fusiformes (geralmente do tipo A) organizadas em feixes, com núcleos alinhados formando paliçadas (Verocay-símile); (b) tumores com necrose extensa em que não é possível fazer a distinção do tipo celular; neste último, pode haver regressão espontânea do tumor.

31

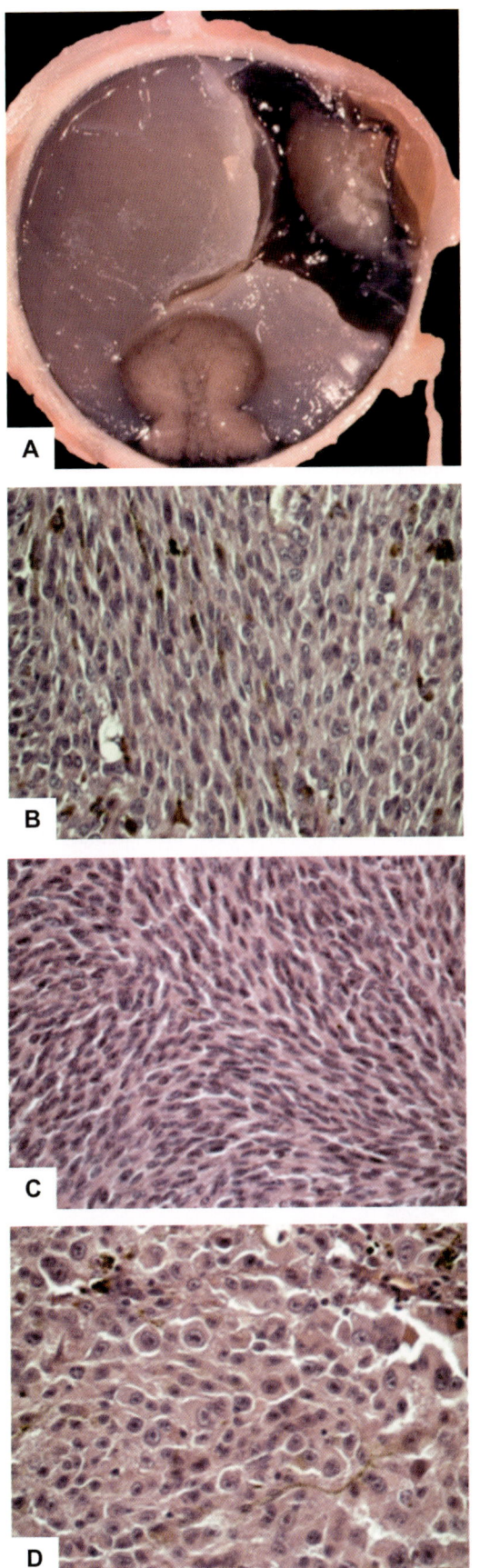

A célula fusiforme do tipo A é afilada e tem núcleo pequeno e fusiforme, sem nucléolo; nela existe caracteristicamente uma prega longitudinal na membrana nuclear que forma uma estria (ou barra) longitudinal de cromatina. Figuras de mitose são infrequentes. Em geral, esse aspecto citológico não sugere malignidade, de modo que há tendência a classificar como nevos os tumores constituídos exclusivamente por esse tipo celular, especialmente quando pequenos e em topografia de íris.

A célula fusiforme do tipo B é maior e mais pleomórfica e possui um grande núcleo ovoide, em geral com nucléolo evidente. Figuras de mitose são mais frequentes. Ambos os tipos celulares fusiformes costumam estar presentes concomitantemente em uma mesma neoplasia, variando a proporção relativa entre um tipo celular e outro, de área para área.

As células epitelioides são globosas e maiores que as fusiformes e têm forma mais irregular, com menos coesividade que as células fusiformes. O citoplasma é abundante, e multinucleação é frequente. O núcleo é volumoso, ovoide e central, e o nucléolo é proeminente e em geral eosinofílico. Em alguns casos, núcleos de aspectos bizarros podem ser vistos. Além do tipo epitelioide clássico, existe um pequeno número de casos em que a população celular assume aspecto de células epitelioides de pequeno volume. Quando há combinação de células fusiformes e epitelioides na mesma lesão, o tumor é classificado como misto.

Do ponto de vista prático, o que pode ser extraído da classificação citológica de Callender é que o melanoma de células fusiformes é tumor menos agressivo, enquanto o melanoma de células epitelioides, em especial, e também o misto, representam neoplasias potencialmente mais agressivas, com marcada tendência a metastatização precoce. É bom lembrar que é pouco comum a presença de um único tipo celular; em geral, há concomitância dos tipos celulares básicos, sendo a classificação feita de acordo com a população celular predominante.

Além do tipo celular, o prognóstico dos melanomas uveais depende sobretudo do tamanho do tumor e do local de seu crescimento. De modo geral, quanto maior a neoplasia, pior é o prognóstico. Quanto à localização, os melanomas que surgem na íris têm melhor prognóstico; isso é particularmente verdadeiro em melanomas pequenos, diagnosticados na fase inicial e tratados convenientemente por iridectomia ou iridociclectomia. Melanomas da coroide, especialmente do corpo ciliar, independentemente do padrão citológico tendem a ter crescimento mais acelerado, comprimindo e descolando a retina e, com menor frequência, crescendo no sentido da órbita.

Também pioram o prognóstico presença de necrose, atividade mitótica elevada (que se correlaciona com maior rapidez de crescimento), nucléolos evidentes, maior vascularização do tumor e infiltração intratumoral por linfócitos. A intensidade de pigmentação não influi no prognóstico. Invasão de estruturas intraoculares (especialmente dos canais esclerais e das veias vorticosas) e extensão extraescleral também se associam a pior prognóstico. São também preditivos de metástases certas aberrações cromossômicas, em especial monossomia do cromossomo 3, e expressão de alguns microRNAs (ver Capítulo 10). Do ponto de vista molecular, os melanomas uveais apresentam, como eventos precoces, mutações em genes controladores da proteína G (GNAQ e GNAC11), diferentemente dos melanomas cutâneos, que se associam a mutações no gene *BRAF*. Mutações subsequentes associam-se a várias classes de risco para metastatização: mutações nos genes *EIF1AX* (classe 1A, baixo risco), *SF3B1* (classe 1B, risco intermediário) e *BAP1* (classe 2, risco elevado), a última frequentemente associada à monossomia do cromossomo 3.

Figura 31.29 Melanoma uveal. **A.** Massa pigmentada em forma de cogumelo, originada na coroide. **B.** Células fusiformes tipo A de Callender. **C.** Células fusiformes tipo B de Callender. **D.** Células epitelioides.

31

Estudos imuno-histoquímicos podem ser necessários para se determinar a origem melanocítica de lesões não pigmentadas. Os melanomas uveais são geralmente positivos para as proteínas S-100, HMB-45, Melan-A/MART-1, vimentina e ceratinas de baixo peso molecular.

Os melanomas uveais disseminam-se localmente para a órbita através dos canais esclerais, podendo ainda infiltrar-se no nervo óptico. As metástases, muitas vezes tardias, ocorrem pela via sanguínea principalmente para fígado (90%), pulmões (24%) e ossos (16%). A média de sobrevida após a detecção de metástases é de 4 a 17 meses. Enucleação é o tratamento mais empregado na maioria dos melanomas uveais grandes e naqueles com glaucoma secundário. O *Collaborative Ocular Melanoma Study* mostrou resultados semelhantes com radioterapia da órbita para esses tumores. Em tumores menores, braquiterapia e termoterapia transpupilar são alternativas eficazes, possibilitando a preservação do bulbo ocular. Exenteração é reservada apenas para os casos de invasão maciça da órbita.

Retinoblastoma

O retinoblastoma, que é a neoplasia maligna intraocular primária mais comum na infância, origina-se de células retinianas não completamente diferenciadas (retinoblastos), oriundas da camada interna do cálice óptico. Retinoblastos podem diferenciar-se em fotorreceptores ou células de Müller; em retinoblastomas, a diferenciação em geral ocorre no sentido da linhagem celular de cones. Em geral, o tumor não é percebido clinicamente até que atinja volume considerável. Na maioria dos casos, o diagnóstico é feito entre 1 e 2 anos de idade.

Embora a maioria (60%) dos casos seja de manifestação esporádica, sem história familial, nos restantes o tumor tem componente hereditário bem definido (ver Genes supressores de tumor, Capítulo 10). Na forma hereditária, a neoplasia é multicêntrica e frequentemente bilateral, podendo ocorrer ainda o chamado retinoblastoma "trilateral", em que tumores retinianos bilaterais são concomitantes com tumor citologicamente semelhante localizado na região da glândula pineal ("terceiro olho filogenético").

Pacientes com retinoblastoma apresentam leucocoria (reflexo pupilar branco, Figura 31.30 A) e, menos frequentemente, estrabismo (nos casos em que o tumor ocupa a região da mácula). Hiperemia ocular e buftalmia associam-se a glaucoma secundário. Em casos avançados, com invasão da órbita, a manifestação inicial pode ser proptose (simulando celulite orbitária) ou massa exofítica, exteriorizando-se através das pálpebras.

Oftalmoscopicamente, o retinoblastoma pode ser plano ou elevado. Sobretudo no tumor hereditário, são frequentes focos multicêntricos. O tumor pode protrundir na cavidade vítrea (padrão endofítico), com disseminação frequente em forma de sementes vítreas, ou crescer entre a retina neurossensorial e o epitélio pigmentado (padrão exofítico). São comuns focos de necrose e de calcificação distrófica (Figura 31.30 B), sendo estes últimos perceptíveis à ecografia, à radiografia simples do olho e, em especial, à tomografia computadorizada. Raramente, o tumor provoca espessamento difuso da retina (padrão infiltrativo difuso).

Histologicamente, a neoplasia é constituída por massas densas de células basófilas de pequeno volume, com núcleo esférico e hipercromático e citoplasma escasso. Nas formas mais diferenciadas, observam-se arranjos em rosetas de Flexner-Wintersteiner (formando luz central) ou em floretes (estruturas em forma de bulbo, semelhantes aos segmentos internos dos fotorreceptores) (Figura 31.30 C e D). A consideração prática mais importante que se deve ter ao examinar um olho enucleado por retinoblastoma é verificar se há invasão do nervo óptico e determinar o nível de invasão (até a lâmina cribrosa, além da lâmina cribrosa, mas sem atingir a margem de ressecção, ou se invade essa margem).

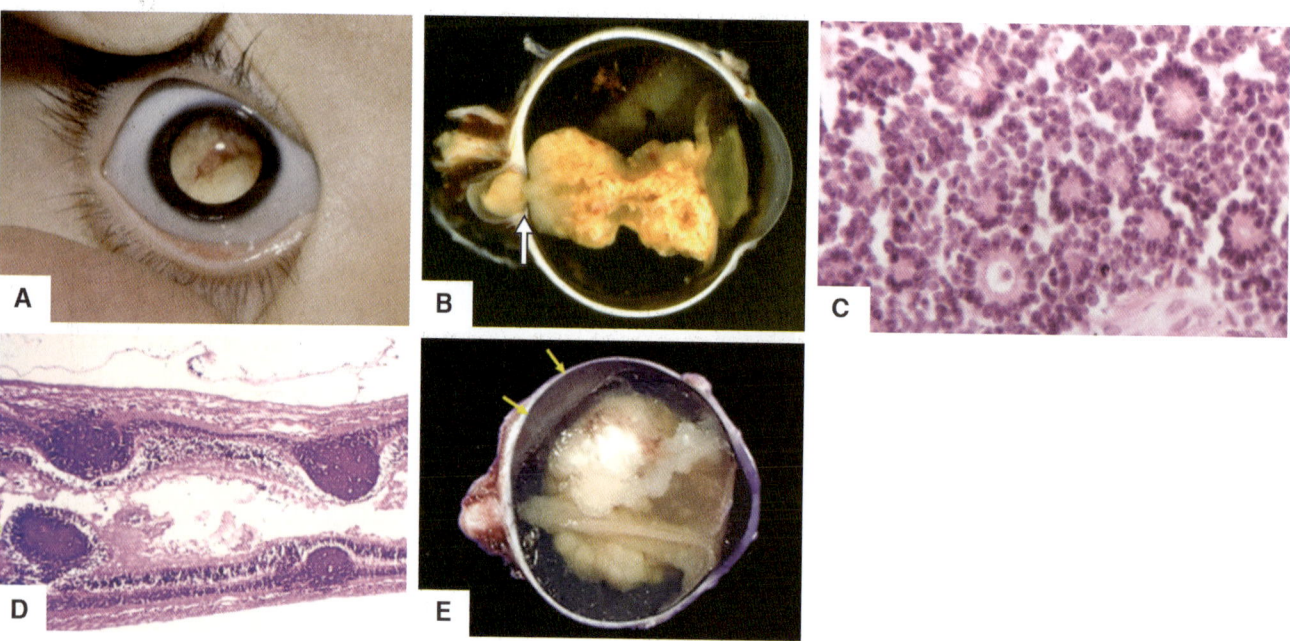

Figura 31.30 Retinoblastoma. **A.** Leucocoria. **B.** Massa intraocular brancacenta, necrótica e calcificada, infiltrando-se no nervo óptico (*seta*). **C.** Retinoblastoma bem diferenciado, com células pequenas formando rosetas de Flexner-Wintersteiner. **D.** Retinoblastoma multicêntrico (hereditário). **E.** Retinoblastoma com infiltração maciça da coroide (*setas*).

O prognóstico é reservado nos tumores com invasão do nervo óptico até a margem de ressecção, bem como naqueles que se estendem além da lâmina cribrosa ou invadem o espaço subaracnóideo. Nesses casos, há forte tendência a extensão das células neoplásicas para o sistema nervoso central e disseminação liquórica. Infiltração maciça da coroide maior que 3 mm, invasão escleral, invasão de malha trabecular/canal de Schlemm, neovascularização da íris com glaucoma secundário e extensão extraocular (Figura 31.30 E) são outros indicadores de prognóstico desfavorável.

Na maioria dos casos de tumor unilateral, o diagnóstico é feito somente quando a neoplasia atinge tamanho considerável, devendo o olho ser enucleado. Em casos avançados, com invasão do nervo óptico ou da coroide ou com extensão extra-escleral, indica-se quimioterapia sistêmica. Em retinoblastoma bilateral, o olho menos acometido é tratado com irradiação combinada com quimioterapia sistêmica, tentando-se com isso preservar a visão. Recentemente, resultados animadores com preservação do bulbo ocular têm sido obtidos mediante quimioterapia intra-arterial, com canulação seletiva e injeção do agente quimioterápico na artéria oftálmica.

Linfoma

Linfoma primário intraocular é linfoma não Hodgkin de grandes células B que acomete em especial indivíduos com mais de 60 anos (pode ocorrer também em pessoas jovens com AIDS). O tumor tem forte associação com linfoma no sistema nervoso central (até 80% dos pacientes acabam desenvolvendo também o tumor no encéfalo). Em pacientes com neoplasia primária no SNC, 25 a 40% apresentam acometimento ocular. Caracteristicamente, a doença ocular manifesta-se em forma de infiltração celular no corpo vítreo (simulando uveíte), geralmente bilateral e associada a múltiplos focos de células neoplásicas, de localização profunda na retina sob o epitélio pigmentado. Posteriormente, ocorrem infiltração de células neoplásicas e necrose isquêmica na retina, em razão de vasculopatia oclusiva, o que pode simular retinite/retinocoroidite infecciosa.

O diagnóstico faz-se por exame microscópico do vítreo, confirmado por fenotipagem imuno-histoquímica que mostra neoplasia monoclonal de linfócitos B. Em casos de exame negativo do vítreo, pode ser necessária biópsia coriorretiniana.

Meduloepitelioma

Meduloepitelioma é neoplasia embrionária rara, origina-se do neuroepitélio e recapitula elementos da vesícula óptica primitiva. O tumor, localizado quase sempre no corpo ciliar, manifesta-se na primeira década de vida (idade média de 5 anos). As manifestações clínicas mais frequentes são glaucoma secundário, leucocoria e perda visual secundária a catarata ou subluxação cristaliniana.

Macroscopicamente, a neoplasia forma massa de coloração branco-acinzentada, com pigmentação variável, que compromete inicialmente o corpo ciliar. Microscopicamente, o tumor é constituído por neuroepitélio primitivo contendo elementos que se assemelham ao epitélio pigmentado da retina, epitélio ciliar (pigmentado e não pigmentado) e neurônios imaturos. Em 60 a 70% dos casos, a lesão tem componente cístico. Meduloepiteliomas podem ser benignos (33%) ou malignos (67%), teratoides (33%) ou não teratoides (67%). As variantes teratoides contêm elementos heterólogos, como cartilagem, músculo esquelético e tecido encefálico.

Outras neoplasias

Adenomas e adenocarcinomas do epitélio ciliar são raros e mais prevalentes em adultos. Histologicamente, são constituídos por epitélio pigmentado ou não pigmentado que forma estruturas tubulopapilíferas às vezes permeadas por material mucopolissacarídeo (semelhante a vítreo). Ao contrário do meduloepitelioma, elementos neuroepiteliais primitivos e neuroblásticos estão ausentes. Neoplasias adquiridas do epitélio ciliar são geralmente pequenas e de bom prognóstico.

▶ Neoplasias metastáticas

Carcinomas metastáticos no olho são relativamente comuns em adultos e mais frequentes do que as neoplasias malignas intraoculares primárias. Tal fato é comprovado por exames histopatológicos de peças de enucleação ou de olhos obtidos em necrópsias, principalmente em hospitais oncológicos.

As neoplasias primárias que mais dão metástases oculares são carcinomas da mama e broncopulmonar, seguindo-se carcinomas do trato digestivo e do rim. Às vezes, as metástases oculares são a manifestação inicial de uma neoplasia primária até então oculta. Nesses casos, o padrão histológico nas metástases pode sugerir a sede do tumor primitivo.

Em geral, os tumores metastáticos chegam ao bulbo ocular através da coroide e do corpor ciliar ou, mais raramente, através da íris. Espessamento difuso da coroide, em ambos os lados do nervo óptico, é aspecto comum de crescimento de metástases oculares. Metástases podem formar grandes massas intraoculares, frequentemente com descolamento seroso da retina, lembrando melanoma uveal.

Linfomas e leucemias podem envolver secundariamente os olhos e as estruturas extraoculares. Acometimento ocular é relatado em até cerca de 50% dos casos fatais de leucemias e outras doenças mieloproliferativas, afetando principalmente o trato uveal.

■ Órbita

A órbita é uma cavidade de forma piramidal delimitada por paredes ósseas que contém o bulbo ocular e seus anexos (inclusive os músculos extraoculares e a glândula lacrimal), além de tecidos fibroso e adiposo, vasos sanguíneos e nervos.

Inúmeros processos inflamatórios, neoplásicos e degenerativos podem acometer os tecidos orbitários. Além disso, a órbita pode ser também sede de depósitos. O Quadro 31.4 lista as principais doenças/lesões da órbita por faixa etária. Quando a lesão ocupa espaço na órbita, o olho pode sofrer deslocamento anterior e protrusão pela fenda palpebral (proptose). Na orbitopatia de Graves, tal deslocamento recebe o nome de exoftalmia.

Anomalias do desenvolvimento

Angioma

Angiomas são tumores orbitários relativamente comuns, sendo os hemangiomas mais frequentes do que os linfangiomas. Em crianças, os hemangiomas estendem-se para as pálpebras ou apresentam-se difusamente nos tecidos orbitários,

Quadro 31.4 Principais doenças da órbita em adultos e em crianças

Crianças	Adultos
Celulite orbitária	Orbitopatia de Graves
Pseudotumor inflamatório	Pseudotumor inflamatório
Cistos dermoide/epidermoide	Tumores dos seios da face
Hemangioma capilar	Tumores metastáticos
Linfangioma	Hemangioma cavernoso
Rabdomiossarcoma	Tumores da glândula lacrimal
Glioma do nervo óptico	Linfoma
Neurofibroma	Meningioma
Sarcoma granulocítico	Mucocele dos seios da face
Tumores metastáticos	Cisto dermoide/epidermoide

tornando sua exérese completa praticamente impossível. Em geral, ocorre remissão espontânea desses hemangiomas ainda na primeira infância. Em adultos, tais tumores são geralmente bem delimitados, o que torna mais fácil sua remoção cirúrgica. Em crianças, o hemangioma capilar é o mais comum; em adultos, predomina o hemangioma cavernoso (ver Capítulo 16). Linfangiomas, embora benignos, são mal delimitados e apresentam recidivas frequentes após ressecção incompleta.

Neoplasias de nervos periféricos

Os tumores de nervos periféricos que se manifestam na órbita são lesões hamartomatosas que, na maioria dos casos, representam manifestações da doença de von Recklinghausen; raramente, tais lesões aparecem como manifestação isolada.

► Manifestações orbitárias em doenças sistêmicas

Orbitopatia de Graves

A orbitopatia de Graves constitui a principal causa de protrusão do bulbo ocular em adultos (exoftalmia). Do ponto de vista funcional, os pacientes apresentam hiper, hipo ou normotireoidismo; mais frequentemente, exoftalmia associa-se a hipertireoidismo (doença de Graves, ver Capítulo 29). Trata-se de distúrbio autoimune em que os pacientes apresentam autoanticorpos contra proteínas da musculatura extraocular. Embora geralmente bilateral, pode haver acometimento orbitário unilateral, sendo importante o diagnóstico diferencial com neoplasias orbitárias. Histologicamente, o que chama atenção são edema difuso devido ao aumento de substância amorfa intercelular (glicosaminoglicanos) e infiltrado mononuclear nos tecidos orbitários; os músculos extraoculares exibem espessamento (Figura 31.31 A) e fibras aumentadas de volume, com focos de degeneração e de hialinização.

Os pacientes apresentam exoftalmia (Figura 31.31 B), proptose e retração da pálpebra superior por aumento do tônus simpático. Algumas vezes, ocorre sofrimento acentuado dos constituintes oculares, por compressão e exposição prolongada da superfície ocular em decorrência da exoftalmia. Nos casos mais graves, pode ocorrer luxação do bulbo ocular.

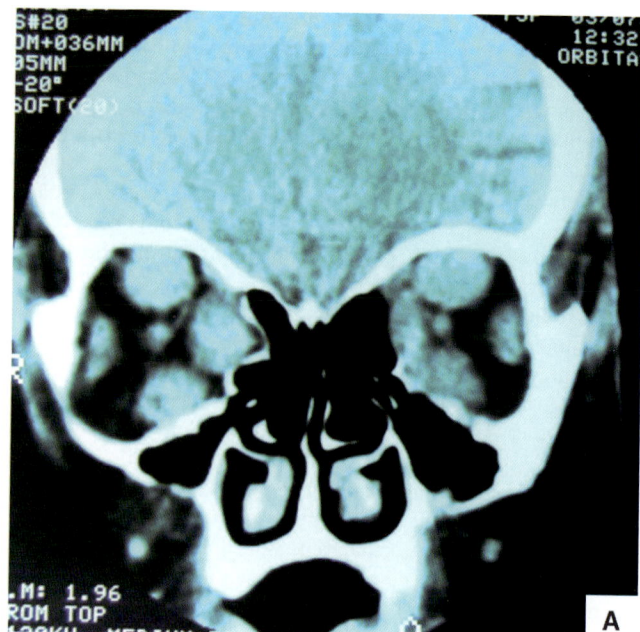

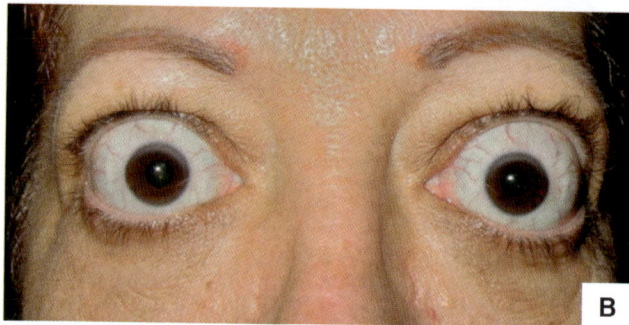

Figura 31.31 Orbitopatia de Graves. **A.** Tomografia computadorizada mostrando espessamento dos músculos extraoculares, bilateralmente. **B.** Exoftalmia e retração das pálpebras superiores. (Cortesia da Dra. Ana Rosa Pimentel de Figueiredo, Belo Horizonte-MG.)

Histiocitoses

Pertencem a este grupo histiocitose de células de Langerhans (doença de Hand-Schüller-Christian), doença de Rosai-Dorfman, doença de Erdheim-Chester, xantogranuloma do adulto, xantogranuloma juvenil e xantogranuloma necrobiótico. Tais afecções raramente causam proptose, uni ou bilateral, mas na doença de Hand-Schüller-Christian proptose é um dos principais achados clínicos.

A *doença de Rosai-Dorfman*, também conhecida como histiocitose sinusal com linfadenopatia maciça, é proliferação histiocitária benigna, de causa desconhecida, mais frequente em jovens de cor negra. Os casos clássicos caracterizam-se por linfonodomegalia volumosa, geralmente cervical, acompanhada de febre, leucocitose e gamopatia policlonal. Acometimento extranodal é relatado em 28 a 43% dos casos, incluindo órbita, tecidos moles da pálpebra e bulbo ocular (Figura 31.32 A e B). A doença forma massas constituídas por histiócitos volumosos, linfócitos, plasmócitos e tecido fibroso, sendo característico o encontro de histiócitos englobando células inflamatórias – emperipolese (Figura 31.32 C). Os histiócitos são positivos para proteína S-100 e, ao contrário da histiocitose de células de Langerhans, negativos para CD1a. O prognóstico é geralmente bom.

31

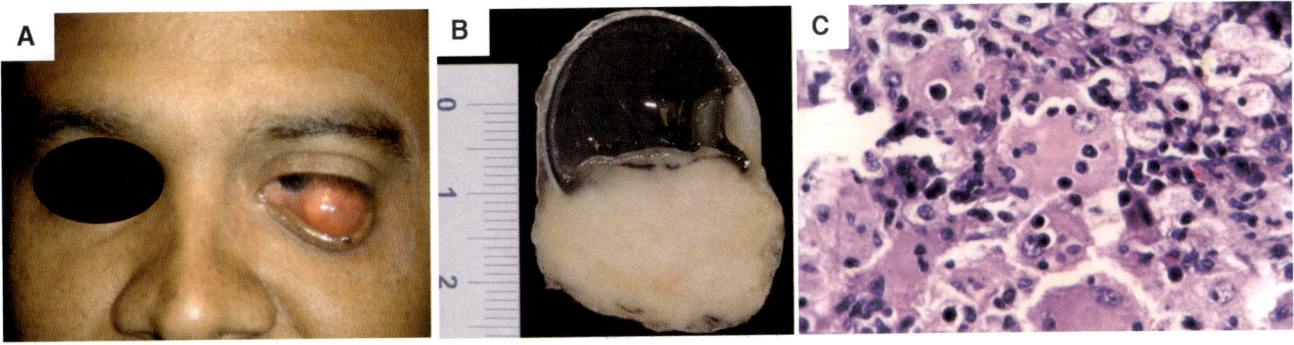

Figura 31.32 Doença de Rosai-Dorfman ocular. **A.** Massa subconjuntival temporoinferior, rechaçando o bulbo ocular. (Cortesia do Dr. Célio Sérgio Guimarães Ferreira e da Dra. Eliane Prosdócimo Lamounier, Belo Horizonte-MG.) **B.** Lesão esbranquiçada, com aderência e infiltração do bulbo ocular. **C.** Aspecto microscópico, mostrando infiltrado linfoplasmocitário e macrófagos englobando células inflamatórias (emperipolese).

A *doença de Erdheim-Chester* é histiocitose idiopática rara, com maior prevalência entre a quinta e a sétima décadas de vida e elevada mortalidade, caracterizada por comprometimento ósseo, geralmente simétrico, que leva à osteoesclerose (histiocitose esclerosante poliostótica). Acometimento extraósseo é relatado em diversos órgãos, inclusive pulmões, coração, retroperitônio, mama, sistema nervoso e globos bulbos oculares (pálpebra e órbita). A doença forma massas de histiócitos xantomizados, com tendência a fibroesclerose progressiva.

O *xantogranuloma juvenil* corresponde a proliferação histiocitária benigna que acomete geralmente crianças (80% abaixo de 2 anos) e manifesta-se como pápulas cutâneas avermelhadas ou pardo-amareladas na cabeça, no pescoço, tronco e extremidade dos membros, com tendência a regressão espontânea. O olho é um dos sítios extracutâneos mais frequentes, podendo haver comprometimento da íris e da câmara anterior, com hifema e glaucoma secundário. Microscopicamente, encontram-se macrófagos xantomizados, células gigantes do tipo Touton e infiltrado inflamatório com frequentes eosinófilos (Figura 31.33).

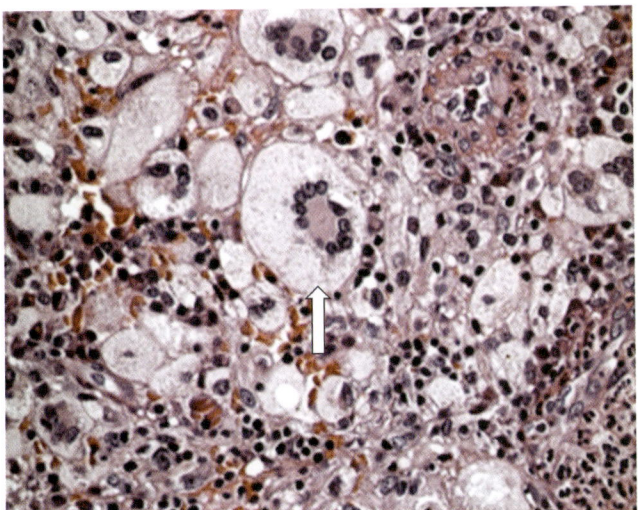

Figura 31.33 Xantogranuloma juvenil. Aspecto microscópico mostrando histiócitos xantomizados, células gigantes multinucleadas tipo Touton (*seta*) e infiltrado inflamatório misto.

O *xantogranuloma do adulto*, que é a forma menos agressiva de lesões xantogranulomatosas da órbita, caracteriza-se pelo acúmulo de histiótitos xantomizados na porção anterior e pré-septal da órbita. Alguns pacientes apresentam manifestações asmatiformes.

O *xantogranuloma necrobiótico* constitui processo inflamatório com placas amareladas e ulceradas envolvendo as pálpebras e a porção anterior da órbita, às vezes acompanhado de episclerite, ceratite e uveíte. A doença acomete adultos (pico na sexta década), havendo associação com doenças autoimunes, paraproteinemias monoclonais, linfomas e mieloma múltiplo. Microscopicamente, encontra-se inflamação xantogranulomatosa e granulomas necrobióticos.

Inflamações

A órbita pode ser acometida por extensão de lesões primariamente localizadas na face, no nariz, nos seios da face, nos ossos orbitários, no sistema nervoso central e no bulbo ocular. *Inflamações granulomatosas*, como tuberculose, sarcoidose e *poliangiite com granulomas*, são raras na órbita. *Inflamações crônicas inespecíficas* (*pseudotumor inflamatório idiopático*), muito mais prevalentes, representam um grupo heterogêneo dos pontos de vista etiológico e patogenético. As características morfológicas são: (a) massa orbitária de consistência firme, que frequentemente acomete estruturas oculares; (b) reação tecidual, com edema, neoformação vascular, proliferação e hialinização de tecido conjuntivo fibroso, infiltrado inflamatório de polimorfo e mononucleares; (c) ausência de agentes etiológicos demonstráveis morfologicamente ou de qualquer outro elemento diagnóstico específico. Em alguns pacientes, há intensa hiperplasia linfoide reacional que simula linfoma orbitário. A proliferação linfoide pode assumir aspecto difuso ou folicular, tornando sua diferenciação com linfomas às vezes difícil. Além dos elementos morfológicos habituais, os critérios utilizados na diferenciação baseiam-se em marcadores imuno-histoquímicos.

Algumas vezes, o quadro clínico do pseudotumor inflamatório assemelha-se muito à exoftalmia da orbitopatia de Graves. Outras vezes, surge necrose do tecido adiposo orbitário. Também podem aparecer áreas com depósitos de cristais de colesterol de permeio a células gigantes multinucleadas e macrófagos com citoplasma espumoso. Outras vezes, domina o quadro uma angiite de tipo alérgico, com numerosos eosinófilos e mastócitos que se infiltram na parede vascular. Em sua maioria, os

31

pacientes encontram-se entre a terceira e a quinta décadas de vida e exibem bom estado geral, sem doença sistêmica. A proptose tem rápida e súbita evolução, às vezes acompanhada de dor e edema palpebral. Diplopia aparece por restrição da motilidade ocular. A acuidade visual não é habitualmente afetada, salvo nos casos de compressão do nervo óptico.

Doença orbitária relacionada com a IgG4

A doença esclerosante relacionada com a IgG4 é entidade de caracterização relativamente recente, de provável natureza autoimune, caracterizada por inflamação esclerosante com infiltrado rico em plasmócitos IgG4-positivos (ver Capítulo 11). Trata-se de doença sistêmica com pico de incidência na quinta e sexta décadas de vida, podendo acometer diversos órgãos, incluindo pâncreas, glândulas salivares, linfonodos, trato hepatobiliar, pulmões, pele e retroperitônio. Na região periocular, a doença afeta principalmente as glândulas lacrimais e os tecidos moles da órbita, incluindo a musculatura extraocular, sendo responsável por até 50% dos pseudotumores inflamatórios da órbita. O envolvimento simultâneo de glândulas lacrimais, glândulas submandibulares e parótidas constitui a *doença de Mikulicz*. Os pacientes apresentam proptose com ou sem diplopia, além de elevação dos níveis séricos de IgG, IgG4, IgE e globulinas. Microscopicamente, a lesão é formada por massa de tecido fibroso com padrão estoriforme, com infiltrado linfoplasmocitário, ocasionais eosinófilos, folículos linfoides reacionais e reação xantogranulomatosa (Figura 31.34 A). Na glândula lacrimal, o diagnóstico requer pelo menos 100 plasmócitos IgG4-positivos por campo de grande aumento e relação de IgG4/IgG superior a 0,4 (Figura 31.34 B). Em geral, há boa resposta à corticoterapia, exceto em lesões mais antigas e com intensa esclerose.

Mucormicose

A *mucormicose* ou *ficomicose* acomete a órbita como infecção oportunista, especialmente em indivíduos imunossuprimidos, diabéticos descompensados ou com algum tipo de imunodeficiência. Mucormicose subcutânea raramente acomete a órbita; o envolvimento desta ocorre por extensão de inflamação dos seios da face. O quadro inflamatório é devastador, com invasão da parede vascular pelos fungos e extensas áreas de necrose. O infiltrado inflamatório é rico em polimorfonucleares, havendo ainda arterite/tromboflebite e áreas de necrose; pode haver reação granulomatosa necrosante. O exame microscópico mostra hifas não septadas, de paredes espessas e formas irregulares.

Neoplasias

Neoplasias mesenquimais da órbita, benignas ou malignas, são raras. O *rabdomiossarcoma* é a neoplasia orbitária maligna primitiva mais comum em crianças (Figura 31.35). O tumor manifesta-se caracteristicamente entre 5 e 15 anos de vida como massa orbitária de crescimento rápido e progressivo, podendo ser secundário a irradiação da órbita para tratamento de retinoblastoma ou de outros tumores. A lesão pode surgir em qualquer localização orbitária, sendo mais frequente na porção nasal superior, levando a proptose e deslocamento do olho para baixo e para fora. Microscopicamente, o tumor lembra rabdomiossarcoma de outras localizações e em geral tem padrão embrionário. Os tipos pleomórfico e alveolar também ocorrem na órbita.

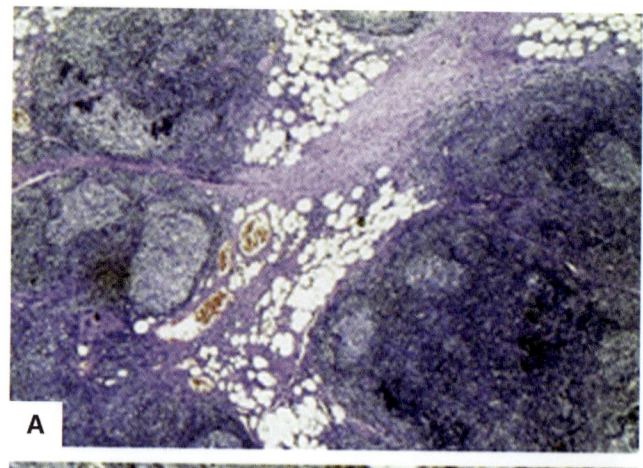

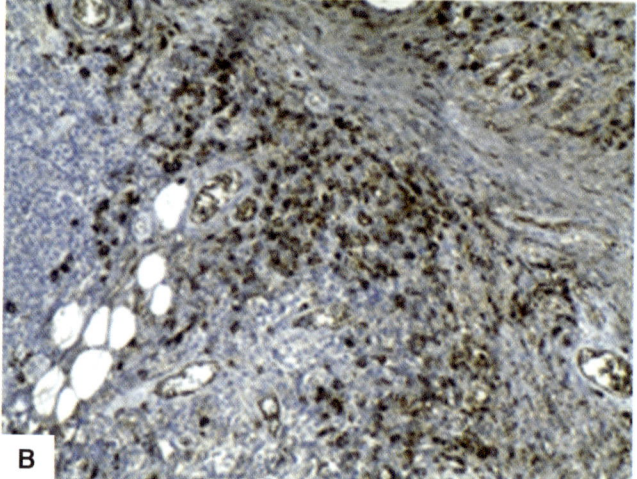

Figura 31.34 Doença orbitária associada à IgG4. **A.** Tecido fibroadiposo da órbita contendo denso infiltrado linfoide, com folículos linfoides e centros germinativos evidentes. **B.** Plasmócitos positivos para IgG identificados por imuno-histoquímica. (Cortesia do Dr. Gil Patrus Pena, Belo Horizonte-MG.)

Entre as neoplasias mesenquimais fusocelulares de adultos, merecem atenção histiocitoma fibroso, hemangiopericitoma, tumor fibroso solitário e angiofibroma de células gigantes, relativamente raros e que podem apresentar aspectos histológicos superponíveis.

O *histiocitoma fibroso da órbita* é o tumor orbitário mesenquimal mais frequente em adultos; pode ser benigno ou maligno (baixo, moderado e elevado grau de malignidade; agressividade apenas local ou disseminação metastática) e localiza-se geralmente nas porções superior e nasal da órbita. Histologicamente, é constituído por células que lembram fibroblastos e histiócitos, dispostas em padrão estoriforme.

O *hemangiopericitoma* e o *tumor fibroso solitário* são neoplasias derivadas de células perivasculares, ambas positivas para CD-34 e BCL-2, que surgem geralmente em adultos (pico entre 40 e 50 anos). O hemangiopericitoma é constituído por células fusiformes que formam feixes e contornam vasos sanguíneos ramificados (vasos com padrão em "chifre de veado"); o tumor fibroso solitário pode apresentar áreas com padrão hemangiopericítico, além de áreas com fibras colágenas espessadas (tipo queloide). O hemangiopericitoma apresenta taxa de recorrência de 30% e metástases em 15% dos casos. O tumor fibroso solitário, embora geralmente benigno, também pode ter evolução agressiva.

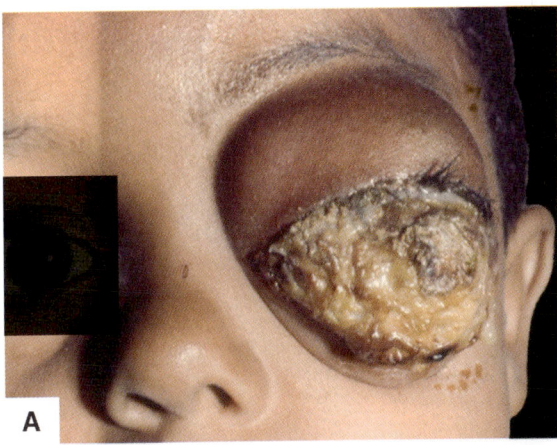

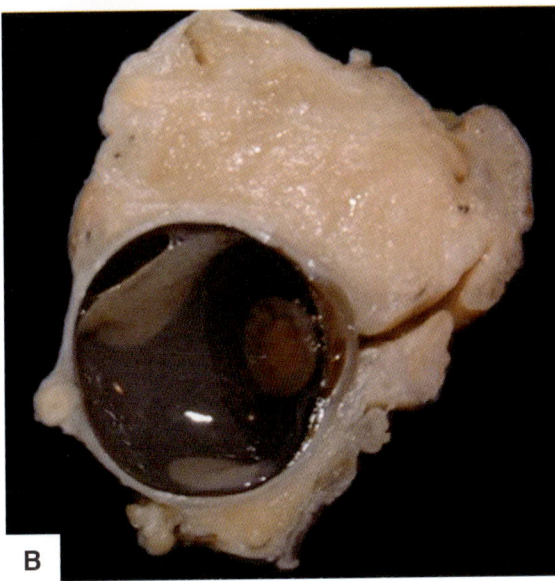

Figura 31.35 Rabdomiossarcoma da órbita. **A.** Paciente com proptose. **B.** Peça cirúrgica de exenteração com volumosa massa esbranquiçada envolvendo o bulbo ocular.

O *sarcoma alveolar de tecidos moles* é neoplasia maligna de histogênese indefinida que pode comprometer a órbita de crianças e adultos jovens. A lesão apresenta curso indolente, com crescimento lento e metástases tardias, muitas vezes 10 anos ou mais após o tratamento inicial. Microscopicamente, o tumor é formado por células poliédricas ou globosas, com citoplasma eosinofílico granular, dispostas em arranjos alveolares; algumas células podem conter cristaloides eosinofílicos que se coram pelo PAS.

Neoplasias linfoides da órbita são de difícil diagnóstico diferencial com *pseudotumor inflamatório orbitário*, sobretudo quando ocorrem em pacientes com bom estado geral e sem evidências clínicas de linfoma ou de leucemia. Acometimento orbitário por linfomas disseminados ou leucemias não é raro e pode ser facilmente reconhecido. Microscopicamente, as proliferações linfoides na órbita pertencem a três grupos: lesões malignas (linfomas geralmente não Hodgkin), hiperplasia linfoide reacional (pseudotumor inflamatório orbitário) e lesões de difícil diagnóstico diferencial, que incluem linfomas de baixo grau e hiperplasias linfoides reacionais atípicas. Em geral, a avaliação histológica e imuno-histoquímica permite a diferenciação entre proliferações linfoides benignas e malignas.

Felizmente, a maioria dessas lesões regride após pequenas doses de radioterapia, não havendo a curto prazo recorrência ou disseminação. Certos linfomas de baixo grau, como os do tipo MALT, podem sofrer diferenciação plasmocitária e infiltração por outras células (neutrófilos e eosinófilos), produzindo um padrão polimórfico de difícil diferenciação com o pseudotumor inflamatório. Nesses casos, o acompanhamento dos pacientes é a melhor conduta. Em geral, tais linfomas têm progressão lenta, embora alguns poucos casos possam evoluir rapidamente (em meses) para formas mais agressivas.

Gliomas do nervo óptico, que surgem quase sempre em crianças, são neoplasias de crescimento lento, relativamente raras e que acometem qualquer porção do nervo óptico. A neoplasia (geralmente astrocitoma) apresenta variação citológica considerável, mas, em geral, as atipias nucleares são raras, confundindo-se, às vezes, áreas de gliose reacional com neoplasia verdadeira. Tipicamente, aparecem áreas de transformação mucinosa no estroma do tumor, ficando difícil o encontro de células neoplásicas no interior do material mucinoso. Os gliomas de grande volume estendem-se frequentemente em direção ao olho e ao encéfalo, podendo levar a destruição completa das fibras do nervo óptico e atrofia óptica secundária. O tipo histológico mais comum é o astrocitoma pilocítico, que exibe diversas estruturas eosinofílicas alongadas em forma de charuto, denominadas fibras de Rosenthal. Tumores com grande volume provocam alargamento considerável do canal óptico, sinal radiológico importante no seu diagnóstico; outro sinal valioso é infiltração da pia-máter, que se manifesta por acentuado espessamento da aracnoide. Tal fato deve-se não só à infiltração neoplásica como também à proliferação reacional de células aracnóideas, o que pode dificultar o diagnóstico diferencial entre meningioma e glioma. Os gliomas do nervo óptico manifestam-se tipicamente na primeira década de vida, com proptose mínima, atrofia do disco óptico e papiledema. A tomografia computadorizada mostra espessamento característico do nervo óptico. Não é incomum associação dessa neoplasia com neurofibromatose.

O *meningioma da órbita*, que pode surgir nas meninges que recobrem o nervo óptico (Figura 31.36) e tem comportamento mais agressivo do que o dos meningiomas em geral, quase sempre causa proptose, atrofia óptica e perda da acuidade visual. O tumor é encontrado comumente em adultos jovens, e, ao microscópio, exibe padrão meningoendotelial. Pode ser confundido, clinicamente, com neurite óptica.

Carcinomas e *sarcomas secundários* a irradiação são importantes em indivíduos que tiveram a órbita irradiada por motivos terapêuticos (sobretudo crianças tratadas por retinoblastoma). A neoplasia secundária pode surgir 5 a 20 anos após radioterapia.

Outras neoplasias malignas podem acometer a órbita por disseminação sanguínea ou por extensão direta de tumores de estruturas adjacentes. Extensão direta ocorre em neoplasias malignas intraoculares, como retinoblastoma e melanoma uveal. Invasão orbitária pode ser a manifestação clínica inicial de carcinomas dos seios paranasais. Disseminação neoplásica na órbita por via sanguínea pode acontecer em muitos cânceres. O rabdomiossarcoma embrionário da órbita, pode, algumas vezes, ser erroneamente interpretado como metástase. Outra neoplasia que, com frequência, acomete secundariamente a órbita, sobretudo em crianças, é leucemia aguda, podendo a infiltração orbitária ser a manifestação inicial. Nos casos sem

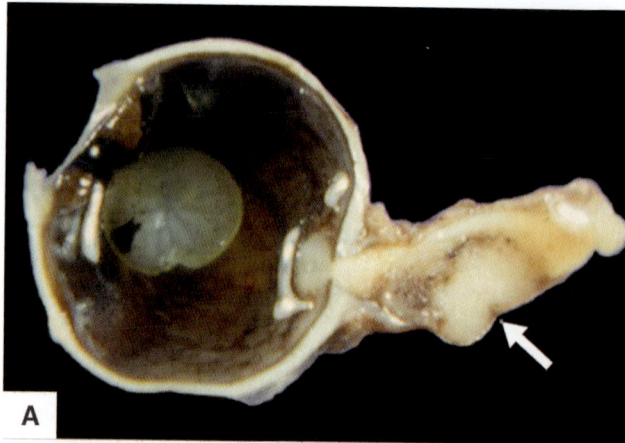

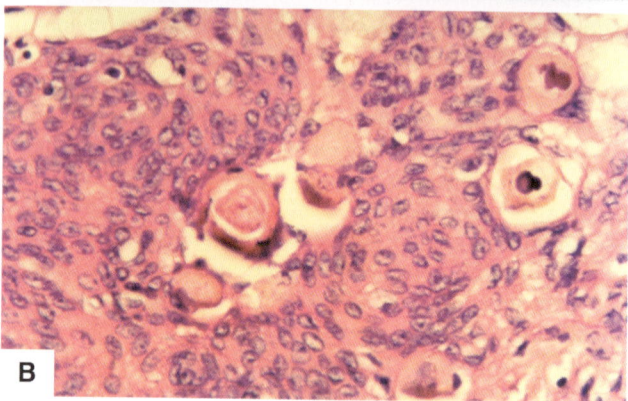

Figura 31.36 A. Meningioma do nervo óptico. Espessamento irregular, com formação de nódulo (*seta*) no nervo óptico. **B.** Células meningoteliais em arranjos vorticilares e vários corpos psamomatosos.

acometimento inicial do sangue periférico, o tumor é denominado sarcoma granulocítico ou cloroma (cor esverdeada à macroscopia, pela presença de mieloperoxidase nos leucócitos). Os pacientes em geral manifestam quadro sistêmico de leucemia, 2 a 12 meses após o quadro orbitário.

Imuno-histoquímica vem sendo cada vez mais utilizada em neoplasias da órbita e tem contribuído na definição da histogênese de neoplasias indiferenciadas (de células fusiformes ou redondas), na determinação da natureza de infiltrados linfoides (linfoma ou hiperplasia linfoide reacional), em melhor classificação de linfomas e na determinação de sítios primários em neoplasias metastáticas.

Mucocele

Mucocele dos seios frontal e etmoidal quase sempre simula neoplasia orbitária. O processo acaba por erodir as paredes ósseas desses seios, com consequente rechaço inferolateral do bulbo ocular. A evolução clínica é caracteristicamente lenta. Histologicamente, encontra-se massa cística recoberta por mucosa mucossecretora, junto com fibrose e inflamação do estroma conjuntivo.

Outras lesões

Lesões fibro-ósseas (displasia fibrosa, fibroma ossificante e fibroma cementificante) podem estender-se à órbita e simular neoplasia orbitária.

▪ Glândula lacrimal

As glândulas lacrimais são sede frequente de processos inflamatórios, infecciosos ou não; mais raramente, surgem neoplasias, benignas ou malignas.

Canaliculite e dacriocistite

Canaliculite e dacriocistite resultam da disseminação de inflamações de estruturas vizinhas (conjuntiva e seios paranasais) ou, mais frequentemente, do acometimento primário do saco lacrimal/sistema canalicular. Tais inflamações podem ser agudas ou crônicas, granulomatosas ou não granulomatosas, supurativas ou necrosantes; fistulização é frequente. Quando há hiperplasia reacional do epitélio, especialmente em casos de longa evolução, surge dificuldade no diagnóstico diferencial com neoplasia. Raramente, podem ser encontrados agentes infecciosos, em especial colônias de *Actinomyces* sp., exteriorizando-se no sistema canalicular.

Dacrioadenite

Dacrioadenites agudas são em geral de etiologia viral e cursam com aumento de volume da glândula lacrimal, dor e lacrimejamento. Nas dacrioadenites crônicas, também ocorre aumento da glândula lacrimal, embora muitos casos sejam detectados apenas tardiamente, quando há acentuada perda do parênquima glandular. Sarcoidose, doença esclerosante associada à IgG4 e pseudotumor inflamatório da órbita também podem associar-se a infiltração inflamatória crônica da glândula lacrimal. A *síndrome de Sjögren* caracteriza-se por inflamação e destruição de ácinos das glândulas lacrimais e salivares, que resultam em ceratoconjuntivite seca e xerostomia. Além do infiltrado inflamatório, encontram-se áreas de fibrose e hialinização associadas a hiperplasia de células mioepiteliais (hiperplasia linfoepitelial). A síndrome de Sjögren é mais comum em mulheres após a menopausa e pode associar-se a outras doenças, como artrite reumatoide.

Mucocele

Mucocele ou dacriopo de glândula lacrimal constitui complicação de inflamação crônica das vias lacrimais. O conteúdo do cisto é geralmente mucoso ou aquoso, tem aspecto variado e pode estar infectado.

Dacriolitíase

Quando não associada a inflamações crônicas, a *dacriolitíase* (concreções nas glândulas lacrimais) tem etiologia e patogênese obscuras.

Atrofia

Atrofia de glândula lacrimal aparece como sequela da síndrome de Sjögren, em razão do desaparecimento progressivo das células secretoras. Em consequência, surgem ceratoconjuntivite seca e xerostomia por acometimento semelhante das glândulas salivares.

Neoplasias

Neoplasias de glândulas lacrimais e estruturas associadas, benignas ou malignas, são raras. Papiloma, que aparece em qualquer ponto das *vias lacrimais*, tem aspecto similar ao do papiloma conjuntival. Entre as neoplasias malignas, o carcinoma de células escamosas é o mais comum. Tumores mesenquimais são raros.

A maioria das neoplasias das *glândulas lacrimais* aparece na porção orbitária temporal, onde o osso restringe o crescimento neoplásico. Desse modo, sem possibilidade de expansão, a neoplasia cresce deslocando o olho para baixo e nasalmente. Os tipos histológicos de neoplasias das glândulas lacrimais são os mesmos dos tumores das glândulas salivares; adenoma pleomórfico é o mais comum (50 a 60%). Entre as neoplasias malignas, destacam-se carcinoma adenoide cístico (25%), tumor misto maligno (12%), adenocarcinoma e carcinoma mucoepidermoide (este tem aspectos biológicos similares aos do tumor mucoepidermoide de outras localizações).

Além de tumores primitivos, pode ocorrer infiltração das glândulas lacrimais por linfomas e leucemias, às vezes constituindo a manifestação inicial dessas neoplasias. Infiltração linfocitária de natureza inflamatória, quando intensa e difusa, pode levar a confusão diagnóstica com linfoma orbitário. A imuno-histoquímica é valiosa no diagnóstico diferencial.

■ Leitura complementar

Aastarita RW, Minckler D, Taylor CR, Levine A, Lukes RJ. Orbital and adnexal lymphomas. Am J Clin Pathol. 1980;73:615-21.

Bambirra EA, Miranda D, Rayes A. Mucoepidermoid tumor of the lacrimal sac. Arch Ophthalmol. 1981;99(12):2149-50.

Cheuk W, Chan JK. IgG4-related sclerosing disease: a critical appraisal of an evolving clinicopathologic entity. Adv Anat Pathol. 2010;17(5):303-32.

Deshpande V, Zen Y, Chan JK, et al. Consensus statement on the pathology of IgG4-related disease. Mod Pathol. 2012;25:1181-92.

Ferry A, Font RL. Carcinoma metastatic to the eye and orbit. I. A clinicopathologic study of 227 cases. Arch Ophthalmol. 1974;92:276-86.

Folberg R, Salomão D, Grossniklaus HE, et al. Recommendations for the reporting of tissues removed as part of the surgical treatment of common malignancies of the eye and its adnexa. Mod Pathol. 2003;16:725-30.

Font RL, Croxatto JO, Rao NA. Tumors of the eye and ocular adnexa. In: AFIP. Atlas of Tumor Pathology. 4. series. Washington DC: American Registry of Pathology; 2006.

Foucar E, Rosai J, Dorfman R. Sinus histiocytosis with massive lymphadenopathy (Rosai-Dorfman disease): review of the entity. Semin Diagn Pathol. 1990;7:19-73.

Friedmann AH, Orellana J, Freeman WR, et al. Cytomegalovirus retinitis: a manifestation of AIDS. Br J Ophthalmol. 1983;67:372-80.

Gamel JW, McLean IW, McCurdy JB. Biologic distinctions between cure and time to death in 2892 patients with intraocular melanoma. Cancer. 1993;71:2299-305.

Gass JD. Stereoscopic atlas of macular diseases. St Louis: Mosby; 1997.

Greer CH. Orbital tumors. In: Ocular pathology. Oxford: Blackwell Scientific Publications; 1979. p. 219.

Grossnikaus, HE, Eberhart CG, Kivelä TT (eds.). WHO classification of tumours of the eye. 4th ed. Lyon: IARC, 2018.

Heegaard S, Grossniklaus H. Eye pathology, an illustrated guide. Springer-Verlag Berlin Heidelberg; 2015.

Kaliki S, Shields CL, Shields JA. Uveal melanoma: estimating prognosis. Indian J Ophthalmol. 2015;63(2):93-102.

Kerstetter J, Wang J. Adult orbital xanthogranulomatous disease: a review with emphasis on etiology, systemicassociations, diagnostic tools, and treatment. Dermatol Clin. 2015;33(3):457-63.

Knowles DM, Jakobiec FA. Orbital lymphoid neoplasms. Cancer. 1980;46:576-89.

Lee CS, Harocopos CJ, Kraus CL, et al. IgG4-associated orbital and ocular inflammation. J Ophthal Inflam Infect. 2015;5:15.

McLean I, Zimmerman LE, Evans RM. Reappraisal of Callender's spindle A type of malignant melanoma of choroid and ciliary body. Am J Ophthalmol. 1978;86:557-64.

Miranda D, et al. Adenocarcinoma sebáceo da pálpebra. Rev Brasil Oftal. 1977;26:783.

Miranda D, et al. Estudo comparativo entre retinoblastoma e melanoma uveal. Arq Brasil Oftal. 1982;45:164.

Rao NA, Vasconcelos-Santos DV. Lens-induced uveitis and related intraocular inflammation. In: Tasman W, Jaeger EA (orgs.). Duane's ophthalmology. 16th ed. Philadelphia: Lippincott Williams & Wilkins; 2009.

Rosai J. Rosai and Ackerman's surgical pathology. v. 2. Mosby; 2004.

Shields JA, Bakewell B, Augsburger JJ, Flanagan JC. Classification and incidence of space-occupying lesions of the orbit. A survey of 645 biopsies. Arch Ophthalmol. 1984;102(11):1606-11.

Shields JA, Shields CL, Scartozzi R. Survey of 1264 patients with orbital tumors and simulating lesions: the 2002 Montgomery Lecture, part 1. Ophthalmology. 2004;111(5):997-1008.

Shields JA, Shields CL. Eyelid, conjunctival and orbital tumors: an atlas and text. Philadelphia: Lippincott Williams & Wilkins; 2007.

Shields JA, Shields CL. Intraocular tumors: an atlas and text. Philadelphia: Lippincott Williams & Wilkins; 2007.

Spencer W. Ophthalmic pathology. An Atlas and textbook. v. 1-4. Philadelphia: W.B. Saunders Company, 1996.

Yanoff M, Sassani JW. Ocular pathology. Philadelphia: Elsevier Saunders, 2014.

Capítulo 32

Pele

Antonio Carlos Martins Guedes, Rute Facchini Lellis

A pele e seus anexos têm enorme importância para os animais. Como invólucro de revestimento, a pele é a primeira barreira protetora do indivíduo, pois isola as estruturas internas do meio exterior. A pele atua também como componente do sistema imunitário, pois ceratinócitos produzem citocinas, células de Langerhans são apresentadoras de antígenos e nela existem células linfoides (SALT). Apesar de suas complexidade e diferenciação, a pele responde de maneira limitada aos diversos agentes agressores, ou seja, agressões por agentes muito diferentes provocam doenças com alterações clínicas e/ou morfológicas semelhantes. Por outro lado, quadros clínicos e histológicos diferentes podem ter a mesma causa. A fim de facilitar os diagnósticos diferenciais, as dermatoses são agrupadas por suas características clínicas, etiológicas e histopatológicas. Por último, é bom lembrar que, na grande maioria das lesões cutâneas, a avaliação macroscópica é realizada no próprio paciente.

Além de afecções próprias, a pele é sede de manifestações de outras doenças e, muitas vezes, a lesão cutânea fornece a pista para o diagnóstico da afecção primária. Acantose nigricante, por exemplo, afecção cutânea aparentemente sem maior importância, em 50% dos casos associa-se a neoplasia de órgãos internos.

A histopatologia das lesões cutâneas pode ser estudada mais facilmente do que a de outros órgãos pela facilidade de se realizar biópsia da pele, pela maior oportunidade de se estabelecer correlação entre achados clínicos e microscópicas e pela possibilidade de se acompanhar de perto a evolução da doença.

O primeiro passo para o diagnóstico é a observação das alterações elementares que compõem a erupção, ou seja, o estudo das lesões macroscópicas in vivo. Em muitas dermatoses, as manifestações clínicas são mais características e distintivas do que as microscópicas. Com exceção de neoplasias, são poucas as dermatoses com quadro histológico diagnóstico. Correlação do quadro microscópico com a história clínica e com o exame dermatológico possibilita a valorização de alterações estruturais mínimas, muitas vezes apenas quantitativas, tornando-se possível um diagnóstico histológico; tal ocorre, por exemplo, no grupo de dermatoses inflamatórias inespecíficas, na psoríase, no líquen plano e no lúpus eritematoso discoide. Por isso mesmo, é essencial que o espécime enviado para exame histopatológico seja acompanhado de informações clínicas completas.

Alguns aspectos são indispensáveis para o diagnóstico correto. A lesão deve representar a erupção quanto à configuração, à fase evolutiva e à localização. Traumatismos, infecção secundária e processos degenerativos ou regenerativos muitas vezes dificultam o reconhecimento de alterações importantes. Se o quadro é polimórfico, é conveniente obter-se mais de uma amostra. Aconselha-se remover fragmento da borda da lesão de modo que se inclua também pele normal. A biópsia deve ter 10 a 15 mm de diâmetro e atingir a hipoderme, muitas vezes a sede principal de lesões. Xilocaína a 2% é o melhor anestésico local. Antes de se colocar o espécime no fixador, o fragmento obtido deve ser distendido em papel-filtro ou papelão antes de colocá-lo no fixador.

Para facilitar a compreensão do conteúdo do capítulo, no Quadro 32.1 estão descritos os principais termos e expressões clínicos e histopatológicos aplicados às lesões cutâneas.

▶ Doenças congênitas (genodermatoses)

Ictiose

Ictiose (do grego *ichthys*, peixe) é um grupo de doenças caracterizadas por distúbios na ceratinização que resulta em descamação anormal da epiderme e defeito na barreira epidérmica. O envolvimento pode ser discreto, desde pele seca (xerose) até descamação disseminada que leva a desconforto e dificuldade no convívio social. A patogênese é complexa e envolve dois componentes: (1) retenção de corneócitos (ictiose vulgar; ictiose recessiva ligada ao X); (2) hiperplasia da epiderme (eritrodermia ictiosiforme congênita, ictiose bolhosa, síndrome de Sjögren-Larson, doença de Refsum). Ictioses podem ser: (1) doenças congênitas, em que o quadro cutâneo é predominante; (2) variantes, em que as lesões cutâneas são parte de uma doença sistêmica grave; (3) variante adquirida heterogênea. Como em todas as doenças, o diagnóstico preciso é indispensável para estabelecer o prognóstico, orientar o tratamento e proceder ao aconselhamento genético.

Quadro 32.1 Termos histopatológicos e clínicos das lesões da pele

Termos histopatológicos	Termos clínicos
Epiderme	**Abscesso.** Acúmulo localizado de pus, com mais de 1,0 cm.

Epiderme

Acantólise. É a perda de coesão entre as células espinhosas, com formação de clivagens, vesículas e bolhas intraepidérmicas. Ao se individualizarem, as células tornam-se arredondadas, o núcleo cora-se uniformemente e o citoplasma mostra condensação eosinofílica na periferia: célula acantolítica.

Acantose. Refere-se ao aumento de espessura da camada espinhosa.

Alteração vacuolar da camada basal/degeneração de liquefação. Consiste em espaços mínimos acima e abaixo da membrana basal, na junção dermoepidérmica. A confluência desses espaços forma clivagens na junção dermoepidérmica.

Atrofia. É a redução das células espinhosas, com adelgaçamento da epiderme e retificação dos cones epiteliais.

Disceratose. É a ceratinização precoce das células epidérmicas, que mostram citoplasma eosinofílico e núcleo picnótico e escuro. Os corpos de Civatte, citoides ou hialinos são células disceratóticas que aparecem em especial no líquen plano e no lúpus eritematoso discoide; na derme superior, representam uma forma de apoptose.

Edema intracelular. É o acúmulo de água no citoplasma, que se torna claro, podendo ocorrer degeneração baloniforme. Nos casos mais graves, pode haver ruptura das membranas celulares, levando à formação de bolhas intraepidérmicas multiloculares (degeneração reticular).

Espongiose (edema intercelular). É o edema entre as células espinhosas, podendo resultar na formação de vesículas intraepidérmicas.

Hiperceratose. É o aumento da espessura da camada córnea. Pode ser absoluta, quando inquestionável, ou relativa, quando comparada com a camada espinhosa; é ortoceratótica quando totalmente cornificada. Tem três padrões: em cesta (verruga plana), compacta (líquen simples crônico) e laminada (ictiose vulgar).

Hipergranulose. É o aumento do número de células na camada granulosa (p. ex., líquen plano).

Hiperplasia. Consiste no aumento do número de células da epiderme, que se mostra espessada. Há quatro padrões: psoriasiforme (psoríase), irregular (líquen plano), papilar (verruga vulgar) e pseudocarcinomatoso (infecções micóticas profundas).

Hipogranulose. É a diminuição do número de células na camada granulosa (p. ex., ictiose vulgar).

Paraceratose. Ocorre quando núcleos picnóticos são retidos na camada córnea hiperceratótica. É achado comum em doenças em que o trânsito de ceratinócitos na epiderme encontra-se acelerado, com diminuição da espessura ou ausência da camada granulosa (p. ex., psoríase, carcinoma escamoso).

Pústula espongiforme. É o acúmulo de neutrófilos entre as células epidérmicas.

Abscesso. Acúmulo localizado de pus, com mais de 1,0 cm.

Atrofia. Diminuição da espessura da pele, em especial da derme e, mais raramente, do subcutâneo. Quando se associa a telangiectasia, hipo ou hiperpigmentação, denomina-se poicilodermia.

Bolha. Elevação circunscrita com mais de 1,0 cm de diâmetro e repleta de líquido.

Cicatriz. Reparação de processo destrutivo da pele associado a atrofia, fibrose e discromia. Tem aspecto variável, saliente ou deprimido, móvel ou aderente, retrátil.

Cisto. Cavidade contendo fluido ou material sólido e revestida por epitélio.

Comedão. Dilatação da região infundibular do folículo piloso, que fica repleta de material sebáceo, microrganismos e células cornificadas.

Crosta. Placa irregular que se forma na superfície cutânea por dessecamento de exsudato composto por células e serosidade. Pode ter aspecto melicérico (p. ex., impetigo), hemorrágico ou vegetante (p. ex., pênfigo vegetante).

Equimose. Hemorragia que aparece como mancha azulada ou arroxeada mais extensa do que púrpura.

Erosão. Perda parcial ou completa da epiderme. Por não envolver a derme, cura-se sem deixar cicatriz.

Escama. Camada de células cornificadas na superfície cutânea. Pode ter aspecto micáceo (psoríase), graxento (dermatite seborreica), farináceo (pitiríase versicolor), aderente (ictiose) ou grosseiro (poroceratose).

Esclerose. Área de induração detectável à palpação (p. ex., esclerodermia).

Fissura. Solução de continuidade linear que se estende da superfície epidérmica até a derme.

Hematoma. Acúmulo de sangue na derme profunda ou no subcutâneo.

Liquenificação. Aumento da espessura da epiderme, com acentuação dos sulcos cutâneos, dando aspecto quadriculado. Pode associar-se a hiperpigmentação e descamação.

Mácula. Alteração da coloração normal da pele.

Nódulo. Elevação arredondada com mais de 1,0 cm de diâmetro.

Papiloma. Lesão formada por projeções digitiformes e papilíferas acima da superfície cutânea, recoberta por epiderme hiperplásica.

Pápula. Lesão sólida elevada com até 1,0 cm de diâmetro.

Petéquia. Hemorragia puntiforme.

Pigmentação. Coloração cutânea por aumento da quantidade de pigmentos, principalmente de melanina.

32

(*continua*)

Quadro 32.1 Termos histopatológicos e clínicos das lesões da pele (*continuação*)

Termos histopatológicos	Termos clínicos
Derme	**Placa.** Lesão sólida, elevada, plana e com mais de 1,0 cm de diâmetro.
Esclerose. Aumento e desarranjo das fibras colágenas, que se apresentam homogêneas, eosinofílicas, hialinizadas e com diminuição do número de fibroblastos.	**Púrpura.** Sangramento na pele maior do que petéquia (até 1 cm de diâmetro) e que permanece quando se faz vitropressão.
Fibrose. Aumento de fibroblastos e colágeno, que se mostra desarranjado.	**Pústula.** Coleção localizada de pus (neutrófilos e detritos celulares), com até 1,0 cm.
Hialinização do colágeno. Consiste na confluência das fibras e aumento da eosinofilia do colágeno.	**Telangiectasia.** Dilatação de capilares, vênulas ou arteríolas, que se tornam visíveis na superfície cutânea.
Infiltrado celular. Pode ser monomórfico, misto, linfo-histiocítico ou liquenoide (em faixa logo abaixo da epiderme). Quando a coleção de células inflamatórias é bem circunscrita, fala-se em infiltrado nodular. Fragmentação nuclear, em especial de leucócitos, é característica de infiltrado leucocitoclásico.	**Úlcera.** Perda completa da epiderme e parte da derme, resultando em cicatriz ao se curar.
Papilomatose. É a projeção de papilas dérmicas acima do nível da superfície cutânea (p. ex., verruga vulgar).	**Urtica.** Placa ou pápula rósea, evanescente, que se torna branca com a diascopia e pode ter pseudópodes na periferia.
Transformação do colágeno. Consiste em alterações estruturais e tintoriais do colágeno. Pode ocorrer hialinização (p. ex., líquen escleroso e atrófico) ou transformação basofílica (p. ex., necrobiose lipoídica).	**Vesícula.** Elevação circunscrita com até 1,0 cm de diâmetro e com líquido no interior.

Ictiose vulgar, que surge na infância, tem herança autossômica semidominante e é causada por mutações no gene *FLG* (filagrina), é a mais comum (1:250). Em heterozigose, a doença tem penetrância incompleta e expressão variável. A doença manifesta-se com ceratose pilar nos braços, nas nádegas e nas coxas ou sob a forma atópica-símile. A pele mostra espessamento, secura e aspereza difusas e se destaca em lâminas, poupando as dobras flexurais; há ainda escamas maiores na parte inferior das pernas, hiperlinearidade nas palmas e plantas e calcanhares sulcados. Uma forma esporádica ocorre em pacientes com linfoma de Hodgkin ou carcinomas broncopulmonar, da mama ou do colo uterino, lúpus eritematoso, sarcoidose e uso de certos medicamentos, como ácido nicotínico. As lesões devem-se à deficiência de profilagrina, principal componente dos grânulos de cerato-hialina. Em cultura de ceratinócitos de indivíduos com a doença, o mRNA da profilagrina é instável e tem meia-vida mais curta. Histologicamente, encontra-se hiperceratose discreta e associada a camada granulosa delgada ou ausente; ocasionalmente, há hiperceratose folicular e tampões córneos. A imuno-histoquímica mostra expressão de filagrina diminuída ou ausente.

A **ictiose ligada ao X**, por deficiência da enzima esteroide sulfatase e com herança autossômica recessiva, em 90% dos casos resulta de deleção do gene *STS*, em Xp22.31. A doença afeta 1:2.000 a 6.000 nascimentos masculinos, que apresentam a forma mais grave da doença, embora mulheres heterozigotas sejam frequentemente afetadas. As escamas são mais largas e escuras, em especial no tronco e na superfície extensora das extremidades, no couro cabeludo, na região pré-auricular e no pescoço. Envolvimento do tronco e do pescoço confere aparência de sujeira ao paciente. Raramente presentes ao nascimento, as lesões são generalizadas, poupando apenas as regiões palmoplantares. Na infância, há espessamento progressivo das escamas, que são aderentes; associa-se a opacidade da córnea característica. Por deficiência da enzima esteroide sulfatase, há aumento sérico do sulfato de colesterol. Ao microscópio, são vistas hiperceratose ou paraceratose, camada granulosa normal ou pouco aumentada, hiperceratose folicular, epiderme discretamente espessada e índice normal de proliferação de ceratinócitos.

Hiperceratose epidermolítica, doença hereditária de herança autossômica dominante, caracteriza-se por eritema generalizado ao nascimento ou poucos dias após com descamação verrucosa de cor marrom. As dobras são mais acometidas e mostram hiperceratose intensa que forma sulcos. Vesículas, bolhas e erosões são encontradas apenas nos primeiros anos de vida. Histologicamente, encontra-se hiperceratose epidermolítica ou degeneração granular, tanto em áreas bolhosas como não bolhosas, com espaços claros ao redor dos núcleos nas áreas superiores das camadas espinhosa e granulosa. A camada granulosa é espessa, tem grânulos de cerato-hialina irregulares e mostra hiperceratose. Quando presentes, as bolhas são intraepidérmicas; na derme superior, vê-se infiltrado de mononucleares. Há aumento de mitoses. A doença associa-se a defeitos nos genes de ceratinas (*KRT1* e *KRT10*).

Eritrodermia ictiosiforme congênita é doença de herança autossômica recessiva, cuja patogênese associa-se a distúrbio na distribuição de grânulos lamelares e acúmulo intracitoplasmático de transglutaminase 1. Ao nascimento, é frequente membrana coloide. Após descamação, surge eritrodermia generalizada intensa. Mais tarde, aparecem escamas brancas finas nas superfícies extensoras das pernas, no couro cabeludo, na face, nas extremidades superiores e no tronco. A doença pode complicar-se com ectrópio discreto, eclábio e, às vezes, ceratodermia palmoplantar. Raramente, associa-se a retinose pigmentar. O risco de carcinoma basocelular ou escamoso é maior do que na população geral. Histologicamente, a lesão caracteriza-se por hiperceratose, paraceratose focal e acantose; a camada granulosa pode ser normal ou espessa.

32

Ictiose pode associar-se a algumas síndromes, todas de caráter recessivo: *síndrome de Refsum* (ataxia, paresia progressiva das extremidades e retinose pigmentar); *síndrome de Rud* (epilepsia e infantilismo); *síndrome de Netherton* (eritrodermia ictiosiforme congênita ou ictiose linear circunflexa e anomalias dos pelos do couro cabeludo – *trichorrhexis invaginata*); *síndrome de Sjögren-Larson* (eritrodermia ictiosiforme congênita, pele ressecada, paresia espástica e retardamento mental). Há ainda uma dermatose rara conhecida como *síndrome CHILD* (*congenital **h**emidysplasia with **i**chthyosiform **e**rythrodermal and **l**imb **d**efects*), de herança dominante ligada ao X e cujos pacientes mostram, ao nascimento, eritrodermia ictiosiforme unilateral e falta de desenvolvimento dos membros do lado correspondente. A doença manifesta-se apenas no sexo feminino, pois é letal no masculino.

Epidermólise bolhosa

Epidermólise bolhosa (EB), rara (1:20.000), inclui doenças que compartilham transmissão hereditária, fragilidade mecânica e formação de bolhas. Trata-se de grupo heterogêneo de doenças caracterizadas por vesículas na pele e, às vezes, em mucosas, ao menor traumatismo; em conjunto, recebem a denominação de *dermatoses mecanobolhosas*. Há quatro formas de EB herdadas: EB simples, EB juncional, EB distrófica e síndrome de Kindler, que diferem pelo local de origem das bolhas; todas são transmitidas por herança autossômica; existe também a variante autoimune adquirida. Qualquer órgão revestido por epitélio escamoso pode ser afetado. O Quadro 32.2 relaciona as variantes de EB.

Quadro 32.2　Subtipos de epidermólise bolhosa

Subtipo	Herança	Proteína(s) defeituosa(s)
Clivagem intraepidérmica suprabasal		
EBS acantolítica letal	AR	Desmoplaquina
Deficiência de placofilina	AR	Placofilina-1
EBS congênita letal Displasia ectodérmica acantolítica	AR	Placoglobina
EBS superficial	Desconhecida	Desconhecida
Clivagem intraepidérmica basal		
EBS localizada (Weber-Cockayne)	AD	Ceratinas 5 e 14
EBS Dowling-Meara		
EBS generalizada (EBS Koebner)		
EBS com distrofia muscular	AR	Plectina
EBS com atresia pilórica		
EBS, Ogna	AD	
EBS com pigmentação mosqueada	AD	Ceratina 5
EBS circinada migratória		
EBS autossômica recessiva	AR	Ceratina 14
		Distonina (BPAG1)

(continua)

Quadro 32.2　Subtipos de epidermólise bolhosa *(continuação)*

Subtipo	Herança	Proteína(s) defeituosa(s)
Clivagem intralâmina lúcida		
EBJ Herlitz	AR	Laminina 332
EBJ, não Herlitz generalizada	AR>>AD	Laminina 332 – Colágeno tipo XVII (BPAG2)
EBJ não Herlitz, localizada	AR	Colágeno tipo XVII
EBJ com atresia pilórica	AR	$\alpha_6\beta_4$ integrina
EBJ, inversa EBJ, início tardio	AR	Laminina 332
Síndrome laringo-onico-cutânea	AR	Laminina 332, α_3 subunidade
Clivagem sublâmina densa		
EBDD, generalizada	AD	Colágeno tipo VII
EBDD, acral		
EBDD, pré-tibial		
EBDD, pruriginosa		
EBDD, apenas unhas		
EBDD, dermólise bolhosa de recém-nascido		
EBDR, generalizada grave (anteriormente EBDR, Hallopeau-Siemens)	AR	
EBDR, outra forma generalizada		
EBDR, inversa		
EBDR, pré-tibial		
EBDR, centrípeta		
EBDD, dermólise bolhosa do recém-nascido		
Planos mistos de clivagem		
Síndrome de Kindler	AR	Kindlin-1

*Segundo Bolognia JL et al., 2015. EBS: epidermólise bolhosa simples; EBJ: EB juncional; EBDD: EB distrófica dominante; EBDR: EBD recessiva.

A doença pode ser diagnosticada por mapeamento de antígenos por imunofluorescência, sendo possível distinguir seus subtipos pela expressão de proteínas associadas à membrana basal (laminina 332, colágeno tipos VII e XVII). Estudos moleculares nem sempre são possíveis em todos os casos de EB, podendo o paciente ser classificado inicialmente com base na avaliação clínica, segundo a presença de manifestações extracutâneas, modo de herança, mapeamento do imunoepítopo e/ou microscopia eletrônica. A avaliação clínica inclui idade de início das manifestações, natureza e distribuição das lesões cutâneas e presença ou ausência de cicatrizes e/ou contraturas, devendo-se pesquisar acometimento extracutâneo em olhos, orofaringe, laringe, tratos gastrointestinal e genitourinário e sistema musculoesquelético. Lesão na arcada dentária (hipoplasia do esmalte, anodontia, hipodontia), atresia do piloro e distrofia muscular apontam para alguma variante. O heredograma é importante.

EB simples (EBS).

Com clivagem nos ceratinócitos basais, é doença de herança autossômica dominante com dois subgrupos: basal e suprabasal, segundo o nível da bolha intraepidérmica. O suprabasal, mais frequente, resulta de mutação dominante negativa nos genes das ceratinas CK5 e CK14 na camada basal da epiderme. Variações no genótipo levam a manifestações fenotípicas diversas. Mutações em CK5 e K14 levam ao subtipo Dowling-Meara (EBS-DM), mais grave do que a EBS. Mutações no gene que codifica a plectina ocorrem na forma recessiva de EBS e associa-se a distrofia muscular, pois esta proteína é expressa em hemidesmossomos de ceratinócitos e de músculos esqueléticos. Deficiência de plectina associa-se ainda a atresia pilórica. As formas suprabasais de EBS devem-se a mutações nos genes codificadores de proteínas desmossômicas, como placofilina-1, placoglobina, desmoplaquinas e distonina. A bolha forma-se por citólise de células da camada basal. O plano de clivagem situa-se abaixo do núcleo dos ceratinócitos, deixando delgados remanescentes de citoplasma basocelular ao longo do assoalho da cavidade da bolha, que é intraepidérmica. Bolhas antigas mostram-se subepidérmicas por lise contínua no citoplasma residual dos ceratinócitos. Por imuno-histoquímica, podem-se identificar ceratina, laminina e colágeno tipo IV ao longo do assoalho da bolha, confirmando sua localização intraepidérmica. Estudos ultraestruturais mostram perda de tonofilamentos como evento precoce.

EB juncional (EBJ).

Transmitida por herança autossômica recessiva, caracteriza-se por clivagem na lâmina lúcida e resulta de mutação no gene da laminina 5. Os hemidesmossomos podem estar malformados, diminuídos em número ou ausentes. A bolha é subepidérmica e não tem infiltrado inflamatório evidente. O subtipo mais grave (EBJ-Herlitz) resulta de mutações truncadas compostas no gene que codifica as três subunidades da laminina. As formas mais discretas de EBJ não Herlitz resultam de mutações nos genes de cada subunidade da laminina 332 ou do colágeno tipo XVII. Outras mutações parecem causar EBJ e atresia pilórica (mutação de $\alpha_6\beta_4$ integrinas) ou EBJ associada à síndrome laringo-ônico-cutânea (cadeia α_3 da laminina 332).

EB distrófica (EBD).

Com clivagem abaixo da lâmina densa, é transmitida por herança autossômica dominante (D) ou recessiva (R). Há vários tipos da doença. Mílio (pequenos cistos na derme superior contendo massa escamosa ceratinizada e circundada por epitélio escamoso) é comum nesta forma de EB.

EBD dominante (EBDD) deve-se a mutação dominante negativa no gene do colágeno tipo VII. A proteína é estruturalmente anormal, mas, à imuno-histoquímica, a junção dermo-epidérmica na lesão não difere de pele normal.

EBD recessiva (EBDR) inclui várias doenças com herança recessiva que resultam de mutações heterozigóticas compostas no gene do colágeno VII. O tipo generalizado e grave (EBDR-Hallopeau-Siemens) associa-se a terminação prematura da proteína, enquanto o tipo moderado relaciona-se com mutações bialélicas menos agressivas no gene do colágeno VII. A clivagem forma-se pouco abaixo da lâmina densa, na região das fibrilas de ancoragem, originando vesícula ou bolha subepidérmica, sem infiltrado inflamatório. Os subtipos mostram o mesmo aspecto histológico, podendo a derme ter aspecto cicatricial devido a bolhas prévias. EBDR associa-se a maior risco de carcinoma de células escamosas cutâneo (risco de 7,5% de tumor aos 20 anos de idade), que surge em feridas que não cicatrizam ou em lesões hiperceratóticas; o tumor é a principal causa de morte antes da adolescência. Melanoma surge em poucos casos (risco de 2,5% aos 12 anos de idade).

Síndrome de Kindler.

De herança autossômica recessiva, surge ao nascimento ou após semanas e mostra bolhas e erosões induzidas por traumatismos, especialmente acrais, que evoluem para poiquilodermia com áreas poupadas. Há fotossensibilidade transitória. A doença associa-se a gengivite, colite, estenoses esofágica ou uretral e sindactilia nos dedos dos pés. A imuno-histoquímica é positiva para anti-kindlina-1. Análise genética mostra mutações e perda de função nos genes *KIND1/FERMT1*, que codifica proteína de adesão focal, homólogo da família fermitin 1, envolvida na ativação de integrinas.

Xeroderma pigmentoso

Trata-se de genodermatose de herança autossômica recessiva que afeta ambos os sexos, com incidência de 1:100.000 no Japão a 1:1.000.000 recém-nascidos em países ocidentais. A doença resulta de defeito nos mecanismos de reparo de danos ao DNA (ver Capítulo 10). Radiação ultravioleta (UV) forma dímeros entre pirimidinas adjacentes (p. ex., timina) em uma fita do DNA. Em indivíduos normais, o reparo do DNA garante que esses dímeros sejam excisados e substituídos, restaurando a estrutura correta (ver Figura 5.20). Persistência desses dímeros interfere na replicação do DNA e favorece mutações que originam, sobretudo nas células da camada basal do epitélio escamoso, neoplasias cutâneas e oculares.

Na pele, a doença evolui em três fases. No início, surgem eritema difuso, descamação e lesões que lembram efélides. Na fase seguinte, instalam-se atrofia cutânea, pigmentação mosqueada e telangiectasias, com aspecto de radiodermite. Ceratose solar surge em algumas áreas. Na terceira fase, aparecem tumores (carcinoma espinocelular, epitelioma basocelular, fibrossarcoma, melanoma e outras). Às vezes, associam-se conjuntivite, ceratite e opacidade da córnea. Alterações oculares ocorrem em 40% dos pacientes, que apresentam fotofobia acentuada, ceratite, opacificação e vascularização da córnea. Frequentemente, há também perda de cílios, ectrópio, carcinoma escamoso e melanoma nas regiões fotoexpostas dos olhos. Cerca de 20% dos pacientes desenvolvem sintomatologia neurológica por perda neuronal progressiva. A manifestação mais grave é a rara *síndrome de Sanctis-Cacchione*, que consiste em lesões da pele acompanhadas de microcefalia e deficiência mental progressiva, retardo do crescimento e do desenvolvimento sexual, perda de audição, coreoatetose, ataxia cerebelar e quadriparesia com encurtamento do tendão do calcâneo.

As alterações histológicas na primeira fase são inespecíficas, embora haja aparência de pele idosa em indivíduos jovens, como hiperceratose, hipotrofia da epiderme, infiltrado inflamatório na derme superior e distribuição irregular de melanina na camada basal, com ou sem aumento do número de melanócitos. Na segunda fase, acentuam-se a hiperceratose e a hiperpigmentação irregular. A epiderme mostra atrofia entremeada com áreas de hiperplasia e, às vezes, alterações nucleares lembran-

32

do ceratose actínica. Na derme, vê-se transformação basofílica do colágeno. A terceira fase tem o aspecto histológico de cada tumor formado.

Mastocitose

Manifesta-se por lesões pardacentas cujo atrito ou fricção produz hiperemia urticariana, característica da afecção (sinal de Darier). Mastocitose pode manifestar-se desde o nascimento até a idade adulta, podendo acometer somente a pele, especialmente em crianças, ou outros órgãos, como medula óssea, fígado, baço e linfonodos em adultos. Daí haver duas formas da doença. Na *mastocitose sistêmica*, há critérios diagnósticos maiores e menores. Os maiores são distribuição multifocal das lesões e infiltrado denso de mastócitos (15 ou mais células em agregados) na medula óssea e/ou em outro órgão extracutâneo, confirmado por imuno-histoquímica para triptase. Os critérios menores são: (a) em biópsias de medula óssea ou de órgão extracutâneo, mais de 25% dos mastócitos são fusiformes ou mostram morfologia atípica, ou o esfregaço de aspirado de medula óssea apresenta mais de 25% de mastócitos imaturos ou atípicos; (b) mutação puntiforme no códon 816 do gene *KIT* na medula óssea, no sangue ou em outro órgão extracutâneo; (c) mastócitos na medula óssea, no sangue ou em outro órgão extracutâneo que coexpressam CD117 com CD2 e/ou CD25; (d) triptase no soro total persistentemente > 20 ng/mL, exceto se houver associação com doença mieloide clonal. O diagnóstico de mastocitose sistêmica deve incluir um critério maior e um menor, ou três critérios menores completos. *Mastocitose cutânea* caracteriza-se por ausência dos elementos encontrados na mastocitose sistêmica e por nível sérico normal de triptase. As formas cutâneas incluem mastocitoma, urticária pigmentosa e mastocitose cutânea difusa.

Os mastócitos localizam-se ao redor de pequenos vasos dérmicos e caracterizam-se por grânulos intracitoplasmáticos identificáveis por Giemsa ou azul de toluidina ou por imuno-histoquímica para triptase. Expressam também *KIT* (CD117) e, no início da doença sistêmica, CD2 e CD25. Os mastócitos desgranulam ao menor traumatismo, dificultando sua identificação histológica. Ao se fazer a biópsia, deve-se tomar cuidados para reduzir o traumatismo. A pele é a estrutura mais envolvida na mastocitose; quando se trata de doença sistêmica, a medula óssea é o órgão mais afetado.

Mastocitomas formam lesão solitária ou em pequenos grupos. Compreendem 10 a 15% dos casos de mastocitose e são mais encontrados em crianças, no tronco e nas extremidades. Alguns tumores estão presentes ao nascimento, enquanto a maioria torna-se evidente nos primeiros três meses de vida. O tumor forma nódulos vermelho-acastanhados, róseos ou amarelados, ou aparece como placas, com 1,0 cm de diâmetro. Bolhas podem estar presentes. Em sua grande maioria, regridem espontaneamente.

Urticária pigmentosa é a forma mais comum de manifestação cutânea, incidindo em 1:1.000 a 1:8.000 nascimentos. Acomete ambos os sexos e está presente ao nascimento ou nos primeiros anos de vida. Apresenta-se como placas, pápulas ou máculas pruriginosas, eritematosas a vermelho-marrom, redondas ou ovais, com 2 a 3 cm. As lesões predominam no tronco e escurecem gradualmente pela pigmentação melânica. A maioria dos casos regride em 5 a 6 anos. *Mastocitose cutânea difusa* é variante rara que acomete sobretudo crianças; a pele mostra-se eritrodérmica e tem consistência pastosa.

Histologicamente, exceto por telangiectasia macular eruptiva persistente, o aspecto é semelhante em todas as variantes. Encontra-se infiltrado predominante de mastócitos, sobretudo na derme papilar, de permeio a eosinófilos (Figura 32.1). Quando presentes, as bolhas formam-se na junção dermoepidérmica e contêm mastócitos e eosinófilos na luz. A pigmentação deve-se a acúmulo de melanina na camada basal, havendo, raramente, aumento de melanófagos dérmicos.

Pênfigo familial benigno

Também chamado doença de Hailey-Hailey, é raro e de herança autossômica dominante, cujo defeito consiste em mutações no gene *ATP2C1*, situado na região 3q21-24, que codifica proteína associada a bomba de cálcio. Disfunção de ATPase associada ao CA^{++} no complexo de Golgi interfere na sinalização do Ca^{2+} intracelular; depleção de Ca^{2+} reduz proteínas juncionais necessárias à adesão entre células. A doença, que acomete igualmente ambos os sexos, inicia-se da segunda a quarta décadas de vida. Em dois terços dos pacientes, existe história familial. As lesões caracterizam-se por vesículas e bolhas recidivantes em áreas de traumatismo ou fricção, de preferência em pescoço, axilas, região inguinocrural, porção superior do tronco e área anterocubital. As lesões evoluem por extensão periférica, formando figuras circinadas, tendendo a cura central com hiperpigmentação. Por adesão anormal entre as células na epiderme, fricção pode induzir novas lesões. O sinal de Nikolsky pode ser positivo. Calor e suor exacerbam a doença, com piora clínica no verão. Embora radiação UV não se relacione com agravamento das lesões, expressão de mRNA de *ATP2C1* é suprimida pela UVB. Infecção por estafilococos potencializa a acantólise, podendo levar a piora clínica e a formação de bolhas difusamente.

O achado característico é acantólise acentuada; as células acantolíticas são frouxamente unidas, dando o aspecto de *muro dilapidado* (Figura 32.2). Em consequência, forma-se bolha

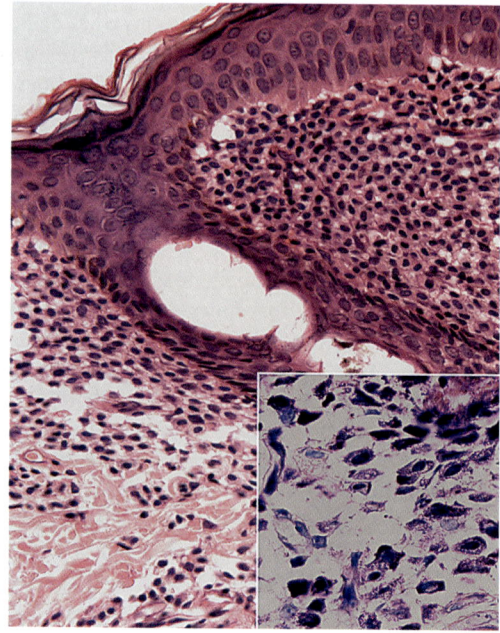

Figura 32.1 Mastocitose cutânea. Grande número de mastócitos na derme superior e na região perifolicular. No detalhe, notar granulação citoplasmática na coloração por azul de toluidina.

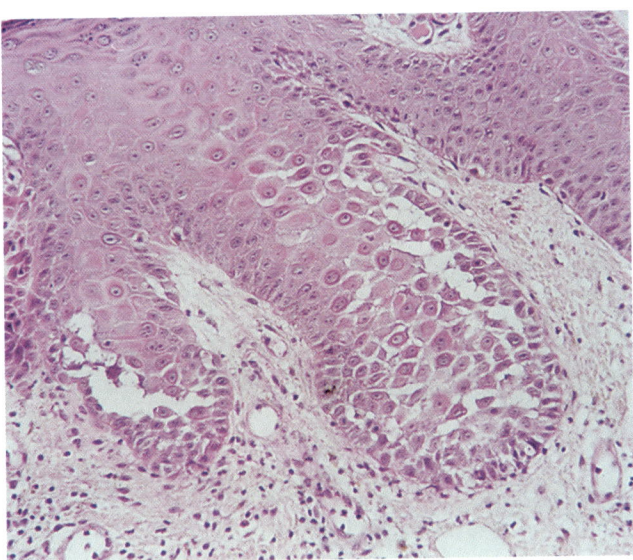

Figura 32.2 Pênfigo familial benigno. Clivagem suprabasal e acantólise acentuada; as células acantolíticas são frouxamente unidas.

intraepidérmica ao lado de raras células disceratóticas. Na derme superficial, há moderado infiltrado mononuclear pervivascular. Ao ME, o distúrbio na adesão celular resulta de dissolução do complexo desmossomo-tonofilamento, o que forma agregados perinucleares de tonofilamentos.

Pseudoxantoma elástico

Trata-se de doença generalizada que afeta fibras elásticas, que se tornam distorcidas e agregadas com depósitos de cálcio. De herança autossômica recessiva, a doença associa-se a mutações no gene *ABCC6*, que levam a perda de função de MRP6, homóloga de proteínas associadas a resistência a vários medicamentos. Ausência ou expressão anormal de MRP6 resulta no acúmulo de substâncias que se ligam a fibras elásticas. A prevalência é de 1: 25.000 a 1:100.000. As manifestações iniciam-se na segunda década de vida. Outros órgãos podem estar envolvidos, como trato digestivo, olhos e coração. O espectro fenotípico é amplo, encontrando-se casos disseminados comprometendo a pele e órgãos internos e outros em que apenas um órgão ou sistema está acometido.

A doença manifesta-se por pápulas amareladas, às vezes discretamente violáceas e de consistência elástica, em regiões laterais do pescoço, axilas, virilhas, umbigo, punhos e fossas anterocubitais e poplíteas. Em alguns pacientes, as lesões cutâneas estão ausentes, dependendo o diagnóstico do reconhecimento de estrias angioides nos olhos (muito sugestivas da doença) ou de outras manifestações. Pode haver perda da visão por neovascularização coroidal e hemorragia. Envolvimento vascular pode levar a angina do peito, cardiomiopatia restritiva, infarto do miocárdio, hipertensão arterial, claudicação intermitente, estenose e insuficiência mitral, insuficiência aórtica, aneurisma e hemorragia cerebral. Lesões gastrointestinais resultam em hematêmese ou melena; o estômago é o órgão mais acometido.

As lesões consistem em alterações degenerativas de fibras elásticas na derme média. Ao contrário da pele normal, na doença as fibras elásticas são facilmente identificáveis na coloração de HE por sua aparência basofílica e irregular, como material granuloso disperso de forma difusa em meio a fibras colágenas normais. Cada fibra individualmente mostra-se espessada, fragmentada e com aspecto bizarro, sendo mais bem visualizada em

colorações para fibras elásticas (técnica de von Kossa – Figura 32.3). Calcificação da membrana de Bruch, que separa a coroide do epitélio pigmentar da retina, resulta em estrias angioides e hemorragias que podem levar a cicatrizes ou descolamento da retina. As lesões vasculares consistem em fragmentação e alterações degenerativas das lâminas elásticas, com fraqueza vascular, tendência a ruptura e formação de aneurismas.

Incontinência pigmentar

Incontinência pigmentar, causada por mutações no gene *NEMO* (*IKBGK*), é doença de herança dominante ligada ao cromossomo X que se manifesta quase somente em mulheres (37:1), pois homens afetados quase sempre têm morte intrauterina. As manifestações cutâneas estão presentes ao nascimento ou nas primeiras semanas de vida. Em 80% dos casos, podem estar afetados cabelos, dentes, unhas, olhos, esqueleto e sistema nervoso central.

A doença apresenta-se em quatro estágios: (1) eritema e vesiculação no tronco e extremidades, em disposição linear, que surgem logo ao nascimento ou nas primeiras 2 semanas de vida, poupando a face; coexistem leucocitose e acentuada eosinofilia; em média, essa fase bolhosa se resolve em 4 meses; (2) incomum e transitório, manifesta-se por placas e pápulas verrucosas, hiperceratóticas, de arranjo linear nas extremidades (Figura 32.4 A) ou em locais de lesões bolhosas prévias, podendo lembrar nevo epidérmico; se presente, este estágio inicia-se da segunda à sexta semana de vida e se resolve em 6 meses; (3) patognomônico da doença, por apresentar pigmentação reticulada bizarra, que surge entre a 12ª e a 26ª semanas após o nascimento e pode aparecer sem as fases prévias. Surgem pigmentações castanho-acinzentadas,

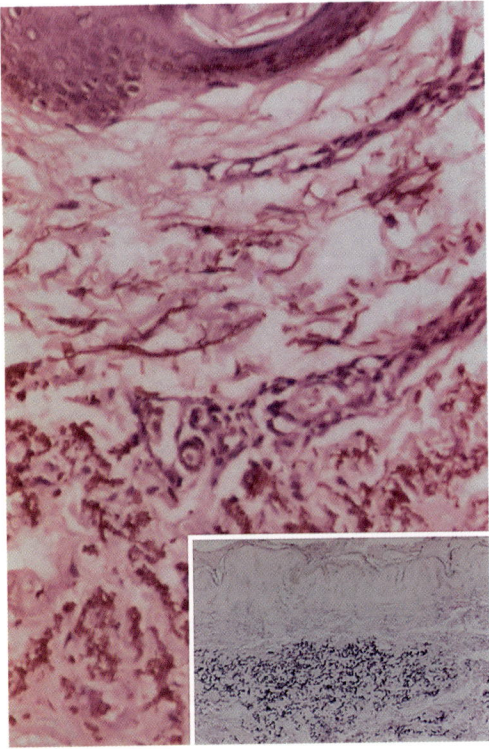

Figura 32.3 Pseudoxantoma elástico. Fibras elásticas fragmentadas e em massas irregulares nos dois terços inferiores da derme (coloração de Verhoeff-van Gieson). No detalhe, cálcio nas fibras (coloração de von Kossa).

salpicadas e listradas e redemoinhos (alfabeto chinês-símile) no dorso e nas extremidades. Os mamilos são caracteristicamente hiperpigmentados, sendo as virilhas e axilas também acometidas. A pigmentação desenvolve-se independentemente das lesões bolhosas ou verrucosas e segue as linhas de Blaschko. A resolução das lesões associa-se a atrofia, tornando-se a pigmentação imperceptível em adultos; (4) alterações residuais, como atrofia, manchas ou linhas reticuladas hipopigmentadas e sem pelos nos membros inferiores. Em 80% dos casos, a afecção associa-se a outras anomalias congênitas, como paralisia espástica, retardamento mental, convulsões, estrabismo, cegueira, catarata, atrofia do nervo óptico, cardiopatia congênita, condrodisplasia e alterações em dentes, unhas e couro cabeludo.

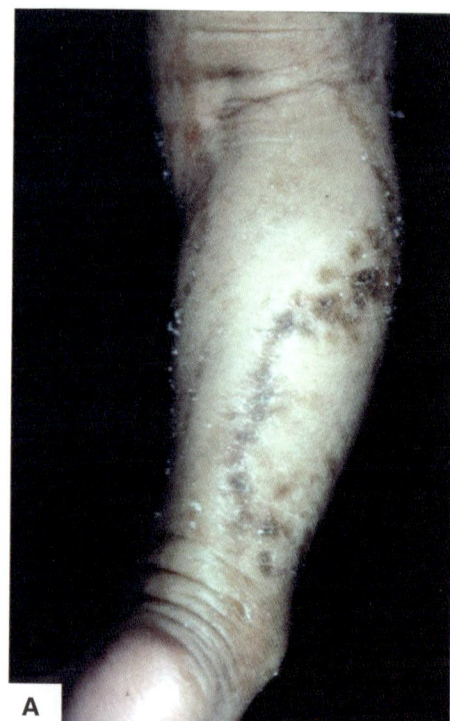

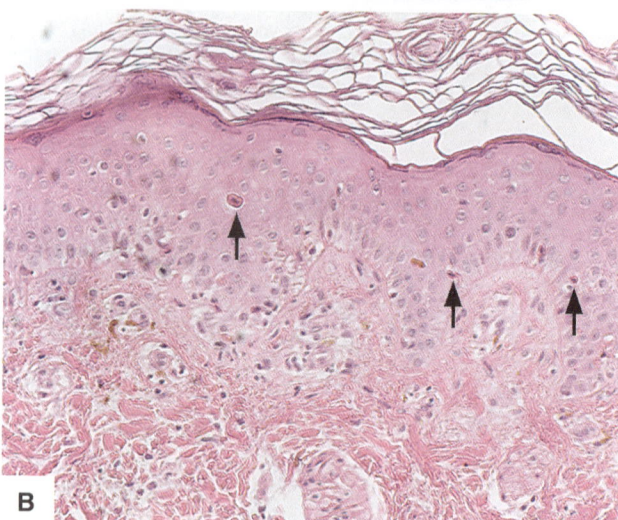

Figura 32.4 Incontinência pigmentar. **A.** Lesões ceratóticas pigmentadas e lineares no membro inferior. **B.** Hiperceratose, acantose, células disceratóticas (setas), vacuolização de células basais e dispersão pigmentar.

Análise genética mostra dois locos para a doença, ambos no braço longo do cromossomo X, Xq11 (IP1) e Xq28 (IP2). Mutações no gene do fator nuclear kappa B (NFκB), cujo produto inibe o fator de necrose tumoral (TNF), indutor de apoptose, são responsáveis pela doença. Na pele afetada, NFκB é expresso fortemente na epiderme suprabasal; sua expressão coincide com o acúmulo de eosinófilos na epiderme superior, sugerindo papel patogenético.

Microscopicamente, no primeiro estágio encontram-se vesículas intraepidérmicas e espongiose. Há numerosos eosinófilos e, às vezes, células disceratóticas isoladas. Na derme, há infiltrado mononuclear com eosinófilos. Na segunda fase, encontram-se hiperceratose, papilomatose irregular, acantose e ceratinização intraepidérmica, com maior número de células disceratóticas do que na fase anterior (Figura 32.4 B). As células basais mostram vacuolização e decréscimo de melanina. Na derme, há discreto infiltrado de mononucleares e melanófagos. As lesões pigmentadas do terceiro estágio mostram melanófagos na derme superior e, às vezes, diminuição da pigmentação. No último estágio, a epiderme é atrófica e a derme, desprovida de anexos.

Na *incontinentia pigmenti achromians* (hipomelanose de Ito) e na *incontinentia pigmenti* existe envolvimento do sistema nervoso central; em ambas, há alterações pigmentares cutâneas sem lesões bolhosas ou verrucosas.

Poroceratose

Poroceratose caracteriza-se por lesões circinadas ou ovalares com centro atrófico e bordas elevadas, verrucosas, prismáticas, atravessadas por sulco estreito, no qual se forma uma crista córnea dificilmente destacável, projetada em ângulo obtuso. A maioria dos pacientes tem doença esporádica, mas pode haver uma forma hereditária com herança autossômica dominante. Há cinco variantes: (a) de Mibelli, que é o protótipo da doença e se apresenta como placa que se inicia na infância; (b) actínica superficial disseminada, a mais comum e em que as lesões se localizam simetricamente em áreas expostas ao sol e se caracterizam por pápulas finas múltiplas, muitas vezes em pernas de mulheres adultas; (c) linear, que surge na infância e segue as linhas de Blaschko; (d) punctata, que aparece durante ou após a adolescência e mostra pápulas de 1 a 2 mm nas palmas e plantas; (e) palmo-plantar disseminada, variante da punctata, que mostra lesões em outras partes do corpo. A doença pode acometer também mucosas e associar-se a distrofia ungueal e alopecia.

Histologicamente, encontram-se hiperceratose e acantose. Na borda da lesão, existe rolha córnea contendo no centro uma coluna de células paraceratóticas (lamela cornoide – Figura 32.5) que raramente se relaciona com o poro do ducto écrino, podendo envolver o folículo. A camada granulosa abaixo da lamela cornoide é ausente ou atenuada; na derme, há linfócitos perivasculares ou em arranjo liquenoide.

Disceratose folicular (doença de Darier)

Caracteriza-se por pápulas verrucosas, escuras, isoladas ou confluentes, em placas, às vezes cobertas de crostas, com distribuição simétrica e de preferência em tronco, pescoço (Figura 32.6 A), face, região retroauricular, couro cabeludo, axilas e, ocasionalmente, mucosas da boca, laringe, faringe e vulva. As lesões coçam e raramente doem; podem ser induzidas ou exacerbadas por estresse, calor, sudorese ou maceração. Em metade dos casos, a doença é transmitida por herança autossômica dominante.

O gene da doença de Darier localiza-se em 12q23-q24; a mutação responsável ocorre nos genes *ATP2A2*, resultando em disfunção de ATPases Ca⁺⁺ do retículo endoplasmático, ou *SERCA2*, que regula a sinalização de Ca⁺⁺ intracelular. A doença acomete igualmente ambos os sexos. As lesões iniciam-se na primeira ou segunda década, com pico na puberdade; com frequência, surgem após exposição a luz solar, podendo formar bolhas. Os pacientes são mais suscetíveis a infecções bacterianas, em especial por *Staphylococcus aureus*, dermatofitoses e infecções virais. Existem os seguintes subtipos: (1) forma hemorrágica acral, com lesões bem demarcadas nas palmas e plantas e dorso das mãos (hemorragias em vesículas acantolíticas); (2) formas segmentares tipos 1 e 2. O subtipo 1 é o mais comum e tem distribuição unilateral; no subtipo 2, os pacientes têm a forma generalizada e apresentam área localizada com acometimento mais grave.

Histologicamente, além de hiperceratose, predominantemente folicular, há acantose, papilomatose e um tipo peculiar de ceratinização caracterizado pela formação de grãos e corpos redondos. Os *grãos* são células com ceratinização parcial e prematura. Os *corpos redondos* caracterizam-se por ceratinização periférica no citoplasma de ceratinócitos; o núcleo é grande, redondo e intensamente basofílico. Observam-se ainda, sobretudo acima da camada basal, lacunas ou fendas que, além de grãos e corpos redondos, contêm vilosidades e células acantolíticas (Figura 32.6 B). Pode haver infiltrado de mononucleares perivascular na derme superficial. As lesões orais, faríngeas, laríngeas e esofágicas são similares às da pele, embora menos exuberantes. Há casos com lesão única, denominado disceratoma verrucoso.

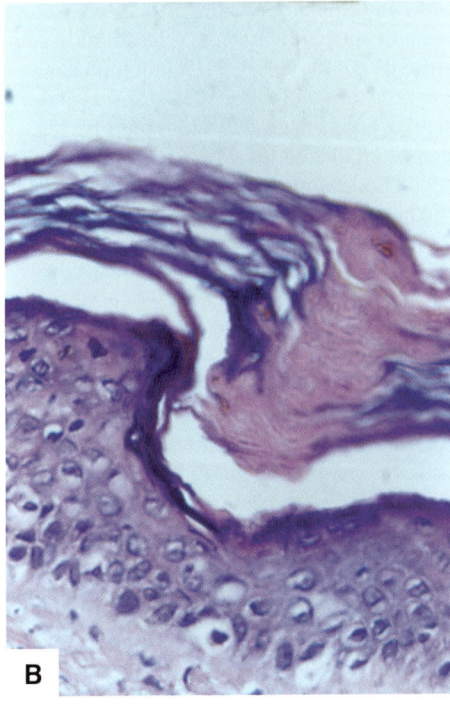

Figura 32.5 A. Poroceratose de Mibelli. Lamela cornoide mostrando coluna de paraceratose e ausência da camada granulosa subjacente. **B.** Poroceratose actínica.

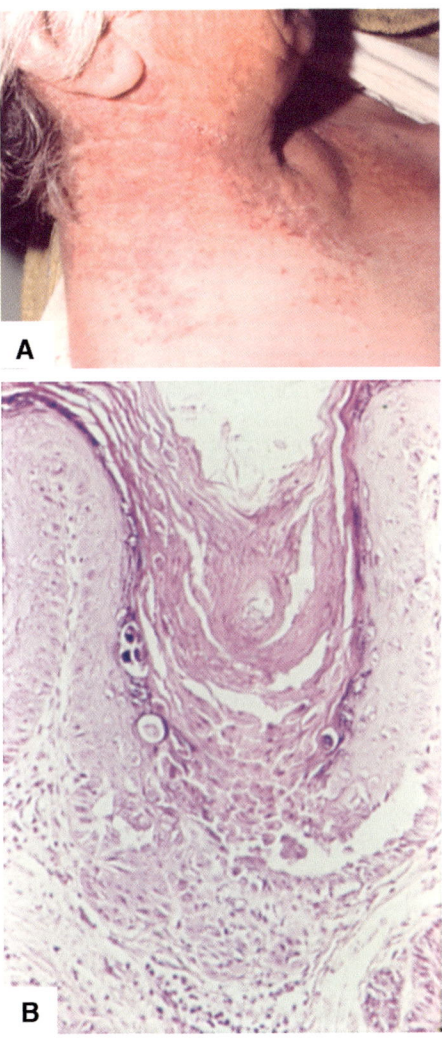

Figura 32.6 Doença de Darier. **A.** Pápulas ceratóticas foliculares cervicais isoladas e confluentes. **B.** Hiperceratose, acantose, acantólise suprabasal, lacunas, células acantolíticas e disceratose acentuada, além de corpos redondos (células ceratinizadas com núcleos bem corados) e grãos.

32

▶ Doenças vesicobolhosas não infecciosas

Erupções eczematosas

O conceito de eczema (do grego *ekzema* = efervescência) varia desde o uso do termo, *lato sensu*, como sinônimo de *dermatite*, até sua abolição completa. Morfologicamente, refere-se a inflamação aguda, subaguda ou crônica da pele caracterizada por eritema e vesículas ou, às vezes, pápulas e pústulas, acompanhada de prurido e que resulta em exsudação, crostas, descamação e, às vezes, liquenificação.

O quadro histológico de eczemas é inespecífico, e as várias fases evolutivas permitem apenas o diagnóstico de dermatite aguda, subaguda ou crônica. Na dermatite aguda, predominam vesículas intraepidérmicas formadas por exsudação inflamatória. A lesão inicia-se com edema intracelular que causa lise de duas ou três células espinhosas, formando as vesículas primordiais. Estas aumentam de tamanho, unem-se, rompem-se as tonofibrilas pelo edema intersticial (espongiose) e forma-se a vesícula. Se o número de vesículas é grande e se o edema é intenso, formam-se cavidades separadas por septos, representados por células epidérmicas edematosas (degeneração reticular), originando-se bolha multilocular.

Eczema atópico

Trata-se de dermatite atópica, crônica e recidivante, que se inicia a partir da sexta semana de vida e se apresenta sob as formas lactente, infantil e adulta. Em 75% dos pacientes, há história familial de atopia; em 50% dos casos, associa-se a asma ou a rinoconjuntivite alérgica. A doença piora no inverno, com maior incidência de lesões nas mãos. A lesão pode associar-se a ictiose, catarata, conjuntivite e intolerância ao suor, a alimentos e a lã. Na *forma do lactente*, as lesões aparecem em cabeça, face, pescoço, região de fralda e superfícies extensoras dos membros. Histologicamente, encontra-se dermatite aguda. Na *forma infantil*, predomina o comprometimento flexural; queilite é frequente. Prurido é constante e intenso, levando a escoriações e infecções secundárias (por bactérias, vírus e fungos dermatófitos). Em 50% dos pacientes, a doença melhora com a idade (na adolescência). Na *forma do adulto*, as lesões predominam em flexuras, mas áreas extensoras da pele podem estar acometidas.

Dermatite atópica tem base genética complexa e sofre influência ambiental. Mutações no gene da filagrina, proteína que agrega filamentos de ceratina durante a diferenciação terminal da epiderme, são responsáveis por ictiose vulgar, que é um dos principais fatores de predisposição para dermatite atópica. As lesões, que se associam a eosinofilia periférica e a excesso de IgE sérica, surgem em resposta a antígenos de plantas, de amendoim e de *Staphyloccocus aureus*. A doença responde a corticosteroides tópicos e a inibidores tópicos da calcineurina; evitar fatores desencadeantes, uso de emolientes e tratamento anti-inflamatório são também indicados.

Eczema de contato

Surge por reação a agentes externos, por estímulo alérgico ou por irritantes químicos. *Dermatite de contato alérgica* é idiossincrasia por reação imunitária mediada por células em resposta a alérgenos ambientais. São exemplos sensibilidade ao níquel, componentes da borracha e medicamentos. A lesão pode levar décadas para se instalar. Os ceratinócitos têm papel importante, pois liberam citocinas após exposição ao estímulo. A lesão depende de sensibilização prévia a alguma substância (sensibilização adquirida), e a reação cutânea só se desenvolve após reexposição à mesma substância. Eczema de contato pode ser agudo, subagudo ou crônico. O agudo e o subagudo caracterizam-se por eritema, vesiculação, edema, exsudação e crostas. No crônico, predominam eritema, descamação e liquenificação. As lesões localizam-se nas regiões em contato com o alérgeno, mas podem estender-se a outras áreas ou generalizar-se. Ocasionalmente, ingestão ou inalação de antígenos por pessoa sensibilizada previamente por absorção cutânea pode levar a quadro clínico similar ao de dermatite de contato alérgica. O teste de contato continua sendo o padrão-ouro para o diagnóstico. Dermatite de contato deve ser diferenciada da *dermatite por irritantes*, como ácidos, álcalis e solventes, que atuam como agentes citotóxicos. Estes induzem reações eczematosas já no primeiro contato.

Disidrose

Consiste em erupção recidivante em que se formam vesículas palmoplantares, geralmente acompanhadas de hiperidrose. Trata-se de quadro sindrômico, de etiologia variada, sendo suas causas principais as mícides (hipersensibilidade, a distância, a infecções micóticas), infecções bacterianas, contactantes e medicamentos (penicilina). Na grande maioria dos casos, não se encontra uma causa aparente, admitindo-se a existência de fator emocional. O quadro histológico é de dermatite aguda com vesícula intraepidérmica resultante de espongiose. O termo *disidrose* é impróprio, pois a vesícula não tem relação com glândulas sudoríparas.

Eczema de estase

Trata-se de lesão frequente em adultos com deficiência de drenagem venosa nos membros inferiores de longa duração, principalmente por varizes, mas também por outras afecções venosas, como edema crônico, dermatite ocre, úlcera venosa e paniculite esclerosante. A patogênese é desconhecida, podendo relacionar-se com hipóxia por aumento da pressão venosa ou por outros distúrbios circulatórios. A lesão pode complicar-se com dermatite de contato alérgica, sendo uma das causas mais comuns de eczema disseminado. A lesão apresenta-se como nódulos e máculas purpúricas, às vezes como placas verrucosas no dorso dos pés e dos dedos. Microscopicamente, existe dermatite subaguda ou crônica, com infiltrado de mononucleares, deposição de hemossiderina e fibrose na derme. Há ainda proliferação vascular intensa, que pode simular sarcoma de Kaposi.

Dermatite asteatósica

É lesão encontrada em idosos, especialmente no inverno, e em pessoas com ictiose discreta. O quadro pode ser precipitado por banhos excessivos, exposição a detergentes, temperaturas frias e baixa umidade. As regiões afetadas são inflamadas, estriadas, fissuradas e com descamação fina (aspecto semelhante a leito de rio seco). As áreas preferenciais são tornozelos, flanco inferior e linha posterior das axilas. A lesão pode associar-se a várias neoplasias malignas (doenças linfoproliferativas ou tumores sólidos). O aspecto histológico é de dermatite espongiótica com alterações dérmicas e epidérmicas.

Pênfigo

Pênfigo (do grego *pemphix, pemphigos*: bolhas) constitui um grupo de afecções bolhosas crônicas que se formam em resposta a autoanticorpos dirigidos contra proteínas desmossômicas.

A doença não é frequente, sendo mais comum na população judia, nela afetando 1,6 a 3,2/100.000 pessoas; judeus asquenaze são os mais acometidos. Não há predileção por sexo.

Pênfigo é doença autoimune em que anticorpos antiproteínas da superfície de ceratinócitos (desmogleínas) resulta em ruptura das junções intercelulares que resulta em acantólise e bolhas. O quadro clínico e a classificação dependem do nível da lesão na epiderme. Pênfigos vulgar e vegetante mostram bolhas suprabasais; pênfigos foliáceo, eritematoso e fogo selvagem têm bolha intraepidérmica alta. Além de serem encontrados em humanos, pênfigos são descritos também em cachorros, gatos, cabras e cavalos.

Pênfigo vulgar

Acomete sobretudo adultos entre 40 e 60 anos. Em 50 a 70% dos casos, a doença inicia-se na boca como erosões dolorosas ou bolhas e, semanas a meses depois, surgem lesões na pele. As lesões cutâneas aparecem como bolhas frágeis e flácidas em pele normal ou eritematosa; rompem-se facilmente, deixando áreas crostosas, sangrantes e dolorosas (Figura 32.7 A). As bolhas são mais comuns no couro cabeludo, na face, nas virilhas e, às vezes, de modo generalizado. Bolhas ou erosões podem ser induzidas por pressão tangencial na pele aparentemente normal adjacente às áreas lesadas – *sinal de Nikolsky*. Pressão direta no centro da bolha leva a sua extensão lateral – *sinal de Asboe-Hansen*. A cura acompanha-se de hiperpigmentação pós-inflamatória. A doença pode associar-se a outras dermatoses bolhosas autoimunes, como penfigoide bolhoso, lúpus eritematoso, timoma e miastenia.

Por imunofluorescência direta (IFD) da pele perilesional, encontram-se IgG (IgG$_1$ e IgG$_4$) e, frequentemente, complemento (C3) nos espaços intercelulares da epiderme. A imunofluorescência indireta (IFI) revela no soro anticorpos circulantes da classe IgG (IgG$_1$, IgG$_4$ e, raramente, IgG$_3$), que não são específicos, podendo aparecer em queimaduras graves, reações à penicilina ou após radioterapia. Há paralelismo entre nível sérico de IgG e aspecto clínico da doença. Títulos de IgG$_4$ diminuem em remissões e aumentam antes de recidivas. Os autoanticorpos atravessam a barreira placentária e podem levar a doença transitória em neonatos. Anticorpos séricos do pênfigo vulgar tendem a ligar-se mais na parte inferior da epiderme, enquanto no pênfigo foliáceo isto se faz nas porções superiores, correlacionando-se com as áreas de clivagem.

Anticorpos de pênfigo vulgar, que se associam à lesão básica da doença – acantólise – são dirigidos ao domínio extracitoplasmático de uma caderina epitelial: (a) desmogleína 3 (Dsg3, 130 kD), que forma complexos com certas proteínas de desmossomos, como a placoglobina (85 kD). Dsg3 é expressa primariamente na mucosa oral, o que explica a existência de lesões bucais; (b) desmogleína 1 (Dsg1, 160kD), presente apenas na pele e conhecida como antígeno do pênfigo foliáceo. Dsg1 é antígeno cutâneo e, quando ligado a anticorpos, induz lesões na pele, mas não em mucosas (pênfigo cutâneo). Dsg1 existe em toda a espessura do epitélio escamoso, em maior quantidade na região superficial; Dsg3 é encontrada somente na porção basal do epitélio. No Quadro 32.3 estão listados os antígenos envolvidos na patogênese dos pênfigos.

A patogênese da acantólise é incerta. Acredita-se que os autoanticorpos alterem a adesão entre ceratinócitos ou ativem enzimas proteolíticas. Linfócitos T são também importantes na gênese da acantólise mediada por anticorpos. Há evidências de influência genética na suscetibilidade ao pênfigo, havendo forte associação com HLA-DRβ1*0402, HLA-DRβ1*1401 e HLA-DQβ1*0503.

Na doença, a bolha rompe-se facilmente, sendo fundamental para o diagnóstico o exame de uma lesão recente e sem infecção secundária. A acantólise destrói as pontes intercelulares, formando células acantolíticas, que são arredondadas e têm citoplasma eosinófilo, núcleo picnótico e halos perinucleares. Com isso, formam-se clivagens e bolhas suprabasais contendo células acantolíticas em grupos ou isoladas na luz (Figura 32.7 B). O assoalho da lesão é recoberto por camada única de células basais intactas. A derme papilar pode fazer protrusão na base da bolha, gerando vilosidades. Em lesões precoces, há espongiose eosinofílica e envolvimento de anexos cutâneos. As bolhas contêm poucas células inflamatórias, especialmente eosinófilos; na derme superior, há discreto infiltrado de mononucleares, às vezes com eosinófilos. As lesões mucosas são semelhantes às da pele.

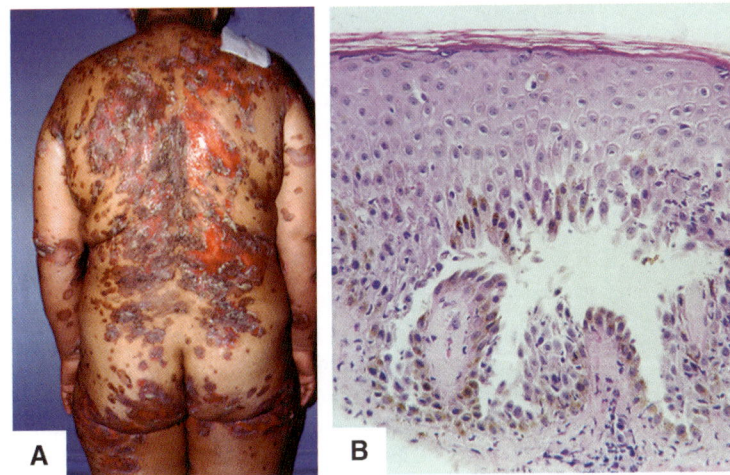

Figura 32.7 Pênfigo vulgar. **A.** Bolhas, erosões e crostas na região dorsal. **B.** Bolha acantolítica suprabasal, tendo células acantolíticas na luz, vilosidades na base e infiltrado inflamatório na derme superior, com eosinófilos.

Quadro 32.3   Antígenos-alvo nos pênfigos*

Tipo de pênfigo	Autoanticorpo	Antígeno	PM (kD)
Pênfigo vulgar			
Dominante			
mucosa	IgG	Desmogleína 3	130
Mucocutâneo	IgG	Desmogleína 3	130
Pênfigo foliáceo	IgG	Desmogleína 1	160
Pênfigo paraneoplásico	IgG	Desmogleína 3	130
		Desmogleína 1	160
		Plectina	500
		Desmoplaquina I	250
		Desmoplaquina II	210
		BPAG1	230
		Envoplaquina	210
		Periplaquina	190
		A2ML1	170
Pênfigo induzido por drogas	IgG	Desmogleína 3	130
		Desmogleína 1	160
Pênfigo herpetiforme	IgG	Desmogleína 1,	130
		Desmogleína 3 (raramente)	160
Pênfigo IgA			
Tipo de dermatose pustulosa subcórnea	IgA	Desmocolina 1	110/100
Tipo neutrofílico intraepidérmico	IgA	?	?

*Segundo Bolognia JL et al., 2015. A2ML1: inibidor de protease alfa-2-macroglobulina tipo 1; BPAG1: antígeno penfigoide bolhoso-1; PM: peso molecular.

Pênfigo vegetante

Variante crônica do pênfigo vulgar (1 a 2% dos pênfigos), é mais comum em adultos e tem melhor prognóstico, às vezes com remissão espontânea. Clinicamente, manifesta-se no início por bolhas e erosões nas áreas flexurais, como axilas, virilhas, região inframamária, umbigo, comissuras labiais e couro cabeludo. Em seguida, surgem vegetações hipertróficas e pústulas na periferia das bolhas. A cavidade oral é comprometida, e a língua mostra aspecto escrotal ou cerebriforme; outras mucosas podem estar envolvidas. No sangue periférico, há eosinofilia. Existem dois subtipos: (1) *variante de Neumann*, forma mais grave que surge em lesões prévias de pênfigo vulgar, formando vegetações em áreas erosadas; (2) *variante Hallopeau*, que se inicia como pústulas que evoluem para placas vegetantes verrucosas; é a forma mais discreta, podendo sofrer involução espontânea.

A lesão mostra acantólise suprabasal e proliferação do epitélio escamoso, às vezes com hiperplasia pseudoepiteliomatosa, infiltrado inflamatório com grande número de eosinófilos e abscessos intraepidérmicos. Outras vezes, há espongiose eosinofílica. Nos espaços intercelulares, encontram-se depósitos de IgG e C3.

Pênfigo foliáceo de Cazenave

Mais raro do que o pênfigo vulgar, acomete pessoas idosas, raramente jovens e crianças. Manifesta-se por vesicobolhas superficiais e frágeis que se rompem facilmente, deixando áreas erosadas, esfoliativas ou crostosas. As lesões podem persistir por longo tempo no couro cabeludo, na face e no tronco, lembrando dermatite seborreica ou lúpus eritematoso; podem também disseminar-se na pele, chegando ao quadro de eritrodermia. Mucosas são poupadas.

A IFD da pele perilesional mostra IgG ou C3 intercelular na epiderme e na bainha externa do pelo. A IFI revela IgG intercelular, predominando IgG_4 e IgG_1 em 60 a 70% dos casos. O anticorpo do pênfigo foliáceo liga-se à desmogleína 1 (Dsg1).

A clivagem ou bolha no pênfigo foliáceo forma-se na camada granulosa, logo abaixo do estrato córneo, levando a um teto que se rompe facilmente. Acantólise é discreta, com células acantolíticas no teto ou no assoalho da bolha. Pode haver infiltrado inflamatório com numerosos neutrófilos e espongiose eosinofílica.

Pênfigo foliáceo endêmico (PF brasileiro, fogo-selvagem)

Endêmico no Brasil e em outros países das Américas Central e do Sul, acomete sobretudo crianças e adultos jovens (Figura 32.8 A); há casos de ocorrência familiar. Na forma localizada em áreas seborreicas, as lesões lembram lúpus eritematoso. Na forma generalizada, apresenta-se sob as formas esfoliativa bolhosa, esfoliativa eritrodérmica ou como as variantes em placas ou nodular. Ao regredirem, as lesões sofrem hiperpigmentação por incontinência pigmentar. Os aspectos imunitários, histológicos e de imunofluorescência são indistinguíveis dos do pênfigo de Cazenave. As placas verrucosas e os nódulos nas formas localizadas ou crônicas mostram hiperceratose, paraceratose, papilomatose, acantose e acantólise (Figura 32.8 B).

Pênfigo herpetiforme

A lesão lembra dermatite herpetiforme, mas com achados histológicos e de imunofluorescência de pênfigo. O quadro histológico é muitas vezes inespecífico. Encontram-se espongiose eosinofílica ou espongiose com mistura de neutrófilos e eosinófilos ou com predomínio de neutrófilos, vesículas ou pústulas intraepidérmicas e microabscessos neutrofílicos na derme; células acantolíticas também podem ser vistas. Às vezes, várias biópsias devem ser feitas até chegar-se ao diagnóstico.

Pênfigo eritematoso

É uma forma discreta e localizada de pênfigo superficial, com aspectos histológicos e de imunofluorescência de pênfigo foliáceo associados a achados de lúpus eritematoso. Clinicamente, as lesões ocorrem na cabeça, no pescoço e no tronco, lembrando pênfigo foliáceo; na face, as lesões têm aspecto de vespertílio, simulando lúpus eritematoso. Há casos associados ao uso de drogas, como D-penicilamina, propranolol, captopril e heroína. A doença pode associar-se também a timoma. Além de deposição de IgG intercelular, encontra-se banda lúpica granulosa na região da membrana basal com IgG e complemento. O quadro histológico é idêntico ao do pênfigo foliáceo.

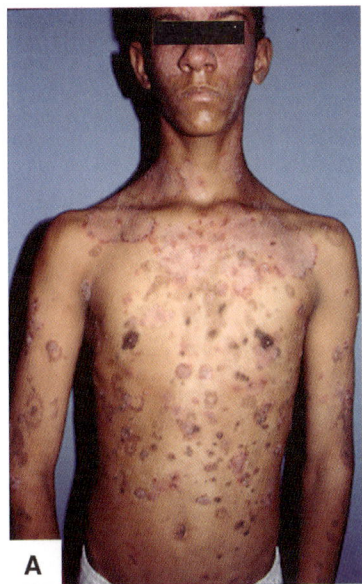

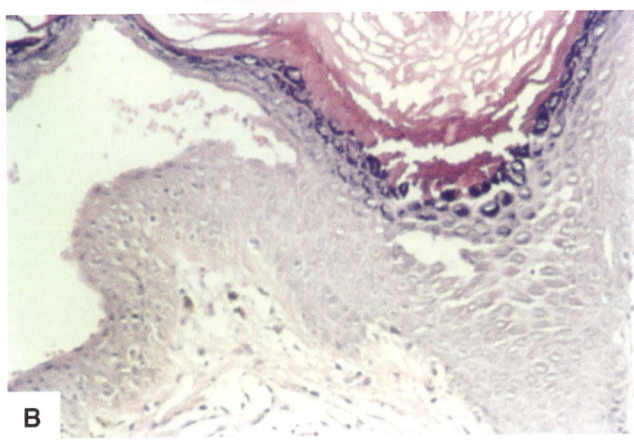

Figura 32.8 Pênfigo foliáceo endêmico. **A.** Erosões e crostas em adolescente. **B.** Lesão antiga apresentando hiperceratose, hipergranulose, acantose e clivagem com células acantolíticas na camada granular.

Pênfigo paraneoplásico

Associa-se a doenças linfoproliferativas de células B, doenças hematopoéticas, doença de Castleman, macroglobulinemia de Waldenström, timoma, linfoma de Hodgkin, carcinomas e sarcomas; linfomas são a neoplasia mais associada. A lesão surge em larga faixa etária (7 a 83 anos), com predomínio em homens e alta mortalidade. Clinicamente, surgem erosões mucosas dolorosas e erupção cutânea polimórfica associada a neoplasia oculta ou confirmada. Histologicamente, encontram-se ceratinócitos necróticos, acantólise intraepidérmica e dermatite vacuolar de interface. A IFD mostra IgG intercelular e complemento, além de depósito linear ou granuloso de complemento na junção dermoepidérmica. Há ainda anticorpos circulantes contra epitélios da pele e de mucosas.

Histologicamente, encontram-se acantólise suprabasal, lembrando pênfigo vulgar, com clivagem ou vesícula, às vezes envolvendo anexos, e alterações na interface, com degeneração da camada basal, ceratinócitos disceratóticos e exocitose de linfócitos. Espongiose é comum. Na derme superficial, há infiltrado inflamatório de mononucleares perivascular ou liquenoide.

Incontinência pigmentar é evidente. Alterações acantólise-símiles podem ocorrer no epitélio brônquico, podendo surgir quadro de bronquiolite obliterante-símile.

Pênfigo IgA

É variante rara de pênfigo que responde ao tratamento com sulfona e que se caracteriza por depósito intercelular de IgA e, clinicamente, por lesões pustulosas mais do que bolhosas ou vesiculares. A maioria dos pacientes é idosa, sendo a doença rara em crianças. Há dois subtipos: variante dermatose pustular subcórnea (pênfigo foliáceo IgA) e variante dermatose IgA neutrofílica intraepidérmica (pênfigo vulgar IgA).

Pênfigo por medicamentos

É causado por grande número de medicamentos, principalmente penicilamina e captopril; também são implicados enalapril, penicilina, cefalosporina, rifampicina e pirazolona. A penicilamina pode causar pênfigos foliáceo e vulgar, mas o primeiro é mais comum. Na maioria dos casos, o quadro histológico lembra pênfigo foliáceo, com IFD positiva; raramente, apresenta lesões de pênfigo vulgar.

Pênfigo por contato

Resulta do contato com substâncias tópicas, principalmente níquel, pesticidas, sulfato de crômio, tintura de benjoim, fenol, diclofenaco e di-hidrodifeniltricloretano. Não se sabe se o fenômeno tem relação com absorção sistêmica ou se se trata de dermatite de contato alérgica ou tóxica. A maioria dos casos tem quadro histológico similar ao do pênfigo vulgar; a imunofluorescência mostra IgG intercelular e, às vezes, C3.

Penfigoide bolhoso

Penfigoide bolhoso, localizado ou generalizado, é entidade com muitos subtipos; primariamente cutâneo, pode acometer mucosas. *Penfigoide cutâneo generalizado* caracteriza-se por bolhas grandes e tensas que se rompem deixando áreas erosadas; em vez de se estenderem como no pênfigo vulgar, as lesões regridem e cicatrizam. As lesões localizam-se em abdome inferior, virilhas, axilas e superfícies extensoras dos antebraços e consistem em áreas eritematosas bem delimitadas e de limites irregulares com centro claro. Lesões ulceradas na mucosa oral são vistas em 25% dos casos; em 7%, há lesões genitais. A doença acomete pessoas idosas e, menos comumente, crianças e adultos jovens. Eventos prodrômicos são frequentes, como fases eritematosas (penfigoide eritrodérmico ou pruriginoso), urticarianas e, raramente, eczematosas. As variantes clínicas de penfigoide generalizado incluem penfigoide bolhoso urticariforme, penfigoide vesicular, penfigoide polimórfico, penfigoide vegetante, penfigoide seborreico, penfigoide nodular e penfigoide disidrosiforme. O penfigoide bolhoso generalizado é doença grave, com mortalidade em 10 a 20% dos casos.

O *penfigoide cutâneo localizado* pode ser dos tipos: (a) penfigoide Brunsting-Perry, associado a cicatriz, que afeta predominantemente a cabeça e o pescoço; (b) cutâneo localizado não cicatricial, que predomina na região pré-tibial em mulheres; (c) forma localizada de penfigoide oral que se manifesta como gengivite descamativa. As lesões caracterizam-se por bolhas tensas que surgem em pele normal ou eritematosa. Microscopicamente, o achado típico é bolha subepidérmica não acantolítica, permanecendo o contorno da derme papilar (aspecto

32

festonado) que se projeta como sentinelas na cavidade bolhosa. Em lesões antigas, pode haver regeneração da epiderme no assoalho da bolha, simulando localização intraepidérmica. Na derme, há infiltrado inflamatório discreto perivascular, de mononucleares e eosinófilos. Microabscesso papilar com eosinófilos na periferia das bolhas é característico.

Em lesões recentes, a microscopia eletrônica mostra clivagem dermoepidérmica entre a membrana citoplasmática dos ceratinócitos e a lâmina densa (a lâmina densa localiza-se no assoalho da bolha; com o método da peroxidase, observa-se deposição de IgG e C3 acima da lâmina lúcida, na placa dos hemidesmossomos). A IFI revela anticorpos IgG, comumente IgG$_4$, em 75 a 80% na zona de membrana basal. Pode haver depósitos de outras imunoglobulinas, inclusive IgE. Não há relação entre títulos de anticorpos e aspectos clínicos; tem sido descrita associação de anticorpos séricos contra BP 180 NC16A com atividade da doença. A IFD mostra aspecto linear na junção dermoepidérmica em 90% dos casos, predominando C3. Os dois antígenos principais, reconhecidos por *western blot* e por imunoprecipitação, são BPAG1 (230 kD) e BPAG2 (180 kD). O diagnóstico baseia-se em achados histopatológicos, de imunofluorescência direta e indireta e ELISA anti-PB180/PB230.

Dermatite herpetiforme

Dermatite herpetiforme e doença celíaca são afecções inter-relacionadas, podendo ser consideradas manifestações diversas de uma mesma entidade. Clinicamente, é afecção pruriginosa crônica e recidivante que se manifesta por vesículas ou pápulas agrupadas, circundadas por eritema e localizadas, de modo simétrico, em superfícies extensoras das extremidades, ombros e nádegas. Lesões bolhosas são raras; a mucosa oral não é afetada. Encontrada predominantemente em adultos jovens, da segunda à quarta décadas, pode iniciar-se em qualquer idade, inclusive na infância. Há resposta muito boa ao tratamento com sulfona e com dieta isenta de glúten; esta pode manter a remissão da doença por longo tempo ou diminuir a dose diária de sulfona. Cerca de 65 a 75% dos pacientes apresentam achados histológicos de doença celíaca, mas apenas 20% manifestam má absorção intestinal.

A área de escolha para biópsia é a pele eritematosa. Ao microscópio, encontram-se microabscessos nas papilas dérmicas (Figura 32.9 A). Às vezes, há deposição de fibrina, dando aspecto necrobiótico. Por distensão e separação da junção dermoepidérmica, formam-se vesículas subepidérmicas. A cavidade das vesículas contém líquido de edema, fibrina em arranjo reticular e numerosos neutrófilos. O assoalho da vesícula mostra apagamento da derme papilar. Na derme superior, há moderado infiltrado de mononucleares perivascular, com grande número de neutrófilos, poeira nuclear e alguns eosinófilos.

A IFD evidencia depósitos de IgA na junção dermoepidérmica, nas áreas adjacentes às vesículas. Os depósitos, quase sempre associados a C3, são microgranulosos em 80% dos casos (Figura 32.9 B). A pesquisa de anticorpos circulantes por IFI mostra IgA com depósitos granulosos em 2% dos casos e com depósitos lineares em um terço dos pacientes. Doença celíaca está presente em todos os pacientes com dermatite herpetiforme com depósitos granulosos, mas ausente quando os depósitos são lineares. Nos casos de padrão granuloso, a porcentagem de HLA-B8 (80 a 90%), HLA-DR3 (90 a 95%) e HLA-DQ2 (95 a 100%) é diferente daquela da população normal (21%, 23% e 40%, respectivamente); nos casos de depósito linear, HLA-B8 está presente em 30 a 35%.

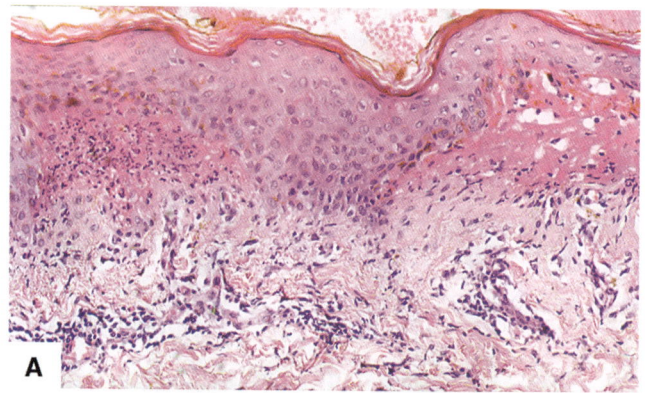

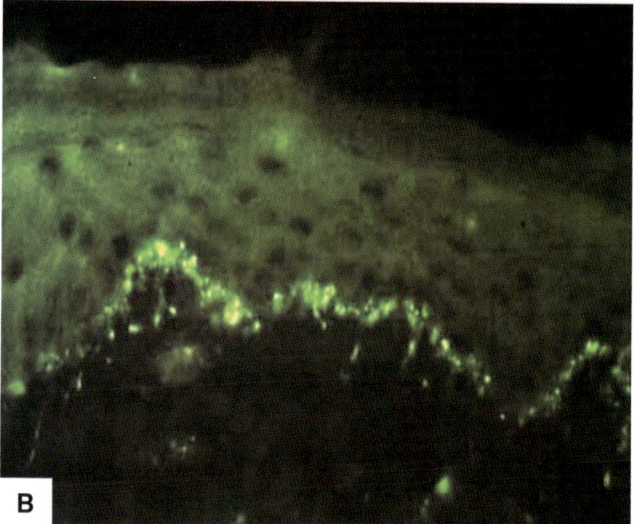

Figura 32.9 Dermatite herpetiforme. **A.** Bolha repleta de fibrina na junção dermoepidérmica; na papila dérmica à esquerda, notar microabscesso com neutrófilos e fibrina. **B.** Imunofluorescência direta mostrando depósitos granulosos de IgA nas papilas dérmicas.

Doença IgA linear

Corresponde a um grupo de doenças mediadas por IgA contra antígenos na zona de membrana basal, com depósitos lineares desse anticorpo. Algumas vezes, há depósito linear de IgA na epiderme da região da membrana basal; nesses casos, a doença é classificada como penfigoide bolhoso IgA ou epidermólise bolhosa adquirida IgA, desde que os anticorpos tenham especificidade, respectivamente, para BPAg1 e colágeno tipo VII. A doença IgA linear associa-se a aumento da expressão de HLA-Cw7, B8, DR2, DR3 e DQ2. A associação com HLA-B8 varia de 28 a 56% dos casos. Há referências de associação da doença IgA linear com neoplasias malignas, como linfomas. Há duas formas: (a) com base na idade do paciente e no aspecto das lesões (doença IgA linear do adulto e doença IgA linear da infância); (b) associada a medicamentos.

A *forma adulta* manifesta-se com vesicobolhas em indivíduos acima de 40 anos, sendo o quadro menos simétrico e pruriginoso do que na dermatite herpetiforme, embora com localização similar. Lesões oculares e orais estão presentes em 50% dos casos. O aspecto histológico é idêntico ao da dermatite herpetiforme, mas com menor tendência à formação de microabscessos papilares e com infiltrado de neutrófilos uniforme ao longo da derme papilar. A imunofluorescência define a doença, pois revela IgA em depósito linear ao longo da zona da membrana basal na pele perilesional em 100% dos casos. Quando IgG e IgA estão presentes, deve-se diferenciar a doença do penfigoide bolhoso.

A *forma infantil* é mais comum na fase pré-puberal ou pré-escolar. Algumas vezes, as lesões surgem após tratamento, com penicilina, de infecções das vias respiratórias. Mulheres são mais acometidas. Vesicobolhas desenvolvem-se em pele normal ou eritematosa (Figura 32.10 A), às vezes com aspecto em "colar de pérolas", em que as lesões mostram vesículas periféricas em placa policíclica. São envolvidos nádegas, abdome inferior, genitália e região perioral e, às vezes, oral. Em 12% dos casos, as lesões persistem após 6 a 8 anos de idade. O quadro histológico é similar ao do tipo adulto; alguns casos lembram penfigoide bolhoso pela presença de eosinófilos. Em todos os pacientes, a IFD mostra depósito linear de IgA ao longo da zona de membrana basal da pele perilesional (Figura 32.10 B).

A *forma linear associada a medicamentos* não é rara; é descrita após tratamento com vancomicina, lítio, diclofenaco, captopril e somatostatina. O quadro histológico é idêntico ao da doença IgA linear idiopática, às vezes com linfócitos e eosinófilos associados a neutrófilos.

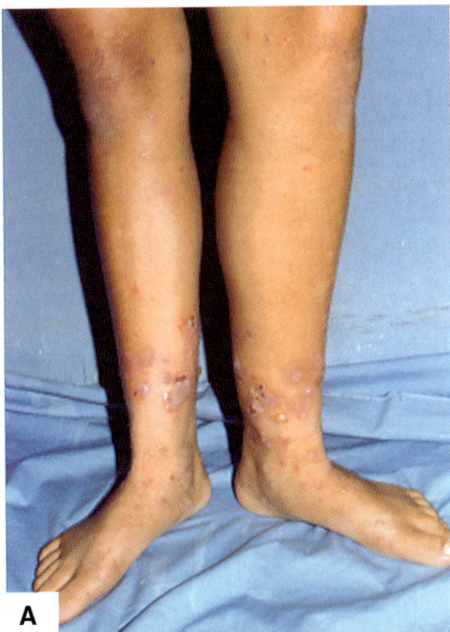

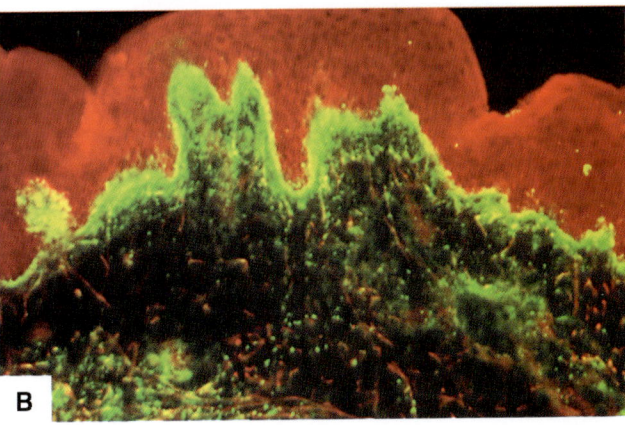

Figura 32.10 Doença IgA linear. **A.** Vesículas nas pernas em arranjo herpetiforme. **B.** Imunofluorescência direta mostra depósito de IgA linear ao longo da camada basal.

Eritema multiforme

Junto com a síndrome de Stevens-Johnson (SSJ) e a necrólise epidérmica tóxica (NET), eritema multiforme (EM) faz parte do mesmo espectro de reações a medicamentos, embora seja doença distinta e tenha sinais clínicos diferentes e fatores precipitantes diferentes, sobretudo infecção pelo vírus *Herpes simplex*.

Eritema multiforme caracteriza-se por lesões eritematosas e exsudativas eritematopapulosas e vesicobolhosas que tendem a confluir em placas ou anéis com disposição concêntrica muito peculiar, localizadas habitualmente no dorso das mãos, nos antebraços, na nuca e na região esternal. Tipicamente, o centro das lesões é isquêmico e tem coloração azulada (lesão em alvo ou íris), sobretudo nas regiões acrais, podendo resultar em vesícula. Lesões em alvo podem ser típicas (três zonas distintas) ou atípicas (duas zonas). As lesões podem persistir por 7 dias, e a doença, por 6 semanas ou menos. A resolução das lesões pode resultar em hiperpigmentação pós-inflamatória. Muitos pacientes mostram episódios recorrentes, em torno de cinco crises por ano, sendo invariavelmente relacionados com o vírus *Herpes simplex*; outros pacientes têm doença subclínica. Existem duas formas: (a) *eritema multiforme menor* tem lesões papulares em alvo típicas e às vezes atípicas, envolvimento de mucosas ausente ou raro e falta de manifestações sistêmicas; (b) *eritema multiforme maior*, com lesões em alvo típicas, comprometimento de mucosas e manifestações sistêmicas. Eritema multiforme não evolui para necrólise epidérmica tóxica.

A maioria dos casos tem relação com infecção presente ou passada pelo *Herpes simplex* tipo 1 ou 2 (HSV-I, HSV-II) e, eventualmente, por *Mycoplasma*. Muitas outras infecções virais ou bacterianas podem estar envolvidas, como orf, varicela, vírus Epstein-Barr, estreptococos, meningococo, histoplasma e vacinas imunizantes. Raramente, medicamentos podem ser responsabilizados, como sulfonamidas, sulfametoxazol-trimetoprima, penicilina, barbitúricos e anticoncepcionais. Neoplasias malignas, como linfomas, podem associar-se às lesões, que podem surgir também após radioterapia. Os casos associados ao vírus do *Herpes simplex* mostram lesões recorrentes em forma de alvo que afetam inicialmente as extremidades. Casos induzidos por medicamentos envolvem o tronco e apresentam-se como lesões maculopurpúricas em alvo atípicas. A associação de eritema multiforme e lúpus eritematoso sistêmico ou discoide, rara, predomina em mulheres e caracteriza a *síndrome de Rowell*. Não há predisposição genética. Estudos mostram associação de HLA-DQw3, DRw53 e Aw33 com a doença, diferentes das encontradas em NET e SSJ.

Eritema multiforme é o protótipo da forma vacuolar de dermatite de interface. As alterações incluem vacuolização da camada basal, linfócitos ao longo da junção dermoepidérmica, discreto infiltrado linfoide superficial perivascular, espongiose e exocitose. Necrose de ceratinócitos isolados é característica. A camada córnea é ortoceratótica. Linfócitos intraepidérmicos associados a ceratinócitos necróticos é habitual. Edema na derme papilar, espongiose e inflamação acentuada são encontrados em lesões papulares e edematosas. Às vezes, observam-se vesículas intraepidérmicas associadas a exocitose. Na forma associada a medicamentos, pode haver eosinófilos, além de necrose de ceratinócitos isolados, vesículas microscópicas e incontinência pigmentar. Nos casos associados ao *Herpes simplex*, encontram-se mais espongiose, exocitose, degeneração de liquefação da camada basal e edema da derme papilar; tardiamente, poeira nuclear pode ser vista na derme papilar.

32

Nas lesões em alvo, encontram-se bolha subepidérmica e grande número de ceratinócitos necróticos. Eritrócitos extravasados na cavidade das bolhas são comuns, enquanto melanófagos na derme papilar são vistos em lesões antigas. Em lesões com menos de 24 horas, encontram-se IgM e C3 na parede de vasos dérmicos. Depósitos granulosos de C3, IgM e fibrinogênio podem estar presentes na junção dermoepidérmica.

Necrólise epidérmica tóxica (síndrome de Lyell). Síndrome de Stevens-Johnson

Necrólise epidérmica tóxica (NET) e síndrome de Stevens-Johnson (SSJ) resultam de hipersensibilidade grave a medicamentos, especialmente em pacientes com genótipos acetiladores lentos, imunocomprometidos (HIV, linfoma), com tumores cerebrais em uso de anticonvulsivantes associados a radioterapia ou que possuem certos HLAs. Lesões semelhantes ocorrem também na doença do enxerto contra o hospedeiro (ver Capítulo 11). A distinção entre as duas baseia-se na extensão do acometimento cutâneo: desprendimento epidérmico em menos de 10% da área de superfície corporal na SSJ, 10 a 30% na sobreposição de SSJ e NET e em mais de 30% na NET. NET e SSJ são doenças raras e mais comuns em mulheres. Em crianças, acometimento de mucosas pode ser a única manifestação.

A NET e SSJ surgem em 7 a 21 dias após exposição ao medicamento. Os pacientes apresentam sinais e sintomas prodrômicos como febre, dor de garganta, mialgia, cefaleia, anorexia, náuseas, vômitos, queimação nos olhos e, em seguida, *rash* cutâneo doloroso generalizado que se inicia na face, no pescoço e nos ombros, antes de disseminar-se para o tronco e os membros. Os achados consistem em lesões em alvo atípicas, eritematosas, purpúricas ou necróticas, planas, e às vezes do tipo exantema ou erupção morbiliforme; lesões em alvo típicas podem estar presentes. Rapidamente, surgem bolhas flácidas que formam úlceras sensíveis semelhantes a *pele escaldada*. Ambas são doenças sistêmicas que acometem também mucosas, com mortalidade de 1 a 5% na síndrome de Stevens-Johnson e de 25 a 35% na de Lyell, mais alta em pacientes idosos e naqueles com desprendimento epidérmico extenso.

As duas doenças representam reação adversa a medicamentos, como sulfonamidas, anticonvulsivantes (fenitoína, barbitúricos e carbamazepina), antibióticos (aminopenicilinas, quinolonas e cefalosporinas), anti-inflamatórios não hormonais (fenilbutazona, piroxicam) e alopurinol; também faz parte do grupo a doença do enxerto contra o hospedeiro. Há também casos relacionados com infecção por *Mycoplasma pneumoniae* (crianças), infecção pelo HIV, lúpus eritematoso sistêmico e, raramente, hepatite A. A patogênese não é conhecida. A esfoliação deve-se a destruição de ceratinócitos por apoptose mediada por Fas (ver Capítulo 5). Na necrólise epidérmica tóxica, há maior prevalência de HLA-B12. HLA-DQB1*0601 associa-se a pacientes brancos com SSJ e complicações oculares.

O aspecto histológico é variado, sendo encontradas degeneração hidrópica da camada basal e apoptose de ceratinócitos, que resultam em vesículas subepidérmicas. Pode haver ainda exocitose de linfócitos, que ficam próximos das células mortas. Os ductos das glândulas écrinas e, menos frequentemente, os folículos pilosos estão envolvidos. Na derme superficial, edemaciada, há discreto infiltrado de mononucleares, perivascular, com raros eosinófilos.

Dermatose pustular subcórnea

Trata-se de doença crônica que se manifesta com pústulas estéreis com arranjo anular ou serpiginoso, principalmente no abdome, nas axilas e nas regiões inframamária e inguinal. A doença, que acomete mais mulheres (4:1) adultas, pode associar-se a pioderma gangrenoso, a gamopatia monoclonal, especificamente uma paraproteinemia IgA benigna ou maligna (40%) e, eventualmente, a mieloma múltiplo. A causa é desconhecida. A pústula encontra-se logo abaixo da camada córnea; na luz há grande número de neutrófilos e raros eosinófilos (Figura 32.11). Espongiose e exocitose discretas são encontradas na epiderme sob a pústula. Na derme, os capilares estão dilatados e circundados por infiltrado rico em neutrófilos, raros eosinófilos e células mononucleadas. As enzimas proteolíticas do conteúdo pustular causam acantólise tardia, resultando em raras células acantolíticas, em especial na base da pústula. Quando existe IgA intercelular à IFD ou anticorpos IgA circulantes, trata-se de pênfigo IgA. Na dermatose pustular subcórnea, a imunofluorescência é negativa.

▶ Doenças eritematodescamativas e papulares não infecciosas

Dermatite seborreica

A doença acomete 1 a 2% da população, é mais comum em homens e muitas vezes tem história familiar. As lesões surgem em regiões ricas em glândulas sebáceas e são vermelho-pardacentas, circunscritas, cobertas de escamas gordurosas, às vezes exsudativas, de preferência em regiões pré-esternal e interescapular, fronte, sobrancelhas, pálpebras, ouvidos, couro cabeludo e, algumas vezes, áreas de dobras. O quadro macroscópico é variado: eczemátide figurada esteatoide, psoriasiforme, pitiriasiforme ou eritrodérmica. Histologicamente, encontra-se dermatite crônica inespecífica que lembra, às vezes, a psoríase, da qual se distingue pela presença de espongiose e infiltrado linfocitário superficial, perivascular e perifolicular.

Em indivíduos infectados pelo HIV, a doença é mais grave e extensa. Além dos demais achados, encontram-se ceratinócitos disceratóticos e plasmócitos no infiltrado dérmico. Dermatite seborreica associa-se também a doença de Parkinson, siringomielia

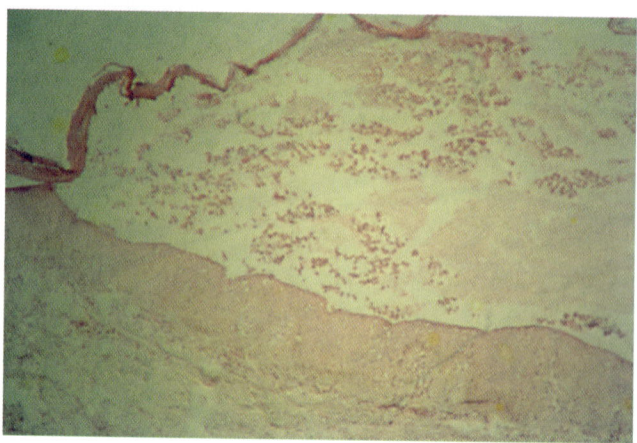

Figura 32.11 Dermatose pustular subcórnea. Pústula abaixo da camada córnea.

e traumatismos do nervo trigêmeo. A lesão facilita a colonização pelo fungo lipofílico *Malassezia furfur*.

A dermatite seborreica generalizada que surge na infância é chamada *doença de Leiner*. Outra variante é a *doença familial de Leiner*, frequentemente fatal, que se associa a diarreia intensa, infecções sistêmicas ou localizadas e debilitação progressiva. Nela, há disfunção da fração C5 do complemento, ao lado de alterações da imunidade celular e humoral. Septicemia é a principal causa de óbito.

Psoríase

Psoríase (do grego *psora* = sarna) é afecção crônica caracterizada por placas avermelhadas cobertas de escamas prateadas e micáceas, com tendência a distribuição simétrica nas superfícies extensoras das extremidades, especialmente joelhos e cotovelos (psoríase em placas), além de outras áreas do tegumento. A doença acomete 1 a 2% da população caucasiana e pode ocorrer em qualquer idade, sendo mais frequente em adolescentes e no início da idade adulta (tipo I); um segundo pico surge na sexta década (tipo II). Ao serem removidas, as escamas (sinal da vela) originam o sinal do orvalho sangrante (*sinal de Auspitz*), pela amputação dos capilares no topo das papilas dérmicas. Lesões lineares (psoríase linear) devem-se a traumatismos – *fenômeno de Koebner*.

A erupção pode generalizar-se, com quadro de dermatite esfoliativa, às vezes associada a artrite (*psoríase artropática*), que é oligoarticular e afeta pequenas articulações de mãos e pés. As lesões podem ter vários aspectos: *psoriasis guttata* ou eruptiva, psoríase inversa, psoríase pustulosa generalizada ou localizada, psoríase pustulosa palmoplantar e acrodermatite contínua (acropustulose).

A etiologia da enfermidade não é totalmente conhecida. Trata-se de doença crônica, imunomediada, com predisposição familial e desencadeada por fatores ambientais, como traumatismos, infecções e medicamentos. Predisposição genética é bem evidente, tendo genes associados às respostas imunitárias inata e adaptativa papel importante. Há associação com HLA-C, especialmente HLA-Cw*0602. A doença é mediada por linfócitos T CD4+ (Th17 e Th1) e CD8+. Anormalidades na interação de linfócitos T e B e, às vezes, deles com as células da imunidade inata resultam em inflamação e proliferação de ceratinócitos, que é o achado dominante na doença (acantose).

A biópsia deve ser obtida de lesões recentes ou na borda de lesões antigas. Histologicamente, veem-se: (1) paraceratose difusa; (2) ausência ou escassez da camada granulosa; (3) acantose e alongamento uniforme das porções interpapilares, que são arredondadas em sua parte distal, podendo interdigitar na parte inferior; (4) aspecto claviforme das papilas, com edema e ectasia capilar; (5) achatamento das porções suprapapilares da camada espinhosa, que explica os pontos hemorrágicos após curetagem, ou sinal de Auspitz; (6) microabscesso de Munro, formado por acúmulo de neutrófilos e localizado na camada córnea ou logo abaixo (Figura 32.12); (7) pústula espongiforme, no topo das papilas dérmicas. Na derme superior, há infiltrado de mononucleares. Na psoríase pustulosa, há pústulas intraepidérmicas.

Parapsoríase

Trata-se de dermatite crônica superficial que se caracteriza por placas eritematosas, persistentes e descamativas, com poucos milímetros, redondas, ovais ou digitiformes, sobretudo

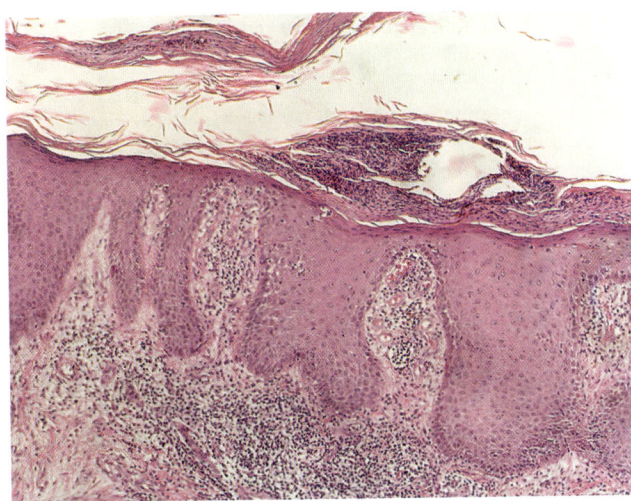

Figura 32.12 Psoríase. Hiperceratose, paraceratose, microabscesso de Munro, ausência da camada granulosa, acantose com alongamento dos cones epiteliais, atrofia da epiderme suprapapilar, capilares dilatados nas papilas e infiltrado inflamatório mononuclear na derme superior.

nos membros e no tronco. A descamação é fina, brancacenta, amarelada ou castanho-amarelada. A doença acomete adultos e predomina em homens.

O quadro histológico apresenta: (a) espongiose focal e paraceratose em faixas lineares confluentes sobre múltiplos cones epiteliais; (b) infiltrado linfocitário perivascular, sem atipias, formado por linfócitos T CD4+ e T CD8+. Em poucos casos, a relação CD4/CD8 é de 1:2; (c) macrófagos CD68+ e células de Langerhans CD1+. O diagnóstico diferencial clínico mais importante é com micose fungoide. Espongiose favorece parapsoríase, embora micose fungoide possa eventualmente apresentar espongiose. Linfócitos atípicos, epidermotropismo e linfócitos alinhados ao longo da camada basal da epiderme sugerem micoise fungoide. Parapsoríase em grandes placas e variegada são consideradas estágios iniciais de linfomas cutâneos de células T.

Líquen plano

Líquen plano (do grego *leichen* = musgo), que acomete 1% da população, é erupção subaguda ou crônica, com pequenas pápulas poligonais, brilhantes e violáceas, em geral pruriginosas, de preferência nas faces de flexão de punhos, antebraços e pernas. As mucosas são também comumente atingidas, podendo ser manifestação isolada da doença (Figura 32.13 A). A mucosa oral é acometida em 60% dos doentes com lesões cutâneas, predominando em mulheres. Até 10% dos pacientes têm acometimento exclusivo da gengiva. Líquen plano oral tipo erosivo associa-se a doença hepática crônica, em especial infecção pelo HCV. A erupção pode ser localizada ou generalizar-se, sendo comum o fenômeno de Koebner. A superfície das pápulas apresenta rede de linhas brancacentas, conhecidas como estrias de Wickham.

Há várias formas de apresentação: LP actínico, agudo (exantematoso), anular, atrófico, bolhoso/penfigoide, hipertrófico, inverso, pigmentoso, linear, síndrome de sobreposição (LE/LP), ungueal, ulcerado, oral, vulvovaginal e induzido por medicamentos. Em variantes da doença, as lesões tornam-se verrucosas (líquen plano hipertrófico) ou surgem vesículas (líquen plano vesicular) ou bolhas (líquen plano penfigoide). O *líquen plano pilar* tem arranjo folicular de algumas ou todas as lesões, e às vezes causa alopecia. O *líquen plano ulcerativo* mostra bolhas, erosões e ulcerações dolorosas nos dedos. O *líquen plano actínico* ou pigmentoso aparece em áreas expostas ao sol, principalmente na face. Na síndrome de sobreposição de líquen plano e lúpus eritematoso, tanto clínica como histologicamente as lesões da pele mostram aspectos de ambas as doenças. As unhas são envolvidas em 10% dos pacientes; distrofia das 20 unhas pode associar-se ao líquen plano.

A etiopatogênese é desconhecida. São propostas teorias infecciosa (bacteriana e viral), autoimune, metabólica, psicossomática e genética. Acredita-se que a lesão seja reação de hipersensibilidade tardia mediada por linfócitos T a um neoantígeno epidérmico, ainda desconhecido. Dá suporte a essa ideia a associação de líquen plano com várias infecções virais (p. ex., hepatites B e C, HIV) ou medicamentos, como inibidores da enzima conversora da angiotensina (ECA), diuréticos tiazídicos, antimaláricos, quinidina e sais de ouro.

Histologicamente encontram-se hiperplasia de todas as camadas epidérmicas, isto é, hiperceratose, hipergranulose e extremidades interpapilares alongadas e afiladas (aspecto em "dentes de serra"). Na derme, há infiltrado linfocitário, em faixa, unido à epiderme e bem demarcado em seu limite inferior. As células inflamatórias invadem as partes inferiores da epiderme, apagando-se a camada basal e tornando-se imprecisos os limites da junção dermoepidérmica. Entre as alterações precoces, encontram-se corpos apoptóticos ou citoides (corpos de Civatte) e incontinência pigmentar (Figura 32.13 B). A IFI mostra faixa linear fibrilar de fibrina na junção dermoepidérmica. Nos corpos citoides, encontram-se anticorpos (IgM, IgG e IgA) e C3. Um antígeno específico do líquen plano, presente nas camadas espinhosa e granulosa, pode ser demonstrado por IFI no soro. Ceratinócitos basais expressam moléculas alteradas na membrana citoplasmática que se comportam como autoantígenos.

Líquen nítido

É erupção predominante em crianças e adultos jovens caracterizada por pápulas puntiformes, róseas ou eritematovioláceas, brilhantes, em grupos, não coalescentes, principalmente no pênis, na face de flexão dos antebraços e no abdome. O fenômeno de Koebner está presente. A evolução é lenta, sendo regressão espontânea a regra. Histologicamente, notam-se áreas subepidérmicas de infiltrado de linfócitos e macrófagos e, às vezes, células epitelioides e raras células gigantes tipo Langhans. A epiderme acima do infiltrado é achatada e, lateralmente, acantótica. A camada córnea apresenta paraceratose. Líquen nítido pode coexistir com líquen plano; lesões líquen plano-símile podem ser observadas em pacientes com líquen nítido, mas é improvável que as duas entidades sejam relacionadas. É possível que ambas representem respostas diferentes a um fator desencadeante similar.

Pitiríase rubra pilar

Consiste em doença papuloescamosa e eritematosa caracterizada por tampão folicular, em especial no dorso de mãos e pés, eritema perifolicular (Figura 32.14 A) confluente, hiperceratose palmoplantar e *pityriasis capitis*. Homens e mulheres são acometidos igualmente, os picos de ocorrência são a primeira e a quinta décadas e há predomínio em caucasianos. A doença apresenta-se sob cinco tipos: (1) clássica do adulto (50% dos

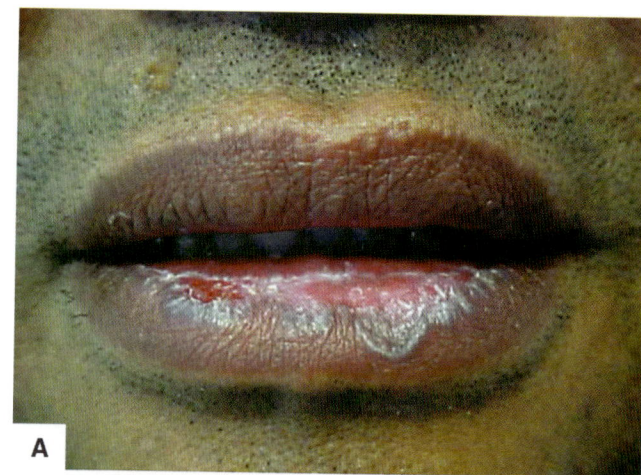

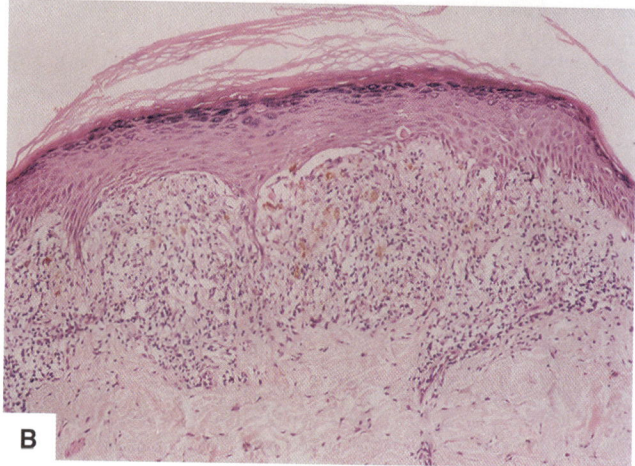

Figura 32.13 Líquen plano. **A.** Lesões liquenoides no vermelho do lábio inferior. **B.** Hiperceratose ortoceratótica, hipergranulose, acantose em "dentes de serra", corpo coloide, infiltrado inflamatório mononuclear em faixa na derme e incontinência pigmentar.

pacientes): tem bom prognóstico, com resolução em 3 anos em 80% dos casos; (2) atípica do adulto (5% dos casos): tem quadro morfológico atípico e longo período de duração, acima de 20 anos; 20% dos casos têm resolução em 3 anos; (3) juvenil clássica, que acomete crianças acima de 2 anos; tem bom prognóstico, a maioria clareando em 1 ano; (4) circunscrita (25% dos casos): acomete crianças pré-púberes; (5) juvenil atípica (5% dos casos): longo período de duração, às vezes com aspecto ictiosiforme; pés e mãos mostram-se espessados, com aspecto escleroderma-símile. A etiologia da doença permanece obscura, sendo aventados relação com deficiência de vitamina A, transtorno autoimune, disfunção imunitária, neoplasias malignas e infecções; é relatada associação com HIV.

Histologicamente, as lesões eritematosas mostram acantose com cones epiteliais curtos e largos, espongiose discreta, epiderme suprapapilar espessa, hipergranulose focal ou contínua e ortoceratose entremeada com paraceratose vertical e horizontal. Na derme, há discreto infiltrado linfocitário perivascular. As pápulas foliculares mostram infundíbulo dilatado com tampão ortoceratótico (Figura 32.14 B) e paraceratose em colarinho. Em lesões eritrodérmicas, as camadas córnea e granulosa são pouco evidentes; nas lesões hiperceratóticas palmoplantares, observam-se hiperceratose, paraceratose focal e acantose discreta. Nas lesões precoces, o diagnóstico é difícil.

imunitário. Uma forma adquirida da doença ocorre em indivíduos submetidos a hiperalimentação parenteral, na doença de Crohn, na nefropatia da AIDS e em prematuros. Na maioria dos casos, o zinco sérico encontra-se em níveis baixos. Em lesões precoces, há paraceratose focal alternada com ortoceratose. Em lesões evoluídas, a paraceratose torna-se mais evidente e confluente, e a camada granulosa reduz-se ou torna-se ausente. Os ceratinócitos na epiderme superior mostram espongiose, havendo raras células disceratóticas. Na fase tardia, vacuolização citoplasmática e necrose levam à vesiculação ou à formação de bolhas. Pústulas subcórneas indicam infecção secundária.

Doença de Behçet

Afecção relativamente rara, caracteriza-se sobretudo pela associação de uveíte com ulcerações orais e genitais recorrentes. No entanto, a doença é sistêmica e tem lesões em articulações e nos sistemas nervoso central, circulatório, respiratório, digestivo e urogenital. A enfermidade é mais comum em homens e em orientais, com pico de incidência na terceira década. As lesões cutâneas incluem nódulos semelhantes aos do eritema nodoso, vesículas, pústulas, pioderma gangrenoso, síndrome de Sweet, reação pustular a traumatismo com agulha (patergia), tromboflebite migratória superficial, ulceração, eritema infiltrativo, lesões papulonodulares purpúricas acrais e foliculite acneiforme. As manifestações extracutâneas consistem em aftas orais e genitais, artrite e lesões nos órgãos citados.

Para o diagnóstico, são necessárias ulceração oral recorrente ou ulceração herpetiforme que recorre por três vezes em 12 meses. O diagnóstico completa-se com o achado de duas das seguintes alterações: ulcerações genitais recorrentes, lesões oculares (uveíte anterior, uveíte posterior, vasculite retiniana ou células no vítreo), lesões cutâneas (eritema nodoso, pseudofoliculite, papulopústulas, nódulos acneiformes) ou teste positivo de patergia. O alelo HLA-B51, presente em mais de 80% dos pacientes asiáticos e em apenas 15% dos caucasianos de países ocidentais, parece marcador de risco em populações de algumas regiões da Ásia. Etiologia infecciosa é admitida desde tempos antigos, sendo considerados vírus *Herpes simplex*, vírus da hepatite C e parvovírus B19.

O quadro histológico cutâneo, que envolve infiltrado neutrofílico angiocêncico com vasculite leucocitoclásica (precoce) ou vasculite linfocítica (tardia), pode ser de três tipos: vascular, acneiforme e extravascular. A vasculopatia compreende: (a) vasculite de células mononucleadas (granulomatosa) ou linfocítica com depósito de fibrina na luz ou na parede vasculares; (b) vasculopatia trombogênica paucicelular; (c) reação vascular neutrofílica (vasculite leucocitoclásica) em capilares e veias. Células mononucleadas e/ou neutrófilos extravasculares podem ser vistos na derme e/ou na hipoderme. Neutrófilos liberam superóxido e enzimas lisossômicas, o que aumenta a quimiotaxia e resulta em danos teciduais. Níveis circulantes elevados de TNF, IL-1β e IL-8 ativam neutrófilos. Foliculite supurativa ou supurativa e granulomatosa, com ou sem vasculite, caracteriza as lesões acneiformes. Lesões purpúricas papulonodulares acrais mostram dermatite linfocítica de interface com exocitose linfocítica, disceratose e infiltrado mononuclear perivascular.

As lesões histológicas extracutâneas lembram as da pele. Alterações renais incluem nefropatia IgA, glomerulonefrite proliferativa focal ou difusa e amiloidose. Lesões pulmonares caracterizam-se por vasculite da artéria pulmonar, às vezes afetando veias e capilares. No sistema nervoso, encontram-se infiltrado linfocítico perivenular e, tardiamente, desmielinização extensa semelhante à da esclerose múltipla.

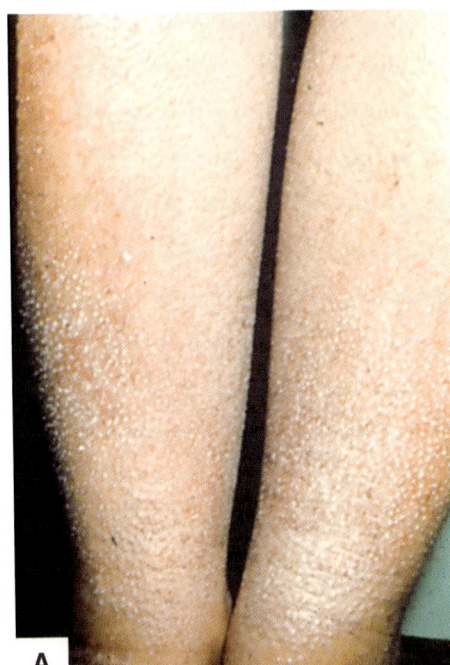

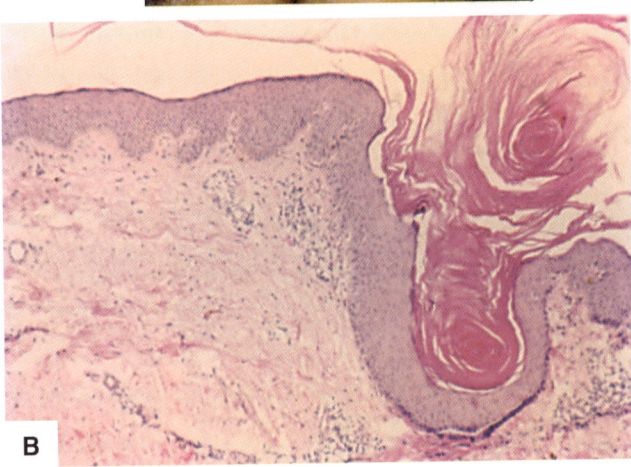

Figura 32.14 Pitiríase rubra pilar. **A.** Pápulas ceratóticas foliculares com eritema na base. **B.** Tampão córneo folicular e discreto infiltrado inflamatório na derme superior.

▶ Manifestações cutâneas em doenças de outros sistemas

Acrodermatite enteropática

É doença de herança autossômica recessiva causada por deficiência na absorção intestinal de zinco. O quadro inicia-se na infância e caracteriza-se por lesões eritematosas, descamativas, erosivas e crostosas, especialmente em áreas periorificiais e extremidades distais. Diarreia, cabelos quebradiços e sem brilho e alopecia parcial ou difusa são frequentemente encontrados, enquanto paquioníquia e estomatite são menos comuns. A doença pode acompanhar-se de baixa estatura, manifestações psiquiátricas e fotofobia. Podem ocorrer ainda infecções crônicas, em especial bacterianas e fúngicas, mostrando a importância do nível normal de zinco para o funcionamento do sistema

Doença de Crohn

Consiste em doença inflamatória crônica que acomete caracteristicamente o trato digestivo (ver Capítulo 22) e manifesta-se sobretudo de 20 a 40 anos. Em 30% dos pacientes, placas eritematosas perianais estendem-se às nádegas, ao períneo, à região crural e à parede abdominal. Envolvimento cutâneo é mais comum (80%) quando há acometimento colônico. Comprometimento anogenital pode manifestar-se anos antes da doença gastrointestinal. Na pele, as lesões consistem em eritema, edema, fibroma mole, placas eritematosas e ulcerações. Em 20% dos casos, há associação com aftas. Ocorrem ainda lesões do tipo poliarterite nodosa, vasculite nodular, eritema nodoso, pioderma gangrenoso e baqueteamento dos dedos. Em 20% dos pacientes, o diagnóstico é feito após o aparecimento das lesões cutâneas. Histologicamente, as lesões perianais, cutâneas, orais e intestinais são semelhantes, consistindo em granulomas sem necrose circundados por células mononucleadas na derme e, às vezes, no subcutâneo. A doença de Crohn é mediada por respostas de padrão Th1 e Th17 e por níveis elevados de IL-23 e IL-17.

Pioderma gangrenoso

Mais frequente em adultos (30 a 50 anos) e raro em crianças, as lesões iniciam-se como pústulas foliculocêntricas, às vezes necróticas, ou nódulos flutuantes que ulceram e têm bordas violáceas necróticas e subminadas, circunscritas e elevadas, com base purulenta ou vegetante. As úlceras são grandes (10 cm ou mais de diâmetro) e dolorosas ou sensíveis, podendo persistir por meses ou anos. As lesões ocorrem em nádegas, região perianal, cabeça e pescoço. Em metade dos casos, a doença associa-se a outras afecções, como colite ulcerativa, doença de Crohn, outras doenças inflamatórias, gamopatia monoclonal e doenças hematológicas, reumatológicas e hepáticas; pode ocorrer também na gravidez ou acompanhar a síndrome autossômica dominante conhecida como PAPA (*pyogenic sterile arthritis, pyoderma gangrenosum and acne*). Em 50% dos casos, as lesões surgem em locais de traumatismo (patergia), como cirurgia, sítios de injeção, acupuntura ou picada de insetos. Parece que as lesões devem-se a disfunção imunitária que resulta em vasculite. Histologicamente, o quadro é inespecífico, com úlceras e abscessos. No centro da lesão, há inflamação supurativa necrosante e ulcerada, enquanto na periferia existe reação vascular linfocítica, sem fibrina ou necrose. A imunofluorescência direta pode mostrar IgM e complemento na parede dos vasos na borda da úlcera.

▶ Dermatoses metabólicas

Pelagra

Causada por deficiência de ácido nicotínico (niacina, vitamina B$_3$) ou seu precursor (triptofano), pelagra caracteriza-se por diarreia crônica, demência e dermatite. Em regiões subdesenvolvidas, surge por deficiência nutricional. Em países desenvolvidos, aparece em consequência de alcoolismo, condições socioeconômicas de privação, anorexia nervosa, má absorção intestinal, colite por citomegalovírus, doença de Hartnup ou uso de medicamentos, como isoniazida, 6-mercaptopurina e 5-fluoracila. Na síndrome carcinoide, o triptofano é direcionado para a síntese de serotonina. As lesões cutâneas ocorrem sobretudo em regiões expostas à luz solar, mas áreas irritadas do tegumento também podem ser acometidas. Inicialmente, o aspecto é de queimadura solar; mais tarde, a pele torna-se áspera, seca, descamativa e hiperpigmentada (ver Figura 13.4). É bem característico o aspecto semelhante a verniz. As lesões são geralmente simétricas e bem delimitadas. Lesão no pescoço (*colar de Cajal*, Figura 32.15) é bem característica. Microscopicamente, as alterações são inespecíficas. Há hiperemia, edema das papilas e infiltrado de mononucleares na derme; os ceratinócitos são vacuolados. As regiões mais atingidas mostram hiperceratose, paraceratose focal, acantose moderada e hiperpigmentação. Lesões antigas podem ter aspecto psoriasiforme.

Mucinoses

São um grupo heterogêneo de doenças de etipopatogênese desconhecida em que há acúmulo, na pele, de glicosaminoglicanos ácidos (mucinas), em especial ácido hialurônico e, em menor quantidade, sulfato de condroitina e heparina. Mucinose aparece em várias dermatoses, especialmente paraproteinemia, diabetes melito, tireoidopatias (mixedema pré-tibial) e doenças autoimunes (lúpus eritematoso, dermatomiosite). As mucinoses cutâneas podem ser: (1) primárias, quando o depósito de mucina é a principal característica e causa lesões diversas; (2) secundárias, em que depósito de mucina é achado histológico isolado. As mucinoses cutâneas primárias são divididas nas formas degenerativo-inflamatória dérmica ou folicular e na forma hamartomatosa-neoplásica (Quadro 32.4).

Mixedema

Mixedema (do grego *myka:* muco) *generalizado* aparece no hipotireoidismo e consiste no acúmulo de substância mucoide nos tecidos, simulando edema. A pele torna-se espessada, seca, pálida e cérea, pela combinação de edema, anemia e carotenemia; a última, por defeito na conversão de betacaroteno em vitamina A no fígado, ocorre especialmente nas palmas, plantas e áreas nasolabiais. Nariz alargado e grosso e lábios intumescidos configuram fácies característica (aspecto inexpressivo). Os cabelos são secos, grossos e frágeis, e as unhas, finas e quebradiças. As glândulas sebáceas e écrinas reduzem as secreções, resultando em xerose, ictiose ou eczema aesteatósico. Envolvimento da orofaringe e laringe leva a voz rouca. Há risco aumentado de hiperlipidemia, podendo resultar em xantoma eruptivo ou tuberoso.

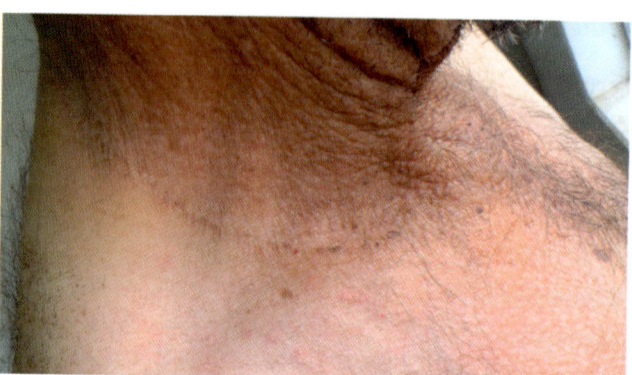

Figura 32.15 Pelagra. Lesão eritematodescamativa em forma de colar no pescoço. (Cortesia do Prof. Ennio Leão, Belo Horizonte-MG.)

Quadro 32.4 Classificação das mucinoses cutâneas primárias*

Mucinoses degenerativo-inflamatórias

Dérmicas

Escleromixedema (líquen mixedematoso esclerodermiforme generalizado ou mucinose papular)

Variantes localizadas do líquen mixedematoso

Forma papulosa discreta

Mucinose papular persistente acral (vista também em indivíduos infectados pelo HIV)

Mucinose cutânea da infância

Forma nodular

Mucinoses cutâneas autolimitadas

Tipo juvenil

Tipo adulto

Escleredema

Mucinoses associadas a alteração da função da tireoide

Mixedema localizado (pré-tibial)

Mixedema generalizado

Mucinose eritematosa reticulada

Mucinose cutânea do lúpus eritematoso

Mucinose cutânea focal

Cisto mucoso digital (cisto mixoide)

Miscelânea

Foliculares

Mucinose folicular (Pinkus)

Mucinose folicular semelhante a urticária

Mucinoses hamartomatosas-neoplásicas

Nevo mucinoso

(Angio)mixoma

*Segundo Bolognia JL et al., 2015.

Mixedema localizado (*pré-tibial*) caracteriza-se por nódulos ou placas amareladas ou róseo-amareladas, duras, com folículos pilosos proeminentes, quase sempre na face anterior da perna (Figura 32.16 A). Mixedema é um dos sinais de hipotireoidismo (ver Capítulo 29), juntamente com bócio, exoftalmia, acroniquia tireoideana e anticorpos anti-TSH (hormônio estimulante da tireoide). *Líquen mixedematoso* manifesta-se por pápulas amareladas e moles ou depósitos circunscritos de mucina na derme, limitadas aos membros superiores e inferiores e/ou tronco. A pele é o local exclusivo de mixedema, que tem quatro subtipos: forma papular discreta, mucinose papular acral persistente, mucinose cutânea da infância e forma nodular pura. Variantes localizadas podem associar-se a infecção pelo HIV ou pelo vírus da hepatite C, exposição a óleos tóxicos ou L-triptofano. *Escleromixedema* é doença idiopática crônica com pápulas e áreas de endurecimento por deposição dérmica de mucina e aumento de colágeno na derme; os pacientes podem ter gamopatia monoclonal e manifestações sistêmicas, às vezes letais. *Cisto mixoide*,

impropriamente chamado de cisto sinovial, é lesão nodular cística mole ou flutuante na região dorsal distal das articulações interfalangiana, metacarpofalangiana ou, mais raramente, metatarsofalangiana.

Histologicamente, mixedema caracteriza-se por depósitos de mucina na derme, em forma de grânulos, filamentos ou massas que separam as fibras colágenas (Figura 32.16 B). As fibras colágenas tornam-se intumescidas e fragmentadas.

Hiperlipidemia

Hiperlipidemia é definida por níveis de colesterol acima de 240 mg/dL e/ou de triglicerídeos acima de 200 mg/dL. A maioria das pessoas com anormalidades em lipoproteínas não tem lesões cutâneas; o encontro de xantomas, no entanto, recomenda avaliação laboratorial de lipídeos. *Xantomas* cutâneos, que podem ser sinal de hiperlipidemia ou de gamopatia monoclonal, em que se formam xantomas planos normolipêmicos, são lesões elevadas com vários tipos: eruptivo, tendinoso, tuberoso, plano e disseminado. As causas de hiperlipidemia são muitas, podendo ser anormalidades genéticas (familiares), alimentação

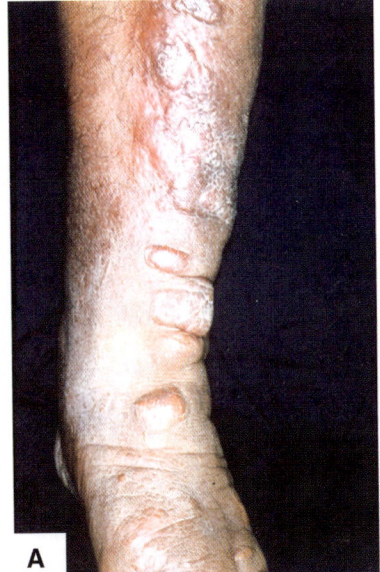

A

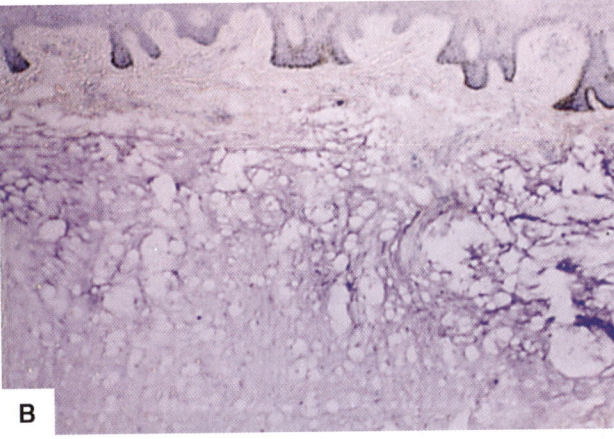

B

Figura 32.16 Mixedema pré-tibial. **A.** Nódulos e placas róseo-amarelados, duros e com folículos pilosos proeminentes na face anterior da perna. **B.** Mucina na derme com metacromasia por azul de toluidina.

rica em gorduras ou doenças adquiridas (p. ex., síndrome metabólica, diabetes melito, síndrome nefrótica etc). *Xantelasma*, também formado por macrófagos vacuolados, consiste em placa amarelada e discretamente elevada nas pálpebras (ver Figura 13.12). Para mais informações sobre distúrbios lipídicos, ver Capítulo 13.

Xantomas são formados por macrófagos cheios de lipídeos (células xantomizadas), às vezes com células gigantes, algumas do tipo Touton. Xantoma verruciforme, comum nas mucosas gengival e alveolar, forma nódulos papilomatosos e hiperceratóticos. Lesão similar ocorre na pele lesada pelo sol ou com outras inflamações. O quadro histológico lembra o da verruga vulgar, encontrando-se células espumosas entre os cones epiteliais.

Histiocitoses

Compreendem um grupo de doenças proliferativas que compartilham um progenitor celular comum na medula óssea (CD34+) e envolve três tipos celulares: células de Langerhans, macrófagos/monócitos e dendrócitos dérmicos (ver também Capítulos 25 e 27). Há duas formas: histiocitose de células de Langerhans e histiocitose de células não Langerhans. Muitas lesões histiocitárias benignas mostram acentuada sobreposição histológica, podendo algumas simular outras. A classificação das histiocitoses baseia-se em aspectos clínicos e histológicos (Quadro 32.5).

Histiocitose de células de Langerhans

Histiocitose de células de Langerhans (HCL), mais comum em homens, é doença proliferativa clonal de células de Langerhans. Quando surge nos dois primeiros anos de vida, tem envolvimento visceral potencialmente fatal e apresenta-se como forma disseminada aguda (*doença de Letterer-Siwe*), com lesões cutâneas, viscerais e ósseas; couro cabeludo, flexuras e tronco são as sedes e lesões cutâneas mais comuns. De 2 a 6 anos, manifesta-se no couro cabeludo, áreas de flexura, tronco e gengiva, com lesões ósseas, diabetes insípido e exoftalmia; trata-se de doença multifocal e crônica (*doença de Hand-Schüller-Christian*). Em crianças maiores (7 a 12 anos) e em adultos, tem uma ou poucas lesões ósseas, sendo do tipo crônico e focal (*granuloma eosinofílico*). Os melhores indicadores de prognóstico da HCL incluem: (a) idade de início (quanto mais jovem, pior); (b) número de órgãos envolvidos; (c) disfunção do principal órgão afetado.

Histiocitose de células de Langerhans constitui um espectro de doenças com quatro apresentações: (1) doença isolada, incluindo um único órgão (granuloma eosinofílico); (2) doença múltipla (doença de Hand-Schüller-Christian); (3) doença sistêmica com disfunção de órgãos (fígado, pulmões, medula óssea etc. – doença de Letterer-Siwe); (4) reticulo-histiocitose congênita de regressão espontânea (doença de Hashimoto-Pritzker), variante da histiocitose de células de Langerhans limitada à pele e com rápida regressão.

Na *doença de Letterer-Siwe*, na pele surgem petéquias, pápulas e pústulas ou placas, cobertas de escamas e crostas, de preferência no couro cabeludo, na face e no tronco. Na *doença de Hand-Schüller-Christian*, acometimento cutâneo ocorre em menos de um terço dos casos; as lesões são semelhantes às da doença de Letterer-Siwe, ou aparecem xantoma disseminado, xantelasma ou pigmentação bronzeada. O *granuloma eosinofílico* afeta predominantemente os ossos.

A etiopatogênese da HCL é desconhecida. O diagnóstico se faz pelo achado de histiócitos com grânulos de Birbeck, citoplasma discretamente eosinofílico e núcleo pregueado, lobulado ou reniforme. As células expressam S100, CD1a e langerina (CD207) (Figura 32.17). Nos linfonodos, pode haver infiltração difusa por células de Langerhans; no fígado, há infiltrado portal; o baço mostra infiltração ifusa; nos ossos, há destruição e infiltração difusa associada a fibrose; nos pulmões, o infiltrado envolve alvéolos e forma depósitos peribronquiais e subpleurais.

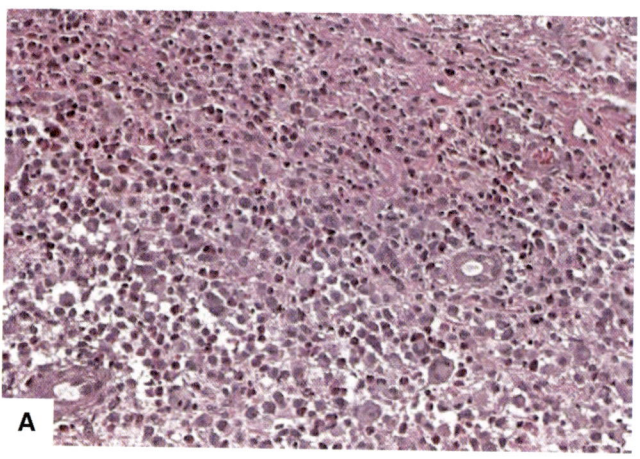

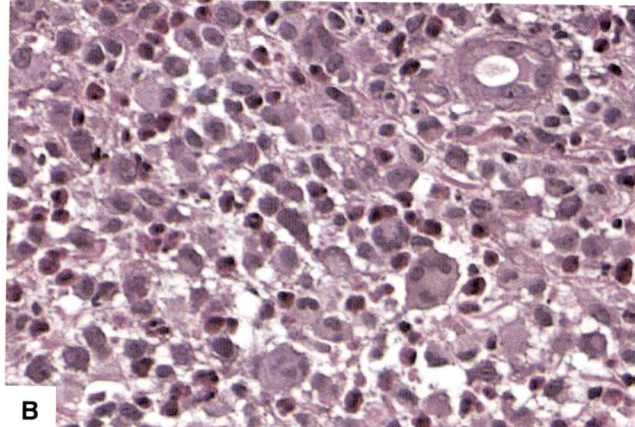

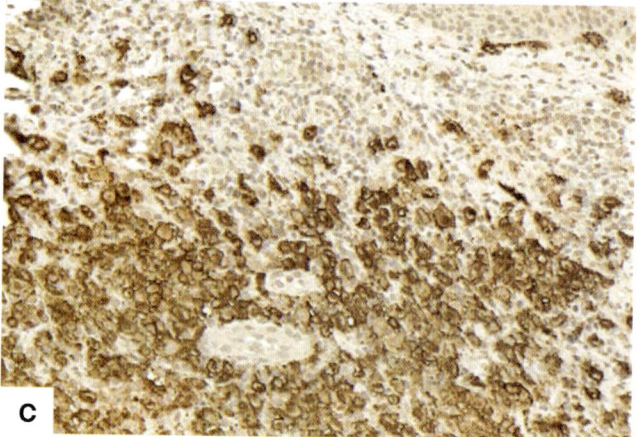

Figura 32.17 Histiocitose de células de Langherhans. **A.** Derme difusamente infiltrada por células mononucleadas, grande número de eosinófilos e algumas células gigantes multinucleadas. **B.** Detalhe das células mononuleadas. **C.** CD1a+ nas células mononucleadas.

Quadro 32.5 Características clínicas das histiocitoses*

Histiocitoses	Idade usual	Sítios mucocutâneos mais comuns	Outros achados
Histiocitoses de células de Langerhans			
Doença de Letterer-Siwe	0 a 2 anos	Couro cabeludo, áreas de flexura, tronco	Lesões viscerais e ósseas
Doença de Hand-Schüller-Christian	2 a 6 anos	Couro cabeludo, áreas de flexura, tronco e gengiva	Diabetes insípido, lesões ósseas, exoftalmia
Granuloma eosinofílico	7 a 12 anos	Lesões cutâneas raras	Lesões ósseas
Doença de Hashimoto-Pritzker	Congênita	Lesões disseminadas, localizadas ou únicas	Resolução espontânea
Histiocitoses de células não Langerhans			
Primariamente cutâneas, geralmente de resolução espontânea			
Xantogranuloma juvenil	0 a 2 anos	Cabeça e pescoço > tronco superior > extremidades	Raras lesões oculares, viscerais
Histiocitose cefálica benigna	0 a 3 anos	Face e pescoço > tronco, extremidades	Resolução espontânea
Retículo-histiocitoma de células gigantes	Adultos	Cabeça (lesão solitária)	Nenhum Resolução espontânea
Histiocitoma eruptivo generalizado	< 4 e 20 a 50 anos	Lesões disseminadas (axial)	Surtos recorrentes Resolução espontânea
Histiocitose de células indeterminadas	Qualquer idade	Lesões disseminadas ou solitário; tronco e extremidades > face e pescoço, genitália	Lesões ósseas e viscerais são incomuns Possível associação com leucemia e linfoma B
Primariamente cutâneas, frequentemente persistentes/progressivas			
Xantoma papular	Qualquer idade	Lesões generalizadas poupando flexuras	Acometimento ocasional de mucosas
Histiocitoma nodular progressivo	Qualquer idade	Lesões generalizadas e faciais	Forma progressiva de xantoma papular?
Histiocitose mucinosa hereditária progressiva	Infância e adolescência	Generalizada	Sexo feminino; mucina dérmica abundante
Acometimento sistêmico frequente			
Xantogranuloma necrobiótico	17 a 60 anos	Periorbital > face/tronco/extremidades	Paraproteinemia, doença linfoproliferativa, hepatoesplenomegalia
Retículo-histiocitose multicêntrica	30 a 50 anos	Cabeça, mãos, cotovelos, mucosas	Artrite (destrutiva), em mais de 30% dos casos há neoplasia maligna interna
Doença de Rosai-Dorfman	10 a 30 anos	Pálpebras e área malar	Linfadenopatia maciça, febre, hipergamaglobulinemia; forma limitada à pele
Xantoma disseminado	Qualquer idade	Áreas flexurais a lesões disseminadas > mucosa oral ou nasofaringe	Diabetes insípido
Histiocitoses sistêmicas com acometimento cutâneo raro			
Doença de Erdheim-Chester	Qualquer idade	Área periorbital, couro cabeludo, tronco, extremidades	Lesões ósseas, exoftalmia, diabetes insípido, lesões no coração, SNC, pulmões, rins, adrenais, testículos e retroperitônio
Síndrome do histiócito azul marinho (histiocitose azul-mar) Hereditária Adquirida	Adolescência; adultos jovens (forma hereditária)	Envolvimento cutâneo raro (forma hereditária): face	Histiócitos com grânulos citoplasmáticos coram-se em azul celeste (May-Gruenwald)

*Segundo Bolognia JL et al., 2015.

32

Xantogranuloma juvenil

Xantogranuloma juvenil, cujas lesões predominam nos dois primeiros anos de vida, é a forma mais comum de histiocitose não Langerhans. Raramente, associa-se a neurofibromatose do tipo 1 ou a leucemia mielomonocítica juvenil. Formam-se nódulos ou placas, isolados ou múltiplos, vermelhos ou amarelados, com 0,5 a 1,0 cm, sobretudo na cabeça e no pescoço, seguidos por tronco e membros superiores. Quando as lesões são sistêmicas, envolvimento ocular é frequente e pode levar a cegueira. Histologicamente, encontram-se na derme histiócitos com aspecto variado: vacuolados, xantomizados, festonados, oncocíticos ou fusiformes; células gigantes de Touton (células gigantes com núcleos na periferia e citoplasma espumoso) são sugestivas de xantogranuloma juvenil (Figura 32.18).

Xantogranuloma necrobiótico

A lesão inicia-se em torno da sexta década como nódulos firmes ou placas amareladas que podem ulcerar. Envolvimento periorbital é comum, podendo confundir com xantelasma. Gamopatia monoclonal de IgG é vista em 80% dos casos; paraproteinemia pode surgir por displasia de células plasmáticas ou distúrbios linfoproliferativos. A epiderme e a derme superficiais estão normais nas lesões típicas e, na derme média e na hipoderme, há granulomas com macrófagos, células espumosas, folículos linfoides, plasmócitos e células gigantes (células de Touton e tipo corpo estranho grandes e bizarras), com áreas de necrobiose e fendas de colesterol.

Porfiria

Porfiria constitui um grupo de doenças resultantes do excesso de porfirinas ou de seus precursores. Porfirinas são componentes de hemoproteínas, como a hemoglobina; porfirina liga-se ao Fe^{++} para formar o heme. Deficiência de enzimas envolvidas na biossíntese do heme resultam em acúmulo de porfirinas. A maioria das porfirias é hereditária, mas várias outras condições podem agravá-la. A maior parte do heme é sintetizada na medula óssea e no fígado, razão da classificação das porfirias em hepática e eritropoética. Na porfiria cutânea, a radiação ultravioleta atua na porfirina e gera radicais livres, que são os responsáveis pelas lesões.

Clinicamente, porfiria é classificada em: (1) aguda e não aguda; (2) cutânea e não cutânea. Na forma aguda, pode haver crises neurológicas, com risco de morte. As formas cutâneas podem ser: (a) porfiria cutânea tarda; (b) protoporfia eritropoética; (c) porfiria variegata; (d) coproporfiria hereditária; (e) porfiria eritropoética congênita; (f) porfiria hepatoeritopoética. As formas não cutâneas são: (a) porfiria intermitente aguda; (b) porfiria por deficiência de ALA-desidratase. O diagnóstico dos tipos de profiria às vezes é difícil, pois os sinais e sintomas são inespecíficos e os achados bioquímicos são superponíveis. Estudo molecular é necessário para o diagnóstico preciso e para aconselhamento genético.

As lesões cutâneas, que ocorrem apenas em áreas expostas à luz solar, consistem em bolhas que regridem deixando manchas discrômicas anestésicas e cicatrizes às vezes mutilantes; em alguns casos, as lesões são semelhantes a queimadura (Figura 32.19). As bolhas são subepidérmicas; na derme, os vasos têm parede espessada.

Amiloidose

Como descrito no Capítulo 6, amiloidose é a doença causada pela deposição da substância amiloide em vários órgãos. Primária ou secundária, amiloidose pode ser generalizada ou afetar somente a pele. Na pele, pode se mostrar como amiloidose cutânea primária (localizada), amiloidose cutânea secundária e amiloidose sistêmica. A *amiloidose cutânea primária* apresenta-se sob as formas: (a) amiloidose macular hiperpigmentada confluente ou ondulada, na parte superior dos braços e no dorso; (b) líquen amiloidótico, que mostra pápulas hipercrômicas, às vezes em arranjo ondulado nas superfícies extensoras de membros e dorso; (c) amiloidose nodular, com nódulos céreos e róseos. Na apresentação clínica mais comum, aparecem pápulas cônicas ou achatadas, translúcidas, cor de cera ou pardacentas, geralmente nas pernas (Figura 32.20 A), semelhantes a líquen plano (amiloidose liquenoide). Os depósitos amiloides localizam-se na derme papilar.

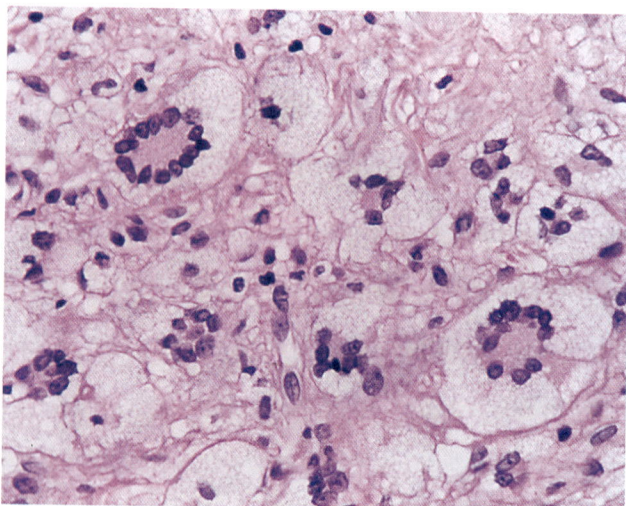

Figura 32.18 Xantogranuloma. Denso infiltrado de linfócitos e numerosas células xantomizadas e células gigantes de Touton.

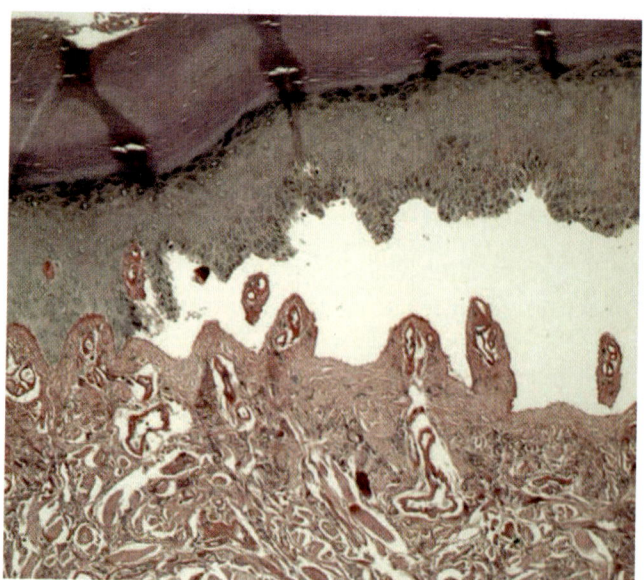

Figura 32.19 Porfiria cutânea tarda. Bolha subepidérmica com assoalho festonado, com a membrana basal na parte dérmica da bolha (PAS).

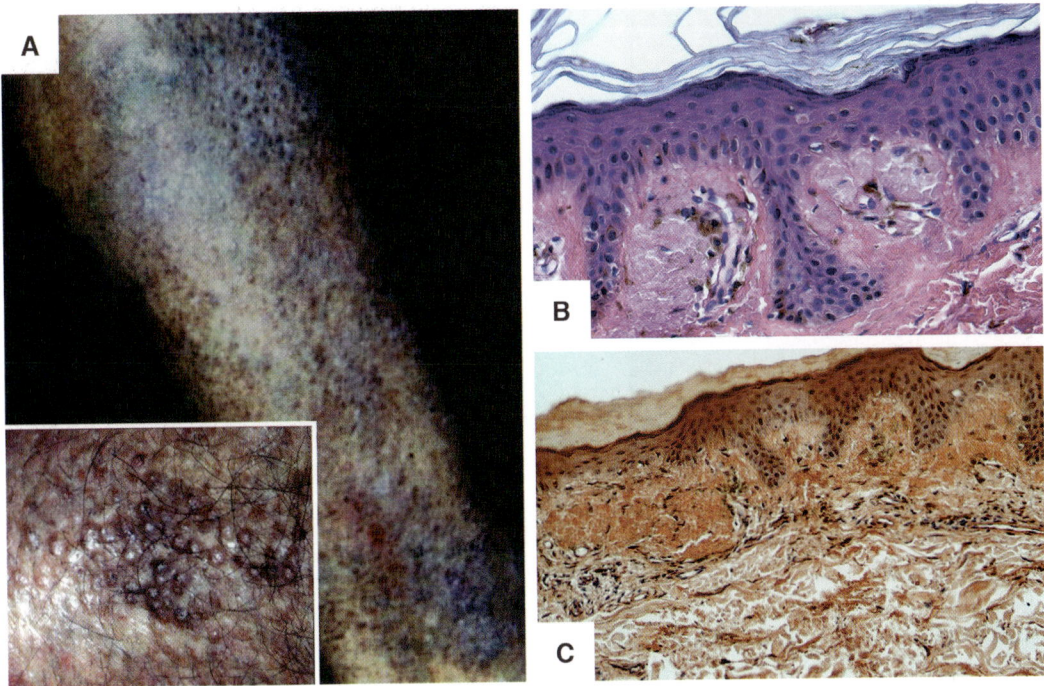

Figura 32.20 Amiloidose. Placas liquenificadas e acastanhadas na região pré-tibial (**A**). Substância amiloide na derme papilar na coloração por HE (**B**) e vermelho Congo (**C**).

Na *amiloidose sistêmica primária*, a substância amiloide deposita-se entre as células musculares, em torno de vasos e no interstício da parede do trato gastrointestinal; a pele é envolvida em 25% dos casos (lesões mucocutâneas são vistas em 30 a 40% dos pacientes). Nódulos e placas céreas, púrpura, equimoses, macroglossia e síndrome do túnel do carpo são a apresentação clássica. A substância amiloide deposita-se na derme, no subcutâneo e na parede vascular.

Na *amiloidose sistêmica secundária*, que aparece em pacientes com inflamações crônicas (p. ex., tuberculose, hanseníase), doenças caquetizantes, disproteinemias e doenças perdedoras de proteínas, e na *amiloidose associada a hemodiálise*, acometimento cutâneo é raro. *Amiloidose pseudotumoral* aparece como nódulos múltiplos na face, no tronco e nas extremidades. A substância amiloide pode ser vista na coloração de HE (Figura 32.20 B), mas é mais característica na coloração pelo vermelho Congo (Figura 32.20 C), que confere birrefringência esverdeada sob luz polarizada. À microscopia eletrônica, a substância amiloide aparece como fibrilas não ramificadas e não anastomosadas, com 7 a 10 nm. A cristalografia de raios X e a espectroscopia infravermelha revelam a conformação β-pregueada característica, responsável pela coloração e birrefringência com o vermelho congo.

Calcinose cutânea

Consiste na deposição de cálcio em tecidos moles, podendo ser distrófica (quando há lesão prévia), metastática (hipercalcemia por qualquer causa), iatrogênica (resultado de propedêutica ou terapêutica) ou idiopática. Na calcinose distrófica, a deposição de cálcio ocorre na pele e no subcutâneo, podendo ser localizada (cicatrizes de acne ou outras, necrose do tecido gorduroso, cistos epidérmicos etc.) ou disseminada (dermatomiosite, lúpus eritematoso e pseudomixoma elástico).

A calcinose cutânea idiopática apresenta-se sob cinco tipos: (a) localizada; nódulo solitário nas extremidades ou na face, em especial nas pálpebras; (b) universal, com deposição de cálcio na pele e no subcutâneo, formando múltiplos nódulos ou placas; (c) dérmica localizada, como nódulo solitário nos dedos e cotovelos, podendo haver lesão na mucosa oral; (d) tumoral, com depósitos extensos na pele e no subcutâneo, predominando em saliências ósseas (quadril, cotovelos e escápulas); (e) escrotal, que aparece em crianças ou adultos jovens e forma nódulos múltiplos, de tamanhos variados, que liberam material semelhante a giz.

Acantose nigricante (*acanthosis nigricans*)

Trata-se de lesão cutânea associada a dois grupos de doenças: (1) neoplasias malignas (manifestação paraneoplásica), principalmente tumores gastrointestinais, linfomas e neoplasias dos rins, bexiga e colo uterino; (2) doenças não malignas (80% dos casos), sobretudo em crianças ou adolescentes. As principais associações são: (a) doença de herança autossômica dominante (forma familial), cujas lesões se iniciam na infância (Figura 32.21 A), predominam em mulheres e afetam a face, os dedos e as flexuras; (b) doenças ou síndromes congênitas, como a síndrome de Down (50% destes pacientes); (c) endocrinopatias, sobretudo resistência à insulina, diabetes melito e obesidade; (d) medicamentos (corticosteroides, anticoncepcionais hormonais, dietilbestrol, metiltestosterona, niacina e ácido fusídico tópico); (e) hormônio somatotrófico.

As lesões cutâneas aparecem como placas aveludadas ou verrucosas, acastanhadas, de preferência em áreas intertriginosas, como axilas, pescoço e regiões inframamária e genital. Histologicamente, encontram-se hiperceratose, papilomatose e acantose discreta, às vezes alternada com atrofia (Figura 32.21 B).

32

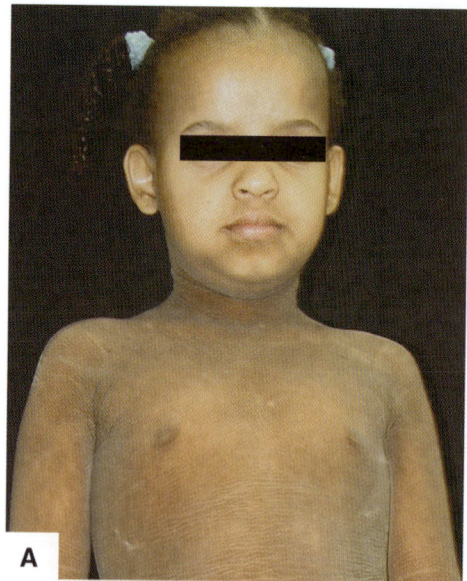

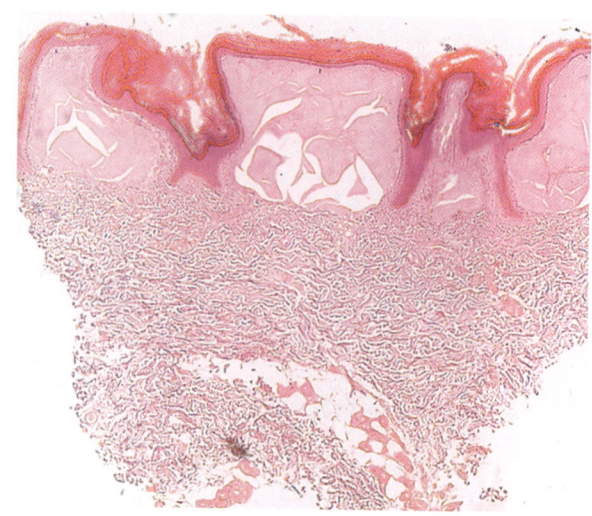

Figura 32.22 Mílio coloide. Massas homogêneas, fissuradas e amorfas de coloide na derme papilar.

Gota

Gota resulta de distúrbio no metabolismo de purinas que aumenta os níveis circulantes de ácido úrico. Hiperuricemia resulta de doença que altera o metabolismo de purinas ou é complicação de inanição, cetoacidose diabética, sarcoidose e, sobretudo, neoplasias malignas em tratamento, pois destruição celular libera purinas. No início, a doença manifesta-se com surtos de artrite aguda. Mais tarde, ocorre deposição de urato monossódico em articulações, causando artrite. Simultaneamente, aparecem depósitos de urato no subcutâneo, formando nódulos ou *tofos gotosos* (Figura 32.23), sobretudo nos dedos das mãos e dos pés, tornozelo e hélix. Os nódulos são amarelados e recobertos por pele brilhante, podendo ulcerar e eliminar cristais de urato.

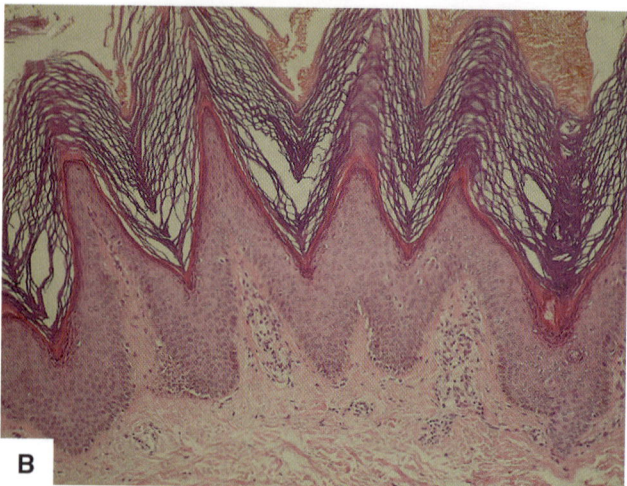

Figura 32.21 Acantose nigricante. **A.** Placas simétricas, aveludadas, acastanhadas, mais exuberantes nas dobras. **B.** Aspecto histológico: hiperceratose, papilomatose e acantose.

Mílio coloide

Apresenta-se como pápulas arredondadas, amareladas, translúcidas e com 1 a 5 mm; puncionadas, liberam massa gelatinosa. As lesões aparecem sempre em áreas expostas ao sol, como face, pescoço e dorso das mãos. Além de radiação solar, traumatismos e derivados do petróleo são agentes causais. A forma juvenil, que pode ser familial, é rara e surge antes da puberdade; as lesões predominam na face. A forma adulta é a mais comum e prefere homens. As lesões também predominam em áreas expostas ao sol, associando-se a elastose solar. Em ambos os tipos, após traumatismo pode surgir púrpura. Mílio coloide pigmentado mostra pápulas agrupadas na face, de cor cinza a marrom. Na degeneração coloide nodular, nódulos ou placas da cor da pele ou amareladas surgem na face.

Histologicamente, o achado principal são depósitos de material amorfo, acidófilo e fissurado na derme superficial (Figura 32.22). O material é PAS-positivo e indistinguível da substância amiloide, pois se cora pelo vermelho Congo e tem coloração esverdeada à luz polarizada.

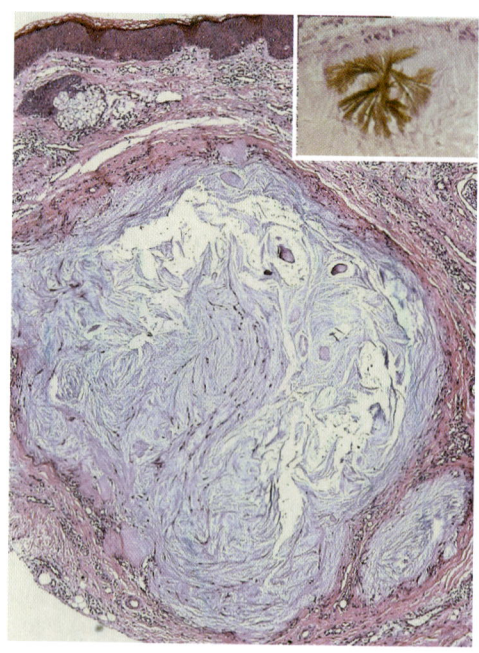

Figura 32.23 Gota. Tofo gotoso. No detalhe, depósito de urato formando cristais.

32

► Alterações da pigmentação

Distúrbios da pigmentação ou discromias, localizados ou generalizados, resultam de aumento (hipercromia), diminuição (hipocromia) ou falta (acromia) de pigmentos (ver Capítulo 7). Tais alterações podem ser causadas por agentes químicos ou físicos, distúrbios endócrinos ou nutricionais, inflamações cutâneas de órgãos internos, neoplasias e transtornos genéticos.

Discromias endógenas

Melanodermias

Melanodermia, que significa aumento do conteúdo de melanina na epiderme, pode ser primária ou associar-se a outras doenças. *Cloasma* (mancha esverdeada) ou *melasma* (mancha negra) são máculas de bordas regulares e precisas, de coloração castanho-clara ou escura, em áreas expostas ao sol; são mais comuns em mulheres e associadas ao uso de cosméticos, substâncias fototóxicas e anticonvulsivantes. Parece haver ligação com hormônios femininos (anticoncepcionais orais, terapia de reposição e gravidez) e exposição ao sol. Histologicamente, há aumento de melanócitos e de melanina nos ceratinócitos, além de melanófagos na derme. *Efélides* são máculas pardacentas circunscritas que surgem na infância e se localizam em regiões expostas ao sol, como a face. Histologicamente, encontra-se pigmentação excessiva nos ceratinócitos. A ação da luz pode ser potencializada por substâncias fotossensibilizadoras (cosméticos, alcatrão etc.). Fotossensibilização pode resultar em pigmentações cutâneas, como melasma, fitofotodermatoses e porfiria.

Algumas doenças associam-se a melanodermia. Hiperpigmentação da pele e mucosas aparece na doença de Addison, após suprarrenalectomia, no tratamento com corticoides, na síndrome de Cushing e em tumores e hiperplasia das suprarrenais. A síndrome de Albright caracteriza-se por lesões hipercrômicas, osteíte fibrosa e puberdade precoce em meninas. Na síndrome de Peutz-Jeghers (pólipos hamartomatosos no intestino – Capítulo 22), aparecem manchas pigmentadas nos lábios, na boca e nos dedos. Melanodermia ocorre também em estados carenciais, como avitaminose A, pelagra, espru e desnutrição crônica. Em todos esses casos, encontram-se aumento de melanina na epiderme e melanófagos na derme. Pigmentação cutânea aparece também em hemossideroses e na hemocromatose (ver Capítulo 7).

Leucodermias

Acromia congênita caracteriza o *albinismo*, parcial ou total, que surge em 1:10.000 pessoas e transmite-se como caráter recessivo. O defeito consiste em ausência de tirosinase nas áreas afetadas. Acromia adquirida, de causa desconhecida, denomina-se *vitiligo*, que se manifesta por manchas brancas, irregulares, delimitadas e com hipercromia periférica, geralmente simétrica. Acredita-se tratar de doença multifatorial, alguns casos com predisposição genética. A lesão caracteriza-se por ausência de melanócitos, com perda total da pigmentação.

Leucodermia pode aparecer também em outras condições (p. ex., exposição profissional a antioxidantes) ou associada a outras doenças. Inflamações cutâneas podem causar discromia. Na hanseníase, aparecem manchas hipocrômicas na forma indeterminada e eritematopigmentadas na virchowiana; na sífilis, formam-se manchas brancacentas. Inflamação pode estimular melanócitos, aumentando a produção de melanina, ou

levar a esgotamento ou destruição deles (como em cicatrizes). Na pitiríase versicolor, o fungo produz uma substância que afeta a síntese de melanina.

Discromias exógenas

Argiria, causada pelo acúmulo de prata nos tecidos, confere coloração cinzento-azulada na pele. Os grânulos de prata (negros) depositam-se, sobretudo na membrana basal de glândulas sudoríparas. No *crisíase*, por deposição de sais de ouro, a pele exposta ao sol apresenta coloração cinza ou pardacenta. Os grânulos de ouro, refringentes ou brilhantes em campo escuro, localizam-se em especial na parede de vasos sanguíneos. Na *tatuagem*, a pigmentação resulta da presença de substâncias metálicas ou vegetais em cromatóforos ou na derme superficial, onde pode provocar reação do tipo corpo estranho. *Pigmentação carotenoide*, que resulta em pele amarelada, deve-se à ingestão excessiva de alimentos ricos em carotenos ou vitamina A (cenoura, laranja, mamão, abóbora, gema de ovo etc.) (ver também Capítulo 7).

Dermatoses atróficas

Atrofia cutânea, congênita ou adquirida, primária ou secundária, pode ser isolada ou fazer parte de outras doenças. Redução volumétrica e/ou numérica de células pode afetar uma ou mais camadas da epiderme, a derme e os anexos cutâneos.

Atrofias congênitas

Na *displasia ectodérmica congênita*, o desenvolvimento da pele e dos anexos é incompleto, e a pele é fina, lisa, brilhante e seca. *Aplasia congênita* caracteriza-se por perda focal ou difusa da pele, tecido gorduroso e, às vezes, de tecidos profundos. Pode ser isolada ou fazer parte de doença congênita sistêmica. Histologicamente, encontram-se ulceração profunda, tecido de granulação e ausência de anexos. Na *progéria*, estão presentes atrofia da pele e dos anexos, aspecto senil precoce e baixa estatura. Na *síndrome de Rothmund*, existem atrofia cutânea, eritema, telangiectasias e cor pardacenta. Na *poicilodermia congênita de Thompson*, encontra-se catarata juvenil. Na *síndrome de Werner*, que se manifesta de 20 a 30 anos de idade, ocorrem atrofia da pele e alterações senis (calvície, alopecia, aterosclerose e osteoporose e, frequentemente, catarata).

Atrofias adquiridas

Na *atrofia senil fisiológica*, a pele torna-se amarelo-pálida, fina, sem brilho, seca, inelástica e às vezes descamativa, além de ficar atravessada por sulcos e rugas e de desprender-se facilmente do tecido subcutâneo, que se encontra e, às vezes, forma dobras. Em áreas de traumatismos, associa-se púrpura senil. *Estrias atróficas* são mais comuns no abdome, nas nádegas e nas coxas e aparecem na gravidez (estrias gravídicas), obesidade ou perda de peso, adolescência e corticoterapia. No início, as estrias são vermelho-violáceas e simétricas; mais tarde, tornam-se branco-atróficas e enrugadas. As estrias formam-se por alterações nas fibras colágenas e elásticas e na substância fundamental. Histologicamente, no início encontram-se mastócitos desgranulados, elastose e elastofagocitose por macrófagos ativados. Mais tarde, a epiderme mostra atrofia e retificação dos cones epiteliais; a derme fica reduzida e tem menor quantidade de fibras elásticas. Na *atrofia nervosa*, que ocorre quando

32

há lesão de nervos periféricos, a pele mostra aspecto brilhante e luzidio. *Atrofia idiopática* pode ser difusa ou localizada, acompanhada ou precedida de inflamação.

Líquen escleroso e atrófico, muito mais comum em mulheres idosas, consiste em pápulas achatadas e poligonais, com tendência a confluir e a formar placas apergaminhadas, rugosas e contendo depressões puntiformes e tampões córneos. As lesões localizam-se no pescoço e na nuca ou em correspondência com saliências ósseas. Nos órgãos genitais, é representado pela *balanite xerótica obliterante* e *craurose vulvar* (Figura 32.24 A). As lesões consistem em hiperceratose com tampões córneos foliculares, hipotrofia da camada espinhosa, degeneração hidrópica da camada basal, edema e homogeneização do colágeno e infiltrado inflamatório na derme (Figura 32.24 B).

Degeneração senil, em que a pele sofre atrofia e modificação na cor, ocorre pelo processo fisiológico da senilidade e por exposição prolongada a intempéries (sol, calor, frio e vento), desnutrição prolongada e fatores endócrinos. A pele torna-se fina, inelástica, seca, amarelada, com rugas e sulcos, expondo o aspecto tão característico da *pele senil*, da *pele de marinheiro* e da *pele de fazendeiro*. Os poros podem dilatar-se. Na nuca, a pele mostra-se rugosa e espessa, com sulcos estreitos e profundos, delimitando losangos de dimensões variadas. Além de atrofia da epiderme, notam-se: (1) *transformação basofílica do elástico*, em que as fibras conjuntivas fragmentam-se e formam massas amorfas e basófilas na coloração de HE (ver Figura 6.6); (2) *elastose senil* ou *actínica*, caracterizada por massas de fibras degeneradas, fragmentadas e retorcidas.

▶ Imunopatias

Lúpus eritematoso

Lúpus eritematoso (LE), doença autoimune associada a autoanticorpos, tem amplo espectro de gravidade, que vai de uma forma benigna que acomete a pele (lúpus eritematoso discoide – LED) até uma enfermidade sistêmica potencialmente fatal (lúpus eritematoso sistêmico – LES); entre os dois polos, existem formas intermediárias e de transição. Na pele, a doença pode manifestar-se como: (a) LE cutâneo agudo (LECA); (b) LE cutâneo subagudo (LECSA); (c) LE cutâneo crônico (LECC). As variantes de lúpus cutâneo são definidas em parte pela localização e profundidade do infiltrado inflamatório: (a) LECA envolve a epiderme e a derme superior e manifesta-se no LES; (b) LECSA acomete primariamente a epiderme e a derme superior, estando associado a autoanticorpos anti-Ro/SSA e fotossensibilidade; a maioria dos pacientes não tem doença sistêmica evidente; (c) LED afeta a epiderme, a derme e os anexos, podendo deixar cicatriz; a maioria dos pacientes não tem doença sistêmica; (d) LE túmido atinge a derme, mas sem envolvimento anexial; (e) paniculite lúpica compromete o tecido subcutâneo e pode resultar em cicatrizes deprimidas desfigurantes.

A incidência do LES varia de 1,8 a 7,6 casos/100.000 habitantes/ano, com prevalência de 14,6 a 50,8 casos/100.000 habitantes. O LES atinge mais mulheres com 20 a 40 anos (6:1). Na maioria dos estudos, o pico de incidência situa-se entre 20 e 44 anos. Em homens, o pico de incidência ocorre entre 50 e 59 anos.

O LECSA, que corresponde a 7 a 27% dos casos de LE, acomete principalmente mulheres (70%) e brancas (85%). A faixa etária varia de 17 a 67 anos, com idade média de 43,3 anos. Não há dados sobre a prevalência de LECC. A faixa etária mais acometida é de 20 a 40 anos, mas pode ocorrer na infância (< 2%) e acima de 70 anos. Mulheres são mais acometidas (3,4:1,0), especialmente as de cor branca. São conhecidos casos familiais e de ocorrência em gêmeos idênticos.

Há diferenças raciais na morbidade e mortalidade pela doença. Pacientes negras iniciam a sintomatologia mais cedo do que brancas. Também as negras mostram lesões discoides mais agressivas, além de pneumonite lúpica, nefrite, hipocomplementenemia e hiperglobulinemia mais frequentes. Ao lado disso, parece que as negras têm sobrevida menor do que as brancas.

Etiopatogênese

As causas e os mecanismos patogenéticos não estão esclarecidos completamente. Tudo indica que existe associação de predis-

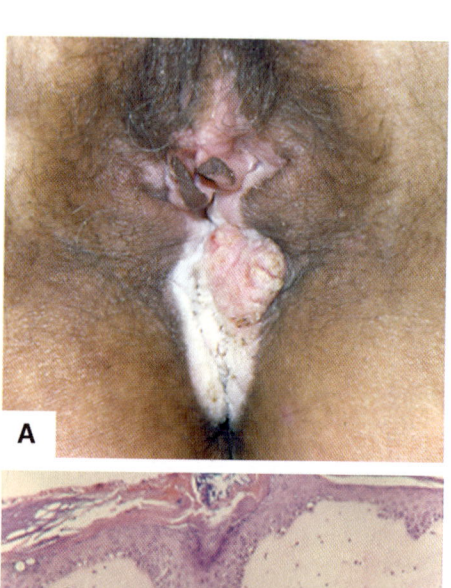
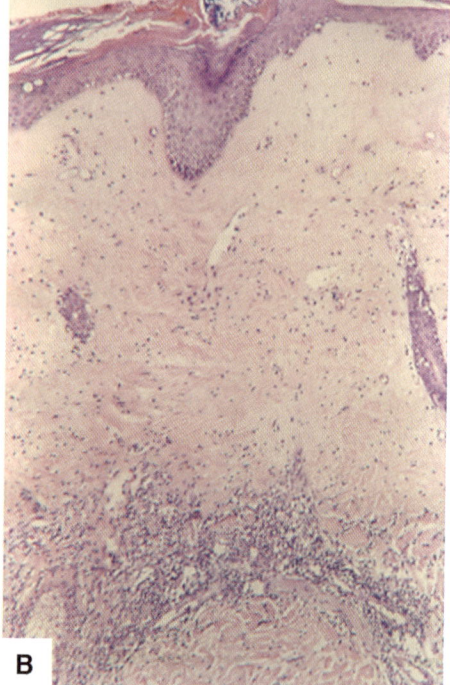

Figura 32.24 Líquen escleroso e atrófico. **A.** Placas porcelânicas e atróficas na região genital feminina – craurose vulvar. **B.** Hiperceratose, tampão córneo, atrofia e retificação da epiderme; homogeneização do colágeno subepidérmico e infiltrado inflamatório em faixa na derme média.

32

posição genética, fatores ambientais e desequilíbrio hormonal, especialmente no LES, situação que facilita o surgimento de resposta imunitária alterada; a geração de autoanticorpos e as respostas a eles constituem a anormalidade mais importante na doença. Os principais fatores envolvidos na patogênese do LE estão descritos adiante.

- Predisposição genética. LES é mais frequente em gêmeos idênticos e em irmãos e parentes de primeiro grau. Tudo indica tratar-se de herança poligênica, embora em menos de 5% dos pacientes um único gene possa ser responsabilizado, como ocorre em pessoas com deficiência em frações do complemento
- Complexo principal de histocompatibilidade (MHC). MHC tem grande importância no LE, pois participa no controle da resposta imunitária. O MHC localiza-se no cromossomo 6, e seus genes codificam três classes de proteínas: antígenos leucocitários humanos classe I (HLA-A, B e C), classe II (HLA-DP, DQ e DR) e classe III, que incluem componentes do complemento (C2, C4A, C4B e fator B), fator de necrose tumoral (TNF) e proteínas do choque térmico (ver Figura 11.4). Pacientes caucasianos com LE mostram que HLA-A1, B8, DR3, DQ2, Dw52 e o haplótipo C4 *null* ancestral são mais suscetíveis a LECSA. Há também associação de LECC com HLA-A1, B8, DR3, B7 e DR2
- Autoanticorpos anti-componentes do citoplasma ou do núcleo têm papel destacado no LE. De um lado, a detecção deles é importante no diagnóstico da doença. De outro, autoanticorpos antinucleares formam imunocomplexos em vários locais e são responsáveis por lesões, sobretudo em pequenos vasos e nos rins. Outros autoanticorpos explicam certas manifestações da doença: (a) anticorpos anti-células do sangue destroem hemácias, leucócitos e plaquetas; (b) anticorpos antifosfolipídeos (dirigidos a proteínas plasmáticas que se ligam a lipídeos) associam-se a hipercoagulabilidade sanguínea
- Deficiência de C2 e C4 do complemento. Redução na atividade do complemento diminui a remoção por macrófagos de autoanticorpos que se formam na doença; deposição de complexos Ag-Ac nos tecidos induz lesões
- Fatores ambientais. Radiação ultravioleta (UV) tem papel na indução e na exacerbação das lesões no LE. UVB tem maior efeito fotossensibilizador na pele. Radiação UV atua por vários mecanismos: (a) induz alterações no DNA; (b) causa apoptose de ceratinócitos, contribuindo para expor antígenos citosólicos e nucleares no interstício; (c) aumenta a produção de Ro-52 por ceratinócitos; (d) em ceratinócitos, induz a síntese de citocinas pró-inflamatórias (IL-1, IL-18, TNF, HMGB1) e de quimiocinas, que recrutam leucócitos para os locais agredidos; (e) ativa células endoteliais, que expressam moléculas de adesão para leucócitos (ICAM-1, VCAM-1, E-selectinas), importantes na resposta inflamatória
- Medicamentos. Algumas substâncias desencadeiam quadros clínicos semelhantes aos de LES e LECSA. LES relacionado com medicamentos não costuma ter envolvimento cutâneo e associa-se a anticorpos anti-histona. LECSA associado a medicamentos tem quadro clínico exuberante e associa-se a anticorpos anti-Ro e anti-La (antirribonucleoproteína citoplasmática). Os principais medicamentos envolvidos são procainamida, hidralazina, isoniazida, clorpromazina, fenitoína e minociclina; entre os responsabilizados por LECSA, estão propiltiuracila, hidroclorotiazida, bloqueadores de canais de cálcio, inibidores da enzima conversora de angiotensina, cinarizina e terbinafina. Lúpus induzido por hidralazina, isoniazida e procainamida manifesta-se com polisserosite (efusões pleural e pericárdica), artrite e altos títulos de anticorpos anti-histona; penicilamina leva a doença cutânea e renal, com anticorpos anti-DNA nativo
- Outras substâncias. Aminas aromáticas (hidrazinas) são encontradas tanto em medicamentos (procainamida e hidralazina) como em compostos usados na agricultura, na indústria, na tintura permanente de cabelos e na fumaça do tabaco. Alguns estudos mostram relação dessas aminas com LE. Há evidências de aumento de atividade de LES em fumantes. Tabagismo é fator de risco comprovado para LECC
- Vírus. À microscopia eletrônica, são encontradas inclusões semelhantes a vírus no endotélio glomerular, na parede vascular e em leucócitos circulantes. Em pacientes com LES, encontram-se títulos elevados de anticorpos contra numerosos vírus. Vírus Epstein-Barr parece implicado na gênese do LE
- Hormônios. LE é mais comum em mulheres na idade fértil, possivelmente por ação de estrógenos (aumento de estrógenos ocorre também por consumo de leite e carne de animais alimentados com estrógenos sintéticos, contracepção por hormônios e terapia de reposição hormonal). Em pacientes com LES de ambos os sexos, existe aumento na síntese de α-metabólitos (16 α-hidroestrona), que são estrógenos mais potentes. Andrógenos protegem contra a doença. Aumento de estrógenos e atividade androgênica reduzida, tanto em homens como em mulheres, parecem ser responsáveis por alterações na resposta imunitária. Estrógenos estimulam a resposta humoral, mediante aumento na formação de linfócitos B e de anticorpos. Alguns estudos mostram influência da prolactina e do eixo hipotalâmico-hipofisário-suprarrenal na doença; mulheres lúpicas mostram disfunção nesse eixo
- Resposta imunitária. No LE existe ativação policlonal de linfócitos B, responsáveis pela síntese de autoanticorpos. Por outro lado, há redução na atividade supressora de linfócitos T (LT CD8+). Aumento de IL-10 por linfócitos T estimula a proliferação de linfócitos B. IL-12 tem efeito oposto, ou seja, inibe a resposta humoral. Desequilíbrio na relação IL-10/IL-12 tem papel no LE. Defeito na ação imunossupressora de linfócitos T CD8+ (T supressor) e células *natural killer* (NK) sobre linfócitos B resulta em descontrole na síntese de imunoglobulinas e na síntese de autoanticorpos; falta de supressão de linfócitos B é fator de perpetuação da doença.

Em síntese, a patogênese do LE envolve agressão (luz ultravioleta, substâncias químicas) em ceratinócitos, que resultam em apoptose, liberação de quimiocinas e citocinas pró-inflamatórias. Morte celular libera moléculas (DNA, componentes de ribossomos etc.) que podem sofrer modificações e adquirir propriedades antigênicas. Dependendo do modo de reagir do indivíduo (segundo o seu perfil genético), anormalidades na resposta imunitária de linfócitos T (redução na capacidade supressora) e de linfócitos B (ativação policlonal) podem modificar o reconhecimento de autoantígenos e montar resposta vigorosa, com produção de vários autoanticorpos. A Figura 32.25 resume essa sequência de eventos patogenéticos.

32

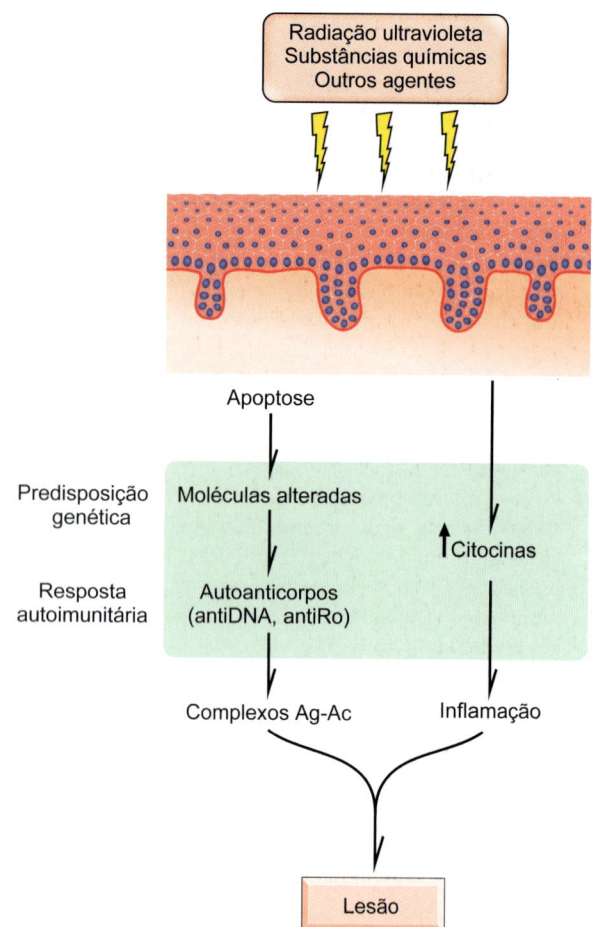

Figura 32.25 Representação esquemática sobre a patogênese do lúpus eritematoso.

Lúpus cutâneo

O conhecimento das lesões cutâneas no LE ajuda na diferenciação das formas anatomoclínicas da doença. A *American Rheumatism Association* (ARA) definiu 11 critérios (sinais e sintomas) para o diagnóstico de LES, sendo quatro mucocutâneos (*rash* malar, *rash* discoide, fotossensibilidade e ulcerações orais). O diagnóstico de LES baseia-se no encontro de pelo menos quatro critérios, que podem estar presentes simultaneamente ou em momentos sucessivos.

Lúpus eritematoso cutâneo crônico (LECC) ou LE discoide (LED).

Localizado ou generalizado, é a forma clínica mais comum de LE; 1% das formas localizadas e 5% das generalizadas evoluem para LES, em especial em pacientes que apresentam anemia persistente, leucopenia e trombocitopenia. LECC precede 20% dos casos de LES. Clinicamente, o LECC caracteriza-se por placas ou máculas arredondadas e bem delimitadas (daí a denominação discoide), eritematosas, com descamação e atrofia central. A descamação é aderente por causa de tampões córneos nos óstios foliculares. Com a evolução, a borda torna-se eritematodescamativa e o centro, atroficocicatricial. Em lesões antigas, encontram-se telangiectasia e pigmentação residual. As localizações preferenciais são face, sobretudo nas regiões malares e no dorso do nariz (configurando a lesão em vespertílio), couro cabeludo, ouvidos, lábios e pescoço. Cerca de 25% dos pacientes com LE apresentam lesões mucosas, especialmente na mucosa oral. Quando as lesões são disseminadas, pode surgir febre, dores articulares, anemia, leucopenia, trombocitopenia, aumento de gamaglobulinas e fator reumatoide, caracterizando o LES. Em 35% dos casos, encontram-se anticorpos antinucleares.

LECC acomete mais mulheres após 40 anos. Nas pessoas predispostas, as lesões podem ser induzidas por luz solar, traumatismos físicos (contusões, queimaduras), tensão emocional e frio. É possível que tais agentes reduzam a atividade de linfócitos T supressores, o que contribui para o distúrbio imunitário. LECC pode apresentar as seguintes variantes:

- LECC verrucoso (2% dos pacientes), que mostra placas ou pápulas verrucosas ou hiperceratóticas, sobretudo na face, couro cabeludo, vermelho dos lábios e membros superiores
- LE túmido, em que se formam pápulas, placas e nódulos eritematosos, edematosos e infiltrados, na face, pescoço e tronco
- LE folicular, geralmente perioral, que se caracteriza por pápulas eritematosas foliculares discretamente umbilicadas, que sempre deixam sequela atroficocicatricial
- LE rosaceiforme, com lesões papulares ou nodulares, eritematosas, no nariz, na fronte, nas regiões genianas e, às vezes, no mento, associadas a eritema difuso da face e *flushing*
- Lúpus pérnio, ou *chilblain lupus*, que ocorre em 10% dos casos de LECC, exclusivamente em mulheres e nos meses frios; cerca de 15% dos pacientes evoluem para LES. As lesões formam pápulas eritematosas, pruriginosas e dolorosas ou placas e nódulos azul-purpúricos, especialmente no dorso dos dedos de mãos e pés. Em geral, as lesões iniciam-se alguns anos após o aparecimento de lesões discoides típicas na face. Esta variante pode ocorrer também em pacientes com LES ou LECSA
- LE bolhoso, em que se formam bolhas na região subepidérmica, por extensa degeneração hidrópica da camada basal
- Síndrome de LE eritema multiforme-símile (síndrome de Rowell), rara, na qual os pacientes, na maioria mulheres, desenvolvem episódios recorrentes de lesões anulares, principalmente nos membros
- LE profundo (paniculite) é uma variante rara que pode se associar a LECC ou LES
- LECC e doença granulomatosa crônica surgem como dermatose LECC-símile em mulheres com doença granulomatosa crônica ligada ao cromossomo X

Histologicamente, no LECC encontram-se: (a) hiperceratose com rolhas córneas; (b) adelgaçamento ou hiperplasia da camada espinhosa; (c) degeneração hidrópica das células da camada basal; (d) infiltrado inflamatório mononuclear tendendo a arranjo em torno de anexos cutâneos; (e) espessamento da membrana basal (Figura 32.26).

Lúpus eritematoso cutâneo subagudo (LECSA).

As lesões são anulares ou papuloescamosas, não cicatriciais. Em 85% dos casos, existe fotossensibilidade acentuada. As lesões iniciam-se como máculas eritematosas e evoluem para lesões papuloescamosas ou anulares/policíclicas; localizam-se preferencialmente em áreas expostas à luz, como dorso superior, V do decote, ombros e regiões extensoras dos braços e, menos comumente (20%), na face. As lesões curam-se sem cicatrizes, podendo deixar hipocromia ou telangiectasia. Anticorpos anti-Ro são característicos de LECSA (70 a 100% dos casos); anticorpos anti-DNA são negativos.

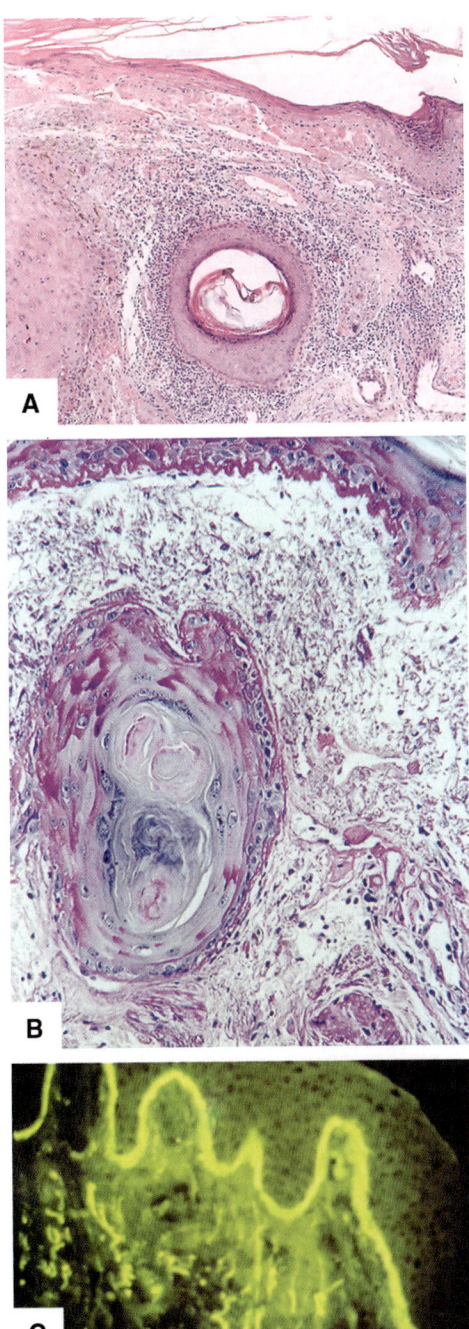

Figura 32.26 Lúpus eritematoso. **A.** HE. **B.** PAS. Tampão córneo folicular, atrofia e retificação da epiderme, degeneração hidrópica da camada basal, infiltrado linfocitário perivascular e perifolicular e espessamento da membrana basal. **C.** Imunofluorescência direta mostrando C3 em faixa homogênea.

Histologicamente, encontram-se hiperceratose, degeneração hidrópica da camada basal, edema e infiltrado de mononucleares na junção dermoepidérmica, estendendo-se à derme. Degeneração hidrópica da camada basal pode ser acentuada e causar clivagem na junção dermoepidérmica, resultando em vesículas. A epiderme pode ser discretamente atrófica. Em 60% dos casos, a imunofluorescência direta mostra imunodepósitos granulosos (IgM, IgG e/ou IgA) e componentes do complemento ao longo da zona de membrana basal.

As lesões mucosas caracterizam-se por hiperceratose ou paraceratose, alteração vacuolar das células da camada basal e infiltrado de mononucleares, difuso ou perivascular; este padrão lembra líquen plano da mucosa oral, do qual deve ser diferenciado. Infiltrado inflamatório mais profundo fala a favor de LE.

Lúpus eritematoso sistêmico (LES).

Além de lesões cutâneas, o LES acompanha-se de acometimento visceral, podendo ser fatal; os órgãos e as estruturas mais acometidos são pele, rins, articulações, serosas e sistema nervoso. Mais frequente entre 20 e 30 anos e oito vezes mais comum em mulheres, o LES pode evoluir de forma aguda, subaguda ou crônica.

As manifestações cutâneas, presentes em 75 a 88% dos casos de LES e designadas *lúpus eritematoso cutâneo agudo* (LECA), podem ser localizadas ou generalizadas. A lesão localizada clássica, em asa de borboleta, apresenta-se como edema e eritema confluentes nas regiões malares que se estendem à pirâmide nasal, poupando os sulcos nasolabiais; tais lesões são frequentes também no V do decote e na fronte. Pode haver edema facial acentuado. Em alguns pacientes, as lesões são unilaterais; em outros, iniciam-se como máculas ou pápulas discretas com tendência a confluir e a tornar-se hiperceratóticas, bilateralmente. A forma generalizada é rara e caracteriza-se por erupção exantemática ou morbiliforme disseminada. As lesões do LECA são muito fotossensíveis (exposição ao sol exacerba o eritema; este pode durar horas a semanas). Em geral, as lesões não deixam cicatrizes, mas podem resultar em hipercromia em pessoas de pele escura. É possível a concomitância de lesões de LECA na face e de LECSA em outras áreas do corpo. Pode haver ainda úlceras na cavidade oral, nas mucosas nasal e oral, sobretudo no palato duro, e fenômeno de Raynaud.

Os sinais e os sintomas gerais de LES incluem febre irregular, anorexia, vômitos, diarreia, mal-estar, fraqueza, dores articulares e musculares, esplenomegalia e linfonodomegalia. Em serosas, podem-se encontrar pericardite, peritonite, pleurite ou polisserosite. Distúrbios gastrointestinais incluem hemorragia, hepatite lúpica e arterite mesentérica. Acometimento renal, que é frequente, pode causar lesões glomerulares, com albuminúria, hematúria, cilindrúria e alterações funcionais (ver Capítulo 17). Outros achados são leucopenia, trombocitopenia e hipergamaglobulinemia.

Em geral, as lesões internas precedem as manifestações cutâneas que, às vezes, podem estar ausentes. Existe ainda uma forma subaguda, com lesões cutâneas do mesmo tipo da forma aguda, com sintomas gerais, acometimento interno menos pronunciado, evolução mais longa e prognóstico mais favorável.

Sorologicamente, encontram-se anticorpos circulantes antinucleares e anticitoplasmáticos. *Anticorpos antinucleares* são demonstrados por imunofluorescência indireta, sendo quase sempre positivos na doença em atividade. Correlação clinicopatológica faz-se pelos padrões de imunofluorescência: (a) padrão homogêneo, mais comum e menos específico, também ocorre na artrite reumatoide e na esclerose sistêmica, tendo importância no LES quando em títulos acima de 1:160; (b) padrão nuclear periférico associa-se a LES grave, indicando possível comprometimento renal; (c) padrão nucleolar indica a existência de anticorpo anti-RNA nucleolar, correlacionando-se à esclerose sistêmica; (d) padrão salpicado é encontrado na esclerose sistêmica e na doença de Raynaud; (e) padrão reticulado é visto no lúpus eritematoso, mas não na artrite reumatoide. *Anticorpos antiantígenos solúveis de extração nuclear* (ENA) compreendem as frações Sm (proteína nuclear solúvel), específica de LES de evolução clínica mais favorável, e RNP (ribonucleoproteína), relacionada com a doença mista do tecido conjuntivo, sendo rara no LES. *Anticorpos anticitoplasmáticos*, anti-Ro (antirribossomos) e anti-La (antirribonucleoproteína citoplasmática) têm especificidade menor. No LES ativo, encontram-se ainda baixa do complemento sérico, hipergamaglobulinemia, aumento de hemossedimentação e eventual positividade do VDRL.

Histologicamente, no LECA são vistos vacuolização das células de camada basal da epiderme, edema e infiltrado de mononucleares na derme, vasodilatação, extravasamento de hemácias e depósito fibrinoide no tecido conjuntivo. As lesões mucosas são similares às da pele. O quadro histológico das lesões cutâneas no LES é idêntico ao do LED.

Lúpus eritematoso neonatal (LEN).

É raro e resulta da passagem de autoanticorpos maternos para o feto através da placenta, o que resulta em lesões cutâneas ou associadas a manifestações sistêmicas, com destaque para bloqueio cardíaco congênito. Os anticorpos associados são anti-Ro, anti-La e, raramente, anti-U1-RNP. O risco de uma mãe portadora de anticorpos anti-Ro ter um filho afetado é de 1%. Mães que tiveram um filho com LEN têm 25% de chance de ter outro filho acometido. Cerca de 40% das mães são assintomáticas ao nascimento da criança. Em média, um ano e meio após o nascimento de criança com LEN cerca de 50% das mães desenvolvem alguma doença do tecido conjuntivo.

As manifestações clínicas surgem após a sexta semana de vida. As lesões mais comuns aparecem preferencialmente na face, sobretudo na região periocular (olho de coruja). A doença afeta também o couro cabeludo, braços, tronco, pernas e virilhas. As lesões histológicas são idênticas às do LECSA em adultos. As lesões tendem a cicatrizar em torno do sexto mês, quando também desaparecem os anticorpos no sangue. LEN é a causa principal de bloqueio cardíaco em recém-nascidos, que pode ser diagnosticado entre a 18ª e a 24ª semanas de gestação. A mortalidade fetal é de 20%; a maioria das crianças que sobrevivem (70%) necessita marca-passo.

Dermatomiosite

Até há pouco tempo, considerava-se que polimiosite era uma forma de dermatomiosite com comprometimento apenas muscular. Hoje, sabe-se que as duas entidades são doenças distintas. Na polimiosite, linfócitos T CD8+ (citotóxicos) autorreatores reconhecem moléculas MHC I hiperexpressas em células musculares e as matam por meio de perforinas. Na dermatomiosite, a resposta imunitária a um autoantígeno é mediada por anticorpos que fixam complemento, o que leva a necrose de capilares e resulta em isquemia.

Dermatomiosite, que acomete duas a nove pessoas em cada milhão, tem distribuição etária bimodal, com formas juvenil (7,7 anos em média) e adulta (51,9 anos em média). Mulheres são duas vezes mais afetadas do que homens. Apesar de a etiologia ser desconhecida, há casos induzidos por medicamentos (penicilina, penicilamina, sulfonamida e isoniazida). Relação com vírus é admitida por alguns. Em adultos, 25% dos pacientes têm alguma neoplasia maligna (manifestação paraneoplásica). Em jovens, a doença associa-se a calcinose e a vasculite de pequenos vasos.

A doença resulta de mecanismos imunitários. As principais evidências são autoanticorpos contra vários alvos: (a) antinucleares; (b) antissintetase (anti-Jo1), mais comum na forma adulta (20% dos casos) do que na juvenil (1 a 3%), em que os pacientes apresentam febre, poliartrite erosiva, mão de mecânico, fenômeno

de Raynaud e doença pulmonar intersticial; (c) anti-SRP, associado a miopatia necrosante e refratária ao tratamento; (d) anti-Mi-2, com melhor prognóstico; (e) anti-155/140, em casos associados a miosite; (f) anti-p140, na forma juvenil da doença; (g) anti-SAE; (h) anti-CADM 140 (MDAS), relacionado com a imunidade inata e presente nos casos com doença amiopátia e doença pulmonar intersticial.

As lesões cutâneas consistem em áreas bem delimitadas de edema e eritema, que simulam lúpus eritematoso, ou em placas vermelho-azuladas e descamativas, de preferência na face, no pescoço, no tórax e nos braços ou em correspondência com eminências ósseas. Alguns pacientes têm manifestações somente cutâneas, sem sinais de inflamação muscular (dermatomiosite amiopática).

Os músculos adquirem consistência pastosa e sofrem fraqueza progressiva, havendo dores musculares vagas. Acometimento do diafragma e dos músculos esofágicos e intercostais causa disfagia e dispneia. A evolução pode ser aguda e fatal, em algumas semanas, ou prolongada e crônica, com involução acompanhada de atrofia, fibrose da pele e dos músculos e hiperpigmentação cutânea, assemelhando-se à esclerose sistêmica.

Os critérios para o diagnóstico incluem: (1) fraqueza nos músculos proximais dos membros, nos flexores anteriores do pescoço, no esôfago e nos músculos da respiração; (2) biópsia muscular compatível; (3) elevação sérica de enzimas musculoesqueléticas; (4) alterações eletromiográficas; (5) *rash* cutâneo.

Histologicamente, as lesões cutâneas recentes podem corresponder a dermatite inespecífica ou assemelhar-se às do lúpus eritematoso subagudo. Lesões antigas mostram espessamento, homogeneização e esclerose do colágeno e espessamento da parede vascular, como na esclerose sistêmica. Há ainda paniculite inespecífica, com fibrose e calcificação. O diagnóstico específico só pode ser feito por avaliação das lesões musculares (ver Capítulo 28).

Esclerose sistêmica

Esclerose sistêmica (esclerodermia), de natureza autoimunitária, caracteriza-se por neoformação conjuntiva excessiva em vários órgãos. A doença, que pode ser localizada ou generalizada, acomete preferencialmente a pele, mas afeta também trato gastrointestinal, músculos esqueléticos, coração, pulmões e rins.

Na *forma localizada* (*morfeia*), as lesões afetam poucas regiões (p. ex., mãos, antebraço e face) e iniciam-se como áreas edematosas, vermelho-foscas ou eritematovioláceas e tornam-se enduradas e cor de marfim, lisas e brilhantes. Na periferia, vê-se halo violáceo característico. As lesões têm dimensões e formas variadas, daí os vários nomes: esclerodermia em placas, a mais comum, morfeia bolhosa, esclerodermia em faixa ou linear, morfeia generalizada e esclerodermia subcutânea.

Na *forma generalizada*, há lesões difusas na pele e em órgãos internos. Há duas variantes: (1) esclerose sistêmica cutânea limitada, associada a anticorpo anticentrômero; (2) esclerose sistêmica difusa, associada aos anticorpos anti-Scl-70 (anti-DNA topoisomerase) e anti-RNA polimerase III. Durante a evolução, a pele e o subcutâneo tornam-se duros e aderentes aos planos subjacentes, dificultando os movimentos. Às vezes, há discromias focais ou difusas e ulcerações em correspondência com saliências ósseas. As lesões localizam-se sobretudo na face e na parte distal das extremidades e podem associar-se ao fenômeno de Raynaud. Como se trata de doença sistêmica, os pacientes apresentam ainda sinais e sintomas do acometimento

32

de órgãos internos (disfagia, dor abdominal, obstrução intestinal, hipertensão pulmonar, proteinúria e insuficiência renal).

Embora não se conheça a sua causa, admite-se que a doença resulte de reação autoimunitária que compromete pequenos vasos e induz neoformação conjuntiva em vários órgãos. Linfócitos T CD4+ no infiltrado inflamatório liberam citocinas, incluindo TGF-β e IL-13, que estimulam a síntese de colágeno. Arteríolas e capilares dos dedos são frequentemente afetados na doença, possivelmente por agressão endotelial, cujo agente agressor também é desconhecido. Lesão endotelial repetida causa alterações na parede vascular, resultando em estreitamento da luz e isquemia. Neoformação conjuntiva excessiva é uma das características principais da doença e parece resultar de estimulação persistente na síntese de colágeno por citocinas inflamatórias ou, segundo alguns, por defeito em fibroblastos. Anticorpos antinucleares séricos sugerem a natureza autoimune da doença.

Histologicamente, em lesões recentes o colágeno aparece intumescido, homogeneizado e edemaciado. Em lesões antigas, há intenso espessamento por colágeno de toda a derme (Figura 32.27 A) e parte da hipoderme. As glândulas sudoríparas são hipotróficas e aparecem em posição mais alta, em virtude da colagenização da porção superficial da hipoderme. As glândulas sebáceas e os folículos pilosos estão muitas vezes ausentes ou são atróficos. A parede de vênulas e arteríolas da derme é espessada, ficando a luz diminuída ou obliterada (Figura 32.27 B). Há também compressão de músculos eretores dos pelos (Figura 32.27 C). As fibras elásticas estão fragmentadas, aglutinadas ou diminuídas. Fibroblastos são escassos, e reação inflamatória é em geral discreta. Na derme, encontram-se melanóforos. A epiderme é normal ou atrófica, e a camada basal pode ter excesso de melanina.

Doença mista do tecido conjuntivo

Trata-se de doença em que os pacientes apresentam sobreposição de sinais e sintomas de esclerose sistêmica, LES e dermatomiosite. Os critérios para diagnóstico baseiam-se em achados sorológicos (títulos anti-RNP > 1:1.600 por hemaglutinação ou equivalente por outro método) e clínicos (edema das mãos, sinovite, miosite comprovada por biópsia ou elevação de creatinofosfocinase [CPK], fenômeno de Raynaud e acroesclerose). Para o diagnóstico, são necessários sorologia positiva e três ou mais achados clínicos.

A doença manifesta-se por *fenômeno de Raynaud* (vasoconstrição de artérias e arteríolas, geralmente nos dedos, que provoca palidez ou cianose), poliartralgia, artrite, edema das mãos (os dedos assumem o aspecto de "salsicha"), além de hipomotilidade esofágica, miopatia inflamatória proximal e alterações pulmonares. Em 85% dos casos, o fenômeno de Raynaud precede as outras manifestações, associando-se a mialgias e fadiga. Em 50% dos pacientes, surgem lesões que simulam LE. Doença renal é menos frequente, enquanto pneumopatia é mais prevalente do que no LES. Sinais e sintomas adicionais incluem os encontrados em LE, esclerose sistêmica ou dermatomiosite. A doença tem melhor prognóstico do que as demais do grupo (é fatal em apenas 7% dos casos), provavelmente porque nela não se formam anticorpos anti-DNA, que parecem condicionar quadro mais grave.

A etiologia e a patogênese são desconhecidas (pode surgir após exposição ao cloreto de vinil). Associação com um alótipo de imunoglobulina (Gm) e aumento da frequência de HLA-DR4 nos pacientes com poliartrite têm sido observados. Em geral, os pacientes são linfopênicos, com diminuição de linfócitos T e aumento de linfócitos B. A maioria dos pacientes tem anticorpos antiproteína ribonuclear U1 (U1RNP).

As lesões cutâneas são semelhantes às do lúpus eritematoso. Na miopatia da musculatura proximal, encontram-se degeneração de fibras musculares e infiltrado linfoplasmocitário perivascular. Tanto na pele lesada quanto na sadia, há deposição de IgG nos núcleos das células epidérmicas e em faixa na zona da membrana basal, com aspecto pontilhado, representando ligação *in vivo* do anticorpo anti-U1RNP.

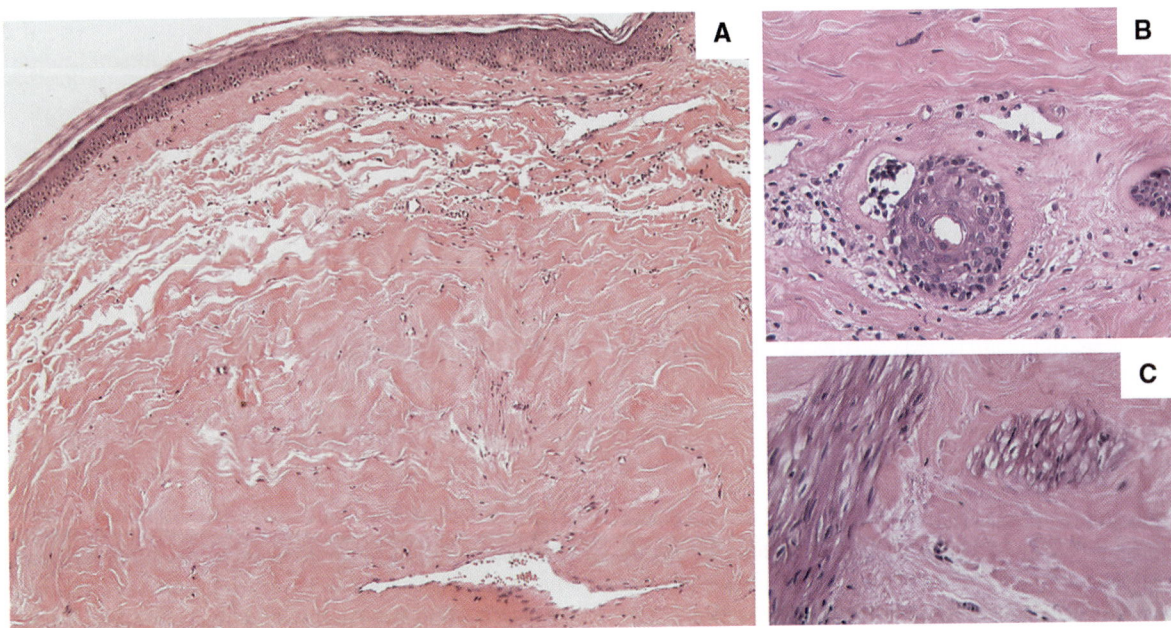

Figura 32.27 Esclerodermia. Espessamento intenso do colágeno da derme (**A**), com enclausuramento de vaso (**B**) e músculo eretor do pelo (**C**).

Anticorpos antinucleares são encontrados em títulos superiores a 1:1.000, com padrão salpicado, e anticorpos anti-RNP, em títulos superiores a 1:1.000.000, presentes tanto na fase ativa quanto na de remissão. Raramente, são detectados anticorpos anti-Sm, anticorpos anti-DNA nativo e células LE. Na doença mista do tecido conjuntivo, o antígeno nuclear solúvel na saliva é sensível à ribonuclease, enquanto o encontrado no LES é resistente.

► Paniculites

Paniculites compreendem um grupo de afecções que, embora de etiologia, evolução e prognóstico diversos, causam alterações no tecido subcutâneo histologicamente muito semelhantes, o que justifica o seu estudo em conjunto. Para a correta avaliação do caso, deve-se ter uma biópsia adequada, representativa da profundidade da pele. Deve-se lembrar também que as lesões são dinâmicas e se iniciam com uma fase inflamatória e acometimento vascular variável; mais tarde, surgem fagocitose da gordura, reação granulomatosa e, finalmente, fibrose. A classificação das paniculites baseia-se em diferenças no acometimento dos lóbulos de gordura e dos septos interlobulares. Assim, as paniculites subdividem-se em paniculites predominantemente septais, lobulares e mistas (septais-lobulares).

Paniculites é um desafio diagnóstico para dermatologistas e patologistas. A terminologia é às vezes confusa, em parte pelos vários nomes que o mesmo quadro recebe, por exemplo vasculite nodular e eritema endurado. Melhor conhecimento sobre essas doenças introduziu novos termos e abandonou outros, como doença de Weber-Christian, que agora é classificada como paniculite por deficiência de α_1-antitripsina, paniculite lúpica e paniculite pancreática (Quadro 32.6).

O tecido subcutâneo tem repertório limitado de respostas a agressões. Necrose gordurosa é comum em muitas paniculites e, por isso, tem considerável sobreposição histológica; a lesão caracteriza-se por infiltrado lobular de macrófagos, células xantomizadas e células gigantes do tipo corpo estranho, quase sempre formando granuloma. O tecido subcutâneo pode também ser envolvido secundariamente em outras doenças, como vasculites, micoses profundas e metástases ou após cirurgia ou radioterapia. As principais paniculites estão descritas adiante.

Eritema nodoso

Trata-se mais de uma síndrome, pois é entidade com sinais e sintomas associados a muitas causas. A lesão acomete adultos jovens, com grande predileção para mulheres (9:1). Eritema nodoso associa-se a diversas infecções (estreptococos, clamídias, vírus, fungos), colite ulcerativa, doença de Crohn, doença de Behçet, neoplasias malignas, doenças granulomatosas, uso de medicamentos (sulfanilamidas) ou após vacina diftérica. A patogênese é desconhecida, sendo provável que represente reação de hipersensibilidade retardada (tipo III). Em resposta a várias agressões (bactérias, vírus, substâncias químicas), nas lesões cutâneas e no sangue encontram-se RNAs para citocinas pró-inflamatórias de padrão Th1 (IFN-γ, IL-2). Eritema nodoso migratório relaciona-se com gravidez, uso de anticoncepcionais orais, infecções estreptocócicas e doenças da tireoide.

Na forma aguda da doença, surgem nódulos vermelho-violáceos, dolorosos, simétricos e salientes, sobretudo na região pré-tibial, que regridem em algumas semanas. Febre, artralgia e mal-estar podem estar presentes. Na forma crônica, encontram-se um ou mais nódulos subcutâneos, unilaterais e no terço inferior das pernas, às vezes sensíveis. Os nódulos, que evoluem para placas que tendem a clarear-se no centro, duram meses ou anos.

Quadro 32.6 Classificação das paniculites*

Paniculites predominantemente septais

Eritema nodoso

Eritema nodoso migratório (paniculite nodular migratória subcutânea)

Paniculite da morfeia/esclerodermia

Paniculite por deficiência de a_1-antitripsina

Paniculites lobulares e mistas septais-lobulares

Com vasculite acometendo grandes vasos do subcutâneo

Eritema endurado (vasculite nodular)

Com necrose como achado precoce

Paniculite pancreática

Com espaços em forma de agulha no interior de adipócitos

Esclerema neonatal

Necrose adiposa do recém-nascido

Paniculite pós-esteroides

Associadas a doença do tecido conjuntivo

Lúpus profundo (paniculite lúpica)

Dermatomiosite

Paniculites lipodistróficas

Lipoatrofia

Lipo-hipertrofia

Paniculites traumáticas

Paniculite pelo frio (paniculite do picolé, doença de Haxthausen)

Lipogranuloma esclerosante

Paniculite por outras substâncias injetáveis

Paniculite por traumatismo contuso

Lipodermatoesclerose

Paniculites infecciosas

Paniculites por neoplasias malignas

Paniculite citofágica histiocítica/espectro de linfoma de células T semelhante à paniculite subcutânea

Infiltrados subcutâneos malignos

*Segundo Bolognia JL et al., 2011.

Histologicamente, encontra-se paniculite com espessamento dos septos por edema e infiltrado inflamatório, inicialmente de neutrófilos e mais tarde de mononucleares, às vezes com células gigantes e eosinófilos; o infiltrado invade a periferia dos lóbulos. Hemorragia é frequente.

Eritema endurado

Eritema endurado consiste em lesões indolores ou discretamente dolorosas, crônicas, causadas por infiltração profunda do subcutâneo, no terço inferior das pernas, em especial nas panturrilhas. A infiltração estende-se à superfície e forma placas eritematonodulares que frequentemente se ulceram e se curam com cicatrizes atróficas e hiperpigmentadas.

Recorrências são precipitadas pelo frio. A lesão associa-se à tuberculose (DNA do BK é detectado por PCR), a outras infecções (nocárdia, vírus da hepatite C) e a medicamentos (p. ex., propiltiouracila). Parece que a lesão resulta de hipersensibilidade retardada (tipo IV). Mulheres jovens ou adultas são mais acometidas. Quando associada à tuberculose, a lesão desaparece após tratamento antituberculoso.

Histologicamente, encontram-se alterações septais, lobulares e vasculite. Os septos mostram-se alargados e com infiltrado de mononucleares. Nas veias e vênulas, encontra-se infiltrado inflamatório de neutrófilos, linfócitos e macrófagos, às vezes com trombose e necrose da parede; pode haver granulomas. Nos lóbulos, há infiltrado inflamatório com neutrófilos, linfócitos, macrófagos e, frequentemente, granulomas com células gigantes.

Paniculite por deficiência de α_1-antitripsina

Alfa 1 antitripsina (α_1-AT) é o principal inibidor de proteases no organismo. Sem ela, enzimas proteolíticas liberadas por leucócitos causam destruição tecidual, cujo exemplo mais conhecido é o do enfisema pulmonar (Capítulo 14). Deficiência de α_1-AT resulta sobretudo de defeito genômico, havendo vários genótipos anormais. Na pele, deficiência da enzima causa lesão no subcutâneo. A paniculite resultante aparece em qualquer idade, desde a infância. Em um terço dos casos, há relato de traumatismo prévio.

Sem inibição pela α_1-AT, as enzimas liberadas na pele por leucócitos degradam fibras colágenas e elásticas (necrose liquefativa). A inflamação é multifocal, com áreas normais intercaladas com regiões lesadas. As lesões formam placas e nódulos dolorosos, eritematosos ou purpúricos, principalmente no tronco, nádegas e coxas. Lesões extensas formam úlceras profundas e necróticas, com drenagem de secreção serosa. Na periferia das lesões, existe hemorragia. Microscopicamente, encontram-se paniculite neutrofílica com necrose e destruição de lóbulos gordurosos.

Paniculite pancreática

Trata-se de lesões cutâneas causadas por enzimas pancreáticas (lipase, amilase e tripsina) liberadas na circulação em casos de pancreatite aguda. A doença manifesta-se com nódulos subcutâneos, acompanhados às vezes de febre, artrite e dor abdominal. As lesões são mais comuns nas pernas, embora abdome, tórax, braços e couro cabeludo possam ser afetados. Histologicamente, encontram-se esteatonecrose e infiltrado inflamatório nos septos. Tardiamente, surgem fibrose e lipoatrofia.

Poliarterite nodosa

Poliarterite nodosa (PAN), mais comum em adultos, é vasculite segmentar de artérias de médio e pequeno calibres (ver Capítulo 16). A pele é acometida em 10 a 30% dos casos. Além da forma clássica e sistêmica, existe uma forma localizada, a *PAN cutânea*, que se associa a outras infecções, como estreptococcias (especialmente em crianças), parvovírus B19 e HIV, tem evolução crônica e benigna e pode acompanhar-se de febre, mialgia, artralgia e neuropatia periférica. A lesão consiste em nódulo dérmico ou hipodérmico que pode confluir, formar placas, transformar-se em vesículas e bolhas ou sofrer necrose e ulceração. Outras manifestações incluem livedo reticular, úlceras, nódulos subcutâneos e gangrena. Manifestações sistêmicas incluem febre, artralgias, parestesias, dor abdominal, orquite e

hipertensão arterial renovascular. Na *PAN clássica*, em 7% dos casos as lesões são desencadeadas por infecção pelo vírus da hepatite B. Na pele, o quadro histológico é semelhante ao dos demais órgãos e consiste em infiltrado inflamatório geralmente transmural na parede arterial, muitas vezes com necrose fibrinoide e trombos. Na sequência, surgem fibrose, obstrução da luz vascular e lesões isquêmicas no território irrigado. PAN clássica e cutânea podem acompanhar-se de doença inflamatória intestinal, LES e febre familial do Mediterrâneo.

▶ Doenças granulomatosas não infecciosas

Sarcoidose

Sarcoidose é doença granulomatosa sistêmica, sem causa conhecida, que acomete vários órgãos, sobretudo pulmões, além de linfonodos e olhos. Acometimento cutâneo ocorre em 20 a 35% dos casos e pode ser o primeiro sinal clínico da doença. Sarcoidose é mais comum em mulheres, com dois picos de incidência: 25 a 35 e 45 a 65 anos.

As lesões resultam de desregulação na resposta imunitária, cujo estímulo inicial não é conhecido. Embora microrganismos tenham sido implicados, não há comprovação da etiologia infecciosa. Nos locais afetados, há acúmulo de linfócitos, especialmente LT CD4+, que liberam citocinas de padrão Th1 (pró-inflamatórias), sobretudo IFN-γ e IL-2, que induzem reação inflamatória, inclusive com granulomas. Há ainda hipergamaglobulinemia policlonal em resposta à estimulação de linfócitos T.

Na pele, a doença manifesta-se como placas e pápulas vermelho-acastanhadas, raramente anulares, na face, lábios, região cervical, tronco e extremidades, muitas vezes simétricas. Uma variante é o *lúpus pérnio*, que se apresenta como lesões papulonodulares e em placas em áreas mais afetadas pelo frio (nariz, orelhas e bochechas) associadas a comprometimento pulmonar em 75% dos casos e do trato respiratório superior em 50%. Outras variantes são subcutânea, ictiosiforme, angiolupoide e ulcerativa. Eritema nodoso na sarcoidose aguda transitória é frequente.

Histologicamente, são vistos granulomas formados por linfócitos, células epitelioides e células gigantes, sem necrose. Tardiamente, surgem proliferação fibrosa e cicatrizes. As células gigantes podem conter corpos asteroides (inclusões estreladas no citoplasma) ou corpos de Schaumann (concreções laminadas).

Granuloma anular

Manifesta-se como pápulas ou nódulos duros, róseos ou da cor normal da pele, que tendem a coalescer, expandir e formar lesões anulares, com bordas elevadas e centro deprimido (Figura 32.28 A). Suas causas incluem traumatismos, picada de insetos, teste cutâneo tuberculínico, exposição solar, puvoterapia e infecções virais. A lesão ocorre sobretudo em crianças e adultos jovens. Variantes clínicas incluem formas localizada, generalizada, micronodular, perfurante, em placas e subcutânea. Histologicamente, veem-se áreas de transformação do colágeno na derme, que aparece homogeneizado e intensamente eosinofílico, cercadas por infiltrado de macrófagos, linfócitos e fibroblastos em arranjo radiado. Há ainda aumento de ácido hialurônico (Figura 32.28 B).

Em crianças, existe uma variedade de *granuloma anular hipodérmico* semelhante ao da doença reumática e ao nódulo reumatoide, porém sem história nem alterações laboratoriais de doença reumática. Há relato da lesão em áreas de resolução de herpes-zóster e associação com necrobiose lipoídica, sarcoidose e AIDS.

32

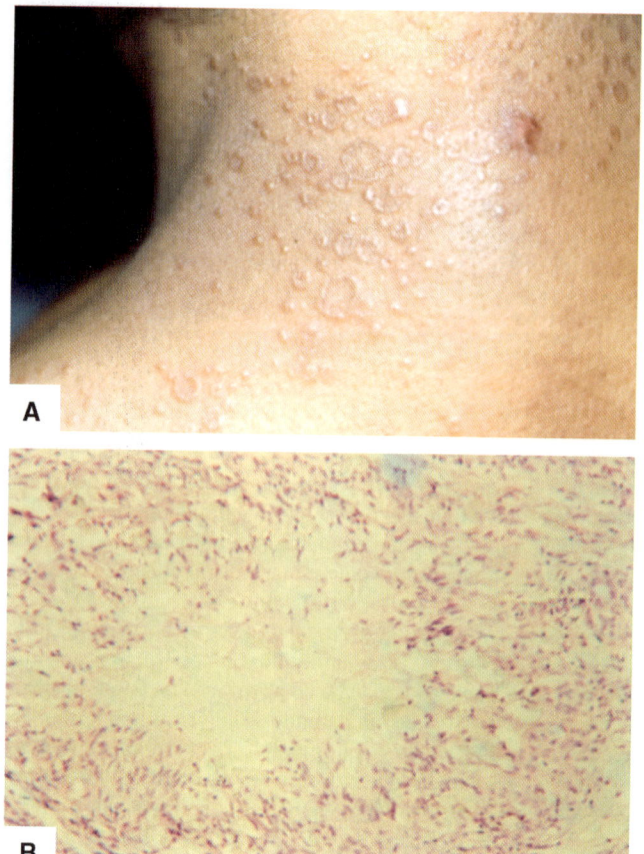

Figura 32.28 Granuloma anular. **A.** Pápulas da cor da pele em arranjos anulares, com bordas elevadas e centro deprimido. **B.** Área de degeneração necrobiótica do colágeno com reação histiocitária em paliçada na periferia.

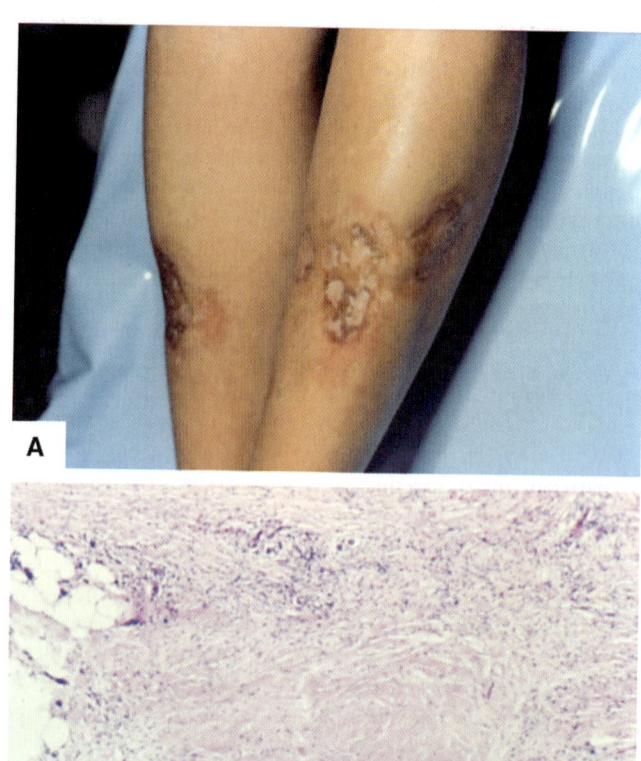

Figura 32.29 Necrobiose lipoídica. **A.** Placas amareladas e atróficas, com periferia violácea. **B.** Extensa área de necrobiose do colágeno na derme inferior.

Necrobiose lipoídica

De etiologia desconhecida e muito mais comum em mulheres (75%), tem forte associação com diabetes melito (15 a 65% dos pacientes são diabéticos). A lesão consiste em alterações em fibras colágenas e deposição secundária de lipídeos. Clinicamente, a doença manifesta-se por placas bem delimitadas, amareladas no centro e violáceas na periferia, podendo ulcerar após traumatismo, preferencialmente na face anterior da tíbia (Figura 32.29 A).

Microscopicamente, trata-se de dermatite granulomatosa com necrobiose. Esta aparece como material amorfo e anuclear (Figura 32.29 B). Na periferia, nota-se tentativa de regeneração, surgindo fibras colágenas jovens com aspecto desordenado. Há ainda infiltrado de mononucleares, fibroblastos e células epitelioides. Formam-se também células gigantes e esboço de granulomas. Em colorações para gorduras, observam-se grânulos lipídicos extracelulares nas áreas de necrobiose.

Nódulo reumatoide

Mais comum em homens e entre 40 e 50 anos, nódulo reumatoide é encontrado em 20% dos pacientes com artrite reumatoide com títulos moderado a alto do fator reumatoide (IgG, IgM ou IgA). A lesão caracteriza-se pelo aparecimento súbito de nódulo subcutâneo após tratamento com metotrexato ou inibi-

dores de TNF e, às vezes, redução na dose de corticoides sistêmicos. O nódulo é único ou múltiplo, mede de alguns milímetros a até 5 cm, é firme e semimóvel e surge comumente em áreas periarticulares, acima da superfície extensora, especialmente em regiões de traumatismo ou em pontos de pressão (cotovelo, mãos, tornozelo). O nódulo forma-se também em órgãos internos. Além de artrite reumatoide, o nódulo aparece na doença reumática e, raramente, no lúpus eritematoso sistêmico. A lesão envolve imunocomplexos, pois se detectam IgG e IgM em vasos sanguíneos. A lesão é constituída por foco central de transformação fibrinoide das fibras colágenas (necrobiose), tendo, na periferia, infiltrado de macrófagos em paliçada; nas áreas de necrose, há também depósitos de lipídeos. Na região adjacente, encontram-se infiltrado de mononucleares, proliferação vascular e fibrose.

Granuloma de corpo estranho

Reação a corpos estranhos é resposta inflamatória a materiais inorgânicos ou orgânicos introduzidos na pele e resistentes a degradação. A apresentação clínica mais comum são pápulas, nódulos ou placas, variando de vermelho a vermelho-amarronzado, às vezes ulcerados. Formas liquenoide, pseudolinfomatosa e fistulizada podem ocorrer. O quadro histológico varia desde granulomas (corpo estranho, sarcoide, em paliçada) até padrões liquenoide, eczematoso ou pseudolinfomatoso.

Substâncias estranhas injetadas ou implantadas na pele (material de sutura, óleos, sílica, berílio etc.) ou que provêm do próprio organismo (cristais de urato na gota, cálcio em vários processos, ceratina e sebo de cistos epidérmicos rompidos) causam reação inflamatória granulomatosa.

No *granuloma de sutura*, encontram-se fragmentos de fios de seda ou de náilon, que aparecem como fibras homogêneas e refringentes bem destacadas. No *parafinoma* e no *oleoma*, o granuloma tem aparência de queijo suíço pelas cavidades que representam os espaços ocupados pelas substâncias oleosas, dissolvidas na preparação do corte histológico. Por fagocitose de lipídeos, formam-se macrófagos espumosos. No *granuloma de sílica* (por penetração, na pele, de terra, areia, cascalho ou vidro), aparece granuloma semelhante ao da sarcoidose. Partículas cristalinas, incolores, espiculadas, que à luz polarizada aparecem birrefringentes, são encontradas em gigantócitos ou livres no estroma. *Granuloma de berílio* resulta de ferimentos com bulbo de luz fluorescente, que é revestido de óxido de berílio. Observam-se áreas de necrobiose envolvidas por granulomas. O mineral pode ser demonstrado por análise espectrográfica. *Granuloma de zircônio* é produzido por descorantes e cremes que contêm lactato e óxido de zircônio. *Siliconoma* é formado por injeção de silicone líquido. *Granuloma de talco* é causado por contaminação de feridas cirúrgicas. *Granuloma de tatuagem* é provocado por metais vários (mercúrio, cromo, cobalto) contidos nos pigmentos.

Queilite granulomatosa

Trata-se de dermatose de etiologia desconhecida e com predisposição familial que se caracteriza por edema duro e persistente de um ou ambos os lábios ou da face e com períodos de recorrência (Figura 32.30 A), muitas vezes associada a língua plicada e paralisia facial. Aparecem ainda hipertrofia da gengiva, macroglossia e edema da área malar e das pálpebras. Edema crônico da vulva ou do prepúcio é considerado o correspondente da queilite granulomatosa nesses locais. Histologicamente, encontram-se granulomas tuberculoides ou infiltrado linfoplasmocitário que se estende ao tecido muscular (Figura 32.30 B) e aos linfonodos. A lesão parece ser resposta granulomatosa a uma infecção ou alteração degenerativa secundária a linfestase.

▶ Dermatoses inflamatórias foliculares

Acne vulgar

Trata-se de afecção bastante prevalente, sobretudo em adolescentes. Apesar de em geral constituir lesão banal, em 35% dos casos requer tratamento pelo grau de acometimento. Não há predisposição racial ou por sexo. Contudo, homens têm casos mais agressivos do que mulheres, refletindo o papel de andrógenos no processo. Algumas vezes, as lesões são desfigurantes, embora mesmo casos mais brandos possam levar a sofrimento psíquico em virtude da fase da vida em que as lesões são mais comuns.

Acne prefere áreas seborreicas, ou seja, face (nariz e fronte), tórax anterior e dorso superior. As lesões caracterizam-se por pápulas eritematosas, pústulas, cistos ou abscessos, com comedões abertos ou fechados. Os folículos sebáceos são dilatados e mostram pelos velares. Manipulação das lesões leva a escoriações, facilitando cicatrizes e hiperpigmentação pós-inflamatória. Alguns pacientes apresentam lesões papulonodulares

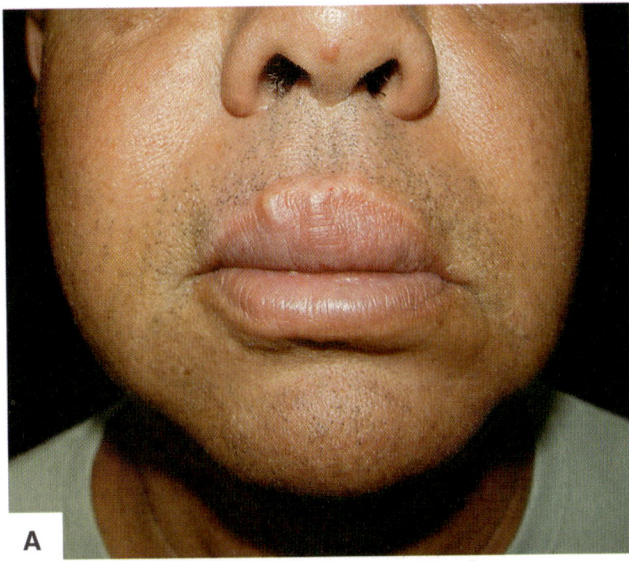

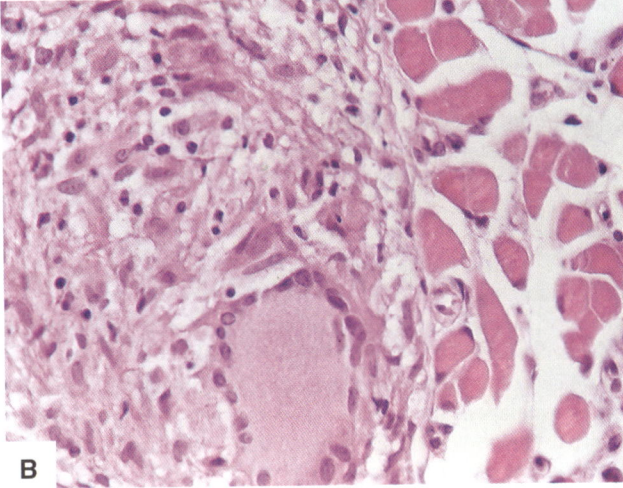

Figura 32.30 Queilite granulomatosa. **A.** Edema crônico com espessamento do lábio superior. **B.** Granulomas junto ao tecido muscular.

múltiplas que drenam material purulento (acne conglobada), acometendo, nos casos mais graves, nádegas, área crural e dorso. Indivíduos de cor negra têm doença menos agressiva, mas apresentam cicatrizes queloidianas mais frequentemente.

A etiopatogênese da acne é em parte desconhecida; certamente, é multifatorial. No início, os ductos das glândulas sebáceas sofrem hiperceratose, aumento de secreção sebácea e colonização por *Propionibacterium acnes*. Ácidos graxos modificados pelo *P. acnes* induzem resposta inflamatória. Ceratinócitos e linfócitos liberam IL-1α, IL-8, IL-12 e TNF. Há proliferação de ceratinócitos e redução da apoptose, com hipergranulose e formação de tampão córneo que bloqueia o folículo (microcomedão). Andrógenos circulantes têm papel na acne, pois a lesão é mais frequente na puberdade, quando os níveis desses hormônios estão elevados. Andrógenos estimulam a secreção sebácea e o crescimento de pelos. Hipersecreção de andrógenos ou aumento de atividade da 5α-redutase podem contribuir para a lesão. É também possível haver acentuação da sensibilidade da unidade pilossebácea a níveis normais de andrógenos séricos. Níveis elevados de andrógenos são encontrados em mulheres com ovário policístico e quando existe hiperfunção das suprarrenais. Além disso, em alguns indivíduos parece haver aumento de resposta a esses hormônios. Existem receptores de andrógenos no núcleo de ceratinócitos, epitélio de glândulas sebáceas, bainha externa de pelos, glândulas sudoríparas, fibroblastos e células musculares lisas e endoteliais. Em homens, acne grave correlaciona-se com os níveis de cortisol, enquanto em mulheres há relação com aumento dos níveis de testosterona e de sulfato de deidroepiandrosterona, além de cortisol. Várias substâncias podem levar a manifestações acneicas, como anticoncepcionais orais, lítio, isoniazida, corticosteroides, ciclosporina A, esteroides anabólicos, vitaminas do complexo B e várias substâncias tópicas (coaltar, óleos minerais, cosméticos etc.).

No comedão precoce (aberto, em comunicação com o exterior), o óstio folicular é dilatado ou estreito e tem hiperceratose infundibular; mais abaixo, existe coluna de material sebáceo contendo microrganismos. Os comedões fechados são pápulas geralmente pequenas, da cor da pele, sem abertura folicular aparente ou eritema. Além desses achados, há discreto infiltrado inflamatório mononuclear perivascular, na derme adjacente ao folículo. Mais tarde e com a ruptura do folículo, surge inflamação dérmica aguda, que corresponde a pústula quando na derme superior e a nódulo se na derme profunda. Inicialmente, predominam neutrófilos, evoluindo para reação granulomatosa do tipo corpo estranho. Nos casos mais graves, podem formar-se abscessos, cistos e fístulas. O processo resulta em cicatriz, às vezes com formação de queloide.

Cloracne

É a acne por halogênicos (cloro, bromo e iodo), que surge como manifestação cutânea de intoxicação sistêmica por halogenados aromáticos. A lesão caracteriza-se por hiperceratose folicular e comedão sem inflamação, às vezes associados a mílio ou cisto epidermoide de inclusão. Cloracne é encontrada em regiões malares, pós-auriculares, dorso dos pés, pênis, escroto, axilas e, em casos mais intensos, no dorso e no tronco. Pode haver acometimento sistêmico, com manifestações de hepatotoxicidade, neuropatia periférica, sinais neurológicos, bronquite persistente, glicemia alterada e porfiria hepática. No início, forma-se comedão; mais tarde, surgem metaplasia de glândulas sebáceas, mílio, cistos e inflamação discreta.

Acne necrótica

É rara e caracteriza-se por pápulas foliculares eritematosas, sensíveis, recorrentes e pruriginosas. As lesões evoluem com ulceração central e curam-se deixando cicatriz varioliforme. As regiões temporal e interescapular, nariz, fronte, bochechas e tronco superior são as mais acometidas. *Staphylococcus aureus* e *P. acnes* são implicados na sua etiologia. Estresse e manipulação local são fatores desencadeantes. Em lesões precoces, têm-se edema da derme superior e discreto infiltrado linfocitário perivascular e perifolicular; associam-se espongiose e apoptose na bainha externa do folículo. Não se formam comedões. Com a progressão, surge necrose do folículo e da epiderme. Em lesões crônicas, há perda do folículo.

Acne fulminante

Própria de adolescentes masculinos, é doença rara, sistêmica e de causa desconhecida em que as lesões de acne vulgar transformam-se, de modo repentino, em placas e nódulos inflamatórios múltiplos e sensíveis na face, no pescoço, tórax superior e dorso; na sequência, surge necrose que resulta em cicatrizes desfigurantes. Manifestações sistêmicas incluem artralgia, mialgia, hepatoesplenomegalia e edema de articulações. Pode haver febre, tremores, anemia, cefaleia, perda de peso e leucocitose. Exacerbação semelhante a acne fulminante pode surgir nas primeiras semanas de tratamento de acne com isotretinoína. Histologicamente, encontram-se destruição folicular e das glândulas sebáceas, com necrose da epiderme e ulceração; os vasos sofrem hialinose e trombose, com hemorragia. O infiltrado inflamatório é de mono e polimorfonucleares. Depósitos lineares de IgM e fibrina são vistos na zona da membrana basal. A síndrome de sinovite, acne, pustulose, hiperostose e osteíte (SAPHO) podem associar-se a acne fulminante.

Acne rosácea

Mais comum em mulheres e entre a quarta e a sexta décadas, é doença recorrente, com predileção pela face. Inicialmente, surge eritema; mais tarde, o eritema torna-se persistente e aparecem telangiectasias. Na fase seguinte, formam-se pápulas e pústulas e, finalmente, intumescimento desfigurante do nariz, o *rinofima*. Este se caracteriza por linfedema persistente e hipertrofia das glândulas sebáceas. Os olhos são envolvidos com frequência e mostram sensação de corpo estranho ou queimação. Rosácea fulminante é rara, tendo os pacientes quadro grave de eritema e grandes nódulos faciais e fístulas.

A doença é de natureza inflamatória, embora sua patogênese seja desconhecida. Erupção eritematosa facial pode ser causada por grande número de agentes físicos e transtornos psicológicos. O quadro histológico inclui infiltrado de mononucleares perivascular e perifolicular associado a edema e telangiectasia. Algumas pápulas mostram inflamação granulomatosa (rosácea granulomatosa) associada a lesão folicular. No rinofima, as glândulas sebáceas estão aumentadas em tamanho e número, e o infundíbulo folicular encontra-se dilatado por detritos de ceratinócitos. Na fase tardia, na derme superior há infiltrado de mononucleares, dilatação de capilares, fibrose e perda de glândulas sebáceas.

Pseudofoliculite

É doença frequente em homens negros, cujo cabelo é do tipo ulotríquio, ou seja, que tendem a se encurvar. A lesão associa-se ao ato de barbear, que leva ao crescimento inadequado dos pelos; pode surgir também em mulheres hirsutas ou nas pernas e virilhas pelo hábito de depilação. Formam-se pápulas ou nódulos foliculares, da cor da pele ou eritematosos, deixando hiperpigmentação pós-inflamatória nas áreas barbeadas. Pode também formar pústulas e ocorrer infecção secundária. Cabelos encarnados podem ser vistos. Histologicamente, na fase precoce encontra-se infiltrado de neutrófilos com abscesso intraepidérmico; mais tarde, veem-se reação granulomatosa do tipo corpo estranho e, finalmente, cicatriz.

▶ Doenças bacterianas

Piodermites

Piodermites são infecções dos folículos pilosos causadas por bactérias produtoras de pus, particularmente estafilococos, que compõem a microbiota normal da pele mas que, em certas condições, tornam-se patogênicas. Fatores predisponentes são de natureza constitucional e local. Fatores constitucionais são diabetes, obesidade, anemia, discrasias sanguíneas, infecção de órgãos internos, caquexia e certos medicamentos (p. ex., corticosteroides); fatores locais incluem fricção, calor, sudorese excessiva, higiene precária, contato com óleos e graxas, cosméticos, medicação tópica, queimaduras, picada de insetos, escabiose, abrasões e dermatoses não piogênicas. Piodermites podem ser primárias ou secundárias.

Infecções piogênicas *primárias* aparecem em pele normal, são causadas por único organismo e têm aspectos morfológicos característicos. *Piodermites secundárias* surgem como complicação de outra dermatose ou instalam-se em pele previamente lesada; às vezes, é difícil avaliar o papel da bactéria invasora. Infecções secundárias desenvolvem-se em muitas dermatoses preexistentes, como ferimentos, abrasões, úlceras, queimaduras, eczemas, infecções fúngicas ou virais e erupções por medicamentos. Infecções primárias são causadas sobretudo por estafilococos coagulase-positivos e/ou por estreptococos beta-hemolíticos, enquanto nas afecções secundárias, além desses microrganismos, encontram-se bactérias Gram-negativas, como *P. vulgaris*, *Pseudomonas aeruginosa* e *E. coli*.

Estafilococos instalam-se de preferência na desembocadura de folículos pilossebáceos e de glândulas sudoríparas, têm ação citostática nítida, causam necrose e levam à formação de pus (p. ex., furúnculo). Estreptococos localizam-se habitualmente na epiderme, têm ação sebostática e produzem toxinas eritrógenas que causam bolha (p. ex., impetigo contagioso) ou eritrodermia escarlatiniforme. A simples colonização de organismos patogênicos nas lesões não indica infecção ativa, que não pode ser diagnosticada apenas por cultura; deve haver prova de que o hospedeiro foi lesado de algum modo, sendo a melhor evidência local a formação de pus.

Além dos mecanismos de defesa habituais da pele, como integridade da camada córnea, pH baixo (5,5), ácidos graxos insaturados da secreção sebácea com propriedades antibacterianas, relativa sequidão e efeito supressor de cepas bacterianas sobre microrganismos patogênicos, a resposta imunitária do hospedeiro é muito importante no processo. Além de comandar a reação inflamatória, o padrão de citocinas tem vários efeitos. TNF aumenta a síntese de proteínas de fase aguda e de fibrinogênio pelo fígado, ativa o sistema da coagulação por ação no endotélio vascular, diminui a pressão sanguínea e reduz a contratilidade do miocárdio, podendo contribuir para choque séptico. Citocinas promovem febre (IL-1), síntese de proteínas de fase aguda (IL-6) e quimiotaxia para leucócitos (IL-8). Em respostas cutâneas a infecções sistêmicas, podem surgir vasculites por êmbolos bacterianos ou por reações de hipersensibilidade, como na meningococcemia e no eritema nodoso por estreptococos.

Piodermites primárias

Foliculite, causada geralmente por estafilococos, é infecção subaguda ou crônica do folículo pilossebáceo. Uso de banheiras de hidromassagem e banhos quentes associam-se classicamente à foliculite por *Pseudomonas*. Há quatro formas: (1) *impetigo folicular* caracteriza-se por pústula subcórnea na abertura do folículo pilo-sebáceo; o infiltrado é de neutrófilos; (2) *foliculite da barba* representa foliculite e perifoliculite crônicas, com infiltrado de mononucleares; às vezes, há células gigantes em torno de remanescentes de glândulas sebáceas destruídas; (3) *furúnculo* é foliculite profunda com perifoliculite caracterizada por supuração necrosante e destruição do folículo pilossebáceo; (4) *antraz* é coleção ou fusão de furúnculos, constituída por múltiplos trajetos fistulosos na superfície cutânea.

Periporite caracteriza-se por pústulas intraepidérmicas, na desembocadura de ductos excretores de glândulas sudoríparas, no tronco e nas nádegas de crianças. A maior amplitude dos poros sudoríparos em lactentes, em contraste com o escasso desenvolvimento dos folículos pilossebáceos, explica essa preferência da infecção, que constitui ponto de partida para abscessos múltiplos no lactente.

Impetigo contagioso manifesta-se por bolhopústulas que logo se rompem, formando crostas. Em recém-nascidos, as lesões são persistentes e representadas por eritema ou bolhas subcórneas contendo fibrina, neutrófilos e alguns linfócitos. Impetigo estreptocócico pode preceder glomerulonefrite aguda, eritema nodoso ou eritema multiforme.

Impetigo bolhoso, causado pelo *Staphylococcus aureus* fago II, é representado por vesículas de até 2,0 cm, com conteúdo claro, que depois são cobertas por crosta seropurulenta.

Ectima caracteriza-se por bolhas sobre base eritematosa que logo se transformam em lesões ulcerocrostosas, sobretudo nas pernas. *S. pyogenes* é a causa mais frequente. As lesões são semelhantes às do impetigo, mas há perda da epiderme, edema e infiltrado inflamatório intenso na derme. *Ectima gangrenoso* é complicação de septicemia por *Pseudomonas aeruginosa* em indivíduos imunossuprimidos. As lesões iniciam-se como máculas indolores, eritematosas, enduradas, bolhosas e pustulosas; em seguida, sofrem gangrena. As áreas mais acometidas são glúteos, região perineal e membros. A mortalidade é alta.

Erisipela é infecção aguda, localizada, causada principalmente por *S. pyogenes*, caracterizada por placas edematosas vermelho-escuras, bem delimitadas, discretamente elevadas, sensíveis ou dolorosas, quentes, às vezes com vesículas e bolhas, de preferência nas pernas, na face e nas mãos. A lesão associa-se a febre e tremores. Linfangite e linfadenite são comuns. A lesão pode progredir para pústula, ulceração e necrose; se envolve a fáscia subjacente e músculo, pode resultar em fasciíte necrosante.

Celulite é similar à erisipela, mas tende a envolver os tecidos profundos. É mais frequente nas pernas, como complicação de *tinea pedis* ou linfedema crônico; outros fatores de risco incluem diabetes melito, leucemia, pós-safenectomia e doença vascular periférica. Indivíduos com pele seca são mais suscetíveis. A lesão caracteriza-se por eritema em expansão, envolvimento de vasos linfáticos e, como na erisipela, resulta em edema, às vezes com vesículas. Infecção de vasos linfáticos parece explicar os episódios recorrentes. Traumatismo mínimo pode ser fator desencadeante. *S. pyogenes* é a bactéria mais implicada. Histologicamente, tanto a erisipela como a celulite mostram edema e vasos linfáticos dilatados na derme. Há infiltração neutrofílica difusa, geralmente perivascular. Na fase tardia, surgem linfócitos, macrófagos e tecido de granulação na derme profunda e edema na região subepidérmica. Vesículas e bolhas são subepidérmicas.

Paroníquia (*pioníquia*) é infecção estafilocócica ou estreptocócica de dobras ungueais, que se tornam edemaciadas, eritematosas e dolorosas; a lesão pode ser ponto de partida de *panarício*. Às vezes, formam-se abscessos na matriz ungueal que lesam a lâmina ungueal (*oníquia piogênica*).

Síndrome estafilocócica da pele escaldada

De evolução aguda, é mais comum em recém-nascidos e crianças abaixo de 5 anos ou adultos. A lesão é parte do espectro de infecções estafilocócicas mediadas por toxinas, que incluem

32

impetigo bolhoso e síndrome do choque tóxico. A doença afeta lactentes e crianças pequenas, que têm *clearance* renal diminuído da toxina e/ou faltam de anticorpos neutralizantes; em adultos, estes geralmente têm insuficiência renal crônica ou imunossupressão. A doença tem início abrupto com eritema difuso e febre. Formam-se grandes bolhas flácidas repletas de fluido claro que se rompem e originam extensas áreas de erosão circundadas por retalhos de epiderme destacada. O sinal de Nikolsky é positivo. Conjuntivite é frequente. Em crianças, é fatal em menos de 4% dos casos; em adultos, o prognóstico é pior, com óbito em 50% dos pacientes. Melhora é facilitada por antibioticoterapia antiestafilocócica e por cuidados com o balanço hidroeletrolítico.

A doença é causada pela toxina esfoliativa do *S. aureus* grupo II, fago tipo 71, embora fagos tipos 3A, 3B, 3C e 55 sejam também implicados. Em geral, os focos infecciosos são otites, conjuntivites e infecção de áreas outras que não a pele. A bactéria produz uma toxina epidermolítica (exfoliatina) com dois tipos antigênicos: toxinas esfoliativas A (ETA) e B (ETB). Por infecção estafilocócica de mucosas ou feridas cirúrgicas, as toxinas penetram na circulação e produzem lesão generalizada na pele. A intensidade das lesões depende da rapidez com que as toxinas são metabolizadas e excretadas nos rins e da existência de anticorpos contra elas. Se a infecção estafilocócica ocorre diretamente na pele, local de liberação da toxina, surge impetigo bolhoso. Histologicamente, encontra-se clivagem extensa na camada granulosa, com algumas células acantolíticas. Toxinas epidermolíticas atuam como proteases séricas e ligam-se à desmogleína 1, molécula de adesão desmossômica, o que leva a clivagem epidérmica e a formação de vesícula. Ao contrário do impetigo bolhoso, na síndrome da pele escaldada as células inflamatórias estão ausentes ou em pequeno número no interior da bolha. No impetigo bolhoso, há infiltrado inflamatório polimórfico na derme superior, enquanto na síndrome da pele escaldada estafilocócica a derme é livre de reação inflamatória.

Piodermites secundárias

Em todas, a alteração inicial é hiperceratose folicular, que oclui o orifício do folículo e causa retenção de produtos que, normalmente, escapam através dele (sebo e suor). São também comuns a todas elas: comedões múltiplos, abscessos com trajetos intercomunicantes, fístulas com secreção purulenta e regressão com tendência à formação de cicatrizes hipertróficas e queloidianas.

Foliculite dissecante do couro cabeludo, mais comum em homens afrodescendentes, mostra lesões flutuantes e sensíveis que tendem a confluir-se e a formar orifícios de drenagem e supuração. Tratamento cirúrgico radical é a solução.

Na **hidradenite supurativa**, a infecção atinge também os ductos excretores das glândulas apócrinas, que se abrem no folículo. Formam-se abscessos nos folículos pilossebáceos e nas glândulas apócrinas, os quais atingem o tecido subcutâneo.

Na **foliculite queloideana da nuca**, mais comum em negros, há proliferação fibroblástica profunda, com espessamento e esclerose do colágeno.

Piodermite vegetante é uma reação hiperplásica da epiderme por infecção secundária de uma lesão eczematosa, geralmente nas axilas, nas virilhas ou na genitália. Há acantose acentuada, com abscessos intraepidérmicos.

Granuloma piogênico é um pequeno nódulo ulcerado e coberto de crosta que sangra ao menor traumatismo. Histologicamente, trata-se de hemangioma capilar formado por proliferação vascular em estroma edematoso associada a infiltrado de neutrófilos, linfócitos e macrófagos. Na base da lesão, a epiderme

acantótica, às vezes pediculada, leva a uma constrição e forma um pedículo característico (*colarete epidérmico*).

Dermatite infecciosa eczematoide refere-se a todas as condições eczematosas persistentes com infecção secundária. Em sentido estrito, trata-se de dermatite aguda na vizinhança de uma lesão primária (rinite e otite purulenta com descarga, furúnculo, úlcera, ferida operatória etc.).

Intertrigo caracteriza-se por áreas de eritema, maceração e às vezes erosão, na região de dobras (axilas, regiões inguinocrurais, inframamárias e retroauriculares, espaços interdigitais e sulco interglúteo). Agentes físicos e mecânicos (calor, umidade, sudorese, fricção de superfícies em contato) são fatores predisponentes; infecção piogênica, em geral estreptocócica, instala-se secundariamente. Lesão das comissuras labiais chama-se *perlèche*. O quadro histológico é de dermatite crônica inespecífica.

Carbúnculo

Causado pelo *Bacillus anthracis*, carbúnculo é infecção de bovinos e ovinos transmissível a humanos. A lesão caracteriza-se por pústula com necrose central recoberta por escaras negras e halo eritematoso edemaciado, em torno do qual se agrupam pústulas pequenas. A lesão acompanha-se de linfonodomegalia regional dolorosa. Pode haver septicemia. Histologicamente, encontram-se necrose da epiderme e da derme, edema acentuado, dilatação de capilares sanguíneos e vasos linfáticos e infiltrado maciço de neutrófilos na derme e na hipoderme. Os bacilos, bastonetes Gram-positivos com 6 a 9 µm, geralmente encapsulados e formando esporos, são vistos no material necrótico.

Granuloma de piscinas. Outras micobacterioses

Caracteriza-se por nódulos verrucosos, às vezes ulcerados, de preferência nos cotovelos e joelhos, que surgem em indivíduos que se banham em certas piscinas, às vezes em surtos epidêmicos. A lesão é causada pelo *Mycobacterium marinum*. O quadro histológico é semelhante ao do lúpus vulgar e da tuberculose verrucosa (ver adiante).

Cancro mole

É infecção sexualmente transmissível causada pelo *Haemophilus ducreyi*, que é bactéria Gram-negativa e anaeróbia facultativa. A lesão caracteriza-se por uma ou várias pequenas úlceras superficiais agudas, dolorosas, não enduradas e cobertas por pus; situa-se na região genital ou perigenital, acompanha-se de linfonodomegalia inguinal e evolui para abscesso. Sua ocorrência está intimamente ligada a prostituição, sendo prevalente em grupos promíscuos de alto risco, além de aumentar o risco de transmissão de HIV. Ao microscópio, encontra-se inflamação inespecífica.

Granuloma venéreo

Também chamado granuloma inguinal ou donovanose, é infecção transmitida sexualmente, causada por bacilo Gram-negativo *Klebsiella granulomatis* (antes atribuído ao *Calymmatobacterium granulomatis*) e caracterizada por lesões ulcerosserpiginosas e vegetantes nas regiões genital e perigenital que evoluem lentamente e regridem com a formação de cicatrizes. Encontram-se ulceração na epiderme, acantose e hiperplasia pseudoepiteliomatosa. Na derme, há infiltrado granulomatoso denso, constituído principalmente por macrófagos e plasmócitos. Os macrófagos são grandes, vacuolizados, e contêm formações encapsuladas, ovais ou arredondadas, medindo 1 a 2 μm, os chamados corpúsculos de Donovan, mais bem visualizados nas colorações por prata ou Giemsa, principalmente em esfregaços.

Linfogranuloma inguinal

Conhecido também como linfogranuloma venéreo, trata-se de infecção sexualmente transmissível causada por microrganismo do gênero *Chlamydia* (*Chlamydiae trachomatis*), sorotipos L1-3, que se inicia com pápula genital fugaz que evolui em três estágios: (1) infecção inicial da mucosa genital; (2) linfonodomegalia inguinal, geralmente unilateral; (3) massa firme e bubão com drenagem e involução espontânea, geralmente acompanhados de proctocolite e envolvimento do tecido linfático perirretal ou perianal. Os linfonodos inguinais e anorretais encontram-se aumentados de volume, sofrem supuração e formam fístulas cutâneas múltiplas (*poradenite*). Na fase tardia, podem surgir obstrução linfática e retrações, originando-se estenose retal, estiômeno e elefantíase peniana.

Tuberculose

Nos últimos anos, a importância da tuberculose tem aumentado em razão de imunodeficiências tanto adquiridas como iatrogênicas estarem em expansão (linfomas, AIDS, quimioterapia, transplante de órgãos). Aumento na incidência e na gravidade da doença resultou da epidemia de HIV, do aumento de cepas resistentes do bacilo e do declínio nos esforços para seu controle. Tuberculose cutânea manifesta-se com grande diversidade de tipos morfológicos, que correspondem a vários termos descritivos. A capacidade da pele de reagir de modos diferentes a um agente infeccioso é bem ilustrada na tuberculose, na qual podem ser encontradas lesões diversas, como pápulas, vegetações, verrucosidades, placas, tubérculos, nódulos e úlceras. Por isso mesmo, uma classificação baseada apenas nos aspectos morfológicos das lesões não é possível, pois a mesma forma clínica (p. ex., tuberculose lupoide, ou lúpus vulgar) pode apresentar todas essas lesões. Entretanto, um agrupamento das diferentes formas clínicas de tuberculose pode fundamentar-se na sua patogênese, particularmente em reações imunobiológicas que as acompanham. O fato mais importante consiste no tipo de reação cutânea, se em pessoa sem contato anterior com o bacilo ou se em indivíduo infectado previamente.

Tuberculose primária na pele é rara. Como portas de entrada do agente devem ser consideradas *piercings*, tatuagens e circuncisão. A lesão inicial manifesta-se pelo *cancro tuberculoso* (*tuberculose primária de inoculação*), geralmente na face e em crianças, que resulta de inoculação acidental do bacilo de Koch em soluções de continuidade; acompanha-se de linfonodomegalia regional, formando o *complexo primário*. A reação à tuberculina torna-se positiva. No início, aparece inflamação aguda, com áreas de necrose e muitos bacilos. Três semanas depois, forma-se a reação granulomatosa clássica.

Na *tuberculose secundária*, existem três formas: (1) *tuberculose miliar disseminada*, por disseminação sanguínea do bacilo, em geral em crianças com tuberculose pulmonar ou meníngea. A reação à tuberculina é negativa. As lesões são papulares, vesiculares ou pustulosas, tendendo a romper-se e a formar pequenas úlceras. O infiltrado inflamatório é inespecífico, com focos de necrose e numerosos bacilos. Mais tarde, formam-se granulomas; (2) *tubercúlides*, por disseminação de antígenos dos bacilos e caracterizadas por lesões múltiplas e simétricas. Trata-se de formas alérgicas, pois o bacilo não é encontrado nas lesões. A natureza das tubercúlides é contestada por muitos; (3) *formas*

localizadas, que se apresentam como: (a) *tuberculose cutânea* (lúpus vulgar). Manifesta-se por lesões nodulares, nódulo-ulcerativas ou verrucosas, com tendência atrófico-cicatricial, preferencialmente na face, podendo causar destruição e mutilação; (b) *tuberculose cutânea verrucosa*. Resulta de inoculação acidental e ocorre geralmente em anatomistas, patologistas, veterinários e açougueiros. Esporadicamente, o escarro de um paciente inicia a infecção, ou o bacilo alcança a pele por via sanguínea; (c) *tuberculose cutânea coliquativa* (*escrofuloderma* – Figura 32.31 A). Consiste em extensão à pele da tuberculose de linfonodos ou, raramente, óssea. A lesão manifesta-se por um ou mais nódulos ou placas eritematovioláceas, que eventualmente entram em necrose e ulceram (Figura 32.31 B); (d) *tuberculose cutânea orificial*. Inclui lesões ulceradas que se desenvolvem em junções cutaneomucosas e na pele contígua a orifícios naturais, em indivíduos com foco interno de tuberculose.

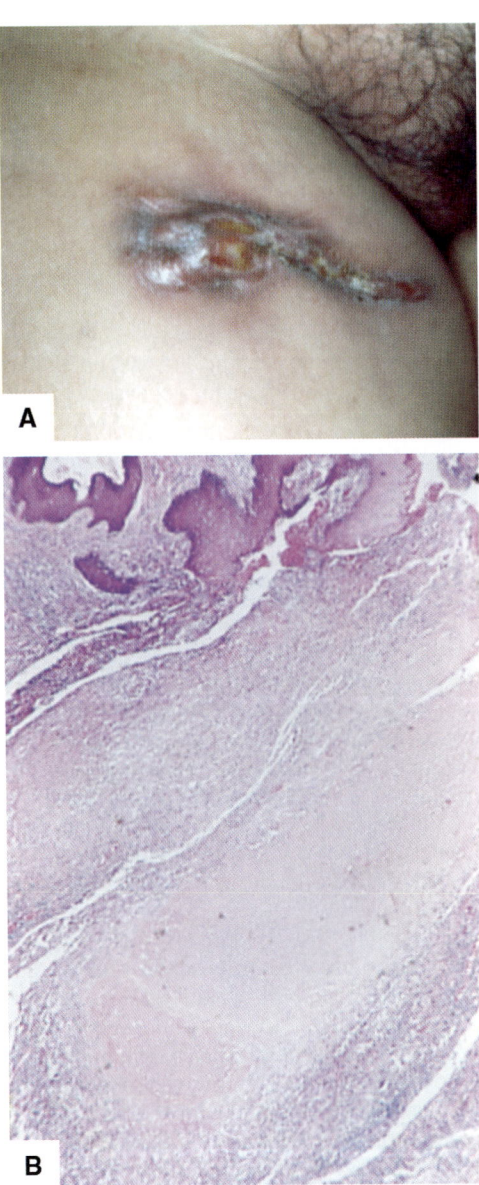

Figura 32.31 Tuberculose cutânea. **A.** Escrofuloderma. Nódulos fistulizados na região anterossuperior da coxa. **B.** Necrose caseosa e infiltrado inflamatório periférico, com drenagem para a superfície epidérmica.

Nas várias formas de tuberculose cutânea, encontram-se granulomas epitelioides com necrose. Ulceração pode ocorrer em quase todas as formas da doença, sendo constante na tuberculose orificial, no escrofuloderma e na tuberculíde papulonecrótica.

Hanseníase

A hanseníase, ou mal de Hansen (MH), doença infecciosa causada pelo *Mycobacterium leprae*, descoberto por Hansen em 1873, compromete a pele e os nervos periféricos e tem evolução crônica interrompida por surtos reacionais. Humanos são o reservatório natural do bacilo, embora haja relatos de infecção natural em tatus, macacos e chimpanzés na Costa do Marfim; na Noruega, foi encontrado em musgos. O contágio ocorre de indivíduo para indivíduo, sendo as vias de entrada e de eliminação dos bacilos áreas lesadas da pele ou de mucosas e as vias respiratórias superiores. Apesar de ter sido a primeira micobactéria descoberta, não existe sistema de cultivo *in vitro* do *M. leprae* ou bacilo de Hansen (BH).

O bacilo mede 1 a 8 µm de comprimento por 0,3 µm de largura, é Gram-positivo e álcool-acidorresistente (BAAR). Pelos métodos de Wade ou de Ziehl-Neelsen, bacilos íntegros ou viáveis coram-se uniformemente em vermelho e ficam dispostos de forma isolada ou em globias; bacilos inviáveis mostram falhas na coloração do corpo bacilar, aparecendo como estruturas granulosas.

A análise de bacilos de Hansen à microscopia eletrônica mostra parede celular formada por membrana dupla, sendo a mais externa composta de proteoglicanos e a interna de lipopolissacarídeos. A externa, mais espessa, contém um trissacarídeo imunogênico espécie-específico, ligado ao fenoldimicocerosil-ftioceril e a ácidos micólicos, o glicolipideofenólico-1 (PGL-1). Os bacilos apresentam atividade dopaoxidase por terem no citoplasma a enzima O-difeniloxidase, capaz de oxidar a di-hidroxifenilalanina (DOPA).

A parede do *Mycobacterium leprae* é rica em lipídeos, que se associam a produtos excretados pelo bacilo e são responsáveis pela penetração e pela sobrevivência da bactéria no interior de macrófagos. É na parede que se encontra a lipoarabinomanana (LAM), um complexo de 85 kD, e o glicolipideofenólico-1 (PGL-1), que distingue este bacilo de outras micobactérias. Existe ainda um único trissacarídeo, que parece ser o alvo de anticorpos IgM, como determinante espécie-específico, sobretudo nos pacientes com a forma virchowiana da doença. Esse antígeno, que se encontra livre nos tecidos infectados, é supressor da resposta de células T e da produção de IFN-γ, além de modular a produção de TNF por monócitos *in vitro*, estando, portanto, envolvido na patogênese da doença. O genoma do bacilo tem grande número de genes inativos, o que aponta processo de atenuação da bactéria. De qualquer modo, sua virulência se mantém em indivíduos suscetíveis.

Apesar de ser microrganismo de alta infectividade, o bacilo tem baixas virulência e patogenicidade. No meio ambiente, permanece viável por 36 horas (7 a 9 dias em ambiente com 77,6% de umidade e a 36,7°C). Em camundongos, reproduz-se em média após 14 a 20 dias. Como o contato inter-humano é a forma de contágio, quanto mais íntimo e prolongado for o contato, maior a possibilidade de se adquirir a infecção. A maioria das pessoas é resistente à infecção pelo *M. leprae*. Resistência é avaliada pela reação intradérmica de Mitsuda, que, quando positiva, indica resistência. Na população adulta, o índice de positividade é de 70 a 90%. O período de incubação do BH após invadir o organismo é de 2 a 5 anos. Dependendo da resistência natural avaliada pelo teste de Mitsuda, o indivíduo infectado pode desenvolver uma das várias formas da doença.

A doença, que se manifesta com lesões cutâneas e de nervos periféricos, apresenta-se de formas variadas: (a) virchowana (HV) ou lepromatosa (HL); (b) tuberculoide (HT); (c) indeterminada (HI); (d) dimorfa (HD) ou borderline, intermediária entre HV e HT. Para fins operacionais e práticos, a OMS estabeleceu uma classificação em duas categorias:

- Pacientes paucibacilares, com teste de Mitsuda positivo e índice baciloscópico (IB) < 2
- Pacientes multibacilares com teste de Mitsuda negativo e baciloscopia positiva (IB > 2).

O índice baciloscópico é quantitativo e determinado pelo número de bacilos em campos microscópicos, conforme indicado no Quadro 32.7 e ilustrado na Figura 32.32. Este índice é válido para se determinar e acompanhar o tratamento dos pacientes, especialmente os multibacilares.

Biópsias de lesões suspeitas de hanseníase devem incluir a hipoderme, pois é nela que se localizam as lesões essenciais para o diagnóstico das formas não contagiosas (indeterminada e tuberculoide) e contagiosas (dimorfa e virchowiana).

As lesões cutâneas iniciais são máculas que, em pequeno número e localizadas, indicam resistência e o tipo paucibacilar (tuberculoide). Quando são múltiplas, difusas e com limites imprecisos, mostram baixa ou nenhuma resistência e tendem a evoluir para o tipo multibacilar (virchowiano). Os pacientes com lesões com ambas as características se encontram no grupo dimorfo ou *borderline*. As manifestações neurais, que antecedem as cutâneas, devem-se a inflamação de nervos distais.

Quadro 32.7   Índice baciloscópico

Nº de bacilos/campo microscópico	Índice
> 1.000	6
100 a 1.000	5
10 a 100	4
1 a 10	3
1 a 10/10 campos	2
1 a 10/100 campos	1
0/100 campos	0

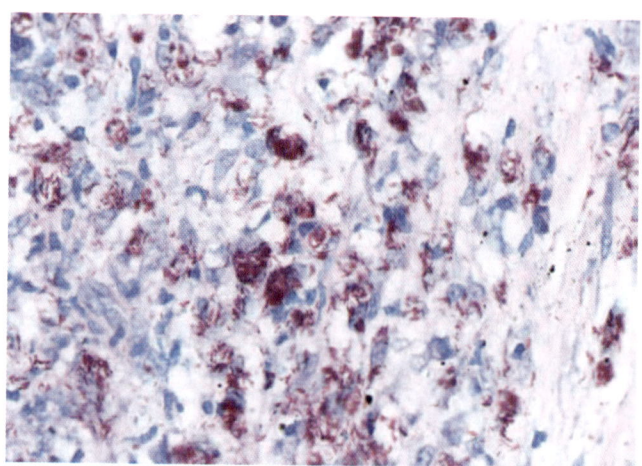

Figura 32.32 Hanseníase. Índice baciloscópico: 6. Predomínio de bacilos íntegros (Wade).

As primeiras alterações são sensoriais e apresentam-se como distúrbio da sensibilidade térmica e parcialmente dolorosa, que progressivamente é perdida; finalmente, perde-se a sensibilidade tátil. Com a progressão das lesões em sentido proximal, os troncos neurais periféricos tornam-se edemaciados e dolorosos à palpação. Em consequência, surgem alterações sensoriais e motoras, levando a amiotrofia, retração de tendões e fixação de articulações. Entre os nervos mais acometidos, encontram-se o facial, trigêmeo, ulnar, mediano, radial, fibular e tibial. Em hansenianos tuberculoides, as lesões neurais são mais precoces, assimétricas e agressivas; em virchowianos, aparecem mais tarde e são simétricas e menos intensas.

Patogênese

Assim como o *M. tuberculosis,* o *M. leprae* não possui toxinas; as lesões encontradas na doença devem-se à resposta do organismo aos antígenos presentes na parede bacteriana. Após fagocitose do *M. leprae* por macrófagos, os antígenos são apresentados por moléculas MHC I e II e estimulam a resposta imunitária adaptativa do hospedeiro, como acontece também na tuberculose. Há dois padrões de resposta: (1) Th1, em que há estimulação de linfócitos T CD4+ e resposta celular (inflamatória), mediante a ação de citocinas pró-inflamatórias (IFN-γ, TNF e IL-12), com formação de granulomas e lise dos bacilos; (2) Th2, com estimulação de linfócitos T CD8+ e produção de citocinas IL-4, IL-5, IL-10 e IL-13. Esta resposta não destrói os bacilos e permite sua multiplicação no hospedeiro. Falha na destruição de bacilos pode dever-se a: (a) incapacidade de lise deles em lisossomos de macrófagos: (b) defeitos na apresentação de antígenos a linfócitos T por células apresentadoras de antígenos; (c) escape do próprio bacilo. LAM e PGL-1 facilitam o escape bacilar aos mecanismos oxidativos de macrófagos; a supressão é intensificada por TGF-β e proliferação de linfócitos B. Níveis séricos de anticorpos anti-PGL-1 (antígeno específico de *M. leprae*) são mais elevados em pacientes com a forma virchowiana da doença.

A resposta imunitária é controlada pelo sistema HLA (HLA-DR3 associa-se à forma tuberculoide e HLA-DQ1, à forma virchowiana) e por polimorfismos gênicos. Há controvérsias se polimorfismos de nucleotídeos únicos (SNP) associam-se à doença ou facilitam sua ocorrência.

Na hanseníase tuberculoide, a proteína antimicrobiana granulisina é seis vezes mais detectada do que na hanseníase virchowiana. As lesões tuberculoides também apresentam forte expressão de TLR2 e TLR1, que, ativados, induzem a diferenciação de macrófagos em células dendríticas. Células dendríticas CD1b+, que ativam linfócitos T e secretam citocinas pró-inflamatórias, não são detectadas na hanseníase virchowiana. Nesta, as lesões são influenciadas pela expressão de genes da família LIR (receptor do tipo imunoglobulina) em leucócitos. LIR-7 suprime a defesa inata por vários mecanismos, incluindo bloqueio da atividade antimicrobiana mediada por receptores celulares do tipo *toll* (TRLs).

À microscopia eletrônica, os bacilos podem ser encontrados em células de Schwann, em macrófagos e em células endoteliais perineurais. As fibras amielínicas são mais acometidas, enquanto as fibras conjuntivas do perineuro (colágeno III) proliferam em excesso e provocam delaminação do perineuro.

Hanseníase indeterminada

Hanseníase indeterminada (HI) surge em indivíduos que convivem diretamente com pacientes bacilíferos, com as formas dimorfa ou virchowiana. Clinicamente, manifesta-se por máculas hipocrômicas (Figura 32.33 A), acrômicas, eritematosas ou eritêmato-hipocrômicas, de limites imprecisos, com alterações da sensibilidade. As lesões cutâneas são ovalares ou circulares, isoladas ou confluentes, com localização e número variáveis. Em alguns pacientes, aparecem apenas distúrbios da sensibilidade em áreas aparentemente sadias. Nas lesões, existem hiperstesia ou anestesia, anidrose e alopecia. Distúrbios motores estão ausentes pela inexistência de comprometimento de troncos nervosos. Tais lesões podem permanecer estáveis por longo tempo, regredir (40% dos casos) ou evoluir para outras formas. A baciloscopia é negativa, e a reação de Mitsuda é positiva ou negativa, indicando tendência evolutiva para os tipos tuberculoide ou virchowiano, respectivamente. A evolução ocorre em período médio de 2 a 5 anos, sendo mais precoce para o tipo tuberculoide.

Histologicamente, na derme e na hipoderme encontra-se infiltrado de mononucleares focal, em torno de vasos, anexos e filetes nervosos (Figura 32.34 A), que podem ser invadidos e ficar mascarados pelo infiltrado. O diagnóstico definitivo só é possível pelo achado de bacilos, às vezes vistos na intimidade de filetes nervosos. Esta forma traduz uma fase de equilíbrio ou de tomada de posição entre o bacilo e o hospedeiro.

Hanseníase tuberculoide

Hanseníase tuberculoide (HT) resulta de evolução lenta ou rápida da forma indeterminada e manifesta-se por lesões de transição ou maculoanestésicas, com expansão das bordas, ficando o limite externo nítido e o interno, impreciso. A periferia é eritematopardacenta ou castanho-violácea, e a superfície é irregular pela presença de pequenas pápulas. A placa apresenta anestesia térmica, dolorosa e tátil. São bem características as lesões "em raquete", ou seja, uma placa infiltrada da qual emerge filete nervoso superficial espessado (Figura 32.33 C), e o *"abscesso do nervo"*, por necrose caseosa do nervo; tais lesões formam tumorações. O material necrótico das lesões pode migrar pela bainha do nervo ou fistulizar-se, formando úlceras. Acometimento de troncos nervosos pode levar a incapacidade permanente. Os nervos periféricos, em particular o ulnar, tornam-se espessados e facilmente palpáveis. Manifestações neurológicas incluem distúrbios sensoriais (paresias, paralisias, amiotrofias, mão em garra, pé caído), tróficos (mal perfurante, reabsorções ósseas, mutilações) e vasomotores (acrocianose).

Uma variedade da HT manifesta-se entre 1 e 4 anos de idade, a *hanseníase tuberculoide nodular da infância*, caracterizada por lesões papuloides ou nodulares, em geral isoladas, pequenas, na face de crianças filhas de pais com a forma virchowiana; tendem a regressão espontânea em 5 ou 6 meses, deixando área atrófica. A baciloscopia é geralmente negativa. Não há alterações da sensibilidade, e os troncos nervosos não são afetados. A reação de Mitsuda torna-se positiva e, por nunca mais apresentarem lesões da hanseníase, as crianças são tidas como vacinadas.

Microscopicamente, na HT encontram-se granulomas com células epitelioides agrupadas compactamente, com halo linfocitário denso, sobretudo em torno de glândulas sudoríparas, vasos, nervos e músculos (Figura 32.34 B). Outras vezes, há predomínio de células epitelioides com pequeno número de linfócitos na periferia; células gigantes não são raras (Figura 32.34 C). Disposição perineural dos granulomas, com destruição de fibras nervosas, é bastante sugestivo de hanseníase tuberculoide. Somente o encontro de bacilos assegura o diagnóstico, exceto quando há comprometimento neural evidente.

32

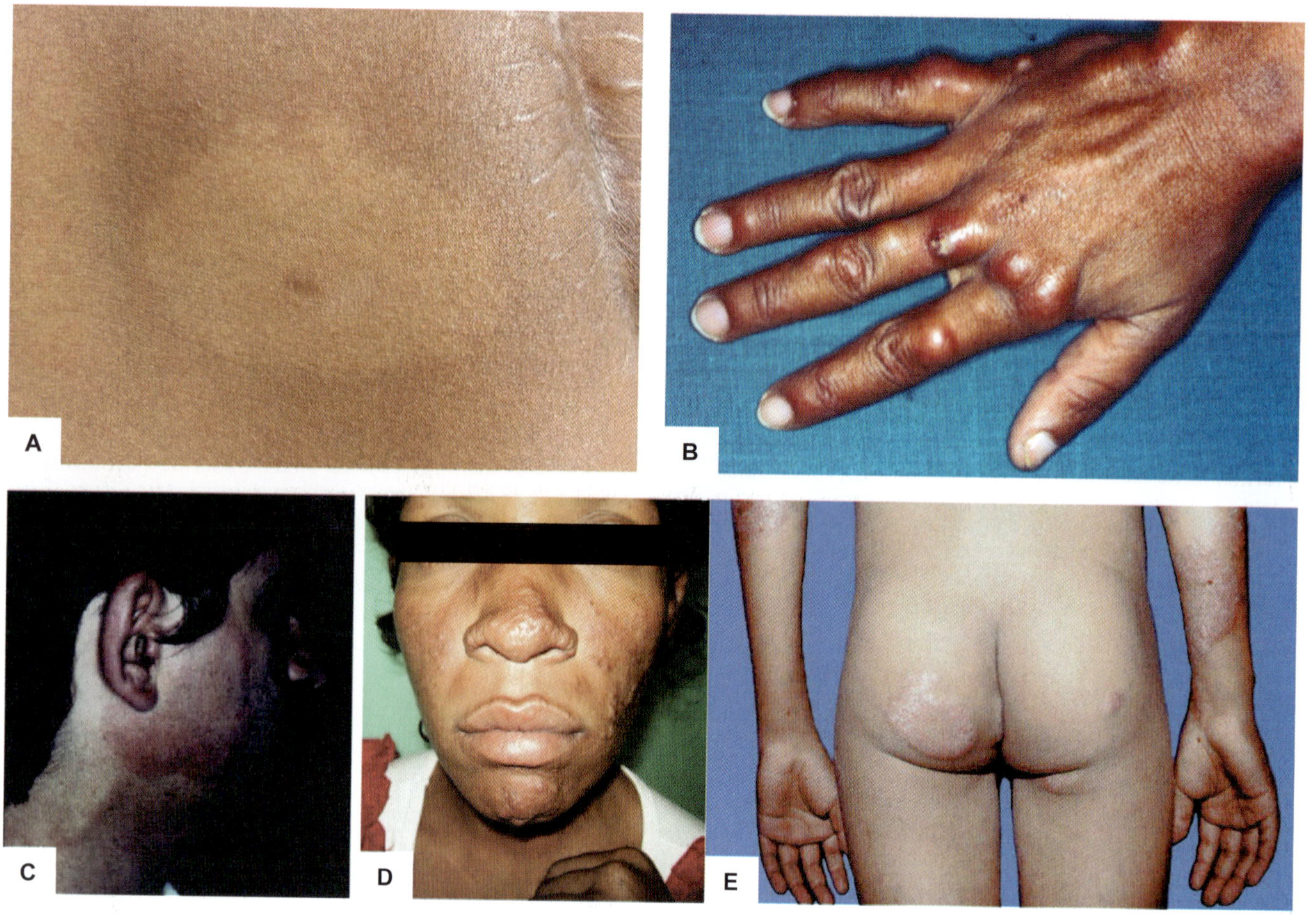

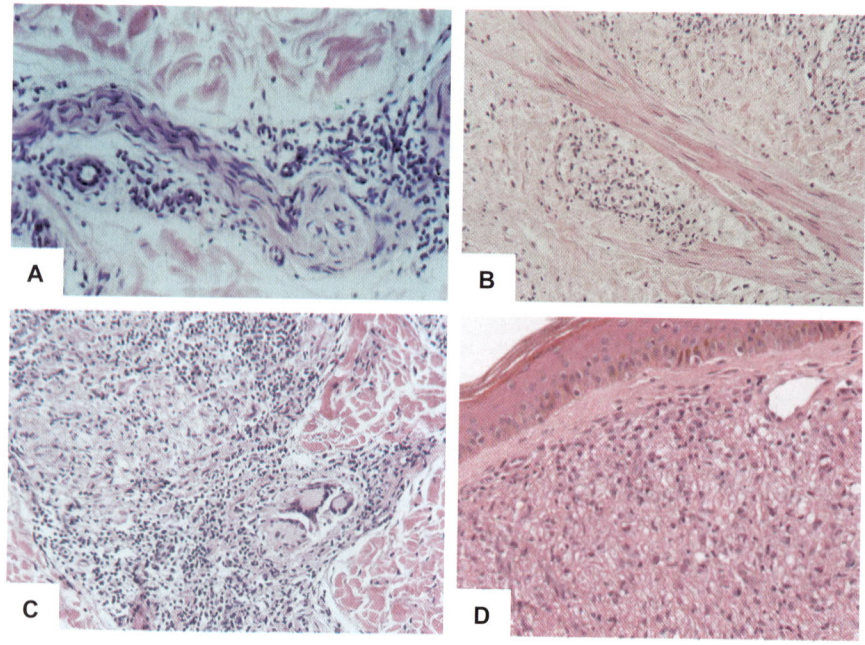

Figura 32.33 Hanseníase. Aspectos clínicos. **A.** Forma indeterminada. Mácula hipocrômica. **B.** Hanseníase virchowiana. Hansenomas no dorso das mãos. **C.** Hanseníase tuberculoide. Placa eritematosa e infiltrada, com nervo adjacente espessado (lesão em raquete). **D.** Hanseníase virchowiana: infiltração difusa da face formando nódulos. Madarose caudal. **E.** Forma dimorfa. Placas eritematosas e infiltradas.

Figura 32.34 Hanseníase. Aspectos histológicos. **A.** Forma indeterminada. Infiltrado inflamatório mononuclear perineural. **B.** Forma tuberculoide. Infiltrado inflamatório granulomatoso próximo do músculo eretor do pelo. **C.** Forma tuberculoide. Granulomas com células epitelioides e gigantes e halo linfocitário denso. **D.** Forma virchowiana. Infiltrado difuso de células espumosas na derme. Faixa de Unna entre a epiderme e o infiltrado inflamatório.

Hanseníase virchowiana

Ao contrário da forma tuberculoide, em que os macrófagos se diferenciam em células epitelioides e formam granulomas com capacidade de lisar a bactéria, a hanseníase virchowiana (HV) revela macrófagos incapazes de destruir os bacilos, permitindo sua multiplicação intracitoplasmática.

A hanseníase virchowiana pode iniciar-se: (a) diretamente como HV, sob a forma de eritema nodoso ou de infiltração difusa; (b) na maioria das vezes, evolui da forma indeterminada e apresenta-se como máculas hipocrômicas progressivas. Os pacientes que evoluíram da forma indeterminada têm, quase sempre, grande número de lesões que, ao se confluírem, conferem aspecto hipocrômico difuso. Seguem-se eritema difuso e pigmentação ferruginosa de quase todo o tegumento. Posteriormente, há infiltração difusa ou localizada, com formação de placas e lesões nodulares: *os hansenomas* (Figura 32.33 B e D). O número de lesões aumenta lentamente, e reação semelhante à tuberculoide pode ocorrer de modo mais discreto, levando ao surgimento de novos hansenomas e tornando os preexistentes congestos. Nos pacientes com doença avançada, encontram-se hansenomas em vários estágios evolutivos. Devido à infiltração, podem surgir áreas de alopecia. Como não há resistência à disseminação bacilar, as lesões cutâneas mostram limites imprecisos, e os bacilos invadem não só a pele como órgãos internos. Infiltração da mucosa nasal pode causar dificuldade respiratória e até perfuração do septo. Rouquidão e dispneia surgem em consequência de lesão da laringe. Inicialmente discretas, as lesões neurais manifestam-se nos mesmos nervos acometidos no tipo tuberculoide (ulnar, mediano, ciático, poplíteo externo, tibial posterior). No *surto reacional do tipo eritema nodoso*, pode haver neurite aguda com maior compressão e destruição de fibras nervosas. Pacientes com HV são altamente bacilíferos e contagiantes, com reação de Mitsuda negativa.

Intensa multiplicação bacilar e comprometimento vascular favorecem disseminações sanguínea e linfática dos bacilos para diversos setores do organismo. Sob este aspecto, a hanseníase pode ser considerada uma doença sistêmica, cujas lesões não se restringem à pele, às mucosas e aos nervos periféricos; linfonodos, fígado, baço, testículos, suprarrenais, medula óssea, globo ocular e articulações são os locais mais atingidos.

Histologicamente, na HV a epiderme torna-se atrófica e retificada, tendo faixa de derme subjacente desprovida de infiltrado inflamatório (faixa de Unna). Na derme, encontram-se grandes agrupamentos de macrófagos com citoplasma abundante e vacuolado contendo bacilos (células de Virchow – Figura 32.34 D e Figura 4.27). Linfócitos são raros. Filetes nervosos são poupados ou penetrados pelo infiltrado. A parede de vasos pode estar intensamente infiltrada. O infiltrado destrói os anexos cutâneos. Há grande número de bacilos íntegros, isolados ou em globias, no interior de macrófagos, filetes nervosos, vasos, músculos eretores de pelos e bainha de pelos. A coloração para gordura (Sudão III) é positiva.

Regressão do infiltrado na pele e em outros órgãos se faz de modo semelhante: os macrófagos mostram vacuolização acentuada, os núcleos tornam-se picnóticos, os bacilos ficam granulosos e há grande acúmulo de lipídeos no citoplasma; mais tarde, há proliferação de fibroblastos, fibrose e atrofia. Nos testículos, a fibrose leva a atrofia do parênquima e esterilidade; surgem ainda ginecomastia e outros caracteres sexuais femininos secundários. Na laringe, a fibrose causa modificações na voz e na respiração.

Além dessas lesões, na HV podem aparecer outras manifestações. O *fenômeno de Lúcio* caracteriza-se por vasculite com proliferação endotelial, obstrução da luz e trombose de vasos na derme e hipoderme. O infiltrado mononuclear é discreto, com grande número de bacilos na parede e no endotélio dos vasos. Oclusão vascular causa necrose isquêmica, infartos hemorrágicos e ulcerações. No *eritema nodoso hansênico*, ocorre vasculite leucocitoclásica, com neutrófilos e eosinófilos. Em torno dos vasos, há raros bacilos fragmentados e agregados de células espumosas.

Hanseníase dimorfa

Hanseníase dimorfa ou *borderline* (HD) engloba os casos que se encontram entre os polos tuberculoide e virchowiano, com características de ambos. A HD origina-se da forma indeterminada e pode ser crônica ou reacional. A maioria dos pacientes com hanseníase encontra-se na forma dimorfa, com estado imunitário instável. O teste de Mitsuda pode ser positivo (paucibacilar) ou negativo (multibacilar); é negativo nos casos que se aproximam do polo virchowiano, os quais têm baciloscopia positiva e predomínio de lesões infiltrativas de bordas difusas. Já os dimorfos mais próximos do polo tuberculoide, que representam um terço dos casos, têm reação de Mitsuda fracamente positiva ou duvidosa; a baciloscopia é positiva, porém quantitativamente inferior à dos virchowianos. Predominam lesões cutâneas bem delimitadas sobre áreas de infiltração difusa (Figura 32.33 E).

A HD tem comportamento instável, com participação variável dos componentes tuberculoide e virchowiano. A maioria dos diagnósticos se faz com duas biópsias de lesões cutâneas distintas, em que uma revela estrutura tuberculoide e a outra, virchowiana. O achado concomitante dos dois aspectos no mesmo corte histológico representa a minoria dos diagnósticos. Os bacilos são raros nos granulomas e presentes como globias nas células de Virchow.

Os casos dimorfos reacionais lembram, clinicamente, os tuberculoides reacionais, embora haja maior comprometimento do estado geral e do sistema nervoso periférico, além de edema intenso de mãos e pés. Os surtos tendem a ser persistentes, o que aproxima esses casos dos virchowianos. Dimorfos crônicos apresentam lesões com aspecto tuberculoide ou virchowiano. As lesões são placas com pele normal no centro, borda interna de limite nítido e borda externa imprecisa. Em casos avançados, ainda com imunidade celular, pode haver surtos reacionais.

O aspecto histológico da HD é intermediário entre os tipos virchowiano e tuberculoide. Os granulomas são mais frouxos, extensos e confluentes. Os linfócitos são escassos, e os filetes nervosos, mais preservados; há grande número de bacilos, tanto nas terminações nervosas quanto nas células epitelioides. Vários macrófagos têm aspecto de células de Virchow, com gordura no citoplasma. Muitas lesões mostram granulomas e macrófagos não epitelioides da HV, diferindo apenas pela menor quantidade de bacilos e por arranjos focais, que lembram granulomas epitelioides.

Estados reacionais

Uma característica da hanseníase é sua evolução crônica, lenta e insidiosa. No entanto, tal evolução silenciosa pode ser interrompida por episódios reacionais, associados a inflamação aguda ou subaguda, cutânea ou extracutânea, geralmente após tratamento específico. Há dois tipos: (1) *reação do tipo I*, ou reação reversa, que acontece em pacientes dimorfos ou *borderline* (HD); (2) *reação do tipo II*, que ocorre em pacientes com as formas HD e HV. Apesar dos aspectos clínicos distintos, há elementos comuns na imunopatogênese de ambos os tipos, como a ação de IFN-γ, TNF e IL-12. Cerca de 30% dos pacientes de áreas endêmicas apresentam surtos reacionais.

- A *reação do tipo I* corresponde a hipersensibilidade do tipo IV (ver Capítulo 11), com alterações na imunidade celular. O paciente modifica o seu estado imunitário e pode ter melhora ou piora do quadro clínico ou manter-se inalterado. Sendo uma reação mediada por células, resulta de variação na quantidade de bacilos viáveis. Tal quadro pode aparecer em pacientes virgens de tratamento, durante o tratamento ou após a alta medicamentosa. O quadro clínico caracteriza-se por: (a) alterações na cor das lesões; (b) edema em lesões antigas; (c) surgimento de novas lesões (manchas ou placas) do tipo eritema polimorfo; (d) dor ou espessamento de nervos (neurites). A reação do tipo I pode ser de piora ou de melhora.

  A *reação de piora* ou *descendente* consiste em modificação no sentido de tuberculoide para virchowiano e, consequentemente, negativa-se a reação de Mitsuda. Modificando-se a resistência aos bacilos por alteração da imunidade celular, os mesmos multiplicam-se e as células epitelioides, que perdem a capacidade de lise e evoluem para macrófagos vacuolados. Assim, o paciente paucibacilar evolui para multibacilar, aproximando-se dos virchowianos. A *reação de melhora*, *de reversão* ou *ascendente* leva à mudança no sentido de virchowiano para tuberculoide e, em consequência, positiva-se o teste de Mitsuda. O número de bacilos diminui, pois as células epitelioides passam a predominar, surgem granulomas e o quadro se aproxima da hanseníase tuberculoide.

  Clinicamente, a diferenciação entre as reações de piora ou melhora nem sempre é fácil. As lesões preexistentes e as que surgem mostram-se róseo-eritematosas, edematosas, quentes, dolorosas, e às vezes necrosam e ulceram. Nas reações reversas, as placas são bem delimitadas externamente e, como os pacientes têm melhora imunitária, podem evoluir para cura. Por outro lado, agressão neural é intensa, podendo ocorrer necrose de nervos, formando fístulas na pele. Em consequência, podem surgir paralisias, garras, pé caído e paralisia facial. Tratamento com imunossupressores deve ser precoce e agressivo

- A *reação do tipo II* é de hipersensibilidade humoral (tipo III). Mais frequente durante o tratamento, o quadro tem padrão de citocinas Th2, forma imunocomplexos e pode apresentar exacerbação da imunidade humoral. Com a fragmentação de bacilos, há liberação de antígenos e formação de imunocomplexos que se depositam em tecidos previamente infiltrados. Clinicamente, surgem nódulos ou placas eritematoedemaciadas: pernas, antebraços, coxas, braços, tronco e face são, em ordem, os locais mais acometidos. Lesões extracutâneas mais importantes são linfadenite, nefropatia, rinite, necrose do palato, laringite, faringite, esplenite, hepatite, iridociclite, orquiepididimite, artrite, dores ósseas e alterações na medula óssea, associadas a febre, mal-estar, náuseas, vômitos e mialgia. Lesões necróticas extracutâneas, trombose venosa ou arterial e glomerulonefrite podem levar ao óbito.

Histologicamente, na reação do tipo I descendente os granulomas tornam-se frouxos e há aumento de bacilos íntegros. Na reação do tipo I de reversão ou melhora, os granulomas tornam-se mais organizados e há diminuição ou desaparecimento de bacilos íntegros; tem-se maior agressão neural e, às vezes, necrose. Na reação do tipo II, por formarem-se imunocomplexos, há reação vascular com vasos dilatados e neutrófilos extravasados. Alguns estudiosos associam eritema nodoso ulcerado a reação do tipo II com imunomodulação de TNF e linfócitos Tγδ. Nos casos mais graves, há trombose e necrose.

Doença de Lyme

É infecção generalizada causada pelo espiroqueta *Borrelia burgdorferi*, transmitida a humanos por picada de carrapatos (*Ixodes*). As lesões cutâneas evoluem em três estádios. O primeiro (doença recente localizada) surge entre 3 e 30 dias após a picada, quando o paciente apresenta cefaleia, febre, mal-estar geral, astenia e calafrios, tendendo a desaparecer, mesmo sem tratamento, em semanas. Há manifestações respiratórias, oculares, musculoesqueléticas e gastrointestinais. No segundo (doença recente disseminada), predominam manifestações neurológicas (meningorradiculite), além de alterações oculares, musculoesqueléticas e cardíacas. No terceiro (doença crônica), encontram-se alterações nos sistemas nervoso central (encefalomielite) e musculoesquelético (artrite). As manifestações cutâneas surgem em qualquer estádio e apresentam-se como eritema crônico migratório, lesões de linfocitoma cutâneo, urticária e acrodermatite crônica atrofiante. O quadro histológico é de inflamação inespecífica, sendo necessário o encontro de espiroquetas.

Sífilis

A sífilis constituiu no passado um dos maiores flagelos da civilização, assumindo, na Idade Média, caráter francamente epidêmico. Com a introdução do tratamento com penicilina em 1943, houve notável decréscimo em suas incidência e prevalência. Nas últimas décadas, porém, alguns fatores contribuíram para o ressurgimento da doença: revolução sexual, maior mobilidade das pessoas, redução da penicilinoterapia nas infecções em geral e afrouxamento da vigilância sanitária. Sífilis é hoje uma *doença sexualmente transmissível* das mais importantes.

Causada pelo *Treponema pallidum*, a sífilis causa lesões cutâneas polimórficas e pode comprometer também outros sistemas, sobretudo circulatório, osteoarticular e nervoso. A transmissão pode ser da mãe para o feto (sífilis congênita) ou ocorrer após o nascimento, em geral em adultos e por contágio direto de natureza sexual (sífilis adquirida). A sífilis adquirida tem características anatômicas e clínicas diferentes nas várias fases evolutivas. Na fase precoce e tardia, a forma congênita tem as mesmas manifestações cutâneas, respectivamente, dos períodos secundário e terciário da sífilis adquirida. Para a classificação das formas clínicas da doença, ver Quadro 32.8.

Sífilis adquirida

Pode ser recente ou tardia. A *sífilis recente* compreende o primeiro ano de evolução da doença e manifesta-se sob as formas primária, secundária e latente. A *sífilis primária* caracteriza-se pelo *cancro duro*, que é lesão única e surge em cerca de 15 dias após a infecção; é constituído por pápula ou placa arredondada, vermelho-pardacenta, ulcerada e endurecida, na região genital. Linfonodomegalia surge após 1 a 2 semanas. O cancro involui em cerca de 4 semanas, quando as reações sorológicas se tornam positivas.

Quadro 32.8 Formas anatomoclínicas da sífilis

Sífilis adquirida

Recente

Primária (cancro duro)

Secundária

Latente recente

Tardia

Latente tardia

Terciária

   Cutânea: nodular, gomosa

   Óssea

   Cardiovascular

   Nervosa

   Outras localizações: fígado, baço, olho, trato digestivo

Sífilis congênita

Recente

Sintomática

Latente

Tardia

Sintomática

Latente

A *sífilis secundária* resulta da disseminação de treponemas, que se inicia 4 a 8 semanas após o cancro. Clinicamente, caracteriza-se por erupção generalizada e polimórfica. A lesão mais precoce é exantema morbiliforme e não pruriginoso (*roséola sifilítica*). Em seguida, surgem pápulas, com pústulas e crostas, e lesões escamosas (Figura 32.35). Em dobras cutâneas, principalmente na região anogenital, as pápulas são grandes, vegetantes, úmidas e às vezes erosadas (*condilomata lata*). Ocasionalmente, aparecem discromia e áreas de alopecia nos supercílios e no couro cabeludo. Tanto as lesões primárias como as secundárias contêm treponemas, sendo, portanto, contagiantes. As reações sorológicas são positivas.

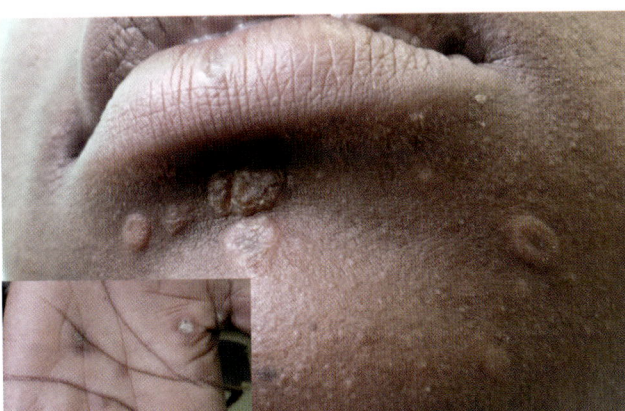

Figura 32.35 Sífilis. Pápulas com discreto eritema e descamação; na palma (detalhe), tem aspecto rupioide (escamas espessas e aderentes, de várias cores, que lembram ostras).

Na *sífilis latente* recente (até 1 ano) e tardia (mais de 1 ano), não há manifestações clínicas. Os treponemas são encontrados em locais favoráveis, como linfonodos. As reações sorológicas são positivas. Muitas vezes, há polimicroadenopatia de linfonodos cervicais, epitrocleanos e inguinais, dores osteoarticulares e cefaleia.

A *sífilis tardia*, ou terciária, inicia-se após o primeiro ano, em pacientes não tratados ou tratados de forma inadequada. A doença manifesta-se sob as formas cutânea, óssea, cardiovascular, nervosa e de outros órgãos (sífilis terciária). As reações sorológicas são positivas. As lesões cutâneas são nodulares e gomosas. Os nódulos confluem, ulceram, cicatrizam-se no centro e sofrem extensão periférica, de modo a formar arranjos arciformes, policíclicos e serpiginosos. As gomas são nódulos hipodérmicos que passam por fases sucessivas de crueza e enduração, coliquação ou amolecimento, ulceração e cicatrização.

Aspectos morfológicos

No *cancro duro*, a epiderme apresenta acantose, espongiose e exocitose nas margens da úlcera. Na derme, vê-se infiltrado mononuclear rico em plasmócitos, compacto no centro e perivascular na periferia da lesão. Os capilares apresentam endotélio edemaciado. Os espiroquetas, que medem 1 a 1,2 μm, são identificados nas colorações pela prata na epiderme e ao redor de capilares. Nos linfonodos-satélite, há infiltrado inflamatório rico em plasmócitos, hiperplasia folicular, proliferação endotelial e, às vezes, granulomas. Espiroquetas são numerosos e facilmente identificáveis.

Na *sífilis secundária*, a epiderme pode ser normal ou apresentar hiperplasia. No condiloma plano, há hiperplasia epidérmica. Especialmente em torno dos vasos da derme, há infiltrado de mononucleares rico em plasmócitos. Às vezes, formam-se granulomas com células epitelioides. Os capilares são dilatados e têm endotélio tumefeito e hiperplásico. Espiroquetas são encontradas em um terço dos casos.

Na *sífilis terciária*, predominam áreas de necrose gomosa, representada por material amorfo e acidófilo envolvido por macrófagos, células epitelioides, células gigantes e infiltrado de mononucleares com numerosos plasmócitos; treponemas são raros.

Quando há acometimento de outros órgãos, podem ocorrer: (1) na fase recente, periostite de ossos longos, osteoalgias e artralgias; (2) na fase tardia, é mais importante o comprometimento do sistema nervoso (ver Capítulo 26), da aorta (aneurisma, insuficiência da valva aórtica, estenose do orifício das coronárias), de ossos e articulações (ver Capítulo 27). Com menor frequência, podem surgir hepatite e lesões gomosas no fígado, no trato digestivo ou no testículo. Nos olhos, pode haver irite, coriorretinite, ceratite intersticial e atrofia do nervo óptico.

Sífilis congênita

Ocorre por transmissão da infecção da mãe ao feto na vida intrauterina, que pode ocorrer em todas as fases da gravidez, mas mais comum após o quarto mês de gestação. As mães com sífilis recente têm 70 a 80% de chance de transmitirem a infecção aos filhos. Se a contaminação do feto é precoce, maior é a possibilidade de a gestação resultar em aborto ou natimorto. Quando tardia, pode ocorrer nascimento prematuro. Criança com sífilis congênita nem sempre apresenta lesões ao nascimento;

32

estas podem surgir dias, meses ou anos depois. A sífilis congênita também compreende as formas recentes (até 1 ano após o nascimento) e a tardia.

Na *sífilis congênita recente*, a criança pode nascer com peso abaixo do normal e apresentar dor ao manuseio e rinite hemorrágica característica, sendo a secreção nasal rica em treponemas. As lesões cutâneas, que surgem entre o segundo e o sexto meses, assemelham-se às do período secundário. São sugestivas da doença fissuras radiadas periorificiais, hepatomegalia, esplenomegalia e bolhas palmoplantares. Lesões ósseas, mais frequentes em ossos longos, como osteomielite, induzem a criança a imobilizar o membro afetado (pseudoparalisia de Parrot).

A *sífilis congênita tardia* surge após 1 ano de idade. Em 60% dos casos, há apenas positividade dos testes sorológicos, tratando-se, pois, da forma latente. Manifestações cutaneomucosas surgem em 5 a 15 anos e assemelham-se às da sífilis adquirida tardia. É muito característica a tríade de Hutchinson, que se manifesta por: (1) ceratite intersticial, que é a lesão extracutânea mais grave; (2) surdez labiríntica, por lesão do VIII nervo craniano, rara; (3) entalhes semilunares nas bordas cortantes dos dentes incisivos centrais superiores. Podem surgir ainda alterações ósseas, como tíbia em sabre, fronte olímpica e lesões do sistema nervoso.

▶ Doenças virais

Vírus podem causar grande variedade de lesões na pele e em mucosas. Alguns afetam exclusivamente o tegumento (epileliotrópicos), como em verrugas, molusco contagioso, condiloma acuminado e febre aftosa; outros preferem outros sistemas e afetam primária ou secundariamente a pele, como os vírus dermoneurotrópicos do *Herpes simplex*, herpes-zóster, varíola, varicela sarampo, rubéola e os vírus respiratórios.

Infecções por vírus herpes

Herpes simplex (HHV-1 e HHV-2)

As formas clínicas de infecção pelo *Herpes simplex* (HSV) são gengivoestomatite herpética primária, herpes recidivante, herpes genital, ceratoconjuntivite herpética, panarício herpético, *Herpes simplex* neonatal, erupção variceliforme de Kaposi, pneumonia e encefalite herpética do recém-nascido, associada a viremia e geralmente fatal, resultante de infecção genital da mãe. O HSV é uma das causas de eritema polimórfico, que apresenta lesões típicas 7 a 10 dias após as manifestações iniciais; as lesões localizam-se frequentemente nas extremidades, como máculas eritematosas ou eritematopurpúricas, sendo as mucosas raramente afetadas.

A transmissão se faz por contato pessoal. Infecção primária ocorre em crianças de 1 a 5 anos que nunca tiveram contato com o vírus; quando acomete adultos, geralmente é por contato sexual. A infecção é geralmente assintomática; poucos pacientes desenvolvem gengivoestomatite, com vesículas e úlceras na cavidade oral sobre base eritematosa, particularmente nos lábios (herpes labial – HSV1, Figura 32.36 A) e na genitália (herpes genital – HSV2). Ambos os vírus podem infectar qualquer área da pele e de mucosas. O vírus pode ficar latente nos gânglios de nervos cranianos ou da medula; 70 a 90% da população são portadores do vírus. Depois de certo tempo e por estímulos variados, o vírus migra pelo nervo periférico e retorna à pele ou às mucosas, produzindo o *herpes recidivante*, que forma vesícula com aspecto reticular no topo e balonizante na base (Figura 32.36 B). Nas margens ou no interior das vesículas, existem células epiteliais uni ou multinucleadas (Figura 32.36 C) com inclusões virais intranucleares.

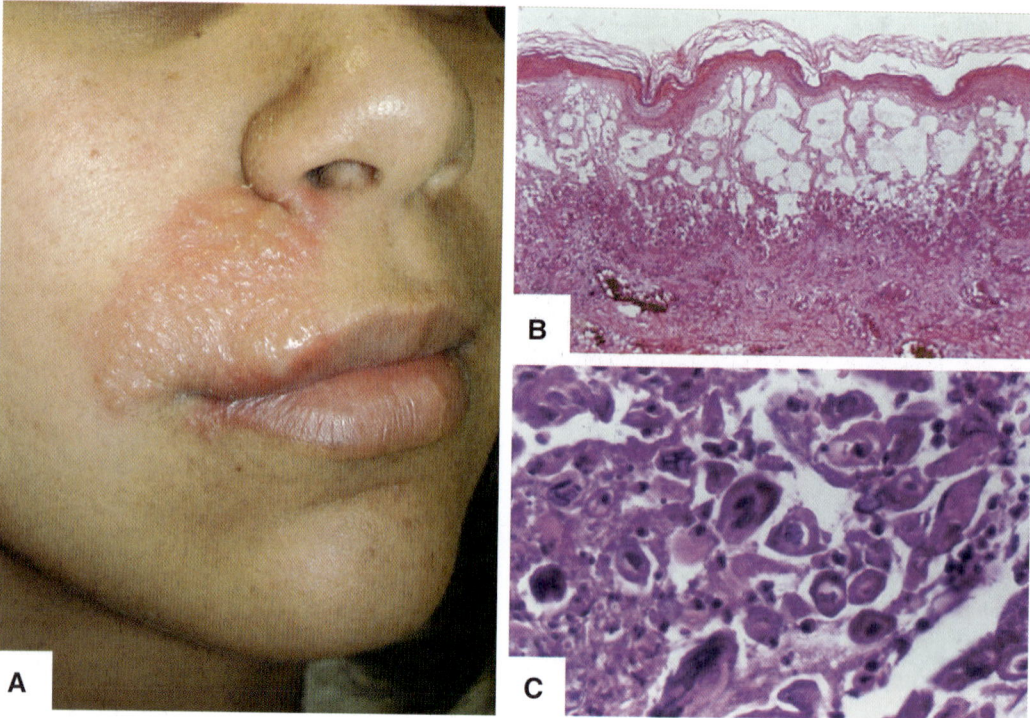

Figura 32.36 *Herpes simplex.* **A.** Vesículas em arranjo herpetiforme no lábio superior. **B.** Vesícula com degeneração reticular no topo e balonizante na base. **C.** Células epiteliais uni ou multinucleadas nas margens da vesícula.

Herpes-zóster (HHV-3)

Trata-se de erupção vesicobolhosa causada pelo *Herpesvirus varicellae* (HHV3), que infecta humanos na infância e causa a *varicela*, que se manifesta por erupção cutânea generalizada, febre e coriza. As lesões são pequenas pápulas e vesículas que se dessecam e se cobrem de crostas. A erupção ocorre em surtos sucessivos, de modo que as lesões se apresentam em fases evolutivas diferentes.

Após a fase de disseminação sanguínea através da qual atinge a pele, o vírus caminha pelos nervos periféricos até os gânglios nervosos, neles podendo permanecer latente por toda a vida. Por estímulos diversos, pode retornar à pele, onde provoca quadro típico de herpes-zóster. Indivíduos imunodeficientes pela AIDS, iatrogenicamente ou por linfomas podem apresentar herpes-zóster generalizado.

O quadro clínico de herpes zóster é dominado por vesículas dispostas no trajeto de nervos sensoriais, sendo mais frequente o acometimento de nervos intercostais (herpes-zóster torácico) e trigêmeo (herpes-zóster oftálmico). Em 20% dos pacientes, há nevralgia intensa e persistente, que é mais comum em pacientes idosos ou debilitados. Acometimento do nervo facial pode levar a distorção da face. A síndrome de Ramsay-Hunt consiste em envolvimento ipsolateral dos nervos facial e auditivo, levando a paralisia facial, dor auricular, surdez e vertigem. As lesões cutâneas cicatrizam em 3 a 4 semanas, deixando máculas residuais ou cicatrizes.

Em todas as infecções herpéticas da pele, a lesão básica é vesícula intraepidérmica resultante de degeneração de ceratinócitos, que perdem as pontes de adesão intercelular. O diagnóstico pode ser confirmado pelo teste de Tzanck. Raspado da base das vesicobolhas é corado por HE, Giemsa, PAS ou Leishmann; o encontro de células gigantes multinucleadas confirma o diagnóstico (Figura 32.37).

Infecção por herpes-vírus humano 6

Infecção pelo HHV-6 é prevalente na infância, mas diminui com a idade. O vírus é isolado da saliva e de glândulas salivares, sugerindo ser esta a via de infecção. Em crianças, a infecção manifesta-se com exantema febril, denominado *roseola infantum* ou *exantema súbito*; em adultos, provoca quadro similar ao da mononucleose infecciosa. Mais tarde, o vírus entra em estado de latência, mas pode ser reativado por imunossupressão, quando provoca quadros sistêmicos com febre alta, exantema, pneumonia e rejeição de transplantes.

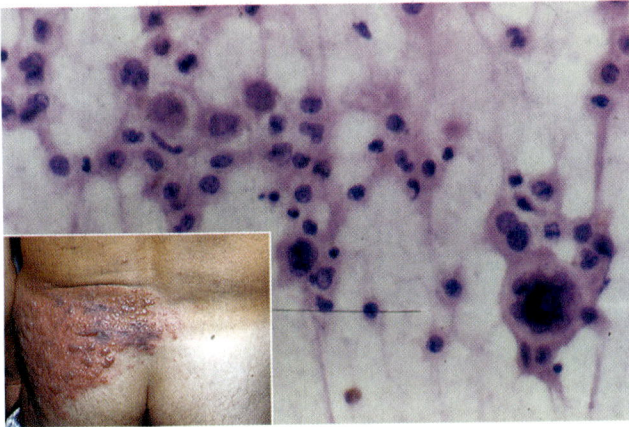

Figura 32.37 Herpes-zóster. Citodiagnóstico de Tzanck com célula gigante multinucleada. Lesões em faixa na nádega e no flanco.

Herpes-vírus humano tipo 7 (HHV-7)

É vírus linfotrópico detectado em pacientes com exantema súbito e reativação de infecção pelo HHV-6. O vírus foi associado à pitiríase rósea por seu DNA ter sido detectado por PCR em monócitos circulantes, no plasma e na pele lesada. Outros estudos, porém, não confirmam tal associação.

Nódulos de ordenhadores

Estomatite papular bovina ou pseudovaríola bovina acomete o gado de forma endêmica e humanos em profissões de risco (produtores de leite, pecuaristas, veterinários, açougueiros). Causados por parapoxvírus, os nódulos de ordenhadores são adquiridos de vacas infectadas com o vírus da vacínia natural. Geralmente de um a três, são globosos e vermelho-azulados, têm 1 a 2 cm e localizam-se nos dedos. O período de incubação é de 5 dias. Microscopicamente, observam-se acantose, paraceratose, vacuolização das células epidérmicas e infiltrado de mononucleares na derme. Raramente, encontram-se corpúsculos intracitoplasmáticos.

Molusco contagioso

É a infecção por parvovírus mais comum em humanos. Em crianças, as lesões predominam em áreas expostas e, em adultos, devido à transmissão por contato sexual, nas regiões genitais (Figura 32.38 A). Lesões atípicas e em áreas não habituais em adultos parecem indicar imunodeficiência. A lesão manifesta-se por pequenas pápulas hemisféricas lisas, translúcidas, brancas, ceroides ou róseas, com umbilicação central. Por expressão, sai massa esbranquiçada e consistente. O quadro histológico é diagnóstico: hiperplasia da camada espinhosa, cujas células sofrem uma forma peculiar de degeneração que se acentua progressivamente da camada basal até a córnea. Essas células, chamadas *corpos do molusco* (Figura 32.38 B), tornam-se intensamente basófílicas, aumentam de tamanho à medida que se aproximam da superfície e contêm grandes corpúsculos de inclusão citoplasmáticos que deslocam e comprimem o núcleo para a periferia.

Orf

Ectima contagioso, doenças da boca, dermatite pustular contagiosa ou dermatite pustular contagiosa são doenças de ovinos, caprinos e renas causadas por um parapoxvírus. Em humanos, Orf ou dermatose pustular subcórnea é adquirida de cabras e ovelhas com lesões crostosas nos lábios e na boca. Após 5 ou 6 dias de infecção, surge lesão papulopustulosa nas mãos e, às vezes, linfangite. Em 6 semanas, as lesões desaparecem sem deixar cicatriz. No início, há vacuolização das células no terço superior da epiderme, formando vesículas multiloculares; encontram-se ainda corpos de inclusão eosinofílicos no citoplasma das células epidérmicas vacuoladas.

Verrugas

Os vírus do papiloma humano (HPV) compreendem um grupo de vírus com mais de 100 tipos genotípicos distintos que têm tropismo epitelial. Os HPVs induzem proliferação de células epiteliais, na pele ou em mucosas, resultando em lesões benignas ou malignas (para os mecanismos de ação do vírus, ver Capítulo 18).

32

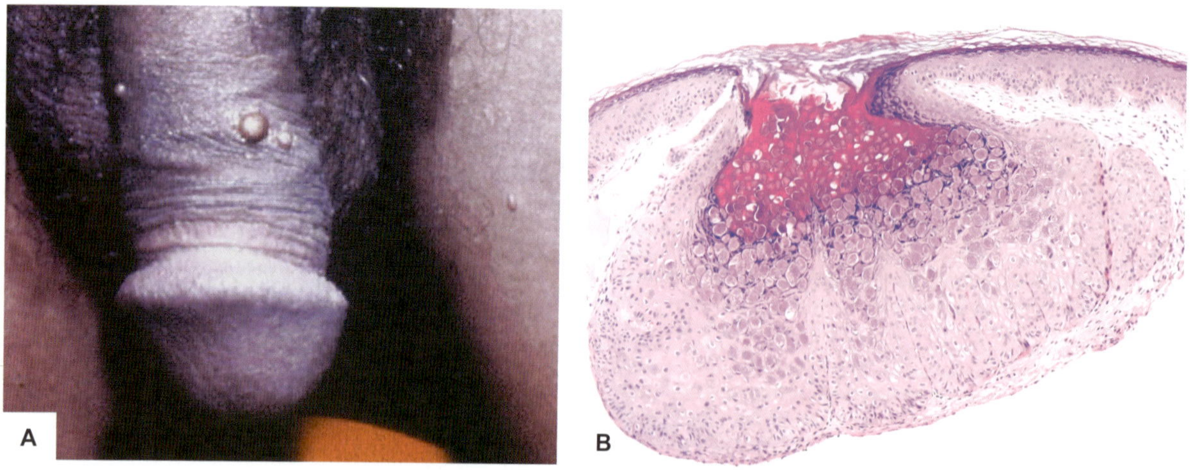

Figura 32.38 Molusco contagioso. **A.** Pápulas cupuliformes e com umbilicação central na região genital e na coxa. **B.** Aspecto histológico da lesão, mostrando corpos do molusco em epiderme com hiperplasia.

Verrugas são lesões proliferativas do epitélio escamoso da pele ou mucosas causadas por diversos tipos do vírus. A prevalência de verrugas na população geral é desconhecida, estimando-se em 10% em crianças e adultos jovens, com pico de incidência entre 12 e 16 anos de idade. Verrugas são mais comuns em indivíduos imunossuprimidos. A transmissão ocorre por contato com indivíduo infectado; ceratinócitos descamados podem transmitir o agente. Pequenas soluções de continuidade na pele são necessárias, o que explica a ocorrência frequente de verrugas em áreas de traumatismo, como mãos, pés e joelhos. O período de incubação varia de 1 a 6 meses. Trata-se de infecção autoinoculável e, de acordo com o estado imunitário do indivíduo, pode involuir espontaneamente ou aumentar em tamanho e número.

Lesões verrucosas cutâneas incluem verrugas vulgar, plana, plantar, anogenital (condiloma acuminado), periungueal, epidermodisplasia verruciforme, verrucose e papulose bowenoide. Lesões extracutâneas ocorrem em membranas orificiais e compreendem verruga vulgar oral, condiloma acuminado oral, hiperplasia epitelial focal, papilomatose oral florida, papiloma nasal, papiloma conjuntival, papilomatose da laringe e lesões no colo uterino.

Verruga vulgar (Figura 32.39 E) forma pápula ceratótica grosseira, isolada ou agrupada, em qualquer região, mais no dorso das mãos, dedos e joelhos de crianças. Histologicamente, a lesão é formada por acantose, hiperceratose e papilomatose. As papilas epidérmicas ficam dispostas de modo a convergir para um ponto na derme subjacente (Figura 32.40 A).

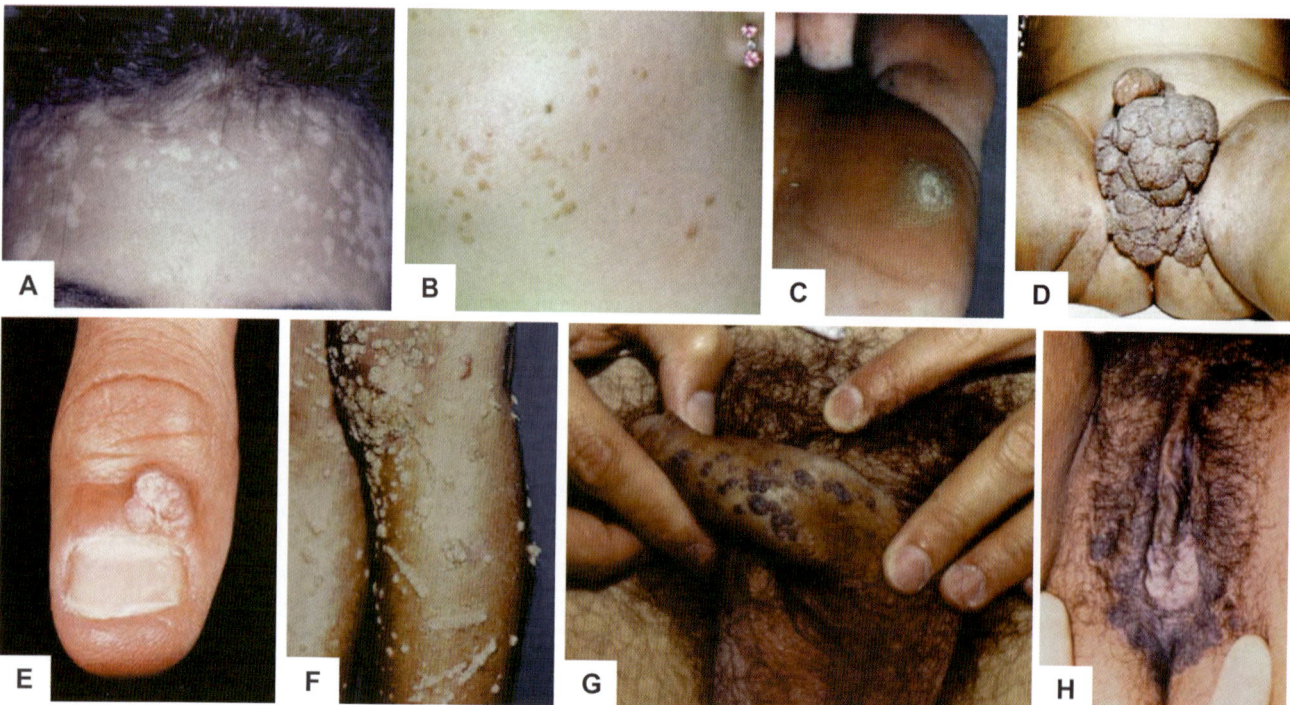

Figura 32.39 Verrugas. Aspectos clínicos. **A.** Epidermodisplasia verruciforme. **B.** Verruga plana. **C.** Verruga plantar do tipo mirmécia. **D.** Condiloma acuminado. **E.** Verruga periungueal. **F.** Verrucose. **G.** Papulose bowenoide. Pápulas pigmentadas no pênis. **H.** Papulose bowenoide. Máculas pigmentadas isoladas ou confluentes na região genital feminina.

Verruga plana (Figuras 32.39 B e 32.40 B) consiste em pápula discretamente elevada, lisa e menor que 5 mm. As lesões são múltiplas na face, mãos e pernas de crianças. O arranjo linear das lesões, quando ocorre, é uma resposta isomórfica a traumatismos (Fenômeno de Koebner), variando sua cor do avermelhado até o cinza ou castanho.

Verruga plantar (Figura 32.39 C) caracteriza-se por lesão com superfície ceratótica e grosseira, com pontos negros representando capilares trombosados; na periferia, a pele é espessada. Quando múltiplas, podem coalescer em uma grande placa. Quando é endofítica e profunda, denomina-se verruga plantar do tipo mirmécia. Verrugas plantares são mais comuns sob pontos de pressão, como calcanhares ou metatarsos, e causam dor por pressão. Em pacientes com hiperidrose, as verrugas plantares podem disseminar-se e são refratárias ao tratamento.

Verrugas anogenitais podem ser hiperplásicas, couve-flor-símiles (condiloma acuminado, Figura 32.39 D), pápulas sésseis e lesões ceratóticas do tipo verruga vulgar. As hiperplásicas são frouxas, têm cor róseo-avermelhada e aparecem em áreas úmidas, como glande, face interna do prepúcio, meato uretral, mucosa anal, área perineal e lábios genitais; pápulas sésseis e lesões ceratóticas são vistas na rafe do pênis. Lesões hiperplásicas podem tornar-se grandes e exofíticas, enquanto pápulas sésseis tendem a manter-se pequenas. Na gravidez, condiloma acuminado pode tornar-se grande, podendo obstruir o canal do parto e levar à morte por sepse ou hemorragia. Muitas verrugas genitais regridem após o parto.

Verrucose corresponde a inúmeras verrugas vulgares, por baixa imunidade (Figura 32.39 F). A *verruga de açougueiro* (HPV7) e as lesões causadas pelos HPV tipos 1 e 4 são encontradas comumente em mãos e dedos de cortadores de carne. *Verrugas periungueais* envolvem o hiponíquio e o leito ungueal, levando a distrofia ungueal.

Na *epidermodisplasia verruciforme* (Figura 32.39 A), doença rara de herança autossômica recessiva, os pacientes têm distúrbio na imunidade celular e maior suscetibilidade a infecção por HPV. Formam-se lesões proliferativas do epitélio escamoso, planas ou elevadas. Na infecção pelo HPV 5, os ceratinócitos são edemaciados e têm citoplasma azul-pálido (aspecto espumoso), podendo apresentar coilocitose (Figura 32.40 C).

Papulose bowenoide caracteriza-se por múltiplas pequenas pápulas acastanhadas, na glande, no prepúcio, no períneo ou na vulva (Figuras 32.39 G e H). Adultos jovens são mais acometidos, sendo rara acima de 40 anos. Em 30% dos pacientes, há história prévia de verrugas genitais ou de infecção herpética. Histologicamente, o aspecto é de doença de Bowen (ver adiante). A epiderme é acantótica e perde a estratificação; os núcleos dos ceratinócitos são maiores, hipercromáticos, pleomórficos e dispostos em arranjos desordenados; encontram-se ainda ceratinócitos com ceratinização individual ou multinucleados, bem como mitoses atípicas (Figura 32.40 D).

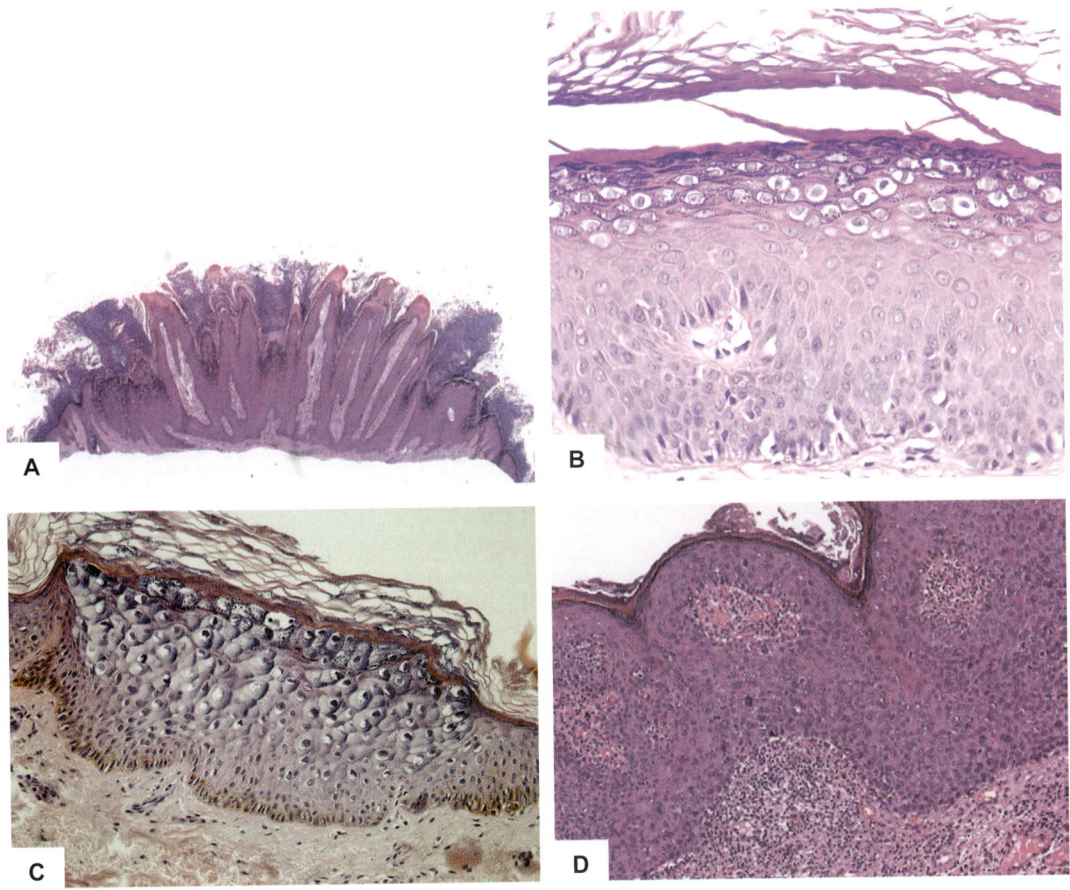

Figura 32.40 Verrugas. Aspectos histológicos. **A.** Verruga vulgar. Lesão formada por acantose, hiperceratose e papilomatose. As papilares orientam-se de modo que convergem para um ponto na derme. **B.** Verruga plana. Hiperceratose em cesta e coilocitose, que se limita ao terço superior da epiderme acantótica. **C.** Epidermodisplasia verruciforme. Ceratinócitos edemaciados, com citoplasma azul-pálido e núcleos pequenos e centralizados (coilócitos) em toda a extensão da epiderme. **D.** Papulose bowenoide. Epiderme acantótica, com perda da estratifiação e atipias nucleares.

AIDS

A pele é frequentemente acometida em indivíduos infectados pelo HIV, aparecendo lesões de aspecto variado (ver Capítulo 33).

▶ Dermatoses parasitárias

Os parasitos que acometem a pele provêm dos reinos vegetal e animal. Há, portanto, dermatoses fitoparasitárias (micoses) e zooparasitárias. Parasitismo pode manifestar-se por diversas alterações: de natureza traumática (túneis de ácaros na escabiose), química (secreção de insetos), inflamatória (parasitos na derme; p. ex., micoses profundas) ou infecciosa (propagação de infecções por picadas de parasitos; p. ex., tifo exantemático). Em outros casos, a ação do parasito torna-se visível apenas em forma de discromia, tratando-se mais propriamente de saprofitismo cutâneo (p. ex., pitiríase versicolor e eritrasma).

Micoses superficiais

Micoses superficiais são infecções fúngicas cutâneas que acometem o estrato córneo, os pelos e as unhas. Tais doenças são causadas principalmente por dermatófitos e *Candida* spp., podendo ter como agentes fungos filamentosos hialinos não dermatofíticos (FFND). Em hospedeiros imunocomprometidos, fungos oportunistas (p. ex. *Aspergillus* e *Mucor* spp.) podem causar infecções tanto cutâneas como sistêmicas. Dermatofitoses são causadas por fungos filamentosos septados e hialinos dos gêneros *Trichophyton, Microsporum* e *Epidermophyton*. Os fungos do gênero *Trichophyton* afetam pelos, pele e unhas; os do *Microsporum*, pelos e pele; os do *Epidermophyton*, pele e unhas. Várias espécies podem causar o mesmo tipo de lesão clínica. Dermatófitos podem também ser responsáveis por tinha profunda (granuloma de Majocchi), caracterizada por resposta inflamatória excessiva, semelhante ao *kerium* no couro cabeludo, com aspecto granulomatoso ou verrucosa. O granuloma de Majocchi, causado pelo *T. rubrum*, mostra papulopústulas foliculares ou granulomas nodulares. Quase sempre, a identificação do fungo é mais eficaz por meio de exame micológico ou de cultura do que pela histopatologia. Como os fungos utilizam ceratina como fonte de nutrição e para se protegerem da resposta do hospedeiro, a penetração do agente é facilitada por ceratinases. Outros fatores de virulência incluem elastases e outras proteinases. *Trichophyton rubrum* produz substâncias que suprimem ou diminuem a resposta imunitária.

Conforme a localização, as tinhas podem ser: (1) *tinha do couro cabeludo*, que se manifesta por placas circulares alopécicas e descamativas, comuns em crianças e que, às vezes, tornam-se inflamadas e supuradas. Uma forma especial, favo ou tinha favosa, causada pelo *Trichophyton shönleinii*, caracteriza-se por escamas espessas e amareladas, perifoliculares e crateriformes, e por alopecia cicatricial definitiva. O favo pode acometer também a pele glabra; (2) *tinha da barba*, que causa foliculite e lesões eritematodescamativas; (3) *tinha do corpo*, caracterizada por lesões eritematosas, anulares ou circinadas, com microvesículas e descamação nas bordas; (4) *tinha crural* consiste em placas eritematoescamosas bem delimitadas, nas regiões inguinocrural e perineal; (5) *tinha dos pés e das mãos*, que consiste em lesões eritematoescamosas e vesiculares e descamativas nas regiões palmares e nos espaços interdigitais (pé de atleta ou frieira); (6) *tinha das unhas (onicomicose)*, em

que estas se tornam sem brilho, quebradiças e espessadas, e as dobras periungueais contêm material córneo e amarelado.

As dermatomicoses, que se manifestam de modo muito semelhante ao das dermatofitoses, são frequentes na pele, nas unhas e em pelos. Nenhum FFND é ceratinofílico, embora tais fungos colonizem a epiderme, vivam do cimento intercelular ou ceratina desnaturada após traumatismo ou doença e sejam invasores secundários. Os fungos hialinos mais frequentes são: *Scopulariopsis brevicaulis, Fusarium* spp., *Acremonium* spp., *Aspergillus* spp., *Scytalidium hyalinum*. FFND demácios causam (ver adiante): (a) tinha negra, que se apresenta como máculas acastanhadas assintomáticas causadas pelo fungo *Hortaea werneckii*; (b) piedra preta, que é infecção crônica da cutícula do pelo causada pelo *Piedraia hortae*; (c) onicomicose, em que são isolados com maior frequência *Hendersonula toruloidea* e *Scytalidium dimidiatum*.

A *pitiríase (tinha) versicolor* é infecção crônica da camada córnea causada por leveduras do gênero *Malassezia*. A doença manifesta-se com múltiplas lesões maculares com descamação fina, evidenciada quando se faz estiramento da pele (sinal de Zireli). A coloração varia de branco a acastanhado, daí o nome versicolor. A maioria dos casos são assintomáticos, com exceção de lesões eritematosas, que costumam ser pruriginosas. O exame direto, a partir de raspado da lesão, revela células leveduriformes agrupadas em "cachos de uva" ou pseudo-hifas curtas e grossas. Ao exame histológico, fungos globosos em formato em "garrafa de boliche" são visualizados na camada córnea. A *foliculite pitirospórica*, mais comum em mulheres jovens, apresenta pápulas foliculares pruriginosas e pústulas em tronco, braços, pescoço e, às vezes, face. A lesão surge por crescimento excessivo das *M. furfur* e *M. globosa* nos folículos pilosos, resultando em inflamação por reação a produtos das leveduras e produção de ácidos graxos livres por lipase fúngica.

Dermatofítide (tricofítide, microsporide, epidermofítide), que é reação cutânea de hipersensibilidade a produtos de dermatófitos, caracteriza-se por erupção vesicular ou eritematovesiculosa e, raramente, eczematosa, geralmente em mãos e pés. Nas lesões não se encontra o fungo; teste intradérmico é positivo para tricofitina. Tratamento da dermatofitose leva ao desaparecimento da lesão reacional.

Micoses profundas

Em algumas micoses profundas, lesões tegumentares são constantes e predominam no quadro sintomatológico (p. ex., esporotricose e micetoma podal); em outras, manifestações cutâneas são raras, tendo maior importância o acometimento interno (p. ex., histoplasmose e criptococose).

Moniliase

Causada pela *Candida albicans* e, mais raramente, por outros fungos leveduriformes, afeta primariamente a pele e mucosas e, ocasionalmente, órgãos internos. Na pele, localiza-se de preferência em regiões de dobras, onde se formam lesões eritematoescamosas, com maceração (*moniliase intertriginosa*), ou em unhas e dobras periungueais (oníquia e paroníquia). Placas esbranquiçadas, cremosas, com halo vermelho-vivo, podem formar-se nas comissuras labiais (*queilite angular*), na mucosa bucal (*sapinho*), na língua (*glossite*) e na mucosa vaginal (*vulvovaginite*). Vulvovaginite ocorre principalmente na gravidez ou como complicação de diabetes melito, uso de anticoncepcionais orais ou antibioticoterapia. Balanite por *Candida* associa-se a infecções vaginais da parceira sexual.

32

Existem três formas clínicas: (1) *mucocutânea crônica*, associada a deficiência da imunidade celular; (2) *mucocutânea aguda*, associada a fatores locais (calor e sudação) ou gerais (antibióticos e corticosteroides); (3) *generalizada* (sistêmica) aguda, em indivíduos com depressão imunitária (linfomas, AIDS ou tratamento com imunossupressores). Nesta forma, pode haver comprometimento de vários órgãos. Na moniliíase, o quadro histológico é de dermatite subaguda ou crônica, inespecífica, às vezes com micélios e grupos de esporos, alguns dos quais gemulantes. A epiderme é hiperceratótica e acantótica.

C. albicans pode ser isolada da pele, das fezes e do escarro de indivíduos aparentemente normais. Diabetes, gravidez, obesidade, hiperidrose e alcoolismo são fatores predisponentes à infecção. Uso de antibióticos parece contribuir para aumentar a incidência de moniliíase, possivelmente por destruição de bactérias produtoras de vitamina B.

Cromoblastomicose

Cromoblastomicose é infecção crônica cutânea e subcutânea causada pela implantação traumática de fungo pigmentado (dermácios) presente nas regiões tropicais e subtropicais. As lesões crescem insidiosamente e ulceram, assumindo aspecto verrucoso e infiltrativo (Figura 32.41 A). Histologicamente, encontram-se granulomas epitelioides com células gigantes multinucleadas contendo fungos castanhos e arredondados com septo central. A epiderme apresenta hiperplasia pseudoepiteliomatosa, pérolas córneas e abscessos intra-epidérmicos, nos quais são vistos os fungos (Figura 32.41 B).

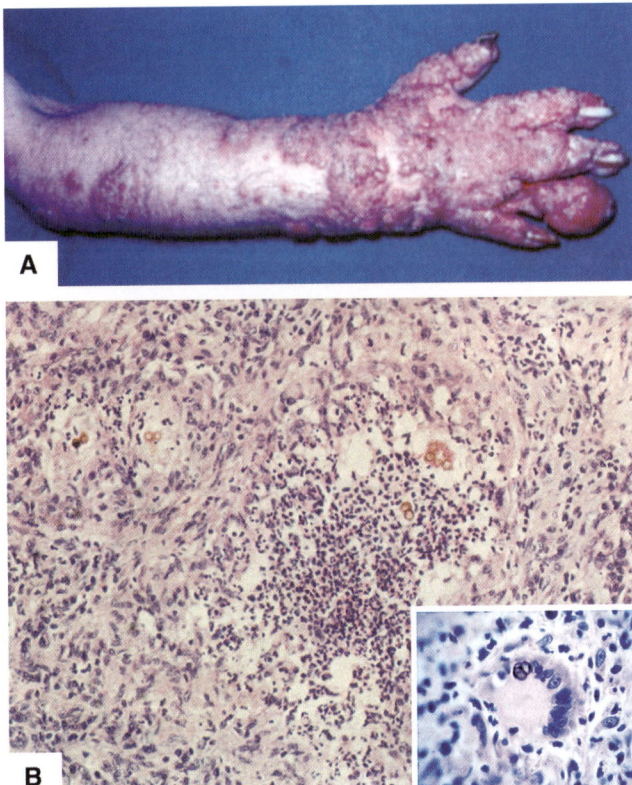

Figura 32.41 Cromoblastomicose. **A.** Lesão verrucosa no membro superior. **B.** Fungos (corpos escleróticos) em granulomas com microabscesso. No detalhe, fungos no interior de célula gigante, com septação característica.

Feoifomicose

Trata-se de doença oportunista causada por um grupo heterogêneo de fungos castanhos (demácios) pertencentes à classe *Phaeohyphomycetes*. O pigmento é a di-hidroxinaftalenomelanina, que é fotoprotetor e aumenta a virulência do fungo. Feo-hifomicose não se limita à pele e ao tecido subcutâneo; comprometimento pulmonar e cerebral são as formas invasivas mais frequentes, sendo possível apresentações alérgicas da doença (sinusites e asma) e fungemia. As formas superficiais são tinha negra, pedra preta e onicomicoses.

Na pele e no subcutâneo, inoculação traumática do fungo forma lesão sólido-cística (Figura 32.42 A), cuja cavidade é envolvida por reação macrofágica com células gigantes multinucleadas, hifas septadas e pseudo-hifas, permeadas por estruturas levedura-símiles dispostas em cadeia, sem que se formem "grãos" ou corpos fumagoides. As lesões contêm material purulento e, às vezes, fragmentos de madeira (Figura 32.42 B e C).

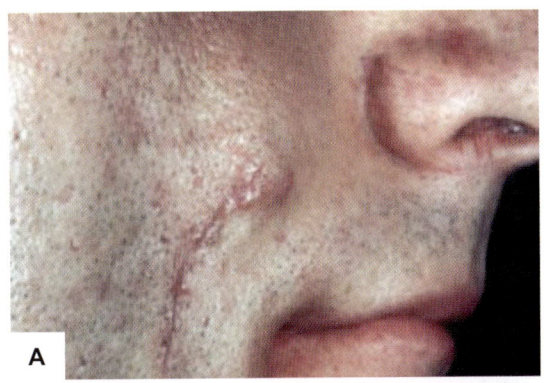
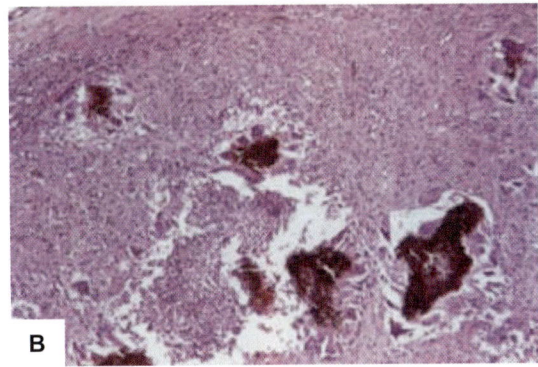
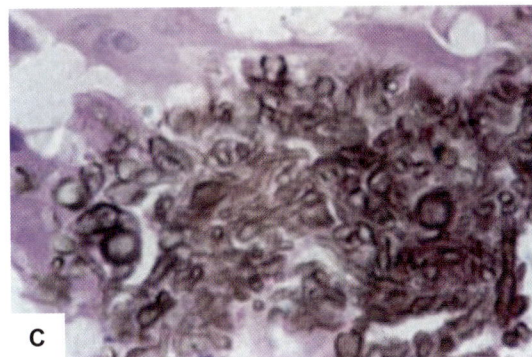

Figura 32.42 Feoifomicose. Cisto na porção superior de cicatriz cirúrgica (**A**). Lesão cística com intensa inflamação (**B**), no meio da qual se encontram acúmulos de fungos pigmentados (dermatiáceos) hifa-símiles (**C**).

32

Micetoma

Micetoma refere-se à tríade composta por tumor, fístulas e saída de grãos, que correspondem a acúmulos de microrganismos (Figura 32.43 A). Trata-se de grupo de doenças infecciosas tropicais crônicas da pele e subcutâneo com eventual progressão para músculos e ossos adjacentes.

A doença é causada por bactéria (actinomicetoma – *Actinomyces*, *Streptomyces*, *Nocardia*) ou, raramente, por fungo (eumicetoma – 2% dos casos). Muitas espécies podem causar maduromicose, sendo mais comuns no Brasil *Monosporium apiospermum* e fungos dos gêneros *Petriellidium* e *Madurella*. As lesões causadas por fungos são menos inflamatórias e mais superficiais do que as bacterianas. A inoculação ocorre por traumatismo mínimo; forma-se lesão que se inicia como pápula e depois aumenta de tamanho, tornando-se nódulo supurativo.

Na derme e na hipoderme, formam-se abscessos contendo os "grãos". Mais perifericamente, há uma zona granulomatosa formada por linfócitos, plasmócitos, macrófagos e, ocasionalmente, gigantócitos. Em alguns casos, há fibrose acentuada. Os "grãos", constituídos por esporos e filamentos micelianos espessos e septados, distintos dos grãos da actinomicose, são mais bem demonstrados na coloração por Gram ou PAS. Os eumicetomas mostram hifas marrons, septadas (Figura 32.43 B), que se coram por PAS e prata, sendo negativas ao Gram. Fenômeno de Splendore-Hoeppli pode estar presente.

Actinomicose

Actinomicose caracteriza-se por áreas de enduração seguidas de abscessos profundos, que eventualmente se rompem e formam fístulas. A lesão resulta de infecção endógena pelo *Actinomyces israelii*, que é comensal na boca humana e um patógeno usual. Há as formas: (a) *cervicofacial* (Figura 32.44 A), por infecção iniciada na cavidade oral (amígdalas e dentes); (b) *torácica*, em que a lesão cutânea é geralmente secundária a infecção pulmonar; (c) *abdominal*, consequente a acometimento intestinal, sobretudo do ceco e do apêndice; (d) *dos membros*, em geral de origem exógena, geralmente do pé e assemelhando-se ao *micetoma podal* da maduromicose.

Histologicamente, encontram-se infiltrado inflamatório abundante, com grandes focos de supuração ou abscessos, e trajetos sinuosos com pus e circundados por fibrose, contendo os "grãos" característicos do fungo (Figuras 32.44 B e C). O "grão" do *Actinomyces*, que mede até 100 μm, é basofílico e homogêneo no centro, enquanto a periferia contém filamentos eosinofílicos com disposição radiada.

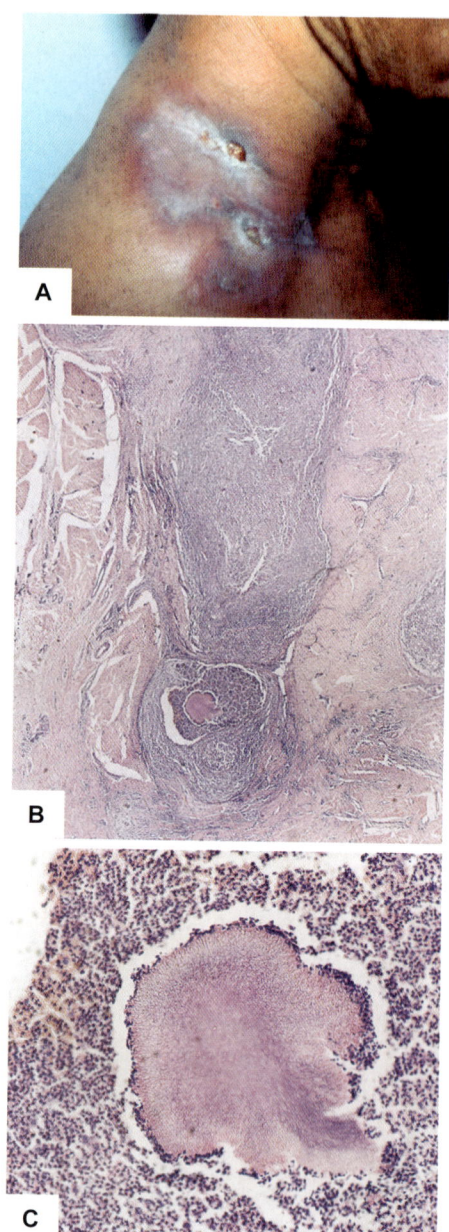

A

B

C

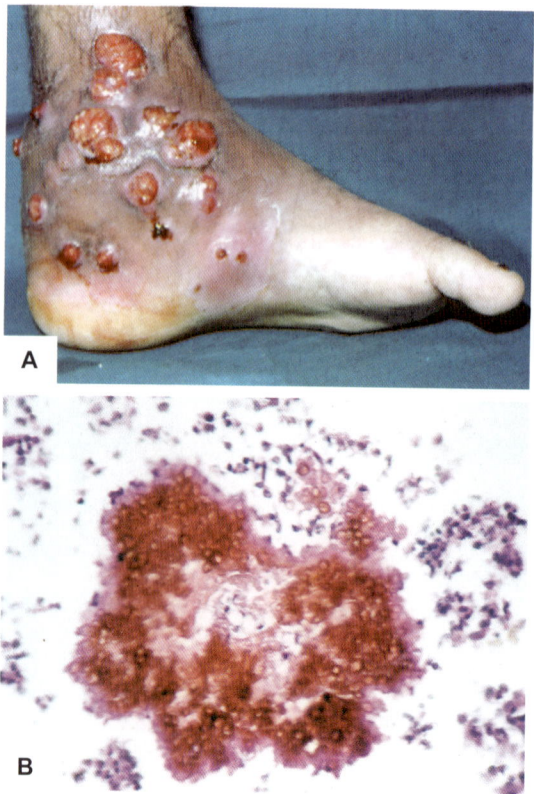

A

B

Figura 32.43 Maduromicose/eumicetoma. **A.** Tumoração e fístulas por onde escoa material purulento contendo grãos. **B.** Hifas marrons e septadas.

Figura 32.44 Actinomicose. **A.** Forma cervicofacial. **B.** Intenso infiltrado purulento formando trajeto em direção à superfície. Embaixo, existe grão basofílico e homogêneo com filamentos radiados na periferia, destacado em **C.**

Nocardiose

Nocardia é encontrada no solo e em vegetais em decomposição. Existem três espécies patogênicas: *Nocardia asteroides* (EUA), *Nocardia brasiliensis* (América do Sul) e *Nocardia caviae* (Sudeste Asiático). Humanos são raramente infectados. A infecção ocorre por via inalatória ou inoculação direta em ferida. Em indivíduos imunossuprimidos, causa lesões pulmonares e pode envolver a pele. Fatores predisponentes são corticoterapia, infecção por HIV e transplante de órgãos. Envolvimento do sistema nervoso central pode ser letal. Lesões cutâneas por *N. brasiliensis* ocorrem quase sempre após traumatismo, às vezes após picada de insetos ou mordedura de gato.

Na pele, as lesões incluem micetoma nos membros, lesão semelhante à esporotricose, nódulos superficiais, úlceras e abscessos, com ou sem fístulas e pústulas (Figura 32.45 A). O microrganismo pode ser demonstrado histologicamente por ser álcool-acidorresistente fraco, diferente do *Actinomyces* (Figura 32.45 B). Nas lesões em involução, há proliferação de tecido fibroso.

Esporotricose

Causada por inoculação traumática do fungo dimorfo *Sporothrix schenckii*, esporotricose é a micose subcutânea mais comum. A doença compromete pele, subcutâneo e linfonodos.

O fungo é introduzido na pele através de escoriações (vegetais ou arranhadura por unha ou garra de animais), onde surge lesão ulcerada ou, raramente, papilomatosa ou verrucosa. As lesões cutâneas incluem três formas: (1) localizada/cutânea; (2) cutâneo-linfática; (3) disseminada. O padrão cutâneo-linfático é o mais comum, em que se formam nódulos subcutâneos ao longo de vasos linfáticos, que gradualmente se liquefazem e se ulceram (Figura 32.46 A). Lesões cutâneas disseminadas e lesões mucosas, viscerais e do sistema locomotor são menos comuns.

O quadro histológico apresenta granulomas supurativos com três regiões: central supurativo-necrótica, em que predominam neutrófilos; intermediária, com células epiteloides e, às vezes, células gigantes; periférica, muito celular, com linfócitos, plasmócitos e fibroblastos. Em muitos casos, há microabscessos ou infiltrado granulomatoso sem a disposição concêntrica descrita. Corpos asteroides podem ser vistos (Figura 32.46 B). O fungo raramente é encontrado em cortes histológicos, mas é facilmente cultivado em meios de rotina.

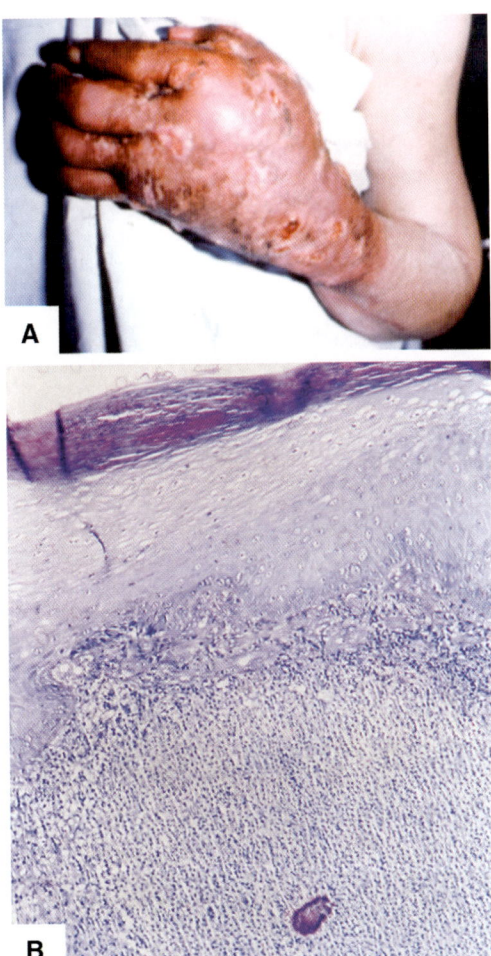

Figura 32.45 Nocardiose. **A.** Lesão do tipo micetoma no dorso da mão, com abscessos e úlceras. **B.** Grão pequeno no interior de abscesso (coloração de Ziehl-Neelsen).

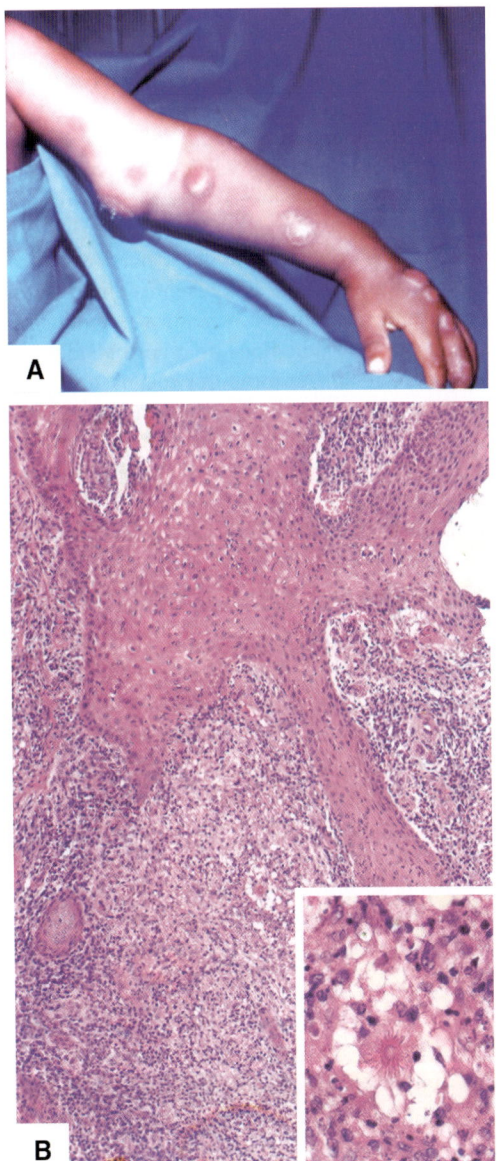

Figura 32.46 Esporotricose. **A.** Lesão com aspecto linfangítico. **B.** Hiperplasia epitelial e infiltrado inflamatório denso, formando granulomas e abscessos, tendo no centro corpo asteroide (*detalhe*).

32

Lobomicose (lacaziose)

É doença infecciosa crônica, autolimitada e insidiosa que compromete pele e subcutâneo e é adquirida por inoculação traumática do fungo *Lacazia loboi*. A doença é pouco prevalente e acomete pacientes da região amazônica. Apesar da diversidade de apresentações clínicas, manifesta-se mais frequentemente com nódulos verrucosos semelhantes a queloides (Figura 32.47 A), em áreas expostas, como face, orelhas e extremidades; em alguns pacientes, as lesões são disseminadas.

O quadro histológico mostra epiderme delgada e retificada sobre derme dissociada por reação macrofágica com numerosas células multinucleadas do tipo Langerhans e corpo estranho, junto com fibrose, áreas xantomatosas e numerosos fungos leveduriformes, monomórficos (Figura 32.47 B, C e D), em arranjo catenulares ou em ampulheta. Complicações são úlceras e transformação carcinomatosa.

Criptococose

Criptococose ou torulose é infecção sistêmica subaguda ou crônica, preferencialemnte em adultos e quase sempre fatal, causada pelo *Cryptococcus neoformans*, abundante no solo, frutas e excretas de pombos. Muitas vezes, é complicação em indivíduos imunossuprimidos por corticoterapia, neoplasias malignas ou AIDS; criptococose é a micose letal mais frequente em pacientes com AIDS. As lesões acometem principalmente o sistema nervoso central e os pulmões (porta de entrada). Lesões cutâneas e mucocutâneas, presentes em 10% dos casos, manifestam-se como pápulas acneiformes (molusco-símile), nódulos e úlceras. Há dois tipos de reação histológica: gelatinosa e granulomatosa. Em torno dos fungos, que são ovais ou esféricos, de parede espessa, às vezes em gemulação simples, há grande halo claro (pseudocápsula); ao exame direto, em preparação corada pela tinta nanquim, o fungo é muito evidente. O agente é facilmente identificável por PAS, Grocott e Alcian Blue-mucicarmim (Figura 32.48).

Histoplasmose

Trata-se de doença incomum na pele causada pela inalação do fungo *Histoplasma capsulatum*. Com distribuição universal, é micose sistêmica oportunista frequente associada à AIDS, com alta mortalidade. A lesão inicial é quase sempre pulmonar. Em indivíduos saudáveis, a doença é autolimitada e geralmente assintomática. Manifestações cutâneas variam de pápulas acneiformes até placas infiltradas, úlceras e lesões vegetantes, usualmente numerosas por causa de disseminação sanguínea do fungo. Histologicamente, há reação macrofágica difusa. O agente aparece dentro de macrófagos como corpúsculos arredondados ou ovais, basófilos e encapsulados, medindo 2 a 4 μm (Figuras 32.49).

Rinosporidiose

Rinosporidiose é doença infecciosa crônica localizada que se apresenta como pólipo ulcerado enantematoso cuja superfície exibe pontilhado amarelado, com "aspecto de morango". A lesão, que surge sobretudo nas mucosas nasofaríngea e conjuntival ou no saco lacrimal, é causada por inoculação traumática do protista aquático *Rhinosporidium seeberi*, saprófita em solo úmido e água estagnada (Figura 32.50). Os cistos são esporângios de pa-

rede espessa e birrefringente com tamanho variado (10 a 200 μm de diâmetro), alguns muito volumosos e repletos de endosporos (vistos macroscopicamente como pontilhado amarelo). A lâmina própria mostra edema, hiperemia e infiltrado neutrofílico, as vezes com reação granulomatosa do tipo corpo estranho causada pela ruptura de cistos maduros. Os esporângios estão preenchidos por mucina e parasitos (Figura 32.50).

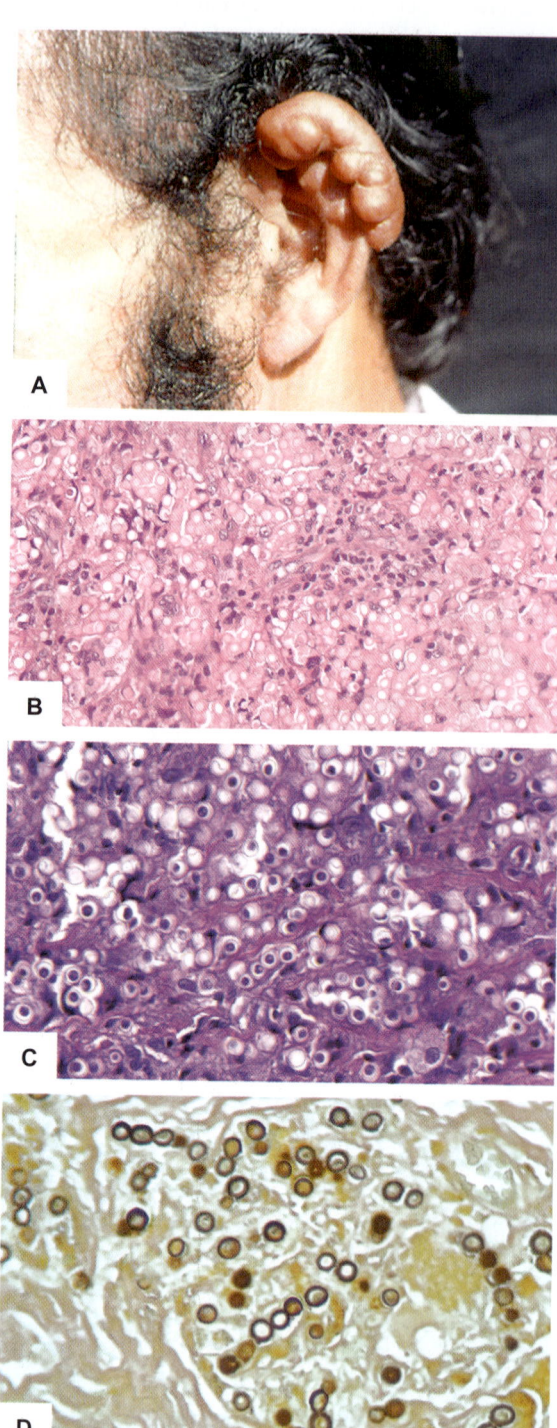

Figura 32.47 Lobomicose. **A.** Lesões queloideformes no lóbulo da orelha. (Cortesia do Prof. Arival de Brito, Belém-PA.) **B.** Numerosos fungos com parede refringente em HE. Imagem em cadeia catenular dos fungos nas colorações de PAS (**C**) e Grocott (**D**).

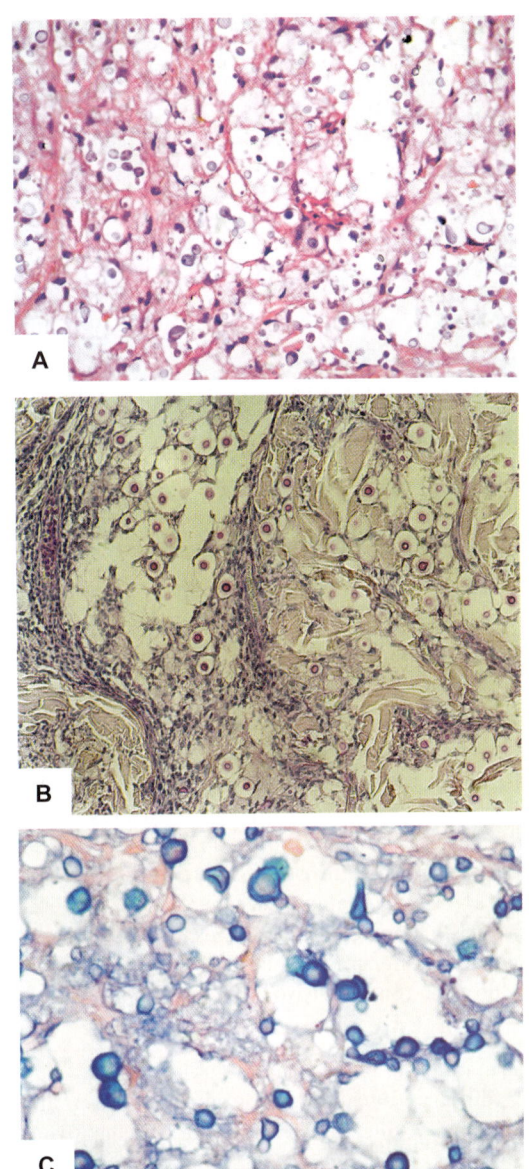

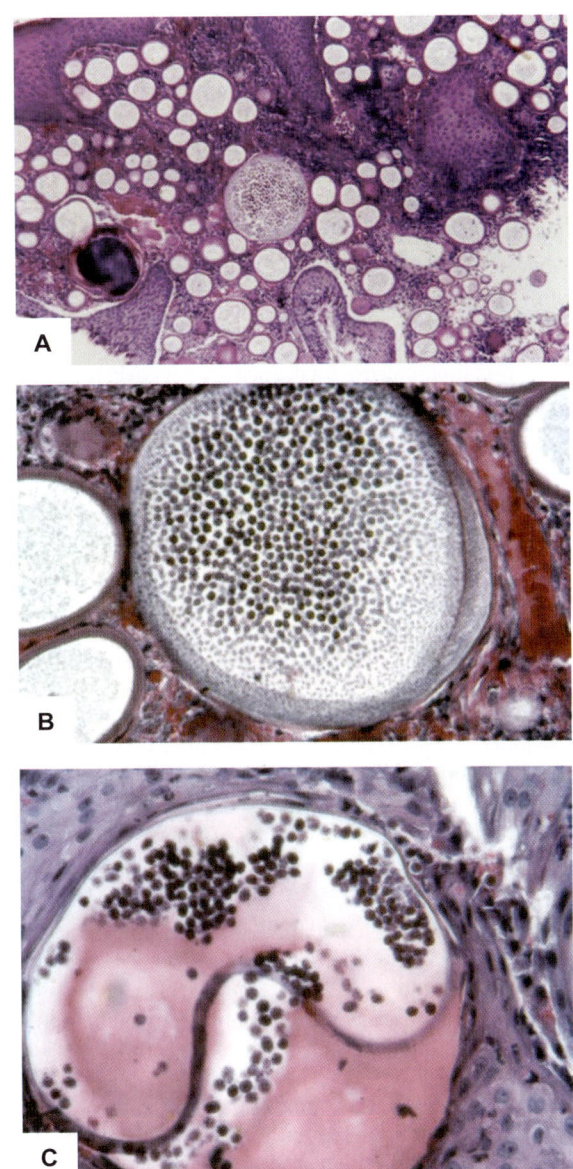

Figura 32.48 Criptococose. Infiltrado inflamatório e grande número de estruturas fúngicas (**A**) com halo claro (pseudocápsula) evidenciadas por PAS (**B**) como células ovais ou esféricas de parede espessa (**C**, tinta nankin).

Figura 32.50 Rinosporidiose. **A.** Pólipo nasal com infiltrado de mononucleares e esporângios. **B** e **C.** Esporângios com numerosos endosporos.

Aspergilose

De distribuição universal, aspergilose pode causar lesões cutâneas por inoculação direta ou por disseminação sanguínea a partir de infecção pulmonar. Na pele, a doença forma pápulas e máculas avermelhadas que se tornam pustulizadas ou necróticas; podem surgir também lesões nódulo-ulcerativas com escara central e bordas elevadas. Lesão primária na pele ocorre após traumatismo local (injeções, queimaduras), que formam área edematosa, espessada e purpúrica. Em indivíduos imunocomprometidos, a lesão pode ulcerar e formar crosta negra. Quando há envolvimento visceral, a doença pode ser fatal. Aspergilose é mais comum em indivíduos imunocomprometidos, sobretudo neutropênicos.

Aspergillus é encontrado no solo e em restos orgânicos, como excretas de pássaros. Resposta imunitária deficiente e produção de toxinas fúngicas favorecem infecção e lesões. Na pele,

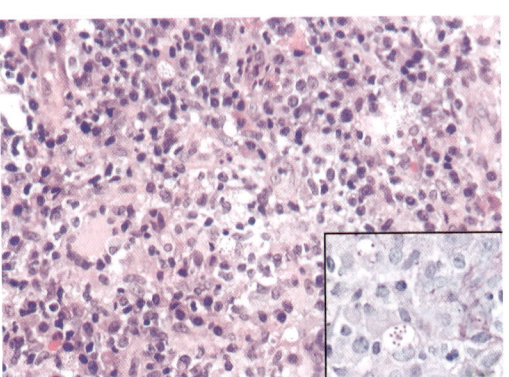

Figura 32.49 Histoplasmose. Infiltrado inflamatório granulomatoso e pequenos corpos intracelulares, arredondados ou ovais (HE), que se coram pelo PAS (*detalhe*).

32

encontram-se abscessos na derme, com necrose central e pus, circundados por granulomas, com numerosos eosinófilos; a epiderme pode apresentar hiperplasia pseudoepiteliomatosa. O fungo, especialmente o *Aspergillus fumigatus*, é encontrado no centro da necrose. Em casos de disseminação sanguínea, as hifas hialinas septadas podem ser identificadas na luz de vasos dérmicos trombosados (Figura 32.51). As hifas, radiadas e ramificadas, apresentam septação uniforme, com padrão arborescente e ramificações de espessura regular e a 45 graus.

Paracoccidiodomicose

Paracoccidioidomicose é a doença causada pelo fungo dimórfico *Paracoccidiodes braziliensis* (ver Capítulo 34), cuja transmissão se faz por via inalatória. O foco pulmonar e a linfadenite hilar formam o complexo primário, a partir do qual pode haver disseminação sanguínea do agente. A doença tem evolução aguda, subaguda ou crônica. Com frequência, pele e mucosa oral são comprometidas; na última, encontra-se lesão ulcerada com pontilhado hemorrágico. A forma aguda/subaguda, tipo juvenil, ocorre em jovens, é mais frequente em homens (13:1) e caracteriza-se por tropismo do fungo para o sistema fagocitário-mononuclear. Nessa forma clínica, as lesões cutâneas são frequentes, enquanto as lesões mucosas são raras.

Na pele (ver Figura 34.78), encontram-se úlcera circundada por epiderme hiperplásica com microabscessos e, na derme, granulomas com células gigantes do tipo Langhans e infiltrado de linfócitos, plasmócitos, neutrófilos e eosinófilos. O aspecto das leveduras nas colorações de PAS e Grocott é de exogemulação múltipla (Figura 32.52).

Dermatoses zooparasitárias

Elefantíase filariana

A doença manifesta-se por linfedema que resulta de linfangite e obstrução linfática causadas pelos nematódeos *Wuchereria bancrofti* (90% das infecções), *Brugia malayi e B. timori*. A doença tem formas aguda, crônica e assintomática. Na forma aguda, surgem linfangite e orquite. Doença crônica caracteriza-se por sequelas da obstrução linfática que leva a linfedema, elefantíase, hidrocele e quilúria. As estruturas afetadas

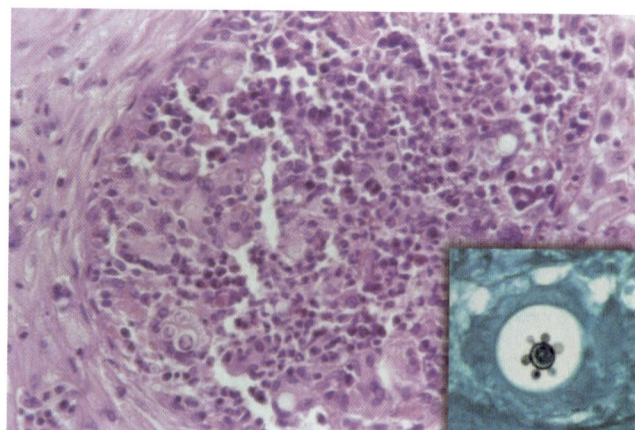

Figura 32.52 Paracoccidioidomicose. Infiltrado formando microabscesso com células gigantes e corpúsculo arredondado com halo claro. No detalhe, a coloração de Gorcott mostra imagem em roda de leme típica da gemulação do fungo.

(membros inferiores, órgãos genitais, membros superiores e, menos frequentemente, mamas e face) sofrem surtos recidivantes de inflamação erisipeloide que leva a aumento progressivo e exagerado de volume da parte atingida. A pele é espessa, áspera, escamosa, verrucosa ou papilomatosa e hiperpigmentada; há ainda acentuação de dobras e sulcos. Nas regiões afetadas, podem formar-se eczema, impetigo ou ulceração. As lesões consistem em linfangite e fibrose subsequente. Em torno de vasos linfáticos, há reação inflamatória, com plasmócitos e eosinófilos (Figura 32.53). Fragmentos de vermes mortos induzem reação epitelioide e gigantocitária. Elefantíase é encontrada em alguns estados do Norte, Sudeste e Nordeste do Brasil.

Larva migrante cutânea

É dermatite que resulta da penetração e migração através da pele de larva de nematódeos intestinais, geralmente de origem animal. A infecção é prevalente em clima tropical, regiões costeiras úmidas e quentes. O agente mais envolvido é o *Ancylostoma braziliensis* (cachorros e gatos) e o *A. caninum*.

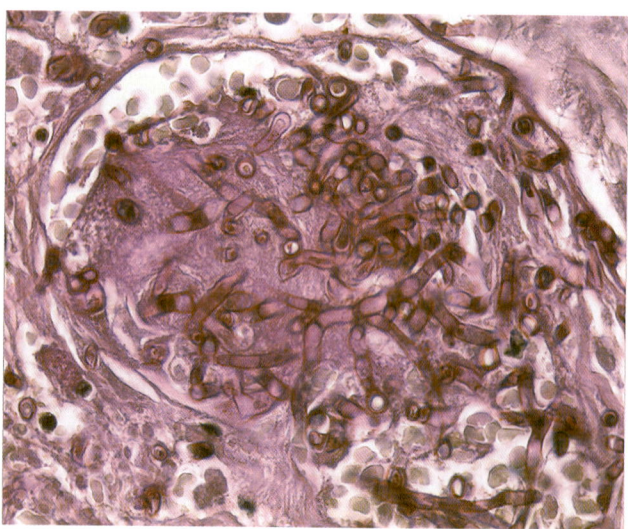

Figura 32.51 Aspergilose. Disseminação hematogênica em paciente com leucemia, formando massa que obstrui a luz de vaso dérmico.

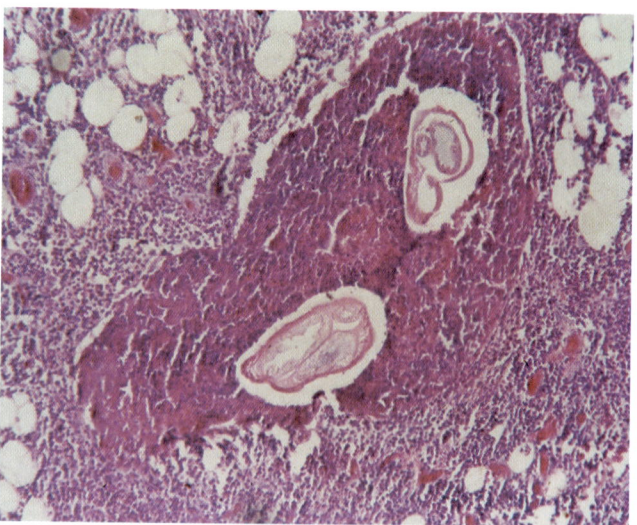

Figura 32.53 Filariose. Larvas em meio a material fibrinoide circundado por intenso infiltrado inflamatório.

A larva parece penetrar na pele (via óstio folicular ou glândulas sudoríparas), nos pés, nas nádegas ou no abdome. No local de penetração, surge prurido intenso, com pápula ou vesícula. A migração da larva inicia-se 2 a 4 dias após e associa-se à formação de trato serpiginoso e eritematoso característico (bicho geográfico). A velocidade de migração é de 1 a 2 cm por dia. Biópsia no trato avançado identifica túnel junto à junção dermoepidérmica. A larva pode ser encontrada mais superficialmente na epiderme, que mostra espongiose, vesiculação e exocitose de neutrófilos e eosinófilos. Na derme, há telangiectasia e discreto infiltrado misto.

Pediculose

Pediculose da cabeça é infecção cutânea causada por piolhos, que sugam sangue e vivem em pelos do couro cabeludo. A infecção causa prurido, escoriações por coçadura e lesões secundárias, com impetigo, foliculite e eczema. Na pediculose do corpo, tais complicações são frequentes e associam-se a hiperpigmentação, constituindo a chamada *moléstia dos vagabundos*. Na pediculose do púbis, aparecem pequenas manchas vermelho-azuladas, ovais ou elípticas, com pápula puntiforme central devida à picada do parasito. O diagnóstico é confirmado pela presença de ovos de 0,8 mm (lêndeas) presas à haste dos pelos ou pelo achado de parasitas adultos.

Tungíase

Tungíase é a manifestação causada por uma pulga, *Tunga (Sarcopsylla) penetrans*, que se aloja de preferência nos pés, particularmente nas regiões periungueais (bicho-de-pé) e menos frequentemente em outras áreas dos membros inferiores, nas regiões anal e escrotal e na face. A lesão consiste em pontos esbranquiçados 1 a 2 mm, pruriginosos, às vezes com edema e supuração, raramente com abscessos, úlceras e linfangite. Tétano e gangrena gasosa são complicações. O agente é encontrado em túneis na epiderme (Figura 32.54).

Miíase

Miíase é a infestação da pele e de orifícios naturais por larvas de moscas. Há duas formas: (a) furunculoide (vulgarmente conhecida como "berne"), em que a larva, encistada na pele, elimina-se espontaneamente após completar sua evolução; (b) cavitária, em que as larvas penetram em ulcerações ou em membranas mucosas de orifícios naturais (nariz, ouvido) e podem perfurar as cartilagens e os ossos, provocando lesões destrutivas graves quando atingem regiões nobres, como as cavidades orbitária e craniana.

Picada de insetos

Picada de insetos, como mosquitos, carrapatos, "barbeiros" (*triatomídeos*) e pulgas, produz lesões cutâneas variadas conforme a sensibilidade do indivíduo. Mais frequentemente, surgem lesões eritematosas, pontos hemorrágicos ou pápulas, que regridem em alguns dias. Em indivíduos hipersensíveis, as lesões são maiores, às vezes nodulares e ulceradas, e persistem durante meses ou anos. Clínica e histologicamente, muitas dessas lesões apresentam dificuldade diagnóstica. Com frequência, a epiderme é hiperacantótica e pode apresentar hiperplasia pseudoepiteliomatosa. Na derme, há infiltrado de eosinófilos, plasmócitos, linfócitos e macrófagos. Alguns macrófagos podem ter núcleo grande, hipercromático, em mitose, ou ser binucleados, simulando micose fungoide ou linfoma de Hodgkin. O infiltrado pode configurar grandes folículos linfoides nas regiões média e inferior da derme, lembrando linfocitoma cutâneo. O diagnóstico é facilitado pelo achado de partes do inseto, livres na derme ou cercadas por reação do tipo corpo estranho.

Escabiose (sarna humana)

Escabiose ou sarna humana, infecção da pele causada pelo *Sarcoptes scabiei var. hominis*, manifesta-se por lesões lineares características, com 2 a 3 mm, chamadas galerias ou túneis (Figura 32.55), que apresentam na parte terminal cega uma vesícula puntiforme. As lesões localizam-se de preferência nas aréolas mamárias, na parte inferior dos côncavos axilares, no abdome, nas nádegas, nos punhos e no pênis. Além dessas lesões patognomônicas, há minúsculas pápulas róseas e escoriações resultantes de coçadura.

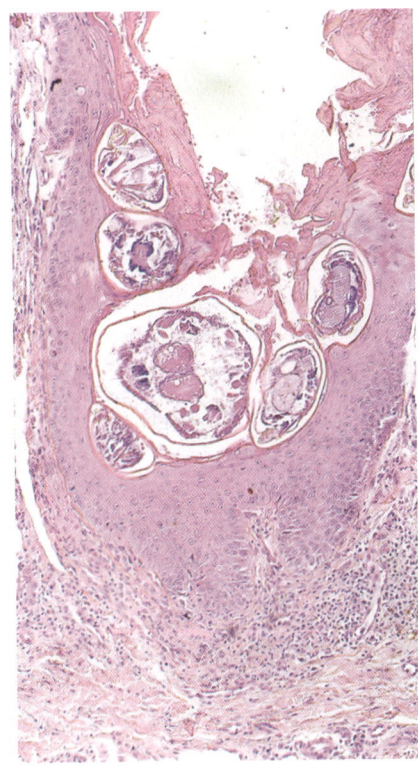

Figura 32.55 Escabiose. Hiperceratose, hiperplasia da epiderme e túnel com os ácaros.

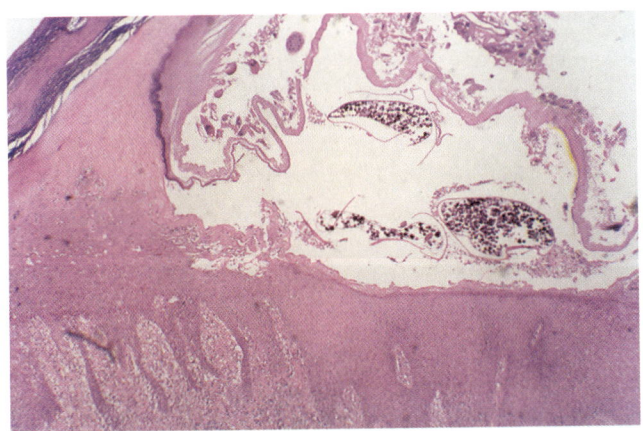

Figura 32.54 Tungíase. Tunga no interior de túnel intraepidérmico.

32

Sarna norueguesa

Também conhecida como escabiose crostosa, é encontrada em indivíduos imunocomprometidos (idosos, com lúpus eritematoso, infectados pelo HIV ou transplantados) ou com perdas sensoriais e/ou da capacidade de coçar (hanseníase, infecção por HTLV-1, paraplegia). As lesões caracterizam-se por escamas e crostas espessas, estratificadas e aderentes, amareladas, disseminadas por todo o tegumento, inclusive na face e no couro cabeludo (Figura 32.56 A). O túnel ou galeria é escavado na camada córnea, e a extremidade cega alcança a camada espinhosa. No túnel, são encontrados a fêmea do ácaro, larvas e ovos, às vezes fragmentados (Figuras 32.56 B e C). Na camada espinhosa, observam-se edema intracelular, espongiose e vesiculação. A derme mostra infiltrado de mononucleares, predominantemente de linfócitos. Nos últimos anos, houve recrudescência da escabiose.

▶ Neoplasias

Neoplasias da pele, benignas ou malignas, originam-se na epiderme, na derme ou nos anexos cutâneos. Uma classificação rígida das neoplasias cutâneas é difícil pela ausência de unanimidade entre os estudiosos quanto à interpretação histogenética de algumas lesões. Ao lado disso, muitas vezes é difícil distinguir lesões hiperplásicas de neoplasias verdadeiras. De maneira prática, as neoplasias cutâneas primárias são agrupadas em neoplasias da epiderme (benignas, carcinoma *in situ* e carcinoma invasor), da derme e dos anexos, nevos pigmentados e melanomas. Além de neoplasias, serão aqui também descritas as principais lesões pré-cancerosas da pele.

Tumores benignos da epiderme

Papiloma

Papiloma é um termo genérico e descritivo para indicar tumores benignos e hiperplasias tumoriformes caracterizados pela projeção de papilas dérmicas que elevam a epiderme, a qual aparece ondulada ou papilomatosa, com hiperceratose e acantose. O termo é impróprio, porque muito amplo, pois papilomatose ocorre em várias entidades, como ceratose seborreica, ceratose folicular invertida, ceratose senil, corno cutâneo, verrugas, acantose nigricante e papiloma fibroepitelial. Por isso mesmo, em vez do termo genérico, é preferível empregar a denominação de cada entidade.

Ceratose seborreica

Ceratose seborreica é neoplasia benigna intraepidérmica geralmente pigmentada, prevalente em adultos ou idosos e associada comumente a fotoexposição crônica ou, às vezes, a doenças genéticas ou metabólicas. A lesão pode surgir em qualquer parte do corpo, exceto palmas e plantas. No início, aparecem máculas que evoluem para pápulas ou placas únicas

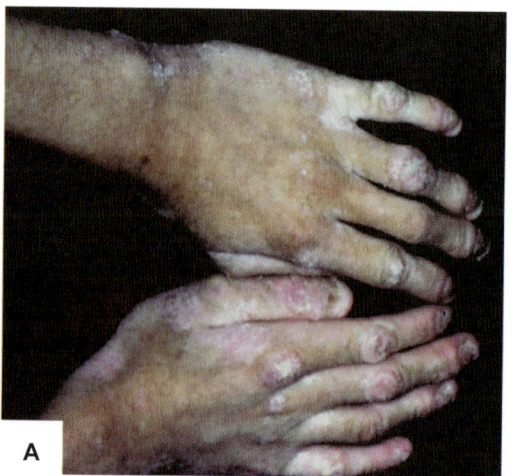

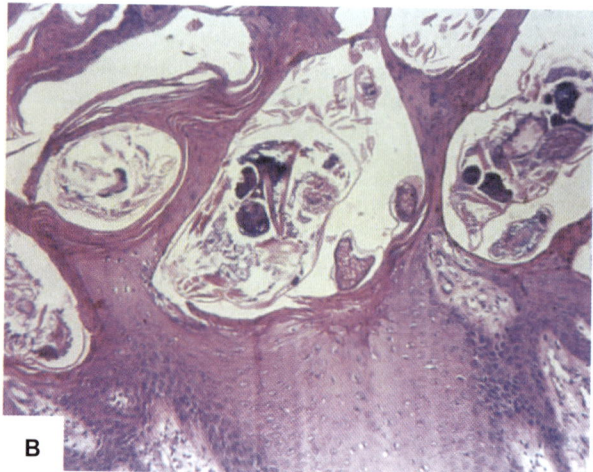

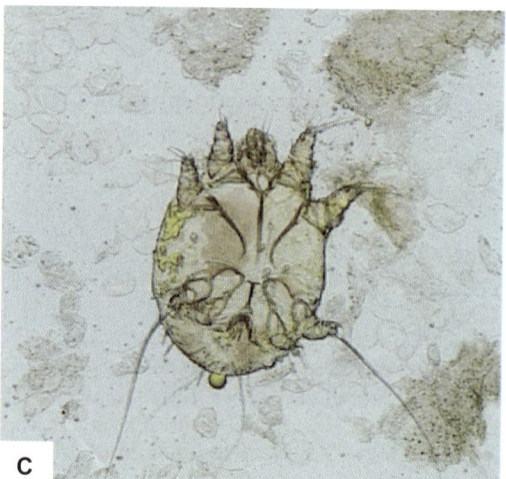

Figura 32.56 A. Sarna crostosa. Lesões ceratóticas nas regiões interdigitais. **B.** Aspecto histológico com os túneis habitados. **C.** *Sarcoptes scabiei* em pesquisa direta da lesão.

ou múltiplas, de coloração heterogênea, com tons castanho, preto ou azulado. Ceratose seborreica entra no diagnóstico diferencial clínico e dermatoscópico com melanoma. Numerosas lesões de aparecimento repentino (sinal de Leser-Trélat) são manifestação paraneoplásica associada a neoplasias malignas, sobretudo carcinoma do estômago.

Histologicamente, encontram-se papilomatose e proliferação de ceratinócitos basaloides, sem atipias nucleares, com grau variável de diferenciação escamosa e pseudocistos córneos. Há vários tipos histológicos: macular, hiperceratótica (papilomatosa), acantótica (Figura 32.57), clonal e adenoide (ou reticulada). Algumas lesões mostram disceratose e pequenas pérolas córneas e associam-se a denso infiltrado de mononucleares, constituindo a ceratose seborreica irritada. Na fase inicial, a lesão simula melanose; lentigo solar pode ser lesão precursora. Infiltrado inflamatório na interface com padrão liquenoide simula líquen plano e é sinal de regressão da lesão, chamada de *ceratose líquen plano-símile*.

Nevo epidérmico

Nevo epidérmico consiste em malformação congênita constituída por lesão verrucosa linear, única ou múltipla, que segue as linhas de Blaschko e não sofre modificações durante a vida. A lesão, que consiste em pápula verrucosa amarelo-acastanhada com margens irregulares, principalmente no tronco e nos membros, associa-se a várias doenças ou síndromes, entre elas a *síndrome CHILD* (*congenital hemidysplasia with ichthyosiform nevus and limb defects*). Histologicamente, o nevo é representado por hiperceratose, papilomatose e acantose que simulam acantose nigricante ou ceratose seborreica. Alguns casos apresentam hiperceratose epidermolítica.

Corno cutâneo

Trata-se de expressão essencialmente clínica empregada para descrever hiperceratose exuberante com paraceratose variável que faz protuberância na pele em dimensão maior do que a metade do maior diâmetro da lesão. Na base do corno, podem existir várias lesões ou doenças, sobretudo ceratose actínica, verruga viral, carcinoma de células escamosas, carcinoma basocelular, ceratoacantoma, ceratose seborreica ou ceratose liquenóide. Para o paciente, o mais importante é o diagnóstico de cada uma dessas lesões, pois o comportamento e o prognóstico são diferentes.

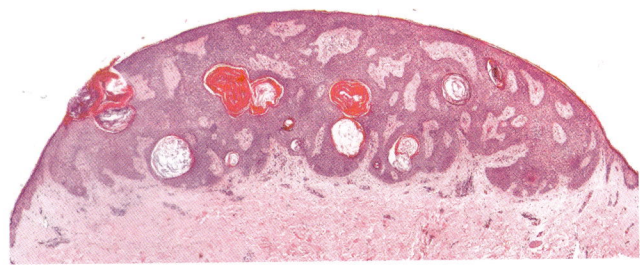

Figura 32.57 Ceratose seborreica acantótica. Hiperceratose, papilomatose, acantose e pseudocistos córneos.

Lesões pré-cancerosas

São lesões morfológicas que apresentam maior risco de evoluírem para neoplasia maligna; nelas, os distúrbios da proliferação e da diferenciação celulares ficam confinados à epiderme.

Ceratose actínica

Ceratose actínica, senil ou solar caracteriza-se por placas cobertas de escamas secas, aderentes e pardacentas, medindo até 1,0 cm, que surgem em pessoas idosas. As lesões aparecem sobretudo em áreas expostas à luz solar, como face, pescoço, dorso das mãos e antebraços; mucosas dos lábios e conjuntiva podem ser afetadas. A lesão é mais comum em pessoas de pele clara. Indivíduos imunossuprimidos têm maior risco de desenvolver ceratose actínica e carcinoma escamoso. Parece haver predisposição genética para tais lesões. Pacientes com vitiligo ou que recebem transplante de órgãos apresentam lesões mais extensas (Figura 32.58 A). Ceratose actínica é marcador de risco para carcinoma escamoso (em até 10% dos pacientes), basocelular e, em menor proporção, melanoma. As lesões com maior risco de transformação são as hiperceratóticas no dorso das mãos, nos punhos e nos antebraços.

Histologicamente, o tipo mais frequente é o hiperceratótico, que se caracteriza por faixas alternadas de hiperceratose e paraceratose recobrindo áreas de epitélio displásico e de tampões hiperceratóticos nos óstios de ductos sudoríparos. Há ainda grau variável de displasia da epiderme envolvendo áreas interanexiais. Às vezes, as lesões limitam-se à camada basal (Figura 32.58 B). Em outras, há brotamentos de epitélio atípico na derme papilar e, raramente, grupos de células atípicas em torno de anexos (Figura 32.58 C). Alguns casos mostram espessamento dos cones epiteliais com atipias acentuadas (ceratose solar bowenoide). A derme mostra elastose solar, capilares dilatados e infiltrado de mononucleares; quando associada a degeneração de liquefação da camada basal e apoptose, tem-se a ceratose solar liquenoide. Nas formas pigmentadas, há aumento de melanina em ceratinócitos, melanócitos e macrófagos dérmicos.

Ceratose arsenical

Deve-se à ingestão prolongada de arsênico inorgânico ou à aplicação tópica repetida de compostos arsenicais. O quadro apresenta-se como lesões córneas múltiplas nas extremidades, especialmente em palmas e plantas, acompanhadas de pigmentação generalizada em confete, em especial no tronco. Cerca de 8% das lesões evoluem para carcinoma. Arsênico associa-se também à doença de Bowen e a carcinomas viscerais, principalmente de brônquios e do sistema genitourinário. Histologicamente, as lesões variam de hiperceratose e acantose a displasias e carcinoma *in situ*.

Leucoplasia

Termo essencialmente clínico, leucoplasia caracteriza-se por placas esbranquiçadas, circunscritas e pouco elevadas, na mucosa bucal, na língua ou nos lábios da vulva, sem causa conhecida. Quando há irritação pelo fumo, traumatismo por peças dentárias mal ajustadas ou líquen plano, a lesão não é considerada leucoplasia. O quadro histológico é semelhante ao da ceratose senil (hiperceratose, acantose e graus variados de atipias celulares), sendo a paraceratose mais acentuada.

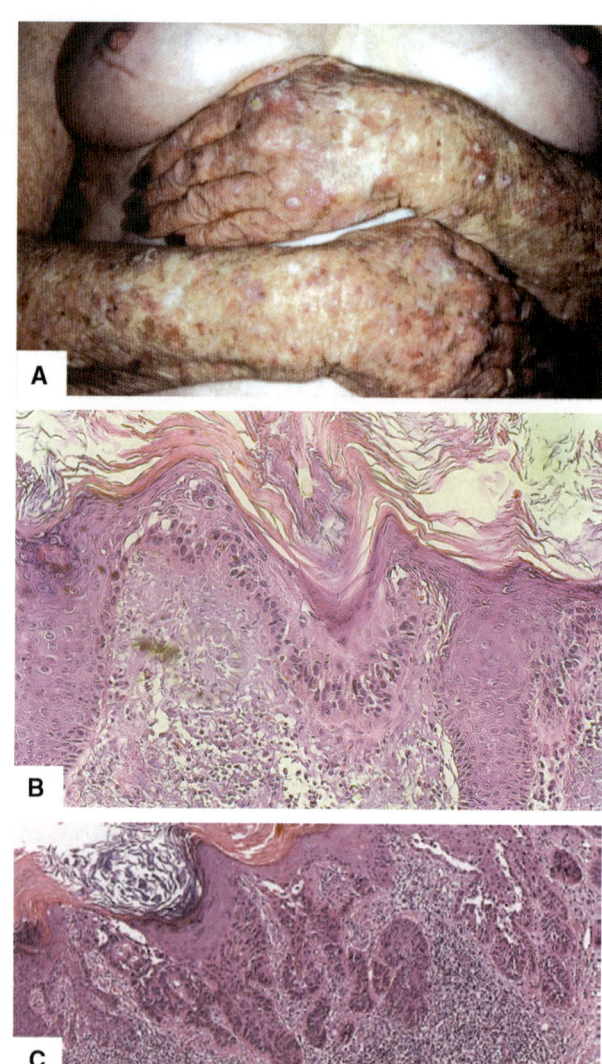

Figura 32.58 Ceratose actínica (solar). **A.** Pápulas ceratóticas em áreas expostas dos membros superiores em paciente com transplante de rim. **B.** Hiperceratose e atrofia da epiderme, que mostra perda da estratificação e atipias na camada basal, mas sem invadir a derme superior. **C.** Pleomorfismo e policromatismo nuclear das células escamosas.

Doença de Bowen

Doença de Bowen consiste em neoplasia intraepitelial de células escamosas na pele (carcinoma *in situ*). Predomina em indivíduos de pele clara e idosos e é mais frequente na cabeça, no tronco, nas extremidades e na região genital. Manifesta-se por placa vermelho-fosca, de contorno irregular e coberta de escamas ou crostas, com discreta infiltração. A etiologia inclui radiação UV e agentes químicos (p. ex., arsênico). O principal achado microscópico são células disceratóticas isoladas na epiderme, com núcleos grandes, hipercromáticos, único ou múltiplos, além de células vacuoladas (Figura 32.59); figuras de mitose são vistas em vários níveis da epiderme. Alterações histológicas semelhantes ocorrem em mucosas, constituindo a *eritroplasia de Queyrat*, que se caracteriza por placa vermelha, brilhante, bem delimitada e aveludada, na glande ou, mais raramente, no prepúcio, na vulva ou na mucosa bucal.

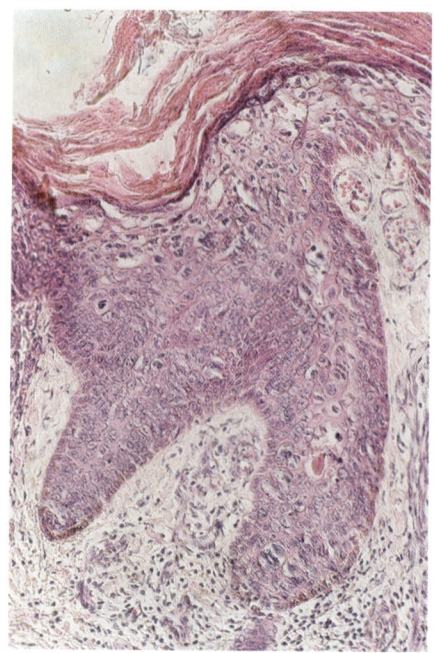

Figura 32.59 Doença de Bowen. Hiperceratose e acantose com alongamento dos cones epiteliais; perda da estratificação epidérmica com atipias celulares e células disceratóticas isoladas.

Ceratose por PUVA

Após exposição prolongada a PUVA (psoraleno + UVA), usado no tratamento de psoríase, surgem lesões ceratóticas múltiplas em áreas não expostas ao sol, como tronco e coxas. Fototerapia com PUVA também aumenta o risco de câncer da pele não melanoma, especialmente carcinoma escamoso. As lesões são verrugas hiperceratóticas ou pápulas descamativas com até 1,0 cm. Histologicamente, encontram-se hiperceratose, paraceratose, papilomatose e acantose. As lesões são circunscritas e, em 50% dos casos, mostram atipias nucleares discretas.

Tumores malignos da epiderme

Ceratoacantoma

Ceratoacantoma é lesão proliferativa escamosa de crescimento rápido, às vezes com regressão espontânea. Histologicamente, o tumor é indistinguível do carcinoma de células escamosas invasivo bem diferenciado, sendo a evolução clínica o diferencial mais importante. Trata-se de variante histológica de carcinoma de células escamosas de baixo grau que lembra carcinoma verrucoso. O tumor, mais frequente em pele actínica com intenso fotodano, surge preferencialmente na sexta ou sétima década de vida; pode ocorrer em jovens quando associado a xeroderma pigmentoso ou a nevo organoide ou após traumatismo. A lesão localiza-se sobretudo em regiões expostas, como face, pescoço e dorso das mãos. O tumor é bem delimitado, tem centro ceratótico e mede de milímetros a 20 cm (Figura 32.60 A); quando volumoso (ceratoacantoma gigante), a lesão é localmente destrutiva. Histologicamente, a lesão apresenta exuberante proliferação escamosa simétrica, em forma de cratera, que fica preenchida por intensa hiperceratose (Figura 32.60 B) e cujas células exibem citoplasma vítreo, áreas de ceratinização triquilemal,

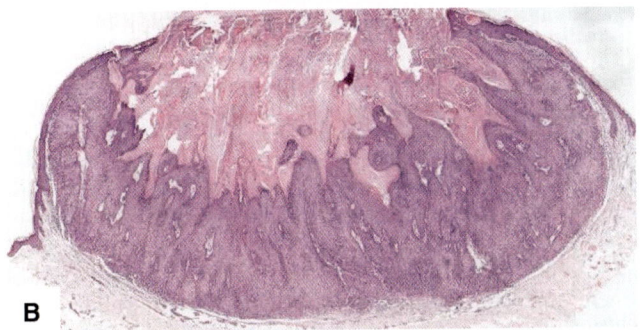

Figura 32.60 Ceratoacantoma. **A.** Nódulo com tampão córneo central. **B.** Proliferação epitelial com disceratose. As bordas da lesão englobam tampão córneo central.

pérolas córneas e neutrófilos intraepidérmicos. Atipias nucleares são discretas e mitoses, raras. Na fase regressiva, mantém-se a arquitetura crateriforme, mas a epiderme torna-se delgada e atrófica. A derme mostra infiltrado inflamatório de mononucleares. Quando a lesão é eliminada, forma-se cicatriz deprimida.

Carcinoma de células escamosas

Carcinoma de células escamosas (CCE) é neoplasia maligna que surge em qualquer local da pele, mas, sobretudo em áreas expostas, como face, pescoço, braços e dorso das mãos. Entre as causas, estão radiações (UVB, PUVA, raios X), HPV (anogenital, periungueal, carcinoma verrucoso, epidermodisplasia verruciforme), carcinógenos químicos (arsênico, hidrocarbonetos), infecções crônicas (lúpus vulgar, hanseníase, sífilis etc.) e doenças congênitas (albinismo e xeroderma pigmentoso). Além de causar mutações no DNA (sobretudo a formação de dímeros de timina – ver Capítulo 10), radiação ultravioleta reduz a resposta imunitária, contribuindo para o desenvolvimento da neoplasia. Carcinoma de células escamosas representa 15% das neoplasias epiteliais malignas da pele.

O CCE origina-se mais comumente em lesão pré-cancerosa ou desenvolve-se em úlceras crônicas e cicatrizes de queimadura; pode também complicar outras lesões cutâneas: líquen plano, prurigo nodular, necrobiose lipoídica, cisto pilonidal ou osteomielite crônica. Macroscopicamente, a lesão é nodular, ulcerada ou não, tem tamanho variado e contém ceratina.

Histologicamente, pode tratar-se de neoplasia *in situ*, restrita à epiderme e ao epitélio anexial, ou invasiva, por infiltração da derme pelas células neoplásicas. A diferenciação celular é avaliada pela quantidade de ceratina; tumores bem diferenciados formam turbilhões de ceratinização concêntrica conhecidos como "pérolas córneas". A classificação de Broders divide

o CCE em: grau I – 75% ou mais da lesão são bem diferenciados (Figura 32.61); II – 50 a 75%; III – 25 a 50%; IV – menos de 25% bem diferenciados. Também de acordo com o grau de diferenciação, o tumor pode ser classificado como bem, moderadamente ou pouco diferenciado; quanto menos diferenciado, pior é o prognóstico.

Em geral, o tumor tem evolução rápida e dá metástases linfáticas e viscerais precoces. Lesão em lábios ou ouvidos tem maior índice de recorrência e metástases. Outros fatores de pior prognóstico são tumor > 2,0 cm de diâmetro ou > 0,4 cm de espessura, neurotropismo, imunossupressão, lesões recorrentes; quando o tumor surge em áreas de queimaduras, após radiação ou como complicação de úlceras crônicas, também mostra pior prognóstico. As sedes preferenciais de metástases são linfonodos regionais, fígado, pulmões e cérebro.

Carcinoma basocelular

Trata-se da neoplasia maligna primária da pele mais frequente, cujo principal fator de risco é exposição à luz solar. Classicamente, neoplasia causa destruição local, é passível de recorrência mas não origina metástases. Os aspectos clínicos variam segundo o tipo histológico, que são: (a) nodular, geralmente pápula perlácea telangectásica, ulcerada ou não (Figura 32.62 A), com os subtipos nodulopigmentado (Figura 32.62 B) e noduloulcerado (Figura 32.62 C). Histologicamente, encontram-se blocos arredondados de células basaloides atípicas, dispostas em paliçada na periferia e desorganizadamente no centro, crescem em arranjo expansivo e costumam apresentar fenda artefatual entre a neoplasia e o estroma (Figura 32.63 A); (b) superficial, que se apresenta como placa anular discretamente descamativa (Figura 32.62 D). Ao microscópio, a lesão é multicêntrica, e os blocos tumorais estão conectados à epiderme

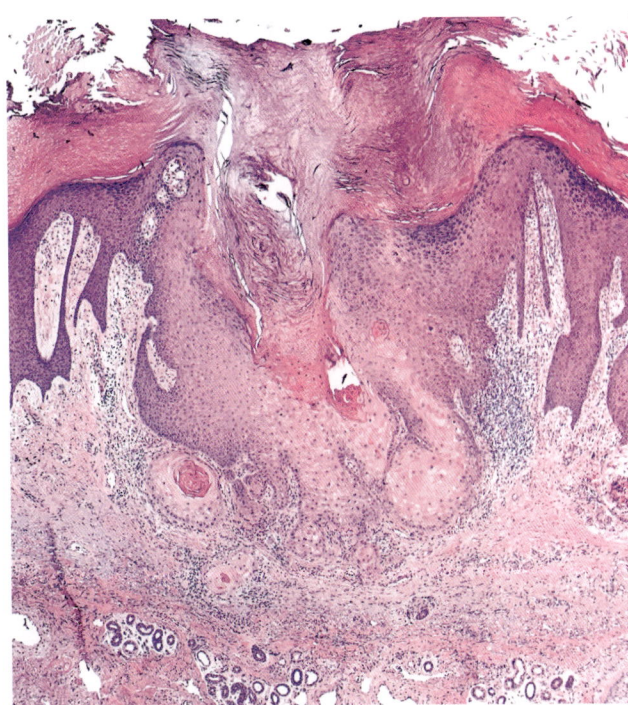

Figura 32.61 Carcinoma de células escamosas bem diferenciado, com pérolas córneas.

ou se localizam na derme papilar (Figura 32.63 B); (c) fibroepitelioma de Pinkus, variante controversa, por sua semelhança com tumor anexial. As células são basaloides e formam projeções delgadas na epiderme, anastomosadas e envolvidas por estroma fibroblástico; (d) micronodular, clinicamente semelhante ao tipo nodular. As células formam blocos pequenos, também arredondados e com fendas artefatuais, mas com padrão infiltrativo na derme; (e) esclerodermiforme (Figura 32.62 E), que mostra retração cicatricial, mas raramente ulcera ou sangra. As células basaloides atípicas formam cordões sem paliçada periférica e sem retração artefatual e infiltram a derme, bastante desmoplásica (Figura 32.63 C); (f) basoescamoso ou metatípico, que mostra aspectos clínicos e histológicos de carcinomas basocelular e de células escamosas (Figura 32.63 D). Este é tumor mais agressivo e o único tipo que pode originar metástases.

Carcinoma basocelular tem a maior prevalência de mutações somáticas entre todas as neoplasias malignas, a maioria delas associadas à exposição UV crônica. A anormalidade predominante são defeitos na via de sinalização *Hedgehog* (ver Figura 8.4). O gene *PTCH* é o homólogo humano do gene *patched* em drosófila, envolvido na proliferação celular normal. O produto codificado pelo *PTCH* é um receptor da via *Hedgehog*, que regula a polaridade e a proliferação de algumas células epiteliais. Quando não estimulado, o receptor forma um complexo com outra proteína membranosa (SMO, de *smoothened*). Quando se liga ao seu agonista (SHH), a SMO é liberada do complexo e ativa o fator de transcrição GLI 1, que estimula a proliferação celular controlada (normal). Quando existe mutação no *PTCH* e por mecanismo desconhecido, a SMO desliga-se do complexo e ativa de forma continuada GLI 1, que induz proliferação celular anormal.

Alterações no gene *TP53*, possivelmente associadas à radiação UV, também são encontradas no tumor.

A *síndrome do carcinoma basocelular nevoide* (síndrome de Gorlin), rara, afeta igualmente ambos os sexos e compreende carcinomas basocelulares múltiplos na adolescência, ceratocistos odontogênicos na mandíbula, anormalidades esqueléticas, calcificação ectópica e *pits* nas palmas e plantas. A síndrome transmite-se por herança autossômica dominante, com penetrância completa e expressividade variável. Os indivíduos afetados nascem sem um alelo do gene *PTCH* e, ao longo da vida, sofrem perda do outro alelo por ação de agentes mutagênicos variados, inclusive radiação ultravioleta. Em carcinomas basocelulares esporádicos, também existem mutações no *PTCH*, possivelmente induzidas por radiação UV.

Doença de Paget

Trata-se de extensão retrógrada na epiderme de células de adenocarcinoma originadas em estruturas subjacentes. Há duas formas: mamária e extramamária. A doença de Paget mamária envolve o epitélio do mamilo e aréola e pode estender-se à pele adjacente; em 95% dos casos, existe carcinoma da mama. Clinicamente, a lesão pode simular eczema, pois forma placa eritematodescamativa (Figura 32.64 A). A forma extramamária é rara e se apresenta como placa eritematosa ulcerada na região genital, perianal e perineal. As células neoplásicas intraepidérmicas são provenientes de glândulas anexais da própria pele ou de órgãos viscerais contíguos. Histologicamente, as células tumorais de ambas variantes têm citoplasma amplo e basofílico rico em mucina, dispostas individualmente ou em agrupamentos na epiderme e no epitélio anexial (Figura 32.64 B).

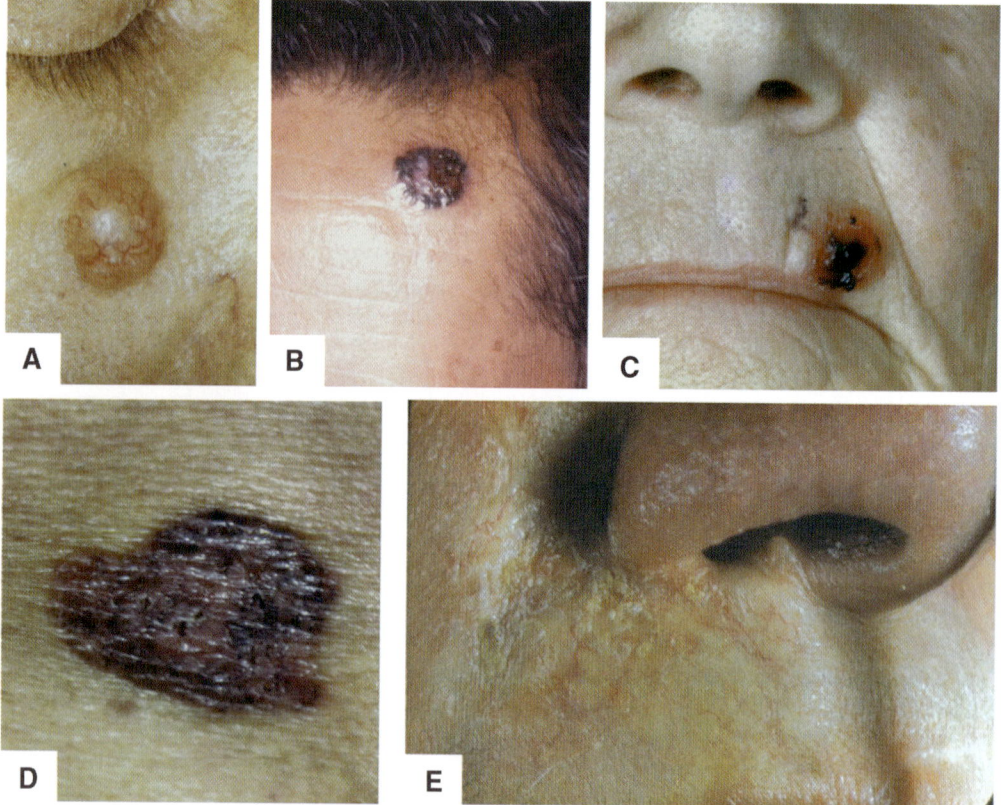

Figura 32.62 Carcinoma basocelular. Aspectos clínicos. **A.** Nodular. **B.** Nodulopigmentado. **C.** Noduloulcerado **D.** Superficial. **E.** Escleroderiforme.

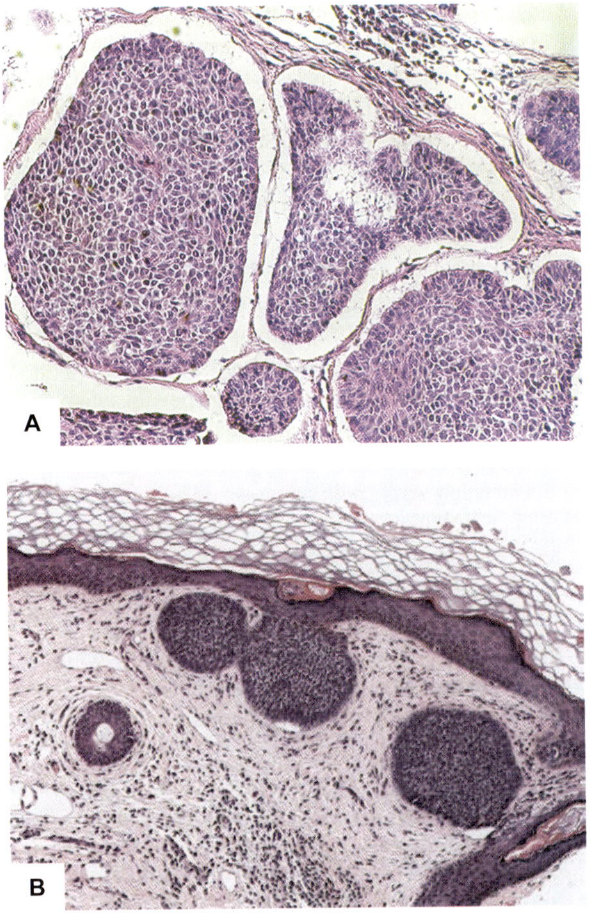

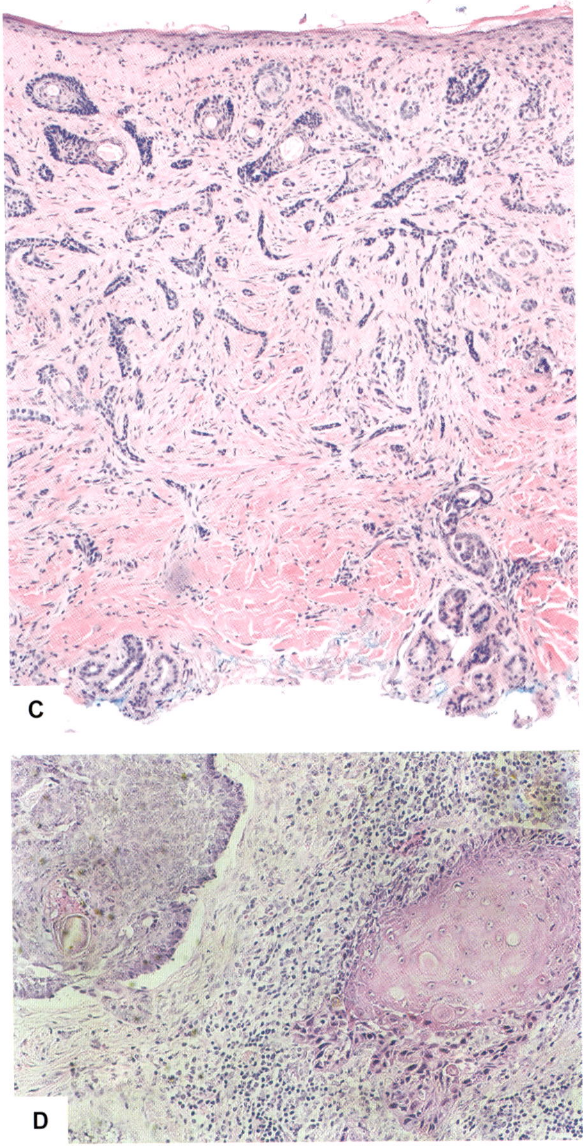

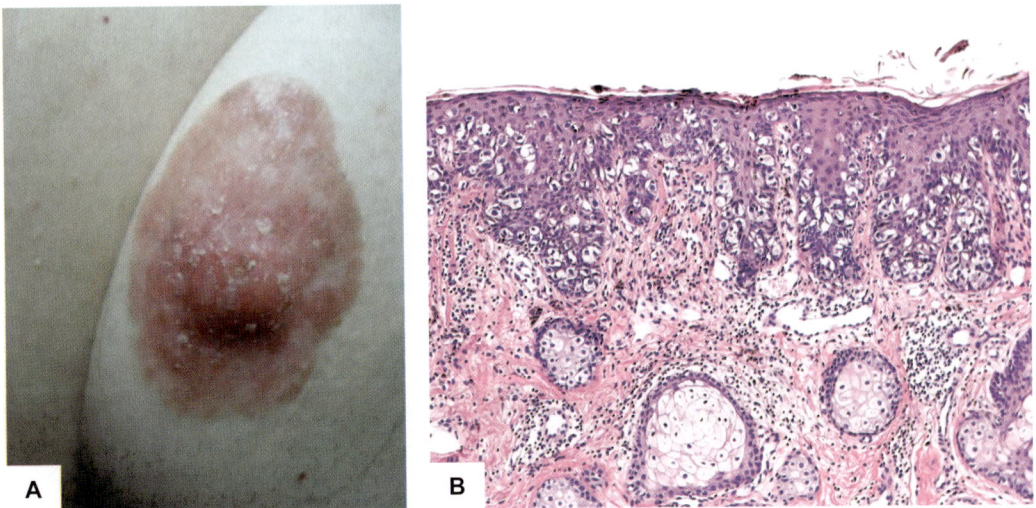

Figura 32.63 Carcinoma basocelular. Aspectos histológicos. **A.** Massas de células basaloides envolvidas por espaços claros. **B.** Massas de células basaloides em conexão com a epiderme e o folículo piloso. **C.** Variante escleroderiforme. As células neoplásicas formam cordões que infiltram a derme, que é desmoplásica. **D.** Carcinoma misto ou combinado. Associação de carcinoma basocelular sólido e carcinoma escamoso moderadamente diferenciado.

Figura 32.64 Doença de Paget. **A.** Placa eritematosa com secreção e crostas serosas na aréola e no mamilo. **B.** Epiderme permeada por células grandes e pálidas, com distribuição pagetoide.

Tumores do tecido conjuntivo

Dermatofibroma

Dermatofibroma (histiocitoma fibroso benigno), mais comum em adultos e em mulheres, apresenta-se como pápula ou nódulo de coloração eritematosa, amarelada, castanha ou negro-azulada, geralmente com halo castanho periférico. Lesões múltiplas associam-se muitas vezes a imunossupressão ou uso de imunossupressores. A natureza neoplásica ou reativa dos dermatofibromas é ainda controversa; clonalidade nas lesões favorece o caráter neoplásico. Histologicamente, o tumor localiza-se na derme e é formado por fibroblastos, macrófagos e colágeno em quantidades variáveis e dispostos em fascículos entrelaçados, com arranjo focal em redemoinho; a epiderme é acantótica e hiperpigmentada (Figura 32.65). Dermatofibroma pode surgir após traumatismo, picada de insetos e foliculites, havendo relação com inflamação prévia. Lesões em fase de crescimento simulam dermatofibrossarcoma protuberante (ver adiante), que é positivo para CD34 e negativo para fator XIIIa, enquanto o dermatofibroma é negativo para CD34 e positivo para o fator XIIIa, vimentina, estromelisina-3, actina muscular específica e CD68.

Outros tumores

Tumor desmoide surge na parede abdominal, geralmente em mulheres jovens após uma ou mais gestações. A lesão origina-se de componentes músculo-aponeuróticos da parede anterior do abdome. Não se trata de neoplasia verdadeira, sendo considerado por alguns como neoformação ambígua. A lesão faz parte da *doença associada à IgG4* (ver Capítulo 11). Histologicamente, vê-se proliferação fibrosa, às vezes com áreas de degeneração mixomatosa e cística. *Fibroma mole* caracteriza-se por pequenas lesões pediculadas, moles, na face, no pescoço ou nas coxas.

Queloide. Cicatriz hipertrófica

Queloide consiste em proliferação fibrosa exuberante que aparece após traumatismo ou por reparação viciosa de queimaduras, dermatoses preexistentes (acne vulgar) ou feridas cirúrgicas. Uso de isotretinoína pode associar-se a queloides.

Queloide pode surgir também espontaneamente após traumatismo local discreto, às vezes nem percebido pelo paciente.

A lesão surge mais em adolescentes e é mais comum em afrodescendentes, havendo casos familiares. Queloide é mais comum na cabeça (orelhas), no pescoço, no tórax e nos braços, embora possa ser encontrado em qualquer área da pele, exceto genitais, mãos e pés. A lesão é elevada, circunscrita, com superfície lisa e endurecida (Figura 32.66). Queloide pode ser pruriginoso ou sensível e tem tendência a recorrer após tratamento. Biologicamente, trata-se mais de hiperplasia do que de neoplasia, e está aqui incluído por sua semelhança histológica com dermatofibroma e pelo aspecto tumoral. Histologicamente, a lesão é representada por proliferação fibroblástica nodular com fibras colágenas espessas, hialinizadas, hipocelulares, vítreas e eosinofílicas na derme.

Cicatriz hipertrófica distingue-se do queloide por ser menos elevada e restringir-se aos limites das áreas de traumatismo. É mais encontrada na cabeça, no pescoço, tronco, joelhos e ombros, sem predisposição racial. A lesão, que tende a regressão espontânea, apresenta proliferação fibroblástica dérmica associada a atrofia epidérmica. Cicatriz hipertrófica tende a ser mais celular do que o queloide.

A patogênese da cicatriz hipertrófica e do queloide é desconhecida. Em ambos, a proliferação fibroblástica parece depender de TGF-β, encontrado em grande quantidade em fibroblastos de queloides.

Fasciite nodular

Trata-se de lesão proliferativa de fibroblastos e miofibroblastos que acomete sobretudo adultos jovens, particularmente nas extremidades superiores. O tumor é subcutâneo e geralmente único, mede 1 a 5 cm, apresenta crescimento rápido e pode ser doloroso ou sensível. A lesão não tem cápsula e é constituída pela proliferação de fibroblastos. Em lesões precoces, os fibroblastos e os miofibroblastos são arranjados frouxamente em estroma edematoso; em lesões antigas, encontram-se feixes de colágeno hialinizados. Mitoses são frequentes. A lesão regride espontaneamente e, se removida, não costuma recorrer.

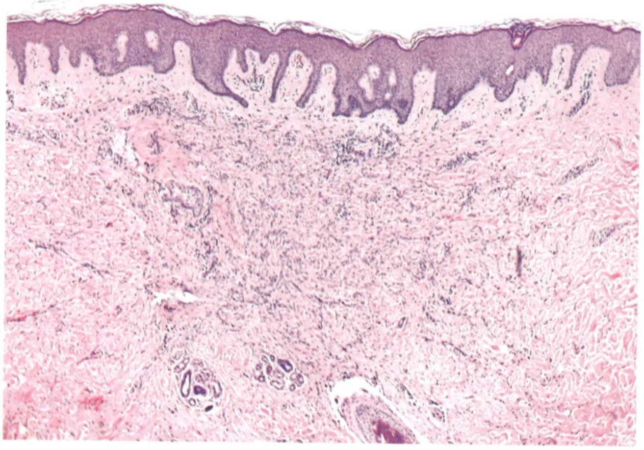

Figura 32.65 Dermatofibroma. Nódulo não encapsulado constituído pela proliferação de fibroblastos e histiócitos de permeio com fibras colágenas. A epiderme mostra hiperplasia.

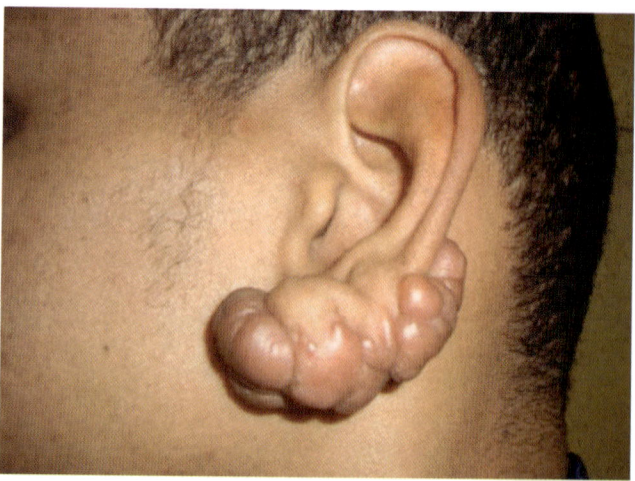

Figura 32.66 Queloide. Nódulos fibrosos no lóbulo do pavilhão auricular.

Dermatofibrossarcoma protuberante

Mais comum entre a terceira e a quarta décadas, manifesta-se por massa protuberante multinodular, com vários centímetros de diâmetro e crescimento lento, que surge como placa dérmica fibrosa. A pele sobre a lesão é vermelho-azulada, podendo formar placa atrófica. A lesão prefere o tronco (parede abdominal e tórax) e membros inferiores (coxas). Recorrência local, uma das principais repercussões da lesão, varia de 20 a 50% dos casos, sendo menor quando se faz excisão ampla ou cirurgia micrográfica. Metástases são excepcionais (0,3%). O tumor cresce lentamente e estende-se ao subcutâneo e, eventualmente, aos músculos e fáscias.

Histologicamente, a lesão inicia-se na derme, infiltra-se difusa e irregularmente no subcutâneo e é formada pela proliferação de fibroblastos com núcleos fusiformes e ovais, pouco atípicos, que se dispõem em feixes irregulares e em espirais (Figura 32.67). São vistos ainda neoformação colágena e espaços revestidos por células endoteliais; em alguns locais, encontram-se núcleos atípicos e figuras de mitose, sugerindo fibrossarcoma.

Fibroblastoma de células gigantes

Trata-se de tumor raro, dérmico ou subcutâneo, de crescimento lento, podendo atingir mais de 5 cm. É mais comum no tronco e antes de 10 anos de idade, especialmente em meninos. Após remoção cirúrgica incompleta, há recorrência em 50% dos casos. A lesão é formada por camadas de fibroblastos fusiformes e células multinucleadas em meio a matriz discretamente mixoide. Estudos moleculares mostram que o fibroblastoma de células gigantes e o dermatofibrossarcoma protuberante compartilham a mesma translocação cromossômica t(17;22), que funde o gene da cadeia β do PDGF ao gene α1 do colágeno tipo I. Hipersecreção de PDGF gerada pela translocação pode causar proliferação celular por mecanismo autócrino e parácrino.

Fibroxantoma atípico

Apresenta-se como nódulo cutâneo isolado e firme, com até 3 cm, em geral ulcerado. É mais comum em áreas expostas à luz solar, como cabeça e pescoço, em indivíduos na sétima ou oitava década. Recorrência ocorre em 5% dos casos, mas metástases são excepcionais. Todos os casos associam-se a dano por irradiação solar ou terapêutica.

O tumor localiza-se na derme, podendo invadir a hipoderme e a camada basal epidérmica, levando a ulceração. A lesão mostra mistura de células fusiformes, histiócito-símiles, xantomatosas e células gigantes multinucleadas, com acentuado pleomorfismo, hipercromasia e atividade mitótica. Citologicamente, a lesão parece maligna. Há ainda infiltrado de mononucleares na periferia do tumor e, na derme adjacente, elastose solar acentuada.

Fibrossarcoma

Ocorre em adultos jovens e tem discreta predominância em homens. O tumor é mais frequente nos membros inferiores, seguindo-se os superiores, tronco, cabeça e pescoço. A lesão origina-se em tecidos moles profundos, com envolvimento secundário da pele. O tumor tem crescimento lento, mede de 1 a 10 cm e é diagnosticado quando se torna um nódulo palpável e doloroso. A lesão pode aparecer em cicatrizes antigas de queimaduras e em áreas de radiação prévia. Há tendência a recorrência local e metástases em pulmões e ossos.

O tumor é formado pela proliferação de células fusiformes atípicas arranjadas em fascículos entrelaçados em padrão "espinha de peixe". Entre as células, que têm citoplasma escasso e núcleo alongado e hipercromático, encontram-se finos feixes colágenos. Figuras de mitose são comuns. Sobrevida de 5 anos ocorre em 40% dos pacientes. Fibrossarcoma congênito ou infantil, raro, é menos agressivo.

Tumores linfoides

Linfomas primários da pele são lesões cutâneas desse tumor sem evidência de linfoma em órgão linfoide (linfoma extranodal). Como para os demais linfomas, o diagnóstico de linfoma cutâneo faz-se por avaliações clínica, histopatológica, imuno-histoquímica e molecular. Embora possam ter o mesmo nome dos de outras localizações, linfomas da pele podem ter tratamento e evolução diferentes.

Pseudolinfoma

Pseudolinfoma é termo pouco específico utilizado para indicar lesão de natureza reativa a um estímulo desconhecido e caracterizada por proliferação linfoide que simula clínica e/ou histologicamente linfoma cutâneo. São fatores desencadeantes: picada de artrópodes, tatuagens, vacinação e certos medicamentos (antidepressivos, anti-histamínicos e bloqueadores da angiotensina II). Clinicamente, a lesão consiste em pápula, placa ou nódulo firme e eritemato-violáceo, de preferência em áreas expostas, como cabeça, pescoço e membros superiores.

Histologicamente, encontra-se infiltrado dérmico de mononucleares, às vezes com plasmócitos e eosinófilos, que forma nódulos linfoides, inclusive com zona do manto. Não é fácil diferenciar tal lesão de linfoma cutâneo. Embora possa haver padrão predominantemente de linfócitos B ou T, o aspecto geral é de proliferação mista. Quando há proliferação de linfócitos B, é típica a produção de cadeias *kappa* e *lambda* de imunoglobulinas. Há ainda macrófagos com corpos tingíveis (corpos apoptóticos). BCL-2 é positiva apenas em linfócitos T. Alguns casos podem ter populações clonais de linfócitos B ou T. Raramente, a lesão progride para linfoma cutâneo.

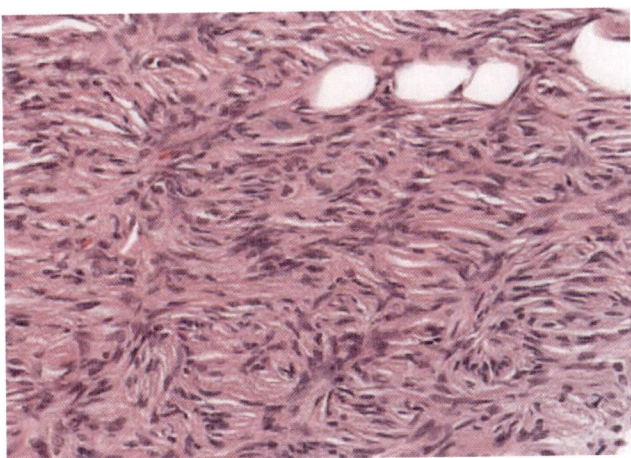

Figura 32.67 Dermatofibrossarcoma protuberante. Tumor dérmico infiltrando o subcutâneo, formado pela proliferação de feixes irregulares de células fusiformes ou ovais, com atipia discreta.

Micose fungoide

Micose fungoide é linfoma cutâneo primário de células T, epidermotrópico, formado por pequenos e médios linfócitos com núcleos cerebriformes; trata-se do linfoma cutâneo primário mais prevalente (50% dos casos). A doença manifesta-se sobretudo entre a quarta e a sexta décadas, é mais comum em homens (2:1) e em afrodescendentes e tem curso indolente e evolução prolongada, durante anos ou décadas. Pacientes com doença restrita à pele têm bom prognóstico. As lesões, que ocorrem em áreas desprotegidas, iniciam-se como máculas eritemato-descamativas de tamanhos variados que evoluem para placas infiltradas com superfície atrófica apergaminhada (Figura 32.68) que eventualmente progridem para tumores. Além dos próprios tumores, outros aspectos impactam negativamente o prognóstico, como transformação anaplásica, eritrodermia e disseminação sistêmica. Além da forma clássica, há três variantes: foliculotrópica, *cútis laxa* granulomatosa e reticulose pagetoide.

Os aspectos histológicos variam de acordo com a fase da doença. Na fase inicial, nas máculas encontram-se linfócitos pequenos e médios, cerebriformes, com halo periférico, permeando a camada basal. Nessa fase, os achados clínicos e histológicos simulam dermatoses inflamatórias. Na fase de placas, o epidermotropismo é mais evidente e forma agrupamentos de linfócitos atípicos intraepidérmicos, conhecidos como microabscessos de Pautrier (Figura 32.69 A). Na fase de tumores, há perda do epidermotropismo e aumento da celularidade por linfócitos pequenos e médios, podendo formar-se células grandes, polimórficas ou blastoides. Tais linfócitos têm imunofenótipo CD30 positivo ou negativo. Quando as células anaplásicas representam pelo menos 25% do tumor, fala-se em transformação anaplásica. O imunofenótipo das lesões costuma ser compatível com o dos linfócitos T auxiliares, positivos para CD45, CD3, CD5 e CD4 (Figura 32.69 B); poucos expressam perfil citotóxico (CD8+, Figura 32.69 C), TIA-1 e granzina positivo. Como os demais linfomas cutâneos de células T, na doença há expressão anômala negativa de CD7. Estudo molecular é indicado em casos ambíguos.

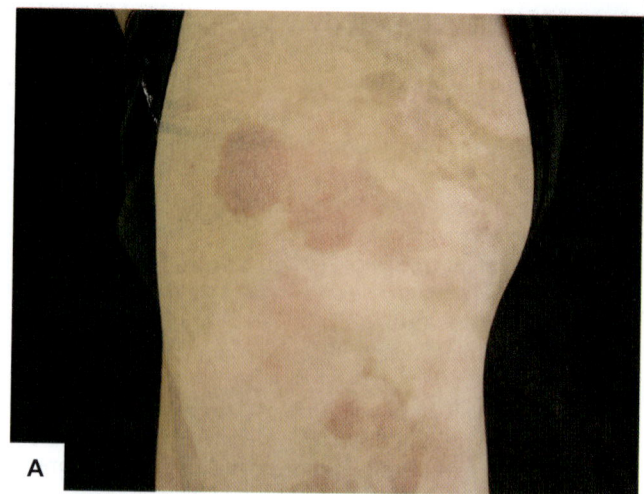

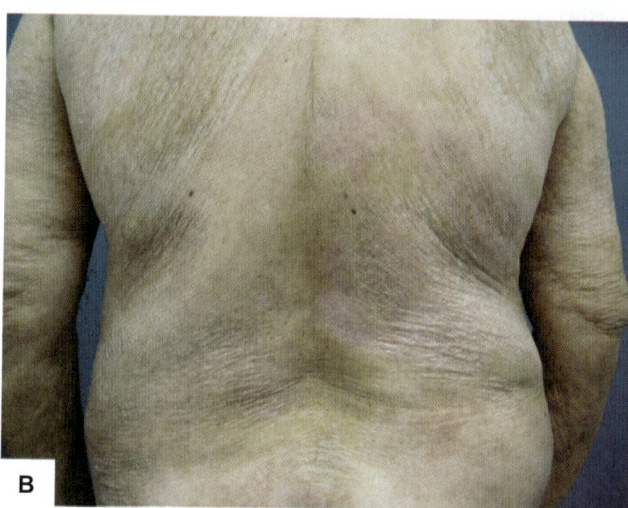

Figura 32.68 Micose fungoide. Aspectos clínicos. **A.** Forma macular (*patch*). **B.** Forma em placas.

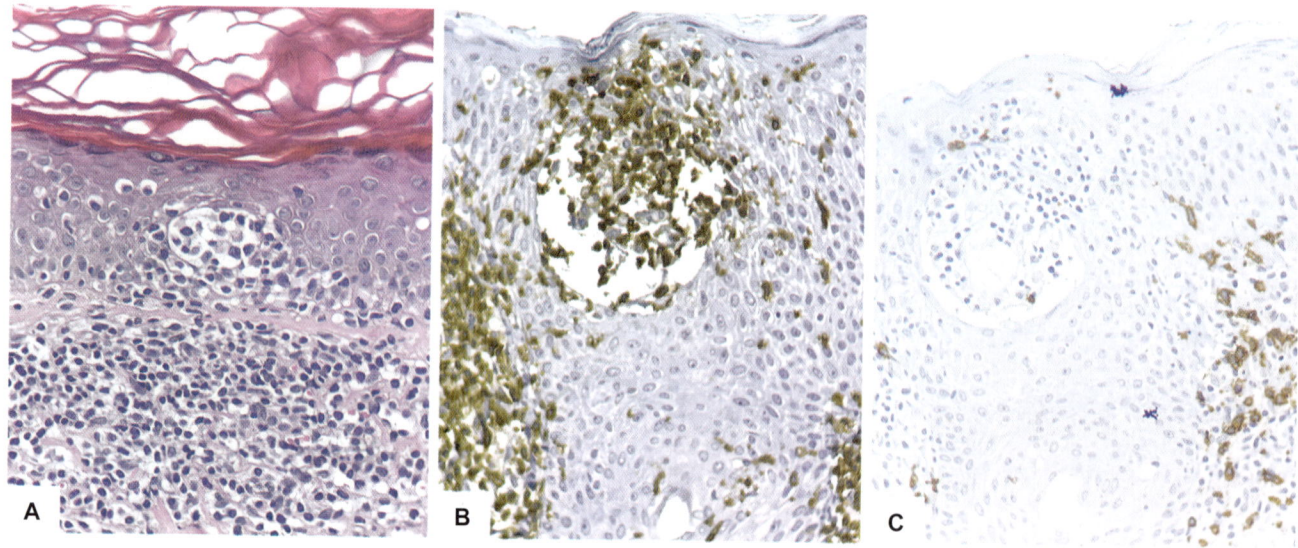

Figura 32.69 Micose fungoide. Aspectos histológicos. **A.** Infiltrado de linfócitos atípicos com epidermotropismo, formando microabscesso de Pautrier. **B.** Células linfoides positivas para CD4. **C.** Raras células positivas para CD8.

32

A etiologia da micose fungoide não é bem conhecida, embora fatores genéticos, epigenéticos, ambientais e ocupacionais estejam envolvidos. Como em outras neoplasias, o acúmulo de anormalidades gênicas pode resultar em proliferação clonal, transformação maligna e doença progressiva e disseminada. São descritas várias anomalias genômicas, embora nenhum padrão consistente tenha sido documentado. Ativação constitutiva de STAT3 e inativação ou perda de CDKN2A, PTEN e TP53 são identificadas em estágios avançados da doença, sugerindo tratar-se de eventos secundários. Há também bloqueio da apoptose.

Reações a medicamentos podem simular micose fungoide em placa ou tumoral. Os pacientes mostram placas infiltradas múltiplas ou eritrodermia com quadro histológico idêntico ao da micose fungoide. Os medicamentos mais responsabilizados são anticonvulsivantes (fenitoína, barbitúricos, carbamazepina), fármacos para doenças cardíacas (atenolol, inibidores da enzima conversora de angiotensina), anti-histamínicos, ciclosporina e alopurinol.

Desordens linfoproliferativas cutâneas primárias T CD30+

Trata-se de grupo heterogêneo e espectral de doenças linfoproliferativas cutâneas que somam 30% dos linfomas T primários da pele. Entre os polos dicotômicos representados pelo linfoma anaplásico cutâneo primário e a papulose linfomatoide, estão lesões com características intermediárias, muitas vezes com sobreposições clínica e histológica.

Papulose linfomatoide, a doença mais benigna do grupo, caracteriza-se por pápulas recorrentes e autolimitadas que involuem espontaneamente em 3 a 12 semanas, deixando cicatriz varioliforme. Em 20% dos pacientes, a lesão precede outro tipo de linfoma, comumente micose fungoide. Histologicamente, o aspecto é variado, com cinco subtipos: (1) tipo A (> 80%). Células grandes e atípicas, às vezes multinucleadas, CD30+, predominantemente CD4+, dispostas isoladamente ou em pequenos agrupamentos entremeadas por infiltrado inflamatório de linfócitos, neutrófilos e eosinófilos; (2) tipo B (< 5%). Caracteriza-se por epidermotropismo de pequenos linfócitos, simulando micose fungoide incipiente: são CD4+ e CD30+ ou CD30–; (3) tipo C (10%). Composto por numerosas células volumosas e anaplásicas CD4+ e CD30+, permeadas por escasso infiltrado inflamatório; (4) tipo D (5%). Infiltrado pouco denso de linfócitos pequenos e médios, CD30+ e CD8+, mimetizando linfoma cutâneo primário epidermotrópico agressivo CD8+; (5) tipo E (< 5%). Infiltrado linfocitário atípico, angiodestrutivo e angiocêntrico de pequenos e médios linfócitos CD30+ e geralmente CD8+. Rearranjo clonal do gene TCR é encontrado em 40 a 60% dos casos. O prognóstico é excelente na maioria dos casos, sendo o óbito devido a eventuais linfomas associados.

Linfoma anaplásico cutâneo primário de grandes células apresenta-se como nódulos ou pápulas, solitário ou múltiplos, que comumente se ulcera e regride total ou parcialmente. Em 10% dos casos, há disseminação extracutânea, sobretudo em linfonodos regionais. Histologicamente, a lesão é constituída por infiltrado difuso de agrupamentos coesos de células atípicas (5%), volumosas e anaplásicas, CD4+, a maioria (> 75%) CD30+. Pode haver epidermotropismo. O tumor não expressa EMA nem ALK, como ocorre com a variante nodal de linfoma anaplásico. Como na papulose linfomatoide, não há translocações no gene ALK. O prognóstico é favorável, com sobrevida de 10 anos em 90% dos pacientes.

Síndrome de Sézary

Responsável por menos de 5% dos linfomas cutâneos de células T, síndrome de Sézary é definida pela tríade: eritrodermia, linfonodomegalia generalizada e linfócitos T neoplásicos (células de Sézary) na pele, nos linfonodos e no sangue periférico (ver também Capítulo 25). Tudo indica que a doença representa a fase disseminada de micose fungoide. Os critérios para seu diagnóstico incluem: (a) população clonal de linfócitos T no sangue periférico; (b) anomalias imunofenotípicas (expansão da população T CD4+, resultando em relação CD4/CD8 > 10 e/ou expressão aberrante de antígenos comuns a células T maduras); (c) pelo menos 1.000 células de Sézary por µL de sangue. Segundo a OMS-EORTC, a demonstração de um clone de linfócitos T, de preferência do mesmo tipo na pele e no sangue periférico, associada aos marcadores citomorfológicos ou imunofenotípicos citados, é critério diagnóstico mínimo, permitindo excluir os casos de lesões inflamatórias benignas que mimetizam a doença.

Clinicamente, a doença manifesta-se por eritrodermia associada a descamação acentuada, edema, liquenificação e prurido. Linfonodomegalia, alopecia, onicodistrofia e hiperceratose palmoplantar são achados frequentes. A medula óssea pode conter células neoplásicas, mas substituição do tecido medular é rara. O prognóstico é ruim, com sobrevida de 5 anos em 25% dos casos. Infecções oportunistas, por imunossupressão, são a principal causa de óbito.

O aspecto histológico na pele é semelhante ao da micose fungoide (infiltrado mononuclear pleomórfico e epidermotropismo, com microabscessos de Pautrier). Os linfonodos apresentam infiltrado denso e monótono de células de Sézary, com apagamento da arquitetura normal. Os linfócitos T neoplásicos têm fenótipo CD3+, CD4+ e CD8+.

Outros linfomas. Leucemias

O linfoma/leucemia de células T do adulto (ATLL) é um tipo de neoplasia de linfócitos T associada ao HTLV-1. Em geral, as lesões cutâneas são manifestações de doença disseminada. Além das formas aguda, crônica e linfomatosa, existe uma forma indolente (*smoldering*) dessa leucemia.

Manifestações cutâneas nos demais linfomas e leucemias são comuns. Em geral, são inespecíficas, polimórficas e, às vezes, simulam várias dermatoses: máculas e pápulas eritematosas, lesões purpúricas, vesículas e bolhas, placas eczematoides, urticária, herpes-zóster, eritema multiforme, dermatite esfoliativa, liquenificação e prurigo.

Tumores do tecido adiposo

Lipoma

Trata-se de tumor benigno formado por células gordurosas maduras. Em 95% dos casos, a lesão é única. Localizado no subcutâneo, lipoma é arredondado ou lobulado, encapsulado, frouxo, móvel e de tamanho variado. Na maioria dos casos, a remoção faz-se necessária pelo caráter inestético da lesão, que quase sempre é assintomática, a não ser que comprima nervos, podendo ser dolorosa. Lipoma tem crescimento lento e é mais comum em pessoas com sobrepeso. Quando há ganho de peso, o crescimento pode acelar, mas emagrecimento, mesmo acentuado, não altera o tamanho da lesão.

32

Lipomas múltiplos são encontrados em diversas condições ou síndromes. *Lipomatose infiltrante* caracteriza-se por massas de tecido adiposo não encapsuladas que infiltram o subcutâneo, músculos, pele e, às vezes, fáscias e tecido ósseo. Aparece antes de 30 anos e pode associar-se à esclerose tuberosa e à poliomielite. Na *lipomatose familiar múltipla*, formam-se lipomas múltiplos, pequenos, móveis e encapsulados, principalmente em antebraços e coxas. Na *síndrome de Proteus*, há crescimento exagerado, assimétrico, progressivo e distorcido de múltiplos tecidos, formando hamartomas. A síndrome *hemi-hiperplasia-lipomatosa múltipla*, condição relacionada, caracteriza-se por lipomas múltiplos associados a crescimento exagerado assimétrico, porém não progressivo ou distorcido, malformações capilares cutâneas e pele plantar espessada com rugas proeminentes. A *lipomatose simétrica benigna*, mais comum em homens, consiste em depósitos de gordura extensos e simétricos na cabeça, no pescoço e na cintura escapular. Na *adipose dolorosa de Dercum*, formam-se lipomas múltiplos e dolorosos nos braços, tronco e tecidos moles periarticulares. A doença afeta mais mulheres após a menopausa. A dor, intermitente, pode ser debilitante. Na *síndrome de Gardner*, em que existe polipose do cólon, odontomas, cistos epidérmicos múltiplos, osteomas, leiomiomas e fibromatose desmoide, lipomas podem estar presentes. Hipertrofia congênita do epitélio da retina é característica. Na *síndrome de Bannayan-Riley-Ruvalcaba*, de herança autossômica dominante, encontram-se lipomas e hamartomas múltiplos. Macrocefalia é o achado mais consistente; outros sinais incluem máculas pigmentadas no pênis e hamartomas, lipomas múltiplos, polipose intestinal e hemangiomas. Esta síndrome e a *doença de Cowden* possuem mutações no gene *PTEN*, gene supressor de tumor localizado na região 10q23 (ver Figura 5.5).

Histologicamente, os lipomas são encapsulados e constituídos por tecido adiposo maduro, podendo haver metaplasia cartilaginosa e óssea. A lesão pode infiltrar-se no tecido muscular (lipoma intramuscular), conter grande quantidade de tecido conjuntivo (fibrolipoma) ou de glicosaminoglicanos (mixolipoma) ou misturar-se a tecido muscular (miolipoma, angiomiolipoma) ou a glândulas sudoríparas (adenolipoma).

Angiolipoma

Caracteriza por nódulo subcutâneo benigno, mole, formado por tecido adiposo maduro e vasos, geralmente com menos de 2,0 cm e mais dolorido do que o lipoma. O tumor aparece tipicamente nos antebraços de adultos jovens. Histologicamente, a lesão é circunscrita, encapsulada e formada por tecido adiposo maduro em meio a número variável de vasos de pequeno calibre.

Lipoblastoma

É uma variante rara de lipoma que surge apenas em crianças com até 3 anos, sobretudo nas extremidades. Quando circunscrito, constitui o lipoblastoma; quando difuso, fala-se em lipoblastomatose. Histologicamente, a neoplasia é lobulada, tem estroma mixoide em rede vascular plexiforme e fica dividido em lóbulos por septos conjuntivos. As células tumorais encontram-se em diferentes estágios de diferenciação, desde células imaturas, estreladas, mesenquimais e fusiformes, até lipoblastos e adipócitos pequenos e maduros.

Hibernoma

Trata-se de tumor mole, subcutâneo, solitário e raro, originado do tecido adiposo marrom. Clinicamente, hibernoma é indistinguível de lipoma. Em humanos, tecido adiposo multilocular é encontrado, em ilhotas esparsas, na região interescapular, no esôfago, na traqueia, em grandes vasos mediastinais e na região perirrenal. Hibernoma, no entanto, pode originar-se em outras áreas. O tumor é mais comum na área interescapular, coxas, pescoço e tórax. O tamanho médio é de 10 cm. As células tumorais assemelham-se às da gordura parda do tecido adiposo multilocular, podendo estar misturadas a número variável de células adiposas maduras.

Lipossarcoma

Constitui 15 a 20% de todos os sarcomas de tecidos moles profundos, embora seja raro no subcutâneo; a maioria origina-se em planos musculares, principalmente nas coxas. Em geral, aparece após 50 anos, é mais comum em homens e raramente é multicêntrico. Histologicamente, há três tipos. O *lipossarcoma bem diferenciado* é formado por adipócitos maduros e número variável de lipoblastos. O *lipossarcoma mixoide* lembra tecido adiposo imaturo e pode ser idêntico ao lipoblastoma: células fusiformes pequenas e uniformes encontram-se em matriz mixoide com vasos plexiformes. O *lipossarcoma pleomórfico* é o mais raro e exibe alto grau de polimorfismo nuclear e se assemelha a histiocitoma fibroso maligno. Parece que os lipossarcomas surgem *de novo*, ou seja, não são precedidos por outras lesões. No lipossarcoma mixoide existe a translocação recíproca t(12;16), enquanto no lipossarcoma bem diferenciado encontra-se cromossomo gigante e em formato de anel (cromossomo 12), com amplificação gênica. O gene *MDM2*, cujo produto inativa a p53, localiza-se em 12q.

Tumores vasculares

Constituem um grupo numeroso de lesões (ver também Capítulo 16). *Hemangioma da infância*, presente em 1 a 3% dos recém-nascidos e em 10% de crianças com até 1 ano de idade, é mais comum no sexo feminino e aparece em 20% dos prematuros de baixo peso. O tumor é mais frequente na cabeça e pescoço (60%), tronco (25%) e extremidades (15%). Aos 5 anos de idade, metade das lesões atinge o grau máximo de involução e, aos 9 anos, 90% desaparecem, deixando área residual mínima. As lesões superficiais são máculas e pápulas telangiectásicas que formam placas elevadas e bem definidas; as profundas correspondem a nódulos azulados, mal delimitados, compressíveis e de consistência borrachoide. Na fase proliferativa do tumor, vários marcadores de angiogênese estão aumentados, como FGF, VEGF e PCNA. Histologicamente, na fase proliferativa encontram-se lóbulos de células endoteliais em cordões sólidos ou massas e, às vezes, capilares com luz. Na fase involutiva, as células endoteliais são achatadas e são vistos canais vasculares dilatados, resultando em grandes vasos de parede delgada. *Hemangioma congênito* é comum nas extremidades e na região retroauricular. O tumor é formado por lóbulos de capilares na derme em meio a estroma fibroso. *Granuloma piogênico* (*hemangioma capilar*), frequente em crianças e adultos jovens, consiste em nódulo avermelhado e geralmente ulcerado, na pele ou em mucosas (p. ex., gengiva). O tumor tem sido relatado em pacientes em uso de retinoides sistêmicos. Microscopicamente, encontram-se lóbulos de capilares em meio a infiltrado de mono e polimorfonucleares e matriz fibromixoide, com colarete de epitélio hiperplásico. O *angioma em tufos* surge precocemente na infância como mácula eritematosa que evolui para placa eritêmato-azulada ou nódulo violáceo. Histologicamente, encontram-se tufos vasculares ou capilares distribuídos de forma compacta na derme, com padrão de "bala de canhão".

Angioceratoma

É lesão circunscrita ou difusa formada por vasos sanguíneos superficiais dilatados. Ao microscópio, veem-se capilares dilatados e congestos na derme associados a hiperceratose e acantose irregular da epiderme (Figura 32.70).

Sarcoma de Kaposi

Trata-se de neoplasia vascular associada à infecção pelo HHV-8 cuja sede principal é a pele. As lesões apresentam-se como máculas, placas ou nódulos e pertencem a quatro formas clínicas: (a) iatrogênica, em pacientes submetidos a transplante de órgão; (b) endêmica na África; (c) associado à AIDS; (d) forma clássica, em homens idosos descendentes de europeus meridionais e orientais. O *tipo clássico*, raro, caracteriza-se por placas ou nódulos vermelho-azulados a castanho-escuros, em especial na parte distal dos membros inferiores. A lesão progride lentamente e, às vezes, regride espontaneamente. Em 10% dos casos, há comprometimento de linfonodos ou de outros órgãos (fígado, pulmões e coração). Acometimento exclusivo de órgãos internos é raro. Em 10 a 20% dos casos, os pacientes falecem em média após 9 anos de doença, em geral por hemorragia. O *tipo africano endêmico* é comum na África equatorial e ocorre em crianças ou adultos. É disseminado e, além da pele, frequentemente acomete vísceras. Em crianças, envolvimento extenso de linfonodos subcutâneos sem comprometer a pele é comum. Lesões viscerais extensas resultam em sobrevida curta. O tipo que ocorre em *receptores de transplantes* resulta de imunossupressão prolongada pela terapia e cura-se com a retirada do tratamento imunossupressor. Ocasionalmente, associa-se a leucemia ou linfoma. Na *AIDS*, sarcoma de Kaposi cutâneo surge em 35% dos pacientes e é mais comum em homossexuais (ver Capítulo 33). Clinicamente, as lesões são menores e dispersas e progridem rapidamente. Acometimento interno é frequente.

Em todas as formas do tumor na pele, o quadro histológico é semelhante. No início, há aumento e dilatação de capilares e infiltrado de linfócitos, plasmócitos e macrófagos. Em algumas lesões, predomina o componente angiomatoso, aparecendo numerosos vasos com endotélio intumescido em meio a estroma edematoso contendo hemácias e hemossiderina. Em lesões antigas, há proliferação de células fusiformes, dispostas em várias direções, formando capilares abortivos; os núcleos são grandes, hipercromáticos e com mitoses (Figura 32.71 A). Na fase final, pode haver necrose, fibrose e desaparecimento da lesão. Às vezes, um único tumor pode apresentar as diversas alterações descritas. Imuno-histoquímica e microscopia eletrônica comprovam a origem endotelial do sarcoma de Kaposi, mas há dúvidas se o fenótipo endotelial é de vasos sanguíneos, de vasos linfáticos ou de ambos. A morfologia das células fusiformes é diferente das células endoteliais, mas expressam marcadores panendoteliais, como CD31, e de diferenciação linfática, como VEGFR-3, podoplamina e LYVE-1. Quase todos os casos (98%) são positivos para HHV-8 (Figura 32.71 B).

Linfangiossarcoma

Linfangiossarcoma é tumor maligno raro originado de células endoteliais. Ao contrário da maioria dos sarcomas, o linfangiossarcoma é mais comum na pele e em tecidos moles superficiais. A lesão predomina no couro cabeludo e na face de idosos e em áreas de linfedema crônico ou de radiodermite; muitas vezes, surge em áreas de linfedema após mastectomia radical. O tumor pode originar-se também em outros órgãos e dar metástases na pele. A lesão forma nódulos subcutâneos e dér-

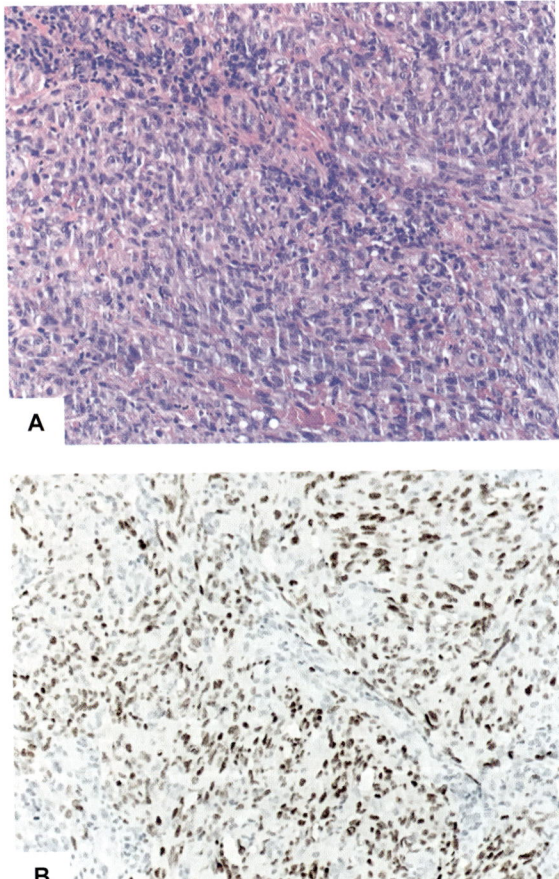

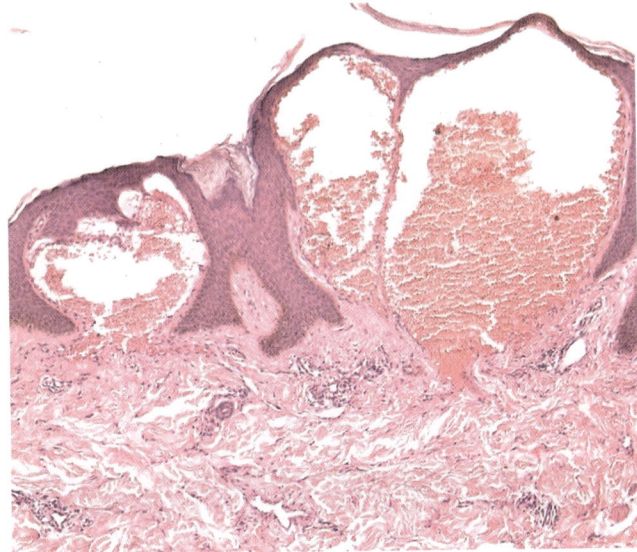

Figura 32.70 Angioceratoma. Capilares dilatados e congestos na derme papilar, associados a hiperceratose e acantose irregular da epiderme.

Figura 32.71 Sarcoma de Kaposi. **A.** Células fusiformes atípicas e com eritrócitos de permeio. **B.** Células positivas para HHV-8.

micos, vermelho-violáceos, às vezes papilomatosos e ulcerados. Histologicamente, encontra-se proliferação de células endoteliais grandes e atípicas que revestem lacunas vasculares ou formam massas sólidas. Há, ainda, proliferação e dilatação de vasos linfáticos na derme e no subcutâneo.

Malformações vasculares

Resultam de defeitos localizados na morfogênese vascular; provavelmente, algumas lesões sofrem angiogênese real, o que explicaria a sua propensão para piora, espessamento e expansão ao longo do tempo. As malformações têm endotélio quiescente, sem os marcadores de proliferação, como acontece em hemangiomas da infância (neoplasias vasculares têm as propriedades descritas no Capítulo 10). As malformações afetam capilares, veias, artérias ou vasos linfáticos (ver também Capítulo 16). De acordo com os canais anômalos predominantes e as características de fluxo, lento ou rápido, as malformações vasculares podem ser: (1) baixo fluxo, que compreendem a *capilar* (p. ex., mancha vinho do Porto), a *venosa* (chamada de forma incorreta *hemangioma venoso*) e a *linfática*, que inclui lesões microcísticas (linfangioma circunscrito) e macrocísticas (higroma cístico); (2) alto fluxo, que combina anomalias arteriais e arteriovenosas (malformações arteriovenosas).

Em malformações de baixo fluxo, os capilares, as veias ou os canais linfáticos são anômalos e malformados; a maioria está presente ao nascimento ou se torna evidente dentro de meses ou anos. As malformações de alto fluxo, com *shunt* arteriovenoso, tendem a aparecer mais tarde, às vezes em adultos. Todas as malformações vasculares são vitalícias e podem piorar com o tempo, levando a alterações inestéticas e prejuízo funcional. Malformações arteriovenosas são mais agressivas.

Em 90% dos casos de malformações vasculares (0,3 a 0,5% da população), as lesões estão presentes ao nascimento e desenvolvem-se com o crescimento da criança, tornando-se bem evidentes na puberdade; como regra, não regridem espontaneamente.

Na pele, *malformações capilares* são as mais comuns. *Manchas em vinho do Porto*, geralmente na cabeça ou no pescoço, são localizadas, embora possa haver casos familiares com lesões múltiplas. *Mancha em salmão* resulta de capilares dilatados na derme; aparece ao nascimento e tende a desaparecer nos primeiros anos de vida. Trata-se de máculas róseas a eritematosas na glabela, fronte, pálpebras, nariz, lábio superior, região occipital e nuca. Lesões na nuca podem persistir em adultos. *Telangiectasias* são lesões maculares, puntiformes ou estreladas, com ou sem halo anêmico, que se iniciam na infância ou na puberdade. A lesão pode fazer parte de síndromes (p. ex., Rendu-Osler-Weber) ou ser adquirida. Esta pode ser primária (mais em mulheres, sobretudo nos membros inferiores) ou secundária: na face, pelo envelhecimento; nos membros inferiores, por estase venosa; em vários locais, por corticoides tópicos ou sistêmicos.

Malformações linfáticas podem ser primárias ou secundárias, localizadas ou difusas, macrocísticas, microcísticas ou combinadas. A forma microcística (linfangioma circunscrito) é formada por vasos linfáticos anômalos e localiza-se em áreas crurais, membros e língua. A macrocística (higroma cístico, ver Figura 21.31) surge ao nascimento (pode ser diagnosticada à ultrassonografia pré-natal), é mais comum no pescoço e nas axilas e, às vezes, associa-se às síndromes de Noonan, de Down e de Turner. A forma combinada ocorre em especial na boca e na região malar, podendo causar macroglossia.

Malformações venosas, raras e presentes ao nascimento, podem passar despercebidas. Algumas são hereditárias, como as malformações venosas cerebrais familiares, as malformações venosas cutâneas e mucosas familiares múltiplas e a síndrome de *blue-rubber-bleb nevus* (síndrome de Bean). Histologicamente, encontra-se rede de lagos vasculares delimitados por células endoteliais achatadas.

Malformações arteriais (arteriovenosas) e *shunts arteriovenosos* são anomalias vasculares de alto fluxo e mostram aumento local da temperatura, sopro ou frêmito. Na pele, fístulas arteriovenosas podem resultar de traumatismo.

Tumores musculares

Leiomiomas apresentam-se como pápula solitária, pápulas múltiplas ou nódulos agrupados (piloleiomiomas) em adultos jovens. A maioria dos pacientes com piloleiomiomas múltiplos tem síndromes leiomiomatosas cutâneas e uterinas, com mutação germinativa no gene fumarato hidratase. Há três variantes: piloleiomioma, leiomioma genital e angioleiomioma. Piloleiomioma e angioleiomioma podem ser dolorosos.

Piloleiomioma surge em adultos jovens, em especial em homens, no dorso, na face e na superfície extensora dos membros. As lesões são geralmente múltiplas e representadas por pápulas pequenas, de crescimento lento, geralmente com menos de 1,0 cm e sensíveis ou dolorosas por compressão ou exposição ao frio. Lesões múltiplas são descritas em associação com infecção pelo HIV, leucemia linfocítica crônica e eritrocitose. Recorrências são raras, mas novas lesões podem continuar surgindo por anos. Há casos de transmissão por herança autossômica dominante. A lesão é intradérmica e pouco definida, embora em alguns casos possa ser nodular; é formada por feixes entrelaçados ou por grupos irregulares de células alongadas com citoplasma eosinofílico brilhante e em forma de salsicha, com núcleo em forma de cigarro, evidenciadas na coloração de tricrômio de Masson (Figura 32.72).

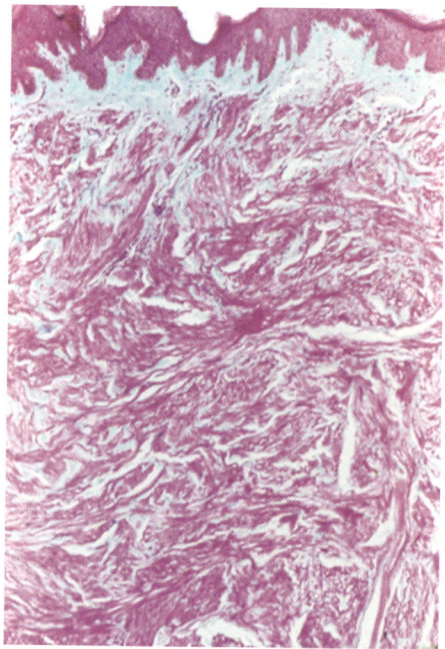

Figura 32.72 Piloleiomioma. Feixes entrelaçados, uniformes, de células musculares lisas.

Leiomioma genital é lesão única e indolor, podendo atingir vários centímetros. Origina-se da túnica darto do escroto, da *muscularis sexualis* dos grandes lábios ou da *muscularis mamilae* da mama. É mais raro, maior e mais circunscrito do que os demais leiomiomas.

Angioleiomioma manifesta-se como tumor isolado, na derme profunda ou no subcutâneo, doloroso ou sensível à compressão. A lesão cresce lentamente e tem menos de 2,0 cm. Surge em adultos, sendo as mulheres duas vezes mais acometidas do que os homens, de preferência entre 30 e 60 anos, especialmente nos membros. O tumor é constituído por massas circulares de tecido muscular liso que se origina na camada média de artérias, constituindo lesões arredondadas e encapsuladas (Figura 32.73). Os feixes de musculatura lisa são entrelaçados e uniformes e situam-se em torno de pequenos vasos com parede de espessura variável. Transformação mixoide ou hialina, trombose e calcificação são frequentes.

Tumores do tecido nervoso

Neuroma traumático

Neuroma traumático ou neuroma de amputação, mais frequente em jovens, resulta de regeneração hiperplásica de nervo seccionado (ver Capítulos 8 e 26); associa-se também a fístula arteriovenosa, mordeduras e queimaduras. Histologicamente, a lesão é formada por massa bem definida e não encapsulada de axônios e células de Schwann embebidas em tecido cicatricial/fibroso próximo ao nervo lesado. Dedos supranumerários mostram quadro histológico de neuroma traumático, podendo este resultar de amputação intrauterina.

Neurofibroma

Neurofibroma, que se origina na derme ou no tecido subcutâneo, é constituído pela proliferação bem delimitada e não encapsulada de axônios, células de Schwann, fibroblastos, perineuro, colágeno e mastócitos (Figura 32.74). O tumor pode ser isolado ou múltiplo, neste caso fazendo parte da *neurofibromatose*. Esta é doença de herança autossômica dominante, com dois tipos: (1) tipo I, ou variante cutânea clássica (*doença de von Recklinghausen*) (ver Figura 26.122); (2) tipo II, ou forma central ou acústica. Para os achados histológicos e a descrição da doença de von Recklinghausen, ver Capítulo 26.

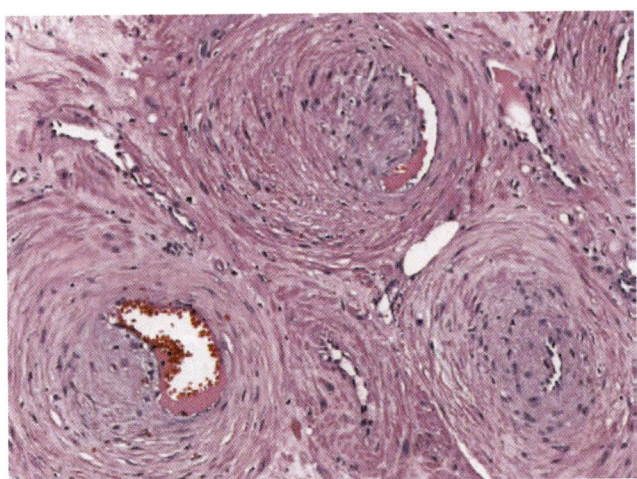

Figura 32.73 Angioleiomioma. Massas circulares de células musculares lisas originadas da camada média de artérias.

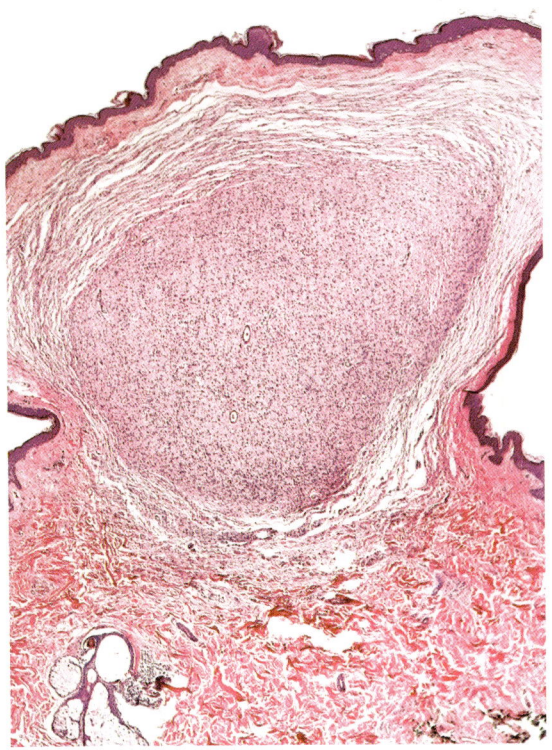

Figura 32.74 Neurofibroma. Lesão dérmica circunscrita formada pela proliferação de células fusiformes dispostas em feixes, de permeio com fibras colágenas e nervosas.

Neurilemoma (Schwannoma)

Neurilemoma é lesão benigna frequente, mais comum na quarta ou quinta década, em ambos os sexos, que se origina em nervos periféricos ou cranianos (ver Capítulo 26). Na pele, forma massa solitária, com 2 a 4 cm, sobretudo na cabeça e extremidades. Quando sintomático, a dor pode irradiar-se pelo nervo. Raramente se maligniza. Existem muitas variantes: schwannoma plexiforme, celular, melanocítico e epiteloide. Anormalidades nos genes supressores de tumor *NF2*, *LZTR1* e *SMARCB1* aumentam a suscetibilidade ao tumor.

Morfologicamdente, a lesão é formada por proliferação bem delimitada e encapsulada de células de Schwann. O tumor apresenta áreas hipercelulares (Antoni A), cujos núcleos alongados e ondulados dispõem-se em fileiras paralelas compactas formando os *corpos de Verocay* (Figura 32.75). Essas áreas são alternadas com zonas hipocelulares (Antoni B) de estroma vascularizado mixoide e com células dispostas aleatoriamente; às vezes, formam-se microcistos que podem coalescer. Mastócitos são numerosos.

Tumor de células granulares

Tumor de natureza neuroectodérmica, é lesão única, dura, indolor, circunscrita e com 0,5 a 2 cm, que surge em qualquer região da pele ou de mucosas, preferencialmente na língua. A lesão é constituída por ninhos de células alojadas em filetes nervosos; as células são volumosas, poliédricas ou esferoidais, ovais, cilíndricas ou fusiformes, com citoplasma claro e abundante contendo grânulos acidofílicos, que são ora finos, ora grosseiros (Figura 32.76). A epiderme é hiperplásica, muitas vezes com hiperplasia pseudoepiteliomatosa. Transformação maligna é muito rara.

32

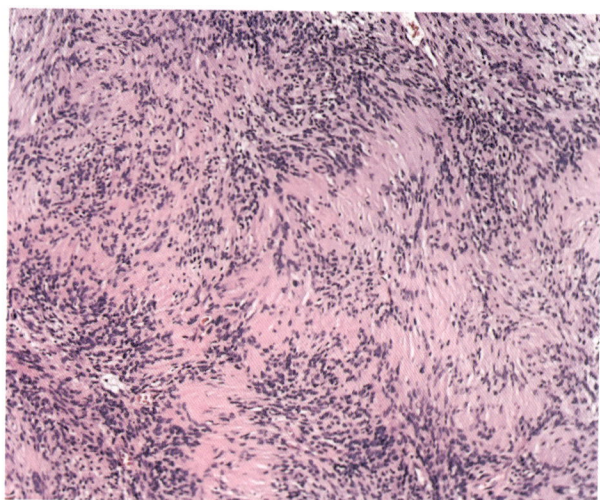

Figura 32.75 Neurilemoma. Neoplasia formada por células com núcleos alongados e compactos, em fileiras paralelas e com material homogêneo central (corpos de Verocay).

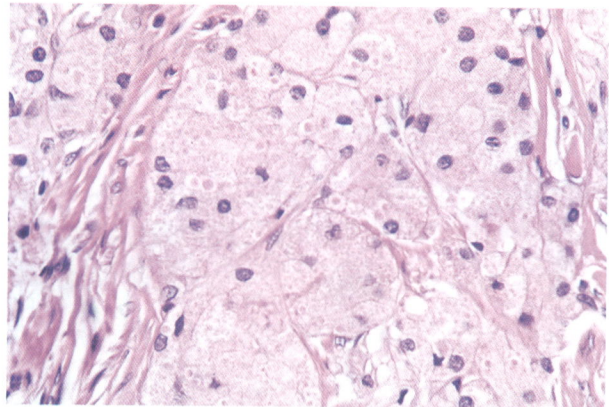

Figura 32.76 Tumor de células granulares. Células volumosas com citoplasma abundante e granular.

Glioma nasal

Glioma nasal resulta de heterotopia de células gliais. A lesão, que pode ser subcutânea ou intranasal, forma nódulo ou pólipo que pode causar obstrução nasal. Muitas vezes, associa-se a hipertelorismo. Remoção cirúrgica é curativa, sendo mandatório no pré-operatório excluir comunicação com o lobo frontal, que existe em 20% dos casos; pode existir apenas um cordão fibroso ou haver meningocele ou encefalocele. Histologicamente, encontra-se tecido neuroglial lobulado entrelaçado com tecidos neural e fibroso, sob epiderme achatada. O tecido neural compõe-se de células gliais ou astrócitos e substância glial intracelular frouxa. Neurônios podem estar presentes.

Tumores de glândulas sudoríparas

Siringoma

Frequente e em geral múltiplo, siringoma apresenta-se como dezenas de pequenas pápulas cor da pele ou amareladas, de 1 a 3 mm, nas pálpebras inferiores e nas bochechas. A lesão surge na puberdade ou no início da vida adulta, predominando em mulheres. Pode haver variações clínicas, como lesão única ou lesões múltiplas no couro cabeludo, na fronte, pescoço, axilas, tórax, abdome, nádegas, extremidades, região perioral e genitália. Histologicamente, a lesão é constituída por cistos revestidos por uma ou duas camadas de células e estruturas ductais, algumas contendo prolongamentos filiformes (em vírgula) (Figura 32.77).

Siringocistadenoma papilífero

É neoplasia benigna apócrina que se associa comumente ao nevo sebáceo de Jadassohn. Em 90% dos casos, a lesão surge na cabeça ou no pescoço. Histologicamente, o tumor forma invaginação cística crateriforme conectada à epiderme e é constituído por projeções papilíferas revestidas por duas camadas de células: uma interna de células com diferenciação apócrina e outra periférica de células cuboidais. Na derme, há infiltrado plasmocitário (Figura 32.78).

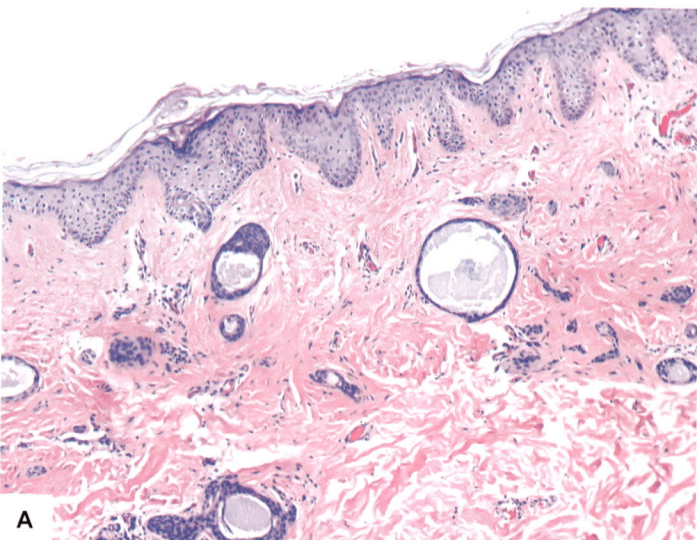
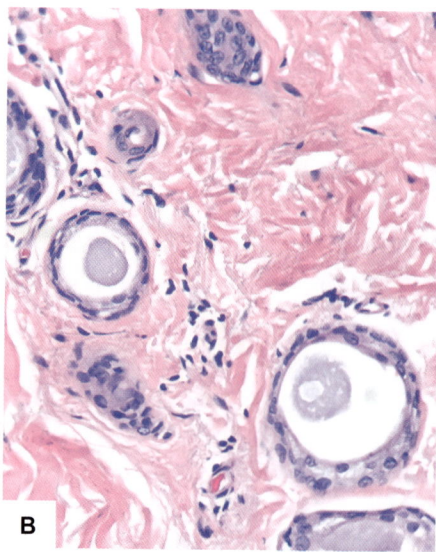

Figura 32.77 Siringoma. **A** e **B.** Formações císticas revestidas por uma ou duas camadas de células e estruturas ductais, por vezes com prolongamentos filiformes, em estroma fibroso.

32

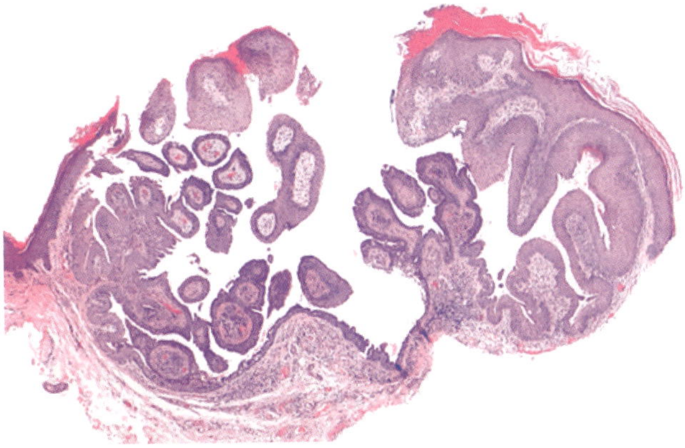

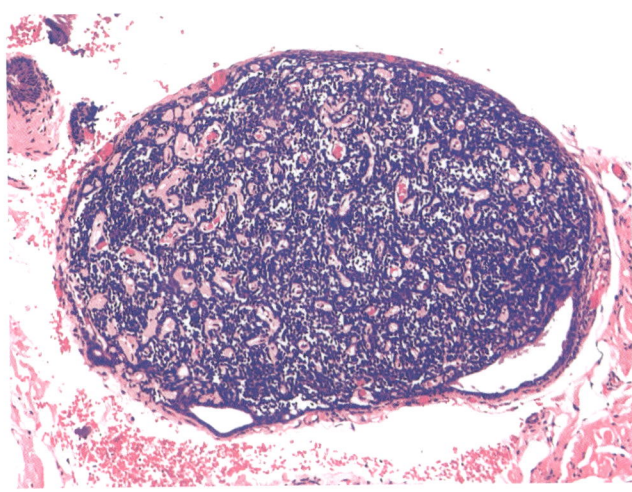

Figura 32.80 Espiradenoma écrino. Massa de células basaloides grandes e pequenas, com citoplasma indistinto.

Figura 32.78 Siringocistadenoma papilífero. Lesão constituída por proliferação e invaginação da epiderme, que forma projeções papilíferas em forma de vilosidades dentro de espaço cístico.

Cilindroma

Cilindroma, tumor benigno mais comum na cabeça e pescoço, apresenta-se como pápulas e nódulos firmes eritematoacastanhados, isolados ou múltiplos. Lesões múltiplas no couro cabeludo são conhecidas como *tumor em turbante*. Histologicamente, o tumor é simétrico, bem circunscrito e formado por blocos de células epiteliais basaloides, dispostos como um quebra-cabeça e circundados por material eosinofílico semelhante ao da zona de membrana basal (Figura 32.79). Há dois tipos celulares: as menores, com núcleo escuro, predominam em paliçada na periferia dos blocos; as maiores, com citoplasma maior e claro, localizam-se no centro. Na síndrome de Brooke-Spiegler, transmitida por herança autossômica dominante, cilindromas múltiplos, tricoepiteliomas e espiroadenomas associam-se a mutações no gene supressor de tumor *CYLD*.

Espiroadenoma

Espiroadenoma é neoplasia rara de glândulas sudoríparas, único ou múltiplo, cujos achados clínicos e histológicos se sobrepõem aos do cilindroma (Figura 32.80). As lesões podem ser ambíguas, fenômeno espectral referido como cilindroespiroadenoma ou espiroadenocilindroma. O tumor apresenta-se como nódulo subcutâneo doloroso e único; quando múltiplo, coexiste com tricoepiteliomas e cilindromas, fazendo parte da síndrome de Brooke-Spiegler.

Hidradenoma papilífero

Ocorre quase exclusivamente em mulheres jovens ou adultas. Trata-se de tumor único, com 1 a 2 cm, preferencialmente nos grandes lábios e no períneo, podendo originar-se também fora da área genital. A lesão localiza-se na derme, é encapsulada e não tem conexões com a epiderme; é formada por epitélio do tipo de glândulas apócrinas que reveste colunas fibrosas papilares e grandes espaços císticos, semelhantes a ácinos.

Tumores de glândulas sebáceas

Nevo sebáceo

Nevo sebáceo é lesão hamartomatosa frequente formada por epiderme e anexos cutâneos, presente desde o nascimento (0,3% dos neonatos) e que se modifica ao longo da vida. A lesão, com 1 a 6 cm, apresenta-se como placa amarela, dura, saliente, de superfície sulcada e sem pelos. As localizações mais comuns são couro cabeludo ou face. Na infância e na adolescência, a lesão é verrucosa e tem superfície graxenta por influência de hormônios na puberdade. Alguns tumores podem se originar no nevo, sobretudo tricoblastoma e siringocistoadenoma papilífero. Histologicamente, a lesão consiste em estruturas anexais rudimentares e glândulas sebáceas hiperplásicas independentes, ou seja, sem associação com folículo piloso e conectadas à epiderme hiperplásica. As glândulas apócrinas apresentam dilatação cística.

Hiperplasia sebácea

Trata-se de lesão comum e facilmente confundida clinicamente com carcinoma basocelular. Consiste em uma ou várias pápulas elevadas, pequenas, frouxas, amareladas e com discreta umbilicação central. Prefere a fronte e as bochechas, predominando nas últimas décadas da vida. Apesar de o desenvolvimento das glândulas sebáceas ser profundamente afetado

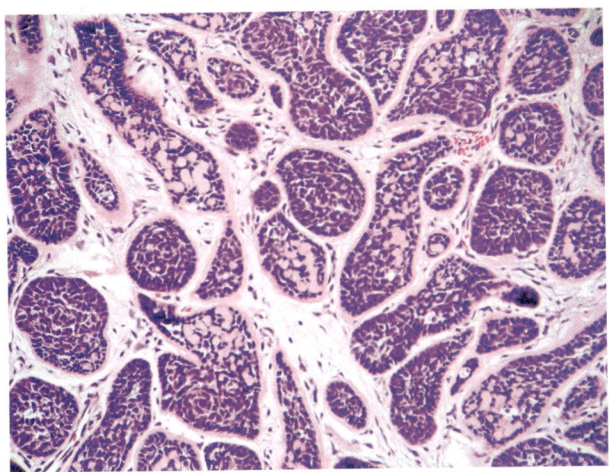

Figura 32.79 Cilindroma. Ilhotas de células epiteliais separadas por bainha hialina e faixa estreita de colágeno, dispostas como um quebra-cabeça.

por andrógenos, o modo de ação deles na hiperplasia sebácea não é conhecido. A maioria das lesões é constituída por grande glândula sebácea formada por numerosos lóbulos agrupados concentricamente em torno de um ducto comum.

Esclerose tuberosa

Esclerose tuberosa é doença sistêmica e rara. Embora herança autossômica dominante possa ser demonstrada em muitos pacientes, em mais de 80% dos casos parece originar-se de mutação esporádica (*de novo*). A doença caracteriza-se por numerosas pápulas pardo-amareladas, às vezes com telangiectasias na superfície, localizadas simetricamente na face, sobretudo nas regiões malares, impropriamente chamadas adenoma sebáceo. A lesão consiste em proliferação irregular de tecido fibroso e vasos sanguíneos, ficando os anexos cutâneos envolvidos ou comprimidos por fibras colágenas concêntricas. Em 70% dos pacientes, associam-se máculas brancas na pele, que aparecem ao nascimento ou no período neonatal; em 50% dos casos, existem fibromas sub ou periungueais e gengivais. As lesões cutâneas fazem parte de uma malformação generalizada, na qual surgem tumores e hamartomas em vários órgãos (cérebro [ver Figura 26.123], retina, coração e rim) e malformações congênitas diversas (estrabismo, lábio leporino, fenda palatina, malformações do ouvido e anomalias faciais).

Adenoma sebáceo

É neoplasia benigna que se manifesta geralmente como nódulo único, séssil ou pediculado, amarelado, com superfície lisa e menos de 1 cm, localizado na face ou no couro cabeludo de indivíduos com fotoexposição crônica. A lesão consiste em lóbulos formados predominantemente por sebaceócitos maduros, com citoplasma amplo e vacuolizado, e por células basaloides, semelhantes a sebaceócitos imaturos na periferia dos lóbulos sebáceos normais. A síndrome de Muir-Torre consiste em adenomas sebáceos múltiplos e defeitos em genes de reparo do DNA, como na síndrome de Lynch (*MLH1, MSH2, MSH6* e *PMS2*). *Sebaceoma* é neoplasia que tem semelhanças clínicas, histológicas e genéticas com adenoma sebáceo e também pode associar-se à síndrome de Muir-Torre. Em sebaceomas, predominam células basaloides; sebaceócitos maduros representam menos de 50% da lesão.

Tumores de folículos pilosos

Tricoepitelioma

Tricoepitelioma, isolado ou múltiplo, é um hamartoma menos diferenciado do que o tricofoliculoma. A *forma múltipla* é de transmissão autossômica dominante. As lesões, que se iniciam na infância e gradualmente aumentam em número, são pápulas ou nódulos múltiplos, firmes, arredondados, de cor da pele, com 2 a 8 mm; localizam-se principalmente nos campos nasolabiais, no nariz, na fronte e no lábio superior. Associação com cilindroma, também transmitido por herança autossômica dominante, é achado frequente.

Tricoepitelioma pode associar-se a algumas síndromes: (a) síndrome de Brooke-Spiegler, que se caracteriza por cilindromas múltiplos associados a espiradenomas, tricoepiteliomas múltiplos e mílio. O defeito genômico localiza-se em 16q12-13, sendo afetado o gene supressor de tumor *CYLD*; (b) síndrome Rombo, que compreende tricoepiteliomas múltiplos, mílio, atrofia vermiculada, carcinoma basocelular, cistos, cabelos *velus*, vasodilatação periférica e cianose; há uma forma

familial adicional dessa síndrome em que se associam distrofia ungueal, alopecia e miastenia *gravis*.

Tricoepitelioma solitário é mais comum do que o múltiplo, inicia-se na infância ou um pouco mais tarde, não tem padrão de herança e caracteriza-se por nódulo firme, elevado, avermelhado e, em geral, com menos de 0,5 cm. A sede preferencial é a face. O tumor pode associar-se a nevo melanocítico (comum ou azul) ou a nevo epidérmico.

Histologicamente, encontram-se ninhos ou massas de células basaloides que formam estruturas foliculares primitivas. Cistos córneos são característicos da lesão, embora possam estar ausentes. Ilhotas de células basofílicas lembram epitelioma basocelular (Figura 32.81) Alguns tumores mostram continuidade com a epiderme, que pode ser normal ou discretamente hiperceratótica e atrófica. A expressão de ceratinas mostra diferenciação em direção à bainha externa do pelo.

Pilomatricoma

Pilomatricoma apresenta-se como nódulo isolado e duro, mede 0,5 a 3,0 cm, tem crescimento lento, é revestido por pele normal e localiza-se de preferência na face, no pescoço e nos membros superiores, em crianças ou adultos jovens. Raramente, o tumor é marcador dermatológico de doença sistêmica, como síndrome de Gardner ou distrofia miotônica. Lesões múltiplas são encontradas em pacientes com síndrome de Turner, trissomia do 9 ou síndrome de Rubinstein-Taybi. O tumor é formado por massas de células epiteliais em meio a estroma fibroso. As células são de dois tipos: (a) basófilas, semelhantes às células basais da epiderme; (b) *shadow cells*, róseo-claras, com contornos nítidos e apenas remanescentes de núcleos. Focos de ceratina e áreas de calcificação ou de ossificação são frequentes (Figura 32.82). Coexiste reação inflamatória com células gigantes do tipo corpo estranho.

Pilomatricoma parece associado a defeitos na β-catenina, proteína associada a adesão e a multiplicação celulares (ver Capítulo 8). Tudo indica que o tumor resulta da formação de pelo anômalo e de estruturas que tentam reproduzir a cutícula da bainha interna da raiz do pelo, razão do termo *pilomatricoma*.

Nevos melanocíticos

O termo nevo tem dois significados. Em sentido geral, significa lesão de origem embrionária formada por estruturas maduras ou quase maduras (nevo vascular, nevo sebáceo, nevo piloso, nevo verrucoso). Em sentido estrito, refere-se a um tumor formado por células névicas, que são células pigmentadas

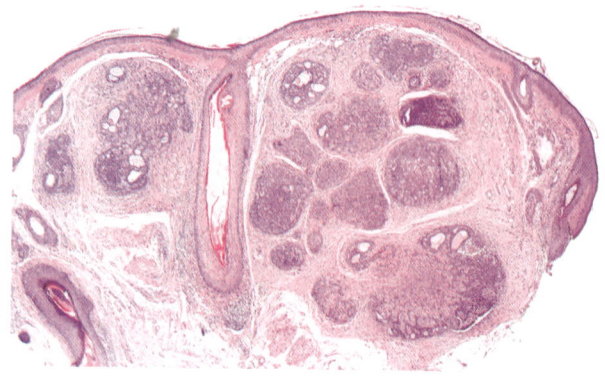

Figura 32.81 Tricoepitelioma. Massas de células basaloides, às vezes simulando estruturas foliculares primitivas.

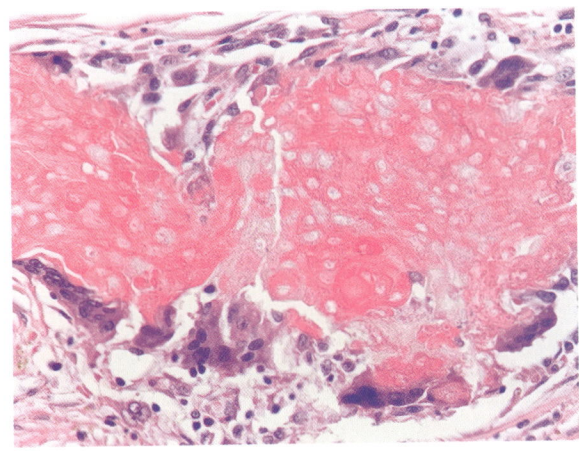

Figura 32.82 Pilomatricoma. Massas de células epiteliais basaloides na periferia e células "sombra" (*shadow cells*) no centro.

ou capazes de formar pigmento, isto é, são DOPA-positivas (*nevos melanocíticos*). Nevos melanocíticos originam-se de melanócitos, que são células derivadas da crista neural capazes de sintetizar melanina. Proliferação anormal de melanócitos resulta de transtornos nos mecanismos que regulam a multiplicação celular, particularmente anormalidades nos genes *RAS* e *BRAF*, cujos produtos são importantes no controle da divisão celular (ver Capítulos 8 e 10).

Nevos melanocíticos surgem tipicamente na infância ou na adolescência. A distribuição é igual nos dois sexos. Em média, estima-se que uma pessoa de pele branca deva ter 15 a 40 lesões durante a vida, atingindo o máximo na terceira década e com regressão e desaparecimento na oitava ou na nona década. Clinicamente, tais nevos apresentam-se como lesões planas ou elevadas (nodulares), de consistência mole, da cor normal da pele ou pardacentas, claras ou escuras (Figura 32.83). Os principais tipos estão descritos a seguir.

Nevo intradérmico

Nevo intradérmico é lesão elevada (pequeno nódulo), com grau variado de pigmentação (Figura 32.83 A). Histologicamente, as células névicas formam ninhos, massas ou cordões irregulares na derme rodeados de colágeno (Figura 32.84 A). O perfil imuno-histoquímico mostra marcação positiva nas células melanocíticas para proteína S100, Melan A, MITF e Sox-10. As células são monomórficas, embora com frequência sejam encontradas células névicas multinucleadas, que não devem ser confundidas com células gigantes do nevo de Spitz ou de melanoma. Em 10% dos nevos pigmentados, na derme inferior as células névicas são fusiformes e semelhantes a fibroblastos ou a células de Schwann e ficam dispostas em colunas que lembram bainhas nervosas. A epiderme suprajacente pode ser atrófica, por compressão, ou hiperceratótica e acantótica (*nevo melanocítico verrucoso*). Às vezes, encontram-se grandes folículos pilosos (*nevo melanocítico piloso*).

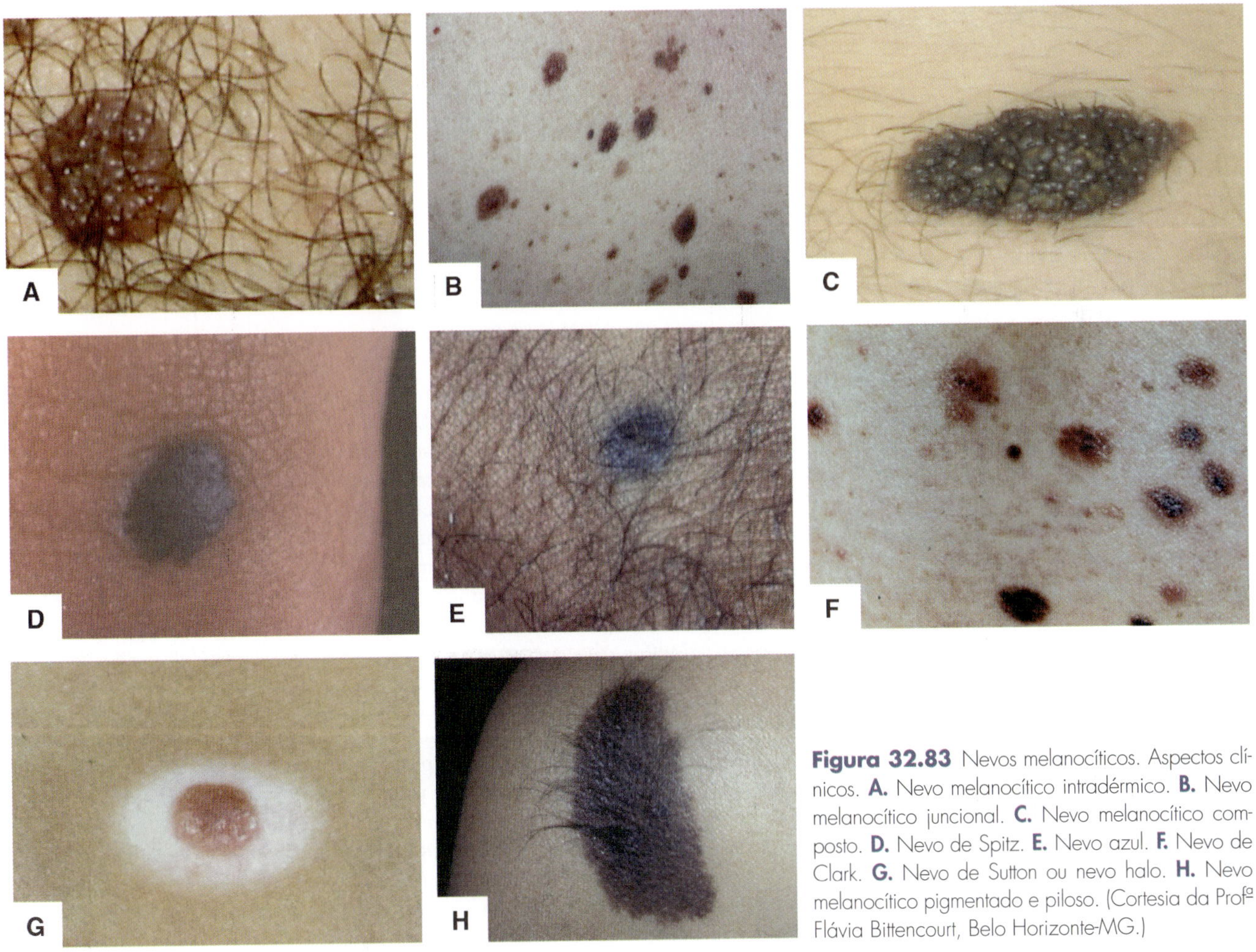

Figura 32.83 Nevos melanocíticos. Aspectos clínicos. **A.** Nevo melanocítico intradérmico. **B.** Nevo melanocítico juncional. **C.** Nevo melanocítico composto. **D.** Nevo de Spitz. **E.** Nevo azul. **F.** Nevo de Clark. **G.** Nevo de Sutton ou nevo halo. **H.** Nevo melanocítico pigmentado e piloso. (Cortesia da Profª Flávia Bittencourt, Belo Horizonte-MG.)

32

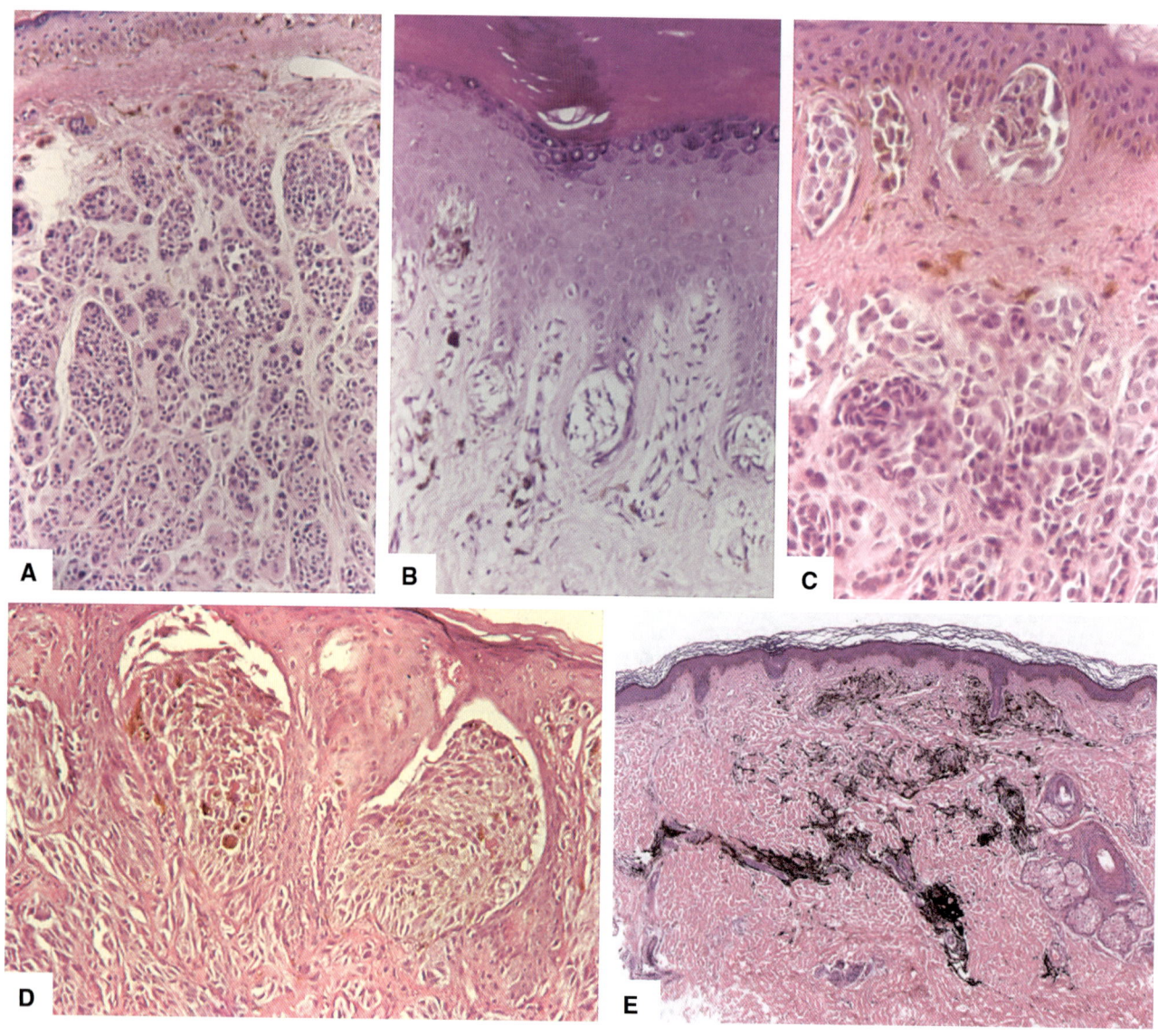

Figura 32.84 Nevos melanocíticos. Aspectos histológicos. **A.** Nevo melanocítico intradérmico. **B.** Nevo melanocítico juncional. **C.** Nevo melanocítico composto. **D.** Nevo de Spitz. **E.** Nevo azul.

Nevo juncional

É a primeira etapa na formação de nevos, em que as células proliferadas formam ninhos na junção dermoepidérmica. Clinicamente, não é possível distinguir nevo de junção de nevo intradérmico ou de nevo composto (ver adiante). Lesões planas e mais pigmentadas sinalizam para nevo juncional (Figura 32.83 B); quanto mais elevadas e menos pigmentadas se tornam as lesões, maior a probabilidade de as células névicas se encontrarem na derme. Em geral, o nevo de junção é achatado ou pouco elevado, liso e desprovido de pelo, enquanto os nevos intradérmicos podem apresentar superfície lisa ou verrucosa e conter pelos. Nevos surgem em qualquer área da pele, mas os da região palmoplantar e da genitália são, em geral, do tipo juncional. Nevo de junção é mais comum em crianças.

As células névicas formam ninhos em correspondência com a camada basal e a parte inferior da epiderme; a impressão é de que os ninhos se desprendem ou se destacam da epiderme (Figura 32.84 B). As células névicas são ovoides, possuem contornos nítidos, citoplasma homogêneo e núcleo grande, arredondado ou ovoide e pálido; podem conter ou não melanina, mas são DOPA-positivas. Em alguns nevos, as células são fusiformes e semelhantes às de Schwann. O componente de junção indica atividade do nevo. Às vezes, a epiderme é permeada por células névicas atípicas que a desorganizam, enquanto na derme há denso infiltrado inflamatório com numerosos melanóforos, tornando-se difícil a diferenciação com melanoma maligno precoce.

Nevo composto

Nevo composto (Figura 32.83 C) possui elementos tanto de nevo juncional como de intradérmico. Os ninhos de células névicas podem estar presentes tanto na epiderme como na derme ou transitando da primeira para a segunda (Figura 32.84 C). Em sua maturação natural, as células névicas sofrem modificações. Na derme superior, as células são cuboides, possuem citoplasma abundante e grânulos de melanina; na derme média, as células são menores e contêm menos melanina; na derme inferior, lembram fibroblastos ou células de Schwann, com núcleos fusiformes e raramente contêm melanina. Esse tipo de maturação é sinal de benignidade. Cerca de 10% dos nevos de adultos apresentam componente juncional, sendo, portanto, do tipo composto.

Nevo de Spitz

Nevo de Spitz, antigamente conhecido como melanoma juvenil, é um tipo especial de nevo composto mais frequente em jovens e constituído por células epitelioides e/ou fusiformes com características histológicas peculiares. A lesão é simétrica e bem circunscrita, tem aspecto papular, em placa, verrucoso ou raramente ulcerado, mede menos de 6 mm e mostra cor que varia de eritematosa a negra (Figura 32.83 D). O nevo mostra epiderme hiperplásica e grandes ninhos melanocíticos juncionais dispostos verticalmente em relação à epiderme, circundados por fendas artefatuais (Figura 32.84 D) que encerram depósitos eosinofílicos hialinizados chamados corpos de Kamino.

Neoplasias melanocíticas spitzoides formam um grupo espectral em que nevo de Spitz ocupa o polo benigno, enquanto as lesões atípicas incluem tumor de Spitz atípico (intermediária) e tumor de Spitz maligno (forma rara de melanoma). Nevos de Spitz atípicos são lesões com uma ou mais características de nevos de Spitz convencionais. Tais características incluem tamanho (maior que 1 cm de diâmetro), assimetria, envolvimento profundo da derme ou subcutâneo, ulceração, mitoses frequentes (mais de 2 a 3 por mm²), disseminação pagetoide profunda, confluência, hipercelularidade melanocítica na derme e perda de maturação. Os estudos genéticos já realizados não são suficientes para predizer o comportamento biológico das lesões. Nevos de Spitz malignos ou metastatizantes são muito raros e têm padrão atípico; quando originam metástases, estas ocorrem em um único linfonodo regional, sem progressão da doença. Ainda não há estudos suficientes para caracterizar o comportamento dessa lesão nem para diferenciá-la de melanomas convencionais.

Nevo azul

Nevo azul manifesta-se como pápula ou nódulo azulado a enegrecido, bem delimitado (Figura 32.83 E). Histologicamente, a lesão mostra proliferação melanocítica dérmica composta por células pigmentadas, com aspecto dendrítico, fusiformes ou ovoides, entremeadas por melanófagos, fibroplasia ou esclerose de fibras colágenas (Figura 32.84 E). Algumas lesões podem ser volumosas e atingir a hipoderme.

Nevo melanocítico congênito

Relativamente comum (0,6 a 1,6% da população), é neoplasia melanocítica benigna presente ao nascimento ou que surge no primeiro ano de vida. Em adultos, é classificado como: (a) pequeno (até 1,5 cm de diâmetro); (b) intermediário (entre 1,5 e 20 cm); (c) gigante (acima de 20 cm). O nevo forma lesões maculares ou em placas bem delimitadas, homogêneas, ovais ou redondas, castanhas a enegrecidas, geralmente com numerosos pelos terminais. Nevo congênito gigante forma desenhos que simulam calção de banho, gorro, cachecol, colete, manga de paletó ou meia (Figura 32.85). Em lesões no couro cabeludo e dorso, em especial as com satélites, pode haver envolvimento da leptomeninge, assintomático ou com hidrocefalia. Em 4 a 18% desses casos, associa-se a melanoma (da pele ou da leptomeninge).

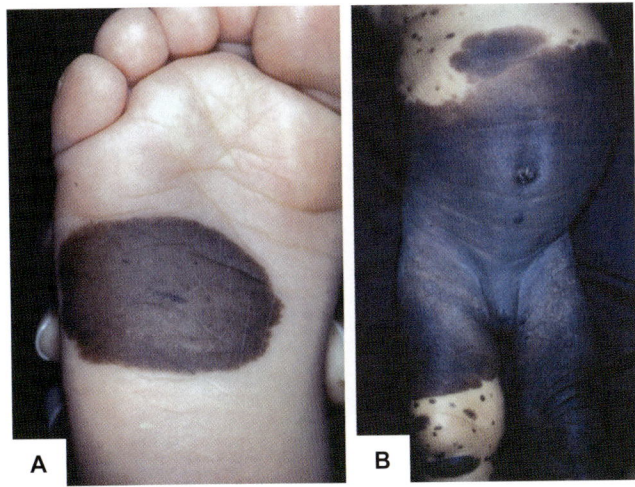

Figura 32.85 Nevos melanocíticos congênitos. **A.** Nevo melanocítico congênito médio. **B.** Nevo melanocítico congênito grande. (Cortesia da Profª Flávia Bittencourt, Belo Horizonte-MG.)

Nevo displásico (nevo atípico)

Nevo displásico tem aspectos clínicos, dermatoscópicos, histológicos e genéticos intermediários entre nevo melanocítico e melanoma em fase de crescimento radial. A lesão pode originar-se *de novo* ou de nevo preexistente. As lesões são assimétricas, exibem componente macular obrigatório, medem até 5 mm e têm coloração heterogênea e bordas irregulares. Nevo displásico pode representar lesão precursora de melanoma, marcador de risco de melanoma ou simulador clínico e/ou dermatoscópico de melanoma.

Os achados clínicos do nevo displásico são também controversos, pois as lesões apresentam assimetria, bordas irregulares e variação na cor, refletindo um padrão patológico também heterogêneo quanto à arquitetura e/ou atipias citológicas. A porção macular da lesão corresponde a proliferação melanocítica juncional caracterizada por atipias citológicas e desarranjo arquitetural, em que os melanócitos dispõem-se de forma lentiginosa (isolados) ou em agrupamentos de tamanhos variados, com distribuição descontínua e assimétrica ao longo da junção dermoepidérmica. Há ainda fusão das cristas epidérmicas, alterações do colágeno na derme papilar (fibrose concêntrica eosinofílica) e, raramente, fibroplasia lamelar por colágeno em camadas ou laminado abaixo das pontas dos cones epiteliais. Há ainda infiltrado inflamatório de mononucleares e melanófagos na derme. Nevo melanocítico composto displásico pode apresentar ainda "ombros" (Figura 32.86), que são extensão lateral do componente juncional, além do componente dérmico.

Lentigo simples

Caracteriza-se por pequenas máculas, isoladas ou múltiplas, hereditárias, castanhas e homogêneas, que surgem em crianças, em qualquer região da pele e de mucosas. Histologicamente, encontram-se prolongamentos claviformes das porções intrapapilares da epiderme, cuja camada basal mostra hiperpigmentação e hiperplasia lentiginosa de melanócitos nas extremidades inferiores das cristas epidérmicas, sem ninhos de melanócitos na junção dermoepidérmica. Lentigo simples pode representar estágio incipiente de nevo melanocítico juncional. Quando se formam pequenos "ninhos" de melanócitos pouco evidentes, a lesão é chamada de *nevo melanocítico lentiginoso juncional*.

32

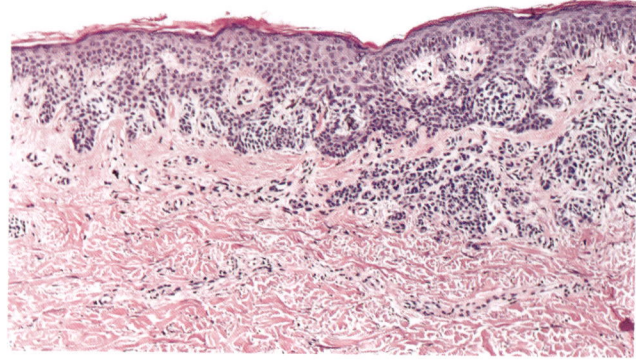

Figura 32.86 Nevo melanocítico displásico. Proliferação melanocítica juncional com atipias citológicas e desarranjo arquitetural. Os melanócitos dispõem-se de forma lentiginosa na junção dermoepidérmica.

Melanoma

Melanoma, a neoplasia cutânea mais letal, é responsável por 75% das mortes por cânceres primários da pele. Sua incidência vem aumentando ao longo das últimas décadas, em parte pelo aprimoramento diagnóstico, com incremento de 3 a 7% ao ano, embora a taxa de mortalidade permaneça estável. Nesse contexto, o exame dermatoscópico representou uma verdadeira revolução diagnóstica, pois possibilita a detecção precoce do tumor e aumenta a possibilidade de cura.

Melanoma é neoplasia da população adulta, sendo raro em crianças; nestas, associa-se a xeroderma pigmentoso, nevo congênito gigante, melanoma familial ou imunossupressão. Em crianças, o tumor é dividido em pré-puberal (até 12 anos) e pós-puberal (12 a 19 anos). O tumor pode ser: (1) melanoma *de novo*; a maioria dos casos surge sem lesão prévia; (2) associado a nevo melanocítico preexistente, congênito ou adquirido. Em 30% dos melanomas, há nevo melanocítico prévio; (3) evolução de nevo displásico (síndrome do nevo displásico familial ou nevos atípicos); (4) a partir de nevo azul, raramente.

Assim como em outras neoplasias, melanoma resulta de mutações que ativam vias de proliferação celular e/ou que bloqueiam os freios da divisão celular. Como as vias moleculares são diversas, diferentes são os tipos de melanoma.

A etiopatogênese dos melanomas é multifatorial e inclui fatores genéticos, ambientais e cor da pele. A maioria dos melanomas é esporádica; 10% deles são hereditários. Exceto no melanoma acral lentiginoso e nos tumores de mucosas, exposição à luz ultravioleta (UV), sobretudo a UVB, é o fator mais importante. A melanina tem efeito protetor contra a radiação solar, fato responsável pela menor incidência de melanomas em afrodescendentes, exceto quando albinos ou em áreas sem o pigmento, como palmas, plantas, leitos ungueais e mucosas. Radiação induz a formação de radicais livres e forma dímeros de timina. Indivíduos com deficiência de endonucleases para reparar danos no DNA, como no *xeroderma pigmentoso*, têm risco elevado de desenvolver várias neoplasias cutâneas, entre elas melanomas. O papel genético em tumores em áreas fotoexpostas é diferente daquele de tumores com baixa exposição à luz solar. Pacientes que tiveram melanoma têm risco aumentado de desenvolver um segundo melanoma. As principais anormalidades genômicas encontradas em melanomas estão descritas a seguir.

- Alterações no controle do ciclo celular. Melanomas familiais correspondem a 8 a 15% dos casos, nos quais a principal anormalidade genômica é deleção na região 9p21, que contém o gene *CDKN2A*. Os produtos desse gene são as proteínas p14/ARR, p15/INK4 e p16/INK4, envolvidas no controle do ciclo celular (ver Figura 8.3). A p16 inibe a CDK4 e a CDK6, enquanto a p14 inibe a MDM2, que reduz a atividade de p53. Com defeitos no controle do ciclo celular, surge proliferação celular descontrolada
- Ativação da proliferação celular. A estimulação das células por fatores de crescimento ativa inúmeras vias de sinalização, entre elas a das proteínas RAS e PI3K. Na via RAS, existem várias proteínas intermediárias, entre elas a BRAF (ver Figura 5.5). Na via PI3K, há fosforilação da AKT (também chamada proteína cinase B). Produto do gene *PTEN* reduz a atividade da AKT. A via final de ambas é a ativação de fatores de transcrição que estimulam genes de sobrevivência celular ou de mitose (ver Figura 5.5). Mutações no gene *BRAF* ocorrem em 50 a 60% dos melanomas, enquanto anormalidades no *RAS* estão presentes em 20% dos casos. Mutações no *BRAF* associam muitas vezes a mutações no *PTEN*
- Atividade da telomerase. Como discutido no Capítulo 10, em muitas neoplasias a telomerase continua ativa nas células. Em muitos casos de melanoma esporádico, existe mutação no gene da telomerase, tornando-a ativa. Manutenção de telômeros associa-se a sobrevivência celular.

Os melanomas são caracterizados segundo a fase de progressão tumoral: radial ou vertical. *Crescimento radial* refere-se à expansão horizontal ao longo da lesão; quando há invasão dérmica, esta é escassa e superficial. Tumores com este padrão de crescimento têm bom prognóstico. Quando as células neoplásicas na derme formam agrupamentos maiores e mais atípicos do que os da junção dermoepidérmica e existem figuras de mitose, trata-se da fase de *crescimento vertical*.

A maioria dos melanomas é diagnosticada na fase de crescimento radial. Clinicamente, as lesões são planas e assimétricas e têm coloração heterogênea. Tais elementos encaixam-se no que se convencionou denominar regra *ABCDE*: **a**ssimetria da lesão, **b**orda irregular, **c**or variável, **d**iâmetro e **e**volução. Aparecimento de nódulo significa que o tumor entrou na fase de crescimento vertical. Ulceração e sangramento associam-se à progressão do tumor, indicando pior prognóstico. No melanoma nodular, não se identifica a fase de crescimento radial.

Existem quatro subtipos de melanoma clássicos, diferentes na origem, na evolução e no prognóstico: melanoma do lentigo maligno, melanoma maligno extensivo superficial ou pagetoide, melanoma nodular e melanoma acral lentiginoso (Figura 32.87).

Apesar dos notáveis avanços no estudo molecular das neoplasias, o padrão-ouro no diagnóstico de melanomas continua sendo o exame anatomopatológico, que é a principal ferramenta na caracterização da neoplasia e dos seus subtipos.

Lentigo maligno e melanoma lentigo maligno

Lentigo maligno (4% dos melanomas) desenvolve-se em pele actínica cronicamente exposta a UV em indivíduos idosos, principalmente na região malar, no nariz e na fronte (Figura 32.87 A). A lesão forma mácula com bordas irregulares e pigmentação variável, com crescimento gradual. Histologicamente,

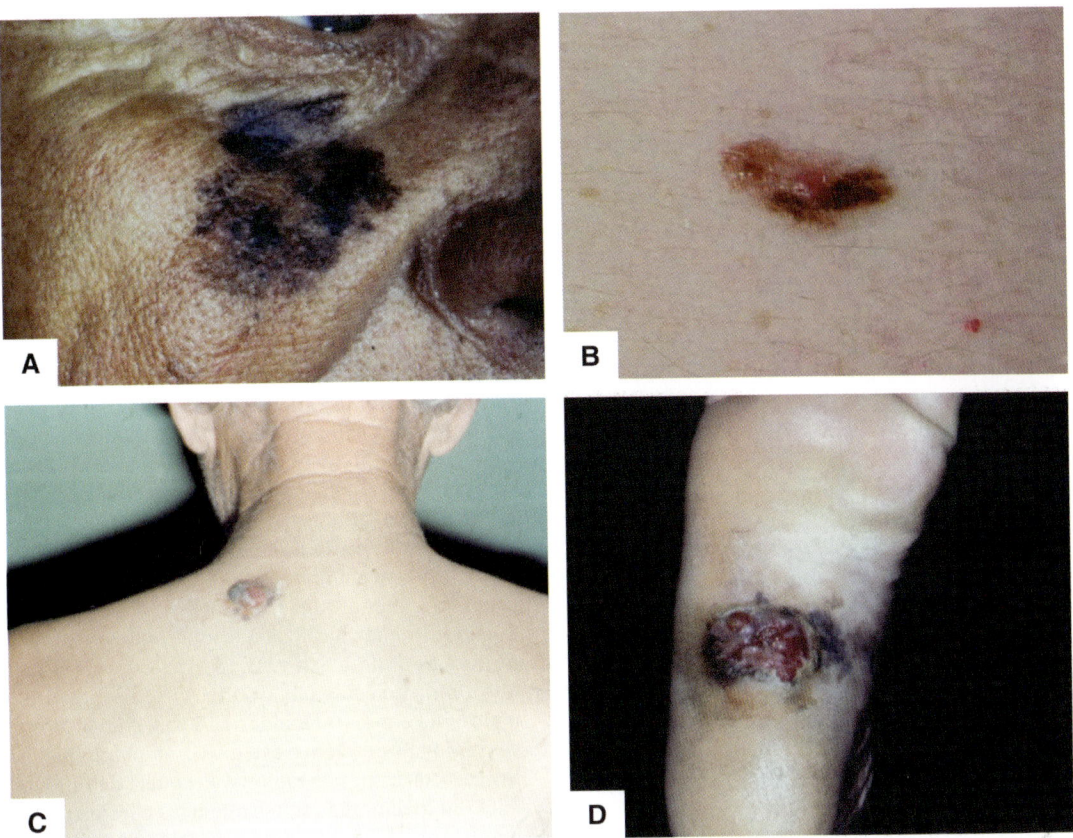

Figura 32.87 Melanoma maligno. Aspectos clínicos. **A.** Lentigo maligno *in situ*. **B.** Melanoma maligno extensivo superficial *in situ*. **C.** Melanoma maligno nodular. **D.** Melanoma maligno acral ulcerado. (Cortesia da Profª Flávia Bittencourt, Belo Horizonte-MG.)

há proliferação lentiginosa de melanócitos atípicos entre os ceratinócitos da camada basal da epiderme (Figura 32.88), que às vezes formam agrupamentos celulares que atingem as camadas mais superficiais. Comumente, há extensão para o epitélio dos anexos cutâneos. Invasão da derme representa a transformação do lentigo maligno em *melanoma lentigo maligno*, que ocorre 10 a 15 anos após o aparecimento do primeiro. Clinicamente, a transformação é indicada pelo aparecimento de pequenas tumorações preto-azuladas. Excepcionalmente, as lesões são amelanóticas.

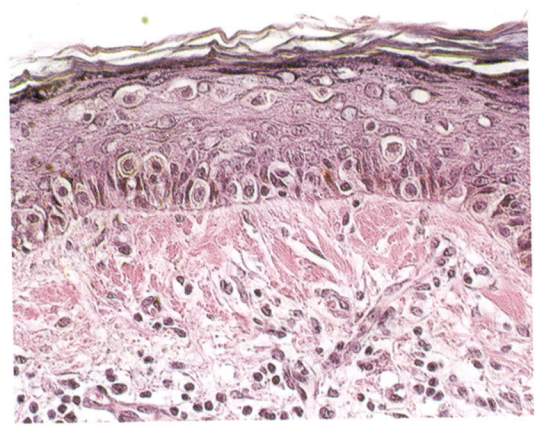

Figura 32.88 Melanoma lentiginoso *in situ*.

Melanoma extensivo superficial (melanoma pagetoide)

Tipo mais comum de melanoma, surge em pele com baixo grau de fotodano cumulativo. A lesão aparece em toda superfície corpórea, sobretudo em regiões com fotoexposição intermitente, em especial em pernas de mulheres e dorso de homens (Figura 32.87 B). O tumor tem uma fase de crescimento radial, em que os melanócitos atípicos e epitelioides formam "ninhos" polimorfos ou se dispõem de forma lentiginosa, ocupando a porção superficial da epiderme (Figuras 32.89). Tal achado histológico é chamado *ascensão pagetoide*, pela semelhança com o aspecto de ocupação epidérmica de células de adenocarcinoma que ocorre na doença de Paget. Clinicamente, as lesões são máculas, pápulas ou placas assimétricas, com bordas irregulares e coloração que varia de castanha a negra. Quando presentes, áreas esbranquiçadas correspondem a focos de regressão tumoral. Algumas lesões são amelanóticas e apresentam-se eritematosas ou normocrômicas ao exame clínico/dermatoscópico.

Melanoma nodular

Melanoma nodular, que corresponde a 10 a 15% dos melanomas, é o mais invasivo dos melanomas. A lesão é mais frequente em tronco, cabeça e pescoço, e a idade média dos pacientes é 40 anos. Melanoma nodular, quase sempre único e com 1 a 2 cm de diâmetro, não tem fase de crescimento radial detectável; a lesão apresenta-se como nódulo ou pólipo intensamente

32

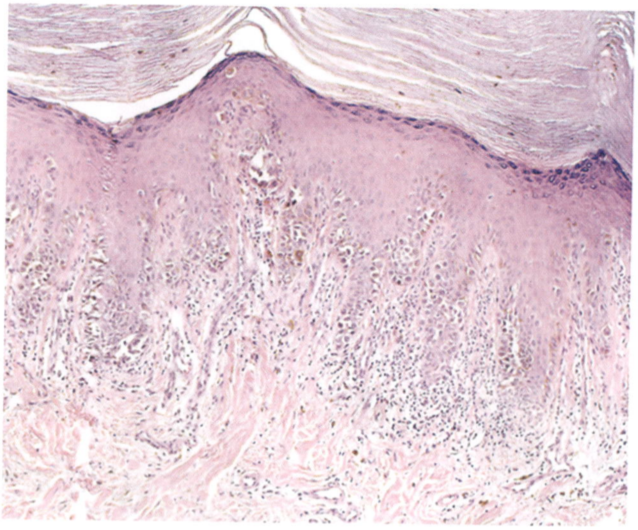

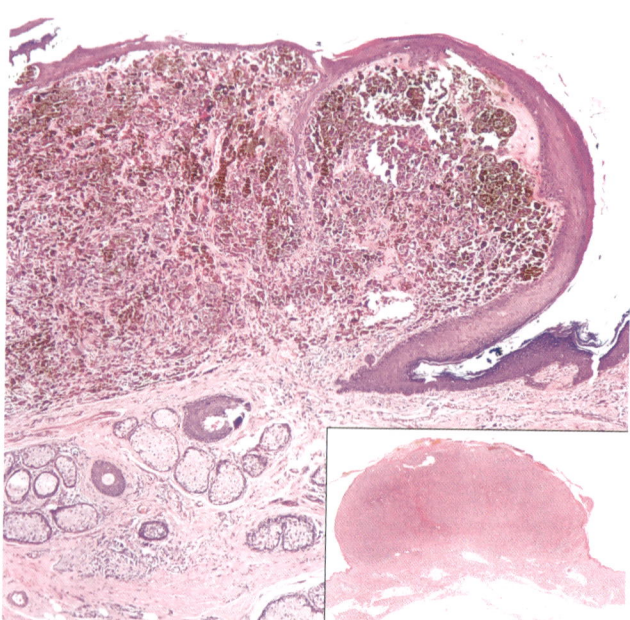

Figura 32.89 *Melanoma extensivo superficial in situ.*

pigmentado que cresce com rapidez e frequentemente se ulcera (Figura 32.87 C e Figura 32.90); em certos casos, o tumor é pouco pigmentado ou amelanótico. Além de pele e retina, melanoma nodular origina-se também em mucosas justacutâneas (boca, nariz, vagina, ânus e reto). O tumor surge preferencialmente em pele aparentemente normal (*de novo*); em menor frequência, associa-se a nevos preexistentes. As metástases iniciais ocorrem em linfonodos; mais tarde, surgem em fígado, pulmões e na própria pele. Ulceração é sinal de pior prognóstico.

Melanoma acral

Trata-se de melanoma que compromete a região palmoplantar e o aparato ungueal (Figura 32.87 D). Sua incidência é variável, pois sofre influência racial, sendo o subtipo mais comum em afrodescendentes, hispânicos e asiáticos. A maioria dos melanomas acrais apresenta-se como extensa mancha heterogênea de bordas assimétricas, castanha ou enegrecida, que corresponde histologicamente a proliferação melanocítica lentiginosa atípica intraepidérmica. A lesão precede em meses ou anos invasão dérmica; por essa característica histológica, usa-se a expressão *melanoma acral lentiginoso*. Aparecimento de nódulo sobre essa área é sinal de crescimento vertical do tumor. Demora no diagnóstico, relativamente comum nessa variante de melanoma, contribui para pior prognóstico.

Comportamento. Evolução

Segundo a AJCC (*American Joint Committee on Cancer*), os principais marcadores prognósticos são espessura tumoral, ulceração, satélites microscópicos, índice mitótico, invasão angiolinfática e perineural e infiltrado inflamatório intratumoral. Nenhum subtipo histológico isoladamente confere prognóstico sem correlação com esses elementos. Ausência de pigmentação melânica não influi no prognóstico.

O prognóstico da lesão depende, em grande parte, do diagnóstico precoce. Cerca de 95% dos pacientes com tumor com espessura menor de 1 mm têm sobrevida de pelo menos 10 anos. Doença localizada compreende os estágios TNM I e II; no estágio I, de baixo risco, a espessura de Breslow é menor que 1 mm; no estágio II, de alto risco, a espessura de Breslow é maior que 2 mm (ou maior que 1 mm com ulceração); metástases regionais definem o estágio III, enquanto metástases distantes caracterizam o estádio IV. Pesquisa de linfonodo sentinela, feita em melanomas sem evidências clínicas ou histológicas de metástases, é medida efetiva de estadiamento; tal procedimento é feito em tumores com mais de 1 mm de espessura ou em lesões ulceradas com 0,8 a 1 mm.

Estudos multicêntricos, randomizados e prospectivos não mostraram maior sobrevida em pacientes tratados com dissecação linfonodal acrescida de ampla reexcisão da lesão original.

Tumores secundários

Neoplasias de outros órgãos podem alcançar a pele por continuidade ou pelas vias linfáticas ou sanguínea; metástases cutâneas, no entanto, são raras. Na maioria das vezes, derivam de carcinoma mamário. Em outros casos, o tumor primário é da própria pele (carcinoma espinocelular, melanoma, linfoma ou sarcoma). Em alguns linfomas e no sarcoma de Kaposi, é difícil decidir se se trata de metástases ou de tumores multicêntricos.

Cistos

Cistos são cavidades com revestimento próprio, ou seja, a parede é revestida por epitélio que, em geral, orienta a sua denominação. Na pele, a maioria dos cistos são provenientes de anexos cutâneos, em especial dos folículos pilosos. O cisto cutâneo mais frequente é o *cisto epidérmico* (Figura 32.91 A), que se origina do infundíbulo folicular; a parede é constituída por epiderme, e a cavidade é preenchida por lamelas de ceratina (camada córnea). O *cisto triquilemal* mostra ceratinização análoga à da bainha radicular externa do folículo piloso e é revestido por epitélio escamoso com ceratinização abrupta (sem camada granulosa). O cisto contém ceratina do tipo triquilemal homogênea e eosinofílica, sem lamelas córneas e com focos de calcificação (Figura 32.91 B). *Cisto dermoide* é malformação embrionária comum na região frontal, na área periorbitária ou na linha mediana. A parede do cisto consiste em epiderme com anexos em estado rudimentar; o conteúdo compõe-se de ceratina, sebo, pelos e, raramente, cartilagem e osso.

Figura 32.90 *Melanoma nodular ulcerado.*

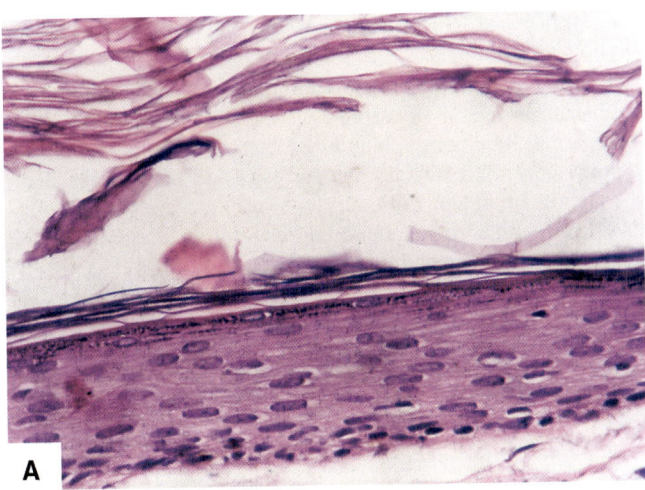 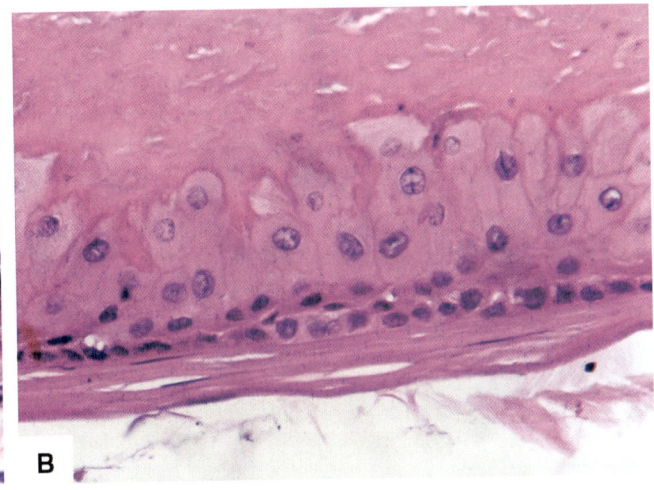

Figura 32.91 Cistos. **A.** Cisto epidérmico, apresentando parede revestida por epitélio escamoso contendo lâminas de ceratina. **B.** Cisto triquilemal (sebáceo), mostrando revestimento com ceratinização abrupta e células periféricas em paliçada.

■ Leitura complementar

Abreu PM, Có ACG, Azevedo PL, et al. Frequency of HPV in oral cavity squamous cell carcinoma. BMC Cancer. 2018;18:324.

Ackerman, AB. Histologic diagnosis of inflammatory skin diseases. 2nd ed. Baltimore: Williams & Wilkins, 1997.

Aringer M, Thomas D, et al. Systemic Lupus Erythematosus (SLE). New Classification Criteria. Dtsch Med Wochenschr. 2018;143:811-4.

Barrièrre H. Anticorps circulants et evolutivité du pemphigus. Ann Dermato Venerol. 1980;107:849.

Bart RS, Kopf AW. Techniques of biopsy of cutaneous neoplasms. J Dermatol Surg Oncol. 1979;5:979.

Behrens TW, Graham RR, Kyogolu C, et al. Progress toward understanding the genetic pathogenesis of systemic lupus erythematosus. Novartis Found Symp. 2005;267:145-60.

Berg S, Villasenor-Park J, Haun P, et al. Multidisciplinary Management of Mycosis Fungoidese/Sézary Syndrome. Curr Hematol Malig Rep. 2017;12(3):234-43.

Bolognia J, Jorizzo JL, Rapin RP. Dermatology. 3rd. ed. London, Mosby: Elsevier; 2015.

Breslow A. Thickness, cross-sectional areas and depth of invasion in the prognosis of cutaneous melanoma. Ann Surg. 1970;172:902-8.

Burns DA, et al. Rook's textbook of dermatology. 8th ed. Boston: Blackwell Science; 2013.

David E, Elder D. Lever Histopathology of the Skin. 11. ed. Philadelphia: Lippincott-Raven, 2015.

Elmore JG, Barrnhill RL, Elder DE, et al. Pathologists' diagnosis of invasive melanoma and melanocytic proliferations: observer accuracy and reproducibility study. BMJ. 2017;357:j2813.

Fernándiz C, Malvehy J, Guillén C, et al. Precancerous skin lesions. Acta Dermosifiliogr. 2017;108(1):31-41.

Fine JD, Eady RAJ, Bauer EA, et al. The classification of inherited epidermolysis bullosa (EB): Reported of the Third International Consensus Meeting on Diagnosis and Classification of EB. J Am Acad Dermatol. 2008;58:931-50.

Garbe C, Peris K, Hauschild A, et al. Diagnosis and treatment of melanoma. European consensus-based interdisciplinary guideline – Update 2016. Eur J Cancer. 2016;63:201-17.

Goldsmith LA, et al. Fitzpatrick's dermatology in general medicine. 8th ed. McGraw-Hill; 2015.

Gunawardena H, Betteridge ZE, McHugh NJ. Myositis-specific autoantibodies: their clinical and pathogenic significance in disease expression. Rheumatology (Oxford). 2009;48:607-12.

El Hachem M, Zambruno G, Bourdon-Lanoy E, et al. Multicentre consensus recommendations for skin care in inherited epidermolysis bullosa. Orphanet J Rare Dis. 2014;9:76.

Harms KL, Loew L, Fullen DR, et al. Atypical Spitz tumors: a diagnostic challenge. Arch Pathol Lab Med. 2015;139(10): 1263-70.

Has C, Bauer JW, Bodemer C, et al. Consensus reclassification of inherited epidermolysis bullosa and other disorders with skin fragility. Br J Dermatol. 2020;183(4):614-27.

Hertl M, Jedlickva H, Karpati E, et al. Pemphigus. S2 Guideline for Diagnosis and Treatment-Guided by the European Dermatology Forum (EDF) in Cooperation with the European Academy of Dermatology and Venereology (EADV). J Eur Acad Dermatol Venereol. 2015;29(3):405-14.

Ioachim HL. Patology of AIDS. Philadelphia: JB Lippincott Company; 1989.

Jordan RD. Immunologic diseases of the skin. Norwalk, Appleton & Lange; 1991.

Kong HH, Segre JA. Skin microbiome: looking back to move forward. J Invest Dermatol. 2012;132:933-9.

Lee LA. Transient autoimmunity related to maternal autoantibodies: neonatal lupus. Autoimmun Rev. 2005;4:207-13.

Ludgate MW, Fullen DR, Lee J, et al. The atypical Spitz tumor of uncertain biologic potencial – a series of 67 patients from a single instituition. Cancer. 2009;115:631-41.

Marzuka AG, Book SE. Basal cell carcinoma: pathogenesis, epidemiology, clinical features, diagnosis, histopathology, and management. Yale J Biol Med. 2015;88:167-79.

Mmellerio JE, Robertson SJ, Bernardis C, et al. Management of cutaneous squamous cell carcinoma in patients with epidermolysis bullosa: best clinical practice guidelines. Br J Dermatol. 2016;174(1):56-67.

Moreira OC, Yadon ZE, Cupolillo E. The applicability of real-time PCR in the diagnostic of cutaneous leishmaniasis and parasite quantification for clinical management: Current status and perspectives. Acta Trop. 2018;184:29-37.

Moser KL, Kelly JA, Lessard CJ, et al. Recent insights into the genetic basis of systemic lupus erythematosus. Genes Immun. 2009;10:373-9.

Peris K, Fargnoli MC, Garbe C, et al. Diagnosis and treatment of basal cell carcinoma: European consensus-based interdisciplinary guidelines. Eur J Cancer. 2019;118:10-34.

Shors AR, Kim S, White E, et al, Dysplastic naevi with moderate to severe histological dysplasia: a risk factor for melanoma. Br J Dermatol. 2006;155:988-93.

Tracey L, Villuendas R, Dotor AM, et al. Mycosis fungoides shows concurrent deregulation of multiple genes involved in the TNF signaling pathway: an expression profile study. Blood. 2003;102:1042-50.

Tzanck A. Le cytodiagnostic immédiat en dermatologie. Ann Dermatol Syph. 1948;8:205.

Van Beers SM, Izumi S, Madjid BET, et al. An epidemiological study of leprosy infection by serology and polymerase chain reaction. Int J Lepr. 1994;62:1-9.

World Health Organization. Leprosy today. Available from: http://www.who.int/lep/en/.

Yu SH, Bordeaux JS, Baron D. The immune system and skin cancer. Adv Exp Med Biol. 2014;810:182-91.

Capítulo 33

Infecção pelo HIV e AIDS

Cristiane Bedran Milito, José Carlos Morais,* Paulo Feijó Barroso, Leila Chimelli, Maria Irma Seixas Duarte, Tullia Cuzzi, Vera Lucia Nunes Pannain, José Eymard Homem Pittella, Amaro Nunes Duarte Neto

A pandemia causada pelo vírus da imunodeficiência humana (HIV), responsável pela síndrome da imunodeficiência adquirida (AIDS/SIDA), ainda constitui um dos principais problemas de saúde pública no mundo todo. A UNAIDS (*Joint United Nations Program on HIV-AIDS*), um programa que une 10 agências do sistema das Nações Unidas, estima que 37,9 milhões de adultos e 1,7 milhões de crianças viviam infectados pelo HIV ao final de 2018 e que 770.000 indivíduos morreram pela doença nesse mesmo ano. No Brasil, dados do Ministério da Saúde registram 926.000 casos de pessoas com notificação de AIDS de 1980 a 2018. A UNAIDS avalia que aproximadamente 23,3 milhões de indivíduos (62% das pessoas que vivem com o HIV) têm acesso à terapia antirretroviral disponível, o que é um fato bastante auspicioso, já que o tratamento reduz a transmissão, a morbidade e a mortalidade da infecção. Uma doença com tal impacto exige que os profissionais de saúde, de qualquer especialidade, estejam familiarizados com os seus principais aspectos, sejam capazes de reconhecer suas manifestações clínicas e contribuam com ações que possam reduzir a sua transmissão e consequências.

Os primeiros casos de AIDS foram descritos nos EUA, Europa ocidental e África no início dos anos 1980; em menos de 20 anos, a infecção transformou-se em uma epidemia de grande proporção, com disseminação e propagação em todos os continentes. Nos países desenvolvidos, a infecção pelo HIV progrediu de uma doença confinada a grupos restritos (homossexuais masculinos e usuários de drogas intravenosas, de classes sociais mais altas) para uma situação bem mais abrangente, acometendo cada vez mais pessoas economicamente desprivilegiadas, indivíduos heterossexuais, mulheres e, consequentemente, crianças, por causa da transmissão materno-infantil. A maioria das pessoas infectadas pelo HIV vive hoje em países em desenvolvimento, onde ocorre a grande maioria de novas infecções. Migração populacional, urbanização, dificuldade de acesso aos serviços de saúde, declínio da economia, estigma e aumento na incidência de doenças sexualmente transmissíveis são também condições favoráveis para a disseminação da epidemia de AIDS, especialmente nos países em desenvolvimento.

O HIV é transmitido por secreções sexuais, por sangue e por outros fluidos biológicos. Embora em algumas regiões haja maior frequência de transmissão por relações sexuais entre homens, a maioria das infecções ocorre globalmente por contatos heterossexuais. O uso de drogas ilícitas mantém-se como importante forma de transmissão do vírus em muitas populações e áreas do mundo. Em crianças, na maioria das vezes a transmissão se dá a partir da mãe infectada, durante a gestação, o parto ou a amamentação. Entretanto, a frequência de transmissão do HIV para o feto ou recém-nascido mudou radicalmente nos últimos anos devido aos avanços no conhecimento da doença, mas sobretudo pela instituição da terapia antirretroviral a mulheres infectadas pelo HIV ou com AIDS durante a gestação. Medidas adicionais, como parto cesáreo, substituição do aleitamento materno e introdução da terapia antirretroviral em recém-nascidos, promoveu redução substancial na transmissão da mãe para o concepto para cerca de 1% das gestações. Embora grande parte da transmissão do HIV para o concepto seja perinatal, o vírus já foi identificado no líquido amniótico e em órgãos fetais, mostrando que transmissão transplacentária é possível.

A prevenção da transmissão sexual da infecção, que é uma prioridade desde o início da epidemia, envolve modificações nos hábitos e no comportamento sexual das pessoas. Circuncisão masculina é também eficaz. O uso de antirretrovirais para controlar a infecção e para reduzir a transmissão do HIV transformou-se, no mundo todo, em uma das principais estratégias de saúde pública.

■ Vírus da imunodeficiência humana

O HIV é um lentivírus com genoma RNA da família Retroviridae, pertencente ao grupo dos retrovírus não citopáticos e não oncogênicos que necessitam, para multiplicar-se, da enzima

In memoriam.

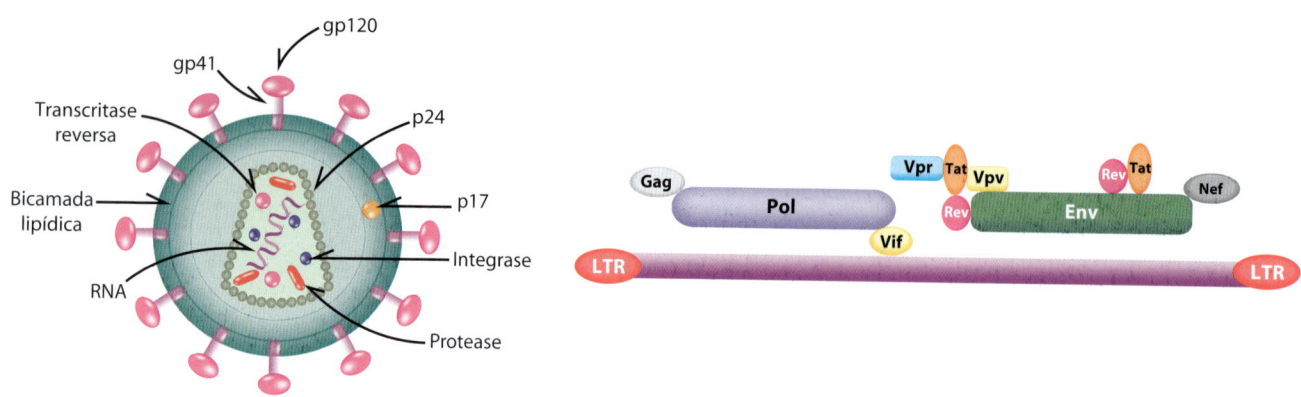

Figura 33.1 Representação esquemática do genoma do HIV e sua estrutura molecular. Ao lado, posição dos genes do vírus no DNA transcrito a partir do RNA viral. LTR: *long terminal repeat*; Gag: gene para proteínas do cerne do vírus; Pol: gene para transcritase reversa; Env: gene para glicoproteínas do capsídeo. Vpr, Tat, Vif, Vpu, Rev e Nef: regiões reguladoras.

transcritase reversa, responsável pela transcrição do RNA viral em uma cópia de DNA (provírus) capaz de se integrar ao genoma da célula hospedeira. Há dois tipos do vírus: (a) HIV-1 com quatro subgrupos: M (*major*), N (*on-M*), O (*outlier*) e P (*pending the identification*); o subgrupo M tem nove subtipos, sendo o HIV-1M, subtipo B, o mais prevalente fora do continente africano e o responsável pela pandemia existente em todos os continentes; (b) HIV-2, circunscrito à África oriental e a algumas regiões da Índia.

Os HIVs tipos 1 e 2 têm aparentemente origem filogenética comum a partir do SIV (vírus da imunodeficiência símia). As partículas virais, com cerca de 100 nm de diâmetro, apresentam um core cilíndrico denso circundado por envoltório lipídico. O genoma de RNA contém aproximadamente 10.000 pares de bases (Figura 33.1), tem dois LTR (*long terminal repeats*) e nove regiões, três codificadoras de proteínas (*gag, pol* e *env*) e seis reguladoras (*Tat, Rev, Nef, Vpu, Vpr* e *Vif*). As regiões *gag, pol* e *env* codificam as proteínas virais p24, p17, gp120, gp41 e as enzimas transcritase reversa, proteases e integrases. Os genes do HIV, os seus produtos e as suas funções estão resumidos no Quadro 33.1. O ciclo de vida do HIV em uma célula permissiva está representado na Figura 33.2 e resumido adiante.

- Ligação de glicoproteínas virais (gp120) ao receptor da superfície celular (principalmente CD4) e correceptores, sobretudo receptores de quimiocinas
- Fusão do envoltório do vírus com a membrana da célula hospedeira
- Liberação do *core* do vírus no citoplasma da célula hospedeira
- Transcrição do RNA viral em DNA complementar (cDNA), por ação da enzima transcritase reversa
- Transporte do cDNA para o núcleo da célula, onde integra-se ao genoma celular (provírus), por ação da enzima integrase, ou permanece na forma circular isolada
- O provírus é reativado e transcreve RNAm viral, que é processado e vai para o citoplasma
- Em seguida, o RNA viral completo é transcrito, para montagem de novas partículas virais
- Proteínas virais são produzidas e clivadas em subunidades por meio de proteases
- As proteínas virais sintetizadas regulam a síntese de novos genomas virais e formam a estrutura externa dos vírus que serão liberados
- O vírion recém-formado é liberado no meio circundante da célula hospedeira, podendo permanecer no fluido extracelular ou infectar novas células.

Quadro 33.1 Genes do HIV, seus produtos e funções

Gene	Função	Produto
gag	Gene grupo-específico	Proteína p53 que origina, por proteólise, as proteínas do *core*: p18, p24, p7 e p9
pol	Gene da polimerase	Transcreve peptídeo que é clivado, originando transcritase reversa, protease e integrase
env	Envelope	gp120 (liga-se ao CD4) e gp41 (necessária para a internalização do vírus)
tat	Transativador	p14: ativa a transcrição
rev	Regulador da expressão viral	Permite o transporte de RNA transcritos do núcleo, sem quebra
vif	Infectividade viral	p23: importante na montagem do vírion infectivo
vpr	Proteína viral R	p15: aumenta a transcrição, combinando-se na sequência reguladora TAR
vpu	Proteína viral U	p16: importante na montagem do vírion (só no HIV-1). Aumenta a expressão de CD4
nef	Fator regulador negativo	p27: inibe a transcrição viral; inibe a expressão de CD4

33

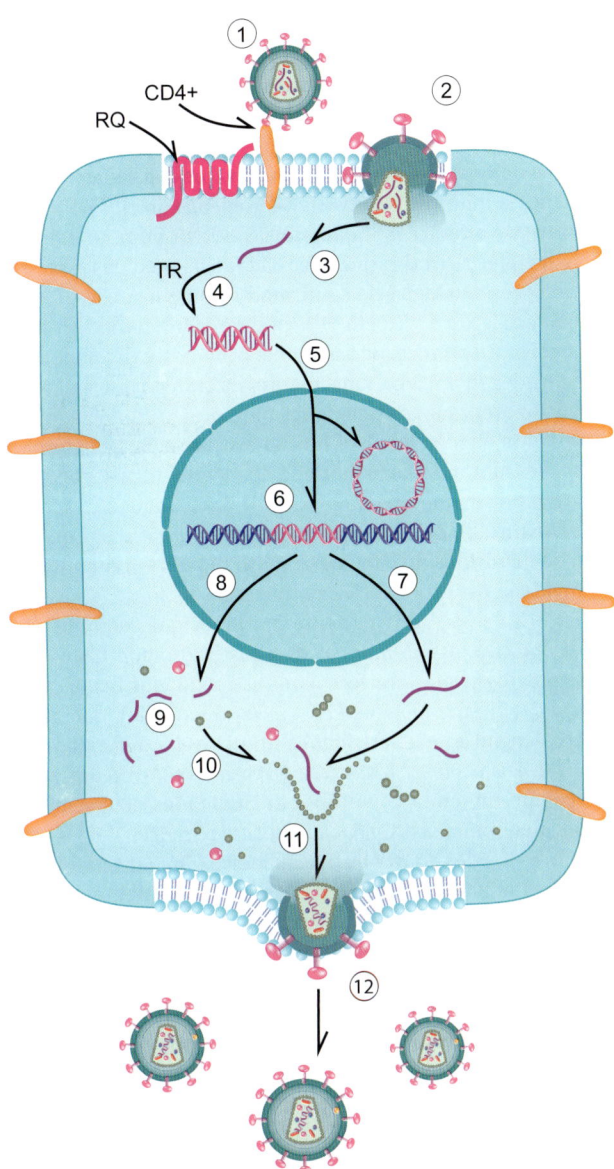

Figura 33.2 Ciclo de vida do HIV em um linfócito T CD4+. **1.** O HIV liga-se ao CD4 e ao receptor de quimiocina (RQ). **2.** O envelope do vírus funde-se à membrana do linfócito e o capsídeo, com o RNA viral, vai para o citosol. **3** e **4.** O capsídeo é desmontado e o RNA viral serve de molde para a cópia do DNA complementar do vírus, com participação da transcritase reversa (TR). **5.** O cDNA viral (provírus) é transportado ao núcleo, onde se integra ao DNA do linfócito (**6**), com participação de integrasse, ou permanece como DNA circular. **7.** O DNA viral é transcrito em RNA, que é processado e origina RNA mensageiros que são transportados ao citoplasma (**9**), onde são traduzidas as proteínas do vírus. **8.** O RNA viral genômico não é processado e é transportado ao citoplasma, onde se associa a proteínas do vírus para montagem do capsídeo (**10**). **11.** O capsídeo é deslocado até a membrana citoplasmática, onde se forma o envelope viral, com participação de componentes da membrana do linfócito. **12.** Uma vez envelopado, o vírus é eliminado.

▶ Infecção pelo HIV

A infectividade do HIV é baixa, havendo variações entre os diferentes tipos virais, maior no HIV-1 grupo M, que é responsável por mais de 99% das infecções no Brasil. O vírus penetra no organismo através de mucosas (orofaringe, reto ou genitais), de sangue e de outros fluidos biológicos. Contato de material contaminado com a pele ou mucosas íntegras parece não causar infecção. Sangue e esperma são os produtos mais infectantes (nos quais existem vírus livres e células infectadas), sendo duvidosa a existência do vírus em secreções exócrinas, como a saliva. Contato sexual, transfusões de sangue contaminado ou seus derivados e uso de drogas injetáveis são as formas mais comuns de transmissão do vírus. A carga viral no material infectante é importante no risco de infecção.

A infecção viral depende do receptor CD4 e de correceptores nas células. Na lâmina própria de mucosas, o vírus encontra macrófagos, LT CD4+ ativados (LT de memória) e células dendríticas (CD). O vírus infecta especialmente LT CD4+, embora macrófagos e CDs que expressam CD4 e CCR5 sejam também alvos da infecção. As células com o vírus em multiplicação ganham a circulação sanguínea e linfática (*viremia primária*) e chegam ao tecido linfoide do baço, de linfonodos e do intestino (*GALT, gut-associated lymphoid tissue*). Nessa fase, a viremia é alta e ocorre antes de qualquer resposta imunitária contra o HIV. Cerca de 50 a 70% dos indivíduos desenvolvem manifestações clínicas de infecção primária (infecção aguda, síndrome de soroconversão): febre, linfonodomegalia, hepatoesplenomegalia, mialgia, artralgia, exantema maculopapular e meningite são as mais comuns. Em seguida, o hospedeiro monta uma resposta imunitária anti-HIV, humoral e celular, com produção de anticorpos anti-HIV e redução da viremia. A partir da multiplicação viral nos órgãos linfoides, surge *viremia secundária* (Figura 33.3). Uma característica importante da infecção pelo HIV é que, após o seu estabelecimento nas células e independentemente da resposta imunitária, não há perspectiva de eliminação do vírus pelo organismo.

A penetração do vírus em células faz-se por ligação da gp120 com o receptor CD4 e com uma molécula correceptora do grupo de receptores para quimiocinas (CCR5 ou CXCR4). CCR5 é correceptor em células dendríticas e macrófagos, enquanto CCR5 e CXCR4 são correceptores em LT CD4+. A penetração inicial faz-se geralmente com auxílio de CCR5, mas mutações no vírus favorecem o uso de CXCR4.

No início da infecção, há intensa replicação viral nos linfonodos e no baço, mas é no tecido linfoide associado à mucosa intestinal (GALT) que a replicação é maior, pois aí se encontra o maior número de LT CD4+ ativados que expressam CCR5 e CXCR4 (LT ativados ou de memória). A viremia é ascendente e atinge o pico em 4 a 6 semanas após a infecção. No GALT, em linfonodos e no baço, há grande destruição de LT CD4+, cujo número na circulação cai nesse período de viremia alta e recupera-se logo em seguida, embora não volte aos níveis iniciais.

No SNC, a infecção tem algumas particularidades. A chegada do vírus ao SNC ocorre durante a viremia secundária e se faz por meio de monócitos infectados que atravessam a barreira hematoencefálica. Algumas drogas, como cocaína e metanfetamina, lesam a barreira hematoencefálica e facilitam a entrada de monócitos infectados no SNC. No tecido nervoso, os monócitos diferenciam-se em macrófagos/micróglia e produzem citocinas pró-inflamatórias (IL-β, IFN-γ e TNF), que aumentam a permeabilidade da barreira hematoencefálica, favorecendo a entrada de mais monócitos infectados no SNC. A partir dessas células, astrócitos são infectados por mecanismo independente do receptor CD4+ (astrócitos não possuem esse receptor) por meio de vesículas intracelulares CD81+ que atuam como reservatório viral e disseminam o vírus no SNC por difusão de célula a célula.

33

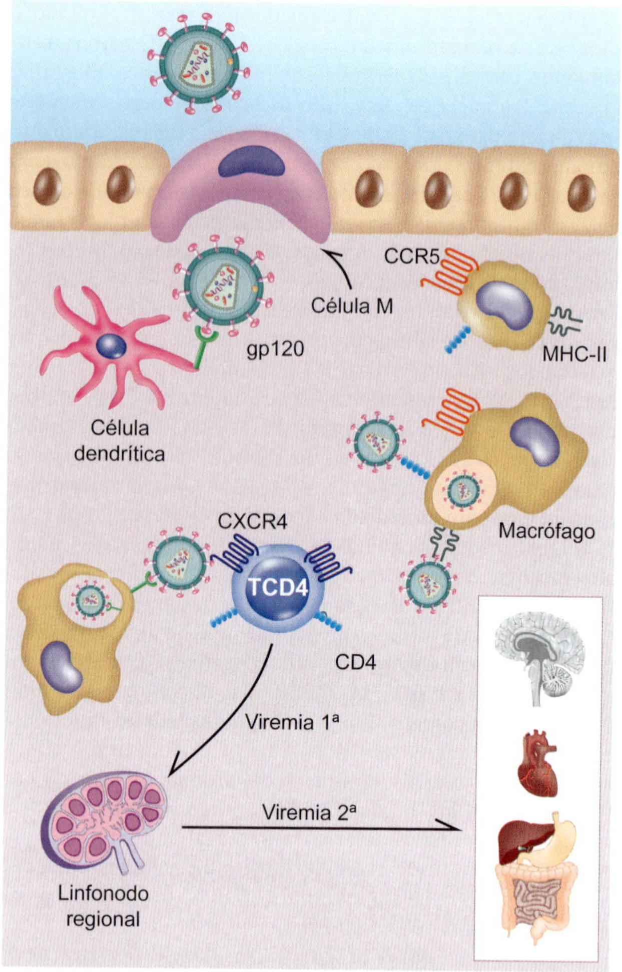

Figura 33.3 Eventos iniciais da infecção pelo HIV. O vírus penetra através da célula "M", presente em epitélios, por onde se dá a infecção (genital, trato digestivo). Em seguida, o vírus entra em contato com macrófagos e células dendríticas (notar integração entre os receptores destes e o HIV); através dessas células, o vírus é apresentado aos linfócitos T CD4+ (LT CD4+, principal célula-alvo da infecção). Por meio desses linfócitos, o vírus cai na circulação (*viremia primária*) e é levado a linfonodos, baço e GALT, onde ocorre replicação viral que resulta em *viremia secundária*, que leva partículas virais ao sistema nervoso central, trato digestivo e outros órgãos, inclusive linfonodos.

Macrófagos/micróglia e astrócitos atuam como reservatório do vírus: (1) abrigam provírus capaz de se replicar; (2) têm meia-vida de meses a anos, permitindo a persistência do vírus por longo tempo; (3) macrófagos, células microgliais e astrócitos são menos infectados pelo HIV em indivíduos sem alterações cognitivas do que naqueles com transtornos cognitivos; tais células representam número considerável de células infectadas; (4) DNA proviral e RNA do HIV são identificados *in vivo* e *in vitro* em astrócitos, que sintetizam e exportam proteínas virais não estruturais (Tat, Rev e Nef) capazes de induzir inflamação e lesão neuronal; (5) *in vitro*, astrócitos infectados pelo vírus e estimulados por IFN-γ, fator estimulador de colônia macrófago-granulócito e TNF produzem partículas virais; caso ocorra também *in vivo*, tal propriedade pode reativar a infecção, completando as condições para que essa célula atue como reservatório viral.

Na fase inicial da infecção, em geral não há manifestações neurológicas, embora alguns indivíduos apresentem sinais e sintomas de meningite, encefalite e polineuropatia, quase sempre associados a manifestações clínicas sistêmicas de infecção primária e soroconversão. Os sintomas persistem por 2 a 3 semanas e depois regridem, coincidindo com o desenvolvimento da resposta imunitária anti-HIV. A presença do HIV no SNC e o encontro de alterações inflamatórias e RNA viral no liquor no início da infecção indicam a necessidade de medidas terapêuticas precoces, tão logo seja confirmado o diagnóstico.

A infecção do SNC pelo HIV pode evoluir para *neuroAIDS*, que é infecção crônica, persistente e progressiva acompanhada de neurodegeneração. Clinicamente, há transtorno cognitivo e déficit de atenção, concentração, memória, aprendizado, processamento da informação e função executiva. Surgem também alterações motoras, como lentidão de movimentos, incoordenação e tremores, que podem progredir para fraqueza, espasticidade, distúrbios do movimento extrapiramidal e paraparesia, além de distúrbios do comportamento (apatia e irritabilidade). A gravidade do processo varia, havendo formas: (1) assintomáticas (30 a 35% dos pacientes), conhecidas como *distúrbio neurocognitivo assintomático*, diagnosticado por testes neuropsicológicos, sem interferir com as atividades ocupacionais e sociais; (2) sintomáticas (20 a 25% dos casos), que afetam pouco a cognição e as atividades do dia a dia, referidas como *distúrbio neurocognitivo discreto*; (3) graves (2 a 3% dos casos), que comprometem a cognição e as atividades ocupacionais e sociais, denominadas *demência associada ao HIV*.

Fatores ligados ao HIV e ao hospedeiro têm papel nas lesões: (1) a diversidade genética do HIV, que possivelmente modula a neurovirulência e a neurodegeneração por meio de alterações na proteína viral Nef, causando morte astrocitária e, secundariamente, neuronal; (2) as proteínas virais gp120 e Tat induzem *in vitro* a expressão de TNF por macrófagos/micróglia, que aumenta a expressão de ICAM-1, VCAM-1 e selectina-E em astrócitos e células endoteliais, favorecendo a migração transendotelial de macrófagos ativados para o SNC; (3) macrófagos/micróglia e astrócitos ativados produzem citocinas pró-inflamatórias (TNF, IFN-γ, IL-1β), enquanto macrófagos/micróglia ativados produzem óxido nítrico, o que resulta em lesão oxidativa em astrócitos e células endoteliais e astrocitose fibrilar; (4) síntese elevada de TNF aumenta a liberação de glutamato por astrócitos e reduz a sua captação por macrófagos/micróglia, com superestimulação do receptor N-metil-D-aspartato (NMDA), influxo maciço de Ca++ intracelular e geração de óxido nítrico e outros ânions superóxidos, causando poda sinapto-dendrítica e apoptose neuronal; (5) metaloproteinases, fator ativador de plaquetas, ácido quinolínico (agonista do NMDA) e derivados do ácido araquidônico também participam da lesão neuronal. Portanto, a neuroniotoxicidade pelas proteínas do HIV e/ou por fatores secretados por macrófagos/micróglia/astrócitos infectados, por mecanismo de amplificação da resposta pró-inflamatória, produção de espécies reativas de oxigênio, estresse oxidativo e excitoxicidade, podem explicar a perda neuronal e a reação tecidual com gliose e ativação microglial que contribuem para o distúrbio neurocognitivo associado ao HIV.

História natural da infecção

Observações de grandes séries de pacientes acompanhados antes da terapêutica antirretroviral mostram que a grande maioria dos indivíduos expostos ao vírus (90%) infecta-se, tem fase aguda da infecção e entra em uma fase assintomática de duração variável (mediana de 10 anos) antes de apresentar as manifestações de AIDS. Cinco a 15% dos infectados (dependendo da região) têm comportamento diferente: alguns progridem muito rapidamente para AIDS em até 3 anos (progressores rápidos) e outros permanecem por longos anos (20 ou mais) com carga viral muito baixa (progressores lentos) e outros, ainda, mantêm viremia indetectável e podem não desenvolver AIDS (controladores de elite). Alguns indivíduos têm resistência natural à infecção: mesmo expostos continuadamente ao vírus, não se infectam.

Alguns fatores influenciam a resistência à infecção. Em diversas regiões do mundo, observações em indivíduos com alto risco de infecção (profissionais do sexo, recém-nascidos de mães infectadas, pessoas que fazem sexo sem proteção com parceiros soropositivos) mostram que algumas pessoas são resistentes à infecção, enquanto outras se infectam, mas a infecção não progride. Vários fatores têm relação com essa resistência. O primeiro é a mutação CCR5Δ32 no gene *CCR5*, que ocorre em taxas variadas em diferentes grupos étnicos: 5 a 15% em caucasianos e ausente em populações africanas. Homozigotos para a mutação são resistentes à infecção com as cepas R5 (que usam CCR5 como correceptor), mas podem se infectar com cepas que utilizam outro correceptor. Mutação no gene *CCR2*, menos comum na população (0,1 a 0,25%), confere resistência às cepas que usam essa molécula como correceptor. Mutações na quimiocina CXCL12 (SDF-1), ligante de CXCR4, associam-se a progressão lenta da infecção. Polimorfismos no gene de IL-4, que interfere na expressão de CXCR4 e CCR5, são importantes na resistência à infecção pelo HIV; polimorfismos no promotor do gene de IL-10, que inibe, *in vitro*, a proliferação do vírus, associam-se a formas mais aceleradas de infecção.

As MHC também influenciam a resistência à infecção. Em parceiros sexuais sorodiscordantes (um soropositivo e outro soronegativo) e com semelhança em MHC I, há maior risco de transmissão da infecção em relação aos parceiros soroconcordantes, mas com discordância em MHC I. Semelhança em alelos HLA-B associa-se a maior risco de transmissão; o alelo HLA-A2/6802 confere maior resistência à infecção, tanto pela via sexual como pela via materno-fetal.

Em pessoas resistentes e expostas repetidamente à infecção, LT CD8+ vírus-específicos, mantidos enquanto permanece a exposição continuada ao vírus, parecem conferir resistência. Quando a exposição é suspensa, as células citotóxicas vírus-específicas desaparecem da circulação, sugerindo que estimulação persistente é necessária para a sua persistência. Em mulheres resistentes à infecção, encontram-se IgA na secreção vaginal e maior capacidade de produzir algumas quimiocinas, como CCL5 (RANTES) e CCL3 (MIP1α), indicando que o ambiente para a montagem da resposta imunitária na porta de entrada é importante nos mecanismos de resistência à infecção.

Fatores de restrição (ver adiante) e efeito inibidor não citotóxico de LT CD8+ são muito eficientes nos progressores lentos e controladores de elite, o que permite controle mais eficaz da viremia nas fases iniciais da infecção.

Infecção pelo vírus GBV-C, transmitido por via parenteral e aparentemente não patogênico, favorece a resistência à infecção pelo HIV, possivelmente porque o GBV-C aumenta a expressão de CCL5 e CCL3 e reduz a de CCR5.

Algumas semanas após a infecção primária, sintomática ou não, estabelece-se uma infecção crônica e assintomática que leva à destruição progressiva de células do sistema imunitário.

Antes da disponibilidade de agentes antirretrovirais, a mediana de anos entre a infecção primária e o estabelecimento da AIDS era de 10 anos; cerca de 5% dos infectados desenvolviam doença pelo HIV após apenas 3 anos da infecção e outros 15% não apresentavam manifestações após 15 a 20 anos. Com a introdução da terapia antirretroviral, hoje é difícil estabelecer o tempo para se desenvolver doença clínica. Embora exista latência clínica, não se pode falar em latência virológica, pois replicação viral continua em todos os estágios da doença, mesmo em indivíduos assintomáticos. Nesse processo, que é bastante dinâmico, grande número de células é destruída a cada dia.

Infecção latente. Reservatórios do HIV

Com a terapêutica antirretroviral eficiente, tem-se observado que a carga viral é mantida indetectável enquanto se mantém a medicação, mas que a viremia reaparece e progride quando o tratamento é suspenso. Uma explicação para a reativação da viremia é a existência de infecção latente pelo HIV. Infecção latente por um retrovírus é condição na qual o DNA viral (provírus integrado ao DNA da célula) está silenciado, mas pode voltar a ser transcrito quando estimulado por fatores que revertem a latência. Infecção latente tem sido demonstrada de modo inequívoco com o HIV, especialmente em linfócitos T de memória, que permanecem quiescentes por longos períodos; embora existam demonstrações de infecção latente em linfócitos T foliculares, linfócitos T virgens, macrófagos, células dendríticas e astrócitos, não há evidências de que a latência nessas células tenha a estabilidade da encontrada em linfócitos T de memória. Na infecção latente, o vírus sobrevive, pois a célula infectada não é alvo de resposta imunitária nem de antirretrovirais, impedindo a efeito curativo do tratamento.

Os mecanismos de latência são ainda pouco conhecidos. Há algumas hipóteses: (1) o DNA do provírus integra-se em íntrons de genes com grande atividade transcritora ou em regiões flanqueadas por heterocromatina, onde a transcrição gênica é menos ativa; (2) mecanismos epigenéticos, especialmente os que controlam DNA metiltransferases que metilam sequências de LTR do vírus que funcionam como promotores, silenciando-as por impedir a ligação de fatores ativadores de transcrição ou de histonas desacetilases, dificultando a desespiralização do DNA para transcrição; (3) fatores que interferem na disponibilidade de fatores de transcrição (p. ex., NFκB, NFAt, STAT5) que ativam a transcrição do DNA proviral; (4) bloqueio no transporte do RNA transcrito para o citoplasma. Com base nesses possíveis fatores de latência, têm sido tentadas moléculas capazes de revertê-la, induzindo a transcrição do vírus e a tradução de proteínas que marcariam a célula para ser eliminada pela resposta imunitária restabelecida pelo uso dos antirretrovirais. A retirada do tratamento, associada a medicamentos que revertem a latência, seguida da reintrodução de antirretrovirais, poderá ser, no futuro, uma estratégia para a erradicação do vírus.

Células com infecção latente funcionam como reservatórios dos vírus, embora nem todos os reservatórios virais estejam relacionados com infecção latente. Células infectadas podem permanecer e proliferar em sítios onde a chegada de antirretrovirais é mais difícil, como o sistema nervoso central. Macrófagos, micróglia e astrócitos podem ser infectados e manter a proliferação viral sem se tornarem alvos de antirretrovirais, embora não alterem a viremia indetectável por ação do tratamento. Retirados os medicamentos, a viremia retorna a partir desse reservatório no SNC.

33

Mecanismos de defesa

Os primeiros mecanismos de defesa contra o HIV são representados por: (a) fatores de restrição à multiplicação do vírus; (b) imunidade inata; (c) resposta imunitária adaptativa.

Os *fatores de restrição*, que são a primeira linha de defesa do organismo contra vírus, são proteínas sintetizadas de forma constitutiva pelo hospedeiro que interferem desde a entrada do vírus na célula até sua montagem e exocitose; ou seja, tais moléculas restringem a replicação viral. Na infecção pelo HIV, os fatores intrínsecos de restrição mais importantes estão listados no Quadro 33.2, alguns dos quais têm expressão aumentada por interferons dos grupos 1 e 3. De outro lado, o HIV possui formas ou modos de evasão que tornam esses mecanismos ineficientes, garantindo a persistência do vírus na maioria das pessoas infectadas (Quadro 33.2). Como será comentado adiante, nos indivíduos infectados considerados progressores lentos e nos controladores de elite os mecanismos defensivos são mais eficientes.

A *resposta imunitária inata* instala-se rapidamente: após a infecção, receptores de reconhecimento de agentes invasores (TLR, NLR, RLR, ver Capítulo 5) e fatores de restrição reconhecem o vírus e ativam fatores de transcrição associados a interferons (IRFs), os quais ativam a transcrição de interferons dos grupos 1 (alfa e beta) e 3 (delta). Interferons ativam genes codificadores de fatores de restrição. Além de IRFs, o vírus ativa o NFκB, que induz a expressão de genes pró-inflamatórios. NFκB ativado e outros fatores de transcrição (NFAT, STAT5) são importantes para ativar a transcrição do DNA proviral, favorecendo, portanto, a proliferação do vírus. Citocinas e quimiocinas atraem e ativam células NK, que têm efeito citotóxico sobre células infectadas, lisando-as. Um mecanismo de resposta inata muito importante é a ação não citolítica de LTs CD8+, que, atraídos para o local, inibem a proliferação do vírus no interior de LT CD4+ sem exercer efeito citolítico. Tal efeito inibidor é mediado por um fator ainda não identificado, depende de contato com a célula infectada e não sofre restrição por MHC. Nos infectados progressores lentos e nos controladores de elite, essa atividade citotóxica, mas não citolítica de LT CD8+, é mais acentuada do que nos progressores rápidos.

A *resposta imunitária adaptativa* instala-se lentamente e torna-se evidente 4 a 6 semanas após a infecção (período de soroconversão), quando a viremia começa a cair. Nesse período, aparecem anticorpos e LT CD8+ citotóxicos ativados, o que reduz a viremia: a carga viral estabiliza-se em níveis muito baixos, podendo tornar-se indetectável; quanto menor a carga viral estabilizada, mais lenta é a progressão da doença (ver adiante). Os primeiros anticorpos a aparecer são anti-p24 e anti-gp120; seus títulos elevam-se rapidamente e mantêm-se altos até o início das manifestações de imunodeficiência, quando tendem a cair. Os primeiros anticorpos são ativadores do complemento e não neutralizam o vírus; anticorpos neutralizantes só aparecem após 8 a 10 semanas. Quanto mais precoce é a ativação de células auxiliares vírus-específicas, mais eficaz é o controle da viremia. O controle rápido da viremia na fase aguda da infecção deve-se à menor mutagenicidade do vírus nessa fase. Anticorpos neutralizantes e células citotóxicas mantêm a viremia baixa, mas não a elimina. Quando a viremia se estabiliza, mutações são frequentes. Mutações favorecem a glicosilação de gp120 e gp24, que modifica os epítopos por adição de glicanos da célula hospedeira. Resposta T citotóxica instala-se paralelamente à produção de anticorpos, sendo grande o número de linfócitos Tc (CD8+) antivírus nas fases iniciais da infecção (25% de células T CD8+ circulantes). A Figura 33.4 mostra a evolução da infecção na fase aguda, enquanto a Figura 33.5 resume a evolução natural da infecção pelo HIV.

A eliminação dos vírus faz-se por: (1) anticorpos neutralizantes, dos quais o vírus escapa por mutações; (2) anticorpos não neutralizantes – anti-p24 (*core*), antip17 (matriz) e anti-p120 (envoltório), que formam imunocomplexos com os vírus e facilitam sua retirada da circulação por fagócitos; (3) células T CD8+, que eliminam parte das células CD4+ infectadas. Tais mecanismos persistem na fase de viremia estabilizada, embora com perda de eficiência; cai o número de linfócitos T CD4+ e, sobretudo, de linfócitos T CD8+, por ação direta do vírus e por hiperestimulação do sistema imunitário (ver adiante).

A instalação da AIDS ocorre quando os linfócitos estão em número reduzido e são menos capazes de responder aos estímulos, o que diminui a capacidade de sintetizar anticorpos neutralizantes e de originar LT CD8+ aptos a deter o vírus, permitindo a rápida elevação da viremia, a instalação de infecções oportunistas ou a exacerbação de infecções crônicas até então controladas.

Quadro 33.2   Fatores de restrição ao HIV e mecanismos de escape do vírus

Fator	Efeitos inibidores sobre o vírus	Mecanismos de escape do vírus
SAMHD1	Inibe a síntese do DNA viral (reduz a disponibilidade de nucleotídeos trifosforilados)	VPx*
APOBEC	Citidinadesaminase, que inibe a síntese de DNA por hiperuracilação de ssDNA	Vif*
MXA e B	Inibe a dissociação do *core* (guanosinatrifosfatases que inibem a associação do *core* com o citoesqueleto)	Mutação na proteína do capsídeo
SERINC3/5	Interage com a membrana citoplasmática e inibe a entrada e a eliminação do vírus	Nef*
Teterina	Prende o vírus na membrana citoplasmática, impedindo sua eliminação	Vpu*
TRIM 22	Inibe a transcrição de parte do DNA viral e altera as proteínas do capsídeo, inibindo sua montagem e desmontagem	Mutação do vírus
IFITM	Altera a fluidez da membrana citoplasmática, impedindo a fusão com o envelope	Vpu*
SLFN 11	Inibe a tradução de proteínas virais	?
MARCH 8	Reduz a incorporação de gp120 e gp41 ao envelope viral, reduzindo a infectividade	?

*Proteínas virais listadas no Quadro 33.1. SAMHD: *sterile alpha motif and histidine aspartate containig protein*; APOBEC: *apolipoprotein B mRNA editing enzyme*; MX: *myxovirus resistance protein*; SERINC: *serine Incorporator protein*; Teterina; IFITM: *IFN inducible transmembrane protein*; TRIM: *tripartite motif protein*; SLFN 11: *schlafen family member 11*; MARCH 8: *membrane-associated ring-CH8 protein*.

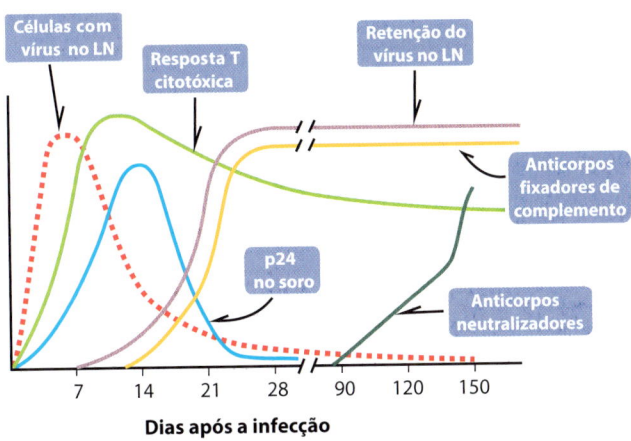

Figura 33.4 Fase aguda da infecção pelo HIV. Comportamento das células infectadas, retenção do vírus em linfonodos (LN) e resposta imunitária celular (T citotóxica) e humoral (dados baseados na infecção humana e na infecção com o vírus da imunodeficiência de macacos).

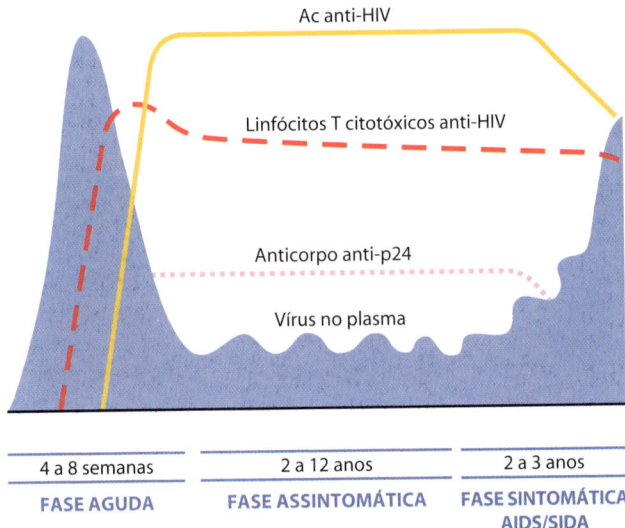

Figura 33.5 Evolução da infecção pelo HIV: relação da viremia com a resposta imunitária nas diferentes fases da infecção.

Mecanismos de imunodeficiência

Os mecanismos de imunodeficiência são complexos e ainda não totalmente conhecidos. Destruição de LT CD4+ é o evento mais característico e mais importante: a AIDS manifesta-se justamente quando o número desses linfócitos cai abaixo de 200/µL. Há também redução de LT CD8+ e de anticorpos neutralizantes, em parte pela falta do estímulo auxiliar dependente de LT CD4+. A infecção com carga viral estabilizada entra em uma fase latente, com duração variável: curta em progressores rápidos e longa em progressores lentos e controladores de elite. Na fase latente, os LT CD4+ reduzem-se progressivamente. Os LT CD8+ que aumentaram na fase inicial da infecção também sofrem redução progressiva, embora em menor intensidade do que os LT CD4+. Com proliferação continuada do vírus, perda progressiva de LT CD4+ e alterações arquiteturais nos órgãos linfoides, instala-se a imunodeficiência que caracteriza a AIDS.

Análises *in vitro* sobre o comportamento das células do sistema imunitário de pacientes infectados pelo HIV e estudos experimentais com o vírus SIV de macacos mostram que o sistema imunitário torna-se progressivamente disfuncional com a progressão da fase assintomática da infecção. Com o tempo, LT CD4+, LT CD8+ e LB respondem menos aos estímulos proliferativos e produzem menos citocinas quando comparados com os controles não infectados; além disso, os órgãos linfoides, especialmente os linfonodos, mostram alterações arquiteturais que impedem o tráfego adequado de linfócitos e, em consequência, sua cooperação. As alterações arquiteturais devem-se a perda progressiva de linfócitos na área paracortical e nos folículos linfoides e a aumento de fibras colágenas. Alterações importantes são redução de moléculas que facilitam a saída de linfócitos do linfonodo (CCR7, CXCR5) e aumento de moléculas endereçadoras para sítios periféricos de inflamação. Tal disfunção imunitária é mais pronunciada em progressores rápidos e muito menor em progressores lentos e controladores de elite.

Admite-se que grande parte da disfunção imunitária resulta de ativação continuada da resposta imunitária por persistência do vírus. Ativação persistente (hiperestimulação por antígenos virais e por antígenos da microbiota por alteração na permeabilidade intestinal) tem dois efeitos que agravam a doença: aumenta a proliferação do vírus e conduz a um estado de exaustão imunitária e senescência replicativa de linfócitos que reduz a sua atividade antiviral. A expressão de moléculas indicadoras de exaustão imunitária (PD-1, CTLA-4 e outras, ver Capítulo 11) aumenta progressivamente, enquanto linfócitos T e B e células NK mostram marcadores de exaustão, com reduzida capacidade de sintetizar moléculas efetoras e de proliferar.

Em síntese, a patogênese da imunodeficiência na AIDS é complexa, em parte é desconhecida e envolve múltiplos fatores: (1) perda progressiva de LT CD4+ pelo efeito citopático viral (a infecção dessas células causa destruição delas) por apoptose de linfócitos infectados e não infectados e por menor produção celular na medula óssea (infecção de células progenitoras CD34+ e CD4+ inibe a linfopoese); (2) alterações funcionais em LT CD4+ (defeitos no reconhecimento de antígenos, menor produção de citocinas e baixa resposta proliferativa) decorrentes de exaustão imunitária e de senescência replicativa induzidas por hiperestimulação antigênica, o que compromete a resposta imunitária celular; (3) menor atividade de LT CD8+ (citotóxicos) por falta de cooperação de LT CD4+; (4) defeitos na atividade de macrófagos e células apresentadoras de antígenos, apesar de essas células estarem ativadas na infecção; (5) embora raramente infectados, linfócitos B produzem menos anticorpos T-dependentes, pela baixa cooperação com linfócitos T; (6) com o progredir da infecção, o vírus sofre mutações e torna-se resistente aos LT CD8+; (7) na fase tardia da infecção, surge desorganização da arquitetura dos órgãos linfoides que compromete a resposta imunitária.

Classificação

A classificação da infecção pelo HIV mais utilizada é a do Centro para o Controle de Doenças dos EUA (Centers for Disease Control – CDC, Atlanta, EUA), de 1993, que se baseia no estado imunitário do paciente (número de linfócitos T CD4+ no sangue periférico) e em categorias clínicas, conforme resumido no Quadro 33.3. Tal classificação foi feita antes do advento da terapia antirretroviral combinada e categoriza os indivíduos segundo a situação clínica ou laboratorial indicativa do grau de comprometimento imunitário. Como em outras

33

classificações (p. ex., Sistema de Estágios da OMS), não há uma maneira de reclassificar os indivíduos de acordo com a restauração da imunidade e a recuperação clínica. No Brasil e em países com acesso a exames de quantificação da carga viral e de linfócitos T CD4+, a utilização desses sistemas vem perdendo importância como orientação aos profissionais de saúde. Adicionalmente, a prática de tratar todas as pessoas com HIV/AIDS (com poucas exceções) faz com que tais sistemas de classificação percam importância na prática clínica. A profilaxia para agentes infecciosos depende de cada paciente. As principais decisões terapêuticas podem ser tomadas com base nas manifestações clínicas e em parâmetros laboratoriais (número de linfócitos T CD4+ e carga viral).

Quadro 33.3 Classificação da infecção pelo HIV em adolescentes e adultos (segundo o Centers for Disease Control – CDC, EUA, 1993)

N° de linfócitos CD4+ no sangue periférico (células/μL)	Categoria clínica		
	A	B	C
> 500	A1	B1	C1
200 a 500	A2	B2	C2
< 200	A3	B3	C3

As categorias clínicas são:

A. Indivíduos com infecção aguda sintomática pelo HIV, pacientes na fase assintomática da infecção, independentemente do tempo de contágio e com linfadenopatia persistente generalizada

B. Pacientes com sintomas que não se enquadrem nas categorias A ou C

C. Pacientes que apresentem ou tenham apresentado condições definidoras de AIDS, a saber:

Bronquite, pneumonite ou esofagite por *Herpes simplex*
Úlceras crônicas por *Herpes simplex* (duração superior a 1 mês)
Candidíase brônquica, traqueia ou pulmões
Candidíase esofágica
Câncer cervical invasivo
Citomegalovirose (exceto no fígado, baço ou linfonodos)
Retinite por citomegalovírus (com perda da visão)
Coccidioidomicose extrapulmonar ou disseminada
Criptococose extrapulmonar
Criptosporidiose intestinal crônica (duração superior a 1 mês)
Encefalopatia relacionada com o HIV
Histoplasmose extrapulmonar ou disseminada
Infecções bacterianas, múltiplas ou recorrentes
Isosporíase intestinal crônica (duração superior a 1 mês)
Leucoencefalopatia multifocal progressiva
Linfoma de Burkitt
Linfoma imunoblástico
Linfoma primário do sistema nervoso central
Mycobacterium tuberculosis pulmonar ou extrapulmonar
Infecção disseminada por micobactérias do complexo
Mycobacterium avium-intracellulare ou *Mycobacterium kansasii*
Pneumonia por *Pneumocystis jirovecii* (*carinii*)
Pneumonia intersticial linfoide e/ou hiperplasia linfoide pulmonar
Sarcoma de Kaposi
Salmonelose septicêmica recorrente
Síndrome consuntiva pelo HIV (*wasting syndrome*)
Toxoplasmose cerebral

▶ Métodos diagnósticos anatomopatológicos

O patologista tem papel importante no diagnóstico e no acompanhamento de pacientes com HIV/AIDS, pois: (a) atua na identificação do HIV, de seus antígenos e/ou de material genético em células, secreções, tecidos ou órgãos; (b) contribui para o diagnóstico de doenças associadas (secundárias) e na avaliação de propostas terapêuticas; (c) avalia, *in situ*, a resposta imunitária do hospedeiro contra o HIV e as infecções oportunistas; (d) associa as lesões teciduais com o quadro clínico e o grau de comprometimento imunitário.

O diagnóstico das afecções em indivíduos imunocomprometidos pelo HIV representa um grande desafio para os profissionais de saúde, já que os pacientes apresentam quadros clínicos incaracterísticos e respostas imunitárias atípicas, sendo muitas vezes agredidos por agentes infecciosos incomuns. Tais fatos tornam difícil as avaliações sorológicas e microbiológicas convencionais. Nesse contexto, é necessário que o patologista utilize todas as ferramentas disponíveis em sua área e em outras afins.

A análise morfológica de amostras de células e tecidos de pacientes com HIV/AIDS inclui os exames rotineiros, complementados por microscopia eletrônica e avaliação molecular. O estudo microscópico inicia-se pelo exame de preparações coradas pela hematoxilina e eosina (HE), seguido da pesquisa de bacilos álcool-ácido resistentes (métodos de Ziehl-Neelsen, Fite Faraco etc.), fungos (coloração à base de prata, sendo o método tricrômico de Grocott o mais sensível), bactérias (Gram, Brown-Brenn ou Brown-Hopps) e protozoários (Giemsa). Tais colorações devem ser feitas em todos os casos, mesmo que a amostra apresente apenas inflamação discreta ou mesmo quando não se vê alteração histológica evidente. Na sequência, a imuno-histoquímica (IHQ) tem papel destacado pela possibilidade de detectar agentes infecciosos com grande sensibilidade e especificidade. Além de detectar patógenos, a IHQ possibilita a caracterização fenotípica das células envolvidas na resposta imunitária e de moléculas (sobretudo citocinas) participantes do processo. A microscopia eletrônica, além de identificar microrganismos usuais e inusitados, mostra alterações submicroscópicas (dentro e fora das células) muito importantes em muitas agressões infecciosas.

As técnicas de biologia molecular têm grande interesse no diagnóstico de doenças infecciosas, principalmente em indivíduos imunossuprimidos, pois permitem identificar, com enorme sensibilidade, material genético de microrganismos. Como princípio geral, é sempre necessário correlacionar os achados clínicos e morfológicos com os moleculares a fim de se estabelecer o diagnóstico mais correto, inclusive de infecções latentes. Hibridação *in situ*, por exemplo, além de detectar ácidos nucleicos de patógenos, possibilita a visualização das alterações microscópicas associadas à infecção pelo agente etiológico.

■ Lesões e doenças associadas ao HIV/AIDS

Infecção pelo HIV ou AIDS traz inúmeras repercussões para os pacientes, que podem ser agrupadas em: (1) infecções favorecidas pela imunossupressão; (2) associação com algumas doenças infecciosas; (3) associação com determinadas neoplasias; (4) lesões causadas pelo próprio HIV.

► Infecções associadas à imunossupressão

A morbidade e a mortalidade da infecção pelo HIV começaram a diminuir significativamente a partir do uso de terapia antirretroviral, que de início foi feita com zidovudina. A partir de 1996, com a introdução da terapia antirretroviral combinada, conhecida na língua inglesa como *highly active anti-retroviral therapy* (HAART) e na língua portuguesa como *terapia antirretroviral* (TARV), houve notável aumento na sobrevida dos pacientes, decréscimo drástico na morbidade e prolongamento da vida.

Infecções graves por microrganismos são comuns em indivíduos infectados pelo HIV, especialmente quando o número de LT CD4+ está abaixo de 200/μL. Infecções generalizadas são invariavelmente fatais, podendo estar ou não associadas a neoplasias malignas. O surgimento dessas infecções constitui, ao lado do número de LT CD4+, o marcador que mais bem caracteriza o estabelecimento da AIDS e representa um dos elementos-chave no estadiamento da infecção/doença.

Com a introdução da terapêutica antirretroviral, houve modificações gradativas na frequência e na gravidade da doença. Entretanto, foi somente com o advento da terapêutica mais eficaz (TARV) que aconteceu mudança significativa no panorama das infecções, com queda acentuada na sua ocorrência e gravidade. Pacientes em uso de TARV, no entanto, após longo período de controle de infecções podem voltar a ter níveis de LT CD4+ baixos, em particular quando se esgotam as alternativas terapêuticas. Nesses casos, algumas doenças voltam a colocar em risco a saúde dos indivíduos, que passam a manifestar enfermidades graves e disseminadas. As infecções mais encontradas em pacientes com AIDS estão descritas a seguir.

Vírus *Herpes simplex* 1 e 2. Trata-se de vírus altamente disseminados na população. O *Herpes simplex* (HSV) causa dermatovirose cujas prevalência, gravidade e dificuldade terapêutica são maiores em indivíduos infectados pelo HIV. Nos pacientes com mais de 200 LT CD4+/μL, as manifestações clínicas mais frequentes são semelhantes às de imunocompetentes: úlceras labiais ou genitais, autolimitadas. Em pacientes com AIDS, as lesões tornam-se mais graves e podem afetar todo o trato gastrointestinal; além disso, o vírus pode disseminar-se e causar lesões hepáticas e no sistema nervoso central. A inclusão da infecção pelo HSV na definição de AIDS salienta a gravidade dessa infecção, que tem morbidade considerável, tal como ocorre em outras situações de imunodepressão. Nesses pacientes, encontram-se lesões persistentes e recidivantes, com possibilidade de infecção disseminada.

A infecção pelo HSV pode também ser manifestação inicial da AIDS, daí a importância do reconhecimento de lesões clinicamente atípicas. Se, por um lado, a imunodeficiência associada ao HIV aumenta a frequência e a gravidade da infecção herpética, especialmente genital (HSV tipo 2), e causa resistência medicamentosa, por outro a infecção pelo HSV pode aumentar a replicação do HIV, elevando o risco de sua transmissão. Paradoxalmente, formas clínicas exuberantes, ulceradas e destrutivas podem ser vistas no contexto da síndrome de recuperação imunitária (ver adiante). Infecções pelo vírus varicela-zóster (agente da varicela e herpes-zóster) podem ser atípicas em pacientes imunodeprimidos e ter o manejo terapêutico dificultado. Disseminação visceral desse vírus pode causar lesões cutâneas disseminadas, que fogem à clássica distribuição por dermátomos.

Os aspectos histológicos encontrados nas diversas formas de infecção herpética (*Herpes simplex*, varicela, herpes-zóster) são semelhantes e não diferem daqueles observados em indivíduos não infectados pelo HIV. A lesão cutânea básica é vesícula intra-epidérmica formada por acantólise e degeneração balonizante de ceratinócitos; o citoplasma destes torna-se homogêneo e eosinofílico, e as células por vezes são multinucleadas. Corpos de inclusão são nucleares e acidófilos. Nos pacientes com AIDS, nem sempre são identificadas as inclusões virais características (tipo Crowdy A, o aspecto sincicial e os núcleos amoldados) frequentes em pacientes imunocompetentes. Na AIDS, núcleos contendo o vírus com frequência mostram-se apenas aumentados de volume e hipercromáticos, configurando o aspecto comumente chamado "atipia inflamatória". Encontra-se também infiltrado inflamatório de neutrófilos e seus restos na derme. As alterações virais podem comprometer ainda ceratinócitos dos folículos pilosos, constituindo reação do tipo foliculite aguda, cuja etiologia não deve passar despercebida. No esôfago, a infecção herpética causa esofagite erosiva (Figura 33.6 A). A imuno-histoquímica é muito valiosa sobretudo em lesões ulceradas, por detectar material antigênico no núcleo ou no citoplasma das células epiteliais (Figura 33.6 B).

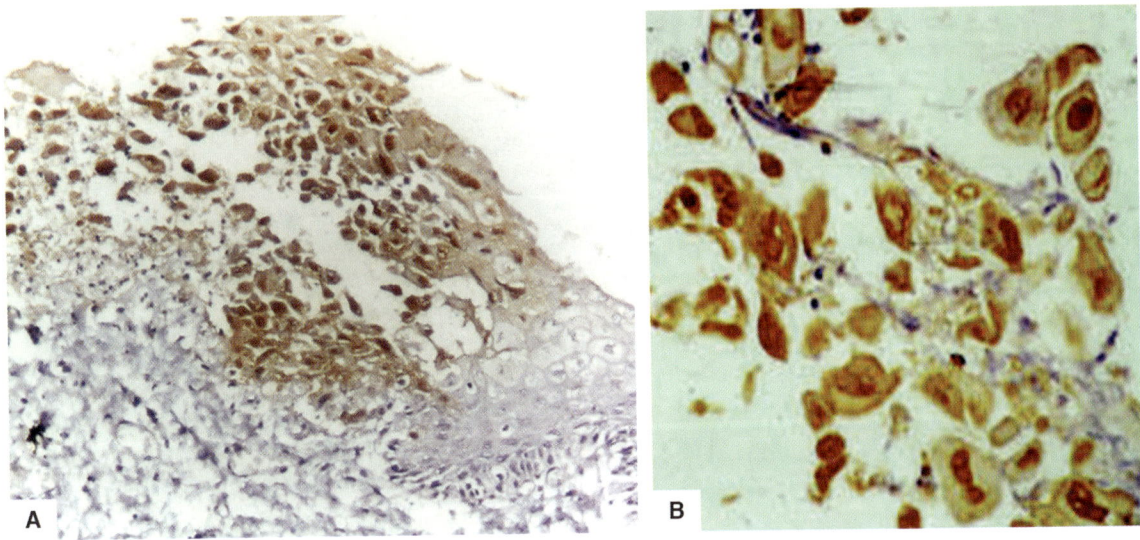

Figura 33.6 Infecção pelo vírus *Herpes simplex*. **A.** Esofagite herpética. Erosão do epitélio, no qual se encontram numerosas células infectadas pelo vírus (imuno-histoquímica). **B.** Inclusões nucleares (imuno-histoquímica).

Molusco contagioso. Causado por um poxvírus, é infecção própria da infância que se manifesta por pequenas pápulas umbilicadas que podem regredir espontaneamente. Lesões com aspecto atípico, maiores, mais extensas e persistentes podem ocorrer em pacientes imunocomprometidos, como na AIDS, e levantar diagnósticos diferenciais com outras infecções ou mesmo neoplasias. A lesão pode aparecer também na síndrome de recuperação imunitária. Na lesão, a epiderme é hiperplásica e forma lóbulos que se projetam na derme. Os ceratinócitos mostram grandes inclusões acidófilas citoplasmáticas que se tornam maiores e basófilas à medida que as células se situam nas porções mais altas da epiderme (ver Figura 32.38).

Citomegalovírus. A citomegalovirose pode ocorrer como primeira manifestação da AIDS ou aparecer tardiamente, em geral em pacientes com número de LT CD4+ abaixo de 100 células/μL. A manifestação clínica mais comum é coriorretinite, embora o trato gastrointestinal e os pulmões constituam também alvos frequentes da doença.

Considerando-se que a população de risco para aquisição do HIV tem elevada prevalência de infecção pelo citomegalovírus (CMV) e que este permanece latente no organismo por muito tempo, torna-se necessário diferenciar o que é infecção e o que representa doença citomegálica. Como o tratamento para o CMV é agressivo, com certa frequência o patologista é solicitado a avaliar o quadro. A identificação de inclusões "em olho de coruja" (Figura 33.7 A) em células epiteliais configura apenas infecção. Doença pelo CMV é diagnosticada quando são encontradas inclusões virais características, material antigênico (Figura 33.7 B) ou sequências genômicas do CMV em células endoteliais, em geral de capilares, associadas a capilarite.

No *fígado*, inclusão viral não é frequente. Contudo, acúmulos de neutrófilos associados a necrose hepatocitária (microabscessos) e a desarranjo trabecular são sugestivos da infecção mesmo na ausência de inclusões. Nesses casos, a imuno-histoquímica é essencial. As inclusões virais são encontradas em hepatócitos e em células endoteliais, ductais e de Kupffer.

No início da epidemia, *encefalite* pelo CMV foi a infecção oportunista viral mais frequente no sistema nervoso de pacientes com AIDS (8 a 25%). Macroscopicamente, o cérebro mostra-se normal ou discretamente atrófico. Microscopicamente, encontram-se nódulos microgliais, células com a inclusão intranuclear típica e, em alguns casos, necrose focal. A inflamação envolve córtex cerebral, substância branca, núcleos da base, córtex cerebelar, núcleo denteado, regiões periventriculares (onde adquire padrão de ventriculoencefalite necrosante) e tronco encefálico. A doença pode causar também mielorradiculite lombar (síndrome da cauda equina) e mononeurite múltipla.

Lesão cutânea atribuída ao CMV em geral manifesta-se como úlcera na região genital, sendo a infecção herpética importante diagnóstico diferencial.

Vírus do papiloma humano. O vírus do papiloma humano (HPV) causa diversas lesões cutâneas e mucosas, em geral chamadas de verrugas. Em indivíduos infectados pelo HIV, as lesões são mais prevalentes e mais exuberantes e têm tendência a recaídas após tratamento. Coinfecção HIV-HPV aumenta o risco de neoplasia intraepitelial genital e transformação maligna relacionada com certos tipos de HPV (HPV 16 e 18) em mulheres e homens. Fenômeno recentemente descrito é o encontro de DNA de HPV em lesões cutâneas do sarcoma de Kaposi, levantando a possibilidade de que o HPV, ao lado do vírus herpes (vírus herpético humano tipo 8 – HHV-8) também possa estar envolvido na carcinogênese dessa neoplasia. As manifestações da infecção pelo HPV correlacionam-se com o grau de imunossupressão.

Não há particularidades nas lesões cutâneas do HPV em pacientes HIV+. Assim, verruga vulgar, verrugas palmoplantares, verruga plana, lesões semelhantes às da epidermodisplasia verruciforme, condiloma (Figura 33.8 A) e papulose bowenoide são diagnosticados com base nos efeitos citopáticos virais, particularmente coilocitose (vacuolização perinuclear, Figura 33.8 B), associados a hiperplasia escamosa e disceratose. Atipias citológicas e arquiteturais completam o quadro de papulose bowenoide ou neoplasia intraepitelial.

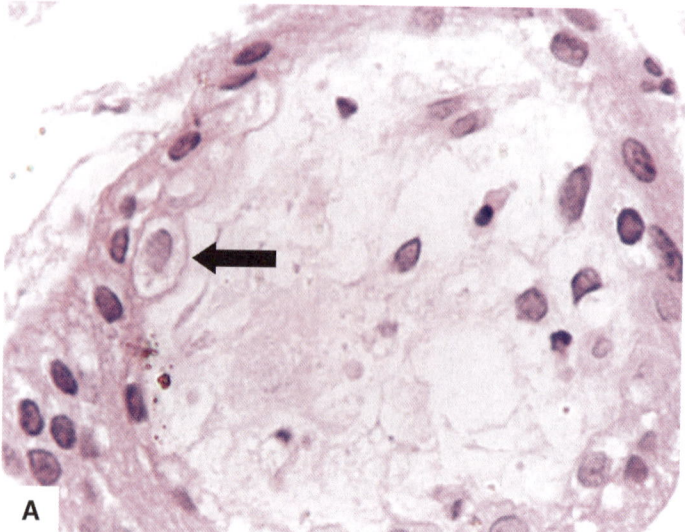

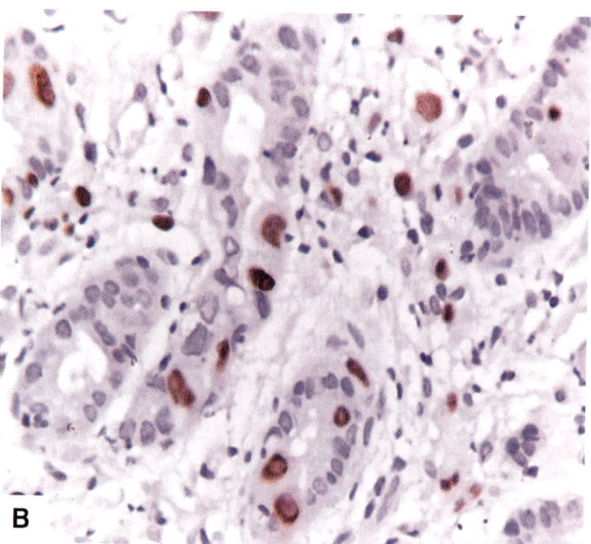

Figura 33.7 Infecção pelo citomegalovírus. **A.** Inclusões nucleares no epitélio da placenta (HE). **B.** Infecção intestinal. Numerosas células com inclusões nucleares do vírus (imuno-histoquímica).

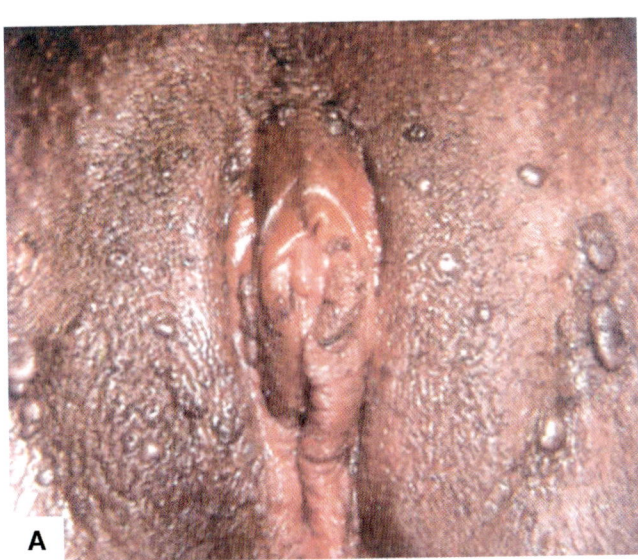 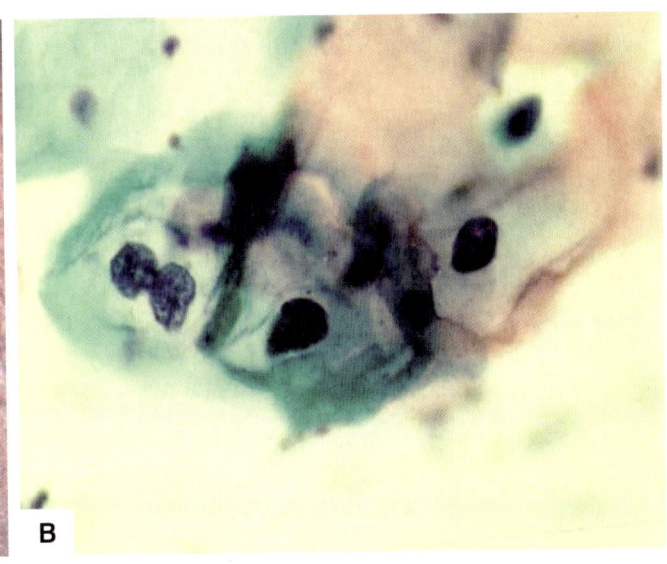

Figura 33.8 Infecção pelo HPV. **A.** Lesões condilomatosas na vulva. **B.** Esfregaço cervicovaginal mostrando atipias coilocitóticas.

Imuno-histoquímica com anticorpos contra proteínas do capsídeo viral pode confirmar a infecção pelo HPV, não discriminando, porém, os tipos virais. Detecção de ácidos nucleicos por hibridação molecular (hibridação *in situ*, captura híbrida) ou por amplificação genômica (PCR e PCR em tempo real) permitem identificar o tipo de HPV e, assim, o potencial oncogênico. Contudo, a caracterização dos tipos virais, apesar de importante, nem sempre é fator prognóstico independente para progressão ou regressão das lesões, em particular se a infecção é latente. Resultados de testes moleculares devem ser sempre correlacionados com os achados colposcópicos, peniscópicos, citológicos e de biópsias.

Vírus JC. A leucoencefalopatia multifocal progressiva, encontrada em 3,5 a 6,5% dos pacientes com AIDS, caracteriza-se por desmielinização multifocal da substância branca periventricular e subcortical do lobo frontal e da região parieto-occipital. A biópsia, importante no diagnóstico, mostra focos de desmielinização com astrócitos pleomórficos e hipercromáticos e oligodendrócitos com inclusões intranucleares características (ver Figura 26.72). Anticorpos contra o vírus possibilitam o diagnóstico por imuno-histoquímica. Pesquisa de ácidos nucleicos virais no liquor pode ser feita por PCR. Para outras informações sobre a infecção pelo vírus JC no SNC, ver Capítulo 26.

Vírus Epstein-Barr. A ampla disseminação do vírus Epstein-Barr (EBV) reflete o antigo relacionamento coevolutivo dele com humanos, aliado a sua persistência por longa vida no hospedeiro. Em pacientes com AIDS, o vírus é encontrado em 90% dos linfomas do SNC, em 100% dos linfomas de Hodgkin, em cerca de 50% dos linfomas não Hodgkin sistêmico e em todos os casos de leucoplasia pilosa oral. Esta é considerada marcador de infecção pelo HIV, já que é vista quase exclusivamente em indivíduos soropositivos, denotando imunodepressão. A lesão localiza-se tipicamente nas bordas laterais da língua e apresenta-se como placa esbranquiçada de superfície corrugada, justificando a designação "pilosa". O principal diagnóstico diferencial é candidíase. Histologicamente, há hiperceratose, paraceratose e acantose com ceratinócitos grandes, com aspecto edemaciado e citoplasma pálido, presentes nas porções altas do epitélio. O EBV pode ser detectado por imuno-histoquímica ou por hibridação *in situ*. Úlcera mucocutânea associada ao EBV, considerada entidade provisória no grupo de neoplasias de linfócitos B (segundo a classificação WHO-EORTC) e inicialmente vinculada a imunodeficiência iatrogênica, também é descrita em pacientes infectados pelo HIV.

Bactérias Gram-positivas e Gram-negativas. Causam principalmente pneumonias de repetição e são representadas particularmente por *Streptococcus pneumoniae*, *Staphylococcus aureus*, *Haemophilus influenzae*, *Pseudomonas* sp., *S. pyogenes* (lesões cutâneas) e *Salmonella* sp. (forma invasiva intestinal ou disseminada). As colorações de Brown-Brenn ou Brown-Hopps podem demonstrar cocos ou bacilos Gram-positivos ou negativos. Quando as bactérias são intracelulares, tais colorações ajudam ainda a diferenciar salmonelas (Gram-negativas) da *Listeria monocytogenes* (Gram-positiva), já que ambas produzem bacteriemia e meningite. Não existe anticorpo para uso em imuno-histoquímica para identificar a espécie da bactéria. A melhor forma de identificação é ainda a cultura. Entre as lesões cutâneas causadas por bactérias, *piodermites* (furúnculo/foliculite/celulite) são frequentes e, por vezes, associadas a dermatoses pruriginosas que facilitam a instalação de infecções bacterianas. O diagnóstico em geral é clínico, sendo raramente necessária biópsia.

***Bartonella henselae* e *Bartonella quintana*.** Estas bactérias Gram-negativas, que podem ser demonstradas pelas colorações de Warthin-Starry e de Steiner, causam angiomatose bacilar e peliose hepática. Como são de difícil cultivo, o padrão-ouro é a identificação da bactéria por microscopia eletrônica. PCR tem sido usada em alguns centros, mas não é de uso corrente. A angiomatose bacilar, inicialmente descrita em pacientes com AIDS, é infecção oportunista sistêmica que afeta pele, fígado, ossos e linfonodos. Na pele, a doença manifesta-se por lesões múltiplas, em forma de pápulas, nódulos e placas violáceas, às vezes ulceradas (Figura 33.9). Tais lesões assemelham-se clínica e histologicamente a granuloma piogênico e sarcoma de Kaposi. Microscopicamente, a lesão caracteriza-se pela proliferação de estruturas vasculares revestidas por endotélio evidente, imersas

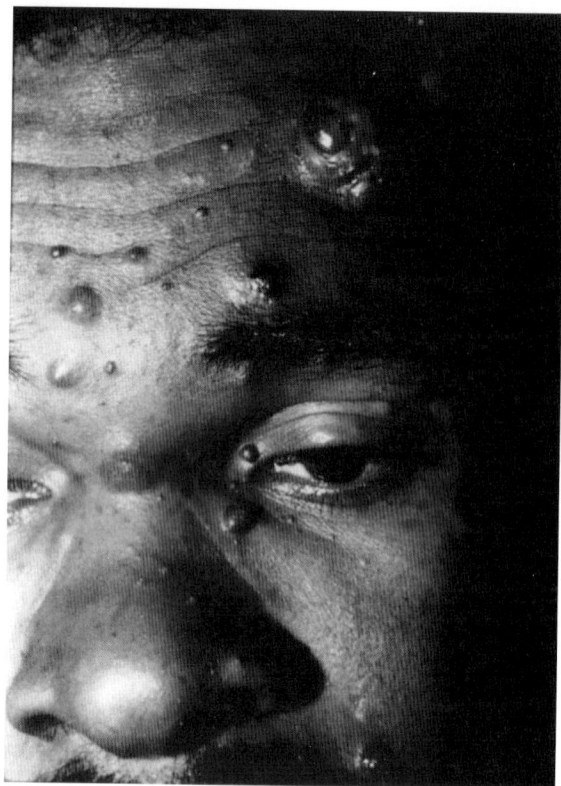

Figura 33.9 Angiomatose bacilar. Lesões tuberosas de tamanhos variados.

em estroma conjuntivo frouxo, edematoso e permeado por células inflamatórias, particularmente neutrófilos. Recomenda-se imuno-histoquímica com anticorpos que diferenciem os dois tipos de bactérias. No Brasil, a angiomatose bacilar é causada na grande maioria das vezes pela *B. quintana*, parecendo representar aspecto regional; em outros países, a lesão é provocada predominantemente pela *B. henselae*. Caso atribuído à *B. elizabethae* foi recentemente descrito.

Espiroquetas. Em indivíduos infectados pelo HIV, o cancro da sífilis primária pode progredir mais rapidamente, em poucos meses, para as formas secundária e terciária. Além disso, alguns indivíduos, embora adequadamente tratados anteriormente, podem sofrer reativação da infecção, com recorrência e *rash* cutâneo do tipo secundário; podem também ter progressão mais rápida para a forma terciária, com manifestações mucocutâneas e envolvimento do SNC. Nesses casos, os testes sorológicos ou liquóricos empregados no diagnóstico não são fidedignos. O exame histopatológico da pele mostra infiltrado inflamatório com grande número de plasmócitos em diversos padrões de distribuição (psoriasiforme, liquenoide, entre outros); demonstração do *Treponema pallidum* em cortes histológicos poucas vezes é possível. A imuno-histoquímica muito auxilia no diagnóstico, em especial nos casos atípicos de comprometimento gástrico ou de sífilis maligna; espiroquetose intestinal tem sua etiologia facilmente comprovada por imuno-histoquímica. Entretanto, em caso de suspeita deve-se recorrer ao diagnóstico sorológico, mais simples e mais eficaz.

Micobacterioses. A infecção pelo *Mycobacterium tuberculosis* é muito frequente em indivíduos infectados pelo HIV, espe-

cialmente nos países em desenvolvimento, podendo ocorrer com qualquer grau de imunodepressão. Pacientes com AIDS apresentam tuberculose extrapulmonar mais comumente do que a população em geral, sendo fígado, baço, intestino, linfonodos mesentéricos e, mais raramente, pâncreas os sítios mais acometidos. Tuberculose pulmonar também está incluída como condição definidora de AIDS (CDC, 1993). O envolvimento pulmonar se faz em mais de um lobo e/ou bilateralmente. Coinfecção HIV/*M. tuberculosis* aumenta o risco de ativar a tuberculose (5 a 8%, anualmente), sendo a progressão mais rápida.

O quadro histopatológico depende do grau de comprometimento do sistema imunitário, podendo ser encontrados granulomas epitelioides bem formados e granulomas malformados, com ou sem necrose caseosa ou necrose com detritos celulares. Pode haver também inflamação com denso ou escasso infiltrado inflamatório, o que dificulta a suspeição da etiologia em cortes histológicos de rotina. Por isso, em todos os pacientes infectados pelo HIV devem ser feitas colorações para bacilos álcool-ácido resistentes. Nos casos de melhor resposta imunitária ou em pacientes submetidos a terapêutica específica prévia, em geral os bacilos são extracelulares e escassos. Nas fases terminais da AIDS e coincidindo com a disseminação da micobacteriose, numerosos bacilos são visualizados nas lesões, por vezes em tal quantidade que lembra micobacterioses não tuberculosas.

Meningite tuberculosa localiza-se predominantemente na base encefálica e, em imunossuprimidos, tem aspecto de meningite bacteriana purulenta, sem formação de granulomas e células gigantes multinucleadas. Encontram-se focos de necrose, infiltrado de mono e polimorfonucleares, fibrina e numerosos bacilos. Pode formar-se tuberculoma (ver Capítulo 26). Na pele, a erupção cutânea da tuberculose é representada por pápulas e pústulas piodermite-símile.

Micobactérias do complexo *avium-intracellulare* (MAC) são causa comum de doença disseminada em pacientes com LT CD4+ abaixo de 100 células/μL e associam-se a piora expressiva na qualidade de vida dos pacientes. Outras micobactérias (*M. kansasii, M. genavense, M. haemophilum, M. fortuitum*) também podem causar doença. Na pele, tais micobacterioses (não tuberculose) são endêmicas em muitas partes do mundo, constituindo algumas delas entidades clinicopatológicas (úlcera de Buruli, granuloma das piscinas) em indivíduos imunocompetentes. A hanseníase, especialmente em países como o Brasil, é doença endêmica; no entanto, não foi observada associação entre hanseníase e infecção pelo HIV/AIDS, nem necessariamente os casos de coinfecção são multibacilares, embora a doença possa ter expressão inicial na síndrome de recuperação imunitária.

Infecção por micobactérias resulta, em geral, em granulomas malformados e aglomerados de macrófagos com citoplasma espumoso (Figura 33.10), com necrose ou focos de reação inflamatória discreta (as vezes difícil de ser valorizada ao exame histológico). Em qualquer dessas situações, BAARs são facilmente demonstrados em colorações especiais. Na doença causada por MAC, os bacilos são intracelulares e muito numerosos, assemelhando-se a globias vistas na hanseníase virchowiana. Entretanto, o quadro histológico da hanseníase nas suas diversas formas clinicopatológicas é bastante distinto daquele visto na tuberculose cutânea e em outras micobacterioses.

33

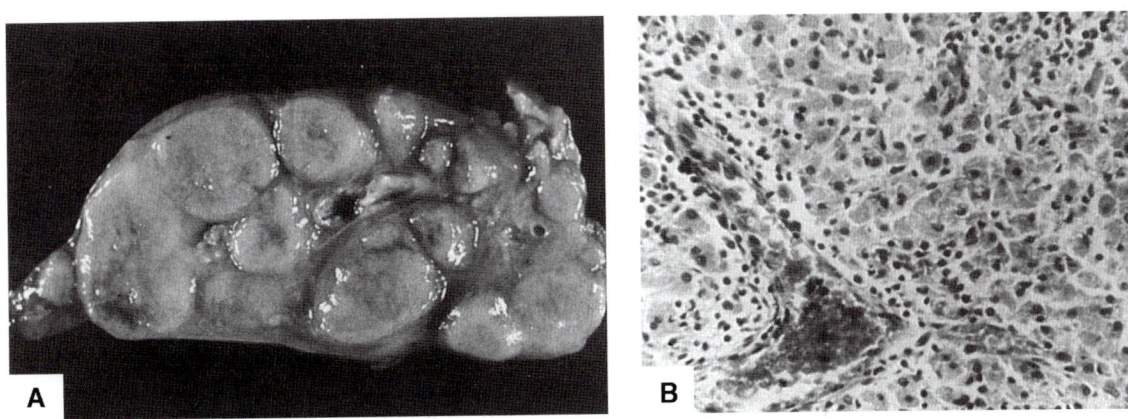

Figura 33.10 Linfadenopatia pelo MAC (micobacteriose atípica). **A.** Massa constituída por vários linfonodos aderidos entre si contendo nódulos diminutos. **B.** Corte histológico mostrando infiltração difusa de macrófagos xantomizados.

Anticorpos comerciais podem detectar micobactérias em tecidos emblocados em parafina, sem, entretanto, discriminar as espécies. Tais anticorpos são particularmente úteis nos casos paucibacilares e em pacientes submetidos a tratamento antibacteriano. O tratamento fragmenta a parede das bactérias, dificultando sua identificação. A imuno-histoquímica detecta material antigênico independentemente da integridade da parede das bactérias, sendo, portanto, valiosa ferramenta diagnóstica.

Linfadenopatia por MAC (micobacteriose atípica) resulta às vezes em aglomerados linfonodais. Em geral, não se formam granulomas, havendo apenas macrófagos xantomatosos repletos de bacilos.

Pneumocystis jirovecii (carinii).

Nos casos típicos, encontra-se pneumonia intersticial de extensão variada, às vezes bilateral, em que os alvéolos ficam preenchidos por material espumoso e eosinofílico no qual estão imersos numerosos cistos e trofozoítos de *P. jiroveci (carinii)*. A parede dos cistos fica bem evidente nas colorações de prata metenamina de Gomori, Grocott ou azul de toluidina modificado (Figura 33.11); trata-se de estruturas ovoides ou arredondadas, algumas colapsadas, com espessamentos focais ou indentações. O diagnóstico pode ser feito em amostras de escarro induzido, lavado broncoalveolar ou biópsia. Antes do advento do tratamento antiviral, a pneumocistose foi responsável por grande número de mortes na AIDS.

Pacientes com tratamento profilático ou curativo prévio têm apresentação pulmonar atípica e/ou disseminação para outros órgãos, causando coroidite, lesões cutâneas, hepáticas, esplênicas, no trato digestivo e nos rins. Nos últimos anos, biópsias pulmonares transbrônquicas ou a céu aberto mostram quadros diversos daqueles de pneumonia intersticial pelo *P. jiroveci (carinii)*, o que dificulta sobremaneira o diagnóstico. Encontram-se nódulos constituídos por granulomas, cistos parenquimatosos,

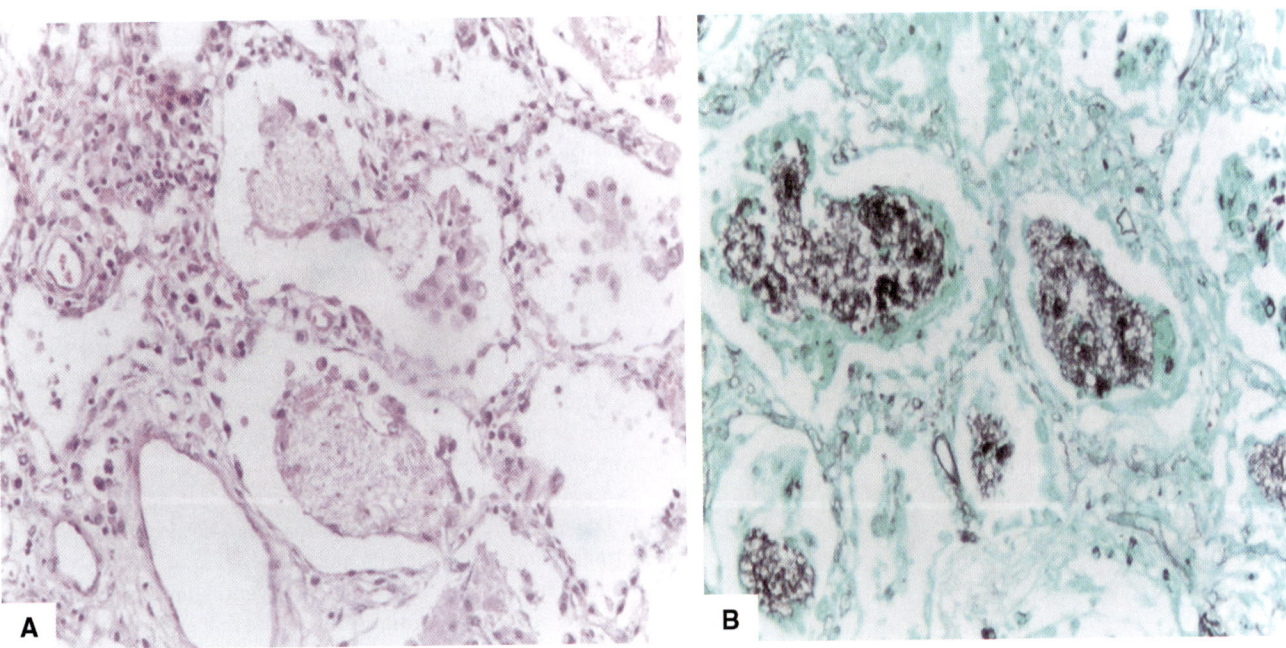

Figura 33.11 Pneumocistose. **A.** Alvéolos ocupados por material espumoso e acidófilo. **B.** *Pneumocystis jirovecii (carinii)* corado pelo método de Grocott.

cavitações, pneumonia intersticial descamativa, alveolite em organização, dano alveolar difuso agudo ou em organização e fibrose. Nesses casos, o diagnóstico por colorações histoquímicas de rotina é difícil, pois os agentes são escassos e em sua maioria estão degenerados. Justifica-se, portanto, imuno-histoquímica, hibridação *in situ* ou PCR. Após a terapêutica antirretroviral, há casos em que as luzes dos alvéolos ficam totalmente preenchidas por material eosinofílico, granuloso, não espumoso e com aspecto de fibrina, em meio ao qual são identificados aglomerados de paredes dos cistos, frequentemente sem individualização precisa, pois os fungos estão degenerados. Assim, é necessário recorrer à imuno-histoquímica ou à biologia molecular para o diagnóstico etiológico.

Candidíase.
Candidíase esofágica é uma das mais frequentes condições oportunistas definidoras de AIDS, podendo eventualmente ocorrer durante a infecção primária, por imunossupressão transitória. Com frequência, candidíase acomete as áreas intertriginosas da pele, unhas, mucosa oral e genital, podendo ocorrer disseminação sistêmica. Pseudo-hifas e esporos de *Candida* sp. são visualizados em HE e facilmente corados pelos métodos de PAS e Grocott. Em úlceras do trato digestivo, deve-se comprovar o caráter invasivo do fungo através de agressão ao e penetração no epitélio. Em casos tratados previamente, as pseudo-hifas, parcialmente degeneradas, varicosas ou com aspecto aberrante, podem ser confundidas com outros fungos. Nesses casos, a imuno-histoquímica ou cultura do material permite a identificação do agente (Figura 33.12).

Dermatofitoses.
Nas suas formas cutânea e ungueal, dermatofitoses podem ser clinicamente exuberantes em indivíduos infectados pelo HIV, sendo o *Tricophyton rubrum* o mais isolado. Nessas micoses superficiais, como em outras (dermatomicoses), os fungos situam-se na camada córnea ou na superfície do epitélio escamoso não ceratinizado. A resposta inflamatória é inespecífica, varia em intensidade e apresenta-se como dermatite espongiótica ou foliculite, em geral com neutrófilos na camada córnea; eventualmente, surge ulceração.

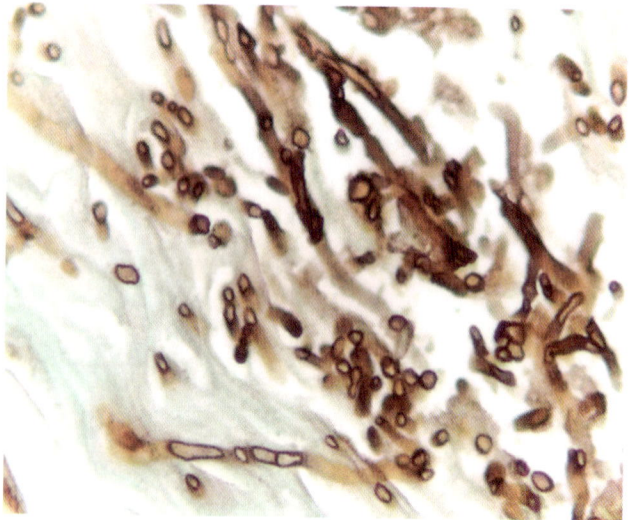

Figura 33.12 Pseudo-hifas de *Candida* sp. vistas à imuno-histoquímica.

Esporotricose.
Causada pelo *Sporothrix schenckii*, a esporotricose tem diagnóstico diferencial histopatológico com a histoplasmose. Na AIDS, a esporotricose cutânea, com sua expressão clínica habitual (lesão cancroide com linfangite regional), pode ter aspecto de doença disseminada na pele e em outros órgãos. Na pele, as lesões são em geral ulceradas. Histologicamente, encontram-se hiperplasia da epiderme, dermatite difusa granulomatosa com necrose, microabscessos com neutrófilos e numerosos fungos, em geral com gemulação com base estreita e formas ovais isoladas "naviculares" ou "em charuto"; na esporotricose em indivíduos imunocompetentes, o agente só é visto em poucos casos. Esporotricose é também considerada manifestação da síndrome de reconstituição imunitária após terapia antirretroviral.

Criptococose.
Em pacientes com AIDS, a criptococose acomete particularmente o SNC e os pulmões, podendo haver ainda lesões cutâneas atípicas e formas disseminadas. A lesão cutânea, que pode ser a primeira expressão de doença disseminada, apresenta-se como pápulas com ou sem umbilicação central, placas, pústulas, nódulos e úlceras. Deve-se suspeitar da infecção quando coexistem manifestações neurológicas. No SNC, a criptococose é a segunda infecção oportunista mais frequente no Brasil (13,5 a 15,8%). Encontram-se espessamento opalescente difuso da leptomeninge, que fica escorregadia (ver Figura 26.74), e numerosas pequenas cavidades gelatinosas, sobretudo nos núcleos da base (Figura 33.13 A e B). A reação inflamatória é discreta ou ausente, neste caso com grande número de *Cryptococcus neoformans* livres, ou constituída por numerosos macrófagos e células gigantes multinucleadas, algumas contendo fungos. As cavidades, em geral sem inflamação, exibem vaso central circundado por fungos, daí advindo o nome *meningoencefalite pseudocística disseminada*, pois tais lesões não são cistos verdadeiros. O diagnóstico em esfregaços, *imprint* de lesões ou cortes histológicos é feito pela coloração de mucicarmim de Mayer, que impregna a cápsula do fungo, enquanto o método de Grocott cora o esporo, mas não a cápsula (Figura 33.13 C e D). A imuno-histoquímica é útil no diagnóstico diferencial de *Cryptococcus* com *Candida glabrata* e *Histoplasma* ou em caso de cepas do fungo pouco produtoras de polissacarídeos.

Histoplasmose.
Em indivíduos imunocomprometidos, os granulomas da histoplasmose são frouxos, exsudativos e formados por macrófagos com citoplasma vacuolado contendo numerosos microrganismos, podendo haver necrose. Comprometimento pulmonar, formas disseminadas e lesões cutâneas atípicas da doença com frequência necessitam de diagnóstico diferencial do agente com outros fungos, especialmente *Cryptococcus* sp. e *P. jiroveci (carinii)* e com protozoários, como *Leishmania* sp., *Trypanosoma cruzi*, *Cryptosporidium* sp., *Cyclospora cayatenensis* e *Isospora belli*. Na coloração de Grocott, os fungos aparecem como pequenas estruturas leveduriformes medindo 2 a 5 µL, com raros brotamentos. Na coloração de Giemsa, o cinetoplasto, organela característica de alguns protozoários (*Leishmania* e *Trypanosoma*) faz o diagnostico diferencial. O histoplasma agrega-se no citoplasma de macrófagos (Figura 33.14), constituindo imagens em "cacho de uva". Eventualmente, o *P. jiroveci (carinii)* pode representar problema de diagnóstico diferencial, particularmente nas formas extrapulmonares e nos casos submetidos a terapêutica profilática ou curativa. Nesses casos, a imuno-histoquímica define a etiologia do processo.

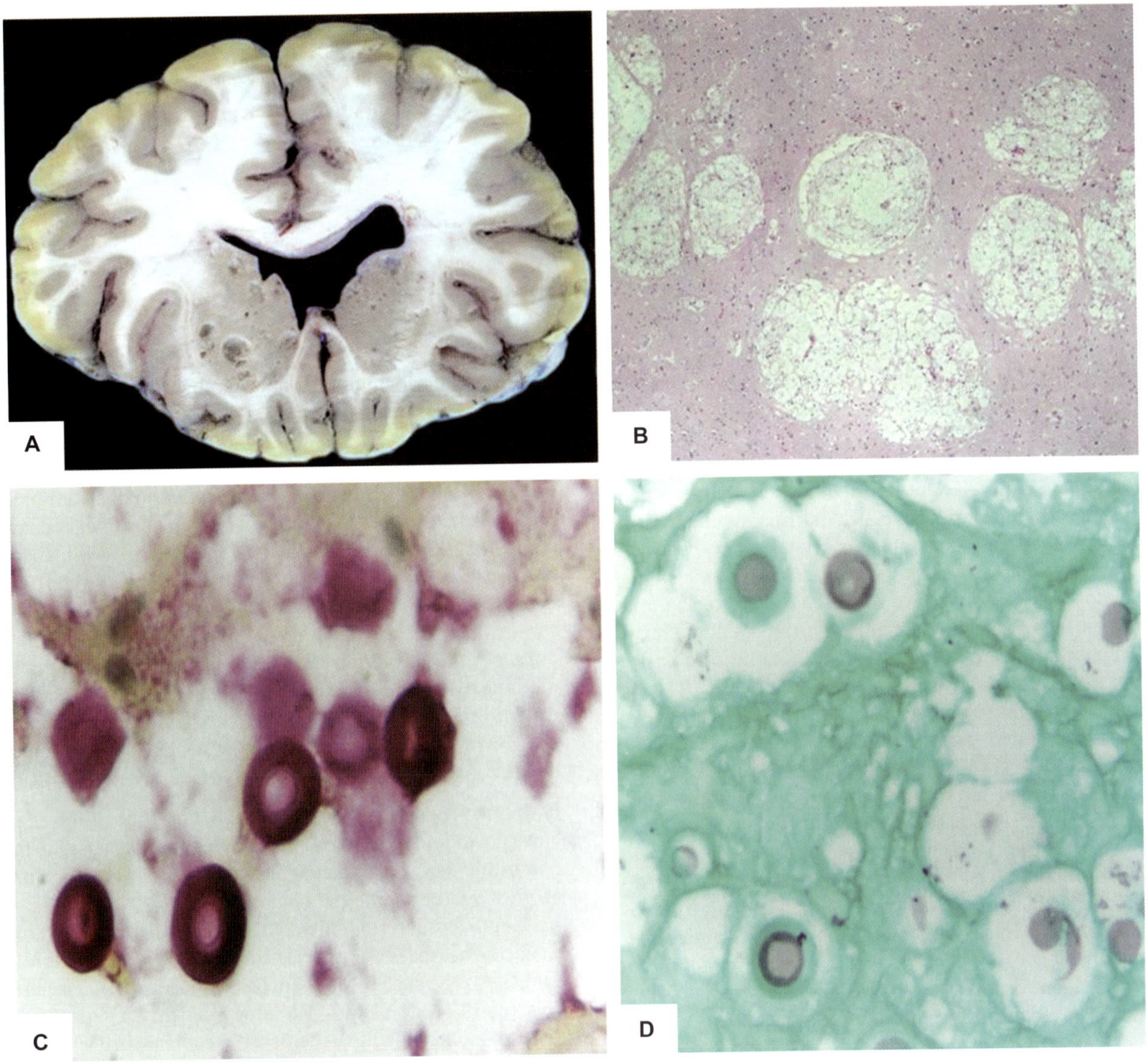

Figura 33.13 Meningoencefalite criptocócica pseudocística. **A.** Pequenos cistos gelatinosos nos núcleos da base. **B.** Cistos pequenos no tecido nervoso contendo numerosos fungos, fracamente corados em HE. **C.** Cápsula do fungo fortemente corada pelo mucicarmim de Mayer. **D.** Esporos do fungo visualizados pela coloração de Grocott.

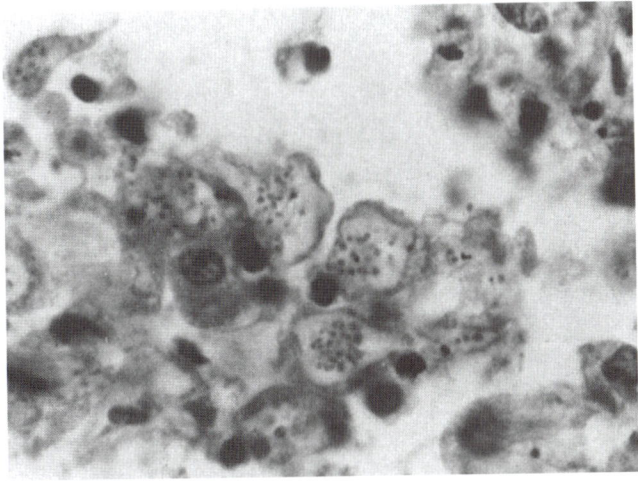

Figura 33.14 Histoplasmose pulmonar. Macrófagos intra-alveolares contendo numerosos fungos.

Toxoplasmose. Em pacientes com AIDS, a toxoplasmose manifesta-se em geral como reativação de infecção latente, sendo mais comum a encefalite. Toxoplasmose é a infecção do SNC mais frequente na AIDS (15 a 34% dos casos) e apresenta-se como áreas bem definidas de necrose, com efeito de massa e sem localização específica, embora os núcleos da base sejam frequentemente envolvidos (Figura 33.15 A); à RM aparecem realce específico pelo contraste. Em pacientes tratados, podem formar-se cavidades císticas, com ou sem calcificação. Em alguns casos de encefalite difusa, não há alterações macroscópicas. Histologicamente, nas margens da necrose há infiltrado linfocitário, células granulogordurosas, nódulos microgliais, gliose, arterite e trombose, além de número variável de cistos de *Toxoplasma gondii* (Figura 33.15 B) e taquizoítos extracelulares, facilmente identificados pela imuno-histoquímica (Figura 33.15 C). Na encefalite difusa, encontram-se nódulos microgliais, gliose, proliferação microglial e numerosos parasitos. Clinicamente, nos casos com efeito de massa, surgem crises convulsivas e sinais neurológicos focais; sinais focais faltam nas formas encefalíticas.

33

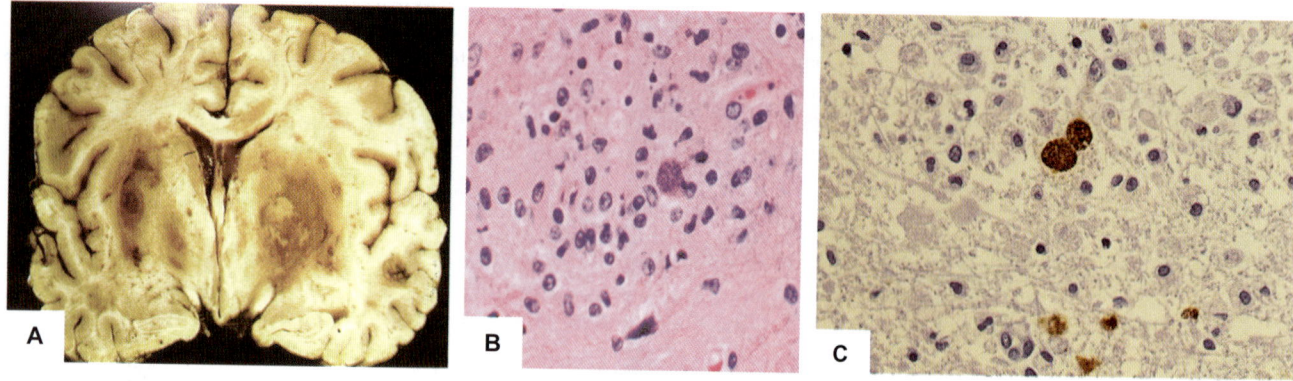

Figura 33.15 Toxoplasmose. Lesões necro-hemorrágicas nos núcleos da base, bilateralmente, e no córtex cerebral, focalmente (**A**). Cistos de *T. gondii* no encéfalo na coloração pela hematoxilina-eosina (**B**) e por imuno-histoquímica (**C**).

Criptosporidiose. Em pacientes com linfócitos T CD4+ acima de 200 células/μL, o protozoário causa diarreia autolimitada; naqueles com níveis mais baixos dessas células, a criptosporidiose pode provocar diarreia aquosa grave e refratária ao tratamento. Outras doenças causadas pelo *Cryptosporidium* incluem colecistite acalculosa, colangite esclerosante, pancreatite e quadros disseminados. O agente causa inflamação na mucosa gastrointestinal e é facilmente visualizado em HE e Giemsa. Os oocistos do *Cryptosporidium* são pequenos, esféricos ou ovoides (Figura 33.16 A) e aderem à superfície apical das células epiteliais. No intestino, deve-se ter o cuidado de diferenciá-lo de muco das células caliciformes que assume, às vezes, aspecto que dificulta sua diferenciação com esses parasitos. A maior dificuldade no diagnóstico diferencial com outros protozoários ou com o *P. jiroveci (carinii)*, tanto em *imprints* como em preparados histológicos, ocorre em casos disseminados e em pacientes tratados. A microscopia eletrônica e a imuno-histoquímica (Figura 33.16 B) permitem o diagnóstico diferencial. Nas fezes, os *Cryptosporidium* podem ser identificados pela coloração de Kinyoun modificada, por sua propriedade de álcool-ácido-resistência.

Microsporidiose. Mais comum em indivíduos com AIDS, é causada por fungos causadores de lesões que se manifestam com diarreia crônica persistente, doença disseminada e alterações na córnea. Apesar de várias espécies poderem infectar humanos, *Enterocytozoon bieneusi* e *Encephalitozoon intestinalis* acometem o intestino delgado e podem estender-se à vesícula biliar, havendo casos de disseminação por *E. intestinalis*. Nos enterócitos, à microscopia de luz podem ser vistos esporos (1 a 3 μm) pouco corados por HE e Giemsa, em geral na região supranuclear, os quais devem ser diferenciados de corpos apoptóticos, muito comuns na AIDS. Os parasitos são bem visualizados na coloração de Brown-Brenn. A microscopia eletrônica pode fazer o diagnóstico de certeza, pelo encontro do filamento polar justanuclear característico, além de distinguir as duas espécies do protozoário.

Isosporidiose. Em pacientes com AIDS, *I. belli* causa diarreia mais grave do que em indivíduos imunocompetentes. O parasito infecta o intestino delgado, podendo haver disseminação para o intestino grosso e, raramente, para linfonodos. Os oocistos (15 a 20 μm) são eliminados intermitentemente e podem ser identificados com facilidade nas fezes por meio da coloração de Kinyoun. Os microrganismos são pouco corados em HE, sendo mais bem visualizados pela coloração de Giemsa. No intestino delgado, o esquizonte é visto no citoplasma dos enterócitos e contém vários e pequenos merozoítos (3 a 8 μm). Ocasionalmente, são vistos merozoítos livres e gametócitos. Todos os estágios do desenvolvimento sexuado e assexuado podem ser vistos à microscopia eletrônica.

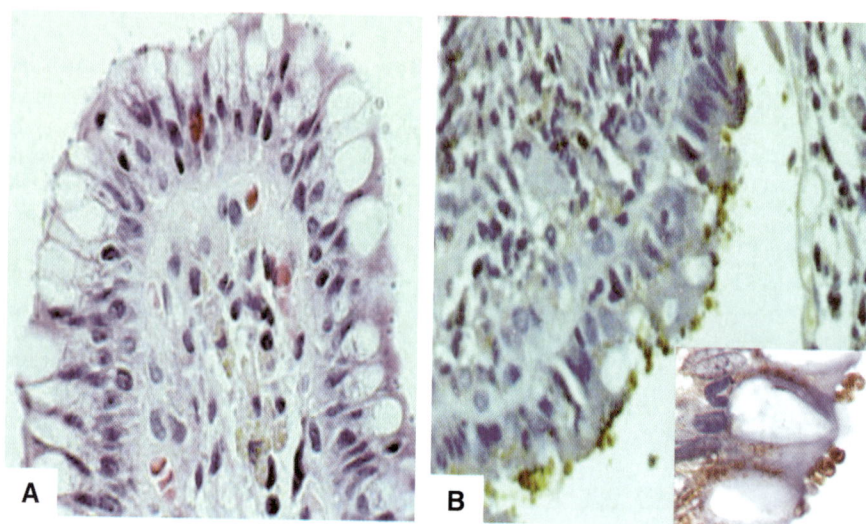

Figura 33.16 Criptosporidiose. **A.** Vilosidade intestinal mostrando minúsculos microrganismos na superfície dos enterócitos (HE). **B.** Mesmo caso, para demonstrar os microrganismos por imuno-histoquímica.

Vírus das hepatites C (VHC) e B (VHB). Trata-se de infecções comuns em pacientes infectados pelo HIV, em parte explicadas pelo fato de poderem compartilhar a mesma via de transmissão. Não há evidência de associação com o vírus da hepatite A (VHA), nem relato de perda da imunidade contra esse vírus. A terapia antirretroviral tem aumentado a expectativa de vida dos pacientes infectados pelo HIV e reduzido a incidência de outras infecções, resultando em maior risco de infecção pelo VHB ou pelo VHC. Indivíduos coinfectados pelo VHC/HIV apresentam maior carga viral do VHC-RNA e evidências de maior agressividade da doença hepática, o que se traduz por resposta inflamatória e fibrose mais intensas. Cirrose e carcinoma hepatocelular também se desenvolvem em tempo menor quando comparados ao grupo HIV negativo. A possibilidade de cura da infecção pelo VHC com medicamentos antivirais pode mudar o perfil das doenças responsáveis pela gravidade do comprometimento do fígado em indivíduos infectados pelo HIV. A história natural do VHB também é alterada em pacientes infectados pelo HIV, os quais têm maior possibilidade de se tornarem portadores crônicos do VHB, sendo a replicação deste mais intensa. A progressão para doença hepática terminal também é mais comum em pacientes coinfectados VHB-HIV. Hepatite colestática fibrosante é descrita nesta coinfecção.

Ectoparasitoses. Merece menção a escabiose (*Sarcoptes scabiei* var. *hominis*), que, em indivíduos imunocomprometidos, tem manifestação clínica exuberante – a chamada sarna norueguesa. Na AIDS, esta entidade manifesta-se de forma típica, com lesões ceratóticas não pruriginosas, ou atípica, com pápulas pruriginosas implicando diagnóstico diferencial com outras dermatopatias, como doença de Darier e psoríase. As lesões cutâneas albergam numerosos parasitos identificados por curetagem de material subungueal ou por meio de exame histopatológico, com demonstração do ácaro na camada córnea paraceratótica, que se encontra bastante espessada (ver Figura 32.56). Na derme, há inflamação com vários eosinófilos. Contudo, o diagnóstico em geral é clínico. Dano às células de Langerhans pelo HIV ou por células citotóxicas pode explicar formas atípicas de escabiose em pacientes com AIDS.

▶ Doenças associadas à infecção pelo HIV

Estrongiloidíase. Em humanos, ainda não está totalmente esclarecido o mecanismo que regula a infecção pelo *S. stercoralis*. Comprometimento do sistema imunitário associa-se à disseminação da doença, havendo forte associação entre hiperinfecção e disseminação em indivíduos em uso de corticoides. Na AIDS, tal não ocorre com maior frequência, não podendo a estrongiloidíase ser considerada uma doença oportunista. Tudo indica que a limitação da infecção depende, pelo menos em parte, de mecanismos de defesa da mucosa, como sugerido por estudos em cães e macacos, com destaque para mastócitos e eosinófilos como células efetoras da destruição de helmintos. Em pacientes com AIDS, a resposta imunitária preferencialmente do tipo Th2 pode até contribuir para a contenção da disseminação helmíntica; neles, vermes adultos, ovos, larvas rabditoides e filarioides do parasito são facilmente visualizados na mucosa do intestino delgado ou grosso, sendo bem corados por HE. Invasão da parede pelas larvas filarioides também é observada sem dificuldades quando há hiperinfecção. As larvas podem ser detectadas ainda em secreção duodenal, escarro, lavado ou escovado brônquicos, biópsias pulmonar e gástrica ou líquor. Larvas mortas ou degeneradas suscitam reação granulomatosa.

Leishmanioses. As leishmanioses são infecções importantes em pacientes infectados pelo HIV, nos quais são consideradas oportunistas e emergentes. A possibilidade de coinfecção HIV-leishmânia deve ser sempre considerada nos países onde a leishmaniose é endêmica. Lesões tegumentares em indivíduos infectados pelo HIV ocorrem tanto na leishmaniose cutânea ou mucocutânea como na leishmaniose visceral; nesta última, em pessoas não infectadas pelo vírus a pele em geral não é acometida. Na coinfecção leishmânia-HIV, as lesões tegumentares podem ser disseminadas. O exame histopatológico mostra numerosas amastigotas, ao contrário de algumas formas cutaneomucosas de leishmaniose tegumentar em que os parasitos não são vistos ou estão presentes em pequeno número. Ao lado disso, a típica dermatite difusa granulomatosa com linfócitos, plasmócitos e necrose tecidual pode ser substituída por infiltrado dérmico predominantemente de macrófagos abarrotados de parasitos. Leishmaniose cutânea também é descrita na síndrome inflamatória de reconstituição imunitária.

Leishmaniose visceral é doença oportunista em pacientes infectados pelo HIV e pode causar quadro clínico incaracterístico, com lesões cutâneas e ausência de esplenomegalia e de comprometimento pulmonar. A identificação dos parasitos em esfregaços de medula óssea e de punção esplênica ou, mais raramente, em biópsias hepáticas não é difícil quando se usam as colorações de Leishman ou de Giemsa. Nos casos de dúvida, a imuno-histoquímica e a microscopia eletrônica são de grande auxílio.

Doença de Chagas. Coinfecção HIV-*T. cruzi*, que corresponde quase sempre a reativação da infecção chagásica, manifesta-se na maioria das vezes como *meningoencefalite aguda* (80 a 90% dos casos), acompanhada ou não de *miocardite* (30 a 40% dos casos). Comprometimento cutâneo é outra manifestação atípica. A meningoencefalite é do tipo necro-hemorrágica (uni ou multifocal) ou forma lesões pseudotumorais (com efeito de massa), conhecidas como *chagoma cerebral*, mal delimitadas, na substância branca subcortical dos hemisférios cerebrais e no cerebelo. Nessas duas formas de comprometimento, encontram-se numerosos parasitos em macrófagos e astrócitos (Figura 33.17). O diagnóstico diferencial deve ser feito com toxoplasmose e, raramente, leishmaniose, quando a imuno-histoquímica tem papel decisivo. O *T. cruzi* é usualmente encontrado no liquor. A positividade do agente também é alta em esfregaços do sangue periférico. Em pacientes em tratamento tripanossomicida e antirretroviral e que sobrevivem mais tempo, observa-se regressão e cicatrização das lesões. Raramente, pode haver associação de encefalite chagásica com outras infecções oportunistas do SNC, como neurotoxoplasmose, CMV e vírus herpes.

Miocardite aguda deve ser diferenciada de miocardites causadas por toxoplasma, CMV, herpes-vírus e o próprio HIV. Outras manifestações raras incluem peritonite, cervicite, pericardite e formas assinto/oligossintomáticas (diagnosticadas pela detecção do parasito no sangue periférico). Em gestantes coinfectadas, a transmissão vertical do *T. cruzi* é elevada e causa quadros graves no concepto, com alta mortalidade, podendo haver meningoencefalite, miocardite e lesões disseminadas.

Paracoccidioidomicose. O *P. brasiliensis* comporta-se às vezes como doença oportunista em pacientes com AIDS. A detecção do fungo em secreções, líquidos, amostras obtidas por punção ou cortes de tecido pode ser feita a fresco ou em preparações coradas. As colorações por HE, Giemsa, Papanicolaou e Leishman permitem visualizar os fungos, mas não os identificam com

33

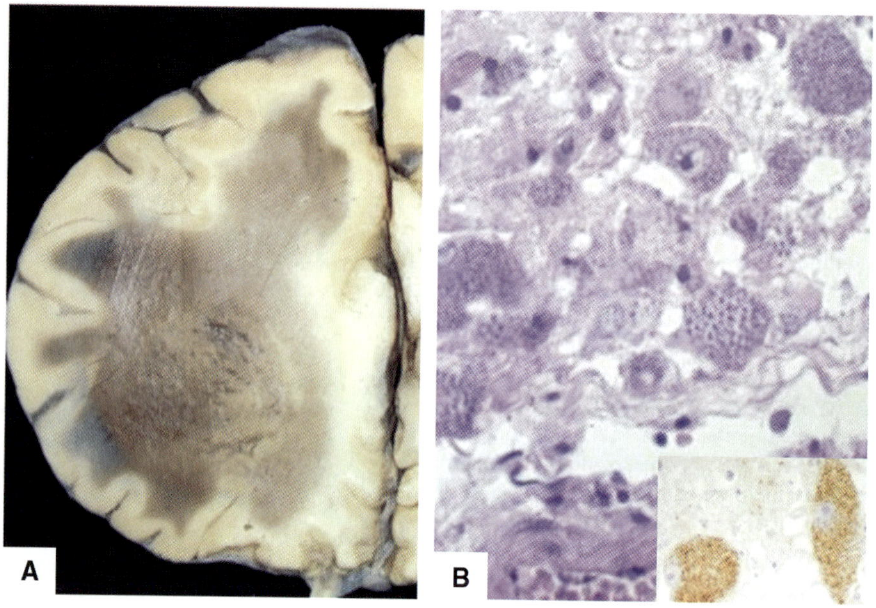

Figura 33.17 Meningoencefalite chagásica. **A.** Extensa lesão necro-hemorrágica no hemisfério cerebral esquerdo. **B.** Numerosos pseudo-cistos do *Trypanosoma cruzi* no tecido nervoso. Detalhe da positividade imuno-histoquímica para *T. cruzi*.

segurança. As técnicas à base de prata, como Grocott ou Gidley, possibilitam identificar o gênero, desde que se possam encontrar, em um mesmo preparado, fungos com ampla variação de tamanho (2 a 40 μm) ao lado de formas com múltiplas esporulações (3 μm ou mais). A imuno-histoquímica com anticorpos contra os antígenos gp43 ou gp113 também é muito útil.

▶ Neoplasias associadas ao HIV

Sarcoma de Kaposi

O sarcoma de Kaposi (SK) foi descrito originalmente por Moritz Kaposi em 1872 como *sarcoma pigmentado múltiplo idiopático da pele*. Em sua forma clássica, a neoplasia origina-se do endotélio vascular, é mais prevalente nos EUA e na Europa e acomete pessoas idosas, sobretudo descendentes de judeus do Leste europeu ou de povos da região do Mediterrâneo. Em meados de 1981, a neoplasia surgiu em um número inusitado de pessoas do sexo masculino, homossexuais e habitantes de Nova York e São Francisco. As lesões acometiam a pele, eram disseminadas e acompanhavam-se de infecções pulmonares pelo *P. jiroveci*. Nesse contexto, naquela época estava sendo identificada a *síndrome da imunodeficiência adquirida* (AIDS).

Hoje, o tumor é classificado em quatro tipos clinicoepidemiológicos: (a) clássico; (b) endêmico (africano); (c) associado à terapia imunossupressora (ou iatrogênico); (d) associado ao HIV (epidêmico). O herpes-vírus humano tipo 8 (HHV8), também conhecido como herpes-vírus associado ao sarcoma de Kaposi (KSHV), descoberto em 1994, é o principal agente etiológico do sarcoma de Kaposi. O HHV8 pertence à família dos herpesvírus e está associado também à doença de Castleman multicêntrica e a um tipo raro de linfoma de células B (linfoma primário de efusão).

O modo de infecção difere quando se consideram regiões de diferentes endemicidades. Em áreas de baixa endemicidade, o HHV-8 está presente particularmente na população homossexual masculina, e sua transmissão se dá por contato sexual. Em áreas de alta endemicidade, como na África central, a transmissão do HHV-8 é especialmente materno-infantil. As glândulas salivares podem ser reservatório do vírus. Como a incidência da infecção por HHV-8 é maior do que a prevalência do SK, cofatores são necessários; possíveis fatores ambientais ainda não são conhecidos.

O *SK clássico* é visto principalmente em homens a partir da quinta década de vida. A lesão localiza-se em geral nos membros inferiores (dedos e pés) e aumenta lentamente em tamanho e número. O *tipo endêmico* é próprio de algumas regiões da África, onde a doença é multifocal e qualquer órgão pode ser acometido. Quando nodular e confinado à pele, em geral o SK tem curso clínico indolente; lesões cutâneas disseminadas com acometimento visceral em adultos ou doença linfonodal em crianças denunciam comportamento mais agressivo e prognóstico ruim. O *tumor associado a terapia imunossupressora* foi descrito em numerosas condições, como pênfigo, penfigoide bolhoso, glomerulonefrites, linfomas e receptores de transplante de órgãos. Quando *associado à AIDS*, o SK em geral é encontrado em homossexuais masculinos, não tem localização anatômica preferencial e associa-se a imunossupressão grave.

Na AIDS, as lesões cutâneas costumam ser múltiplas, podendo comprometer também a mucosa oral; pulmões, trato gastrointestinal, linfonodos e outras vísceras também podem ser afetados. Lesões em praticamente todos os órgãos já foram descritas, principalmente em relatos de necrópsia; muitas vezes, as lesões não se traduzem em manifestações clínicas. A pele não é necessariamente o sítio inicial da lesão, embora diagnóstico de tumor cutâneo possa preceder o reconhecimento clínico da AIDS. A evolução pode ser crônica ou rapidamente progressiva. Clinicamente, as lesões cutâneas são semelhantes em todos os distintos grupos epidemiológicos.

As lesões cutâneas iniciais são máculas (Figura 33.18) que evoluem para pápulas, placas e nódulos; são vermelhas,

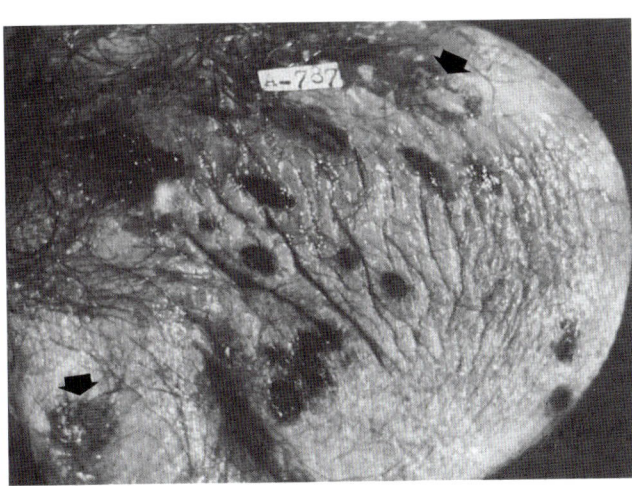

Figura 33.18 Sarcoma de Kaposi. Lesões maculares de cor negra na bolsa escrotal. Há ainda ulcerações causadas pelo citomegalovírus na bolsa escrotal e no dorso do pênis (*setas*).

róseas, violáceas ou acastanhadas, sinal de hemorragia antiga. Histologicamente, a lesão caracteriza-se por espaços ou canais vasculares misturados a células fusiformes (ver Figura 16.33). Nas lesões iniciais (máculas), o diagnóstico é difícil, podendo o tumor ser confundido com dermatoses inflamatórias, pois a proliferação vascular pode ser muito sutil, às vezes notada somente na proximidade de vasos nativos ou de anexos cutâneos, ou apenas poucas fendas vasculares são vistas dissociando fibras colágenas na derme. Espaço vascular neoplásico dilatado envolvendo vaso preexistente dá origem ao sinal do promontório. Outros achados são extravasamento de hemácias, hemorragia antiga (hemossiderina em macrófagos) e infiltrado de linfócitos e plasmócitos.

Lesões em placa são mais proliferativas e celulares; o número de células fusiformes esboçando feixes ou fascículos é maior, em detrimento da clara diferenciação vascular. Eventualmente, observam-se glóbulos hialinos dentro de macrófagos ou de células fusiformes, os quais parecem corresponder a hemácias degeneradas. Figuras de mitose e pleomorfismo celular também podem estar presentes. A forma nodular, às vezes interpretada como granuloma piogênico, mostra arquitetura também nodular, constituída pelos elementos descritos anteriormente. A pesquisa imuno-histoquímica do antígeno nuclear do HHV8 ajuda no diagnóstico da lesão, sendo até mais útil do que marcadores vasculares, como CD31 ou CD34.

Sarcoma de Kaposi tem variantes histológicas, como anaplásico ou pleomórfico, linfedematoso, linfangiomatoso, linfangiectásico, bolhoso, hiperceratótico e queloidiano. O reconhecimento dessas variantes tem importância pela correlação com lesões clinicamente particulares (p. ex., bolha), por apresentarem comportamento clínico mais agressivo (variante anaplásica) ou pelos diagnósticos diferenciais que impõem. Em geral, dermatoses inflamatórias, como acroangiodermatite (pseudossarcoma de Kaposi), lesões proliferativas vasculares incluindo hemangiomas, angiomatose bacilar e granuloma piogênico, dermatofibroma, tumores de células fusiformes em geral e cicatrizes cutâneas estão entre as entidades que entram no diagnóstico diferencial clínico e/ou histopatológico com SK.

No trato digestivo, o SK apresenta-se como lesões avermelhadas, assemelhando-se a focos de hemorragia no esôfago, estômago e intestinos. No fígado, o envolvimento é secundário, e a infiltração se dá em torno de ductos biliares. Em linfonodos, macroscopicamente podem-se observar pequenas áreas firmes de cor púrpura. O envolvimento pode ser focal, geralmente subcapsular, como também pode comprometer qualquer porção do linfonodo, substituir completamente o parênquima e atingir o tecido adiposo perinodal. O SK pode associar-se à linfadenopatia benigna do HIV em qualquer das suas fases ou acometer linfonodos com linfoma.

Linfomas

Em indivíduos infectados pelo HIV, podem surgir diversos tipos de linfoma. A maioria tem o mesmo tipo que aparece na população em geral, outros são mais comuns nesta categoria de pacientes e um pequeno grupo desenvolve linfomas que ocorrem também em outras imunodeficiências. Linfomas associados à infecção pelo HIV têm características semelhantes às daqueles relacionados com outros tipos de imunodeficiência, por serem agressivos, terem alto grau histológico, originarem-se em linfócitos B e possuírem forte associação com o vírus Epstein-Barr (EBV). Alguns linfomas, como o de Burkitt, o difuso de grandes células B e o do SNC, além de serem os mais frequentes, são também doenças definidoras de AIDS. Na classificação de linfomas da OMS (2017), são propostas três categorias de linfomas associados à infecção pelo HIV (Quadro 33.4).

Desde o advento da terapia antirretroviral, houve diminuição na incidência de linfomas associados à infecção pelo HIV, principalmente dos linfomas primários do SNC e do linfoma de Burkitt. Ao mesmo tempo, houve aumento do linfoma difuso de grandes células B, maior prevalência de linfomas em mulheres infectadas e tempo mais prolongado entre o início da infecção e o aparecimento do linfoma. Além disso, verificou-se aumento na incidência do linfoma de Hodgkin associado ao HIV desde a introdução dos antirretrovirais, sugerindo que o limiar de células CD4+ pode ser necessário na origem desse linfoma. Em geral, linfomas são complicações tardias da infecção pelo HIV.

Quadro 33.4 Linfomas associados à infecção pelo HIV

Linfomas que ocorrem também em indivíduos imunocompetentes

Linfoma de Burkitt

Linfoma difuso de grandes células B (LDGCB)

Linfoma primário do SNC

Linfoma MALT

Linfoma T periférico

Linfoma de Hodgkin clássico

Linfomas que ocorrem mais em infectados pelo HIV

Linfoma primário de efusão

Linfoma plasmoblático da cavidade oral

LDGCB positivo para HHV8

Linfomas que ocorrem também em outras imunodeficiências

Proliferação linfoide polimórfica semelhante à doença linfoproliferativa pós-transplante

33

Linfomas que surgem também em indivíduos imunocompetentes

Cerca de 80% dos linfomas não Hodgkin associados à AIDS são sistêmicos e, em 65% dos casos, estão em estádios avançados (III ou IV) e/ou apresentam doença disseminada; 85% possuem algum envolvimento extranodal, sendo SNC, trato gastrointestinal, medula óssea e fígado os locais mais acometidos. O linfoma pode comprometer qualquer órgão ou estrutura não usual, como órbita, músculos, gônadas, coração, suprarrenais e placenta, sendo esta uma das características da doença nesses pacientes. Há também relação entre o subtipo de linfoma e o estágio da doença. Linfoma de grandes células B geralmente surge em pacientes com mais tempo de doença, maior frequência de infecções e número baixo de linfócitos T CD4+ (< 100/μL). Linfoma de Burkitt aparece com menor tempo entre a soropositividade e o diagnóstico de linfoma e é mais comum em indivíduos que possuem menor número de linfócitos T CD4+ (< 100/μL).

Linfoma de Burkitt. Na forma *clássica*, o tumor, que corresponde a 20 a 30% dos linfomas não Hodgkin associados ao HIV, mostra proliferação monótona de células de tamanho intermediário, citoplasma basofílico, núcleo redondo e múltiplos nucléolos pequenos, de permeio com macrófagos fagocitando células em apoptose (aspecto em "céu estrelado"). A forma com *diferenciação plasmocitoide* é quase exclusiva de pacientes HIV+ e caracteriza-se por células com abundante citoplasma basofílico, núcleo excêntrico e nucléolo evidente. Positividade para EBV é mais comum na forma com diferenciação plasmocitoide (50 a 70%) do que na clássica (30%). Envolvimento da medula óssea é comum e muitas vezes extenso e difuso.

Linfoma difuso de grandes células B. Representa 30% dos linfomas em pacientes com HIV. É formado por mistura de centroblastos (células grandes com múltiplos nucléolos periféricos) e imunoblastos (células grandes com nucléolo grande central). O linfoma primário do SNC é usualmente do tipo imunoblástico. O tumor pode originar-se em células B do centro germinativo ou ser do tipo célula B ativada. EBV está presente em 30% dos casos.

Linfoma de Hodgkin. Embora não seja doença definidora de AIDS, o linfoma de Hodgkin é oito vezes mais comum nesses pacientes do que na população em geral. Na AIDS, difere de sua forma clássica por ser doença clinicamente mais agressiva, geralmente disseminada (estádio IV), com sintomas B e maior prevalência dos subtipos celularidade mista e depleção linfocitária. Praticamente todos os casos são positivos para EBV. Sua incidência aumentou depois do advento da terapia antirretroviral.

Outros linfomas. Embora raros, são também descritos linfomas T periféricos, *natural killer* (NK), linfoma da zona marginal extranodal do tecido linfoide associado a mucosa (MALT), linfoma anaplásico de grandes células, micose fungoide, leucemia linfoblástica e linfoma linfoplasmacítico.

Linfomas que ocorrem mais em indivíduos infectados pelo HIV

Trata-se de linfomas com algumas características em comum: (1) aspecto morfológico. Todos os tumores são formados por grandes células B com núcleo redondo e nucléolo central proeminente (imunoblasto) ou com diferenciação plasmocitoide, que são células grandes, com citoplasma basofílico contendo vacúolos e complexo de Golgi evidente e núcleo redondo e excêntrico, com nucléolo central ou múltiplos nucléolos periféricos; (2) associação com HHV8 e/ou EBV.

Linfoma primário de efusão. Acomete sobretudo homossexuais ou homens bissexuais com imunossupressão acentuada (linfócitos T CD4+ < 100/μL) e coinfecção com EBV. Trata-se de linfoma de grandes células B que se apresenta como efusão serosa sem massa neoplásica. Embora sua manifestação mais frequente e típica seja derrame pleural, pericárdico ou peritoneal, pode apresentar-se também como massa sólida (linfoma primário de efusão extracavitário). Em todos os casos, as células neoplásicas são positivas para HHV8. O linfoma pode associar-se ao sarcoma de Kaposi ou à doença de Castleman.

Linfoma plasmoblástico. Linfoma agressivo que acomete preferencialmente a cavidade oral, cabeça e pescoço, é constituído por proliferação difusa de células grandes do tipo imunoblasto ou células com diferenciação plasmocitoide. O índice proliferativo é muito alto, com grande número de mitoses. Apoptose também é comum e confere o aspecto de "céu estrelado". As células não expressam CD45 nem CD20 e são positivas para os marcadores de plasmócitos: CD138 e CD38. Em metade dos casos, o linfoma associa-se ao EBV. Não há associação com o HHV8.

Linfoma B de grandes células que surge na doença de Castleman multicêntrica associada ao HHV8. Trata-se de proliferação monoclonal de linfócitos infectados pelo HHV8 em pacientes HIV+ com doença de Castleman multicêntrica. Histologicamente, encontram-se os elementos da doença primária e folículos atróficos e hialinizados. Na fase inicial, a zona do manto é espessa, oblitera o centro germinativo e contém número variável de células grandes do tipo plasmoblasto. Com o tempo, formam-se agrupamentos celulares fora do centro germinativo. Com o apagamento da estrutura do órgão, a lesão transforma-se em linfoma, denominado linfoma plasmoblástico HHV8+.

Linfoma difuso de grandes células B do sistema nervoso central associado ao vírus Epstein-Barr. Antes raro, passou a ser visto com maior frequência após o advento da AIDS. A lesão, que se localiza na substância branca ou cinzenta, frequentemente nos núcleos da base, é relativamente bem demarcada quando comparada aos tumores gliais, mas não tão definida como as metástases. Além de ser a sede mais comum de disseminação de linfoma sistêmico (20 a 40%), o SNC é também o local mais comum de linfoma primário na AIDS; isoladamente, representa 20% de todos os linfomas não Hodgkin nesses pacientes. Macroscopicamente, a lesão mede mais de 3,0 cm, com frequência é multicêntrica e pode apresentar limites pouco nítidos, muitas vezes simulando toxoplasmose. Histologicamente, encontra-se proliferação perivascular (angiocêntrica) de grandes células linfoides que forma anéis concêntricos, mais bem identificados na coloração para fibras reticulares. Trata-se de linfoma B, formado por células grandes com predomínio de imunoblastos. Virtualmente, todos os casos estão associados ao EBV (ver Capítulo 26).

Linfomas que surgem em outras imunodeficiências

Trata-se de um grupo heterogêneo de processos linfoproliferativos estimulados pelo EBV semelhantes aos que ocorrem após transplante de órgãos sólidos, conhecidos genericamente como *doença linfoproliferativa pós-transplante*. Em indivíduos infectados pelo HIV, o quadro caracteriza-se por proliferação celular difusa e pleomórfica contendo linfócitos, linfócitos plasmocitoides, plasmócitos e imunoblastos, com células grandes bizarras que expressam CD30. Tais casos são designados como *proliferação linfoide polimórfica*. Sua natureza maligna é controversa. Uma possível explicação patogenética é a forte estimulação antigênica pelo EBV, que leva a proliferações policlonal, oligoclonal e, eventualmente, monoclonal.

▶ Lesões inflamatórias associadas

Lesões cutâneas

Manifestações cutâneas da infecção pelo HIV são frequentes e representam diversas condições de natureza inflamatória, infecciosa ou tumoral. Tais casos representam condições emergentes ou traduzem entidades bem estabelecidas e de observação relativamente comum na prática dermatológica e anatomopatológica, com ou sem perfil clínico e/ou microscópico particular. Lesões cutâneas podem ser o primeiro sinal de infecção pelo HIV/AIDS, seja como manifestação localizada, seja como componente focal de uma doença que atinge também outros órgãos. A expressão clínica e histopatológica das entidades é modulada pelo grau de deficiência imunitária e pelos tratamentos antirretrovirais. Muitas dermatoses inflamatórias associam-se à infecção pelo HIV. Algumas são encontradas particularmente nesta infecção; outras são de observação mais comum na população em geral, mas apresentam-se clinicamente mais agressivas em indivíduos HIV+.

Exantema maculopapular é manifestação precoce da infecção pelo HIV e correlaciona-se com a soroconversão. Outras manifestações podem estar presentes, como faringite, febre e linfonodomegalia. As alterações histológicas das lesões cutâneas são inespecíficas e semelhantes às de outros exantemas, sendo representadas por dermatite superficial com infiltrado de linfócitos perivascular.

Erupções papulares ou pustulares associadas ao HIV mostram aspectos clínicos e histológicos comuns a diversas condições; prurido que leva a escoriações e sinais de coçadura crônica criam dificuldade diagnóstica adicional. A *erupção papulopruriginosa* (EPP) do HIV, associada a imunodepressão, caracteriza-se por pápulas pruriginosas, eritematosas ou hipercrômicas. A lesão não tem etiologia conhecida. Histologicamente, há infiltrado linfocitário com eosinófilos ao redor de vasos e no interstício, quadro semelhante ao da reação a picada de insetos ou de farmacodermia. A *foliculite eosinofílica* associada ao HIV pode ser inserida no espectro da EPP, embora com sinais clínicos e histopatológicos de comprometimento folicular; assim, a lesão é papulofolicular. Microscopicamente, encontra-se espongiose no epitélio folicular, com exocitose de eosinófilos. O diagnóstico diferencial deve ser feito com foliculites de outra etiologia (bacteriana, fúngica), farmacodermia, acne e EPP. A evolução da doença é mais favorável com terapia antirretroviral potente.

Dermatoses inflamatórias comuns na prática dermatológica podem ser vistas com particularidades clínicas em indivíduos

HIV+ e devem sinalizar a presença dessa infecção. *Dermatite seborreica* é frequente em pacientes com AIDS; é intensa e tem distribuição atípica que ultrapassa a face, o couro cabeludo e outras áreas seborreicas habitualmente comprometidas. Histologicamente, são vistas acantose e paraceratose como alterações predominantes, compondo um quadro de dermatite espongiótica crônica e psoriasiforme. As mesmas considerações podem ser feitas para a *psoríase*, que, além da típica localização das lesões em superfícies extensoras, compromete áreas flexurais (psoríase invertida). O quadro histológico é marcado por acantose regular, hipogranulose e paraceratose extensa (padrão psoriasiforme de reação). Na *síndrome de Reiter*, entidade segundo alguns correlata à psoríase, as lesões também podem ser mais exuberantes ou a exacerbação delas deve alertar para a possibilidade de infecção pelo HIV. O quadro histológico das lesões cutâneas é semelhante ao da psoríase pustulosa. No entanto, deve-se atentar para o fato de que nesta e em outras entidades (granuloma anular, aftas, porfiria etc.) as diferenças são mais clínicas do que histológicas.

▶ Lesões específicas do HIV

A grande maioria das manifestações clínicas em pacientes com AIDS relaciona-se com infecções e neoplasias associadas à queda acentuada da imunidade celular. Entretanto, algumas lesões são causadas pelo próprio vírus HIV. A descrição a seguir considera cada sistema afetado.

Sistema hemolinfopoético

Linfadenopatia

Em 1982 foi relatada uma inexplicável linfadenopatia difusa e persistente em homossexuais masculinos moradores de regiões metropolitanas nos EUA, em especial Nova York e São Francisco, onde sarcoma de Kaposi e outras infecções oportunistas tinham sido previamente descritas. Tal quadro foi designado *síndrome da linfadenopatia generalizada e persistente*, tendo sido definida como linfadenopatia com pelo menos 3 meses de duração envolvendo duas ou mais cadeias linfonodais não contíguas, extrainguinais, na ausência de qualquer doença ou uso de medicamentos capazes de causar linfonodomegalia e hiperplasia linfonodal.

Desde então, linfonodos de indivíduos HIV+ têm sido sistematicamente biopsiados e, em consequência, grande número de linfonodos reativos é examinado em pacientes com diferentes níveis de imunossupressão. A partir daí, surgiram várias classificações que, embora com terminologias distintas, baseiam-se em achados morfológicos, tendo o folículo linfoide como elemento central. Segundo esse princípio, a primeira fase de lesões linfonodais corresponde a hiperplasia folicular, a fase intermediária apresenta padrão misto de hiperplasia e involução folicular, o terceiro estágio representa fase de involução e, finalmente, o quarto estágio constitui a depleção linfocitária. Estudos subsequentes mostraram que tal progressão corresponde a parâmetros clínicos e laboratoriais de evolução da infecção. Os linfonodos podem ser acometidos ainda por doenças infecciosas, neoplásicas e outras entidades relacionadas com o HIV, como resumido no Quadro 33.5.

Quadro 33.5   Lesões linfonodais associadas ao HIV

Linfadenopatia benigna

Hiperplasia folicular

Mista: hiperplasia e involução folicular

Involução folicular

Depleção linfoide

Doenças infecciosas

Micobacterioses (tuberculose e micobacteriose atípica)

Fúngicas (histoplasmose, criptococose)

Virais (CMV)

Neoplasias

Sarcoma de Kaposi

Linfomas (ver Quadro 33.4)

Outras lesões

Lesão linfoepitelial benigna

Angiomatose bacilar

Hiperplasia folicular. Macroscopicamente, os linfonodos têm consistência firme e elástica, medem 2 a 4 cm e aos cortes apresentam aspecto homogêneo. Microscopicamente, vê-se grande número de folículos linfoides hiperplásicos na zona cortical e, algumas vezes, também na medular. Os folículos mostram grande variedade na forma e no tamanho e têm centros germinativos evidentes, numerosas mitoses e grande número de macrófagos fagocitando restos celulares, formando o padrão em "céu estrelado". A zona do manto pode estar diminuída ou ausente. Adjacente aos folículos, pode aparecer zona de células monocitoides B, às vezes com macrófagos epitelioides. Há ainda lise folicular, que consiste em migração de linfócitos pequenos para o interior do centro germinativo, acompanhada ou não de hemorragia. A área interfolicular exibe intensa proliferação vascular, com hiperplasia de células endoteliais, linfócitos pequenos, plasmócitos, imunoblastos e ocasionais eosinófilos. Embora pouco frequente, podem-se encontrar células gigantes do tipo Warthin-Finkeldy.

Reação mista (hiperplasia e involução folicular). Consiste na fase de transição em que parte dos folículos mostra hiperplasia e parte tem centros germinativos em involução; em geral, a involução folicular não excede 50% dos centros germinativos. O parênquima interfolicular apresenta-se expandido, com hiperplasia vascular, macrófagos e plasmócitos.

Involução folicular. O principal achado é a involução dos folículos, que se mostram atróficos, hialinizados e hipocelulares (células foliculares dendríticas e poucas células do centro germinativo); em alguns, observa-se somente fibrose. Ocasionalmente, vasos hialinizados penetram no centro germinativo e formam o "aspecto de pirulito", simulando a doença de Castleman. A zona do manto pode estar espessa ou ausente. Na região interfolicular, há proliferação vascular, espessamento da parede vascular e hiperplasia de células endoteliais. A população linfoide está diminuída, podendo-se encontrar histiocitose sinusal, plasmócitos e ocasionais corpúsculos de Russell.

Depleção linfocitária. Em geral, os linfonodos com este padrão são achado de necrópsia, por serem pequenos, com menos de 1,0 cm de diâmetro. Histologicamente, o quadro caracteriza-se por apagamento completo da estrutura folicular e intensa depleção linfocitária. Acentuam-se os achados do parênquima interfolicular por proliferação vascular com vasos espessados, histiocitose sinusal, plasmócitos com corpúsculos de Russell, poucos imunoblastos e fagocitose de células sanguíneas (hemácias e neutrófilos).

Doença de Castleman multicêntrica relacionada com o HIV

A infecção pelo vírus HHV8 relaciona-se com o sarcoma de Kaposi (SK) e a doença de Castleman multicêntrica. Associação frequente da doença por transmissão sexual e SK, geralmente acomete homens e idosos com linfonodomegalia e esplenomegalia. Ao microscópio, encontram-se centros germinativos pequenos, involuídos e hialinizados, com zona do manto evidente e vênulas que penetram no seu interior, dando o aspecto de "pirulito". Na zona interfolicular, encontram-se aglomerados de plasmócitos e, às vezes, de plasmablastos. Pode haver expansão clonal dessas células e progressão para linfoma B difuso de grandes células HHV-8 positivo.

Lesão linfoepitelial benigna

Consiste em aumento nodular ou difuso de glândulas salivares, cujo substrato é infiltração linfocitária, hipotrofia do parênquima e substituição dos ductos por células epiteliais e mioepiteliais, lesão essa comumente associada a doenças autoimunes, como a síndrome de Sjögren. Quando associada ao HIV, parece que a lesão surge em linfonodo intraglandular contendo ácinos e ductos salivares remanescentes. Segundo essa hipótese, o quadro seria manifestação localizada de linfadenopatia generalizada persistente. Hiperplasia linfoide causa obstrução, metaplasia escamosa e formação de cistos ductais intranodais. Assim, ao lado do componente linfoide, veem-se ductos dilatados e revestidos por epitélio cuboide, colunar e metaplásico com linfócitos pequenos no interior.

Mielopatia pelo HIV

Mielopatia pelo HIV é muito prevalente em pacientes com AIDS. Muitos estudiosos atribuem as alterações *displásicas* na medula óssea ao próprio HIV. O quadro histológico mostra: (1) medula óssea hipercelular com áreas de degeneração serosa; (2) dismegacariocitopoese, caracterizada por aumento do número de megacariócitos, que são geralmente hipercromáticos e mostram variação na forma e no tamanho, frequentes micromegacariócitos e núcleos picnóticos, nus e agrupados; (3) plasmocitose; (4) diseritropoese, com assincronia de maturação; (5) nódulos linfoides benignos. Embora tais achados sejam inespecíficos, seu encontro levanta a possibilidade de infecção pelo HIV, tendo como diagnósticos diferenciais neoplasia mieloproliferativa crônica e mielodisplasia.

Timo

Em crianças, há três lesões tímicas relacionadas com o HIV: (1) involutiva, com redução de volume do órgão e depleção linfocitária acentuada (podendo chegar até a ausência virtual de linfócitos), desaparecimento do limite corticomedular e corpúsculos de Hassall dilatados ou císticos, alguns hialinizados ou calcificados; (2) desinvolução, que se assemelha à displasia encontrada em certas síndromes de imunodeficiência congênita; há ainda desaparecimento dos corpúsculos de Hassall; (3) timite, na qual os folículos linfoides da medular apresentam centros germinativos aumentados, infiltrado mononuclear difuso e, às vezes, células gigantes multinucleadas. A timite pode evoluir para os dois primeiros aspectos.

Sistema nervoso central

Na fase inicial da epidemia de AIDS, estudos de necrópsias identificaram lesões no sistema nervoso (SN) até então não relatadas e que poderiam explicar o quadro demencial, as alterações psicomotoras e a atrofia cerebral encontradas nesses casos. Pacientes com demência apresentavam um tipo incomum de encefalite caracterizada por células gigantes multinucleadas e hiperplasia microglial e de macrófagos. Entretanto, desde os estudos iniciais, confirmados pelos mais recentes, tem sido evidente a falta de correlação anatomoclínica entre o transtorno cognitivo e a presença de encefalite. Alguns pacientes com encefalite não mostram transtorno cognitivo, enquanto em outros com transtorno cognitivo não se encontra inflamação no encéfalo. Como comentado no início do capítulo, a patogênese das lesões do SNC envolve neuroniotoxicidade por proteínas do HIV e moléculas secretadas por macrófagos/micróglia/astrócitos infectados e ativados com amplificação da resposta pró-inflamatória, o que se correlaciona mais apropriadamente com o aparecimento do distúrbio neurocognitivo associado ao HIV. Além disso, há variação na intensidade e na distribuição regional da encefalite, que podem talvez explicar a falta de correlação anatomoclínica em muitos casos. A seguir, serão descritas as lesões no SN causadas pelo ou relacionadas com o HIV.

Encefalite pelo HIV. O encéfalo mostra atrofia difusa e dilatação ventricular. Substância branca subcortical e córtex cerebral apresentam múltiplos aglomerados mais ou menos frouxos de células microgliais, linfócitos, macrófagos e células gigantes multinucleadas originadas da fusão de macrófagos/micróglia (Figuras 33.19 e 33.20), patognomônicas da encefalite pelo HIV, em cujo citoplasma a imuno-histoquímica mostra antígenos do HIV (p24, gp41, gp120). Antígenos virais podem ser vistos também na micróglia e em astrócitos. O infiltrado é predominantemente perivascular. Encefalite pelo HIV é vista nos estágios avançados da AIDS.

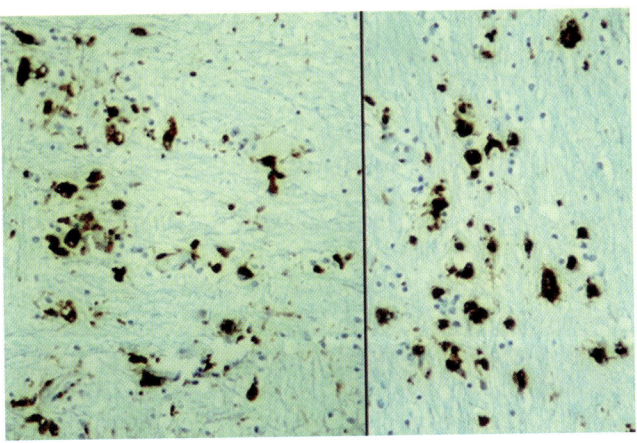

Figura 33.19 Encefalite pelo HIV. Aglomerados frouxos de macrófagos/micróglia, incluindo algumas células gigantes multinucleadas. Imuno-histoquímica para CD68.

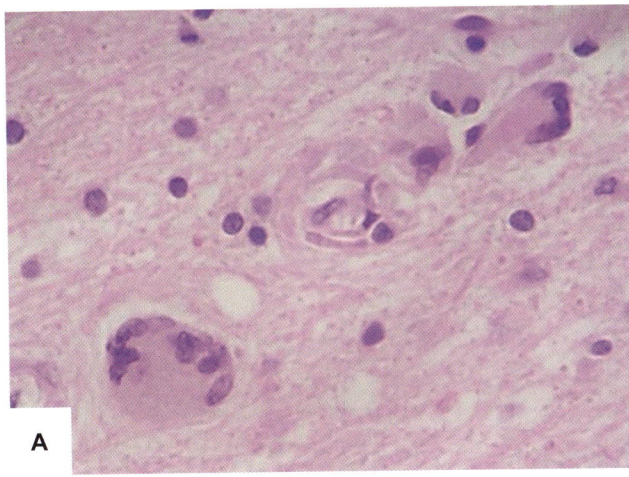

A

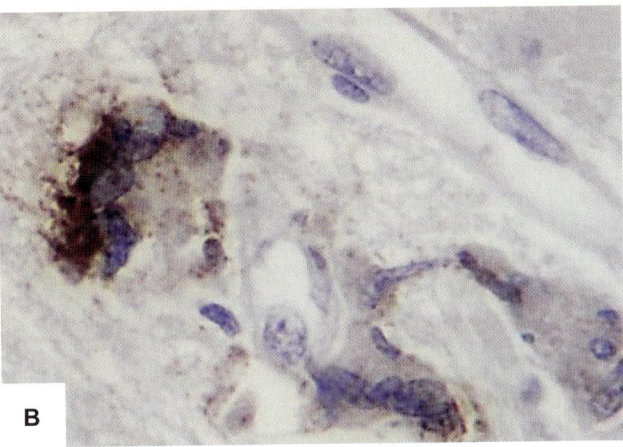

B

Figura 33.20 Encefalite pelo HIV. **A.** Células gigantes multinucleadas na substância branca cerebral. **B.** Células gigantes multinucleadas perivasculares positivas para o antígeno p24 do HIV.

Em crianças, o SNC pode apresentar a encefalopatia progressiva pelo HIV, em que se encontram microcefalia, atrofia cerebral, gliose da substância branca, infiltrado linfocitário perivascular, nódulos microgliais, células gigantes multinucleadas, necrose, com ou sem infiltrado inflamatório, perda da mielina, vasculite e calcificação perivascular ou parenquimatosa, especialmente nos núcleos da base.

Leucoencefalopatia pelo HIV. Caracteriza-se por lesão difusa da substância branca dos hemisférios cerebrais e cerebelares, com palidez e/ou perda da mielina possivelmente relacionada com alteração da barreira hematoencefálica, transtorno no fluxo axonal identificado por imuno-histoquímica para a proteína precursora da β-amiloide, gliose reacional, macrófagos perivasculares com restos mielínicos e células gigantes multinucleadas, mas pouco ou nenhum infiltrado inflamatório. Quando as células gigantes não são encontradas nessa entidade ou na encefalite pelo HIV, antígenos ou ácidos nucleicos virais devem ser demonstrados por imuno-histoquímica, hibridação in situ ou PCR. A encefalite e a leucoencefalopatia pelo HIV ocorrem mais nos estágios avançados da AIDS.

Poliodistrofia difusa. Caracteriza-se por perda neuronal, astrocitose fibrilar e ativação microglial difusas, envolvendo a substância cinzenta cortical cerebral, provavelmente por apoptose neuronal.

33

Mielopatia vacuolar. Ocorre nos funículos laterais e posteriores da medula torácica, estendendo-se em direção rostral e caudal. Microscopicamente, há tumefação mielínica vacuolar e macrófagos às vezes contendo HIV. A lesão assemelha-se à degeneração combinada subaguda da medula espinhal, sugerindo deficiência de vitamina B$_{12}$ ou de ácido fólico, embora a dosagem dessas substâncias no soro seja normal. Os pacientes apresentam fraqueza nas pernas, paraparesia espástica, ataxia e incontinência urinária.

Meningite linfocitária. Há infiltrado linfocitário envolvendo a leptomeninge e os espaços perivasculares, na ausência de microrganismos. A síndrome clínica associada é de meningite aguda asséptica, em geral na fase de soroconversão.

Neuropatias periféricas

Até 70% dos indivíduos infectados pelo HIV têm alguma evidência de neuropatia periférica, com maior risco em pessoas mais idosas e com doença mais grave. A forma mais comum é a *polineuropatia simétrica distal associada ao HIV (PSD-HIV)*, podendo ocorrer também neuropatia autonômica, mononeuropatias, polineuropatia desmielinizante inflamatória aguda e crônica, polirradiculopatia, mononeurite múltipla, síndrome da linfocitose infiltrativa difusa (SLID) e neuropatia motora esclerose lateral amiotrófica-símile.

A PSD-HIV, predominantemente sensitiva e que afeta de 20 a 50% dos indivíduos HIV+, associa-se à infecção pelo próprio HIV ou a efeitos tóxicos de medicamentos da terapia antirretroviral, como estavudina, didanosina e zalcitabina, neste caso referida como neuropatia periférica tóxica antirretroviral. Na era pré-TARV, a PSD-HIV associava-se a baixo número de linfócitos T CD4+ e carga viral elevada, mas com o uso da TARV isso nem sempre acontece. Maior longevidade dos pacientes com recuperação do sistema imunitário e associação com outras condições independentes do estado imunitário parecem contribuir para o aparecimento da PSD-HIV. Morfologicamente, encontram-se infiltração de macrófagos e degeneração axonal distal do tipo *dying back* de axônios longos, comprometendo sobretudo fibras amielínicas e mielínicas de pequeno calibre. Como o HIV não infecta células de Schwann nem axônios, é possível que a patogênese envolva citocinas pró-inflamatórias, quimocinas e radicais livres liberados por macrófagos infectados infiltrados no nervo. *In vitro*, a ligação de gp120 ao receptor da quimiocina CXCR4 em células de Schwann induz o neurônio sensitivo do gânglio da raiz dorsal a produzir TNF, resultando em neuroniotoxicidade mediada pelo receptor do TNF no próprio neurônio. A associação frequente de comprometimento do sistema nervoso autônomo em pacientes com PSD-HIV sugere patogênese comum nessas duas condições, admitindo-se que a neuropatia autonômica possa ser parte da PSD-HIV. A neuropatia autonômica afeta mais idosos e diabéticos, que são fatores de risco. Mononeuropatias comprometendo nervos isolados, como o mediano, ulnar, fibular e facial são também frequentes e associadas à PSD-HIV.

A *neuropatia por dideoxinucleosídeos* (ddI, ddC e d4T) é a mais conhecida das lesões tóxicas por antirretrovirais; é dose-dependente, sendo a neurotoxicidade o fator limitante da dose do medicamento. Clinicamente, o quadro lembra a PSD-HIV nos estágios tardios, provavelmente por lesão mitocondrial, em especial inibição da polimerase do DNA mitocondrial. Biópsias do nervo sural de pacientes com neuropatia por ddC mostram perda axonal, mitocôndrias axonais anormais com cristas rompidas, aumento da produção de lactato e acúmulo de gordura nas células afetadas. Para isso, parece contribuir o HIV em macrófagos, que liberam citocinas neurotóxicas, predispondo o nervo à toxicidade dos análogos de nucleosídeos.

As *neuropatias agudas* que ocorrem precocemente incluem: (a) polineuropatia desmielinizante inflamatória, que pode eventualmente recidivar como forma crônica (ver Capítulo 26); (b) mononeurite múltipla (de início precoce e tardio, afetando dois ou mais nervos periféricos, nervos cranianos e/ou raízes nervosas); (c) polirradiculopatia lombo-sacral progressiva. As duas primeiras são raras, enquanto a polirradiculopatia é frequente. A mononeurite múltipla de início tardio e a polirradiculopatia lombo-sacral progressiva são causadas por infecção pelo CMV nos nervos e/ou nos gânglios nervosos.

A *mononeurite múltipla de início precoce* parece ser autoimune. As neuropatias tardias incluem PSD-HIV, mononeuropatia e síndrome da linfocitose infiltrativa difusa. Na *mononeurite múltipla de início tardio* e na *polirradiculopatia progressiva*, o CMV lesa as células infectadas (macrófagos, células de Schwann, fibroblastos e endotélio) e causam degenerações e necrose, com infiltração de polimorfonucleares. A *síndrome da linfocitose infiltrativa difusa*, entidade distinta entre as neuropatias associadas ao HIV que não deve ser confundida com linfoma de células T do nervo periférico, é uma das evidências mais importantes de associação entre replicação viral e neuropatia periférica associada ao HIV. Clínica e morfologicamente, a entidade caracteriza-se por polineuropatia axonal sensitivo-motora associada a aumento volumétrico das parótidas, xerostomia e xeroftalmia, intensa infiltração de linfócitos T CD8+ nos nervos periféricos e infecção de macrófagos pelo HIV. A rara *neuropatia motora esclerose lateral amiotrófica-símile* tem evolução rápida; alguns casos respondem à TARV.

Nos gânglios sensitivos e autonômicos, encontram-se linfócitos, macrófagos e perda de células ganglionares. O HIV é detectado por PCR ou hibridação *in situ* mesmo na ausência de neuropatia sensitiva ou autonômica, indicando infecção precoce do gânglio. Os macrófagos expressam MHC I e II e citocinas pró-inflamatórias, inclusive TNF, IL-1 e IL-6; nos gânglios, encontra-se também óxido nítrico. Biópsia de pele tornou-se procedimento útil na avaliação de neuropatias associadas ao HIV. Redução da densidade de fibras nervosas, aumento da frequência de varicosidades e fragmentação das fibras de pequeno calibre são achados comuns quando se emprega o marcador pan-axonal PGP 9.5, uma hidrolase ubiquitina neuronal.

Miopatias

Excluindo-se as atrofias neurogênicas, o envolvimento muscular em indivíduos infectados pelo HIV pode resultar em: (1) miopatia associada ao HIV, entidade que inclui os critérios para diagnóstico de polimiosite na maioria dos pacientes ou de miopatia nemalínica em alguns; (2) miopatia por zidovudina, uma miopatia mitocondrial reversível; (3) síndrome consuntiva e caquexia associada ao HIV.

Miopatia pelo HIV. De início subagudo e progressão lenta, caracteriza-se por necrose de fibras musculares, inflamação endomisial (polimiosite) e, raramente, corpos nemalínicos. Esta miopatia pode surgir em qualquer estágio da infecção e, em alguns pacientes, representa a primeira manifestação da doença. Com maior sobrevida dos pacientes, a prevalência da miopatia pelo HIV tem aumentado.

Estudos imunopatológicos mostram que antígenos do HIV são detectados apenas nas células mononucleadas intersticiais, não nas fibras musculares. Linfócitos T CD8+ e macrófagos invadem ou se aproximam das células musculares que expressam MHC I no primeiro estágio de destruição das células musculares. Os aspectos imunitários da polimiosite pelo HIV são semelhantes aos da polimiosite idiopática, sugerindo que o HIV pode disparar o distúrbio imunitário que leva ao desenvolvimento de polimiosite, possivelmente mediada por citocinas e IFN-γ. Soroconversão pode associar-se a mialgia e mioglobinúria, sugerindo que o HIV pode invadir fibras musculares na fase precoce da infecção. Os achados clínicos e laboratoriais são semelhantes aos da polimiosite, podendo desenvolver-se também uma miopatia de cinturas subaguda.

Miopatia por zidovudina. É uma miopatia mitocondrial tóxica reversível em pacientes que receberam altas doses do medicamento (acima de 250 mg/dia durante mais de 200 dias). A zidovudina inibe a enzima mitocondrial DNA polimerase e leva à depleção de DNA na matriz mitocondrial acompanhada de proliferação mitocondrial compensatória. Observam-se "fibras AZT", expressão criada em 1994 para designar fibras *ragged red* atróficas com aumento da atividade de succinildesidrogenase e alterações miofibrilares (perda de miofilamentos espessos, formação de corpos citoplasmáticos e deficiência da enzima citocromo oxidase C). Alterações mitocondriais podem coexistir com lesões inflamatórias. Os pacientes apresentam elevação de creatinocinase (CK), fraqueza muscular e mialgia (como na miopatia pelo HIV), predominantemente em coxas e panturrilhas, que pioram com exercício, parecem estar relacionadas com a dose e a duração do uso (normalmente após 2 meses) e melhoram com a suspensão do medicamento.

Síndrome consuntiva do HIV. Caracteriza-se por fadiga extrema, perda de massa muscular com nível normal de CK e fraqueza muscular proximal discreta, que é desproporcional à perda da massa muscular. A biópsia mostra atrofia intensa de fibras tipo II, que pode estar relacionada com rápida perda de peso, desnutrição ou efeito remoto de alguma neoplasia maligna.

Sistema digestivo

Comprometimento gastrointestinal em indivíduos infectados pelo HIV contribui para a morbidade e mortalidade dos pacientes. No *esôfago*, quando não se encontra nenhum outro agente etiológico, o HIV é considerado o agente causador de úlceras crônicas. Únicas ou múltiplas, as úlceras são bem circunscritas e localizam-se principalmente no terço médio, seguido do inferior. Histologicamente, são representadas por perda do epitélio e tecido de granulação com infiltrado inflamatório misto. No *estômago*, pacientes infectados pelo HIV apresentam muitas vezes gastrite crônica. Diarreia é a manifestação gastrointestinal mais frequente em indivíduos infectados pelo HIV, embora exista controvérsia quanto à ação direta do HIV nos enterócitos na denominada *enteropatia pelo HIV*. A ação do vírus em linfócitos T pode explicar as alterações morfológicas; pode também alterar a função e a arquitetura dos enterócitos e contribuir para ruptura da barreira epitelial e migração bacteriana da luz intestinal. Tanto no intestino delgado quanto no grosso, as alterações inflamatórias são semelhantes; no delgado, destacam-se atrofia de vilosidades, hipertrofia de criptas e aumento de enterócitos em apoptose, além de infiltrado inflamatório mononuclear na lâmina própria.

O *fígado* é comprometido frequentemente na infecção pelo HIV. O vírus é encontrado em células de Kupffer, hepatócitos e células sinusoidais, embora não haja evidência de lesão do tipo "hepatite pelo HIV". Em crianças, é descrita hepatite de células gigantes associada a colestase e infiltrado linfocitário difuso. O HIV pode induzir apoptose de hepatócitos. Em células estreladas, o vírus induz fibrose, que se instala de forma mais rápida e intensa em alguns pacientes. O comprometimento hepático resulta também da interação com outros fatores, como a resposta imunitária. Biópsia hepática contribui no diagnóstico de hepatites virais e por drogas e em lesões expansivas, enquanto é menos sensível no diagnóstico de infecções sistêmicas. Infiltrado inflamatório linfocitário portal e lobular, lesão do epitélio ductal por células inflamatórias, dilatação sinusoidal, hiperplasia e hipertrofia das células de Kupffer e esteatose podem ser encontrados. Esteatose é multifatorial e pode resultar de distúrbios metabólicos pela própria infecção viral e pelo tratamento antirretroviral.

A doença hepática gordurosa por distúrbios metabólicos também é importante causa de hepatopatia crônica capaz de levar a cirrose e carcinoma hepatocelular. Com os avanços terapêuticos no tratamento do HIV, HCV e HBV, acredita-se que tal doença hepática gordurosa venha a ser importante causa de hepatopatia em pacientes HIV+. Hiperplasia nodular regenerativa e esclerose hepatoportal são causas de hipertensão porta não cirrótica. Comprometimento de vias biliares intra e extra-hepáticas pode resultar de lesões semelhantes às da colangite esclerosante primária (áreas de estreitamento e de dilatação das vias biliares), de infecções bacterianas, fúngicas ou virais ou da síndrome do ducto biliar evanescente.

Rins

Dois quadros são descritos: (1) nefropatia (glomerulonefrite) associada ao HIV, que se manifesta por proteinúria maciça; (2) insuficiência renal aguda secundária a necrose tubular aguda, em geral relacionada com distúrbios hidroeletrolíticos, nefrotoxinas, sepse e instabilidade cardiocirculatória. Na *nefropatia associada ao HIV*, os rins apresentam-se macroscopicamente normais ou aumentados de volume, têm superfície lisa e parênquima pálido e podem conter pequenos cistos na junção corticomedular. À microscopia, encontram-se glomeruloesclerose segmentar e focal desde os estágios iniciais da doença e hiperplasia das células epiteliais dos glomérulos, com vacúolos citoplasmáticos e gotículas de reabsorção de proteínas; os capilares encontram-se colabados. Com a evolução da doença, macrófagos contendo lipídeos acumulam-se nos capilares, os quais têm suas luzes obstruídas por alargamento da matriz mesangial e acúmulo de proteínas plasmáticas. As células tubulares sofrem degeneração e necrose, e as dos túbulos proximais perdem o aspecto usual de borda estriada. O interstício mostra-se difusamente edemaciado e contém infiltrado linfocitário discreto. Imunofluorescência evidencia depósitos granulares de IgM e C3 em correspondência com as lesões segmentares e focais. HIV pode ser demonstrado em células glomerulares e tubulares por hibridação *in situ*.

Algumas vezes, lesões renais determinam as primeiras manifestações da doença em crianças: hipoalbuminemia, proteinúria e edema. Histologicamente, há glomeruloesclerose segmentar focal e glomerulonefrite mesangial proliferativa. Depósitos de imunoglobulinas e complemento são vistos por imunofluorescência; a microscopia eletrônica mostra material elétron-denso no mesângio.

33

Outros órgãos e sistemas

Nas **glândulas salivares**, principalmente na parótida, pode haver tumefação difusa, indolor, de uma ou ambas as glândulas, às vezes como primeiro sinal de infecção pelo HIV. A obstrução deve-se a aumento do tecido linfoide normalmente existente nessas glândulas, o qual pode ser o primeiro alvo da infecção viral, como qualquer outro linfonodo periférico. As glândulas podem alcançar até 7 cm de tamanho, sendo às vezes difícil distinguir na superfície de corte o tecido linfoide do tecido glandular (ver lesão linfoepitelial benigna, Figura 30.67). Histologicamente, predomina o tecido linfoide com hiperplasia folicular exuberante e centros germinativos aumentados irregularmente. Observam-se, ainda, cistos revestidos por epitélio infiltrado por pequenos linfócitos (lesão linfoepitelial).

Excetuando-se neoplasias e infecções, pode-se ter dois tipos de **lesões oculares** em pacientes com AIDS: (1) alterações microvasculares na retina, encontradas em 50 a 90% dos casos e representadas por pontos esbranquiçados com superfície flocular (algodonosos) ao exame de fundo de olho. Tais lesões, que podem regredir espontaneamente, correspondem a espessamento da camada de fibras nervosas contendo estruturas hialinas (corpos citoides), que são tumefações axonais. Sua patogênese é incerta; (2) outras doenças neuroftalmológicas, que incluem neurite, atrofia do nervo óptico e distúrbios da motilidade ocular e da visão.

A **tireoide** apresenta várias alterações, como diminuição de peso, alterações nos folículos e proliferação conjuntiva intersticial. Devido à hipercalcemia que se desenvolve em alguns pacientes, pode haver hiperplasia nodular de células C. Tireoidite focal de histiócitos claros (tireoidite do HIV/AIDS) é encontrada em mais de 10% dos pacientes com AIDS e em indivíduos infectados pelo HIV.

O **sistema osteoarticular** também pode ser afetado na AIDS, cujas manifestações incluem artralgia, artrite possivelmente associada ao HIV, síndrome reumatoide e artrite reativa, embora não tenha sido estabelecido o papel do vírus em artropatias. A biópsia revela sinovite crônica com infiltrado mononuclear.

► Tratamento antirretroviral e evolução da infecção pelo HIV

A quimioprofilaxia de infecções (tuberculose e pneumocistose, entre outras) e a disponibilidade de fármacos antirretrovirais levaram a uma importante modificação na história natural da infecção pelo HIV. A introdução da terapia combinada de alta potência (*HAART*, de *highly active antiretroviral therapy*, ou *TARV*, de *terapia antirretroviral*) foi seguida de rápida diminuição na morbidade e na mortalidade. Em 1987 (4 anos após a identificação do HIV como responsável pela AIDS), a zidovudina (AZT) foi aprovada nos EUA para tratamento da infecção. A partir daí, foram desenvolvidas várias formulações terapêuticas, estando disponíveis mais de 20 medicamentos para tratamento da infecção viral. Hoje, a sobrevida das pessoas infectadas pelo HIV e que se tratam adequadamente é equiparável à de pessoas da mesma idade, mas sem essa infecção.

Além de reduzir a transmissão da infecção, os objetivos da terapia antirretroviral são prevenir e/ou reverter a imunossupressão, prevenir infecções e neoplasias relacionadas com o HIV, aumentar a sobrevida e melhorar a qualidade de vida dos pacientes. Total ou parcialmente, tais objetivos vêm sendo atingidos com os medicamentos disponíveis. Entretanto, o aumento

da sobrevida dos indivíduos infectados trouxe um grande número de novos problemas clínicos, que devem ser encarados pelos pacientes e pelos profissionais envolvidos. Tais problemas devem-se à toxicidade medicamentosa ou a efeitos tardios da infecção pelo HIV não conhecidos antes da introdução da terapia antirretroviral no final do século 20. Antes de tudo, é importante destacar que os medicamentos atuam essencialmente nas etapas de replicação viral; por isso mesmo, erradicação viral e cura da infecção são objetivos ainda distantes. Cura da infecção pelo HIV foi alcançada por meio de esquemas terapêuticos muito complexos, que incluem transplante de medula óssea, embora não seja procedimento exequível para muitos, pelo alto custo e pela mortalidade. Outro obstáculo ao controle da infecção pelo HIV é a resistência do vírus aos medicamentos. Mutações no genoma do HIV ocorrem com frequência muito elevada, podendo algumas delas resultar em resistência aos medicamentos. A seleção de vírus resistentes, principalmente no contexto de baixa adesão ao tratamento, pode comprometer seriamente alternativas terapêuticas futuras.

O uso contínuo e prolongado de medicamentos pode gerar efeitos colaterais, principalmente no longo prazo. Quando isso ocorre, o quadro clínico da infecção torna-se mais grave pela toxicidade medicamentosa. Os modernos fármacos em uso para o tratamento do HIV reduziram de forma importante esses efeitos. Entre os efeitos dos medicamentos, estão lesão da medula óssea pela zidovudina, pancreatite e neuropatia periférica associadas à estavudina e à didanosina. Os efeitos tóxicos mais temidos são doenças metabólicas, renais, cardiovasculares, síndrome metabólica e certas alterações corpóreas.

Na síndrome metabólica, encontram-se hiperglicemia (por resistência à insulina), hiperlipidemia (aumento de triglicerídeos e da fração LDL do colesterol) e acidose lática. Alterações corporais, bem menos frequentes atualmente, associam-se à redistribuição de gorduras (conhecida como lipodistrofia); as mais comuns são giba, aumento das mamas, atrofia facial, aumento do volume abdominal e perda de gordura nos membros, com realce do desenho vascular. O conhecimento sobre a associação de algumas dessas manifestações tóxicas com certos medicamentos levou a mudanças no tratamento. Certos medicamentos (p. ex., estavudina) hoje não são mais usados.

O aumento de eventos cardíacos e cerebrovasculares e a elevada frequência de neoplasias não associadas à infecção pelo HIV observadas nos últimos anos apontam para uma nova modificação no perfil dessa epidemia nos próximos anos. As consequências da infecção pelo HIV a longo prazo e a toxicidade pelo uso prolongado desses novos medicamentos não são ainda totalmente conhecidas.

Com tratamento da infecção, modificaram-se vários desses aspectos. A TARV bloqueia a replicação viral, restaura a resposta imunitária por meio de aumento do número de LT CD4+, diminui a incidência de infecções oportunistas e reduz a mortalidade pela doença. No entanto, em cerca de 10 a 20% dos pacientes que recebem TARV a recuperação do sistema imunitário pode alterar profundamente o comportamento de tais infecções. Nesses casos, podem surgir piora na evolução das infecções oportunistas ou aparecimento de manifestações atípicas, com acentuada resposta inflamatória, quadro conhecido como síndrome de reconstituição imunitária.

A *síndrome inflamatória de reconstituição imunitária* (SIRI) caracteriza-se por exacerbação da reação inflamatória, localizada ou sistêmica, frente a um patógeno ou a outra condição existente durante a fase de imunossupressão induzida pelo HIV (ou por outras condições imunossupressoras). Com a introdução de terapia antirretroviral (TARV), a SIRI passou a ser vista com maior frequência. As manifestações ocorrem em geral de alguns dias até 6 meses após o início do tratamento. A prevalência varia segundo a região geográfica e as infecções oportunistas prevalentes em cada região, chegando até 15% dos casos tratados. Os patógenos e outras condições associadas à SIRI estão resumidas no Quadro 33.6.

As manifestações clínicas da SIRI variam de acordo com a infecção oportunista preexistente, embora em todos os casos a síndrome tenha início agudo, apresente sinais e sintomas de infecção aguda e se acompanhe de manifestações de agravamento das lesões causadas pelo patógeno preexistente. Nesses casos, é necessário excluir: (a) manifestações de toxicidade dos medicamentos usados; (b) resistência do patógeno à medicação iniciada antes da terapia antirretroviral; (c) nova infecção adquirida no início do tratamento e ainda não diagnosticada.

Não há consenso para se definir um caso como SIRI, embora a maioria dos estudiosos considere os seguintes critérios para diagnóstico: (1) apresentação atípica de infecção oportunista (ou outra condição) após início da terapêutica antirretroviral, que, em vez de manifestar-se como doença disseminada, apresenta-se como doença localizada, com sinais exagerados de inflamação ou mudança do quadro histológico da lesão inflamatória; (2) queda de uma unidade (log_{10}) na carga viral; (3) aumento do número de linfócitos T CD4+; (4) aumento da resposta imunitária ao patógeno relacionado com a SIRI; (5) resolução espontânea da infecção com a continuação da terapia antirretroviral.

A patogênese da síndrome não é totalmente conhecida, embora não haja dúvidas de que se relacione com a recuperação da resposta imunitária: nos pacientes com a síndrome, encontra-se aumento de LT CD4+, de LT CD8+ e de citocinas pró-inflamatórias (IL-1, TNF, IL-12, IFN-γ) circulantes. A grande elevação de citocinas pró-inflamatórias (e não o aumento de LT CD4+ e LT CD8+) é o componente mais comum em todas formas de SIRI, incluindo as não relacionadas com o HIV. Estudos comparativos da resposta de células no sangue periférico, estimuladas *in vitro* por antígenos do patógeno associado à SIRI, não mostram diferenças na produção de IFN-γ ou de IL-10. A atuação de linfócitos T reguladores também não parece importante, pois seu número está aumentado nesses pacientes. Portanto, somente a melhora da resposta imunitária celular não explica a síndrome.

Parece que a imunidade inata é até mesmo mais importante nesse processo. Macrófagos, eosinófilos e neutrófilos são muito ativados em pacientes com SIRI, ocorrendo ativação dessas células depois da melhora imunitária. Na AIDS, a resposta imunitária inata é menos efetiva e incapaz de eliminar a grande quantidade de antígenos do patógeno oportunista existente. Melhora da resposta imunitária adaptativa em pacientes com SIRI, associada a sobrecarga de antígenos do patógeno oportunista, hiperativa a resposta imunitária inata, com produção aumentada de citocinas pró-inflamatórias responsáveis pela amplificação da resposta inflamatória local e pelas manifestações inflamatórias sistêmicas que acompanham a síndrome. A melhora na resposta adaptativa muda o padrão inflamatório, especialmente em inflamações granulomatosas, em que se formam granulomas maiores e mais organizados.

▶ Patologia da AIDS na era da terapia antirretroviral

Sarcoma de Kaposi. Com a introdução da terapia antirretroviral (TARV), houve redução drástica na incidência do SK em indivíduos infectados pelo HIV e melhora acentuada na evolução clínica da lesão. Em indivíduos com resposta imunitária normal, células infectadas pelo HHV8 são destruídas por células NK. Nos pacientes com AIDS em progressão para SK, as células NK estão reduzidas, o que impede a destruição das células tumorais. Após tratamento com TARV em pacientes com SK e AIDS, há restauração do número de células NK, regressão do tumor e depuração do HHV8 no sangue. Ao reconstituir a imunidade, portanto, a TARV torna possível a estabilização ou completa remissão de tumores. Em pacientes com lesões agressivas e sem resposta clínica, há viremia persistente pelo HHV8 associada a redução de células NK.

Hanseníase. Formas reacionais podem ser a primeira manifestação de hanseníase encontrada na síndrome de reconstituição imunitária associada à TARV.

Linfomas. Na era pré-TARV, linfomas não Hodgkin (LNH) eram 60 a 200 vezes mais prevalentes em pacientes infectados pelo HIV do que em não infectados. Com a introdução da TARV, houve redução na incidência de linfomas difusos de grandes células B (LDGCB), incluindo os do SNC, mas não do linfoma de Burkitt. Tal situação parece dever-se ao fato de que, ao se restabelecer o sistema imunitário, haveria redução de linfomas que surgem em indivíduos com número baixo de linfócitos T CD4+ (< 100/μL), ao contrário do linfoma de Burkitt, que acomete indivíduos com linfócitos T CD4 > 200/μL. Embora o quadro clínico em relação a estádio, presença de sintomas B, infiltração da medula óssea e *performance status* não se tenha modificado com o advento da TARV, houve expressiva melhora na sobrevida dos pacientes, em particular no LDGCB. Os índices de remissão muitas vezes aproximam-se daqueles de pacientes com linfoma *de novo*.

Medula óssea. Mesmo com o tratamento antiviral, não há diferença na incidência de mielopatia pelo HIV. No passado, a medula óssea era comumente biopsiada para avaliação de infecções oportunistas. Hoje, em pacientes em uso de TARV por mais de três meses raramente encontram-se infecções oportunistas na medula óssea, diminuindo significativamente sua importância como método diagnóstico.

Sistema nervoso central. Por suprimir a replicação viral e restaurar o sistema imunitário, a TARV modifica a resposta imunoinflamatória no SNC e possibilita novas complicações relacio-

Quadro 33.6 Condições associadas à síndrome inflamatória após reconstituição imunitária em pacientes com HIV/AIDS submetidos a tratamento antirretroviral

Bactérias	Micobactérias (*M. tuberculosis*, *M. avium*, *M. leprae*, BCG), *Bartonella*, *Chlamydia*
Vírus	VHB, VHC, herpes (CMV, VZV, HSV-1 e 2, EBV, HHV-8), polioma (parvovírus, molusco contagioso), HPV
Parasitos	*Toxoplasma*, *Leishmania*, *Schistosoma*, *Strongyloides*, *Cryptosporidium*
Doenças autoimunes	Doença de Basedow-Graves, síndrome de Guillain-Barré, artrite reumatoide, lúpus eritematoso sistêmico, polimiosite
Outras	Foliculite eosinofílica, sarcoidose

33

nadas com o HIV e com outros agentes infecciosos. Apesar da redução de encefalite pelo HIV e de demência grave de 20% na era pré-TARV para cerca de 2% após o seu uso, as formas menos graves de distúrbio neurocognitivo associado ao HIV ainda são prevalentes (50% dos casos tratados com TARV). O padrão de distúrbio neurocognitivo na era pré-TARV envolvia mais habilidades motoras, velocidade do processamento cognitivo e fluência verbal, enquanto na era pós-TARV associa-se mais a aprendizado, memória e funções executivas.

Interrupção da TARV, por outro lado, pode associar-se a replicação do vírus no liquor, lesão neuronal e agravamento do transtorno neurocognitivo. Em indivíduos com carga viral plasmática e liquórica muito baixa ou não detectável, existe replicação viral no liquor e DNA viral no tecido nervoso cerebral, indicando penetração insuficiente do antirretroviral no SNC, persistência do vírus no SNC e replicação continuada, mesmo intermitente, o que contribui para a manutenção e o agravamento do transtorno neurocognitivo. Replicação viral associa-se a resistência do HIV à TARV por mutações no genoma viral.

Mesmo na ausência de replicação viral detectável, nos pacientes com transtorno neurocognitivo menos graves existe neuroinflamação continuada no SNC com ativação de macrófagos/micróglia demonstrada por aumento na expressão de CD16, CD163 e HLA-DR. Além disso, há alteração na transcrição de genes da micróglia relacionados com estresse oxidativo, ativação imunitária e apoptose, bem como redução de fatores neurotróficos que contribuem para a neuropatogênese do HIV. Outro possível mecanismo de manutenção e/ou progressão do distúrbio cognitivo é a ativação do sistema imunitário por aumento da translocação bacteriana no trato gastrointestinal por depleção do tecido linfoide associado ao intestino (incluindo bactérias patogênicas), resultando em níveis elevados de monócitos circulantes ativados e infectados pelo HIV, potencialmente capazes de transpor a barreira hematoencefálica. Por último, coinfecção com o vírus da hepatite C, uso de drogas, maior risco de doenças cardiovasculares e cerebrovasculares e neurotoxicidade de alguns antirretrovirais podem contribuir para a persistência do distúrbio neurocognitivo.

Em crianças, o uso da TARV reduziu em 80% o risco de desenvolver encefalopatia progressiva pelo HIV. Entretanto, déficits neurocognitivos discretos ou mais graves podem persistir em muitas crianças e adolescentes submetidos à TARV. Vários fatores relacionados ou não à infecção pelo HIV influenciam o risco de persistência de déficits neurocognitivos: idade de início e duração da TARV; presença de lesões no SNC causadas pelo HIV antes do início do tratamento (p. ex., encefalopatia); neurotoxicidade da TARV; fatores genéticos, status socioeconômico inferior, eventos negativos da vida, grau de tensão na vizinhança e baixo nível de escolaridade materna. Em conclusão, o início precoce da TARV nos primeiros meses de vida resulta em supressão viral e redução do tamanho do reservatório proviral sanguíneo periférico, beneficiando o desenvolvimento neurocognitivo e motor, em especial em crianças sem lesão prévia grave do SNC e criadas em ambientes socioeconômicos e familiares mais favoráveis. De todo modo, são necessários estudos longitudinais para avaliar se o benefício da TARV se mantém na vida adulta.

Em países desenvolvidos, a introdução da TARV resultou em notável redução na incidência de infecções oportunistas no SNC. Houve diminuição de toxoplasmose, criptococose, citomegalovirose, leucoencefalopatia multifocal progressiva e linfoma.

Nos países em desenvolvimento, como o Brasil, houve redução de algumas infecções, como toxoplasmose e citomegalovirose, mas outras, como criptococose, leucoencefalopatia multifocal progressiva e tuberculose, além de linfoma, sofreram pouca alteração após o uso da TARV. Estudo envolvendo 284 pacientes com AIDS necropsiados no Brasil mostrou que a sobrevida média foi de 11,2, 25,8 e 49,1 meses, respectivamente, nos pacientes que não receberam tratamento antirretroviral, nos que receberam algum tipo de tratamento antirretroviral (incluindo TARV) por menos de 3 meses e naqueles sob TARV por 3 meses ou mais.

Embora o número de casos da *síndrome de reconstituição imunitária* no SNC represente apenas pequena fração (cerca de 1%, comparada a 3 a 39% do total de casos da síndrome em pacientes submetidos à TARV), ela representa uma importante causa de morbidade e mortalidade na AIDS. No SNC, na grande maioria dos casos a síndrome surge no contexto de uma infecção oportunista: (a) diagnosticada antes de se iniciar a TARV, com agravamento da mesma após o início do tratamento; (b) reconhecida após o início da TARV e da reconstituição do sistema imunitário. No SNC, a síndrome aparece em 15 a 25% dos casos de infecções oportunistas, sendo mais encontrada com *Cryptococcus neoformans*, *vírus JC* e *Mycobacterium tuberculosis*.

Na síndrome de reconstituição imunitária, no SNC encontra-se intenso infiltrado inflamatório de linfócitos T CD8+, perivascular e no parênquima (Figura 33.21), associado a escassa ou nenhuma infiltração de linfócitos T CD4+, apesar do aumento do número de linfócitos T CD4+ no sangue periférico induzido pela TARV. Em algumas infecções oportunistas, a reação inflamatória é algo distinta e caracterizada por granulomas, como ocorre em algumas infecções fúngicas e na tuberculose, resultando em criptococomas e tuberculomas. Quadro morfológico similar é visto na encefalite/leucoencefalopatia pelo HIV associada à síndrome de reconstituição imunitária; nela, encontram-se intenso infiltrado de linfócitos T CD8+ na leptomeninge, em torno de vasos e no parênquima, além de células gigantes multinucleadas, nódulos microgliais, ativação microglial, desmielinização, gliose e alta carga viral evidenciada por PCR. Esse quadro inflamatório correlaciona-se com lesões com efeito de massa e realce pelo contraste em exames de neuroimagem e piora do quadro clínico-neurológico.

Segundo o início da sintomatologia (antes de 1 ano ou após 1 a 10 anos do início da TARV), a síndrome de reconstituição imunitária no SNC pode ser aguda ou crônica. A patogênese envolve lesão associada a reconstituição do sistema imunitário direcionada ao HIV residual no SNC, com liberação persistente da proteína Tat do vírus a partir de células infectadas pelo HIV ou com a formação de autoantígenos. Raramente, pode haver leucoencefalopatia inflamatória tumefativa fulminante associada à TARV na ausência de infecção oportunista, que se caracteriza por edema cerebral, herniações, infiltrado inflamatório de linfócitos CD8+ perivascular e astrocitose reativa na substância branca, alterações essas atribuídas à exposição de autoantígenos frente à rápida recuperação do sistema imunitário. Em síntese, apesar de a TARV ter reduzido a frequência de infecções oportunistas e aumentado a sobrevida e a qualidade de vida dos pacientes com AIDS, surgiram novos problemas, como persistência do vírus associada a episódios de replicação viral, resistência do HIV à TARV por mutações no

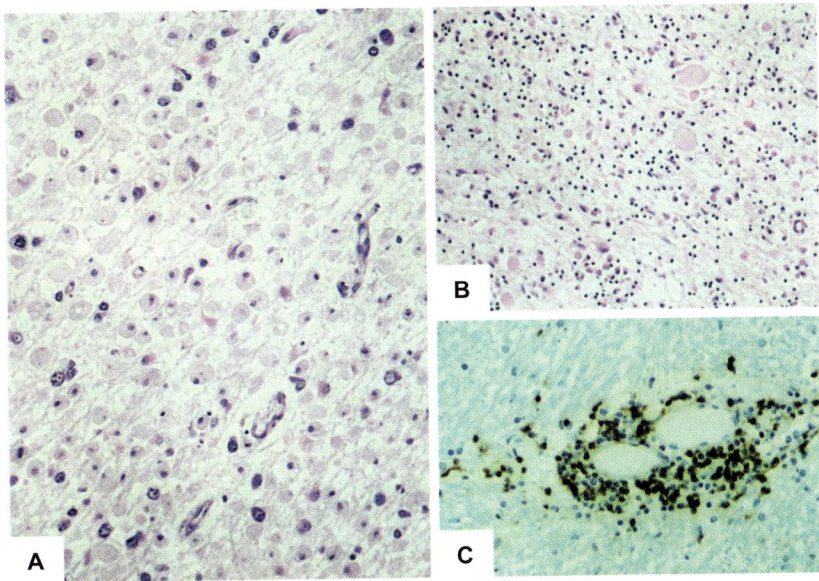

Figura 33.21 Leucoencefalopatia multifocal progressiva. **A.** Caso não tratado pela TARV, com infiltração por numerosos macrófagos, mas sem outros leucócitos. **B** e **C.** Caso tratado pela TARV com síndrome de reconstituição imunitária. Em **B**, observa-se intenso infiltrado inflamatório no tecido nervoso. As estruturas arredondadas eosinófilas correspondem a esferoides axonais, indicando lesão axonal. Em **C**, a imuno-histoquímica mostra infiltrado perivascular rico em linfócitos T CD8+.

genoma viral e reconstituição do sistema imunitário, que continua representando importante causa de morbidade e mortalidade no SNC.

A maior sobrevida dos pacientes com AIDS em uso de TARV aumentou o número de indivíduos HIV+ adultos e idosos. Estima-se que metade da população HIV+ nos Estados Unidos seja constituída por pessoas com mais de 50 anos de idade, fenômeno que tende a se repetir nos demais países desenvolvidos e, em menor escala, nos países em desenvolvimento. Tal fato traz três consequências para o SNC: (1) aumento do tempo de exposição do tecido nervoso ao HIV, por o mesmo continuar sendo reservatório viral e por possuir células infectadas por longo período; (2) idade mais avançada no momento da soroconversão ou do diagnóstico (p. ex., com mais de 50 anos de idade) é forte fator de risco para o aparecimento do distúrbio neurocognitivo associado ao HIV; (3) risco aumentado de doenças neurodegenerativas, o que pode dificultar a avaliação do distúrbio neurocognitivo em idosos HIV+. Mesmo com a TARV, porém, cerca de 35 a 50% dos indivíduos HIV+ com mais de 50 anos de idade são afetados por distúrbios neurocognitivos associados ao HIV.

Em pessoas HIV+, déficits persistentes de atenção e na capacidade visuoespacial ocorrem mais acima de 50 anos de idade do que abaixo de 40 anos, impactando negativamente atividades cotidianas (p. ex., dirigir veículo). Entre os fatores propostos para explicar esse quadro, estão: (a) persistência de inflamação no SNC mediada por monócitos/macrófagos/micróglia e astrócitos infectados e ativados; (b) doença cerebrovascular (p. ex., aterosclerose), favorecida por vários fatores de risco, como o próprio HIV (via ativação do sistema imunitário, estado de hipercoagulabilidade), diabetes melito e uso de inibidores de protease; (c) baixa reserva cognitiva, ou seja, comprometimento da capacidade de manter cognição a despeito de lesão cerebral (a reserva cognitiva é usualmente desenvolvida e/ou fortalecida ao longo da vida pela maior escolaridade, habilidade intelectual e atividade física regular).

Sistema nervoso periférico. Após a introdução da TARV, houve diminuição na prevalência de PSD-HIV, SLID e infecções oportunistas, como a causada pelo CMV. A PSD-HIV continua a ser o subtipo mais comum de neuropatia associada ao HIV na era pós-TARV, a qual relaciona-se com maior sobrevida e envelhecimento dos pacientes HIV+ e com os efeitos tóxicos da terapia antirretroviral. Polineuropatia desmielinizante inflamatória com síndrome de Guillain-Barré é relatada após TARV e associa-se a reconstituição do sistema imunitário e liberação no endoneuro de citocinas produzidas por linfócitos T ativados.

Fígado. Vários medicamentos usados no tratamento de pacientes com HIV/AIDS são tóxicos para os hepatócitos e causam lesão hepática, incluindo hepatite aguda, esteatose, esteato-hepatite, cirrose e hipertensão portal não cirrótica. Com melhor controle da função imunitária pela TARV e o prolongamento da vida, as manifestações clínicas das lesões provocadas pelos VHB e VHC passaram a ter destacada importância pela frequência de coinfecção destes vírus com o HIV. Tratamento com nevirapina associa-se à síndrome do ducto biliar evanescente.

Pâncreas. Pancreatite aguda medicamentosa é mais comum em pacientes com HIV/AIDS do que na população em geral. Medicamentos antirretrovirais, como inibidores da transcritase reversa (didanosina e estavudina) e, mais raramente, inibidores de proteases e substâncias para prevenir ou tratar infecções oportunísticas, podem causar pancreatite aguda.

Globo ocular. Após a introdução da TARV, foram descritos quadros de uveíte anterior, vitrite e edema cistoide da mácula em pacientes com retinite por CMV cicatrizada. Parece que tais lesões devem-se à recuperação imunitária, que causa reação contra antígenos do CMV na retina e processo inflamatório intraocular. Alguns medicamentos utilizados no tratamento da AIDS também podem provocar alterações oftalmológicas.

33

▪ Leitura complementar

Barrionuevo-Cornejo C, Dueñas-Hancco D. Lymphadenopathies in human immunodeficiency virus infection. Semin Diagn Pathol. 2018;35(1):84-91.

Basílio de Oliveira CA. ATLAIDS – Atlas de Patologia da AIDS. Rio de Janeiro: Atheneu; 2005.

BRASIL. Ministério da Saúde. Secretaria de Vigilância em Saúde. Boletim Epidemiológico. Panorama epidemiológico da coinfecção TB-HIV no Brasil 2019.

Bower M, Palmieri C, et al. AIDS-related malignancies: changing epidemiology and the impact of highly active antiretroviral therapy. Curr Opin Infect Dis. 2006;19:14-9.

Cao H, Walker BD. Immunopathogenesis of HIV-1 infection. Clin Dermatol. 2000;18:401-10.

Crane M, Iser D, Lewin SR. Human immunodeficiency virus infection and the liver. World J Hepatol. 2012;4(3):91-8.

Drozd B, Andriescu E, Suárez A, Bravo MMG. Cutaneous cytomegalovirus manifestations, diagnosis, and treatment: a review. Dermatol Online J. 2019;25:13030/qt84f936cp.

Ganesan M, Poluektova LY, Kharbanda KK et al. Human immunodeficiency virus and hepatotropic viruses co-morbidities as the inducers of liver injury progression. World J Gastroenterol. 2019;25(4):398-410.

Ginsberg SD, Alldred MJ, Gunnam SM, et al. Expression profiling suggests microglial impairment in human immunodeficiency virus neuropathogenesis. Ann Neurol. 2018;83(2):406-17.

Gray F, Keohane C. The neuropathology of HIV infection in the era of Highly Active Antiretroviral Therapy (HAART). Brain Pathol. 2003;13:79-83.

Guarner J, Brandt ME. Histopathologic diagnosis of fungal infections in the 21st Century. Clin Microbiol Rev. 2011;24(2):247-80.

Jaffe ES, Arber DA, Campos E, et al. Hematopathology. 2nd ed. Elsevier; 2017.

Jiao J, Simpson DM, Robinson-Papp J. HIV-related peripheral nervous system. In: Shapshak P, Levine AJ, Foley BT, et al. (eds.). Global Virology II – HIV and NeuroAIDS. New York: Springer; 2017. p. 209-22.

Johnson TP, Nath A. New insights into immune reconstitution inflammatory syndrome of the central nervous system. Curr Opin HIV AIDS. 2014;9:572-8.

Jong DED, Roemer MGM, Chan JKC, et al. B-cell and classical Hodgkin lymphomas associated with immunodeficiency: 2015 SH/EAHP Workshop Report- Part 2. Am J Clin Pathol. 2017; 147:153-70.

Meireles CB, Maia LC, Soares GC, et al. Atypical presentations of cutaneous leishmaniasis: a systematic review. Acta Trop. 2017; 172:240-54.

Morris A, Kingsley LA, Groner G, et al. Prevalence and clinical predictors of Pneumocystis colonization among HIV-infected men. AIDS. 2004;18:793-8.

Natkunam Y, Goodlad JR, Chadburn A, et al. EBV-positive B-cell proliferations of varied malignant potential:2015 SH/EAHP Worshop Report- Part1. Am J Clin Pathol. 2017;147:129-52.

Palacios R, Jimenez-Onate F, Aguilar M, et al. Impact of syphilis infection on HIV viral load and CD4 cell counts in HIV-infected patients. J Acquir Immune Defic Syndr. 2007;44(3):356-9.

Patel K, Ming X, Williams PL, et al. The International Maternal Pediatric Adolescent AIDS Clinical Trials 219/219C study team. Impact of HAART and CNS-penetrating antiretroviral regimens on HIV encephalopathy among perinatally infected children and adolescents. AIDS. 2009;23:1893-901.

PNDST-AIDS 2019 Ministério da Saúde. Secretaria de Vigilância em Saúde. Boletim Epidemiológico AIDS, número especial. dez 2019. Available from: <http://www.aids.gov.br/pt-br/pub/2019/boletim-epidemiologico-de-hivaids-2019>.

Post MJD, Thurnher MM, Clifford DB, et al. CNS-immune reconstitution inflammatory syndrome in the setting of HIV infection, Part 1: Overview and discussion of progressive multifocal leukoencephalopathy-immune reconstitution inflammatory syndrome and cryptococcal-immune reconstitution inflammatory syndrome. AJNR Am J Neuroradiol. 2013;34:1297-307.

Post MJD, Thurnher MM, Clifford DB, et al. CNS-immune reconstitution inflammatory syndrome in the setting of HIV infection, Part 2: Discussion of neuro-immune reconstitution inflammatory syndrome with and without other pathogens. AJNR Am J Neuroradiol. 2013;34:1308-18.

Price JC, Thio CL. Liver disease in the HIV-infected individual. Clin Gastroenterol Hepatol. 2010;8(12):1002-12.

Prieto-Torres L, Eraña I, Gil-Redondo R, et al. The spectrum of EBV-positive mucocutaneous ulcer: a study of 9 cases. Am J Surg Pathol. 2019;43(2):201-10.

Resino S, Bellón JM, Ramos JT, et al. Impact of highly active antiretroviral therapy on CD41 T cells and viral load of children with AIDS: a population-based study. AIDS Res Hum Retroviruses. 2004;20:927-31.

Rotterdam H, Tsang P. Gastrointestinal disease in the immunocompromised patiens. Hum Pathol. 1994;25:1123-40.

Saylor D, Dickens AM, Sacktor N, et al. HIV-associated neurocognitive disorder-pathogenesis and prospects for treatment. Nat Rev Neurol. 2016;12(4):234-48.

Silva A, Rodrigues BSC, Micheletti AMR, et al. Neuropathology of AIDS: an autopsy review of 284 cases from Brazil comparing the findings pre- and post-HAART (Highly Active Antiretroviral Therapy) and pre- and postmortem correlation. AIDS Res Treat. 2012;186850.

Soontornniyomkij V. Neuropathology of HIV-1 disease. In: Shapshak P, Levine AJ, Foley BT, et al. (eds.). Global Virology II – HIV and NeuroAIDS. New York: Springer; 2017. p. 143-208.

Sulkowski MS, Thoas DL, Chaisson RE, et al. Hepatotoxicity associated with antiretroviral therapy in adults infected with human immunodeficiency virus and the role of hepatitis C or B virus infection. JAMA. 2000;283:74-80.

Swerdlow SH, Campo E, Hárris NL, et al. WHO classification of tumors of the haematopoietic and lymphoid tissues. Lyon: IARC Press; 2017.

Tan IL, Smith BR, von Geldern G, et al. HIV-associated opportunistic infections of the CNS. Lancet Neurol. 2012;11:605-17.

Tounouga DN, Kouotou EA, Nansseu JR. Epidemiological and clinical patterns of Kaposi sarcoma: a 16-year retrospective cross-sectional study from Yaounde, Cameroon. Dermatology. 2018;234(5-6):198-204.

Valle HA. Síndrome de Imunodeficiência Adquirida (AIDS): anatomia patológica e proposta metodológica para avaliação de lesões em conjuntos de órgãos [tese]. Rio de Janeiro: Fundação Oswaldo Cruz (Fiocruz); 2002. 199p.

Wilmshurst JM, Donald KA, Eley B. Update on the key developments on the neurologic complications in children infected with HIV. Curr Opin HIV AIDS. 2014;9:533-8.

Wolff AJ, O'Donnell AE. Pulmonary manifestations of HIV infection in the era of highly active antiretroviral therapy. Chest. 2001;120:1888-93.

Capítulo 34

Doenças Tropicais

Doença de Chagas

Cláudia Martins Carneiro, Maria de Lourdes Higuchi,
Sheila Jorge Adad, Marta de Lana,
João Carlos Pinto Dias

A doença de Chagas (DC), uma das 17 doenças tropicais negligenciadas listadas pela Organização Mundial da Saúde (OMS), é endêmica em 21 países na América Latina, onde se estima afetar de 6 a 7 milhões de pessoas, das quais menos de 1% recebem tratamento adequado. Segundo a OMS, a incidência anual é de 30.000 novos casos nas Américas, com aproximadamente 10.000 óbitos/ano resultantes de danos irreversíveis no coração e no trato digestivo. Ao lado disso, 65 milhões de pessoas vivem em áreas de risco.

A doença, zoonose causada pelo protozoário *Trypanosoma cruzi*, é encontrada desde o sul dos EUA até a província de Chubut, na Patagônia Argentina. A presença do parasito em habitantes primitivos das Américas, antes mesmo da descoberta destas, foi identificada em múmias por técnicas moleculares. No início, a distribuição da DC coincidiu com o processo de domiciliação de algumas espécies do inseto vetor, entre os quais o *Triatoma infestans* é o principal; mais tarde, surgiram outras formas de transmissão, particularmente a congênita e a transfusional. Atualmente, transmissão oral pela ingestão de alimentos contaminados com *T. cruzi* tem sido frequente na Amazônia Legal e em outros países e responsável por numerosos casos agudos da DC.

A DC é também chamada *doença silenciosa e silenciada*, não apenas por apresentar curso clínico que progride lentamente, como, principalmente, por afetar pessoas pobres que não têm voz política ou acesso aos cuidados de saúde. A partir de 2019, 14 de abril foi escolhido o Dia Mundial da Doença de Chagas, dia em que, em 1909, o Dr. Carlos Ribeiro Justiniano Chagas identificou o primeiro paciente, uma menina brasileira chamada Berenice Soares de Moura. Em 2019, portanto, completaram-se 110 anos da descoberta da DC. Sua detecção e manejo continuam sendo um desafio constante pela ocorrência de novos casos, sobretudo por transmissão oral e vetorial extradomiciliar, principalmente na região Amazônica, além de ciclos de transmissão do parasito em ambientes silvestres próximos às habitações humanas.

Aspectos epidemiológicos

Em virtude de suas altas prevalência, morbidade e mortalidade, a DC constitui um dos mais graves problemas médicos e sociais do México e das Américas do Sul e Central. Com o aumento da emigração de latino-americanos para EUA, União Europeia, Canadá e Japão, cresceu o número de indivíduos infectados que vivem nesses países, o que possibilitou ainda a continuidade da transmissão por mecanismos independentes do vetor (transmissão congênita, transfusão sanguínea, transplantes de órgãos e uso compartilhado de seringas). O número de infectados em países não endêmicos ainda não é conhecido; no entanto, há casos registrados em 17 dos 50 países da Europa e de outros continentes, pela migração internacional e pelo maior fluxo de pessoas.

No Brasil, graças às bem-sucedidas medidas de controle da transmissão vetorial e da regulamentação do uso de sangue e de hemoderivados (controle sorológico de doadores em bancos de sangue, com cobertura de 99%), houve drástica redução na transmissão da DC. Em paralelo, ocorreu intensa migração rural-urbana de populações humanas, reduzindo o risco de transmissão vetorial. Porém, mesmo com o controle da ocorrência de novos casos na maioria do território nacional, a magnitude da DC no Brasil é enorme. Ao mesmo tempo, os registros de óbitos e de internações hospitalares vêm indicando números decrescentes da doença. Contudo, sendo o processo infeccioso estacionário ou de evolução lenta e progressiva, muitos indivíduos ainda continuarão infectados pelo *T. cruzi* nos próximos anos e décadas, a não ser que se consiga tratamento etiológico efetivo para a fase crônica da doença.

Apesar de não haver dados sistemáticos sobre a prevalência da doença no Brasil, estudos recentes estimam de 1,0 a 2,4% da população, o equivalente a 1,9 a 4,6 milhões de pessoas infectadas pelo *T. cruzi*, com elevada mortalidade, representando a DC uma das quatro principais causas de mortes por doenças infecciosas e parasitárias. Entre 2012 e 2016, foram registrados no Sistema de Informação de Agravos de Notificação (SINAN), 1.190 casos de DC aguda, com incidência média anual de 0,1 caso/100 mil habitantes, sendo as maiores taxas observadas nos estados do Pará, com 2,9/100 mil habitantes, e do Amapá, com 1,5 caso/100 mil habitantes. A região Norte apresentou a maior taxa de casos novos no país (97,1%). Entre os casos confirmados no SINAN, foram registrados 18 óbitos por DC aguda nesse período.

Dados de 1993 do Banco Mundial indicam que o ônus social associado à DC, medido em anos de vida perdidos e ajustados em função de incapacidade para o trabalho, era significativamente maior do que o produzido por todas as outras doenças tropicais prevalentes nas Américas. Comparativamente com outras doenças transmissíveis endêmicas na América Latina, o peso relativo da DC, em 1993, só era superado por doenças diarreicas, infecções respiratórias e síndrome da imunodeficiência adquirida. Estimativas atuais indicam redução acima de 60% nesse indicador, fato atribuído ao controle da transmissão e ao melhor manejo médico e social das pessoas infectadas.

Mudanças no quadro epidemiológico da DC no Brasil promoveram reorientação nas ações e estratégias de vigilância, prevenção e controle, por meio da adoção de um novo modelo de vigilância epidemiológica. Considera-se como caso suspeito de DC alóctone o viajante que tenha ingerido alimento supostamente contaminado pelo *T. cruzi* ou visitado área com triatomíneos e apresente febre prolongada (superior a 7 dias), juntamente com pelo menos um dos seguintes sinais: edema de face ou membros, exantema, linfonodomegalia, hepatomegalia, esplenomegalia, cardiopatia aguda (taquicardia, sinais de insuficiência cardíaca), manifestações hemorrágicas, sinal de Romaña ou chagoma de inoculação.

O risco de transmissão vetorial da DC persiste em função de: (1) espécies de triatomíneos autóctones com elevado potencial de colonização; (2) aproximação cada vez mais frequente de populações humanas com reservatórios do *T. cruzi*; (3) persistência de focos residuais do *Triatoma infestans* em alguns municípios dos estados da Bahia e do Rio Grande do Sul. Soma-se a esse quadro a ocorrência de casos e surtos por transmissão oral pela ingestão de alimentos contaminados, vetorial domiciliar sem colonização e vetorial extradomiciliar, principalmente na Amazônia Legal. Entre 2008 e 2017, foram registrados casos confirmados de DC aguda na maioria dos estados brasileiros, cerca de 95% na região Norte; destes, o estado do Pará é responsável por 83% dos casos. As formas ainda possíveis de transmissão no Brasil são oral (72%) e vetorial (9%); em 18% dos casos novos, não se identificou a forma de transmissão.

Transmissão

Muitas são as formas de transmissão do *T. cruzi* a humanos.

Vetorial. Na sua forma clássica, a infecção chagásica é adquirida por humanos por contato com fezes ou urina de triatomíneos hematófagos infectados, sobretudo aqueles que vivem no ambiente intradomiciliar, embora possa ser adquirida também no ambiente extradomiciliar (peridoméstico e silvestre), pois existem pelo menos 153 espécies de triatomíneos hematófagos. Em inquérito feito pelo Ministério da Saúde do Brasil, foram encontradas 17 espécies de vetores em domicílios. Cinco são as

espécies principais responsáveis pela transmissão: *Triatoma infestans*, *Panstrongylus megistus*, *Triatoma brasiliensis*, *Triatoma sordida* e *Triatoma pseudomaculata*. Algumas espécies adaptaram-se completamente aos domicílios em determinadas regiões e são altamente antropofílicas, como o *Triatoma infestans*, nos países do Cone Sul da América (responsável por 85% dos casos), e o *Rhodnius prolixus* e o *Triatoma dimidiata*, em muitos países da América Central. As pessoas contaminam-se por contato com dejeções do inseto contendo as formas tripomastigotas metacíclicas infectantes do *T. cruzi*, que são capazes de infectar mucosas ou penetrar em pele lesada. Embora medidas de controle vetorial adotadas pelo Ministério da Saúde do Brasil tenham sido efetivas na sua redução, infelizmente nem o *Triatoma infestans*, presente exclusivamente em habitações humanas, foi totalmente eliminado do país. Além disso, os triatomíneos vetores são capazes de se aproximar e de se adaptar às habitações humanas quando há escassez de alimentos nos ambientes silvestre e peridoméstico; além disso, ocupam domicílios previamente habitados por outras espécies eliminadas por inseticidas, mecanismo que tem resultado na substituição do *Triatoma infestans* por outras espécies de triatomíneos hematófagos.

Sangue e derivados. Em áreas endêmicas, onde não há controle de bancos de sangue, a transfusão de sangue e derivados é a segunda mais importante forma de transmissão do parasito; em regiões não endêmicas, a *via transfusional* é o principal meio pelo qual ocorre a infecção humana. Em cada unidade de sangue de chagásico transfundido, estima-se risco de infecção entre 13 e 25%. No Brasil, existe controle efetivo bancos de sangue.

Congênita. Terceira via mais importante de transmissão da infecção humana, ocorre sobretudo após o terceiro mês de gestação. Há diferenças geográficas sobre a frequência com que transmissão se dá por essa via, como será comentado adiante.

Oral. A transmissão se faz pela ingestão de alimentos e bebidas contaminados (caldos de cana e de açaí, bacaba, entre outros). Após controle da infecção vetorial e transfusional, a infecção por via oral tornou-se a mais importante forma de transmissão da DC em diversas regiões do Brasil, em especial na Amazônia Legal. No período de 2000 a 2010, mais de 1.000 casos agudos foram relatados no Brasil, em 138 focos, a maioria nessa região; desses, 776 (71%) foram transmitidos pela via oral. Tais casos têm sido diagnosticados, em geral, a partir do exame de gota espessa feito rotineiramente para diagnóstico de malária, endêmica na região. Em função do aumento do número de casos de transmissão oral decorrentes do extrativismo na região amazônica, o Ministério da Saúde do Brasil estabeleceu um programa de treinamento dos técnicos laboratoristas para identificarem na mesma lâmina as diferentes espécies de plasmódios e o *T. cruzi*.

Outras vias de transmissão. Outras formas de transmissão são muito menos comuns. São descritos casos de *transmissão acidental* (laboratórios, centros cirúrgicos etc.), por *transplante de órgãos* (rins, coração, medula óssea), pela ingestão de leite materno, pelo *coito* e, em casos raros, por *vetores que não os triatomíneos*. Tais formas de transmissão ocorrem de modo esporádico e têm pouca importância epidemiológica.

Formas de apresentação

Segundo a forma de transmissão do *T. cruzi*, a DC pode ser *adquirida* ou *congênita*, cuja história natural está esquematizada na Figura 34.1. Sua evolução compreende as fases aguda e crônica. Após período de incubação que varia de 4 a 10 dias

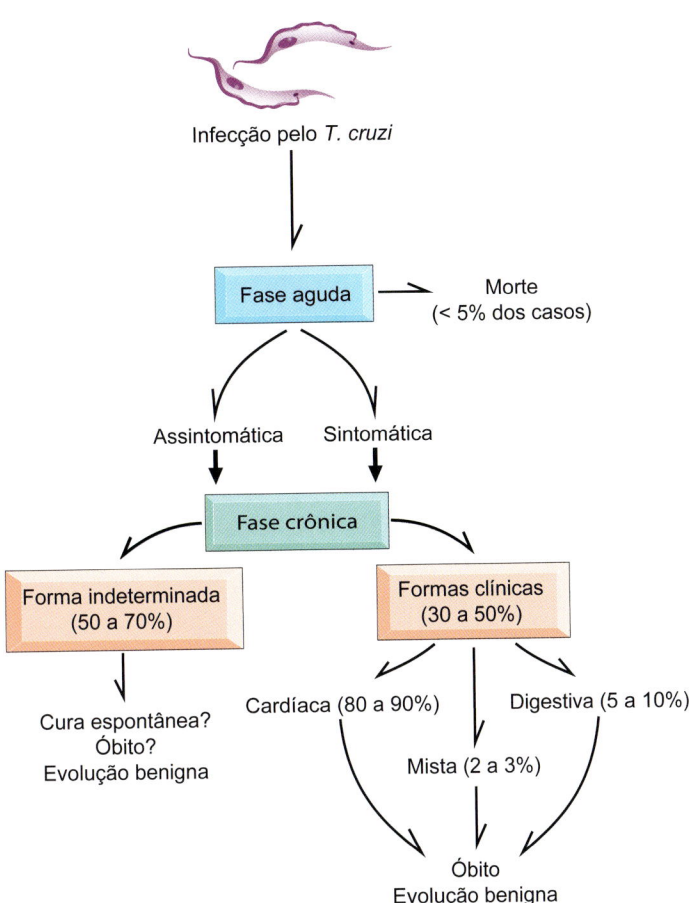

Figura 34.1 História natural da infecção pelo *T. cruzi*.

nos casos de transmissão vetorial e de 20 a 40 dias ou mais na contaminação por transfusão de sangue, surge a *fase aguda*. Esta pode ser *sintomática* (casos clássicos, detectados sobretudo em crianças ou pacientes imunossuprimidos) ou, o que é muito mais comum, *assintomática* (que ocorre em todas as idades). Segundo estudos de campo, os fatores que determinam o aparecimento de formas sintomáticas ou assintomáticas estão relacionados com o estado imunitário do hospedeiro e com a sua idade, sendo mais aparentes e mais graves em indivíduos abaixo de 4 anos de idade.

A fase aguda sintomática caracteriza-se por parasitemia elevada, intenso parasitismo tecidual, manifestações de toxemia, processo inflamatório intenso e quadro clínico variável. Nos casos de transmissão vetorial, podem surgir sinais de porta de entrada na pele (chagoma de inoculação) ou em mucosas, sendo mais chamativo o *sinal de Romaña* (complexo oftalmolinfonodal). Nesta fase, predominam os fatores relacionados com o *T. cruzi* e com a resposta imediata do hospedeiro. Antes da introdução do tratamento etiológico contra o *parasito*, óbito ocorria em 2 a 10% dos casos agudos, particularmente em crianças. Hoje, a taxa de mortalidade sofreu acentuada redução e praticamente não ocorrem mortes na DC aguda se os pacientes são convenientemente tratados.

Nos casos de transmissão por via oral, os sinais e sintomas da DC aguda, embora semelhantes aos da doença transmitida por vetores, apresentam algumas peculiaridades, como exantema maculopapular ou petequial, eritema nodoso, derrame pericárdico, derrame pleural e icterícia, mais frequentes do que na transmissão vetorial. Destaca-se ainda a alta taxa de mortalidade

nas 2 primeiras semanas após a infecção (8 a 35% dos casos, superando a mortalidade encontrada na transmissão vetorial), causada principalmente por insuficiência cardíaca (miocardite aguda) ou meningoencefalite.

Nos casos não tratados, a fase aguda dura 10 a 60 dias. Com o passar dos dias ou das semanas, a sintomatologia regride, o número de parasitos diminui na circulação (tornam-se raros) e a doença evolui para a *fase crônica*. Nesta, parecem importantes tanto os fatores do parasito como a resposta imunitária do hospedeiro.

A *fase crônica* instala-se quase sempre como *forma indeterminada (FI)*, que é a forma habitual de início dessa fase. A FI caracteriza-se por comprovação sorológica e/ou parasitológica da infecção, ausência de sinais e sintomas da doença (forma assintomática) e eletrocardiograma convencional e estudo radiográfico contrastado (esôfago e cólon) normais. Trata-se, portanto, de uma definição operacional, muito prática, tendo sido homologada por vários comitês de especialistas. A FI é a forma mais frequente de DC humana, acometendo, em áreas endêmicas, 50% dos infectados; tem prognóstico muito bom a médio e longo prazos e, em 30 a 50% dos pacientes, persiste por toda a vida. Óbito é raro na FI.

A evolução da FI para as formas crônicas ocorre, em geral, de maneira insidiosa, 10 a 20 anos após a fase aguda, na razão de 2 a 3% de casos ao ano. Na fase crônica, as formas de apresentação são cardíaca, digestiva e mista. Na maioria dos pacientes, as formas crônicas têm comportamento benigno e evolução lenta. No entanto, número considerável de pacientes, especialmente os que desenvolvem insuficiência cardíaca e/ou arritmias, acaba falecendo em consequência da doença.

Em raros casos, a fase aguda evolui para uma *forma subaguda*, que acomete geralmente adultos jovens, os quais desenvolvem cardiopatia grave com insuficiência cardíaca refratária e morte na maioria dos pacientes. A *forma subaguda* é semelhante à *forma reativada*, que ocorre na fase crônica quando os indivíduos têm alguma forma de imunossupressão (ver adiante).

Patogênese

São múltiplos os fatores patogenéticos, alguns inerentes ao *parasito* (moléculas de superfície, polimorfismo, tropismo, virulência, constituição antigênica e genética, carga parasitária, reinfecção, seleção clonal em infecções mistas ou policlonais) e outros relacionados ao *hospedeiro* (constituição genética, sexo, idade, resposta imunitária e estado nutricional). O parasito é classificado em seis grupos genéticos, ou *Discrete Typing Units* (DTU), denominados *T. cruzi* I a *T. cruzi* VI ou TcI a TcVI, nomenclatura estabelecida em 2009 pelo Consenso sobre Doença de Chagas. Mais recentemente, foi descrito o sétimo grupo genético, TcBat, que inclui parasitos de morcegos detectados em humanos, mas cuja patogenicidade é ainda desconhecida.

Na Figura 34.2 estão representados os eventos que acontecem na interação *T. cruzi*-hospedeiro. Nos casos de transmissão vetorial, após a picada dos triatomíneos formas tripomastigotas metacíclicas do *T. cruzi* liberadas nas fezes e na urina do inseto penetram ativamente em células do hospedeiro, através da conjuntiva, mucosa oral e soluções de continuidade na pele. Formas tripomastigotas sanguíneas também penetram ativamente em células do hospedeiro nos casos de transmissão por transfusão sanguínea, congênita ou por acidentes de laboratório. Na transmissão associada a transplante de órgãos, ocorre reativação da infecção, pelo favorecimento da multiplicação de parasitos e sua liberação no sangue pela imunossupressão induzida por medicamentos para evitar rejeição do enxerto. Além desses, são muito estudados os mecanismos envolvidos na transmissão oral, que ocorre principalmente pelas formas tripomastigotas metacíclicas infectantes presentes nos vetores e encontradas nos alimentos contaminados, seja por os vetores terem sido triturados junto com os alimentos ou pela deposição, nestes, de fezes e urina contendo as formas infectantes; estas são as modalidades mais envolvidas na transmissão na região Amazônica.

Após a infecção, a adesão e a penetração do parasito nas células do hospedeiro ocorrem por meio de: (1) os parasitos contêm na membrana lectinas capazes de se ligar a resíduos de açúcar existentes na membrana da célula hospedeira; (2) o sistema proteolítico do hospedeiro ativa moléculas na superfície parasitária, favorecendo maior adesão; (3) células do hospedeiro contêm glicoproteínas que atuam como ligantes de lectinas na membrana do parasito; (4) o ácido siálico na superfície de células do hospedeiro têm papel importante na internalização do parasito.

Ocorrida a penetração das formas infectantes, tripomastigotas metacíclicas ou sanguíneas transformam-se no interior das células do hospedeiro em formas amastigotas, que se multiplicam por divisão binária. A partir daí, dois eventos podem ocorrer: (a) a célula hospedeira e os parasitos degeneram e morrem; (b) o ciclo do parasito se completa, a célula se rompe e as três formas, tripomastigota sanguínea, epimastigota e amastigota, são liberadas. No interstício, as formas íntegras resistem por inibirem o componente C3 do complemento e novamente aderem a outras células e nelas penetram, assim perpetuando o ciclo. No caso de infecção de células do sistema fagocitário mononuclear (SFM), ativação de macrófagos e células dendríticas por citocinas do microambiente pode eliminar o parasito via óxido nítrico e/ou estimular a resposta imunitária adaptativa.

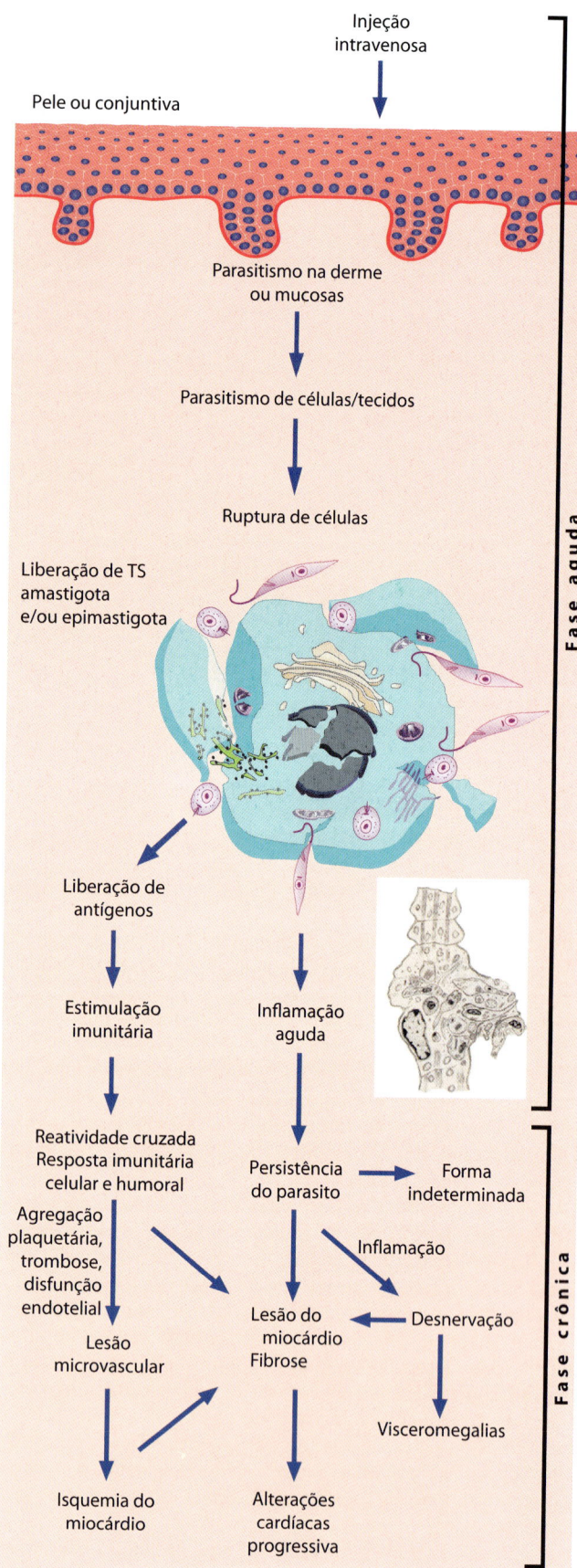

Figura 34.2 Caminhos e eventos após penetração do *T. cruzi* na pele ou conjuntiva ou através da via intravenosa, nas fases aguda e crônica da infecção.

34

As formas tripomastigotas liberadas pelas células parasitadas podem alcançar a circulação venosa, chegar ao coração e disseminar pela circulação arterial, podendo parasitar qualquer célula do indivíduo. Nos tecidos, mediadores liberados causam vasodilatação e aumento da permeabilidade vascular, facilitando a passagem do *T. cruzi* através dos espaços interendoteliais. Os parasitos podem também atingir a corrente linfática e os linfonodos, de onde alcançam a corrente venosa através de vênulas pós-capilares. Pela via venosa, o *T. cruzi* pode seguir três caminhos: (1) passar ativamente através dos espaços interendoteliais e parasitar células adjacentes; (2) parasitar o endotélio venular, multiplicando-se e liberando novos parasitos, que se instalam em diferentes tecidos; (3) chegar ao coração direito e daí aos pulmões, onde pode instalar-se ou ser levado ao coração esquerdo, de onde atinge a circulação sistêmica. A partir desta, o parasito pode chegar a diversos órgãos, por passagem ativa ou através de vasos fenestrados do baço, de vênulas pós-capilares de linfonodos ou do parasitismo do endotélio e/ou das células musculares lisas.

As células mais parasitadas são macrófagos residentes (Figura 34.3 A), fibroblastos, células musculares lisas e estriadas, células de Schwann do sistema nervoso periférico e micróglia do sistema nervoso central. Coração, trato digestivo e sistema nervoso são as sedes mais frequentes e importantes de infecção, o que resulta em miocardite, miosite, neurite e encefalite. Ao que tudo indica, o comprometimento de diferentes órgãos depende, em boa parte, de certas propriedades do parasito, pois existem cepas miotrópicas e cepas macrofagotrópicas, com tropismo tecidual variado, o que poderia explicar as diferentes formas da doença (cardiopatia, megaesôfago, megacólon).

Quando as células parasitadas se rompem, juntamente com os parasitos são liberados componentes celulares (p. ex., mitocôndrias, restos de miofibrilas) no meio extracelular. Ambos esses elementos (parasitos e partes de células) constituem imunógenos e iniciam uma reação inflamatória aguda focal com acúmulo de leucócitos, caracterizando a primeira resposta do hospedeiro. Esta, porém, não consegue eliminar todos os parasitos; alguns destes permanecem nas células e nos tecidos. As lesões causadas pelos parasitos e descritas a seguir podem ocorrer em qualquer tecido ou órgão do indivíduo.

Inflamação. Células parasitadas íntegras não induzem reação inflamatória. Quando a célula parasitada se rompe, há liberação das formas epi, tripo e amastigotas do parasito (íntegras ou degeneradas) e fragmentos da célula hospedeira, o que induz resposta inflamatória (Figura 34.3 B). Por isso é que no início a inflamação é focal e associada topograficamente ao parasitismo (formam-se tantos focos inflamatórios quanto for o número de células parasitadas que se rompem). Com a evolução do processo, os focos inflamatórios podem confluir, conferindo aspecto zonal e/ou difuso à inflamação. Na fase crônica, encontra-se reação inflamatória ativa, mas o parasitismo é escasso.

Com base sobretudo no que se conhece a respeito da inflamação do miocárdio, sabe-se que a patogênese da inflamação na DC é complexa e em parte desconhecida. Na fase aguda, a inflamação depende diretamente dos parasitos; na crônica, devem atuar também outros fatores. Na *fase aguda*, o parasitismo é evidente e tem papel relevante, pois os parasitos induzem diretamente o processo inflamatório. Com o tempo e pela resposta defensiva do organismo, o número de parasitos reduz-se acentuadamente, de modo que, na fase crônica, somente os microrganismos não parecem explicar completamente as lesões. Nesse contexto e a partir de estudos sobretudo em animais de laboratório, aventou-se a hipótese de hipersensibilidade tardia e de autoimunidade na manutenção da inflamação e das lesões na fase crônica da doença.

A participação de mecanismos imunitários na fase crônica pode ser explicada por: (1) moléculas do parasito e de miocardiócitos têm alguma semelhança estrutural, o que poderia explicar propriedades antigênicas comuns e reação imunitária cruzada: (2) *in vitro*, linfócitos sensibilizados ao *T. cruzi* têm ação citotóxica contra miocardiócitos; (3) o infiltrado inflamatório mononuclear e a eventual formação de granulomas sugerem possível reação de hipersensibilidade tardia. Apesar desses dados, ainda há controvérsias sobre o significado de autoimunidade na inflamação e nas lesões celulares descritas adiante. Mais ainda, também não está claro se a reação imunitária é o principal fator responsável pelas graves miocardites vistas em alguns pacientes e se, além da imunidade celular, também a humoral desempenha papel na gênese das lesões inflamatórias.

Até há alguns anos, o papel do *T. cruzi* no processo inflamatório era pouco valorizado, por causa de sua escassez nas lesões crônicas. Estudos recentes, usando testes mais sensíveis para detecção do parasito, sugerem que a negação ou a minimização do papel do *T. cruzi* na inflamação crônica necessita, no mínimo, ser reavaliada. Mesmo que em pequeno número, parasitos presentes nos tecidos são fonte contínua de antígenos, que podem mediar resposta inflamatória persistente. Com anticorpos policlonais anti-*T. cruzi* em corações de chagásicos

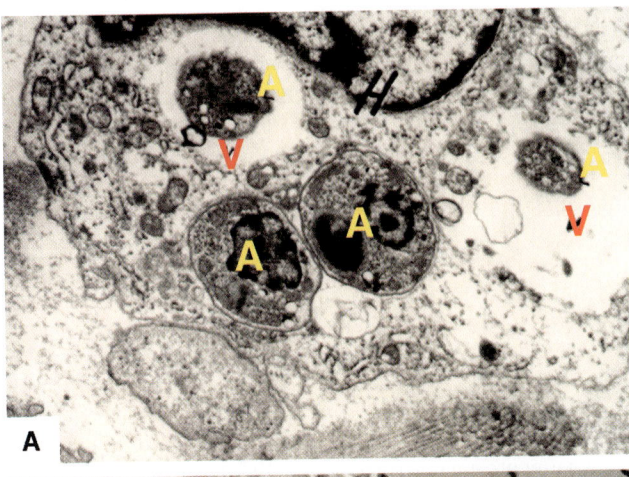

A

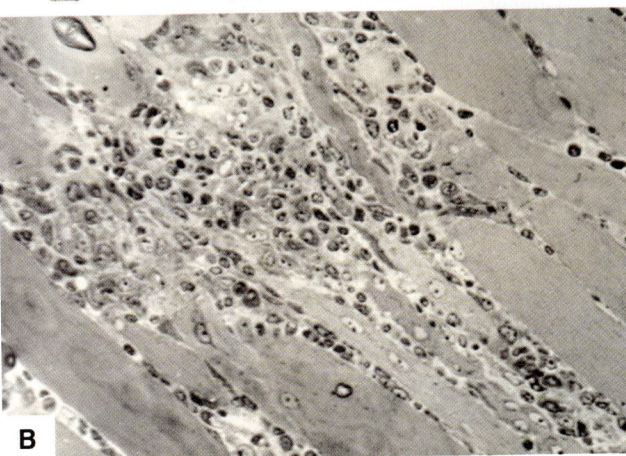

B

Figura 34.3 A. Macrófago contendo quatro amastigotas (A) e vacúolo (V) sem densidade eletrônica. **B.** Corte semifino de miocárdio mostrando miosite aguda focal.

crônicos, é possível detectar antígenos do parasito em 85% dos casos. Técnicas de biologia molecular, como a reação em cadeia da polimerase (PCR), aplicadas em fragmentos miocárdicos de chagásicos crônicos mostram DNA do *T. cruzi* nos focos inflamatórios em praticamente todos os casos estudados. Ao lado disso, o número de linfócitos T CD8+ (citotóxicos), que predominam na miocardite chagásica crônica, correlaciona-se com a presença de antígenos parasitários. Mais ainda, hemocultura em chagásicos crônicos mostra resultados positivos em 86 a 94% dos pacientes. Finalmente, parasitismo frequente da veia central das suprarrenais pelo *T. cruzi* parece ter relação com o número e a extensão de focos inflamatórios na miocardite chagásica crônica. Esses e outros achados sugerem que, de fato, o parasito e/ou seus antígenos desempenham papel patogenético importante na miocardite chagásica crônica.

Lesões celulares. Lesões degenerativas e morte celular podem ocorrer em células parasitadas ou não pelo *T. cruzi*. As lesões celulares em diversos locais dependem da ação direta dos parasitos e indireta da resposta inflamatória. Por suas repercussões, lesões em miocélulas cardíacas e em neurônios são as mais importantes. Na fase aguda, os mecanismos de lesão celular também associam-se à ação direta do *T. cruzi*. A penetração dos parasitos em células, via reconhecimento de sítios específicos e ativação do sistema do complemento, é capaz de produzir lesões celulares. Ação mecânica do *T. cruzi*, citólise direta por hidrolases ácidas, inibição da fosforilação oxidativa e modificações na atividade da colina acetiltransferase são também mecanismos envolvidos em lesões associadas ao efeito direto do parasitismo celular. Em cultura de miócitos de ratos infectados com *T. cruzi*, há redução do número e da função de junções intercelulares, sugerindo que anormalidades de comunicação célula-célula podem contribuir na patogênese da doença, especialmente nos mecanismos responsáveis por distúrbios de condução e arritmias, tão frequentes em pacientes com a cardiopatia chagásica.

A própria reação inflamatória também resulta em dano celular. Na miocardite crônica, o infiltrado contém linfócitos T CD8+ (citotóxicos), menor número de células T CD4+ e poucos macrófagos produtores de TNF, além de aumento na expressão de moléculas MHC-I, o que sugere citotoxicidade mediada por células; destruição progressiva do miocárdio é um dos achados mais importantes na fase crônica da doença.

Alterações na matriz extracelular. Lesões no interstício do coração, do esôfago e do cólon têm grande importância no aparecimento da cardiopatia e dos megas chagásicos. Ao longo do tempo e com a evolução da doença, surge considerável fibrose tanto focal quanto difusa, esta, aliás, muito importante no comprometimento funcional dos órgãos atingidos. A fibrose, que se desenvolve lenta e progressivamente, caracteriza-se pela deposição de fibronectina, laminina e colágeno no interstício, com expansão e distensão da matriz extracelular. Em chagásicos crônicos, fibrose miocárdica é responsável em boa parte pela perda progressiva da atividade contrátil do miocárdio e por arritmias cardíacas. Não há outra miocardite humana em que a fibrose se desenvolva de forma tão intensa e com características tão peculiares como a da cardiopatia chagásica crônica! A neoformação conjuntiva resulta de: (a) substituição das células musculares (coração, esôfago, cólon) destruídas; (b) ação de citocinas fibrosantes liberadas na fase crônica da inflamação que induzem proliferação fibroblástica e síntese de colágeno; (c) aumento da produção de colágeno por mecanismos imunitários.

A possibilidade de regressão do tecido conjuntivo neoformado (como ocorre em algumas doenças, por exemplo a forma hepatoesplênica da esquistossomose) abre novas perspectivas para os pacientes chagásicos e reforça a importância de medidas terapêuticas que possam resultar em diminuição da fibrose instalada.

Além de fibrose, podem ocorrer outras alterações no interstício. O parasito produz várias proteases capazes de degradar proteínas da matriz extracelular. Células endoteliais infectadas pelo *T. cruzi* secretam matriz extracelular anormal. A adição de produtos de matriz anormal a cultura de células não infectadas induz nestas a síntese de matriz extracelular alterada, sugerindo que infecção de pequeno número de células cardíacas pelo *T. cruzi* pode ter efeito na transmissão de informações e no metabolismo de células vizinhas.

De tudo o que foi comentado, pode-se concluir que as respostas inflamatória e imunitária, induzidas direta ou indiretamente pelo *T. cruzi*, são as principais responsáveis pelas lesões da doença, tanto no coração como no trato digestivo.

■ Doença de Chagas adquirida

▶ Fase aguda

As manifestações mais importantes na DC aguda localizam-se na porta de entrada do parasito (pele e mucosas), no coração e no sistema nervoso. Sinais de *porta de entrada* ocorrem apenas nos pacientes infectados por via vetorial; quando o *T. cruzi* penetra pela conjuntiva, origina-se o *sinal de Romaña*; quando a penetração ocorre na pele, formam-se os *chagomas de inoculação*. Nesses casos, quase sempre são comprometidos também os linfonodos-satélites que, juntamente com as lesões conjuntivais ou cutâneas, formam os complexos oftalmolinfonodal e cutaneolinfonodal.

O *sinal de Romaña* (*complexo oftalmolinfonodal*), que aparece logo após a infecção, caracteriza-se por: (1) edema bipalpebral unilateral, elástico e indolor; coloração róseo-violácea das pálpebras; congestão e edema conjuntival e das regiões vizinhas; (2) linfadenite-satélite (linfonodos pré-auriculares, submandibulares e outros); os linfonodos tornam-se aumentados de volume e palpáveis, mas não se aderem aos planos superficiais nem profundos; (3) celulite periorbitária e palpebral, formando os chagomas metastáticos, às vezes com necrose do tecido gorduroso (citoesteatonecrose); (4) grande número de parasitos, especialmente em macrófagos e em linfonodos.

O *complexo cutaneolinfonodal* é caracterizado pelo aparecimento, especialmente em áreas expostas (rosto e membros), de *chagomas de inoculação*, que consistem em lesões endurecidas, róseo-violáceas, furunculoides e com edema central discreto, seguindo-se descamação ao fim da fase aguda. Microscopicamente, há inflamação aguda rica em parasitos, na derme e na hipoderme. Pela propagação dos parasitos por via linfática, aparece linfonodomegalia. Em certos casos, podem ocorrer chagomas metastáticos, a distância, por propagação linfática ou sanguínea.

Comprometimento cardíaco é comum e manifesta-se precocemente, particularmente em crianças. Na maioria dos pacientes, observam-se taquicardia, pulso fino e rápido e tendência a hipotensão arterial; em geral, há aumento discreto ou moderado da área cardíaca. A ausculta é pobre. Eventualmente, podem ser vistos sinais de derrame pericárdico e pericardite; insuficiência cardíaca é rara. Em geral, as alterações cardíacas observadas na DC aguda são discretas e reversíveis. Insuficiência cardíaca franca, com cardiomegalia acentuada e arritmias complexas, é indício de mau prognóstico.

Manifestações neurológicas, discretas e semelhantes a outras meningoencefalites discretas, traduzidas ora por excitação ora por torpor, são comuns. Em poucos casos, especialmente em crianças, tais manifestações são muito mais graves, chegando a dominar a sintomatologia. Nesses indivíduos, surgem convulsões generalizadas, contraturas, paralisias de grupos musculares e outros sinais e sintomas de inflamação intensa nas meninges e no encéfalo.

As *manifestações digestivas* da DC aguda são as mesmas que se observam em infecções agudas: anorexia, náuseas, vômitos e diarreia. Hepatomegalia, sem icterícia, ocorre em 35 a 90% dos casos e é atribuída a lesões degenerativo-inflamatórias inespecíficas no fígado; nos pacientes com insuficiência cardíaca, hiperemia passiva também contribui para o aumento do fígado.

Sinais gerais (febre, edema localizado ou generalizado, poliadenopatia e esplenomegalia) são comuns. Menos frequentemente, aparecem os chagomas hematogênicos, as chamadas esquizotripânides polimorfas de Mazza.

Logo no início da infecção, podem-se detectar anticorpos séricos anti-*T. cruzi*: (a) IgM indica fase aguda; (b) IgG está presente ao longo de toda a infecção. Na fase aguda e por causa da alta parasitemia, o exame específico mais pertinente para diagnóstico é a pesquisa do *T. cruzi* no sangue circulante. Parasitos no exame de sangue a fresco são comuns na fase aguda; se este exame é repetido, pode confirmar todos os casos.

Os conhecimentos anatomopatológicos da DC aguda limitam-se ao estudo de poucos casos humanos fatais e de dados obtidos em animais de experimentação.

Aspectos morfológicos

Coração. Os indivíduos que falecem em insuficiência cardíaca mostram coração flácido, congesto e aumentado de volume, por dilatação das cavidades. O saco pericárdico é distendido, congesto e contém líquido claro e transparente (hidropericárdio). O epicárdio pode mostrar minúsculos nódulos brancacentos ao longo das coronárias (epicardite em rosário ou moniliforme) e sufusões hemorrágicas. Pode haver trombose intracavitária. Os linfonodos subepicárdicos entre a aorta e a pulmonar podem estar aumentados de volume.

Microscopicamente, a lesão principal é inflamação aguda que acomete os três folhetos cardíacos (pancardite). A miocardite caracteriza-se por ninhos de amastigotas do *T. cruzi* (Figura 34.4), infiltrado inflamatório e edema. Células parasitadas íntegras não induzem reação inflamatória. Não há correlação entre o grau de parasitismo celular e a intensidade da inflamação. A inflamação, que pode ser intensa, caracteriza-se por focos múltiplos de infiltrado inflamatório predominantemente de macrófagos e linfócitos entre os miócitos e ao redor de vasos; há também neutrófilos, eosinófilos e mastócitos. Raramente, formam-se granulomas com células gigantes. O infiltrado inflamatório e o edema dissociam as miocélulas, que apresentam lesões degenerativas e miocitólise. A inflamação pode atingir o sistema de condução cardíaco e comprometer o nodo sinoatrial, o nodo atrioventricular (AV) e os ramos do feixe de His.

A *epicardite* é focal ou difusa e atinge especialmente o tecido gorduroso, as fibras e os gânglios nervosos. Com isso, surgem periganglionite, ganglionite e neurite agudas, com as mesmas características vistas no miocárdio; ganglionite associa-se a destruição de neurônios. Parasitismo neuronal é raro; mais comum é o encontro de amastigotas em células-satélites. O endocárdio mural mostra discreta inflamação aguda, em geral sem acometer as valvas.

Aspectos histológicos semelhantes aos da fase aguda podem ser vistos quando há reativação da infecção, como ocorre após transplante cardíaco em pacientes chagásicos. Nesses casos, uma das manifestações comuns é o aparecimento de nódulos na pele que, histologicamente, lembram o chagoma de inoculação: infiltrado de mononucleares no tecido subcutâneo contendo numerosas formas amastigotas do *T. cruzi* (Figura 34.5 A e C). O diagnóstico de reativação pode ser feito também pelo achado de tripomastigotas no exame direto do sangue (Figura 34.5 B) ou da medula óssea, ou ainda pelo encontro de parasitos em biópsia endomiocárdica de acompanhamento pós-transplante.

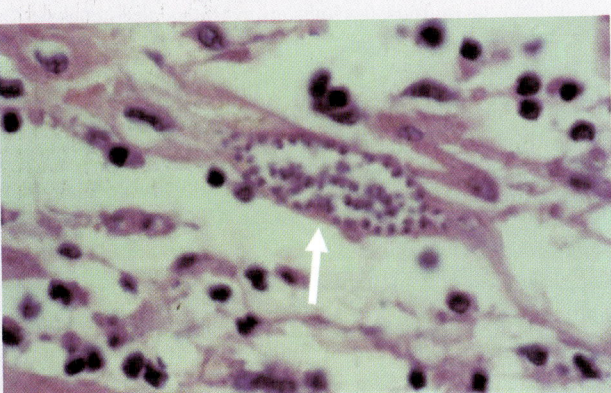

Figura 34.4 Miocardite chagásica aguda. Células musculares cardíacas com degeneração hidrópica, dissociadas por edema e infiltrado inflamatório predominantemente mononuclear. Ninhos com amastigotas de *T. cruzi* são frequentes (*seta*).

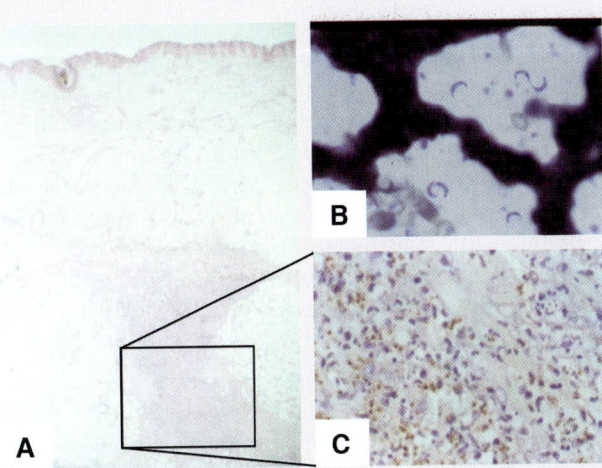

Figura 34.5 Reagudização da doença de Chagas após transplante cardíaco. **A.** Nódulos de inflamação no tecido gorduroso da pele. **B.** Tripomastigotas no sangue circulante. **C.** Imuno-histoquímica mostra numerosos macrófagos contendo amastigotas do *T. cruzi* (corados em marrom).

(*continua*)

Aspectos morfológicos (*continuação*)

Trato digestivo. As lesões ocorrem predominantemente na camada muscular e nos plexos nervosos intramurais. O *T. cruzi* parasita intensamente as camadas musculares ao longo de todo o trato digestivo. Por isso, é frequente miosite focal associada a amastigotas degenerados no interstício. As lesões de miocélulas e componentes do interstício são semelhantes às da miocardite. Nos plexos nervosos intramurais encontram-se: (a) ninhos de parasitos aparentemente íntegros, principalmente no interior de células de Schwann, de neurônios, de fibroblastos da cápsula e de macrófagos adjacentes aos gânglios, sem reação inflamatória; (b) periganglionite, ganglionite, perineurite e neurite, ora focais, ora difusas; (c) lesões degenerativas em neurônios (cromatólise, tumefação, picnose e cariólise), perda neuronal e de fibras nervosas, podendo chegar a necrose completa dos gânglios. Tais lesões têm distribuição irregular e imprevisível, sendo frequentes gânglios aparentemente normais ao lado de outros pouco alterados ou completamente destruídos.

Sistema nervoso central. Em pacientes com manifestações neurológicas graves, há meningoencefalite multifocal com infiltrado de mononucleares em arranjo nodular (Figura 34.6). Amastigotas do *T. cruzi* são encontrados nos focos inflamatórios ou em células gliais. Ao lado de casos com envolvimento grave do SNC, existem outros com lesões inflamatórias esparsas, com ou sem parasitos, aparentemente sem repercussões clínicas.

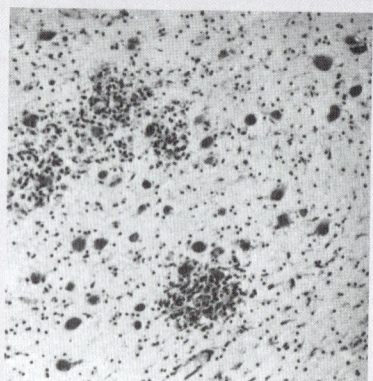

Figura 34.6 Núcleo denteado do cerebelo. Encefalite chagásica em focos múltiplos, com formação de nódulos gliais. (Cortesia do Prof. José E. H. Pittella, Belo Horizonte-MG.)

Outros órgãos. Experimentalmente, inflamação e parasitismo são encontrados na musculatura esquelética e em vários órgãos (testículos, ovários, bexiga, suprarrenais, tireoide, vesícula biliar e ossos). Hepatoesplenomegalia, geralmente discreta, é encontrada em 30 a 40% dos pacientes, traduzindo-se por hiperemia e alterações reativas inespecíficas. Edema subcutâneo, derrames cavitários serosos e aumento generalizado de linfonodos são outros achados.

Aspectos clínicos. Evolução

As manifestações clínicas da cardiopatia aguda resultam de intensa e difusa inflamação e das lesões miocárdicas que levam a dilatação das câmaras e a insuficiência das valvas atrioventriculares, responsáveis principais pela cardiomegalia.

As alterações eletrocardiográficas relacionam-se com o processo inflamatório e são semelhantes às de outras miocardites agudas; caracterizam-se por taquicardia sinusal, diminuição do complexo QRS e alterações no segmento ST e na onda T, às vezes muito semelhantes às do infarto agudo do miocárdio. Como em outras miocardites, tais alterações são transitórias e geralmente regridem. No entanto, estudo comparativo entre crianças soropositivas e soronegativas para *T. cruzi* revelou maior incidência de bloqueio de ramo direito nas primeiras (6,4 e 0,3%, respectivamente), sugerindo que as alterações da fase aguda são capazes de deixar cicatrizes e que o aparecimento de arritmias pode ser precoce. Taquicardia independente de febre na fase aguda poderia resultar de destruição parcial ou total dos neurônios parassimpáticos do coração. A epicardite é responsável, pelo menos em parte, pelo derrame pericárdico que faz parte do quadro de anasarca às vezes presente. Quando intensas, meningoencefalite e miocardite são responsáveis por quadros clínicos graves e pelo óbito dos pacientes.

Mais de 90% dos pacientes com manifestações clínicas da fase aguda sobrevivem à infecção aguda. Nos casos não tratados, a taxa da letalidade varia de 2 a 10%, sendo a morte mais comum em crianças de pouca idade (lactentes) e em indivíduos imunossuprimidos que tiveram infecção aguda por via transfusional ou após transplante de órgãos.

▶ Fase crônica

Ao contrário da fase aguda, que tem duração limitada, a fase crônica da DC evolui durante muito tempo, por vários anos ou décadas. Os órgãos atingidos predominantemente são o coração e o trato digestivo (esôfago e intestino grosso). Como na fase aguda, também na crônica pode haver acometimento de outros órgãos (p. ex., musculatura esquelética, suprarrenais e outras vísceras). Exceto coração e trato digestivo, lesões em outros órgãos são menos frequentes e importantes, a não ser em indivíduos imunossuprimidos, nos quais alterações no SNC podem ser muito graves.

Na fase crônica, parasitismo sanguíneo ou tecidual é escasso, embora não excepcional. Os níveis de anticorpos no hospedeiro são elevados e persistentes, de modo que, nessa fase, o diagnóstico laboratorial da doença baseia-se mais em testes sorológicos do que na detecção de parasitos. A OMS e o Ministério da Saúde estabelecem que um indivíduo é considerado chagásico se pelo menos dois métodos de diagnóstico de princípios distintos são positivos. Na fase crônica, métodos parasitológicos indiretos (hemocultura e xenodiagnóstico) mostram parasitos na circulação em taxa relativamente baixa (30 a 50%). As técnicas moleculares de PCR (*polymerase chain reaction*), qualitativa e quantitativa, têm sido cada vez mais empregadas no diagnóstico da infecção crônica por sua alta sensibilidade e especificidade na detecção de DNA do parasito. A fase crônica da DC apresenta-se sob as formas anatomoclínicas indeterminada, cardíaca, digestiva e reativada.

Forma indeterminada

A 1ª Reunião de Pesquisa Aplicada em Doença de Chagas, realizada em Araxá-MG, em 1984, referendou os seguintes parâmetros para caracterizar a forma indeterminada (FI) da DC: (1) positividade de exames sorológicos e/ou parasitológicos; (2) ausência de sinais ou sintomas da doença; (3) eletrocardiograma convencional normal; (4) coração, esôfago e cólon radiograficamente normais.

Exames laboratoriais mais sensíveis podem demonstrar alterações em indivíduos com a FI. Um grupo de 27 pacientes com a FI foi submetido aos seguintes exames não invasivos: vetocardiograma, ventriculograma, radioisotópico, mapeamento miocárdico, teste de esforço e eletrocardiografia dinâmica. Nesse estudo, nenhum dos examinados teve todos os exames normais (alguma alteração foi encontrada em todos os indivíduos). É possível, pois, que testes mais aprimorados e sensíveis possam mostrar alterações nos órgãos afetados pela doença. Todavia, apesar de sua artificialidade, o conceito de FI continua válido, especialmente para avaliação clínica e para estudos epidemiológicos, sobretudo em relação ao prognóstico. Os pacientes com a FI da DC levam vida normal e, enquanto nela permanecem, podem considerar-se isentos do risco de morte súbita. Encontram-se na forma indeterminada tanto os pacientes cuja fase aguda foi assintomática como naqueles que tiveram fase aguda caracterizada clínica e laboratorialmente e nos quais as manifestações desapareceram.

Dados sobre as lesões estruturais na forma indeterminada têm sido obtidos por meio de necrópsias de indivíduos que faleceram por outras causas e, mais recentemente, por biópsias endomiocárdicas. As lesões são qualitativamente semelhantes às da forma crônica cardíaca da doença (ver adiante), embora quantitativamente muito mais discretas. São encontradas: (a) cardite focal, discreta em 80% dos casos e moderada ou intensa nos restantes; (b) lesões do sistema nervoso autônomo intracardíaco, constantes, com desnervação; (c) alterações morfológicas no sistema de condução, não detectáveis ao eletrocardiograma convencional.

A existência de anticorpos líticos e achados clínicos e epidemiológicos sugerem ser a forma indeterminada uma forma ativa da DC. Não se dispõe, ainda hoje, de um marcador laboratorial que defina a evolução e o prognóstico tardio da FI, o que teria importância prática na conduta com os pacientes e nas questões médico-trabalhistas que envolvem os chagásicos. Por outro lado, existe tendência crescente de indicação de tratamento etiológico dos indivíduos infectados na FI com os medicamentos hoje disponíveis, objetivando-se a cura da infecção ou, pelo menos, o retardamento da sua evolução clínica. Do ponto de vista das relações de trabalho, indivíduos na FI devem ter garantidos seu acesso e sua permanência em atividades laborais, excetuando-se apenas tarefas que colocam em risco a vida de terceiros e evitando-se aposentadorias desnecessárias. Em todos os casos, recomendam-se avaliações clínicas periódicas para acompanhar a evolução da doença.

Forma cardíaca

A forma cardíaca da DC é a mais prevalente nos indivíduos sintomáticos e a que tem a maior importância médica. O comprometimento do coração manifesta-se como alterações do ritmo cardíaco, fenômenos tromboembólicos, insuficiência cardíaca ou morte súbita. Há duas formas de apresentação clínica da DC: formas assintomática e sintomática.

Na *forma cardíaca crônica assintomática* ou sem disfunção ventricular, estão os pacientes com eletrocardiograma alterado, função ventricular normal, área cardíaca normal à radiografia, exame físico normal e ausência de manifestações clínicas. As alterações eletrocardiográficas referem-se, principalmente, a retardo na condução atrioventricular, anormalidades na repolarização ventricular e extrassístoles. A alteração clássica é bloqueio do ramo direito, às vezes associado a bloqueio divisional anterossuperior esquerdo. Há também perda do controle do reflexo do tônus vascular para estímulos tanto vasoconstritores quanto vasodilatadores.

Na *forma cardíaca crônica sintomática*, pode haver predomínio de arritmias ou de insuficiência cardíaca. Praticamente todos os pacientes com insuficiência cardíaca também apresentam alterações no eletrocardiograma de repouso. As arritmias, principalmente extrassístoles ventriculares, aumentam com a redução na fração de ejeção, sendo esta o principal marcador prognóstico de mortalidade. Congestão sistêmica, mais comum do que pulmonar, associa-se a edema periférico, ascite, hepatomegalia e estase jugular. Embolia sistêmica ou pulmonar a partir de trombos murais é frequente, principalmente em pacientes com cardiopatia avançada. Radiograficamente, a área cardíaca encontra-se geralmente aumentada. Estudos com biópsia endomiocárdica mostram miocardite linfocitária com agressão às miocélulas em 60% dos pacientes com arritmia e em 90% daqueles com insuficiência cardíaca grave.

O paciente pode também falecer subitamente (morte súbita esperada), sendo esta, às vezes, a primeira manifestação da doença (ver adiante, Morte súbita e doença de Chagas). Morte súbita associa-se geralmente a arritmia ventricular. Bradiarritmias sintomáticas têm tratamento eficaz com implante de marca-passo. Arritmia ventricular complexa (como taquicardia ventricular não sustentada) ou disfunção ventricular acentuada são tratados com medicamentos antiarrítmicos. Uma das complicações arrítmicas mais graves, associada frequentemente a morte súbita, é a taquicardia ventricular sustentada, que é a reentrada do estímulo elétrico em uma região circunscrita dos ventrículos, onde se encontra fibrose intensa entremeada por células miocárdicas viáveis, o que leva a condução mais lenta do estímulo elétrico. Ablação desse foco, por cirurgia ou cateter, interrompendo o circuito reentrante, tem-se mostrado eficaz.

Aspectos morfológicos

Por causa das diferentes formas de expressão da doença, o quadro morfológico varia muito em diferentes indivíduos, indo desde corações bastante alterados até órgãos com poucas modificações. A seguir, serão descritos os achados cardíacos mais característicos nos pacientes com insuficiência cardíaca (IC). Mais adiante, serão comentados os aspectos morfológicos em indivíduos que tiveram morte súbita. O conhecimento dos aspectos morfológicos na forma cardíaca da doença baseia-se em grande parte em achados de necrópsias. Mais recentemente, outras fontes importantes de amostras teciduais são corações retirados em transplantes e fragmentos obtidos em biópsias trendomiocárdicas.

(continua)

34

Aspectos morfológicos (*continuação*)

Macroscopicamente, no epicárdio encontra-se epicardite crônica em placa, em faixa, vilosa ou em rosário (moniliforme) (Figura 34.7). Nos pacientes sem insuficiência cardíaca prévia e que tiveram *morte súbita*, cuja causa de óbito geralmente são arritmias cardíacas, o coração é normal ou pouco aumentado de volume. Nesses casos, as alterações são incaracterísticas e representadas por dilatação discreta das cavidades, às vezes com hipertrofia pouco expressiva (Figura 34.8 A). Nos indivíduos que falecem por IC ou em explantes cardíacos, o coração encontra-se geralmente aumentado de volume, às vezes com hipertrofia. O órgão perde a forma triangular e apresenta-se globoso. Por causa da IC, átrios e ventrículos estão dilatados. Na maioria dos casos, há trombo parietal, recente ou antigo, sobretudo no átrio direito e no ventrículo esquerdo (Figura 34.8 B). Os trombos podem fragmentar-se ou desprender-se e originar êmbolos, ou sofrer conjuntivização. O endocárdio sobre o trombo e em outras áreas é espessado e brancacento.

A lesão da ponta ou vorticilar (Figura 34.9 A), frequente e muito característica da DC crônica, caracteriza-se por afinamento na ponta do órgão, principalmente no ventrículo esquerdo, onde há desaparecimento parcial ou total do miocárdio, que fica substituído por fibrose; nos casos típicos, a parede cardíaca é formada apenas por endocárdio e epicárdio, sem miocárdio entre eles. Lesão vorticilar apresenta-se sem ou com protrusão apical (aneurisma) e é mais intensa nos casos de insuficiência cardíaca. Além da ponta ventricular, podem-se encontrar outras áreas de adelgaçamento do miocárdio, a mais frequente na região posterolateral do ventrículo esquerdo, próximo da valva mitral (Figura 34.9 B). Nesses locais, encontram-se miocélulas cardíacas remanescente em meio a fibrose, como se vê no infarto antigo do miocárdio, sugerindo que tais lesões resultem de isquemia (Figura 34.9 C), possivelmente por baixa pressão de perfusão em região limítrofe de dupla irrigação coronariana. Lesão da ponta pode ser identificada *in vivo* por ressonância magnética.

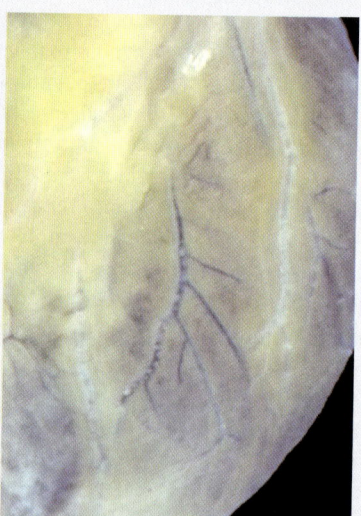

Figura 34.7 Epicardite em rosário (moniliforme) ao longo de coronárias.

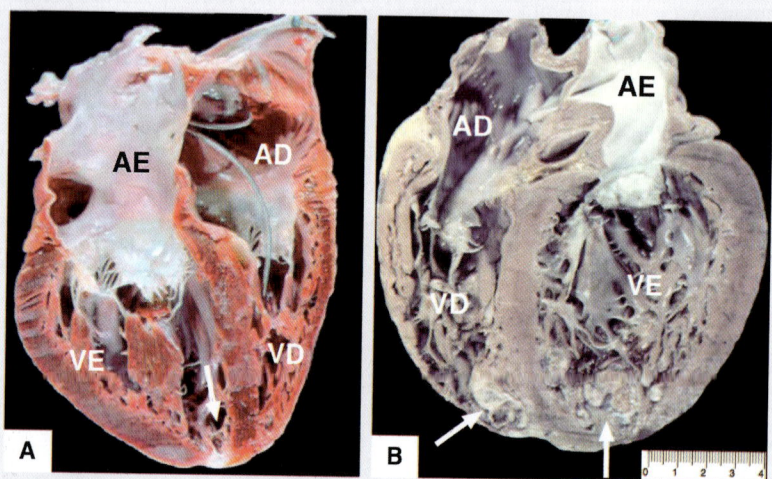

Figura 34.8 Cardiopatia chagásica crônica. **A.** Paciente falecido com arritmia. Aumento moderado do volume cardíaco, adelgaçamento da ponta do ventrículo esquerdo, sem trombose (*seta*); cabos eletrodos de marca-passo são vistos no átrio e no ventrículo direitos. **B.** Paciente falecido com insuficiência cardíaca. Coração globoso, aumentado de volume por hipertrofia da parede e dilatação das quatro câmaras, ponta romba, com afilamento e trombose no ápice dos dois ventrículos (*setas*).

34

(*continua*)

Aspectos morfológicos (*continuação*)

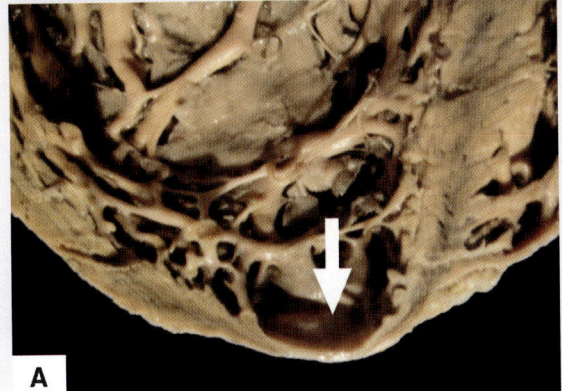

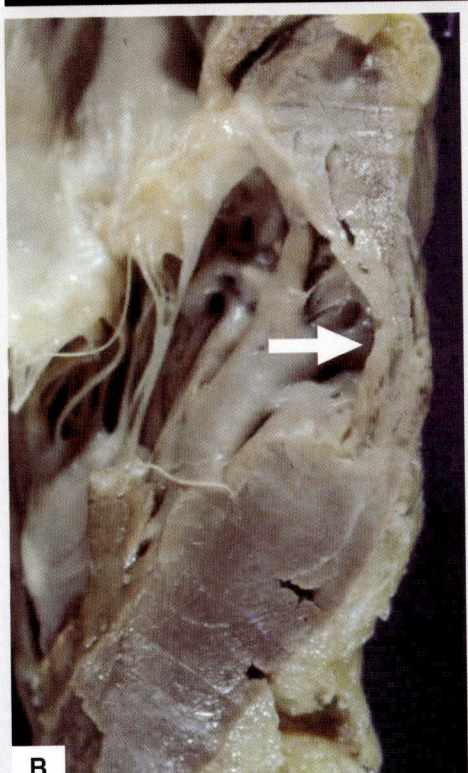

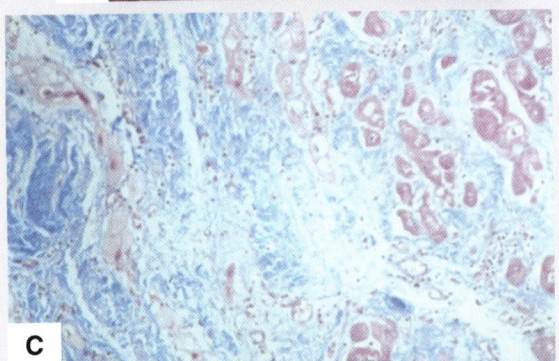

Figura 34.9 Lesão vorticilar. Adelgaçamento da ponta do VE (*seta*, **A**) na região posterolateral do VE (*seta*, **B**), abaixo da valva mitral. **C.** Corte histológico da lesão mostrada em **B** mostra substituição do miocárdio por fibrose, com células cardíacas hipertróficas.

Microscopicamente, nos pacientes com IC as lesões principais são inflamação crônica fibrosante no epicárdio, no miocárdio e no endocárdio. No **epicárdido**, o infiltrado inflamatório atinge os tecidos conjuntivo e adiposo e os componentes nervosos, com neurite, perineurite, ganglionite e periganglionite. Ganglonite leva a destruição de neurônios, o que resulta em desnervação do órgão. Destruição neuronal inicia-se na fase aguda e agrava-se ao longo da fase crônica. No **endocárdio**, a inflamação é focal e discreta, embora possa destruir o endotélio.

No **miocárdio**, encontram-se focos múltiplos de infiltrado inflamatório predominantemente de mononucleares, sobretudo linfócitos T CD8 (citotóxicos) e macrófagos (Figura 34.10 A). Em muitos locais, tais linfócitos dispõem-se no interior dos fascículos musculares, com agressão direta e destruição dos miocardiócitos (Figura 34.10 B), indicando autoimunidade; este é um dos fatores que causam perda progressiva da massa miocárdica. Em menor número, encontram-se eosinófilos, plasmócitos, neutrófilos e mastócitos. Em cerca de 50% dos casos, formam-se granulomas com células gigantes. Ninhos de amastigotas são raros (Figura 34.10 C), embora nos locais acometidos possam ser detectados antígenos do *T. cruzi* (Figura 34.10 D) e DNA do parasito. Há ainda hiperemia, edema, degenerações hidrópica e hialina, miocitólise e hipertrofia de miocélulas; em geral, não há apoptose de miocardiócitos.

Neoformação conjuntiva é frequente e importante. Fibrose ocorre tanto no perimísio como, sobretudo, no endomísio (fibrose endomisial) (Figura 34.11). No perimísio, o tecido conjuntivo neoformado une os fascículos musculares e reduz o deslizamento deles. No endomísio, a fibrose envolve as miocélulas individualmente ou em pequenos grupos, dificulta as trocas metabólicas entre a microcirculação e os cardiomiócitos e interrompe o sincício cardíaco. O tecido conjuntivo neoformado é inelástico (não contrai) e interfere com a contração da musculatura remanescente, além de contribuir para o aparecimento de arritmias cardíacas. Por tudo isso, neoformação conjuntiva tem importante papel fisiopatológico na doença.

No *sistema excitocondutor* (nodo sinoatrial, nodo atrioventricular e feixe de His), são vistas inflamação crônica, fibrose e hipotrofia, às vezes com infiltrado de tecido adiposo, sobretudo no feixe de His e no ramo intramiocárdio direito, que podem explicar bloqueio AV e bloqueio do ramo direito (Figura 34.12). Como recebe dupla irrigação (artéria septal, ramo da artéria descendente anterior, e artéria que se origina na coronária direita, na *cruz cordis*), essa região também é mais suscetível a isquemia pelas razões anteriormente descritas (Figura 34.13).

Lesões na microcirculação cardíaca são também comuns. Em pacientes com insuficiência cardíaca grave, vasodilatação na microcirculação, induzida por citocinas e outras moléculas vasodilatadoras presentes no miocárdio inflamado, é frequente e compromete a irrigação miocárdica. Tal vasodilatação, não vista em outras cardiomiopatias dilatadas, reduz a pressão de perfusão distal, levando a isquemia em regiões limítrofes de dupla irrigação coronariana (Figura 34.14). Admite-se que tais lesões isquêmicas podem explicar, pelo menos em parte, o adelgaçamento da parede ventricular na ponta e na região posterolateral do ventrículo esquerdo. Em biópsias cardíacas de chagásicos com insuficiência cardíaca, veem-se ainda espessamentos da membrana basal de miócitos e capilares, o que pode também comprometer o fluxo sanguíneo e a perfusão miocárdica.

(*continua*)

Aspectos morfológicos (*continuação*)

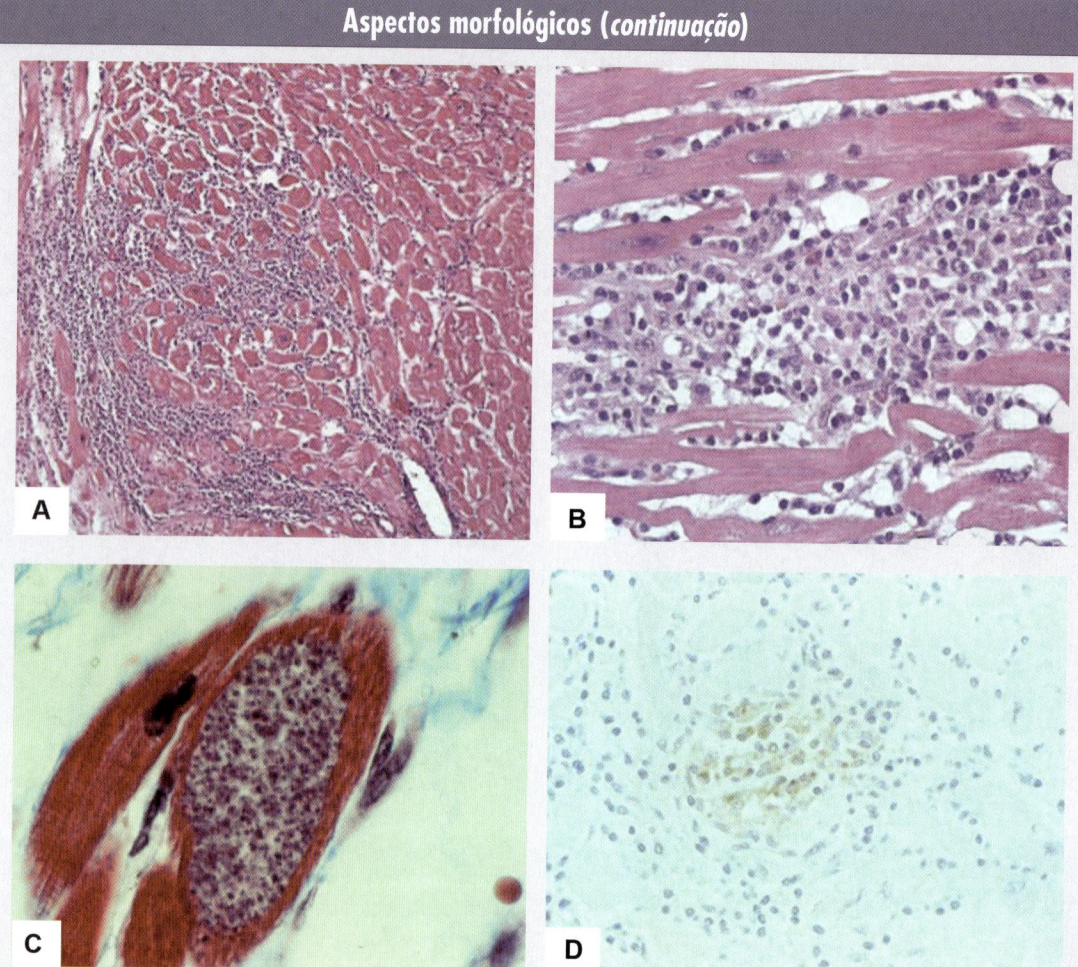

Figura 34.10 Miocardite chagásica crônica. **A.** Infiltrado de mononucleares associado a destruição de miocardiócitos. **B.** Linfócitos agredindo fibras cardíacas não parasitadas. **C.** Miocélula cardíaca com pseudocisto de amastigotas do *T. cruzi*, sem reação inflamatória. **D.** Antígenos do *T. cruzi* em meio a foco de inflamação miocárdica (imuno-histoquímica).

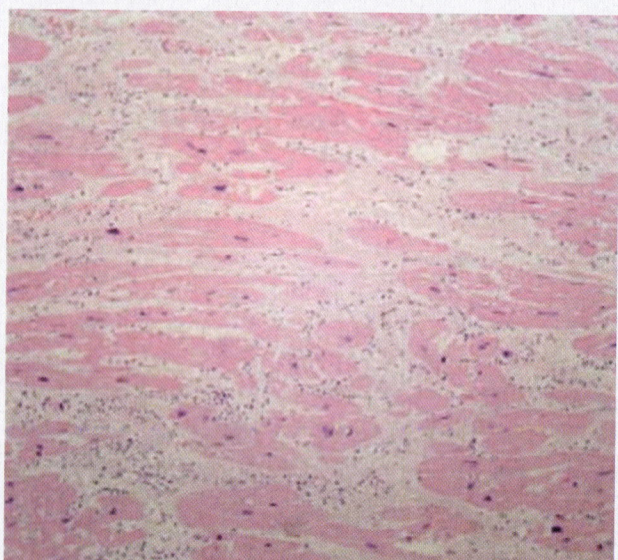

Figura 34.11 Fibrose endomisial (fibras colágenas envolvendo e dissociando miocardiócitos).

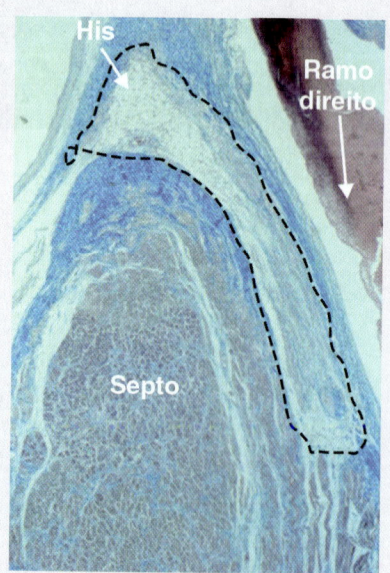

Figura 34.12 Feixe de His e ramo direito intramiocárdico substituídos por fibrose e tecido adiposo.

(*continua*)

Aspectos morfológicos (*continuação*)

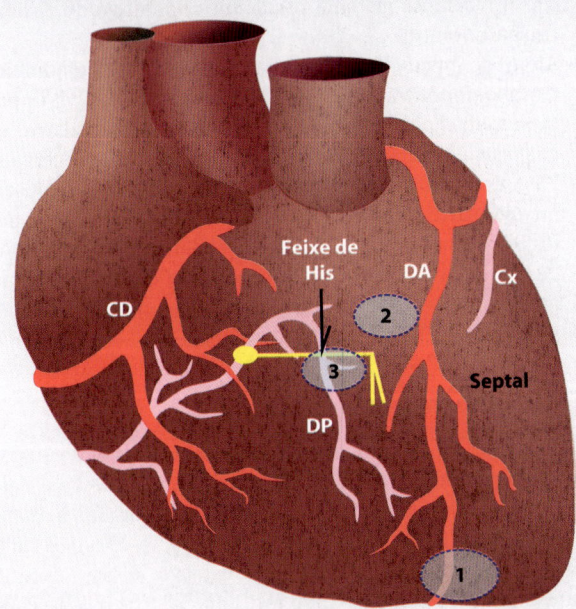

Figura 34.13 Regiões limítrofes de irrigação arterial: (1) Ponta do VE. Artérias coronárias descendente anterior (DA) e descendente posterior (DP); (2) basal posterior do VE. Artérias circunflexa (Cx) e coronária direita (CD); (3) feixe de His. Artéria septal anterior da DA e artéria posterior da *cruz cordis*.

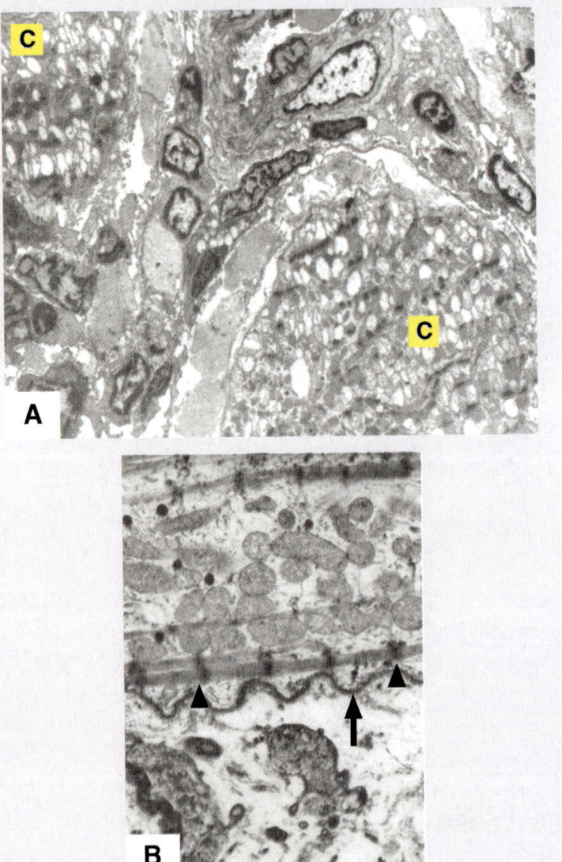

Figura 34.15 Miocardite chagásica crônica. **A.** Micrografia eletrônica exibindo infiltrado de mononucleares entre duas miocélulas cardíacas (C) bastante alteradas (vacuolização de mitocôndrias, miocitólise, dilatação do retículo sarcoplasmático e desorganização das estrias Z). **B.** Célula muscular cardíaca com abaulamento do sarcolema (*seta*) e ruptura de túbulos T (*pontas de setas*).

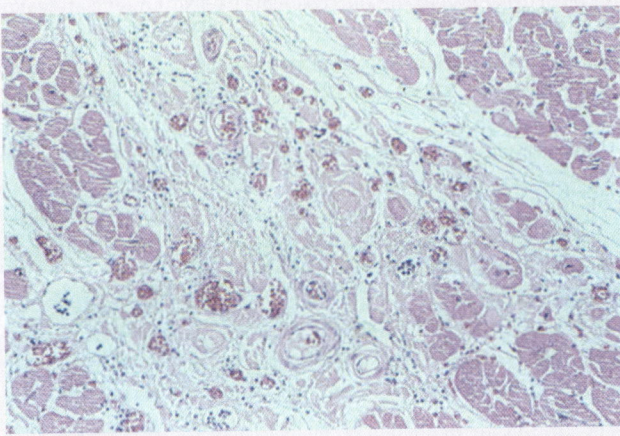

Figura 34.14 Lesões fibróticas miocárdicas do tipo sequela de isquemia. Foco de fibrose e vasos congestos, com pouca inflamação, compatível com cicatriz de lesão isquêmica.

A microscopia eletrônica mostra as seguintes alterações em miócitos (Figura 34.15): (1) mitocôndrias mais volumosas, cristólise, vacuolização e aumento dos grânulos mitocondriais; (2) miocitólise; (3) dilatação do retículo sarcoplasmático e do sistema tubular T; (4) alterações no sarcolema (abaulamento, espessamento, deiscência e espessamentos de discos intercalares). As lesões degenerativas atingem miocélulas nos focos inflamatórios, nas áreas de fibrose ou em fascículos não afetados. Nem sempre as miocélulas mais lesadas relacionam-se com os focos inflamatórios.

Biópsias endomiocárdicas mostram micropartículas e nanovesículas eletronlucentes contendo DNA de arqueias (Figura 34.16). Arqueias são os microrganismos mais antigos na natureza. Embora considerados não patogênicos, arqueias podem associar-se a inflamação na DC: (a) captam proteínas do interstício; (b) geram resposta imunitária com linfócitos T CD8+, sem resposta de células T CD4+; (c) arqueias patogênicas estão em número aumentado no soro de pacientes com IC. Em indivíduos na forma indeterminada da doença, por outro lado, nanovesículas de arqueias eletrondensas, exossomos protetores, estão em número aumentado e parecem captar metaloproteases do meio exterior, protegendo contra a degradação do colágeno e inflamação.

Estudos radiográficos *post-mortem* mostram menor densidade e distorção de vasos na ponta do coração, o que reforça o papel da isquemia nas lesões miocárdicas. Usando-se marcadores radioativos, é possível constatar redução na perfusão miocárdica. Reatividade endotelial anormal causa vasodilatação ou vasoespasmo, que podem contribuir para isquemia e infarto do miocárdio em chagásicos crônicos, os quais geralmente não mostram obstrução de ramos coronarianos subepicárdicos.

(*continua*)

34

Aspectos morfológicos (continuação)

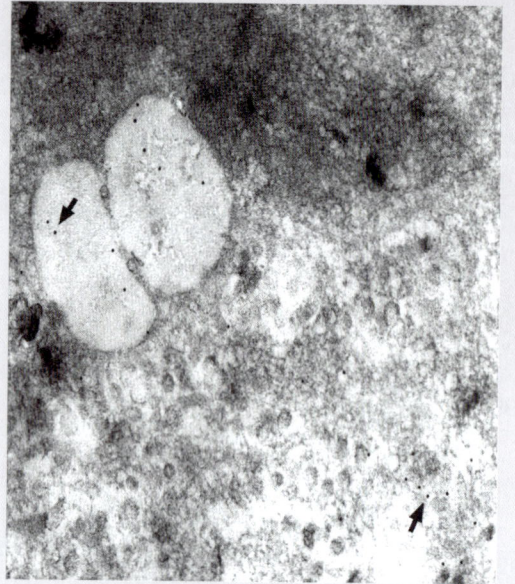

Figura 34.16 Micrografia eletrônica mostrando estrutura formada por dois glóbulos que se comunicam contendo DNA de arquea (identificado por hibridação *in situ* com partículas de ouro coloidal – *setas*), e vesículas claras no interstício também marcadas.

Fisiopatologia

Há forte correlação entre o quadro clínico e as lesões cardíacas estruturais. Os principais elementos anatômicos responsáveis por insuficiência cardíaca e arritmias são:

- Diminuição da massa muscular, pela destruição progressiva de miocardiócitos por: (a) agressão direta de linfócitos, por autoimunidade; (b) isquemia por lesões vasculares, vasodilatação e fibrose endomisial (esta dificulta as trocas entre a microcirculação e as miocélulas), que reduzem a perfusão tecidual, sobretudo nas regiões distais; (c) em muito menor grau, pela multiplicação de parasitos nas miocélulas, quase sempre discreta. A redução da massa muscular é contínua, progressiva e, provavelmente, proporcional à intensidade da reação imunitária celular
- Interrupção de miocélulas nos fascículos pelo infiltrado inflamatório e pela fibrose endomisial, que leva à fixação de fibras e fascículos entre si e aos septos conjuntivos interfasciculares. Além de promoverem desarranjo do sincício eletrofisiológico, tais lesões impedem os movimentos de fascículos e de miocélulas durante a contração cardíaca
- Arritmias cardíacas também associam-se a miocardite. Fibrose extensa em meio a feixes de miocélulas remanescentes retarda a transmissão do estímulo elétrico, favorecendo o aparecimento de circuitos de reentrada e arritmias graves, como taquicardia ventricular sustentada e morte súbita. A fibrose parece contribuir também para fibrilação atrial
- Acometimento do sistema excitocondutor por inflamação e/ou fibrose pode explicar os bloqueios de condução. Tais lesões podem ser causadas por inflamação e/ou por isquemia provocadas por baixa perfusão pela falta de controle vasomotor

- Destruição da inervação intrínseca, parassimpática e simpática. Desnervação dificulta a hipertrofia do órgão e retira importante sistema regulador-adaptativo do coração (disautonomia)
- Além de insuficiência cardíaca e arritmias, fenômenos tromboembólicos são manifestações frequentes e importantes em chagásicos crônicos. Trombos intracardíacos em chagásicos falecidos em IC são encontrados em cerca de 75% dos casos. Tais trombos resultam de: (a) inflamação no endocárdio; (b) estase sanguínea dentro do órgão, pela IC; (c) arritmias, como fibrilação atrial; (d) lesão da ponta ou vorticilar. A partir desses trombos, formam-se êmbolos que podem causar infartos, sobretudo no encéfalo, nos pulmões, nos rins e no baço.

Forma digestiva

Megas do trato digestivo são a expressão mais grave da forma digestiva da DC. No Brasil, Bolívia, Argentina, Chile e Peru, porcentagem variável de chagásicos crônicos manifesta distúrbios funcionais, especialmente no esôfago e no cólon, os quais podem acompanhar-se ou não de dilatação dessas vísceras: megaesôfago (ME) e megacólon (MC). Em outros países, como Venezuela e Panamá, onde a cardiopatia chagásica crônica é prevalente, não se observam manifestações digestivas, o que sugere a existência de variações regionais, possivelmente relacionadas com diferentes cepas do *T. cruzi*. No Brasil, análise de fragmentos do esôfago e do coração por técnicas de biologia molecular mostrou diferentes cepas do *T. cruzi* nos dois órgãos. ME e MC são as visceromegalias mais frequentes, podendo raramente ocorrer megas em outros locais (megaduodeno, megavesícula biliar, megabexiga, megabrônquio etc.). ME e MC podem coexistir no mesmo indivíduo. Em 40 a 50% dos casos, ME e/ou MC associam-se à cardiopatia chagásica crônica; nestes casos, predominam arritmias, sem insuficiência cardíaca.

A prevalência de manifestações esofágicas e/ou colônicas na DC em áreas endêmicas varia bastante, estimando-se que 15 a 35% dos chagásicos crônicos apresentam comprometimento do trato digestivo. Estudos de campo são os que mais bem expressam a prevalência das manifestações digestivas.

Em estudos clínicos, o ME é a visceromegalia mais prevalente, enquanto em estudos de necrópsias há predomínio de MC. Várias razões explicam essa divergência: (1) o diagnóstico clínico de ME é feito com maior frequência do que o de MC, uma vez que disfagia (principal manifestação do ME) tem maior valor diagnóstico do que constipação intestinal, que é a queixa primordial no MC mas é pouco específica e aparece em muitas outras doenças; (2) na maioria dos estudos clínicos, e inclusive nos de campo, o exame radiográfico é usado para se pesquisar ME, mas não é aplicado para o MC; (3) no diagnóstico radiográfico, no ME grau I o esôfago tem calibre normal; o patologista só diagnostica ME quando existe algum grau de dilatação do órgão.

Megas do trato digestivo

Mega (do grego *megás*: maior) consiste em dilatação permanente e difusa de vísceras ocas ou canais, com aumento da massa muscular, acompanhada ou não de alongamento (dólico, do grego *dolichos*: longo) do órgão, não causada por obstrução mecânica. Na forma digestiva da DC, o substrato anatomofuncional é lesão do sistema nervoso entérico (SNE) ou sistema nervoso autônomo (SNA) intramural.

Megaesôfago

Megaesôfago, conhecido também como cardioespasmo, acalasia da cárdia, aperistalse do esôfago, mal do engasgo etc., é mais comum em homens; na maioria dos pacientes, é diagnosticado entre 29 e 40 anos. Comprometimento esofágico aparece antes da cardiopatia e, muitas vezes, também precede o MC. É possível que desnervação mais rápida e mais intensa no ME possa ter relação com diferenças estruturais do próprio órgão, como vascularização nos gânglios nervosos, não encontrada no cólon, ou maior quantidade de mastócitos, favorecendo maior intensidade de inflamação no esôfago.

Os sintomas principais são disfagia, odinofagia, dor retroesternal, regurgitação, pirose, soluços, tosse e sialose. Frequentemente, existem hipertrofia das glândulas salivares e desnutrição. O exame radiográfico é o método mais importante de diagnóstico, podendo mostrar vários aspectos, desde o mais discreto distúrbio motor até grandes dolicomegaesôfagos. Segundo uma classificação radiológica, o ME é classificado em: (a) grau I: calibre aparentemente normal do órgão, mas com retenção do contraste; (b) grau II: dilatação discreta do órgão; (c) grau III: dilatação moderada; (d) grau IV: dilatação acentuada e alongamento do órgão (dolicomegaesôfago).

O ME não se cura espontaneamente, mas pode estacionar. Sua evolução é intermitente, com períodos de disfagia intercalados com outros de melhora. Além de esofagite (que é complicação frequente) e hiperplasia da mucosa, pode surgir displasia no epitélio de revestimento. É provável que tais lesões predisponham ao câncer esofágico, que é quatro a seis vezes mais frequente em pacientes com ME.

Megacólon

O MC é diagnosticado sobretudo entre 30 e 60 anos e também mais comum em homens. O diagnóstico é feito mais tardiamente do que no ME, pois constipação intestinal, a principal manifestação, é frequentemente encontrada em outras condições, como simples distúrbio funcional.

A constipação intestinal instala-se insidiosamente, obrigando o paciente ao uso constante de laxativos. Além disso, observam-se meteorismo, disquezia (dificuldade em defecar), dor abdominal, halitose, anorexia e astenia. Associação frequente com o ME agrava a desnutrição. Não há cura espontânea de MC. Se não tratados, os pacientes podem morrer de caquexia por estase intestinal crônica. Três são as complicações mais graves: (1) fecaloma; (2) torção ou vólvulo; (3) perfuração. A mais comum é o fecaloma, causado por estase fecal crônica. Grandes fecalomas e vólvulo são causas de obstrução intestinal aguda. Perfuração pode resultar de alteração isquêmica e/ou ulceração. As úlceras são causadas pela pressão do fecaloma sobre a parede intestinal (úlceras de decúbito) e/ou por isquemia. À necrópsia, as complicações mais frequentes são: úlceras, perfuradas (40%) ou não (35%), e vólvulo (25% dos casos com complicações). Câncer do cólon não é mais prevalente em chagásicos com MC do que na população geral; ao contrário, é até menos comum no MC. Em estudos experimentais, desnervação no cólon parece conferir certa proteção contra o câncer colorretal.

Aspectos morfológicos

Os órgãos com megas apresentam-se permanentemente dilatados, sem obstáculo mecânico (Figuras 34.17 a 34.21). No esôfago, considera-se dilatação quando o diâmetro ultrapassa 2,5 cm. O aumento da espessura da camada muscular e as alterações da mucosa (leucoplasia, ulcerações etc.), secundárias à estase causada pelo bolo alimentar estagnado ou por fecaloma confirmam o caráter permanente da dilatação. Em certos casos, porém, a espessura da parede pode ser normal ou reduzida por causa da dilatação da luz. A porção terminal do esôfago ou do cólon pode ter diâmetro normal ou reduzido.

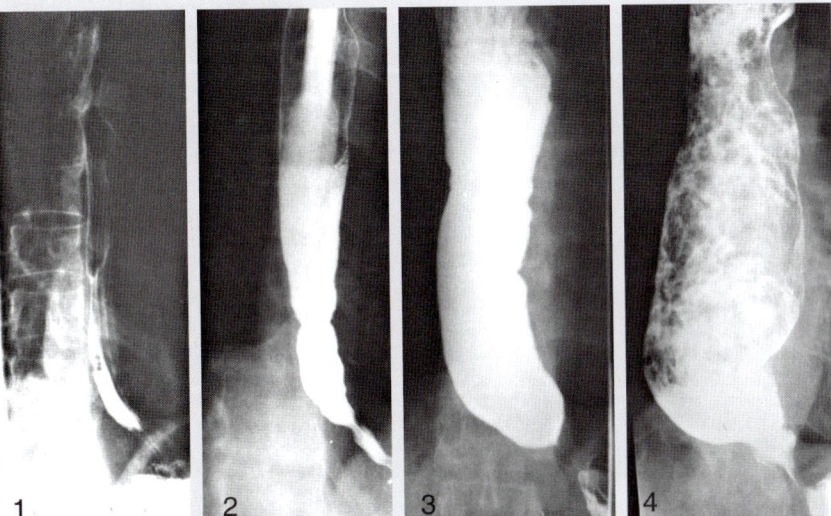

Figura 34.17 Aspectos radiológicos da esofagopatia chagásica. Em **1**, esofagopatia anectásica em que o órgão tem calibre aparentemente normal, o trânsito é lento e há discreta retenção do contraste. As radiografias **2**, **3** e **4** correspondem a esofagopatia com aumento de calibre do órgão (megaesôfago). Os aspectos indicados correspondem, respectivamente, aos grupos I, II, III e IV das classificações radiológicas. (Cortesia do Prof. Gesner P. Lopes, Uberaba-MG.)

(continua)

Aspectos morfológicos (*continuação*)

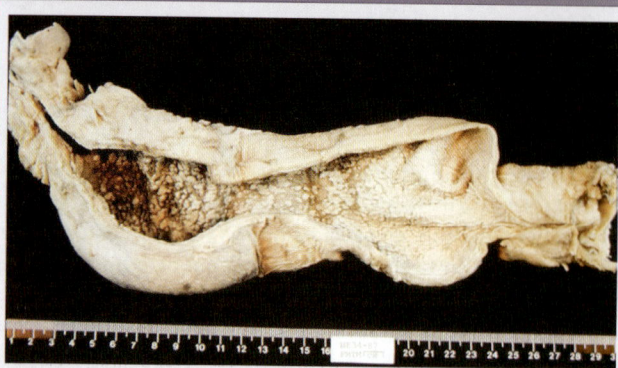

Figura 34.18 Megaesôfago chagásico. Dilatação e alongamento do órgão, acompanhados de espessamento da parede e alterações secundárias da mucosa.

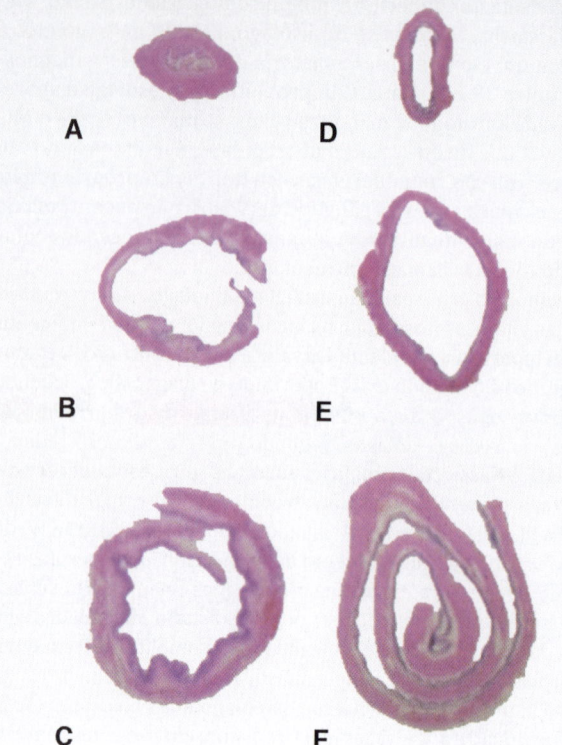

Figura 34.19 Cortes histológicos de anéis de esôfago (**A**, **B** e **C**) e de cólon sigmoide (**D**, **E** e **F**), comparando órgãos normais (**A** e **D**) com megas discretos (**B** e **E**) e acentuados (**C** e **F**).

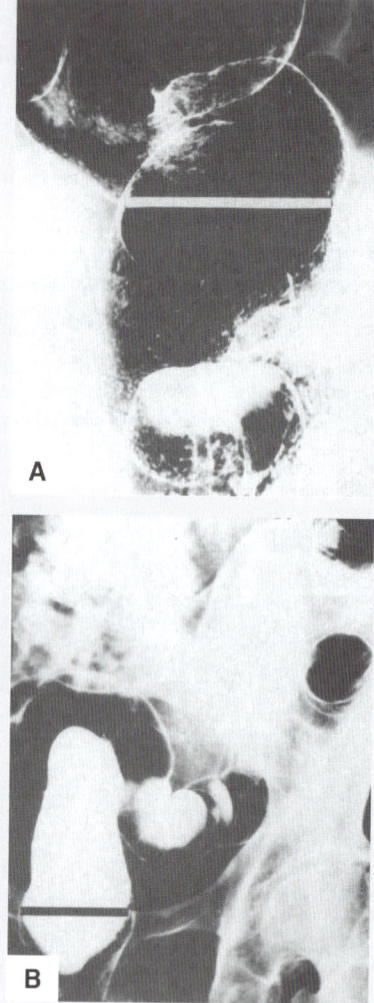

Figura 34.20 A. Aspecto radiográfico de megacólon chagásico. O traço branco indica o diâmetro da víscera no local de maior dilatação. **B.** Radiografia de cólon de indivíduo não chagásico, sem doença colônica. O traço negro indica o diâmetro máximo (comparar com o do megacólon em **A**). (Cortesia do Prof. Gesner P. Lopes, Uberaba-MG.)

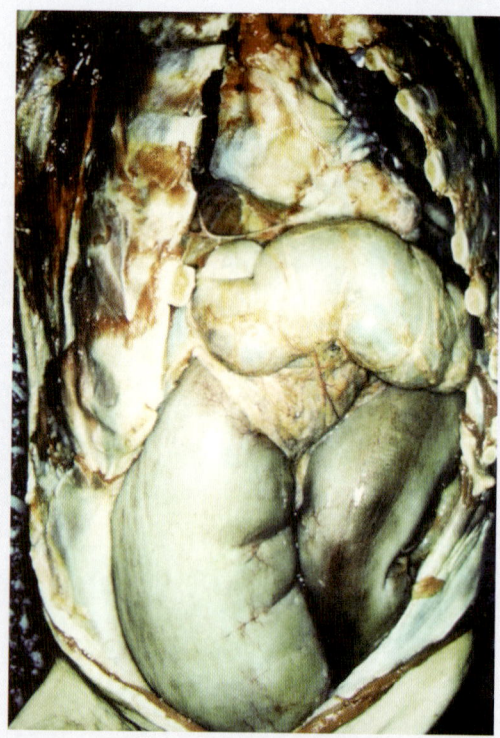

Figura 34.21 Megacólon chagásico. Notar dilatação acentuada e alongamento do intestino grosso.

34

(continua)

Aspectos morfológicos (*continuação*)

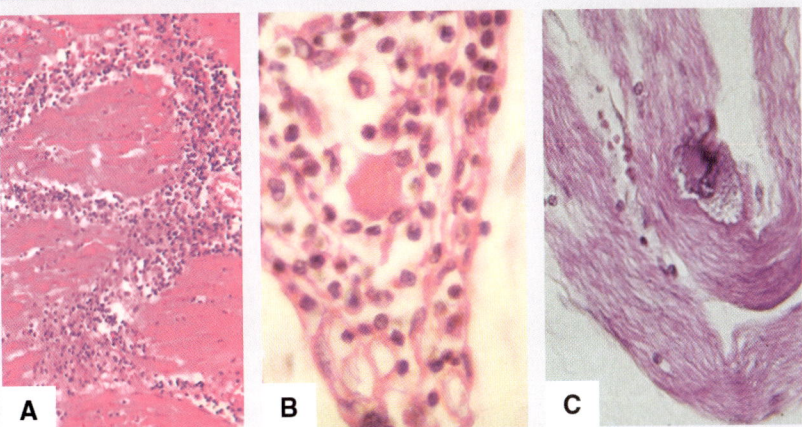

Figura 34.22 A. Camada muscular de megaesôfago com miosite intensa. **B.** Plexo de Auerbach de esôfago de paciente chagásico crônico sem mega. Ganglionite intensa. **C.** Parede de megaesôfago com ninho de amastigotas na camada muscular.

Microscopicamente, as lesões ocorrem sobretudo na camada muscular própria (Figura 34.22 A) e no SNE. Estas são mais evidentes no plexo mientérico e idênticas às encontradas no SNA intracardíaco. Há inflamação nos gânglios (ganglionite e periganglionite; Figura 34.22 B) e nos nervos (neurite e perineurite) e intensa degeneração de neurônios, chegando à destruição deles. Com isso, há despopulação neuronal: em alguns gânglios, a destruição é total; em outros, o aspecto é normal. Na camada muscular, encontram-se focos de miosite, degeneração e necrose de miocélulas e fibrose focal ou difusa, relacionada ou não com focos de miosite. O infiltrado é constituído por linfócitos T, poucos linfócitos B, eosinófilos, plasmócitos e mastócitos. Em 20% dos casos, encontram-se granulomas. Há ainda lesões na mucosa por estase (acantose, inflamação etc.) ou, no esôfago, também por refluxo gastroesofágico que pode surgir após dilatação ou cardiomiotomia, além de alterações em células neuroendócrinas. Ninhos de amastigotas do *T. cruzi* são ocasionais (Figura 34.22 C). PCR identifica DNA do *T. cruzi* na maioria dos megas, sobretudo no megaesôfago.

Estudos ultraestruturais no esôfago e no cólon mostram alterações do componente vesicular (vesículas granulares densas e agranulares, que contêm várias substâncias) dos neurônios dos plexos mientéricos. São conhecidos 10 tipos morfologicamente distintos de neurônios e não menos de 20 neurotransmissores, muitas deles (p. ex., VIP e 5HT) produzidos também por células do sistema neuroendócrino gastrointestinal; alguns estão diminuídos e outros, aumentados na DC. Tudo isso sugere que o SNE e os componentes não colinérgico e não adrenérgico do SNA podem ter participação importante na patogênese dos megas chagásicos. A microscopia eletrônica mostra ainda aumento de fibras colágenas entre as miocélulas, independentemente de inflamação (Figura 34.23).

Tais lesões ocorrem tanto no ME e no MC como em esôfagos e cólons não dilatados de chagásicos crônicos; entretanto, são mais frequentes e mais intensas quando existe mega. Não há ME sem desnervação acentuada; no entanto, há esôfagos sem dilatação mas com aganglionose ou hipoganglionose intensa no plexo mioentérico. No MC, a desnervação nem sempre é tão intensa como no ME; em cólons não dilatados, porém, a desnervação em geral é inferior a 50%.

Como há diferentes tipos de neurônios (inibitórios, excitatórios) no trato digestivo, em princípio poder-se-ia argumentar que a destruição neuronal possa comprometer prioritariamente certos neurônios. Em princípio, desequilíbrio entre neurônios excitatórios e inibitórios poderia explicar mudanças no peristaltismo, como visto em chagásicos sem ME mas com disfagia. Os poucos estudos disponíveis, contudo, trazem resultados contraditórios.

No envelhecimento natural, ocorre aumento relativo de neurônios nitriérgicos (inibitórios), possivelmente por maior perda de neurônios excitatórios. Tal fato poderia favorecer constipação intestinal em pessoas idosas em geral e, sobretudo, em chagásicos, reforçando a hipótese de aparecimento tardio do MC, como já destacava Fritz Köberle há mais de 50 anos, quando se conhecia apenas redução global do número de neurônios com o envelhecimento.

Estudo recente em ME não evidenciou denervação seletiva de neurônios inibitórios (NOS+) em relação aos excitatórios (SP+/substância P), tendo-se observado desnervação total (aganglionose) ou quase total nos dois tipos de neurônios. O estudo, que foi feito em diferentes locais do esôfago e na cárdia, mostrou que desnervação intensa na porção distal do órgão (terço inferior e cárdia) parece ser o principal elemento na patogênese do ME.

Há também redução no número de células intersticiais de Cajal no MC, o que poderia contribuir para as alterações funcionais no órgão, uma vez que tais células atuam como marca-passo na coordenação da motilidade intestinal. No entanto, a redução no número dessas células no plexo mientérico é menos intensa do que a diminuição do número de neurônios; como em todos os casos de MC existe desnervação, é possível que a redução no número de células intersticiais seja pelo menos em parte consequência da desnervação.

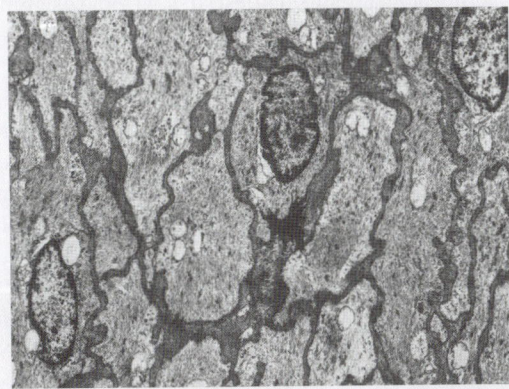

Figura 34.23 Megacólon chagásico. Colagenização do interstício intermuscular, independente de inflamação.

Fisiopatologia. Para a compreensão da fisiopatologia das alterações do trato digestivo em chagásicos crônicos, é necessário recordar que o funcionamento do tubo esofagogastrointestinal é regulado pela interação de dois componentes: (1) neural, representado pela ação de SNE, SNA simpático e parassimpático e SN purinérgico; (2) hormonal, do qual participam hormônios e peptídeos produzidos na mucosa digestiva (gastrina, secretina, glucagon etc.). Tanto no esôfago como na porção distal do cólon, a atividade motora é controlada essencialmente pelo SNE, que pode funcionar por si só, sem necessidade de nervos extrínsecos.

Desnervação da parede do trato digestivo provoca hipersensibilidade dos órgãos, os quais, na presença de substâncias colinérgicas, apresentam resposta motora exagerada (lei de Cannon), demonstrada em chagásicos tanto no esôfago como no cólon. No esôfago, quando a destruição neuronal compromete pelo menos 50% dos neurônios do plexo mientérico, desorganiza-se a atividade motora do órgão; se a destruição atinge 90%, surge dilatação progressiva. No cólon, a dilatação se inicia quando 55% dos neurônios mientéricos são destruídos. Todavia, há casos de esôfagos não dilatados com acentuada ou completa desnervação do plexo mientérico. Uma questão ainda não esclarecida é a ocorrência de lesão em esfíncteres, sugerida por estudo fisiopatológico mas não estudada morfologicamente. Ainda não se sabe se estase resulta de discinesia ou de alterações no esfíncter (falta de relaxamento e de abertura). Ao que parece, incoordenação motora depende de fatores complexos e variados: (a) alterações no SNE e na inervação colinérgica e adrenérgica; (b) modificações quantitativas e qualitativas de nervos não colinérgicos e não adrenérgicos e do componente vesicular (da síntese descontrolada de substância P, 5HT, VIP etc.); (c) alterações no sistema neuroendócrino e no sistema paraganglial quimiorreceptor, ambos relacionados com os reflexos peristálticos do trato digestivo.

Lesões no sistema nervoso autônomo e central. Lesões e alterações funcionais do sistema nervoso autônomo simpático e parassimpático são conhecidos de longa data na cardiopatia chagásica, no megaesôfago e no megacólon. A lesão básica é desnervação desse sistema, mais frequente nas formas cardíaca e digestiva do que na indeterminada. Ao lado disso, alterações na homeostasia, com perturbações funcionais no metabolismo de carboidratos, lipídeos e hidrossalino e na regulação hormonal, têm sido descritas na DC. O significado fisiopatológico e clínico da desnervação na DC ainda não é totalmente conhecido.

Cerca de 15% dos pacientes apresentam polineurite sensitivo-motora, caracterizada por hipoestesia, parestesia e redução ou abolição dos reflexos osteotendinosos, principalmente patelar e aquileu. Eletromiografia mostra destruição de neurônios motores e de fibras nervosas sensoriais periféricas. Comprometimento do sistema nervoso central pode ocorrer na fase aguda da DC e nos casos de reativação. Na fase crônica, há referências isoladas de lesões qualitativas e quantitativas de certas estruturas centrais, como núcleo dorsal do vago, núcleo do hipoglosso e do hipotálamo anterior, além de lesões inflamatórias focais e parasitos no encéfalo de alguns chagásicos crônicos necropsiados. Tais estudos, no entanto, carecem de correlações anatomoclínicas convincentes. Por causa de fenômenos tromboembólicos, frequentes na doença, em pacientes chagásicos podem surgir manifestações neurológicas que não devem ser consideradas sinais de uma forma nervosa da doença. O mesmo acontece com alterações cognitivas. Do ponto de vista anatomopatológico, portanto, alterações no sistema nervoso central na DC não são adequadamente caracterizadas nem convincentes, não podendo constituir uma forma clínica particular e individualizada. Em outras palavras, não há elementos suficientes para se caracterizar uma forma clínica nervosa crônica da DC.

▶ Forma reativada

A partir de 1969 e em diferentes países das Américas, em especial no Brasil, surgiram relatos de formas graves de DC em indivíduos imunossuprimidos. Imunossupressão deve-se, quase sempre, a neoplasias malignas hematológicas (leucemias e linfomas), transplantes de órgãos (rim, coração, medula óssea) e infecção pelo HIV. Em pacientes com linfomas ou leucemias, em transplantados e em pacientes com doenças autoimunes, a reativação associa-se sobretudo ao uso de imunossupressores (quimioterápicos e medicamentos contra rejeição). Nesses casos, fala-se em *infecção chagásica crônica reativada*.

As manifestações de reativação traduzem-se geralmente por meningoencefalite e miocardite, isoladas ou associadas. Na maioria dos pacientes, meningoencefalite aparece sob a forma pseudotumoral, uni ou multifocal. Em biópsias, peças cirúrgicas ou necrópsias, encontra-se inflamação aguda acentuada, com necrose, hemorragia recente e grande quantidade de amastigotas do *T. cruzi* em macrófagos, células da glia e, raramente, neurônios. Microscopicamente, observam-se infiltrado de mono e polimorfonucleares, necrose, edema e numerosas miocélulas parasitadas. Em pacientes com AIDS, pode haver coexistência de infecção miocárdica pelo *T. cruzi* e pelo *Toxoplasma gondii*.

Outras alterações indicativas de doença reativada incluem: parasitismo visceral, sem inflamação; doença inflamatória da pele (dermatite e/ou paniculite, com ninhos do *T. cruzi* em macrófagos); cervicite chagásica aguda; tripomastigotas no liquor, no líquido pericárdico e, raramente, no líquido peritoneal. Lesões cutâneas pelo *T. cruzi* são muito mais frequentes em receptores de transplantes cardíaco do que em outros grupos de imunossuprimidos. Protozoário no liquor é interpretado como meningoencefalite chagásica aguda.

Outras lesões

Parasitismo e inflamação têm sido descritos em vários outros órgãos de chagásicos crônicos, como nas suprarrenais, em músculos esqueléticos etc., embora seu significado ainda não esteja completamente esclarecido. O achado frequente de parasitos na parede da *veia central das suprarrenais* em chagásicos crônicos fornece mais elementos para melhor compreensão da história natural e da patogênese da DC. Lesões placentárias serão descritas adiante. Em outros órgãos, ocorrem lesões secundárias a fenômenos tromboembólicos ou a insuficiência cardíaca.

Morte súbita e doença de Chagas

O conceito de morte súbita é interpretado de diferentes maneiras, conforme analisado por clínicos, patologistas, legistas ou pediatras. Daí a conveniência de se usarem, para os pacientes chagásicos, as expressões morte súbita esperada e morte súbita não esperada. *Morte súbita esperada* é a que ocorre em indivíduos com manifestações de insuficiência cardíaca congestiva. *Morte súbita não esperada* caracteriza-se por sua imprevisibilidade e ocorre em chagásicos que desenvolvem suas atividades habituais, não implicando que o paciente seja assintomático (em cerca de um terço dos casos, morte súbita ocorre em indivíduos na forma cardíaca assintomática).

O óbito súbito (esperado e não esperado) é mais frequente do que os outros tipos de morte (p. ex., por insuficiência cardíaca, tromboembolia). Morte súbita não esperada tem grande interesse prático, devendo ser analisada não só quanto aos seus mecanismos como também em termos de prevalência e de consequências sociais, trabalhistas e médico-legais. Nesse aspecto, é diferente da morte súbita esperada por não ter esta última as mesmas implicações da inesperada.

A alta prevalência de morte súbita é reconhecida há muito tempo em áreas endêmicas de DC e, embora descrita por muitos autores, poucos são os que apresentam cifras (incluindo mortes súbitas esperadas e inesperadas). A frequência de morte súbita na DC pode ser conhecida a partir do acompanhamento de uma população em área endêmica. Em um estudo de 24 óbitos, nove foram de morte súbita, o que dá uma letalidade de 1,07% em 4 anos e 0,27% por ano. Em estudo de 1.236 necrópsias da doença em área endêmica, houve 100 óbitos por morte súbita (8,1%) e, desses, 62 devidos à DC.

É fácil avaliar as consequências sociais da morte súbita na DC, que acomete adultos em torno de 40 anos, em pleno vigor físico e capacidade de trabalho. Em face do risco de morte súbita não esperada em chagásicos, os aspectos econômicos e trabalhistas também adquirem grande interesse e importância.

Na morte súbita não esperada, a maioria dos falecidos é do sexo masculino e tem 13 a 70 anos (idade média: 38 anos); em geral, são provenientes de áreas endêmicas, das quais podem estar ausentes há décadas. Em mais de 80% deles, há antecedentes familiares de morte súbita. Cerca de um terço dos indivíduos que tiveram morte súbita é assintomático; nos restantes, os sintomas mais frequentes são dispneia de esforço, tonturas, perda da consciência e palpitações, o que leva metade deles a procurar cuidados médicos. Em nenhum dos dois tipos de morte súbita, a sintomatologia relaciona-se com a intensidade da miocardite.

Morte súbita na DC pode surgir devido a esforço físico ou emoção e, raramente, durante o sono. Em cerca de metade dos casos, o óbito é instantâneo, não pressentido pelos pacientes; na outra metade, é precedido de sintomas premonitórios durante segundos e, raramente, minutos.

O eletrocardiograma quase sempre apresenta anormalidades mesmo quando feito anos antes do óbito. As principais são bloqueio A-V completo, fibrilação atrial, bloqueio completo de ramo direito, hemibloqueio anterior esquerdo, extrassístoles ventriculares, baixa voltagem de QRS e zona eletricamente inativa. Alguns poucos estudos relatam morte súbita em pacientes com eletrocardiograma normal, mas trata-se de raridade.

Não se conhecem o(s) mecanismo(s) do óbito súbito inesperado em chagásicos crônicos. Na maioria dos casos, desenvolve-se fibrilação ventricular, a qual deve ser a responsável pela morte. Suspeita-se de que a disfunção autonômica cardíaca pode desempenhar papel importante no processo. Outros mecanismos de morte súbita são pouco conhecidos.

▪ Doença de Chagas congênita

No Brasil, a prevalência de DC em gestantes varia de 0,1 a 8,5%, enquanto a taxa de transmissão congênita é de até 5,2%. Com tal perfil, a DC congênita é importante problema de saúde pública. Nesse sentido, a triagem pré-natal de rotina para *T. cruzi* é necessária em áreas endêmicas para identificar mulheres grávidas em risco de transmitir a infecção aos recém-nascidos. Em gestantes chagásicas, o *T. cruzi* pode: (a) infectar a placenta e o feto; (b) infectar a placenta, mas não feto; (c) infectar o feto, sem comprometer a placenta; (d) não infectar a placenta nem o feto. Alguns estudos mostram que o feto pode sofrer alterações com a infecção, resultando em aborto, morte fetal, prematuridade ou desnutrição; a maioria dos recém-nascidos, porém, nasce a termo e não apresenta alterações do crescimento intrauterino.

Infecção fetal pode ocorrer durante toda a gestação ou no momento do parto. Dos recém-nascidos com infecção congênita, 50 a 90% são assintomáticos ao nascer e nos meses seguintes. Nos sintomáticos, os sinais clínicos mais frequentes são hepatomegalia, esplenomegalia, meningoencefalite, insuficiência cardíaca e anemia. Tardiamente (após 10 anos), algumas crianças desenvolvem calcificações intracranianas, sem repercussão clínica. Óbito por infecção chagásica congênita fica abaixo de 2%, exceto na Bolívia, onde têm sido registradas taxas de 2 a 14%.

O diagnóstico de infecção congênita é feito pelo achado de parasitos no sangue do cordão umbilical (de preferência) ou no sangue periférico; nesses casos, a técnica de PCR é a primeira a dar resultado positivo. Por causa da passagem de IgG da mãe para o filho, nascidos de mães chagásicas sempre apresentam reações sorológicas positivas ao nascimento. IgM no recém-nascido, todavia, é indicação segura de infecção congênita, pois, por ser pentâmera e muito maior do que a IgG, não passa da mãe para o filho. Se não ocorre infecção fetal, os recém-nascidos tornam-se negativos para IgG entre 3 e 9 meses. Nos casos de transmissão materno-fetal, o tratamento etiológico tem excelente resultado, sobretudo quanto mais precocemente é iniciado. A técnica de PCR é ferramenta muito eficaz para avaliar a eficácia do tratamento.

Na placenta, o *T. cruzi* parasita as células de Hofbauer no estroma vilositário, após atravessar o epitélio coriônico. Segundo alguns estudiosos, lesões prévias ou alterações funcionais na placenta facilitam a penetração do parasito. Parece que a cepa do parasito pode estar envolvida nessa infecção, fato que explicaria a grande variabilidade geográfica na prevalência dessa forma da doença. Das células de Hofbauer, o *T. cruzi* atinge a circulação fetal e pode parasitar qualquer célula do organismo, sendo encontrado, mais frequentemente, em miocárdio, esôfago, intestinos, cérebro, pele, musculatura esquelética e células do sistema fagocitário mononuclear. Para alguns, o encontro de amastigotas no estroma vilositário é evidência de transmissão congênita; outros não concordam com essa afirmação.

Na infecção congênita, doenças infecciosas intercorrentes no recém-nascido não são raras (broncopneumonia, infecção do trato digestivo etc.). O óbito é devido, em geral, a cardite, meningoencefalite ou infecções concomitantes.

34

Aspectos morfológicos

Placenta e cordão umbilical. Nos casos de lesões acentuadas, a *placenta* é aumentada de peso e volume, pálida, edemaciada, com cotilédones volumosos, suculentos e esbranquiçados. A face fetal tem aspecto leitoso e congesto. A camada vilosa é pálida e friável, com grandes áreas compactas, substituindo o aspecto esponjoso habitual. O quadro lembra o da sífilis e da incompatibilidade sanguínea materno-fetal.

Microscopicamente, em alguns casos as lesões são numerosas e disseminadas e, em outros, escassas e focais, necessitando, para seu diagnóstico, da análise de múltiplos cortes histológicos. A lesão básica é de natureza inflamatória (placentite chagásica). As vilosidades coriônicas são volumosas e edemaciadas e mostram intensa proliferação das células de Hofbauer; às vezes, são avasculares e, quando possuem vasos, estes têm luz reduzida por espessamento intimal. O estroma mostra exsudato de neutrófilos e mononucleares; algumas vezes, formam-se granulomas. Focos de necrose são frequentes. Parasitismo pode ser acentuado. Formas amastigotas do *T. cruzi* estão presentes dentro de macrófagos (inclusive nas células de Hofbauer), livres no estroma das vilosidades e dos troncos vilositários ou na membrana amniocorial; pode, raramente, haver parasitismo do epitélio trofoblástico.

Estudos ao microscópio eletrônico confirmam os tipos de células parasitadas e indicam que os fibroblastos no foco inflamatório podem também estar parasitados. Os achados ultraestruturais mostram ainda que os mecanismos pelos quais os parasitos se multiplicam na placenta são similares aos descritos em outros locais.

O *cordão umbilical* pode apresentar inflamação das paredes vasculares e do estroma (gelatina de Wharton), com graus diversos de parasitismo, especialmente de miócitos dos vasos.

Alterações fetais. O quadro morfológico no feto é semelhante ao da doença aguda adquirida. As principais lesões são maceração, hidropisia, inflamação e parasitismo em diversos órgãos, mais comumente no coração, no sistema nervoso central, na pele, nos músculos esqueléticos e no trato digestivo. Hepatoesplenomegalia e micropoliadenia são frequentes.

Tratamento

O tratamento da DC pode ser sintomático ou etiológico. O primeiro refere-se ao manejo de pacientes nas diferentes etapas clínicas, visando à sobrevida e à proteção/recuperação de órgãos ou estruturas afetados. Na *fase aguda*, indicam-se repouso, antitérmicos e, eventualmente, anticonvulsivantes e cardiotônicos; mais importante, porém, é o tratamento etiológico. Na *fase crônica*, podem ser feitos cirurgia ou tratamento conservador para as principais manifestações (disfagia e constipação); vólvulo do sigmoide, frequente no megacólon, requer intervenção cirúrgica imediata. Na cardiopatia crônica, que é o evento mais importante na DC, o tratamento de suporte envolve cardiotônicos, vasodilatadores, diuréticos, antiarrítmicos e inibidores da enzima conversora da angiotensina. Quando surgem transtornos na condução elétrica, são usados marca-passos e desfibriladores. Nos casos de insuficiência cardíaca intratável, o único recurso é transplante cardíaco.

A visão atual sobre o tratamento etiológico da DC é mais otimista do que em décadas passadas, em razão do grande interesse de pesquisadores atuantes nessa área e dos esforços da DNDi (*Drugs for Neglected Diseases initiative*), da OMS e de outros organismos. O tratamento etiológico visa a destruição total do parasito, em suas formas sanguíneas e teciduais; mesmo quando a cura não é atingida, ele traz algum benefício para o paciente. Quanto mais cedo é administrado, melhor é o resultado. Na fase aguda, os percentuais de cura são muito elevados (> 70%), intermediários entre 5 a 14 anos de infecção (60%) e bem mais baixos na fase crônica tardia (até 20%).

Os medicamentos disponíveis são nitrofuranos (nifurtimox, disponível para alguns países da América Central, e o nitroimidazólico benznidazol, hoje fabricado no Laboratório LAFEPE, em Pernambuco, no Brasil, e no Laboratório ELEA, na Argentina, que os produzem em comprimidos e em formulação para uso pediátrico). Os medicamentos têm oferta limitada (a aquisição é condicionada ao diagnóstico) e podem ser adquiridos nas Secretarias de Saúde Estaduais. Ambos são recomendados no tratamento da fase aguda, por qualquer via de transmissão, em infecção recente (até 14 anos) na forma indeterminada, nas formas clínicas cardíacas e digestivas discretas, em indivíduos transplantados e em imunossuprimidos. Estudos recentes mostram benefícios do tratamento em gestantes após o terceiro mês de gravidez e em futuras gestantes, para prevenir ou reduzir a transmissão congênita. Administração dos medicamentos é recomendada também na forma indeterminada da doença, para prevenir o surgimento das formas clínicas sintomáticas. A única exceção refere-se ao tratamento de pacientes com as formas clínicas avançadas da doença, por não haver consenso sobre seus benefícios. As contraindicações limitam-se a pacientes com insuficiência hepática e renal graves, devendo cada caso ser avaliado em particular.

Os medicamentos são administrados ambulatorialmente, por via oral. Na fase aguda recente (acidentes de laboratório), pode ser mais curto (10 a 15 dias); na fase crônica, é administrado por 60 dias. Em casos de intolerância ou de pacientes que não respondem ao tratamento com benznidazol, o Ministério da Saúde disponibiliza o nifurtimox como alternativa, conforme indicações estabelecidas em Protocolo Clínico e Diretrizes Terapêuticas. Independentemente do tratamento com benznidazol ou nifurtimox, pacientes com a forma cardíaca e/ou digestiva devem ser acompanhados e receber o tratamento suportivo necessário. Os ensaios clínicos feitos com derivados azólicos que apresentaram melhores resultados em modelos animais (cetoconazol, posoconazol, ravuconazol, fexinidazol) não reproduziram em humanos os resultados experimentais. Associações com o benznidazol estão sendo submetidas a novos ensaios clínicos, explorando novas doses e regimes terapêuticos.

O Protocolo Clínico e Diretrizes Terapêuticas da DC estabelece as diretrizes para diagnóstico, tratamento e acompanhamento de pessoas infectadas pelo *T. cruzi* em suas diferentes fases (aguda e crônica) e formas clínicas, além de situações especiais, como gestantes e imunossuprimidos. Ao lado disso, serve de subsídio a gestores, profissionais e usuários do SUS, visando garantir a assistência terapêutica integral.

Prevenção

Não existe vacina segura e eficaz contra o *T. cruzi*. O controle vetorial continua sendo o método mais eficaz na prevenção da transmissão na América Latina (inseticidas, melhoramento habitacional, educação sanitária e vigilância epidemiológica). Para prevenir infecções por transfusão de sangue e transplante de órgãos, são necessários exames pré-procedimento. Considerando os atuais surtos de infecção por via oral, devem-se intensificar as ações de vigilância sanitária e inspeção de alimentos sujeitos a contaminação, em todas as etapas da cadeia de produção, com especial atenção ao local de manipulação de alimentos. As fontes de iluminação devem ficar distantes dos equipamentos de processamento dos alimentos para se evitar contaminação acidental por vetores atraídos pela luz. Ao lado disso, devem ser implementadas ações de capacitação para manipuladores de alimentos e para profissionais de informação, educação e comunicação. Cozimento acima de 45°C, pasteurização e liofilização de alimentos impedem a transmissão oral por *T. cruzi*, mas resfriamento ou congelamento são incapazes de preveni-la. Quando adequadamente implantadas e sob vigilância permanente, tais medidas têm-se mostrado altamente eficientes, praticamente interrompendo a transmissão da DC em locais em que são adotadas. Casos congênitos devem ser diagnosticados e tratados especificamente o mais precocemente possível. Não há medidas de rotina contra reservatórios e vetores silvestres da infecção.

Esquistossomose mansônica

Luiz Antônio Rodrigues de Freitas, Mitermayer Galvão dos Reis, Juliana Ribeiro de Freitas, Washington Luis Conrado dos Santos, Eliana Almeida Gomes Reis

Esquistossomose é parasitose causada por vermes trematódeos do gênero *Schistosoma*. Encontrada em todos os continentes, a afecção foi registrada em 72 países e é endêmica em pelo menos 52 deles (mapas em https://www.who.int/schistosomiasis/epidemiology/global_atlas_maps/en/). A maioria dos casos ocorre na África e nas Américas, sendo o Brasil o país com a maior prevalência. Várias espécies do parasito podem causar doença em seres humanos: *S. mansoni*, *S. japonicum* e *S. haematobium* são as espécies mais importantes. O *S. intercalatum* e o *S. mekongi* têm distribuição restrita, enquanto o *S. bovis* e o *S. matteei* só ocasionalmente infectam humanos. No continente americano, a esquistossomose é causada por *S. mansoni*; na África e no Oriente Médio, por *S. mansoni* e *S. haematobium*; na Ásia (China, Japão, Filipinas e Indonésia), por *S. japonicum*. No Brasil, apenas o *S. mansoni* causa infecção e, por essa razão, neste capítulo só será tratada a doença causada por essa espécie.

A parasitose foi introduzida no Brasil a partir da África, trazida por escravos infectados. O primeiro caso na América foi descrito por Patrick Manson, no Caribe. No Brasil, os primeiros casos foram descritos em 1908, na Bahia, por Pirajá da Silva, médico e pesquisador que identificou o *S. mansoni* como uma espécie distinta das demais, responsável pela doença no nosso país.

A Organização Mundial da Saúde (OMS) estima entre 200 a 250 milhões o número de pessoas infectadas no mundo. Desses, 20 a 25 milhões (10%) apresentam formas graves. Dos 180 a 225 milhões restantes, 50 a 60% têm alguma sintomatologia, enquanto os demais são assintomáticos. Tais dados dão uma ideia clara da dimensão da parasitose como problema de saúde pública no mundo todo. A importância da doença parece estar subestimada, porém, em função da distribuição irregular dos casos, da falta de diagnósticos precisos, de subnotificação e de a maioria dos casos ser de formas clínicas leves, enquanto manifestações graves só aparecerem após longa evolução silenciosa ou com poucos sintomas. A esquistossomose é uma das 17 doenças classificadas como negligenciadas pela OMS.

No Brasil, de acordo com o Ministério da Saúde, estima-se que três milhões de pessoas estejam infectadas pelo *S. mansoni* e que 25 milhões vivam em áreas de risco, em pequenas cidades e na zona rural. Dados do Ministério da Saúde referem a ocorrência da infecção em 19 dos 27 estados da federação. A doença ocorre de forma endêmica nos estados de Alagoas, Bahia, Pernambuco, Rio Grande do Norte (faixa litorânea), Paraíba, Sergipe, Espírito Santo e Minas Gerais. Nos estados de Pará, Maranhão, Piauí, Ceará, Rio de Janeiro, São Paulo, Santa Catarina, Paraná, Rio Grande do Sul, Goiás e no Distrito Federal, a transmissão é focal, não atingindo grandes áreas. Nos últimos anos, a esquistossomose tem se expandido para a periferia de grandes cidades, o que se deve à migração de populações infectadas oriundas de áreas endêmicas para as grandes metrópoles e que passam a viver de modo desorganizado nas periferias, sem saneamento básico, e desassistidas em saúde e em educação.

Com a introdução de medicação eficaz no tratamento da esquistossomose mansônica a partir de 1976, houve redução notável na prevalência das formas graves da doença. O tratamento medicamentoso é capaz de: (a) prevenir a evolução para as formas graves; (b) reverter as formas graves; (c) evitar o aparecimento de lesões graves em indivíduos reinfectados. Os dados disponíveis, no entanto, mostram que tal abordagem terapêutica não impede a transmissão da parasitose, que ainda se mantém elevada em muitos locais. Medidas sanitárias, como disponibilidade de água potável, rede de esgoto e educação, têm impacto bem mais duradouro na redução da prevalência da infecção do que apenas o tratamento medicamentoso. Em comunidades pequenas, o tratamento repetido dos indivíduos infectados reduz muito a prevalência da infecção, sem, contudo, aboli-la. Em síntese, a erradicação da doença depende da melhoria das condições sanitárias e da educação da população.

As manifestações clínicas da esquistossomose variam segundo a espécie do parasito, da carga parasitária e de determinantes do hospedeiro. No Brasil, a infecção por *S. mansoni* causa principalmente as formas hepatointestinal (discreta) e hepatoesplênica (grave). Manifestações menos comuns (pulmonares, do sistema nervoso, renais etc.) resultam da migração anômala de vermes e/ou de ovos, de complicações da forma hepatoesplênica ou da resposta imunitária do hospedeiro.

Ciclo vital do *Schistosoma mansoni*

O ciclo de vida e a transmissão do *S. mansoni* dependem de: (a) hospedeiros definitivos, como seres humanos e outros animais infectados que eliminam ovos; (b) hospedeiros intermediários, representados por certas espécies de caramujos.

Os ovos eliminados nas fezes dos hospedeiros definitivos, em contato com coleções de água doce, eclodem e liberam miracídios, que infectam caramujos do gênero *Biomphalaria*. Algumas espécies desses caramujos (*B. glabrata*, *B. tenagophila* e *B. straminea*) são hospedeiros intermediários do *S. mansoni*. Nos caramujos, os miracídios multiplicam-se de forma assexuada e originam cercárias que, após 35 dias, são eliminadas na água e tornam-se as formas infectantes para humanos. As pessoas se infectam quando expostas a águas contaminadas, paradas ou de curso lento. Uma vez infectados, os seres humanos passam a participar no ciclo como hospedeiros definitivos.

As cercárias infectam humanos através da pele. Ao penetrarem na pele, perdem a cauda e transformam-se em esquistossômulos. Estes, nas primeiras 24 horas, produzem e secretam enzimas proteolíticas que destroem a matriz conjuntiva da pele e penetram em vasos sanguíneos. Após 6 a 12 dias de infecção, os esquistossômulos chegam aos pulmões, transformam-se em vermes imaturos e daí migram para o fígado, onde são encontrados a partir do 16º dia. Depois de 28 dias da infecção, os vermes adultos migram para as veias mesentéricas inferiores, onde se acasalam e, em torno do 35º dia de vida, iniciam a oviposição (fase postural). Os vermes sobrevivem, em média, 3 a 5 anos. Os vermes maduros vivem acasalados, ficando a fêmea dentro do canal ginecóforo do macho. Cada fêmea produz 100 a 300 ovos por dia. Os ovos depositados nos vasos do plexo mesentérico podem seguir três caminhos: (1) atravessam a mucosa intestinal e são liberados na luz do órgão, sendo carreados pelas fezes e eliminados no ambiente, reiniciando o ciclo; (2) são retidos na parede intestinal e induzem reação inflamatória granulomatosa e fibrose; (3) são carreados pela corrente sanguínea para o fígado, onde são retidos nos finos ramos intra-hepáticos da veia porta e induzem reação inflamatória com formação de granulomas e fibrose portal, dando início, em alguns indivíduos, às alterações que caracterizam a doença e determinam sua gravidade (Figura 34.24).

Interação parasito-hospedeiro. Resposta imunitária. Patogênese

Os vermes adultos conseguem sobreviver durante vários anos no sistema porto-mesentérico do hospedeiro definitivo sem causar lesões e sem despertar resposta imunitária capaz de destruí-los. Supõe-se que isso ocorra porque os vermes incorporam ao seu tegumento antígenos do hospedeiro, inclusive glicolipídeos dos grupos sanguíneos ABO e moléculas MHC I e II;

desse modo, não são reconhecidos e "burlam" o sistema imunitário. Apesar de não despertarem resposta imunitária eficaz contra si próprios, parece que a presença de vermes adultos e de seus ovos é capaz de induzir resposta imunitária que resulta na destruição de esquistossômulos no trajeto entre a pele e os pulmões, protegendo o hospedeiro de aumento da carga parasitária por reinfecções sucessivas (imunidade concomitante).

As lesões teciduais na doença associam-se sobretudo aos ovos do parasito, que desencadeiam a formação de granulomas em vários locais. Em poucos casos, os vermes mortos causam reação inflamatória (p. ex., pneumonia por vermes).

Os ovos depositados no sistema porto-mesentérico e carreados pela circulação venosa para vasos da parede do intestino ou para o sistema venoso portal intra-hepático são os principais elementos patogenéticos. Nos pequenos ramos terminais desses vasos, os ovos retidos secretam enzimas proteolíticas que destroem tecidos. Seus produtos induzem resposta imunitária mediada por linfócitos T que desencadeia reação inflamatória crônica com formação de granulomas que obstrui e destrói vasos sanguíneos e induzem graus variados de fibrose. A extensão da obstrução de ramos da veia porta e da deposição de matriz conjuntiva (fibrose) nos espaços portais associa-se ao desenvolvimento de hipertensão portal e suas consequências hemodinâmicas, responsáveis pelas manifestações clínicas mais graves na forma hepatoesplênica da esquistossomose. O espectro de alterações que resultam em doença discreta (forma hepatointestinal) ou grave (forma hepatoesplênica) resulta do balanço entre carga parasitária e fatores do hospedeiro, como resposta imunitária, polimorfismos genéticos relacionados com

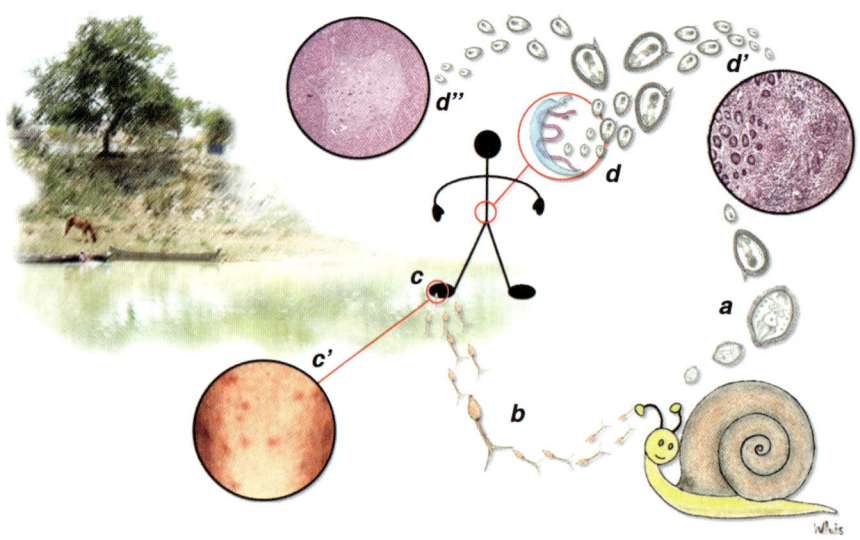

Figura 34.24 Ciclo de vida do *S. mansoni* (*a* a *d*) e doença humana (*c'*, *d'*, *d''*): o ciclo de vida do *S. mansoni* inclui a contaminação de reservatórios de água doce (rios, lagoas, açudes e áreas de culturas irrigadas) por fezes contendo ovos do parasito (*a*). Em contato com a água, os ovos eclodem (1 a 2 dias) e liberam um embrião ciliado (miracídio), que infecta caramujos do gênero *Biomphalaria* (hospedeiro intermediário, 1 dia). Nos caramujos, os miracídios dão origem a esporocistos (não mostrados), dos quais se originam cercárias (20 a 30 dias), que são liberadas na água (*b*). Seres humanos, em contato com águas contaminadas, de movimentação lenta, são infectados (1 a 6 dias) por penetração de cercárias através da pele (*c*). A penetração de cercárias pode resultar em urticária (*c'*). Ao penetrarem na pele, as cercárias perdem a cauda e transformam-se em esquistossômulos (não mostrados). Após trânsito sanguíneo, via coração e pulmão (1 a 4 dias), os esquistossômulos desenvolvem-se em vermes adultos de ambos os sexos, que, acasalados, vivem nos vasos mesentéricos (3 a 4 semanas) (*d*). Nos vasos mesentéricos, os vermes adultos liberam grande número de ovos, que são transportados para a mucosa intestinal (*d'*) e para o fígado (*d''*). Os ovos induzem a formação de granulomas, que causam obstrução vascular e induzem fibrose hepática portal e septal (*d''*) e fibrose da parede intestinal. Ovos que atingem a submucosa intestinal podem desencadear um processo inflamatório que contribui para a sua liberação na luz intestinal e eliminação nas fezes, alcançando o meio exterior (*a*), fechando o ciclo vital do *S. mansoni*.

a produção de citocinas (pró e anti-inflamatórias, fibrogênicas e antifibrogênicas), estado nutricional e comorbidades, como doenças infecciosas e outras.

Estudos experimentais em murinos têm dado valiosa contribuição para melhor compreensão da imunopatogênese da doença. A resposta do hospedeiro mediada por linfócitos T CD4+ é do tipo Th1, com produção de citocinas pró-inflamatórias, como IFN-γ, IL-1, TNF e IL-6. Tais citocinas estão implicadas nas manifestações clínicas da fase aguda e nas lesões destrutivas de hepatócitos. Em seguida, antígenos dos ovos do parasito induzem mudança no padrão de resposta, que passa a ter predominância do tipo Th2; IL-10 tem papel importante na transição da resposta Th1 para Th2. A resposta do tipo Th2 traduz-se pela síntese de IL-4, IL-5, IL-10 e IL-13, entre outras citocinas. Esse perfil de resposta resulta em diminuição dos danos teciduais, embora IL-13 induza fibrogênese que contribui para a progressão da fibrose hepática portal. Resposta imunitária equilibrada entre os tipos Th1 e Th2 resulta em granulomas menores e com menos fibrose.

Na fase aguda da infecção, alguns pacientes desenvolvem manifestações toxêmicas, às vezes graves. Estudos em camundongos manipulados geneticamente mostram que a gravidade das manifestações da fase aguda associa-se à incapacidade de o animal montar uma resposta imunitária do tipo Th2 mediada por IL-10 e IL-4 (citocinas anti-inflamatórias) para contrapor a produção de citocinas pró-inflamatórias. Estudos com pacientes na fase aguda da infecção corroboram essas observações experimentais. Neles, observou-se que a intensidade das manifestações clínicas tem relação com imunocomplexos circulantes, níveis elevados de citocinas pró-inflamatórias (TNF, IL-1, IL-6, IFN-γ) e baixa produção de citocinas do tipo Th2. Por outro lado, são baixos os níveis de IL-10, citocina importante na modulação da resposta do tipo Th1 e na indução de resposta do tipo Th2. Eosinofilia sugere hipersensibilidade imediata mediando muitas das manifestações clínicas dessa fase da infecção.

A transição da fase aguda para a crônica é marcada pelo predomínio de resposta imunitária do tipo Th2. Camundongos sem capacidade de desenvolver resposta do tipo Th2 têm capacidade limitada de formar granulomas e de desenvolver fibrose. Vários estudos, tanto em murinos quanto em seres humanos, apontam para o importante papel de IL-13 na indução de fibrose na esquistossomose. Modelos murinos usando animais com duplas deficiências de IL-10 e IFN-γ ou de IL-10 e IL-12 reforçam a importância dessas citocinas na modulação da expressão de IL-13 e, em consequência, da fibrose. IL-13 tem efeito direto sobre fibroblastos, aumentando a síntese de colágeno. A modulação da resposta Th2 depende de IL-10 e de IFN-γ. Parece que anticorpos anti-idiotípicos (anticorpos que se ligam aos sítios específicos de ligação a antígenos de outros anticorpos) têm papel na indução da síntese de IL-10. Ênfase tem sido dada ao papel de linfócitos T regulatórios (Treg, CD4+CD25+), produtores de IL-10, na modulação da resposta Th2 na fase crônica da doença.

Estudos em áreas endêmicas mostram que pacientes com a forma intestinal/hepatointestinal apresentam padrões de resposta Th1 e Th2 quando estimulados com antígenos do ovo ou do verme, com predominância do padrão Th2. Em pacientes com a forma hepatoesplênica, estudos conduzidos na África e no Brasil mostram perfis de resposta diferentes. Na África, parece predominar a resposta Th1, com produção aumentada de IFN-γ e TNF. No Brasil, os níveis de citocinas Th2 (IL-5, IL-10 e IL-13 em sobrenadantes de culturas de células mononucleares

do sangue periférico estimuladas com antígeno solúvel do ovo de *S. mansoni*) são mais elevados em pacientes com fibrose hepática avançada (grau III) do que naqueles com fibrose discreta (graus I e II). Pacientes que não se submeteram-se ao tratamento antiparasitário foram avaliados um ano depois e mostraram fibrose mais acentuada e níveis maiores de IL-5 e IL-13 do que aqueles que não desenvolveram fibrose expressiva, confirmando o papel da resposta Th2 na progressão da doença. As diferenças observadas nos estudos realizados na África e no Brasil podem resultar de diferenças na seleção dos pacientes ou em comorbidades presentes nos pacientes (como a malária, em africanos). Polimorfismos genéticos de citocinas e seus receptores, comorbidades (p. ex., hepatites virais e malária), estado nutricional, sexo e cor da pele parecem contribuir para explicar diferenças na evolução e na expressão anatomoclínica da doença.

O grau de resistência a reinfecção após tratamento parece associar-se, entre outros fatores, ao equilíbrio entre as imunoglobulinas IgE e IgG4. Níveis normais ou elevados de IgE e baixos de IgG4 são encontrados em indivíduos resistente, enquanto valores elevados de IgG4 estão presentes em pessoas suscetíveis. Supõe-se que a IgG4 funcione como bloqueador da resposta imunitária contra o parasito.

▶ Formas anatomoclínicas

As formas anatomoclínicas da esquistossomose mansônica estão listadas no Quadro 34.1.

Forma aguda

Na maioria dos indivíduos que vivem em áreas endêmicas, manifestações clínicas na fase aguda da infecção são discretas (dermatite com prurido, pápulas e vermelhidão na pele no local de penetração das cercárias) ou ausentes e, na maioria dos casos, passam despercebidas ou são confundidas com outras lesões. Em turistas ou visitantes ocasionais de áreas endêmicas que se infectam, porém, a apresentação clínica pode ser exuberante 4 a 8 semanas depois do contato, com febre, letargia, mialgia, mal-estar, tosse, cefaleia e *rash* cutâneo, caracterizando a *forma aguda toxêmica*, conhecida como febre de Katayama em países asiáticos. Casos graves e fatais dessa forma são descritos na China em pessoas infectadas com *S. japonicum*. Na infecção por *S. mansoni*, as manifestações da forma toxêmica são, em geral, mais brandas. Apesar de exuberante, a forma toxêmica pode não ser diagnosticada clinicamente ou esse quadro clínico não ser atribuído à esquistossomose aguda.

Embora as manifestações clínicas possam surgir na fase pré-postural, é após a oviposição que os sinais e sintomas tendem a se intensificar. As manifestações mais precoces parecem associar-se a reação de hipersensibilidade do tipo I induzida pela migração dos esquistossômulos e mediada por IgE e/ou por imunocomplexos. Estudos em humanos mostram que as manifestações da fase aguda relacionam-se com complexos imunes e com padrão de resposta imunitária do tipo Th1, com alta produção de IFN-γ, sem oposição por IL-10.

Além da dermatite associada à penetração de cercárias, a forma aguda toxêmica manifesta-se por febre irregular, fadiga, mialgia, tosse não produtiva, eosinofilia acentuada e cefaleia. Dor abdominal, diarreia mucossanguinolenta, hepatoesplenomegalia e linfonodomegalia podem estar presentes. Leucocitose com eosinofilia é frequente e ajuda no diagnóstico. Elevação

Quadro 34.1 Formas anatomoclínicas da esquistossomose mansônica

Formas agudas

Quadro clínico inexpressivo/incaracterístico

Toxêmica

Manifesta-se em geral em indivíduos infectados que não habitam área endêmica (turistas, visitantes)

Sinais e sintomas: dermatite por cercárias, febre irregular, fadiga, mialgia, tosse não produtiva, eosinofilia acentuada, cefaleia

Recuperação espontânea em 4 a 10 semanas

Gravidade tem relação com a carga parasitária

Tratamento antiparasitário é curativo e evita evolução para formas crônicas

Formas crônicas

Forma intestinal/hepatointestinal

Cerca de 90% dos infectados em áreas endêmicas

Infecção assintomática

Diagnóstico feito pelo encontro de ovos de *S. mansoni* nas fezes

Granulomas no intestino e no fígado (sem lesões estruturais significativas)

Baixa carga parasitária

Forma hepática avançada

10 a 20% dos casos

Hepatomegalia, sem esplenomegalia nem varizes do esôfago

Lesões morfológicas hepáticas semelhantes às da fibrose de Symmers

Forma estável com acomodação hemodinâmica (sem hipertensão portal)

Forma pré-hepatoesplênica

Forma hepatoesplênica

4 a 10% dos infectados em áreas endêmicas

Forma compensada: hipertensão portal

Forma descompensada: hipertensão portal + insuficiência hepática

Outras formas (ver Quadro 34.2)

Pulmonar

Renal

Nervosa

Pseudoneoplásica

de aminotransferases hepáticas ocorre em muitos casos. A maioria dos pacientes recupera-se espontaneamente depois de 4 a 10 semanas. Alguns pacientes desenvolvem doença mais grave acompanhada de perda de peso, hiperemia pulmonar, bronquite, dispneia, diarreia, dor abdominal difusa e hepatoesplenomegalia, podendo inclusive falecer. A gravidade da forma aguda tem sido associada à carga parasitária inicial.

Os achados morfológicos mais característicos são vistos na fase postural, quando grande quantidade de ovos do parasito desencadeia reação granulomatosa do tipo necrótico-exsudativo. Na forma aguda toxêmica, forma-se grande número de granulomas em vários órgãos (disseminação miliar), sobretudo no fígado e nos intestinos, além de pulmões, linfonodos abdominais e pâncreas. Microscopicamente, o quadro é bem típico, encontrando-se granulomas "floridos" nesses vários órgãos. Os granulomas são grandes e mostram extensa área de necrose central (Figura 34.25), diferentes dos observados na fase crônica, que se mostram em diferentes estágios evolutivos; na fase aguda, os granulomas são sincrônicos e mostram características histológicas semelhantes.

Em moradores de áreas endêmicas, a frequência de manifestações clínicas da fase aguda da infecção é baixa. Tal fato pode ser explicado, de um lado, pela possibilidade de os indivíduos nascidos em áreas endêmicas serem capazes de modular a resposta imunitária inicial por terem recebido, pela placenta ou pelo leite materno, citocinas e anticorpos com efeito modulador, o que desvia a resposta imunitária para o padrão predominante Th2. De outro lado, nos primeiros contatos as crianças são expostas a baixa carga parasitária, suficiente para estimular o sistema imunitário mas incapaz de induzir resposta mais vigorosa.

O diagnóstico das formas agudas da doença é importante, pois o tratamento antiparasitário é curativo e evita a evolução para as formas crônicas. O diagnóstico diferencial das lesões teciduais deve ser feito com outras doenças que também formam granulomas necrótico-exsudativos, como *larva migrans* visceral (*Toxocara* sp.) e capilaríase hepática (*Capillaria hepatica*). O encontro desses agentes nos tecidos possibilita o diagnóstico correto.

Formas crônicas

Em áreas endêmicas, a maioria dos indivíduos com infecção crônica pelo *S. mansoni* (90% dos casos) é assintomática ou apresenta manifestações clínicas discretas; formas crônicas graves ocorrem em 4 a 10% das pessoas infectadas. As principais formas anatomoclínicas da fase crônica estão descritas a seguir.

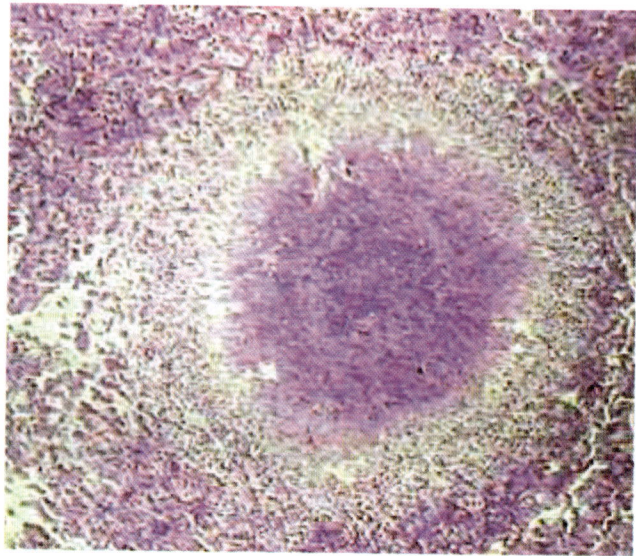

Figura 34.25 Forma aguda toxêmica da esquistossomose. Lesão necrótico-exsudativa, em que existe área central de necrose, eosinófila e amorfa, circundada por halo claro constituído por macrófagos e eosinófilos. (Cortesia do Prof. Zilton Andrade, Fiocruz, Salvador-BA.)

Forma intestinal/hepatointestinal

Trata-se de forma discreta de apresentação da doença, que é diagnosticada em indivíduos assintomáticos ou com queixas vagas e inespecíficas, sem hepatomegalia e com baixa carga parasitária. O diagnóstico é feito pelo encontro de ovos do parasito nas fezes. Em regiões endêmicas, todos os indivíduos infectados apresentam algum envolvimento hepático, com granulomas em torno de ovos. Alguns indivíduos eliminam ovos do parasito e apresentam hepatomegalia, mas sem sinais de hipertensão portal; tais casos representam a *forma hepática avançada*, *forma pré-hepatoesplênica* ou *forma hepatoesplênica inicial* (ver adiante). Esses pacientes com hepatomegalia e tidos como hepatointestinais sempre têm algum grau de hiperfluxo portal e esplênico, que é achado constante nos indivíduos com a forma hepatoesplênica da doença.

Morfologicamente, no intestino são encontrados granulomas em torno de ovos do parasito. Os granulomas, isolados ou múltiplos, estão em diferentes fases evolutivas, podendo ser vistos granulomas em torno de ovos embrionados ou granulomas fibrosados, com ou sem restos de ovos, às vezes calcificados (Figura 34.26). A forma intestinal poliposa, descrita no Egito, é rara no Brasil (0,5% dos casos); em Belo Horizonte (estado de Minas Gerais), foi relatada em 5% dos pacientes em um estudo de necrópsias (Figura 34.27). Outras alterações intestinais, como colites e entercolites, parecem não ter relação com a infecção parasitária, pois são encontradas com igual frequência em indivíduos sem esquistossomose. Estudo cuidadoso comparando as alterações intestinais em necrópsias de indivíduos com e sem esquistossomose mostrou não haver diferenças nas alterações identificadas como colites, enterocolites e outras nos dois grupos.

No fígado, o achado histológico mais importante é o encontro de granulomas em torno de ovos de *S. mansoni* em pequenos espaços portais (Figura 34.28 A). Os granulomas, que podem ser numerosos, são bem individualizados e, como no intestino, são vistos em diferentes fases evolutivas (não sincrônicos). Ocasionalmente, são vistos granulomas associados a vermes adultos em ramos intra-hepáticos da veia porta (Figura 34.28 B).

A arquitetura hepática mantém-se preservada, sem alargamento fibroso portal nem alterações vasculares. O encontro de granulomas esquistossomóticos em espaços portais maiores ocorre na forma avançada da doença (ver adiante).

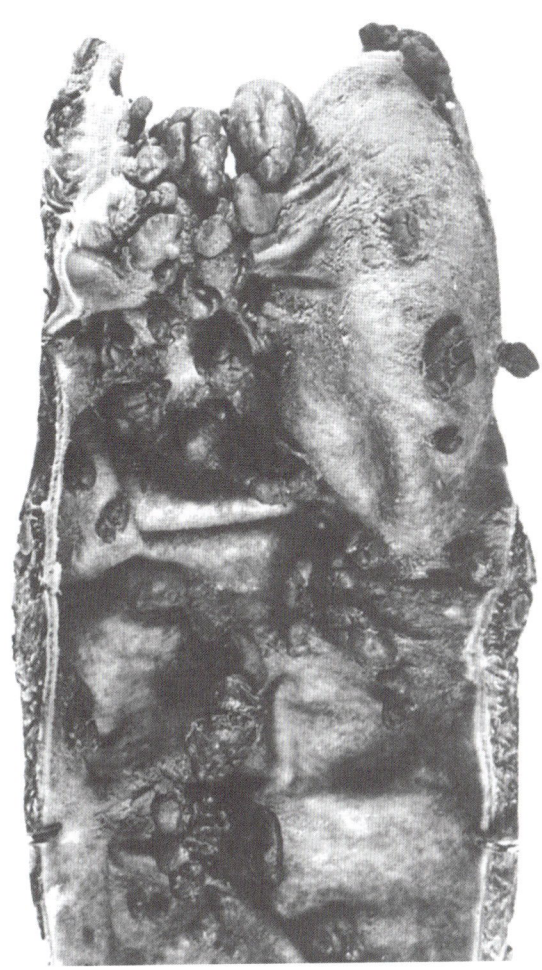

Figura 34.27 Pólipos esquistossomóticos no sigmoide e no reto.

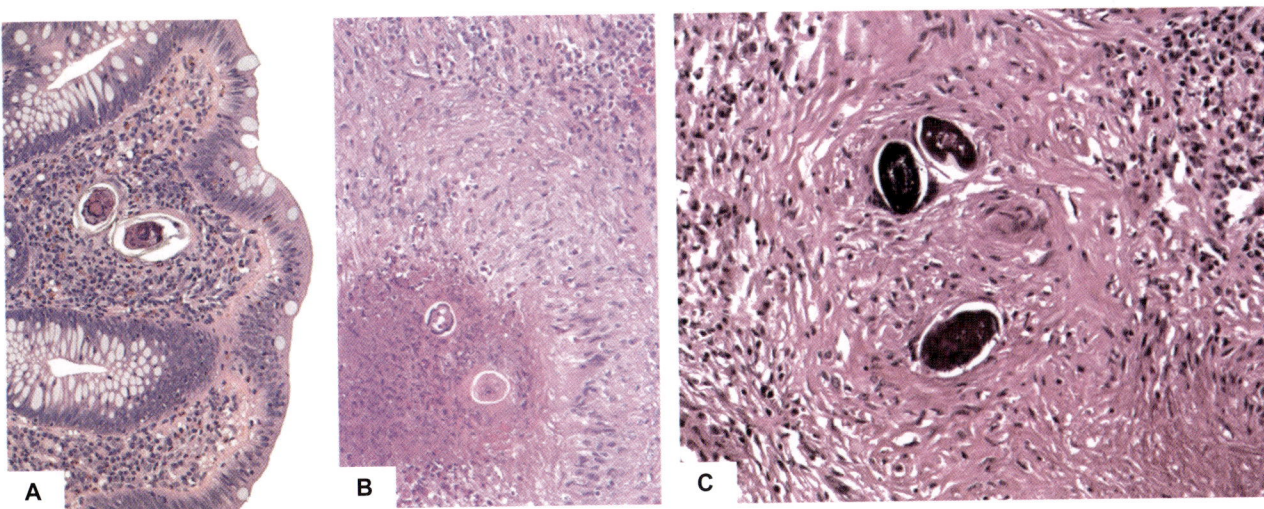

Figura 34.26 A. Mucosa de cólon mostrando granulomas recentes em torno de ovos embrionados e viáveis de *S. mansoni*. **B.** Granuloma do tipo exsudativo em torno de ovos viáveis de *S. mansoni*. Há extensa necrose de aspecto fibrinoide central, circundada por macrófagos epitelioides, com eosinófilos de permeio. **C.** Granuloma denso e fibrosado contendo ovos de *S. mansoni* calcificados.

34

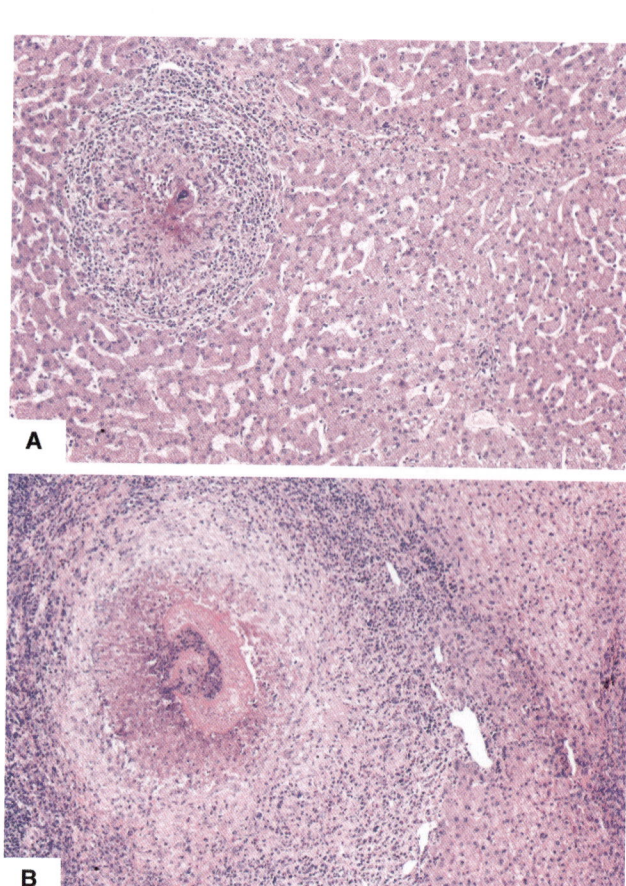

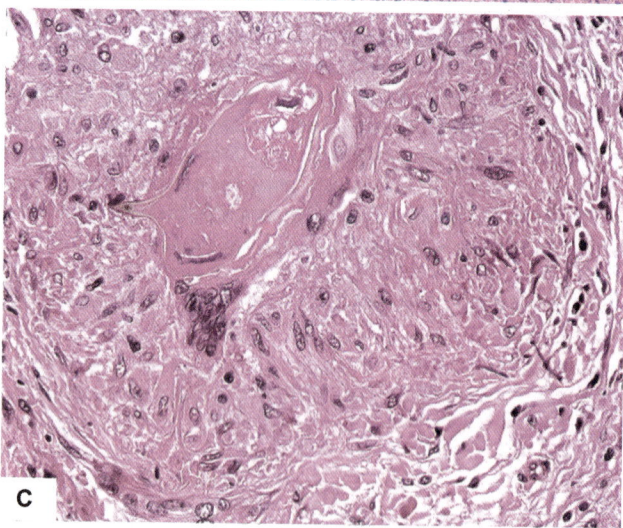

Figura 34.28 Esquistossomose intestinal/hepatointestinal. **A.** Granuloma esquistossomótico epitelioide no fígado com ovo de *S. mansoni* no centro e halo periférico de linfócitos e eosinófilos. **B.** Granuloma esquistossomótico constituído por macrófagos epitelioides em torno de vermes adultos. No granuloma, notar eosinófilos, halo necrótico em torno de parasitos e macrófagos epitelioides. **C.** Granuloma epitelioide em torno de casca de ovo de *S. mansoni*. Notar a espícula lateral característica do ovo da espécie *S. mansoni*.

Após tratamento específico, granulomas cicatrizados podem ser vistos em amostras de fígados de indivíduos biopsiados por motivos diversos. Atualmente, tais lesões são encontradas incidentalmente em amostras de fígado oriundos de necrópsias, como em Serviços de Verificação de Óbitos, Institutos Médico-Legais e Hospitais de Ensino, ou em biópsias hepáticas realizadas para avaliar outras doenças. Em regiões endêmicas, não é infrequente o encontro de granulomas esquistossomóticos em fígados que foram doados para transplante. Há relatos de que, ocasionalmente, vermes viáveis são levados junto com o fígado doado, causando infecção esquistossomótica ativa no receptor do transplante.

Forma hepática avançada

Pacientes de áreas endêmicas podem apresentar, tanto à ultrassonografia quanto ao exame anatomopatológico, alterações hepáticas semelhantes às descritas na fibrose de Symmers (ver adiante), mas sem esplenomegalia ou outras evidências de hipertensão portal. Admite-se que, de algum modo, esses pacientes sejam capazes de adaptar-se hemodinamicamente e minimizem a hipertensão portal. Tais casos são considerados como *forma hepática avançada* ou *forma pré-hepatoesplênica*. Como em alguns estudos essa forma foi descrita em indivíduos nas sexta e sétima décadas de vida, sugere-se ter evolução favorável. Em crianças, há relatos de evolução da forma hepática avançada para a forma hepatoesplênica.

Com o advento da quimioterapia eficaz no tratamento da esquistossomose, observou-se, em áreas endêmicas, por meio de avaliações clínicas e ultrassonográficas, que, além de cura parasitária, pode haver regressão da hepatoesplenomegalia. Estudos morfológicos mostram regressão da fibrose hepática com sinais de degradação da matriz conjuntiva.

Forma hepatoesplênica

A forma hepatoesplênica da esquistossomose, encontrada sobretudo em indivíduos que vivem em áreas endêmicas da infecção, é a que tem a maior relevância clínica. Essa forma da doença associa-se, em geral, a alta carga parasitária e a reinfecções. Fatores individuais também têm papel relevante, pois ela ocorre somente em uma minoria de indivíduos infectados de áreas endêmicas (4 a 10% dos infectados). A forma hepatoesplênica acomete mais indivíduos jovens, em torno de 15 anos de idade, sendo rara depois dessa idade. É mais comum em homens do que em mulheres, em indivíduos brancos e mulatos mais do que em negros, mais em normo e brevilíneos do que em longilíneos e mais entre irmãos do que entre pais e filhos. Polimorfismos genéticos parecem estar implicados. Estudos em pacientes na África apontam para implicação de polimorfismos no gene que codifica o receptor de IFN-γ.

A alteração hepática característica desta forma é a obstrução de ramos da veia porta associada a fibrose portal e periportal, com formação de septos conjuntivos que interconectam espaços portais adjacentes. Tal alteração foi relatada por Symmers em 1904, no Egito, que a descreveu como uma nova forma de cirrose caracterizada por um padrão de fibrose peculiar que, em analogia ao cabo de um cachimbo de porcelana, mostrava abundante tecido fibroso branco em torno da luz de vasos e ductos biliares. Desse aspecto peculiar surgiu a expressão, em inglês, *pipe-stem fibrosis* (fibrose em cabo de cachimbo). Como discutido no Capítulo 23, porém, na esquistossomose não existe quadro de cirrose, pois a estrutura lobular/acinar do parênquima hepático mantém-se preservada e não há fibrose circunscrevendo nódulos parenquimatosos difusos que caracterizam a cirrose.

Patogênese. A patogênese da forma hepatoesplênica da esquistossomose relaciona-se com a carga parasitária e com fatores do hospedeiro. Entre os estudiosos, há consenso de que a quantidade de ovos que chega ao fígado é elemento patogenético importante. Inicialmente, os ovos ocluem os pequenos ramos da veia porta e induzem a formação de granulomas. Obstrução de pequenos vasos aumenta a pressão no sistema venoso intra-hepático, resultando na abertura de pequenos vasos colaterais em torno de ramos mais calibrosos da veia porta; progressivamente e dependendo da carga parasitária, esses vasos também vão sendo ocluídos e destruídos por ovos e granulomas, induzindo a fibrose que forma o manguito característico ao longo dos vasos maiores (*pipe-stem fibrosis*).

Granulomas são elementos dinâmicos e ativos. Ao longo da sua evolução, suas células produzem citocinas e outros fatores indutores de proliferação de fibroblastos e de diferenciação dessas células em miofibroblastos, que promovem deposição de matriz conjuntiva (fibrose) não apenas em torno deles como também no tecido conjuntivo portal. À medida que aumenta a pressão no sistema porta, a irrigação hepática torna-se progressivamente mais dependente da circulação arterial (arterialização do fígado), resultando em hipertrofia da rede arterial intra-hepática. Tais alterações circulatórias e hemodinâmicas tornam o órgão sujeito a um sistema de maior pressão e, nas formas mais graves, adiciona um componente pós-sinusoidal à hipertensão portal por transmissão da pressão arterial ao sistema porta. Quando há sangramento por ruptura de varizes do esôfago ou por outra causa, ocorre isquemia hepática e necrose hepatocelular, podendo levar a insuficiência hepática (descompensação hepática aguda). Quando existem insuficiência hepática e hipertensão portal, o quadro clínico de esquistossomose hepatoesplênica (forma descompensada, ver adiante) é indistinguível daquele de cirrose descompensada.

É possível que a pressão aumentada nos sinusoides hepáticos contribua para a fibrose perissinusoidal e atrofia das traves hepatocelulares, levando a perda progressiva do parênquima. Em uma série de casos de transplante hepático na Bahia, em cinco de sete fígados retirados sem cirrose de pacientes que apresentavam insuficiência hepática e hipertensão portal, havia restos de ovos e/ou vermes de *S. mansoni* e fibrose portal com padrão semelhante ao da fibrose de Symmers, sugerindo a possibilidade de descompensação hepática em indivíduos com hipertensão portal de longa duração associada à esquistossomose, mesmo sem os fatores conhecidos de indução de descompensação, como sangramento digestivo e infecções associadas. Por analogia com a esclerose hepatoportal (venopatia portal obliterativa não esquistossomótica), é provável que alterações hemodinâmicas de longa duração levem a extinção progressiva do parênquima hepático. Os fígados desses pacientes foram os menores de uma série de mais de 150 órgãos explantados.

Obstrução de ramos da veia porta altera as relações hemodinâmicas hepáticas e leva a aumento da pressão no sistema porta, causando esplenomegalia congestiva. Nesses casos, encontram-se hiperplasia e hipertrofia de células do sistema fagocítico-mononuclear nos cordões esplênicos e deposição de matriz conjuntiva, com espessamento dessas estruturas. A polpa branca pode estar hipotrófica ou hiperplásica, com folículos linfoides reacionais. A formação de fístulas arteriovenosas nos seios venosos do baço aumenta a pressão intravascular, que se transmite à veia porta e contribui para aumentar ainda mais a pressão no sistema porta.

Aumento da pressão portal estende-se ao sistema venoso gastroesofágico, com formação de varizes gástricas e esofágicas (ver Capítulo 22). Ruptura desses vasos causa hemorragia digestiva alta que pode levar ao óbito por hipovolemia e/ou insuficiência hepática (necrose hepatocitária isquêmica).

Aspectos morfológicos

Macroscopicamente, o fígado apresenta superfície externa irregular, espessamento fibroso da cápsula de Glisson e aumento de volume do lobo esquerdo (Figura 34.29). A consistência do órgão é firme ou endurecida. A superfície de corte mostra alargamento estrelar ou irregular dos espaços portais por tecido fibroso que acompanha os ramos intra-hepáticos da veia porta (Figura 34.30). Ocasionalmente, podem ser encontradas porções nodulares de parênquima circundadas por fibrose na região subcapsular. Essa alteração não deve ser confundida com cirrose, que, por definição, é uma alteração difusa do parênquima hepático. Em esquistossomóticos hepatoesplênicos, esta é uma alteração localizada que resulta, provavelmente, de cicatrização em áreas subcapsulares de fígados que sofreram necrose após sangramento digestivo, seguida de regeneração hepatocitária.

À microscopia, o fígado mostra alargamento fibroso dos espaços portais e dos septos entre eles (fibrose de Symmers, Figura 34.31). Caracteristicamente, encontram-se lesões obstrutivas e destrutivas dos ramos intra-hepáticos da veia porta, que estão ocluídos por fibrose. As fibras musculares lisas da parede de ramos da veia porta ficam dissociadas por tecido fibroso e por proliferação de fibroblastos e miofibroblastos; parte dos miofibroblastos deriva de leiomiócitos da parede vascular (Figura 34.32). Junto a essas alterações, são vistos granulomas em torno de ovos de *S. mansoni* (Figura 34.33), que são constituídos por células gigantes multinucleadas, macrófagos epitelioides e quantidade variável de linfócitos, eosinófilos e ocasionais plasmócitos.

Os granulomas podem ter diferentes composições celulares em função do tempo de evolução e da resposta imunitária do hospedeiro. Alguns aparecem como cicatrizes arredondadas e fibrosas, hialinas, enquanto outros têm predomínio de células gigantes multinucleadas em torno de casca do ovo ou de ovos calcificados. Há, também, proliferação angiomatoide de pequenos vasos com parede delgada, com padrão teleangiectásico. Parte desses vasos são linfáticos dilatados, como demonstram estudos com anticorpos anti-células endoteliais linfáticas. Outro achado frequente é proliferação da rede arterial hepática nos espaços portais (Figura 34.34). O parênquima hepático, em geral, conserva sua estrutura lobular/acinar, embora possam ser vistas atrofia, congestão sinusoidal e fibrose perissinusoidal. Podem-se formar ainda septos fibrosos finos e longos a partir de espaços portais em direção ao parênquima, às vezes interconectando espaços portais adjacentes. Na região subcapsular, a fibrose pode circunscrever áreas nodulares de parênquima, que se acompanham de regeneração hepatocitária e podem ser confundidas com cirrose.

(continua)

34

Aspectos morfológicos (*continuação*)

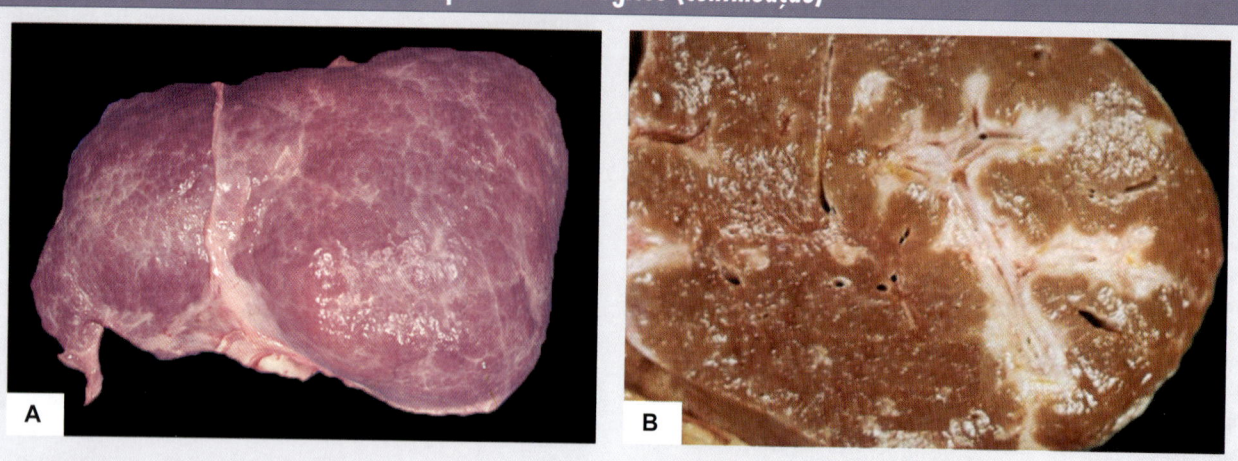

Figura 34.29 Esquistossomose na forma hepatoesplênica. **A.** Superfície hepática externa irregular, sem nódulos e com espessamento fibroso da cápsula de Glisson. **B.** Superfície de corte mostrando espessamento fibroso ao longo dos ramos da veia porta (fibrose de Symmers). O restante do parênquima hepático tem aspecto normal.

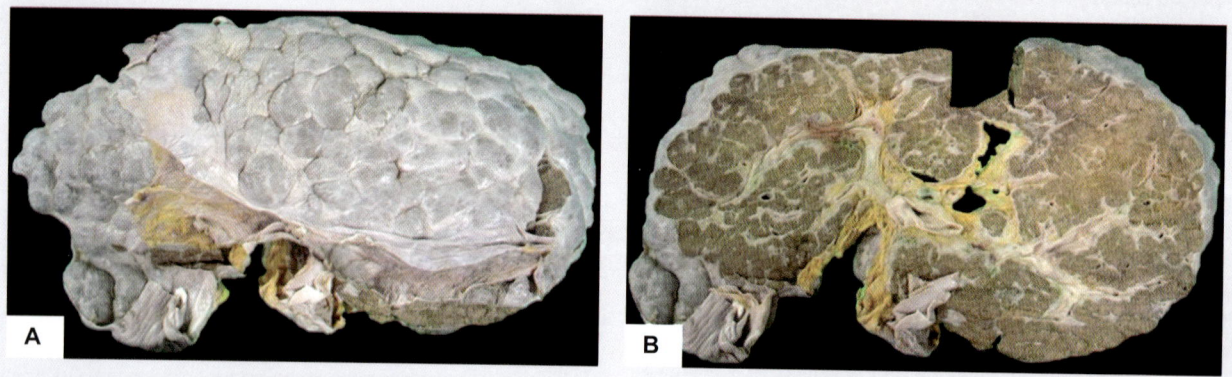

Figura 34.30 Fibrose de Symmers. **A.** Superfície externa do fígado com aspecto nodular devido a retração da cápsula de Glisson, simulando cirrose. **B.** A superfície de corte mostra espaços portais estrelares alargados por fibrose, com emissão de septos. Não há nódulos parenquimatosos. (Cortesia do Prof. Luciano Espinheira Fonseca Jr., Salvador-BA.)

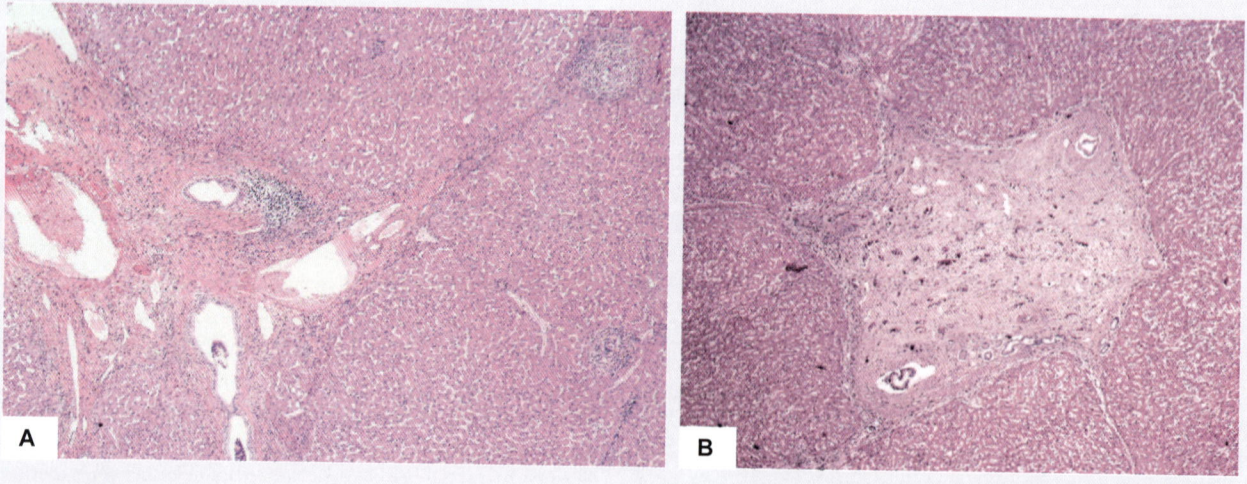

Figura 34.31 Fibrose de Symmers. **A.** Alargamento fibroso de espaço portal com redução do calibre do ramo da veia porta, pequenos vasos de paredes delgadas e finos septos fibrosos no parênquima hepático. Alguns granulomas podem ser identificados. **B.** Espaço portal alargado por fibrose, com desaparecimento do ramo da veia porta e proliferação de pequenos vasos sanguíneos congestos. Neste espaço portal não há granuloma.

(*continua*)

Aspectos morfológicos (*continuação*)

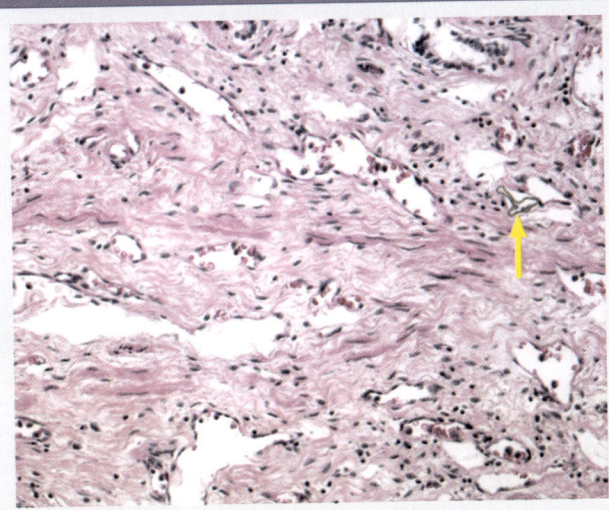

Figura 34.32 Detalhe de ramo da veia porta ocluída por fibrose, com dissociação das fibras musculares lisas da parede venosa. Há proliferação de pequenos vasos de paredes delgadas. Nota-se material refringente irregular de resto de casca de um ovo de *S. mansoni* (*seta*).

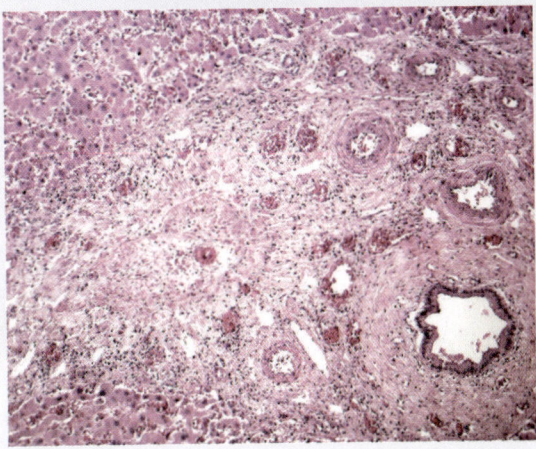

Figura 34.34 Espaço portal alargado por fibrose, com acentuada redução do diâmetro do ramo da veia porta, às custas de fibrose que dissocia a camada muscular do vaso. Os ramos da artéria hepática estão proeminentes. Este achado corresponde a proliferação da rede arterial, tornando o parênquima mais dependente da circulação arterial.

Em pacientes idosos, lesões típicas da fibrose de Symmers podem ser observadas na ausência de granulomas e de ovos de *S. mansoni*, sobretudo em biópsias. Em áreas endêmicas da doença, o encontro, em pacientes jovens que não tinham história de tratamento prévio para esquistossomose, de lesões fibrosantes semelhantes às da fibrose de Symmers, com desaparecimento de ramos da veia porta e dissociação de fibras musculares da parede dos vasos, foi considerado no passado como "patognomônico" da esquistossomose, mesmo na ausência de granulomas com ovos do parasito. Como a quimioterapia antiparasitária reduziu bastante a ocorrência da forma hepatoesplênica, o diagnóstico morfológico desta forma da doença só deve ser feito quando existirem achados inequívocos e que sejam afastadas outras doenças que apresentam lesões parecidas.

O encontro ocasional de lesões fibrosantes em espaços portais com redução do calibre ou desaparecimento de ramos da veia porta, em indivíduos sem evidências de infecção esquistossomótica, devem ser diagnosticados como *venopatia portal obliterativa não esquistossomótica* ou *esclerose hepatoportal*. Esses achados têm sido descritos com frequência em países da Ásia e da África, mas, também, ocasionalmente, na América do Norte e na Europa. Em sua forma mais grave de apresentação, a esclerose hepatoportal, que não tem causa definida, manifesta-se com hipertensão portal présinusoidal sem insuficiência hepática. No Brasil, onde essa entidade é pouco descrita, deve entrar no diagnóstico diferencial, clínico e anatomopatológico, da esquistossomose hepatoesplênica.

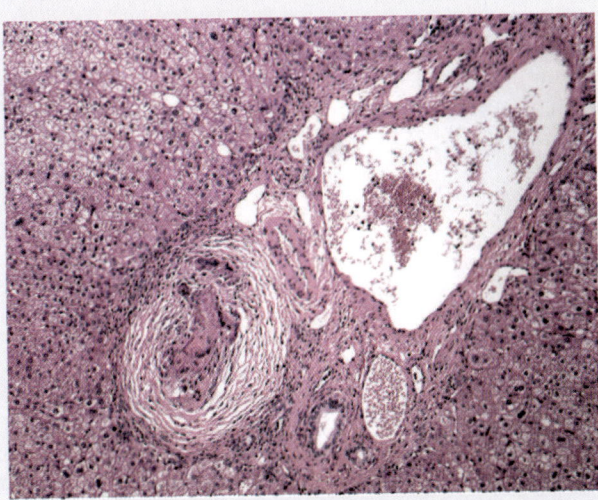

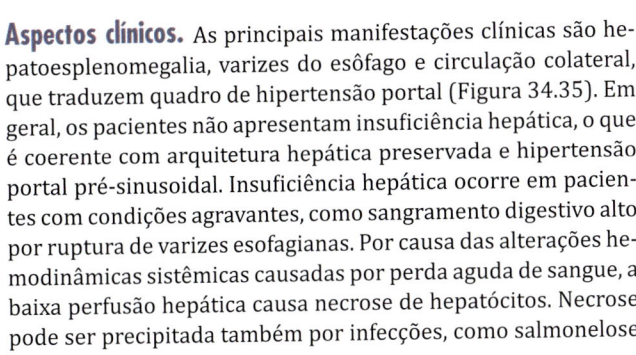

Figura 34.33 Espaço portal alargado por fibrose. Em torno do ramo principal da veia porta, há pequenos vasos dilatados e com paredes delgadas, achado que indica aumento de pressão no sistema porta e abertura de colaterais que podem ser ocluídos por granulomas, como o que se vê ao lado da veia porta.

Aspectos clínicos. As principais manifestações clínicas são hepatoesplenomegalia, varizes do esôfago e circulação colateral, que traduzem quadro de hipertensão portal (Figura 34.35). Em geral, os pacientes não apresentam insuficiência hepática, o que é coerente com arquitetura hepática preservada e hipertensão portal pré-sinusoidal. Insuficiência hepática ocorre em pacientes com condições agravantes, como sangramento digestivo alto por ruptura de varizes esofagianas. Por causa das alterações hemodinâmicas sistêmicas causadas por perda aguda de sangue, a baixa perfusão hepática causa necrose de hepatócitos. Necrose pode ser precipitada também por infecções, como salmonelose ou infecção por vírus de hepatites. Em geral, a função hepática é restabelecida com a regeneração hepatocitária e com o tratamento da infecção.

De acordo com a gravidade do quadro clínico, a esquistossomose hepatoesplênica é dividida em duas formas. Na *forma compensada*, que se manifesta em indivíduos mais jovens (em geral entre 10 e 30 anos), o quadro clínico é menos grave e relacionado com a hipertensão portal (esplenomegalia, hiperesplenismo e varizes do esôfago). Na *forma descompensada*, que se apresenta em pessoas mais idosas (geralmente acima de 35 anos), as manifestações clínicas e os achados laboratoriais são

34

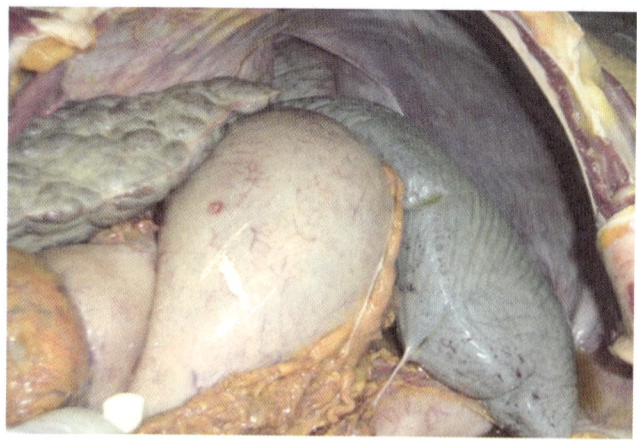

Figura 34.35 Necrópsia de paciente que faleceu por hemorragia digestiva devida a ruptura de varizes do esôfago. Notam-se volumosa esplenomegalia, estômago distendido e fígado aumentado de tamanho, com superfície irregular e cápsula de Glisson espessada por fibrose. (Cortesia do Prof. Luciano Espinheira Fonseca Jr., Salvador-BA.)

semelhantes aos de pacientes cirróticos: insuficiência hepática associada a hipertensão portal. Além dos sinais de hipertensão portal, surgem alterações nos testes laboratoriais de função hepática, sinais e sintomas de falência do fígado (icterícia, edema de membros inferiores, ascite, encefalopatia hepática, eritema palmar, ginecomastia etc.) e perda da massa muscular.

A forma descompensada da doença parece ser desencadeada por sangramento digestivo ou por infecções virais e bacterianas, mas pode estabelecer-se também de modo progressivo sem outra causa desencadeante, como comentado sobre pacientes submetidos a transplante.

Outras formas

Forma pulmonar

Envolvimento pulmonar grave na esquistossomose ocorre em pacientes com hipertensão portal, por causa da abertura da circulação colateral que favorece a chegada de ovos aos pulmões. Pacientes com a forma hepatointestinal podem ter granulomas isolados nos pulmões, mas sem repercussões clínicas. Em séries de necrópsias, lesões pulmonares com manifestação clínica ocorrem em 11 a 33% dos casos da forma hepatoesplênica. Ovos do parasito alojam-se em arteríolas ou capilares septais e os obstruem. O número de granulomas varia segundo a carga parasitária e a gravidade da hipertensão portal. Em certos casos, ocorrem hipertensão pulmonar e *cor pulmonale*, associados a grande número de ovos nos pulmões e que se desenvolvem em pacientes que tiveram infecção maciça e rápida instalação de hipertensão portal. Há relatos de hipertensão pulmonar na ausência de hepatoesplenomegalia, mas tais casos devem ser considerados com cautela e avaliados quanto a outras causas de hipertensão pulmonar. Em estudos clínicos, 8 a 25% dos pacientes com a forma hepatoesplênica têm hipertensão pulmonar, com ou sem de cianose; esta associa-se a pior prognóstico.

Ovos de *S. mansoni* embolizados nas arteríolas pulmonares causa proliferação de células endoteliais, deposição de fibrina, infiltração de células inflamatórias mononucleadas e eosinófilos e formação de células gigantes em torno dos ovos (Figura 34.36 A); tais lesões ocorrem tanto na luz quanto na parede

dos vasos. Pode surgir também lesão plexiforme, que consiste na proliferação de pequenos vasos tortuosos e de paredes delgadas ao lado ou em torno de segmentos arteriais (Figura 34.36 B). Tais alterações são encontradas em ramos arteriais pequenos que saem em ângulo reto da parede de artérias mais calibrosas. Nestas, ocorre duplicação da camada elástica, espessamento fibroso da íntima e hipertrofia da camada muscular. Dependendo da gravidade da obstrução arterial e da hipertensão arterial pulmonar, desenvolve-se *cor pulmonale*. Quando existe *cor pulmonale*, essas artérias mostram ainda macrófagos espumosos e colesterol na íntima.

A controvérsia quanto a eventual formação de fístulas entre as circulações arterial e venosa parece esclarecida por estudo que utilizou cortes seriados e injeção de plástico para modelagem da árvore vascular pulmonar. O estudo de lesões plexiformes, confundidas com fístulas arteriovenosas, mostra que essas lesões comprometem apenas o lado arterial da circulação e resultam da deposição de fibrina seguida de proliferação endotelial e formação de uma rede capilar envolvendo pequenas artérias e arteríolas, mas sem formar fístulas.

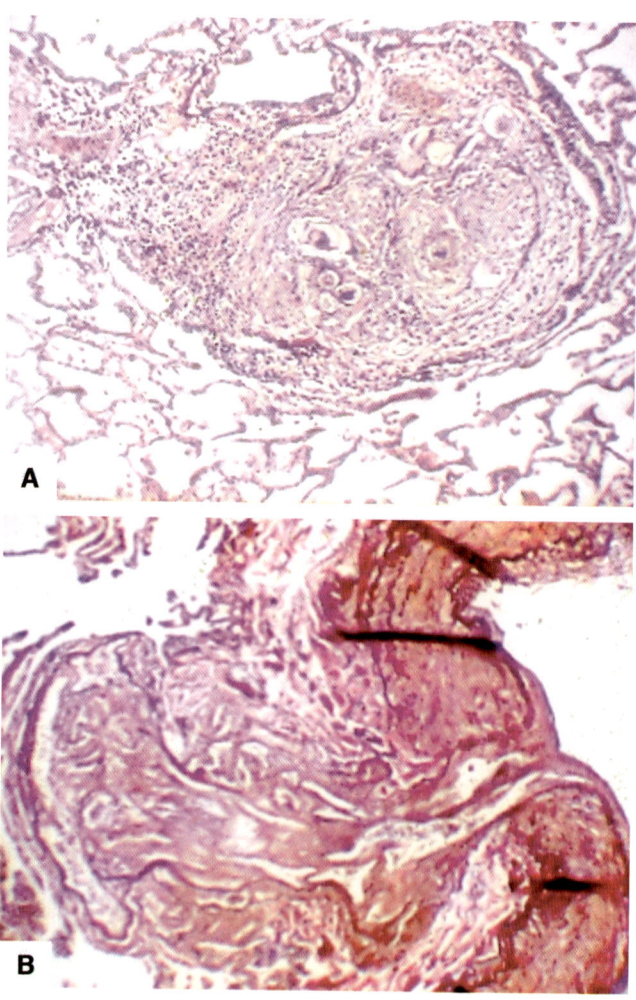

Figura 34.36 A. Granulomas em torno de ovos de *S. mansoni* em ramo da artéria pulmonar, em caso de *cor pulmonale* em paciente com a forma hepatoesplênica da esquistossomose. **B.** Lesão plexiforme em ramo da artéria pulmonar. A lesão se forma em ângulo reto com a parede da artéria, vendo-se comunicação com a luz arterial (coloração de Weigert para fibras elásticas). (Cortesia do Prof. Moyses Sadigursky, Salvador-BA.)

A ocorrência de cianose nesses pacientes é rara e resulta de anomalias pré-existentes (fístulas arteriovenosas pulmonares, forame oval patente) não relacionadas com a infecção esquistossomótica que, na vigência de hipertensão pulmonar, levam a inversão do fluxo sanguíneo da direita para a esquerda e causam cianose ou insuficiência cardíaca direita.

Nem todos os indivíduos esquistossomóticos com hipertensão pulmonar apresentam grande número de ovos do parasito e granulomas nos pulmões. Assim, além de obstrução vascular causada por ovos e granulomas nos vasos pulmonares, outros mecanismos devem estar envolvidos na hipertensão pulmonar. Em vários pacientes, existe uma vasculopatia difusa e heterogênea, descrita como arterite obliterativa, associada ou não a muitos ovos do parasito.

Forma renal

Cerca de 10 a 15% dos pacientes com esquistossomose mansônica desenvolvem glomerulopatia, que é mais comum e mais grave em pacientes com a forma hepatoesplênica da doença. Sinais clínicos e laboratoriais de doença renal, como proteinúria, hematúria, cilindrúria, hipertensão arterial e insuficiência renal crônica, ocorrem em cerca de 30% dos pacientes com a forma hepatoesplênica e de 4% dos indivíduos com formas brandas da infecção. Em estudos de necrópsias, lesões glomerulares com expressão clínica ocorrem em 10% dos pacientes com a forma hepatoesplênica da doença e em 6% daqueles que morreram por outras causas. A frequência de lesões renais expressivas em pacientes com esquistossomose hepatoesplênica é maior do que a observada em cirróticos, indicando que não resultam apenas de hipertensão portal ou de disfunção hepática, ambas presentes na cirrose.

As alterações renais na esquistossomose resultam da formação e deposição de complexos imunes nos rins. Imunocomplexos contendo antígenos do ovo ou do parasito são identificados nos rins de animais experimentalmente infectados com *S. mansoni* ou com *S. japonicum* e de pacientes com esquistossomose, mesmo naqueles com a forma discreta da doença. Várias são as lesões glomerulares encontradas na esquistossomose. A classificação da glomerulopatia esquistossomótica proposta pela African Association of Nephrology está disponível em https://www.ajkd.org/content/atlasofrenalpathologyii e resumida adiante.

- Classe I – *glomerulonefrite proliferativa mesangial*. Clínica: micro-hematúria e proteinúria. Morfologia: deposição de imunocomplexos na região mesangial e proliferação focal ou difusa de células mesangiais, depósitos de IgM e C3. É, provavelmente, a forma mais comum de glomerulopatia esquistossomótica, presente mesmo em indivíduos com a forma hepatointestinal da doença
- Classe II – *glomerulonefrite proliferativa difusa exsudativa*. Clínica: síndrome nefrítica, toxemia. Morfologia: proliferação de células endoteliais e mesangiais, com infiltração de neutrófilos, macrófagos e eosinófilos, e depósitos de C3. É encontrada em casos de coinfecção por salmonela, em geral *Salmonella parathyphi*
- Classe III – *glomerulonefrite de padrão membranoproliferativo*. Clínica: hepatoesplenomegalia, síndrome nefrótica, podendo ter componente nefrítico associado ou isolado e progressão para insuficiência renal crônica. Morfologia: deposição de complexos imunes contendo IgA, IgG e C3 na região subendotelial de capilares glomerulares, com proliferação de células mesangiais e endoteliais e formação de duplo contorno na membrana basal de capilares. Em 10% dos casos, há depósitos de complexos imunes também na região subepitelial de capilares glomerulares, com formação de *spikes*
- Classe IV – *glomeruloesclerose segmentar e focal*. Clínica: hepatoesplenomegalia, síndrome nefrótica, hipertensão arterial e progressão para insuficiência renal crônica. Morfologia: parte dos glomérulos apresenta esclerose de segmentos de capilares, com aderências destes à capsula de Bowman. Pode haver proliferação mesangial, em geral discreta. Não há deposição de complexos imunes
- Classe V – *amiloidose*. Clínica: hepatoesplenomegalia, síndrome nefrótica, progressão para insuficiência renal crônica. Morfologia: deposição de material amiloide A, refringente à luz polarizada quando corado por vermelho Congo, no mesângio e em alças capilares. Descrita na África, é infrequente no Brasil
- Classe VI – *crioglobulinêmica*. Clínica: esplenomegalia, síndrome nefrótica, hipertensão arterial, púrpura, vasculite, artrite e progressão para insuficiência renal crônica. Morfologia: proliferação endocapilar, depósitos extensos de IgM e C3, fibrina e proteína amiloide A. É encontrada em casos de coinfecção com o vírus B da hepatite.

As glomerulopatias das classes III e IV são as mais encontradas em biópsias de pacientes com a forma hepatoesplênica da esquistossomose.

Os fatores determinantes de lesão renal na esquistossomose são intensidade da infecção, hipertensão portal, disfunção de macrófagos, fenômenos autorreativos e formação de anticorpos anti-DNA. Coinfecção com vírus ou com *Salmonella* pode agravar ou modificar as lesões.

Os complexos imunes encontrados na glomerulopatia esquistossomótica são constituídos por IgG, IgM, C3 e, ocasionalmente, IgA, associados a antígenos parasitários (do ovo ou do trato digestivo do verme) e a antígenos do hospedeiro (como DNA). Os complexos imunes predominam no mesângio. Nas formas membranoproliferativas, os complexos imunes são também encontrados na região subendotelial e, mais raramente, subepitelial. Deposição de complexos imunes nos rins é intensificada pela derivação portossistêmica do sangue secundária a hipertensão portal. Com o desvio sanguíneo, agregados de imunocomplexos que normalmente seriam captados e degradados pelas células de Kupffer são desviados para a circulação sistêmica e chegam aos rins. Ao lado disso, disfunção de macrófagos hepáticos pode contribuir para menor captação e degradação desses complexos imunes. O mecanismo responsável pela esclerose glomerular focal e segmentar na esquistossomose permanece obscuro.

As nefropatias das classes I e II respondem ao tratamento antiparasitário, enquanto aquelas das classes III e IV são progressivas, mesmo com terapêutica antiparasitária. A nefropatia esquistossomótica pode sofrer recorrência em receptores de transplante não tratados para a esquistossomose. No Brasil, o tratamento em massa da esquistossomose levou a declínio notável na prevalência da forma hepatoesplênica da doença, com impacto semelhante na glomerulopatia esquistossomótica.

Forma nervosa

Por embolização a partir do sistema portal, pode haver alojamento de ovos de *S. mansoni* no sistema nervoso central. Como nos demais órgãos, os ovos levam à formação de granulomas e fibrose. Na maioria dos casos, as lesões são esparsas, podendo ser encontradas em medula espinhal, encéfalo, meninges e plexo coroide. A ocorrência e o tipo de manifestações clínicas dependem da intensidade e da localização das lesões. Envolvimento do SNC pode ocorrer em todas as fases evolutivas da esquistossomose.

Por causa da migração anômala de vermes através do plexo paravertebral para a medula espinhal ou para o encéfalo, deposição maciça de ovos nesses locais pode levar a manifestações clínicas alarmantes. Dependendo da localização, formas pseudoneoplásicas podem provocar cefaleia, convulsões e sinais de localização. Essas apresentações podem simular clínica e imagenologicamente neoplasias do SNC. A forma de comprometimento do SNC mais frequente e importante, no entanto, é a medular que pode cursar com paraplegia (Figura 34.37).

Na *medula espinhal*, as localizações mais frequentes são os segmentos torácicos baixos, a região lombossacra e a cauda equina. As manifestações clínicas principais consistem nas síndromes do cone medular e da cauda equina. Mielite transversa, que se traduz por perda de força muscular ou paralisia dos membros inferiores, parestesias, retenção urinária, constipação intestinal e impotência sexual, é a forma mais frequente e importante. Tais quadros neurológicos podem ser encontrados em qualquer forma da esquistossomose (formas aguda, hepatointestinal e hepatoesplênica). Na forma hepatoesplênica, a hipertensão portal e a circulação colateral favorecem a disseminação ectópica de ovos de *S. mansoni*.

O diagnóstico de neuroesquistossomose baseia-se em achados clínicos, dados epidemiológicos, eosinofilia periférica e ovos de *S. mansoni* nas fezes. O diagnóstico etiológico é muito importante, pois o tratamento específico pode reverter as manifestações sem deixar sequelas.

Outras formas ectópicas

Tanto na fase aguda quanto na crônica da infecção pelo *S. mansoni*, pode haver embolização anômala de ovos para diferentes órgãos. As lesões são semelhantes às já descritas e têm no granuloma em torno de ovos o seu elemento fundamental.

O achado de ovos de *S. mansoni* em sítios ectópicos é frequente em necrópsias, sendo comum em rins, coração, pulmões, linfonodos abdominais e outros; granulomas podem ser encontrados ainda na pele e na placenta. A importância da esquistossomose em órgãos genitais parece estar subestimada; alguns estudos têm destacado a prevalência e a importância clínica dessas lesões. A maioria das lesões ectópicas, no entanto, consiste em achados casuais e não tem repercussões fisiopatológicas nem manifestações clínicas. A importância desses casos se dá nas formas mais exuberantes, quando a formação de massas teciduais requer diagnóstico diferencial com neoplasias ou quando as lesões levam a manifestações graves, como as descritas no comprometimento do SNC.

Formas pseudoneoplásicas

Deposição maciça de ovos de *S. mansoni* pode ocorrer em qualquer órgão; quando isso acontece, a inflamação em torno dos ovos induz a produção de abundante tecido fibroso e a formação de massas semelhantes a neoplasias, daí a designação de forma *pseudoneoplásica*. Tais lesões, que são raras e se formam no cólon ou no intestino delgado, podem assumir aspectos polipoide, infiltrativo e estenosante e comprometer os mesos ou omentos (Figura 34.38 A). Algumas vezes, simulam tumores retroperitoneais. Parece que essas lesões resultam de grande concentração de vermes em oviposição em determinado local, possivelmente por anomalias ou obstruções vasculares. Nas lesões, há grande número de ovos e de granulomas, além de fibrose abundante (Figura 34.38 B). Tais alterações podem ser achados incidentais em necrópsias, mas às vezes precisam ser diferenciadas de outras doenças e de verdadeiras neoplasias, inclusive linfomas. Ocasionalmente, massas pseudoneoplásicas constituídas por grande quantidade de granulomas e fibrose são encontradas em outros órgãos, como testículo, epidídimo, sistema reprodutor feminino e sistema nervoso central.

No Quadro 34.2 estão resumidas as principais características das formas intestinal, pulmonar, renal, nervosa, pseudoneoplásica e ectópica da esquistossomose.

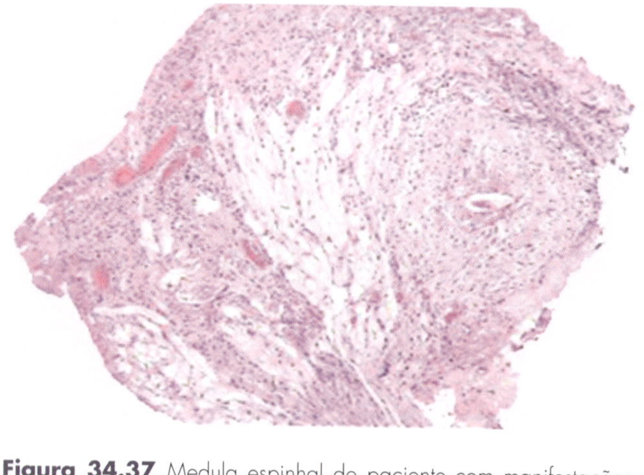

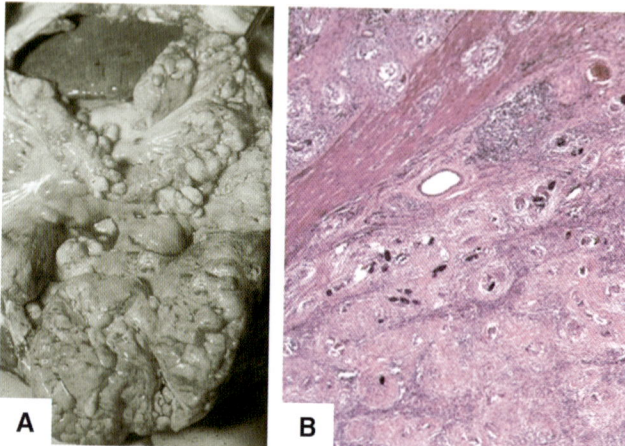

Figura 34.37 Medula espinhal de paciente com manifestações clínicas de neuroesquistossomose. Granuloma bem constituído em torno de ovo de *S. mansoni*. O tecido nervoso adjacente mostra edema e gliose. (Cortesia do Prof. Aristides Chetto Queiroz, Salvador-BA.)

Figura 34.38 A. Forma pseudoneoplásica da esquistossomose. Os omentos, os mesos e a serosa estão espessados por fibrose, que compromete também a parede intestinal. **B.** Corte histológico mostrando grande quantidade de granulomas e ovos de *S. mansoni*, associados a abundante tecido conjuntivo na parede do intestino grosso.

Quadro 34.2 Características das formas intestinal, pulmonar, renal, nervosa, pseudoneoplásica e ectópica da esquistossomose mansônica

Intestinal

Pólipos na mucosa dos intestinos delgado e grosso (0,2 a 0,5% no Brasil, mas comum no Egito)

Forma pseudoneoplásica (rara), mais frequente no sigmoide e no reto

Pulmonar

Sem hipertensão pulmonar

Granulomas isolados no parênquima, sem repercussões clínicas

Com hipertensão pulmonar

Associada a hipertensão portal

10 a 30% dos pacientes hepatoesplênicos

Arterite obstrutiva com lesões plexiformes/glomeruloides

Cor pulmonale, em geral sem cianose

Renal

Glomerulopatia em 10% dos pacientes hepatoesplênicos

Tipos de glomerulopatia, segundo a Associação Africana de Nefrologia

Classe I – glomerulonefrite proliferativa mesangial

Classe II – glomerulonefrite proliferativa difusa exsudativa

Classe III – glomerulonefrite membranoproliferativa (tipos I e III)

Classe IV – esclerose focal e segmentar

Classe V – amiloidose

Classe VI – crioglobulinêmica

Sistema nervoso central

Pode existir em todas as formas da esquistossomose

Mais frequente e mais grave em pacientes hepatoesplênicos

Medula espinhal é a sede mais frequente

Forma pseudoneoplásica no encéfalo

Pseudoneoplásica

Intestinal

Abdominal e/ou retroperitoneal

Encefálica

Ectópica

Ovos de *S. mansoni* e granulomas podem ser encontrados em muitos órgãos, em geral sem repercussões fisiopatológicas e clínicas

Associação com outras doenças infecciosas

Salmonelose septicêmica prolongada

Essa associação foi observada inicialmente em pacientes com esquistossomose hepatoesplênica associada à febre tifoide que apresentavam quadro febril prolongado, emagrecimento acentuado e disproteinemia que não respondiam ao tratamento da salmonelose com antibióticos, enquanto o tratamento da esquistossomose resultava em regressão do quadro febril. Estudos posteriores mostraram que as bactérias escapavam da resposta imunitária do hospedeiro e da ação dos antibióticos por estarem abrigadas no trato digestivo de vermes adultos de *S. mansoni*. Com a extinção dos vermes, as bactérias são também eliminadas.

Vírus de hepatites

Coexistência de esquistossomose e infecção por vírus das hepatites B ou C ocorre em áreas endêmicas da parasitose. Em pacientes com a forma hepatoesplênica da esquistossomose, maior prevalência de marcadores de infecção pelo vírus da hepatite B levantou a possibilidade de que tal associação tivesse papel no aparecimento de formas mais graves da parasitose. Estudos em populações de áreas endêmicas, no entanto, mostraram ser essa uma associação casual. Quanto ao vírus da hepatite C, os dados são contraditórios em relação a efeitos sinérgicos. Um estudo sugeriu que pacientes com esquistossomose teriam maior propensão a cronificação da infecção pelo vírus da hepatite C e evolução mais desfavorável, enquanto outras investigações não demonstraram esse sinergismo. Estudos mais bem conduzidos poderão trazer informações mais consistentes.

Na prática cotidiana, ocasionalmente o patologista depara-se com biópsias de pacientes esquistossomóticos e portadores crônicos de vírus de hepatites e precisa decidir se as alterações estruturais hepáticas (estádio da fibrose) são devidas à infecção viral ou à esquistossomose. Nesses casos, é importante que o profissional tenha experiência com as duas doenças para que faça um julgamento criterioso, pois de sua interpretação dependerá a tomada de decisões terapêuticas importantes.

Considerações finais

Embora seja uma doença em declínio no Brasil, a esquistossomose continua sendo importante problema de saúde pública. Apesar das medidas implantadas nas últimas décadas, a transmissão ainda persiste em várias regiões do país. Muitos casos da doença ainda são diagnosticados em pacientes hospitalizados e em serviços de Patologia, em espécimes de biópsias hepática e intestinal. Maior sobrevida dos pacientes com a forma hepatoesplênica foi possível graças ao tratamento específico da parasitose (que promove regressão das lesões) e aos avanços no diagnóstico e no tratamento de sangramento digestivo por ruptura de varizes do esôfago e do estômago. Ao lado disso, é importante destacar que o tratamento precoce de pacientes com as formas discretas previne o desenvolvimento da forma hepatoesplênica.

Com a expansão dos programas de transplantes hepáticos para regiões do país endêmicas de esquistossomose, onde existiram muitos casos da forma hepatoesplênica da doença, tem sido verificado um fato interessante. Alguns receptores de transplante por doença hepática tida como criptogênica, com hipertensão portal e insuficiência hepática, mostram, ao exame anatomopatológico do fígado explantado, fibrose de Symmers e restos de ovos de *S. mansoni* associados a grandes áreas de extinção do parênquima hepático, mas sem cirrose. Provavelmente, tais pacientes foram submetidos a tratamento específico da esquistossomose em passado distante e, lentamente, devido às alterações hemodinâmicas hepáticas, foram progressivamente perdendo parênquima funcional e desenvolveram insuficiência hepática, tornando-se, do ponto de vista clinicolaboratorial, idênticos a pacientes cirróticos. Assim, o estudo dos mecanismos envolvidos nessa evolução progressiva para descompensação hepática poderá ser importante no esclarecimento de como alterações hemodinâmicas hepáticas, na ausência de cirrose, contribuem para a perda progressiva do parênquima hepático e para a insuficiência funcional do órgão.

Leishmanioses

Luiz Antônio Rodrigues de Freitas,
Washington Luis Conrado dos Santos

Leishmanioses são doenças causadas por protozoários do gênero *Leishmania*, que são transmitidos pela picada de flebotomíneos do gênero *Phlebotomus* ou *Lutzomyia*. Pelo menos 20 espécies de *Leishmania* causam doença em humanos. Leishmânias infectam células do sistema fagocitário mononuclear e causam lesões na pele e em mucosas (leishmaniose tegumentar) ou em órgãos internos (leishmaniose visceral). Na maioria dos casos, a doença é uma zoonose, exceto as causadas pela *L. donovani* e pela *L. tropica*, na Ásia e na África, que são antroponoses. A lesões da leishmaniose tegumentar são destrutivas, às vezes progressivas, e manifestam-se com úlceras ou nódulos na pele e nas mucosas nasal e oral, ocasionando danos estéticos e funcionas na face, sobretudo no nariz e na boca. A leishmaniose visceral compromete órgãos internos e manifesta-se por emagrecimento, hepatomegalia, esplenomegalia e disfunção da medula óssea, com anemia, neutropenia e hemorragias. A apresentação clínica das leishmanioses varia de acordo com a espécie de leishmânia infectante e da resposta imunitária do hospedeiro. Nas formas graves, a letalidade da leishmaniose visceral no Brasil é em torno de 6%, mesmo com tratamento específico.

As duas formas de leishmaniose (tegumentar e visceral) estão presentes em todos os continentes, exceto na Oceania. Estima-se que no mundo haja de 12 a 15 milhões de pessoas infectadas e que ocorram 1,5 a 2 milhões de novos casos a cada ano. Cerca de 90% dos casos de leishmaniose tegumentar ocorrem na Bolívia, no Brasil e no Peru. Aproximadamente 90% dos pacientes com leishmaniose visceral vivem em Bangladesh, Brasil, Etiópia, Índia, Sudão e Sudão do Sul. Entre os 25 países com maior prevalência de leishmaniose, o Brasil é o único com alta prevalência das duas formas da doença, a tegumentar e a visceral. As leishmanioses estão em expansão no Brasil e no mundo. Até a década de 1980, no Brasil as leishmanioses tegumentar e visceral eram consideradas enfermidades rurais. Nos últimos anos, a doença adquiriu também caráter urbano, sendo encontrada em cidades de médio e grande portes de quase todos os estados brasileiros.

■ Leishmaniose tegumentar

A leishmaniose tegumentar americana (LTA) tem amplo espectro de apresentações clínicas, predominando lesões ulceradas ou nodulares na pele e em mucosas. A enfermidade é causada por diferentes espécies de *Leishmania* transmitidas por flebotomíneos dos gêneros *Lutzomyia* (Américas) ou *Phlebotomus* (Velho Mundo). No continente americano, as espécies de *Leishmania* mais associadas à leishmaniose tegumentar são *L. braziliensis*, *L. mexicana* e *L. amazonensis*, enquanto na Europa, na Ásia e na África predominam *L. tropica*, *L. major* e *L. aethiopica*. No Brasil, as principais espécies causadoras de LT são a *L. braziliensis*, com distribuição em todo o país, *L. amazonensis*, presente em áreas de florestas primárias e secundárias de todas as regiões do país, e *L. guyanensis*, restrita à região Norte. Na maioria dos casos, parece que a leishmaniose tegumentar é zoonótica. Apenas a *L. tropica*, uma espécie de *habitat* urbano, existente em uma região que se estende da Índia à Grécia, tem

claro comportamento antroponótico. Roedores silvestres são considerados potenciais reservatórios das outras espécies, mas não há definição clara de que animais são efetivos na manutenção da cadeia de transmissão da doença. Diferente do papel de cães domésticos e de outros canídeos, além de gatos e de alguns marsupiais, que são reservatórios de espécies que causam leishmaniose visceral, supõe-se que uma gama de animais, como marsupiais, roedores e primatas façam parte de uma cadeia de manutenção da transmissão de espécies de leishmânia causadoras de leishmaniose tegumentar.

A doença é endêmica no continente americano (do sul dos EUA ao norte da Argentina, com exceção do Chile, Uruguai e a maior parte das ilhas do Caribe) e no Velho Mundo (região mediterrânea e outras partes da Ásia e da África), com surtos epidêmicos esporádicos. Estima-se que 0,7 a 1 milhão de novos casos de leishmaniose tegumentar ocorra a cada ano, 90% deles no Afeganistão, Paquistão, Síria, Arábia Saudita, Argélia, Irã, Brasil e Peru. No Brasil, na década de 2010, os coeficientes de detecção de leishmaniose tegumentar oscilaram entre 6,16 e 12,14 casos por 100.000 habitantes (https://portalarquivos2.saude.gov.br/images/pdf/2019/outubro/14/LT-Coef-Deteccao.pdf). As regiões Norte e Centro-Oeste são as que têm a maior incidência. No início da década de 1980, havia casos registrados em 19 estados brasileiros, enquanto nos últimos anos todos os estados tiveram casos autóctones. A maioria dos casos ocorreu nas regiões Norte (46%) e Nordeste (23%). Em 2018, foram registrados 16.432 casos autóctones de LTA no Brasil, 91% deles em pessoas com idade superior a 10 anos e 74% em homens.

A expansão da LTA está relacionada com intervenções do homem no meio ambiente pela necessidade de novos espaços habitacionais em função do crescimento urbano e de migrações forçadas por conflitos, mormente na Asia, ou para a expansão de atividades econômicas, que implicam em desmatamentos e exploração de florestas primárias. Tais ações terminam por aumentar a exposição de hospedeiros intermediários e de humanos ao vetor e por adaptar ciclos de transmissão a ambientes peridomésticos.

O diagnóstico de leishmaniose baseia-se em dados clínicos, sorológicos e parasitológicos. Os testes sorológicos são reação de imunofluorescência e ELISA. Reação de hipersensibilidade tardia induzida por injeção de antígeno bruto ou de frações de antígenos do parasito (teste cutâneo de leishmanina ou reação de Montenegro) constitui importante indicador de infecção, embora possa manter-se positivo mesmo após cura da doença. O diagnóstico definitivo pode ser feito mediante coleta de material por punção aspirativa, raspado ou biópsia incisional da lesão e identificação do parasito ao microscópio (imuno-histoquímica aumenta a sensibilidade desse método) ou por meio de cultura ou de inoculação em animais suscetíveis. No Brasil e em outros países, vários grupos de pesquisadores têm-se dedicado ao desenvolvimento de técnicas mais rápidas e menos invasivas de diagnóstico laboratorial da doença. Entre as novas propostas, encontram-se em fase de validação testes que utilizam fitas contendo antígeno de leishmânia que oferecem resultado em apenas alguns minutos, além de PCR para identificação de ácidos nucleicos do parasito e sua genotipagem.

As medidas de controle da leishmaniose atualmente utilizadas são tratamento dos pacientes e eliminação de reservatórios e vetores. Algumas dessas medidas são de difícil aplicação e, talvez por isso, não tenham tido o sucesso esperado. Há décadas, sais de antimônio pentavalente (glucantima, pentamidina) têm sido a medicação de primeira escolha para o tratamento. Os inconvenientes desses fármacos são a necessidade de administração parenteral, o longo tempo de tratamento e os efeitos tóxicos sobre o coração e o pâncreas. Outras opções de tratamento incluem pentamidina e anfotericina B, medicamentos de segunda escolha, pois são tóxicos e têm alto custo. A aminosidina e a miltefosina, com bons resultados em testes clínicos no Brasil, ainda não estão disponíveis para uso no país. Tal conjunto de fármacos constitui alternativas para os casos não responsivos à terapêutica antimonial. Imunoterapia com a administração de antígenos de leishmânia ou de citocinas (IFN-γ, GM-CSF) tem sido utilizada como tratamento adjuvante à terapêutica com antimoniais em casos resistentes das formas cutânea localizada, mucocutânea ou cutânea difusa da leishmaniose.

Ao lado da busca de tratamentos mais eficazes, têm sido empreendidos grandes esforços no desenvolvimento de vacinas para uso humano e em cães. As tentativas de produção de vacina têm-se deparado com problemas relativamente complexos e diferentes daqueles inerentes às vacinas contra infecções bacterianas e virais desenvolvidas até então. Na leishmaniose, a resposta imunitária protetora está associada à imunidade celular, sendo a produção de anticorpos ineficaz para controle da infecção. Ao lado disso, vacinas baseadas em antígenos expressos apenas em uma das fases evolutivas do parasito podem não conferir proteção eficaz contra a doença. Indução de imunossupressão e mecanismos sofisticados de escape pelo parasito também dificultam a obtenção de vacinas efetivas contra a doença.

▶ Formas clínicas

As manifestações clínicas da LTA têm caráter espectral e dependem da espécie do parasito e da resposta imunitária do hospedeiro. Em indivíduos capazes de montar resposta efetora mediada por linfócitos T, considerado o polo responsivo (reativo, hiperérgico), a doença manifesta-se como *leishmaniose cutânea (LC)* ou *leishmaniose mucocutânea (LMC)*. No Brasil, a maioria dos casos com estas formas têm infecção pela *L. braziliensis*, embora outras espécies de parasitos possam estar envolvidas. Na região amazônica, a *L. guyanensis* e a *L. amazonensis* são responsáveis pela maioria dos casos. Em pacientes incapazes de montar resposta imunitária celular (anergia) do tipo Th1, que induz a síntese de IFN-γ, infecção por *L. amazonensis* resulta na *leishmaniose cutânea difusa (LCD)*. Esses dois polos da doença, hiperérgico e anérgico, diferem nos aspectos clínicos, histopatológicos e de resposta terapêutica. O espectro da LTA é, de certa forma, semelhante ao descrito na hanseníase e, como nesta, as lesões correlacionam-se com a resposta imunitária. O Quadro 34.3 relaciona as principais espécies de *Leishmania* com as manifestações clínicas da doença.

Quadro 34.3 Formas clínicas e elementos associados na leishmaniose tegumentar e visceral

Forma clínica	Distribuição	Parasitos	Características	Sorologia	Reação de Montenegro	Isolamento do parasito
Cutânea localizada (LCL)	Novo Mundo: do sul dos EUA ao norte da Argentina	*L. amazonensis, L. braziliensis, L. guyanensis, L. lainsoni, L. mexicana (L. pifanoi), L. naiffi, L. panamensis, L. peruviana, L. shawi, L. venezuelensis*	Úlceras solitárias ou múltiplas com infiltrado inflamatório crônico pleomórfico, poucos parasitos, podendo haver granulomas	Fraca a moderada intensidade	Usualmente positiva, pode ser negativa nos primeiros meses da doença	Inconstante. Punção de linfonodo-satélite (fases iniciais) e inoculação em animal (lesões mais antigas) são recomendáveis
	Velho Mundo	*L. aethiopica, L. donovani, L. infantum, L. killicki, L. major, L. tropica*				
Mucocutânea (LMC)	Novo Mundo	*L. amazonensis, L. braziliensis, L. panamensis, L. guyanensis, L. mexicana*	Úlceras na região nasal, podendo atingir o palato, com infiltrado inflamatório pleomórfico e raros parasitos, podendo haver granulomas	Fraca a moderada intensidade	Frequentemente positiva	Raro. Inoculação em animais é recomendável
	Velho Mundo	*L. major*				
Cutânea difusa (LCD)	Novo Mundo	*L. amazonensis, L. mexicana*	Nódulos disseminados na pele, constituídos por infiltrado inflamatório monomórfico de macrófagos com vacúolos grandes contendo muitos parasitos	Forte	Usualmente negativa, pode tornar-se positiva com a remissão	Frequente
	Velho Mundo	*L. aethiopica, L. major*				
Visceral (LV)	Novo Mundo	*L. infantum, L. amazonensis*	Hepatoesplenomegalia, infiltrado inflamatório com quantidade variável de macrófagos contendo amastigotas, no baço, fígado, linfonodos, medula óssea e pulmões. Uma forma cutânea pós-calazar é vista em infecções com *L. donovani*	Forte	Usualmente negativa, torna-se positiva com a cura	Frequente
	Velho Mundo	*L. infantum, L. donovani*				

Leishmaniose cutânea

O período de incubação varia de 2 semanas a 6 meses. No local da picada do inseto, forma-se uma pápula que se transforma em nódulo que depois ulcera. A úlcera tende a aumentar de tamanho nas primeiras semanas e torna-se crônica. Em áreas endêmicas, muitos pacientes têm cura espontânea e outros controlam a infecção mesmo antes de desenvolver lesão. Nesses casos, reação de Montenegro positiva indica resposta imunitária mediada por células.

O aumento de linfonodos de drenagem da área de inoculação pode ser manifestação precoce da infecção, antes mesmo do desenvolvimento da lesão cutânea. Comprometimento de linfonodos é encontrado em 75 a 95% dos casos. Punção desses linfonodos, seguida de cultura ou de exame direto, pode demonstrar parasitos. Alguns pacientes com linfonodomegalia não desenvolvem lesão cutânea, enquanto outros, mesmo tratados para a doença, formam úlceras. Há uma forma de apresentação clínica peculiar, a forma bubônica, descrita em indivíduos infectados com *L. braziliensis* no estado do Ceará, que se caracteriza por grande linfonodomegalia, que pode, ocasionalmente, supurar e drenar material.

A apresentação clínica mais característica da LTA (90% dos casos) é lesão cutânea ulcerada, crateriforme, úmida, indolor, com bordas elevadas, bem definidas, fundo plano, recoberto por crosta que, quando retirada, mostra tecido de granulação (Figura 34.39). Úlceras com infecção bacteriana secundária podem ser dolorosas e apresentar secreção fétida. Em indivíduos infectados por *L. braziliensis*, as úlceras em geral são únicas (*forma cutânea localizada*), grandes e mais frequentes nos membros inferiores (60% dos casos). Em geral, as úlceras têm cura espontânea em 6 a 15 meses e associam-se a imunidade protetora. O tratamento específico reduz o tempo de cura e previne recidivas. Em infecções por *L. guyanensis*, as úlceras tendem a ser múltiplas e localizadas acima da linha da cintura, em regiões variadas do corpo. As úlceras tendem a ser pequenas e a curar-se espontaneamente, mas com alta taxa de recidiva. Diferenças na localização das lesões têm sido atribuídas à altura de voo dos vetores que transmitem os parasitos de diferentes espécies. Disseminação linfática (*forma linfangítica*) é frequente

e apresenta-se como lesões múltiplas ao longo do vaso linfático de drenagem da lesão ulcerada inicial, semelhante ao que ocorre na esporotricose, daí ser também referida como *forma esporotricoide* da leishmaniose cutânea.

Uma forma bastante peculiar de leishmaniose cutânea é a *forma disseminada*, descrita em alguns pacientes infectados por *L. braziliensis* ou *L. amazonensis*, que se caracteriza por grande número de lesões (de dezenas a mais de 700). Tal forma deve-se, muito provavelmente, à disseminação sanguínea dos parasitos. As lesões apresentam aspecto acneiforme, com pápulas e pequenas úlceras disseminadas pelo corpo (Figura 34.40), frequentemente com comprometimento também de mucosas. Os pacientes têm títulos mais altos de anticorpos antileishmânia do que aqueles com a forma cutânea típica; alguns mostram teste de hipersensibilidade tardia negativo. A quantidade de parasitos nas lesões é pequena, a resposta terapêutica a antimoniais é boa e os pacientes tratados passam a apresentar resposta imunitária celular a antígenos de leishmânia. Esta forma não deve ser confundida com a leishmaniose cutânea difusa (ver adiante), da qual difere dos pontos de vista clínico, histopatológico e imunitário.

Ocasionalmente, outras *formas atípicas* podem ser encontradas em áreas endêmicas, em que as lesões têm aspecto exofítico e bordas mal definidas, sangram com frequência e não respondem bem ao tratamento convencional, a despeito de a resposta imunitária e os aspectos histopatológicos não diferirem daqueles dos casos clássicos (Figura 34.41). Em gestantes, lesões verrucosas ou vegetantes com abundante tecido de granulação têm sido descritas. Nesses quadros atípicos, parece que variantes do parasito ou do vetor estejam implicados nas manifestações clínicas.

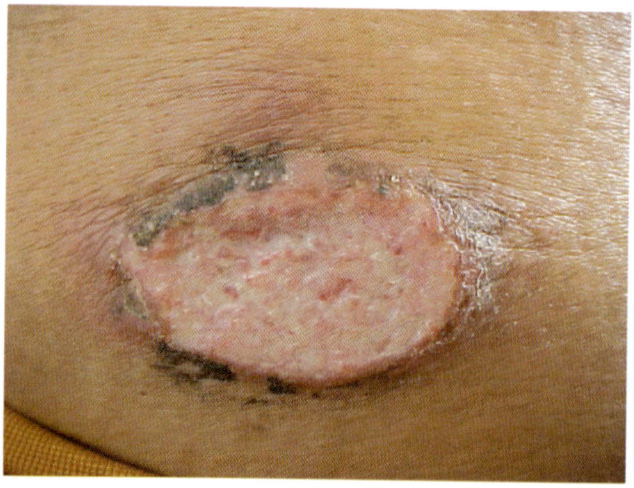

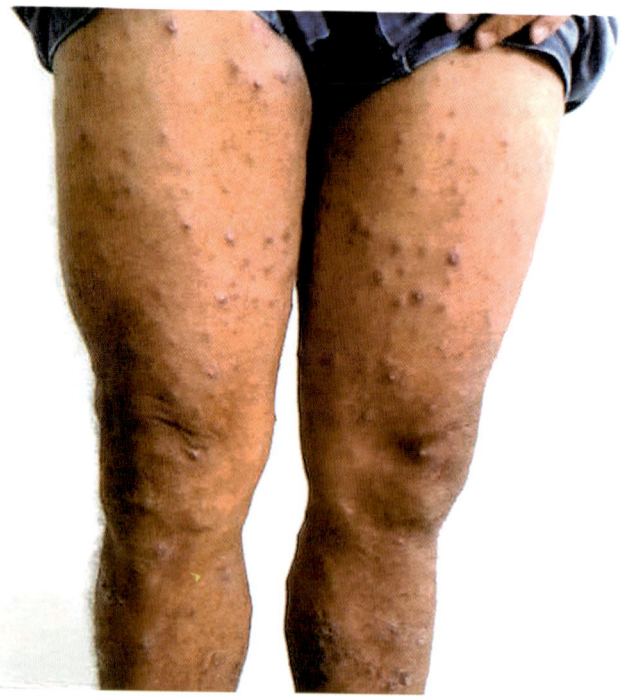

Figura 34.39 Leishmaniose cutânea localizada. Úlcera única, com bordas elevadas e fundo granuloso.

Figura 34.40 Leishmaniose cutânea disseminada. O paciente apresenta centenas de lesões acneiformes ou pequenas ulcerações disseminadas pelo corpo. (Cortesia do Prof. Sérgio Marcos Arruda, Salvador-BA.)

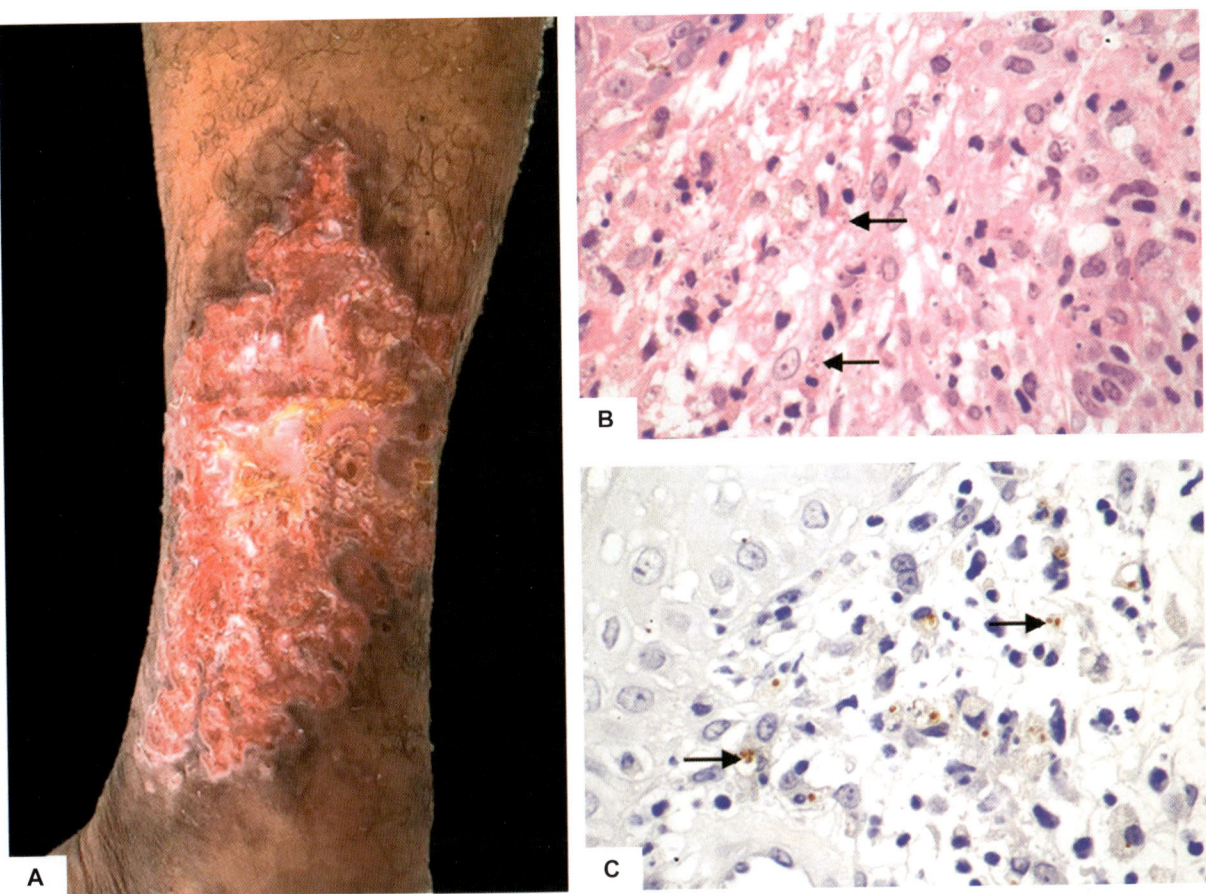

Figura 34.41 Forma atípica de leishmaniose cutânea: **A.** Lesão que aparentemente se curava e em seguida ulcerava nas bordas. (Cortesia da Dra. Gabriela Kruscherwsky Santana, Salvador-BA.) **B.** Aspecto histológico mostrando infiltrado inflamatório de mononucleares, com macrófagos contendo formas amastigotas de leishmânia (*setas*). **C.** Formas amastigotas de leishmânia em macrófagos da pele (*setas*), evidenciadas por imuno-histoquímica.

Em torno ou no interior de cicatrizes de lesões de leishmaniose aparentemente curadas, podem surgir tubérculos ou pápulas que confluem e formam lesões anulares contendo poucos ou muitos parasitos. Esta forma, conhecida como *leishmaniose recidiva cutis*, descrita na infecção tanto por *L. braziliensis* quanto por *L. amazonensis*, tem curso protraído e baixa resposta ao tratamento. Em estudos realizados em área endêmica no estado da Bahia, esta forma parece ser mais frequente do que antes se suspeitava. O tratamento com esquemas terapêuticos alternativos mostra boa resposta, com cura duradoura.

No Velho Mundo, a leishmaniose cutânea é menos agressiva do que nas Américas e tende a cura espontânea. Na LC causada pela *L. tropica*, forma-se em geral uma lesão "úmida" em áreas expostas, com pápulas e úlceras pequenas que se curam em 6 a 15 meses, conferindo imunidade duradoura. Em infecções com *L. major*, as lesões são "úmidas" e representadas por úlceras maiores (*botão do oriente*), que mais raramente formam lesões nodulares, verrucosas ou vegetantes e se curam em 2 a 6 meses, deixando cicatrizes fibrosas. Há relatos de formas esporotricoides (linfangíticas) e disseminadas. O caráter benigno das lesões e o fato de a cura conferir imunidade duradoura levam pessoas dessas regiões a produzirem, intencionalmente, infecção em áreas não expostas do corpo para adquirir imunidade contra lesões em partes visíveis. O processo é conhecido com *leishmanização*.

Leishmaniose mucocutânea

Esta forma grave e desfigurante de leishmaniose tegumentar, também conhecida como "espúndia", "nariz de tapir" ou "nariz de anta", ocorre em até 4% dos indivíduos com lesão cutânea infectados com *L. braziliensis* em áreas endêmicas (alguns pacientes são infectados por *L. amazonensis*). No Oriente (Velho Mundo), a forma mucocutânea resulta de infecção por *L. major*.

Em até 30% dos casos, a lesão mucosa aparece algumas semanas ou meses após a lesão cutânea, enquanto esta ainda se encontra ativa, embora possa surgir muitos anos após cicatrização da úlcera na pele. Cerca de 50% dos pacientes que desenvolvem lesão mucosa apresentam-na nos dois primeiros anos após cura da lesão cutânea. Em estudo feito em área endêmica no estado da Bahia, encontrou-se concomitância de lesões cutânea e mucosa em 2,7% de 220 pacientes sistematicamente examinados. Além disso, em 16% dos casos as lesões mucosas foram encontradas em pacientes sem história de lesão cutânea prévia. A possibilidade de inoculação direta de parasitos em mucosas pode ser considerada, mas o mais provável é que o agente se dissemine a partir de infecção cutânea assintomática.

A manifestação mais comum é obstrução nasal. O componente mais atingido é a mucosa do nariz, que pode apresentar desde eritema, pequenas lesões vegetantes, placas granulomatosas ou pontos esbranquiçados até erosão, ulceração e

34

perfuração. Destruição do septo nasal causa desabamento do nariz para a frente e para baixo (Figura 34.42). O processo pode atingir a pele e causar lesões infiltrativas, hiperêmicas e edemaciadas, ou úlceras extensamente destrutivas. A evolução da lesão é imprevisível: alguns pacientes apresentam cura espontânea, enquanto outros desenvolvem lesões progressivas. Além do nariz, as lesões podem atingir os palatos mole e duro, a úvula, a faringe, as bochechas, o lábio superior, a laringe, os brônquios e o esôfago. Comprometimento da laringe pode causar disfonia, disfagia e mesmo morte por obstrução respiratória alta.

Leishmaniose cutânea difusa

Leishmaniose cutânea difusa é rara e ocorre em pacientes com resposta imunitária celular efetora deficiente contra antígenos de leishmânia. Nas Américas, é causada por *L. amazonensis* e *L. mexicana* e ocorre sobretudo no norte do Brasil, na República Dominicana e na Venezuela. Na África, é encontrada na Etiópia e associa-se somente à *L. aethiopica*. A doença tem características clínicas e laboratoriais peculiares como: (a) nódulos e placas disseminados pelo corpo, não ulcerados, semelhantes aos da hanseníase virchowiana; (b) ausência de comprometimento visceral; (c) reação cutânea de hipersensibilidade tardia a antígenos de leishmânia (reação de Montenegro) negativa; (d) falha na resposta à quimioterapia; (e) quadro histológico com muitos macrófagos vacuolados, abarrotados de parasitos, escassez de linfócitos e ausência de granulomas.

As lesões iniciais são semelhantes às da forma cutânea localizada, mas não ulceram e, em geral, começam na infância. As lesões plenamente desenvolvidas são eritematosas e mostram pápulas, nódulos, tubérculos, placas infiltradas ou infiltrações difusas no corpo; surgem na face, predominando em orelhas, regiões malares e nariz (Figura 34.43), mas podem aparecer também nos membros inferiores e no tronco, com tendência a distribuição simétrica. As lesões ulceram por causa de traumatismos, mas não espontaneamente. Algumas lesões regridem espontaneamente, deixando cicatrizes. Tentativas de tratamento com IFN-γ resultaram em resposta favorável transitória, reforçando o papel de imunodeficiência específica dos pacientes.

Patogênese

A infecção por leishmânias está intimamente associada ao ciclo evolutivo do parasito (Figura 34.44). O flebótomo adquire o parasito ao sugar a pele de mamíferos, como cão e raposa, ou de roedores silvestres que se comportam como reservatórios. Nos insetos infectados, as formas promastigotas de leishmânia proliferam no trato digestivo e são regurgitadas durante a sucção do sangue, quando os flebótomos realizam uma nova alimentação, transmitindo o parasito para seres humanos e outros vertebrados. Durante a sucção da pele, os flebótomos regurgitam também saliva, a qual contém substâncias com potente ação vasodilatadora e potencialmente imu-

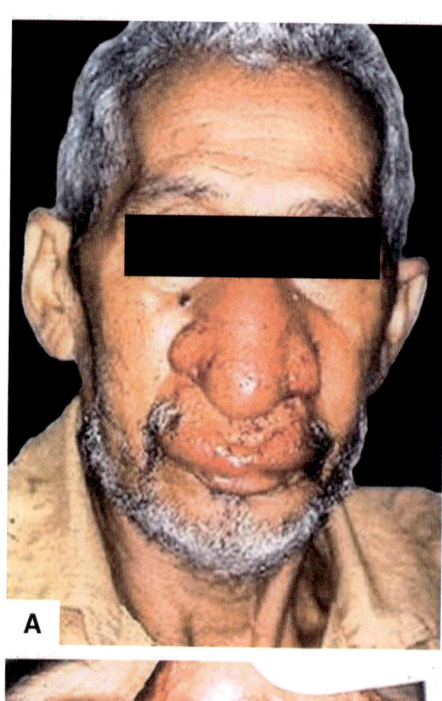

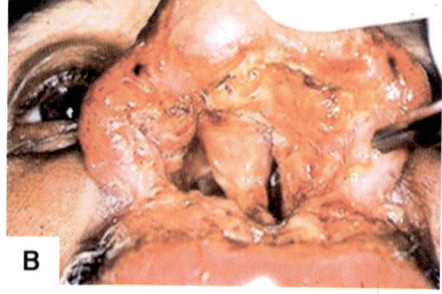

Figura 34.42 Leishmaniose mucocutânea. **A.** Comprometimento extenso da mucosa nasal, com infiltrado da pele e do lábio superior. Destruição do septo nasal e infiltração inflamatória conferem o aspecto de *nariz de tapir* ou *nariz de anta*. **B.** Detalhe de **A**, para mostrar o extenso comprometimento da mucosa nasal e a destruição do septo. (Cortesia do Prof. Jackson Costa, Salvador-BA.)

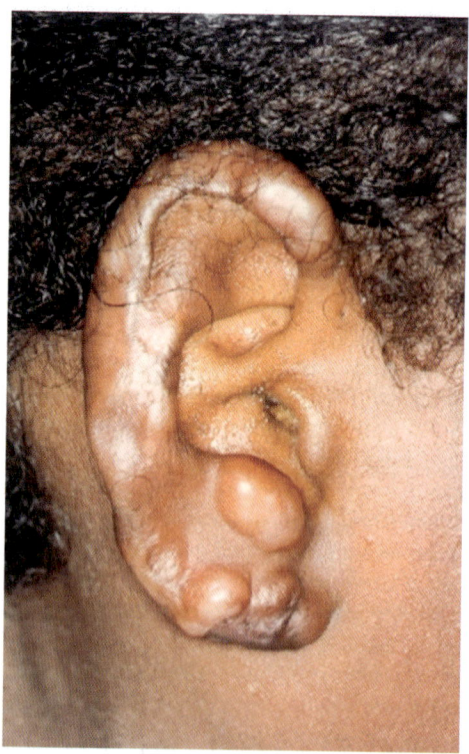

Figura 34.43 Leishmaniose difusa. Paciente infectado com *L. amazonensis*, mostrando pavilhão auricular e lóbulo da orelha com nódulos não ulcerados. (Cortesia do Prof. Jackson Costa, Salvador-BA.)

nossupressora. Uma variedade de substâncias identificadas na saliva de *Phlebotomus papatasi* e de outros flebotomíneos tem sido responsabilizada por essas ações. Dilatação vascular causada pela saliva do flebótomo aumenta a circulação sanguínea na derme papilar, região da pele na qual os vasos atingem sua posição mais superficial. Isso aumenta o afluxo de hemácias que alimentam os flebótomos e trazem, também, células inflamatórias, como neutrófilos e macrófagos, para o sítio de inoculação dos parasitos. A sobrevivência do parasito e o curso da infecção dependem da capacidade do parasito de evadir-se das defesas do hospedeiro e de características da resposta inata e adaptativa do hospedeiro. Cerca de 10% dos indivíduos residentes em área endêmica de *L. braziliensis* têm evidência de infecção, com base no teste cutâneo da leishmanina, mas não desenvolvem doença.

Como em outras doenças infecciosas e parasitárias, as interações do patógeno com o hospedeiro são complexas e conhecidas apenas em parte. Os principais mecanismos de defesa do organismo e as possíveis formas de aparecimento das lesões estão descritas a seguir.

Sistema complemento. Moléculas da superfície do parasito, como lipofosfatidilglicano (LPG), ativam o sistema complemento do hospedeiro, representando este o primeiro mecanismo de defesa contra a infecção, por causar lise parasitária. No entanto, parte das formas promastigotas inoculadas pelo flebótomo é resistente à lise pelo complemento. Essa resistência deve-se, em parte, a moléculas alongadas de LPG nas formas metacíclicas do parasito, que são menos eficazes na ativação do complemento. Este é ativado por tais moléculas longe da membrana citoplasmática da

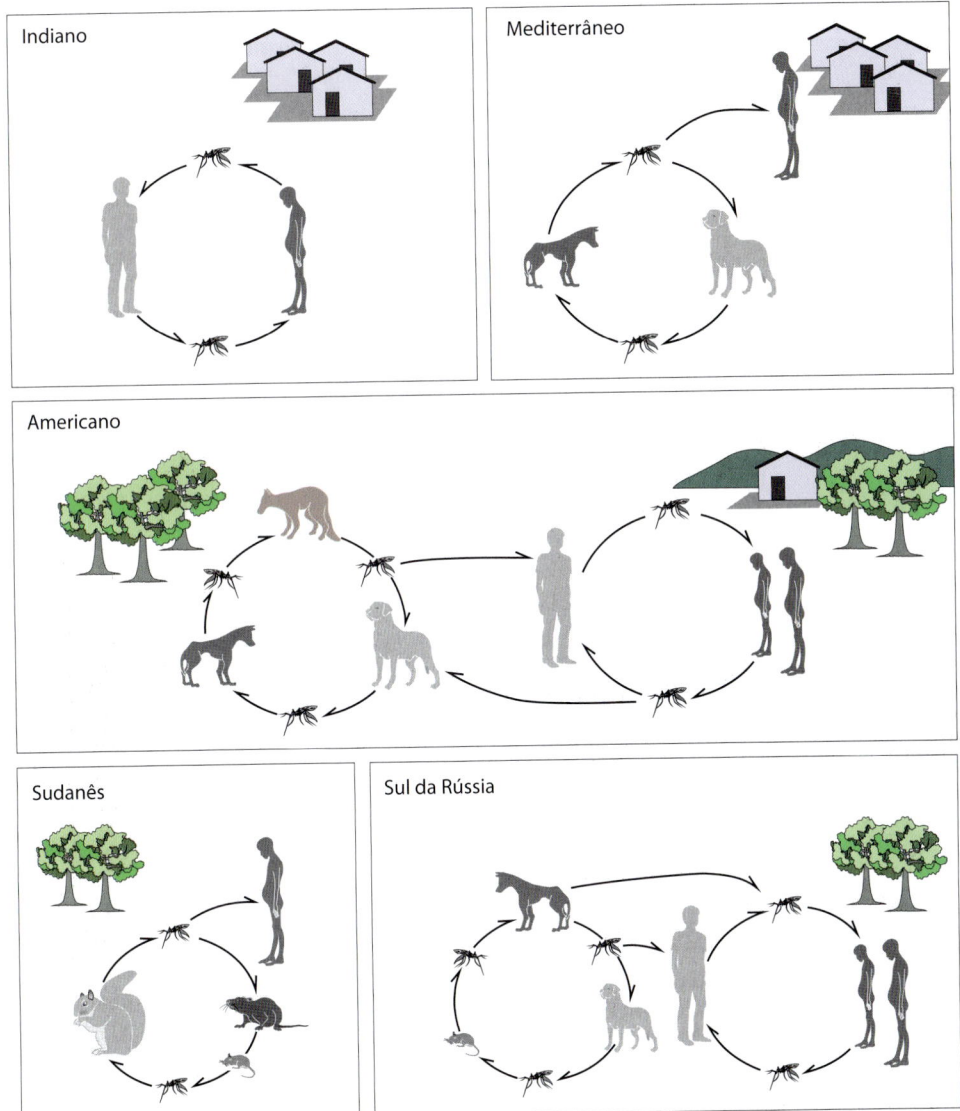

Figura 34.44 Tipos epidemiológicos de leishmaniose, segundo Samuel Pessoa. Em áreas geográficas distintas, os perfis são diferentes, na dependência de características particulares dos parasitos e dos hospedeiros. O tipo indiano é uma antroponose mantida entre adultos. O tipo mediterrâneo é uma zooantroponose predominante em cães. O sudanês é zoonose silvestre, sem envolvimento de canídeos. O tipo sul da Rússia é uma zoonose com envolvimento do cão doméstico, outros canídeos e diversos animais silvestres. O tipo americano é uma zooantroponose transmitida por flebótomos em zonas rurais e urbanas que acomete canídeos silvestres, cão doméstico e homem, causando doença visceral ou cutânea. (Ilustração original de autoria do Dr. Ítalo Sherlock, Salvador-BA; uso autorizado pela *Revista da Sociedade Brasileira de Medicina Tropical*.)

leishmânia, evitando a lise dos parasitos; fragmentos do complemento, como o C3b, contudo, ligam-se à leishmânia e funcionam como opsoninas, facilitando o englobamento do parasito por células fagocitárias. Assim, as promastigotas de leishmânia são fagocitadas por macrófagos recém-chegados à área de inoculação e por células de Langerhans da pele, por meio de um processo que envolve a interação de moléculas MAC-1 (CD11b/CD18) na superfície de macrófagos com C3b na superfície da leishmânia.

Neutrófilos. Neutrófilos atuam de várias formas na infecção por leishmânias. De um lado, fagocitam parasitos, sofrem apoptose e são internalizados por macrófagos. Por isso mesmo, foram considerados "cavalos de Troia", pois, além de levarem parasitos para o interior de macrófagos, tornam estes mais permissivos à infecção, por induzirem aumento de citocinas anti-inflamatórias, como IL-10 e TGF-β. Essas observações, contudo, feitas em modelos experimentais de infecção com *L. major*, não se reproduziram na infecção com *L. braziliensis*. Estudos semelhantes feitos com *L. braziliensis* mostraram que neutrófilos são muito importantes no controle da infecção e que, quando infectados com essa espécie do parasito, interagem com macrófagos e aumentam a capacidade leishmanicida destes por mecanismo dependente de TNF.

Fagocitose. Fagocitose é um mecanismo comum e importante de defesa contra infecções por microrganismos. Ao englobarem os parasitos, os fagócitos produzem radicais livres de oxigênio e óxido nítrico, que são normalmente utilizados por células de mamíferos na eliminação de patógenos. No entanto, leishmânias conseguem sobreviver e proliferar no interior do vacúolo fagocitário de macrófagos por meio da produção de tipanotiois, que inibem a síntese de óxido nítrico e a defesa por mecanismos oxidativos. Dependendo do tipo de arginase expressa pelo hospedeiro, o fagócito sintetiza óxido nítrico, que é tóxico para leishmânia, ou L-ornitina, que favorece a sobrevida e a proliferação dos parasitos. Infecções com alta carga parasitária inibem vários sistemas de sinalização de macrófagos, o que resulta em resposta inadequada de citocinas protetoras e inativação de macrófagos frente ao patógeno. Dessa forma, além de escapar dos mecanismos celulares de defesa do hospedeiro, os parasitos no interior de macrófagos encontram-se protegidos da resposta imunitária humoral (anticorpos e complemento). Nessa infecção, a fagocitose, que é importante mecanismo de defesa, é transformada em um mecanismo de proteção para o parasito.

Citocinas. IL-12, IL-17 e IL-23 atuam nas fases iniciais da resposta do hospedeiro. IL-17 e IL-23 são importantes no recrutamento de neutrófilos e na sua ativação, enquanto IL-12 atua favorecendo resposta linfocitária com produção de IFN-γ, resposta imunoinflamatória antiparasitária. Quando esses mecanismos atuam de modo desregulado, surgem lesões teciduais, às vezes desproporcionais à intensidade da infecção. Na maioria dos casos, a produção de IFN-γ por linfócitos ativa macrófagos. Macrófagos ativados produzem TNF, que, em sinergia com IFN-γ, induz a produção de radicais livres de oxigênio e óxido nítrico, que destroem os parasitos. Há evidências de que IL-10, TGF-β (este produzido por macrófagos) e outras citocinas associadas à resposta do tipo Th2 participam na imunidade contra leishmânias e na cura de lesões por modularem a resposta imunoinflamatória. Tem sido enfatizada a participação de linfócitos T reguladores (Treg, CD4+CD25+), que induzem a síntese de IL-10,

importante na modulação da resposta imunitária e no controle de lesões na doença. Em áreas endêmicas de leishmaniose tegumentar, indivíduos infectados que não desenvolvem lesões e controlam a infecção produzem menos IFN-γ e TNF do que aqueles que não as sofrem.

A partir do local de inoculação, o parasito é levado aos linfonodos regionais, onde seus antígenos são apresentados ao sistema imunitário; a partir deles, pode haver disseminação das leishmânias no organismo. Lesões pelo parasito ocorrem na pele e em mucosas (formas tegumentares da doença: cutânea localizada, mucocutânea e cutânea difusa) ou em órgãos internos, como fígado, baço e medula óssea (forma visceral, Quadro 34.3) A evolução da infecção depende sobretudo da resposta imunitária. O perfil de citocinas produzidas condiciona a sobrevivência, ou não, dos parasitos e o padrão de resposta que resulta no controle da infecção ou no aparecimento de lesões limitadas, recidivantes ou crônicas.

Resposta imunitária. O perfil da resposta imunitária tem grande importância na evolução da infecção por leishmânias. Na *leishmaniose visceral*, a polarização da resposta imunitária celular parece mais clara do que na leishmaniose tegumentar. Indivíduos que desenvolvem a forma sintomática da doença (calazar) têm linfócitos com baixa capacidade de produção de IL-2 e IFN-γ quando estimulados com antígenos específicos, mas recuperam essa capacidade quando tratados com sucesso. Nas pessoas que adoecem, a resposta imunitária pende para um nítido padrão Th2, com produção exacerbada de IL-4, IL-3, IL-5, IL-10 e TGF-β, associada a estimulação de linfócitos B e hiperprodução de anticorpos antileishmânia. Os indivíduos que, apesar de infectados, não desenvolvem doença ou dela se recuperam apresentam resposta celular do tipo Th1, com predomínio da produção de IL-2 e IFN-α.

Nas formas *cutânea localizada e mucocutânea*, a resposta imunitária é do tipo celular e associa-se à produção exacerbada de IFN-γ e TNF e à reação de hipersensibilidade a antígenos do parasito, fato particularmente marcante na leishmaniose cutaneomucosa. Nessa forma da doença, a destruição tecidual resulta de inflamação associada a reação de hipersensibilidade do tipo IV; esta não garante a eliminação dos parasitos, que, embora pouco numerosos, podem ser demonstrados por cultura ou inoculação de macerado da lesão em animais suscetíveis. Resposta à terapêutica com medicamentos antiparasitários confirma a participação de leishmânias na manutenção das lesões. Apesar de não serem completamente conhecidos os mecanismos responsáveis pela incapacidade de controlar a infecção nesses casos, regulação anômala por IL-10 e TGF-β possivelmente favorece a permanência de parasitos nas lesões.

Na leishmaniose cutânea difusa e na *leishmaniose visceral*, falha na ativação celular por deficiência de IFN-γ resulta em grande suscetibilidade à infecção, ficando os macrófagos abarrotados de amastigotas. Nessas formas da doença, IL-10 e TGF-β contribuem para a perpetuação da infecção por inativarem macrófagos.

Imunidade protetora. Tanto na leishmaniose tegumentar quanto na leishmaniose visceral, indivíduos que se recuperam da infecção ganham certa proteção contra reinfecção. Tal proteção, no entanto, não significa imunidade esterilizante, pois podem persistir alguns poucos parasitos. Indivíduos que se afastam de área endêmica podem, muitos anos depois e caso tenham alguma forma de imunodeficiência, apresentar outra vez manifestações de leishmaniose, mostrando que parasito e hospedeiro estabelecem uma relação de equilíbrio que pode ser rompido. Muito desse equilíbrio depende da manutenção de populações celulares e da produção adequada de citocinas. Distúrbios na produção de citocinas, que podem resultar de fatores do parasito (moléculas relacionadas com a invasão tecidual, evasão do sistema imunitário e indutores de lesão tecidual), do hospedeiro (desnutrição, imunodeficiência, constituição gênica) e do flebótomo (substâncias vasoativas, imunossupressoras e imunogênicas), resultam no desenvolvimento de doença.

O mecanismo de formação de úlceras nas diferentes formas de leishmaniose não está completamente esclarecido. Pacientes que ainda não têm úlcera podem desenvolvê-la mesmo quando tratados, alguns deles inclusive com teste de hipersensibilidade tardia negativo. Estudos de lesões recentes sugerem que vasculite pode contribuir para formar úlceras. As formas ativas da leishmaniose tegumentar podem evoluir com níveis séricos elevados de anticorpos antileishmânia. Como na leishmaniose visceral, anticorpos não conferem proteção contra a doença.

Aspectos morfológicos

Os achados histopatológicos da leishmaniose variam de acordo com a fase da infecção e com o perfil da resposta imunitária do hospedeiro. As formas reativas (leishmaniose cutânea localizada e mucocutânea) diferem da forma cutânea difusa, mas não são diferentes das outras formas de apresentação atípica.

Leishmaniose cutânea localizada e leishmaniose mucocutânea. Antes do aparecimento de úlceras, geralmente nas 4 primeiras semanas de infecção, a derme superficial apresenta denso e difuso infiltrado inflamatório, notando-se na derme profunda agregados de células inflamatórias em torno de vasos (Figura 34.45 A). O infiltrado, predominantemente de macrófagos de permeio com neutrófilos, ocasionais eosinófilos e alguns linfócitos e plasmócitos, acompanha a distribuição vascular na pele. Os macrófagos contêm número variado de formas amastigotas do parasito (Figura 34.45 B e C). Há tendência a maior concentração de células parasitadas na derme superficial, embora os parasitos possam ser vistos em macrófagos distribuídos nos vários níveis da pele, inclusive na epiderme. Em alguns casos, mesmo na fase inicial, os parasitos são escassos e podem ser encontrados granulomas. Podem ser vistos ainda trombos venosos, necrose fibrinoide na parede vascular e infiltração neutrofílica, caracterizando uma vasculite leucocitoclásica.

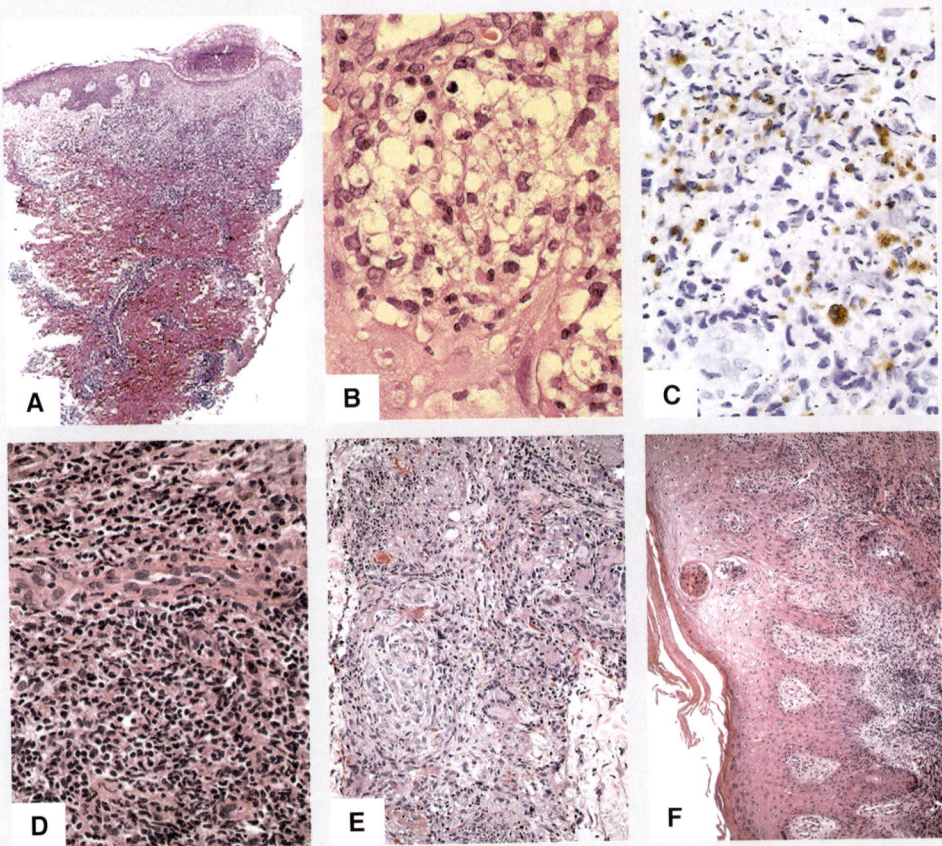

Figura 34.45 Leishmaniose cutânea localizada. **A.** Aspecto panorâmico de biópsia de pele mostrando infiltrado inflamatório de mononucleares que acompanha os vasos, assumindo padrão difuso na derme superficial. A epiderme está hiperplásica, com acantose e discreta hiperceratose. **B.** Lesão cutânea inicial mostrando na derme papilar macrófagos com citoplasma vacuolado contendo formas amastigotas de *Leishmania*. **C.** Infiltrado de mononucleares com macrófagos contendo formas amastigotas de *Leishmania*. Antígeno parasitário é encontrado também em outras células (reação de imunoperoxidase). **D.** Denso infiltrado de mononucleares na derme. Nota-se ainda vênula de endotélio alto. **E.** Lesão dérmica mostrando granulomas epitelioides bem formados, com células gigantes e focos de necrose. **F.** Dermatite crônica, com hiperplasia da epiderme, acantose e hiperceratose. Na derme encontra-se infiltrado inflamatório de mononucleares.

(continua)

Aspectos morfológicos (*continuação*)

À medida que a lesão se cronifica, diminui a quantidade de parasitos. Em lesões com mais de 4 semanas, parasitos são encontrados em cortes corados pela HE em 18 a 36% dos pacientes e em 65% dos casos submetidos à imuno-histoquímica. A partir daí, o infiltrado inflamatório contém muitos macrófagos, linfócitos e plasmócitos (Figura 34.45 D); em algumas lesões, há predomínio de plasmócitos. Em 50 a 80% dos casos, formam-se granulomas constituídos por células epitelioides e células gigantes multinucleadas (Figura 34.45 E), alguns bem organizados, outros mais frouxos, raramente contendo parasitos. Podem aparecer áreas de necrose caseosa, fibrinoide ou lítica associadas a neutrófilos e ocasionais parasitos. Apoptose de linfócitos é frequente. Na coloração pelo sírius vermelho, nota-se destruição da matriz colagênica, provavelmente por ativação de colagenases. Nos casos crônicos, há neoformação vascular com capilares e vênulas de endotélio alto proliferados, além de fibrose na derme.

Vasculite é encontrada tanto na leishmaniose cutânea quanto na mucocutânea, sendo frequentes depósitos fibrinosos ou hialinose na parede de vasos, além de infiltração neutrofílica. Raramente, encontra-se neurite, inclusive granulomatosa.

O conjunto das alterações descritas, incluindo inflamação crônica com granulomas, vasculite, necrose caseosa e fibrinoide e baixa carga parasitária, sugere que hipersensibilidade mediada por células (tipo IV) e falta de modulação da resposta imunoinflamatória atuam na manutenção das lesões.

Em epitélios preservados e nas bordas de erosões ou úlceras, há hiperplasia epitelial (às vezes com exocitose de leucócitos), que pode assumir aspecto pseudoepiteliomatoso (Figura 34.45 F). Macrófagos parasitados podem ser eliminados na epiderme.

Leishmaniose cutânea difusa. O infiltrado inflamatório tende a concentrar-se em torno de folículos pilosos e de outros anexos cutâneos. A quantidade de parasitos é variável, desde nenhum até numerosos, mas o padrão geral da reação tecidual não difere do observado na forma cutânea habitual. A falta de resposta imunitária capaz de induzir a produção de IFN-γ associa-se a lesão distinta daquela descrita nas formas *cutânea localizada* e *mucocutânea*. O infiltrado é monótono, difuso e constituído por grande número de macrófagos com citoplasma amplo, com vacúolos parasitóforos grandes e frequentemente abarrotados de amastigotas (Figura 34.46). Não há células epitelioides nem células gigantes multinucleadas, portanto não se formam granulomas. A quantidade de linfócitos e plasmócitos é pequena, restringindo-se a discreta infiltração na periferia da lesão ou a pequenos focos perivasculares. Não ocorrem necrose caseosa ou fibrinoide, nem vasculite. Ao contrário das formas reativas de leishmaniose tegumentar, a epiderme é atrófica, e entre ela e o infiltrado macrofágico dérmico há uma faixa incólume, semelhante à faixa de Unna da hanseníase virchowiana. Em lesões que sofrem involução espontânea, ocorrem fibrose e infiltração linfocitária focal associada a lise de macrófagos parasitados, sugerindo resposta protetora incipiente localizada mas incapaz de controlar a infecção.

Alguns pacientes apresentam uma forma difusa subpolar, na qual são vistos aspectos intermediários entre as lesões das formas cutânea localizada e cutânea difusa.

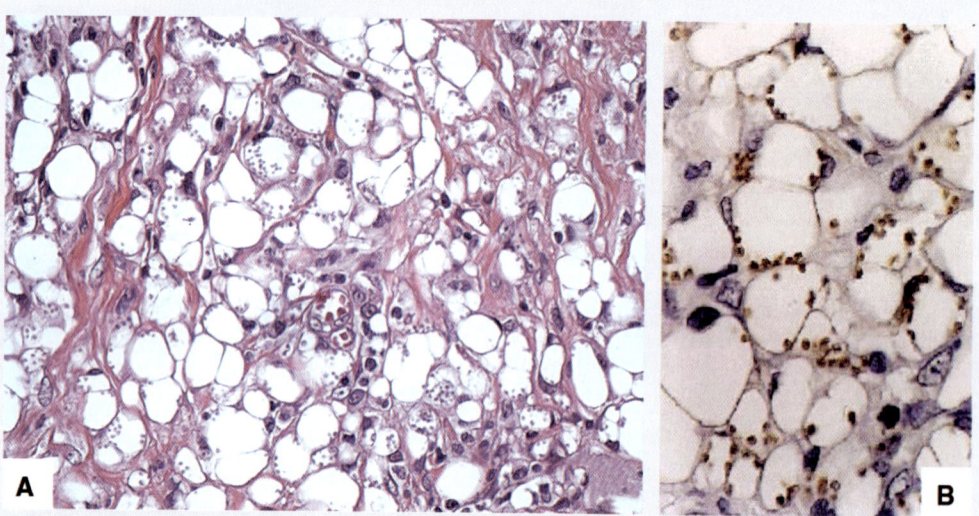

Figura 34.46 Leishmaniose cutânea difusa. **A.** Macrófagos na derme com grandes vacúolos parasitóforos contendo formas amastigotas de *Leishmania*. O infiltrado é quase exclusivamente macrofágico. **B.** Macrófagos com imensos vacúolos parasitóforos com formas amastigotas de *Leishmania* aderidas à parede (reação de imunoperoxidase indireta).

Diagnósticos confirmatório e diferencial

O diagnóstico de leishmaniose tegumentar baseia-se em dados clínicos, epidemiológicos e histopatológicos e no encontro do parasito em tecidos por meio de exame citológico de material obtido por punção na borda da úlcera ou de exame microscópico e imuno-histoquímico de amostras colhidas por biópsias. Por causa da baixa sensibilidade dos exames microscópicos convencionais (citológico e histopatológico), o emprego de exames parasitológicos (isolamento em cultura) e testes moleculares baseados na amplificação do DNA nuclear ou do cinetoplasto por PCR assume grande importância. A identificação precisa da espécie do parasito tem óbvias implicações terapêuticas. Os testes sorológicos e o teste de hipersensibilidade cutânea à leishmanina têm valor limitado.

No polo reativo, o diagnóstico diferencial da leishmaniose tegumentar deve ser feito com outras doenças granulomatosas da pele e de mucosas, ou seja, tuberculose cutânea, hanseníase, micoses e sarcoidose. Lúpus vulgar é uma forma de tuberculose cutânea que pode atingir a região próxima ao nariz e ser confundida com leishmaniose cutaneomucosa em pacientes de áreas endêmicas. Nesta forma de tuberculose, pode não haver necrose caseosa e os bacilos podem ser escassos e de difícil demonstração em tecidos. No escrofuloderma, ocorre ulceração da pele sobre linfonodos com tuberculose e forma-se fístula que drena material purulento. Esta forma de tuberculose deve ser diferenciada da forma bubônica da leishmaniose tegumentar, que também pode fistulizar e drenar secreção. O encontro de grandes áreas de necrose caseosa favorece infecção por micobactérias. Tuberculose cutânea primária é rara e resulta, em geral, de inoculação direta de microrganismos na pele. Na tuberculose disseminada, as outras manifestações da doença auxiliam no diagnóstico diferencial.

Infecções por micobactérias atípicas (*M. kansasii, M. avium-intracellulare, M. marinum, M. ulcerans* e *M. fortuitum-chelonei*) devem ser investigadas nos casos que fogem às manifestações típicas de leishmaniose ou naqueles em que há falha terapêutica. No diagnóstico diferencial com micobacterioses, quando não é possível demonstrar BAAR nas lesões deve-se recorrer a cultura de microrganismos e a outros testes laboratoriais. PCR é muito útil na identificação de micobactérias.

Há semelhanças e divergências entre a leishmaniose cutânea e a hanseníase. As formas polares da hanseníase (tuberculoide e virchowiana) corresponderiam às formas cutânea localizada e cutânea difusa da leishmaniose, respectivamente. No entanto, as manifestações clínicas das duas doenças são distintas, e a correlação clinicopatológica permite o diagnóstico diferencial entre elas. O comprometimento de nervos é notório na hanseníase tuberculoide, mas não existe na leishmaniose. A forma difusa da leishmaniose pode ser confundida com a hanseníase virchowiana, mas os parasitos são facilmente identificados na primeira enquanto na segunda se encontram BAAR.

Esporotricose e histoplasmose são as micoses que mais podem ser confundidas com leishmaniose. A primeira, pela dificuldade de se demonstrarem fungos em lesões crônicas e pela possibilidade de a forma esporotricoide da leishmaniose ser confundida com a micose; a segunda, pelo pequeno tamanho do fungo, que pode ser confundido com formas amastigotas de leishmânias. Colorações especiais, como impregnação pela prata e/ou PAS, devem ser usadas em casos de dúvidas. Em outras micoses (p. ex., paracoccidioidomicose), os fungos são mais facilmente identificados.

Em alguns casos, hiperplasia pseudoepiteliomatosa requer o diagnóstico diferencial com carcinoma de células escamosas bem diferenciado. Denso infiltrado de mononucleares, sem granulomas, pode levantar a suspeita de doença linfoproliferativa ou histiocitoses, cujos tratamentos podem ter efeitos catastróficos na leishmaniose, por favorecer a disseminação dos protozoários. Úlceras crônicas nos membros inferiores são frequentemente causadas por insuficiência venosa devido a varizes (úlceras de estase), mas apresentam fibrose, hemossiderose e pouca inflamação.

Por último, é importante destacar que, no diagnóstico diferencial das leishmanioses, a imuno-histoquímica e a PCR são muito úteis na identificação dos agentes etiológicos.

■ Leishmaniose visceral

Maria Irma Seixas Duarte, Amaro Nunes Duarte Neto

A leishmaniose visceral (LV) é uma antropozoonose endêmica de áreas tropicais, causada por protozoários do gênero *Leishmania* e transmitida por meio de insetos hematófagos. A LV representa grande problema de saúde pública mundial, estando entre as sete endemias de prioridade da Organização Mundial da Saúde (OMS), sendo hoje considerada doença negligenciada.

Estima-se que cerca de 360 milhões de pessoas estejam expostas ao risco de infecção no mundo, com exceção da Austrália e Antártica. Atualmente, a infecção ocorre no Velho e no Novo Mundo, especialmente Índia, leste africano, litoral do Mediterrâneo, Rússia, Arábia Saudita, Iraque, China e América Latina. No Brasil, merece destaque o caráter endêmico da parasitose, com casos descritos em praticamente todas as regiões do país, do Pará ao Paraná, além dos estados centrais de Minas Gerais, Goiás e Mato Grosso. A LV predomina em zonas rurais, com tendência de urbanização e ocorrência na periferia de grandes cidades como Rio de Janeiro, São Luís, Teresina, Jacobina, Santarém, Belo Horizonte e Campo Grande. Tem havido nítido aumento da infecção em pacientes imunocomprometidos (HIV, transplantados, em uso de quimioterapia e em submetidos a tratamento de doenças inflamatórias crônicas) e em viajantes internacionais contaminados em áreas endêmicas.

A transmissão da leishmaniose ocorre pela picada de mosquitos fêmeas dos gêneros *Lutzomya* nas Américas e *Phlebotomus* no Velho Mundo. As espécies de flebotomíneos transmissores mais comuns no Brasil são a *Lutzomya longipalpis* (encontrada nas regiões Norte, Nordeste, Sudeste e Centro-Oeste) e pela *Lutzomya cruzi* (Mato Grosso do Sul).

Os reservatórios silvestres conhecidos para a *L. (L.) infantum* são: (a) raposa (*Lycalopox vetulus*), no Nordeste do Brasil; (b) *Cerdocion thous*, na região amazônica; (c) lobo (*Canis lupus*), raposa (*Vulpis vulpis*), chacal (*Canis aureus*) e cão-do-mato (*Nyctereutis procyonoides*). Nenhum reservatório silvestre foi identificado para a *L. (L.) donovani*. O cão doméstico (*C. familiaris*) é a principal fonte de infecção para os vetores.

Diversas espécies do complexo *Leishmania* causam LV, as quais são identificadas por critérios fenotípicos e genotípicos, comportamento nos insetos vetores, virulência em roedores, características de cultivo *in vitro*, sorotipagem, reação com anticorpos monoclonais, testes *in vitro* de imunidade cruzada, reatividade com isoenzimas, análise de ácidos graxos, padrão de digestão da sequência ribossômica e do DNA do cinetoplasto (kDNA) com enzimas de restrição, lectinas que se ligam à membrana celular e hibridação de ácidos nucleicos. A *L. infantum* difere da *L. donovani* pelo perfil imunoenzimático e pela sorotipagem de fatores de excreção. A taxonomia das leishmânias é assunto ainda controverso. A leishmaniose visceral é causada por *L. donovani* (Índia, Bangladesh, Etiópia, Sudão), *L. infantum* (bahia do Mediterrâneo e China) e *L. chagasi* (Américas Central e do Sul). Em animais de laboratório e eventualmente em humanos, espécies com tropismo preferencial cutaneomucoso podem determinar quadros visceralizantes.

34

Aspectos clínicos

Os parasitos adotam diferentes estratégias para estabelecer a infecção, podendo gerar três tipos de resposta do hospedeiro: (1) destruição local e eliminação dos parasitos, com resolução do processo infeccioso; (2) resposta inflamatória com fagocitose dos parasitos e/ou persistência deles em forma latente; (3) disseminação dos parasitos para órgãos ricos em células do sistema fagocitário mononuclear (SFM), sendo fatores de risco estado imunitário, associação com outras doenças, infecções respiratórias, desnutrição etc.

A LV é uma afecção espectral com um polo hiperérgico, que traduz resposta eficaz do hospedeiro contra a infecção, e um polo anérgico, resultado de resposta imunitária deficiente. Com base no padrão de resposta, as formas de apresentação clínica da doença são:

- **Infecção assintomática**, que ocorre em indivíduos que vivem em áreas endêmicas, sem história ou sinais de doença clínica aparente e que têm reações sorológicas e/ou testes intradérmicos positivos para leishmânias
- **Infecção subclínica ou oligossintomática**, associada a manifestações inespecíficas como febrícula, tosse seca, diarreia, sudorese, adinamia e hepatoesplenomegalia discreta. O quadro pode regredir espontaneamente ou evoluir para doença manifesta
- **Forma aguda**, em geral com duração inferior a 2 meses, com febre alta, tosse, diarreia, hepatoesplenomegalia discreta, alterações hematológicas, acentuada elevação de globulinas séricas e anticorpos IgM e IgG específicos
- **Forma clássica ou plenamente manifesta**. A doença tem início insidioso e evolução crônica, com período de incubação de 2 a 6 meses, com relatos de casos extremos de dias ou anos. Se não tratada, é doença fatal. Os pacientes apresentam febre diária, anorexia, fraqueza, emagrecimento e desnutrição (pele seca, cabelos secos e quebradiços, cílios longos). Há ainda edema das mãos e dos pés, aumento progressivo do volume abdominal, do baço e do fígado. São frequentes manifestações gastrointestinais (particularmente diarreia), hemorragias (epistaxe, gengivorragia) e tosse seca (pneumonia intersticial). Manifestações não habituais incluem linfonodomegalia, petéquias, púrpuras e hemorragia na retina ou no sistema nervoso central. Em casos de longa duração, icterícia é sinal de mau prognóstico. Pode haver variações clínicas regionais, como pigmentação escura da pele, observada no calazar indiano e tonalidade pardacenta nas Américas. É constante pancitopenia periférica com hipergamaglobulinemia. Os pacientes apresentam reação de Montenegro negativa
- **Forma plenamente manifesta em pacientes imunocomprometidos**, em indivíduos com coinfecção LV/HIV, transplantados ou imunossuprimidos por tratamento de neoplasias malignas. Nesses casos, as manifestações clínicas são atípicas, como ausência de esplenomegalia, comprometimento dos pulmões, intenso parasitismo e falta de resposta ao tratamento com antimoniais. A doença resulta em geral de reativação de infecção anterior. A reação de Montenegro é negativa.

O diagnóstico de LV baseia-se em elementos epidemiológicos, clínicos e laboratoriais. O diagnóstico diferencial deve ser feito com malária, febre tifoide, salmonelose prolongada, doença de Chagas aguda, esquistossomose, leucemias, linfomas, doenças que compõem a síndrome mononucleose-*like* e micoses disseminadas, especialmente histoplasmose.

Os testes sorológicos para pesquisa de anticorpos específicos no sangue periférico são úteis, mas limitados, pois sua sensibilidade é baixa ou são pouco específicos, em virtude de reações cruzadas com outras espécies de leishmânias causadoras de doença tegumentar. Podem ser empregados testes de aglutinação direta e ELISA (*fast* ou *dot*). Mais recentemente, testes imunoenzimáticos com antígenos recombinantes, definidos como espécie-específicos, e testes rápidos (*dip stick*) têm sido usados para diagnóstico de campo (Ag rK39). PCR e outras técnicas de biologia molecular, apesar de empregadas em alguns centros, ainda não têm aplicação diagnóstica rotineira.

O diagnóstico parasitológico é feito pela demonstração de parasitos por pesquisa direta (usando-se a coloração de Romanovsky ou suas variantes: Giemsa, Wright, Leishman, Diff Quick), por cultura (em meios como NNN, Lit, Schneiders) ou por inoculação em animais suscetíveis. A pesquisa é feita em aspirado de medula óssea (positividade de 70 a 95%) ou aspirado esplênico (positividade de 95%).

Em tecidos, as formas amastigotas são visualizadas no citoplasma de macrófagos em cortes corados por hematoxilina e eosina, sendo mais bem individualizadas pela coloração de Giemsa. As formas amastigotas ou seus antígenos são detectados especificamente por imuno-histoquímica.

Patogênese

No hospedeiro vertebrado, as formas promastigotas flageladas infectantes invadem os macrófagos e diferenciam-se em amastigotas (formas aflageladas), que são parasitos intracelulares obrigatórios. As reações teciduais na infecção por cepas viscerotrópicas de leishmânia são a expressão morfológica da inter-relação entre o agente e o hospedeiro (Figura 34.47). No polo hiperérgico, os sistemas micro e macrofágico são capazes de destruir os parasitos e resolver o processo infeccioso. No polo anérgico, a doença desenvolve-se com manifestações sistêmicas exuberantes (curso agudo ou crônico), existindo formas intermediárias de reação (formas oligossintomáticas).

Estudos genéticos em camundongos mostram a existência de um gene situado no cromossomo 1 que confere resistência no C57BL, o qual está ausente na espécie Balb/c, sensível à infecção pela *L. donovani*. Evidências crescentes indicam que fatores genéticos contribuem para o curso da infecção humana por leishmânia (cromossomo 5q23-31, locos de citocinas Th2), sugerindo que o perfil genético determina suscetibilidade ou resistência à infecção pela *L. donovani*.

Moléculas de superfície de leishmânias, como LPG, gp63 e glicoproteínas do glicocálice (GIPL), são as que primeiro estimulam a imunidade inata (Figura 34.48). Por parte do hospedeiro, o reconhecimento da agressão é feito por meio de *toll-like receptors* (TLR), presentes em células dendríticas, macrófagos, neutrófilos e linfócitos T e B. TLRs precisam da molécula adaptadora MyD88. Muitos estudos estão sendo feitos no sentido de

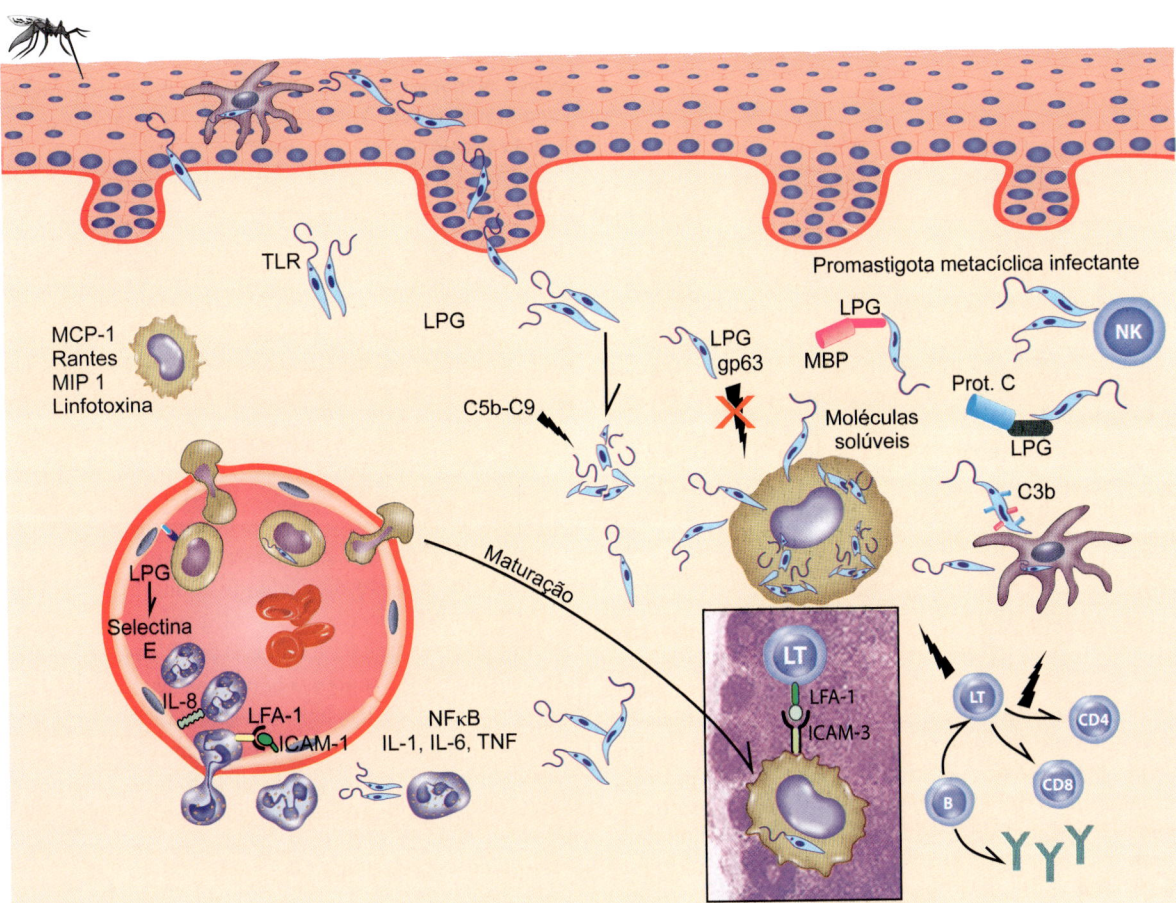

Figura 34.47 Eventos patogenéticos na leishmaniose visceral. Trajeto seguido pelos parasitos no hospedeiro a partir do ponto de inoculação cutâneo. Algumas formas amastigotas inoculadas na pele são lisadas pelo complemento ativado (C'), especialmente pelo complexo de ataque a membranas (C5b-C9), que promove quimiotaxia e migração de leucócitos para o local da inoculação. Por meio da selectina-E e de moléculas sialil Lewis X, os neutrófilos ligam-se frouxamente ao endótelio; a ligação forte de neutrófilos é mediada por LFA-1 e ICAM-1. Em seguida, ocorre diapedese de neutrófilos. Há ainda quimiotaxia de células mononucleadas mediada por moléculas RANTES, MIP-1 e linfotaxina. Outras formas promastigotas são fagocitadas por macrófagos residentes ou endocitadas por células de Langerhans, que migram para os linfonodos regionais para apresentar antígenos aos linfócitos T. Linfócitos T estimulados voltam ao foco da infecção e ativam macrófagos, iniciando-se a resposta imunitária celular e combate à infecção.

definir o papel de cada tipo de TLR (1 a 11) na leishmaniose. Leishmânias ativam diferentes TLRs, sendo os principais TLR4, TLR2, TLR3 e TLR9, com indução de resposta inflamatória robusta. Após reconhecimento dos parasitos, ocorre ativação do fator NFkB, que se desloca ao núcleo, onde estimula a transcrição e a síntese de citocinas pró-inflamatórias, entre elas TNF. Células dendríticas são potentes apresentadoras de antígenos e ativam linfócitos T, que produzem IL-12, citocina crucial para a montagem de resposta protetora. A imunidade inata atua também por meio de células NK, que se associam a bom prognóstico na LV por produzirem IFN-γ. Esta é a citocina-chave no combate às leishmânias, porque ativa macrófagos a produzirem radicais livres de O_2 e de NO, que matam os parasitos internalizados.

A imunidade adaptativa é decisiva para a resolução da infecção (Figura 34.49). Mediada preferencialmente por linfócitos T, tem dois padrões de reação. A *resposta do tipo Th1* é protetora por meio, sobretudo, da produção de IL-12 por células apresentadoras de antígeno e por macrófagos. Em consequência, há estimulação de linfócitos T CD4+ e sua diferenciação em células produtoras de IFN-γ. Ao mesmo tempo, há síntese de várias ou-

tras citocinas, como TNF, IL-1, IL-18, IL-23 e IL-17. A destruição das formas amastigotas de por macrófagos é feita especialmente por TNF, com interação CD40/CD40L.

A *resposta do tipo Th2* associa-se a suscetibilidade e exacerbação da doença. Tal resposta é mediada pela liberação de IL-4, que reduz a expressão de IFN-γ e a ativação de macrófagos. Resposta Th2 também se relaciona com insuficiência na produção de IL-12, o que não permite a montagem de uma resposta de padrão Th1. Há também produção de outras citocinas anti-inflamatórias (desativadoras), sobretudo IL-10, IL-13, TGF-β, e síntese de anticorpos, que não são capazes de destruir os parasitos e ainda mediaim suscetibilidade à infecção.

As leishmânias dispõem de numerosas estratégias de evasão dos mecanismos de defesa do hospedeiro, como escape do sistema complemento, disfarce antigênico, alterações na produção de óxido nítrico e de citocinas, indução de apoptose de células do sistema imunitário e ativação policlonal de células linfoides. A sabotagem dos mecanismos de morte dos parasitos é feita por meio de manipulação sofisticada dos padrões de sinalização intracelular. Estudos experimentais mostram que

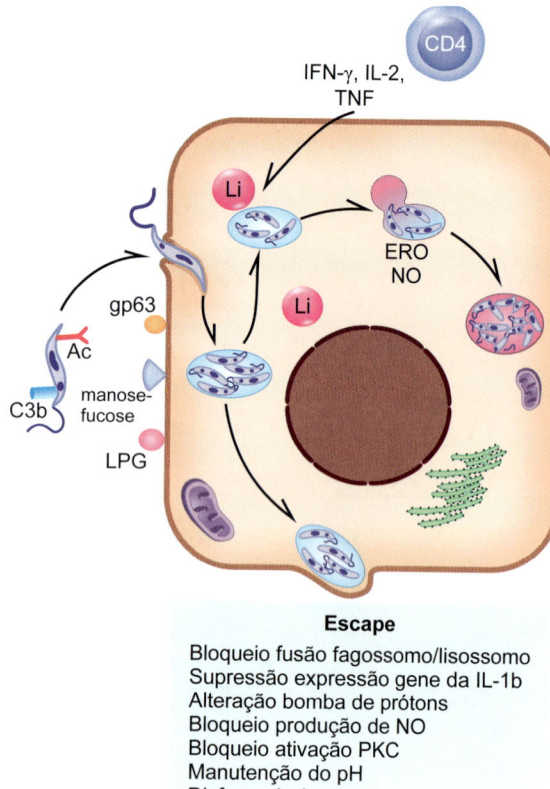

Escape

Bloqueio fusão fagossomo/lisossomo
Supressão expressão gene da IL-1b
Alteração bomba de prótons
Bloqueio produção de NO
Bloqueio ativação PKC
Manutenção do pH
Disfarce de Ag
Apoptose

Figura 34.48 Interação de leishmânias com macrófagos. As formas promastigotas são endocitadas por macrófagos residentes após adesão à membrana dos mesmos, que se dá por meio de proteínas de superfície (Gp63, manose-fucose, LPG) ou quando opsonizadas pelo complemento (C3b) ou por anticorpos. Em seguida, ocorre endocitose do parasito e formação de fagossomos, nos quais ocorre transformação em formas amastigotas do parasito e proliferação deste, fase em que a imunidade celular ainda não está estabelecida. Quando esta se desenvolve, há fusão do fagossomo com o lisossomo e ativação de macrófagos, por meio de IL-12, IFN-γ e TNF, quando passam a atuar os mecanismos microbicidas do hospedeiro (dependentes de oxigênio e óxido nítrico), com destruição de amastigotas. As leishmânias podem utilizar vários mecanismos de escape, como os mostrados na figura, para resistir aos mecanismos destrutivos montados pelo hospedeiro. ERO: espécie reativa de oxigênio; NO: óxido nítrico.

hormônios sexuais podem desempenhar papel importante na LV, podendo modular a imunidade contra leishmânias e influenciar diretamente a resistência ou a suscetibilidade.

Comprometimento de órgãos e sistemas

As lesões morfológicas são semelhantes em diferentes regiões endêmicas do mundo, embora existam particularidades relacionadas com as características dos diferentes ecossistemas. Leishmaniose visceral é uma doença que se caracteriza primordialmente por comprometimento do sistema fagocitário mononuclear (SFM), no qual os parasitos permanecem, multiplicam-se e disseminam-se. Frente ao parasitismo, o SFM exibe hipertrofia e hiperplasia. O interstício dos diferentes órgãos participa também de maneira importante no processo com modificações de seus componentes celulares, fibrilares e da matriz extracelular, que se associam a infiltrado inflamatório e reatividade vascular. Os sinais e sintomas mais exuberantes da doença plenamente manifesta relacionam-se justamente com o acometimento de órgãos ricos em SFM, como fígado, baço e medula óssea.

Fígado

O comprometimento hepático na LV reflete a resposta espectral do hospedeiro à infecção. São conhecidos os seguintes padrões de alterações morfológicas: (a) padrão típico, que corresponde à doença plenamente manifesta; (b) padrão nodular, ligado ao polo de boa resposta; (c) entre os dois, existem situações intermediárias; (d) padrão fibrogênico, com fibrose intralobular que pode culminar com a chamada *cirrose de Rogers*; (e) padrão reacional, secundário à infecção sistêmica.

O *padrão típico* é visto na forma disseminada, sintomática e grave da LV. O órgão está aumentado de volume (Figura 34.50 A) e ocupa grande parte da cavidade abdominal, com deslocamento de outras vísceras. Em geral, a superfície é lisa e ficam mantidas a consistência e as características das bordas. Microscopicamente, nos ácinos hepáticos existem focos de infiltrado linfoplasmocitário em correspondência com macrófagos fagocitando o parasito; os hepatócitos mostram esteatose macro e microgoticular difusa, sem distribuição preferencial. São observadas raras figuras de apoptose e de necrose de hepatócitos. Os espaços portais estão moderadamente expandidos por infiltrado de linfócitos, plasmócitos e macrófagos (alguns parasitados), mas a placa limitante lobular e os ductos biliares permanecem preservados (Figura 34.50 B). Há ainda hipertrofia e hiperplasia difusa das células de Kupffer, muitas das quais se encontram parasitadas por numerosas formas amastigotas (Figura 34.50 C). A imuno-histoquímica evidencia grande quantidade de material antigênico particulado no citoplasma das células de Kupffer, nos macrófagos intralobulares e portais e, raramente, nos hepatócitos. Material antigênico livre pode ser detectado também no estroma portal e nos espaços de Disse. Nestes, observa-se deposição de IgM, IgG e IgA (Figura 34.50 D). A análise ultraestrutural evidencia ativação das células de Kupffer, que exibem aparelho fagocítico muito desenvolvido. Os vacúolos fagocitários contêm amastigotas íntegras ou em desintegração.

O *padrão nodular* caracteriza-se por agregados de células mononucleadas (macrófagos, plasmócitos e linfócitos, principalmente T CD4+) com poucas amastigotas (Figura 34.51 A). Às vezes, formam-se esboços de granulomas; granulomas bem formados são vistos em outros mamíferos. Há ainda hipertrofia e hiperplasia das células de Kupffer, sem parasitismo. Nos espaços portais, há discreto infiltrado de linfócitos, macrófagos e plasmócitos. Com frequência, a pesquisa direta de amastigotas no mielograma e na mielocultura é negativa. Nesses casos, o diagnóstico etiológico é feito pela imuno-histoquímica. O padrão de citocinas é mostrado na Figura 34.51 B. Em humanos, o padrão nodular é visto, em geral, em casos oligossintomáticos, em pacientes que tinham previamente padrão típico e foram tratados e em *hamsters*, que controlam parcialmente a infecção e não desenvolvem doença disseminada. Os casos oligossintomáticos eventualmente podem evoluir para

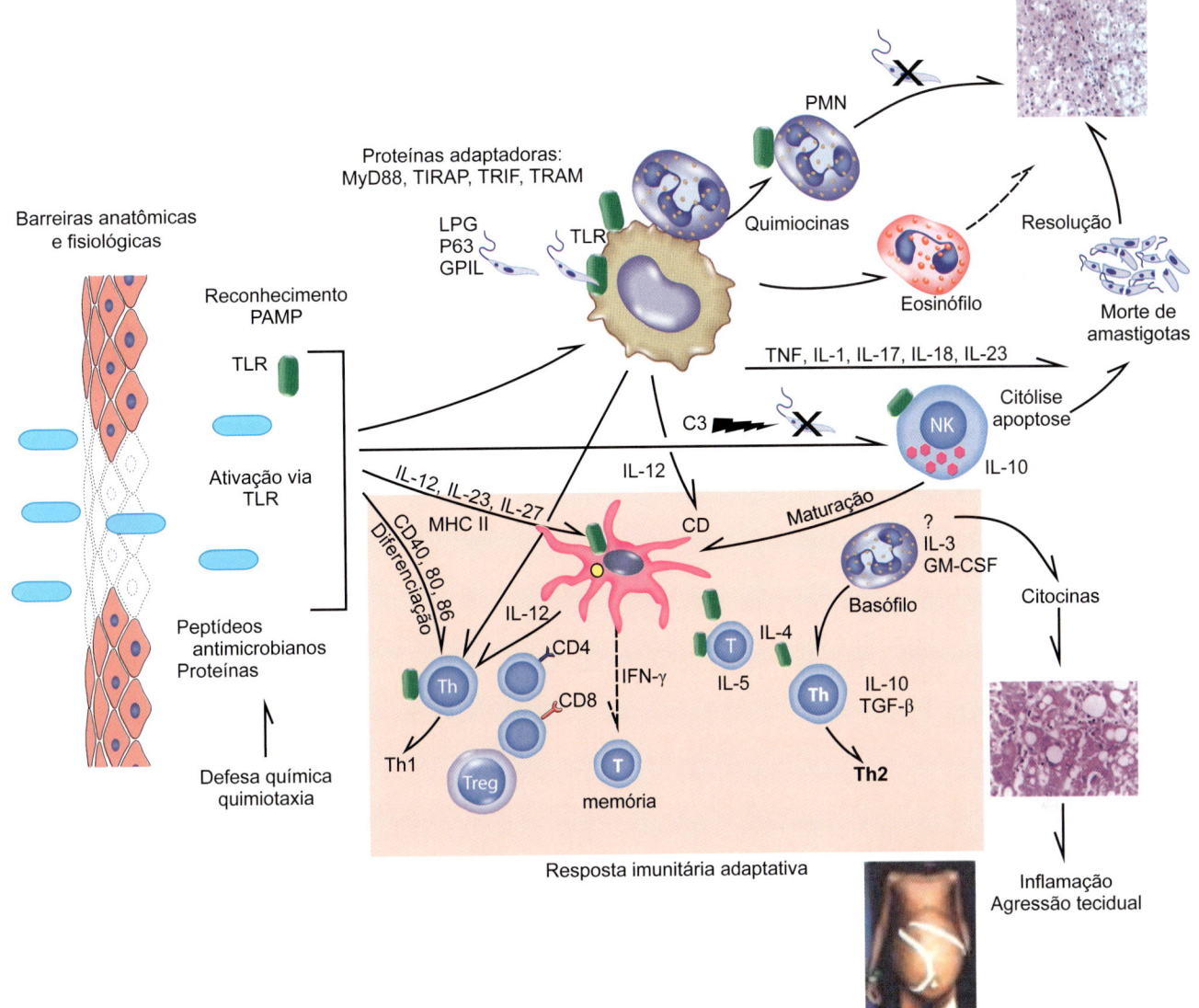

Figura 34.49 Resposta imunitária adaptativa na leishmaniose visceral. As formas promastigotas de leishmânia inoculadas na epiderme ou na derme podem ser eliminadas diretamente por ação do complemento ou de outros peptídeos antimicrobianos. Podem também ser reconhecidas por receptores de moléculas sinalizadoras de agressão, especialmente TLR (*toll-like receptor*), e se ligam às células do hospedeiro através de suas proteínas LPG, Gp63 e GPIL, com auxílio de proteínas adaptadoras: MyD88, TIRAP, TRIF e TRAM. Após reconhecimento do parasito por TLRs, há ativação de macrófagos e produção de quimiocinas, que atraem neutrófilos e eosinófilos, e de citocinas pró-inflamatórias (IL-1, TNF, IL-17, IL-18, IL-23) e de IL-22, cujas ações podem destruir o parasito e resolver a infecção. Outro caminho é a ativação de células NK (maturação e produção inicial de IFN-γ) e de células apresentadoras de antígenos (também produtoras de IL-12). Com isso, ocorre diferenciação em linfócitos T CD4+, CD8+ e de memória e de linfócitos B produtores de anticorpos, o que resulta em síntese adicional de IFN-γ e resposta de padrão Th1, eficaz para destruir as formas amastigotas e resolver a infecção. A intensidade do processo inflamatório é controlada por células T regulatórias e síntese de IL-10 e TGF-β. Se, ao contrário, ocorre produção de IL-4 e IL-5, além de citocinas anti-inflamatórias (IL-10 e TGF-β), cria-se o perfil de resposta do tipo Th2, resultando na *leishmaniose visceral*, com inflamação e agressão tecidual.

cura mesmo sem tratamento. Esse padrão representa uma resposta mais eficaz do hospedeiro, que tenta circunscrever e localizar as leishmânias.

O *padrão fibrogênico* é representado por focos múltiplos de fibrose intralobular, peri-hepatocitária, com ampliação dos espaços de Disse (Figura 34.52 A e B). Acompanha discreta hipertrofia e hiperplasia das células de Kupffer, sendo raras as amastigotas. Nos espaços de Disse, há deposição de IgM, IgG, IgA e material antigênico de leishmânias. Nota-se também discreto infiltrado mononuclear portal e intralobular. À microscopia eletrônica, ve-

em-se fibroplasia nos espaços de Disse e desaparecimento dos microvilos dos hepatócitos (Figura 34.52 C e D). Esse padrão, encontrado também em pacientes após tratamento e cura parasitológica da LV, associa-se a alta produção de TGF-β pelas células de Kupffer, o que resulta em fibrose hepática, mas sem hipertensão portal. No entanto, na LV de longa duração, o padrão fibrogênico se acentua, se expande e se manifesta como fibrose intralobular difusa semelhante à da sífilis congênita. Esse quadro é mais frequente no calazar indiano e ocasionalmente encontrado no Brasil. A fibrose acomete os espaços de Disse e se estende entre os

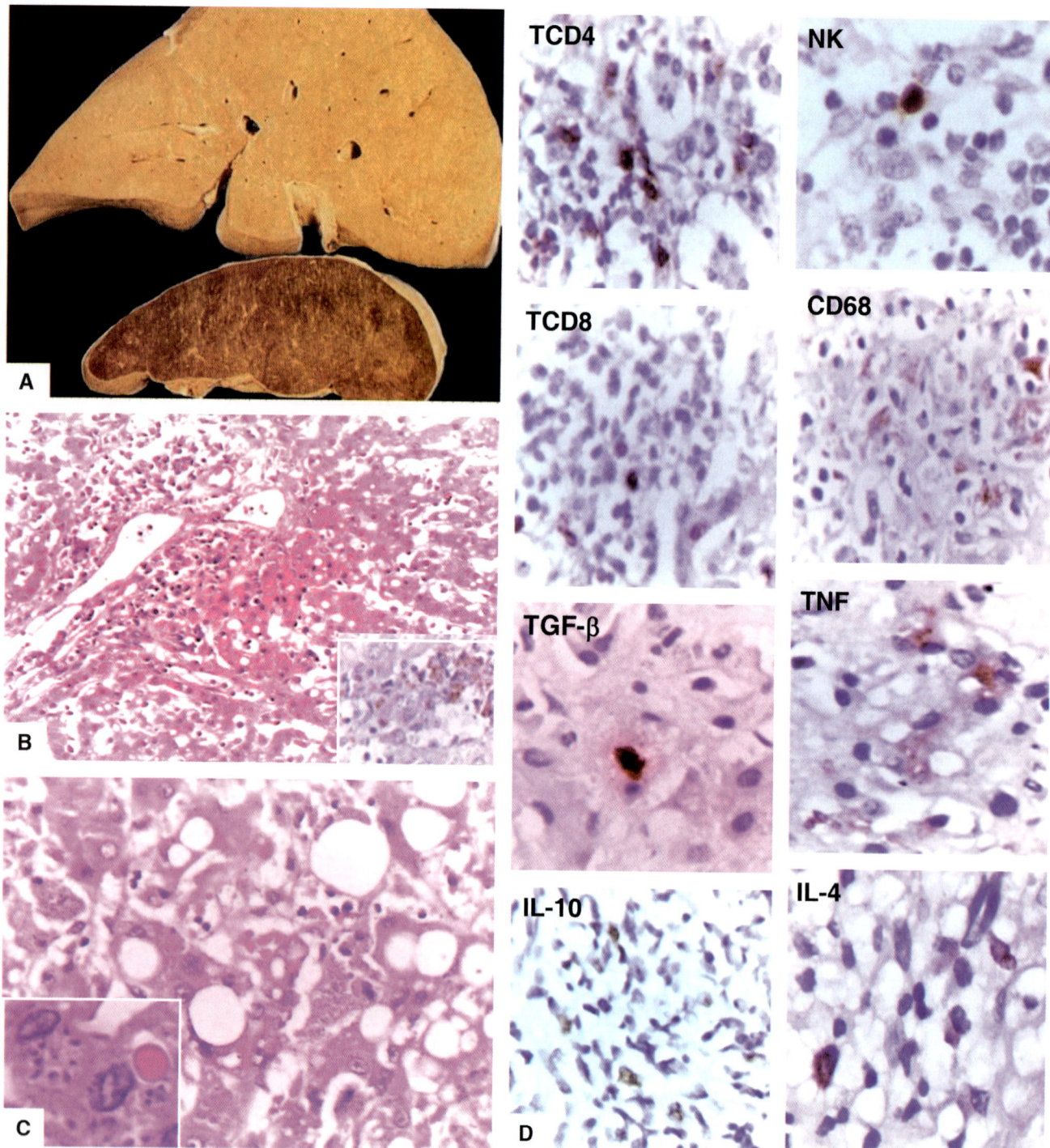

Figura 34.50 Padrão típico de comprometimento do fígado na LV. **A.** Aumento de volume do fígado e do baço. A arquitetura lobular hepática encontra-se preservada; a superfície de corte é amarelada por causa da esteatose. **B.** Espaço portal com infiltrado de mononucleares, respeitando a placa limitante de hepatócitos. No *detalhe*, formas amastigotas de leishmânia em células de Kupffer (imuno-histoquímica). **C.** Hipertrofia e hiperplasia de células de Kupffer, que fagocitam amastigotas de leishmânia (*detalhe*). Esteatose macrovacuolar. **D.** Perfil imuno-histoquímico, mostrando células e citocinas (padrão Th2) envolvidas no processo.

hepatócitos, isolando-os. Tal quadro, conhecido como *cirrose de Rogers*, manifesta-se clinicamente com hipertensão portal e insuficiência hepática. Após tratamento, pode haver regressão total dessa fibrose difusa (Figura 34.52 E).

Estimulação antigênica prolongada das células de Kupffer com hipertrofia e hiperplasia pode levar a: (1) alterações da microcirulação nos sinusoides e nos espaços perissinusoidais, com dificuldade local da circulação de fluidos e comprometimento do mecanismo de massagem endotelial, resultando em estase e ampliação dos espaços de Disse; (2) distúrbios na produção de colagenases e de outras enzimas de degradação do colágeno, resultando em desequilíbrio entre a produção e a degradação deste; (3) síntese aumentada de fibronectina, que, no espaço perissinusoidal, atua como fator estimulador da fibrogênese; (4) liberação

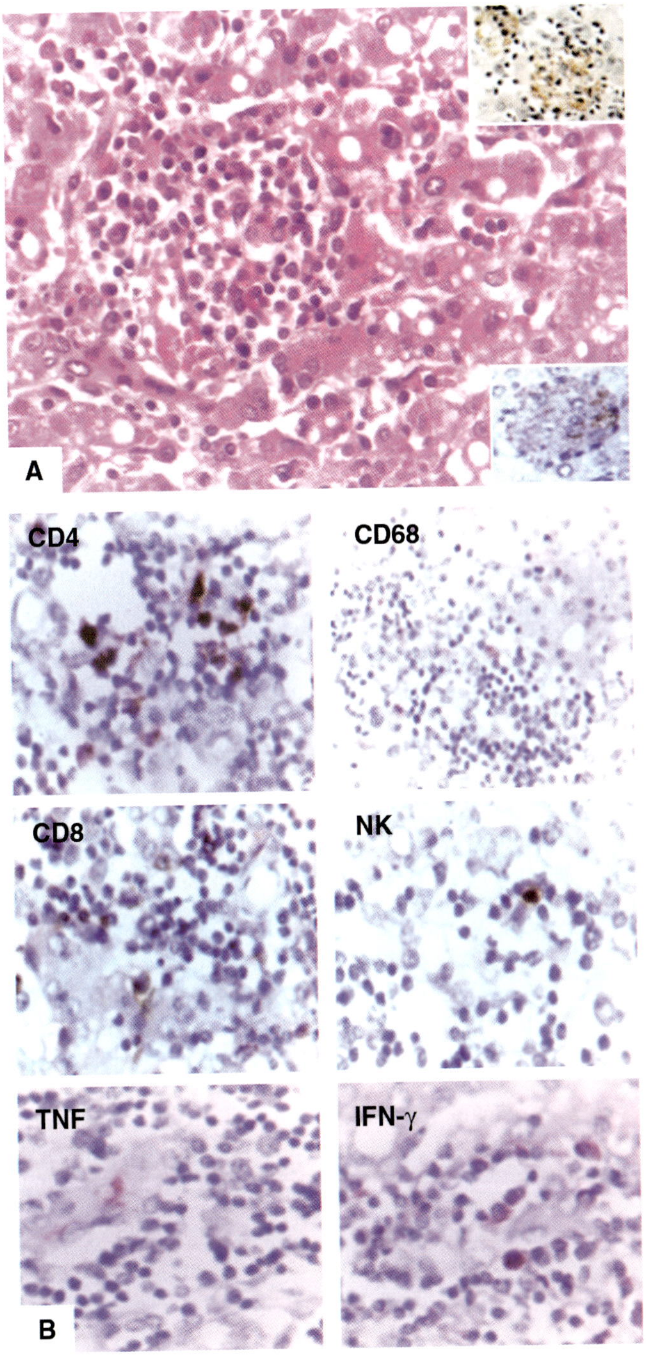

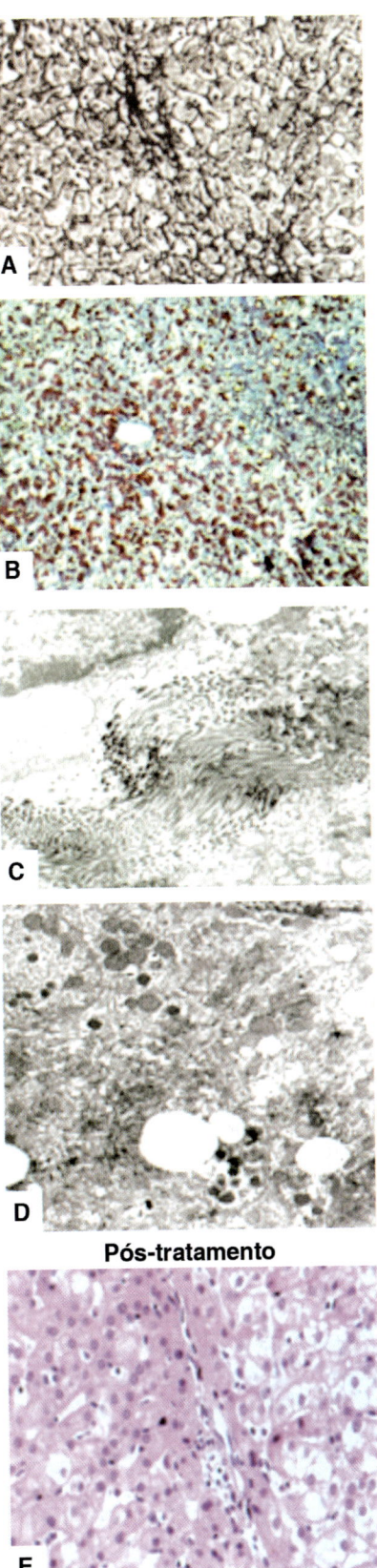

Figura 34.51 Padrão nodular na LV. **A.** Nódulo intralobular de células inflamatórias (linfócitos, plasmócitos e macrófagos), sem formas amastigotas de leishmânia nas células de Kupffer, aspecto histológico característico do padrão nodular. Nos detalhes, antígenos de leishmânia em nódulos inflamatórios. **B.** Perfil imuno-histoquímico, mostrando células e citocinas (padrão Th1) envolvidas no processo.

do fator de crescimento de células estreladas (células de Ito), que induz fibroplasia, secreção de citocinas e liberação de prostaglandinas que favorecem a migração e a proliferação dessas células, aumentando a fibrose. Algumas vezes, os hepatócitos são parasitados por amastigotas, levantando a possibilidade de que eles, assim como as células de Kupffer, se comportem como reservatórios do protozoário, permitindo recrudescência ou reativação da infecção.

Figura 34.52 Padrão fibrogênico do fígado na LV. Fibrose fina intralobular nos espaços de Disse envolvendo hepatócitos, que pode ser vista nas preparações de reticulina (**A**), tricromo de Masson (**B**) e microscopia eletrônica (**C** e **D**). Após tratamento da infecção, o aspecto histológico visto na coloração de hematoxilina e eosina mostra regressão da fibrose (**E**).

34

O *padrão reacional* surge em razão de infecções secundárias que complicam a parasitose, em especial septicemia. Nos casos graves e fatais, são encontradas áreas de necrose centrolobular associadas a lesões do choque. Poucas vezes, encontram-se focos de deposição de amiloide nos sinusoides, reativos à estimulação continuada do SFM.

Na doença plenamente manifesta (padrão típico), a resposta imunitária no fígado caracteriza-se por predomínio de linfócitos T CD8+ sobre linfócitos T CD4+, elevada síntese local de IL-4, IL-10, TGF-β e escassa produção de INF-γ e IL-2, caracterizando, portanto, o padrão de resposta do tipo Th2. Em contraposição, no padrão nodular os linfócitos T CD4+ comparecem em maior número do que linfócitos T CD8+, e a expressão de citocinas se faz de acordo com o padrão Th1 (INF-γ e IL-2 superando a produção de IL-4, IL-10 e TGF-β).

Baço

Esplenomegalia na LV resulta de reatividade do SFM e de congestão nos sinusoides esplênicos. O baço pode mostrar aumento acentuado de volume, friabilidade e cápsula tensa com espessamentos focais. A polpa vermelha é congesta e a polpa branca, pouco evidente. Microscopicamente, sobressaem hipertrofia e hiperplasia intensa do SFM, com muitos macrófagos densamente parasitados por amastigotas. Os sinusoides são congestos e os cordões de Billroth evidenciam plasmocitose intensa.

Em necrópsias, observam-se diminuição do volume dos folículos linfoides, redução dos linfócitos nas zonas T e B dependentes e infiltração de plasmócitos e macrófagos, estes frequentemente parasitados. Eventualmente, há focos de deposição de substância amiloide na polpa branca e/ou nos sinusoides.

Os folículos linfoides do baço de *hamsters* inoculados com *L.* (*L.*) *infantum* mostram na fase inicial acentuada reatividade folicular, com aumento do volume e da densidade linfocitária. Posteriormente, com o estabelecimento pleno da doença, há depleção de linfócitos, especialmente na zona T dependente, ao mesmo tempo em que ocorre polimorfismo celular traduzido pela presença de plasmócitos e macrófagos nos folículos.

Medula óssea

A medula óssea e o mielograma mostram hipocelularidade da série granulocítica e bloqueio de maturação de granulócitos da linhagem neutrofílica, correlacionando-se com a neutropenia periférica. Esta resulta não só de redução da reserva medular como também do sequestro esplênico e de reações de autoimunidade. A série vermelha revela hipercelularidade relativa, com predominância de microeritroblastos. A anemia resulta de bloqueio da produção medular, de sequestro esplênico e de hemólise imunitária. A série megacariocítica é normo ou hipocelular, mas hipoplaquetopênica. Diminuição da maturação de megacariócitos medulares e destruição imunitária periférica de plaquetas levam a plaquetopenia.

Os macrófagos, muito parasitados, estão aumentados em número e em volume, havendo também plasmocitose acentuada. Às vezes, observa-se linfocitose discreta. Os eosinófilos são escassos ou ausentes.

Linfonodos

Apesar de os pacientes não apresentarem linfonodomegalia expressiva, os linfonodos mostram reatividade dos seios com hipertrofia, hiperplasia e parasitismo de macrófagos, além de plasmocitose. Os folículos linfoides são volumosos por aumento das células do manto e, sobretudo, por reatividade dos centros germinativos. Nos casos graves, há depleção linfocitária na zona paracortical. Em murinos, há perda progressiva das células foliculares dendríticas na infecção crônica por *L. donovani*, à semelhança do que ocorre em infecções virais, notadamente pelo HIV. Tal perda associa-se a infiltração de macrófagos densamente parasitados nos centros germinativos e posterior comprometimento na regulação da função de linfócitos B.

Pulmões

Desde os relatos iniciais da LV, tosse é referida como uma manifestação muito comum nos pacientes, embora, na maioria das vezes os sintomas respiratórios tenham sido associados a broncopneumonia bacteriana ou pneumonia viral.

A análise cuidadosa das descrições clínicas de pacientes com LV, no entanto, revela em todos eles um tipo de tosse seca e persistente que surge precocemente, prolonga-se por todo o período de estado da doença e desaparece após a cura. Esse tipo de tosse resulta de pneumonia intersticial, presente em 75% dos casos de necrópsia. Apesar de pouco investigado, envolvimento pulmonar é frequente.

Os pulmões estão aumentados de volume, são congestos e consistentes e, à palpação, mostram textura mais elástica do que a habitual. Aos cortes, nota-se acentuação da lobulação e proeminência do interstício axial (Figura 34.53 A). Histologicamente, a pneumonia intersticial caracteriza-se por espessamento dos septos alveolares por macrófagos, linfócitos e plasmócitos (Figura 34.53 B). Há também aumento de células intersticiais septais contendo vacúolos de gordura, congestão de capilares septais e edema discreto. O comprometimento septal é multifocal, de distribuição e intensidade variados. Áreas focais de fibrose septal fina são encontradas em 50% dos casos de necrópsia. Em 30% dos pacientes, pequeno número de formas amastigotas do parasito é visualizado no citoplasma de macrófagos ou livre na luz dos alvéolos. A etiologia leishmaniótica dessa pneumonia intersticial é confirmada também pelo encontro de material antigênico no citoplasma de macrófagos (Figura 34.53 C), livre no interstício septal ou em correspondência com as raras amastigotas. É provável que o material antigênico nos septos alveolares desencadeie o processo inflamatório. A organização do processo resulta em focos de fibrose septal. Os pneumócitos são preservados.

Infecção experimental com *L.* (*L.*) *donovani* e *L.* (*L.*) *infantum* em *hamsters* mostra que pneumonia intersticial ocorre em 85% dos animais infectados e evolui em três fases. Na fase inicial, muito fugaz, exsudativa, os neutrófilos migram para o interstício septal. Segue-se uma fase celular semelhante à encontrada em humanos, que evolui com espessamento dos septos alveolares por macrófagos, plasmócitos e linfócitos, proeminência das células intersticiais com vacúolos de gordura, mais bem visualizadas à microscopia eletrônica (Figura 34.53 D). Tais células têm semelhança com as células estreladas do fígado e, quando ativadas, parecem ser responsáveis pela fibroplasia local. A terceira fase é de fibrose septal multifocal. Em cães naturalmente infectados, esse tipo de comprometimento também pode ser encontrado.

Em humanos, com frequência os pulmões são sede de broncopneumonia bacteriana, associada ou não a pneumonia intersticial. Trata-se do processo infeccioso secundário mais comum em pacientes com LV, o que representa também a principal

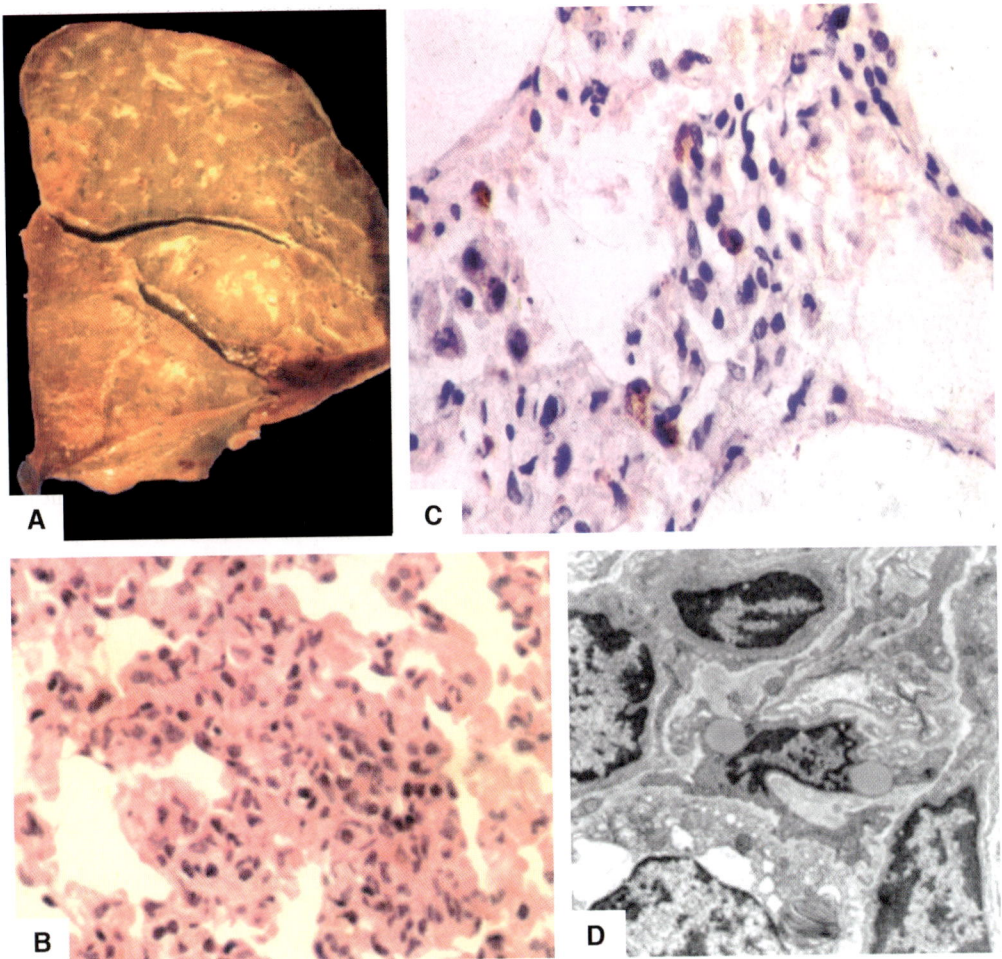

Figura 34.53 Pneumonia intersticial na LV. **A.** Aspecto macroscópico, mostrando pulmões "armados" e com discreta acentuação do padrão lobular. **B.** Espessamento dos septos alveolares por infiltrado de mononucleares. **C.** Antígenos de leishmânia no citoplasma de células nos septos alveolares espessados (imuno-histoquímica). **D.** Aspecto ultraestrutural, mostrando célula intersticial com vacúolo de lipídeos e prolongamentos citoplasmáticos.

causa de óbito na doença. Pneumonia intersticial associada à LV altera as defesas pulmonares e a dinâmica respiratória, favorecendo infecção bacteriana.

Rins

Em sua forma plenamente manifesta, sistêmica, a LV atinge também os rins, cujo acometimento é expresso clínica e laboratorialmente por proteinúria, hematúria microscópica, ocasionalmente aumento de ureia e creatinina no soro, acidificação urinária e diminuição do *clearance* de creatinina. Em geral, tais alterações regridem após tratamento específico da infecção. Ocasionalmente, pode haver franca insuficiência renal, causada geralmente por nefrite intersticial própria da LV. Os pacientes que desenvolvem insuficiência renal quase sempre apresentam alguma condição associada que leva a isquemia renal. Nefrite intersticial ocorre tanto em pacientes tratados como não tratados para LV. Alterações da função renal podem associar-se também ao tratamento medicamentoso.

Macroscopicamente, as alterações são inespecíficas (aumento de peso e volume, congestão medular). Ao microscópio, nos casos fatais encontra-se nefrite intersticial, edema e múltiplos focos de infiltrado de mononucleares, sobretudo na cortical (Figura 34.54 A). Formas amastigotas são raras. A etiologia é confirmada por material antigênico de leishmânias nos focos inflamatórios (no citoplasma de macrófagos ou livres no interstício, Figura 34.54 B). Nefrite intersticial semelhante à humana é vista também em cães naturalmente infectados e em *hamsters* e cães inoculados experimentalmente com cepas viscerotrópicas de leishmânia.

Comprometimento glomerular na LV humana é discreto e em geral não leva a distúrbios da função renal nem a manifestações clínicas. Alterações morfológicas ocorrem essencialmente no mesângio, que sofre expansão (Figura 34.54 C), com espessamento membranoso ou hialino da matriz acompanhado de hipertrofia e hiperplasia de células mesangiais, as quais raramente fagocitam amastigotas. Encontram-se ainda depósitos eletrondensos na matriz mesangial, na membrana basal junto à matriz e, às vezes, subendoteliais ou subepiteliais. A imunofluorescência mostra depósitos de IgG, IgA, complemento e fibrinogênio no mesângio. Em alguns pacientes, há imunocomplexos circulantes.

Em *hamsters* experimentalmente infectados, as células mesangiais exibem intensa hiperplasia e depósitos amiloides no mesângio, sem comprometimento da membrana basal. Em *hamsters* e cães inoculados experimentalmente, surge amiloidose secundária acentuada.

34

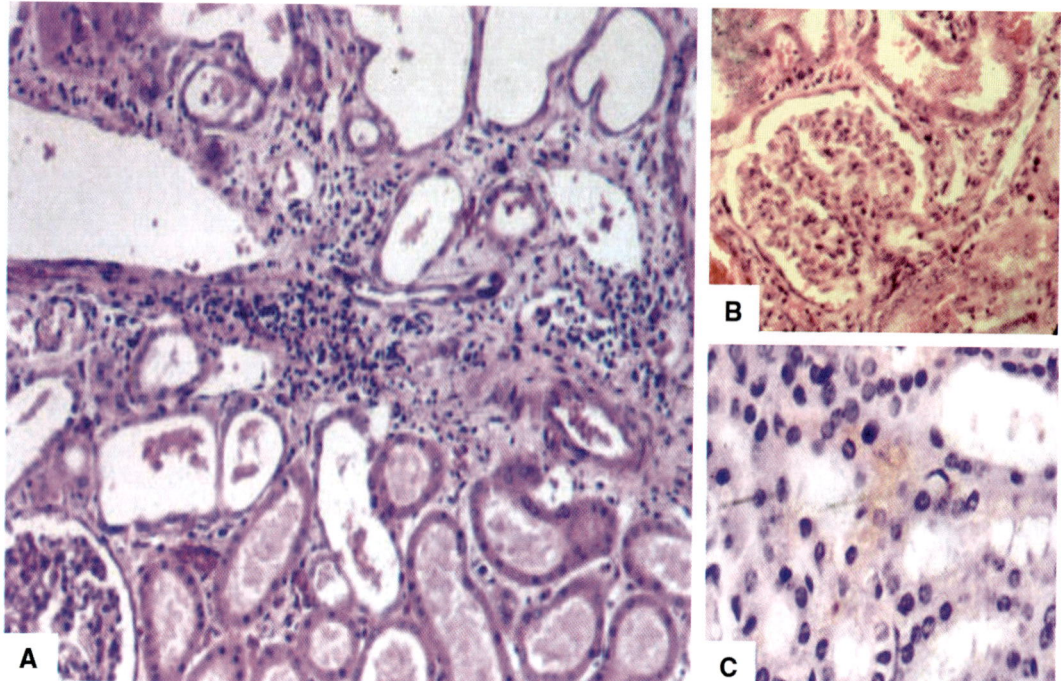

Figura 34.54 Nefrite intersticial crônica na LV. **A.** Infiltrado de mononucleares entre os túbulos renais. **B.** Glomérulo com discreta expansão da matriz mesangial. **C.** Imuno-histoquímica revelando antígeno de leishmânia no interstício renal.

Sistema digestivo

Em biópsias humanas do intestino delgado, é constante infiltrado inflamatório na mucosa constituído por macrófagos (às vezes densamente parasitados), plasmócitos e linfócitos. Há também edema, alargamento e dilatação dos linfáticos das vilosidades. Estudo de biópsias duodenais de pacientes com LV mostrou maior afluxo de células TCD4+ e macrófagos, além de antígenos específicos na mucosa. Na mucosa do intestino delgado, existe baixa expressão de citocinas pró e anti-inflamatórias, sugerindo que mecanismos de imunotolerância possam ocorrer no trato gastrointestinal, como acontece com certas bactérias. Apesar de diarreia ser manifestação frequente na doença, poucos são os estudos sobre alterações da função intestinal na LV. A absorção de pentoses, avaliada pelo teste da D-xilose, não está comprometida, apesar de ter sido demonstrada enteropatia perdedora de proteínas (verificada pela perda de albumina marcada com ^{51}Cr), que certamente contribui para a hipoalbuminemia. O mecanismo de perda proteica não é conhecido; pode haver associação de vários fatores: parasitos infectantes, supercrescimento bacteriano, competição entre nutrientes do hospedeiro, motilidade alterada, desconjugação de sais biliares e/ou bloqueio de vasos linfáticos.

Toxoplasmose

Maria Irma Seixas Duarte,
Heitor Franco de Andrade Junior

A toxoplasmose é doença de distribuição mundial causada pelo protozoário *Toxoplasma gondii*, pertencente ao filo Apicomplexa, descoberto simultaneamente em 1908 por Nicolle e Manceaux em células mononucleadas de um roedor africano, o gondi, e por Splendore, no Brasil, em coelhos com paralisia. Apesar de relatos isolados de lesões oculares, até 1937 não havia sido dada importância médica a esse agente, quando Wolf e Cohen descreveram um caso de encefalite granulomatosa em um recém-nascido inicialmente atribuído a um *Encephalitozoon*, mas depois corretamente identificado como causado por *T. gondii* por Sabin e Olitski. O agente continuou sendo mencionado em relatos anedóticos e esporádicos junto com a descrição de alguns quadros clínicos. Com o desenvolvimento de métodos de diagnóstico, como o teste do corante ou de Sabin-Feldman, houve caracterização das várias formas clínicas e do seu impacto real na população mundial. No Brasil, mais de 60% dos adultos foram infectados. A incidência da infecção vem caindo em jovens, o que é preocupante pelo aumento da população suscetível em idade fértil e pela maior probabilidade de infecção congênita.

Etiologia

O *T. gondii* tem como hospedeiro definitivo membros da família Felidae, sendo o gato doméstico o de maior importância. Entre os hospedeiros intermediários, encontram-se mamíferos e aves, inclusive humanos.

O *Toxoplasma* é um protozoário cilíndrico ou ovoide, encurvado, com 2 a 4 μm de largura e 4 a 8 μm de comprimento, com núcleo central, um polo mais afilado e outro mais arredondado, tendo a fresco movimento oscilante e de deslizamento, sendo facilmente identificado pela coloração de Giemsa. Em humanos, são encontradas duas formas do agente: (a) forma de proliferação rápida (taquizoíto), mais frequente; (b) forma de proliferação lenta (bradizoíto). O parasito necessita de ambiente intracelular para sobreviver. Para isso, penetra ativamente em células de animais de sangue quente, onde prolifera por um tipo de fissão binária, a *endodiogenia*, na qual as células-filhas se desenvolvem no interior da célula-mãe, que posteriormente se rompe e libera restos celulares.

O parasito pode ser isolado por meio de infecção em animais de laboratório ou em cultura de células, mas não é cultivável em meio acelular. Sua ultraestrutura mostra uma película composta por três membranas e interrompida por uma micrópila na face lateral. O núcleo é geralmente central e não tem nucléolo. Existem também mitocôndrias, grânulos densos, complexo de Golgi, retículo endoplasmático abundante e uma organela de reserva de energia, o *apicoplasto*. No polo afilado, apresenta uma estrutura voltada para penetração em outras células, o *complexo apical*. Este é formado por um disco externo, o *conoide*, no qual desembocam oito *róptrias* e vários *micronemas*. Este complexo permite a penetração na célula hospedeira, que se dá por um mecanismo complexo que envolve adesão inicial do parasito em qualquer ponto de sua membrana, seguida de orientação do conoide perpendicularmente à célula hospedeira, formando uma junção móvel ou *glideossomo*.

Com a liberação do conteúdo dos *micronemas* (proteínas que facilitam a penetração) e das róptrias (provável excesso de membrana e proteínas de membrana do parasito), forma-se um vacúolo parasitóforo híbrido. Em seguida, por meio do conoide, o parasito penetra na célula hospedeira ativamente injetando praticamente toda a sua estrutura no vacúolo parasitóforo, com auxílio de microtúbulos da região subpelicular. A membrana externa do vacúolo é descartada, e este fica provavelmente selado. O vacúolo parasitóforo híbrido é constituído por proteínas do parasito e do hospedeiro. Uma vez no interior da célula, surgem sinais para proliferação do parasito. Como a membrana externa é híbrida, não ocorre fusão com lisossomos primários nem acidificação do vacúolo, além de ser impermeável a moléculas com mais de 1,5 kD. Ao mesmo tempo, o parasito expressa receptores em sua face externa e atrai mitocôndrias, para facilitar a produção de energia. A membrana do vacúolo funde-se também com o retículo endoplasmático da célula hospedeira, evadindo-se novamente do sistema lisossômico. Além disso, o parasito bloqueia o mecanismo de apoptose da célula infectada.

Em humanos, após a infecção formas de proliferação rápida, ou *taquizoítos*, rompem a célula hospedeira, penetram em outras células e causam manifestações clínicas da fase aguda da infecção. Tal agressão induz resposta inata e adaptativa que controla a infecção. Nesta fase, alguns parasitos têm proliferação bem mais lenta e desenvolvem uma parede glicoproteica no interior do vacúolo parasitóforo, corável pela prata. As formas de proliferação lenta, denominadas *bradizoítos*, dividem-se vagarosamente, mas chegam a número elevado (centenas de parasitos por célula) e formam *cistos teciduais* que podem perdurar por anos no hospedeiro. Os mecanismos envolvidos na redução da velocidade de crescimento e de virulência do parasito não são bem conhecidos, mas certamente envolvem resposta imunitária, por meio de interferons, radicais de nitrogênio e elevação da temperatura corpórea pela febre. Nos cistos, os parasitos adquirem estruturas de reserva, coráveis pelo PAS, e o núcleo fica deslocado para o polo arredondado, mantendo as demais estruturas do taquizoíto. A formação de cistos induz a síntese de proteínas específicas do parasito.

Existem várias linhagens de toxoplasma, diferentes em virulência e patogenicidade. As linhagens I e III são as principais e mais virulentas, enquanto a II é mais benigna. Existem também linhagens híbridas, que tendem a ter maior virulência e patogenicidade em certas condições, especialmente na região amazônica. Nas Américas do Sul e do Norte, as linhagens híbridas têm sido reconhecidas com maior frequência, mostrando que o agente sofre recombinação gênica.

Transmissão

Em felinos, o *T. gondii* faz seu ciclo sexuado no epitélio intestinal, culminando com a liberação de *oocistos*, formas de grande resistência ambiental que contêm oito esporozoítos, os quais podem permanecer viáveis no solo e contaminar água e alimentos (veículos de transmissão da infecção).

Em animais de sangue quente, inclusive seres humanos, a infecção ocorre pela ingestão do agente nas suas formas de resistência, cistos e oocistos, que são liberados após digestão no intestino do hospedeiro. Com a liberação do parasito, processo no qual o suco gástrico é importante, bradizoítos e esporozoítos atravessam as células intestinais e são amplamente disseminados no hospedeiro, livres ou em células infectadas. O parasito pode infectar qualquer célula, mas é mais encontrado em células estáveis, como neurônios e células musculares estriadas, tanto cardíacas como esqueléticas. Após intensa proliferação inicial e controle da infecção, o parasito permanece latente em forma de cistos teciduais, que podem ser encontrados em qualquer órgão, mas principalmente no sistema nervoso central, no coração e em músculos esqueléticos. Nos estados de imunodepressão, os cistos latentes liberam os agentes, que proliferam rapidamente e causam novas lesões.

Como hospedeiro intermediário, humanos podem infectar-se de várias formas, sendo a principal a ingestão de carnes cruas ou pouco cozidas contendo cistos teciduais, o que geralmente ocorre em grupos familiares expostos ao mesmo alimento. Outra forma comum de infecção é a ingestão de água ou alimentos crus contaminados com oocistos. A ocorrência de epidemias prolongadas é frequente em empresas, escolas e cidades, sugerindo-se nesses casos a transmissão por oocistos, que têm maior disseminação ambiental. A transmissão por oocistos não é evitada por medidas de cloração da água ou outros sistemas de decantação na purificação da água doméstica, que deve ser filtrada ou fervida quando suspeita. Outras formas de transmissão são: (a) transplacentária, que ocorre pela proliferação de taquizoítos nas células da placenta de mães com infecção aguda; (b) transfusão de sangue e hemoderivados; (c) órgãos transplantados contendo o agente. Tal forma de transmissão torna-se cada vez mais importante pelo aumento de transplantes feitos atualmente. Não há comprovação da transmissão direta homem-homem, nem através de contato sexual.

Patogênese

Para penetrar em células do hospedeiro, o parasito adere a elas através de proteínas de sua superfície, em particular SAG1, que se liga a açúcares de receptores de laminina de células hospedeiras ou a outros ligantes da superfície celular, como CD40 e CD154. Esta adesão geralmente é seguida de reorientação do conoide e penetração na célula e replicação até a ruptura da célula hospedeira. Segue-se invasão de novas células e disseminação linfática ou sanguínea para outros órgãos. Nessa etapa, não há fusão do vacúolo parasitóforo com lisossomos das células infectadas, provavelmente também desativadas por IL-10. Nos locais atingidos, encontram-se focos de necrose uni ou multicelular, reação inflamatória por células mononucleadas e alguns neutrófilos. O parasito não produz toxinas citolíticas, mas possui fatores de virulência ligados a proteínas do choque térmico que bloqueiam a apoptose da célula hospedeira.

A reação inflamatória inicial é pouco eficiente contra a infecção, já que o agente não ativa o sistema complemento nem é passível de fagocitose por neutrófilos na ausência de anticorpos, embora possa ativar células NK. Além disso, sua rápida

34

penetração em células vizinhas oferece pouco tempo para combate pela resposta inata e por neutrófilos. Com o progredir da infecção e em consequência da exposição aos antígenos do parasito, surge resposta imunitária humoral e celular eficaz no controle das formas rápidas de proliferação do parasito. A interrupção da proliferação de taquizoítos depende da linhagem infectante e resulta da ativação de macrófagos e de células NK, da produção de IL-12, IFN-γ, IL-2 e TNF por linfócitos T, da geração de radicais livres de NO e O$_2$, e do repertório HLA-Dq1 e Dq3 do hospedeiro, que interfere na resposta imunitária. Quando a resposta imunitária é adequada, ocorre formação de cistos de *T. gondii*, que não rompem a célula hospedeira; permanecendo viáveis, não suscitam resposta inflamatória em torno da célula infectada e não são alvos do tratamento (Figura 34.55).

A formação de anticorpos anti-*T. gondii* é relativamente rápida e intensa, alcançando títulos elevados de IgM e IgG. A resposta humoral persistente deve-se à exposição contínua a antígenos, tanto pela infecção aguda como por novas infecções, que são rapidamente controladas. Na presença de complemento, anticorpos são capazes de agredir e destruir as formas extracelulares do parasito e de induzir fagocitose por macrófagos e neutrófilos, com formação de vacúolo fagocítico clássico, fusão de lisossomos e acidificação do meio, o que leva a lise rápida do agente. A imunidade celular, que é responsável pelo controle duradouro e eficiente da infecção intracelular, pode ser detectada por reações de hipersensibilidade cutânea ou por estimulação de linfócitos isolados. Linfócitos T CD4+ estão envolvidos na ativação da resposta imunitária humoral e celular, enquanto linfócitos T CD8+ e células NK (*natural killer*) parecem ser as efetoras diretas sobre as células parasitadas. As principais linfocinas ativadoras são IFN-γ, IL-4 e TNF, enquanto outras associam-se a supressão ou desativação da resposta celular (p. ex., IL-10), o que indica reação bastante complexa e inter-relacionada. IFN-γ desempenha papel decisivo na proteção contra infecção aguda e recrudescência em hospedeiro infectado cronicamente. O mecanismo de lise do agente no interior das células envolve a produção de radicais livres de O$_2$, que depende de ativação por linfocinas. De qualquer modo e independentemente de sua eficiência, a resposta imunitária intensa consome e afeta o hospedeiro, mas não consegue eliminar os cistos teciduais, levando a uma convalescença prolongada. Alguns santuários imunológicos, como o sistema nervoso central e a retina (corioretinite granulatomatosa, encefalite), têm comportamento mais complexo, o que pode explicar o aparecimento de lesões mesmo na presença de resposta imunitária eficaz no restante do organismo. Ao lado disso, a presença de antígenos do parasito ou de imunocomplexos pode provocar vasculite ou glomerulopatia. Seja como for, o paciente imunocompetente é eficiente na prevenção de reinfecções, embora seja incapaz de destruir os cistos teciduais.

Diagnóstico

O diagnóstico de toxoplasmose depende da demonstração do agente ou de seus produtos nos tecidos, no sangue ou em outros líquidos ou secreções corporais. Na fase aguda, o encontro do agente pode ser feito por diversos métodos, com sensibilidade ao redor de 60 a 80%, geralmente disponíveis apenas em centros de referência. O isolamento do parasito por meio da inoculação de amostras biológicas em camundongos ou de cultivo celular tem sensibilidade baixa, em torno de 50%, dependendo da virulência da cepa infectante. A detecção de antígenos circulantes no sangue ou em líquidos biológicos apresenta resultados controversos, com boa sensibilidade descrita por alguns autores, sempre com doença aguda, mas com resultados pouco reprodutíveis. Em infecções crônicas ou após estabelecimento da resposta imunitária efetiva, o diagnóstico baseia-se na presença e na avidez de anticorpos específicos, como IgG ou IGM, ou ainda por sua pesquisa em líquidos biológicos, como humor aquoso ou liquido cefalorraquidiano.

PCR para detecção de DNA do agente em líquidos biológicos tem maior sensibilidade (60 a 80%), já sendo de uso rotineiro em grandes centros, sobretudo para diagnóstico da infecção congênita em amostras fetais, como líquido amniótico ou sangue fetal obtido por cordocentese, de maior risco. Por causa da sua alta sensibilidade e do risco de resultados falso-positivos, a avaliação cuidadosa do quadro clínico é muito importante.

O encontro do agente em biópsias, especialmente pela imuno-histoquímica, confirma o diagnóstico, desde que sejam encontradas as formas em proliferação (taquizoitos) e não apenas cistos ocasionais do agente, íntegros e sem resposta inflamatória (toxoplasmose crônica). Outra possibilidade diagnóstica é a identificação do agente em biópsias à microscopia eletrônica, visto que o agente possui estruturas específicas, como o complexo apical. O simples achado de cistos teciduais latentes, contudo, sem evidência de inflamação em atividade, não configura doença ativa, pois a maioria da população adulta foi previamente infectada pelo agente e pode apresentar cistos teciduais sem processo patológico lesivo. O diagnóstico histopatológico diferencial de *T. gondii* com outros microrganismos intracelulares de formas e tamanhos aproximados inclui os agentes de histoplasmose, leishmaniose, doença de Chagas, sarcocistose e isosporíase. O *H. capsulatum* é corável pelas técnicas de impregnação pela prata, como a de

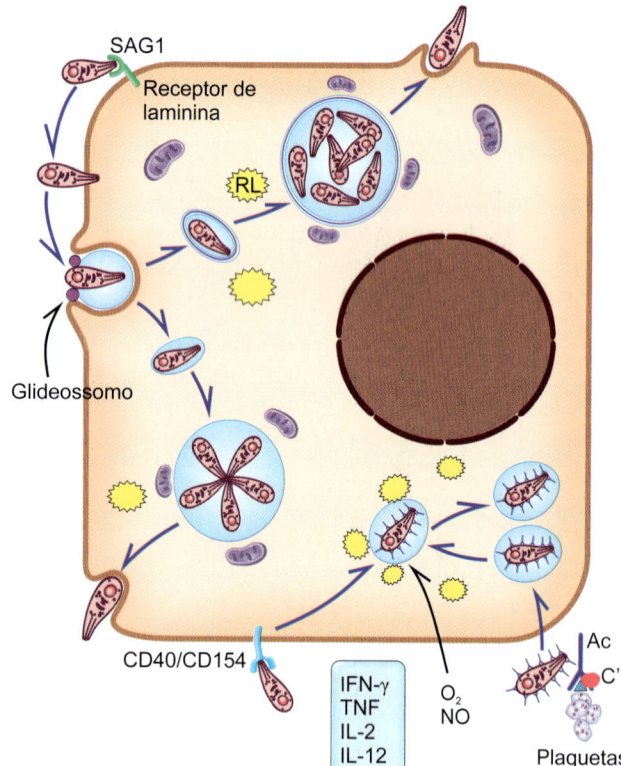

Figura 34.55 Representação esquemática dos aspectos de invasão celular e replicação do *T. gondii*. RL: radicais livres; C': complemento.

Grocott. As formas amastigotas encontradas na leishmaniose e na doença de Chagas apresentam núcleo e cinetoplasto facilmente demonstráveis nas colorações de Giemsa e de Wright. Na sarcocistose, os cistos e pseudocistos são maiores e mais alongados, ocupando praticamente toda a célula muscular. Na isosporíase, as formas circulantes são mais arredondadas e regulares e possuem núcleo definido.

► Aspectos clínicos e morfológicos

Por causa do ciclo complexo do agente e da resposta imunitária do hospedeiro, a toxoplasmose apresenta-se sob duas formas principais: (a) toxoplasmose em indivíduos imunocompetentes; (b) toxoplasmose em pessoas com baixa resposta imunitária.

Toxoplasmose em hospedeiro imunocompetente

Toxoplasmose aguda e crônica

Toxoplasmose aguda em indivíduos imunocompetentes apresenta-se, em geral, como doença assintomática ou benigna. Em 10 a 20% dos casos, entretanto, é clinicamente sintomática, com manifestações gerais, como febre, mal-estar e mialgias. Nesses casos, ocorrem frequentemente hepatoesplenomegalia e linfonodomegalia expressiva com linfócitos atípicos no sangue periférico. Em geral, tais casos evoluem para cura espontânea, embora tenham curso prolongado e quadro clínico intermitente, podendo, raramente, durar até 1 ano. Nesses pacientes, o comprometimento de linfonodos caracteriza-se por três achados: (a) intensa hiperplasia de folículos linfoides, muitos dos quais assumem formas aberrantes, com contornos irregulares, aumento de centros germinativos, mitoses frequentes e fagocitose de detritos celulares; (b) agrupamentos de células que se assemelham a células epitelioides, frequentemente borrando os limites dos centros germinativos; (c) distensão dos seios marginais, intermediários e medulares por células monocitoides (imunoblastos). Encontram-se ainda aumento de plasmócitos nos seios medulares e hiperplasia do sistema fagocitário mononuclear. Demonstração do agente etiológico é rara, embora possa ser encontrado material antigênico por imuno-histoquímica. Esse quadro histológico, bem característico da doença e bastante sugestivo de toxoplasmose aguda, pode ser observado mesmo antes da definição do perfil sorológico compatível com o diagnóstico (Figura 34.56).

Em indivíduos imunocompetentes, a toxoplasmose aguda poucas vezes apresenta quadro clínico exuberante de pneumonia, miosite, miocardite e encefalite. Nesses pacientes, são encontrados necrose de células parenquimatosas isoladas, infiltrado inflamatório mononuclear e o agente, em forma de taquizoítos ou de cistos nos tecidos. Tais formas graves, encontradas na Região Amazônica, associam-se a infecção por cepas híbridas. Após controle da infecção, cistos residuais se rompem ocasionalmente, com discreta reação inflamatória no local e eliminação rápida dos parasitos.

Toxoplasmose crônica parece alterar alguns comportamentos humanos, sem limitações cognitivas, mas com déficits de autopreservação. Tais alterações neurocomportamentais são bem definidas em estudos epidemiológicos, mas não em pacientes individualmente; sua causa é ainda desconhecida, provavelmente sendo um artifício do agente para aumentar a sua exposição a felinos.

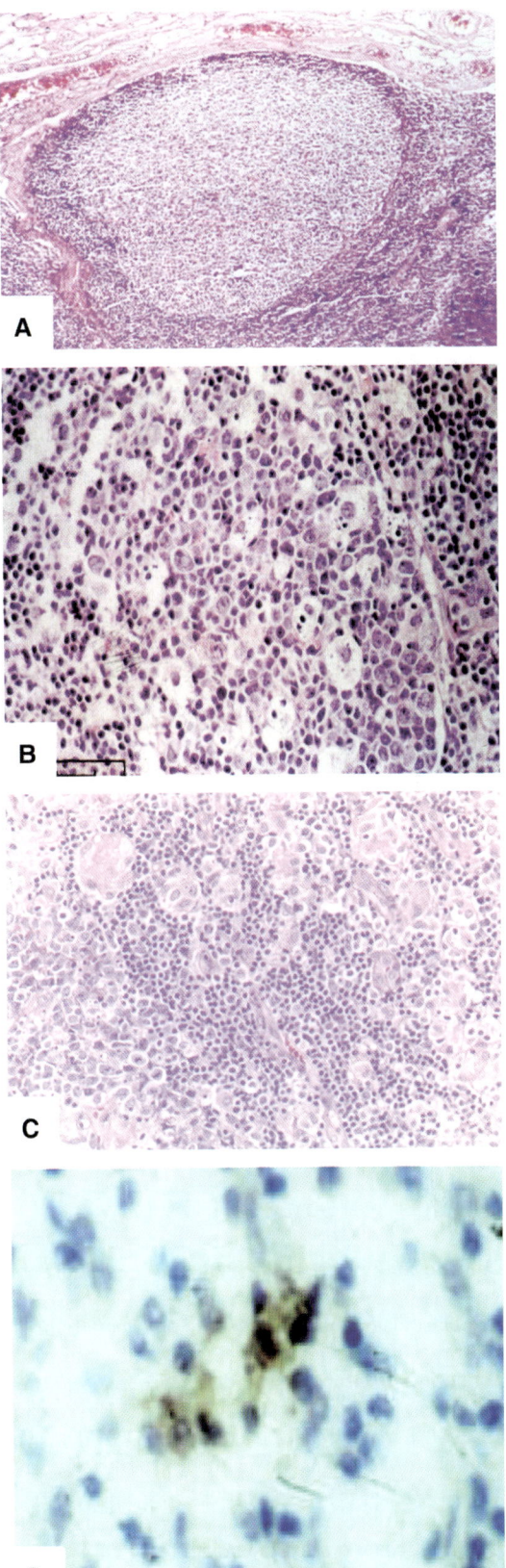

Figura 34.56 Envolvimento linfonodal na toxoplasmose aguda em indivíduo imunocompetente. **A.** Hiperplasia dos folículos linfoides, com aumento dos centros germinativos. **B.** Detalhe dos centros germinativos, com macrófagos fagocitando restos celulares. **C.** Agregados de células epitelioides na zona paracortical. **D.** Material antigênico de *T. gondii* em células mononucleadas (imuno-histoquímica).

34

Toxoplasmose ocular

Após aparente cura clínica e controle da infecção aguda, pode haver comprometimento ocular, geralmente unilateral, mesmo anos depois da infecção. Quando o quadro é bilateral, em crianças ou jovens, a maior suspeita é de infecção congênita que passou despercebida no período pós-parto imediato. O quadro corresponde ao de coriorretinite multifocal necrosante, que pode se manifestar até após 40 anos de idade. A lesão, situada sempre no polo posterior e próximo da mácula, caracteriza-se por áreas brancas ou amareladas, de contornos indistintos, que evoluem com atrofia e pigmentação escura (ver Figura 31.21 A). Além da lesão principal, pode haver outras menores e satélites.

O quadro histológico mostra necrose focal, destruição da retina, hiperemia e infiltrado de linfócitos e de macrófagos. A cicatrização subsequente leva a retração e deformidades graves. As áreas afetadas ocasionalmente coalescem ou apresentam-se em diferentes estágios de evolução; nos casos mais graves, determinam pan-uveíte. Cistos do agente são frequentes próximos às áreas lesadas (ver Figura 31.21 B). A imuno-histoquímica é positiva para antígenos nos locais comprometidos (Figura 34.57). Mesmo com a terapêutica específica, o controle da infecção não é esterilizante, ocorrendo recidivas em 10 a 30% dos pacientes, por persistência de cistos teciduais. Eventuais dificuldades diagnósticas são resolvidas por meio de sorologia específica ou pesquisa de anticorpos em humores ou líquidos do olho. O mecanismo patogenético da lesão envolve ativação imunitária local, com resposta tecidual intensa, grave e associada a reação autoimune, esta suspeitada pelo encontro de maior quantidade de anticorpos antirretina no soro. Nesses pacientes, o padrão inflamatório é crônico, semelhante ao da oftalmia simpática. A participação da resposta imunitária na lesão justifica o uso de corticosteroides junto com a terapia antiparasitária.

Toxoplasmose em hospedeiro imunocomprometido

Em indivíduos com comprometimento ou imaturidade do sistema imunitário, a toxoplasmose manifesta-se sob três formas: (a) toxoplasmose congênita; (b) toxoplasmose de reativação; (c) toxoplasmose aguda, rara.

Toxoplasmose congênita

Resulta do comprometimento fetal que ocorre durante infecção aguda na mãe. Cerca de 30 a 45% dos neonatos de mães com toxoplasmose aguda no período gestacional apresentam ou irão apresentar doença clínica. O risco de infecção fetal é maior quando a infecção materna aguda ocorre nos últimos meses de gestação; no entanto, a gravidade da doença congênita é maior quanto mais precoce é a infecção fetal, inclusive como causa de aborto. O diagnóstico de infecção aguda materna é importante para a conduta médica e pode ser feito, entre outros, por sorologia. A infecção fetal pode ser detectada por PCR no líquido amniótico ou por estudo morfológico da placenta. Feito o diagnóstico, o tratamento antes ou depois do nascimento é essencial para se evitarem as sequelas da doença.

Na *placenta* (ver também Capítulo 21), pode haver cistos e pseudocistos na placa coriônica, na decídua, nas vilosidades e nas membranas amnióticas, sendo o cordão umbilical geralmente poupado. No terceiro trimestre de gravidez, a placenta apresenta-se aumentada de peso e volume, com cotilédones volumosos e congestos e áreas de degeneração hidrópica. Aparecem ainda

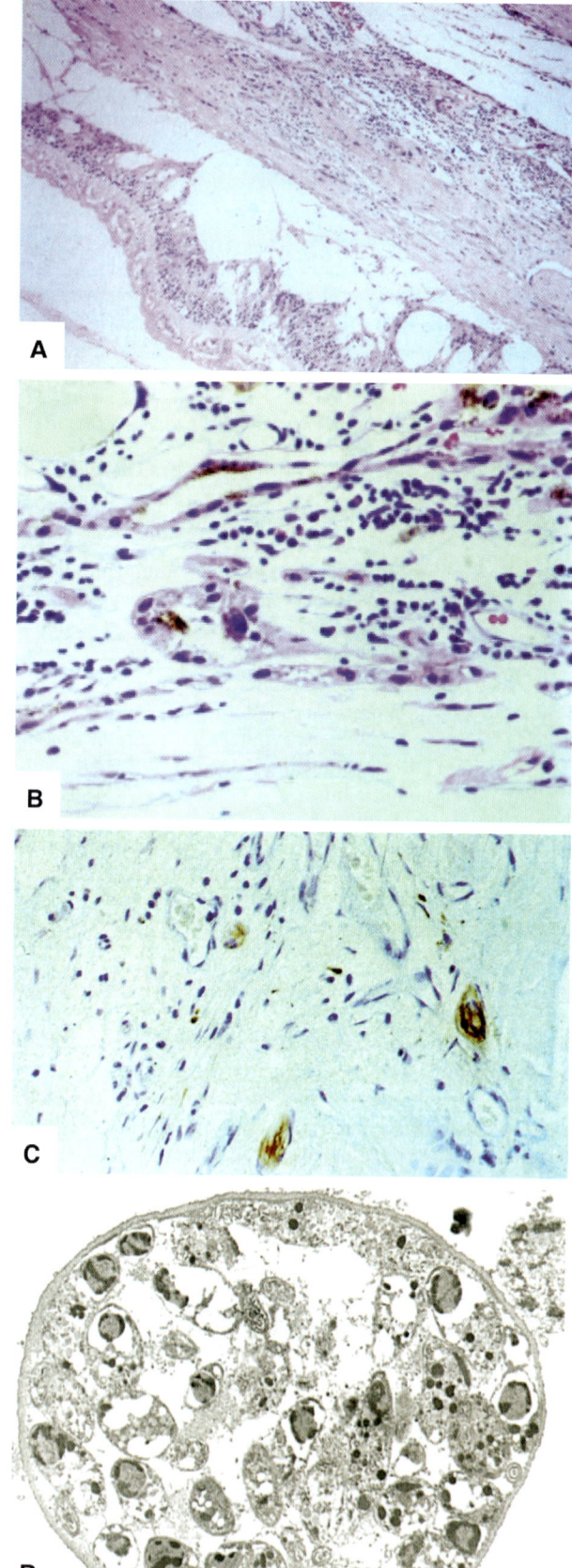

Figura 34.57 Toxoplasmose ocular. **A** e **B.** Retina. Necrose e intenso infiltrado inflamatório mononuclear. **C.** Material antigênico de *T. gondii* (imuno-histoquímica). **D.** Cisto de *T. gondii* visto à microscopia eletrônica.

focos de infiltrado inflamatório mononuclear no cório, no âmnio, na decídua e nas vilosidades placentárias (Figura 34.58 A e B), além de focos de necrose. No estroma das vilosidades, são vistos macrófagos, linfócitos e aumento das células de Hofbauer, mas é difícil o encontro do agente nas áreas mais afetadas. Nesses casos, o diagnóstico etiológico é feito pela demonstração de antígenos do parasito por imuno-histoquímica (Figura 34.58 C). Nas áreas menos afetadas, são encontrados cistos e pseudocistos. Em torno de vasos, nota-se fibrose concêntrica.

O *feto contaminado* apresenta, por vezes, doença clínica já ao nascimento ou nos primeiros anos de vida, ocorrendo retinite, epilepsia, retardamento mental ou motor. Os achados de retinocoroidite, hidrocefalia, convulsões e calcificações intracranianas compõem a *tétrade de Sabin*, característica de infecção congênita grave, que ocorre em 3% dos pacientes. Em natimortos, são descritas outras formas de agressão, como infecção generalizada, hepatoesplenomegalia acentuada, anemia intensa, miocardite aguda e pneumonia. Tais achados relacionam-se frequentemente com infecção no terceiro trimestre da gestação ou no período periparto.

O diagnóstico diferencial deve ser feito com outras doenças fetais, como infecção pelo vírus da rubéola, pelo vírus Zika, pelo vírus herpes e pelo citomegalovírus, além de eritroblastose fetal e sífilis congênita. As lesões dos diferentes órgãos dependem do local atingido e são representadas por necrose focal e infiltrado de mononucleares em vários estágios de desenvolvimento. Com o controle da infecção, os focos de necrose são substituídos por: (a) células parenquimatosas, em órgãos com capacidade regenerativa, como fígado; (b) cicatriz, como no miocárdio; (c) proliferação glial, no SNC. Na vizinhança de cicatrizes, permanecem cistos que não despertam reação inflamatória, por não liberarem antígenos reconhecíveis pelo hospedeiro. São vistos ainda focos de eritropoese extramedular no fígado, nos rins e no baço. A extensão das lesões depende da duração da multiplicação parasitária.

No *fígado*, os taquizoítos parasitam os hepatócitos e, ocasionalmente, as células de Kupffer. Nos hepatócitos, multiplicam-se, os destroem e invadem outros adjacentes, gerando focos de necrose e reação inflamatória mononuclear. A imuno-histoquímica é necessária para o diagnóstico etiológico.

No *sistema nervoso central*, encontram-se focos de infiltrado inflamatório perivascular de linfócitos, macrófagos e plasmócitos e o agente, que parasita inclusive células da parede de vasos. Algumas vezes, o comprometimento vascular leva a obliteração de vasos e a infartos. Na meningoencefalite por *T. gondii*, encontram-se nódulos microgliais multifocais e destruição de neurônios, mais intensamente no córtex cerebral (Figura 34.59) e nos núcleos da base. Além dessas alterações, existe um tipo peculiar de acometimento do SNC, exclusivo da toxoplasmose congênita, que se caracteriza por necrose periaquedutal e periventricular secundária a vasculites. Os taquizoítos transportados pelo sangue parecem ser liberados no sistema ventricular, onde parasitam células ependimárias, inclusive do aqueduto cerebral; este, em consequência da reação inflamatória, pode ser obstruído. Com isso, nos ventrículos laterais e no terceiro ventrículo há acúmulo de liquor contendo grande quantidade de antígenos e taquizoítos, que passam ao tecido nervoso subependimário através de ulcerações no epêndima. São formados imunocomplexos no local, com inflamação da parede vascular, trombose e infartos subependimários, caracterizando uma reação de hipersensibilidade do tipo III. Mais tarde, surgem focos de calcificação encontrados com frequência ao exame radiográfico.

O acometimento dos *olhos* é semelhante ao descrito em indivíduos imunocompetentes, embora as lesões sejam geralmente bilaterais e graves, podendo resultar em microftalmia. Comprometimento do *ouvido* pode resultar em surdez.

Nos *pulmões*, surge pneumonia intersticial, com espessamento septal por células mononucleadas. Os parasitos podem ser vistos dentro de células endoteliais ou de pneumócitos. Há também vasculite, com infiltração da parede vascular por linfócitos e macrófagos. Ocasionalmente, o comprometimento pulmonar domina o quadro clínico. É frequente o achado de pneumonia bacteriana secundária.

O comprometimento do *coração* traduz-se por parasitismo de miocardiócitos, focos de necrose, fragmentação de miocélulas e infiltração por linfócitos, plasmócitos e macrófagos. O encontro de cistos é mais comum em áreas sem sinais de inflamação. Nos *músculos estriados*, o processo é semelhante, os cistos são frequentes e contêm grande número de parasitos.

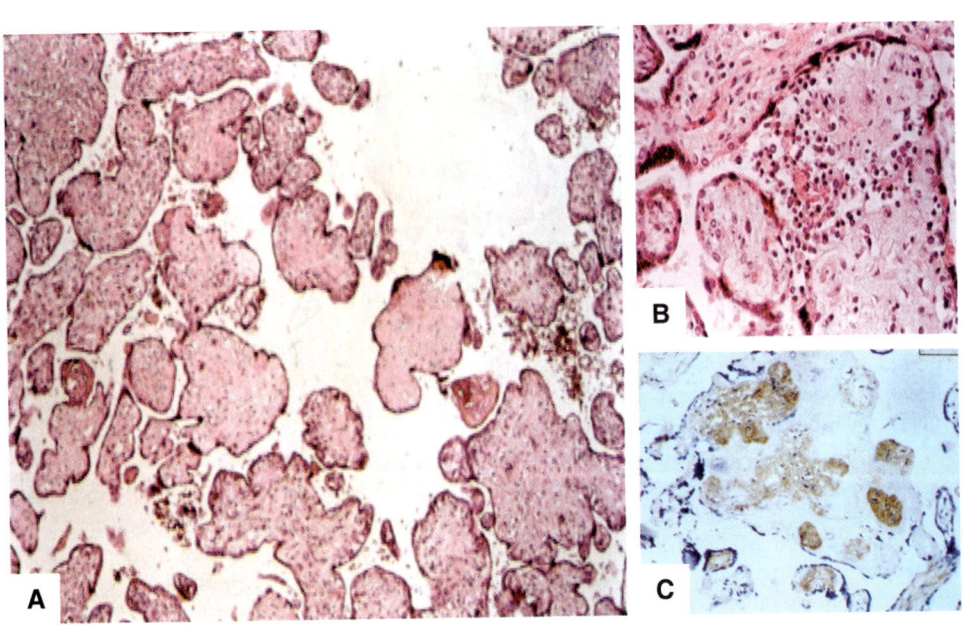

Figura 34.58 Toxoplasmose congênita. Placenta. **A** e **B.** Vilosite com fibrose. **C.** Depósitos de antígenos de *T. gondii* (imuno-histoquímica).

34

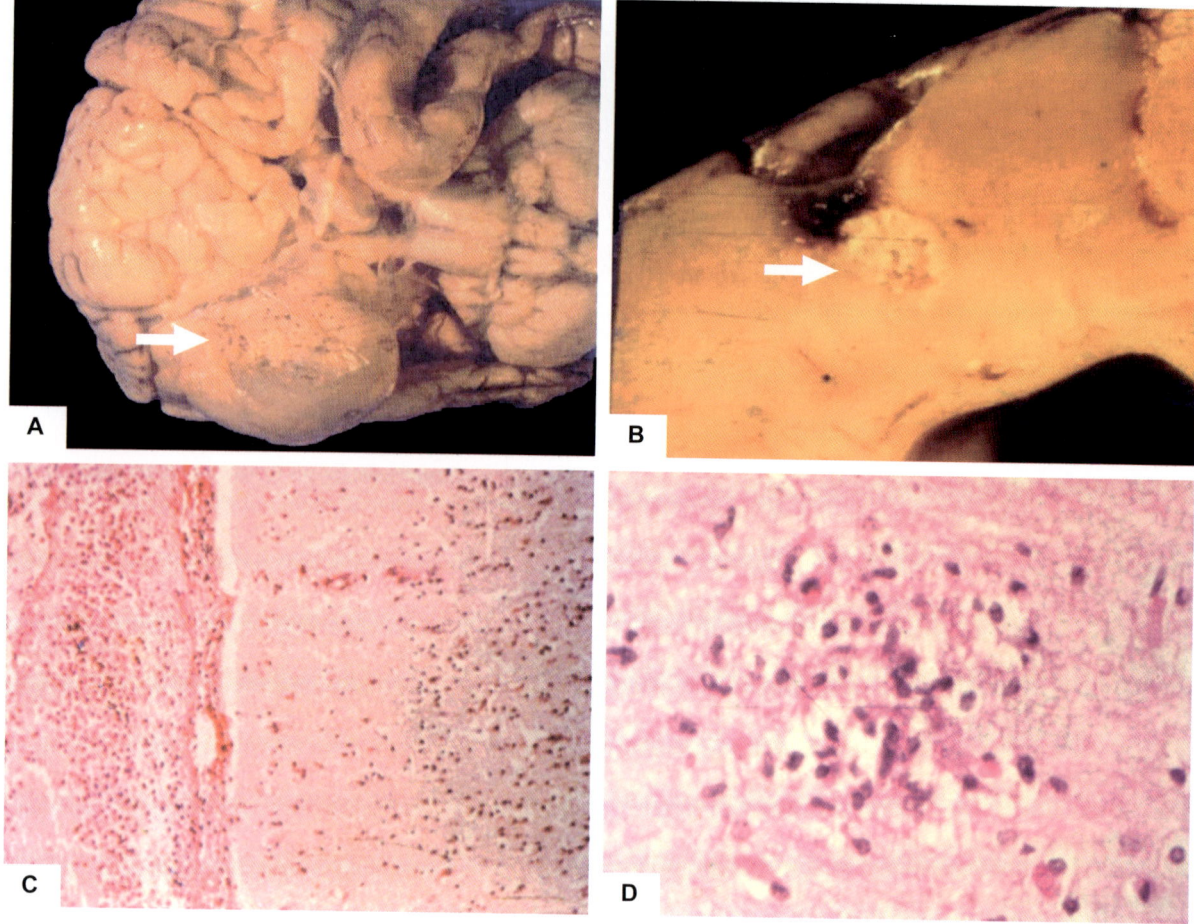

Figura 34.59 Toxoplasmose congênita. **A** e **B.** Aspecto macroscópico de área de necrose no cerebelo e no córtex cerebral (*setas*). **C.** Meningoencefalite. **D.** Nódulo microglial.

Os *rins* podem apresentar glomerulonefrite por imunocomplexos ou ser sede de eritropoese extramedular. Cistos de parasitos ou focos esparsos de necrose podem ser encontrados em outros locais, como suprarrenais, pâncreas, tireoide, testículos, ovários, ossos e pele.

Toxoplasmose de reativação

Em indivíduos imunocomprometidos que já tinham desenvolvido imunidade contra o *T. gondii* antes da imunossupressão (p. ex., transplantados), toxoplasmose sintomática resulta provavelmente de reativação de cistos teciduais latentes, embora alguns casos possam ser atribuídos a reinfecção. Nesses casos, surgem manifestações localizadas, geralmente no SNC. A vulnerabilidade do SNC pode ser explicada por sua resposta imunitária menos eficaz quando comparada à de outros órgãos, pois a barreira hematoliquórica dificulta o afluxo de células imunocompetentes, anticorpos e citocinas. Lesões pseudotumorais múltiplas no SNC são responsáveis por manifestações como hemiparesias, convulsões, letargia e sinais de localização. As lesões são facilmente identificadas por tomografia computadorizada, que mostra imagem de anel após injeção de contraste. Em biópsias ou material de necrópsia, as lesões apresentam-se em diferentes estágios de evolução. Identificam-se áreas de necrose recente com hemorragia, ex-

sudação de neutrófilos, linfócitos, plasmócitos e macrófagos, proliferação vascular e, às vezes, vasculite com necrose fibrinoide da parede de vasos e trombose. Taquizoítos na periferia de áreas de necrose e cistos no tecido adjacente são achados frequentes, mas em geral sem reação inflamatória. Em lesões mais antigas, em organização, podem ser vistas áreas de necrose de coagulação circundadas por macrófagos fagocitando lipídeos (células granulogordurosas). Lesões crônicas apresentam-se como espaços císticos contendo pequeno número de macrófagos carregados de lipídeos, ocasionalmente com pigmento de hemossiderina e gliose periférica. Nessa fase, é difícil a identificação de parasitos.

Existe ainda uma forma encefalítica difusa caracterizada por nódulos microgliais múltiplos contendo cistos ou taquizoítos livres. O diagnóstico só pode ser feito por meio da identificação de cistos, taquizoítos ou material antigênico, por histopatologia convencional, imuno-histoquímica, microscopia eletrônica ou PCR tanto no tecido cerebral, no LCR ou no sangue periférico. Envolvimento difuso sugere que esta forma possa ser causada por reinfecção.

Além do comprometimento focal do SNC, que é o mais frequente e pode ser a manifestação inicial da AIDS, pacientes com toxoplasmose de reativação apresentam comumente comprometimento ocular unilateral, com vitrite e inflamação da porção anterior do olho. A doença assume às vezes curso generalizado, com acometimento frequente dos pulmões.

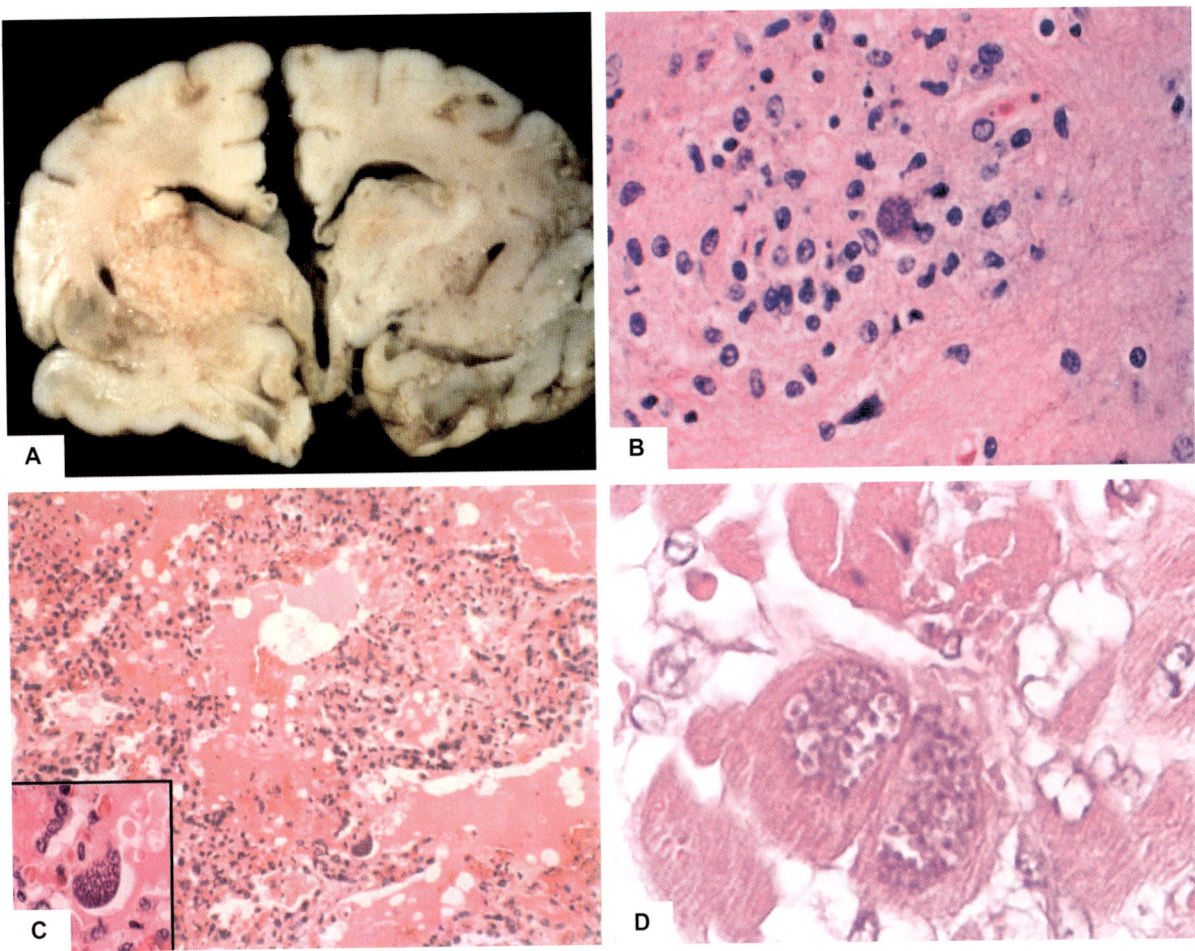

Figura 34.60 Toxoplasmose aguda em paciente imunocomprometido. **A.** Áreas de necrose no cérebro. **B.** Nódulo microglial centrado por cisto de *T. gondii*. **C.** Pneumonia intersticial, edema e parasitismo de pneumócitos por *T. gondii*. **D.** Miocardite aguda pelo *T. gondii*. Pseudocistos de *T. gondii*.

Toxoplasmose aguda em transplantados

Toxoplasmose aguda em indivíduos transplantados e sem contato prévio com o agente, embora rara, ocorre em pacientes com AIDS ou sob intensa imunossupressão, como em receptores de transplante de órgãos. Trata-se de afecção generalizada que pode cursar com comprometimento pulmonar, hepático, cardíaco, muscular, cerebral, vascular e intestinal. A doença tem prognóstico ruim e frequentemente só é diagnosticada à necrópsia. O quadro histológico assemelha-se ao da toxoplasmose congênita generalizada, com intensa agressão tecidual (Figura 34.60).

Para prevenção desse tipo de ocorrência em receptores de transplante, é fundamental a determinação do estado de infecção dos doadores de órgãos para transplante. Em transplantes de órgãos sólidos, como o coração, o doador deve ser soronegativo, para não ocorrer transmissão de cistos presentes no órgão doado. No transplante de medula óssea, devem-se utilizar doadores soropositivos, pois o novo sistema imunitário do hospedeiro deve ser competente no controle da toxoplasmose. Medula óssea de doadores soronegativos transplantados em receptor soropositivo favorece a reativação dos cistos teciduais latentes no hospedeiro. Em receptores de transplante, a toxoplasmose é um diagnóstico diferencial imperativo, pela gravidade das lesões e pela possibilidade terapêutica.

Leptospirose

Thales de Brito,* Antonio Carlos Seguro

A leptospirose é uma zoonose de ocorrência mundial. A doença tem ganhado interesse crescente tanto em medicina humana quanto em veterinária, sendo até mesmo citada como instrumento usado para bioterrorismo. Em países em desenvolvimento, a doença é endêmica, com surtos principalmente durante as estações chuvosas. Nos países desenvolvidos, é doença profissional ou associada ao lazer e à prática de esportes radicais.

Em 80% dos seres humanos, a infecção é assintomática ou manifesta-se com quadro discreto e semelhante ao da gripe sazonal; nos outros 20%, o quadro é grave com icterícia, insuficiência renal aguda e manifestações hemorrágicas inclusive pulmonares, o que caracteriza a *síndrome de Weil*. Alguns pacientes desenvolvem lesões oculares (p. ex., uveíte) ou meningite como única manifestação. Embora seja doença de notificação obrigatória, existe subnotificação principalmente quanto aos casos discretos. Segundo o Ministério da Saúde do Brasil, em 2018 foram notificados 3.069 casos de leptospirose, sendo a

In memoriam.

maioria na faixa etária entre 20 e 49 anos, com taxa de letalidade de 9%.

O agente etiológico, a leptospira, é uma bactéria aeróbia estrita com forma espiralada, flexível e móvel; em cultura, apresenta uma ou ambas as extremidades em forma de gancho. Mede 0,1 μm de diâmetro e 6 a 20 μm de comprimento. Para ser cultivada, a leptospira necessita meio de cultura com soro de coelho ou albumina bovina, ácidos graxos de cadeia longa, pH = 6,8 a 7,4 e temperatura entre 28 e 30°C.

Em cultura, a leptospira não é visível à microscopia usual de campo claro, mas pode ser observada por microscopia de campo escuro ou de contraste de fase. Em esfregaços, pode ser demonstrada pela técnica de deposição argêntica (Fontana-Tribondeau) ou por outros métodos especiais. Em cortes histológicos, prefere-se a impregnação argêntica, como nas colorações de Warthin-Starry ou de Steiner. A imuno-histoquímica é um método específico muito útil no diagnóstico de infecções humana e experimental.

A leptospira é constituída por um corpo celular cilíndrico (cilindro protoplasmático) disposto em torno de um axóstilo formado por dois filamentos axiais (considerados flagelos modificados), inseridos subterminalmente nas extremidades do corpo celular, com as terminações livres dirigidas para o meio da célula. Externamente, essa estrutura e os flagelos são recobertos por um envoltório. O corpúsculo basal desses flagelos é semelhante ao de uma bactéria Gram-negativa. A leptospira apresenta duas membranas: uma externa e outra citoplasmática, ou interna. Várias proteínas estão presentes na membrana externa, como uma porina, a OmpL1, e outras lipoproteínas, LipL32, LipL36 e LipL41. Os componentes responsáveis pela antigenicidade e pela virulência das leptospiras, incluindo lipopolissacarídeos, peptidoglicanos e polissacarídeos, estão localizados na membrana externa. Na membrana interna, estão presentes LipL31 e ImpL63, esta última uma proteína transmembranosa. As cepas virulentas mostram quimiotaxia para hemoglobina. Coerente com a habilidade das leptospiras para migrar através dos tecidos dos hospedeiros, elas exibem uma série de fatores de virulência que facilitam esse processo. Atividade hemolítica, esfingomielinases e fosfolipases já foram descritas, e seus genes, caracterizados.

As leptospiras constituem uma família à parte dentro da ordem *Spirochaetales*, a família *Leptospiraceae*. A classificação das espécies do gênero *Leptospira* baseou-se inicialmente em características antigênicas, tendo sido identificados, por meio de antissoros, mais de 200 sorovares ou sorovariantes. Essa classificação, de cunho prático, coexiste com uma mais moderna que se baseia em homologia do DNA, pela qual o gênero é dividido em 17 espécies. As espécies estão distribuídas em três categorias: espécies patogênicas, indeterminadas e saprófitas. A maioria dos sorovares patogênicos para animais domésticos ou silvestres e para humanos é encontrada no ramo *Leptospira interrogans*. Não existe diferença na apresentação clínica da infecção pelos diferentes sorovares, porém é importante sua identificação porque os sorovares estão associados a diferentes hospedeiros e podem orientar o modo de contaminação.

Em 2003 e 2004, os genomas de dois sorovares da *Leptospira interrogans*, Lai e Copenhageni, foram sequenciados, tendo-se verificado serem maiores do que os de outros espiroquetas, o que pode justificar por que a leptospira é capaz de viver tanto livre no meio ambiente como em diferentes hospedeiros. O genoma da leptospira é constituído por dois cromossomos: um maior (cromossomo I), com aproximadamente 4,3 milhões de pares de bases, e um menor (cromossomo II), com cerca de 350 mil pares de bases. No cromossomo I foram identificados 3.454 genes no sorovar Copenhageni e 4.360 no sorovar Lai; no cromossomo II, 274 e 367 genes, respectivamente.

As lesões causadas por leptospiras resultam de seus efeitos diretos, como motilidade, quimiotaxia e virulência, bem como da resposta imunitária do hospedeiro. Cepas virulentas exibem quimiotaxia, o que facilita a mobilidade, além de produzirem enzimas citotóxicas. A lipoproteína LipL32, por exemplo, causa hemólise e aumenta a expressão de quimiocinas e do fator NFκB. A proteína de membrana OmpL1 e a esfingomielinase H são citotóxicas e formam poros em membranas celulares. Glico-lipoproteínas, proteína LigA (*immunoglobulin-like*) e proteínas que se ligam à fibronectina auxiliam a invasão de tecidos pela leptospira, por facilitarem sua adesão à pele ou a mucosas ou a adesão de neutrófilos ao endotélio. Muito importante também é o fato de as leptospiras patogênicas poderem não expressar *in vitro* genes que são expressos durante a infecção.

Seres humanos adquirem a doença principalmente através de contato indireto, por meio de água, lama, solo, vegetação úmida, lixo e alimentos contaminados com leptospiras. A contaminação do solo se dá pela urina de animais infectados, sendo o rato o seu principal reservatório. Assim, a leptospirose é mais frequente nos meses chuvosos, quando ocorrem enchentes, e em áreas com precárias condições sanitárias. A gravidade da infecção depende da virulência do sorovar infectante, do número de microrganismos infectantes e da resposta imunitária do indivíduo infectado. Em relação a este, cabe notar que as leptospiras, ao entrarem no organismo de uma pessoa imune, ou seja, que tem anticorpos contra o sorovar infectante, são mortas por aglutinação e opsonização e rapidamente fagocitadas pelo sistema fagocitário mononuclear, permanecendo o indivíduo quase assintomático.

O papel da resposta imunitária na patogênese da leptospirose tem grande interesse; além de ser responsável pela defesa do hospedeiro, mecanismos imunitários podem estar envolvidos na patogênese da uveíte e, talvez, também na de lesões pulmonares. A resposta humoral tem sido considerada a mais importante. No entanto, grandes bacteriemias podem ocorrer mesmo na presença de altos títulos de anticorpos aglutinantes. Quando infectados por cepas patogênicas, camundongos selecionados para serem bons respondedores apresentam lesões histológicas mais graves do que animais normais ou mau respondedores. A resposta imunitária celular, que não é expressiva na leptospirose, pode ser modulada pelo número de microrganismos infectantes. Pacientes com leptospirose e agressão renal aguda, que já à admissão hospitalar apresentavam sorologia sugestiva de contato prévio (IgG positivo e de alta afinidade), tiveram, clinicamente, maior comprometimento renal e pulmonar. Também a deposição de imunoglobulinas e de complemento nas superfícies alveolares em casos humanos com hemorragia pulmonar sugere um papel da resposta imunitária na gravidade da doença.

Comprometimento de órgãos

A leptospirose humana e de alguns animais de laboratório caracteriza-se por septicemia e agressão generalizada ao organismo, porém com ênfase especial para determinados órgãos, particularmente fígado, rins, coração, músculos esqueléticos e sistema nervoso central. Atualmente, muita atenção tem sido dada ao comprometimento pulmonar, que se associa a hemorragia alveolar e é importante causa de morte. Surtos de leptospirose que se manifestam unicamente com hemorragia pulmonar foram descritos na Nicarágua e na Coreia. A forma mais grave de leptospirose humana, causada em geral pela *Leptospira icterohaemorrhagiae*, corresponde à *síndrome de Weil*, que tem a maior mortalidade e é a mais estudada do ponto de vista anatomopatológico. Os achados morfológicos dessa forma da doença estão descritos a seguir.

Fígado

Em pacientes com leptospirose grave, além dos sinais de acentuada toxemia, o que chama a atenção é a icterícia, que tem classicamente a tonalidade rubínica decorrente da combinação do fator vascular, muito evidente na doença, com a impregnação biliar dos tecidos. O exame macroscópico revela fígado grande, com intensa colestase, permanecendo as vias biliares extra-hepáticas permeáveis (Figura 34.61). A vesícula biliar é geralmente edemaciada e vazia ou contém pouca bile. O exame histológico do fígado de doente necropsiado após várias horas da morte (geralmente mais de 4 a 6 horas) revela quadro considerado clássico e caracterizado por hepatócitos soltos do arranjo trabecular, com variação da forma e do tamanho e apresentando um ou vários núcleos com nucléolos evidentes (Figura 34.62). Nas áreas de destrabeculação, a ausência de E-caderina sugere lesão das junções intercelulares por ação direta da leptospira.

O citoplasma de hepatócitos individuais pode apresentar-se com aspecto hialino difuso. Hepatócitos contraídos, com núcleos densos, sugerindo apoptose, podem estar presentes. Na região centrolobular, os hepatócitos podem apresentar pigmento biliar retido no citoplasma. Pode haver ainda esteatose macrovacuolar, que, entretanto, nunca é difusa nem muito intensa. Quando isso acontece, deve-se lembrar a concomitância de outras entidades, particularmente alcoolismo. Figuras de mitose de hepatócitos são frequentes. As células de Kupffer são evidentes, hiperplásicas e hipertróficas, e exibem fagocitose de hemácias íntegras ou desintegradas, o que pode sugerir síndrome hematofagocítica. Outro achado, muito valorizado no passado, é pigmento férrico em forma de pequeninos grânulos no citoplasma das células de Kupffer. Caracteristicamente, os espaços portais não mostram alterações importantes, apresentando apenas moderado edema e discreto infiltrado de mononucleares e neutrófilos. A luz dos sinusoides ora é vazia, ora é congesta, sendo este achado mais evidente na região centrolobular. A imuno-histoquímica demonstra antígenos do agente nos espaços portais, fagocitados por macrófagos e por células de Kupffer, geralmente em forma de pontos, raramente como deposição maciça. Depósitos antigênicos sobre a membrana de hepatócitos são raros em humanos e, quando presentes, são focais. Em cobaios e hamsters, depósitos antigênicos são evidentes sobre a membrana celular de hepatócitos.

Em biópsias, o quadro hepático modifica-se substancialmente, pois é somente no início da recuperação, quando já não existe plaquetopenia e outros riscos de sangramento, que a biópsia hepática pode ser feita com segurança. Em biópsias, o arranjo trabecular mostra-se preservado ou em disposição de dupla placa; as alterações são evidentes na região centrolobular, onde se observa intensa colestase, representada por cilindros biliares e retenção de pigmento no citoplasma de hepatócitos, exibindo essas variações da forma e do tamanho e citoplasma abundante, vacuolizado na periferia (Figura 34.63). Os núcleos são ora normais, ora grandes, com nucléolos evidentes. Processos regressivos de hepatócitos isolados são visíveis, notadamente o aparecimento ocasional de corpúsculos apoptóticos do tipo Councilman semelhantes aos vistos em hepatites por vírus, além de hialinização difusa do citoplasma e contração de hepatócitos individuais, que pode acompanhar-se de picnose nuclear.

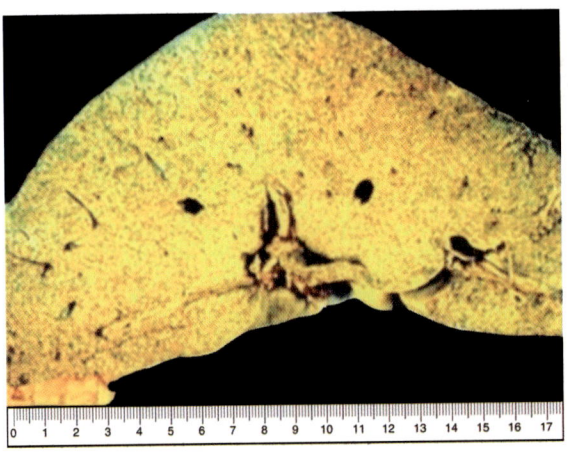

Figura 34.61 Leptospirose. Fígado com volume aumentado, colestase, congestão e lobulação aparentemente preservada.

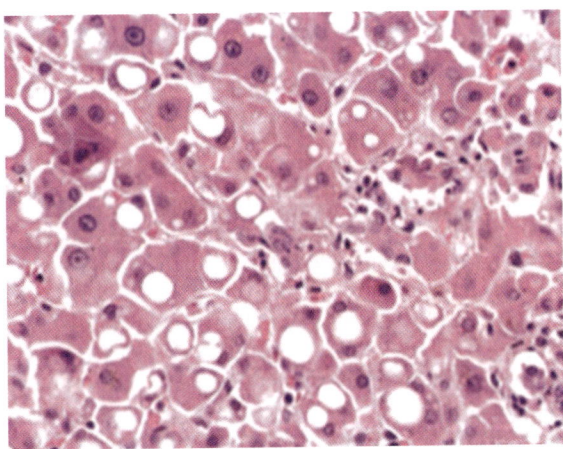

Figura 34.62 Aspecto histopatológico clássico da leptospirose humana em fígado de necrópsia. Hepatócitos soltos das trabéculas, às vezes binucleados, com nucléolos evidentes. Há ainda esteatose macrovacuolar, hiperplasia focal de células de Kupffer e raros hepatócitos contraídos, com núcleos picnóticos.

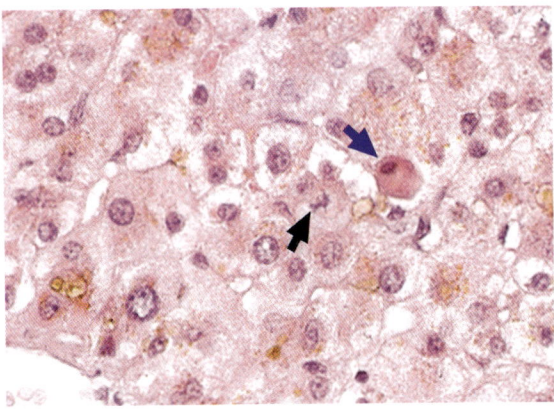

Figura 34.63 Biópsia hepática na leptospirose humana. Região centrolobular do fígado mostrando ausência de destrabeculação, aspecto regenerativo, hepatócitos dispostos em mais de uma placa e com retenção de pigmento biliar acastanhado no citoplasma. Um hepatócito contraído, com núcleo picnótico (aspecto sugestivo de apoptose) solto da trabécula (*seta azul*), é visto próximo de outro em mitose (*seta preta*).

Figuras de mitose de hepatócitos são menos frequentes do que em fígados de necrópsia. Os achados portais são semelhantes àqueles dos casos de necrópsia. Observa-se também certo grau de hipertrofia e hiperplasia das células de Kupffer, além de pigmento férrico no seu citoplasma. Depósitos antigênicos em células de Kupffer são visíveis pela imuno-histoquímica, porém em menores frequência e intensidade do que em material de necrópsia. A contração de hepatócitos individuais correlaciona-se bem com a diminuição do seu conteúdo glicogênico.

A comparação de achados em material de necrópsia com achados de biópsia mostra, na última, ausência de destrabe-culação, colestase centrolobular, figuras de mitose ocasionais, fenômenos regressivos de hepatócitos individuais e antígenos fagocitados por células de Kupffer. Na fase de recuperação, a E-caderina, que estava ausente nas áreas de destrabeculação, volta a estar presente ao longo da membrana dos hepatócitos. Pacientes biopsiados após a segunda semana da doença, portanto após o desaparecimento dos fenômenos hemorrágicos e na fase de recuperação, mostram antígenos nas células de Kupffer, o que sugere mecanismo de eliminação dos mesmos por meio de fagocitose pelo sistema fagocitário mononuclear.

A microscopia eletrônica revela alargamento dos espaços intercelulares e aparecimento de microvilos secundários. O processo, que sugere lesão de membrana, é visível também no polo sinusoidal, onde se observa tumefação endotelial, hipertrofia das células de Kupffer, alargamento dos poros e alteração dos microvilos dos hepatócitos. Todos esses achados são focais, sendo que, em certas áreas, o fígado mostra-se com alterações mínimas. Os hepatócitos também sofrem: mostram redução do conteúdo de glicogênio e áreas de predominância do retículo endoplasmático liso; as mitocôndrias apresentam edema da matriz e, às vezes, gigantismo e disposição anômala das cristas. As alterações mitocondriais correlacionam-se bem com os achados histoquímicos de succinodesidrogenase, que mostra atividade muito reduzida nos casos mais graves.

As lesões hepatocitárias são bem menos acentuadas do que na febre amarela e em outras hepatites por vírus, o que se correlaciona bem com as alterações mais discretas dos níveis séricos das enzimas hepatocitárias. As alterações mais importantes são encontradas na membrana citoplasmática, o que pressupõe a existência de fatores circulantes que atuam primariamente nesse componente celular. A destrabeculação dos hepatócitos resulta de lesão particularmente nas junções intercelulares da membrana citoplasmática e acentua-se amplamente durante o período agônico e após várias horas de morte.

A doença experimental em cobaios é um bom modelo da síndrome de Weil. Nela, as leptospiras, que são microrganismos que usam ácidos graxos como fonte de energia, aderem à membrana celular, o que pode ser interpretado como um passo inicial no estabelecimento da infecção leptospirótica. Leptospiras e/ou seus antígenos podem ser encontrados aderidos à membrana citoplasmática de hepatócitos íntegros, soltos das trabéculas, ou fagocitados por células de Kupffer e por macrófagos nos espaços portais. Hepatócitos soltos das trabéculas, como ocorre na infecção humana, são visíveis nas fases avançadas da doença. Enquanto em humanos a leptospira é demonstrada com dificuldade pelos métodos convencionais de impregnação pela prata, em cobaios ela é vista com certa facilidade, principalmente na luz sinusoidal e entre os hepatócitos soltos das trabéculas.

Aspecto importante e ainda não esclarecido integralmente são os mecanismos patogenéticos da icterícia na leptospirose. Como se viu, a microscopia de luz demonstra colestase, mais acentuada na região centrolobular, enquanto a microscopia eletrônica evidencia alterações nos microvilos de colangíolos,

dilatação das cisternas de Golgi e do retículo endoplasmático e aumento de lisossomos. Na luz dos dúctulos, encontram-se lamelas de material elétron-denso interpretado como fosfolipídeos da bile. Esse material, com aparência espiculada, é visível em vacúolos delimitados por membranas no citoplasma de hepatócitos e junto aos dúctulos biliares.

A lesão hepática manifesta-se clinicamente por icterícia com predomínio de bilirrubina direta, pequena elevação de aminotransferases e maior elevação de enzimas canaliculares, como fosfatase alcalina e gamaglutamiltranspeptidase, quadro que pode levar a diagnóstico errôneo de colecistite aguda e a intervenção cirúrgica desnecessária. Todo esse conjunto sugere alterações no sistema excretor da bile, que é muito sensível a agentes diversos, incluindo desidratação e fenômenos toxêmicos, achados frequentes na leptospirose. Lamelas eletrondensas nos espaços intercelulares alargados comportam dupla interpretação. De um lado, seriam produtos de lesão da membrana celular; de outro, representariam produtos da bile que estavam sendo excretados através da membrana celular, agora com microvilos, para os espaços intercelulares. Este achado é visto experimentalmente na ligadura de ductos biliares extra-hepáticos. As alterações morfológicas de colestase são ultraestruturalmente semelhantes em obstruções tanto extra como intra-hepáticas, parecendo que a via final comum é representada por alterações do sistema excretor da bile. Existe também lesão de ductos de junção, os quais mostram alterações em microvilos e estruturas eletrondensas arredondadas no citoplasma. Em casos mais graves, associam-se intensa vacuolização citoplasmática e desaparecimento focal da membrana basal.

Em estudo recente de leptospirose em hamsters, aventou-se a possibilidade de que a destruição das junções intercelulares dos hepatócitos deve-se diretamente à migração intercelular das leptospiras, o que poderia explicar a icterícia na doença. Nesse estudo, leptospiras foram encontradas migrando diretamente dos sinusoides para os capilares biliares após ruptura das junções intercelulares. Este é um novo mecanismo proposto para a icterícia na infecção leptospirótica.

Rins

O quadro renal é importante na leptospirose e, até pouco tempo era o principal responsável pela morte dos pacientes. À necrópsia, os rins encontram-se muito aumentados de volume e têm superfície lisa. A cortical é bastante espessada, com impregnação biliar, mas o limite com a medular é preciso; a medular é congesta e mostra estrias hemorrágicas (Figura 34.64 A). Em alguns casos, existem petéquias na pele e sangue na luz ureteral. Histologicamente, há combinação de nefrite intersticial e necrose tubular aguda, ambas focais (Figura 34.64 B). Os glomérulos apresentam hipercelularidade moderada por aumento de células mesangiais e, em alguns espaços urinários, depósitos hialinos reticulados, interpretados como proteínas. Nefrite intersticial caracteriza-se por acúmulos de linfócitos, macrófagos, eosinófilos e raros plasmócitos, acompanhados de edema intenso, vasodilatação, congestão e tumefação endotelial. Necrose tubular é representada por grupos de túbulos proximais dilatados e revestidos por células epiteliais baixas e com citoplasma basofílico; na luz tubular, pode haver cilindros hialinos. Na leptospirose humana, a biópsia renal mostra os mesmos achados, porém em menor intensidade. Antígenos de leptospira podem ser demonstrados, pela imuno-histoquímica, em macrófagos no interstício, tanto na cortical como na medular, mas sobretudo no limite corticomedular, onde a dilatação vascular e a nefrite intersticial são mais evidentes.

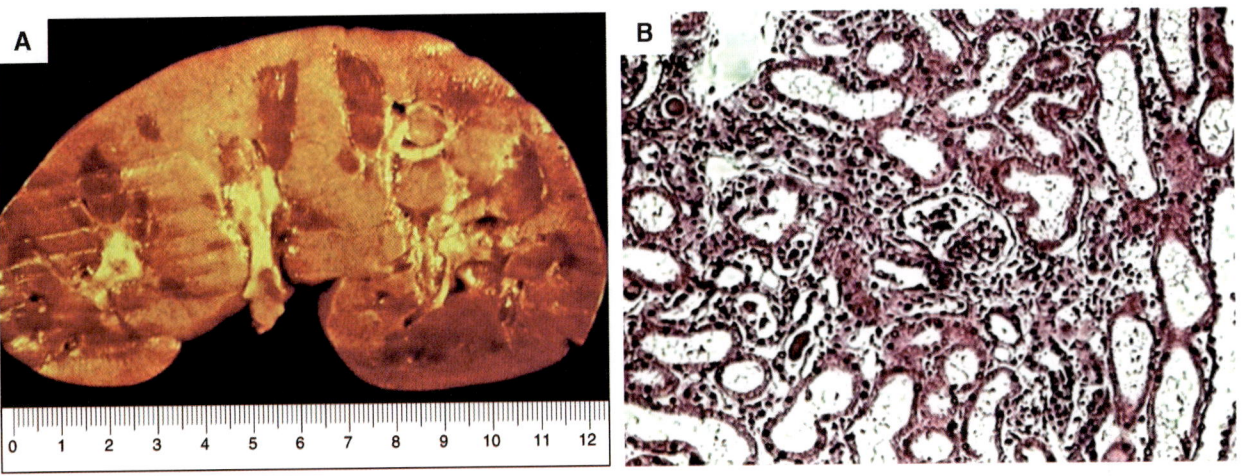

Figura 34.64 Rim na leptospirose humana. **A.** Rim aumentado de volume, com impregnação biliar, cortical espessa e medular intensamente congesta. **B.** Foco de nefrite intersticial com infiltrado de mononucleares, edema e dilatação dos túbulos, que mostram revestimento por células baixas. O aspecto é de associação de nefrite intersticial com necrose tubular aguda.

A microscopia eletrônica confirma as alterações de túbulos, mostrando que elas atingem todos os segmentos tubulares, com preferência pelos túbulos proximais. Alterações de membranas estão presentes e são representadas por ausência e/ou distorções dos microvilos dos túbulos proximais que se expressam, à microscopia de luz, por desaparecimento do material PAS-positivo que os reveste e, experimentalmente, em cobaios, também por perda de atividade da fosfatase alcalina em grandes áreas da cortical. Os espaços intercelulares são largos, e as células dos túbulos proximais mostram aumento de lisossomos, tumefação de mitocôndrias e dilatação do retículo endoplasmático; alterações mitocondriais são visíveis também nos túbulos distais. Depósitos antigênicos podem ser detectados sobre a membrana luminal, particularmente em células tubulares proximais, ao lado de espaços intercelulares alargados. Em cobaios, os depósitos antigênicos intersticiais aumentam à medida que o processo progride e acompanham-se de depósitos focais de gamaglobulinas e complemento. Os glomérulos apresentam tumefação e irregularidades na membrana basal, proliferação mesangial discreta e desaparecimento focal dos pés de podócitos, sem imunodepósitos. Os capilares do interstício mostram células endoteliais tumefeitas, edemaciadas, porém, em humanos, não separadas entre si; em animais de experimentação, as leptospiras são demonstráveis passando entre as células endoteliais. Tanto nos capilares do rim como nos espaços portais menores do fígado, ocasionalmente a imuno-histoquímica revela depósitos antigênicos sobre as células endoteliais, raramente impregnando-as como um todo.

Clinicamente, as alterações renais caracterizam-se por insuficiência renal aguda que, na maioria dos casos, é não oligúrica; hiperpotassemia é pouco frequente. Funcionalmente, o comprometimento tubular é intenso e pode ocorrer mesmo sem queda da filtração glomerular. Em humanos, pode haver natriurese, caliurese, uricosúria, magnesiúria, fosfatúria e glicosúria, além de perda da capacidade de concentração urinária, que pode traduzir-se por poliúria. Experimentalmente, há comprometimento, aparentemente primário, dos túbulos proximais. Estudos recentes por imuno-histoquímica mostraram desaparecimento focal de NHE3, que é um transportador envolvido na troca de sódio e hidrogênio na porção luminal dos túbulos proximais, lado a lado com o desaparecimento, também focal e no mesmo local, de receptores de água, como a aquaporina 1 (Figura 34.65).

O acometimento de túbulos proximais resulta em menor absorção de sódio e água, que assim chegam em maior quantidade às demais porções do néfron. No néfron distal, o sódio é absorvido e gera um gradiente favorável à secreção de potássio. Deve-se destacar o papel importante da porção espessa da alça de Henle, demonstrado pela preservação imuno-histoquímica de NKCC2, que é um transportador de sódio, potássio e cloro, na tentativa de equilibrar a maior perda de sódio nas porções mais distais do néfron. A perda urinária de potássio, acrescida de sua perda intestinal por diarreia, às vezes presente, explica a hipopotassemia na lesão renal aguda. Ausência de oligúria, inclusive com poliúria, justifica-se por alterações nos túbulos proximais e por possível perda da capacidade de concentração urinária decorrente da resistência dos ductos coletores à ação do hormônio antidiurético. Hipomagnesemia ocorre em cerca de 50% dos pacientes durante a internação e 75% têm aumento da excreção urinária desse cátion. A excreção urinária de fósforo também está aumentada em 50% dos pacientes hospitalizados. Estes dois distúrbios indicam uma disfunção do túbulo proximal.

Uma associação entre os níveis plasmáticos de creatinafosfoquinase (CPK) e nível máximo da creatinina sérica foi demonstrada em pacientes com formas graves de leptospirose e níveis mais elevados do potássio plasmático sugerindo que a rabdomiólise contribui para a lesão renal aguda e hiperpotassemia.

Estudo recente mostrou que uma proteína da membrana de celular de leptospiras patogênicas, a Lp25, quando injetada em cobaios, induz lesão renal aguda (queda do clearance de creatinina) associada a rabdomiólise (aumento da CPK), hiperpotassemia, aumento dos níveis plasmáticos de ácido úrico e fósforo. Estes dados sugerem que esta proteína é uma das responsáveis pelas formas graves da doença.

Pulmões

Estudos recentes têm mostrado, nos pulmões, uma lesão primária, não inflamatória, visível particularmente na membrana de células endoteliais e em suas junções intercelulares. Tais lesões da microcirculação pulmonar determinam aumento acentuado da permeabilidade capilar e saída de plasma e hemácias para a luz alveolar (Figura 34.66), o que resulta em opacificações ao exame radiológico, as quais podem ser fugazes se houver

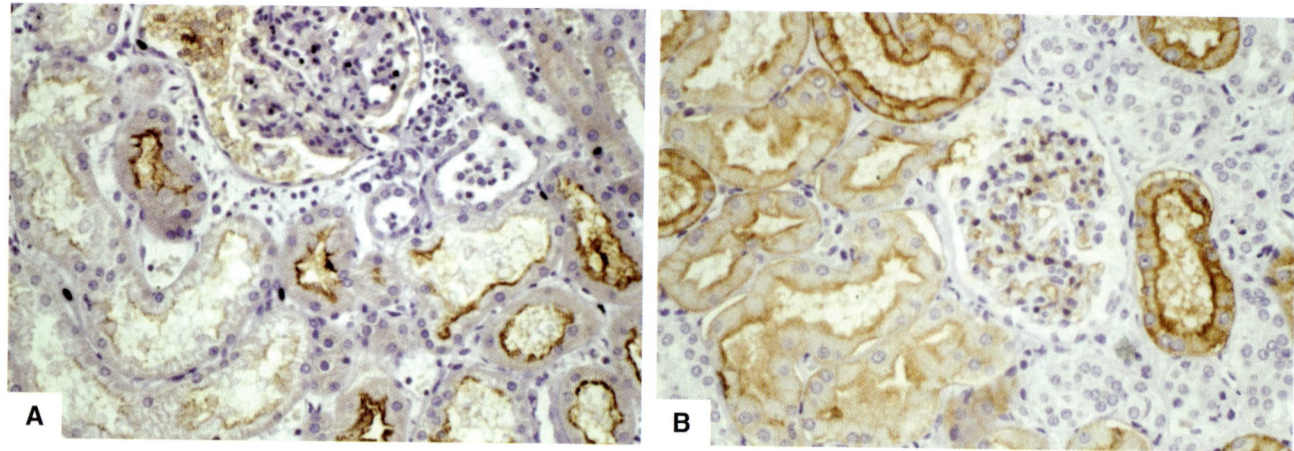

Figura 34.65 Leptospirose humana. NHE3 (**A**) e aquaporina 1 (**B**) marcam de maneira irregular a porção luminal das células de revestimento dos túbulos proximais.

rápida reabsorção do material extravasado. Hemorragia alveolar explica também a hemoptise vista nos pacientes. Nos casos de morte por insuficiência respiratória aguda, à necrópsia encontra-se pneumopatia hemorrágica, com hepatização de um ou mais lobos pulmonares (Figura 34.67).

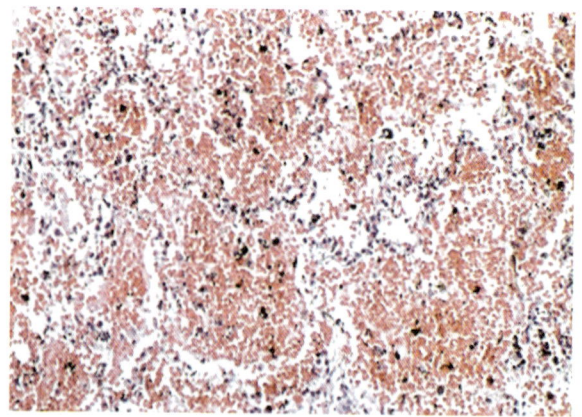

Figura 34.66 Comprometimento pulmonar na leptospirose. Alvéolos com luz ocupada por grande quantidade de hemácias. Os septos alveolares não mostram reatividade.

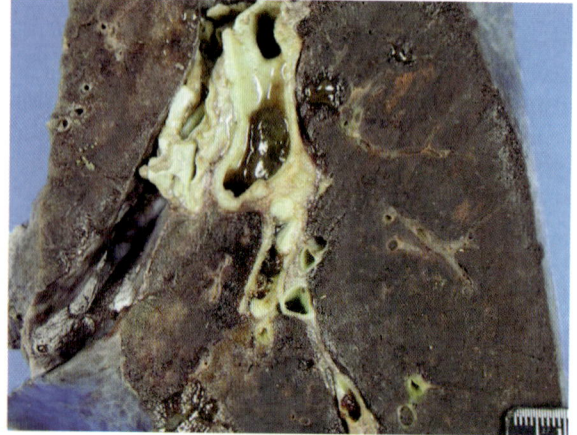

Figura 34.67 Pneumopatia hemorrágica da leptospirose.

Acometimento pulmonar ocorre em 20 a 70% dos casos graves e pode não se acompanhar de icterícia nem de insuficiência renal, como ocorreu na epidemia de 1995 na Nicarágua. No entanto, em geral o quadro pulmonar corre em paralelo com o de insuficiência renal. Diferentemente das lesões hepáticas e renais, nas quais é encontrada grande quantidade de antígenos e pouca ou nenhuma deposição de anticorpos, em cobaios infectados que apresentam hemorragia alveolar poucas leptospiras são vistas nos pulmões, embora depósitos de IgG, IgM, IgA e C3 possam estar presentes ao longo da membrana basal alveolar. Tais depósitos também são encontrados em necrópsias de indivíduos com leptospirose e que apresentaram hemorragia pulmonar. Tais achados levantam a hipótese de que a resposta imunitária do hospedeiro possa ter participação na lesão pulmonar.

Estudo de necrópsia de 12 casos humanos da doença, três deles com hemorragia pulmonar, mostrou, em todos, edema dos septos alveolares e infiltrado linfoplasmocitário e de macrófagos e, em nove, hemorragia alveolar. Antígenos no endotélio pulmonar foram vistos em oito casos, porém sem relação com a intensidade das lesões. Nos rins, ao contrário, existe associação de maior quantidade de antígeno com maior lesão tubulointersticial.

Estudo em hamsters mostrou que pneumócitos normais reabsorvem sódio da luz do alvéolo para a célula através do canal ENaC. Na membrana basolateral, além de Na$^+$/K$^+$-ATPase existe um transportador Na/K2Cl (NKCC-1), que transporta sódio para o meio intracelular a fim de regular o volume celular. Em situação normal, ocorre reabsorção de Na$^+$ da luz para o interstício gerando um gradiente osmótico que faz com que água seja reabsorvida pela via paracelular ou através da célula por um canal de água (aquaporina 5).

Na leptospirose em hamsters, também se observa edema pulmonar não cardiogênico. Nesse modelo, existe redução do transporte de sódio através de pneumócitos, da luz dos alvéolos através do canal de sódio ENaC para os capilares do interstício, que é parcialmente compensado por aumento do transportador NKCC-1 situado na membrana basolateral dos pneumócitos, o que aumenta a entrada de sódio do interstício para as células. Estes dois mecanismos opostos diminuem o fluxo de sódio da luz do alvéolo para o interstício, o que reduz o gradiente osmótico, diminui a reabsorção de água via paracelular e resulta no acúmulo de água na luz alveolar (edema pulmonar).

Nos casos de hemorragia pulmonar na leptospirose, a expressão de canais ENaC na membrana luminal dos pneumocitos e da aquaporina 5 está aumentada, o que leva a maior reabsorção de água da luz do alvéolo para o interstício e contribui para diminuir o edema da luz alveolar. Ao mesmo tempo, maior expressão da aquaporina 1, que está preservada no citoplasma das células endoteliais, faz com que a água seja transferida do interstício para a luz dos vasos.

Outros órgãos

Lesão vascular não se limita aos rins, estando presente também na pele, em mucosas, nos pulmões e no trato digestivo. Na *pele*, contribui para o aspecto rubínico da icterícia e, em alguns casos, acompanha-se de depósitos plaquetários sobre o endotélio lesado. Placas hemorrágicas na conjuntiva acompanhadas de impregnação biliar são sinal muito frequente na doença (Figura 34.68). Uveíte é frequente em cavalos infectados e pode constituir manifestação tardia da doença em humanos.

No *trato digestivo*, a lesão capilar manifesta-se por sufusões hemorrágicas e edema na mucosa gástrica, dando origem, muitas vezes, a extensas hemorragias de superfície. Em alguns casos, o mesmo achado é visto no intestino delgado, sendo o conjunto responsável por diarreia, que pode levar a desidratação intensa e a graves hemorragias gastrointestinais, mecanismos importantes de morte.

A introdução de diálise no tratamento do quadro renal reduziu acentuadamente a mortalidade por lesão renal aguda na leptospirose. Hoje, os pacientes morrem por fenômenos hemorrágicos agudos, particularmente pulmonares e digestivos, ou por *miocardite*, geralmente focal, que é encontrada em 50% das necrópsias. A miocardite apresenta exsudato de mononucleares, por vezes dispostos em agrupamentos em torno das ramificações coronarianas, que se acompanha de acentuado edema no interstício (Figura 34.69), podendo propagar-se para o sistema de condução. Esta complicação é encontrada principalmente em pacientes mais idosos e traduz-se por alterações eletrocardiográficas, mas, ocasionalmente, pode levar a insuficiência cardíaca e a óbito. Também na doença experimental há miocardite focal e alterações no traçado eletrocardiográfico.

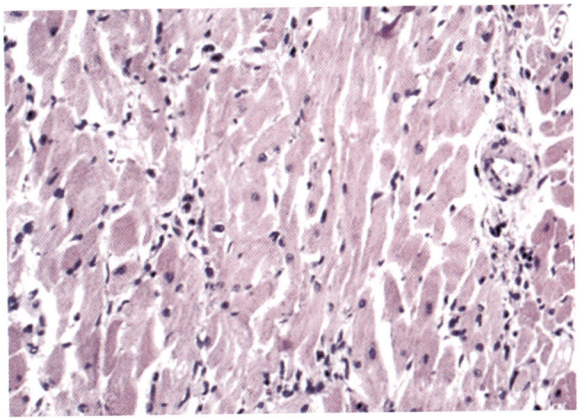

Figura 34.69 Comprometimento cardíaco na leptospirose. Miocardite focal com edema e infiltrado de mononucleares.

Em 15% dos corações, o infiltrado contém, predominantemente, macrófagos grandes dispostos em grupos próximos aos ramos coronários intramiocárdicos, simulando nódulos de Aschoff. Na ausência de sinais da doença reumática, esse achado sugere miocardite por leptospira. As coronárias apresentam edema da média e tumefação endotelial; depósitos antigênicos são visíveis à imuno-histoquímica no citoplasma de células endoteliais. Em cães, há ainda trombos hialinos, formados provavelmente por acúmulos plaquetários. À microscopia eletrônica, o endotélio é tumefeito, porém sem separação das células entre si. Em 70% dos corações humanos, existe inflamação segmentar dos grandes ramos das coronárias, caracterizada por edema intimal, infiltrado focal de mononucleares e tumefação endotelial. Trombose é rara.

Em 60% dos casos é encontrada *aortite*, que compromete segmentos proximais da aorta ascendente, com intenso infiltrado mononuclear na adventícia e vascularização da média. Essa aortite é muito parecida com a da sífilis, porém não se acompanha de proliferação intimal nos *vasa vasorum*. Depósitos antigênicos são detectados em alguns casos, particularmente na camada média vascularizada da aorta.

A *leptomeninge* pode apresentar inflamação focal com grandes células mononucleadas, que às vezes contêm antígenos de leptospira no citoplasma (Figura 34.70). Na *musculatura*

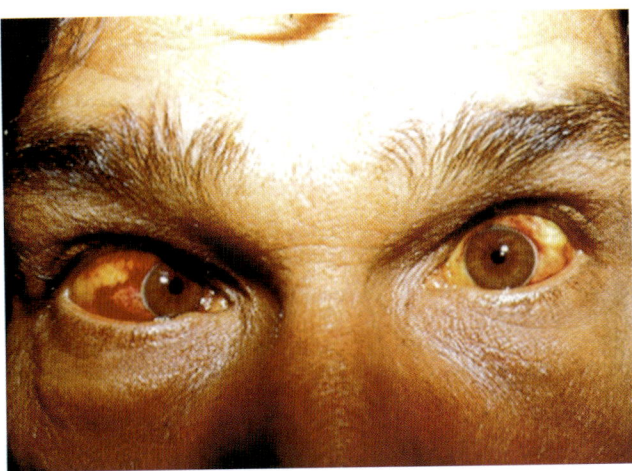

Figura 34.68 Leptospirose. Paciente com icterícia combinada e extensas áreas de hemorragia conjuntival.

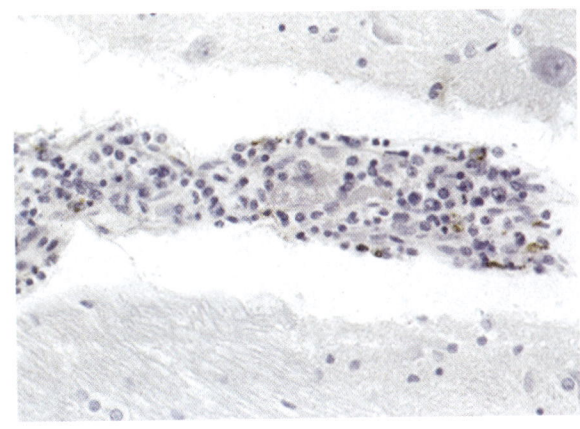

Figura 34.70 Leptomeningite na leptospirose. Infiltrado mononuclear denso na leptomeninge, com depósitos antigênicos no citoplasma de monócitos (imuno-histoquímica).

34

esquelética, observam-se áreas focais de necrose hialina de células individuais, envolvidas por proliferação macrofágica (Figura 34.71). Clinicamente, manifesta-se por dores musculares, comumente na musculatura da panturrilha. Fragmentos de leptospira e/ou seus antígenos são demonstrados em torno e nos músculos afetados. Em cerca de 60% dos pacientes com síndrome de Weil, são encontrados níveis séricos elevados de creatinafosfoquinase (CPK), comprovando a existência de rabdomiólise.

Comentários finais

Do que foi comentado, pode-se dizer que as leptospiras, após ultrapassarem as barreiras representadas pela pele e por mucosas do hospedeiro, invadem a corrente sanguínea e difundem-se pelo organismo, afetando múltiplos órgãos e produzindo as manifestações da doença. Trata-se, portanto, de uma septicemia com vasculopatia hemorrágica.

Muitos aspectos da leptospirose humana ou experimental permanecem não explicados. O principal é a pobreza de alterações morfológicas em alguns órgãos, a despeito de profundos distúrbios funcionais. Tal fato sugere que muitos dos aspectos da doença resultam de produtos tóxicos liberados pelas leptospiras, já tendo sido demonstrado fator citotóxico no sangue e no plasma de animais com a doença.

Lesão vascular, responsável pelo edema e pela diátese hemorrágica, é fator importante na leptospirose, particularmente na causada pela *Leptospira icterohaemorrhagiae* (Figura 34.72). Depósitos antigênicos são vistos no endotélio, indicando provável absorção de antígenos circulantes da leptospira, o que pode contribuir, eventualmente, para o dano vascular. Estudos experimentais em cobaios infectados já haviam demonstrado, por meio da injeção de carvão coloidal, que a membrana endotelial estava aparentemente alterada nas junções intercelulares. Diminuição da expressão imuno-histoquímica de CD34, que evidencia glicoproteínas, particularmente na porção luminal dos capilares da microcirculação pulmonar humana, concorre para a possibilidade de uma lesão primária da membrana celular e/ou de junções celulares.

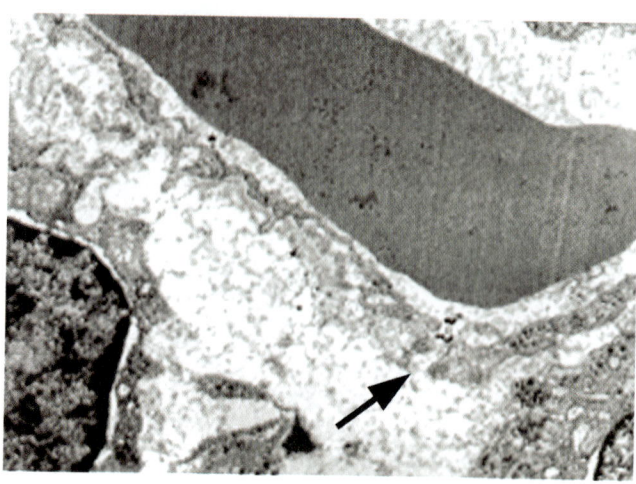

Figura 34.72 Aspecto ultraestrutural de alteração vascular na leptospirose experimental de cobaio. Capilar renal apresentando células endoteliais afastadas entre si e com citoplasma tumefeito. O pertuito formado entre elas, sinal de aumento de permeabilidade do vaso, está marcado por carvão coloidal (*seta*) injetado na circulação do animal. Notar ausência de inflamação, sugerindo ação tóxica na gênese do fenômeno.

Por todas essas considerações, a leptospirose pode ser considerada mais uma afecção sistêmica traduzida fundamentalmente por vasculopatia infecciosa do que uma doença de um órgão ou tecido. Durante a fase septicêmica, migração de microrganismos, toxina(s), enzimas e/ou produtos antigênicos liberados por lise do microrganismo aumentam a permeabilidade vascular, que deve ser vista como a manifestação mais precoce e mais constante da doença. Agressão às células dos diversos órgãos tem como base patogenética esses mesmos fatores que atuam, inicialmente, sobre a membrana celular, sendo a lesão agravada por eventual hipóxia causada por agressão aos vasos. A possibilidade de que coagulação intravascular disseminada possa desempenhar algum papel na patogênese da leptospirose já foi aventada, mas não demonstrada de maneira convincente.

Paracoccidioidomicose

Gil Benard, Ricardo de Souza Cavalcante, Amaro Nunes Duarte Neto, Flávio Vieira Loures, Vera Lúcia Garcia Calich

A paracoccidioidomicose (PCM) é micose profunda de grande interesse na América Latina e causada por fungos termodimórficos, conhecidos apenas em sua forma assexuada ou imperfeita, o complexo *Paracoccidioides brasiliensis* (Splendore, 1912; Almeida, 1930) e o *P. lutzii* (Teixeira, 2009). A doença tem ampla sinonímia, que inclui Blastomicose sul-americana, Blastomicose brasileira, Micose de Lutz-Splendore-Almeida e Granuloma paracoccidióidico. *P. lutzii* é espécie descrita apenas em 2009, de forma que a maior parte do conhecimento sobre o fungo e a PCM foram obtidos a partir de isolados do complexo *P. brasiliensis* em humanos e em animais de laboratório.

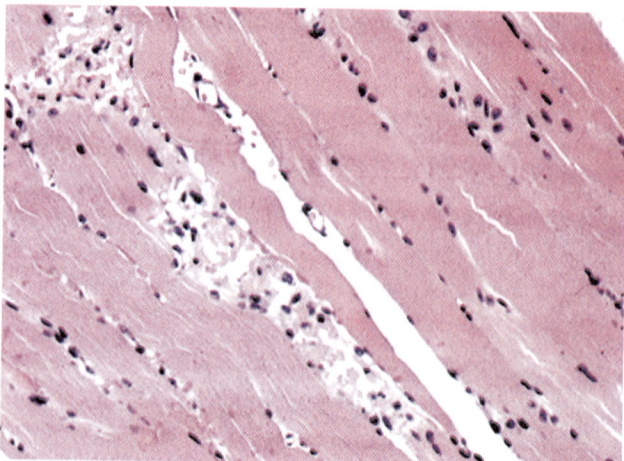

Figura 34.71 Músculo gastrocnêmio na leptospirose humana. Área de necrose de fibras musculares com reação linfomacrofágica. Esta lesão correlaciona-se com dores na panturrilha, frequentes na doença.

Etiologia. Ecologia

Paracoccidioides spp é fungo com dimorfismo térmico. No meio ambiente, apresenta-se na forma saprofítica de micélios, como hifas delgadas, com ocasionais clamidósporos e conídias. No hospedeiro humano, o parasito tem aspecto característico: células arredondadas, leveduriformes (L), de dupla parede refringente, com ou sem gemulação simples ou múltipla, de 4 a 40 μm no maior diâmetro (*forma parasitária*) (Figura 34.73). Exosporulação múltipla é característica do fungo e ocorre por meio da formação de cromídios (massas de cromatina) na periferia do citoplasma, que depois atravessam pequenos pertuitos da parede celular, arrastando consigo porção do citoplasma e da membrana envolvente; disso resulta a figura típica em *roda de leme*, o que permitiu a Almeida, entre outros dados, diferenciar o *P. brasiliensis* do *Coccidioides immitis*.

Com os avanços recentes da biologia molecular, pode-se melhor compreender os aspectos taxonômicos e filogenéticos do *P. brasiliensis* e sua relação com os demais fungos patogênicos. Mesmo sem a demonstração de sua fase sexuada ou perfeita, demonstrou-se que *P. brasiliensis* é um fungo *Ascomiceto*, pertencente à ordem *Onigenales,* família Ajelomicetaceae, juntamente com as espécies *Blastomyces dermatitidis, Emmonsia parvum, Histoplasma capsulatum* e *Lacazia loboi*. As espécies *Coccidioides immitis* e *Coccidioides posadasii* também pertencem à mesma ordem *Onigenales*. São, porém, biologicamente mais distantes dos membros da família Ajelomicetaceae, embora alguns textos antigos agrupem todos esses agentes em uma única grande família (Onigenaceae).

Estudos moleculares com diferentes isolados de *P. brasiliensis* mostram que o fungo engloba pelo menos seis grupos geneticamente distintos, ou de espécies crípticas, sendo um deles muito divergente dos demais. Os genomas nuclear e mitocondrial dos três principais grupos genéticos do *P. brasiliensis* foram sequenciados e descritos (https://www.broadinstitute.org/annotation/genome/paracoccidioides_brasiliensis). O fungo possui cinco cromossomos. O tamanho do genoma nuclear varia de 45,7 a 60,9 Mb, e o número de genes, de 10.000 a 15.000, dos quais 11.000 já foram sequenciados. O número de núcleos por célula varia de dois a seis. A variação genética intraespécie parece resultar de rearranjo cromossômico, pois até hoje não foi observada reprodução sexuada do fungo.

São conhecidas várias sequências de DNA do fungo com potencial diagnóstico, como as localizadas em regiões codificadoras do DNA ribossômico e do gene que codifica a glicoproteína gp43. Diversos protocolos de detecção molecular do fungo têm sido descritos, úteis tanto para diagnóstico de espécimes clínicos, inclusive em amostras de biópsias parafinadas, como para detecção ambiental do patógeno no solo.

Técnicas *Multilocus Sequence Typing* e *Phylogenetic Species Recognition*, baseadas em concordância genealógica, mostraram que o *P. brasiliensis* não é um agente monotípico, mas um complexo que inclui cinco espécies filogenéticas crípticas, relacionadas: espécie 1 (S1a e S1b – denominada *P. brasiliensis sensu stricto*), a espécie de maior distribuição, presente em seis países da América do Sul; espécie 2 (PS2 – denominada *P. americana*), presente no Brasil e na Venezuela; espécie 3 (PS3 – denominada *P. restrepiensis*), restrita a pacientes na Colômbia; espécie 4 (PS4 – denominada *P. venezuelensis*), encontrada na Venezuela. A espécie *P. lutzii* é detectada predominantemente nas regiões Centro-Oeste, Sul e Norte do Brasil e no Equador. Embora o impacto clínico dessa diversidade genotípica não seja conhecido, pacientes infectados por *P. lutzii* (Pb01-*like*) podem ser negativos nos testes sorológicos convencionais, pois baseiam-se em antígenos de *P. brasiliensis*. *P. lutzii* foi descrito mais recentemente em pacientes das regiões Centro-Oeste e Norte do Brasil. Nas regiões Sul e Sudeste do Brasil, o *P. brasiliensis* é o principal causador da PCM.

Estudos bioquímicos da parede do *P. brasiliensis* revelam que a principal hexose presente na fase micelial é a α-1,3 glicana, enquanto na fase leveduriforme é a β-1,3 glicana. Os conhecimentos sobre o dimorfismo sugerem que os mecanismos bioquímicos responsáveis pela transformação dimórfica são simples e que estariam relacionados com um mesmo sistema enzimático alostérico, cuja especificidade, por ação da temperatura, pode ser desviada para a síntese preferencial de um ou de outro polissacarídeo.

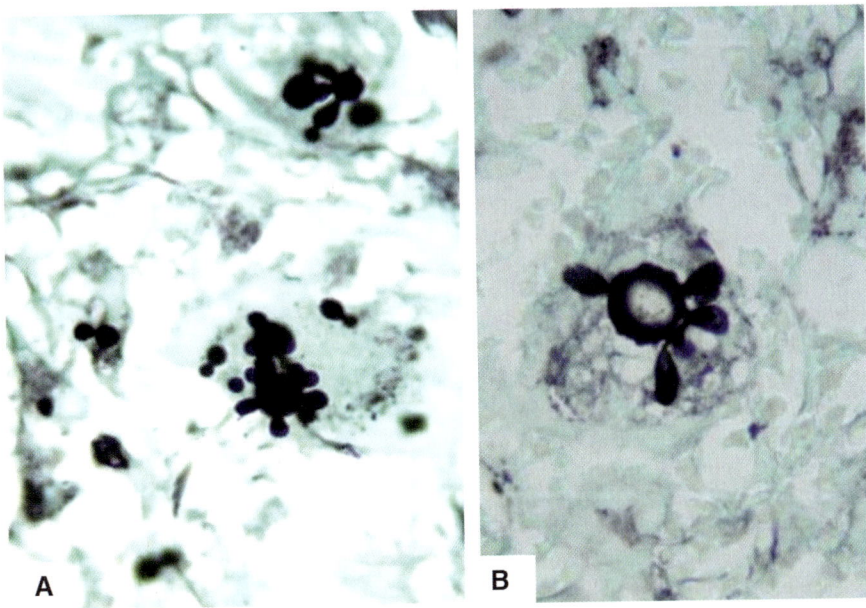

Figura 34.73 Aspectos morfológicos do *P. brasiliensis*. **A.** Reprodução por gemação simples e múltipla. **B.** Reprodução por brotamento múltiplo (Grocott).

Pouco se sabe sobre fatores de virulência do *P. brasiliensis*. Os níveis de α-1,3 glicana na parede do fungo foram inicialmente correlacionados com sua virulência, porém estudos experimentais e bioquímicos subsequentes não sustentam essa hipótese. A expressão do gene *HSP* 70 é maior na forma miceliana e parece ser essencial na estabilização de outras proteínas necessárias para a completa transição morfológica. Em isolados do *P. brasiliensis*, cAMP exógeno inibe a transição da forma L para a M, mantendo a forma patogênica do fungo. A protease gp43, presente sobretudo na parede celular, é um antígeno específico do *P. brasiliensis* e parece ser um fator de virulência, pois facilita a adesão e a invasão do fungo e a destruição dos tecidos do hospedeiro, além de inibir sua fagocitose por macrófagos.

Distribuição geográfica

Como a PCM não é doença de notificação compulsória, não é possível conhecer sua prevalência. Dados epidemiológicos sobre a paracoccidioidomicose-infecção são obtidos por inquéritos por reação intradérmica à paracoccidioidina, enquanto o conhecimento sobre a paracoccidioidomicose-doença baseia-se em casuísticas publicadas em diferentes áreas endêmicas.

A PCM é endêmica em todo o Brasil, embora com maior endemicidade nos estados de São Paulo, Paraná, Rio Grande do Sul e Goiás. Com base em estudos de incidência feitos entre 1940 e 1980, a incidência anual global parece ser de um a três casos por 100 mil habitantes em áreas rurais altamente endêmicas, ou incidência anual de quatro novos casos por milhão de habitantes. Entretanto, a crescente urbanização dessas áreas deve ter interferido nessa estimativa. Nas três últimas décadas, identificaram-se novas áreas de elevada endemicidade, como os estados de Rondônia e Tocantins, provavelmente relacionadas com a expansão da fronteira agrícola nessas regiões. Estudo recente analisou 3.181 mortes por paracoccidioidomicose no Brasil ocorridas em 16 anos. A taxa anual de mortalidade foi de 1,45 por milhão de habitantes, representando a oitava causa mais comum de morte por doença infecciosa crônica e recorrente. Por essa razão, a PCM é classificada como problema de saúde pública no Brasil.

A micose tem distribuição geográfica restrita ao continente americano, sendo circunscrita aos países latino-americanos situados entre 23° de latitude norte e 34,5° de latitude sul, desde o México até a Argentina. Embora sejam conhecidos os fatores climáticos e fisiográficos das áreas endêmicas em alguns países, ainda não é possível a delimitação exata dessas áreas, porque muitos dados sobre a ecologia do *P. brasiliensis* continuam no terreno de hipóteses. A PCM limita-se à América Latina, e o maior número de casos provém do Brasil, seguido de Colômbia e Venezuela. Ocasionalmente, alguns casos são diagnosticados fora da América Latina, correspondendo, sem exceção, a pacientes que visitaram ou viveram por algum tempo em áreas endêmicas. Nas regiões endêmicas, 10 a 50% dos indivíduos são reatores à paracoccidioidina. Entretanto, estudos mais recentes que utilizaram o antígeno imunodominante (e específico) do *P. brasiliensis* (gp43) mostraram redução na porcentagem de intradermorreações falsamente positivas em regiões em que o *Histoplasma capsulatum* é endêmico.

Seres humanos e animais que o circundam não parecem ser o *habitat* do *P. brasiliensis*, mas sim o solo de regiões endêmicas. Mesmo assim, apesar de numerosas tentativas, o fungo foi isolado com certeza em apenas três ocasiões do solo de áreas endêmicas da Argentina, Venezuela e Brasil. Com o uso de ferramentas moleculares, também foi possível identificar *P. brasiliensis* e *P. lutzii* em amostras de solo e aerossóis de tocas de animais ou de locais com umidade média a alta, protegidos por coberturas vegetais. Estudos micológicos indicam a possibilidade de o fungo ter nicho aquático, faltando ainda comprovação.

Nos últimos anos, foi caracterizado um provável reservatório silvestre do *P. brasiliensis*, a partir do encontro do fungo no fígado e no baço de tatus da Amazônia, de regiões endêmicas de Botucatu (SP), de Ibiá (MG) e de Goiás, no Brasil, e de Medellín, na Colômbia, sem, contudo, apresentarem manifestações clínicas. Aparentemente, esses animais são portadores assintomáticos do fungo, porque a grande maioria não apresenta lesões nos órgãos em que o agente foi isolado (pulmões, linfonodos, fígado e baço).

Levantamentos com teste cutâneo com paracoccidioidina em gado, cavalos e ovelhas mostraram alta positividade; cães de áreas rurais também têm sorologia positiva para a micose. Assim, além de seres humanos, animais domésticos são também expostos ao fungo e podem desenvolver a infecção. Recentemente, foram publicados os dois primeiros casos de paracoccidioidomicose-doença em cães.

As condições ambientais favoráveis ao crescimento do *P. brasiliensis* na natureza estão resumidas no Quadro 34.4. Tais dados foram obtidos em locais em que o fungo foi isolado do solo. As principais características são temperaturas moderadas e pouco variáveis, umidade relativamente alta e vegetação abundante.

Devido ao longo período de latência da doença e ao caráter migratório das populações de áreas endêmicas, o local em que a micose é diagnosticada não coincide obrigatoriamente com a área em que o doente se infectou. Criou-se, então, a denominação *reservárea* para designar as regiões onde o fungo tem seu *habitat* e onde humanos adquirem a doença. Estudos das condições climáticas e fisiográficas de reserváreas mostram que elas são semelhantes às de áreas consideradas endêmicas.

História natural. Formas clínicas

Embora tenha sido isolado de tatus e de dois cães, seres humanos parecem ser a principal vítima da infecção por *Paracoccidioides* sp. Como o fungo parece ter seu *habitat* natural no solo, em vegetais e, possivelmente, no meio aquático, os habitantes rurais são a população de maior risco. A infecção é adquirida por contato com propágulos da fase micelial do fungo,

Quadro 34.4 Fatores climáticos e fisiográficos favoráveis ao *P. brasiliensis**

Temperatura	17 a 24°C
Pluviometria (mm/ano)	900 a 1.800
Clima	Temperado a quente
	Moderadamente úmido
Vegetação	Florestas abundantes
Altitude	47 a 1.300 m
Rios	Abundantes
Solo	Ácido
Estação	Invernos curtos
	Verões chuvosos

*Segundo Restrepo, 1985.

que cresce saprofiticamente na natureza. A grande maioria dos pacientes viveu no meio rural nos primeiros anos de vida, quando provavelmente adquiriram a infecção. No início dos estudos sobre a doença, admitia-se que as formas infectantes, denominadas conídios, seriam levadas às mucosas da boca, da orofaringe ou anal por certos hábitos da população rural, tais como palitar dentes com gravetos, mascar folhas e fazer toalete anal com folhas. Segundo essa hipótese, os fungos penetrariam diretamente nos tecidos ou através de soluções de continuidade pré-existentes no tegumento. Estudos posteriores, no entanto, demonstraram que o *Paracoccidioides* sp. não é encontrado como fungo endofítico em gramíneas levadas à boca e mascadas pela população de áreas endêmicas.

Numerosos dados clínicos e experimentais indicam, por outro lado, que é mais provável que a infecção ocorra por inalação, com localização pulmonar primária. Tal interpretação ganhou consistência com a demonstração de que o *Paracoccidioides* sp. produz grande número de esporos assexuados (conídios) quando cultivado em substratos pobres, como normalmente deve ocorrer em seu *habitat* natural. Esses diminutos esporos, medindo até 5 μm, atingem facilmente os alvéolos pulmonares de animais de experimentação, nos quais se transformam rapidamente em leveduras e causam lesões. Tais dados parecem ter esclarecido passos importantes da história natural da doença, confirmando a via inalatória como a mais provável e a mais frequente forma de contaminação de humanos pelo fungo.

Em todas as casuísticas sobre a doença, afirmava-se que a maioria dos pacientes exerceu atividade agrícola nas duas primeiras décadas de vida, tendo, nessa época, provavelmente adquirido a infecção, embora as manifestações clínicas tenham surgido somente muitos anos depois. Quando os pacientes procuram atenção médica, muitos já saíram da área endêmica, residindo em centros urbanos onde exercem outras atividades não ligadas ao trato do solo.

Para estabelecer-se e multiplicar-se em tecidos humanos, o fungo tem de adaptar-se à temperatura de 37°C, assumindo a forma leveduriforme. Ainda não se conhecem todos os mecanismos envolvidos nessa transformação. O *Paracoccidioides* sp. tem receptores para estrógenos, sendo os hormônios femininos capazes de inibir *in vitro* a transformação da fase micelial e dos conídios para a fase leveduriforme; esse mecanismo parece ser uma das principais explicações para a conhecida resistência das mulheres à micose. A história natural e as formas clínicas da paracoccidioidomicose estão resumidas na Figura 34.74.

Em contato com os tecidos, os fungos podem ser destruídos ou superar as defesas locais, passando a multiplicar-se e causar as alterações iniciais – *foco* ou *lesão de inoculação*. A partir do foco inicial, os microrganismos são drenados para os linfonodos regionais, nos quais estabelecem um *foco* ou *lesão linfático-satélite*. As lesões de inoculação e a linfática regional formam o *complexo primário*, mais frequente nos pulmões e em linfonodos do hilo pulmonar, já que esta é a porta de entrada da maioria dos casos. O controle da infecção depende de resposta imunitária dos tipos Th1 e Th17 (ver adiante), que se caracteriza pela síntese de citocinas que ativam macrófagos e linfócitos T CD4+ e CD8+, resultando na formação de granulomas compactos.

As lesões do complexo primário podem: (1) regredir, com destruição dos fungos e formação de cicatrizes estéreis; (2) regredir, com a permanência de fungos viáveis no interior das cicatrizes – *focos quiescentes*; (3) progredir, causando doença clinicamente manifesta nos pulmões e em outros órgãos, por disseminação linfática ou sanguínea.

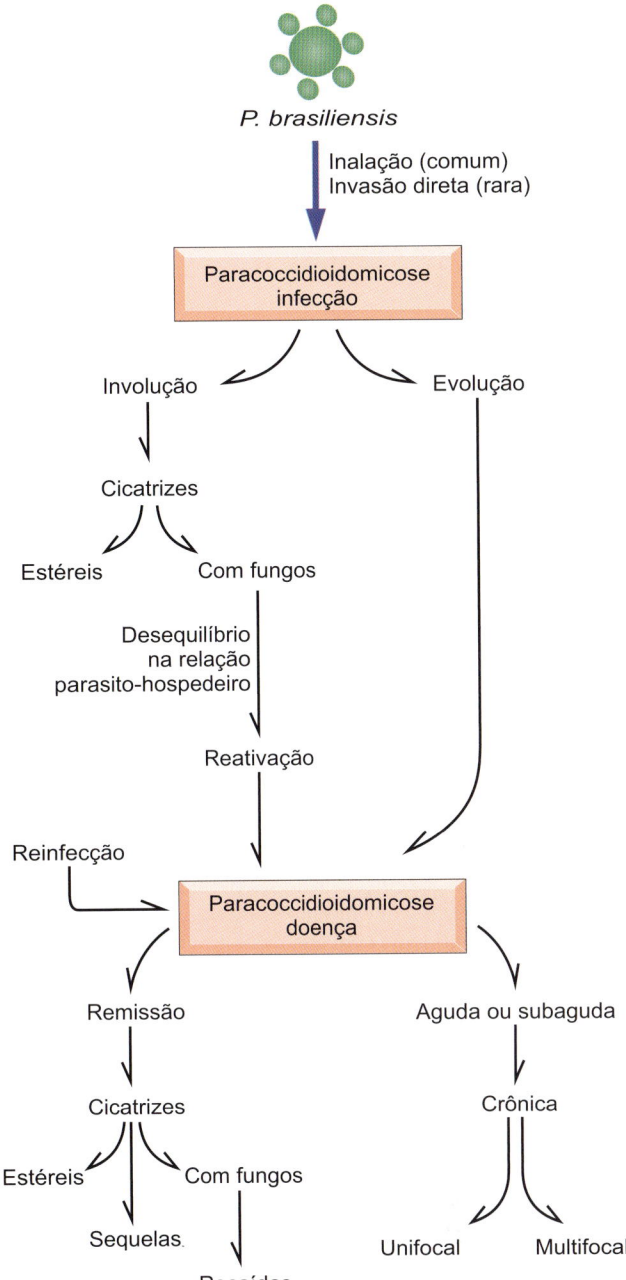

Figura 34.74 História natural e formas clínicas da paracoccidioidomicose.

Após a infecção, a grande maioria das pessoas infectadas não apresenta sinais ou sintomas da micose, caracterizando, dessa forma, a *paracoccidioidomicose-infecção*. Entretanto, ocorre sensibilização do hospedeiro, como mostra a positivação do teste intradérmico com paracoccidioidina.

A prevalência e a incidência da paracoccidioidomicose-infecção podem, portanto, ser avaliadas em inquéritos populacionais com a paracoccidioidina, que definem áreas de alta endemicidade e mostram que a positividade é muito mais elevada em zonas rurais do que em regiões urbanas (Quadro 34.5). Um fato importante: o número de pessoas expostas ao fungo e que se infectam é muito maior do que o de indivíduos que desenvolvem a paracoccidioidomicose-doença, sugerindo que seres humanos são um hospedeiro resistente.

34

Quadro 34.5 Inquérito com paracoccidioidina (antígeno polissacarídico)*

País	População	Casos positivos (%)
Brasil	Rural	60,6
	Urbana	15,6
Venezuela	Rural	52,0
	Área não endêmica	6,1
Colômbia	Rural	9,6

*Segundo Londero, 1982.

Existem evidências diretas da ocorrência de paracoccidioidomicose-infecção, como: (1) detecção de nódulos fibrosos e/ou calcificados pulmonares ou em linfonodos-satélites contendo fungos mortos ou quiescentes; (2) achado acidental de complexo primário pulmonar, com linfangite e adenopatia-satélite, em peça cirúrgica retirada para investigação de outra doença.

Quando surgem manifestações clínicas, tem-se a *paracoccidioidomicose-doença*, que pode originar-se de três maneiras: (1) evolução direta, sem latência, de qualquer uma das lesões do complexo primário; (2) reativação de focos quiescentes do complexo primário (reinfecção endógena); (3) reinfecção exógena após infecção prévia.

O período de incubação é um dos aspectos mais obscuros da doença, já que nunca foram descritas epidemias. Além disso, o conhecimento incompleto do *habitat* do fungo não permite que se determine, com precisão, quando o paciente se contaminou. A partir da descrição de casos não autóctones (indivíduos que se contaminaram quando em visita ou permanência temporária em áreas endêmicas e que desenvolveram a doença, mais tarde, em países ou continentes em que a doença não existe), sabe-se que o período de incubação é longo, variando entre 3 e 60 anos.

Após a infecção, o complexo primário pode regredir ou evoluir e originar doença clínica com três formas de apresentação: (a) forma aguda ou subaguda; (b) forma crônica; (c) forma mista (Quadro 34.6).

Forma aguda ou subaguda (tipo juvenil)

A partir da porta de entrada, que, em geral, passa despercebida, já que não se detectam lesões pulmonares nem os pacientes referem lesões tegumentares pregressas, a doença progride rapidamente, disseminando-se por via linfática e linfo-hematogênica, afetando órgãos principalmente do sistema fagocitário mononuclear: linfonodos, fígado, baço e medula óssea. O quadro clínico caracteriza-se por linfonodomegalia de aparecimento súbito, hepatoesplenomegalia e disfunção da hematopoese, podendo simular doença linfomieloproliferativa. Dependendo da extensão e da disseminação da infecção, essa forma da micose pode ser subdividida em moderada ou grave. O subtipo moderado tende a envolver cadeias linfonodais mais localizadas, simulando linfoma; o comprometimento visceral no subtipo grave é disseminado, simulando leucemia.

A forma aguda ou subaguda da doença afeta predominantemente crianças, adolescentes e adultos jovens. Antes da puberdade, o acometimento é semelhante em ambos os sexos; após a puberdade e na forma crônica do adulto, a doença predomina em homens. Na maioria dos casos, a resposta imunitária humoral está preservada, com títulos elevados de anticorpos, contrastando com a depressão da imunidade celular (Quadro 34.7). Histologicamente, as lesões mostram granulomas frouxos (ver adiante), com numerosos fungos em ativa multiplicação.

Quadro 34.6 Formas anatomoclínicas da paracoccidioidomicose

Forma regressiva

Forma aguda ou subaguda (formas moderada ou grave)

   Com linfonodomegalia superficial

   Com envolvimento abdominal ou digestivo

   Com envolvimento ósseo

   Com outras manifestações clínicas

Forma crônica (formas discreta, moderada ou grave)

   Com sequelas

Forma oportunista

Quadro 34.7 Características das formas aguda e crônica da paracoccidioidomicose

Forma aguda ou subaguda	Forma crônica
Indivíduos jovens	Indivíduos adultos
Afeta ambos os sexos	Predominantemente no sexo masculino
Títulos altos de anticorpos	Títulos menores de anticorpos
Depressão da imunidade celular	Resposta imunocelular mais preservada
Granulomas exsudativos com grande número de fungos	Granulomas mais compactos e com menor número de fungos

Forma crônica (tipo adulto)

A doença instala-se e progride mais lentamente, tendendo a permanecer localizada. O paciente pode apresentar sinais e sintomas referentes apenas a um órgão ou sistema (*forma unifocal*) ou a mais de um órgão ou sistema (*forma multifocal*). A forma crônica afeta indivíduos adultos, sobretudo homens, preferencialmente entre 29 e 60 anos de idade (relação média H/M= 14,7:1, em 2.017 casos). A resposta imunitária e as lesões histológicas são variáveis, havendo tendência a títulos de anticorpos mais baixos do que na forma aguda, integridade da imunidade celular e granulomas epitelioides compactos (ver adiante), com poucos fungos, quanto mais localizado e discreto for o envolvimento.

Como a micose inicia-se nos pulmões, na forma crônica a doença pode permanecer localizada, com envolvimento lento e progressivo do órgão, com alterações clínicas e morfológicas restritas (*forma crônica unifocal pulmonar*). A infecção pode também disseminar-se pelas vias brônquica, linfática ou linfo-hematogênica, com lesões em outros órgãos e sistemas (*forma crônica multifocal*). Exemplos comuns são a forma linfático-pulmonar, tegumento-pulmonar e tegumento-adrenopulmonar. A maioria dos pacientes tem comprometimento pulmonar associado a lesão cutânea e/ou de mucosas de vias aerodigestivas superiores, o que auxilia no raciocínio diagnóstico.

Raramente, pode haver formas cutâneo-mucosas isoladas (*forma unifocal tegumentar*). Esporadicamente, as lesões resultam da progressão de focos secundários e localizam-se sobretudo no sistema nervoso central, região ileocecal, órgãos genitais,

34

suprarrenais e ossos. Nesses casos, os pacientes procuram atenção médica por comprometimento de um órgão ou sistema não relacionado com a porta de entrada (*forma unifocal extrapulmonar*). Dependendo dos achados clínicos e das condições do paciente, as formas crônicas podem ser subclassificadas em discreta, moderada e grave.

Se não tratados, os pacientes com qualquer forma da doença podem falecer. Com tratamento adequado, apresentam remissão do quadro. As lesões cicatriciais podem conter fungos viáveis (focos quiescentes) e levar a sequelas, como fibrose e enfisema pulmonares, *cor pulmonale*, doença de Addison, obstrução linfática mesentérica, estenose da traqueia e microstomia (estenose oral). Em condições favoráveis ao parasito, a doença pode reativar a partir de focos quiescentes.

A classificação das formas clínicas da doença aqui descrita é simples e baseia-se em dados da história clínica, exame físico e estudo radiográfico dos pulmões. Assim, pode ser empregada por qualquer médico, com recursos mínimos de exames complementares. A avaliação da resposta imunitária anti-*P. brasiliensis* não é essencial para a classificação, embora contribua para melhor compreensão da patogênese da doença. Propedêutica mais aprofundada revela, especialmente em formas unifocais, envolvimento silencioso de outros órgãos ou sistemas, sobretudo em suprarrenais, intestinos, linfonodos, sistema nervoso central e linfonodos profundos, fazendo da PCM uma micose quase sempre multifocal.

Forma mista

Trata-se de forma associada a imunossupressão: pacientes com câncer, linfomas/leucemias, receptores de transplantes de órgãos ou infectados pelo HIV. Na maioria dos casos, esta forma representa reativação de foco quiescente, por falência imunitária, geralmente em indivíduos com baixo número de linfócitos T CD4+ circulantes (< 200 células/µL). Cerca de 200 casos dessa forma clínica foram relatados na literatura, mas provavelmente deva haver número bem maior não notificado, especialmente no Brasil. Em algumas regiões, como Ribeirão Preto-SP, 5% dos pacientes eram coinfectados pelo HIV. Nesse sentido, a PCM pode ser considerada enfermidade oportunista, recomendando-se pesquisa de infecção pelo HIV em pacientes com a forma disseminada da doença. Em indivíduos imunossuprimidos, a doença manifesta-se de modo mais disseminado, comumente com comprometimento de linfonodos, pele, fígado, baço e pulmões, não sendo possível caracterizá-lo como forma aguda ou crônica. Por este motivo, foi estabelecida a denominação de forma mista.

Aspectos morfológicos

A lesão básica consiste em granulomas epitelioides, como ocorre na tuberculose e em outras micoses sistêmicas (criptococose, histoplasmose). Os granulomas são formados por macrófagos epitelioides, células gigantes multinucleadas, centro exsudativo e/ou necrótico contendo os fungos, macrófagos degenerados, neutrófilos, alguns plasmócitos e rima periférica de linfócitos (CD4+ e TCD8+); externamente, há fibroblastos e fibras colágenas (Figura 34.75).

Os granulomas são dinâmicos e se modificam quando há regressão da doença, espontânea ou por tratamento. Alguns são exsudativos, enquanto outros são necróticos e contêm grande quantidade de leveduras; alguns outros são fibrosados ou calcificados e sem o fungo. Os granulomas são de dois tipos: (1) compactos, quando bem formados e têm periferia bem delimitada. Esses granulomas formam-se quando existe boa resposta imunitária; (2) frouxos, que são mal definidos, têm borda de macrófagos em paliçada mal delimitada, poucas células epitelioides e células gigantes, infiltrado de polimorfonucleares, extensa necrose central e grande quantidade de leveduras. Estes granulomas são encontrados em pacientes imunocomprometidos (diabéticos, renais crônicos, com imunodeficiência primária ou adquirida) ou com deficiência imunitária específica ao *Paracoccidioides*. A seguir, serão descritos os achados macro e microscópicos nos órgãos mais acometidos pela doença.

As lesões podem ser detectadas com grande sensibilidade por exames de imagem, principalmente tomografia computadorizada de tórax e abdome, que mostram achados sugestivos de inflamação granulomatosa.

Os **pulmões** estão envolvidos em 40 a 95% dos casos. As lesões ocorrem principalmente nas vias aéreas distais e podem ser dos tipos: (1) pneumonia exsudativa, com inflamação aguda fibrinopurulenta que pode destruir o parênquima e formar cavidades; (2) pneumonia granulomatosa, que acompanha o trajeto das vias aéreas ou dos vasos e tem evolução crônica. As lesões tendem a confluir e a formar nódulos (lesões acinosas ou acinonodosas). Os nódulos têm 0,5 a 3,0 cm de diâmetro, são bem delimitados e mostram centro exsudativo ou necrótico, às vezes caseoso (como na tuberculose) ou fibrótico. Nos nódulos, pode haver necrose e formar-se cavernas, semelhantes às da tuberculose. Quando ocorre disseminação miliar, os nódulos acompanham o trajeto de vias aéreas e/ou vasos (Figura 34.76). Se a necrose é extensa, formam-se cavernas; (3) fibrose pulmonar progressiva, após cura da infecção, espontânea ou por tratamento. Por causa da fibrose, podem surgir enfisema cicatricial ou bronquiectasia.

Em exames de imagem, as lesões são intersticiais e/ou alveolares. Crescimento e confluência de nódulos formam os padrões nodular, micronodular e miliar. Comprometimento alveolar forma condensações de aspecto broncopneumônico, em geral bilaterais e simétricos, predominantemente nas regiões peri-hilares, chamadas lesões em "asa de borboleta" (Figura 34.77 A). O padrão cavitário caracteriza-se por lesões pequenas, irregulares e confluentes (Figura 34.77 B). Muitas vezes, surgem estrias e faixas de fibrose dos hilos para a periferia acompanhadas de enfisema cicatricial.

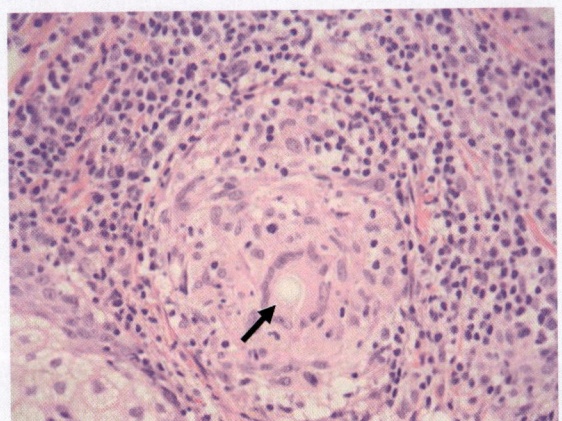

Figura 34.75 Paracoccidioidomicose. Granuloma em linfonodo. A *seta* indica o fungo.

(continua)

Aspectos morfológicos (*continuação*)

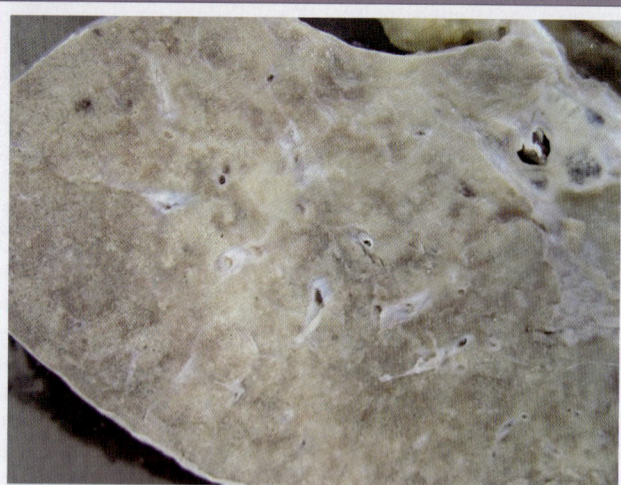

Figura 34.76 Paracoccidioidomicose. Disseminação hematogênica miliar no pulmão.

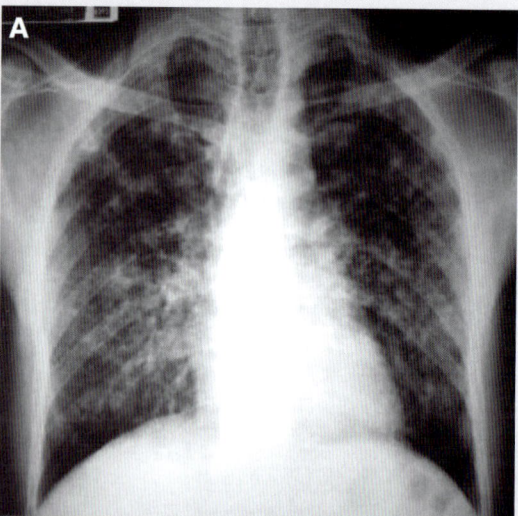

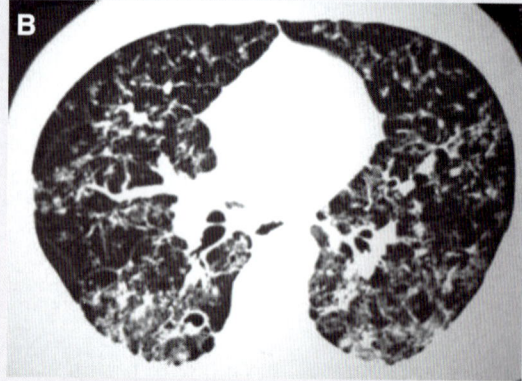

Figura 34.77 Paracoccidioidomicose. **A.** Radiografia do tórax mostra infiltrado intersticial bilateral, predominantemente na região peri-hilar (padrão em "asa de borboleta"). **B.** A correspondente tomografia computadorizada do tórax evidencia infiltrado intersticial com áreas de opacificação em vidro fosco, nódulos, espessamento septal e cavitação à direita.

As lesões pulmonares caracterizam-se, portanto, por irradiação do hilo para a periferia; ápices e bases tendem a ser preservados. No início da infecção, surgem lesões centrípetas nos pulmões e nos linfonodos. Mais tarde, com a distorção causada pela fibrose, inverte-se o fluxo linfático, com disseminação centrífuga dos fungos e lesões que se irradiam dos hilos para o restante dos pulmões. Essa hipótese, apoiada em estudos experimentais, explica alguns aspectos pouco claros da doença nos pulmões, como ausência de alterações radiográficas nas fases precoces da doença e tendência a bilateralidade das lesões, que parecem desenvolver-se a partir dos hilos alargados.

Fibrose pulmonar envolve citocinas inflamatórias (IL-8, TGF-β e TNF), que induzem proliferação de fibroblastos e síntese de fibras colágenas. Fibrose faz parte de um círculo vicioso de agressão e reparo com a seguinte sequência: inflamação → fibrose → distorção da arquitetura → destruição do leito vascular arterial e capilar → hipóxia pulmonar → vasoconstrição arteriolar → hipertensão pulmonar → *cor pulmonale*. Tudo isso pode acompanhar-se de distúrbios nas trocas gasosas (hipóxia sistêmica), redução das defesas locais e infecções secundárias.

Na **pele** e em **mucosas**, as lesões são semelhantes e muitas vezes formam úlceras. Na *pele*, encontram-se inflamação inespecífica ou granulomatosa na derme associada a hiperplasia epitelial, às vezes com aspecto pseudoepiteliomatoso; tais achados explicam as pápulas vistas macroscopicamente. Úlceras resultam de necrose confluente e extensa nos granulomas. Pode haver infecção secundária, com supuração (Figura 34.78). Abscessos intraepiteliais são frequentes e contêm número variável de leveduras. Em *mucosas*, os granulomas aparecem vermelho-azulados e conferem aspecto peculiar, do qual derivam os termos *queilite, estomatite* e *glossite moriforme* (Figura 34.79). Quando são profundos e não afloram à superfície, aumentam o volume da parte atingida (*queilite hipertrófica*).

Estudos por microscopia eletrônica em lesões labiais mostram fungos entre e dentro de células epiteliais. As leveduras são capazes de separar as células epiteliais e nelas se alojar, mostrando que o fungo pode penetrar em tecidos profundos e ser eliminado para o meio externo (eliminação transepitelial).

O **tecido linfoide** é frequentemente comprometido pelo *Paracoccidioides*, sobretudo nas formas disseminadas da doença. As leveduras atingem os linfonodos pelas vias linfática e sanguínea, enquanto o baço e a medula óssea são alcançados pelo sangue. Nos *linfonodos*, a reação granulomatosa pode ser exuberante, com necrose extensa e grande quantidade de fungos, sobretudo na fase disseminada da doença. As áreas de necrose confluem, tornam-se amolecidas e tomam aspecto supurativo, com fistulização e eliminação de material purulento, branco-amarelado ou acinzentado, com numerosos fungos. Na fase crônica, os linfonodos mostram granulomas quiescentes, com lesões circunscritas, fibróticas e, às vezes, calcificadas. Tais lesões são mais comuns na forma pulmonar, após tratamento, e fazem parte do complexo primário semelhante ao da tuberculose. Na forma disseminada da doença, o *baço* fica muito aumentado de volume, pela intensa reação granulomatosa em todo o parênquima, associada a necrose extensa e numerosas formas leveduriformes. Na *medula óssea*, as lesões são discretas e mais frequentes na forma disseminada da doença; encontram-se lesões focais ou osteomielite fúngica.

As **suprarrenais** são comumente afetadas na doença, por causa de condições propícias à multiplicação do fungo, como níveis

(*continua*)

Aspectos morfológicos (*continuação*)

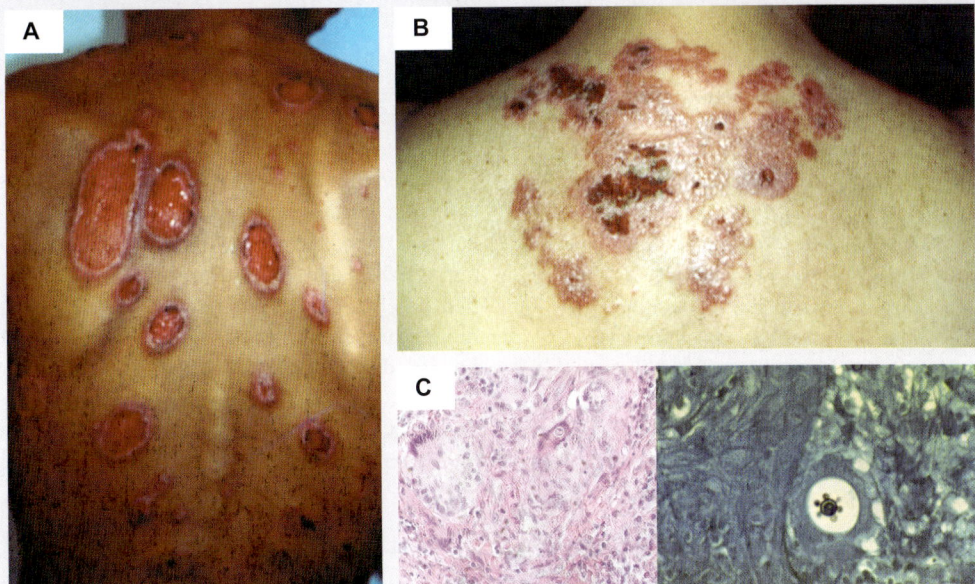

Figura 34.78 Paracoccidioidomicose cutânea. **A.** Lesões ulceradas, de bordas emolduradas e com fundo contendo tecido de granulação. **B.** Placa sarcoídica com erosões recobertas por crostas. **C.** Aspecto histológico da lesão, mostrando inflamação granulomatosa. Notar numerosos fungos livres ou no interior das células gigantes. No *detalhe*, notar o aspecto característico em "roda de leme" do *P. brasiliensis* (coloração de Grocott). (Cortesia do Prof. Antonio Carlos Martins Guedes, Belo Horizonte-MG.)

locais elevados de corticoides. As lesões tendem a ser bilaterais, extensas e necrosantes, podendo levar a insuficiência adrenal crônica (doença de Addison, ver Capítulo 29). Histologicamente, os granulomas contêm grande número de leveduras. Fibrose cicatricial, ao lado de inflamação necrosante ativa, indica a natureza progressiva da doença, que acaba por destruir totalmente as suprarrenais.

Nos **intestinos**, as lesões predominam na transição ileocecal (Figura 34.80). A lesão pode ser isolada (forma crônica unifocal), por disseminação a partir de focos quiescentes no tecido linfoide, ou fazer parte de doença sistêmica por disseminação sanguínea. A inflamação é exuberante e desmoplásica e forma massa úlcero-infiltrativa que se torna palpável, sugerindo neoplasia. Obstrução intestinal é comum. Fistulização e ruptura na cavidade abdominal causam abdome agudo.

A paracoccidioidomicose pode também originar lesão pseudotumoral (paracoccidioma ou blastomicoma), que é expansiva, compressiva e encapsulada. Mais comum no sistema nervoso central, pulmões e rins, a lesão tem tamanho variável e, em geral, é grande e única. Microscopicamente, a lesão pode ser granulomatosa e ter áreas extensas de necrose e grande número de fungos, ou ser predominantemente fibrótica, com poucas ou nenhuma levedura. Fibrose na periferia da lesão pode dificultar a chegada de medicamentos e evitar a destruição do agente, perpetuando a infecção. Por causa desse aspecto morfológico, que simula neoplasia, e pelos sinais e sintomas que provoca, muitas vezes o paracoccidioma é ressecado cirurgicamente.

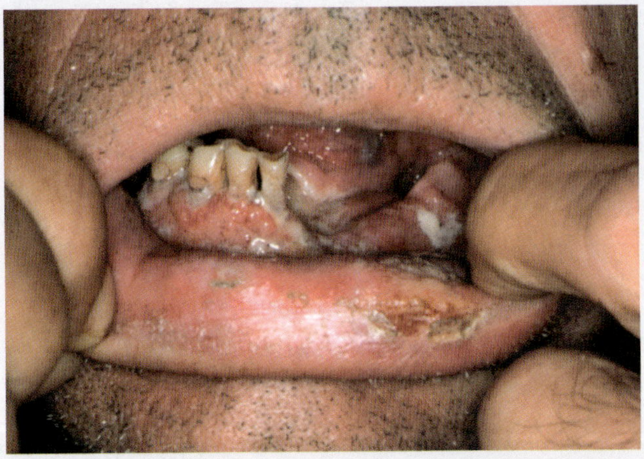

Figura 34.79 Paracoccidioidomicose (forma crônica). Lesões ulceradas no lábio inferior e na língua; na gengiva observa-se o nítido aspecto inflamatório granulomatoso do tipo *estomatite moriforme*. Notar ainda o mau estado de conservação dos dentes, frequentemente observado nesses pacientes.

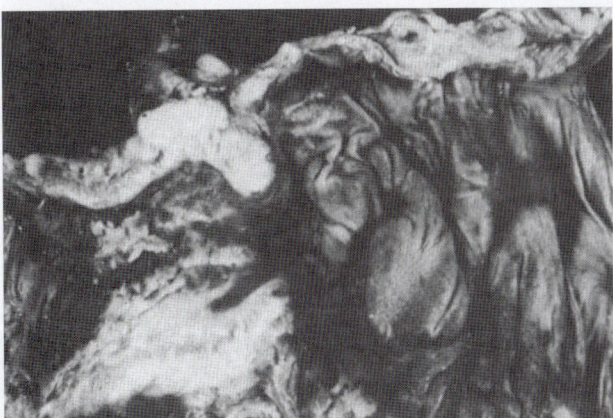

Figura 34.80 Paracoccidioidomicose. Forma pseudotumoral na região ileocecal.

Relação parasito-hospedeiro. Patogênese

Como nas demais doenças infecciosas, a interação do *Paracoccidioides* com o hospedeiro é complexa e ainda não completamente conhecida. Dada a dificuldade natural de estudos dessa natureza em humanos, boa parte dos conhecimentos sobre a patogênese da doença foi obtida em estudos experimentais em várias espécies de animais de laboratório. Nesse processo complexo de interação do fungo com o hospedeiro, é importante considerar: (1) quanto ao hospedeiro: (a) o reconhecimento e a resposta inicial ao agente infeccioso pela imunidade inata (b) a resposta imune adaptativa que confere reatividade específica ao patógeno; (c) os padrões de resposta que condicionam resistência ou suscetibilidade à infecção, que determinam o desenvolvimento ou não de lesões e subsequente doença clínica (Figura 34.81); (2) quanto ao fungo, propriedades variadas que conferem maior ou menor virulência. Tais elementos estão descritos a seguir.

Reconhecimento do patógeno e mecanismos de resposta. Resposta imunitária inata

Após entrar em contato com o hospedeiro, as formas infectantes do fungo (esporos e fragmentos de micélio) devem vencer as primeiras defesas para se multiplicarem e transformarem-se na forma leveduriforme infectante.

Imunidade inata envolve a ação de mediadores humorais e celulares que permitem o reconhecimento de padrões moleculares de patógenos (PAMPs, *Pathogen-associated molecular patterns*) por meio de receptores de reconhecimento de padrões (PRRs, *Pattern recognition receptors*), expressos na membrana citoplasmática e no interior de várias células da imunidade inata. Macrófagos são a principal linha de defesa na resistência natural ao fungo. Como a PCM parece ser adquirida através das vias aéreas, os macrófagos alveolares são a primeira linha de reconhecimento e defesa contra o fungo. Em animais

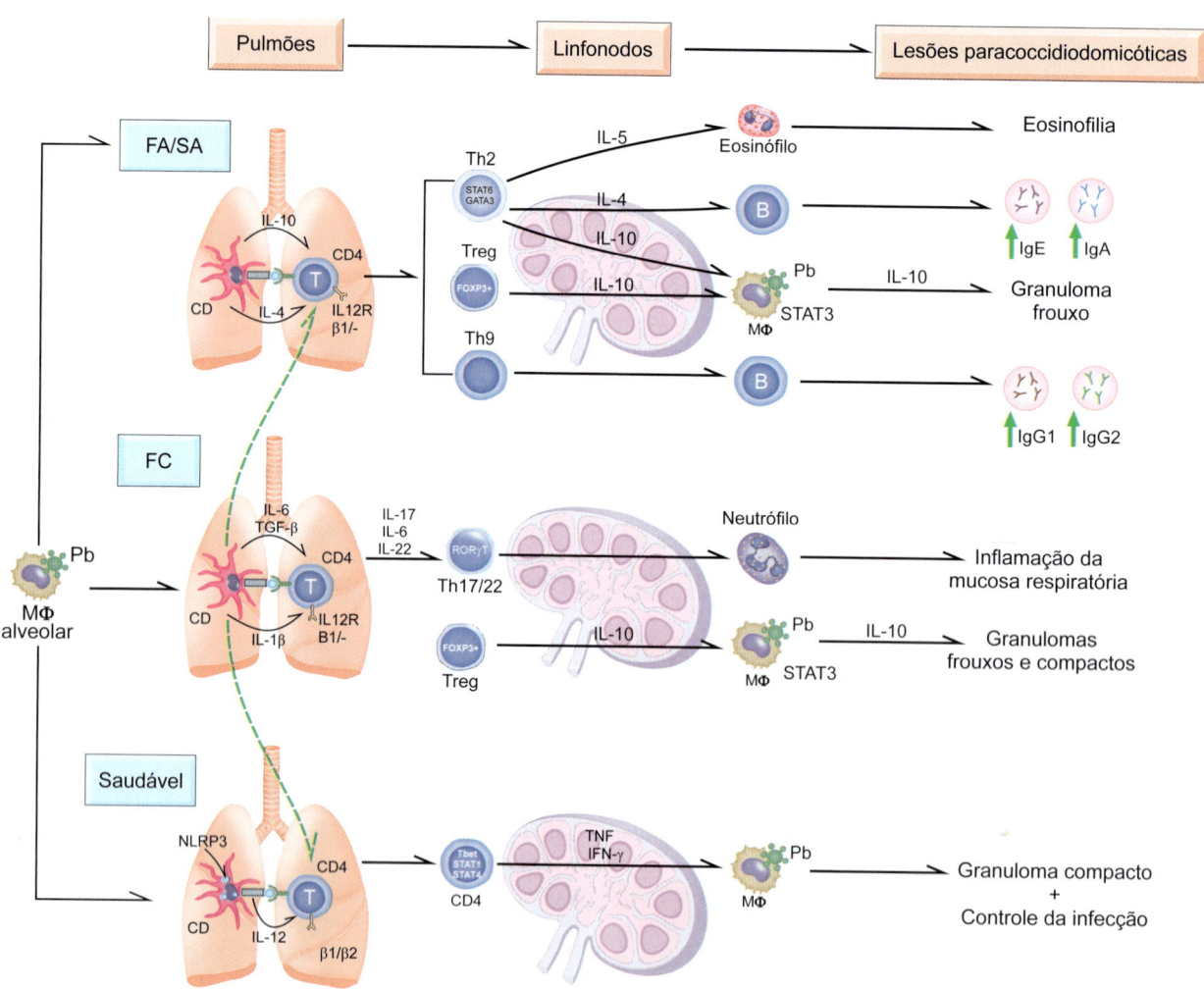

Figura 34.81 Visão esquemática da regulação imunitária nas três principais formas clínicas resultantes da interação parasito-hospedeiro na paracoccidioidomicose. As formas clínicas da doença (infecção, forma aguda/subaguda e forma crônica) representam uma simplificação do espectro polimórfico de apresentações clínicas. A infecção se inicia pela inalação de conídios de *Paracoccidioides*, que, ao alcançarem bronquíolos terminais e alvéolos, transformam-se em leveduras e interagem com macrófagos alveolares. Estes migram para os linfonodos regionais com fungos viáveis ou inviáveis e apresentam os antígenos. A interação de células dendríticas com linfócitos T desencadeia os três padrões de resposta esquematizados na figura, correspondentes às três principais formas de apresentação clínica, embora com sobreposição entre elas. (Adaptada de Benard G, 2008, e de Castro et al., 2013.)

de experimentação, bloqueio do sistema fagocitário mononuclear resulta em lesões exsudativas e necróticas extensas, com grande número de fungos.

Apesar de o *P. brasiliensis* ativar o sistema complemento pelas vias alternativa e das lectinas, seus produtos não contribuem de modo importante para a quimiotaxia de neutrófilos, mas fixam-se aos fungos em lesões teciduais e podem ter efeito lítico. Em camundongos, componentes do complemento (C5-C9) têm papel pouco expressivo na defesa do animal. *In vitro*, ativação do complemento tem efeito opsonizante, favorecendo a fagocitose dos fungos por macrófagos

A parede fúngica contém polissacarídeos, proteínas e lipídeos, como a gp43 (antígeno imunodominante do *P. brasiliensis*, porém ausente no *P. lutzii*), capazes de serem reconhecidos por PRRs na membrana citoplasmática (p. ex., receptores das famílias *Toll* [*toll-like receptor*] e *CLR* [*C-type lectin receptor*]) e no citosol (p. ex., família *NLR* [*NOD-like receptor*]) (ver Capítulo 5). A expressão de receptores TLR, CLR e NLR tem papel importante na resposta defensiva inicial mediada pela produção de citocinas, quimiocinas e mediadores lipídicos. Fagocitose do fungo e ativação macrofágica levam à produção de radicais de oxigênio e óxido nítrico, este com grande capacidade de inibir o crescimento fúngico. Em modelos experimentais, macrófagos alveolares de hospedeiros geneticamente diferentes têm grande diferença quanto à expressão de receptores que reconhecem PAMPs do *P. brasiliensis*, resultando em respostas inata e adaptativa bastante distintas.

A liberação de citocinas e quimiocinas por macrófagos alveolares comanda a reação inicial de defesa contra o fungo por meio de quimiotaxia de neutrófilos e de outras células da imunidade inata. Entre outras ações, neutrófilos são capazes de formar armadilhas extracelulares (NETs), que podem ter ação protetora contra microrganismos (ver Capítulo 4). NETs são documentadas em lesões tegumentares na PCM. A capacidade de o fungo ligar-se a moléculas da matriz extracelular ou a células epiteliais pode explicar, inclusive, diferenças na virulência de cepas do fungo. Por outro lado, ativação de NLRs por PAMPs pode resultar na formação de plataformas moleculares chamadas *inflamassomos* (ver Capítulo 4) que resulta na liberação das citocinas IL-1β e IL-18, pró-inflamatórias. Animais deficientes em NLRs são mais suscetíveis à infecção, com maior carga fúngica e granulomas desorganizados. Mais importante, em células dendríticas humanas a ativação de NLRs é essencial para a subsequente ativação de respostas protetoras mediadas por linfócitos Th1 e Th17.

Além de neutrófilos, células NK (*natural killer*) também são recrutadas e ativadas na fase inicial de resposta imunitária inata. *In vitro*, células NK limitam o crescimento e a sobrevivência do fungo. Em pacientes, esse mecanismo encontra-se reduzido.

Além do controle inicial do fungo, a resposta inata é também importante para determinar o tipo e a eficiência da resposta adaptativa. Na fase inicial da infecção, células dendríticas processam os antígenos do fungo e apresentam peptídeos a linfócitos T nos linfonodos regionais. O grau de ativação de células dendríticas e as citocinas produzidas na fase inicial comandam o padrão de resposta imunitária adaptativa mediada por linfócitos T e B, responsáveis pelos mecanismos de imunidade celular e humoral, respectivamente (ver Capítulo 11).

A resposta imunitária adaptativa é mais específica, mais duradoura e mais eficaz na defesa contra muitos microrganismos, inclusive o *Paracoccidioides*. A resposta adaptativa surge depois da imunidade inata e é controlada por componentes desta. Assim, o grau de ativação de células dendríticas e as citocinas produzidas

inicialmente determinam a ativação e a diferenciação de diversos subtipos de linfócitos T: (1) IL-12 induz a diferenciação preferencial de linfócitos Th1; (2) IL-4 estimula linfócitos Th2; (3) combinação IL-4 e TGF-β associa-se a resposta Th9; (4) ação combinada de IL-6 e TGF-β induz a diferenciação de linfócitos Th17; (5) TGF-β associa-se a expansão de linfócitos T reguladores (linfócitos Treg). Respostas Th1 e Th17 induzem reação inflamatória rica em fagócitos ativados capazes de conter o crescimento fúngico; resposta Th2 inibe resposta Th1 e associa-se a inflamação não protetora.

Células Treg associam-se a respostas imunitárias inibidas e doença grave, mas podem ter ação protetora por controlar reação inflamatória exacerbada com grave lesão tecidual. Linfócitos Treg expressam o fator de transcrição Fox-p3, que regula a atividade supressora, e liberam citocinas anti-inflamatórias (IL-10, TGF-β e IL-35) com ação nas respostas inata e adaptativa. Células Treg têm exercem efeito supressor pela liberação de granzimas ou por contato direto com a célula-alvo. Na PCM humana, número elevado de células Treg, com atividade supressora marcante, tem sido descrito nas lesões e no sangue periférico de pacientes com as formas graves da enfermidade, sugerindo que tais células têm efeito deletério na doença.

A *resposta imunitária celular do tipo Th1* é muito eficiente na defesa do hospedeiro contra o fungo. Tal resposta associa-se à formação de granulomas, que são a principal forma de circunscrever, destruir e impedir a multiplicação do fungo. Linfócitos Th1 são os responsáveis principais pelas reações de hipersensibilidade do tipo IV; essa resposta envolve fenômenos vasculares (hiperemia, edema), exsudativos (quimiotaxia de leucócitos), ativação de macrófagos, formação de células epitelioides e gigantes, proliferação local de linfócitos e ativação de fibroblastos, tudo sob controle de citocinas pró-inflamatórias.

Em humanos, Fava Neto já em 1959 chamou a atenção para o fato de a reação granulomatosa depender da reação imunitária ao classificar as formas clínicas da doença em dois grupos: (1) forma benigna, localizada, com resposta imunitária mediada por células capaz de induzir a formação de granulomas epitelioides compactos e com poucos fungos; (2) forma maligna, disseminada, anérgica, com granulomas mal formados ou inexistentes, necrose extensa e grande número de fungos em ativa multiplicação.

As primeiras evidências de que na PCM ocorre depressão generalizada da imunidade celular datam da década de 1970. Posteriormente, numerosos estudos confirmaram a correlação entre a gravidade da forma clínica e o grau de imunodepressão. Os mecanismos responsáveis pela falência de linfócitos T em controlar o estabelecimento e a evolução da doença, mais importantes nas formas graves, não estão ainda totalmente esclarecidos. Com o tratamento, essa deficiência pode ser revertida. Vários fatores e mecanismos têm sido propostos para explicar a imunossupressão, entre eles a síntese excessiva de citocinas anti-inflamatórias, como IL-10 e TGF-β, que têm a propriedade de desativar macrófagos. Síntese desregulada de óxido nítrico (NO) e atividade aumentada da enzima IDO-1 são implicadas na patogênese da imunossupressão, pois levam à eliminação direta ou indireta de linfócitos T. Anergia de linfócitos T deve ser controlada em vários níveis por mecanismos associados à indução e à ativação da resposta imunitária pelo fungo. Além de ativação desbalanceada de populações Th1 (IL-2, IFN-γ), Th2 (IL-4, IL-5, IL-10), Th9 (IL-9, IL-21) ou Th17 (IL-17) na doença ocorrem indução de apoptose e expressão de moléculas desativadoras da resposta imunitária (CTLA-4, *Cytotoxic T lymphocyte antigen-4*, e PD-1, *Programmed cell death protein-1*), que podem explicar a baixa reatividade ou a eficiência da resposta imunitária celular na doença.

34

Na forma aguda/subaguda da PCM, a resposta imunitária falha em controlar a proliferação do fungo por causa da profunda depressão da resposta Th1, concomitantemente com resposta Th2 exacerbada. Mutação no gene da STAT4, com redução no efeito de IL-12 na organização da resposta Th1, foi descrito em paciente com a forma aguda, podendo ser responsável por tal desregulação. Na forma crônica, menos grave, a infecção é mais bem controlada, desde o início, com resposta Th2 menos pronunciada. Em ambas as condições clínicas, em geral encontra-se, em biópsias de lesões, predomínio de células produtoras de IL-10 e TGF-β sobre aquelas produtoras de citocinas do tipo Th1, o que possivelmente correlaciona-se com a formação de granulomas menos compactos e com maior número de fungos aparentemente viáveis ou em gemulação, explicando a incapacidade do hospedeiro de controlar a proliferação do agente.

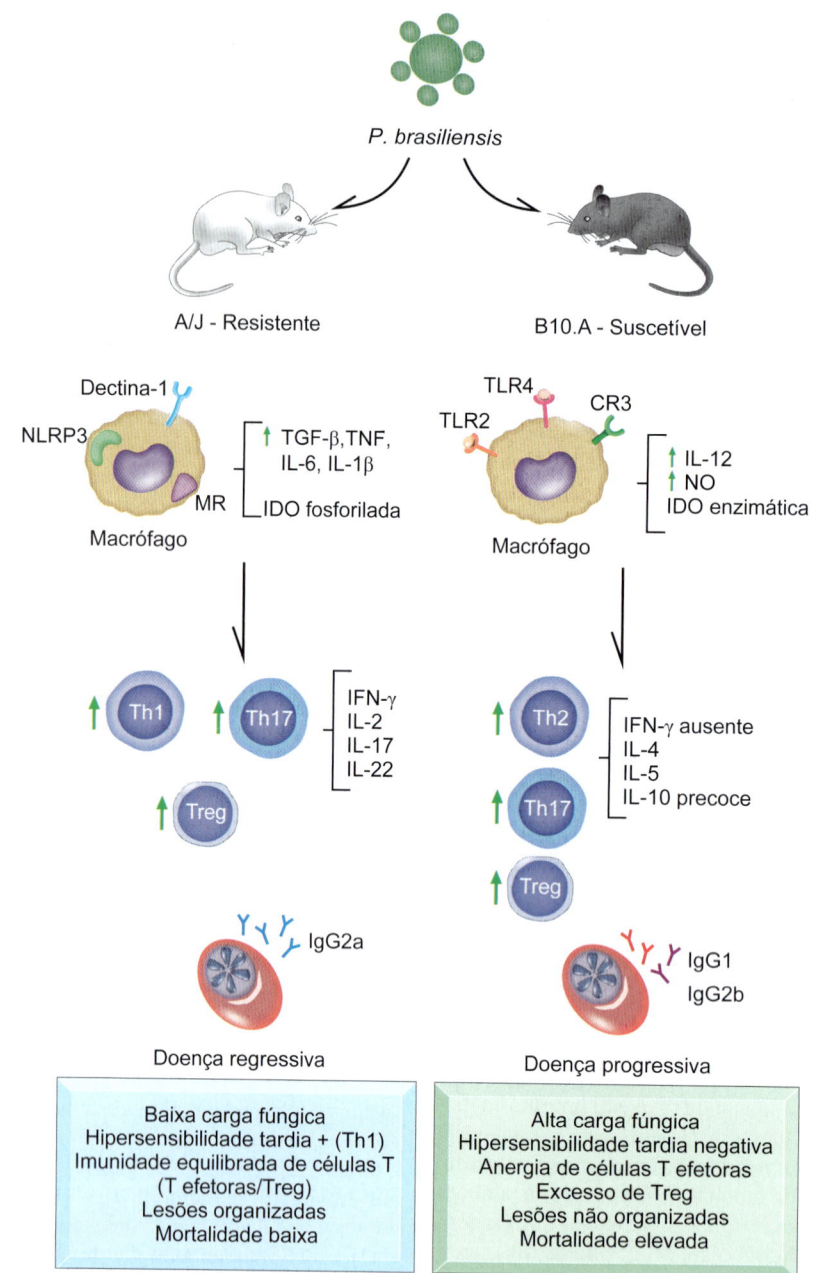

Figura 34.82 Modelo experimental de paracoccidioidomicose. Camundongos suscetíveis (B10.A) e resistentes (A/J) desenvolvem imunidade inata distinta ao reconhecer o *P. brasiliensis*. Macrófagos alveolares e células dendríticas usam diversos receptores de membrana para reconhecer o fungo. Camundongos B10.A produzem excesso de mediadores pró-inflamatórios (IL-12, NO, IDO enzimática); estes, apesar de importantes na defesa inicial, inibem as células Th1 e Th17, que exercem imunidade protetora contra o fungo. A imunidade prevalente nesses animais é do tipo anti-inflamatório (Th2 e Treg) e é acompanhada de expansão insuficiente de células Th17. Camundongos A/J produzem citocinas pró e anti-inflamatórias que possibilitam o desenvolvimento de subpopulações Th1 e Th17 de linfócitos e a proliferação de células Treg, estas importantes no controle da imunidade e da inflamação. A imunidade humoral de camundongos suscetíveis é mediada sobretudo por IgG1 e IgG2b, refletindo a produção de IL-4 e TGF-β. IgG2a é o isótipo mais sintetizado por camundongos resistentes em resposta à síntese sustentada de IFN-γ. Em camundongos suscetíveis, este conjunto de respostas leva a lesões progressivas e morte precoce dos animais. Em camundongos resistentes, as lesões são organizadas e involuem com o tempo, não alterando a sobrevida desses animais.

A resposta imunitária pode ser assim resumida: (1) IFN-γ (por ativação de macrófagos) e IL-12 (por ativar macrófagos e induzir Th1) associam-se a resistência do hospedeiro contra o fungo; (2) resposta Th17 tem sido também associada a proteção por produzir fatores quimiotáticos e ativadores de neutrófilos, além de induzir a síntese de IL-22, eficiente na ativação de epitélios para a síntese de peptídeos antimicrobianos; (3) suscetibilidade ao fungo depende de IL-4, IL-5, IL-10 e TGF-β, citocinas do tipo Th2 e Treg; (4) supressão da imunidade celular tem sido associada à expansão excessiva e ativação de células Treg; (5) outros estudos, entretanto, não demonstram grande polarização Th1/Th2/Th17 nas formas regressivas (de resistência) ou progressiva (de suscetibilidade) da paracoccidioidomicose humana e experimental, indicando que outros mecanismos imunitários também devem ser importantes no controle da doença. Em concordância, estudos recentes, tanto em humanos como em animais de experimentação, têm mostrado o papel importante de linfócitos T CD8+: podem ser bons produtores de IFN-γ e, portanto, imunoprotetores.

A resposta imunitária humoral faz-se pela produção de anticorpos, que têm papel em: (1) diagnóstico sorológico da doença, monitorização da resposta terapêutica e inquéritos epidemiológicos sobre prevalência da infecção; (2) proteção contra a infecção. Como o fungo induz ativação policlonal de linfócitos B, os pacientes apresentam níveis elevados de anticorpos específicos dos isótipos IgG, IgE e IgA. Não há evidências de que anticorpos sejam protetores contra a doença; na verdade, quanto mais grave a doença, maior o nível de anticorpos. Há, entretanto, demonstração experimental de efeito opsonizador por anticorpos que favorece a fagocitose de fungos por neutrófilos e macrófagos. Em animais de laboratório e na doença humana, níveis elevados de IgE associam-se a maior gravidade da doença.

Resistência e suscetibilidade

De acordo com a predominância dessas várias formas de defesa do hospedeiro, que se associam ao conceito de resistência e suscetibilidade, a infecção segue dois caminhos: (1) no polo hiperérgico (positivo), o indivíduo é capaz de controlar a proliferação do agente e não desenvolve lesões suficientes para provocar manifestações clínicas; (2) polo anérgico (negativo), em que o agente infeccioso prolifera e causa lesões inflamatórias e destrutivas em um ou mais órgãos, resultando em manifestações clínicas. A eficiência dos mecanismos de resistência ou suscetibilidade são regulados genética e hormonalmente. Hormônios sexuais femininos, por exemplo, dificultam a transformação das formas infectantes do fungo em leveduras, protegendo contra a infecção. Em animais de laboratório, algumas linhagens de camundongos são geneticamente resistentes (A/J), enquanto outras são suscetíveis (B10.D2/nSn, B10.A e B10.D2/oSn) (Figura 34.82). Estudos em humanos, ainda preliminares, sugerem associação com alguns marcadores (HLA9 e B13).

Papel do agente etiológico

Muito se falou sobre o papel do hospedeiro nesse processo. Não se pode esquecer, porém, do próprio fungo. Assim como ocorre com vários outros microrganismos patogênicos, existem diferentes variantes do *P. brasiliensis*, cada qual com potencial diferente de virulência, o que poderia explicar: (a) formas distintas da doença em uma mesma população ou em populações diferentes; (b) taxas distintas das formas clínicas da doença em diferentes regiões de um mesmo país ou da América Latina. Apesar de terem sido descritas variantes do fungo com diferentes graus de virulência, falta na literatura melhor definição de marcadores moleculares de virulência do *P. brasiliensis.*

Por último, é importante considerar que a paracoccidioidomicose acomete preferencialmente a população rural da América Latina, onde são prevalentes muitas condições favorecedoras de infecção, como baixa condição socioeconômica, deficiências nutricionais, alcoolismo e tabagismo. Tais fatores influenciam certamente o aparecimento e a evolução da doença.

Malária

Maria Imaculada Muniz-Junqueira, Tatiana Karla dos Santos Borges, Carlos Eduardo Tosta

A malária é a mais disseminada das doenças parasitárias endêmicas e está presente em toda a região tropical e parte da região subtropical do globo. A doença é tão letal que pode matar em poucas horas, e tão prevalente que, em algumas regiões, é difícil encontrar uma criança que não tenha adoecido de malária já no primeiro ano de vida. Segundo a Organização Mundial de Saúde (OMS, 2019), cerca de 3,4 bilhões de pessoas vivem em áreas de risco da doença, compreendendo 84 países e 206 a 258 milhões de indivíduos acometidos a cada ano. A malária mata mais de 400 mil pessoas anualmente, principalmente na África, onde crianças menores de 5 anos são as mais vulneráveis. O fato de uma criança morrer a menos de minuto por uma doença potencialmente prevenível e tratável é notoriamente chocante!

Os países da África tropical, do Mediterrâneo Oriental e do Sudeste Asiático respondem por cerca de 98,5% dos casos clínicos, mais de 90% dos casos de portadores e pela grande maioria dos casos letais. Nas Américas, após período de redução entre 2005 e 2014, houve incremento da transmissão em Colômbia, Equador, El Salvador, Haiti, Honduras, Nicarágua, Panamá e Venezuela em 2017 e, no ano seguinte, também no Brasil e no México, com predomínio de infecção pelo *Plasmodium vivax*, que representou 74% dos casos. Mais da metade dos casos de malária nas Américas concentra-se no Brasil, com mais de 94 mil casos notificados em 2018 (aumento de 31% em relação ao ano anterior), quase todos na Amazônia Legal, que inclui os estados de Amazonas, Pará, Acre, Roraima, Amapá, Rondônia, Tocantins, Mato Grosso e Maranhão. Em 2019, o aumento de casos nas Américas deveu-se principalmente ao aumento de infectados na Venezuela.

Dezenas de espécies de plasmódios são capazes de infectar ampla faixa de espécies animais, como répteis, aves e mamíferos. Sete espécies infectam humanos: *Plasmodium falciparum, P. vivax, P. malariae, P. ovale, P. kowlesi, P. simium* e *P. cynomolgi*, sendo as duas primeiras as responsáveis pela grande maioria dos casos. Infecção pelo *P. falciparum* é a mais letal.

A transmissão da malária ocorre pela picada de mosquitos do gênero *Anopheles* (pelo menos 46 espécies). Menos frequentemente, a doença é transmitida por transfusão de sangue, seringas contaminadas ou passagem da mãe para o filho (via transplacentária).

A grande maioria das mortes pela doença deve-se à infecção pelo *P. falciparum*, cuja característica mais importante é o

34

sequestro de eritrócitos parasitados na microcirculação. Eritrócitos parasitados aderem a eritrócitos não parasitados e ao endotélio vascular e causam lesões sistêmicas capazes de levar a morte por edema pulmonar, insuficiência renal aguda, insuficiência circulatória ou coma e, em crianças de áreas endêmicas, também por anemia grave. Casos graves e letais causados por *P. vivax* com aderência de eritrócitos parasitados ao endotélio vascular também parecem ocorrer. O entendimento dos fenômenos patogenéticos da infecção malárica permite melhor compreensão da doença e contribui para reduzir a sua morbiletalidade.

A doença manifesta-se com febre alta, calafrios, sudorese, dores musculares, fraqueza e mal-estar geral e, se não tratada, evolui com anemia grave, lesões em vários órgãos e, em muitos pacientes, óbito. As lesões morfológicas e as manifestações clínicas resultam, em grande parte, da multiplicação do plasmódio em eritrócitos. A cada 48 a 72 horas, os eritrócitos infectados rompem-se, eliminam na circulação milhares de parasitos e seus produtos e ativam o sistema imunitário. O quadro clínico varia segundo a espécie do plasmódio e é influenciado pelo grau de imunidade do hospedeiro e pela duração da infecção. Habitantes de áreas com alta transmissão da doença, como algumas regiões da África, desenvolvem certa imunidade que os protege contra as manifestações clinicopatológicas mais graves, embora continuem apresentando plasmódios na circulação e sujeitos a reinfecções. Quando o diagnóstico da doença é precoce e o tratamento instituído corretamente, a doença costuma ter curso benigno e evoluir sem complicações; tratamento tardio ou inadequado aumenta o risco de evolução desfavorável.

Ciclo vital do plasmódio

O plasmódio tem notável complexidade biológica. No mosquito, apresenta um ciclo de divisão sexuada (esporogônica) e, no hospedeiro humano, dois ciclos de divisão assexuada (esquizogônica), em hepatócitos e eritrócitos. Com isso, originam-se 10 formas evolutivas em humanos e cinco no mosquito, com diferentes características biológicas, antigênicas e patogenéticas. O conhecimento do ciclo vital do plasmódio é essencial para o diagnóstico da infecção, para o entendimento dos aspectos clínicos, patológicos e imunitários da doença e para a orientação terapêutica.

Como mostrado na Figura 34.83, ao picar humanos para sugar o sangue necessário para maturação de seus ovos a fêmea do *Anopheles* introduz no local da picada 100 a 200 *esporozoítos*. A maioria destes é destruída no local pela resposta imunitária inata (defesa inespecífica), enquanto alguns caem na circulação linfática e chegam aos linfonodos, onde são captados por células dendríticas e macrófagos, que iniciam a resposta imunitária adaptativa. Outros esporozoítos alcançam a circulação sanguínea e, 30 a 60 minutos depois, chegam aos hepatócitos, onde se dá o primeiro ciclo de multiplicação assexuada do plasmódio – esquizogonia hepática. Cada esporozoíto origina, no hepatócito, um *esquizonte* com dezenas de merozoítos, que, após 6 a 16 dias, liberam na circulação sanguínea *merossomas* contendo grande quantidade de *merozoítos*. Em infecções pelo *P. vivax* e pelo *P. ovale*, os esporozoítos em hepatócitos originam formas quiescentes (adormecidas) por tempo prolongado – os *hipnozoítos* – responsáveis por recaídas tardias da doença.

Os merozoítos liberados na corrente sanguínea penetram nos eritrócitos por meio de receptores de membrana, transformam-se em trofozoítos e sofrem divisão esquizogônica, dando origem a *esquizontes* e estes, a *merozoítos*. Após 48 a 72 horas, a esquizogonia se completa, os eritrócitos se rompem

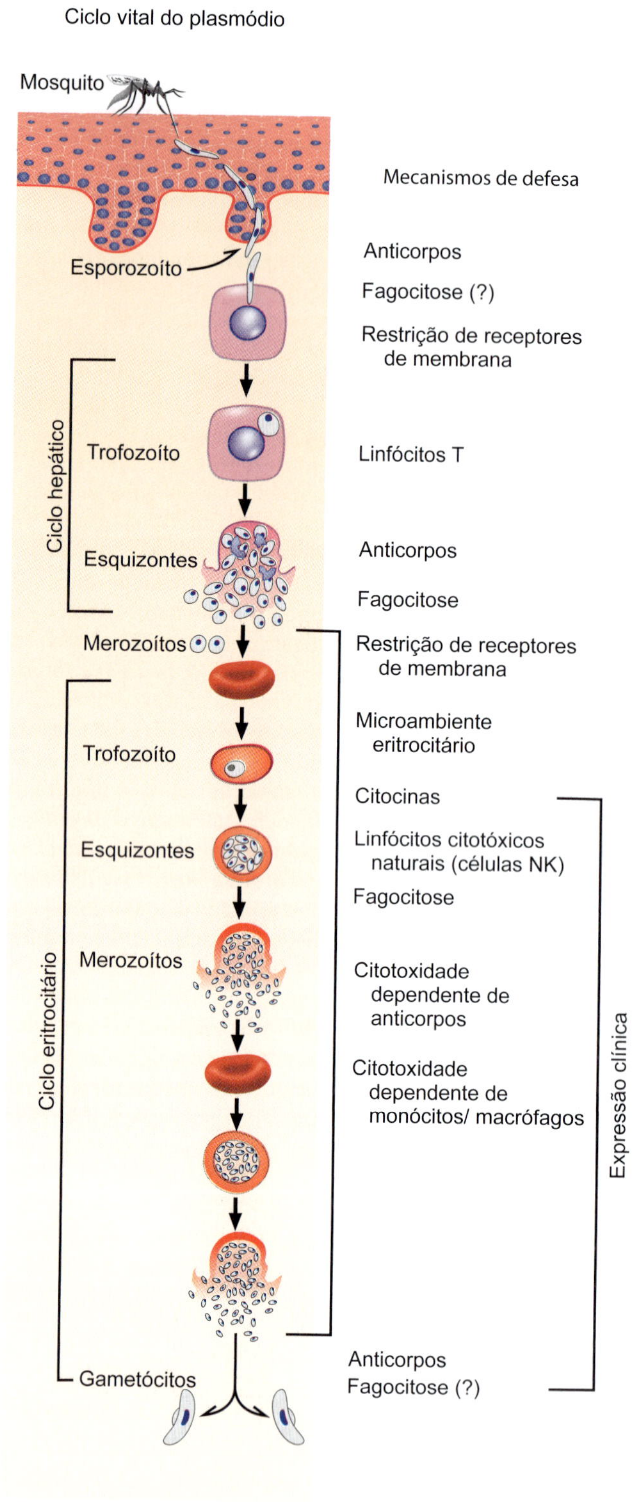

Ciclo vital do plasmódio

Figura 34.83 Ciclo vital do plasmódio no hospedeiro vertebrado e mecanismos de defesa.

e são lançados na circulação milhões de merozoítos que irão penetrar em novos eritrócitos, reiniciar o ciclo e expandir a população parasitária. Depois de alguns ciclos esquizogônicos eritrocitários, aparecem na circulação *gametócitos* femininos e masculinos que, ao serem ingeridos pelo mosquito durante o repasto sanguíneo, transformam-se em gametas; estes se fertilizam e dão origem aos *oocinetos*, que originam *oocistos*, dos quais se originam os esporozoítos que migram para as glândulas salivares do mosquito e serão inoculados em humanos no momento de novo repasto sanguíneo. O ciclo do plasmódio no mosquito, desde a ingestão de gametócitos até a formação de esporozoítos, dura de 10 a 14 dias.

Interação parasito-hospedeiro. Resposta imunitária

A imunidade antimalárica tem algumas propriedades: (a) é de lenta aquisição, necessitando de numerosas infecções; (b) é apenas parcialmente efetiva, pois não impede reinfecções; (c) não elimina a infecção, pois não mata todos os parasitos; (d) tem curta duração, necessitando de reforços frequentes por inoculação de plasmódios em reinfecções; (e) é específica para cada espécie, variante geográfica, isolado e estágio do ciclo de vida do parasito. Em áreas de intensa transmissão, as crianças tornam-se resistentes às formas graves de infecção em torno do quinto ano de vida, porém permanecem suscetíveis a episódios de malária febril não grave até o final da infância e o início da adolescência, quando há transição para um estado de resistência à sintomatologia da doença (imunidade parcial); adultos muito raramente apresentam malária clínica (premunição). Em áreas de média ou baixa transmissão, como nas Américas, a suscetibilidade é muito alta em todas as idades.

A aquisição de imunidade capaz de proteger contra as formas graves é rápida e ocorre após algumas infecções, porém a imunidade para as manifestações clínicas demora anos. Embora resistência a manifestações clínicas se desenvolva com a exposição cumulativa, resistência a infecção é raramente alcançada, de modo que adultos que vivem em regiões altamente endêmicas apresentam frequentemente infecção assintomática com parasitos presentes no sangue circulante, mas sem manifestações clínicas, caracterizando um estado de imunidade a doença, mas não ao parasito, ou seja, um estado de adaptação parasito-hospedeiro.

Diferentes fatores concorrem para limitar ou impedir a proliferação do parasito em humanos. As duas formas extracelulares (esporozoítos e merozoítos), antes de infectarem as células-alvo, hepatócitos e eritrócitos, respectivamente, podem ser fagocitadas por macrófagos, principalmente no local da picada ou ao atravessarem o baço e o fígado. Para penetrarem em células do hospedeiro, o plasmódio liga-se a receptores na membrana dessas células, o que limita a transmissão do parasito entre diferentes espécies (p. ex., plasmódios de humanos infectam alguns primatas, mas não infectam camundongos, e vice-versa) e seleciona o tipo de célula a ser infectada (p. ex., esporozoítos infectam hepatócitos, e merozoítos, somente eritrócitos). Ausência de receptores é, portanto, fator de resistência. Merozoítos do *P. vivax* utilizam como receptor uma molécula associada ao antígeno Fy do grupo sanguíneo Duffy. Indivíduos negros, cujos eritrócitos não expressam o antígeno Fy, são resistentes a essa espécie de plasmódio. A invasão de eritrócitos por merozoítos do *P. falciparum* é processo complexo que tem várias etapas até levar o parasito ao interior do eritrócito. O *P. falciparum* tem repertório de ligantes de invasão maior do que o do *P. vivax*, todos eles com receptores contendo ácido siálico. O receptor para merozoítos do *P. falciparum* associa-se às glicoforinas A e C na membrana de eritrócitos. Concentração de sódio, ATP e desidrogenase de glicose-6-fosfato no interior de eritrócitos podem dificultar o desenvolvimento do plasmódio. O principal nutriente do plasmódio na fase eritrocitária é a hemoglobina A (HbA). A hemoglobina fetal (HbF) e as patológicas (HbS, HbC e HbE)

funcionam como fatores de resistência por restringirem a proliferação de plasmódios no interior de eritrócitos.

Os esporozoítos utilizam a proteína circunsporozoítica e a proteína de aderência relacionada a trombospondina (TRAP), que se ligam a proteoglicanos na superfície de hepatócitos para permitir a invasão dessas células. A defesa contra esporozoítos depende sobretudo de alta concentração de anticorpos, particularmente antiesporozoíticos, e de fagocitose por macrófagos. A defesa contra as formas hepáticas faz-se principalmente por linfócitos T CD8+ e IFN-γ.

Os antígenos constituintes do plasmódio e os formados no seu metabolismo, liberados sobretudo após ruptura dos eritrócitos ao fim de cada esquizogonia, ativam o sistema imunitário. É no baço que a ativação imunitária é mais intensa: aí se concentram grande quantidade de eritrócitos parasitados (fonte de antígenos) e importante contingente de linfócitos T e B e de células apresentadoras de antígenos, como macrófagos e células dendríticas, que, estimuladas pelos antígenos, liberam TNF e IL-12; esta última estimula a síntese de IFN-γ por células NK e ativa linfócitos T CD4+ produtores de citocinas. Linfócitos B diferenciam-se em plasmócitos, que produzem anticorpos contra o plasmódio.

A ativação do sistema imunitário concorre para controlar a multiplicação dos parasitos e para reduzir as manifestações da doença. Como em várias outras enfermidades infecciosas, na malária a imunidade depende da integridade de linfócitos T CD4+ e CD8+, de anticorpos que dificultam a invasão de hepatócitos por esporozoítos ou de eritrócitos por merozoítos e de anticorpos opsonizantes que facilitam a captura do parasito ou de eritrócitos parasitados por macrófagos e células dendríticas. No entanto e como será visto adiante, hiperativação imunitária contribui para as formas graves da doença.

A quase totalidade dos habitantes de áreas de média ou alta transmissão da doença sofre infecções múltiplas. A prevalência da doença, no entanto, decresce com a idade, coincidindo com maior número de contatos prévios com o parasito e o desenvolvimento de imunidade. Para que os moradores de áreas endêmicas adquiram imunidade antimalárica, são necessários contatos frequentes com o plasmódio durante vários anos (cerca de 7 anos em área de média transmissão no Brasil). Outra característica da imunidade antimalárica é sua baixa efetividade, no sentido de evitar reinfecções, embora concorra para abrandar ou até impedir as manifestações clínicas da doença.

Alguns fatores podem explicar a baixa efetividade da resposta imunitária na malária: (a) alto grau de polimorfismo do plasmódio, isto é, a existência de variantes antigenicamente distintas do parasito, pela expressão de grande variedade de genes *var* codificadores de moléculas da superfície do parasito e pelo intercruzamento de gametócitos de diferentes origens que induzem respostas imunitárias com diferentes especificidades. Não há proteção cruzada, ou seja, a resposta contra uma variante não protege contra outra variante; (b) seleção de variantes antigênicas induzida pela própria resposta imunitária; (c) imunodeficiência associada ao plasmódio dificulta o desenvolvimento de resposta imunitária efetiva contra o parasito. Na malária, existe estado de imunodeficiência que se manifesta por aumento na suscetibilidade a algumas infecções, agravamento de condições patológicas concomitantes, redução da resposta a certas vacinas e facilitação do desenvolvimento de tumores, como o linfoma de Burkitt. É possível que a hiperativação do sistema imunitário pelo plasmódio seja de tal ordem que desregule a resposta efetiva contra o parasito. Uma das consequências desse estado seria o comprometimento da resposta imunitária contra o próprio plasmódio, concorrendo para a pouca eficiência da imunidade antimalárica.

34

Comprometimento de órgãos e sistemas

Fígado

Como o número de esporozoítos que invade os hepatócitos é pequeno, a destruição destes após a esquizogonia hepática não tem repercussão clinicopatológica. Comprometimento hepático ocorre durante a fase eritrocitária e se manifesta por marcadores sorológicos e hepatomegalia moderada e dolorosa, principalmente em crianças e em indivíduos não imunes infectados pelo *P. falciparum*. Na fase aguda da doença, pode haver hiperbilirrubinemia por hemólise intravascular de eritrócitos parasitados, por disfunção hepática e, ocasionalmente, também por hemólise secundária a coagulação intravascular disseminada. Pode haver ainda anormalidades na coagulação sanguínea, possivelmente por síntese insuficiente de fatores da coagulação, hipoalbuminemia e depuração deficiente de algumas moléculas, como alanina, lactato e substâncias antimaláricas pelo fígado.

Macroscopicamente, o fígado tem volume aumentado e apresenta coloração castanho-escura, quase negra, pela retenção de hemozoína (Figura 34.84 A e B). Ao microscópio, encontram-se: (a) infiltrado mononuclear periportal (Figura 34.84 C); (b) hipertrofia e hiperplasia de células de Kupffer, que se encontram carregadas de pigmento malárico (Figura 34.84 D e E) e de restos de parasitos fagocitados; (c) acúmulo de eritrócitos parasitados nos sinusoides hepáticos; (d) fagocitose de parasitos e do pigmento malárico (hemozoína) por células de Kupffer. Tudo isso retarda a circulação do sangue e causa hipóxia, degeneração de hepatócitos e necrose centrolobular, além de congestão e hepatomegalia.

A malária não causa fibrose hepática ou cirrose, embora em regiões de alta transmissão da doença, especialmente a associada ao *P. falciparum*, tenha sido descrito aumento de tecido conjuntivo, mas sem subversão da arquitetura lobular.

Baço

O baço é o principal órgão de retirada de parasitos livres e de eritrócitos parasitados ou não no curso da doença. É também local privilegiado de execução da resposta imunitária por macrófagos, células dendríticas e linfócitos B e T. Indivíduos esplenectomizados que adquirem malária desenvolvem parasitemia mais elevada por menor retirada de eritrócitos parasitados da circulação. No entanto, há casos de evolução normal da doença em indivíduos sem baço, sugerindo que as funções dele podem ser compensadas por outros órgãos, principalmente o fígado. Por outro lado, esplenectomia protege camundongos infectados com *P. berghei* de desenvolver malária cerebral, o que ocorre também quando os animais são depletados de linfócitos T CD4+ e CD8+, indicando que tais células contribuem para o comprometimento do sistema nervoso na doença e que elas são ativadas no baço. Por tudo isso, na malária o baço está envolvido tanto na defesa como na agressão ao hospedeiro.

Na fase aguda, o baço encontra-se aumentado de volume e peso (500 a 600 g), é mole, friável e sujeito a ruptura, até mesmo por pequenos traumatismos. A cápsula é tensa, o parênquima abundante, difluente, vermelho-escuro ou até quase negro, conforme a intensidade da congestão e a quantidade de hemozoína retida. Histologicamente, o órgão apresenta hiperplasia de linfócitos na polpa branca e desorganização da arquitetura. Os macrófagos da polpa vermelha estão aumentados em número e tamanho e apresentam intensa fagocitose de eritrócitos parasitados e não parasitados, parasitos livres, hemozoína e restos celulares. Hemozoína pode ser evidenciada também em eritrócitos parasitados e em neutrófilos (Figura 34.85).

Em infecções repetidas, como ocorre em áreas de alta transmissão na África, o baço alcança grandes dimensões e peso (4.000 a 6.000 g) e tem consistência dura ou lenhosa e coloração escura. Microscopicamente, encontram-se hipotrofia da polpa branca (folículos linfoides depletados ou transformados em blocos hialinos), hiperplasia de macrófagos e neoformação conjuntiva na polpa vermelha, transformando os cordões de Billroth em traves fibrosas; há também acúmulo de hemozoína e hemossiderina. Tudo isso causa dilatação dos seios venosos, dando aspecto angiomatoide. O acúmulo de macrófagos com hemozoína pode também bloquear as vias linfáticas e formar cistos linfáticos. Durante a infecção, podem ocorrer infarto e periesplenite; em consequência, o baço pode aderir-se à parede abdominal, ao diafragma e aos órgãos vizinhos.

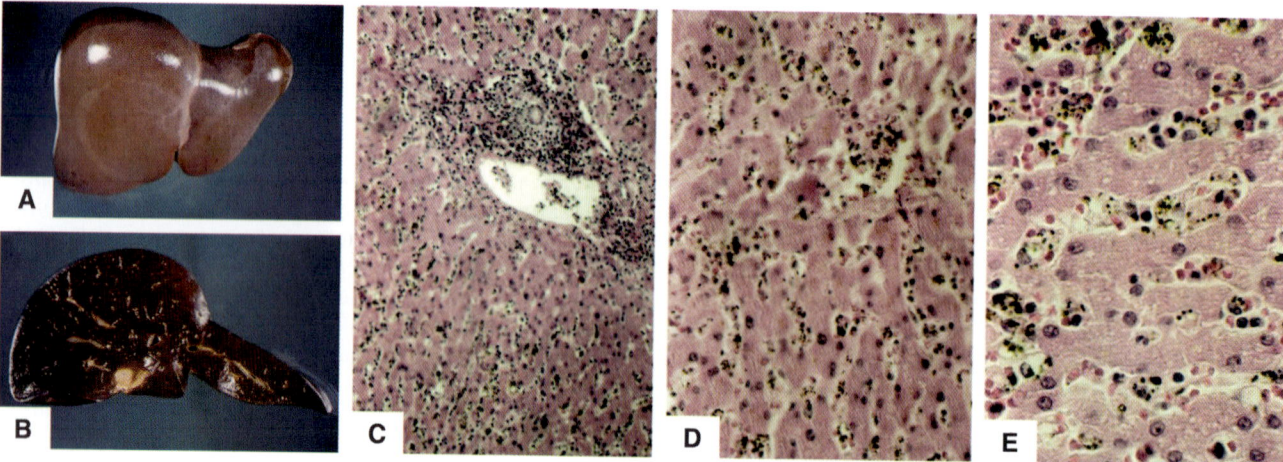

Figura 34.84 Fígado na malária pelo *P. falciparum*. **A** e **B.** Aspecto macroscópico, mostrando órgão com coloração castanho-escura. **C.** Intenso infiltrado mononuclear periportal. **D** e **E.** Células de Kupffer abarrotadas de pigmento malárico e restos de parasitos. (Cortesia da Profª Fabiana Pirani Carneiro, Brasília-DF.)

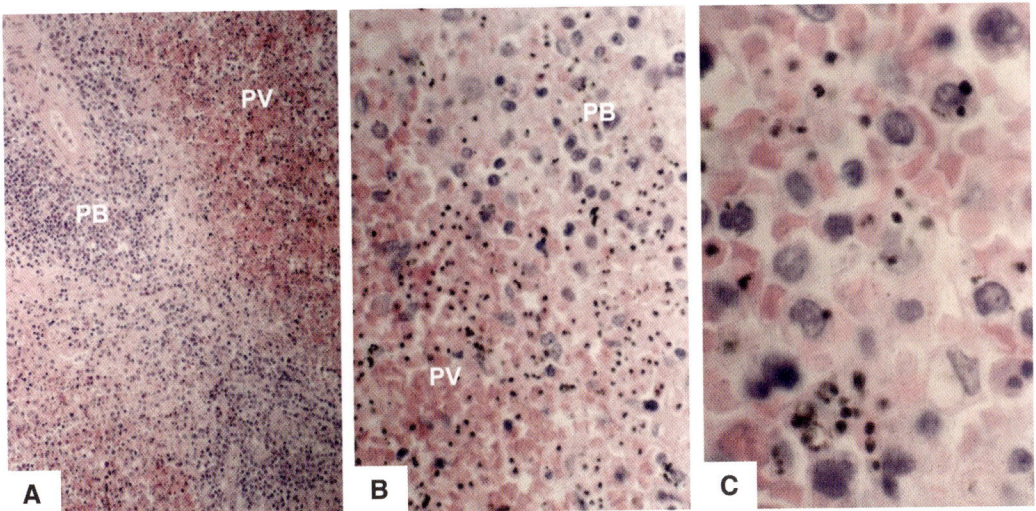

Figura 34.85 Baço na malária por *P. falciparum*. **A** e **B.** Junção entre a polpa branca (PB) e a polpa vermelha (PV), onde parte do sangue que chega ao órgão se torna extravascular. **C.** Ao atravessar a polpa vermelha, eritrócitos parasitados e não parasitados, além de parasitos livres, são fagocitados por macrófagos. A congestão na polpa vermelha resulta da lentificação do fluxo sanguíneo extravascular pela obstrução das fendas interendoteliais, que permitem o retorno do sangue aos vasos. (Cortesia da Profª Fabiana Pirani Carneiro, Brasília-DF.)

Pulmões

Em cerca de 20% dos pacientes com infecção aguda por *P. falciparum* ou *P. vivax*, podem surgir manifestações respiratórias com amplo espectro de apresentações, desde tosse, estertores e broncoespasmo, até edema pulmonar grave. Alterações pulmonares graves na malária pelo *P. falciparum* ocorrem em 3 a 10% dos indivíduos infectados e são letais em aproximadamente 70% dos casos. O óbito pode acontecer poucas horas após a instalação do quadro e em qualquer etapa da infecção, mas, em geral, é mais tardio do que as demais complicações, podendo ocorrer quando a parasitemia está diminuindo ou já é negativa.

Edema pulmonar não cardiogênico, que ocorre na infecção pelo *P. falciparum*, *P. vivax* ou *P. ovale*, é a manifestação pulmonar mais grave da malária. Nos casos graves, ocorre aumento acentuado do peso dos pulmões, que se apresentam congestos, edemaciados e, por vezes, com hemorragia. Microscopicamente, predomina edema, observando-se também hiperemia, espessamento de septos alveolares, eritrócitos parasitados, hemorragia alveolar e membranas hialinas (Figura 34.86). O endotélio de arteríolas e capilares apresenta-se edemaciado, causando redução da luz. Macrófagos e neutrófilos com pigmento malárico acumulam-se nos vasos e no interstício. Eritrócitos parasitados podem ser vistos aderidos ao endotélio capilar. Macrófagos e neutrófilos ativados são encontrados nos vasos e, provavelmente, desempenham papel na patogênese das lesões pulmonares por meio da liberação de citocinas e enzimas.

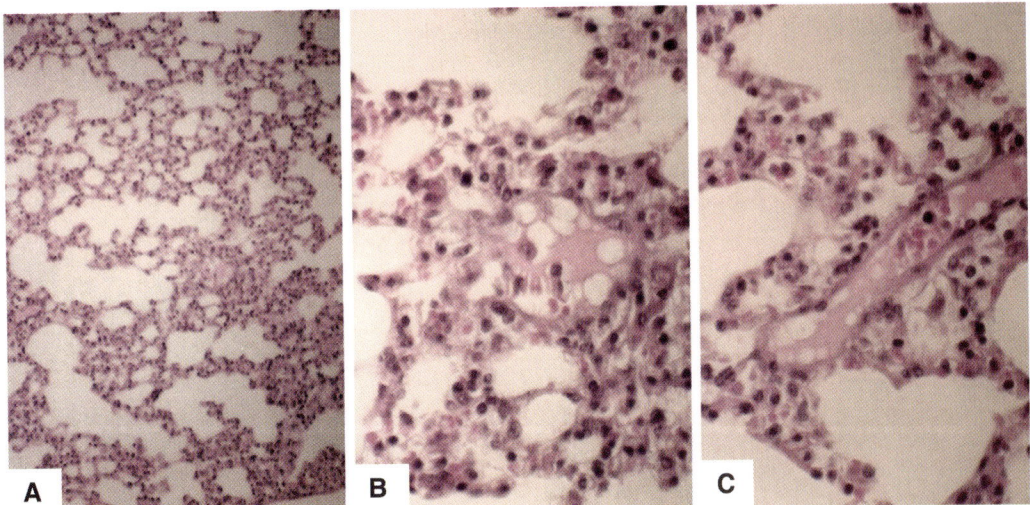

Figura 34.86 Pulmão de camundongo CBA infectado com *P. berghei* ANKA. As lesões pulmonares são semelhantes às da malária humana por *P. falciparum*: espessamento e destruição de septos interalveolares (**A**), infiltrado de neutrófilos, monócitos e linfócitos nos septos e alvéolos (**B** e **C**), hiperemia e edema intra-alveolar (**C**) e macrófagos interalveolares abarrotados de hemozoína (**B** e **C**).

34

Rins

Acometimento renal ocorre na infecção por *P. falciparum* (20 a 70% dos indivíduos infectados) e *P. malariae*. As manifestações clínicas variam de proteinúria discreta e autolimitada até insuficiência renal aguda e morte. Disfunção renal é mais frequente quando coexistem outras condições, como hiperparasitismo, acometimento cerebral, icterícia, hemoglobinúria e edema pulmonar. Por motivos ainda não conhecidos, comprometimento renal na infecção pelo *P. falciparum* é raro em crianças africanas de áreas com alta transmissão quando se compara com adultos de áreas de menor prevalência, como nas Américas e no Sudeste Asiático.

Na infecção pelo *P. falciparum*, encontram-se lesões glomerulares, tubulares e intersticiais. Lesão glomerular é discreta, transitória e muitas vezes não diagnosticada. Pode ocorrer em qualquer idade, sendo as crianças as mais acometidas. Proteinúria discreta, micro-hematúria e cilindros são relatados em 20 a 50% dos casos. Síndromes nefrótica e nefrítica aguda são vistas ocasionalmente, mas hipertensão arterial é rara. Os níveis séricos de complemento (C3 e C4) podem estar diminuídos na fase aguda. Diferentemente da nefropatia pelo *P. malariae*, o quadro observado com o *P. falciparum* é geralmente reversível em 1 ou 2 semanas após a eliminação da infecção.

Microscopicamente, nos *glomérulos* encontram-se: (a) expansão da matriz e hipercelularidade do mesângio, por aumento de células mesangiais e de macrófagos com hemozoína; (b) espessamento da membrana basal glomerular. Há ainda depósitos granulares de IgM e C3 ao longo da parede capilar e no mesângio, associados às vezes a antígenos do plasmódio. Tais alterações são pouco intensas e desaparecem, sem deixar sequelas, em 4 a 6 semanas após cura da infecção (Figura 34.87). Nos *túbulos*, observam-se: (a) material acidófilo na luz, representado por proteínas filtradas nos glomérulos; (b) depósito de hemossiderina: (c) necrose tubular de extensão variada. No *interstício*, são vistos: (a) edema; (b) infiltrado de mononucleares; (c) aglomerados de eritrócitos parasitados em vênulas.

A nefropatia crônica associada à infecção pelo *P. malariae* ocorre principalmente em crianças de áreas endêmicas africanas e manifesta-se como síndrome nefrótica resistente a corticosteroides; menos frequentemente, é encontrada em outras regiões geográficas. A doença é geralmente progressiva, independentemente do tratamento bem-sucedido da infecção malárica, culminando com insuficiência renal crônica em alguns anos. Nos glomérulos, há depósitos subendoteliais, vistos à microscopia de luz como espessamento da membrana basal. À imunofluorescência, observam-se padrão granular ao longo do endotélio capilar contendo IgG (principalmente IgG$_3$), IgM, componentes do complemento (C3) e, em 25 a 33% dos casos, antígenos do plasmódio. Em adultos, lesão proliferativa no mesângio é comum. Lesão tubular depende da gravidade do comprometimento glomerular. Lesões inicialmente focais podem persistir e evoluir para esclerose segmentar, mas geralmente tornam-se difusas e progressivas, levando a esclerose global.

Sistema nervoso

A malária causada pelo *P. falciparum* pode, ocasionalmente, acometer a medula espinhal e os nervos periféricos, mas são as lesões encefálicas as mais frequentes, mais importantes e mais graves na doença.

Alterações encefálicas ocorrem em até 15% dos casos de malária por *P. falciparum* e representam 25 a 80% dos casos fatais. Em adultos, o quadro clínico surge em alguns dias da doença; em crianças, as manifestações são precoces, a partir do segundo dia de infecção. O quadro inicia-se com convulsão generalizada, seguida de coma. Embora a mortalidade seja elevada (15 a 20%), mais de 90% dos sobreviventes não apresentam sequelas neurológicas. Em crianças, no entanto, aproximadamente 25% das que sobrevivem apresentam evidências de alguma sequela após malária cerebral, como espasticidade, ataxia, hemiplegia, alterações da fala, cegueira, epilepsia ou deficiência cognitiva. Algumas sequelas são transitórias e podem melhorar com o tempo. Em um terço dos pacientes, ocorrem sequelas tardias, que incluem dificuldade cognitiva e déficits de atenção e de memória associativa.

Macroscopicamente, há hiperemia das meninges e edema encefálico, com alargamento e achatamento dos giros e estreitamento dos sulcos. Em 80% dos casos, o tecido nervoso tem coloração cinza-azulada pelo pigmento malárico e contém petéquias difusas, especialmente na substância branca (Figura 34.88 A).

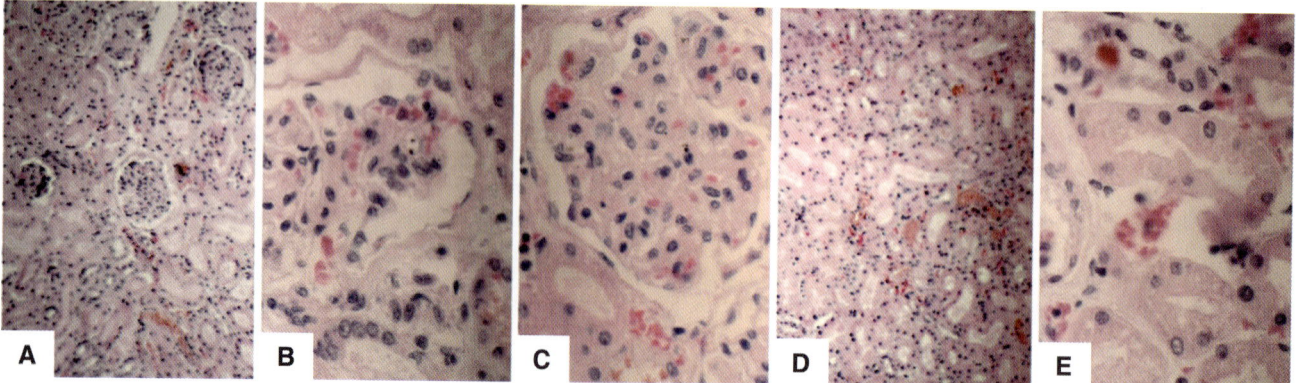

Figura 34.87 Rim na malária pelo *P. falciparum*. **A** a **C.** Os glomérulos apresentam hipercelularidade por proliferação de células mesangiais e infiltrado mononuclear. **D.** Hiperemia. **E.** Degeneração do epitélio tubular. (Cortesia da Profª Fabiana Pirani Carneiro, Brasília-DF.)

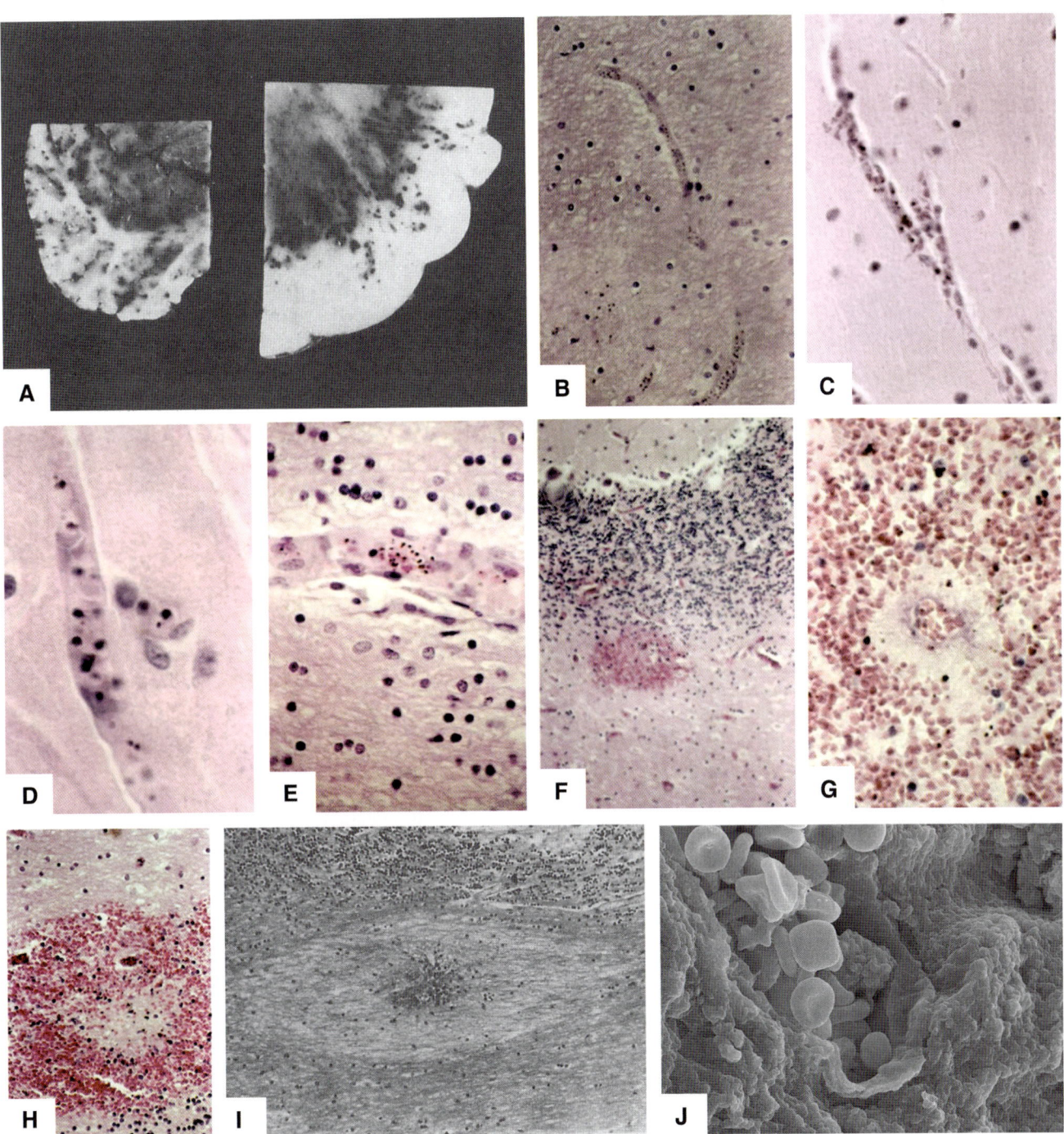

Figura 34.88 Alterações do sistema nervoso na malária aguda por *P. falciparum*. **A.** Cerebelo (*esquerda*) e cérebro (*direita*) mostram hemorragias petequiais. **B** a **E.** Capilares repletos de eritrócitos parasitados ou não parasitados aderidos ao endotélio e restos de parasitos. **F, G** e **H.** Micro-hemorragias em anel (anéis concêntricos de hemácias em torno de vaso cerebral necrosado). **I.** Nódulo de Dürck no cérebro. **J.** Vaso sanguíneo de camundongo CBA suscetível à malária cerebral infectado por *P. berghei* ANKA. Grande número de hemácias (hiperemia) e um leucócito aderido à parede (*seta*). Microscopia eletrônica de varredura. (Cortesia das Profª Waldete Cabral Moraes e Fabiana Pirani Carneiro, Brasília-DF.)

Microscopicamente, a luz de pequenos vasos contém eritrócitos parasitados aderidos ao endotélio ou formando agregados com eritrócitos não parasitados (Figura 34.88 B a E). Macrófagos com hemozoína e linfócitos podem ser ocasionalmente observados. Cerca de 10 dias após o início da doença, surgem hemorragias anulares em torno de vasos (Figura 34.88 F, G e H), muito características da doença. A lesão consiste em anéis con-

cêntricos de eritrócitos ao redor de um vaso necrosado, que fica envolvido por área de gliose. No anel mais externo, há mistura de eritrócitos parasitados e não parasitados, hemozoína livre e macrófagos; os anéis mais internos contêm eritrócitos não parasitados. Tal aspecto histológico sugere que o vaso contendo eritrócitos parasitados tenha se rompido e que a reperfusão descontrolada no local tenha forçado o extravasamento do

34

seu conteúdo para o parênquima cerebral. Tanto a aderência (sequestro) de eritrócitos parasitados como as hemorragias perivasculares são mais frequentes na substância branca. Encontram-se ainda áreas de edema perivascular e parenquimatoso, necrose perivascular e, raramente, granulomas ou nódulos gliais de Dürk (Figura 34.88 I). Estes são formados por uma zona central com capilares trombosados, envolvidos por material necrótico e eritrócitos extravasados, ao redor dos quais se dispõem radialmente células gliais. Tais granulomas parecem resultar do extravasamento de sangue contendo eritrócitos parasitados, hemozoína, fibrina e outros componentes inflamatórios. A Figura 34.88 J mostra vaso do córtex cerebral de camundongo CBA infectado pelo *P. berghei* ANKA com grande número de eritrócitos aderidos entre si e ao endotélio vascular, obstruindo a circulação.

Comprometimento cerebral na malária por *P. vivax* tem sido descrito, mas suas repercussões são ainda pouco conhecidas.

Medula óssea

Na fase aguda da malária, a medula óssea apresenta parasitismo e intensa atividade hematopoética. Os sinusoides encontram-se repletos de eritrócitos parasitados e de macrófagos contendo hemozoína e com intensa atividade fagocitária. Há ainda acentuada hiperplasia eritrocitária, mesmo sem reticulocitose no sangue periférico; frequentemente, ocorre proliferação mielocítica (neutrófilos, eosinófilos e basófilos) e megacariocítica (plaquetas). Nos casos graves de malária por *P. falciparum*, a medula óssea pode apresentar depleção dos precursores mielocíticos, e até 50% do tecido medular pode estar substituído por células da linhagem linfocitária. Nos casos de hiperesplenismo, pode haver hiperplasia de células precursoras, mas com bloqueio da hematopoese.

Placenta

Cerca de 30% das placentas de gestantes de áreas de alta transmissão de malária mostram alterações atribuíveis à infecção, tanto pelo *P. falciparum* quanto pelo *P. vivax*, frequência que aumenta para 50% quando a doença se manifesta no momento do parto. Macroscopicamente, as alterações são inespecíficas: menor peso, consistência esponjosa e coloração parda, sendo às vezes friável e pálida. Microscopicamente, os espaços intervilosos são infiltrados por eritrócitos parasitados, neutrófilos e macrófagos (Figura 34.89 A). Frequentemente, há necrose fibrinoide e espessamento da membrana basal de vilosidades (Figura 34.89 B), que podem resultar da deposição de imunocomplexos. Aumento de nós sinciciais sugere hipóxia placentária e fetal. Espessamento da parede de pequenas artérias é encontrado em um terço dos casos (Figura 34.89 C). Eritrócitos parasitados pelo *P. falciparum* (Figura 34.89 D) e *P. vivax* (Figura 34.89 E) são vistos no espaço interviloso e na luz de vasos da placa coriônica e de troncos vilositários e justapostos ao sinciciotrofoblasto (Figura 34.89 F). Pode ocorrer perda total da camada trofoblástica (Figura 34.89 G) e atenuação do sinciotrofoblasto (Figura 34.89 H). Os eritrócitos parasitados podem apresentar excrescências semelhantes a *knobs* (Figura 34.89 I).

A grande frequência de malária em gestantes parece dever-se ao fato de a placenta funcionar como local privilegiado de sequestro e desenvolvimento do plasmódio, podendo reter o parasito por muitos meses, possivelmente resguardando-o da defesa do hospedeiro e da ação de medicamentos antimaláricos. Estudo de 100 placentas de gestantes de área endêmica no Brasil (Rondônia, RO) mostrou infecção placentária em 24 delas, embora somente 3% das grávidas apresentassem parasitos circulantes.

Apesar de ser local privilegiado para o plasmódio, a placenta funciona como barreira contra infecção fetal, o que explica a baixa frequência de malária congênita em áreas endêmicas (0,5 a 2,5%). Mesmo quando o parasito atravessa a barreira placentária, outros fatores impedem a infecção fetal. Nesse mesmo estudo em Rondônia, o parasito foi detectado nos vasos fetais em 32 das placentas examinadas, embora nenhum recém-nascido tenha apresentado malária clínica. Apesar de rara, infecção fetal por plasmódio ocorre em áreas de elevada transmissão. Mais frequente é a exposição fetal a antígenos do plasmódio carreados pela circulação materna, o que pode resultar em tolerância de linfócitos T e aumento do risco de malária durante a infância. O encontro de anticorpos e linfócitos T específicos para o plasmódio no sangue do cordão, por outro lado, sugere que resposta imunitária específica gerada intra-útero possa contribuir para proteção pós-natal contra a doença.

Patogênese

Como acontece em todas as doenças infecciosas, as lesões encontradas na malária resultam da atuação de fatores tanto do agente etiológico como do hospedeiro, em interação complexa ao longo da infecção. Muitos mecanismos atuam nesse processo, dos quais os mais importantes são: (a) multiplicação dos plasmódios; (b) baixa perfusão sanguínea a células, tecidos e órgãos causada por isquemia e destruição de eritrócitos; (c) resposta imunitária inata e adaptativa, por meio da atuação de citocinas e outros componentes da resposta inflamatória; (d) ação de radicais livres.

A grande capacidade de multiplicação do plasmódio explica algumas anormalidades vistas na doença. Cada esporozoíto, entre as dezenas ou centenas introduzidas pelo mosquito, origina 30.000 a 40.000 merozoítos durante o ciclo hepático e estes, a mais de dois bilhões de parasitos após quatro ciclos nos eritrócitos. Mesmo considerando que uma parcela destes seja destruída por fagocitose ou não consegue penetrar em novos eritrócitos e continuar o ciclo, a destruição de eritrócitos pelo plasmódio em multiplicação é muito expressiva. Em casos graves da doença, ao fim de 1 semana de infecção pode haver perda de mais de dois milhões de eritrócitos/µL de sangue, ou seja, quase metade de todas as hemácias do organismo.

Algumas lesões e manifestações clínicas da doença devem-se, ao menos em parte, à hipóxia/isquemia causada, entre outros fatores, pelo sequestro de eritrócitos parasitados ou não e pela aderência de leucócitos ao endotélio na microcirculação. Anormalidades na função de várias células por baixa perfusão sanguínea é responsável por certas manifestações de falência de órgãos na doença (p. ex., coma, insuficiência renal).

Muitas das manifestações da doença, no entanto, não podem ser atribuídas somente à existência ou à multiplicação do plasmódio, devendo-se levar em conta também outras propriedades do parasito e do hospedeiro. Não é infrequente, por exemplo, agravamento da anemia mesmo quando a parasitemia é mínima ou nula. Edema pulmonar letal pode surgir mesmo após cura parasitológica, indicando que outros componentes da infecção atuam por outras vias; antígenos do plasmódio, por exemplo, desencadeiam uma série de reações do sistema imunitário capazes de causar ou agravar as manifestações clinico-patológicas da doença.

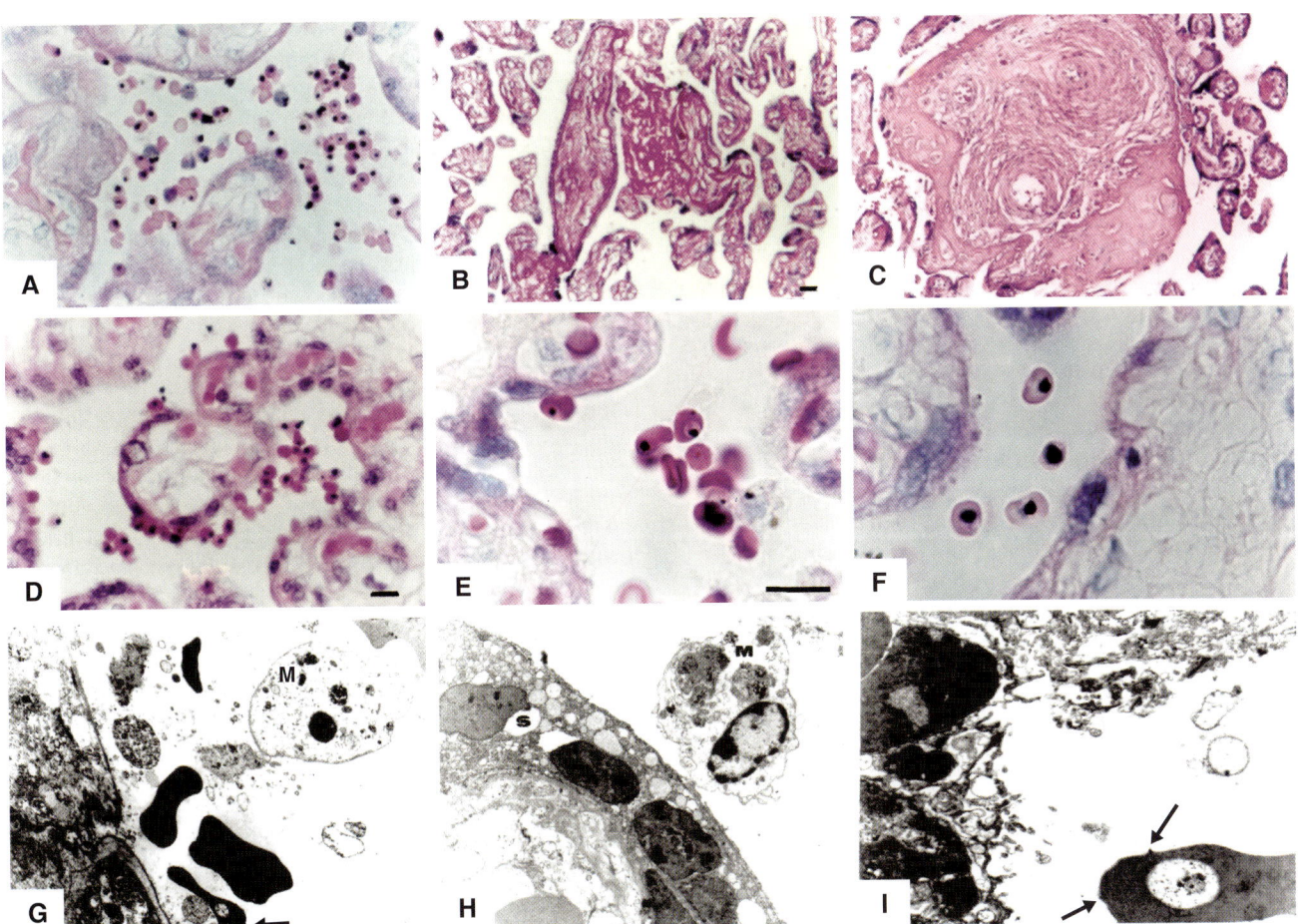

Figura 34.89 Alterações placentárias na malária aguda. **A.** Espaço interviloso contendo eritrócitos parasitados, pigmento malárico, neutrófilos e macrófagos ("intervilosite"). **B.** Espessamento intenso da membrana basal trofoblástica e necrose fibrinoide. **C.** Tronco vilositá-rio com endarterite obstrutiva. Notar também necrose fibrinoide intravilositária. **D.** Eritrócitos parasitados aderidos ao sinciciotrofoblasto na infecção pelo *P. vivax*. **E.** Intervilosite com hemácias parasitadas por trofozoítos de *P. falciparum*. **F.** Pigmento malárico livre no espaço inter-viloso e dentro de hemácias com parasito. Infecção pelo *P. vivax*. **G.** Perda total de camada trofoblástica, deixando desnuda a membrana basal trofoblástica. Hemácia parasitada (*seta*) e macrófago (M) próximos ao trofoblasto desgarrado. **H.** Atenuação do sinciciotrofoblasto, que apresenta citoplasma com numerosas e amplas vesículas. Macrófago (M) contendo pigmento justaposto ao trofoblasto. **I.** Hemácia de forma alongada parasitada por *P. falciparum* mostrando excrescências no plasmalema (protrusões semelhantes a *knobs* [*setas*]). (Cortesia da Dra. Maria Ophélia Galvão de Araújo, Brasília-DF.)

Em resposta a componentes do parasito, há estímulo da res-posta imunitária inata e adaptativa, com ativação de linfócitos T e produção de inúmeras citocinas e anticorpos. Em muitos ór-gãos, citocinas e outros mediadores inflamatórios promovem alterações na microcirculação e geram radicais livres capazes de lesar células e tecidos. Em certos casos, porém, não se iden-tifica um elemento causador de determinada alteração morfo-lógica e/ou funcional.

Os fatores determinantes das formas graves da malária são muito complexos e não se devem somente a um ou a poucos elementos, mas ao somatório de muitos, que contribuem para evolução benigna ou não. Embora apenas 1 a 2% dos casos de malária evoluam para as formas graves, a frequência da doença é tão grande que resulta, no mundo todo, em mais de 400 mil mortes a cada ano. A questão central é: por que apenas algumas pessoas desenvolvem as formas graves e quais são os fatores responsáveis pela maior gravidade da doença? A virulência da cepa e a carga parasitária certamente são os primeiros fatores envolvidos na evolução e na gravidade da doença assim como o

tipo de resposta do hospedeiro. As respostas à infecção envol-vem uma rede complexa de sinalizações intra e intercelulares frequentemente com ações opostas, podendo resultar na sobre-vivência ou na morte dos pacientes.

Em síntese e a exemplo do que ocorre em muitas outras doenças, a patogênese das lesões na malária é complexa, mul-tifatorial e em parte desconhecida. A seguir, serão comentados os fatores que podem explicar certas lesões e manifestações clínicas. Por causa da diversidade de mecanismos envolvidos nas lesões em diferentes órgãos, a patogênese da doença será discutida separadamente em cada um deles.

Alterações hematológicas e da coagulação sanguínea

Na malária, as alterações hematológicas associam-se so-bretudo a diminuição do ramo eritroide e a alterações na coagulação do sangue. Na série branca, o número total de leucócitos pode estar normal ou pouco diminuído, podendo ocorrer alterações no número de neutrófilos e linfócitos; plaquetopenia é comum nesses pacientes. Anemia é o principal achado hematológico na malária.

Anemia. Os principais mecanismos responsáveis pela anemia são: (a) destruição de hemácias por proliferação intraeritrocitária do plasmódio, alterações na membrana de eritrócitos e resposta imunitária; (b) alterações na eritropoese; (c) sequestro de hemácias no baço ou na microcirculação; (d) hiperidratação ou perda sanguínea por coagulopatia, embora pouco presente (Quadro 34.8).

Ao penetrar no eritrócito, o plasmódio causa invaginação da membrana citoplasmática que, entretanto, mantém-se intacta. Quando o metabolismo do parasito torna-se mais ativo, ocorrem alterações no meio intracelular e na membrana do eritrócito causadas por proteases secretadas por merozoítos: (a) as proteases falcilisina, falcipaínas, plasmepsinas e aspartilproteases, necessárias para o desenvolvimento do parasito, degradam a hemoglobina em pequenos peptídeos; (b) a protease exotérmica semelhante à subtilisina 1 (SUB 1) é responsável pela ruptura de eritrócitos para a saída dos merozoítos; (c) outras proteases alteram as concentrações de sódio e ATP intraeritrocitários, a produção de catabólitos tóxicos, os lipídeos de membranas e a expressão de antígenos do plasmódio na membrana eritrocitária. Aumento da fragilidade osmótica de eritrócitos na fase aguda da doença poderia resultar tanto de alterações estruturais dessas células como da distensão da membrana citoplasmática causada pelo plasmódio em multiplicação.

O paralelismo entre o aumento do baço, que na fase aguda da doença pode alcançar 20 vezes o seu tamanho original, e a ocorrência e a intensidade da anemia faz supor relação de causa e efeito entre esses eventos. Esplenomegalia acompanha-se de estase sanguínea e hipóxia, que reduz a tensão parcial de oxigênio e aumenta o metabolismo anaeróbico, o que resulta em acúmulo de catabólitos ácidos e redução do pH no parênquima esplênico. Tais alterações enrijecem a membrana dos eritrócitos e reduzem a sua deformabilidade, contribuindo para sua destruição precoce. Estase sanguínea ocasiona também aumento do tempo de contato de eritrócitos parasitados e não parasitados com os macrófagos durante a travessia na polpa vermelha, aumentando a possibilidade de fagocitose ou destruição celular por ação de radicais livres de oxigênio ou nitrogênio, proteases e citocinas, como TNF. Estudos *in vitro* mostram que o TNF

Quadro 34.8 Mecanismos patogenéticos da anemia associada à malária*

Mecanismo	Efeito
Aumento da destruição	
Ruptura de eritrócitos pós-esquizogonia	Lise intra e extravascular
Expressão de antígeno na membrana do EP	Fagocitose, lise (?)
Ligação de anticorpo ou complemento a EP e ENP	Fagocitose, lise (?)
Ativação de macrófagos	Fagocitose
Desparasitação esplênica de EP + eritrócitos anormais	Fagocitose (?), lise (?)
Estase esplênica + alteração da membrana de eritrócitos	Lise (?), fagocitose (?)
Aumento de permeabilidade da membrana de EP	Lise
Estresse oxidativo	Lise
Eriptose (eritrócitos)	Lise
Autoanticorpos (IgM anti-isomerase da triosefosfato)	Lise
Primaquina + deficiência de G6PD	Lise intravascular
Alterações da eritropoese	
Redução de precursores eritroides	Hipoplasia eritroide
Apoptose (eritroblastos)	Lise
Redução de eritropoetina**	Hipoplasia eritroide
Defeitos na maturação de normoblastos***	Diseritropoese
Defeito na síntese de heme	Anemia hipocrômica
Deficiência de folato	Anemia megaloblástica
Alterações do *pool* de eritrócitos circulantes	
Sequestro de sangue no baço	Redução do *pool* circulante
Coagulopatia	Perda sanguínea
Insuficiência renal e/ou hiperidratação	Hemodiluição

*Variam com a espécie de plasmódio e com o hospedeiro. Diferentes mecanismos podem estar associados; **pode estar aumentada; ***atribuídos geralmente à ação de citocinas, como TNF. EP: eritrócito parasitado; ENP: eritrócito não parasitado; G6PD: desidrogenase da glicose-6-fosfato.

aumenta a fagocitose de eritrócitos parasitados pelo *P. falciparum* e inibe o crescimento do parasito intraeritrócito. TNF também estimula a produção de NO.

Como ocorre nos demais órgãos, a nutrição e a oxigenação do baço são garantidas por um sistema "fechado" de circulação, em que o sangue circula sucessivamente por artérias, arteríolas, capilares, vênulas e veias. Ao lado desse, o baço possui ainda o sistema "aberto" de circulação, que contribui para o órgão cumprir sua função de retirar da circulação células alteradas e microrganismos. Para isso, parte do sangue que chega ao órgão é "despejado" na periferia da polpa branca e circula extravascularmente na polpa vermelha. Para retornar ao compartimento intravascular, as células sanguíneas precisam atravessar fendas interendoteliais de 0,2 a 0,5 μm (Figura 34.90 A). Os eritrócitos normais, altamente maleáveis, atravessam facilmente tais fendas, enquanto os parasitados, por conterem uma partícula mais rígida – o plasmódio – têm dificuldade para cruzar as fendas interendoteliais (Figura 34.90 B); a travessia é demorada, as fendas ficam bloqueadas por algum tempo (Figura 34.90 C) e o sangue acumula-se na polpa vermelha, causando estase e congestão.

Durante a passagem pelas fendas interendoteliais, pode haver extrusão do plasmódio do eritrócito; o eritrócito "desparasitado" retorna à circulação como célula sem o plasmódio, mas com alterações estruturais na membrana. Essa sequência de eventos foi descrita em infecções experimentais em ratos e camundongos. Entretanto, o encontro de eritrócitos não parasitados com o antígeno RESA (*ring-infected erythrocyte surface antigen*) do *P. falciparum* em indivíduos com baço intacto, mas não em esplenectomizados, indica que a desparasitação esplênica também ocorre em humanos. Retardo no aparecimento de anemia após esplenectomia reforça a importância do baço na patogênese da anemia. Eritrócitos jovens (reticulócitos) submetidos a desparasitação esplênica transformam-se em células com franjas ou protuberâncias, correspondentes ao local da membrana por onde o plasmódio saiu, e recebem o nome de *ropalócitos* (do grego *ropalon*: protrusão + *cytos*: célula). Se o eritrócito desparasitado é uma célula adulta, com menor área de membrana citoplasmática, a desparasitação origina *esferócitos*, que são eritrócitos que perderam a forma de disco bicôncavo e adquiriram morfologia esférica. Tanto os esferócitos como os ropalócitos, apesar de não mais conterem o plasmódio, têm menor vida média, contribuindo também para a anemia.

Na infecção aguda, queda de até 9% no hematócrito resulta da destruição de eritrócitos não parasitados. Por que tais células são destruídas? Inicialmente, em indivíduos infectados pelo plasmódio eritrócitos não parasitados não podem ser considerados células completamente normais. Ao atravessarem o baço alterado pela infecção, os eritrócitos, parasitados ou não, sofrem modificações na membrana pela estase sanguínea, o que reduz sua vida média. Além disso, na extrusão do plasmódio dos eritrócitos através das fendas interendoteliais para retornarem à circulação venosa, os eritrócitos desparasitados apresentam alterações estruturais que concorrem para reduzir sua sobrevida. Também contribui para a redução da vida média dos eritrócitos, parasitados ou não, a existência de antígenos parasitários na membrana, anticorpos e componentes do complemento. Todos esses fatores facilitam a destruição precoce de eritrócitos por fagocitose, particularmente por macrófagos esplênicos. Adicionalmente, em resposta a antígenos do plasmódio (heme e hemozoína), a resposta inflamatória estimula a produção de espécies reativas de oxigênio que causam danos oxidativos aos eritrócitos parasitados que comprometem a membrana citoplasmática e reduzem a sua deformabilidade.

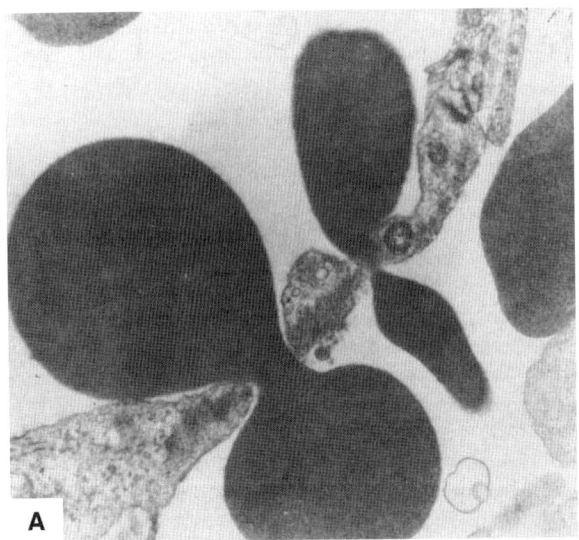

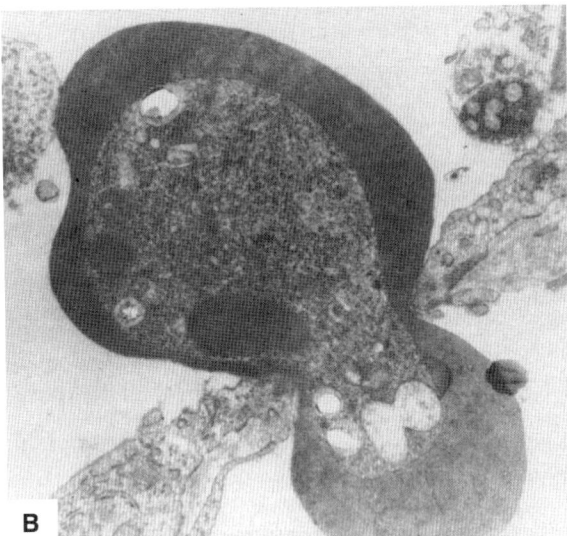

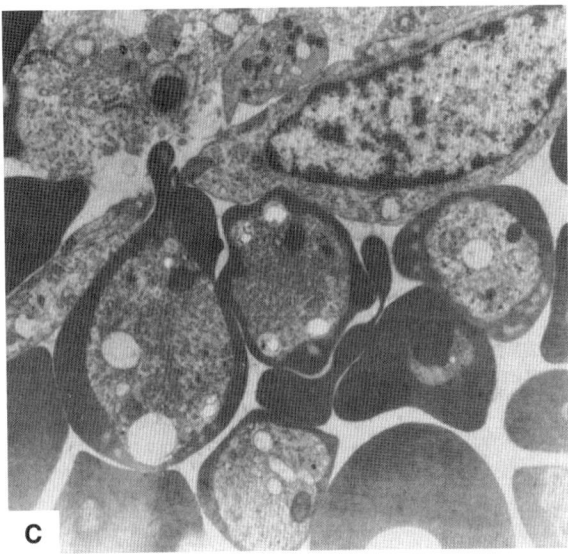

Figura 34.90 Baço de camundongo Balb/c inoculado com *P. berghei* Anka. **A.** Eritrócitos não parasitados atravessando livremente as fendas interendoteliais. **B.** O eritrócito parasitado tem maior dificuldade para atravessar o endotélio dos seios venosos. **C.** O bloqueio transitório das fendas interendoteliais pelos eritrócitos parasitados concorre para a estase sanguínea no baço.

34

Eritrócitos parasitados ou não possuem estruturas de membrana especializadas e organizadas que interagem com mediadores inflamatórios e o plasmódio, o que pode gerar estresse oxidativo intracelular. Como resultado, os eritrócitos sofrem um processo de morte programada semelhante à apoptose chamado *eriptose*. Em resposta aos estímulos inflamatórios e ao parasito, ocorrem alterações na entrada de cálcio na célula e na arquitetura dos lipídeos, com expressão de fosfatidilserina na superfície do eritrócito; com isso, acelera-se o processo de envelhecimento celular que leva à contração da célula, formação de bolhas na membrana e morte do eritrócito ou facilitação da fagocitose. Processo semelhante ocorre nos eritroblastos na medula óssea, o que agrava a anemia tanto pela destruição de eritrócitos parasitados ou não como pela menor formação de eritrócitos por morte de eritroblastos.

Embora a produção medular de leucócitos e plaquetas na infecção aguda esteja dentro da normalidade, na maioria dos indivíduos a eritropoese apresenta-se intensamente comprometida frente à intensidade da hemólise, apesar do aumento dos níveis séricos de eritropoetina. Com frequência, a medula óssea demora na resposta à destruição de hemácias. Aumento da eritropoese medular só ocorre depois de alguns dias de infecção e é, frequentemente, insuficiente para compensar as perdas pela destruição eritrocitária. Algumas citocinas parecem concorrer para a gênese dessas alterações. TNF, que alcança níveis muito elevados na infecção, pode inibir a eritropoese. Ratos injetados com altas doses de TNF desenvolvem anemia por hipoplasia eritroide medular e redução na vida média dos eritrócitos circulantes. Em indivíduos infectados com *P. vivax*, aumento de TNF e seus receptores na medula óssea interfere na eritropoese por bloqueio da atividade transcricional de GATA1, envolvido na maturação eritroide. De outro lado, indivíduos infectados com *P. falciparum* apresentam anemia grave e baixos níveis de IL-10 (IL-10 inibe a síntese de TNF). IL-12 parece ter efeito protetor sobre a anemia, pois experimentalmente há associação entre baixos níveis dessa citocina e eritropoese reduzida. Adicionalmente, o plasmódio necessita de ferro e o extrai de células por inserir receptores semelhantes a transferrina na membrana de eritrócitos. Deficiência de ferro no hospedeiro é agravada por carência alimentar, o que não é infrequente em áreas endêmicas de malária.

Coagulopatia. Aumento da coagulação sanguínea é frequente na malária por *P. vivax* ou *P. falciparum* e deve-se a alterações na produção de fatores teciduais e plasmáticos da coagulação sanguínea. Eritrócitos parasitados e aderidos a microvasos e certas citocinas inflamatórias (p. ex., TNF) estimulam a síntese, pelo endotélio vascular, de fatores pró-coagulantes, como o fator tecidual e o fator von Willebrand. Este, que atua na agregação plaquetária (ver Capítulo 9), está elevado no plasma de pacientes; em crianças, seu aumento relaciona-se com a gravidade da doença. No plasma, o fator de von Willebrand é clivado pela protease ADAMTS13, limitando a formação do trombo plaquetário. Em pacientes com malária, essa protease encontra-se diminuída, o que compromete o controle da coagulação. *In vitro*, células infectadas pelo *P. falciparum* ativam o fator tecidual nas células endoteliais e estimulam a produção de citocinas pró-inflamatórias. A proteína C, importante anticoagulante, está diminuída em quantidade e em atividade em pacientes com *P. falciparum*. Tais alterações aumentam a possibilidade de coagulação intravascular na doença, retendo eritrócitos dentro do coágulo e consumindo plaquetas circulantes. Plaquetopenia

(< 150.000/μL) é comum tanto na malária pelo *P. falciparum* quanto pelo *P. vivax*, embora mesmo nos pacientes com trombocitopenia grave (< 50.000/μL) tal quadro parece não ter repercussão clínica importante.

Ativação da coagulação sanguínea estimula ainda mais o processo inflamatório no endotélio e aumenta a permeabilidade e a perda de eritrócitos por extravasamento para o interstício ou por facilitar a passagem de merozoítos para os eritrócitos não infectadas aderidas ao endotélio ou presentes no coágulo.

Alterações encefálicas

Os mecanismos envolvidos na patogênese da malária cerebral são múltiplos e estão descritos a seguir.

Aderência de eritrócitos e leucócitos ao endotélio. O *P. falciparum* altera a superfície de eritrócitos parasitados, resultando em protrusões (*knobs*) onde se expressam antígenos do parasito; com isso, alteram-se as propriedades reológicas do eritrócito, inclusive sua capacidade de aderência. É pela ligação desses antígenos a moléculas de adesão em células endoteliais, trofoblasto e eritrócitos não parasitados que ocorre o fenômeno de *citoaderência*. Há três grupos de antígenos do parasito que se ligam a moléculas do hospedeiro: PfEMP1, STEVOR e RIFIN.

De um lado, aderência do *P. falciparum* ao endotélio de vênulas pós-capilares traz vantagens ao parasito, pois permite colocá-lo em microambiente com baixa concentração de oxigênio (necessária para o seu amadurecimento) e reduz a sua circulação no sangue, protegendo-o de destruição durante a travessia no baço. De outro, contribui para reduzir o fluxo sanguíneo e causar isquemia.

Componentes do plasmódio ativam leucócitos a produzir citocinas pró-inflamatórias (TNF, IL-6 e IL-8) que ativam o endotélio e aumentam a produção de moléculas de adesão, como ICAM-1 e PECAM-1. Tais moléculas facilitam o sequestro de eritrócitos parasitados por ligação de PfEMP1 a moléculas na superfície de eritrócitos. Há grande variedade de receptores para PfEMP1, incluindo ICAM-1, PECAM-1, glicoproteína 4 de plaquetas (CD36) e muitos outros. Os receptores são expressos em células endoteliais, sinciciotrofoblasto (placenta), eritrócitos, leucócitos, plaquetas, adipócitos, células musculares esqueléticas e matriz extracelular. Glicoforina C em eritrócitos liga-se a STEVOR, enquanto antígenos A de eritrócitos ligam-se a RIFIN. Plaquetas e micropartículas (porções micrométricas da membrana plasmática eliminadas por plaquetas e outras células) atuam como ponte que facilita a aderência de eritrócitos parasitados ao endotélio vascular por meio de CD36.

Como resultado dessas interações, aderência de eritrócitos parasitados a células endoteliais e eritrócitos não parasitados forma *rosetas* que reduzem o fluxo sanguíneo em vênulas e aumentam a pressão sanguínea local, o que favorece as micro-hemorragias em anel. Falta de oxigênio e nutrientes reduz a função neuronal e contribui, portanto, para o coma.

Algumas manifestações da malária cerebral não podem ser completamente explicadas pelo modelo anteriormente descrito. Em alguns pacientes, não há diminuição do fluxo sanguíneo cerebral detectável por ressonância magnética, como se esperaria se obstrução vascular fosse a responsável pelas manifestações clinicopatológicas. Ao contrário, em alguns pacientes vê-se até maior fluxo cerebral. Possíveis causas para tal aumento incluem vasodilatação arteriolar por convulsões, hipertermia, anemia, hipóxia, acidose e aumento de óxido nítrico (vasodilatador) causado pelo TNF.

Alterações na barreira hematocencefálica (BHE). A BHE é uma interface altamente especializada entre o espaço vascular e o parênquima cerebral e tem como função regular o transporte de células e líquidos dos vasos para o tecido nervoso. Células endoteliais são essenciais para manter a integridade da BHE. Adesão de parasitos ao endotélio pode afetar suas estrutura e funções. Perda de proteínas nas junções interendoteliais rompe a BHE e favorece a passagem de líquido para o tecido nervoso, o que resulta em edema (Figura 34.91) e concorre para o coma. Na malária, há sinais de disfunção da BHE associada a sequestro de eritrócitos parasitados. Em crianças, aumento de permeabilidade da BHE é evento inicial frequente, por causa de lesões produzidas pela aderência de eritrócitos ao endotélio; em adultos, no entanto, há controvérsias sobre a existência de tal fenômeno.

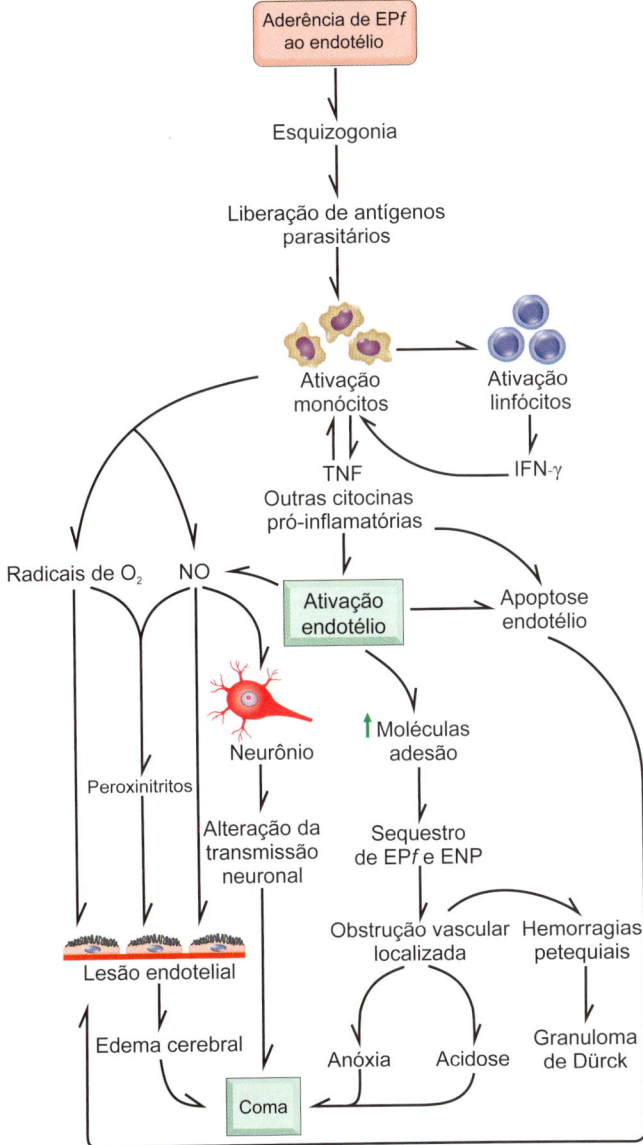

Figura 34.91 Mecanismos patogenéticos propostos para o acometimento encefálico na malária. EP*f*: eritrócito parasitado pelo *P. falciparum*; ENP: eritrócito não parasitado.

Estudos mostram que ruptura da BHE na malária leva a complicações neurológicas graves, como hemorragia cerebral, desequilíbrio hidroeletrolítico, convulsões, edema cerebral e aumento da pressão intracraniana. Em crianças, ressonância magnética feita diariamente mostra que aquelas que faleceram apresentavam, à internação, volume cerebral aumentado que persistia até a morte, enquanto nas sobreviventes o aumento do volume cerebral foi transitório e regrediu com o tratamento.

Ativação do sistema imunitário. Linfócitos contribuem para as lesões cerebrais. A ação de linfócitos T CD8+ no endotélio resulta na passagem de citocinas, antígenos do plasmódio e outras moléculas lesivas através da BHE para o parênquima cerebral. Tal fato pode ativar a micróglia e induzir apoptose de astrócitos e neurônios. Linfócitos T CD4+ do tipo 1 (LTa1) atuam na síntese de IFN-γ e de citocinas pró-inflamatórias e na ativação de linfócitos T CD8+ (citotóxicos), que lesam o endotélio por ação de perfurinas e granzimas. Macrófagos são também implicados nas manifestações neuropatológicas. Em cérebros de pacientes que morreram com malária cerebral, há desmielinização e lesão neuronal concomitantes com a produção de proteínas do estresse por macrófagos cerebrais; a expressão dessas proteínas é marcador de agressão celular. Proteínas de choque térmico são uma família de proteínas que atuam para manter a homeostasia das células e a integridade de proteínas em resposta a várias agressões, como variações de temperatura e estresse oxidativo. Plasmódios também possuem proteína de choque térmico, também com função protetora. Tais proteínas servem como mecanismo de escape do plasmódio contra as defesas do hospedeiro, possibilitando sua multiplicação e sobrevivência e aumentando o risco de malária grave.

Tanto na fase hepática quanto na sanguínea do parasito, o controle da infecção depende, entre outros, de IFN-γ. Entretanto, este pode agravar a doença dependendo da sua quantidade e da sua expressão temporal e espacial. IFN-γ aumenta a expressão de TNF e de ICAM-1, aumentando a aderência de eritrócitos parasitados ao endotélio vascular. O interferon-γ aumenta também a expressão das quimiocinas CXCL-9 e CXCL-10 por linfócitos TCD4+, que recrutam linfócitos T CD8+ para o cérebro, os quais liberam mais IFN-γ e atuam por meio de perfurinas e granzimas, que lesam o endotélio e rompem a BHE.

Interferon-γ modula a via da quinurenina, por aumentar a expressão da enzima indoleamina 2-3 desoxigenase (IDO). No cérebro, cerca de 95% do triptofano é catabolizado pela IDO em quinurenina, reação que origina: (a) ácido quinurênico, que inibe o NMDA (receptor N-metil D aspartato) em neurônios; com isso, o ácido quinurênico modula negativamente a excitação neuronal; (b) ácido quinolínico, que é agonista do NMDA e induz excitação sináptica. Pela via da quinurenina, portanto, o triptofano tem potencial tanto de neuroproteção (ácido quinurênico) como de neuroexcitação (ácido quinolínico); o equilíbrio dessas duas moléculas é que determina estimulação ou inibição neuronal. Na malária cerebral, a relação ácido quinolínico/ácido quinurênico (neuroexcitação/neuroproteção) está aumentada em adultos e crianças (em crianças, há relação entre aumento do ácido quinolínico e evolução fatal). Excitação neuronal pode explicar o coma, o edema cerebral e as convulsões. Lesões neuronais deixam sequelas. Lesão de astrócitos e de outras células gliais pela resposta inflamatória e produção exacerbada de citocinas inflamatórias reduz a síntese de ácido quinurênico (neuroprotetor). O ácido quinolínico pode lesar neurônios por meio de radicais livres e de peroxidação lipídica. Bloqueio da via excitatória vem sendo avaliado como potencial tratamento da doença.

34

Eicosanoides. A produção de eicosanoides encontra-se desregulada na malária. Eicosanoides (prostaglandinas e leucotrienos) são lipídeos derivados do ácido araquidônico envolvidos na homeostasia, na proteção do organismo e na resposta inflamatória (ver Capítulo 4). As enzimas COX-1 e 2 geram prostaglandinas, enquanto as lipo-oxigenases (LOX) produzem leucotrienos. Prostaglandina E2 (PGE2) inibe a resposta de linfócitos T CD4+ 1 (LTa1) e a síntese de TNF e óxido nítrico, diminuindo a reação inflamatória. Camundongos CBA, suscetíveis a malária cerebral, expressam COX-2, enquanto camundongos C57BL6, que desenvolvem malária cerebral mais grave, expressam maior quantidade de COX-2 e 5-LOX nos vasos cerebrais. Em neurônios e astrócitos, há aumento da expressão de ambas enzimas em animais C57BL6 e CBA. Camundongos BALBc, resistentes à malária cerebral, não expressam COX-1 nem 5-LOX. Pacientes que falecem com malária cerebral têm maior expressão de COX-2.

Leucotrienos aumentam a adesão entre células, a ativação endotelial, a permeabilidade vascular e a produção de citocinas pró-inflamatórias. Tudo isso sugere que maior expressão das duas enzimas pode ter papel nas lesões cerebrais. Em camundongos C57BL6, que têm malária cerebral mais grave, há aumento concomitante de ambas enzimas (COX-2 e 5-LOX), enquanto em animais CBA, com doença cerebral menos grave, há aumento apenas de COX-2. Aumento de COX-2 ou 5-LOX pode levar a lesão cerebral. Entretanto, em camundongos nocauteados para gene do 5-LOX também houve maior mortalidade e inflamação cerebral quando infectados pelo *P. berghei* ANKA. Nesses animais, aumento da gravidade associou-se a aumento desregulado na produção de IFN-γ e IL-12, mostrando que tanto o excesso quanto a ausência total de eicosanoides são prejudiciais por influenciar citocinas pró-inflamatórias. Tratamento de pacientes com malária por *P. falciparum* com rosiglitazona, modulador da expressão de PPAR-γ, que regula a via dos eicosanoides, aumenta a eliminação do plasmódio e diminui os marcadores de resposta inflamatória adversa, como TNF, IL-6 e MCP1. A Figura 34.92 sintetiza as principais diferenças nos vasos cerebrais de camundongos suscetíveis ou resistentes à forma cerebral da malária.

Radicais livres. Radicais livres de oxigênio e nitrogênio, como ânion superóxido ($O_2^{\bullet}$), hidroxila ($OH^{\bullet}$), peróxido de hidrogênio (H_2O_2) e óxido nítrico (NO), têm papel importante nas relações do plasmódio com o organismo. Metabólitos tóxicos de oxigênio são normalmente gerados no metabolismo celular, principalmente em fagócitos; em infecções, sua produção aumenta muito. Quando se excedem os mecanismos antioxidantes, surgem estresse celular (ver Capítulo 3), lesão de componentes lipídicos da membrana celular, desnaturação de proteínas, desativação enzimática e alterações em ácidos nucleicos, podendo resultar em mutações ou morte celular.

O óxido nítrico (NO) é uma molécula difusível através de membranas celulares e tem grande variedade de funções, que incluem regulação do tônus vascular, transmissão nervosa e defesa antimicrobiana. Dois sistemas enzimáticos atuam na produção de NO: um depende de cálcio e envolve a enzima óxido nítrico sintase constitutiva (cNOS), enquanto o outro associa-se a enzima óxido nítrico sintase induzível (iNOS), que é ativada por citocinas, particularmente TNF, sendo esta via a mais importante na imunopatogênese da malária. Aumento de metabólitos de NO no sangue e no liquor de pacientes com malária grave pode ter papel patogenético nas lesões.

Algumas manifestações clínicas da malária cerebral, em especial o coma, parecem ser mediadas pelo NO. Esta hipótese deriva do papel do NO como modulador na transmissão de sinais em sinapses neuronais. Quando um sinal é gerado na sinapse, certos aminoácidos (p. ex., glutamato) são liberados e permitem a entrada de cálcio na célula pós-sináptica. Aumento de cálcio intracelular ativa a enzima cNOS, com aumento súbito na produção de NO intracelular, que por sua vez interrompe a entrada de cálcio na célula. Esta via do NO é regulável, pois torna-se inativa após o estímulo nervoso. Na malária grave, ao contrário, a produção excessiva de TNF ativa a iNOS, para a qual não existe modulação negativa, podendo levar a aumento de até 1.000 vezes na produção de NO; excesso deste poderia manter a interrupção da condução sináptica por até 8 horas. Interrupção da transmissão sináptica pelo NO causa perda de consciência, como a induzida pelo álcool e por anestésicos; nestas, porém, a consciência é restabelecida quando o estímulo para produção de NO é removido. Na malária, é possível que ocorra mecanismo semelhante; o NO é produzido pela via da iNOS estimulada pelo TNF; após eliminação deste, o paciente se recuperaria do coma sem sequelas neurológicas. Entretanto, estudos que avaliam iNOS no tecido nervoso de pacientes falecidos com malária cerebral mostram resultados controversos; enquanto em alguns a enzima encontrava-se aumentada, em outros sua expressão foi muito discreta.

Em resumo, embora os eventos que determinam o desenvolvimento de malária cerebral sejam ainda motivo de intensa investigação e debate, ativação endotelial parece ter papel central no processo. A interação de vários fatores, como sequestro de eritrócitos parasitados na microcirculação, obstrução vascular, alterações na barreira hematoencefálica, radicais livres, citocinas infamatórias, diversas células e mediadores da resposta imunitária, respondem pela variada expressão clinicopatológica da doença (Figura 34.91).

Alterações pulmonares

O envolvimento pulmonar na malária tem amplo espectro de apresentações, desde manifestações discretas, que ocorrem em quase 20% dos pacientes, até quadro de comprometimento pulmonar grave, com alta mortalidade. O alvo primário de lesão na malária pulmonar é o endotélio dos capilares alveolares, a partir da aderência de leucócitos, particularmente neutrófilos. A importância dos neutrófilos nas lesões pulmonares explica-se provavelmente pelo grande número deles nos pulmões, a grande maioria na margem dos capilares alveolares. Neutrófilos liberam enzimas proteolíticas capazes de lesar o parênquima pulmonar.

Eritrócitos parasitados aderidos ao endotélio de capilares pulmonares estimulam, diretamente ou por meio de citocinas inflamatórias (TNF, IL-1 e IL-6), a expressão de moléculas de adesão, tanto nas células endoteliais, que expressam ICAM-1, ICAM-2 e ELAM-1, como em monócitos e neutrófilos, que passam a expressar MAC-1, LFA-1, entre outras (Figura 34.93). A aderência de leucócitos e de eritrócitos, parasitados ou não, ao endotélio pulmonar e a liberação de citocinas pró-inflamatórias ativam neutrófilos a produzir radicais de oxigênio, óxido nítrico e proteases, que parecem ser o principal mecanismo envolvido nas lesões pulmonares.

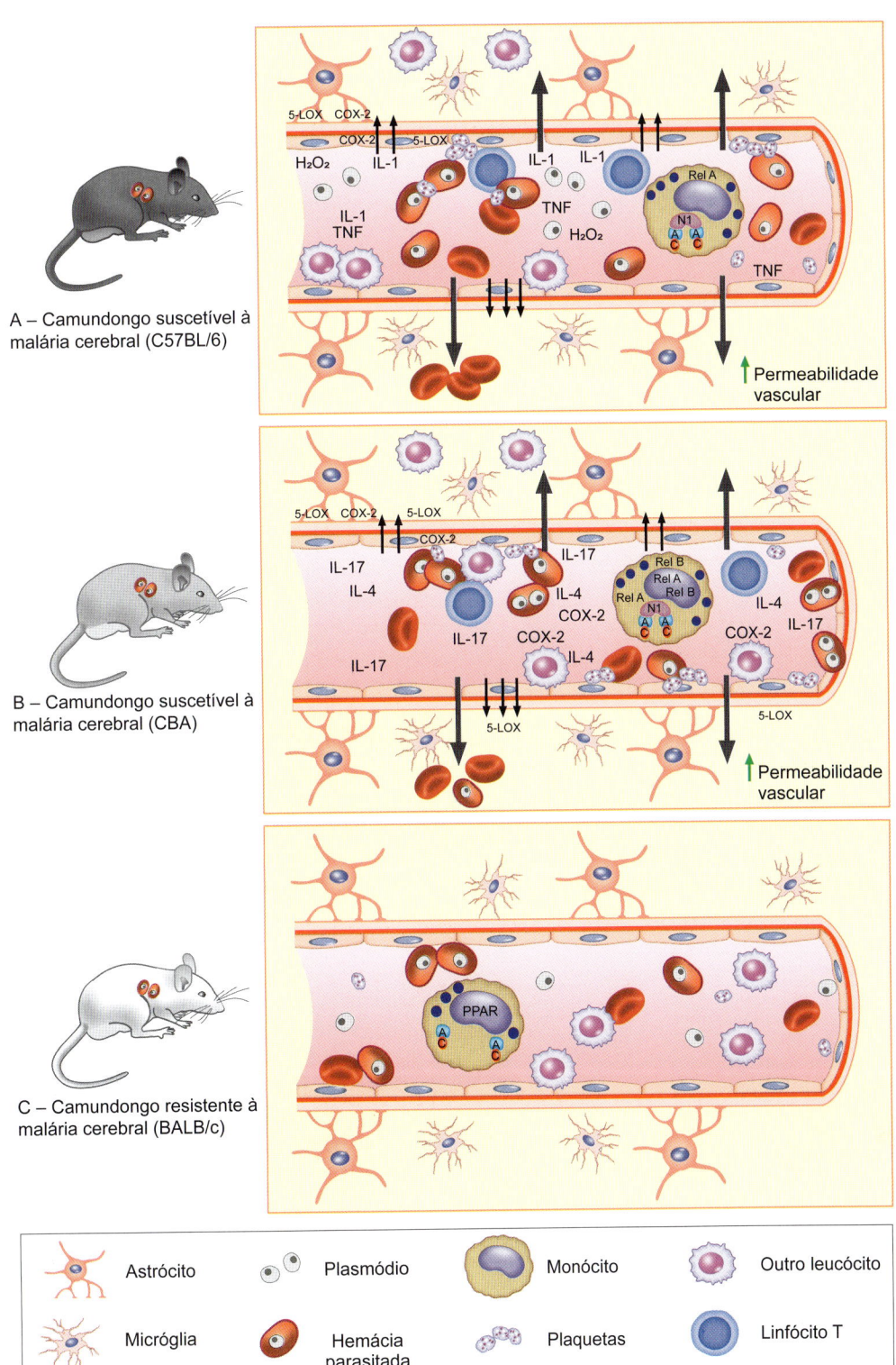

A – Camundongo suscetível à malária cerebral (C57BL/6)

B – Camundongo suscetível à malária cerebral (CBA)

C – Camundongo resistente à malária cerebral (BALB/c)

Astrócito · Plasmódio · Monócito · Outro leucócito

Micróglia · Hemácia parasitada · Plaquetas · Linfócito T

Figura 34.92 Respostas do organismo na malária causada pelo *Plasmodium berghei* ANKA, em três modelos experimentais. **A.** Em camundongos C57BL/6, que desenvolvem a forma cerebral grave e começam a morrer por essas lesões a partir do sexto dia de infecção, a ativação exacerbada do endotélio resulta de aumento de citocinas (TNF, IL-1β e IL-10), baixa produção de óxido nítrico, aumento da atividade de enzimas envolvidas na síntese de eicosanoides (COX-2 e 5-LOX) e estimulação da via canônica do NFkB (Rel A). Tal resposta estimula a aderência de leucócitos, congestão, aumento da permeabilidade vascular e edema. Poucas hemácias aderem ao endotélio. **B.** Em camundongos CBA, que desenvolvem a forma cerebral grave e começam a morrer da doença a partir do oitavo dia de infecção, as lesões devem-se a maior atividade de COX-2 e ao estímulo de citocinas (IL-17 e IL-4). A principal via de ativação do NFkB é a não canônica (Rel B), embora haja expressão das vias canônica e não canônica (Rel A e Rel B). A via regulatória do PPAR também está ativada. Há aumento da permeabilidade vascular, e a congestão resulta de grande quantidade de eritrócitos aderidos ao endotélio. **C.** Camundongos BALB/c, resistentes à malária cerebral, sobrevivem por mais tempo e morrem de anemia grave. No início da infecção, há baixa produção de citocinas pró-inflamatórias e maior atividade da via regulatória do PPAR. Não há aumento da permeabilidade vascular. Raras células estão aderidas ao endotélio.

34

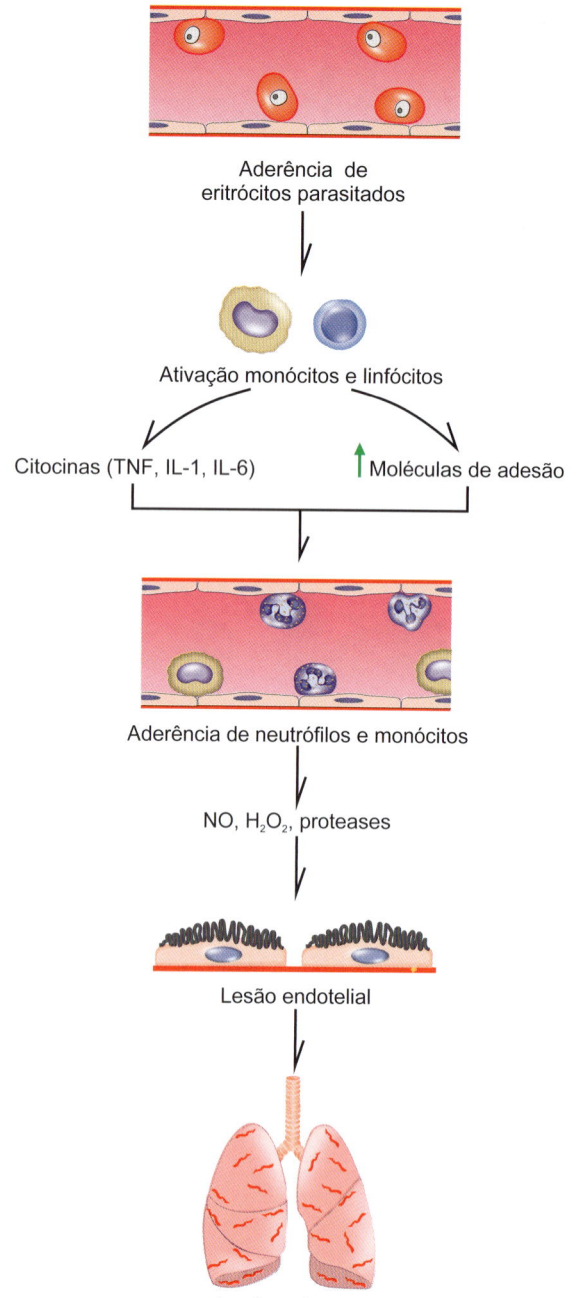

Aderência de
eritrócitos parasitados

Ativação monócitos e linfócitos

Citocinas (TNF, IL-1, IL-6) ↑ Moléculas de adesão

Aderência de neutrófilos e monócitos

NO, H₂O₂, proteases

Lesão endotelial

Lesão pulmonar

Figura 34.93 Mecanismos patogenéticos propostos para o acometimento pulmonar na malária.

Em alguns pacientes, o quadro evolui para a *síndrome de angústia (ou desconforto) respiratória aguda* (SARA), que se caracteriza por início agudo, $PaO_2/FiO_2 \leq 200$ mmHg, radiografia do tórax com infiltrado bilateral e pressão na artéria pulmonar ≤ 18 mmHg, sem evidência de sobrecarga no átrio esquerdo. Na vigência de acidose metabólica, que é muito frequente em crianças com malária, ocorrem manifestações clínicas (respiração do tipo acidótico, rápida e profunda), mas sem comprometimento orgânico do pulmão.

Outras lesões pulmonares incluem toxicidade associada ao medicamento antimalárico mefloquina, pneumonia bacteriana secundária (infecção pelo plasmódio pode cursar com imunodeficiência) ou pneumonia por aspiração pós-convulsão.

Comprometimento pulmonar tem sido descrito como uma das complicações clínicas mais frequentes da infecção pelo *P. vivax*.

Alterações renais

Em 20 a 70% dos indivíduos infectados com o *P. falciparum*, existe acometimento renal, cuja manifestação pode variar desde proteinúria discreta e autolimitada até insuficiência renal aguda e morte. Disfunção renal é mais frequente quando existem certas condições, como hiperparasitismo, lesões cerebrais, icterícia, hemoglobinúria e edema pulmonar.

A lesão renal mais frequente e mais grave na malária, principalmente pelo *P. falciparum*, é necrose tubular aguda, que pode se associar a insuficiência renal aguda (IRA). IRA na malária, que ocorre em 1 a 5% das pessoas infectadas, é mais frequente em indivíduos não imunes e aparece em 25 a 30% dos casos de acometimento renal. É geralmente oligúrica e hipercatabólica e causada por baixa perfusão sanguínea nos rins, esta pela associação de vários fatores como anemia, hipovolemia, sequestro de eritrócitos parasitados nos capilares renais, alterações vasculares por acúmulo de monócitos e neutrófilos, além da ação de citocinas, como TNF. Lesão renal associa-se a profunda alteração microcirculatória caracterizada por vasodilatação periférica, frequentemente associada a hemólise, rabdomiólise e coagulação intravascular. Parasitismo de eritrócitos interfere com a microcirculação renal e leva a isquemia peritubular. Redução na deformabilidade de eritrócitos torna o fluxo sanguíneo mais lento e aumenta a viscosidade do sangue, para o qual também contribuem aumento de proteínas de fase aguda, como fibrinogênio. Entre os fatores relacionados com as alterações hemodinâmicas, estão TNF, radicais de oxigênio e óxido nítrico (Figura 34.94).

Hipovolemia explica certas alterações, como hipercatecolaminemia e níveis aumentados de renina, prostaglandinas e vasopressina. Perfusão tecidual prejudicada leva a acidose lática e acúmulo de radicais de oxigênio. Em modelo murino de malária, existe relação entre proteinúria e expressão de TNF, IL-1α, IL-6 e IL-10 nos glomérulos.

Esplenomegalia hiper-reativa da malária

Embora infrequente, a esplenomegalia hiper-reativa da malária é descrita em diferentes áreas endêmicas da doença, em todos os continentes. O quadro caracteriza-se por: (a) esplenomegalia moderada ou acentuada, persistente e geralmente progressiva; (b) altos níveis séricos de anticorpos antiplasmódio, sobretudo IgM. Tratamento antimalárico prolongado em geral leva a regressão do quadro. Os indivíduos acometidos são jovens, muitas vezes apresentam pancitopenia e costumam morrer precocemente por infecções secundárias ou por distúrbios da coagulação sanguínea.

Fatores genéticos parecem estar envolvidos nessa entidade, uma vez que ela é encontrada em algumas populações, mas não em outras com as mesmas condições de transmissão da infecção, além de sua prevalência ser maior em membros de uma mesma família ou grupo étnico. Pode-se especular que

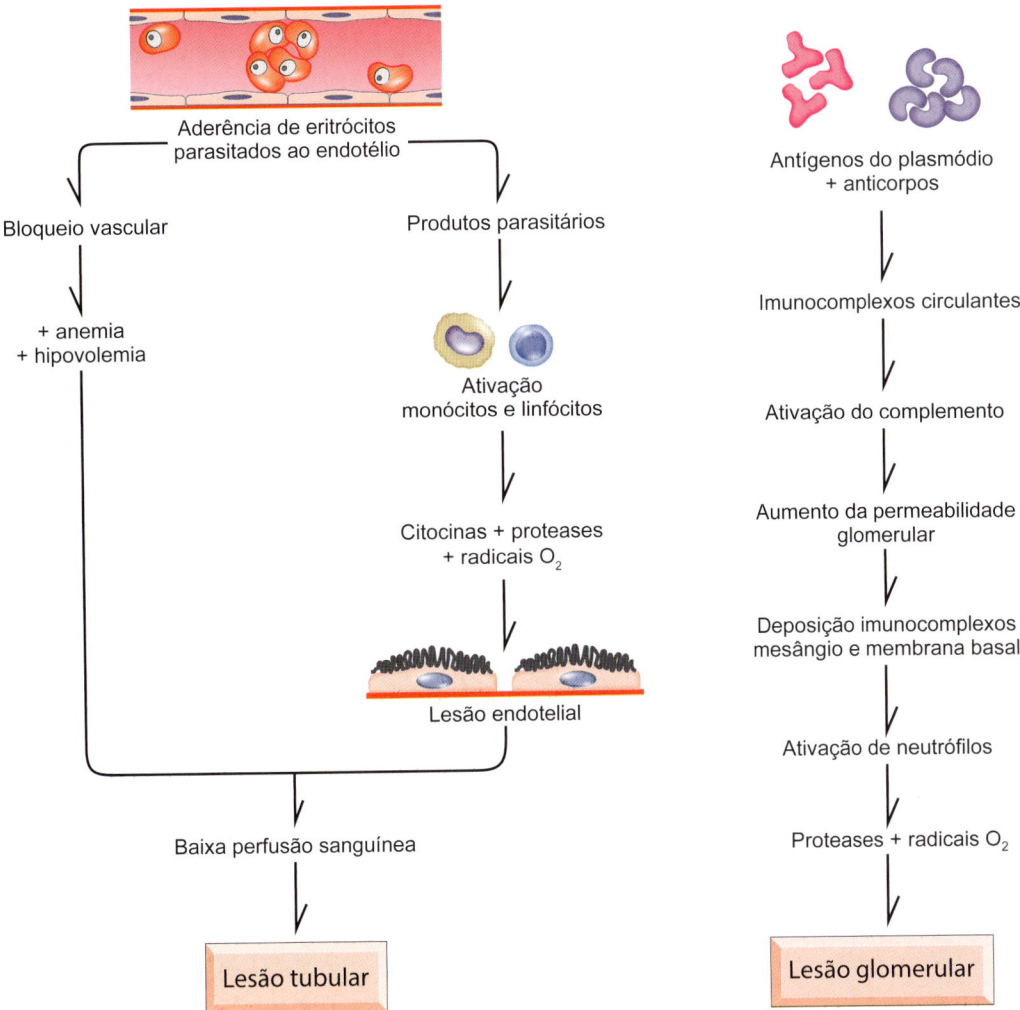

Figura 34.94 Mecanismos patogenéticos propostos para o acometimento renal na malária.

indivíduos com determinados perfis genéticos sejam capazes de alcançar um grau de equilíbrio com o plasmódio a ponto de permitir a sobrevivência prolongada do parasito no organismo, mas sem conseguir se livrar dele. O curso arrastado do quadro, a existência de anticorpos IgM antiplasmódio, geralmente em altos níveis, e a resposta à terapêutica antimalárica sugerem essa hipótese. Entretanto, a raridade com que se demonstra o plasmódio nesses casos e a ausência de pigmento malárico nos macrófagos esplênicos fazem com que a etiologia malárica da esplenomegalia hiper-reativa seja colocada em dúvida.

A patogênese do quadro é desconhecida. Os altos níveis de IgM parecem resultar de ativação policlonal de linfócitos B, envolvendo possivelmente depleção de linfócitos T CD8+. Tanto o número quanto a função supressora dessas células estão comprometidos em indivíduos com esplenomegalia hiper-reativa. Quando os linfócitos circulantes são cultivados com antígenos do plasmódio, ocorre intensa proliferação, o que não acontece quando são utilizados mitógenos ou antígenos não relacionados ao plasmódio. Isso indica que, qualquer que seja a etiologia e a patogênese dessa entidade, é possível que os indivíduos acometidos apresentem alteração de linfócitos T supressores específicos para o plasmódio.

Malária associada ao *Plasmodium vivax*

No Brasil, a infecção pelo *P. vivax* responde por mais de 80% dos casos de malária e resulta na grande maioria dos casos em doença de evolução benigna, embora formas graves dessa infecção tenham sido descritas. Anemia e comprometimento respiratório são as complicações mais relatadas em áreas endêmicas do *P. vivax*, mas há também relatos de malária cerebral, púrpura trombocitopênica, ruptura esplênica, rabdomiólise, insuficiência renal aguda e complicações na gravidez.

O *P. vivax* infecta preferencialmente eritrócitos jovens (reticulócitos), e a parasitemia raramente excede 2%. Porém, a infecção induz resposta inflamatória com maior produção de citocinas do que o *P. falciparum*. Na infecção pelo *P. vivax*, ocorrem mais alterações estruturais e fragilidade de eritrócitos, parasitados ou não, além de episódios de recaída, que contribuem para anemia grave.

Os mecanismos patogenéticos do comprometimento cerebral e pulmonar na infecção pelo *P. vivax* não estão totalmente esclarecidos. Como na infecção pelo *P. falciparum*, também na causada pelo *P. vivax* tem sido sugerido sequestro de eritrócitos parasitados ao endotélio de vênulas. Citoaderência *ex-vivo* tem sido mostrada em cortes de congelação da placenta e de pulmões humanos e em linhagem de células endoteliais em

34

condições estáticas *in vitro*, como também quando submetidas a condições fisiológicas de fluxo, semelhante ao que ocorre *in vivo*, além de estudos em necrópsias. Uma família de genes variáveis existente no *P. vivax* (gene *vir*) tem variação menor do que a do gene *var* do *P. falciparum*, embora seu produto também apresente capacidade de ligação à ICAM. Na infecção pelo *P. vivax*, também ocorre aumento na produção de citocinas pró-inflamatórias, particularmente TNF e IFN-γ (a relação IFN-γ/IL-10 está aumentada). Acometimento pulmonar na infecção pelo *P. vivax* é frequente e leva a tosse na maioria dos pacientes; a forma pulmonar grave (SARA), no entanto, é rara. As alterações funcionais incluem obstrução do fluxo aéreo, ventilação e trocas gasosas deficientes e função fagocitária aumentada. Trombocitopenia na malária pelo *P. vivax* é muito frequente, mas em geral não tem expressão clínica.

Malária. Vasculite imunitária causada por plasmódio?

Durante a infecção pelo plasmódio, grandes quantidade e variedade de componentes parasitários são lançados na circulação e podem atuar como antígenos, mitógenos, toxinas, mediadores inflamatórios e ativadores de funções celulares. Por estarem em contanto direto com tais substâncias, o endotélio e as células sanguíneas são as que mais intensamente sofrem o impacto. No sangue, linfócitos, monócitos e neutrófilos são ativados e, além de atuarem na defesa contra o plasmódio, podem participar na patogênese das lesões.

As células endoteliais funcionam como "estrutura de choque" na malária: são elas que recebem o impacto direto dos produtos do plasmódio liberados na circulação e as que sofrem diretamente as consequências do sequestro de eritrócitos parasitados e da aderência de leucócitos ativados e de seus produtos de secreção, como proteases, citocinas e radicais de oxigênio e nitrogênio. Comprometimento endotelial é comum nos principais órgãos afetados: sistema nervoso, pulmões e rins; na placenta, pode haver vasculite. Tais alterações não são necessariamente causadas diretamente pelo plasmódio, já que podem ocorrer também na fase de declínio da parasitemia ou mesmo após cura parasitológica. Ausência de plasmódio no sangue periférico, contudo, não descarta a possibilidade de sua presença em vasos de diferentes órgãos.

Relação causal entre ativação imunitária e alterações vasculares na malária não está suficientemente clara, exceto quando as lesões resultam da deposição de imunocomplexos, como em glomerulonefrites associadas ao *P. falciparum* ou ao *P. malariae* e, possivelmente, em alguns casos de comprometimento vascular cerebral. Em outros casos, a relação é indireta: associação entre elevação sérica de TNF, citocina potencialmente tóxica para o endotélio, e morbiletalidade na malária pelo *P. falciparum*.

Por tudo o que foi comentado e mesmo com conhecimento incompleto sobre a patogênese da doença, é possível admitir que pelo menos parte das manifestações clinicopatológicas da malária grave possa ser atribuída a vasculite por ativação do sistema imunitário pelo plasmódio.

Patogênese da malária. Muitas dúvidas e poucas certezas

Enquanto não se desenvolverem métodos eficazes de profilaxia da infecção e de controle das manifestações clínicas da doença, cerca de 250 milhões de pessoas continuarão sofrendo

de malária e quase meio milhão continuará morrendo a cada ano. Os medicamentos disponíveis para controlar a morbiletalidade da doença atuam exclusivamente sobre o plasmódio; ainda não se considera, no tratamento, o papel importante do sistema imunitário na patogênese da malária, isso porque, apesar dos avanços notáveis, a compreensão dos mecanismos envolvidos nas lesões ainda é incompleta e insuficiente. Questões críticas continuam aguardando respostas: (1) quais fatores do plasmódio, do hospedeiro e da interface parasito-hospedeiro determinam as manifestações clinicopatológicas da doença?; (2) por que alguns indivíduos desenvolvem quadro discreto da doença, enquanto outros, em condições epidemiológicas comparáveis, apresentam manifestações graves ou letais?; (3) como o sistema imunitário pode destruir o parasito sem agredir o hospedeiro?

Para que essas questões sejam resolvidas e, assim, a enorme legião daqueles que sofrem com a malária possa se beneficiar, há necessidade de melhor conhecimento das interações do plasmódio com o organismo humano.

Arboviroses e outras febres hemorrágicas virais

Marcelo Simão Ferreira

Arboviroses e várias febres hemorrágicas virais, um grupo de doenças agudas febris transmitidas por artrópodes ou roedores, ocorrem praticamente em todos os continentes, particularmente nas áreas tropicais da África, das Américas Central e do Sul e do Sudeste Asiático. Tais viroses são consideradas infecções emergentes e reemergentes e são mais facilmente reconhecidas laboratorialmente por técnicas de biologia molecular, que permitem diagnosticar de forma específica e caracterizar seus agentes etiológicos.

Tais doenças, agudas e febris, podem surgir em forma de surtos epidêmicos, às vezes de larga proporção, ou em forma de casos isolados, que devem chamar a atenção das autoridades sanitárias, em vista da possibilidade de ocorrência de epidemias futuras. A letalidade é variável, podendo ser baixa, como nos casos tratados de dengue (1%), ou muito elevada, como na doença causada pelo vírus Ebola na África (80%). Nos últimos anos, diferentes formas de febres hemorrágicas e outras doenças relacionadas foram caracterizadas (hantavírus, Sabiá etc.) e numerosas epidemias foram notificadas em diferentes países. O Quadro 34.9 relaciona as principais doenças associadas às arboviroses e outras febres hemorrágicas, seus agentes etiológicos, vetores e distribuição geográfica de cada doença.

Os vírus causadores de febres hemorrágicas pertencem a várias famílias e na sua maioria correspondem a arbovírus, que são agentes transmitidos por artrópodes (mosquitos, carrapatos); no Brasil, os mais importantes são os flavivírus responsáveis pela dengue e pela febre amarela, os quais causam graves epidemias: o primeiro, em todo o território nacional, e o segundo, particularmente na região da Amazônia legal, embora, nos últimos anos, tenha havido epidemias e epizootias dessa virose nas regiões Sudeste, Centro-Oeste e Sul do país. O vírus Chikungunya (família Togaviridae) foi introduzido recentemente no Brasil e será abordado resumidamente no final deste tó-

Quadro 34.9 Febres hemorrágicas humanas mais importantes, de acordo com agente etiológico, vetor e distribuição geográfica

Família	Vírus	Doença	Vetor	Distribuição
Togaviridae	Chikungunya	Chikungunya	Mosquitos	África, Ásia, Américas
Flaviviridae	Febre amarela	Febre amarela	Mosquitos	América do Sul, África
	Dengue	Febre hemorrágica da dengue	Mosquitos	Ásia, África, Américas do Sul e Central, Caribe e Oceania
	Zika vírus	Zika	Mosquitos	Américas, África, Ásia
Bunyaviridae	Febre do Vale do Rift	Febre do Vale do Rift	Mosquitos	África
	CHF-Congo	Febre hemorrágica da Crimeia-Congo	Carrapatos	Ex-União Soviética, Bulgária, Iugoslávia, Paquistão, Iraque, África, Coreia, China, Japão e Manchúria
	Hantaan	Febre hemorrágica com síndrome renal, febre hemorrágica da Coreia, nefropatia epidêmica	Roedores	Ex-União Soviética, Escandinávia, Bulgária, Romênia, República Tcheca, Eslováquia
	Seoul			
	Sin Nombre	Síndrome pulmonar por hantavírus	Roeres	EUA
	Andes			Argentina
	Juquitiba			Brasil
Arenaviridae	Junin	Febre hemorrágica da Argentina		Argentina
	Machupo	Febre hemorrágica da Bolívia		Bolívia
	Guanarito	Febre da Venezuela	Roedores	Venezuela
	Sabiá			Brasil
	Lassa	Febre de Lassa		Nigéria, Libéria, Serra Leoa
Filoviridae	Marburg e Ebola	Doença de Marburg, febre hemorrágica africana	Morcegos	África

pico. Nos últimos anos, houve a entrada de outro flavivírus nas Américas, o Zika vírus, causador de uma doença febril exantemática aguda, de curta duração, mas com o potencial de levar a complicações neurológicas importantes, como a síndrome de Guillain-Barré e a síndrome congênita, esta por transmissão materno-fetal que causa microcefalia nos recém-nascidos.

Arenavírus assumem grande importância como causadores de febre hemorrágica em vários países da América Latina (Bolívia, Argentina, Venezuela), mas no Brasil, com exceção de poucos casos de infecção pelo vírus Sabiá, isolado pela primeira vez de um caso fatal de febre hemorrágica, ocorrido no estado de São Paulo, esses vírus não causam epidemias. Nos últimos anos, por outro lado, têm aparecido, de forma crescente, casos de infecção por hantavírus (família Bunyaviridae), patógenos descobertos nos anos 1990 no continente americano e que provocam uma doença respiratória aguda, a *síndrome cardiopulmonar por hantavírus*, cuja transmissão se faz por inalação de partículas virais existentes em excreções de roedores silvestres.

A seguir, será feita abordagem dos aspectos epidemiológicos, patogenéticos, clínicos e anatomopatológicos da infecção pelos vírus dengue (em particular da sua forma grave), da febre amarela, Chikungunia e Zika e das hantaviroses, por serem as febres hemorrágicas de maior importância no Brasil.

As alterações morfológicas desse grupo de doenças são incaracterísticas, de modo que o diagnóstico etiológico exige exames sorológicos e/ou a identificação viral a partir de amostras de sangue, de líquidos corporais ou de tecidos do paciente. A detecção dos vírus pode ser feita por imuno-histoquímica, por hibridação molecular com sondas de ácidos nucleicos, PCR ou metagenômica. As principais alterações morfológicas serão descritas a propósito de cada doença.

Dengue

A dengue, em suas variantes clássica e grave, é problema global de saúde pública, uma vez que aproximadamente dois terços da população mundial vivem em zonas infestadas por mosquitos transmissores da virose. À exceção da Europa continental, a dengue clássica ocorre de forma endêmica em todos os continentes, sendo sua maior incidência, na atualidade, em países asiáticos e nas Américas. A dengue é causada por quatro sorotipos do vírus dengue (DEN1, DEN2, DEN3 e DEN4), os quais são antigenicamente relacionados, embora não levem a imunidade protetora cruzada entre eles. Pessoas que vivem em áreas onde circulam os quatro sorotipos podem, durante sua vida, desenvolver quatro infecções diferentes, cada uma causada por um sorotipo. No Brasil, hoje circulam os quatro sorotipos, predominando o sorotipo 2. O DEN4 entrou no país em 1982, foi identificado em Manaus e hoje circula praticamente em todo o território nacional.

Epidemias de dengue clássica e grave têm sido descritas desde o século 19, mas o reaparecimento da doença nas Américas se deu em 1963, quando epidemias ocorreram na Venezuela e em várias ilhas do Caribe. Durante os anos 1970, houve extensas epidemias na Colômbia, Venezuela, Guianas, México e países da América Central. Na década de 1980, a doença eclodiu no Brasil e

34

ainda atingiu a Bolívia, o Paraguai, o Equador e o Peru. Em 1986, o DEN1 chegou ao Rio de Janeiro, provocou surtos epidêmicos e propagou-se rapidamente para a maioria dos estados brasileiros. Na atualidade, quase todos os municípios do país encontram-se infestados pelo *Aedes aegypti*, o mosquito transmissor do vírus, ocasionando epidemias periódicas, particularmente nos meses chuvosos (janeiro a abril). Essa situação tornou-se ainda mais crítica após a introdução do sorotipo 3 no ano de 2001.

Em todos os últimos 10 anos, têm ocorrido surtos epidêmicos de dengue no Brasil, por vezes de larga proporção, particularmente nos meses chuvosos, quando aumenta a densidade dos vetores transmissores. Em 2019, mais de um milhão e meio de casos da doença ocorreu no Brasil, predominando a circulação do sorotipo 2, principalmente nos estados de São Paulo, Minas Gerais e Espírito Santo. Nesse mesmo ano, foram registrados 754 óbitos pela doença. A situação não foi diferente nos vários países da América Latina, que também sofreram epidemias de grandes proporções.

O ressurgimento da dengue nas Américas deve-se a vários fatores: (1) rápida urbanização sem adequado planejamento; (2) crescimento da população; (3) aumento de viagens aéreas internacionais, propiciando o transporte de pessoas doentes e mosquitos entre vários centros populacionais; (4) infraestrutura de saúde pública insuficiente na maioria dos países latino-americanos. Nos países desenvolvidos do hemisfério norte, casos importados de dengue têm sido frequentemente diagnosticados; em muitas áreas, como no sul dos EUA, a infestação pelo *Aedes albopictus*, outro transmissor da doença, é bastante elevada.

A transmissão dos vírus da dengue se faz pela picada das fêmeas de mosquitos do gênero *Aedes* (*Stegomya*). *Aedes aegypti*, o principal vetor urbano, é altamente adaptado às habitações humanas, nas quais procria em recipientes peridomiciliares (vasos, pneus vazios) contendo água limpa. O mosquito adquire a infecção ingerindo sangue de hospedeiro virêmico; rapidamente, o vírus invade todos os tecidos do inseto e multiplica-se nas glândulas salivares, das quais é transmitido por ocasião do repasto sanguíneo. São necessárias 1 a 2 semanas para que a fêmea do inseto se torne infectante para humanos, adquirindo capacidade de transmissão por toda a sua vida. Outras espécies do mosquito, como *Aedes albopictus* e as espécies do complexo *Aedes scutellaris*, também podem transmitir a flavivirose.

A infecção pelos vírus da dengue causa um espectro de doença que vai desde formas frustras pouco sintomáticas até formas graves, hemorrágicas e fatais. Na dengue clássica, após período de incubação de 3 a 14 dias, inicia-se um cortejo sintomático caracterizado por febre, cefaleia, dor retro-orbital, náuseas, vômitos, mialgias, artralgias e *rash* cutâneo. Linfonodomegalia, faringite e hiperemia conjuntival costumam estar presentes. Achados laboratoriais incluem leucopenia, plaquetopenia e elevação das aminotransferases hepáticas. O quadro clínico é autolimitado (7 dias), e a doença raramente é fatal. Complicações são incomuns, mas hemorragias, hepatite fulminante, síndrome de Guillain-Barré, miocardite, glomerulonefrite e meningoencefalite já foram descritas na dengue clássica. O diagnóstico da dengue baseia-se no encontro de anticorpos IgM contra o vírus, por técnicas imunoenzimáticas (MAC-ELISA). A identificação do sorotipo requer

isolamento viral em cultura de células do mosquito. Novas tecnologias (PCR, metagenômica) vêm sendo utilizadas para o diagnóstico, inclusive em tecidos.

Pouco se sabe sobre a patogênese da dengue clássica. O período febril é acompanhado de viremia, e o *rash* maculopapular se desenvolve entre o segundo e o sexto dias; o mecanismo de aparecimento do *rash* não é claro, mas infecção viral direta das células endoteliais e deposição de imunocomplexos nos capilares cutâneos têm sido cogitadas para explicá-lo. Antígenos virais são detectados em células mononucleadas da pele, macrófagos pulmonares, hepatócitos, células de Kupffer, baço, coração, linfonodos e medula óssea. A glomerulonefrite encontrada em alguns pacientes deve-se à deposição de imunocomplexos. Estudos preliminares indicaram que os vírus da dengue não cruzavam a barreira hematoencefálica, sendo as manifestações neurológicas associadas à infecção devidas a edema cerebral, a falência hepática e a anóxia cerebral; nos últimos anos, entretanto, demonstrou-se que os vírus podem ser isolados do liquor de pacientes com encefalopatia pela dengue, indicando que podem causar uma verdadeira encefalite, por envolvimento direto do sistema nervoso central. O vírus pode ser demonstrado por PCR feita no liquor ou diretamente no tecido nervoso. Há também relatos esparsos de focos de desmielinização perivenosa cerebral em pacientes com dengue e manifestações neurológicas.

Os vírus da dengue podem infectar células hematopoéticas na medula óssea, sem efeito citopático sobre tais células, embora a proliferação das mesmas na medula se torne bastante lenta, o que poderia explicar a leucopenia e a plaquetopenia observadas na doença. Outros estudos sugerem que pode haver destruição celular induzida pelo vírus na medula óssea ou inibição de células progenitoras mieloides. Lesão de hepatócitos parece resultar do efeito citopático do vírus, como ocorre na febre amarela.

Dengue grave

A dengue grave foi reconhecida na literatura médica como entidade clínica no final do século 19, tendo sido descritas, desde então, inúmeras epidemias no sul da Europa, Sudeste Asiático, Índia subcontinental e, a partir dos anos 1980, em vários países das Américas Central e do Sul. Em 1981, uma epidemia causada pelo sorotipo 2 assolou a ilha de Cuba, cuja população havia sido infectada pelo DEN1 poucos anos antes. Subsequentemente, ocorreram surtos epidêmicos em Venezuela, Colômbia, Brasil, Porto Rico, México, Nicarágua e Guianas. No Brasil, casos de dengue grave foram confirmados em várias cidades, como Rio de Janeiro (70% dos casos notificados), Fortaleza, Natal, Belo Horizonte e, recentemente, Uberlândia-MG.

A dengue grave é uma doença primariamente de crianças, embora no Brasil também ocorra em adultos de todas as idades. Clinicamente, caracteriza-se por início súbito com febre e manifestações inespecíficas similares às observadas na dengue clássica; entretanto, entre o segundo e o sétimo dias, o estado geral do paciente deteriora-se rapidamente, com sinais de falência circulatória aguda e manifestações hemorrágicas, as quais podem ocorrer em qualquer local do organismo (gastrointestinais, cutâneas, pulmonares, genitais etc.). O quadro clínico corresponde a uma síndrome de aumento da permeabilidade capilar, havendo, em muitos doentes, acúmulo de líquidos em cavidades (derrame pleural, ascite etc.). Hepatomegalia com elevação de aminotransferases séricas é bastante comum e, além disso, leucopenia, trombocitopenia e hemoconcentração são achados praticamente constantes. Com a hospitalização e a pronta reposição de fluidos, a letalidade é baixa (cerca de 1%), mas, na ausência de terapia adequada, a taxa de letalidade pode atingir cifras bastante elevadas. O quadro de dengue grave deve ser diferenciado do de outras doenças, como riquetsioses, leptospirose íctero-hemorrágica, meningococcemia, septicemias por Gram-negativos e outras febres hemorrágicas virais (arenaviroses, febre amarela etc.).

A patogênese da dengue hemorrágica não está totalmente elucidada. Estão implicadas ação lesiva direta do microrganismo e resposta imunitária exacerbada do hospedeiro contra antígenos virais presentes na superfície das células infectadas. Embora casos de dengue grave tenham sido encontrados em infecções primárias, causadas particularmente pelos vírus DEN2 e DEN3, é provável que a gravidade do quadro clínico da virose não seja determinada exclusivamente pelo tipo viral. Além disso, não há evidências consistentes de que idade, sexo, estado nutricional ou cor da pele possam modular a apresentação da doença, embora na epidemia de Cuba tenha sido documentado risco reduzido de dengue grave em negros. Por outro lado, apesar da grande incidência de dengue grave em crianças no Sudeste Asiático, tal característica não é observada no Brasil, onde predomina em adultos jovens. Condições preexistentes (p. ex., úlcera péptica gastroduodenal) podem favorecer a ocorrência de sangramento intenso durante a fase aguda.

Halsted (1970) propôs uma teoria que é hoje universalmente aceita para explicar a imunopatogênese da forma grave; é a *teoria de infecções sequenciais*, também conhecida como hipótese da *exacerbação imunitária*. Segundo ela, a primeira infecção causada por um sorotipo do vírus gera o aparecimento de anticorpos neutralizantes capazes de reação cruzada com outros sorotipos. Quando ocorre uma segunda infecção com um sorotipo heterólogo, aumenta o risco de se desenvolver doença mais grave, pois anticorpos heterólogos preexistentes reconhecem o segundo sorotipo viral, formando, com ele, imunocomplexos; estes acoplam-se a receptores FC na membrana celular de macrófagos, invadindo posteriormente essas células. Como os anticorpos são heterólogos, o vírus não é neutralizado, passando a replicar-se livremente no meio intracelular. Este fenômeno é conhecido como *exacerbação mediada por anticorpos*, porque as imunoglobulinas facilitam a entrada do vírus nas células mononucleadas; estas tornam-se ativadas e passam a produzir citocinas e mediadores da inflamação, como TNF, IL-1, IL-2, IL-6 e fator ativador de plaquetas, que aumentam a permeabilidade vascular, levando a hipovolemia e a choque. Infecção viral maciça de macrófagos ativa linfócitos T CD4+, T CD8+, mastócitos e linfócitos B, o que resulta também na produção de citocinas, inclusive IFN-γ, IL-2, IL-4, IL-5, IL-6, IL-8, IL-10 e linfotoxinas. O complemento é ativado, e as frações C3a e C5a podem ter papel relevante no processo. Assim, o vírus induz a síntese de citocinas e de outros mediadores que, em última instância, atuam sinergicamente no aumento da permeabilidade vascular, consequente à disfunção endotelial, e no consumo dos fatores da coagulação (coagulação intravascular disseminada). A reposição vigorosa de fluidos nessa fase pode levar a rápida recuperação.

Alguns estudos mostram o papel potencial de mastócitos e basófilos na patogênese da doença; tais células são permissivas à infecção pelo vírus, resultando na produção de partículas virais e de citocinas vasoativas. Mostram também que os complexos vírus-anticorpos são muito mais potentes do que o vírus isolado em induzir ativação celular. Grandes quantidades de IL-6 e IL-1β são liberadas a partir dessas células, que podem ativar o endotélio vascular, modulando a expressão de moléculas de adesão (VCAM-1 e ICAM-1), além de alterar a morfologia das células endoteliais.

Envolvimento hepático é praticamente a regra na evolução da dengue e ocorre em quase todos os casos. Vários fatores contribuem para a disfunção hepática: (a) hipóxia, por decréscimo de perfusão do órgão; (b) efeito citopático do vírus, levando à apoptose de hepatócitos (corpúsculos de Councilman-Rocha Lima); (c) fatores imunitários, com papel importante de linfócitos T; (d) agressão por analgésicos (acetaminofeno) utilizados em altas doses para alívio dos sintomas.

No fígado, os alvos celulares do vírus são hepatócitos e células de Kupffer. Elevação de enzimas hepáticas (AST, ALT, γ-GT) é constante, com pico de aumento entre o quinto e o sexto dias. Hepatite fulminante, com todo o cortejo de complicações (icterícia, hemorragias, disfunção renal, encefalopatia hepática etc.), não é rara e pode ter indicação de transplante hepático. Nesses pacientes, os níveis de IL-10, TNF e IL-17 estão bastante elevados, podendo tais citocinas estar implicadas na gênese dessa grave complicação.

Hemorragias múltiplas, encontradas na maioria dos casos fatais, envolvem alterações vasculares, plaquetopenia e coagulação intravascular disseminada. Alterações em vasos implicam aumento da permeabilidade vascular, que resulta em perda de plasma e hemácias do compartimento intravascular. A plaquetopenia deve-se a: (1) infecção de megacariócitos pelo vírus, que provoca dano irreversível nessas células; (2) consumo por coagulação intravascular disseminada; (3) bloqueio da trombopoese medular, que ocorre por diminuição na síntese de trombopoetina, hormônio estimulador da plaquetogênese produzido no fígado. A coagulação intravascular disseminada resulta da ativação do sistema do complemento; anafilatoxinas C3 e C5a no pico dessa ativação coincidem com o início do choque e das perdas vasculares. Outros distúrbios da coagulação consistem em diminuição do fibrinogênio, deficiência do complexo protrombínico, tempo de tromboplastina parcial prolongado e aumento de produtos de degradação da fibrina.

A liberação de grande quantidade do fator ativador de plaquetas por macrófagos com infecção secundária heteróloga pode contribuir para a hemorragia, uma vez que esse fator pode induzir o consumo de plaquetas e aumentar a adesividade destas ao endotélio vascular, agravando a trombocitopenia. Anticorpos IgM no soro que dão reação cruzada com plaquetas têm sido demonstrados; tais autoanticorpos podem causar lise plaquetária e atuar na coagulopatia da virose. Anticorpos dirigidos contra o antígeno NS1 do vírus podem ter reação cruzada com plaquetas e levar a sua destruição. Alterações circulatórias podem associar-se a megacariócitos nos alvéolos, trombos em capilares glomerulares e agressão endotelial em vários tecidos. Hibridação *in situ* mostra replicação viral em várias células, particularmente hepatócitos, pneumocitos tipo II, miocardiócitos, monócitos/macrófagos e células endoteliais.

34

Aspectos morfológicos

Na *dengue clássica*, surge eritema cutâneo que pode evoluir para *rash* maculopapular. Ocasionalmente, há hemorragias na pele e em mucosas. Biópsia de pele revela infiltrado mononuclear, edema perivascular, extravasamento de hemácias e depósitos de fibrina. Há ainda relatos de hepatite fulminante, síndrome de Guillain-Barré, miocardite, meningoencefalite e glomerulonefrite por imunocomplexos. A necrópsia de um caso de dengue clássica pelo DEN1 estudado pelo autor mostrou extensa necrose centrolobular e mediozonal, necrose tubular aguda, nefrite intersticial, hemorragias internas focais, edema pulmonar e ascite (Figura 34.95).

Na *dengue grave*, encontram-se hemorragias petequiais disseminadas. Em alguns casos, grande quantidade de sangue pode ocupar a luz do esôfago, estômago, intestinos e/ou vias respiratórias. Edemas cavitários serosos, às vezes sero-hemorrágicos, são frequentes. O retroperitônio é intensamente edemaciado. O fígado é aumentado de volume e exibe focos de necrose de coagulação centrolobular ou mediozonal (às vezes similar à da febre amarela), esteatose de hepatócitos e hiperplasia de células de Kupffer. Corpos apoptóticos e inclusões acidófilas intranucleares são frequentes em hepatócitos. Raramente, tem-se discreta reação inflamatória. Os rins são aumentados de volume e apresentam cortical pálida e medular congesta.

Ao exame microscópico, encontram-se glomerulonefrite proliferativa discreta (por deposição de imunocomplexos), proteínas e hemácias no espaço de Bowman e nas luzes tubulares e necrose tubular aguda. Nos pulmões, podem-se observar pneumonia intersticial (com exsudato de mononucleares), atelectasia, edema (intersticial e alveolar), hemorragia (Figura 34.96 A) e membranas hialinas. No encéfalo, pode haver edema e hemorragias focais (Figura 34.96 B). No coração, as lesões mais frequentes são hemorragias, em qualquer dos três folhetos; em poucos casos, há miocardite e necrose miocárdica. O baço e os linfonodos exibem focos de necrose nos centros germinativos, intensa depleção linfoide na zona T, proliferação linfocitária na zona B e acentuada fagocitose de linfócitos e hemácias. Após 2 a 4 dias de doença, a medula óssea é hipocelular, com depleção eritroide e granulocítica, tendendo depois a normalizar-se; nessa fase, os megacariócitos permanecem normais em número e forma. Do quarto dia em diante, aparece hiperplasia megacariocítica. Necrose hemorrágica das suprarrenais e necrose focal da hipófise ocorrem em alguns casos. Infecções bacterianas podem complicar as formas graves, em geral associadas a choque ou edema pulmonar.

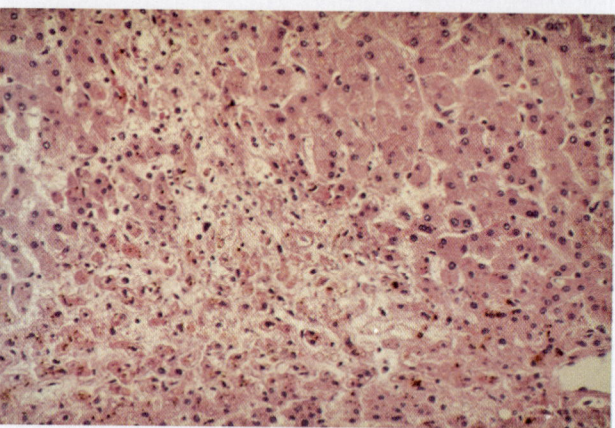

Figura 34.95 Dengue clássica. Necrose centrolobular e mediozonal.

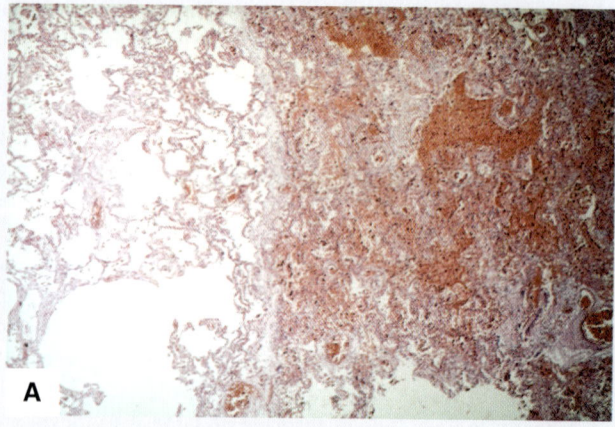

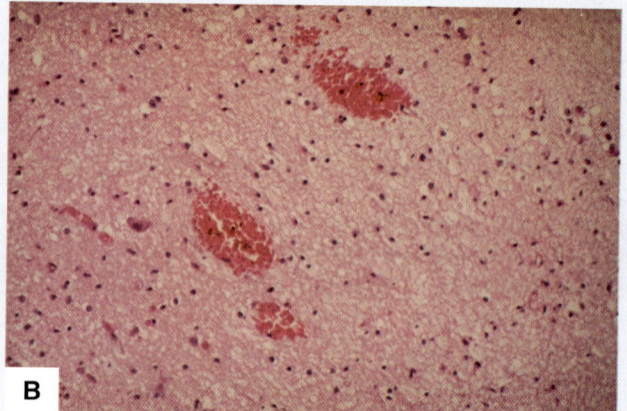

Figura 34.96 Dengue grave. **A.** Hemorragia extensa no parênquima pulmonar. **B.** Focos de hemorragia recente na substância branca encefálica.

Febre amarela

A febre amarela é uma arbovirose conhecida de humanos há vários séculos. Provavelmente, originou-se na África ocidental, tendo sido trazida para as Américas no século 17. Naquela época, os mosquitos transmissores da doença (*Aedes aegypti*) foram transportados em vasos e potes da África para as colônias europeias no Caribe, onde explodiram as primeiras epidemias urbanas. Nos séculos seguintes, à medida que a doença se espalhava pelos países americanos, silenciosamente o ciclo urbano da enfermidade (*Aedes*-homem-*Aedes*) tornou-se também silvestre, passando a virose a ser transmitida no interior de florestas tropicais, agora por mosquitos pertencentes aos gêneros *Haemagogus* e *Sabethes*. A doença atingiu não só humanos, quando este explorou as florestas, mas também diversas espécies de primatas, ocasionando epizootias com alta letalidade. No século 20, a doença desapareceu gradativamente das grandes cidades americanas, persistindo apenas a transmissão silvestre do vírus. Hoje, a maioria das pessoas infecta-se por exposição ocupacional ou recreacional em florestas tropicais, particularmente na região amazônica. Na década de 2000, mais de 2.000 casos da doença ocorreram no Brasil, Bolívia, Colômbia,

Equador e Peru. Na África, a arbovirose produz, há muitas décadas, várias epidemias de largas proporções, tanto em humanos quanto em primatas. Curiosamente, a letalidade nas epidemias africanas parece ser mais baixa quando comparada às descritas na América tropical.

Nas Américas, circulam os genótipos I e II, derivados do genótipo que circula na África Ocidental. O genótipo I, que possui cinco linhagens (1A-1E), é o circulante no Brasil. O vírus causador das últimas epidemias no país (2016 a 2019) é da linhagem 1E.

O Brasil conta com a maior área de transmissão da febre amarela do mundo, que corresponde a 80% do território nacional; no período de 1998 a 2008, houve considerável aumento do número de casos registrados devido à maior capacidade de detecção e agilidade na investigação de casos e surtos epidêmicos. Nesse período, 342 casos da doença foram notificados no Brasil, com maior ocorrência na região amazônica e no Centro-Oeste e Sudeste; em 2008, houve surtos epidêmicos no Rio Grande do Sul (18 casos) e em São Paulo (26 casos); a taxa de letalidade dos casos confirmados variou de 40 a 50%. Nos anos seguintes, a incidência da doença caiu substancialmente, com apenas dois casos notificados em 2012/13.

Entre 2016 e 2019, o Brasil assistiu a ocorrência do maior surto de febre amarela ocorrido na história do país. A doença irrompeu no Sudeste do país, onde se situa a maioria da população brasileira. O início foi no estado de Minas Gerais, espalhando-se posteriormente para os estados do Espírito Santo, Rio de Janeiro, São Paulo, Bahia e, mais recentemente, para os estados do Paraná e de Santa Catarina. Epizootias em primatas silvestres ocorreram em elevada frequência (>1.500 eventos) nos estados acometidos, em geral precedendo os casos humanos. Entre dezembro de 2016 e junho de 2019, 2.251 casos de febre amarela silvestre com 772 mortes foram confirmadas no Brasil. Casos humanos foram registrados em 388 municípios da região Sudeste, Sul e Centro-Oeste do país. A transmissão ocorreu através da picada de fêmeas de mosquitos do gênero *Haemagogus*, das espécies *Janthinomis* e *leucocelaenus*, predominantes no ambiente silvestre.

A disseminação do *A. aegypti* para grande parte dos municípios brasileiros trouxe o risco de reintrodução da forma urbana da doença, uma vez que indivíduos com febre amarela na fase virêmica (primeiros 2 a 3 dias) estão constantemente em áreas urbanas, facilitando a contaminação dos mosquitos. Hoje, na América do Sul o vírus circula predominantemente em primatas silvestres (*Alouatta* sp., *Ateles* sp., *Aotus* sp. etc.), que se tornam virêmicos durante a doença e mantêm o ciclo no ambiente silvestre. Transmissão transovariana do vírus entre os mosquitos já foi documentada, contribuindo para a manutenção do agente na natureza.

A febre amarela produz um espectro de doença que varia desde formas discretas, inespecíficas, até formas fulminantes, fatais. As primeiras só podem ser reconhecidas na vigência de epidemias, quando sobressaem os casos muito graves. O início da doença é súbito, após 3 a 5 dias de incubação, com febre, cefaleia, mialgias e queda do estado geral. Um sinal clássico da enfermidade é a dissociação pulso-temperatura (sinal de Faget). O quadro pode persistir por dias, com recuperação completa. Nas formas graves, além das manifestações descritas e após um período de aparente melhora (cerca de 24 horas), surgem vômitos, dor abdominal, prostração, congestão conjuntival, icterícia, hepatomegalia e diátese hemorrágica, traduzida por hematêmese, melena, metrorragia, petéquias, equimoses, epistaxes e hemorragias gengivais. Insuficiência renal aguda e albuminúria maciça ocorrem com frequência. Hipotensão arterial grave, taquicardia, oligúria, hipotermia, delírio, torpor e coma são sinais terminais da doença.

Durante as recentes epidemias ocorridas no Brasil, nos casos graves os pacientes desenvolvem acidose metabólica, que requer hemodiálise precoce, e níveis elevados de lipase sérica, inferindo alta prevalência de pancreatite. Necrópsias de casos fatais confirmou envolvimento pancreático frequente na doença, inclusive no pós-operatório dos casos submetidos a transplante hepático por necrose maciça do fígado. Envolvimento do sistema nervoso central predominando no quadro clínico, sem grande elevação de enzimas hepáticas, também foi documentado nessas epidemias.

A morte acontece, em geral, entre o 7º e o 10º dias. Alguns pacientes sobrevivem após doença grave, podendo a convalescença ser complicada por arritmias cardíacas (por miocardite causada pelo vírus), pneumonia bacteriana e parotidite supurativa. Icterícia e elevação de aminotransferases podem persistir por até 6 meses. No quadro laboratorial, destacam-se leucopenia, elevação acentuada das aminotransferases hepáticas (até mais de 10.000 U/L), plaquetopenia (menos de 100.000/µL), coagulação intravascular disseminada e proteinúria maciça. O tratamento é de suporte e inclui medidas de controle de hemorragias, choque e insuficiência hepática.

Transplante hepático foi utilizado pela primeira vez para tratar a insuficiência hepática aguda na febre amarela, com sobrevida de 40% dos pacientes. Alguns fatores são preditores de gravidade e óbito na doença, como elevação de ALT/AST acima de 3.000 U/L, idade avançada, creatinina e lipase elevadas e baixos níveis de fator V, que denota queda acentuada da síntese hepática. Em estudo recente, número de neutrófilos e carga viral elevados no sangue associaram-se a maior mortalidade.

Classicamente, o período virêmico da doença era considerado curto (2 a 3 dias desde o início do quadro). Detecção da carga viral sérica e urinária por PCR em casos recentes, no Brasil, demonstrou que o genoma viral pode ser encontrado nesses fluídos até 28 dias no sangue e até 47 dias na urina, derrubando, portanto, conceitos clássicos nessa velha enfermidade. Isto pode explicar, talvez, a persistência de alterações hepáticas por meses após a cura da doença. No período íctero-hemorrágico, surgem anticorpos IgM e IgG (detectados em geral por técnicas imunoenzimáticas – MAC-ELISA), que confirmam o diagnóstico da doença.

Diante de um doente com quadro de icterícia febril, insuficiência renal e hemorragias, é fundamental fazer o diagnóstico diferencial com doenças semelhantes, que, em geral, ocorrem simultaneamente na mesma região de onde o paciente procede ou na qual habita. Entre elas, incluem-se as formas graves de leptospirose, hepatite B fulminante, formas perniciosas de malária causadas por *P. falciparum* e septicemia por enterobactérias, acompanhadas de intensa colestase. Na Amazônia brasileira, a prevalência de portadores do vírus da hepatite B é muito alta, e com frequência ocorre superinfecção pelo vírus delta, levando a epidemias de hepatite fulminante, de alta letalidade. É o que acontece, por exemplo, na região de Lábrea e em Boca do Acre, no estado do Amazonas, onde durante vários anos ocorreram surtos da chamada "febre negra de Lábrea", resultante de superinfecção do vírus delta em portadores do vírus da hepatite B. A diferenciação com quadros graves de febre amarela, que, em última instância, são também formas de hepatite fulminante, pode ser difícil; isolamento dos vírus, reações sorológicas e estudo histopatológico do fígado podem identificar tais doenças.

34

Pouco se conhece sobre a patogênese da febre amarela. Alguns conhecimentos foram obtidos por inoculações experimentais do vírus em macacos *rhesus*. O fígado é o órgão-alvo do vírus. Nos hepatócitos, o vírus causa agressão direta e replica-se ativamente, podendo alimentar a viremia inicial. Outros sítios de replicação podem estar presentes, principalmente leucócitos mononucleados e células de Kupffer. Estudos experimentais mostram ainda que o vírus, após inoculação pelo mosquito, replica-se nos linfonodos regionais, invade a circulação e distribui-se para os órgãos ricos em tecido linfoide (linfonodos, fígado, baço etc.), que retroalimentam a viremia. No fígado, o vírus induz apoptose e necrose maciças de hepatócitos. A patogênese da disfunção renal também é incerta. Retenção nitrogenada progressiva é causada por necrose tubular aguda; deposição de imunocomplexos nos glomérulos parece ter papel relevante e pode explicar a albuminúria maciça. Partículas virais podem ser detectadas em glomérulos por imunofluorescência. A patogênese da diátese hemorrágica tem, provavelmente, duas origens: (1) deficiência na síntese de fatores da coagulação, causada pela insuficiência hepática aguda; (2) consumo desses fatores por coagulação intravascular disseminada, encontrada na maioria dos casos fatais.

A febre amarela é doença que se previne por vacinação. A vacina contém uma amostra do vírus denominada 17D, atenuada, é segura e confere proteção por toda a vida do indivíduo.

Aspectos morfológicos

Hemorragias petequiais ou mais extensas podem ser vistas em pele, pulmões, coração, encéfalo, estômago, pâncreas e bexiga. Pode haver também derrames cavitários. O *fígado* é mole, friável, amarelado e, às vezes, diminuído de volume, com áreas de necrose. Microscopicamente, inflamação hepática é escassa ou ausente e representada por focos de infiltrado mononuclear e neutrofílico, próximo de hepatócitos degenerados ou necróticos e nos espaços portais. As lesões mais marcantes são necrose mediozonal, apoptose e degenerações de hepatócitos. A necrose é inicialmente focal; com o tempo, os focos tendem a confluir. Pode-se chegar a necrose de quase todo o lóbulo (Figura 34.97 A); em geral, ao menos uma camada de hepatócitos sobrevive em torno das veias centrolobulares e dos espaços portais. Apoptose de hepatócitos aparece como corpos acidófilos de Councilman-Rocha Lima (Figura 34.97 B), que são citoplasmáticos e bem delimitados, esféricos ou ovoides, coram-se fortemente pela eosina e se constituem de organelas, lipídeos, pigmento ceroide e corpos residuais; com a morte celular, sofrem extrusão para os sinusoides, nos quais permanecem livres ou são fagocitados pelas células de Kupffer. Esteatose de hepatócitos é quase constante, multivacuolar e microvacuolar. Colestase é infrequente. O arcabouço reticulínico apresenta-se preservado, o que é essencial para que a regeneração do órgão seja completa após cura da infecção. Nos *rins*, encontram-se necrose tubular aguda e esteatose do epitélio tubular; concreções basofílicas contendo cálcio e produtos de lise da hemoglobina podem ser vistas na luz de túbulos (Figura 34.98). No *coração*, encontram-se degeneração hidrópica e esteatose de miocardiócitos. O *cérebro* apresenta hemorragia (Figura 34.99), edema e discreta infiltração mononuclear nos espaços perivasculares. No baço e em linfonodos, ocorre depleção linfocitária.

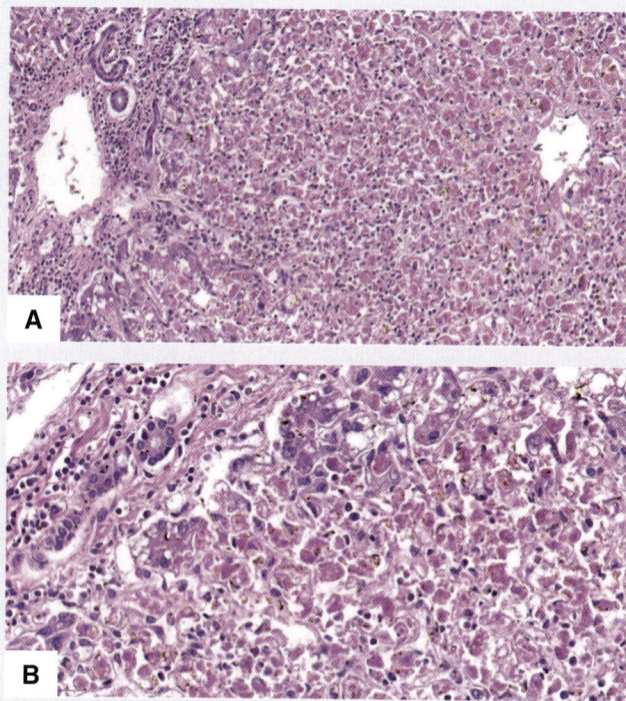

Figura 34.97 Febre amarela. Fígado. **A.** Discreto infiltrado de mononucleares nos espaços portais e extenso comprometimento das zonas mediozonal e perivenular por apoptose de hepatócitos. **B.** Placa limitante da zona periportal apresentando hepatócitos com degeneração vacuolar, apoptose e corpos apoptóticos, estes representados por corpos eosinofílicos no citoplasma (corpos de Councilman-Rocha Lima). Há ainda colestase. (Cortesia do Prof. Marcelo Pascoal Xavier, Belo Horizonte-MG.)

34

(continua)

Aspectos morfológicos (*continuação*)

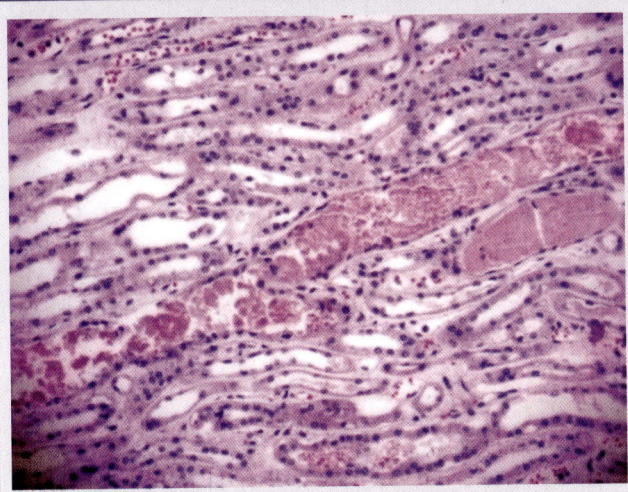

Figura 34.98 Febre amarela. Necrose tubular aguda e cilindros hemáticos e hialinos no interior de túbulos renais.

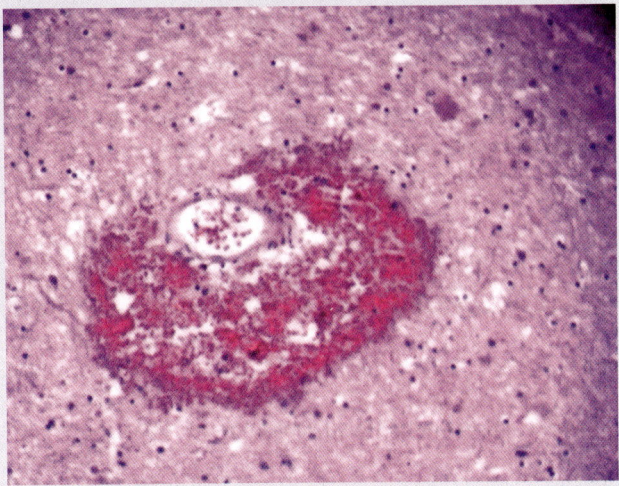

Figura 34.99 Hemorragia cerebral perivascular.

Hantaviroses

Hantaviroses têm distribuição mundial e constituem grave problema de saúde pública em muitos países. Tais doenças são transmitidas por roedores, que apresentam infecção viral crônica inaparente e eliminam o patógeno nas fezes, na urina e na saliva e constituem as fontes de infecção para humanos. O gênero *Hantavirus* (família Bunyaviridae) compreende 26 vírus diferentes que causam em humanos duas síndromes distintas, a *febre hemorrágica com síndrome renal (FHSR)* e a *síndrome pulmonar por hantavírus (SPH)*. A primeira ocorre na Ásia, em várias partes da Europa e no Brasil, particularmente na cidade de Recife; a segunda foi detectada nas três Américas, inclusive no Brasil. Estima-se que a prevalência anual no mundo supere 200.000 casos, a maioria sob a forma de FHSR. A SPH foi descrita pela primeira vez em 1993, no sudoeste dos EUA, quando ocorreu uma epidemia de grandes proporções e elevada letalidade (> 50%).

Os reservatórios da maioria dos hantavírus são roedores pertencentes à família Muridae, que inclui ratazanas (*Rattus norvegicus*), várias espécies de ratos silvestres europeus e asiáticos e, nas Américas, diversas espécies de roedores pertencentes à subfamília Sigmodontinae (Figura 34.100). Cada hantavírus parece ter um único reservatório natural. Com raras exceções, a inter-relação filogenética entre esses vírus e aqueles de seu hospedeiro predominante mostra notável concordância, o que sugere que esses patógenos não se adaptam em novos hospedeiros; possivelmente, esse fato se deve aos milhares de anos de coexistência. Se dois ou três hantavírus existem em uma mesma região geográfica, cada um circula em seu próprio hospedeiro, sem aparente influência de um sobre o outro.

Técnicas sorológicas e de biologia molecular permitiram a identificação de vários hantavírus em todo o mundo. Os mais conhecidos são: os vírus Hantaan (Coreia), Seoul (mundial), Puumala (Europa setentrional, Alemanha), Dobrava-Belgrado (Bálcãs, Rússia), Sin Nombre (EUA), Andes (Argentina), Oran (Argentina), Laguna Negra (Paraguai), Rio Mamoré (Bolívia),

Juquitiba (Brasil), Araraquara (Brasil) e Castelo dos Sonhos (Brasil). A cepa Seoul é própria do *Rattus norvegicus*, causa FHSR e já foi identificada em Recife e Natal, no Nordeste do Brasil. Os hantavírus americanos causam SPH e estão ligados a várias espécies de roedores. Nos EUA, o roedor transmissor pertence ao gênero *Peromyscus* (espécie *maniculatus*), na Argentina ao *Oligoryzomys* (espécies *longicaudatus* e *flavescens*) e no Paraguai ao *Calomys* (espécie *laucha*). No Brasil, as espécies transmissoras pertencem a três gêneros: (a) *Necromys lasiurus*, encontrado na região central do Brasil, em áreas de cerrado; (b) *Oligoryzomys nigripes*, transmissor de SPH nos estados do Sul do país; (c) *Holochilus sciureus*, identificado como transmissor da virose no Maranhão. Os primeiros pacientes com SPH diagnosticados no Brasil foram notificados em 1993 e, até dezembro de 2019, 2.053 casos dessa virose haviam sido confirmados, com taxa de letalidade de 46,5%. A maioria dos casos ocorreu nos estados das regiões Sudeste e Sul do Brasil, particularmente Paraná, Santa Catarina, São Paulo e Minas Gerais. A maioria dos casos ocorre em épocas de seca e queimada de campos, fatores que favorecem a invasão dos domicílios rurais e periurbanos por roedores à procura de abrigo e alimentos.

A forma mais comum de aquisição de hantavírus por humanos é por meio da inalação de partículas virais aerossolizadas a partir de fezes e urina depositadas por roedores em silos de grãos, construções rurais onde se guardam alimentos, garagens e outros ambientes fechados. Transmissão por mordedura de roedores também já foi descrita. Algumas atividades, como limpeza de construções rurais, dormir no chão de locais de armazenamento de cereais e habitar em casas com péssimas condições sanitárias e infestadas de roedores, têm sido associadas à transmissão da doença. Nos anos 1990, em epidemia ocorrida no sul da Argentina (Patagônia), documentou-se pela primeira vez a ocorrência de transmissão de pessoa para pessoa. O hantavírus causador do surto foi o *Andes*, e até mesmo médicos que cuidaram de pessoas infectados pelo vírus adquiriram a doença por exposição mínima a secreções dos pacientes. Casos de transmissão inter-humana foram descritos também no Chile.

34

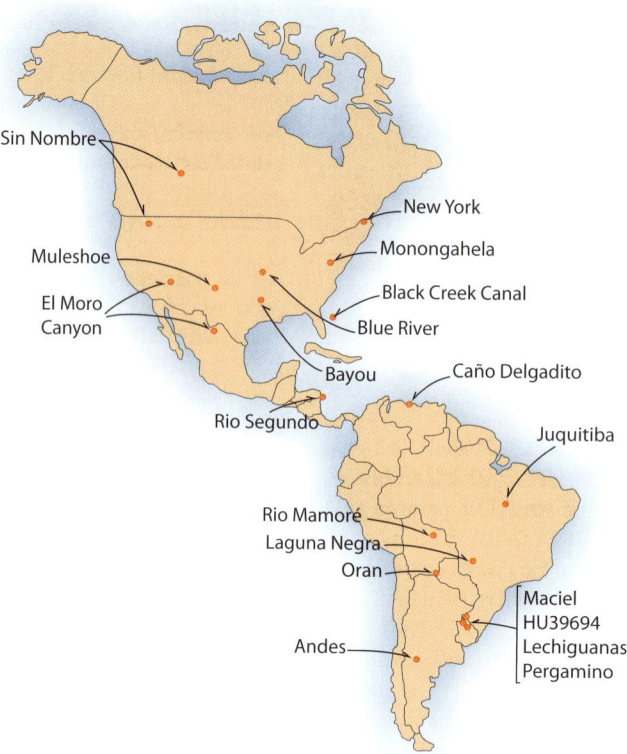

Figura 34.100 Hantavírus reconhecidos nas Américas associados a roedores pertencentes à subfamília Sigmodontinae.

O quadro clínico das hantaviroses depende do tipo de vírus. Na *FHSR*, caracteriza-se por período inicial febril, calafrios e mal-estar, seguido de hipotensão arterial acentuada e envolvimento renal com proteinúria maciça, oligúria e elevação progressiva de ureia e creatinina. Hemorragias podem ocorrer, principalmente nas conjuntivas e em outras mucosas, além de *rash* petequial. Sinais de aumento da permeabilidade capilar são evidentes na fase hipotensiva da doença. A mortalidade é relativamente baixa, variando de 1 a 10%, dependendo do tipo de vírus.

Na *SPH*, o quadro clínico é diferente e concentra-se em manifestações pulmonares, não havendo envolvimento renal na grande maioria dos casos. Na fase inicial, ocorrem febre, cefaleia e mialgias, manifestações que duram 4 a 6 dias, seguidos de hipotensão arterial (podendo evoluir para choque), dispneia, taquicardia e tosse, com evolução rápida para edema pulmonar. Manifestações digestivas, como dor abdominal, vômitos e diarreia, podem estar presentes. Hemorragia ocorre, em geral, apenas nos pulmões. Entre os dados laboratoriais, chamam a atenção: hemoconcentração (Ht > 50%), plaquetopenia (< 100.000/μL) e linfócitos atípicos no sangue periférico. Radiografia do tórax mostra infiltrado intersticial difuso e bilateral e consolidações por edema pulmonar. Ao contrário da FHSR, a letalidade é elevada e ultrapassa 50% em algumas casuísticas.

A confirmação diagnóstica de hantavirose é feita por testes sorológicos imunoenzimáticos (ELISA), pela detecção de anticorpos IgM. O tratamento da FHSR e da SPH é de suporte. Na primeira, correção da hipotensão arterial e hemodiálise são fundamentais; na segunda, suporte ventilatório adequado e uso precoce de aminas vasoativas e corticosteroides podem reduzir a letalidade de forma drástica.

Os mecanismos patogenéticos da infecção por hantavírus envolvem a resposta imunitária do hospedeiro. O vírus, por si só, não destrói células (exceto no fígado), e a infecção de células endoteliais não é a causa principal do aumento da permeabilidade vascular, apesar de estudos imuno-histoquímicos demonstrarem antígenos virais no interior das mesmas. Na *FHSR*, formam-se imunocomplexos que ativam o complemento, levam a destruição de plaquetas e ativam os sistemas de coagulação e fibrinolítico, o que, em última instância, resulta em necrose tubular e glomerular. Infecção de células endoteliais pode causar edema do endotélio, extravasamento de hemácias e perda de fluidos para o retroperitônio, com pouca ou nenhuma resposta celular.

A patogênese da *SPH* é similar, mas as alterações principais são restritas aos pulmões. Estes possuem número substancial de linfócitos T CD8+, os quais são ativados na presença de antígenos virais e passam a produzir citocinas que atuam diretamente no endotélio ou ativam macrófagos a liberar substâncias que aumentam a permeabilidade capilar. Participam várias citocinas, como TNF, IL-1, IL-6, IL-12, IFN-γ, proteína quimiotáxica para monócitos 1, fator ativador de plaquetas e leucotrienos. Os linfócitos atípicos vistos no sangue periférico são linfócitos T CD8+ ativados. Quando a ativação imunitária aguda diminui, o nível de citocinas cai, as células endoteliais retomam sua integridade e o paciente melhora, às vezes de forma surpreendentemente rápida. Imuno-histoquímica em pulmões de pacientes falecidos por infecção pelo vírus argentino Andes mostra grande quantidade de antígenos em macrófagos alveolares e endotélio capilar, o que pode explicar, pelo menos em parte, a transmissão inter-humana da doença.

Aspectos morfológicos

Hemorragias focais são encontradas na pele, em mucosas (oral, conjuntival, do trato digestivo) e órgãos diversos (coração, pulmões, encéfalo e hipófise). No coração, hemorragia é especialmente comum na região subendocárdica do átrio direito. Alterações pulmonares são particularmente graves na síndrome pulmonar por hantavírus e consistem em edema acentuado (não cardiogênico), pneumonia intersticial (com infiltrado mononuclear discreto ou moderado), hemorragia (Figura 34.101), membranas hialinas e fibrina na luz alveolar. Durante a evolução, às vezes ocorre pneumonia bacteriana secundária. Na FHSR, os rins são aumentados de volume e exibem cortical pálida e medular hemorrágica. Microscopicamente, encontram-se nefrite tubulointersticial aguda, com moderado infiltrado mononuclear (às vezes com neutrófilos), edema, hemorragia e necrose tubular aguda. Tanto a necrose tubular quanto a hemorragia são especialmente marcantes na medular. Em 30% dos casos, o fígado exibe pequenos focos de necrose e apoptose de hepatócitos, circundada por hemorragia e esteatose. Pode haver edema acentuado no retroperitônio.

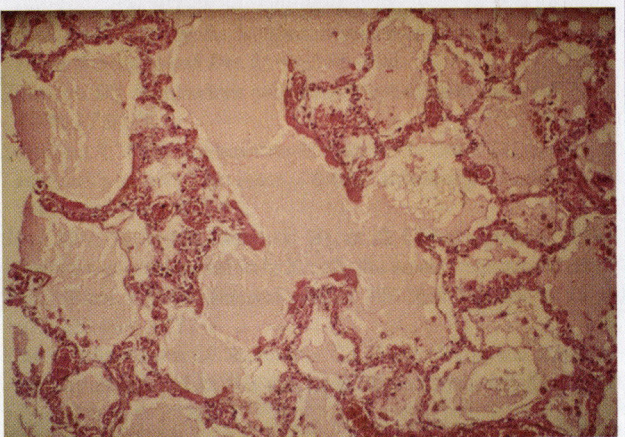

Figura 34.101 Síndrome pulmonar por hantavírus. Hemorragia e edema pulmonares.

Arenaviroses e outras febres hemorrágicas virais

Os arenavírus constituem um grupo de 14 vírus que possuem RNA de fita única, com envoltório membranoso lipídico contendo projeções na superfície e grânulos no interior, daí o nome "arena", que significa areia. Todos eles provocam infecções persistentes em várias espécies de roedores. Diversos vírus causam doença humana: os vírus da coriomeningite linfocítica, Lassa, Junin, Machupo, Guanarito, Sabiá e o vírus Whitewater Arroyo, descoberto no Sul dos EUA. No Brasil, além do Sabiá, vários outros arenavírus já foram isolados, como Paraná, Amapari e Flexal, mas apenas o Sabiá foi, até o presente, implicado na etiologia de infecção humana em condições naturais. Outro arenavírus, o Pichende, foi isolado de doença anúrica hemolítica em crianças e adultos sadios no Brasil.

A *coriomeningite linfocítica*, provocada por um arenavírus eliminado em excrementos de roedores, causa em humanos uma leptomeningite mononuclear benigna. Os roedores implicados na transmissão são o camundongo comum (*Mus musculus*) e o *hamster* sírio (*Mesocricetus auratus*), hoje muito criados como animais de estimação.

A *febre de Lassa* é exclusiva do continente africano e tem sido registrada em toda a África ocidental, particularmente na Nigéria, no Senegal e em Serra Leoa. A doença é transmitida por contato direto ou indireto (via alimentos ou água contaminada) com urina do roedor africano *Mastomys natalensis*. Transmissão nosocomial tem sido documentada por meio do contato com sangue ou secreções de doentes internados. A maioria das infecções é benigna, seguindo curso natural com recuperação completa, sem sequelas. Uma minoria de casos desenvolve quadro grave, com febre elevada, mialgias, vômitos, dor de garganta, *rash* maculopapular e hipotensão arterial intensa. A morte ocorre por choque hemorrágico e insuficiência renal. A doença dura cerca de 2 semanas; 20% dos pacientes desenvolvem surdez como sequela temporária ou permanente. A enfermidade deve ser distinguida clinicamente de malária grave, leptospirose e septicemia. O diagnóstico é sorológico. O vírus pode ser eliminado na urina por mais de 2 meses após a cura. O isolamento do vírus é necessário em todos os casos. A letalidade da febre de Lassa gira em torno de 15 a 50%.

Os vírus Junin, Machupo e Guanarito causam as *febres hemorrágicas argentina*, *boliviana* e *venezuelana*, respectivamente. Tais vírus infectam diversas espécies de roedores, particularmente o *Calomys* na Argentina e na Bolívia e o *Sigmodon* na Venezuela. Nesses animais, os vírus podem ser isolados do sangue, da saliva e da urina. Humanos se infectam por inalação de aerossóis contaminados com excrementos, ingestão de alimentos ou água contaminados ou penetração do vírus em soluções de continuidade na pele. Transmissão inter-humana já foi documentada, por meio de contato com sangue contaminado. O quadro clínico é bastante similar nas três moléstias e consiste em febre, mialgias, dor epigástrica, vômitos e hipotensão arterial. Em geral, linfonodomegalia e petéquias generalizadas estão presentes. Há evidências de aumento da permeabilidade vascular com hemoconcentração acentuada. Vários tipos de hemorragia podem ocorrer (nasal, gengival, digestiva etc.), devendo-se a morte a choque hemorrágico. Nos exames laboratoriais, destacam-se leucopenia acentuada, trombocitopenia e alterações urinárias (proteinúria, cilindrúria e hematúria). Não há alterações liquóricas. A taxa de letalidade é variável e situa-se entre 10 e 20% dos casos.

A infecção pelo *vírus Sabiá* produz quadro clínico de febre hemorrágica muito similar ao causado por outros arenavírus. No início de 2020, caso fatal de infecção pelo vírus Sabiá foi descrito no Brasil, adquirido no interior do estado de São Paulo. Foi descrito ainda um caso de infecção pelo vírus Flexal, um arenavírus identificado também no Brasil, adquirido em laboratório, tendo o paciente apresentado quadro febril acompanhado de manifestações inespecíficas.

Outras febres hemorrágicas são relatadas em várias partes do mundo, como infecção pelo vírus Chikungunya (África, Ásia e Américas, ver adiante), febre do Vale do Rift (África), febre hemorrágica da Crimeia (Rússia), febre hemorrágica de Omsk (Sibéria), doença da floresta de Kyasanur (Índia) e infecções pelos filovírus Ebola e Marburg, que ocorrem na África. As infecções pelo vírus Ebola e Marburg merecem comentário à parte, embora não ocorram no Brasil. O vírus Marburg parece infectar primariamente macacos *Cercopithecus*, tendo os primeiros casos humanos sido descritos na Alemanha em técnicos de laboratório que manipularam sangue desses primatas infectados.

34

Já o Ebola foi descrito em 1976, quando provocou epidemias no Sudão e no Zaire. A transmissão do vírus ocorre por contato pessoa a pessoa (por vezes mínimo) durante a fase aguda da doença. Contato indireto com sangue, agulhas contaminadas e outros fomites também transmite a infecção. O vírus causa febre hemorrágica gravíssima, com envolvimento de múltiplos órgãos e elevada letalidade (> 80%). Febre, cefaleia, faringite, diarreia, dor abdominal, *rash* cutâneo e manifestações neurológicas são comuns. Necrose hepática extensa está presente em todos os casos graves. O diagnóstico se faz por isolamento viral a partir do sangue ou por técnicas sorológicas. Não há tratamento específico. Estudos recentes mostram que morcegos africanos podem servir como reservatórios da infecção. Em surtos epidêmicos em três países africanos (Libéria, Costa do Marfin e Guiné), mais de 20.000 pessoas foram acometidas, com mais de 8.000 óbitos, até janeiro de 2015. Recentemente, outras pequenas epidemias ocorreram na República Democrática do Congo, com elevada letalidade.

Aspectos morfológicos

Nas febres hemorrágicas sul-americanas, encontram-se hemorragias na pele, mucosas, serosas e, ocasionalmente, parenquimatosas (renal, pulmonar, encefálica etc.). Pode haver edemas encefálico e pulmonar (às vezes como parte de edema generalizado). O fígado exibe: (a) áreas focais de necrose de coagulação, sem distribuição zonal; (b) corpos apoptóticos em hepatócitos, células de Kupffer e sinusoides; (c) hiperplasia e hipertrofia de células de Kupffer; (d) eritrofagocitose; (e) inflamação mínima ou ausente. Quando há choque e coagulação intravascular disseminada, surge necrose perivenular. Nos rins, encontram-se degeneração e necrose do epitélio dos túbulos e cilindros tubulares. Os pulmões mostram pneumonia intersticial aguda, com infiltração mononuclear nos septos alveolares e membranas hialinas. Necrose focal pode ser detectada em linfonodos, baço e medula óssea. Na febre hemorrágica argentina, relataram-se ainda meningoencefalite, derrame pleural e broncopneumonia bacteriana secundária. Na febre de Lassa, podem-se observar graus variados de necrose de hepatócitos e necrose focal das suprarrenais e do baço, com pouca reação inflamatória. Há edema pulmonar, laríngeo e facial, derrames serosos e hemorragias. Nas febres hemorrágicas pelos vírus Ebola e Marburg observam-se, à necrópsia: (a) hemorragias disseminadas na pele, em mucosas e vísceras; (b) necrose extensa no fígado, no baço e nos rins, associada a escassa inflamação; (c) edema intersticial pulmonar. Na febre hemorrágica da Crimeia-Congo, observam-se hemorragias cutâneas, mucosas e viscerais associadas a linfonodomegalia, hepatomegalia e edema pulmonar. Focos de necrose estão presentes no fígado (associados a corpos de Councilman-Rocha Lima, sem inflamação) e polpas branca e vermelha do baço. Na doença da floresta de Kyasanur, existem hemorragias, adenopatia (cervical ou generalizada), edema cerebral e sinais inflamatórios no fígado (raramente com necrose focal e corpos de Councilman-Rocha Lima), pulmões, pleuras e miocárdio.

Febre Chikungunya

O vírus Chikungunya (que significa "aqueles que se dobram", em dialeto originário da Tanzânia) é um alfavírus de origem africana transmitido a humanos também por mosquitos do gênero *Aedes* (*A. aegypti* e *A. albopictus*). A doença ocorre no continente africano e na Ásia e, agora, também nas Américas, tendo sido introduzido no Brasil em 2014. A partir de então, o vírus tornou-se endêmico em todo o Brasil, particularmente na região Nordeste. Em 2019, foram notificados 132.200 casos de infecção por Chikungunya, a maioria nas regiões Nordeste e Sudeste do país; 92 pessoas faleceram em consequência da infecção, a maioria no estado do Rio de Janeiro.

A doença é mais comum em adultos, e o quadro clínico pode ser dramático. Com período de incubação de apenas 2 a 3 dias, o início da sintomatologia é abrupto. Febre e artralgias intensas são acompanhadas de calafrios, cefaleia, hiperemia conjuntival, anorexia, náuseas e dor abdominal. Poliartrite ocorre na maioria dos casos, afetando pequenas articulações, com menor acometimento das maiores. Na defervescência, cerca de 2 a 3 dias depois, em 40 a 50% dos casos surge *rash* cutâneo maculo-papular no tronco e nos membros, podendo sofrer descamação. Hemorragias não são comuns, mas petéquias na pele e epistaxe podem ocorrer na evolução da doença.

As alterações laboratoriais consistem em leucopenia, plaquetopenia discreta e elevação de aminotransferases. A taxa de letalidade é baixa (cerca de 1/1.000 casos), mas em algumas epidemias a taxa de letalidade foi de até 5%, principalmente em pacientes com comorbidades. Embora raras, podem ocorrer complicações, como encefalite, retinite, miocardite, hepatite e polirradiculoneurite, todas ocasionais. As manifestações gerais resolvem-se em geral em 7 a 10 dias, mas artrite crônica com dor persistente e edema articular mantêm-se por até três anos em cerca de 10% dos pacientes. O diagnóstico diferencial deve ser feito com outras arboviroses, como dengue, mayaro e oropouche. O diagnóstico é confirmado por sorologia (ELISA IgM e IgG) ou por biologia molecular (PCR).

Pouco se conhece sobre o quadro anatomopatológico, uma vez que a doença raramente é fatal. À semelhança da dengue, o vírus estimula fortemente a imunidade celular, levando à produção de numerosos mediadores pró-inflamatórios e citocinas (IFN-α e IFN-β, IL-4 e IL-10), que modulam a resposta imunitária. A interação de monócitos com outras células do sangue é intensa. Tais células, maciçamente infectadas pelo vírus, migram para a sinóvia, onde promovem inflamação local, o que pode explicar a persistência de sintomas articulares mesmo após o desaparecimento da viremia. Os monócitos/macrófagos infectados são também responsáveis pela disseminação viral em outros locais do organismo, como sistema nervoso central e globo ocular.

Lesões hepáticas secundárias podem ocorrer na fase aguda da doença. Hepatite aguda ocorre em 7 a 35% dos casos. Em casos fatais, o fígado mostra hepatite aguda moderada, apoptose de hepatócitos e esteatose. Formas colestáticas são raras. Hepatite fulminante é excepcional.

A recuperação dos pacientes associa-se a vigorosa resposta imunitária, que confere proteção a reinfecções por toda a vida. Na fase aguda, o tratamento é apenas sintomático, por meio de analgésicos, antitérmicos, anti-inflamatórios e hidratação adequada. Vacinas estão em desenvolvimento, com resultados promissores.

Zika vírus

Zika vírus é uma arbovírus do gênero flavivírus isolado inicialmente na África em primatas não humanos. Poucas infecções humanas causadas por esse patógeno foram documentadas até 2007, quando ocorreu uma epidemia nas ilhas da Micronésia. Em 2013 e 2014, a virose acometeu a população da Polinésia Francesa, com cerca de 30.000 casos sintomáticos. Em 2015, chegou ao Brasil e, ao final de janeiro de 2016, já circulava em mais de 20 países americanos (América Central, México, Caribe, América do Sul). A infecção ocorre classicamente pela picada de *Aedes aegypti*; hoje, sabe-se que pode haver também transmissão sexual e materno-fetal.

A disseminação do vírus no Brasil foi muito rápida e, ao final de 2015, quase todos os estados da federação já tinham casos da doença. Milhões de pessoas adquiriram o vírus nos últimos 5 anos, felizmente com baixa mortalidade. Em 2019, foram notificados 10.768 casos, a maioria na região Nordeste, com apenas três óbitos.

A doença aguda causada pelo vírus é benigna e manifesta-se com febre, *rash* cutâneo e artralgias; o quadro desaparece em geral em poucos dias, com recuperação completa. Presume-se que mais de 80% das infecções sejam assintomáticas. Entretanto, o vírus tem neurotropismo acentuado, e a infecção inicial pode desencadear, com frequência oito vezes maior do que na população normal, a síndrome de Guillain-Barré. Além disso, quando há transmissão materno-fetal nas fases iniciais da gestação, o vírus acomete o sistema nervoso do feto e leva a destruição neuronal maciça, atrofia cerebral e microcefalia (ver Capítulo 26). Centenas de crianças em todos os estados do Brasil, principalmente no Nordeste brasileiro, apresentaram essa complicação da arbovirose, tendo tornado o Brasil o país com a maior incidência dessa complicação, particularmente em populações de baixa renda e baixo nível cultural. Não há tratamento específico, e nem há vacina para uso em seres humanos.

■ Leitura complementar

▶ Doença de Chagas

Adad SJ, et al. Neuron count reevaluation in the myenteric plexus of chagasic megacolon after morphometric neuron analysis. Virchows Archiv. 2001;438:254-8.

Adad SJ, et al. The significantly reduced number of interstitial cells of Cajal in chagasic megacolon (CM) patients might contribute to the pathophysiology of CM. Virchows Arch. 2012;461:385-92.

Adad SJ, et al. Blood vessels in ganglia in human esophagus might explain the higher frequency of megaesophagus compared with megacólon. Rev Med Trop. São Paulo. 2014;56:529-32.

Andrade DV, et al. Acute Chagas disease: new global challenges for an old neglected disease. PLoS Negl Trop Dis. 2014;31;8(7):e3010.

Azevedo PHR, et al. Anti-serum validation for use in immunohistochemistry for Trypanosoma cruzi detection. Rev Soc Bras Med Trop. 2018;51:467-74.

Carlier Y, et al. Congenital Chagas disease: an update. Mem Inst Oswaldo Cruz. 2015;110(3):363-8.

Chaves AT, et al. Myocardial fibrosis in Chagas disease and molecules related to fibrosis. Parasite Immunol. 2019;41:1-7.

Conitec & Ministério da Saúde. Protocolo Clínico e Diretrizes Terapêuticas Doença de Chagas (PCDT). 2018;397:1-144.

Coura JR, Junqueira AC. Ecological diversity of trypanosoma cruzi transmission in the Amazon basin. The main scenarios in the Brazylian Amazon. Acta Tropica. 2015;151:51-72.

De Lana M, Martins-Filho OA. Revisiting the posttherapeutic cure criterion in Chagas disease: time for new methods, more questions, doubts, and polemics or time to change old concepts? Review Biomed Res Int. 2015:652985.

Dias JCP, et al. Mudanças no paradigma da conduta clínica e terapêutica da doença de Chagas: avanços e perspectivas na busca da integralidade da saúde. Epidemiol Serv Saude. 2016;25:87-90.

DIAS JCP, et al. II Consenso Brasileiro em Doença de Chagas, 2015. Epidemiol Serv Saúde. 2016;25:7-86.

Guarner J. Chagas disease as example of a reemerging parasite. Semin Diagn Pathol. 2019;36(3):164-9.

Higuchi ML, et al. Pathophysiology of the heart in Chagas' disease: current status and new developments. Cardiovasc Res. 2003;60:96-107.

Higuchi ML, et al. Do archaea and bacteria coinfection have a role in the pathogenesis of chronic chagasic cardiopathy? Mem Inst Oswaldo Cruz. 2009;104(Suppl I):199-207.

Higuchi ML, et al. Archaea symbiont of T. cruzi infection may explain heart failure in Chagas disease. Front Cell Infect Microbiol. 2018;8:1-18.

Jabari S, et al. Chagasic megacólon: enteric neurons and related structures. Histochem. Cell Biol. 2014;142:235-44.

Kemmerling U, et al. Congenital transmission of Trypanosoma cruzi: a review about the interactions between the parasite, the placenta, the maternal and the fetal/neonatal immune responses. Front Microbiol. 2019;10:1-15.

Lidani KCF, et al. Chagas disease: from discovery to a worldwide health problem. Front Public Health. 2019;166:1-13.

Martins-Melo FR, et al. Prevalence of Chagas disease in pregnant women and congenital transmission of Trypanosoma cruzi in Brazil: a systematic review and meta-analysis. Trop Med Int Health. 2014;19(8):943-57.

Martinez F, et al. Chagas disease and heart failure: an expanding issue worldwide. Eur Cardiol. 2019;14(2):82-8.

Menna-Barreto RFS. Cell death pathways in pathogenic trypanosomatids: lessons of (over)kill. Cell Death Dis. 2019;93:1-11.

Murcia L, et al. Treatment of infected women of childbearing age prevents congenital Trypanosoma cruzi infection by eliminating the parasitemia detected by PCR. J Infect Dis. 2017;215(9):1452-58.

Nunes MCP, et al. Chagas cardiomyopathy: an update of current clinical knowledge and management: a scientific statement from the American Heart Association. Circulation. 2018; 138(12):e169-e209.

OPAS/OMS. Pan American Health Organization. Guidelines for the diagnosis and treatment of Chagas disease. Washington, DC: PAHO; 2019.

Rocha A, et al. Pathology of patients with Chagas' disease and acquired immunodeficiency syndrome. Am J Trop Med Hyg. 1994;50:261.

Rossi MA, et al. Coronary microvascular disease in chronic chagas cardiomyopathy including an overview on history, pathology, and other proposed pathogenic mechanisms. PLoS Negl Trop Dis. 2010;4(8):e674.

Sales Junior PA, et al. Experimental and clinical treatment of Chagas disease: a review. Am J Trop Med Hyg. 2017;97(5):1289-303.

Secretaria de Vigilância em Saúde/Ministério da Saúde. Doença de Chagas aguda e distribuição espacial dos triatomíneos de importância epidemiológica, Brasil 2012 a 2016. 2019;50.

Vieira JL, et al. Chagas cardiomyopathy in Latin America review. Curr Cardiol Rep. 2019;12;21(2):1-8.

Zingales B. Trypanosoma cruzi genetic diversity: Something new for something known about Chagas disease manifestations, serodiagnosis and drug sensitivity. Acta Trop. 2018;184:38-52.

34

WHO. World Health Organization. Chagas disease (American trypanosomiasis), 2017. Available from: https://www.who.int/chagas/en/.

▶ Esquistossomose mansônica

Abath FGC, Morais CNL, et al. Imunopathogenic mechanisms in schistosomiasis: what can be learnt from human studies. Trends Parasitol. 2006;22:85-91.

Andrade ZA, Andrade SG. Pathogenesis of schistosomal pulmonary arteritis. Am J Trop Med Hyg. 1970;19:305-10.

Andrade ZA, Bina JC. A patologia da forma hépato-esplênica da esquistossomose mansoni em sua forma avançada. Mem Inst Oswaldo Cruz. 1983;78:285-305.

Andrade ZA, Cheever A. Alterations of the intrahepatic vasculature in hepatosplenic schistosomiasis mansoni. Am J Trop Med Hyg. 1971;20:425-32.

Barsoum R. The changing face of schistosomal glomerulopathy. Kidney Int. 2004;66:2472-84.

Bina JC, Prata A. Regressão da hepatoesplenomegalia pelo tratamento específico da esquistossomose. Rev Soc Bras Med Trop. 1983;16:213-8.

Bogliolo L. The anatomical picture of the liver in hepatosplenic schistosomiasis mansoni. Ann Trop Parasitol. 1957;51:1-14.

Butterworth AE, Dunne DW, et al. Human immunity to Schistosoma mansoni: observations on mechanisms, and implications for control. Immunol Invest. 1992;21:91-407.

Caldas IR, Campi-Azevedo AC, Oliveira LF, et al. Human schistosomiasis mansoni: Immune responses during acute and chronic phases of the infection. Acta Trop. 2008;108:109-17.

Chitsulo L, Engels D, et al. The global status of schistosomiasis and its control. Acta Trop. 2000;77:41-51.

Colley DG, Bustinduy AL, Secor EW, et al. Human schistosomiasis. Lancet. 2014;383:2253-64.

Dessin AJ, Hillaire D, Elwali N, et al. Severe hepatic fibrosis in Schistosoma mansoni infection is controlled by major locus that is closely linked to the interferona-g receptor gene. Am J Human Genetics. 1999;65:709-21.

Dunne DW, Pearce EEJ. Immunology of hepatosplenic schistosomiasis mansoni: a human perspective. Microbes Infect. 1999;1:553-60.

Freitas JR. Estudo anátomo-patológico de noventa e cinco fígados de pacientes transplasntados no Estado da Bahia entre 2001 e 2008 [dissertação]. Bahia: Fiocruz/ Universidade Federal da Bahia; 2009.

Gasim IG, et al. Schistosomiasis, hepatitis B and hepatitis C co--infection. Virology Journal. 2015;12:19. doi 10.1186/s12985-015-0251.

Gavilanes F, et al. Pulmonary arterial hypertension in schistosomiasis. Curr Opin Pulm Med. 2016;22:408-14.

Gryseels B, Polman K, et al. Human schistosomiasis. Lancet. 2006;368(9541):1106-18.

Hoar M: Hepatic and intestinal schistosomiasis after orthotopic liver transplant. Liver Transpl. 2005;11:1603-7.

Jesus AR, Magalhães A, et al. Association of type 2 cytokines with hepatic fibrosis in human Schistosoma mansoni infection. Infec Immunity. 2004;72:3391-97.

Jesus AR, Silva A, et al. Clinical and immunologic evaluation of 31 patients with cute schistosomiasis mansoni. J Infec Dis. 2002;185:98-105.

Kamdem SD, et al: Host regulators of liver fibrosis during human schistosomiasis. Front Immunol. 9:2781. doi: 10.3389/fimmu.2018.02781

Lambertucci JR. Revisiting the concept f hepatosplenic schistosomiasis and its challenges using traditional and new tools. Rev Soc Bras Med Trop. 2014;47(2):130-6.

Mbanefo EC, et al. Host determinants of reinfection with schistosomes in humans: a systematic review and meta-analysis. PLoS Negl Trop Dis. 2014;8(9):e3164. doi: 10.1371/journal.pntd.0003164

McManus DP, et al. Schistosomiasis. Nature Reviews. 2018;4:13.

Mutapi F, et al: Human schistosomiasis in the post mass drug administration era. Available from: www.thelancet.com/infection. Published online 2016 Dec 14. Available from: <http://dx.doi.org/10.1016/S1473-3099(16)30475-3>.

Ministerio da Saúde: Esquistossomose mansônica. Available from: <http://www.saude.ba.gov.br/wp-content/uploads/2018/03/GUIA-DE-VIGIL%C3%82NCIA-EPIDEMIOL%C3%93GICA-ESQUISTOSSOMOSE-MANS%C3%94NICA.pdf>.

Nussenzveig I, Brito T, et al. Human Schistosoma mansoni-associated glomerulopathy in Brazil. Nephrol Dial Transplant. 2002;17:4-7.

Papamatheakis DG, et al. Schistosomiasis-associated pulmonary hypertension. Pulm Circ. 2014;4(4):596-611.

Pearce EJ, MasDonald AS. The immunobiology of schistosomiasis. Nat Rev Immunol. 2002;2:499-511.

Pitella JEH. Pathology of CNS parasitic infections. In. Garcia, HH, Tanowitz HB, Brutto OH. Handbook of clinical neurology. Neuroparasitology and tropical neurology. Elsevier; 2013. v. 114 (3rd series).

Pitella JEH. Neuroschistosomiasis. Brain Pathol. 1997;7:649-62.

Prata A, Andrade ZA. Fibrose hepática de Symmers sem esplenomegalia. O Hospital. 1963;63:617-8.

Sadigursky M, Andrade ZA. Pulmonary changes in schistosomal cor pulmonale. Am J Trop Med Hyg. 1981;31:779-84.

Silva LC, Chieffi PP, Carrilho FJ. Schistosomiasis mansoni – Clinical features. Gastroenterol Hepatol. 2005;28:30-9.

Verjee MA. Schistosomiasis: still a cause of significant morbidity and mortality. Research and Reports in Tropical Medicine. 2019;10:153-63.

Symmers MB. Note on a new form of liver cirrhosis due to the presence of the ova of Bilharzia haematobia. J Path Bac. 1904;IX:227-39.

Who Expert Committee on the Control of Schistosomiasis. Public health impact of schistosomiasis: disease and mortality. Bull WHO. 1993;71(6):657-62.

WHO. Schistosomiasis. Available from: <https://www.who.int/en/news-room/fact-sheets/detail/schistosomiasis>.

Wynn TA, Thompson RW, et al. Immunopathogenesis of schistosomiasis. Immun Rev. 2004;201:156-67.

▶ Leishmaniose tegumentar

Bittencourt AL, Barral-Netto M. Leishmaniasis. In: Doer W, Seifert G. Tropical medicine. 2 ed. vol 2. Berlim: Springer; 1995. p. 597-651.

Brasil. Ministério da Saúde. Saúde de A a Z [Internet]. Leishmaniose tegumentar (LT). Disponível em: <https://www.gov.br/saude/pt-br/assuntos/saude-de-a-a-z/l/leishmaniose-tegumentar-lt>.

Cincurá C, Lessa MM, Machado PR, et al. Mucosal leishmaniasis: a retrospective study of 327 cases from an endemic area of Leishmania (Viannia) braziliensis. Am J Trop Med Hyg. 2017;97(3):761-66.

Gollob KJ, Viana AG, Dutra WO. Immunoregulation in human American leishmaniasis: balancing pathology and protection. Parasite Immunol. 2014;36(8):367-76.

Guimarães LH, Queiroz A, Silva JA, et al. Atypical manifestations of cutaneous leishmaniasis in a region endemic for Leishmania braziliensis: clinical, immunological and parasitological aspects. PLOSNegl Trop Dis. 2016;10(12):e0005100.

Saldanha MG, Queiroz A, Machado PRL, et al. Characterization of the histopathologic features in patients in the early and late phases of cutaneous leishmaniasis. Am J Trop Med Hyg. 2017;96(3):645-52.

Schleicher U, Liese J, Knippertz I, et al. NK cell activation in visceral leishmaniasis requires TLR9, myeloid DCs, and IL-12, but is independent of plasmacytoid DCs. J Exp Med. 2007; 204:893-906.

Scott P, Novais, F. Cutaneous leishmaniasis: immune responses in protection and pathogenesis. Nat Rev Immunol. 2016; 16(9):581-92.

World Health Organization. Leishmaniasis [Internet]. Disponível em: <www.who.int/health-topics/leishmaniasis>.

▶ Leishmaniose visceral

Alvar J. Leishmaniasis and AIDS coinfections: the Spanish example. Parasitol Today. 1994;10:160-3.

Antinori S, Schifanella L, Corbellino M. Leishmaniasis: new insights from an old and neglected disease. Eur J Clin Microbiol Infect Dis. 2012;31(2):109-18.

Bacellar O, Brodskyn C, Guerreiro J, et al. Interleukin-12 restores interferona-gamma production and cytotoxic responses in visceral leishmaniasis. J Infect Dis. 1996;173:1515-18.

Badaró R, Duarte MIS. In: Veronesi R, Focaccia R. Tratado de infectologia. São Paulo: Atheneu; 1996.

Badaró R, Jones TC, Carvalho EM, et al. New perspectives on a subclinical form of visceral leishmaniasis. J Infect Dis. 1986;154:1993-2011.

Becker I, Salaiza N, Aguirre M, et al. Leishmania lipophosphoglycan (LPG) activates NK cells through toll-like receptor-2. Mol Biochem Parasitol. 2003;130:65-74.

Cerf BJ, Jones TC, Badaró R, et al. Malnutrition as a risk factor for severe visceral leishmaniasis. J Infect Dis. 1987;156:1030-33.

Chauhan SB, Faleiro R, Kumar R, et al. Interleukin 2 is an upstream regulator of CD4+ T cells from visceral leishmaniasis patients with therapeutic potential. J Infect Dis. 2019;220(1):163-73.

Corbett CEP, Duarte MIS, Bustamante SE. Regression of diffuse intralobular liver fibrosis associated with visceral leishmaniasis. Am J Trop Med Hyg. 1993;49:616-624.

Duarte MIS, Tuon FF, Pagliari C, et al. Human visceral leishmaniasis expresses Th1 pattern in situ liver lesions. J Infect. 2008;57(4):332-7.

Duarte MI, Andrade HF, Takamura CF, et al. TGF-beta and mesenchymal hepatic involvement after visceral leishmaniasis. Parasitol Res. 2009;104(5):1129-36.

Duarte MIS, Corbett CEP. Histopathological and ultrastructural aspects of interstitial pneumonitis of experimental visceral leishmaniasis. Trans R Soc Trop Med Hyg. 1984;78:683-8.

Duarte MIS, Corbett CEP. Histopathological patterns of the liver involvement in visceral leishmaniasis. Rev Inst Med Trop SPaulo. 1987;29:131-6.

Duarte MIS, Matta VLR, Corbett CEP, et al. Interstitial pneumonitis in human visceral leishmaniasis. Trans R Soc Trop Med Hyg. 1989;83:73-6.

Duarte MIS, Silva MRR, Goto H, et al. Interstitial nephritis in human Kala-azar. Trans R Soc Trop Med Hyg. 1983;77:531-7.

Engwerda CR, Murphy ML, Cotterell SE, et al. Neutralization of IL-12 demonstrates the existance of discrete organ-specific phases in the control of Leishmania donovani. Eur J Immunol. 1998;28:669-80.

Flandin JF, Chano F, Descoteaux A. RNA interference reveals a role for TLR2 and TLR3 in the recognition of Leishmania donovani promastigotes by interferon-gamma-primed macrophages. Eur J Immunol. 2006;36:411-20.

Ghalib HW, Piuvezam MR, Sheiky YAW, et al. Interleukin-10 production correlates with pathology in human Leishmania donovani infections. J Clin Invest. 1993;92:324-9.

Ghalib HW, Whittle JA, Reed SG, et al. IL-12 enhances Th1 type responses in human leishmania donovani infection. J Immunol. 1995;154:4623-9.

Goto H, Prianti MG. Immunoactivation and immunopathogeny during active visceral leishmaniasis Rev Inst Med Trop SPaulo. 2009;51(5):241-6.

Howard MK, Ogunkolade W, Brycesan RN, et al. A DNA probe for human visceral leishmaniasis. Trans R Soc Trop Med Hyg. 1992;86:35-6.

Jain K, Jain NK. Vaccines for visceral leishmaniasis: a review. J Immunol Methods. 2015;422:1-12.

Kaye P, Scott P. Leishmaniasis: complexity at the host-pathogen interface. Nat Rev Microbiol. 2011;9(8):604-15.

Kropf P, Freudenberg MA, Modolell M, et al. Toll-like receptor 4 contributes to efficient control of infection with the protozoan parasite Leishmania major. Infect Immun. 2004;72:1920-8.

Luz KG, Tuon FF, Duarte MI, et al. Cytokine expression in the duodenal mucosa of patients with visceral leishmaniasis. Rev Soc Bras Med Trop. 2010;43(4):393-5.

Lv Z, Wu Z, Zhang L, et al. Genome mining offers a new starting point for parasitology research. Parasitol Res. 2015;114(2):399-409.

Murray HW. Endogenous interleukin-12 regulates acquired resistance in experimental visceral leishmaniasis. J Infect Dis. 1997;175:1477-9.

Rodrigues-Neto JF, Monteiro GR, Keesen TSL, et al. CD45RO+ T cells and T cell activation in the long-lasting immunity after Leishmania infantum infection. Am J Trop Med Hyg. 2018;98(3):875-82. doi: 10.4269/ajtmh.16-0747.

Schleicher U, Liese J, Knippertz I, et al. NK cell activation in visceral leishmaniasis requires TLR9, myeloid DCs, and IL-12, but is independent of plasmacytoid DCs. J Exp Med. 2007;204:893-906.

Seixas-Duarte MI, Tuon FF, Pagliari C, et al. Human visceral leishmaniasis expresses Th1 pattern in situ liver lesions. J Infect. 2008;57:332-7.

Schönian G1, Mauricio I, Cupolillo E. Is it time to revise the nomenclature of Leishmania? Trends Parasito. 2010;26(10):466-9.

Srivastava S, Shankar P, Mishra J, et al. Possibilities and challenges for developing a successful vaccine for leishmaniasis. Parasit Vectors. 2016;9(1):277.

Tuon FF, Amato VS, Bacha HA, et al. Toll-like receptors and Leishmaniasis. Infect Immunity. 2008;866-72.

Van Griensven J, Diro E. Visceral leishmaniasis. Infect Dis Clin North Am. 2012;26(2):309-22.

Veer MJ, Curtis JM, Baldwin TM, et al. MyD88 is essential for clearance of Leishmania major: possible role for lipophosphoglycan and Toll-like receptor 2 signaling. Eur J Immunol. 2003;33:2822-31.

Whitaker SM, Colmenares M, Goldsmith Pestana K, et al. Leishmania pifanoi proteoglycolipid complex P8 induces macrophage cytokine production through toll-like receptor 4. Infect Immun. 2008;76:2149-56.

34

► Toxoplasmose

Dubey JP, Lago EG, Gennari SM, et al. Toxoplasmosis in humans and animals in Brazil: high prevalence, high burden of disease, and epidemiology. Parasitology. 2012;139(11):1375-424.

Dubey JP. Toxoplasmosis of animals and humans. Boca Raton: CRC Press; 2009.

Greigert V, Foggia E, Filisetti D, et al. When biology supports clinical diagnosis: review of techniques to diagnose ocular toxoplasmosis. Br J Ophthalmol. 2019;103(7):1008-12.

Luft JB, Remington JS. Toxoplasmosis encephalitis in AIDS. Clin Infec Dis. 1992;15:211-22.

Meireles LR, Ekman CC, Andrade HF, et al. Human toxoplasmosis outbreaks and the agent infecting form. Findings from a systematic review. Rev Inst Med Trop São Paulo. 2015;57(5):369-76.

Montoya JG, Remington JS. Management of toxoplasma gondii infection during pregnancy. Clin Infect Dis. 2008;47(4):554-66.

Porter SB, Sande MA. Toxoplasmosis of the central nervous system in the acquired immunodeficiency syndrome. N Engl J Med. 1992;327:1643-8.

Remington JS, Mcleod R, Wilson CB, et al. Toxoplasmosis. In: Remington JS, Klein JO, Wilson CB, Baker CJ, editors. Infectious diseases of the fetus and newborn infant. 7th ed. Philadelphia: Elsevier Saunders; 2006. p. 918-1041.

Saxén E, Saxén L, Gröomroos P. Glandular toxoplasmosis: a report on 23 histologically diagnosed cases. Acta Path Microbiol Scand. 1958;44:319-28.

Weiss L, Kim K. Toxoplasma gondii: the model apicomplexan. London: Academic Press; 2007.

Yarovinsky F. Innate immunity to Toxoplasma gondii infection. Nat Rev Immunol. 2014;14(2):109-214.

► Leptospirose

Abdulkader RCRM, Silva, MV. The kidney in leptospirosis. Pediatr. Nephrol. 2008;23:2111-20.

Andrade L, Rodrigues Junior AC, Sanches TRC. Leptospirosis leads to dysregulation of sodium transporters in the kidney and lung. Am J Physiol Renal Physiol. 2007;292:F586-F592.

Bharti AR, Nally JE, Ricaldi JN, et al. Leptospirosis: a zoonotic disease of global importance. Lancet Infect Dis. 2003;3:757-71.

Brito T, Aiello VD, Silva LFF, et al. Human hemorrhagic pulmonary leptospirosis: Pathological findings and pathophysiological correlations. Plos One. 2013;8:e71743.

Brito T, Silva AMGD, Abreu PAE: Pathology and pathogenesis of human leptospirosis: a commented review. Rev Inst Med Trop São Paulo. 2018;60:e23.

Dolhnikoff M, Mauad T, Bethlem EP, et al. Pathology and pathophysiology of pulmonary manifestations in leptospirosis. Braz J Infect Dis. 2007;11:142-8.

Faine S, Adler B, Bolin C, et al. Leptospira and leptospirosis. 2nd ed. Melbourne, Australia: MediSci; 1999.

Miyahara S, Saito M, Kanemaru T, et al. Destruction of the hepatocyte junction by intracellular invasion of Leptospira causes jaundice in a hamster model of Weil's disease. Int J Exp Pathl. 2014;95:271-81.

Nally JE, Chantranuwat C, Wu XY, et al. Animal model: alveolar septal deposition of immunoglobulin and complement parallels pulmonary hemorrhage in a guinea pig model of severe pulmonary leptospirosis. Am J Pathol. 2004;163:1115-27.

Nascimento A, Ko AI, Martins EAL, et al. Comparative genomics of two Leptospira interrogans serovars reveals novel insights into physiology and pathogenesis. J Bacteriol. 2004;186: 2164-72.

Nascimento A, Verjovski-Almeida S, Van Sluys MA, et al. Genome features of Leptospira interrogans serovar Copenhageni. Braz J Med Biol Res. 2004;37:459-78.

Ren SX, Fu G, Jiang XG, et al. Unique physiological and pathogenic features of Leptospira interrogans revealed by whole-genome sequencing. Nature. 2003;422:888-93.

Seguro AC, Andrade L. Pathophysiology of leptospirosis. Shock. 2013;7:17-23.

► Paracoccidioidomicose

Arantes TD, Theodoro RC, Teixeira MM, et al. Environmental mapping of Paracoccidioides spp. in Brazil reveals new clues into genetic diversity, biogeography and wild host association. PLoSNegl Trop Dis. 2016;10:e0004606.

Araújo EF, Loures FV, Feriotti C, et al.Disease tolerance mediated by phosphorylated Indoleamine-2,3 Dioxygenase confers resistance to a primary fungal pathogen. Front. in Immunol. 2017;8:1522.

Araújo EF, Feriotti C, Galdino NAL, et al. The IDO-AhR-Treg Axis Controls Th17/Th22 immunity in a pulmonary model of fungal infection. Front. in Immunol. 2017;8:880.

Bagagli E, Sano A, Coelho KI, et al. Isolation of paracoccidoides-brasiliensis from armadillos (Dasypusnovemcynctus) captured in an endemic area of paracoccidioidomycosis. Am J Trop Med Hyg. 1998;58:505-12.

Benard G. An overview of the immunopathology of human paracoccidioidomycosis. Mycopathologia. 2008;165:209-21.

Cabral-Marques O, França TT, Al-Sbei A, et al. CD40 ligand deficiency causes functional defects of peripheral neutrophils that are improved by exogenous IFN-γ. J of Allergy and Clin Immunol. 2018;142:1571-89.

Cacere CR, Romano CC, Mendes Giannini MJ, et al. The role of apoptosis in the antigen-specific T cell hyporesponsiveness of paracoccidioidomycosis patients. Clin Immunol. 2002;105:215-22.

Calich VLG, Costa TA, Felonato M, et al. Innate immunity to Paracoccidioides brasiliensis infection. Mycopathologia. 2008;165: 223-36.

Calich VLG, Pina A, Maíra F, et al. Toll-like receptors and fungal infections. The role of TLR2, TLR4 and MyD88 in Paracoccidioidomycosis. FEMS Immunol Med Microbiol. 2008;53:1-7.

Calich VLG, Mamoni R, Loures FV. Regulatory T cells in paracoccidioidomycosis. Virulence. 2019;10:810-21.

Calvi SA, Soares AM, Peraçoli MT, et al. Studyofbronchoalveolarlavage fluid in paracoccidioidomycosis: cytopathology and alveolar macrophagefunction in response to gamma interferona; comparisonwithbloodmonocytes. Microbes Infect. 2003;5:1373-9.

Cano LE, Kashino SS, Arruda C, et al. Protective role of gamma interferona in experimentalpulmonaryparacoccidioidomycosis. Infect Immun. 1998;66:800-6.

Costa TA, Bazan SB, Feriotti C, et al. In pulmonary paracoccidioidomycosis IL-10 deficiency leads to increased immunity and regressive infection without enhancing tissue pathology. PLoS Neglect Trop Dis. 2013;7(10):e2512.

Castro LF, Ferreira MC, Silva RM, et al. Characterization of the immune response in human paracoccidioidomycosis. J Infection. 2013;67:470-85.

Castro LF, Longhi LNA, Paião MR, et al. NLRP3 inflammasome is involved in the recognition of paracoccidioidesbrasiliensis by human dendritic cells and in the induction of Th17 cells. J Infect. 2018;77:137-44.

Dejardins CA, et al. Comparative genomic analysis of human fungal pathogens causing paracoccidioioimycosis. PLoS Genetics. 2011;7:1-16.

Della Coletta AM, Bachiega TF, Quaglia e Silva JC, et al. Neutrophil extracellular traps identification in tegumentary lesions of patients with Paracoccidioidomycosis and different patterns of NETs generation in vitro. PLoSNegl Trop Dis.2015;9(9):e0004037.

Feriotti C, Araújo EF, Loures FV, et al. NOD-like receptor P3 inflammasome controls protective Th1/Th17 immunity against pulmonary paracoccidioidomycosis. Frontiers in Immunol. 2017;8:786.

Felonato M, Pina A, Araujo EF, et al. Anti-CD25 treatment depletes Treg cells and decreases disease severity in susceptible and resistant mice infected with Paracoccidioides brasiliensis. PLoS One. 2012;7(11):e51071.

Galdino NAL, Loures FV, Araujo EF, et al. Depletion of regulatory T cells in ongoing paracoccidioidomycosis rescues protective Th1/Th17 immunity and prevents fatal disease outcome. Sci Reports. 2018;8:16544.

Loures FV, Araújo EF, Feriotti C, et al. Dectin-1 induces M1 macrophages and prominent expansion of CD8+IL-17+ cells in pulmonary paracoccidioidomycosis. J Infec Dis. 2014 ;209:1017-27.

Loures FV, Araújo EF, FERIOTTI, C et al. TLR-4 Cooperates with dectin-1 and mannose receptor to expand Th17 and Tc17 cells induced by paracoccidioides brasiliensis stimulated dendritic cells. Frontiers in Microbiol. 2015;6:261.

Martinez R. Epidemiology of paracoccidioidomycosis. Rev Inst Med Trop. S Paulo, 2015;57(Suppl 19):11-20.

Pina A, Araujo EF, Felonato M, et al. Myeloid dendritic cells (DCs) of mice susceptible to paracoccidioidomycosis suppress T cell responses whereas myeloid and plasmacytoid DCs from resistant mice induce effector and regulatory T cells. Infect Immun. 2013;81(4):1064-77.

Popi AF, Lopes JD, Mariano M. GP43 from Paracoccidioides brasiliensis inhibits macrophage functions. An evasion mechanism of the fungus. Cell Immunol. 2002;218:87-94.

Restrepo A, Salazar ME, Cano LE, et al. Estrogens inhibit-mycelium-to-yeast transformation in the fungus Paracoccidioides brasiliensis: implications for resistance of females to paracoccidioidomycosis. Infect Immun. 1984;46:346-53.

Romano CC, Mendes-Giannini MJ, Duarte AJ, et al. The role of interleukin-10 in the differential expression of interleukin--12p70 and its beta2 receptor on patients with active or treated paracoccidioidomycosis and healthy infected subjects. Clin Immunol. 2005;114(1):86-94.

Schimke-Marques LF, Cabral-Marques O, Hibbard J, et al. Paracoccidioidomycosis associated with a heterozygousSTAT4 mutation and impaired IFN-gamma immunity. J Infect Dis. 20417;216:1623-34.

Shikanai-Yasuda MA, Mendes RP, Colombo A, et al. Brazilian guidelines for the clinical management of paracoccidioidomycosis. Rev Soc Bras Med Trop. 2017;50:715-40.

Taborda CP, Juliano MA, Puccia R, et al. Mapping of the T-cell epitope in the major 43-kilodalton glycoprotein of Paracoccidioidesbrasiliensis which induces a Th1 response protective against fungal infection in BALB/c mice. Infect Immun. 1998;66:786-93.

Teixeira MM, Theodoro RC, Carvalho MJA, et al. Phylogenetic analysis reveals a high level of speciation in the Paracoccidioides genus. Mol Phylog Evol. 2009;52:273-83.

Theodoro RC, Teixeira MM, Felipe MSS, et al. Genus Paracoccidioides: species recognition and biogeographic aspects. Plus One. 2012;7:e37694.

Turissini DA, Gomez OM, Teixeira MM, et al. Species boundaries in the human pathogen Paracoccidioides. Fungal Genet Biol. 2017;106:9-25.

► Malária

Aich TP. Falciparum malaria induced renal impairment. J Med Res. 2019;5:220-3.

Anstey NM, et al. The pathophysiology of vivax malaria. Trends Parasitol. 2009;25:220-7.

Ashley EA, Phyo AP, Woodrow CJ. Malaria. Lancet. 2018;391: 1608-21.

Borges TK, et al. Differences in the modulation of reactive species, lipid bodies, cyclooxygenase-2, 5 lipoxygenase and PPAR-γ in cerebral malaria-susceptible and resistant mice. Immunobiology. 2017;222:604-19.

Brito MAM, Baro B, Raiol TC, et al. Morphological and transcriptional changes in human bone marrow during natural Plasmodium vivax malaria infections. J Infect Dis. 2020;18: jiaa177. doi: 10.1093/infdis/jiaa177

Chotivanich K, et al. Central role of the spleen in malaria parasite clearance. J Infect Dis. 2002;185:1538-41.

Cohee LM, Laufer MK. Malaria in children. Pediatr Clin North Am. 2017;64:851-66.

Costa FTM, Lopes SCP, Albrecht L, et al. On the pathogenesis of Plasmodium vivax malaria: perspectives from the Brazilian field. Int J Parasitol. 2012;42:1099-105.

Crompton PD, Moebius J, Portugal S, et al. Malaria immunity in man and mosquito: Insights into unsolved mysteries of a deadly infectious disease. Annu Rev Immunol. 2014;32:157-87.

Dalko E, Tchitchek N, Pays L, et al. Erythropoietin levels increase during cerebral malaria and correlate with heme, interleukin-10 and tumor necrosis factor-alpha in India. Plos One. 2016;11:e0158420.

Dorovinizis K, Schmidt K, Huynh H, et al. The neuropathology of fatal cerebral malaria in Malawian children. Am J Pathol. 2011;178: 2146-58.

Douglas NM, Anstey NM, Buffet PA, et al. The anaemia of Plasmodium vivax malaria. Malar J. 2012;11:135.

Engwerda CR, et al. The importance of the spleen in malaria. Trends Parasitol. 2005;21:75-80.

Estévanez IC, Hernández-Mora. Pulmonary complications of malaria: an update. Med Clin (Barc). 2016;46:354-8.

Ekvall H. Malaria and anemia. Cur Opin Hemat. 2003;10:108-14.

Föller M, Bobbala D, Koka S, et al. Suicide for survival – death of infected erythrocytes as a host mechanism to survive Malaria. Cell Physiol Biochem. 2009;24:133-40.

Francischetti IMB, Seydel KB, Monteiro RQ. Blood coagulation, inflammation, and malaria. Microcirculation. 2008;15:81-107.

Ghosh K, Ghosh K. Pathogenesis of anemia in malaria: a concise review. Parasitol Res. 2007;101:1463-69.

Grau GER, Craig AG. Cerebral malaria pathogenesis: revisiting parasite and host contributions. Future Microbiol. 2012;7: 291-302.

Henry B, Roussel C, Carucci M, et al. The human spleen in malaria: filter or shelter? Trends Parasit. 2020;36:435-46.

Hora R, Kapoor P, Thind KK, et al. Cerebral malaria-clinical manifestations and pathogenesis. Metab Brain Dis. 2016;31: 225-37.

Hunt NH, et al. Immunopathogenesis of cerebral malaria. Int J Parasitol. 2006;36:569-82.

Idro R, Jenkins NE, Newton CRJC. Pathogenesis, clinical features, and neurological outcome of cerebral malaria. Lancet Neurol. 2005;4:827-40.

King T, Lamb T. Interferon-γ: the Jekyll and Hyde of malaria. PLoS Pathog. 2015;11(10):e1005118.

Kotepui M, Kotepui KU, Milanez GD, et al. Reduction in total leukocytes in malaria patients compared to febrile controls: a systematic review and meta-analysis. Plos One. 2020;15:e0233913.

Leoni S, Buonfrate D, Angheben A, et al. The hyper-reactive malarial splenomegalya systematic review of the literature. Malar J. 2015;14:185.

Luzolo AL, Ngoyi DM. Cerebral malaria. Metab Brain Dis. 2016;31:225-37.

Medana IM, Turner GD. Human cerebral malaria and the blood-brain barrier. Int J Parasitol. 2006;36:555-68.

Menendez C, Fleming AF, Alonso PL. Malaria-related anaemia. Parasitol Today. 2000;16:469-76.

Miller LH, Ackerman HC, Su X-Z, et al. Malaria biology and disease pathogenesis: insights for new treatments. Nat Med. 2014;19:156-67.

Milner Jr DA, Whitten RO, Kamiza S, et al. The systemic pathology of cerebral malaria in African children. Front Cell Infect Microbiol. 2014;4:104.

Mishra SK, Das BS. Malaria and acute kidney injury. Semin Nephrol. 2008;28:395-408.

Mohapatra S, Samantaray J, Arulselvi S, et al. Disseminated intravascular coagulation following malaria due to Plasmodium vivax: a thromboelastography-based study. Malar J. 2013;12:336.

Nishanth G, Schlüter D. Blood-brain barrier in cerebral malaria: pathogenesis and therapeutic intervention. Trends Parasitol. 2019;7:516-28.

Rasti N, et al. Molecular aspects of malaria pathogenesis. FEMS Immunol Med Microbiol. 2004;41:9-26.

Sierro F, Grau GER. Ins and outs of cerebral malaria pathogenesis: immunopathology, extracellular vesicles immunometabolism, and trained immunity. Front Immunol. 2019;10:830.

Storm J, Craig AG. Pathogenesis of cerebral malaria-inflammation and cytoadherence. Front Cell Infect Microbiol. 2014; 4:100.

Straat M, Van Bruggen R, Korte D, et al. Red blood cell clearance in inflammation. Transfus Med Hemother. 2012;39:353-61.

Taylor WRJ, White NJ. Malaria and the lung. Clin Chest Med. 2002;23:457-68.

Tosta CE, Hermans MA. Atypical reticulocytes in rats with malaria as a possible consequence of the pitting function of the spleen. Ann Trop Med Parasitol. 1981;75:363-5.

Totino PRR, Daniel-Ribeiro CT, Ferreira-da-Cruz MF. Evidencing the role of erythrocytic apoptosis in malarial anemia. Front Cell Infect Microbiol. 2016;6:176-87.

Tougan T, Edula JR, Morita M, et al. The malaria parasite Plasmodium falciparum in red blood cells selectively takes up serum proteins that affect host pathogenicity. Malar J. 2020;19:155-66.

Urban BC, et al. Fatal Plasmodium falciparum causes specific patterns of splenic architectural disorganization. Infect Immun. 2005;73:1986-94.

Wah ST, Hananantachai H, Kerdpin U et al. Molecular basis of human cerebral malaria development. Trop Med Health. 2016;44:33-7.

Wassmer SC, Grau GER. Severe malaria: what's new on the pathogenesis front? Int J Parasitol. 2017;47:145-52.

White NJ. Anaemia and malaria. Malar J. 2018;17:371.

White NJ, Pukrittayakamee S, Hien TT, et al. Malaria. Lancet. 2014;383:723-35.

World Health Organization. Severe malaria. Trop Med Int Health. 2014;19(Supl I):7-131.

▶ Síndrome da febre hemorrágica de etiologia viral

Ajlan BA, Alafif MM, Alawi MM, et al. Assesssment of the new World Health Organization´s dengue classification for predicting severity of illness and level of healthcare requerid. Plos Negl Trop Dis. 2019;13:12-8.

Bhamarapravati N, Tuchinda P, Boonyapaknauik V. Pathology of Thailand hemorrhagic fever: a study of 100 autopsy cases. An Trop Med Parasital. 1967;61:500-10.

Ferreira MS, Hantaviroses. Rev Soc Bras Med Trop. 2003;36:81-96.

Ferreira MS, Nishioka SA, Santos TL, et al. Hantavirus pulmonary syndrome in Brazil: clinical aspects of three new cases. Rev Inst Med Trop S Paulo. 2000;42:41-6.

Ferreira MS. Yellow fever. Ann Hepatol. 2019;18:788-9.

Fernando S, Wijewickrama A, Gomes L, et al. Patterns and causes of liver involvement in acute dengue infection. BMC Infect Dis. 2016;16:319-30.

Fischer-Hoch SP, McCormick JB. Lassa Fever. In: Strickland GT. Hunter's tropical medicine and emerging infectious diseases. 8th ed. Philadelphia: Saunders; 2000. p. 275-9.

Gibbons RV, Vanghn DW. Dengue: an escalating problem. BMJ. 2002;324:1563-67.

Gubler DJ. Epidemic dengue and dengue hemorrhagic fever: a global public health problem in the 21st century. Emerg. Infect. 1998;1:1-14.

Halstead SB. Emergence mechanisms in yellow fever and dengue. Emerg Infect. 1998;2:65-79.

Hutchinson KL, Rollin PE, Peters CJ. Pathogenesis of a north american hantavirus, Black Creek Canal virus, in experimentally infected Sigmodon hispidus. Am J Trop Med Hyg. 1998;59:58-65.

Isaacson M. Viral hemorrhagic fever hazards for travelers in Africa. Clin Infect Dis. 2001;33:1707-12.

Khan AS, Ksiazek TG. Diseases caused by Hantaviruses. In: Strickland GT. Hunter's tropical medicine and emerging infectious diseases. 8th ed. Philadelphia: Saunders; 2000. p. 288-93.

Kouri G, Gúzman MG. Dengue: an update. Lancet. 2002;2:33-41.

Lopes RL, Pinto JR, Silva GB, et al. Kidney envolvement in yellow fever: a rewiew. Rev Inst med Trop São Paulo. 2019;61. E 35. Published online 2019 Jul 22. doi 1590/51678-9946201961035

Mills JN, Mckee Jr, KT. South American hemorrhagic fevers. In: Strickland GT. Hunter's tropical medicine and emerging infectious diseases. 8th ed. Philadelphia: Saunders; 2000. p. 279-81.

Monath TP. Yellow fever and dengue – the interactions of virus, vector and host in the reemergence of epidemic diseases. Sem Virol. 1994;5:133-45.

Mittler E, Dieterle ME, Kleinfelter LM, et al. Hantavirus entry: perspectives and recent advances. Adv Virus Res. 2019;104:185-24.

Moizeis RN, Fernandes TA, Guedes PMM, et al. Chikungunya fever: a threat to global public health. Pathog Glob Health. 2018;112(4):182-94.

Malarige GN, Ogg GS. Pathogenesis of vascular leak in dengue infection. Immunology. 2017;151(3):261-9.

Nolte KB, Feddersen RM, Foucar K, et al. Hantavirus pulmonary syndrome in the United States: a pathological description of a disease caused by a new agent. Hum. Pathol. 1995; 26:110-20.

Nunes-Araújo FR, Ferreira MS, Nishioka SD. Dengue fever in Brazilian adults and children: assessment of clinical findings and their validity for diagnosis. Ann Trop Med Parasitol. 2003;97:415-9.

Nunes PCG, Daumas RP, Ancilla JC, et al. 30 years of total dengue cases in Brazil: a review. BMC Public Health. 2019;19:329-35.

Peters CJ. Hantavirus pulmonary syndrome in the Americas. Emerg Infec. 1998;2:17-64.

Povoa TF, Alves AMB, Oliveira CAB, et al. The pathology of severe dengue in multiple organs of human fatal cases: histopathology, ultrastructure and viral replication. Plos One. 2014;9(4):83386.

Schmaljohn CS, Hyelle B. Hantaviruses: a global disease problem. Emerg Infect Dis. 1997;3:95-104.

Simpson SQ. Hantavirus pulmonary syndrome. Heart & Lung. 1998;27:51-7.

Solomon T. Viral haemorrhagic fevers. In: Cook GC, Zumla AI. Manson's tropical diseases. 21st ed. Edinburgh: Saunders Elsevier; 2003. p. 773-93.

Silva NIO, Sachettol, Rezende IM, et al. Recent sylvatic yellow fever virus transmission in Brazil: the news from an old disease. J Virol. 17:9. Published on line 2020Jan 23. doi 10.1186/s12985-019-1277-7

Tsai T. Yellow fever. In: Strickland GT. Hunter's tropical medicine and emerging infectious diseases. 8th ed. Philadelphia: Saunders; 2000. p. 272-5.

Índice Alfabético

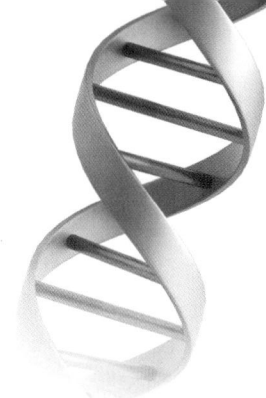

B

Q

R

U

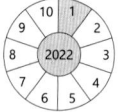